ENDOCRINOLOGIA E METABOLISMO

ENVELHECIMENTO

GASTRENTEROLOGIA E HEPATOLOGIA

GENÉTICA CLÍNICA

HEMATOLOGIA E ONCOLOGIA

NEFROLOGIA E UROLOGIA

NEUROLOGIA E PSIQUIATRIA

PNEUMOLOGIA

MEDICINA INTERNA de HARRISON®

ORGANIZADORES

Joseph Loscalzo, MD, PhD
Hersey Professor of the Theory and Practice of Medicine, Harvard Medical School; Chairman, Department of Medicine; Soma Weiss MD Distinguished Chair in Medicine; Physician-in-Chief, Brigham and Women's Hospital, Boston, Massachusetts

Anthony S. Fauci, MD
Chief, Laboratory of Immunoregulation; Director, National Institute of Allergy and Infectious Diseases, National Institutes of Health, Bethesda, Maryland

Dennis L. Kasper, MD
William Ellery Channing Professor of Medicine and Professor of Immunology, Department of Immunology, Harvard Medical School; Division of Infectious Diseases, Brigham and Women's Hospital, Boston, Massachusetts

Stephen L. Hauser, MD
Robert A. Fishman Distinguished Professor, Department of Neurology; Director, UCSF Weill Institute for Neurosciences, University of California, San Francisco, San Francisco, California

Dan L. Longo, MD
Professor of Medicine, Harvard Medical School; Senior Physician, Brigham and Women's Hospital; Deputy Editor, *New England Journal of Medicine*, Boston, Massachusetts

J. Larry Jameson, MD, PhD
Robert G. Dunlop Professor of Medicine; Dean, Raymond and Ruth Perelman School of Medicine; Executive Vice President, University of Pennsylvania for the Health System, Philadelphia, Pennsylvania

ORGANIZADORES DAS EDIÇÕES ANTERIORES

T. R. Harrison
Organizador-chefe, edições 1, 2, 3, 4, 5

W. R. Resnick
Organizador, edições 1, 2, 3, 4, 5

M. M. Wintrobe
Organizador, edições 1, 2, 3, 4, 5
Organizador-chefe, edições 6, 7

G. W. Thorn
Organizador, edições 1, 2, 3, 4, 5, 6, 7
Organizador-chefe, edição 8

R. D. Adams
Organizador, edições 2, 3, 4, 5, 6, 7, 8, 9, 10

P. B. Beeson
Organizador, edições 1, 2

I. L. Bennett, Jr.
Organizador, edições 3, 4, 5, 6

E. Braunwald
Organizador, edições 6, 7, 8, 9, 10, 12, 13, 14, 16, 17
Organizador-chefe, edições 11, 15

K. J. Isselbacher
Organizador, edições 6, 7, 8, 10, 11, 12, 14
Organizador-chefe, edições 9, 13

R. G. Petersdorf
Organizador, edições 6, 7, 8, 9, 11, 12
Organizador-chefe, edição 10

J. D. Wilson
Organizador, edições 9, 10, 11, 13, 14
Organizador-chefe, edição 12

J. B. Martin
Organizador, edições 10, 11, 12, 13, 14

A. S. Fauci
Organizador, edições 11, 12, 13, 15, 16, 18, 19, 20, 21
Organizador-chefe, edições 14, 17

R. Root
Organizador, edição 12

D. L. Kasper
Organizador, edições 13, 14, 15, 17, 18, 20, 21
Organizador-chefe, edições 16, 19

S. L. Hauser
Organizador, edições 14, 15, 16, 17, 18, 19, 20, 21

D. L. Longo
Organizador, edições 14, 15, 16, 17, 19, 20, 21
Organizador-chefe, edição 18

J. L. Jameson
Organizador, edições 15, 16, 17, 18, 19, 21
Organizador-chefe, edição 20

J. Loscalzo
Organizador, edições 17, 18, 19, 20
Organizador-chefe, edição 21

M489 Medicina interna de Harrison / Joseph Loscalzo... [et al.] ; tradução: André Garcia Islabão...[et al.] ; [revisão técnica: Antônio de Barros Lopes... et al.]. – 21. ed. – Porto Alegre : AMGH, 2024.
2 v. (xxxviii, 1796 p.; índice I-212; xxxviii, 3855 p.) : il. color. ; 28 cm.

ISBN 978-65-5804-020-0 (obra compl.). – ISBN 978-65-5804-021-7 (v. 1). – ISBN 978-65-5804-022-4 (v. 2)

1. Medicina. 2. Clínica médica. I. Loscalzo, Joseph.

CDU 616-07

Catalogação na publicação: Karin Lorien Menoncin – CRB 10/2147

21ª edição

MEDICINA INTERNA de HARRISON®

VOLUME 1

Equipe de tradução:

André Garcia Islabão

Ilóite Maria Scheibel

Jussara N. T. Burnier

Patricia Lydie Voeux

Raphael Machado de Castilhos

Simone Kobe de Oliveira

Tiele Patricia Machado

artmed

Porto Alegre

2024

Obra originalmente publicada sob o título *Harrison's principles of internal medicine*, 21st Edition.

Gerente editorial: *Letícia Bispo de Lima*

Colaboraram nesta edição:

Coordenador editorial: *Alberto Schwanke*

Assistente editorial: *Alexandra Martins Vieira*

Preparação de originais: *Ana Laura Tisott Vedana, Caroline Castilhos Melo, Leonardo Foschiera de Mesquita, Luísa Féres de Aguiar Rabaldo, Sandra da Câmara Godoy, Tiele Patricia Machado*

Leitura final: *Ana Laura Tisott Vedana, Caroline Castilhos Melo, Liz Ribeiro Diaz, Luísa Féres de Aguiar Rabaldo, Sandra da Câmara Godoy, Talita Testoni Mottola, Tiele Patricia Machado*

Arte sobre capa original: *Kaéle Finalizando Ideias*

Editoração: *Clic Editoração Eletrônica Ltda*

Ilustração da capa: *Desde a 6ª edição, a capa de* Medicina interna de Harrison *apresenta a imagem de uma luz intensa – a perspectiva de um paciente ao ser examinado com um oftalmoscópio. Este símbolo ilustrativo é um lembrete de como a luz do conhecimento possibilita que médicos façam melhores diagnósticos e tratamentos de doenças que atingem toda a humanidade.*

Política de transparência*: a McGraw-Hill e o conselho editorial do Harrison exigem que todos os autores revelem aos organizadores e à editora original qualquer eventual conflito de interesse profissional ou financeiro que possa levantar a possibilidade de distorção na elaboração de qualquer capítulo do livro.*

NOTA

A medicina é uma ciência em constante evolução. À medida que novas pesquisas e a experiência clínica ampliam o nosso conhecimento, são necessárias modificações no tratamento e na farmacoterapia. Os autores desta obra consultaram as fontes consideradas confiáveis, em um esforço para oferecer informações completas e, geralmente, de acordo com os padrões aceitos à época da publicação. Entretanto, tendo em vista a possibilidade de falha humana ou de alterações nas ciências médicas, os leitores devem confirmar estas informações com outras fontes. Por exemplo, e em particular, os leitores são aconselhados a conferir a bula de todo medicamento que pretendam administrar, para se certificar de que a informação contida neste livro está correta e de que não houve alteração na dose recomendada nem nas contraindicações para o seu uso. Essa recomendação é particularmente importante em relação a medicamentos novos ou raramente usados.

AMGH EDITORA LTDA., uma empresa GRUPO A EDUCAÇÃO S.A.
Rua Ernesto Alves, 150 – Bairro Floresta
90220-190 – Porto Alegre – RS
Fone: (51) 3027-7000

SAC 0800 703 3444 – www.grupoa.com.br

IMPRESSO NO BRASIL
PRINTED IN BRAZIL

REVISÃO TÉCNICA

Antônio de Barros Lopes
Médico internista e gastroenterologista. Professor do Departamento de Medicina Interna da Faculdade de Medicina da Universidade Federal do Rio Grande do Sul (UFRGS). Mestre e Doutor: Ciências em Gastroenterologia e Hepatologia pela UFRGS.

Arthur Gus Manfro
Médico especialista em Medicina Interna pelo Hospital de Clínicas de Porto Alegre (HCPA). Doutor em Psiquiatria e Ciências do Comportamento pela UFRGS.

Beatriz Graeff Santos Seligman
Médica internista e nefrologista. Professora associada (aposentada) da Faculdade de Medicina da UFRGS. Professora preceptora (aposentada) da Residência em Medicina Interna do HCPA. Mestra em Medicina: Ciências Médicas pela UFRGS. Doutora em Ciências da Saúde: Cardiologia e Ciências Cardiovasculares pela UFRGS.

Bruna Rosa Fabro
Médica especialista em Medicina Interna pelo Hospital Pompeia de Caxias do Sul. Especialista em Infectologia pelo HCPA.

Carla Pagliari
Bióloga. Livre-docente em Micologia pela Faculdade de Medicina da Universidade de São Paulo (FMUSP)/Instituto de Medicina Tropical. Especialista em Imunopatologia de Doenças Infecciosas pela FMUSP. Doutora em Ciências pela FMUSP.

Caroline Miotto Menegat
Médica especialista em Medicina Interna e Psiquiatria pelo HCPA.

Cyntia Aguiar Ribeiro
Residência em Clínica Médica e Medicina Intensiva. Título de intensivista pela Associação de Medicina Intensiva Brasileira (AMIB). Mestrado em Clínica Médica pela UFRGS. Doutorado em Cardiologia pela UFRGS.

Elaine Raniero Fernandes
Bióloga. Pesquisadora científica nível VI do Instituto Pasteur de São Paulo. Docente no Curso de Especialização *Lato Sensu*, no Programa de Vigilância Laboratorial da Raiva da Secretaria de Estado da Saúde do Instituto Pasteur de São Paulo. Doutora em Ciências: Patologia pela FMUSP.

Eliz Vaccari
Médica especialista em Medicina Interna pelo HCPA.

Fernanda Guedes Luiz
Biomédica. Pesquisadora científica nível VI do Instituto Pasteur de São Paulo. Doutora em Ciências pelo Programa de Patologia da Faculdade de Medicina da USP.

Francyne Kubaski
Mestra em Ciências Médicas pela UFRGS. PhD em Genética e Biologia Molecular pela University of Delaware. Pós-doutora em Genética e Biologia Molecular pela UFRGS. *Staff Scientist* no Greenwood Genetic Center.

Giovanna Aparecida Balarini Lima
Médica endocrinologista. Professora associada de Endocrinologia da Universidade Federal Fluminense (UFF). Mestra e Doutora em Medicina: Endocrinologia pela Universidade Federal do Rio de Janeiro (UFRJ).

Giselle Fernandes Taboada
Médica endocrinologista. Professora associada do Departamento de Medicina Clínica (Endocrinologia) da UFF. Professora auxiliar de Medicina da Universidade Estácio de Sá (UNESA). Mestra e Doutora em Endocrinologia pela UFRJ.

Hélio Penna Guimarães
Médico especialista em Medicina de Emergência, Medicina Intensiva e Cardiologia. Médico diarista da UTI do Hospital Israelita Albert Einstein (HIAE) e da UTI de Cirurgia Cardiovascular da Universidade Federal de São Paulo (UNIFESP). Professor afiliado do Departamento de Medicina da UNIFESP. Professor titular de Medicina de Emergência do Centro Universitário São Camilo (CUSC/SP). Mestre pelo Instituto Carlos III, Madri, Espanha. MBA pela Fundação Getúlio Vargas. Doutor em Ciências pela USP. Diretor científico do Instituto Paulista de Treinamento e Ensino. Presidente da Associação Brasileira de Medicina de Emergência (ABRAMEDE) 2022-2023. Presidente da Federação Latino-americana de Medicina de Emergências (FLAME) 2023-2024. *International Fellow* pela American Heart Association (FAHA). *Fellow* pelo American College of Physicians (FACP). *Fellow* da Associação Brasileira de Medicina de Emergência (FABRAMEDE).

Ilóite Maria Scheibel
Médica geral comunitária, pediatra e reumatologista pediátrica. Mestra e Doutora em Pediatria pela UFRGS. Ex-professora de pediatria na Universidade Federal de Ciências da Saúde de Porto Alegre (UFCSPA). Ex-preceptora de Pediatria e Reumatologia Pediátrica no Hospital Criança Conceição/Grupo Hospitalar Conceição (HCC/GHC).

José Antonio de Oliveira Batistuzzo
Farmacêutico bioquímico. Membro titular da Academia Nacional de Farmácia.

Jussara N. T. Burnier
Médica cardiologista do Ministério da Saúde (aposentada).

Maria Regina Lucena Borges Osório
Bióloga geneticista. Professora adjunta do Departamento de Genética do Instituto de Biociências da UFRGS (aposentada). Bacharel em Tradução pela UFRGS. Mestra em Genética pelo Curso de Pós-graduação em Genética da UFRGS. Doutora em Ciências pelo Curso de Pós-graduação em Genética da UFRGS. Coautora dos livros *Genética humana e Genética para odontologia*.

Paulo Ricardo Mottin Rosa
Preceptor dos Programas de Residência em Medicina Interna do Hospital Nossa Senhora da Conceição (HNSC) e do Hospital Moinhos de Vento (HMV). Professor de Medicina da Universidade do Vale do Rio dos Sinos (UNISINOS). Especialista em Medicina Interna pelo HNSC. Mestre em Epidemiologia pela UFRGS.

Rafael Nicolaidis
Médico emergencista. Residência em Medicina de Emergência pelo Hospital de Pronto Socorro de Porto Alegre. Especialista em Medicina de Emergência pela ABRAMEDE. Especialista em Gestão de Operações em Saúde pelo Programa de Pós-graduação em Engenharia de Produção da UFRGS.

Raphael Machado de Castilhos
Médico neurologista do HCPA. Professor do Programa de Pós-Graduação em Medicina: Ciências Médicas da UFRGS.

Roberta Rigo Dalla Corte
Médica internista e geriatra pela USP. Professora adjunta do Departamento de Medicina Interna da UFRGS. Chefe da Unidade de Geriatria do HCPA. Especialista em Acupuntura pela Associação Médica Brasileira (AMB). Área de atuação em Dor pela AMB. Área de atuação em Cuidados Paliativos pela AMB. Mestra em Medicina: Clínica Médica pela USP. Doutora em Medicina e Ciências da Saúde pela Pontifícia Universidade Católica do Rio Grande do Sul (PUCRS).

Samara da Silva Fedatto
Médica nefrologista do Centre Hospitalier de Dunkerque, França. Especialista em Clínica Médica pela UFCSPA. Especialista em Nefrologia pelo HCPA/UFRGS. Mestra em Nefrologia pela UNIFESP.

Sérgio Henrique Prezzi
Preceptor dos Programas de Residência em Medicina Interna do HNSC e do HCPA. Especialista em Medicina Interna pelo HNSC. Especialista em Nefrologia pela Sociedade Brasileira de Nefrologia. Especialista em Cardiologia pela SBC. Especialista em Medicina Intensiva pela AMIB.

Sérgio Renato da Rosa Decker
Médico especialista em Medicina Interna pelo HNSC. Professor da Faculdade de Medicina da UNISINOS. Mestre e Doutorando em Cardiologia e Ciências Cardiovasculares pela UFRGS. *Fellow* em Medicina Hospitalar e pesquisador do Escritório de Responsabilidade Social PROADI-SUS no HMV.

Edições em outros idiomas

Albanês (20ª): Life Shpk, Tirane; (17ª): Tabernakul Publishing, Skopje, Macedônia

Alemão (17ª, 18ª, 19ª, 20ª): ABW Wissenschaftsverlagsgesellschaft GmbH, Berlim, Alemanha

Árabe (13ª): McGraw-Hill Libri Italia srl (1996)

Chinês (15ª): McGraw-Hill International, Enterprises, Inc., Taiwan

Chinês simplificado (15ª, 19ª): McGraw-Hill Education (Ásia), Singapura

Coreano (17ª, 18ª): McGraw-Hill Korea, Inc., Seul, Coreia

Croata (16ª): Placebo, Split, Croácia

Espanhol (17ª, 18ª): McGraw-Hill Interamericana Editores, SA de C.V., Cidade do México, México; (19ª, 20ª): McGraw-Hill Mexico, Cidade do México, México

Francês (16ª, 18ª): Medecine-Sciences Flammarion, Paris, França

Georgiano (19ª): Tbilisi State Medical University, Tbilisi, Geórgia

Grego (17ª): Parissianos, S.A., Atenas, Grécia; (19ª): Parisianou SA, Atenas, Grécia

Italiano (17ª, 18ª): The McGraw-Hill Companies, Srl, Milão, Itália; (19ª, 20ª): Casa Editrice Ambrosiana, Milão, Itália

Japonês (17ª, 18ª, 19ª): MEDSI-Medical Sciences International Ltd, Tóquio, Japão

Macedônio (17ª): Tabernakul Publishing, Skopje, Macedônia

Polonês (17ª): Czelej Publishing Company, Lubin, Polônia

Romeno (17ª): Editura All, Bucareste, Romênia; (19ª): ALL Publishing House, Bucareste, Romênia

Sérvio (15ª): Publishing House Romanov, Bósnia e Herzegovina, República Sérvia; (19ª): Data Status, Nova Belgrado, Sérvia

Turco (17ª, 19ª, 20ª): Nobel Tip Kitabevleri, Ltd., Istambul, Turquia

Vietnamita (15ª): McGraw-Hill Education (Ásia), Singapura

AUTORES

A. Clinton White, Jr., MD, FACP, FIDSA, FASTMH Professor, Infectious Disease Division, Department of Internal Medicine, University of Texas Medical Branch, Galveston, Texas [235]

A. Victor Hoffbrand, DM Emeritus Professor of Haematology, University College, London, United Kingdom [99]

Aaron C. Ermel, MD Assistant Professor of Clinical Medicine, Department of Internal Medicine, Division of Infectious Diseases, Indiana University School of Medicine, Indianapolis, Indiana [198]

Aaron S. Bernstein, MD, MPH Assistant Professor of Pediatrics, Harvard Medical School; Hospitalist, Division of General Pediatrics, Boston Children's Hospital; Interim Director, Center for Climate, Health and the Global Environment, Harvard T.H. Chan School of Public Health, Boston, Massachusetts [125]

Aaron W. Michels, MD Associate Professor of Pediatrics, Medicine, and Immunology, Barbara Davis Center for Childhood Diabetes, University of Colorado School of Medicine, Aurora, Colorado [389]

Adolf W. Karchmer, MD Professor of Medicine, Harvard Medical School; Emeritus Chief, Division of Infectious Diseases, Beth Israel Deaconess Medical Center, Boston, Massachusetts [128]

Agnes B. Fogo, MD John L. Shapiro Endowed Chair in Pathology; Professor of Pathology, Medicine and Pediatrics; Director, Renal Pathology/Electron Microscopy Laboratory, Vanderbilt University Medical Center, Nashville, Tennessee [A4]

Aidan Hampson, PhD Program and Scientific Officer, Special Content Expert on Cannabis, Clinical Research Grants Branch, Division of Therapeutics & Medical Consequences, National Institute on Drug Abuse, National Institutes of Health, Rockville, Maryland [455]

Akshay S. Desai, MD, MPH Associated Professor of Medicine, Harvard Medical School; Director, Cardiomyopathy and Heart Failure, Advanced Heart Disease Section, Cardiovascular Division, Brigham and Women's Hospital, Boston, Massachusetts [258]

Alain Fischer, MD, PhD Imagine Institute; Professor at College de France, Paris, France [351, S8]

Alan C. Jackson, MD Professor of Medicine (Neurology), University of Manitoba, Winnipeg, Manitoba, Canada [208]

Alan G. Barbour, MD Distinguished Professor of Medicine and Microbiology and Molecular Genetics, University of California, Irvine, Irvine, California [185]

Alex Chen, MD Associate Physician, Department of Emergency Medicine, Kaiser Permanente, South Sacramento Campus, Sacramento, California [460]

Alex S. Befeler, MD Medical Director Liver Transplant, Professor of Internal Medicine, Division of Gastroenterology and Hepatology, Saint Louis University, St. Louis, Missouri [344]

Alexander G. Marneros, MD, PhD Associate Professor, Department of Dermatology, Harvard Medical School; Cutaneous Biology Research Center, Massachusetts General Hospital, Boston, Massachusetts [61]

Alexander J. McAdam, MD, PhD Associate Professor of Pathology, Harvard Medical School; Medical Director, Infectious Diseases Diagnostic Laboratory, Boston Children's Hospital, Boston, Massachusetts [S11]

Alfred L. George, Jr., MD Magerstadt Professor and Chair, Department of Pharmacology, Northwestern University Feinberg School of Medicine, Chicago, Illinois [309]

Alison Morris, MD, MS Chief, Pulmonary, Allergy and Critical Care Medicine; Professor of Medicine; UPMC Chair of Translational Pulmonary and Critical Care Medicine; Director, University of Pittsburgh Center for Medicine and the Microbiome, University of Pittsburgh School of Medicine, Pittsburgh, Pennsylvania [220]

Allan H. Ropper, MD, FRCP, FACP Professor of Neurology, Harvard Medical School; Deputy Editor, *New England Journal of Medicine*, Boston, Massachusetts [28]

Allan W. Wolkoff, MD The Herman Lopata Chair in Liver Disease Research; Professor of Medicine and Anatomy and Structural Biology; Associate Chair of Medicine for Research; Chief, Division of Hepatology; Director, Marion Bessin Liver Research Center, Albert Einstein College of Medicine and Montefiore Medical Center, Bronx, New York [338]

Allen C. Steere, MD Professor of Medicine, Harvard Medical School and Massachusetts General Hospital, Boston, Massachusetts [186]

Alvin C. Powers, MD Joe C. Davis Chair in Biomedical Science; Professor of Medicine, Molecular Physiology and Biophysics; Director, Vanderbilt Diabetes Center; Chief, Division of Diabetes, Endocrinology, and Metabolism, Vanderbilt University Medical Center, Nashville, Tennessee [403–405]

Amanda Cohn, MD Chief Medical Officer, National Center for Immunization and Respiratory Diseases (NCIRD), Atlanta, Georgia [123]

Amy E. Bryant, PhD Research Professor, Department of Biomedical and Pharmaceutical Sciences College of Pharmacy, Idaho State University, Meridian, Idaho [129, 154]

Andre D. Furtado, MD Assistant Professor, Department of Radiology, School of Medicine, University of Pittsburgh, Pittsburgh, Pennsylvania [A16]

Andrea Dunaif, MD Lillian and Henry M. Stratton Professor of Molecular Medicine, System Chief, Hilda and J. Lester Gabrilove Division of Endocrinology, Diabetes and Bone Disease, Icahn School of Medicine and Mount Sinai Health System, New York, New York [398]

Andrea Gori, MD Full Professor of Infectious Diseases, School of Medicine and Surgery, Department of Pathophysiology and Transplantation; Co-Director, Centre for Multidisciplinary Research in Health Science (MACH), University of Milan; Director, Infectious Diseases Unit, Department of Internal Medicine, Fondazione IRCCS Ca' Granda, Ospedale Maggiore Policlinico, Milan, Italy [178]

Andrew W. Artenstein, MD Chief Physician Executive and Chief Academic Officer, Baystate Health; Regional Executive Dean and Professor of Medicine, University of Massachusetts Chan Medical School-Baystate, Springfield, Massachusetts [S6]

Andrew Wellman, MD, PhD Associate Professor of Medicine, Harvard Medical School; Director, Sleep Disordered Breathing Lab, Brigham and Women's Hospital, Boston, Massachusetts [297]

Anil K. Chandraker, MB, ChB Associate Professor of Medicine, Harvard Medical School; Medical Director, Kidney and Pancreas Transplantation, Brigham and Women's Hospital; Boston, Massachusetts [313]

Anil K. Lalwani, MD Associate Dean for Student Research, Columbia University Vagelos College of Physicians and Surgeons; Professor and Vice Chair for Research; Co-Director, Columbia Cochlear Implant Center, Columbia University Vagelos College of Physicians and Surgeons; Medical Director of Perioperative Services, New York Presbyterian–Columbia University Irving Medical Center, New York, New York [34]

Ankoor Shah, MD Associate Professor, Department of Medicine, Division of Rheumatology and Immunology, Duke University Medical Center, Durham, North Carolina [358]

Anna Mae Diehl, MD Florence McAlister Professor of Medicine; Director, Duke Liver Center, Duke University, Durham, North Carolina [343]

Anne Marie Valente, MD Associate Professor of Medicine and Pediatrics, Harvard Medical School; Director, Boston Adult Congenital Heart Disease and Pulmonary Hypertension Program, Boston Children's Hospital, Brigham and Women's Hospital, Boston, Massachusetts [269]

Anthony A. Amato, MD Professor of Neurology, Harvard Medical School; Distinguished Chair of Neurology and Chief, Neuromuscular Division, Brigham and Women's Hospital, Boston, Massachusetts [365, 446–449]

Anthony A. Killeen, MD, PhD Professor, Department of Laboratory Medicine and Pathology, University of Minnesota, Minneapolis, Minnesota [S10]

Anthony F. Massaro, MD Instructor, Harvard Medical School; Director, Medical Intensive Care Unit, Division of Pulmonary and Critical Care, Brigham and Women's Hospital, Boston, Massachusetts [300, 303]

Anthony H. V. Schapira, MD, DSc, FRCP, FMedSci Head and Professor, Department of Clinical and Movement Neurosciences, UCL Queen Square Institute of Neurology; Director of UCL Royal Free Campus; Vice-Dean UCL, London, United Kingdom [435]

Anthony P. Weetman, MD, DSc University of Sheffield, School of Medicine, Sheffield, United Kingdom [382–385]

Anthony S. Fauci, MD Chief, Laboratory of Immunoregulation; Director, National Institute of Allergy and Infectious Diseases, National Institutes of Health, Bethesda, Maryland [1, 5, 201, 202, 349, 350, 363, A14, S3]

Anuja Dokras, MD, PhD Professor of Obstetrics and Gynecology, Perelman School of Medicine, University of Pennsylvania, Philadelphia, Pennsylvania [392, 393, 396]

Arjun K. Manrai, PhD Assistant Professor, Harvard Medical School; Computational Health Informatics Program, Boston Children's Hospital, Boston, Massachusetts [488]

Arnold R. Kriegstein, MD, PhD Professor of Neurology, University of California, San Francisco, San Francisco, California [424]

Arturo Casadevall, MD, PhD Professor and Chair, Bloomberg School of Public Health, Johns Hopkins University, Baltimore, Maryland [215]

Ary L. Goldberger, MD Professor of Medicine, Harvard Medical School & Wyss Institute for Biotechnology Inspired Engineering at Harvard University; Director, Margret and H.A. Rey Institute for Nonlinear Dynamics in Medicine; Associate Chief, Division of Interdisciplinary Medicine and Biotechnology, Beth Israel Deaconess Medical Center, Boston, Massachusetts [240, A7, A8]

Ash A. Alizadeh, MD, PhD Professor of Medicine (Oncology), Stanford University School of Medicine, Stanford, California [490]

Ashraf S. Ibrahim, PhD Professor of Medicine, Division of Infectious Diseases, David Geffen School of Medicine at the University of California, Los Angeles; Senior Investigator and Vice Chair, Board of Directors, Director of the Graduate Studies Program, The Lindquist Institute at Harbor–UCLA Medical Center, Torrance, California [216, 218]

Atul K. Bhan, MBBS, MD Professor of Pathology, Harvard Medical School, Associate Director, Center for the Study of Inflammatory Bowel Disease, Massachusetts General Hospital, Boston, Massachusetts [A13]

Avindra Nath, MD Chief, Section of Infections of the Nervous System; Clinical Director, National Institute of Neurological Disorders and Stroke (NINDS), National Institutes of Health, Bethesda, Maryland [139]

Ayalew Tefferi, MD Barbara Woodward Lips Professor of Medicine and Hematology, Mayo Clinic, Rochester, Minnesota [110]

Babak Mokhlesi, MD, MSc The J. Bailey Carter, MD Professor of Medicine; Chief, Division of Pulmonary, Critical Care, and Sleep Medicine; Co-Director, Rush Lung Center, Rush University Medical Center, Chicago, Illinois [296]

Baligh R. Yehia, MD, MPP, MSc Ascension Health, St. Louis, Missouri [400]

Barbara A. Konkle, MD Professor of Medicine/Hematology, University of Washington; Scientific Director, Washington Center for Bleeding Disorders, Seattle, Washington [65, 115]

Barbara E. Murray, MD J. Ralph Meadows Professor of Medicine, Division of Infectious Diseases; Professor, Microbiology and Molecular Genetics, University of Texas Medical School, Houston, Texas [149]

Barbara W. Trautner, MD, PhD Professor, Section of Infectious Diseases, Department of Medicine, Baylor College of Medicine; Investigator, Houston VA Center for Innovations in Quality, Effectiveness and Safety (IQuESt), Houston, Texas [135]

Barnett S. Kramer, MD, MPH, FACP Director, Division of Cancer Prevention, National Cancer Institute, Bethesda, Maryland [70]

Barry J. Make, MD Co-Director, COPD Program; Professor, Department of Medicine, Division of Pulmonary, Critical Care and Sleep Medicine, National Jewish Health, University of Colorado Denver School of Medicine, Denver, Colorado [292]

Barton F. Haynes, MD Director, Duke Human Vaccine Institute; Frederic M. Hanes Professor of Medicine; Professor of Immunology, Departments of Medicine and Immunology, Duke University Medical Center, Durham, North Carolina [349, 350]

Benjamin F. Chong, MD, MSCS Associate Professor, Department of Dermatology, University of Texas Southwestern Medical Center, Dallas, Texas [59]

Benjamin K. Stoff, MD, MAB Associate Professor of Dermatology, Emory University School of Medicine; Senior Faculty Fellow, Emory Center for Ethics, Atlanta, Georgia [A5]

Benjamin L. Brett, PhD Medical College of Wisconsin, Assistant Professor, Departments of Neurosurgery and Neurology (Division Neuropsychology), Milwaukee, Wisconsin [443]

Bernard Lo, MD Professor of Medicine Emeritus and Director Emeritus of the Program in Medical Ethics, University of California, San Francisco, San Francisco, California; President Emeritus, The Greenwall Foundation, New York, New York [11]

Bernardo Reyes, MD Charles E. Schmidt College of Medicine, Florida Atlantic University, Boca Raton, Florida [477]

Bernd Schnabl, MD Professor of Medicine, Department of Medicine, Division of Gastroenterology, University of California San Diego, La Jolla, California [342]

Bert Vogelstein, MD Professor, Ludwig Center for Cancer Genetics and Therapeutics, Johns Hopkins University School of Medicine; Investigator, Howard Hughes Medical Institute, Baltimore, Maryland [71]

Betty Diamond, MD The Feinstein Institutes for Medical Research, Northwell Health System; Center for Autoimmunity and Musculoskeletal Diseases, Manhasset, New York [355]

Beverly W. Baron, MD Professor of Pathology, Retired, University of Chicago, Chicago, Illinois [127, 290]

Bevra Hannahs Hahn, MD Distinguished Professor of Medicine (Emeritus), University of California, Los Angeles, Los Angeles, California [356]

Birgitte Jyding Vennervald, MD, MSA Professor, Section for Parasitology and Aquatic Pathobiology, Faculty of Health and Medical Sciences, University of Copenhagen, Frederiksberg, Denmark [234]

Blossom Samuels, MD Attending, Westchester Medical Center; Clinical Assistant Professor, New York Medical College, Valhalla, New York [411]

Brad Spellberg, MD Professor of Clinical Medicine, Division of Infectious Diseases, Keck School of Medicine at the University of Southern California; Chief Medical Officer, Los Angeles County + University of Southern California (LAC + USC) Medical Center, Los Angeles, California [218]

Bradley A. Maron, MD Associate Professor of Medicine, Harvard Medical School; Associate Physician, Brigham and Women's Hospital, Boston, Massachusetts [283]

Brendan D. Curti, MD Director, Cytokine and Adoptive Immunotherapy; Director, Genitourinary Oncology Research and Director, Melanoma Program; Robert W. Franz Endowed Chair for Clinical Research, Earle A. Chiles Research Institute, a Division of the Providence Cancer Institute, Portland, Oregon [76]

Brian C. Capell, MD, PhD Assistant Professor of Dermatology and Genetics, Departments of Dermatology and Genetics, Penn Epigenetics Institute, Abramson Cancer Center, University of Pennsylvania Perelman School of Medicine, Philadelphia, Pennsylvania [483]

Brian F. Mandell, MD, PhD Professor and Chairman of Medicine, Cleveland Clinic Lerner College of Medicine, Department of Rheumatic and Immunologic Disease, Cleveland Clinic, Cleveland, Ohio [374]

Bruce A. C. Cree, MD, PhD, MAS George A. Zimmermann Endowed Professor in Multiple Sclerosis; Professor of Clinical Neurology; Clinical Research Director, UCSF Weill Institute for Neurosciences, Department of Neurology, University of California San Francisco, San Francisco, California [444, 445]

Bruce A. Koplan, MD, MPH Assistant Professor of Medicine, Harvard Medical School; Director, Electrophysiology Laboratory, Brigham and Women's Hospital, Boston, Massachusetts [243–245]

Bruce D. Levy, MD Professor of Medicine, Harvard Medical School; Pulmonary and Critical Care Medicine, Brigham and Women's Hospital, Boston, Massachusetts [284, 301]

Bruce H. Cohen, MD, FAAN Professor of Pediatrics, Northeast Ohio Medical University; Professor of Integrative Medical Sciences, Northeast Ohio Medical University; Considine Family Endowed Chair in Research – Akron Children's Hospital; Director; NeuroDevelopmental Science Center, Akron Children's Hospital; Divisions of Neurology, Neurosurgery, NeuroBehavioral Health, Physiatry and Developmental Pediatrics; Interim Vice President and Medical Director, Rebecca D. Considine Research Institute, Akron Children's Hospital, Akron, Ohio [468]

Bruce L. Miller, MD A. W. and Mary Margaret Clausen Distinguished Professor of Neurology, Memory and Aging Center, Global Brain Health Institute, University of California, San Francisco School of Medicine, San Francisco, California [27, 29, 431, 432, 434, V2]

Bruce R. Bacon, MD Emeritus Professor of Internal Medicine, Saint Louis University School of Medicine, St. Louis, Missouri [344]

Bruce R. Bistrian, MD, PhD, MPH Professor of Medicine, Harvard Medical School; Chief, Clinical Nutrition, Beth Israel Deaconess Medical Center, Boston, Massachusetts [335]

Bruce S. Klein, MD Gerard B. Odell Professor and Shirley S. Matchette Professor; Chief, Division of Pediatric Infectious Disease, Departments of Pediatrics, Medicine and Medical Microbiology and Immunology, University of Wisconsin, Madison, Madison, Wisconsin [214]

Bruce U. Wintroub, MD Professor and Chair, Department of Dermatology, University of California, San Francisco, San Francisco, California [60]

Buddha Basnyat, MSc, MD, FACP, FRCP(Edinburgh) Director, Oxford University Clinical Research Unit—Nepal, Patan Hospital, Kathmandu, Nepal [462]

C. Louise Thwaites, MBBS, BSc, MD Clinical Research Fellow, Oxford University Clinical Research Unit, Ho Chi Minh City, Vietnam; Clinical Lecturer, Centre for Tropical Medicine and Global Health, University of Oxford, Oxford, United Kingdom [152]

C. Warren Olanow, MD, FRCPC, FRCP(hon) Professor and Chairman Emeritus, Department of Neurology; Professor Emeritus, Department of Neuroscience, Mount Sinai School of Medicine, New York, New York; CEO, Clintrex, LLC [435, 436]

Calum A. MacRae, MD, PhD Professor of Medicine, Harvard Medical School; Vice Chair for Scientific Innovation, Department of Medicine, Brigham and Women's Hospital, Boston, Massachusetts [237]

Calvin O. McCall, MD Dermatology Section, Hunter Holmes McGuire Veterans Affairs Medical Center, Richmond, Virginia [A5]

Camille Nelson Kotton, MD, FIDSA, FAST Clinical Director, Transplant and Immunocompromised Host Infectious Diseases, Infectious Diseases Division, Massachusetts General Hospital, Boston, Massachusetts [195]

Camilo Toro, MD Director, Adult NIH Undiagnosed Diseases Program, National Institutes of Health, Bethesda, Maryland [492]

Carmella Evans-Molina, MD, PhD Eli Lilly Professor of Pediatric Diabetes; Professor, Departments of Pediatrics and Medicine; Director of the Center for Diabetes and Metabolic Diseases; Director of Diabetes Research, Herman B. Wells Center for Pediatric Research; Indiana University School of Medicine; Staff Physician, Richard L. Roudebush VA Medical Center, Indianapolis, Indiana [403]

Carol A. Kauffman, MD Chief, Infectious Diseases Section, VA Ann Arbor Healthcare System; Professor of Internal Medicine, University of Michigan Medical School, Ann Arbor, Michigan [219]

Carol A. Langford, MD, MHS Harold C. Schott Endowed Chair; Director, Center for Vasculitis Care and Research, Department of Rheumatic and Immunologic Diseases, Cleveland Clinic, Cleveland, Ohio [363, 366, 374, 375, A14]

Carolina Lúquez, PhD Team Lead, National Botulism and Enteric Toxins Team, Enteric Diseases Laboratory Branch, Division of Foodborne, Waterborne, and Environmental Diseases, National Center for Emerging and Zoonotic Infectious Diseases, Centers for Disease Control and Prevention, Atlanta, Georgia [153]

Carolyn M. D'Ambrosio, MS, MD Associate Professor of Medicine, Harvard Medical School; Brigham and Women's Hospital, Boston, Massachusetts [39]

Caron A. Jacobson, MD Assistant Professor of Medicine, Harvard Medical School; Dana-Farber Cancer Institute, Boston, Massachusetts [108, 109]

Catharina M. Mulders-Manders, MD, PhD Department of Internal Medicine, Radboud University Medical Center, Nijmegen, The Netherlands [20]

Cesar A. Arias, MD, PhD, MSc, FIDSA Chief, Division of Infectious Diseases, Houston Methodist Hospital; Professor and John F. III and Ann H. Bookout Distinguished Chair; Co-Director Center for Infectious Diseases Research, Houston Methodist Research Institute and Weill Cornell Medical College, Houston, Texas [149]

Chadi A. Hage, MD Associate Professor of Clinical Medicine, Indiana University School of Medicine, Pulmonary Critical Care Medicine, Indianapolis, Indiana [212]

Chantal P. Bleeker-Rovers, MD, PhD Department of Internal Medicine, Radboud University Medical Center, Nijmegen, The Netherlands [20, 187]

Charles A. Czeisler, MD, PhD Frank Baldino, Jr., PhD Professor of Sleep Medicine, Professor of Medicine and Director, Division of Sleep Medicine, Harvard Medical School; Chief, Division of Sleep and Circadian Disorders, Departments of Medicine and Neurology, Brigham and Women's Hospital, Boston, Massachusetts [31]

Charles A. Dinarello, MD Distinguished Professor of Medicine, University of Colorado School of Medicine, Aurora, Colorado [18]

Charles Lei, MD Assistant Professor, Department of Emergency Medicine, Vanderbilt University Medical Center, Nashville, Tennessee [460]

Charles W. Hoge, MD Senior Scientist, Center for Psychiatry and Neuroscience, Walter Reed Army Institute of Research, Silver Spring, Maryland [S7]

Charlotte A. Gaydos, MS, MPH, DrPH Professor of Medicine, Division of Infectious Diseases, Johns Hopkins University, Baltimore, Maryland [189]

Christine Albert, MD, MPH Chair, Department of Cardiology; Lee and Harold Kapelovitz Endowed Chair in Research Cardiology, Smidt Heart Institute, Cedars-Sinai Medical Center, Los Angeles, California [306]

Christine E. Hill-Kayser, MD Assistant Professor of Radiation Oncology, Perelman School of Medicine, University of Pennsylvania, Philadelphia, Pennsylvania [S5]

Christine Grady, RN, PhD Chief, Department of Bioethics, National Institutes of Health Clinical Center, Bethesda, Maryland [11]

Christine Klein, MD Professor of Neurology and Neurogenetics, Institute of Neurogenetics and Department of Neurology, University of Lübeck and University Hospital Schleswig-Holstein, Lübeck, Germany [436]

Christopher H. Fanta, MD Professor of Medicine, Harvard Medical School; Member, Pulmonary and Critical Care Medicine Division, Brigham and Women's Hospital; Director, Partners Asthma Center, Boston, Massachusetts [38]

Christopher M. Burns, MD Associate Professor of Medicine, Geisel School of Medicine at Dartmouth, Dartmouth-Hitchcock Medical Center, Lebanon, New Hampshire [417]

Christopher P. Cannon, MD Professor of Medicine, Harvard Medical School; Education Director, Cardiovascular Innovation, Preventive Cardiology Section, Brigham and Women's Hospital, Boston, Massachusetts [274]

Christopher W. Seymour, MD, MSc Associate Professor of Critical Care and Emergency Medicine, Department of Critical Care and Emergency Medicine, The CRISMA Center, University of Pittsburgh School of Medicine, Pittsburgh, Pennsylvania [304]

Chung Owyang, MD H. Marvin Pollard Professor of Internal Medicine; Professor of Molecular and Integrative Physiology: Chief, Division of Gastroenterology and Hepatology; Director, Pollard Institute for Medical Research; University of Michigan Health System, Ann Arbor, Michigan [321, 327]

Clifford B. Saper, MD, PhD James Jackson Putnam Professor of Neurology and Neuroscience, Harvard Medical School; Department of Neurology, Beth Israel Deaconess Medical Center, Boston, Massachusetts [31]

Clio P. Mavragani, MD Rheumatologist, Associate Professor, Department of Physiology, National and Kapodistrian University of Athens, Athens, Greece [357, 361]

Colin N. Haile, MD, PhD Assistant Professor, Menninger Department of Psychiatry and Behavioral Sciences, Baylor College of Medicine; Michael E. DeBakey VA Medical Center, Houston, Texas [456]

Courtney Finlayson, MD Associate Professor, Division of Endocrinology, Department of Pediatrics, Ann & Robert H. Lurie Children's Hospital of Chicago, Northwestern University Feinberg School of Medicine, Chicago, Illinois [390]

Dale N. Gerding, MD Research Physician, Edward Hines Jr. VA Hospital, Hines, Illinois; Professor of Medicine (Retired), Loyola University Chicago Stritch School of Medicine, Maywood, Illinois [134]

Dan L. Longo, MD Professor of Medicine, Harvard Medical School; Senior Physician, Brigham and Women's Hospital; Deputy Editor, *New England Journal of Medicine,* Boston, Massachusetts [1, 5, 62, 63, 66, 69, 72, 73, 93, 95, 96, 101, 108–111, 201, A6]

Dan M. Roden, MD Professor of Medicine, Pharmacology, and Biomedical Informatics, Vanderbilt University School of Medicine, Nashville, Tennessee [67, 68]

Daniel B. Mark, MD, MPH Professor of Medicine, Duke University Medical Center; Director, Outcomes Research, Duke Clinical Research Institute, Durham, North Carolina [4]

Daniel D. Von Hoff, MD, FACP, FASCO, FAACR Distinguished Professor, Translational Genomics Research Institute (TGEN), Phoenix, Arizona; Virginia G. Piper Distinguished Chair for Innovative Cancer Research and Chief Scientific Officer, Honor Health Research Institute; Senior Consultant-Clinical Investigations, City of Hope; Professor of Medicine, Mayo Clinic, Scottsdale, Arizona [83]

Daniel F. Danzl, MD Professor and Emeritus Chair, Department of Emergency Medicine, University of Louisville, Louisville, Kentucky [464, 465]

Daniel F. Hayes, MD, FASCO, FACP Stuart B. Padnos Professor of Breast Cancer Research, University of Michigan Rogel Cancer Center, Ann Arbor, Michigan [79]

Daniel G. Bichet, MD Professor of Medicine, Pharmacology and Physiology, University of Montreal; Staff Nephrologist, Hôpital du Sacré-Cœur de Montréal, Montréal, Quebec, Canada [381]

Daniel H. Lowenstein, MD Dr. Robert B. and Mrs. Ellinor Aird Professor of Neurology; Executive Vice Chancellor and Provost, University of California, San Francisco, San Francisco, California [422, 425, V6]

Daniel J. Gottlieb, MD, MPH Associate Professor of Medicine, Harvard Medical School; Director, Sleep Disorders Center, VA Boston Healthcare System, Sleep Medicine Division, Brigham and Women's Hospital, Boston, Massachusetts [297]

Daniel J. Rader, MD Seymour Gray Professor of Molecular Medicine; Chair, Department of Genetics; Chief, Division of Translational Medicine and Human Genetics, Department of Medicine, Perelman School of Medicine at the University of Pennsylvania, Philadelphia, Pennsylvania [407]

Daniel L. Kastner, MD, PhD Scientific Director, National Human Genome Research Institute, National Institutes of Health, Bethesda, Maryland [369]

Daniel S. Pratt, MD Assistant Professor of Medicine, Harvard Medical School; Clinical Director, Liver Transplantation; Director, Autoimmune and Cholestatic Liver Center, Massachusetts General Hospital, Boston, Massachusetts [49, 337, 346]

Danny O. Jacobs, MD, MPH, FACS President, Oregon Health and Science University, Portland, Oregon [15, 330, 331]

Darron R. Brown, MD Professor of Medicine, Microbiology, and Immunology, Division of Infectious Diseases, Indiana University School of Medicine, Indianapolis, Indiana [198]

Darwin L. Conwell, MD, MS Professor of Medicine, The Ohio State University College of Medicine; Director, Division of Gastroenterology, Hepatology and Nutrition; The Ohio State University Wexner Medical Center, Columbus, Ohio [347, 348]

Daryl R. Gress, MD Professor of Neurological Sciences; Director of Neurocritical Care, University of Nebraska Medical Center, Omaha, Nebraska [307, 429]

David A. Asch, MD, MBA Executive Director, Penn Medicine Center for Health Care Innovation; John Morgan Professor, Perelman School of Medicine and the Wharton School, University of Pennsylvania, Philadelphia, Pennsylvania [481]

David A. Ehrmann, MD Professor of Medicine, Section of Endocrinology; Director, University of Chicago Center for PCOS, University of Chicago, Chicago, Illinois [394]

David A. Morrow, MD, MPH Professor of Medicine, Harvard Medical School; Director, Samuel A. Levine Cardiac Intensive Care Unit, Cardiovascular Division, Brigham and Women's Hospital, Boston, Massachusetts [14]

David A. Pegues, MD Professor of Medicine, Division of Infectious Diseases, Perelman School of Medicine, University of Pennsylvania, Philadelphia, Pennsylvania [165]

David Adams, MD, PhD Deputy Director of Clinical Genomics, Office of the Clinical Director/NHGRI and Undiagnosed Diseases Program, National Institutes of Health, Bethesda, Maryland [492]

David B. Mount, MD, FRCPC Assistant Professor of Medicine, Harvard Medical School; Clinical Chief and Director, Dialysis Services Renal Divisions, Brigham and Women's Hospital and VA Boston Healthcare System; Boston, Massachusetts [52, 53, S1]

David C. Hooper, MD Professor of Medicine, Harvard Medical School; Chief, Infection Control Unit, and Associate Chief, Division of Infectious Diseases, Massachusetts General Hospital, Boston, Massachusetts [144, 145]

David F. Driscoll, PhD Associate Professor of Medicine, University of Massachusetts Medical School, Worcester, Massachusetts [335]

David Feller-Kopman, MD Professor of Medicine, Dartmouth Geisel School of Medicine; Section Chief, Pulmonary and Critical Care Medicine, Dartmouth Hitchcock Medical Center, Lebanon, New Hampshire [299]

David G. Le Couteur, MD, PhD Professor of Geriatric Medicine, University of Sydney; Senior Staff Geriatrician, Concord Hospital, Sydney, Australia [476]

David Goldblatt, MB, ChB, PhD Professor of Vaccinology and Immunology, University College London Institute of Child Health, London, United Kingdom [146]

David H. Ingbar, MD Professor, Medicine, Pediatrics and Integrative Biology and Physiology; Director, Pulmonary, Allergy, Critical Care and Sleep Division; CTSI Associate Director, Education, Career Development and Training; Executive Director, Center for Lung Science and Health, University of Minnesota, Minneapolis, Minnesota [305]

David H. Walker, MD The Carmage and Martha Walls Distinguished University Chair in Tropical Diseases; Professor, Department of Pathology; Executive Director, Center for Biodefense and Emerging Infectious Diseases, University of Texas Medical Branch, Galveston, Texas [187]

David Hong, MD Assistant Professor of Medicine, Harvard Medical School; Division of Allergy & Immunology, Brigham and Women's Hospital, Boston, Massachusetts [353]

David J. Salant, MD Professor of Medicine, Boston University School of Medicine; Chief, Renal Section, Boston University Medical Center, Boston, Massachusetts [316]

David J. Vaughn, MD Genitourinary Medical Oncology Professor, Perelman School of Medicine at the University of Pennsylvania, Perelman Center for Advanced Medicine, Philadelphia, Pennsylvania [88]

David Kelsen, MD Professor of Medicine, Weill Cornell Medical College; Edward S. Gordon Chair in Medical Oncology, Memorial Sloan Kettering Cancer Center, New York, New York [80]

David M. Burns, MD Professor Emeritus, University of California, San Diego School of Medicine, Del Mar, California [454]

David M. Frazer, PhD Associate Professor, Molecular Nutrition Laboratory, QIMR Berghofer Medical Research Institute, Brisbane, Queensland, Australia [414]

David M. Knipe, PhD Higgins Professor of Microbiology and Molecular Genetics; Head, Program in Virology, Department of Microbiology, Blavatnik Institute, Harvard Medical School, Boston, Massachusetts [190]

David P. Faxon, MD Senior Lecturer, Harvard Medical School; Associate Chief, Cardiovascular Medicine, Department of Medicine; Brigham and Women's Hospital, Boston, Massachusetts [242, 276, A11]

David R. Bickers, MD Carl Truman Nelson Professor and Chair, Department of Dermatology, Columbia University Irving Medical Center, New York, New York [61]

David Spriggs, MD, FACP, FASCO Faculty Member, Harvard Medical School; Program Director of Gynecologic Oncology, Massachusetts General Hospital Cancer Center, Boston, Massachusetts [89]

David T. Felson, MD, MPH Professor of Medicine and Epidemiology, Boston University School of Medicine, Boston, Massachusetts [371]

David T. Scadden, MD Gerald and Darlene Jordan Professor of Medicine; Chair Emeritus and Professor, Department of Stem Cell and Regenerative Biology, Harvard University; Director, Center for Regenerative Medicine; Massachusetts General Hospital, Co-director, Harvard Stem Cell Institute, Cambridge, Massachusetts [96]

David W. Bates, MD, MSc Professor of Medicine, Harvard Medical School; Chief, Division of General Internal Medicine and Primary Care, Brigham and Women's Hospital, Phyllis Jen Center for Primary Care, Boston, Massachusetts [8]

David W. Denning, MBBS, FRCP, FRCPath, FMedSci Professor of Infectious Diseases in Global Health, The University of Manchester, Manchester, United Kingdom [217]

Deborah C. Rubin, MD Professor of Medicine and of Developmental Biology; Associate Chair for Faculty Affairs and Director, Womens' GI Committee, Washington University School of Medicine, St. Louis, Missouri [325]

Deborah T. Hung, MD, PhD Professor of Genetics, Harvard Medical School, Brigham and Women's Hospital and Massachusetts General Hospital, Boston, Massachusetts; Co-Director, Infectious Disease and Microbiome Program, Broad Institute of MIT and Harvard, Cambridge, Massachusetts [121]

Deepak L. Bhatt, MD, MPH, FACC, FAHA, FSCAI, FESC Professor of Medicine, Harvard Medical School; Executive Director of Interventional Cardiovascular Programs, Brigham and Women's Hospital Heart & Vascular Center, Boston, Massachusetts [276, A11]

Dennis L. Kasper, MD William Ellery Channing Professor of Medicine and Professor of Immunology, Department of Immunology, Harvard Medical School; Division of Infectious Diseases, Brigham and Women's Hospital, Boston, Massachusetts [1, 5, 119, 132, 177, 471]

Dennis L. Stevens, MD, PhD Professor of Medicine, University of Washington School of Medicine, Seattle, Washington; Director, Center of Biomedical Research Excellence in Emerging/Reemerging Infectious Diseases, Boise Veterans Affairs Medical Center, Boise, Idaho [129, 154]

Derek C. Angus, MD, MPH Distinguished Professor and Mitchell P. Fink Endowed Chair, Department of Critical Care Medicine; University of Pittsburgh School of Medicine, Pittsburgh, Pennsylvania [304]

Didier Raoult, MD, PhD Emeritus Professor, IHU Méditerranée Infection, Marseille, France. Aix-Marseille Université, Marseille, France [170]

Dieter Hoelzer, PhD, MD Emeritus Director of Internal Medicine, University of Frankfurt, Frankfurt, Germany [106]

Dirk M. Hentschel, MD Assistant Professor of Medicine, Harvard Medical School; Director of Interventional Nephrology, Brigham Health; Associate Physician, Brigham and Women's Hospital, Boston, Massachusetts [320]

Divya Reddy, MBBS, MPH Associate Professor of Medicine; Program Director, Pulmonary and Critical Care Fellowship; Medical Director, Bronchiectasis and Nontuberculous Mycobacterial (NTM) Disease Program, Montefiore Medical Center, Albert Einstein College of Medicine, Bronx, New York [181]

Donald M. Lloyd-Jones, MD, ScM, FACC, FAHA Eileen M. Foell Professor of Heart Research; Professor of Preventive Medicine, Medicine, and Pediatrics; Chair, Department of Preventive Medicine, Northwestern University Feinberg School of Medicine; President, American Heart Association 2021–22, Chicago, Illinois [2]

E. William St. Clair, MD W. Lester Brooks, Jr. Professor of Medicine; Professor of Immunology, Department of Medicine, Duke University Medical Center, Durham, North Carolina [358]

Edouard Vannier, PharmD, PhD Assistant Professor of Medicine, Division of Geographic Medicine and Infectious Diseases, Department of Medicine, Tufts Medical Center and Tufts University School of Medicine, Boston, Massachusetts [225]

Edward A. Sausville, MD, PhD National Cancer Institute, Bethesda, Maryland (Retired); Marlene & Stewart Greenebaum Comprehensive Cancer Center, University of Maryland, Baltimore, Maryland [73]

Edward T. Naureckas, MD Professor of Medicine, Section of Pulmonary and Critical Care Medicine, University of Chicago, Chicago, Illinois [285]

Edward T. Ryan, MD Professor of Medicine, Harvard Medical School; Professor of Immunology and Infectious Diseases, Harvard T.H. Chan School of Public Health; Director, Global Infectious Diseases, Massachusetts General Hospital, Boston, Massachusetts [168]

Edwin K. Silverman, MD, PhD Professor of Medicine, Harvard Medical School; Chief, Channing Division of Network Medicine, Department of Medicine, Brigham and Women's Hospital, Boston, Massachusetts [292]

Elaine T. Kaye, MD Assistant Professor of Dermatology, Harvard Medical School, Boston Children's Hospital, Boston, Massachusetts [19, A1]

Eleanor Wilson, MD, MHS Associate Professor of Medicine, Associate Director of Clinical Research, Division of Clinical Care and Research, Institute of Human Virology, University of Maryland School of Medicine, Baltimore, Maryland [191]

Eli Glatstein, MD‡ Professor Emeritus, Department of Radiation Oncology, Hospital of the University of Pennsylvania, Philadelphia, Pennsylvania [S5]

Elias Jabbour, MD Professor, Section Chief, Acute Lymphocytic Leukemia, Department of Leukemia, Division of Cancer Medicine, MD Anderson Cancer Center, Houston, Texas [105]

Elizabeth A. Ashley, MB, BS, MRCP, FRCPath Professor of Tropical Medicine, Oxford University; Director, Lao-Oxford-Mahosot Hospital-Wellcome Trust Research Unit, Vientiane, Lao PDR [224, A2]

Elizabeth R. Unger, PhD, MD Division of High-Consequence Pathogens and Pathology, National Center for Zoonotic and Emerging Infectious Diseases, Centers for Disease Control and Prevention, Atlanta, Georgia [450]

Elizabeth Robbins, MD Clinical Professor, Pediatrics, Emeritus, University of California, San Francisco, San Francisco, California [S9]

Elliot Israel, MD Professor of Medicine, Harvard Medical School; Gloria M. and Anthony C. Simboli Distinguished Chair in Asthma Research; Director of Clinical Research, Pulmonary and Critical Care Division, Allergy and Immunology Division, Brigham and Women's Hospital, Boston, Massachusetts [287]

Elliott M. Antman, MD Professor of Medicine; Harvard Medical School; Senior Physician; Senior Investigator, TIMI Study Trial, Brigham and Women's Hospital, Boston, Massachusetts [273, 275]

Elyse E. Lower, MD Department of Internal Medicine, Division of Hematology-Oncology, University of Cincinnati, Cincinnati, Ohio [367]

Emily B. Brant, MD, MS Assistant Professor, Department of Critical Care Medicine, University of Pittsburgh School of Medicine, Pittsburgh, Pennsylvania [304]

Emily D. Bethea, MD Instructor in Medicine, Harvard Medical School; Associate Clinical Director of Liver Transplantation, Gastroenterology and Hepatology Division, Massachusetts General Hospital, Boston, Massachusetts [337]

Emily Nosova, MD Assistant Professor of Medicine, Division of Endocrinology, Diabetes and Bone Disease, Icahn School of Medicine and Mount Sinai Health System, New York, New York [398]

Eric G. Neilson, MD Vice President for Medical Affairs; Lewis Landsberg Dean Professor of Medicine and Cell and Molecular Biology, Feinberg School of Medicine, Northwestern University, Chicago, Illinois [309, 314, A4]

Eric H. Awtry, MD Associate Professor of Medicine, Boston University School of Medicine; Associate Chair for Clinical Affairs, Section of Cardiology, Boston Medical Center, Boston, Massachusetts [271, 272]

Eric J. Nestler, MD, PhD Nash Family Professor, Department of Neuroscience; Director, Friedman Brain Institute; Dean for Academic and Scientific Affairs, Ichan School of Medicine at Mount Sinai, New York, New York [451]

Eric J. Sorscher, MD Hertz Endowed Professorship, Emory University School of Medicine, Children's Healthcare of Atlanta, Atlanta, Georgia [291]

Erica S. Shenoy, MD, PhD Associate Professor of Medicine, Harvard Medical School; Associate Chief, Infection Control Unit, Massachusetts General Hospital, Boston, Massachusetts [144]

Erik Fisher, MD Clinical Assistant Professor of Emergency Medicine, University of South Carolina School of Medicine Greenville; Director, Medical Toxicology, Department of Emergency Medicine, Prisma Health-Update, Greenville, South Carolina [460]

Eugene Braunwald, MD Distinguished Hersey Professor of the Theory and Practice of Medicine, Harvard Medical School; Brigham and Women's Hospital, BWH/Founding Chair, TIMI Group, Boston, Massachusetts [274]

Eugene T. Richardson, MD, PhD Assistant Professor of Global Health and Social Medicine, Harvard Medical School, Boston, Massachusetts [475]

Eva S. Liu, MD Assistant Professor of Medicine, Brigham and Women's Hospital, Harvard Medical School, Boston, Massachusetts [409]

Everett E. Vokes, MD John E. Ultmann Professor; Chairman, Department of Medicine; Physician-in-Chief, University of Chicago Medicine and Biological Sciences, Chicago, Illinois [77]

Ezekiel J. Emanuel, MD, PhD Chair, Department of Medical Ethics and Health Policy, Levy University Professor, Perelman School of Medicine and Wharton School, University of Pennsylvania, Philadelphia, Pennsylvania [12]

F. Richard Bringhurst, MD Associate Professor of Medicine, Massachusetts General Hospital and Harvard Medical School, Boston, Massachusetts [409]

Florencia Pereyra Segal, MD Assistant Professor of Medicine, Brigham and Women's Hospital, Boston, Massachusetts [141]

Francesc Graus, MD, PhD Neuroimmunology Program, Institut d'Investigacions Biomèdiques August Pi i Sunyer (IDIBAPS), Hospital Clínic, Barcelona, Spain [94]

François Chappuis, MD, MCTM, PhD Head of Division, Division of Tropical and Humanitarian Medicine, Geneva University Hospitals, Geneva, Switzerland [227]

Franklin D. Lowy, MD Clyde '56 and Helen Wu Professor Emeritus of Medicine and Professor Emeritus of Pathology and Cell Biology (in Epidemiology), Columbia University College of Physicians and Surgeons, New York, New York [147]

Fransiska Malfait, MD, PhD Associate Professor, Center for Medical Genetics, Ghent University Hospital and Department for Biomolecular Medicine, Ghent University, Ghent, Belgium [413]

Fred Bunz, MD, PhD Associate Professor, Johns Hopkins University School of Medicine, Baltimore, Maryland [71]

Frederick R. Appelbaum, MD Deputy Director, Fred Hutchinson Cancer Research Center, Seattle, Washington [114]

G. Scott Budinger, MD Ernest S. Bazley Professor of Airway Diseases; Chief, Pulmonary and Critical Care Medicine, Department of Medicine, Northwestern University Feinberg School of Medicine, Chicago, Illinois [491]

Gail Kang, MD Private Practice, Berkeley, California [V1]

Gary C. Curhan, MD Professor of Medicine, Harvard Medical School; Professor of Epidemiology, Harvard School of Public Health; Channing Division of Network Medicine/Renal Division, Brigham and Women's Hospital, Boston, Massachusetts [318]

Gary J. Martin, MD Raymond J. Langenbach, MD Professor of Medicine; Senior Vice Chairman, Department of Medicine, Northwestern University Medical School, Chicago, Illinois [6]

Gary L. Robertson, MD Emeritus Professor of Medicine, Northwestern University School of Medicine, Chicago, Illinois [381]

Gary M. Hunninghake, MD, MPH Associate Professor of Medicine, Harvard Medical School; Division of Pulmonary & Critical Care Medicine, Brigham and Women's Hospital, Boston, Massachusetts [293]

Gauri R. Varadhachary, MD Professor, GI Medical Oncology, The University of Texas MD Anderson Cancer Center, Houston, Texas [92]

Geoffrey T. Manley, MD, PhD Professor and Vice Chairman of Neurological Surgery, University of California, San Francisco; Chief of Neurosurgery, Zuckerberg San Francisco General Hospital and Trauma Center; Co-Director, Brain and Spinal Injury Center, University of California, San Francisco, San Francisco, California [443]

Geoffrey Tabin, MD Director, Department of Ophthalmology, Stanford University, Stanford, California [462]

George Loewenstein, PhD Herbert A. Simon Professor of Economics and Psychology, Carnegie Mellon University, Pittsburgh, Pennsylvania [481]

George R. Washko, MD, MMSc Associate Professor of Medicine, Harvard Medical School; Associate Physician, Division of Pulmonary and Critical Care Medicine, Department of Medicine, Brigham and Women's Hospital, Boston, Massachusetts [286, A12]

George W. Rutherford, MD Professor of Epidemiology, Preventive Medicine, Pediatrics and History, and Head, Division of Infectious Disease and Global Epidemiology, Department of Epidemiology and Biostatistics, University of California, San Francisco, San Francisco, California [473]

Gil D. Rabinovici, MD Ed Fein and Pearl Landrith Distinguished Professor, Memory and Aging Center, Department of Neurology, Department of Radiology and Biomedical Imaging, Weill Institute for Neurosciences, University of California, San Francisco, San Francisco, California [29, 431, V2]

Glenn M. Chertow, MD, MPH Professor of Medicine, Division of Nephrology, Stanford University School of Medicine, Palo Alto, California [312]

Gordon L. Jensen, MD, PhD Senior Associate Dean for Research; Professor of Medicine and Nutrition, University of Vermont Larner College of Medicine, Burlington, Vermont [334]

Gordon Schiff, MD Associate Professor of Medicine, Harvard Medical School; Associate Director, Brigham and Women's Hospital Center Patient Safety Research; Quality and Safety Director, HMS Center for Primary Care, Boston, Massachusetts [9]

Gregory A. Filice, MD Staff Physician, Veterans Affairs Medical Center, Professor of Medicine and Adjunct Professor of Public Health, University of Minnesota, Minneapolis, Minnesota [174]

Gregory A. Grabowski, MD Professor Emeritus, University of Cincinnati College of Medicine; Departments of Pediatrics, and Molecular Genetics, Biochemistry and Microbiology, Division of Human Genetics, Cincinnati Children's Hospital Medical Center, Cincinnati, Ohio [418]

Gregory K. Folkers, MS, MPH Chief of Staff, Office of the Director, National Institute of Allergy and Infectious Diseases, National Institutes of Health, Bethesda, Maryland [202]

Gregory M. Gauthier, MD Associate Professor, Department of Medicine, Division of Infectious Disease, School of Medicine and Public Health, University of Wisconsin, Madison, Madison, Wisconsin [214]

Gustav Paumgartner, MD Professor Emeritus of Medicine, University of Munich, Munich, Germany [346]

H. Clifford Lane, MD Clinical Director, National Institute of Allergy and Infectious Diseases, National Institutes of Health, Bethesda, Maryland [202, S3]

Hagop Kantarjian, MD Chairman, Leukemia Department; Professor of Leukemia, The University of Texas MD Anderson Cancer Center, Houston, Texas [105]

Hana Mitchell, MD, MSC Clinical Assistant Professor, Division of Pediatric Infectious Diseases, Department of Pediatrics, The University of British Columbia, BC Children's Hospital, Vancouver, British Columbia, Canada [3]

Haralampos M. Moutsopoulos, MD, FACP, FRCP(hc), Master ACR Professor, Chair Medical Sciences-Immunology, Academy of Athens, Athens, Greece [357, 361]

Harald Jüppner, MD Professor of Pediatrics, Endocrine Unit and Pediatric Nephrology Unit, Harvard Medical School; Massachusetts General Hospital, Boston, Massachusetts [410]

Hari R. Mallidi, MD Associate Professor of Surgery, Harvard Medical School; Brigham and Women's Hospital, Boston, Massachusetts [298]

Hartmut P. H. Neumann, MD Unit for Preventive Medicine, Department of Nephrology and General Medicine, Albert-Ludwigs University of Freiburg, Freiburg, Germany [387]

Helene M. Langevin, MD Director, National Center for Complementary and Integrative Health, National Institutes of Health, Bethesda, Maryland [482]

Hemanta K. Kar, MBBS, MD, MAMS Professor and Head, Department of Dermatology, STD and Leprosy, Kalinga Institute of Medical Sciences, Bhubaneswar, Odisha, India [179]

Henry M. Kronenberg, MD Professor of Medicine, Massachusetts General Hospital and Harvard Medical School, Boston, Massachusetts [409]

Henry M. Wu, MD, DTM&H, FIDSA Associate Professor of Medicine, Division of Infectious Diseases, Emory University; Director, Emory TravelWell Center, Atlanta, Georgia [124]

Henry Masur, MD Chief, Critical Care Medicine Department, National Institutes of Health Clinical Center, Bethesda, Maryland [220]

Hilary J. Goldberg, MD, MPH Assistant Professor of Medicine, Harvard Medical School; Medical Director, Lung Transplant Program; Clinical Director, Division of Pulmonary and Critical Care Medicine, Brigham and Women's Hospital, Boston, Massachusetts [286, 298]

Holger Thiele, MD Full Professor of Internal Medicine/Cardiology; Director, Heart Center, Department of Internal Medicine/Cardiology, University of Leipzig, Leipzig, Germany [305]

Howard Hu, MD, MPH, ScD Professor & Flora L. Thornton Chair, Department of Population and Public Health Sciences, Keck School of Medicine, University of Southern California, Los Angeles, California [458]

Howard I. Scher, MD, FASCO Professor of Medicine, Weill Cornell Medicine College; D. Wayne Calloway Chair in Urologic Oncology; Head, Biomarker Development Program, Office of the Physician in Chief; Member and Attending Physician, Genitourinary Oncology Service, Department of Medicine, Memorial Sloan Kettering Cancer Center, New York, New York [87]

Howard L. Fields, MD, PhD Professor, Department of Neurology, University of California, San Francisco, San Francisco, California [13]

Hyon K. Choi, MD, DrPH Professor of Medicine, Harvard Medical School; Director, Gout and Crystal Arthropathy Center; Director, Clinical Epidemiology and Health Outcomes, Division of Rheumatology, Allergy, and Immunology, Department of Medicine, Massachusetts General Hospital, Boston, Massachusetts [372]

I. Sadaf Farooqi, PhD, FRCP, FMedSci, FRS Professor of Metabolism and Medicine, Wellcome-MRC Institute of Metabolic Science, University of Cambridge, Cambridge, United Kingdom [401]

Ian Crozier, MD NIH/NIAID/DCR Integrated Research Facility at Fort Detrick, Clinical Monitoring Research Program Directorate, Frederick National Laboratory for Cancer Research, Frederick, Maryland [209, 210]

Ikuo Hirano, MD Professor of Medicine, Division of Gastroenterology, Northwestern University Feinberg School of Medicine, Chicago, Illinois [44, 323]

Inger K. Damon, MD, PhD Director, Division of High-Consequence Pathogens and Pathology (DHCPP), Centers for Disease Control and Prevention, Atlanta, Georgia [196]

Irene Litvan, MD, MSc, FAAN, FANA Tasch Endowed Professor in Parkinson Disease Research; Director of the Parkinson and Other Movement Disorders Center, University of California, San Diego, La Jolla, California [434]

Irwin M. Braverman, MD Professor Emeritus; Senior Research Scientist, Department of Dermatology, Yale University School of Medicine, New Haven, Connecticut [58]

Isaac S. Kohane, MD, PhD Marion V. Nelson Professor and Chair, Biomedical Informatics; Harvard Medical School; Faculty Member, Informatics Program, Boston Children's Hospital, Boston, Massachusetts [488]

Ivan O. Rosas, MD Professor and Section Chief, Pulmonary, Critical Care, and Sleep Medicine, Baylor College of Medicine, Houston, Texas [293]

J. Claude Hemphill, III, MD, MAS Professor of Neurology and Neurological Surgery, University of California, San Francisco; Chief, Neurology Service, Zuckerberg San Francisco General Hospital, San Francisco, California [307, 426–429]

J. Curtis Nickel, MD, FRCS(C) Professor, Department of Urology, Queen's University at Kingston; Staff Urologist, Kingston Health Sciences Centre, Kingston, Ontario, Canada [51]

J. Larry Jameson, MD, PhD Robert G. Dunlop Professor of Medicine; Dean, Raymond and Ruth Perelman School of Medicine; Executive Vice President, University of Pennsylvania for the Health System, Philadelphia, Pennsylvania [1, 5, 47, 93, 376–380, 382–385, 390, 391, 466, 467, A15]

J. Michael Gaziano, MD, MPH Professor of Medicine, Harvard Medical School; Physician, Brigham and Women's Hospital and the VA Boston Healthcare System, Boston, Massachusetts [238]

J. Stephen Dumler, MD Professor and Chairman, Department of Pathology, Uniformed Services University of the Health Sciences, Walter Reed National Military Medical Center, Joint Pathology Center, Bethesda, Maryland [187]

Jack Ende, MD The Schaeffer Professor of Medicine; Assistant Vice President, University of Pennsylvania Health System; Assistant Dean for Advanced Medical Practice, Perelman School of Medicine of the University of Pennsylvania, Philadelphia, Pennsylvania [478]

Jacques Chiaroni, MD, PhD Professor, Aix Marseille Univ, CNRS, EFS, ADES, UMR 7268; Etablissement Francais du Sang Provence Alpes Côté d'Azur et Corse, Marseille, France [113]

Jaideep Das Gupta, MD Vascular Surgery Fellow, Vascular Surgery Division, University of California, San Diego, La Jolla, California [329]

Jaime Sepúlveda, MD, MPH, MSc, DrSc Haile T. Debas Distinguished Professor of Global Health; Executive Director, Institute for Global Health Sciences, University of California, San Francisco, San Francisco, California [473]

James A. Eastham, MD Chief, Urology Service; Peter T. Scardino Chair in Oncology, Department of Surgery, Sidney Kimmel Center for Prostate and Urologic Cancers, Memorial Sloan Kettering Cancer Center, New York, New York [87]

James A. Romano, Jr., PhD, DABT, ATS Principal Senior Life Scientist Advisor, Tunnell Government Services, Inc., Rockville, Maryland [S4]

James D. Crapo, MD Professor of Medicine, Department of Medicine; Division of Pulmonary and Critical Care & Sleep Medicine, National Jewish Health, Denver, Colorado [292]

James E. Crowe, Jr., MD Director, Vanderbilt Vaccine Center; Ann Scott Carell Chair and Professor, Departments of Pediatrics, Pathology, Microbiology and Immunology, Vanderbilt University Medical Center, Nashville, Tennessee [199]

James L. Abbruzzese, MD, FACP, FASCO, DSc (hon) Professor, Division of Medical Oncology, Duke Cancer Institute, Durham, North Carolina [92]

James P. Rathmell, MD Leroy D. Vandam Professor of Anaesthesia, Harvard Medical School; Chair, Department of Anesthesiology, Perioperative and Pain Medicine, Brigham and Women's Hospital, Boston, Massachusetts [13]

James R. Johnson, MD Professor of Medicine, Division of Infectious Diseases and International Medicine, University of Minnesota, Minneapolis, Minnesota [161]

Jamil Azzi, MD Associate Physician, Renal Division, Brigham and Women's Hospital; Director, Renal Transplant Fellowship; Assistant Professor of Medicine, Harvard Medical School, Boston, Massachusetts [313]

Jan H. Richardus, MD, PhD Professor of Infectious Diseases and Public Health, Department of Public Health, Erasmus MC, University Medical Center Rotterdam, Rotterdam, The Netherlands [179]

Jane A. Leopold, MD Associate Professor of Medicine, Harvard Medical School; Director, Women's Interventional Cardiology Health Initiative, Brigham and Women's Hospital, Boston, Massachusetts [242, A11]

Jane E. Freedman, MD Director, Division of Cardiology, Physician-in-Chief, Vanderbilt Medical Center, Nashville, Tennessee [117]

Janet A. Yellowitz, DMD, MPH Associate Professor; Director, Special Care and Geriatric Dentistry, University of Maryland School of Dentistry, Baltimore, Maryland [A3]

Janet E. Hall, MD Clinical Director and Senior Investigator, Division of Intramural Research, NIH/NIEHS, Research Triangle Park, North Carolina [392, 393, 396]

Janice P. Dutcher, MD Associate Director, Cancer Research Foundation of New York, Chappaqua, New York; Former Professor of Medicine, New York Medical College, Valhalla, New York [75]

Jared R. Mayers, MD, PhD Research Fellow in Medicine, Harvard Medical School; Brigham and Women's Hospital, Boston, Massachusetts [489]

Jay H. Hoofnagle, MD Director, Liver Diseases Research Branch, Division of Digestive Diseases and Nutrition, National Institute of Diabetes and Digestive and Kidney Diseases, National Institutes of Health, Bethesda, Maryland [336]

Jean Bergounioux, MD, PhD Professor of Medicine, Versailles Saint Quentin University - Paris Saclay, UFR Simone Veil - Motigney le Bretonneux, France; Director, Department of Pediatric Neurology and Intensive Care Medicine, Assistance Publique des Hôpitaux de Paris, Garches, France [166]

Jean L. Bolognia, MD Professor, Department of Dermatology, Yale University School of Medicine, New Haven, Connecticut [58]

Jean M. Connors, MD Hematology Division, Brigham and Women's Hospital; Harvard Medical School, Boston, Massachusetts [116]

Jeanne Bertolli, PhD Division of High-Consequence Pathogens and Pathology, National Center for Zoonotic and Emerging Infectious Diseases, Centers for Disease Control and Prevention, Atlanta, Georgia [450]

Jeanne M. Marrazzo, MD, MPH Professor of Medicine; Director, Division of Infectious Diseases, University of Alabama at Birmingham, Birmingham, Alabama [136]

Jeffrey A. Gelfand, MD Professor of Medicine (Part-Time), Harvard Medical School; Attending Physician, Infectious Diseases Division, Massachusetts General Hospital, Boston, Massachusetts [225]

Jeffrey A. Linder, MD, MPH, FACP Michael A. Gertz Professor of Medicine and Chief, Division of General Internal Medicine and Geriatrics, Department of Medicine, Northwestern University Feinberg School of Medicine, Chicago, Illinois [35]

Jeffrey Berns, MD Professor of Medicine and Pediatrics; Associate Chief, Renal Electrolyte and Hypertension Division; Vice-President and Associate Dean for Graduate Medical Education, Perelman School of Medicine of the University of Pennsylvania, Philadelphia, Pennsylvania [478]

Jeffrey I. Cohen, MD Chief, Laboratory of Infectious Diseases, National Institute of Allergy and Infectious Diseases, National Institutes of Health, Bethesda, Maryland [191, 194, 204]

Jeffrey I. Weitz, MD, FRCP(C), FRSC, FACP Professor of Medicine and Biochemistry and Biomedical Sciences, McMaster University; Executive Director, Thrombosis and Atherosclerosis Research Institute, Hamilton, Ontario, Canada [118]

Jeffrey M. Gelfand, MD, MAS, FAAN Associate Professor of Neurology, Department of Neurology, University of California, San Francisco, San Francisco, California [23]

Jeffrey W. Clark, MD Associate Professor of Medicine, Harvard Medical School; Medical Director, Clinical Trials Core, Dana-Farber Harvard Cancer Center; Massachusetts General Hospital, Boston, Massachusetts [72]

Jennifer A. Woyach, MD Professor of Medicine, Division of Hematology, The Ohio State University, Columbus, Ohio [107]

Jennifer M. Croswell, MD, MPH Senior Program Officer, Office of the Chief Science Officer, Patient-Centered Outcomes Research Institute (PCORI), Washington, DC [70]

Jennifer Ogar, MS, CCC-SLP Speech-Language Pathologist, Memory and Aging Center, University of California, San Francisco, San Francisco, California [V2]

Jennifer P. Collins, MD, MSc Enteric Diseases Epidemiology Branch, Division of Foodborne, Waterborne, and Environmental Diseases, National Center for Emerging and Zoonotic Infectious Diseases, Centers for Disease Control and Prevention, Atlanta, Georgia [151]

Jens H. Kuhn, MD, PhD, MS Principal Scientist and Director of Virology, NIH/NIAID/DCR/Integrated Research Facility at Fort Detrick, Frederick, Maryland [209, 210]

Jeremy Sobel, MD, MPH Associate Director for Epidemiologic Science, Division of Foodborne, Waterborne, and Environmental Diseases, National Center for Emerging and Zoonotic Infectious Diseases, Centers for Disease Control and Prevention, Atlanta, Georgia [153]

Jerry L. Spivak, MD Professor of Medicine and Oncology, Hematology Division, Johns Hopkins University School of Medicine, Baltimore, Maryland [103]

Jesse Waggoner, MD Assistant Professor, Department of Medicine, Division of Infectious Diseases, Emory University, Atlanta, Georgia [124]

Jessica Leung, MPH Epidemiologist, Viral Vaccine Preventable Diseases Branch, Division of Viral Diseases, National Center for Immunization and Respiratory Diseases, Centers for Disease Control and Prevention, Atlanta, Georgia [207]

Jessica M. Baker, MD Assistant Professor, Department of Neurology, University of Wisconsin School of Medicine and Public Health, Madison, Wisconsin [26]

Jing Zhou, MD, PhD, FASN Professor of Medicine, Harvard Medical School; Director, Laboratory of Molecular Genetics and Developmental Biology of Disease, Renal Division; Director, Center for Polycystic Kidney Disease Research, Brigham and Women's Hospital; Boston, Massachusetts [315]

Jin-Mann S. Lin, PhD Division of High-Consequence Pathogens and Pathology, National Center for Zoonotic and Emerging Infectious Diseases, Centers for Disease Control and Prevention, Atlanta, Georgia [450]

Jiři F. P. Wagenaar, MD, PhD Internist and Infectious Disease Specialist, Northwest Clinics, Alkmaar, The Netherlands [184]

Joan C. Marini, MD, PhD Senior Investigator; Head, Section on Heritable Disorders of Bone and Extracellular Matrix, National Institute of Child Health and Human Development (NICHD), National Institutes of Health, Bethesda, Maryland [413]

JoAnn E. Manson, MD, DrPH Professor of Medicine and the Michael and Lee Bell Professor of Women's Health, Harvard Medical School; Chief, Division of Preventive Medicine, Brigham and Women's Hospital, Boston, Massachusetts [395]

Joanne M. Bargman, MD, FRCPC Professor of Medicine, University of Toronto; Staff Nephrologist, University Health Network; Clinician Investigator, Toronto General Hospital Research Institute; Director, Peritoneal Dialysis Program, Co-Director, Renal-Rheumatology Lupus Clinic, University Health Network [311]

Joel D. Taurog, MD Professor of Internal Medicine (Retired), Rheumatic Diseases Division, University of Texas Southwestern Medical Center, Dallas, Texas [362]

Joel Kramer, PsyD John Douglas French Alzheimer's Foundation Endowed Professor of Neuropsychology in Neurology; Director of Neuropsychology, Memory and Aging Center, University of California, San Francisco, San Francisco, California [V2]

Johanna T. Dwyer, DSc, RD Professor of Medicine and Community Health, Tufts Medical School; Senior Nutrition Scientist (Contractor), Office of Dietary Supplements, National Institutes of Health, Boston, Massachusetts [332]

John A. Kessler, MD Davee Professor of Stem Cell Biology, Davee Department of Neurology; Director, Northwestern University Stem Cell Institute, Feinberg School of Medicine, Northwestern University, Chicago, Illinois [484]

John B. Wong, MD Professor of Medicine, Tufts University School of Medicine; Interim Chief Scientific Officer, Tufts Medical Center, Boston, Massachusetts [4]

John C. Achermann, MD, PhD Wellcome Trust Senior Research Fellow in Clinical Science, Genetics & Genomic Medicine, UCL GOS Institute of Child Health, University College London, London, United Kingdom [390]

John C. Atherton, MD, FRCP Professor of Gastroenterology and Dean of the Faculty of Medicine and Health Sciences, University of Nottingham, Nottingham, United Kingdom [163]

John C. Byrd, MD D. Warren Brown Chair of Leukemia Research; Distinguished University Professor of Medicine, Medicinal Chemistry, and Veterinary Biosciences; Director, Division of Hematology, Department of Medicine, The Ohio State University, Columbus, Ohio [107]

John Del Valle, MD Professor and Vice Chair of Medicine, Department of Internal Medicine, University of Michigan School of Medicine, Ann Arbor, Michigan [324]

John E. Edwards, Jr., MD Distinguished Professor of Medicine Emeritus, David Geffen School of Medicine, University of California, Los Angeles; Senior Investigator, The Lundquist Institute and Emeritus Chief, Division of Infectious Disease at Harbor-UCLA Medical Center, Torrance, California [211, 216]

John F. Keaney, Jr., MD Professor of Medicine, Harvard Medical School; Chief, Division of Cardiovascular Medicine; Co-Executive Director, Heart and Vascular Center, Brigham and Women's Hospital, Boston, Massachusetts [237]

John F. McConville, MD Associate Professor of Medicine; Director, Internal Medicine Residency Program, Vice Chair for Education, University of Chicago, Chicago, Illinois [296]

John H. Stone, MD, MPH Professor of Medicine, Harvard Medical School; The Edward Fox Chair in Medicine, Massachusetts General Hospital, Boston, Massachusetts [368]

John I. Gallin, MD Associate Director for Clinical Research; Chief Scientific Officer, Clinical Center, National Institutes of Health, Bethesda, Maryland [64]

John J. Cush, MD Executive Editor, RheumNow.com; Professor of Internal Medicine, University of Texas Southwestern Medical School, Dallas, Texas [370]

John L. Berk, MD Professor of Medicine, Boston University School of Medicine, Assistant Director, Amyloidosis Center, Boston Medical Center, Boston, Massachusetts [112]

John M. Stafford, MD, PhD Associate Professor of Medicine, Diabetes and Endocrinology, Vanderbilt University School of Medicine; Tennessee Valley Health System, Veterans Affairs, Nashville, Tennessee [405]

John N. Mecchella, DO, MPH Assistant Professor of Medicine, Geisel School of Medicine at Dartmouth, Dartmouth-Hitchcock Medical Center, Lebanon, New Hampshire [417]

John R. Balmes, MD Professor of Medicine, University of California San Francisco School of Medicine, San Francisco, California [289]

John R. Murphy, PhD Professor of Medicine, Division of Infectious Diseases, Johns Hopkins School of Medicine, Baltimore, Maryland [150]

John T. Potts, Jr., MD Jackson Distinguished Professor of Clinical Medicine, Harvard Medical School; Director of Research and Physician-in-Chief Emeritus, Massachusetts General Hospital, Boston, Massachusetts [410]

John T. Vetto, MD, FACS Professor of Surgery, Division of Surgical Oncology; Director, Cutaneous Oncology Program, Department of Surgery, Oregon Health & Science University; Program Leader, Melanoma Disease Site Team, OHSU Knight Cancer Institute, Portland, Oregon [76]

John Varga, MD Frederick Huetwell Professor; Chief, Division of Rheumatology, University of Michigan, Ann Arbor, Michigan [360]

John W. Adamson, MD Clinical Professor, Division of Hematology/Oncology, Department of Medicine, University of California at San Diego, San Diego, California [63, 97]

John W. Engstrom, MD Betty Anker Fife Distinguished Professor and Vice-Chairman; Neurology Residency Program Director, University of California, San Francisco, San Francisco, California [17, 440]

Jonathan C. Horton, MD, PhD William F. Hoyt Professor of Neuro-ophthalmology, Professor of Ophthalmology, Neurology and Physiology, University of California, San Francisco School of Medicine, San Francisco, California [32, V3]

Jonathan Carapetis, MBBS, FRACP, FAFPHM, PhD Executive Director, Telethon Kids Institute, Perth Children's Hospital, Nedlands, Western Australia [359]

Jonathan Cedernaes, MD, PhD Visiting Postdoctoral Fellow, Division of Endocrinology, Metabolism and Molecular Medicine, Department of Medicine, Feinberg School of Medicine, Northwestern University, Chicago, Illinois [485]

Jonathan Newmark, MD, MM Colonel (Retired), Medical Corps, US Army; Adjunct Professor, Neurology, F. Edward Hebert School of Medicine, Uniformed Services University of the Health Sciences, Bethesda, Maryland; Clinical Assistant Professor, Neurology, School of Medicine and Health Sciences, George Washington University, Washington, DC; Department of Neurology, Washington DC Veterans' Affairs Medical Center, Washington, DC; Senior Medical Advisor, Office of Biodefense Research and Surety, National Institute of Allergy and Infectious Diseases, National Institutes of Health, Rockville, Maryland [S4]

Jonathan S. Leventhal, MD Assistant Professor of Dermatology, Yale University School of Medicine, New Haven, Connecticut [58]

Jorge Cortes, MD Jane and John Justin Distinguished Chair in Leukemia Research; Deputy Chairman; Section Chief of AML and CML, The University of Texas MD Anderson Cancer Center, Houston, Texas [105]

Jos W. M. van der Meer, MD, PhD Emeritus Professor of Medicine, Department of Internal Medicine, Radboud University Medical Center, Nijmegen, The Netherlands [20]

Josep Dalmau, MD, PhD ICREA Professor, Institut d'Investigacions Biomèdiques August Pi i Sunyer, Hospital Clínic, University of Barcelona, Barcelona, Spain; Adjunct Professor, University of Pennsylvania, Philadelphia, Pennsylvania [94]

Josep M. Llovet, MD, PhD Liver Cancer Program, Division of Liver Diseases, Tisch Cancer Institute, Department of Medicine, Icahn School of Medicine at Mount Sinai, New York; Liver Cancer Translational Research Laboratory, Barcelona Clínic Liver Cancer Group (BCLC), Liver Unit, IDIBAPS-Hospital Clínic, CIBERehd, University of Barcelona, Catalonia, Spain; Institució Catalana de Recerca i Estudis Avançats (ICREA), Barcelona, Catalonia, Spain [82]

Joseph A. Murray, MD Professor of Medicine, Departments of Internal Medicine and Immunology, Mayo Clinic School of Medicine, Rochester, Minnesota [46]

Joseph Bass, MD, PhD Division of Endocrinology, Metabolism and Molecular Medicine, Department of Medicine, Feinberg School of Medicine, Department of Neurobiology, Northwestern University, Chicago, Illinois [485]

Joseph G. Ouslander, MD Charles E. Schmidt College of Medicine, Florida Atlantic University, Boca Raton, Florida [477]

Joseph J. Rhatigan, MD Associate Chief, Division of Global Health Equity, Brigham and Women's Hospital; Associate Professor, Harvard Medical School and Harvard T.H. Chan School of Public Health, Boston, Massachusetts [472]

Joseph Kado, MBBS, DCH, MMed University of Western Australia, Crawley, Western Australia; Clinical Research Officer, Telethon Kids Institute, Nedlands, Western Australia [359]

Joseph Loscalzo, MD, PhD Hersey Professor of the Theory and Practice of Medicine, Harvard Medical School; Chairman, Department of Medicine, Soma Weiss MD Distinguished Chair in Medicine, Physician-in-Chief, Brigham and Women's Hospital, Boston, Massachusetts [1, 5, 40–43, 117, 236, 237, 239, 259, 261–268, 270, 273, 275, 280–283, 486, 492]

Joseph R. Betancourt, MD, MPH Associate Professor of Medicine, Massachusetts General Hospital; Harvard Medical School, Boston, Massachusetts [10]

Joseph V. Bonventre, MD, PhD Chief, Renal Division and Engineering in Department of Medicine, Brigham and Women's Hospital, Boston, Massachusetts [310]

Joshua A. Boyce, MD Professor of Medicine and Pediatrics; Albert L. Sheffer Professor of Medicine, Harvard Medical School; Director, Inflammation and Allergic Disease Research Section, Brigham and Women's Hospital, Boston, Massachusetts [352–354]

Jules L. Dienstag, MD Carl W. Walter Professor of Medicine, Harvard Medical School; Physician, Gastrointestinal Unit, Department of Medicine, Massachusetts General Hospital, Boston, Massachusetts [339–341, 345, A13]

Julia B. Lewis, MD Professor of Medicine, Division of Nephrology and Hypertension, Vanderbilt University Medical Center, Nashville, Tennessee [314]

Julian L. Seifter, MD Associate Professor of Medicine, Harvard Medical School; Distinguished Nephrologist, Brigham and Women's Hospital, Boston, Massachusetts [308, 319]

Julian Solway, MD Walter L. Palmer Distinguished Service Professor of Medicine and Pediatrics; Dean for Translational Medicine, Biological Sciences Division; Vice Chair for Research, Department of Medicine; Chair, Committee on Molecular Medicine, University of Chicago, Chicago, Illinois [285, 296]

Julie A. Bettinger, MPH, PhD Professor, Department of Pediatrics, Vaccine Evaluation Center, BC Children's Hospital, University of British Columbia, Vancouver, British Columbia, Canada [3]

Justin T. Cheeley, MD, FAAD Assistant Professor, Divisions of Dermatology and Internal Medicine and Geriatrics, Emory University School of Medicine, Atlanta, Georgia [57]

Jyoti Mishra, PhD Department of Psychiatry, University of California, San Diego, La Jolla, California [487]

Kaitlin Rainwater-Lovett, PhD, MPH Senior Staff Scientist, Asymmetric Operations Sector, Johns Hopkins Applied Physics Laboratory, Laurel, Maryland [205]

Kalpana Gupta, MD, MPH Associate Chief of Staff and Chief, Infectious Diseases, Veterans Affairs Boston Healthcare System, West Roxbury, Massachusetts; Professor of Medicine, Boston University School of Medicine, Boston, Massachusetts [135]

Kami Kim, MD Andor Szentivanyi Professor of Medicine; Director, Division of Infectious Diseases and International Medicine, Morsani College of Medicine, University of South Florida, Tampa, Florida [228]

Kanade Shinkai, MD, PhD Professor, Department of Dermatology, University of California, San Francisco, San Francisco, California [60]

Kanwal Raghav, MBBS, MD Associate Professor, GI Medical Oncology, The University of Texas MD Anderson Cancer Center, Houston, Texas [92]

Karen L. Roos, MD John and Nancy Nelson Professor of Neurology; Professor of Neurological Surgery, Indiana University School of Medicine, Indianapolis, Indiana [137, 138, 140]

Karina A. Top, MD, MSc Associate Professor of Pediatrics and Community Health & Epidemiology, Dalhousie University, Halifax, Nova Scotia, Canada [160]

Karl Skorecki, MD, FCRPC, FASN Dean, Azrieli Faculty of Medicine, Bar-Ilan University, Safed, Israel [311, 468]

Karran A. Phillips, MD, MSc Clinical Director, National Institute on Drug Abuse, National Institutes of Health, Baltimore, Maryland [457]

Karunesh Ganguly, MD, PhD Department of Neurology, University of California, San Francisco; Neurology & Rehabilitation Service, San Francisco VA Medical Center, San Francisco, California [487]

Katherine A. High, MD Professor Emerita, Perelman School of Medicine of the University of Pennsylvania; President, Therapeutics, Asklepios BioPharmaceuticals, Philadelphia, Pennsylvania [470]

Katherine L. O'Brien, MD, MPH Director, IVB, World Health Organization, Geneva, Switzerland [146]

Katherine L. Tuttle, MD Assistant Professor, Department of Pediatrics, Pediatric Allergy/Immunology; Assistant Professor, Department of Medicine, Allergy/Immunology and Rheumatology (SMD), University of Rochester Medical Center, Rochester, New York [352]

Kathleen D. Liu, MD, PhD, MAS Professor, Division of Nephrology, Department of Medicine, Division of Critical Care Medicine, Department of Anesthesiology, University of California, San Francisco, San Francisco, California [312]

Kathleen M. McKibbin, MD Staff Physician, Northwestern University Health Services, Evanston, Illinois [2]

Kathleen M. Neuzil, MD, MPH Director, Center for Vaccine Development & Global Health, University of Maryland School of Medicine, Baltimore, Maryland [200]

Kathryn Moynihan Ramsey, PhD Research Assistant Professor, Division of Endocrinology, Metabolism and Molecular Medicine, Department of Medicine, Feinberg School of Medicine, Northwestern University, Chicago, Illinois [485]

Katrina A. Armstrong, MD Physician in Chief, Massachusetts General Hospital, Boston, Massachusetts [6]

Kelly A. Soderberg, PhD Chief of Staff, Duke Human Vaccine Institute, Department of Medicine, Duke University School of Medicine; Duke University Medical Center, Durham, North Carolina [349, 350]

Kenneth C. Anderson, MD Kraft Family Professor of Medicine, Harvard Medical School; Chief, Jerome Lipper Multiple Myeloma Center, Dana-Farber Cancer Institute, Boston, Massachusetts [111]

Kenneth L. Tyler, MD Louise Baum Endowed Chair and Chairman of Neurology; Professor of Medicine and Immunology-Microbiology, University of Colorado School of Medicine, Aurora, Colorado; Neurologist, Rocky Mountain VA Medical Center, Aurora, Colorado [137, 138, 140]

Kenneth M. Kaye, MD Professor of Medicine, Harvard Medical School; Senior Physician, Division of Infectious Diseases, Brigham and Women's Hospital, Boston, Massachusetts [19, A1]

Kevin D. Niswender, MD, PhD Associate Professor of Medicine, Vanderbilt University Medical Center, Nashville, Tennessee [403]

Kevin E. Brown, MD, MRCP, FRCPath Consultant Medical Virologist, Immunisation and Vaccine Preventable Diseases Division, UK Health Security Agency, London, United Kingdom [197]

Kevin G. Volpp, MD, PhD Director, Penn Center for Health Incentives and Behavioral Economics; Founders Presidential Distinguished Professor, Perelman School of Medicine and the Wharton School, University of Pennsylvania, Philadelphia, Pennsylvania [481]

Kevin T. McVary, MD, FACS Director of the Center for Male Health; Professor of Urology, Department of Urology, Stritch School of Medicine, Loyola University Medical Center, Maywood, Illinois [397]

Kim A. Eagle, MD Albion Walter Hewett Professor of Internal Medicine; Professor of Health Management Policy, School of Public Health; Director, Samuel and Jean Frankel Cardiovascular Center, University of Michigan, Ann Arbor, Michigan [480]

Kim B. Yancey, MD Professor and Chair, Department of Dermatology, University of Texas Southwestern Medical Center in Dallas, Dallas, Texas [56, 59]

King K. Holmes, MD, PhD Professor Emeritus, Global Health; Professor Emeritus, Medicine – Allergy and Infectious Diseases; Director, Research and Faculty Development, Department of Global Health; Co-Director, Center for AIDS Research, University of Washington – Fred Hutchinson Cancer Research Center; PI, International Training and Education Center for Health (I-TECH), University of Washington – University of California San Francisco; Director, Center for AIDS and STD, University of Washington; Infectious Disease Section Head, Harborview Medical Center; Member, National Institutes of Health (NIH) Fogarty International Center Council; Member, National Institutes of Health (NIH) Council or Councils, Seattle, Washington [136]

Kiran K. Khush, MD, MAS Professor of Medicine (Cardiovascular Medicine), Stanford University School of Medicine, Stanford, California [490]

Kumanan Rasanathan, MBChB, MPH, FAFPHM Unit Head, Equity and Health (EQH), Department of Social Determinants of Health (SDH), World Health Organization, Phnom Penh, Cambodia [474]

L. John Hoffer, MD, PhD Professor, Faculty of Medicine, McGill University; Senior Physician, Divisions of Internal Medicine and Endocrinology, Lady Davis Institute for Medical Research, Jewish General Hospital, Montreal, Quebec, Canada [335]

L. Joseph Wheat, MD Medical Director, MiraVista Diagnostics, Indianapolis, Indiana [212]

L. Silvia Munoz-Price, MD, PhD Chief Quality and Safety Officer, Virginia Commonwealth University Health System, Richmond, Virginia [162]

Lam Minh Yen, MD Senior Clinical Researcher, Oxford University Clinical Research Unit, Ho Chi Minh City, Vietnam [152]

Laura A. Zimmerman, MPH Epidemiologist, Centers for Disease Control and Prevention, Atlanta, Georgia [206]

Laurence H. Beck, Jr., MD, PhD Associate Professor of Medicine, Boston University School of Medicine, Boston, Massachusetts [316]

Lawrence C. Madoff, MD Professor of Medicine, University of Massachusetts Chan Medical School, Worcester, Massachusetts; Medical Director, Bureau of Infectious Disease and Laboratory Sciences, Massachusetts Department of Public Health, Hinton State Laboratory Institute, Jamaica Plain, Massachusetts [130, 141]

Lawrence Corey, MD Professor of Medicine and Laboratory Medicine and Pathology, University of Washington; Past President & Director, Fred Hutchinson Cancer Research Center; Professor, Vaccine and Infectious Disease Division, Fred Hutchinson Cancer Research Center, Seattle, Washington [192]

Lawrence S. Friedman, MD Professor of Medicine, Harvard Medical School; Professor of Medicine, Tufts University School of Medicine; The Anton R. Fried, MD Chair, Department of Medicine, Newton-Wellesley Hospital, Newton, Massachusetts; Assistant Chief of Medicine, Massachusetts General Hospital, Boston, Massachusetts [50]

Lawrie W. Powell, AC, MD, PhD Professor Emeritus, The University of Queensland and the Royal Brisbane and Women's Hospital, Queensland, Australia [414]

Lenny López, MD, MPH, MDiv Professor of Medicine, University of California San Francisco; San Francisco VA Medical Center, San Francisco, California [10]

Leora Horn, MD, MSc Associate Professor, Division of Hematology and Medical Oncology, Vanderbilt University School of Medicine, Nashville, Tennessee [78]

Leslie J. Crofford, MD Professor, Departments of Medicine and Pathology, Microbiology and Immunology, Vanderbilt University; Chief, Division of Rheumatology and Immunology, Vanderbilt University Medical Center, Nashville, Tennessee [373]

Leslie P. Lawley, MD Associate Professor, Department of Dermatology, School of Medicine, Emory University, Atlanta, Georgia [57]

Lianne S. Gensler, MD Professor of Medicine; Rheumatology Fellowship Program Director; Director, Spondyloarthritis Research Program and Clinic, University of California, San Francisco, San Francisco, California [362]

Lionel A. Mandell, MD, FRCPC Professor Emeritus of Medicine, McMaster University, Hamilton, Ontario, Canada [126]

Lisa M. DeAngelis, MD Professor of Neurology, Weill Cornell Medical College; Physician-in-Chief and Chief Medical Officer, Memorial Sloan Kettering Cancer Center, New York, New York [90]

Lonny Yarmus, DO, MBA Professor of Medicine, Division of Pulmonary and Critical Care Medicine, Johns Hopkins University School of Medicine, Baltimore, Maryland [299]

Loren Laine, MD Professor of Medicine; Chief, Section of Digestive Diseases, Yale School of Medicine, New Haven, Connecticut; VA Connecticut Healthcare System, West Haven, Connecticut [48]

Lorenzo Giacani, PhD Associate Professor of Medicine, Department of Medicine, Division of Allergy & Infectious Diseases, University of Washington, Seattle, Washington [183]

Louis Michel Wong Kee Song, MD Professor of Medicine, Division of Gastroenterology and Hepatology, Mayo Clinic College of Medicine, Rochester, Minnesota [322, V5]

Lucas S. Blanton, MD Assistant Professor, Division of Infectious Diseases, Department of Internal Medicine University of Texas Medical Branch, Galveston, Texas [187]

Lucia De Franceschi, MD Department of Medicine, University of Verona and AOUI Verona, Verona, Italy [100]

Luciano Villarinho, MD Neuroradiologist, South County Hospital, Wakefield, Rhode Island [A16]

Lucile Burgo-Black, MD, FACP National Co-Director, VA Post-Deployment Integrated Care Initiative, Assistant Clinical Professor of Medicine, Department of General Internal Medicine, Yale University School of Medicine, New Haven, Connecticut [S7]

Lucio Luzzatto, MD, FRCP, FRCPath Professor of Haematology, Muhimbili University of Health and Allied Sciences, Dar-es-Salaam, Tanzania; Honorary Professor of Hematology, University of Florence, Firenze, Italy [100]

Lynne Warner Stevenson, MD Professor of Medicine; Program Director, Advanced Heart Failure Fellowship Program, Vanderbilt University Medical Center, Nashville, Tennessee [259]

M.-Marsel Mesulam, MD Ruth Dunbar Davee Professor of Neuroscience and Neurology, Mesulam Center for Cognitive Neurology and Alzheimer's Disease, Northwestern University Feinberg School of Medicine, Chicago, Illinois [30]

Mahmoud Malas, MD, MHS, RPVI, FACS Professor in Residence; Vice Chair of Surgery for Clinical Research; Chief Division Vascular and Endovascular Surgery, University of California, San Diego, Health System, La Jolla, California [329]

Majid Shafiq, MD, MPH Medical Director, Interventional Pulmonology, Division of Pulmonary and Critical Care Medicine, Brigham and Women's Hospital, Boston, Massachusetts [286]

Manal F. Abdelmalek, MD, MPH Professor of Medicine, Division of Gastroenterology and Hepatology, Duke University, Durham, North Carolina [343]

Mandeep R. Mehra, MD, MSc, FRCP (London) Professor of Medicine, Harvard Medical School; The William Harvey Distinguished Chair in Advanced Cardiovascular Medicine; Executive Director, Center for Advanced Heart Disease, Brigham and Women's Hospital, Boston, Massachusetts [257, 258, 260]

Manfred Brigl, MD Assistant Professor of Pathology, Harvard Medical School, Boston, Massachusetts [S11]

Manish Sadarangani, MA, BM, BCh, DPhil Associate Professor, Department of Pediatrics, University of British Columbia; Director, Vaccine Evaluation Center, BC Children's Hospital Research Institute, Vancouver, British Columbia, Canada [155]

Manisha Balwani, MD, MS Professor, Department of Genetics and Genomic Sciences and Medicine, Icahn School of Medicine at Mount Sinai, New York, New York [416]

Marc A. Schuckit, MD Distinguished Professor of Psychiatry, University of California, San Diego Medical School, La Jolla, California [453]

Marc E. Lippman, MD, MACP, FRCP Professor of Oncology and Internal Medicine, Georgetown University, Washington, DC [79]

Marc G. Ghany, MD, MHSc Tenure-Track Investigator, Liver Diseases Branch, National Institute of Diabetes and Digestive and Kidney Diseases, National Institutes of Health, Bethesda, Maryland [336]

Marcela V. Maus, MD, PhD Director, Cell Therapy Program; Paula O'Keefe Endowed Chair, Massachusetts General Hospital Cancer Center; Associate Professor of Medicine, Harvard Medical School; Attending Physician, Hematopoietic Cell Transplant & Cell Therapy Program, Massachusetts General Hospital; Associate Member, Broad Institute of MIT and Harvard; Associate Member, Ragon Institute of MGH, MIT, and Harvard, Charlestown, Massachusetts [470]

Marcelo F. Di Carli, MD Professor, Department of Radiology and Medicine, Harvard Medical School; Chief, Division of Nuclear Medicine and Molecular Imaging; Executive Director, Noninvasive Cardiovascular Imaging Program, Brigham and Women's Hospital, Boston, Massachusetts [241, A9]

Marcia B. Goldberg, MD Professor of Medicine and Microbiology, Harvard Medical School, Massachusetts General Hospital, Boston, Massachusetts [120]

Marga G.A. Goris, PhD, MSC Head OIE and National Collaborating Centre for Reference and Research on Leptospirosis, Department of Medical Microbiology, Amsterdam University Medical Centers, Amsterdam, The Netherlands [184]

Maria Carmela Tartaglia, MD Associate Professor, Tanz Centre for Research in Neurodegenerative Diseases, University of Toronto, Toronto, Ontario, Canada [V2]

Maria Luisa Gorno-Tempini, MD, PhD Professor, Department of Neurology; Language Neurobiology Lab, Memory and Aging Center; Dyslexia Center, University of California, San Francisco, San Francisco, California [V2]

Mariel Marlow, PhD, MPH Mumps Program Lead, Viral Vaccine Preventable Diseases Branch, Division of Viral Diseases, National Center for Immunization and Respiratory Diseases, Centers for Disease Control and Prevention, Atlanta, Georgia [207]

Mario C. Raviglione, MD, FRCP (UK), FERS, Hon RSP (RF) Full Professor of Global Health; Co-Director, Centre for Multidisciplinary Research in Health Science (MACH), University of Milan, Milan, Italy [178]

Mark A. Creager, MD Professor of Medicine, Professor of Surgery, Geisel School of Medicine at Dartmouth; Director, Heart and Vascular Center, Dartmouth-Hitchcock Medical Center, Lebanon, New Hampshire [280–282]

Mark B. Mycyk, MD Associate Professor, Department of Emergency Medicine, Northwestern University Feinberg School of Medicine; Chair of Research, Department of Emergency Medicine, Cook County Health, Chicago, Illinois [459]

Mark F. Walker, MD Associate Professor, Neurology, Case Western Reserve University; Director, Daroff-Dell'Osso Ocular Motility Laboratory, VA Northeast Ohio Healthcare System, Cleveland, Ohio [22]

Mark Roschewski, MD Clinical Director, Lymphoid Malignancies Branch, Center for Cancer Research, National Cancer Institute, National Institutes of Health, Bethesda, Maryland [95]

Mark Topazian, MD Professor of Medicine, Mayo Clinic, Rochester, Minnesota [322, V5]

Martin A. Samuels, MD, DSc (hon), FACP, FAAN, FRCP, FANA Miriam Sydney Joseph Distinguished Professor of Neurology, Harvard Medical School; Founding Chair Emeritus, Department of Neurology, Brigham and Women's Hospital, Boston, Massachusetts [V7]

Martin H. Steinberg, MD Professor of Medicine, Pediatrics, Pathology and Laboratory Medicine, Boston University School of Medicine, Boston, Massachusetts [98]

Martin H. Voss, MD Clinical Director, Genitourinary Oncology Service, Memorial Sloan Kettering Cancer Center, New York, New York [85]

Martin J. Blaser, MD Henry Rutgers Chair of the Human Microbiome; Director, Center for Advanced Biotechnology and Medicine, Rutgers University, Piscataway, New Jersey [163, 167]

Martin R. Pollak, MD George C. Reisman Professor of Medicine, Harvard Medical School; Beth Israel Deaconess Medical Center, Boston, Massachusetts [315]

Martin S. Hirsch, MD Professor of Medicine, Harvard Medical School; Senior Physician, Massachusetts General Hospital, Boston, Massachusetts [195]

Maryam Ali Khan, MD Research Scholar, Division of Vascular and Endovascular Surgery, University of California, San Diego, San Diego, California [329]

Mathew G. Vander Heiden, MD, PhD Professor and Director, Koch Institute for Integrative Cancer Research, Massachusetts Institute of Technology, Cambridge, Massachusetts [489]

Matthew H. Kulke, MD Zoltan Kohn Professor of Medicine, Boston University School of Medicine; Chief, Section of Hematology and Medical Oncology, Boston Medical Center; Co-Director, Boston University–Boston Medical Cancer Center, Boston, Massachusetts [84]

Matthew K. Waldor, MD, PhD Edward H. Kass Professor of Medicine, Harvard Medical School, Division of Infectious Diseases, Brigham and Women's Hospital, Boston, Massachusetts [168]

Matthew P. Giannetti, MD Division of Allergy and Clinical Immunology, Brigham and Women's Hospital; Harvard Medical School, Boston, Massachusetts [354]

Matthew W. State, MD, PhD Oberndorf Family Distinguished Professor; Chair, Department of Psychiatry and Behavioral Sciences; President, Langley Porter Psychiatric Hospital and Clinics, Weill Institute for Neurosciences, University of California, San Francisco, San Francisco, California [451]

Maureen McMahon, MD, MCR Associate Chief; Associate Professor, Division of Rheumatology, David Geffen School of Medicine, University of California, Los Angeles, Los Angeles, California [356]

Max Maurin, MD, PhD Professor of Bacteriology, Université Grenoble Alpes; Centre Hospitalier Universitaire, Institut de Biologie et Pathologie, Grenoble, France [170]

Max R. O'Donnell, MD, MPH Associate Professor of Medicine & Epidemiology, Division of Pulmonary, Allergy, and Critical Care Medicine & Department of Epidemiology, Columbia University Irving Medical Center, New York, New York [181]

Maxine A. Burkett, JD Professor of Law, William S. Richardson School of Law, University of Hawaii at Mānoa, Honolulu, Hawaii [475]

Michael B. Prentice, MBChB, PhD, FRCP(UK), FRCPath, FFPRCPI Professor of Medical Microbiology, School of Microbiology, University College Cork, Cork, Ireland [171]

Michael Camilleri, MD Atherton and Winifred W. Bean Professor; Professor of Medicine, Pharmacology, and Physiology, Mayo Clinic School of Medicine, Rochester, Minnesota [46]

Michael D. Geschwind, MD, PhD Professor of Neurology; Michael J. Homer Chair in Neurology, Memory and Aging Center, University of California, San Francisco, San Francisco, California [438, V1]

Michael E. Wechsler, MD, MMSc Professor of Medicine; Director, Asthma Program, Department of Medicine, National Jewish Health, Denver, Colorado [288]

Michael Giladi, MD, MSc Associate Professor of Medicine, Sackler Faculty of Medicine, Tel Aviv University; Senior Physician, The Infectious Disease Unit; Director, The Bernard Pridan Laboratory for Molecular Biology of Infectious Diseases, Tel Aviv Sourasky Medical Center, Tel Aviv, Israel [172]

Michael H. Bennett, MD, MBBS, MM (Clin Epi) Conjoint Professor in Anesthesia and Hyperbaric Medicine; Faculty of Medicine, University of New South Wales; Academic Head of Department, Wales Anaesthesia, Prince of Wales Hospital, Sydney, Australia [463]

Michael J. Fowler, MD Associate Professor of Medicine, Division of Diabetes, Endocrinology and Metabolism, Department of Medicine; Course Director, Physical Diagnosis; Medical Director, Glucose Management Service; Director of Clinical Skills Development in Undergraduate Medical Education, Vanderbilt University School of Medicine, Nashville, Tennessee [404]

Michael J. Landzberg, MD Associate Professor of Medicine, Harvard Medical School; Boston Adult Congenital Heart Disease and Pulmonary Hypertension Program, Boston Children's Hospital, Brigham and Women's Hospital, Boston, Massachusetts [269]

Michael M. Givertz, MD Professor of Medicine, Harvard Medical School; Medical Director, Heart Transplant and Mechanical Circulatory Support, Brigham and Women's Hospital, Boston, Massachusetts [257]

Michael McCrea, PhD, ABPP Professor and Eminent Scholar; Vice Chair of Research; Co-Director, Center for Neurotrauma Research (CNTR), Department of Neurosurgery, Medical College of Wisconsin, Milwaukee, Wisconsin [443]

Michael R. Rickels, MD, MS Willard and Rhoda Ware Professor in Diabetes and Metabolic Diseases, Department of Medicine, Division of Endocrinology, Diabetes and Metabolism, University of Pennsylvania Perelman School of Medicine, Philadelphia, Pennsylvania [404, 405]

Michael R. Wessels, MD John F. Enders Professor of Pediatrics and Professor of Medicine, Harvard Medical School; Senior Physician, Division of Infectious Diseases, Boston Children's Hospital, Boston, Massachusetts [148]

Michael R. Wilson, MD, MAS Rachleff Family Distinguished Associate Professor in Neurology, University of California San Francisco Weill Institute for Neurosciences; Staff Physician, University of California San Francisco Medical Center and Zuckerberg San Francisco General Hospital, San Francisco, California [137, 139, S2]

Michael Regner, MD Neuroradiology Clinical Instructor, Department of Radiology & Biomedical Imaging, University of California, San Francisco, San Francisco, California [A16]

Michael S. Niederman, MD Professor of Clinical Medicine, Weill Cornell Medical College; Division of Pulmonary and Critical Care Medicine, New York Presbyterian/Weill Cornell Medical Center, New York, New York [126]

Michail S. Lionakis, MD, ScD Chief, Fungal Pathogenesis Section, Laboratory of Clinical Immunology & Microbiology, National Institute of Allergy and Infectious Diseases, National Institutes of Health, Bethesda, Maryland [211, 216]

Miriam Baron Barshak, MD Assistant Professor of Medicine, Harvard Medical School; Physician, Massachusetts General Hospital, Boston, Massachusetts [127, 132, 290]

Misha Rosenbach, MD Associate Professor, Perelman School of Medicine at the University of Pennsylvania, Departments of Dermatology and Internal Medicine, Hospital of the University of Pennsylvania, Philadelphia, Pennsylvania [60]

Moshe Ephros, MD Clinical Associate Professor of Pediatrics, Faculty of Medicine, Technion–Israel Institute of Technology, Haifa, Israel [172]

Myrna R. Rosenfeld, MD, PhD Institut d'Investigacions Biomèdiques August Pi i Sunyer, Fundació Clínic per a la Recerca Biomèdica, Spain; Adjunct Professor, University of Pennsylvania, Philadelphia, Pennsylvania [94]

Nancy Messonnier, MD Executive Director for Pandemic Prevention and Health Systems, Skoll Foundation, Palo Alto, California [123]

Naoka Murakami, MD, PhD Instructor in Medicine, Harvard Medical School; Associate Physician, Brigham and Women's Hospital, Boston, Massachusetts [313]

Neal K. Lakdawala, MD, MSc Assistant Professor of Medicine, Harvard Medical School; Associate Physician, Brigham and Women's Hospital, Boston, Massachusetts [259]

Neal S. Young, MD Chief, Hematology Branch, National Heart, Lung, and Blood Institute, National Institutes of Health, Bethesda, Maryland [102, 469]

Neeraj K. Surana, MD, PhD Assistant Professor of Pediatrics, Molecular Genetics and Microbiology, and Immunology, Duke University, Durham, North Carolina [18, 119, 177, 471]

Neil M. Ampel, MD Professor Emeritus of Medicine and Immunobiology, University of Arizona, Tucson, Arizona [213]

Nelson Leung, MD Professor of Medicine, Division of Nephrology and Hypertension, Division of Hematology, Mayo Clinic Rochester, Rochester, Minnesota [317]

Nicholas B. Galifianakis, MD, MPH Associate Professor of Neurology, Movement Disorder and Neuromodulation Center Weill Institute for Neurosciences, Department of Neurology, University of California, San Francisco, San Francisco, California [V1]

Nicholas J. Beeching, FRCP, FRACP, FFTM RCPS(Glasg), FESCMID, FISTM, DTM&H, DCH Consultant in Tropical and Infectious Diseases, Tropical and Infectious Disease Unit, Royal Liverpool University Hospitals Foundation NHS Trust; Emeritus Professor of Tropical and Infectious Diseases, Clinical Sciences, Liverpool School of Tropical Medicine, Liverpool, United Kingdom [169]

Nicholas J. White, DSc, MD, FRCP, F Med Sci, FRS Professor of Tropical Medicine, Mahidol and Oxford Universities, Bangkok, Thailand [224, A2]

Nicola Longo, MD, PhD Professor and Chief, Division of Medical Genetics, Departments of Pediatrics, Pathology, Nutrition, and Integrated Physiology; Medical Co-Director, Biochemical Genetics Laboratory, ARUP Laboratories, University of Utah, Salt Lake City, Utah [420, 421]

Nigel O'Farrell, MD, FRCP Pasteur Suite Ealing Hospital, London, United Kingdom [173]

Nigil Haroon, MD, PhD, DM, FRCPC Associate Professor of Medicine and Rheumatology, University of Toronto; Clinician Scientist and Attending Physician, University Health Network and Mount Sinai Hospital; Scientist, Krembil Research Institute, Toronto, Ontario, Canada [362]

Nikhil C. Munshi, MD Professor of Medicine, Harvard Medical School; Boston VA Healthcare System; Director of Basic and Correlative Sciences; Associate Director, Jerome Lipper Myeloma Center, Dana-Farber Cancer Institute, Boston, Massachusetts [111]

Noah M. Hahn, MD Associate Professor of Oncology and Urology, Johns Hopkins University School of Medicine; Johns Hopkins University Greenberg Bladder Cancer Institute, Baltimore, Maryland [86]

Nongnooch Poowanawittayakom, MD, MPH Assistant Professor, Division of Infectious Diseases, Allergy, and Immunology, St. Louis University, St. Louis, Missouri [130]

Nora D. Volkow, MD Director, National Institute on Drug Abuse (NIDA), National Institutes of Health, Rockville, Maryland [455]

Norton J. Greenberger, MD‡ Clinical Professor of Medicine, Harvard Medical School; Senior Physician, Division of Gastroenterology, Brigham and Women's Hospital, Boston, Massachusetts [346]

Olivier Garraud, MD, PhD Professor, INSERM 1059, University of Lyon, Faculty of Medicine of Saint-Etienne, Saint-Etienne, France [113]

Otis W. Brawley, MD, MACP, FRCP(L), FASCO, FACE Bloomberg Distinguished Professor, Johns Hopkins School of Medicine and Johns Hopkins Bloomberg School of Public Health, Baltimore, Maryland [70]

Paolo M. Suter, MD, MS Department of Endocrinology, Diabetology, and Clinical Nutrition, University Hospital, Zurich, Switzerland [333]

Patricia M. Griffin, MD Chief, Enteric Diseases Epidemiology Branch, Division of Foodborne, Waterborne, and Environmental Diseases, National Center for Emerging and Zoonotic Infectious Diseases, Centers for Disease Control and Prevention, Atlanta, Georgia [151]

Patrick T. O'Gara, MD Professor of Medicine, Harvard Medical School; Watkins Family Distinguished Chair in Cardiology, Brigham and Women's Hospital, Boston, Massachusetts [42, 239, 261–268]

Patrick Y. Wen, MD Professor of Neurology, Harvard Medical School; Director, Center for Neuro-Oncology, Dana-Farber Cancer Institute; Director, Division of Neuro-Oncology, Department of Neurology, Brigham and Women's Hospital, Boston, Massachusetts [90]

Paul C. Zei, MD, PhD Associate Professor of Medicine, Harvard Medical School; Director, Clinical Atrial Fibrillation Program, Brigham and Women's Hospital, Boston, Massachusetts [243, 246–251]

Paul E. Farmer, MD, PhD Kolokotrones University Professor, Harvard University; Chair, Department of Global Health and Social Medicine, Harvard Medical School; Chief, Division of Global Health Equity, Brigham and Women's Hospital; Chief Strategist, Co-Founder, Partners In Health, Boston, Massachusetts [472, 475]

Peter A. Gottlieb, MD Professor of Pediatrics and Medicine, Barbara Davis Center for Childhood Diabetes, University of Colorado School of Medicine, Aurora, Colorado [389]

Peter A. Rice, MD Professor of Medicine, Division of Infectious Diseases & Immunology, University of Massachusetts Chan Medical School, Worcester, Massachusetts [156]

Peter E. Lipsky, MD Charlottesville, Virginia [355]

Peter F. Weller, MD William Bosworth Castle Professor of Medicine, Harvard Medical School; Professor of Immunology and Infectious Diseases, Harvard T.H. Chan School of Public Health; Chief Emeritus, Infectious Diseases Division and Vice Chair of Research, Department of Medicine, Beth Israel Deaconess Medical Center, Boston, Massachusetts [229–233, 235]

Peter F. Wright, MD Professor of Pediatrics, Geisel School of Medicine, Dartmouth College, Hanover, New Hampshire [200]

Peter J. Goadsby, MD, PhD, DSc, FRACP, FRCP, FMedSci Professor, NIHR-Wellcome Trust King's Clinical Research Facility, King's College London, United Kingdom; Professor, Department of Neurology, University of California, Los Angeles, Los Angeles, California [16, 430]

Peter J. Kahrilas, MD Gilbert H. Marquardt Professor of Medicine, Feinberg School of Medicine, Northwestern University, Chicago, Illinois [44, 323]

Peter Kopp, MD Professor of Medicine/Médecin Chef, Division of Endocrinology, Diabetology and Metabolism, University of Lausanne, Lausanne, Switzerland; Adjunct Professor, Division of Endocrinology, Metabolism and Molecular Medicine, Feinberg School of Medicine, Northwestern University, Chicago, Illinois [466]

Peter Libby, MD Mallinckrodt Professor of Medicine, Harvard Medical School; Brigham and Women's Hospital, Boston, Massachusetts [A10]

Phil A. Hart, MD Associate Professor of Medicine; Director, Section of Pancreatic Disorders, Division of Gastroenterology, Hepatology, and Nutrition, The Ohio State University Wexner Medical Center, Columbus, Ohio [347, 348]

Philip E. Cryer, MD Professor Emeritus of Medicine, Division of Endocrinology, Metabolism & Lipid Research, Washington University School of Medicine in St. Louis, St. Louis, Missouri [406]

Philippe J. Sansonetti, MD Professor, Collège de France; Emeritus Professor, Institut Pasteur, Paris, France [166]

Pierre Tiberghien, MD, PhD Professor of Medicine, Bourgogne Franche-Comté University, Besançon; Senior Advisor, Etablissement Français du Sang, Paris, France [113]

Prashant Vaishnava, MD Assistant Professor of Medicine; Director of Quality Assurance and Inpatient Services, Mount Sinai Heart, Mount Sinai Hospital, Icahn School of Medicine at Mount Sinai, New York, New York [480]

Prashanth S. Ramachandran, MBBS Weill Institute for Neurosciences, Department of Neurology, University of California, San Francisco, San Francisco, California [S2]

Praveen Akuthota, MD Associate Clinical Professor, Division of Pulmonary, Critical Care & Sleep Medicine, University of California, San Diego, San Diego, California [288]

Priya S. Kishnani, MD C.L. and Su Chen Professor of Pediatrics; Medical Director, YT and Alice Chen Pediatrics Genetics and Genomics Center; Division Chief, Medical Genetics; Professor of Molecular Genetics and

Microbiology, Duke University Medical Center, Durham, North Carolina [419]

R. Christopher Doiron, MD, FRCS(C) Assistant Professor, Queens University at Kingston Canada; Staff Urologist, Department of Urology, Kingston Health Sciences Centre, Kingston, Ontario, Canada [51]

R. Doug Hardy, MD ID Specialists, Dallas, Texas [188]

R. V. Thakker, MD, ScD, FRCP, FRCPath, FRS, FMedSci May Professor of Medicine, Academic Endocrine Unit, University of Oxford; O.C.D.E.M., Churchill Hospital, Headington, Oxford, United Kingdom [388]

Rachel L. Amdur, MD Assistant Professor of Medicine, Division of General Internal Medicine and Geriatrics, Northwestern University Feinberg School of Medicine, Chicago, Illinois [35]

Rafael de Cabo, PhD Chief, Translational Gerontology Branch, National Institute on Aging, National Institutes of Health, Baltimore, Maryland [476]

Rajesh K. Jain, MD Assistant Professor, Department of Medicine, Section of Endocrinology, University of Chicago, Chicago, Illinois [412]

Ramy H. Elshaboury, PharmD Clinical Pharmacy Manager; Director, PGY2 Infectious Diseases Pharmacy Residency, Massachusetts General Hospital, Boston, Massachusetts [144]

Rasim Gucalp, MD, FACP Professor of Medicine, Albert Einstein College of Medicine; Associate Chairman for Educational Programs, Department of Oncology; Director, Hematology/Oncology Fellowship, Montefiore Medical Center, Bronx, New York [75]

Raymond T. Chung, MD Professor of Medicine, Harvard Medical School; Director of Hepatology and Liver Center; Vice Chief, Gastroenterology Division; Kevin and Polly Maroni MGH Research Scholar, Massachusetts General Hospital, Boston, Massachusetts [345]

Raymond Y. Kwong, MD, MPH, FACC Professor of Medicine, Harvard Medical School; Director of Cardiac Magnetic Resonance Imaging, Cardiovascular Division, Department of Medicine, Brigham and Women's Hospital, Boston, Massachusetts [241, A9]

Rebecca M. Baron, MD Associate Professor of Medicine, Harvard Medical School; Associate Physician, Brigham and Women's Hospital, Pulmonary Division and Critical Care, Boston, Massachusetts [37, 127, 290, 300, 301]

Regina C. LaRocque, MD, MPH Associate Professor of Medicine, Harvard Medical School, Massachusetts General Hospital, Boston, Massachusetts [133]

Reuben Ramphal, MD Courtesy Professor, Department of Medicine, University of Florida College of Medicine, Gainesville, Florida [164]

Reuven Porat, MD Professor of Medicine, Department of Internal Medicine, Tel Aviv Souarsky Medical Center; Sackler Faculty of Medicine, Tel Aviv University, Tel Aviv, Israel [18]

Richard B. Saltman, PhD Professor of Health Policy and Management, Rollins School of Public Health, Emory University, Atlanta, Georgia [7]

Richard I. Morimoto, PhD Bill and Gayle Cook Professor of Biology, Department of Molecular Biosciences, Rice Institute for Biomedical Research, Northwestern University, Evanston, Illinois [491]

Richard J. Barohn, MD Executive Vice Chancellor for Health Affairs; Executive Director, NextGen Precision Health, University of Missouri, Columbia, Missouri [440, 446]

Richard J. Pollack, PhD Senior Environmental Public Health Officer, Department of Environmental Health and Safety, Harvard University, Cambridge, Massachusetts [461]

Richard J. Whitley, MD Loeb Eminent Scholar in Pediatrics; Professor of Pediatrics, Microbiology and Neurosurgery, The University of Alabama at Birmingham, Birmingham, Alabama [193]

Richard L. Doty, PhD Professor, Department of Otorhinolaryngology: Head and Neck Surgery; Director, Smell and Taste Center, Perelman School of Medicine, University of Pennsylvania, Philadelphia, Pennsylvania [33]

Richard S. Blumberg, MD Vice-Chair for Research in Department of Medicine, Brigham and Women's Hospital, Professor of Medicine, Harvard Medical School, Boston, Massachusetts [326]

Richard W. Light, MD, FCCP‡ Professor of Medicine, Division of Allergy, Pulmonary, and Critical Care Medicine, Vanderbilt University Medical Center, Nashville, Tennessee [294, 295]

Richelle C. Charles, MD, FIDSA Associate Professor of Medicine, Harvard Medical School, Massachusetts General Hospital; Associate Professor of Immunology and Infectious Diseases, Harvard T.H. Chan School of Public Health, Boston, Massachusetts [133]

Robert A. Swerlick, MD Department of Dermatology, Emory University School of Medicine, Atlanta, Georgia [57]

Robert A. Weinstein, MD The C. Anderson Hedberg MD Professor of Internal Medicine, Rush University Medical Center; Chairman of Medicine, Emeritus, Cook County Health, Chicago, Illinois [142]

Robert B. Daroff, MD Professor and Chair Emeritus, Department of Neurology, Case Western Reserve University School of Medicine; University Hospitals–Cleveland Medical Center, Cleveland, Ohio [22]

Robert F. Kushner, MD Professor of Medicine and Medical Education, Northwestern University Feinberg School of Medicine, Chicago, Illinois [402]

Robert G. Micheletti, MD Associate Professor of Dermatology and Medicine, Perelman School of Medicine, University of Pennsylvania, Philadelphia, Pennsylvania [60]

Robert H. Brown, Jr., MD, PhD Chairman, Department of Neurology, University of Massachusetts Medical School, Worcester, Massachusetts [437, 449]

Robert H. Eckel, MD Professor of Medicine, Emeritus; University of Colorado School of Medicine, Aurora, Colorado [408]

Robert J. Desnick, PhD, MD Dean for Genetic and Genomic Medicine Emeritus; Professor and Chairman Emeritus, Department of Genetics and Genomic Sciences, Icahn School of Medicine at Mount Sinai, Mount Sinai Health System, New York, New York [416]

Robert J. Hopkin, MD Associate Professor of Clinical Pediatrics, Cincinnati Children's Hospital Medical Center Division of Human Genetics, Cincinnati, Ohio [418]

Robert J. Mayer, MD Faculty Vice President for Academic Affairs, Dana-Farber Cancer Institute; Stephen B. Kay Family Professor of Medicine, Harvard Medical School, Boston, Massachusetts [81]

Robert J. Motzer, MD Jack and Dorothy Byrne Chair in Clinical Oncology, Kidney Cancer Section Head; Attending Physician, Department of Medicine, Memorial Sloan Kettering Cancer Center, New York, New York [85]

Robert L. Barbieri, MD Kate Macy Ladd Distinguished Professor of Obstetrics, Gynecology and Reproductive Biology, Harvard Medical School; Chief of Obstetrics, Department of Obstetrics and Gynecology, Brigham and Women's Hospital, Boston, Massachusetts [479]

Robert Lindsay, MD, PhD Professor of Medicine, College of Physicians and Surgeons, Columbia University, New York, New York; Chief, Internal Medicine; Attending Physician, Helen Hayes Hospital, West Haverstraw, New York [411]

Robert O. Messing, MD Professor and Chair of Neuroscience; Professor of Neurology; Director, Waggoner Center for Alcohol and Addiction Research, University of Texas at Austin, Austin, Texas [451]

Robert P. Baughman, MD Department of Internal Medicine, University of Cincinnati Medical Center, Cincinnati, Ohio [367]

Robert P. Giugliano, MD, SM, FACC, FAHA Professor of Medicine, Harvard Medical School; Senior Investigator, TIMI Study Group, Cardiovascular Medicine, Brigham and Women's Hospital, Boston, Massachusetts [274]

Robert W. Finberg, MD‡ Richard M. Haidack Distinguished Professor of Medicine; Professor, Microbiology and Physiological Systems; Chair, Department of Medicine, University of Massachusetts Chan Medical School, Worcester, Massachusetts [74, 143]

Roby P. Bhattacharyya, MD, PhD Assistant Professor of Medicine, Harvard Medical School and Massachusetts General Hospital; Associate Member, Broad Institute of MIT and Harvard, Boston, Massachusetts [121]

Rodrigo T. Calado, MD, PhD Associate Professor of Medicine, Ribeirão Preto Medical School, University of São Paulo, Ribeirão Preto, Brazil [469]

Roger I. Glass, MD, PhD Director, Fogarty International Center; Associate Director for International Research National Institutes of Health, Bethesda, Maryland [203]

Roger N. Rosenberg, MD Zale Distinguished Chair and Professor of Neurology, Department of Neurology, University of Texas Southwestern Medical Center, Dallas, Texas [439]

Ronald S. Go, MD Chair, Core/Consultative Hematology, Division of Hematology, Mayo Clinic Rochester, Rochester, Minnesota [317]

Rosa M. Andrade, MD Assistant Professor of Medicine, University of California, Irvine School of Medicine, Irvine, California [223]

Rossana Rosa, MD Infectious Diseases Consultant, UnityPoint Clinic, Des Moines, Iowa [162]

Roy Freeman, MD Professor of Neurology, Harvard Medical School; Director, Center for Autonomic and Peripheral Nerve Disorders, Beth Israel Deaconess Medical Center, Boston, Massachusetts [21]

Ruben Baler, PhD Health Scientist, Office of Science Policy and Communications, National Institute on Drug Abuse, National Institutes of Health, Bethesda, Maryland [455]

S. Andrew Josephson, MD Professor and Chairman, Department of Neurology, University of California, San Francisco, San Francisco, California [27, 28, 307, 422, V4]

S. Claiborne Johnston, MD, PhD Professor of Neurology, Dell Medical School, University of Texas at Austin, Austin, Texas [426–428]

Samuel C. Durso, MD, MBA Mason F. Lord Professor of Medicine; Executive Vice Chair, Johns Hopkins University Department of Medicine; Director, Department of Medicine, Johns Hopkins Bayview Medical Center, Baltimore, Maryland [36, A3]

Samuel I. Miller, MD Professor of Medicine, Microbiology and Genome Sciences, University of Washington, Seattle, Washington [165]

Samuel Y. Ash, MD, MPH Assistant Professor of Medicine, Harvard Medical School; Division of Pulmonary and Critical Care Medicine, Department of Medicine, Brigham and Women's Hospital, Boston, Massachusetts [A12]

Samuel Z. Goldhaber, MD Professor of Medicine, Harvard Medical School; Associate Chief and Clinical Director, Division of Cardiovascular Medicine; Director, Thrombosis Research Group, Brigham and Women's Hospital, Boston, Massachusetts [279]

Sancy A. Leachman, MD, PhD John D. Gray Endowed Chair in Melanoma Research; Professor & Chair, Department of Dermatology, Oregon Health & Science University, Center for Health & Healing, Portland, Oregon [76]

Sandeep S. Jubbal, MD Assistant Professor of Medicine, Division of Infectious Diseases and Immunology, University of Massachusetts Chan Medical School, Worcester, Massachusetts [141]

Sanjay R. Mehta, MD, DTM&H, D(ABMM) Associate Professor of Medicine and Pathology, University of California, San Diego School of Medicine, San Diego, California [S12]

Sanjay Ram, MBBS Professor of Medicine, Division of Infectious Diseases & Immunology, University of Massachusetts Chan Medical School, Worcester, Massachusetts [156]

Sara E. Cosgrove, MD, MS Professor of Medicine, Division of Infectious Diseases, Johns Hopkins University School of Medicine, Baltimore, Maryland [128]

Sarah Mbaeyi, MD, MPH Medical Officer, National Center for Immunization and Respiratory Diseases, Centers for Disease Control and Prevention, Atlanta, Georgia [123]

Sarah Rae Easter, MD Assistant Professor of Obstetrics, Gynecology and Reproductive Biology, Harvard Medical School; Director of Obstetric Critical Care, Brigham and Women's Hospital, Boston, Massachusetts [479]

Savio John, MD Chief of Gastroenterology, State University of New York Upstate Medical University, Syracuse, New York [49]

Scott A. Halperin, MD Professor of Pediatrics and Microbiology & Immunology, Dalhousie University, Halifax, Nova Scotia, Canada [160]

Scott A. Norton, MD, MPH, MSc Professor of Dermatology and Pediatrics, George Washington University School of Medicine and Health Sciences; Chief of Dermatology, Division of Dermatology, Children's National Health System, Washington, DC [461]

Scott D. Solomon, MD The Edward D. Frohlich Distinguished Chair; Professor of Medicine, Harvard Medical School; Senior Physician, Brigham and Women's Hospital, Boston, Massachusetts [241, A9]

Scott Schissel, MD, PhD Chief of Medicine, Department of Medicine, Brigham and Women's Faulkner Hospital, Jamaica Plain, Massachusetts [302]

Sebastian G. Kurz, MD Associate Professor of Medicine, Division of Pulmonary, Critical Care and Sleep Medicine, The Mount Sinai Hospital, New York, New York [181]

Seth R. Glassman, MD Assistant Clinical Professor of Medicine, Division of Infectious Diseases, University at Buffalo Jacobs School of Medicine and the Biomedical Sciences, Buffalo, New York [176]

Shakti Singh, MSc, PhD Research Scientist, The Lundquist Institute at Harbor-UCLA Medical Center, Torrance, California [216]

Shalender Bhasin, MB, BS Professor of Medicine, Harvard Medical School; Director, Research Program in Men's Health: Aging and Metabolism; Director, Boston Claude D. Pepper Older Americans Independence Center; Brigham and Women's Hospital, Boston, Massachusetts [391, 399]

Shari S. Bassuk, ScD Epidemiologist, Division of Preventive Medicine, Brigham and Women's Hospital, Boston, Massachusetts [395]

Sharon L. Reed, MD, MScCTM Professor of Pathology and Medicine, University of California, San Diego School of Medicine, La Jolla, California [221, 223, S12]

Sheila A. Lukehart, PhD Professor of Medicine, Division of Allergy & Infectious Diseases and Global Health, University of Washington, Seattle, Washington [182, 183]

Shelley L. Berger, PhD Daniel S. Och University Professor, Departments of Cell and Developmental Biology; Biology; Genetics; Director, Penn Epigenetics Institute, University of Pennsylvania Perelman School of Medicine, Philadelphia, Pennsylvania [483]

Shlomo Melmed, MBChB, MACP, FRCP Executive Vice President and Dean of the Medical Faculty; Professor of Medicine, Cedars-Sinai Medical Center, Los Angeles, California [378–380]

Shreyaskumar R. Patel, MD Robert R. Herring Distinguished Professor of Medicine; Center Medical Director, Sarcoma Center, The University of Texas MD Anderson Cancer Center, Houston, Texas [91]

Shyam Sundar, MD Distinguished Professor, Department of Medicine, Institute of Medical Sciences, Banaras Hindu University, Varanasi, India [226]

Simon J. Mitchell, MBChB, PhD, FUHM, FANZCA Professor, Department of Anaesthesiology, University of Auckland and Auckland City Hospital, Auckland, New Zealand [463]

Sir Andrew J. Pollard, BSc, MA, MBBS, MRCP(UK), FRCPCH, PhD, DIC, FHEA, FIDSA, FMedSci Professor of Paediatric Infection and Immunity, Department of Paediatrics, University of Oxford; Children's Hospital, Oxford, United Kingdom [155]

Somashekar G. Krishna, MD, MPH Professor of Medicine, Division of Gastroenterology, Hepatology, & Nutrition, The Ohio State University Wexner Medical Center, Columbus, Ohio [347, 348]

Sonia Friedman, MD Associate Professor of Medicine, Harvard Medical School; Associate Physician, Brigham and Women's Hospital, Boston, Massachusetts [326]

Stanley B. Prusiner, MD Director, Institute for Neurodegenerative Diseases; Professor, Department of Neurology, UCSF Weill Institute for Neurosciences, University of California, San Francisco; Professor, Department of Biochemistry and Biophysics, University of California, San Francisco, San Francisco, California [424, 438]

Stephen C. Hunt, MD, MPH National Director, VA Post-Deployment Integrated Care Initiative; Clinical Professor of Medicine, Department of Medicine, Division of General Internal Medicine, Occupational and Environmental Medicine Program, University of Washington, Seattle, Washington [S7]

Stephen C. Textor, MD Professor of Medicine, Division of Nephrology and Hypertension, Mayo Clinic School of Medicine, Rochester, Minnesota [278]

Stephen G. Kaler, MD CAPT, US Public Health Service (Ret); Professor of Pediatrics and Genetics, The Ohio State University College of Medicine; Principal Investigator, Center for Gene Therapy, Abigail Wexner Research Institute, Nationwide Children's Hospital, Columbus, Ohio [415]

Stephen L. Hauser, MD Robert A. Fishman Distinguished Professor, Department of Neurology, University of California, San Francisco; Director, UCSF Weill Institute for Neurosciences, San Francisco, California [1, 5, 24, 25, 28, 422, 424, 441, 442, 444, 445, 447, S9]

Stephen N. Davis, MBBS, FRCP, FACE, MACP Theodore E. Woodward Professor of Medicine; Professor of Physiology; Chairman, Department of Medicine, University of Maryland School of Medicine; Director, Institute for Clinical and Translational Research; Vice President of Clinical Translational Science University of Maryland, Baltimore; Physician-in-Chief, University of Maryland Medical Center, Baltimore, Maryland [406]

Stephen O'Rahilly, MD, FRS, FMedSci Professor of Clinical Biochemistry and Medicine and Director of the MRC Metabolic Disease Unit, University of Cambridge, Addenbrookes Hospital, Cambridge, United Kingdom [401]

Steven A. Greenberg, MD Professor of Neurology, Harvard Medical School; Associate Neurologist, Brigham and Women's Hospital, Boston, Massachusetts [365]

Steven A. Pergam, MD, MPH Associate Professor, Vaccine and Infectious Disease Division, Fred Hutchinson Cancer Research Center; Associate Professor, Department of Medicine, Division of Allery & Infectious Diseases, University of Washington; Medical Director, Infection Prevention, Seattle Cancer Care Alliance, Seattle, Washington [159]

Steven M. Bromley, MD Director, South Jersey MS Center, Bromley Neurology PC, Audubon, New Jersey [33]

Steven M. Greenberg, MD, PhD Professor of Neurology, Harvard Medical School; Vice Chair of Neurology, Massachusetts General Hospital, MGH Stroke Research Center, Boston, Massachusetts [433]

Steven M. Holland, MD Scientific Director, National Institute of Allergy and Infectious Diseases; Distinguished NIH Investigator, National Institutes of Health, Bethesda, Maryland [64, 180]

Stuart Johnson, MD Professor of Medicine, Loyola University Chicago Stritch School of Medicine, Maywood, Illinois; Staff Physician, Edward Hines Jr. VA Hospital, Hines, Illinois [134]

Sundeep Khosla, MD Dr. Francis Chucker and Nathan Landow Research Professor; Mayo Foundation Distinguished Investigator, Mayo Clinic College of Medicine, Rochester, Minnesota [54]

Susan E. Reef, MD Medical Epidemiologist, Centers for Disease Control and Prevention, Atlanta, Georgia [206]

Susan J. Mandel, MD, MPH Professor of Medicine; Chief, Division of Endocrinology, Diabetes and Metabolism, Perelman School of Medicine, University of Pennsylvania, Philadelphia, Pennsylvania [382–385]

Susan L. Gearhart, MD Associate Professor, Surgery, Johns Hopkins Medical Institutions, Baltimore, Maryland [328]

Susan M. Domchek, MD Basser Professor of Oncology, Abramson Cancer Center, Perelman School of Medicine, University of Pennsylvania, Philadelphia, Pennsylvania [467]

Susan Miesfeldt, MD Associate Professor of Medicine, Tufts University School of Medicine; Medical Oncology, Medical Director, Cancer Risk and Prevention Program, Maine Medical Center Cancer Institute, Scarborough, Maine [467]

Susan Redline, MD, MPH Peter C. Farrell Professor of Sleep Medicine, Harvard Medical School; Brigham and Women's Hospital; Boston, Massachusetts [297]

Sushrut S. Waikar, MD, MPH Chief, Section of Nephrology; Norman G. Lewinsky Professor of Medicine, Boston University School of Medicine, Boston, Massachusetts [310]

Tamar F. Barlam, MD, MSc Professor of Medicine, Boston University School of Medicine; Chief, Section of Infectious Diseases, Boston Medical Center, Boston, Massachusetts [122, 158]

Tamara J. Vokes, MD Professor, Department of Medicine, Section of Endocrinology, University of Chicago, Chicago, Illinois [412]

Theodore A. Kotchen, MD‡ Professor Emeritus, Associate Dean for Clinical Research, Medical College of Wisconsin, Milwaukee, Wisconsin [277]

Thomas A. Gaziano, MD, MSc Associate Professor of Medicine, Harvard Medical School; Associate Professor, Health Policy and Management, Center for Health Decision Sciences, Harvard School of Public Health; Director, Global Cardiovascular Health Policy and Prevention Unit, Cardiovascular Medicine, Department of Medicine, Brigham and Women's Hospital, Boston, Massachusetts [238]

Thomas A. Moore, MD, FACP, FIDSA Clinical Professor of Medicine, University of Kansas School of Medicine-Wichita Campus, Wichita, Kansas [222]

Thomas A. Russo, MD, CM SUNY Distinguished Professor of Medicine and Microbiology & Immunology, Chief, Division of Infectious Diseases, Jacobs School of Medicine and the Biomedical Sciences, University at Buffalo, State University of New York, Buffalo, New York [161, 175, 176]

Thomas B. Nutman, MD Head, Helminth Immunology Section; Head, Clinical Parasitology Section; Chief, Laboratory of Parasitic Diseases, National Institute of Allergy and Infectious Diseases, National Institutes of Health, Bethesda, Maryland [232, 233]

Thomas C. Quinn, MD, MSc Professor of Medicine and Pathology, Johns Hopkins University School of Medicine; Director, Johns Hopkins Center for Global Health, Baltimore, Maryland [189]

Thomas D. DuBose, Jr., MD, MACP Emeritus Professor of Medicine, Wake Forest School of Medicine, Winston Salem, North Carolina [55, S1]

Thomas E. Scammell, MD Professor, Harvard Medical School; Beth Israel Deaconess Medical Center; Boston Children's Hospital, Boston, Massachusetts [31]

Thomas E. Wood, PhD Research Fellow, Department of Medicine, Division of Infectious Diseases, Massachusetts General Hospital; Department of Microbiology, Harvard Medical School, Boston, Massachusetts [120]

Thomas J. Lawley, MD William Patterson Timmie Professor of Dermatology, Former Dean, Emory University School of Medicine, Atlanta, Georgia [56, 59, A5]

Thomas R. Hawn, MD, PhD Professor, Department of Medicine, Division of Allergy & Infectious Diseases, University of Washington, Seattle, Washington [159]

Thomas R. Kosten, MD J. H. Waggoner Professor of Psychiatry, Pharmacology, Immunology, Neuroscience, Baylor College of Medicine, Houston, Texas [456]

Tim Evans, DPhil, MD Associate Dean and Director, School of Population and Global Health, McGill University, Montreal, Quebec, Canada [474]

Timothy F. Murphy, MD SUNY Distinguished Professor; Director, UB Clinical and Translational Science Institute; Senior Associate Dean for Clinical and Translational Research, Jacobs School of Medicine and Biomedical Sciences, University at Buffalo, The State University of New York, Buffalo, New York [157]

Tuhina Neogi, MD, PhD Professor of Medicine and Chief of Rheumatology, Section of Rheumatology, Department of Medicine; Professor of Epidemiology, Department of Epidemiology, Boston University School of Public Health, Boston, Massachusetts [371]

Umesh D. Parashar, MBBS, MPH Chief, Viral Gastroenteritis Branch, Division of Viral Diseases, National Center for Immunization and Respiratory Diseases, Centers for Disease Control and Prevention, Atlanta, Georgia [203]

Usha B. Tedrow, MD, MSc Associate Professor of Medicine, Harvard Medical School; Director, Clinical Cardiac Electrophysiology Fellowship; Clinical Director, Ventricular Arrhythmia Program, Brigham and Women's Hospital, Boston, Massachusetts [252–256]

Vaishali Sanchorawala, MD Professor of Medicine; Director, Amyloidosis Center; Director, Autologous Stem Cell Transplantation Program, Boston University School of Medicine and Boston Medical Center, Boston, Massachusetts [112]

Vanja C. Douglas, MD Professor of Neurology and Sara and Evan Williams Foundation Endowed Neurohospitalist Chair, University of California, San Francisco, San Francisco, California [23, 441]

Victor I. Reus, MD Distinguished Professor Emeritus, Department of Psychiatry and Behavioral Sciences, University of California, San Francisco School of Medicine; UCSF Weill Institute for Neurosciences, San Francisco, California [452]

Vikram R. Rao, MD, PhD Distinguished Professor in Neurology; Associate Professor of Clinical Neurology; Chief, Epilepsy Division, Department of Neurology, University of California, San Francisco, San Francisco, California [425]

Wade S. Smith, MD, PhD Professor of Neurology, Department of Neurology, University of California, San Francisco, San Francisco, California [307, 426–429]

Wade T. Iams, MD, MSCI Department of Medicine, Division of Hematology/Oncology, Vanderbilt University Medical Center, Nashville, Tennessee [78]

Walter J. Koroshetz, MD National Institute of Neurological Disorders and Stroke, National Institutes of Health, Bethesda, Maryland [139]

Werner Zimmerli, MD Professor of Medicine, Basel University, Interdisciplinary Unit of Orthopaedic Infections, Kantonsspital Baselland, Liestal, Switzerland [131]

Wiebke Arlt, MD, DSc, FRCP, FMedSci William Withering Chair of Medicine, Institute of Metabolism and Systems Research, University of Birmingham; Consultant Endocrinologist, Queen Elizabeth Hospital Birmingham, Birmingham, United Kingdom [386]

William Blum, MD Director, Acute Leukemia Program; Professor, Department of Hematology and Oncology, Winship Cancer Institute and Emory University, Atlanta, Georgia [104]

William H. Sauer, MD Associate Professor of Medicine, Harvard Medical School; Section Chief, Cardiac Arrhythmia Service, Brigham and Women's Hospital, Boston, Massachusetts [243–256, 306]

William J. Moss, MD, MPH Professor, Departments of Epidemiology, International Health, and Molecular Microbiology and Immunology, Bloomberg School of Public Health, Johns Hopkins University, Baltimore, Maryland [205]

William L. Hasler, MD Professor, Division of Gastroenterology and Hepatology, University of Michigan Health System, Ann Arbor, Michigan [45, 321]

William M. Lee, MD Professor of Internal Medicine; Meredith Mosle Chair in Liver Diseases, University of Texas Southwestern Medical Center at Dallas, Dallas, Texas [340]

William P. Dillon, MD Professor and Executive Vice-Chair, Department of Radiology and Biomedical Imaging, University of California, San Francisco, San Francisco, California [423, A16]

William R. Bishai, MD, PhD Professor of Medicine, Division of Infectious Diseases, Johns Hopkins School of Medicine, Baltimore, Maryland [150]

William R. Miller, MD Assistant Professor of Medicine, Division of Infectious Diseases, Houston Methodist Hospital, Center for Infectious Diseases Research, Houston Methodist Research Institute, Houston, Texas [149]

William W. Seeley, MD Professor of Neurology and Pathology, UCSF Weill Institute for Neurosciences, University of California, San Francisco, San Francisco, California [29, 431–434]

Wilson M. Compton, MD, MPE Deputy Director, National Institute on Drug Abuse, National Institutes of Health, U.S. Department of Health and Human Services, Bethesda, Maryland [457]

Wim H. van Brakel, MD, MSc, PhD Medical Director, NLR, Amsterdam, The Netherlands [179]

Yair J. Blumenfeld, MD Associate Professor of Obstetrics and Gynecology (Maternal Fetal Medicine), Stanford University School of Medicine, Stanford, California [490]

Yonatan H. Grad, MD, PhD Associate Professor of Immunology and Infectious Diseases, Harvard T.H. Chan School of Public Health, Boston, Massachusetts [121]

Yusuf Yazici, MD Clinical Associate Professor of Medicine, New York University Grossman School of Medicine, New York, New York [364]

Yves Jackson, MD, PhD Assistant Professor, Division of Primary Care Medicine, Geneva University Hospitals, Geneva, Switzerland [227]

Zachary B. R. McClain, MD Attending Physician, Gender and Sexuality Development Clinic; Medical Director, Young Men's Clinic, Children's Hospital of Philadelphia, Philadelphia, Pennsylvania [400]

Zelig A. Tochner, MD Professor Emeritus of Radiation Oncology, University of Pennsylvania School of Medicine, Philadelphia, Pennsylvania [S5]

Zoica Bakirtzief, PhD Guest Professor of Psychology, Vocational Teacher Certification Program, Federal University of Santa Maria, Santa Maria, Rio Grande do Sul, Brazil [179]

PREFÁCIO

Temos a satisfação de apresentar a 21ª edição do *Medicina interna de Harrison*. Esta edição representa um verdadeiro marco na medicina, celebrando mais de 70 anos desta obra que tem beneficiado diversas gerações de estudantes, residentes e profissionais da prática clínica. Ao mesmo tempo em que acompanha a evolução da medicina e da educação médica, este clássico da literatura médica mantém as características originais que sempre o diferenciaram dos outros livros da área: foco rigoroso nas manifestações clínicas das doenças, resumos minuciosos da fisiopatologia e do tratamento, além de destaques sobre o futuro emergente da ciência e da medicina. De fato, o *Harrison* mantém sua convicção de que, na profissão da medicina, somos todos eternos estudantes, e o aprendizado contínuo por toda a vida é nosso objetivo em comum.

O *Harrison* possibilita o aprendizado ao longo de toda a carreira médica. Voltado aos *estudantes*, o Capítulo 1 da Parte 1 inicia com uma visão geral da "Prática da medicina". Neste capítulo introdutório, os organizadores preservam a tradição de definir a *ciência* e a *arte* da medicina, enfatizando os valores da nossa profissão e incorporando novos avanços em tecnologia, ciência e cuidados clínicos. A Parte 2, "Principais manifestações e apresentações das doenças", é representativa do estilo único do *Harrison*. Esses capítulos descrevem detalhadamente a apresentação dos pacientes com condições clínicas comuns, como cefaleia, febre, tosse, palpitações ou anemia, além de oferecer um panorama dos sintomas típicos, achados físicos e diagnóstico diferencial. O domínio desses assuntos prepara os estudantes para os capítulos seguintes, que abordam as doenças específicas encontradas nas disciplinas de fisiopatologia e nos estágios clínicos. Para os *residentes* que cuidam de pacientes e se preparam para provas de título, o *Harrison* continua sendo uma fonte de conteúdo confiável escrito por especialistas reconhecidos internacionalmente. Os residentes encontrarão conteúdo aprofundado, tabelas completas e abrangentes, figuras esclarecedoras e algoritmos clínicos. Muitas questões de provas de títulos são baseadas em tópicos de avaliação importantes derivados de capítulos do *Harrison*. Um livro complementar muito útil, *Medicina interna de Harrison: preparação para provas e concursos*, apresenta mais de 1.000 perguntas acompanhadas de explicações completas das respostas corretas, além de indicar os capítulos onde o assunto é abordado em profundidade no livro principal. *Profissionais da prática clínica* precisam acompanhar a constante evolução das bases de conhecimento e das diretrizes clínicas como parte de seu aprendizado contínuo. Os profissionais encontrarão capítulos amplamente atualizados a cada nova edição do *Harrison*, pois ele é uma excelente referência no ponto de atendimento para questões clínicas, diagnóstico diferencial e manejo do paciente. Além da expansão e do detalhamento das seções de Tratamento, o *Harrison* mantém a tradição de incluir as seções de "Abordagem ao paciente", que oferecem uma visão especializada do manejo prático de condições clínicas frequentes e muitas vezes complexas.

Esta edição foi extensamente modificada, tanto em relação à estrutura quanto ao conteúdo, e oferece um formato mais padronizado em cada capítulo sobre doenças. Os autores e organizadores selecionaram e sintetizaram rigorosamente o imenso volume de informações que compõem a medicina interna como um todo – e cada uma das especialidades principais – nesta obra em dois volumes altamente informativa e de fácil leitura. Os leitores encontrarão aqui o estilo de texto conciso e a qualidade substancial que sempre caracterizaram o *Harrison*, bem como um enfoque rigoroso nas informações essenciais, com o objetivo de oferecer soluções claras e conclusivas para os problemas clínicos.

São exemplos de capítulos novos nesta edição: "Medicina de precisão e prática clínica", que enfatiza o crescente volume de dados (*big data*) utilizados na obtenção de correlações individualizadas entre genótipo e fenótipo; "Mecanismos de regulação e desregulação do sistema imune", que destaca os avanços extraordinários ocorridos nos últimos 5 anos sobre a compreensão dos mecanismos sutis e complexos pelos quais o sistema imune é regulado, e como as perturbações nessa regulação levam a estados de doença, bem como alvos para intervenção terapêutica; novos capítulos sobre doença de Alzheimer e condições relacionadas, com destaque especial para a demência vascular, uma causa comum e tratável de perda cognitiva; um novo capítulo sobre maconha e transtornos pelo uso da maconha, assim como diretrizes de tratamento atualizadas para esclerose múltipla e a gama crescente de outras doenças autoimunes do sistema nervoso que hoje podem ser identificadas e tratadas.

Outros capítulos novos incluem "Hesitação e oposição às vacinas", "Diagnóstico: redução de erros e melhora da qualidade", "Abordagem ao paciente com doença do rim ou do trato urinário", "Nefrologia intervencionista", "Efeitos da mudança climática na saúde", e "Ácidos nucleicos circulantes como biópsias líquidas e biomarcadores de doenças não invasivas". Além disso, muitos capítulos foram reescritos por novos autores.

O capítulo "Hesitação e oposição às vacinas" oferece um panorama da atual crise antivacinação, os aspectos envolvidos e estratégias específicas a serem utilizadas no ambiente clínico para enfrentar a falta de confiança que muitos pacientes sentem em relação ao sistema de saúde. O capítulo "Metabolômica" apresenta uma importante e emergente abordagem à mensuração das perturbações em um sistema ou paciente, que provavelmente se tornará um elemento rotineiro do arsenal clínico para o diagnóstico, monitoramento e tratamento das doenças.

Além destes e de outros novos assuntos, esta 21ª edição apresenta atualizações importantes em capítulos já estabelecidos, como a microbiologia e o manejo clínico da infecção pelo SARS-CoV-2, o uso de edição gênica para anemia falciforme e talassemia, terapia gênica para hemofilia, novas imunoterapias para doenças autoimunes e câncer, e novas abordagens ao desenvolvimento de vacinas, entre muitos outros assuntos. Nossa ênfase em assuntos de vanguarda e em questões de importância clínica crescente permanece, com um grupo de capítulos na Parte 20, "Avanços da medicina", antecipando aspectos inovadores da ciência que mudarão a prática médica no futuro próximo. São exemplos de capítulos novos da Parte 20: "Aprendizado de máquina e inteligência aumentada na medicina clínica", "Metabolômica", "Distúrbios do enovelamento de proteínas" e "Novas abordagens às doenças de etiologia desconhecida".

O conteúdo do *Harrison* está disponível em diversos formatos impressos e digitais, incluindo ebooks, bibliotecas digitais e a plataforma *online* AccessArtmed.

Temos muitas pessoas a agradecer por seu empenho em produzir este livro. Em primeiro lugar, os autores fizeram um excelente trabalho na produção de capítulos precisos e confiáveis que sintetizam quantidades enormes de dados clínicos e científicos, criando abordagens práticas e informativas para o manejo dos pacientes. Com as mudanças rápidas e a grande quantidade de informações do ambiente atual, eles garantiram a atualidade dessas informações. Somos muito gratos aos colegas que trabalharam próximo a cada organizador para facilitar a comunicação com os autores, ajudando, assim, a manter o conteúdo do *Harrison* atualizado. Em especial, agradecemos o apoio especializado de Lauren Bauer, Patricia Conrad, Patricia L. Duffey, Gregory K. Folkers, Julie B. McCoy, Elizabeth Robbins, Marie Scurti e Stephanie C. Tribuna. Scott Grillo e James Shanahan, nossos parceiros de longa data no grupo editorial McGraw-Hill Professional, inspiraram a evolução dinâmica e criativa do *Harrison*, orientando o desenvolvimento do livro e seus produtos relacionados em novos formatos. Kim Davis, gerente editorial, garantiu que a produção complexa deste livro com vários autores ocorresse de maneira eficiente. Priscilla Beer supervisionou a produção dos vídeos e animações. Jeffrey Herzich, Elleanore Waka e Rachel Norton, junto com outros membros da McGraw-Hill, e Revathi Viswanathan, da KnowledgeWorks Global Ltd., conduziram a produção nesta nova edição.

Temos o privilégio de ter compilado esta 21ª edição e estamos entusiasmados com tudo o que ela oferece aos nossos leitores. Aprendemos muito ao longo da produção editorial do *Harrison* e esperamos que você considere esta edição um recurso clínico e educacional excepcionalmente valioso.

Os organizadores

SUMÁRIO

PARTE 1 A profissão médica

PARTE 2 Principais manifestações e apresentações das doenças

Seção 1 Dor

Seção 2 Alterações na temperatura corporal

Seção 3 Disfunções do sistema nervoso

Seção 4 Distúrbios de olhos, orelhas, nariz e garganta

Seção 5 Alterações nas funções circulatória e respiratória

Seção 2 Distúrbios hematopoiéticos

Seção 3 Distúrbios da hemostasia

PARTE 5 Doenças infecciosas

Seção 1 Considerações básicas sobre as doenças infecciosas

Seção 2 Síndromes clínicas: infecções adquiridas na comunidade

PARTE 8 Medicina intensiva

Seção 1 Terapia intensiva respiratória

Seção 2 Choque e parada cardíaca

Seção 3 Terapia intensiva neurológica

PARTE 9 Distúrbios dos rins e do trato urinário

PARTE 10 Distúrbios do sistema gastrintestinal

Seção 1 Distúrbios do trato alimentar

Seção 2 Nutrição

Seção 3 Doenças do fígado e das vias biliares

Seção 4 Distúrbios do pâncreas

PARTE 11 Distúrbios imunomediados, inflamatórios e reumatológicos

Seção 1 O sistema imune na saúde e na doença

Seção 2 Distúrbios de lesões imunomediadas

Seção 3 Distúrbios das articulações e dos tecidos adjacentes

PARTE 12 Endocrinologia e metabolismo

Seção 1 Endocrinologia

Seção 2 Medicina relacionada a sexo e gênero

Seção 3 Obesidade, diabetes melito e síndrome metabólica

Seção 4 Distúrbios do metabolismo ósseo e mineral

Seção 5 Distúrbios do metabolismo intermediário

PARTE 13 Distúrbios neurológicos

Seção 1 Diagnóstico dos distúrbios neurológicos

Seção 2 Doenças do sistema nervoso central

Seção 3 Distúrbios de nervos e músculos

Seção 4 Encefalomielite miálgica/síndrome da fadiga crônica

Seção 5 Transtornos psiquiátricos e de adição

PARTE 14 Intoxicação, *overdose* e envenenamento

PARTE 15 Distúrbios associados a exposições ambientais

PARTE 16 Genes, meio ambiente e doenças

PARTE 17 Medicina global

PARTE 18 Envelhecimento

PARTE 19 Consultas na medicina

PARTE 20 Avanços da medicina

CONTEÚDO *ONLINE*

A partir do código QR abaixo, você pode acessar materiais suplementares à edição impressa deste livro, incluindo os atlas e capítulos *online* listados abaixo e mais de 150 vídeos legendados. A lista dos vídeos pode ser visualizada diretamente no *site*. Chamadas para os materiais suplementares estão destacadas ao longo do livro.

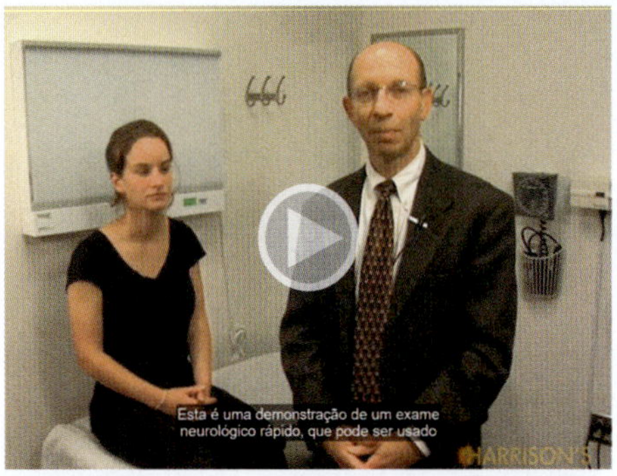

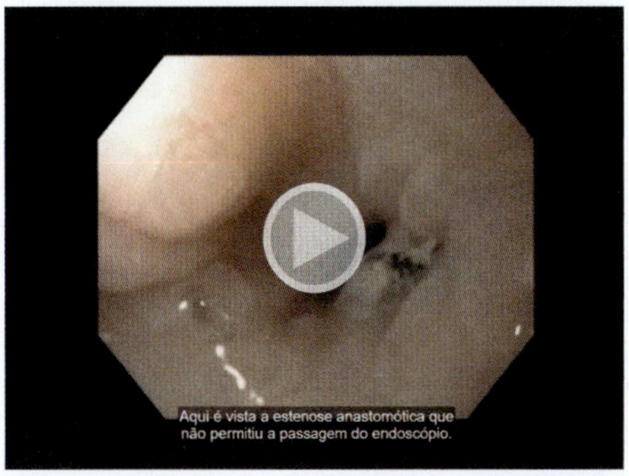

Atlas

Capítulos suplementares

*Falecido.

1 A prática da medicina

Os organizadores

VALORES PERENES DA PROFISSÃO MÉDICA

Não se pode conferir a um ser humano nenhuma oportunidade, nenhuma responsabilidade ou obrigação maior do que a de tornar-se médico. Ao cuidar de pessoas que sofrem, [o médico] precisa ter habilidade técnica, conhecimento científico e compreensão humana. Tato, compaixão e compreensão são esperados de um médico, pois o paciente não é um mero apanhado de sinais, sintomas, funções alteradas, órgãos disfuncionais e emoções perturbadas. [O paciente] é humano, tem medos e esperanças, busca alívio, ajuda e tranquilização.

—*Harrison's Principles of Internal Medicine*, 1950

A prática da medicina mudou de formas significativas desde que surgiu a primeira edição deste livro em 1950. O advento da genética molecular, novas técnicas sofisticadas de obtenção de imagem, a robótica e avanços na bioinformática e na tecnologia da informação contribuíram para uma explosão de informações científicas que mudaram fundamentalmente a maneira como os médicos definem, diagnosticam, tratam e tentam prevenir uma doença. O crescimento do conhecimento científico continua a evoluir de forma acelerada.

O uso generalizado de prontuários eletrônicos e da internet alteraram a maneira como os médicos e outros profissionais da saúde acessam e trocam informações como parte rotineira da educação e da prática médica (Fig. 1-1). À medida que os médicos hoje empenham-se para integrar um conjunto de conhecimento científico continuamente em expansão à prática cotidiana, é crucial que eles se lembrem de dois princípios-chave: primeiro, que o objetivo final da medicina é prevenir as doenças e, quando elas ocorrerem, diagnosticá-las precocemente e oferecer tratamentos eficazes; e segundo, que, apesar de 70 anos de avanços científicos desde a primeira edição deste livro, a relação de confiança entre o médico e o paciente ainda é central no cuidado bem-sucedido do paciente.

A CIÊNCIA E A ARTE DA MEDICINA

O raciocínio dedutivo e a tecnologia aplicada formam a base para a abordagem e a solução de muitos problemas clínicos. Avanços extraordinários em bioquímica, biologia celular, imunologia e genômica, junto com o desenvolvimento de novas tecnologias de imagem, fornecem uma janela aos locais mais remotos do corpo e possibilitam o acesso às partes mais internas das células. Revelações sobre a natureza dos genes e as células isoladas abriram as portas para a formulação de uma nova base molecular para a fisiologia dos sistemas. Pesquisadores estão decifrando os complexos mecanismos pelos quais os genes são regulados e, cada vez mais, os médicos estão entendendo como variações sutis em muitos genes diferentes, agindo de uma forma contextual integrada, podem afetar a função de células e organismos. Médicos desenvolveram uma nova análise do papel das células-tronco na função tecidual normal, no desenvolvimento do câncer e de outros distúrbios e no tratamento de determinadas doenças. Áreas de pesquisa inteiramente novas, como estudos do microbioma humano, da epigenética e dos RNAs não codificantes como aspectos regulatórios do genoma, tornaram-se importantes na compreensão tanto da saúde como da doença. A tecnologia da informação permite a análise de prontuários médicos de milhões de pessoas, oferecendo novas perspectivas quanto a etiologia, características, prognóstico e estratificação de muitas doenças. Com a maior disponibilidade de conjuntos enormes de dados (*big data*) de análises ômicas e prontuários médicos eletrônicos, existe agora uma necessidade cada vez maior do uso de aprendizado de máquina e de inteligência artificial para análises não enviesadas que aumentem a acurácia das predições clínicas. O conhecimento adquirido a partir da ***ciência da medicina*** continua melhorando a compreensão pelos médicos dos complexos processos de doença e fornece novas abordagens para a prevenção, o diagnóstico e o tratamento. Com o contínuo refinamento de assinaturas ômicas singulares com patofenótipos clínicos variados, a profissão está ainda mais próxima da prática da medicina de precisão. Todavia, as capacidades de aplicação da tecnologia laboratorial mais sofisticada e de uso da modalidade terapêutica mais moderna não fazem, isoladamente, um bom médico. Avanços extraordinários na tecnologia de plataformas vacinais e no uso de criomicroscopia eletrônica para o projeto estrutural de imunógenos vacinais transformaram o campo da vacinologia, resultando na velocidade e no sucesso sem precedentes em que as vacinas contra a Covid-19 foram desenvolvidas.

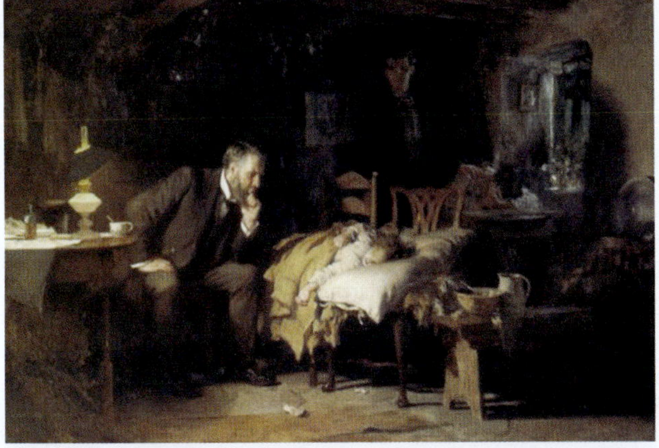

FIGURA 1-1 A obra *The Doctor* (O Médico), por Luke Fildes, retrata a relação de cuidado entre este médico vitoriano e uma criança gravemente enferma. Pintada em 1891, a obra mostra a morte do jovem filho do pintor por febre tifoide, e teve como intenção refletir o cuidado compassivo fornecido pelo médico mesmo quando suas ferramentas não podiam mais influenciar a evolução da doença. *(Fonte: History and Art Collection/Alamy Stock Photo.)*

Quando um paciente apresenta problemas clínicos desafiadores, o médico deve saber reconhecer os elementos cruciais de uma anamnese e um exame físico complexos, solicitar exames laboratoriais, de imagem e diagnósticos adequados e extrair os resultados relevantes da extensa lista de dados das telas do computador, a fim de fundamentar sua decisão de tratar ou "observar". À medida que o número de testes aumenta, o mesmo ocorre com a probabilidade de algum achado incidental, completamente não relacionado com o problema clínico existente, ser descoberto. Definir quando um indício clínico deve ser mais bem investigado ou descartado como uma "pista falsa" e ponderar se um exame, medida preventiva ou tratamento proposto acarreta riscos maiores do que a própria doença são avaliações essenciais que um médico habilidoso precisa realizar várias vezes ao dia. A combinação de conhecimento médico, intuição, experiência e julgamento define a ***arte da medicina***, que é tão necessária à prática da medicina e à medicina de precisão do futuro quanto uma base científica robusta, e tão importante à pratica médica contemporânea quanto foi em eras passadas.

HABILIDADES CLÍNICAS

Anamnese O registro de uma doença deve incluir todos os fatos da vida do paciente com relevância clínica. Os eventos recentes devem receber mais atenção. Em algum momento do início da entrevista, os pacientes devem ter a oportunidade de relatar a sua própria história da doença, sem interrupções frequentes, e, quando for conveniente, receber do médico expressões de interesse, incentivo e empatia. Qualquer fato a que o paciente se refira, por mais trivial ou aparentemente irrelevante, pode ser a chave da resolução do problema clínico. Uma metódica revisão de sistemas é importante para descobrir evidências de uma doença subjacente que pode não ter sido mencionada na narrativa do paciente. Em geral, os pacientes que se sentem à vontade com o médico fornecerão informações mais completas; portanto, fazer o paciente sentir-se à vontade contribui substancialmente para a obtenção de uma história adequada.

Uma anamnese informativa é mais do que uma lista ordenada de sintomas. Ao ouvir os pacientes e perceber a maneira como descrevem seus sintomas, os médicos obtêm impressões valiosas. As inflexões da voz, a expressão facial, os gestos e atitudes (i.e., a linguagem corporal) podem revelar indícios importantes da percepção e da reação dos pacientes aos seus sintomas. Como os pacientes variam muito em sua compreensão médica e sua capacidade de recordar fatos, a história clínica relatada deve ser confirmada sempre que possível. O perfil psicossocial também pode fornecer indícios importantes acerca dos tipos de doença que devem ser levados em consideração, podendo identificar considerações práticas para o manejo subsequente. A história familiar não apenas identifica distúrbios genéticos raros ou exposições comuns, como também revela, com frequência, fatores de risco para distúrbios comuns, tais como doença cardíaca coronariana, hipertensão, autoimunidade e asma. Uma história familiar completa pode exigir a colaboração de vários familiares para assegurar completude e exatidão. Um médico experiente geralmente consegue formular um diagnóstico diferencial relevante apenas com a anamnese, usando o exame físico e os exames diagnósticos para estreitar a lista ou revelar achados inesperados que levem a uma pesquisa mais focada.

A própria obtenção de uma anamnese proporciona ao médico uma oportunidade de estabelecer ou intensificar um vínculo único que pode formar a base de uma boa relação médico-paciente. Esse processo ajuda o médico a desenvolver uma ideia sobre como o paciente vê sua doença, suas expectativas com relação aos médicos e ao sistema de assistência à saúde e as implicações sociais e financeiras da doença para o paciente. Embora a situação atual do cuidado de saúde possa impor restrições de tempo nas consultas dos pacientes, é importante não apressar o encontro. Uma abordagem apressada pode levar os pacientes a acreditarem que aquilo que estão relatando não é relevante para o médico e, em consequência, eles podem não revelar informações importantes. É importante ressaltar que manter o sigilo da relação médico-paciente é primordial.

Exame físico O objetivo do exame físico é identificar os sinais físicos da doença. A importância dessas evidências objetivas de doença é reforçada quando elas confirmam uma alteração funcional ou estrutural já sugerida pela anamnese do paciente. Algumas vezes, porém, os sinais físicos podem ser a única evidência de doença, podendo não haver evidências na anamnese.

O exame físico deve ser metódico e minucioso levando em consideração o conforto e o pudor do paciente. Embora o foco muitas vezes seja direcionado pela anamnese para o órgão ou parte enferma do corpo, o exame físico de um novo paciente deve estender-se da cabeça aos pés, em uma busca objetiva por alterações. Assim como acontece com os detalhes da anamnese, os resultados do exame físico devem ser registrados no momento em que forem detectados, não horas depois, quando estariam sujeitos a distorções provocadas por falhas de memória. As habilidades de exame físico devem ser aprendidas sob observação direta de médicos experientes. Mesmo médicos muito experientes podem se beneficiar com treinamento continuado e *feedback*. Laboratórios de simulação e casos clínicos padronizados são cada vez mais importantes no desenvolvimento das habilidades clínicas. Embora a habilidade de estabelecer o diagnóstico físico seja fruto da experiência, não é somente a técnica que determina o sucesso na detecção de sinais da doença. A identificação de algumas petéquias dispersas, de um sopro diastólico suave ou de uma pequena massa no abdome não é uma questão de olhos e ouvidos apurados ou dedos mais sensíveis, mas de manter a mente alerta a essas alterações. Como os sinais físicos podem sofrer alterações com o tempo, o exame físico deve ser repetido tantas vezes quantas a situação clínica exigir.

Como atualmente há disponibilidade de exames diagnósticos altamente sensíveis (em especial as técnicas de obtenção de imagem), pode ser tentador colocar menos ênfase no exame físico. Há críticas ao diagnóstico físico com base na percepção de níveis baixos de especificidade e sensibilidade. De fato, muitos pacientes são atendidos pelo médico apenas após vários exames diagnósticos já terem sido realizados e depois que os resultados já são conhecidos. Esse fato não pode impedir o médico de fazer um exame físico completo, pois há achados clínicos importantes que podem ter escapado da detecção pelos exames diagnósticos. É especialmente importante observar que um exame físico cuidadoso e detalhado pode tornar um achado laboratorial insignificante (i.e., certas lesões regurgitantes à ecocardiografia). O ato de examinar (tocar) o paciente também oferece uma oportunidade para comunicação e pode ter efeitos tranquilizadores que alimentam a relação médico-paciente.

Exames diagnósticos Cada vez mais, os médicos dependem de uma gama de exames laboratoriais e de imagem para fazer diagnósticos e, por fim, solucionar problemas clínicos; essas informações, porém, não abstêm o médico da responsabilidade de observar e examinar cuidadosamente o paciente. Além disso, é essencial reconhecer as limitações dos exames diagnósticos. Em virtude da sua aparente precisão, os exames laboratoriais costumam adquirir uma aura de certeza independentemente da sua própria falibilidade, dos instrumentos utilizados e das pessoas que os realizam ou interpretam. Os médicos devem ponderar os custos que os procedimentos laboratoriais envolvem, em comparação com o valor das informações que esses procedimentos poderão obter.

Raramente se solicita apenas um exame laboratorial. Em vez disso, os médicos geralmente solicitam "baterias" de múltiplos exames, o que costuma ser útil e pode ser feito em uma única amostra e com um custo relativamente baixo. Por exemplo, as anormalidades da função hepática podem fornecer uma pista para sintomas inespecíficos, como fraqueza generalizada e aumento da fadiga, sugerindo o diagnóstico de uma doença hepática crônica. Às vezes, uma única anormalidade, como um nível sérico de cálcio elevado, indica determinada doença, como hiperparatireoidismo.

O uso criterioso dos exames de rastreamento (p. ex., medição do colesterol da lipoproteína de baixa densidade) pode permitir a intervenção precoce para a prevenção de doença (Cap. 6). Testes de rastreamento são mais informativos quando são direcionados para doenças comuns e quando seus resultados indicam se outros exames ou intervenções úteis – mas frequentemente de alto custo – são necessários. Por um lado, exames bioquímicos combinados com determinações laboratoriais simples, como níveis séricos, hemogramas e exames de urina de rotina, com frequência oferecem indícios importantes acerca da existência de um processo patológico. Por outro, o médico deve aprender a avaliar anormalidades ocasionais nos exames de rastreamento que nem sempre indicam uma doença importante. Uma investigação extensa que é realizada após a detecção de uma alteração laboratorial isolada em um paciente que está bem quanto aos demais aspectos costuma ser inútil e improdutiva. Pelo fato de muitos exames serem realizados rotineiramente para rastreamento, não é inesperado que um ou dois deles apresentem ligeiras alterações. No entanto, mesmo se não houver nenhuma razão para suspeitar de uma doença subjacente, os exames que produzem resultados anormais comumente são repetidos para descartar erro do laboratório. Se a alteração for confirmada, é importante considerar seu provável significado potencial no contexto do paciente e dos demais resultados laboratoriais.

Há um desenvolvimento quase contínuo dos exames de imagem, gerando melhores sensibilidade e especificidade. Esses exames fornecem informações anatômicas muito detalhadas que podem ser fundamentais na tomada de decisão clínica. A ultrassonografia, a tomografia computadorizada (TC), a ressonância magnética (RM), uma variedade de cintilografias com isótopos e a tomografia por emissão de pósitrons (PET) superaram as técnicas mais antigas e invasivas e abriram novas perspectivas de diagnóstico. Sabendo-se da capacidade e da rapidez com que os exames de imagem podem conduzir a um diagnóstico, é tentador solicitar uma série deles. Todos os médicos têm tido experiências em que os exames radiológicos revelaram achados que levaram a um diagnóstico inesperado. Não obstante, os pacientes precisam submeter-se a cada um desses exames, e o custo adicional de exames desnecessários é considerável. Além disso, a pesquisa de um achado anormal inesperado pode levar a uma complicação iatrogênica ou a um diagnóstico de um problema irrelevante ou incidental. O médico hábil deve aprender a utilizar esses instrumentos poderosos de diagnóstico de maneira criteriosa, sempre considerando se os resultados modificarão o tratamento e beneficiarão o paciente.

MANEJO DA ASSISTÊNCIA AO PACIENTE

Cuidados baseados em equipe Há tempos, a prática médica envolve equipes, particularmente médicos trabalhando ao lado de enfermeiros e, mais recentemente, com médicos assistentes e enfermeiros especializados. Os avanços da medicina aumentaram nossa capacidade de manejar situações clínicas muito complexas (p. ex., unidades de terapia intensiva [UTIs], transplante de medula óssea) e redirecionaram a carga das doenças no sentido das doenças crônicas. Considerando que um único paciente pode ter múltiplas doenças crônicas, ele pode ser cuidado por diferentes especialistas além do médico de atenção primária. No ambiente hospitalar, o cuidado pode envolver vários consultores, assim como o médico da atenção primária. No caso de pacientes internados, o cuidado muitas vezes envolve o uso de consultorias com médicos especialistas, além do médico primariamente responsável pela internação. A comunicação por meio do prontuário médico é necessária, mas não suficiente, especialmente quando os pacientes têm problemas clínicos complexos ou quando decisões difíceis devem ser tomadas em relação ao plano de manejo ideal. Os médicos devem, idealmente, se encontrar pessoalmente ou por telefone para garantir uma comunicação clara e um planejamento criterioso. É importante observar que os pacientes costumam receber diferentes mensagens de vários profissionais; assim, deve haver um esforço para manter a consistência entre as diferentes mensagens transmitidas ao paciente. Os planos de manejo e as opções terapêuticas devem ser descritos de maneira sucinta e com clareza para o paciente.

Outra dimensão do cuidado baseado em equipe envolve os profissionais de saúde não médicos. Não é incomum que um paciente hospitalizado seja visto por fisioterapeutas, farmacêuticos, terapeutas respiratórios, técnicos de radiologia, assistentes sociais, nutricionistas e equipe de transporte (entre outros) além de médicos e enfermeiros. Cada uma dessas pessoas contribui para o cuidado clínico e para a experiência do paciente com o sistema de saúde. No ambiente ambulatorial, o rastreamento de doenças e o manejo de doenças crônicas costumam ser realizados por enfermeiros, médicos assistentes ou outros profissionais de saúde.

O crescimento dos cuidados baseados em equipe tem importantes implicações para a cultura médica, o treinamento de estudantes e residentes e a organização dos sistemas de saúde. Apesar da diversidade no treinamento, nas habilidades e nas responsabilidades entre os profissionais de saúde, os valores comuns precisam ser adotados e reforçados. Muitas faculdades de medicina incorporaram o trabalho em equipes interprofissionais nos seus currículos. A comunicação efetiva é inevitavelmente o aspecto mais difícil na implementação dos cuidados baseados em equipe. Embora a comunicação possa ser auxiliada por dispositivos eletrônicos, incluindo prontuários médicos, aplicativos ou mensagens de texto, é de vital importância equilibrar a eficiência com a disponibilidade de tempo necessária para falar diretamente com os colegas.

Dicotomia da medicina interna nos ambientes hospitalar e ambulatorial O ambiente hospitalar mudou muito nas últimas décadas. Os departamentos de emergência e as unidades de cuidados intensivos desenvolveram-se para tratar os pacientes criticamente enfermos, possibilitando a eles sobreviver a doenças que anteriormente eram fatais. Em paralelo, há uma pressão crescente para se reduzir o tempo de permanência no hospital e tratar distúrbios complexos em ambulatório. Essa transição foi impulsionada não apenas pelos esforços para reduzir os custos, mas também pela disponibilidade de novas tecnologias no ambulatório, como obtenção de imagem e cateteres percutâneos para infusão de antibióticos ou para nutrição de longo prazo, procedimentos cirúrgicos minimamente invasivos e evidências de que os resultados frequentemente melhoram quando se minimiza a hospitalização.

Além dos leitos clínicos tradicionais, os hospitais atualmente consistem em múltiplos níveis distintos de cuidado, como departamento de emergência, salas de procedimentos, unidades de pernoite, unidades de cuidados intensivos e unidades de cuidados paliativos. Uma consequência dessa diferenciação foi o surgimento de novas especialidades (p. ex., medicina de emergência e cuidados paliativos) e a prestação de cuidados dentro do hospital por hospitalistas e intensivistas. Em sua maior parte, os *hospitalistas* são internistas certificados nas sociedades, que têm a responsabilidade primária pelo cuidado de pacientes hospitalizados e cujo trabalho é inteiramente limitado ao ambiente hospitalar. A permanência mais curta no hospital significa que a maioria dos pacientes recebe apenas cuidados agudos enquanto hospitalizados; o aumento da complexidade na medicina hospitalar torna a presença de um internista com treinamento, habilidades e experiência específicos no ambiente do hospital extremamente benéfica. *Intensivistas* são médicos formados que também são certificados em cuidados intensivos e que direcionam e fornecem cuidados para os pacientes com doenças críticas em unidades de cuidados intensivos. Claramente, um desafio importante na medicina interna hoje é, então, assegurar a continuidade do fluxo da comunicação e da informação entre o médico da atenção primária e os médicos que são responsáveis pelos cuidados do paciente no hospital. Manter esses canais de comunicação é frequentemente complicado nas transições de cuidado do paciente – ou seja, transições do ambiente ambulatorial para o ambiente de internação, da unidade de cuidados intensivos para a enfermaria de medicina geral, de um serviço clínico para outro cirúrgico e vice-versa, do hospital para o recém-criado ambiente de atenção domiciliar (para pacientes selecionados com um forte apoio domiciliar) e do hospital ou cuidado domiciliar para o ambulatório.

O envolvimento de muitos prestadores de cuidados, juntamente com essas transições, pode ameaçar a tradicional relação entre paciente e médico de cuidados primários. Evidentemente, os pacientes podem beneficiar-se muito da colaboração efetiva entre alguns profissionais de saúde; contudo, *é dever do médico principal ou primário (o que fez o primeiro atendimento) do paciente fornecer uma orientação coesa durante uma doença*. Para vencer esse desafio, o médico de atenção primária tem de estar familiarizado com as técnicas, as habilidades e os objetivos dos médicos especialistas e profissionais de saúde associados que cuidam dos pacientes no hospital. Além disso, os médicos da atenção primária devem assegurar que seus pacientes beneficiem-se dos avanços científicos e da experiência de especialistas dentro e fora do hospital. Os médicos da atenção primária devem explicar o papel desses especialistas a fim de tranquilizar os pacientes a respeito de eles estarem em mãos de médicos mais bem treinados para tratar a sua doença atual. Porém, o médico de atenção primária deve assegurar aos pacientes e familiares que as decisões estão sendo tomadas em conjunto com esses especialistas. O conceito recente de *medical home* incorpora cuidados primários oferecidos por uma equipe com cuidados especializados, em um ambiente coeso que assegura transições suaves.

Redução do estresse da doença aguda Poucas pessoas estão preparadas para um novo diagnóstico de câncer ou conseguem antecipar a ocorrência de um infarto agudo do miocárdio, acidente vascular cerebral ou um traumatismo grave. O cuidado de um paciente assustado ou perturbado é complicado por essas compreensíveis respostas a eventos potencialmente fatais. O médico e outros profissionais de saúde podem reduzir o impacto de eventos que transformem a vida oferecendo informações de maneira clara, calma, consistente e tranquilizadora. Muitas vezes as informações e a tranquilização precisam ser repetidas. Os cuidadores também devem reconhecer que, para o paciente típico, as salas de emergências hospitalares, blocos cirúrgicos, UTIs e enfermarias gerais são um ambiente intimidador. Os pacientes hospitalizados encontram-se cercados de jatos de ar, botões e luzes reluzentes; invadidos por tubos e fios; e importunados por inúmeros membros da equipe de assistência médica – hospitalistas, especialistas, enfermeiros, auxiliares de enfermagem, médicos assistentes, assistentes sociais, tecnólogos, fisioterapeutas, estudantes de medicina, médicos residentes, consultores e muitos outros. Eles podem ser transportados para locais especiais para realização de exames de imagem ou laboratoriais com luzes, sons estranhos e profissionais desconhecidos; podem ser deixados desacompanhados por algum tempo; podem ser obrigados a dividir o quarto com outros pacientes que já têm seus próprios problemas. Não é surpreendente que os pacientes se sintam estressados ou confusos nesses ambientes. Os efeitos somados de uma doença aguda, ambientes estranhos, diversos medicamentos e privação de sono podem levar a confusão ou *delirium*, especialmente em pacientes idosos hospitalizados. Os médicos que enxergam a experiência hospitalar sob a perspectiva do paciente e que se esforçam para orientar o paciente durante essa experiência podem fazer uma situação estressante ser mais tolerável, aumentando as chances de uma melhor recuperação.

Tomada de decisão clínica A tomada de decisão clínica é uma responsabilidade fundamental do médico e ocorre em cada estágio do processo de diagnóstico e tratamento. O processo de tomada de decisão envolve a solicitação de exames complementares, solicitações de consultas especializadas, decisões sobre o tratamento e as previsões relativas ao prognóstico. Esse processo requer conhecimentos profundos da fisiopatologia e da história natural das doenças. A formulação do diagnóstico diferencial requer não apenas conhecimento amplo, mas também a capacidade de avaliar as probabilidades relativas das diversas doenças em um determinado paciente. A aplicação do método científico, incluindo a formação de hipótese e a coleta de dados, é essencial no processo de aceitação ou rejeição de um determinado diagnóstico. A análise do diagnóstico diferencial é um processo iterativo. À medida que novas informações ou resultados laboratoriais são obtidos, o grupo dos processos de doenças que devem ser considerados pode ser reduzido ou ampliado de maneira apropriada. Sempre que possível, as decisões devem ser baseadas em evidências, aproveitando os ensaios clínicos rigorosamente delineados ou as comparações objetivas de diferentes exames diagnósticos. A *medicina baseada em evidências* contrasta de maneira drástica com a experiência pessoal isolada, que frequentemente é enviesada. A menos que se tenha em mente a importância de se usarem estudos maiores e mais objetivos para a tomada de decisões, mesmo os médicos mais experientes podem ser bastante influenciados por experiências recentes com pacientes selecionados. A medicina baseada em evidências tornou-se uma parte cada vez mais importante da prática rotineira da medicina e levou à publicação de inúmeras diretrizes clínicas úteis.

É importante lembrar, contudo, que apenas uma fração pequena das muitas decisões tomadas na prática clínica são baseadas em evidências de ensaios clínicos rigorosos; outras recomendações das diretrizes são, portanto, baseadas em consensos de especialistas e evidências mais fracas.

Assim, a despeito da importância da medicina baseada em evidências, boa parte da tomada de decisões clínicas ainda se baseia em um bom discernimento clínico, um atributo difícil de ser quantificado ou mesmo avaliado em termos qualitativos. Os médicos devem recorrer ao seu conhecimento e à sua experiência para ponderar os fatores conhecidos juntamente com as incertezas inevitáveis e a necessidade de usar um julgamento fundamentado; essa síntese de informações é particularmente importante quando não há bases de evidências relevantes disponíveis. Várias ferramentas quantitativas podem ser inestimáveis para a síntese das informações disponíveis, incluindo exames diagnósticos, o teorema de Bayes (a probabilidade de um evento com base no conhecimento prévio de condições possivelmente relacionadas com o evento) e modelos de estatística multivariada (Cap. 4). Os exames diagnósticos servem para reduzir a incerteza em torno de um diagnóstico ou prognóstico em um dado indivíduo e ajudam o médico a decidir o melhor tratamento para a doença em questão. A bateria de exames diagnósticos complementa a anamnese e o exame físico. A acurácia de um determinado exame é averiguada determinando-se a sua sensibilidade (taxa de verdadeiro-positivos) e a sua especificidade (taxa de verdadeiro-negativos), além do valor preditivo de um resultado positivo ou negativo. **Ver Cap. 4 para uma discussão mais completa da tomada de decisão em clínica médica.**

Diretrizes clínicas Muitas organizações profissionais e órgãos governamentais desenvolveram diretrizes formais para a prática clínica para auxiliar médicos e outros profissionais de saúde a tomarem decisões diagnósticas e terapêuticas que sejam baseadas em evidências, tenham uma boa relação custo-efetividade e sejam mais apropriadas para um paciente e para uma situação clínica em particular. À medida que a base de evidências da medicina aumenta, as diretrizes podem constituir uma estrutura útil para o tratamento dos pacientes que apresentam determinados diagnósticos ou sintomas. As diretrizes clínicas podem proteger os pacientes – principalmente os que não têm acesso adequado aos serviços de saúde –, evitando que recebam uma assistência abaixo dos padrões ideais. Essas diretrizes também podem proteger os profissionais conscientes de acusações indevidas de má prática e podem proteger a sociedade dos custos excessivos associados ao uso abusivo dos recursos médicos. Entretanto, há limitações associadas às diretrizes clínicas, pois elas tendem a simplificar excessivamente as complexidades da medicina. Além disso, grupos com perspectivas diferentes podem desenvolver recomendações divergentes sobre questões tão básicas quanto a necessidade de rastreamento de mulheres por mamografia ou dos homens por determinações séricas do antígeno prostático específico (PSA). Por fim, as diretrizes, como implica o termo, não levam em conta – e não se espera que o façam – as especificidades de cada pessoa e da sua doença. O desafio para o médico é incorporar à sua prática clínica as recomendações úteis oferecidas por especialistas, sem aceitá-las às cegas ou ficar excessivamente limitado por elas.

Medicina de precisão O conceito de *medicina de precisão* ou *medicina personalizada* reflete o crescente reconhecimento de que as doenças que eram antes agrupadas podem ser estratificadas com base em características genéticas, de biomarcadores, fenotípicas e/ou psicossociais que distinguem um determinado paciente de outras pessoas com apresentações clínicas semelhantes. Inerente a este conceito está o objetivo de direcionar as terapias de maneira mais específica para melhorar os desfechos clínicos para o paciente individual e minimizar efeitos colaterais desnecessários para as pessoas com menos chances de responder a um determinado tratamento. Em alguns aspectos, a medicina de precisão representa a evolução das diretrizes clínicas, as quais costumam ser desenvolvidas para populações de pacientes ou para um determinado diagnóstico (p. ex., hipertensão, nódulo de tireoide). À medida que a biopatologia, o prognóstico e as respostas ao tratamento nos subgrupos dentro desses diagnósticos são melhor compreendidos (p. ex., por análise genômica refinada ou fenotipagem profunda), as diretrizes clínicas relevantes incorporam recomendações progressivamente mais refinadas para as pessoas dentro desses subgrupos. O papel da medicina de precisão é melhor ilustrado nos cânceres em que a testagem genética consegue prever as respostas (ou sua ausência) a terapias direcionadas (Cap. 73). Podem-se prever aplicações semelhantes da medicina de precisão em farmacogenômica, distúrbios imunológicos e doenças nas quais os biomarcadores fazem melhor previsão das respostas terapêuticas. **Ver Cap. 5 para uma discussão mais detalhada da medicina de precisão.**

Avaliação de resultados Os médicos geralmente adotam parâmetros *objetivos* e facilmente mensuráveis para avaliar o resultado de uma intervenção terapêutica. Essas medidas podem simplificar demais a complexidade de uma condição clínica, pois os pacientes frequentemente apresentam um problema clínico maior no contexto de várias doenças subjacentes complicadoras. Por exemplo, um paciente pode apresentar dor torácica e isquemia miocárdica, mas um contexto de doença pulmonar obstrutiva crônica e insuficiência renal. Por essa razão, as medidas de desfecho, como mortalidade, tempo de permanência no hospital ou taxas de reinternação, são geralmente ajustadas ao risco. Um ponto importante de ser lembrado é que os pacientes geralmente buscam auxílio médico por motivos *subjetivos*; eles desejam obter alívio da dor, preservar ou recuperar sua funcionalidade e desfrutar a vida. Os componentes do estado de saúde ou da qualidade de vida do paciente podem incluir conforto físico, capacidade de realizar atividades físicas, funções pessoais e profissionais, atividade sexual, função cognitiva e percepção geral de saúde. Cada um desses domínios importantes pode ser avaliado por entrevistas estruturadas ou questionários especialmente desenvolvidos. Essas avaliações fornecem parâmetros úteis pelos quais o médico pode julgar a compreensão subjetiva do paciente acerca de suas limitações e respostas ao tratamento, sobretudo em enfermidades crônicas. A prática da medicina deve considerar e integrar os resultados objetivos e subjetivos.

Muitos sistemas de saúde usam dados de análises e opiniões de pacientes para a avaliação das características qualitativas, como a satisfação do paciente, o acesso aos cuidados e a comunicação com enfermeiros e médicos. Nos Estados Unidos, as análises do HCAHPS (Hospital Consumer Assessment of Healthcare Providers and Systems) são usadas por muitos sistemas e são publicamente relatadas. As mídias sociais também estão sendo usadas para avaliar opiniões em tempo real além de compartilhar as experiências dos pacientes com os sistemas de cuidados de saúde, o que pode potencialmente aumentar as informações disponíveis para uso em decisões médicas.

Erros na prestação de cuidados de saúde Uma série de relatórios do Institute of Medicine (atualmente National Academy of Medicine [NAM]) propôs uma meta ambiciosa de reduzir as taxas de erro médico e aumentar a segurança dos pacientes com a criação e implementação de mudanças fundamentais nos sistemas de assistência médica (Cap. 8). É responsabilidade dos hospitais e das organizações de assistência médica criar sistemas que reduzam o risco e garantam a segurança dos pacientes. Erros de medicação podem ser reduzidos com o uso de sistemas de prescrição com base em processos eletrônicos ou, quando as opções eletrônicas não estiverem disponíveis, que eliminem a leitura errada da caligrafia. Seja qual for a situação clínica, é responsabilidade do médico empregar medidas terapêuticas poderosas com sabedoria, ponderando sua ação benéfica, os perigos potenciais e o custo. A implementação de sistemas de controle de infecções, a adoção de protocolos de lavagem das mãos e a supervisão cuidadosa do uso de antibióticos podem minimizar as complicações de infecções hospitalares. As taxas de infecções do acesso venoso central e de infecções do trato urinário associadas ao cateter foram drasticamente reduzidas em muitos centros por meio da adesão cuidadosa de equipe treinada a protocolos para introdução e manutenção de acessos centrais e de cateteres urinários, respectivamente. As taxas de infecção cirúrgica e de cirurgia em local errado podem ser da mesma maneira reduzidas pelo uso de protocolos padronizados e *checklists*. Quedas de pacientes podem ser minimizadas com o uso criterioso de sedativos e assistência adequada para transições do leito para a cadeira e do leito para o banheiro. Juntas, essas e outras medidas estão salvando milhares de vidas a cada ano.

Prontuários médicos eletrônicos A confiança cada vez maior nos computadores e a força da tecnologia da informação atualmente desempenham um papel central na medicina, incluindo esforços para a redução de erros médicos. Os dados laboratoriais são acessados quase universalmente por meio de computadores. Muitos centros médicos atuais dispõem de prontuários eletrônicos (PEs), prescrições computadorizadas e distribuição de medicamentos por código de barras. Alguns desses sistemas são interativos e enviam lembretes ou alertas de potenciais erros médicos.

Os PEs oferecem acesso rápido à informação, que é de valor inestimável para a melhora da qualidade do cuidado em saúde e segurança do paciente, incluindo dados relevantes, informações históricas e clínicas, exames de imagem, resultados laboratoriais e registros de medicamentos. Esses dados podem ser usados para monitorar e reduzir variações desnecessárias no cuidado e para fornecer informações em tempo real sobre processos de cuidados e desfechos clínicos. Idealmente, os registros médicos dos pacientes seriam transferidos facilmente dentro do sistema de assistência à saúde; no entanto, as limitações tecnológicas e as preocupações acerca da privacidade e do custo continuam limitando o amplo uso de PEs em muitos ambientes clínicos.

Apesar de todas as vantagens dos PEs, eles podem criar um distanciamento entre médico e paciente se não for tomado o cuidado de preservar o contato presencial. Os PEs também exigem treinamento e tempo para a inserção dos dados. Muitos provedores gastam um tempo significativo inserindo informações para a geração de dados estruturados e para preencher as exigências de cobrança. Eles podem se sentir pressionados a utilizar atalhos, como "copiar e colar" partes de avaliações anteriores no registro diário, aumentando, assim, o risco de erros. Os PEs também estruturam informações de modo a alterar o fluxo tradicional de narrativa ao longo do tempo e entre os profissionais. Essas características, que podem ser frustrantes para alguns profissionais, devem ser ponderadas em relação às vantagens de acesso imediato a história médica pregressa, exames de imagem, dados laboratoriais e avaliações de especialistas. Além disso, o esforço, o tempo e a atenção necessários para manter e utilizar os PEs levaram ao aumento da insatisfação entre os médicos, consequentemente diminuindo o bem-estar profissional e pessoal. Evidentemente, esta é uma área de prática diária que requer melhorias tanto no fornecimento de cuidados melhores e mais seguros quanto no bem-estar dos médicos.

É importante enfatizar que a tecnologia da informação é meramente uma ferramenta e nunca pode substituir as decisões clínicas, que são mais bem tomadas pelo médico. O conhecimento clínico e a compreensão das necessidades do paciente, complementados por instrumentos quantitativos, ainda representam o melhor método de se tomar decisões na prática da medicina.

RELAÇÃO MÉDICO-PACIENTE

A importância da relação pessoal próxima entre médico e paciente deve ser fortemente enfatizada, pois, em um número extraordinariamente grande de casos, tanto o diagnóstico quanto o tratamento dependem diretamente dela. Uma das qualidades essenciais do médico é o interesse na humanidade, ***pois o segredo do cuidado ao paciente está em cuidar do paciente.***

—Francis W. Peabody, 21 de outubro de 1925,
palestra na Harvard Medical School

Os médicos jamais devem esquecer que os pacientes são pessoas com problemas que quase sempre transcendem suas queixas físicas. Os pacientes não são "casos" ou "admissões" ou "doenças". Os pacientes não fazem os tratamentos falharem; os tratamentos falham em beneficiar os pacientes. Esse aspecto é particularmente importante nesta era de alta tecnologia na medicina clínica. A maioria dos pacientes é ansiosa e tem medos. Os médicos devem transmitir confiança e oferecer tranquilização e nunca devem ser arrogantes, condescendentes, impacientes ou apressados. Uma atitude profissional, aliada ao calor humano e à franqueza, pode fazer muito para aliviar a ansiedade e incentivar os pacientes a partilharem todos os aspectos de sua história clínica. Empatia e compaixão são as características essenciais de um médico atencioso. O médico precisa considerar a situação em que a doença ocorre – em termos não apenas do paciente em si, mas também de seus ambientes familiar, social e cultural. A relação médico-paciente ideal baseia-se no conhecimento profundo do paciente, na confiança mútua e na capacidade de comunicação.

Consentimento informado Os princípios fundamentais da ética médica requerem que os médicos atuem de acordo com o interesse do paciente e respeitem a autonomia dele. Ambos os princípios refletem-se no processo do consentimento informado. Solicitam-se que os pacientes assinem formulários de consentimento para a maioria dos procedimentos diagnósticos ou terapêuticos. Muitos pacientes têm conhecimento médico limitado e dependem das recomendações de seus médicos. Por meio de comunicação clara e compreensível, os médicos devem discutir de maneira abrangente as alternativas de cuidados e explicar os riscos, benefícios e consequências prováveis de cada alternativa. O médico é responsável por assegurar que o paciente compreenda completamente esses riscos e benefícios; incentivar a realização de perguntas é uma parte importante desse processo. Pode haver necessidade de abordar certas questões mais de uma vez com o paciente. Essa é precisamente a definição de *consentimento informado*. Uma explicação completa e clara e a discussão dos procedimentos e tratamento propostos podem diminuir bastante o medo do desconhecido que muitas vezes acompanha a hospitalização. Frequentemente, a compreensão do paciente é melhorada pela discussão repetida de questões de maneira não ameaçadora e solidária, com respostas às perguntas que ocorrem ao paciente à medida que elas surgem. Esforços contínuos para a educação do paciente são essenciais. Frequentemente, os pacientes têm sua compreensão inibida pelo medo de um futuro incerto e pelo impacto potencial da doença para eles próprios e suas famílias. Uma comunicação clara também pode ajudar a aliviar compreensões erradas em situações em que ocorrem complicações da intervenção. Deve-se também ter um cuidado especial para assegurar que um médico que busca o consentimento informado do paciente não tenha um conflito de interesse real ou aparente.

Abordagem aos prognósticos sombrios e à morte Nenhuma circunstância é mais angustiante do que o diagnóstico de uma doença incurável, principalmente quando a morte prematura for inevitável. O que deve ser dito ao paciente e a seus familiares? Que medidas devem ser tomadas para se manter a vida? O que pode ser feito para otimizar a qualidade de vida?

A transparência de informações, transmitidas de maneira apropriada, é fundamental no caso de doença terminal. Mesmo pacientes que parecem não perceber sua situação clínica ou cujos familiares os protegem quanto a diagnósticos ou prognósticos costumam ter uma boa ideia de sua situação. Eles também podem ter interpretado de forma errada algumas informações que podem levar a mais ansiedade. O paciente precisa ter a oportunidade de conversar com o médico e fazer perguntas. O médico sensato e perspicaz usa uma comunicação aberta como base para avaliar o que o paciente quer saber e quando ele deseja saber. Com base nas respostas do paciente, o médico pode avaliar o momento e o ritmo adequados para partilhar informações. Finalmente, o paciente deve compreender o curso esperado da doença de maneira que se façam planos e preparações adequadas. O paciente deve participar da tomada de decisão com uma compreensão dos objetivos do tratamento (paliação) e de seus prováveis efeitos. As crenças religiosas do paciente devem ser consideradas. Alguns pacientes podem achar mais fácil compartilhar seus sentimentos sobre a morte com médicos, enfermeiros ou membros do clero do que com familiares ou amigos.

O médico deve oferecer ou providenciar apoio emocional, físico e espiritual e ser compassivo, tranquilo e franco. Em muitos casos, há muito a ganhar com a tomada de medidas concretas. A dor deve ser adequadamente controlada, a dignidade humana deve ser preservada e o isolamento da família e dos amigos íntimos deve ser evitado. Esses aspectos da assistência tendem a ser menosprezados nos hospitais, nos quais a interferência dos equipamentos utilizados para sustentar a vida pode desviar as atenções que deveriam estar voltadas para o indivíduo e acabar concentrando as atenções na doença potencialmente fatal, em uma batalha que será perdida de qualquer modo. Diante de uma doença terminal, o objetivo da medicina deve passar de *curar* para *cuidar*, no sentido mais amplo do termo. *Primum succurrere*, primeiramente fornecer ajuda, é um princípio norteador. Quando estiver atendendo um paciente com doença terminal, o médico deve estar preparado para fornecer informações aos familiares e para lidar com o sofrimento deles e, às vezes, com o sentimento de culpa ou mesmo de raiva que eles têm. É importante que o médico tranquilize a família de que está sendo feito todo o possível. Um problema substancial nessa discussão é que o médico frequentemente não sabe exatamente como estimar o prognóstico. Além disso, vários membros da equipe de cuidados de saúde oferecem opiniões diferentes. A boa comunicação entre os prestadores é essencial para que informações consistentes sejam fornecidas para os pacientes. Isso é especialmente importante quando o próximo passo é incerto. O aconselhamento de especialistas em cuidados paliativos e de final da vida deve ser buscado sempre que apropriado para assegurar que os médicos não estão fornecendo expectativas não realistas para os pacientes. **Para uma discussão mais completa dos cuidados de final da vida, ver Cap. 12.**

Manutenção do humanismo e do profissionalismo Muitas tendências na prestação de assistência médica conduzem a um cuidado clínico impessoal. Essas tendências, algumas já mencionadas, incluem (1) esforços vigorosos para reduzir os custos cada vez mais altos da assistência médica; (2) o número crescente de programas de assistência gerenciada, que têm a intenção de reduzir custos, mas nos quais o paciente pode ter poucas opções de escolher um médico; (3) confiança crescente em avanços tecnológicos e informatização; e (4) necessidade de inúmeros médicos e outros profissionais de saúde envolvidos no cuidado da maioria dos pacientes que estão gravemente doentes.

Em virtude dessas mudanças no sistema de saúde, é um grande desafio para os médicos manter os aspectos *humanos* da assistência médica. O American Board of Internal Medicine, trabalhando juntamente com o American College of Physicians/American Society of Internal Medicine e a European Federation of Internal Medicine, publicou uma Carta sobre o Profissionalismo Médico que ressalta três princípios muito importantes no contrato entre os médicos e a sociedade: (1) a primazia do bem-estar do paciente, (2) a autonomia do paciente e (3) a justiça social. Embora as faculdades de medicina coloquem, de maneira adequada, ênfase substancial no profissionalismo, os atributos pessoais de um médico, como integridade, respeito e compaixão, também são extremamente importantes. Nos Estados Unidos, a Gold Humanism Society reconhece pessoas que são exemplos de cuidados humanitários e que servem como modelo para a educação e treinamento médicos.

A disponibilidade, a expressão da preocupação sincera, a disposição de dedicar um tempo para explicar todos os aspectos da doença e uma atitude sem julgamento ao lidar com pacientes cuja cultura, estilo de vida, atitudes e valores diferem daqueles do médico, são apenas algumas das características de um médico humano. Todo médico será, muitas vezes, desafiado pelos pacientes que evocam respostas emocionais fortemente negativas ou positivas. Os médicos devem estar alertas a suas próprias reações a essas situações e devem monitorar e controlar de maneira conscienciosa seu comportamento, de modo que o maior interesse do paciente continue sendo a principal motivação para suas ações em todos os momentos.

Outro aspecto importante do cuidado do paciente envolve uma avaliação da "qualidade de vida" do paciente, uma avaliação subjetiva daquilo que cada paciente valoriza mais. Essa avaliação requer conhecimento detalhado e às vezes íntimo do paciente, o que, em geral, só pode ser obtido por meio de conversas ponderadas, sem pressa e frequentemente repetidas. As pressões de tempo sempre ameaçam essas interações, mas não devem diminuir a importância da compreensão e da busca em atender as prioridades do paciente.

EXPANSÃO DAS FRONTEIRAS NA PRÁTICA MÉDICA

Era das "ômicas" Na primavera de 2003, anunciou-se o sequenciamento completo do genoma humano, dando início oficialmente à era da genômica. No entanto, mesmo antes dessa realização marcante, a prática da medicina estava evoluindo como resultado de novas ideias na área do genoma humano e dos genomas de uma ampla variedade de microrganismos. As implicações clínicas dessas ideias são ilustradas pelo sequenciamento completo do genoma do vírus influenza H1N1 em 2009 e pelo sequenciamento ainda mais rápido do vírus da Covid-19 no início de 2020, levando ao rápido desenvolvimento e disseminação de vacinas eficazes. Hoje, os perfis de expressão gênica estão sendo usados para orientar a terapia e informar o prognóstico para inúmeras doenças, e o uso de genotipagem está fornecendo um novo meio de avaliação do risco de determinadas doenças, assim como variações na resposta a inúmeros fármacos. Apesar desses avanços, o uso dos complexos genômicos no diagnóstico, na prevenção e no tratamento de doenças ainda está em seus estágios iniciais. A tarefa dos médicos é complicada pelo fato de que os fenótipos em geral são determinados não pelos genes isoladamente, mas pelas interações complexas entre genes e produtos gênicos, e pela interação entre fatores genéticos e ambientais.

Também tem havido um rápido progresso em outras áreas da medicina molecular. A *epigenética* é o estudo de alterações na cromatina e nas proteínas histonas e da metilação de sequências de DNA que influenciam a expressão gênica **(Cap. 483)**. Toda célula do corpo tem sequências idênticas de DNA; os fenótipos diversos que a célula de uma pessoa manifesta são, em parte, resultado de regulação epigenética da expressão gênica. As alterações epigenéticas estão associadas a inúmeros cânceres e a outras doenças. A *proteômica*, o estudo de toda a biblioteca de proteínas feitas em uma célula ou órgão e a relação complexa dessas proteínas com a doença, está aumentando o repertório dos 23 mil genes no genoma humano por meio de *splicing* alternativo, processamento pós-traducional e modificações pós-traducionais que frequentemente têm consequências funcionais exclusivas. A presença ou ausência de proteínas específicas na circulação ou em células está sendo explorada para muitos usos no diagnóstico e no rastreamento de doenças. A *microbiômica* é o estudo de microrganismos residentes em seres humanos e em outros mamíferos, que, em conjunto, compõem o microbioma. O genoma haploide humano tem cerca de 23 mil genes, enquanto os microrganismos que residem sobre o corpo humano e no interior dele abrangem mais de 3-4 milhões de genes; esses microrganismos residentes provavelmente são de grande importância para o estado de saúde. A pesquisa continuada está demonstrando que os microrganismos que habitam a mucosa humana e as superfícies da pele desempenham um papel crucial na maturação do sistema imune, no equilíbrio metabólico, na função cerebral e na suscetibilidade às doenças. Vários fatores ambientais, como o uso normal e excessivo de antibióticos, foram ligados experimentalmente a aumentos substanciais em distúrbios como obesidade, síndrome metabólica, aterosclerose e doenças imunomediadas, tanto em adultos como em crianças. A *metagenômica*, da qual a microbiômica é parte, é o estudo do genoma de espécies ambientais que têm o potencial de influenciar a biologia humana direta ou indiretamente. Um exemplo é o estudo da exposição a microrganismos em ambientes de fazendas, o que poderia ser responsável pela menor incidência de asma entre crianças criadas em fazendas. A *metabolômica* é o estudo da gama de metabólitos nas células ou órgãos e das maneiras com são alterados em estados de doenças. O próprio processo de envelhecimento pode deixar pegadas metabólicas reveladoras que possibilitam a previsão (e possivelmente a prevenção) de disfunção e doença. É provável que padrões associados a doenças sejam encontrados em lipídeos, carboidratos, membranas, mitocôndrias e função mitocondrial, e em outros componentes vitais das células e tecidos. A *exposômica* é o estudo do expossoma – i.e., exposições ambientais, como tabagismo, luz solar, dieta, exercício, educação e violência que, em conjunto, têm enorme impacto sobre a saúde. Todas essas novas informações representam um desafio à abordagem reducionista tradicional ao pensamento clínico. A variabilidade dos resultados em diferentes pacientes, juntamente com o grande número de variáveis que podem ser avaliadas, cria desafios na identificação de doenças pré-clínicas e definição dos estados de doença de maneira inequívoca. Assim, as ferramentas da *biologia de sistemas* e da *medicina de rede* estão sendo aplicadas às inúmeras informações de *big data* agora obtidas de cada paciente e podem, em seguida, fornecer novas abordagens para classificar as doenças. **Para uma discussão mais completa da abordagem sistêmica complexa e da ciência de rede às doenças humanas, ver Cap. 486.**

A rapidez desses avanços pode parecer esmagadora para os médicos na prática clínica. Entretanto, os médicos têm papel importante a desempenhar para assegurar que essas poderosas tecnologias e fontes de novas informações sejam aplicadas de maneira judiciosa na assistência ao paciente. Como as "ômicas" estão evoluindo tão rapidamente, os médicos e outros profissionais de saúde precisam continuar a estudar a fim de que possam aplicar esse novo conhecimento em benefício da saúde e do bem-estar de seus pacientes. Os exames genéticos requerem aconselhamento sensato baseado na compreensão do valor e das limitações dos exames, assim como nas implicações de seus resultados para indivíduos específicos. **Para uma discussão mais completa dos exames genéticos, ver Cap. 467.**

Globalização da medicina Os médicos devem ser conhecedores das doenças e dos serviços de saúde que estão além das suas fronteiras. As viagens internacionais têm implicações críticas na disseminação de doenças, e não é incomum que doenças endêmicas em determinadas regiões sejam observadas em outras regiões após um paciente ter viajado para esses locais e retornado. O surto de infecções pelo vírus zika nas Américas é um exemplo desse fenômeno. Além disso, fatores como guerras, migração de refugiados e extremos climáticos progressivos estão contribuindo para mudanças nos perfis das doenças no mundo. Os pacientes têm mais acesso a especialidades exclusivas ou experimentos clínicos em centros médicos distantes, mesmo aqueles em outros países, e o custo da viagem pode ser compensado pela qualidade da assistência nesses locais. Assim como qualquer outro fator que influencia os aspectos globais da medicina, a internet transformou a transferência de informações clínicas no mundo. Essa mudança vem acompanhada da transferência de habilidades tecnológicas por meio da telemedicina e de consultas internacionais – por exemplo, a interpretação de imagens radiológicas e amostras patológicas. **Para uma discussão completa de questões globais, ver Cap. 472.**

Medicina na internet De modo geral, a internet teve um efeito positivo na prática da medicina; por meio de computadores pessoais, uma ampla variedade de informações está disponível quase instantaneamente para médicos e pacientes, a qualquer momento e de qualquer lugar do mundo. Esse meio de comunicação possui um enorme potencial para distribuição de informações atuais, diretrizes clínicas, conferências atualizadas, conteúdos de periódicos, livros (incluindo este) e comunicações diretas com outros médicos e especialistas, expandindo a profundidade e a amplitude das informações disponíveis para o médico sobre o diagnóstico e cuidado dos pacientes. Os periódicos médicos atualmente estão acessíveis *online*, oferecendo fontes rápidas de novas informações. Ao trazê-los ao contato direto e oportuno com os últimos avanços em cuidados médicos, esse meio de comunicação também serve para diminuir a ausência de informações que dificultava o trabalho de médicos e profissionais de saúde em áreas remotas.

Os pacientes também estão se voltando para a internet em número cada vez maior, a fim de adquirir informações sobre sua doença e terapias e para participar de grupos de apoio. Os pacientes frequentemente chegam para uma consulta com informações sofisticadas sobre suas doenças. Nesse aspecto, os médicos são desafiados de maneira positiva a se manterem atualizados sobre as últimas informações relevantes e a servirem como um "editor" para os pacientes quando esses navegam por essas fontes de informação aparentemente intermináveis, cuja acurácia e validade não são uniformes.

Um problema bastante importante é que quase tudo pode ser publicado na internet, o que facilita a fraude no processo de revisão por pares, um aspecto essencial nas publicações acadêmicas. Tanto os médicos como os pacientes que entram na internet em busca de informações médicas devem estar cientes desse risco. Apesar dessa limitação, o uso apropriado da internet está revolucionando o acesso às informações pelos médicos e pacientes e, nesse aspecto, representa um recurso notável que não estava disponível para os profissionais da geração passada.

Expectativas do público e responsabilidade O nível de conhecimento e sofisticação com relação às questões de saúde por parte do público em geral tem aumentado rapidamente nas últimas décadas. Como resultado, suas expectativas para com o sistema médico em geral e com os médicos em particular aumentaram. O público espera que os médicos tenham a proficiência em seus campos, que estão em rápida evolução (a *ciência* da medicina), e ao mesmo tempo considerem as necessidades específicas dos seus pacientes (a *arte* da medicina). Assim, os médicos são responsáveis não apenas pelos aspectos técnicos da assistência que prestam, mas também pela satisfação dos seus pacientes com o serviço prestado e com os custos da assistência.

Em muitas partes do mundo, crescem as expectativas para que os médicos justifiquem a maneira como praticam a medicina, atendendo a determinados padrões estabelecidos pelos governos federais e locais. A hospitalização dos pacientes cujos custos de assistência médica são reembolsados pelo governo e por terceiros está sujeita a auditoria. Assim, o médico vê-se obrigado a justificar a causa e a duração da internação de um paciente, caso fujam de determinados padrões médios. A autorização para reembolso baseia-se cada vez mais na documentação da natureza e da complexidade da doença, refletida pelos elementos da anamnese e do exame físico documentados. Um crescente movimento pelo "pagamento por desempenho" procura vincular o reembolso à qualidade da assistência. O propósito desse movimento é melhorar os padrões e conter os custos crescentes da assistência médica. Em muitas partes dos Estados Unidos, os contratos de cuidados gerenciados com planos de saúde substituíram o cuidado com pagamento por serviço tradicional, colocando o ônus do gerenciamento do custo de todo o cuidado diretamente nos provedores e aumentando a ênfase nas estratégias de prevenção. Além disso, espera-se que os médicos forneçam comprovação da sua competência, por meio de educação médica continuada, que é obrigatória, revisão de prontuários dos pacientes, manutenção da certificação e renovação da habilitação para exercer a profissão.

Ética médica e novas tecnologias O rápido andamento dos avanços da tecnologia tem profundas implicações para as aplicações clínicas, que vão além de seus papéis tradicionais de evitar, tratar e curar doenças. A clonagem, a engenharia genética, a terapia gênica, as interfaces homem-computador, a nanotecnologia e as terapias-alvo têm o potencial de modificar a predisposição hereditária a certas doenças, selecionar características desejadas em embriões, aumentar o desempenho humano "normal", substituir tecidos com defeitos e prolongar consideravelmente o tempo de vida. Dado seu treinamento exclusivo, os médicos têm uma responsabilidade de ajudar a delinear o debate sobre os usos adequados e os limites colocados para essas tecnologias e de considerar com cuidado as questões éticas associadas à implementação dessas intervenções. À medida que a medicina fica mais complexa, a tomada de decisão compartilhada é cada vez mais importante, não apenas em áreas como aconselhamento genético e cuidados de final de vida, mas também nas opções de diagnóstico e tratamento.

Aprendizagem da medicina Mais de um século se passou desde a publicação do Relatório Flexner, um importante estudo que transformou a educação médica e enfatizou os fundamentos científicos da medicina, bem como a aquisição de habilidades clínicas. Em uma era de crescente informação e acesso à simulação médica e à informática, muitas escolas estão implementando novos currículos que enfatizam a aprendizagem ao longo da vida e a aquisição de competências no trabalho em equipe, habilidades de comunicação, prática baseada em sistemas e profissionalismo. As ferramentas da medicina também estão em constante mudança, necessitando-se de treinamento formal no uso de PEs, grandes bancos de dados, ultrassonografia, robótica e novas técnicas de imagem. Essas e outras características do currículo dos cursos de medicina fornecem a base para muitos dos temas destacados neste capítulo e espera-se que possibilitem aos médicos a evolução, com experiência e aprendizagem progressivas, da competência para a proficiência e depois para o domínio completo.

Em um momento em que a quantidade de informação que se deve dominar para exercer a medicina continua se ampliando, pressões cada vez maiores tanto dentro como fora da medicina levaram à implementação de restrições à quantidade de tempo que um médico em formação pode passar no hospital e em consultório. Pelo fato de os benefícios associados à continuidade dos cuidados médicos e observação do progresso de um paciente ao longo do tempo terem sido considerados dissipados pelos estresses impostos aos residentes por longas horas e pelos erros relacionados com a fadiga, limites rigorosos foram estabelecidos com relação ao número de pacientes pelos quais os residentes poderiam ser responsáveis de uma só vez, ao número de novos pacientes que eles poderiam avaliar em um dia de plantão e ao número de horas que poderiam passar no hospital. Em 1980, os residentes de medicina trabalhavam no hospital mais de 90 horas por semana em média. Em 1989, as horas foram restritas a não mais que 80 por semana. As horas dos médicos residentes diminuíram aproximadamente em mais 10% entre 1996 e 2008, e, em 2010, o Accreditation Council for Graduate Medical Education impôs mais restrições (i.e., 16 horas/turno) às horas de serviço contínuas no hospital para os residentes do primeiro ano. O impacto dessas mudanças continua sendo avaliado, mas há poucas evidências de que os erros médicos tenham diminuído como consequência. Um subproduto inevitável de menos horas à beira do leito é um aumento no número de "transferências" de responsabilidade por um paciente de um médico para outro. Essas transferências muitas vezes envolvem a transição de um médico que conhece bem o paciente, tendo o avaliado na admissão, para um médico que conhece bem menos esse paciente. É imperativo que se lide com essas transições de responsabilidade com cuidado e rigor, sendo todas as informações relevantes trocadas e reconhecidas. Essas questões enfatizam o desafio da profissão médica de estabelecer uma medida confiável da efetividade de um médico.

O médico como eterno estudante A partir do momento da graduação do médico na faculdade de medicina, fica aparente que este é um marco simbólico e que ele deve incorporar o papel de "eterno estudante". Esse conceito é, ao mesmo tempo, estimulante e ansiogênico. É estimulante porque os médicos podem aplicar o conhecimento em constante expansão no tratamento de seus pacientes; é ansiogênico porque os médicos percebem que nunca saberão tanto quanto querem ou precisam saber. O ideal é que os médicos transformem esse sentimento de ansiedade em energia para continuar a aperfeiçoar e concretizar seu potencial. É responsabilidade do médico buscar continuamente novos conhecimentos, lendo, participando de conferências e cursos e consultando colegas e a internet. Muitas vezes, essa é uma tarefa difícil para um profissional ocupado; contudo esse compromisso com a aprendizagem contínua é parte integrante da prática médica e deve ser encarado como prioridade.

O médico como cidadão Ser médico é um privilégio. A capacidade de alguém aplicar suas habilidades para o benefício de humanos é uma vocação nobre. A relação médico-paciente é inerentemente desequilibrada na distribuição de poder. Por ser influente, um médico deve estar sempre consciente do impacto potencial daquilo que faz e fala e deve sempre se esforçar para despir-se de preconceitos e preferências individuais para encontrar o que é melhor para o paciente. Na medida do possível, os médicos também devem tentar atuar dentro de sua comunidade para promover a saúde e aliviar o sofrimento. O cumprimento dessas metas começa por um exemplo saudável e continua em ações que podem ser adotadas para prestar cuidados necessários, mesmo quando a compensação financeira pessoal pode não estar disponível.

Pesquisa, ensino e a prática da medicina A palavra *doutor* é derivada do latim *docere*, "ensinar". Como professores, os médicos devem partilhar informações e conhecimento clínico com os colegas, estudantes de medicina e de profissões relacionadas e com seus pacientes. A prática da medicina depende da soma dos conhecimentos médicos, que, por sua vez, estão baseados em uma cadeia ininterrupta de descobertas científicas, observações clínicas, análises e interpretações. Os avanços da medicina dependem da aquisição de informações novas, por meio da pesquisa, e a melhora da assistência médica exige a disseminação dessas informações. Como parte das responsabilidades sociais mais amplas, o médico deve estimular seus pacientes a participarem de pesquisas clínicas éticas e rigorosamente aprovadas, caso esses estudos não lhes acarretem riscos, desconforto ou inconvenientes inaceitáveis. Os médicos que participam de pesquisas clínicas devem estar atentos aos possíveis conflitos de interesse entre seus objetivos de pesquisa e suas obrigações com cada paciente. Os benefícios ao paciente devem sempre ser prioritários.

Arrancar da natureza os segredos que desconcertaram filósofos de todos os tempos, vasculhar em suas fontes as causas das doenças, correlacionar os grandes reservatórios de conhecimento, para que estejam facilmente disponíveis para a prevenção e a cura das doenças – essas são as nossas ambições.

—William Osler, 1849-1919

LEITURAS ADICIONAIS

Cheston CC et al: Social media use in medical education: A systematic review. Acad Med 88:893, 2013.

Cooke M et al: American medical education 100 years after the Flexner report. N Engl J Med 355:1339, 2006.

Excel JL et al: Vaccine development for emerging infectious diseases. Nat Med 27:591, 2021

Institute of Medicine: *Dying in America: Improving Quality and Honoring Individual Preferences Near the End of Life*. Washington, DC, National Academies Press, 2015.

Institute of Medicine: *Improving Diagnosis in Health Care*. Washington, DC, National Academies of Sciences, Engineering, and Medicine, 2015.

Levine DM et al: Hospital-level care at home for acutely ill adults: A qualitative evaluation of a randomized controlled trial. J Gen Intern Med 36:1965, 2021.

Stern DT, Papadakis M: The developing physician—becoming a professional. N Engl J Med 355:1794, 2006.

Vickrey BG et al: How neurologists think: A cognitive psychology perspective on missed diagnoses. Ann Neurol 67:425, 2010.

West P et al: Intervention to promote physician well-being, job satisfaction, and professionalism. A randomized clinical trial. JAMA Intern Med 174:527, 2014.

2 Promoção da saúde

Donald M. Lloyd-Jones, Kathleen M. McKibbin

OBJETIVOS E ABORDAGENS DA PREVENÇÃO

A prevenção de doenças agudas e crônicas antes de seu início é reconhecida como um dos pontos principais da prática médica de excelência há séculos, sendo atualmente usada como uma medida nos sistemas de cuidados de saúde altamente funcionais. O objetivo final das estratégias preventivas é evitar a morte prematura. Porém, à medida que a longevidade aumentou de forma notável no mundo todo no último século (em grande parte, como resultado das práticas de saúde pública), enfatiza-se cada vez mais a prevenção com o propósito de preservar a qualidade de vida e estender o tempo de vida saudável, e não apenas o tempo de vida. Como todos os pacientes morrerão algum dia, o objetivo da prevenção se torna, por fim, a compressão da morbidade para o final da vida, ou seja, a redução da carga da doença e do tempo gasto com ela antes de morrer. Conforme mostrado na Fig. 2-1, o envelhecimento regulamentar tende a envolver um declínio contínuo na quantidade de saúde, com aceleração do declínio ao longo do tempo. A prevenção bem-sucedida oportuniza o prolongamento da vida como um todo e da vida com saúde, e, dessa forma, a curva da perda de saúde durante o envelhecimento se torna "quadrangular".

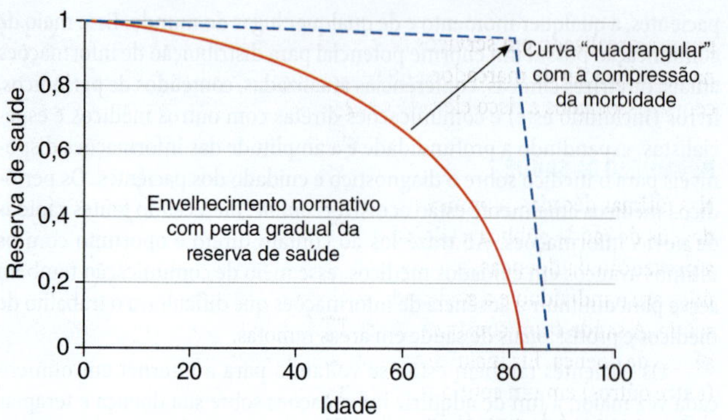

FIGURA 2-1 Perda de saúde com o envelhecimento. Representação do envelhecimento normativo com perda da reserva total de saúde com que cada indivíduo nasce (indicando ganho de morbidade), contrastado com uma curva "quadrangular" com maior longevidade e uma reserva maior de saúde (menos morbidade) até pouco antes da morte. A curva quadrangular representa a situação provavelmente ideal para a maioria dos pacientes.

As estratégias preventivas são caracterizadas como terciárias, secundárias, primárias e primordiais. A *prevenção terciária* exige ação rápida para evitar a morte iminente em casos de doença aguda, como na intervenção coronariana percutânea nos casos de infarto agudo do miocárdio com elevação do segmento ST. As estratégias de *prevenção secundária* se concentram em evitar a recorrência de doença e a morte em uma pessoa que já está acometida. Por exemplo, recomenda-se o tamoxifeno para mulheres com câncer de mama positivo para o receptor de estrogênios, em estágio inicial e tratado cirurgicamente, pois ele reduz o risco de recorrência do câncer de mama (incluindo na mama contralateral) e de morte. A *prevenção primária* tenta reduzir o risco da incidência de doença em pessoas com um ou mais fatores de risco. O tratamento da hipertensão arterial em pessoas que não ainda não tiveram doença cardiovascular representa um exemplo de prevenção primária que se mostrou efetiva na redução da incidência de acidente vascular cerebral (AVC), insuficiência cardíaca e doença cardíaca coronariana.

A *prevenção primordial* é um conceito mais recente (primeiramente introduzido em 1979) e que se concentra na prevenção do desenvolvimento de *fatores de risco* para doenças, e não apenas na prevenção de doenças. As estratégias de prevenção primordial enfatizam os determinantes iniciais do risco de doenças crônicas, como padrões alimentares, atividade física e determinantes ambientais e sociais da saúde. Assim, elas abrangem estratégias de tratamento clínico para algumas pessoas, além de serem significativamente dependentes da saúde pública e das políticas sociais. Está cada vez mais claro que a prevenção primordial representa a melhor maneira de reduzir a carga de doenças crônicas do envelhecimento. Após o desenvolvimento de fatores de risco, é difícil que uma pessoa volte a ter o risco baixo de alguém que nunca desenvolveu aquele fator de risco. O tempo que uma pessoa passa com níveis prejudiciais de um fator de risco costuma causar danos irreversíveis que impedem a completa restauração de um risco baixo. Por exemplo, pessoas com hipertensão que são tratadas até o retorno a níveis ideais (< 120/< 80 mmHg) têm risco menor em comparação a pacientes hipertensivos não tratados, mas ainda têm o dobro do risco de eventos cardiovasculares em relação às pessoas que mantiveram a pressão arterial ideal sem medicamentos. Os pacientes com hipertensão arterial que é subsequentemente tratada têm maior índice de massa ventricular esquerda, pior função renal e mais evidências de aterosclerose e de outros danos em órgãos-alvo como resultado do tempo que passaram com a pressão elevada; esse dano não pode ser completamente revertido, mesmo com terapia eficaz com medicamentos anti-hipertensivos. Por outro lado, conforme descrito em mais detalhes adiante, as pessoas que mantêm níveis ideais de todos os principais fatores de risco cardiovasculares até a meia-idade com a prevenção primordial essencialmente anulam seu risco vitalício de desenvolver doença cardiovascular, além de também viverem por um tempo substancialmente maior e de terem menor carga e início mais tardio de comorbidades (compressão da morbidade).

As estratégias de prevenção devem ser diferenciadas das estratégias de rastreamento de doenças. O rastreamento tenta detectar evidências de doença em seus estágios mais precoces, quando é provável que o tratamento seja mais eficaz do que na doença avançada (Cap. 6). O rastreamento pode ser realizado em serviços de prevenção, especialmente se isso ajudar na identificação de marcadores pré-clínicos, como dislipidemia e hiperglicemia, associados a risco elevado de doença.

PROMOÇÃO DA SAÚDE

Nas últimas décadas, a prática médica tem enfocado cada vez mais as abordagens de saúde pública e clínica para a promoção da saúde, e não apenas a prevenção de doenças. A prevenção de doenças é por si só um objetivo útil para o indivíduo e a sociedade, mas ela não necessariamente garante a saúde. A saúde é um construto mais amplo que abrange mais do que a ausência de doença. Ela inclui domínios biológicos, fisiológicos e psicológicos (entre outros) em um contínuo, não ocorrendo como um traço dicotômico. Assim, a saúde é de certa forma subjetiva, mas tem-se tentado usar critérios mais objetivos para a definição visando aumentar a consciência, prevenir doenças e promover a longevidade saudável.

Por exemplo, em 2010, a American Heart Association (AHA) definiu um novo construto de "saúde cardiovascular" com base na evidência de associações com longevidade, prevenção de doenças, longevidade saudável e qualidade de vida. A definição de saúde cardiovascular se baseia em sete comportamentos de saúde e fatores de saúde (padrão alimentar, atividade física, tabagismo, índice de massa corporal [IMC] e níveis de pressão arterial, de colesterol no sangue e de glicose no sangue) e inclui um espectro que vai de ruim até ideal. Considera-se que as pessoas com níveis ideais em todos os sete parâmetros simultaneamente têm saúde cardiovascular ideal. O estado de saúde cardiovascular de um indivíduo ou de uma população pode ser avaliado com um escore simples contando o número de medidas ideais (entre as sete) ou aplicando 0 pontos para cada medida ruim, 1 ponto para cada medida intermediária e 2 pontos para cada medida ideal, criando um escore composto de saúde cardiovascular que varia de 0 a 14 pontos. Escores mais altos de saúde cardiovascular na juventude e na meia-idade foram associados a maior longevidade, menor incidência de doença cardiovascular, menor incidência de outras doenças crônicas (incluindo demência, câncer e outras), compressão da morbidade, maior qualidade de vida e menores custos para cuidados de saúde, atingindo objetivos individuais e sociais para o envelhecimento saudável e, ainda, estabelecendo a importância fundamental da prevenção primordial e da promoção da saúde cardiovascular.

O foco na promoção da saúde, em vez de apenas na prevenção de doenças, também pode oferecer maior motivação aos pacientes na busca por mudanças do estilo de vida ou na adesão às recomendações médicas. Uma vasta literatura sugere que apenas oferecer aos pacientes informações relacionadas ao risco de doenças ou à redução do risco com o tratamento tem poucas chances de motivar a alteração de comportamento desejada. Empoderar os pacientes com estratégias para alcançarem os objetivos de saúde após a discussão dos riscos pode oferecer uma adesão mais efetiva e melhores resultados em longo prazo. No caso da cessação do tabagismo, apenas enumerar os riscos do tabagismo pode levar o paciente à inércia e ao niilismo terapêutico, o que se mostrou uma abordagem ineficaz, enquanto as estratégias que incorporam mensagens de saúde positivas, apoio e *feedback*, com o uso adequado de terapias baseadas em evidências, se mostraram muito mais efetivas.

PRIORIZANDO AS ESTRATÉGIAS DE PREVENÇÃO

Na prevenção secundária, o paciente já tem doença clínica manifesta e, portanto, apresenta alto risco de progressão. A abordagem deve ser trabalhar com o paciente para a implementação de todas as estratégias baseadas em evidências que ajudarão a evitar a recorrência ou a progressão. Isso normalmente incluirá terapia farmacológica além de alterações terapêuticas no estilo de vida para o controle dos fatores de risco ainda presentes e que podem ter primeiramente causado a doença. A definição das prioridades pode ser difícil e há muitas barreiras para a sua implementação, incluindo custos, tempo, o conhecimento do paciente sobre saúde e a sua capacidade e do cuidador para a organização do tratamento. A abordagem dessas potenciais barreiras com o paciente pode ajudar a criar um vínculo terapêutico e melhorar a adesão; é provável que ignorá-las leve a falhas terapêuticas. Vários estudos demonstram que, mesmo em sistemas de saúde altamente funcionais, apenas cerca de 50% dos pacientes tomam os medicamentos recomendados com base em evidências para a prevenção secundária, como as estatinas, 1 ano após um infarto agudo do miocárdio.

Nos pacientes elegíveis para as estratégias de prevenção primária, é importante focar a discussão na base geral de evidências e na probabilidade individual do paciente de se beneficiar com uma determinada intervenção preventiva. Uma primeira etapa é compreender o risco absoluto estimado de o paciente desenvolver a doença no futuro próximo ou durante o restante de sua vida. Porém, as estimativas de risco absoluto e a apresentação desses riscos costumam não ser suficientes para motivar a mudança do comportamento. É fundamental avaliar a compreensão e a tolerância do paciente sobre o risco, sua vontade de implementar mudanças no estilo de vida ou de aderir à terapia farmacológica, além de suas preferências gerais em relação ao uso de terapia farmacológica para a prevenção de um evento (p. ex., câncer, infarto agudo do miocárdio, AVC). O médico pode ajudar o paciente informando-o sobre os riscos da doença e o potencial para benefícios (e danos) absolutos a partir das opções baseadas em evidências disponíveis. Isso pode demorar mais do que uma consulta, mas como o câncer e as doenças cardiovasculares são as principais causas de morte prematura e de incapacidade, esse tempo é muito bem gasto.

Fazer uma parceria com o paciente por meio de conversas motivacionais pode auxiliar no processo de seleção das abordagens preventivas iniciais. Selecionar uma área em que o paciente se sinta pronto para a mudança pode levar a uma melhor adesão e maior sucesso em curto e longo prazo. Se o paciente não tiver certeza do curso a escolher, a prudência ditaria o foco no controle dos fatores de risco que podem levar a uma mais rápida redução de risco para eventos agudos. Por exemplo, a pressão arterial é tanto um fator de risco crônico quanto um desencadeante agudo de eventos cardiovasculares. Assim, se um paciente tiver tanto elevações significativas na pressão sanguínea quanto dislipidemia, seria apropriado concentrar os esforços iniciais no controle da pressão arterial. Da mesma forma, o foco na cessação do tabagismo pode levar a reduções mais rápidas no risco de eventos agudos em comparação com outras intervenções no estilo de vida.

PREVENÇÃO E PROMOÇÃO DA SAÚDE AO LONGO DA VIDA

Avaliações de saúde periódicas O "*check-up* anual" se tornou de várias maneiras uma parte esperada da relação médico-paciente na prática da atenção primária. Porém, as evidências em relação à eficácia da avaliação periódica de saúde em adultos assintomáticos não selecionados quanto a fatores de risco ou doenças são heterogêneas e dependem de quais desfechos. Revisões sistemáticas e metanálises de ensaios clínicos publicados apontaram de maneira consistente a ausência de benefícios (e de danos) em termos de mortalidade em associação a avaliações periódicas de saúde. Os dados são mais heterogêneos, mas em geral não sugerem benefícios na mortalidade especificamente por câncer ou doença cardiovascular, com o potencial para benefício ou dano dependendo do número de avaliações e de fatores próprios do paciente. Estudos bem delineados sobre eventos clínicos não fatais e morbidade foram esparsamente relatados, mas não parece haver nenhum grande efeito.

As avaliações de saúde periódicas parecem levar a mais diagnósticos de determinadas condições como hipertensão e dislipidemia, conforme esperado. Da mesma forma, os exames periódicos também melhoram a oferta dos serviços preventivos recomendados, como exames ginecológicos e esfregaços de Papanicolau, testes de sangue oculto nas fezes e rastreamento de colesterol. Os benefícios e riscos associados aos testes de rastreamento são discutidos em detalhes no Cap. 6. Os riscos das avaliações de rotina incluem a realização inadequada ou excessiva de exames ou achados falso-positivos que necessitam de acompanhamento e geram preocupação no paciente. Porém, os exames periódicos de saúde parecem estar associados a menos preocupações no paciente. Em geral, considerando a ausência de evidências convincentes de danos e o potencial para a melhor oferta de rastreamento, aconselhamento e serviços preventivos apropriados, as avaliações periódicas de saúde parecem ser razoáveis para populações gerais com risco médio de condições crônicas.

É importante observar que exames físicos completos realizados anualmente em pacientes adultos assintomáticos geram poucos resultados e podem ocupar um tempo grande em uma consulta de bem-estar. Esse tempo poderia ser mais bem gasto com a avaliação e aconselhamento de pacientes em relação a outros aspectos de sua saúde, conforme discutido adiante. Componentes baseados em evidências que devem ser incluídos nas avaliações periódicas focadas em saúde e prevenção incluem vários exames de rastreamento apropriados para a idade em relação a doenças crônicas e fatores de risco, intervenções preventivas incluindo imunizações e quimioprofilaxia para pessoas de risco, além de aconselhamento preventivo. A United States Preventive Services Task Force publica seu *Guide to Clinical Preventive Services*, o qual contém recomendações baseadas em evidências

TABELA 2-1 ■ Diretrizes e recomendações principais das *Dietary Guidelines for Americans*, 2020-2025

Diretrizes	Recomendações principais
1. **Seguir um padrão alimentar saudável em todos os estágios da vida.** Nos primeiros 6 meses de vida, os bebês devem ser alimentados exclusivamente com leite humano ou fórmula enriquecida com ferro no caso de leite humano não estar disponível. Dos 6 aos 12 meses, os bebês devem ser introduzidos a uma variedade de alimentos complementares ricos em nutrientes. Dos 12 meses até o final da idade adulta, o padrão alimentar deve satisfazer às necessidades nutricionais, ajudar a atingir um peso corporal saudável e reduzir o risco de doenças crônicas. 2. **Customizar e aproveitar alimentos ricos em nutrientes e bebidas selecionadas que reflitam preferências pessoais, tradições culturais e considerações econômicas.** As diretrizes fornecem uma estrutura com diversos padrões alimentares que podem ser customizados conforme as necessidades e preferências individuais, assim como os costumes alimentares de diferentes culturas nos Estados Unidos. 3. **Concentrar-se em atingir as necessidades por grupos de alimentos com bebidas e alimentos ricos em nutrientes, mantendo-se dentro dos limites calóricos.** Alimentos ricos em nutrientes fornecem vitaminas, minerais e outros componentes promotores de saúde e não contêm ou contêm poucas quantidades de açúcares adicionados, gordura saturada e sódio. Um padrão alimentar saudável consiste em formas de alimentos e bebidas ricos em nutrientes de todos os grupos de alimentos, nas quantidades recomendadas e dentro dos limites calóricos. 4. **Limitar alimentos e bebidas com maior teor de açúcares adicionados, gordura saturada e sódio, além de bebidas alcoólicas.** Em qualquer estágio da vida, satisfazer às recomendações de grupos de alimentos, mesmo com escolhas ricas em nutrientes, preenche a maior parte das necessidades calóricas diárias e dos limites de sódio de uma pessoa, com pouco espaço extra para açúcares adicionados, gordura saturada ou sódio, ou para bebidas alcoólicas.	**As recomendações principais das *Dietary Guidelines* para padrões alimentares saudáveis devem ser aplicadas integralmente, considerando sua conexão entre cada componente da dieta. Elas foram pensadas como uma estrutura para acomodar preferências pessoais, tradições culturais e considerações econômicas.** **O foco está em satisfazer às necessidades de grupos de alimentos com bebidas e alimentos ricos em nutrientes e manter-se dentro dos limites calóricos para atingir um peso saudável e reduzir o risco de doença crônica.** **Os elementos centrais que compõem um padrão alimentar saudável incluem:** • Legumes e vegetais de todos os tipos – verde-escuros; vermelhos e cor de laranja; feijões, ervilha e lentilha; amiláceos; e outros vegetais • Frutas, especialmente frutas inteiras • Grãos, pelo menos a metade sendo integrais • Laticínios, incluindo leite desnatado ou semidesnatado, iogurte e queijo, e/ou versões sem lactose ou bebidas e iogurtes de soja como alternativas • Proteínas, incluindo carnes magras, aves e ovos; frutos do mar; feijões, ervilha e lentilha; e nozes, castanhas, sementes e produtos de soja • Óleos, incluindo óleos vegetais e óleos presentes em alimentos, como frutos do mar e nozes ou castanhas **Um padrão alimentar saudável limita:** • Açúcares adicionados – menos de 10% das calorias diárias iniciando aos 2 anos de idade. Evitar alimentos e bebidas com açúcares adicionados para crianças menores de 2 anos. • Gordura saturada – menos de 10% das calorias diárias iniciando aos 2 anos de idade. • Sódio – menos de 2.300 mg por dia – e ainda menos para crianças menores de 14 anos. • Bebidas alcoólicas – adultos com idade acima do limite legal para o consumo de álcool podem escolher não beber ou beber com moderação, limitando o consumo a 2 doses ou menos por dia para homens e 1 dose ou menos por dia para mulheres, caso haja consumo de bebida alcoólica. Beber menos é melhor para a saúde do que beber mais. Alguns adultos não devem ingerir álcool, como mulheres gestantes. **Seguir as *Physical Activity Guidelines for Americans* do U.S. Department of Health and Human Services** Além das recomendações descritas, os estadunidenses de todas as idades – crianças, adolescentes, adultos e idosos – devem seguir as *Physical Activity Guidelines for Americans* para ajudar a promover a saúde e reduzir o risco de doenças crônicas. Os estadunidenses devem tentar alcançar e manter um peso corporal saudável. A relação entre dieta e atividade física contribui para o balanço calórico e o manejo do peso.

Fonte: Adaptada de *Dietary Guidelines for Americans, 2020-2025*. Washington, DC: US Department of Agriculture e US Department of Health and Human Services; 2020. Disponível em *https://www.dietaryguidelines.gov/sites/default/files/2020-12/Dietary_Guidelines_for_Americans_2020-2025.pdf.*

de serviços preventivos para os quais há um alto grau de certeza de que o serviço oferece pelo menos um benefício clínico final moderado (i.e., os benefícios superam significativamente os danos e com magnitude razoável).

Comportamentos e estilos de vida saudáveis Devido à escassez de evidências, à heterogeneidade dos delineamentos de estudos e à natureza diversa das intervenções estudadas, muitos médicos não têm certeza sobre como oferecer aconselhamento em relação a comportamentos e estilos de vida saudáveis. Ainda assim, comportamentos e estilos de vida desfavoráveis contribuem para > 75% das incapacidades e das mortes prematuras e preveníveis. As estimativas da U.S. National Health and Nutrition Survey indicam que menos de 1% dos americanos alcançam um padrão alimentar ideal e saudável para o coração. Assim, embora haja muitas demandas durante uma consulta típica entre médico e paciente, poucas coisas podem ter mais efeito sobre a longevidade, a saúde e a qualidade de vida dos pacientes assintomáticos do que uma abordagem eficiente para avaliar, documentar e melhorar os seus comportamentos em relação à saúde. De fato, foi demonstrado que o simples ato de avaliar os comportamentos de saúde afeta o comportamento do paciente em relação à saúde. A disponibilidade de ferramentas para a avaliação do estilo de vida e estratégias para aconselhamento é, portanto, de importância fundamental.

Padrões alimentares saudáveis (ver Cap. 322) Apesar da existência de várias "dietas da moda" e de recomendações aparentemente inconsistentes em relação à composição da dieta, há grande concordância sobre o que deve constituir um padrão alimentar saudável para a população geral a fim de evitar déficits (i.e., deficiências de vitaminas) e excessos (i.e., ingesta calórica excessiva) nutricionais e de maximizar o potencial de saúde (Tab. 2-1). Os padrões alimentares ideais consistem em frutas e vegetais inteiros, grãos integrais, proteínas magras e óleos saudáveis, e permitem a ingesta de laticínios com pouca ou nenhuma gordura. Eles tendem a excluir a ingestão frequente de alimentos ricos em amidos e açúcares refinados, gordura saturada e sódio. Já que o sódio, o açúcar refinado e o amido são a base da maior parte dos alimentos processados/empacotados, uma orientação simples é prover/cozinhar a maior parte das refeições, começando com alimentos integrais e enfatizando frutas e vegetais. Da mesma forma, os alimentos preparados fora de casa tendem a ter mais gordura e sódio, de modo que se deve prestar atenção na escolha do cardápio com foco em frutas, vegetais, proteínas magras e grãos integrais, minimizando molhos e coberturas, pode ajudar as pessoas a seguirem padrões alimentares mais saudáveis ao consumirem alimentos preparados fora de casa. Em todos os casos, bebidas açucaradas e lanches não nutritivos devem ser minimizados. Se forem incluídos lanches, deve-se estimular a ingesta de pequenas quantidades de nozes e sementes saudáveis ou mais frutas e vegetais.

Condições e doenças específicas, como diabetes, outros distúrbios metabólicos, alergias e distúrbios gastrintestinais, podem necessitar de abordagens individualizadas à dieta. No aconselhamento da maioria dos pacientes, a abordagem geral deve se concentrar em alimentos integrais, padrões alimentares e balanço calórico apropriado, em vez de micronutrientes específicos, como eletrólitos ou vitaminas selecionadas. Deve-se lembrar que a maioria dos pacientes tem dificuldade na compreensão de rótulos nutricionais nos pacotes de alimentos, o que depende do entendimento de valores numéricos e de instrução formal em saúde.

As *Dietary Guidelines* são publicadas pelo U.S. Department of Agriculture (USDA) e pelo U.S. Department of Health and Human Services a cada 5 anos, e essas diretrizes evoluíram substancialmente ao longo do tempo. As diretrizes e recomendações principais das *Dietary Guidelines for Americans*, 2020-2025, estão resumidas na Tab. 2-1, e enfatizam a importância dos padrões alimentares saudáveis em todos os estágios da vida para prevenir doenças crônicas, incluindo obesidade, diabetes, câncer e doença cardiovascular. Os elementos centrais incluem padrões alimentares com alimentos integrais ricos em nutrientes (e não ricos em calorias) e ingestão calórica apropriada para atingir e manter um peso saudável. As diretrizes do USDA se concentram no conceito de um prato saudável (em vez da anterior pirâmide alimentar) para facilitar o aconselhamento e a adoção. Metade do prato deve consistir de frutas e vegetais, com as porções restantes para grãos integrais e alimentos proteicos magros. Ao usar gordura para cozinhar, isso deve ser feito refogando-se em óleos mais saudáveis (p. ex., óleo de canola), e a adição de quantidades moderadas de óleos crus saudáveis (p. ex., azeite de oliva, frutas oleoginosas) aos pratos é apropriada. A recomendação também enfoca limitar alimentos e bebidas com maior teor de açúcares adicionados, gordura saturada e sódio, além de moderação ou não ingestão de bebidas alcoólicas.

As diretrizes do USDA se concentram em padrões alimentares saudáveis específicos que aderem a essas recomendações amplas e são adequadas para cerca de 97% da população geral. Elas identificam um "padrão alimentar saudável no estilo dos Estados Unidos" que é muito parecido com o padrão alimentar baseado em evidências das Dietary Approaches to Stop Hypertension (DASH), mas é customizável a diferentes preferências pessoais ou culturais. Padrões alternativos, os quais variam mais na ênfase do que no conteúdo, incluem um "padrão alimentar saudável no estilo mediterrâneo" e um "padrão alimentar saudável vegetariano".

RECOMENDAÇÕES ESPECÍFICAS PARA IDADE E SEXO As recomendações da estrutura nutricional atual costumam ser semelhantes para todas as fases da vida a partir de 12 meses de idade, mas os níveis recomendados para a ingesta calórica (e, dessa forma, as quantidades de alimentos) diferem quanto a idade, sexo e nível de atividade física. Por exemplo, a ingesta calórica adequada varia de 1.000 calorias/dia para uma criança sedentária de 2 anos de idade até 3.200 calorias/dia para homens ativos entre 16 e 18 anos de idade. A ingesta calórica recomendada atinge um pico no final da adolescência ou início da idade adulta para homens e mulheres, diminuindo gradualmente ao longo das próximas décadas.

Como ocorre em todos os aconselhamentos sobre o estilo de vida que visam mudanças de comportamento, as abordagens nutricionais que fazem uma parceria com o paciente e utilizam estratégias de entrevistas motivacionais além de objetivos e compromissos compartilhados tendem a funcionar melhor, conforme descrito adiante (ver "Abordagem ao paciente").

Atividade física Da mesma maneira que a abordagem de aconselhamento em relação a padrões alimentares saudáveis, as recomendações sobre a participação em atividades físicas enfatizam que fazer qualquer atividade física é melhor do que não fazer nenhuma. Uma regra geral simples para o paciente é: "Se não estiver fazendo nada, faça alguma coisa; e se estiver fazendo algo, faça mais e todos os dias". A base de evidências indica que os benefícios marginais da atividade física são maiores ao passar de nenhuma atividade para níveis baixos de atividade moderada. Com o aumento da duração e da intensidade da atividade, há um aumento curvilíneo continuado nos benefícios para a saúde, mas os ganhos marginais para cada minuto adicional de atividade moderada a vigorosa diminuem lentamente. Assim, para adultos, a quantidade recomendada de atividade física por semana é de 150 minutos de atividade aeróbica de intensidade moderada ou 75 minutos de atividade aeróbica de intensidade vigorosa, realizada em episódios de pelo menos 5 minutos e preferencialmente distribuída ao longo da semana, mais a participação em atividade de fortalecimento muscular pelo menos 2 dias por semana. Pode-se obter benefícios de saúde adicionais com a participação em atividades físicas além dessa quantidade.

Ao aconselhar os pacientes em relação à atividade física, é importante observar que o tempo sedentário (p. ex., sentado no trabalho ou em casa em frente de telas de aparelhos eletrônicos) tem consequências adversas para a saúde independentemente da ausência de atividade física durante esses episódios. Assim, mesmo os esforços modestos, como ficar de pé à mesa e fazer alongamento leve por períodos breves durante o dia, podem ser benéficos. Também é importante enfatizar que a participação em uma variedade de atividades aeróbicas (ciclismo, natação, caminhada, corrida, remo, treinamento elíptico, subida de escadas, etc.) pode ser benéfica e ajudar a evitar lesões por uso excessivo e tédio causados pelo regime de exercícios. Se o paciente escolher participar em atividades de reforço muscular para melhora da saúde, deve-se enfatizar os pesos que permitam mais repetições (p. ex., 3 séries de 15 a 20 repetições que podem ser realizados confortavelmente, com um período de descanso entre eles), evitando as atividades em que se prenda a respiração e se force contra a glote fechada.

RISCO DE MORTE SÚBITA CARDÍACA Os pacientes podem expressar preocupação em relação ao risco de morte súbita cardíaca durante os exercícios. Embora o risco de morte súbita cardíaca aumente diretamente conforme a quantidade de tempo gasto exercitando-se, essa associação é substancialmente mitigada pelos efeitos do treinamento. Portanto, os pacientes que iniciam um programa de exercícios devem ser estimulados a aumentar gradualmente a duração do exercício aeróbico conforme a tolerância, visando à prática de pelo menos 30 minutos 5 vezes por semana como o ideal. Após se alcançar uma duração confortável, a incorporação de períodos intercalados de atividade mais intensa durante o exercício pode oferecer maior ganho em termos de aptidão física.

ATIVIDADES DE RESISTÊNCIA EXTREMA Como em outras formas de exercícios, as atividades de resistência extrema, como triatlo e maratona, devem ser realizadas apenas com treinamento apropriado e gradual. Tais atividades tendem a exigir mais do sistema musculoesquelético com o tempo em comparação com atividades menos extremas e estão associadas a dano mensurável ao miocárdio e a maior risco de outros danos a órgãos. Os atletas que participam de atividades de resistência costumam ter elevações na troponina cardíaca (um marcador circulante específico de dano e de morte celular miocárdica) no final das provas, embora as elevações sejam menores nos atletas bem treinados. Pacientes e médicos devem considerar a saúde global do paciente, as limitações específicas, o potencial para lesão e a capacidade de treinar ao fazerem a tomada de decisão em relação à participação em eventos de resistência.

RECOMENDAÇÕES ESPECÍFICAS PARA A IDADE As *Physical Activity Guidelines for Americans*, 2ª edição (2018), do U.S. Department of Health and Human Services (Tab. 2-2), recomendam que crianças em idade pré-escolar (3-5 anos) devem ser fisicamente ativas ao longo do dia com diversos tipos de atividades para estimular o crescimento e desenvolvimento. Crianças e adolescentes com idade entre 6 e 17 anos devem participar de pelo menos 60 minutos de atividade física diariamente, sendo a maior parte de atividade aeróbica de intensidade moderada a vigorosa, incluindo atividades de fortalecimento ósseo e muscular vigorosas pelos menos 3 dias por semana. Conforme observado anteriormente, os adultos com idade entre 18 e 64 anos devem buscar atingir pelo menos 150 minutos de atividade física aeróbica de intensidade moderada ou 75 minutos de atividade vigorosa por semana (ou combinações equivalentes), com pelo menos 2 dias de atividades de fortalecimento muscular. Os adultos com idade ≥ 65 anos devem seguir as diretrizes para adultos ou serem o mais ativos possível dentro de suas capacidades e condições. No caso de idosos, enfatiza-se especialmente a atividade física com múltiplos componentes, incluindo treinamento de equilíbrio, bem como atividades aeróbicas e de fortalecimento muscular.

Higiene do sono Dormir entre 7 e 9 horas por noite parece ser o ideal para a saúde em adultos ≥ 18 anos. Dormir < 7 h está associado a desfechos adversos, incluindo obesidade, diabetes, hipertensão arterial, doença cardiovascular, depressão e mortalidade por todas as causas, além de distúrbios fisiológicos como disfunção imune, aumento da sensibilidade à dor e comprometimento do desempenho cognitivo. Por outro lado, obter níveis adequados de sono está associado a maior sucesso na perda de peso, melhor controle da pressão arterial em pacientes com hipertensão e melhora do desempenho e da saúde mental. O sono regular de mais de 9 horas por noite é adequado para crianças e adolescentes ou para pessoas que se recuperam da privação de sono ou de doença, mas para a maioria das pessoas os seus efeitos sobre a saúde são incertos.

Os pacientes costumam expressar preocupação em relação à quantidade e à qualidade de seu sono. Com o envelhecimento, ambos os aspectos tendem a piorar, mesmo sem distúrbios do sono aparentes. A documentação do sono com o uso de um diário de sono ajuda na compreensão dos diferentes tipos de insônia e distúrbios do sono. Um sono melhor pode ser alcançado estimulando-se os pacientes a realizar atividades diárias que promovam a fadiga, evitando-se comer e beber álcool muito perto da hora de deitar e encorajando hábitos regulares de sono diário. O uso regular de medicamentos sedativos deve em geral ser desencorajado devido ao elevado potencial para dependência, adição e alteração da qualidade do sono.

DISTÚRBIOS DO SONO A prevalência de distúrbios respiratórios relacionados ao sono, incluindo a apneia obstrutiva do sono (AOS), não está bem documentada. Uma revisão sistemática recente sugeriu que a prevalência de AOS clinicamente significativa na população adulta geral pode estar entre 9 e 38%, com taxas maiores em homens em comparação a mulheres e em

TABELA 2-2 ■ Recomendações das *Physical Activity Guidelines for Americans*

Idade	Recomendações
3-5 anos	• Crianças em idade pré-escolar (3-5 anos) devem ser fisicamente ativas ao longo do dia para estimular o crescimento e desenvolvimento. • Os cuidadores adultos de crianças em idade pré-escolar devem estimular brincadeiras ativas que envolvam tipos variados de atividades.

6-17 anos	• É importante fornecer às pessoas jovens oportunidades e estímulos para participar de atividades físicas adequadas para sua idade, que sejam agradáveis e que ofereçam variedade.
	• Crianças e adolescentes de 6 a 17 anos de idade devem realizar 60 minutos (1 h) ou mais de atividade física diariamente:
	  • Aeróbica: A maior parte dos 60 minutos ou mais por dia deve ser de atividade física aeróbica de intensidade moderada ou vigorosa, devendo incluir atividade física de intensidade vigorosa pelo menos 3 dias por semana.
	  • Fortalecimento muscular: Como parte de seus 60 minutos ou mais de atividade física diária, crianças e adolescentes devem incluir atividade física de fortalecimento muscular em pelo menos 3 dias da semana.
	  • Fortalecimento ósseo: Como parte de seus 60 minutos ou mais de atividade física diária, crianças e adolescentes devem incluir atividade física de fortalecimento ósseo em pelo menos 3 dias da semana.

18-64 anos	• Os adultos devem se mover mais e sentar menos ao longo do dia. Fazer alguma atividade física é melhor do que não fazer nenhuma. Adultos que sentam menos e fazem qualquer quantidade de atividade física moderada a vigorosa têm alguns benefícios à saúde. • Para obter benefícios de saúde substanciais, os adultos devem praticar exercícios aeróbicos de intensidade moderada durante pelo menos 150 minutos (2 h e 30 min) a 300 minutos (5 h) por semana, ou 75 minutos (1 h e 15 min) a 150 minutos (2 h e 30 min) de atividade física aeróbica vigorosa por semana, ou uma combinação equivalente de atividade física aeróbica de intensidade moderada a vigorosa. Preferencialmente, a atividade aeróbica deve ser dividida ao longo da semana. • Benefícios adicionais à saúde são obtidos ao participar de atividade física por mais do que o equivalente a 300 minutos (5 h) de atividade física de intensidade moderada por semana. • Os adultos devem também fazer atividades de fortalecimento muscular de intensidade moderada ou maior e que envolvam todos os principais grupos musculares em 2 dias da semana ou mais, pois essas atividades fornecem benefícios adicionais à saúde.

≥ 65 anos	• As principais diretrizes para adultos também se aplicam a idosos. Além disso, as diretrizes a seguir são exclusivas para idosos:
	  • Como parte de sua atividade física semanal, os idosos devem realizar atividades com múltiplos componentes que incluam treinamento de equilíbrio além de atividades aeróbicas e de fortalecimento muscular.
	  • Os idosos devem determinar seu nível de esforço para a atividade física conforme seu nível de condicionamento físico.
	  • Os idosos com problemas crônicos devem compreender se e de que forma seus problemas afetam sua capacidade de realizar atividade física regular de maneira segura.
	  • Caso os idosos não consigam realizar 150 minutos de atividade aeróbica de intensidade moderada por semana devido a condições crônicas, eles devem ser tão fisicamente ativos quanto possível considerando suas habilidades e condições.

Atividade física de intensidade moderada: Atividade aeróbica que aumente em algum grau a frequência cardíaca e respiratória da pessoa. Em uma escala relativa à capacidade da pessoa, a atividade moderada costuma ficar entre 5 e 6 em uma escala de 0 a 10. Caminhada rápida, dança, natação ou ciclismo em terreno plano são exemplos. Atividade física de intensidade vigorosa: Atividade aeróbica que aumente muito a frequência cardíaca e respiratória da pessoa. Em uma escala relativa à capacidade da pessoa, a atividade de intensidade vigorosa costuma ficar entre 7 e 8 em uma escala de 0 a 10. Corrida, tênis, natação com voltas contínuas ou ciclismo em subidas são exemplos. Atividade de fortalecimento muscular: Atividade física, incluindo exercícios que aumentem a força, potência, resistência e massa muscular esquelética. Isso inclui treinamento de força, treinamento de resistência e exercícios de força e de resistência muscular. Atividade de fortalecimento ósseo: Atividade física que produz força de impacto ou de tensão sobre os ossos, promovendo o crescimento e o reforço dos ossos. Corrida, pular corda e levantamento de peso são exemplos.

Fonte: Adaptada de U.S. Department of Health and Human Services. *Physical Activity Guidelines for Americans, 2nd edition.* Washington, DC: U.S. Department of Health and Human Services; 2018. Disponível em *https://health.gov/sites/default/files/2019-09/Physical_Activity_Guidelines_2nd_edition.pdf.*

idosos em comparação a adultos mais jovens, além de taxas maiores naqueles com maior IMC. Os pacientes com queixas persistentes de sono de qualidade ruim, sonolência diurna excessiva ou com episódios testemunhados de apneia podem se beneficiar com o rastreamento para distúrbios do sono antes de se considerar um estudo formal do sono. Foram desenvolvidas várias ferramentas clínicas para rastreamento da apneia do sono, incluindo a Epworth Sleepiness Scale, o Questionário STOP (*s*noring [roncos], *t*iredness [cansaço], apneia *o*bservada e *p*ressão arterial alta) e o Questionário STOP-Bang (STOP mais avaliação de IMC, idade, circunferência do pescoço e sexo), entre outras. A U.S. Preventive Services Task Force concluiu que as evidências atuais são insuficientes para avaliar o equilíbrio entre benefícios e danos com o rastreamento para AOS em adultos assintomáticos devido à ausência de dados validados em ambiente de atenção primária. Contudo, a alta prevalência e as consequências significativas da apneia do sono para a saúde sugerem que os médicos devem ficar alertas para a sua potencial presença, particularmente em pacientes obesos com sintomas de sonolência diurna excessiva ou com episódios testemunhados de apneia. Outros distúrbios do sono, como a síndrome das pernas inquietas, podem ser identificados com uma simples anamnese.

Manejo do peso Sobrepeso e obesidade são prevalentes em proporções epidêmicas nos Estados Unidos e em outras nações industrializadas (Caps. 401 e 402). Desde 1985, a prevalência de obesidade nos Estados Unidos aumentou de cerca de 10% para quase 35%, e a prevalência de sobrepeso é agora de aproximadamente 40%. Sobrepeso e obesidade afetam de maneira desproporcional as pessoas nas camadas socioeconômicas mais baixas, além de muitas populações de minorias desfavorecidas, incluindo afro-americanos, latino-americanos e nativo-americanos. Em todos os grupos étnicos e raciais, tanto o sobrepeso como a obesidade estão associados a consequências adversas para a saúde, incluindo diabetes, determinadas neoplasias, doenças cardiovasculares e doença articular degenerativa. Os transtornos alimentares como anorexia e bulimia são muito menos comuns, mas têm consequências importantes para a saúde das pessoas afetadas, devendo ser suspeitados particularmente em mulheres jovens com história de variações rápidas de peso ou em estado de baixo peso.

A perda ponderal é uma das intervenções preventivas mais difíceis de serem obtidas e sustentadas ao longo do tempo. Porém, vários fatores importantes podem ajudar o paciente e o médico, sendo que o encaminhamento precoce para um nutricionista pode ser muito útil. O primeiro objetivo terapêutico é visar à estabilização do peso. Muitos dos riscos do sobrepeso e da obesidade se devem muito mais ao ganho continuado de peso do que ao próprio estado de sobrepeso/obesidade. Tentar definir com o paciente estratégias iniciais para a manutenção do peso pode ser uma etapa inicial bem-sucedida para muitos pacientes. Para aqueles que decidem considerar a perda de peso, é fundamental ajudar o paciente a compreender que não existe uma solução padrão. É fundamental experimentar e documentar. As ferramentas para ajudar os pacientes podem incluir diários alimentares e de peso, diários de atividades e aplicativos de *smartphones*. Alguns pacientes apresentam melhor resposta a abordagens estruturadas como programas de jejum intermitente ou dietas comerciais onde as refeições são fornecidas. Qualquer uma dessas abordagens pode ser tentada com ou sem apoio de grupos sociais.

O principal construto para a perda de peso é, com certeza, o balanço calórico negativo. Isso é obtido por meio de uma combinação de redução da ingesta calórica e aumento da atividade física. Os pacientes podem já saber, a partir de tentativas prévias de perda ponderal, quais combinações funcionam melhor para que obtenham sucesso. Alguns pacientes acreditam que não conseguem perder peso sem aumentar a quantidade de exercícios. Em muitos casos, a redução da ingesta calórica é mais eficiente. O mais importante é estimular o paciente a descobrir o que funciona melhor para ele. O mesmo princípio se aplica ao conteúdo da dieta. Estudos adequados sobre alimentação indicam que a perda ponderal depende muito mais da redução da ingesta calórica do que da composição de gorduras, proteínas e carboidratos da dieta. Pode haver outras razões médicas para a opção por uma das alternativas, mas, se não for este o caso, um bom começo é estimular o paciente a escolher uma abordagem e documentar os resultados. Uma vez que a perda de peso for atingida, o aumento da atividade costuma ser necessário para a sua manutenção.

Cessação do tabagismo (ver Cap. 454) Libertar-se da dependência de nicotina é outro desafio importante, mas fundamental, para os esforços de prevenção e bem-estar. Os efeitos aditivos da nicotina são bem documentados, com efeitos que podem durar anos após a cessação bem-sucedida. Avaliar a história pregressa do paciente em relação a tentativas de cessação e sua determinação atual para a mudança são etapas iniciais importantes para criar uma abordagem bem-sucedida. Acompanhamento e reforços frequentes, bem como o uso da terapia de reposição de nicotina e outros medicamentos promotores da cessação são elementos adicionais fundamentais. A recaída é a regra, e os pacientes devem prever a retomada do tabagismo e novas tentativas de descontinuação em sua jornada pela cessação do tabagismo. Há alguma evidência de que cigarros eletrônicos sejam benéficos para a cessação do tabagismo em adultos, mas seu uso potencial por adolescentes e adultos jovens que não são tabagistas representa uma ameaça de saúde pública importante para uma nova geração de adição à nicotina, com consequências desconhecidas à saúde como resultado das altas doses de nicotina que chegam a órgãos em desenvolvimento, incluindo o cérebro. O uso de *vapes* com outras substâncias, em geral associadas a compostos saborizantes, também foi associado a dano pulmonar e cardiovascular e deve ser ativamente desaconselhado.

VACINAÇÃO (CAP. 123)

Um dos principais avanços de saúde pública que contribuiu para incrementar a saúde e a longevidade no mundo todo foi o desenvolvimento de vacinas efetivas e seguras contra doenças infecciosas endêmicas e epidêmicas. Devem-se aconselhar os pacientes com relação a vacinações apropriadas à idade para eles próprios e de seus filhos. Alguns indivíduos podem relutar em receber uma vacina; nesses casos, escutar as preocupações do paciente é importante, seguindo-se a uma explicação dos benefícios ao indivíduo, a sua família e à comunidade, além de uma revisão do baixo risco de danos potenciais. É verdade que nenhuma vacina atual é pior do que a doença que ela previne, embora possam ocorrer efeitos colaterais em raras ocasiões. O conhecimento abrangente dos dados sobre as taxas de efeitos colaterais e de eficácia ajuda o médico a possibilitar que o paciente tome uma decisão informada.

SAÚDE MENTAL E ADIÇÃO A DROGAS

É importante realizar avaliações para depressão e déficit cognitivo quando os pacientes apresentam sintomas ou quando eles ou seus familiares expressam preocupação com isso. Ambas as condições têm um papel fundamental na redução da qualidade de vida e estão entre as principais preocupações dos pacientes, mesmo que isso não seja claramente expresso. As ferramentas de rastreamento para depressão são revisadas no Cap. 452. O declínio da função cognitiva com o envelhecimento ou comorbidades, incluindo a depressão, deve ser previsto. Ferramentas de avaliação, como a General Practitioner Assessment of Cognition ou o teste Mini-Cog™, estão amplamente disponíveis e são eficazes como ferramentas de avaliação rápida.

Álcool e opioides (ver Caps. 453 e 456) A dependência e o abuso de álcool são comuns e subdiagnosticados. Ferramentas de rastreamento rápido se mostraram eficazes na identificação de pacientes com problemas relacionados ao álcool. Em uma revisão sistemática, o questionário CAGE (*c*ortar, *a*nnoyed [incomodado], *g*uilty [culpado], *e*ye opener [despertar]) foi muito efetivo na identificação do abuso e da dependência de álcool, com sensibilidade razoável e alta especificidade. A atual epidemia de opioides nos Estados Unidos apresenta um novo e substancial desafio de saúde pública devido ao elevado potencial para dependência e abuso que eles apresentam. Estão disponíveis ferramentas de rastreamento rápido para ajudar os médicos na pesquisa da dependência de opioides.

ACIDENTES E SUICÍDIO

A avaliação regular da segurança do paciente por meio de questões simples sobre o uso de cinto de segurança, violência doméstica e segurança com relação a armas em casa continua sendo parte importante da promoção da saúde e do bem-estar. As antigas recomendações para a avaliação de ideação suicida entre pacientes com depressão ou história de tentativas de suicídio também continuam sendo relevantes.

ABORDAGEM AO PACIENTE

No contexto de uma consulta focada na avaliação e na promoção da saúde, bem como na prevenção, as habilidades básicas de anamnese são de importância fundamental. Grande parte da avaliação, do aconselhamento e do manejo com foco na prevenção e na promoção da saúde também exige a participação e concordância do paciente para ajudar no reconhecimento de comportamentos que contribuem ao processo e para promover a adesão aos planos terapêuticos. Assim, além da anamnese padrão, outras habilidades, como entrevista motivacional e a obtenção de comprometimento e de participação do paciente, também são relevantes. A disponibilidade de ferramentas adicionais para ajudar no rastreamento, no monitoramento e no manejo crônico, tanto *online* como em tecnologias de saúde para aplicativos móveis ou dispositivos vestíveis, está em rápida expansão, tendo implicações futuras ainda incertas. Ainda há hiatos de pesquisa importantes em nossa compreensão de como usar essas novas tecnologias para melhorar os desfechos de saúde. Os conceitos de economia comportamental estão sendo explorados para uma melhor compreensão da psicologia da tomada de decisão e de incentivos como forma de melhorar as opções de estilo de vida e a adesão aos planos terapêuticos (Cap. 481).

O tempo limitado disponível para médicos e pacientes durante uma visita de bem-estar ou exame periódico de saúde (não desencadeado por problemas de saúde específicos) torna importante a priorização da avaliação e do aconselhamento sobre fatores que afetam a longevidade, a expectativa de vida e a qualidade de vida em detrimento de abordagens com menos resultados, como o exame físico anual completo em um paciente assintomático. O estabelecimento de expectativas claras para o conteúdo de uma consulta de bem-estar pode ser uma primeira etapa, e a programação de consultas de acompanhamento para achados clínicos ou para continuar o aconselhamento indicado são etapas importantes para se obter melhores desfechos de saúde.

LEITURAS ADICIONAIS

Boulware LE et al: Systematic review: The value of the periodic health evaluation. Ann Intern Med 146:289, 2007.

Dietary Guidelines for Americans, 2020–2025. Washington, DC: U.S. Department of Agriculture and U.S. Department of Health and Human Services; 2020. Available at *https://www.dietaryguidelines.gov/sites/default/files/2020-12/Dietary_Guidelines_for_Americans_2020-2025.pdf*.

Irish LA et al: The role of sleep hygiene in promoting public health: A review of empirical evidence. Sleep Med Rev 22:23, 2015.

Krogsboll LT et al: General health checks in adults for reducing morbidity and mortality from disease: Cochrane systematic review and meta-analysis. BMJ 345:e7191, 2012.

U.S. Department of Health and Human Services: *Physical Activity Guidelines for Americans*, 2nd ed. Washington, DC: U.S. Department of Health and Human Services; 2018. Available at *https://health.gov/sites/default/files/2019-09/Physical_Activity_Guidelines_2nd_edition.pdf*.

U.S. Preventive Services Task Force webpage. Available at *https://www.uspreventiveservicestaskforce.org/uspstf/*.

3 Hesitação e oposição às vacinas

Julie A. Bettinger, Hana Mitchell

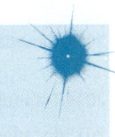

As vacinas são reconhecidas como uma das maiores conquistas de saúde pública do século XX. Foram observados declínios drásticos na morbidade e mortalidade de doenças preveníveis por vacinas, e a contribuição das vacinas para a eliminação, o controle e a prevenção de doenças infecciosas deve ser grandemente enfatizada. Contudo, existe hesitação e oposição às vacinas, e isso não é um fato recente. A hesitação vacinal existe desde que Edward Jenner introduziu a primeira vacina contra a varíola no século XVIII. Então, por que a Organização Mundial da Saúde classificou essas atitudes como uma das 10 maiores ameaças à saúde pública em 2019? A hesitação e a oposição atuais são diferentes do que eram anteriormente? Muitos sociólogos, especialistas em saúde pública e provedores de serviços de saúde (PSS) argumentam que sim. Tendências culturais e sociais recentes, combinadas com novos formatos de comunicação, convergiram de modo a criar uma forma particularmente poderosa de hesitação, a qual alguns rotularam como uma crise de confiança. Essa crise se manifesta como uma falta de confiança em vacinas específicas, programas de vacinação, pesquisadores, PSS, o sistema de assistência à saúde, indústrias farmacêuticas, acadêmicos, criadores de políticas, governos e autoridades em geral. (Ver "Foco: Hesitação à vacina contra a Covid-19", a seguir.)

Na modernidade, as raízes da hesitação e oposição às vacinas – definidas como postergação ou rejeição às vacinas apesar de sua disponibilidade – variam dependendo do local e da população. Para alguns indivíduos e comunidades, a pseudociência e declarações falsas sobre a segurança das vacinas existentes (p. ex., uma conexão sem suporte científico entre a vacina contra o sarampo e casos de autismo) levaram a temores, aumento da hesitação e redução da aceitação das vacinas. Em outros, eventos reais relacionados com segurança, como a associação de narcolepsia a uma vacina específica contra influenza pandêmica (Pandemrix), justificam as preocupações. Em alguns locais (p. ex., Ucrânia, Paquistão), a hesitação vacinal é consequência de falhas dos sistemas de saúde ou do estado. Por fim, em alguns grupos, incluindo alguns grupos religiosos fundamentalistas e comunidades de culturas alternativas, a hesitação e a oposição às vacinas refletem a exclusão e a rejeição da sociedade e dos cuidados de saúde alopáticos dominantes, manifestando-se como uma desconfiança profunda a essas instituições e de seus PSS. Embora a gênese da hesitação moderna às vacinas seja multifatorial, seus resultados são uniformes: declínio da procura e da adoção vacinal, diminuição da cobertura vacinal em crianças e adultos e aumento de doenças preveníveis por vacinas, de surtos e de epidemias. Abordar essa crise e retirar as pessoas de um estado de hesitação e recusa das vacinas para a aceitação e procura ativa requer intervenções em múltiplos níveis: individual, do sistema de saúde (incluindo saúde pública) e governamental.

Este capítulo apresentará uma definição da hesitação vacinal e descreverá brevemente seus determinantes e efeitos na América do Norte (Estados Unidos e Canadá). Médicos e outros PSS estão preparados para abordar a crise de confiança que muitos pacientes sentem com relação aos PSS e ao sistema de saúde. Estudos demonstram que uma recomendação enfática e não ambígua por PSS de confiança é frequentemente a razão pela qual os pacientes escolhem se vacinar, incluindo aqueles hesitantes. Estratégias de aconselhamento de pacientes hesitantes e resistentes às vacinas serão apresentadas, incluindo exemplos de recomendações enfáticas para vacinar-se. A apresentação de estratégias para aumentar a procura por vacinas no nível sistêmico ou político está além do alcance deste capítulo. Embora alguns médicos tenham funções que os permitem atuar nesse nível, todos os médicos podem agir e influenciar pacientes individuais. As estratégias para criar uma busca ativa pelas vacinas apenas no nível individual não resolverão a hesitação vacinal, mas essa questão não pode ser abordada sem esses esforços. **Para mais informações dos princípios da imunização e do uso de vacinas, ver Capítulo 123.**

COBERTURA VACINAL E SURTOS DE DOENÇAS

Os dados epidemiológicos dos surtos de sarampo nos últimos 10 anos são uma ilustração interessante dos efeitos da hesitação e oposição às vacinas. **Para uma discussão mais detalhada sobre sarampo, ver Capítulo 205.**

América do Norte A *imunidade de rebanho* ocorre quando uma quantidade suficiente de indivíduos de uma população se tornam imunes a uma doença infecciosa, geralmente pela vacinação, de modo que a transmissão da infecção cessa. O nível de imunidade (ou nível de cobertura vacinal) necessário para alcançar a imunidade de rebanho varia de acordo com cada doença infecciosa específica. Como o vírus do sarampo é altamente contagioso, uma taxa de cobertura de 93-95% deve ser obtida para que a vacinação alcance a imunidade de rebanho e a transmissão de sarampo seja interrompida. As estimativas de cobertura nacional são de que as taxas de cobertura da vacina contra o sarampo em crianças de 2 anos de idade são de 92% nos Estados Unidos e de 88% no Canadá. Apesar desses níveis relativamente altos de cobertura em crianças pequenas, ocorreram vários surtos de sarampo nesses países desde 2010 (Tab. 3-1).

A vasta maioria (> 80%) dos casos de sarampo descritos na Tabela 3-1 ocorreu em indivíduos totalmente não vacinados ou com vacinação incompleta (subvacinados). É relevante observar que muitos desses surtos destacam grupos de indivíduos significativamente não vacinados ou subvacinados que não são aparentes nas estatísticas nacionais de cobertura vacinal. Além disso, muitos dos surtos listados na Tabela 3-1 foram desencadeados por viajantes não vacinados que retornavam de áreas com surtos ou epidemias ativos, disseminando a doença para uma comunidade não vacinada ou subvacinada. Muitos dos surtos ficaram restritos à comunidade não vacinada, mas vários espalharam-se para outras comunidades não vacinadas geograficamente contíguas à comunidade com o surto. São ainda mais preocupantes os casos e surtos que se originaram em comunidades que não

TABELA 3-1 ■ Surtos de sarampo na América do Norte

Ano/local	Nº de casos	Motivo
2010/Canadá	70	Um indivíduo infectado em viagem para as Olimpíadas de Inverno de 2010 transmitiu a infecção a uma população local não vacinada/subvacinada na Colúmbia Britânica.
2011/Canadá	776	A doença foi importada da França por um viajante não vacinado que retornou ao Quebec. O surto disseminou-se em uma comunidade religiosa não vacinada e também fora dessa comunidade. A maioria dos casos ocorreu em pessoas não vacinadas e subvacinadas.
2011/Estados Unidos	118	Dos 118 casos, 46 eram viajantes que retornavam da Europa e de regiões da Ásia/Pacífico; 105 casos (89%) ocorreram em pessoas não vacinadas.
2013/Estados Unidos	58	A doença foi importada por um viajante não vacinado que retornava da Europa. O surto disseminou-se em uma comunidade religiosa não vacinada em Nova York.
2014/Canadá	433	A doença foi importante dos Países Baixos. O surto disseminou-se em uma comunidade religiosa não vacinada na Colúmbia Britânica.
2014/Estados Unidos	383	O surto disseminou-se em uma comunidade religiosa não vacinada em Ohio.
2015/Estados Unidos	147	Um surto em múltiplos estados/países foi associado a um parque de diversões da Disney. Mais de 80% dos casos ocorreram em pessoas não vacinadas.
2015/Canadá	159	A doença foi importada dos Estados Unidos (parte do surto originado no parque da Disney) por um viajante não vacinado. O surto disseminou-se em uma comunidade religiosa não vacinada no Quebec.
2017/Estados Unidos	75	O surto ocorreu em uma comunidade subvacinada em Minnesota; 95% dos pacientes não eram vacinados.
2018/Estados Unidos	375	A doença foi importada por viajantes não vacinados que retornavam de Israel. O surto disseminou-se em comunidades religiosas não vacinadas em Nova York e Nova Jersey.
2019/Canadá	31	A doença foi importada do Vietnã por um viajante que retornava à Colúmbia Britânica. O surto disseminou-se em áreas escolares locais em pessoas não vacinadas e subvacinadas e resultou em uma campanha de imunização em massa em toda a província para crianças em idade escolar.
2019/Estados Unidos	1.282	Os surtos ocorreram em 10 estados; 73% dos casos (cerca de 935) foram associados a surtos em comunidades religiosas não vacinadas de Nova York.

Fonte: Centers for Disease Control and Prevention e Public Health Agency of Canada.

haviam sido previamente identificadas como não vacinadas. É provável que esses casos identifiquem conjuntos de indivíduos não vacinados que rejeitem as vacinas por motivos culturais, e não religiosos. No passado, esses indivíduos não vacinados não existiam em grupos suficientemente grandes para que o sarampo se disseminasse. Também é preocupante o número de indivíduos incluídos nas estatísticas do sarampo que tomaram uma ou, às vezes, duas doses da vacina e que acreditavam estarem protegidos, mas ainda assim foram infectados. Pressupõe-se que uma ou duas doses fornecem imunidade completa contra a doença, mas isso nem sempre ocorre. Frequentemente, características individuais (idade, comprometimento imune etc.) afetam a resposta de uma pessoa à vacina e o seu nível de proteção. Em outras ocasiões, a proteção da vacina pode diminuir com o tempo, deixando indivíduos completamente imunizados suscetíveis à infecção novamente. Na verdade, quando há um rompimento da imunidade de rebanho (i.e., o nível de imunidade em uma comunidade torna-se excessivamente baixo para prevenir a transmissão de doença), observam-se casos em indivíduos completamente imunizados, como refletido pelas estatísticas dos surtos. Como resultado da queda das taxas de vacinação e da consequente ruptura da imunidade de rebanho, esses indivíduos podem ser mais adequadamente identificados como não imunes.

Fora da América do Norte Embora as taxas gerais de cobertura ainda são altas na América do Norte, elas são menores em outras partes do mundo. Em Samoa, por exemplo, a cobertura da vacina contra sarampo, caxumba e rubéola (MMR, do inglês *measles, mumps, rubella*) antes de um surto recente era de 31%; nas Filipinas, de 67%. Há 20 anos, a cobertura vacinal era suficientemente alta em algumas partes do mundo, incluindo a Europa, para que um indivíduo não vacinado vindo de uma comunidade não vacinada viajando para a maioria das regiões estivesse protegido pela imunidade de rebanho em seus destinos. Hoje, a história é diferente: viajantes como esse provavelmente se tornam infectados em um país com transmissão ativa de sarampo e disseminam a infecção em seu país de origem nas suas comunidades e possivelmente em outras. A transmissão ativa de sarampo, seja em seus próprios países ou no exterior, aumenta o risco para indivíduos que dependem da imunidade de rebanho (p. ex., pessoas imunocomprometidas e recém-nascidos).

FATORES NA HESITAÇÃO VACINAL

As taxas de cobertura vacinal oferecem uma estimativa da proporção de crianças ou adultos na população que foram vacinados, mas não indicam a proporção de indivíduos que hesitam em se vacinar. Um indivíduo pode ter esquema vacinal completo, mas, ainda assim, estar hesitante quanto à segurança e à eficácia das vacinas; outro pode não ter se vacinado como resultado de falta de acesso, mas não hesitaria em se vacinar. Assim, ao tentar compreender por que um paciente não se vacinou, é importante diferenciar as pessoas que são hesitantes e que recusam as vacinas daquelas que necessitam de assistência para acessar o sistema de saúde e completar o esquema vacinal. Portanto, é necessário entender a hesitação vacinal e os seus determinantes.

A hesitação e a oposição às vacinas são definidas pelo SAGE Working Group on Vaccine Hesitancy da Organização Mundial da Saúde como uma "postergação da aceitação ou rejeição às vacinas apesar da disponibilidade de serviços de vacinação". O grupo SAGE descreve a hesitação vacinal como "complexa e específica ao contexto, variando conforme o tempo, o lugar e o tipo de vacinas".

Pode ser útil estruturar a aceitação das vacinas como uma pirâmide em contínuo, sendo a busca ativa representando o maior grupo na parte inferior da pirâmide, e a recusa total de todas as vacinas, o grupo menor no topo. No meio, encontra-se a hesitação vacinal, em que o grau de busca e aceitação das vacinas é variável. Felizmente, para os esforços de controle das doenças, a maioria dos indivíduos classifica-se na categoria de busca ativa ou, mesmo quando hesitante, ainda aceita todas as vacinas. A hesitação pode ser influenciada por complacência, conveniência e confiança (Fig. 3-1).

A *complacência* é a autossatisfação que acompanha a ausência de percepção de deficiências e perigos reais. A complacência é presente nas comunidades e nos indivíduos quando os riscos percebidos das doenças preveníveis por vacinas são baixos e a vacinação não é considerada uma ação preventiva necessária. Tal atitude pode ser aplicada à vacinação em geral ou a vacinas específicas, como as vacinas contra influenza. A eficácia e a efetividade real ou percebida da vacina contribuem para a complacência. Pacientes complacentes em relação a doenças preveníveis por vacinas priorizam outros fatores de saúde ou estilo de vida que não a vacinação. Esses indivíduos podem ser influenciados a vacinar-se por uma recomendação enfática de um PSS em que confiam ou por um surto local de influenza. Eles podem ser desestimulados a vacinar-se por medo das vacinas ou informações falsas divulgadas em redes sociais. Por fim, a capacidade real ou percebida dos pacientes de tomarem a ação necessária para a vacinação (i.e., autoeficácia) influencia o papel da complacência na hesitação e na disposição para buscar a vacinação.

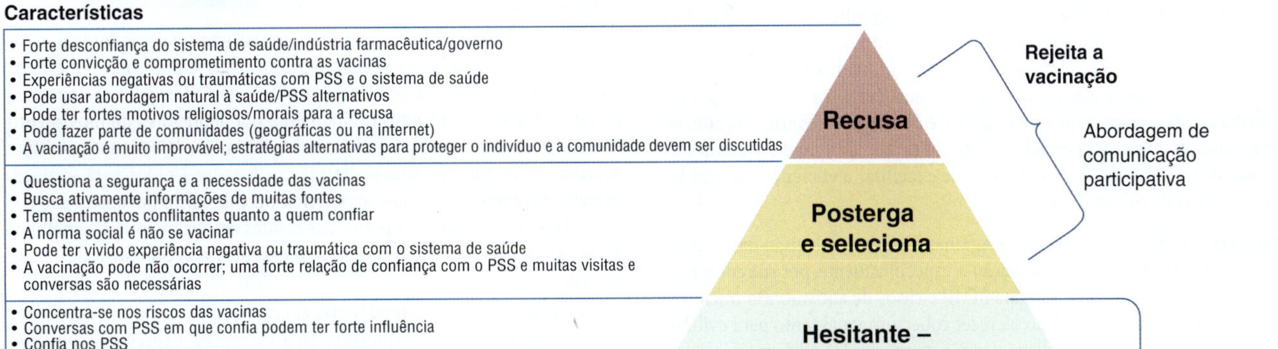

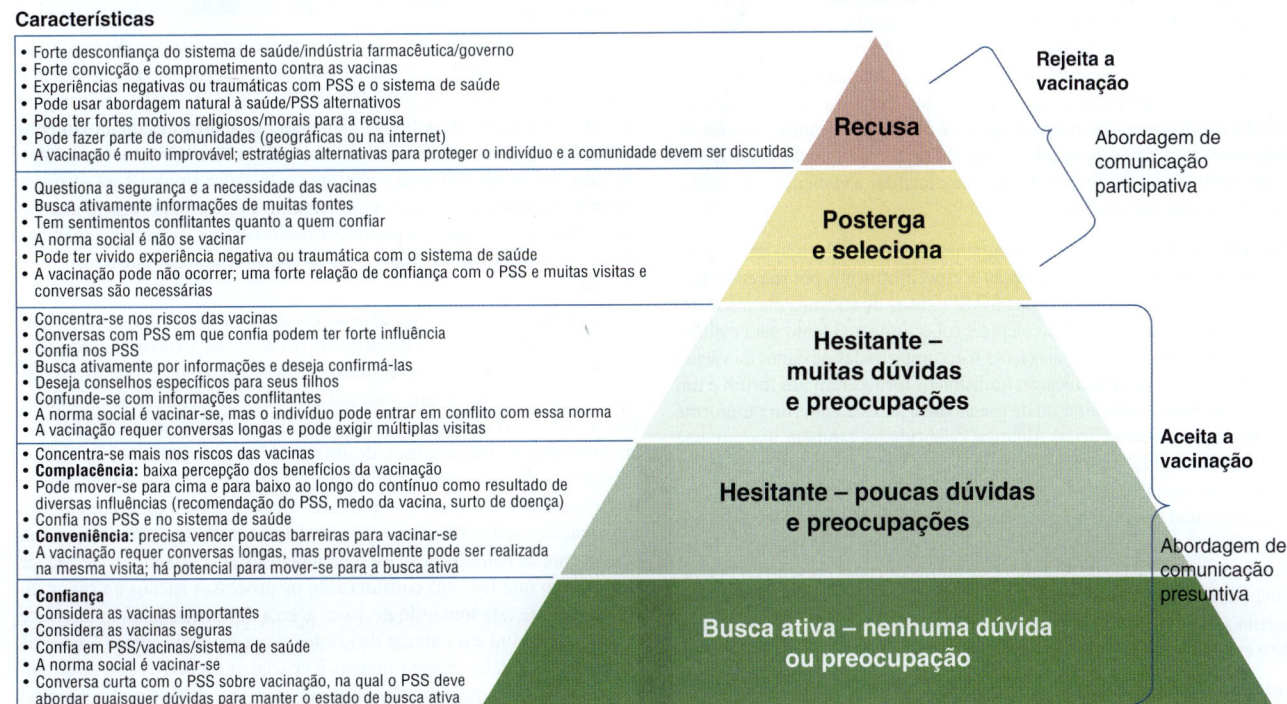

FIGURA 3-1 Contínuo de aceitação das vacinas. PSS, provedores de serviço de saúde. *(Adaptada de J Leask et al: BMC Pediatrics 12:154, 2012; AL Benin et al: Pediatrics 117:1532, 2006; e E Dubé, NE MacDonald: The Vaccine Book, 2016, pp. 507–528.)*

A *conveniência* é determinada pelo grau em que as conversas sobre a vacinação e outros serviços podem ser realizadas em contextos culturalmente seguros que são convenientes e confortáveis para o indivíduo. Evidentemente, a conveniência varia em cada comunidade, instituição de saúde e paciente. Pessoas que são criticadas ou repreendidas por não se vacinar ou por não vacinar seus filhos podem não se sentir seguras ou confortáveis ao acessarem os serviços de saúde. Fatores como acessibilidade econômica e geográfica, idioma e letramento em saúde são importantes considerações ao avaliar a conveniência do cuidado médico existente. Qualquer um desses fatores pode afetar a aceitação das vacinas e influenciar um paciente que está hesitante a vacinar-se ou não.

A *confiança* baseia-se na credibilidade da segurança e eficácia das vacinas, do sistema de saúde que aplica as vacinas (incluindo os PSS), dos formuladores de políticas e dos governos que decidem quais vacinas são necessárias e serão usadas. A erosão contínua da confiança na vacinação, nos sistemas de saúde e nos governos impulsiona a hesitação vacinal atual e tem sido amplificada por tendências sociais e culturais na medicina, na criação dos filhos e na disponibilidade de informações.

TENDÊNCIAS SOCIAIS E CULTURAIS

Cuidado de saúde individualizado Ao longo dos últimos 30 anos, o foco da medicina e dos cuidados de saúde mudou para um cuidado mais individualizado e centrado no paciente, com ênfase cada vez maior em opções de tratamento e prevenção ajustadas ao paciente individual. Nos programas de vacinação, essa mudança manifestou-se como pedidos de recomendações de vacinas individualizadas e esquemas de imunização customizados. Esse aumento da personalização na medicina, embora seja positivo de forma geral, afastou o foco da saúde pública da comunidade e de seu bem comum e criou tensão entre os direitos individuais e a saúde da comunidade.

Tendências na criação dos filhos O desejo de uma abordagem individualizada à medicina e à vacinação reflete tendências culturais mais amplas acerca da gestão de riscos individual: dessa forma, o indivíduo é responsável por desfechos negativos, e não se pode confiar nas instituições públicas para manejar riscos tecnológicos (i.e., associados às vacinas). Tal ponto de vista está diretamente relacionado com mudanças culturais nas normas sociais de criação dos filhos que definem o que significa ser "um bom pai" ou "uma boa mãe". A imagem de "um bom pai" ou "uma boa mãe" foi reformulada para referir-se a alguém a quem vários pesquisadores descreveram como "um consumidor crítico dos produtos e serviços de saúde, tratando de sua própria situação individual como acha melhor e não se importando com as implicações de suas decisões para outras crianças". O arquétipo de "bons pais" não mais confia incondicionalmente nos PSS e em outras autoridades e especialistas. De acordo com essa norma social, "bons pais" devem buscar conselhos médicos individualizados adequados ao seu filho e específicos às necessidades dessa criança. Mesmo que essa norma não seja essencialmente ruim, ela é diretamente conflitante com os esquemas vacinais e recomendações de saúde pública, que são organizados para maximizar a saúde da comunidade e facilitar a eficiência dos cuidados no nível da comunidade.

Mídia tradicional Os jornais e programas de rádio e televisão foram criticados por sua cobertura da vacinação e, especificamente, por sua cobertura da suposta conexão entre a vacina MMR e casos de autismo. Do início até meados da década de 2000, ao oferecer cobertura igual tanto para evidências científicas quanto para alegações não comprovadas de danos da vacina MMR, os meios de comunicação tradicionais forneceram um fórum e um megafone para a disseminação de pseudociência. Essa cobertura uniforme levou a falsas equivalências. Algumas celebridades também usaram esse canal para amplificar a mensagem. O impulso proporcionado pela mídia tradicional para a resistência à vacinação e, menos diretamente, para a hesitação vacinal não pode ser medido de forma adequada, mas deve ser considerado em qualquer discussão sobre a hesitação vacinal. Após manchetes sobre múltiplos surtos de sarampo e de outras doenças preveníveis por vacina e a crítica direta à cobertura uniforme, parte da mídia tradicional agora rejeita a pseudociência e tenta desacreditá-la. Não se sabe o efeito que isso terá em aumentar a confiança nas vacinas.

Internet e mídias sociais Aproximadamente 90% dos estadunidenses e 91% dos canadenses usam a internet, e 80% dos estadunidenses e 60% dos canadenses têm um perfil em redes sociais. O acesso disseminado às mídias sociais pode ser empoderador, mas também é problemático. Os usuários da internet e das mídias sociais selecionam suas fontes de informação, criando um ambiente descrito como uma "câmara de eco", em que indivíduos escolhem fontes de informação que abrigam crenças ou opiniões semelhantes às suas próprias, reforçando suas visões atuais. Essa situação criou uma nova plataforma para que mais *informações inacuradas* (imprecisões devido a erros) e *desinformações* (mentiras deliberadas) sobre vacinas sejam disseminadas, proporcionando um fórum para indivíduos resistentes a vacinas, incluindo celebridades que organizam e captam recursos para apoiar seus esforços. Os efeitos danosos do uso da internet e das redes sociais na hesitação vacinal têm sido bem documentados. A hesitação vacinal aumenta em pais que procuram informações na internet. Infelizmente, instituições de cuidados de saúde e de saúde pública têm sido lentos em se adaptar a esses novos meios de comunicação ou em reconhecer sua influência e impacto em tempo hábil. Nesse meio, histórias e experiências pessoais são agora entendidas como dados e influenciam a tomada de decisão quanto às vacinas de forma desproporcional, ao mesmo tempo que perde-se a ênfase em fontes de informação tradicionais baseadas em fatos divulgados por autoridades. Como uma forma de conter a influência das mídias sociais na hesitação vacinal, foi proposto um foro centralizado de monitorização de informações inacuradas e desinformações relacionadas com vacinas, com resumos das orientações relevantes e contra-argumentos fornecidos por PSS. Embora essa estratégia tenha aparentemente alcançado algum sucesso em alguns foros, sua aplicabilidade em um contexto mais amplo é desconhecida. Além disso, não foram disponibilizados recursos para tal resposta coordenada, e PSS são deixados sozinhos para conter informações virais, instáveis e populares, um paciente por vez.

Como no caso da mídia tradicional, o contexto das mídias sociais parece estar se alterando. Em 2019, a proliferação de informações antivacinação combinada com surtos de sarampo na América do Norte e pressões de lideranças em saúde levaram grandes empresas de redes sociais (Facebook, Instagram, Pinterest) a desencorajar informações contra vacinas, removendo propagandas e recomendações relevantes e diminuindo sua relevância nos resultados de busca. Embora seja ainda cedo demais para determinar os efeitos dessas medidas, há um ceticismo entre os críticos de que elas terão o resultado desejado de diminuir as informações inacuradas e desinformações acerca das vacinas. Evidências iniciais mostram que o conteúdo enganoso ainda está amplamente disponível, sendo que as campanhas antivacina agora usam o termo "escolher se vacinar" para evitar a censura. É ainda mais preocupante que campanhas de saúde pública em apoio à vacinação tenham sido banidas e removidas das mídias sociais.

Em uma iniciativa mais popular, profissionais e apoiadores das vacinas se uniram nas redes sociais para fornecer suporte *on-line* e fatos baseados em evidências a provedores e outros apoiadores das vacinas para quando estes sejam atacados digitalmente por apoiadores do movimento antivacina. Por exemplo, o *site Shots Heard Round the World* (*www.shotsheard.com*) foi criado por dois pediatras nos Estados Unidos para fornecer conselhos e apoio a PSS que se posicionam sobre a importância das vacinas. Tais esforços usam o poder das mídias sociais de forma semelhante aos oponentes das vacinas e podem ser úteis no combate à hesitação vacinal.

Considerando essas tendências sociais e culturais, não é surpreendente que as pessoas hoje questionem a vacinação, expressem confusão quanto a informações conflitantes e suas fontes e sintam-se inseguras quanto a quem confiar. Seu contexto social amplo está levando-as a questionar tudo e a não confiar em ninguém. Essa mensagem é reforçada pelas informações inacuradas e desinformações nas redes sociais. Surtos recentes de doenças preveníveis por vacinas ilustram que o engajamento efetivo dos indivíduos não pode ser alcançado pelo fornecimento de informações unilaterais do profissional ao paciente (que ainda costuma ser a forma de comunicação escolhida pelo sistema de saúde); ele requer um diálogo que leve em consideração os processos sociais ao redor do indivíduo que está tomando decisões acerca da vacinação. É na interface entre o indivíduo e o sistema de saúde que os diálogos entre PSS e seus pacientes podem ter maior impacto. É crucial que todos os PSS discutam sobre vacinas e as recomendem fortemente – incluindo aqueles que não administram vacinas, mas que estabeleceram uma relação de confiança com seus pacientes.

ABORDAGEM AO PACIENTE

Idealmente, uma intervenção com indivíduos hesitantes em se vacinar deveria resultar em adesão completa ao esquema vacinal, satisfação do paciente com a consulta e confiança sustentada nas recomendações do PSS. Em nível programático, as intervenções devem conter múltiplos componentes, ser baseadas no diálogo e ajustadas a populações subvacinadas específicas.

A comunicação com hesitantes às vacinas pode ser desafiadora e demorada. Os PSS podem sentir que pacientes hesitantes às vacinas estejam duvidando de sua integridade pessoal e profissional, de sua autoridade como especialistas em medicina e de sua competência como comunicadores. Alguns PSS podem relutar em iniciar conversas sobre vacinação por preocuparem-se que a discussão sobre um tópico sensível possa comprometer sua relação clínica com os pacientes. Outros podem acreditar que não receberam treinamento suficiente para recomendar vacinas e responder dúvidas com confiança. Embora não seja fácil, abordar as vacinas com pacientes hesitantes é uma oportunidade para honrar os princípios do cuidado centrado no paciente ao demonstrar interesse nas opiniões do paciente, encorajar o diálogo e, preferencialmente, aumentar a confiança do paciente nas recomendações de vacinas.

FATORES NA RECOMENDAÇÃO EFETIVA DE VACINAS

As recomendações de vacinas devem preferencialmente ser feitas em uma relação de confiança paciente-PSS estabelecida, em que os pacientes se sintam seguros para fazer perguntas e expressar suas preocupações, mesmo que suas visões acerca da vacinação sejam contrárias às recomendações do PSS. A recomendação de vacinas requer fornecimento de informações e comunicação efetiva. Não há uma única "melhor prática" para a recomendação de vacinas a indivíduos que hesitam em se vacinar. Em geral, todas as recomendações de vacinas devem ser (1) enfáticas, deixando claro que o profissional apoia e recomenda a vacinação; (2) personalizadas, considerando as atitudes sobre vacinação e as possíveis preocupações de cada paciente; (3) transparentes e precisas, destacando os benefícios da vacina ao mesmo tempo que se comunicam os riscos; (4) corroborada por recursos informativos confiáveis que os pacientes possam acessar e revisar após a consulta; e (5) revisitadas, com repetição e reforço durante consultas de acompanhamento.

Recomendação enfática Os PSS devem deixar claro (na ausência de contraindicações médicas) que a vacinação com base no esquema recomendado é a melhor opção. Os profissionais devem dedicar algum tempo para responder às dúvidas e abordar as preocupações dos pacientes, mas a recomendação para vacinação deve ser feita com termos claros e não ambíguos.

Comunicação personalizada A hesitação vacinal ocorre como um contínuo (Fig. 3-1). Assim, é útil que os PSS tenham algum conhecimento das atitudes de seus pacientes acerca da vacinação já no início da consulta. Infelizmente, os questionários de hesitação vacinal para uso como parte das consultas não foram validados em ampla escala. Contudo, a seguir estão alguns exemplos de possíveis questões, dependendo do cenário. (1) Você conseguiu ler o folheto sobre vacinas que nós entregamos? Tem alguma dúvida sobre o assunto? (2) Você alguma vez já relutou ou hesitou em vacinar-se ou em vacinar seus filhos? Em caso positivo, quais foram os motivos? (3) Há outras pressões na sua vida que o impedem de imunizar-se ou imunizar seus filhos conforme o esquema recomendado? (4) Quem ou quais recursos você considera mais confiáveis para buscar informações sobre vacinas? E quem ou quais recursos você considera menos confiáveis?

O estilo de comunicação e o conteúdo para pacientes na categoria que fazem busca vacinal ativa serão diferentes do que para aqueles que hesitam, postergam ou selecionam a vacinação ou para aqueles que são fortemente inclinados a recusar as vacinas. Dois estilos de comunicação foram propostos para as recomendações de vacinas. Evidências mostram que uma abordagem *presuntiva/diretiva* ("Está na hora do seu filho vacinar-se contra o sarampo.") resulta em taxas mais altas de vacinação do que uma abordagem *participativa/orientadora* ("O que você pensa da vacina contra o sarampo?"). Contudo, a adoção de uma abordagem estritamente presuntiva/diretiva pode alienar alguns pacientes, especialmente aqueles que se encontram no ponto mais alto na pirâmide de hesitação e que podem sentir-se pressionados a vacinar-se antes que suas preocupações sejam ouvidas e abordadas. Adotar uma abordagem participativa/orientadora e uma receptividade esclarecedora pode ser mais adequado para indivíduos hesitantes com muitas dúvidas e preocupações, pessoas com atitude de postergação ou seletiva e aqueles fortemente inclinados a recusar as vacinas. Além disso, uma abordagem participativa/orientadora é uma oportunidade para estabelecer uma relação clínica contínua e diálogo entre pacientes não vacinados ou subvacinados e os PSS, mesmo que não resulte em vacinação imediata. Independentemente da abordagem utilizada, deve-se recomendar enfaticamente a vacinação em todas as consultas.

Transparência e acurácia As recomendações à vacinação devem ser transparentes, incluir informações precisas sobre os benefícios e os riscos da vacina e enfatizar por que os benefícios superam os riscos. Por exemplo, quando as evidências apoiam uma associação entre uma vacina e um evento adverso, a ocorrência do evento adverso é geralmente muito rara, e o evento é de rápida resolução (Cap. 123). A lei federal dos Estados Unidos (sob o National Childhood Vaccine Injury Act) requer que os PSS forneçam uma cópia da Declaração de Informações sobre Vacinas (Vaccine Information Statement) atual do Centers for Disease Control and Prevention (CDC), que descreve os riscos e os benefícios das vacinas a um paciente adulto ou aos pais/representantes legais de uma criança antes da vacinação.

A Declaração de Informações sobre Vacinas do CDC não deve substituir uma conversa com o PSS. Dependendo do paciente e do profissional, uma descrição dos riscos e benefícios pode incluir palavras e números, gráficos e narrativas pessoais (p. ex., por que o profissional de saúde vacina seus próprios filhos). Narrativas pessoais são poderosas, e muitos pacientes hesitantes buscam por histórias pessoais e são influenciados por elas.

Uma discussão sobre os riscos e benefícios é uma oportunidade para abordar concepções específicas que estão erradas sobre uma vacina em particular ou sobre vacinas em geral. Por exemplo, os pacientes podem estar preocupados com eventos adversos após a vacinação que não são apoiados por evidências, como a ocorrência de autismo após a vacina MMR ou de infarto agudo do miocárdio após a vacina contra influenza em idosos.

A maioria dos adultos – mesmo aqueles cujos filhos estão completamente imunizados – ainda tem dúvidas, concepções erradas ou preocupações acerca das vacinas, que devem ser abordadas. Em uma conversa sobre os riscos e benefícios, o PSS pode descrever os sistemas de monitoramento de segurança das vacinas que estão em funcionamento. Eles devem enfatizar que as vacinas são desenvolvidas e aprovadas por meio de um processo altamente regulado que inclui ensaios clínicos pré-licenciamento, revisão e aprovação por agências reguladoras designadas (p. ex., a Food and Drug Administration e a Health Canada), regulamentos rígidos de fabricação e vigilância contínua pós-comercialização.

Apoio de fontes de informações acessíveis Todas as recomendações de vacinas devem ser apoiadas por fontes de informações adicionais que os pacientes possam acessar após a consulta. Os PSS têm um papel importante como intermediários da informação para seus pacientes. Eles podem acessar essas informações (acuradas ou não) sobre vacinas e direcionar os pacientes para as fontes apropriadas e confiáveis. É importante considerar quais recursos serão adequados para um paciente ou uma população de pacientes. Há fontes sobre vacinas disponíveis em diferentes formatos de mídia, que utilizam uma combinação de imagens e texto para comunicar o conteúdo a públicos variados. Veja sugestões em "Leituras adicionais" a seguir ou consulte os recursos fornecidos por autoridades de saúde locais.

Revisita e reforço das recomendações de vacinas Todas as consultas de saúde são uma oportunidade para revisitar e reforçar as recomendações à vacinação. Deve ser oferecida uma consulta de acompanhamento a indivíduos que não aceitam vacinar-se, mas que estão dispostos a revisar informações, de modo a reforçar as recomendações feitas anteriormente e abordar quaisquer outras dúvidas. Indivíduos hesitantes em vacinar-se, mas que aceitam as vacinas, devem ser vistos em uma consulta de acompanhamento para confirmar e documentar a vacinação (caso a vacina não tenha sido aplicada no local de atendimento), garantir que a vacina tenha sido bem tolerada e reforçar a mensagem da segurança e eficácia da vacina. Em geral, não há necessidade de acompanhamento para pacientes que buscam ativamente vacinar-se, a não ser para confirmar e documentar que a vacina tenha sido realizada (caso não tenha sido aplicada no local de atendimento) e para abordar quaisquer outras dúvidas ou preocupações que surjam após a vacinação. Em geral, esse acompanhamento pode ser realizado sem a visita ao consultório.

O QUE DIZER A PACIENTES QUE HESITAM EM VACINAR-SE

Engajar indivíduos que hesitam em vacinar-se requer confiança, conhecimento, habilidades, tempo e criatividade para customizar a abordagem a cada paciente específico. Exemplos de cada parte da recomendação de vacinas estão listados na Tabela 3-2.

OUTRAS CONSIDERAÇÕES DURANTE CONSULTAS CLÍNICAS

Oportunidades perdidas A Organização Mundial da Saúde define uma oportunidade para vacinação perdida como "qualquer contato com os serviços de saúde de um indivíduo (criança ou pessoa de qualquer idade) que está elegível a vacinação (p. ex., não vacinado ou parcialmente vacinado e livre de contraindicações à vacinação) que não resulta na pessoa recebendo uma ou mais doses da vacina que ele ou ela necessita". Os PSS que não oferecem vacinas no local de atendimento frequentemente perdem a oportunidade de recomendar vacinas aos seus pacientes. Oportunidades perdidas para recomendar e fornecer vacinas durante consultas de saúde rotineiras contribuem para a subvacinação. Estudos mostram que até 45% das crianças subvacinadas poderiam estar atualizadas com todas as vacinas apropriadas à sua idade e até 90% das adolescentes poderiam estar atualizadas com a vacina contra o papilomavírus humano (HPV) se todas as oportunidades para vacinação fossem aproveitadas.

O *aconselhamento vacinal e a vacinação* devem ser incorporados aos cuidados clínicos para indivíduos de todas as idades, não apenas crianças pequenas. Como muitos adolescentes e adultos não realizam acompanhamento regular da saúde, os PSS devem aproveitar todo atendimento de saúde para recomendar e oferecer vacinas. Por exemplo, uma visita ao departamento de emergência, uma consulta de acompanhamento em uma clínica de diabetes ou uma consulta para planejamento de cirurgia ortopédica eletiva são oportunidades para perguntar quanto ao estado vacinal do paciente e recomendar vacinas.

Os PSS devem fazer recomendações de vacinas antecipadamente (p. ex., começar a falar sobre as vacinas da infância durante a gestação, informar aos pais sobre a vacina contra o HPV antes que seus filhos se tornem

TABELA 3-2 ■ Exemplos de conversas sobre vacinação

RECOMENDAÇÃO ENFÁTICA À VACINAÇÃO
"Estamos entrando na época da gripe. Fazer a vacina contra a gripe não vai apenas proteger você, mas também ajudar a proteger outras pessoas ao seu redor que podem ficar muito doentes. Eu recomendo fortemente que você faça a vacina. Você sabe onde vacina está disponível?"
"Você fará 50 anos no próximo ano. Isso significa que poderá vacinar-se contra o herpes-zóster, e eu recomendo fortemente que você faça a vacina. Você já ouviu falar dessa vacina? Tem alguma dúvida sobre ela?"
"Eu sei que você não se sente confortável em vacinar-se hoje. Quero deixar claro que eu recomendo as vacinas porque estou convencido de que elas são a melhor forma de protegê-lo contra algumas doenças graves. Há algo que poderia levá-lo a considerar se vacinar no futuro?"
COMUNICAÇÃO PERSONALIZADA
"Recomendo que crianças e adultos mantenham-se atualizados com as vacinas recomendadas. Vejo no seu cartão de vacinação que você fez todas as vacinas da infância, mas nenhuma das recomendadas para adultos. Gostaria de esclarecer se isso ocorreu porque você decidiu não se vacinar ou se há algum outro motivo para isso."
"Você está aqui para fazer a vacina pneumocócica. Esta é a melhor forma de proteger você e as pessoas próximas a você da pneumonia. Você tem alguma dúvida antes da aplicação da vacina?"
"Entendo que você tem algumas preocupações acerca das vacinas. Qual é a sua maior preocupação? Você gostaria que eu explicasse por que recomendo que seus filhos façam essas vacinas?"
TRANSPARÊNCIA E ACURÁCIA
"Efeitos colaterais graves podem ocorrer após a vacina MMR, mas eles são raros. Em média, 3 a cada 10.000 crianças que fazem a vacina apresentarão convulsão febril nos dias seguintes à vacinação. Essas convulsões podem ser assustadoras, mas quase todas as crianças que têm convulsão febril recuperam-se rapidamente e sem quaisquer consequências de longo prazo. Por outro lado, 1 a cada 1.000 crianças que sofrem de sarampo desenvolverão encefalite (inflamação no cérebro), que não apenas causa convulsões, mas também pode levar a dano permanente."
"Cerca de 10 a cada 10.000 americanos que não se vacinam contra a gripe morrem de influenza a cada ano, e muitos outros são hospitalizados. As vacinas contra a gripe não previnem todos os casos de influenza, mas é a vacina mais eficaz que temos. Fazendo a vacina, você também vai ajudar a proteger as pessoas ao seu redor de ficarem doentes."
"Você está certo, o alumínio é usado em algumas vacinas para ajudar a resposta do sistema imune. Porém, o alumínio também está presente nos alimentos e na água potável. Na verdade, a quantidade de alumínio presente nas vacinas é similar ou menor à presente no leite materno ou nas fórmulas infantis."
APOIO DE FONTES DE INFORMAÇÕES ACESSÍVEIS
"Seu filho e outros meninos e meninas da idade dele estarão elegíveis para a vacina do papilomavírus humano no próximo ano escolar. Você já ouviu falar dessa vacina? Quais são as suas dúvidas sobre ela? Aqui está uma lista de *sites* para pais e adolescentes que explicam um pouco sobre a vacina."
"Há muitas informações sobre vacinas na internet, e uma boa parte dessas informações não é baseada em fatos. Aqui está uma lista de *sites* que foram revisados por profissionais da saúde e descrevem de forma precisa os benefícios e riscos de cada vacina. As informações foram escritas em linguagem para leigos e incluem ilustrações úteis."
REVISITA E REFORÇO DAS RECOMENDAÇÕES DE VACINAS
"Durante a última consulta, falamos sobre a vacina MMR para o seu filho e algumas preocupações sobre possíveis efeitos colaterais. Você conseguiu ler as informações que eu lhe entreguei? Tem alguma outra pergunta? Eu recomendo que seu filho seja vacinado hoje."
"Na última consulta, falamos sobre fazer um reforço da vacina para coqueluche durante a gravidez e onde você pode ter acesso à vacina. Você conseguiu fazer a vacina contra coqueluche?"
"Vejo aqui que você fez suas vacinas no posto de saúde semana passada. Como foi? Você tem alguma pergunta?"
"É possível que os sintomas que você teve tenham sido uma reação à vacina. Vou relatar esses sintomas às autoridades de saúde. Vamos falar sobre o que podemos fazer na próxima vez para prevenir que esses sintomas ocorram novamente."

Nota: Recomendações de vacinas específicas, diretrizes de elegibilidade às vacinas e estatísticas usadas para comunicar os benefícios e riscos variam conforme cada jurisdição e país. Vários dos exemplos de frases usados aqui foram adaptados do *site* do Australian National Centre for Immunisation Research and Surveillance (*www.talkingaboutimmunisation.org.au*). Para recursos de informações sobre vacinas para os pacientes, ver também o *site* da Immunization Action Coalition para o público desenvolvido em parceria com o CDC (*vaccineinformation.org*).

elegíveis). Essas discussões antecipadas podem ser especialmente úteis para identificar pacientes hesitantes em se vacinar e garantir que eles tenham tempo suficiente para fazer perguntas e tomar decisões antes da data de se vacinar.

Os PSS devem garantir que a recomendação da vacina seja seguida pela aplicação da vacina. Profissionais que recomendam vacinas, mas não conseguem vacinar no local de atendimento, devem informar aos pacientes onde eles podem se vacinar. Essa conversa pode incluir informações sobre clínicas de saúde pública, clínicas de viagem e farmácias ou um encaminhamento a outro profissional ou instituição. Os PSS devem acompanhar seus pacientes em consultas subsequentes para confirmar que eles tenham se vacinado.

Eventos adversos após a vacinação Embora sejam raros, os eventos adversos (Cap. 123) podem influenciar a aceitação da vacina e a disposição a vacinar-se novamente no futuro. É importante que os profissionais de saúde identifiquem e acompanhem todos os pacientes que tiverem um evento adverso, independentemente das posições do paciente acerca da vacinação antes do evento. Eventos adversos após a vacinação devem ser relatados ao sistema de monitoramento adequado: o U.S. Vaccine Adverse Event Reporting System ou o Canadian Adverse Event Following Immunization Surveillance System.

Desigualdades no acesso à vacinação Discrepâncias no acesso aos serviços de saúde criam desigualdades no acesso às vacinas de crianças e adultos e contribuem para a subvacinação. Um estudo nos Estados Unidos mostrou que indivíduos socialmente desfavorecidos tinham maior probabilidade de serem subvacinados do que outras pessoas, em parte pela inacessibilidade dos serviços de saúde. Os PSS devem reconhecer que indivíduos e populações socialmente desfavorecidos frequentemente estão em maior risco de contrair doenças preveníveis por vacinas (p. ex., como resultado de condições de moradia superlotadas, acesso limitado ao saneamento, nutrição deficiente ou abuso de substâncias) e também em maior risco de serem subvacinados, pelo acesso limitado aos cuidados de saúde. Além disso, vacinas específicas podem ser recomendadas para alguns indivíduos ou populações socialmente desfavorecidos. Por exemplo, após vários surtos de hepatite A entre a população de rua nos Estados Unidos, o CDC recomenda agora que todas as pessoas nessa situação com > 1 ano de idade recebam a vacina contra hepatite A.

Dependendo do cenário e do paciente, algumas vacinas recomendadas podem não ser cobertas por financiamento público ou pelos planos de saúde privados. Modelos de financiamento alternativos devem ser conhecidos pelos PSS, como o Vaccines for Children Program, nos Estados Unidos, que fornece vacinas gratuitas para crianças (< 19 anos de idade) que tenham barreiras econômicas ao acesso à vacinação. Mesmo que as vacinas são sejam financiadas pelo governo ou por planos de saúde privados ou os pacientes não possam pagar pela vacina, os PSS não devem negligenciar a recomendação. Os riscos e benefícios da vacinação ainda precisam ser comunicados, com uma recomendação enfática, e os pacientes devem ter a oportunidade de pensar se têm condições de pagar pela vacina.

Comunicação com pacientes que recusam a vacinação Felizmente, é pequena a proporção de pacientes que recusam todas as vacinas e não estão dispostos a conversar com o PSS. Mesmo assim, em alguns casos, as tentativas de se iniciar uma conversa sobre a recusa à vacinação são fúteis. Quando possível, os profissionais devem concentrar-se nas metas compartilhadas do atendimento e preservar a relação terapêutica. A recusa à vacinação deve ser documentada no prontuário do paciente. O PSS deve continuar com a comunicação personalizada e estar aberto a discussões futuras. A busca e a recusa das vacinas raramente são eventos estáticos ao longo do tempo. (Ver "Foco: Hesitação à vacina contra a Covid-19", a seguir.)

CONCLUSÃO

Em resumo, a hesitação vacinal é complexa e dependente de contexto, variando com o tempo, o local, o paciente e o tipo de vacina. Os PSS estão preparados para abordar a hesitação vacinal e devem desenvolver as habilidades, o conhecimento e a confiança para realizar recomendações enfáticas à vacinação para seus pacientes.

FOCO: HESITAÇÃO À VACINA CONTRA A COVID-19

Como as vacinas contra a Covid-19 são usadas para controlar o SARS-CoV-2, algumas pessoas terão preocupações quanto a essas vacinas, e parte da população as rejeitará. Embora preocupante, a hesitação às vacinas contra a Covid-19 não é inesperada; ela reflete as preocupações públicas expressadas sobre as últimas vacinas contra as influenzas pandêmicas e outras vacinas recentemente introduzidas. Já foi estabelecido que qualquer novidade em vacina, seja para a influenza pandêmica ou a Covid-19, gera preocupações em uma grande parcela da população. A politização das vacinas contra Covid-19 também é uma questão para alguns pacientes.

Experiências anteriores com vacinas novas A partir de experiências prévias com vacinas novas, incluindo a vacina contra a influenza pandêmica H1N1 e a vacina contra HPV no início da década de 2000, são conhecidos alguns tópicos que precisam ser abordados com relação às vacinas contra Covid-19. Embora a resistência seja às vezes caracterizada como incerteza acerca da "novidade" da vacina, discussões adicionais traduzem essa incerteza como preocupação em relação à segurança da nova vacina. Essa preocupação abrange efeitos colaterais de curto e longo prazos. Efeitos adversos agudos frequentes podem ser detectados nos dados dos ensaios clínicos, enquanto que preocupações com efeitos colaterais raros e de longo prazo podem ser avaliadas apenas através de evidências diretas após a iniciação do novo programa de vacinação. Além das questões gerais de segurança da vacina, os PSS podem esperar questões específicas com relação à segurança de componentes individuais da vacina; o quanto esses componentes são novos e o quanto há disponibilidade de dados relevantes de segurança. Informações sobre os dados de incidência de eventos de saúde comuns ou esperados em uma população não vacinada (i.e., taxas de base) em um período de 4 semanas são úteis para distinguir o que é normal e esperado em relação aos eventos adversos. Estudos que examinaram esse tópico em relação a outras vacinas podem ser usados como fundamento para apresentar as taxas de base de eventos esperados no contexto das vacinas contra a Covid-19 em alguns grupos; contudo, é importante garantir que mais informações de base estejam disponíveis para os PSS com relação aos diferentes grupos sendo vacinados. Os PSS, os programas de saúde pública e os fabricantes de vacinas podem antecipar essas questões e formular perguntas e informações para respondê-las.

Preocupações específicas relativas às vacinas contra a Covid-19 Algumas questões podem ser antecipadas com base na experiência prévia com vacinas novas, mas várias características das vacinas contra a Covid-19 requerem novas abordagens para lidar de forma adequada com preocupações individuais, e os PSS devem educar-se em várias áreas específicas. Primeiro, foi dada muita atenção à velocidade do desenvolvimento das vacinas contra a Covid-19; algumas instituições até mesmo pularam as etapas usuais dos ensaios clínicos para que a vacina estivesse disponível mais rapidamente para a população. Essa situação causa diretamente um aumento das dúvidas com relação à "novidade" das vacinas e a sua segurança e, infelizmente, com relação a todo o processo de desenvolvimento das vacinas. É necessária educação para explicar como um processo que normalmente requer 5-10 anos foi reduzido dessa maneira. (Ver em Lurie et al. [2020] uma excelente explicação sobre o processo de desenvolvimento da vacina contra a Covid-19.) Além disso, a transparência com relação aos dados de ensaios clínicos é necessária para possibilitar que cientistas, PSS e consumidores leiam e entendam os processos de desenvolvimento e avaliação. O costumeiro processo de desenvolvimento confidencial e oculto não é adequado se o objetivo for que o produto final tenha confiança do público. Também é necessário fornecer orientações quanto aos sistemas atuais de monitoramento de segurança das vacinas. Os próprios PSS devem estar familiarizados com o processo de desenvolvimento de vacinas para que possam apresentar essas informações a seus pacientes.

Segundo, várias novas plataformas de vacinas que estão sendo utilizadas nas vacinas contra a Covid-19 (p. ex., vacinas baseadas em ácidos nucleicos, vetores virais) não foram utilizadas no passado. Essa novidade exacerba as preocupações públicas relativas ao desconhecimento das novas vacinas, intensificando as apreensões quanto à segurança da vacina e ao potencial para efeitos de longo prazo. Novamente, os PSS devem familiarizar-se com essa nova tecnologia, desenvolvendo comunicações efetivas para seus pacientes. Foram desenvolvidos recursos para abordar essas questões por agentes de saúde pública (ver *www.cdc.gov/vaccines/covid-19/vaccinate-with-confidence.html*), mas, mesmo sem esses recursos, os PSS podem antecipar perguntas sobre as tecnologias novas envolvidas e respondê-las até que se sintam confortáveis.

Terceiro, não havia dados de eficácia e segurança de ensaios clínicos para todos os grupos inicialmente priorizados para receber a vacina. Por exemplo, pacientes em instituições de cuidados de longo prazo eram prioritários para receber a vacina, mas não havia dados de ensaios clínicos disponíveis acerca da gama de condições de saúde crônicas que afetam idosos. Estudos observacionais preencheram algumas dessas lacunas, mas os PSS precisam extrapolar esses dados, com base nas evidências disponíveis, ao considerar cada paciente e devem fazer uma recomendação sem conhecer todas as respostas.

Quarto, algumas comunidades minoritárias e marginalizadas que foram desproporcionalmente afetadas pela Covid-19 hesitam em vacinar-se ou rejeitam as vacinas contra a Covid-19. Em algumas comunidades negras, indígenas e latinas, entre outras, essa hesitação deriva diretamente de discriminação, racismo e abusos sistemáticos pelo sistema de serviços de saúde. Comunidades negras e indígenas também compartilham um legado tenebroso de experimentação médica antiética[1], que, quando combinada com a discriminação e racismo explícitos atualmente, cria um intenso clima de desconfiança com os PSS, o sistema médico e a ciência.

Tendências sociais e culturais As tendências sociais e culturais já discutidas neste capítulo – em particular, a mídia tradicional, a internet e as redes sociais – exercem influências e pressões que não afetaram a introdução de vacinas mais antigas, mesmo as vacinas contra a H1N1 pandêmica. A atenção dedicada pela mídia ao desenvolvimento de mielite transversa em um participante de ensaio clínico após receber a vacina contra a Covid-19 é apenas um dos exemplos do intenso escrutínio do processo de desenvolvimento das vacinas pela mídia. Infelizmente, nos Estados Unidos, os esforços para controlar a Covid-19, incluindo o desenvolvimento da vacina, tornaram-se altamente politizados. Esse grau de politização não ocorreu em vacinas anteriores, então os PSS estão andando em territórios não explorados quando se trata de discutir ou até mesmo entender as potenciais influências na aceitação das vacinas. Como dito anteriormente, esses profissionais precisam participar de discussões complexas com seus pacientes e, possivelmente, suas comunidades. A seguir, estão algumas sugestões que podem ser úteis nessas discussões.

Dicas para discussões acerca das vacinas contra a Covid-19 • ABORDAR APREENSÕES QUANTO À "NOVIDADE" DAS VACINAS Os PSS devem entender e conseguir explicar as novas plataformas vacinais (mRNA, DNA e vetores virais) e fornecer exemplos de outras vacinas anteriores que foram desenvolvidas por técnicas semelhantes. Essas informações aumentam a familiaridade das vacinas contra a Covid-19.

ABORDAR APREENSÕES QUANTO À SEGURANÇA DAS VACINAS Os PSS devem entender e explicar como as vacinas são avaliadas antes de serem aprovadas para uso e como a segurança das vacinas é monitorada após sua aplicação na população. A honestidade é importante, devendo-se explicar que os potenciais efeitos raros e de longo prazo ainda não são conhecidos e, após, comentar do que se sabe a partir dos dados de ensaios clínicos e de animais e das taxas de base de eventos raros. Para alguns pacientes, pode ser útil comparar os riscos potenciais da vacina no contexto dos riscos conhecidos da doença Covid-19.

Dependendo do contexto, explique por que grupos de alto risco específicos são priorizados para receber a vacina. Pacientes que foram priorizados podem ainda necessitar de uma recomendação enfática de um PSS para aceitar a vacina. Uma recomendação nesse caso é tão importante quanto no caso das vacinas de rotina. Como com outras vacinas, muitas decisões de pacientes quanto a aceitar uma vacina contra a Covid-19 baseiam-se na recomendação de um PSS.

Considere a discriminação sistemática e o racismo implícito ou evidente no sistema de saúde e crie uma cultura para espaços seguros nos serviços de saúde. Os PSS devem estar conscientes do legado de discriminação, racismo e experimentação médica e da desconfiança derivada desse legado em algumas comunidades. O SARS-CoV-2 revelou várias falhas no sistema de saúde para comunidades minoritárias e marginalizadas, mas resolver essas questões subjacentes está além da hesitação vacinal, sendo claramente um problema para todos os tipos de atendimento de saúde nessas comunidades.

ENFATIZAR A IMPORTÂNCIA DE MANTER-SE ATUALIZADO COM AS OUTRAS VACINAS DE ROTINA DURANTE A PANDEMIA DA COVID-19 Essas vacinas incluem a vacina sazonal contra influenza e as séries de vacinas primárias da infância, entre outras.

LEITURAS ADICIONAIS

Hesitação vacinal

American Academy of Pediatrics: Vaccine hesitant parents. Available at *www.aap.org/en-us/advocacy-and-policy/aap-health-initiatives/immunizations/Pages/vaccine--hesitant-parents.aspx.* Accessed October 23, 2020.

DeStefano F et al: Principal controversies in vaccine safety in the United States. Clin Infect Dis 69:726, 2019.

Dudley MZ et al: The state of vaccine safety science: Systematic reviews of the evidence. Lancet Infect Dis 20:e80, 2020.

Immunization Action Coalition: For healthcare professionals. Available at *www.immunize.org.* Accessed October 23, 2020.

Immunization Action Coalition: For the public: Vaccine information you need. Available at *vaccineinformation.org.* Accessed October 23, 2020.

Jamison AM et al: Vaccine-related advertising in the Facebook Ad Archive. Vaccine 38:512, 2020.

Leask J et al: Communicating with parents about vaccination: A framework for health professionals. BMC Pediatr 12:154, 2012.

MacDonald N et al: Vaccine hesitancy: Definition, scope and determinants. Vaccine 33:4161, 2015.

World Health Organization: Vaccine hesitancy survey questions related to SAGE vaccine hesitancy. Available at *www.who.int/immunization/programmes_systems/Survey_Questions_Hesitancy.pdf.* Accessed October 23, 2020.

World Health Organization: Improving vaccination demand and addressing hesitancy. Available at *www.who.int/immunization/programmes_systems/vaccine_hesitancy/en/.* Accessed October 23, 2020.

World Health Organization: Missed opportunities for vaccination (MOV) strategy. Available at *www.who.int/immunization/programmes_systems/policies_strategies/MOV/en/.* Accessed October 23, 2020.

Hesitação à vacina contra a Covid-19

Brandt AM: Racism and research: The case of the Tuskegee Syphilis Study. Hastings Cent Rep 8:21, 1978.

Centers for Disease Control and Prevention: Vaccinate with confidence: Strategy to reinforce confidence in Covid-19 vaccines. Available at *www.cdc.gov/vaccines/covid-19/vaccinate-with-confidence.html.* Accessed April 5, 2021.

Lurie N et al: Developing Covid-19 vaccines at pandemic speed. N Engl J Med 382:21, 2020.

Lux MK: Separate beds: A history of Indian hospitals in Canada, 1920s–1980s. Toronto, University of Toronto Press, 2016.

Mosby I et al: Medical experimentation and the roots of COVID-19 vaccine hesitancy among Indigenous Peoples in Canada. CMAJ 193:E381, 2021.

4 Tomada de decisão em medicina clínica

Daniel B. Mark, John B. Wong

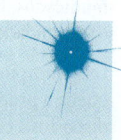

A prática da medicina, em seu cerne, requer a tomada de decisões. O que torna a prática médica tão difícil não é apenas a necessidade de conhecimento técnico especializado, mas também a incerteza intrínseca que envolve cada decisão. Apenas dominar os aspectos técnicos da medicina, infelizmente, não é garantia de maestria na sua prática. A famosa frase de Sir William Osler "A medicina é uma ciência de incertezas e uma arte de probabilidades" captura bem essa complexa dualidade. Embora a ciência da medicina costume ser ensinada como se os mecanismos do corpo humano funcionassem com uma previsibilidade newtoniana, cada aspecto da prática médica é infundido com um elemento de incerteza irredutível que o médico ignora o seu perigo. Embora tenha raízes profundas na ciência, mais de 100 anos após a prática da medicina tomar sua forma moderna, ela continua sendo uma arte, na qual os médicos individualmente têm níveis variados de habilidade e conhecimento. Com o crescimento exponencial na literatura médica e em outras informações técnicas, além de um número sempre crescente de exames e opções terapêuticas, os médicos do século XXI que procuram excelência em sua arte devem dominar um conjunto mais diverso

---

[1]O Tuskegee Syphilis Study é o mais infame exemplo de experimentação médica em comunidades negras nos Estados Unidos. (Ver detalhes em Brandt [1978].) Há inúmeros exemplos de experimentação médica em comunidades indígenas disponíveis. Por exemplo, um ensaio de 12 anos de uma vacina com o bacilo de Calmette-Guérin experimental para tuberculose foi conduzido em bebês Cree e Nakoda Oyadebi em Saskatchewan durante a década de 1930. (Ver detalhes em Lux [2016].)

e complexo de habilidades do que qualquer outra geração precedente. Este capítulo oferece uma introdução a três dos pilares em que se baseia a arte da medicina moderna: (1) *expertise* no raciocínio clínico (o que é e como pode ser desenvolvido); (2) uso e interpretação racionais dos exames diagnósticos; e (3) integração do julgamento clínico com as melhores evidências de pesquisas disponíveis no cuidado de pacientes individuais (medicina baseada em evidências [MBE]).

BREVE INTRODUÇÃO AO RACIOCÍNIO CLÍNICO

***Expertise* clínica** A definição de "*expertise* clínica" é surpreendentemente difícil. O xadrez tem um sistema objetivo de classificação com base em critérios de desempenho e habilidade. Os atletas, da mesma forma, têm sistemas de classificação para diferenciar entre atletas amadores e atletas olímpicos. Contudo, na medicina, após os médicos completarem o treinamento e passarem na certificação (ou obterem a recertificação), nenhum outro teste ou parâmetro é usado para identificar aqueles com os melhores níveis de desempenho clínico. Em cada instituição, frequentemente há uns poucos médicos de "elite" que são reconhecidos devido à sua "especial capacidade de resolução de problemas" quando casos particularmente difíceis ou obscuros não puderam ser elucidados. Apesar de sua habilidade, mesmo esses clínicos diferenciados em geral não conseguem explicar de maneira exata seus processos e métodos, o que limita, dessa forma, a aquisição e a disseminação da *expertise* clínica usada para alcançar seus ótimos resultados. Além disso, a virtuosidade clínica parece não ser generalizável – por exemplo, um especialista em miocardiopatia hipertrófica pode não ser melhor (podendo até ser pior) do que um médico residente de primeiro ano no diagnóstico e tratamento de um paciente com neutropenia, febre e hipotensão.

Em termos gerais, a *expertise* clínica inclui não só as dimensões cognitivas que envolvem a integração do conhecimento de doenças e de indícios verbais e visuais com a interpretação de exames, mas também habilidades motoras finas complexas que são necessárias para procedimentos e exames invasivos. Além disso, o "pacote completo" da *expertise* em medicina exige a capacidade de se comunicar efetivamente e de coordenar os cuidados com os pacientes e com membros da equipe médica. A pesquisa sobre a *expertise* médica ainda é esparsa em geral, e a maior parte se concentra no raciocínio diagnóstico, de modo que este capítulo irá focar primariamente nos elementos cognitivos do raciocínio clínico.

Como o raciocínio clínico ocorre na mente dos médicos, o estudo objetivo do processo é difícil. Um método de pesquisa usado para essa área solicitar aos médicos para "pensar em voz alta" à medida que recebem mais informações clínicas, simulando uma consulta médica. Outra abordagem de pesquisa se concentra na maneira como os médicos deveriam raciocinar em relação ao diagnóstico para identificar "erros" corrigíveis em vez de se concentrar na forma como eles de fato raciocinam. Muito do que se sabe sobre raciocínio clínico vem de estudos empíricos do comportamento para a resolução de problemas não médicos. Devido às perspectivas diversas que contribuem para essa área, com importantes contribuições da psicologia cognitiva, educação médica, economia comportamental, sociologia, informática e ciências da decisão, não há nenhum modelo integrado isolado de raciocínio clínico e, com frequência, termos e modelos de raciocínio diferentes descrevem fenômenos semelhantes.

Raciocínio intuitivo *versus* analítico Um modelo contemporâneo útil do raciocínio, a teoria do processo dual, distingue dois modos conceituais gerais: pensar rápida ou lentamente. A *intuição* (Sistema 1) fornece julgamento rápido e sem esforço a partir de associações memorizadas utilizando o reconhecimento de padrões e outros princípios básicos de simplificação (i.e., heurística)*. Por exemplo, um padrão muito simples que pode ser útil em determinadas situações é: "mulheres negras mais adenopatia hilar é igual a sarcoidose". Como não há esforço envolvido na lembrança do padrão, normalmente o médico é incapaz de dizer como esses julgamentos foram formulados. Por outro lado, a *análise* (Sistema 2), a outra forma de raciocínio no modelo de processo dual, é lenta, metódica, deliberativa e trabalhosa. Um estudante pode ler sobre as causas de adenopatia hilar e, a partir daquela lista (p. ex., Cap. 66) identificar as doenças mais comuns em mulheres negras ou examinar a paciente em busca de achados cutâneos ou oculares que ocorrem na sarcoidose. Esses processos duais, evidentemente, representam dois exemplares tomados de um contínuo cognitivo. Eles oferecem impressões descritivas úteis, mas dão muito pouca orientação sobre como desenvolver *expertise* no raciocínio clínico. A maneira como esses sistemas idealizados interagem em diferentes problemas de decisão, a forma como os *experts* os utilizam de maneira diferente dos mais jovens e quando o seu uso pode levar a erros de julgamento continuam sendo objeto de estudo e debate considerável.

O reconhecimento de padrões, uma parte importante do raciocínio do Sistema 1, é um processo cognitivo complexo que parece ser realizado sem esforço. Pode-se reconhecer o rosto de uma pessoa, a raça de um cachorro, um modelo de automóvel ou uma obra musical a partir de poucas notas em um período de milissegundos sem necessariamente ser capaz de articular os detalhes específicos que levaram ao reconhecimento. De maneira análoga, médicos experientes costumam reconhecer padrões diagnósticos familiares muito rapidamente. O importante aqui é ter uma grande biblioteca de padrões arquivados que podem ser rapidamente acessados. Na ausência de um grande repertório de padrões diagnósticos armazenados, os estudantes (assim como médicos experientes atuando fora de sua área de conhecimento e familiaridade) às vezes precisam usar a abordagem analítica mais trabalhosa do Sistema 2 juntamente com uma coleta de dados mais intensa e abrangente para chegar ao diagnóstico.

Os breves cenários de pacientes a seguir ilustram três padrões distintos associados à hemoptise que clínicos experientes podem reconhecer sem esforço:

- Um homem de 46 anos de idade procura um internista com queixa principal de hemoptise. Ele é saudável em outros aspectos, não é fumante e está se recuperando de uma aparente bronquite viral. Esse padrão de apresentação sugere que a pequena quantidade de escarro com raias de sangue deve-se à bronquite aguda, de forma que uma radiografia de tórax fornece tranquilização suficiente de que não há problema mais grave.
- No segundo cenário, um paciente de 46 anos de idade com a mesma queixa principal, mas que relata história de tabagismo de mais de 100 maços/ano, tosse matinal produtiva com escarro e raias de sangue e perda de peso, enquadra-se no padrão de carcinoma pulmonar. Consequentemente, além da radiografia de tórax, o médico solicita exame citológico do escarro e encaminha o paciente para uma tomografia computadorizada (TC) de tórax.
- No terceiro cenário, o médico percebe um sopro diastólico suave no ápice cardíaco na ausculta de um paciente de 46 anos com hemoptise e que imigrou de um país em desenvolvimento, solicitando também uma ecocardiografia devido à possibilidade de hipertensão pulmonar por suspeita de estenose mitral reumática.

Porém, o reconhecimento de padrões, por si só, não é suficiente para firmar um diagnóstico. Sem uma reflexão sistemática deliberativa, o reconhecimento indisciplinado de padrões pode resultar em conclusão prematura: enganar-se chegando a uma conclusão diagnóstica sem considerar todos os dados relevantes. Uma segunda etapa fundamental, portanto, mesmo quando o diagnóstico parece óbvio, é a *verificação diagnóstica*: considerar se o diagnóstico adequadamente explica os sintomas e sinais presentes e se consegue explicar todos os achados clínicos. O caso a seguir, baseado em uma consulta clínica real, é um exemplo de conclusão prematura. Um homem de 45 anos de idade se apresenta com história de 3 semanas de infecção do trato respiratório superior (ITRS) "semelhante à gripe" incluindo dispneia e tosse produtiva. O médico do departamento de emergência (DE) puxa um "formulário de avaliação para ITRS", o qual define e padroniza as informações coletadas. Após rapidamente obter os componentes necessários do exame estruturado e observar em particular a ausência de febre e a imagem do tórax, o médico prescreve um supressor da tosse para bronquite aguda e tranquiliza o paciente de que sua doença não é grave. Depois de uma noite em casa sem dormir, com dispneia significativa, o paciente evoluiu para náuseas e vômitos e desmaiou. Ele foi trazido de volta ao DE em parada cardíaca e não pôde ser reanimado. A necrópsia mostrou infarto agudo do miocárdio (IAM) de parede posterior e um trombo recente em uma artéria coronária direita aterosclerótica. O que deu errado? Presumivelmente, o médico do DE achou que o paciente era basicamente saudável (o médico pode ser enganado pela aparência do paciente – um paciente que não "parece doente" pode ser incorretamente considerado como portador de doença inócua). Nesse caso o médico, após ouvir a impressão geral do paciente visto pelo enfermeiro da triagem, escolheu usar um protocolo para

*N. de R.T. Disciplina que estuda o descobrimento ou a investigação.

avaliação de ITRS mesmo antes de iniciar a anamnese, evitando considerar a gama mais ampla de possibilidades e exames associados necessários para confirmar ou refutar essas possibilidades. Em particular, ao se concentrar no protocolo abreviado e focado em ITRS, o médico falhou ao não aprofundar a anamnese da dispneia, a qual era precipitada pelo esforço e acompanhada de sensação de peso no tórax e aliviada pelo repouso, sugerindo um distúrbio muito mais grave.

A heurística ou as regras gerais são parte do sistema intuitivo. Esses atalhos cognitivos oferecem uma via rápida e fácil para se chegar a conclusões e fazer escolhas, mas podem levar a erros quando são usadas de maneira inadequada. Dois importantes programas de pesquisa estudaram a heurística em um contexto principalmente não médico, chegando a conclusões muito diferentes em relação ao valor dessas ferramentas cognitivas. O programa de "heurística e vieses" se concentra na forma como esses atalhos mentais podem levar a julgamentos incorretos. Porém, até o momento, há poucas evidências de que educar médicos e outros tomadores de decisão para ficarem alertas a esses > 100 vieses cognitivos identificados tenha tido qualquer efeito sobre a taxa de erros diagnósticos. Por outro lado, o programa de pesquisa de "heurística rápida e moderada" explora como e quando confiar em heurísticas simples pode produzir boas decisões. Embora muitas heurísticas tenham relevância para o raciocínio clínico, apenas quatro serão mencionadas aqui.

Ao diagnosticar pacientes, os médicos costumam desenvolver hipóteses diagnósticas com base na semelhança entre os sintomas, sinais e outros dados do paciente e suas representações mentais (padrões memorizados) das possibilidades de doença. Em outras palavras, médicos encaixam padrões para identificar os diagnósticos que compartilham achados mais compatíveis com o paciente atendido. Esse atalho cognitivo é chamado de heurística da representatividade. Considere um paciente com hipertensão que apresentou cefaleia, palpitações e diaforese. Com base na heurística da representatividade, o médico pode julgar o feocromocitoma como muito provável, considerando essa tríade clássica de sintomas sugerindo essa patologia. Porém, fazer isso seria incorreto, pois outras causas de hipertensão são muito mais comuns que o feocromocitoma, e essa tríade de sintomas pode ocorrer em pacientes que não têm esse diagnóstico. Assim, o médico que usa a heurística de representatividade pode superestimar a probabilidade de uma determinada doença com base na presença de sintomas e sinais representativos, não reconhecendo a sua baixa prevalência (i.e., a probabilidade prévia ou pré-teste). Por outro lado, apresentações atípicas de doenças comuns podem levar o médico a subestimar a probabilidade de uma determinada doença. Assim, a inexperiência com uma doença específica e com a sua gama de apresentações também pode levar a atrasos ou erros diagnósticos – por exemplo, doenças que afetam múltiplos órgãos, como sarcoidose e tuberculose, podem ser particularmente difíceis de diagnosticar devido aos muitos padrões diferentes de manifestações.

Um segundo atalho cognitivo comumente utilizado, a heurística de disponibilidade, envolve avaliações tomadas com base em quão facilmente os casos ou resultados semelhantes prévios podem ser trazidos à mente. Por exemplo, um médico pode lembrar-se de um caso a partir de um seminário sobre morbidade e mortalidade em que um paciente idoso apresentava dispneia indolor de início agudo e foi avaliado para uma causa pulmonar, mas acabou sendo descoberto que ele tinha um IAM, com o atraso no diagnóstico provavelmente tendo contribuído para o desenvolvimento de miocardiopatia isquêmica. Se o caso estivesse associado a uma acusação de má prática, o exemplo seria ainda mais inesquecível. Os erros da heurística de disponibilidade surgem de diversas fontes de viés de recordação. Desfechos catastróficos raros se tornam casos memoráveis, com clareza e força desproporcionais à sua probabilidade em futuros diagnósticos – por exemplo, um paciente com dor de garganta no qual subsequentemente se descobre uma leucemia, ou um atleta jovem com dor na perna que acaba sendo diagnosticado com osteossarcoma –, e os casos publicados na mídia ou que são experiências recentes podem ser, evidentemente, mais fáceis de serem recordados e, portanto, mais preponderantes nas avaliações clínicas.

O terceiro atalho cognitivo comumente usado, a heurística de ancoragem (também chamada de conservadorismo ou apego), envolve ajuste insuficiente da probabilidade inicial de doença para cima (ou para baixo) após um exame positivo (ou negativo) em comparação com o teorema de Bayes, isto é, apegando-se ao diagnóstico inicial. Por exemplo, um médico pode julgar a probabilidade de doença arterial coronariana (DAC) como elevada apesar de um resultado negativo de um teste de perfusão com esforço, e ainda indicar um cateterismo cardíaco (ver "Medidas de probabilidades de doenças e teorema de Bayes", adiante).

A quarta heurística afirma que os médicos devem utilizar a explicação mais simples possível que irá elucidar adequadamente os sintomas e achados do paciente (a navalha de Occam ou, alternativamente, a heurística de simplicidade). Embora seja um princípio atraente e frequentemente usado, é importante lembrar que não há nenhuma base biológica para ele. Erros pela heurística de simplicidade incluem a conclusão prematura, que leva à negligência de importantes sintomas ou achados sem explicação.

No caso de problemas diagnósticos complexos ou incomuns, o médico normalmente confia nos processos de raciocínio analítico (Sistema 2) e atua metodicamente usando o *modelo de raciocínio hipotético-dedutivo*. Com base nos motivos declarados pelo paciente para a busca de atenção médica, o clínico desenvolve uma lista inicial de possibilidades diagnósticas na *geração de hipóteses*. Durante a história da doença atual, a hipótese inicial evolui com um *refinamento diagnóstico* à medida que novas informações são testadas contra modelos mentais das doenças que estão sendo consideradas; os possíveis diagnósticos aumentam ou diminuem de probabilidade ou mesmo são abandonados como hipótese operacional daquele momento. Esses modelos mentais costumam gerar questões adicionais que diferenciam as possibilidades diagnósticas entre si. O exame físico dirigido também contribui para distinguir entre as hipóteses operacionais. O baço está aumentado? Quão grande está o fígado? Está sensível? Há alguma massa ou nódulo palpável? A *verificação diagnóstica* envolve testar a adequação (se o diagnóstico explica todos os sinais e sintomas) e a coerência (se os sinais e sintomas são consistentes com o mecanismo causal fisiopatológico subjacente) do diagnóstico. Por exemplo, se um fígado estiver aumentado e bastante sensível ao exame físico, e isso for causado por hepatite aguda (a hipótese), certos testes de função hepática específicos estarão acentuadamente elevados (a previsão). Se os exames vierem normais, a hipótese pode ter de ser descartada e outras são reconsideradas.

Embora costumem ser negligenciados, os achados negativos são tão importantes como os positivos, pois reduzem a probabilidade de hipóteses diagnósticas sob consideração. O desconforto torácico que não é provocado ou agravado por esforço e que não alivia com repouso em um paciente ativo reduz a probabilidade de que doença cardíaca isquêmica crônica seja a causa subjacente. A ausência de taquicardia ao repouso e do aumento da glândula tireoide reduzem a probabilidade de hipertireoidismo em um paciente com fibrilação atrial paroxística.

A gravidade da doença de um paciente pode anular as considerações predominantes de prevalência e as outras questões descritas anteriormente. Os "diagnósticos imperativos" reconhecem a importância de condições relativamente raras, mas potencialmente devastadoras, se não forem identificadas e tratadas. Por exemplo, os médicos devem considerar rotineiramente a dissecção aórtica como possível causa de desconforto torácico agudo e intenso. Embora os sintomas de apresentação típicos da dissecção sejam diferentes daqueles do IAM, a dissecção pode simular o IAM e, como ela é muito menos prevalente e é potencialmente fatal se não for tratada, o diagnóstico de dissecção ainda é um importante diagnóstico imperativo (Cap. 280). Os médicos que atendem pacientes com dor torácica aguda e intensa devem explícita e rotineiramente questionar sobre sintomas sugestivos de dissecção, medir a pressão arterial nos dois braços a procura de discrepância e procurar déficits de pulsos. Quando todos esses forem negativos, os médicos podem se sentir suficientemente tranquilos para descartar a hipótese de dissecção aórtica. Porém, se a radiografia de tórax mostrar um possível alargamento de mediastino, a hipótese deve ser reavaliada solicitando-se um exame de imagem apropriado (p. ex., TC de tórax ou ecocardiografia transesofágica). Em situações não agudas, a prevalência de possíveis diagnósticos alternativos deve desempenhar um papel muito mais proeminente na geração de hipóteses diagnósticas.

Os cientistas cognitivos que estudaram os processos do pensamento de clínicos *experts* observaram que eles agrupam dados em pacotes ou "blocos", que são armazenados na memória de curto prazo ou "memória de trabalho" e manejados para que hipóteses diagnósticas sejam formuladas.

Como a memória de curto prazo é limitada (humanos classicamente podem repetir de forma acurada uma lista de 7 ± 2 números lidos para eles), o número de diagnósticos que podem ser ativamente considerados nas atividades formuladoras de hipóteses também é limitado. Por esse motivo, os atalhos cognitivos analisados anteriormente podem desempenhar um papel importante na formulação de hipóteses diagnósticas, das quais muitas são descartadas tão rapidamente quanto são formuladas (demonstrando, assim, que a distinção entre raciocínio analítico e intuitivo é arbitrária e simplista, mas ainda útil para a representação do processo cognitivo).

Pesquisas do modelo hipotético-dedutivo de raciocínio tiveram dificuldade em identificar os elementos do processo de raciocínio que distinguem os *experts* dos novatos. Isso levou a uma mudança, de examinar o processo de resolução de problemas dos *experts* para analisar a organização de seu conhecimento quanto à combinação de padrões como amostras, protótipos e roteiros de doenças. Por exemplo, o diagnóstico pode ser baseado na semelhança de um novo caso com pacientes vistos anteriormente (amostras). Como modelos mentais abstratos de doenças, os protótipos incorporam a probabilidade de várias características da doença. Os roteiros de doenças incluem fatores de risco, fisiopatologia e sinais e sintomas. Os *experts* têm um estoque muito maior de casos protótipos e de amostras; a memória visual de longo prazo de radiologistas experientes é um exemplo. Os médicos, no entanto, não confiam simplesmente na lembrança literal de casos específicos, mas constroem redes conceituais elaboradas de informações memorizadas ou modelos de doença para ajudar a chegar a suas conclusões (roteiros de doenças). Ou seja, a *expertise* envolve uma capacidade aprimorada de conectar sintomas, sinais e fatores de risco uns com os outros de maneira a fazer sentido; relacionar esses achados com possíveis diagnósticos; e identificar as informações adicionais necessárias para confirmar o diagnóstico.

Não há uma teoria única que explique todas as características principais da *expertise* em diagnóstico clínico. Os médicos *experts* têm mais conhecimento sobre sintomas de apresentação de doenças e um repertório maior de ferramentas cognitivas para usar na resolução de problemas em comparação com os novatos. Uma definição de *expertise* destaca a capacidade de fazer distinções poderosas. Nesse sentido, *expertise* envolve conhecimento prático das possibilidades de diagnóstico e das características que distinguem uma doença da outra. A memorização isoladamente não é suficiente – por exemplo, a memória fotográfica de um livro-texto de medicina não faria de ninguém um *expert*. Mas ter acesso a informações relevantes detalhadas e específicas é de importância fundamental. No passado, os médicos primariamente adquiriam conhecimento clínico por meio de suas experiências com os pacientes, mas agora os médicos têm acesso a muitas fontes de informação. Os médicos do futuro poderão utilizar a experiência de um grande número de outros médicos por meio de ferramentas eletrônicas, mas, assim como no caso do livro memorizado, os dados isoladamente não serão suficientes para se tornar um *expert*. Ainda assim, a disponibilização desses dados remove uma das barreiras para a aquisição de experiência na conexão de sintomas, sinais e fatores de risco com os possíveis diagnósticos e para a identificação de outras informações importantes necessárias para a confirmação de um diagnóstico, potencialmente facilitando o desenvolvimento do conhecimento operacional necessário para se tornar um *expert*.

Apesar de toda a pesquisa para compreender a *expertise* clínica, na medicina e em outras disciplinas, ainda não está claro o quanto qualquer programa didático pode acelerar a progressão de um médico jovem para um *expert* ou de um médico experiente a um clínico mestre. A prática laboriosa deliberada (por longos períodos de tempo, algumas vezes dita ser de 10 anos ou 10 mil horas de prática) e o treinamento pessoal são duas estratégias que costumam ser usadas fora da medicina (p. ex., música, atletismo, xadrez) para promover a *expertise*. Seu uso no desenvolvimento da *expertise* clínica e na sua manutenção ou aprimoramento ainda não foi adequadamente explorado. Alguns estudos em medicina sugerem que a abordagem mais benéfica à educação expõe os estudantes aos sinais e sintomas de doenças específicas (reconhecimento de padrões de doenças) e, além disso, às listas de doenças que podem se apresentar com sinais e sintomas específicos (diagnóstico diferencial). Oportunidades de aprendizagem ativa úteis para clínicos em treinamento incluem desenvolver um sistema de aprendizagem pessoal – por exemplo, refletir sistematicamente sobre os processos diagnósticos utilizados (metacognição) e realizar acompanhamento para identificar diagnósticos e tratamentos para os pacientes sob seu cuidado.

TOMADA DE DECISÃO DIAGNÓSTICA *VERSUS* TERAPÊUTICA

O ideal moderno de tomada de decisão terapêutica em medicina é "personalizar" as recomendações de tratamento. Em resumo, personalizar o tratamento envolve a combinação da melhor evidência disponível sobre o que funciona com as características exclusivas de determinado paciente (p. ex., fatores de risco, genômica e comorbidades) e suas preferências e objetivos de saúde para chegar a uma recomendação de tratamento ideal. Do ponto de vista operacional, dois níveis diferentes e complementares de personalização são possíveis: a individualização do risco de dano e benefício das opções que estão sendo consideradas com base nas características específicas do paciente (medicina de precisão) e a personalização do processo de decisão terapêutica pela incorporação das preferências e valores do paciente em relação aos possíveis desfechos de saúde. Este último processo é algumas vezes chamado de tomada de decisão compartilhada e costuma envolver médicos que compartilham seu conhecimento sobre as opções e seus pontos positivos e negativos além das consequências associadas, e pacientes que compartilham seus objetivos de saúde (p. ex., evitar um risco de morte em curto prazo por uma cirurgia de revascularização miocárdica para ver o casamento de um neto daqui a alguns meses).

Individualizar a evidência sobre a terapia **não** significa confiar em impressões clínicas sobre os benefícios e danos com base em sua experiência pessoal. Devido a amostras pequenas e eventos raros, a chance de se chegar a inferências causais erradas a partir da experiência pessoal é muito alta. Para a maioria das doenças crônicas, a eficácia terapêutica só é demonstrável estatisticamente em grandes populações de pacientes. Não seria correto inferir com algum grau de certeza, por exemplo, que tratar um paciente hipertenso com inibidores da enzima conversora de angiotensina (IECAs) necessariamente preveniria um acidente vascular cerebral (AVC) durante o tratamento, nem que um paciente não tratado teria definitivamente evitado um AVC se tivesse sido tratado. Para muitas doenças crônicas, uma maioria de pacientes permanecerá livre de eventos independentemente das escolhas terapêuticas; alguns terão eventos qualquer que seja o tratamento escolhido; e aqueles que evitaram um evento não podem ser individualmente identificados. A redução da pressão arterial, um desfecho substituto prontamente observável, não tem relação muito estreita com a prevenção de AVCs. Consequentemente, na maioria das situações, demonstrar a efetividade terapêutica não pode depender simplesmente da observação de desfechos em um paciente individual, mas deve se basear em grandes grupos cuidadosamente estudados e adequadamente analisados.

Assim, a tomada de decisão terapêutica deve se basear na melhor evidência disponível a partir de ensaios clínicos e estudos de desfecho bem executados. Diretrizes confiáveis para a prática clínica que sintetizem tais evidências oferecem orientação normativa para muitos testes e decisões terapêuticas. No entanto, todas as diretrizes reconhecem que as recomendações que são iguais para todos os pacientes podem não se aplicar aos pacientes individualmente. A crescente pesquisa sobre a heterogeneidade dos efeitos terapêuticos visa à compreensão da melhor forma de ajustar evidências clínicas em nível de grupos sobre danos e benefícios de tratamentos a fim de identificar o nível absoluto de riscos encontrados por subgrupos e mesmo por pacientes individuais usando, por exemplo, escores clínicos de risco validados.

INFLUÊNCIAS NÃO CLÍNICAS NA TOMADA DE DECISÃO CLÍNICA

Mais de três décadas de pesquisas acerca das variações dos padrões de prática clínica identificaram importantes forças não clínicas que moldam as decisões clínicas. Conceitualmente, esses fatores podem ser agrupados em três categorias sobrepostas: (1) fatores relacionados com a prática individual do médico, (2) fatores relacionados com o contexto em que ele atua e (3) fatores relacionados com os sistemas de pagamento.

Fatores relacionados com o padrão da prática clínica Para garantir que o cuidado necessário seja fornecido com alto nível de qualidade, os médicos preenchem um papel importante no cuidado clínico servindo como defensores do paciente. Os fatores que influenciam o desempenho nessa função são o conhecimento, o treinamento e a experiência do médico. Está claro que os médicos não podem praticar a MBE se não estiverem familiarizados com as evidências. Como seria de se esperar, os especialistas geralmente conhecem as evidências da sua área melhor do que os generalistas. Além das evidências e diretrizes clínicas publicadas, uma grande influência na prática do médico pode ser descrita sob o conceito geral de "padrão de prática". O padrão de prática serve para definir normas de comportamento clínico. Padrões de prática diferentes podem ser baseados no treinamento, na experiência pessoal e nas evidências médicas. Convicções sobre a efetividade de diferentes terapias e padrões preferidos de exames diagnósticos são exemplos de diferentes facetas de um padrão de prática. Por exemplo, cardiologistas que avaliam pacientes com sintomas de dor torácica de baixo risco costumam conceitualizar seu objetivo diagnóstico primário na maximização a detecção de isquemia. Por essa razão, eles podem preferir fortemente os exames de imagem de esforço. Internistas cuidando dos mesmos pacientes podem sentir-se mais confortáveis com o uso inicial do eletrocardiograma (ECG) de esforço sem imagem. Este último padrão de prática foca menos na detecção de isquemia e mais em seguir as diretrizes recomendadas, que não indicam vantagem nos resultados com o uso de exames de imagens de esforço nesse contexto. Em relação aos internistas, o cardiologista também pode favorecer um uso mais liberal de angiografia coronariana e revascularização em pacientes com sintomas isquêmicos estáveis.

Além do bem-estar do paciente, a percepção do médico acerca do risco de sofrer uma ação legal por má prática, resultante de uma decisão errônea ou de um desfecho desfavorável, pode gerar um padrão de prática conhecido como medicina defensiva. Essa atitude envolve o uso ostensivo de exames e tratamentos com benefício muito pequeno, de modo a evitar críticas futuras caso haja um desfecho adverso. Com percepção consciente ou inconsciente de uma conexão com o risco de litígio ou pagamento, porém, com o tempo tais padrões de cuidados podem se tornar aceitáveis como parte das normas da prática, perpetuando, dessa forma, seu uso excessivo; por exemplo, o teste de esforço cardíaco anual em pacientes assintomáticos.

Fatores relacionados com o contexto da prática clínica Os fatores nessa categoria estão relacionados com os sistemas de trabalho, incluindo tarefas e fluxos (interrupções, ineficiências, carga de trabalho), tecnologia (problemas de projeto ou implementação, erros no uso, falhas, uso inadequado), características organizacionais (p. ex., cultura, liderança, equipe, cronogramas) e o ambiente físico (p. ex., ruído, iluminação, arquitetura interna). A *demanda induzida pelo médico* é um termo que se refere à observação repetida de que quando as instalações médicas e as tecnologias estão disponíveis para os médicos, eles encontrarão maneiras de usá-las. Outros fatores ambientais que podem influenciar a tomada de decisões são a disponibilidade local de especialistas para consultorias e procedimentos, exames de imagem ou salas de procedimentos de alta tecnologia, como equipamentos de ressonância magnética (RM) e centros de terapia com feixe de prótons, e fragmentação do cuidado.

Sistemas de pagamento Os incentivos financeiros estão diretamente relacionados com as outras duas categorias de fatores que interferem na prática médica. As questões financeiras podem exercer influências estimuladoras ou inibidoras na prática clínica. Historicamente, os médicos são pagos por serviços prestados, por sistema de capitação ou por salário. No pagamento por serviço prestado, os médicos que trabalham mais ganham mais, o que estimula o uso excessivo, de maneira consciente ou não. Quando esses pagamentos são reduzidos (reembolso com desconto), os médicos tendem a aumentar o número de serviços prestados para manter seus ganhos. Por outro lado, a capitação fornece um pagamento fixo por paciente ao ano para estimular os médicos a considerar o valor para uma população global no manejo de pacientes individuais e de preferência reduzir o uso de intervenções com benefício marginal. Para desestimular a utilização excessiva baseada no volume, os planos de compensação com salário fixo pagam aos médicos da mesma maneira, independentemente do esforço clínico, mas podem fornecer um incentivo (não intencional) para que atendam menos pacientes. Em reconhecimento à não sustentabilidade do crescimento continuado dos gastos médicos e aos custos de oportunidade associados com isso (fundos que poderiam ser aplicados de forma mais benéfica na educação, energia, bem-estar social ou segurança), os esforços atuais buscam fazer uma transição para um sistema de pagamento baseado em valor a fim de reduzir o uso excessivo e de refletir os benefícios. O trabalho para definir como atrelar o pagamento ao valor tem se concentrado principalmente nos modelos de pagamento por desempenho. Ainda não há evidências de ensaios clínicos de alta qualidade quanto à efetividade desses modelos.

INTERPRETAÇÃO DE EXAMES DIAGNÓSTICOS

Apesar dos impressionantes avanços tecnológicos da medicina no último século, muita incerteza permanece e desafia todos os aspectos da tomada de decisão clínica. Para aumentar esse desafio, há a sobrecarga massiva de informações que caracteriza a medicina moderna. Em média, os médicos assinam sete periódicos científicos, os quais apresentam mais de 2.500 artigos novos todos os anos, além de precisarem ter acesso a 2 milhões de fragmentos de informação para a prática da medicina. Claramente, para que seja útil, a informação deve ser filtrada quanto à qualidade e examinada quanto à aplicabilidade para ser integrada no cuidado de pacientes específicos. Embora os computadores pareçam oferecer uma solução óbvia tanto para a gestão da informação como para uma quantificação das incertezas do cuidado clínico, restam muitos problemas práticos a serem resolvidos antes que o apoio à decisão por computadores possa ser rotineiramente incorporado ao processo do raciocínio clínico de maneira que comprovadamente melhore a qualidade do atendimento. No momento, compreender a natureza das informações de exames diagnósticos pode ajudar a tornar o médico um usuário mais eficiente desses dados. A próxima seção revisa alguns conceitos relacionados aos exames diagnósticos.

EXAMES DIAGNÓSTICOS: MEDIDAS DE ACURÁCIA DO EXAME

O objetivo na realização de um exame no paciente é reduzir a incerteza acerca do diagnóstico ou prognóstico para facilitar o manejo adequado. Embora os exames diagnósticos sejam comumente classificados como exames laboratoriais (p. ex., hemograma) ou exames/procedimentos de imagem (p. ex., colonoscopia ou broncoscopia), qualquer informação que altere a compreensão do médico sobre o problema do paciente pode ser classificada como um exame diagnóstico. Nesse sentido, até mesmo a anamnese e o exame físico podem ser considerados exames diagnósticos. Em medicina clínica, é comum reduzir os resultados de um exame a um desfecho dicotômico, tal como positivo ou negativo, normal ou anormal. Embora essa simplificação frequentemente suprima informações úteis (como o grau da anormalidade), isso facilita a ilustração de alguns princípios importantes da interpretação de exames descritos adiante.

A acurácia de qualquer exame diagnóstico é avaliada com relação a um "padrão-ouro", no qual um teste padrão-ouro positivo define os pacientes que têm a doença e um teste negativo descarta com segurança a doença (Tab. 4-1). A caracterização do desempenho diagnóstico de um novo exame requer a identificação de uma população adequada (de preferência pacientes representativos nos quais o exame seria usado) e a aplicação do exame novo e do padrão-ouro em todos os pacientes. Ocorrem estimativas tendenciosas do desempenho do exame quando a acurácia diagnóstica é aplicada em uma população inadequada ou quando a determinação de doença pelo padrão-ouro é incompleta. A acurácia do novo exame para diferenciar entre doença e saúde é determinada com relação aos resultados do padrão-ouro e resumida em quatro estimativas. A sensibilidade ou taxa de verdadeiro-positivos reflete quão bem o novo exame identifica os pacientes com doença. Trata-se da proporção de pacientes com doença (definida pelo padrão-ouro) que apresenta um exame positivo. A proporção de pacientes com a doença que apresenta exame negativo é a taxa de resultados falso-negativos, calculada como 1 – sensibilidade. A especificidade ou taxa de verdadeiro-negativos reflete quão bem o novo exame identifica corretamente os pacientes que não têm a doença. Trata-se da proporção de pacientes sem doença (definida pelo padrão-ouro) que têm um exame negativo. A proporção de pacientes sem a doença que apresenta um exame positivo é a taxa de falso-positivos, calculada

TABELA 4-1 ■ Medidas de acurácia do exame diagnóstico

Resultado do exame	Estado da doença: Presente	Estado da doença: Ausente
Positivo	Verdadeiro-positivos (VP)	Falso-positivos (FP)
Negativo	Falso-negativos (FN)	Verdadeiro-negativos (VN)
Características do exame em pacientes com doença		
Taxa de verdadeiro-positivos (sensibilidade) = VP/(VP + FN)		
Taxa de falso-negativos = FN/(VP + FN) = 1 – taxa de verdadeiro-positivos		
Características do exame em pacientes sem doença		
Taxa de verdadeiro-negativos (especificidade) = VN/(VN + FP)		
Taxa de falso-positivos = FP/(VN + FP) = 1 – taxa de verdadeiro-negativos		

como 1 – especificidade. Na teoria, um exame perfeito teria sensibilidade de 100% e especificidade de 100% e seria capaz de distinguir plenamente os pacientes que têm a doença daqueles que não a têm. Uma mnemônica útil para ajudar a memorizar a relação relativamente paradoxal entre no que o teste é tecnicamente melhor e para o que o teste é mais útil clinicamente é: um exame com sensibilidade (**Sn**) muito alta quando *negativo* (**N**) ajuda a descartar (*rule **out***) a doença (**SnNout**), e um exame com especificidade (**Sp**) muito alta quando *positivo* (**P**) ajuda a confirmar (*rule **in***) a doença (**SpPin**).

O cálculo da sensibilidade e da especificidade requer a escolha de um ponto de corte ou valor limiar acima do qual o exame é considerado "positivo". Tornar o ponto de corte mais "estrito" (p. ex., aumentá-lo) reduz a sensibilidade, mas melhora a especificidade, enquanto que "flexibilizá-lo" (p. ex., reduzi-lo) aumenta a sensibilidade, mas reduz a especificidade. Essa compensação dinâmica entre a identificação mais acurada dos pacientes que têm a doença *versus* aqueles que não a têm é representada graficamente por uma curva da característica operatória do receptor (ROC, do inglês *receiver operating characteristic*) (Fig. 4-1) colocando-se a sensibilidade (eixo *y*) *versus* 1 – especificidade (eixo *x*). Cada ponto da curva representa um ponto de corte potencial, com valores de especificidade e sensibilidade associados. A área sob a curva ROC geralmente é usada como medida quantitativa do conteúdo informativo de um exame. Os valores variam de 0,5 (nenhuma informação diagnóstica; exame equivalente à definição no "cara ou coroa") a 1 (exame perfeito). A escolha do ponto de corte deve teoricamente refletir os danos e benefícios relativos ao tratamento para aqueles com ou sem doença. Por exemplo, se o tratamento for seguro e com benefício substancial, então escolher um ponto de corte de alta sensibilidade (porção superior direita da curva ROC) para um exame de baixo risco pode ser apropriado (p. ex., fenilcetonúria em recém-nascidos), mas se o tratamento tiver risco substancial de dano, então escolher um ponto de corte de alta especificidade (porção inferior esquerda da curva ROC) pode ser adequado (p. ex., a quimioterapia para câncer). A escolha do ponto de corte também pode depender da probabilidade de doença, com as baixas probabilidades colocando maior ênfase nos riscos de exames falso-positivos (p. ex., exame de HIV pré-nupcial) ou nos riscos de exames falso-negativos (p. ex., exame de HIV em doadores de sangue).

MEDIDAS DE PROBABILIDADES DE DOENÇAS E TEOREMA DE BAYES

Na ausência de exames perfeitos, o real estado de doença do paciente permanece incerto após cada exame. O teorema de Bayes oferece uma forma de quantificar a incerteza revisada usando a matemática de probabilidade

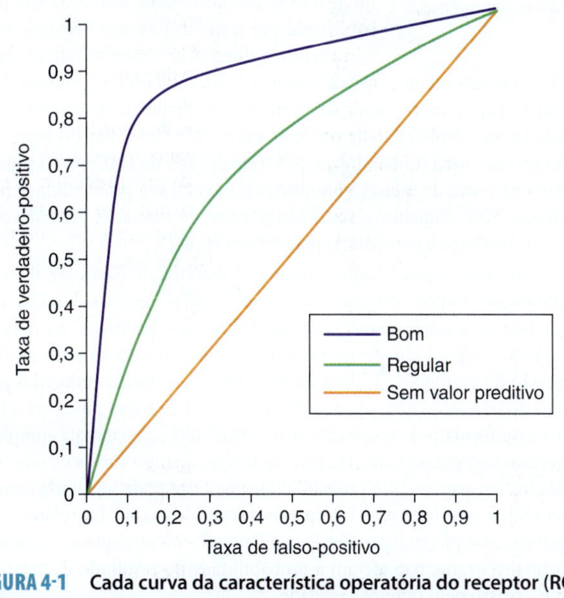

FIGURA 4-1 Cada curva da característica operatória do receptor (ROC) ilustra a compensação que ocorre entre um aumento da sensibilidade do exame (detecção acurada de pacientes com a doença) e um aumento da especificidade do exame (detecção acurada dos pacientes sem a doença), à medida que varia o valor do exame que define quando o exame passa de "negativo" para "positivo". Uma linha de 45° indicaria um exame sem valor preditivo (sensibilidade = especificidade em todos os valores do exame). A área sob cada curva ROC é uma medida do conteúdo de informação do exame. Assim, uma área de ROC maior significa aumento da acurácia diagnóstica.

simples (e, assim, evitando o viés de ancoragem). Ela calcula a *probabilidade de pós-teste*, ou a probabilidade de doença após um resultado de exame, a partir de três parâmetros: a probabilidade pré-teste da doença, a sensibilidade do exame e a especificidade do exame. A *probabilidade pré-teste* é uma estimativa quantitativa da probabilidade do diagnóstico antes da realização do exame e costuma ser estimada a partir da prevalência da doença na população subjacente (quando conhecida) ou do contexto clínico (p. ex., idade, sexo e tipo de dor torácica). Para algumas condições comuns, como a DAC, nomogramas e modelos estatísticos existentes geram estimativas de probabilidade pré-teste que consideram a história, o exame físico e os achados do exame. A probabilidade pós-teste (também chamada de valor preditivo do exame, ver adiante) é uma afirmação recalibrada da probabilidade do diagnóstico, considerando a probabilidade pré-teste e os resultados do exame. Para a probabilidade da doença após um exame positivo (i.e., o valor preditivo positivo) o teorema de Bayes é calculado da seguinte maneira:

$$\text{Probabilidade pós-teste} = \frac{\text{Probabilidade pré-teste} \times \text{Sensibilidade do teste}}{\text{Probabilidade pré-teste} \times \text{Sensibilidade do teste} + (1 - \text{Probabilidade pré-teste}) \times \text{Taxa de falso-positivo}}$$

Por exemplo, considere uma mulher de 64 anos de idade com dor torácica atípica com uma probabilidade pré-teste de 0,50 e um resultado "positivo" no exame diagnóstico (supondo uma sensibilidade do exame = 0,90 e especificidade = 0,90).

$$\text{Probabilidade pós-teste} = \frac{(0{,}50)(0{,}90)}{(0{,}50)(0{,}90) + (0{,}50)(0{,}10)} = 0{,}90$$

A expressão *valor preditivo* frequentemente é usada como sinônimo de probabilidade pós-teste. Infelizmente, os médicos costumam interpretar de maneira errada os valores preditivos relatados como medidas intrínsecas da acurácia do exame em vez de probabilidades calculadas. Estudos de desempenho dos exames diagnósticos aumentam a confusão ao calcular os valores preditivos a partir da mesma amostra usada para medir a sensibilidade e a especificidade. Esses cálculos são enganosos a menos que o exame seja aplicado subsequentemente em populações com exatamente a mesma prevalência de doença. Por essas razões, é melhor evitar a expressão *valor preditivo* e usar probabilidade pós-teste, que é mais descritiva após um resultado positivo ou negativo em um exame.

A versão do teorema de Bayes em nomograma (Fig. 4-2) ajuda a compreender de maneira conceitual a forma como ele estima a probabilidade pós-teste da doença. Nesse nomograma, o impacto do resultado do exame diagnóstico é determinado pela razão de probabilidade, que é definida como a razão entre a probabilidade de um determinado resultado de exame (p. ex., "positivo" ou "negativo") em um paciente que tem a doença e a probabilidade daquele resultado em um paciente que não tem a doença, fornecendo uma medida de quão bem o exame diferencia os pacientes com ou sem doença.

A *razão de probabilidade para um exame positivo* é calculada como a razão entre a taxa de verdadeiro-positivos e a taxa de falso-positivos (ou sensibilidade/[1 – especificidade]). Por exemplo, um exame com sensibilidade de 0,90 e especificidade de 0,90 tem uma razão de probabilidades de 0,90/(1 – 0,90), ou 9. Assim, para esse exame hipotético, um resultado "positivo" é 9 vezes mais provável em um paciente que tem a doença do que em um indivíduo sem ela. A maioria dos exames em medicina tem razões de probabilidade para um resultado positivo entre 1,5 e 20. Os valores mais altos estão associados a exames que aumentam mais substancialmente a probabilidade pós-teste da doença. Uma razão de probabilidade positiva muito alta (> 10) geralmente implica alta especificidade, de modo que um exame de alta especificidade positivo ajuda a "confirmar" uma doença (a mnemônica "SpPin" mencionada anteriormente). Se a sensibilidade for excelente, mas a especificidade insatisfatória, a razão de probabilidades cairá significativamente (p. ex., com sensibilidade de 90%, mas especificidade de 55%, a razão de probabilidades positivas será 2,0).

A *razão de probabilidade para um exame negativo* correspondente é a razão entre a taxa de falso-negativos e a taxa de verdadeiro-negativos (ou [1 – sensibilidade]/especificidade). Valores mais baixos para a razão de probabilidade negativa reduzem de maneira mais substancial a probabilidade pós-teste da doença. Uma razão de probabilidade negativa muito baixa (ficando abaixo de 0,10) geralmente implica alta sensibilidade, de

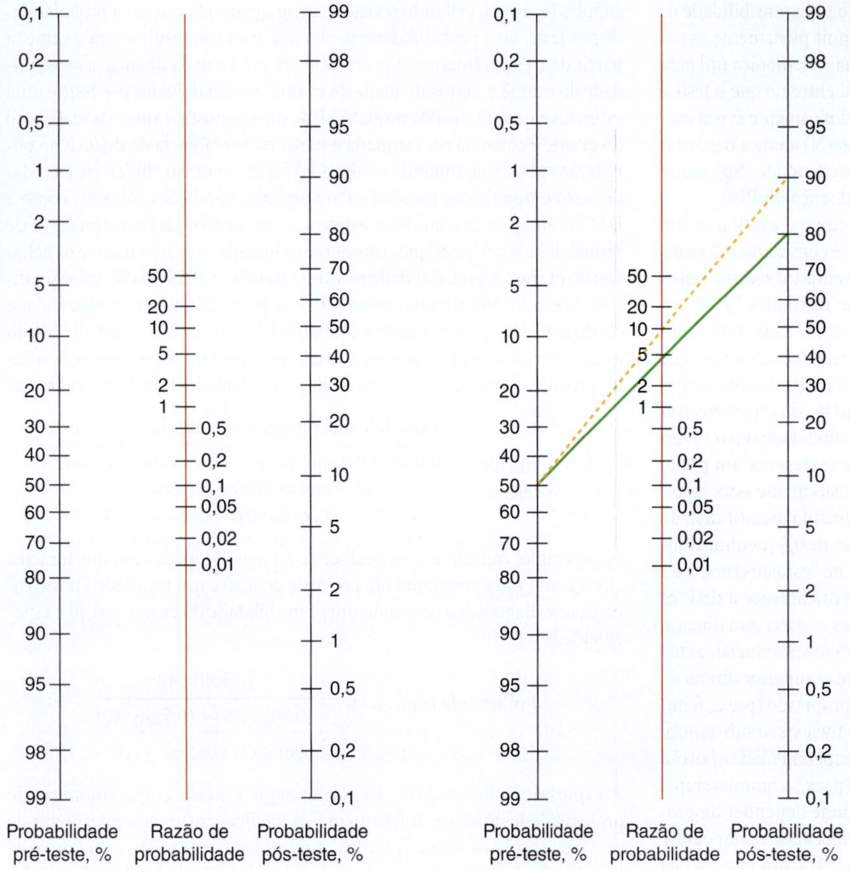

FIGURA 4-2 Versão em nomograma do teorema de Bayes usada para prever a probabilidade pós-teste da doença (escala à direita) usando a probabilidade pré-teste da doença (escala à esquerda) e a razão de probabilidade para um exame positivo (escala do meio). Ver texto para informações sobre o cálculo de razões de probabilidade. Para usar este nomograma, deve-se traçar uma linha reta entre a probabilidade pré-teste e a razão de probabilidade e determinar a probabilidade pós-teste. A parte à direita da figura ilustra o valor de uma prova de esforço em esteira positiva (razão de probabilidade 4, *linha verde*) e um estudo de perfusão com tomografia computadorizada por emissão de fótons únicos com tálio sob esforço positivo (razão de probabilidade 9, *linha amarela tracejada*) no paciente com uma probabilidade pós-exame de doença arterial coronariana de 50%. *(Adaptada de Centre for Evidence-Based Medicine: Likelihood ratios. Disponível em http://www.cebm.net/likelihood-ratios/.)*

modo que um exame de alta sensibilidade negativo ajuda a "descartar" uma doença (a mnemônica SnNout). O teste hipotético que consideramos anteriormente com uma sensibilidade de 0,9 e especificidade de 0,9 teria uma razão de probabilidade para um resultado de exame negativo de (1 – 0,9)/0,9 ou 0,11, significando que um resultado negativo é quase 10 vezes menos provável em pacientes com doença em comparação com aqueles sem doença (ou cerca de 10 vezes mais provável naqueles sem doença do que naqueles com doença).

APLICAÇÕES DOS EXAMES DIAGNÓSTICOS NA DAC

Considere dois exames usados com frequência no diagnóstico de DAC: a prova de esforço em esteira e um exame de imagem da perfusão miocárdica com TC por emissão de fótons únicos (SPECT) durante esforço (Cap. 241). Uma prova de esforço positiva com resposta de segmento ST tem sensibilidade média de 60% e especificidade média de 75%, resultando em uma razão de probabilidades positivas de 2,4 (0,60/[1 – 0,75]) (consistente com uma modesta capacidade discriminatória, pois fica entre 2 e 5). Para um homem de 41 anos com dor não anginosa e uma probabilidade pré-teste de DAC de 10%, a probabilidade pós-teste de ter a doença após um resultado positivo aumenta apenas para cerca de 30%. Para uma mulher de 60 anos com angina típica e uma probabilidade pré-teste de DAC de 80%, um resultado positivo nesse exame aumenta a probabilidade pós-teste de ter a doença para cerca de 95%.

Por outro lado, o exame de perfusão miocárdica com SPECT em exercício é mais acurado para o diagnóstico de DAC. Para simplificar, suponha que o achado de um defeito reversível de perfusão induzido por esforço tenha sensibilidade e especificidade de 90% (um pouco maior que o valor relatado), resultando em uma razão de probabilidades para exame positivo de 9 (0,90/[1 – 0,90]) (consistente com uma capacidade discriminatória intermediária, pois fica entre 5 e 10). Para o mesmo paciente com probabilidade pré-teste de 10%, um exame positivo aumenta a probabilidade de DAC para 50% (Fig. 4-2). No entanto, apesar das diferenças nas probabilidades pós-teste entre esses dois exames (30 vs. 50%), o exame mais acurado pode não melhorar a probabilidade diagnóstica o suficiente para mudar o manejo do paciente (p. ex., a decisão de encaminhar para cateterismo cardíaco), pois o exame mais acurado apenas mudou a posição do médico, de estar quase certo que o paciente não tinha DAC, para uma chance de 50% para a doença. Em um paciente que tem probabilidade pré-teste de 80%, a SPECT durante esforço eleva a probabilidade pós-teste para 97% (em comparação com 95% para a prova de esforço em esteira). Mais uma vez, o exame mais acurado não aumentou a confiança pós-exame o suficiente para justificar uma alteração no tratamento, e nenhum dos dois exames acrescentou muito ao que já se sabia com base apenas nos dados clínicos.

Em geral, resultados positivos com um exame acurado (p. ex., razão de probabilidade positiva de 10) quando a probabilidade pré-teste é baixa (p. ex., 20%) não mudam a probabilidade pós-teste o suficiente para confirmar a doença (p. ex., 80%). Em situações de rastreamento, as probabilidades pré-teste costumam ser particularmente baixas, pois os pacientes são assintomáticos. Em tais casos, a especificidade torna-se particularmente importante. Por exemplo, ao fazer o rastreamento, pela primeira vez, de doadores de sangue do sexo feminino sem fatores de risco para HIV, um exame positivo aumentou a probabilidade de HIV para apenas 67%, apesar da especificidade de 99,995%, pois a prevalência foi de 0,01%. Por outro lado, com uma alta probabilidade pré-teste, um exame negativo pode não excluir a doença de maneira adequada se não for suficientemente sensível. Assim, a maior mudança na probabilidade diagnóstica após um resultado de exame ocorre quando o médico está mais incerto (p. ex., probabilidade pré-teste entre 30 e 70%). Por exemplo, em pacientes com uma probabilidade pré-teste de 50% de DAC, um resultado positivo na prova de esforço com esteira aumentaria a probabilidade pós-teste para 80%, enquanto o resultado positivo no exame de perfusão com SPECT sob esforço a aumentaria para 90% (Fig. 4-2).

Conforme mostrado anteriormente, o teorema de Bayes faz algumas simplificações importantes que devem ser levadas em consideração. Primeiro, poucos exames oferecem resultados apenas "positivos" ou "negativos". Muitos exames têm desfechos multidimensionais (p. ex., extensão da depressão do segmento ST, duração do esforço e sintomas induzidos pelo esforço no teste ergométrico). Embora o teorema de Bayes possa ser adaptado a esse formato de resultados mais detalhados, isso é mais complexo em termos computacionais. Da mesma forma, quando vários exames são realizados em sequência, a probabilidade pós-teste pode ser usada como a probabilidade pré-teste para interpretar o segundo exame. Entretanto, essa simplificação supõe independência condicional – ou seja, que os resultados do primeiro exame não afetam a probabilidade do resultado do segundo exame –, e isso nem sempre é verdade.

Por fim, muitos livros afirmam que a sensibilidade e a especificidade são parâmetros de acurácia de exame independentes da prevalência. Contudo, esse pressuposto estatisticamente válido está frequentemente incorreto. Por exemplo, a prova de esforço em esteira tem sensibilidade em torno de 30% em uma população de pacientes com DAC de uma artéria, enquanto a sensibilidade em pacientes com DAC grave de três artérias aproxima-se de 80%. Assim, a melhor estimativa de sensibilidade a ser usada em uma decisão individual com frequência varia de acordo com a gravidade da doença na população examinada. Normalmente, uma população de pacientes hospitalizados, sintomáticos ou encaminhados tem prevalência mais alta da doença e, em particular, uma prevalência mais alta de doença mais avançada do que uma população ambulatorial. Consequentemente, a sensibilidade do exame tenderá a ser mais alta nos pacientes hospitalizados e a especificidade será maior na população ambulatorial.

MODELOS DE PREDIÇÃO ESTATÍSTICA

O teorema de Bayes, quando usado conforme mostrado, é útil para estudar os conceitos dos exames diagnósticos, mas previsões baseadas em modelos estatísticos multivariados podem abordar com mais acurácia esses problemas mais complexos ao levar em consideração simultaneamente outras características relevantes dos pacientes. Em particular, esses modelos explicitamente consideram muitos elementos de informações específicas do paciente, mesmo possivelmente sobrepostos, e atribuem um peso relativo a cada um, com base em sua contribuição específica independente para a predição em questão. Por exemplo, um modelo de regressão logística para predizer a probabilidade de DAC preferencialmente considera todos os fatores independentes relevantes fornecidos pelo exame clínico e pelos exames diagnósticos e sua importância relativa, em vez de considerar os dados limitados com os quais o médico pode lidar mentalmente ou com o teorema de Bayes. Porém, apesar de seu poder, os modelos de predição costumam ser complexos demais sob o ponto de vista computacional para que sejam usados sem uma calculadora ou computador. Recomendações terapêuticas geradas por diretrizes clínicas baseadas em modelos de predição estatística disponíveis *online*, por exemplo, a calculadora de risco do American College of Cardiology/American Heart Association para a prevenção primária com estatinas e a calculadora CHA_2DS_2–VASC para anticoagulação na fibrilação atrial, geraram um uso mais amplo. É incerto quando os prontuários eletrônicos terão plataformas com suporte para mais recursos que permitam o uso rotineiro de modelos preditivos na prática clínica que aumentem o seu impacto nas consultas clínicas e nos desfechos.

Um motivo para o uso clínico limitado é que, até o momento, apenas poucos modelos de predição foram suficientemente validados (p. ex., os critérios de Wells para embolia pulmonar; Tab. 4-2). É inquestionável a importância da validação independente em população diferente daquela que foi usada para se desenvolver o modelo. Um modelo preditivo não validado deve ser visto com o ceticismo apropriado para qualquer novo fármaco ou dispositivo clínico que não passou por testes clínicos rigorosos.

Quando os modelos estatísticos de sobrevida em câncer e doença cardíaca foram comparados diretamente com predições de médicos, eles se mostraram mais consistentes, como seria de se esperar, mas nem sempre foram mais acurados. Por outro lado, a comparação entre médicos com *sites* e aplicativos que geram listas de possíveis diagnósticos para ajudar os pacientes a se autodiagnosticarem concluiu que os médicos se saíam melhor que os programas atualmente disponíveis. Para estudantes e médicos menos experientes, o maior valor do apoio às decisões diagnósticas pode ser a extensão das possibilidades diagnósticas e o desencadeamento de uma "progressão racional", mas seu impacto sobre o conhecimento, a busca de informações e a resolução de problemas ainda precisa de mais pesquisas.

TABELA 4-2 ■ Regra de predição clínica de Wells para embolia pulmonar (EP)

Característica clínica	Pontos
Sinais clínicos de trombose venosa profunda	3
Diagnóstico alternativo menos provável que EP	3
Frequência cardíaca > 100 bpm	1,5
Imobilização por ≥ 3 dias ou cirurgia nas últimas 4 semanas	1,5
História de trombose venosa profunda ou EP	1,5
Hemoptise	1
Câncer (com tratamento dentro de 6 meses) ou tratamento paliativo	1
Interpretação	
Escore > 6,0	Alto
Escore 2,0-6,0	Intermediário
Escore < 2,0	Baixo

FERRAMENTAS FORMAIS DE APOIO ÀS DECISÕES

SISTEMAS DE APOIO ÀS DECISÕES

Durante os últimos 50 anos, foram feitas várias tentativas de desenvolver sistemas computadorizados para ajudar na tomada de decisão clínica e no tratamento dos pacientes. Conceitualmente, os computadores oferecem vários níveis de apoio potencialmente úteis para os médicos. No nível mais básico, eles oferecem pronto acesso a um enorme reservatório de informações, o que pode, porém, ser muito difícil de depurar para encontrar o que se está buscando. Em níveis superiores, os computadores podem apoiar as decisões de manejo clínico fazendo predições acuradas de desfechos ou podem simular todo o processo de decisão, além de fornecer orientação algorítmica. As predições baseadas em sistemas informatizados que utilizam o teorema de Bayes ou modelos de regressão estatística esclarecem uma decisão clínica, mas na verdade não chegam a uma "conclusão" ou "recomendação". Estão sendo aplicados métodos de aprendizagem por máquina para tarefas de reconhecimento de padrões, como o exame de lesões de pele e a interpretação de radiografias. Os sistemas de inteligência artificial (IA) tentam simular ou substituir o raciocínio humano por um análogo computadorizado. O processamento de linguagem natural permite ao sistema acessar e processar grandes quantidades de dados, tanto de prontuários eletrônicos como da literatura médica. Até a presente data, essas abordagens alcançaram apenas sucesso limitado. O exemplo mais proeminente, o programa Watson da IBM, introduzido publicamente em 2011, ainda não produziu evidências persuasivas de sua utilidade no suporte à decisão clínica. Os sistemas de rememoração ou dirigidos por protocolos não fazem predições, mas usam algoritmos existentes, tais como as diretrizes clínicas ou critérios de utilização apropriados, para orientar a prática clínica. Contudo, em geral, os sistemas de apoio às decisões ainda produzem pouco impacto na clínica médica. Os sistemas de rememoração embutidos em prontuários de saúde eletrônicos parecem ser mais promissores, sobretudo para corrigir a dosagem de medicamentos e promover a adesão às diretrizes clínicas. Os *checklists* também podem ajudar a evitar ou reduzir erros.

ANÁLISE DE DECISÕES

Em comparação aos métodos de apoio de decisão discutidos anteriormente, a análise de decisões representa uma abordagem normativa proposta para a tomada de decisões diante da incerteza. Sua principal aplicação são as decisões complexas. Por exemplo, as decisões de políticas de saúde pública costumam envolver *trocas* entre duração *versus* qualidade de vida, benefícios *versus* uso de recursos, saúde da população *versus* do indivíduo, além de *incertezas* em relação a eficácia, efetividade e eventos adversos, bem como *valores* ou preferências em relação a desfechos de mortalidade e morbidade.

Uma análise recente usando essa abordagem envolveu a estratégia ideal de rastreamento para câncer de mama, o que permaneceu controverso, em parte porque um ensaio clínico controlado randomizado para determinar o momento de começar o rastreamento e com que frequência repetir a mamografia é impraticável. Em 2016, a Cancer Intervention and Surveillance Network (CISNET) financiada pelo National Cancer Institute examinou oito estratégias que diferiam por iniciar o rastreamento com mamografia aos 40, 45 ou 50 anos e por fazer o rastreamento anual, a cada 2 anos ou anualmente para mulheres até os 50 anos e a cada 2 anos depois disso (híbrido). Seis modelos de simulação concluíram que as estratégias bianuais seriam as mais eficientes para as mulheres de risco médio. O rastreamento bianual de 1.000 mulheres dos 50 até os 74 anos de idade *versus* nenhum rastreamento evitaria sete mortes por câncer de mama. O rastreamento anual dos 40 aos 74 anos de idade evitaria mais três mortes, mas precisaria de 20.000 mamografias adicionais e geraria mais 1.988 resultados falso-positivos. Os fatores que influenciaram os resultados incluíram pacientes com risco 2 a 4 vezes maior de desenvolver câncer de mama nas quais o rastreamento anual dos 40 aos 74 anos gerava benefícios semelhantes aos do rastreamento bianual dos 50 aos 74 anos. Para pacientes de risco na média e comorbidades moderadas a graves, o rastreamento poderia ser interrompido mais cedo, entre 66 e 68 anos de idade.

Essa análise envolveu seis modelos que reproduziram tendências epidemiológicas e os resultados de um ensaio clínico de rastreamento, contabilizou a tecnologia digital e os avanços terapêuticos, além de considerar a qualidade de vida, os fatores de risco, a densidade mamária e a comorbidade. Ela forneceu novas informações para um problema de saúde pública na ausência de um ensaio clínico randomizado e ajudou a ponderar os prós e os contras de tal recomendação nas políticas de saúde. Embora esses modelos tenham sido desenvolvidos para problemas clínicos selecionados, seu benefício e sua aplicação para o manejo clínico individual em tempo real ainda não foram demonstrados.

DIAGNÓSTICO COMO UM ELEMENTO DA QUALIDADE DE CUIDADOS

O cuidado médico de alta qualidade começa com o diagnóstico acurado. A incidência de erros diagnósticos tem sido estimada por vários métodos, incluindo exames *post mortem*, revisão de prontuários médicos e queixas de má prática médica, com cada um deles gerando estimativas complementares, mas diferentes, desse problema de qualidade de cuidados relacionado à segurança do paciente. No passado, os erros diagnósticos tendiam a ser vistos como falha de médicos individuais. A visão moderna é de que eles são, na maioria das vezes, deficiências do sistema de cuidados. As estimativas atuais sugerem que quase todo mundo irá experimentar pelo menos um erro diagnóstico durante a vida, levando a mortalidade, morbidade, exames e procedimentos desnecessários, despesas e ansiedade.

As soluções para "erros diagnósticos como um problema do sistema de cuidados" têm se concentrado em abordagens em nível de sistema, como apoio a decisões e outras ferramentas integradas ao prontuário médico eletrônico. O uso de *checklists* foi proposto como meio para reduzir alguns desses erros cognitivos discutidos anteriormente no capítulo, como a conclusão prematura. Embora tenha sido demonstrado que os *checklists* são úteis em alguns contextos clínicos, como em salas de cirurgia e unidades de terapia intensiva, seu valor na prevenção de erros diagnósticos que causam eventos adversos aos pacientes ainda não foi demonstrado.

MEDICINA BASEADA EM EVIDÊNCIAS

A medicina clínica é tradicionalmente definida como a combinação de conhecimento médico (incluindo-se as evidências científicas), intuição e discernimento/julgamento na assistência de pacientes (Cap. 1). A medicina baseada em evidências (MBE) atualiza esse conceito, dando ênfase bem maior aos processos pelos quais os médicos adquirem conhecimento das pesquisas clínicas relevantes e mais atualizadas para que eles mesmo determinem se intervenções clínicas alteram o curso da doença e melhoram a duração ou a qualidade de vida. A expressão "medicina baseada em evidência" é agora usada tão frequentemente e em tantos contextos diferentes que muitos clínicos não conhecem seu significado original. A intenção do programa de MBE, como descrito no início da década de 1990 pelos fundadores da proposta na McMaster University, se torna mais clara pelo exame de suas quatro etapas principais:

1. Formulação das questões de assistência a serem respondidas
2. Busca de dados de pesquisas relevantes na literatura e nos bancos de dados *online*
3. Avaliação das evidências obtidas a respeito da sua validade e de sua relevância
4. Integração dessa avaliação com o conhecimento dos aspectos específicos do paciente (incluindo as preferências do paciente sobre os possíveis desfechos)

O processo de pesquisar a literatura de pesquisa mundial e avaliar a qualidade e a relevância dos estudos pode demandar tempo e exigir habilidades e treinamento que a maioria dos médicos não tem. Em uma prática clínica movimentada, esse trabalho não é logisticamente possível. Isso levou ao foco em encontrar revisões sistemáticas recentes do problema em questão como um atalho útil no processo da MBE. As revisões sistemáticas são consideradas por alguns como o mais elevado nível de evidência na hierarquia da MBE, pois tendem a resumir de forma abrangente as evidências disponíveis de um determinado assunto. Para evitar potenciais vieses encontrados em artigos de revisão narrativos, estratégias de busca reprodutíveis explicitamente predefinidas e critérios de inclusão e exclusão são usados para encontrar todos os artigos cientificamente relevantes e classificar sua qualidade. O protótipo desse tipo de recurso é a Cochrane Database of Systematic Reviews. Quando apropriado, uma metanálise é usada para resumir quantitativamente os achados da revisão sistemática (discutido em mais detalhes a seguir).

Infelizmente, revisões sistemáticas não estão uniformemente no auge do processo da MBE do modo como elas foram idealizadas. Em algumas circunstâncias, elas podem fornecer uma ideia bem mais clara do estado das evidências do que estaria disponível em qualquer relato clínico individual, mas seu valor é menos claro quando há apenas alguns poucos ensaios clínicos disponíveis, quando os ensaios e estudos observacionais são misturados ou quando a base de evidências for apenas observacional. Elas não podem compensar pelas deficiências nas pesquisas subjacentes disponíveis, e muitas são criadas sem o discernimento clínico necessário. A literatura médica atual está sendo inundada com revisões sistemáticas de qualidade e utilidade clínica variáveis. O sistema de revisão por pares, infelizmente, não se provou um juiz efetivo da qualidade desses estudos. Assim, as revisões sistemáticas devem ser usadas com prudência em conjunto com a leitura seletiva de alguns dos melhores estudos empíricos.

FONTES DE EVIDÊNCIA: ENSAIOS CLÍNICOS E REGISTROS

A ideia de aprender a partir da observação dos pacientes é tão antiga quanto a medicina em si. Nos últimos 50 anos, a compreensão dos médicos sobre a melhor maneira de transformar a observação bruta em evidências úteis evoluiu consideravelmente. A medicina recebeu uma dura lição atual no processo da pandemia de Covid-19. Iniciando na primavera (no Hemisfério Norte) de 2020, relatos de caso, narrativas de experiências pessoais e institucionais e pequenas séries de caso de centros isolados começaram a aparecer na literatura revisada por pares e, em alguns meses, se transformaram em uma enxurrada de evidências confusas e, muitas vezes, contraditórias. Relatos observacionais dos tratamentos para a Covid-19 inflamaram a confusão. Apenas das > 40.000 publicações que surgiram nos primeiros 7 meses da pandemia, ainda havia uma quantidade enorme de incerteza quando à prevenção, ao diagnóstico, ao tratamento e ao prognóstico da doença. Muitas das publicações do início de 2020 eram pequenas séries de observações ou revisões das séries publicadas, e nenhuma delas pode resolver as principais incertezas dos clínicos com relação ao atendimento desses pacientes. Esses pequenos estudos observacionais frequentemente têm limitações graves na validade e na possibilidade de ser generalizados, e, embora possam gerar hipóteses ou ser os primeiros relatos de eventos adversos ou benefícios terapêuticos, elas não têm um papel na formulação de padrões modernos de prática clínica. As principais ferramentas usadas para desenvolver evidências confiáveis são os ensaios clínicos randomizados suplementados estrategicamente por grandes registros observacionais (de alta qualidade). Um registro ou banco de dados comumente enfoca uma doença ou síndrome (p. ex., diferentes tipos de câncer, DAC aguda ou crônica, captura de marca-passo ou insuficiência cardíaca crônica), um procedimento clínico (p. ex., transplante de medula óssea, revascularização coronariana) ou um processo administrativo (p. ex., solicitações de cobrança ou reembolso).

Por definição, em dados observacionais, o pesquisador não controla o cuidado do paciente. Porém, dados observacionais prospectivos coletados de maneira cuidadosa podem algumas vezes atingir um nível de qualidade de evidência semelhante àquele dos dados de ensaios clínicos maiores. Por outro lado, dados coletados retrospectivamente (p. ex., revisão de prontuários) são limitados na forma e no conteúdo àquilo que os observadores anteriores registraram e podem não incluir os dados de pesquisa específicos que estão sendo procurados, como dados de queixas por exemplo. As vantagens dos dados observacionais incluem a capacidade de abranger uma população mais ampla do que aquela geralmente representada nos ensaios clínicos devido aos seus critérios restritivos de inclusão e exclusão. Além disso, dados observacionais fornecem evidências primárias para questões de pesquisa quando um ensaio randomizado não pode ser realizado. Por exemplo, seria difícil randomizar pacientes para testar estratégias diagnósticas ou terapêuticas não comprovadas, mas amplamente aceitas na prática, e não seria ético fazer randomizações com base em sexo, grupo racial/étnico, condição socioeconômica ou país de residência ou fazer a randomização dos pacientes para uma intervenção potencialmente prejudicial, como tabagismo ou excesso alimentar deliberado para desenvolvimento de obesidade.

Um estudo observacional prospectivo bem realizado sobre determinada estratégia de manejo difere de um ensaio clínico randomizado bem feito, principalmente pela ausência de proteção contra o viés de seleção de tratamento. O uso de dados observacionais para a comparação de estratégias diagnósticas ou terapêuticas assume que existe incerteza e heterogeneidade suficientes na prática clínica para garantir que pacientes semelhantes serão manejados de maneira diferente por médicos diferentes. Em resumo, a análise supõe que há um elemento suficiente de aleatoriedade (no sentido de desordem e não no sentido estatístico formal) no tratamento clínico. Em tais casos, os modelos estatísticos tentam ajustar desequilíbrios importantes e "nivelar o campo de trabalho" de modo que se possa fazer uma comparação justa entre as opções de tratamento. Quando o tratamento claramente não é randomizado (p. ex., todos os pacientes elegíveis para DAC de tronco de coronária esquerda são encaminhados para cirurgia de revascularização), o problema pode ser muito enviesado para a correção estatística e os dados observacionais podem não fornecer evidências confiáveis.

Em geral, o uso de controles contemporâneos é amplamente preferível ao de controles históricos. Por exemplo, a comparação entre o tratamento cirúrgico atual dos pacientes que apresentam DAC de tronco de coronária esquerda e dos pacientes com DAC de tronco de coronária esquerda tratados clinicamente durante a década de 1970 (a última vez em que tais pacientes foram rotineiramente tratados apenas com medicamentos) seria extremamente equivocada, pois a qualidade da "terapia clínica" fez progressos substanciais nesse intervalo de tempo.

Ensaios clínicos controlados randomizados incluem as características criteriosas do projeto prospectivo dos melhores estudos de dados observacionais, mas também o uso de alocação randomizada de tratamento. Esse desenho fornece a melhor proteção contra a confusão mensuráveis e não mensuráveis causada por vieses na seleção do tratamento (um aspecto principal de validade interna). Entretanto, o ensaio randomizado pode não ter boa validade externa (possibilidade de ser generalizado) se o processo de recrutamento no ensaio tenha resultado na exclusão de muitos pacientes potencialmente elegíveis ou se a elegibilidade nominal para o estudo descrever uma população muito heterogênea.

Os usuários de evidências médicas precisam estar cientes de que ensaios randomizados variam amplamente na prática em termos de qualidade e aplicabilidade. O processo de delineamento de tal ensaio frequentemente envolve fazer muitas concessões. Por exemplo, os ensaios delineados para obter aprovação da Food and Drug Administration (FDA) para um fármaco ou um dispositivo experimental devem atender a determinadas exigências reguladoras (como o uso de um controle com placebo), que podem resultar em um projeto populacional de ensaio muito diferente do que os clínicos praticantes considerariam mais útil.

METANÁLISES

O prefixo grego *meta* significa algo em um estado de desenvolvimento mais posterior ou avançado. A metanálise é uma pesquisa que combina e resume quantitativamente as evidências disponíveis. Embora possa ser usada para examinar estudos não randomizados, a metanálise é mais útil para resumir todos os ensaios randomizados disponíveis sobre uma determinada terapia usada em um contexto clínico específico. O ideal é que ensaios não publicados sejam identificados e incluídos para evitar vieses de publicação (i.e., perder dados de ensaios "negativos" que podem não ser publicados). Além disso, as melhores metanálises obtêm e analisam dados no nível do paciente individual de todos os ensaios em vez de usar apenas dados dos resumos de relatos publicados. Contudo, nem todas as metanálises publicadas geram evidências confiáveis para um determinado problema, de maneira que a metodologia deve ser avaliada de maneira cuidadosa para garantir o delineamento e a análise apropriada dos estudos. Os resultados de uma metanálise bem feita apresentam probabilidade de serem mais persuasivos se incluírem pelo menos vários ensaios randomizados de larga escala realizados de maneira adequada. A metanálise pode ser especialmente útil para ajudar na detecção de benefícios quando os ensaios individuais não têm poder adequado (p. ex., os benefícios da terapia trombolítica com estreptocinase no IAM demonstrados pelo ISIS-2 em 1988 foram evidentes no início da década de 1970 por meio de metanálise). Porém, em casos em que os ensaios disponíveis são pequenos ou mal conduzidos, a metanálise não deve ser vista como uma solução para as deficiências dos dados do estudo primário ou do delineamento dos ensaios.

As metanálises costumam concentrar-se nas medidas de benefício terapêutico relativo, como a razão de chances ou riscos relativos. Os clínicos também devem examinar qual redução absoluta do risco (RAR) se pode esperar do tratamento. Uma medida sucinta do benefício terapêutico absoluto é o número necessário para tratar (NNT) para prevenir um evento adverso (p. ex., morte, AVC). O NNT não deve ser interpretado literalmente como uma declaração de causa; ele é simplesmente 1/RAR. Por exemplo, se uma terapia hipotética tiver reduzido em 33% as taxas de mortalidade ao longo de um período de acompanhamento de 5 anos (benefício terapêutico relativo), de 12% (braço-controle) para 8% (braço de tratamento), a RAR seria 12 – 8% = 4%, e o NNT seria de 1/0,04 ou 25. Isso não significa literalmente que 1 paciente se beneficia e 24 não se beneficiam. Contudo, pode ser conceitualizado como uma medida informal da eficiência do tratamento. Se o tratamento hipotético for aplicado a uma população de risco mais baixo, digamos com mortalidade de 6% em 5 anos, o benefício terapêutico relativo de 33% significaria uma redução absoluta de 2% na mortalidade (de 6 para 4%), e o NNT para o mesmo tratamento nesse grupo de baixo risco de pacientes seria 50. Embora nem sempre explícitas, as comparações das estimativas do NNT de diferentes estudos devem levar em conta a duração do acompanhamento usado para criar cada estimativa. Além disso, o conceito de NNT supõe uma homogeneidade na resposta ao tratamento que pode não ser acurada. O NNT é simplesmente outra maneira de resumir a diferença absoluta entre os tratamentos, não oferecendo qualquer informação exclusiva.

DIRETRIZES DA PRÁTICA CLÍNICA

De acordo com a definição de 1990 do Institute of Medicine, as diretrizes da prática clínica são "declarações sistematicamente desenvolvidas para ajudar nas decisões dos médicos e pacientes sobre a assistência de saúde apropriada para circunstâncias clínicas específicas". Essa definição enfatiza várias características cruciais do desenvolvimento moderno de diretrizes. Primeiramente, essas diretrizes são criadas por meio das ferramentas da MBE. Em especial, a essência do processo de desenvolvimento é uma busca sistemática na literatura, seguida de revisão da literatura relevante revista pelos pares. Segundo, as diretrizes em geral enfocam um distúrbio clínico (p. ex., diabetes melito, angina *pectoris* estável) ou uma intervenção da assistência de saúde (p. ex., rastreamento para câncer). Terceiro, o objetivo primário das diretrizes é melhorar o cuidado médico por meio da identificação de práticas que poderiam ser rotineiramente implementadas com base em evidências de alta qualidade e altas razões entre benefícios e danos para as intervenções. As diretrizes destinam-se a "ajudar" na tomada de decisão, e não a definir explicitamente quais decisões devem ser tomadas em uma determinada situação, em parte porque as evidências isoladamente ao nível da diretriz nunca são suficientes para a tomada de decisão clínica (p. ex., decidir-se pela intubação e administração de antibióticos para pneumonia em um indivíduo com doença terminal, em um indivíduo com demência ou em uma mãe de 30 anos de idade saudável em outros aspectos).

As diretrizes são documentos narrativos construídos por uma equipe de especialistas cuja composição frequentemente é determinada por organizações profissionais interessadas. Essas equipes variam quanto à *expertise* e experiência e ao grau em que representam todas as pessoas interessadas relevantes. Os documentos das diretrizes consistem em uma série de recomendações específicas de tratamento, um resumo da indicação da quantidade e da qualidade das evidências que sustentam cada recomendação, uma avaliação da relação entre benefícios e danos para a recomendação e uma discussão narrativa das recomendações. Muitas recomendações simplesmente refletem o consenso de *experts* do painel das diretrizes por não haver evidências baseadas na literatura ou por elas serem insuficientes. Um exame recente dessa questão nas diretrizes cardiovasculares mostrou que < 15% das diretrizes recomendadas eram baseadas em evidências de mais alto nível de ensaios clínicos, e essa proporção não havia melhorado em 10 anos, apesar de um número substancial de ensaios sendo conduzidos e publicados. A etapa final da construção das diretrizes é uma revisão por pares, seguida de uma revisão final em resposta às críticas feitas.

As diretrizes estão estreitamente ligadas ao processo de melhora da qualidade na medicina por meio de sua identificação das melhores práticas baseadas em evidências. Tais práticas podem ser usadas como indicadores de qualidade. Exemplos incluem a proporção de pacientes com IAM que recebem ácido acetilsalicílico na admissão em um hospital e a proporção de pacientes com insuficiência cardíaca com redução da fração de ejeção que estão sendo tratados com IECA.

CONCLUSÕES

Após 30 anos da introdução do movimento da MBE, é tentador pensar que todas as decisões difíceis que os médicos enfrentam hoje foram ou serão solucionadas em breve e equacionadas em diretrizes clínicas e sistemas de rememoração informatizados. Contudo, a MBE oferece aos médicos um conjunto de instrumentos ideais, mas não completos, para tratar os pacientes. Além disso, mesmo com essas evidências, sempre vale a pena lembrar que a resposta à terapia do paciente "médio", representada pelo resumo dos desfechos do ensaio clínico, pode não ser a esperada para um paciente específico sentado na frente de um profissional no consultório ou hospital. Além disso, as metanálises não podem gerar evidências quando não houver estudos randomizados apropriados; a maioria das situações que o médico enfrenta na prática jamais será totalmente testada em estudo randomizado. Em um futuro previsível, habilidades excelentes de raciocínio clínico e experiência complementadas por recursos quantitativos bem concebidos e uma percepção perspicaz do papel das preferências individuais do paciente em seus cuidados continuarão a ser fundamentais na prática clínica da medicina.

LEITURAS ADICIONAIS

Croskerry P: A universal model of diagnostic reasoning. Acad Med 84:1022, 2009.

Dhaliwal G, Detsky AS: The evolution of the master diagnostician. JAMA 310:579, 2013.

Fanaroff AC et al: Levels of evidence supporting American College of Cardiology/American Heart Association and European Society of Cardiology Guidelines, 2008-2018. JAMA 321:1069, 2019.

Hunink MGM et al: *Decision Making in Health and Medicine: Integrating Evidence and Values*, 2nd ed. Cambridge, Cambridge University Press, 2014.

Kahneman D: *Thinking Fast and Slow*. New York, Farrar, Straus and Giroux, 2013.

Kassirer JP et al: *Learning Clinical Reasoning*, 2nd ed. Baltimore, Lippincott Williams & Wilkins, 2009.

Mandelblatt JS et al: Collaborative modeling of the benefits and harms of associated with different U.S. breast cancer screening strategies. Ann Intern Med 164:215, 2016.

Monteior S et al: The 3 faces of clinical reasoning: Epistemological explorations of disparate error reduction strategies. J Eval Clin Pract 24:666, 2018.

Murthy VK et al: An inquiry into the early careers of master clinicians. J Grad Med Educ 10:500, 2018.

Richards JB et al: Teaching clinical reasoning and critical thinking: From cognitive theory to practical application. Chest 158:1617, 2020.

Royce CS et al: Teaching critical thinking: A case for instruction in cognitive biases to reduce diagnostic errors and improve patient safety. Acad Med 94:187, 2019.

Saposnik G et al: Cognitive biases associated with medical decisions: A systematic review. BMC Med Inform Decis Mak 16:138, 2016.

Schuwirth LWT et al: Assessment of clinical reasoning: three evolutions of thought. Diagnosis (Berl) 7:191, 2020.

5 Medicina de precisão e prática clínica

Os organizadores

NOSOLOGIA DAS DOENÇAS E MEDICINA DE PRECISÃO

A nosologia moderna surgiu no final do século XIX, representando um claro rompimento com as descrições holísticas e limitadas de doença que datavam de Galeno. Nessa linha, a definição de qualquer doença se baseia amplamente na observação clinicopatológica. Como a correlação entre os sinais e sintomas clínicos e a anatomia patológica necessitava de material de necrópsia, havia uma tendência de se caracterizar a doença pelo órgão-alvo em que a síndrome primária se manifestava e pelas apresentações em estágios tardios. Morgagni institucionalizou essa estrutura com a publicação de *De Sedibus et Causis Morborum per Anatomen Indagatis* em 1761, em que ele correlacionou os achados clínicos de pacientes com mais de 600 necrópsias na Università di Padova, demonstrando uma base anatômica para a fisiopatologia das doenças. As observações clinicopatológicas serviram como base para a generalização indutiva junto com a aplicação da navalha de Occam, em que a complexidade da doença era reduzida à sua forma mais simples possível. Embora essa abordagem à definição das doenças humanas tenha se mantido dominante por mais de um século e tenha facilitado o triunfo sobre muitas doenças antes consideradas incuráveis, há falhas significativas no método diagnóstico osleriano excessivamente inclusivo e simplificado. Tais falhas incluem, entre outras, a incapacidade de distinguir a etiologia subjacente de diferentes doenças com fenótipos patológicos comuns. Por exemplo, muitas doenças diferentes podem causar doença renal em estágio terminal ou insuficiência cardíaca. Com o tempo, a classificação de distúrbios neurodegenerativos ou de linfomas, assim como de muitas outras doenças, está se tornando mais refinada e precisa à medida que as etiologias subjacentes são identificadas. Essas distinções são importantes, pois fornecem informações prognósticas predizíveis para pacientes, de forma individualizada, com doenças altamente prevalentes. Além disso, tratamentos podem ser inefetivos devido à falta de compreensão das complexidades moleculares muitas vezes sutis de geradores de doenças específicos.

A partir de meados do século XX, a era da medicina molecular forneceu a possibilidade idealizada de identificar a base molecular subjacente de cada doença. Por meio de um paradigma reducionista convencional, cientistas médicos exploraram os mecanismos de doenças em profundidades moleculares cada vez maiores, em busca da única causa molecular (ou de um número limitado delas) de muitas doenças humanas. Ainda assim, por mais efetiva que essa nova abordagem científica convencional fosse em revelar muitos mecanismos de doenças, as manifestações clínicas de bem poucas doenças poderiam ser explicadas com base em um único mecanismo molecular. Mesmo o conhecimento da mutação da cadeia da globina β que causa a doença falciforme não prediz as muitas manifestações diferentes da doença (síndrome de acidente vascular cerebral [AVC], crises dolorosas, crise hemolítica, entre outras). Evidentemente, esperava-se demais do reducionismo excessivamente simplificado, e não foi considerada a extraordinária variação biológica e sua consequente complexidade molecular e genética, que sustenta a diversidade normal e a patológica. A promessa do Projeto Genoma Humano possibilitou novas ferramentas e abordagens, promovendo esforços para a identificação de causas monogênicas, oligogênicas ou poligênicas para cada doença (permitindo a modulação ambiental). Ainda assim, novamente, a decepção predominou à medida que os *pools* de genomas se expandiram sem as revelações esperadas (exceto por variantes raras). O arco do reducionismo progressivo (como ilustrado para a tuberculose na Fig. 5-1) no refinamento e na explicação das doenças atingiu um platô, revelando a necessidade de novas abordagens para melhor compreender a etiologia, as manifestações e a progressão da maioria das doenças. O terreno estava preparado para um retorno ao holismo. Contudo, em contraste aos médicos antigos, o holismo adotado desta vez é integrativo, levando em conta o contexto genômico em todas as dimensões. Ao elaborar esse complexo cenário biopatológico, a definição das doenças precisa tornar-se mais precisa e progressivamente mais individualizada, em preparação para o que chamamos de *medicina de precisão*.

A simplificação excessiva do fenótipo é uma extensão natural do método científico observacional. A categorização de indivíduos em grupos ou conjuntos que sejam razoavelmente semelhantes simplifica a tarefa de diagnóstico, além de facilitar a aplicação de terapias "específicas" de forma mais ampla. A biomedicina tem sido vista como menos quantitativa e precisa em comparação a outras disciplinas científicas, sendo a diversidade biológica e biopatológica ("ruído" biológico) vista como a norma. Assim, a distribuição dessa complexidade observacional em um grupo principal de sinais ou sintomas que sejam razoavelmente invariáveis em um conjunto de indivíduos doentes serve, desde os primórdios da medicina, como uma base para a abordagem à doença e ao seu tratamento. Tal abordagem ao diagnóstico e tratamento permaneceu estática ao adentrar o século XXI, servindo como a base para o desenvolvimento de exames diagnósticos padronizados e de farmacoterapias amplamente utilizadas. O direcionamento a grupos maiores de pacientes é eficiente quando aplicado a populações grandes. Por mais bem-sucedida que essa abordagem tenha sido no avanço da assistência médica, é importante pontuar suas limitações, que incluem inacurácias preditivas significativas e segmentos consideráveis da população doente que não respondem aos fármacos mais "eficazes" (acima de 60% em algumas estimativas). Claramente, é necessária uma abordagem mais refinada ao diagnóstico e ao tratamento para alcançar melhores resultados terapêuticos e prognósticos.

Primeiramente voltando-se ao fenótipo, clínicos perspicazes sabem muito bem as diferenças sutis e intensas na apresentação que costumam manifestar-se entre indivíduos com a mesma doença. Em alguns casos, essas diferenças no fenótipo patológico levam a novas subclassificações da doença, como insuficiência cardíaca com fração de ejeção preservada *versus* insuficiência cardíaca com fração de ejeção reduzida. Com frequência, esses esforços relativamente brutos para aumentar a precisão dos diagnósticos são impulsionados pelas novas tecnologias ou novas maneiras de usar tecnologias já estabelecidas. Em outros casos, as diferenças nos fenótipos patológicos são mais sutis, não necessariamente clinicamente aparentes e com frequência conduzidas por medidas de endofenótipo, como distinções entre as vasculites facilitadas por refinamentos de sorologias ou imunofenotipagem. O ímpeto de criar essas subclasses de doenças é amplamente determinado pela necessidade de melhorar o prognóstico e de aplicar terapias mais efetivas e precisas. Com base nesses princípios norteadores, muitos clínicos experientes argumentam – e com razão – que eles têm praticado uma medicina de precisão personalizada ao longo de suas carreiras: eles caracterizam a doença de cada paciente em detalhes e escolhem terapias que respeitam e são guiadas por esses achados laboratoriais e clínicos individualizados, mesmo que sejam limitados.

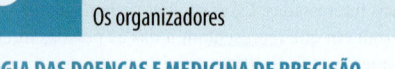

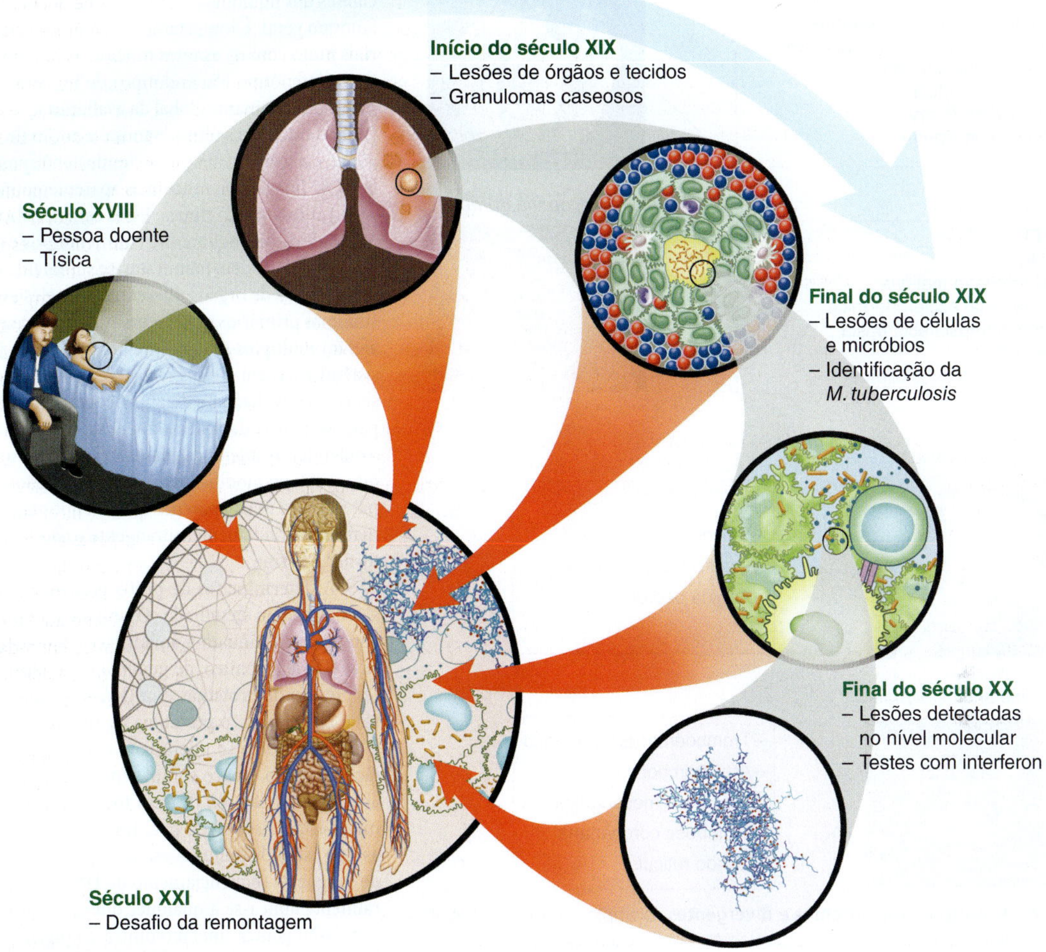

FIGURA 5-1 Arco do reducionismo em medicina. *(De JA Greene, J Loscalzo. Putting the patient back together—social medicine, network medicine, and the limits of reductionism. N Engl J Med 377:2493, 2017. Copyright © 2017 Massachusetts Medical Society. Reimpressa com permissão de Massachusetts Medical Society.)*

Em muitas doenças, a variabilidade genômica, seja herdada ou adquirida, fornece oportunidades para refinar a precisão diagnóstica com acurácia preditiva e fidelidade ainda maior. Por essa razão, o campo da medicina de precisão entrou agora em uma nova era que acopla o reducionismo molecular do último século com uma compreensão integrada no nível dos sistemas da base dos fenótipos patológicos. Um fato igualmente importante, a genômica moderna estabeleceu que o contexto genômico, algumas vezes chamado de genes modificadores, é distinto em cada pessoa; assim, compreender esse contexto possibilita a base necessária para predizer como um ou mais geradores de doença podem manifestar um fenótipo patológico clínico – por exemplo, o porquê de alguns indivíduos com anemia falciforme desenvolverem AVC, enquanto outros desenvolvem síndrome torácica aguda. *Este conceito de que geradores ambientais e/ou genéticos primários de uma doença afetam de forma diferente a expressão da doença com base no contexto genômico único de um indivíduo serve como o alicerce para uma grande parte do que denominamos medicina de precisão.*

Para desenvolver uma estratégia de medicina de precisão para qualquer doença, o clínico precisa estar ciente de dois importantes princípios confundidores. Primeiro, pacientes com doenças diferentes podem manifestar fenótipos patológicos semelhantes, isto é, *fenótipos convergentes*. Exemplos desse princípio incluem a hipertrofia do miocárdio encontrada em miocardiopatia hipertrófica, miocardiopatias infiltrativas, estenose aórtica grave e hipertensão arterial de longa data não tratada; e a microangiopatia trombótica encontrada em hipertensão maligna, crise renal esclerodérmica, púrpura trombocitopênica trombótica, eclâmpsia e síndrome antifosfolipídeo. Segundo, pacientes com a mesma doença básica podem manifestar fenótipos patológicos muito diferentes, isto é, *fenótipos divergentes* (Cap. 466). Exemplos desse princípio incluem as diferentes manifestações clínicas da fibrose cística ou da doença falciforme e a penetrância incompleta de muitas doenças genéticas comuns. Essas apresentações comuns de doenças diferentes e apresentações diferentes da mesma doença são ambas uma consequência do contexto genético em conjunto com as exposições singulares ao longo da vida de um indivíduo (Fig. 5-2). É essencial compreender as interações entre esses vários determinantes moleculares complexos da expressão da doença para o sucesso da medicina de precisão.

Dada a complexidade do contexto ambiental e genômico de um indivíduo, pode-se indagar: quão precisos devemos ser para praticar a medicina de precisão de forma efetiva? O conhecimento completo do genoma de uma pessoa (DNA, expressão gênica, função mitocondrial, proteoma, metaboloma, modificação pós-traducional do proteoma e metagenoma, entre outros) e avaliações quantitativas da história social e ambiental não são possíveis de se obter; ainda assim, isso não torna o problema geral intratável. Como as redes moleculares que governam os fenótipos foram sobredeterminadas (i.e., redundantes) e existem geradores primários da expressão da doença que são modificados de maneira ponderada por outras características genômicas de um indivíduo, a prática da medicina de precisão pode ser realizada sem o conhecimento completo de todas as dimensões do genoma. Exemplos de como atingir essa estratégia da melhor forma são discutidos mais adiante neste capítulo.

REQUISITOS DA MEDICINA DE PRECISÃO

Os elementos essenciais de qualquer tentativa de medicina de precisão incluem fenotipagem, endofenotipagem (definição das características de um distúrbio que não são prontamente observáveis) e determinação de perfis genômicos (Fig. 5-3). Embora as sutis distinções entre indivíduos com a mesma doença sejam bem conhecidas pelos médicos, a formalização dessas diferenças é crucial para se obter fenótipos mais precisos. A fenotipagem profunda requer uma anamnese detalhada, incluindo história familiar e de exposições ambientais, assim como estudos funcionais (fisiológicos) relevantes e exames de imagem, incluindo exames de imagem molecular

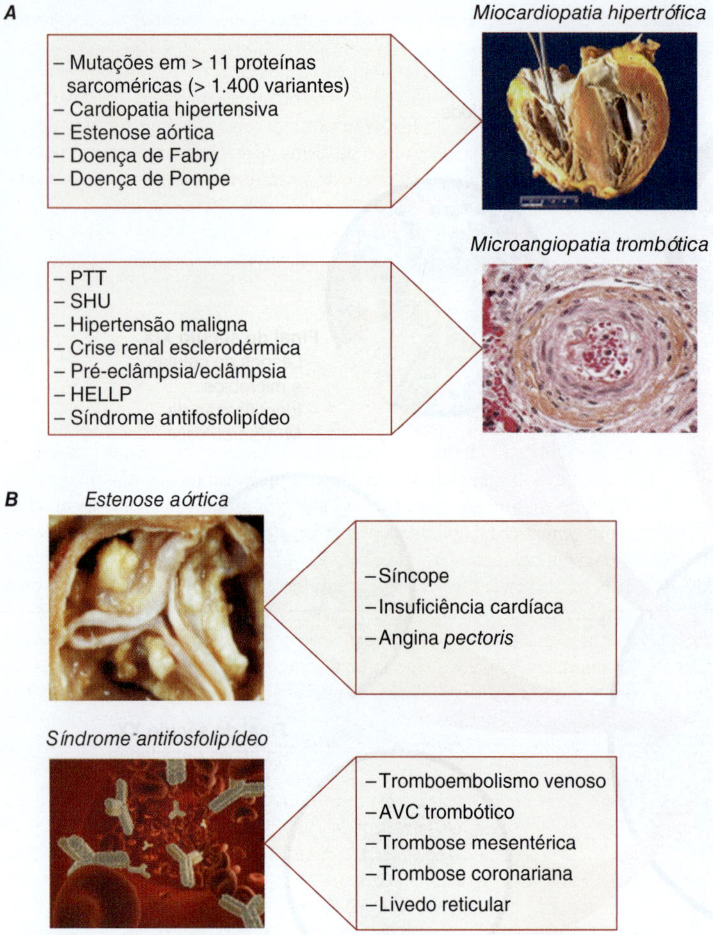

FIGURA 5-2 Fenótipos convergentes e divergentes. Exemplos do primeiro (***A***) incluem miocardiopatia hipertrófica e microangiopatia trombótica, e exemplos do último (***B***) incluem estenose aórtica e síndrome antifosfolipídeo, cada qual com várias apresentações clínicas distintas. HELLP, hemólise, enzimas hepáticas elevadas e baixa contagem de plaquetas; SHU, síndrome hemolítico-urêmica; PTT, púrpura trombocitopênica trombótica; AVC, acidente vascular cerebral.

quando apropriado. Exames bioquímicos, imunológicos e moleculares dos líquidos corporais podem fornecer mais detalhes ao fenótipo geral. É importante observar que esses testes laboratoriais junto com os exames funcionais compõem uma avaliação do endofenótipo (ou endótipo) de um indivíduo, refinando o poder discriminante global da avaliação. Um outro conceito que ganhou tração nos últimos anos é a noção de fenotipagem ortogonal, ou seja, a avaliação de (endo)fenótipos clínicos, moleculares, de imagem ou funcionais aparentemente não relacionados com a apresentação clínica. Essas características melhoram a capacidade de distinguir entre (sub)fenótipos e derivam do fato de que doenças podem manifestar-se sutilmente (subclinicamente) em sistemas de órgãos diferentes daqueles em que os sinais ou sintomas primários são expressos. Sabe-se que algumas doenças afetam múltiplos sistemas de órgãos (p. ex., lúpus eritematoso sistêmico), e, em muitos casos, o envolvimento desses múltiplos sistemas é avaliado no diagnóstico inicial, mas esse não é o caso para a maioria das outras doenças. À medida que começamos a entender as diferenças da expressão das variantes genômicas que geram ou modificam a doença em órgãos específicos, se torna cada vez mais aparente que a fenotipagem ortogonal – ou, mais apropriadamente, abrangente e não tendenciosa – deve se tornar a norma.

A determinação de perfis genômicos deve ser acoplada à fenotipagem detalhada. Os níveis complexos de avaliação genômica continuam a amadurecer e incluem sequenciamento de DNA (exômico, de genoma completo), expressão gênica (expressão de proteínas e mRNA) e metabolômica. Além disso, o epigenoma, o proteoma de modificação pós-traducional e o metagenoma (o microbioma pessoal de um indivíduo) estão ganhando espaço como elementos adicionais da genômica abrangente (Cap. 483). Nem todas essas características genômicas estão disponíveis para testagem em laboratório clínico, e as que estão disponíveis estão amplamente restritas ao exame de sangue. O sequenciamento de DNA usando sangue total geralmente aplica-se a qualquer doença baseada em órgão, mas expressão gênica, metabolômica e epigenética costumam ser baseadas em tecido. Considerando que amostras teciduais nem sempre são facilmente obtidas do órgão de interesse, tentativas de correlacionar os perfis de mRNA, proteínas ou metabólitos do sangue total com aqueles do órgão envolvido são cruciais

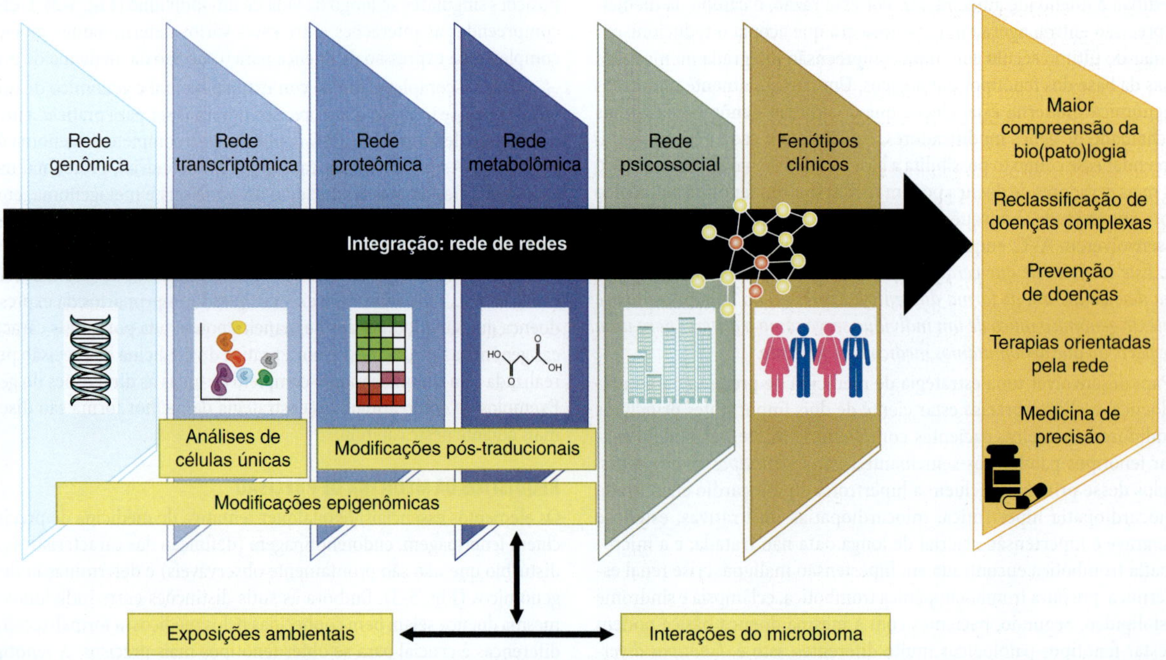

FIGURA 5-3 Universo da medicina de precisão. A totalidade da medicina de precisão incorpora redes biológicas multidimensionais, cuja integração leva a uma rede de redes cujos componentes interagem uns com os outros e com exposições ambientais, gerando um fenótipo ou fenótipo patológico distinto. *(Reproduzida com permissão de LY-H Lee, J Loscalzo: Network medicine in pathobiology. Am J Pathol 189:1311, 2019.)*

para a precisão nas escolhas terapêuticas e prognósticas. Em muitos casos, as consequências sistêmicas de uma doença de órgão específico (p. ex., respostas inflamatórias sistêmicas em indivíduos com aterosclerose) podem ser determinadas, sendo úteis para obter informações prognósticas ou estratégias terapêuticas. Essas assinaturas com biomarcadores estão sujeitas a descobertas contínuas e foram úteis para orientar o aumento da precisão diagnóstica em várias doenças. Contudo, em muitas doenças, as correlações entre esses marcadores sanguíneos ou plasmáticos e as doenças estabelecidas em órgãos são fracas, levando à necessidade de analisar cada condição e assinatura resultante antes de aplicá-las na tomada de decisão clínica. É importante observar que um dos principais determinantes das consequências funcionais de uma variante genética que se acredita gerar um fenótipo de doença não é simplesmente a sua expressão em um tecido de interesse, mas, principalmente, a coexpressão de parceiros ligantes de proteínas nesse mesmo tecido, incluindo vias (dis)funcionais específicas que governam o fenótipo (Fig. 5-4). Uma estratégia alternativa que está sendo investigada atualmente é a conversão de células-tronco pluripotentes induzidas de um paciente em um tipo celular de interesse para o estudo da metabolômica ou expressão gênica. Por mais racional que essa abordagem pareça pelos primeiros princípios, é importante observar que os padrões de expressão gênica nesses tipos celulares diferenciados induzidos não são completamente condizentes com os de seus equivalentes nativos, de modo que oferecem informações adicionais limitadas com custos adicionais potencialmente altos.

Enquanto as características fenotípicas de muitas doenças crônicas são avaliadas ao longo do tempo, as características genômicas tendem a limitar-se a amostras de um momento específico. As trajetórias temporais são extremamente informativas na genotipagem e fenotipagem de precisão, e os padrões de expressão gênica e fenótipos mudam ao longo do tempo de maneiras diferentes entre pacientes diferentes com o mesmo fenótipo dominante. O custo, a frequência de amostragem viável, o poder preditivo e as escolhas terapêuticas orientam a melhor estratégia para a aquisição de amostras seriadas em um dado paciente; porém, como os custos das tecnologias genômicas continuam sendo reduzidos, essa limitação pode ser progressivamente mitigada, e a aplicação clínica pode tornar-se uma realidade.

Uma importante classe de doenças que não possuem a maioria dessas limitações na determinação do perfil genômico são os cânceres. Os cânceres podem ser (e são) amostrados (biopsiados) frequentemente para monitorar alterações ao longo do tempo no oncogenoma somaticamente mutante e suas consequências no número limitado de vias geradoras oncogênicas bem definidas (Cap. 68). A esse respeito, uma limitação singular do câncer, contudo, é a alta frequência de mutações somáticas ao longo do tempo (especialmente com tratamento), e as consequências funcionais de muitas dessas mutações são desconhecidas. Outro aspecto importante é que a avaliação dos padrões de sequenciamento de mRNA de célula única demonstra alta variabilidade entre células aparentemente similares, desafiando a interpretação funcional. Por último, em tumores sólidos, as células estromais interagem de diversas maneiras (p. ex., metabolicamente) com as células malignas associadas, e suas assinaturas de expressão gênica também são modificadas por alterações no panorama de mutações somáticas da neoplasia primária. Assim, é possível obter mais informações ao longo do tempo na maioria dos pacientes com câncer, mas a interpretação desses conjuntos de dados continua sendo largamente semiempírica.

A possibilidade de identificar alvos terapêuticos específicos permanece sendo um objetivo principal da medicina de precisão. Isso requer mais do que o simples sequenciamento do DNA e deve incluir a análise de algum grau da expressão gênica, preferencialmente no(s) órgão(s) envolvido(s). Além de demonstrar a expressão de uma proteína variante no órgão, deve-se preferencialmente também demonstrar suas consequências funcionais, o que requer a apuração da expressão das proteínas ligantes parceiras e das vias funcionais que elas compõem. Para alcançar esse objetivo, foram testadas várias abordagens, sendo uma das mais bem-sucedidas a construção de um interactoma proteína-proteína (o interactoma), que é um mapa abrangente de redes das interações proteína-proteína em uma célula ou órgão de interesse (Cap. 486). Tal modelo fornece informações sobre as sub-redes que governam o fenótipo de uma doença (módulos de doença), que pode ser ainda mais individualizado pela incorporação de variantes e proteínas com expressão diferencial que são específicas de um paciente. Esse tipo de análise leva à criação de um reticulótipo ou "reticuloma" individual, o qual conecta o genótipo ao fenótipo de um indivíduo (Fig. 5-5). Usando essa abordagem, podem-se identificar alvos farmacológicos potenciais de uma forma racional ou até mesmo reaproveitar fármacos existentes demonstrando-se a proximidade de um alvo farmacológico conhecido a um módulo de doença de interesse (Fig. 5-6). Por exemplo, na doença de Castleman multicêntrica, um distúrbio de etiologia incerta, o reconhecimento de que a via PI3K/Akt/mTOR é largamente ativada levou a ensaios com o sirolimo, um fármaco conhecido e com uso aprovado. A medicina de precisão oferece novas oportunidades para otimizar a utilização de um fármaco ao avaliar a farmacogenômica individualizada de sua disposição e metabolismo, como demonstrado para as consequências adversas de variantes em *TPMT* no metabolismo da azatioprina e em *CYP2C19* no metabolismo do clopidogrel (Cap. 68).

EXEMPLOS DE APLICAÇÕES DA MEDICINA DE PRECISÃO

O campo da medicina de precisão não surgiu abruptamente na história da medicina, mas, sim, evoluiu de forma gradual à medida que os médicos se tornaram mais conscientes das diferenças entre pacientes com a mesma doença. Com o advento da genômica moderna, em uma situação ideal, essas diferenças fenotípicas podem ser mapeadas em diferenças genotípicas. Assim, pode-se considerar a medicina de precisão na perspectiva da era pré-genômica e da era pós-genômica. A medicina de precisão pré-genômica foi aplicada a muitas doenças à medida que as suas classes terapêuticas expandiam. Um bom exemplo dessa abordagem é no campo da insuficiência cardíaca, em que diuréticos, digoxina, betabloqueadores, agentes redutores de pós-carga, vasodilatadores, inibidores de renina-angiotensina-aldosterona e peptídeo natriurético cerebral (nesiritida) são comumente utilizados em alguma combinação na maioria dos pacientes. A escolha dos agentes é orientada pela base de evidências do seu uso, mas ajustada aos fenótipos fisiopatológicos primários que o paciente manifesta, como congestão, hipertensão e deficiência de contratilidade. Esses tratamentos foram desenvolvidos na última metade do século passado, com base em observações empíricas, experimentos reducionistas de vias específicas que se supunham estarem envolvidas na fisiopatologia e respostas clínicas em ensaios prospectivos. À medida que a fenotipagem tornou-se mais refinada (p. ex., avaliações ecocardiográficas da função ventricular e caracterização do relaxamento ventricular por Doppler tecidual), a síndrome foi subclassificada em insuficiência cardíaca com fração de ejeção reduzida e insuficiência cardíaca com fração de ejeção preservada, sendo que a última não responde bem a nenhuma das classes de agentes terapêuticos disponíveis atualmente. Na era pós-genômica, métodos ainda mais detalhados e refinados estão sendo investigados para caracterizar fenótipos patológicos e genótipos, que podem, então, ser associados a uma combinação ideal de classes de agentes terapêuticos.

A hipertensão arterial pulmonar é outra doença em que as terapias definitivas atravessam as eras pré e pós-genômica da medicina de precisão. Antes da década de 1990, não havia terapias efetivas para essa condição altamente mórbida e letal. Com o advento da caracterização molecular e bioquímica das anormalidades vasculares em indivíduos com doença estabelecida, contudo, as terapias com agentes que restauram a função vascular normal melhoraram a morbidade e mortalidade. Esses agentes são bloqueadores dos canais de cálcio, análogos da prostaciclina e antagonistas do receptor de endotelina. Com o progresso da caracterização genômica da doença nas duas últimas décadas, são cada vez mais reconhecidos genótipos distintos que levam a fenótipos singulares (Cap. 283), como a demonstração de um endofenótipo primariamente fibrótico orientado pela proteína de arcabouço (oxidada) NEDD-9 e sua potencialização dependente de aldosterona e independente de TGF-β- da expressão do colágeno III. Essa abordagem continuará evoluindo conforme novas terapias tornarem-se mais eficazes (p. ex., para fibrose perivascular) e as escolhas terapêuticas forem mais adequadas individualmente aos pacientes.

A genômica de precisão também levou a uma nova classificação das demências, condições que antes supunha-se terem uma única causa com expressão clínica variada. Esses distúrbios podem agora ser caracterizados com base nos genes e vias envolvidos e no sítio em que proteínas agregadas inicialmente formam-se e, então, disseminam-se no sistema nervoso. Por exemplo, as várias apresentações clínicas da demência frontotemporal, incluindo afasia progressiva, transtornos comportamentais e demência com esclerose lateral amiotrófica, podem agora ser associadas a células suscetíveis e genótipos específicos (Cap. 432). Nas doenças priônicas, o fenótipo clínico é determinado por mutações de linhagem germinativa específicas presentes na proteína priônica (Cap. 438). A descoberta de autoanticorpos contra a aquaporina 4 (AQP-4) e a glicoproteína da mielina

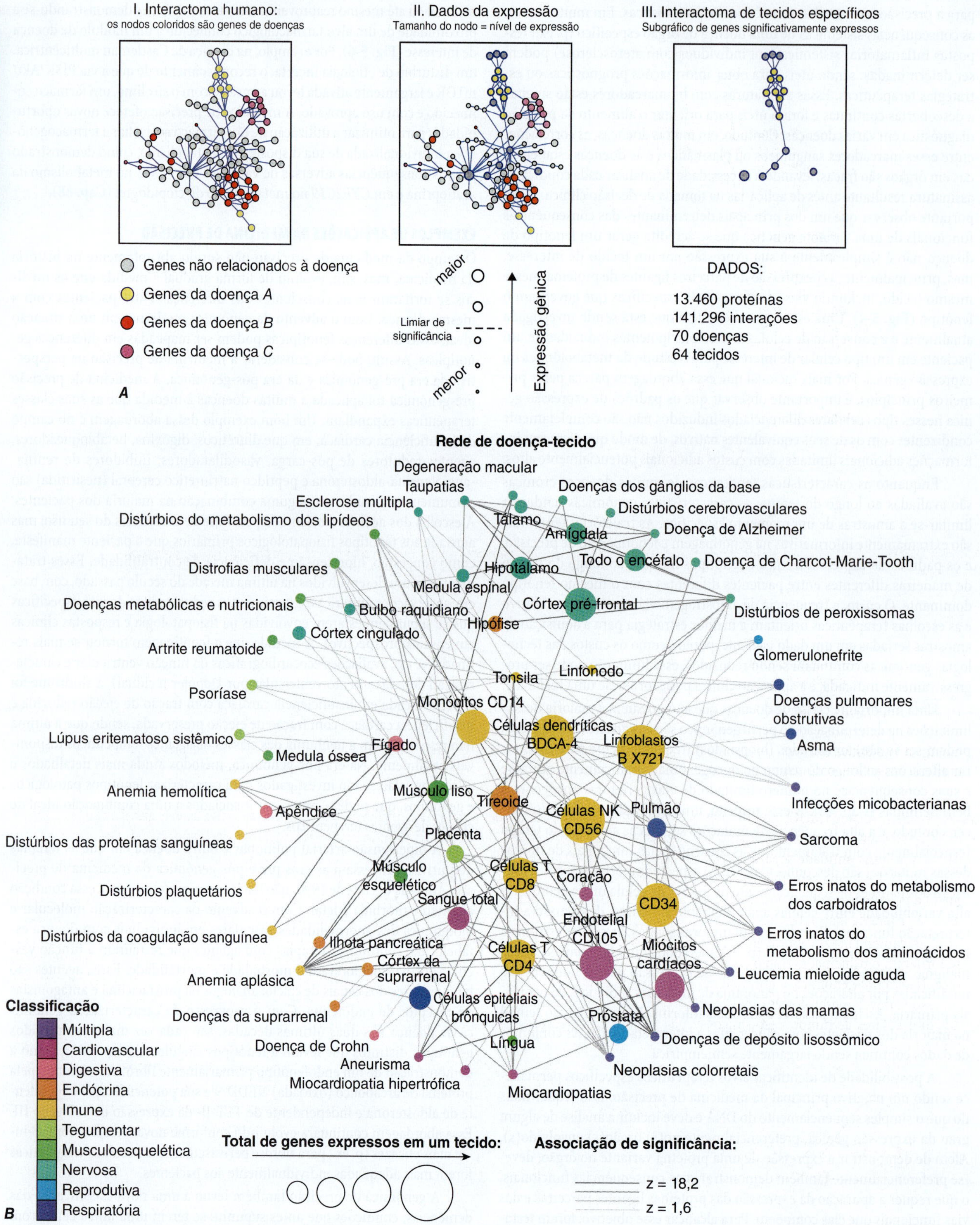

FIGURA 5-4 **Expressão gênica e fenótipo.** ***A.*** O interactoma proteína-proteína humano é construído, e um módulo de doença específico é identificado (I); a expressão gênica nesse módulo é verificada (II); e a especificidade tecidual da expressão gênica é determinada (III). Essa análise leva à redução do número total de genes do módulo de doença que governam o fenótipo em um órgão específico, que é um reflexo da via ou vias específicas que são expressas com integridade funcional naquele tecido. ***B.*** Uma rede bipartida doença-tecido é construída, na qual tecidos específicos são posicionados no interior do círculo e associados às doenças mostradas na circunferência. Os nodos são coloridos de acordo com a classificação tecidual, os tamanhos dos nodos são proporcionais ao número total de genes expressos neles, e as espessuras (sombreados) das linhas ou bordas correspondem à significância das associações com doenças específicas. *(De M Kitsak et al: Tissue Specificity of Human Disease Module. Sci Rep 6: 35241, 2016, Figura 4.)*

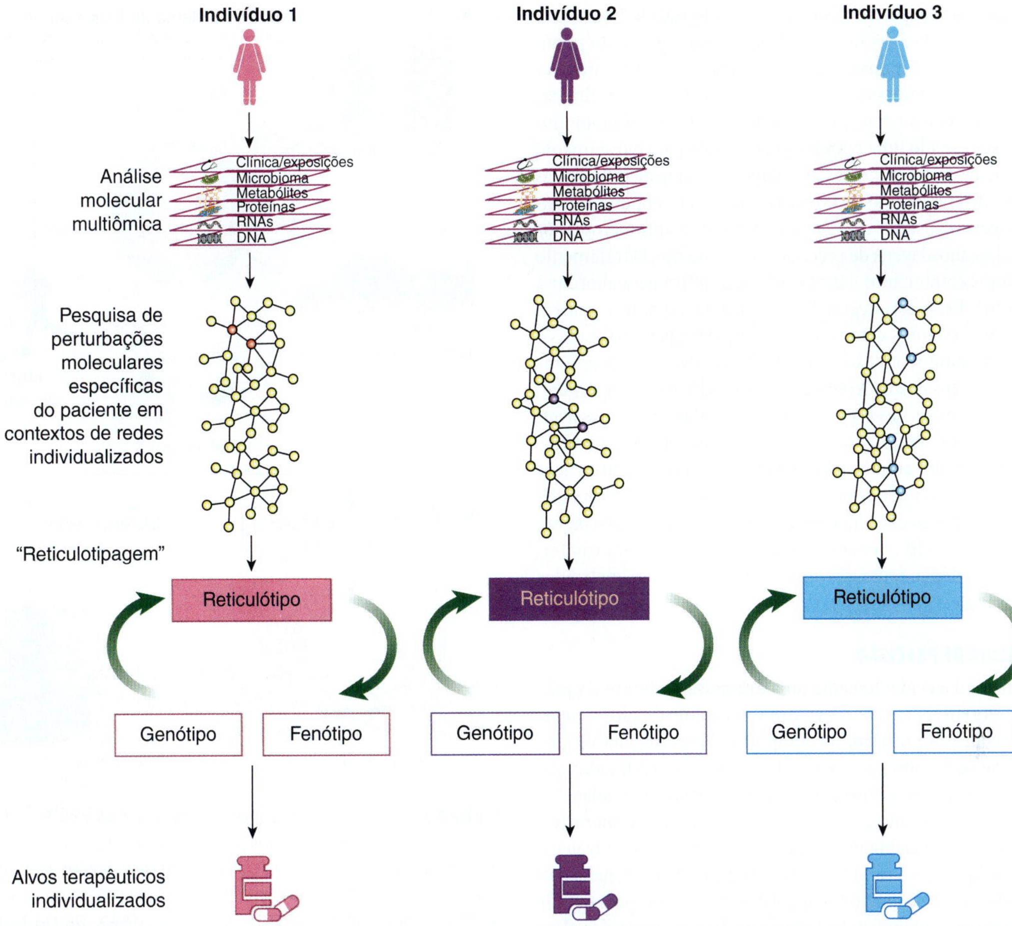

FIGURA 5-5 Reticulótipo. São mostradas as relações genótipo-fenótipo específicas de um paciente por estruturas de redes multiômicas para três indivíduos. As perturbações moleculares exclusivas de cada indivíduo (variantes genéticas, expressão gênica diferencial) são examinadas no contexto da rede biológica integrativa única ou reticuloma derivados dessas análises multiômicas. Esses reticulótipos exclusivos servem, então, como a base para terapias de precisão específicas para um paciente. *(Reproduzida, com permissão, de LYH Lee, J Loscalzo: Network Medicine in Pathobiology. Am J Pathol 189:1311, 2019.)*

de oligodendrócitos (MOG) possibilitou que a neuromielite óptica, antes considerada um distúrbio semelhante à esclerose múltipla, fosse classificada como uma entidade separada, que requer um tratamento diferente (Cap. 445). De forma semelhante, na miastenia *gravis*, a identificação de novos autoanticorpos agora possibilita a estratificação e uma abordagem de precisão à terapia mais refinada (Cap. 448).

Evidentemente, as abordagens da medicina de precisão aos cânceres se tornaram o principal exemplo da oportunidade que essa estratégia oferece. Na era pré-genômica, a quimioterapia foi amplamente utilizada com sucesso variável apesar dos esforços contínuos para caracterizar os achados moleculares de tumores específicos e suas respostas semiempíricas a agentes quimioterápicos específicos. Com a evolução do sequenciamento genômico do câncer, porém, tornou-se evidente que há um número limitado de vias oncogênicas (< 20) que são representadas na grande maioria dos cânceres, independentemente do órgão em que a doença se manifestou em primeiro lugar. As assinaturas genômicas serviram como um modelo para terapias precisamente direcionadas que levaram a alterações drásticas na resposta ao tratamento, incluindo, por exemplo, o imatinibe (e congêneres) para a atividade da tirosina-cinase Bcr-Abl na leucemia mielógena crônica, o erlotinibe para cânceres de pulmão não de pequenas células com mutação em *EGFR* e o ibrutinibe para a tirosina-cinase de Bruton na leucemia linfocítica crônica, entre outros.

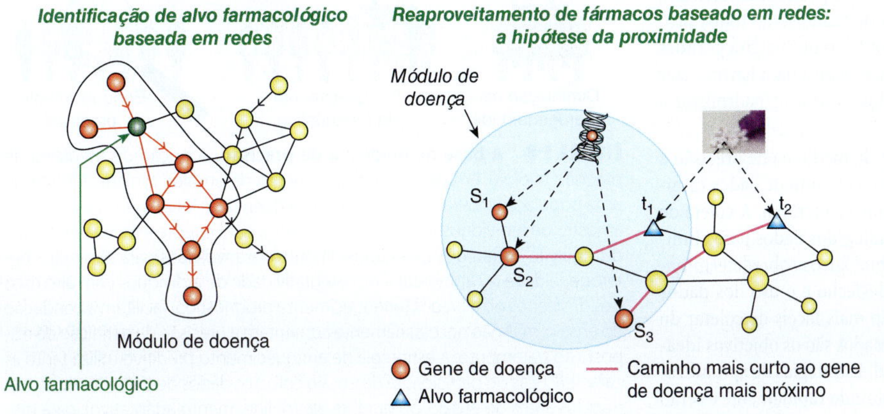

FIGURA 5-6 Reaproveitamento de fármacos na medicina de precisão baseada em redes. *(Adaptada de F Cheng et al: A genome-wide positioning systems network algorithm for in silico drug repurposing. Nat Commun 10:3476, 2019.)*

Embora essas abordagens sejam empolgantes, há pelo menos três desafios principais associados à terapia de precisão que são exclusivos ao câncer: (1) o panorama de mutações continua evoluindo conforme a doença progride, e a terapia frequentemente (se não sempre) leva à seleção de clones resistentes; (2) a probabilidade de que um câncer seja definitivamente curado por qualquer agente único, não importa o quão preciso seja, é bem limitada, tornando necessário o desenvolvimento de abordagens polifarmacêuticas racionais que considerem vias alternativas que levem aos mesmos objetivos oncogênicos que a primeira via direcionada, o que complica o desenvolvimento dos fármacos; e (3) há marcada heterogeneidade genômica em muitos cânceres, de modo que ter como alvo uma via específica – mesmo com múltiplos fármacos – pode, por fim, não ser uma abordagem bem-sucedida no longo prazo devido à evolução contínua e heterogênea do panorama genômico em um tumor em um paciente. Apesar dessas limitações importantes, a aplicação de terapias direcionadas cada vez mais refinadas e precisas, usadas isoladamente ou em combinação, como os imunomoduladores, continua oferecendo uma grande oportunidade para o tratamento dessas doenças. De certa forma, essas abordagens ao câncer refletem as estratégias iniciais do tratamento de doenças infecciosas, em que a identificação do organismo causador e de sua sensibilidade a antimicrobianos potenciais possibilita abordagens de precisão ao tratamento. O tratamento com antimicrobianos combinados é uma estratégia efetiva para abordar a resistência adquirida. Essas estratégias diagnósticas e terapêuticas podem ser usadas sem conhecimentos detalhados das respostas personalizadas à infecção ou ao tratamento (com exceção dos efeitos adversos), com bons desfechos na maioria dos casos. Ainda assim, os indivíduos respondem de formas diferentes a infecções específicas e seus tratamentos, possivelmente devido a diferentes endofenótipos (p. ex., respostas inflamatórias diferentes), sugerindo que o conhecimento mais preciso dessas diferenças específicas no mecanismo pode levar a melhores abordagens terapêuticas e prognósticos. Como no câncer, a imunomodulação, particularmente para exaustão imune nas infecções crônicas, representa uma nova fronteira, que é, novamente, dependente das análises precisas e personalizadas descritas anteriormente.

FUTURO DA MEDICINA DE PRECISÃO

A medicina de precisão é evidentemente uma promessa do futuro da prática da medicina. Porém, para que ela continue a evoluir de forma bem-sucedida, vários requisitos precisam ser cumpridos. Primeiro, tanto dados genômicos como dados fenotípicos pessoais profundamente refinados são essenciais como as informações com as quais as análises são realizadas. Esses conjuntos de dados são muito grandes e necessitam de armazenamento suficiente para análise, especialmente no caso de indivíduos cujas trajetórias temporais são adquiridas (como deveria ocorrer para todas as pessoas). Igualmente importantes são os métodos analíticos necessários para extrair informações úteis desses conjuntos de dados, que devem também evoluir e são muito complexos. Houve muito progresso na genômica e nos exames bioquímicos, mas, em comparação, nossa habilidade de capturar endofenótipos imunológicos e exposições ambientais significativas é limitada. Métodos de aprendizado de máquinas e de inteligência artificial (auxiliar) serão essenciais para extrair as melhores informações desses conjuntos de dados, que incluem não apenas as vias que podem ser exclusivamente direcionadas nas terapias, mas também as assinaturas fenotípicas ou genômicas individualizadas que são altamente preditivas do desfecho, com ou sem terapia. Também é necessário recolher informações suficientes dos segmentos "normais" da população, de forma a garantir a comparação adequada dos conjuntos de dados para a predição.

Segundo, a fenotipagem deve continuar a expandir-se e tornar-se dimensionalmente mais densa. As características fenotípicas incluídas nesses dados devem incorporar não apenas dados relevantes à apresentação clínica, mas também dados fenotípicos ortogonais que podem gerar informações úteis sobre a trajetória da doença ou os marcadores de doença pré-clínica. Dispositivos de dados pessoais, história de exposições ambientais, interações de redes sociais e dados do sistema de saúde serão todos progressivamente incorporados à definição do fenótipo, o que exigirá grandes esforços por parte da comunidade de informática médica para harmonizar conjuntos de dados, padronizar a coleta de dados e otimizar/padronizar a análise de dados (Fig. 5-7).

Terceiro, talvez o maior desafio para fazer da medicina de precisão a abordagem-padrão às doenças será determinar o conjunto de dados mínimo necessário para predizer o desfecho e a resposta à terapia. A coleta de dados é simples, em comparação; contudo, a análise dos dados para eliminar informações redundantes nesses sistemas biológicos sobredeterminados, a ponderação dos determinantes de um desfecho e o uso dos dados como assinaturas fenômicas/genômicas que são mais fáceis de coletar do que conjuntos de dados abrangentes e não enviesados são os objetivos idealizados – um desafio gigante, mas não invencível. Estratégias de aprendizado de máquina e inteligência artificial estão evoluindo rapidamente e serão essenciais para o máximo sucesso.

Para retornar à questão do quão precisa a medicina de precisão deve ser para que seja útil, consulte a Figura 5-8, que ilustra as abordagens ao

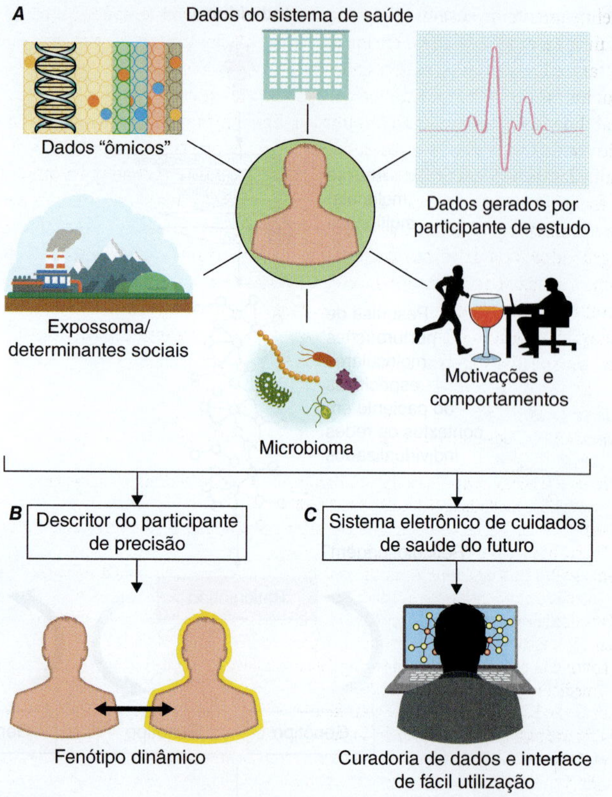

FIGURA 5-7 ***Big data* na medicina de precisão.** ***A.*** São descritas seis dimensões em que os indivíduos podem ser caracterizados na era da medicina de precisão. ***B.*** O descritor do participante de precisão integra os dados dessas seis dimensões e varia com o tempo. ***C.*** O prontuário médico eletrônico deve evoluir progressivamente e fornecer dados de precisão curados em uma interface de fácil utilização. *(Reproduzida, com permissão, de EM Antman, J Loscalzo: Precision medicine in cardiology. Nat Rev Cardiol 13:591, 2016.)*

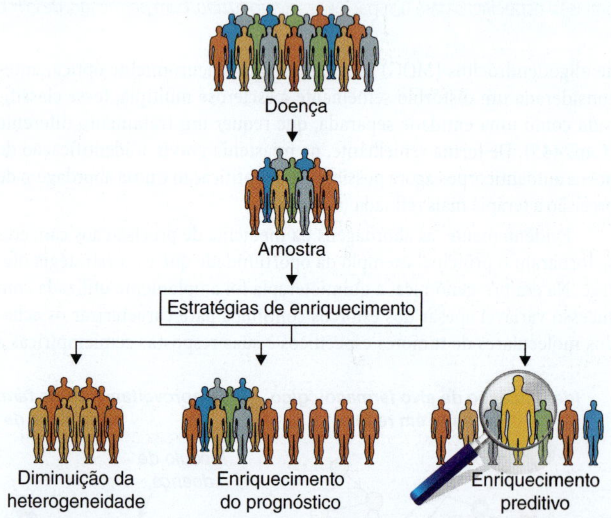

FIGURA 5-8 **A base da medicina de precisão.** A noção de medicina de precisão evoluiu, em parte, do delineamento de ensaios clínicos. A partir de uma população inteira de pacientes com a doença de interesse, uma coorte de amostra de indivíduos é incluída no ensaio, a qual é representativa de toda a distribuição. Estratégias de enriquecimento desenvolvidas para diminuir a heterogeneidade ou aumentar a representatividade de indivíduos com alto risco dos desfechos observados (enriquecimento prognóstico) facilitam a condução do ensaio, mas não necessariamente aumentam a precisão da definição da resposta ao tratamento. A estratégia de enriquecimento preditivo utiliza tanto as características do participante do ensaio como os dados de experimentos conduzidos antes do ensaio, ou durante ele (delineamento adaptativo), para melhorar a predição do indivíduo que provavelmente tem uma resposta mais pronunciada ao tratamento em investigação. *(Reproduzida, com permissão, de EM Antman, J Loscalzo: Precision medicine in cardiology. Nat Rev Cardiol 13:591, 2016.)*

delineamento de ensaios clínicos para melhorar o sinal terapêutico. Diminuir a heterogeneidade e enriquecer a população do estudo aumentarão o tamanho do efeito, mas essas estratégias são baseadas em análises de conjuntos de dados prévios que definem os indivíduos que têm maior probabilidade de responder ao tratamento. Em contrapartida, a noção de enriquecimento preditivo segue-se às informações fornecidas por análises detalhadas de *big data* de indivíduos, as quais exploram os achados genômicos e fenotípicos usados para prever a resposta. Esses achados não têm de ser precisamente preenchidos por cada paciente, mas podem ser reunidos ou agrupados para definir uma coorte de tamanho razoável que responda de uma forma particular dentro de certos limites de confiança. Dessa forma, as fronteiras da prática da medicina de precisão são imprecisas, estritamente falando, mas suficientemente preditivas de forma a serem práticas a partir das perspectivas dos cuidados clínicos e de custo-efetividade.

LEITURAS ADICIONAIS

Antman EM, Loscalzo J: Precision medicine in cardiology. Nat Rev Cardiol 13:591, 2016.
Cheng F et al: Comprehensive characterization of protein-protein interactions perturbed by disease mutations. Nat Genet 53:342, 2021.
Cheng F et al: A genome-wide positioning systems network algorithm for in silico drug repurposing. Nat Commun 10:3476, 2019.
Greene JA, Loscalzo J: Putting the patient back together—Social medicine, network medicine, and the limits of reductionism. N Engl J Med 377:2493, 2017.
Kitsak M et al: Tissue specificity of human disease module. Sci Rep 6:35241, 2016.
Lee LY, Loscalzo J: Network medicine in pathobiology. Am J Pathol 189:1311, 2019.
Leopold JA et al: The application of big data to cardiovascular disease: Paths to precision medicine. J Clin Invest 130:29, 2020.
Loscalzo J et al: Human disease classification in the postgenomic era: A complex systems approach to human pathobiology. Mol Syst Biol 3:124, 2007.
Maron BA et al: Individualized interactomes for network-based precision medicine in hypertrophic cardiomyopathy with implications for other clinical pathophenotypes. Nat Commun 12:873, 2021.
Menche J et al: Disease networks. Uncovering disease-disease relationships through the incomplete interactome. Science 347:1257601, 2015.
Samokhin AO et al: NEDD9 targets *COL3A1* to promote endothelial fibrosis and pulmonary arterial hypertension. Sci Transl Med 10:eaap7294, 2018.

6 Rastreamento e prevenção de doenças

Katrina A. Armstrong, Gary J. Martin

Um objetivo importante da assistência médica é prevenir doenças ou detectá-las cedo o bastante para que as intervenções sejam mais efetivas. Foi obtido um enorme progresso em direção a esse objetivo nos últimos 50 anos. Estão disponíveis testes de rastreamento para muitas doenças comuns, englobando abordagens bioquímicas (p. ex., colesterol, glicose), fisiológicas (p. ex., pressão arterial, curvas de crescimento), radiológicas (p. ex., mamografia, densitometria óssea) e citológicas (p. ex., esfregaço de Papanicolau). As intervenções preventivas efetivas resultaram em dramáticos declínios na mortalidade por muitas doenças, particularmente infecções. As intervenções preventivas incluem o aconselhamento sobre comportamentos de risco, vacinações, medicamentos e, em algumas situações relativamente incomuns, cirurgia. Os serviços preventivos (incluindo exames de rastreamento, intervenções preventivas e aconselhamento) são diferentes de outras intervenções clínicas, pois são proativamente administrados a pessoas saudáveis em vez de serem uma resposta a um sintoma, sinal ou diagnóstico. Assim, a decisão sobre recomendar um exame de rastreamento ou intervenção preventiva necessita de um nível de evidência particularmente alto de que o teste e a intervenção são factíveis e eficazes.

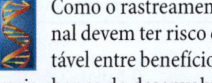

Como o rastreamento e as estratégias preventivas de base populacional devem ter risco extremamente baixo para haver uma relação aceitável entre benefício e dano, a capacidade de alcançar indivíduos com mais chance de desenvolver a doença poderia permitir a aplicação de um conjunto mais amplo de abordagens potenciais e aumentar a eficiência. Atualmente, há vários tipos de dados que podem predizer a incidência de doença em um indivíduo assintomático. Os dados genômicos de linhagem germinativa têm recebido a maior parte da atenção atualmente, pelo menos em parte porque mutações em genes de alta penetrância têm claras implicações para o cuidado preventivo (Cap. 467). As mulheres com mutações em *BRCA1* ou *BRCA2*, os dois principais genes de suscetibilidade ao câncer de mama identificados até o momento, têm um risco acentuadamente elevado (5-20 vezes) de câncer de mama e ovário. As recomendações de rastreamento e prevenção incluem ooforectomia profilática e ressonância magnética (RM) das mamas, ambas consideradas como causadoras de muitos danos para mulheres com risco médio de câncer. Algumas mulheres com mutações *BRCA* optam pela mastectomia profilática para reduzir drasticamente seu risco de câncer de mama. Embora a proporção de doenças comuns explicadas por genes de alta penetrância pareça ser relativamente pequena (5-10% para a maioria das doenças), mutações em genes raros e de penetrância moderada e variantes em genes de baixa penetrância também contribuem para a predição do risco de doenças. Mais recentemente, escores de risco poligênico combinando informações de variantes em centenas de genes estão sendo avaliados para a identificação de indivíduos com alto risco de doença cardíaca coronariana ou de outras condições. O advento de sequenciamentos completos do exoma/genoma total mais acessíveis deve acelerar a disseminação desses exames na prática clínica e pode transformar a oferta de cuidados preventivos.

Outras formas de dados "ômicos" também têm potencial para fornecer informações preditivas importantes. As proteômicas e metabolômicas fornecem uma visão da função do gene, mas provou-se desafiador desenvolver medidas preditivas confiáveis por meio dessas plataformas. Recentemente, tornou-se possível medir a presença de mutações no DNA circulante na corrente sanguínea e nas fezes, com evidências iniciais promissoras de que esses ensaios possam ser usados para detectar câncer antes dos testes de rastreamento existentes.

Além dos dados "ômicos", os dados de exames de imagens estão cada vez mais integrados nas abordagens de prevenção estratificadas por risco, à medida que aumentam as evidências da capacidade preditiva desses dados. Por exemplo, a tomografia computadorizada (TC) das coronárias é usada em muitos programas de cardiologia preventiva para informar decisões quando ao início da terapia com estatinas quando há informações incertas ou conflitantes de outras abordagens de avaliação de risco. Evidentemente, esses dados também podem ser úteis na predição do risco de danos pelo rastreamento ou prevenção, como o risco de mamografias falso-positivas.

Além dos avanços na predição de riscos, há várias razões pelas quais o rastreamento e a prevenção devem ganhar importância nos cuidados médicos no curto prazo. Novas modalidades de imagem estão sendo desenvolvidas e prometem detectar alterações nos níveis celular e subcelular, aumentando muito a probabilidade de que a detecção precoce melhore os desfechos clínicos. A compreensão rapidamente crescente das vias biológicas responsáveis pelo início e pela progressão de muitas doenças comuns tem potencial para transformar o desenvolvimento de intervenções preventivas, incluindo a quimioprevenção. Além disso, o rastreamento e a prevenção são promissores tanto para melhorar a saúde como para diminuir os custos do tratamento de doenças, uma questão que continuará a ganhar importância enquanto os custos dos cuidados de saúde nos Estados Unidos permanecerem uma preocupação para os pacientes, as agências governamentais e as seguradoras de saúde.

Neste capítulo são revistos os princípios básicos de rastreamento e prevenção no contexto da atenção primária. As recomendações para enfermidades específicas, como doenças cardiovasculares, diabetes e câncer, são fornecidas nos capítulos dedicados aos referidos tópicos.

PRINCÍPIOS BÁSICOS DE RASTREAMENTO

Os princípios básicos do rastreamento populacional para doenças foram publicados pela Organização Mundial da Saúde em 1968 (Tab. 6-1).

Em geral, o rastreamento é mais eficaz quando aplicado a distúrbios relativamente comuns que acarretam alto ônus à saúde (Tab. 6-2). As cinco maiores causas de morte nos Estados Unidos são cardiopatias, neoplasias malignas, doença pulmonar obstrutiva crônica, acidentes e doenças cerebrovasculares. Assim, muitas estratégias de rastreamento têm como alvo tais distúrbios. A partir de uma perspectiva de saúde global, essas condições são prioridades, mas a malária, a desnutrição, a Aids, a tuberculose e a violência também têm uma carga pesada de doença (Cap. 472).

A existência de um tratamento eficaz para uma doença em fase inicial tem sido um desafio para algumas doenças comuns. Por exemplo, embora a doença de Alzheimer seja a sexta principal causa de morte nos Estados Unidos, não há tratamentos curativos nem evidências de que o tratamento precoce melhore os desfechos. A ausência de estabelecimentos para

TABELA 6-1 ■ Princípios do rastreamento

A doença deve ser um problema de saúde importante.
Deve haver um tratamento para a doença.
Deve haver locais disponíveis para diagnóstico e tratamento.
A doença deve ter um estágio latente.
Deve haver um teste ou exame para a doença.
O exame deve ser aceitável para a população.
A história natural da doença deve ser adequadamente compreendida.
Deve haver consenso sobre quem deve ser tratado.
O custo de encontrar um caso deve ser considerado em relação ao gasto médico total.

diagnóstico e tratamento é um problema particular nos países em desenvolvimento, e isso pode mudar as estratégias de rastreamento, incluindo o desenvolvimento de abordagens tipo "ver e tratar", como aquelas atualmente usadas para rastreamento de câncer de colo uterino em alguns países. Uma longa fase pré-clínica ou latente em que o tratamento precoce aumenta a chance de cura é uma marca de muitos tipos de câncer; por exemplo, a polipectomia evita a progressão para câncer de cólon. De modo semelhante, a identificação precoce de hipertensão arterial ou hiperlipidemia possibilita intervenções terapêuticas que reduzem o risco em longo prazo de eventos cardiovasculares ou cerebrovasculares. Por outro lado, o rastreamento para câncer de pulmão é historicamente mais difícil, porque muitos tumores não são curáveis no momento em que podem ser detectados em uma radiografia de tórax. No entanto, a duração da fase pré-clínica também depende do nível de resolução do teste de rastreamento, e essa situação mudou com o desenvolvimento da TC de tórax. A TC de tórax de baixa dose pode detectar tumores em fases mais iniciais, e foi demonstrado que ela reduz a mortalidade por câncer de pulmão em 20% em indivíduos com história de tabagismo de pelo menos 30 maços-ano. O curto intervalo entre a capacidade de detectar a doença em um teste de rastreamento e o desenvolvimento de doença incurável também contribui para a eficácia limitada do rastreamento com mamografia na redução da mortalidade por algumas formas de câncer de mama. No outro lado do espectro, a detecção precoce do câncer de próstata pode não levar a uma diferença na taxa de mortalidade, uma vez que a doença frequentemente é indolente, e morbidades associadas, como doença arterial coronariana, podem, em última instância, levar à morte (Cap. 70). Essa incerteza sobre a história natural também se reflete na controvérsia a respeito do tratamento do câncer de próstata, contribuindo ainda mais para a dificuldade do rastreamento dessa doença. Por fim, os programas de rastreamento podem ter custo econômico significativo, o qual deve ser considerado no contexto dos recursos disponíveis e de estratégias alternativas para melhorar os desfechos de saúde.

MÉTODOS DE MENSURAÇÃO DOS BENEFÍCIOS À SAÚDE

Como as intervenções de rastreamento e prevenção são recomendadas para pessoas assintomáticas, elas devem demonstrar uma relação muito favorável entre riscos e benefícios antes de sua implementação. Em geral, os princípios da medicina baseada em evidências se aplicam à demonstração da eficácia dos testes de rastreamento e das intervenções preventivas, em que os ensaios controlados randomizados (ECR) com desfechos de mortalidade são o padrão-ouro. Porém, como os ECR frequentemente não são viáveis, são usados estudos observacionais, como delineamentos caso-controle, para avaliar a efetividade de algumas intervenções, como a colonoscopia para rastreamento do câncer colorretal. Com algumas estratégias, como o rastreamento do câncer de colo uterino com esfregaço de Papanicolau, os únicos dados disponíveis são dados ecológicos que demonstram declínios drásticos na mortalidade.

TABELA 6-2 ■ Risco cumulativo ao longo da vida

Câncer de mama em mulheres	10%
Câncer colorretal	6%
Câncer de colo uterino em mulheres[a]	2%
Violência doméstica em mulheres	Até 15%
Fratura de quadril em mulheres brancas	16%

[a]Pressupondo uma população não submetida ao rastreamento.

Independentemente do delineamento do estudo usado para avaliar a eficácia do rastreamento, é fundamental que a incidência ou a mortalidade da doença sejam os desfechos primários, e não a sobrevida. Isso é importante porque o viés de tempo de antecipação e o viés de tempo de duração podem criar a aparência de uma melhora na sobrevida com um teste de rastreamento, quando, na verdade, não há efeito real. O viés de tempo de antecipação ocorre porque o rastreamento identifica um caso antes que ele se apresente clinicamente, criando a percepção de que um paciente viveu por mais tempo após o diagnóstico simplesmente por mover a data do diagnóstico para antes, em vez de mover a data de morte para depois. O viés de tempo de duração ocorre porque o rastreamento tem mais chance de identificar a doença lentamente progressiva em comparação com a doença rapidamente progressiva. Assim, dentro de um período de tempo fixo, uma população rastreada terá uma maior proporção desses casos lentamente progressivos e parecerá que tem melhor sobrevida em relação à doença em comparação com populações não rastreadas.

Usam-se diversos desfechos para avaliar o ganho potencial das intervenções de rastreamento e prevenção:

1. *O impacto absoluto e relativo do rastreamento na incidência ou na mortalidade da doença.* A diferença absoluta na incidência ou na mortalidade pela doença entre um grupo rastreado e outro não rastreado permite comparar o tamanho do benefício entre os serviços preventivos. Uma metanálise de estudos suecos sobre mamografia (faixa etária de 40-70 anos) concluiu que a realização de rastreamento durante um período de 12 anos produziria redução de cerca de 1,2 por 1.000 mulheres na mortalidade por câncer de mama. Em comparação, o rastreamento do câncer de cólon em uma população (faixa etária de 50-75 anos) por pesquisa de sangue oculto nas fezes (PSOF) anual durante um período de 13 anos significaria a preservação de pelo menos cerca de 3 vidas por 1.000, e estimam-se que 20-24 vidas a cada 1.000 seriam salvas em todo o período de 25 anos. Com base nessa análise, o rastreamento do câncer de cólon pode salvar a vida de mais mulheres do que a mamografia. Porém, o impacto relativo da PSOF (redução de 30% na morte por câncer de cólon) é semelhante ao impacto relativo da mamografia (redução de 14-32% na morte por câncer de mama), enfatizando a importância de comparações relativas e absolutas.
2. *O número de indivíduos submetidos ao rastreamento para evitar a doença ou a morte em um indivíduo.* O inverso da diferença absoluta na mortalidade é o número de indivíduos que deveriam ser rastreados ou receber uma intervenção preventiva a fim de evitar uma morte. Por exemplo, é necessário realizar o rastreamento de 731 mulheres de 65 a 69 anos por absortometria de raios X de dupla energia (DEXA) e tratá-las adequadamente para prevenir 1 fratura de quadril por osteoporose.
3. *Aumento da expectativa de vida média para uma população.* A Tabela 6-3 cita os aumentos previstos da expectativa de vida por diversos procedimentos de rastreamento e prevenção. Contudo, deve-se ressaltar que o aumento da expectativa de vida é uma média que se aplica à população, e não a um indivíduo. Na realidade, a vasta maioria da população não tem qualquer benefício com um exame de rastreamento. No entanto, um pequeno subgrupo de pacientes beneficia-se muito. Por exemplo, os esfregaços de Papanicolau não beneficiam os 98% de mulheres que jamais apresentarão câncer de colo uterino. Porém, para os 2% que teriam câncer cervical, os exames preventivos podem acrescentar até 25 anos às suas vidas. Alguns estudos sugerem que o ganho de 1 mês na expectativa de vida constitui uma meta razoável para uma estratégia de rastreamento ou prevenção populacional.

TABELA 6-3 ■ Aumento médio estimado da expectativa de vida para uma população

Rastreamento ou intervenção preventiva	Aumento médio
Mamografia:	
Mulheres de 40-50 anos	0-5 dias
Mulheres de 50-70 anos	1 mês
Esfregaço de Papanicolau para mulheres de 18-65 anos	2-3 meses
Convencer tabagista de 35 anos de idade a parar de fumar	3-5 anos
Começar exercícios regulares para homem de 40 anos de idade (30 min, 3×/semana)	9 meses-2 anos

AVALIAÇÃO DOS DANOS DO RASTREAMENTO E DA PREVENÇÃO

Como em muitos aspectos do cuidado médico, as intervenções de rastreamento e prevenção também trazem a possibilidade de desfechos adversos. Esses desfechos incluem efeitos colaterais de medicamentos preventivos e de vacinações, exames de rastreamento falso-positivos, sobrediagnóstico de doença pelos testes de rastreamento, ansiedade, exposição à radiação por alguns testes de rastreamento e desconforto por algumas intervenções e testes de rastreamento. O risco de efeitos colaterais por medicamentos preventivos é análogo ao uso de medicamentos em situações terapêuticas, sendo considerado no processo de aprovação pela Food and Drug Administration (FDA) nos Estados Unidos. Os efeitos colaterais das vacinas atualmente recomendadas se limitam principalmente a desconforto e a reações imunes menores. Porém, a preocupação quanto à associação de vacinas com desfechos adversos graves continua a limitar a aceitação de muitas vacinas, apesar da falta de dados que sustentem a natureza causal dessas associações.

A possibilidade de exames falso-positivos ocorre com quase todos os testes de rastreamento, embora a definição do que constitui um resultado falso-positivo varie conforme a situação. Para alguns exames, como a mamografia e a TC de tórax de rastreamento, um resultado falso-positivo ocorre quando uma anormalidade é identificada e não é maligna, necessitando de um diagnóstico por biópsia ou de acompanhamento a curto prazo. Para outros exames, como o esfregaço de Papanicolau, um resultado falso-positivo ocorre porque o exame identifica uma ampla gama de estados pré-malignos, apenas uma pequena porcentagem dos quais progridem algum dia para um câncer invasivo. Esse risco está intimamente ligado ao risco de sobrediagnóstico, em que o teste de rastreamento identifica uma doença que não se apresentaria clinicamente durante a vida do paciente. A avaliação do grau de sobrediagnóstico em um exame de rastreamento é muito difícil devido à necessidade de acompanhamento a longo prazo de uma população não rastreada para determinar a real incidência da doença ao longo do tempo. Estimativas recentes sugerem que até 15 a 40% dos cânceres de mama identificados pelo rastreamento com mamografia e 15 a 37% dos cânceres de próstata identificados pelos exames de antígeno prostático específico podem nunca se apresentar clinicamente. Os testes de rastreamento também têm o potencial de criar ansiedade desnecessária, particularmente em conjunto com achados falso-positivos. Embora múltiplos estudos tenham documentado aumento de ansiedade devido ao processo de rastreamento, há poucos dados que sugerem que essa ansiedade tenha consequências adversas em longo prazo, incluindo o comportamento de rastreamento subsequente. Os testes de rastreamento que envolvem radiação (p. ex., mamografia, TC de tórax) aumentam a exposição cumulativa à radiação no indivíduo rastreado. A quantidade absoluta de radiação é muito pequena em qualquer desses exames, mas o impacto global da exposição repetida por múltiplas fontes ainda não foi determinado. Algumas intervenções preventivas (p. ex., vacinas) e testes de rastreamento (p. ex., mamografia) podem causar desconforto no momento da administração, mas, novamente, há poucas evidências de consequências adversas em longo prazo.

PONDERANDO BENEFÍCIOS E DANOS

A decisão de implementar uma estratégia de rastreamento e prevenção em uma população necessita que se considerem os benefícios e os danos, incluindo o impacto econômico da estratégia. Os custos incluem não apenas o gasto com a intervenção, mas também o tempo de afastamento do trabalho, os custos decorrentes de resultados falso-positivos, "incidentalomas" ou eventos adversos e outros danos potenciais. A custo-efetividade é geralmente avaliada calculando-se o custo por ano de vida salva, com ajustes para o impacto na qualidade de vida de diferentes intervenções e estados de doença (i.e., anos de vida ajustados pela qualidade). Geralmente, as estratégias que custam entre 50.000 a 100.000 dólares por ano de vida salva ajustado pela qualidade são consideradas "custo-efetivas" (Cap. 4).

A U.S. Preventive Services Task Force (USPSTF) é um painel independente de especialistas em cuidados preventivos e fornece recomendações baseadas em evidências para estratégias de rastreamento e prevenção com base na avaliação da relação entre benefício e dano (Tabs. 6-4 e 6-5). Como há múltiplas organizações que fornecem recomendações sobre serviços preventivos, a concordância entre as organizações varia entre os diferentes

TABELA 6-4 ■ Exames de rastreamento recomendados pela U.S. Preventive Services Task Force para adultos de risco médio

Doença	Exame	População	Frequência	Capítulo
Aneurisma aórtico abdominal	Ultrassonografia	Homens de 65-75 anos que já fumaram	Uma única vez	
Abuso de álcool	AUDIT – Alcohol Use Disorders Identification Test	Todos os adultos	Desconhecida	453
Câncer de mama	Mamografia com ou sem exame clínico das mamas	Mulheres de 50-75 anos	A cada 2 anos	
Câncer de colo uterino	Papanicolau	Mulheres de 21-65 anos	A cada 3 anos	70
	Papanicolau e/ou teste para HPV	Mulheres de 30-65 anos	A cada 5 anos se HPV negativo	
Clamídia/gonorreia	Teste de amplificação do ácido nucleico na urina ou *swab* cervical	Mulheres sexualmente ativas < 25 anos	Desconhecida	189
Câncer colorretal	Pesquisa de sangue oculto nas fezes	45-75	Todo ano	70, 81
	DNA imunoquímico fecal	45-75	A cada 1-3 anos	
	Sigmoidoscopia	45-75	A cada 5 anos	
	Colonoscopia (ou pesquisa de sangue oculto em combinação com sigmoidoscopia)	45-75	A cada 10 anos	
Depressão	Questões de rastreamento	Todos os adultos	Periodicamente	
Diabetes	Glicemia em jejum ou hemoglobina A1c	Adultos com sobrepeso, obesos ou com hipertensão	A cada 3 anos	403
Hepatite C	Anticorpo anti-HCV seguido por PCR confirmatória	18-79 anos	Uma única vez	
HIV	Teste rápido ou imunoensaio de reagentes para HIV seguido de teste confirmatório	15-65 anos	Pelo menos uma vez	
Hiperlipidemia	Colesterol	40-75	Desconhecida	407
Hipertensão	Pressão arterial	Todos os adultos	Periodicamente	277
Violência doméstica	Questões de rastreamento	Mulheres em idade reprodutiva	Desconhecida	
Câncer de pulmão	Tomografia computadorizada em dose baixa	Adultos de 50-80 anos com história de tabagismo de 20 maços-anos e que fumam atualmente ou que pararam de fumar nos últimos 15 anos	Anualmente	
Obesidade	Índice de massa corporal	Todos os adultos	Desconhecida	
Osteoporose	DEXA	Mulheres > 65 ou > 60 anos com fatores de risco	Desconhecida	411

Siglas: DEXA, absortometria de raios X de dupla energia; HCV, vírus da hepatite C; HPV, papilomavírus humano; PCR, reação em cadeia da polimerase.

Fonte: Adaptada de U.S. Preventive Services Task Force 2017. *www.uspreventiveservicestaskforce.org/Page/Name/uspstf-a-and-b-recommendations/.*

TABELA 6-5 ■ Intervenções preventivas recomendadas para adultos de risco médio

Intervenção	Doença	População	Frequência	Capítulo
Imunização do adulto				123, 124
Tétano-difteria		> 18 anos	A cada 10 anos	
Varicela		Apenas suscetíveis, > 18 anos	2 doses	
Sarampo/caxumba/rubéola		Mulheres em idade reprodutiva	1 dose	
Pneumocócica		> 64	13-valente seguida da 23-valente	
Influenza		> 18 anos	Anualmente	
Papilomavírus humano		Até 27 anos	Se não realizada anteriormente	
Zóster		> 60	Uma única vez	
Quimioprevenção				
Ácido acetilsalicílico	Doença cardiovascular	50-59 anos com risco de doença cardiovascular em 10 anos ≥ 10% (o risco de sangramento pode igualar o benefício em alguns grupos)		
Ácido fólico	Defeitos do tubo neural em bebês	Mulheres que planejam ou que podem engravidar		
Tamoxifeno/raloxifeno	Câncer de mama	Mulheres de alto risco para câncer de mama		
Vitamina D	Fraturas/quedas	> 64 anos com risco aumentado de quedas		

serviços. Por exemplo, todos os grupos apoiam o rastreamento para a hiperlipidemia e câncer colorretal, enquanto o consenso é menor para o rastreamento do câncer de mama em mulheres entre 40 e 50 anos de idade e para o rastreamento do câncer de próstata. Como as diretrizes são atualizadas periodicamente, as diferenças entre as organizações também podem refletir os dados que estavam disponíveis quando a diretriz foi lançada.

Para muitos testes de rastreamento e intervenções preventivas, o equilíbrio entre benefícios e danos pode ser incerto para a população de risco médio, mas mais favorável para pessoas de maior risco para a doença. Embora a idade seja o fator de risco mais comumente usado para determinar as recomendações de rastreamento e prevenção, a USPSTF também recomenda alguns testes de rastreamento em populações com base na presença de outros fatores de risco para doenças. Além disso, estar sob risco aumentado para uma doença costuma indicar o início mais precoce do rastreamento em relação à população de risco médio. Por exemplo, quando há história familiar significativa de câncer de cólon, é prudente instituir o rastreamento cerca de 10 anos antes da idade em que o familiar mais jovem foi diagnosticado com câncer.

Embora o consentimento informado seja importante em todos os aspectos dos cuidados médicos, a tomada de decisão compartilhada pode ser uma abordagem particularmente importante para decisões sobre serviços preventivos quando a relação entre benefícios e danos é incerta em uma população específica. Por exemplo, muitos grupos de especialistas, incluindo a American Cancer Society, recomendam uma discussão individualizada sobre o rastreamento do câncer de próstata, pois o processo de tomada de decisão é complexo e depende muito de questões pessoais. Alguns homens podem não aceitar o rastreamento, enquanto outros estão mais dispostos a enfrentar os riscos da estratégia de detecção precoce. Uma análise recente sugere que muitos homens podem preferir não realizar o rastreamento para o câncer de próstata porque a observação vigilante foi a estratégia preferida quando os anos de vida ajustados pela qualidade foram considerados. Outro exemplo de decisão compartilhada envolve a escolha das técnicas de rastreamento do câncer de cólon (Cap. 70). Em estudos controlados, o uso da PSOF anual reduz as mortes por câncer de cólon em 15 a 30%. Com a sigmoidoscopia flexível, essa redução é de cerca de 40 a 60%. A colonoscopia parece oferecer um maior benefício que a sigmoidoscopia flexível, com uma redução de cerca de 70% no risco, mas seu uso tem maior custo e mais riscos. Esses procedimentos de rastreamento não foram diretamente comparados na mesma população, mas os modelos sugerem que as frequências apropriadas de cada técnica podem estar associadas com números semelhantes de vidas salvas e de custo para a sociedade por vida salva (10.000-25.000 dólares). Assim, enquanto um paciente prefere a fácil preparação, o menor tempo despendido e o menor risco da sigmoidoscopia flexível, outros podem preferir a sedação, a abrangência mais completa e o intervalo de tempo da colonoscopia.

ACONSELHAMENTO QUANTO A COMPORTAMENTOS SAUDÁVEIS

Ao considerar o impacto dos serviços preventivos, é importante reconhecer que o uso de tabaco e álcool, a dieta e a prática de exercícios constituem a grande maioria dos fatores que influenciam nas mortes evitáveis nos países desenvolvidos. Talvez a maior medida preventiva da assistência médica seja ajudar os pacientes a cessar o tabagismo (Cap. 454). Porém, os esforços nessa área frequentemente exigem mudanças de comportamento (p. ex., perda de peso, exercícios) ou o tratamento de transtornos aditivos (p. ex., tabagismo e alcoolismo) que tendem a ser recalcitrantes à intervenção. Embora essas questões sejam desafiadoras, as evidências sustentam fortemente o papel do aconselhamento pelos profissionais de saúde (Tab. 6-6) na mudança efetiva de comportamentos. Campanhas educativas, mudanças de políticas públicas e intervenções baseadas em comunidades também são comprovadamente partes importantes de uma estratégia para abordar esses fatores em algumas situações. Embora a USPSTF tenha concluído que as evidências são conclusivas para um número relativamente pequeno de atividades de aconselhamento, recomendações sobre atividade física e prevenção de acidentes (incluindo cintos de segurança e capacetes para bicicleta e motocicleta) são parte rotineira da prática da atenção primária.

IMPLEMENTAÇÃO DA PREVENÇÃO E DO RASTREAMENTO DE DOENÇAS

A implementação de estratégias de prevenção e rastreamento de doenças na prática é difícil. Várias técnicas ajudam os médicos na oferta desses serviços. Um prontuário médico eletrônico bem configurado pode gerar lembretes que facilitam o esforço dos médicos de acompanhar e seguir as diretrizes. Alguns sistemas oferecem aos pacientes acesso seguro a seus prontuários médicos, constituindo um meio adicional de aumentar a adesão ao rastreamento rotineiro. Os sistemas que fornecem aos enfermeiros e a outros profissionais prescrições permanentes são eficazes para as imunizações. A USPSTF desenvolveu fluxogramas e ferramentas eletrônicas para auxiliar os médicos (*https://www.uspreventiveservicestaskforce.org/uspstf/information-health-professionals*). Muitas dessas ferramentas usam categorias de idade para ajudar a orientar a implementação. A Tabela 6-7 apresenta recomendações para rastreamento e aconselhamento específicas para cada idade.

TABELA 6-6 ■ Aconselhamento preventivo recomendado pela U.S. Preventive Services Task Force (USPSTF)

Tópico	Capítulo de referência
Uso de álcool e drogas	453, 456, 457
Aconselhamento genético para testagem de *BRCA1/2* em mulheres com risco aumentado de mutações deletérias	79, 467
Nutrição e dieta	332, 333
Infecções sexualmente transmissíveis	136, 202
Exposição ao sol	61
Tabagismo	454

TABELA 6-7 ■ Causas de mortalidade específicas por idade e opções preventivas correspondentes

Faixa etária	Principais causas de mortalidade específica por idade	Intervenções para rastreamento e prevenção a serem consideradas para cada população específica
15-24 anos	1. Acidente 2. Homicídio 3. Suicídio 4. Neoplasia maligna 5. Doença cardíaca	• Aconselhar sobre o uso rotineiro do cinto de segurança, capacetes para bicicleta/motocicleta/quadriciclos (1) • Aconselhar sobre dieta e exercícios (5) • Discutir os perigos do uso de álcool enquanto dirige, nada, veleja (1) • Perguntar sobre o estado vacinal e atualizá-lo (tétano, difteria, hepatite B, MMR, rubéola, varicela, meningite, HPV) • Perguntar sobre o uso e/ou posse de armas (2, 3) • Avaliar história de uso abusivo de substâncias, como o álcool (2, 3) • Fazer rastreamento para violência doméstica (2, 3) • Fazer rastreamento para a depressão e/ou ideias suicidas/homicidas (2, 3) • Realizar Papanicolau para rastreamento de câncer de colo uterino após a idade de 21 anos (4) • Discutir o autoexame da pele, mama e testículos (4) • Recomendar evitar a luz UV e usar filtros solares regularmente (4) • Medir pressão arterial, estatura, peso e índice de massa corporal (5) • Discutir os riscos à saúde produzidos pelo tabagismo, considerar a ênfase de questões estéticas e econômicas para melhorar as taxas de cessação para tabagistas mais jovens (4, 5) • Fazer rastreamento para clamídia e gonorreia e aconselhamento sobre contracepção para mulheres sexualmente ativas, discutir a prevenção de IST • Realizar exame para hepatite B e sífilis se houver comportamento(s) sexual(is) de alto risco ou qualquer história anterior de IST • Rastreamento para hepatite C iniciando aos 18 até 79 anos • Fazer o teste para HIV • Continuar a vacinação anual para influenza
25-44 anos	1. Acidente 2. Neoplasia maligna 3. Doença cardíaca 4. Suicídio 5. Homicídio 6. HIV	*Itens acima, além de considerar o seguinte:* • Abordar novamente o estado de tabagismo, estimular a cessação em cada consulta (2, 3) • Obter história familiar detalhada de neoplasias malignas e começar rastreamento/programa de prevenção precoce se o paciente estiver sob aumento significativo de risco (2) • Avaliar todos os fatores de risco cardíacos (incluindo rastreamento para diabetes e hiperlipidemia) e considerar a prevenção primária com o ácido acetilsalicílico para os pacientes com risco > 3% em 5 anos de um evento vascular (3) e iniciar terapia com estatinas para pacientes com maior risco • Avaliar uso crônico abusivo de álcool, fatores de risco para hepatite viral ou outros riscos para desenvolvimento de doença hepática crônica • Considerar rastreamento individualizado para câncer de mama com mamografia aos 40 anos de idade (2)
45-64 anos	1. Neoplasia maligna 2. Doença cardíaca 3. Acidente 4. Diabetes melito 5. Doença cerebrovascular 6. Doença crônica do trato respiratório inferior 7. Hepatopatia crônica, cirrose 8. Suicídio	• Considerar rastreamento para câncer de próstata com PSA anual e exame de toque retal aos 50 anos de idade (ou possivelmente mais cedo em pacientes negros ou com história familiar) (1) • Começar rastreamento para câncer colorretal aos 45 ou 50 anos de idade, seja com pesquisa de sangue oculto nas fezes, sigmoidoscopia flexível ou colonoscopia (1) • Reavaliar e atualizar o estado de vacinação aos 50 anos e vacinar todos os tabagistas contra o *Streptococcus pneumoniae* aos 50 anos (6) • Considerar rastreamento para doença arterial coronariana em pacientes com risco mais alto (2, 5) • Fazer vacinação contra zóster aos 60 anos • Iniciar o rastreamento com mamografia aos 50 anos • Rastreamento para câncer de pulmão para pacientes com 50-80 anos com história de tabagismo de 20 maços-ano e que fumam atualmente ou que pararam de fumar nos últimos 15 anos.
≥ 65 anos	1. Doença cardíaca 2. Neoplasia maligna 3. Doença cerebrovascular 4. Doença crônica do trato respiratório inferior 5. Doença de Alzheimer 6. Influenza e pneumonia 7. Diabetes melito 8. Doença renal 9. Acidentes 10. Septicemia	*Itens acima, além de considerar o seguinte:* • Abordar novamente o estado de tabagismo, estimular a cessação em cada consulta (1, 2, 3, 4) • Realizar ultrassonografia única para AAA em homens de 65-75 anos que já fumaram • Considerar teste de função pulmonar para todos os tabagistas de longo prazo, a fim de avaliar se há desenvolvimento de doença pulmonar obstrutiva crônica (4, 6) • Fazer o rastreamento de todas as mulheres na pós-menopausa (e de todos os homens com fatores de risco) para osteoporose • Continuar a vacinação anual contra influenza e vacinar contra *S. pneumoniae* aos 65 anos (4, 6) • Fazer rastreamento para problemas visuais e auditivos, questões de segurança doméstica e abuso de idoso (9) • Considere intervenção com exercícios de prevenção de quedas se houver maior risco (9)

Nota: Os números entre parênteses referem-se a áreas de risco na coluna de mortalidade afetadas pela intervenção especificada.

Siglas: AAA, aneurisma aórtico abdominal; HIV, vírus da imunodeficiência humana; HPV, papilomavírus humano; MMR, sarampo, caxumba e rubéola; PSA, antígeno prostático específico; IST, infecção sexualmente transmissível; UV, ultravioleta.

Muitos pacientes vão ao médico em busca de assistência contínua para enfermidades crônicas, e tais consultas oferecem a oportunidade de incluir "medidas de prevenção" para outros problemas de saúde. Por exemplo, uma paciente atendida para tratamento de hipertensão ou de diabetes pode ter o rastreamento do câncer de mama incorporado em uma consulta e uma discussão do rastreamento do câncer de cólon na consulta seguinte. Outros pacientes respondem mais favoravelmente a uma consulta separada que aborde todas as intervenções relevantes de rastreamento e prevenção. Em alguns pacientes, em virtude da idade ou de comorbidades, pode ser apropriado descartar certas atividades de rastreamento e prevenção, embora não haja dados sobre o momento de cessar esses serviços. Para muitos testes de rastreamento, os benefícios não são evidentes até 5-10 anos de acompanhamento e costuma haver poucos dados que sustentem a continuação do rastreamento para a maioria das doenças após 75 anos de idade. Além disso, para pacientes com doenças avançadas e expectativa de vida limitada, há considerável benefício com o desvio do foco de procedimentos de rastreamento para condições e intervenções com mais chance de afetar a qualidade e o tempo de vida.

LEITURAS ADICIONAIS

Bretthauer M et al: America, we are confused: The updated U.S. Preventive Services Task Force recommendation on colorectal cancer screening. Ann Intern Med 166:139, 2017.

Hayes JH et al: Observation versus initial treatment for men with localized, low-risk prostate cancer: A cost-effectiveness analysis. Ann Intern Med 158:853, 2013.

Hugosson J et al: Mortality results from the Goteborg randomized population-based prostate-cancer screening trial. Lancet Oncol 11:725, 2010.
Oeffinger KC et al: Breast cancer screening for women at average risk 2015. Guideline update from the American Cancer Society. JAMA 314:1599, 2015.
US Preventive Services Task Force: Screening for colorectal cancer. US Preventive Services Task Force recommendation statement. JAMA 315:2564, 2016.

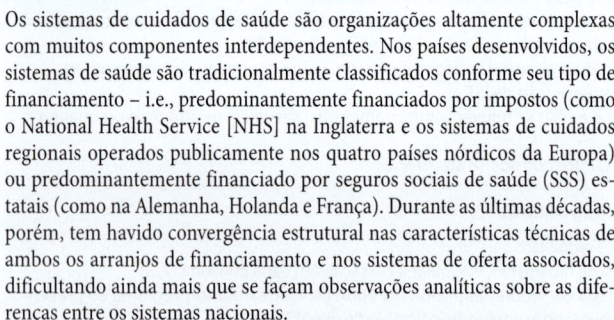

7 Diversidade global no financiamento e na oferta dos sistemas de saúde

Richard B. Saltman

Os sistemas de cuidados de saúde são organizações altamente complexas com muitos componentes interdependentes. Nos países desenvolvidos, os sistemas de saúde são tradicionalmente classificados conforme seu tipo de financiamento – i.e., predominantemente financiados por impostos (como o National Health Service [NHS] na Inglaterra e os sistemas de cuidados regionais operados publicamente nos quatro países nórdicos da Europa) ou predominantemente financiado por seguros sociais de saúde (SSS) estatais (como na Alemanha, Holanda e França). Durante as últimas décadas, porém, tem havido convergência estrutural nas características técnicas de ambos os arranjos de financiamento e nos sistemas de oferta associados, dificultando ainda mais que se façam observações analíticas sobre as diferenças entre os sistemas nacionais.

Um segundo fator de confusão é que os países do antigo Bloco Soviético no leste e no centro da Europa, incluindo a Federação da Rússia, têm substituído, desde 1991, seus antigos modelos Semashko no estilo soviético (uma estrutura de financiamento e oferta hierárquica controlada pelo governo nacional com um aparato administrativo paralelo do Partido Comunista) por diversos arranjos híbridos combinados com o financiamento governamental do tipo SSS. As distinções entre sistemas de saúde de países desenvolvidos, especialmente na Europa, foram ainda mais restritas pela insuficiência de recursos em muitos sistemas publicamente financiados em uma era de rápidas mudanças clínicas e tecnológicas, o que levou a um aumento do financiamento e da oferta do setor privado.

Nos países em desenvolvimento de renda média, estruturas institucionais no setor de saúde costumam refletir a estrutura administrativa pré-independência. O México, por exemplo, tem uma configuração derivada da Espanha, sendo o seguro de saúde parte da segurança social para trabalhadores com empregos formais (pelo Instituto Mexicano del Seguro Social), suplementado por serviços de saúde financiados por impostos (Seguro Popular), oferecidos a indivíduos sem empregos formais e a todos os outros cidadãos, além de um programa separado (Instituto de Seguridad y Servicios Sociales de los Trabajadores del Estado) para empregados públicos. Países como a Índia e o Egito, refletindo uma influência britânica, têm sistemas de saúde financiados por impostos e operados publicamente. A China é uma exceção, com um sistema gerado internamente que tem financiamento e operação pública, embora o Partido Comunista recentemente tenha introduzido o seguro do tipo SSS com contas de poupança médicas individuais (modelado conforme Singapura), promovendo o seguro privado e expandido hospitais privados.

Nos países em desenvolvimento de baixa renda, os serviços de saúde são geralmente fornecidos por instituições públicas financiadas por impostos, em geral com muitas inadequações e, às vezes, com copagamentos substanciais. É importante observar que sistemas organizados pelo governo em quase todos os países em desenvolvimento, assim como nos países do antigo Bloco Soviético e, em menor extensão, em países desenvolvidos financiados por impostos, são suplementados em graus variados por uma combinação de provedores e seguradores privados e/ou financiados por empregadores.

Este capítulo se concentra no sistema de cuidados do paciente individual: no financiamento e na oferta de serviços preventivos e clínicos individualizados. O sistema de cuidados do paciente individual é composto por financiamento e oferta dos serviços necessários para evitar a morte ou o dano grave ("regra de resgate"); manter a qualidade de vida; e manejar, reduzir ou evitar a carga de doença em pacientes individuais. Embora as dimensões técnicas da maioria dos serviços clínicos sejam semelhantes entre os países, há muita variação de suas características organizacionais, sociais e econômicas. Os sistemas de saúde em países desenvolvidos e em países em desenvolvimento exibem diferenças substanciais, por exemplo, no acesso aos cuidados; na concepção e confiabilidade dos mecanismos de garantia de qualidade e pagamento aos profissionais; na relação entre atenção primária e serviços hospitalares; na coordenação dos cuidados de saúde com serviços de cuidados domiciliares e instituições de repouso; na concepção e uso de estratégias de manejo de profissionais; na maneira como os médicos trabalham e são remunerados; nos papéis dos governos nacionais, regionais e municipais e das autoridades politicamente eleitas na tomada de decisões; e na participação de cidadãos e pacientes. Essas características organizacionais e institucionais amplamente variadas refletem os diferentes contextos dos países (geográficos, sociais, econômicos e políticos), diferenças na cultura nacional (consistindo de normas e valores prioritários) e variações substanciais em como as instituições do setor de saúde são estruturadas.

FINANCIAMENTO DOS SERVIÇOS DE CUIDADOS DO PACIENTE INDIVIDUAL EM PAÍSES DESENVOLVIDOS

O financiamento dos serviços de cuidados individuais nos países desenvolvidos vem de uma mistura nacional particular de quatro fontes possíveis de receita: impostos nacionais, regionais ou municipais; SSS obrigatório; seguro de saúde privado (incluindo seguros pagos pelos empregadores); e pagamentos do próprio bolso. A maioria dos países tem um pagador preponderante, o qual define seu arranjo de financiamento e serve também para moldar a estrutura de seu sistema de oferta.

Gastos totais com saúde Os dados de 2017 da Organização para a Cooperação e Desenvolvimento Econômico (OCDE) (ajustados para as paridades do poder de compra) mostram que os gastos totais com cuidados de saúde nos países desenvolvidos variam consideravelmente, conforme a estrutura do sistema de saúde e a cultura e história nacionais (Tab. 7-1).

Os **gastos com saúde *per capita*** são uma medida específica diferente dos fundos disponíveis no setor de saúde de um país (Tab. 7-2).

Sistemas financiados por impostos No Reino Unido, 79% de todo o financiamento dos cuidados de saúde era financiado por receitas de impostos gerais alocadas pelo governo nacional em seu processo de orçamento anual (todos os dados da OCDE para 2017). Na Suécia, todos os impostos públicos combinados financiaram 83,7% do total gasto com cuidados de saúde. Os 21 governos eleitos em nível regional na Suécia fornecem cerca de 70% daqueles 83,7%, com os 13,7% restantes do total de gastos com saúde financiados por impostos nacionais e municipais. No Canadá, 71% do gasto total em saúde foi financiado por receitas de impostos, com 66% daqueles 71% vindo de impostos de províncias e territórios, enquanto 5% veio de impostos dos governos nacional e local.

Na maioria dos países com financiamento por impostos, um segmento da população também possui cobertura de seguro suplementar e/ou complementar privada financiada pelo sindicato, pela empresa ou individual. Na Suécia, as estimativas em 2019 eram de que cerca de 600.000 indivíduos, em uma população total de 9 milhões, tinham apólices complementares privadas. Na Dinamarca, 50% da população possui seguro suplementar, enquanto 30% possuem seguro complementar (geralmente adquirido por empregadores) que paga por serviços do setor privado, possibilitando que eles evitem as filas do setor público. Na Finlândia, muitas famílias de classe média pagam em separado por planos de saúde privados para seus filhos, para permitir que eles evitem as longas esperas em serviços de cuidados de saúde pediátricos primários e secundários. Mais de 400.000 crianças finlandesas têm seguro privado (em uma população total de 5 milhões). Na Inglaterra, em 2015, a cobertura por seguro complementar privado adquirido por sindicatos, empresas ou pessoas individuais era de aproximadamente 10,5% da população, ou cerca de 6 milhões de pessoas. No Canadá, os indivíduos não podem legalmente adquirir planos complementares privados (exceto pela decisão da Suprema Corte em Chaoulli de 2005 para três procedimentos cirúrgicos atrasados na província de Quebec); contudo, cerca de 65% da população possui seguro suplementar financiados por grupo privados, por sindicatos ou por empresas para serviços que não são cobertos publicamente, como prescrições farmacêuticas ambulatoriais e cuidados domiciliares.

Sistemas financiados por seguridade social Na Europa Ocidental, os fundos de SSS são tradicionalmente organizados de forma privada sem fins lucrativos, mas com responsabilidades estatutárias na legislação nacional. Quando os países do antigo Bloco Soviético na Europa Oriental recuperaram sua independência em 1991, eles retornaram aos modelos de SSS pré-Segunda Guerra Mundial, mas, como não havia infraestrutura

TABELA 7-1 ■ Gastos totais com saúde em países desenvolvidos (% do PIB)

Europa ocidental, financiado por impostos		Europa ocidental, financiado por SSS		Europa central		Países desenvolvidos da Ásia		Países desenvolvidos da América do Norte	
Irlanda	7,2%	Bélgica	10,3%	Letônia	6,0%	Singapura	4,5%	Canadá	10,7%
Espanha	8,9%	Países Baixos	10,1%	Polônia	6,5%	Coreia do Sul	7,6%	Estados Unidos	17,1%
Reino Unido	9,6%	Alemanha	11,2%	República Tcheca	7,2%	Japão	10,9%		
Finlândia	9,6%	Suíça	12,3%	Eslovênia	8,2%				
Dinamarca	10,1%								
Suécia	11,0%								

Siglas: PIB, produto interno bruto; SSS, seguro social de saúde.
Fonte: Dados da Organização para a Cooperação e Desenvolvimento Econômico (OCDE).

organizacional remanescente, esses arranjos pós-1991 tipicamente se tornaram um único fundo de SSS, organizado como um braço do governo nacional. Nos Estados Unidos, o sistema de seguridade social Medicare para cidadãos com mais de 65 anos, aprovado em 1965, é organizado como um único fundo atrelado à Administração da Seguridade Social (pensão pública), uma agência independente dentro do governo nacional, com arranjos de reembolso supervisionados pelo Centers for Medicare and Medicaid Services (CMS) dentro do Department of Health and Human Services. O Medicare cobre cuidados de saúde hospitalares mais serviços domiciliares de enfermagem limitados pós-hospitalares (Medicare Parte A). Políticas suplementares de seguro privado são contratadas pelos indivíduos cobertos para ajudar a pagar as consultas médicas ambulatoriais (Medicare Parte B) e para medicamentos ambulatoriais (Medicare Parte D).

Na Alemanha, 85% da população está inscrita em um dos 120 fundos de SSS privados baseados em prêmios sem fins lucrativos. Essa porcentagem inclui todos os indivíduos com rendas anuais menores que 54.500 euros, que são legalmente obrigados a se inscrever em um fundo de SSS, bem como as pessoas com rendas mais altas que escolhem se inscrever ou permanecer no fundo. Onze por cento da população – todos com renda anual acima do teto para inscrição obrigatória no SSS de 54.500 euros – optaram por sair do sistema de SSS para inscrever-se voluntariamente em seguro de saúde privado baseado em solicitações, enquanto 4% dos cidadãos inscreveram-se em programas públicos de setores específicos, como os serviços militares. Desde 2009, todos os membros do SSS pagam uma taxa base sobre a renda mensal bruta como contribuição (8,2% em 2018, até um limite de renda superior de 49.500 euros), que é transferida pelo seu fundo de SSS para uma reserva nacional e, então, redistribuída ao seu fundo escolhido de maneira ajustada ao risco individual. Os empregadores repassam 7,3% do salário de cada empregado para a mesma reserva nacional. Existem arranjos especiais para pagamentos de profissionais autônomos, aposentados e trabalhadores desempregados. Desde 1995, há um fundo de seguridade social obrigatória em separado para cuidados de longo prazo (CLP), com um custo anual de 1,95% da renda mensal bruta de cada adulto, dividido meio a meio com seu empregador. Desde 2004, os pensionistas têm de pagar o valor de 1,95% integralmente de suas pensões. Os participantes do SSS que não têm filhos pagam uma sobretaxa de 0,25% da renda bruta mensal. No total, 78% de todos os gastos com cuidados de saúde na Alemanha foram pagos a partir de fontes públicas ou de fontes obrigatórias privadas de SSS.

Nos Países Baixos, desde 2006, todos os cidadãos adultos pagam um valor fixo (cerca de 1453 euros em 2019) a um seguro de saúde privado de sua escolha entre 35 possíveis (com ou sem fins lucrativos), sendo que quatro grandes seguradoras têm 1 milhão de membros cada. Além disso, os empregadores pagam 6,95% do salário abaixo de 51.400 euros de cada empregado para um fundo nacional de seguro de saúde. Os profissionais autônomos pagam 4,85% para o fundo nacional para a renda tributável até o mesmo limite. As pessoas aposentadas e desempregadas também fazem pagamentos. Além dos prêmios individuais pagos ao fundo privado de sua escolha, também são feitos pagamentos do fundo de saúde nacional – ajustados conforme idade, sexo e características de saúde de cada um – para o fundo escolhido pela pessoa. Os Países Baixos têm um seguro social obrigatório distinto para CLP (o ABWZ, desde 2015 o WLZ, e agora apenas para cuidados em clínicas geriátricas residenciais), para o qual cada empregado paga 9,5% da renda tributável abaixo de 33.600 euros por ano. As pessoas autônomas, desempregadas e aposentadas também devem pagar para o WLZ. Ao todo, incluindo as receitas do SSS, os gastos públicos foram responsáveis por 87% dos gastos totais com saúde em 2014.

Na Estônia, uma ex-república soviética que restabeleceu um sistema de SSS em 1991 após recuperar sua independência, há um fundo nacional de SSS que é um braço do governo nacional. Esse fundo coleta pagamentos obrigatórios de 13% dos trabalhadores assalariados e de 20% dos profissionais autônomos, cobrindo os cuidados com saúde e as aposentadorias. Ao todo, incluindo as receitas do SSS, os gastos públicos responderam por 74,5% dos gastos totais com saúde em 2017.

Singapura, Japão, Coreia do Sul e Taiwan têm predominantemente sistemas de financiamento do tipo SSS para os serviços de cuidados individuais. Nesses países asiáticos (exceto o Japão), há um fundo de SSS que tipicamente é operado como um braço do governo nacional.

Em Singapura, desde 1983, todos os empregados até a idade de 50 anos devem colocar 20% de sua renda (os empregadores colocam mais 16%) em uma conta de reserva pessoal para a saúde para o pagamento dos custos diretos com cuidados de saúde, administrados em seu nome pelo governo de Singapura e chamado de conta Medisave. As contas Medisave têm uma quantia máxima, são isentas de taxas e recebem pagamentos de juros (atualmente de 4%). Seguindo a ênfase confuciana na família, os fundos acumulados na conta Medisave também podem ser gastos nos cuidados de saúde de familiares. Se os fundos acumulados não forem gastos em cuidados de saúde durante a vida do segurado, eles se tornam parte do patrimônio pessoal do indivíduo, sendo distribuídos como uma herança livre de impostos para seus beneficiários. Além disso, os cidadãos de Singapura também fazem parte automaticamente de um segundo plano de saúde governamental chamado MediShield, que paga por cuidados suplementares catastróficos, crônicos e de longo prazo. Embora possam optar por não fazer parte, 90% dos cidadãos permanece no programa. O governo de Singapura também opera um terceiro fundo totalmente financiado por impostos chamado Medifund, que, com a aprovação de um comitê da vizinhança local, pagará os custos hospitalares para 3 a 4% da população reconhecida

TABELA 7-2 ■ Gastos com saúde *per capita* nos países desenvolvidos

Europa ocidental, financiado por impostos		Europa ocidental, financiado por SSS		Europa central		Países desenvolvidos da Ásia		Países desenvolvidos da América do Norte	
Espanha	$ 2.738	Bélgica	$ 4.149	Letônia	$ 874	Coreia do Sul	$ 2.043	Canadá	$ 4.458
Itália	$ 2.738	Alemanha	$ 4.714	Polônia	$ 809	Singapura	$ 4.083	Estados Unidos	$ 9.869
Reino Unido	$ 3.958	Países Baixos	$ 4.742	República Tcheca	$ 1.321	Japão	$ 4.233		
Dinamarca	$ 5.565	Suíça	$ 9.835	Eslovênia	$ 1.834				
Suécia	$ 5.710								

Siglas: SSS, seguro social de saúde.

como indigente. Em parte refletindo o alto nível de reservas individuais obrigatórias, o financiamento público foi responsável por apenas 54,5% do total de gastos com saúde em 2016.

Na Coreia do Sul, um sistema de SSS gerido pelo governo foi estabelecido em 1977, o qual em 1990 cobriu 30,9% do total de custos com cuidados de saúde. Essa porcentagem paga pelo sistema de SSS aumentou para 40,5% dos custos totais em 2017, com as rendas de impostos nacionais cobrindo 16,9%, deixando os custos do próprio bolso em 34,4% dos custos totais. Embora existam tetos legais para o total de copagamentos do próprio bolso em um período de 6 meses, mais de 70% dos adultos coreanos adquirem uma apólice de seguro de saúde voluntário privado para cobrir essas despesas diretas adicionais. Em 2000, três tipos de fundos de SSS públicos se juntaram para formar um único fundo nacional gerido pelo governo. Em 2018, 6% do salário de um empregado devia ser pago como contribuição de seguridade social para esse fundo, com os empregados e empregadores pagando cada um 50% dessa quantia. Em 2008, outro fundo de SSS foi introduzido para o pagamento de CLP, operado pelo principal fundo estatal de SSS para reduzir os custos administrativos. As contribuições para o fundo de CLP foram fixadas em 6,55% da contribuição ao SSS regular da pessoa, combinadas com copagamentos de 20% para cuidados institucionais e copagamentos de 15% para serviços de cuidados domiciliares.

Estados Unidos Não há uma fonte preponderante para os gastos com cuidados de saúde nos Estados Unidos. O CMS do governo federal relatou que, em 2017, o seguro de saúde privado foi responsável por 34% dos gastos totais com saúde, o Medicare (programa de SSS obrigatório para todos os cidadãos com mais de 65 anos), por 20%, o Medicaid (um programa de bem-estar estadual-federal para cidadãos com baixa renda), por 17%, e os gastos do próprio bolso, por 10%. As fontes dos fundos para esses programas foram 28% do governo federal, 17% dos governos estaduais e locais, 28% de domicílios privados e 20% de empresas privadas (p. ex., empregadores). O Banco Mundial ajustou o financiamento público nos Estados Unidos para 50,2% dos gastos totais com saúde em 2017.

Em 2010, a aprovação do Affordable Care Act (ACA) estendeu os planos de saúde privados, mas fortemente regulados e com subsídio federal, para muitas pessoas e famílias sem seguro e com renda baixa ou média. Como o mesmo decreto reduziu a disponibilidade dos planos de saúde privados contratados individualmente, o aumento total no número de novas coberturas foi menor que o esperado. Os aumentos no valor dos seguros para 2017 de 20% a mais de 100%, dependendo do Estado, com elevações adicionais nas exigências dedutíveis antecipadas, levantando um questionamento sobre a sustentabilidade da iniciativa do ACA em longo prazo. O governo republicano recente buscou revogar os principais elementos de financiamentos e impostos do ACA e substituir os arranjos para subsídios existentes com um sistema de créditos fiscais reembolsáveis para o estabelecimento de contas de reserva para saúde individuais e/ou compra de seguros de saúde privados em um mercado aberto entre os estados (hoje, o seguro de saúde privado nos Estados Unidos permanece controlado separadamente pelos governos de cada um dos 50 estados).

OFERTA DOS SERVIÇOS DE CUIDADOS AO PACIENTE INDIVIDUAL EM PAÍSES DESENVOLVIDOS

Serviços hospitalares Na Europa, os hospitais tanto dos sistemas de saúde financiados por impostos como daqueles financiados por SSS são geralmente de propriedade pública e operados por governos regionais ou municipais. Nos sistemas de saúde financiados por impostos, a maior parte dos médicos que trabalham em hospitais são funcionários públicos, empregados com base em um salário negociado (em geral por sindicatos de médicos), e estão sujeitos à maior parte das vantagens e desvantagens habituais de serem empregados do setor público. Há um pouco mais de hospitais privados nos sistemas de saúde financiados por SSS. Porém, os grandes hospitais são, em sua maioria, instituições públicas operadas por governos locais, e a maioria dos médicos que trabalham nos hospitais (com a notável exceção dos Países Baixos, onde são contratantes privados organizados em práticas de grupo privadas) é empregada do setor público, assim como no caso dos sistemas financiados por impostos. Na maioria dos países europeus financiados por impostos (mas não nos países continentais financiados por SSS), poucos médicos especialistas têm práticas baseadas em consultórios e, tanto nos sistemas financiados por impostos como naqueles financiados por SSS, os especialistas baseados em consultórios não têm privilégios de admissão em hospitais operados publicamente.

Os hospitais públicos tanto nos sistemas de saúde financiados por impostos como naqueles financiados por SSS são, em sua maioria, instituições isoladas autônomas que podem ser classificadas em três categorias amplas conforme a complexidade dos pacientes e o número de especialidades disponíveis: (1) hospitais distritais (quatro especialidades: medicina interna, cirurgia geral, obstetrícia e psiquiatria); (2) hospitais regionais (20 especialidades); e (3) hospitais universitários (> 40 especialidades). Além disso, muitos países têm várias pequenas clínicas privadas (tipicamente com fins lucrativos) autônomas com 15 a 20 leitos. Recentemente, alguns países com financiamento por impostos começaram a fundir hospitais distritais e regionais buscando melhorar a qualidade dos cuidados e criar eficiência financeira (p. ex., Noruega; foi planejado na Dinamarca e na Irlanda; contudo, a proposta não conseguiu passar pelo parlamento e derrubou a coligação do governo na Finlândia em 2019). Essas fusões institucionais podem ser de difícil negociação em hospitais de operação pública, devido ao papel que essas grandes instituições desempenham como importantes fornecedores de cuidados e como grandes empregadores em vilarejos e cidades pequenas, especialmente considerando as preocupações políticas e sindicais sobre a manutenção do nível atual de empregos. Nos Estados Unidos, as pressões financeiras e de reembolso desencadeadas pela implementação do ACA de 2010 geraram várias fusões de hospitais privados, formando grupos hospitalares maiores.

Em sistemas de saúde financiados por impostos, os pacientes com financiamento público admitidos para um procedimento eletivo não podem escolher seu médico especialista (com exceção dos pacientes com pagamento privado em "leitos pagos" em hospitais do National Health Service [NHS] da Inglaterra). Os especialistas são determinados pelo estabelecimento para o paciente conforme a disponibilidade, com médicos de nível júnior e sênior colocados em sistema de rotação.

Os custos capitais (instalações, equipamentos médicos de grande porte) têm financiamento público em todos os sistemas financiados por impostos e nos sistemas de SSS mais tradicionais. Por exemplo, na Alemanha, os custos capitais para os hospitais públicos são pagos pelos governos regionais. Assim, os novos investimentos capitais costumam ser alocados politicamente, conforme o local e as prioridades políticas. Na Finlândia, os políticos locais na década de 1980 diriam que "leva 10 anos para construir um hospital", querendo dizer que demorava esse tempo para se tornar uma prioridade política para o governo regional que controla os gastos capitais. Assim, os políticos locais regularmente exageravam quando conseguiam sua oportunidade única de obter novo capital.

Recentemente, foram feitos esforços para tornar os hospitais públicos mais responsáveis por seu uso de capital. Nos Países Baixos, os hospitais públicos foram transformados em entidades privadas sem fins lucrativos para que financiassem o novo capital a partir do superávit operacional ou tomassem emprestado os fundos de um banco com um plano de negócios viável. Na Inglaterra, foram construídos mais de 100 hospitais com o uso do programa Public Finance Initiative (PFI), no qual investidores privados constroem instalações prontas (extrapolando, assim, os limites de endividamento público) e as alugam de volta para o NHS e/ou para o NHS Foundation Trust. Na Suécia e na Finlândia, embora o equipamento essencial seja agora um custo nos orçamentos operacionais dos hospitais, novos equipamentos essenciais e grandes renovações estruturais ainda são processos realizados politicamente, em geral com extensos atrasos. Em Estocolmo, o New Karolinska University Hospital abriu em 2018, sendo construído e gerido por uma empresa público-privada sem fins lucrativos distinta.

Em Singapura e na Coreia do Sul, ambas financiadas por SSS, os hospitais maiores são operados publicamente. Porém, há um número substancial de clínicas privadas menores, tipicamente de médicos especialistas. Nos Estados Unidos, a aprovação do ACA de 2010 desencadeou a venda de muitas clínicas privadas de grupos de especialistas para grupos hospitalares, transformando médicos que tinham uma prática independente em empregados de hospitais.

Serviços de atenção primária A maioria dos cuidados de saúde primários nos sistemas de saúde financiados por SSS, e também em um número cada vez maior de sistemas de saúde financiados por impostos (com exceção de regiões de baixa renda de algumas cidades maiores), é fornecida por clínicos gerais (CGs) privados independentes, trabalhando individualmente ou em pequenas clínicas de grupos privados. Mudanças recentes nos sistemas de saúde financiados por impostos incluem a Noruega, onde a maioria dos cuidados primários passou de médicos funcionários dos municípios para CGs de prática privada em 2003, e a Suécia, onde, após uma mudança em

2010 nas exigências nacionais para reembolso, novas clínicas privadas com e sem fins lucrativos de CGs foram estabelecidas e atualmente oferecem 50% de todas as consultas da atenção primária.

Na Inglaterra, a maior parte dos médicos da atenção primária é formada por CGs privados contratantes do NHS, que trabalham de forma independente ou em pequenas clínicas de grupo. Esses CGs privados são proprietários de suas clínicas, as quais podem ser vendidas ao se aposentarem. Porém, como parte do acordo original para convencer os médicos a apoiarem o estabelecimento do NHS em 1948 (o qual tinha oposição da maioria dos médicos), os CGs privados também recebem pensão nacional do governo na aposentadoria. Nas cidades do interior da Inglaterra, há algumas clínicas maiores de atenção primária.

Em 2001, os médicos privados de atenção primária da Inglaterra foram organizados em Centros Primários de Atendimento (CPAs) geograficamente definidos. Esses CPAs receberam 80% do orçamento total do NHS para o contrato de serviços hospitalares eletivos necessários para seus pacientes, com organizações hospitalares do NHS e hospitais privados. Em 2013, os CPAs foram reestruturados na forma de Clinical Commissioning Groups com responsabilidades contratuais semelhantes.

Em 2004, foi introduzido o Quality Outcomes Framework (QOF) como abordagem ligada à qualidade dos cuidados para o fornecimento de renda adicional para os CGs do NHS. Esse mecanismo regulador estabeleceu, em 2010, 134 padrões diferentes para a melhor prática de atenção primária em quatro domínios principais: 86 clínicos, 36 organizacionais, 4 de serviços preventivos e 3 de experiências do paciente. A renda dos CGs cresceu em média 25% com a introdução do QOF, com os consultórios de CG alcançando uma média de 96% de todos os pontos possíveis de QOF. As despesas totais em QOF em 2014 na Inglaterra consumiram 15% de todos os gastos em atenção primária.

Em abril de 2019, um contrato revisado do QOF foi implementado, o qual removeu 28 indicadores de baixo valor, introduziu 15 indicadores novos mais adequados à clínica, adicionou dois módulos de melhora da qualidade e adicionou uma nova opção de ajuste de cuidados personalizados. Houve alterações apenas discretas no financiamento.

O acesso de indivíduos aos serviços de atenção primária é considerado bom em sistemas financiados por SSS, como na Alemanha e nos Países Baixos. Uma das razões mais citadas é de que médicos baseados em consultórios privados (tanto CGs como especialistas) nesses países são pagos por um sistema modificado de taxa por serviço. Na Alemanha, médicos de consultório são pagos trimestralmente pelos fundos de doença, atuando de forma conjunta no nível Länder (regional) por um sistema baseado em pontos. Um acordo nacional entre a associação de médicos e a associação de fundos de doenças estabelece pontos para cada ação clínica. De forma similar, a associação de fundos de doenças (liderada em cada um dos 16 Länder da Alemanha pelo fundo com o maior número de inscritos naquela região) estabelece um orçamento fixo para todos os serviços de médicos com base em consultórios para todos os pacientes de fundos de doenças a cada período de 3 meses. Retrospectivamente, no final de cada período, o número total de pontos é dividido pela alocação fixa dos fundos de doenças para médicos de consultórios para aquele Länder naquele trimestre, estabelecendo o valor de um ponto para o trimestre. Subsequentemente, o total de pontos de cada médico é multiplicado pelo valor de um ponto no trimestre, resultando no pagamento total desse médico pelos fundos de doença estatutários.

Em contrapartida aos sistemas de SSS, ser atendido por um médico de atenção primária em vários sistemas de saúde financiados por impostos está se tornando cada vez mais difícil ao longo da última década. Na Suécia, em 2005, uma "garantia de cuidados" foi introduzida, a qual requeria que os centros de saúde de operação predominantemente pública atendessem os pacientes até 7 dias após a solicitação da consulta. Na Finlândia, onde os centros públicos de cuidados de saúde primários costumavam oferecer a maior parte das consultas de atenção primária, os atrasos para marcar consultas em centros públicos de saúde levaram até 40% de todas as consultas para um sistema de saúde ocupacional paralelo, bem como para médicos de atenção primária que são funcionários públicos trabalhando de forma privada no final do expediente.

Na Inglaterra, em 2019, o acesso aos serviços de CGs foi considerado "em crise", a qual foi agravada por uma queda de 6% no número de CGs praticantes, levando a atrasos de até 30 dias para um paciente ser atendido em áreas urbanas, como Londres. Um relatório de 2019 pelo King's Fund constatou que apenas 1 em 20 CGs em treinamento estavam planejando trabalhar em tempo integral. Também em 2019, o Nuffield Trust publicou um relatório sugerindo que o planejamento futuro dos serviços de atenção primária na Inglaterra deveria considerar uma escassez permanente de CGs, exigindo uma quantidade maior de enfermeiros e de outros clínicos auxiliares. Em países da Europa Central que estavam anteriormente no Bloco Soviético, a provisão de atenção primária teve de ser restabelecida após a recuperação da independência em 1991, pois a primeira linha de assistência no antigo modelo Semashko era fornecida por policlínicas de especialistas. Os médicos de atenção primária rapidamente emergiram quase inteiramente como CGs privados com fins lucrativos, trabalhando por contratos com o fundo nacional de SSS (Estônia, Hungria, Macedônia do Norte), com empresas de seguro privadas reguladas pelo estado (República Tcheca) ou com pagantes públicos municipais/regionais (Polônia). Os CGs privados na maioria dos países da Europa Central atualmente são remunerados com base nas consultas atendidas. Esse arranjo foi largamente influenciado pela estrutura de atenção primária na Alemanha, onde CGs de consultório privado são pagos de acordo com uma estrutura de sistema de pontos.

Nos países da Ásia, como Singapura, Coreia do Sul e Japão, a maior parte da atenção primária é fornecida por CGs privados com fins lucrativos que trabalham de forma independente ou em pequenos grupos. Os CGs privados são reembolsados em um valor ajustado por serviço pelo fundo nacional de SSS. O acesso a médicos de atenção primária é considerado bom.

Os países desenvolvidos têm políticas variadas em relação ao acesso aos serviços preventivos individuais. Os sistemas de saúde na maioria dos países oferecem vacinações e mamografias como parte dos serviços de cuidados de saúde financiados. Nos Estados Unidos, a maior parte das pessoas seguradas – e no Canadá, a maioria dos residentes cobertos – recebe automaticamente um exame físico anual que inclui exames de sangue. Na Noruega e na Dinamarca, os exames físicos de adultos são oferecidos apenas por solicitação especial da pessoa, e na Suécia, os exames físicos de adultos são oferecidos apenas para gestantes. Na Suécia, os adultos que desejam conhecer seus níveis de colesterol ou antígeno prostático específico (PSA) agora têm de pagar do próprio bolso pelos exames de sangue em laboratórios privados. Na Inglaterra, em 2019, o NHS anunciou que não mais forneceria exames de PSA para rastreamento de câncer de próstata, mesmo para os homens que os solicitassem, forçando, da mesma forma, os pacientes a adquirirem o exame em laboratórios privados.

Os pacientes precisam fazer copagamentos para serem atendidos por um médico de atenção primária em alguns sistemas de saúde financiados por impostos e na maioria dos países com SSS. Nos sistemas financiados por impostos, por exemplo, os pacientes na Suíça precisam fazer um pagamento definido pelo conselho/condado para cada visita de atenção primária até um teto anual definido pelo governo nacional, acima do qual as visitas ambulatoriais (tanto de atenção primária quanto de especialista em ambulatório) não são cobradas. A Finlândia tem um copagamento fixo para visitas aos centros de saúde pública, enquanto que visitas a CGs na Dinamarca não necessitam de copagamento. Na Inglaterra, não há copagamento para consultas com CGs.

Nos sistemas de SSS na Europa e na Ásia, os pacientes geralmente são responsáveis por um copagamento para cuidados primários ou especializados em consultório. Para custear esses pagamentos (e outros serviços não financiados), uma alta porcentagem de cidadãos adquirem seguro de saúde suplementar adicional. Na França, onde 95% dos pacientes em 2015 adquiriam seguro suplementar privado, os pacientes pagam diretamente a taxa integral para 65% dos serviços de especialistas e atenção primária ambulatoriais, sendo reembolsados subsequentemente pelo seu fundo de SSS e provedor de seguro suplementar por todos os pagamentos (após os dedutíveis), e, para 35% dos serviços (para indivíduos de baixa renda e certos procedimentos de custo alto), os preços integrais acordados são pagos diretamente aos provedores pelo SSS.

Acesso a cuidados especializados eletivos Cerca de metade de todos os sistemas de cuidados de saúde europeus têm um sistema de controle de entrada que exige o encaminhamento dos médicos da atenção primária para o agendamento de consultas hospitalares com especialistas (para consultas financiadas pelo governo). Na maioria dos sistemas de saúde financiados por impostos (embora não na maioria dos sistemas de SSS), há tempos de espera substanciais, tipicamente de vários meses ou mais, para consultas eletivas com especialistas e procedimentos diagnósticos e terapêuticos de alta tecnologia. Os tempos de espera podem ser particularmente longos em casos de câncer e outros procedimentos cirúrgicos eletivos ou de alta demanda. Na Suécia, as estatísticas do governo para o verão de 2017 mostraram que, nacionalmente, apenas 5-10% das operações para câncer de próstata eram realizadas dentro de 60 dias do diagnóstico.

No NHS britânico, as listas de espera para cirurgias eletivas em 2019 frequentemente eram de 6 meses ou mais. Em agosto de 2017, havia mais de 4.000.000 de pacientes nas listas de espera do NHS. Em janeiro de 2018, houve o que os gestores denominaram uma "temporada de gripe grave", durante a qual os departamentos de emergência dos hospitais estavam lotados de pacientes idosos necessitando de internação; isso levou a uma decisão em nível nacional pelo NHS de cancelar todos os procedimentos cirúrgicos eletivos em todos os hospitais na Inglaterra (> 50.000 procedimentos em 1.200 hospitais) durante o mês inteiro de janeiro, o que estendeu ainda mais as listas de espera. Com relação à qualidade da assistência, novamente na Inglaterra, um relatório de março de 2018 do Office of Health Economics nacional constatou que, em 2016 e 2017, até três quartos dos pacientes que podiam ter sido submetidos a procedimentos laparoscópicos foram forçados a uma cirurgia aberta, resultando em um número estimado de 1 milhão de procedimentos a cada ano que foram mais invasivos do que clinicamente necessário.

Em alguns sistemas financiados por impostos, os atrasos também são relacionados a procedimentos. Na Inglaterra, por exemplo, um paciente que necessita de consulta adicional com um segundo especialista tipicamente tem de retornar a seu médico da atenção primária para um segundo encaminhamento e, então, deve aguardar na fila de pacientes regulares para a segunda consulta.

Também há um tempo de espera substancial para serviços de imagem radiológicos na maioria dos sistemas financiados por impostos. Em Malta, os esforços recentes do sistema de saúde financiado por impostos para a priorização de investigações eletivas com RM obtiveram sucesso na redução do tempo de espera de 18 para 4 meses. Nas províncias de Alberta e Colúmbia Britânica, no Canadá, o tempo de espera em 2016 para uma RM eletiva pelo sistema público era de aproximadamente 6 meses, enquanto as RMs privadas estão disponíveis em ambas as províncias dentro de 1 semana.

Esse problema do tempo de espera para serviços de especialistas nos sistemas de saúde financiados por impostos reflete uma combinação de demanda crescente (aumento/envelhecimento populacional e mudanças nas indicações clínicas), restrições financeiras e capacidade insuficiente, incluindo os horários de trabalho médico inadequados. Por exemplo, na década de 1980, quando vários procedimentos cirúrgicos para idosos se tornaram parte da prática clínica (p. ex., prótese de quadril, cirurgia de revascularização do miocárdio, cirurgia de catarata), o problema da lista de espera se agravou. Isso melhorou um pouco pelo aumento da capacidade de serviço no início dos anos 2000, piorando novamente como um crescente desafio político quando os recursos financeiros do setor público foram restringidos novamente após a crise financeira global em 2008. O diagnóstico e o cuidado precoces do câncer continuam sendo uma questão particularmente sensível, com os sistemas financiados por impostos muitas vezes demorando vários meses para que um paciente consulte um oncologista e depois mais vários meses até iniciar o tratamento. Na Suécia, em 2013, um jornalista iniciou uma batalha política quando descreveu as mulheres de uma cidade grande (Malmö) que tinham de aguardar mais de 40 dias para receber os resultados de suas biópsias para câncer de mama. Em setembro de 2019, na Inglaterra, apenas 76,9% dos pacientes com suspeita de câncer iniciaram o tratamento dentro de 2 meses após um encaminhamento urgente pelo CG.

Em resposta à pressão por associações nacionais de pacientes, vários sistemas de saúde financiados por impostos introduziram prazos máximos de espera para procedimentos hospitalares eletivos no início dos anos 2000. (A maioria dos sistemas SSS da Europa Ocidental não tem longos prazos de espera ou garantias de tratamento nos cuidados hospitalares.) Esses prazos máximos de espera tipicamente incluem a consulta inicial na atenção primária, bem como as avaliações e os tratamentos com especialistas. Na Dinamarca, um paciente tem o direito de ir para um hospital público diferente para receber cuidados após esperar 30 dias sem tratamento. Na Suécia, após a "garantia do tempo de espera" de 2005, o conselho local de um paciente não tratado deve pagar por seus cuidados em um hospital de outro condado após 180 dias. Em um processo paralelo no nível da União Europeia (UE), desde 1997, a Corte de Justiça tem lentamente expandido o direito de todos os cidadãos da UE de viajar a outro país da UE a fim de receber cuidado em tempo "adequado", com o sistema de saúde do seu país de residência tendo que pagar pelos cuidados.

Em sistemas de saúde financiados por SSS privados sem fins lucrativos, como na Alemanha e na Suíça, os tempos de espera para consultas com especialistas e procedimentos hospitalares costumam ser de algumas semanas a 1 mês. No sistema do SSS na França, que é financiado e organizado mais centralmente (parte da tradição napoleônica de administração pública), disputas contínuas acerca do financiamento governamental central dos hospitais públicos e salários de funcionários, em março de 2019, levou a 9 meses de greves das equipes hospitalares, particularmente dos departamentos de assistência a acidentes e emergências. Em novembro de 2019, o governo nacional anunciou que removeria mais de 10 bilhões de euros das dívidas dos hospitais públicos como parte dos esforços para reverter os cortes de equipe, os fechamentos de leitos e centros cirúrgicos e a evasão de profissionais para o setor privado.

Serviços de cuidados de longo prazo Os CLP (que consistem em serviços residenciais e prestados ao domicílio) consomem uma proporção relativamente pequena, mas crescente, do produto interno bruto (PIB) nos países desenvolvidos. Em 2016, a Noruega (2,95% do PIB), a Suécia (2,87% do PIB) e os Países Baixos (2,64% do PIB) gastaram mais de um quarto dos seus custos totais de saúde com CLP (números da Eurostat e da OCDE). Mais de um quinto de todos os gastos com saúde foram para CLP na Bélgica (2,16% do PIB), na Irlanda (1,55% do PIB) e na Dinamarca (2,5% do PIB). Países com custos menores incluíram o Reino Unido (18% dos gastos com saúde; 1,75% do PIB), a Alemanha (12% dos gastos; 1,33% do PIB) e a Espanha (9% dos gastos; 0,81% do PIB). Nos Estados Unidos, as estimativas oficiais colocam os gastos com CLP em 2016 em 4,9% dos gastos totais com saúde, ou 0,9% do PIB total. (Observe que esses números não incluem os custos hospitalares de emergência, internação e ambulatório gerados por pacientes idosos.)

Como o cuidado em instituições de longa permanência é mais caro que o cuidado domiciliar (essas instituições necessitam da provisão de moradia, alimentação e profissionais 24 horas), os governos tentam manter os idosos e as pessoas com doenças crônicas fora dessas instituições pelo maior tempo possível. Além disso, em países desenvolvidos como a Suécia, a Noruega e os Estados Unidos, cerca de 70% de todos os serviços domiciliares são oferecidos por cuidadores informais: cônjuges, filhos (tipicamente as filhas), vizinhos e grupos comunitários sem fins lucrativos. Embora alguns sistemas de SSS (p. ex., a Alemanha) tenham seguro para CLP público separado (financiado por prêmios mandatórios pagos por todos os adultos) que disponibiliza pagamentos em dinheiro para os CLP, que podem ser usados para compensação dos cuidadores informais, a maioria dos governantes trabalha duro para não monetizar o que é em grande parte um cuidado essencialmente gratuito. De fato, eles buscam ativamente estimular quem fornece esses serviços para que continuem pelo maior tempo possível, tentando postergar a exaustão do cuidador oferecendo serviços como os de cuidados gratuitos de substituição, canais especiais para aconselhamento de cuidadores, pontos de pensão para a aposentadoria do cuidador informal (países nórdicos) e serviços gratuitos de atendimento durante o dia.

Na maioria dos países europeus com sistemas financiados por impostos ou SSS, os serviços de cuidados domiciliares são organizados em nível de governo municipal. Nos sistemas financiados por impostos, esses serviços também são oferecidos principalmente por funcionários municipais que trabalham conforme protocolos negociados por sindicatos. Em alguns sistemas de SSS europeus, e recentemente na Suécia e na Finlândia, financiadas por impostos, empresas privadas também oferecem serviços de cuidados domiciliares sob contrato com governos municipais. Em combinação com a legislação nacional, esses sistemas municipais também oferecem um apoio importante para os cuidadores, pois os custos financeiros do cuidado de adultos em suas próprias casas são substancialmente menores do que o fornecimento de moradia, alimentação e suporte de cuidadores em asilos ou instituições para idosos financiadas pelo governo.

Uma elevada proporção de instituições de longa permanência em sistemas de saúde europeus financiados por impostos e SSS é formada por instituições operadas por governos municipais; em algumas situações, nos sistemas financiados por SSS (p. ex., Israel e Países Baixos), elas são operadas por organizações privadas sem fins lucrativos. Recentemente, em alguns sistemas financiados por impostos (p. ex., Suécia), cadeias privadas com fins lucrativos começaram a abrir casas de repouso financiadas por contratos com os governos municipais locais. Os custos dos cuidados em instituições de longa permanência são altos: na Noruega, o custo por paciente costuma ser de mais de 100.000 dólares por ano em uma instituição financiada pelo governo, com o paciente ficando responsável pelo pagamento de até 80%, dependendo da condição econômica da família. Na Suécia, os pacientes que vivem em casas de repouso financiadas pelo governo no condado de Estocolmo pagam uma taxa oficial relativamente baixa, mas também pagam o aluguel do quarto e até 2.706 coroas suecas por mês (cerca de 270 dólares) pela alimentação a partir de seus pagamentos mensais em pensões públicas.

Em 2012, em um esforço para reduzir a demanda por serviços caros de hospitais e clínicas de repouso, a Noruega e a Dinamarca iniciaram reformas do cuidado de idosos mudando a oferta de serviços e financiando as responsabilidades aos governos municipais. Entre as inovações da Noruega, as municipalidades devem estabelecer uma unidade municipal de leitos agudos para o tratamento de pacientes idosos estáveis e fornecer leitos de observação para a sua avaliação. O financiamento parcial dessas unidades é fornecido pelas quatro administrações públicas de cuidados de saúde regionais. Algumas municipalidades também adotaram unidades de atenção primária dentro de seus hospitais regionais para preparar as altas e coordenar o cuidado de seus idosos cronicamente doentes. As municipalidades norueguesas também são responsáveis, por meio de seus médicos da atenção primária contratados (principalmente privados), pela implementação do National Pathways Program, o qual estabeleceu protocolos de tratamento para condições que abrangem vários setores, como diabetes e problemas cardiovasculares.

Uma inovação estrutural de configuração diferente para a melhor integração entre o CLP para idosos com doenças crônicas com os serviços de saúde clínicos individuais foi a consolidação de serviços sociais e de cuidados de saúde dentro da mesma organização pública administrativa. Em 2019, como parte das reformas de saúde na Irlanda e na Dinamarca e uma proposta (não decretada) na Finlândia, bem como em um programa piloto de descentralização para 2,8 milhões de pessoas na região da grande Manchester na Inglaterra, os programas sociais e de cuidados de saúde devem ser administrados por uma única agência responsável.

No sistema financiado por SSS da Holanda, quase 7% da população vive em casas de repouso. A legislação do governo nacional revisou a estrutura de financiamento e cuidados das casas de repouso em 2015. Três leis reestruturaram o fundo de SSS separado para CLP, exigindo pagamentos obrigatórios de 100% dos adultos holandeses, além de introduzir reformas relacionadas à oferta que reduziram o número e o custo geral dos pacientes de casas de repouso pagas pelo fundo. A determinação de elegibilidade para o pagamento público por cuidados em casas de repouso é atualmente feita por um órgão nacional de avaliação independente (o Centre for Needs Assessment). Além disso, os governos municipais são agora mais importantes no financiamento e na oferta de serviços domiciliares. As reformas criaram equipes de serviços sociais que realizam conversas informais para tentar direcionar os idosos para que primeiro busquem cuidados da família, de vizinhos, igrejas e outras organizações comunitárias locais antes de serem qualificados para cuidados domiciliares pagos pelo governo. Em 2012, cerca de 1,5 milhão de pessoas (12% da população total) forneciam cuidado informal para pessoas doentes ou incapacitadas, com uma média de 22 horas por semana de cuidados por pessoa.

Os receptores de cuidados domiciliares na Holanda podem escolher definir um "orçamento pessoal", usando sua alocação de financiamento público para a seleção de uma equipe de cuidados individuais de sua preferência (sejam empregados públicos ou fornecedores privados publicamente aprovados). Esse arranjo também permite que esses receptores de cuidados domiciliares determinem a combinação particular de serviços que desejam, além de aumentar os fundos públicos alocados com os seus recursos pessoais. Foram criadas várias casas de repouso inovadoras sem fins lucrativos para fornecer serviços adicionais a idosos que vivem na vizinhança (consultas domiciliares de atenção primária), além de cuidados para pessoas com doença terminal (p. ex., as residências Saffier De Residentie Groep na cidade de Haia).

Nos Estados Unidos, os cuidados domiciliares e as casas de repouso são financiados e oferecidos de várias maneiras diferentes. Para as pessoas com condições financeiras mínimas, os custos das casas de repouso são pagos por um programa de bem-estar conjunto federal-regional (estado) chamado Medicaid. A maioria dos programas Medicaid governamentais do estado pagam mais de 40% de seu orçamento total para casas de repouso. No passado, o Medicaid não pagava por serviços de cuidados domiciliares. Porém, alguns estados têm programas com fornecedores privados com e sem fins lucrativos que oferecem cuidados domiciliares como forma de postergar a necessidade de cuidados mais caros em casas de repouso.

Muitas pessoas individualmente contratam planos privados de CLP, tipicamente de empresas comerciais de seguro. Esses planos exigem que as pessoas façam pagamentos com vários anos de antecedência (geralmente 20 ou mais) antes da pessoa saber se de fato vai necessitar de cuidados domiciliares ou de casas de repouso. Algumas seguradoras privadas também aumentam os valores após a pessoa ter realizado pagamentos por muitos anos, levando ao cancelamento dos contratos se a nova taxa mais alta não for acessível. O ACA de 2010 continha um novo programa público de seguro para CLP. Porém, o programa foi projetado para ser voluntário, e os administradores do U.S. Department of Health and Human Services decidiram, em 2013, não implementar essa parte da lei.

Além do programa Medicaid financiado por impostos e do seguro para CLP contratado de maneira privada, muitas famílias de classe média pagam por cuidados a partir de suas economias, da venda da casa da pessoa idosa ou de contribuições diretas de filhos e outros familiares. As despesas podem alcançar de 60.000 a 100.000 dólares por ano, dependendo da localização da instituição e de quem a opera.

O cuidado em casas de repouso nos Estados Unidos é fornecido por uma grande variedade de fornecedores privados com e sem fins lucrativos, variando desde residências mantidas pela igreja até grandes companhias presentes no mercado de ações. Muitos desses locais são residências construídas com o propósito da vivência assistida ou instituições de cuidados da memória. Os serviços de cuidados domiciliares são fornecidos por uma variedade de fornecedores privados com e sem fins lucrativos.

No Japão, um fundo de seguro nacional para CLP foi introduzido em 2000. Embora o novo fundo atue uniformemente em todo o país, o programa é administrado por governos municipais, e o valor do plano difere entre as municipalidades, com um valor mensal médio de 3.000 ienes (cerca de 30 dólares). Na Coreia do Sul, um fundo de SSS para CLP é financiado por contribuições obrigatórias de 4,78% da contribuição do seguro de saúde regular de uma pessoa, com um adicional de 20% dos gastos totais com CLP fornecidos por fundos governamentais nacionais. O copagamento do cliente para o cuidado domiciliar é definido em 15% das despesas e em 20% para cuidados domiciliares.

MEDICAMENTOS

Os gastos com medicamentos nos países desenvolvidos (combinação de gastos hospitalares e ambulatoriais) variam muito entre os diferentes tipos de sistemas de saúde, bem como entre os diferentes países dentro desses diferentes tipos de instituição. Os dados de 2018 da OCDE mostram os gastos com medicamentos em países com financiamento por impostos na Europa Ocidental variando desde 6,3% do gasto total em saúde (GTS) na Dinamarca até 11,9% do GTS no Reino Unido e 18,6% do GTS na Espanha. Nos sistemas da Europa Ocidental financiados por SSS, os medicamentos absorveram 7,5% do GTS nos Países Baixos, enquanto na Alemanha o valor ficou em 14,1%. Nos sistemas híbridos financiados por impostos e SSS na Europa Central, o valor para medicamentos foi muito mais alto: 18,2% do GTS na Estônia e 27,9% do GTS na Hungria. De forma semelhante, nos sistemas de SSS asiáticos, os medicamentos consumiram 20,7% do GTS na Coreia do Sul e 18,6% do GTS no Japão. Os dados de 2018 da OCDE para gastos com medicamentos na América do Norte são de 12,0% do GTS nos Estados Unidos e 16,7% no Canadá.

Os fatores que contribuem para essas amplas variações são (1) diferenças nacionais nos padrões de prática e prescrição que refletem diferentes expectativas culturais; (2) o problema da razão (nível relativamente fixo dos custos farmacêuticos devido aos preços internacionais – numerador – dividido pelo gasto em saúde *per capita* altamente variável nos diferentes sistemas de saúde dos países desenvolvidos); (3) a gama e o tipo de controle de preços dos medicamentos em cada país; e (4) o grau de limitação do suprimento farmacêutico, atrelado a formulários ou formas explícitas de racionamento de fármacos.

A maioria dos sistemas de saúde europeus tem controles nacionais rígidos do custo e, em alguns países baseados em impostos, da disponibilidade de medicamentos. A maioria dos países europeus também usa várias medidas regulatórias diferentes para limitar os preços ou a disponibilidade de fármacos hospitalares e ambulatoriais, incluindo prescrição obrigatória de genéricos, preços de referência, copagamento dos pacientes (algumas vezes com teto anual, após o qual não há mais necessidade de pagamento) e (particularmente em sistemas financiados por impostos) formulários nacionais atrelados à efetividade clínica. (A Noruega, por exemplo, permite apenas cerca de 2.300 preparações diferentes – incluindo dosagem, método de administração e tamanho da caixa – a serem armazenadas pelas farmácias.) Os preços dos fármacos podem variar consideravelmente entre diferentes países da Europa, atrelados ao desenvolvimento econômico e aos padrões domésticos de ajuste de preços. Uma consequência dessas diferenças nacionais de controle de preços foi o desenvolvimento de um mercado paralelo de importação, no qual farmacêuticos e atacadistas de fármacos dos países mais caros compram de um mercado mais barato em outro lugar na Europa.

O acesso a fármacos de alto custo tem sido intencionalmente limitado em alguns sistemas europeus financiados por impostos. Uma base para o racionamento é o racionamento atrelado aos QALYs (anos de vida ajustados por qualidade). O racionamento também reflete uma disputa entre um orçamento público restrito para medicamentos e as pressões do público. Por exemplo, no caso de fármacos usados contra o câncer na Inglaterra, a recomendação do National Institute for Health and Care Excellence (NICE) contra o financiamento do trastuzumabe, um fármaco usado contra o câncer de mama, foi subsequentemente revertida pelo Ministério da Saúde. Os medicamentos onerosos contra o câncer continuam a ser racionados na Inglaterra, onde o NHS Cancer Drug Fund, estabelecido para oferecer acesso a fármacos não aprovados pelo NHS dependendo do caso, ficou sem recursos em 2015 e foi forçado a descartar 25 dos 83 fármacos cobertos e a fechar por 3 meses para reestruturar suas operações.

Como parte dos padrões médicos anteriores nos países asiáticos, os médicos que trabalham em consultórios fornecem medicamentos além de prescrever os fármacos para os pacientes. Essas vendas também servem para suplementar sua renda em um cenário de pagamentos relativamente baixos por consulta por meio de fundos de SSS operados pelo governo. Com preocupações quanto ao custo e uso excessivo de medicamentos, Taiwan (em 1997, exceto em casos emergenciais em regiões rurais) e a Coreia do Sul (no país inteiro em 2013) implementaram "reformas de separação", que interromperam essas vendas por médicos. No Japão, uma série de reformas de taxas e reembolsos diminuíram a porcentagem de todas as prescrições dispensadas em 2016 por médicos a 26% das prescrições.

GOVERNANÇA E REGULAÇÃO

Os serviços de cuidados de saúde nos países desenvolvidos são direcionados, restritos, monitorados e (em graus variáveis) avaliados pelos governos e pelos órgãos estabelecidos ou autorizados pelo governo. Embora essas medidas se apliquem particularmente à eficiência financeira de serviços financiados pelo governo, elas também buscam promover a segurança de pacientes e comunidades, a equidade do acesso e desfechos clínicos de alta qualidade. Essa supervisão costuma ser bastante focada nas seguradoras e nos fornecedores operados e contratados de forma privada, embora, em princípio, também se aplique a organizações operadas pelo governo.

A *governança* consiste em políticas de nível nacional, manejo de nível institucional e decisões de cuidados de nível clínico. Essa mistura complexa de decisões da governança costuma ser compartilhada entre diferentes governos nacionais, regionais e locais, dependendo do grau de centralização, descentralização ou, recentemente, recentralização (p. ex., Noruega e Dinamarca). Embora a maioria dos sistemas oficialmente priorize a "boa governança", as atividades de governança frequentemente se misturam aos objetivos políticos à medida que os conceitos políticos centrais são desenvolvidos e transformados em alvos organizacionais concretos.

Na Suécia, a governança do sistema de saúde é compartilhada entre os governos nacional, regional (condado) e municipal local. O governo nacional tem a responsabilidade de aprovar a legislação estrutural, a qual estabelece a estrutura básica do sistema. Por exemplo, até recentemente o governo nacional tinha limitado os copagamentos totais de um paciente adulto para médicos (especialistas e de atenção primária) e medicamentos em nível ambulatorial a 2.800 coroas suecas (cerca de 280 dólares) em um período de 12 meses. Os 20 governos regionais, por sua vez, tomaram decisões políticas dentro da legislação, decidindo como aportar os copagamentos específicos para cada consulta ambulatorial de atenção primária ou de especialistas. Como os suecos podem determinar seus próprios encaminhamentos para os especialistas, alguns condados duplicam o copagamento para médicos baseados em hospitais para desestimular as consultas desnecessárias. Da mesma forma, a política fiscal costuma ser compartilhada entre o governo regional, que financia cerca de 70% dos gastos totais em saúde por meio de seu imposto sobre a renda ajustado pelo condado, e o governo nacional, que fornece fundos adicionais ligados a propósitos para objetivos nacionais como a consolidação da cirurgia cardíaca nos condados e o suplemento de receitas de impostos menores nas zonas rurais com menores populações de trabalhadores. Porém, essa relação normal de financiamento entre os governos pode mudar. No início da década de 1990, o governo nacional colocou um "basta" na elevação dos impostos dos condados antes da admissão da Suécia na UE em 1995. Em 2016, cada um dos 20 condados podia ajustar seu próprio teto, quase todos de cerca de 3.300 coroas suecas (cerca de 330 dólares).

No sistema de saúde baseado em impostos da Espanha (71,1% de financiamento público em 2015), 17 "comunidades autônomas" regionais receberam responsabilidade administrativa total para a provisão dos serviços de saúde em um processo de descentralização na década de 1990, junto com a posse de todos os hospitais de operação pública. O governo nacional gera uma proporção substancial dos recursos para cuidados de saúde, que são incluídos no montante alocado para os governos regionais, que, por sua vez, acrescentam receitas de impostos regionais para formar o orçamento total do setor público. Em um mecanismo para controlar as políticas de operação do governo regional nesse ambiente descentralizado, o governo nacional espanhol estabeleceu um conselho conjunto federal-regional para revisar os dados de qualidade e desempenho (por meio do Health System Cohesion and Quality Act de 2003). O sistema de saúde financiado por impostos da Itália (75,8% de financiamento público em 2014) compartilha, de forma similar, responsabilidades de governança entre os governos nacional e regionais. Os serviços de saúde são fornecidos por autoridades de saúde locais (Azienda Sanitaria Locale) supervisionadas por 20 governos regionais em uma estrutura de governança estabelecida em nível nacional, financiada por uma mistura complexa de impostos nacionais e nacionalmente estipulados, mas coletados regionalmente. Novamente, como na Espanha, o governo nacional estabeleceu um conselho de governo federal-regional, o qual busca coordenar os padrões de cuidados e as informações entre as regiões com as agências do governo nacional. Em 2006, o governo nacional impôs planos financeiros restritos para 10 regiões com déficits sistemáticos.

Na Alemanha, onde o financiamento para o seu sistema de saúde baseado SSS é predominantemente responsabilidade de 120 seguros de saúde privados e sem fins lucrativos, as decisões de governança são compartilhadas entre esses fundos do setor privado e os setores públicos dos governos nacional, regional e municipal. Os seguros de saúde recebem um pagamento ajustado para o risco de cada pessoa participante, de acordo com uma fórmula nacional definida pelo governo e a partir de um conjunto de seguros de saúde administrados pelo governo nacional. A maioria dos hospitais é de propriedade e operada pelos governos municipais, enquanto o investimento de capital para renovações estruturais e novos prédios vem dos seus 16 Länder regionais a partir de suas receitas de impostos. Os modelos e as quantias de pagamento para os hospitais públicos são negociados entre associações desses hospitais, que são propriedades dos municípios, e associações dos seguros de saúde privados, sem participação formal do governo.

A *regulação* é um elemento essencial de um sistema de cuidados de saúde efetivo e um componente-chave da governança geral do sistema de saúde. A regulação incorpora amplas exigências de padronização, que afetam todas as organizações que operam em um país (p. ex., decisões de contratação, demissão e salários), bem como regulações específicas relacionadas ao setor de saúde (p. ex., manuseio, uso e descarte adequados de dejetos nucleares de baixo grau usados em tratamentos radioativos). Exemplos recentes de regulação no setor de saúde na Inglaterra, por exemplo, incluem os seguintes:

1. Exigência de que todos os fármacos usados no tratamento do câncer pelo NHS não custem mais do que 41.268 libras esterlinas/QALY;
2. Exigência em seu contrato de trabalho de que médicos-residentes em hospitais trabalhem um número específico de domingos; e
3. Exigência de que todos os pacientes no departamento de emergência recebam cuidados dentro de 4 horas de sua chegada.

Uma poderosa ferramenta com força de lei, a regulação pode ter significativos efeitos negativos ou positivos. Um corolário bem conhecido da ciência política do poder regulatório é que "o direito de regular é também o direito de destruir". Por exemplo, nos Estados Unidos, a Environmental Protection Agency, como parte de seu propósito para alcançar um ar mais limpo, lançou amplas ordens regulatórias ajustando os padrões de desempenho que resultaram no fechamento de muitas minas de carvão em West Virginia, com a perda de dezenas de milhões de dólares de capacidade produtiva e de milhares de empregos bem remunerados, provavelmente contribuindo para as condições sociais que ajudaram a gerar as altas taxas de abuso de opioides no estado entre homens desempregados. De forma semelhante, em alguns sistemas europeus financiados por impostos, como os da Suécia e da Inglaterra, há uma crescente pressão dos defensores da saúde pública para regulamentações nacionais que proíbam a realização de lucros a partir de fundos públicos. Na Suécia, a declaração de Reepalu do governo nacional de 2016 honrou uma solicitação feita pelo governo Social Democrata ao seu aliado Partido da Esquerda (socialista) pedindo uma legislação que banisse a busca de lucros na provisão de serviços de saúde financiados pelo governo. A publicação da declaração resultou em uma retirada substancial de investimentos feitos por empresas de propriedade de investidores em atenção primária, instituições de longa permanência e cuidados domiciliares.

DESAFIOS FUTUROS

Os sistemas de saúde nos países desenvolvidos enfrentarão desafios contínuos nos próximos anos, incluindo dilemas financeiros, organizacionais e políticos para os quais as soluções institucionalmente viáveis, financeiramente sustentáveis e politicamente viáveis serão complicadas de desenvolver e difíceis de implementar. Do lado da oferta, uma questão importante é se a estrutura privada de atenção primária baseada em CGs é mais eficiente e eficaz do que várias formas baseadas em clínicas de serviços de atenção primária. O recente movimento na Europa do Norte e Central em direção a CGs mais privados, junto com a continuação da atenção primária privada e baseada em consultório na maior parte do Canadá, dos Estados Unidos e dos países economicamente desenvolvidos da Ásia, suscita questões políticas complexas para organizações internacionais como a Organização Mundial de Saúde (OMS) e para os políticos nacionais. No setor hospitalar, os níveis existentes de qualidade clínica e receptividade dos pacientes em instituições públicas do tipo "comando e controle" terão cada vez mais de competir com aqueles hospitais públicos semiautônomos, bem como com vários tipos de fornecedores privados às vezes muito inovadores. Na arena financeira, é provável que a pressão continuada sobre as receitas do sistema de saúde público leve a uma erosão dos compromissos de longo prazo em alguns sistemas de saúde financiados por impostos em direção a copagamentos mínimos de pacientes e baixos financiamentos do próprio bolso.

Outro conjunto de desafios surgirá a partir dos recentes compromissos feitos por organizações internacionais como a OMS para a restruturação dos sistemas de saúde em países desenvolvidos para melhor abordar os determinantes sociais da saúde. Essa estratégia nova e incompleta sugere uma larga expansão da responsabilidade do setor de saúde para incluir uma ampla gama de arranjos institucionais existentes em moradia, educação, vida profissional e tomadas de decisão social e política. A influente revisão de desigualdades em saúde na Inglaterra de 2010 intitulada *Fair Society, Healthy Lives*, feita pelo epidemiologista britânico Sir Michael Marmot, propôs a eliminação de todas as "desigualdades de poder, dinheiro e recursos". À parte das dimensões políticas desse novo paradigma proposto, a maneira como essa mudança fundamental da sociedade seria financiada e implementada ainda não foi abordada.

Olhando à frente, entre os desafios mais fundamentais para os tomadores de decisão nacionais no período próximo estarão quatro imperativos específicos do sistema de saúde:

1. **Encontrar um balanço mais sustentável entre ética e financiamento.**
   Os políticos de sistemas de saúde financiados publicamente enfrentam um crescente hiato entre as expectativas dos pacientes quanto a cuidados clínicos de alta qualidade, as expectativas da equipe em relação a melhores pagamentos e o imperativo econômico de não aumento de impostos. Pesquisas recentes sugeriram que os sistemas de saúde financiados por SSS, confrontados com envelhecimento da população e aumento desemprego, passam por um hiato semelhante. Como a base solidária atual para a obtenção de receitas coletivas não é suficiente, as ferramentas disponíveis não solidárias (copagamentos, seguro suplementar, pagamento privado) inevitavelmente contribuirão para a desigualdade total. Mas, então, quais são as alternativas políticas realistas? O novo objetivo político minimalista necessariamente terá de se tornar a obtenção de novas receitas com o mínimo de dano econômico e social.
2. **Desenvolver melhores estratégias para conduzir a diversidade de provedores.**
   Os sistemas de saúde em países desenvolvidos estão ficando mais diversos e com mais e diferentes tipos de proprietários públicos: conglomerados hospitalares, empreendimentos públicos e hospitais com proprietários/administradores mistos públicos e privados. Também há mais e diferentes tipos de provedores privados: fundações, cooperativas e grupos comunitários sem fins lucrativos, além de pequenos empreendimentos locais com fins lucrativos, grandes empresas internacionais e fundos de capital de risco (capital especulativo). Além disso, novos modelos de oferta inovadores estão reorganizando as fronteiras tradicionais de serviços: casas de repouso sem fins lucrativos nos Países Baixos também oferecem atenção primária ambulatorial para pacientes idosos da vizinhança, além de cuidados paliativos; companhias de tecnologia israelenses combinam monitoramento domiciliar de alta tecnologia com serviços padrão de cuidados domiciliares médicos e de custódia. A pressão pública de cidadãos para mais opções e melhores desfechos irá pressionar os políticos em direção a novos arranjos mais reconciliadores do sistema de saúde. Um relatório de saúde de 2019 na Suécia sobre o setor hospitalar recomendou uma ênfase renovada no melhor acesso a cuidados agudos não hospitalares e fora do horário comercial por provedores públicos e privados.
3. **Garantir melhor coordenação entre serviços de saúde e sociais.**
   Os sistemas financiados por impostos e por SSS estão sob intensa pressão política para desenvolverem melhores estratégias para a integração de serviços para os idosos com doenças crônicas, como forma de melhorar a qualidade dos serviços que esses pacientes recebem e mantê-los em casa mais saudáveis e por mais tempo, reduzindo as caras consultas por problemas agudos em hospitais e departamentos de emergência. O objetivo claro do sistema de oferta será cada vez mais manter o idoso fora de instituições de longa permanência e de instalações de cuidados agudos pelo máximo de tempo possível.
4. **Transformar sindicatos em provedores de inovação.**
   Em muitos países desenvolvidos, os trabalhadores do setor de saúde, incluindo médicos de hospitais, são membros de sindicatos. A política efetiva deverá encontrar mecanismos que transformem essas uniões de pessoas em processos de restruturação acelerada do sistema de saúde. Esse processo irá necessariamente envolver a integração de sindicatos na forma de arranjos organizacionais mais inovadores, flexíveis e fiscalmente sustentáveis com contratos que recompensem a participação ativa em mudanças organizacionais, contratos que paguem incentivos aos empregados mais produtivos, procedimentos mais rápidos de reatribuição e demissão (a demissão de trabalhadores do setor de saúde pode demorar um ano ou mais em alguns sistemas de saúde europeus) e o estabelecimento de pagamentos de divisão dos lucros para equipes/sindicatos, também em organizações do setor público.

Embora a estrutura e a complexidade da resolução desses desafios organizacionais específicos variem dependendo do contexto cultural e institucional de um país, o fato de serem problemas comuns sugere que os sistemas de saúde no mundo desenvolvido necessitarão de uma gama nova e mais ampla de soluções e estratégias políticas direcionadas.

FINANCIAMENTO E OFERTA DOS SERVIÇOS DE SAÚDE NOS PAÍSES EM DESENVOLVIMENTO (VER TAMBÉM CAP. 474)

Os sistemas de saúde em países em desenvolvimento refletem uma combinação complexa dos mesmos elementos centrais encontrados nos sistemas de países desenvolvidos (hospitais, instituições de atenção primária, equipe médica, medicamentos) adaptados a contextos e condições organizacionais, sociais, políticas e econômicas altamente diferentes e variáveis. A estrutura dos sistemas e os provedores de serviços costumam ter características nacionais variadas, incluindo relações históricas (anglófonas, francófonas, hispânicas, soviéticas, conexão institucional e educativa com os Estados Unidos); o PIB e a renda nacional anual *per capita* (países em desenvolvimento de renda baixa ou média); valores e normas políticas; e mistura cultural e/ou étnica. O financiamento predominantemente pelo setor público, particularmente em países de renda baixa, em geral resulta em níveis de recursos *per capita* substancialmente mais baixos do que em países desenvolvidos e tende a ser menos confiável, particularmente em países onde a economia depende da exportação de *commodities*.

Os arranjos de oferta de serviços nos países em desenvolvimento, por sua vez, costumam ter taxas mais altas de provedores por população, além de, nas instituições públicas, qualidade de cuidados mais diversificada. Em vários países em desenvolvimento de renda média, a migração de profissionais médicos treinados para a prática em sistemas de saúde de países desenvolvidos que remuneram mais (em geral para países com relações históricas e/ou onde recebem treinamento avançado) diminui ainda mais os recursos médicos disponíveis. Em quase todos os países em desenvolvimento, os provedores do setor privado têm um papel suplementar importante, e alguns países em desenvolvimento de renda média, como a China, incentivam seu crescimento.

A maioria dos países em desenvolvimento de rendas baixa ou média tem dificuldades para financiar serviços de saúde individuais de alta qualidade. Uma ênfase recente na cobertura de saúde universal intensificou essa dificuldade. Em países em desenvolvimento de renda média (Tab. 7-3), os dados do Banco Mundial de 2016 mostram uma variação de gastos com saúde como uma porcentagem do PIB, incluindo o Cazaquistão com 3,53% do PIB, a Tailândia com 3,71%, a Malásia com 3,80%, a Turquia com 4,31%, a China com 4,98%, a Botswana com 5,46%, o México com 5,47% e a Colômbia com 5,91%. Os gastos totais com saúde em países em desenvolvimento

TABELA 7-3 ■ Países em desenvolvimento de renda média: Gastos totais com saúde (% do PIB)

Países em desenvolvimento de renda média	
Cazaquistão	3,53%
Tailândia	3,71%
Malásia	3,80%
Turquia	4,31%
China	4,98%
Botswana	5,46%
México	5,47%
Colômbia	5,91%

de baixa renda (Tab. 7-4) variam de 3,65% do PIB na Nigéria, 3,66% na Índia, 3,97% na Etiópia, 6,29% no Nepal até 8,40% em Honduras.

Dado os baixos níveis agregados de PIB, os gastos anuais *per capita* são consideravelmente menores do que os observados em países desenvolvidos. Entre os países em desenvolvimento de renda média (Tab. 7-5), a Tailândia gastou (dados de 2016 ajustados para dólares) $ 221 anualmente por pessoa, o Cazaquistão, $ 262, a Colômbia, $ 340, a Malásia, $ 361, a Botswana, $ 379, a China, $ 398, o México, $ 461, e a Turquia, $ 468. Entre os países em desenvolvimento de baixa renda (Tab. 7-6), a Etiópia gastou $ 27 por pessoa anualmente, o Nepal, $ 45, a Índia, $ 62, e a Nigéria, $ 79, enquanto Honduras gastou $ 199.

A China é um exemplo interessante do desenvolvimento de financiamento e oferta de serviços em países em desenvolvimento de renda média. As reformas de financiamento substituíram os serviços de financiamento público com três novos arranjos ligados a condição de emprego e residência: (1) o seguro médico básico para empregados urbanos de 1998 (incorporando contas de poupança para serviços médicos de financiamento privado – um conceito originado em Singapura); (2) o seguro médico básico para residentes urbanos de 2007; e (3) o novo esquema médico cooperativo rural de 2007. O programa para empregados urbanos é um modelo de SSS que reflete a rápida taxa de crescimento econômico e aumentos da renda para trabalhadores urbanos. Desde 2013, o governo chinês enfatiza crescentemente o desenvolvimento de novos hospitais privados e a promoção de seguros privados em áreas urbanas. Essas e outras reformas do setor de saúde tornaram-se possíveis à medida que o crescimento econômico continuado em 30 anos levou uma estimativa de 300 milhões de chineses para a classe média, gerando os rendimentos públicos e privados necessários para sustentar uma transformação significativa do setor de saúde.

A oferta de serviços em países em desenvolvimento varia amplamente quanto ao acesso, à qualidade e aos resultados entre os países e também no seu interior. Os serviços médicos e as instituições terciárias nas áreas urbanas da China, por exemplo, operam com um padrão significativamente mais alto de serviço do que os que costuma estar disponíveis em áreas rurais mais pobres. Disparidades semelhantes são encontradas nas regiões mais ricas da Índia, como Rajasthan, enquanto em estados mais pobres, como Bihar, a atenção primária é predominantemente oferecida por "voluntários" da comunidade com treinamento médico básico, supervisionados por um CG.

Dois desafios importantes em todos os sistemas de saúde de países em desenvolvimento são condicionais à geração de fluxos de financiamento no futuro. Primeiro, o incentivo atual da Organização das Nações Unidas para alcançar a cobertura de saúde universal irá exigir maior aporte financeiro dos setores público e privado para financiar os novos provedores e serviços necessários. Segundo, o financiamento disponível deverá ser usado mais

TABELA 7-4 ■ Países em desenvolvimento de baixa renda: Gastos totais com saúde (% do PIB)

Países em desenvolvimento de baixa renda	
Nigéria	3,65%
Índia	3,66%
Etiópia	3,97%
Nepal	6,29%
Honduras	8,40%

TABELA 7-5 ■ Países em desenvolvimento de renda média: Gastos com saúde *per capita*

Países em desenvolvimento de renda média	
Tailândia	$ 221
Cazaquistão	$ 262
Colômbia	$ 340
Malásia	$ 361
Botswana	$ 379
China	$ 398
México	$ 461
Turquia	$ 468

TABELA 7-6 ■ Países em desenvolvimento de baixa renda: Gastos com saúde *per capita*

Países em desenvolvimento de baixa renda	
Etiópia	$ 27
Nepal	$ 45
Índia	$ 62
Nigéria	$ 79
Honduras	$ 199

efetivamente conforme os serviços adequados e necessários, minimizando as ineficiências administrativas e a substancial corrupção política.

Ambas as formas de expansão do financiamento dependerão de um forte crescimento econômico nacional e global, que, por sua vez, exige reformas políticas e econômicas continuadas em nível nacional. Para que ambos os objetivos de financiamento sejam alcançados, serão necessários esforços nacionais e internacionais consideráveis.

LEITURAS ADICIONAIS

Barber SL et al: *Price Setting and Price Regulation in Health Care: Lessons for Advancing Universal Health Coverage*. Geneva, World Health Organization, Organization for Economic Co-operation and Development, 2019. *https://apps.who.int/iris/bitstream/handle/10665/325547/9789241515924-eng.pdf.*

Figueras J, McKee M (eds): *Health Systems, Health, Wealth, and Societal Well-Being: Assessing the Case for Investing in Health Systems*. Maidenhead, Open University Press/McGraw-Hill Education, 2011. *www.euro.who.int/__data/assets/pdf_file/0007/164383/e96159.pdf.*

Haseltine W: *Affordable Excellence: The Singapore Health Story*. Washington, Brookings Institution Press, 2013. *www.brookings.edu/wp-www.brookings.edu/wp-content/uploads/2016/07/AffordableExcellencePDF.pdf.*

Kuhlmann E et al (eds): *The Palgrave International Handbook on Healthcare Policy and Governance*. London, Palgrave MacMillan, 2015.

Rice T et al: *United States of America: Health System Review*. Health in Transition (HiT) Series 15 (3). Brussels, European Observatory on Health Systems and Policies, 2013. *www.euro.who.int/__data/assets/pdf_file/0019/215155/HiT-United-States-of-America.pdf.*

8 Segurança e qualidade no cuidado de saúde

David W. Bates

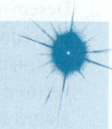

A segurança e a qualidade são duas das principais dimensões dos cuidados de saúde. Nos últimos anos, tem sido mais fácil mensurar a segurança e a qualidade, e está cada vez mais claro que o desempenho em ambas as dimensões poderia ser bem melhor. As pessoas estão – com boas razões – demandando mensuração e responsabilização, sendo que os pagamentos pelos serviços se basearão cada vez mais no desempenho nessas áreas. Assim, os médicos têm que aprender sobre esses dois setores, sobre como eles podem ser melhorados e sobre as relativas potencialidades e limitações da nossa atual capacidade para mensurá-los.

A segurança e a qualidade estão estreitamente relacionadas, mas não se sobrepõem completamente. O Institute of Medicine sugeriu, em uma série de relatos de referência, que a segurança é a primeira parte da qualidade e que o sistema de cuidados de saúde primeiramente deve garantir o fornecimento de serviços seguros, embora a qualidade também seja essencial. Finalmente, é provável que haja maior benefício clínico final decorrente da melhora da qualidade do que da melhora da segurança, embora ambas sejam importantes e a segurança, de muitas maneiras, seja mais tangível para o público. A primeira seção deste capítulo abordará questões relacionadas com a segurança do cuidado, e a segunda cobrirá a qualidade do cuidado.

SEGURANÇA NO CUIDADO DE SAÚDE

Teoria da segurança e teoria dos sistemas A *teoria da segurança* afirma claramente que os indivíduos cometem erros o tempo todo. Pense na volta do hospital para casa: você pensa em parar e comprar 1 litro de leite no caminho, mas se vê entrando na garagem, sem perceber como chegou lá. Todas as pessoas usam um comportamento semiautomático, quase imperceptível, em muitas atividades diárias; esse tipo de erro é chamado *deslize*. Os deslizes frequentemente ocorrem durante o fornecimento de cuidados; por exemplo, quando alguém quer escrever uma prescrição, mas se esquece por ter de concluir outra ação primeiro. *Equívocos*, em contrapartida, são erros em um nível mais alto; ocorrem em situações novas ou não estereotipadas, nas quais decisões conscientes estão sendo tomadas. Um exemplo seria na dosagem de um medicamento com o qual o médico não está familiarizado. As estratégias usadas para evitar deslizes e equívocos frequentemente são diferentes.

A *teoria dos sistemas* sugere que a maioria dos acidentes ocorre em decorrência de uma série de pequenas falhas que culminam em um episódio único, para que assim um acidente possa ocorrer (Fig. 8-1). Essa teoria também sugere que a maioria dos indivíduos em uma atividade tal como o cuidado de saúde está tentando fazer a coisa certa (p. ex., fornecer cuidados seguros), e a maioria dos acidentes assim resulta de defeitos nos sistemas. Os sistemas devem ser projetados para tornar os erros menos prováveis e para identificar aqueles que inevitavelmente irão ocorrer.

Fatores que aumentam a probabilidade de erros Muitos fatores onipresentes nos sistemas de cuidados de saúde podem aumentar a probabilidade de erros, como fadiga, estresse, interrupções, complexidade e transições. Os efeitos da fadiga em outros segmentos são claros, mas seus efeitos nos cuidados de saúde, até recentemente, têm sido mais controversos. Por exemplo, a taxa de acidentes com motoristas de caminhões aumenta drasticamente se eles trabalharem mais que um determinado número de horas em uma semana, especialmente em turnos prolongados. Um estudo recente, feito com médicos-residentes na unidade de terapia intensiva, mostrou que eles apresentavam uma probabilidade aproximadamente 33% maior de cometer erros quando estavam trabalhando em um turno de 24 horas do que quando estavam com uma escala que permitia que dormissem 8 horas na noite anterior. Para lidar com essa questão, o American College of Graduate Medical Education adotou a semana de 80 horas de trabalho. Embora seja um avanço, essa medida não trata da causa mais importante de erros provocados por fadiga, isto é, turnos de plantões prolongados. Níveis altos de estresse e carga de trabalho pesada também aumentam as taxas de erros. Assim, em situações de pressão extremamente alta, como paradas cardíacas, há maior probabilidade de ocorrência de erros. Estratégias como o uso de protocolos nessas situações podem ser úteis, e o simples reconhecimento de que a situação é estressante também pode ajudar.

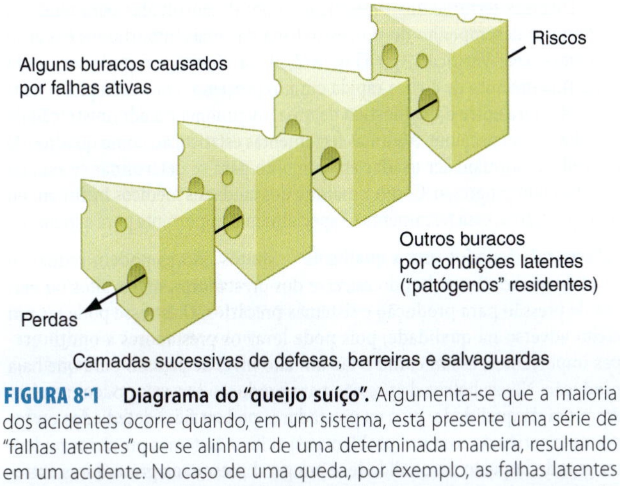

FIGURA 8-1 **Diagrama do "queijo suíço".** Argumenta-se que a maioria dos acidentes ocorre quando, em um sistema, está presente uma série de "falhas latentes" que se alinham de uma determinada maneira, resultando em um acidente. No caso de uma queda, por exemplo, as falhas latentes podem advir do fato de, naquele dia, a unidade estar com uma ocupação incomum e o chão estar molhado. *(Adaptada de J Reason: BMJ 320:768, 2000.)*

As interrupções também aumentam a probabilidade de erro e frequentemente ocorrem no fornecimento de cuidados de saúde. É comum esquecer-se de completar uma ação quando se é interrompido no meio de um trabalho por uma mensagem no celular, por exemplo. As abordagens que podem ser úteis nessa área incluem minimizar as interrupções e estabelecer ferramentas que ajudem a definir a urgência de uma interrupção.

A complexidade representa uma questão-chave que contribui para a ocorrência de erros. Os prestadores de cuidados são confrontados com muitos dados, como exames laboratoriais e sinais vitais, muitos dos quais fornecem poucas informações úteis, embora alguns sejam importantes e requeiram ação ou sugiram um diagnóstico específico. As ferramentas que alertam para anormalidades específicas ou combinações de anormalidades podem ser úteis nessa área.

As transições entre os prestadores e as situações também são comuns nos cuidados de saúde, especialmente com o advento da semana de 80 horas de trabalho, e geralmente representam pontos de vulnerabilidade. As ferramentas que fornecem uma estrutura quando se trocam informações – por exemplo, quando há transferência de cuidado entre prestadores – podem ser úteis.

Frequência de eventos adversos nos cuidados de saúde A maioria dos grandes estudos que enfocam a frequência e as consequências de eventos adversos foi realizada em pacientes hospitalizados; alguns dados sobre instituições de longa permanência estão disponíveis, mas há muito menos informações disponíveis sobre situações ambulatoriais. O Harvard Medical Practice Study, um dos maiores estudos que abordaram essa questão, foi realizado com pacientes hospitalizados em Nova York. O desfecho primário foi o evento adverso: uma lesão causada pelo manejo clínico, e não pela doença subjacente do paciente. Nesse estudo, um evento resultou em morte ou incapacidade na época da alta, ou prolongou o tempo de permanência hospitalar em pelo menos 2 dias. Os principais achados foram que a taxa de eventos adversos foi de 3,7% e que 58% dos eventos adversos foram considerados evitáveis. Embora Nova York não seja representativa do restante dos Estados Unidos, o estudo foi replicado mais tarde em Colorado e Utah, onde as taxas foram essencialmente semelhantes. Desde então, outros estudos usando metodologias análogas foram realizados em várias nações desenvolvidas, e as taxas de eventos adversos nesses países parecem ser de cerca de 10%. As taxas de problemas de segurança parecem ser ainda maiores nos países em desenvolvimento e em transição; assim, isso é claramente um problema de proporções globais.

No Harvard Medical Practice Study, eventos adversos causados por fármacos (EAFs) foram o tipo mais comum, sendo responsáveis por 19% dos eventos adversos, seguidos de infecções de feridas (14%) e complicações técnicas (13%). Quase metade dos eventos adversos foi associada a um procedimento cirúrgico. Entre os eventos não cirúrgicos, 37% eram EAFs, 15% eram problemas diagnósticos, 14% eram problemas relacionados com o tratamento, 13% estavam relacionados com procedimentos e 5% eram quedas.

Os EAFs foram estudados mais que qualquer outra categoria de erro. Estudos que enfocam especificamente os EAFs descobriram que eles parecem ser muito mais comuns do que foi sugerido pelo Harvard Medical Practice Study, embora a maioria dos outros estudos use critérios mais inclusivos. As abordagens para detecção no local da pesquisa incluem revisão do prontuário e uso de um monitor computadorizado para EAF, uma ferramenta que explora a base de dados e identifica sinais que sugerem que pode ter ocorrido um EAF. Estudos que usam múltiplas abordagens encontraram mais EAFs do que qualquer abordagem individual, e essa discrepância sugere que a verdadeira taxa subjacente na população é mais alta do que seria identificada por uma abordagem isolada. Cerca de 6-10% dos pacientes internados em hospitais nos Estados Unidos sofrem um EAF.

Lesões causadas por fármacos também são comuns em situações ambulatoriais. Um estudo encontrou uma taxa de 21 EAFs para cada 100 pacientes por ano quando pacientes foram contatados para avaliar se tinham tido algum problema com um de seus medicamentos. O nível de gravidade foi mais baixo do que no ambiente hospitalar, mas aproximadamente um terço desses EAFs eram evitáveis.

O período imediato posterior à alta hospitalar parece ser de alto risco. Um estudo recente de pacientes hospitalizados em um serviço médico encontrou uma taxa de eventos adversos de 19%; cerca de um terço desses eventos eram evitáveis, e outro terço era passível de melhora (i.e., poderiam ter se tornado menos graves). Os EAFs eram a principal categoria de erros.

Estratégias de prevenção A maior parte dos trabalhos sobre estratégias de prevenção de eventos adversos enfocam os tipos específicos de eventos no ambiente de internação, com infecções hospitalares e EAFs tendo recebido a maior parte da atenção. As taxas de infecção hospitalar foram fortemente reduzidas em ambientes de cuidados intensivos, especialmente por meio do uso de *checklists*. No caso dos EAFs, foram encontradas várias estratégias para reduzir a taxa de erro por medicação, embora tenha sido mais difícil demonstrar que elas reduzem a taxa global de EAFs, e ainda não foram publicados estudos com força adequada para demonstrar uma redução clinicamente significativa.

A implementação de *checklists* que assegurem que ações específicas sejam realizadas tem um impacto importante sobre as taxas de infecções da corrente sanguínea associadas a cateteres e pneumonia associada à ventilação, duas das complicações mais graves que ocorrem em unidades de terapia intensiva. O conceito de *checklists* se baseia na premissa de que várias ações específicas podem reduzir a frequência dessas questões; quando essas ações são todas realizadas para todos os pacientes, o resultado foi uma redução extrema da frequência da complicação associada. Essas práticas foram disseminadas em áreas amplas no estado de Michigan.

Descobriu-se que as prescrições médicas eletrônicas (PME) juntamente com um apoio à decisão clínica reduzem as taxas de erro grave por medicação, definidos como aqueles que causam danos a alguém ou têm o potencial de causá-los. Em um estudo, a PME, mesmo com apoio à decisão limitado, reduziu a taxa de erro grave por medicação em 55%. A PME pode evitar erros por medicação ao sugerir a dose-padrão, garantir que todas as prescrições estejam completas (p. ex., incluindo dose, via e frequência) e verificar as prescrições para controle de alergias, interações medicamentosas e questões fármaco-laboratoriais. Além disso, o apoio à decisão clínica pode sugerir a dose certa para um paciente, adaptando-a para o nível de função renal e para a idade do paciente. Em um estudo, os pacientes com insuficiência renal receberam a dose apropriada apenas em um terço dos casos quando não havia apoio à decisão, enquanto essa fração aumentou para aproximadamente dois terços na sua presença; além disso, os pacientes com insuficiência renal receberam alta do hospital meio dia mais cedo. Até 2019, mais de 95% dos hospitais dos Estados Unidos tinham implementado a PME, embora o apoio à decisão ainda costume ser limitado.

Outra tecnologia que pode melhorar a segurança com a medicação é o uso de código de barras juntamente com registro eletrônico da administração de medicamentos. O código de barras pode ajudar a assegurar que um determinado paciente tome o medicamento correto na hora certa. Os registros eletrônicos de administração de medicamentos podem facilitar muito a determinação de quais medicamentos um paciente recebeu. Estudos de avaliação do impacto do código de barras na segurança de medicamentos estão em andamento e os primeiros resultados são promissores. Outra tecnologia para melhorar a segurança em relação à medicação é a das "bombas de infusão inteligentes". Essas bombas podem ser ajustadas conforme a medicação a ser administrada e a dose; o profissional de saúde receberá um alerta se uma dose muito alta estiver prestes a ser administrada.

Panorama da segurança nacional Várias organizações, incluindo o National Quality Forum e a Joint Commission, fizeram recomendações para a melhora da segurança. O National Quality Forum lançou recomendações para os hospitais dos Estados Unidos sobre práticas que irão melhorar ainda mais a segurança dos cuidados; a expectativa é de que essas práticas sejam implementadas em todos os hospitais. Muitas dessas práticas surgem frequentemente nos cuidados de rotina. Um exemplo é a "leitura reversa", a prática de registrar todas as prescrições verbais e imediatamente lê-las de volta para o médico para verificar a acurácia do que foi escutado. Outro exemplo é o uso consistente de abreviações padronizadas e as designações-padrão das doses, pois algumas abreviações e designações de dosagens têm especial tendência ao erro (p. ex., 7U pode ser lido como se fosse 70).

Mensuração da segurança Mensurar a segurança dos cuidados é difícil e caro, pois os eventos adversos felizmente são raros. A maioria dos hospitais depende do relato espontâneo para identificar erros e eventos adversos, mas essa abordagem tem uma sensibilidade muito baixa, com apenas cerca de 1 em 20 EAFs sendo relatados. Técnicas de pesquisa promissoras envolvem a busca no prontuário eletrônico de sinais que sugiram que tenha ocorrido um evento adverso. Esses métodos ainda não são amplamente usados, mas provavelmente serão usados rotineiramente no futuro. Dados de reclamações foram usados para identificar a frequência de eventos adversos; essa abordagem funciona muito melhor para cuidados cirúrgicos do que para cuidados clínicos e ainda requer validação adicional. O resultado final é que, exceto para alguns tipos específicos de eventos, tais como quedas e infecções hospitalares, os hospitais não conhecem a verdadeira frequência dos problemas de segurança.

Entretanto, todos os prestadores têm a responsabilidade de relatar problemas de segurança assim que eles são identificados. Todos os hospitais têm sistemas de relatos espontâneos e, se os prestadores relatam eventos logo que eles ocorrem, esses eventos podem ser usados como lições para subsequente melhoria.

Conclusões sobre a segurança Está muito claro que a segurança dos cuidados de saúde pode ser melhorada substancialmente. À medida que mais áreas são estudadas detalhadamente, mais problemas são identificados. Sabe-se muito mais sobre a epidemiologia da segurança dentro de hospitais do que no ambiente ambulatorial. Várias estratégias efetivas para a melhora da segurança do paciente internado foram identificadas e são cada vez mais aplicadas. Algumas estratégias eficazes também estão disponíveis no ambiente ambulatorial. As transições parecem ser especialmente arriscadas. As soluções para a melhora de cuidados compreendem o uso consistente de técnicas sistemáticas, como *checklists*, e costumam envolver o potencial da tecnologia da informação. No entanto, as soluções também incluirão muitos outros domínios, como técnicas de fatores humanos, treinamento de equipe e cultura da segurança.

QUALIDADE NO CUIDADO DE SAÚDE

A avaliação da qualidade do cuidado é, de certa forma, difícil de se compreender, embora as ferramentas para mensurá-la tenham melhorado de modo crescente. A seleção dos cuidados de saúde e a mensuração de sua qualidade são componentes de um processo complexo.

Teoria da qualidade Donabedian sugeriu que a qualidade do cuidado de saúde pode ser classificada por tipo de mensuração em estrutura, processo e desfecho. A *estrutura* refere-se ao quanto que determinada característica é aplicável em determinado cenário, como, por exemplo, se um hospital tem laboratório de cateterismo ou se uma clínica usa prontuários de saúde eletrônicos. O *processo* refere-se à maneira como o cuidado é fornecido, e exemplos de medidas de processo são se um esfregaço de Papanicolau foi realizado no intervalo recomendado ou se administrou-se ácido acetilsalicílico a um paciente sob suspeita de infarto agudo do miocárdio. O *desfecho* refere-se ao que realmente acontece, como, por exemplo, a taxa de mortalidade do infarto agudo do miocárdio. É importante notar que uma boa estrutura e um bom processo nem sempre resultam em bons desfechos. Por exemplo, um paciente pode apresentar-se com suspeita de infarto agudo do miocárdio em uma instituição que disponha de laboratório para cateterismo e receber o cuidado recomendado, incluindo ácido acetilsalicílico, mas ainda assim morrer devido ao infarto.

A teoria da qualidade também sugere que a qualidade geral será ainda melhor se o nível de desempenho de todos os prestadores for melhorado, em vez de identificar e punir os de pior desempenho. Essa visão sugere que as mudanças nos sistemas podem ser especialmente úteis para a melhora da qualidade, pois inúmeros prestadores podem estar envolvidos simultaneamente.

A teoria da *melhora contínua da qualidade* sugere que as organizações devem sempre avaliar o cuidado que fornecem e fazer pequenas mudanças continuamente para melhorar seus processos isolados. Essa abordagem pode ser de grande eficácia se for adotada ao longo do tempo.

Diversas ferramentas específicas foram desenvolvidas para ajudar a melhorar o desempenho do processo. Uma das mais importantes é o ciclo Planejar-Fazer-Verificar-Agir (Fig. 8-2). Essa abordagem pode ser usada para uma melhora de cíclica rápida em um processo – por exemplo, o tempo de demora entre o diagnóstico de uma pneumonia e a administração de antibióticos ao paciente. Algumas ferramentas estatísticas, como quadros de controle, costumam ser usadas em conjunto para se determinar se está ou não havendo progresso. Como a maioria dos cuidados médicos inclui um ou mais processos, essa ferramenta é especialmente importante para a melhora.

Fatores relacionados com a qualidade Muitos fatores podem reduzir o nível de qualidade, incluindo estresse dos prestadores, níveis altos ou baixos de pressão para produção e sistemas precários. O estresse pode ter um efeito adverso na qualidade, pois pode levar os prestadores a omitir etapas importantes, assim como o faz um alto nível de pressão para que haja produção. Níveis baixos de pressão para produção às vezes podem resultar em piora da qualidade, pois os prestadores podem ficar entediados ou ter pouca experiência com um problema específico. Sistemas precários podem ter grande impacto na qualidade, e em geral mesmo os prestadores extremamente dedicados não conseguem atingir níveis altos de desempenho se estiverem trabalhando em um sistema precário.

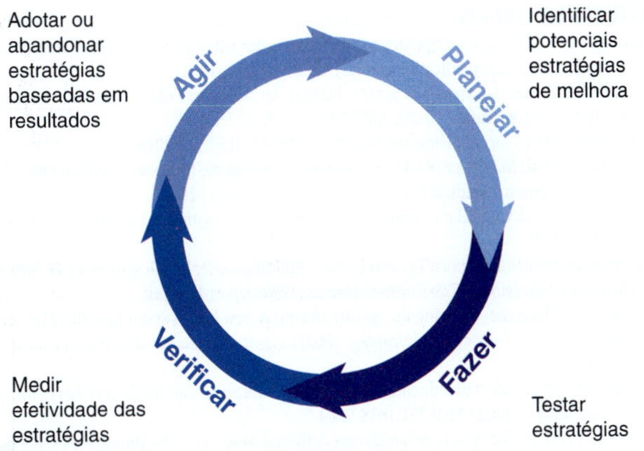

FIGURA 8-2 Ciclo Planejar-Fazer-Verificar-Agir. Essa abordagem pode ser usada para melhorar rapidamente um processo específico. Primeiro, faz-se o planejamento e identificam-se várias estratégias potenciais para melhora. Depois, essas estratégias são avaliadas em pequenos "testes de mudança". "Verificar" significa medir e certificar-se de que as estratégias fizeram a diferença e "Agir" refere-se à ação de acordo com os resultados.

Dados do estado de qualidade atual Um estudo publicado pela RAND Corporation em 2006 apresentou o quadro mais completo de qualidade do cuidado fornecido nos Estados Unidos até hoje. Os resultados foram preocupantes. Os autores constataram que, em uma ampla gama de parâmetros de qualidade, os pacientes nos Estados Unidos recebiam apenas 55% do cuidado global recomendado; houve pouca variação por subtipos, com escores de 54% para cuidados preventivos, 54% para cuidados agudos e 56% para cuidados em condições crônicas. Os autores concluíram que, em termos gerais, as chances de se obter cuidado de alta qualidade nos Estados Unidos eram um pouco maiores do que 50%.

O trabalho da Dartmouth Atlas of Health Care que avalia a variação geográfica na utilização e na qualidade do cuidado demonstra que, apesar de grandes variações na utilização, não há correlação positiva entre as duas variáveis em nível regional. Uma gama de dados demonstra, contudo, que os prestadores com volumes maiores de condições específicas, especialmente condições cirúrgicas, realmente têm melhores desfechos.

Estratégias para melhorar a qualidade e o desempenho Muitas estratégias específicas podem ser usadas para melhorar a qualidade em nível individual, tais como racionamento, educação, *feedback*, incentivos e penalidades. O *racionamento* foi eficaz em algumas áreas específicas – como persuadir os médicos a prescrever com base em um formulário de prescrição farmacológica –, mas, em geral, há resistência. A *educação* é eficaz em curto prazo e necessária para a mudança de opiniões, mas seu efeito declina rapidamente com o tempo. O *feedback* do desempenho pode ser dado em nível coletivo ou individual. Ele é mais eficaz se for individualizado e fornecido em grande proximidade temporal com os eventos originais. Os *incentivos* podem ser eficazes, e muitos acreditam que serão a chave para a melhora da qualidade, especialmente se o pagamento por desempenho com incentivos suficientes for amplamente implementado (ver adiante). As *penalidades* causam ressentimento no prestador e raramente são usadas nos cuidados de saúde.

Outro grupo de estratégias para melhora da qualidade envolve a mudança dos sistemas de cuidado. Um exemplo seria introduzir lembretes de quais ações específicas devem ser adotadas em uma visita a um paciente específico, estratégia que tem mostrado melhora do desempenho em determinadas situações, como, por exemplo, o fornecimento de serviços preventivos. Outra abordagem que foi efetiva é o desenvolvimento de "pacotes" ou grupos de medidas de qualidade que podem ser implementadas juntas e com um alto grau de fidelidade. Muitos hospitais implementaram um pacote para pneumonia associada à ventilação mecânica na unidade de terapia intensiva, que inclui cinco medidas, entre as quais, por exemplo, assegurar que a cabeceira da cama esteja elevada. Esses hospitais foram capazes de melhorar substancialmente o desempenho. Outra técnica são os SCAMPs (Standardized Clinical Assessment and Management Plans, planos de manejo e avaliação clínica padronizados). São diretrizes de cuidado desenvolvidas por médicos que identificam etapas-chave no fluxo de trabalho e decisões que ajudam a melhorar os desfechos do processo.

Talvez a necessidade mais premente seja melhorar a qualidade do cuidado de doenças crônicas. O Modelo para Cuidados Crônicos (Chronic Care Model) foi desenvolvido por Wagner e colaboradores (Fig. 8-3); esse modelo sugere que será necessária uma combinação de estratégias, incluindo apoio de autogestão, mudanças na estrutura do sistema de fornecimento, apoio à decisão e sistemas de informação, e que essas estratégias devem ser fornecidas por uma equipe experiente composta de vários prestadores, e não por apenas um médico.

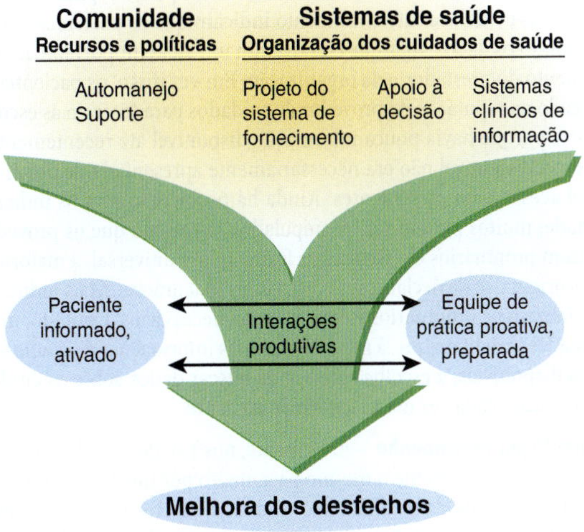

FIGURA 8-3 O Modelo para Cuidados Crônicos, que enfoca a melhora do cuidado das doenças crônicas, sugere que (1) o fornecimento do cuidado de alta qualidade exige uma variedade de estratégias que devem envolver e mobilizar rigorosamente o paciente e que (2) o cuidado em equipe é essencial. *(De EH Wagner et al: Eff Clin Pract 1:2, 1998.)*

Evidências disponíveis da eficácia relativa das estratégias para redução da hemoglobina 1c (HbA1c) no cuidado ambulatorial do diabetes sustentam essa premissa geral. É especialmente notável que o desfecho tenha sido o nível de HbA1c, pois geralmente é muito mais difícil melhorar as medidas do desfecho do que as medidas do processo (tal como se foi ou não medida a HbA1c). Nessa metanálise, uma variedade de estratégias foi efetiva, mas as mais efetivas foram mudanças na equipe e o uso de um gestor de casos. Quando, além disso, o custo-benefício é considerado, parece provável que será necessária uma combinação de estratégias. Entretanto, as estratégias mais caras, como o uso de gestores de casos, provavelmente só serão implementadas amplamente se o pagamento por desempenho for consolidado.

As evidências que associam o melhor desempenho em métricas de qualidade em um processo de avaliação e os desfechos variam largamente conforme a condição. Por exemplo, há fortes evidências de que realizar coletas de esfregaço de Papanicolau do colo uterino resulta em melhores desfechos em pacientes que desenvolvem câncer de colo uterino, mas as evidências em muitas outras condições são mais tênues.

Mensuração em âmbito nacional do estado da qualidade No ambiente hospitalar, a mensuração da qualidade atualmente está sendo realizada por uma proporção muito grande de instituições para várias condições, incluindo infarto agudo do miocárdio, insuficiência cardíaca congestiva, pneumonia e prevenção de infecção cirúrgica; ao todo, 20 medidas foram incluídas. Esse é o resultado do Hospital Quality Initiative, que representa uma cooperação entre muitas entidades, como a Hospital Quality Alliance, a Joint Comission, o National Quality Forum e a Agency for Healthcare Research and Quality. Os dados ficam nos Centers for Medicare and Medicaid Services, que torna públicos os dados de desempenho das medidas no *site* Hospital Compare (www.cms.gov/Medicare/Quality-Initiatives-Patient-Assessment-Instruments/HospitalQualityInits/HospitalCompare.html). Esses dados são voluntariamente relatados e grande parte dos hospitais do país os disponibiliza. Análises mostram substancial variação regional na qualidade e diferenças importantes entre os hospitais. Análises feitas pela Joint Commission para indicadores semelhantes mostraram que o desempenho nas medidas tomadas pelos hospitais melhorou com o tempo e que, como seria de se esperar, aqueles que tiveram pior desempenho melhoraram mais do que os que tiveram desempenho melhor.

Relatos públicos De modo geral, relatos públicos sobre os dados de qualidade estão se tornando cada vez mais comuns. Há *sites* comerciais que têm dados relacionados com a qualidade para a maior parte das regiões dos

Estados Unidos, aos quais se pode ter acesso mediante o pagamento de uma taxa. De maneira semelhante, os dados nacionais para hospitais estão disponíveis. As evidências até o momento indicam que os pacientes não têm usado muito os dados, mas que eles tiveram um efeito importante no comportamento do prestador e da organização. Em vez disso, os pacientes têm se baseado na reputação do provedor de cuidados para fazerem as escolhas, em parte porque havia pouca informação disponível até recentemente e a que estava disponível não era necessariamente apresentada de uma forma de fácil acesso para os pacientes. Ainda há problemas com os índices de qualidade; muitos podem ser "manipulados", e mesmo que os provedores hoje usem prontuários eletrônicos de forma quase universal, a maioria dos índices origina-se de declarações com muitas inacurácias. Mais índices que potencializem os prontuários eletrônicos são necessários. Contudo, muitas autoridades acreditam que, à medida que mais informações da qualidade se tornam disponíveis, a escolha sobre onde buscar dados sobre os cuidados de saúde ficará cada vez mais fácil para o paciente.

Pagamento por desempenho Atualmente, nos Estados Unidos, os prestadores recebem exatamente o mesmo pagamento por um serviço específico independentemente da qualidade do cuidado que é fornecido. A teoria do pagamento por desempenho sugere que, se os prestadores receberem mais para um cuidado de qualidade mais alta, eles investirão em estratégias que possibilitem o fornecimento desse cuidado. As principais questões atuais no debate do pagamento por desempenho estão relacionadas com (1) quão eficaz ele é, (2) que níveis de incentivos são necessários e (3) que consequências perniciosas são produzidas. As evidências da eficácia são bem limitadas até o momento, embora inúmeros estudos estejam em andamento. Com relação aos níveis de incentivo, a maioria dos incentivos ao desempenho baseados na qualidade foi responsável por apenas 1-2% do pagamento total nos Estados Unidos até o momento. No Reino Unido, porém, 40% dos salários dos clínicos gerais foram colocados em risco de acordo com o desempenho em uma ampla gama de parâmetros; essa abordagem foi associada a melhoras substanciais na qualidade do desempenho relatada, embora ainda não esteja claro até que ponto essa mudança representa melhor desempenho ou melhores relatos. O potencial de consequências perniciosas existe com qualquer programa de incentivo. Um problema é que, se os incentivos forem vinculados a desfechos, isso pode introduzir uma tendência de transferir os pacientes mais doentes para outros prestadores e sistemas. Outra preocupação é que os prestadores estarão muito mais atentos às medidas de qualidade com incentivos e ignorarão o restante dos parâmetros de qualidade. A validade dessas preocupações ainda está por ser determinada. Contudo, parece provável que, na reforma dos cuidados de saúde, o uso de vários programas de pagamento por desempenho deve aumentar.

CONCLUSÕES

A segurança e a qualidade do cuidado nos Estados Unidos poderiam ser melhoradas substancialmente. Inúmeras intervenções disponíveis mostram melhora da segurança do cuidado e deveriam ser usadas mais amplamente; outras estão sendo avaliadas ou o serão em breve. A qualidade também poderia ser muito melhor, e a ciência da melhora da qualidade está cada vez mais madura. A implementação de abordagens baseadas em valor, como o cuidado responsável que inclui pagamento por desempenho relacionado com segurança e qualidade, deve facilitar muito que as organizações justifiquem os investimentos na melhora dos parâmetros de segurança e qualidade, incluindo a tecnologia da informação em saúde. No entanto, muitas melhoras também necessitarão de mudanças na estrutura de cuidados – por exemplo, mudar para uma abordagem mais focada em equipe e garantir que os pacientes estejam mais envolvidos nos seus próprios cuidados. É muito provável que a reforma do pagamento com foco em valor progrida e venha a incluir incentivos positivos e penalidades relacionados com o desempenho em segurança e qualidade. As medidas de segurança ainda estão relativamente imaturas e podem ficar muito mais robustas; seria particularmente útil se as organizações tivessem medidas que pudessem ser usadas nos trabalhos rotineiros para avaliar a segurança a um custo razoável; muitas pesquisas estão abordando esta questão. Embora as mensurações de qualidade disponíveis sejam mais robustas do que as de segurança, elas ainda cobrem uma proporção relativamente pequena de todo o setor da qualidade, e muitas outras precisam ser desenvolvidas. O público e os pagadores hoje exigem melhores informações de segurança e qualidade, assim como melhor desempenho nessas áreas. A implicação clara é que esses setores precisarão ser abordados diretamente pelos prestadores.

LEITURAS ADICIONAIS

Bates DW et al: Effect of computerized physician order entry and a team intervention on prevention of serious medication errors. JAMA 280:1311, 1998.

Bates DW et al: Two decades since to err is human: An assessment of progress and emerging priorities in patient safety. Health Aff (Millwood) 37:1736, 2018.

Berwick DM: Era 3 for medicine and health care. JAMA 315:1329, 2016.

Brennan TA et al: Incidence of adverse events and negligence in hospitalized patients. Results of the Harvard Medical Practice Study I. N Engl J Med 324:370, 1991.

Chertow GM et al: Guided medication dosing for inpatients with renal insufficiency. JAMA 286:2839, 2001.

Institute of Medicine. Report: To err is human: Building a safer health system. 1999. *https://www.nap.edu/resource/9728/To-Err-is-Human-1999--report-brief.pdf.*

Institute of Medicine. Crossing the quality chasm: A new health system for the 21st century. 2001. *https://www.nap.edu/catalog/10027/crossing-the-quality-chasm-a-new-health--system-for-the.*

Landrigan C et al: Effect of reducing interns' work hours on serious medical errors in intensive care units. N Engl J Med 351:1838, 2004.

McGlynn EA et al: The quality of health care delivered to adults in the United States. N Engl J Med 348:2635, 2003.

Pronovost P et al: An intervention to decrease catheter-related bloodstream infections in the ICU. N Engl J Med 355:2725, 2006. Erratum in: N Engl J Med 356:2660, 2007.

Starmer AJ et al: Rates of medical errors and preventable adverse events among hospitalized children following implementation of a resident handoff bundle. JAMA 310:2262, 2013.

9 Diagnóstico: redução de erros e melhora da qualidade

Gordon Schiff

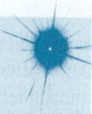

Diagnosticar as doenças dos pacientes é a essência da medicina. Os pacientes apresentam-se aos médicos buscando uma resposta para a pergunta "O que há de errado comigo?". Idealmente, nenhum médico iria querer tratar um paciente sem conhecer o diagnóstico ou, pior ainda, tratar de maneira errada uma doença com diagnóstico incorreto. Desde os primeiros momentos na faculdade de medicina, a tarefa essencial para se tornar um médico instruído e proficiente é aprender como se atribui um diagnóstico aos achados físicos e sintomas do paciente, e os médicos orgulham-se em serem "bons diagnosticadores". Ainda assim, o paradigma de séculos de dominar uma longa lista de doenças, compreender sua fisiopatologia e saber as principais maneiras como se manifestam em sinais e sintomas, embora ainda seja de fundamental importância, está sendo desafiado por novas percepções trazidas à tona pelos erros diagnósticos. Doenças básicas de medicina interna, como asma, embolia pulmonar, insuficiência cardíaca congestiva, convulsões, acidente vascular cerebral (AVC), aneurismas rotos, depressão e câncer, são erroneamente diagnosticadas com frequência alarmantemente alta, e em geral 20-50% dos pacientes são diagnosticados com alguma dessas patologias de forma errada (diagnósticos falso-positivos) ou têm o diagnóstico atrasado ou perdido (falso-negativos). Como e por que os médicos erram com tanta frequência? E o que podemos fazer para diagnosticar e tratar o problema de atrasos no diagnóstico ou de diagnósticos que passam despercebidos?

O diagnóstico é uma arte antiga e também uma ciência moderna. A atual ciência do diagnóstico, porém, vai muito além do que vem à mente dos médicos e dos pacientes quando pensam em tecnologias de imagem, genéticas ou moleculares avançadas. Melhorias no diagnóstico têm tanta probabilidade de surgir de outras áreas, muitas fora da medicina, quanto de modalidades de exames diagnósticos avançadas. Essas áreas diversas da ciência em que o campo da segurança diagnóstica se apoia incluem engenharia de fatores humanos e de sistemas, ciência da confiabilidade, psicologia cognitiva, ciências da decisão, ciência forense, epidemiologia clínica, pesquisa em serviços de saúde, análise de decisão, medicina de redes, teoria da aprendizagem dos sistemas de saúde, sociologia médica, comunicação e dinâmica de equipe, comunicação e avaliação de risco, gestão do conhecimento e da informação e tecnologia da informação em saúde, especialmente inteligência artificial e apoio à decisão clínica. Durante a leitura deste capítulo, é provável que um médico ache assustadora essa lista de domínios que se intersectam e se sobrepõem. Contudo, em vez de se sentir impressionado, os leitores devem considerá-la como os suportes científicos básicos que, por fim, acabarão facilitando a sua vida e aumentando a acurácia e a velocidade dos diagnósticos. Os médicos, em vez de se sentirem intimidados, devem sentir-se aliviados e tranquilizados de que o conhecimento de como fazer um bom diagnóstico não está totalmente sob sua responsabilidade. Essa é uma propriedade de sistemas, em que uma infraestrutura e uma equipe, que inclui especialmente o paciente, podem trabalhar juntos de forma coordenada para alcançar o melhor e mais confiável diagnóstico.

EMERGÊNCIA DO ERRO DIAGNÓSTICO COMO UM PROBLEMA IMPORTANTE DE SEGURANÇA DO PACIENTE

Durante a última década, uma série de estudos que culminaram em um relatório de referência da U.S. National Academy of Medicine (NAM), *Improving Diagnosis in Health Care*, chamou atenção para os erros diagnósticos. Relatórios de pesquisas com pacientes, de denúncias de má prática e de organizações de segurança, como o ECRI e a National Patient Safety Foundation (agora parte do Institute for Healthcare Improvement), constataram que os erros diagnósticos são o principal tipo de erro médico. Embora seja definido de diversas formas, o comitê da NAM define o erro diagnóstico como "a falha em (a) estabelecer uma explicação para os problemas de saúde do paciente de forma eficiente e precisa ou em (b) informar essa explicação ao paciente". Uma forma de visualizar os erros diagnósticos é por um diagrama de Venn (Fig. 9-1), o qual ilustra o fato de que muitas coisas podem dar errado no processo diagnóstico (p. ex., não perguntar uma questão importante na anamnese, deixar passar um sinal no exame físico, trocar incorretamente amostras laboratoriais entre pacientes, ausência de seguimento radiológico), mas elas geralmente não resultam em erro diagnóstico ou em danos ao paciente. De forma semelhante, um paciente pode ser incorretamente diagnosticado, mas sem sofrer nenhum dano, não tendo nenhum erro identificado nos cuidados recebidos. As áreas preocupantes são onde os círculos se sobrepõem, sendo que estimativas conservadoras sugerem que 40.000 a 80.000 pacientes morrem a cada ano nos hospitais dos Estados Unidos apenas devido a erros diagnósticos. O relatório da NAM fez oito recomendações que são a base deste capítulo (Tab. 9-1).

NOVAS MANEIRAS DE PENSAR SOBRE O DIAGNÓSTICO E ERROS DIAGNÓSTICOS

Historicamente, os livros médicos dedicam atenção ao "raciocínio clínico" e a heurísticas e vieses cognitivos associados a ele. Os erros no raciocínio clínico podem ser resumidos em três grupos amplos: (1) julgamentos apressados, (2) julgamentos enviesados e (3) estimativas de probabilidade imprecisas. A pesquisa em psicologia cognitiva identificou escores de atalhos mentais comuns, ou "heurísticas", que os humanos tendem a utilizar no cotidiano, muitos dos quais são úteis no diagnóstico efetivo, mas também podem levar a vieses e erros. A Tabela 9-2 lista alguns vieses cognitivos comuns que podem desorientar o diagnóstico (esse assunto é discutido também no Cap. 4).

Contudo, os clínicos também se beneficiarão de uma melhor compreensão do diagnóstico como um "sistema" em vez de apenas uma coisa que ocorre nas suas mentes. O ensinamento clássico encorajando médicos praticantes e em treinamento a ter um diferencial amplo e um "alto índice de suspeição" para várias doenças é desafiado não apenas por esses vieses inconscientes, mas também por limitações de memória humana, insuficiência de informações, tempo de consulta reduzido, falhas no sistema de processo e a miríade de sintomas inespecíficos que os pacientes informam aos médicos. Muitos sintomas são autolimitados, desafiam um diagnóstico ou etiologia precisos e não apresentam desfechos danosos. Percepções das ciências cognitivas e de segurança levam à necessidade de repensar as abordagens tradicionais ao diagnóstico e sugerem novas abordagens para superar as limitações atuais (Tab. 9-3).

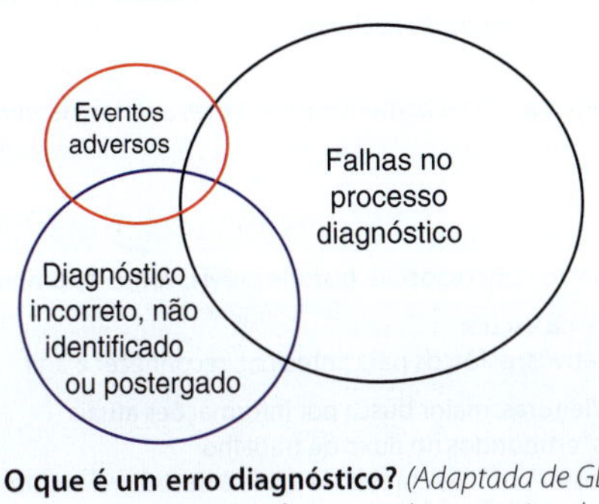

FIGURA 9-1 O que é um erro diagnóstico? *(Adaptada de GD Schiff et al: Diagnosing diagnosis errors: Lessons from a multi-institutional collaborative project, em Advances in Patient Safety: from Research to Implementation. Vol. 2 Concepts and Methodology, Rockville, MD, 2005, pp 255-278 e GD Schiff, L Leape: Engl J Med 87:135, 2012.)*

TABELA 9-1 ■ Recomendações da National Academy of Medicine para melhorar o diagnóstico na assistência à saúde

1. Tornar possível o trabalho em equipe mais eficiente no processo diagnóstico entre profissionais de saúde, pacientes e suas famílias.
2. Intensificar a educação e o treinamento profissional no processo diagnóstico em áreas como: raciocínio clínico; trabalho em equipe; comunicação com pacientes, famílias e outros profissionais da saúde; e uso adequado de exames diagnósticos.
3. Garantir que as tecnologias da informação em saúde apoiem pacientes e profissionais da saúde no processo diagnóstico.
4. Desenvolver e implementar abordagens para identificar diagnósticos incorretos e diagnósticos quase não identificados na prática clínica, para aprender com eles e para reduzi-los, fornecendo *feedback* sistemático sobre o desempenho diagnóstico.
5. Estabelecer uma cultura e um sistema de trabalho que apoiem o processo diagnóstico e as melhorias no desempenho diagnóstico.
6. Desenvolver um ambiente de relatos e um sistema de responsabilidade médica que facilitem a melhoria do diagnóstico, aprendendo a partir de diagnósticos incorretos ou quase não identificados.
7. Desenvolver um sistema de remuneração e prestação de cuidados que apoie o processo diagnóstico.
8. Fornecer financiamento dedicado à pesquisa em processo diagnóstico e erros diagnósticos.

INCERTEZA NO DIAGNÓSTICO

Considerando as variações e sobreposições na apresentação dos pacientes, na evolução das doenças e nos resultados dos exames, frequentemente não é possível ou prático "fazer" um diagnóstico definitivo, especialmente no contexto de atenção primária, no início da evolução da doença de um paciente. Os médicos precisam aproveitar essas incertezas para edificar a consciência situacional de onde as coisas podem dar errado e para criar redes de segurança para proteger os pacientes de danos por erros ou atrasos nos diagnósticos. Termos como *diagnóstico preliminar*, *hipótese diagnóstica*, *diagnóstico diferencial*, *diagnóstico adiado*, *doença não diagnosticada*, *diagnósticos com etiologias incertas ou multifatoriais*, *diagnósticos intermitentes*, *diagnósticos duplos/múltiplos*, *autodiagnóstico* ou, às vezes, *diagnóstico contestado* precisam fazer parte do nosso vocabulário, raciocínio e comunicações com os pacientes, para informar que o diagnóstico é, muitas vezes, impreciso. Pacientes ansiosos que estão preocupados com uma condição, por exemplo, câncer, infecção por Covid-19 ou um diagnóstico que tenha causado a morte de um familiar ou amigo recentemente, vêm à consulta procurando tranquilização e podem não receber bem uma resposta incerta. Assim, é necessário trabalhar com os pacientes, escutá-los e respeitar suas preocupações e levar seus sintomas a sério, ao mesmo

TABELA 9-2 ■ Vieses cognitivos que contribuem para os erros diagnósticos

1. Fechamento prematuro: aceitar um diagnóstico antes que ele tenha sido completamente verificado
2. Ancoragem: tendência a se fixar em um sintoma ou uma informação precocemente no processo diagnóstico com falha subsequente em ajustar-se adequadamente
3. Viés de confirmação: tendência a buscar evidências que confirmem a sua hipótese diagnóstica, em vez de evidências que a desacreditem
4. *Satisficing* na pesquisa: tendência a interromper uma pesquisa por estar satisfeito assim que um dado ou explicação presumida seja encontrada, sem considerar/buscar outros achados ou diagnósticos
5. Viés de disponibilidade: tendência a dar muita importância a diagnósticos que vêm facilmente à mente (p. ex., um caso dramático recente)
6. Negligência da taxa-base: falha em considerar adequadamente a prevalência de uma doença em particular (p. ex., interpretar erroneamente um teste positivo como sendo indicativo de uma doença em uma população de baixa prevalência usando um exame com uma taxa de falso-positivo de 5%)
7. Déficit de conhecimento (da parte do provedor, junto com falta de percepção)
8. Viés de enquadramento: julgamento excessivamente influenciado pela maneira como o problema foi apresentado (como foi enquadrado em palavras, cenários, situações)
9. Viés de estereótipo/social/demográfico: vieses de crenças pessoais ou culturais sobre mulheres, minorias ou outros grupos de pacientes em que preconceitos podem distorcer a avaliação diagnóstica

TABELA 9-3 ■ Novos modelos para conceitualização e melhoria dos diagnósticos

Modos tradicionais de pensar sobre o diagnóstico e erros diagnósticos	Novos paradigmas/modos de pensar sobre o diagnóstico e melhorias no diagnóstico
Gerais	
Um bom diagnosticador acerta de primeira quase todas as vezes	O diagnóstico é uma ciência inexata com incertezas inerentes O objetivo é minimizar erros e atrasos por meio de acompanhamento e sistemas mais confiáveis
Tradição do diagnosticador acadêmico experiente magistral/habilidoso que sabe tudo e lembra de tudo; é necessário espelhar-se nele para buscar a excelência diagnóstica	Menos confiança na memória humana (que é falha) O diagnóstico de qualidade é baseado em processos confiáveis e times/redes de pessoas distribuídas e bem coordenadas Todos os pacientes devem receber diagnósticos de qualidade, independentemente de onde e por quem são atendidos
O diagnóstico é tarefa do médico	Coprodução do diagnóstico entre clínicos (incluindo profissionais de laboratório, radiologia, especialistas, enfermeiros, assistentes sociais) e, especialmente, o paciente e a família
Pacientes geralmente vistos como excessivamente ansiosos, exagerados, morosos, questionadores e, às vezes, com demandas e expectativas irracionais	Os pacientes são aliados-chave no diagnóstico; possuem informações essenciais Necessidade de abordar desejos de explicações e medos legítimos/compreensíveis Uso das perguntas do paciente e do questionamento do diagnóstico para estimular reconsiderações do diagnóstico quando necessário
Diagnóstico e tratamento como etapas separadas dos cuidados do paciente (i.e., fazer um diagnóstico e, então, tratar)	Priorização dos esforços diagnósticos para condições tratáveis Estratégias e planejamentos mais integrados para os exames e tratamento dependendo da urgência do tratamento
Práticas clínicas	
Solicitar muitos exames para evitar que um diagnóstico passe despercebido	Solicitar exames de forma judiciosa: exames e dados direcionados de forma organizada Apreciação das limitações dos exames (resultados falso-positivos/negativos, achados incidentais, sobrediagnóstico, riscos dos exames) e danos resultantes
Mais encaminhamentos para evitar perder diagnósticos raros/especializados; barreiras de uso concomitante (copagamento, autorização prévia) para minimizar o uso excessivo de recursos	Sistema que reduz barreiras e facilita a realização de perguntas e a obtenção de consultas virtuais em tempo real Abordagens de coadministração para permitir estratégias conservadoras de "vigiar e esperar" colaborativas quando apropriado
Tentativas empíricas frequentes com fármacos quando há incerteza quanto ao diagnóstico	Uso conservador de fármacos para evitar confundir o quadro clínico ou atribuir aos pacientes doenças que eles não têm
Esforços/atenção do médico para garantir o rastreamento da doença	Automatizar e delegar funções administrativas; trabalho em equipe para liberar tempo para o médico ter momentos cognitivos
Desafios e erros diagnósticos	
Erro diagnóstico visto como uma falha pessoal Erros classificados como "sistêmicos" ou "cognitivos"	Muitos erros/atrasos enraizados em processos e em falhas/projetos dos sistemas Erros multifatoriais com fatores sistêmicos e cognitivos entrelaçados, interligados e inseparáveis
Erros são infrequentes; o aprendizado é por "tentativa e erro"	Erros são comuns; o acompanhamento proativo sistemático é necessário para reconhecer o potencial de erro Vigilância de situações de alto risco e do próprio desempenho diagnóstico e resultados
Reações do médico: em negação, na defensiva, culpa outros, argumenta que outros profissionais também cometem erros similares	Cultura de buscar descobrir de forma ativa e não defensiva, analisar profundamente para o aprendizado e compartilhar erros e lições
Temor de dilemas diagnósticos frustrantes e complexos	Receber/aproveitar os desafios profissionais/intelectuais Suporte adequado (tempo, auxílio, consultores) para pacientes mais complexos
Diagnósticos como eventos/rótulos separados	Diagnósticos podem ser comorbidades interligadas, indistintas, socialmente construídos, multifatoriais, que evoluem ao longo do tempo ou têm expressões de genótipo-fenótipo que se sobrepõem
Documentação/comunicação	
Vistas como demoradas ou infrutíferas, servindo principalmente como documentação para cobranças ou para defesa em ações de má prática	Documentação como ferramenta útil para refletir, construir e compartilhar avaliações, diagnóstico diferencial, pensar em questões não resolvidas Oportunidades de apoio à decisão em interação com computadores Notas abertas para o paciente ler e ajudá-lo a entender e avaliar o diagnóstico
Dizer e escrever o mínimo possível sobre incertezas para o caso de elas serem usadas contra o profissional em uma ação de má prática	Compartilhamento de incertezas para maximizar a comunicação e a participação de pacientes e outros cuidadores
Não informar os pacientes quanto aos erros para que eles não fiquem irritados ou desconfiados ou para que não o processem	Pacientes têm direito à transparência; eles costumam descobrir os erros de qualquer forma (p. ex., à medida que o câncer evolui); antecipar e atender as dúvidas do paciente
Pacientes são aconselhados a ligar se não melhorarem; nenhuma notícia são boas notícias (resultados de exames: "Ligaremos se algo for anormal")	Acompanhamento sistemático proativo para dar um fechamento aos exames e sintomas, verificar o estado do paciente e monitorar resultados
Soluções globais	
Obter/memorizar mais conhecimento em medicina	Saber mais sobre o paciente (incluindo aspectos psicossociais, história prévia, contexto ambiental)
Atenção aos dados "objetivos" (exames laboratoriais, exame físico) para fazer diagnósticos confiáveis	Ênfase na história, obtenção da anamnese e na escuta Reconhecimento de vieses cognitivos subjetivos; esforços para antecipar, reconhecer e agir
Estímulo para ter "um alto índice de suspeita" de vários diagnósticos	Menos confiança na memória de palestras/leituras; maior busca por informações atuais *Affordances*; alertas a "bandeiras vermelhas" embutidos no fluxo de trabalho Delineamento de diagnósticos "não deixe passar", com lembretes de apoio à decisão relevantes ao contexto
Garantir que o médico esteja ciente de todas as informações, com notas completas/detalhadas e alertas/lembretes espalhados	O maior problema não é mais a falta de acesso às informações, mas, sim, a sobrecarga de informações; estratégias para organizar e minimizar

(Continua)

TABELA 9-3 ■ Novos modelos para conceitualização e melhoria dos diagnósticos *(Continuação)*

Modos tradicionais de pensar sobre o diagnóstico e erros diagnósticos	Novos paradigmas/modos de pensar sobre o diagnóstico e melhorias no diagnóstico
Cursos de educação médica continuada (EMC) para expandir o conhecimento médico	Lembretes contextuais e em tempo real de armadilhas, diagnósticos diferenciais críticos e características primordiais de diferenciação Acesso rápido a referências médicas, segundas opiniões
Redundâncias, dupla checagem	Reconhecimento de que um único sistema confiável costuma ser melhor que várias meias soluções Delineamento claro das responsabilidades em tarefas de acompanhamento
Medo de processos jurídicos de má prática motivando os médicos a serem mais cuidadosos e praticarem uma medicina defensiva	Afastar o medo, tornando seguro o compartilhamento de erros e o aprendizado por meio deles Consciência situacional compartilhada de onde estão as armadilhas
Maior responsabilidade, incentivos financeiros e penalidades associadas a medidas de desempenho	Participação do médico na melhoria com base em confiança, colaboração, profissionalismo, neutralidade financeira Métricas moderadas, reconhecendo que muitas boas práticas ainda precisam ser definidas/comprovadas
Mais regras, requerimentos; visar valores aberrantes para maior conformidade	Padronização com flexibilidade; aprender com os desvios
Maior tempo com os pacientes	Maior qualidade no tempo gasto com os pacientes: atenuar distrações, obtenção/organização de anamnese mais eficiente, continuidade longitudinal e, quando necessário, mais tempo para falar/pensar/explicar durante, antes ou após as consultas Maior recurso para contato/consulta aos pacientes que apresentarem sintomas
Refletir sobre mudanças em resposta a erros	Evitar "manipulação", o que requer entender/diagnosticar a diferença entre variação (aleatória) de "causas especiais" vs. "causas comuns"

Fonte: Modificada de GD Schiff: Quality and Safety in Health Care 2013.

tempo reconhecendo nossas limitações. É preciso ajustar essa abordagem aos diferentes níveis de letramento em saúde do paciente, à sua confiança nos conselhos clínicos e à sua experiência no sistema de saúde.

DIAGNÓSTICOS "NÃO DEIXE PASSAR" E BANDEIRAS VERMELHAS

A incerteza não deve ser uma licença à complacência. Particularmente para doenças que (1) progridem rapidamente, (2) exigem tratamentos específicos que dependem do diagnóstico correto ou (3) têm implicações de contágio ou de saúde pública, os médicos devem estar preparados e os sistemas devem ser projetados para considerar e, quando adequado, buscar não "deixar passar" diagnósticos críticos (*"don't miss" diagnoses*). Os médicos geralmente estão conscientes desses diagnósticos (p. ex., infarto agudo do miocárdio, sepse), mas a Tabela 9-4 ilustra exemplos menos comuns de diagnósticos "não deixe passar" que também devem ser considerados. Ao longo deste livro, os leitores devem orientar-se a reconhecer esses diagnósticos e pensar sobre as apresentações e as síndromes em que eles podem se camuflar.

Um conceito relacionado importante são as chamadas "bandeiras vermelhas" (*red flags*) ou "sintomas de alarme". Esse construto originou-se nas diretrizes para dor lombar, mas está sendo cada vez mais usado em muitos outros problemas, como cefaleia, olho vermelho, edema articular ou até mesmo dor abdominal e dor torácica. Exemplos de bandeiras vermelhas amplamente citados para dor lombar que indicam a consideração de etiologias mais graves incluem febre, perda de peso, histórico de câncer ou abuso de substâncias intravenosas ou sinais e sintomas neurológicos. Em teoria, na apresentação de muitas síndromes, a identificação dessas pistas pode ser benéfica para realização de diagnósticos mais graves. A medicina baseada em evidências precisa de dados melhores sobre a sensibilidade, a especificidade, o rendimento e a capacidade discriminatória de várias dessas pistas "bandeiras vermelhas" clínicas; porém, poucas foram rigorosamente avaliadas. Ainda assim, os médicos as consideram úteis, como formas simples de tranquilizar a si mesmos e aos seus pacientes de que um sintoma comum como dor lombar ou cefaleia provavelmente é (ou não é) um indicador de uma patologia mais urgente ou grave.

Interligadas aos desafios de não deixar diagnósticos críticos passarem despercebidos, estão as questões de exames excessivos e sobrediagnóstico – realizar exames desnecessários ou mesmo potencialmente danosos cujos benefícios não justificam os riscos ou os custos ou que podem levar a diagnósticos que nunca teriam causado quaisquer sintomas ou problemas. Diagnosticadores cautelosos precisam ponderar cuidadosamente este "outro lado da moeda" de não identificar diagnósticos para evitar tais danos e despesas.

ARMADILHAS DIAGNÓSTICAS

Uma das importantes maneiras de aprendizagem em medicina é aprender com os erros daqueles que já trilharam o mesmo caminho. Ao aprender sobre diagnósticos que passam facilmente despercebidos ou sobre como um diagnóstico inicialmente correto e rápido pode estar errado, pode-se evitar cometer erros semelhantes. Antecipando-se o potencial de erros similares, pode-se criar consciência situacional das armadilhas a serem evitadas e contribuir para o aprendizado a partir dos nossos próprios padrões de erros coletivos e pessoais. Vários estudos examinaram armadilhas comuns ou recorrentes no diagnóstico. Um exemplo de armadilha no diagnóstico de uma doença específica comum é solicitar uma mamografia para o diagnóstico de câncer de mama em uma mulher com massa palpável na mama e, quando a mamografia retornar como normal, tranquilizar a paciente de que o câncer foi "descartado" pelo exame negativo. Qualquer massa ou lesão palpável ao exame físico provavelmente requer uma avaliação mais cuidadosa, se necessário até a realização de biópsia. As armadilhas diagnósticas podem ser

TABELA 9-4 ■ Exemplos de diagnósticos "não deixe passar"

Infecções/inflamação	Cardíacos/isquêmicos/hemorragia	Metabólicos/hematológicos/ambientais
Abscesso epidural espinal	Dissecção aórtica Aneurisma aórtico abdominal rompido/com vazamento	Cetoacidose diabética Hiperglicemia hiperosmolar
Fascite necrosante	Tamponamento pericárdico	Mixedema/tireotoxicose
Meningite	Síndrome de Wolff-Parkinson-White QT prolongado	Doença de Addison
Endocardite	Embolia pulmonar	Anemia por deficiência de B_{12}
Abscesso peritonsilar	Pneumotórax hipertensivo	Doença de von Willebrand
Tuberculose pulmonar ativa, tuberculose extrapulmonar	Isquemia mesentérica aguda Volvo de sigmoide	Hemocromatose
Infecção por Covid-19	Perfuração esofágica/intestinal	Doença celíaca
Síndrome de Guillain-Barré	Hemorragia cerebelar	Intoxicação por monóxido de carbono
Infecção por ebola	Compressão medular	Intoxicação alimentar
Arterite temporal	Torção de ovário/testículo	Hipertermia maligna
Rabdomiólise	Gravidez ectópica	Abstinência de álcool, benzodiazepínico, barbitúrico
Angioedema	Hemorragia retroperitoneal	Síndrome de lise tumoral Hipo/hipercalcemia

TABELA 9-5 ■ Tipos genéricos de armadilhas diagnósticas

Armadilha	Exemplos
Doença A confundida com doença B Doenças frequentemente confundidas/trocadas uma com a outra	• Dissecção aórtica diagnosticada incorretamente como infarto agudo do miocárdio • Transtorno bipolar diagnosticado incorretamente como depressão
Interpretação incorreta do resultado do exame Resultados falso-positivos ou falso-negativos com falha em reconhecer as limitações dos exames	• Nódulo mamário descartado após mamografia negativa • Exame negativo para Covid-19 coletado muito precoce ou muito tardio na evolução da doença
Não reconhecer apresentação, sinais e sintomas atípicos	• Hipertireoidismo apático • Sepse no paciente idoso que está afebril ou hipotérmico
Falha em avaliar adequadamente a urgência do diagnóstico Urgência da situação clínica não é determinada e/ou atrasos em diagnósticos críticos	• Síndrome compartimental • Tamponamento pericárdico • Pneumotórax hipertensivo
Riscos de sintomas intermitentes ou evolução enganosa Sintomas inicialmente intermitentes descartados em decorrência de achados normais (exame físico, exames laboratoriais, eletrocardiograma)	• "Intervalo lúcido" no hematoma epidural traumático • Arritmias paroxísticas • Hidrocefalia intermitente (síndrome de Bruns)
Confusão devido a resposta/mascaramento por tratamento empírico	• Tratamento empírico – com esteroides, inibidores da bomba de prótons, antibióticos, medicamentos para dor – que mascara erroneamente o diagnóstico de uma condição grave
Doença crônica ou comorbidade que se presume explicar os novos sintomas Especialmente em pacientes clinicamente complexos	• Sinais de sepse articular atribuídos inadequadamente à artrite reumatoide • Alteração de estado mental devido à infecção ou à medicação atribuída inadequadamente a demência subjacente
Doença rara: não considerar ou seu desconhecimento	• Muitas; felizmente, são, por definição, raras, mas ainda devem ser consideradas principalmente se forem urgentes ou tratáveis
Medicamento/substância ou fator ambiental não considerado/negligenciado Etiologia subjacente que causa ou contribui para os sintomas ou progressão de doença não pesquisada ou não descoberta	• Arritmia ventricular relacionada com fármaco que prolonga o QT • Ruptura do tendão de Aquiles relacionada com fármacos da classe das quinolonas
Falha em considerar os fatores de risco de uma doença específica	• História familiar de câncer de mama ou colorretal não indagada ou ponderada no rastreamento ou na avaliação diagnóstica
Falha em considerar as limitações do exame físico Com o uso crescente da telemedicina atualmente, não realizar o exame físico	• Excesso de importância dada à ausência de sensibilidade e edema na trombose venosa profunda • Não identificar o tremor de "rolar pílula" durante uma consulta de telemedicina

classificadas em vários cenários genéricos (Tab. 9-5). Hoje existem grandes bases de dados com o potencial de rastrear "desfechos diagnósticos" – isto é, se surgiu um novo diagnóstico sugerindo que o diagnóstico inicial estava incorreto ou se um diagnóstico dos sintomas do paciente foi desnecessariamente postergado. No futuro, isso deve possibilitar um foco maior nesses casos, para identificar fatores contribuintes e padrões recorrentes e para ajudar a indicar o caminho para estratégias de melhoria em todo o sistema.

CULTURA DE SEGURANÇA NO DIAGNÓSTICO

Assim como o diagnóstico de infecções bacterianas depende de um meio de cultura adequado para cultivar e detectar organismos etiológicos, o bom diagnóstico também requer uma cultura de segurança saudável que permita que ele cresça e floresça. Embora os clínicos possam ter a tendência de ver a "cultura de segurança" como algo muito subjetivo para ser importante em sua busca por um diagnóstico definitivo, essa visão é enganosa. Múltiplos estudos demonstraram consequências adversas decorrentes de culturas organizacionais que inibem a abertura, o aprendizado e o compartilhamento, levando a um ambiente onde profissionais e pacientes tenham receio de se expressar quando observam problemas ou têm dúvidas. Mais importante do que isso, os pacientes precisam ser estimulados a questionar diagnósticos e serem ouvidos, particularmente quando não respondem ao tratamento conforme esperado ou desenvolvem sintomas que não são compatíveis com o diagnóstico ou que representam possíveis sinais de alerta para outros diagnósticos ou complicações.

Estudos que examinaram "organizações de alta confiança" não médicas e "organizações de aprendizagem em cuidados de saúde" produziram uma série de propriedades fundamentais que são correlacionadas com desfechos mais seguros e confiáveis. Assim como um termômetro ou o registro de pulsação podem sugerir o quão doente um paciente está, hoje existem instrumentos que podem medir a cultura de segurança. Essas ferramentas para mensuração da segurança geralmente são questionários de equipe validados que avaliam (1) comunicação de erros e a disposição da equipe para relatá-los porque não sentem que esses erros serão usados contra eles; (2) abertura e estímulo para falar sobre problemas no consultório/hospital; (3) existência de uma cultura de aprendizagem que busca aprender com os erros e melhorar com base nas lições aprendidas; (4) comprometimento dos líderes com a segurança, a priorizando em detrimento da velocidade de produção e do lucro, fornecendo recursos e pessoal adequados para operar de forma segura; e (5) responsabilidade e transparência para investigar eventos e preocupações de segurança. Cada um desses atributos genéricos de cultura é traduzido em implicações específicas na segurança diagnóstica. São eles:

- Tornar "seguro" para que os médicos admitam e compartilhem seus erros diagnósticos
- Identificação e responsabilização proativas acerca de processos do fluxo diagnóstico sujeitos a erros (particularmente referentes a resultados de exames, encaminhamentos e acompanhamento do paciente)
- A liderança fazer da melhoria diagnóstica uma prioridade principal com base no reconhecimento de que seguradoras de pacientes e de má prática relatam que os erros diagnósticos são o principal problema de segurança do paciente
- Confiança e respeito mútuos para os desafios que os médicos costumam enfrentar na formulação de diagnósticos e cautela ao aplicar as lentes do viés retrospectivo ao julgar o que, retrospectivamente, pode parecer como um diagnóstico "óbvio" que inicialmente passou despercebido ao clínico

TECNOLOGIA DA INFORMAÇÃO EM SAÚDE E O FUTURO DO DIAGNÓSTICO

Os médicos hoje passam mais tempo interagindo com computadores do que com pacientes. Isso ocorre especialmente no diagnóstico e provavelmente será ainda mais recorrente no futuro. Interações com pacientes, consultores e outros profissionais são cada vez mais mediadas por computador. Atividades-chave, como coleta de história da doença do paciente (atual e prévia), interpretação de dados para formular um diagnóstico, transmissão de avaliações diagnósticas (para outras pessoas na equipe e, cada vez mais, para o paciente por meio de notas abertas) e rastreamento das trajetórias diagnósticas à medida que evoluem com o tempo, são agora computadorizadas. Com o crescimento da telemedicina, mesmo elementos do exame físico foram reprogramados para consultas eletrônicas.

Embora muitos se queixem de que o computador está "atrapalhando" o bom diagnóstico, distraindo os clínicos do tempo que passavam escutando os pacientes e soterrando os médicos em leitura e escrita de notas com informações pré-preenchidas/copiadas/coladas de valor e de acurácia duvidosas, a medicina precisa usar as capacidades dos computadores para melhorar o diagnóstico (Tab. 9-6). Esses recursos básicos de apoio ao diagnóstico deveriam ser a sustentação dos projetos de tecnologia de informação em saúde e do fluxo de trabalho cotidiano, mas os prontuários médicos eletrônicos são historicamente projetados com base em outras necessidades, como prescrição de medicamentos, cobranças e documentação de má prática. Eles precisam ser profundamente reformulados para dar melhor suporte aos processos diagnósticos, bem como poupar – e não desperdiçar – o tempo dos clínicos.

TABELA 9-6 ■ Áreas em que a tecnologia da informação em saúde pode ajudar a melhorar o diagnóstico e reduzir erros

Função	Exemplos
Facilitar a coleta/compilação de informações	• Acesso rápido à história prévia por meio de acesso aos cuidados anteriores prestados em outras instituições ou na mesma • Coleta eletrônica da história da doença atual e da revisão de sistemas e dos riscos determinantes sociais anteriormente à consulta
Melhora da entrada de informações, de sua organização e apresentação	• Fluxogramas visualmente aperfeiçoados mostrando tendências e relações com o tratamento • Reorganização das notas para facilitar o resumo e a simplificação e impedir que itens sejam perdidos
Geração do diagnóstico diferencial	• Criação automatizada da lista de diagnósticos a serem considerados com base nos sintomas do paciente, nos dados demográficos e nos riscos
Ponderação das probabilidades diagnósticas	• Ferramentas para auxiliar no cálculo das probabilidades pós-teste (bayesianas)
Auxílio para formulação de planos diagnósticos e solicitação inteligente de exames	• Entrada de uma hipótese diagnóstica (p. ex., doença celíaca, feocromocitoma) com sugestão subsequente pelo computador dos exames diagnósticos mais apropriados e como solicitá-los
Acesso a informações de referência diagnóstica	• *Links* associando instantaneamente questões relevantes dos sintomas e diagnósticos a capítulos atualizados do *Harrison* ou outras referências
Garantia de um acompanhamento mais confiável	• Programação em circuito fechado, garantindo que exames anormais, encaminhamentos perdidos ou sintomas preocupantes sejam rastreados e acompanhados
Apoio ao rastreamento para detecção precoce	• Ferramentas colaborativas que pacientes, médicos e consultórios possam usar para saber prazos, para solicitar e para acompanhar o rastreamento com base em dados demográficos individuais, fatores de risco e exames prévios
Diagnóstico colaborativo; acesso a especialistas	• Fazer/responder questões em tempo real • Consultas eletrônicas; comanejo virtual
Facilitação do *feedback* dos diagnósticos	• *Feedback* de diagnósticos novos (de provedores posteriores, pacientes) que surgirem, sugerindo possíveis erros diagnósticos de clínicos ou DEs que atenderam o paciente anteriormente

Sigla: DEs, departamentos de emergência.
Fonte: Modificada de G Schiff, DW Bates: N Engl J Med 362:1066, 2010 e R El-Karah et al: BMJ Qual Saf Suppl 2:ii40, 2013.

DIAGNÓSTICO DE ERROS DIAGNÓSTICOS E SEGURANÇA: CONCLUSÕES PRÁTICAS

Na prática, frequentemente há boas oportunidades para melhorar o diagnóstico em cada uma das três áreas definidas pela NAM para a) torná-lo mais confiável, b) oportunizar que seja feito em tempo hábil e c) melhorar a comunicação com os pacientes referente aos diagnósticos. Médicos em treinamento, médicos atuantes, enfermeiros e outros devem desenvolver o hábito de perguntar-se regularmente três questões sobre cada paciente sob seu cuidado, e outras três questões sobre os sistemas em que trabalham. Para cada paciente sendo avaliado, os clínicos devem perguntar-se:

1. O que mais isso pode ser? (fazendo que um diagnóstico diferencial seja formulado)
2. O que não se encaixa? (garantindo que achados anormais não explicados não sejam desconsiderados)
3. Quais diagnósticos críticos não podem passar despercebidos? (considerando-se os diagnósticos "não deixe passar", as "bandeiras vermelhas" e as armadilhas conhecidas)

e para diagnosticar de forma segura, todo médico deve reconhecer que ele ou ela está trabalhando em um sistema de maior abrangência. Questões a serem perguntadas continuamente, garantindo a máxima confiabilidade e eficiência e o mínimo potencial de erros, incluem:

1. Existem sistemas de "circuito fechado" confiáveis para fornecer rastreamento e acompanhamento confiáveis, preferencialmente automatizados, dos sintomas dos pacientes, dos achados laboratoriais ou de imagem anormais e dos encaminhamentos críticos que são solicitados?
2. Existe uma cultura de segurança em sua organização, consultório ou clínica?
3. Como os prontuários médicos eletrônicos (ou físicos), como atualmente implementados, ajudam ou atrapalham o diagnóstico acurado, eficiente e à prova de falhas, e como eles podem ser melhorados?

Para avançar com essas questões, surgiu um movimento internacional dedicado ao estudo e ao aperfeiçoamento do diagnóstico. Esses esforços incluem conferências anuais de profissionais da saúde, pesquisadores e pacientes; a formação da Society for Improving Diagnosis in Medicine (SIDM); e a convocação de uma ampla aliança de organizações, incluindo a American Board of Internal Medicine (ABIM), o American College of Physicians (ACP) e a Society of Hospital Medicine (SHM), comprometidos em aumentar a conscientização e estimular a ação. Por fim, o enfrentamento coletivo dos desafios à melhora da qualidade diagnóstica transformará a maneira como médicos e pacientes trabalham conjuntamente para produzir diagnósticos melhores.

LEITURAS ADICIONAIS

Gandhi TK, Singh H: Reducing the risk of diagnostic error in the COVID-19 era. J Hosp Med 15:363, 2020.

Graber ML et al: The impact of electronic health records on diagnosis. Diagnosis (Berl) 4:211, 2017.

National Academies of Sciences, Engineering, and Medicine. 2015. *Improving Diagnosis in Health Care. https://doi.org/10.17226/21794.* Adapted and reproduced with permission from the National Academy of Sciences, Courtesy of the National Academies Press, Washington, DC.

Newman-Toker DE et al: Serious misdiagnosis-related harms in malpractice claims: The "big three"—Vascular events, infections, and cancers. Diagnosis (Berl) 6:227, 2019.

Schiff GD et al: Diagnosing diagnosis errors: Lessons from a multi-institutional collaborative project, in *Advances in Patient Safety: From Research to Implementation. Vol 2: Concepts and Methodology*. Rockville, MD, Agency for Healthcare Research and Quality, 2005.

Schiff GD et al: Ten principles for more conservative, care-full diagnosis. Ann Intern Med 169:643, 2018.

10 Disparidades raciais e étnicas no cuidado de saúde

Lenny López, Joseph R. Betancourt

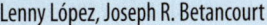

No curso da sua história, os Estados Unidos apresentaram melhoras expressivas na saúde geral e na expectativa de vida, devido grandemente a iniciativas de saúde pública, promoção da saúde, prevenção de doenças e administração de cuidados crônicos. Nossa capacidade de prevenir, detectar e tratar doenças em seus estágios iniciais possibilitou-nos reduzir as taxas de morbidade e mortalidade. Apesar das intervenções que melhoraram a saúde geral da maioria dos estadunidenses, as minorias raciais e étnicas (negros, hispânicos/latinos, nativo-americanos/nativos do Alasca, populações da Ásia/das ilhas do Pacífico) beneficiaram-se menos desses avanços e sofreram desfechos de saúde piores do que os brancos para muitas das principais doenças, incluindo doença cardiovascular, câncer e diabetes. Essas disparidades acentuam a importância de reconhecer e abordar os múltiplos fatores que impactam os desfechos de saúde, incluindo o racismo estrutural, os *determinantes sociais de saúde* (DSS), o acesso aos cuidados de saúde e a qualidade da assistência à saúde. Sobre esse último item, as pesquisas revelaram que as minorias podem receber menor quantidade e qualidade de cuidados do que os brancos, mesmo quando fatores de confusão, como o estágio da apresentação, comorbidades e plano de saúde, são controlados. Tais diferenças na qualidade são chamadas *disparidades raciais e étnicas no cuidado de saúde*. Essas disparidades nos cuidados de saúde ganharam relevância com a transformação significativa do sistema de saúde dos Estados Unidos e a contratação de serviços baseada em valor. A tendência a criar incentivos e obstáculos financeiros para alcançar os objetivos de qualidade torna ainda mais importante o foco naqueles que recebem cuidados de menor qualidade. Este capítulo apresenta uma visão geral das disparidades étnicas e raciais na saúde bem como em sua assistência, identifica as causas básicas e fornece recomendações importantes para lidar com essas disparidades tanto no nível do sistema de saúde quanto no nível clínico.

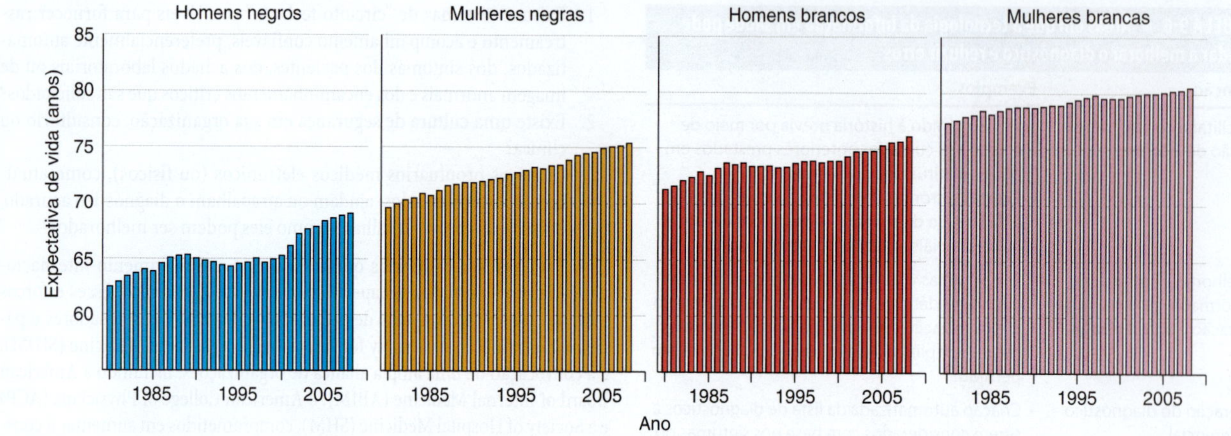

FIGURA 10-1 **Expectativa de vida ao nascimento entre mulheres e homens negros e brancos nos Estados Unidos, 1975-2003.** *(Adaptada de S Harper, J Lynch, S Burris, GD Smith: Trends in the black-white life expectancy gap in the United States, 1983-2003. JAMA 297:1224, 2007.)*

NATUREZA E EXTENSÃO DAS DISPARIDADES

A expectativa de vida ao nascimento é uma medida importante da saúde da população de uma nação. Embora a expectativa de vida global nos Estados Unidos venha aumentando desde 1900, diferenças decorrentes de raça/etnia, educação e condição socioeconômica ainda persistem. Por exemplo, em todos os níveis de renda e educação, os afro-americanos têm expectativa de vida mais baixa aos 25 anos do que os brancos e hispânicos/latinos. Indivíduos negros com diplomas de ensino superior têm expectativa de vida mais baixa do que brancos e hispânicos com diploma de nível médio. Essa população tem expectativa de vida mais baixa em comparação aos brancos desde que os dados começaram a ser coletados. De 1975 a 2003, a maior diferença na expectativa de vida entre negros e brancos foi substancial (6,3 anos em homens e 4,5 anos em mulheres) (Fig. 10-1). A diferença na expectativa de vida entre as populações branca e negra diminuiu em 2,3 anos entre 1999 e 2013, de 5,9 para 3,6 anos (4,4 anos para homens e 3,0 anos para mulheres) (Fig. 10-2).

A diferença na expectativa de vida é ampliada pela piora na saúde e maior carga de doença. Doenças relacionadas à saúde cardiovascular permanecem como a principal causa de diferenças na expectativa de vida entre brancos e negros. Se todas as causas cardiovasculares e o diabetes forem considerados em conjunto, eles são responsáveis por 35 e 52% da diferença em homens e mulheres, respectivamente. Por último, o local é importante para a saúde. A análise de dados de 2010 a 2015 demonstra uma variação geográfica grande na diferença de expectativa de vida no nível dos setores censitários (Fig. 10-3). Fatores socioeconômicos e raciais/étnicos, fatores de risco metabólicos e comportamentais (prevalência de obesidade, inatividade física no momento de lazer, tabagismo, hipertensão, diabetes) e fatores de cuidados de saúde (porcentagem da população abaixo de 65 anos que tem plano de saúde, acesso e qualidade da atenção primária, número e médicos *per capita*) explicam 60, 74 e 27% da variação regional na expectativa de vida, respectivamente. Combinados, esses fatores explicam 74% dessa variação. A maior parte da associação entre fatores socioeconômicos e fatores étnicos/raciais e a expectativa de vida foi mediada por fatores de risco metabólicos e comportamentais.

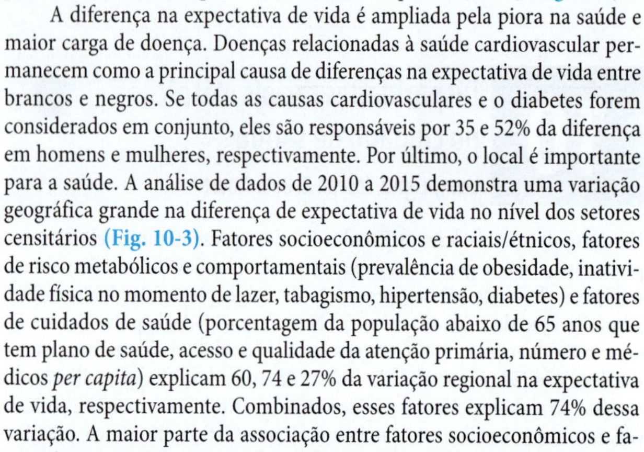

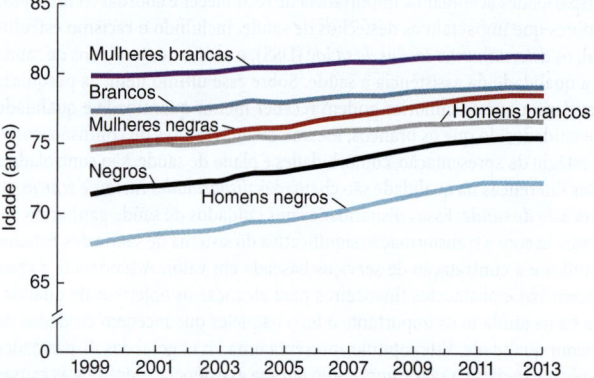

FIGURA 10-2 **Expectativa de vida, por raça e sexo: Estados Unidos, 1999-2013.** *(De KD Kochanek et al: NCHS Data Brief 218:1, 2015.)*

Além das disparidades étnicas e raciais na *saúde*, há disparidades étnicas/raciais na *qualidade do cuidado* para pessoas com acesso ao sistema de saúde. Estudos importantes realizados durante décadas documentaram de forma consistente disparidades nos cuidados de saúde. Por exemplo, estudos documentaram disparidades no tratamento da pneumonia e da insuficiência cardíaca congestiva, com os negros recebendo cuidados abaixo do ideal em comparação com os brancos ao serem hospitalizados por essas condições clínicas. Além disso, os negros com doença renal em estágio terminal entram com menos frequência nas listas de transplante em comparação com os brancos (Fig. 10-4). As disparidades foram encontradas, por exemplo, na utilização dos procedimentos cardíacos diagnósticos e terapêuticos (sendo os negros menos frequentemente referidos para cateterismo cardíaco e revascularização miocárdica), na prescrição de analgesia para controle da dor (os negros e hispânicos/latinos recebem menos medicamentos para dor do que os brancos para fraturas de ossos longos e câncer) e no tratamento cirúrgico de câncer de pulmão (os negros são submetidos a menos cirurgias curativas do que os brancos para câncer de pulmão não pequenas células). Novamente, muitas dessas disparidades ocorreram mesmo quando variações em fatores como presença de plano de saúde, renda, idade, condições comórbidas e expressão dos sintomas foram consideradas. Por fim, as disparidades na qualidade de cuidados fornecidos em locais em que as minorias tendem a receber atendimento mostraram ser um contribuidor adicional importante para as disparidades globais.

O *2019 National Healthcare Quality and Disparities Report* (Relatório nacional de disparidades e qualidade dos cuidados de saúde de 2019), divulgado pela Agency for Healthcare Research and Quality, avalia cerca de 250 medidas de acesso, desfecho e do processo do cuidado de saúde, em muitas doenças e cenários. Esse relatório anual é particularmente importante porque a maioria dos estudos de disparidades não foi longitudinalmente repetida com a mesma metodologia para documentar as tendências e mudanças na disparidade ao longo do tempo. O relatório constatou que algumas disparidades tornaram-se menores em 2020 do que em 2016-2018, mas as disparidades persistiram e algumas até pioraram, especialmente em populações pobres e sem plano de saúde. Em cerca de 40% das medidas de qualidade, os negros (82 de 202 medidas) e os indígenas americanos e nativos do Alasca (47 de 116 medidas) receberam cuidados piores do que os brancos. Em mais de um terço das medidas de qualidade, os hispânicos (61 de 177 medidas) receberam cuidados piores do que os brancos. Asiáticos e nativos do Havaí e das ilhas do pacífico receberam cuidados piores do que os brancos em cerca de 30% das medidas de qualidade, mas os asiáticos também receberam cuidados melhores em cerca de 30% das medidas de qualidade (Fig. 10-5). É importante observar que, das medidas de qualidade que apresentaram disparidades na linha de base, > 90% não mostraram melhoras desde 2000 (Fig. 10-6).

CAUSAS BÁSICAS DAS DISPARIDADES

Raça, racismo e saúde Raça e racismo são elementos centrais de qualquer modelo explicativo das disparidades raciais e étnicas na saúde e nos cuidados de saúde. Nos Estados Unidos, a história da escravidão, da segregação, dos cuidados de saúde separados, mas "iguais", e da experimentação clínica, entre muitas outras maneiras em que o racismo se manifestou nesse país,

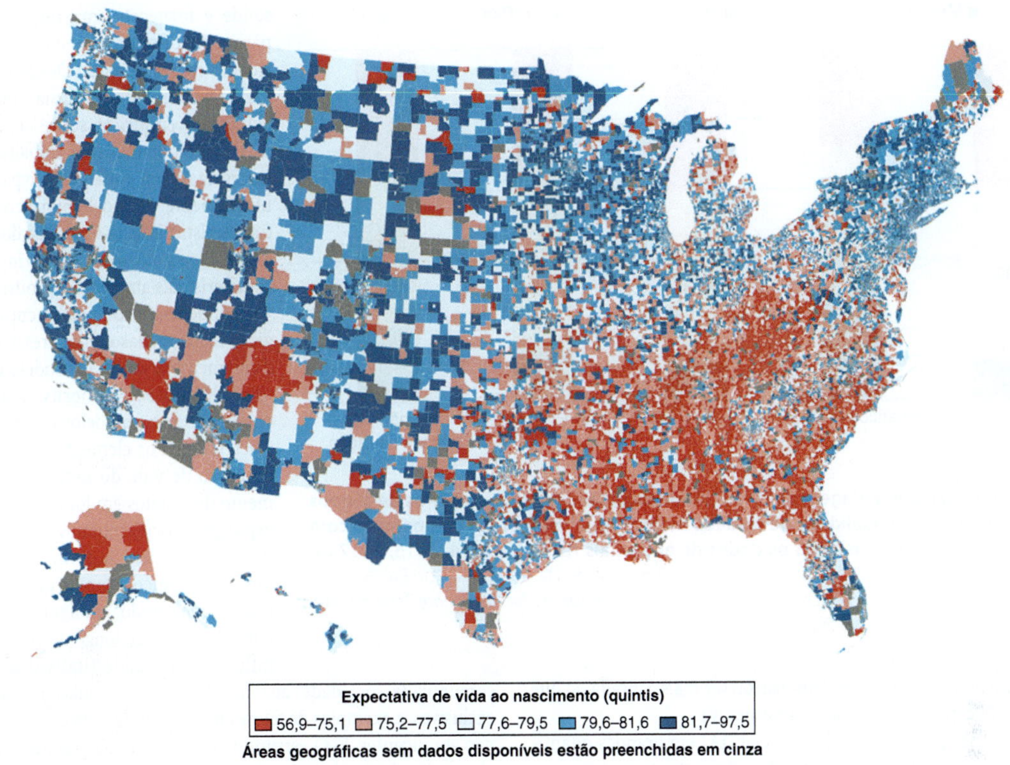

FIGURA 10-3 Expectativa de vida ao nascimento nos setores censitários dos Estados Unidos, 2010-2015. *(A New View of Life Expectancy, Surveillance and Data – Blogs and Stories, Centers for Disease Control and Prevention. Retirado de https://www.cdc.gov/surveillance/blogs-stories/life-expectancy.html.)*

amplamente contribuiu para a existência e a persistência dessas disparidades. Hoje, é aceito que a raça é uma categoria social, sem base biológica, e um produto do racismo histórico. Ainda assim, está claro que o racismo tem um impacto biológico como uma forma de estresse psicossocial. Atualmente, está bem estabelecido que o estresse psicossocial impacta a saúde negativamente, por meio de reatividade psicofisiológica que causa hiperestimulação do sistema simpático-suprarrenal-medular e do eixo hipotálamo-hipófise-suprarrenal, levando a inflamação vascular, disfunção endotelial e desregulação neuro-hormonal, causando uma aceleração da doença cardiovascular. Mudanças comportamentais que ocorrem como adaptações ou respostas de enfrentamento a estressores, como aumento do tabagismo, diminuição de exercícios e do sono e baixa adesão aos regimes de tratamento, são uma via

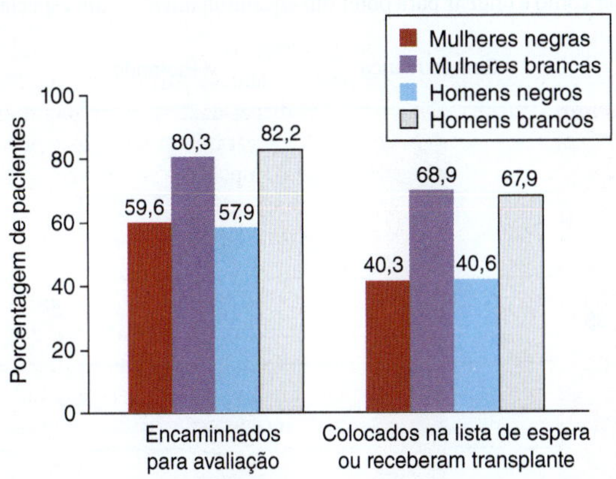

FIGURA 10-4 Encaminhamento para avaliação em um centro de transplantes ou colocação em lista de espera ou recebimento de transplante renal nos 18 meses após o início da diálise entre pacientes que precisavam de um transplante, de acordo com a raça e o sexo. A população de referência consiste em 239 mulheres negras, 280 mulheres brancas, 271 homens negros e 271 homens brancos. As diferenças raciais foram estatisticamente significativas tanto entre mulheres como entre homens ($p < 0{,}0001$ para cada comparação). *(De JZ Ayanian, PD Cleary, JS Weissman, AM Epstein: The effect of patients' preferences on racial differences in access to renal transplantation. N Engl J Med 341:1661,1999. Copyright © 1999 Massachusetts Medical Society. Reimpressa com permissão de Massachusetts Medical Society.)*

adicional importante pela qual os estressores influenciam o risco de doença. Essa aceleração do risco de doença, do envelhecimento e a morte prematura foram denominados como *efeito de "desagregação" ("weathering")*.

Enquanto a maioria das pesquisas empíricas se concentra na discriminação étnica/racial interpessoal, o racismo estrutural (às vezes chamado racismo institucional) fornece uma estrutura de avaliação mais holística. Racismo estrutural refere-se à totalidade de maneiras que a sociedade promove, mantém e reforça a discriminação por meio de estruturas sociopolíticas, jurídicas, econômicas e de saúde que determinam a diferença de acesso a riscos, oportunidades e recursos que impulsiona as disparidades na saúde e nos cuidados de saúde. O racismo estrutural explica como a estrutura e a ideologia do racismo podem persistir em políticas governamentais e institucionais na ausência de atores individuais que sofrem preconceito racial explícito. Por exemplo, a história da segregação residencial teve efeitos negativos duradouros e geracionais no acesso igualitário das minorias raciais/étnicas a empregos, serviços bancários, renda, educação de alta qualidade e cuidados de saúde. As políticas que não abordam causas estruturais básicas não poderão resolver as inequidades na saúde e nos cuidados de saúde.

Com a promessa de individualizar as decisões clínicas, o uso da raça nos algoritmos de avaliação de risco faz parte da medicina moderna há tempos. Hoje, há claras evidências de que a raça não é um indicador confiável de diferença genética, e o ajuste por raça tem o potencial de criar disparidades não intencionais nos cuidados de saúde. Um exemplo clínico vem da nefrologia. Negros têm taxas mais altas de doença renal em estágio terminal e morte devido à insuficiência renal do que a população geral. A equação derivada de coorte mais usada para estimar a taxa de filtração glomerular (TFG), a equação Chronic Kidney Disease Epidemiology Collaboration (CKD-EPI), tem a limitação de que produz 80-90% dos valores de TFG estimada (TFGe) que estão entre ± 30% da TFG medida do paciente. Além disso, essa equação usa um fator relacionado com a raça negra, que a aumenta a TFGe para qualquer creatinina sérica em 15,9% em comparação a um paciente não negro com a mesma idade, sexo e creatinina sérica. Esse aumento na TFGe provavelmente é uma desvantagem para os indivíduos negros no que se refere ao encaminhamento precoce a um nefrologista, ao tratamento da doença renal crônica avançada e ao transplante renal. Também não está claro como o fator da raça pode ser usado quando a raça do paciente é desconhecida e/ou ambígua, como nas pessoas multirraciais. Esse cenário indutor de disparidade poderia ser evitado pelo uso da estimativa

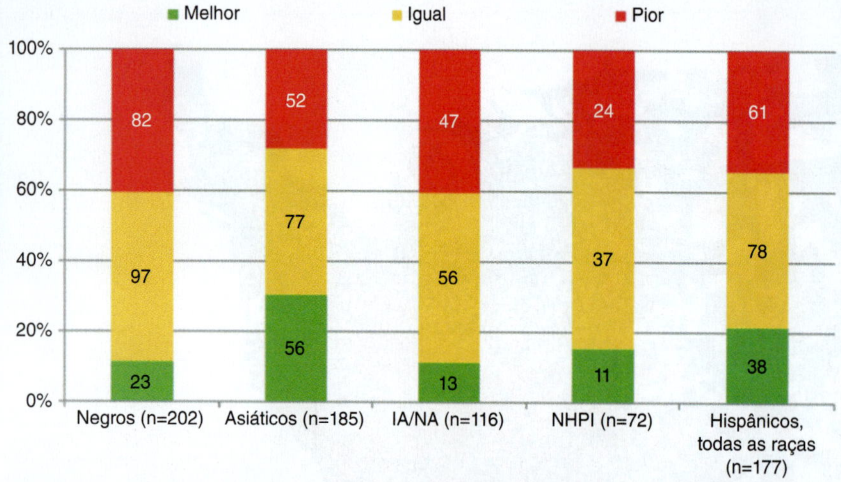

FIGURA 10-5 Número e porcentagem das medidas de qualidade em que membros de grupos selecionados experimentam qualidade de cuidado melhor, igual ou pior em comparação com um grupo de referência (brancos) para os dados de anos mais recentes, 2014, 2016, 2017 ou 2018. IA/NA, indígenas americanos/nativos do Alasca; NHIP, nativos do Havaí/das ilhas do Pacífico. *(De 2019 National Healthcare Quality and Disparities Report. Rockville, MD: Agency for Healthcare Research and Quality; December 2020. AHRQ Pub. No. 20(21)-0045-EF.)*

da TFGe com base na cistatina C, que demonstrou ser mais acurada do que a equação CKD-EPI e que não usa a raça na estimativa.

O uso de análises por inteligência artificial (IA) em grandes quantidades de dados clínicos eletrônicos – *big data* – promete aumentar nosso entendimento dos custos dos cuidados de saúde, da utilização dos cuidados, da alocação de recursos e do monitoramento da saúde populacional. Os modelos de aprendizagem de máquina podem identificar padrões estatísticos em grandes quantidades de dados historicamente coletados. Esses dados naturalmente contêm o padrão de disparidades nos cuidados de saúde preexistentes criadas pelas desigualdades social e historicamente estruturadas. Esse padrão tendencioso pode levar a predições incorretas, retenção de recursos e piora dos desfechos das populações vulneráveis. Recentemente, a análise de um algoritmo de predição comercial, nacional e patenteado, afetando milhões de pacientes, mostrou ser racialmente tendencioso. Dados de custos históricos foram usados para prever o risco clínico e alocar serviços clínicos adicionais para pacientes de alto custo. Esse viés algorítmico surgiu porque pacientes negros historicamente têm menos acesso aos cuidados de saúde, então menos dinheiro é gasto nos cuidados de pessoas negras em comparação a pessoas brancas. Assim, a população negra, que tende a ser mais doente do que a população branca, recebeu escores de risco clínico menores e, assim, teve menor probabilidade de receber serviços clínicos adicionais. O viés de alocação observado foi reparado usando-se medidas diretas de doença e gravidade de doença. Assim, os algoritmos de aprendizado de máquina não são inerentemente livres de viés e sua acurácia e equidade devem ser avaliadas.

Em resumo, há muitas formas pelas quais o racismo contribuiu, contribui e continuará contribuindo para as disparidades étnicas e raciais na saúde e nos cuidados de saúde.

DETERMINANTES SOCIAIS DA SAÚDE

As minorias americanas apresentam prognósticos de saúde mais precários em comparação com os brancos no caso de distúrbios evitáveis e tratáveis, como doença cardiovascular, diabetes, asma, câncer e HIV/Aids. Múltiplos fatores contribuem para essas disparidades raciais e étnicas na saúde. O relatório de referência da National Academy of Medicine (anteriormente, Institute of Medicine [IOM]), *Unequal Treatment: Confronting Racial and Ethnic Disparities in Health Care*, publicado em 2002, resumiu a evidência científica sobre as disparidades em saúde e forneceu uma importante estrutura para a conceitualização e definição das disparidades raciais/étnicas. Desde o relatório *Unequal Treatment*, houve uma crescente base de evidências empíricas sobre como o racismo e os DSS, frequentemente trabalhando de forma sinérgica, criam e mantêm disparidades. Mecanisticamente, o modelo biopsicossocial junta as características sociais e físicas do ambiente com atributos psicológicos e físicos individuais. Essas características ambientais e individuais, por sua vez, influenciam comportamentos e vias fisiológicas relacionadas com estresse que impactam diretamente a saúde. O modelo de DSS do National Institute on Minority Health and Health Disparities usou modelos anteriores como base e acrescentou os elementos temporais ao longo do curso de vida do indivíduo em reconhecimento dos efeitos em longo prazo na saúde das exposições socioeconômicas (Fig. 10-7). A matriz resultante tem os domínios de influência da saúde (biológico, comportamental, ambientes físico e construído, ambiente sociocultural, sistema de saúde) ao longo do eixo y e os níveis de influência na saúde (individual, interpessoal, comunidade, sociedade) ao longo do eixo x. As células não são mutuamente exclusivas, e exemplos de fatores no interior de cada célula são ilustrativos e não abrangentes. Essa estrutura enfatiza as etiologias multidomínios complexas das disparidades ao longo dos fatores na matriz conceitual, o que enfatiza a limitação das políticas e pesquisas focadas no nível individual.

Além de raça e racismo, o *Unequal Treatment* identificou um conjunto de causas de base que incluem fatores relacionados com o sistema de saúde, os provedores e os pacientes.

Fatores relacionados com o sistema de saúde • COMPLEXIDADE DO SISTEMA DE SAÚDE Mesmo para as pessoas que têm planos de saúde, são instruídas e possuem alto grau de conhecimento em saúde, pode ser complicado e confuso transitar pelo sistema de saúde dos Estados Unidos. Alguns indivíduos podem estar em risco mais elevado de receber cuidados abaixo do padrão por sua dificuldade de transitar pelas complexidades do sistema. Entre esses indivíduos, podem-se incluir os advindos de culturas que não são familiares ao modelo ocidental de atendimento de saúde, os com proficiência limitada na língua inglesa, os que têm baixo nível de conhecimento em saúde e os que não confiam no sistema de saúde. Esses indivíduos podem ter dificuldade de saber como e onde ir para obter um encaminhamento a um especialista;

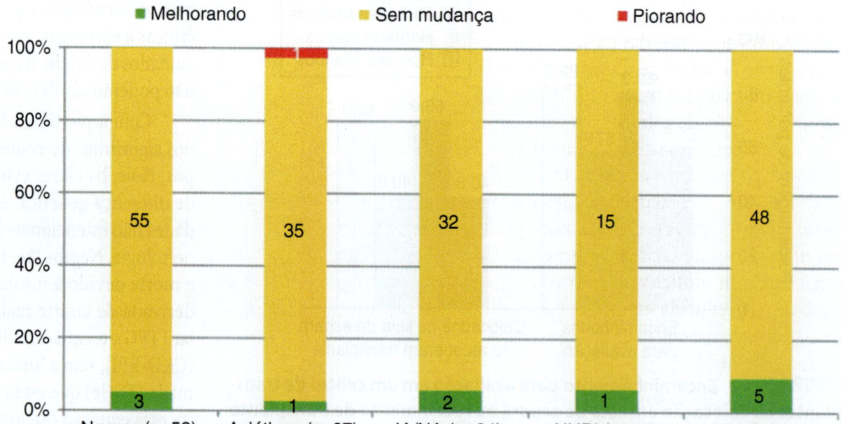

FIGURA 10-6 Número e porcentagem das medidas de qualidade com disparidade na linha de base nas quais as disparidades relacionadas com raça e etnia estavam melhorando, não tiveram mudança ou estavam piorando ao longo do tempo, em 2000 comparado com 2014, 2015, 2016, 2017 ou 2018. IA/NA, indígenas americanos/nativos do Alasca; NHIP, nativos do Havaí/das ilhas do Pacífico. *(De 2019 National Healthcare Quality and Disparities Report. Rockville, MD: Agency for Healthcare Research and Quality; December 2020. AHRQ Pub. No. 20(21)-0045-EF.)*

		Níveis de influência*			
		Individual	**Interpessoal**	**Comunidade**	**Sociedade**
Domínios de influência *(ao longo da vida)*	**Biológico**	Vulnerabilidade biológica e mecanismos	Interação cuidador-criança Microbioma familiar	Doença comunitária Exposição Imunidade de rebanho	Saneamento Imunização Exposição a patógenos
	Comportamental	Comportamentos de saúde Estratégias de enfrentamento	Funcionamento familiar Funcionamento social/escolar	Funcionamento comunitário	Políticas e leis
	Ambiente físico/construído	Ambiente pessoal	Ambiente residencial Ambiente escolar/de trabalho	Ambiente comunitário Recursos comunitários	Estrutura societária
	Ambiente sociocultural	Aspectos sociodemográficos Limitações de língua Identidade cultural Resposta à discriminação	Redes sociais Normas da família/de colegas Discriminação interpessoal	Normas comunitárias Estrutura local Discriminação	Normas sociais Estrutura da sociedade Discriminação
	Sistema de cuidados de saúde	Cobertura de plano de saúde Educação em saúde Preferências de tratamento	Relação médico-paciente Tomada de decisão clínica	Disponibilidade de serviços Serviços de rede de segurança	Qualidade dos cuidados Políticas de cuidados de saúde
Desfechos de saúde		**Saúde individual**	**Saúde familiar/organizacional**	**Saúde da comunidade**	**Saúde da população**

FIGURA 10-7 Estrutura de pesquisa dos determinantes sociais de saúde da National Institute on Minority Health and Health Disparities. *Populações com disparidade em saúde: raça/etnia, condição socioeconômica baixa, rural, minorias sexuais e de gênero. Outras características fundamentais: sexo e gênero, incapacidade/deficiência, região geográfica. *(De National Institute on Minority Health and Health Disparities. NIMHD Research Framework. 2017. Retirado de https://www.nimhd.nih.gov/about/overview/research-framework.html.)*

se preparar para um procedimento, como uma colonoscopia; ou proceder após um resultado de exame anormal, como por exemplo uma mamografia. Visto que os negros nos Estados Unidos tendem a ser excessivamente representados entre os grupos listados anteriormente, a complexidade inerente a transitar pelo sistema norte-americano tem sido considerada uma causa básica para disparidades étnicas/raciais na assistência médica.

OUTROS FATORES RELACIONADOS AO SISTEMA DE SAÚDE Disparidades raciais/étnicas são causadas não somente pelas diferenças no cuidado prestado dentro dos hospitais, mas também de onde e de quem as minorias recebem o cuidado (ou seja, certos prestadores específicos, regiões geográficas ou hospitais que têm menor desempenho em determinados aspectos da qualidade). Por exemplo, um estudo mostrou que 25% dos hospitais prestavam cuidados a 90% dos pacientes negros do Medicare nos Estados Unidos, e esses hospitais tendiam a ter menores pontuações relativas ao desempenho em determinadas medidas de qualidade do que outros hospitais. Dito isso, os sistemas de saúde geralmente não estão bem preparados para medir, relatar e intervir para reduzir as disparidades no cuidado. Poucos hospitais ou planos de saúde estratificam seus dados de qualidade por raça/etnia ou idioma para medir disparidades, e ainda menos usam dados desse tipo para desenvolver intervenções voltadas para as disparidades. Da mesma forma, apesar de regulamentações sobre a necessidade de intérpretes profissionais, as pesquisas demonstram que muitas organizações e provedores de cuidados de saúde não fornecem rotineiramente esse serviço para pacientes com proficiência limitada em inglês. Apesar da ligação entre proficiência reduzida em inglês e a qualidade e segurança de cuidados, poucos prestadores ou instituições monitoram o desempenho para pacientes nessas áreas.

Fatores relacionados aos prestadores • COMUNICAÇÃO PRESTADOR-PACIENTE Evidências significativas enfatizam o impacto dos fatores socioculturais, raça, etnia e proficiência limitada na língua inglesa sobre os cuidados clínicos e de saúde. Os profissionais de saúde frequentemente cuidam de populações diversas com perspectivas, valores, crenças e comportamentos variados em relação à saúde e ao bem-estar. As diferenças incluem variações no reconhecimento de sintomas, limiares para a busca de cuidados, compreensão das estratégias de manejo, expectativas de cuidados (incluindo preferências a favor ou contra procedimentos diagnósticos e terapêuticos) e adesão a medicamentos e medidas preventivas. Além disso, as diferenças socioculturais entre paciente e prestador influenciam a comunicação e a tomada de decisão clínica, sendo especialmente pertinentes; as evidências claramente ligam a comunicação prestador-paciente à melhora da satisfação do paciente, à adesão ao tratamento e a melhores desfechos de saúde (Fig. 10-8). Assim, quando diferenças socioculturais entre paciente e prestador não são avaliadas, exploradas, compreendidas ou comunicadas de maneira eficaz durante a consulta clínica, podem ocorrer insatisfação do paciente, adesão insatisfatória ao tratamento, desfechos de saúde mais precários e disparidades raciais/étnicas no cuidado.

Uma pesquisa com 6.722 americanos com ≥ 18 anos de idade é particularmente relevante para essa importante ligação entre a comunicação prestador-paciente e os desfechos de saúde. Perguntou-se a brancos, negros, hispânicos/latinos e americanos asiáticos que tiveram uma consulta médica nos 2 últimos anos se eles tiveram problemas para compreender seus médicos, se sentiram que os médicos não os escutavam e se tinham receio de fazer perguntas sobre questões médicas. A pesquisa detectou que 19% dos pacientes apresentavam um ou mais desses problemas, embora os brancos os tivessem em 16% das vezes, comparado com 23% para os negros, 33% para os hispânicos/latinos e 27% para os americanos asiáticos (Fig. 10-9).

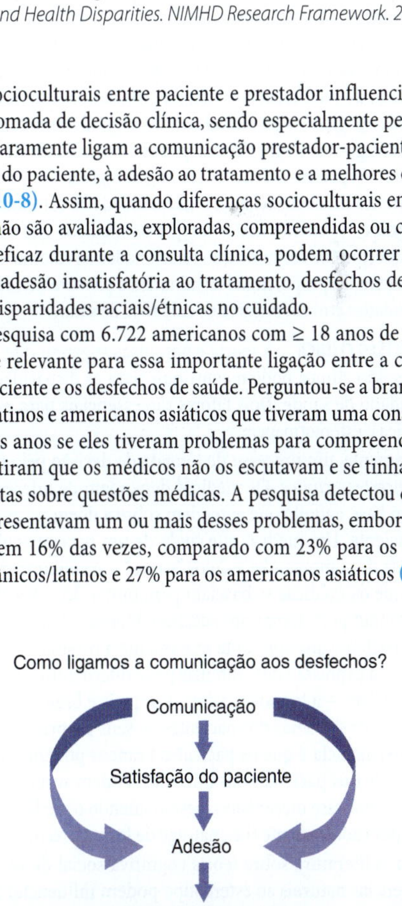

FIGURA 10-8 A ligação entre comunicação eficaz, satisfação do paciente, adesão ao tratamento e desfechos de saúde. *(Institute of Medicine. 2003. Unequal Treatment: Confronting Racial and Ethnic Disparities in Health Care. https://doi.org/10.17226/12875. Adaptada e reproduzida com permissão de National Academy of Sciences, Courtesy of the National Academies Press, Washington, D.C.)*

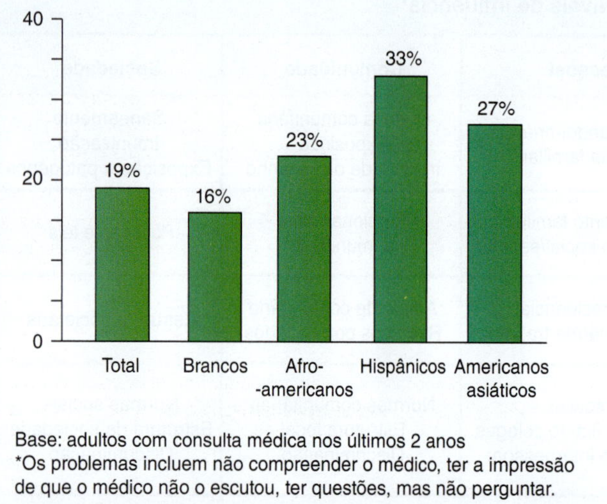

FIGURA 10-9 Dificuldades de comunicação com médicos, por raça/etnia. A população de referência consistia de 6.722 americanos com ≥ 18 anos de idade que fizeram uma consulta nos últimos 2 anos e aos quais foi perguntado se tiveram problemas para entender os médicos, se acharam que os médicos não os ouviram e se tiveram receio de fazer perguntas sobre questões médicas. *(Reproduzida com permissão de Commonwealth Fund Health Care Quality Survey, 2001.)*

Além disso, mesmo em situações com barreira de linguagem mínima, a comunicação prestador-paciente sem um intérprete é reconhecida como um desafio importante para a oferta de cuidados de saúde efetivos. Essas barreiras de comunicação para pacientes com pouca proficiência em inglês levam a frequentes problemas de diagnóstico, tratamento e planos de acompanhamento; uso inapropriado de medicamentos; falta de consentimento informado para procedimentos cirúrgicos; taxas elevadas de eventos adversos com consequências clínicas mais graves; e experiências piores em qualidade de cuidados em comparação com os pacientes fluentes em língua inglesa. Os médicos que têm acesso a intérpretes treinados relatam uma qualidade de comunicação paciente-médico significativamente maior do que os médicos que usaram outros métodos. As questões de comunicação relacionadas ao idioma diferente acometem de maneira desproporcional as minorias e provavelmente contribuem para as disparidades étnicas/raciais nos cuidados de saúde.

TOMADA DE DECISÃO CLÍNICA A teoria e pesquisas sugerem que variações na tomada de decisão clínica podem contribuir para as disparidades étnicas e raciais no cuidado de saúde. Dois fatores são essenciais para esse processo: incerteza clínica e estereotipagem.

Primeiramente, um processo de tomada de decisão pelo médico é envolvido por *incerteza clínica*. Os médicos dependem de inferências sobre a gravidade com base naquilo que entendem sobre a doença e as informações obtidas do paciente. Um médico que cuida de um paciente cujos sintomas tem dificuldade de compreender e cujos "sinais" – o conjunto de pistas e indicações em que os médicos se baseiam para tomar decisões clínicas – são difíceis de entender pode tomar uma decisão diferente daquela que seria feita para outro paciente que apresenta exatamente a mesma condição clínica. Supondo-se que a expressão dos sintomas pode diferir entre grupos culturais e raciais, os médicos – a grande maioria dos quais é branca – podem compreender melhor os sintomas dos pacientes de seus próprios grupos raciais/étnicos. A consequência é que os pacientes brancos podem ser tratados de maneira diferente dos pacientes das minorias. Podem surgir diferenças nas decisões clínicas por esse mecanismo mesmo quando o médico tem a mesma consideração por cada paciente (i.e., não age de forma preconceituosa).

Segundo, a literatura sobre teoria cognitiva social destaca a maneira como as tendências naturais ao estereótipo podem influenciar a tomada de decisão. A *estereotipagem* pode ser definida como o processo pelo qual as pessoas usam as categorias sociais (p. ex., raça, sexo, idade) para adquirir, processar e relembrar informações sobre os outros. Diante de cargas enormes de informações e a necessidade de tomar muitas decisões, as pessoas, com frequência subconscientemente, simplificam o processo de tomada de decisão e diminuem o esforço cognitivo usando "categorias" ou "estereótipos" que reúnem informações em grupos ou tipos que podem ser mais rapidamente processados. Embora seja funcional, a estereotipagem pode apresentar viés de maneira sistemática, pois as pessoas são automaticamente classificadas em categorias sociais com base em dimensões como *raça*, *gênero* e *idade*. Muitas pessoas podem não estar cientes de suas atitudes, podem, de forma inconsciente, endossar estereótipos específicos e paradoxalmente podem considerar-se igualitárias e não preconceituosas.

Os estereótipos podem ser fortemente influenciados pelas mensagens apresentadas de maneira consciente e inconsciente na sociedade. Por exemplo, se a mídia e nossos contatos sociais/profissionais tendem a apresentar imagens de minorias como sendo menos instruídas, mais violentas e não aderentes às recomendações para cuidados de saúde, essas impressões podem gerar estereótipos que influenciam de maneira não natural e injusta a tomada de decisão clínica. À medida que sinais de racismo, classicismo, viés de gênero e preconceito por idade são experimentados – consciente ou inconscientemente – na nossa sociedade, os estereótipos podem ser criados de modo a influenciar a forma como os médicos tratam os pacientes desses grupos. Com base no treinamento ou no local da prática, os médicos podem desenvolver determinadas percepções sobre raça/etnia, cultura e classe que podem evoluir para estereótipos. Por exemplo, muitos estudantes de medicina e residentes são treinados – e as minorias tratadas – em centros acadêmicos de saúde ou hospitais públicos localizados em áreas socioeconomicamente desfavorecidas. Como consequência, os médicos podem começar a equiparar determinadas raças e etnias com crenças e comportamentos de saúde específicos (p. ex., "estes pacientes" envolvem-se em comportamentos de risco, ou "aqueles pacientes" tendem a não aderir ao tratamento) que estão mais associados ao ambiente social (p. ex., pobreza) do que ao perfil étnico/racial ou às tradições culturais do paciente. Esse fenômeno de "condicionamento" também pode ocorrer se os médicos se defrontarem com determinados grupos étnicos/raciais de pacientes que frequentemente não aceitam formas agressivas de intervenções terapêuticas ou diagnósticas. O resultado com o tempo pode ser que os médicos comecem a acreditar que "estes pacientes" não gostam de procedimentos invasivos e, assim, podem não oferecer esses procedimentos como opções. Uma ampla gama de estudos documentou que o preconceito dos prestadores pode contribuir com as disparidades raciais/étnicas no cuidado de saúde. Por exemplo, um estudo mediu vieses inconscientes (ou implícitos) de médicos e mostrou que eles estão relacionados com diferenças nas decisões de fornecer trombólise para um paciente hipotético negro ou branco com infarto agudo do miocárdio.

É importante diferenciar estereotipagem de preconceito e discriminação. O *preconceito* é um prejulgamento consciente de indivíduos que pode levar a tratamento desigual; a *discriminação* é um tratamento desigual realizado de forma consciente e intencional. Todos os indivíduos produzem *estereótipos* de maneira subconsciente, e, se não forem questionadas, essas suposições subconscientes podem levar a cuidados de menor qualidade para determinados grupos devido a diferenças na tomada de decisão clínica ou a diferenças na comunicação e centralização no paciente. Por exemplo, um estudo testou o viés racial/étnico de médicos e mostrou que os pacientes percebiam os médicos com mais viés como menos centrados no paciente em sua comunicação. Particularmente marcante é o fato de que estereótipos tendem a ser ativados principalmente em ambientes onde o indivíduo está estressado, sobrecarregado e sob pressão de tempo – as principais características da consulta clínica. De fato, em uma análise de quase 16.000 médicos, 42% admitiram que algum viés – incluindo de raça e etnia – influenciou sua tomada de decisão clínica. É interessante observar que os médicos emergencistas, que trabalham em ambientes estressantes, com pressões de tempo e risco, além de realizarem múltiplas tarefas de forma concomitante, estavam no topo da lista com 62%.

Fatores relacionados aos pacientes A falta de confiança tornou-se uma grande preocupação para as instituições de saúde hoje. Por exemplo, um relatório do IOM, *To Err is Human: Building a Safer Health System*, documentou taxas alarmantes de erros médicos e fez os pacientes se sentirem vulneráveis e menos confiantes no sistema de saúde dos Estados Unidos. O aumento da atenção acadêmica e da mídia para problemas de qualidade do cuidado (e para as próprias disparidades) diminuiu claramente a confiança nos médicos e enfermeiros.

A confiança é um elemento essencial na aliança terapêutica entre paciente e prestador dos cuidados de saúde. Ela facilita a comunicação aberta e está diretamente correlacionada com a adesão às recomendações do médico e à satisfação do paciente. Em outras palavras, os pacientes que desconfiam de seus prestadores de cuidados ficam menos satisfeitos com

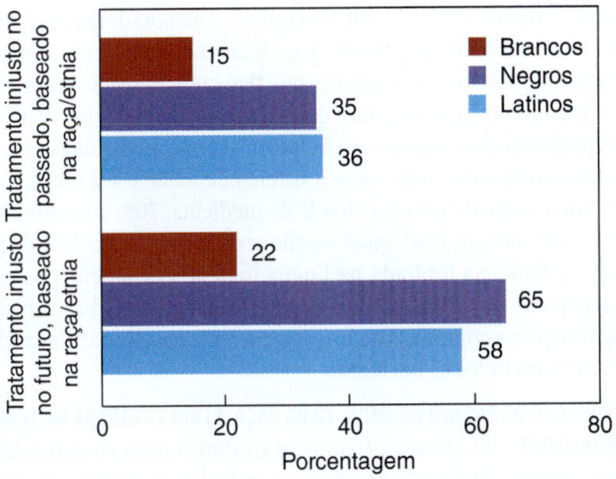

FIGURA 10-10 Perspectivas do paciente com relação a tratamento injusto baseado na raça/etnia. A população de referência consistia de 3.884 indivíduos pesquisados sobre quão justamente foram tratados no sistema de saúde no passado e quão justamente acham que serão tratados no futuro com base em sua raça/etnia. *(De Race, Ethnicity & Medical Care: A Survey of Public Perceptions and Experiences. Kaiser Family Foundation, 2005.)*

o cuidado que recebem, e a desconfiança com relação ao sistema de saúde afeta o uso dos serviços pelo paciente. A falta de confiança também pode resultar em cuidado inconsistente, busca incessante por segundas opiniões e aconselhamento médico, automedicação, bem como aumento de pedidos de encaminhamentos e exames diagnósticos por parte do paciente.

Com base em fatores históricos como discriminação, segregação e experimentação clínica, os negros podem ser especialmente céticos dos prestadores de cuidados. A exploração dos negros pelo U.S. Public Health Service durante o estudo de sífilis de Tuskegee, de 1932 a 1972, deixou um legado de desconfiança que ainda hoje persiste nessa população. Outras populações, como os nativo-americanos/nativos do Alasca, hispânicos/latinos e americanos asiáticos também abrigam uma desconfiança significativa no sistema de saúde. Uma avaliação nacional conduzida pela Kaiser Family Foundation concluiu que há desconfiança significativa quanto ao sistema de cuidados de saúde entre as minorias da população. Entre os 3.884 indivíduos analisados, 36% dos hispânicos e 35% dos negros (comparados com 15% dos brancos) acharam que foram tratados de maneira injusta no sistema de saúde no passado com base em sua raça/etnia. Talvez ainda mais alarmante seja o fato de que 65% dos negros e 58% dos hispânicos (comparados com 22% dos brancos) tinham receio de serem tratados de maneira injusta no futuro com base na raça/etnia (Fig. 10-10).

Tal desconfiança pode contribuir para a cautela em aceitar ou seguir as recomendações, em submeter-se a procedimentos invasivos ou em participar de pesquisas clínicas, e essas escolhas, por sua vez, podem levar a confusão e a perpetuação de estereótipos por profissionais de saúde.

PRINCIPAIS RECOMENDAÇÕES PARA ABORDAR DISPARIDADES ÉTNICAS/RACIAIS NA ASSISTÊNCIA À SAÚDE

O *Unequal Treatment* fornece recomendações para abordar as causas de base das disparidades raciais/étnicas organizadas como *intervenções do sistema de saúde, intervenções do prestador, intervenções do paciente* e *recomendações gerais.*

Intervenções do sistema de saúde • COLETA E RELATÓRIOS DE DADOS SOBRE ACESSO E USO DE CUIDADOS DE SAÚDE, CONFORME A RAÇA/ETNIA DO PACIENTE

O *Unequal Treatment* detectou que faltam sistemas adequados para acompanhar e monitorar as disparidades raciais e étnicas nos cuidados de saúde, bem como há pouco conhecimento sobre as disparidades em relação a outros grupos minoritários diferentes dos afro-americanos (hispânicos, americanos asiáticos, populações das ilhas do Pacífico, nativo-americanos e nativos do Alasca). Por exemplo, apenas na metade da década de 1980 as bases de dados do Medicare começaram a coletar dados sobre os grupos de pacientes fora das categorias-padrão de "brancos", "negros" e "outros". Os esforços federais, privados e estaduais para coleta de dados são dispersos e não sistemáticos, e muitos sistemas de saúde e hospitais ainda não coletam dados sobre raça, etnia ou idioma primário dos beneficiários ou pacientes. Uma análise do Institute for Diversity in Health Management e do Health Research and Educational Trust, de 2015, concluiu que 98% dos 1.083 hospitais dos Estados Unidos coletaram informações sobre raça, 95% coletaram dados sobre etnia e 94% coletaram dados sobre idioma primário. Porém, apenas 45% coletaram dados sobre raça, 40% coletaram dados sobre etnia e 38% coletaram dados sobre o idioma primário para identificar discrepâncias nos cuidados clínicos. As análises da America's Health Insurance Plans Foundation em 2008 e 2010 mostraram que a proporção de beneficiários de planos que coletaram dados de raça/etnia de algum tipo aumentou de 75 para 79%; porém, a porcentagem total de participantes de planos cuja raça/etnia e idioma foi registrada é ainda muito menor do que isso.

COLETA, RELATO E RASTREIO DOS DADOS DE DSS Em 2014, o IOM Committee on Recommended Social and Behavioral Domains and Measures for Electronic Health Records recomendou a coleta rotineira, no sistema de prontuários médicos eletrônicos, de um painel parcimonioso de medidas de DSS clinicamente significativas que podem ser obtidas por autorrelato antes da consulta clínica ou no seu decorrer, e, quando usados em conjunto, fornecer um sinal vital psicossocial. O questionário recomendado pela IOM inclui 25 itens que abordam os seguintes domínios: raça e etnia, educação, pressões financeiras, estresse, depressão, atividade física, tabagismo, abuso de álcool, conexão social ou isolamento, violência doméstica, endereço residencial e renda média do setor censitário por código geográfico. Os estudos de implementação demonstraram que a coleta desses dados leva cerca de 5 minutos, e pacientes e provedores descreveram essa coleta como apropriada e importante. Como a monitoração e o acesso dos dados é um componente essencial para a eliminação das disparidades, destacamos vários recursos importantes de iniciativas de monitoração de disparidades raciais/étnicas atualizadas que estão disponíveis ao público geral e são atualizadas regularmente. Apresentamos apenas três exemplos de fontes de dados nacionais.

- Desde 2003, a Agency for Healthcare Research and Quality liderou a compilação anual do *The National Healthcare Quality and Disparities Report*, que relata as tendências de medidas relacionadas com acesso aos cuidados de saúde, cuidados acessíveis, coordenação dos cuidados, vida saudável, segurança do paciente e a qualidade dos cuidados no tratamento de doenças agudas e crônicas por raça/etnia, renda e outros DSS (*https://www.ahrq.gov/research/findings/nhqrdr/index.html*).
- Desde 2011, o Geospatial Research, Analysis, and Services Program (GRASP) criou e mantém o Índice de Vulnerabilidade Social do Centers for Disease Control and Prevention. Esta base de dados mapeia, em todos os setores censitários dos Estados Unidos, 15 fatores sociais (agrupados em quatro categorias de DSS: condição socioeconômica, composição de moradia e incapacidade, condição minoritária e idioma e moradia e transporte) e é atualizada a cada 2 anos (*https://www.atsdr.cdc.gov/placeandhealth/svi/index.html*).
- Lançada em 2018, a Health Opportunity and Equity (HOPE) Initiative referenciou e rastreia 27 indicadores por raça, etnia e condição socioeconômica. Os indicadores medem fatores sociais e econômicos, comunidade e segurança, ambiente físico, acesso aos cuidados de saúde e desfechos de saúde para os Estados Unidos (https://www.nationalcollaborative.org/our-programs/hope-initiative-project/).

AUMENTO DA COBERTURA E DO ACESSO AO SEGURO DE SAÚDE A falta de acesso a cuidados de saúde de alta qualidade é um importante perpetuador das disparidades raciais/étnicas. Com força de lei desde 2010, o Affordable Care Act (ACA) fundamentalmente transformou o seguro de saúde ao diminuir a porcentagem de população sem seguro de 16,3% em 2010 (~49,9 milhões) para 8,8% em 2016 (~28,1 milhões). Foi a maior expansão de seguro de saúde desde a criação do Medicare e do Medicaid em 1965. Antes do ACA, a probabilidade de não ter seguro de saúde era 70% maior para negros não hispânicos e quase três vezes maior para hispânicos do que para brancos não hispânicos. É importante observar que a expansão do Medicaid foi responsável por uma estimativa de 60% do efeito do ACA, por meio de uma combinação de expansão de elegibilidade e aumento dos cadastros de pessoas anteriormente elegíveis, mas que não estavam inscritas. Isso é importante dado o maior número de minorias raciais/étnicas que obtêm seguro pelo Medicaid. Muitos estudos demonstraram que o aumento da cobertura de seguro também foi traduzido em melhorias para negros e hispânicos no acesso aos cuidados, maior acesso a uma fonte de cuidados usual e melhores desfechos de saúde.

ESTÍMULO AO USO DE DIRETRIZES BASEADAS EM EVIDÊNCIAS E MELHORA DA QUALIDADE O *Unequal Treatment* ressalta a subjetividade da tomada de decisão clínica como causa potencial de disparidades raciais e étnicas em cuidados de saúde, descrevendo a forma como os médicos – apesar da existência de diretrizes clínicas bem delineadas – podem oferecer (de forma consciente ou inconsciente) diagnósticos e opções terapêuticas desiguais para diferentes pacientes com base na raça ou etnia. Portanto, a ampla adoção e implementação de diretrizes baseadas em evidências é uma recomendação importante para a eliminação de disparidades. Por exemplo, hoje existem diretrizes baseadas em evidências para o tratamento de diabetes, HIV/Aids, doenças cardiovasculares, rastreamento e tratamento para câncer e asma – áreas em que há significativas disparidades. Como parte do empenho na melhora da qualidade contínua, deve-se dar atenção especial à implementação de diretrizes baseadas em evidências para todos os pacientes independentemente de raça e etnia.

SUPORTE PARA O USO DE SERVIÇOS DE INTERPRETAÇÃO DE LÍNGUAS EM AMBIENTES CLÍNICOS Como descrito anteriormente, a falta de serviços de intérpretes eficientes e eficazes em um sistema de saúde pode levar o paciente a insatisfação, compreensão e adesão ao tratamento precárias, bem como cuidado ineficaz/de baixa qualidade para pacientes com proficiência limitada na língua inglesa. A recomendação do *Unequal Treatment* para dar suporte ao uso de serviços de intérpretes tem evidentes implicações na prestação de cuidados de saúde de qualidade, pois melhora a capacidade dos médicos de comunicarem-se de maneira eficaz com esses pacientes.

AUMENTOS NA PROPORÇÃO DE MINORIAS POUCO REPRESENTADAS NA FORÇA DE TRABALHO NA ÁREA DE SAÚDE Dados de 2018 da Association of American Medical Colleges indicaram que, dos médicos em atividade, 56,2% identificavam-se como brancos, 5,8%, como hispânicos, 5,0%, como negros ou afro-americanos, e 0,3%, como nativo-americanos ou nativos do Alasca. Além disso, dados nacionais dos Estados Unidos mostram que apenas 3,6% dos docentes de tempo integral são negros ou afro-americanos e 5,5% são hispânicos, latinos ou de origem espanhola (em combinação ou não com outra raça/etnia), em comparação a 63,9% que identificam-se como brancos. Dados longitudinais demonstram que os docentes pertencente a minorias têm maior probabilidade de serem, no máximo, professores-assistentes, enquanto os brancos perfaziam a maior proporção de professores titulares. Da mesma forma, vários estudos concluíram que os docentes hispânicos e negros eram promovidos menos em comparação com os brancos. Apesar de representarem cerca de 30% da população dos Estados Unidos (um número projetado para o quase o dobro em 2050), os estudantes das minorias ainda estão sub-representados nas faculdades de medicina. Em 2018, os inscritos nas faculdades de medicina nos Estados Unidos eram de 6,2% de latinos, 7,1% de afro-americanos, 0,1% de nativos do Havaí ou outra ilha do Pacífico e 0,2% de nativo-americanos ou nativos do Alasca. Essas porcentagens diminuíram ou mantiveram-se quase iguais desde 2007. Será difícil desenvolver uma força de trabalho médica diversificada que possa atender às necessidades de uma população cada vez mais diversa sem uma alteração drástica da composição étnica e racial dos estudantes de medicina. O investimento de longo prazo em programas de diversidade e a adoção quase universal de admissões holísticas (um processo em que as faculdades consideram cada aplicante de forma individual para determinar como ele poderia contribuir para o ambiente de aprendizado e a força de trabalho, em vez de apenas usar notas e escores de provas) produziram resultados modestos. Uma mudança institucional em faculdades de medicina, enfocando a criação de ambientes inclusivos, acolhedores e igualitários que combatam o racismo estrutural que criou a diferença de oportunidades que os estudantes minoritários enfrentam é necessária para abordar esse importante desafio relacionado com a força de trabalho.

Intervenções do prestador • **INTEGRAÇÃO DA EDUCAÇÃO TRANSCULTURAL NO TREINAMENTO DE TODOS OS PROFISSIONAIS DE SAÚDE** O objetivo da educação transcultural é melhorar a capacidade do prestador de compreender e comunicar-se com o paciente de diferentes procedências e cuidar dele. Essa educação concentra-se em aumentar a conscientização acerca das influências socioculturais sobre as crenças e comportamentos referentes à saúde, bem como em construir habilidades para facilitar a compreensão e administração desses fatores na consulta médica. A educação transcultural inclui um currículo sobre disparidades na assistência à saúde, uso de intérpretes e comunicação e negociação efetivas com outras culturas. Esses currículos podem ser incorporados aos treinamentos profissionais da área de saúde nas faculdades de medicina, nos programas de residência, nas faculdades de enfermagem e em programas de outras profissões da saúde, podendo ser oferecidos como parte da educação continuada. Apesar da importância de tal área da educação, assim como da atenção que ela tem atraído dos órgãos de acreditação de educação médica, uma pesquisa nacional de médicos residentes seniores realizada por Weissman e colaboradores descobriu que até 28% sentiam-se despreparados para lidar com questões transculturais, incluindo a assistência aos pacientes que têm crenças religiosas que podem afetar o tratamento, aos pacientes que fazem uso de medicina complementar, aos pacientes com crenças em desacordo com a medicina ocidental, aos pacientes com desconfiança sobre o sistema de saúde e aos novos imigrantes. Em um estudo de uma faculdade de medicina, 70% dos estudantes do quarto ano se sentiam inadequadamente preparados para cuidar de pacientes com proficiência limitada na língua inglesa. Certamente, os esforços para incorporar a orientação transcultural à educação médica contribuirão para aperfeiçoar a comunicação médico-paciente e melhorar a qualidade da assistência para todos os pacientes.

INCORPORAÇÃO DO ENSINO DO IMPACTO DA RAÇA, ETNIA E CULTURA NA TOMADA DE DECISÃO CLÍNICA O *Unequal Treatment* e estudos mais recentes descobriram que a formação de estereótipos por parte dos prestadores de cuidados de saúde pode conduzir a um tratamento discrepante com base na raça ou etnia do paciente. O Liaison Committee on Medical Education, que realiza a acreditação das faculdades de medicina, lançou uma diretiva de que a educação médica deve ensinar sobre como a raça, etnia e cultura de um paciente podem influenciar inconscientemente a comunicação e a tomada de decisão médica.

Intervenções do paciente A dificuldade de transitar pelo sistema de saúde e obter acesso a cuidados pode ser um obstáculo para todas as populações, particularmente para as minorias. De maneira semelhante, a ausência de autonomia ou envolvimento na consulta médica pelas minorias pode ser uma barreira para o cuidado. Os pacientes devem ser educados sobre como transitar pelo sistema de saúde e como ter melhor acesso aos cuidados. As intervenções devem ser usadas para aumentar a participação dos pacientes nas decisões terapêuticas.

Recomendações gerais • **AUMENTAR A CONSCIENTIZAÇÃO DAS DISPARIDADES RACIAIS/ÉTNICAS NOS CUIDADOS DE SAÚDE** Esforços para despertar a consciência das disparidades raciais/étnicas do cuidado de saúde têm feito pouco pelo público em geral, mas foram bastante bem-sucedidos entre médicos de acordo com o relatório da Kaiser Family Foundation. Em 2006, quase 6 em cada 10 pessoas pesquisadas acreditavam que os negros recebiam a mesma qualidade de cuidado que os brancos, e 5 em cada 10 acreditavam que os latinos recebiam a mesma qualidade de cuidado que os brancos. Essas estimativas são semelhantes aos achados em uma pesquisa de 1999. Apesar dessa falta de consciência sobre a situação, a maioria das pessoas acreditava que todos os americanos mereciam uma assistência de qualidade independentemente de sua procedência. Em contrapartida, o nível de conscientização entre os médicos aumentou muito. Em 2002, a maioria (69%) dos médicos disse que o sistema de cuidados de saúde "raramente ou nunca" tratava as pessoas de maneira injusta com base em um histórico racial/étnico do indivíduo. Em 2005, menos de um quarto (24%) dos médicos discordou da afirmação de que "os pacientes das minorias geralmente recebem cuidado de menor qualidade do que os pacientes brancos". Mais recentemente, uma pesquisa da WedMD mostrou que 42% de 16.000 médicos admitiam que seus próprios vieses pessoais tinham impacto em sua tomada de decisão, incluindo características como raça e etnia. O aumento da conscientização acerca das disparidades étnicas e raciais na saúde e suas origens entre os profissionais de saúde e o público é um primeiro passo importante ao abordar essas disparidades. O objetivo final é gerar discurso e mobilizar ações para lidar com as disparidades em múltiplos níveis, incluindo políticas de saúde, sistemas de saúde e a comunidade.

CONDUZIR MAIS PESQUISAS PARA IDENTIFICAR FONTES DE DISPARIDADES E INTERVENÇÕES PROMISSORAS Embora a literatura que formou a base dos achados e recomendações do relatório *Unequal Treatment* tenha fornecido evidências significativas para as disparidades étnicas e raciais, são necessárias pesquisas adicionais em muitas áreas. Primeiramente, a maior parte da literatura sobre disparidades concentra-se nas diferenças entre negros *versus* brancos; sabe-se muito menos sobre as experiências de outros grupos minoritários. A melhora na capacidade de coletar dados raciais e étnicos dos pacientes deve facilitar esse processo. Entretanto, em situações em que os sistemas necessários ainda não estão implantados, os dados raciais e étnicos dos pacientes podem ser coletados prospectivamente no ambiente de pesquisa clínica ou nos serviços de saúde para elucidar melhor as disparidades para outras populações. Em segundo lugar, grande parte da literatura sobre as disparidades até o momento concentrou-se na definição de áreas onde elas existem, mas pouco tem sido feito para identificar os múltiplos fatores que contribuem para as disparidades ou para testar intervenções que abordem esses fatores. Evidentemente, há necessidade de pesquisas que identifiquem práticas promissoras e soluções para as disparidades.

IMPLICAÇÕES PARA A PRÁTICA CLÍNICA

Os prestadores de cuidados de saúde, isoladamente, podem fazer muito durante as consultas para lidar com as disparidades étnicas e raciais na assistência à saúde.

Ter consciência de que essas disparidades existem O aumento da conscientização sobre as disparidades étnicas e raciais entre os profissionais da área da saúde é um primeiro passo importante no tratamento das disparidades na assistência à saúde. Apenas com a maior conscientização é que os prestadores de cuidados podem voltar-se para o seu comportamento na prática clínica de forma a assegurar que todos os pacientes recebam os cuidados da mais alta qualidade independentemente da raça, etnia ou cultura.

Praticar uma assistência culturalmente competente Esforços anteriores foram feitos para ensinar aos médicos atitudes, valores, crenças e comportamentos de determinados grupos culturais – o importante guia prático do "faça e não faça", por exemplo, para cuidar do "paciente hispânico" ou do "paciente asiático". Em algumas situações, aprender sobre determinada comunidade local ou grupo cultural com o objetivo de seguir os princípios da atenção primária voltada para a comunidade pode ser útil; porém, quando aplicada de maneira ampla e não crítica, essa abordagem pode, na verdade, levar a estereotipagem e simplificação excessiva, independentemente de sua complexidade.

Assim, a competência cultural evoluiu da aprendizagem simples das informações e de fazer suposições sobre os pacientes com base em sua procedência para o enfoque no desenvolvimento de habilidades que seguem os princípios da assistência centrada no paciente. A *abordagem centrada no paciente* abrange as qualidades de compaixão, empatia e responsividade às necessidades, valores e preferências expressas de cada paciente. A *competência cultural* tem como objetivo levar isso adiante, expandindo o repertório de conhecimento e habilidade classicamente definido como "centrado no paciente", a fim de incluir os que são especialmente úteis em interações transculturais (e que, de fato, são vitais para todas as consultas). O repertório inclui o uso eficaz de serviços de intérpretes, fazer o paciente compreender sua condição, avaliar as preferências na tomada de decisões e o papel da família, determinar o ponto de vista do paciente sobre a biomedicina *versus* medicina complementar e alternativa, reconhecer as questões de gênero e construir uma relação de confiança. Por exemplo, embora seja importante compreender todas as crenças de todos os pacientes sobre a saúde, pode ser particularmente fundamental compreender as crenças sobre a saúde dos que provêm de uma cultura diferente ou que possuem experiência diferente sobre os cuidados de saúde. Com o paciente fazendo o papel de professor, o médico pode adaptar o estilo de sua prática de maneira adequada para atender a necessidades específicas desse paciente.

Evitar a formação de estereótipos Várias estratégias podem permitir aos prestadores reagir, tanto sistêmica quanto individualmente, à nossa tendência normal de formação de estereótipos. Por exemplo, quando equipes racial/étnica/cultural/socialmente diversas são agrupadas (nas quais cada membro recebe poderes iguais) e atribui-se a elas tarefas para atingir um objetivo comum, desenvolve-se um senso de camaradagem que evita o desenvolvimento de estereótipos baseados na raça/etnia, sexo, cultura ou classe. Assim, os prestadores devem ter como objetivo ganhar experiências trabalhando e aprendendo com um grupo diversificado de colegas. Além disso, simplesmente estar consciente do funcionamento de fatores cognitivos possibilita que o prestador "verifique" ou "monitore" ativamente seus comportamentos. Os médicos podem reavaliar-se constantemente para garantir que estão oferecendo os mesmos serviços, da mesma maneira, para todos os pacientes. A compreensão da própria suscetibilidade à estereotipagem – e como as disparidades podem resultar disso – é fundamental para oferecer cuidado igualitário e de alta qualidade a todos os pacientes.

Trabalhar para construir uma relação de confiança A desconfiança do paciente no sistema e nos prestadores de cuidados influencia as múltiplas facetas da consulta médica, com efeitos que variam desde a satisfação reduzida do paciente até a demora para o atendimento. Embora o legado histórico de discriminação não possa jamais ser apagado, várias etapas podem ser adotadas para construir uma relação de confiança com os pacientes e lidar com as disparidades. Primeiramente, os prestadores precisam estar conscientes de que existe desconfiança e que ela é mais prevalente entre populações minoritárias, dada a história de discriminação nos Estados Unidos e em outros países. Segundo, os prestadores precisam tranquilizar os pacientes, mostrando que eles são prioridades, que farão todo o possível para assegurar que eles sempre tenham o melhor cuidado possível e que seus cuidadores servirão como seus defensores. Em terceiro lugar, habilidades interpessoais e técnicas de comunicação que demonstram honestidade, abertura, compaixão e respeito por parte dos prestadores de cuidados de saúde são recursos essenciais para evitar a desconfiança. Finalmente, os pacientes indicam que a confiança é construída quando há tomada de decisão compartilhada, participativa e o prestador faz um esforço concentrado para compreender as origens do paciente. Ao reestruturar a relação médico-paciente para que ela seja solidária, o senso de vulnerabilidade do paciente pode ser transformado em uma sensação de confiança. A eliminação bem-sucedida de disparidades exige intervenções que aumentem a confiança e reforcem essa relação.

CONCLUSÃO

A questão das disparidades étnicas e raciais na assistência médica ganhou proeminência nacional tanto com a publicação do relatório *Unequal Treatment* do IOM quanto com artigos mais recentes que confirmam sua persistência e exploram suas causas principais. Além disso, outro relatório influente do IOM, *Crossing the Quality Chasm* (Atravessando o abismo da qualidade), ressalta a importância da equidade – ou seja, de que não haja variações na qualidade do cuidado em função das características pessoais, como raça e etnia – como um princípio fundamental da qualidade. Os esforços atuais na reforma e na transformação dos cuidados de saúde, incluindo um maior foco nos valores (cuidado de alta qualidade e controle de custos), irão aumentar o foco da nação no cuidado de populações que recebem cuidados dispendiosos e de baixa qualidade. A abordagem de disparidades se tornará um foco importante e haverá muitas oportunidades evidentes para intervenções que visem eliminá-las. Dedicar mais atenção à abordagem de causas básicas das disparidades irá melhorar o cuidado fornecido para todos os pacientes e não apenas para os que fazem parte das minorias étnicas ou raciais.

LEITURAS ADICIONAIS

Buchmueller TC et al: The ACA's impact on racial and ethnic disparities in health insurance coverage and access to care. Health Aff (Millwood) 39:395, 2020.

Carnethon MR et al: Cardiovascular health in African Americans: A scientific statement from the American Heart Association. Circulation 136:e393, 2017.

Dwyer-Lindgren L et al: Inequalities in life expectancy among us counties, 1980 to 2014: Temporal trends and key drivers. JAMA Intern Med 177:1003, 2017.

Kreuter MW et al: Addressing social needs in health care settings: Evidence, challenges and opportunities for public health. Annu Rev Public Health 42:11, 2021.

Krieger N: Measures of racism, sexism, heterosexism, and gender binarism for health equity research: from structural injustice to embodied harm: An ecosocial analysis. Annu Rev Public Health 41:37, 2020.

Medscape: Medscape Lifestyle Report 2016: Bias and burnout. *http://www.medscape.com/features/slideshow/lifestyle/2016/public/overview*.

Vyas DA et al: Hidden in plain sight: Reconsidering the use of race correction in clinical algorithms. N Engl J Med 383:874, 2020.

Williams DR et al: Racism and health: Evidence and needed research. Annu Rev Public Health 40:105, 2019.

11 Aspectos éticos em medicina clínica

Christine Grady, Bernard Lo

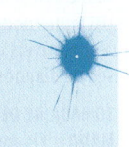

Os médicos enfrentam novos dilemas éticos que podem causar perplexidade e ser emocionalmente desgastantes. Por exemplo, telemedicina, inteligência artificial, equipamentos pessoais portáteis e aprendizagem de sistemas de cuidados de saúde prometem cuidados mais amplos e coordenados, mas também suscitam preocupações a respeito de confidencialidade, relação médico-paciente e responsabilidade. Este capítulo apresenta abordagens e princípios que os médicos podem utilizar para abordar aspectos éticos importantes e incômodos que encontram em seu trabalho. Os médicos fazem julgamentos éticos sobre situações clínicas diariamente. Eles devem preparar-se para aprender sobre questões éticas ao longo da vida para que possam responder de forma adequada. Os códigos profissionais tradicionais e os princípios éticos fornecem orientação instrutiva para os médicos, mas precisam ser interpretados e aplicados a cada situação. Ao lidar com aspectos éticos desafiadores, os médicos podem precisar reavaliar suas convicções básicas, tolerar incertezas e manter sua integridade enquanto respeitam a opinião de outros. Os médicos devem articular suas preocupações e raciocínios, discutir e escutar as visões de outras pessoas envolvidas no caso e utilizar os recursos disponíveis, incluindo outros membros da equipe de cuidados de saúde, de cuidados paliativos, assistência social e de assistência espiritual. Além disso, os serviços de consultoria ética ou um comitê de ética hospitalar podem ajudar a esclarecer e identificar estratégias para resolução, incluindo a melhora da comunicação e a habilidade de lidar com emoções fortes ou conflitantes. Por meio desses esforços, os médicos podem atingir uma percepção profunda dos aspectos éticos que eles estão enfrentando e geralmente chegar a soluções mutuamente aceitáveis para problemas complexos.

ABORDAGENS AOS PROBLEMAS ÉTICOS

Várias abordagens para resolução de questões éticas são úteis, incluindo abordagens baseadas em princípios éticos, ética das virtudes, juramentos profissionais e valores pessoais. Essas várias fontes de orientação englobam preceitos que podem entrar em conflito em um caso particular, deixando o médico em um dilema. Em uma sociedade diversa, indivíduos diferentes podem se orientar por fontes diferentes para orientação moral. Além disso, os preceitos morais gerais frequentemente precisam ser interpretados e aplicados a uma situação clínica particular.

PRINCÍPIOS ÉTICOS

Os *princípios éticos* podem servir como diretrizes gerais para ajudar os médicos a determinar a coisa certa a ser feita.

Respeito ao paciente Os médicos devem sempre tratar os pacientes com respeito, o que demanda a compreensão de suas metas, o fornecimento de informações, uma comunicação eficaz, a obtenção de consentimento informado e voluntário, o respeito a recusas informadas e a proteção da confidencialidade. Diferentes metas e abordagens clínicas frequentemente são exequíveis, e intervenções podem resultar tanto em benefício quanto em danos. Os indivíduos diferem em como valorizam a saúde e os cuidados médicos e em como pesam os benefícios e riscos de intervenções médicas. Em geral, os médicos devem respeitar os valores de seus pacientes e as escolhas informadas. Tratar os pacientes com respeito é especialmente importante quando eles estão reagindo a experiências (ou temor) de desrespeito e discriminação.

OBJETIVOS E DECISÕES TERAPÊUTICAS Os médicos devem fornecer informações relevantes e acuradas para os pacientes sobre diagnósticos, circunstâncias clínicas atuais, evolução futura esperada, prognóstico, opções terapêuticas e incertezas, e discutir os objetivos de tratamento do paciente. Os médicos podem ser tentados a ocultar diagnósticos graves, disfarçá-los usando termos ambíguos ou limitar as discussões sobre prognóstico e riscos por medo de que o paciente fique ansioso ou deprimido. Fornecer informações honestas sobre situações clínicas promove a autonomia e a confiança do paciente, bem como a comunicação sólida com pacientes e colegas. Quando os médicos precisam compartilhar más notícias com os pacientes, eles devem ajustar o ritmo das revelações, oferecer empatia e esperança, fornecer suporte emocional e solicitar outros recursos, como apoio espiritual e assistência social para ajudar no enfrentamento do paciente. Alguns pacientes podem escolher não receber tais informações ou podem pedir aos responsáveis que tomem as decisões em seu nome, como é comum em casos de diagnósticos graves em algumas culturas tradicionais.

TOMADA DE DECISÃO COMPARTILHADA E OBTENÇÃO DE CONSENTIMENTO INFORMADO Os médicos devem envolver seus pacientes na tomada de decisão compartilhada sobre sua saúde e seus cuidados, sempre que apropriado. Deve-se discutir com o paciente a natureza, os riscos e os benefícios dos cuidados propostos, assim como as consequências de cada opção. Os médicos promovem uma tomada de decisão compartilhada por meio da educação do paciente, respondendo às suas perguntas, verificando sua compreensão sobre os assuntos importantes, fazendo recomendações e ajudando-o a decidir. Os pacientes podem ficar sobrecarregados por jargões médicos, por explicações complicadas desnecessárias ou pelo fornecimento de muitas informações de uma só vez. Cada vez mais, o auxílio à decisão pode ajudar os pacientes a assumirem um papel mais ativo na tomada de decisão, aumentando a precisão de sua percepção de risco e benefício e ajudando-os a sentir-se melhores e mais esclarecidos sobre seus valores. O consentimento informado é mais do que apenas obter assinaturas em formulários de consentimento; envolve a divulgação honesta e compreensível das informações de forma a promover o entendimento e a capacidade de escolha. Pacientes informados e competentes podem recusar intervenções recomendadas e escolher entre alternativas razoáveis. Em uma emergência, o tratamento pode ser administrado sem o consentimento informado se os pacientes não puderem consentir e se a postergação do tratamento na busca de responsáveis possa prejudicar a saúde ou arriscar a vida do paciente. Presume-se que as pessoas queiram esse cuidado de emergência a não ser que elas tenham previamente indicado o contrário.

O respeito que se deve ter pelos pacientes não confere a eles o direito de insistirem em qualquer cuidado ou tratamento que queiram. Os médicos não são obrigados a fornecer intervenções que não têm uma justificativa fisiológica, que já tenham falhado ou que sejam contrárias às recomendações práticas baseadas em evidência ou ao bom julgamento clínico. Políticas públicas e leis também ditam algumas decisões clínicas – por exemplo, a alocação de recursos médicos escassos durante uma crise de saúde pública, como a pandemia de Covid-19, o uso de órgãos cadavéricos para transplante e os pedidos de auxílio médico para assistência à morte.

CUIDADOS DE PACIENTES QUE NÃO TÊM CAPACIDADE DE TOMAR DECISÃO Alguns pacientes não são capazes de tomar decisões informadas devido a inconsciência, demência avançada, *delirium* ou outras condições médicas. A justiça tem a autoridade legal para determinar se um paciente é legalmente incompetente, mas, na prática, os médicos estabelecem quando os pacientes não têm capacidade de tomar determinadas decisões sobre cuidados de saúde e organizam para que os responsáveis autorizados tomem decisões por eles, sem envolver a justiça. Pacientes com capacidade de tomar decisão podem expressar a escolha e avaliar a sua situação clínica, a natureza, os riscos e os benefícios dos cuidados propostos e as consequências de cada alternativa. As escolhas do paciente devem ser consistentes com seus valores, e não o resultado de delírios, alucinações ou desinformações. O médico deve usar as ferramentas de avaliação validadas disponíveis, recursos como a consultoria psiquiátrica ou de ética e o julgamento clínico para determinar se a pessoa tem a capacidade de tomar decisões por si mesma. Não se deve presumir que os pacientes são incapazes apenas porque discordam das recomendações ou recusam o tratamento. Tais decisões devem ser averiguadas, porém, para garantir que a recusa do paciente não seja baseada em informações incorretas e que ele tenha a capacidade de tomar uma decisão informada. Quando as incapacidades são transitórias ou reversíveis, as decisões devem ser adiadas, se possível, até que o paciente recupere a capacidade de tomar decisões.

Quando o paciente não tem a capacidade de tomar decisões, os médicos devem buscar um responsável para substituí-lo. Os pacientes podem eleger um representante para tomar decisões de saúde por meio de documentos legais; essas escolhas devem ser respeitadas (ver Cap. 12). No caso de pacientes que não tenham capacidade de tomada de decisões e não tenham definido um procurador legal, a família geralmente serve como representante. Na maioria dos estados dos Estados Unidos, há estatutos que definem uma lista de prioridades dos familiares que tomam as decisões médicas. Os valores, objetivos e preferências previamente informadas dos pacientes guiam as decisões do representante. Contudo, os melhores interesses do paciente no momento às vezes justificam ignorar preferências anteriores se uma intervenção tem a probabilidade de causar benefício significativo, se as declarações anteriores não se ajustarem bem à situação ou se o paciente deu liberdade ao seu representante para tomar decisões.

MANUTENÇÃO DA CONFIDENCIALIDADE A manutenção da confidencialidade é essencial para respeitar a autonomia e a privacidade do paciente; isso os encoraja a buscarem tratamento e a discutir os problemas com franqueza. Contudo, a confidencialidade pode ser quebrada para prevenir danos graves a terceiros ou ao próprio paciente. Exceções à confidencialidade são justificadas quando o risco aos outros forem graves e prováveis, se não houver medidas menos restritivas por meio das quais seja possível evitar o risco e se os efeitos adversos de cancelar a confidencialidade forem minimizados e considerados aceitáveis pela sociedade. Por exemplo, a lei exige que os médicos relatem casos de tuberculose, infecções sexualmente transmitidas, abuso de idosos ou de crianças e violência doméstica.

Beneficência ou ação pelo bem do paciente O princípio da *beneficência* requer que os médicos ajam em benefício do paciente. Os pacientes não costumam ter conhecimento médico, e a doença pode torná-los vulneráveis. Eles dependem e confiam nos médicos para tratá-los com compaixão e lhes fornecer recomendações e tratamentos válidos para promover o seu bem-estar. Os médicos encorajam essa confiança e têm o dever de avalista de agir no melhor interesse dos pacientes, que deve prevalecer sobre o próprio interesse do médico ou sobre o interesse de terceiros, como os hospitais ou os planos de saúde. Um princípio relacionado à beneficência, o de "não causar dano", obriga os médicos a evitar dano desnecessário recomendando intervenções que maximizem o benefício e minimizem os danos, proibindo os médicos de oferecerem intervenções sabidamente ineficazes ou de agir sem o cuidado devido. Embora frequentemente citado, esse preceito isoladamente fornece apenas orientação limitada, porque muitas intervenções benéficas também trazem graves riscos.

Cada vez mais, os médicos fornecem cuidados dentro de equipes interdisciplinares e usam de consultorias ou encaminhamento a especialistas. Os membros da equipe e consultores contribuem com diferentes tipos de experiências para a provisão de cuidados abrangentes e de alta qualidade para os pacientes. Os médicos devem colaborar e respeitar as contribuições de vários membros das equipes interdisciplinares e devem iniciar ou participar de comunicações e planejamentos regulares para evitar a dispersão de responsabilidades e garantir o compromisso pelos cuidados de qualidade do paciente.

INFLUÊNCIAS NOS MELHORES INTERESSES DO PACIENTE Surgem conflitos quando os pacientes se recusam a intervenções ou solicitam atitudes que ameaçam seus próprios objetivos de cuidados, causam dano grave ou entram em conflito com seus interesses médicos. Por exemplo, simplesmente aceitar que um jovem adulto asmático recuse a ventilação mecânica para insuficiência respiratória reversível, de modo a respeitar a sua autonomia, é moralmente questionável. Os médicos devem conhecer as expectativas e preocupações dos pacientes, corrigir seus mal-entendidos e tentar persuadi-los a aceitar terapias benéficas. Se as discordâncias persistirem após tais esforços, os médicos devem usar recursos institucionais para assistência, mas as opções informadas dos pacientes e as opiniões sobre seus próprios interesses devem prevalecer.

Os preços de medicamentos e os custos para os pacientes estão aumentando em muitas partes do mundo e podem comprometer os cuidados de interesse do paciente. Os médicos devem reconhecer que os pacientes, especialmente aqueles com seguros de saúde insuficientes ou que exijam coparticipação, podem não conseguir custear os exames e intervenções prescritos. Os médicos devem esforçar-se para prescrever medicamentos acessíveis para o paciente. Para determinar as prescrições mais adequadas, pode ser útil conhecer o tipo de seguro do paciente, se houver, e se certos tipos de medicações estão cobertos. Alternativas disponíveis devem ser consideradas e discutidas. Os médicos devem acompanhar os pacientes que não buscam seus medicamentos, não aderem ao tratamento ou pulam algumas doses para reconhecer se o custo e a acessibilidade são obstáculos. Pode ser razoável que os médicos defendam a provisão, por boas razões, de alguns medicamentos não cobertos, como quando os medicamentos que estão cobertos são menos eficazes ou não tolerados ou são muito caros para os pacientes. Essas decisões devem ser compartilhadas com o paciente o máximo possível.

Algumas vezes, as políticas organizacionais e as condições de trabalho podem entrar em conflito com os melhores interesses do paciente. O foco e a dedicação dos médicos para o bem-estar e a defesa dos interesses do paciente podem ser negativamente influenciados por inadequações percebidas ou reais da equipe, salários injustos, deficiências de infraestrutura ou falta de equipamentos, limitações de horas de trabalho, cultura corporativa e ameaças à segurança pessoal no ambiente de trabalho. Os médicos devem trabalhar com líderes institucionais para garantir que as políticas e práticas suportem sua capacidade de fornecer cuidados de qualidade com foco nos melhores interesses do paciente.

Os interesses dos pacientes se beneficiam das melhoras na qualidade geral dos cuidados e com o crescente uso de diretrizes clínicas baseadas em evidências e de comparações de desempenho. Porém, as recomendações de diretrizes clínicas podem não atender aos interesses de um paciente individual, especialmente quando outro plano de cuidados pode oferecer benefícios substancialmente maiores. Ao priorizar seu dever de agir em favor dos interesses dos pacientes, os médicos devem se familiarizar com as diretrizes de prática relevantes, serem capazes de reconhecer situações que podem justificar exceções e argumentar em favor de exceções razoáveis.

Agir de forma justa O princípio da *justiça* fornece orientação aos médicos sobre como tratar de forma ética os pacientes e como tomar decisões sobre a alocação de recursos importantes, inclusive do seu próprio tempo. *Justiça*, em um sentido geral, significa equidade: o indivíduo deve receber o que ele merece. Além disso, é importante agir de maneira coerente nos casos que são de relevância ética similares para que se evitem decisões arbitrárias, tendenciosas e injustas. A justiça proíbe discriminação nos cuidados de saúde com base em raça, religião, gênero, orientação sexual, incapacidade/deficiência, idade ou outras características pessoais (Cap. 10).

ALOCAÇÃO DE RECURSOS A justiça também requer a alocação judiciosa dos recursos limitados de cuidados de saúde. O acesso universal aos cuidados de saúde clinicamente necessários permanece uma intenção moral não realizada nos Estados Unidos e em muitos países em todo o mundo. Os pacientes sem plano de saúde, ou com planos insuficientes, frequentemente não podem custear os gastos com saúde e não têm acesso aos serviços de rede de segurança. Mesmo entre pacientes com plano de saúde, as operadoras podem negar a cobertura de intervenções recomendadas pelo médico. Nessa situação, os médicos devem defender o acesso dos pacientes aos cuidados indicados a um custo acessível, tentar ajudar os pacientes a obter os cuidados necessários e trabalhar com instituições e políticas para promover a ampliação do acesso. Os médicos podem considerar (ou pode ser solicitado pelos pacientes) o uso de mentiras e artifícios para obter tais benefícios, por exemplo, ao assinar um formulário de declaração de deficiência para um paciente que não preenche os critérios de deficiência. Embora motivado por um desejo de ajudar o paciente, essa burla vai contra um princípio ético básico e põe em risco a credibilidade e a confiabilidade do médico.

A alocação de recursos de cuidados de saúde é inevitável quando os recursos são limitados. As políticas de alocação devem ser justas, transparentes, auditáveis, responsivas às preocupações daqueles afetados e proporcionais à situação, incluindo o suprimento em relação à necessidade. Na pandemia de SARS-CoV-2/Covid-19 de 2019-2020, alguns epicentros anteciparam ou passaram por escassez de equipe, de equipamento de proteção, de leitos hospitalares e de cuidados intensivos e ventiladores, mesmo após aumentar os suprimentos e modificar os procedimentos clínicos usuais. Muitas jurisdições desenvolveram diretrizes para implementação de padrões de cuidados em crises, alocando intervenções e serviços limitados. Nos padrões de cuidados em crises, alguns aspectos do cuidado tradicional não são possíveis e as intervenções podem não ser feitas em todos que poderiam beneficiar-se ou que queiram recebê-las. Os padrões de cuidados em crises procuram promover o bem da comunidade ao salvar o máximo de vidas possível no curto prazo, usando critérios baseados em evidências.

Quando a demanda por medicamentos e outras intervenções exceder o suprimento, a alocação deve ser justa, lutando para evitar a discriminação e para mitigar as disparidades de saúde. A alocação com base em "ordem de chegada" não é justa, porque traz desvantagens aos pacientes que enfrentam barreiras de acesso aos cuidados. Para evitar discriminação, as decisões de alocação não devem considerar características sociais pessoais como raça, gênero ou deficiência nem a existência de seguro ou de riqueza. As políticas de alocação devem procurar reduzir as disparidades nos cuidados de saúde. Nos Estados Unidos, os pacientes afro-americanos, latino-americanos e nativo-americanos sofreram um número desproporcional de casos e mortes por Covid-19, provavelmente, em parte, devido às suas atividades não poderem ser realizadas remotamente ou com distanciamento físico, condições de moradia congestionadas, ausência de benefícios de saúde e baixo acesso aos cuidados de saúde.

Diretrizes justas e ponderadas ajudam a mitigar qualquer sofrimento moral ou emocional que os médicos podem experimentar ao tomar decisões de alocação difíceis. Autorizar comitês ou oficiais de triagem a tomar decisões de alocação de acordo com políticas determinadas e com participação pública possibilita que médicos e enfermeiros dediquem seus esforços aos seus pacientes. A alocação de recursos, à beira do leito, pelo médico para um determinado fim pode ser inconsistente, injusta e ineficaz. À beira do leito, os médicos devem agir como advogados dos pacientes dentro de limitações impostas pela sociedade, políticas de seguro razoáveis e práticas baseadas em evidência. Muitas decisões sobre a alocação são feitas ao nível de políticas públicas, com participação do médico e da opinião pública. Por exemplo, a United Network for Organ Sharing (*www.unos.org*) prevê critérios para a alocação de órgãos escassos.

ÉTICA DA VIRTUDE

A ética da virtude foca no caráter e nas qualidades dos médicos, com a expectativa de que os médicos irão cultivar virtudes como compaixão, responsabilidade, honestidade intelectual, humildade e integridade. Os proponentes argumentam que, se tais características forem incorporadas, elas ajudam a guiar os médicos em situações imprevistas. Além do mais, seguir preceitos ou princípios éticos sem qualquer dessas virtudes poderia levar a relações médico-paciente descuidadas.

JURAMENTOS E CÓDIGOS PROFISSIONAIS

Os juramentos e códigos profissionais são guias úteis para os médicos. A maioria dos médicos faz juramentos durante seu treinamento, e muitos são membros de sociedades que têm códigos profissionais. Os médicos prometem ao público e aos seus pacientes que serão guiados pelos princípios e valores presentes nesses códigos ou juramentos e que se comprometem com o espírito dos ideais e preceitos éticos representados nos juramentos e códigos de ética profissionais.

VALORES PESSOAIS

Os valores pessoais, as tradições culturais e as crenças religiosas são fontes importantes da moralidade pessoal que ajudam os médicos a abordarem aspectos éticos e a lidarem com qualquer estresse moral que possam enfrentar na prática. Embora essencial, a moralidade pessoal isoladamente é um guia ético limitado na prática clínica. Os médicos têm obrigações éticas específicas do cargo que vão além dos seus deveres como boas pessoas incluindo seus encargos de obter consentimento informado e manter a confidencialidade discutida anteriormente. Além disso, em um mundo cultural e religiosamente diverso, os médicos devem esperar que alguns pacientes e colegas tenham crenças morais pessoais que diferem das suas.

QUESTÕES PROFISSIONAIS ETICAMENTE COMPLEXAS PARA MÉDICOS

EVOCAÇÕES DE CONSCIÊNCIA

Alguns médicos, com base em seus valores pessoais, têm objeções de consciência a prover ou encaminhar pacientes para certos tratamentos, como a contracepção ou assistência à morte. Embora os médicos não devam ser solicitados a violar crenças morais ou convicções religiosas profundamente enraizadas, os pacientes precisam receber cuidados clinicamente adequados e no momento adequado e devem sempre ser tratados com respeito. Instituições como clínicas e hospitais têm uma obrigação ética coletiva de prover os cuidados de que os pacientes precisam enquanto fazem tentativas razoáveis para acomodar as objeções da consciência dos seus trabalhadores de saúde – por exemplo, quando possível, arranjando para que outro profissional forneça o serviço em questão. Os pacientes que buscam uma relação com um médico ou instituição de cuidados de saúde devem ser notificados antecipadamente de qualquer objeção da consciência para a provisão de intervenções específicas. Considerando que o seguro de saúde muitas vezes limita as escolhas do paciente por médicos ou instituições de saúde, a mudança de provedor pode ser problemática. Há também limites importantes nas evocações da consciência. Profissionais de saúde não podem insistir que os pacientes recebam intervenções médicas não desejadas. Também não podem recusar-se a tratar ou discriminar pacientes por causa de raça, etnia, deficiência, informação genética ou diagnóstico. Essa discriminação é ilegal e viola as obrigações do médico de respeitar os pacientes. A recusa em tratar pacientes por outras razões como orientação sexual, identidade de gênero ou outras características pessoais é legalmente mais controversa, mas ainda assim eticamente inapropriada, pois não ajuda os pacientes em suas necessidades e não os respeita como pessoas.

O MÉDICO COMO UM GUARDIÃO

Em alguns casos, os pacientes podem solicitar aos médicos que facilitem o acesso a serviços que os médicos considerem eticamente questionáveis. Por exemplo, um paciente pode solicitar uma prescrição de medicamento de estímulo cognitivo para intensificar temporariamente suas habilidades cognitivas para fazer uma prova ou seleção para vaga de emprego. Os pacientes podem pedir mais medicações para dor do que o médico considera necessário para a situação ou pleitear maconha para facilitar o sono. Os pacientes podem solicitar que seus médicos assinem uma declaração de isenção vacinal por motivos que não são exceções regulamentadas (ver Cap. 3). Uma médica pode sentir-se desconfortável em prescrever medicamentos para transtorno de déficit de atenção/hiperatividade para uma criança pequena porque ela não está convencida que o possível benefício supera os riscos para a criança, apesar do pedido dos pais. Nessas circunstâncias, a médica deve trabalhar com o paciente ou seus pais para compreender os motivos do pedido, alguns dos quais podem ser legítimos. Além de considerar os possíveis riscos e benefícios aos pacientes, essa médica deve considerar como atender ao pedido pode afetar outros pacientes, os valores da sociedade e a confiança pública na profissão médica. Se a médica determinar que atender ao pedido requer o uso de mentiras, é injusto, coloca em risco suas responsabilidades profissionais ou é inconsistente com os interesses clínicos do paciente, ela deve negar o pedido e explicar os motivos ao paciente e aos seus pais.

SOFRIMENTO MORAL

Os profissionais de saúde, incluindo residentes, estudantes de medicina e médicos experientes, podem enfrentar sofrimento moral quando consideram que uma ação eticamente apropriada é impedida por políticas ou cultura institucionais, hierarquias na tomada de decisão, limitação de recursos ou por outras razões. O sofrimento moral pode levar a raiva, ansiedade, depressão, frustração, fadiga, insatisfação profissional e *burnout*. A saúde e o bem-estar de um médico podem afetar a forma como ele cuida dos pacientes. A discussão com colegas sobre situações clínicas complexas ou com as quais não se esteja familiarizado e a busca de ajuda para as decisões difíceis podem ajudar a aliviar o sofrimento moral, assim como um ambiente de trabalho saudável caracterizado por uma comunicação aberta, respeito mútuo e ênfase no objetivo comum de qualidade no atendimento ao paciente. Além disso, os médicos devem cuidar bem de seu próprio bem-estar, ficando alertas para fatores pessoais e sistêmicos associados com estresse, *burnout* e depressão. As organizações de cuidados de saúde devem fornecer um ambiente de trabalho reconfortante, aconselhamento e outros serviços de suporte quando necessário.

RISCOS E CARGAS OCUPACIONAIS

Os médicos assumem alguns riscos físicos ao cumprir com suas responsabilidades profissionais, incluindo exposição a agentes infecciosos ou substâncias tóxicas, violência no local de trabalho e lesão musculoesquelética. Ainda assim, a maioria dos médicos, enfermeiros e outros profissionais hospitalares voluntariamente cuida de seus pacientes, apesar dos medos e riscos pessoais, do excesso de horas trabalhadas e, às vezes, da falta de equipamentos de proteção pessoal e de informações. Durante a pandemia da Covid-19, muitas comunidades homenagearam a dedicação dos clínicos a seus ideais profissionais, e alguns estudantes de medicina que foram liberados de suas responsabilidades presenciais voluntariaram-se para apoiar os trabalhadores da linha de frente de outras formas. Os fardos de responsabilidades profissionais e pessoais pesam ainda mais em profissionais da saúde do sexo feminino. As instituições de saúde são responsáveis por reduzir o risco e a carga ocupacional, fornecendo informações, treinamento e supervisão, equipamentos de proteção, modificações de fluxo de trabalho e de infraestrutura e apoio emocional e psicológico adequados aos médicos. Os líderes clínicos precisam reconhecer os temores relativos a segurança pessoal e tomar atitudes para mitigar o impacto do trabalho em responsabilidades familiares, sofrimento moral e *burnout*.

USO DE REDES SOCIAIS E PORTAIS DE PACIENTES

Cada vez mais, os médicos usam as mídias sociais e eletrônicas para compartilhar informações e aconselhar pacientes e outros provedores de saúde. As redes sociais podem ser especialmente úteis para atingir pacientes jovens ou de difícil acesso. Os pacientes estão cada vez mais acessando registros de seus médicos em portais de pacientes, que têm como objetivo compartilhar informações de forma transparente, promover a participação dos pacientes e aumentar a adesão. Os médicos devem ser profissionais e respeitosos, além de considerar a confidencialidade do paciente, os limites profissionais e as relações terapêuticas quando postam em redes sociais ou escrevem notas para os portais. Em geral, o uso apropriado dessas plataformas pode estimular a comunicação e a transparência e evitar mal-entendidos ou consequências danosas para os pacientes, os médicos e seus colegas. Postagens sem profissionalismo ou descuidadas que expressem frustração ou raiva com relação a incidentes de trabalho, depreciem pacientes ou colegas, usem linguagem ofensiva ou discriminatória ou revelem informações pessoais inadequadas sobre o médico podem ter consequências negativas. Os médicos devem separar as contas e *sites* profissionais dos de uso pessoal e seguir as diretrizes de sociedades profissionais e institucionais ao comunicar-se com pacientes.

CONFLITOS DE INTERESSE

Agir em benefício do paciente pode algumas vezes entrar em conflito com o autointeresse do médico ou com os interesses de terceiros, como os planos de saúde ou hospitais. Do ponto de vista ético, o interesse do paciente é mais importante. Transparência, divulgação adequada e manejo dos conflitos de interesse são essenciais para manter a confiança de colegas e do público. As necessidades de divulgação variam conforme o propósito, e um *software* foi desenvolvido para auxiliar médicos a respeitarem exigências específicas. É importante observar que nem todos os conflitos são financeiros. Os médicos às vezes enfrentam conflitos de comprometimento entre os interesses do paciente e os seus próprios interesses, objetivos profissionais, responsabilidades e aspirações. Como mencionado anteriormente, os médicos devem priorizar os interesses dos pacientes e reconhecer os possíveis conflitos, usando transparência, conversas com o supervisor de serviço e manejar o conflito ou recusar quando apropriado.

Além dos médicos, as instituições médicas podem ter conflitos de interesse relacionados com direitos de patentes, programas de pesquisa financiados por indústrias e doações de indivíduos ou empresas. As instituições precisam ser transparentes quanto à sua presença e à quantidade dessas relações, deixando claro as etapas realizadas para impedir que essas relações impactem decisões clínicas ou financeiras. Se houver evidências de que um doador agiu de formas que rompam com padrões éticos ou legais, a instituição deve tomar atitudes para não se beneficiar da doação ou homenagear o doador.

INCENTIVOS FINANCEIROS

Os médicos têm incentivos financeiros para melhorar a qualidade ou a eficiência dos cuidados que podem levar alguns a evitar pacientes que são mais velhos, cronicamente enfermos ou com condições mais complicadas ou a priorizar determinados desfechos mesmo que estes não sejam do interesse dos pacientes individuais. Por outro lado, pagamentos de comissão por serviços podem estimular os médicos a solicitar mais intervenções do que necessário ou a encaminhar pacientes para instituições de exames de laboratório ou de imagem ou cirúrgicas em que eles têm interesse financeiro. Independentemente dos incentivos financeiros, os médicos devem recomendar os cuidados disponíveis que sejam no interesse dos pacientes, nem mais e nem menos.

RELAÇÕES COM A INDÚSTRIA FARMACÊUTICA

As relações financeiras entre médicos e a indústria são cada vez mais escrutinadas. Muitos centros médicos acadêmicos baniram o recebimento de brindes de empresas farmacêuticas, incluindo canetas e blocos de anotações com logos e refeições para os médicos, com o objetivo de reduzir o risco inapropriado de influência indevida ou sentimentos subconscientes de reciprocidade e de reduzir as possíveis influências na confiança pública ou nos custos de cuidados de saúde.

O *site* federal *Open Payments* oferece informação ao público sobre pagamentos e quantias que empresas farmacêuticas e de dispositivos dão aos médicos conforme o nome. O desafio é distinguir pagamentos por contratos de consultoria e pesquisas científicas – que devem ser encorajados enquanto coerentes com as missões profissionais e acadêmicas – daqueles por palestras e consultas promocionais cuja meta é aumentar as vendas dos produtos da empresa.

APRENDIZADO DE HABILIDADES CLÍNICAS

O interesse dos estudantes de medicina, residentes e médicos no aprendizado, que encoraja a meta de longo prazo de beneficiar futuros pacientes, pode às vezes entrar em conflito com a meta de curto prazo de prover os cuidados ideais aos pacientes atuais. Quando os aprendizes estão aprendendo a executar procedimentos em pacientes, eles não têm a proficiência dos médicos experientes, e os pacientes podem enfrentar inconveniência, desconforto, procedimentos mais longos ou mesmo maior risco. Cada vez mais, as instituições estão desenvolvendo laboratórios de habilidades clínicas para educação médica com base em simulação e exigindo que os estudantes demonstrem proficiência antes de realizar procedimentos como venopunções e instalação de acessos intravenosos em pacientes. Além disso, hospitais de ensino estão estabelecendo equipes de procedimentos em que membros docentes especialistas em procedimentos supervisionam diretamente os internos em intervenções como punção lombar e toracocentese e certificam sua proficiência. Os estudantes de medicina podem ter de adiar o aprendizado desses procedimentos invasivos até o internato. A busca do consentimento do paciente para a participação do aprendiz no seu cuidado é sempre importante, em especial para os exames íntimos, como exame pélvico, retal, mamário e testicular, e para procedimentos invasivos. Os pacientes devem ser informados sobre quem está realizando os cuidados e como os aprendizes são supervisionados. A falha em apresentar os estudantes ou em dizer aos pacientes que os aprendizes realizarão os procedimentos mina a confiança, pode levar a burlas mais elaboradas e torna mais difícil para o paciente fazer escolhas informadas sobre seus cuidados. A maioria dos pacientes, quando informados, permite que os aprendizes tenham um papel ativo nos seus cuidados.

RESPOSTA AOS ERROS MÉDICOS

Erros são inevitáveis em clínica médica, e alguns erros causam danos aos pacientes. A maioria dos erros é causada por lapsos de atenção ou falhas no sistema de fornecimento de cuidados de saúde; apenas alguns deles resultam de um comportamento individual condenável. Muitas instituições de cuidados de saúde adotaram um sistema de cultura justa, o qual incentiva o relato aberto e honesto de erros como essencial à aprendizagem de qualidade e muda o foco da culpa individual para um desenho sistemático para a melhora na qualidade e segurança (Cap. 8). É mais provável que essa abordagem melhore a segurança do paciente do que uma abordagem punitiva. Contudo, a ação disciplinar profissional é adequada em casos de incompetência evidente, comportamento irresponsável, incapacidade do médico e violações de limites. Os médicos e os alunos podem temer que a revelação dos erros vá prejudicar as suas carreiras. Os médicos e as instituições de saúde mostram respeito pelos pacientes ao revelar e explicar os erros, desculpar-se, oferecer compensação apropriada pelo mal causado e usar os erros como oportunidade para melhorar a qualidade dos cuidados.

INCAPACIDADE DO MÉDICO

Os médicos podem hesitar em intervir quando colegas incapacitados por álcool, drogas, doenças psiquiátricas ou clínicas colocam os pacientes em risco. Contudo, a sociedade confia nos médicos para regulamentar a si próprios. Os colegas de um médico incapacitado devem tomar medidas para proteger os pacientes e ajudar seu colega, começando pelo relato de suas preocupações ao diretor ou supervisor clínico.

ASPECTOS ÉTICOS EM PESQUISA CLÍNICA

A pesquisa clínica é essencial para traduzir as descobertas científicas em intervenções benéficas para os pacientes. Contudo, a pesquisa clínica incita questões éticas porque os participantes enfrentam riscos e inconveniências em uma pesquisa cujo objetivo é avançar o conhecimento científico, e não especificamente beneficiá-los. As diretrizes éticas exigem que pesquisadores delineiem e conduzam rigorosamente as pesquisas, minimizem os riscos para os participantes e obtenham consentimento informado e voluntário de participantes além da aprovação de uma bancada revisora da instituição (BRI). As BRIs determinam que os riscos são aceitáveis para os participantes e que eles foram minimizados, recomendam proteções adicionais adequadas quando a pesquisa incluir participantes vulneráveis.

Os médicos podem estar envolvidos como pesquisadores clínicos ou podem estar em uma posição para encaminhar ou recomendar a participação de seus pacientes em testes clínicos. Pode haver uma tensão inerente entre médico e pesquisador quanto à condução da pesquisa e ao fornecimento de cuidados de saúde. O reconhecimento dessa tensão, a familiaridade com a ética de pesquisa, a colaboração com membros das equipes clínicas e de pesquisa e a utilização de consultorias sobre ética na pesquisa podem ajudar a reduzir as tensões. Antes de iniciar a pesquisa clínica, os pesquisadores devem completar treinamento em ética de pesquisa médica, que está amplamente disponível.

Os médicos também devem ser consumidores críticos dos resultados de pesquisas clínicas e estar atualizados com os avanços de pesquisa que alteram os padrões de prática. As iniciativas de medicina de precisão visam individualizar os cuidados clínicos combinando a informação clínica de prontuários eletrônicos, o sequenciamento genômico e os dados de dispositivos móveis pessoais. Além disso, os médicos e as instituições de saúde analisam dados coletados rotineiramente disponíveis em prontuários médicos eletrônicos, amostras clínicas que sobraram e dados administrativos. Esses estudos abrangem pesquisas de descobertas tradicionais, bem como pesquisas de melhora de qualidade e de efetividade comparativa e de aprendizado dos sistemas de saúde. Esforços para melhorar a qualidade dos cuidados em cenários clínicos reais são importantes, mas também apresentam problemas com relação a consentimento informado, privacidade e riscos.

TECNOLOGIAS EMERGENTES

Avanços científicos em sequenciamento genômico, edição gênica (p. ex., com CRISPR-Cas9), aprendizado de máquina, inteligência artificial, interfaces computador-cérebro e outras tecnologias são grandes promessas para pesquisas e cuidados clínicos, com o objetivo final de melhorar a predição, a prevenção e o tratamento de doenças. Inovações pioneiras com alta plausibilidade científica precisam ter sua eficácia e segurança avaliadas em estudos clínicos rigorosos.

Os médicos devem manter-se atualizados sobre o estado de tecnologias novas e frequentemente complexas à medida que as pesquisas continuam, que novos dados surgem e que as tecnologias são incorporadas à prática clínica. Eles podem ajudar seus pacientes a compreenderem os achados de pesquisa e as evidências de uso clínico, corrigir quaisquer mal-entendidos, facilitar a tomada de decisão compartilhada e defender o acesso justo a essas terapias. Os médicos também devem participar de discussões públicas e profissionais relacionadas com a alocação de recursos e ao acesso justo a novas terapias onerosas e tecnologias emergentes e seu impacto na acessibilidade global aos cuidados de saúde.

Certas terapias baseadas em células, como transplante de células-tronco sanguíneas periféricas (Cap. 114) e terapia com células T-receptor de antígeno quimérico (CAR) (Cap. 69), estão aprovadas para uso em várias neoplasias hematológicas graves, e terapias gênicas foram aprovadas como seguras e efetivas para uso clínico em certas doenças hereditárias e neoplasias graves. Os pacientes podem solicitar estas e outras terapias complexas, altamente técnicas e com alto custo para indicações não comprovadas. Ainda assim, declarações de curas não comprovadas por meio de "terapias" baseadas em genes ou células-tronco apresentam riscos financeiros e à saúde significativos aos pacientes sem nenhuma evidência de benefício. Os médicos devem ajudar os pacientes a distinguir as terapias aprovadas dos relatos sem comprovação e encaminhar os pacientes interessados a ensaios clínicos bem delineados.

As aplicações médicas do CRISPR-Cas9 são promissoras, e sua segurança e eficácia em condições clínicas específicas estão sendo cuidadosamente avaliadas em ensaios clínicos. As aplicações da edição genômica por CRISPR nas células somáticas para modificar ou corrigir genes problemáticos podem formar a base para o tratamento de várias doenças graves, incluindo doenças sanguíneas, vírus da imunodeficiência humana (HIV), câncer e cegueira hereditária. A edição gênica de linha germinativa em blastocistos ou embriões incita várias questões éticas e não é atualmente permitida nos Estados Unidos em ensaios clínicos ou na prática clínica.

Na inteligência artificial (IA), os computadores realizam tarefas geralmente feitas por humanos. O aprendizado de máquina (ML, de *machine learning*) é um tipo de IA que automaticamente aprende e melhora seu desempenho sem uma programação específica. Algoritmos clínicos usando IA ou ML podem formular diagnósticos a partir de exames radiográficos, varreduras retinais ou fotografias da pele e identificar pacientes com risco aumentado para complicações cirúrgicas, cuidados intensivos ou readmissão hospitalar. Contudo, esses algoritmos também podem apresentar riscos. Pode haver vieses se um algoritmo tiver sido derivado ou validado a partir de um conjunto de dados em que grupos que sofrem de problemas de saúde ou desfechos de saúde ruins estão sub-representados ou se o algoritmo predizer desfechos que não são clinicamente significativos. Para abordar essas questões éticas, os pesquisadores devem avaliar os algoritmos de IA em ensaios clínicos randomizados bem delineados com desfechos clínicos finais. As instituições devem integrar algoritmos validados e não tendenciosos no fluxo de trabalho clínico sem aumentar a carga para médicos e enfermeiros e devem verificar a efetividade e a segurança em seus cenários e populações particulares de pacientes.

Os médicos precisam manter-se informados com relação a evidências emergentes de tais tecnologias e aos desafios éticos que acompanham o seu uso, sempre mantendo como prioridade os interesses e as preferências dos seus pacientes.

CONSIDERAÇÕES GLOBAIS

PESQUISA INTERNACIONAL

A pesquisa clínica é frequentemente conduzida de maneira multicêntrica, cruzando as fronteiras nacionais. As normas sociais, legais e culturais e as perspectivas sobre a pesquisa podem variar, e há muitos desafios éticos. Os médicos-pesquisadores envolvidos na pesquisa internacional devem estar familiarizados com as diretrizes internacionais, como a Declaração de Helsinki, as diretrizes do Council for International Organizations of Medical Sciences (CIOMS) e do International Council on Harmonisation Good Clinical Practice, bem como as leis nacionais e locais de onde está sendo realizada a pesquisa. A parceria com as comunidades e os pesquisadores locais são fundamentais não apenas para demonstrar respeito, mas também para facilitar o sucesso da pesquisa clínica.

EXPERIÊNCIAS CLÍNICAS INTERNACIONAIS

Muitos médicos e residentes adquirem experiências valiosas ao fornecer cuidados aos pacientes fora das fronteiras por meio de oportunidades de treinamento ou como voluntários em trabalhos clínicos internacionais humanitários ou de outros tipos. Tais arranjos, contudo, podem trazer dilemas éticos – por exemplo, como resultado de diferenças em crenças a respeito de saúde e doença, expectativas a respeito de cuidados de saúde e o papel do médico, padrões de prática clínica, limitação de recursos e normas de revelação de diagnósticos graves. Dilemas adicionais surgem se os médicos e aprendizes visitantes assumem responsabilidades além do seu nível de experiência ou se fármacos e equipamentos doados não são apropriados para as necessidades locais. Os médicos e aprendizes visitantes devem estar bem preparados para essas experiências, receber treinamento e mentoria, aprender sobre as práticas culturais e clínicas na comunidade hospedeira, respeitar os costumes e valores locais, trabalhar em conjunto com os profissionais locais e os membros da equipe e ser explícitos a respeito de suas habilidades, conhecimentos e limitações. Líderes das experiências em saúde global devem garantir que os médicos participantes recebam treinamento em questões éticas e culturais, assim como mentorias e reuniões de acompanhamento ao retornarem para casa.

CONCLUSÃO

As questões éticas são comuns na clínica médica e ocorrem em circunstâncias que podem ser previstas, novas ou inesperadas. Os médicos podem lidar com essas questões estando preparados, informados e sendo cuidadosos, usando os recursos disponíveis de forma adequada.

LEITURAS ADICIONAIS

Beauchamp T, Childress J: *Principles of Biomedical Ethics*, 8th ed. New York, Oxford University Press, 2019.

DeJong C et al: An ethical framework for allocating scarce medications for COVID-19 in the US. JAMA 323:2367, 2020.

Matheny M et al (eds): *Artificial Intelligence in Health Care: The Hope, the Hype, the Promise, the Peril.* NAM Special Publication. Washington, DC, National Academy of Medicine, 2019.

Ulrich C, Grady C: *Moral Distress in the Health Professions.* Cham, Switzerland, Springer-Nature International, 2018.

Wasserman J et al: Responding to unprofessional behavior by trainees: a "just culture" framework. N Engl J Med 382:773, 2020.

Wicclair MR: Conscientious objection, moral integrity, and professional obligations. Perspect Biol Med 62:543, 2019.

12 Cuidado paliativo e de final de vida

Ezekiel J. Emanuel

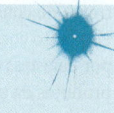

EPIDEMIOLOGIA

CAUSAS DE MORTE

Em 2019, morreram 2.854.838 pessoas nos Estados Unidos (Tab. 12-1). Aproximadamente 74% dessas mortes ocorreram em pessoas com > 65 anos. A epidemiologia da mortalidade mudou muito desde 1900, e mesmo desde 1980. Em 1900, as doenças cardíacas causavam cerca de 8% de todas as mortes, e o câncer era responsável por < 4% de todas as mortes. Em 1980, as doenças cardíacas eram responsáveis por 38,2% de todas as mortes, o câncer, por 20,9%, e as doenças cerebrovasculares, por 8,6%. Até 2019, houve uma queda dramática nas mortes por doenças cardiovasculares e cerebrovasculares. Em 2019, 23,1% de todas as mortes foram causadas por doenças cardiovasculares, e apenas 5,3% por doença cerebrovascular. As mortes atribuídas a câncer, porém, aumentaram ligeiramente para 21%. As proporções de mortes por doença respiratória crônica do trato inferior, diabetes, doença de Alzheimer e suicídios aumentaram. É interessante observar que, em 2019, HIV/Aids foram responsáveis por < 0,18% de todas as mortes nos Estados Unidos. Mesmo que seja improvável que continue a ser uma causa principal de morte no futuro, a Covid-19 também causou > 600.000 mortes em 2020-2021, e o número oficial quase certamente está abaixo da carga de morte real.

Essa mudança na epidemiologia da mortalidade também se reflete nos custos das doenças. Nos Estados Unidos, cerca de 84% de todos os gastos com cuidados de saúde vão para pacientes com doenças crônicas, e cerca de 12% dos gastos totais com cuidados de saúde individuais – um pouco menos de 400 bilhões de dólares em 2015 – vão para 0,83% da população no último ano de suas vidas.

TABELA 12-1 ■ As dez maiores causas de morte nos Estados Unidos e na Grã-Bretanha

	Estados Unidos (2019)		Inglaterra e País de Gales (2019)	
Causas de morte	Número de mortes em todas as idades (%)	Número de mortes em pessoas ≥ 65 anos de idade	Número de mortes em todas as idades (%)	Número de mortes em pessoas ≥ 65 anos de idade
Todas as mortes	2.854.838	2.117.332	530.841	449.047
Doença cardíaca[a]	659.041 (23,1)	531.583 (25,1)	87.095 (16,4)	74.967 (16,7)
Neoplasias malignas	599.601 (21,0)	435.462 (20,6)	147.419 (27,8)	118.982 (26,5)
Doenças respiratórias crônicas do trato inferior	156.979 (5,5)	133.246 (6,3)	31.221 (5,9)	28.235 (6,3)
Acidentes	173.040 (6,1)	60.527 (2,9)	15.141 (2,9)	8.999 (2,0)
Doenças cerebrovasculares	150.005 (5,3)	129.193 (6,1)	29.816 (5,6)	27.210 (6,0)
Doença de Alzheimer	121.499 (4,3)	120.090 (5,7)	20.400 (3,8)	20.279 (4,5)
Diabetes melito	87.647 (3,1)	62.397 (2,9)	6.528 (1,2)	5552 (1,2)
Influenza e pneumonia	49.783 (1,7)	40.399 (1,9)	26.398 (5,0)	24.269 (5,4)
Nefrite, síndrome nefrítica, nefrose	51.565 (1,8)	42.230 (2,0)	3.575 (0,7)	3323 (0,7)
Autoagressão intencional	47.511 (1,7)	–	4.832 (0,9)	751 (0,2)

[a]Calculada pelos códigos I00-I09, I11, I13, I20-I51 da Classificação Internacional de Doenças.
Fonte: National Center for Health Statistics (Estados Unidos, 2019), *http://www.cdc.gov/nchs;* Estatísticas Nacionais (Grã-Bretanha, 2019), *http://www.statistics.gov.uk.*

Estima-se que, nos países de rendas média-alta e alta, cerca de 70% das mortes sejam precedidas de uma doença ou situação que tornam sensata a decisão de preparar-se para a morte em um futuro próximo. O câncer serviu como o paradigma do cuidado terminal, mas não é o único tipo de doença com fase terminal reconhecida e esperada. Insuficiência cardíaca, doença pulmonar obstrutiva crônica (DPOC), insuficiência hepática crônica, demência e muitos outros distúrbios têm fases avançadas identificáveis, e uma abordagem sistemática do cuidado de final de vida deve integrar todas as especialidades médicas. Muitos pacientes com sofrimento e sintomas relacionados com doença crônica podem, independentemente do prognóstico, se beneficiar da assistência paliativa. De preferência, o cuidado paliativo deveria ser considerado parte integrante do cuidado global de todos os pacientes com doenças crônicas. Fortes evidências demonstram que os cuidados paliativos podem ser melhorados quando coordenados entre cuidadores, médicos e pacientes para o planejamento antecipado da assistência, assim como com a presença de equipes dedicadas de médicos, enfermeiros e outros prestadores.

LOCAL DA MORTE

O local da morte dos pacientes varia conforme o país. Na Bélgica e no Canadá, por exemplo, mais da metade de todos os pacientes com câncer ainda morre no hospital. As últimas décadas testemunharam uma transferência constante do local da morte, para fora do hospital, tanto nos Estados Unidos quanto em outros países, como os Países Baixos, à medida que pacientes e familiares definem suas próprias casas como local de preferência para a morte. No início da década de 1980, cerca de 70% dos pacientes com câncer nos Estados Unidos morriam no hospital. Hoje, essa porcentagem é de cerca de 25% (Fig. 12-1). Um relato recente mostra que, desde 2000, tem havido uma mudança nos Estados Unidos das mortes hospitalares para aquelas ocorridas em casa, especialmente em pacientes com câncer, DPOC e demência. Por exemplo, entre os beneficiários do Medicare, 30,1% das mortes causadas por câncer em 2000 ocorreram em hospitais para cuidados agudos; em 2009, esse número tinha caído para 22,1%; em 2015, era de 19,8%.

De modo paradoxal, embora as mortes em hospitais para cuidados agudos tenham diminuído nos Estados Unidos desde 2000, as hospitalizações nos últimos 90 dias de vida e – ainda mais preocupante – as internações em unidade de tratamento intensivo (UTI) nos últimos 30 dias de vida apresentaram um aumento. Mais de 40% dos pacientes com câncer nos Estados Unidos são internados na UTI em seus últimos 6 meses de vida, e > 25% dos pacientes com câncer são internados no hospital nos últimos 30 dias de vida.

A mudança das mortes para fora do hospital foi acompanhada por aumento no uso de instituições de apoio (*hospices*) nos Estados Unidos. Em 2000, 21,6% dos mortos segurados pelo Medicare usaram instituições de apoio no momento da morte; em 2009, 42,2% usavam instituições de apoio; e em 2018, 50,7% dos segurados pelo Medicare estavam inscritos em instituições de apoio no momento da morte. Entre os pacientes com câncer, cerca de 60% estavam usando as instituições de apoio no momento

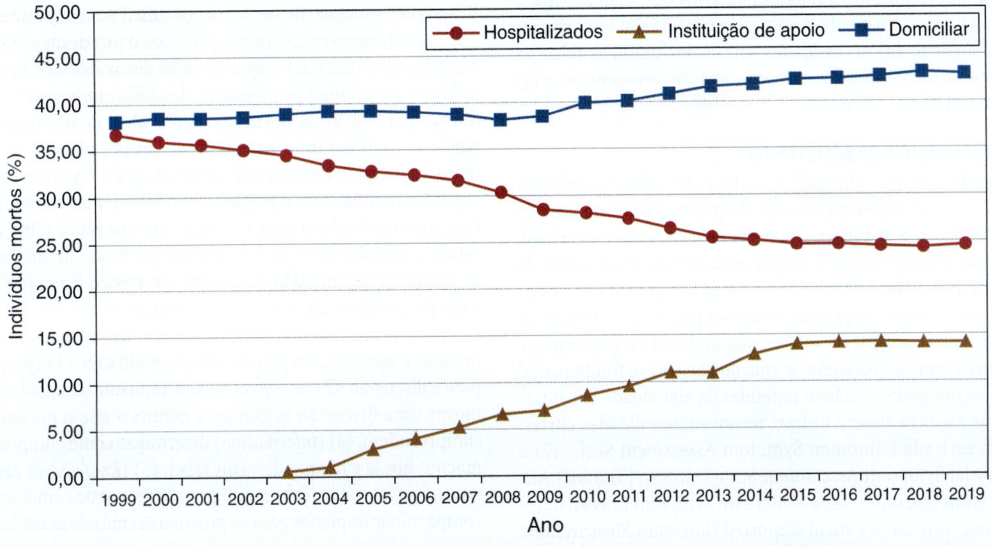

FIGURA 12-1 Gráfico mostrando as tendências nos locais de morte daqueles que morreram por câncer, 1999-2019. *(Fonte: Centers for Disease Control and Prevention, National Center for Health Statistics. Underlying Cause of Death 1999-2019 on CDC WONDER Online Database. http://wonder.cdc.gov.)*

da morte. As instituições de apoio também são cada vez mais usadas por pacientes sem câncer. Atualmente, os pacientes com câncer representam < 20% dos usuários das instituições de apoio. Desde 2014, porém, a proporção de pacientes com outros diagnósticos usando instituições de apoio cresceu significativamente, incluindo aqueles com doença cardíaca/circulatória (17,4% em 2018 vs. 13,8% em 2014), acidente vascular cerebral (AVC) (9,5 vs. 6,2%) e doença respiratória (11 vs. 9,4%). Daqueles que morreram em casas de cuidados terminais pelo Medicare em 2018, 51,5% morreram em casa, 17,4% em uma instituição de de cuidados de longa permanência, 12,8% em uma instituição de internação para pacientes em cuidados paliativos (*hospice*) e 12,3% em cuidados domiciliares assistidos.

Infelizmente, há disparidades raciais significativas nos cuidados de final de vida e no uso de casas de apoio, especialmente para mortes não causadas por câncer. As minorias raciais e étnicas têm menor probabilidade de receber serviços de apoio do que pessoas brancas, e têm maior probabilidade de receber cuidados agressivos ou invasivos nos tratamentos de final de vida. Das pessoas que morreram por cânceres de cabeça e pescoço entre 1999 e 2017, os afro-americanos e os asiáticos/habitantes das ilhas do Pacífico tinham menor probabilidade de morrer em casa ou em casas de apoio. Entre os beneficiários do Medicare que foram submetidos a prancreatectomia para câncer de pâncreas e viveram por pelo menos 30 dias, as minorias raciais e étnicas tiveram probabilidade 22% menor do que pacientes brancos de iniciar cuidados de apoio antes de morrer.

Em 2008, pela primeira vez, o American Board of Medical Specialties (ABMS) ofereceu certificação em casas de apoio e medicina paliativa. Com a redução do tempo de permanência nos hospitais, muitas doenças graves agora estão sendo tratadas em casa ou em regime ambulatorial. Por isso, a prestação de cuidados paliativo e de final de vida ideais requer a oferta de serviços apropriados em uma variedade de ambientes, incluindo instalações não institucionais.

INSTITUIÇÕES DE APOIO E A ESTRUTURA DO CUIDADO PALIATIVO

É fundamental para esse tipo de assistência a abordagem por parte de uma equipe interdisciplinar, incluindo o tratamento sintomático e o controle da dor, a assistência espiritual e psicológica do paciente, bem como o apoio aos familiares cuidadores durante a doença do paciente e no período de luto.

Uma das mudanças mais importantes nesse campo é começar os cuidados paliativos muitos meses antes da morte para concentrar-se no alívio dos sintomas e, então, fazer a transferência para as instituições de apoio nos últimos meses de vida do paciente. Essa abordagem de introdução mais precoce dos cuidados paliativos evita que se deixe a instituição de apoio muito para o final, permitindo que pacientes e familiares tenham tempo para se acomodar e realizar a transição. O cuidado paliativo por fases até os cuidados no final da vida significa que os pacientes geralmente receberão intervenções paliativas muito tempo antes de serem formalmente diagnosticados como portadores de doença terminal ou com probabilidade de morrer dentro de 6 meses.

Para garantir a qualidade dos cuidados paliativos e de final de vida, é fundamental manter o foco em quatro domínios gerais: (1) sintomas físicos; (2) sintomas psicológicos; (3) necessidades sociais, incluindo as relações interpessoais, a prestação de cuidados e as preocupações econômicas; e (4) necessidades existenciais ou espirituais.

AVALIAÇÃO E PLANEJAMENTO DA ASSISTÊNCIA

Avaliação abrangente Os métodos padronizados para realizar a avaliação abrangente baseiam-se na análise da situação do paciente em cada um dos quatro domínios atingidos pela doença: físico, psicológico, social e espiritual.

Uma avaliação abrangente deve seguir uma versão modificada da anamnese e exame físico tradicionais, devendo enfatizar tanto os sintomas físicos como os mentais. As perguntas devem procurar esclarecer os sintomas e determinar as origens do sofrimento, avaliando o grau em que esses sintomas interferem na qualidade de vida do paciente. É fundamental que se façam avaliações padronizadas e repetidas da efetividade das intervenções. Assim, os médicos devem utilizar ferramentas validadas curtas, como (1) a escala revisada Edmonton Symptom Assessment Scale; (2) a Condensed Memorial Symptom Assessment Scale (MSAS); (3) o MD Anderson Brief Symptom Inventory; (4) a Rotterdam Symptom Checklist; (5) a Symptom Distress Scale; (6) o Patient-Reported Outcomes Measurement Information System; e (7) a ferramenta Interactive Symptom Assessment and Collection (ISAAC).

SAÚDE MENTAL Em relação à saúde mental, muitos serviços utilizam o Questionário sobre a Saúde do Paciente-9 (PHQ-9, Patient Health Questionnaire-9) para rastreamento de depressão e o Teste de Transtorno de Ansiedade Generalizada-7 (TAG-7) para rastreamento de ansiedade. O uso dessas ferramentas garante que a avaliação é abrangente e não se concentra excessivamente apenas na dor.

EXAMES INVASIVOS Os exames invasivos devem ser evitados no cuidado de final de vida, e mesmo exames minimamente invasivos devem ser cuidadosamente avaliados quanto à sua razão custo-benefício para o paciente. Os procedimentos desconfortáveis do exame físico com pouca probabilidade de gerar informações úteis que modifiquem o manejo do paciente também devem ser omitidos.

NECESSIDADES SOCIAIS Os profissionais de saúde devem avaliar as condições dos relacionamentos importantes, o ônus financeiro, as necessidades de cuidados diários e o acesso à assistência médica. Perguntas relevantes incluem as seguintes: *Com que frequência você tem uma pessoa íntima por perto? O que a sua doença tem significado para a sua família? Como isso afetou os seus relacionamentos? De quanta ajuda você precisa para realizar coisas como fazer refeições e movimentar-se? Você tem alguma dificuldade para obter a assistência médica de que precisa?*

NECESSIDADES EXISTENCIAIS Para determinar as necessidades existenciais do paciente, os profissionais devem avaliar o seu sofrimento, a sua sensação de bem-estar emocional e existencial e se o paciente acredita ter encontrado seu propósito ou significado. Perguntas de avaliação incluem as seguintes: *Você é capaz de ver significado em tudo desde que sua doença começou? Quais são as coisas mais importantes para você nesta fase?*

PERCEPÇÃO DOS CUIDADOS Além disso, pode ser proveitoso indagar de que maneira o paciente avalia a assistência que recebe: *O quanto você se sente respeitado pelos médicos e enfermeiros que o atendem? Qual o grau de clareza das informações que você recebe da equipe acerca do que esperar da sua doença? Você acredita que os cuidados que recebe satisfazem seus objetivos?* É conveniente aprofundar as perguntas da avaliação caso se detectem problemas em qualquer uma dessas áreas.

Comunicação Particularmente quando uma doença põe a vida em risco, podem surgir muitos momentos emocionalmente tensos e com o potencial de gerar conflitos. Nesses momentos de "más notícias", a habilidade de comunicar-se de modo empático e eficaz é essencial. Esses momentos incluem o compartilhamento de um diagnóstico de doença avançada com o paciente e/ou a sua família, a discussão do prognóstico do paciente e de quaisquer falhas do tratamento, a consideração de uma redução da ênfase nos esforços de cura e no prolongamento da vida para o controle e a paliação dos sintomas, para o planejamento antecipado da assistência e para a morte do paciente. Embora essas conversas possam ser difíceis, as pesquisas indicam que as discussões de final de vida podem levar a encaminhamentos mais precoces a instituições de apoio no lugar de tratamentos excessivamente agressivos, trazendo benefícios à qualidade de vida dos pacientes e, por fim, tornando o processo de perda menos difícil para os familiares.

Assim como os cirurgiões planejam e preparam grandes cirurgias e os pesquisadores ensaiam a apresentação dos resultados de uma pesquisa, os médicos e os demais profissionais de saúde que assistem os pacientes com doença grave ou avançada devem desenvolver uma abordagem padronizada para compartilhar informações importantes e planejar intervenções. Além disso, os médicos devem estar cientes de que as famílias costumam se preocupar não apenas com o preparo do médico para a transmissão das notícias difíceis, mas também com a situação em que isso é feito. Por exemplo, um estudo concluiu que 27% das famílias que tomaram decisões críticas sobre os pacientes de uma UTI desejavam um espaço físico melhor e mais reservado para comunicar-se com os médicos.

Um procedimento estruturado em sete etapas para transmitir más notícias é apresentado pelo acrônimo P-SPIKES: (1) (***prepare***) preparar-se para a discussão, (2) (***set up***) obter um ambiente adequado, (3) (***patient***) promover uma discussão inicial para definir o que o paciente e/ou a família compreendem, (4) (***information***) determinar como compreenderão as informações novas e quanto desejam saber, (5) (***knowledge***) revelar os fatos novos necessários, (6) (***emotional***) permitir respostas emocionais e (7) (***share***) compartilhar os planos para as próximas etapas da assistência (Tab. 12-2).

Avaliação contínua de objetivos Entre as principais barreiras à prestação de cuidados paliativo e de final de vida de alta qualidade, estão a dificuldade

TABELA 12-2 ■ Elementos para a comunicação de más notícias – a abordagem P-SPIKES

Acrônimo	Etapas	Objetivo da interação	Preparo, perguntas ou frases
P	Preparo	Prepare-se mentalmente para a interação com o paciente ou com a família.	Revise as informações que precisam ser comunicadas. Planeje como dará apoio emocional. Ensaie as etapas essenciais e as frases da interação.
S	Obtenção de um ambiente adequado (*set up*)	Garanta que haja um ambiente adequado para uma conversa séria e possivelmente tensa em termos emocionais.	Certifique-se da presença do paciente, da família e dos apoios sociais adequados. Reserve tempo suficiente. Assegure-se da privacidade e evite interrupções por pessoas ou pelo celular. Leve uma caixa de lenços de papel.
P	Discussão inicial sobre as percepções do paciente (*patient*)	Inicie a conversa estabelecendo o que o paciente e a família já sabem, e se podem compreender as informações. Alivie as tensões deixando que a família participe.	Comece com perguntas abertas, para estimular a participação. Questões que podem ser empregadas: *O que você sabe sobre sua doença?* *Quando você teve pela primeira vez o sintoma X e o que pensou que poderia ser?* *O que foi que o Dr. X lhe disse quando o enviou aqui?* *O que você acha que vai acontecer?*
I	Convite e necessidade de informação (*information*)	Descubra que necessidades de informação a família e o paciente têm e que limites eles desejam estabelecer com respeito às más notícias.	Questões que podem ser empregadas: *Se essa condição que você tem for uma coisa séria, você vai querer saber?* *Você quer que eu lhe conte todos os detalhes do seu problema? Se não quer, para quem você gostaria que eu contasse?*
K	Conhecimento sobre o problema (*knowledge*)	Dê as más notícias com sensibilidade ao paciente e à sua família.	Não despeje simplesmente as informações sobre o paciente e a família. Verifique se o paciente e a família estão entendendo. Frases que podem ser empregadas: *Sinto muito em ter que dizer isso, mas...* *Infelizmente, seus exames mostraram que...* *Receio que as notícias não sejam boas...*
E	Empatia e estudo da reação (*emotional*)	Identifique a causa das emoções – por exemplo, o prognóstico reservado. Seja empático com os sentimentos do paciente e da família. Estude a situação por meio de questões abertas.	Emoções fortes em reação a más notícias são normais. Certifique-se sobre o que o paciente e a família estão sentindo. Lembre-os de que tais emoções são normais mesmo se assustadoras. Dê-lhes tempo para que possam responder. Lembre ao paciente e à família que você não os abandonará. Frases que podem ser empregadas: *Suponho que seja muito difícil para você ouvir isso.* *Você parece bastante chateado. Diga o que você está sentindo.* *Eu queria que as notícias fossem outras.* *Faremos tudo o que pudermos para ajudar você.*
S	Resumo e planejamento (*share*)	Coloque o paciente e a família a par dos próximos passos, incluindo novos exames e intervenções.	O que aumenta a ansiedade é o desconhecido e a incerteza. Recomende um esquema com objetivos e marcos de referência. Exponha o seu raciocínio para que o paciente e/ou a família o aceitem (ou o rejeitem). Se o paciente e/ou a família não estão dispostos a discutir os próximos passos, agende uma visita de acompanhamento.

Fonte: Adaptada de R Buckman: *How to Break Bad News: A Guide for Health Care Professionals*. Baltimore, Johns Hopkins University Press, 1992.

de determinar um prognóstico acurado, bem como a resistência emocional dos pacientes e de suas famílias em aceitar as implicações de um prognóstico reservado. Uma solução prática para essas barreiras é integrar as intervenções de cuidados paliativos ou as visitas domiciliares feitas por um enfermeiro de cuidados paliativos alguns meses antes dos 6 meses de vida finais estimados. Desse modo, o cuidado paliativo deixa de transmitir a mensagem de fracasso, da impossibilidade de tratamento ou de ter "perdido a esperança". A transição de cuidados paliativos para cuidados de final de vida ou instituições de apoio também fica parecendo menos precipitada e inesperada para a família. É fundamental para a integração do cuidado paliativo ao tratamento curativo incluir a avaliação contínua dos objetivos como parte da reavaliação rotineira do paciente que ocorre nos encontros médico-paciente.

Os objetivos da assistência são inúmeros, abrangendo desde a cura de uma doença específica, o prolongamento da vida, o alívio de determinados sintomas, a adaptação à incapacidade progressiva sem desestruturar a família, o encontro de paz interior ou do senso de significado pessoal, até a morte que se dá de maneira que deixe nos entes queridos uma recordação positiva. A definição dos objetivos do paciente quanto à assistência pode ser realizada por meio de um protocolo de sete etapas: (1) garantir que as informações médicas ou de outra natureza sejam tão completas quanto possível e compreendidas por todas as partes relevantes (ver anteriormente); (2) procurar saber o que o paciente e/ou a família desejam, identificando, ao mesmo tempo, objetivos realistas e relevantes; (3) compartilhar todas as opções com o paciente e a família; (4) responder com empatia à medida que a família se adapta às mudanças de expectativa; (5) traçar um plano, enfatizando o que pode ser realizado para alcançar objetivos realistas; (6) executar o plano; e (7) rever o plano periodicamente, considerando, a cada encontro com o paciente e/ou com a família, se os objetivos da assistência devem ser revistos. Não é necessário seguir esses passos como uma rotina mecânica, mas eles constituem uma estrutura com base na qual se pode interagir com os pacientes e suas famílias no que diz respeito aos objetivos do tratamento. Essa interação pode ser desafiadora se o paciente ou algum membro da família tiver dificuldade de abrir mão de um objetivo irreal. Em tais casos, o profissional deve ajudá-los a reconsiderar objetivos mais realistas e sugerir que, embora seja correto que se mantenha a esperança, seria prudente ter um plano para outros possíveis resultados.

Planejamento antecipado do cuidado • PRÁTICAS O planejamento antecipado do cuidado é o processo de planejar a assistência médica futura para o caso de o paciente vir a tornar-se incapaz de tomar decisões sobre a sua doença. Um estudo de 2010 com adultos de 60 anos de idade ou mais que morreram entre 2000 e 2006 descobriu que, embora 42% deles tenham necessitado tomar uma decisão sobre o tratamento nos seus últimos dias de vida, 70% não possuíam capacidade de tomada de decisão. Entre aqueles que não possuem capacidade de decisão, cerca de um terço não havia deixado instruções antecipadas. Em condições ideais, esse planejamento deve ocorrer antes de uma crise que exija assistência médica ou da fase terminal da enfermidade. Infelizmente, há para isso diversos obstáculos. Cerca de 80% dos estadunidenses concordam com o planejamento antecipado do cuidado e testamentos vitais. Todavia, conforme uma pesquisa de Pew em 2013, apenas 35% dos adultos deixaram por escrito seus desejos de final da vida. Outros estudos relatam que ainda menos estadunidenses – com algumas estimativas de apenas 26% dos adultos – preencheram instruções antecipadas de cuidados. Uma revisão dos estudos sugere que a porcentagem de estadunidenses que haviam escrito diretivas antecipadas não mudou entre 2011 e 2016 e permanece ligeiramente acima de um terço da população. Um número maior de adultos, entre 50 e 70%, afirmam ter falado com alguém sobre seus desejos de tratamento.

Estadunidenses com 65 anos ou mais têm mais probabilidade de fazer uma diretiva antecipada em comparação com adultos mais jovens (46 vs. 32%).

O planejamento antecipado da assistência efetivo deve seguir seis etapas principais: (1) a apresentação do assunto; (2) a estruturação da discussão; (3) a revisão dos planos elaborados pelo paciente e sua família; (4) a documentação dos planos; (5) a atualização periódica dos planos; e (6) a implementação das diretivas antecipadas de cuidado (Tab. 12-3). Duas das principais barreiras ao planejamento antecipado do cuidado são: a dificuldade de abordar o assunto e problemas para estruturar uma discussão concisa. A abordagem do assunto pode ser realizada de maneira eficiente como se fosse um procedimento de rotina, deixando claro que é algo que se recomenda para todos os pacientes, como a aquisição de um seguro ou a organização do patrimônio. Muitos dos casos mais difíceis são os que envolvem episódios agudos e inesperados de lesão cerebral em indivíduos jovens.

A estruturação de uma discussão objetiva é uma importante habilidade de comunicação. Para fazer isso, o profissional deve primeiro identificar o representante do paciente para cuidados de saúde e recomendar o seu envolvimento no processo de planejamento antecipado do cuidado. Depois disso, deve-se selecionar um modelo prévio que tenha sido avaliado e se mostrado capaz de produzir expressões fidedignas e válidas das preferências do paciente; deve-se orientar o paciente e o seu representante a respeito do teor do modelo. Existem modelos assim tanto para situações gerais quanto para doenças específicas. O profissional deve, então, discutir com o paciente e seu representante um exemplo de cenário para demonstrar a forma de pensar nessas questões. Muitas vezes, convém começar por um cenário pelo qual o paciente talvez tenha preferências definidas, como permanecer em estado vegetativo persistente. Após determinar as preferências do paciente quanto a intervenções nesse cenário, o profissional deve sugerir que o paciente e o seu representante discutam e preencham o formulário um para o outro. Se for adequado, o paciente e seu representante devem considerar o envolvimento de outros familiares na discussão. Durante a consulta de retorno, o profissional deve rever as preferências do paciente, verificando e resolvendo quaisquer incoerências. Depois de o paciente e seu representante assinarem o documento, o profissional deve colocar o documento no prontuário médico do paciente e certificar-se de fornecer cópias aos familiares e locais de assistência relevantes. Como as preferências do paciente podem mudar, tais documentos devem ser revistos periodicamente ou após uma doença ou experiência pessoal.

TIPOS DE DOCUMENTOS Os documentos do planejamento antecipado do cuidado são de dois tipos principais. O primeiro tipo inclui o testamento vital, também chamado de diretivas de instrução; são documentos consultivos que descrevem os tipos de decisões que devem orientar a assistência ao paciente. Alguns são mais específicos, delineando diferentes cenários e intervenções para orientar a escolha do paciente. Desses, alguns são para uso geral, e outros se destinam a pacientes com um determinado tipo de doença, como

TABELA 12-3 ■ Etapas no planejamento antecipado da assistência

Etapa	Objetivos a serem alcançados e medidas a tomar	Frases úteis e observações a serem feitas
Introduzir planejamento antecipado da assistência	Perguntar ao paciente se ele conhece o planejamento antecipado da assistência e se já escreveu suas instruções antecipadas de assistência.	*Eu gostaria de falar com você sobre algo que tento conversar com todos os pacientes. Chama-se planejamento antecipado da assistência. Na verdade, eu acho isso tão importante que eu mesmo já fiz o meu. Você está familiarizado com o planejamento antecipado da assistência ou com testamentos?*
	Informar que você, como médico, já elaborou o seu próprio planejamento antecipado da assistência.	*Você já pensou sobre o tipo de cuidados que gostaria de receber se ficasse muito doente para falar por si próprio? Esse é o propósito do planejamento antecipado da assistência.*
	Informar que você tenta fazer o planejamento antecipado da assistência com todos os pacientes independentemente do prognóstico.	*Não há nada diferente sobre sua saúde que já não tenhamos discutido. Estou falando disso agora porque é adequado para todas as pessoas, independentemente de quão doente estejam ou de sua idade.*
	Explicar que os objetivos do processo são dar poder ao paciente e assegurar que você e o representante dele compreendam as preferências.	*Tenha muitas cópias disponíveis das instruções antecipadas da assistência, incluindo na sala de espera para pacientes e familiares.*
	Fornecer ao paciente a literatura relevante, incluindo as instruções antecipadas da assistência que você prefere usar.	*Saiba onde obter formulários específicos para cada estado (disponíveis em www.nhpco.org, no caso dos Estados Unidos).*
	Recomendar que o paciente identifique um representante que possa tomar decisões e que deverá estar presente no próximo encontro.	
Tenha uma discussão estruturada dos cenários com o paciente	Afirmar que o objetivo do processo é seguir a vontade do paciente caso ele não esteja em condição de tomar decisões.	*Use uma planilha estruturada com os cenários típicos.*
	Descobrir os objetivos globais do paciente em relação aos cuidados de saúde. Descobrir as preferências do paciente por determinadas intervenções em alguns cenários relevantes e comuns. Ajudar o paciente a definir os limites para o término ou a suspensão das intervenções. Definir as preferências do paciente sobre o papel do seu representante.	*Comece a discussão com o estado vegetativo persistente, considerando depois outros cenários, como a recuperação de um evento agudo com séria incapacidade, perguntando ao paciente as suas preferências em relação a determinadas intervenções, como respiradores, nutrição artificial e RCP; por fim, aborde as intervenções menos invasivas, como transfusões de sangue e antibióticos.*
Revisão das preferências do paciente	Após o paciente ter escolhido as intervenções, revê-las para assegurar que são coerentes e que o representante está ciente delas.	
Documentação das preferências do paciente	Preencher formalmente as instruções antecipadas de assistência e fazê-las serem assinadas por uma testemunha.	
	Fornecer uma cópia ao paciente e ao seu representante.	
	Anexar uma cópia ao prontuário médico do paciente e resumi-lo numa anotação de evolução.	
Atualização das instruções	Rever as instruções com o paciente periodicamente e, quando ocorrerem modificações significativas no estado de saúde, fazer as modificações necessárias.	
Aplicação das instruções	As instruções entram em vigor apenas quando o paciente fica incapaz de tomar decisões médicas por si mesmo.	
	Reler as instruções para estar certo do seu conteúdo.	
	Discutir com o representante as ações que você propôs com base nas instruções.	

Sigla: RCP, reanimação cardiopulmonar.

câncer, insuficiência renal ou HIV. Instruções menos específicas podem ser declarações gerais, como as de não desejar intervenções para manter a vida, ou formulários que descrevem os valores que devem nortear discussões sobre a assistência na terminalidade de vida. O segundo tipo de instrução antecipada permite a designação de um representante para a assistência médica (às vezes também denominado procurador permanente), um indivíduo escolhido pelo paciente para tomar decisões. A escolha não é do tipo "um ou outro"; com frequência, utiliza-se a combinação de uma diretriz escrita com a designação de um representante, e as instruções devem indicar claramente se as preferências do paciente ou a escolha do representante devem prevalecer caso entrem em conflito. Alguns estados nos Estados Unidos começaram a colocar em prática uma diretiva de "Solicitações do Médico para Tratamento de Sustentação da Vida" (POLST, Physician Orders for Life Sustaining Treatment), que constrói a comunicação entre os prestadores de cuidados e os pacientes, incluindo orientação para cuidado de final de vida de uma maneira coordenada por cores que acompanha o paciente por meio dos locais de tratamento. Os procedimentos para conclusão dos documentos de planejamento antecipado da assistência variam de acordo com a lei estadual.

Uma distinção potencialmente enganosa diz respeito aos documentos estatutários em oposição aos consultivos. Os primeiros são concebidos para satisfazer as leis estaduais relevantes. Os documentos consultivos são concebidos para refletir os desejos do paciente. Ambos são legais, o primeiro sob a lei estadual e o último sob a lei comum ou constitucional.

ASPECTOS LEGAIS Até 2021, nos Estados Unidos, 48 estados e o distrito de Colúmbia tinham aprovado a legislação do testamento vital. Massachusetts e Michigan são os dois estados sem legislação sobre testamento vital. Indiana tem uma declaração de procedimentos para o prolongamento da vida. Os estados diferem quanto às exigências para instruções antecipadas, incluindo se devem ser testemunhadas, e, em caso afirmativo, por quantas testemunhas e se precisam ser autenticadas. É importante observar que, em 25 estados, as leis dispõem que um testamento vital não é válido quando se trata de uma gestante. Todos os outros estados, exceto o Alasca, aprovaram leis sobre procurações permanentes para a assistência médica que permitem aos pacientes designarem um representante com autoridade para interromper os tratamentos de manutenção da vida. Somente no Alasca as leis proíbem que os representantes suspendam os tratamentos de manutenção da vida em gestantes.

A Suprema Corte dos Estados Unidos decretou que os pacientes têm o direito constitucional de decidir sobre quaisquer questões relacionadas com a recusa ou a interrupção de intervenções médicas, incluindo as que mantêm a vida, e que os pacientes mentalmente incompetentes podem exercer esse direito fornecendo "evidências claras e convincentes" de suas preferências. Como as instruções antecipadas de assistência possibilitam aos pacientes fornecer tais evidências, os juristas concordam que eles estão protegidos pela constituição. A maioria dos juristas acredita que o estado é obrigado a respeitar quaisquer instruções antecipadas de assistência, independentemente de estarem escritas em um formulário "oficial". Muitos estados sancionaram leis para explicitamente respeitar as instruções vindas de outros estados. Se o paciente não tiver preenchido um formulário estatutário, será aconselhável anexá-lo às instruções que estão sendo usadas. Formulários específicos de cada estado (nos Estados Unidos) estão à disposição dos provedores de cuidados da saúde, pacientes e familiares no *site* da National Hospice and Palliative Care Organization (*http://www.nhpco.org*).

REEMBOLSO Em 1 de janeiro de 2016, o Center for Medicare and Medicaid Services aprovou uma emenda sobre o sistema de pagamento ao médico para o reembolso de discussões sobre o planejamento antecipado da assistência (PAA) através dos códigos 99497 e 99498. A sessão deve ser voluntária e incluir explicações sobre o planejamento antecipado dos cuidados, mas não precisa incluir um documento completo sobre cuidados antecipados. Pode haver diversas cobranças para a discussão se ela se estender por várias consultas. Um estudo constatou que pacientes que fizeram uma consulta paga sobre planejamento antecipado da assistência tinham maior probabilidade de se inscrever em instituições de apoio e menor probabilidade de receber terapias agressivas, apesar da maior probabilidade de serem hospitalizados na UTI. Contudo, um incentivo pago pode ou não aumentar as discussões do planejamento antecipado da assistência pelos médicos. Em 2016, apenas 1,6% dos pacientes com Medicare Advantage tiveram uma discussão paga sobre planejamento antecipado do cuidado. Fatores além do reembolso, como o desconforto do médico e sua habilidade em conversar sobre planejamento antecipado da assistência, além da falta de tempo, parecem impedir discussões do planejamento antecipado da assistência.

INTERVENÇÕES

MANEJO DOS SINTOMAS FÍSICOS

Tem-se dado grande ênfase à abordagem da dor do paciente em processo de morte. Para ressaltar a sua importância, a avaliação da dor frequentemente é incluída como o quinto sinal vital. A maior consideração da dor tem sido defendida pelos grandes sistemas de assistência à saúde, como a Veteran's Administration, e pelos organismos de acreditação, como a Joint Commission. Embora essa consideração da dor tenha sido simbolicamente importante, os dados disponíveis sugerem que tornar a dor o quinto sinal vital não promove melhoras práticas de manejo da dor. À luz da crise dos opioides nos Estados Unidos, a ênfase no manejo da dor começou a ser reexaminada. Por exemplo, no esboço das padronizações de 2017, a Joint Comission recomenda o tratamento não farmacológico da dor, bem como a identificação de fatores de risco psicossociais para a adição. É importante observar que o bom cuidado paliativo exige muito mais do que o bom manejo da dor. A frequência dos sintomas varia conforme a doença e outros fatores. Os sintomas físicos e psicológicos mais comuns entre os pacientes com doença avançada consistem em dor, fadiga, insônia, anorexia, dispneia, depressão, ansiedade, náuseas e vômitos. Nos últimos dias de vida, o *delirium* também é comum. A avaliação de pacientes com câncer avançado mostrou que eles apresentaram, em média, 11,5 sintomas físicos e psicológicos diferentes (Tab. 12-4).

Na grande maioria dos casos, as avaliações feitas para determinar a etiologia desses sintomas devem limitar-se à anamnese e ao exame físico. Em alguns casos, exames radiológicos ou outros testes de diagnóstico fornecerão, na orientação do cuidado paliativo ideal, benefício suficiente para justificar os riscos, o desconforto e a inconveniência para o paciente gravemente enfermo. Apenas alguns dos sintomas comuns que geram situações de difícil controle são discutidos neste capítulo. **Mais informações do controle de outros sintomas, como náusea e vômitos, insônia e diarreia, podem ser encontradas nos Caps. 45, 31 e 46, respectivamente. Informações do manejo de pacientes com câncer são fornecidas no Cap. 69.**

Dor • **FREQUÊNCIA** A frequência de dor entre pacientes com doença avançada varia significativamente. Câncer (~85%), insuficiência cardíaca congestiva (ICC; ~75%) e Aids foram associados a uma maior prevalência de dor em comparação com outras doenças avançadas, como DPOC (~45%), doença renal crônica (~40%) e demência (~40%). Uma metanálise de adultos com doença avançada ou em final de vida concluiu que a prevalência da dor era de 30-94% em pacientes com câncer, em comparação com 21-77% para DPOC, 14-78% para ICC, 11-83% para doença renal em estágio terminal, 14-63% para demência e 30-98% para Aids.

ETIOLOGIA Há dois tipos de dor: nociceptiva e neuropática. A dor nociceptiva é subdividida em dor somática ou visceral. A *dor somática* resulta de estimulação mecânica ou química direta dos nociceptores e sinalização neural normal para o cérebro. Tende a ser localizada, contínua, latejante e

TABELA 12-4 ■ Sintomas físicos e psicológicos comuns nos pacientes em estágio terminal

Sintomas físicos	Sintomas psicológicos
Dor	Ansiedade
Fadiga e fraqueza	Depressão
Dispneia	Desesperança
Insônia	Descrença
Boca seca	Irritabilidade
Anorexia	Concentração prejudicada
Náusea e vômitos	Confusão
Constipação	*Delirium*
Tosse	Perda da libido
Edema dos braços e das pernas	
Prurido	
Diarreia	
Disfagia	
Tontura	
Incontinência urinária e fecal	
Dormência/formigamento nas mãos/pés	

do tipo cólica. O exemplo clássico é o das metástases ósseas. A *dor visceral* é causada por nociceptores nos sistemas gastrintestinal (GI), respiratório e outros. É um tipo de dor profunda ou em cólica classicamente associado a pancreatite, infarto agudo do miocárdio ou invasão tumoral de vísceras. A *dor neuropática* origina-se de sinais neurais desordenados. É uma dor descrita como em queimação, elétrica ou semelhante a um choque. Os casos clássicos são a dor pós-AVC, invasão tumoral do plexo braquial e neuralgia herpética.

AVALIAÇÃO A dor é uma experiência subjetiva. De acordo com as circunstâncias, a perspectiva e o estado fisiológico do paciente, o mesmo tipo de lesão ou doença produz níveis diferentes de dor relatada e de necessidade de analgesia. A avaliação sistemática inclui a definição do seguinte: (1) tipo: pulsátil, em cólicas, em queimação; (2) periodicidade: contínua, com ou sem exacerbações, ou eventual; (3) localização; (4) intensidade; (5) fatores modificadores; (6) efeito dos tratamentos; (7) impacto funcional; e (8) impacto no paciente. Podem ser usadas várias medidas validadas para a avaliação da dor, incluindo a Escala Visual Analógica (EVA), o Inventário Breve da Dor (IBD) ou a Escala Numérica de Avaliação da Dor (Numerical Pain Rating Scale, NRS-11). Outras escalas foram desenvolvidas para dor neuropática, como a Escala de Dor Neuropática (EDN) e o Questionário para Diagnóstico de Dor Neuropática (DN4). As reavaliações frequentes em uma escala consistente são fundamentais para avaliar o impacto do reajuste das intervenções e sua necessidade.

INTERVENÇÕES As intervenções para a dor devem ser adaptadas a cada indivíduo, com o objetivo de prevenir a dor crônica e aliviar a dor aguda incidental. No fim da vida, não há razão para duvidar do relato de dor do paciente. Com a crise dos opioides nos Estados Unidos, há maior ênfase em tornar os opioides um componente da analgesia multimodal. Contudo, no final da vida, os analgésicos, em especial os opioides, continuam sendo a base do manejo (Fig. 12-2). Se fracassarem e houver necessidade de intervenções não farmacológicas – como radioterapia, procedimentos anestésicos ou neurocirúrgicos, como o bloqueio de nervos periféricos ou medicamentos por via epidural –, será conveniente o parecer de um especialista em dor.

As intervenções farmacológicas ainda seguem em grande medida a abordagem em três degraus da Organização Mundial de Saúde, envolvendo analgésicos não opioides, opioides "leves" e opioides "fortes", com ou sem adjuvantes (Cap. 13). Os analgésicos não opioides, especialmente os anti-inflamatórios não esteroides (AINEs), são o tratamento inicial da dor leve. Funcionam inibindo as prostaglandinas periféricas e reduzindo a inflamação, mas também podem exercer efeitos no sistema nervoso central (SNC). Além disso, os AINEs têm um efeito de limite máximo. O ibuprofeno, até uma dose total de 2.400 mg/dia em quatro doses diárias, tem risco mínimo de causar sangramento e disfunção renal, sendo uma boa escolha inicial. Entretanto, o ibuprofeno deve ser evitado nos pacientes com história de sangramento grave GI ou de outra natureza. Nos pacientes com história de gastrite leve ou de doença do refluxo gastresofágico (DRGE), deve-se introduzir um tratamento para reduzir a acidez, como um inibidor da bomba de prótons. O paracetamol é uma alternativa para pacientes com história de sangramento GI, podendo ser usado com segurança até a dose de 4 g/dia em quatro doses diárias. Em pacientes com disfunção hepática, por metástases ou por qualquer outro motivo e em pacientes com alcoolismo grave, as doses devem ser reduzidas.

Se os analgésicos não opioides não forem suficientes, devem ser introduzidos os opioides. Os opioides funcionam primariamente pela interação com receptores opioides μ para a ativação de neurônios inibidores da dor no SNC, embora eles também interajam de forma variável com receptores δ e κ. Os agonistas dos receptores, como a morfina, a codeína e a fentanila, produzem analgesia por meio da ativação de neurônios inibidores da dor no SNC. Os agonistas parciais, como a buprenorfina, têm um efeito de limite máximo para a analgesia e um menor potencial para abuso. Eles são úteis no pós-dor aguda, mas não devem ser usados na dor crônica em cuidados de final de vida. Os antagonistas puros, como a naloxona e a metilnaltrexona, são usados para reversão dos efeitos opioides.

Tradicionalmente, os opioides "fracos", como a codeína, eram usados primeiro. Se eles falhassem no alívio da dor após o escalonamento da dose, eram usados opioides "fortes", como a morfina, em doses de 5 a 10 mg a cada 4 horas. Porém, essa distinção entre opioides "fracos" e "fortes" não é mais comumente aceita, com doses menores de opioides "fortes" frequentemente sendo preferidas em relação a doses semelhantes ou maiores de opioides "fracos", além de que diferentes síndromes álgicas têm diferentes terapias preferenciais. Independentemente disso, os analgésicos não opioides devem ser combinados com os opioides, pois potencializam os seus efeitos.

É importante observar que o objetivo é impedir que os pacientes sintam dor. Consequentemente, no caso da dor contínua, os opioides devem ser administrados regularmente de maneira fixa, consistentemente com a duração da analgesia, e a próxima dose deve ocorrer antes que o efeito da dose anterior cesse. Eles não devem ser administrados apenas quando o paciente sente dor. Os pacientes também devem ter acesso a um medicamento de resgate, como a morfina líquida por via oral para a dor aguda incidental,

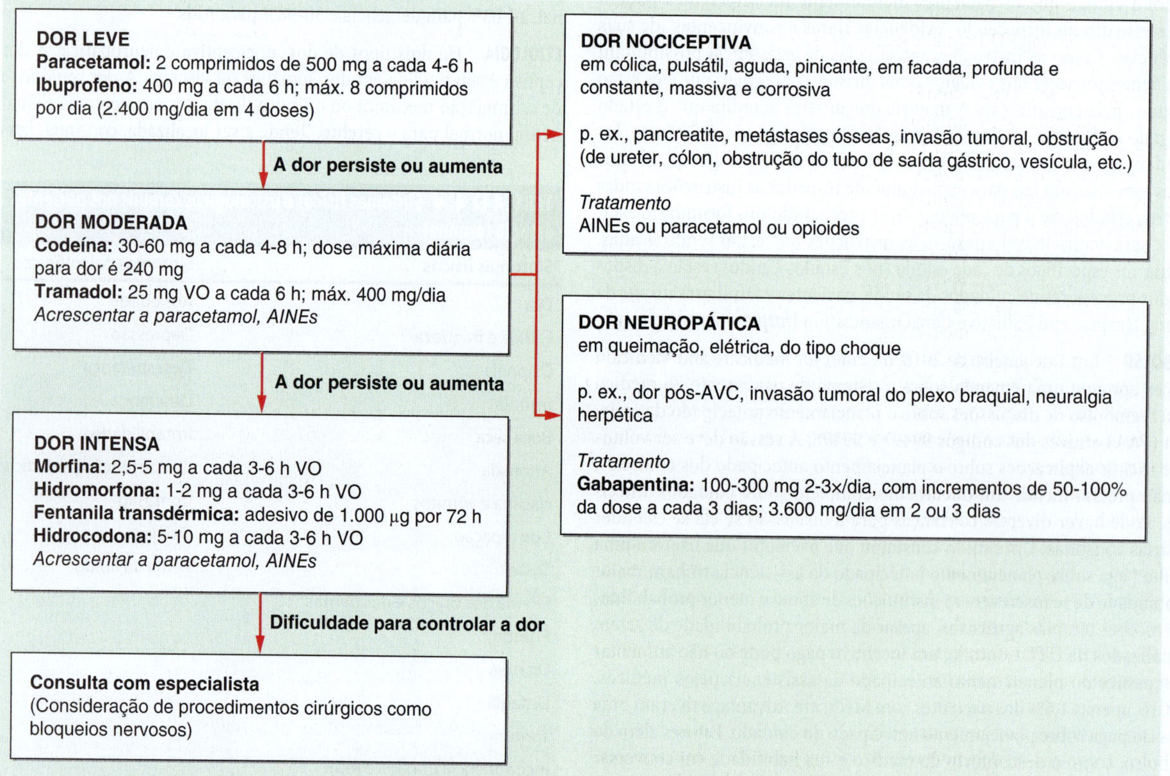

FIGURA 12-2 **Fluxograma do manejo da dor no paciente terminal.** AINEs, anti-inflamatórios não esteroides.

numa dose que deve geralmente corresponder a 20% da dose do opioide regular. Os pacientes devem também ser informados de que o uso do medicamento de resgate não impede a necessidade de tomar a próxima dose regular de analgésico. Se após 24 horas a dor continuar sem controle, recorrendo antes da dose seguinte e exigindo que o paciente utilize a medicação de resgate, a dose diária de opioide pode ser aumentada a partir da dose total do medicamento de resgate usada pelo paciente ou em 50% da dose diária regular de opioide para a dor moderada e 100% para a dor intensa.

O tratamento inicial não deve ser feito com preparações de liberação prolongada. Em vez disso, o enfoque inicial de usar preparações de ação curta, com a finalidade de determinar quanto é necessário nas primeiras 24 a 48 horas, possibilitará ao médico estabelecer a dose adequada de opioide. Uma vez alcançado o alívio da dor mediante o uso de preparações de ação curta, deve-se mudar para as preparações de liberação prolongada. Mesmo com um esquema estável com preparação de liberação prolongada, o paciente pode sentir dor incidental, por exemplo, ao movimentar-se ou na troca de curativos. As preparações de curta ação devem ser usadas de antemão, antes desses episódios previsíveis. Embora isso seja menos comum, alguns pacientes podem ter "falha do final da dose" com os opioides de longa ação, isto é, sentir dor após 8 horas no caso dos medicamentos administrados a cada 12 horas. Nesses casos, é conveniente tentar dar a mesma dose da medicação a cada 8 horas.

Em virtude de diferenças nos receptores opioides, a tolerância cruzada entre os opioides é incompleta, e os pacientes podem ter efeitos colaterais distintos com opioides diferentes. Por isso, se o paciente não obtiver analgesia ou apresentar efeitos colaterais em excesso, será conveniente mudar para outra preparação opioide. Ao trocar, deve-se começar com 50 a 75% da dose equianalgésica publicada do novo opioide.

Ao contrário dos AINEs, os efeitos dos opioides nunca alcançam um teto; por isso não existe dose máxima, seja qual for a dose em miligramas que o paciente esteja recebendo. A dose apropriada é a necessária para aliviar a dor. Esse é um aspecto importante que os médicos devem explicar aos pacientes e às suas famílias. A ocorrência de dependência ou depressão respiratória excessiva é extremamente improvável num paciente com doença avançada; o medo desses efeitos colaterais não deve impedir o aumento da dose dos opioides quando o paciente queixar-se de analgesia insuficiente, tampouco justifica o uso de antagonistas opioides.

Os efeitos colaterais dos opioides devem ser previstos e tratados preventivamente. Quase todos os pacientes manifestam constipação, que pode ser incapacitante (ver adiante). A falha em evitar a constipação muitas vezes resulta em baixa adesão à terapia com opioides. O tratamento preferido é a prevenção. Agentes laxativos catárticos (sena, 2 cp ao deitar), emolientes fecais (docusato, 100 mg VO 1×/dia) e/ou osmóticos (lactulose, 30 mL 1×/dia) são considerados como de primeira linha. Para casos refratários, antagonistas opioides e outras terapias, como a lubiprostona, devem ser consideradas.

A metilnaltrexona é o antagonista mais bem estudado para uso na constipação refratária induzida por opioides, revertendo a constipação através do bloqueio dos receptores opioides periféricos, ao mesmo tempo em que poupa os centrais, responsáveis pela analgesia. Em ensaios controlados por placebo, é possível mostrar um efeito laxante 24 horas após a administração. Como no caso dos opioides, cerca de um terço dos pacientes que usam a metilnaltrexona apresentam náuseas e vômitos, mas, diferente do que ocorre com o uso dos opioides, a tolerância surge habitualmente em 1 semana. Por isso, no início do uso de opioides é comum prescrever profilaticamente um antiemético, como a metoclopramida ou um antagonista da serotonina, e suspendê-lo após 1 semana. Foi demonstrado que a olanzapina também tem propriedades antinauseantes e que pode ser eficaz no combate ao *delirium* e à ansiedade, tendo ainda a vantagem de promover algum ganho de peso.

A sonolência, um efeito colateral comum dos opioides, geralmente cede em 1 semana. Para casos refratários ou graves, a terapia farmacológica deve ser considerada. Os agentes mais bem estudados são os psicoestimulantes dextroanfetamina, metilfenidato e modafinila, embora as evidências em relação à sua eficácia sejam fracas. A modafinila tem a vantagem de dose única diária em comparação com a dosagem de duas vezes ao dia do metilfenidato.

Os pacientes gravemente doentes que necessitam de alívio crônico da dor raramente se tornam adictos. A suspeita de uma possível adição não é razão para suspender a analgesia de pacientes com doença avançada. Contudo, os pacientes e as famílias podem não administrar os opioides prescritos por receio de adição ou dependência. Os médicos e os demais profissionais de saúde devem tranquilizar os pacientes e suas famílias sobre o fato de que o paciente não se tornará viciado em opioides se estes forem usados conforme prescritos para analgesia; tal receio não deve impedir o paciente de usar a medicação de maneira fixa. Contudo, pode haver desvio dos fármacos para uso por outros familiares ou venda ilícita. Pode ser necessário avisar o paciente ou o seu cuidador da necessidade de armazenar com segurança os opioides. Um contrato escrito com o paciente e a família pode ser útil. Se isso falhar, poderá ser necessária a transferência para uma instituição segura.

Tolerância descreve a necessidade de doses cada vez maiores de medicação para obter o mesmo alívio da dor, sem progressão da doença. No caso dos pacientes que têm doença avançada, a necessidade de doses crescentes de opioides para analgesia geralmente é causada pela progressão da doença, e não por tolerância. A dependência física é indicada por sintomas decorrentes da suspensão abrupta dos opioides, não devendo ser confundida com adição.

Nos últimos anos, os perigos potenciais dos fármacos opioides ficaram cada vez mais aparentes. Para ajudar a diminuir o risco desses fármacos potentes, devem ser usadas várias estratégias de redução do risco de uso irregular dos fármacos. Para começar, todos os pacientes devem ser avaliados quanto ao seu nível de risco individual. Embora haja múltiplas fontes disponíveis, incluindo a Opioid Risk Tool, nenhuma tem amplo uso nem validação. Em geral, porém, é importante rastrear o abuso prévio de substâncias e transtornos psiquiátricos significativos.

Para pacientes considerados de alto risco, deve-se buscar um esforço multidisciplinar para reduzir o risco de consequências adversas, como adição e o desvio de medicamentos. As estratégias de prescrição incluem a seleção de opioides com maior duração de ação e menor valor nas ruas, como a metadona, além da prescrição de quantidades menores com acompanhamento mais frequente. As opções de monitoramento incluem o rastreamento urinário periódico e o encaminhamento para especialistas em dor. Em alguns casos, pode ser razoável considerar o não oferecimento de opioides de ação curta para a dor aguda incidental nos intervalos. Porém, em nenhuma situação deve-se deixar de oferecer o alívio adequado da dor devido ao risco.

Os analgésicos adjuvantes são medicações não opioides que potencializam os efeitos analgésicos dos opioides. Eles mostram-se especialmente importantes no tratamento da dor neuropática. A gabapentina, um anticonvulsivante inicialmente estudado em casos de neuralgia herpética, é atualmente o tratamento de primeira linha para a dor neuropática resultante de uma variedade de causas. A gabapentina é iniciada na dose de 100 a 300 mg, 2 ou 3×/dia, com incrementos de 50 a 100% nas doses a cada 3 dias. Habitualmente, 900 a 3.600 mg/dia em 2 ou 3 doses são eficazes. A combinação de gabapentina e nortriptilina pode ser mais eficaz do que o uso da gabapentina isoladamente. Confusão e sonolência são dois possíveis efeitos colaterais da gabapentina, para os quais se deve estar atento, especialmente em idosos. Outros medicamentos adjuvantes efetivos incluem a pregabalina, a qual tem o mesmo mecanismo de ação que a gabapentina, mas é mais bem absorvida a partir do trato GI. A lamotrigina é um agente novo cujo mecanismo de ação é desconhecido, mas que tem se mostrado efetivo. É recomendado que se inicie com 25 a 50 mg/dia, aumentando para 100 mg/dia. A carbamazepina, um medicamento de primeira geração, já se mostrou eficaz em ensaios randomizados para a dor neuropática. Outros anticonvulsivantes potencialmente eficazes incluem o topiramato (iniciar com 25 a 50 mg, 1 ou 2×/dia, e aumentar para 100-300 mg/dia) e a oxcarbazepina (iniciar com 75-300 mg, 2×/dia, e aumentar para 1.200 mg, 2×/dia).

Os glicocorticoides, de preferência a dexametasona administrada 1×/dia, podem ser úteis na redução da inflamação que causa dor, além de elevarem o humor, a energia e o apetite. Seus principais efeitos colaterais incluem confusão, dificuldades no sono e retenção hídrica. Os glicocorticoides são especialmente eficazes para as dores óssea e abdominal por distensão do trato GI ou do fígado. Outros fármacos, como a clonidina e o baclofeno, podem ser eficazes no alívio da dor. Esses agentes são adjuvantes, devendo ser geralmente usados em associação com opioides, e não em seu lugar. A metadona, em doses que devem ser cuidadosamente calculadas em decorrência de sua meia-vida imprevisível em muitos pacientes, exerce atividade no receptor de *N*-metil-D-aspartato (NMDA), sendo útil para as síndromes de dor complexas e dor neuropática. Ela é geralmente reservada para casos em que os opioides de primeira linha (morfina, oxicodona, hidromorfona) são ineficazes ou indisponíveis.

A radioterapia trata a dor óssea das lesões metastáticas solitárias. A dor óssea produzida por múltiplas metástases pode responder ao emprego de radiofármacos, como o estrôncio-89 e o samário-153. Os bisfosfonatos como o pamidronato (90 mg, a cada 4 semanas) e a calcitonina (200 UI, por via intranasal, 1 ou 2×/dia) também promovem o alívio da dor óssea, mas o início da ação pode levar dias.

Constipação • FREQUÊNCIA A constipação é relatada em até 70 a 100% dos pacientes que requerem cuidado paliativo.

ETIOLOGIA Embora a hipercalcemia e outros fatores possam causar constipação, esse sintoma normalmente é uma consequência previsível do uso de opioides para o alívio da dor e da dispneia, e dos efeitos anticolinérgicos de antidepressivos tricíclicos, além da inatividade e da dieta precária, comuns entre pacientes gravemente enfermos. Se não for tratada, a constipação poderá causar dor substancial e vômitos, associando-se também à confusão mental e *delirium*. Sempre que se usam opioides e outros medicamentos que sabidamente causam constipação, deve-se instituir um tratamento preventivo.

AVALIAÇÃO A avaliação da constipação pode ser difícil, pois as pessoas a descrevem de maneiras diferentes. Quatro escalas de avaliação comumente usadas são a Bristol Stool Form Scale, a Constipation Assessment Scale, a Constipation Visual Analogue Scale e a Eton Scale Risk Assessment for Constipation. O Bowel Function Index pode ser usado para quantificar a constipação induzida por opioides. O médico deve estabelecer o hábito intestinal prévio do paciente, bem como quaisquer mudanças em qualidades subjetivas e objetivas, como distensão ou redução da frequência. Devem-se realizar exames abdominal e retal para excluir a impactação ou o abdome agudo. Exames radiológicos mais complexos que uma radiografia simples de abdome raramente são necessários nos casos em que se suspeita de obstrução.

INTERVENÇÃO Qualquer medida para abordar a constipação nos cuidados de final da vida deve incluir intervenções para restabelecer hábitos intestinais confortáveis e alívio da dor ou desconforto. Embora atividade física, hidratação adequada e dieta rica em fibras sejam úteis, essas medidas têm eficácia limitada nos pacientes mais gravemente enfermos; os alimentos ricos em fibras podem exacerbar o problema no contexto de desidratação ou se a etiologia for uma motilidade deficiente. As fibras são contraindicadas durante o uso de opioides. Laxativos estimulantes e osmóticos, emolientes fecais, líquidos e enemas são as bases do tratamento (Tab. 12-5). Para a prevenção da constipação causada por opioides e outros medicamentos, deve-se utilizar uma combinação de um laxante com um emoliente fecal (como o sena e o docusato). Caso não ocorra movimento intestinal após vários dias de tratamento, será necessário um exame retal para a remoção de fezes impactadas e a colocação de um supositório. Para os pacientes que apresentam obstrução intestinal iminente ou estase gástrica, a octreotida pode ser útil para reduzir as secreções. Para os pacientes em que o mecanismo suspeito é a dismotilidade, a metoclopramida pode ser útil.

TABELA 12-5 ▪ Medicamentos para o controle da constipação

Intervenção	Dose	Comentários
Laxantes estimulantes		Esses agentes estimulam diretamente a peristalse, podendo reduzir a absorção de água pelo cólon
Suco de ameixas	120-240 mL/dia	Age em 6-12 h
Sena	2-8 comprimidos VO 2×/dia	
Bisacodil	5-15 mg/dia VO ou via retal	
Laxantes osmóticos		Esses agentes não são absorvidos. Atraem e retêm água no trato gastrintestinal
Lactulose	15-30 mL VO a cada 4-8 h	A lactulose pode causar flatulência e distensão abdominal
Hidróxido de magnésio (leite de magnésia)	15-30 mL/dia VO	A lactulose age em 1 dia; o magnésio, em 6 h
Citrato de magnésio	125-250 mL/dia VO	
Emolientes fecais		Esses medicamentos agem aumentando a secreção de água e como detergentes aumentando a penetração da água nas fezes
Docusato de sódio	300-600 mg/dia VO	Age em 1-3 dias
Docusato de cálcio	300-600 mg/dia VO	
Supositórios e enemas		
Bisacodil	10-15 mg via retal 1×/dia	
Enema de fosfato de sódio	Via retal 1×/dia	Dose fixa, 135 mL, Fleet-enema

Náuseas • FREQUÊNCIA Até 70% dos pacientes com câncer avançado têm náusea, definida como a sensação subjetiva de querer vomitar.

ETIOLOGIA As náuseas e os vômitos são causados pela estimulação de um de quatro sítios distintos: o trato GI, o sistema vestibular, a zona de gatilho quimiorreceptora (CTZ, de *chemoreceptor trigger zone*) e o córtex cerebral. Os tratamentos clínicos para náuseas visam esses receptores em cada um desses locais: o trato GI contém mecanorreceptores, quimiorreceptores e receptores do tipo 3 para a 5-hidroxitriptamina (5-HT_3); o sistema vestibular provavelmente contém receptores de histamina e acetilcolina; e a CTZ contém quimiorreceptores, receptores do tipo 2 para a dopamina e receptores de 5-HT_3. Um exemplo de náuseas mais provavelmente mediadas pelo córtex é o das náuseas antecipatórias que ocorrem antes de uma sessão de quimioterapia ou de outro estímulo nocivo.

As causas específicas das náuseas incluem alterações metabólicas (insuficiência hepática, uremia por insuficiência renal, hipercalcemia), obstrução intestinal, constipação, infecção, DRGE, doença vestibular, metástases cerebrais, medicamentos (incluindo antibióticos, AINEs, inibidores da bomba de prótons, opioides e quimioterapia) e radioterapia. A ansiedade também pode contribuir para as náuseas.

INTERVENÇÃO O tratamento clínico das náuseas tem como objetivo agir sobre a causa anatômica ou mediada por receptor reveladas por uma história e um exame físico cuidadosos. Quando não se identifica uma causa específica, muitos defendem que se inicie o tratamento com metoclopramida, um antagonista do receptor da serotonina do tipo 3 (5-HT_3) como ondansetrona, granisetrona, palonosetrona, dolasetrona, tropisetrona ou ramosetrona, ou um antagonista da dopamina como clorpromazina, haloperidol ou proclorperazina. Quando há suspeita de redução da motilidade, a metoclopramida pode ser um tratamento eficaz. Havendo suspeita de inflamação do trato GI, os glicocorticoides, como a dexametasona, são um tratamento apropriado. Para as náuseas que se seguem à quimioterapia ou à radioterapia, recomendam-se um dos antagonistas do receptor 5-HT_3 ou um dos antagonistas da neurocinina-1, como o aprepitanto ou o fosaprepitanto. Os médicos devem tentar a prevenção das náuseas pós-quimioterapia em vez de simplesmente fornecer tratamento após o fato. As diretrizes clínicas atuais recomendam adaptar a potência dos tratamentos ao risco emético representado por um fármaco quimioterápico específico. Quando se suspeita de uma causa vestibular (como cinetose ou labirintite), os anti-histamínicos, como a meclizina (cujo principal efeito colateral é a sonolência), ou os anticolinérgicos, como a escopolamina, podem ser eficazes. Na náusea antecipatória, os pacientes podem se beneficiar com intervenções não farmacológicas, como o *biofeedback* e a hipnose. A intervenção farmacológica mais comum para a náusea antecipatória é um benzodiazepínico, como o lorazepam. Tal como ocorre com os anti-histamínicos, a sonolência e a confusão mental são os principais efeitos colaterais.

O uso médico da *cannabis* ou de canabinoides orais para tratamento paliativo das náuseas é controverso, pois não há ensaios clínicos controlados demonstrando sua eficácia para pacientes no final da vida. Em 2015, uma metanálise mostrou "evidências de baixa qualidade sugerindo que os canabinoides estão associados com melhora em náuseas e vômitos causados pela quimioterapia", e que não são tão bons quanto os antagonistas do receptor 5-HT_3, podendo algumas vezes até causar a síndrome de hiperêmese da *cannabis*. Os pacientes idosos – a grande maioria dos pacientes que morrem – parecem tolerar pouco os canabinoides.

Dispneia • FREQUÊNCIA A dispneia é a experiência subjetiva de falta de ar. Entre 50 e 75% dos pacientes que estão morrendo, especialmente aqueles com câncer de pulmão, metástases pulmonares, ICC e DPOC, experienciam dispneia em algum momento próximo do final da vida. A dispneia está entre os sintomas físicos mais angustiantes, e pode até superar a dor.

AVALIAÇÃO Assim como a dor, a dispneia é uma experiência subjetiva que pode não se correlacionar com medidas objetivas da PO_2, PCO_2 ou frequência respiratória. Em consequência, a mensuração da saturação de oxigênio por oximetria de pulso ou por gasometria arterial raramente é útil para orientar o tratamento. Apesar das limitações dos métodos de avaliação existentes, os médicos devem avaliar e documentar regularmente a experiência de dispneia dos pacientes e sua intensidade. As diretrizes recomendam escalas visuais analógicas de dispneia para avaliar a gravidade dos sintomas e os efeitos do tratamento. As causas potencialmente reversíveis ou tratáveis da dispneia incluem infecção, derrames pleurais, embolia pulmonar, edema pulmonar, asma e invasão das vias aéreas por um tumor. Contudo, a relação risco-benefício das intervenções diagnósticas e terapêuticas em pacientes para os quais resta pouco tempo de vida deve ser cuidadosamente avaliada antes que essas intervenções sejam realizadas. Com frequência, nenhuma etiologia secundária é identificada, e a dispneia advém da progressão da doença subjacente e intratável. A ansiedade causada pela dispneia e pela sensação de asfixia exacerba significativamente a dispneia preexistente, em um círculo vicioso.

INTERVENÇÕES Quando são diagnosticadas etiologias reversíveis ou tratáveis, deve-se tratá-las desde que os efeitos adversos do tratamento, como a drenagem repetida de derrames ou prescrição de anticoagulantes, sejam menos incômodos que a própria dispneia. Tratamentos mais agressivos, como a colocação de um *stent* em uma lesão brônquica, podem ser indicados quando se tem certeza de que a dispneia se deve à invasão tumoral naquele local e quando o paciente e a família entendem os riscos de tal procedimento.

Em geral, o tratamento é sintomático (Tab. 12-6). O oxigênio suplementar não parece ser efetivo. "Uma revisão sistemática da literatura não demonstrou efeito benéfico consistente da inalação de oxigênio em relação ao ar ambiente nos participantes do estudo com dispneia associada ao câncer em estágio terminal ou insuficiência cardíaca." Assim, o oxigênio pode ser nada mais do que um placebo caro. Os opioides em baixas doses reduzem a sensibilidade do centro respiratório e aliviam a sensação de dispneia. Caso os pacientes não estejam recebendo opioides, pode-se começar por um opioide fraco; se já estiverem recebendo opioides, deverão ser usados morfina ou outro opioide mais potente. Ensaios controlados não sustentam o uso de opioides nebulizados para a dispneia do final da vida. As fenotiazinas e a clorpromazina podem ser úteis quando combinadas com os opioides. Os benzodiazepínicos podem ser úteis no tratamento da dispneia, mas apenas se houver ansiedade. Os benzodiazepínicos não devem ser usados como terapia de primeira linha ou se não houver ansiedade. Se o paciente tiver história de DPOC ou asma, os broncodilatadores e corticosteroides inalatórios poderão ser úteis. Para o paciente que tem edema pulmonar devido

TABELA 12-6 ■ Medicamentos para o controle da dispneia

Intervenção	Dose	Comentários
Opioides fracos		Para os pacientes com dispneia leve
Codeína (ou codeína com 325 mg de paracetamol)	30 mg VO a cada 4 h	Para o paciente que nunca fez uso de opioides
Hidrocodona	5 mg VO a cada 4 h	
Opioides fortes		Para os pacientes que nunca fizeram uso de opioides com dispneia moderada a grave
Morfina	5-10 mg VO a cada 4 h	Para os pacientes que já tomam opioides para dor ou outros sintomas
	30-50% da dose basal de opioides a cada 4 h	
Oxicodona	5-10 mg VO a cada 4 h	
Hidromorfona	1-2 mg VO a cada 4 h	
Ansiolíticos		Dar uma dose a cada hora até que o paciente se sinta relaxado; fornecer, em seguida, uma dose de manutenção
Lorazepam	0,5-2,0 mg VO/SL/IV a cada hora e depois a cada 4-6 h	
Clonazepam	0,25-2,0 mg VO a cada 12 h	
Midazolam	0,5 mg IV a cada 15 min	

a insuficiência cardíaca, está indicada a diurese mediante o emprego de um medicamento, como a furosemida. O excesso de secreções pode ser reduzido pelo uso transdérmico ou intravenoso de escopolamina. As intervenções mais gerais, que podem ser realizadas pela equipe médica, consistem em sentar o paciente em posição ereta, remover a fumaça ou outros irritantes, como perfumes, garantir a circulação de ar fresco com umidade suficiente e minorar os outros fatores que possam aumentar a ansiedade.

Fadiga • FREQUÊNCIA A fadiga é um dos sintomas mais comumente relatados não apenas no tratamento de câncer, mas também no cuidado paliativo de esclerose múltipla, DPOC, insuficiência cardíaca e HIV. Mais de 90% dos pacientes com doença em fase terminal apresentam fadiga e/ou fraqueza. A fadiga é frequentemente citada como um dos fatores mais angustiantes nesses pacientes.

ETIOLOGIA As várias causas de fadiga no paciente paliativo são classificadas como resultantes da doença subjacente; de fatores induzidos pela doença, como o fator de necrose tumoral e outras citocinas; e de fatores secundários, como desidratação, anemia, infecção, hipotireoidismo e efeitos colaterais de medicamentos. Além da baixa ingestão calórica, a perda de massa muscular e as alterações das enzimas musculares podem desempenhar papel importante na fadiga da doença avançada. Com base em relatos de fadiga em pacientes que receberam irradiação craniana, que apresentaram depressão ou que têm dor crônica na ausência de caquexia ou outras alterações fisiológicas, hipóteses têm considerado a importância das mudanças do SNC, especialmente do sistema de ativação reticular. Por fim, a depressão e outras causas de sofrimento psicológico podem contribuir para a fadiga.

AVALIAÇÃO Como a dor e a dispneia, a fadiga é subjetiva, pois representa uma sensação de cansaço e redução da capacidade física do paciente. Pode não haver alterações objetivas nem mesmo do peso corporal. Em consequência, a avaliação deve basear-se no relato do paciente. As escalas usadas para mensurar a fadiga, tais como o instrumento de avaliação funcional de Edmonton (Edmonton Functional Assessment Tool), as Escalas de autorrelato de fadiga (Fatigue Self-Report Scales) ou a Escala de fadiga de Rhoten (Rhoten Fatigue Scale), geralmente são mais apropriadas para fins de pesquisa, mas não para a prática clínica. Na prática clínica, uma simples avaliação do desempenho, como o estado de desempenho do Karnofsky (Karnofsky Performance Status) ou a pergunta do Eastern Cooperative Oncology Group (ECOG) "Qual a porcentagem do dia que o paciente passa no leito?", pode ser a melhor medida. Na avaliação ECOG do estado do desempenho de 0-4, em que 0 = atividade normal; 1 = sintomático sem estar confinado ao leito; 2 = algum confinamento, mas < 50% do tempo no leito; 3 = confinado ao leito mais da metade do dia; 4 = no leito o dia inteiro. Essa escala possibilita a avaliação ao longo do tempo e correlaciona-se bem com o prognóstico e a gravidade global da doença. Uma revisão de 2008 feita pela European Association of Palliative Care também descreveu várias ferramentas de avaliação mais extensas com 9 a 20 itens, incluindo o Piper Fatigue Inventory, o Multidimensional Fatigue Inventory e o Brief Fatigue Inventory (BFI).

INTERVENÇÕES As causas reversíveis de fadiga, como anemia e infecção, devem ser tratadas. Porém, no final da vida, deve ser realisticamente reconhecido que a fadiga não será "curada". O objetivo é minorá-la e ajudar os pacientes e suas famílias a ajustar as expectativas. Devem-se utilizar intervenções comportamentais para evitar culpar o paciente pela inatividade e esclarecer à família e ao paciente de que a doença subjacente causa alterações fisiológicas que produzem baixos níveis de energia. A compreensão de que o problema é fisiológico e não psicológico ajuda a alterar as expectativas acerca do nível de atividade física do paciente. Na prática, isso pode significar reduzir as atividades rotineiras, como tarefas domésticas e cozinhar, eventos sociais fora do lar, e tornar aceitável receber visitas deitado no sofá. Ao mesmo tempo, a implementação de programas de exercícios e de fisioterapia aumenta as endorfinas e reduz a perda muscular, bem como o risco de depressão. Além disso, garantir uma boa hidratação sem piorar o edema ajuda a reduzir a fadiga. Poderá ser oportuno suspender os medicamentos que agravam a fadiga, como agentes cardíacos, benzodiazepínicos, certos antidepressivos, ou opioides se a dor do paciente estiver bem controlada. Quando o cuidado de final de vida prossegue para seus estágios finais, a fadiga pode proteger os pacientes de mais sofrimento, e o tratamento continuado poderia ser prejudicial.

Há apenas umas poucas intervenções farmacológicas que tratam a fadiga e a fraqueza. Ensaios clínicos controlados randomizados sugerem que os glicocorticoides podem aumentar a energia e melhorar o humor. A dexametasona (8 mg/dia), por sua dose única diária e mínima atividade mineralocorticoide, é a preferida. Os benefícios, quando ocorrem, são habitualmente observados no primeiro mês. Para a fadiga associada à anorexia, o megestrol (480-800 mg) pode ser útil. Os psicoestimulantes, como a dextroanfetamina (5-10 mg VO) e o metilfenidato (2,5-5 mg VO), podem aumentar os níveis de energia, embora ensaios clínicos controlados não tenham demonstrado que esses fármacos sejam efetivos para a fadiga induzida por casos leves a moderados de câncer. As doses devem ser administradas de manhã e ao meio-dia, para minimizar o risco de insônia contraproducente. A modafinila e a armodafinila, desenvolvidas para a narcolepsia, mostraram-se promissoras no tratamento da fadiga e têm a vantagem de dose única diária. Seu papel exato na fadiga do final da vida não foi documentado, mas seu uso pode ser válido se outras intervenções não forem benéficas. Evidências esparsas sugerem que a L-carnitina pode melhorar a fadiga, a depressão e os distúrbios do sono.

SEDAÇÃO PALIATIVA

A sedação paliativa é usada em situações de sofrimento que não podem ser abordadas de outras maneiras. Quando os pacientes experimentam sintomas graves, como dor ou dispneia, que não podem ser aliviados pelas intervenções convencionais ou quando experimentam sintomas devastadores, como convulsões não controladas, então a sedação paliativa deve ser considerada como intervenção de último recurso. Ela pode ser inapropriada se for feita para acelerar a morte (o que ela não costuma fazer), quando for solicitada pela família em vez de ser desejo do paciente ou quando houver outras intervenções que poderiam ser tentadas. O uso da sedação paliativa em casos de extremo sofrimento existencial ou espiritual ainda é controverso. Geralmente, a sedação paliativa deve ser introduzida apenas após o paciente e familiares estarem seguros de que foram tentadas todas as outras intervenções e após o paciente e seus entes queridos conseguirem se despedir.

A sedação paliativa pode ser obtida aumentando de forma significativa a dose de opioides até que o paciente fique inconsciente e, então, colocando o opioide em doses frequentes, em infusão contínua. Outro medicamento que costuma ser usado para sedação paliativa é o midazolam, 1-5 mg IV a cada 5-15 min para acalmar o paciente, seguido por infusão subcutânea ou IV contínua de 1 mg/h. Em cenários hospitalares, uma infusão contínua de 5 μg/kg/min pode ser usada. Também há outros medicamentos menos comumente usados para a sedação paliativa, incluindo levomepromazina, clorpromazina e fenobarbital.

MANEJO DOS SINTOMAS PSICOLÓGICOS

Depressão • **FREQUÊNCIA E IMPACTO** A depressão no fim da vida representa uma situação aparentemente paradoxal. Muitas pessoas acreditam que a depressão é normal entre pacientes seriamente enfermos porque estão à beira da morte. As pessoas com frequência perguntam: "Você não estaria deprimido?". Embora a tristeza, a ansiedade, a raiva e a irritabilidade sejam respostas normais a uma enfermidade grave, são em geral de intensidade modesta e transitória. Tristeza e ansiedade persistentes, bem como os sintomas fisicamente incapacitantes que podem produzir, são anormais e sugestivos de depressão maior. O número exato de pacientes com doença terminal que apresentam depressão é incerto, primariamente devido a uma falta de critérios diagnósticos e de rastreamento consistentes. O acompanhamento cuidadoso dos pacientes sugere que, embora até 75% dos pacientes com doença terminal experimentem sintomas depressivos, cerca de 25% dos pacientes com doença terminal têm depressão maior. A depressão no final da vida é preocupante, pois ela pode reduzir a qualidade de vida, interferir com o encerramento de relações e outros trabalhos de separação, dificultar a adesão às intervenções médicas e amplificar o sofrimento associado à dor e a outros sintomas.

ETIOLOGIA História prévia de depressão, história familiar de depressão ou de transtorno bipolar e tentativas prévias de suicídio associam-se a um maior risco de depressão entre os pacientes em fase final de vida. Outros sintomas, como a dor e a fadiga, associam-se a taxas mais altas de depressão; a dor incontrolada pode exacerbar a depressão, e esta pode tornar os pacientes ainda mais afligidos pela dor. Muitos medicamentos usados nos estágios terminais, como os glicocorticoides, e alguns antineoplásicos, como o tamoxifeno, a interleucina 2, a α-interferona e a vincristina, também se associam à depressão. Relatou-se que algumas doenças terminais, como o câncer de pâncreas, certos AVCs e insuficiência cardíaca, associam-se a taxas mais altas de depressão, embora isso seja controverso. Por fim, a depressão pode ser atribuível ao luto pela perda de um papel ou função, ao isolamento social ou à solidão.

AVALIAÇÃO Infelizmente, muitos estudos sugerem que a maioria dos pacientes com depressão no final da vida não são diagnosticados, ou se forem diagnosticados, não têm o tratamento apropriado. O diagnóstico de depressão em pacientes gravemente enfermos é complicado, porque muitos dos sintomas vegetativos mencionados nos critérios do *Manual diagnóstico e estatístico de transtornos mentais, 5ª edição (DSM-V)* para a depressão clínica – insônia, anorexia e perda ponderal, fadiga, redução da libido e dificuldade de concentração – associam-se também ao próprio processo de morte. Assim, a avaliação da depressão em pacientes gravemente enfermos deveria enfatizar o humor disfórico, o desamparo, a desesperança, bem como a falta de interesse e prazer nas atividades normais, além da incapacidade de concentrar-se nelas. Atualmente se recomenda que os pacientes próximos do final da vida sejam rastreados com o PHQ-9 ou o PHQ-2, que pergunta "Nas últimas 2 semanas, com que frequência você ficou incomodado com algum dos seguintes problemas? (1) Pouco interesse ou prazer ao fazer as coisas e (2) sentiu-se triste, deprimido ou desamparado." As categorias de resposta são: nenhuma vez, vários dias, mais que a metade dos dias, quase todos os dias. Outras ferramentas diagnósticas incluem o formulário breve do Beck Depression Index ou uma escala análoga visual.

Determinadas condições podem ser confundidas com a depressão. Endocrinopatias, como hipotireoidismo e síndrome de Cushing, anormalidades eletrolíticas, como hipercalcemia, e acatisia, especialmente causada por antieméticos bloqueadores da dopamina, como a metoclopramida e a proclorperazina, podem simular a depressão e devem ser excluídas.

INTERVENÇÕES O subtratamento de pacientes deprimidos com doença avançada é comum. Os médicos devem tratar qualquer sintoma físico, tal como a dor, que possa estar causando ou exacerbando a depressão. Promover a adaptação às muitas perdas que o paciente está experimentando também pode ser útil. Infelizmente, há poucos ensaios clínicos randomizados para orientar essas intervenções. Assim, o tratamento normalmente segue aquele usado para pacientes deprimidos sem doença avançada.

Na ausência de ensaios clínicos controlados randomizados, as intervenções não farmacológicas, como a psicoterapia individual ou em grupo, e as terapias comportamentais, como o relaxamento e imagens mentais, podem ser úteis, sobretudo em combinação com a terapia farmacológica.

Contudo, as intervenções farmacológicas continuam sendo a base do tratamento. Para tratar a depressão em pacientes com doença avançada, utilizam-se medicamentos iguais aos dos pacientes sem doença avançada. Os psicoestimulantes podem ser preferíveis para os pacientes com prognóstico reservado ou para os que apresentam fadiga ou sonolência induzida por opioides. Os psicoestimulantes exercem ação comparativamente rápida, em alguns dias em vez das semanas necessárias para a ação dos inibidores seletivos da recaptação da serotonina (ISRSs). Deve-se começar com dextroanfetamina ou metilfenidato, na dose de 2,5 a 5 mg, de manhã e ao meio-dia, as mesmas doses iniciais do tratamento da fadiga. Pode-se aumentar gradualmente a dose para até 15 mg, 2×/dia. A modafinila deve ser iniciada na dose de 100 mg, 1×/dia, podendo ser aumentada para 200 mg se não houver efeito com a dose mais baixa. A pemolina é um psicoestimulante diferente das anfetaminas, com potencial mínimo de uso abusivo. Também é eficaz como antidepressivo a partir de 18,75 mg, de manhã e ao meio-dia. Por ser absorvida pela mucosa bucal, é preferível para os pacientes que apresentam obstrução intestinal ou disfagia. Se for usada por períodos prolongados, a função hepática deverá ser monitorada. Os psicoestimulantes também podem ser combinados com antidepressivos tricíclicos mais tradicionais, enquanto se espera que os antidepressivos tornem-se eficazes, sendo suspensos gradualmente após algumas semanas, se necessário. Os psicoestimulantes têm efeitos colaterais, em particular ansiedade inicial, insônia e, muito raramente, paranoia, que podem exigir a redução da dose ou a suspensão do tratamento.

A mirtazapina, um antagonista dos receptores de serotonina pós-sinápticos, é um psicoestimulante promissor. Ela deve ser iniciada com 7,5 mg antes de dormir e ser titulada uma vez a cada 1-2 semanas até uma dose máxima de 45 mg/dia. O medicamento tem propriedades sedativas, antieméticas e ansiolíticas, com poucas interações medicamentosas. Seu efeito colateral de ganho ponderal pode ser benéfico para os pacientes gravemente enfermos; está disponível em comprimidos que se desintegram na boca.

Para os pacientes com expectativa de vida de vários meses ou mais, os ISRSs, como fluoxetina, sertralina, paroxetina, escitalopram e citalopram, além dos inibidores de recaptação da serotonina e norepinefrina, como a venlafaxina e a duloxetina, são o tratamento preferido por sua eficácia e aos poucos efeitos colaterais comparativamente. Como as doses baixas desses medicamentos podem ser eficazes em pacientes gravemente enfermos, deve-se usar a metade da dose inicial habitual usada para os adultos sadios. A dose inicial de fluoxetina é de 10 mg, 1×/dia. Na maioria dos casos, é possível uma única dose diária. A escolha de qual ISRS usar deve ser feita com base (1) na prévia eficácia ou ineficácia da medicação específica para o paciente e (2) no perfil de efeitos colaterais mais favorável de um determinado agente. Por exemplo, para um paciente em que a fadiga é um sintoma importante, um ISRS mais estimulante (fluoxetina) pode ser apropriado. Para os pacientes nos quais a ansiedade e a insônia são sintomas importantes, um ISRS mais sedativo (paroxetina) seria conveniente. É importante observar que pode demorar até 4 semanas para que esses medicamentos tenham algum efeito.

Os antidepressivos atípicos são recomendados apenas em algumas circunstâncias, em geral com o auxílio de parecer especializado. A trazodona pode ser um antidepressivo eficaz, mas é sedativa e pode causar hipotensão ortostática, bem como, ocasionalmente, priapismo. Assim, ela deve ser usada antes de deitar e apenas quando se deseja um efeito sedativo, sendo muitas vezes usada em pacientes com insônia, com dose inicial de 25 mg. A bupropiona também pode ser usada. Além de seus efeitos antidepressivos, a bupropiona é energizante, o que a torna útil para pacientes deprimidos que experimentam fadiga. Contudo, pode causar convulsões, o que impede seu uso em pacientes sob risco de neoplasias do SNC ou de *delirium*. Por fim, o alprazolam, um benzodiazepínico, na dose inicial de 0,25-1 mg, 3×/dia, pode ser eficaz em pacientes gravemente enfermos que tenham uma combinação de ansiedade e depressão. Embora seja potente e atue rapidamente, tem muitas interações medicamentosas e pode causar *delirium*, especialmente em pacientes muito enfermos, em virtude da sua forte ligação ao complexo de receptores do ácido γ-aminobutírico (GABA)-benzodiazepínicos.

A menos que sejam usados como adjuvantes no tratamento da dor, os antidepressivos tricíclicos não são recomendados. Embora eles possam ser efetivos, sua janela terapêutica e efeitos colaterais graves costumam limitar a sua utilidade. Do mesmo modo, os inibidores da monoaminoxidase (IMAOs) não são recomendados devido aos seus efeitos colaterais e perigosas interações medicamentosas.

***Delirium* (Ver Cap. 27) • FREQUÊNCIA** Nas semanas ou meses que antecedem a morte, o *delirium* é incomum, porém seu diagnóstico passa despercebido muitas vezes. Nos dias e horas que antecedem a morte, o *delirium* torna-se relativamente frequente. Até 85% dos pacientes que morrem de câncer manifestam *delirium*.

ETIOLOGIA O *delirium* é uma disfunção cerebral global caracterizada por alterações da cognição e da consciência. É frequentemente precedido de ansiedade, alterações nos padrões de sono (em especial, troca do dia pela noite) e redução da atenção. Diferentemente da demência, o *delirium* tem início agudo, é caracterizado por flutuação da consciência e desatenção e é reversível, embora a reversibilidade possa ser mais teórica do que real nos pacientes próximos da morte. Um paciente com demência pode ter *delirium*; de fato, os pacientes dementes são mais vulneráveis ao *delirium*.

As causas de *delirium* incluem encefalopatia metabólica oriunda de insuficiência hepática ou renal, hipoxemia ou infecção; de desequilíbrios eletrolíticos, como a hipercalcemia; de síndromes paraneoplásicas; de desidratação; e de tumores cerebrais primários, metástases cerebrais ou disseminação leptomeníngea do tumor. É comum que, em pacientes em processo de morte, o *delirium* seja causado por efeitos colaterais de terapias, incluindo a radioterapia para metástases cerebrais, e medicamentos, como opioides, glicocorticoides, anticolinérgicos, anti-histamínicos, antieméticos, benzodiazepínicos e agentes quimioterápicos. A etiologia pode ser multifatorial; por exemplo, a desidratação pode exacerbar o *delirium* induzido por opioides.

AVALIAÇÃO O *delirium* deve ser reconhecido em todo paciente em fase de final de vida demonstrando início recente de desorientação, cognição deficiente, sonolência, níveis flutuantes de consciência ou delírios, com ou sem agitação. Deve ser distinguido da ansiedade aguda, da depressão, bem como da demência. O aspecto diferencial fundamental é a alteração da consciência, que habitualmente não se verifica na ansiedade, nem na depressão, nem na demência. Embora um *delirium* "hiperativo", caracterizado por confusão mental e agitação francas, seja provavelmente mais comum, os pacientes também devem ser avaliados quanto à presença de um *delirium* "hipoativo", caracterizado por inversão do sono-vigília e redução da atenção.

Em alguns casos, o uso de instrumentos de avaliação formais, como o Miniexame do Estado Mental (que não diferencia entre *delirium* e demência) e a Delirium Rating Scale (que também não os diferencia), pode ser útil para distinguir o *delirium* de outros processos. Deve-se avaliar cuidadosamente a lista de medicamentos do paciente. Não obstante, um fator etiológico reversível do *delirium* é encontrado em menos de metade dos pacientes com doença terminal. Como a maioria dos pacientes em fase terminal que apresenta *delirium* se encontra muito próxima da morte e pode estar em casa, avaliações diagnósticas extensas, como a punção lombar ou exame neurorradiológico, são inapropriadas.

INTERVENÇÕES Um dos objetivos mais importantes da assistência em final de vida é proporcionar aos pacientes lucidez suficiente para que possam despedir-se das pessoas que amam. O *delirium* dos dias finais, especialmente quando acompanhado de agitação, é angustiante para a família e os cuidadores. Um forte determinante de dificuldades durante o luto é o fato de se ter presenciado uma morte difícil. Assim, o *delirium* nessa fase deve ser tratado vigorosamente.

Ao primeiro sinal de *delirium*, como a troca do dia pela noite com leves alterações do raciocínio, o médico deve comunicar aos membros da família que esse é o momento para que ela se certifique de que tudo o que se deseja dizer tenha sido dito. A família deve ser informada de que o *delirium* é comum pouco antes da morte.

Caso haja suspeita de que medicamentos sejam a causa do *delirium*, os agentes desnecessários devem ser suspensos. Devem-se tratar as outras causas potencialmente reversíveis, como constipação, retenção urinária e anormalidades metabólicas. É preciso instituir medidas de apoio que visem oferecer um ambiente familiar, como a restrição de visitas apenas aos indivíduos que o paciente conheça e a eliminação de novas experiências; orientação do paciente, se possível providenciando relógio e calendário; e correção delicada das alucinações ou equívocos cognitivos do paciente.

O tratamento farmacológico baseia-se no uso de neurolépticos e, em casos extremos, anestésicos (Tab. 12-7). O haloperidol continua sendo a terapia de primeira escolha. Em geral, os pacientes são controlados com doses baixas (1-3 mg/dia), geralmente dadas a cada 6 horas, mas há pacientes que precisam de até 20 mg/dia. O haloperidol pode ser administrado pelas vias oral, subcutânea ou intravenosa. Não se devem usar injeções intramusculares, exceto quando esse for o único meio de controlar o paciente com *delirium*. Foi demonstrado que a olanzapina, um neuroléptico atípico, tem eficácia significativa na resolução completa do *delirium* nos pacientes com câncer. Ela também tem outros efeitos benéficos para pacientes com doença terminal, incluindo antieméticos, antiansiedade e de ganho ponderal. A olanzapina é útil para os pacientes com expectativa de vida mais longa, pois é menos propensa a causar disforia e tem menor risco de reações distônicas. Além disso, como a olanzapina é metabolizada por múltiplas vias, ela pode ser usada em pacientes com disfunções hepática e renal. A olanzapina tem a desvantagem de ser disponível apenas por via oral e de levar uma semana para atingir o estado de equilíbrio. A dose habitual é de 2,5 a 5 mg VO 2×/dia. A clorpromazina (10-25 mg a cada 4-6 horas) poderá ser útil se a sedação for desejável, e pode ser administrada pelas vias oral, intravenosa ou retal. As reações distônicas resultantes do bloqueio da dopamina são um efeito colateral dos neurolépticos, mas há relatos de que são raras quando esses fármacos são usados para o tratamento do *delirium* na fase final da vida. Caso os pacientes apresentem reações distônicas, deve-se administrar benzotropina. Os neurolépticos podem ser combinados com o lorazepam para reduzir a agitação quando o *delirium* decorre de abstinência de álcool ou sedativos.

TABELA 12-7 ▪ Medicamentos para o controle do *delirium*

Intervenções	Dose
Neurolépticos	
Haloperidol	0,5-5 mg a cada 2-12 h VO/IV/SC/IM
Tioridazina	10-75 mg a cada 4-8 h VO
Clorpromazina	12,5-50 mg a cada 4-12 h VO/IV/IM
Neurolépticos atípicos	
Olanzapina	2,5-5 mg 1-2×/dia VO
Risperidona	1-3 mg a cada 12 h VO
Ansiolíticos	
Lorazepam	0,5-2 mg a cada 1-4 h VO/IV/IM
Midazolam	1-5 mg/h em infusão contínua IV/SC
Anestésicos	
Propofol	0,3-2,0 mg/h em infusão contínua IV

Se não houver resposta ao tratamento de primeira linha, deverá ser obtido um parecer especializado com o objetivo de troca da medicação. No caso de os pacientes não melhorarem após um segundo neuroléptico, poderão ser necessárias a sedação com um anestésico, como o propofol, ou a infusão contínua de midazolam. Segundo algumas estimativas, no fim da vida até 25% dos pacientes que apresentam *delirium*, especialmente o *delirium* agitado com mioclonias ou crises convulsivas, podem precisar de sedação.

A contenção física deve ser usada com grande relutância e apenas quando a violência do paciente estiver ameaçando a ele próprio ou aos outros. Se instituída, deve-se reavaliar sua conveniência a intervalos frequentes.

Insônia • FREQUÊNCIA Os distúrbios do sono – definidos como a dificuldade de conciliar o sono ou de manter-se dormindo, como a dificuldade de dormir por pelo menos três noites por semana ou como a dificuldade de dormir que comprometa as atividades diárias – ocorrem entre 19 e 63% dos pacientes com câncer avançado. Trinta a 74% dos pacientes com outras condições terminais, como Aids, cardiopatia, DPOC e doença renal, sofrem de insônia.

ETIOLOGIA Os pacientes com câncer podem ter alterações na eficiência do sono, como um aumento no estágio I do sono. A insônia também pode coexistir com doenças físicas, como doença tireoidiana, além de doenças psicológicas, como depressão e ansiedade. Medicamentos, como os antidepressivos, psicoestimulantes, glicocorticoides e β-agonistas são, tal como a cafeína e o álcool, importantes contribuidores para os distúrbios do sono. Diversos medicamentos vendidos sem prescrição médica contêm cafeína e anti-histamínicos, que podem contribuir para os distúrbios do sono.

AVALIAÇÃO Deve incluir questões específicas a respeito do início e da continuidade do sono, bem como sobre o despertar muito cedo pela manhã, que trarão indícios dos agentes causais e das condutas para a insônia. Os pacientes devem ser interrogados sobre seus problemas prévios de sono, investigados quanto à presença de depressão e ansiedade e questionados quanto a sintomas de doença tireoidiana. A cafeína e o álcool são importantes causas de problemas de sono, e uma cuidadosa história do uso dessas substâncias deve ser obtida. Tanto o uso excessivo quanto a abstinência de álcool podem ser causas de problemas de sono.

INTERVENÇÕES As bases de qualquer intervenção consistem no aperfeiçoamento da higiene do sono (estimulando horários regulares de sono, redução das distrações na hora de dormir, eliminação da cafeína e de outros estimulantes, bem como do álcool), intervenções para tratar ansiedade e depressão e o tratamento da própria insônia. Para os pacientes com depressão que têm insônia e ansiedade, um antidepressivo sedativo, como a mirtazapina, pode ser útil. Nos idosos, a trazodona, começando com 25 mg ao deitar, é um auxílio eficaz para o sono em doses mais baixas que as necessárias para o efeito antidepressivo. O zolpidem pode resultar em menor incidência de *delirium* em comparação com os benzodiazepínicos tradicionais, mas isso ainda não foi claramente estabelecido. Quando se prescrevem benzodiazepínicos, os de ação curta (como o lorazepam) têm preferência sobre os de ação prolongada (como o diazepam). Os pacientes que recebem esses medicamentos devem ser observados quanto ao surgimento de sinais de confusão mental e *delirium*.

MANEJO DAS NECESSIDADES SOCIAIS

Encargos financeiros • FREQUÊNCIA A morte pode impor aos pacientes e às suas famílias um considerável ônus econômico, causando sofrimento. Tal situação é conhecida como toxicidade financeira. Nos Estados Unidos, que tem o sistema de saúde menos abrangente entre os países ricos, um quarto das famílias que lidam com câncer em estágio terminal relatam que os cuidados são uma grande carga financeira e um terço delas usava a maior parte de suas economias. Entre os beneficiários do Medicare, a média dos gastos do próprio bolso era > 8.000 dólares. Entre 10 e 30% das famílias são forçadas a vender bens, usam suas economias ou assumem uma hipoteca para cobrir os custos de assistência médica do paciente.

É provável que o paciente reduza o ritmo de trabalho e subsequentemente pare de trabalhar por completo. Em 20% dos casos, um familiar do paciente em fase terminal precisa parar de trabalhar para assumir os cuidados. As principais causas do ônus econômico estão relacionadas com a função física precária, bem como com a necessidade de cuidados e de auxílio para a manutenção do lar, assistência de enfermagem e cuidados pessoais. Os pacientes mais debilitados e pobres sofrem maior encargo econômico.

INTERVENÇÃO O ônus econômico dos cuidados no final da vida não deve ser encarado como um assunto particular do paciente. Está associado a uma série de resultados adversos à saúde, incluindo a preferência da assistência de conforto em vez da assistência para prolongar a vida e a consideração da eutanásia ou suicídio assistido por médico (SAM). Os encargos econômicos tendem a aumentar o sofrimento psicológico das famílias e dos cuidadores de pacientes em fase terminal, e a pobreza se associa a muitos efeitos adversos à saúde. É importante observar que estudos constataram que "pacientes com câncer avançado que relataram ter conversas sobre o fim da vida com os médicos tiveram custos com cuidados de saúde significativamente menores em sua semana final de vida. Custos mais altos foram associados à pior qualidade de morte." O auxílio de um assistente social, desde cedo se possível, pode ser útil para garantir acesso a todos os benefícios disponíveis. Muitas pessoas e profissionais de saúde desconhecem as opções de seguro para assistência de longo prazo, o direito de licença remunerada para os cuidadores e a lei de licença médica familiar (FMLA, Family Medical Leave Act, o direito à licença do trabalho para os familiares) e outras fontes de auxílio (existentes nos Estados Unidos). Algumas dessas opções (como a licença remunerada para os cuidadores) podem fazer parte de um programa formal de assistência em instituição de apoio, mas outras (como o FMLA) não exigem a admissão a uma instituição de apoio.

Relacionamentos • FREQUÊNCIA A resolução de questões pessoais e o encerramento da história de relações vividas são necessidades universais. Quando indagadas sobre que tipo de morte seria preferível: se a morte súbita ou a morte após uma doença, as pessoas com frequência escolhem a primeira, mas logo mudam para a última quando refletem sobre a importância de se despedir dos entes queridos. Os familiares em luto que não tiveram a chance de dizer adeus muitas vezes enfrentam um processo de luto mais difícil.

INTERVENÇÕES A assistência dos pacientes gravemente enfermos exige esforços para facilitar os tipos de encontros e tempo despendido com a família e com os amigos que são essenciais para satisfazer essas necessidades. Pode ser preciso conceder aos familiares e amigos próximos horários irrestritos de visita em hospitais e outras instalações, o que pode incluir dormir próximo ao paciente, mesmo em ambientes institucionais. Os médicos e outros profissionais de saúde podem facilitar e resolver as interações tensas entre o paciente e outros familiares. A ajuda aos pacientes e familiares que estão em dúvida quanto ao modo de criar ou de ajudar a preservar as lembranças, seja oferecendo insumos, como cadernos ou caixa de recordações, ou oferecendo-lhes sugestões e fontes de informações, pode ser profundamente apreciada. A obtenção de fotografias ou vídeos é especialmente útil aos pacientes em fase terminal que têm filhos jovens ou netos.

Cuidadores familiares • FREQUÊNCIA Cuidar de pacientes com doença terminal é um ônus pesado para a família. Com frequência, os familiares são instados a providenciar o transporte e a manutenção do lar, bem como outros serviços. Geralmente, profissionais pagos, como enfermeiros domiciliares e cuidadores, complementam a assistência da família; apenas 25% do total de cuidados recai sobre profissionais remunerados. Nos últimos 40 anos, tem havido declínio significativo nos Estados Unidos nas mortes que ocorrem em hospitais, com aumento simultâneo nas mortes em outras instituições e em casa. Mais de um terço das mortes ocorrem na casa dos pacientes. Esse maior número de mortes fora do hospital aumenta a participação das famílias na assistência de final de vida. Os familiares estão cada vez mais sendo encarregados dos cuidados físicos (como movimentar e banhar os pacientes) e médicos (como avaliar sintomas e administrar medicamentos), além dos cuidados e apoio emocionais.

Três quartos dos cuidadores familiares de pacientes paliativos são mulheres – esposas, filhas, irmãs, e mesmo noras. Como muitas são viúvas, as mulheres tendem a receber menos ajuda familiar e precisar de mais assistência paga. Cerca de 20% dos pacientes paliativos relatam considerável insatisfação das necessidades de assistência de enfermagem e cuidados pessoais. O impacto da prestação de cuidados na família dos cuidadores é considerável: os cuidadores têm, tanto no momento dos cuidados quanto após o luto, mortalidade mais alta do que os controles não cuidadores.

INTERVENÇÕES É obrigatório indagar sobre as necessidades não alcançadas e tentar garantir que sejam sanadas por meio da família ou de serviços profissionais remunerados, quando possível. O auxílio da comunidade, da igreja ou de outros grupos locais muitas vezes pode ser acionado com telefonemas da equipe médica para alguém que o paciente ou a família se identifiquem. Fontes de auxílio destinadas especificamente aos cuidadores familiares podem ser identificadas recorrendo-se a fontes locais ou nacionais, mediantes recurso a grupos, como a National Family Caregivers

Association (*www.nfcacares.org*), American Cancer Society (*www.cancer.org*) e Alzheimer's Association (*www.alz.org*).

MANEJO DAS NECESSIDADES EXISTENCIAIS

Frequência A religião e a espiritualidade costumam ser importantes para os pacientes que estão morrendo. Quase 70% dos pacientes relatam que se tornaram mais religiosos ou voltados para a espiritualidade quando desenvolveram uma doença terminal, e muitos encontram conforto em diversas práticas religiosas ou espirituais, como a oração. Contudo, cerca de 20% dos pacientes com doença terminal tornam-se menos religiosos, frequentemente sentindo-se traídos ou trapaceados por apresentar uma doença terminal. Para outros pacientes, a necessidade é de significado e de finalidade para a vida, o que é distinto e talvez até contrário à religião ou à espiritualidade. Quando interrogados, os pacientes e suas famílias frequentemente externam o desejo de que seus cuidadores profissionais sejam mais atentos à religião e à espiritualidade.

Avaliação Profissionais de saúde frequentemente hesitam em participar das experiências religiosas, espirituais e existenciais de seus pacientes, porque podem parecer particulares ou irrelevantes em relação à doença. Porém, os médicos e outros membros da equipe de cuidados devem estar atentos para ao menos detectar as necessidades espirituais e existenciais. Para isso, criaram-se perguntas de rastreamento para que o médico obtenha a história espiritual. O sofrimento espiritual pode ampliar outros tipos de sofrimento e até mascarar-se, por exemplo, como dor física intratável, ansiedade ou depressão. As perguntas de rastreamento da avaliação abrangente são geralmente suficientes. Uma avaliação mais profunda e a intervenção de um médico raramente são apropriadas, a menos que nenhum outro membro da equipe de cuidados esteja disponível ou habilitado. Membros religiosos podem ser úteis, seja da instituição médica ou da comunidade do próprio paciente.

Intervenções Não se estabeleceu exatamente como as práticas religiosas, a espiritualidade e questões existenciais podem ser facilitadas com a finalidade de melhorar a assistência de final de vida. O que está claro é que, para os médicos, uma importante intervenção é interrogar sobre o papel e a importância da espiritualidade e da religião na vida do paciente. Isso o ajuda a sentir-se ouvido e auxilia os médicos a identificar necessidades específicas. Em um estudo, apenas 36% dos entrevistados indicaram que um membro religioso seria reconfortante. No entanto, o aumento do interesse religioso e espiritual entre uma parcela significativa dos pacientes que estão morrendo sugere que sejam interrogados sobre como essa necessidade pode ser atendida. Algumas evidências sustentam métodos específicos de abordar as necessidades existenciais em pacientes, que vão desde o estabelecimento de ambiente de grupo de apoio para pacientes com doença avançada até tratamentos individuais que enfatizam a dignidade do paciente e fontes de significado.

CONTROLE DOS ÚLTIMOS ESTÁGIOS

SERVIÇOS DE CUIDADO PALIATIVO: COMO E ONDE

A definição da melhor conduta no cuidado paliativo depende das preferências dos pacientes, disponibilidade de cuidadores e serviços especializados acessíveis, recursos institucionais e reembolso. A instituição de apoio é um modelo importante de serviços de cuidado paliativo, mas não o único. Nos Estados Unidos, um pouco mais de um terço – 35,7% – dos cuidados paliativos são fornecidos em clínicas residenciais. Nos Estados Unidos, o Medicare paga por serviços paliativos cobertos na Parte A, o seguro de reembolso hospitalar. Dois médicos devem atestar que o paciente tem uma expectativa de vida ≤ 6 meses se a doença seguir sua evolução habitual. Os prognósticos são, por natureza, probabilísticos; os pacientes não morrerão obrigatoriamente em 6 meses, mas têm uma doença da qual metade dos indivíduos morre em 6 meses. Os pacientes assinam um formulário de admissão na instituição de apoio em que declaram sua intenção de renunciar aos serviços curativos relacionados com a sua doença terminal, mas que podem receber serviços médicos para outros distúrbios comórbidos. Os pacientes também podem deixar a instituição de apoio e retornar depois; o benefício do Medicare para a instituição de apoio pode ser revogado depois, a fim de que os benefícios tradicionais do seguro possam ser recebidos. Os pagamentos à instituição de apoio são por diária (ou por pessoa) em vez de taxa por serviço. Os pagamentos cobrem os serviços médicos de supervisão da equipe de assistência; as visitas domiciliares regulares por enfermeiros e auxiliares de enfermagem certificados; os serviços de cuidadores e mantenedores domiciliares; os serviços de capelão; os serviços de assistência social; o aconselhamento do luto e o equipamento médico, acessórios e medicamentos. Nenhum tratamento é excluído, e o objetivo é que cada tratamento seja considerado por seu efeito sobre os sintomas (e não por sua capacidade de modificar a doença). A assistência clínica adicional, incluindo os serviços do médico responsável, é coberta na Parte B do Medicare mesmo durante a vigência do benefício para a instituição de apoio.

O Affordable Care Act orienta a Secretaria de Saúde e Serviços Humanos a coletar dados sobre o reembolso do Medicare para instituições de apoio com o objetivo de reformar as taxas de pagamento que sejam responsáveis pelo uso de recursos durante um episódio completo de cuidado. A legislação também exige avaliações adicionais e revisa a eligibilidade para uso de casas de apoio por médicos ou enfermeiros. O Center for Medicare and Medicaid Innovation (CMMI) patrocina e realiza projetos de demonstração para testar modelos e avaliar o potencial para novos métodos. Em 2016, CMMI iniciou um teste de 5 anos de serviços concomitantes de instituições de apoio e paliativos com tratamento curativo de pacientes com doença terminal com uma expectativa de vida ≤ 6 meses. Um teste de 4 anos iniciado em 2021 vai examinar a inclusão do serviço de instituições de apoio no Medicare Advantage cobrindo 8% do mercado e incluindo planos de saúde importantes.

Até 2018, a duração média da internação nas instituições de apoio para beneficiários do Medicare era de 90 dias. Contudo, a duração mediana de internação foi de apenas 18 dias, sugerindo que a maioria dos pacientes estão em instituições de apoio por um período mais curto. Essas internações curtas criam barreiras à prestação de serviços paliativos de alta qualidade no lar do paciente e impõem encargos financeiros aos provedores das instituições de apoio, pois a avaliação inicial despende muito mais recursos. Os médicos devem fazer o encaminhamento precoce às instituições de apoio, a fim de que haja mais tempo para que os pacientes recebam cuidado paliativo.

Nos Estados Unidos, o cuidado em instituições de apoio tem sido o principal método para assegurar os cuidados paliativos de pacientes com doença terminal. Porém, lideranças médicas cada vez mais enfatizam a necessidade de introduzir o cuidado paliativo mais precocemente no curso da doença; estão sendo feitos esforços para o desenvolvimento de serviços de cuidados paliativos que podem ser fornecidos antes dos últimos 6 meses de vida e em vários cenários clínicos. Estudos de pacientes com doença terminal indicam que aqueles que recebem cuidados paliativos domiciliares ofertados por uma equipe interdisciplinar em comparação ao cuidado usual estavam mais satisfeitos, tinham maior probabilidade de morrer em casa e tinham menos visitas ao departamento de emergência, além de custos diários mais baixos. Mais empresas e agências de cuidados domiciliares estão oferecendo serviços de cuidados paliativos nos domicílios dos pacientes para tentar aumentar a qualidade de vida e reduzir as visitas à emergência e as hospitalizações. Da mesma forma, os serviços de cuidados paliativos estão cada vez mais disponíveis em consultas, em vez de estarem disponíveis apenas em hospitais, hospital-dia, ambulatório e instituições de longa permanência. As consultas para cuidados paliativos de pacientes fora das instituições de apoio podem ser cobradas da mesma maneira que outras consultas na Parte B do Medicare. Admite-se que o uso mais precoce de cuidados paliativos no curso da doença permite que os pacientes e familiares fiquem mais aculturados para evitar tratamentos para manutenção da vida, facilitando uma transição mais suave para as instituições de apoio em momento mais próximo da morte.

TÉRMINO E SUSPENSÃO DO TRATAMENTO DE MANUTENÇÃO DA VIDA

Aspectos legais Há séculos, tem-se considerado ético suspender ou interromper as intervenções que prolongam a vida. Atualmente, o consenso legal nos Estados Unidos e na maioria dos países ricos é o de que os pacientes têm o direito moral, assim como legal, de recusar intervenções médicas. Os tribunais nos Estados Unidos também confirmaram que os pacientes incapazes têm o direito de recusar intervenções médicas. Para os pacientes incapazes e paliativos, e que não preencheram um formulário de instruções antecipadas de assistência, um parente pode exercer tal direito, embora, em alguns estados dos Estados Unidos, isso dependa de quão claras e convincentes são as evidências das preferências do paciente. Os tribunais limitaram a capacidade da família suspender os tratamentos de manutenção da vida de pacientes conscientes e incapazes, mas não terminalmente doentes. Em tese, o direito dos pacientes de recusarem tratamento médico pode ser limitado por quatro interesses contrapostos: (1) preservação da vida; (2) prevenção de suicídio; (3) proteção de terceiros, como crianças, e (4) preservação da integridade da profissão médica. Na prática, tais interesses quase nunca sobrepujam o direito dos pacientes capazes nem dos pacientes incapazes que tenham deixado explícitas instruções antecipadas de assistência.

No que diz respeito aos pacientes incapazes que escolheram um representante sem indicar especificamente os seus desejos ou que jamais completaram as instruções antecipadas de assistência, foram sugeridos três critérios para orientar a decisão de suspender a intervenção médica. Primeiro, alguns juristas sugerem que a assistência ordinária deve ser administrada, mas a assistência extraordinária pode ser interrompida. Como a distinção ordinária/extraordinária é vaga demais, tribunais e juristas estão de acordo em que ela não deve ser usada para justificar decisões sobre a interrupção do tratamento. Segundo, muitos tribunais preconizaram o uso do critério de julgamento substitutivo, o qual propõe que o representante que tomará as decisões deve tentar imaginar o que o paciente incompetente escolheria se estivesse competente. Contudo, vários estudos mostraram que muitos representantes, mesmo quando são familiares íntimos, não conseguem predizer o que o paciente desejaria. Por isso, o julgamento substitutivo torna-se mais um jogo de adivinhação do que um modo de satisfazer os desejos do paciente. Por fim, o critério de melhor interesse sustenta que os procuradores devem avaliar os tratamentos ponderando benefícios e riscos, e selecionando aqueles cujos benefícios superem ao máximo os ônus. Os médicos têm um papel claro e fundamental nesse processo ao explicar cuidadosa e serenamente os benefícios e os ônus conhecidos de cada tratamento. Porém, mesmo quando a informação é tão clara quanto possível, indivíduos diferentes podem ter pontos de vista muito divergentes sobre o que seriam os maiores interesses do paciente, e as famílias podem ter discordâncias e mesmo conflitos declarados. Esse critério foi contestado porque não existe um único modo de determinar o equilíbrio entre benefícios e ônus; depende dos valores pessoais de cada paciente. Por exemplo, para algumas pessoas, estar vivo, mesmo que mentalmente incapacitado, é um benefício, enquanto para outros pode ser a pior existência possível. Na prática, os médicos atribuem aos familiares a tomada de decisões e só as contestam quando essas decisões parecem exigir tratamentos que os médicos não consideram benéficos.

Práticas A suspensão e o término das intervenções médicas que mantêm a vida de pacientes com doença terminal são, atualmente, práticas comuns. Mais de 90% dos pacientes estadunidenses morrem sem reanimação cardiopulmonar (RCP), e igual parcela renuncia às outras intervenções que podem prolongar a vida. Por exemplo, nas UTIs, no período de 1987 a 1988, a RCP foi realizada 49% das vezes, mas foi realizada apenas 10% das vezes no período de 1992 a 1993 e em apenas 1,8% das internações de 2001 a 2008. Em média, 3,8 intervenções, tais como vasopressores e transfusões, foram suspensas para cada paciente que morreu em uma UTI. Entretanto, até 19% dos falecidos em hospitais receberam intervenções como intubação, ventilação e cirurgia nas 48 horas anteriores à morte. Há ampla variação nas práticas entre hospitais e UTIs, sugerindo um elemento importante de preferência do médico mais do que adesão consistente das recomendações de sociedades profissionais.

A ventilação mecânica talvez seja a intervenção mais difícil de suspender. As duas abordagens são a *extubação paliativa*, a remoção do tubo endotraqueal, e o *desmame terminal*, que é a redução gradual da fração de oxigênio inspirado (FiO_2) ou da frequência ventilatória. Cerca de um terço dos intensivistas preferem adotar a técnica do desmame terminal, enquanto 13% extubam; a maioria dos médicos utiliza ambas as técnicas. As diretrizes de políticas clínicas de 2008 da American Thoracic Society destacam que não há um único processo correto de retirada do respirador e que os médicos usam e devem ser proficientes em ambos os métodos, mas que a abordagem escolhida deve equilibrar cuidadosamente benefícios e danos, assim como as preferências do paciente e do cuidador. Alguns recomendam o desmame terminal, pois nessa proposta os pacientes não apresentam obstrução das vias aéreas superiores e o sofrimento causado por secreções ou estridor; contudo o desmame terminal pode prolongar o processo da morte e não permite à família do paciente acompanhar o paciente livre do tubo endotraqueal. Para garantir conforto aos pacientes conscientes ou semiconscientes antes da suspensão do respirador, devem-se suspender os agentes bloqueadores neuromusculares e administrar sedativos e analgésicos. A remoção dos agentes bloqueadores neuromusculares possibilita que os pacientes mostrem desconforto, o que facilita a titulação das doses de sedativos e analgésicos; também possibilita interações entre o paciente e a família. Uma prática comum é injetar um *bolus* de midazolam (2-4 mg) ou lorazepam (2-4 mg) antes da suspensão, seguido de 5 a 10 mg de morfina e uma infusão contínua de morfina (50% da dose inicial por hora) durante o desmame. Em pacientes com grande quantidade de secreção nas vias aéreas superiores, pode-se administrar escopolamina IV, na velocidade de 100 μg/h. Se surgirem sinais de sofrimento respiratório ou de dor, serão administrados *bolus* adicionais de morfina ou acelerada a velocidade da infusão. Para os pacientes que já estejam recebendo sedativos e opioides, são necessárias doses mais altas.

O tempo médio até a morte após a suspensão do ventilador é de aproximadamente 1 hora. Porém, até 10% dos pacientes sobrevivem inesperadamente por 1 dia ou mais após a suspensão da ventilação mecânica. As mulheres e os pacientes mais velhos tendem a sobreviver por mais tempo após a extubação. Os familiares devem ser tranquilizados sobre a continuação dos tratamentos para sintomas comuns, como dispneia e agitação, após a suspensão do suporte ventilatório e sobre a incerteza em relação à duração da sobrevida após a suspensão do suporte ventilatório.

ASSISTÊNCIA FÚTIL

A partir do fim dos anos de 1980, alguns juristas propuseram que os médicos poderiam suspender tratamentos fúteis quando solicitados pela família de pacientes com doença terminal. Embora não exista uma definição ou um padrão objetivo de futilidade, várias categorias foram propostas. A futilidade fisiológica significa que uma intervenção não terá qualquer efeito fisiológico. Alguns definiram futilidade qualitativa como aplicada a procedimentos que "não solucionam a dependência total do paciente da assistência médica intensiva". A futilidade quantitativa ocorre "quando os médicos concluem (por experiência pessoal, por experiências compartilhadas com colegas ou pela consideração de dados empíricos descritos) que, nos últimos cem casos, um tratamento médico foi inútil". A definição encobre juízos de valor subjetivos sobre quando um tratamento "não é benéfico". A decisão sobre se um tratamento que proporciona 6 semanas adicionais de vida ou 1% de vantagem em termos de sobrevida é benéfico depende das preferências e dos objetivos do paciente. Além disso, as predições feitas pelos médicos acerca da futilidade dos tratamentos divergem sobremodo da definição quantitativa. Quando médicos residentes acreditaram que a RCP seria quantitativamente fútil, mais de 1 em 5 pacientes tinha probabilidade > 10% de sobrevida até a alta hospitalar. A maioria dos estudos que pretendem orientar determinações de futilidade baseia-se em dados insuficientes e, assim, não podem fornecer confiança estatística para a tomada de decisão clínica. A futilidade quantitativa raramente se aplica a ambientes de UTI.

Muitos especialistas rejeitam o uso da futilidade como critério para suspensão da assistência, preferindo considerar, em vez disso, situações de futilidade como aquela que representa um conflito que exige negociação cuidadosa entre as famílias e os provedores de cuidados de saúde. A American Medical Association e outras sociedades profissionais desenvolveram abordagens baseadas em processos para a resolução de casos que os médicos consideram fúteis. Essas medidas baseadas em processos sugerem principalmente o envolvimento de consultores e/ou comitês de ética quando houver diferenças aparentemente insolúveis. Alguns hospitais estabeleceram políticas "unilaterais de não reanimar", permitindo aos médicos não reanimar em casos em que não se pode chegar a um consenso com os familiares e em que a opinião médica é de que a reanimação seria fútil caso tentada. Esse tipo de política não é um substituto para uma cuidadosa comunicação e negociação com o paciente, mas reconhece que um consenso nem sempre pode ser alcançado.

Em 1999, o Texas aprovou o chamado Futile Care Act. Outros estados, como Virgínia, Maryland e Califórnia, sancionaram essas leis que dão aos médicos um "porto seguro" em relação à imputabilidade legal, quando recusam a solicitação, de um paciente ou família, de intervenções de sustentação da vida. No Texas, por exemplo, quando surge entre a equipe médica e a família uma discordância acerca do término das intervenções, e essa discordância não pode ser resolvida por um parecer ético, cabe ao médico tentar transferir o paciente para outra instituição que deseje fornecer o tratamento. Se isso não é possível em 10 dias, o hospital e o médico podem, de modo unilateral, suspender tratamentos que se consideram fúteis. A família pode recorrer à corte estadual. Os dados iniciais sugerem que a lei aumenta as consultas sobre futilidade feitas ao comitê de ética e que, embora muitas famílias concordem, cerca de 10 a 15% das famílias recusam-se a encerrar o tratamento. Até 2007, houve 974 consultas ao comitê de ética sobre casos de futilidade e 65 nos quais os comitês deram parecer contra as famílias e informaram que o tratamento seria encerrado. Em 2007, uma análise dos hospitais do Texas mostrou que 30% dos hospitais tinham usado a lei de futilidade em 213 casos de adultos e em 42 casos pediátricos. O tratamento foi retirado em 27 desses pacientes, e o restante se transferiu para outros locais ou morreu enquanto esperavam a transferência.

EUTANÁSIA E SUICÍDIO ASSISTIDO POR MÉDICO

A eutanásia e o SAM são definidos na Tabela 12-8. O término da assistência de manutenção da vida e a administração de medicamentos opioides para tratar os sintomas como dor ou dispneia são desde há muito considerados éticos pela profissão médica e legais pelos tribunais, não devendo ser confundidos com a eutanásia ou SAM.

Aspectos legais A eutanásia e o SAM são legais na Holanda, Bélgica, Luxemburgo, Colômbia, Canadá, Espanha, Austrália Ocidental e Nova Zelândia. No Território Norte da Austrália, a eutanásia foi legalizada em 1996, mas essa legislação foi rejeitada 9 meses depois, em 1997. Sob certas condições, uma pessoa leiga pode na Suíça ou na Alemanha escolher legalmente o suicídio assistido. Nos Estados Unidos, o SAM é legalizado em Washington, D.C., e em 10 estados: Oregon, estado de Washington, Montana, Vermont, Califórnia, Colorado, Havaí, Maine, Nova Jersey e Novo México. Nenhum estado dos Estados Unidos legalizou a eutanásia. Nos Estados Unidos, devem ser preenchidos múltiplos critérios para o SAM: o paciente deve ter doença avançada com < 6 meses e ser considerado elegível por meio de um processo que inclui um período de espera de 15 dias. Em 2009, a suprema corte do estado de Montana decidiu que a lei estadual permite o SAM para pacientes com doença avançada e incurável. Muitos outros países, como Portugal, estão ativamente debatendo a legalização da eutanásia e/ou SAM.

Práticas Menos de 10 a 20% dos pacientes em fase final de doença pensam na possibilidade de eutanásia e/ou SAM para si mesmos. O uso de eutanásia e SAM está aumentando, mas ainda é relativamente raro. Em todos os países, mesmo na Holanda e na Bélgica, onde essas práticas têm sido toleradas e são legais há muitos anos, menos de 5% das mortes ocorrem por eutanásia ou SAM. Pelos dados mais recentes, 4,7% das mortes foram por eutanásia ou SAM nos Países Baixos (2015) e 4,6% na Bélgica (2013). Apenas 0,50% de todas as mortes no Oregon em 2019 (188 de 37.397 mortes) e 0,36% de todas as mortes no estado de Washington em 2018 (203 de 56.913 mortes) foram relatadas como SAM, embora esses números podem ser maiores já que as causas de algumas mortes de pacientes que receberam medicamentos não puderam ser verificadas.

Na Bélgica, nos Países Baixos, no Oregon e em Washington, > 70% dos pacientes que utilizam essas intervenções estão morrendo por câncer; < 10% das mortes por eutanásia ou SAM envolvem pacientes com Aids ou esclerose lateral amiotrófica. Embora os números sejam baixos, nos Países Baixos as estatísticas de casos de eutanásia ou SAM nos pacientes com transtornos psiquiátricos, demência e acúmulo de questões de saúde estão aumentando.

TABELA 12-8 ■ Definições de suicídio assistido por médico e eutanásia

Termo	Definição	Legalização
Eutanásia ativa voluntária	Administração intencional de medicamentos ou a prática de outras intervenções destinadas a levar o paciente à morte com seu consentimento informado	Países Baixos, Bélgica, Luxemburgo, Canadá, Colômbia, Espanha, Austrália Ocidental, Nova Zelândia
Eutanásia ativa involuntária	Administração intencional de medicamentos ou a prática de outras intervenções destinadas a levar o paciente à morte quando o paciente tinha capacidade para consentir, mas não o fez – p. ex., o paciente pode não ter sido interrogado	Em lugar nenhum
Eutanásia passiva	Suspensão ou término dos tratamentos médicos que mantêm a vida para permitir que o paciente morra (interrupção dos tratamentos que mantêm a vida)	Em todos os lugares
Suicídio assistido por médico	Um médico fornece ao paciente medicamentos ou outro tipo de intervenção sabendo que o paciente poderá usá-los para suicidar-se	Países Baixos, Bélgica, Luxemburgo, Canadá, Colômbia, Alemanha, Suíça, Oregon, Washington, Montana, Vermont, Califórnia, Colorado, Distrito de Colúmbia, Havaí, Maine, Nova Jersey, Novo México

A dor não é motivação principal para a solicitação ou pelo interesse dos pacientes pela eutanásia ou por SAM. Entre os primeiros pacientes que receberam SAM no Oregon, apenas 1 dos 15 pacientes tinha controle inadequado da dor, em comparação com 15 de 43 pacientes em um grupo controle que experimentava alívio inadequado da dor. Cerca de 33% dos pacientes no Oregon que procuram o SAM atualmente citam a dor ou o medo da dor como sua principal razão para fazer isso. De modo inverso, depressão e desesperança estão fortemente associadas com o interesse do paciente em eutanásia e SAM. As preocupações sobre a perda da dignidade ou da autonomia, ou com o fato de tornar-se um fardo para os familiares, parecem ser fatores mais importantes que suscitam o desejo de eutanásia ou de SAM. A perda da autonomia (87% Oregon [OR], 85% Washington [WA]), não ser capaz de aproveitar as atividades (90% OR, 84% WA) ou o medo de perder a dignidade (72% OR, 69% WA) são as preocupações mais frequentemente citadas no final da vida em ambos os estados. Uma alta porcentagem dos pacientes que procuram o SAM se consideram um fardo para os familiares (59% OR, 51% WA). Um estudo realizado nos Países Baixos mostrou que os pacientes de câncer com doença terminal e deprimidos tinham probabilidade quatro vezes maior de solicitar eutanásia, e confirmou que a dor não controlada não se associava a maior interesse pela eutanásia.

A eutanásia e o SAM não são garantia de morte rápida e indolor. Dados dos Países Baixos indicam que, em até 20% dos casos de eutanásia e SAM, surgiram dificuldades técnicas e outros problemas, incluindo pacientes que despertaram do coma, outros que não entraram em coma, regurgitação de medicamento e tempo prolongado até a morte. Dados do Oregon entre 1998 e 2017 e de Washington entre 2009 e 2017 indicam que, dos pacientes que receberam prescrições de SAM, 81% morreram em casa, e quem prescreveu estava presente em 9,7% dos casos. O tempo entre a ingestão do medicamento e o coma variou de 1 minuto a 11 horas, e o tempo entre a ingestão do medicamento e a morte variou de 1 minuto a 104 horas. A mediana de tempo entre a ingestão e o coma foi de 5 minutos, e entre a ingestão e a morte, de 25 minutos. No Oregon entre 1998 e 2015, 53% dos pacientes não tiveram complicações, para 44% dos pacientes não há dados sobre complicações e 2,4% dos pacientes sofreram regurgitação após ingerir o medicamento prescrito como a única complicação. Além disso, seis pacientes acordaram. No estado de Washington, entre 2014 e 2015, 1,4% dos casos apresentaram regurgitação, 1 paciente teve uma convulsão e a variação relatada de tempo até a morte se estendeu até 30 horas. Nos Países Baixos, os problemas foram significativamente mais comuns no SAM, algumas vezes necessitando que o médico fizesse alguma intervenção e fornecesse a eutanásia.

Independentemente de trabalharem em locais onde a eutanásia é legal ou não, muitos médicos ao longo de suas carreiras receberão a solicitação de algum paciente para a eutanásia ou o SAM. Nos Estados Unidos, 18% dos médicos já receberam uma solicitação para SAM e 11% já receberam uma solicitação para eutanásia. Três por cento deles aceitaram a solicitação para SAM, enquanto 5% aceitaram a solicitação para eutanásia. Nos Países Baixos, onde as práticas são legais, 77% dos médicos já receberam uma solicitação para SAM ou eutanásia e 60% já realizaram essas intervenções.

A competência para lidar com um pedido desses é essencial. Embora desafiador, o pedido assim pode ser também uma oportunidade para externar um sofrimento intenso. Após receberem a solicitação de eutanásia e/ou de SAM, os profissionais de saúde devem esclarecê-la cuidadosamente com perguntas genéricas e empáticas para elucidar e identificar a sua origem, tais como: "Por que você está considerando essa opção?". A expressão de oposição moral ou de apoio moral ao ato tende a ser contraproducente, dando a impressão de ser crítico ou por endossar a ideia de que a vida do paciente é desprezível. Os profissionais de saúde devem garantir ao paciente que ele terá assistência e dedicação contínuas. O paciente deve ser instruído sobre alternativas menos controversas, como o controle dos sintomas e/ou a suspensão de tratamentos indesejados; sobre a realidade da eutanásia e do SAM, pois o paciente pode ter conceitos errôneos sobre a sua efetividade e as implicações legais da escolha. A depressão, a desesperança e outros sintomas de sofrimento psicológico, bem como o sofrimento físico e os encargos econômicos, tendem a ser os prováveis fatores que motivaram a solicitação, devendo tais fatores ser avaliados e tratados vigorosamente. Após essas intervenções e o esclarecimento das opções, a maioria dos pacientes adota outra abordagem, renunciando às intervenções que prolongam a vida, possivelmente incluindo a recusa de nutrição e hidratação.

A maioria das pessoas leigas tem experiência limitada com o processo de morrer e com a morte. Com frequência, não sabem o que esperar das horas finais e depois. Por isso, a família e outros cuidadores devem ser preparados, especialmente se o plano do paciente for morrer no lar.

Nos últimos dias de vida, os pacientes geralmente sentem fraqueza e fadiga extremas e ficam confinados ao leito, o que pode acarretar lesões por pressão. Entretanto, a mudança de decúbito dos pacientes que estão prestes a morrer deve ser confrontada com o potencial desconforto que o movimento possa causar. Os pacientes param de comer e tomar líquidos, o que acarreta o ressecamento das mucosas e disfagia. Atenção cuidadosa à umidificação da boca, à aplicação de lubrificantes para os lábios e ao uso de lágrima artificial pode substituir as tentativas de alimentar o paciente. Com a perda do reflexo de náusea e a disfagia, os pacientes também podem apresentar acúmulo de secreções orais, produzindo ruídos durante a respiração, às vezes chamados de "estertores da morte". A administração de escopolamina pode reduzir as secreções. Os pacientes também manifestam alterações da respiração, com períodos de apneia ou um padrão de Cheyne-Stokes. A redução do volume intravascular e do débito cardíaco causa taquicardia, hipotensão, pele fria e livedo reticular (pele mosqueada). Os pacientes podem ter incontinência urinária e, menos frequentemente, fecal. As alterações na consciência e na função neurológica costumam induzir a duas meneiras diferentes morte.

Cada uma dessas alterações da terminalidade iminente pode afligir o paciente e a família, exigindo tranquilização e intervenções focadas (Tab. 12-9). A comunicação às famílias de que tais alterações podem ocorrer e

TABELA 12-9 ■ Controle das alterações do estado do paciente nos dias e horas finais

Alterações do estado do paciente	Possível complicação	Possíveis reações e questionamentos por parte da família	Aconselhamento e intervenção
Fadiga profunda	O confinamento ao leito faz surgir lesões por pressão propensas a infecção, mau cheiro, dores, dores articulares	O paciente é preguiçoso e está se entregando.	Assegure à família e aos cuidadores que a fadiga da terminalidade não responde a qualquer intervenção e não deve ser combatida. Use um colchão pneumático, se necessário.
Anorexia	Nenhuma	O paciente está se entregando; o paciente tem fome e definhará até a morte.	Assegure à família e aos cuidadores que o paciente não come porque está morrendo; não comer no final da vida não produz desconforto nem acelera a morte. A alimentação forçada, seja oral, enteral ou parenteral, não reduz os sintomas nem prolonga a vida.
Desidratação	Ressecamento das mucosas (ver adiante)	O paciente tem sede e morrerá de desidratação.	Assegure à família e aos cuidadores que a desidratação no final da vida não causa desconforto, já que o paciente estará inconsciente antes de experimentar qualquer desconforto. A hidratação intravenosa pode piorar os sintomas de dispneia por favorecer o edema pulmonar e o periférico, bem como prolongar o processo de morte.
Disfagia	Impossibilidade de deglutir os medicamentos orais necessários ao tratamento paliativo		Não force a ingestão oral. Interrompa os medicamentos desnecessários que possam ter sido mantidos, incluindo antibióticos, diuréticos, antidepressivos e laxantes. Se há dificuldade de engolir comprimidos, substitua os medicamentos essenciais (analgésicos, antieméticos, ansiolíticos e psicotrópicos) por suas formulações em solução oral ou para uso bucal, sublingual ou retal.
"Estertor da morte" – respiração ruidosa		O paciente está se asfixiando ou sufocando.	Tranquilizar a família e os cuidadores de que isso é causado por secreções na orofaringe e que o paciente não está sufocado. Reduzir as secreções com escopolamina (0,2-0,4 mg, SC, a cada 4 h, ou 1-3 adesivos a cada 3 dias). Reposicionar o paciente para permitir a drenagem de secreções. Não aspire. A aspiração pode trazer desconforto ao paciente ou à família, sendo geralmente ineficaz.
Apneia, respiração de Cheyne-Stokes, dispneia		O paciente está sufocando.	Assegure à família e aos cuidadores que os pacientes inconscientes não se sentem sufocar nem têm falta de ar. Os episódios de apneia são com frequência uma alteração que precede a morte. Os opioides e ansiolíticos podem ser empregados para a dispneia. O oxigênio raramente alivia os sintomas de dispneia, podendo prolongar o processo de morte.
Incontinência urinária ou fecal	Lesão cutânea se decorrerem dias até a morte Possível transmissão de agentes infecciosos aos cuidadores	O paciente está sujo, com mau cheiro e fisicamente repulsivo.	Recomende à família que empregue as precauções universais. Promova trocas frequentes de lençóis e roupas de cama. Use fraldas, cateteres urinários e tubo retal se existirem alto débito urinário ou diarreia.
Agitação ou *delirium*	Troca do dia pela noite Fere-se ou aos cuidadores	O paciente sente dores terríveis e está na iminência de uma morte horrível.	Assegure à família e aos cuidadores que a agitação e o *delirium* nem sempre correspondem à dor física. Dependendo do prognóstico e dos objetivos do tratamento, considere investigar as causas do delirium e substituir os medicamentos. Controle os sintomas com haloperidol, clorpromazina, diazepam ou midazolam.
Ressecamento das mucosas	Lábios rachados, ulcerações orais e candidíase também produzem dor Mau cheiro	O paciente pode ter mau cheiro e estar fisicamente repulsivo.	Promova bochecho com bicarbonato de sódio ou saliva artificial a cada 15-30 min. Nistatina tópica para a candidíase. Cubra os lábios e a mucosa nasal com vaselina a cada 60-90 min. Lubrificantes oftálmicos a cada 4 h ou lágrima artificial a cada 30 min.

o fornecimento de um folheto de informações ajudam a prevenir problemas e minorar o sofrimento. A compreensão de que os pacientes param de comer porque estão morrendo, em vez de estarem morrendo porque pararam de comer, reduz a ansiedade da família e dos cuidadores. De modo semelhante, a instrução da família e dos cuidadores de que os "estertores da morte" podem ocorrer e que não indicam sufocação, asfixia ou dor reduz a preocupação com os ruídos respiratórios.

Familiares e cuidadores também podem se sentir culpados sobre a suspensão de tratamentos, temendo estarem "matando" o paciente. Isso pode levar a demandas relacionadas a intervenções, como sondas de alimentação, que podem ser inefetivas. Em tais casos, o médico deve rever com a família e os cuidadores a inevitabilidade dos eventos e os objetivos paliativos. As intervenções podem prolongar o processo de morte e causar desconforto. Os médicos também devem enfatizar que a omissão de tratamento é legal e ética, e que os familiares não estão causando a morte do paciente. Pode ser necessário oferecer esse esclarecimento várias vezes.

Afirma-se que a audição e o tato são os últimos sentidos a deixarem de funcionar. Verdade ou não, deve-se estimular a família e os cuidadores a se comunicarem com o paciente em processo de morte. Incentivá-los a falar diretamente com o paciente, ainda que este se encontre inconsciente, a segurar-lhe a mão ou demonstrar afeto de outros modos pode ser um meio eficaz de canalizar a necessidade deles de "fazer algo" pelo paciente.

Quando o plano é possibilitar a morte do paciente no lar, o médico deve informar à família e aos cuidadores sobre como se certificarem de que o paciente morreu. Os sinais cardinais são a cessação da função cardíaca e da respiração; as pupilas tornam-se fixas; o corpo se torna frio; os músculos relaxam; e pode haver incontinência. Lembrar os familiares e cuidadores de que os olhos podem permanecer abertos mesmo após a morte.

O médico deve estabelecer um plano sobre com quem a família ou os cuidadores entrarão em contato quando o paciente estiver morrendo ou já tiver morrido. Sem um plano, os familiares podem entrar em pânico e chamar uma ambulância de socorro, desencadeando uma cascata de eventos indesejados, desde a chegada de socorristas e de reanimação até a hospitalização. A família e os cuidadores devem ser instruídos a entrar em contato com a instituição de apoio (se houver tal envolvimento), com o médico assistente ou com o membro de plantão da equipe de cuidado paliativo. Também devem ser informados de que não é preciso telefonar para o Instituto Médico Legal (IML), a menos que o estado assim o exija em todas as mortes. Exceto se houver suspeita de atos ilícitos, a equipe de assistência também não precisa contatar o IML.

Logo após a morte do paciente, mesmo a família mais preparada sente o choque da perda e pode apresentar perturbação emocional. Os familiares precisam de tempo para assimilarem o evento e serem confortados. Os profissionais de saúde podem ser propensos a achar significativo escrever um cartão ou uma carta de pêsames à família. A finalidade é comunicar-se a respeito do paciente, enfatizando talvez as virtudes do paciente, a honra de tê-lo assistido, e expressar preocupação com o momento difícil da família. Alguns médicos vão aos funerais de seus pacientes. Embora isso transcenda a obrigação médica, a presença do médico pode ser uma fonte de apoio para a família em luto e oferece ao médico a oportunidade do fechamento da experiência.

A morte de um cônjuge é um forte fator preditivo de saúde precária, e mesmo de mortalidade, do cônjuge que sobrevive. Pode ser importante alertar o médico do cônjuge quanto à morte, para que ele fique atento a sintomas que possam exigir auxílio médico.

LEITURAS ADICIONAIS

Emanuel E et al: Attitudes and practices of euthanasia and physician-assisted suicide in the United States, Canada, and Europe. JAMA 316:79, 2016.

Kelley AS, Meier DE: Palliative care—A shifting paradigm. N Engl J Med 363:781, 2010.

Kelley AS et al: Hospice enrollment saves money for Medicare and improves care quality across a number of different lengths-of-stay. Health Aff 32:552, 2012.

Kelley AS et al: Palliative care for the seriously ill. N Engl J Med 373:747, 2015.

Mack JW et al: Associations between end-of-life discussion characteristics and care received near death: A prospective cohort study. J Clin Oncol 30:4387, 2012.

Murray SA et al: Illness trajectories and palliative care. BMJ 330:1007, 2005.

Neuman P et al: Medicare per capita spending by age and service: New data highlights oldest beneficiaries. Health Aff (Millwood) 34:335, 2015.

Nicholas LH et al: Regional variation in the association between advance directives and end-of-life Medicare expenditures. JAMA 306:1447, 2011.

Ornstein KA et al: Evaluation of racial disparities in hospice use and end-of-life treatment intensity in the REGARDS cohort. JAMA Netw Open 3(8):e2014639, 2020.

Quinn KL et al: Association of receipt of palliative care interventions with health care use, quality of life, and symptom burden among adults with chronic noncancer illness: A systematic review and meta-analysis. JAMA 324:1439, 2020.

Teno JM et al: Change in end-of-life care for medicare beneficiaries: Site of death, place of care, and health transitions in 2000, 2005, and 2009. JAMA 309:470, 2013.

Teno JM et al: Site of death, place of care, and health care transitions among US Medicare beneficiaries, 2000-2015. JAMA 320:264, 2018.

Van Den Beuken-VanEverdingen MH et al: Update on prevalence of pain in patients with cancer: Systematic review and meta-analysis. J Pain Symptom Manage 51:1070, 2016.

SITES

American Academy of Hospice and Palliative Medicine: *www.aahpm.org*

Center to Advance Palliative Care: *http://www.capc.org*

Education in Palliative and End of Life Care (EPEC): *http://www.epec.net*

Family Caregiver Alliance: *http://www.caregiver.org*

National Hospice and Palliative Care Organization (including state-specific advance directives): *http://www.nhpco.org*

Nccn: The National Comprehensive Cancer Network palliative care guidelines: *http://www.nccn.org*

Our Care Wishes Advance Care Planning Tool: *https://www.ourcarewishes.org*

[illegible] do paciente, [illegible] as virtudes do paciente, a honra de [illegible] assistido, e expressar [illegible] com o momento difícil da família. Alguns médicos vão aos funerais de seus pacientes. Embora isso tenha sido [illegible] a prática médica [illegible] uma fonte de apoio para [illegible] a oportunidade de [illegible] experiência.

[illegible] morte de [illegible] é um forte fator preditivo de saúde precária e mesmo de mortalidade do cônjuge que sobrevive. Pode ser importante alertar o médico do cônjuge quanto à morte, para que ele fique atento a sintomas que possam exigir [illegible].

LEITURAS ADICIONAIS

[illegible] et al. Attitudes and practices [illegible] and physicians [illegible] in the United States, Canada, and Europe. JAMA. 2016;[illegible].
[illegible] M. [illegible] palliative [illegible] medicine. [illegible] 2014.
[illegible] RS, et al. [illegible] of Medicare [illegible] by [illegible] PLoS One. 2013;[illegible].
[illegible] RS, et al. Palliative care [illegible]. 2015.
[illegible] et al. [illegible] between [illegible] at [illegible] care [illegible] J Pain Symptom Manage. 2015.
[illegible] et al. [illegible] 2008.
NEUMAN P, et al. Medicare per capita spending by age and service: new data highlights oldest beneficiaries. Health Aff (Millwood). 2015;[illegible].
NICHOLAS LH, et al. Regional variation in the association between advance directives and end-of-life Medicare expenditures. JAMA. 2011;[illegible].
[illegible] et al. [illegible] state [illegible] in [illegible] 2016.
QUINN KL, et al. Association of receipt of palliative care interventions with health care use, quality of life, and symptom burden among adults with chronic noncancer illness: a systematic review and meta-analysis. JAMA. 2020;[illegible].
TENO JM, et al. Change in end-of-life care for Medicare beneficiaries: site of death, place of care, and health care transitions in 2000, 2005, and 2009. JAMA. 2013;[illegible].
TENO JM, et al. Site of death, place of care, and health care transitions among US Medicare beneficiaries, 2000-2015. JAMA. 2018;[illegible].
[illegible] et al. Update on prevalence of pain in patients with cancer: systematic review and meta-analysis. J Pain Symptom Manage. [illegible].

SITES

American Academy of Hospice and Palliative Medicine. [illegible]
[illegible]
[illegible]
[illegible]
[illegible]

e fornecimento de um folheto de informações ajudam a prevenir problemas e [illegible] o sofrimento. A compreensão de que os pacientes param de comer porque estão morrendo, em vez de estarem morrendo porque pararam de comer, reduz a ansiedade da família e dos cuidadores. De modo semelhante, a instrução da família e dos cuidadores de que os "estertores da morte" podem ocorrer e que não indicam sufocação, asfixia ou dor reduz a preocupação com os ruídos respiratórios.

Familiares e cuidadores também podem se sentir culpados sobre a suspensão de tratamentos, temendo estarem "matando" o paciente. Isso pode levar a demandas relacionadas a intervenções, como sondas de alimentação, que podem ser inefetivas. Em tais casos, o médico deve reforçar com a família e os cuidadores a inevitabilidade dos eventos e os objetivos paliativos. As intervenções podem prolongar o processo de morte e causar desconforto. Os médicos também devem esclarecer que a omissão de tratamento é legal e ética e que os familiares não estão causando a morte do paciente. Pode ser necessário oferecer esse esclarecimento várias vezes.

Afirma-se que a audição e o tato são os últimos sentidos a deixarem de funcionar. Com base nisso, deve-se estimular a família e os cuidadores a se comunicarem com o paciente em processo de morte. Ele pode falar diretamente com o paciente, ainda que este se encontre inconsciente, e segurar-lhe a mão ou demonstrar afeto de outros modos pode ser um meio eficaz de canalizar a necessidade deles de fazer algo pelo paciente.

Quando o plano é possibilitar a morte do paciente no lar, o médico deve informar a família e os cuidadores sobre como se certificarem de que o paciente morreu. Os sinais cardinais são a cessação da função cardíaca e da respiração; as pupilas tornam-se fixas; o corpo se torna frio; os músculos relaxam, e pode haver incontinência. Lembrar os familiares e cuidadores de que os olhos podem permanecer abertos mesmo após a morte.

O médico deve estabelecer um plano sobre com quem a família ou os cuidadores entrarão em contato quando o paciente estiver morrendo ou já tiver morrido. Sem um plano, os familiares podem entrar em pânico e chamar uma ambulância de socorro, desencadeando uma cascata de eventos indesejados, desde a chegada de socorristas e de reanimação até a hospitalização. A família e os cuidadores devem ser instruídos a entrar em contato com a instituição de apoio (se houver tal envolvimento), com o médico assistente ou com o membro de plantão da equipe de cuidados paliativos. Também devem ser informados de que não é preciso telefonar para o Instituto Médico Legal (IML), a menos que o estado assim o exija em todas as mortes. Exceto se houver suspeita de atos ilícitos, a equipe de assistência também não precisa contatar o IML.

Logo após a morte do paciente, mesmo a família mais preparada sente tristeza e perda e pode apresentar [illegible]. Os familiares precisam de tempo para assimilarem o evento e serem confortados. Os profissionais de saúde podem se pronunciar e achar significativo escrever um cartão ou uma carta de pêsames à família. A influência e [illegible]

Seção 1 Dor

13 Dor: fisiopatologia e manejo

James P. Rathmell, Howard L. Fields

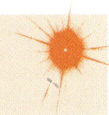

A medicina tem por objetivo preservar e restaurar a saúde, bem como aliviar o sofrimento. Compreender a dor é essencial a esses dois propósitos. Por ser universalmente considerada como um sinal de doença, a dor é o sintoma que mais comumente leva um paciente a procurar auxílio médico. O sistema sensitivo relacionado com a dor tem a função de proteger o corpo e manter a homeostase. Essa tarefa consiste em detectar, localizar e identificar os processos que estejam causando ou possam vir a causar lesão tecidual. Como diferentes doenças produzem padrões típicos de lesão tecidual, o caráter, a evolução cronológica e a localização da dor do paciente fornecem indícios diagnósticos importantes. É responsabilidade do médico avaliar cada paciente imediatamente para todas as causas remediáveis subjacentes à dor, fornecendo analgesia rápida e efetiva sempre que possível.

SISTEMA SENSITIVO PARA A DOR

A dor é uma sensação desagradável restrita a alguma parte do corpo. Com frequência, é descrita em termos relacionados com processos penetrantes ou destrutivos dos tecidos (p. ex., em punhalada, em queimação, em torção, dilacerante, compressiva) e/ou como uma reação corporal ou emocional (p. ex., aterrorizante, nauseante, debilitante). Além disso, qualquer dor de intensidade moderada ou alta é acompanhada de ansiedade e do desejo de escapar da sensação ou de interrompê-la. Essas propriedades ilustram a dualidade da dor: é tanto uma sensação quanto uma emoção. Quando aguda, a dor está associada a uma reatividade comportamental e a uma resposta de estresse que consiste em elevação da pressão arterial, da frequência cardíaca, do diâmetro da pupila e dos níveis plasmáticos de cortisol. Além disso, muitas vezes há contração de músculos locais (p. ex., flexão dos membros, rigidez da parede abdominal).

MECANISMOS PERIFÉRICOS

Nociceptor aferente primário O nervo periférico é constituído de axônios de três tipos diferentes de neurônio: sensitivos aferentes primários, neurônios motores e neurônios pós-ganglionares simpáticos (Fig. 13-1). Os corpos celulares dos sensitivos aferentes primários localizam-se nos gânglios das raízes dorsais nos forames vertebrais. O axônio aferente primário possui dois ramos: um se projeta centralmente para a medula espinal e o outro em sentido periférico para inervar os tecidos. Os aferentes primários são classificados com base no seu diâmetro, grau de mielinização e velocidade de condução. As fibras aferentes de maior diâmetro, A-beta (Aβ), respondem em grau máximo a estímulos de toque leve e/ou de movimento, sendo encontradas principalmente nos nervos que suprem a pele. Nos indivíduos normais, a atividade dessas fibras não provoca dor. Existem duas outras classes de fibras nervosas aferentes primárias: os axônios mielinizados de pequeno diâmetro A-delta (Aδ) e os axônios não mielinizados (C) (Fig. 13-1). Essas fibras são encontradas nos nervos que suprem a pele e as estruturas somáticas e viscerais profundas. Alguns tecidos, como a córnea, são inervados apenas por fibras aferentes Aδ e C. Em sua maioria, as fibras aferentes Aδ e C respondem em grau máximo a estímulos intensos (dolorosos) e, quando ativadas, produzem a experiência subjetiva da dor, característica que as define como *nociceptores (receptores para dor) aferentes primários*. A capacidade de detectar estímulos dolorosos é totalmente abolida quando a condução pelas fibras axônicas Aδ e C é bloqueada.

Os nociceptores aferentes primários individuais são capazes de responder a diferentes tipos de estímulos nocivos. Por exemplo, a maioria dos nociceptores responde a calor; frio intenso; distorções mecânicas intensas, como um beliscão; alterações no pH, particularmente aos ambientes ácidos; e aplicação de substâncias químicas irritantes, como trifosfato de adenosina (ATP), serotonina, bradicinina (BC) e histamina. Canais catiônicos de receptores de potencial transitório subfamília V membro 1 (TrpV1), também conhecidos como receptores vaniloides, medeiam a percepção de alguns estímulos nocivos, especialmente as sensações de calor, pelos neurônios nociceptivos; são ativados por calor, pH ácido, mediadores endógenos e capsaicina, um componente da pimenta malagueta.

Sensibilização Quando são aplicados estímulos intensos, repetidos ou prolongados a tecidos lesados ou inflamados, o limiar de ativação dos nociceptores aferentes primários é reduzido, e a frequência de descarga torna-se maior para estímulos de todas as intensidades. Os mediadores da inflamação, como a BC, o fator de crescimento neural, algumas prostaglandinas (PGs) e os leucotrienos, contribuem para esse processo denominado *sensibilização*. A sensibilização ocorre no nível da terminação nervosa periférica (*sensibilização periférica*) assim como no nível do corno posterior da medula espinal (*sensibilização central*). A sensibilização periférica ocorre em tecidos lesados ou inflamados, quando mediadores inflamatórios ativam a transdução de sinais nos nociceptores intracelulares, determinando o aumento na produção, transporte e inserção na membrana de canais iônicos ativados quimicamente e ativados por voltagem. Tais alterações aumentam a excitabilidade dos terminais nociceptores e reduzem seu limiar de ativação por estímulos mecânicos, térmicos ou químicos. A sensibilização central ocorre quando a atividade, gerada por nociceptores durante a inflamação, aumenta a excitabilidade das células nervosas no corno posterior da medula espinal. Após uma lesão e a sensibilização resultante, a aplicação de estímulos normalmente inócuos pode produzir dor (*alodinia*). A sensibilização é um processo clinicamente importante que contribui para a hipersensibilidade à palpação, sensibilidade dolorosa e *hiperalgesia* (aumento de intensidade da dor em resposta a um mesmo estímulo nocivo; p. ex., uma alfinetada causando dor intensa). Um exemplo notável de sensibilização é a pele queimada pelo sol. Nesses casos, é possível produzir dor intensa mesmo com um tapinha delicado ou com o toque da água morna no chuveiro.

A sensibilização é particularmente importante para explicar a dor e a sensibilidade nos tecidos profundos. Em condições normais, as vísceras são relativamente insensíveis a estímulos mecânicos e térmicos nocivos, embora as vísceras ocas, quando distendidas, produzam desconforto significativo. Porém, quando afetadas por processo mórbido com componente inflamatório,

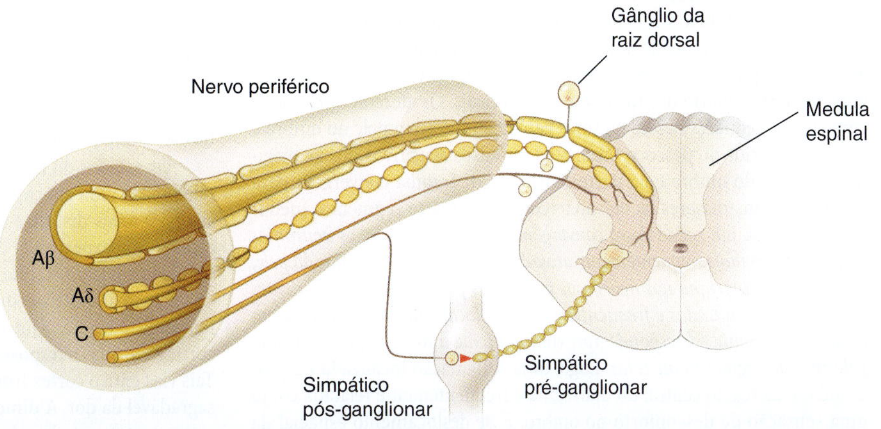

FIGURA 13-1 Componentes de um nervo cutâneo típico. Há duas categorias funcionalmente distintas de axônios: aferentes primários, com corpos celulares localizados na raiz do gânglio dorsal, e fibras simpáticas pós-ganglionares, com corpos celulares localizados no gânglio simpático. Entre as fibras aferentes primárias, estão os axônios mielinizados de grande diâmetro (Aβ), os mielinizados de pequeno diâmetro (Aδ) e os axônios não mielinizados (C). Todas as fibras pós-ganglionares simpáticas são do tipo não mielinizado.

as estruturas profundas, como as articulações ou as vísceras ocas, caracteristicamente adquirem notável sensibilidade à estimulação mecânica.

Uma grande proporção de fibras aferentes Aδ e C que inervam as vísceras é totalmente insensível no tecido normal sem lesão e sem inflamação. Ou seja, elas não são ativadas por estímulos mecânicos ou térmicos conhecidos, nem se ativam espontaneamente. Contudo, na presença de mediadores inflamatórios, esses aferentes tornam-se sensíveis a estímulos mecânicos. Tais aferentes foram denominados *nociceptores silenciosos*, e suas propriedades características podem explicar como estruturas profundas relativamente insensíveis podem, em condições patológicas, tornar-se fonte de hipersensibilidade e dor intensas e debilitantes. O pH baixo, as PGs, os leucotrienos e outros mediadores inflamatórios, como a BC, desempenham um papel importante na sensibilização.

Inflamação induzida por nociceptor Os nociceptores aferentes primários não são simplesmente mensageiros passivos das ameaças de lesão tecidual, mas também desempenham um papel ativo na proteção dos tecidos por meio de uma função neuroefetora. Os nociceptores, em sua maioria, contêm mediadores polipeptídicos, incluindo substância P, peptídeo relacionado com o gene da calcitonina (CGRP) e colecistocinina, que são liberados de suas terminações periféricas quando os nociceptores são ativados (Fig. 13-2). A substância P, um peptídeo de 11 aminoácidos que é liberado nos tecido periféricos a partir de nociceptores aferentes primários, tem diversas atividades biológicas. É um vasodilatador potente, causa desgranulação de mastócitos, atua como um quimiotático de leucócitos e aumenta a produção e liberação dos mediadores inflamatórios. Curiosamente, a depleção da substância P nas articulações diminui a gravidade da artrite experimental.

MECANISMOS CENTRAIS

Medula espinal e dor referida Os axônios dos nociceptores aferentes primários penetram na medula espinal via raiz posterior. Eles terminam no corno posterior da substância cinzenta da medula (Fig. 13-3). As terminações dos axônios aferentes primários fazem contato com neurônios medulares que, por sua vez, transmitem o sinal às áreas do cérebro envolvidas na percepção da dor. Quando ativados por estímulos nocivos, os aferentes primários liberam neurotransmissores em suas terminações que excitam os neurônios da medula espinal. O principal neurotransmissor liberado é o glutamato, que rapidamente estimula os neurônios de segunda ordem do corno posterior. As terminações dos nociceptores aferentes primários também liberam substância P e CGRP, que estimulam os neurônios do corno posterior de forma mais lenta e prolongada. O axônio de cada aferente primário estabelece contato com muitos neurônios medulares, e cada um desses neurônios recebe impulsos convergentes de inúmeros aferentes primários.

A convergência de impulsos sensitivos para um único neurônio medular transmissor da dor é muito importante, visto que está na base do fenômeno da dor referida. Todos os neurônios medulares que recebem impulsos provenientes das vísceras e das estruturas musculoesqueléticas profundas também recebem impulsos da pele. Os padrões de convergência são determinados pelo segmento medular do gânglio da raiz dorsal que supre a inervação aferente de uma estrutura específica. Assim, por exemplo, os aferentes que suprem a parte central do diafragma têm origem nos gânglios terceiro e quarto das raízes dorsais cervicais. Os aferentes primários com corpos celulares nesses mesmos gânglios inervam a pele do ombro e da parte inferior do pescoço. Assim, os impulsos sensitivos que se originam na pele do ombro e na parte central do diafragma convergem para neurônios transmissores da dor no terceiro e no quarto segmentos medulares cervicais. *Em razão dessa convergência e do fato de que os neurônios medulares são mais frequentemente ativados por impulsos oriundos da pele, a atividade despertada nos neurônios medulares por impulsos provenientes de estruturas profundas é frequentemente mal localizada pelo paciente em local do corpo que corresponde aproximadamente à área de pele inervada pelo mesmo segmento medular.* Logo, uma inflamação localizada na proximidade da região central do diafragma é frequentemente relatada como uma sensação de desconforto no ombro. Esse deslocamento espacial da sensação da dor em relação ao local da lesão que a produz é conhecido como *dor referida*.

Vias ascendentes para a dor A maioria dos neurônios medulares com os quais os nociceptores aferentes primários fazem contato emite seus axônios para o tálamo contralateral. Esses axônios formam o trato espinotalâmico contralateral, que se localiza na substância branca anterolateral da medula espinal, na borda lateral do bulbo, bem como na ponte e no mesencéfalo laterais. A via espinotalâmica é de suma importância para a sensação de dor nos seres humanos. A interrupção dessa via provoca déficits permanentes na discriminação da dor e da temperatura.

Os axônios do trato espinotalâmico ascendem para várias regiões do tálamo. Há uma enorme divergência do sinal de dor desses locais talâmicos para áreas distintas do córtex cerebral que participam em diferentes aspectos da experiência da dor (Fig. 13-4). Uma das projeções talâmicas tem como destino o córtex somatossensitivo. Essa projeção faz a mediação dos aspectos sensitivos discriminantes da dor, ou seja, sua localização, intensidade e caráter. Outros neurônios talâmicos projetam-se para regiões corticais ligadas a respostas emocionais, como o córtex insular e cingulado. Tais vias para o córtex frontal atuam na dimensão afetiva ou emocional desagradável da dor. A dimensão afetiva da dor provoca sofrimento e exerce um potente controle sobre o comportamento. Em razão dessa dimensão, a dor é constantemente acompanhada pelo medo. Como consequência, as lesões traumáticas ou cirúrgicas em áreas do córtex frontal ativadas por estímulos dolorosos podem reduzir o impacto emocional da dor. Ao mesmo tempo, porém, preservam em grande parte a capacidade do indivíduo de reconhecer estímulos nocivos como dolorosos.

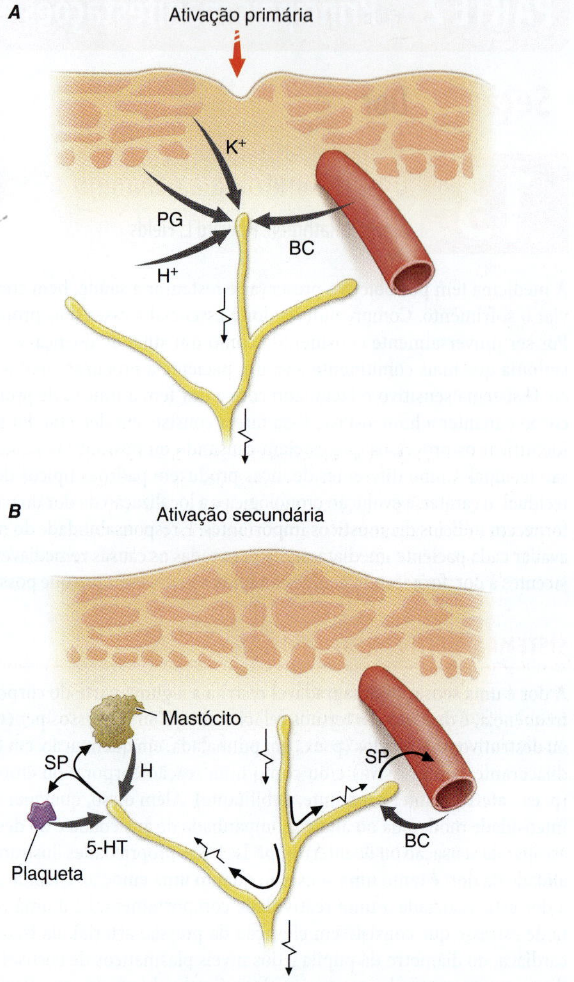

FIGURA 13-2 Eventos que levam à ativação, à sensibilização e à disseminação da sensibilização dos terminais nociceptores aferentes primários. ***A.*** Ativação direta por pressão intensa e consequente dano celular. A lesão celular reduz o pH (H^+) e leva à liberação de potássio (K^+) bem como à síntese de prostaglandinas (PGs) e bradicinina (BC). As PGs aumentam a sensibilidade do terminal à BC e a outras substâncias produtoras de dor. ***B.*** Ativação secundária. Os impulsos gerados no terminal estimulado se propagam não apenas para a medula espinal, mas também para outros ramos terminais, onde induzem a liberação de peptídeos, incluindo a substância P (SP). A SP produz vasodilatação e edema neurogênico com acúmulo adicional de BC. Ela também provoca a liberação de histamina (H) pelos mastócitos e de serotonina (5-HT) pelas plaquetas.

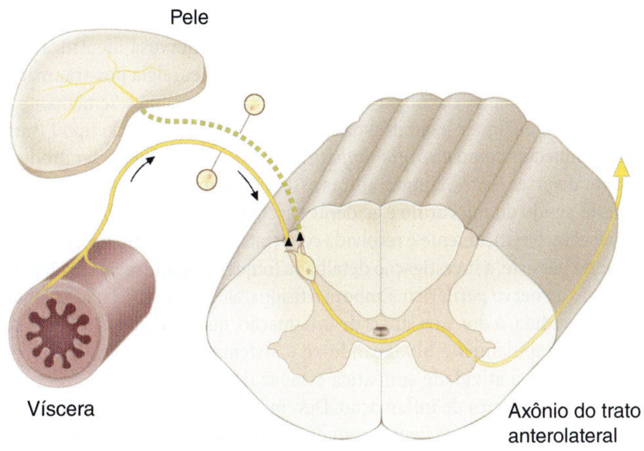

FIGURA 13-3 A hipótese de projeção convergente para a dor referida. De acordo com essa hipótese, os nociceptores aferentes viscerais convergem para os mesmos neurônios de projeção da dor que os aferentes advindos das estruturas somáticas nas quais a dor é percebida. O cérebro não tem como saber qual é a verdadeira origem do impulso e equivocadamente "projeta" a sensação à estrutura somática.

MODULAÇÃO DA DOR

A dor provocada por lesões de intensidades semelhantes varia notavelmente em diferentes situações e indivíduos. Por exemplo, sabe-se que atletas sofrem fraturas graves com dor mínima, e o estudo clássico de Beecher, realizado durante a Segunda Guerra Mundial, revelou que muitos soldados em batalha não perceberam ferimentos que teriam provocado dor excruciante em civis. Além disso, mesmo a sugestão de que um tratamento irá aliviar a dor pode exercer um efeito analgésico significativo (*efeito placebo*). Por outro lado, muitos pacientes consideram lesões mínimas (como uma punção venosa) como apavorantes e insuportáveis, e a expectativa de dor é capaz de provocá-la mesmo na ausência de estímulo nocivo. A sugestão de que a dor irá piorar com a administração de uma substância inerte pode aumentar a percepção de intensidade (*efeito nocebo*).

O poderoso efeito da expectativa e de outras variáveis psicológicas sobre a intensidade percebida da dor é explicado pela existência de circuitos cerebrais que modulam a atividade das vias de transmissão da dor. Um desses circuitos possui conexões no hipotálamo, mesencéfalo e bulbo, controlando seletivamente os neurônios medulares transmissores da dor por meio de uma via descendente (Fig. 13-4).

Estudos com imagens do cérebro humano relacionaram esse circuito modulador com o efeito de alívio da dor produzido por atenção, sugestão e medicamentos analgésicos opioides (Fig. 13-5). Além disso, cada uma das estruturas componentes dessa via contém receptores de opioides e é sensível à aplicação direta de tais agentes. Em animais, as lesões produzidas nesse sistema modulador descendente reduzem o efeito analgésico de opioides administrados por via sistêmica, como a morfina. Juntamente com

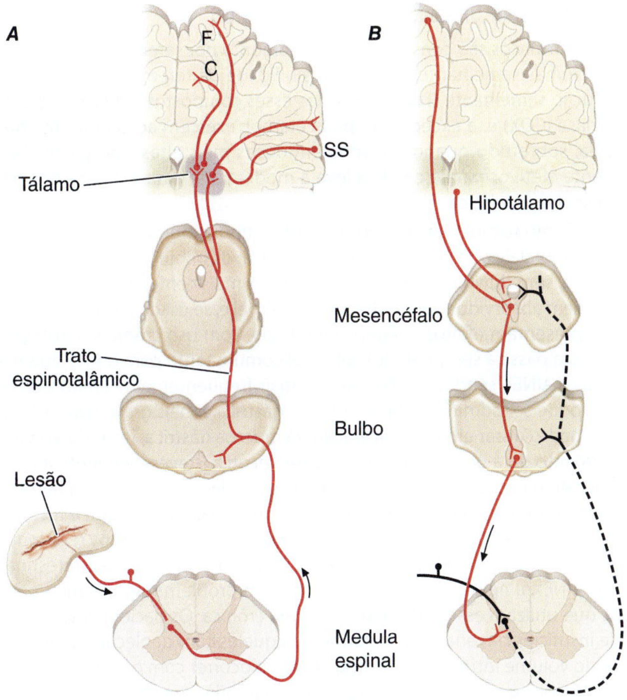

FIGURA 13-4 Transmissão da dor e vias moduladoras. *A.* Sistema de transmissão de mensagens nociceptivas. Os estímulos nocivos, por meio do processo de transdução, ativam as terminações sensitivas periféricas do nociceptor aferente primário. Em seguida, a mensagem é transmitida pelo nervo periférico até a medula espinal, onde faz sinapse com células originadas na principal via ascendente da dor, o trato espinotalâmico. A mensagem é retransmitida no tálamo para o giro do cíngulo anterior (C), bem como para os córtices insular frontal (F) e somatossensitivo (SS). ***B.*** Rede de modulação da dor. Os impulsos vindos do córtex frontal e do hipotálamo ativam as células do mesencéfalo que controlam as células transmissoras da dor da medula espinal por meio das células bulbares.

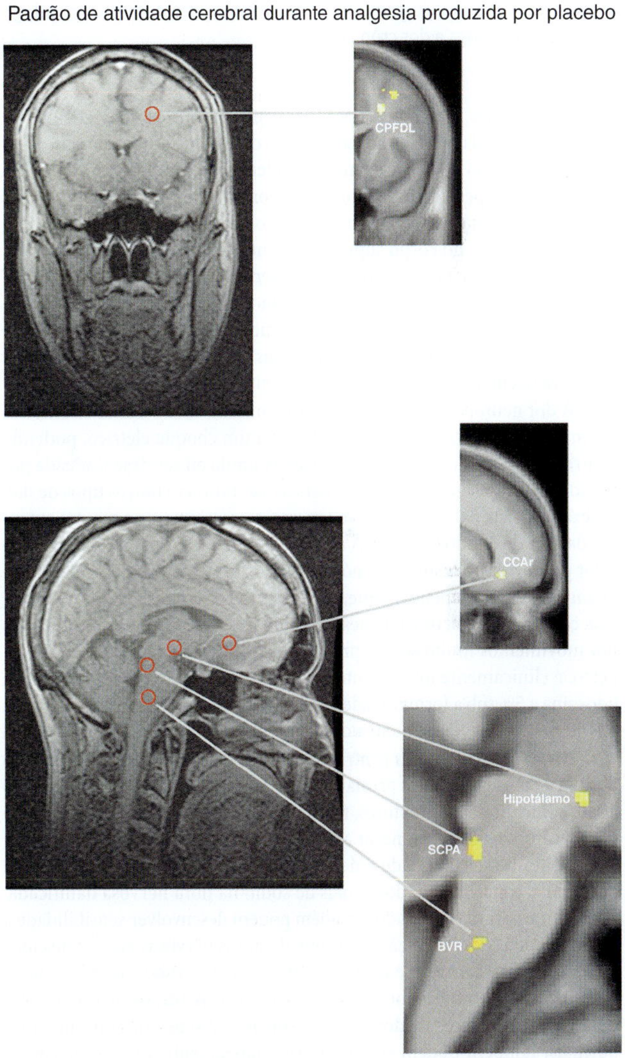

FIGURA 13-5 Ressonância magnética funcional (RMf) revelando atividade cerebral intensificada por placebo em regiões anatômicas correlacionadas com o sistema descendente opioidérgico de controle da dor. *Painel superior:* RMf frontal revelando atividade cerebral intensificada por placebo no córtex pré-frontal dorsolateral (CPFDL). *Painel inferior:* RMf em corte sagital revelando aumento de resposta ao placebo no córtex cingulado anterior rostral (CCAr), bulbo ventral rostral (BVR), substância cinzenta periaquedutal (SCPA) e hipotálamo. A atividade induzida por placebo em todas as áreas foi reduzida com a administração de naloxona, demonstrando haver ligação entre o sistema opioidérgico descendente e a resposta analgésica ao placebo. *(De F. Eippert et al: Activation of the opioidergic descending pain control system underlies placebo analgesia. Neuron 63(4):533–543, 2009.)*

o receptor dos opioides, os núcleos componentes de tal circuito contêm peptídeos opioides endógenos, como as encefalinas e a β-endorfina.

A maneira mais confiável de ativar esse sistema endógeno de modulação mediado por opioides é pela sugestão de alívio da dor ou uma emoção intensa que desvie a atenção para longe da lesão causadora de dor (p. ex., diante de uma ameaça grave ou em uma competição atlética). De fato, os opioides endógenos que aliviam a dor são liberados após procedimentos cirúrgicos, bem como em pacientes que recebem placebo para alívio da dor.

Os circuitos de modulação da dor podem intensificar e também suprimir a dor. Tanto os neurônios inibidores quanto os facilitadores da dor localizados no bulbo projetam-se para os neurônios transmissores da dor medular e os controlam. Como os neurônios transmissores da dor podem ser ativados por neurônios moduladores, é teoricamente possível gerar um sinal de dor sem estímulo nocivo periférico. De fato, estudos com exames de imagem funcional realizados em humanos demonstraram aumento da atividade nesse circuito durante episódios de migrânea (enxaqueca). A existência de um circuito central facilitador explicaria a observação de que a dor pode ser induzida por sugestão ou intensificada por expectativa, proporcionando um modelo para compreendermos como os fatores psicológicos contribuem para a dor crônica.

DOR NEUROPÁTICA

As lesões nas vias nociceptivas periféricas ou centrais caracteristicamente resultam em perda ou redução da sensação dolorosa. Paradoxalmente, a lesão ou a disfunção dessas vias também podem provocar dor. Por exemplo, a lesão de nervos periféricos, como a que ocorre na neuropatia diabética, ou de aferentes primários, como no herpes-zóster, pode resultar em dor referida para a região do corpo suprida pelos nervos afetados. A dor também pode ser produzida por lesão do sistema nervoso central (SNC), por exemplo, em alguns pacientes após traumatismo ou lesão vascular da medula espinal, tronco encefálico ou regiões talâmicas contendo as vias nociceptivas. Essas dores são chamadas *neuropáticas* e com frequência são graves e caracteristicamente resistentes aos tratamentos convencionais.

A dor neuropática tem um caráter incomum, sendo descrita como em queimação, formigamento ou semelhante a um choque elétrico, podendo ocorrer espontaneamente, sem qualquer estímulo ou ser desencadeada por um toque muito leve. Essas características são raras em outros tipos de dor. Ao exame físico, o déficit sensitivo tem caracteristicamente a mesma extensão da área de dor do paciente. A *hiperpatia*, uma resposta muito exagerada à dor produzida por estímulos inócuos ou nociceptivos leves, especialmente quando aplicados repetidamente, também é característica da dor neuropática; com frequência, os pacientes queixam-se de que estímulos produzidos por movimentos muito suaves provocam dor intensa (alodinia). Nesse aspecto, é clinicamente interessante o fato de que uma preparação tópica de lidocaína a 5% sob a forma de adesivo é eficaz para pacientes com neuralgia pós-herpética que apresentem alodinia acentuada.

Diversos mecanismos contribuem para a dor neuropática. A exemplo dos nociceptores aferentes primários sensibilizados, os aferentes primários lesados, incluindo nociceptores, tornam-se altamente sensíveis à estimulação mecânica e podem começar a gerar impulsos na ausência de estímulos. O aumento de sensibilidade e de atividade espontânea ocorre, em parte, pela maior concentração dos canais de sódio na fibra nervosa danificada. Os aferentes primários lesados também podem desenvolver sensibilidade à norepinefrina. A reinervação aberrante de fibras nervosas em corpúsculos de Meissner na derme que normalmente sentem os estímulos táteis pode ser outro contribuinte a dor neuropática. Curiosamente, os neurônios medulares transmissores da dor, mesmo isolados de seus impulsos aferentes normais, também podem se tornar espontaneamente ativos. Por conseguinte, a hiperatividade de ambos os sistemas nervosos central e periférico contribui para a dor neuropática.

Dor mantida simpaticamente Os pacientes com lesão nervosa periférica ocasionalmente manifestam dor espontânea na região suprida pelo nervo ou além. A dor com frequência é descrita como sensação de queimação. Ela se inicia após intervalo de horas a dias, ou mesmo semanas, e é acompanhada de edema do membro, perda óssea periarticular e alterações inflamatórias nas articulações distais. No início da evolução da doença, a dor pode ser aliviada com bloqueio anestésico local da inervação simpática do membro afetado. Os nociceptores aferentes primários lesados adquirem sensibilidade adrenérgica, podendo ser ativados por estimulação de eferentes simpáticos. Essa constelação de dor espontânea e sinais de disfunção simpática após uma lesão foi denominada *síndrome dolorosa complexa regional* (SDCR). Quando ocorre após uma lesão nervosa identificável, a SDCR é dita do tipo II (também conhecida como neuralgia pós-traumática ou, quando intensa, *causalgia*). Quando um quadro clínico semelhante se instala sem qualquer lesão nervosa evidente, a SDCR é dita do tipo I (também conhecida como *distrofia simpática reflexa*). A SDCR pode ser produzida por diversas lesões, como fraturas ósseas, traumatismo de tecidos moles, infarto agudo do miocárdio e acidente vascular cerebral (AVC). A SDCR do tipo I caracteristicamente é resolvida com tratamento sintomático; contudo, quando persiste, a investigação detalhada frequentemente revela evidências de lesão de nervo periférico. Embora a fisiopatologia da SDCR não seja bem compreendida, a dor e os sinais de inflamação, quando agudos, podem ser aliviados rapidamente bloqueando-se o sistema nervoso simpático. Isso significa que a atividade simpática é capaz de ativar os nociceptores não lesados na presença de inflamação. Devem-se pesquisar sinais de hiperatividade simpática em pacientes com dor e inflamação pós-traumáticas sem outra explicação evidente.

TRATAMENTO

Dor aguda

O tratamento ideal para qualquer dor é eliminar sua causa; por essa razão, embora o tratamento possa ser iniciado imediatamente, devem-se empregar esforços concomitantes para determinar a etiologia subjacente no início da terapêutica. Algumas vezes, o tratamento do distúrbio subjacente não alivia imediatamente a dor. Além disso, alguns distúrbios são tão dolorosos que é essencial obter uma analgesia rápida e eficiente (p. ex., estado pós-operatório, queimaduras, traumatismo, câncer ou crise de anemia falciforme). Os analgésicos são a primeira linha de tratamento nesses casos, e todos os médicos devem estar familiarizados com o seu uso.

ÁCIDO ACETILSALICÍLICO (AAS), PARACETAMOL E ANTI-INFLAMATÓRIOS NÃO ESTEROIDES (AINEs)

Esses fármacos são considerados em conjunto por serem prescritos para problemas semelhantes e pela possibilidade de terem um mecanismo de ação semelhante (Tab. 13-1). Todos esses compostos inibem a cicloxigenase (COX) e, à exceção do paracetamol, exercem ação anti-inflamatória, sobretudo quando usados em doses mais altas. São particularmente efetivos para a cefaleia leve a moderada e para a dor de origem musculoesquelética.

Como se mostram efetivos para esses tipos comuns de dor e podem ser comercializados sem prescrição médica, os inibidores da COX constituem, sem dúvida alguma, os analgésicos mais comumente utilizados. São bem absorvidos pelo trato gastrintestinal e, se usados ocasionalmente, apresentam efeitos colaterais mínimos. Com uso crônico, a irritação gástrica passa a ser um efeito colateral comum tanto para o AAS quanto para os AINEs, sendo esse o fator que mais frequentemente limita a dose que pode ser administrada. A irritação gástrica é mais grave com o AAS, que pode causar erosão e ulceração da mucosa gástrica, levando ao sangramento ou à perfuração. Como o AAS acetila irreversivelmente a COX plaquetária e, dessa forma, interfere na coagulação sanguínea, a hemorragia digestiva passa a ser um risco específico. Idade avançada e história de doença gastrintestinal são fatores que aumentam os riscos relacionados com o AAS e os AINEs. Além da reconhecida toxicidade gastrintestinal dos AINEs, a nefrotoxicidade também é um problema significativo para os que utilizam esses fármacos de forma crônica. Os pacientes sob risco de insuficiência renal, particularmente aqueles com depleção significativa do volume intravascular como costuma ocorrer com o uso crônico de diuréticos ou nos casos com hipovolemia aguda, devem evitar os AINEs. Os AINEs também podem elevar a pressão arterial em alguns indivíduos. O tratamento em longo prazo com AINEs exige monitoramento regular da pressão arterial e tratamento, se necessário. Embora seja hepatotóxico quando tomado em altas doses, o paracetamol raramente provoca irritação gástrica e não interfere na função plaquetária.

A introdução das formas parenterais de AINEs, cetorolaco e diclofenaco, ampliou a utilidade dessa classe de medicamentos no tratamento da dor aguda intensa. Ambos os agentes são suficientemente potentes e rápidos em seu início de ação para suplantar os opioides como tratamento de primeira linha em muitos pacientes com cefaleia e dor musculoesquelética agudas intensas.

TABELA 13-1 ■ Fármacos para alívio da dor

Fármaco	Dose (mg)	Intervalo	Comentários
Analgésicos não narcóticos: doses e intervalos habituais			
Ácido acetilsalicílico	650 VO	A cada 4 h	Disponível em preparações com revestimento entérico
Paracetamol	650 VO	A cada 4 h	Efeitos colaterais incomuns
Ibuprofeno	400 VO	A cada 4-6 h	Vendido sem prescrição
Naproxeno	250-500 VO	A cada 12 h	O naproxeno é o AINE comum com menor risco cardiovascular, mas tem incidência um pouco maior de hemorragia digestiva
Fenoprofeno	200 VO	A cada 4-6 h	Contraindicado em caso de doença renal
Indometacina	25-50 VO	A cada 8 h	São comuns os efeitos colaterais GIs
Cetorolaco	15-60 IM/IV	A cada 4-6 h	Disponível para uso parenteral
Celecoxibe	100-200 VO	A cada 12-24 h	Útil nas artrites
Valdecoxibe	10-20 VO	A cada 12-24 h	Retirado do mercado nos Estados Unidos em 2005

Fármaco	Dose parenteral (mg)	Dose VO (mg)	Comentários
Analgésicos narcóticos: doses e intervalos habituais			
Codeína	30-60 a cada 4 h	30-60 a cada 4 h	Náuseas são comuns
Oxicodona	–	5-10 a cada 4-6 h	Geralmente disponível com paracetamol ou AAS
Oxicodona de liberação prolongada	–	10-40 a cada 12 h	Comprimido VO de liberação prolongada; alto potencial de abuso
Morfina	5 a cada 4 h	30 a cada 4 h	
Morfina de liberação retardada	–	15-60 2-3 ×/dia	Apresentações VO de liberação lenta
Hidromorfona	1-2 a cada 4 h	2-4 a cada 4 h	Ação mais curta que a do sulfato de morfina
Levorfanol	2 a cada 6-8 h	4 a cada 6-8 h	Ação mais longa do que a do sulfato de morfina; bem absorvido por VO
Metadona	5-10 a cada 6-8 h	5-20 a cada 6-8 h	Devido à meia-vida longa, depressão respiratória e sedação podem persistir após passar o efeito analgésico; o tratamento não deve ser iniciado com mais de 40 mg/dia, e o aumento da dose não deve ser feito com intervalos inferiores a 3 dias
Meperidina	50-100 a cada 3-4 h	300 a cada 4 h	Mal absorvida por VO; um metabólito tóxico é a normeperidina; não se recomenda o uso rotineiro desse agente
Butorfanol	–	1-2 a cada 4 h	*Spray* intranasal
Fentanila	25-100 μg/h	–	Adesivo transdérmico de 72 h
Buprenorfina	5-20 μg/h		Adesivo transdérmico de 7 dias
Buprenorfina	0,3 a cada 6-8 h		Administração parenteral
Tramadol	–	50-100 a cada 4-6 h	Ação opioide/adrenérgica mista

Fármaco	Bloqueio da captação 5-HT	Bloqueio da captação NE	Potência sedativa	Potência anticolinérgica	Hipotensão ortostática	Arritmia cardíaca	Dose média (mg/dia)	Variação da dose (mg/dia)
Antidepressivos[a]								
Doxepina	++	+	Alta	Moderada	Moderada	Menos	200	75-400
Amitriptilina	++++	++	Alta	A mais alta	Moderada	Sim	150	25-300
Imipramina	++++	++	Moderada	Moderada	Alta	Sim	200	75-400
Nortriptilina	+++	++	Moderada	Moderada	Baixa	Sim	100	40-150
Desipramina	+++	++++	Baixa	Baixa	Baixa	Sim	150	50-300
Venlafaxina	+++	++	Baixa	Ausente	Ausente	Não	150	75-400
Duloxetina	+++	+++	Baixa	Ausente	Ausente	Não	40	30-60

Fármaco	Dose VO (mg)	Intervalo	Comentários
Anticonvulsantes[a]			
Carbamazepina	200-300	A cada 6 h	Anemia aplásica rara, irritação GI, hepatotoxicidade
Oxcarbamazepina	300	2 ×/dia	Similar à carbamazepina
Gabapentina[b]	600-1.200	A cada 8 h	Tontura, irritação GI; útil na neuralgia do trigêmeo
Pregabalina	150-600	2 ×/dia	Similar à gabapentina; ressecamento bucal, edema

[a]Os antidepressivos e anticonvulsivantes não foram aprovados pela Food and Drug Administration (FDA) para tratamento de dor. [b]A gabapentina foi aprovada pela FDA para ser usada em doses de até 1.800 mg/dia no tratamento da neuralgia pós-herpética.

Siglas: 5-HT, serotonina; NE, norepinefrina; AINE, anti-inflamatório não esteroide; AAS, ácido acetilsalicílico; VO, via oral; IM, intramuscular; IV, intravenoso; GI, gastrintestinal.

Há duas classes principais de COX: a COX-1 é expressa constitutivamente, e a COX-2 é induzida nos estados inflamatórios. Os fármacos seletivos para a COX-2 possuem ação analgésica semelhante e provocam menos irritação gástrica que os inibidores não seletivos da COX. O uso de agentes seletivos da COX-2 não parece reduzir o risco de nefrotoxicidade em comparação com os AINEs não seletivos. Por outro lado, os fármacos seletivos para a COX-2 proporcionam significativos benefícios no tratamento da dor pós-operatória aguda, uma vez que não afetam a coagulação sanguínea. Os inibidores não seletivos da COX (especialmente o AAS) geralmente são contraindicados no período pós-operatório, já que comprometem a coagulação sanguínea mediada por plaquetas e, portanto, estão associados a aumento do sangramento no sítio cirúrgico. Os inibidores da COX-2, incluindo o celecoxibe, estão associados ao aumento de risco cardiovascular, incluindo morte cardiovascular, infarto agudo do miocárdio, AVC, insuficiência cardíaca ou evento tromboembólico. O efeito parece ser uma propriedade da classe dos AINEs, exceto o AAS. Tais fármacos estão contraindicados nos pacientes que estejam no período pós-operatório imediato da instalação de *bypass* coronariano e devem ser usados com cautela em pacientes idosos e naqueles com história de doença cardiovascular ou fatores de risco significativos para tal.

ANALGÉSICOS OPIOIDES

Os opioides são os agentes mais potentes para o alívio da dor atualmente disponíveis. Entre todos os analgésicos, são os que apresentam a maior abrangência de eficácia e representam o tratamento mais confiável e efetivo para o alívio rápido da dor. Embora comuns, os efeitos colaterais em sua maioria são reversíveis: náusea, vômitos, prurido, sedação e constipação são os mais frequentes e incômodos. A depressão respiratória é incomum em doses analgésicas padrão, mas pode representar uma ameaça à vida. Os efeitos colaterais relacionados com os opioides podem ser rapidamente revertidos com a naxolona, um antagonista dos narcóticos. Muitos médicos, enfermeiros e pacientes têm certo receio de utilizar opioides em razão do medo de possível adição em seus pacientes. Na realidade, a probabilidade de um paciente se tornar dependente de narcóticos em consequência do seu uso clínico apropriado é muito pequena. Para a dor crônica, particularmente aquela não relacionada a câncer, o risco de adição em pacientes que usam opioides cronicamente permanece pequeno, mas o risco parece aumentar com o escalonamento da dose. O médico não deve hesitar em prescrever analgésicos opioides a pacientes com dor aguda intensa. A **Tabela 13-1** lista os analgésicos opioides mais comumente utilizados.

Os opioides produzem analgesia atuando no SNC. Eles ativam os neurônios inibidores da dor e inibem diretamente os neurônios que a transmitem. A maioria dos analgésicos opioides comercialmente disponíveis atua no mesmo receptor de opioides (receptor μ), diferindo principalmente na sua potência, velocidade de início, duração da ação e via ideal de administração. Alguns efeitos colaterais resultam do acúmulo de metabólitos não opioides específicos de determinados fármacos. Um bom exemplo disso é a normeperidina, um metabólito da meperidina. Com doses maiores de meperidina, normalmente acima de 1 g/dia, o acúmulo de normeperidina pode produzir hiperexcitabilidade e crises convulsivas não reversíveis com a naloxona. O acúmulo de normeperidina é maior nos pacientes com insuficiência renal.

A forma mais rápida de alívio da dor é a obtida com a administração intravenosa de opioides; a administração por via oral produz alívio de forma bem mais lenta. Em razão da possibilidade de depressão respiratória, os pacientes com qualquer forma de comprometimento da respiração devem ser mantidos sob observação estrita após a administração de opioide; há indicação de uso de monitor da saturação de oxigênio, mas somente se esse monitor for mantido sob vigilância constante. A depressão respiratória induzida por opioides é principalmente manifestada como uma redução na frequência respiratória tipicamente acompanhada de sedação. A queda na saturação de oxigênio indica nível crítico de depressão respiratória com necessidade de intervenção imediata a fim de impedir a ocorrência de hipoxemia potencialmente fatal. Novos dispositivos de monitoramento que incorporam capnografia ou fluxo aéreo faríngeo podem detectar a apneia em seu início, devendo ser usados nos pacientes hospitalizados. Deve-se manter assistência ventilatória até que a depressão respiratória induzida pelo opioide tenha sido resolvida. O antagonista dos opioides naloxona deve estar imediatamente disponível sempre que sejam utilizados opioides em doses elevadas ou em pacientes com função pulmonar comprometida. Os efeitos dos opioides são dose-dependentes, e observa-se grande variabilidade entre os pacientes quanto às doses que aliviam a dor e produzem efeitos colaterais. É comum haver efeito sinérgico de depressão respiratória quando são administrados opioides em conjunto com outros depressores do SNC. Em particular, a coadministração de benzodiazepínicos provavelmente causará depressão respiratória, devendo ser evitada, especialmente no manejo da dor ambulatorial. Em razão dessa variabilidade na resposta do paciente, a instituição da terapia requer titulação para a determinação de dose e intervalo ideais. O objetivo mais importante é obter alívio adequado da dor. Logo, é preciso determinar se o fármaco foi capaz de aliviar adequadamente a dor com reavaliações oportunas para determinar o intervalo ideal entre as doses. *O erro mais frequentemente cometido pelos médicos no tratamento da dor intensa com opioides é a prescrição de dose inadequada. Como muitos pacientes relutam em se queixar, essa prática leva a sofrimento desnecessário.* Não havendo sedação no momento em que é esperado o efeito máximo, o médico não deve hesitar em repetir a dose inicial para obter alívio satisfatório da dor.

Uma abordagem atualmente padronizada para o problema do alívio adequado da dor é o uso da analgesia controlada pelo paciente (ACP). A ACP utiliza um dispositivo de infusão controlado por microprocessador capaz de fornecer uma dose contínua basal de um opioide assim como doses adicionais pré-programadas toda vez que o paciente apertar um botão. O paciente pode, então, titular a dose até o nível ideal. Essa técnica é mais amplamente utilizada no tratamento da dor pós-operatória, mas não há motivo para que não seja utilizada por qualquer paciente hospitalizado com dor intensa e persistente. A ACP também é utilizada no tratamento domiciliar a curto prazo dos pacientes com dor refratária, como a causada pelo câncer metastático.

É importante compreender que o dispositivo para ACP fornece doses pequenas e repetidas para manter o alívio da dor; nos pacientes com dor intensa, primeiro é necessário controlar a dor com uma dose de ataque antes que se possa iniciar a ACP. A dose em *bolus* do fármaco (comumente, 1 mg de morfina, 0,2 mg de hidromorfona ou 10 μg de fentanila) pode, então, ser administrada repetidas vezes de acordo com a necessidade. Para impedir a superdosagem, os dispositivos para a ACP devem ser programados para bloquear a administração durante um determinado período (normalmente começando em 10 min) após cada injeção adicional e limitar a dose total infundida por hora. Conquanto haja quem defenda a infusão simultânea contínua ou basal do mesmo fármaco usado para a ACP, tal prática pode elevar o risco de depressão respiratória e não foi demonstrado que aumente a eficácia global dessa técnica.

A disponibilidade de novas vias de administração ampliou as possibilidades de utilização dos analgésicos opioides. A mais importante é a possibilidade de administração espinal. Os opioides podem ser infundidos através de cateter medular intratecal ou epidural. Ao aplicar opioides diretamente na medula espinal ou no espaço epidural adjacente à medula espinal, obtém-se analgesia regional utilizando uma dose total relativamente baixa. De fato, a dose necessária para a produção de analgesia efetiva quando se usa morfina por via intratecal (0,1-0,3 mg) é uma fração daquela necessária para produzir analgesia semelhante por via intravenosa (5-10 mg). Dessa maneira, é possível minimizar efeitos colaterais, como sedação, náusea e depressão respiratória. Essa abordagem vem sendo extensamente utilizada durante o trabalho de parto bem como para alívio da dor pós-operatória que se segue a procedimentos cirúrgicos. A administração intratecal contínua via implante em sistema de infusão espinal atualmente é usada com frequência, particularmente para o tratamento da dor relacionada com câncer que necessitaria de doses sedativas para seu controle caso o fármaco fosse administrado por via sistêmica. Os opioides também podem ser administrados pelas vias intranasal (butorfanol), retal, transdérmica (fentanila e buprenorfina), ou através da mucosa oral (fentanila), evitando-se, assim, o desconforto de injeções frequentes em pacientes que não possam receber medicação oral. Os adesivos transdérmicos de fentanila e buprenorfina têm a vantagem de proporcionar níveis plasmáticos bastante uniformes, o que pode melhorar o conforto do paciente.

Um acréscimo recente ao arsenal para tratamento dos efeitos colaterais induzidos por opioides são os antagonistas periféricos dos receptores opioides, alvimopan e metilnaltrexona. O alvimopan está disponível para administração por via oral e fica restrito à luz intestinal por limitação da absorção; a metilnaltrexona está disponível para administração subcutânea, praticamente sem penetração no SNC. Ambos os agentes atuam ligando-se aos receptores μ periféricos, inibindo ou revertendo os efeitos dos opioides nesses sítios periféricos. A ação de ambos os agentes é restrita aos sítios receptores fora do SNC; assim, esses fármacos revertem os efeitos adversos dos analgésicos opioides que sejam mediados pelos receptores periféricos sem reverter seus efeitos analgésicos mediados pelo SNC. O alvimopan mostrou-se efetivo para redução na duração de íleo persistente seguindo-se à cirurgia abdominal em pacientes tratados com analgésico opioide para controle da dor pós-operatória. A metilnaltrexona se mostrou efetiva para alívio da constipação induzida por opioide em pacientes fazendo uso crônico de tal analgésico.

Combinações de opioides e inibidores da COX Quando utilizados em combinação, opioides e inibidores da COX apresentam efeitos aditivos. Como é possível utilizar uma dose menor de cada um para alcançar o mesmo grau de alívio da dor, e como seus efeitos colaterais não são aditivos, essas associações são utilizadas para reduzir a gravidade dos efeitos colaterais relacionados com a dose. Entretanto, as combinações de opioide com paracetamol em proporções fixas encerram um risco importante. A elevação da dose em razão de aumento na intensidade da dor ou de diminuição do efeito do opioide em consequência de tolerância desenvolvida ao fármaco pode resultar em níveis de paracetamol tóxicos para o fígado. Embora a hepatoxicidade relacionada com o paracetamol seja rara, esse fármaco continua sendo uma causa significativa de insuficiência hepática. Assim, muitos médicos abandonaram o uso da associação opioide-paracetamol para evitar o risco de exposição excessiva ao paracetamol quando há necessidade de aumento da dose analgésica.

DOR CRÔNICA

O manejo dos pacientes com dor crônica representa um desafio intelectual e emocional. A sensibilização do sistema nervoso pode ocorrer sem uma causa precipitante evidente, por exemplo, fibromialgia ou cefaleia crônica. Em muitos pacientes, a dor crônica se torna uma doença própria. Costuma ser difícil ou até impossível determinar com certeza o mecanismo de geração de dor; esses pacientes exigem bastante tempo do médico e, muitas vezes, parecem estar emocionalmente perturbados. A conduta médica tradicional de procurar uma patologia orgânica obscura geralmente é inútil. Por outro lado, a avaliação psicológica e os modelos de tratamento com base comportamental costumam ser úteis, sobretudo quando realizados em um centro multidisciplinar para tratamento de dor. Infelizmente, essa abordagem, embora efetiva, permanece subutilizada na prática clínica atual.

Há diversos fatores capazes de causar, perpetuar ou exacerbar a dor crônica. Em primeiro lugar, o paciente pode ser portador de uma doença caracteristicamente dolorosa para a qual atualmente não existe cura. São exemplos a artrite, o câncer, as cefaleias crônicas diárias, a fibromialgia e a neuropatia diabética. Em segundo lugar, é possível que existam fatores perpetuadores secundários que tenham sido desencadeados por alguma doença e tenham persistido após a sua resolução. São exemplos a lesão de nervos sensitivos, a atividade eferente simpática e a contração muscular reflexa dolorosa (espasmo). Por fim, diversos estados psicológicos podem agravar ou mesmo causar dor.

Há certas áreas às quais deve-se dedicar atenção especial na anamnese. Como a depressão é o transtorno emocional mais comum nos indivíduos com dor crônica, os pacientes devem ser inquiridos sobre humor, apetite, padrões de sono e atividade diária. Um questionário padronizado simples, como o Inventário de Depressão de Beck, constitui um instrumento útil para rastreamento. Convém lembrar que a depressão maior é uma doença comum, tratável e potencialmente fatal.

Outros sinais indicativos de que há um transtorno emocional relevante contribuindo para a queixa de dor crônica são: ocorrência em múltiplos locais não relacionados; padrão de episódios dolorosos recorrentes, porém distintos, com início na infância ou na adolescência; o fato de a dor ter-se iniciado em uma época de trauma emocional, como a perda de um dos pais ou do cônjuge; história de maus-tratos físicos ou de abuso sexual; e uso abusivo, passado ou presente, de drogas.

No exame físico, deve-se dar atenção especial ao fato de o paciente proteger a área dolorosa e evitar certos movimentos ou posturas em função da dor. A identificação de um componente mecânico para a dor pode ser útil para o diagnóstico e o tratamento. Devem-se examinar as áreas dolorosas quanto à presença de hipersensibilidade profunda à palpação, observando se a dor é localizada em músculos, estruturas ligamentares ou articulações. A dor miofascial crônica é muito comum e, nesses pacientes, a palpação profunda pode revelar pontos-gatilho altamente localizados que consistem em faixas ou nodulações rígidas nos músculos. O alívio da dor após injeção de anestésico local em tais pontos-gatilho confirma o diagnóstico. O componente neuropático da dor é indicado por evidências de lesão nervosa, como diminuição da sensibilidade, pele hipersensível (alodinia), perda de força e atrofia muscular ou abolição dos reflexos tendíneos profundos. As evidências que sugerem comprometimento do sistema nervoso simpático são presença de edema difuso, alterações na cor e temperatura da pele, bem como hipersensibilidade cutânea e articular em comparação com o lado normal. O alívio da dor com bloqueio simpático corrobora o diagnóstico, mas, uma vez que o quadro se torne crônico, a resposta ao bloqueio simpático passa a ser variável em magnitude e duração; o papel dos bloqueios simpáticos sucessivos no controle geral da SDCR não está claro.

Um princípio norteador na investigação dos pacientes com dor crônica é avaliar os fatores perpetuantes e causais tanto emocionais como somáticos antes de instituir o tratamento. A análise conjunta desses fatores, sem que seja necessário aguardar a exclusão de possíveis causas somáticas antes de considerar os aspectos emocionais, melhora a adesão do paciente ao tratamento, o que em parte pode ser explicado pela tranquilização do paciente ao perceber que a avaliação psicológica não significa que o médico esteja duvidando da validade de sua queixa. Mesmo quando se pode identificar uma causa orgânica para a dor do paciente, ainda é prudente investigar outros fatores. Por exemplo, os pacientes com câncer e metástases ósseas dolorosas também podem apresentar dor decorrente da lesão nervosa e estar deprimidos. O tratamento ideal exige que cada um desses fatores seja investigado e tratado.

TRATAMENTO
Dor crônica

Uma vez concluído o processo de avaliação e identificados os prováveis fatores etiológicos e agravantes, deve-se elaborar um plano terapêutico explícito. Uma parte importante desse processo é identificar objetivos funcionais específicos e realistas para o tratamento, como obter uma boa noite de sono, ser capaz de sair para fazer compras ou voltar a trabalhar. Pode ser necessária uma abordagem multidisciplinar que utilize medicamentos, orientação psicológica, fisioterapia, bloqueio nervoso e até mesmo cirurgia para melhorar a qualidade de vida do paciente. Também há alguns procedimentos novos e minimamente invasivos que podem ser úteis para alguns pacientes com dor refratária. Entre eles estão intervenções guiadas por imagem, como injeção epidural de glicocorticoide para dor radicular aguda e tratamento com radiofrequência nas facetas articulares para lombalgia e cervicalgia crônicas relacionadas com as facetas articulares. Para os pacientes com dor intensa e persistente que não tenham respondido a tratamento conservador, a aplicação de eletrodos em nervos periféricos ou no canal medular nas raízes nervosas ou no espaço sobrejacente ao trato colunar dorsal da medula espinal (estimulação medular) ou o implante de sistemas para administração intratecal de medicamentos se mostraram significativamente benéficos. Os critérios para predição de quais pacientes responderão a esses procedimentos continuam sendo desenvolvidos. Em geral, ficam reservados aos pacientes que não tenham tido uma resposta satisfatória aos tratamentos farmacológicos convencionais. O encaminhamento do paciente a serviços multidisciplinares para tratamento de dor, a fim de que seja feita uma avaliação completa, deve preceder qualquer procedimento invasivo. Evidentemente, esse encaminhamento não é necessário para todos os pacientes com dor crônica. Para alguns, o tratamento farmacológico é suficiente para proporcionar alívio adequado.

MEDICAMENTOS ANTIDEPRESSIVOS

Os antidepressivos tricíclicos (ADTs), particularmente nortriptilina e desipramina (Tab. 13-1), são úteis no tratamento dos pacientes com dor crônica. Embora desenvolvidos para o tratamento da depressão, os ADTs possuem um espectro de atividades biológicas relacionadas com a dose que inclui a analgesia em uma variedade de distúrbios clínicos crônicos. Embora seu mecanismo seja desconhecido, o efeito analgésico dos ADTs tem início mais rápido e ocorre com doses mais baixas que as necessárias para o tratamento da depressão. Além disso, os pacientes com dor crônica que não estejam deprimidos obtêm alívio com antidepressivos. Há evidências de que os ADTs potencializam a analgesia dos opioides, por isso podem ser úteis como adjuvantes no tratamento da dor intensa e persistente, como a que ocorre na presença de tumores malignos. A **Tabela 13-2** lista alguns distúrbios dolorosos que respondem aos ADTs. Os ADTs são particularmente úteis no tratamento das dores neuropáticas, como na neuropatia diabética e na neuralgia pós-herpética, para as quais existem poucas opções terapêuticas.

TABELA 13-2 ■ Distúrbios dolorosos que respondem aos antidepressivos tricíclicos

Neuralgia pós-herpética[a]
Neuropatia diabética[a]
Fibromialgia[a]
Cefaleia do tipo tensional[a]
Migrânea[a]
Artrite reumatoide[a,b]
Lombalgia crônica[b]
Câncer
Dor central pós-AVC

[a]Ensaios controlados demonstram analgesia.
[b]Estudos controlados indicam benefício, mas não analgesia.

Os ADTs que demonstraram efeito de alívio de dor apresentam efeitos colaterais significativos (**Tab. 13-1; Cap. 452**). Alguns desses efeitos, como hipotensão ortostática, sonolência, retardo da condução cardíaca, perda de memória, constipação intestinal e retenção urinária, são particularmente problemáticos em pacientes idosos, e vários são aditivos aos efeitos colaterais dos analgésicos opioides. Os inibidores seletivos da recaptação de serotonina, como a fluoxetina, apresentam efeitos colaterais menos numerosos e menos graves que os ADTs; todavia, são muito menos eficazes no alívio da dor. É interessante assinalar que a venlafaxina e a duloxetina, antidepressivos não tricíclicos que bloqueiam a recaptação de serotonina e norepinefrina, parecem manter a maior parte do efeito analgésico dos ADTs, com um perfil de efeitos colaterais mais parecido com o dos inibidores seletivos da recaptação de serotonina. Esses fármacos podem ser particularmente úteis para pacientes que não tolerem os efeitos colaterais dos ADTs.

ANTICONVULSIVANTES

Esses fármacos são utilizados primariamente em pacientes com dor neuropática. A fenitoína e a carbamazepina foram os primeiros a produzir alívio da dor na neuralgia do trigêmeo (**Cap. 441**). Essa dor tem as características de um choque elétrico breve e agudo. De fato, os anticonvulsivantes parecem ser particularmente úteis para o alívio das dores que possuem esse caráter lancinante. Os anticonvulsivantes mais recentes, os ligantes da subunidade alfa-2-delta dos canais de cálcio, a gabapentina e a pregabalina, mostraram-se efetivos no tratamento de uma ampla variedade de dores neuropáticas. Além disso, em razão do perfil favorável de efeitos colaterais, esses novos anticonvulsivantes têm sido usados com frequência como primeira linha de tratamento.

CANABINOIDES

Esses agentes são amplamente usados pelas suas propriedades analgésicas, embora algumas evidências publicadas sugiram que quaisquer efeitos provavelmente são modestos, com pequenos aumentos do limiar de dor relatados e reduções variáveis na intensidade da dor clínica. A maconha reduz de forma mais consistente os aspectos desagradáveis da experiência da dor e, na dor relacionada com o câncer, pode diminuir a náusea e os vômitos associados à quimioterapia. *A maconha e compostos relacionados são discutidos no **Capítulo 455**.*

MEDICAÇÃO OPIOIDE CRÔNICA

O uso de opioides em longo prazo é aceito para os pacientes com dor causada por câncer. Embora o uso de opioide para dor crônica de origem não maligna seja controverso, está claro que, para muitos pacientes, os opioides são a única opção capaz de produzir alívio significacativo na dor. Isso é compreensível considerando que eles são mais potentes e apresentam eficácia mais abrangente do que todos os demais analgésicos. Embora a dependência seja rara nos pacientes que utilizam opioides pela primeira vez para alívio de dor, é provável que ocorra algum grau de tolerância e dependência física com o uso prolongado. Além disso, estudos sugerem que essa terapia em longo prazo agrave a dor em alguns indivíduos, a chamada *hiperalgesia induzida por opioides*. Por conseguinte, antes de recorrer ao tratamento com opioides, outras opções devem ser exploradas, e suas limitações e os riscos relacionados com seu uso devem ser explicados ao paciente. Também é importante assinalar que alguns analgésicos opioides apresentam propriedades agonistas-antagonistas mistas (p. ex., butorfanol e buprenorfina). Na prática, isso significa que podem agravar a dor ao induzir síndrome de abstinência em pacientes que estão sendo ativamente tratados com outros opioides e apresentam dependência física.

Para o uso ambulatorial prolongado de opioides administrados por via oral, pode ser desejável prescrever compostos de ação prolongada, como o levorfanol, a metadona, a morfina ou a oxicodona de liberação prolongada ou a fentanila transdérmica (**Tab. 13-1**). Os perfis farmacocinéticos dessas apresentações permitem a manutenção de níveis sanguíneos analgésicos sustentados, potencialmente minimizando efeitos colaterais, como a sedação, que estão associados a níveis plasmáticos elevados, e reduzindo a probabilidade de dor como efeito rebote associado à queda rápida na concentração plasmática do opioide. As formulações de opioides de liberação prolongada são aprovadas principalmente para pacientes que já estão usando outros opioides, e não devem ser usadas como opioides de primeira linha para dor. Não obstante os opioides de ação prolongada proporcionarem alívio superior da dor em pacientes com perfil de dor contínua, outros que apresentam dor episódica intensa e intermitente evoluem com melhor controle da dor e menos efeitos colaterais com o uso periódico de analgésicos opioides de ação curta. A constipação intestinal é um efeito colateral praticamente universal dos opioides e deve ser tratado com conduta expectante. Como observado anteriormente na discussão sobre o tratamento da dor aguda, uma evolução recente favorável aos pacientes foi o desenvolvimento de antagonistas opioides de ação periférica capazes de reverter a constipação associada ao uso de opioide sem interferir com a analgesia.

Logo após a introdução de uma apresentação de liberação prolongada de oxicodona no final dos anos 1990, observou-se um aumento impressionante no número de atendimentos em emergência e de mortes associadas à ingestão de oxicodona. Os casos parecem ter ocorrido principalmente em indivíduos usando opioides sem prescrição médica. As mortes induzidas por medicamentos aumentaram rapidamente e atualmente figuram como a segunda causa de morte de estadunidenses, vindo logo a seguir das fatalidades por acidente de veículo automotor. Em 2011, o Office of National Drug Control Policy estabeleceu uma abordagem multifacetada para enfrentar o uso abusivo de medicamentos prescritos, incluindo programas de monitoramento de medicamentos vendidos sob prescrição (Prescription Drug Monitoring Programs [PDMPs]) que permitem determinar se os pacientes estão recebendo prescrições de vários profissionais de saúde e servir-se do uso da lei para eliminar práticas de prescrição impróprias. Em 2016, o Centers for Disease Control and Prevention (CDC) lançou a *CDC Guideline for Prescribing Opioids for Chronic Pain*, com recomendações para médicos da atenção primária que prescrevem opioides para dor crônica não relacionada a câncer. Uma abordagem modificada à prescrição de opioides foi publicada em 2019 pela Health and Human Services Task Force sobre as melhores práticas clínicas para dor crônica. Essas diretrizes abordam (1) quando iniciar ou continuar os opioides para dor crônica; (2) seleção, dosagem, duração, seguimento e suspensão de opioides; e (3) avaliação dos riscos e danos do uso de opioides. O aumento recente no controle deixa muitos profissionais de saúde hesitantes no momento de prescrever analgésicos opioides, exceto por períodos curtos para controle de dor associada a uma doença ou lesão. Por enquanto, a opção de iniciar terapia crônica com opioide para um dado paciente é deixada a critério do profissional. Diretrizes pragmáticas para a seleção e monitoramento adequados de pacientes que recebem terapia opioide crônica são mostradas na **Tabela 13-3**; um *checklist* de prescrição de opioides para dor não causada por câncer para médicos da atenção primária é mostrado na **Tabela 13-4**.

TRATAMENTO DA DOR NEUROPÁTICA

É importante que o tratamento dos pacientes com dor neuropática seja individualizado. Há diversos princípios gerais que devem nortear a terapêutica: o primeiro é agir rapidamente para aliviar a dor, e o segundo é minimizar os possíveis efeitos colaterais. Por exemplo, nos pacientes com neuralgia pós-herpética e hipersensibilidade cutânea significativa, o uso tópico de lidocaína (em adesivo) pode produzir alívio imediato sem efeitos colaterais. Os anticonvulsivantes (gabapentina ou pregabalina, ver anteriormente) ou os antidepressivos (nortriptilina, desipramina, duloxetina ou venlafaxina) podem ser usados como medicamentos de primeira linha nos pacientes com dor neuropática. Fármacos antiarrítmicos administrados de forma sistêmica, como lidocaína e mexiletina, têm menor probabilidade de efetividade. Embora a infusão intravenosa de lidocaína proporcione analgesia em pacientes com diversas formas de dor neuropática, o

TABELA 13-3 ■ Diretrizes para seleção e monitoramento de pacientes em terapia crônica com opioide (TCO) para dor crônica não causada por câncer

Seleção do paciente

- Anamnese, exame físico e testes apropriados, incluindo avaliação do risco de uso abusivo ou indevido e de adição.
- Considere teste com TCO se a dor for moderada a intensa, se estiver produzindo impacto adverso na função ou na qualidade de vida e se os possíveis benefícios terapêuticos sobrepujarem os potenciais malefícios.
- Deve-se realizar e documentar uma avaliação da relação entre benefício e dano, incluindo anamnese, exame físico e testes diagnósticos apropriados antes e durante a TCO.

Consentimento informado e uso de planos de manejo

- Deve-se obter consentimento informado. A discussão permanente com o paciente acerca da TCO deve incluir metas, expectativas, riscos potenciais e alternativas.
- Considere o uso de um plano de manejo escrito para documentar as responsabilidades e as expectativas do paciente e do médico e para auxiliar na informação do paciente.

Início e ajuste da dose

- O tratamento inicial com opioides deve ser considerado um teste terapêutico para determinar se a TCO é apropriada.
- A escolha do opioide, a opção pela dose inicial e seu ajuste devem ser individualizados de acordo com estado de saúde do paciente, exposição prévia a opioides, metas terapêuticas e malefícios previstos ou observados.

Monitoramento

- Os pacientes em TCO devem ser reavaliados periodicamente e de acordo com as mudanças circunstanciais. O monitoramento deve incluir documentação da intensidade da dor e do nível funcional do paciente, avaliação do progresso em direção às metas terapêuticas, ocorrência de eventos adversos e adesão ao tratamento prescrito.
- Nos pacientes em TCO considerados em risco ou que tenham tido comportamento inadequado relacionado com uso de drogas, os médicos devem realizar periodicamente rastreamento de drogas na urina ou obter informações de outras fontes para confirmar a adesão ao plano de cuidados da TCO.
- Nos pacientes em TCO que não sejam considerados de risco e sem antecedentes de comportamento inadequado relacionado com drogas, os médicos devem considerar a possibilidade de realizar periodicamente rastreamento de drogas na urina ou obter informações de outras fontes para confirmar a adesão ao plano de cuidado da TCO.

Fonte: Adaptada, com permissão, de R Chou et al: Clinical guidelines for the use of chronic opioid therapy in chronic noncancer pain. J Pain 10:113, 2009.

alívio geralmente é transitório, normalmente durando apenas algumas horas após a suspensão da infusão. O congênere da lidocaína para administração oral, a mexiletina, não é bem tolerado, produzindo efeitos gastrintestinais adversos frequentes. Não há consenso quanto a classe de fármacos a ser usada como primeira linha de tratamento para os diversos quadros de dor crônica. Contudo, como são necessárias doses relativamente altas de anticonvulsivante para aliviar a dor, a sedação não é incomum. A sedação também é um problema com os ADTs, mas não tanto com os inibidores da recaptação de serotonina/norepinefrina (IRSNs; p. ex., venlafaxina e duloxetina). Assim, nos pacientes idosos ou naqueles cujas atividades cotidianas requerem níveis de atenção elevados, tais fármacos devem ser considerados os de primeira linha. Já os opioides devem ser, nesses casos, considerados medicamentos de segunda ou terceira linha. Conquanto sejam altamente efetivos para muitos quadros dolorosos, os opioides são sedativos, e seus efeitos tendem a diminuir com o tempo, levando a uma escalada de doses e, ocasionalmente, à piora da dor. Duas alternativas interessantes aos opioides puros são dois fármacos com ação de recaptação de norepinefrina e opioide mista: tramadol e tapentadol. O tramadol é um opioide relativamente fraco, mas algumas vezes efetivo para a dor que não responde a analgésicos não opioides. O tapentadol é um opioide mais forte, mas sua ação analgésica é aparentemente intensificada pelo bloqueio da recaptação da norepinefrina. De forma similar, medicamentos de diferentes classes podem ser utilizados em associações para otimizar o controle da dor. Injeções repetidas de toxina botulínica são uma abordagem emergente que se mostra promissora no tratamento de dor neuropática focal, particularmente na neuralgia pós-herpética, do trigêmeo e pós-traumática.

TABELA 13-4 ■ *Checklist* do Centers for Disease Control and Prevention para a prescrição de opioides para dor crônica

Para profissionais da atenção primária que tratam adultos (18+) com dor crônica ≥ 3 meses, excluindo cuidados para câncer, paliativos e terminais

CHECKLIST

AO CONSIDERAR A TERAPIA OPIOIDE DE LONGO PRAZO:

- Definir metas realistas para a dor e a função com base no diagnóstico (p. ex., caminhar ao redor do quarteirão).
- Confirmar que terapias não opioides foram tentadas e otimizadas.
- Discutir benefício e riscos (p. ex., adição, *overdose*) com o paciente.
- Avaliar o risco de dano ou uso indevido.
  - Discutir os fatores de risco com o paciente.
  - Verificar os dados do programa de monitoramento de medicamentos vendidos sob prescrição (PDMP).
  - Verificar o rastreamento de drogas na urina.
- Definir critérios para interromper ou continuar os opioides.
- Avaliar a dor e a função basais (p. ex., escala de dor, prazer, atividade geral [PEG]).
- Programar reavaliação inicial dentro de 1-4 semanas.
- Prescrever opioides de ação curta usando a menor dosagem na bula do produto; combinar a duração com a reavaliação programada.

AO RENOVAR SEM UMA CONSULTA COM O PACIENTE

- Confirmar que a consulta de retorno está agendada para ≤ 3 meses desde a última consulta.

AO FAZER REAVALIAÇÃO EM CONSULTA COM O PACIENTE

- Continuar opioides apenas após confirmar melhora clinicamente significativa na dor e na função sem riscos ou danos significativos.
- Avaliar a dor e a função (p. ex., PEG); comparar com os resultados iniciais.
- Avaliar o risco de dano ou uso indevido:
  - Observar o paciente quanto a sinais de sedação excessiva ou risco de overdose. Se houver: Reduzir gradualmente a dose.
  - Verificar o PDMP.
  - Verificar a presença de transtorno do uso de opioides se indicado (p. ex., dificuldade em controlar o uso). Se houver: Encaminhar para tratamento.
- Confirmar que as terapias não opioides foram otimizadas. Determinar se continua, ajusta, reduz gradualmente ou suspende opioides.
- Calcular a dose de opioide em equivalente de miligramas de morfina (EMM).
  - Se ≥ 50 EMM/dia no total (≥ 50 mg hidrocodona; ≥ 33 mg oxicodona), aumentar a frequência do acompanhamento; considerar a oferta de naloxona.
  - Evitar ≥ 90 EMM/dia no total (≥ 90 mg hidrocodona; ≥ 60 mg oxicodona) ou justificar cuidadosamente; considerar o encaminhamento para especialista.
- Programar reavaliação a intervalos regulares (≤ 3 meses).

Fonte: Centers for Disease Control and Prevention, disponível em: *https://stacks.cdc.gov/view/cdc/38025*. Acessado em 25 de maio de 2017 (Domínio Público).

Vale a pena enfatizar que muitos pacientes, especialmente aqueles com dor crônica, buscam atendimento médico principalmente porque estão sofrendo e porque somente os médicos podem fornecer os medicamentos necessários ao alívio da dor. É responsabilidade primária de todos os médicos minimizar o desconforto tanto físico quanto emocional dos seus pacientes. O conhecimento acerca dos mecanismos da dor e dos medicamentos analgésicos é um passo importante para que se possa atingir esses objetivos.

LEITURAS ADICIONAIS

De Vita MJ et al: Association of cannabinoid administration with experimental pain in healthy adults a systematic review and meta-analysis. JAMA Psychiatry 75:1118, 2018.

Dowell D et al: CDC guideline for prescribing opioids for chronic pain—United States, 2016. JAMA 315:1624, 2016.

Finnerup NB et al: Pharmacotherapy for neuropathic pain in adults: A systematic review and meta-analysis. Lancet Neurol 14:162, 2015.

Sun EC et al: Incidence of and risk factors for chronic opioid use among opioid-naive patients in the postoperative period. JAMA Intern Med 176:1286, 2016.

U.S. Department of Health and Human Services: Pain management best practices inter-agency task force report: Updates, gaps, inconsistencies, and recommendations. May 2019. *https://www.hhs.gov/ash/advisory-committees/pain/reports/index.html.*

14 Dor torácica

David A. Morrow

A dor torácica está entre as razões mais comuns que levam os pacientes a procurar assistência médica nas emergências ou nos consultórios médicos. A avaliação da dor torácica não traumática é inerentemente desafiadora devido à variedade de causas possíveis, uma minoria sendo condições potencialmente fatais que não devem passar despercebidas. É importante estruturar a avaliação diagnóstica inicial e o rastreamento dos pacientes com dor torácica aguda em três categorias: (1) isquemia miocárdica; (2) outras causas cardiopulmonares (doença pericárdica e miocárdica, emergências aórticas e condições pulmonares); e (3) causas não cardiopulmonares. Embora a identificação rápida de condições de alto risco seja uma prioridade da avaliação inicial, as estratégias que incorporam o uso liberal rotineiro de testes têm o potencial de implicar efeitos adversos de investigações desnecessárias.

EPIDEMIOLOGIA E HISTÓRIA NATURAL

A dor torácica é uma das três razões mais comuns de idas a emergências nos Estados Unidos, resultando em 6 a 7 milhões de consultas anuais a esses departamentos. Mais de 60% dos pacientes com essa apresentação são hospitalizados para a realização de exames mais detalhados, e a maioria dos restantes é submetida a uma avaliação adicional no próprio departamento de emergência. Menos de 15% dos pacientes avaliados acabam recebendo o diagnóstico de síndrome coronariana aguda (SCA), com taxas de 10 a 20% na maioria das séries de populações não selecionadas e uma taxa de apenas 5% em alguns estudos. Os diagnósticos mais comuns são causas gastrintestinais (Fig. 14-1), e apenas 5% são de outras condições cardiopulmonares potencialmente fatais. Em uma grande proporção de pacientes com dor torácica aguda transitória, são excluídas a SCA ou outra causa cardiopulmonar, mas a causa não é determinada. Portanto, os recursos e o tempo dedicados à avaliação da dor torácica *na ausência de uma causa grave* são substanciais. Apesar disso, historicamente, um número surpreendente de 2 a 6% de pacientes com dor torácica de etiologia presumivelmente não isquêmica que têm alta da emergência depois são diagnosticados com infarto agudo do miocárdio (IAM). Pacientes cujo diagnóstico de IAM passa despercebido correm um risco duas vezes maior de morrer em 30 dias em comparação com os que são hospitalizados.

As histórias naturais da SCA, da miocardite, de doenças pericárdicas agudas, da embolia pulmonar e de emergências aórticas são discutidas nos Caps. 270, 273, 274, 275, 279 e 280, respectivamente. Em um estudo realizado com mais de 350 mil pacientes com dor torácica inespecífica presumivelmente não cardiopulmonar, a taxa de mortalidade 1 ano após a alta foi < 2% e não diferiu de maneira significativa da mortalidade ajustada para a idade na população geral. A taxa estimada de eventos cardiovasculares importantes em 30 dias nos pacientes com dor torácica aguda estratificada como baixo risco foi de 2,5% em um grande estudo populacional, que excluiu pacientes com elevação do segmento ST ou dor torácica definida como de etiologia não cardíaca.

CAUSAS DE DOR TORÁCICA

As principais etiologias da dor torácica são discutidas nesta seção e estão resumidas na Tabela 14-1. Outros elementos da anamnese, do exame físico e dos exames diagnósticos que ajudam a distinguir essas causas são discutidos em uma seção posterior (ver "Abordagem ao paciente").

ISQUEMIA/LESÃO MIOCÁRDICA

A isquemia miocárdica que causa dor torácica, denominada *angina de peito*, é uma preocupação clínica primária em pacientes que se apresentam com sintomas torácicos. A isquemia miocárdica é precipitada por um desequilíbrio entre a necessidade miocárdica e o fornecimento de oxigênio ao miocárdio, resultando em oferta insuficiente de oxigênio para satisfazer as demandas metabólicas cardíacas. O consumo miocárdico de oxigênio pode estar elevado por elevações na frequência cardíaca, estresse da parede ventricular e contratilidade miocárdica, enquanto a oferta miocárdica de oxigênio é determinada pelo fluxo sanguíneo coronariano e pelo conteúdo de oxigênio arterial coronariano. Quando a isquemia miocárdica é suficientemente grave e prolongada (mesmo que apenas 20 minutos), ocorre lesão celular irreversível, resultando em IAM.

A causa mais comum de cardiopatia isquêmica é uma placa ateromatosa que obstrui uma ou mais artérias coronárias epicárdicas. A cardiopatia isquêmica estável (Cap. 273) em geral resulta do estreitamento aterosclerótico gradual das coronárias. A *angina estável* caracteriza-se por episódios isquêmicos que costumam ser precipitados por um aumento superposto na demanda de oxigênio durante exercício físico e aliviados com repouso. A cardiopatia isquêmica torna-se instável, manifestando-se por isquemia em repouso ou em um padrão de crescimento gradual, mais comumente quando uma ruptura ou erosão de uma ou mais lesões ateroscleróticas desencadeia trombose coronariana. A cardiopatia isquêmica instável é subclassificada clinicamente pela presença ou ausência de lesão miocárdica aguda detectável e de elevação do segmento ST no eletrocardiograma (ECG) do paciente. Quando ocorre aterotrombose coronariana aguda, o trombo intracoronariano pode ser parcialmente obstrutivo, em geral ocasionando isquemia miocárdica sem elevação do segmento ST. A cardiopatia isquêmica instável é classificada como *angina instável* quando não há lesão miocárdica aguda detectável e como *IAM sem elevação do ST* (IAMSEST) quando há evidência de necrose miocárdica aguda (Cap. 274). Quando o trombo coronariano causa obstrução aguda e completa, em geral segue-se isquemia miocárdica transmural, com elevação do segmento ST no ECG e necrose miocárdica, levando a um diagnóstico de *IAM com elevação do ST* (IAMEST, ver Cap. 275).

Os médicos devem lembrar que sintomas de isquemia instável também podem ocorrer predominantemente por aumento da demanda miocárdica de oxigênio (p. ex., durante estresse psicológico intenso ou febre) ou por uma liberação menor de oxigênio em decorrência de anemia,

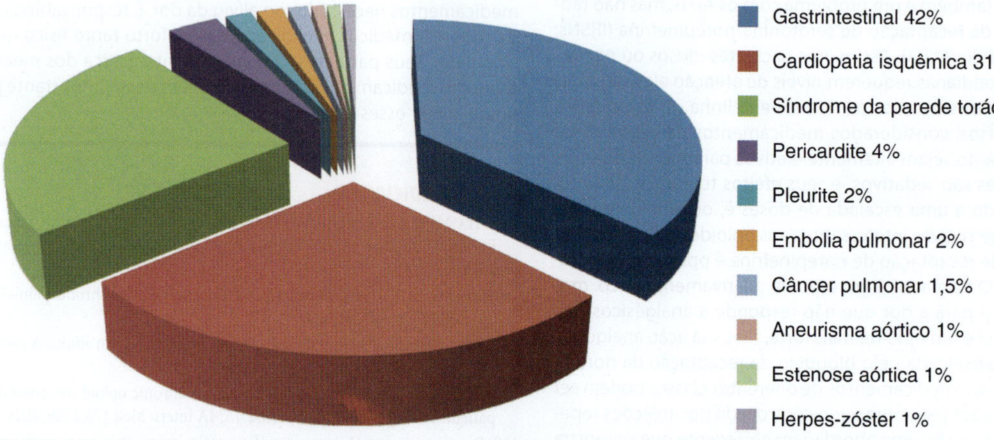

FIGURA 14-1 **Distribuição de diagnósticos definitivos na alta de pacientes com dor torácica aguda não traumática.** *(Figura preparada com dados de P Fruergaard et al: Eur Heart J 17:1028, 1996.)*

TABELA 14-1 ■ Manifestações clínicas típicas das principais causas de dor torácica aguda

Sistema	Condição	Início/duração	Qualidade	Localização	Características associadas
Cardiopulmonar					
Cardíaco	Isquemia miocárdica	*Angina estável:* Precipitada por exercício, frio ou estresse; 2-10 min *Angina instável:* Padrão em crescente ou em repouso *Infarto agudo do miocárdio:* Em geral > 30 min	Pressão, aperto, compressão, peso, queimação	Retroesternal; em geral se irradia para o pescoço, mandíbula, ombros ou braços; às vezes epigástrica	Galope de B_4 ou sopro de insuficiência mitral (raro) durante a dor; B_3 ou estertores pulmonares se houver isquemia grave ou complicação de infarto agudo do miocárdio
	Pericardite	Variável; horas a dias; pode ser episódica	Pleurítica, aguda	Retroesternal ou em direção ao ápice cardíaco; pode irradiar para o ombro esquerdo	Pode ser aliviada se o paciente sentar-se ereto e inclinar-se para frente; som de atrito pericárdico
Vascular	Síndrome aórtica aguda	Início súbito de dor implacável	Lacerante ou lancinante; em facada	Tórax anterior, frequentemente irradiando-se para as costas, entre as escápulas	Associada a hipertensão e/ou doença do tecido conectivo subjacente; sopro de insuficiência aórtica; perda de pulsos periféricos
	Embolia pulmonar	Início súbito	Pleurítica; pode manifestar-se com embolia pulmonar maciça	Frequentemente lateral, no lado da embolia	Dispneia, taquipneia, taquicardia e hipotensão
	Hipertensão pulmonar	Variável; em geral com exercício	Pressão	Subesternal	Dispneia, sinais de aumento da pressão venosa
Pulmonar	Pneumonia ou pleurite	Variável	Pleurítica	Unilateral, frequentemente localizada	Dispneia, tosse, febre, estertores, às vezes atrito
	Pneumotórax espontâneo	Início súbito	Pleurítica	No lado do pneumotórax	Dispneia, diminuição dos sons respiratórios no lado do pneumotórax
Não cardiopulmonar					
Gastrintestinal	Refluxo esofágico	10-60 min	Queimação	Subesternal, epigástrica	Agravada por decúbito pós-prandial; aliviada por antiácidos
	Espasmo esofágico	2-30 min	Pressão, aperto, queimação	Retroesternal	Pode se parecer bastante com a angina
	Úlcera péptica	Prolongada; 60-90 min após as refeições	Queimação	Epigástrica, subesternal	Aliviada por alimentos ou por antiácidos
	Doença da vesícula biliar	Prolongada	Intensa ou em cólica	Epigástrica, quadrante superior direito; às vezes para as costas	Pode seguir-se a uma refeição
Neuromuscular	Costocondrite	Variável	Intensa	Esternal	Às vezes edema, sensibilidade, calor sobre a articulação; pode ser reproduzida por pressão localizada ao exame
	Discopatia cervical	Variável; pode ser súbita	Intensa; pode incluir dormência	Braços e ombros	Pode ser exacerbada pela movimentação do pescoço
	Trauma ou estiramento	Geralmente constante	Intensa	Localizada na área de estiramento	Reproduzida por movimento ou à palpação
	Herpes-zóster	Geralmente prolongada	Aguda ou em queimação	Distribuição por dermátomo	Exantema vesicular na área do desconforto
Psicológico	Transtornos emocionais ou psiquiátricos	Variável; pode ser transitória ou prolongada	Variável; em geral, se manifesta como aperto e dispneia com sensação de pânico ou morte iminente	Variável; pode ser retroesternal	Fatores situacionais podem precipitar os sintomas; história de ataques de pânico, depressão

hipoxia ou hipotensão. No entanto, a designação de *síndrome coronariana aguda*, que abrange angina instável, IAMSEST e IAMEST, em geral é reservada para a isquemia precipitada por aterotrombose coronariana aguda. Para orientar as estratégias terapêuticas, um sistema padronizado de classificação do IAM foi ampliado para discriminar o IAM que resulta de trombose coronariana aguda (IAM tipo 1) do IAM que ocorre secundário a outros desequilíbrios do fornecimento e da demanda miocárdicos de oxigênio (IAM tipo 2; ver Cap. 274). Essas condições são discriminadas também das causas não isquêmicas de lesão miocárdica aguda, como miocardite.

Outros fatores podem contribuir para a cardiopatia isquêmica estável e a instável, como disfunção endotelial, doença microvascular e vasospasmo, podendo existir sozinhos ou em combinação com aterosclerose coronariana, e podem ser a causa dominante de isquemia miocárdica em alguns pacientes. Além disso, processos não ateroscleróticos, inclusive anormalidades congênitas dos vasos coronarianos, ponte miocárdica, arterite coronariana e coronariopatia induzida por radiação, podem acarretar obstrução coronariana. Condições associadas a uma demanda miocárdica extrema de oxigênio e comprometimento do fluxo sanguíneo endocárdico, como valvopatia aórtica (Cap. 280), miocardiopatia hipertrófica ou miocardiopatia dilatada idiopática (Cap. 259), também podem precipitar isquemia miocárdica em pacientes com ou sem aterosclerose obstrutiva subjacente.

Características da dor torácica isquêmica As características clínicas da angina de peito, em geral citada simplesmente como "angina", são muito similares, sendo a dor isquêmica uma manifestação de cardiopatia isquêmica estável, angina instável ou IAM; as diferenças estão no padrão e na duração dos sintomas associados a essas síndromes (Tab. 14-1). Heberden inicialmente descreveu a angina como uma sensação de "aperto e ansiedade". A dor torácica característica da isquemia miocárdica é descrita geralmente como contínua, intensa, em aperto, esmagadora ou constritora. Entretanto, em uma minoria substancial de pacientes, a qualidade da dor é extremamente vaga e pode ser descrita como um aperto leve ou meramente uma sensação desconfortável, às vezes como dormência ou sensação de queimação. A localização da dor geralmente é retroesternal, mas é comum irradiar-se para baixo da superfície ulnar do braço esquerdo; o braço direito, ambos os braços, o pescoço, a mandíbula ou os ombros também podem estar envolvidos. Essas e outras características da dor torácica isquêmica pertinentes à discriminação de outras causas de dor torácica são discutidas mais adiante neste capítulo (ver "Abordagem ao paciente").

A angina estável em geral começa gradualmente e atinge sua intensidade máxima em questão de minutos antes de dissipar-se vários minutos depois com o repouso ou a administração de nitroglicerina. É comum a dor ocorrer de maneira previsível em um determinado nível característico de exercício ou estresse psicológico. Por definição, a angina instável manifesta-se por dor torácica anginosa que ocorre com atividade física de intensidade cada vez mais baixa ou mesmo em repouso. A dor torácica associada ao IAM costuma ser mais grave, é prolongada (em geral, dura ≥ 30 minutos) e não alivia com o repouso.

Mecanismos da dor cardíaca As vias neurais envolvidas na dor cardíaca isquêmica são pouco entendidas. Acredita-se que os episódios isquêmicos excitem receptores locais quimiossensíveis e mecanorreceptivos que, por sua vez, estimulam a liberação de adenosina, bradicinina e outras substâncias que ativam os terminais sensitivos de fibras simpáticas e vagais aferentes. As fibras aferentes atravessam os nervos que se conectam aos cinco gânglios simpáticos torácicos superiores e às cinco raízes torácicas distais superiores da medula espinal. A partir daí, os impulsos são transmitidos para o tálamo. Na medula espinal, impulsos cardíacos simpáticos aferentes podem convergir com os impulsos vindos de estruturas torácicas somáticas, e essa convergência pode ser a base da dor cardíaca irradiada. Além disso, fibras cardíacas vagais aferentes fazem sinapse no núcleo do trato solitário do bulbo e, então, descem para o trato espinotalâmico cervical superior, e essa rota pode contribuir para a dor anginosa sentida no pescoço e na mandíbula.

OUTRAS CAUSAS CARDIOPULMONARES

Doenças do pericárdio e outras doenças do miocárdio (Ver também Cap. 270) A inflamação do pericárdio devido a causas infecciosas ou não infecciosas pode ser responsável pela dor torácica aguda ou crônica. A superfície visceral e a maior parte da superfície parietal do pericárdio são insensíveis à dor. Assim, acredita-se que a dor da pericardite surja principalmente da inflamação pleural associada. Por causa dessa associação pleural, a dor da pericardite em geral é pleurítica e exacerbada pela respiração, pela tosse ou por alterações na posição. Além disso, devido à sobreposição do suprimento sensitivo do diafragma central via nervo frênico com fibras sensitivas somáticas originárias do terceiro ao quinto segmentos cervicais, a dor da inflamação pericárdica e pleural costuma irradiar-se para o ombro e o pescoço. O acometimento da superfície pleural do diafragma lateral pode resultar em dor na parte superior do abdome.

Doenças inflamatórias agudas e outras miocárdicas não isquêmicas também podem causar dor torácica. Os sintomas de miocardite aguda são extremamente variáveis. A dor torácica pode originar-se de lesão inflamatória do miocárdio ou ser causada por graves aumentos no estresse da parede miocárdica relacionados com mau desempenho ventricular. Os sintomas da *miocardiopatia de Takotsubo (relacionada com estresse)* em geral começam abruptamente, com dor torácica e dificuldade respiratória. Essa forma de miocardiopatia, em sua apresentação mais reconhecida, é desencadeada por um evento estressante e pode simular o IAM pelas anormalidades comumente associadas do ECG, inclusive elevação do segmento ST e dos biomarcadores de lesão miocárdica. Estudos de observação confirmam uma predileção por mulheres > 50 anos de idade.

Doenças da aorta (Ver também Cap. 280) A dissecção aórtica aguda (Fig. 14-1) é uma causa menos comum de dor torácica, mas é importante pela história natural catastrófica de certos subgrupos de casos, quando o diagnóstico é tardio ou o problema não é tratado. As síndromes aórticas agudas abrangem um espectro de doenças aórticas agudas relacionadas com a ruptura da camada média da parede aórtica. A *dissecção aórtica* envolve uma laceração na camada íntima aórtica, resultando em separação da camada média e criação de um lúmen "falso" separado. Uma *úlcera penetrante* tem sido descrita como ulceração de uma placa aórtica ateromatosa que se estende através da camada íntima e para a camada média aórtica, com o potencial de iniciar uma dissecção intramedial ou ruptura na adventícia. *Hematoma intramural* é um hematoma na parede aórtica sem *flap* ou laceração da íntima demonstrável em radiografias e também sem lúmen falso. O hematoma intramural pode ocorrer devido à ruptura dos *vasa vasorum* ou, menos comumente, a uma úlcera penetrante.

Cada um desses subtipos de síndrome aórtica aguda costuma apresentar-se com dor torácica em geral intensa, de início súbito e às vezes descrita como "dilacerante". As síndromes aórticas agudas que envolvem a aorta *ascendente* tendem a causar dor na linha média da parte anterior do tórax, enquanto as síndromes aórticas *descendentes* manifestam-se com maior frequência por dor nas costas. Assim, a dissecção que começa na aorta ascendente e segue para a aorta descendente tende a causar dor torácica anterior, estendendo-se para o dorso, entre as escápulas. As dissecções aórticas proximais que envolvem a aorta ascendente (tipo A na nomenclatura Stanford) implicam alto risco de complicações importantes que podem influenciar a apresentação clínica, incluindo (1) comprometimento dos óstios aórticos das artérias coronárias, que resulta em IAM; (2) ruptura da valva aórtica, causando insuficiência aórtica aguda; e (3) ruptura de hematoma no espaço pericárdico, ocasionando tamponamento pericárdico.

O conhecimento da epidemiologia das síndromes aórticas agudas pode ser útil para manter a lembrança desse grupo relativamente incomum de distúrbios (com incidência anual estimada de 3 casos por 100 mil pessoas na população). As dissecções aórticas não traumáticas são muito raras na ausência de hipertensão ou condições associadas à deterioração dos componentes elásticos ou musculares da camada média aórtica, incluindo gravidez, doença aórtica bicúspide ou doenças hereditárias do tecido conectivo, como a síndrome de Marfan e a de Ehlers-Danlos.

Embora os aneurismas aórticos sejam mais frequentemente assintomáticos, os aneurismas da aorta torácica podem causar dor torácica e outros sintomas pela compressão de estruturas adjacentes. Essa dor tende a ser constante, profunda e ocasionalmente intensa. A aortite, seja de etiologia infecciosa ou não, na ausência de dissecção aórtica, é uma causa rara de dor torácica ou nas costas.

Condições pulmonares As condições pulmonares e vasculares pulmonares que causam dor torácica em geral o fazem em conjunto com dispneia e costumam acarretar sintomas de natureza pleurítica.

EMBOLIA PULMONAR (VER TAMBÉM CAP. 279) Com incidência anual de aproximadamente 1 para cada 1.000 habitantes, a embolia pulmonar pode causar dispneia e dor torácica de início súbito. Tipicamente de padrão pleurítico, a dor torácica associada à embolia pulmonar pode resultar de (1) envolvimento da superfície pleural do pulmão adjacente ao infarto pulmonar; (2) distensão da artéria pulmonar; ou (3), possivelmente, estresse da parede ventricular direita e/ou isquemia subendocárdica relacionada com hipertensão pulmonar aguda. A dor associada a pequenos êmbolos pulmonares geralmente é lateral e pleurítica, e acredita-se que esteja relacionada com o primeiro dos três mecanismos. Em contraste, a embolia pulmonar maciça pode causar dor subesternal intensa, que pode simular um IAM e ser atribuída de maneira plausível ao segundo e ao terceiro desses mecanismos potenciais. A embolia pulmonar maciça ou submaciça também pode estar associada a síncope, hipotensão e sinais de insuficiência cardíaca direita. Outras características típicas que ajudam no reconhecimento de embolia pulmonar são discutidas adiante neste capítulo (ver "Abordagem ao paciente").

PNEUMOTÓRAX (VER TAMBÉM CAP. 294) O *pneumotórax espontâneo primário* é uma causa rara de dor torácica, com incidência anual estimada nos Estados Unidos de 7 por 100 mil homens e < 2 por 100 mil mulheres. Os fatores de risco incluem sexo masculino, tabagismo, antecedentes familiares e síndrome de Marfan. Os sintomas em geral têm início súbito e a dispneia pode ser discreta, razões pelas quais a busca por atendimento médico às vezes é adiada. Pode ocorrer *pneumotórax espontâneo secundário* em pacientes com distúrbios pulmonares subjacentes, como doença pulmonar obstrutiva crônica, asma ou fibrose cística, e em geral causa sintomas mais graves. O pneumotórax hipertensivo é uma emergência clínica causada pelo aprisionamento intratorácico de ar, que precipita colapso hemodinâmico.

Outras doenças do parênquima pulmonar, pleurais ou vasculares (Ver também Caps. 283, 284 e 294) A maioria das doenças pulmonares que causam dor torácica, incluindo pneumonia e câncer, o faz devido ao envolvimento da pleura ou de estruturas adjacentes. A pleurisia costuma ser descrita como uma dor semelhante à de uma facada, que é agravada à inspiração ou tosse. Em contrapartida, a hipertensão pulmonar crônica pode manifestar-se por dor torácica que pode ser muito similar à angina em suas características, sugerindo isquemia miocárdica ventricular direita em alguns casos. Doenças reativas das vias aéreas também podem causar dor torácica em aperto associada à dificuldade respiratória, em vez de pleurisia.

CAUSAS NÃO CARDIOPULMONARES

Condições gastrintestinais (Ver também Cap. 321) Distúrbios gastrintestinais são as causas mais comuns de dor torácica não traumática e em geral causam sintomas difíceis de se discernir das causas mais graves de dor torácica, incluindo isquemia miocárdica. Distúrbios esofágicos, em particular, podem simular angina na característica e localização da dor. O refluxo gastresofágico e os distúrbios da motilidade esofágica são comuns e devem ser considerados no diagnóstico diferencial de dor torácica (Fig. 14-1 e Tab. 14-1). A dor do espasmo esofágico costuma ser intensa, compressiva, de localização retroesternal e, como a angina, pode ser aliviada por nitroglicerina ou pelos antagonistas do canal de cálcio di-hidropiridínicos. A dor torácica também pode resultar de lesão esofágica, como uma laceração de Mallory-Weiss ou mesmo uma ruptura esofágica (síndrome de Boerhaave), causada por vômitos intensos. A localização mais comum da dor de úlcera péptica é epigástrica, mas pode irradiar-se para o tórax (Tab. 14-1).

Os distúrbios hepatobiliares, incluindo colecistite e cólica biliar, podem simular doenças cardiopulmonares agudas. Embora a dor causada por esses distúrbios em geral se localize no quadrante superior direito do abdome, ela é variável, podendo ser sentida no epigástrio e se irradiar para as costas e para a parte inferior do tórax. Às vezes, essa dor é sentida na escápula ou, em raros casos, no ombro, sugerindo irritação diafragmática. A dor é constante, em geral dura várias horas e passa espontaneamente, sem sintomas entre as crises. A dor que resulta de pancreatite é normalmente epigástrica intensa e se irradia para as costas.

Causas musculoesqueléticas e outras (Ver também Cap. 360) A dor torácica pode ser causada por qualquer distúrbio musculoesquelético que envolva a parede torácica ou seus nervos, o pescoço ou os membros superiores. A costocondrite, que causa sensibilidade das articulações costocondrais (*síndrome de Tietze*), é relativamente comum. A radiculite cervical pode manifestar-se como uma dor intensa prolongada ou constante na parte superior do tórax e nos membros. A dor pode ser exacerbada pela movimentação do pescoço. Ocasionalmente, a dor torácica pode ser causada por compressão do plexo braquial pelas costelas cervicais, e a tendinite ou a bursite que envolve o ombro esquerdo pode simular a irradiação de angina. A dor na distribuição de um dermátomo também pode ser causada por cãibra de músculos intercostais ou por herpes-zóster (Cap. 193).

Transtornos emocionais e psiquiátricos Até 10% dos pacientes que chegam à emergência com dor torácica aguda têm um transtorno do pânico ou condição relacionada (Tab. 14-1). Os sintomas podem incluir aperto no tórax ou dor associada a uma sensação de ansiedade e dificuldade respiratória. Os sintomas podem ser prolongados ou transitórios.

ABORDAGEM AO PACIENTE

Dor torácica

Ante a grande variedade de causas potenciais e o risco heterogêneo de complicações graves em pacientes que se apresentam com dor torácica aguda não traumática, as prioridades da avaliação clínica inicial incluem (1) a estabilidade clínica do paciente e (2) a probabilidade de que ele tenha uma causa subjacente da dor que seja potencialmente fatal. As condições de alto risco mais preocupantes são processos cardiopulmonares agudos, incluindo SCA, síndrome aórtica aguda, embolia pulmonar, pneumotórax hipertensivo e pericardite com tamponamento. A miocardite fulminante também tem um prognóstico sombrio, mas geralmente se manifesta por sintomas de insuficiência cardíaca. Entre as causas não cardiopulmonares de dor torácica, é provável que a ruptura esofágica seja o diagnóstico mais urgente a ser estabelecido. O estado dos pacientes com essas condições pode deteriorar rapidamente, mesmo que inicialmente eles aparentem estar bem. A população restante com condições não cardiopulmonares tem um prognóstico mais favorável ao se completar a avaliação diagnóstica. Uma avaliação rápida voltada para uma causa cardiopulmonar grave tem relevância particular nos pacientes com dor aguda contínua atendidos em emergências. Entre os pacientes que se apresentam em ambulatórios com dor crônica ou nos quais a dor tenha se resolvido, é razoável fazer uma avaliação diagnóstica geral (ver "Avaliação ambulatorial da dor torácica", adiante). Uma série de perguntas que podem ser feitas para estruturar a avaliação clínica de pacientes com dor torácica é mostrada na Tabela 14-2.

ANAMNESE

A avaliação da dor torácica não traumática baseia-se, em grande parte, na anamnese clínica e no exame físico para orientar a realização dos exames diagnósticos subsequentes. O médico deve avaliar a qualidade, a localização (inclusive se há irradiação) e o padrão (incluindo o início e a duração) da dor, bem como quaisquer fatores que a provocam ou aliviam. A presença de sintomas associados também pode ser útil para estabelecer um diagnóstico.

Qualidade da dor A qualidade da dor torácica isoladamente nunca é suficiente para estabelecer um diagnóstico. Porém, as características da dor são primordiais para se ter uma impressão clínica inicial e avaliar a probabilidade de um processo cardiopulmonar grave (Tab. 14-1), incluindo SCA em particular (Fig. 14-2). Pressão ou aperto são consistentes com uma apresentação típica de dor miocárdica isquêmica. Mesmo assim, o clínico precisa lembrar que alguns pacientes com sintomas

TABELA 14-2 ■ Considerações na avaliação do paciente com dor torácica

1. A dor torácica pode se dever a uma condição aguda potencialmente fatal que requeira avaliação e tratamento urgentes?			
Cardiopatia isquêmica instável	Dissecção da aorta	Pneumotórax	Embolia pulmonar
2. Se não é o caso, a dor torácica deve-se a um distúrbio crônico passível de complicação grave?			
Angina estável	Estenose aórtica	Hipertensão pulmonar	
3. Se não é o caso, a dor torácica deve-se a um distúrbio agudo que requer tratamento específico?			
Pericardite	Pneumonia/pleurite	Herpes-zóster	
4. Se não é o caso, a dor torácica deve-se a outra doença crônica passível de tratamento?			
Refluxo esofágico		Discopatia cervical	
Espasmo esofágico		Artrite do ombro ou da coluna vertebral	
Doença ulcerosa péptica		Costocondrite	
Doença da vesícula biliar		Outros distúrbios musculoesqueléticos	
Outros distúrbios gastrintestinais		Ansiedade	

Fonte: Desenvolvida por Dr. Thomas H. Lee para a 18ª edição do *Medicina interna de Harrison*.

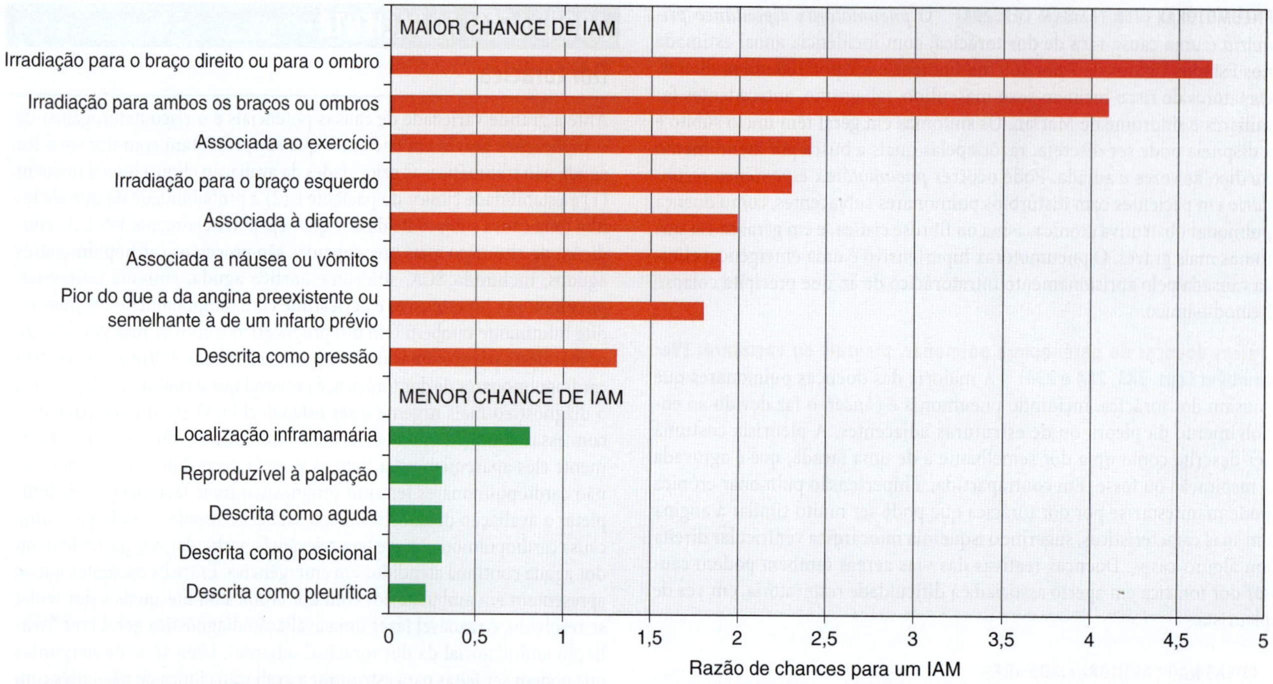

FIGURA 14-2 Associação das características da dor torácica com a probabilidade de infarto agudo do miocárdio (IAM). Observe que um estudo maior subsequente mostrou uma associação não significativa com a irradiação para o braço direito. *(Figura preparada com dados de CJ Swap, JT Nagurney: JAMA 294:2623, 2005.)*

torácicos isquêmicos negam qualquer "dor", mas queixam-se de dispneia ou uma sensação vaga de ansiedade. A gravidade da dor tem pouca acurácia diagnóstica. Em geral, é útil perguntar sobre a semelhança da dor com sintomas isquêmicos prévios definidos. É incomum a angina ser aguda, como uma facada, lancinante ou pleurítica; no entanto, algumas vezes os pacientes usam o termo "agudo" para explicar a intensidade da dor em vez de sua qualidade. A dor pleurítica é sugestiva de um processo que envolve a pleura, incluindo pericardite, embolia pulmonar ou processos do parênquima pulmonar. Com menos frequência, a dor de pericardite ou embolia pulmonar maciça apresenta-se como uma pressão constante grave ou intensa que pode ser difícil de distinguir de isquemia miocárdica. Dor "dilacerante" ou "cortante" em geral é descrita por pacientes com dissecção aórtica aguda. No entanto, as emergências aórticas agudas também se manifestam comumente por dor em facada. Uma qualidade em queimação pode sugerir refluxo ácido ou úlcera péptica, mas também pode ocorrer com isquemia miocárdica. A dor esofágica, em particular com espasmo, pode ser uma dor compressiva grave idêntica à angina.

Localização da dor Uma localização subesternal com irradiação para pescoço, mandíbula, ombros ou braços é típica da dor miocárdica isquêmica. A irradiação para ambos os braços tem associação particularmente forte com IAM como etiologia. Alguns pacientes têm como único sintoma da isquemia uma dor contínua nos locais da dor irradiada. Entretanto, a dor altamente localizada – por exemplo, a que pode ser demarcada pela ponta de um dedo – é bastante incomum na angina. Uma localização retroesternal deve levar à consideração imediata de dor esofágica, embora outras condições gastrintestinais possam se manifestar com irradiação para o tórax de uma dor mais intensa originada no abdome ou epigástrio. A angina também pode ocorrer em localização epigástrica. A dor que ocorre exclusivamente acima da mandíbula ou abaixo do epigástrio raramente é angina. A dor grave que se irradia para as costas, em particular entre as escápulas, deve levar à consideração imediata de uma síndrome aórtica aguda. A irradiação para a porção superior do trapézio é característica de dor pericárdica e não costuma ocorrer com a angina.

Padrão A dor miocárdica isquêmica geralmente cresce em questão de minutos, é exacerbada por atividade e mitigada pelo repouso. Em contraste, a dor que atinge o auge de intensidade imediatamente é mais sugestiva de dissecção aórtica, embolia pulmonar ou pneumotórax espontâneo. A dor passageira (que dura apenas alguns segundos) raramente é de origem isquêmica. Similarmente, é improvável que a dor de intensidade constante por um período prolongado (muitas horas a dias) represente isquemia miocárdica se ocorrer na ausência de outras alterações clínicas, como anormalidades no ECG, elevação de biomarcadores cardíacos ou complicações clínicas (p. ex., insuficiência cardíaca ou hipotensão). Tanto a isquemia miocárdica como o refluxo ácido podem começar pela manhã.

Fatores que provocam e aliviam a dor Pacientes com dor miocárdica isquêmica em geral preferem parar de caminhar, ficar em repouso ou sentados. Contudo, os clínicos devem lembrar o fenômeno da "angina do aquecimento", em que alguns pacientes têm alívio da angina à medida que continuam com o mesmo nível de exercício ou até maior (Cap. 273). Alterações na intensidade da dor com mudanças na posição ou à movimentação dos membros superiores e do pescoço são menos prováveis com isquemia miocárdica e sugerem uma etiologia musculoesquelética. A dor da pericardite, no entanto, é pior na posição supina e aliviada quando o paciente senta-se ereto e inclina-se para frente. O refluxo gastresofágico pode ser exacerbado por álcool, alguns alimentos ou uma posição reclinada. Pode haver alívio ao sentar.

A exacerbação à alimentação sugere uma etiologia gastrintestinal, como úlcera péptica, colecistite ou pancreatite. A doença ulcerosa péptica tende a tornar-se sintomática 60 a 90 minutos após as refeições. Todavia, no contexto de aterosclerose coronariana grave, a redistribuição do fluxo sanguíneo para a vasculatura esplâncnica após a alimentação pode desencadear angina pós-prandial. A dor do refluxo ácido e da úlcera péptica em geral diminui imediatamente com tratamentos com antiácido. Diferente do seu impacto em alguns pacientes com angina, é muito improvável que o exercício físico altere sintomas decorrentes de causas gastrintestinais de dor torácica. O alívio da dor torácica minutos após a administração de nitroglicerina é sugestivo de isquemia miocárdica, mas não suficientemente sensível ou específico para um diagnóstico definitivo. O espasmo esofágico também pode ser aliviado imediatamente com nitroglicerina. Uma demora de > 10 minutos antes do alívio com nitroglicerina sugere que os sintomas são de etiologia não isquêmica ou são decorrentes de isquemia grave, como durante um IAM.

Sintomas associados Os sintomas que acompanham a isquemia miocárdica podem incluir diaforese, dispneia, náuseas, fadiga, desmaio e eructações. Além disso, esses sintomas podem estar presentes isoladamente como equivalentes anginosos (i.e., outros sintomas de isquemia miocárdica que não a angina típica), particularmente em mulheres e idosos. Pode ocorrer dispneia com várias condições consideradas no diagnóstico diferencial de dor torácica, de modo que ela não é discriminativa, mas a presença de dispneia é importante porque sugere uma etiologia cardiopulmonar. O início súbito de dificuldade respiratória significativa deve levar à consideração de embolia pulmonar e pneumotórax espontâneo. Pode ocorrer hemoptise na embolia pulmonar ou escarro espumoso sanguinolento na insuficiência cardíaca grave, mas em geral sua presença indica uma etiologia parenquimatosa pulmonar dos sintomas torácicos. A apresentação com síncope ou pré-síncope deve levar à consideração imediata de embolia pulmonar com repercussão hemodinâmica ou dissecção aórtica, bem como arritmias isquêmicas. Embora náuseas e vômitos sugiram um distúrbio gastrintestinal, esses sintomas podem ocorrer no IAM (mais comumente IAM de parede inferior), presumivelmente por causa da ativação do reflexo vagal ou da estimulação de receptores ventriculares esquerdos como parte do reflexo de Bezold-Jarisch.

História clínica pregressa Os antecedentes clínicos são úteis na avaliação dos fatores de risco do paciente para aterosclerose coronariana e tromboembolismo venoso (Cap. 279), bem como de condições que possam predispor o paciente a distúrbios específicos. Por exemplo, uma história de doenças do tecido conectivo, como a síndrome de Marfan, deve ser considerada ante a suspeita clínica de uma síndrome aórtica aguda ou pneumotórax espontâneo. Uma anamnese detalhada pode revelar indícios de depressão ou crises prévias de pânico.

EXAME FÍSICO

Além de proporcionar uma avaliação inicial da estabilidade clínica do paciente com dor torácica, o exame físico pode fornecer evidências diretas de etiologias específicas (p. ex., ausência unilateral de sons pulmonares) e identificar fatores precipitantes potenciais de causas cardiopulmonares agudas (p. ex., hipertensão não controlada), comorbidades relevantes (p. ex., doença pulmonar obstrutiva) e complicações (p. ex., insuficiência cardíaca). No entanto, como os achados ao exame físico podem ser normais em pacientes com cardiopatia isquêmica instável, um exame físico normal não é definitivamente tranquilizador.

Geral A aparência geral do paciente é útil para estabelecer uma impressão inicial da gravidade da doença. Pacientes com IAM ou outros distúrbios cardiopulmonares agudos em geral parecem ansiosos, desconfortáveis, pálidos, cianóticos ou diaforéticos. Os que massageiam ou apertam seu tórax podem descrever a dor com o punho cerrado contra o esterno (*sinal de Levine*). Ocasionalmente, a constituição corporal é útil – por exemplo, em pacientes com síndrome de Marfan ou homens jovens altos e magros com pneumotórax espontâneo.

Sinais vitais Taquicardia e hipotensão significativas são indicativas de consequências hemodinâmicas importantes da causa subjacente da dor torácica e devem levar a uma pesquisa imediata e rápida de condições mais graves, como IAM com choque cardiogênico, embolia pulmonar maciça, pericardite com tamponamento ou pneumotórax hipertensivo. Emergências aórticas agudas em geral se apresentam com hipertensão grave, mas podem estar associadas à profunda hipotensão na vigência de comprometimento coronariano ou dissecção no pericárdio. Taquicardia sinusal é uma manifestação importante de embolia pulmonar submaciça. Taquipneia e hipoxemia indicam uma causa pulmonar. A presença de febre baixa é inespecífica porque pode ocorrer com IAM e com tromboembolismo, além de infecção.

Pulmonar O exame dos pulmões pode localizar uma causa pulmonar primária de dor torácica, como nos casos de pneumonia, asma ou pneumotórax. Disfunção ventricular esquerda decorrente de isquemia/infarto graves e complicações valvares agudas do IAM ou dissecção aórtica podem ocasionar edema pulmonar, um indicador de alto risco.

Cardíaco O pulso venoso jugular costuma estar normal em pacientes com isquemia miocárdica aguda, mas também pode revelar padrões característicos com tamponamento pericárdico ou disfunção ventricular direita aguda (Caps. 239 e 270). A ausculta cardíaca pode revelar uma terceira bulha cardíaca ou, mais comumente, uma quarta, refletindo disfunção miocárdica sistólica ou diastólica. Sopros de insuficiência mitral ou de um defeito ventricular-septal podem indicar complicações mecânicas de IAMEST. Um sopro de insuficiência aórtica pode ser uma complicação de dissecção aórtica ascendente. Outros sopros podem revelar distúrbios cardíacos subjacentes que contribuem para isquemia (p. ex., estenose aórtica ou miocardiopatia hipertrófica). Sons de atrito pericárdico refletem inflamação do pericárdio.

Abdominal Sensibilidade localizada ao exame abdominal é útil para identificar uma causa gastrintestinal do quadro inicial. Achados abdominais são infrequentes com problemas puramente cardiopulmonares agudos, exceto no caso de insuficiência ventricular direita grave que acarrete congestão hepática.

Membros Déficits de pulsos vasculares podem refletir aterosclerose crônica, que aumenta a probabilidade de coronariopatia. No entanto, evidência de isquemia aguda com perda do pulso e palidez, em particular nos membros superiores, pode indicar consequências catastróficas de dissecção aórtica. Edema unilateral de um membro inferior deve levantar suspeita de tromboembolismo venoso.

Musculoesquelético A dor que surge das articulações costocondrais e condroesternais pode estar associada a edema localizado, eritema ou sensibilidade localizada acentuada. A dor à palpação dessas articulações em geral é bem localizada e constitui um sinal clínico útil, embora a palpação profunda possa desencadear dor na ausência de costocondrite. Ainda que a palpação da parede torácica em geral provoque dor em pacientes com várias condições musculoesqueléticas, é preciso lembrar que a sensibilidade na parede torácica não exclui isquemia miocárdica. Déficits sensitivos nos membros superiores podem ser indicativos de discopatia cervical.

ELETROCARDIOGRAMA

O ECG é crucial na avaliação da dor torácica não traumática. Ele é fundamental para identificar pacientes com isquemia em curso como a razão principal de sua queixa, bem como complicações cardíacas secundárias a outros distúrbios. As diretrizes de sociedades de especialidade recomendam a realização de um ECG em até 10 minutos após a chegada do paciente, com o objetivo principal de identificar aqueles com elevação do segmento ST compatível com IAM que sejam candidatos a intervenções imediatas para o restabelecimento do fluxo sanguíneo na artéria coronária ocluída. Depressão do segmento ST e inversões simétricas da onda T de pelo menos 0,2 mV de profundidade são úteis para detectar isquemia miocárdica na ausência de IAMEST e também são indicativas de maior risco de morte ou isquemia recorrente. Recomenda-se a realização de ECGs seriados (a cada 30-60 minutos) durante a avaliação de emergência ante a suspeita de SCA. Além disso, nos pacientes com suspeita clínica de isquemia e um ECG padrão de 12 derivações não diagnóstico, deve-se considerar um ECG com as derivações direitas. Apesar do valor de um ECG em repouso, sua sensibilidade para detectar isquemia é baixa – de apenas 20% em alguns estudos.

Podem ocorrer anormalidades do segmento ST e da onda T em uma variedade de condições, inclusive embolia pulmonar, hipertrofia ventricular, pericardite aguda e crônica, miocardite, desequilíbrio eletrolítico e distúrbios metabólicos. É importante observar que a hiperventilação associada ao transtorno do pânico também pode causar anormalidades inespecíficas de ST e ondas T. A embolia pulmonar está associada com mais frequência à taquicardia sinusal, mas também pode ocasionar desvio para a direita do eixo do ECG, que se manifesta como uma onda S na derivação I, com uma onda Q e uma T na derivação III (Caps. 240 e 279). Nos pacientes com elevação do segmento ST, a presença de acometimento difuso das derivações não correspondente a uma distribuição anatômica coronariana específica e a depressão do segmento PR podem ajudar a distinguir pericardite de IAM.

RADIOGRAFIA DE TÓRAX

(Ver Cap. A12) A radiografia simples do tórax é feita rotineiramente quando os pacientes apresentam-se com dor torácica aguda e de maneira seletiva quando avaliados no contexto ambulatorial têm dor subaguda ou crônica. A radiografia de tórax é mais útil para identificar processos pulmonares, como pneumonia ou pneumotórax. Os achados em geral nada têm de notável nos pacientes com SCA, mas pode evidenciar edema pulmonar. Outros achados específicos incluem alargamento do mediastino em alguns pacientes com dissecção aórtica, corcova de Hampton ou sinal de Westermark em pacientes com embolia pulmonar (Caps. 279 e A12) ou calcificação pericárdica na pericardite crônica.

BIOMARCADORES CARDÍACOS

Os exames laboratoriais em pacientes com dor torácica aguda se concentram na detecção de lesão miocárdica. Essa lesão pode ser detectada pela presença de proteínas circulantes liberadas pelos cardiomiócitos danificados. Devido ao tempo necessário para essa liberação, os primeiros biomarcadores de lesão podem estar nos níveis normais, mesmo em pacientes com IAMEST. A troponina cardíaca é o biomarcador preferencial para o diagnóstico de IAM e deve ser medida em todos os pacientes com suspeita de SCA. Não é necessário nem recomendável medir a troponina em pacientes sem suspeita de SCA, a menos que tal estimativa seja usada especificamente para estratificação do risco (p. ex., na embolia pulmonar ou na insuficiência cardíaca).

O desenvolvimento de testes para medir a troponina cardíaca com sensibilidade analítica progressivamente maior facilitou a detecção de concentrações sanguíneas substancialmente mais baixas do que antes era possível. Tal evolução permite a detecção precoce de lesão miocárdica e uma discriminação mais confiável de valores alterados, aumenta a acurácia global de um diagnóstico de IAM e melhora a estratificação do risco na suspeita de SCA. Por essa razão, exames de alta sensibilidade são geralmente preferidos no lugar dos testes de troponina de gerações anteriores. Um maior valor preditivo negativo de um resultado de troponina de alta sensibilidade é uma vantagem na avaliação da dor torácica em um contexto de emergência. Protocolos rápidos de exclusão que usam exames seriados e alterações na concentração de troponina em um período curto de 1 a 2 horas parecem ter um bom desempenho no diagnóstico de SCA ao utilizar um teste de alta sensibilidade. A troponina deve ser medida na apresentação e a cada 1 a 3 horas quando são usados testes de alta sensibilidade e a cada 3 a 6 horas quando são usados os convencionais. Medições adicionais da troponina podem ser necessárias após as 3 a 6 horas caso a condição clínica anda sugerir uma possível SCA ou se o diagnóstico for incerto. Nos pacientes que consultam mais de 2 a 3 horas após o início dos sintomas, uma concentração de troponinas cardíacas, no momento da apresentação ao hospital, abaixo do limite de detecção usando um teste de alta sensibilidade pode ser suficiente para excluir IAM com valor preditivo negativo > 99%.

Com os exames de alta sensibilidade, a lesão miocárdica agora é detectada em uma proporção maior de pacientes com condições cardiopulmonares que não a SCA, comparada com os exames menos sensíveis. Assim, outros aspectos da avaliação clínica são cruciais para a determinação da probabilidade de que os sintomas representem SCA. Além disso, a observação de uma alteração na concentração de troponina cardíaca entre amostras seriadas é necessária para discriminar as causas agudas de lesão miocárdica da elevação crônica devido a cardiopatia estrutural subjacente, da doença renal em estágio terminal ou da rara presença de interferência de anticorpos. O diagnóstico de IAM é reservado para a lesão miocárdica aguda assinalada por uma padrão de elevação e/ou queda – com pelo menos um valor excedendo o percentil 99 do limite de referência – *e que é causada por isquemia*. Outras lesões não isquêmicas, como miocardite, podem resultar em lesão miocárdica aguda, mas não devem ser consideradas IAM (Fig. 14-3).

Outras avaliações laboratoriais podem incluir o teste de D-dímeros para ajudar na exclusão de embolia pulmonar (Cap. 279). A estimativa de um peptídeo natriurético do tipo B é útil quando considerada em conjunto com a anamnese e o exame clínico para o diagnóstico de insuficiência cardíaca. Os peptídeos natriuréticos do tipo B também fornecem informação prognóstica sobre os pacientes com SCA e aqueles com embolia pulmonar.

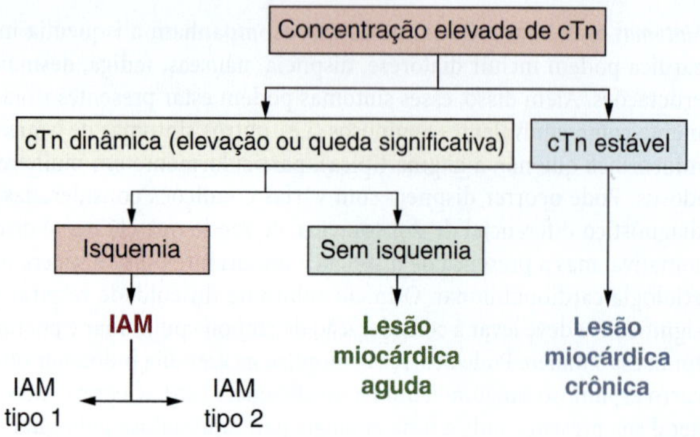

FIGURA 14-3 Classificação clínica de pacientes com troponina cardíaca (cTn) elevada. IAM, infarto agudo do miocárdio.

FERRAMENTAS INTEGRATIVAS DE APOIO À DECISÃO

Foram desenvolvidos vários algoritmos clínicos para ajudar na tomada de decisão durante a avaliação e a alta de pacientes com dor torácica aguda não traumática. Essas ferramentas estimam duas probabilidades intimamente relacionadas, mas não idênticas: (1) a de um diagnóstico definitivo de SCA e (2) a de eventos cardíacos importantes durante o acompanhamento em curto prazo. Elas são usadas mais comumente para identificar pacientes com baixa probabilidade clínica de SCA que são candidatos à alta da emergência, com ou sem outros exames não invasivos. Goldman e Lee desenvolveram uma das primeiras dessas ferramentas, usando apenas o ECG e indicadores de risco – hipotensão, estertores pulmonares e cardiopatia isquêmica conhecida – para classificar os pacientes em quatro categorias de risco que variam de uma probabilidade < 1% a > 16% de alguma complicação cardiovascular importante. As ferramentas de apoio à decisão mais usadas na prática atual são mostradas na Figura 14-4. Os elementos comuns em múltiplas ferramentas de estratificação de risco são (1) sintomas típicos de SCA; (2) idade avançada; (3) fatores de risco para aterosclerose ou sua presença comprovada; (4) anormalidades isquêmicas ao ECG; e (5) níveis elevados de troponina. Embora, devido à especificidade muito baixa, o desempenho diagnóstico geral de tais ferramentas seja fraco (área sob a curva operacional do receptor, 0,55-0,65), em conjunto com o ECG e exames seriados de troponina cardíaca de alta sensibilidade, elas podem ajudar a identificar pacientes com uma probabilidade muito baixa de SCA (p. ex., < 1%) ou eventos adversos cardiovasculares (< 2% em 30 dias). Há relatos de que a aplicação clínica dessas ferramentas de apoio à decisão ou "protocolos diagnósticos acelerados" tem "taxas de perda" do diagnóstico de SCA de < 0,5% e pode ser útil para identificar pacientes que podem ter alta sem a necessidade de exames cardíacos adicionais.

Os clínicos devem diferenciar os algoritmos mencionados dos escores de risco derivados para a estratificação do prognóstico (p. ex., escores de risco TIMI e GRACE, Cap. 275) em pacientes *com um diagnóstico já estabelecido de SCA*. Esses escores não foram designados para uso na avaliação *diagnóstica*.

EXAMES DE IMAGEM DE ESTRESSE CORONÁRIOS E MIOCÁRDICOS

Para pacientes nos quais as causas de dor torácica potencialmente fatais tenham sido razoavelmente excluídas e os biomarcadores seriados e a avaliação clínica tenham determinado que eles permanecem elegíveis para exames adicionais devido a risco intermediário ou indeterminado, recomendam-se exames de imagem diagnósticos das coronárias com angiotomografia computadorizada das coronárias ou exames funcionais, preferencialmente com exames de imagem ecocardiográficas ou cintilográficas. Características do paciente (p. ex., biotipo corporal e função renal), exames cardíacos prévios, história de doença coronariana conhecida, contraindicações a uma modalidade de exame e as preferências do paciente devem ser considerados ao escolher entre esses exames diagnósticos (Caps. 241 e A9).

Escore HEART (sem cTn)		
História	Suspeita alta Suspeita moderada Suspeita leve	2 1 0
ECG	Depressão significativa do ST Anormalidade inespecífica Normal	2 1 0
Idade	≥ 65 anos 45 a < 65 anos < 45 anos	2 1 0
Fatores de risco	≥ 3 fatores de risco 1-2 fatores de risco Nenhum	2 1 0
	TOTAL	
	Baixo risco: 0-3 **Não baixo risco:** ≥ 4	

Escore EDACS		
Idade	86+ anos 81-85 anos 76-80 anos Diminuir em incrementos de 5 anos 46-50 anos 18-45 anos	20 18 16 (–2) 4 2
DAC conhecida ou fatores de risco	DAC conhecida (IAM, ICP ou CRM prévios) ou ≥ 3 fatores de risco cardíacos em pacientes com idade ≤ 50 anos	4
Sexo	Homens Mulheres	6 0
Sintomas	Irradiação para braço, ombro, pescoço ou mandíbula Diaforese Dor à inspiração Reproduzida por palpação	5 3 –4 –6
	TOTAL	
	Baixo risco: 0-15 **Não baixo risco:** ≥ 16	

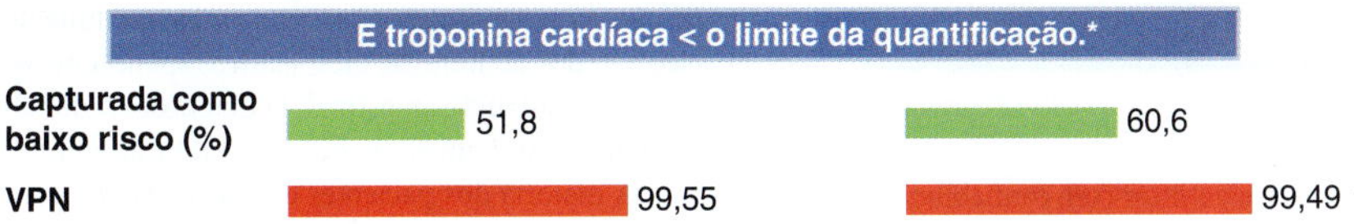

FIGURA 14-4 Exemplos de ferramentas de apoio à decisão usadas em conjunto com medidas seriadas dos níveis de troponina cardíaca (cTn) para a avaliação de dor torácica aguda. O escore HEART foi modificado pelos autores no estudo apresentado, sem a atribuição de 0, 1 ou 2 pontos com base na troponina. O valor preditivo negativo (VPN) relatado é para o resultado final composto de infarto agudo do miocárdio (IAM), choque cardiogênico, parada cardíaca e mortalidade por todas as causas em 60 dias. *O limite da quantificação é a concentração mais baixa do analito que pode ser quantitativamente detectada com uma imprecisão total de ≤ 20%. CRM, cirurgia de revascularização do miocárdio; DAC, doença arterial coronariana; ECG, eletrocardiograma; ICP, intervenção coronariana percutânea. *(Figura preparada com dados de DG Mark et al: J Am Coll Cardiol 13:606, 2018.)*

***Angiotomografia** (Ver Cap. 241)* A angiotomografia surgiu como uma modalidade preferida para a avaliação de pacientes com desconforto torácico agudo que são candidatos a exames adicionais após a avaliação clínica e por biomarcadores. A angiotomografia coronariana é uma técnica sensível para a detecção de doença obstrutiva das coronárias. A tomografia computadorizada (TC) parece melhorar a distribuição de pacientes com probabilidade entre baixa e intermediária para SCA, sendo sua maior força o valor preditivo negativo como um achado de placa coronariana não significativa. Além disso, a TC com contraste pode detectar áreas focais de lesão miocárdica no contexto agudo. Ao mesmo tempo, a angiotomografia pode excluir dissecção aórtica, derrame pericárdico e embolia pulmonar.

***Cintilografia de perfusão nuclear de estresse ou ecocardiografia de estresse** (Ver Caps. 241 e A9)* Os exames funcionais de cintilografia de perfusão de estresse e ecocardiografia de estresse são alternativas para a avaliação de pacientes com dor torácica aguda que são candidatos a outros exames e são preferidos à angiotomografia coronariana em pacientes com doença epicárdica obstrutiva conhecida. A escolha pela modalidade de exercício de estresse pode depender da disponibilidade e da experiência na instituição. Os exames de imagem miocárdica de estresse, seja com perfusão nuclear ou ecocardiografia, têm desempenho diagnóstico superior em comparação ao ECG de exercício. Nos pacientes escolhidos para exame de imagem miocárdica de estresse que podem exercitar-se, o estresse com exercício é preferido em vez do estresse farmacológico. Quando disponível, a tomografia por emissão de pósitrons apresenta vantagens, com melhor desempenho diagnóstico e menos exames não diagnósticos do que a TC por emissão de fóton único.

Embora os exames funcionais sejam em geral contraindicados em pacientes com dor torácica contínua, em pacientes selecionados com dor persistente e ECG e biomarcadores não diagnósticos, podem ser obtidas imagens da perfusão miocárdica em repouso; a ausência de qualquer anormalidade da perfusão reduz bastante a probabilidade de coronariopatia. Nessa estratégia, usada em alguns centros, os pacientes com imagens de perfusão anormais em repouso, nos quais não se pode discriminar entre danos miocárdicos antigos ou novos, geralmente devem passar por avaliação hospitalar adicional.

ELETROCARDIOGRAMA DE ESFORÇO

Historicamente, o ECG de esforço foi usado para completar a estratificação do risco de pacientes submetidos a uma avaliação inicial que não revelou uma causa específica de dor torácica e foram identificados como baixo risco de SCA. O teste de esforço inicial é seguro em pacientes sem dor torácica persistente ou achados de alto risco e pode ajudar a aprimorar sua avaliação prognóstica. Contudo, para pacientes com dor torácica em que a troponina cardíaca e a estratificação de risco clínico determinaram que o paciente tem uma probabilidade *baixa* de SCA, não há evidências suficientes de que os exames de imagem cardíacos ou o teste de esforço melhorem seus desfechos. A evolução nas evidências apoiam uma mudança na prática anterior, em que o exame de esforço ambulatorial dentro de 72 horas era amplamente utilizado para pacientes com dor torácica aguda.

OUTROS EXAMES NÃO INVASIVOS

Outros exames de imagem não invasivos do tórax podem ser usados de maneira seletiva para se obter informação diagnóstica e prognóstica adicional sobre pacientes com dor torácica.

Ecocardiografia A ecocardiografia (não de estresse) não é um exame necessariamente rotineiro em pacientes com dor torácica. No entanto, em pacientes com um diagnóstico incerto, em particular aqueles com elevação não diagnóstica do segmento ST, sintomas persistentes ou instabilidade hemodinâmica, a detecção de um movimento anormal segmentar da parede é evidência de possível disfunção isquêmica. A ecocardiografia é diagnóstica em pacientes com complicações mecânicas do IAM ou naqueles com tamponamento pericárdico. A ecocardiografia transtorácica é pouco sensível para dissecção aórtica, embora um *flap* da íntima às vezes possa ser detectado na aorta ascendente.

Ressonância magnética (Ver Cap. 241) A ressonância magnética cardíaca (RMC) é uma técnica versátil em evolução para a avaliação estrutural e funcional do coração e da vasculatura torácica. A RMC pode ser realizada como uma modalidade de exame de imagem com perfusão de estresse farmacológico. A RMC realçada por gadolínio pode detectar IAM precocemente, definindo com acurácia áreas de necrose miocárdica, além de delinear padrões de doença miocárdica que geralmente são úteis para diferenciar lesão miocárdica isquêmica de não isquêmica. Embora não costume ser prática para a avaliação urgente da dor torácica aguda, a RMC pode ser uma modalidade útil para se avaliar a estrutura cardíaca de pacientes com níveis cardíacos elevados de troponina na ausência de coronariopatia definida. A RMC angiográfica coronariana está em seus primórdios. A ressonância magnética (RM) também permite uma avaliação altamente acurada de dissecção aórtica, mas é usada com pouca frequência como primeiro exame, porque a TC e a ecocardiografia transesofágica em geral são mais práticas.

PROTOCOLOS PARA A DOR TORÁCICA AGUDA

Os médicos enfrentam desafios inerentes para identificar com confiabilidade a pequena proporção de pacientes com causas graves de dor torácica aguda sem expor o número maior daqueles de baixo risco a exames desnecessários e uma permanência prolongada na emergência ou avaliações hospitalares. Por causa disso, muitos centros médicos adotaram protocolos para agilizar a avaliação e o tratamento de pacientes com dor torácica não traumática, geralmente em unidades de dor torácica especializadas. Tais protocolos em geral visam (1) identificação, rastreamento e instituição rápidas do tratamento de condições cardiopulmonares de alto risco (p. ex., IAMEST); (2) identificação acurada de pacientes de baixo risco que possam ser observados com segurança em unidades com monitoração menos intensiva, submeter-se ao teste não invasivo precoce ou ter liberação hospitalar; e (3) por meio de sistematização e aumento da eficiência dos protocolos diagnósticos, redução segura nos custos associados ao uso excessivo de exames e hospitalizações desnecessárias. Em alguns estudos, o fornecimento de um protocolo voltado para os cuidados nas unidades de dor torácica diminuiu o custo e a duração total da avaliação hospitalar, sem excesso detectável de desfechos clínicos adversos.

AVALIAÇÃO AMBULATORIAL DA DOR TORÁCICA

A dor torácica é comum na prática ambulatorial, com uma prevalência de 20 a 40% na população geral. Mais de 25% dos pacientes com IAM consultaram um médico de atenção primária no mês anterior. Os princípios diagnósticos são os mesmos do departamento de emergência. Porém, a probabilidade pré-teste de uma causa cardiopulmonar aguda é significativamente menor. Portanto, os paradigmas em termos de exames são menos intensos, com ênfase na anamnese, no exame físico e no ECG. Além disso, as ferramentas de apoio à decisão desenvolvidas para contextos com alta prevalência de doença cardiopulmonar significativa têm um valor preditivo positivo inferior quando aplicadas no consultório médico. Todavia, em geral, se o nível de suspeita clínica de SCA for alto o bastante para se considerar a estimativa da troponina, o paciente deve ser encaminhado para avaliação de emergência.

LEITURAS ADICIONAIS

Amsterdam EA et al: Testing of low-risk patients presenting to the emergency department with chest pain: A scientific statement from the American Heart Association. Circulation 122:1756, 2010.

Chapman AR et al: Association of high-sensitivity cardiac troponin I concentration with cardiac outcomes in patients with suspected acute coronary syndrome. JAMA 318:1913, 2017.

Fanaroff AC et al: Does this patient with chest pain have acute coronary syndrome? JAMA 314:1955, 2015.

Hsia RY et al: A national study of the prevalence of life-threatening diagnoses in patients with chest pain. JAMA Intern Med 176:1029, 2016.

Mahler SA et al: Safely identifying emergency department patients with acute chest pain for early discharge: HEART pathway accelerated diagnostic protocol. Circulation 138:2456, 2018.

15 Dor abdominal

Danny O. Jacobs

O diagnóstico correto da dor abdominal aguda pode ser um desafio. Poucas situações clínicas exigem maior discernimento, considerando que o mais devastador dos eventos pode ser previsto por sinais e sintomas muito sutis. Em todos os casos, o médico deve distinguir aqueles quadros que requerem intervenção urgente de outros que podem ser conduzidos de maneira não cirúrgica. A anamnese e o exame físico meticulosamente executados são essenciais para abordar o diagnóstico diferencial, permitindo que a avaliação diagnóstica prossiga rapidamente. (Tab. 15-1).

A classificação etiológica apresentada na Tabela 15-2, embora incompleta, proporciona um arcabouço útil à avaliação dos pacientes com dor abdominal.

Todo paciente com dor abdominal de início recente necessita de investigação precoce e completa. As causas mais comuns de dor abdominal à admissão são dor abdominal inespecífica, apendicite aguda, dor de origem urológica e obstrução intestinal. O diagnóstico de "abdome agudo ou cirúrgico" é inaceitável em razão de sua conotação muitas vezes enganosa e incorreta. A maioria dos pacientes que se apresenta com dor abdominal aguda evolui com processo autolimitado. Contudo, é importante lembrar que a intensidade da dor não necessariamente mantém correlação direta com a gravidade da doença subjacente. Além disso, a presença ou ausência de graus variados de "fome" não é confiável como indicador único da gravidade da doença intra-abdominal. O caso mais evidente de "abdome agudo" pode não exigir intervenção cirúrgica, enquanto a mais discreta das dores abdominais pode anunciar uma doença que deve ser solucionada com urgência.

ALGUNS MECANISMOS DA DOR DE ORIGEM ABDOMINAL

Inflamação do peritônio parietal A dor causada pela inflamação do peritônio parietal tem caráter constante e incômodo, localizando-se diretamente sobre a área inflamada, sendo possível estabelecer a sua referência exata, por ser transmitida pela sua inervação somática. A intensidade da dor depende do tipo e do volume do material ao qual as superfícies peritoneais estão expostas em determinado período de tempo. Por exemplo, a liberação súbita de uma pequena quantidade de suco gástrico ácido *estéril* na cavidade peritoneal provoca muito mais dor do que o mesmo volume de fezes neutras massivamente contaminadas. O suco pancreático contendo enzimas ativas suscita mais dor e inflamação do que a mesma quantidade de bile estéril desprovida de enzimas potentes. Normalmente, o sangue e a urina produzem irritação leve, de modo que a exposição peritoneal a esses elementos pode passar despercebida, a não ser que seja súbita ou massiva.

TABELA 15-1 ■ Alguns componentes-chave na história do paciente
Idade
Tempo de evolução e modo de instalação da dor
Características da dor
Duração dos sintomas
Localização e irradiação da dor
Sintomas associados e sua relação com a dor
Náusea, vômitos e anorexia
Diarreia, constipação ou outras alterações no hábito intestinal
História menstrual

TABELA 15-2 ■ Algumas causas importantes de dor abdominal

Dor originada no abdome	
Inflamação do peritônio parietal	Distúrbios vasculares
Contaminação bacteriana	Embolia ou trombose
Apêndice perfurado ou outra víscera perfurada	Ruptura vascular
Doença inflamatória pélvica	Obstrução por compressão ou por torção
Irritação química	Anemia falciforme
Úlcera perfurada	Parede abdominal
Pancreatite	Torção ou tração do mesentério
Mittelschmerz	Traumatismo ou infecção nos músculos
Obstrução mecânica de víscera oca	Distensão das superfícies viscerais, p. ex., por hemorragia
Obstrução dos intestinos delgado ou grosso	Cápsulas hepática ou renal
Obstrução da via biliar	Inflamação
Obstrução ureteral	Apendicite
	Febre tifoide
	Enterocolite neutropênica ou "tiflite"
Dor referida de origem extra-abdominal	
Cardiotorácica	Pleurodinia
Infarto agudo do miocárdio	Pneumotórax
Miocardite, endocardite, pericardite	Empiema
Insuficiência cardíaca congestiva	Doença esofágica, incluindo espasmo, ruptura ou inflamação
Pneumonia (especialmente de lobos inferiores)	Genitália
Embolia pulmonar	Torção de testículo
Causas metabólicas	
Diabetes	Insuficiência suprarrenal aguda
Uremia	Febre familiar do Mediterrâneo
Hiperlipidemia	Porfiria
Hiperparatireoidismo	Deficiência do inibidor da C1-esterase (edema angioneurótico)
Causas neurológicas e psiquiátricas	
Herpes-zóster	Compressão medular ou de raiz nervosa
Tabes dorsalis	Distúrbios funcionais
Causalgia	Transtornos psiquiátricos
Radiculite por infecção ou por artrite	
Causas tóxicas	
Saturnismo	
Envenenamento por animais ou insetos	
Picada da aranha viúva-negra	
Picadas de cobra	
Mecanismos desconhecidos	
Abstinência de narcóticos	
Intermação	

A contaminação bacteriana, como na doença inflamatória pélvica ou na perfuração do intestino distal, causa dor de baixa intensidade até que sua propagação libere quantidades significativas de mediadores inflamatórios. Nos pacientes com úlcera perfurada do trato gastrintestinal superior, o quadro de apresentação varia muito dependendo do quão rápido os sucos gástricos penetram na cavidade peritoneal e do seu pH. Portanto, a velocidade com que o material inflamatório produz irritação peritoneal é um fator importante.

A dor da inflamação peritoneal sempre é agravada por compressão ou por alterações na tensão do peritônio; essas alterações são produzidas por palpação ou por algum movimento, como a tosse ou o espirro. O paciente com peritonite caracteristicamente permanece deitado quieto no leito, preferindo evitar movimentar-se, diferentemente do paciente com cólica, que pode se contorcer em razão do desconforto.

Outro aspecto típico da irritação peritoneal é o espasmo reflexo tônico da musculatura abdominal, localizado no segmento corporal afetado. Sua intensidade depende da integridade do sistema nervoso, da localização do processo inflamatório e da velocidade em que ocorre. O espasmo sobre um apêndice retrocecal perfurado ou sobre uma perfuração para dentro do saco peritoneal menor pode ser mínimo ou estar ausente, em razão do efeito protetor das vísceras sobrejacentes. Emergências abdominais devastadoras podem estar associadas a dor ou espasmo muscular mínimos ou indetectáveis em pacientes obnubilados, gravemente enfermos, debilitados, imunossuprimidos ou psicóticos. Em processos de evolução lenta, muitas vezes o espasmo muscular também se encontra bastante atenuado.

Obstrução de víscera oca A obstrução intraluminal classicamente desencadeia dor abdominal intermitente ou em cólica que não é tão bem localizada quanto a dor produzida por irritação do peritônio parietal. No entanto, a ausência da dor em cólica pode induzir ao erro, pois a distensão de uma víscera oca também pode produzir dor constante com paroxismos raros.

Os pacientes com obstrução de intestino delgado frequentemente se apresentam com dor intermitente, mal localizada, periumbilical ou supraumbilical. À medida que o intestino progressivamente se dilata e perde seu tônus muscular, a característica em cólica da dor pode diminuir. Na presença de obstrução com estrangulamento superposto, a dor pode propagar-se à região lombar inferior se houver tração da raiz do mesentério. A dor em cólica da obstrução colônica é menos intensa, comumente localizada na região infraumbilical com irradiação frequente para a região lombar.

A distensão *súbita* da via biliar provoca um tipo de dor mais constante do que em cólica; logo, o termo *cólica biliar* é enganoso. A distensão aguda da vesícula biliar normalmente acarreta dor no quadrante superior direito, com irradiação para a região posterior ipsilateral do tórax ou para a ponta da escápula direita, mas o desconforto também pode ser encontrado próximo da linha média. A distensão do ducto colédoco frequentemente causa dor epigástrica, que pode irradiar para a região lombar superior. Contudo, variações expressivas são comuns, de modo que a diferenciação entre doença da vesícula biliar ou do ducto colédoco pode ser impossível.

Uma dilatação gradual da via biliar, como pode ocorrer no carcinoma da cabeça do pâncreas, pode não causar dor ou apenas produzir uma sensação incômoda leve no epigástrio ou no hipocôndrio direito. A dor da distensão dos ductos pancreáticos assemelha-se à descrita para a distensão do colédoco, mas, além disso, é frequentemente acentuada em decúbito e aliviada pela posição ortostática.

A obstrução da bexiga geralmente causa dor surda de baixa intensidade na região suprapúbica. Agitação sem queixa específica de dor pode ser o único sinal de distensão vesical em paciente obnubilado. Por outro lado, a obstrução aguda da parte intravesical do ureter caracteriza-se por dor intensa na região suprapúbica e no flanco, que se irradia para o pênis, a bolsa escrotal ou a face medial da parte superior da coxa. A obstrução da junção ureteropélvica manifesta-se com dor próxima ao ângulo costovertebral, enquanto a obstrução das demais regiões do ureter está associada à dor no flanco, que muitas vezes se estende ao mesmo lado do abdome.

Distúrbios vasculares Um equívoco frequente é considerar que a dor causada por distúrbios vasculares intra-abdominais tenha caráter súbito e catastrófico. Determinados processos patológicos, como embolia, trombose da artéria mesentérica superior ou ruptura iminente de aneurisma da aorta abdominal, podem certamente estar associados a dor intensa e difusa. Porém, com igual frequência, o paciente com obstrução da artéria mesentérica superior se apresenta apenas com dor difusa e leve, contínua ou em cólica, 2 ou 3 dias antes do aparecimento de colapso vascular ou de achados de inflamação peritoneal. O desconforto inicial e aparentemente insignificante é causado mais por hiperperistalse do que por inflamação peritoneal. De fato, a ausência de dor à palpação e de rigidez abdominal na presença de dor difusa e contínua (p. ex., "dor desproporcional aos achados no exame físico") em paciente com provável doença vascular é bastante característica de obstrução da artéria mesentérica superior. A dor abdominal com irradiação para região sacra, flanco ou genitália deve sempre sinalizar ao médico a possibilidade de ruptura de aneurisma da aorta abdominal. Essa dor pode persistir por vários dias antes que a ruptura e o colapso ocorram.

Parede abdominal A dor com origem na parede abdominal é habitualmente constante e incômoda. Movimento, postura ereta prolongada e compressão acentuam o desconforto e o espasmo muscular associado. No caso relativamente raro de hematoma da bainha do reto, atualmente encontrado com maior frequência em associação à terapia anticoagulante, é possível que haja uma massa nos quadrantes inferiores do abdome. O comprometimento simultâneo de músculos em outras regiões do corpo geralmente serve para diferenciar miosite da parede abdominal de outros processos que causem dor na mesma região.

DOENÇAS COM DOR REFERIDA AO ABDOME

A dor referida ao abdome proveniente do tórax, coluna vertebral ou órgãos genitais pode representar um grande desafio para o diagnóstico, visto que doenças da parte superior da cavidade abdominal, como colecistite aguda ou úlcera perfurada, podem estar associadas a complicações intratorácicas. Um aforismo de suma importância, porém muitas vezes esquecido, diz que, em todo paciente com dor abdominal, deve-se considerar a possibilidade de doença intratorácica, sobretudo quando a dor se localiza no abdome superior.

A anamnese sistemática e a realização de um exame físico orientado para a detecção de infarto miocárdico ou pulmonar, pneumonia, pericardite ou doença esofágica (as doenças intratorácicas que mais frequentemente simulam emergências abdominais) muitas vezes fornecem indícios suficientes para estabelecer o diagnóstico correto. A pleurite diafragmática resultante de pneumonia ou de infarto pulmonar pode causar dor no quadrante superior direito e na área supraclavicular, devendo essa última ser diferenciada da dor subescapular referida provocada por distensão aguda da via biliar extra-hepática. A decisão final quanto à origem da dor abdominal pode exigir uma observação deliberada e planejada do paciente ao longo de várias horas, durante as quais a anamnese e o exame físico repetidos definirão o diagnóstico ou sugerirão os exames apropriados.

A dor referida de origem torácica é frequentemente acompanhada de imobilização do hemitórax afetado, com retardo respiratório e diminuição das excursões ventilatórias mais marcados do que os observados na presença de doença intra-abdominal. Além disso, o aparente espasmo muscular abdominal produzido pela dor referida é reduzido durante a inspiração, mas persiste durante ambas as fases respiratórias se a origem for abdominal. A palpação da região com dor referida no abdome não costuma acentuar a dor e, em muitos casos, parece até aliviá-la.

Com frequência, doenças torácicas e abdominais coexistem, podendo ser difícil ou impossível diferenciá-las. Por exemplo, o paciente com doença diagnosticada do trato biliar muitas vezes apresenta dor epigástrica durante o infarto agudo do miocárdio, ou a cólica biliar pode ser referida ao precórdio ou ao ombro esquerdo em paciente que já tenha tido angina de peito. **Para uma explicação sobre a irradiação da dor para uma área previamente enferma, ver Cap. 13.**

A dor referida proveniente da coluna vertebral, que geralmente envolve compressão ou irritação de raízes nervosas, é intensificada por certos movimentos, como tosse, espirro ou esforço, e está associada à hiperestesia nos dermátomos envolvidos. A dor referida ao abdome a partir dos testículos ou das vesículas seminais costuma ser acentuada pela mais leve compressão desses órgãos. O desconforto abdominal é de caráter surdo e difuso, com localização imprecisa.

CRISES ABDOMINAIS METABÓLICAS

A dor de origem metabólica pode simular quase todos os tipos de doença intra-abdominal. Diversos mecanismos podem atuar. Em certas situações, como na hiperlipidemia, a própria doença metabólica pode ser acompanhada de um processo intra-abdominal, como pancreatite, que, a menos que seja identificado, pode levar a uma laparotomia desnecessária. A deficiência do inibidor de C1-esterase associada a edema angioneurótico está frequentemente relacionada com episódios de dor abdominal intensa. Toda vez que a causa da dor abdominal for obscura, deve-se considerar a possibilidade de origem metabólica. A dor abdominal também é a marca registrada da febre familiar do Mediterrâneo (Cap. 369).

Em geral, é difícil distinguir a dor da porfiria e da cólica saturnina daquela causada por obstrução intestinal, visto que o hiperperistaltismo intenso é uma característica proeminente de todas. A dor decorrente da uremia ou do diabetes é inespecífica, sendo que a dor e a hipersensibilidade frequentemente mudam de localização e de intensidade. A cetoacidose diabética pode ser precipitada por apendicite aguda ou por obstrução intestinal, de modo que, se a correção das anormalidades metabólicas não produzir alívio imediato da dor abdominal, deve-se suspeitar de algum problema orgânico subjacente. As picadas de aranha viúva-negra produzem dor intensa bem como rigidez dos músculos abdominais e do dorso, região raramente afetada nas doenças intra-abdominais.

IMUNOCOMPROMETIDOS

A investigação e o diagnóstico das causas de dor abdominal em pacientes imunossuprimidos ou com qualquer forma de imunocomprometimento são muito difíceis. Nessa situação, estão os pacientes submetidos a transplante de órgão; aqueles sendo tratados com imunossupressores para doença autoimune; quimioterapia ou glicocorticoides; com diagnóstico de Aids; ou os muito idosos. Nessas circunstâncias, as respostas fisiológicas normais podem estar ausentes ou ocultas. Além disso, infecções incomuns podem causar dor abdominal tendo como agentes etiológicos citomegalovírus, micobactérias, protozoários e fungos. Esses patógenos podem afetar todos os órgãos gastrintestinais, incluindo vesícula biliar, fígado e pâncreas, assim como o restante do trato gastrintestinal, onde podem causar perfurações ocultas ou francamente sintomáticas. Também se deve considerar a possibilidade de abscesso esplênico causado por infecção por *Candida* ou *Salmonella*, especialmente ao se investigar pacientes com dor no quadrante superior esquerdo ou no flanco esquerdo. A colecistite acalculosa pode ser observada em pacientes imunocomprometidos ou naqueles com Aids, podendo, frequentemente, ocorrer em associação à infecção por criptosporídeo ou por citomegalovírus.

A enterocolite neutropênica (tiflite) é frequentemente identificada como causa de dor abdominal e febre em alguns pacientes com supressão da medula óssea por quimioterapia. A possibilidade de doença do enxerto contra o hospedeiro aguda deve ser considerada nessas situações. O manejo ideal desses pacientes exige o acompanhamento meticuloso, incluindo exames seriados para avaliar a necessidade de mais intervenções cirúrgicas para, por exemplo, localizar a perfuração.

CAUSAS NEUROGÊNICAS

As doenças com lesão de nervos sensitivos podem causar causalgia. A dor tem caráter em queimação e geralmente limita-se à distribuição de determinado nervo periférico. Os estímulos que normalmente não são dolorosos, como toque ou mudança de temperatura, podem induzir causalgia e frequentemente ocorrem mesmo em repouso. A constatação de "pontos de dor" cutâneos irregularmente espaçados pode ser a única indicação da presença de lesão nervosa antiga. Embora a dor possa ser precipitada por palpação suave, não há rigidez dos músculos abdominais, e a respiração geralmente não é afetada. A distensão do abdome é incomum, e a dor não apresenta relação com a ingestão de alimentos.

A dor que se origina de nervos ou raízes espinais aparece e desaparece subitamente, sendo do tipo lancinante (Cap. 17). Pode ser causada por herpes-zóster, compressão por artrite, tumores, hérnia de núcleo pulposo, diabetes ou sífilis. Não está associada a ingestão de alimentos, distensão abdominal ou alterações na respiração. Espasmos musculares intensos, quando presentes, podem ser aliviados pela palpação abdominal, mas certamente não acentuados por ela. A dor é agravada pelo movimento da coluna vertebral e, em geral, limita-se a poucos dermátomos. A hiperestesia é muito comum.

A dor provocada por causas funcionais não obedece a nenhum dos padrões anteriormente mencionados. Os mecanismos da doença não estão claramente definidos. A síndrome do intestino irritável (SII) é um distúrbio gastrintestinal funcional caracterizado por dor abdominal e alteração no hábito intestinal. O diagnóstico é feito com base em critérios clínicos (Cap. 327) e após a exclusão de anormalidades estruturais demonstráveis. Os episódios de dor abdominal podem ser desencadeados por estresse, e a dor varia consideravelmente na sua natureza e localização. Náuseas e vômitos são raros. Dor localizada à palpação e espasmo muscular são inconsistentes ou estão ausentes. As causas de SII ou de distúrbios funcionais relacionados não são completamente conhecidas.

ABORDAGEM AO PACIENTE

Dor abdominal

São poucos os distúrbios abdominais que exigem intervenção cirúrgica tão urgente a ponto de ser necessário abandonar uma abordagem sistemática, independentemente do quanto o paciente esteja enfermo. Apenas os pacientes com hemorragia intra-abdominal exsanguinante (p. ex., ruptura de aneurisma) devem ser levados imediatamente à sala de cirurgia, mas, nesses casos, são necessários apenas alguns minutos para avaliar a natureza crítica do problema. Em tais circunstâncias, devem-se remover todos os obstáculos, obter-se um acesso venoso adequado à reposição de volume e iniciar a cirurgia. Infelizmente, muitos desses pacientes podem morrer no setor de radiologia ou no departamento de emergência enquanto aguardam por exames desnecessários. *Não há contraindicação absoluta à cirurgia na presença de hemorragia intra-abdominal massiva.* Felizmente, essa situação é relativamente rara. Essa afirmativa não necessariamente se aplica aos pacientes com hemorragia intraluminal gastrintestinal que, frequentemente, podem ser conduzidos de outra forma (Cap. 48). Nesses pacientes, a obtenção de *anamnese detalhada, quando possível,* pode ser extremamente útil mesmo que possa ser trabalhosa e demorada. A tomada de decisão sobre as próximas etapas é facilitada, e um diagnóstico razoavelmente acurado pode ser feito antes da realização de qualquer exame diagnóstico.

Nos casos de dor abdominal *aguda*, o diagnóstico pode ser prontamente definido na maioria dos casos, enquanto o sucesso é menos frequente em pacientes com dor *crônica*. A SII é uma das causas mais comuns de dor abdominal, devendo-se sempre tê-la em mente (Cap. 327). A localização da dor pode auxiliar a refinar o diagnóstico diferencial (Tab. 15-3); entretanto, a *sequência cronológica de eventos* na história do paciente é, com frequência, mais importante do que a localização da dor. Deve-se dar muita atenção às regiões extra-abdominais. O uso de narcóticos ou analgésicos *não* deve ser adiado até que se tenha estabelecido o diagnóstico definitivo ou elaborado um plano final; é improvável que a analgesia adequada dificulte o diagnóstico.

Na mulher, a história menstrual precisa é imprescindível. É importante lembrar que as relações anatômicas normais podem ser significativamente alteradas pelo útero gravídico. A dor abdominal e pélvica pode ocorrer durante a gravidez em razão de quadros que não requerem cirurgia. Finalmente, alguns resultados laboratoriais que em outras condições seriam significativos (p. ex., leucocitose) podem ser resultantes de alterações fisiológicas normais da gestação.

Durante o exame físico, a simples inspeção crítica do paciente, como, por exemplo, a fácies, a posição no leito e a atividade respiratória, fornece indícios valiosos. A quantidade de informações reunidas é diretamente proporcional à *gentileza* e à dedicação do médico. Se um paciente com inflamação peritoneal tiver sido examinado de maneira brusca, a avaliação acurada pelo médico seguinte torna-se quase impossível. É desnecessário e cruel pesquisar a hipersensibilidade de rebote pela liberação súbita da palpação profunda em paciente com suspeita de peritonite. Obtém-se a mesma informação por meio da percussão delicada do abdome (i.e., hipersensibilidade rebote em escala miniatura), manobra que pode ser muito mais precisa e capaz de localizar o problema. Pode-se também identificá-la pedindo ao paciente que tussa, sem a necessidade de tocar no abdome. Além disso, a demonstração forçada de dor à descompressão assusta e induz espasmo protetor em pacientes nervosos ou preocupados, mesmo que ela esteja ausente. Uma vesícula biliar palpável pode passar despercebida se a palpação for agressiva a ponto de o espasmo muscular voluntário superpor-se à rigidez muscular involuntária.

Como na anamnese, deve-se dispensar o tempo que for necessário para a realização do exame físico. Os sinais abdominais podem ser mínimos; entretanto, se forem acompanhados de sintomas consistentes, talvez sejam excepcionalmente significativos. Os sinais abdominais podem estar prática ou totalmente ausentes nos casos de peritonite pélvica, de modo que *um exame pélvico e de toque retal são imprescindíveis em todo paciente com dor abdominal.* A dor ao exame pélvico ou retal na ausência de outros sinais abdominais pode ser causada por patologias de tratamento cirúrgico, como apendicite perfurada, diverticulite, torção de cisto ovariano e muitas outras. Muita atenção tem sido dispensada à presença ou ausência de ruídos peristálticos, seu caráter e frequência. A ausculta do abdome é um dos aspectos menos reveladores do exame físico de pacientes com dor abdominal. Podem ocorrer catástrofes, como uma obstrução do intestino delgado com estrangulamento ou apendicite perfurada, na presença de peristalse normal. Por outro lado, quando a parte proximal do intestino acima da obstrução torna-se acentuadamente distendida e edematosa, os ruídos peristálticos podem perder as características de borborigmo, tornando-se fracos ou inaudíveis, mesmo quando não há peritonite. Em geral, é a peritonite química grave de início súbito que está associada a um abdome verdadeiramente silencioso.

Os exames laboratoriais podem ser importantes na avaliação do paciente com dor abdominal; todavia, com poucas exceções, eles raramente estabelecem um diagnóstico. A leucocitose jamais deve ser o único fator decisivo para indicar ou não a cirurgia. Pode-se observar uma contagem de leucócitos > 20.000/μL na perfuração de uma víscera; contudo, pancreatite, colecistite aguda, doença inflamatória pélvica e infarto intestinal são quadros que também podem estar associados a leucocitose acentuada. Não é raro obter-se uma contagem normal de leucócitos em casos de perfuração de vísceras abdominais. Um diagnóstico de anemia pode ser mais importante do que a contagem dos leucócitos, particularmente quando combinado com a história clínica.

O exame de urina pode revelar o grau de hidratação ou excluir uma doença renal grave, diabetes ou infecção urinária. Os níveis sanguíneos de ureia, a glicemia e a bilirrubina sérica, além de testes de função hepática, podem ser úteis. Os níveis séricos de amilase podem estar aumentados em consequência de muitas outras doenças que não a pancreatite, como, por exemplo, úlcera perfurada, obstrução intestinal com estrangulamento e colecistite aguda; logo, as elevações nos níveis de amilase sérica não confirmam nem afastam a necessidade de cirurgia.

TABELA 15-3 ■ Diagnóstico diferencial da dor abdominal por localização

Quadrante superior direito	Epigástrica	Quadrante superior esquerdo
Colecistite Colangite Pancreatite Pneumonia/empiema Pleurite/pleurodinia Abscesso subdiafragmático Hepatite Síndrome de Budd-Chiari	Doença ulcerosa péptica Gastrite DRGE Pancreatite Infarto agudo do miocárdio Pericardite Ruptura de aneurisma aórtico Esofagite	Infarto esplênico Ruptura esplênica Abscesso esplênico Gastrite Úlcera gástrica Pancreatite Abscesso subdiafragmático
Quadrante inferior direito	**Periumbilical**	**Quadrante inferior esquerdo**
Apendicite Salpingite Hérnia inguinal Gravidez ectópica Nefrolitíase Doença inflamatória intestinal Linfadenite mesentérica Tiflite	Apendicite inicial Gastrenterite Obstrução intestinal Ruptura de aneurisma aórtico	Diverticulite Salpingite Hérnia inguinal Gravidez ectópica Nefrolitíase Síndrome do intestino irritável Doença inflamatória intestinal
Dor difusa não localizada		
Gastrenterite Isquemia mesentérica Obstrução intestinal Síndrome do intestino irritável Peritonite Diabetes	Malária Febre familiar do Mediterrâneo Doenças metabólicas Transtorno psiquiátrico	

Sigla: DRGE, doença do refluxo gastresofágico.

As radiografias de abdome simples e em ortostatismo ou decúbito lateral têm utilidade limitada e podem ser desnecessárias em alguns pacientes com evidências substanciais de algumas doenças, como apendicite aguda ou hérnia externa estrangulada. Quando as indicações para intervenção cirúrgica ou clínica não estiverem claras, a tomografia computadorizada (TC) de baixa dose de radiação é preferida em relação à radiografia de abdome na avaliação de dor abdominal aguda não traumática.

Muito raramente, a imagem com contraste baritado ou solúvel em água do trato gastrintestinal superior com bário ou contraste hidrossolúvel é uma investigação radiográfica apropriada e pode revelar uma obstrução intestinal parcial que tenha escapado do diagnóstico por outros meios. Se houver a possibilidade de obstrução do cólon, deve-se evitar a administração oral de sulfato de bário. Por outro lado, nos casos suspeitos de obstrução do cólon (sem perfuração), o enema opaco pode ser diagnóstico.

Na ausência de traumatismo, o exame de TC e a laparoscopia substituíram o lavado peritoneal como instrumento diagnóstico. A ultrassonografia mostrou-se útil na detecção de aumento da vesícula biliar ou do pâncreas, cálculos biliares, aumento do ovário ou gravidez tubária. A laparoscopia é particularmente útil para o diagnóstico de condições pélvicas, como cistos ovarianos, gravidez tubária, salpingite, apendicite aguda e outros processos patológicos. A laparoscopia tem uma vantagem particular em relação aos exames de imagem no fato de que a condição etiológica subjacente pode ser definitivamente abordada.

A cintilografia hepatobiliar com ácido iminodiacético pode auxiliar a diferenciar a colecistite aguda e a cólica biliar da pancreatite aguda. A TC pode revelar um pâncreas aumentado, ruptura de baço ou espessamento da parede do cólon ou do apêndice, e estriação de mesocolo ou de mesoapêndice, característicos de diverticulite ou apendicite.

Às vezes, mesmo na situação ideal, com todos os recursos complementares disponíveis e o máximo de habilidade clínica, é impossível estabelecer um diagnóstico definitivo no momento do exame inicial. Além disso, a cirurgia pode, em alguns casos, ser indicada com base apenas nos indícios clínicos. Se essa decisão for duvidosa, a espera vigilante com anamnese e exame físico repetidos frequentemente elucidará a verdadeira natureza da doença e indicará a conduta apropriada.

Agradecimento *O autor agradece à enorme contribuição para este capítulo e à abordagem adotada por William Silen, que escreveu este capítulo em várias edições prévias.*

LEITURAS ADICIONAIS

Bhangu A et al: Acute appendicitis: Modern understanding of pathogenesis, diagnosis and management. Lancet 386:1278, 2015.

Cartwright SL, Knudson MP: Diagnostic imaging of acute abdominal pain in adults. Am Fam Phys 91:452, 2015.

Huckins DS et al: Diagnostic performance of a biomarker panel as a negative predictor for acute appendicitis in acute emergency department patients with abdominal pain. Am J Emerg Med 35:418, 2017.

Nayor J et al: Tracing the cause of abdominal pain. N Engl J Med 375:e8, 2016.

Phillips MT: Clinical yield of computed tomography scans in the emergency department for abdominal pain. J Invest Med 64:542, 2016.

Silen W, Cope Z: *Cope's Early Diagnosis of the Acute Abdomen*, 22nd ed. New York, Oxford University Press, 2010.

16 Cefaleia

Peter J. Goadsby

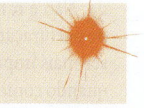

A cefaleia está entre as razões mais comuns pelas quais os pacientes procuram atendimento médico, sendo responsável, em um nível global, por mais incapacidade do que qualquer outro problema neurológico. O diagnóstico e o tratamento baseiam-se em uma abordagem clínica cuidadosa, ampliada pelo conhecimento da anatomia, fisiologia e farmacologia das vias do sistema nervoso que medeiam as várias síndromes de cefaleia. Este capítulo se concentra na abordagem geral ao paciente com cefaleia; a migrânea e outros distúrbios primários da cefaleia são discutidos no Cap. 430.

PRINCÍPIOS GERAIS

Um sistema de classificação desenvolvido pela International Headache Society (*www.ihs-headache.org/en/resources/guidelines/*) caracteriza a cefaleia como primária e secundária (Tab. 16-1). As *cefaleias primárias* são aquelas em que a cefaleia e suas manifestações associadas constituem o distúrbio em si, enquanto as *cefaleias secundárias* são aquelas causadas por distúrbios exógenos (Headache Classification Comittee of the International Headache Society, 2018). A cefaleia primária frequentemente resulta em considerável incapacidade e redução da qualidade de vida do paciente. A cefaleia secundária leve, como a observada em associação a infecções do trato respiratório superior, é comum, mas raramente preocupante. A cefaleia ameaçadora à vida é relativamente incomum, mas é necessário estar atento a fim de reconhecer e tratar de maneira apropriada esses pacientes.

ANATOMIA E FISIOLOGIA DA CEFALEIA

A dor em geral ocorre quando nociceptores periféricos são estimulados em resposta a lesão tecidual, distensão visceral ou outros fatores (Cap. 13). Nessas situações, a percepção da dor é uma resposta fisiológica normal mediada pelo sistema nervoso saudável. A dor também pode ocorrer quando as vias de produção da dor do sistema nervoso central (SNC) ou periférico são lesionadas ou inapropriadamente ativadas. A cefaleia pode originar-se de um ou ambos os mecanismos. Relativamente poucas estruturas cranianas geram dor; elas incluem o couro cabeludo, as artérias meníngeas, os seios durais, a foice do cérebro e os segmentos proximais das grandes artérias da pia-máter. O epêndima ventricular, o plexo corióideo, as veias da pia-máter e grande parte do parênquima cerebral não geram dor.

As principais estruturas envolvidas na cefaleia primária são as seguintes:

- Os grandes vasos intracranianos e a dura-máter e os terminais periféricos do nervo trigêmeo que inervam tais estruturas;
- A porção caudal do núcleo trigeminal, que se estende até os cornos dorsais da medula cervical superior e recebe impulsos da primeira e da segunda raízes nervosas cervicais (complexo trigeminocervical);
- Regiões rostrais de processamento da dor, como o tálamo ventral posteromedial e o córtex;
- Os sistemas moduladores da dor no cérebro que modulam o impulso dos nociceptores trigeminais em todos os níveis de vias de processamento da dor e influenciam as funções vegetativas, como o hipotálamo e tronco encefálico.

O *sistema trigeminovascular* inerva os grandes vasos intracranianos e a dura-máter pelo nervo trigêmeo. Os sintomas autonômicos cranianos, como lacrimejamento, injeção conjuntival, congestão nasal, rinorreia, edema periorbital, plenitude auricular e ptose, são proeminentes nas cefaleias autonômicas do trigêmeo (CATs), como a cefaleia em salvas e a hemicrania paroxística, podendo ser também observados na migrânea (enxaqueca), mesmo em crianças. Tais sintomas autonômicos refletem ativação das vias parassimpáticas cranianas, e exames de imagem funcionais indicam que as alterações vasculares na migrânea e na cefaleia em salvas, quando presentes, são igualmente promovidos por tais sistemas cranianos autonômicos. Assim, eles são eventos secundários, e não causais, na cascata das cefaleias. Além disso, eles frequentemente podem ser confundidos com sinais ou sintomas de inflamação dos seios cranianos, a qual é, então, sobrediagnosticada e tratada de maneira inadequada. A migrânea e outros tipos de cefaleia primária não são "cefaleias vasculares"; esses distúrbios não manifestam alterações vasculares de maneira clara, e os desfechos do tratamento não podem ser previstos pelos efeitos vasculares. A migrânea é um distúrbio cerebral e é mais bem compreendida e tratada como tal.

TABELA 16-1 ■ Causas comuns de cefaleia

Cefaleia primária		Cefaleia secundária	
Tipo	**%**	**Tipo**	**%**
Tensional	69	Infecção sistêmica	63
Migrânea (enxaqueca)	16	Traumatismo craniano	4
Em facada idiopática	2	Distúrbios vasculares	1
Do exercício	1	Hemorragia subaracnóidea	< 1
Em salvas	0,1	Tumor cerebral	0,1

Fonte: De J Olesen et al: *The Headaches*. Philadelphia, Lippincott Williams & Wilkins, 2005.

PARTE 2 Principais manifestações e apresentações das doenças

AVALIAÇÃO CLÍNICA DA CEFALEIA AGUDA DE INÍCIO RECENTE

O paciente que se apresenta com cefaleia intensa e recente tem um diagnóstico diferencial bem diferente do paciente com cefaleias recorrentes durante muitos anos. Na cefaleia intensa e de início recente, a probabilidade de se encontrar uma causa potencialmente grave é bem maior do que na cefaleia recorrente. Os pacientes com início recente da dor exigem avaliação imediata e tratamento adequado. As causas graves a serem consideradas consistem em meningite, hemorragia subaracnóidea, hematomas epidural ou subdural, glaucoma, tumor e sinusite purulenta. Quando sinais e sintomas preocupantes estão presentes (Tab. 16-2), o diagnóstico e o tratamento rápidos tornam-se cruciais.

Um exame neurológico cuidadoso é a primeira etapa imprescindível na avaliação. Na maioria dos casos, os pacientes com exame anormal ou história de cefaleia de início recente devem ser avaliados com uma tomografia computadorizada (TC) ou ressonância magnética (RM) de cérebro. Como procedimento de rastreamento inicial para patologia intracraniana nesse contexto, os métodos de TC e RM parecem ser igualmente sensíveis. Em algumas circunstâncias, uma punção lombar (PL) também é necessária, a menos que se possa estabelecer uma etiologia benigna. Uma avaliação geral de cefaleia aguda pode incluir a palpação das artérias cranianas; avaliação da coluna cervical através de imagem e pelo efeito do movimento passivo da cabeça; investigação das condições cardiovasculares e renais por monitoramento da pressão arterial e exame de urina; e olhos por fundoscopia, medição da pressão intraocular e refração.

O estado psicológico do paciente também deve ser avaliado, pois existe relação entre cefaleia, depressão e ansiedade. Isso se destina a identificar a comorbidade em vez de fornecer uma explicação para a cefaleia, porque uma cefaleia preocupante raramente é apenas causada por mudança do humor. Embora seja notável que os medicamentos com ações antidepressivas também sejam efetivos no tratamento preventivo tanto da cefaleia do tipo tensional como da migrânea, cada sintoma deve ser tratado de maneira ideal.

Distúrbios subjacentes às cefaleias recorrentes podem ser ativados pela dor que ocorre após procedimentos cirúrgicos otológicos ou endodônticos. Assim, a dor na cabeça em consequência de um tecido enfermo ou traumatismo pode reativar uma síndrome de migrânea que, de outra maneira, estaria quiescente. O tratamento da cefaleia é, em grande parte, ineficaz até que a causa do problema primário seja abordada.

Os distúrbios subjacentes graves associados à cefaleia são descritos adiante. O tumor cerebral é uma causa rara de cefaleia e, ainda menos comumente, de dor intensa. A maioria dos pacientes que apresentam cefaleia grave tem uma causa benigna.

CEFALEIA SECUNDÁRIA

O tratamento da cefaleia secundária concentra-se no diagnóstico e tratamento do distúrbio subjacente.

MENINGITE

A cefaleia aguda e intensa com rigidez de nuca e febre sugere meningite. A PL é obrigatória. Frequentemente há acentuação marcada da dor com os movimentos dos olhos. É fácil confundir meningite com migrânea, pois os sintomas cardinais de cefaleia latejante, fotofobia, náuseas e vômitos frequentemente estão presentes, talvez refletindo a biologia subjacente de alguns pacientes.

A meningite é discutida nos Caps. 138 e 139.

TABELA 16-2 ■ Sintomas de cefaleia que sugerem um distúrbio subjacente grave

Cefaleia de surgimento súbito
Primeira cefaleia intensa
A "pior" cefaleia da vida
Vômitos precedem a cefaleia
Piora subaguda ao longo de dias ou semanas
Dor induzida por inclinação para frente, por levantar peso ou por tosse
Dor que perturba o sono ou se apresenta logo após o despertar
Doença sistêmica conhecida
Início após os 55 anos de idade
Febre ou sinais sistêmicos inexplicados
Exame neurológico anormal
Dor associada à hipersensibilidade local, p. ex., na região da artéria temporal

HEMORRAGIA INTRACRANIANA

Cefaleia intensa aguda, com pico em < 5 minutos e duração > 5 minutos, com rigidez de nuca, mas sem febre, sugerem hemorragia subaracnóidea. Aneurisma roto, malformação arteriovenosa ou hemorragia intraparenquimatosa também podem apresentar-se apenas com cefaleia. Raramente, se a hemorragia for pequena ou abaixo do forame magno, a TC de crânio pode ser normal. Portanto, a PL pode ser necessária para estabelecer o diagnóstico definitivo de hemorragia subaracnóidea.

A hemorragia subaracnóidea é discutida no Cap. 429, e a hemorragia intracraniana, no Cap. 428.

TUMOR CEREBRAL

Cerca de 30% dos pacientes com tumores cerebrais consideram a cefaleia sua queixa principal. A cefaleia costuma ser comum – uma dor em aperto, profunda, intermitente, de intensidade moderada, que pode piorar aos esforços ou por mudança de posição e pode ser acompanhada de náuseas e vômitos. Esse padrão de sintomas é decorrente de migrânea com frequência muito maior do que de tumor cerebral. A cefaleia de um tumor cerebral perturba o sono em cerca de 10% dos pacientes. Os vômitos que precedem o início da cefaleia em semanas são altamente típicos de tumores cerebrais da fossa posterior. Uma história de amenorreia ou galactorreia deve levar à suspeita de adenoma hipofisário secretor de prolactina (ou síndrome dos ovários policísticos) como a origem da cefaleia. A cefaleia que surge originalmente em paciente com câncer conhecido sugere metástase cerebral ou meningite carcinomatosa. A cefaleia que surge abruptamente após a inclinação ou elevação do corpo ou tosse pode ser causada por uma massa na fossa posterior, malformação de Chiari ou baixo volume de líquido cerebrospinal (LCS).

Os tumores cerebrais são discutidos no Cap. 90.

ARTERITE TEMPORAL (VER TAMBÉM CAPS. 32 E 363)

A arterite temporal (de células gigantes) é um distúrbio inflamatório das artérias que frequentemente envolve a circulação carotídea extracraniana. Constitui um distúrbio comum em idosos; sua incidência anual é de 77 por 100 mil indivíduos com 50 anos de idade ou mais. A idade média de início é 70 anos, e as mulheres respondem por 65% dos casos. Cerca de metade dos pacientes com arterite temporal não tratada desenvolve cegueira causada por envolvimento da artéria oftálmica e seus ramos; de fato, a neuropatia óptica isquêmica induzida por arterite de células gigantes é a principal causa de cegueira bilateral de rápido desenvolvimento em pacientes com > 60 anos. Como o tratamento com glicocorticoides é eficaz na prevenção dessa complicação, o imediato reconhecimento do distúrbio é importante.

Os sintomas típicos de apresentação incluem cefaleia, polimialgia reumática (Cap. 363), claudicação mandibular, febre e perda de peso. A cefaleia é o sintoma dominante e frequentemente aparece associada a mal-estar e mialgias. A dor na cabeça pode ser unilateral ou bilateral e localiza-se na região temporal em 50% dos pacientes, embora possa envolver qualquer uma ou todas as áreas do crânio. A dor em geral surge gradualmente durante um período de algumas horas antes de atingir intensidade máxima; ocasionalmente, é de início explosivo. A dor é raramente latejante; quase sempre é descrita como em aperto e incômoda, com episódios sobrepostos de dores lancinantes semelhantes às dores agudas que surgem na migrânea. A maioria dos pacientes consegue reconhecer que a origem da sua dor de cabeça é superficial, externa ao crânio, e não com origem profunda no crânio (local da dor geralmente identificado por quem sofre de migrânea). Há hipersensibilidade no couro cabeludo, frequentemente em grau acentuado; devido à dor, pode-se tornar impossível escovar os cabelos ou deitar a cabeça no travesseiro. A cefaleia costuma piorar à noite e muitas vezes é agravada por exposição ao frio. Achados adicionais podem incluir nódulos avermelhados dolorosos ou estrias vermelhas na pele sobre as artérias temporais e dor à palpação das artérias temporais ou, menos comumente, das occipitais.

A velocidade de hemossedimentação (VHS) muitas vezes se apresenta elevada, porém nem sempre; uma VHS normal não exclui arterite de células gigantes. A biópsia da artéria temporal, seguida de tratamento imediato com prednisona, 80 mg/dia, nas primeiras 4 a 6 semanas, deve ser instituída quando a suspeita clínica é alta; o tratamento não deve ser postergado injustificadamente para obter a biópsia. A prevalência de migrânea entre idosos é substancial, bem mais alta que a de arterite de células gigantes. Os que sofrem com migrânea geralmente relatam melhora de sua cefaleia com prednisona; assim, deve-se ter cautela ao interpretar a resposta terapêutica.

GLAUCOMA

O glaucoma pode apresentar-se com cefaleia debilitante associada a náuseas e vômitos. A cefaleia frequentemente começa com dor ocular intensa. Ao exame físico, o olho costuma estar vermelho com pupila fixa e moderadamente dilatada.

O glaucoma é discutido no Cap. 32.

DISTÚRBIOS DE CEFALEIA PRIMÁRIA

As cefaleias primárias são distúrbios nos quais a cefaleia e as manifestações associadas ocorrem na ausência de qualquer causa exógena. As mais comuns são migrânea, cefaleia do tipo tensional e as CATs, notavelmente a cefaleia em salvas. Tais distúrbios são discutidos em detalhes no Cap. 430.

CEFALEIA CRÔNICA DIÁRIA OU QUASE DIÁRIA

A descrição ampla de cefaleia diária crônica (CDC) pode ser aplicada quando o paciente tem cefaleia por 15 dias ou mais por mês. A CDC não é uma entidade única , nem um diagnóstico; ela abrange inúmeras síndromes diferentes de cefaleia, tanto primárias como secundárias (Tab. 16-3). Juntamente com ela, esse grupo provoca incapacidade considerável e é, portanto, mencionado aqui de maneira especial. Estimativas populacionais sugerem que cerca de 4% dos adultos apresentam cefaleia diária ou quase diária.

TABELA 16-3 ■ Classificação da cefaleia diária ou quase diária

Primária		
> 4 h/dia	< 4 h/dia	Secundária
Migrânea crônica[a]	Cefaleia em salvas crônica[b]	Pós-traumática Traumatismo craniano Iatrogênica Pós-infecciosa
Cefaleia do tipo tensional crônica[a]	Hemicrania paroxística crônica	Inflamatória, por exemplo: Arterite de células gigantes Sarcoidose Síndrome de Behçet
Hemicrania contínua[a]	SUNCT/SUNA	Infecção crônica do SNC
Cefaleia persistente diária desde o início[a]	Cefaleia hípnica	Cefaleia por uso excessivo de medicamentos[a]

[a]Pode ser complicada pelo uso excessivo de analgésicos. [b]Alguns pacientes podem ter cefaleia por > 4 h/dia.

Siglas: SNC, sistema nervoso central; SUNA, crises de cefaleia neuralgiforme unilateral de curta duração com sintomas autonômicos cranianos; SUNCT, crises de cefaleia breve, unilateral, neuralgiforme com hiperemia conjuntival e lacrimejamento.

ABORDAGEM AO PACIENTE

Cefaleia diária crônica

O primeiro passo no tratamento dos pacientes com CDC é diagnosticar e tratar qualquer cefaleia secundária (Tab. 16-3). Isso algumas vezes pode ser um desafio quando a causa subjacente desencadeia uma piora de uma cefaleia primária. Para pacientes com cefaleias primárias, o diagnóstico do tipo de cefaleia irá orientar a terapia. Os tratamentos preventivos, como os tricíclicos, seja amitriptilina ou nortriptilina, com doses de até 1 mg/kg, são muito úteis aos pacientes com CDC originada da migrânea ou da cefaleia do tipo tensional ou em que a causa secundária ativou a cefaleia primária subjacente. Os tricíclicos são iniciados em doses baixas (10-25 mg/dia) e podem ser administrados 12 horas antes da hora esperada para acordar, a fim de evitar excesso de sono na manhã seguinte. Os medicamentos, que incluem topiramato, valproato, propranolol, flunarizina (não disponível nos Estados Unidos), candesartana e os novos anticorpos monoclonais da via do peptídeo relacionado com o gene da calcitonina (CGRP), ou antagonistas do receptor de CGRP (gepants) (ver Cap. 430) também são úteis quando o problema subjacente é a migrânea.

CEFALEIA PRIMÁRIA INCAPACITANTE DE DIFÍCIL MANEJO CLÍNICO

O tratamento da cefaleia de difícil manejo clínico é complicado, embora existam novidades terapêuticas recentes. Há relatos de que os anticorpos monoclonais contra o CGRP ou contra o seu receptor são efetivos e bem tolerados na migrânea crônica, e eles são agora licenciados para uso na prática clínica. Abordagens neuromoduladoras não invasivas, como a estimulação magnética transcraniana de pulso único e a estimulação não invasiva do nervo vago, que parecem modular, respectivamente, o processamento talâmico ou os mecanismos do tronco encefálico na migrânea, foram usadas na prática clínica de forma bem-sucedida. A estimulação não invasiva do nervo vago também se mostrou promissora particularmente na cefaleia crônica em salvas, na hemicrania paroxística crônica e na hemicrania contínua, e possivelmente nas crises de cefaleia neuralgiforme unilateral de curta duração com sintomas autonômicos cranianos (SUNA) e nas crises de cefaleia neuralgiforme unilateral de curta duração com hiperemia conjuntival e lacrimejamento (SUNCT) (Cap. 430). Outras modalidades são discutidas no Cap. 430.

CEFALEIA RELACIONADA COM MEDICAMENTOS E COM O USO EXCESSIVO DE MEDICAMENTOS

O uso excessivo de analgésicos para cefaleia pode agravar a frequência da doença, comprometer muito o efeito dos medicamentos preventivos e induzir um estado de cefaleia refratária diária ou quase diária chamada de *cefaleia por uso excessivo de medicamentos*. Uma proporção de pacientes que deixa de tomar analgésicos tem substancial melhora na intensidade e frequência da cefaleia. Entretanto, mesmo após a suspensão do uso de analgésicos, muitos pacientes continuam tendo cefaleia, embora possam sentir-se clinicamente melhores de alguma forma, especialmente se estavam usando opioides ou barbitúricos regularmente. Os sintomas residuais provavelmente representam o distúrbio de cefaleia primária subjacente e, mais comumente, isso ocorre em pacientes propensos a ter migrânea.

Manejo do uso excessivo de medicamentos: pacientes ambulatoriais Para pacientes que usam analgésicos excessivamente, costuma ser útil reduzir e eliminar os medicamentos, embora essa abordagem esteja longe de ser universalmente efetiva. Uma abordagem é reduzir a dose do medicamento em 10% a cada 1 a 2 semanas. A suspensão imediata do uso de analgésicos é possível para alguns pacientes, desde que não haja contraindicações. Ambas as abordagens são facilitadas pela realização de um diário de uso de medicamentos mantido durante 1 ou 2 meses antes da suspensão, o que ajuda a identificar o tamanho do problema. Uma pequena dose de fármacos anti-inflamatórios não esteroides (AINEs), como naproxeno, 500 mg, 2 vezes/dia, se tolerado, ajuda a aliviar a dor residual à medida que o analgésico é reduzido. O uso excessivo de AINE não costuma ser um problema para pacientes com cefaleia diária quando um AINE com uma meia-vida mais longa é tomado 1 ou 2 vezes por dia; entretanto, problemas de uso excessivo podem desenvolver-se com AINEs de ação curta. Uma vez que o paciente tenha reduzido substancialmente o uso de analgésicos, um medicamento preventivo deve ser introduzido. Outra abordagem amplamente usada é iniciar a medicação profilática ao mesmo tempo que se inicia a redução analgésica. Deve-se enfatizar que *os profiláticos podem não funcionar na presença de uso excessivo de analgésicos, particularmente de opioides*. A causa mais comum de refratariedade ao tratamento é a utilização de um profilático enquanto os analgésicos continuam sendo usados regularmente. Para alguns pacientes, a suspensão dos analgésicos é muito difícil; muitas vezes, a melhor abordagem é informar o paciente de que algum grau de cefaleia é inevitável durante esse período inicial.

Manejo do uso excessivo de medicamentos: pacientes hospitalizados Alguns pacientes necessitam de hospitalização para desintoxicação. Esses pacientes já tentaram retirar, sem sucesso, os medicamentos no tratamento ambulatorial ou têm um distúrbio clínico significativo, como diabetes melito ou epilepsia, que complicaria a suspensão dos medicamentos em ambulatório. Após a internação, os medicamentos são completamente retirados no primeiro dia, caso não haja contraindicações. Antieméticos e hidratação são administrados quando necessário; a clonidina é usada para os sintomas de abstinência de opioides. Para a dor aguda intolerável durante as horas em que se está acordado, o ácido acetilsalicílico 1 g intravenoso (IV) (não aprovado nos Estados Unidos), é útil. A clorpromazina intramuscular pode ser útil à noite; os pacientes devem ser adequadamente hidratados. Três a cinco dias após a admissão, à medida que o efeito da retirada da substância é estabelecido, pode-se utilizar um esquema de di-hidroergotamina (DHE) IV. A DHE, administrada a cada 8 horas durante 5 dias consecutivos, um tratamento que não é interrompido com antecedência se a cefaleia ceder, pode induzir remissão significativa, possibilitando estabelecer um tratamento preventivo. Antagonistas do receptor 5-HT_3 de serotonina, como ondansetrona ou granisetrona ou o antagonista do receptor de neurocinina aprepitanto podem ser necessários com a DHE para evitar náuseas significativas, e a domperidona (não aprovada nos Estados Unidos) por via oral ou supositório pode ser muito útil. É útil evitar antieméticos que promovem sedação ou outro efeito colateral.

CEFALEIA PERSISTENTE DIÁRIA DESDE O INÍCIO

A cefaleia persistente diária desde o início (CPDI) é uma síndrome clinicamente distinta com importantes causas secundárias; a Tabela 16-4 lista suas causas.

Apresentação clínica A CPDI apresenta-se com cefaleia na maioria dos dias, senão em todos, e consegue lembrar claramente, e com frequência de maneira vívida, o momento do início. A cefaleia geralmente começa de modo abrupto, mas o início pode ser mais gradual; a evolução durante 3 dias foi proposta como o limite máximo para essa síndrome. Os pacientes normalmente lembram o dia exato e as circunstâncias do início da cefaleia; a dor de cabeça nova e persistente não diminui. A primeira prioridade é distinguir entre causas primárias e secundárias para essa síndrome. A hemorragia subaracnóidea é a mais grave das causas secundárias e tem de ser excluída pela história ou por investigação apropriada (Cap. 429).

CPDI secundária • **Cefaleia por baixo volume de LCS** Nessas síndromes, a cefaleia é posicional: começa quando o paciente se senta ou fica na posição ortostática, e desaparece quando ele se deita. A dor, que é occipitofrontal, costuma ser em aperto, mas pode ser latejante. Os pacientes com cefaleia crônica por baixo volume de LCS apresentam-se com história de cefaleia de um dia para o outro, que geralmente não está presente quando se acorda, mas piora durante o dia. Em geral, a posição deitada melhora a cefaleia em minutos, e a dor pode levar de apenas alguns minutos até 1 hora para retornar quando o paciente volta à posição ortostática.

TABELA 16-4 ■ Diagnóstico diferencial da cefaleia persistente diária desde o início

Primária	Secundária
Tipo migranosa	Hemorragia subaracnóidea
Sem característica (tipo tensional)	Cefaleia por baixo volume de líquido cerebrospinal
	Cefaleia por hipertensão liquórica
	Cefaleia pós-traumática[a]
	Meningite crônica

[a]Inclui formas pós-infecciosas.

A causa mais comum de cefaleia por baixo volume persistente de LCS é a fístula de LCS após PL (Cap. S9). A cefaleia pós-PL, em geral, começa em um período de 48 horas, mas pode ser retardada por até 12 dias. Sua incidência situa-se entre 10 e 30%. Bebidas com cafeína podem fornecer alívio temporário. Além da PL, o evento desencadeante pode incluir injeção epidural ou manobra de Valsalva vigorosa, como as de levantamento de peso, esforço, tosse, abertura das tubas auditivas em um avião ou orgasmos múltiplos. Fístulas de LCS espontâneas são bem reconhecidas, e o diagnóstico deve ser considerado sempre que a história de cefaleia for típica, mesmo quando não houver evento desencadeador evidente. À medida que o tempo passa, a partir do evento desencadeador, a natureza postural pode tornar-se menos evidente; casos nos quais esse evento ocorreu vários anos antes do diagnóstico final ser reconhecido. Os sintomas parecem resultar do baixo volume e não da pressão baixa: embora se identifiquem pressões de LCS baixas, tipicamente 0 a 50 mm de LCS, uma pressão de até 140 mm de LCS tem sido observada com extravasamento documentado.

A síndrome de taquicardia ortostática postural (STOP; Cap. 440) pode apresentar-se com cefaleia ortostática semelhante à cefaleia por baixo volume de LCS e é um diagnóstico que precisa ser considerado nessa situação.

Quando o exame de imagem é indicado para identificar uma suposta fístula, a RM com gadolínio é o exame inicial de escolha (Fig. 16-1). Um padrão marcante de captação difusa de contraste pela meninge é tão típico que, no contexto clínico apropriado, o diagnóstico é estabelecido. As malformações de Chiari às vezes são observadas na RM; nesses casos, a cirurgia para descomprimir a fossa posterior *não* está indicada e, em geral, piora a cefaleia. A RM de coluna vertebral ponderada em T2 pode revelar uma fístula, e também pode demonstrar cistos meníngeos espinais cujo papel nessas síndromes ainda tem de ser elucidado. A fonte da fístula de LCS pode ser identificada por RM espinal com sequências adequadas, ou por mielotomografia computadorizada, preferencialmente de subtração digital. Na ausência de um local diretamente identificado de vazamento, os exames de LCS com ^{111}In-DTPA podem demonstrar esvaziamento precoce do marcador na bexiga ou progressão lenta do marcador através do cérebro, sugerindo fístula de LCS; esse procedimento é raramente utilizado hoje.

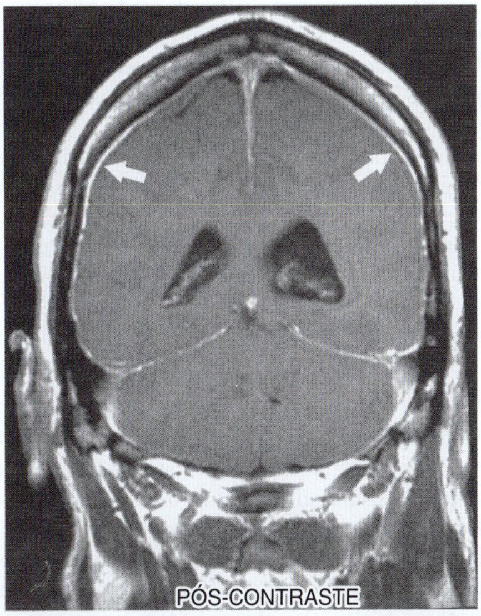

FIGURA 16-1 Ressonância magnética mostrando captação meníngea difusa após administração de gadolínio em paciente com cefaleia por baixo volume de líquido cerebrospinal.

O tratamento inicial da cefaleia por baixo volume de LCS é repouso no leito. Para os pacientes com dor persistente, a cafeína IV (500 mg em 500 mL de solução salina administrada durante 2 horas) pode ser muito efetiva. Deve-se realizar um eletrocardiograma (ECG) para rastreamento de arritmia antes da administração. É razoável administrar pelo menos duas infusões de cafeína antes de realizar exames adicionais para identificar a origem da fístula de LCS. Como a cafeína IV é segura e pode ser curativa, ela poupa muitos pacientes da necessidade de investigações adicionais. Se não for bem-sucedida, uma cinta abdominal pode ser útil. Se uma fístula puder ser identificada, um *patch* sanguíneo autólogo geralmente é curativo. Um *patch* sanguíneo também é eficaz para cefaleia pós-PL; nesse caso, a localização é empiricamente determinada como o local de PL. Nos pacientes com cefaleia de difícil manejo clínico, a teofilina oral é uma alternativa útil que pode levar alguns meses para ser efetiva.

Cefaleia por hipertensão liquórica A hipertensão liquórica é bem reconhecida como causa de cefaleia. Um exame de imagem do cérebro com frequência revela a causa, como uma lesão expansiva.

Hipertensão intracraniana idiopática (pseudotumor cerebral) A CPDI decorrente de hipertensão liquórica pode ser o sintoma de apresentação para pacientes com hipertensão intracraniana idiopática, um distúrbio associado a obesidade, sexo feminino e, às vezes, gestação. A síndrome também pode ocorrer sem problemas visuais, particularmente quando o exame de fundo de olho é normal. Esses pacientes geralmente apresentam-se com história de cefaleia generalizada, que está presente ao despertar e melhora à medida que o dia passa. Está geralmente presente ao acordar pela manhã e piora em decúbito. Obscurecimentos visuais transitórios são frequentes, e podem ocorrer quando as cefaleias são mais intensas. O diagnóstico é relativamente evidente na presença de papiledema, mas a possibilidade tem de ser considerada mesmo em pacientes sem alterações fundoscópicas. O exame formal dos campos visuais deve ser realizado mesmo na ausência de envolvimento oftálmico evidente. Obstruções parciais dos seios venosos cerebrais são encontradas em alguns poucos casos. Além disso, a pressão intracraniana persistentemente elevada pode desencadear uma síndrome de migrânea crônica. Outras condições que caracteristicamente produzem cefaleia ao levantar pela manhã ou cefaleia noturna são apneia obstrutiva do sono ou hipertensão mal controlada.

A avaliação dos pacientes com suspeita de hipertensão liquórica requer exame de imagem cerebral. É mais eficiente obter-se primeiro uma RM, incluindo venografia por RM (VRM). Se não houver contraindicações, a pressão liquórica deve ser medida por PL, o que deve ser feito quando o paciente está sintomático, de modo que tanto a pressão quanto a resposta à remoção de 20 a 30 mL de LCS possam ser determinadas. Uma pressão de abertura elevada e melhora da cefaleia após a remoção do LCS são diagnósticas na ausência de alterações no fundo de olho.

O tratamento inicial é feito com acetazolamida (250-500 mg, 2×/dia); a cefaleia pode melhorar em um período de semanas. Se inefetivo, o topiramato é o próximo tratamento de escolha; há muitas ações que podem ser úteis nesse caso, como inibição da anidrase carbônica, perda de peso e estabilização da membrana neuronal, provavelmente mediada através dos efeitos nas vias de fosforilação. Os pacientes gravemente incapacitados que não respondem ao tratamento clínico requerem monitoramento da pressão intracraniana, podendo requerer derivação liquórica. Se adequado, pode-se incentivar a perda de peso.

Cefaleia pós-traumática Um evento traumático pode desencadear um processo de cefaleia que dura muitos meses ou anos após o evento. O termo *traumatismo* é usado aqui em sentido bem amplo: a cefaleia pode desenvolver-se após uma lesão na cabeça, mas também pode surgir após um episódio infeccioso, normalmente de meningite viral, doença gripal ou parasitose. As queixas de tontura, vertigem e perda de memória podem acompanhar a cefaleia. Os sintomas podem desaparecer após várias semanas ou persistir durante meses e mesmo anos após a lesão. Em geral, o exame neurológico é normal, e a TC ou a RM não são reveladoras. Hematoma subdural crônico às vezes simula esse distúrbio. A cefaleia pós-traumática também pode ser observada após a dissecção da carótida, após a hemorragia subaracnóidea, bem como após cirurgia intracraniana. O tema subjacente parece ser que um evento traumático envolvendo as meninges que produzem dor pode desencadear um quadro de cefaleia que dura muitos anos.

Outras causas Em uma série, um terço dos pacientes com CPDI relataram cefaleia que começa após uma doença gripal transitória caracterizada por febre, rigidez de nuca, fotofobia e mal-estar acentuado. A avaliação geralmente não revela nenhuma causa aparente para a cefaleia. Não há evidências convincentes de que a infecção persistente por Epstein-Barr desempenhe um papel na CPDI. Um fator complicador é que muitos pacientes se submetem à PL durante a doença aguda; a cefaleia iatrogênica por baixo volume de LCS tem de ser considerada nesses casos.

Tratamento O tratamento é, em grande medida, empírico e direcionado ao fenótipo da cefaleia. Os antidepressivos tricíclicos, sobretudo a amitriptilina, e anticonvulsivantes, como topiramato, valproato e gabapentina, e a candesartana foram usados com relatos de benefício. O inibidor da monoaminoxidase fenelzina também pode ser útil em pacientes cuidadosamente selecionados. A cefaleia em geral melhora em 3 a 5 anos, mas pode ser bastante incapacitante.

ATENÇÃO PRIMÁRIA E MANEJO DA CEFALEIA

A maioria dos pacientes com cefaleia será avaliada primeiramente em um nível de atenção primária. O desafio do médico de atenção primária é identificar as poucas cefaleias secundárias preocupantes em meio à maior parte das cefaleias primárias e menos perigosas (Tab. 16-2).

Se não houver quaisquer sinais de alerta, uma abordagem razoável é tratar quando um diagnóstico é estabelecido. Como regra, a investigação deve concentrar-se na identificação de causas preocupantes de cefaleia ou em ajudar o paciente a ganhar confiança caso nenhum diagnóstico de cefaleia primária puder ser feito.

Após o tratamento ser iniciado, o cuidado de acompanhamento é essencial para se identificar se houve progresso contra a queixa de cefaleia. Nem todas as cefaleias irão responder ao tratamento, mas, em geral, cefaleias preocupantes irão evoluir e será mais fácil identificá-las.

Quando um médico de atenção primária percebe que o diagnóstico é um distúrbio de cefaleia primária, vale a pena observar que mais de 90% dos pacientes que têm uma queixa de cefaleia irão apresentar migrânea (Cap. 430).

Em geral, os pacientes que devem ser considerados para encaminhamento a um especialista são aqueles que não têm um diagnóstico claro, aqueles que têm um distúrbio de cefaleia primária que não a migrânea ou a cefaleia do tipo tensional e aqueles que são refratários a duas ou mais terapias-padrão para o tipo de cefaleia considerado. Na prática, o limiar para encaminhamento também é determinado pela experiência do médico de atenção primária e pela disponibilidade de opções de atenção secundária.

Agradecimento *Os organizadores agradecem a Neil H. Raskin pela sua contribuição em edições anteriores deste capítulo.*

LEITURAS ADICIONAIS

Headache Classification Committee of the International Headache Society: The International Classification of Headache Disorders, 3rd ed. Cephalalgia 33:629, 2018.

Kernick D, Goadsby PJ: *Headache: A Practical Manual*. Oxford: Oxford University Press, 2008.

Lance JW, Goadsby PJ: *Mechanism and Management of Headache*, 7th ed. New York, Elsevier, 2005.

Olesen J et al: *The Headaches*. Philadelphia, Lippincott, Williams & Wilkins, 2005.

Silberstein SD, Lipton RB, Dodick DW: *Wolff's Headache and Other Head Pain*, 9th ed. New York, Oxford University Press, 2021.

17 Dor nas costas e no pescoço

John W. Engstrom

A importância da dor nas costas e no pescoço em nossa sociedade é evidenciada pelo seguinte: (1) nos Estados Unidos, estima-se que o custo da dor nas costas crônica seja maior que 200 bilhões de dólares por ano; aproximadamente um terço desses custos são despesas diretas com assistência à saúde e o restante corresponde a custos indiretos resultantes da perda de salários e produtividade; (2) os sintomas nas costas são a causa mais comum de incapacidade em pacientes < 45 anos de idade; (3) a lombalgia é a segunda razão mais comum para consultas médicas nos Estados Unidos; e (4) mais de 80% das pessoas apresentarão dor nas costas significativa em algum momento de sua vida.

ANATOMIA DA COLUNA VERTEBRAL

A coluna vertebral anterior consiste em corpos vertebrais cilíndricos separados por discos intervertebrais e estabilizados pelos ligamentos longitudinais anterior e posterior. Os discos intervertebrais compõem-se de um núcleo pulposo gelatinoso central, circundado por um anel cartilaginoso resistente, o ânulo fibroso. Os discos são responsáveis por 25% da extensão da coluna vertebral e permitem que as vértebras ósseas movimentem-se com facilidade umas sobre as outras (Figs. 17-1 e 17-2). O ressecamento do núcleo pulposo e a degeneração do ânulo fibroso pioram com a idade e resultam em perda da altura do disco. Os discos são maiores nas regiões cervical e lombar, onde os movimentos da coluna se fazem mais amplos. A porção anterior da coluna absorve os impactos dos movimentos corporais, como caminhada e corrida, e, junto com a porção posterior, protege a medula espinal e as raízes nervosas no canal medular.

A coluna vertebral posterior consiste nos arcos e processos vertebrais. Cada arco consiste em um par de pedículos cilíndricos anteriormente e um par de lâminas posteriormente. O arco vertebral também dá origem a dois processos transversos lateralmente, um processo espinhoso posteriormente, mais duas facetas articulares superiores e duas inferiores. A justaposição de uma faceta superior em uma inferior constitui uma *articulação facetária*. A porção posterior da coluna fornece ancoragem para músculos e ligamentos. A contração dos músculos fixados nos processos espinhosos e transversos e nas lâminas funciona como um sistema de polias e alavancas, o qual produz os movimentos de flexão, extensão, rotação e inclinação lateral da coluna vertebral.

A lesão de raiz nervosa (*radiculopatia*) é uma causa comum de dor no pescoço, no braço, na região lombar, nas nádegas e nas pernas (ver dermátomos nas Figs. 25-2 e 25-3). Cada raiz nervosa sai em um nível logo acima

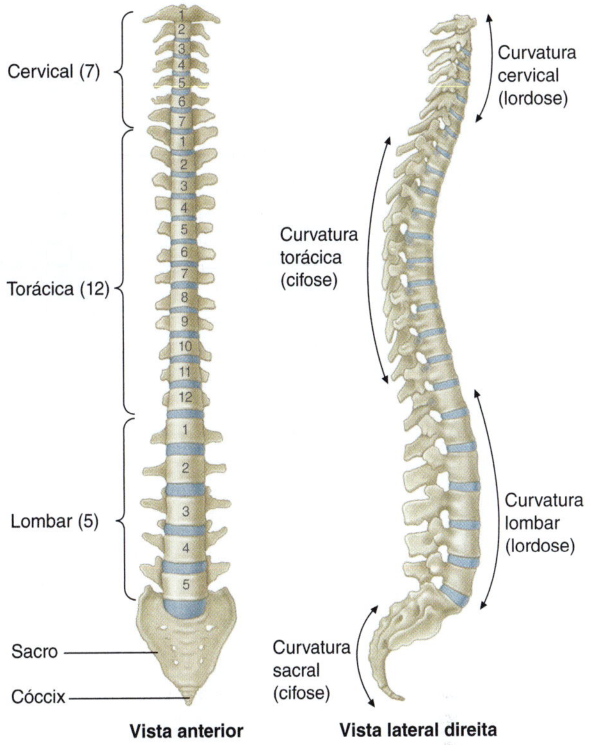

FIGURA 17-2 Coluna vertebral. *(Reproduzida, com permissão, de AG Cornuelle, DH Gronefeld: Radiographic Anatomy Positioning. New York, McGraw-Hill, 1998.)*

de seu corpo vertebral correspondente na região cervical (p. ex., a raiz nervosa C7 sai no nível de C6-C7) e logo abaixo do corpo vertebral na coluna torácica e lombar (p. ex., a raiz nervosa T1 sai no nível de T1-T2). As raízes nervosas cervicais seguem um trajeto intravertebral curto antes de saírem. Em contrapartida, como a medula espinal termina no nível das vértebras L1 ou L2, as raízes nervosas lombares seguem um trajeto intramedular longo e podem ser lesadas em qualquer ponto ao longo desse trajeto. Por exemplo, uma hérnia de disco no nível de L4-L5 pode ocasionar compressão lateral da raiz de L4, mas com maior frequência ocorre compressão da raiz nervosa que atravessa L5 (Fig. 17-3). As raízes nervosas lombares são móveis no canal espinal, mas podem passar através do estreito *recesso lateral* do canal espinal e do *forame intervertebral* (Figs. 17-2 e 17-3). Nos exames de

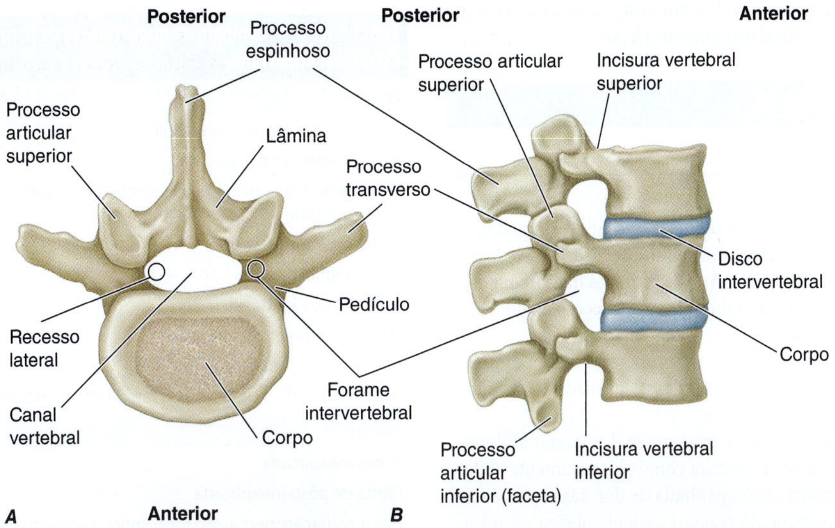

FIGURA 17-1 Anatomia vertebral. ***A.*** Corpo vertebral – vista axial; ***B.*** coluna vertebral – vista sagital. *(Reproduzida, com permissão, de AG Cornuelle, DH Gronefeld: Radiographic Anatomy Positioning. New York, McGraw-Hill, 1998.)*

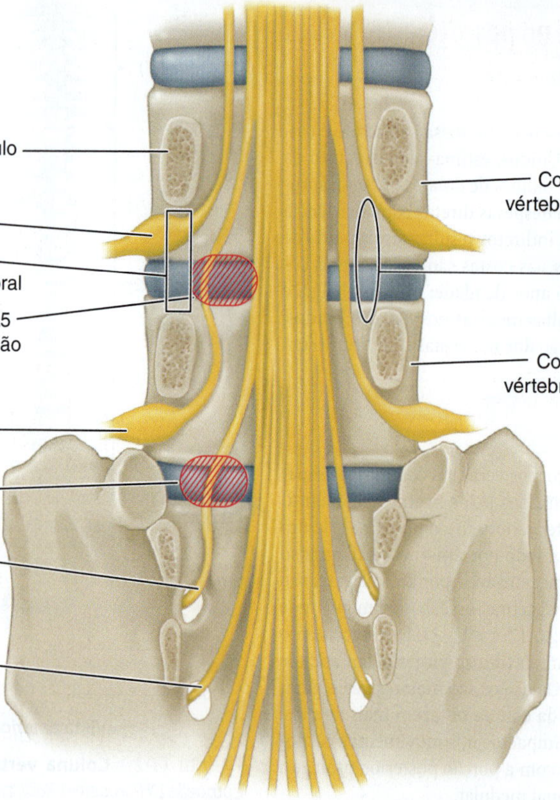

FIGURA 17-3 **Compressão das raízes L5 e S1 por discos herniados.** *(Reproduzida, com permissão, de AH Ropper, MA Samuels: Adams and Victor's Principles of Neurology, 9th ed. New York, McGraw-Hill, 2009.)*

imagem da coluna, tanto a vista axial quanto a sagital são necessárias para avaliar a possibilidade de compressão nesses locais.

Começando ao nível de C3, cada corpo vertebral cervical (e o primeiro torácico) projeta um processo ósseo lateral para cima – o processo uncinado. O processo uncinado se articula com o corpo vertebral cervical acima através da articulação uncovertebral. A articulação uncovertebral pode hipertrofiar com a idade e contribuir para o estreitamento do forame neural e para a radiculopatia cervical.

As estruturas da coluna vertebral sensíveis à dor incluem o periósteo do corpo vertebral, a dura-máter, as facetas articulares, o anel fibroso do disco intervertebral, as veias e artérias epidurais e o ligamento longitudinal. A doença dessas estruturas diversas pode explicar muitas causas de dor nas costas sem compressão de raiz nervosa. Em circunstâncias normais, o núcleo pulposo do disco intervertebral não é sensível à dor.

ABORDAGEM AO PACIENTE

Dor nas costas

TIPOS DE DOR NAS COSTAS

A compreensão sobre o tipo de dor descrita pelo paciente é a primeira etapa essencial. É preciso se concentrar na identificação de fatores de risco para uma etiologia grave subjacente. As causas graves mais frequentes de dor nas costas são radiculopatia, fratura, tumor, infecção ou dor referida de estruturas viscerais (Tab. 17-1).

A *dor local* é causada por lesão de estruturas sensíveis à dor que comprimem ou irritam as terminações nervosas sensitivas. O local da dor é próximo à parte acometida do dorso.

A *dor referida para as costas* pode originar-se de vísceras abdominais ou pélvicas. Em geral, a dor é descrita como primariamente abdominal ou pélvica, sendo, porém, acompanhada de dor nas costas e não costuma ser afetada pela postura. Às vezes, o paciente queixa-se unicamente de dor nas costas.

A *dor de origem vertebral* pode ser localizada nas costas ou referida às nádegas ou pernas. Nas doenças que afetam a coluna lombar superior, a dor tende a ser referida para a região lombar, virilha ou face anterior das coxas. As doenças que acometem a coluna lombar inferior tendem a causar dor referida para as nádegas, face posterior das coxas, panturrilhas ou pés. A dor referida frequentemente explica as síndromes álgicas que atravessam múltiplos dermátomos sem evidência de lesão de nervos ou raízes nervosas.

A *dor radicular* é bem definida e irradia-se da região lombar baixa para uma perna no território de uma raiz nervosa (ver "Doença discal lombar", adiante). A tosse, um espirro ou uma contração voluntária dos músculos abdominais (levantamento de objetos pesados ou esforço à evacuação) podem provocar ou piorar a dor irradiada. A dor pode também aumentar com posturas que causam o estiramento de nervos e

TABELA 17-1 ■ Lombalgia aguda: fatores de risco que indicam uma causa estrutural importante

História
Dor piora em repouso ou à noite
História anterior de câncer
História de infecção crônica (especialmente pulmonar, urinária, cutânea, dentição ruim)
História de traumatismo
Incontinência
> 70 anos de idade
Uso de drogas intravenosas
Uso de glicocorticoides
História de déficit neurológico rapidamente progressivo
Exame
Febre inexplicada
Perda de peso inexplicada
Dor à palpação/percussão focal sobre a linha média da coluna
Massa abdominal, retal ou pélvica
Rotação interna/externa da perna ao nível do quadril
Sinais de elevação da perna estendida ou da perna estendida reverso
Déficit neurológico focal progressivo

raízes nervosas. O ato de sentar com a perna estendida faz tração sobre o nervo ciático e sobre as raízes L5 e S1, visto que o nervo ciático passa posteriormente ao quadril. O nervo femoral (raízes L2, L3 e L4) passa anteriormente ao quadril e não sofre estiramento com a posição sentada. A descrição da dor de forma isolada não costuma permitir a diferenciação entre dor referida e radiculopatia, embora uma dor em queimação ou "em choque" favoreça a radiculopatia.

A *dor associada a espasmo muscular* está comumente associada a muitos distúrbios da coluna vertebral. Os espasmos podem ser acompanhados de postura anormal, músculos paravertebrais tensionados e dor surda ou dolente nessa região.

O conhecimento das circunstâncias associadas ao início da dor nas costas é fundamental para a análise das possíveis causas graves subjacentes da dor. Alguns pacientes que sofrem acidentes ou traumatismos no trabalho podem exagerar a dor que sentem com a finalidade de serem indenizados ou por motivos psicológicos.

EXAME

Um exame físico completo que inclua sinais vitais, coração e pulmões, abdome e reto, e membros é aconselhável. A dor nas costas referida de órgãos viscerais pode ser reproduzida durante a palpação do abdome (pancreatite, aneurisma aórtico abdominal [AAA]) ou percussão dos ângulos costovertebrais (pielonefrite).

A coluna vertebral normal exibe uma lordose cervical e lombar, bem como cifose torácica. A exacerbação desses alinhamentos normais pode resultar em hipercifose da coluna torácica ou hiperlordose da coluna lombar. A inspeção da coluna pode revelar uma curvatura lateral (escoliose). Tufo de pelos, pequenas depressões ou pigmentação cutâneas ou tratos sinusais na linha média podem indicar um anomalia espinal congênita. A assimetria na proeminência da musculatura paraespinal sugere espasmo muscular. A palpação dos processos espinhosos transmitem força para todo o corpo vertebral e sugere patologia vertebral.

A flexão dos quadris é normal em pacientes com doença da coluna lombar, porém a flexão da coluna lombar se mostra limitada, sendo às vezes dolorosa. A inclinação para o lado contralateral ao elemento vertebral lesionado pode causar o estiramento dos tecidos danificados, agravar a dor e limitar a mobilidade. A hiperextensão da coluna (com o paciente em decúbito ventral ou na posição ereta) é limitada quando há compressão de raízes nervosas, patologia da articulação facetária ou outra doença da parte óssea da coluna.

A dor decorrente de doença do quadril pode simular a de doença da coluna lombar. A dor no quadril pode ser reproduzida pela rotação passiva medial e lateral no quadril, com o joelho e o quadril em flexão, ou quando o médico percute com a palma o calcanhar enquanto o membro inferior está estendido (sinal de percussão do calcanhar).

A manobra de *elevação da perna estendida (EPE)* é um teste simples à beira do leito para a doença de raízes nervosas. Com o paciente em posição supina, a flexão passiva da perna estendida sobre o quadril estira as raízes nervosas de L5 e S1 e o nervo ciático; a dorsiflexão do pé durante a manobra aumenta o estiramento. Em pessoas saudáveis, a flexão de pelo menos 80° é normalmente possível sem causar dor, embora uma sensação de aperto ou estiramento nos músculos isquiotibiais seja comum. O teste de EPE será positivo se a manobra reproduzir a dor habitual do paciente nas costas ou no membro. A produção do sinal da EPE na posição supina e sentada pode ajudar a determinar se o achado é reproduzível. O paciente pode descrever a ocorrência de dor na região lombar, nas nádegas, na parte posterior da coxa ou na parte inferior da perna, porém *a manifestação essencial é a reprodução da dor habitual do paciente*. O *sinal da EPE cruzado* estará presente quando a flexão de uma perna reproduzir a dor na perna ou nádega oposta. O sinal da EPE cruzado é menos sensível, porém mais específico, para hérnia de disco que o sinal da EPE. O *sinal da EPE reverso* é suscitado ao pedir-se ao paciente que fique de pé ao lado da mesa de exame e estenda passivamente cada perna com o joelho completamente estendido. Essa manobra, que estira as raízes nervosas L2-L4, o plexo lombossacro e o nervo femoral, será considerada positiva se reproduzir a dor habitual do paciente nas costas ou no membro. Em todos esses testes, a lesão do nervo ou da raiz nervosa é sempre no lado da dor. O exame da perna não afetada em primeiro lugar é um teste de controle, garantindo a compreensão mútua dos parâmetros do exame e aumentando a sua utilidade.

O exame neurológico inclui pesquisa de fraqueza focal ou atrofia muscular, alterações de reflexos localizados, sensibilidade diminuída nas pernas ou sinais de lesão da medula espinal. O médico deve estar alerta quanto à possibilidade de fraqueza de escape, definida como flutuações na força máxima durante o exame muscular. A fraqueza de escape pode decorrer de dor, de desatenção ou combinação de dor e fraqueza real subjacente. A fraqueza de escape sem dor geralmente advém da falta de esforço. Em casos incertos, uma eletromiografia (EMG) pode determinar se há fraqueza real decorrente de lesão do tecido nervoso. Os achados nas lesões de raízes nervosas lombossacrais específicas são apresentados na Tabela 17-2 e discutidos adiante.

EXAMES LABORATORIAIS, RADIOLÓGICOS E EMG

Os exames laboratoriais raramente são necessários para a avaliação inicial da lombalgia aguda (LA) inespecífica (< 3 meses de duração). Os fatores de risco para uma causa subjacente grave e para infecção, tumor ou fratura, em especial, devem ser pesquisados pela história e exame físico.

TABELA 17-2 ■ Radiculopatia lombossacral: manifestações neurológicas

Raízes nervosas lombossacrais	Achados ao exame: Reflexos	Sensitivo	Motor	Distribuição da dor
L2[a]	–	Face anterossuperior da coxa	Psoas (flexão de quadril)	Face anterior da coxa
L3[a]	–	Face anteroinferior da coxa Face anterior do joelho	Psoas (flexão de quadril) Quadríceps (extensão do joelho) Adutores da coxa	Face anterior da coxa, joelho
L4[a]	Quadríceps (joelho)	Panturrilha medial	Quadríceps (extensão do joelho)[b] Adutores da coxa	Joelho, panturrilha medial Face anterolateral da coxa
L5[c]	–	Superfície dorsal – pé Panturrilha lateral	Fibular (eversão do pé)[b] Tibial anterior (dorsiflexão do pé) Glúteo médio (abdução da perna) Dorsiflexão de artelhos	Panturrilha lateral, dorso do pé, face posterolateral da coxa, nádegas
S1[c]	Gastrocnêmio/sóleo (tornozelo)	Superfície plantar – pé Face lateral – pé	Gastrocnêmio/sóleo (flexão plantar do pé)[b] Abdutor do hálux (flexores dos artelhos)[b] Glúteo máximo (extensão da perna)	Face plantar, panturrilha posterior, face posterior da coxa, nádegas

[a]Presença de sinal da elevação da perna estendida reverso – ver Exame em "Abordagem ao paciente". [b]Esses músculos recebem a maior parte da inervação a partir dessa raiz. [c]Presença de sinal de elevação da perna estendida – ver Exame em "Abordagem ao paciente".

Na presença de fatores de risco (Tab. 17-1), indicam-se exames laboratoriais (hemograma completo, velocidade de hemossedimentação [VHS] e exame de urina). Se os fatores de risco estiverem ausentes, o manejo é conservador (ver "Tratamento", adiante).

A tomografia computadorizada (TC) é utilizada como modalidade primária de rastreamento para traumatismo agudo moderado a grave. Ela é superior à radiografia para a detecção de fraturas que envolvem as estruturas posteriores da coluna, junções craniocervicais e cervicotorácicas, vértebras C1 e C2, fragmentos ósseos no canal vertebral ou desalinhamento. A ressonância magnética (RM) e a mielotomografia computadorizada (mielo-TC) são os exames radiológicos de escolha para avaliar a maioria das doenças graves da coluna. A RM é superior para a definição das estruturas das partes moles, enquanto a mielo-TC fornece imagens ideais do recesso lateral do canal vertebral, define anormalidades ósseas e é mais bem tolerada por pacientes claustrofóbicos.

Análises populacionais feitas nos Estados Unidos sugerem que os pacientes com dor nas costas relatam maiores limitações funcionais nos últimos anos, apesar do rápido crescimento do número de exames de imagem da coluna, prescrição de opioides, infiltrações e cirurgia de coluna. Isso sugere que o uso mais seletivo de modalidades de diagnóstico e tratamento possa ser razoável para muitos pacientes. Um estudo de caso-controle descobriu que idosos com dor nas costas com duração menor que 6 semanas que realizaram exame de imagem da coluna como parte da consulta de atenção primária não tiveram melhores desfechos do que o grupo-controle.

Os exames de imagem muitas vezes revelam anormalidades de relevância clínica duvidosa que podem alarmar médicos e pacientes, levando a novos exames e tratamentos desnecessários. Quando os exames de imagem são revisados, é importante lembrar que alterações degenerativas são comuns em pessoas normais e sem dor. Estudos randomizados e estudos observacionais sugeriram que exames de imagem podem gerar um "efeito cascata", levando a cuidados desnecessários. As intervenções têm incluído a educação médica e apoio à decisão dentro do prontuário de saúde eletrônico exigindo indicações específicas para a aprovação de exames de imagem. Outras estratégias incluíram auditoria e *feedback* da quantia de pedidos solicitados por cada profissional e acesso mais rápido para pacientes sem indicações de exames de imagem à fisioterapia ou à consulta com especialistas em coluna..

As ferramentas educacionais criadas pelo American College of Physicians para pacientes e o público incluem "Cinco coisas que os médicos e os pacientes devem questionar": (1) Não recomendar exames de imagem avançados (p. ex., RM) da coluna nas primeiras 6 semanas em pacientes com LA inespecífica na ausência de "sinais de alarme". (2) Não realizar injeções espinais eletivas sem orientação por imagem, a menos que haja contraindicação. (3) Não usar proteínas morfogenéticas do osso (BMP) para a cirurgia de fusão vertebral cervical anterior de rotina. (4) Não usar EMG e estudos da condução nervosa (ECNs) para determinar a causa de dor puramente na linha média na coluna lombar, torácica ou cervical axial. (5) Não recomendar repouso no leito por > 48 horas ao tratar a lombalgia. Em um estudo observacional, a aplicação dessa estratégia foi associada a menores taxas de repetição de exames, uso de opioides e encaminhamento para fisioterapia.

Os exames eletrodiagnósticos podem ser usados para avaliar a integridade funcional do sistema nervoso periférico (Cap. 446). Os ECNs sensitivos são normais quando a perda sensitiva focal confirmada pelo exame físico é causada por lesão de raízes nervosas, visto que as últimas se localizam proximalmente aos corpos celulares nos gânglios das raízes dorsais. A lesão ao tecido nervoso distal ao gânglio da raiz dorsal (p. ex., plexo ou nervo periférico) resulta em redução dos sinais sensitivos nervosos. A EMG com agulha complementa os ECNs ao detectar alterações de desnervação ou reinervação em uma distribuição em miótomos (segmentar). São obtidas amostras de múltiplos músculos inervados por diferentes raízes nervosas e nervos; o padrão do comprometimento muscular indica a(s) raiz(raízes) nervosa(s) responsável(is) pela lesão. A EMG com agulha fornece informações objetivas sobre a ocorrência de lesão de fibras nervosas motoras quando a avaliação clínica de fraqueza é limitada pela dor ou por um esforço deficiente. A EMG e os ECNs serão normais quando a lesão ou irritação de raízes nervosas sensitivas for a causa da dor.

A pandemia da Covid-19 interrompeu e complicou o tratamento de pacientes com lombalgia. As mialgias paraespinais podem resultar em lombalgia. O estilo de vida sedentário resultante da quarentena foi associado a aumento da frequência ou da intensidade da lombalgia. O medo do risco de infecção também fez vários pacientes evitarem buscar assistência médica. As consultas de telemedicina por vídeo podem ajudar a identificar pacientes com riscos subjacentes de uma causa grave e informar as próximas etapas adequadas no tratamento.

CAUSAS DE DOR NAS COSTAS (TAB. 17-3)

DOENÇA DISCAL LOMBAR

A doença discal lombar é uma causa comum de lombalgia e dor na perna agudas, crônicas ou recorrentes (Figs. 17-3 e 17-4). A doença discal tem mais probabilidade de ocorrer nos níveis de L4-L5 ou L5-S1, mas os níveis lombares superiores também podem ser acometidos. A causa costuma ser desconhecida, mas o risco aumenta em indivíduos com sobrepeso. A hérnia discal não é comum antes dos 20 anos de idade, sendo rara nos discos fibróticos dos idosos. Fatores genéticos complexos podem ser importantes na predisposição. A dor pode localizar-se na região lombar ou ser referida para o membro inferior, a nádega ou o quadril. Um espirro, tosse ou algum movimento trivial podem resultar em prolapso do núcleo pulposo, empurrando o anel desgastado e enfraquecido posteriormente. Na doença discal grave, o núcleo pode projetar-se por meio do anel (herniação) ou ser extrudido, aparecendo como fragmento livre no canal vertebral.

TABELA 17-3 ■ Causas de dor nas costas ou no pescoço

Doença discal lombar ou cervical
Doença degenerativa da coluna
Estenose do canal medular com ou sem claudicação neurogênica
Estreitamento de forame intervertebral ou recesso lateral
Complexo disco-osteófito
Hipertrofia de faceta ou articulação uncovertebral
Protrusão discal lateral
Espondilose (osteoartrite), espondilolistese ou espondilólise
Infecção espinal
Osteomielite vertebral
Abscesso epidural espinal
Disco séptico (discite)
Meningite
Aracnoidite lombar
Neoplasias
Metastática com ou sem fratura patológica
Primária do sistema nervoso: meningioma, neurofibroma, schwannoma
Primária óssea: cordoma, osteoma
Traumatismo
Entorse ou distensão
Lesão em chicote
Trauma/quedas, acidentes com veículos automotores
Doença metabólica da coluna
Osteoporose com ou sem fratura patológica – hiperparatireoidismo, imobilização
Osteosclerose (p. ex., doença de Paget)
Congênitas/relacionadas com o desenvolvimento
Espondilólise
Cifoescoliose
Espinha bífida oculta
Medula espinal presa
Artrite inflamatória autoimune
Outras causas de dor nas costas
Dor referida de doença visceral (p. ex., aneurisma aórtico abdominal)
Postural
Transtornos psiquiátricos, simulação, síndromes de dor crônica

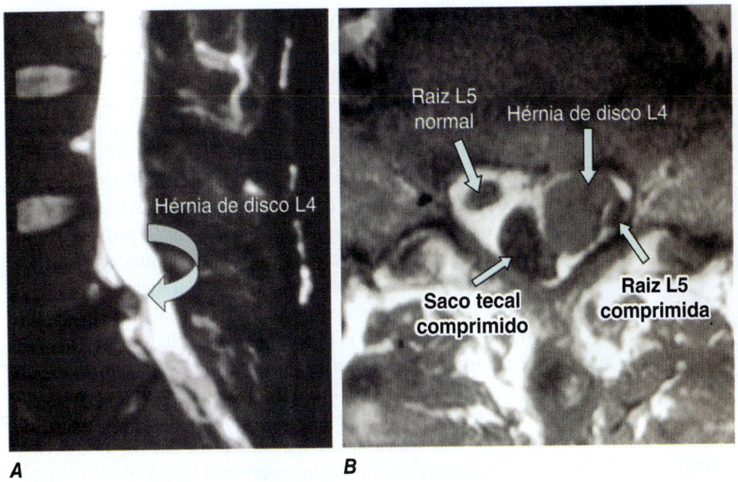

FIGURA 17-4 **Herniação discal.** ***A.*** A imagem ponderada em T2 sagital do lado esquerdo do canal medular revela hérnia de disco no nível L4-L5. ***B.*** A imagem ponderada em T1 axial mostra hérnia de disco paracentral com deslocamento do saco tecal medialmente e da raiz nervosa L5 posteriormente no recesso lateral esquerdo.

O mecanismo pelo qual a lesão de discos intervertebrais provoca dor nas costas é controverso. O anel fibroso interno e o núcleo pulposo normalmente são desprovidos de inervação. A inflamação e a produção de citocinas pró-inflamatórias no interior do núcleo pulposo rompido podem desencadear ou perpetuar a dor nas costas. A invaginação de fibras nervosas nociceptivas (para dor) para dentro do núcleo pulposo do disco acometido pode ser responsável por alguns casos de dores "discogênicas" crônicas. A lesão de raiz nervosa (radiculopatia) por herniação de disco costuma ser causada por inflamação, mas a herniação lateral pode produzir compressão no recesso lateral ou forame intervertebral.

Um disco roto pode ser assintomático ou causar dor nas costas, limitação dos movimentos da coluna vertebral (particularmente flexão), déficit neurológico focal ou dor radicular. Um padrão em dermátomos de perda sensitiva ou a redução ou abolição de um reflexo tendíneo profundo são mais sugestivos de lesão de raiz específica do que o padrão da dor. Os achados motores (fraqueza focal, atrofia muscular ou fasciculações) são menos frequentes que as alterações focais da sensibilidade ou dos reflexos. Os sinais e sintomas costumam ser unilaterais, porém o comprometimento bilateral ocorre nas grandes hérnias discais centrais que envolvem as raízes bilateralmente ou causam inflamação de raízes nervosas dentro do canal vertebral. As manifestações clínicas das lesões de raízes nervosas específicas estão resumidas na Tabela 17-2.

O diagnóstico diferencial cobre uma variedade de distúrbios graves e tratáveis, como abscesso extradural, hematoma, fratura ou tumor. Febre, dor constante não influenciada pela posição, anormalidades esfincterianas ou sinais de mielopatia sugerem outra etiologia que não a doença discal lombar. A ausência dos reflexos aquileus pode ser um achado normal em pessoas com mais de 60 anos de idade ou um sinal de radiculopatia de S1 bilateralmente. A ausência de reflexo tendíneo profundo ou perda sensitiva focal pode indicar lesão de raiz nervosa, mas outros locais de lesão ao longo do nervo também devem ser considerados. Por exemplo, um reflexo patelar ausente pode dever-se a uma neuropatia femoral ou lesão de raiz nervosa de L4; uma perda de sensibilidade sobre o pé e face lateral e inferior da panturrilha pode resultar de neuropatia fibular ou ciática lateral ou de uma lesão de raiz nervosa de L5. A atrofia muscular focal pode refletir lesão das células do corno medular anterior da medula espinal, de raiz nervosa, nervo periférico ou desuso.

É necessário realizar uma RM ou mielo-TC da coluna lombar para confirmar a localização e o tipo de patologia. A RM de coluna gera incidências excelentes da anatomia intraespinal e de tecidos moles adjacentes, enquanto as lesões ósseas do recesso lateral ou do forame intervertebral são mais bem visualizadas pela mielo-TC. A correlação dos achados neurorradiológicos com os sintomas, em particular a dor, não é simples. As lacerações do anel fibroso ou as protrusões discais que captam contraste são amplamente aceitas como fontes comuns de dor nas costas; contudo, estudos concluíram que muitos adultos assintomáticos apresentam achados radiográficos semelhantes. Protrusões discais totalmente assintomáticas também são comuns, ocorrendo em até um terço dos adultos, e elas também podem realçar por contraste. Além disso, em pacientes com hérnia de disco conhecida tratada clínica ou cirurgicamente, a persistência da hérnia 10 anos depois não tinha qualquer relação com o desfecho clínico. Em resumo, os achados à RM de protrusão discal, lacerações no anel fibroso ou hipertrofia de articulações facetárias são achados casuais comuns que, em si, não devem influenciar as decisões terapêuticas para os pacientes com dor nas costas.

O diagnóstico de lesão de raiz nervosa é mais seguro quando há concordância entre a anamnese, o exame físico, os resultados de imagens e a EMG. Costuma haver boa correlação entre achados de TC e EMG quanto à localização da lesão de raiz nervosa.

O tratamento da doença discal lombar é discutido adiante. A *síndrome da cauda equina (SCE)* é uma lesão de múltiplas raízes nervosas lombossacrais dentro do canal vertebral, distal ao término da medula espinal em L1-L2. Podem ocorrer lombalgia, fraqueza e arreflexia nas pernas, anestesia em sela e perda da função vesical. O problema deve ser diferenciado de distúrbios da medula espinal inferior (síndrome do cone medular), mielite transversa aguda (Cap. 442) e síndrome de Guillain-Barré (Cap. 447). Pode haver o envolvimento combinado do cone medular e da cauda equina. A SCE advém mais comumente de ruptura de um grande disco intervertebral lombossacro, mas outras causas incluem fratura de vértebra lombossacra, hematoma dentro do canal vertebral (algumas vezes após punção lombar em pacientes com coagulopatia), tumores ou outras lesões expansivas compressivas. O tratamento geralmente é a descompressão cirúrgica, às vezes como procedimento urgente na tentativa de restaurar ou preservar a função motora ou a esfincteriana, ou radioterapia para os tumores metastáticos (Cap. 90).

DISTÚRBIOS DEGENERATIVOS

A *estenose do canal vertebral lombar (ECVL)* descreve um estreitamento do canal vertebral lombar. *Claudicação neurogênica* consiste em dor, normalmente nas costas e nádegas ou pernas, a qual surge ao caminhar ou ficar de pé, sendo aliviada ao sentar. Diferentemente da claudicação vascular, os sintomas costumam ser provocados pela posição em pé sem deambulação. Ao contrário da doença discal lombar, os sintomas geralmente são aliviados pela posição sentada. Os pacientes com claudicação neurogênica costumam conseguir caminhar muito mais longe inclinados sobre um carrinho de compras e podem pedalar sentados em bicicleta ergométrica com facilidade. Essas posições de flexão aumentam o diâmetro anteroposterior do canal vertebral e reduzem a hipertensão venosa intraespinal, produzindo alívio da dor. Fraqueza focal, perda sensitiva ou alterações dos reflexos podem ocorrer quando a estenose vertebral está associada à radiculopatia. Apenas raramente ocorrem déficits neurológicos graves, como paralisia e incontinência urinária.

A ECVL por si só é comum (6-7% dos adultos), sendo frequentemente assintomática. Os sintomas são correlacionados com estenose grave do canal medular. A ECVL costuma ser adquirida (75%), mas também pode ser congênita ou causada por uma mistura de ambas as etiologias. As formas congênitas (acondroplasia e idiopática) caracterizam-se por pedículos curtos e espessos que produzem estenose do canal vertebral e do recesso lateral. Os fatores adquiridos que contribuem para a estenose do canal vertebral incluem doenças degenerativas (espondilose, espondilolistese e escoliose), traumatismo, cirurgia na coluna vertebral, distúrbios metabólicos ou endócrinos (lipomatose epidural, osteoporose, acromegalia, osteodistrofia renal, hipoparatireoidismo) e doença de Paget. A RM proporciona a melhor definição da anatomia anormal (Fig. 17-5).

A ECVL acompanhada por claudicação neurogênica responde à descompressão cirúrgica dos segmentos estenóticos. Os mesmos processos que levam à ECVL podem causar estreitamento do recesso lateral ou foraminal lombar, resultando em radiculopatia lombar coincidente que também pode necessitar de tratamento.

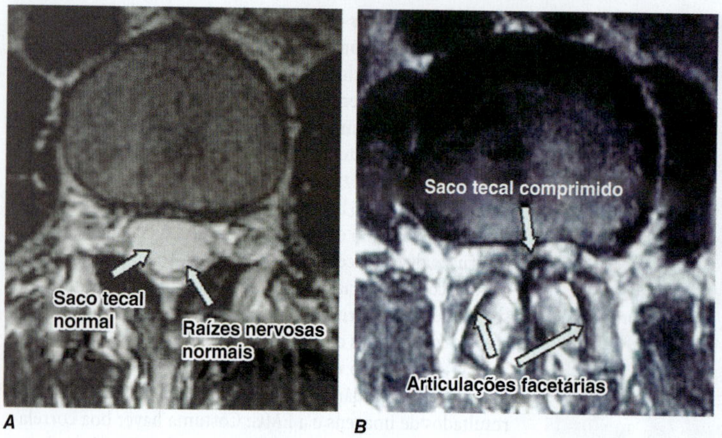

FIGURA 17-5 Estenose vertebral. ***A.*** Uma imagem axial ponderada em T2 da coluna lombar normal mostra um saco tecal normal dentro do canal vertebral lombar. O saco tecal é brilhante. As raízes lombares são vistas como pontos escuros localizados posteriormente no saco tecal. ***B.*** O saco tecal não é bem visualizado devido à estenose grave do canal vertebral lombar, em parte resultante de articulações facetárias hipertróficas.

O tratamento conservador da ECVL sintomática pode consistir em anti-inflamatórios não esteroides (AINEs), paracetamol, programas de exercícios e tratamento sintomático dos episódios de dor aguda. Não há evidência suficiente que confirme o uso rotineiro de injeções epidurais de glicocorticoide. A cirurgia deve ser considerada quando o tratamento clínico não alivia os sintomas o suficiente para permitir o retorno às atividades cotidianas ou quando existem sinais neurológicos focais. A maioria dos pacientes com claudicação neurogênica que recebe tratamento clínico não melhora com o tempo. O manejo cirúrgico com laminectomia, que aumenta o diâmetro do canal vertebral e reduz a hipertensão venosa, pode produzir alívio significativo da dor nas pernas e nas costas ao esforço, levando à diminuição da incapacidade e melhora dos desfechos funcionais. Laminectomia e fusão costumam ser reservadas para pacientes com ECVL e espondilolistese. Os preditores de desfecho cirúrgico ruim incluem dificuldades para deambular no pré-operatório, depressão, doença cardiovascular e escoliose. Até um quarto dos pacientes tratados cirurgicamente desenvolvem estenose recorrente no mesmo nível espinal ou em um nível adjacente dentro de 7 a 10 anos; os sintomas recorrentes geralmente respondem a uma segunda descompressão cirúrgica.

O *estreitamento do forame neural ou estenose do recesso lateral com radiculopatia* é uma consequência comum de processos de osteoartrite que causam ECVL (Figs. 17-1 e 17-6), incluindo osteófitos, protrusões discais laterais, disco-osteófitos calcificados, hipertrofia de articulações facetárias, hipertrofia de articulação uncovertebral (na coluna cervical), pedículos com encurtamento congênito ou, muitas vezes, uma combinação desses processos. Neoplasias (primárias ou metastáticas), fraturas, infecções (abscesso epidural) ou hematomas são causas menos frequentes. O mais comum é o estreitamento foraminal ósseo levando a isquemia de raiz nervosa e sintomas persistentes, em contraste com a inflamação associada com um disco herniado paracentral e radiculopatia. Tais condições podem desencadear sinais ou sintomas unilaterais de raiz nervosa, devido à compressão no forame intervertebral ou no recesso lateral; os sintomas, em geral, são indistinguíveis dos da radiculopatia relacionada com discos, mas o tratamento pode diferir, dependendo da etiologia específica. A história e o exame neurológico sozinhos não conseguem diferenciar entre essas possibilidades. Um exame de neuroimagem (TC ou RM) é necessário para identificar a causa anatômica. Os achados neurológicos ao exame e à EMG podem ajudar a direcionar a atenção do radiologista para raízes nervosas específicas, especialmente em imagens axiais. No caso de *hipertrofia de articulação facetária com estenose foraminal*, a foraminotomia cirúrgica resulta em alívio em longo prazo da dor nas costas e pernas em 80 a 90% dos pacientes. O bloqueio de ramo médio ou de articulações facetárias para a dor nas costas ou no pescoço é algumas vezes usado para ajudar a determinar a origem anatômica da dor nas costas ou para tratamento, mas não há dados clínicos que sustentem sua utilidade. As causas clínicas de radiculopatia lombar ou cervical sem relação com doença primária da coluna incluem infecções (p. ex., herpes-zóster e doença de Lyme), meningite carcinomatosa, diabetes e avulsão ou tração de raiz (traumatismo).

ESPONDILOSE E ESPONDILOLISTESE

A *espondilose*, ou doença osteoartrítica da coluna vertebral, em geral ocorre em uma época mais tardia da vida e acomete principalmente as colunas cervical e lombossacral. Com frequência, os pacientes queixam-se de dor nas costas que aumenta com o movimento e está associada à rigidez e que

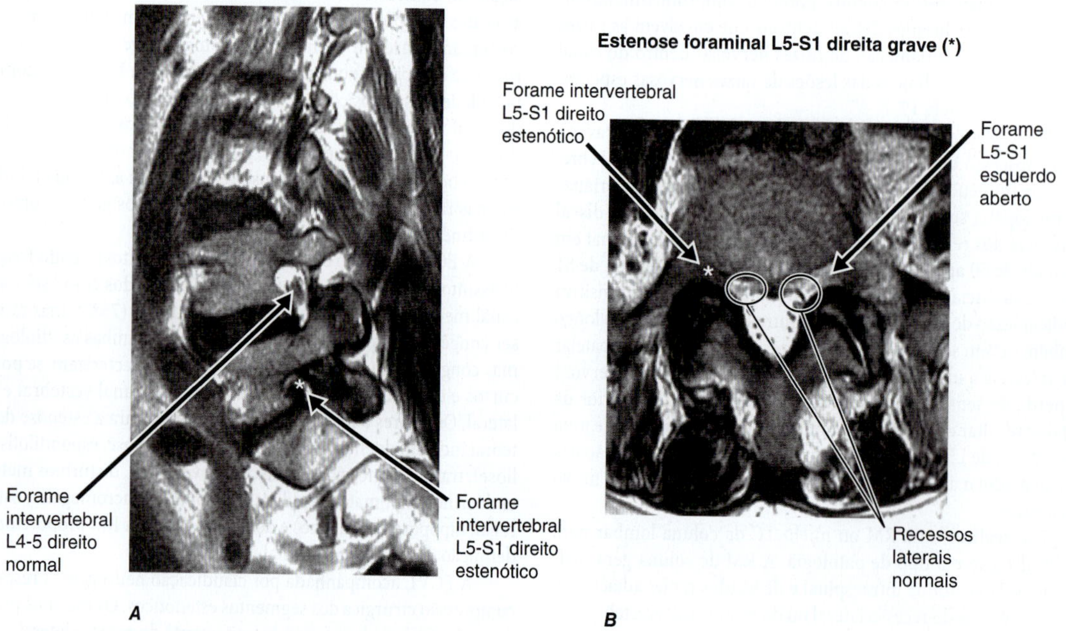

FIGURA 17-6 Estenose foraminal. ***A.*** A imagem sagital ponderada em T2 revela sinal hiperintenso normal ao redor da raiz nervosa L4 existente no forame neural direito em L4-L5; a redução do sinal hiperintenso é observada um nível abaixo em L5-S1, devido à estenose foraminal grave. ***B.*** A imagem axial ponderada em T2 no nível L5-S1 demonstra recessos laterais normais em ambos os lados, um forame intervertebral normal à esquerda, mas um forame com estenose grave (*) à direita.

melhora em repouso. A relação entre os sintomas clínicos e os achados radiológicos não costuma ser direta. A dor pode ser proeminente quando os achados em RM, TC ou radiografia são mínimos, e pode-se observar doença vertebral degenerativa proeminente em pacientes assintomáticos. Osteófitos isolados ou combinados com discos, bem como espessamento de ligamento flavo podem causar estenose central do canal vertebral ou contribuir para ela, estenose do recesso lateral ou estreitamento de forame neural.

A *espondilolistese* é o deslizamento anterior do corpo vertebral, dos pedículos e das facetas articulares superiores, deixando para trás os elementos posteriores. A espondilolistese pode estar associada com espondilólise, anomalias congênitas, doença degenerativa da coluna ou outras causas de fraqueza mecânica da *pars interarticularis* (p. ex., infecção, osteoporose, tumor, trauma, cirurgia prévia). O deslizamento pode ser assintomático ou pode causar lombalgia, lesão de raiz nervosa (mais frequentemente em L5), estenose espinal sintomática ou SCE em casos graves e raros. Um "degrau" ou dolorimento à palpação podem ser suscitados próximo ao segmento que "deslizou" (com maior frequência, L4 sobre L5 ou, às vezes, L5 sobre S1). Também pode ocorrer anterolistese ou retrolistese focais em quaisquer níveis cervicais ou lombares e ser a origem da dor nesses locais. Radiografias simples com o pescoço ou a região lombar em flexão e extensão revelam o movimento no segmento anormal da coluna. A cirurgia é realizada para a instabilidade espinal (deslizamento de 5-8 mm) e é considerada para os sintomas de dor que não respondem a medidas conservadoras (p. ex., repouso, fisioterapia) e nos casos com déficit neurológico progressivo ou escoliose.

NEOPLASIAS

A dor nas costas é o sintoma neurológico mais comum em pacientes com câncer sistêmico e o sintoma de apresentação em 20%. A causa geralmente provém de metástases dos corpos vertebrais (85-90%), mas também pode resultar da disseminação de câncer pelo forame intervertebral (especialmente no caso de linfoma), de meningite carcinomatosa ou de metástases para a medula espinal. A coluna torácica é a mais comumente afetada. A dor nas costas relacionada ao câncer tende a ser constante, surda, sem alívio com repouso e pior à noite. Por outro lado, as causas mecânicas de lombalgia geralmente melhoram com repouso. A RM, a TC e a mielo-TC são os exames de escolha nos casos em que se suspeita de metástase vertebral. Assim que se detecta uma metástase, a imagem de toda a coluna é fundamental, pois revela lesões tumorais adicionais em cerca de um terço dos pacientes. A RM é preferida para definição de tecidos moles, porém a modalidade de imagem mais rapidamente disponível é a melhor, visto que o estado do paciente pode deteriorar rapidamente sem intervenção. O diagnóstico precoce é fundamental. Um forte preditor de desfecho é a função neurológica basal antes do diagnóstico. Entre 50 e 75% dos pacientes não caminham no momento do diagnóstico e poucos recuperam a capacidade de caminhar. **O tratamento de metástases vertebrais é discutido em detalhes no Cap. 90.**

INFECÇÕES/INFLAMAÇÃO

Em geral, a *osteomielite vertebral* é causada por disseminação hematogênica de estafilococos, mas outras bactérias ou a tuberculose (mal de Pott) podem estar implicadas. A fonte primária de infecção é geralmente a pele ou o trato urinário. Outras fontes comuns de bacteremia são o uso de drogas intravenosas (IV), dentição prejudicada, endocardite, abscesso pulmonar, cateteres IV ou sítios de feridas pós-operatórias. Os achados mais comuns na osteomielite vertebral são dor nas costas em repouso, dor à palpação da vértebra acometida e elevação da VHS ou proteína C-reativa. Em uma minoria de pacientes, ocorrem febre ou leucocitose. A RM e a TC são sensíveis e específicas para a detecção precoce de osteomielite. O disco intervertebral também pode ser afetado por infecção (discite) e, quase nunca, por tumor. A extensão posterior da infecção a partir do corpo vertebral pode produzir um abscesso espinal epidural.

O *abscesso espinal epidural* (Cap. 442) apresenta-se com dor nas costas (agravada por movimento ou palpação do processo espinhoso), febre, radiculopatia ou sinais de compressão da medula espinal. O desenvolvimento subagudo de dois ou mais desses achados deve aumentar a suspeita de abscesso espinal epidural. O abscesso é mais bem delineado por RM da coluna e pode se expandir para vários níveis espinais.

A *aracnoidite adesiva lombar* com radiculopatia resulta de fibrose pós-inflamatória dentro do espaço subaracnóideo. A fibrose resulta em aderências das raízes nervosas e apresenta-se como dor nas costas e nas pernas em associação a alterações multifocais motoras, sensitivas ou dos reflexos. As causas da aracnoidite incluem múltiplas cirurgias lombares (mais comum nos Estados Unidos), infecções vertebrais crônicas (em especial tuberculose no mundo em desenvolvimento), lesão da medula espinal, hemorragia intratecal, mielografia (rara), injeção intratecal (glicocorticoides, anestésicos ou outros agentes) e corpos estranhos. A RM mostra raízes nervosas aglomeradas na incidência axial ou loculações do líquido cerebrospinal (LCS) no interior do saco tecal. O agrupamento de raízes nervosas deve ser diferenciado do aumento das raízes nervosas observado na polineuropatia desmielinizante ou infiltração neoplásica. O tratamento costuma ser insatisfatório. Lise microcirúrgica de aderências, rizotomia dorsal, ganglionectomia da raiz dorsal e glicocorticoides epidurais foram tentados, mas os resultados se mostraram medíocres. A estimulação da coluna dorsal para o alívio da dor tem produzido resultados variáveis.

TRAUMATISMO

O paciente que se queixa de dor nas costas e incapacidade de mover as pernas pode estar com fratura ou luxação da coluna vertebral; no caso das fraturas acima de L1, há risco de compressão da medula espinal. É preciso ter cuidado para evitar qualquer lesão adicional da medula espinal ou de raízes nervosas por meio da imobilização do dorso e do pescoço enquanto se aguardam os resultados das radiografias. É comum que ocorram fraturas vertebrais na ausência de trauma em associação com osteoporose, uso de glicocorticoides, osteomielite ou infiltração neoplásica.

Entorses e distensões Os termos *entorse* e *distensão lombar* e *espasmo muscular induzido mecanicamente* referem-se a pequenas lesões autolimitadas associadas ao levantamento de objetos pesados, queda ou desaceleração súbita, como a que ocorre em um acidente automobilístico. Esses termos são usados de forma imprecisa e não se correlacionam com patologias subjacentes específicas. A dor costuma estar confinada à região lombar. Os pacientes com espasmo dos músculos paravertebrais costumam assumir posturas incomuns.

Fraturas vertebrais traumáticas A maioria das fraturas traumáticas dos corpos vertebrais lombares resulta de lesões que produzem acunhamento anterior ou compressão. Em caso de traumatismo grave, o paciente pode sofrer fratura-luxação ou fratura "explosiva", acometendo o corpo vertebral e os elementos posteriores. As fraturas vertebrais traumáticas são causadas por quedas de altura, desaceleração súbita em acidente de automóvel ou lesão direta. A ocorrência de déficit neurológico é comum, sendo indicado o tratamento cirúrgico precoce. Nas vítimas de traumatismo fechado, exames de TC do tórax, do abdome ou da pelve podem ser reconstruídos para detectar fraturas vertebrais associadas. Foram desenvolvidas regras para evitar exames de imagem desnecessários da coluna em associação com trauma de baixo risco, mas esses estudos tipicamente excluíram pacientes com idade > 65 anos – um grupo que pode apresentar fraturas com trauma mínimo.

CAUSAS METABÓLICAS

Osteoporose e osteosclerose Imobilização, osteomalácia, estado pós-menopausa, doença renal, mieloma múltiplo, hiperparatireoidismo, hipertireoidismo, carcinoma metastático ou uso de glicocorticoides podem acelerar a osteoporose e enfraquecer os corpos vertebrais, levando a fraturas por compressão e dor. Até cerca de dois terços das fraturas por compressão vistas em imagens radiológicas são assintomáticas. As causas mais comuns das fraturas não traumáticas de corpos vertebrais são a osteoporose pós-menopausa ou em adultos > 75 anos de idade (Cap. 411). O risco de uma outra fratura vertebral 1 ano após uma primeira fratura vertebral é de 20%. A presença de febre, perda de peso, fratura em um nível acima de T4, qualquer fratura em adulto jovem ou condições predisponentes já comentadas aqui deve aumentar a suspeita de outra causa que não a osteoporose típica. A única manifestação de uma fratura por compressão pode ser dor nas costas localizada ou radicular exacerbada com o movimento e frequentemente reproduzida à palpação do processo espinhoso da vértebra acometida.

Em geral, é possível obter alívio da dor aguda com paracetamol, AINEs, opioides ou uma combinação desses medicamentos. Tanto a dor como a incapacidade melhoram com o uso de órteses. Os fármacos antirreabsortivos não são recomendados em casos de dor aguda, mas são o tratamento preferencial para a prevenção de fraturas adicionais. Menos de um terço dos pacientes com fraturas prévias por compressão são adequadamente tratados para osteoporose, apesar do risco aumentado de futuras fraturas; ainda menos pacientes em risco sem antecedentes de fratura são tratados de maneira adequada. A literatura para a vertebroplastia percutânea (VPP) ou a cifoplastia para as fraturas osteoporóticas por compressão associadas à dor incapacitante não sustenta a sua utilidade.

A osteosclerose, um aumento anormal da densidade óssea frequentemente causado por doença de Paget, é facilmente identificável em radiografias de rotina e, às vezes, pode ser uma fonte de dor nas costas. Pode estar associada a um aumento isolado na fosfatase alcalina em uma pessoa saudável nos demais aspectos. A compressão da medula espinal ou de raízes nervosas pode resultar de pinçamento ósseo. O diagnóstico de doença de Paget como causa da dor nas costas é um diagnóstico de exclusão.

Para uma discussão mais completa desses distúrbios ósseos, ver Caps. 410, 411 e 412.

ARTRITE INFLAMATÓRIA AUTOIMUNE

A doença inflamatória autoimune da coluna pode apresentar-se com início insidioso de dor nas costas, nas nádegas ou no pescoço. Os exemplos incluem artrite reumatoide (AR) (Cap. 358), espondilite anquilosante, artrite reativa e artrite psoriásica (Cap. 355) ou doença inflamatória intestinal (Cap. 326).

ANOMALIAS CONGÊNITAS DA COLUNA LOMBAR

A *espondilólise* é um defeito ósseo na parte interarticular vertebral (um segmento próximo à junção do pedículo com a lâmina), um achado presente em até 6% dos adolescentes. Geralmente, a causa é uma microfatrura por estresse em um segmento congenitalmente anormal. A TC *multislice* com reconstrução multiplanar é a modalidade mais acurada de detecção de espondilólise em adultos. Podem ocorrer sintomas no contexto de traumatismo isolado, pequenas lesões de repetição ou em esporões de crescimento. A espondilólise é a causa mais comum de lombalgia persistente em adolescentes e com frequência está associada a atividades relacionadas com esportes.

A *escoliose* significa a curvatura anormal da coluna no plano coronal (lateral). Na *cifoescoliose* há, além disso, uma curvatura da coluna para frente. A curvatura anormal pode ser congênita devido ao desenvolvimento anormal da coluna, adquirida na idade adulta por doença degenerativa da coluna ou progressiva por doença neuromuscular paraespinal. A deformidade pode progredir até comprometer a função respiratória e a capacidade de caminhar.

A espinha bífida oculta (disrafismo espinal fechado) é uma falha do fechamento de um ou vários arcos vertebrais posteriormente; as meninges e a medula espinal são normais. Pode haver uma depressão, ou lipoma pequeno, acima do defeito, mas a pele é intacta. A maioria dos casos é assintomática e descoberta por acaso durante um exame físico para dor nas costas.

A *síndrome da medula presa* (ou *ancorada*) geralmente se apresenta como um distúrbio progressivo da cauda equina (ver adiante), porém uma mielopatia também pode ser a manifestação inicial. Com frequência, o paciente é uma criança ou um adulto jovem que se queixa de dor perineal ou perianal, às vezes após traumatismo leve. A RM geralmente mostra um cone em posição inferior (abaixo de L1-L2) e um filamento terminal curto e espessado. Os achados à RM também ocorrem como achados incidentais, às vezes durante a avaliação de adultos sem lombalgia associada.

DOR REFERIDA POR DOENÇA VISCERAL

As doenças do tórax, do abdome ou da pelve podem causar dor referida ao segmento vertebral que inerva o órgão enfermo. Em alguns casos, a dor nas costas pode ser a primeira e única manifestação. As doenças na parte superior do abdome costumam referir a dor para a região torácica inferior ou lombar superior (oitava vértebra torácica até a primeira e a segunda vértebras lombares), as doenças da parte inferior do abdome para a região lombar média (segunda até a quarta vértebras lombares) e as doenças pélvicas para a região sacral. Não há sinais locais (dor à palpação da coluna, espasmo dos músculos paravertebrais) e os movimentos de rotina não estão associados a dor ou são acompanhados de pouca dor.

Dor torácica inferior ou lombar em doenças abdominais Tumores da parede posterior do estômago ou duodeno normalmente produzem dor epigástrica (Caps. 80 e 324), mas pode ocorrer dor nas costas se houver extensão retroperitoneal. Os alimentos gordurosos ocasionalmente induzem dor nas costas associada às doenças biliares ou pancreáticas. Uma patologia nas estruturas retroperitoneais (hemorragia, tumores e pielonefrite) pode ocasionar dor paravertebral, que se irradia para a parte inferior do abdome, para a virilha ou para a face anterior das coxas. A presença de uma massa na região do iliopsoas pode induzir dor lombar unilateral com irradiação para a virilha, para os lábios do pudendo ou para o testículo. O aparecimento súbito de lombalgia em paciente tratado com anticoagulantes deve levar a consideração de hemorragia retroperitoneal.

A lombalgia isolada ocorre em alguns pacientes com ruptura contida de um AAA. A tríade clínica clássica de dor abdominal, choque e dor nas costas é observada em < 20% dos pacientes. O diagnóstico pode passar despercebido, visto que os sinais e sintomas podem ser inespecíficos. Os diagnósticos incorretos incluem lombalgia inespecífica, diverticulite, cólica renal, sepse e infarto agudo do miocárdio. Um exame cuidadoso do abdome que revela massa pulsátil (presente em 50-75% dos pacientes) é um achado físico importante. Os pacientes em que se suspeita de AAA devem ser avaliados com ultrassonografia, TC ou RM abdominal (Cap. 280).

Dor sacral nas doenças ginecológicas e urológicas Os órgãos pélvicos raramente causam lombalgia de forma isolada. O mal posicionamento uterino (retroversão, descida e prolapso) pode causar tração sobre o ligamento uterossacral. A dor é referida para a região sacral, algumas vezes aparecendo após ficar muito tempo de pé. A endometriose ou os cânceres do útero podem invadir os ligamentos uterossacrais. A dor associada à endometriose é pré-menstrual e, com frequência, continua até fundir-se com a dor menstrual.

A dor menstrual mal localizada, em cólica, pode se irradiar para as pernas. Dor lombar que se irradia para uma ou ambas as coxas é comum nas últimas semanas de gravidez. A dor contínua e progressiva que não é aliviada pelo repouso ou à noite pode ser causada por infiltração neoplásica de nervos ou raízes nervosas.

As fontes urológicas da dor lombossacral incluem prostatite crônica, câncer de próstata com metástase vertebral (Cap. 87), bem como doenças do rim e do ureter. As doenças renais infecciosas, inflamatórias ou neoplásicas podem gerar dor lombossacral ipsilateral, assim como a trombose da artéria ou da veia renal. Dor lombar paravertebral pode ser um sintoma de obstrução ureteral secundária à nefrolitíase.

OUTRAS CAUSAS DE DOR NAS COSTAS

Dor nas costas postural Existe um grupo de pacientes com lombalgia crônica (LC) inespecífica nos quais não é detectada qualquer lesão anatômica específica, apesar de investigação exaustiva. Às vezes, os exercícios para fortalecer os músculos paravertebrais e abdominais são úteis. A LC pode ser observada em pacientes que buscam compensação financeira, em simuladores ou naqueles com concomitante uso abusivo de substâncias. Muitos pacientes com LC apresentam história de transtorno psiquiátrico (depressão, ansiedade) ou trauma de infância (maus-tratos físicos ou abuso sexual) que precede o início da dor nas costas. A avaliação psicológica pré-operatória tem sido utilizada para excluir os pacientes com acentuado comprometimento psicológico que predizem um desfecho insatisfatório da cirurgia da coluna.

Idiopática A causa da lombalgia eventualmente permanece obscura. Alguns pacientes são submetidos a múltiplas cirurgias para doença discal. As indicações originais para a cirurgia podem ter sido questionáveis, com dor nas costas como único sintoma, ausência de sinais neurológicos definidos ou pequena protuberância discal observada em TC ou RM. Foram desenvolvidos sistemas de escores baseados nos sinais neurológicos, fatores psicológicos, estudos fisiológicos e exames de imagem para reduzir ao mínimo a probabilidade de insucesso das cirurgias.

CONSIDERAÇÕES GLOBAIS

Embora muitas características da anamnese e do exame físico descritas neste capítulo se apliquem a todos os pacientes, as informações referentes a epidemiologia e prevalência globais da lombalgia são limitadas. O Global Burden of Diseases Study 2019 relatou que a lombalgia representava a primeira causa global para o total de anos vividos com incapacidade (AVI) e a nona causa global de anos de vida ajustados por incapacidade (AVAIs). Esses números aumentaram substancialmente a partir das estimativas de 1990 e, com o envelhecimento mundial da população, o número de pessoas sofrendo de lombalgia deve aumentar ainda mais no futuro. Embora as classificações da lombalgia geralmente sejam mais altas em regiões desenvolvidas, há uma alta frequência em todas as partes do mundo. Uma área de incerteza é o grau em que diferenças regionais existem em termos das etiologias específicas de lombalgia e em como elas são manejadas. Por exemplo, a causa mais comum de aracnoidite nos países em desenvolvimento é a infecção prévia na coluna, mas, nos países desenvolvidos, as causas mais frequentes são as múltiplas cirurgias na coluna lombar.

TRATAMENTO

Dor nas costas

O tratamento é considerado separadamente para as síndromes de lombalgia aguda e crônica sem radiculopatia e para a dor nas costas com radiculopatia.

LOMBALGIA AGUDA SEM RADICULOPATIA

É definida como dor que dura < 12 semanas. Espera-se recuperação completa em mais de 85% dos adultos com LA sem dor nas pernas. A maioria exibe sintomas puramente "mecânicos" (i.e., dor agravada pelo movimento e aliviada pelo repouso).

A avaliação inicial concentra-se em excluir as causas graves de patologia da coluna vertebral que exigem intervenção urgente, como infecção, câncer ou traumatismo. Os fatores de risco para uma causa grave da LA são mostrados na **Tabela 17-1**. Os exames laboratoriais e de imagens são desnecessários se não houver fatores de risco. TC, RM ou radiografias simples da coluna vertebral raramente são indicadas no primeiro mês de sintomas, a menos que haja suspeita de fratura, tumor ou infecção vertebral.

O prognóstico da LA costuma ser excelente, mas os episódios tendem a recorrer e até dois terços dos pacientes experimentarão um segundo episódio dentro de 1 ano. Muitos pacientes não procuram assistência médica e melhoram por conta própria. Mesmo entre aqueles examinados por médicos de atenção primária, cerca de dois terços relatam melhora substancial após 7 semanas. A alta probabilidade de melhora espontânea pode confundir os clínicos e os pacientes quanto à eficácia das intervenções terapêuticas, o que reforça a importância de ensaios prospectivos rigorosos. Muitos tratamentos comumente usados no passado são agora considerados ineficazes, incluindo repouso no leito e tração lombar.

Os médicos devem tranquilizar e orientar os pacientes no sentido de que a melhora é muito provável, orientando-os ao autocuidado. A satisfação do paciente e a probabilidade de acompanhamento aumentam quando os pacientes são orientados acerca do prognóstico, dos métodos de tratamento, das modificações nas atividades e das estratégias empregadas para evitar exacerbações futuras. O aconselhamento dos pacientes quanto aos riscos do tratamento excessivo também é uma parte importante da discussão. Pacientes que relatam não ter recebido uma explicação adequada para seus sintomas têm mais chances de solicitar exames adicionais.

Em geral, o repouso no leito deve ser evitado para alívio de sintomas graves ou limitado a máximo 1 ou 2 dias. Vários ensaios randomizados sugerem que o repouso no leito não acelera o ritmo da recuperação. Em geral, a retomada de atividade física diária deve ser recomendada precocemente, evitando-se apenas trabalhos manuais exaustivos. As vantagens da deambulação precoce na LA também incluem a manutenção do condicionamento cardiovascular, melhora da força do osso, da cartilagem e do músculo, além de níveis maiores de endorfina. Exercícios específicos para as costas ou exercícios vigorosos precoces não mostraram benefício na lombalgia aguda. A aplicação empírica de compressas ou cobertores quentes pode ser útil.

AINEs e paracetamol Diretrizes baseadas em evidência sugerem que medicamentos vendidos sem prescrição médica, como os AINEs e o paracetamol, sejam opções de primeira linha para o tratamento da LA. Em pacientes saudáveis, um teste com AINE pode ser seguido por paracetamol por um período limitado de tempo. Na teoria, os efeitos anti-inflamatórios dos AINEs podem fornecer uma vantagem sobre o paracetamol na supressão da inflamação que acompanha muitas causas de LA, mas, na prática, não há evidências clínicas que sustentem a superioridade dos AINEs. O risco de toxicidade renal e gastrintestinal com os AINEs aumenta em pacientes com comorbidades preexistentes (p. ex., doença renal crônica, cirrose, hemorragia digestiva prévia, uso de anticoagulantes ou glicocorticoides, insuficiência cardíaca). Alguns pacientes preferem usar paracetamol em associação com AINE na esperança de um benefício mais rápido.

Relaxantes musculares Os miorrelaxantes, como a ciclobenzaprina ou o metocarbamol, podem ser úteis, mas a sedação é um efeito colateral comum. A limitação do uso de relaxantes musculares apenas ao período da noite pode ser uma opção para pacientes com dor nas costas que interfere no sono.

Opioides Não há boas evidências que sustentem o uso de analgésicos opioides ou tramadol como terapia de primeira linha para a LA. É melhor reservá-los para pacientes intolerantes ao paracetamol ou aos AINEs e para aqueles com dor refratária grave. Além disso, a duração do tratamento com opioides para a LA deve ser limitado estritamente a 3-7 dias. Como no caso dos relaxantes musculares, esses fármacos costumam ser sedativos, podendo ser útil prescrevê-los apenas para uso à noite. Os efeitos colaterais do uso de opioides em curto prazo incluem náuseas, constipação e prurido; os riscos em longo prazo incluem hipersensibilidade à dor, hipogonadismo e dependência. Quedas, fraturas, acidentes automobilísticos e impactação fecal são outros riscos. Não está comprovada a eficácia clínica dos opioides para dor crônica além de 16 semanas de uso.

Evidências crescentes de morbidade causada por terapia opioide de longo prazo (incluindo overdose, adição, quedas, fraturas, riscos de acidentes e disfunção sexual) levaram à realização de esforços para reduzir o seu uso na dor crônica, incluindo a dor nas costas **(Cap. 13)**. Quando usados, a segurança deve ser reforçada por alertas automatizados para doses altas, reabastecimento precoce dos medicamentos, prescrições de polifarmácia, prescrições com opioides e benzodiazepínicos sobrepostos e, nos Estados Unidos, pelos programas estatais de monitoramento de medicamentos vendidos sob prescrição (PDMPs, de *prescription drug monitoring programs*). Um estudo recente indicou que a maioria dos pacientes com transtorno por uso de opioides que se apresentam na emergência não tinha prescrições relatadas no PDMP, o que reflete que outros métodos são usados para obter opioides. Um maior acesso a tratamentos alternativos para dor crônica, como programas de exercícios personalizados e terapia cognitivo-comportamental (TCC), também pode ajudar a reduzir a prescrição de opioides.

Outras abordagens Não há evidências que sustentem o uso de glicocorticoides orais ou injetáveis, anticonvulsivantes, antidepressivos, terapias para dor neuropática, como a gabapentina, ou fitoterápicos. Os tratamentos não farmacológicos comumente usados para a LA também não têm benefício comprovado, incluindo manipulação espinal, fisioterapia, massagem, acupuntura, terapia com *laser*, ultrassom terapêutico, coletes, estimulação nervosa elétrica transcutânea (TENS, de *transcutaneous electrical nerve stimulation*), colchões especiais ou tração lombar. Embora importantes na dor crônica, os exercícios para as costas na LA, em geral, não são apoiados por evidência clínica. Também não há evidência convincente que comprove o valor da aplicação de gelo ou calor na LA; porém muitos pacientes relatam alívio sintomático temporário com gelo ou bolsas de gel congelado, e o calor pode proporcionar uma redução em curto prazo da dor após a primeira semana. Um estudo randomizado recente sugeriu que uma intervenção biopsicossocial multidisciplinar ou uma abordagem por terapia postural individualizada levam a uma pequena mas importante redução da dor em 3 meses. Os pacientes costumam relatar maior satisfação com o cuidado recebido quando participam de forma ativa na seleção das abordagens sintomáticas.

LOMBALGIA CRÔNICA SEM RADICULOPATIA

A lombalgia é considerada crônica quando os sintomas duram > 12 semanas; ela representa 50% dos custos totais associados à dor nas costas. Os fatores de risco incluem obesidade, sexo feminino, idade avançada, história pregressa de dor nas costas, mobilidade restrita da coluna vertebral, dor que se irradia para uma perna, altos níveis de sofrimento psicológico, avaliação da própria saúde como precária, atividade física mínima, tabagismo, insatisfação profissional e dor difusa. Em geral, os mesmos tratamentos recomendados para a LA podem ser úteis em pacientes com LC. No entanto, nesse contexto, o benefício do tratamento com opioides ou miorrelaxantes é menos claro. Em geral, a melhora da tolerância à atividade é o principal objetivo, enquanto o alívio da dor é secundário.

Alguns observadores levantaram a questão de que a LC, em geral, pode ser tratada de maneira excessiva. Para a LC sem radiculopatia, múltiplas diretrizes são explícitas, não recomendando o uso de inibidores seletivos da recaptação de serotonina (ISRSs), qualquer tipo de injeção, TENS, suportes lombares, tração, denervação da articulação facetária por meio de radiofrequência, terapia eletrotérmica intradiscal ou termocoagulação intradiscal por meio de radiofrequência. Já a terapia com exercício e o tratamento da depressão parecem ser úteis e subutilizados.

Programas de exercícios As evidências sustentam o uso de exercícios para alívio da dor e melhora da função. Os exercícios podem ser a base do tratamento da LC. Os regimes efetivos geralmente incluem uma combinação de exercícios de reforço do core, alongamento e aumento gradual de exercícios aeróbicos. Um programa de exercícios supervisionados pode melhorar a adesão. O exercício físico intensivo supervisionado ou programas de treinamento para a execução de tarefas profissionais foram efetivos para os pacientes no sentido de retorno ao trabalho, aumento da distância caminhada e redução da dor. Além disso, algumas formas de ioga foram avaliadas em ensaios randomizados e podem ser úteis para pacientes que estejam interessados.

Os esquemas de reabilitação multidisciplinar intensiva podem incluir fisioterapia diária ou frequente, exercícios, TCC, uma avaliação do local de trabalho e outras intervenções. No caso de pacientes que não responderam a outras abordagens, tais esquemas parecem oferecer algum benefício. Revisões sistemáticas, porém, sugerem que a evidência e os benefícios são limitados.

Medicamentos não opioides Os medicamentos para a LC podem incluir cursos breves de AINEs ou paracetamol. A duloxetina está aprovada para o tratamento de LC (60 mg/dia) e pode também tratar a depressão coincidente. Os antidepressivos tricíclicos podem fornecer alívio modesto da dor para alguns pacientes sem evidência de depressão. A depressão é comum em pacientes com dor crônica e deve ser tratada de maneira apropriada.

Terapia cognitivo-comportamental A TCC se baseia em evidências de que fatores psicológicos e sociais, além de patologia somática, são importantes na gênese da dor crônica e da incapacidade; a TCC se concentra em esforços para identificar e modificar o pensamento do paciente em relação à sua condição. Em um ensaio clínico randomizado, a TCC reduziu a incapacidade e a dor em pacientes com LC. Esses tratamentos comportamentais parecem fornecer efeitos de magnitude semelhante à terapia com exercício.

Medicina complementar A dor nas costas é o motivo mais frequente de busca por tratamentos alternativos e complementares. A manipulação espinal ou a massoterapia podem fornecer alívio em curto prazo, mas o benefício em longo prazo não foi comprovado. O *biofeedback* não foi estudado com rigor. Não há evidências convincentes de que a manipulação espinal, a TENS, a terapia com *laser* ou o ultrassom sejam efetivos no tratamento da LC. Ensaios rigorosos recentes sobre acupuntura sugerem que a acupuntura verdadeira não é superior à falsa acupuntura, mas ambas podem oferecer uma vantagem sobre os cuidados rotineiros. Não se sabe ao certo se isso decorre inteiramente do efeito placebo proporcionado mesmo pela pseudoacupuntura.

Infiltrações e outras intervenções Várias infiltrações, incluindo as epidurais de glicocorticoide, nas facetas articulares e nos pontos-gatilho, foram usadas para tratar a LC. Todavia, na ausência de radiculopatia, não há evidência clara de que essas abordagens sejam efetivas de forma sustentável.

Estudos sobre infiltrações às vezes são usados com finalidades diagnósticas para ajudar a determinar a origem anatômica da dor nas costas. O alívio da dor após uma injeção de glicocorticoide e anestésico em uma faceta ou bloqueio de ramo medial é usado como evidência de que a articulação facetária seja a fonte da dor; porém a possibilidade de que a resposta seja um efeito placebo ou causado por absorção sistêmica dos glicocorticoides é difícil de se excluir.

Outras categorias de intervenção para a LC são as terapias eletrotérmica e de radiofrequência. A terapia intradiscal foi proposta usando-se energia para termocoagular e destruir nervos no disco intervertebral, usando-se cateteres ou eletrodos projetados especialmente para isso. As evidências atuais não sustentam o uso da discografia para a identificação de um disco específico como fonte da dor nem o uso de terapia intradiscal eletrotérmica ou por radiofrequência para a LC.

Às vezes, se utiliza a denervação por meio de radiofrequência para destruir nervos tidos como os mediadores da dor, e a técnica também foi empregada para a dor em articulações facetárias (com o nervo visado sendo o ramo medial do ramo dorsal primário), para a dor que se acredita surgir de um disco intervertebral (ramo comunicante) e para a dor nas costas radicular (gânglios da raiz dorsal). Essas terapias intervencionistas não foram suficientemente estudadas para que se tirem conclusões sólidas sobre seu valor na LC.

Cirurgia A intervenção cirúrgica para a LC na ausência de radiculopatia foi avaliada em um pequeno número de ensaios clínicos randomizados. As evidências para o uso de cirurgia de fusão para a LC sem radiculopatia são fracas. Embora alguns estudos tenham mostrado benefício modesto, não houve benefício em comparação a um braço de tratamento clínico ativo, que frequentemente incluiu reabilitação rigorosa altamente estruturada combinada com TCC. Foi demonstrado que o uso de proteína da matriz óssea (BMP) em vez de enxerto de crista ilíaca para a fusão aumenta os custos hospitalares e a permanência hospitalar, mas sem melhora nos desfechos clínicos.

As diretrizes sugerem considerar o encaminhamento para uma opinião sobre fusão vertebral para pessoas que tenham completado um programa de tratamento não cirúrgico ideal (incluindo fisioterapia e tratamento psicológico) e continuaram a ter dor nas costas intensa para a qual considerariam uma cirurgia. O custo elevado, amplas variações geográficas e o rápido crescimento de realização de cirurgia de fusão espinal levaram a uma análise sobre a falta de padronização de indicações apropriadas. Algumas seguradoras começaram a limitar a cobertura para as indicações mais controversas, como lombalgia sem radiculopatia.

A substituição de discos lombares por próteses discais está aprovada pela Food and Drug Administration para pacientes não complicados que necessitam de cirurgia de um único nível entre L3-S1. Os discos são geralmente projetados como placas de metal com uma almofada de polietileno entre elas. Os estudos que levaram à aprovação desses dispositivos não eram cegos. Quando comparados com a fusão espinal, os discos artificiais foram "não inferiores". O acompanhamento de longo prazo é necessário para determinar as taxas de falha do dispositivo com o tempo. As complicações graves são um pouco mais prováveis com o disco artificial. Esse tratamento permanece controverso na LC.

LOMBALGIA COM RADICULOPATIA

Uma causa comum de dor nas costas com radiculopatia é um disco herniado afetando a raiz nervosa, resultando em dor nas costas que se irradia para a perna. O termo *ciático* é usado quando a dor na perna se irradia posteriormente na distribuição do isquiático ou L5/S1. O prognóstico da dor aguda lombar e na perna com radiculopatia devido à herniação de disco em geral é favorável, com a maioria dos pacientes demonstrando melhora substancial em questão de meses. Exames de imagem seriados sugerem regressão espontânea da parte herniada do disco em cerca de dois terços dos pacientes em 6 meses. Apesar disso, várias opções importantes de tratamento proporcionam alívio dos sintomas enquanto esse processo de cura se desenvolve.

Recomenda-se o retorno às atividades normais. Evidência de ensaio clínico randomizado sugere que o repouso no leito é inefetivo para tratar a dor ciática, bem como para a dor nas costas isolada. O paracetamol e os AINEs são úteis para o alívio da dor, embora a dor grave possa requerer esquemas curtos (3-7 dias) de analgésicos opioides. Os opioides são superiores para alívio da dor aguda no setor de emergência.

Infiltrações epidurais de glicocorticoides são úteis para alívio sintomático de radiculopatia lombar aguda causada por um disco herniado, mas não reduzem o uso de intervenção cirúrgica subsequente. Um curso breve com alta dose de glicocorticoides orais (pacote de doses de metilprednisolona) por 3 dias seguido por redução gradual por mais 4 dias pode ser útil para alguns pacientes com radiculopatia aguda relacionada com doença discal, embora este esquema específico não tenha sido estudado rigorosamente.

Os bloqueios diagnósticos de raiz nervosa foram defendidos para se determinar se a dor origina-se de uma raiz nervosa específica. Entretanto, pode haver melhora mesmo quando a raiz nervosa não é responsável pela dor; isso pode ocorrer como um efeito placebo, devido a uma lesão causadora de dor localizada distalmente ao longo de um nervo periférico ou por efeito da absorção sistêmica.

A cirurgia de urgência é recomendada para pacientes que tenham evidência da SCE ou de compressão da medula espinal, geralmente manisfestada como uma combinação de disfunção intestinal ou vesical, sensibilidade diminuída em distribuição em sela, um nível sensitivo no tronco e fraqueza ou espasticidade bilateral das pernas. A intervenção cirúrgica também está indicada para pacientes com fraqueza motora progressiva causada por lesão de raiz nervosa demonstrada ao exame clínico ou por EMG.

A cirurgia também é uma opção importante para os pacientes com dor radicular incapacitante, apesar do tratamento conservador otimizado. Como os pacientes com um disco herniado e ciática em geral apresentam melhora rápida em questão de semanas, a maioria dos especialistas não recomenda considerar a cirurgia, a menos que o paciente não tenha exibido resposta depois de pelo menos 6 a 8 semanas de tratamento não cirúrgico. Para pacientes que não tiveram melhora, ensaios randomizados mostram que a cirurgia resulta em alívio da dor mais rápido do que com tratamento não cirúrgico. Contudo, após 2 anos de acompanhamento, os pacientes parecem ter praticamente o mesmo nível de alívio da dor e melhora funcional com ou sem cirurgia. Assim, ambas as abordagens terapêuticas são razoáveis, e as preferências e necessidades do paciente (p. ex., rápido retorno ao trabalho) influenciam muito a tomada de decisão. Alguns pacientes vão querer o alívio mais rápido possível e consideram os riscos cirúrgicos aceitáveis. Outros terão mais receio dos riscos e serão mais tolerantes aos sintomas, preferindo aguardar, especialmente se entenderem que a melhora é provável no final.

O procedimento cirúrgico habitual é uma hemilaminectomia parcial com excisão do disco prolapsado (discectomia). As técnicas minimamente invasivas ganharam popularidade nos últimos anos, mas algumas evidências sugerem que elas sejam menos efetivas que as técnicas cirúrgicas padrão, com mais lombalgia residual, dor nas pernas e maiores taxas de re-hospitalização. A fusão dos segmentos lombares envolvidos deve ser considerada apenas se houver instabilidade significativa da coluna (i.e., espondilolistese degenerativa). Os custos associados à fusão entre corpos vertebrais lombares aumentaram muito nos últimos anos. Não há grandes ensaios clínicos prospectivos randomizados comparando a fusão com outros tipos de intervenção cirúrgica. Em um estudo, pacientes com lombalgia persistente, apesar de uma discectomia inicial, não melhoraram mais com a fusão vertebral do que com um esquema conservador de intervenção cognitiva e exercício. Os discos artificiais, como discutido anteriormente, são usados na Europa; sua utilidade permanece controversa nos Estados Unidos. Foi demonstrado que o uso de um gerador de pulsos epidural implantável para estimular a medula espinal no pós-operatório não melhora a incapacidade associada à dor nas costas.

DOR NO PESCOÇO E NO OMBRO

A dor cervical, que normalmente se origina de doenças da coluna cervical e dos tecidos moles do pescoço, é comum, tipicamente precipitada por movimentos, podendo ser acompanhada de dor focal à palpação local e limitação dos movimentos. Muitos dos comentários anteriores sobre as causas de lombalgia também se aplicam aos distúrbios da coluna cervical. O texto adiante irá enfatizar as diferenças. A dor que se origina no plexo braquial, no ombro ou em nervos periféricos pode ser confundida com uma doença da coluna cervical (Tab. 17-4), porém a história clínica e o exame físico geralmente identificam uma origem mais distal para a dor. Quando o local de lesão do tecido nervoso não está claro, os exames de EMG podem localizar a lesão. Traumatismo da coluna cervical, doença discal ou espondilose com estreitamento de forame intervertebral podem ser assintomáticos ou dolorosos e ocasionar mielopatia, radiculopatia ou ambas. Os mesmos fatores de risco para uma causa grave de lombalgia se aplicam à dor no pescoço, além de também poderem ocorrer sinais neurológicos de mielopatia (incontinência, nível sensitivo, pernas espásticas). O sinal de Lhermitte, um choque elétrico ao longo da coluna com o pescoço em flexão, sugere acometimento da medula espinal cervical.

TRAUMATISMO DA COLUNA CERVICAL

O traumatismo (fraturas, subluxação) submete a medula espinal ao risco de compressão. Acidentes automobilísticos, crimes violentos ou quedas são responsáveis por 87% das lesões de medula espinal cervical (Cap. 442). A imobilização imediata do pescoço é essencial para minimizar qualquer lesão adicional da medula espinal em consequência do movimento de segmentos instáveis da coluna cervical. A TC é o procedimento diagnóstico de escolha para a detecção de fraturas agudas após trauma grave; radiografias simples são usadas para graus menores de traumatismo ou em cenários em que a TC não está disponível. Quando se suspeita de lesão traumática das artérias vertebrais ou da medula espinal cervical, a visualização por RM com angiorressonância é preferida.

A decisão de obter imagens deve basear-se no contexto clínico da lesão. Os critérios de baixo risco do National Emergency X-Radiography Utilization Study (NEXUS) estabelecem que pacientes normalmente alertas sem sensibilidade à palpação na linha média, intoxicação, déficits neurológicos ou lesões dolorosas preocupantes têm uma probabilidade muito baixa de lesão traumática significativa da coluna cervical. A diretriz da Canadian C-spine recomenda que exames de imagem sejam obtidos após o traumatismo da região do pescoço se o paciente tiver > 65 anos de idade, parestesia de membro ou um mecanismo perigoso para a lesão (p. ex., colisão de bicicleta com árvore ou carro estacionado, queda de altura > 1 metro ou cinco degraus, acidente de mergulho). Essas diretrizes são úteis, mas devem ser ajustadas às circunstâncias individuais; por exemplo, os pacientes com osteoporose avançada, uso de glicocorticoides ou câncer podem necessitar de exames de imagem mesmo após trauma leve.

A *lesão em chicote* é causada por rápida flexão e extensão do pescoço, geralmente em acidentes automobilísticos. O mecanismo provável envolve lesão nas articulações facetárias. O diagnóstico não deve ser aplicado a pacientes com fratura, herniação de disco, traumatismo craniano, achados neurológicos focais ou alteração de consciência. Até 50% das pessoas que relatam lesão em chicote aguda têm dor persistente no pescoço até 1 ano mais tarde. Quando a indenização pessoal para dor e sofrimento foi abolida do sistema de saúde australiano, o prognóstico para a recuperação em 1 ano melhorou. A realização de exames de imagem da coluna cervical não é custo-efetiva agudamente, mas é útil para detectar hérnias de disco quando os sintomas persistem por > 6 semanas após a lesão. Os sintomas graves iniciais foram associados a desfecho precário em longo prazo.

TABELA 17-4 ■ Radiculopatia cervical: manifestações neurológicas

Raízes nervosas cervicais	Achados ao exame: Reflexo	Sensitivo	Motor	Distribuição da dor
C5	Bíceps	Deltoide lateral	Romboide[a] (extensão posterior do cotovelo com a mão no quadril)	Braço lateral, escápula medial
			Infraespinal[a] (rotação externa do braço com cotovelo em flexão lateral)	
			Deltoide[a] (elevação lateral 30-45° do braço lateralmente)	
C6	Bíceps	Polegar/dedo indicador palmar	Bíceps[a] (flexão do braço no cotovelo em supinação)	Antebraço lateral, polegar/dedo indicador
		Dorso da mão/antebraço lateral	Pronador redondo (pronação do antebraço)	
C7	Tríceps	Dedo médio	Tríceps[a] (extensão do antebraço com flexão do cotovelo)	Parte posterior do braço, dorso do antebraço, dorso da mão
		Dorso do antebraço	Extensores dos dedos/punho[a]	
C8	Flexores dos dedos	Superfície palmar do dedo mínimo	Abdutor curto do polegar (abdução do polegar)	Quarto e quinto dedos, porção medial da mão e antebraço
		Parte medial da mão e antebraço	Primeiro interósseo dorsal (abdução do dedo indicador)	
			Abdutor do dedo mínimo (abdução do dedo mínimo)	
T1	Flexores dos dedos	Axila, braço medial, antebraço anteromedial	Abdutor curto do polegar (abdução do polegar)	Parte medial do braço, axila
			Primeiro interósseo dorsal (abdução do dedo indicador)	
			Abdutor do dedo mínimo (abdução do dedo mínimo)	

[a]Tais músculos recebem a maior parte da inervação dessa raiz.

DOENÇA DISCAL CERVICAL

A doença degenerativa de disco cervical é muito comum e costuma ser assintomática. Uma herniação de disco cervical inferior é uma causa comum de dor ou formigamento no pescoço, no ombro, no braço e na mão. Dor no pescoço, rigidez e limitação da amplitude dos movimentos pela dor são as manifestações habituais. A hérnia de disco cervical é responsável por aproximadamente 25% das radiculopatias cervicais. A extensão e a rotação lateral do pescoço estreitam o forame intervertebral ipsilateral e podem reproduzir os sintomas radiculares (sinal de Spurling). Em jovens adultos, a compressão aguda de raízes nervosas por um disco cervical roto frequentemente decorre de traumatismo. Em geral, as hérnias discais cervicais são posterolaterais, próximo ao recesso lateral. A Tabela 17-4 resume os padrões típicos de alterações sensitivas, motoras e dos reflexos que acompanham lesões de raízes nervosas cervicais. Embora os padrões clássicos sejam clinicamente úteis, há inúmeras exceções porque (1) há superposição na função sensitiva entre raízes nervosas adjacentes, (2) os sinais e sintomas podem ser evidentes em apenas parte do território da raiz nervosa acometida e (3) a localização da dor é a mais variável das manifestações clínicas.

ESPONDILOSE CERVICAL

A osteoartrite da coluna cervical pode provocar dor no pescoço que se irradia para a nuca, os ombros ou os braços, ou pode ser a origem de cefaleias na região occipital posterior (suprida pelas raízes nervosas C2-C4). Osteófitos, protrusões discais ou hipertrofia das articulações facetárias ou uncovertebrais podem, isoladamente ou em conjunto, comprimir uma ou várias raízes nervosas nos forames intervertebrais; essa compressão é responsável por 75% das radiculopatias cervicais. As raízes mais comumente acometidas são C7 e C6. O estreitamento do canal vertebral por osteófitos, a ossificação do ligamento longitudinal posterior (OLLP) ou um grande disco central podem comprimir a medula espinal cervical e produzir sinais de mielopatia isolada ou de radiculopatia com mielopatia (mielorradiculopatia). Quando há pouca ou nenhuma dor cervical no envolvimento da medula cervical, outros diagnósticos a serem considerados incluem esclerose lateral amiotrófica (Cap. 437), esclerose múltipla (Cap. 444), tumores da medula espinal ou siringomielia (Cap. 442). A mielopatia espondilótica cervical deve ser considerada mesmo quando o paciente apresenta apenas sinais da medula espinal ou sintomas nas pernas. A RM é o estudo de escolha para definir os tecidos moles na região cervical incluindo a medula espinal, enquanto a TC simples é ideal para identificar patologia óssea, incluindo estenose do forame, do recesso lateral, OLLP ou do canal medular. Na mielopatia espondilótica pode haver realce focal na RM, às vezes em um padrão característico de "panqueca", no local da compressão máxima da medula.

Não há evidências que sustentem a cirurgia profilática na estenose espinal cervical assintomática sem sinais de mielopatia ou achados anormais da medula espinal na RM, exceto em casos de *instabilidade dinâmica* (ver espondilolistese anteriormente). Se o paciente apresentar dor cervical postural, história prévia de lesão em chicote ou de outro tipo de lesão na coluna/crânio, sinal de Lhermitte ou presença de listese no segmento estenótico na RM ou TC cervical, então está indicado fazer RM ou radiografias em flexão-extensão da coluna cervical para pesquisar instabilidade hemodinâmica. A intervenção cirúrgica não está recomendada para pacientes apenas com listese, sem instabilidade dinâmica.

OUTRAS CAUSAS DE DOR NO PESCOÇO

A artrite reumatoide (AR) (Cap. 358) das articulações facetárias cervicais produz dor cervical, rigidez e limitação dos movimentos. A sinovite da articulação atlantoaxial (C1-C2; Fig. 17-2) pode lesar o ligamento transverso do atlas, ocasionando um deslocamento anterior do atlas sobre o áxis (subluxação atlantoaxial). Ocorre evidência radiológica de subluxação atlantoaxial em até 30% dos pacientes com AR, e as radiografias simples cervicais devem ser rotineiramente realizadas no pré-operatório para avaliar o risco de hiperextensão cervical em pacientes que necessitam de intubação. O grau de subluxação correlaciona-se com a gravidade da doença erosiva. Quando houver subluxação, é importante uma avaliação cuidadosa para identificar sinais precoces de mielopatia que poderia indicar uma futura compressão da medula espinal potencialmente fatal. Deve-se considerar a possibilidade de cirurgia quando há mielopatia ou instabilidade da coluna.

A *espondilite anquilosante* é outra causa de dor cervical e, menos comumente, de subluxação atlantoaxial.

O *herpes-zóster* agudo apresenta-se como dor no pescoço ou occipital posterior aguda antes do aparecimento de vesículas. *Neoplasias* metastáticas para a coluna cervical, *infecções* (osteomielite e abscesso epidural) e *doenças ósseas metabólicas* também podem causar dor cervical, conforme discutido anteriormente. A dor no pescoço igualmente pode ser referida a partir do coração na isquemia coronariana (síndrome de angina cervical). A doença reumatológica deve ser considerada se a dor no pescoço estiver acompanhada de dor nos ombros ou na cintura escapular.

SÍNDROMES DO DESFILADEIRO TORÁCICO

O desfiladeiro torácico contém a primeira costela, a artéria e a veia subclávias, o plexo braquial, a clavícula e o ápice pulmonar. Uma lesão nessas estruturas pode resultar em dor no ombro e na região supraclavicular, induzida pela postura ou pelo movimento e com as classificações a seguir.

A *síndrome do desfiladeiro torácico (SDT) neurogênica verdadeira* é um distúrbio incomum que resulta da compressão do tronco inferior do plexo braquial ou dos ramos ventrais das raízes nervosas C8 ou T1 por uma faixa anormal de tecido cartilaginoso que conecta um processo transverso alongado em C7 com a primeira costela. A dor é leve ou pode estar ausente. Os sinais consistem em fraqueza dos músculos intrínsecos da mão e sensibilidade diminuída na face palmar do quinto dedo. Uma radiografia anteroposterior da coluna cervical mostrará o processo C7 alongado (um marcador anatômico para a faixa cartilaginosa anômala), e a EMG e os ECNs confirmam o diagnóstico. O tratamento consiste na ressecção cirúrgica da faixa anômala. A fraqueza e a atrofia dos músculos intrínsecos da mão não melhoram, porém a cirurgia interrompe a progressão insidiosa da fraqueza.

A *SDT arterial* resulta de compressão da artéria subclávia por uma costela cervical, que, por sua vez, resulta em dilatação pós-estenótica da artéria e, em alguns casos, formação secundária de trombo. A pressão arterial fica reduzida no membro acometido, podendo haver sinais de embolia na mão. Não há sinais neurológicos. A ultrassonografia pode confirmar o diagnóstico de maneira não invasiva. O tratamento consiste em trombólise ou anticoagulação (com ou sem embolectomia) e excisão cirúrgica da costela cervical que comprime a artéria subclávia.

A *SDT venosa* deve-se a trombose da veia subclávia, resultando em edema do braço e dor. A veia pode ser comprimida por uma costela cervical ou um músculo escaleno anômalo. A venografia é o exame de escolha para o diagnóstico.

A *SDT disputada* é responsável por 95% dos pacientes diagnosticados com SDT; dor crônica no braço e ombro é proeminente e sem causa clara. A ausência de achados sensíveis e específicos ao exame físico ou de marcadores laboratoriais para esse distúrbio resulta em incerteza diagnóstica. O papel da cirurgia na SDT inespecífica. Depressão maior, sintomas crônicos, lesão relacionada ao trabalho e sintomas difusos no braço predizem resultados cirúrgicos ruins. O tratamento multidisciplinar da dor é uma conduta conservadora, embora o tratamento, com frequência, não tenha êxito.

PLEXO BRAQUIAL E NERVOS

A dor por lesão no plexo braquial ou nos nervos periféricos do braço pode ocasionalmente simular a dor referida de origem na coluna cervical, incluindo radiculopatia cervical, mas a dor geralmente inicia-se distalmente à região posterior do pescoço na cintura escapular ou parte superior do braço. A infiltração neoplásica do tronco inferior do plexo braquial pode provocar dor no ombro ou supraclavicular que se irradia pelo braço, dormência dos quarto e quinto dedos da mão ou do antebraço medial, bem como fraqueza dos músculos intrínsecos da mão inervados pelo tronco inferior e cordão medial do plexo braquial. A lesão tardia por irradiação pode produzir fraqueza na parte superior do braço ou dormência na face lateral do antebraço ou braço devido ao envolvimento do tronco superior e cordão lateral do plexo. A dor é menos comum e menos intensa do que na infiltração neoplásica. Um tumor pulmonar de Pancoast (Cap. 78) é outra causa e deve ser considerada, especialmente quando há síndrome de Horner concomitante. A *neurite braquial aguda* é, muitas vezes, confundida com radiculopatia; o início agudo de dor intensa no ombro ou na escápula é seguido, no decorrer de dias, por fraqueza da parte proximal do braço e dos músculos da cintura escapular inervados pelo plexo braquial superior. O início pode ser precedido por uma infecção, vacinação ou procedimento cirúrgico menor. O nervo torácico longo pode ser acometido e resultar em escápula alada. Também pode haver neurite braquial como uma paralisia isolada do diafragma ou com acometimento de outros nervos do membro superior. A recuperação pode demorar até 3 anos, e pode-se esperar uma recuperação funcional completa na maioria dos pacientes.

Casos esporádicos da síndrome do túnel do carpo acarretam dor e parestesias que se estendem para o antebraço, o braço e o ombro, assemelhando-se a uma lesão das raízes C5 ou C6. As lesões dos nervos radial ou ulnar também podem simular radiculopatia em C7 ou C8, respectivamente. A EMG e os ECNs podem localizar com precisão as lesões das raízes nervosas, do plexo braquial ou dos nervos periféricos.

Para uma discussão mais completa dos distúrbios dos nervos periféricos, ver Cap. 446.

OMBRO

A dor que surge no ombro pode, algumas vezes, simular a da coluna. Na ausência de sinais e sintomas de radiculopatia, o diagnóstico diferencial deve incluir dor mecânica no ombro (tendinite do bíceps, bursite, ombro congelado, ruptura do manguito rotador, luxação, capsulite adesiva ou impacto do manguito sob o acrômio) e dor referida (irritação subdiafragmática, angina, tumor de Pancoast). A dor mecânica costuma ser mais intensa à noite, associada à hipersensibilidade local do ombro e agravada por abdução passiva, rotação medial ou extensão do braço. A demonstração de movimentação passiva completa normal do braço no ombro, sem piora da dor habitual, pode ajudar a excluir patologia mecânica do ombro como causa de dor na região do pescoço. A dor de uma doença do ombro pode irradiar-se para o braço ou a mão, mas não há sinais neurológicos focais (alterações sensitivas, motoras e dos reflexos).

CONSIDERAÇÕES GLOBAIS

Muitas das considerações anteriormente descritas para a lombalgia também se aplicam para a dor cervical. O Global Burden of Diseases Study 2019 classificou a dor no pescoço como segunda maior causa do total de anos vividos com incapacidade (AVI), atrás apenas da dor nas costas. Em geral, a dor cervical também se situava em posição mais alta na lista em regiões desenvolvidas do mundo.

TRATAMENTO

Dor cervical sem radiculopatia

A evidência acerca do tratamento da dor cervical é menos entendida que a da lombalgia, mas a abordagem é muito semelhante em vários aspectos. Como na lombalgia, a melhora espontânea é a regra para a dor cervical aguda. Os objetivos habituais do tratamento são a promoção de um rápido retorno à função normal e o alívio da dor enquanto ocorre a cura.

A dor cervical aguda costuma ser tratada com AINEs, paracetamol, compressas frias ou quentes, isoladamente ou combinadas, enquanto se aguarda a recuperação. Os pacientes devem ser especificamente orientados com relação à história natural favorável de dor cervical aguda para evitar medos irreais e pedidos inadequados por exames de imagem ou outros. Para os pacientes que perdem o sono devido aos sintomas, a ciclobenzaprina (5-10 mg) à noite pode ajudar a aliviar o espasmo muscular e promove sonolência. Para pacientes com dor cervical não associada a traumatismo, o exercício supervisionado, com ou sem mobilização, parece ser efetivo. Os exercícios, em geral, incluem apoio para os ombros e exercícios extensores para o pescoço. A evidência a favor de tratamentos não cirúrgicos para distúrbios associados à lesão em chicote geralmente é de limitada qualidade e não confirma nem refuta os tratamentos comuns usados para o alívio da dor. A mobilização leve da coluna cervical, combinada com programas de exercício, pode ser benéfica. As evidências são insuficientes para recomendar o uso de tração cervical, TENS, ultrassom, infiltrações em pontos gatilhos, injeções de toxina botulínica, antidepressivos tricíclicos e ISRSs para a dor cervical aguda ou crônica. Alguns pacientes obtêm discreto alívio da dor usando um colar cervical flexível; o risco e o custo são baixos. A massagem pode produzir alívio temporário da dor.

Para pacientes com dor cervical crônica, os programas de exercícios supervisionados podem fornecer alívio dos sintomas e melhora da função. A acupuntura forneceu benefício em curto prazo para alguns pacientes em comparação com o procedimento simulado, sendo uma opção. Não foi demonstrado que a manipulação espinal isoladamente seja efetiva e ela tem risco de causar lesões. O tratamento cirúrgico da dor cervical crônica sem radiculopatia ou instabilidade espinal não é recomendado.

Dor cervical com radiculopatia

A história natural da dor cervical aguda com radiculopatia causada por doença discal é favorável, e muitos pacientes melhoram sem terapia específica. Embora não haja ensaios clínicos randomizados sobre os AINEs na dor cervical, um curso com AINEs, paracetamol ou ambos, com ou sem miorrelaxantes, além de evitar atividades que desencadeiem dor, pode ser uma terapia inicial razoável. Exercícios suaves supervisionados e evitar inatividade também são razoáveis. Um curso breve de dose alta de glicocorticoides orais com redução gradual rápida, ou a administração epidural de esteroides com orientação por exame de imagem, podem ser efetivos na dor radicular cervical aguda ou subaguda relacionada a doença discal, embora tal conduta não tenha sido submetida a estudos rigorosos. O risco de complicações relacionadas com infiltrações é maior no pescoço do que na região lombar; foi relatada a ocorrência de dissecção de artéria vertebral, punção da dura-máter, lesão medular e embolia nas artérias vertebrais. Os analgésicos opioides podem ser usados no setor de emergência e por prazos curtos em nível ambulatorial. Os colares cervicais flexíveis podem ajudar modestamente, porque limitam os movimentos cervicais espontâneos e reflexos que exacerbam a dor; os colares duros não costumam ser tolerados.

Se a radiculopatia cervical for causada por compressão óssea por espondilose cervical com estreitamento foraminal, o acompanhamento periódico para avaliar a progressão está indicado e a consideração de descompressão cirúrgica é razoável. O tratamento cirúrgico pode proporcionar alívio rápido da dor, embora não esteja claro se os desfechos funcionais em longo prazo são melhores do que com a terapia não cirúrgica. Indicações de cirurgia de disco cervical incluem um déficit motor progressivo devido à compressão de raiz nervosa, dor que causa limitação funcional e não responde ao tratamento conservador ou compressão da medula espinal. Em outras circunstâncias, a melhora clínica com o tempo apesar da intervenção terapêutica é comum.

Os tratamentos cirúrgicos incluem a discectomia cervical anterior isolada, a laminectomia com discectomia ou a discectomia com fusão. O risco de radiculopatia ou mielopatia subsequente nos segmentos cervicais adjacentes à fusão é de aproximadamente 3% ao ano e de 26% por década. Embora às vezes seja considerado uma complicação tardia da cirurgia, esse risco pode refletir a história natural da doença degenerativa do disco cervical.

LEITURAS ADICIONAIS

Agency for Healthcare Research and Quality (AHRQ): Noninvasive treatments for low back pain. AHRQ Publication No. 16-EHC004-EF. February 2016, *https://effectivehealthcare.ahrq.gov/ehc/products/553/2178/back-pain-treatment-report-160229.pdf*

Austevoll IM et al: Decompression with or without fusion in degenerative lumbar spondylolisthesis. N Engl J Med 385:526, 2021.

Bailey CS et al: Surgery versus conservative care for persistent sciatica lasting 4 to 12 months. N Engl J Med 19;382:1093, 2020.

Cieza A et al: Global estimates of the need for rehabilitation based on the Global Burden of Disease study 2019: A systematic analysis for the Global Burden of Disease Study 2019. Lancet 396:2006, 2021.

Engstrom JW: Physical and Neurologic Examination. In Steinmetz et al (eds). *Benzel's Spine Surgery*, 5th ed. Philadelphia, Elsevier, 2021.

Goldberg H et al: Oral steroids for acute radiculopathy due to a herniated lumbar disk. JAMA 313:1915, 2015.

Hawk K et al: Past-year prescription drug monitoring program opioid prescriptions and self-reported opioid use in an emergency department population with opioid use disorder. Acad Emerg Med 25:508, 2018.

Jarvik JG et al: Association of early imaging for back pain with clinical outcomes in older adults. JAMA 313:1143, 2015.

Katz JN, Harris MB: Clinical practice. Lumbar spinal stenosis. N Engl J Med 358:818, 2008.

Theodore N: Degenerative cervical spondylosis. N Engl J Med 383:159, 2020.

Zygourakis CC et al: Geographic and hospital variation in cost of lumbar laminectomy and lumbar fusion for degenerative conditions. Neurosurgery 81:331, 2017.

Seção 2 Alterações na temperatura corporal

18 Febre

Neeraj K. Surana, Charles A. Dinarello, Reuven Porat

A temperatura corporal é controlada pelo hipotálamo. Os neurônios existentes no hipotálamo anterior pré-óptico e no hipotálamo posterior recebem dois tipos de sinais: o primeiro dos nervos periféricos que transmitem informações obtidas dos receptores de frio/calor na pele e o segundo proveniente da temperatura do sangue que irriga a região. Esses dois tipos de sinais são integrados pelo centro termorregulador do hipotálamo, visando à manutenção da temperatura corporal. Em um ambiente neutro quanto à temperatura, a taxa metabólica dos seres humanos produz mais calor do que seria necessário para manter a temperatura corporal central na faixa entre 36,5 e 37,5°C.

Em geral, a temperatura corporal normal é mantida apesar das variações ambientais, tendo em vista que o centro termorregulador do hipotálamo equilibra a produção excessiva de calor derivada da atividade metabólica dos músculos e do fígado por meio da dissipação do calor através da pele e dos pulmões. De acordo com um estudo de > 35.000 indivíduos ≥ 18 anos de idade em consultas médicas de rotina, a temperatura oral média é de 36,6°C (intervalo de confiança 95%, 35,7-37,3°C). À luz desse estudo, *uma temperatura de > 37,7°C, que representa o percentil 99 para indivíduos saudáveis, define a febre.* É importante observar que uma temperatura ambiente mais alta está associada a temperaturas corporais basais mais altas. Além disso, as temperaturas corporais variam ao longo do dia e conforme a estação, com níveis mais baixos às 8 h e durante o verão e níveis mais altos às 16 h e durante o inverno. As temperaturas basais também são afetadas por idade (0,02°C mais baixas a cada aumento de 10 anos de idade), aspectos demográficos (as mulheres afro-americanas têm temperaturas 0,052°C mais altas do que homens brancos) e comorbidades (o câncer está associado a temperaturas 0,02°C mais altas; o hipotireoidismo, a temperaturas 0,01°C mais baixas). Ao controlar as variações por idade, sexo, raça, sinais vitais e comorbidades, um aumento na temperatura basal de 0,15°C (ou 1 desvio-padrão) curiosamente se reflete em um aumento absoluto de 0,52% na mortalidade em 1 ano.

Em geral, as temperaturas retais são 0,4°C mais altas que as orais. As leituras orais mais baixas provavelmente são atribuíveis à respiração pela boca, um fator a ser considerado nos pacientes com infecções respiratórias e aumento da frequência respiratória. As temperaturas do esôfago distal refletem com maior precisão a temperatura central. Os termômetros para membrana timpânica medem o calor radiante emitido pelo tímpano e canal auditivo adjacente, apresentando esse valor de forma absoluta (*modo sem ajuste*) ou calculado automaticamente a partir da aferição absoluta, com base em nomogramas que relacionam a temperatura radiante medida com as temperaturas centrais obtidas em estudos clínicos (*modo ajustado*). Embora sejam convenientes, tais aferições podem ser muito mais variáveis que os valores retais, orais ou axilares determinados diretamente. Estudos realizados em adultos mostraram que os valores aferidos são menores com os termômetros para membrana timpânica em modo sem ajuste do que com os aparelhos em modo ajustado, e que os valores aferidos por termômetros em modo sem ajuste são 0,8°C menores do que as temperaturas retais.

Nas mulheres que menstruam, a temperatura na parte da manhã geralmente é menor nas 2 semanas que antecedem a ovulação; em seguida, a temperatura aumenta cerca de 0,6°C com a ovulação e permanece nesse patamar até que se inicie a menstruação. Durante a fase lútea, a amplitude do ritmo circadiano permanece a mesma.

FEBRE *VERSUS* HIPERTERMIA

A *febre* é uma elevação da temperatura corporal que ultrapassa a variação diária normal e ocorre *associada a aumento do ponto de ajuste hipotalâmico* (p. ex., de 37 para 39°C). Essa alteração do ponto de ajuste do estado "normotérmico" para níveis febris assemelha-se bastante ao reajuste do termostato doméstico para um nível maior, com o objetivo de elevar a temperatura ambiente em um cômodo da casa. Quando o ponto de ajuste do hipotálamo está elevado, os neurônios do centro vasomotor são ativados dando início à vasoconstrição. Inicialmente, o indivíduo percebe essa vasoconstrição nas mãos e nos pés. O desvio de sangue da periferia para os órgãos internos reduz a perda de calor através da pele e o indivíduo sente frio. Na maioria dos pacientes com febre, a temperatura corporal aumenta 1 a 2°C. Os tremores, que elevam a produção muscular de calor, podem se iniciar nesse momento, mas não são necessários se os mecanismos de conservação elevarem suficientemente a temperatura sanguínea. A termogênese sem tremores que ocorre no fígado também contribui para elevar a temperatura interna. As adaptações comportamentais (p. ex., vestir mais roupas ou se cobrir) ajudam a elevar a temperatura corporal ao reduzir a perda de calor.

Os processos de conservação (vasoconstrição) e geração (tremores e aumento da termogênese sem tremores) de calor continuam até que a temperatura do sangue que irriga os neurônios hipotalâmicos atinja o novo ponto de ajuste do termostato. Quando esse patamar é atingido, o hipotálamo mantém a temperatura no nível febril pelos mesmos mecanismos de equilíbrio do calor que funcionam no indivíduo sem febre. Quando o ponto de ajuste hipotalâmico é reajustado para baixo (em resposta à redução da concentração dos pirogênios ou ao uso de antipiréticos), os processos de perda de calor por vasodilatação e transpiração são ativados. A perda de calor por transpiração e vasodilatação continua até que a temperatura sanguínea no hipotálamo atinja o limite inferior da regulação. Alterações comportamentais (p. ex., remoção de roupas) facilitam a perda de calor.

A febre > 41,5°C é chamada *hiperpirexia*. Essa febre extremamente elevada pode ocorrer em pacientes com infecções graves, porém é mais comum em indivíduos com hemorragias do sistema nervoso central (SNC). Antes da era dos antibióticos, a febre causada pelas diversas doenças infecciosas raramente ultrapassava 41°C e, por essa razão, alguns pesquisadores especularam que esse "limite térmico" natural seria mediado por neuropeptídeos atuando como antipiréticos centrais.

Em casos raros, o ponto de ajuste do hipotálamo aumenta em consequência de traumatismo local, hemorragia, tumor ou disfunção hipotalâmica intrínseca. A expressão *febre hipotalâmica* algumas vezes é utilizada para descrever elevações da temperatura causadas por disfunção do hipotálamo. Contudo, a maioria dos pacientes com lesão hipotalâmica tem temperaturas corporais *abaixo* e não *acima* do normal.

Ainda que a maioria dos pacientes que apresentam elevação da temperatura corporal de fato tenha febre, há situações nas quais a elevação da temperatura significa *hipertermia* (*intermação*), e não febre. A hipertermia caracteriza-se por aumento descontrolado da temperatura corporal, que excede a capacidade do organismo de perder calor. Não há alteração no ajuste do centro termorregulador hipotalâmico. Ao contrário do que ocorre com a febre nas infecções, a hipertermia não envolve a presença de moléculas pirogênicas. A exposição ao calor exógeno e a geração de calor endógeno são dois mecanismos pelos quais a hipertermia pode produzir temperaturas internas perigosamente altas. A produção excessiva de calor pode facilmente causar hipertermia apesar dos controles fisiológicos e comportamentais da temperatura corporal. Por exemplo, o trabalho ou o exercício em ambientes aquecidos podem gerar calor mais rapidamente do que os mecanismos periféricos conseguem dissipar. **Para uma discussão detalhada da hipertermia, ver Cap. 465.**

É importante distinguir entre febre e hipertermia, tendo em vista que a última pode ser rapidamente fatal e caracteristicamente não responde aos antipiréticos. Entretanto, em uma situação de emergência, tal distinção pode ser difícil. Por exemplo, na sepse sistêmica, a febre (hiperpirexia) pode começar rapidamente, e a temperatura pode ser > 40,5°C. A hipertermia costuma ser diagnosticada com base nos eventos imediatamente precedentes à elevação da temperatura central – por exemplo, exposição ao calor ou tratamento com fármacos que interferem na termorregulação. Nos pacientes com síndromes de intermação e nos indivíduos que estejam usando fármacos que impeçam a transpiração, a pele encontra-se quente e seca, enquanto nos casos febris, a pele pode estar fria em consequência da vasoconstrição. Os antipiréticos não abaixam a temperatura na hipertermia, enquanto nos casos de febre – e até mesmo na hiperpirexia –, doses adequadas de ácido acetilsalicílico ou de paracetamol geralmente produzem alguma redução da temperatura corporal.

PATOGÊNESE DA FEBRE

PIROGÊNIOS

O termo *pirogênio* (do grego *pyro*, "fogo") é usado para descrever qualquer substância que cause febre. Os pirogênios *exógenos* originam-se fora do paciente; a maioria é composta de produtos microbianos, toxinas microbianas ou microrganismos íntegros (incluindo vírus). O exemplo clássico de pirogênio exógeno é o lipopolissacarídeo (endotoxina) produzido por todas as bactérias Gram-negativas. Os produtos pirogênicos das bactérias Gram-positivas incluem as enterotoxinas do *Staphylococcus aureus* e as toxinas dos estreptococos dos grupos A e B, também conhecidas como *superantígenos*. Uma toxina estafilocócica com importância clínica é aquela associada a cepas de *S. aureus* isoladas de pacientes com síndrome do choque tóxico. Esses produtos dos estafilococos e estreptococos causam febre em animais de laboratório quando injetados por via intravenosa em concentrações de 1 a 10 μg/kg. Em humanos, a endotoxina é altamente pirogênica: quando injetada por via intravenosa em voluntários, uma dose de 2 a 3 ng/kg produz febre, leucocitose, proteínas de fase aguda e sintomas de mal-estar generalizado.

CITOCINAS PIROGÊNICAS

Citocinas são proteínas pequenas (peso molecular de 10.000-20.000 Da) que regulam processos imunes, inflamatórios e hematopoiéticos. Por exemplo, a leucocitose intensa com neutrofilia absoluta observada em diversas infecções é atribuível à ação das citocinas interleucina (IL) 1 e IL-6. Algumas citocinas também causam febre; no passado, eram conhecidas como *pirogênios endógenos*, sendo atualmente chamadas *citocinas pirogênicas*. Entre as citocinas pirogênicas estão IL-1, IL-6, fator de necrose tumoral (TNF) e fator neurotrófico ciliar, membro da família da IL-6. A febre é um efeito adverso proeminente da terapia com α-interferona. Cada citocina pirogênica é codificada por um gene diferente, e todas se mostraram causadoras de febre em animais de laboratório e em humanos. Quando injetadas em humanos em doses baixas (10-100 ng/kg), a IL-1 e o TNF produzem febre; já para a IL-6, é necessária uma dose de 1 a 10 μg/kg para que se produza febre.

Um amplo espectro de produtos bacterianos e fúngicos induz a síntese e a liberação das citocinas pirogênicas. Entretanto, a febre pode ser uma manifestação de doença mesmo na ausência de infecção microbiana. Por exemplo, processos inflamatórios, como pericardite, traumatismo, acidente vascular cerebral (AVC) e imunizações de rotina, induzem a produção de IL-1, TNF e/ou IL-6; isoladamente ou em conjunto, essas citocinas induzem o hipotálamo a elevar o ponto de ajuste até níveis febris.

ELEVAÇÃO DO PONTO DE AJUSTE HIPOTALÂMICO PELAS CITOCINAS

Durante a febre, os níveis de prostaglandina E_2 (PGE_2) aumentam nos tecidos hipotalâmicos e no terceiro ventrículo cerebral. As concentrações de PGE_2 são mais altas nas proximidades dos órgãos vasculares circunventriculares (*organum vasculosum lamina terminalis*) – redes de capilares dilatados que circundam os centros reguladores do hipotálamo. A destruição dessas estruturas diminui a capacidade de os pirogênios causarem febre. Contudo, a maioria dos estudos realizados com animais não mostrou que as citocinas pirogênicas passem da circulação para o próprio cérebro. Assim, parece que ambos, pirogênios exógenos e citocinas pirogênicas, interagem com o endotélio desses capilares e que essa interação é a primeira etapa para a produção da febre – ou seja, para elevar o ponto de ajuste a patamares febris.

Os principais eventos na produção da febre são ilustrados na Figura 18-1. As células mieloides e endoteliais são os tipos celulares que primariamente produzem citocinas pirogênicas. As citocinas pirogênicas, como a IL-1, a IL-6 e o TNF, são liberadas por essas células e entram na circulação sistêmica. Não obstante essas citocinas circulantes produzirem febre induzindo a síntese da PGE_2, elas também induzem a PGE_2 em tecidos periféricos. O aumento da PGE_2 na periferia explica as mialgias e artralgias inespecíficas que costumam acompanhar a febre. Acredita-se que parte da PGE_2 sistêmica escape da destruição no pulmão e atinja o hipotálamo via carótida interna. Contudo, é a elevação da PGE_2 no cérebro que desencadeia o processo de elevação do ponto de ajuste hipotalâmico para a temperatura central.

Há quatro receptores para a PGE_2, e cada qual transmite sinais às células por mecanismos diferentes. Entre esses quatro receptores, o terceiro (EP-3) é fundamental para a produção da febre: quando o gene de tal receptor é deletado em camundongos, esses animais não apresentam febre após a injeção de IL-1 ou endotoxina. A deleção dos genes dos outros

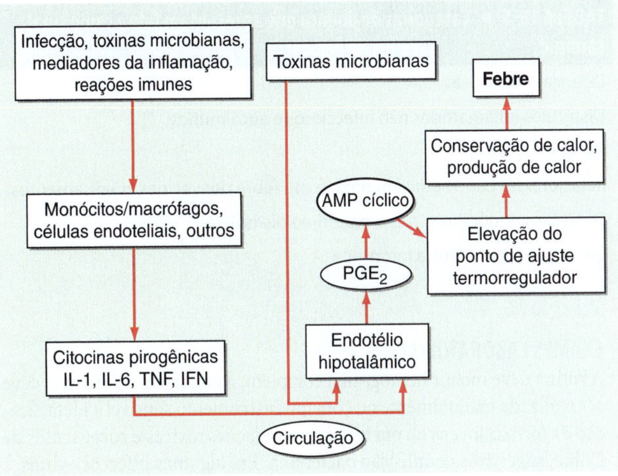

FIGURA 18-1 Cronologia dos eventos necessários à indução da febre. AMP, 5′-monofosfato de adenosina; IFN, interferon; IL, interleucina; PGE_2, prostaglandina E_2; TNF, fator de necrose tumoral.

receptores da PGE_2 não interfere no mecanismo da febre. Embora seja essencial à febre, a PGE_2 não funciona como neurotransmissor. Em vez disso, sua liberação pelo lado cerebral do endotélio hipotalâmico estimula seus receptores nas células gliais, e tal estimulação determina elevação rápida no 5′-monofosfato de adenosina cíclico (AMPc), um neurotransmissor. Como mostra a Fig. 18-1, a liberação de AMPc pelas células gliais ativa as terminações neuronais do centro termorregulador, que se estendem até essa área. A elevação do AMPc parece explicar as alterações do ponto de ajuste hipotalâmico de forma direta ou indireta (induzindo a liberação de neurotransmissores). Há receptores distintos para produtos microbianos localizados no endotélio hipotalâmico. Esses receptores são chamados *receptores semelhantes ao Toll* e se assemelham, em muitos aspectos, aos receptores de IL-1. Os receptores de IL-1 e os receptores semelhantes ao Toll compartilham o mesmo mecanismo transdutor de sinal. Assim, a ativação direta de receptores semelhantes ao Toll ou de receptores de IL-1 resulta na produção de PGE_2 e em febre.

PRODUÇÃO DAS CITOCINAS NO SNC

As citocinas produzidas no cérebro talvez sejam responsáveis pela hiperpirexia observada nos casos com hemorragia, traumatismo ou infecção do SNC. As infecções virais do SNC induzem a produção de IL-1, TNF e IL-6 pela micróglia e, possivelmente, por neurônios. Em animais de laboratório, a concentração de citocinas necessária para causar febre é muito menor quando é feita administração direta na substância cerebral ou nos ventrículos cerebrais do que quando é utilizada injeção sistêmica. Portanto, as citocinas produzidas no SNC podem elevar o ponto de ajuste hipotalâmico, sem acionar os órgãos circunventriculares. As citocinas produzidas no SNC provavelmente são responsáveis pela hiperpirexia associada à hemorragia, ao traumatismo ou à infecção do SNC.

ABORDAGEM AO PACIENTE

Febre

ANAMNESE E EXAME FÍSICO

Há diversos processos de doença que apresentam febre como manifestação cardinal, e uma anamnese minuciosa pode ajudar a distinguir entre essas categorias amplas (Tab. 18-1). Deve-se estabelecer a cronologia dos eventos que precedem a febre, incluindo exposição a indivíduos sintomáticos ou a vetores de doenças. Os dispositivos eletrônicos para medição da temperatura oral timpânica e retal são confiáveis, mas o mesmo local de medição deve ser usado para o acompanhamento da doença febril. Além disso, os médicos devem estar cientes de que neonatos, idosos, pacientes com doença hepática crônica ou insuficiência renal e aqueles que estejam fazendo uso de glicocorticoides ou sendo tratados com anticitocina podem ter doença ativa sem apresentar febre, em razão da atenuação da resposta febril.

TABELA 18-1 ■ Categorias de doença que apresentam febre como sinal cardinal

Doenças infecciosas
Distúrbios inflamatórios não infecciosos e autoimunes
Câncer
Relacionadas com medicamentos (p. ex., febre por vacinas, medicamentos)
Distúrbios endócrinos (p. ex., hipertireoidismo)
Disfunção hipotalâmica intrínseca

EXAMES LABORATORIAIS

A rotina deve incluir hemograma completo; a contagem diferencial deve ser realizada manualmente ou com um instrumento sensível à identificação de formas jovens ou em bastão, granulações tóxicas e corpúsculos de Döhle, sugestivos de infecção bacteriana. Em algumas infecções virais, é possível que haja neutropenia.

A medição das citocinas circulantes nos pacientes com febre não tem utilidade, uma vez que os níveis de citocinas, como IL-1 e TNF, na circulação, frequentemente ficam abaixo do limite para o método de detecção ou não coincidem com a febre. Contudo, em pacientes com níveis baixos de febre, ou com suspeita de doença oculta, os parâmetros mais importantes são a proteína C-reativa e a velocidade de hemossedimentação. Esses marcadores de processos infamatórios são particularmente úteis na detecção de doenças ocultas. Pode ser útil a medida da IL-6 circulante, a qual induz a proteína C-reativa. Porém, enquanto os níveis de IL-6 podem variar durante uma doença febril, os níveis de proteína C-reativa permanecem elevados. Os reagentes de fase aguda são discutidos no Cap. 304.

FEBRE NOS PACIENTES SUBMETIDOS À TERAPIA ANTICITOCINA

Os pacientes que recebem tratamento de longo prazo com esquemas à base de anticitocina estão em risco aumentado de infecção devido à redução nas defesas do hospedeiro. Por exemplo, a infecção latente por *Mycobacterium tuberculosis* pode se disseminar em pacientes que recebem terapia anti-TNF. Com o uso crescente de anticitocinas para reduzir a atividade de IL-1, IL-6, IL-12, IL-17 ou TNF nos pacientes com doença de Crohn, artrite reumatoide ou psoríase, a possibilidade de que esse tratamento atenue a reação febril deve ser lembrada.

O bloqueio da atividade das citocinas implica um problema clínico específico: a redução no nível das defesas do hospedeiro contra infecções bacterianas rotineiras e oportunistas, como *M. tuberculosis* e infecções fúngicas. O uso de anticorpos monoclonais para reduzir a IL-17 na psoríase aumenta o risco de candidíase sistêmica.

Em praticamente todos os casos relatados de infecção associada à terapia anticitocina, a febre se encontra entre os sintomas de apresentação. Entretanto, não se sabe o grau de atenuação da resposta febril nesses pacientes. Assim, febre baixa em pacientes que recebem terapias anticitocina é uma preocupação considerável. O médico deve proceder a uma investigação diagnóstica precoce e rigorosa nesses pacientes. A resposta febril também é reduzida em pacientes que recebem terapia crônica com glicocorticoides ou agentes anti-inflamatórios, como os anti-inflamatórios não esteroides (AINEs).

TRATAMENTO

Febre

DECISÃO DE TRATAR A FEBRE

Ao decidir se a febre deve ser tratada, é importante lembrar que a febre em si não é uma doença, e sim uma resposta comum a uma perturbação da fisiologia normal do hospedeiro. A maioria dos casos de febre está associada a infecções autolimitadas, como as doenças virais comuns. Nessas infecções, o uso de antipiréticos não é contraindicado: não há evidências clínicas significativas indicando que os antipiréticos retardem a resolução das infecções virais ou bacterianas, ou que a febre facilite a recuperação de infecções ou atue como adjuvante ao sistema imune. Em resumo, o tratamento da febre e dos seus sintomas com antipiréticos rotineiros não faz mal nem retarda a resolução das infecções virais e bacterianas comuns.

Contudo, nas infecções bacterianas, a não utilização de terapia com antipirético pode ajudar na avaliação da efetividade de um antibiótico específico, especialmente quando não houver culturas positivas do organismo infectante; o uso rotineiro de antipiréticos pode mascarar uma infecção bacteriana inadequadamente tratada. Em alguns casos, a não utilização de antipiréticos pode facilitar o diagnóstico de uma doença febril incomum. A dissociação temperatura-pulso (*bradicardia relativa*) ocorre em casos de febre tifoide, brucelose, leptospirose, em algumas febres induzidas por medicamento e na febre factícia. Como afirmado anteriormente, em neonatos, idosos, pacientes com doença hepática ou renal crônicas e naqueles fazendo uso de glicocorticoides, a febre pode não estar presente a despeito de haver infecção. Em pacientes com choque séptico, é possível haver hipotermia.

Algumas infecções apresentam padrões característicos nos quais os episódios febris ocorrem separados por intervalos com temperatura normal. Por exemplo, o *Plasmodium vivax* causa febre a cada 3 dias, enquanto com o *P. malariae* a febre ocorre a cada 4 dias. Outra febre intermitente é a relacionada com a infecção por *Borrelia*, com dias de febre seguidos por vários dias afebris para, em seguida, reaparecer por mais alguns dias. No padrão de Pel-Ebstein, o período febril dura 3 a 10 dias e é seguido por períodos apiréticos de 3 a 10 dias; esse padrão é clássico para a doença de Hodgkin e outros linfomas. Na neutropenia cíclica, as febres ocorrem a cada 21 dias e acompanham a neutropenia. Há também várias síndromes de febre periódica (p. ex., febre familiar do Mediterrâneo, síndrome periódica associada ao receptor de TNF [TRAPS, de *TNF receptor-associated periodic syndrome*]) que diferem em periodicidade, duração da crise, conjunto de achados clínicos, causas genéticas e terapias (Cap. 369). Conhecer essas diferenças clínicas pode ajudar a ajustar os exames diagnósticos para confirmar o diagnóstico e orientar a terapia.

TRATAMENTO COM ANTICITOCINA PARA REDUZIR A FEBRE EM DOENÇAS AUTOIMUNES E AUTOINFLAMATÓRIAS

A febre recorrente é documentada em algum momento na maioria das doenças autoimunes e em muitas doenças autoinflamatórias, que incluem as síndromes de febre periódica, além de distúrbios dos inflamassomas (p. ex., NLRP3, pirina) e outros componentes do sistema imune inato (Cap. 349). Embora a febre possa ser uma manifestação das doenças autoimunes, as febres recorrentes são características das doenças autoinflamatórias, incluindo doença de Still do adulto e juvenil, febre familiar do Mediterrâneo e síndrome de hiper-IgD, mas também doenças comuns, como pericardite idiopática e gota. Além das febres recorrentes, neutrofilia e inflamação serosa caracterizam as doenças autoinflamatórias. As febres associadas a muitas dessas doenças são significativamente reduzidas bloqueando-se a atividade da IL-1 com anacinra ou canaquinumabe. Consequentemente, as anticitocinas reduzem a febre em doenças autoimunes e autoinflamatórias. Ainda que as febres nas doenças autoinflamatórias sejam mediadas pela IL-1β, os pacientes também respondem aos antipiréticos.

MECANISMOS DOS AGENTES ANTIPIRÉTICOS

A redução da febre por meio da diminuição do ajuste hipotalâmico anteriormente elevado varia diretamente em função da redução do nível de PGE_2 no centro termorregulador. A síntese de PGE_2 depende da enzima cicloxigenase (COX) expressa constitutivamente. O substrato da COX é a liberação do ácido araquidônico da membrana celular, e essa liberação é a etapa limitadora da velocidade da síntese de PGE_2. Assim, os inibidores da COX são antipiréticos potentes. A potência antipirética dos diversos fármacos está diretamente relacionada com a inibição da COX cerebral. O paracetamol é um inibidor fraco da COX nos tecidos periféricos e não possui atividade anti-inflamatória significativa; no cérebro, entretanto, esse fármaco é oxidado pelo sistema do citocromo P450, e a forma resultante inibe a atividade da COX. Além disso, no cérebro, a inibição de uma outra enzima, a COX-3, pelo paracetamol, pode explicar o efeito antipirético desse agente. Entretanto, a COX-3 não é encontrada fora do SNC.

O ácido acetilsalicílico e o paracetamol orais são igualmente efetivos para reduzir a febre em humanos. Os AINEs, como o ibuprofeno e os inibidores específicos da COX-2, também são antipiréticos excelentes. O tratamento crônico com doses elevadas de antipiréticos, como o ácido acetilsalicílico, ou de qualquer AINE não reduz a temperatura corporal central normal. Assim, a PGE_2 não parece desempenhar qualquer função na termorregulação normal.

Na qualidade de antipiréticos efetivos, os glicocorticoides atuam em dois níveis. Em primeiro lugar, de forma semelhante aos inibidores da COX, os glicocorticoides reduzem a síntese da PGE_2 inibindo a atividade da fosfolipase A_2, necessária à liberação do ácido araquidônico da membrana celular. Em segundo lugar, eles bloqueiam a transcrição do mRNA para as citocinas pirogênicas. Evidências experimentais limitadas indicam que o ibuprofeno e os inibidores da COX-2 reduzem a produção de IL-6 induzida pela IL-1 e talvez contribuam para a atividade antipirética dos AINEs.

ESQUEMAS PARA O TRATAMENTO DA FEBRE

Os objetivos do tratamento da febre são reduzir o ponto de ajuste hipotalâmico elevado e facilitar a perda de calor. A redução da febre com antipiréticos também atenua os sintomas sistêmicos, como cefaleia, mialgias e artralgias.

O ácido acetilsalicílico e os AINEs orais são efetivos para reduzir a febre, mas também produzem efeitos adversos sobre as plaquetas e o trato gastrintestinal. Portanto, deve-se dar preferência ao uso de paracetamol como antipirético. Em crianças, o paracetamol ou o ibuprofeno oral devem ser usados porque o ácido acetilsalicílico aumenta o risco de desenvolvimento da síndrome de Reye. Caso o paciente não possa receber medicamentos por via oral, devem ser usadas as preparações parenterais dos AINEs ou os diversos antipiréticos sob a forma de supositórios retais.

O tratamento da febre é altamente recomendável em alguns pacientes. A febre aumenta a demanda de oxigênio (ou seja, para cada 1°C de elevação da temperatura acima de 37°C, o consumo de oxigênio aumenta 13%) e pode agravar o estado de pacientes com disfunções cardíacas, pulmonares ou do SNC preexistentes. Crianças com história de convulsões febris ou afebris devem ser tratadas rigorosamente para reduzir a febre. Contudo, não está claro qual o fator que desencadeia a convulsão febril e não há qualquer correlação entre a elevação absoluta da temperatura e o início de uma convulsão febril em crianças suscetíveis.

Na hiperpirexia, o uso de cobertores de refrigeração facilita a redução da temperatura; contudo, nesses pacientes, tais cobertores não devem ser usados sem antipiréticos orais. Nos pacientes com hiperpirexia causada por doença ou traumatismo do SNC (sangramento no SNC), a redução da temperatura central atenua os efeitos nocivos da temperatura alta sobre o cérebro.

Para uma discussão sobre o tratamento da hipertermia, ver Cap. 465.

LEITURAS ADICIONAIS

Dinarello CA et al: Treating inflammation by blocking interleukin-1 in a broad spectrum of diseases. Nature Rev 11:633, 2012.

Gattorno M et al: Classification criteria for autoinflammatory recurrent fevers. Ann Rheum Dis 78:1025, 2019.

Kullenberg T et al: Long-term safety profile of anakinra in patients with severe cryopyrin-associated periodic syndromes. Rheumatology 55:1499, 2016.

Sakkat A et al: Temperature control in critically ill patients with fever: A meta-analysis of randomized controlled trials. J Crit Care 61:89, 2021.

19 Febre e exantema

Elaine T. Kaye, Kenneth M. Kaye

O paciente agudamente enfermo com febre e exantema costuma apresentar um desafio diagnóstico para os médicos, ainda que o aspecto distintivo de uma erupção cutânea em conjunto com uma síndrome clínica possa facilitar um diagnóstico imediato e a instituição de terapia que pode salvar a vida ou intervenções críticas para o controle de infecção. **Imagens representativas de muitos dos exantemas discutidos neste capítulo são apresentadas no Cap. A1.**

ABORDAGEM AO PACIENTE

Febre e exantema

Uma anamnese detalhada dos pacientes com febre e exantema inclui as seguintes informações relevantes: estado imune, fármacos usados nos últimos 30 dias, história de viagens específicas, imunização, exposição a animais domésticos e outros, história de picadas de animais (incluindo artrópodes), exposições alimentares recentes, existência de anormalidades cardíacas, presença de material protético, exposição recente a outros pacientes doentes e exposições sexuais. A história também deve incluir o local de início do exantema, bem como sua direção e velocidade de disseminação.

EXAME FÍSICO

O exame físico completo implica na atenção cuidadosa ao exantema com avaliação e definição precisa das suas principais características. Em primeiro lugar, é fundamental determinar qual *tipo* de lesão constitui a erupção. *Máculas* são lesões planas definidas por uma área com alteração na coloração (i.e., eritema que desaparece à digitopressão). *Pápulas* são lesões sólidas elevadas com < 5 mm de diâmetro; *placas* são lesões com > 5 mm de diâmetro com superfície plana do tipo platô; e *nódulos* são lesões com > 5 mm de diâmetro e configuração mais arredondada. *Placas urticadas* (urticária) são pápulas ou placas de coloração rosa-claro que podem assumir configuração anular à medida que crescem; as placas urticadas clássicas (não vasculíticas) são transitórias, persistindo por apenas 24 horas em qualquer área definida. *Vesículas* (< 5 mm) e *bolhas* (> 5 mm) são lesões elevadas e circunscritas que contêm líquido. *Pústulas* são lesões elevadas que contêm exsudato purulento; distúrbios vesiculosos, como a varicela ou o herpes simples, podem produzir pústulas. *Púrpura não palpável* é uma lesão plana decorrente de sangramento intradérmico. Se tiverem diâmetro < 3 mm, as lesões purpúreas são classificadas como *petéquias*; se > 3 mm, são descritas como *equimoses*. *Púrpura palpável* é uma lesão elevada, produzida por inflamação da parede vascular (vasculite) com hemorragia subsequente. *Úlcera* é uma falha da pele que se estende pelo menos até a camada superior da derme, enquanto *escara* (*tâche noire*) é uma lesão necrótica coberta por uma crosta negra.

Outras características importantes dos exantemas são sua *configuração* (ou seja, anular ou em alvo), a *disposição* das lesões e sua *distribuição* (ou seja, central ou periférica).

Para maiores detalhes, ver Caps. 56, 58, 122 e 129.

CLASSIFICAÇÃO DO EXANTEMA

Este capítulo faz uma revisão dos exantemas causados por doenças sistêmicas, mas não inclui as erupções cutâneas localizadas (i.e., celulite, impetigo), que também podem estar associadas à febre (Cap. 129). Neste capítulo, não se pretende abordar todas as possibilidades, mas, sim, apresentar aquelas doenças mais importantes e comuns associadas à febre com exantema. Os exantemas serão classificados com base na morfologia e distribuição das lesões. Por motivos práticos, esse sistema de classificação baseia-se nas apresentações mais típicas das doenças. Contudo, os aspectos morfológicos podem variar à medida que o exantema evolui, e as manifestações clínicas das doenças que cursam com exantemas podem apresentar algumas variações (Cap. 58). Por exemplo, o exantema petequial clássico da febre maculosa das Montanhas Rochosas (Cap. 187) pode inicialmente se apresentar na forma de mácula eritematosa que desaparece com digitopressão e com distribuição periférica; contudo, algumas vezes, o exantema associado à doença pode não ser predominantemente acral, ou é possível que não haja qualquer exantema.

As doenças que evoluem com febre e exantema podem ser classificadas de acordo com o tipo de erupção: maculopapular com distribuição central, periférica, eritematosa descamativa confluente, vesiculobolhosa, urticariforme, nodular, purpúrea, ulcerada ou com escaras. As doenças estão listadas segundo essas categorias na Tabela 19-1, e muitas estão destacadas no texto. Contudo, para uma descrição mais detalhada de cada doença exantemática, o leitor deve consultar o capítulo dedicado àquela doença específica. (Os capítulos de referência são citados no texto e relacionados na Tab. 19-1.)

TABELA 19-1 ■ Doenças associadas à febre e ao exantema

Doença	Etiologia	Descrição	Grupos afetados/ fatores epidemiológicos	Síndrome clínica	Capítulo
Erupções maculopapulares com distribuição central					
Meningococemia aguda[a]	–	–	–	–	155
Reação a medicamentos com eosinofilia e sintomas sistêmicos (DRESS); também denominada síndrome de hipersensibilidade induzida por fármacos (DIHS)[b]; chikungunya[c]; Covid-19[c]	–	–	–	–	60
Sarampo (primeira moléstia) (Fig. 19-1, Fig. A1-2, Fig. A1-3)	Paramixovírus	Lesões isoladas que se tornam confluentes à medida que o exantema se dissemina para baixo a partir da linha do couro cabeludo, geralmente poupando palmas e plantas; duração ≥ 3 dias; manchas de Koplik	Indivíduos não imunes	Tosse, conjuntivite, coriza, prostração grave	205
Rubéola (sarampo alemão, terceira moléstia) (Fig. A1-4)	Togavírus	Dissemina-se para baixo a partir da linha do couro cabeludo, desaparecendo à medida que se espalha; manchas de Forchheimer	Indivíduos não imunes	Adenopatia, artrite	206
Eritema infeccioso (quinta moléstia) (Fig. A1-1)	Parvovírus humano B19	Aspecto de "bochechas esbofeteadas" vermelho-vivas, seguido por exantema reticular rendilhado que vai e volta durante 3 semanas; raramente, síndrome papulopurpúrea nas mãos e pés, em "meia e luva"	Mais comum em crianças entre 3 e 12 anos; ocorre no inverno e na primavera	Febre baixa; artrite nos adultos; exantema após a resolução da febre	197
Exantema súbito (roséola, sexta moléstia) (Fig. A1-5)	Herpes-vírus humano 6 ou, menos comumente, o herpes-vírus humano 7	Erupção maculopapular difusa no tronco e pescoço; resolução em 2 dias	Geralmente afeta crianças < 3 anos	Exantema surge após o desaparecimento da febre; semelhante ao exantema de Boston (ecovírus 16); é possível a ocorrência de convulsão febril	195
Infecção primária por HIV (Fig. A1-6)	HIV	Máculas e pápulas difusas inespecíficas, mais comumente na parte superior do tórax, face e região do pescoço; menos frequentemente, lesões vesiculares ou urticariformes; úlceras orais ou genitais	Indivíduos recentemente infectados pelo HIV	Faringite, adenopatia, artralgias	202
Mononucleose infecciosa	Vírus Epstein-Barr	Erupção maculopapular difusa (5% dos casos; 30-90% se for administrado ampicilina); urticária ou petéquias em alguns casos; edema periorbitário (50%); petéquias no palato (25%)	Adolescentes, adultos jovens	Hepatoesplenomegalia, faringite, linfadenopatia cervical, linfocitose atípica, anticorpos heterófilos	194
Outros exantemas virais	Ecovírus 2, 4, 9, 11, 16, 19 e 25; coxsackievírus A9, B1 e B5; etc.	Ampla variedade de sinais cutâneos que podem ser semelhantes aos da rubéola ou do sarampo	Mais comuns nas crianças do que nos adultos	Síndromes virais inespecíficas	204
Erupção exantemática induzida por medicamentos (Fig. A1-7)	Medicamentos (antibióticos, anticonvulsivantes, diuréticos, etc.)	Máculas e pápulas vermelhas e brilhantes, intensamente pruriginosas, simétricas no tronco e nos membros; podem confluir	Ocorre 2-3 dias após a exposição em indivíduos previamente sensibilizados; ou após 2-3 semanas (mas pode ocorrer a qualquer momento, mesmo logo após a suspensão do fármaco)	Achados variáveis: febre e eosinofilia	60
Tifo epidêmico	*Rickettsia prowazekii*	Erupção maculopapular que surge nas axilas e se espalha pelo tronco e, mais tarde, pelos membros; geralmente poupa face, palmas das mãos e plantas dos pés; evolui de máculas que desaparecem à digitopressão para erupção confluente com petéquias; exantema evanescente no tifo recrudescente (doença de Brill-Zinsser)	Exposição ao piolho do corpo; o tifo recrudescente pode recidivar após 30-50 anos	Cefaleia, mialgias; mortalidade de 10-40% nos casos não tratados; apresentação clínica mais leve na forma recrudescente	187
Tifo endêmico (murino)	*Rickettsia typhi*	Erupção maculopapular, geralmente poupando palmas e plantas	Exposição a pulgas de rato ou de gato	Cefaleia, mialgias	187
Tifo rural	*Orientia tsutsugamushi*	Exantema macular difuso que se inicia no tronco; escara no local da picada do ácaro	Endêmica no Sul do Pacífico, Austrália, Ásia; transmitida por ácaros	Cefaleia, mialgias, adenopatia regional; taxas de mortalidade de até 30% nos casos não tratados	187
Febres maculosas por riquétsias (Fig. 19-8)	*Rickettsia conorii* (febre botonosa), *Rickettsia australis* (febre de Queensland), *Rickettsia sibirica* (tifo do carrapato siberiano), *Rickettsia africae* (tifo do carrapato africano), entre outras	Comum haver escara no local da mordida, erupção maculopapular (raramente vesiculosa e petequial) na região proximal dos membros, espalhando-se para tronco e face	Exposição a carrapatos; *R. conorii* nas regiões do Mediterrâneo, Índia, África; *R. australis* na Austrália; *R. sibirica* na Sibéria e Mongólia; *R. africae* na África, no Caribe	Cefaleia, mialgias, adenopatia regional	187

(Continua)

TABELA 19-1 ■ Doenças associadas à febre e ao exantema *(Continuação)*

Doença	Etiologia	Descrição	Grupos afetados/ fatores epidemiológicos	Síndrome clínica	Capítulo
Erliquiose monocítica humana[d]	*Ehrlichia chaffeensis*	Erupção maculopapular (40% dos casos), envolvendo tronco e membros; pode ser petequial	Carrapato; com maior frequência, nas regiões Sudeste, Sul, Centro-Oeste e Mesoatlântico dos Estados Unidos	Cefaleia, mialgias, leucopenia	187
Leptospirose	*Leptospira interrogans* e outras espécies de *Leptospira*	Erupção maculopapular; conjuntivite; em alguns casos, hemorragia da esclerótica	Exposição à água contaminada com urina de animais	Mialgias; meningite asséptica; *forma fulminante*: síndrome febril íctero-hemorrágica (doença de Weil)	184
Doença de Lyme **(Fig. A1-8)**	*Borrelia burgdorferi* (única causa nos Estados Unidos), *Borrelia afzelii*, *Borrelia garinii*	Pápulas que evoluem para lesões eritematosas anulares com a região central clara (eritema migratório; diâmetro médio de 15 cm), algumas vezes com anéis concêntricos, em outras com centro endurecido ou vesiculoso; em certos casos, múltiplas lesões secundárias de eritema migratório	Mordida do carrapato vetor *Ixodes*	Cefaleia, mialgias, calafrio e fotofobia ocorrem na fase aguda; em alguns casos, semanas ou meses mais tarde, podem sobrevir doenças do SNC e miocárdio, ou artrite	186
Doença exantematosa associada ao carrapato do Sul (dos Estados Unidos) (STARI, doença de Master)	Desconhecida (possivelmente *Borrelia lonestari* ou outras espiroquetas *Borrelia*)	Semelhante ao eritema migratório da doença de Lyme, incluindo: menor probabilidade de haver múltiplas lesões secundárias; lesões tendendo a terem menor diâmetro, ~8 cm); maior probabilidade de área central clara	Mordida do carrapato vetor *Amblyomma americanum*, frequentemente encontrado em regiões em que a doença de Lyme é rara, incluindo a região Sul dos Estados Unidos	Em comparação com a doença de Lyme: menos sintomas constitucionais, maior chance de haver lembrança da picada do carrapato; não há as sequelas da doença de Lyme	186
Febre tifoide **(Fig. A1-9)**	*Salmonella typhi*	Máculas e pápulas eritematosas transitórias que desaparecem à digitopressão, de 2-4 mm, geralmente sobre o tronco (rosácea)	Ingestão de alimentos ou água contaminados (raro nos Estados Unidos)	Dor abdominal variável e diarreia; cefaleia, mialgias, hepatoesplenomegalia	165
Dengue[e] **(Fig. A1-53)**	Vírus da dengue (4 sorotipos; flavivírus)	Exantema em 50% dos casos; inicialmente difuso; no meio do processo de doença, surge exantema maculopapular que se inicia no tronco e se espalha em direção centrífuga para os membros e a face; prurido; hiperestesia em alguns casos; podem surgir petéquias nos membros após a defervescência	Ocorre nas regiões tropical e subtropical; transmitida por mosquito	Cefaleia; dor musculoesquelética ("febre quebra-ossos"); leucopenia; ocasionalmente, febre bifásica ("em sela")	209
Febre da mordedura de rato (*sodoku*)	*Spirillum minus*	Escara no local da mordida; a seguir, exantema violáceo ou vermelho amarronzado, envolvendo o tronco e os membros	Mordida de rato; encontrado principalmente na Ásia; raro nos Estados Unidos	Adenopatia regional; febres recorrentes nos casos não tratados	141
Febre recidivante	Espécies de *Borrelia*	Exantema central no final do episódio febril; petéquias em alguns casos	Exposição a carrapatos ou ao piolho do corpo	Febre recorrente, cefaleia, mialgias, hepatoesplenomegalia	185
Eritema marginado (febre reumática)	*Streptococcus* do grupo A	Pápulas e placas eritematosas anulares como lesões policíclicas que ocorrem em ondas sobre o tronco e região proximal dos membros; evolução e resolução em um período de horas	Pacientes com febre reumática	Faringite que precede poliartrite, cardite, nódulos subcutâneos, coreia	388
Lúpus eritematoso sistêmico (LES) **(Fig. A1-10, Fig. A1-11, Fig. A1-12)**	Doença autoimune	Eritema macular e papular, com frequência em regiões expostas ao sol; lesões do lúpus discoide (atrofia local, descamação, alterações na pigmentação); telangiectasias periungueais; exantema malar; vasculite que algumas vezes causa urticária, púrpura palpável; erosões orais em alguns casos	Mais comum em mulheres jovens e na meia-idade; exacerbações desencadeadas por exposição ao sol	Artrite; doenças cardíaca, pulmonar, renal, hematológica e vascular	359
Doença de Still **(Fig. A1-13)**	Doença autoimune	Pápulas eritematosas transitórias de 2-5 mm que aparecem sobre o tronco e a região proximal dos membros no pico febril; lesões evanescentes	Crianças e adultos jovens	Febre alta em pico, poliartrite, esplenomegalia; velocidade de hemossedimentação > 100 mm/h	–
Tripanossomose africana **(Fig. A1-47)**	*Trypanosoma brucei/rhodesiense/gambiense*	Exantema eritematoso mosqueado ou anular macular e papular principalmente no tronco; prurido; é possível o surgimento de cancro no local da picada da mosca tsé-tsé precedendo o exantema em várias semanas	Picada da mosca tsé-tsé na África Oriental (*T. brucei rhodesiense*) ou Ocidental (*T. brucei gambiense*)	Doença hemolinfática seguida por meningoencefalite; sinal de Winterbottom (linfadenopatia cervical posterior) (*T. brucei gambiensi*)	227
Faringite arcanobacteriana	*Arcanobacterium (Corynebacterium) haemolyticum*	Erupção maculopapular eritematosa difusa que envolve o tronco e a região proximal dos membros; pode haver descamação	Crianças e adultos jovens	Faringite exsudativa, linfadenopatia	150

(Continua)

TABELA 19-1 ■ Doenças associadas à febre e ao exantema *(Continuação)*

Doença	Etiologia	Descrição	Grupos afetados/ fatores epidemiológicos	Síndrome clínica	Capítulo
Infecção pelo vírus do Nilo Ocidental	Vírus do Nilo Ocidental	Erupção maculopapular envolvendo tronco, membros, cabeça e pescoço; exantema em 20-50% dos casos	Picada de mosquito; raramente, transfusão de sangue ou transplante de órgão	Cefaleia, fraqueza, mal-estar, mialgia, doença neuroinvasiva (encefalite, meningite, paralisia flácida)	209
Infecção pelo vírus zika **(Fig. A1-51)**	Vírus zika	Eritema pruriginoso macular e papular; o exantema pode começar no tronco e descer para a porção inferior do corpo; injeção conjuntival; pode haver petéquias no palato	Picada de mosquito; menos comumente transmissão sexual ou transfusão de sangue	Artralgia (especialmente de pequenas articulações), mialgia, linfadenopatia, cefaleia, febre baixa; a doença na gestação pode causar defeitos congênitos graves, incluindo microcefalia; podem ocorrer complicações neurológicas, incluindo Guillain-Barré	209
Erupções periféricas					
Meningococemia crônica, infecção gonocócica disseminada[a], infecção pelo parvovírus humano B19,[f] MIRM[g]	–	–	–	–	155, 156, 197
Febre maculosa das Montanhas Rochosas **(Fig. 19-2, Fig. A1-16)**	*Rickettsia rickettsii*	Exantema que se inicia nos pulsos e tornozelos, espalhando-se de forma centrípeta; surge tardiamente nas palmas e plantas; lesões que evoluem de máculas que desaparecem à pressão para petéquias	O vetor é o carrapato; ocorre de forma disseminada, mas principalmente nas regiões Sudeste e Sudoeste-Central dos Estados Unidos	Cefaleia, mialgias, dor abdominal; as taxas de mortalidade chegam a 40% nos casos não tratados	187
Sífilis secundária **(Fig. A1-18, Fig. A1-19, Fig. A1-20, Fig. A1-21)**	*Treponema pallidum*	Cancro primário coincidente em 10% dos casos; erupção papular cor de cobre e descamativa, difusa embora concentrada nas palmas e plantas; nos adultos, o exantema nunca é vesiculoso; condiloma plano, placas mucosas e alopecia em alguns casos	Sexualmente transmissível	Febre, sintomas constitucionais	182
Febre chikungunya **(Fig. A1-54)**	Vírus chikungunya	Erupção maculopapular; ocorre geralmente no tronco, mas também nas extremidades e face	Picadas dos mosquitos *Aedes aegypti* e *A. albopictus*; regiões tropicais e subtropicais	Poliartralgia migratória grave envolvendo pequenas articulações (p. ex., mãos, punhos e tornozelos)	209
Doença mão-pé-boca **(Fig. A1-22)**	Coxsackievírus A16 e enterovírus 71 são as causas mais comuns; coxsackievírus A6 associado a síndrome atípica	Erosões e vesículas dolorosas na boca; pápulas de 0,25 cm nas mãos e pés com borda de eritema evoluindo para vesículas dolorosas; pode haver queda das unhas (onicomadese) 1-2 meses após a doença aguda; as lesões por coxsackievírus A6 também podem ser maculopapulares, petequiais, purpúricas ou erosivas; a forma atípica geralmente se estende para a região perioral, extremidades, tronco, nádegas, genitália e áreas afetadas por eczema	Verão e outono; primariamente crianças < 10 anos de idade; vários membros na família; a infecção por coxsackievírus A6 também ocorre em jovens adultos	Febre transitória; o enterovírus 71 pode estar associado a encefalite de tronco encefálico, paralisia flácida que lembra poliomielite ou meningite asséptica	204
Eritema multiforme (EM) **(Fig. A1-24)**	Infecção, fármacos, causas idiopáticas	Lesões em alvo (eritema central circundado por área esbranquiçada seguida por outra área circular de eritema) com até 2 cm; simétricas em joelhos, cotovelos, palmas, solas; disseminação centrípeta; papular, algumas vezes vesicular; quando extensa e comprometendo mucosas é denominada *EM maior*	Infecção por herpes-vírus simples ou por *Mycoplasma pneumoniae*; uso de fármacos (p. ex., sulfa, fenitoína, penicilina)	50% dos pacientes < 20 anos; febre comum na forma mais grave, EM maior, que pode ser confundido com síndrome de Stevens-Johnson (mas nos casos de EM maior não há descamação proeminente de pele)	–[h]
Febre por mordedura de rato (febre de Haverhill)	*Streptobacillus moniliformis*	Erupção maculopapular em palmas e solas e membros em geral; tende a ser mais intensa nas articulações; a erupção algumas vezes se generaliza; pode ser purpúrica; pode descamar	Mordida de rato, ingestão de alimento contaminado	Mialgia; artrite (50%); recorrência da febre em alguns casos	141

(Continua)

TABELA 19-1 ■ Doenças associadas à febre e ao exantema *(Continuação)*

Doença	Etiologia	Descrição	Grupos afetados/ fatores epidemiológicos	Síndrome clínica	Capítulo
Endocardite bacteriana (Fig. A1-23)	*Streptococcus*, *Staphylococcus*, etc.	*Evolução subaguda* (p. ex., estreptococos *viridans*): nódulos de Osler (nódulos dolorosos rosados sobre a polpa dos dedos das mãos ou dos pés); petéquias na pele e nas mucosas; hemorragias puntiformes. *Evolução aguda* (p. ex., *Staphylococcus aureus*): lesões de Janeway (máculas eritematosas ou hemorrágicas indolores, geralmente em palmas e plantas)	Valva cardíaca anormal (p. ex., estreptococos *viridans*), uso de drogas intravenosas	Sopro cardíaco novo ou alterado	128
Covid-19 (Fig. A1-57)	Sars-CoV-2	*Covid-19 leve ou assintomática:* pérnio (máculas, pápulas ou placas que são doloridas, eritematosas/violáceas; acrais, mais comum nos pés do que nas mãos); *Covid-19 moderada/grave:* vesículas, urticária, eritema maculopapular; com frequência, pruríticos; ocorrem no tronco e nos membros; *Covid-19 grave:* púrpura retiforme (manchas/placas semelhantes a redes, geralmente com necrose); lesões costumam ser assintomáticas; ocorrem nos membros e nádegas; *síndrome inflamatória multissistêmica pediátrica (SIM-P):* achadossimilares *aos da doença de Kawasaki*	Infecção por Sars-CoV-2; SIM-P em crianças maiores/adolescentes	Varia de assintomática a leve/moderada com perda do olfato/paladar, faringite, tosse, febre, a grave com dispneia, SARA; complicações incluem trombose, especialmente com púrpura retiforme; as lesões podem aparecer depois de outros sintomas da Covid-19; a SIM-P ocorre aproximadamente 2-6 semanas após a infecção aguda (geralmente assintomática)	
Eritemas descamativos confluentes					
Febre escarlatina (segunda moléstia) (Fig. A1-25)	*Streptococcus* do grupo A (exotoxinas pirogênicas A, B e C)	Eritema difuso que desaparece à digitopressão, iniciando-se na face e se espalhando pelo tronco e membros: palidez perioral, pele com textura de "lixa"; acentuação do eritema linear nas dobras cutâneas (linhas de Pastia); enantema da língua saburrosa que evolui para língua "em morango"; descamação na segunda semana	Mais comum em crianças entre 2-10 anos; geralmente, segue-se a uma faringite por *Streptococcus* do grupo A	Febre, faringite, cefaleia	148
Doença de Kawasaki (Fig. A1-29)	Idiopática	Exantema semelhante ao da escarlatina (escarlatiniforme) ou EM; fissura labial, língua "em morango"; conjuntivite; edema das mãos e dos pés; descamação na fase tardia da doença	Crianças < 8 anos	Adenopatia cervical, faringite, vasculite nas artérias coronárias	58, 363
Síndrome do choque tóxico estreptocócica	*Streptococcus* do grupo A (associados às exotoxinas pirogênicas A e/ou B, ou determinados tipos M)	O exantema, quando presente, é com frequência escarlatiniforme	Pode ocorrer em situações de infecções graves por *Streptococcus* do grupo A (p. ex., fascite necrosante, bacteremia, pneumonia)	Falência de múltiplos órgãos, hipotensão; taxa de mortalidade de 30%	148
Síndrome do choque tóxico estafilocócica	*S. aureus* (toxina 1 da síndrome do choque tóxico, enterotoxinas B e outras)	Eritema difuso que envolve as palmas; eritema marcante nas mucosas; conjuntivite; descamação com 7-10 dias de doença	Colonização com o *S. aureus* produtor de toxina	Febre > 39°C, hipotensão, disfunção de múltiplos órgãos	147
Síndrome da pele escaldada estafilocócica (Fig. 19-3, Fig. A1-28)	*S. aureus*, grupo de fagos II	Eritema difuso doloroso, frequentemente com bolhas e descamação; sinal de Nikolsky	Colonização com o *S. aureus* produtor de toxina; ocorre em crianças < 10 anos (denominada *doença de Ritter* nos neonatos) ou em adultos com disfunção renal	Irritabilidade; secreções nasal ou conjuntival	147
Síndrome da eritrodermia esfoliativa (Fig. A1-27)	Psoríase, eczema, erupção por fármacos, micose fungoide subjacentes	Eritema difuso (frequentemente esfoliativo) intercalado com lesões da doença subjacente	Geralmente ocorre em adultos acima dos 50 anos; mais comum nos homens	Febre, calafrio (i.e., dificuldade de termorregulação); linfadenopatia	58, 60
DRESS (síndrome de hipersensibilidade induzida por fármacos [DIHS]) (Fig. A1-48)	Anticonvulsivantes aromáticos; outros fármacos, incluindo sulfonamidas, minociclina	Erupção maculopapular (confundida com exantema por fármaco), algumas vezes evoluindo para eritroderma esfoliante; edema profundo, especialmente da fáscia; pode haver pústulas	Indivíduos geneticamente incapazes de eliminar óxidos de areno (anticonvulsivantes), pacientes com redução da capacidade de efetuar *N*-acetilação (sulfonamidas)	Linfadenopatia, falência de múltiplos órgãos (especialmente hepática), eosinofilia, linfócitos atípicos; quadro semelhante ao da sepse	60
Síndrome de Stevens-Johnson (SSJ), necrólise epidérmica tóxica (NET) (Fig. A1-26)	Fármacos (80% dos casos; com frequência alopurinol, anticonvulsivantes, antibióticos), infecção, idiopática	Máculas eritematosas e purpúricas, algumas vezes em forma de alvo, ou eritema difuso que evolui com bolhas, descamação e necrose de toda a epiderme; sinal de Nikolsky; envolve as mucosas, NET (> 30% de necrose epidérmica) é forma extrema; SSJ envolve < 10% da epiderme; a forma mista SSJ/NET envolve 10-30% da epiderme	Incomum nas crianças; mais comum nos pacientes com infecção pelo HIV, LES, determinados tipos de HLA ou em acetiladores lentos	Desidratação e sepse, algumas vezes como resultado da falta de integridade cutânea; taxa de mortalidade até 30%	60

(Continua)

TABELA 19-1 ■ Doenças associadas à febre e ao exantema *(Continuação)*

Doença	Etiologia	Descrição	Grupos afetados/ fatores epidemiológicos	Síndrome clínica	Capítulo
Erupções vesiculobolhosas ou pustulosas					
Síndrome mão-pé-boca[c]; síndrome da pele escaldada estafilocócica[b]; NET[b]; DRESS[b]; Covid-19[c]	–	–	–	–	–[h]
Varicela (catapora) **(Fig. 19-4, Fig. A1-30)**	Vírus varicela-zóster (VZV)	Máculas (2-3 mm) que evoluem para pápulas e, em seguida, vesículas (algumas vezes, umbilicadas) sobre base eritematosa ("gotas de orvalho em uma pétala de rosa"); formam-se, em seguida, pústulas e crostas; as lesões surgem em grupos; podem atingir o couro cabeludo e a boca; intensamente pruriginosas	Geralmente afeta crianças; 10% dos adultos são suscetíveis; mais comum no final do inverno e na primavera; incidência reduzida em 90% dos Estados Unidos como resultado da vacinação contra varicela	Mal-estar; doença geralmente leve em crianças saudáveis; mais grave em caso de complicações em adultos e em crianças imunocomprometidas	**193**
Foliculite da "banheira" por *Pseudomonas* **(Fig. A1-55)**	*Pseudomonas aeruginosa*	Lesões pruriginosas, eritematosas foliculares, papulosas, vesiculosas ou pustulentas que podem atingir axilas, nádegas, abdome e, especialmente, as regiões cobertas pelas roupas de banho; pode-se manifestar como nódulos isolados dolorosos sobre as superfícies palmares e plantares (essa última denominada "síndrome do pé quente por *Pseudomonas*")	Indivíduos que frequentam banheiras ou piscinas públicas; ocorre em surtos	Dor de ouvido, dor nos olhos e/ou garganta; a febre pode estar ausente; geralmente, autolimitada	**164**
Varíola **(Fig. A1-50)**	Vírus da varíola maior	Máculas vermelhas sobre língua e palato que evoluem para pápulas e vesículas; máculas cutâneas que evoluem para pápulas, vesículas e, em seguida, pústulas ao longo de 1 semana, com a subsequente formação de crostas; as lesões aparecem inicialmente na face e se espalham centrifugamente do tronco para os membros; difere da varicela porque (1) as lesões cutâneas em qualquer região encontram-se no mesmo estágio de evolução, e (2) as lesões distribuem-se predominantemente sobre a face e os membros (incluindo palmas e plantas)	Indivíduos não imunes expostos à doença	Pródromo de febre, cefaleia, dor nas costas, mialgias; vômitos em 50% dos casos	**S3**
Infecção primária pelo herpes-vírus simples (HSV)	HSV	Eritema rapidamente seguido por dolorosas *vesículas agrupadas* características que podem evoluir para pústulas que ulceram, especialmente sobre as mucosas; lesões no local de inoculação: comumente, gengivoestomatite para o HSV-1 e lesões genitais para o HSV-2; os episódios recorrentes são mais leves (p. ex., o herpes labial não atinge a mucosa oral)	A infecção primária é mais comum em crianças e jovens adultos para o HSV-1 e em jovens adultos sexualmente ativos para o HSV-2; não há febre na infecção recorrente	Linfadenopatia regional	**192**
Infecção pelo herpes-vírus disseminada **(Fig. A1-31)**	VZV ou HSV	Vesículas generalizadas que podem evoluir para pústulas e úlceras; as lesões são semelhantes às do VZV e HSV. *Disseminação de zóster cutâneo*: > 25 lesões distribuídas fora do dermátomo envolvido. *HSV*: lesões mucocutâneas extensas e progressivas que podem ocorrer na ausência de disseminação, algumas vezes se disseminam pela pele eczematosa (eczema herpético); pode haver disseminação visceral do HSV mesmo em casos com lesões mucocutâneas localizadas; na doença neonatal disseminada, as lesões cutâneas, quando presentes, ajudam no diagnóstico, mas o exantema está ausente em uma minoria substancial de casos	Indivíduos imunossuprimidos, eczema; neonatos	Envolvimento de órgãos internos (p. ex., fígado, pulmões) em alguns casos; a doença neonatal é particularmente grave	**138, 192, 193**
Riquetsiose variceliforme **(Fig. A1-33)**	*Rickettsia akari*	Escara encontrada no local da picada do ácaro; exantema generalizado que envolve face, tronco e membros; pode atingir palmas e plantas; < 100 pápulas e placas (2-10 mm); centros das pápulas desenvolvem vesículas ou pústulas	Encontrada em áreas urbanas; transmitida por ácaros de camundongos	Cefaleia, mialgias, adenopatia regional; doença leve	**187**
Pustulose exantematosa generalizada aguda **(Fig. A1-49)**	Fármacos (principalmente anticonvulsivantes ou antimicrobianos); também pode ser viral	Pequenas pústulas não foliculares estéreis sobre pele eritematosa e edemaciada; início na face e nas dobras corporais para, em seguida, generalizarem-se	Surge 2-21 dias após o início do tratamento farmacológico, dependendo de o paciente ter sido previamente sensibilizado	Febre, prurido e leucocitose agudos	**60**

(Continua)

TABELA 19-1 ■ Doenças associadas à febre e ao exantema *(Continuação)*

Doença	Etiologia	Descrição	Grupos afetados/ fatores epidemiológicos	Síndrome clínica	Capítulo
Infecção disseminada pelo *Vibrio vulnificus*	*V. vulnificus*	Lesões eritematosas que evoluem para bolhas hemorrágicas e, em seguida, úlceras necróticas	Pacientes com cirrose, diabetes, insuficiência renal; exposição por ingestão de água do mar ou frutos do mar contaminados	Hipotensão; taxa de mortalidade de 50%	168
Ectima gangrenoso (Fig. A1-34)	*P. aeruginosa*, outros bastonetes Gram-negativos, fungos	Placa endurecida que evolui para bolha ou pústula hemorrágica com rompimento, resultando na formação de escara; halo eritematoso; mais comum nas regiões axilar, inguinal e perianal	Geralmente acomete pacientes neutropênicos; ocorre em até 28% dos indivíduos com bacteremia por *Pseudomonas*	Sinais clínicos de sepse	164
Mucosite e exantema induzidos por *Mycoplasma* (MIRM)	*Mycoplasma pneumoniae*	Mucosite grave em pelo menos dois locais (p. ex., orofaringe, ocular, genital) com formação de crostas hemorrágicas em quase todos os casos; exantema em forma de alvo esparso, vesiculobolhoso ou atípico em < 10% do corpo; lesões geralmente nos membros, mas também podem aparecer no tronco; exantema às vezes ausente (MIRM sem exantema)	Mais comum em homens; geralmente crianças (média de idade 11-12 anos)	Evidência de infecção por *M. pneumoniae* (geralmente pneumonia); bom prognóstico; diferente de SSJ/NET; raramente, a *Chlamydophila pneumoniae* pode causar uma síndrome semelhante	
Erupções urticariformes					
Covid-19[c]					
Vasculite urticariforme (Fig. 19-5, Fig. A1-35)	Doença do soro, frequentemente causada por infecção (incluindo vírus da hepatite B, enterovírus, parasitas), fármacos; doenças do tecido conectivo	Placas eritematosas e edemaciadas "urticariformes", pruriginosas ou ardentes; diferentemente da urticária: lesões duram > 24 h (até 5 dias) e não desaparecem completamente com compressão em razão de hemorragia	Pacientes com doença do soro (incluindo hepatite B aguda), doença do tecido conectivo	Febre variável; artralgia/artrite	363[h]
Erupções nodulares					
Infecção disseminada (Fig. 19-6, Fig. A1-36, Fig. A1-37, Fig. A1-38)	Infecções fúngicas (p. ex., candidíase, histoplasmose, criptococose, esporotricose, coccidiodomicose); micobactérias	Nódulos subcutâneos (até 3 cm); flutuação e drenagem são comuns nas infecções por micobactérias; nódulos necróticos (membros, regiões periorbital ou nasal) comuns com *Aspergillus*, *Mucor*	Hospedeiros imunossuprimidos (p. ex., receptores de transplantes de medula óssea, pacientes submetidos a quimioterapia, pacientes HIV-positivos)	As manifestações variam de acordo com o microrganismo	–[h]
Eritema nodoso (paniculite septal) (Fig. A1-39)	Infecções (p. ex., estreptococos, fungos, micobactérias, *Yersinia*); fármacos (p. ex., sulfas, penicilinas, contraceptivos orais); sarcoidose; causas idiopáticas	Nódulos subcutâneos grandes, não ulcerados, violáceos; extremamente dolorosos; geralmente na parte inferior das pernas, embora possam ocorrer nos membros superiores	Mais comum em mulheres entre 15 e 30 anos	Artralgias (50%); as manifestações variam de acordo com a doença associada	–[h]
Síndrome de Sweet (dermatose neutrofílica febril aguda) (Fig. A1-40)	Infecção por *Yersinia*; infecção das vias aéreas superiores; doença inflamatória intestinal; gravidez, câncer (geralmente hematológico); medicamentos (G-CSF)	Nódulos dolorosos, edematosos, avermelhados ou azulados, dando a impressão de vesiculação; geralmente, na face, no pescoço e nos membros superiores; quando se localizam nos membros inferiores, podem ser confundidos com eritema nodoso	Mais comum em mulheres e nos indivíduos entre 30 e 60 anos; em 20% dos casos, há associação com doenças malignas (neste grupo, homens e mulheres são igualmente afetados)	Cefaleia, artralgias, leucocitose	58
Angiomatose bacilar	*Bartonella henselae*, *B. quintana*	Diversas formas, incluindo nódulos vasculares eritematosos de superfície lisa; lesões friáveis e exofíticas; placas eritematosas (podem ser secas e descamativas); nódulos subcutâneos (podem ser eritematosos)	Indivíduos imunossuprimidos, especialmente aqueles com infecção por HIV em estágio avançado	Em alguns casos, há peliose do fígado e do baço; as lesões podem atingir vários órgãos; bacteremia	172
Erupções purpúricas					
Febre maculosa das Montanhas Rochosas, febre da mordedura do rato, endocardite;[c] tifo epidêmico;[f] dengue;[e,f] infecção pelo parvovírus humano B19[f]; Covid-19[c]	–	–	–	–	–[h]
Meningococemia aguda	*Neisseria meningitidis*	Inicialmente, lesões maculopapulares cor-de-rosa que evoluem para petéquias; essas últimas aumentam rapidamente de número, algumas vezes crescendo e se tornando vesiculosas; acometem mais comumente o tronco e os membros; podem surgir na face, mãos e pés; pode haver púrpura fulminante (ver adiante) secundária à CIVD	Mais comum entre crianças, nos indivíduos com asplenia ou deficiência dos componentes terminais do complemento (C5-C8)	Hipotensão, meningite (algumas vezes precedida por infecção respiratória alta)	155

(Continua)

TABELA 19-1 ■ Doenças associadas à febre e ao exantema *(Continuação)*

Doença	Etiologia	Descrição	Grupos afetados/ fatores epidemiológicos	Síndrome clínica	Capítulo
Púrpura fulminante (Fig. 19-7, Fig. A1-41)	CIVD grave	Grandes equimoses com formato bastante irregular que evoluem para bolhas hemorrágicas e, em seguida, para lesões necróticas negras	Indivíduos em sepse (p. ex., causada por *N. meningitidis*), doença maligna ou traumatismo grave; pacientes em asplenia com risco elevado de sepse	Hipotensão	155, 304
Meningococemia crônica (Fig. A1-42)	*N. meningitidis*	Diversas erupções recorrentes, incluindo maculopapular rosada, nodular (geralmente nos membros inferiores); petequial (às vezes, com centro vesiculoso); áreas purpúreas com centro pálido azul-acinzentado	Indivíduos com deficiências de complemento	Febres, algumas vezes intermitentes; artrite, mialgias, cefaleia	155
Infecção gonocócica disseminada (Fig. A1-43)	*Neisseria gonorrhoeae*	Pápulas (1-5 mm) que evoluem ao longo de 1-2 dias para pústulas hemorrágicas com centros necróticos acinzentados; raramente, ocorrem bolhas necróticas; as lesões (geralmente < 40) distribuem-se perifericamente na proximidade das articulações (mais comumente nos membros superiores)	Indivíduos (com maior frequência no sexo feminino) sexualmente ativos, alguns com deficiência de complemento	Febre baixa, tenossinovite, artrite	156
Exantema petequial enteroviral	Geralmente ecovírus 9 ou coxsackievírus A9	Lesões petequiais disseminadas (também podem ser maculopapulares, vesiculosas ou urticariformes)	Frequentemente ocorre em surtos	Faringite, cefaleia; meningite asséptica por ecovírus 9	204
Febre hemorrágica viral	Arenavírus, buniavírus, filovírus (incluindo Ebola), flavivírus (incluindo dengue)	Exantema petequial	Residente ou viajante em áreas endêmicas ou outra forma de exposição ao vírus	Tríade formada por febre, choque, hemorragia pelas mucosas ou pelo trato gastrintestinal	209, 210
Púrpura trombocitopênica trombótica/ síndrome hemolítico--urêmica	Diarreia sanguinolenta idiopática, causada por bactéria produtora da toxina Shiga (p. ex., *Escherichia coli* O157:H7), deficiência de ADAMTS13 (responsável pela clivagem do fator de von Willebrand), medicamentos (p. ex., quinina, quimioterapia, imunossupressão)	Petéquias	Indivíduos com gastrenterite pela *E. coli* O157:H7 (especialmente crianças), em quimioterapia para câncer, infecção pelo HIV, com doenças autoimunes; gestantes ou puérperas; indivíduos com deficiência de ADAMTS13	Febre (nem sempre presente), anemia hemolítica microangiopática, trombocitopenia, disfunção renal, disfunção neurológica; provas de coagulação normais	58, 100, 115, 161, 166
Vasculite dos pequenos vasos cutâneos (vasculite leucocitoclástica) (Fig. A1-44)	Infecções (incluindo infecção por *Streptococcus* do grupo A, hepatite B ou C), fármacos, fatores idiopáticos	Lesões purpúreas palpáveis que surgem em grupos nas pernas ou em outras regiões inferiores; podem se tornar vesiculosas ou ulcerativas	Ocorre em amplo espectro de doenças, como as doenças do tecido conectivo, crioglobulinemia, câncer, púrpura de Henoch-Schönlein (PHS); mais comum nas crianças	Febre (nem sempre presente), mal-estar, artralgias, mialgias; vasculite sistêmica em alguns casos; na PHS, é comum o envolvimento de rins, articulações e trato gastrintestinal	58
Erupções com úlceras e/ou escaras					
Tifo rural, febres maculosas por riquétsias, febre da mordedura do rato, tripanossomose africana[f]; riquetsiose variceliforme, ectima gangrenoso[g]	–	–	–	–	–[h]
Tularemia (Fig. A1-45, Fig. A1-46)	*Francisella tularensis*	Forma ulceroglandular: pápula eritematosa dolorosa que evolui para úlcera necrótica dolorosa com bordas elevadas; em 35% dos casos, ocorrem erupções (maculopapulares, vesicopapulares, acneiformes, urticariformes, eritema nodoso ou EM)	Exposição a carrapatos, mosquitos e animais infectados	Febre, cefaleia, linfadenopatia	170
Antraz (Fig. A1-52)	*Bacillus anthracis*	Pápula pruriginosa que cresce para se transformar em úlcera indolor com 1-3 cm, circundada por vesículas, até que, finalmente, surge uma escara central com edema; cicatriz residual	Exposição a animais ou produtos animais infectados ou qualquer outra exposição aos esporos de antraz	Linfadenopatia, cefaleia	S3

[a]Ver "Erupções purpúricas".
[b]Ver "Eritemas descamativos confluentes".
[c]Ver "Erupções periféricas".
[d]O exantema é raro na erliquiose granulocitotrópica humana ou anaplasmose (causada por *Anaplasma phagocytophilum*; mais comum na parte superior oeste e nordeste dos Estados Unidos).
[e]Ver "Febre hemorrágica viral" em "Erupções purpúricas" para síndrome do choque da dengue/febre hemorrágica da dengue.
[f]Ver "Erupções maculopapulares com distribuição central".
[g]Ver "Erupções vesiculobolhosas ou pustulosas".
[h]Ver capítulos de etiologias específicas.

Siglas: SNC, sistema nervoso central; CIVD, coagulação intravascular disseminada; G-CSF, fator estimulador da colônia de granulócitos; HLA, antígeno leucocitário humano; HIV, vírus da imunodeficiência humana; SARA, síndrome da angústia respiratória aguda.

ERUPÇÕES MACULOPAPULARES COM DISTRIBUIÇÃO CENTRAL

Os exantemas com distribuição central, aqueles em que as lesões predominam no tronco, são a forma de erupção mais comum. O exantema do *sarampo* começa na linha do couro cabeludo, 2 a 3 dias após o início da doença, e desce pelo corpo, preservando as palmas e as plantas (Fig. 19-1; ver também Fig. A1-3) (Cap. 205). A erupção começa com lesões eritematosas isoladas, que confluem à medida que o exantema se expande. As manchas de Koplik (lesões brancas ou azuladas de 1-2 mm com um halo eritematoso localizadas na mucosa oral) (Fig. A1-2) são patognomônicas do sarampo e geralmente aparecem nos primeiros 2 dias dos sintomas. Essas lesões não devem ser confundidas com as manchas de Fordyce (glândulas sebáceas ectópicas), que não têm halos eritematosos e estão presentes nas cavidades orais de pessoas sadias. As manchas de Koplik podem coexistir durante algumas horas com o exantema do sarampo.

A *rubéola* (sarampo alemão) (Fig. A1-4) também se espalha da linha do couro cabeludo para baixo; contudo, ao contrário do sarampo, o exantema da rubéola tende a desaparecer das áreas acometidas inicialmente à medida que se expande e pode ser pruriginoso (Cap. 206). É possível identificar as chamadas manchas de Forchheimer (petéquias no palato), mas o sinal é inespecífico porque também ocorre na *mononucleose infecciosa* (Cap. 194), *escarlatina* (Cap. 148) e *infecção pelo vírus zika* (Cap. 209) (Fig. A1-51*D*). Linfadenopatia retroauricular e suboccipital, bem como artrite, são comuns em adultos com rubéola. Deve-se evitar o contato das gestantes com os indivíduos portadores da doença, uma vez que a rubéola causa anomalias congênitas graves. Diversas cepas de *enterovírus* (Cap. 204), especialmente ecovírus e coxsackievírus, causam síndromes inespecíficas com febre e erupções que podem ser confundidas com rubéola ou sarampo. Os pacientes com *mononucleose infecciosa* causada pelo vírus Epstein-Barr (Cap. 194) ou com *infecção primária por HIV* (Fig. A1-6; ver também Cap. 202) podem apresentar faringite, linfadenopatia e um exantema maculopapular inespecífico.

O exantema do *eritema infeccioso* (quinta moléstia), que é causado por parvovírus humano B19, afeta primariamente crianças de 3 a 12 anos de idade; ele se desenvolve após a resolução da febre como um eritema brilhante e que desaparece à digitopressão nas bochechas ("bochechas esbofeteadas") (Fig. A1-1*A*) com palidez perioral (Cap. 197). No dia seguinte, surge exantema (com frequência pruriginoso) mais difuso no tronco e nos membros, que, em seguida, transforma-se rapidamente em erupção reticular rendilhada (Fig. A1-1*B*), que desaparece e reaparece (principalmente com as alterações da temperatura) nas 3 semanas seguintes. Os adultos com a quinta moléstia costumam ter artrite, e, em mulheres grávidas, é possível haver hidropsia fetal associada a essa doença.

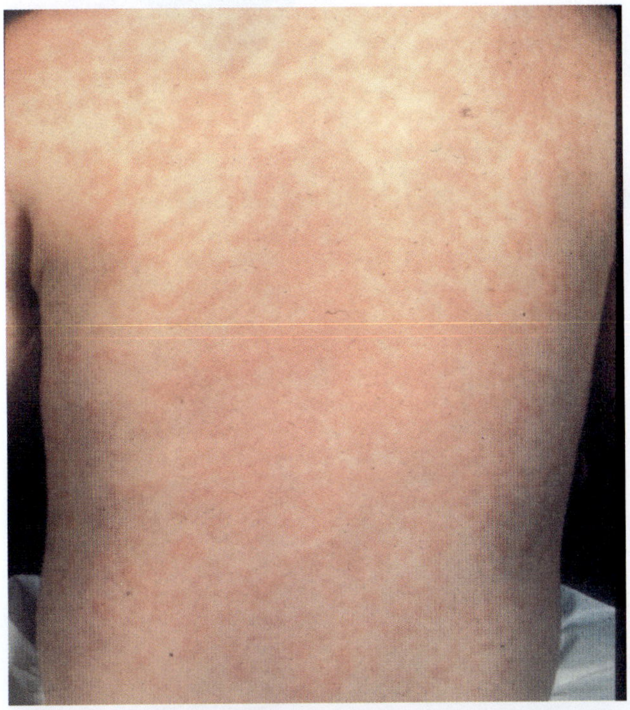

FIGURA 19-1 Erupção maculopapular com distribuição central no tronco de um paciente com sarampo. *(De EJ Mayeaux Jr et al: Measles, in Usatine RP et al [eds]: Color Atlas and Synopsis of Family Medicine, 3rd ed. New York, McGraw-Hill, 2019, p. 797, Figure 132-2. Reproduzida com permissão de Richard P. Usatine, MD.)*

O *exantema súbito* (roséola) é causado pelo herpes-vírus humano 6 ou, menos comumente, pelo herpes-vírus humano 7, sendo mais comum em crianças < 3 anos (Cap. 195). Assim como ocorre com o eritema infeccioso, o exantema geralmente aparece após a remissão da febre. Consiste em máculas e pápulas cor-de-rosa, de 2 a 3 mm, que apenas raramente coalescem, começando no tronco (Fig. A1-5) e, às vezes, nos membros (poupando a face) e desaparecendo em 2 dias.

Embora as reações a medicamentos tenham muitas manifestações, incluindo urticária, as *erupções exantematosas induzidas por fármacos* (Cap. 60) (Fig. A1-7) são as mais comuns e costuma ser difícil a sua diferenciação dos exantemas virais. Em geral, as erupções provocadas por fármacos são mais intensamente eritematosas e pruriginosas que os exantemas virais, mas essa diferenciação não é confiável. Uma história de novos fármacos e a ausência de prostração ajudam a diferenciar entre farmacodermia e erupções de outras etiologias. Os exantemas podem persistir por até 2 semanas após a interrupção do uso do fármaco causador. Algumas populações são mais suscetíveis aos exantemas medicamentosos que outras. Entre os pacientes HIV-positivos, 50 a 60% manifestam exantema em resposta às sulfas; 30 a 90% dos pacientes com mononucleose causada pelo vírus Epstein-Barr apresentarão exantema se receberem ampicilina.

As *doenças causadas por riquétsias* (Cap. 187) devem ser consideradas na investigação de indivíduos com erupções maculopapulares de distribuição central. O contexto habitual no qual o *tifo epidêmico* se desenvolve é em uma região de guerra ou desastre natural, na qual as pessoas são expostas ao piolho do corpo. Tifo endêmico ou *leptospirose* (essa última causada por uma espiroqueta) (Cap. 184) podem ser vistos em ambientes urbanos onde há proliferação de roedores. Fora dos Estados Unidos, outras riquetsioses causam uma síndrome de febre maculosa, devendo ser consideradas nos indivíduos que habitem em ou que tenham viajado para áreas endêmicas. Da mesma forma, a *febre tifoide*, uma doença não riquetsiose causada pela *Salmonella typhi* (Cap. 165) (Fig. A1-9), costuma ser adquirida durante viagens para fora dos Estados Unidos. A *dengue* (Fig. A1-53), causada por um flavivírus transmitido por mosquito, ocorre em regiões tropicais e subtropicais do mundo (Cap. 209).

Algumas erupções maculopapulares com distribuição central têm aspectos típicos. O eritema migratório (Fig. A1-8), exantema da *doença de Lyme* (Cap. 186), geralmente se manifesta como lesões anulares únicas ou múltiplas. Em geral, as lesões não tratadas do eritema migratório desaparecem em 1 mês, mas podem persistir por mais de 1 ano. A *doença exantematosa associada ao carrapato do Sul* (dos Estados Unidos) (STARI) (Cap. 186) se apresenta com um exantema semelhante ao eritema migratório, mas menos intenso do que o da doença de Lyme e frequentemente ocorre em regiões não endêmicas para Lyme. O eritema marginado, exantema da *febre reumática aguda* (Cap. 359), tem um padrão distintivo de lesões anulares transitórias crescentes e migratórias.

As doenças vasculares do colágeno podem causar febre e exantema. Os pacientes com *lúpus eritematoso sistêmico* (Cap. 356) geralmente desenvolvem uma erupção eritematosa bem definida, com distribuição em asa de borboleta na região malar (exantema malar) (Fig. A1-10), assim como muitas outras manifestações cutâneas (Figs. A1-11, A1-12). O paciente com *doença de Still* apresenta-se com um exantema evanescente cor de salmão no tronco e nas partes proximais dos membros que coincide com os picos febris (Fig. A1-13).

A linfo-histiocitose hemofagocítica pode ser familiar ou desencadeada por infecção, autoimunidade ou neoplasia. As manifestações cutâneas são variadas e podem se apresentar como erupção maculopapular eritematosa, pioderma gangrenoso, púrpura, paniculite ou síndrome de Stevens-Johnson.

O *vírus zika*, flavivírus transmitido por mosquito, é associado a defeitos congênitos graves (Cap. 209). A doença por zika é disseminada nas regiões tropicais e subtropicais do mundo. O exantema da infecção pelo vírus zika (Fig. A1-51*A*, A1-51*B*) é geralmente pruriginoso e costuma se acompanhar de injeção conjuntival (Fig. A1-51*C*).

ERUPÇÕES PERIFÉRICAS

Esses exantemas são diferentes porque se distribuem predominantemente nos segmentos periféricos ou começam nas áreas periféricas (acrais), antes de se espalharem em direção centrípeta. O diagnóstico e a terapia precoces

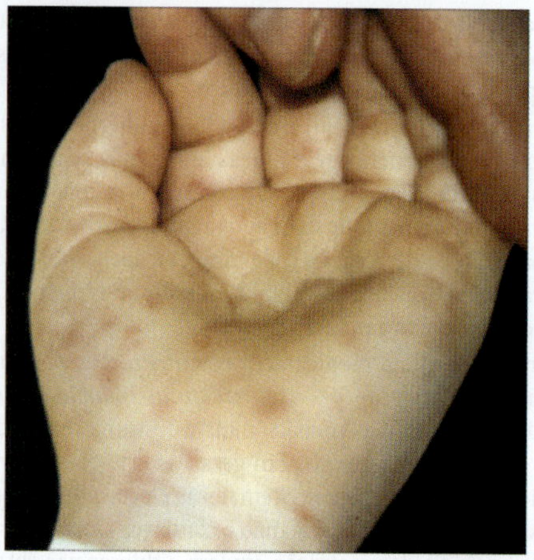

FIGURA 19-2 Erupção periférica no punho e na palma com máculas eritematosas no processo de evolução em lesões petequiais em um paciente com febre maculosa das Montanhas Rochosas. *(De K Wolff et al [eds]: Fitzpatrick's Color Atlas and Synopsis of Clinical Dermatology, 8th ed. New York, McGraw-Hill, 2017, p. 562, Figura 25-50; com permissão.)*

são fundamentais na *febre maculosa das Montanhas Rochosas* (Cap. 187) devido ao seu prognóstico grave sem tratamento. As lesões (Fig. 19-2; ver também Fig. A1-16) evoluem de máculas para petéquias, começam nos punhos e tornozelos, espalham-se em direção centrípeta e aparecem nas palmas e plantas apenas nos estágios tardios da doença. A possibilidade de exantema da *sífilis secundária* (Cap. 182), que pode ser generalizado (Fig. A1-18), mas se destaca em palmas e solas (Fig. A1-19), deve ser considerada no diagnóstico diferencial da pitiríase rósea, especialmente em pacientes sexualmente ativos. A *chikungunya* (Cap. 209), transmitida por picada de mosquito em regiões tropicais e subtropicais, está associada a uma erupção maculopapular (Fig. A1-54) e poliartralgia intensa de pequenas articulações. A *doença mão-pé-boca* (Cap. 204), mais comumente causada por coxsackievírus A16 ou enterovírus 71, se diferencia por vesículas dolorosas distribuídas nas mãos e pés e na boca (Fig. A1-22); o coxsackievírus A6 causa uma síndrome atípica com lesões mais extensas. As lesões em alvo típicas do *eritema multiforme* (Fig. A1-24) aparecem simetricamente nos cotovelos e joelhos, nas palmas das mãos, plantas dos pés e face. Nos casos graves, essas lesões se espalham difusamente e envolvem as mucosas. Na *endocardite*, também é possível ocorrer lesões nas mãos e nos pés (Fig. A1-23) (Cap. 128). O pérnio, lesões violáceas doloridas que são acrais (Fig. A1-57), mais frequentemente nos pés, ocorrem na Covid-19 assintomática ou leve. Vesículas, urticárias ou erupções maculopapulares, frequentemente pruríticas, podem ocorrer no tronco e nos membros na doença moderada ou grave, enquanto a púrpura retiforme ocorre nos membros e nas nádegas na Covid-19 grave.

ERITEMAS DESCAMATIVOS CONFLUENTES

Tais erupções consistem em eritema difuso, geralmente seguido de descamação. As erupções causadas por *Streptococcus* do grupo A ou pelo *Staphylococcus aureus* são mediadas por toxinas. Na *escarlatina* (Cap. 148) (Fig. A1-25), geralmente após uma faringite, os pacientes evoluem com rubor facial, língua "em morango" e petéquias acentuadas nas dobras do corpo (linhas de Pastia). A *doença de Kawasaki* (Fig. A1-29) (Caps. 58 e 363) apresenta-se na população pediátrica como fissuras labiais, língua em morango, conjuntivite, adenopatia e, em alguns casos, anormalidades cardíacas. A *síndrome do choque tóxico estreptocócica* (Cap. 148) manifesta-se com hipotensão, falência de múltiplos órgãos e geralmente uma infecção grave por estreptococos do grupo A (p. ex., fascite necrosante). A *síndrome do choque tóxico estafilocócica* (Cap. 147) também apresenta hipotensão e falência de múltiplos órgãos, mas geralmente se comprova apenas colonização, e não infecção grave, pelo *S. aureus*. A *síndrome da pele escaldada estafilocócica* (Fig. A1-28) (Cap. 147) é vista primariamente em crianças e em adultos imunocomprometidos. O eritema generalizado costuma aparecer durante o período prodrômico de febre e mal-estar; nessa doença, é característica a ocorrência de hiperestesia cutânea intensa. No estágio esfoliativo, é possível haver formação de bolhas cutâneas quando se aplica pressão lateral suave (sinal de Nikolsky) (Fig. 19-3). Nas formas leves, uma erupção escarlatiniforme simula a escarlatina, mas o paciente não apresenta língua "em morango" nem palidez perioral. Em contraste com a síndrome da pele escaldada estafilocócica, na qual o plano de clivagem é superficial na epiderme, a *necrólise epidérmica tóxica* (Cap. 60), uma variante máxima da *síndrome de Stevens-Johnson*, envolve a descamação de toda a epiderme (Fig. A1-26), resultando em doença grave. A *síndrome da eritrodermia esfoliativa* (Caps. 58 e 60) é uma reação grave caracterizada por sintomas de toxemia sistêmica, frequentemente causada por eczema, psoríase (Fig. A1-27), reação medicamentosa ou micose fungoide. A *reação medicamentosa com eosinofilia e sintomas sistêmicos (DRESS)*, que costuma ser causada por agentes antiepilépticos e antibióticos (Cap. 60), inicialmente aparece de maneira semelhante a uma reação medicamentosa exantemática (Fig. A1-48), mas pode progredir para eritrodermia esfoliativa; ela se acompanha de falência de múltiplos órgãos e tem taxa de mortalidade associada de cerca de 10%.

ERUPÇÕES VESICULOBOLHOSAS OU PUSTULOSAS

A *varicela* (Cap. 193) é altamente contagiosa, geralmente ocorrendo no inverno ou na primavera, e se caracteriza por lesões pruriginosas que, em determinada região do corpo, estão em diferentes estágios de desenvolvimento (Fig. 19-4; ver também Fig. A1-30). Nos pacientes imunossuprimidos, as vesículas da varicela podem não ter a base eritematosa típica ou podem apresentar aspecto hemorrágico. As lesões da foliculite de "banheira" por *Pseudomonas* (Cap. 164) também são pruriginosas e podem ser parecidas com aquelas da varicela (Fig. A1-55). Porém, essa foliculite geralmente ocorre em surtos após banhos em banheiras e piscinas públicas,

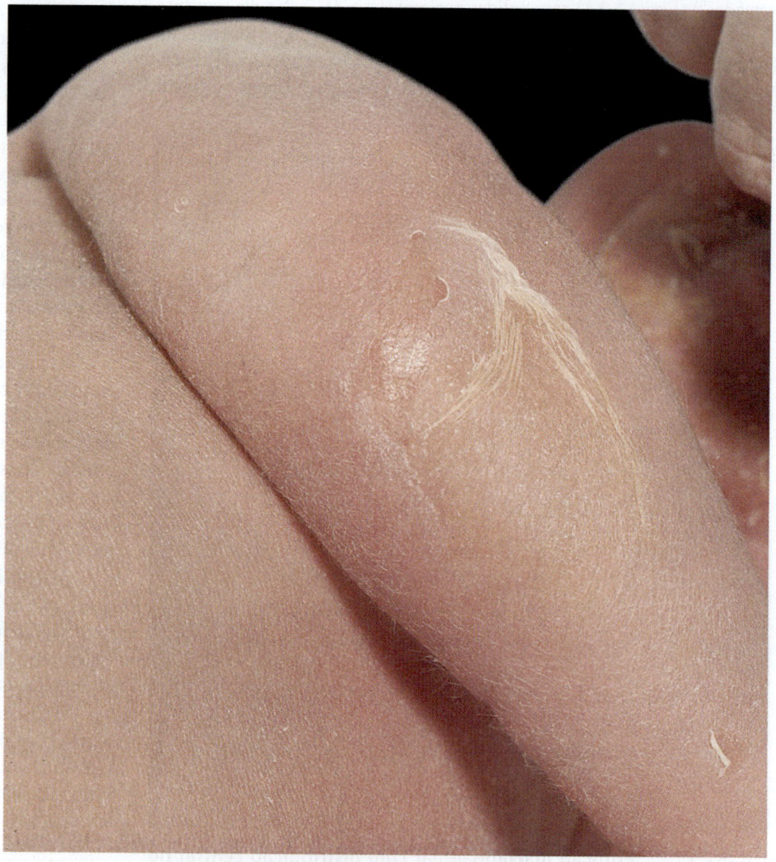

FIGURA 19-3 Eritema descamativo confluente em um paciente com síndrome da pele escaldada estafilocócica. O sinal de Nikolsky é evidente como descamação da epiderme decorrente de pressão lateral suave. *(De K Wolff et al [eds]: Fitzpatrick's Color Atlas and Synopsis of Clinical Dermatology, 8th ed. New York, McGraw-Hill, 2017, p. 554, Figura 25-42; com permissão.)*

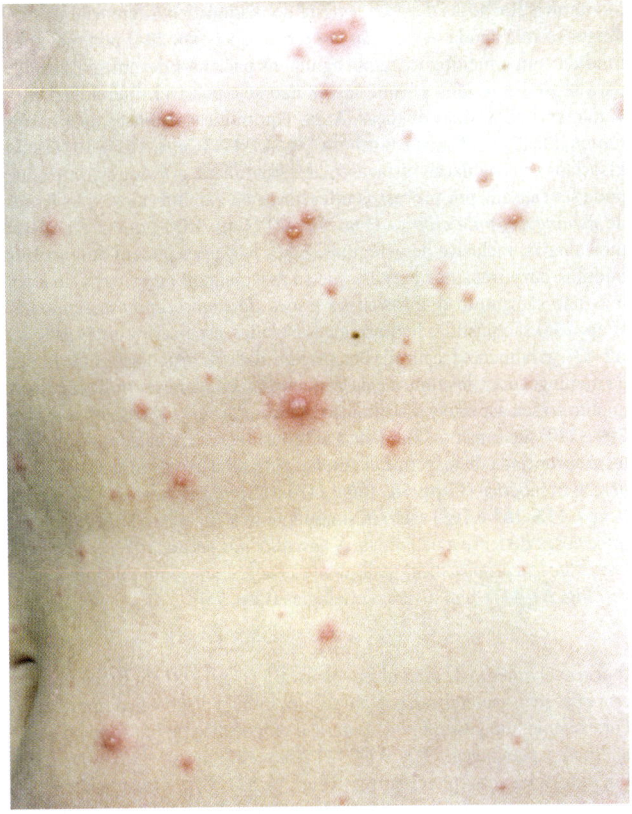

FIGURA 19-4 Lesões vesiculares e pustulosas no tórax de um paciente com varicela. *(De K Wolff et al [eds]: Fitzpatrick's Color Atlas and Synopsis of Clinical Dermatology, 8th ed. New York, McGraw-Hill, 2017, p. 695, Figura 27-48; com permissão.)*

e as lesões ocorrem nas regiões cobertas pelas roupas de banho. As lesões da *varíola* (Cap. S3) também podem ser semelhantes às da varicela, mas encontram-se todas no mesmo estágio de evolução em uma dada região do corpo (Figs. A1-50*B*, A1-50*C*). As lesões da varíola são mais proeminentes na face (Fig. A1-50*A*) e nos membros, enquanto as da varicela são mais evidentes no tronco. A *infecção pelo herpes-vírus simples* (Cap. 192) é caracterizada pela ocorrência de vesículas agrupadas sobre uma base eritematosa. A infecção primária é acompanhada por febre e sintomas tóxicos, enquanto as recorrências são mais leves. A *riquetsiose variceliforme* (Cap. 187) é encontrada com maior frequência em áreas urbanas e caracteriza-se por vesículas seguidas por pústulas (Figs. A1-33*B*, A1-33*C*). Diferencia-se da varicela por uma escara no local da mordedura do ácaro de camundongo (Fig. A1-33*A*) e pela presença de uma base na forma de pápula/placa para cada vesícula. A possibilidade de *pustulose exantemática generalizada aguda* (Fig. A1-49) deve ser considerada em indivíduos com quadro agudo febril que estejam fazendo uso recente de medicamentos, especialmente anticonvulsivantes ou antimicrobianos (Cap. 60). A infecção disseminada por *Vibrio vulnificus* (Cap. 168) ou o *ectima gangrenoso* causado por *Pseudomonas aeruginosa* (Fig. A1-34) (Cap. 164) devem ser considerados em pessoas imunossuprimidas com sepse e bolhas hemorrágicas. Em crianças, a mucosite e exantema induzidos por *Mycoplasma pneumoniae* (MIRM) (Fig. A1-56) é caracterizada por uma erupção esparsa, geralmente vesiculobolhosa, com mucosite oral, ocular ou urogenital proeminente.

ERUPÇÕES URTICARIFORMES

Os pacientes com urticária clássica ("vergões") (Fig. 19-5; ver também Fig. A1-35) geralmente apresentam reação de hipersensibilidade sem febre associada. Quando há febre, as erupções urticariformes na maioria dos casos são causadas por *vasculite urticariforme* (Cap. 363). Diferentemente das lesões isoladas da urticária clássica, que persistem por até 24 horas, essa doença pode estender-se por 3 a 5 dias. Entre as etiologias estão doença do soro (frequentemente causada por fármacos, como penicilinas, sulfas, salicilatos ou barbitúricos), doenças do tecido conectivo (p. ex., lúpus eritematoso sistêmico ou síndrome de Sjögren) e infecções (p. ex., vírus da

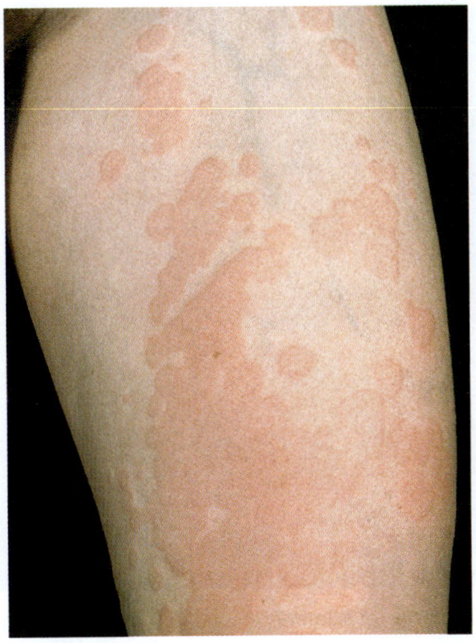

FIGURA 19-5 Erupção urticariforme. *(De K Wolff et al [eds]: Fitzpatrick's Color Atlas and Synopsis of Clinical Dermatology, 8th ed. New York, McGraw-Hill, 2017, p. 299, Figura 14-2; com permissão.)*

hepatite B, enterovírus ou parasitas). As neoplasias, principalmente os linfomas, podem evoluir com febre e urticária crônica (Cap. 58).

ERUPÇÕES NODULARES

Nos pacientes imunossuprimidos, as lesões nodulares costumam ser causadas por infecções disseminadas. Os indivíduos com *candidíase* disseminada (Fig. A1-37) (geralmente causada pela *Candida tropicalis*) podem apresentar a tríade formada por febre, mialgias e nódulos eruptivos (Cap. 216). Lesões de *criptococose* disseminadas (Fig. 19-6; ver também

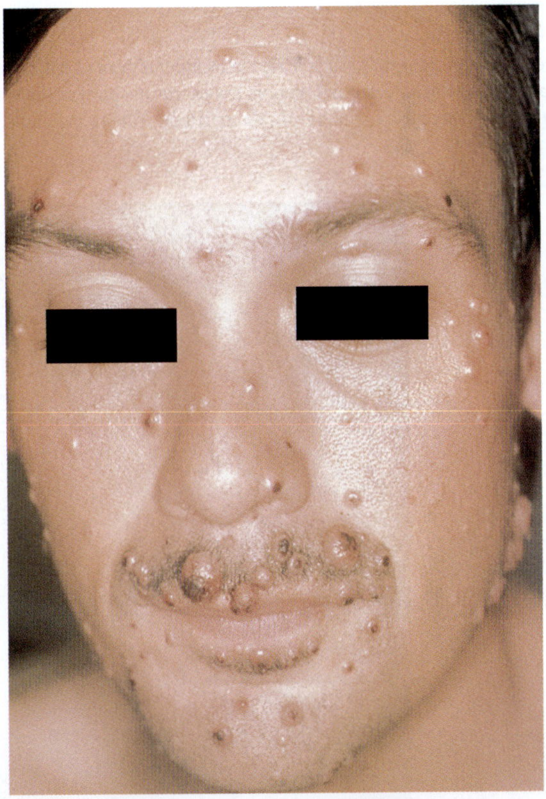

FIGURA 19-6 Erupção nodular na face devido a criptococos disseminados em um paciente com infecção pelo HIV. *(De K Wolff et al [eds]: Fitzpatrick's Color Atlas and Synopsis of Clinical Dermatology, 8th ed. New York, McGraw-Hill, 2017, p. 641, Figura 26-57. Utilizada com permissão de Loïc Vallant, MD.)*

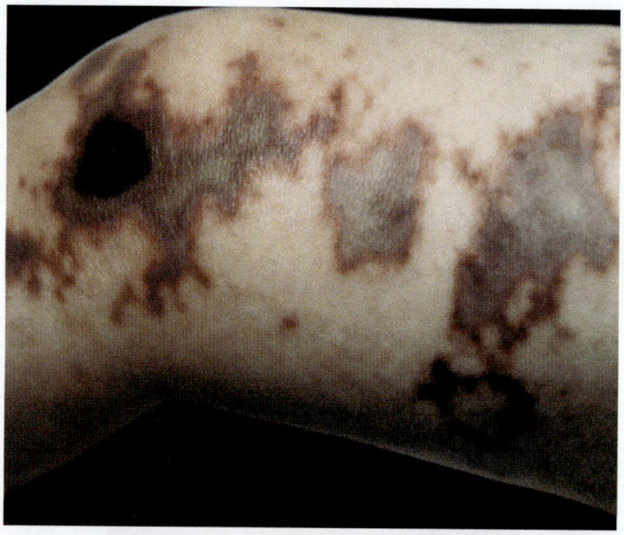

FIGURA 19-7 Púrpura fulminante em um paciente com meningococemia aguda. *(De K Wolff et al [eds]: Fitzpatrick's Color Atlas and Synopsis of Clinical Dermatology, 8th ed. New York, McGraw-Hill, 2017, p. 568, Figura 25-59; com permissão.)*

Fig. A1-36) (Cap. 215) podem se parecer com o molusco contagioso (Cap. 196). A necrose dos nódulos deve levantar suspeita de *aspergilose* (Fig. A1-38) (Cap. 217) ou de *mucormicose* (Cap. 218). O paciente com *eritema nodoso* se apresenta com nódulos extremamente dolorosos nos membros inferiores (Fig. A1-39). A *síndrome de Sweet* (Cap. 58) deve ser considerada nos pacientes com vários nódulos e placas, às vezes tão edematosos (Fig. A1-40) que assumem o aspecto de vesículas ou bolhas. A síndrome de Sweet pode ocorrer em indivíduos com infecção, doença inflamatória intestinal ou câncer, além de também poder ser induzida por medicamentos.

ERUPÇÕES PURPÚRICAS

A *meningococemia aguda* (Cap. 155) classicamente ocorre em crianças na forma de erupção petequial, mas as lesões iniciais podem ser máculas que desaparecem à digitopressão ou urticária. A febre maculosa das Montanhas Rochosas deve fazer parte do diagnóstico diferencial da meningococemia aguda. A *infecção por ecovírus 9* (Cap. 204) pode ser confundida com a meningococemia aguda; os pacientes devem ser tratados para sepse bacteriana porque talvez não seja possível diferenciar imediatamente essas duas doenças. Áreas equimóticas extensas de *púrpura fulminante* (Fig. 19-7; ver também Fig. A1-41) (Caps. 155 e 304) estão associadas à coagulação intravascular disseminada grave subjacente, que pode ser causada por processos infecciosos ou não infecciosos. As lesões de *meningococemia crônica* (Fig. A1-42) (Cap. 155) podem ter várias morfologias, inclusive de petéquias. Esses pacientes podem desenvolver nódulos purpúreos nas pernas, que se assemelham ao eritema nodoso, mas não são muito dolorosos. As lesões de *gonococemia disseminada* (Cap. 156) são pústulas hemorrágicas isoladas, esparsas e contáveis (Fig. A1-43), geralmente localizadas na proximidade de articulações. As lesões da meningococemia crônica e da gonococemia podem ser indistinguíveis quanto ao seu aspecto e distribuição. As *febres hemorrágicas virais* (Caps. 209 e 210) são uma possibilidade a ser considerada em pacientes com história apropriada de viagem e exantema petequial. A *púrpura trombocitopênica trombótica* (Caps. 58, 100 e 115) e a *síndrome hemolítico-urêmica* (Caps. 115, 161 e 166) estão intimamente relacionadas e são causas não infecciosas de febre e petéquias. A *vasculite dos pequenos vasos cutâneos* (*vasculite leucocitoclástica*) geralmente se apresenta como púrpura palpável (Fig. A1-44) e tem diversas etiologias (Cap. 58).

ERUPÇÕES COM ÚLCERAS OU ESCARAS

O desenvolvimento de uma úlcera ou escara (Fig. 19-8) em pacientes com erupções mais generalizadas pode ser um indício diagnóstico importante. Por exemplo, uma escara pode sugerir o diagnóstico de *tifo rural* ou de *riquetsiose variceliforme* (Fig. A1-33A) (Cap. 187) no contexto apropriado. Em outras doenças (p. ex., antraz) (Fig. A1-52) (Cap. S3), uma úlcera ou escara talvez seja a única manifestação cutânea.

LEITURAS ADICIONAIS

Cherry JD: Cutaneous manifestations of systemic infections, in *Feigin and Cherry's Textbook of Pediatric Infectious Diseases*, 8th ed. JD Cherry et al (eds). Philadelphia, Elsevier, 2019, pp 539–559.

Juliano JJ et al: The acutely ill patient with fever and rash, in *Mandell, Douglas, and Bennett's Principles and Practice of Infectious Diseases*, vol 1, 9th ed. JI Bennett et al (eds). Philadelphia, Elsevier, 2020, pp 801–818.

Kang S et al (eds): *Fitzpatrick's Dermatology*, 9th ed. New York, McGraw-Hill, 2019.

Wolff K et al: *Fitzpatrick's Color Atlas and Synopsis of Clinical Dermatology*, 8th ed. New York, McGraw-Hill, 2017.

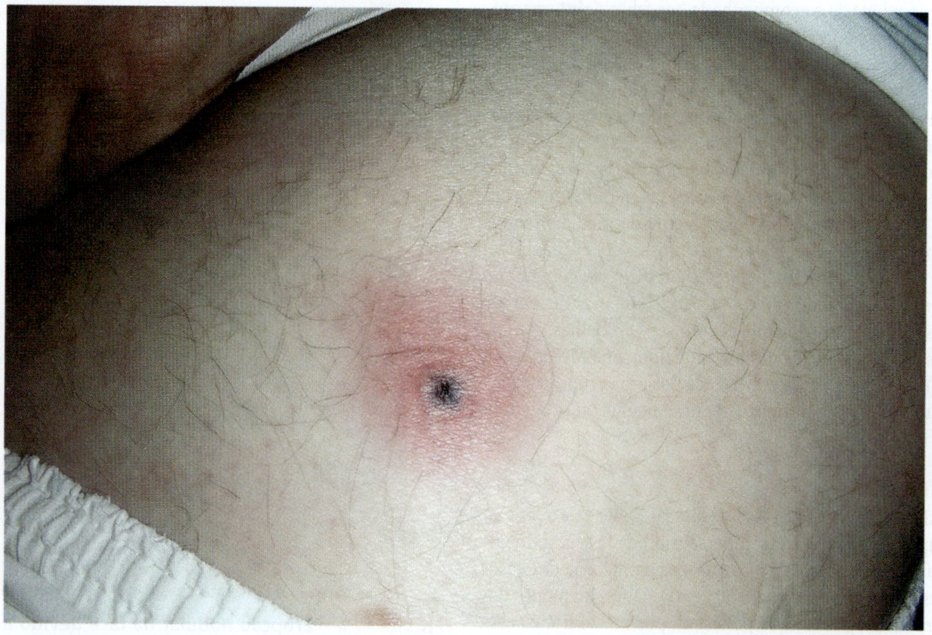

FIGURA 19-8 Escara com eritema circundante no local de uma mordida de carrapato em um paciente com febre africana. *(De K Wolff et al [eds]: Fitzpatrick's Color Atlas and Synopsis of Clinical Dermatology, 8th ed. New York, McGraw-Hill, 2017, p. 561, Figura 25-49; com permissão.)*

20 Febre de origem obscura

Chantal P. Bleeker-Rovers,
Catharina M. Mulders-Manders,
Jos W. M. van der Meer

DEFINIÇÃO

Comumente, médicos se referem a qualquer doença febril sem uma etiologia inicial óbvia como *febre de origem obscura* (FOO). A maioria das doenças febris melhora antes que um diagnóstico possa ser feito ou que se desenvolvam características que possibilitem o diagnóstico. O termo *FOO* deve ser reservado para doenças febris prolongadas sem uma etiologia estabelecida apesar de avaliação e exames diagnósticos intensivos. Este capítulo se concentra na FOO no paciente adulto.

A FOO foi originalmente definida por Petersdorf e Beeson em 1961 como uma doença de > 3 semanas de duração com febre ≥ 38,3°C em duas ocasiões e incerteza diagnóstica apesar de 1 semana de avaliação hospitalar. Atualmente, a maioria dos pacientes com FOO é hospitalizada apenas se sua condição clínica exigir, e não apenas para fins diagnósticos; logo, a necessidade de avaliação hospitalar foi eliminada da definição. Também foram excluídos da definição de FOO os pacientes imunocomprometidos, cuja avaliação requer uma abordagem diagnóstica e terapêutica completamente diferente. Para uma comparação ideal de pacientes com FOO em diferentes regiões geográficas, foi proposto que critérios quantitativos (diagnóstico incerto após 1 semana de avaliação) fossem alterados para um critério qualitativo que requer a realização de uma lista específica de investigações. Assim, a FOO é atualmente definida como:

1. Febre ≥ 38,3°C em pelo menos duas ocasiões
2. Duração da doença ≥ 3 semanas
3. Ausência de imunocomprometimento conhecido
4. Diagnóstico que permanece incerto após anamnese e exame físico detalhados e os seguintes exames obrigatórios: velocidade de hemossedimentação (VHS) e proteína C-reativa; contagem de plaquetas; contagem total e diferencial de leucócitos; medidas dos níveis de hemoglobina, eletrólitos, creatinina, proteínas totais, fosfatase alcalina, alanina-aminotransferase, aspartato-aminotransferase, lactato-desidrogenase, creatina-cinase, ferritina, fatores antinucleares e fator reumatoide; eletroforese de proteínas; exame comum de urina; hemoculturas ($n = 3$); urocultura; radiografia de tórax; ultrassonografia abdominal; e teste cutâneo com tuberculina (TCT) ou ensaio de liberação de gamainterferon (IGRA).

Uma condição relacionada com a FOO, a *inflamação de origem obscura (IOO)*, tem a mesma definição da FOO, exceto pelo critério da temperatura corporal: a IOO é definida pela presença de parâmetros inflamatórios elevados (proteína C-reativa e VHS) em múltiplas ocasiões por um período de pelo menos 3 semanas em um paciente imunocompetente com temperatura corporal normal, para a qual não há explicação definitiva apesar da anamnese, do exame físico e dos exames obrigatórios mencionados anteriormente. Demonstrou-se que as causas e a avaliação da IOO são as mesmas da FOO. Assim, por conveniência, o termo FOO é utilizado para referir-se tanto à FOO quanto à IOO no restante deste capítulo.

ETIOLOGIA E EPIDEMIOLOGIA

A Tabela 20-1 resume os achados de grandes estudos sobre FOO conduzidos nos últimos 20 anos.

A gama de etiologias da FOO evoluiu desde sua primeira definição como resultado de mudanças no espectro de doenças que causam FOO, do amplo uso de antibióticos e especialmente da disponibilidade de novas técnicas diagnósticas. A proporção de casos causados por abscessos e tumores intra-abdominais, por exemplo, diminuiu devido à detecção mais precoce por tomografia computadorizada (TC) e ultrassonografia. De modo semelhante, a endocardite infecciosa é uma causa menos frequente devido a melhorias nas técnicas de hemoculturas e ecocardiografia. Por outro lado, alguns diagnósticos, como a infecção aguda por HIV, não eram conhecidos há seis décadas.

Comparativamente a 60 anos atrás, as infecções nas coortes não ocidentais permanecem a causa mais comum de FOO. Até metade de todas as infecções fora das nações ocidentais são causadas por *Mycobacterium tuberculosis*, uma etiologia menos comum na Europa Ocidental e provavelmente também nos Estados Unidos. Dados recentes dos Estados Unidos, porém, não têm sido relatados. Nas coortes ocidentais, as doenças inflamatórias não infecciosas (DINIs), incluindo doenças autoimunes, autoinflamatórias e granulomatosas, bem como as vasculites, são a causa mais comum de FOO. Mais de um terço das pacientes ocidentais com FOO tem um diagnóstico que se enquadra na categoria das DINIs. É provável que o número de pacientes com FOO diagnosticados com DINIs não diminua no futuro próximo, pois a febre pode preceder, em meses, as manifestações mais típicas ou as evidências laboratoriais nesses casos. Além disso, muitas DINIs podem ser diagnosticadas apenas após uma observação prolongada e exclusão de outras doenças.

Em coortes ocidentais, a FOO permanece não explicada em mais de um terço dos pacientes. Esse número é muito maior do que 60 anos atrás. Essa diferença pode ser explicada pelo fato de que, nos pacientes com febre, um diagnóstico geralmente é estabelecido antes de 3 semanas, já que esses pacientes tendem a buscar atendimento médico com antecedência, e porque hoje estão disponíveis melhores técnicas diagnósticas, como TC, ressonância magnética (RM) e tomografia por emissão de pósitrons (PET/TC). Assim, apenas os casos que são mais difíceis de diagnosticar continuam preenchendo os critérios para FOO. Além disso, a maioria dos pacientes que têm FOO sem um diagnóstico evoluem bem. Uma abordagem diagnóstica menos agressiva pode ser usada em pacientes clinicamente estáveis uma vez que doenças com consequências terapêuticas ou prognósticas imediatas tenham sido descartadas. Em pacientes com febre recorrente (definida como episódios repetidos de febre intercalados com períodos sem febre de pelo menos 2 semanas e aparente remissão da doença subjacente), a chance de se obter um diagnóstico etiológico é < 50%.

DIAGNÓSTICO DIFERENCIAL

O diagnóstico diferencial da FOO é extenso. É importante lembrar que a FOO é muito mais frequentemente causada por uma apresentação atípica de uma

TABELA 20-1 ■ Etiologia da FOO: resultados agrupados de grandes estudos publicados nos últimos 20 anos (1999-2019)

Área geográfica	nº de coortes (período de inclusão)	nº de pacientes	Infecções, % mediana (variação)	Doenças inflamatórias não infecciosas, % mediana (variação)	Neoplasia, % mediana (variação)	Outros, % mediana (variação)	Nenhum diagnóstico, % mediana (variação)
Europa Ocidental	10 (1990-2014)	1.820	17 (11-32)	25 (12-32)	10 (3-20)	10 (0-15)	37 (26-51)
Outros países europeus e Turquia	13 (1984-2015)	1.316	38 (26-59)	25 (15-38)	14 (5-19)	6 (2-18)	16 (4-35)
Oriente Médio	3 2009-2010 e ?[a]	1.235	66 (42-79)	15 (7-17)	7 (1-30)	1 (0-12)	8 (2-12)
Ásia	20 (1994-2017)	3.802	42 (11-58)	20 (7-57)	13 (6-22)	9 (0-15)	18 (0-36)

[a]Um estudo (publicado em 2015) não relatou o período de inclusão.
Sigla: DINI, doença inflamatória não infecciosa.
Para referências, ver material complementar em *www.accessmedicine.com/harrisons*.

doença comum do que por uma doença rara. A Tabela 20-2 apresenta um visão geral das possíveis causas de FOO. Uma apresentação atípica de endocardite, diverticulite, osteomielite vertebral e tuberculose extrapulmonar são os diagnósticos de doenças infecciosas mais comuns. Febre Q e doença de Whipple (infecção por *Tropheryma whipplei*)são muito raras, mas devem sempre ser lembradas como causa de FOO, pois os sintomas podem ser inespecíficos. Os exames sorológicos para a febre Q, que resulta da exposição a animais ou produtos animais, devem ser realizados por ensaio de imunofluorescência (EIF) quando o paciente residir em áreas rurais ou tiver história de doença cardíaca valvar, aneurisma aórtico ou prótese vascular. Em pacientes com sintomas inexplicados relacionados ao sistema nervoso central (SNC), trato gastrintestinal ou articulações, o teste de reação em cadeia da polimerase (PCR) para *T. whipplei* deve ser realizado. Viagem ou residência prévia em países tropicais ou do sudoeste dos Estados Unidos devem levantar a suspeita de doenças infecciosas, como malária, leishmaniose, histoplasmose ou coccidioidomicose. A febre com sinais de endocardite e hemoculturas negativas

TABELA 20-2 ■ Todas as causas relatadas de febre de origem obscura (FOO)[a]

Infecções	
Bacterianas inespecíficas	Abscesso abdominal, anexite, granuloma apical, apendicite, colangite, colecistite, diverticulite, endocardite, endometrite, abscesso epidural, cateter vascular infectado, prótese articular infectada, prótese vascular infectada, artrite infecciosa, mionecrose infecciosa, abscesso intracraniano, abscesso hepático, abscesso pulmonar, malacoplasia, mastoidite, mediastinite, aneurisma micótico, osteomielite, doença inflamatória pélvica, prostatite, pielonefrite, pileflebite, abscesso renal, flebite séptica, sinusite, espondilodiscite, infecção xantogranulomatosa do trato urinário
Bacterianas específicas	Actinomicose, micobacteriose atípica, bartonelose, brucelose, infecção por *Campylobacter*, infecção por *Chlamydia pneumoniae*, meningococemia crônica, erliquiose, gonococemia, legionelose, leptospirose, listeriose, febre recorrente transmitida por piolho (*Borrelia recurrentis*), doença de Lyme, melioidose (*Pseudomonas pseudomallei*), infecção por *Mycoplasma*, nocardiose, psitacose, febre Q (*Coxiella burnetii*), riquetsiose, infecção por *Spirillum minus*, infecção por *Streptobacillus moniliformis*, sífilis, febre recorrente transmitida por carrapato (*Borrelia duttonii*), tuberculose, tularemia, febre tifoide e outras salmoneloses, doença de Whipple (*Tropheryma whipplei*), yersinose
Fúngicas	Aspergilose, blastomicose, candidíase, coccidioidomicose, criptococose, histoplasmose, infecção por *Malassezia furfur*, paracoccidioidomicose, pneumonia por *Pneumocystis jirovecii*, esporotricose, zigomicose
Parasitárias	Amebíase, babesiose, equinococose, fasciolíase, malária, esquistossomose, estrongiloidíase, toxocaríase, toxoplasmose, triquinelose, tripanossomíase, leishmaniose visceral
Virais	Febre do carrapato do Colorado, infecção por coxsackievírus, infecção por citomegalovírus, dengue, infecção pelo vírus Epstein-Barr, infecção por hantavírus, hepatites (A, B, C, D, E), herpes simples, infecção por HIV, infecção pelo herpes-vírus humano 6, infecção por parvovírus, infecção pelo vírus do Nilo Ocidental
Doenças inflamatórias não infecciosas	
Doenças sistêmicas reumáticas e autoimunes	Espondilite anquilosante, síndrome antifosfolipídeo, anemia hemolítica autoimune, hepatite autoimune, doença de Behçet, crioglobulinemia, dermatomiosite, síndrome de Felty, gota, doença mista do tecido conectivo, polimiosite, pseudogota, artrite reativa, policondrite recidivante, febre reumática, artrite reumatoide, síndrome de Sjögren, lúpus eritematoso sistêmico, síndrome de Vogt-Koyanagi-Harada
Vasculite	Vasculite alérgica, granulomatose eosinofílica com poliangeíte, vasculite de células gigantes/polimialgia reumática, granulomatose com poliangeíte, vasculite de hipersensibilidade, doença de Kawasaki, poliarterite nodosa, arterite de Takayasu, vasculite urticariforme
Doenças granulomatosas	Hepatite granulomatosa idiopática, sarcoidose
Síndromes autoinflamatórias	Doença de Still do adulto, síndrome de Blau, CAPS[b] (síndrome periódica associada à criopirina), doença de Crohn, DIRA (deficiência do antagonista do receptor de IL-1), febre familiar do Mediterrâneo, síndrome hemofagocítica, síndrome de hiper-IgD (HIDS, também conhecida como deficiência de mevalonato-cinase), artrite idiopática juvenil, síndrome PAPA (artrite piogênica estéril, pioderma gangrenoso e acne), síndrome PFAPA (febre periódica, estomatite aftosa, faringite, adenite), pericardite idiopática recorrente, SAPHO (sinovite, acne, pustulose, hiperostose, osteíte), síndrome de Schnitzler, TRAPS (síndrome periódica associada ao receptor do fator de necrose tumoral)
Neoplasias	
Neoplasias hematológicas	Amiloidose, linfoma angioimunoblástico, doença de Castleman, doença de Hodgkin, síndrome hipereosinofílica, leucemia, granulomatose linfomatoide, histiocitose maligna, mieloma múltiplo, síndrome mielodisplásica, mielofibrose, linfoma não Hodgkin, plasmocitoma, mastocitose sistêmica, crise vaso-oclusiva na anemia falciforme
Tumores sólidos	A maioria dos tumores sólidos e metástases pode causar febre. Aqueles que mais comumente causam FOO são os carcinomas de mama, cólon, hepatocelular, pulmão, pâncreas e de células renais
Tumores benignos	Angiomiolipoma, hemangioma cavernoso do fígado, craniofaringioma, necrose de tumor dermoide na síndrome de Gardner
Outras causas	
	ADEM (encefalomielite disseminada aguda), insuficiência suprarrenal, aneurismas, ducto torácico anômalo, dissecção aórtica, fístula aortoentérica, meningite asséptica (síndrome de Mollaret), mixoma atrial, ingestão de levedura de cerveja, doença de Caroli, embolia de colesterol, cirrose, estado de mal epiléptico parcial complexo, neutropenia cíclica, febre medicamentosa, doença de Erdheim-Chester, alveolite alérgica extrínseca, doença de Fabry, transtorno factício, pulmão do engolidor de fogo, febre fraudulenta, doença de Gaucher, síndrome de Hamman-Rich (pneumonia intersticial aguda), encefalopatia de Hashimoto, hematoma, pneumonite de hipersensibilidade, hipertrigliceridemia, hipopituitarismo hipotalâmico, hidrocefalia de pressão normal idiopática, pseudotumor inflamatório, doença de Kikuchi, dermatose IgA linear, fibromatose mesentérica, febre dos fumos metálicos, alergia à proteína do leite, distrofia miotônica, osteíte não bacteriana, síndrome da poeira orgânica tóxica, paniculite, POEMS (polineuropatia, organomegalia, endocrinopatia, proteína M [monoclonal], alterações cutâneas), febre da fumaça de polímeros, síndrome pós-lesão cardíaca, cirrose biliar primária, hiperparatireoidismo primário, embolia pulmonar, pioderma gangrenoso, fibrose retroperitoneal, doença de Rosai-Dorfman, mesenterite esclerosante, embolização de silicone, tireoidite subaguda (de De Quervain), síndrome de Sweet (dermatose neutrofílica febril aguda), trombose, síndrome de nefrite tubulointersticial com uveíte (TINU), colite ulcerativa
Distúrbios da termorregulação	
Central	Tumor cerebral, acidente vascular cerebral, encefalite, disfunção hipotalâmica
Periférico	Displasia ectodérmica anidrótica, hipertermia induzida por exercícios, hipertireoidismo, feocromocitoma

[a]Esta tabela inclui todas as causas de FOO que foram descritas na literatura.
[b]CAPS inclui a síndrome neurológica cutânea e articular infantil crônica (CINCA, também conhecida como doença inflamatória multissistêmica de início neonatal ou NOMID), a síndrome autoinflamatória familiar associada ao frio (FCAS) e a síndrome de Muckle-Wells.

representa um problema especial. A endocardite de cultura negativa (Cap. 128) pode ser causada por bactérias de difícil cultivo, como bactérias nutricionalmente variáveis, microrganismos HACEK (incluindo *Haemophilus parainfluenzae*, *H. paraphrophilus*, *Aggregatibacter actinomycetemcomitans*, *A. aphrophilus*, *A. paraphrophilus*, *Cardiobacterium hominis*, *C. valvarum*, *Eikenella corrodens* e *Kingella kingae*; discutidos adiante), *Coxiella burnetii*, *T. whipplei* e espécies de *Bartonella*. A endocardite marântica é uma doença trombótica estéril que ocorre como fenômeno paraneoplásico, especialmente com adenocarcinomas. A endocardite estéril também é vista no contexto de lúpus eritematoso sistêmico e síndrome antifosfolipídeos.

Das DINIs, a doença de Still do adulto, a vasculite de grandes vasos, a polimialgia reumática, o lúpus eritematoso sistêmico e a sarcoidose são diagnósticos comuns em pacientes com FOO. As síndromes autoinflamatórias hereditárias são muito raras (com exceção da febre familiar do Mediterrâneo em regiões geográficas específicas) e geralmente estão presentes em pacientes jovens. A síndrome de Schnitzler, que pode aparecer em qualquer idade, é incomum, mas pode muitas vezes ser facilmente diagnosticada em um paciente com FOO que apresenta urticária, dor óssea e gamopatia monoclonal.

Embora a maioria dos tumores possa apresentar febre, o linfoma é de longe o diagnóstico mais comum de FOO entre as neoplasias. Algumas vezes, a febre até precede o surgimento de linfadenopatia detectável ao exame físico.

Além da febre induzida por fármacos e da hipertermia induzida por exercícios, nenhuma das causas variadas de febre é encontrada muito frequentemente em pacientes com FOO. Praticamente todos os fármacos podem causar febre, mesmo após um longo período de uso. A *febre induzida por fármacos*, incluindo DRESS (reação medicamentosa com eosinofilia e sintomas sistêmicos; Fig. A1-48), costuma estar acompanhada por eosinofilia e também por linfadenopatia, que pode ser extensa. As causas mais comuns de febre induzida por fármacos são alopurinol, carbamazepina, lamotrigina, fenitoína, sulfassalazina, furosemida, antimicrobianos (especialmente sulfonamidas, minociclina, vancomicina, β-lactâmicos e isoniazida), alguns fármacos cardiovasculares (p. ex., quinidina) e alguns fármacos antirretrovirais (p. ex., nevirapina). A *hipertermia induzida pelo exercício* (Caps. 18 e 465) se caracteriza por uma temperatura corporal elevada associada a exercício moderado a intenso, com duração de meia hora a várias horas, sem elevação nos níveis de proteína C-reativa ou VHS. Diferentemente dos pacientes com febre, esses geralmente apresentam sudorese durante a elevação da temperatura. A *febre factícia* (febre artificialmente induzida pelo paciente – por exemplo, por injeção IV de água contaminada) deve ser considerada em todos os pacientes, mas é mais comum em mulheres jovens que trabalham na área da saúde. Na *febre fraudulenta*, o paciente tem temperatura normal, mas manipula o termômetro. Medidas simultâneas em diferentes locais do corpo (reto, orelha, boca) devem rapidamente identificar esse diagnóstico. Outra pista para a febre fraudulenta é uma dissociação entre a frequência de pulso e a temperatura.

Estudos prévios sobre FOO mostraram que a identificação de uma causa é mais provável em idosos que em pacientes mais jovens. Em muitos casos, a FOO em idosos resulta da manifestação atípica de uma doença comum, entre elas a arterite de células gigantes e a polimialgia reumática estão mais frequentemente envolvidas. A tuberculose é a doença infecciosa mais comum associada à FOO em idosos, ocorrendo muito mais comumente do que nos pacientes mais jovens. Como muitas dessas doenças são tratáveis, vale a pena buscar a causa da febre em pacientes idosos.

ABORDAGEM AO PACIENTE

Febre de origem obscura

EXAMES DIAGNÓSTICOS DE PRIMEIRO ESTÁGIO

A Figura 20-1 mostra uma abordagem estruturada para pacientes com FOO. A etapa mais importante na avaliação diagnóstica é a busca por pistas potencialmente diagnósticas (PPDs) por meio de história e exame físico completos e repetidos e de uma lista de exames obrigatórios (listados anteriormente e na figura). As PPDs são definidas como todos os sinais, sintomas e anormalidades que podem indicar um diagnóstico. Embora as PPDs possam levar a enganos, apenas com a sua ajuda é que uma lista concisa de diagnósticos prováveis pode ser feita. A história deve incluir informações sobre o padrão da febre (contínua ou recorrente) e sua duração, história médica pregressa, uso atual e recente de fármacos, história familiar, história sexual, país de origem, viagens recentes e remotas, exposição a ambientes incomuns associados a viagens ou *hobbies* e contato com animais. Deve ser realizado um exame físico completo, com atenção especial aos olhos, linfonodos, artérias temporais, fígado, baço, locais de cirurgias prévias, toda a superfície da pele e membranas mucosas. Antes de novos exames diagnósticos serem feitos, deve-se suspender o tratamento com antibióticos e glicocorticoides, que podem mascarar muitas doenças. Por exemplo, culturas de sangue e outros materiais não são confiáveis quando as amostras são obtidas durante tratamento com antibióticos, e linfonodos aumentados costumam diminuir durante o tratamento com glicocorticoides, independentemente da causa da linfadenopatia. Apesar da alta porcentagem de ultrassonografias falso-positivas e da relativa baixa sensibilidade das radiografias de tórax, a realização desses exames simples e baratos permanece obrigatória em todos os pacientes com FOO, a fim de se diferenciar os casos de doenças facilmente diagnosticadas daqueles mais difíceis. A ultrassonografia abdominal é preferida à TC abdominal como exame obrigatório devido ao custo relativamente baixo e à ausência de radiação e de efeitos colaterais.

Apenas raramente os exames bioquímicos (além dos testes obrigatórios necessários para classificar a febre de um paciente como FOO) levam diretamente a um diagnóstico definitivo na ausência de PPDs. A chance de se fazer um diagnóstico com sorologia imunológica além daquelas incluídas nos testes obrigatórios é relativamente baixa. Esses testes têm mais chance de gerar falso-positivos do que verdadeiro-positivos e têm pouca utilidade sem PPDs que apontem para distúrbios imunológicos específicos. Considerando-se a ausência de sintomas específicos em muitos pacientes e o custo relativamente baixo do teste, a investigação de crioglobulinas parece ser útil como rastreamento nos pacientes com FOO.

Múltiplas amostras de sangue devem ser cultivadas no laboratório por tempo suficiente para permitir o crescimento adequado de quaisquer microrganismos fastidiosos, como os do grupo HACEK. É indispensável informar o laboratório que o teste destina-se a detectar microrganismos incomuns. Devem ser usados meios de cultura específicos quando a história sugere microrganismos incomuns, como *Histoplasma* ou *Legionella*. A realização de mais de três hemoculturas ou de mais de uma urocultura é inútil em pacientes com FOO na ausência de PPDs (p. ex., alto nível de suspeita clínica para endocardite). A repetição das culturas de sangue e urina é útil apenas quando as amostras prévias tiverem sido coletadas durante tratamento com antibióticos ou dentro de 1 semana após a sua suspensão. A FOO com cefaleia deve levar a um exame microbiológico do líquido cerebrospinal (LCS) para microrganismos como o herpes-vírus simples (HSV; especialmente HSV-2), *Cryptococcus neoformans* e *Mycobacterium tuberculosis*. Na tuberculose do SNC, o LCS geralmente tem aumento de proteínas e redução de glicose, com pleocitose mononuclear. Os níveis de proteína no LCS variam de 100 a 500 mg/dL na maioria dos pacientes, a concentração de glicose é < 45 mg/dL em 80% dos casos e a contagem de células está entre 100 e 500 células/μL.

A sorologia microbiológica não deve ser incluída na avaliação diagnóstica em pacientes sem PPDs de infecções específicas. Um teste cutâneo com tuberculina (TCT) ou um ensaio de liberação de γ-interferon (IGRA, QuantiFERON) são incluídos nas investigações obrigatórias, mas podem gerar resultados falso-negativos em pacientes com tuberculose miliar, desnutrição ou imunossupressão. Embora o IGRA seja menos influenciado por vacinação prévia com o bacilo Calmette-Guérin (BCG) ou por infecção por micobactérias não tuberculosas, sua sensibilidade é semelhante àquela do TCT; um TCT negativo ou um IGRA negativo não excluem um diagnóstico de tuberculose. A tuberculose miliar é especialmente difícil de diagnosticar. A doença granulomatosa em amostras de fígado ou medula óssea, por exemplo, deve sempre levar à (re)consideração do diagnóstico. Se houver suspeita de tuberculose miliar, biópsia hepática para pesquisa de bacilo álcool-ácido-resistente (BAAR), cultura e reação em cadeia da polimerase (PCR) provavelmente ainda têm a maior chance de confirmar o diagnóstico; biópsias de medula óssea, linfonodos ou outros órgãos envolvidos também podem ser consideradas.

A chance de diagnóstico com ecocardiografia, radiografia de seios paranasais, avaliação radiológica ou endoscópica do trato gastrintestinal,

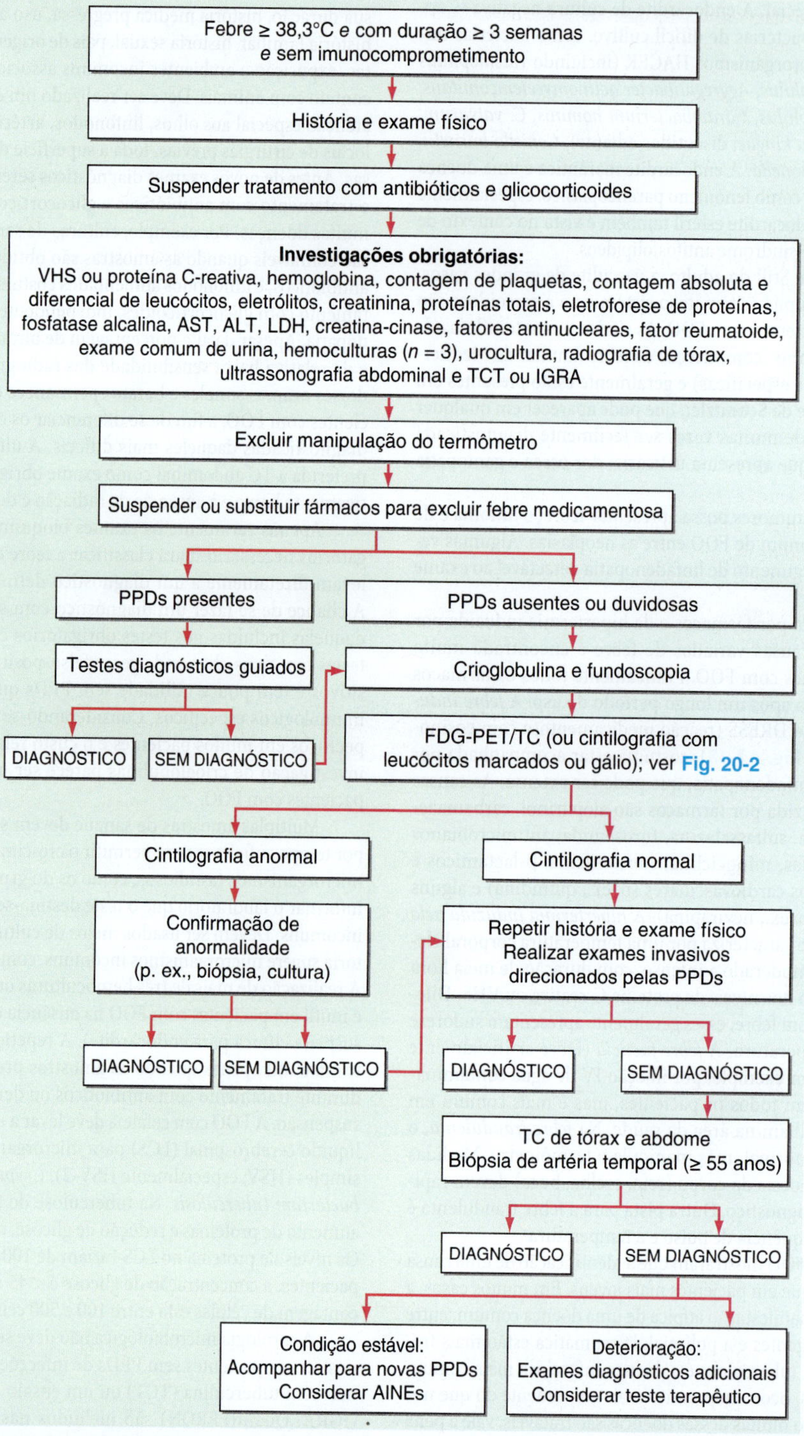

FIGURA 20-1 Abordagem estruturada para pacientes com febre de origem obscura (FOO). ALT, alanina-aminotransferase; AST, aspartato-aminotransferase; VHS, velocidade de hemossedimentação; FDG-PET/TC, tomografia por emissão de pósitrons com ^{18}F-fluordesoxiglicose combinada com tomografia computadorizada de baixa dose; IGRA, ensaio de liberação de gamainterferon; LDH, lactato-desidrogenase; PPDs, pistas potencialmente diagnósticas (todos os sinais, sintomas e anormalidades que podem indicar um diagnóstico); AINEs, anti-inflamatórios não esteroides; TCT, teste cutâneo com tuberculina.

e broncoscopia é muito baixa na ausência de PPDs. Assim, esses exames não devem ser usados como procedimentos de rastreamento.

Após a identificação de todas as PPDs na história, exame físico e testes obrigatórios, uma lista limitada dos diagnósticos mais prováveis deve ser feita. Como a maioria das investigações é útil apenas para pacientes com PPDs para o diagnóstico pesquisado, procedimentos diagnósticos adicionais devem ser limitados a investigações específicas que visem confirmar ou excluir as doenças listadas. Na FOO, os indicadores diagnósticos são numerosos e diversos, mas podem passar despercebidos ao exame inicial, geralmente sendo detectados apenas com um exame muito cuidadoso realizado subsequentemente. Na ausência de PPDs, a história e o exame físico devem ser repetidos regularmente. Uma das primeiras etapas deve ser descartar a febre factícia ou fraudulenta, particularmente em pacientes sem sinais de inflamação nos exames laboratoriais. Todos os medicamentos, incluindo aqueles sem prescrição médica e os suplementos nutricionais, devem ser suspensos precocemente na avaliação para a exclusão de febre medicamentosa. Se a febre persistir além de 72 horas após a suspensão do fármaco suspeito, é improvável que esse seja a causa. Em pacientes sem PPDs ou apenas com PPDs duvidosas, o exame de fundo de olho feito por oftalmologista pode ser útil nos estágios iniciais da avaliação diagnóstica para descartar vasculite retiniana. Quando os exames de estágio inicial não levam a um diagnóstico, deve ser realizada tomografia por emissão de pósitrons com ^{18}F-fluordesoxiglicose (^{18}F-FDG) combinada com tomografia computadorizada (PET/TC) ou, se não estiver disponível, a cintilografia com leucócitos radioativamente marcados, especialmente na presença de níveis elevados de VHS ou de proteína C-reativa.

Febre recorrente Em pacientes com febre recorrente, a avaliação diagnóstica deve consistir em anamnese abrangente, exame físico e testes obrigatórios. A busca por PPDs deve ser direcionada para pistas de síndromes recorrentes conhecidas (Tab. 20-3). Os pacientes devem ser solicitados a retornar durante um episódio febril, de forma que história, exame físico e testes laboratoriais possam ser repetidos durante a fase sintomática. Testes diagnósticos adicionais, como PET/TC ou cintilografia (discutidos adiante), devem ser realizados apenas durante um episódio febril ou quando os parâmetros inflamatórios são anormais, pois as alterações podem estar ausentes entre os episódios. Em pacientes com febre recorrente de duração > 2 anos, é muito improvável que a febre seja causada por infecção ou neoplasia. Exames diagnósticos adicionais nessa direção devem ser considerados apenas quando PPDs para infecções, vasculites ou neoplasias estiverem presentes ou quando a condição clínica do paciente estiver deteriorando.

Tomografia por emissão de pósitrons com fluordesoxiglicose A ^{18}F-FDG PET/TC se tornou um procedimento de imagem bem estabelecido na FOO. A FDG se acumula em tecidos com alta taxa de glicólise, que ocorre não apenas em células malignas, mas também em leucócitos ativados, e, assim, permite a visualização de processos inflamatórios agudos e crônicos. Em comparação com a cintilografia convencional (ver a seguir), a FDG-PET/TC oferece como vantagem melhor resolução, maior sensibilidade em infecções crônicas de baixo grau e maior grau de acurácia no esqueleto central. Além disso, a captação vascular de FDG está aumentada em pacientes com vasculite (Fig. 20-2). Os mecanismos responsáveis pela captação de FDG não permitem a diferenciação entre infecção, inflamação estéril e neoplasia. Porém, como todos esses distúrbios são causas de FOO, a FDG-PET/TC pode ser usada para guiar exames adicionais (p. ex., biópsias dirigidas) que podem levar ao diagnóstico final. É importante compreender que a captação fisiológica de FDG pode obscurecer focos patológicos no cérebro, coração, intestino, rins e bexiga. A captação de FDG no coração, que oculta uma endocardite, pode ser evitada pelo consumo de uma dieta pobre em carboidratos antes da investigação com PET. Nos pacientes com febre, a captação pela medula óssea está frequentemente aumentada de maneira inespecífica devido à ativação de citocinas, o que regula para mais os transportadores de glicose nas células da medula óssea.

Nos últimos anos, muitos estudos de coorte e várias metanálises se concentraram no rendimento diagnóstico da PET e da PET/TC na FOO.

TABELA 20-3 ■ Todas as causas relatadas de febre recorrente[a]

Infecções	
Bacterianas inespecíficas	Granuloma apical, diverticulite, prostatite, bacteremia recorrente causada por neoplasia de cólon ou infecção focal persistente, celulite recorrente, colangite ou colecistite recorrente, pneumonia recorrente, sinusite recorrente, infecção recorrente do trato urinário
Bacterianas específicas	Bartonelose, brucelose, gonococemia crônica, meningococemia crônica, febre recorrente transmitida por piolhos (*Borrelia recurrentis*), melioidose (*Pseudomonas pseudomallei*), febre Q (*Coxiella burnetii*), salmonelose, infecção por *Spirillum minus*, infecção por *Streptobacillus moniliformis*, sífilis, febre recorrente transmitida por carrapatos (*Borrelia duttonii*), tularemia, doença de Whipple (*Tropheryma whipplei*), yersinose
Fúngicas	Coccidioidomicose, histoplasmose, paracoccidioidomicose
Parasitárias	Babesiose, malária, toxoplasmose, tripanossomíase, leishmaniose visceral
Virais	Infecção por citomegalovírus, infecção por vírus Epstein-Barr, herpes simples
Doenças inflamatórias não infecciosas	
Doenças sistêmicas reumáticas e autoimunes	Espondilite anquilosante, síndrome antifosfolipídeo, anemia hemolítica autoimune, hepatite autoimune, doença de Behçet, crioglobulinemia, gota, polimiosite, pseudogota, artrite reativa, policondrite recidivante, lúpus eritematoso sistêmico
Vasculite	Síndrome de Churg-Strauss, vasculite de células gigantes/polimialgia reumática, vasculite de hipersensibilidade, poliarterite nodosa, vasculite urticariforme
Doenças granulomatosas	Hepatite granulomatosa idiopática, sarcoidose
Síndromes autoinflamatórias	Doença de Still do adulto, síndrome de Blau, CANDLE (dermatose neutrofílica atípica crônica com lipodistrofia e temperatura elevada), CAPS[b] (síndromes periódicas associadas à criopirina), CRMO (osteomielite multifocal recorrente crônica), doença de Crohn, DIRA (deficiência do antagonista do receptor de interleucina 1), febre familiar do Mediterrâneo, síndrome hemofagocítica, síndrome de hiper-IgD (HIDS, também conhecida como deficiência de mevalonato-cinase), artrite idiopática juvenil, mutações ativadoras de NLRC4, síndrome PAPA (artrite estéril piogênica, pioderma gangrenoso e acne), síndrome PFAPA (febre periódica, estomatite aftosa, faringite, adenite), pericardite idiopática recorrente, SAPHO (sinovite, acne, pustulose, hiperostose, osteíte), SAVI (vasculopatia de início infantil associada a genes estimuladores do interferon [STING]), síndrome de Schnitzler, TRAPS (síndrome periódica associada ao receptor do fator de necrose tumoral)
Neoplasias	
	Linfoma angioimunoblástico, doença de Castleman, carcinoma de cólon, craniofaringioma, doença de Hodgkin, histiocitose maligna, mesotelioma, linfoma não Hodgkin
Outras causas	
	Insuficiência suprarrenal, fístula aortoentérica, meningite asséptica (síndrome de Mollaret), mixoma atrial, ingestão de levedura de cerveja, embolia de colesterol, neutropenia cíclica, febre medicamentosa, alveolite alérgica extrínseca, doença de Fabry, transtorno factício, febre fraudulenta, doença de Gaucher, pneumonite de hipersensibilidade, hipertrigliceridemia, hipopituitarismo hipotalâmico, pseudotumor inflamatório, febre dos fumos metálicos, alergia à proteína do leite, febre da fumaça de polímeros, embolia pulmonar, mesenterite esclerosante
Distúrbios da termorregulação	
Central	Disfunção hipotalâmica
Periférico	Displasia ectodérmica anidrótica, hipertermia induzida pelo exercício, feocromocitoma

[a]Esta tabela inclui todas as causas de febre recorrente que foram descritas na literatura.
[b]CAPS inclui a síndrome neurológica cutânea e articular infantil crônica (CINCA, também conhecida como doença inflamatória multissistêmica de início neonatal ou NOMID), a síndrome autoinflamatória familiar associada ao frio (FCAS) e a síndrome de Muckle-Wells.

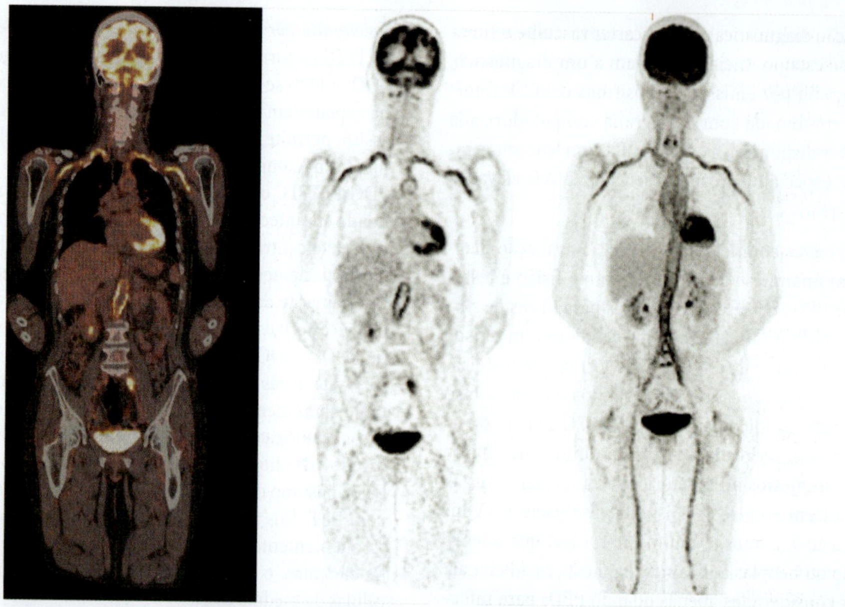

FIGURA 20-2 FDG-PET/TC em um paciente com febre de origem obscura (FOO). Esta mulher de 72 anos apresentava febre baixa e fadiga intensa com cerca de 3 meses de duração. Obteve-se uma anamnese extensa, mas não foram identificadas queixas específicas ou história de viagens recentes. A história prévia nada tinha de marcante, e ela não usava medicamentos. O exame físico, incluindo a palpação das artérias temporais, apresentou resultados completamente normais. Os exames laboratoriais mostravam anemia normocítica, nível de proteína C-reativa de 43 mg/L e velocidade de hemossedimentação de 87 mm/h, além de hipoalbuminemia leve. Os resultados de outros exames obrigatórios foram todos normais. Como não havia pistas diagnósticas potenciais, foi realizada a FDG-PET/TC. Esse exame mostrou aumento da captação de FDG em todos os grandes vasos (carótidas, jugulares e artérias subclávias; aorta torácica e abdominal; artérias ilíacas, femorais e poplíteas) e em tecidos moles ao redor dos ombros, quadris e joelhos – achados compatíveis com vasculite de grandes vasos e polimialgia reumática. Dentro de 1 semana após o início do tratamento com prednisona (60 mg, 1 vez ao dia), a paciente recuperou-se completamente. Após 1 mês, a dose de prednisona foi lentamente reduzida.

Esses estudos são altamente variáveis em termos de seleção dos pacientes, acompanhamento e escolha de uma referência de padrão-ouro. Comparações indiretas do desempenho do teste sugeriram que a FDG-PET/TC era melhor que a FDG-PET isoladamente e que as cintilografias com gálio ou com leucócitos marcados. Da mesma forma, comparações indiretas de rendimento diagnóstico sugeriram que a FDG-PET/TC tinha mais chance de identificar corretamente a causa da FOO que outros exames. Metanálises relatam um rendimento diagnóstico alto de PET e PET/TC na avaliação de pacientes com FOO, com especificidade e sensibilidade de ~85 e ~50%, respectivamente, e um rendimento diagnóstico total de ~50% para PET/TC e ~40% para PET.

Como muitos pacientes com FOO apresentam-se com febre periódica, a realização da PET/TC no momento correto aumenta seu valor diagnóstico. Alguns estudos têm sido feitos sobre o uso de biomarcadores, como proteína C-reativa ou VHS elevados, no desfecho de contribuição da PET/TC. Quando a proteína C-reativa e a VHS forem normais no momento da FDG-PET/TC, o o resultado poderá contribuir apenas se o paciente apresentar febre no momento do exame.

Embora a PET/TC e outras técnicas de cintilografia não forneçam um diagnóstico definitivo de forma direta (com exceção de alguns pacientes com, p. ex., vasculite de grandes vasos), elas geralmente identificam a localização anatômica de um processo metabólico particular em andamento. Com a ajuda de outras técnicas, como biópsia e cultura, um diagnóstico e tratamento oportunos podem ser facilitados. A captação patológica de FDG é rapidamente erradicada pelo tratamento com glicocorticoides em muitas doenças, incluindo vasculite e linfoma; assim, o uso de glicocorticoides deve ser suspenso ou postergado até depois da realização da FDG-PET/TC.

A FDG-PET/TC é um procedimento relativamente caro, cuja disponibilidade é ainda limitada em comparação com a TC e a cintilografia convencional. Contudo, a FDG-PET/TC pode ser custo-efetiva na avaliação diagnóstica de FOO se for usada em uma etapa inicial, ajudando a estabelecer um diagnóstico precoce, reduzindo os dias de hospitalização para fins de diagnóstico e evitando testes desnecessários e inúteis. Quando a FDG-PET/TC for realizada nas condições corretas (i.e., quando houver febre ou proteína C-reativa ou VHS elevadas durante o exame), mas não contribuir com o resultado final, provavelmente repetir a PET/TC não será de grande utilidade, a menos que novos sinais ou sintomas surjam.

Cintilografias convencionais além da PET/TC Os métodos convencionais de cintilografia usados na prática clínica são a cintilografia com citrato de ^{67}Ga e a cintilografia com leucócitos marcados com In^{111} ou ^{99m}Tc. A sensibilidade e a especificidade das cintilografias convencionais são menores do que as da PET/TC: o rendimento diagnóstico da cintilografia com gálio varia de 21 a 54%, e a fonte da febre pode ser corretamente determinada em aproximadamente um terço dos pacientes. O valor diagnóstico da cintilografia com leucócitos varia de 8 a 31%, e, em geral, a causa de FOO pode ser corretamente identificada em um quinto dos pacientes. Quando a PET/TC não estiver disponível, essas técnicas são a única alternativa.

EXAMES DIAGNÓSTICOS EM ESTÁGIOS TARDIOS

Em alguns casos, os testes mais invasivos são apropriados. As anormalidades encontradas em exames de imagem geralmente devem ser confirmadas por patologia e/ou cultura de amostras de biópsia. Se for encontrada linfadenopatia, há necessidade de biópsia de linfonodo, mesmo quando os linfonodos afetados são difíceis de se alcançar ou quando biópsias anteriores forem inconclusivas. No caso de lesões de pele, a biópsia deve ser realizada.

Se nenhum diagnóstico for alcançado apesar de investigações histológicas ou de culturas obtidas a partir da orientação de PET/TC e PPDs, devem ser considerados os exames diagnósticos de rastreamento de segundo estágio (Fig. 20-1). Em três estudos, a utilidade diagnóstica do rastreamento com TC de tórax e abdome em pacientes com FOO foi cerca de 20%. A especificidade da TC de tórax foi de aproximadamente 80%, e a da TC de abdome variou entre 63 e 80%. Apesar da especificidade relativamente limitada da TC de abdome e do valor adicional provavelmente limitado da TC de tórax após uma FDG-PET/TC normal, a TC de tórax e abdome pode ser usada como rastreamento em estágios mais avançados do protocolo de diagnóstico devido à sua natureza não invasiva e à sua alta sensibilidade. A aspiração de medula óssea raramente é útil na ausência de PPDs que sugiram distúrbios nesse local. Com a adição da FDG-PET/TC, que é altamente sensível para detectar linfoma, carcinoma e osteomielite, o valor da biópsia de medula óssea como procedimento de rastreamento foi provavelmente ainda mais reduzido. Vários estudos mostraram uma alta prevalência de arterite de células gigantes entre pacientes com FOO, com taxas de até 17% em pacientes idosos. A arterite de células gigantes costuma envolver grandes artérias e, na maioria dos casos, pode ser diagnosticada pela FDG-PET/TC. Porém, a biópsia de artéria temporal ainda é recomendada para pacientes ≥ 55 anos de idade em um estágio mais tardio do protocolo diagnóstico: a FDG-PET/TC não será útil na vasculite limitada às artérias temporais, pois esses vasos têm calibre pequeno e há altos níveis de captação da FDG pelo cérebro. No passado, biópsias hepáticas costumavam ser realizadas como procedimento de rastreamento em pacientes com FOO. Em dois estudos, a biópsia hepática como parte do estágio tardio de um protocolo de rastreamento diagnóstico foi útil apenas em um paciente. Além disso, exames hepáticos anormais não são preditivos de uma biópsia hepática diagnóstica na FOO. A biópsia hepática é um procedimento invasivo, com possibilidade de complicações e até morte. Assim, ela não deve ser usada apenas com propósito de rastreamento em pacientes com FOO, exceto naqueles com PPDs de doença hepática ou tuberculose miliar.

Em pacientes com febre inexplicada após todos os procedimentos descritos anteriormente, as últimas etapas na avaliação diagnóstica – com utilidade diagnóstica apenas marginal – têm um custo extraordinariamente alto em termos de gastos e desconforto para o paciente. A repetição de uma anamnese completa e do exame físico, assim como a revisão dos resultados laboratoriais e exames de imagem (incluindo aqueles de outros hospitais) está recomendada. O atraso no diagnóstico costuma resultar de uma falha em reconhecer PPDs a partir de informações disponíveis. Nesses pacientes com FOO persistente, a espera por novas PPDs parece ser melhor do que a solicitação de novas investigações de rastreamento. Apenas quando a condição de um paciente piora sem o aparecimento de novas PPDs é que mais avaliações diagnósticas devem ser realizadas.

SEGUNDA OPINIÃO EM UM CENTRO DE ESPECIALISTAS

Se apesar de toda a avaliação descrita anteriormente uma explicação para a FOO não for encontrada, a busca por uma segunda opinião em um centro de especialistas em FOO deve ser considerada. O único estudo sobre o valor da segunda opinião em FOO relatou que, em 57,3% dos pacientes com FOO inexplicada, um diagnóstico foi encontrado em um centro de especialistas. Além disso, de todos os pacientes que permaneceram sem um diagnóstico mesmo após uma segunda opinião, 10,9% tornaram-se livres da febre após tratamento empírico, acrescentando um desfecho benéfico em 68,2% dos pacientes.

TRATAMENTO

Febre de origem obscura

Tentativas terapêuticas empíricas com antibióticos, glicocorticoides ou agentes tuberculostáticos devem ser evitadas na FOO, exceto quando a condição clínica do paciente estiver rapidamente piorando, após os exames diagnósticos descritos anteriormente não fornecerem um diagnóstico definitivo.

ANTIBIÓTICOS E TERAPIA TUBERCULOSTÁTICA

A terapia antibiótica ou tuberculostática pode reduzir de maneira definitiva a capacidade de cultivo de bactérias de crescimento lento ou de micobactérias. Porém, instabilidade hemodinâmica ou neutropenia são boas indicações para a terapia antibiótica empírica. Se o TCT ou o IGRA forem positivos, ou se houver doença granulomatosa com anergia e a sarcoidose parecer improvável, deve-se iniciar um teste terapêutico para tuberculose. Especialmente na tuberculose miliar, pode ser difícil a obtenção de um diagnóstico rápido. Se a febre não responder após 6 semanas de tratamento empírico contra a tuberculose, deve-se considerar outro diagnóstico.

COLCHICINA, ANTI-INFLAMATÓRIOS NÃO ESTEROIDES E GLICOCORTICOIDES

A colchicina é altamente eficaz na prevenção das crises de febre familiar do Mediterrâneo (FFM), porém ela nem sempre é efetiva quando a crise já iniciou. Quando há suspeita de FFM, a resposta à colchicina não é uma ferramenta diagnóstica completamente confiável na fase aguda, mas, com o tratamento com colchicina, a maioria dos pacientes mostra melhora marcante na frequência e intensidade dos episódios febris dentro de semanas a meses. Assim, a colchicina pode ser uma tentativa em pacientes com achados compatíveis com FFM, especialmente quando esses pacientes se originam de uma região de alta prevalência.

Se a febre persistir e a fonte permanecer obscura após se completar a fase tardia da investigação, o tratamento de suporte com anti-inflamatórios não esteroides (AINEs) pode ser útil. A resposta da doença de Still do adulto aos AINEs é surpreendente em alguns casos.

Os efeitos dos glicocorticoides na arterite de células gigantes e na polimialgia reumática são igualmente impressionantes. Porém, tratamentos empíricos precoces com glicocorticoides reduzem as chances de se alcançar um diagnóstico para o qual o tratamento mais específico (e que possa salvar a vida) possa ser apropriado, como no linfoma. A capacidade dos AINEs e dos glicocorticoides de mascarar a febre, ao mesmo tempo em que permitem a evolução de infecção ou do linfoma, faz seu uso ser evitado, a menos que a possibilidade de infecção ou de linfoma tenha sido em grande parte excluída e que a doença inflamatória seja provavelmente debilitante ou ameaçadora.

INIBIÇÃO DA INTERLEUCINA 1

A interleucina (IL) 1 é uma citocina fundamental na inflamação local e sistêmica e na resposta febril. A disponibilidade de agentes dirigidos especificamente para a IL-1 revelou um papel patológico da inflamação mediada por IL-1 em uma lista crescente de doenças. A anacinra, uma forma recombinante do antagonista do receptor de IL-1 (IL-1Ra), bloqueia a atividade de IL-1α e IL-1β. Ela é extremamente efetiva no tratamento de muitas síndromes inflamatórias, como FFM, síndrome periódica associada à criopirina, síndrome periódica associada ao receptor do fator de necrose tumoral, deficiência de mevalonato-cinase (síndrome de hiper-IgD), síndrome de Schnitzler e doença de Still do adulto. Há muitos outros distúrbios inflamatórios crônicos em que a terapia anti-IL-1 é altamente efetiva. Um teste terapêutico com anacinra pode ser considerado em pacientes cuja FOO não foi diagnosticada após os testes investigativos no estágio tardio. Embora a maioria das condições inflamatórias crônicas sem uma base conhecida possa ser controlada com glicocorticoides, a monoterapia com o bloqueio da IL-1 pode fornecer um melhor controle sem os efeitos colaterais metabólicos, imunológicos e gastrintestinais da administração de glicocorticoides.

PROGNÓSTICO

Em pacientes com FOO que permanece inexplicada, o prognóstico é favorável. Dois grandes estudos sobre a mortalidade foram realizados nesses pacientes. O primeiro estudo incluiu 436 pacientes, dos quais 168 permaneciam sem um diagnóstico. Desses, 4 (2,4%) morreram durante o acompanhamento. Todos esses morreram durante a primeira hospitalização, e em 2 deles um diagnóstico foi obtido durante a necrópsia (1 tinha linfoma intravascular e o outro, pneumonia bilateral). O segundo estudo incluiu 131 pacientes com FOO inexplicada. Desses, 9 (6,9%) morreram durante um acompanhamento mediano de 5 anos. Em 6 desses pacientes, a causa da morte foi conhecida, e em 5 a causa foi considerada não relacionada à doença febril. Em geral, as taxas de mortalidade relacionadas à FOO têm diminuído de forma contínua nas últimas décadas. A maioria dos casos de febre é causada por doenças tratáveis, e o risco de morte relacionado à FOO depende, obviamente, da doença subjacente.

LEITURAS ADICIONAIS

Bleeker-Rovers CP et al: A prospective multicenter study on fever of unknown origin: The yield of a structured diagnostic protocol. Medicine (Baltimore) 86:26, 2007.

Kouijzer IJE et al: Fever of unknown origin: The value of FDG-PET/CT. Semin Nucl Med 48:100, 2018.

Mulders-Manders C et al: Fever of unknown origin. Clin Med 15:280, 2015.

Mulders-Manders C et al: Long-term prognosis, treatment, and outcome of patients with fever of unknown origin in whom no diagnosis was made despite extensive investigation: A questionnaire based study. Medicine (Baltimore) 97:e11241, 2018.

Vanderschueren S et al: Inflammation of unknown origin versus fever of unknown origin: Two of a kind. Eur J Intern Med 20:4, 2009.

Vanderschueren S et al: Mortality in patients presenting with fever of unknown origin. Acta Clin Belg 69:12, 2014.

Seção 3 Disfunções do sistema nervoso

21 Síncope

Roy Freeman

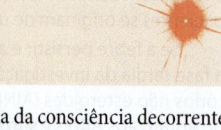

A síncope é uma perda transitória e autolimitada da consciência decorrente de comprometimento global agudo do fluxo sanguíneo cerebral. O início é rápido, a duração, curta, e a recuperação, espontânea e completa. Outras causas de perda transitória da consciência precisam ser distinguidas de síncope, incluindo convulsões, isquemia vertebrobasilar, hipoxemia e hipoglicemia. Um pródromo de síncope (*pré-síncope*) é comum, embora possa ocorrer perda da consciência sem qualquer sintoma de alerta. Os sintomas de pré-síncope típicos incluem tontura, vertigem, fraqueza, fadiga e distúrbios visuais e auditivos. As causas de síncope podem ser divididas em três categorias gerais: (1) síncope neuromediada (também conhecida como *síncope reflexa ou vasovagal*), (2) hipotensão ortostática e (3) síncope cardíaca.

A síncope neuromediada compreende um grupo heterogêneo de distúrbios funcionais que se caracterizam por uma alteração transitória nos reflexos responsáveis pela manutenção da homeostase cardiovascular. Ocorre vasodilatação episódica (ou perda do tônus vasoconstritor), redução do débito cardíaco e bradicardia em combinações variáveis, resultando em falha temporária do controle da pressão arterial. Em contrapartida, nos pacientes com hipotensão ortostática decorrente de insuficiência autonômica, esses reflexos cardiovasculares homeostáticos estão comprometidos de maneira crônica. A síncope cardíaca pode ser decorrente de arritmias ou cardiopatias estruturais que causam diminuição do débito cardíaco. Os aspectos clínicos, os mecanismos fisiopatológicos subjacentes, as intervenções terapêuticas e os prognósticos diferem acentuadamente nessas três causas.

EPIDEMIOLOGIA E HISTÓRIA NATURAL

A síncope é um problema comum, responsável por aproximadamente 3% de todos as consultas de emergência e 1% de todas as internações hospitalares. O custo anual das hospitalizações relacionadas à síncope nos Estados Unidos é de cerca de 2,4 bilhões de dólares. A síncope tem incidência cumulativa durante a vida de até 35% na população geral. A incidência máxima em jovens ocorre entre 10 e 30 anos de idade, com pico mediano em torno dos 15 anos. A síncope neuromediada é a etiologia da grande maioria desses casos. Em idosos, há um aumento agudo na incidência de síncope após os 70 anos.

Em estudos de base populacional, a síncope neuromediada é a causa mais comum de síncope. A incidência é maior em mulheres. Em indivíduos jovens, costuma haver história familiar em parentes de primeiro grau. A doença cardiovascular devido a doença estrutural ou arritmia é a próxima causa mais comum na maioria das séries, particularmente em departamentos de emergência e pacientes idosos. A prevalência de hipotensão ortostática também aumenta com a idade por causa da redução na responsividade do barorreflexo e na complacência cardíaca, bem como da atenuação do reflexo vestibulossimpático associada ao envelhecimento. Outros fatores que contribuem são a redução da ingesta de líquidos e os medicamentos vasoativos, também mais comuns nessa faixa etária. Nos idosos, a hipotensão ortostática é mais comum em indivíduos institucionalizados do que naqueles que vivem na comunidade; isso é explicado provavelmente pela maior prevalência de distúrbios neurológicos predisponentes, comprometimento fisiológico e uso de medicação vasoativa entre pacientes institucionalizados.

A síncope de origem não cardíaca ou inexplicada em indivíduos jovens tem prognóstico excelente; a expectativa de vida não é afetada. Em contrapartida, a síncope de causa cardíaca, seja por cardiopatia ou arritmia primária, está associada a um risco elevado de morte súbita cardíaca e mortalidade por outras causas. Similarmente, a taxa de mortalidade é maior em indivíduos com síncope decorrente de hipotensão ortostática relacionada à idade e com condições comórbidas (Tab. 21-1). A probabilidade de hospitalização e o risco de morte são maiores em idosos.

FISIOPATOLOGIA

A postura ereta impõe um estresse fisiológico único sobre os humanos; a maioria dos episódios de síncope – mas não todos – ocorre na posição ortostática. Tal postura resulta em um acúmulo de 500 a 1.000 mL de sangue nas extremidades inferiores, nádegas e circulação esplâncnica. O acúmulo de sangue pela gravidade causa diminuição do retorno venoso para o coração e do enchimento ventricular, resultando em redução do débito cardíaco e da pressão arterial. Essas alterações hemodinâmicas provocam uma resposta reflexa compensatória iniciada pelos barorreceptores no seio carotídeo e no arco aórtico, resultando em aumento do efluxo simpático e diminuição da atividade nervosa vagal (Fig. 21-1). O reflexo aumenta a resistência periférica, o retorno venoso para o coração e o débito cardíaco e, portanto, limita a queda na pressão arterial. Se essa resposta falhar, como é o caso cronicamente na hipotensão ortostática e transitoriamente na síncope neuromediada, ocorre hipotensão e hipoperfusão cerebral.

TABELA 21-1 ■ Fatores de alto risco que indicam a necessidade de hospitalização ou investigação intensiva da síncope
Dor torácica sugestiva de isquemia coronariana
Características de insuficiência cardíaca congestiva
Valvopatia moderada ou grave
Cardiopatia estrutural moderada ou grave
Alterações isquêmicas no eletrocardiograma (ECG)
História de arritmias ventriculares
Intervalo QT prolongado (> 500 ms)
Bloqueio sinoatrial repetitivo ou pausas sinusais
Bradicardia sinusal persistente
Bloqueio bi ou trifascicular ou retardo da condução intraventricular com duração de QRS ≥ 120 ms
Fibrilação atrial
Taquicardia ventricular não sustentada
História familiar de morte súbita
Síndromes de pré-excitação
Padrão de Brugada no ECG
Palpitações no momento da síncope
Síncope em repouso ou durante exercícios

A síncope é uma consequência da hipoperfusão cerebral global e, assim, representa uma falha dos mecanismos autorreguladores do fluxo sanguíneo cerebral. Fatores miogênicos, metabólitos locais e, em menor extensão, o controle autonômico neurovascular são responsáveis pela autorregulação do fluxo sanguíneo cerebral (Cap. 307). A latência da resposta autorregulatória é de 5 a 10 segundos. É comum o fluxo sanguíneo cerebral variar de 50 a 60 mL/min/100 g de tecido cerebral e permanecer relativamente constante, com as pressões de perfusão variando de 50 a 150 mmHg. A cessação do fluxo sanguíneo por 6 a 8 segundos resulta em perda da consciência, embora surja comprometimento da consciência quando o fluxo sanguíneo diminui para 25 mL/min/100 g de tecido cerebral.

Do ponto de vista clínico, uma queda na pressão sistólica sistêmica para aproximadamente 50 mmHg ou menos resulta em síncope. Uma redução do débito cardíaco e/ou da resistência vascular sistêmica – os determinantes da pressão arterial –, portanto, são as bases da fisiopatologia da síncope. As causas comuns de comprometimento do débito cardíaco incluem diminuição do volume sanguíneo circulante efetivo, aumento da pressão torácica, embolia pulmonar maciça, bradiarritmias e taquiarritmias, cardiopatia valvar e disfunção miocárdica. A resistência vascular sistêmica pode estar diminuída por doenças do sistema nervoso autônomo periférico e central, medicações simpatolíticas e transitoriamente durante uma síncope neuromediada. O aumento da resistência vascular cerebral, mais frequentemente devido à hipocarbia induzida pela hiperventilação, também pode contribuir para a fisiopatologia da síncope.

Dois padrões de alterações no eletrencefalograma (EEG) ocorrem em pessoas com síncope. O primeiro é o padrão "lento-plano-lento" (Fig. 21-2), no qual a atividade de fundo normal é substituída por ondas delta lentas de alta amplitude. Isso é seguido pelo súbito achatamento do EEG – uma cessação ou atenuação da atividade cortical – sucedido pelo retorno de ondas lentas e, depois, atividade normal. Um segundo padrão, o "padrão lento", se caracteriza apenas por aumento e diminuição da atividade de ondas lentas. O achatamento do EEG que ocorre no padrão lento-plano-lento é um marcador de hipoperfusão cerebral mais grave.

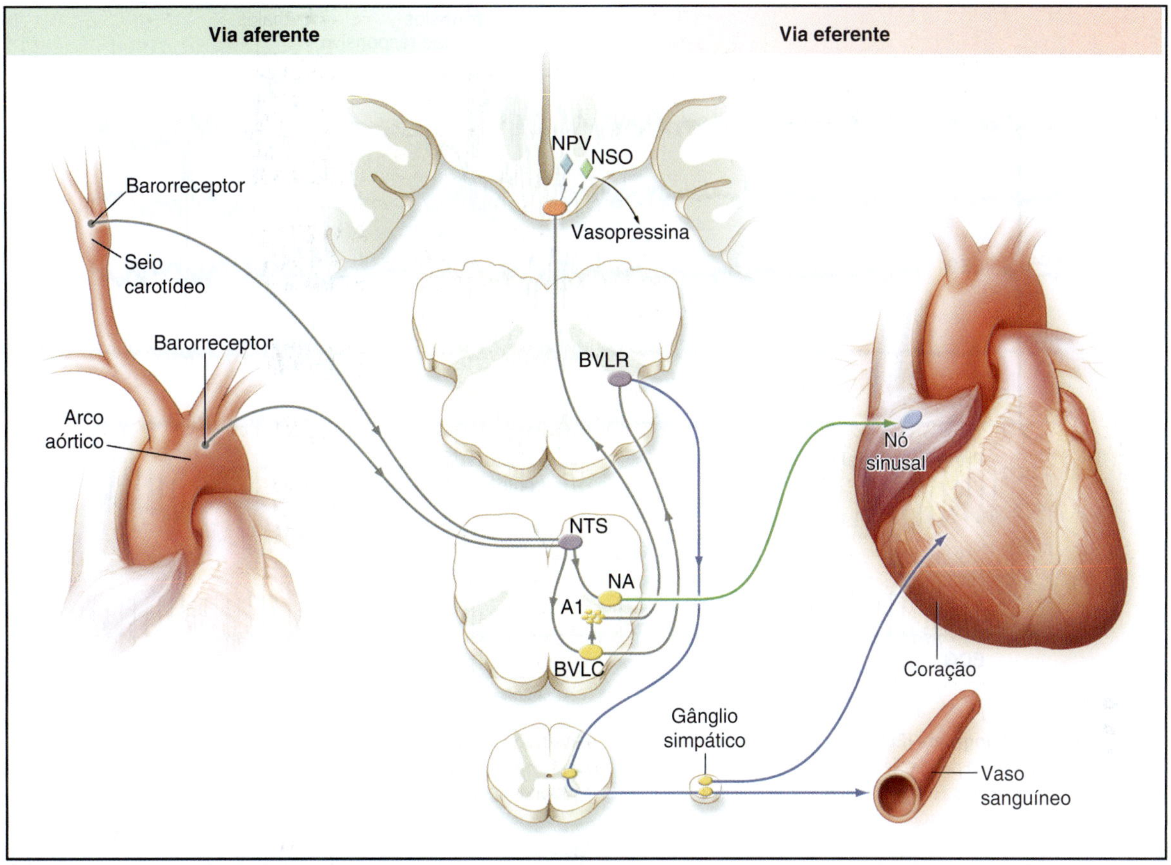

FIGURA 21-1 O barorreflexo. Uma queda na pressão arterial descarrega os barorreceptores – terminais de fibras aferentes dos nervos glossofaríngeo e vago – que estão situados no seio carotídeo e no arco aórtico. Isso leva a uma redução nos impulsos aferentes liberados desses mecanorreceptores através dos nervos glossofaríngeo e vago para o núcleo do trato solitário (NTS) na região dorsomedial do bulbo. A redução da atividade aferente barorreceptora causa uma queda no estímulo nervoso vagal para o nó sinusal, que é mediado pelas conexões do NTS para o núcleo ambíguo (NA). Há aumento na atividade eferente simpática, que é mediada pelas projeções do NTS para o bulbo ventrolateral caudal (BVLC, uma via excitatória), e daí para o bulbo ventrolateral rostral (BVLR, uma via inibitória). A ativação de neurônios pré-simpáticos do BVLR em resposta à hipotensão deve-se predominantemente, portanto, à desinibição. Em resposta a uma queda sustentada da pressão arterial, a liberação de vasopressina é mediada pelas projeções do grupo de células noradrenérgicas A1 no bulbo ventrolateral. Essa projeção ativa os neurônios que sintetizam vasopressina na porção magnocelular do núcleo paraventricular (NPV) e do núcleo supraóptico (NSO) do hipotálamo. *Azul* denota os neurônios simpáticos, e *verde*, os parassimpáticos. *(De R Freeman: Neurogenic orthostatic hypotension. New Engl J Med 358:615, 2008. Copyright © 2008 Massachusetts Medical Society. Reimpressa com permissão.)*

Apesar da presença de movimentos mioclônicos e de outras atividades motoras durante eventos de síncope, não são detectadas descargas epilépticas no EEG.

CLASSIFICAÇÃO

SÍNCOPE NEUROMEDIADA

A síncope neuromediada (reflexa; vasovagal) é a via final de um arco reflexo complexo dos sistemas nervosos central e periférico. Há uma alteração transitória na atividade autonômica eferente com aumento dos impulsos parassimpáticos, além de inibição simpática, resultando em bradicardia, vasodilatação e/ou redução do tônus vasoconstritor (a resposta vasodepressora) e diminuição do débito cardíaco. A queda resultante na pressão arterial sistêmica pode, então, reduzir o fluxo sanguíneo cerebral para abaixo dos limites compensatórios de autorregulação (Fig. 21-3). Para gerar uma síncope neuromediada, há necessidade de um sistema nervoso autônomo funcionante, em contraste com a síncope que resulta de falha autonômica (discutida a seguir).

Múltiplos gatilhos da alça aferente do arco reflexo podem resultar em síncope neuromediada. Em algumas situações, eles podem ser claramente definidos, p. ex., estresse ortostático e estímulo do seio carotídeo, trato gastrintestinal ou bexiga. Porém, é comum que o gatilho não seja reconhecido e a causa seja multifatorial. Em tais circunstâncias, é provável que diferentes vias aferentes convirjam para a rede autonômica central dentro do bulbo que integra os impulsos neurais e medeia a resposta vasodepressora-bradicárdica.

Classificação da síncope neuromediada A síncope neuromediada pode ser subdividida com base na via aferente e no gatilho provocativo. A síncope vasovagal (desmaio comum) é provocada por emoção intensa, dor e/ou estresse ortostático, enquanto as síncopes reflexas situacionais têm estímulos específicos localizados que provocam a vasodilatação reflexa e a bradicardia que levam à síncope. Os mecanismos subjacentes da maioria dessas síncopes reflexas situacionais foram identificados, e a fisiopatologia, delineada. O gatilho aferente pode originar-se nos sistemas pulmonar, gastrintestinal e urogenital, no coração e no seio carotídeo na artéria carótida (Tab. 21-2). A hiperventilação que acarreta hipocarbia e vasoconstrição cerebral, mais a pressão intratorácica elevada, que prejudica o retorno venoso para o coração, desempenham um papel central em muitas das síncopes reflexas situacionais. A via aferente do arco reflexo difere entre esses distúrbios, mas a resposta eferente via nervo vago e vias simpáticas é semelhante.

Como alternativa, a síncope neuromediada pode ser subdividida com base na via eferente predominante. Síncope vasodepressora descreve a síncope predominantemente causada por falha vasoconstritora simpática eferente; síncope cardioinibidora descreve aquela predominantemente associada a bradicardia ou assistolia devido a aumento do efluxo vagal; e síncope mista descreve aquela em que há alterações tanto vagais quanto reflexivas simpáticas.

Aspectos da síncope neuromediada Além dos sintomas de intolerância ortostática, como tontura, vertigem e fadiga, pode haver aspectos premonitórios de ativação autonômica em pacientes com síncope

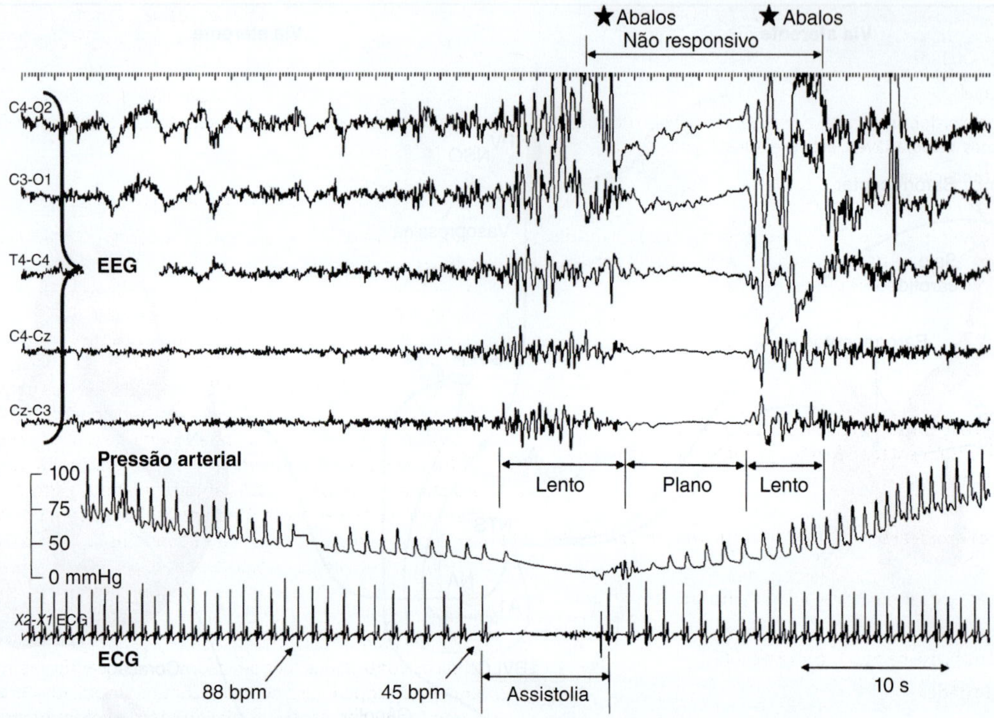

FIGURA 21-2 Eletrencefalograma (EEG) na síncope vasovagal. Um segmento de 1 minuto de um teste com mesa inclinada (*tilt-test*) com síncope vasovagal típica demonstrando o padrão "lento-plano-lento" no EEG. É mostrada a pressão arterial digital a cada batimento, o eletrocardiograma (ECG) e canais selecionados do EEG. A lentificação do EEG começa quando a pressão sistólica cai para cerca de 50 mmHg; a frequência cardíaca é, então, de aproximadamente 45 bpm. Ocorrência de assistolia com duração de cerca de 8 segundos. O EEG fica plano por um período semelhante, mas com retardo. Foi observada uma perda transitória de consciência com duração de 14 s. Houve abalos musculares logo antes e logo depois do período plano do EEG. *(De W Wieling et al: Symptoms and signs of syncope: a review of the link between physiology and clinical clues. Brain 132:2630, 2009. Reimpressa (e traduzida) com permissão de Oxford University Press on behalf of the Guarantors of Brain.)*

neuromediada. Tais fatores incluem diaforese, palidez, palpitações, náusea, hiperventilação e bocejos. Durante o evento da síncope, pode ocorrer mioclonia proximal e distal (geralmente arrítmica e multifocal), levantando a possibilidade de uma convulsão. Os olhos costumam permanecer abertos e, em geral, desviam-se para cima. As pupilas costumam estar dilatadas. Podem ocorrer movimentos oculares errantes. Pode haver grunhidos, gemidos, roncos e estertores respiratórios. Pode haver incontinência urinária. Porém, a incontinência fecal é muito rara. A confusão pós-ictal também é rara, embora alucinações visuais e auditivas e sensação de morte iminente ou experiências extracorpóreas sejam algumas vezes relatadas.

Embora alguns fatores predisponentes e estímulos provocativos estejam bem estabelecidos (p. ex., postura ereta sem movimento, temperatura ambiente quente, depleção do volume intravascular, ingestão de álcool, hipoxemia, anemia, dor, visualização de sangue, venopunção e emoção intensa), não se conhece a base subjacente dos limiares amplamente diferentes

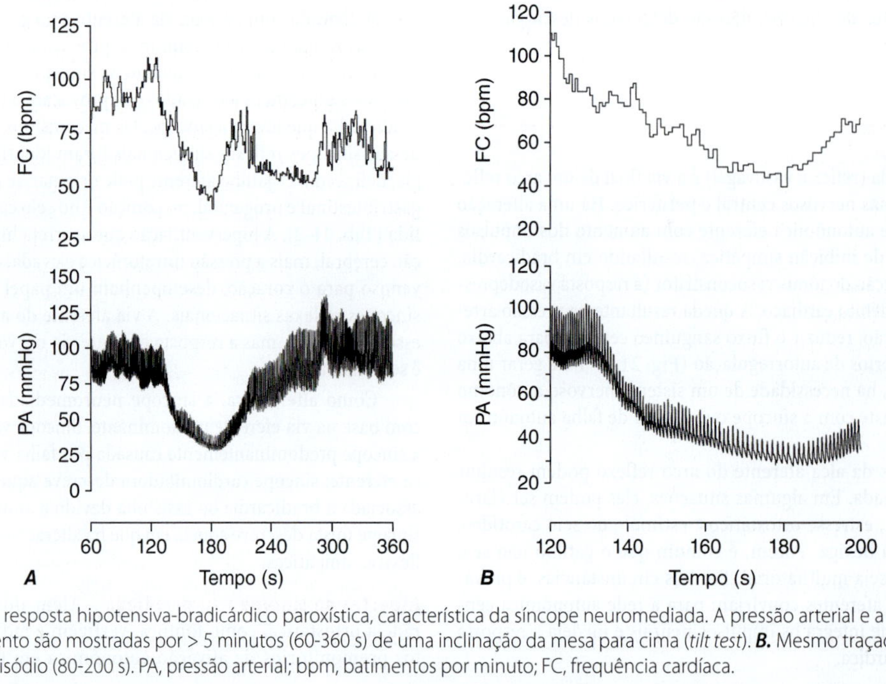

FIGURA 21-3 ***A.*** Uma resposta hipotensiva-bradicárdico paroxística, característica da síncope neuromediada. A pressão arterial e a frequência cardíaca não invasivas a cada batimento são mostradas por > 5 minutos (60-360 s) de uma inclinação da mesa para cima (*tilt test*). ***B.*** Mesmo traçado expandido para mostrar 80 segundos do episódio (80-200 s). PA, pressão arterial; bpm, batimentos por minuto; FC, frequência cardíaca.

TABELA 21-2 ■ Causas da síncope

A. Síncope neuromediada
Síncope vasovagal
Medo provocado, dor, ansiedade, emoção intensa, visão de sangue, visões e odores desagradáveis, estresse ortostático
Síncope reflexa situacional
Pulmonar
Síncope causada por tosse, do instrumentista de sopro, do levantador de peso, por espirro, instrumentação de via aérea ou por formas de indução deliberada da síncope (*mess trick*[a] e *faiting lark*[b])
Urogenital
Síncope pós-micção, por instrumentação do trato urogenital, massagem prostática
Gastrintestinal
Síncope da deglutição, neuralgia glossofaríngea, estimulação esofágica, instrumentação do trato gastrintestinal, exame retal, síncope da defecação
Cardíaco
Reflexo de Bezold-Jarisch, obstrução do fluxo de saída cardíaco
Seio carotídeo
Sensibilidade do seio carotídeo, massagem do seio carotídeo
Ocular
Pressão ocular, exame ocular, cirurgia ocular
B. Hipotensão ortostática
Insuficiência autonômica primária decorrente de doenças neurodegenerativas idiopáticas centrais e periféricas – as "sinucleinopatias"
Doenças por corpos de Lewy
Doença de Parkinson
Demência por corpos de Lewy
Insuficiência autonômica pura
Atrofia de múltiplos sistemas (síndrome de Shy-Drager)
Insuficiência autonômica secundária devido a neuropatias periféricas autonômicas
Diabetes melito
Amiloidose hereditária (polineuropatia amiloide familiar)
Amiloidose primária (amiloidose AL; associada à imunoglobulina de cadeia leve)
Neuropatias hereditárias sensitivas e autonômicas (NHSA) (especialmente do tipo III – disautonomia familiar)
Neuropatia autonômica imunomediada idiopática
Ganglionopatia autonômica autoimune
Síndrome de Sjögren
Neuropatia autonômica paraneoplásica
Neuropatia pelo HIV
Hipotensão pós-prandial
Iatrogênica (induzida por drogas/fármacos)
Depleção de volume
C. Síncope cardíaca
Arritmias
Disfunção do nó sinusal
Disfunção atrioventricular
Taquicardias supraventriculares
Taquicardias ventriculares
Canalopatias hereditárias
Cardiopatia estrutural
Doença valvar
Isquemia miocárdica
Miocardiopatia obstrutiva e outras
Mixoma atrial
Derrame e tamponamento pericárdico

[a]Hiperventilação por cerca de 1 minuto seguida por compressão torácica súbita. [b]Hiperventilação (cerca de 20 respirações) em posição agachada, o paciente levanta-se rapidamente e, em seguida, manobra de Valsalva.

para síncope entre indivíduos expostos ao mesmo estímulo provocativo. Pode ser que haja uma base genética para a síncope neuromediada; vários estudos relataram incidência elevada de síncope em parentes de primeiro grau de pessoas que desmaiam, mas não foi identificado um gene ou marcador genético, e fatores ambientais, sociais e culturais não foram excluídos por esses estudos.

TRATAMENTO

Síncope neuromediada

Tranquilizar, orientar, evitar estímulos provocativos e expandir o volume plasmático hidreletrolítico são os princípios fundamentais do tratamento da síncope neuromediada. Manobras isométricas de contrapressão dos membros (tensionar os músculos abdominais e das pernas, dar um aperto de mão e tensionar o braço, e cruzar as pernas) podem elevar a pressão arterial pelo aumento do volume sanguíneo central e do débito cardíaco. Entre esses, o tensionamento da musculatura abdominal é a mais efetiva. Ao manter a pressão na zona autorreguladora, essas manobras, que podem ser particularmente úteis em pacientes com um pródromo longo, evitam ou retardam o início da síncope. Ensaios clínicos controlados randomizados sustentam essa intervenção.

Fludrocortisona, agentes vasoconstritores e antagonistas β-adrenorreceptores são usados em ampla escala por especialistas para tratar pacientes refratários, embora não haja evidência consistente de ensaios clínicos controlados randomizados sobre qualquer farmacoterapia para tratar a síncope neuromediada. Como a vasodilatação, a redução do volume sanguíneo central, a diminuição do volume sistólico e do débito cardíaco são os mecanismos fisiopatológicos dominantes da síncope na maioria dos pacientes, o uso de um marca-passo cardíaco raramente traz benefícios. Uma revisão sistemática da literatura examinando o uso de marca-passo na redução do risco de síncope recorrente e os desfechos clínicos relevantes em adultos com síncope neuromediada concluiu que as evidências existentes não sustentam o uso rotineiro do marca-passo. As possíveis exceções são (1) pacientes mais velhos (> 40 anos) com pelo menos três episódios prévios de assistolia (ou pelo menos 3 s associados a síncope ou pelo menos 6 s associados a pré-síncope) documentada por um gravador de eventos implantável; e (2) pacientes com cardioinibição proeminente devido à síndrome do seio carotídeo. Nesses pacientes, o marca-passo de câmara dupla pode ser útil, embora essa área continue incerta.

HIPOTENSÃO ORTOSTÁTICA

A hipotensão ortostática, definida como uma redução na pressão arterial sistólica de pelo menos 20 mmHg ou na pressão arterial diastólica de ao menos 10 mmHg após 3 minutos com o paciente em pé ou com inclinação da mesa para cima (*tilt test*), é uma manifestação de falha vasoconstritora simpática (autonômica) (Fig. 21-4). Em muitos casos (mas não em todos), não há aumento compensatório na frequência cardíaca, apesar da hipotensão; com insuficiência autonômica parcial, a frequência cardíaca pode aumentar até certo ponto, mas isso não é o bastante para manter o débito cardíaco. Uma variante da hipotensão ortostática é a forma "tardia", que ocorre depois que o paciente fica mais de 3 minutos na posição ereta; pode ser que isso reflita uma forma discreta ou inicial de disfunção simpática adrenérgica. Em alguns casos, ocorre hipotensão ortostática dentro de 15 segundos em pé (a chamada hipotensão ortostática "precoce"), achado que pode refletir um desajuste transitório entre o débito cardíaco e a resistência vascular periférica, e não representa insuficiência autonômica.

Os sintomas característicos de hipotensão ortostática incluem tontura e pré-síncope (quase desmaio), ocorrendo em resposta a uma alteração súbita da postura. No entanto, os sintomas podem estar ausentes ou ser inespecíficos, como fraqueza generalizada, fadiga, lentidão cognitiva, falseio das pernas ou cefaleia. Pode ocorrer borramento visual, provavelmente devido a isquemia retiniana ou do lobo occipital. Dor no pescoço – tipicamente na região suboccipital, cervical posterior e do ombro ("cefaleia do cabide"), mais provavelmente devido à isquemia do músculo do pescoço – pode ser o único sintoma. Os pacientes podem relatar dispneia ortostática (que se acredita refletir desequilíbrio na ventilação-perfusão devido à perfusão inadequada dos ápices pulmonares ventilados) ou angina (atribuída a comprometimento da perfusão miocárdica, mesmo com artérias coronárias

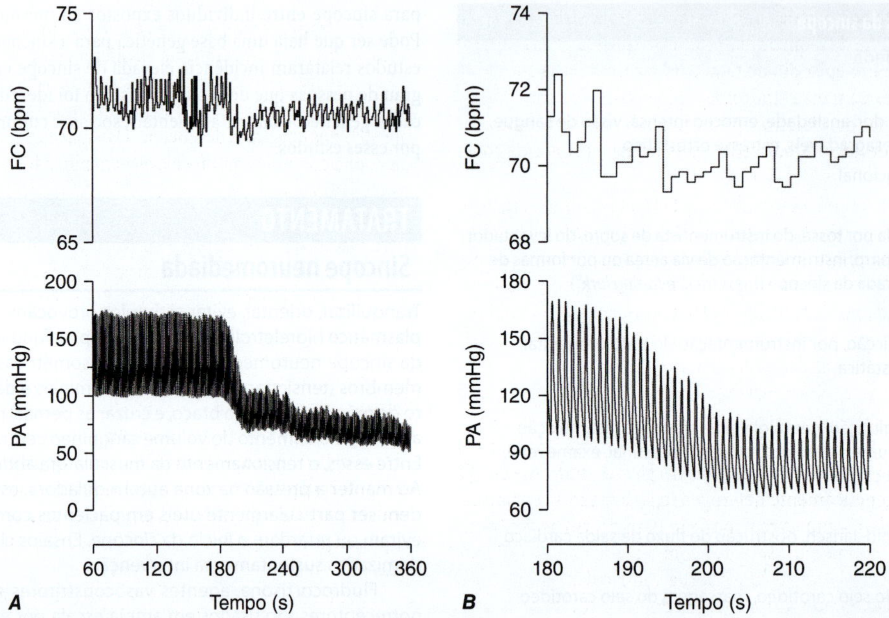

FIGURA 21-4 ***A.*** Queda gradual na pressão arterial sem aumento compensatório na frequência cardíaca, característica da hipotensão ortostática decorrente de insuficiência autonômica. A pressão arterial e a frequência cardíaca são mostradas por > 5 minutos (60-360 s) em uma inclinação para cima em uma mesa inclinada. ***B.*** Mesmo traçado expandido para mostrar 40 s do episódio (180-220 s). PA, pressão arterial; bpm, batimentos por minuto; FC, frequência cardíaca.

normais). Os sintomas podem ser exacerbados por exercício, ficar muito tempo em pé, aumento da temperatura ambiente ou pelas refeições. Em geral, a síncope é precedida por sintomas de alarme, mas pode ocorrer subitamente, o que sugere a possibilidade de uma convulsão ou causa cardíaca. Alguns pacientes apresentam reduções profundas na pressão arterial, algumas vezes sem sintomas, mas os colocando sob risco para quedas e lesões se o limiar autorregulador for ultrapassado com resultante hipoperfusão cerebral.

A hipertensão supina é comum em pacientes com hipotensão ortostática devido à insuficiência autonômica, acometendo > 50% deles em algumas séries. Pode haver hipotensão ortostática após o início do tratamento para hipertensão, e sobrevir hipertensão supina após o tratamento da hipotensão ortostática. Entretanto, em outros casos, a associação das duas condições não está relacionada com a terapia e, em parte, pode ser explicada pela disfunção barorreflexa na presença de efluxo simpático residual, particularmente em pacientes com degeneração autonômica central.

Causas da hipotensão ortostática neurogênica As causas de hipotensão ortostática neurogênica incluem disfunção dos sistemas nervosos autônomos central e periférico (Cap. 440). A disfunção autonômica de outros sistemas orgânicos (inclusive bexiga, intestinos, órgãos sexuais e sistema sudomotor) de gravidade variável frequentemente acompanha a hipotensão ortostática nesses distúrbios (Tab. 21-2).

Os distúrbios degenerativos autonômicos primários são a atrofia de múltiplos sistemas (síndrome de Shy-Drager; Cap. 440), doença de Parkinson (Cap. 435), demência por corpos de Lewy (Cap. 434) e insuficiência autonômica pura (Cap. 440). Essas doenças costumam ser agrupadas como "sinucleinopatias" devido à presença de α-sinucleína, uma pequena proteína que se agrega predominantemente no citoplasma de neurônios nos distúrbios por corpos de Lewy (doença de Parkinson, demência por corpos de Lewy e insuficiência autonômica pura) e na glia na atrofia de múltiplos sistemas.

A disfunção autonômica periférica também pode acompanhar neuropatias periféricas de fibras finas, como as observadas na neuropatia diabética, amiloidose adquirida e hereditária, neuropatias imunomediadas e neuropatias hereditárias sensitivas e autonômicas (NHSA; em particular a tipo III, disautonomia familiar) (Caps. 446 e 447). Com menos frequência, a hipotensão ortostática está associada às neuropatias periféricas que acompanham a deficiência de vitamina B_{12}, exposição a neurotoxinas, HIV e outras infecções e porfiria.

Pacientes com insuficiência autonômica e os idosos são suscetíveis a quedas na pressão arterial associadas às refeições. A magnitude da queda na pressão arterial é exacerbada por refeições fartas, ricas em carboidratos e pelo consumo de álcool. O mecanismo da síncope pós-prandial ainda não foi completamente elucidado.

A hipotensão ortostática frequentemente é iatrogênica. Fármacos de várias classes podem diminuir a resistência periférica (p. ex., antagonistas α-adrenorreceptores usados para tratar a hipertensão e a hipertrofia prostática; agentes anti-hipertensivos de diversas classes; nitratos e outros vasodilatadores; agentes tricíclicos e fenotiazinas). A depleção de volume iatrogênica devido à diurese e aquela de origem clínica (hemorragia, vômitos, diarreia ou baixo consumo de líquido) também podem resultar em redução do volume circulatório efetivo, hipotensão ortostática e síncope.

TRATAMENTO
Hipotensão ortostática

A primeira etapa é eliminar as causas reversíveis – em geral medicações vasoativas (ver Tab. 440-6). Depois disso, devem ser introduzidas intervenções não farmacológicas. Essas intervenções incluem orientar o paciente quanto a mudar da posição supina para a ereta paulatinamente, alertar sobre os efeitos hipotensivos das refeições volumosas, instruir sobre as manobras de contrapressão isométrica que aumentam a pressão vascular (ver anteriormente) e aconselhar a elevação da cabeceira no leito para reduzir a hipertensão supina e a diurese noturna. O volume intravascular deve ser expandido pelo aumento do consumo dietético de líquido e sal. Caso essas medidas não farmacológicas falhem, deve ser instituída uma intervenção farmacológica com acetato de fludrocortisona e agentes vasoconstritores, como a midodrina e a L-di-hidroxifenilserina. Alguns pacientes com sintomas difíceis de tratar requerem tratamento com agentes suplementares que incluem piridostigmina, atomoxetina, ioimbina, octreotida, acetato de desmopressina (DDAVP) e eritropoietina (Cap. 440).

SÍNCOPE CARDÍACA

A síncope cardíaca (ou cardiovascular) é causada por arritmias e doença cardíaca estrutural. Elas podes ocorrer em combinação porque a doença estrutural deixa o coração mais vulnerável à atividade elétrica anormal.

Arritmias As bradiarritmias que causam síncope incluem aquelas devido à disfunção grave do nó sinusal (p. ex., parada sinusal ou bloqueio sinoatrial) e ao bloqueio atrioventricular (AV) (p. ex., Mobitz tipo II e bloqueio AV de alto grau e completo). As bradiarritmias decorrentes de disfunção do nó sinusal em geral estão associadas a uma taquiarritmia atrial, distúrbio conhecido como síndrome de taquicardia-bradicardia. Uma pausa prolongada após o término de um episódio de taquicardia é uma causa frequente de síncope em pacientes com essa síndrome. Medicações de várias classes também podem ocasionar bradiarritmias de gravidade suficiente para causar síncope. A síncope devido a bradicardia ou assistolia é conhecida como crise de Stokes-Adams.

As taquiarritmias ventriculares frequentemente causam síncope. A probabilidade de síncope com taquicardia ventricular depende, em parte, da frequência ventricular; frequências < 200 bpm são menos propensas a causar síncope. A função hemodinâmica comprometida durante taquicardia ventricular é causada por contração ventricular inefetiva, enchimento diastólico reduzido devido a períodos mais curtos de enchimento, perda da sincronia AV e isquemia miocárdica concomitante.

Vários distúrbios associados a instabilidade eletrofisiológica cardíaca e arritmogênese se devem a mutações em genes de subunidades de canais iônicos. Isso inclui a síndrome do QT longo, a síndrome de Brugada e a taquicardia ventricular polimórfica catecolaminérgica. A síndrome do QT longo é um distúrbio geneticamente heterogêneo, associado à repolarização cardíaca prolongada e a uma predisposição para arritmias ventriculares. Síncope e morte súbita em pacientes com a síndrome do QT longo resultam de um tipo singular de taquicardia ventricular polimórfica, denominada *torsades des pointes*, que degenera em fibrilação ventricular. A síndrome do QT longo foi associada aos genes que codificam as subunidades α e β dos canais de K^+, o canal de Na^+ controlado por voltagem e uma proteína estrutural, a anquirina B (ANK2). A síndrome de Brugada caracteriza-se por fibrilação ventricular idiopática, associada a anormalidades ventriculares direitas no ECG sem cardiopatia estrutural. Esse distúrbio também é geneticamente heterogêneo, embora, na maioria dos casos, esteja ligado a mutações na subunidade α do canal de Na^+, SCN5A. A taquicardia polimórfica catecolaminérgica é um distúrbio hereditário geneticamente heterogêneo, associado a arritmias induzidas por exercício ou estresse, síncope ou morte súbita. O prolongamento adquirido do intervalo QT, mais comumente devido a fármacos, também pode resultar em arritmias ventriculares e síncope. **Esses distúrbios são discutidos em detalhes no Cap. 255.**

Doença estrutural Cardiopatias estruturais (p. ex., valvopatia, isquemia miocárdica, miocardiopatia hipertrófica e outras, massas cardíacas como o mixoma atrial e derrame pericárdico) podem ocasionar síncope por comprometimento do débito cardíaco. A doença estrutural também pode contribuir para outros mecanismos fisiopatológicos da síncope. Por exemplo, as cardiopatias estruturais podem predispor à arritmogênese; o tratamento agressivo da insuficiência cardíaca com diuréticos e/ou vasodilatadores pode acarretar hipotensão ortostática; e pode ocorrer vasodilatação reflexa inapropriada com distúrbios estruturais, como estenose aórtica e miocardiopatia hipertrófica, possivelmente provocada por aumento da contratilidade ventricular.

TRATAMENTO

Síncope cardíaca

O tratamento da síncope cardíaca depende do distúrbio subjacente. As terapias para arritmias incluem marca-passo cardíaco para doença do nó sinusal e bloqueio AV, e ablação, medicamentos antiarrítmicos e cardioversores desfibriladores para taquiarritmias atriais e ventriculares. Esses distúrbios são mais adequadamente manejados por médicos especializados nessa área.

ABORDAGEM AO PACIENTE

Síncope

DIAGNÓSTICO DIFERENCIAL

A síncope é facilmente diagnosticada quando os aspectos característicos estão presentes, porém vários distúrbios com perda transitória real ou aparente da consciência podem causar confusão diagnóstica.

Convulsões generalizadas e parciais podem ser confundidas com síncope, mas há aspectos que as diferenciam. Embora movimentos tônico-clônicos sejam característicos de uma convulsão generalizada, movimentos mioclônicos e outros movimentos também podem ocorrer em até 90% dos episódios de síncope. Os espasmos mioclônicos associados à síncope podem ser multifocais ou generalizados. Em geral, eles são arrítmicos e de curta duração (< 30 s). Também pode ocorrer postura flexora e extensora discreta. Convulsões parciais ou parciais complexas com generalização secundária costumam ser precedidas por uma aura, comumente um odor desagradável, ansiedade, medo, desconforto abdominal ou outras sensações viscerais. Esses fenômenos devem ser diferenciados dos aspectos premonitórios de síncope.

As manifestações autonômicas de convulsões (epilepsia autonômica) podem gerar um desafio diagnóstico mais difícil. Convulsões autonômicas têm manifestações cardiovasculares, gastrintestinais, pulmonares, urogenitais, pupilares e cutâneas que são semelhantes aos aspectos premonitórios de síncope. Frequentemente, as manifestações cardiovasculares de epilepsia autonômica incluem taquicardias e bradicardias que podem ser de magnitude suficiente para causar perda da consciência. A presença de auras não autonômicas acompanhantes podem ajudar a diferenciar esses episódios da síncope.

A perda da consciência associada a uma convulsão em geral dura > 5 minutos e está associada a sonolência e desorientação prolongadas pós-ictais, enquanto após um evento de síncope ocorre quase imediatamente a reorientação. Pode ocorrer dores musculares tanto após síncope como após convulsões, mas elas tendem a durar mais e ser mais graves após uma convulsão. As convulsões, ao contrário da síncope, raramente são provocadas por emoções ou dor. Pode ocorrer incontinência urinária, tanto com convulsões quanto com síncope, mas é muito raro ocorrer incontinência fecal com síncope.

A hipoglicemia pode causar perda transitória da consciência, tipicamente em indivíduos com diabetes tipo 1 ou 2 **(Cap. 403)** tratados com insulina. Os aspectos clínicos associados à hipoglicemia iminente ou instalada incluem tremor, palpitações, ansiedade, diaforese, fome e parestesias. Tais sintomas devem-se à ativação autonômica que se contrapõe à glicemia em queda. A fome, em particular, não é um aspecto premonitório típico de síncope. A hipoglicemia também prejudica a função neuronal, acarretando fadiga, fraqueza, tontura e sintomas cognitivos e comportamentais. Pode ocorrer dificuldades no diagnóstico de indivíduos sob controle glicêmico estrito; a hipoglicemia repetida prejudica a resposta contrarreguladora e leva a uma perda dos sintomas de alarme característicos da hipoglicemia.

Os pacientes com cataplexia (Cap. 31) apresentam perda abrupta, parcial ou completa do tônus muscular, desencadeada por emoções fortes, em geral raiva ou riso. Em contrapartida à síncope, a consciência é mantida durante os ataques, que costumam durar entre 30 segundos e 2 minutos. Não há sintomas premonitórios. Ocorre cataplexia em 60 a 75% dos pacientes com narcolepsia.

A entrevista clínica e o interrogatório de testemunhas oculares em geral permite diferenciar a síncope de quedas devido a disfunção vestibular, doença cerebelar, disfunção do sistema extrapiramidal e outros distúrbios da marcha. O diagnóstico de síncope pode ser particularmente difícil em pacientes com demência que experimentam quedas repetidas e não conseguem fornecer uma história precisa dos episódios. Se a queda for acompanhada por traumatismo craniano, uma síndrome pós-concussão, amnésia quanto aos eventos precipitantes e/ou perda ou alteração da consciência também podem contribuir para a dificuldade diagnóstica.

A perda aparente da consciência pode ser uma das manifestações de doença psiquiátrica, como ansiedade generalizada, transtornos do pânico, depressão maior e transtorno de somatização. Tais possibilidades devem ser consideradas em indivíduos que desmaiam com frequência sem apresentar sintomas prodrômicos. É raro esses pacientes sofrerem alguma lesão, apesar das inúmeras quedas. Não há alterações hemodinâmicas significativas concomitantes com esses episódios. Em contrapartida, a perda transitória de consciência devido à síncope vasovagal precipitada por medo, estresse, ansiedade e sofrimento emocional é acompanhada por hipotensão, bradicardia ou ambas.

AVALIAÇÃO INICIAL

As metas da avaliação inicial são determinar se a perda transitória da consciência foi causada por síncope, identificar a causa e avaliar a possibilidade de futuros episódios e danos graves (Tab. 21-1). A avaliação inicial deve incluir anamnese detalhada, questionário abrangente para as testemunhas e exame físico e neurológico completo. A pressão arterial e a frequência cardíaca devem ser medidas na posição supina e após 3 minutos em pé, para se determinar se há hipotensão ortostática. As características de alto risco incluem: início recente de desconforto torácico, dor abdominal, falta de ar ou cefaleia; síncope durante exercícios ou em posição supina; início súbito de palpitações seguidas por síncope; doença cardíaca coronariana ou estrutural grave.

As características de alto risco ao exame incluem uma PA sistólica inexplicada < 90 mmHg, sugestão de hemorragia gastrintestinal, bradicardia persistente (< 40 bpm) e sopro sistólico não diagnosticado.

Deve ser feito um ECG se houver suspeita de síncope devido a arritmia ou cardiopatia subjacente. Anormalidades eletrocardiográficas relevantes incluem bradiarritmias ou taquiarritmias, bloqueio AV, isquemia miocárdica aguda, infarto do miocárdio antigo, QT longo e bloqueio de ramo. A avaliação inicial levará à identificação de uma causa de síncope em aproximadamente 50% dos pacientes e também permitirá a estratificação de pacientes quanto ao risco de mortalidade cardíaca.

Exames de laboratório Os exames laboratoriais de rotina raramente são úteis para identificar a causa da síncope. Devem ser feitos exames de sangue quando houver suspeita de distúrbios específicos, por exemplo, infarto agudo do miocárdio, anemia e insuficiência autonômica secundária (Tab. 21-2).

Exame do sistema nervoso autônomo A avaliação autonômica, incluindo o teste da mesa inclinada (*tilt test*), pode ser realizada em centros especializados (Cap. 440). Os exames autonômicos são úteis para revelar evidência objetiva de insuficiência autonômica e também demonstrar uma predisposição para a síncope neuromediada. O exame autonômico inclui avaliações da função do sistema nervoso parassimpático (p. ex., variabilidade da frequência cardíaca à respiração profunda e manobra de Valsalva), função simpática colinérgica (p. ex., resposta de sudorese termorreguladora e teste quantitativo do reflexo axônico sudomotor) e função adrenérgica simpática (p. ex., resposta da pressão arterial a uma manobra de Valsalva e teste de mesa inclinada com medida da pressão arterial a cada batimento). As anormalidades hemodinâmicas demonstradas ao teste da mesa inclinada (Figs. 21-3 e 21-4) podem ser úteis para distinguir hipotensão ortostática devido à insuficiência autonômica da resposta bradicárdica hipotensiva da síncope neuromediada. De maneira semelhante, o teste da mesa inclinada pode ajudar a identificar pacientes com síncope decorrente de hipotensão ortostática imediata ou tardia.

Deve-se considerar a massagem do seio carotídeo em pacientes com sintomas sugestivos de síncope do seio carotídeo e naqueles com > 40 anos de idade e síncope recorrente de etiologia desconhecida. Esse teste só deve ser feito com monitoração contínua do ECG e da pressão arterial, devendo ser evitado em pacientes com sopros carotídeos, placas possíveis e conhecidas ou estenose nas carótidas.

Avaliação cardíaca O monitoramento com ECG está indicado para pacientes com alta probabilidade pré-teste de arritmia como causa de síncope. Pacientes com alta probabilidade de arritmia potencialmente fatal, p. ex., aqueles com doença estrutural ou doença arterial coronariana grave, taquicardia ventricular não sustentada, taquicardia supraventricular, fibrilação atrial paroxística, bloqueio cardíaco trifascicular, intervalo QT prolongado, padrão ECG da síndrome Brugada, síncope durante esforços, síncope sentado ou em posição supina e história familiar de morte súbita cardíaca (Tab. 21-1) devem ser monitorados no hospital. O monitoramento com Holter ambulatorial é recomendado para pacientes que apresentam episódios frequentes de síncope (p. ex., uma ou mais por semana), enquanto o monitor de eventos, que continuamente registra e apaga o ritmo cardíaco, é indicado para pacientes com suspeita de arritmias com baixo risco de morte súbita cardíaca. O monitor de eventos pode ser externo (p. ex., para a avaliação de episódios que ocorrem com uma frequência > 1 por mês) ou implantável (p. ex., se a ocorrência de síncope for menos frequente).

Deve-se fazer uma ecocardiografia em pacientes com antecedentes de cardiopatia ou caso sejam encontradas anormalidades ao exame físico ou no ECG. Diagnósticos ecocardiográficos que podem ser responsáveis por síncope incluem estenose aórtica, miocardiopatia hipertrófica, tumores cardíacos, dissecção da aorta e tamponamento pericárdico. A ecocardiografia também tem um papel na estratificação do risco com base na fração de ejeção ventricular esquerda.

O teste de esforço com monitoração de ECG e pressão arterial deve ser realizado em pacientes que experimentam síncope durante ou logo após esforços. O teste de esforço na esteira pode ajudar a identificar arritmias induzidas por exercícios (p. ex., bloqueio AV relacionado à taquicardia) e vasodilatação exagerada induzida por exercícios.

Estudos eletrofisiológicos estão indicados em pacientes com cardiopatia estrutural e anormalidades ao ECG em que as investigações invasivas não levaram ao diagnóstico. Eles têm sensibilidade e especificidade baixas e só devem ser realizados quando há alta probabilidade pré-teste. Atualmente, esses testes são feitos raras vezes para avaliar pacientes com síncope.

Avaliação psiquiátrica O rastreamento de transtornos psiquiátricos pode ser apropriado em pacientes com episódios recorrentes inexplicados de síncope. O teste da mesa inclinada, com demonstração de sintomas na ausência de alteração hemodinâmica, pode ser útil para reproduzir a síncope nos pacientes em que se suspeita de síncope psicogênica.

LEITURAS ADICIONAIS

Brignole M et al: 2018 ESC Guidelines for the diagnosis and management of syncope. Eur Heart J 39:1883, 2018.

Cheshire WP et al: Electrodiagnostic assessment of the autonomic nervous system: a consensus statement endorsed by the American Autonomic Society, American Academy of Neurology, and the International Federation of Clinical Neurophysiology. Clin Neurophysiol 132:666, 2021.

Freeman R et al: Consensus statement on the definition of orthostatic hypotension, neurally mediated syncope and the postural tachycardia syndrome. Auton Neurosci 161:46, 2011.

Freeman R et al: Orthostatic Hypotension: JACC State-of-the-Art Review. J Am Coll Cardiol 72:1294, 2018.

Gibbons CH et al: The recommendations of a consensus panel for the screening, diagnosis, and treatment of neurogenic orthostatic hypotension and associated supine hypertension. J Neurol 264:1567, 2017.

Sheldon RS, Raj SR: Pacing and vasovagal syncope: back to our physiologic roots. Clin Auton Res 27:213, 2017.

Shen WK et al: 2017 ACC/AHA/HRS Guideline for the Evaluation and Management of Patients With Syncope: A Report of the American College of Cardiology/American Heart Association Task Force on Clinical Practice Guidelines and the Heart Rhythm Society. Circulation 136:e60, 2017.

Varosy PD et al: Pacing as a treatment for reflex-mediated (vasovagal, situational, or carotid sinus hypersensitivity) syncope: a systematic review for the 2017 ACC/AHA/HRS guideline for the evaluation and management of patients with syncope: A report of the American College of Cardiology/American Heart Association Task Force on Clinical Practice Guidelines and the Heart Rhythm Society. J Am Coll Cardiol 70:664, 2017.

22 Tontura e vertigem

Mark F. Walker, Robert B. Daroff

A tontura é um sintoma impreciso usado para descrever várias sensações comuns que incluem vertigem, sensação de desmaio iminente, desmaio e desequilíbrio. *Vertigem* se refere a uma sensação de giro ou outro movimento que pode ser fisiológica, ocorrendo durante ou após uma rotação sustentada da cabeça, ou patológica, devido a uma disfunção vestibular. O termo *tontura* é classicamente aplicado a sensações de desmaio iminente resultantes de hipoperfusão cerebral, mas na forma usada pelos pacientes tem pouca especificidade, pois pode também se referir a outros sintomas, como desequilíbrio e instabilidade. Uma dificuldade para o diagnóstico é que os pacientes em geral têm dificuldade para distinguir esses vários sintomas, e as palavras que escolhem não descrevem de maneira confiável a etiologia subjacente.

Há muitas causas de tontura. A tontura vestibular (vertigem ou desequilíbrio) pode ser decorrente de distúrbios periféricos que afetam os labirintos ou nervos vestibulares ou então do acometimento das vias vestibulares centrais. Podem ser paroxísticas ou se dever a um déficit vestibular fixo uni ou bilateral. Lesões unilaterais agudas causam vertigem por causa de um súbito desequilíbrio entre os impulsos vestibulares vindos de ambos os labirintos. As lesões bilaterais causam desequilíbrio e instabilidade da visão quando a cabeça se move (*oscilopsia*) devido a uma perda dos reflexos vestibulares normais.

A tontura pré-síncope ocorre por hipoperfusão cerebral causada por arritmias cardíacas, hipotensão ortostática, efeitos de medicamentos ou outras causas. A duração de tais sensações antes da síncope varia, e sua gravidade pode aumentar até que ocorra perda da consciência, ou elas podem melhorar antes que isso aconteça, se a isquemia cerebral for corrigida. A sensação de desmaio iminente e a síncope, que são discutidas em detalhes no Cap. 21, sempre devem ser considerados ao se avaliar pacientes com episódios breves de tontura ou a tontura que ocorre na postura ereta. Outras causas de tontura incluem desequilíbrio não vestibular, distúrbios da marcha (p. ex., perda da propriocepção decorrente de neuropatia sensitiva, parkinsonismo) e ansiedade.

Ao se avaliar pacientes com tontura, as questões a serem consideradas incluem: (1) Ela é perigosa (p. ex., arritmia, ataque isquêmico transitório/acidente vascular cerebral [AVC])? (2) É vestibular? (3) Se vestibular, é periférica ou central? Anamnese e exame físico minuciosos, em geral, fornecem informação suficiente para responder a essas questões e determinam se são necessários outros exames ou encaminhamento para especialistas.

ABORDAGEM AO PACIENTE

Tontura

HISTÓRIA

Quando um paciente apresenta-se com tontura, a primeira etapa é delinear com mais exatidão a natureza do sintoma. No caso de distúrbios vestibulares, os sintomas físicos dependem se a lesão é uni ou bilateral, e aguda ou crônica. A vertigem, uma ilusão de que a própria pessoa ou o ambiente está se movimentando, implica uma assimetria aguda dos impulsos vestibulares vindos de ambos os labirintos ou em suas vias centrais. A hipofunção vestibular bilateral simétrica causa desequilíbrio, mas não vertigem. Devido à ambiguidade dos pacientes ao descreverem seus sintomas, o diagnóstico baseado simplesmente na característica do sintoma não costuma ser confiável. Assim, a história deve se concentrar em outras características, incluindo se é o primeiro ataque, a duração deste e de episódios prévios, fatores desencadeantes e sintomas concomitantes.

A tontura pode ser dividida em episódios que duram segundos, minutos, horas ou dias. As causas comuns de tontura breve (segundos) incluem vertigem posicional paroxística benigna (VPPB) e hipotensão ortostática, ambas provocadas por alterações na posição da cabeça e/ou do corpo em relação à gravidade. Crises de vertigem migranosa e doença de Ménière, em geral, duram horas. Quando os episódios têm duração intermediária (minutos), devem-se considerar ataques isquêmicos transitórios da circulação posterior, embora a migrânea (enxaqueca) e outras causas também sejam possíveis.

Os sintomas que acompanham a vertigem podem ser úteis para distinguir lesões vestibulares periféricas de causas centrais. Perda auditiva unilateral e outros sintomas auriculares agudos (dor, pressão, plenitude na orelha, zumbido de início recente) apontam para uma causa periférica. Como as vias auditivas tornam-se rapidamente bilaterais quando entram no tronco encefálico, é improvável que as lesões centrais causem perda auditiva unilateral (a menos que a lesão se situe perto da zona de entrada da raiz do nervo auditivo). Sintomas como visão dupla, dormência e ataxia de membro sugerem lesão do tronco encefálico ou cerebelar.

EXAME

Como a tontura e o desequilíbrio podem ser manifestações de uma variedade de distúrbios neurológicos, o exame neurológico é importante na avaliação desses pacientes. O foco deve ser na avaliação dos movimentos oculares, da função vestibular e da audição. Deve-se observar a amplitude dos movimentos oculares e se são iguais em ambos os olhos. Os distúrbios periféricos dos movimentos oculares (p. ex., neuropatias cranianas, fraqueza de músculo ocular) em geral são desconjugados (diferentes em cada um dos olhos). Deve-se verificar o fenômeno de "perseguição" do olhar (capacidade de acompanhar um alvo em movimento) e as sacadas (capacidade de olhar para trás e para frente acuradamente entre dois alvos). Problemas no fenômeno de perseguição ou sacadas inacuradas (dismétricas) em geral indicam patologia central, quase sempre envolvendo o cerebelo. O alinhamento dos dois olhos pode ser verificado com um teste de cobertura: enquanto o paciente olha para um alvo, cobrir alternadamente os olhos e observar a presença de sacadas corretivas. Um desalinhamento vertical pode indicar uma lesão de tronco encefálico ou cerebelar. Por fim, deve-se certificar se há nistagmo espontâneo, um movimento involuntário dos olhos para trás e para frente. O nistagmo é mais frequentemente do tipo "jerk", no qual um desvio lento (fase lenta) em uma direção alterna com um movimento sacádico rápido (fase rápida) na direção oposta, que reajusta a posição dos olhos nas órbitas. Exceto no caso de vestibulopatia aguda (p. ex., neurite vestibular), se o nistagmo posicional primário for visto com facilidade na luz, é provável que tenha uma causa central. Duas formas de nistagmo características de lesões nas vias cerebelares são o nistagmo vertical com fases rápidas para baixo (nistagmo inferior) e o nistagmo horizontal, que muda de acordo com a direção do olhar (nistagmo evocado pelo olhar). Por outro lado, as lesões periféricas tipicamente causam nistagmo horizontal unidirecional. O uso de óculos de Frenzel (óculos autoiluminados com lentes convexas que turvam a visão do paciente, mas permitem que o examinador observe os olhos muito ampliados) ou de óculos com vídeo infravermelho pode auxiliar na detecção do nistagmo vestibular periférico, pois reduz a capacidade do paciente de usar a fixação visual na supressão do nistagmo. A Tabela 22-1 descreve as características fundamentais que ajudam a diferenciar as causas de vertigem periféricas e centrais.

O teste mais útil à beira do leito da função vestibular periférica é o teste de impulso da cabeça, no qual o reflexo vestíbulo-ocular (RVO) é avaliado com rápidas rotações da cabeça em pequena amplitude (cerca de 20 graus). Enquanto o paciente fixa em um alvo, a cabeça é girada rapidamente para a esquerda ou para a direita. Se o RVO for deficiente, a rotação é acompanhada por uma sacada na direção oposta (p. ex., uma sacada para a esquerda após uma rotação para a direita). O teste do impulso da cabeça pode identificar hipofunção vestibular unilateral (sacadas após rotação em direção ao lado fraco) e bilateral (sacadas após rotações em ambas as direções).

Todos os pacientes com tontura episódica, em especial se provocada por alterações na posição, devem ser testados com a manobra de Dix-Hallpike. O paciente começa em posição sentada com a cabeça virada 45 graus; segurando a parte de trás da cabeça, o examinador abaixa o paciente até a posição supina com a cabeça em extensão para trás em cerca de 20 graus enquanto observa seus olhos. A VPPB do canal posterior pode ser diagnosticada de maneira confiável se for visto nistagmo transitório torcional com batimento superior. Se nenhum nistagmo for observado após 15 a 20 segundos, o paciente é levantado até a posição sentada e o procedimento é repetido com a cabeça virada para o outro lado. Novamente, os óculos de Frenzel podem melhorar a sensibilidade do teste.

TABELA 22-1 ■ Aspectos da vertigem periférica e central

- O nistagmo por lesão periférica aguda é unidirecional, com as fases rápidas batendo para longe da orelha com a lesão. O nistagmo que muda de direção com o olhar deve-se a uma lesão central.
- O nistagmo transitório misto vertical torcional ocorre na vertigem posicional paroxística benigna (VPPB), mas o nistagmo puro vertical ou puro torcional é um sinal central.
- O nistagmo por lesão periférica pode ser inibido pela fixação visual, enquanto o nistagmo central não é suprimido.
- A ausência do sinal de impulso da cabeça em um paciente com vertigem aguda prolongada deve sugerir uma causa central.
- A perda auditiva unilateral sugere vertigem periférica. Achados como diplopia, disartria e ataxia de membro sugerem distúrbio central.

O teste de *acuidade visual dinâmica* é um teste funcional que pode ser útil para se avaliar a função vestibular. Mede-se a acuidade visual com a cabeça estática e com a cabeça do paciente sendo girada para trás e para frente pelo examinador (cerca de 1-2 Hz). Uma queda na acuidade visual durante a movimentação da cabeça de mais de uma linha de texto em um cartão próximo ou na tabela de Snellen é anormal e indica disfunção vestibular.

TESTES AUXILIARES

A escolha de testes complementares deve ser orientada pela anamnese e pelos achados ao exame. Deve-se fazer audiometria se houver suspeita de um distúrbio vestibular. Perda auditiva unilateral neurossensorial confirma a existência de um distúrbio periférico (p. ex., schwannoma vestibular). A perda auditiva predominantemente de baixa frequência é característica da doença de Ménière. A videonistagmografia inclui registros de nistagmo espontâneo (se presente) e medidas do nistagmo posicional. O teste calórico compara as respostas dos dois canais semicirculares horizontais, enquanto o teste do impulso da cabeça com vídeo mede a integridade de cada um dos seis canais semicirculares. Os potenciais evocados vestibulares avaliam os reflexos otolíticos. A bateria de testes costuma incluir registros de sacadas e do fenômeno de "perseguição" do olhar para avaliação da função ocular motora central. Exames de neuroimagem são importantes se houver suspeita de distúrbio vestibular central. Além disso, os pacientes com perda auditiva unilateral inexplicada ou hipofunção vestibular devem ser submetidos a uma ressonância magnética (RM) dos canais auditivos internos, incluindo a administração de gadolínio, para excluir schwannoma.

DIAGNÓSTICO DIFERENCIAL E TRATAMENTO

O tratamento dos sintomas vestibulares deve ser direcionado para o diagnóstico subjacente. Tratar apenas a tontura com medicamentos supressores vestibulares não costuma ser útil e pode agravar os sintomas e prolongar a recuperação. As abordagens diagnósticas e terapêuticas específicas aos distúrbios vestibulares encontrados mais comumente são discutidos adiante.

VERTIGEM AGUDA PROLONGADA (NEURITE VESTIBULAR)

Uma lesão vestibular unilateral aguda causa vertigem constante, náuseas, vômitos, oscilopsia (movimento da cena visual) e desequilíbrio. Tais sintomas se devem a uma assimetria súbita dos impulsos provenientes dos labirintos ou em suas conexões centrais, simulando uma rotação contínua da cabeça. Ao contrário da VPPB, a vertigem contínua persiste mesmo quando a cabeça não está em movimento.

Quando um paciente apresenta-se com uma síndrome vestibular aguda, a questão mais importante é definir se a lesão é central (p. ex., infarto ou hemorragia cerebelar ou do tronco encefálico), que pode ser potencialmente fatal, ou periférica, afetando o nervo vestibular ou o labirinto (neurite vestibular). Deve-se dar atenção a quaisquer sintomas ou sinais que apontem para disfunção central (diplopia, fraqueza ou formigamento, disartria). O padrão de nistagmo espontâneo, se presente, pode ser útil (Tab. 22-1). Se o teste de impulso da cabeça for normal, é improvável que haja lesão vestibular periférica aguda. Nem sempre se pode excluir definitivamente uma lesão central com base apenas nos sintomas e no exame; portanto, nos pacientes idosos com fatores de risco vasculares que se apresentam com síndrome vestibular aguda, deve-se avaliar a possibilidade de AVC quando não houver achados específicos que indiquem uma lesão central.

A maioria dos pacientes com neurite vestibular tem recuperação espontânea, embora possam persistir a tontura crônica, a sensibilidade aos movimentos e o desequilíbrio. O papel da terapia precoce com glicocorticoides é incerto, pois os estudos têm gerado resultados variados. Não há benefício comprovado de medicações antivirais, a menos que haja evidência de herpes-zóster ótico (síndrome de Ramsay Hunt). Os medicamentos supressores vestibulares podem amenizar os sintomas agudos; porém, devem ser evitados após os primeiros dias, pois impedem a compensação central e a recuperação. Os pacientes devem ser estimulados a reassumir o nível normal de atividade assim que seja possível, e a terapia de reabilitação vestibular dirigida pode acelerar a melhora.

VERTIGEM POSICIONAL PAROXÍSTICA BENIGNA

A VPPB é uma causa comum de vertigem recorrente. Os episódios são curtos (duram < 1 minuto e tipicamente entre 15-20 segundos) e sempre provocados por alterações na posição da cabeça com relação à gravidade, como o paciente deitar, erguer-se da posição supina e estender a cabeça para olhar para cima. Rolar na cama é um desencadeante comum que pode ajudar a diferenciar a VPPB da hipotensão ortostática. Os ataques são causados por otolitos flutuantes livres (cristais de carbonato de cálcio) deslocados da mácula utricular e que se movem para um dos canais semicirculares, em geral o canal posterior. Quando a posição da cabeça muda, a gravidade faz o otolito mover-se dentro do canal, ocasionando vertigem e nistagmo. Na VPPB do canal posterior, o nistagmo bate para cima e é torcional (os polos superiores dos olhos batem na direção da orelha acometida). Menos comumente, o otolito entra no canal horizontal, resultando em um nistagmo horizontal quando o paciente está deitado com a orelha para baixo. O acometimento do canal superior (também chamado anterior) é raro. O tratamento da VPPB é feito com manobras de reposicionamento que utilizam a gravidade para remover o otolito do canal semicircular. Na VPPB do canal posterior, a manobra de Epley (Fig. 22-1) é o procedimento mais comumente utilizado. Nos casos mais refratários de VPPB, pode-se ensinar aos pacientes uma variante dessa manobra que sejam capazes de fazer sozinhos em casa; testes de um sistema digital para o diagnóstico e tratamento efetivos foram bem-sucedidos. Uma demonstração da manobra de Epley está disponível *online* (*http://www.dizziness-and-balance.com/disorders/bppv/bppv.html*).

MIGRÂNEA VESTIBULAR

A migrânea vestibular é uma causa muito comum, ainda que subdiagnosticada de vertigem episódica. A vertigem algumas vezes precede uma migrânea típica, mas mais comumente ocorre sem cefaleia ou com apenas com cefaleia leve. Alguns pacientes com migrâneas frequentes no passado apresentam-se mais tarde com migrânea vestibular como problema predominante. Na migrânea vestibular, a vertigem dura minutos a horas, e alguns pacientes também apresentam períodos mais prolongados de desequilíbrio (com duração de dias a semanas). Sensibilidade motora e para o movimento visual (p. ex., para filmes) é comum. Mesmo na ausência de cefaleia, outras características de migrânea podem estar presentes, como fotofobia, fonofobia ou aura visual. Embora geralmente não haja dados de estudos controlados, o tratamento típico da migrânea vestibular é feito com os medicamentos usados na profilaxia das cefaleias da migrânea (Cap. 430). Antieméticos podem ser úteis para aliviar os sintomas no momento de uma crise.

DOENÇA DE MÉNIÈRE

As crises da doença de Ménière consistem em vertigem, perda auditiva e dor, pressão e/ou plenitude na orelha acometida. Os sintomas de aura ou perda auditiva para baixas frequências são os aspectos mais importantes para distinguir a doença de Ménière de outras vestibulopatias periféricas e da migrânea vestibular. A audiometria no momento de uma crise mostra perda auditiva assimétrica e de baixa frequência característica; a audição costuma melhorar entre as crises, embora às vezes possa ocorrer perda auditiva permanente. A doença de Ménière está associada ao excesso de líquido endolinfático na orelha interna; daí a designação *hidropsia endolinfática*. Porém, o mecanismo fisiopatológico exato ainda não está claro. Os pacientes nos quais se suspeite de doença de Ménière devem ser encaminhados a um otorrinolaringologista para avaliação mais detalhada. Diuréticos e restrição de sódio tipicamente constituem o tratamento inicial. Se as crises persistirem, pode-se considerar o uso de injeções de glicocorticoides ou gentamicina na orelha média. As opções cirúrgicas não ablativas incluem descompressão e derivação do saco endolinfático. Raramente há necessidade de procedimentos ablativos completos (secção do nervo vestibular, labirintectomia).

SCHWANNOMA VESTIBULAR

Os schwannomas vestibulares (às vezes denominados *neuromas do acústico*) e outros tumores no ângulo cerebelopontino causam perda auditiva neurossensorial unilateral lentamente progressiva e hipofunção vestibular. Os pacientes não costumam ter vertigem, porque o déficit vestibular gradual é compensado centralmente à medida que se desenvolve. O diagnóstico, em geral, não é estabelecido até que haja perda auditiva suficiente para

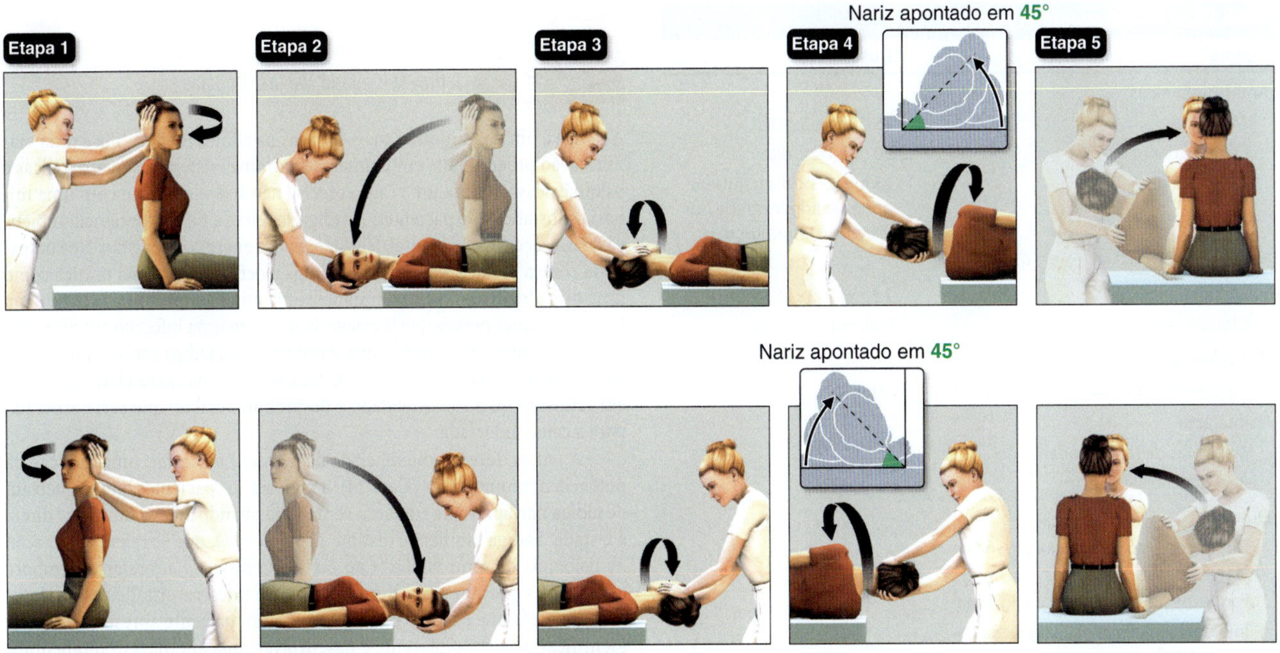

FIGURA 22-1 Manobra de Epley modificada para tratamento da vertigem posicional paroxística benigna dos canais semicirculares posteriores da direita (*no alto*) e da esquerda (*embaixo*). **Etapa 1.** Com o paciente sentado, virar a cabeça dele em 45 graus para o lado da orelha afetada. **Etapa 2.** Mantendo a cabeça girada, abaixar o paciente até a posição de cabeça pendente, mantendo essa posição por pelo menos 30 s e até o nistagmo desaparecer. **Etapa 3.** Sem levantar a cabeça, virá-la 90 graus para o outro lado. Manter assim por mais 30 s. **Etapa 4.** Girar o paciente de lado enquanto gira a cabeça mais 90 graus, de forma que o nariz aponte para baixo em 45 graus. Manter assim por mais 30 s. **Etapa 5.** Sentar o paciente no lado da mesa. Após breve repouso, a manobra deve ser repetida para confirmar o tratamento bem-sucedido. *(Reproduzida com permissão de Chicago dizziness and Hearing [CDH]. (Figura adaptada de http://www.dizziness-and-balance.com/disorders/bppv/movies/Epley-480x640.avi.)*

ser notada. O exame vestibular mostra uma resposta deficiente ao teste de impulso da cabeça quando a cabeça do paciente é virada na direção do lado acometido, mas o nistagmo não será proeminente. Conforme observado anteriormente, os pacientes com perda auditiva neurossensorial unilateral ou com hipofunção vestibular necessitam de RM dos canais auditivos internos para a pesquisa de um schwannoma.

HIPOFUNÇÃO VESTIBULAR BILATERAL

Pacientes com perda bilateral da função vestibular também não costumam ter vertigem, pois a função vestibular é perdida em ambos os lados simultaneamente, de modo que não há assimetria do impulso vestibular. Os sintomas incluem perda do equilíbrio, em particular no escuro, quando o impulso vestibular é mais crítico, e oscilopsia durante a movimentação da cabeça, como ao caminhar ou dirigir um carro. A hipofunção vestibular bilateral pode ser (1) idiopática e progressiva, (2) parte de um distúrbio neurodegenerativo ou (3) iatrogênica, devido à ototoxicidade medicamentosa (mais comumente por gentamicina ou outros antibióticos aminoglicosídeos). Outras causas incluem schwannomas vestibulares bilaterais (neurofibromatose tipo 2), doença autoimune, siderose superficial e infecção ou tumor nas meninges. Também pode ocorrer em pacientes com polineuropatia periférica, casos em que tanto a perda vestibular como a propriocepção comprometida podem contribuir para a dificuldade de equilíbrio. Por fim, processos unilaterais como neurite vestibular e doença de Ménière podem acometer ambas as orelhas de modo sequencial, resultando em vestibulopatia bilateral.

Os achados ao exame incluem diminuição da *acuidade visual dinâmica* (ver anteriormente) devido à perda da visão estável quando a cabeça está em movimento, respostas anormais ao impulso da cabeça em ambas as direções e um sinal de Romberg. As respostas ao teste calórico estão diminuídas. Pacientes com hipofunção vestibular bilateral devem ser encaminhados para terapia de reabilitação vestibular. Medicamentos supressores vestibulares não devem ser empregados, pois aumentam o desequilíbrio. A avaliação por um neurologista é importante não apenas para confirmar o diagnóstico, como também para considerar quaisquer outras anormalidades neurológicas associadas que possam esclarecer a etiologia.

DISTÚRBIOS VESTIBULARES CENTRAIS

As lesões centrais que causam vertigem tipicamente envolvem vias vestibulares no tronco encefálico e/ou cerebelo. Elas podem ser causadas por lesões isoladas, como por AVC isquêmico ou hemorrágico (Caps. 426-428), desmielinização (Cap. 444) ou tumores (Cap. 90), ou podem ser causadas por condições neurodegenerativas que incluem o aparato vestibulocerebelar (Caps. 431-434). A degeneração cerebelar subaguda pode ser causada por processos imunes, incluindo os paraneoplásicos (Caps. 94 e 439). A Tabela 22-1 descreve as características importantes da história e exame físico que ajudam a identificar os distúrbios vestibulares centrais. A vertigem central aguda é uma emergência médica devido à possibilidade de AVC ou hemorragia potencialmente fatal. Todos os pacientes com suspeita de distúrbios vestibulares centrais devem ser submetidos à RM do encéfalo e o paciente deve ser encaminhado para uma avaliação neurológica completa.

TONTURA PSICOSSOMÁTICA E FUNCIONAL

Fatores psicológicos desempenham um papel importante na tontura crônica. Primeiro, a tontura pode ser uma manifestação somática de uma condição psiquiátrica, como depressão maior, ansiedade ou transtorno do pânico (Cap. 452). Em segundo lugar, os pacientes podem desenvolver ansiedade e sintomas autonômicos em consequência ou como comorbidade de um distúrbio vestibular independente. Uma forma particular disso é conhecida de maneira variável como *vertigem postural fóbica*, *vertigem psicofisiológica* ou *tontura subjetiva crônica*, mas é atualmente chamada *tontura postural-perceptual persistente (TPPP)*. Esses pacientes têm uma sensação crônica (3 meses ou mais) de tontura e desequilíbrio flutuantes que está presente em repouso e piora ao ficar de pé. Há maior sensibilidade à automovimentação e aos movimentos visuais (p. ex., ao assistir filmes), bem como uma intensificação particular dos sintomas quando se movem em ambientes visualmente complexos, como supermercados. Embora possa haver antecedentes de um distúrbio vestibular agudo (p. ex., neurite vestibular), o exame neuro-otológico e os testes vestibulares são normais ou indicativos de um déficit vestibular compensado, indicando que a tontura subjetiva em andamento não pode ser explicada por uma patologia vestibular primária. Transtornos da ansiedade são particularmente comuns em pacientes com tontura crônica e, quando presentes,

TABELA 22-2 ■ Tratamento da vertigem

Agente[a]	Dose[b]
Anti-histamínicos	
Meclizina	25-50 mg, 3×/dia
Dimenidrinato	50 mg, 1-2×/dia
Prometazina	25 mg, 2-3×/dia (também pode ser administrada por via retal e intramuscular)
Benzodiazepínicos	
Diazepam	2,5 mg, 1-3×/dia
Clonazepam	0,25 mg, 1-3×/dia
Anticolinérgicos	
Escopolamina transdérmica[c]	Adesivo
Fisioterapia	
Manobras de reposicionamento[d]	
Reabilitação vestibular	
Outras	
Diuréticos e/ou dieta baixa em sódio (1.000 mg/dia)[e]	
Fármacos que combatem a migrânea[f]	
Inibidores seletivos da recaptação de serotonina[g]	

[a]Todos os fármacos listados estão aprovados pela Food and Drug Administration, mas a maioria não está aprovada para tratamento da vertigem.
[b]Dose inicial oral (a menos que citado de forma diferente) em adultos; uma dose de manutenção maior pode ser alcançada por aumento gradual.
[c]Apenas para cinetose.
[d]Para vertigem posicional paroxística benigna.
[e]Para doença de Ménière.
[f]Para migrânea vestibular.
[g]Para vertigem postural-perceptual persistente e ansiedade.

contribuem de maneira substancial para a morbidade. As abordagens terapêuticas para a TPPP incluem terapia farmacológica com inibidores seletivos da recaptação de serotonina (ISRSs), psicoterapia cognitivo-comportamental e reabilitação vestibular. Medicamentos supressores vestibulares em geral devem ser evitados.

TRATAMENTO

Vertigem

Na Tabela 22-2, há uma lista das medicações comumente usadas para supressão da vertigem. Conforme observado, tais medicações devem ser reservadas para o controle em curto prazo da vertigem ativa, como durante os primeiros dias de neurite vestibular aguda ou nas crises agudas doença de Ménière. Elas são menos úteis para a tontura crônica e, como dito anteriormente, podem impedir a compensação central. Uma exceção são os benzodiazepínicos, que podem atenuar a tontura psicossomática e a ansiedade associada, embora os ISRSs em geral sejam preferíveis para tais pacientes. Uma recente revisão sistemática com metanálise não conseguiu demonstrar qualquer benefício com o uso dos benzodiazepínicos na vertigem aguda.

A terapia de reabilitação vestibular promove processos de adaptação central que compensam a perda vestibular e também pode ajudar o paciente a acostumar-se com a sensibilidade ao movimento e outros sintomas de tontura psicossomática. A abordagem geral consiste em uma série gradual de exercícios que desafiam progressivamente a estabilização do olhar e o equilíbrio.

LEITURAS ADICIONAIS

Altissimi G et al: Drugs inducing hearing loss, tinnitus, dizziness and vertigo: An updated guide. Eur Rev Med Pharmacol Sci 24:7946, 2020.

Huang TC et al: Vestibular migraine: An update on current understanding and future directions. Cephalalgia 40:107, 2020.

Kim JS, Zee DS: Benign paroxysmal positional vertigo. N Engl J Med 370:1138, 2014.

Popkirov S et al: Persistent postural-perceptual dizziness (PPPD): a common, characteristic and treatable cause of chronic dizziness. Pract Neurol 18:5, 2018.

23 Fadiga

Jeffrey M. Gelfand, Vanja C. Douglas

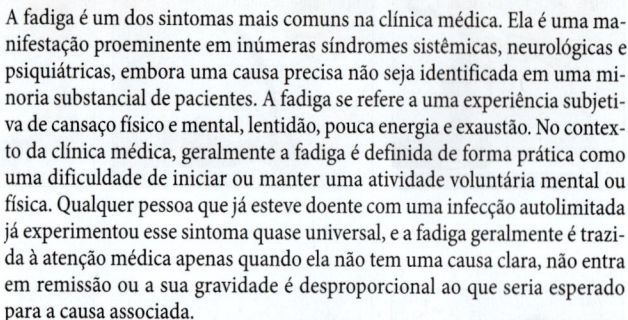

A fadiga é um dos sintomas mais comuns na clínica médica. Ela é uma manifestação proeminente em inúmeras síndromes sistêmicas, neurológicas e psiquiátricas, embora uma causa precisa não seja identificada em uma minoria substancial de pacientes. A fadiga se refere a uma experiência subjetiva de cansaço físico e mental, lentidão, pouca energia e exaustão. No contexto da clínica médica, geralmente a fadiga é definida de forma prática como uma dificuldade de iniciar ou manter uma atividade voluntária mental ou física. Qualquer pessoa que já esteve doente com uma infecção autolimitada já experimentou esse sintoma quase universal, e a fadiga geralmente é trazida à atenção médica apenas quando ela não tem uma causa clara, não entra em remissão ou a sua gravidade é desproporcional ao que seria esperado para a causa associada.

A *fadiga* deve ser diferenciada de *fraqueza muscular*, uma redução da potência neuromuscular (Cap. 24); a maioria dos pacientes que se queixam de fadiga não apresenta fraqueza verdadeira quando a força muscular direta é testada. Fadiga também é distinta de *sonolência*, que se refere a alteração na fisiologia de sono-vigília (Cap. 31), e da *dispneia aos esforços*, embora os pacientes possam usar o termo fadiga para descrever todos esses sintomas. A tarefa que os clínicos têm quando um paciente apresenta fadiga é identificar a causa subjacente e desenvolver uma abordagem terapêutica, cuja meta é poupar os pacientes de investigações diagnósticas dispendiosas e não efetivas e guiá-los para terapias efetivas.

EPIDEMIOLOGIA E CONSIDERAÇÕES GLOBAIS

A variabilidade nas definições de fadiga e os instrumentos de pesquisa usados em diferentes estudos tornam difícil chegar a dados precisos sobre a carga global de fadiga. A prevalência pontual da fadiga foi de 6,7% e a prevalência por toda a vida foi de 25% em uma grande pesquisa do National Institute of Mental Health com a população dos Estados Unidos. Em clínicas de cuidados primários na Europa e nos Estados Unidos, entre 10 e 25% dos pacientes pesquisados endossaram sintomas de fadiga prolongada (presentes há > 1 mês) ou crônica (presente há > 6 meses), mas a fadiga foi o motivo primário para a busca de atenção médica em apenas uma minoria de pacientes. Em uma pesquisa comunitária com mulheres na Índia, 12% relataram fadiga crônica. Por outro lado, a prevalência de síndrome da fadiga crônica (Cap. 450), conforme definida pelo Centers for Disease Control and Prevention, é baixa.

DIAGNÓSTICO DIFERENCIAL

Doenças psiquiátricas A fadiga é uma manifestação somática comum de muitas síndromes psiquiátricas importantes, incluindo depressão, ansiedade e transtornos somatoformes (Cap. 452). Os sintomas psiquiátricos são relatados em mais de três quartos dos pacientes com fadiga crônica inexplicada. Mesmo em pacientes com distúrbios sistêmicos ou neurológicos em que a fadiga é reconhecida de forma independente como um sintoma, as comorbidades psiquiátricas ainda podem ser um contribuidor importante.

Doenças neurológicas Pacientes com queixa de fadiga frequentemente dizem que se sentem fracos, mas, em um exame cuidadoso, a fraqueza muscular objetiva raramente é detectada. Quando encontrada, a fraqueza muscular deve, então, ser localizada no sistema nervoso central, sistema nervoso periférico, junção neuromuscular ou muscular e devem ser obtidos os exames de acompanhamento apropriados (Cap. 24). A *fatigabilidade* da força muscular é uma manifestação cardinal de alguns distúrbios neuromusculares, como a miastenia grave, e pode ser distinguida da *fadiga* pelo achado de uma diminuição clinicamente aparente da quantidade de força que um músculo gera com uma contração repetida (Cap. 448). A fadiga é um dos sintomas mais comuns e incômodos relatados na esclerose múltipla (Cap. 444), afetando quase 90% dos pacientes, podendo persistir entre seus surtos e não necessariamente se correlacionar com a atividade da doença na imagem de ressonância magnética (RM). A fadiga também é cada vez mais identificada como característica incômoda de muitas doenças neurodegenerativas, incluindo a doença de Parkinson (Cap. 435), a esclerose lateral amiotrófica (Cap. 437) e as disautonomias do sistema nervoso central (Cap. 440). A fadiga pós-acidente vascular cerebral (AVC) (Cap. 426) é uma entidade bem descrita, porém mal compreendida, com prevalência amplamente variável. A fadiga episódica pode ser um sintoma premonitório de enxaqueca (Cap. 430). É também uma consequência frequente da lesão cerebral traumática (Cap. 443), geralmente ocorrendo em associação com depressão e distúrbios do sono.

Distúrbios do sono A apneia obstrutiva do sono é uma causa importante de sonolência diurna excessiva em associação com fadiga e deve ser investigada usando-se a polissonografia durante a noite, particularmente naqueles com roncos proeminentes, obesidade ou outros preditores de apneia obstrutiva do sono (Cap. 297). Não se sabe se a privação cumulativa de sono, que é comum na sociedade moderna, contribui para a fadiga clinicamente aparente (Cap. 31).

Distúrbios endócrinos A fadiga, algumas vezes em associação com a fraqueza muscular verdadeira, pode ser um sintoma de alerta de hipotireoidismo (Cap. 383), particularmente no contexto de perda de cabelos, pele seca, intolerância ao frio, constipação e ganho ponderal. A fadiga em associação com a intolerância ao calor, sudorese e palpitações é típica do hipertireoidismo (Cap. 384). A insuficiência suprarrenal (Cap. 386) também pode se manifestar com fadiga inexplicada como um sintoma primário ou proeminente, frequentemente com anorexia, perda de peso, náusea, mialgias e artralgias; hiponatremia, hiperpotassemia e hiperpigmentação podem estar presentes no momento do diagnóstico. A hipercalcemia leve pode causar fadiga, que pode ser relativamente vaga, enquanto a hipercalcemia grave pode levar à letargia, estupor e coma (Cap. 410). Tanto a hipoglicemia quanto a hiperglicemia podem causar letargia, frequentemente em associação com confusão; diabetes melito, particularmente o diabetes tipo 1, também está associado a fadiga independentemente dos níveis de glicose (Cap. 403). A fadiga também pode acompanhar a doença de Cushing, o hipoaldosteronismo e o hipogonadismo. Baixos níveis de vitamina D também foram associados à fadiga.

Doenças hepáticas e renais Tanto a doença hepática crônica quanto a doença renal crônica podem causar fadiga. Mais de 80% dos pacientes em hemodiálise se queixam de fadiga, o que torna esse um dos sintomas mais comumente relatados por pacientes na doença renal crônica (Cap. 311).

Obesidade A obesidade (Cap. 401) está associada a fadiga e sonolência independentemente da presença de apneia obstrutiva do sono. Pacientes obesos submetidos à cirurgia bariátrica experimentam melhora na sonolência diurna mais cedo do que seria esperado se a melhora fosse unicamente o resultado da perda de peso e da resolução da apneia do sono. Inúmeros outros fatores comuns em pacientes obesos provavelmente também contribuem, incluindo inatividade física, diabetes e depressão.

Inatividade física A inatividade física está associada à fadiga, e o aumento da atividade física pode aliviá-la, em alguns pacientes.

Desnutrição Embora a fadiga possa ser uma característica de apresentação da desnutrição (Cap. 334), o estado nutricional também pode ser uma comorbidade importante e contribuir para a fadiga em outras doenças crônicas, inclusive a fadiga associada ao câncer.

Infecção As infecções agudas e crônicas comumente levam à fadiga como parte de uma síndrome infecciosa mais ampla. A avaliação de infecção não diagnosticada como causa de fadiga inexplicada, e particularmente quando prolongada ou crônica, deve ser orientada pela história, exame físico e fatores de risco infecciosos, com particular atenção ao risco para tuberculose, HIV, hepatite crônica e endocardite. A mononucleose infecciosa pode causar fadiga prolongada que persiste por semanas a meses depois de uma doença aguda, mas a infecção pelo vírus Epstein-Barr apenas raramente é a causa de fadiga crônica inexplicada. A fadiga pós-infecciosa também pode ocorrer após uma variedade de infecções agudas. Por exemplo, uma minoria substancial dos pacientes que se recuperaram de síndrome respiratória aguda grave por SARS-CoV-1, SARS-CoV-2 e Ebola se queixam de fadiga persistente.

Drogas e fármacos Muitas medicações, uso de drogas ilícitas, abstinência de drogas e uso crônico de álcool podem levar à fadiga. As medicações mais prováveis de causar fadiga incluem antidepressivos, antipsicóticos, ansiolíticos, opiáceos, agentes antiespasticidade, anticonvulsivantes e betabloqueadores.

Distúrbios cardiovasculares e pulmonares A fadiga é um dos sintomas relatados pelos pacientes como o mais desgastante na insuficiência cardíaca congestiva e na doença pulmonar obstrutiva crônica, afetando negativamente a qualidade de vida. Em um estudo de coorte com base populacional em Norfolk, no Reino Unido, a fadiga foi associada a risco aumentado de mortalidade por todas as causas na população geral, mas particularmente a mortes relacionadas a doenças cardiovasculares.

Neoplasia maligna A fadiga, particularmente em associação com perda de peso inexplicada, pode ser um sinal de neoplasia oculta, mas câncer raramente é identificado em pacientes com fadiga crônica inexplicada na ausência de outros sinais e sintomas sugestivos. A fadiga relacionada ao câncer é experimentada por 40% dos pacientes no momento do diagnóstico e em > 80% dos pacientes em algum momento no curso da doença.

Distúrbios hematológicos A anemia crônica ou progressiva pode se apresentar com fadiga, às vezes em associação com taquicardia de esforço e falta de ar. A anemia também pode contribuir para a fadiga nas doenças crônicas. A ferritina sérica baixa na ausência de anemia também pode causar fadiga, reversível com a reposição de ferro.

Distúrbios imunomediados A fadiga é uma queixa proeminente em muitos distúrbios inflamatórios crônicos, incluindo lúpus eritematoso sistêmico, polimialgia reumática, artrite reumatoide, doença inflamatória intestinal, vasculite associada ao anticorpo anticitoplasma de neutrófilo (ANCA), sarcoidose e síndrome de Sjögren, mas geralmente não é um sintoma isolado. A fadiga também está associada a imunodeficiências primárias.

Gestação A fadiga muito comumente é relatada por mulheres durante todos os estágios da gravidez e do pós-parto.

Distúrbios de causa indefinida A encefalomielite miálgica (EM)/síndrome da fadiga crônica (SFC) (Cap. 450) e a fibromialgia (Cap. 373) incorporam a fadiga crônica como parte da definição sindrômica quando presente em associação com outros critérios, como discutido em detalhes em seus respectivos capítulos. A doença multissintomática crônica, também conhecida como síndrome da Guerra do Golfo, é outro complexo de sintomas com fadiga proeminente; ela é mais comumente, embora não exclusivamente, observada em veteranos da guerra do Golfo de 1991 (Cap. S7). A fadiga crônica idiopática é usada para descrever a síndrome de fadiga crônica inexplicada na ausência de características clínicas adicionais suficientes para atender os critérios diagnósticos para EM/SFC.

ABORDAGEM AO PACIENTE

Fadiga

Uma anamnese detalhada com foco na qualidade, padrão, evolução temporal, sintomas associados e fatores de alívio da fadiga é necessária para definir a síndrome e ajudar a guiar a futura avaliação e tratamento. É importante determinar se fadiga é a designação adequada, se os sintomas são agudos ou crônicos e se o problema é primariamente mental, físico ou uma combinação dos dois. A revisão dos sistemas deve tentar distinguir a fadiga de sonolência excessiva, dispneia de esforço, intolerância ao exercício e fraqueza muscular. A presença de febre, calafrios, sudorese noturna ou perda de peso deve levantar suspeita de uma infecção oculta ou neoplasia. É necessária uma revisão cuidadosa da prescrição, medicações de venda livre, medicações à base de ervas, drogas recreativas e consumo de álcool. As circunstâncias em torno da instalação dos sintomas e gatilhos potenciais devem ser investigadas. A história social é importante, com atenção dada aos fatores estressores da vida e experiências adversas, horário de trabalho, rede de suporte social e assuntos domésticos, incluindo uma triagem para violência doméstica. Os hábitos do sono e a higiene do sono devem ser questionados. O impacto da fadiga no funcionamento diário é importante para se compreender a experiência do paciente e estimar a recuperação e o sucesso do tratamento.

O exame físico dos pacientes com fadiga é orientado pela história e diagnóstico diferencial. Um exame detalhado do estado mental deve ser realizado com especial atenção aos sintomas de depressão e ansiedade.

Um exame neurológico formal é necessário para determinar se a fraqueza muscular objetiva está presente. Isso geralmente é uma atividade simples, embora ocasionalmente os pacientes com fadiga tenham dificuldade em manter o esforço contra resistência e, às vezes, relatem que a geração de uma força completa necessite de esforço mental substancial. No teste de confrontação, a força completa pode ser gerada apenas por um curto período antes que o paciente subitamente desista do esforço. Esse tipo de fraqueza frequentemente é chamado de *fraqueza de ruptura* e pode ou não estar associada a dor. Isso contrasta com a fraqueza devida a lesões nos tratos motores ou unidade motora inferior, na qual a resistência do paciente pode ser superada de forma suave e firme e a força completa nunca pode ser gerada. Ocasionalmente, um paciente pode demonstrar fraqueza fatigável, na qual a potência é completa no primeiro teste, mas se torna fraca na repetição da avaliação sem um intervalo de repouso. A fraqueza fatigável, que geralmente indica um problema na transmissão neuromuscular, nunca tem a súbita qualidade de ruptura que é possível observar ocasionalmente em pacientes com fadiga. Se a presença ou a ausência de fraqueza muscular não puder ser determinada pelo exame físico, a eletromiografia com estudos de condução nervosa pode ser um teste auxiliar útil.

O exame físico completo deve rastrear sinais de doença cardiopulmonar, neoplasia, linfadenopatia, organomegalia, infecção, insuficiência hepática, doença renal, desnutrição, anormalidades endócrinas e doença do tecido conectivo. Em pacientes com dor musculoesquelética disseminada associada, a avaliação dos pontos de dor pode ajudar a revelar a fibromialgia. Enquanto o produto diagnóstico do exame físico geral pode ser relativamente baixo no contexto da avaliação de fadiga crônica inexplicada, elucidando a causa em apenas 2% dos casos em uma análise prospectiva, o rendimento de uma avaliação detalhada neuropsiquiátrica e do estado mental provavelmente será muito mais alto, revelando uma explicação potencial para a fadiga em até 75 a 80% dos pacientes em algumas séries. Além disso, o exame físico completo demonstra uma abordagem séria e sistemática às queixas do paciente e ajuda a construir confiança e uma aliança terapêutica.

O exame laboratorial provavelmente identificará a causa da fadiga crônica em apenas cerca de 5% dos casos. Além de uns poucos testes de triagem padronizados, a avaliação laboratorial deve ser orientada pela história e pelo exame físico; estender a avaliação provavelmente levará a achados incidentais que requerem explicação, investigação e acompanhamento desnecessários e deve ser evitada e substituída por um acompanhamento clínico frequente. Uma abordagem razoável ao rastreamento inclui hemograma completo com diferencial (para investigar anemia, infecção e neoplasia), eletrólitos (incluindo sódio, potássio e cálcio), glicose, função renal, função hepática e função tireoidiana. O teste para HIV e função suprarrenal também pode ser considerado. Diretrizes publicadas para a síndrome de fadiga crônica também recomendam uma velocidade de hemossedimentação (VHS) como parte da avaliação para identificar simuladores; mas, a não ser que o valor seja muito alto, esse teste inespecífico, na ausência de outras características, provavelmente não irá esclarecer a situação. O rastreamento de rotina com um teste de fator antinuclear (FAN) provavelmente também não será informativo por si só e, frequentemente, é positivo em baixos títulos em adultos saudáveis. Estudos adicionais não direcionados, como imagens de corpo inteiro, geralmente não estão indicados; além da sua inconveniência, riscos potenciais e custo, eles frequentemente revelam achados casuais não relacionados que podem prolongar a investigação desnecessariamente.

TRATAMENTO

Fadiga

A prioridade é abordar o distúrbio subjacente ou distúrbios que são responsáveis pela fadiga, porque isso pode ser curativo em contextos selecionados e paliativo em outros. Infelizmente, em muitas doenças crônicas, a fadiga pode ser refratária a terapias tradicionais modificadoras da doença, mas é sempre importante, em tais casos, avaliar outros contribuintes potenciais, porque a causa pode ser multifatorial. Os antidepressivos **(Cap. 452)** podem ser úteis para o tratamento da fadiga crônica quando há sintomas de depressão e podem ser mais efetivos como parte de uma abordagem multimodal. Contudo, os antidepressivos também podem ser causa de fadiga e devem ser descontinuados se não forem claramente efetivos. Em pacientes do Reino Unido com fadiga crônica, a terapia cognitivo-comportamental mostrou-se útil no contexto da EM/SFC bem como da fadiga associada ao câncer. A terapia cognitivo-comportamental e a terapia com exercícios graduados – na qual os exercícios físicos, mais tipicamente a caminhada, são aumentados gradualmente com atenção à meta de frequência cardíaca para evitar o excesso de esforço – mostraram melhorar modestamente os tempos de caminhada e as medidas de fadiga autorrelatadas em comparação com o cuidado médico padrão. Esses benefícios foram mantidos após um seguimento médio de 2,5 anos. Os psicoestimulantes, como as anfetaminas, modafinila e armodafinila, podem ajudar a aumentar a vigilância, a concentração e a reduzir a sonolência diurna excessiva em certos contextos clínicos, que podem, por sua vez, ajudar com os sintomas de fadiga em uma minoria de pacientes, mas eles, em geral, provaram ser inúteis em estudos randomizados para tratar fadiga em lesão cerebral pós-traumática, doença de Parkinson, câncer e esclerose múltipla. Em pacientes com vitamina D baixa, a reposição de vitamina D pode levar a uma melhora da fadiga.

O desenvolvimento de uma terapia mais eficaz para a fadiga é dificultado pelo conhecimento limitado das bases biológicas desse sintoma, incluindo a forma como a fadiga é detectada e registrada no sistema nervoso. Citocinas pró-inflamatórias, como a interleucina-1α e 1β, e o fator de necrose tumoral α, podem mediar a fadiga em alguns pacientes. Embora os estudos preliminares com terapias biológicas que inibem citocinas tenham sugerido um benefício contra a fadiga crônica em alguns pacientes com condições inflamatórias, essa abordagem em grande medida não levou a melhora nos ensaios clínicos que se concentraram na fadiga como desfecho primário. Contudo, o uso de alvos específicos para antagonistas de citocinas poderia representar uma possível abordagem futura para alguns pacientes.

PROGNÓSTICO

A fadiga aguda significativa o suficiente para necessitar avaliação médica é mais provável de levar a uma causa médica, neurológica ou psiquiátrica identificável do que a fadiga crônica inexplicada. A avaliação da fadiga crônica inexplicada leva mais comumente ao diagnóstico de uma condição psiquiátrica ou permanece inexplicada. A identificação de uma etiologia grave previamente não diagnosticada ou com risco de morte é rara mesmo no acompanhamento longitudinal em pacientes com fadiga crônica inexplicada. A resolução completa é incomum, pelo menos em curto prazo, mas as abordagens de tratamento multidisciplinar podem levar a melhoras sintomáticas que podem melhorar substancialmente a qualidade de vida.

LEITURAS ADICIONAIS

Basu N et al: Fatigue is associated with excess mortality in the general population: Results from the EPIC-Norfolk study. BMC Med 14:122, 2016.

Dukes JC et al: Approach to fatigue: Best practice. Med Clin North Am 105:137, 2021.

Roerink ME et al: Interleukin-1 as a mediator of fatigue in disease: A narrative review. J Neuroinflammation 14:16, 2017.

Sharpe M et al: Rehabilitative treatments for chronic fatigue syndrome: Long-term follow-up from the PACE trial. Lancet Psychiatry 2:1067, 2015.

White PD et al: Comparison of adaptive pacing therapy, cognitive behaviour therapy, graded exercise therapy, and specialist medical care for chronic fatigue syndrome (PACE): A randomised trial. Lancet 377:823, 2011.

24 Causas neurológicas de fraqueza e paralisia

Stephen L. Hauser

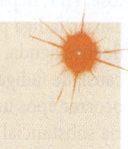

A função motora normal envolve uma atividade muscular integrada, que é modulada pela atividade do córtex cerebral, dos núcleos da base, do cerebelo, do núcleo rubro, da formação reticular do tronco encefálico, do núcleo vestibular lateral e da medula espinal. A disfunção do sistema motor causa fraqueza ou paralisia – discutidas neste capítulo –, ataxia **(Cap. 439)** ou movimentos anormais **(Cap. 436)**. *Fraqueza* é uma redução da força que pode ser exercida por um ou mais músculos. Ela deve ser diferenciada do aumento de *fatigabilidade* (i.e., incapacidade de manter a realização de uma atividade que deveria ser normal para uma pessoa da mesma idade, tamanho e sexo), limitação da função por dor ou rigidez articular ou alteração na atividade motora em que a *perda sensitiva proprioceptiva* grave impeça o *feedback* adequado de informações sobre direção e a força dos movimentos. Ela também é diferente da *bradicinesia* (na qual há necessidade de um tempo maior para que a força total seja exercida) e da *apraxia*, um distúrbio de planejamento e início de um movimento conhecido ou aprendido sem relação com déficit motor ou sensitivo significativo (Cap. 30).

A *paralisia*, ou o sufixo "plegia", indica fraqueza tão intensa que o músculo não consegue realizar nenhuma contração, enquanto a *paresia* se refere a uma fraqueza menos grave. O prefixo "hemi" refere-se a uma das metades do corpo, "para", a ambas as pernas, e "tetra", aos quatro membros.

A *distribuição* da fraqueza ajuda a indicar o local da lesão subjacente. A fraqueza decorrente do acometimento de neurônios motores superiores ocorre particularmente nos músculos extensores e abdutores dos membros superiores e flexores dos membros inferiores. A fraqueza pelo neurônio motor inferior depende se o envolvimento é no nível das células do corno anterior, da raiz nervosa, do plexo dos membros ou do nervo periférico – apenas os músculos inervados pela estrutura acometida ficam fracos. A fraqueza miopática costuma ser mais acentuada nos músculos proximais. A fraqueza por comprometimento na transmissão neuromuscular não tem padrão específico de envolvimento.

Geralmente, a fraqueza é acompanhada por outras anormalidades neurológicas que ajudam a indicar a localização da lesão responsável (Tab. 24-1).

Tônus é a resistência de um músculo ao estiramento passivo. Há vários tipos de aumento de tônus. *Espasticidade* é o aumento no tônus associado a doença do neurônio motor superior. Ela é velocidade-dependente, tem liberação súbita após alcançar um nível máximo (o fenômeno de "canivete") e acomete predominantemente os músculos antigravitacionais (i.e., os flexores dos membros superiores e extensores dos membros inferiores). *Rigidez* é a hipertonia presente durante toda a amplitude de movimento (rigidez "plástica" ou em "cano de chumbo") e acomete igualmente os flexores e extensores, tendo, às vezes, uma qualidade de "roda dentada" acentuada pelo movimento voluntário do membro contralateral (reforço). A rigidez ocorre em certos distúrbios extrapiramidais, como a doença de Parkinson. *Paratonia* (ou *gegenhalten*) é o aumento do tônus que varia irregularmente, de forma aparentemente relacionada com o grau de relaxamento, e está presente durante toda a amplitude de movimento, acometendo igualmente flexores e extensores; em geral, resulta de doença dos lobos frontais. Ocorre fraqueza com *tônus diminuído (flacidez)* ou normal nos distúrbios das *unidades motoras*. Uma unidade motora consiste em um único neurônio motor inferior e todas as fibras musculares que ele inerva.

O *volume muscular* não costuma ser afetado nos pacientes com lesões do neurônio motor superior, embora possa ocorrer atrofia leve por desuso. Em contrapartida, a atrofia é geralmente notável quando uma lesão do neurônio motor inferior é responsável pela fraqueza e também pode ocorrer com doença muscular avançada.

Os *reflexos de estiramento muscular (tendinosos)* costumam estar aumentados com lesões do neurônio motor superior, embora possam encontrar-se diminuídos ou ausentes por um período variável imediatamente após o início de uma lesão aguda. A hiper-reflexia é geralmente – mas nem sempre – acompanhada de perda dos *reflexos cutâneos* (como os abdominais superficiais; Cap. 422) e, em particular, de uma resposta plantar extensora (Babinski). Os reflexos musculares de estiramento ficam deprimidos em pacientes com lesões do neurônio motor inferior com acometimento direto de arcos reflexos específicos. Eles costumam estar preservados nos pacientes com fraqueza miopática, exceto em estágios avançados, quando, às vezes, se mostram atenuados. Nos distúrbios da junção neuromuscular, a intensidade das respostas reflexas pode ser afetada pela atividade muscular realizada previamente pelos músculos acometidos; tal atividade pode acentuar reflexos inicialmente deprimidos na síndrome miastênica de Lambert-Eaton e, em contrapartida, causar depressão de reflexos inicialmente normais na miastenia grave (Cap. 448).

Às vezes, a distinção clínica entre fraqueza *neuropática* (neurônio motor inferior) e *miopática* é difícil, embora seja mais provável que a fraqueza distal seja neuropática e a simétrica proximal seja miopática. *Fasciculações* (contrações visíveis ou palpáveis dentro de um músculo decorrentes da descarga espontânea de uma unidade motora) e atrofia precoce indicam que a fraqueza é neuropática.

PATOGÊNESE

Fraqueza associada ao neurônio motor superior As lesões dos neurônios motores superiores ou de seus axônios descendentes para a medula espinal (Fig. 24-1) produzem fraqueza por redução da ativação dos neurônios motores inferiores. Em geral, os grupos musculares distais são acometidos mais gravemente do que os proximais, e os movimentos axiais são poupados a menos que a lesão seja grave e bilateral. A espasticidade é típica, mas pode não estar presente na fase aguda. Os movimentos repetitivos rápidos são lentos e grosseiros, mas a ritmicidade normal é mantida. Com acometimento corticobulbar, ocorre fraqueza na parte inferior da face e na língua; tipicamente, os músculos extraoculares, da parte superior da face, faríngeos e da mandíbula são poupados. Nas lesões corticobulbares bilaterais, costuma ocorrer *paralisia pseudobulbar*: disartria, disfagia, disfonia e labilidade emocional acompanham a fraqueza facial bilateral e um reflexo mandibular exacerbado. A eletromiografia (EMG) (Cap. 446) mostra que, na fraqueza relacionada ao neurônio motor superior, as unidades motoras têm redução da frequência máxima de descarga.

Fraqueza associada ao neurônio motor inferior Esse padrão resulta de distúrbios dos neurônios motores inferiores nos núcleos motores do tronco encefálico e do corno anterior da medula espinal, ou de disfunção dos axônios desses neurônios à medida que passam aos músculos esqueléticos (Fig. 24-2). A fraqueza se deve a uma redução no número de fibras musculares que podem ser ativadas graças à perda de neurônios motores α ou à ruptura de suas conexões com os músculos. A perda de neurônios motores γ não causa fraqueza, mas diminui a tensão sobre os fusos musculares, o que reduz o tônus muscular e atenua os reflexos de estiramento. A ausência de um reflexo de estiramento sugere o acometimento de fibras aferentes do fuso muscular.

Quando uma unidade motora fica doente, especialmente nas doenças de células do corno anterior, ela pode disparar espontaneamente, produzindo *fasciculações*. Quando os neurônios motores α ou seus axônios degeneram, as fibras musculares denervadas também podem disparar espontaneamente. Essas descargas de fibras musculares isoladas, ou *potenciais de fibrilação*, não podem ser vistas, mas podem ser registradas com a EMG. A fraqueza leva a atraso ou redução no recrutamento de unidades motoras, com um número menor que o normal sendo ativado em uma determinada frequência de descarga.

Fraqueza da junção neuromuscular Os distúrbios da junção neuromuscular produzem fraqueza com grau e distribuição variáveis. O número de fibras musculares ativadas varia com o tempo, dependendo do estado de repouso das junções neuromusculares. A força é influenciada pela atividade precedente do músculo afetado. Na miastenia grave, por exemplo, as contrações sustentadas ou repetidas do músculo afetado diminuem de força

TABELA 24-1 ■ Sinais que distinguem a origem da fraqueza

Sinal	Neurônio motor superior	Neurônio motor inferior	Miopática	Psicogênica
Atrofia	Nenhuma	Grave	Leve	Nenhuma
Fasciculações	Nenhuma	Comuns	Nenhuma	Nenhuma
Tônus	Espástico	Reduzido	Normal/reduzido	Variável/paratonia
Distribuição da fraqueza	Piramidal/regional	Distal/segmentar	Proximal	Variável/inconsistente com atividades diárias
Reflexos de estiramento muscular	Hiperativos	Hipoativos/ausentes	Normais/hipoativos	Normais
Sinal de Babinski	Presente	Ausente	Ausente	Ausente

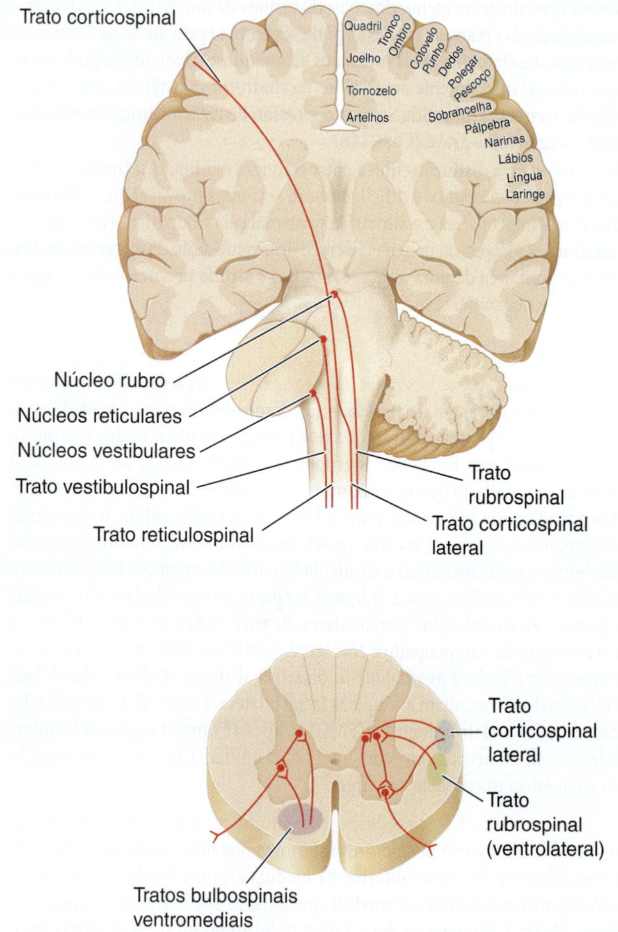

FIGURA 24-1 Vias dos neurônios motores superiores corticospinais e bulbospinais. Os neurônios motores superiores têm seus corpos celulares na camada V do córtex motor primário (giro pré-central ou área 4 de Brodmann), bem como nos córtices pré-motor e motor suplementar (área 6). Os neurônios motores superiores no córtex motor primário estão organizados de maneira somatotópica (*lado direito da figura*). Os axônios dos neurônios motores superiores descem através da substância branca subcortical e do ramo posterior da cápsula interna. Os axônios do sistema piramidal ou corticospinal descem pelo tronco encefálico no pedúnculo cerebral do mesencéfalo, base da ponte e pirâmides bulbares. Na junção cervicobulbar, a maioria dos axônios corticospinais decussam para o trato corticospinal contralateral da medula espinal lateral, mas 10-30% permanecem ipsilaterais na medula espinal anterior. Os neurônios corticospinais fazem sinapse com interneurônios pré-motores, mas alguns – especialmente no alargamento cervical e aqueles que fazem conexão com neurônios motores para músculos distais dos membros – fazem conexões monossinápticas diretas com os neurônios motores inferiores. Eles inervam mais densamente os neurônios motores inferiores dos músculos da mão e estão envolvidos na execução de movimentos finos aprendidos. Os neurônios corticobulbares são semelhantes aos corticospinais, mas inervam os núcleos motores do tronco encefálico. Os neurônios motores superiores bulbospinais influenciam a força e o tônus, mas não fazem parte do sistema piramidal. As vias bulbospinais ventromediais descendentes originam-se no teto do mesencéfalo (via tectospinal), nos núcleos vestibulares (via vestibulospinal) e na formação reticular (via reticulospinal). Essas vias influenciam os músculos axiais e proximais e estão envolvidas na manutenção da postura e nos movimentos integrados de membros e tronco. As vias bulbospinais ventrolaterais descendentes, que se originam predominantemente no núcleo rubro (via rubrospinal), facilitam os músculos distais dos membros. O sistema bulbospinal às vezes é designado como sistema extrapiramidal do neurônio motor superior. Em todas as ilustrações, os corpos celulares dos nervos e os terminais axônicos são mostrados, respectivamente, como *círculos fechados* e *forquilhas*.

apesar do esforço continuado (Cap. 440). Assim, a fraqueza com fatigabilidade é sugestiva de distúrbios da junção neuromuscular, que causam perda funcional de fibras musculares devido a falhas na sua ativação.

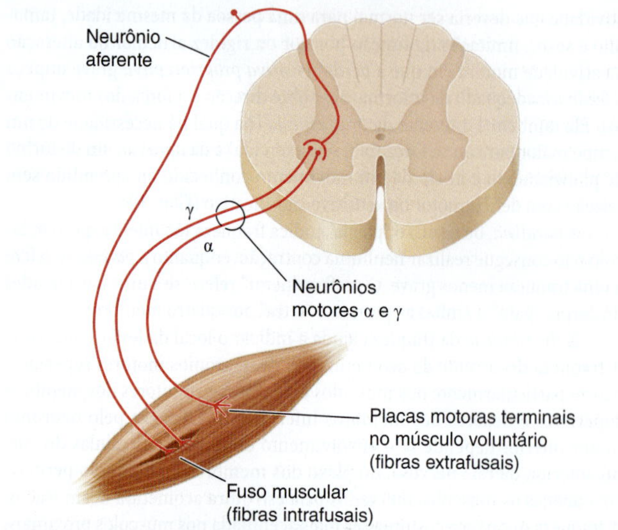

FIGURA 24-2 Os neurônios motores inferiores são divididos em tipos α e γ. Os maiores neurônios motores α são mais numerosos e inervam as fibras musculares extrafusais da unidade motora. A perda de neurônios motores α ou a ruptura de seus axônios produz fraqueza de neurônio motor inferior. Os neurônios motores γ, menores em tamanho e em quantidade, inervam as fibras musculares intrafusais do fuso muscular e contribuem para a normalidade do tônus e dos reflexos de estiramento. O neurônio motor α recebe estímulo excitatório direto dos motoneurônios corticais e dos aferentes primários do fuso muscular. Os neurônios motores α e γ também recebem estímulo excitatório de outras vias neuronais motoras superiores descendentes, de estímulos sensoriais segmentares e de interneurônios. Os neurônios motores α recebem inibição direta dos interneurônios das células de Renshaw, enquanto outros interneurônios inibem indiretamente os neurônios motores α e γ. Um reflexo de estiramento (tendinoso) requer o funcionamento de todas as estruturas ilustradas. A percussão em um tendão estira os fusos musculares (que são tonicamente ativados por neurônios motores γ) e ativa os neurônios aferentes primários do fuso. Os neurônios estimulam os neurônios motores α na medula espinal, produzindo uma breve contração muscular, que é o familiar reflexo tendinoso.

Fraqueza miopática A fraqueza miopática é causada por uma diminuição no número ou na força contrátil das fibras musculares ativadas dentro de unidades motoras. Nas distrofias musculares, miopatias inflamatórias ou miopatias com necrose de fibra muscular, o número de fibras musculares em muitas unidades motoras fica reduzido. Na EMG, o tamanho de cada potencial de ação da unidade motora é menor e as unidades motoras precisam ser recrutadas com maior rapidez do que o normal para produzir a potência desejada. Algumas miopatias resultam em fraqueza por perda da força contrátil das fibras musculares ou pelo acometimento seletivo das fibras do tipo II (rápidas). Essas miopatias podem não afetar o tamanho de potenciais de ação da unidade motora individuais e são detectadas por uma discrepância entre a atividade elétrica e a força de um músculo.

Fraqueza psicogênica A fraqueza pode ocorrer sem uma base orgânica reconhecível. Ela tende a ser variável e inconsistente e a ter um padrão de distribuição que não pode ser explicado com base na neuroanatomia. Nos exames padrões, os músculos antagonistas podem contrair quando o paciente está supostamente ativando o músculo agonista. A intensidade da fraqueza é incompatível com as atividades diárias realizadas pelo paciente.

DISTRIBUIÇÃO DA FRAQUEZA

Hemiparesia Resulta de lesão de neurônio motor superior acima da medula espinal mediocervical; a maioria dessas lesões ocorre acima do forame magno. A presença de outros déficits neurológicos ajuda a localizar a lesão. Assim, distúrbios da linguagem, por exemplo, apontam para uma lesão cortical. Defeitos homônimos do campo visual refletem uma lesão hemisférica cortical ou subcortical. Uma hemiparesia "motora pura" da face, de um braço ou perna geralmente deve-se a uma lesão pequena e discreta no ramo posterior da cápsula interna, no pedúnculo cerebral mesenfálico ou na parte superior da ponte. Algumas lesões do tronco encefálico causam "paralisias cruzadas", consistindo em sinais de nervo craniano ipsilateral e hemiparesia contralateral (Cap. 426). A ausência de sinais de nervos cranianos ou de fraqueza facial sugere que a hemiparesia se deva a uma lesão na porção superior da medula espinal cervical, especificamente se associada à síndrome de Brown-Séquard, que consiste em perda da sensação de vibração e posicionamento articular no lado da fraqueza, com perda da sensação de dor e temperatura no lado oposto (Cap. 442).

A ***hemiparesia aguda ou episódica*** geralmente resulta de lesões estruturais focais, particularmente de etiologias vasculares, lesões de crescimento rápido ou processos inflamatórios. A *hemiparesia subaguda* que evolui ao longo de dias ou semanas pode estar relacionada com hematoma subdural, distúrbios infecciosos ou inflamatórios (p. ex., abscesso cerebral, granuloma ou meningite fúngica, infecção parasitária, esclerose múltipla, sarcoidose) ou neoplasias primárias ou metastáticas. A Aids pode se manifestar por hemiparesia subaguda decorrente de toxoplasmose ou linfoma primário do sistema nervoso central (SNC). A *hemiparesia crônica* que evolui durante meses, em geral, se deve a uma neoplasia ou malformação vascular, a um hematoma subdural crônico ou a uma doença degenerativa.

A investigação de hemiparesia (Fig. 24-3) de origem aguda geralmente começa com uma tomografia computadorizada (TC) do cérebro e exames laboratoriais. Se a TC for normal ou se for um caso subagudo ou crônico de hemiparesia, realiza-se ressonância magnética (RM) do encéfalo e/ou coluna cervical (incluindo o forame magno), dependendo da apresentação clínica.

Paraparesia A ***paraparesia aguda*** é causada mais comumente por uma lesão intraespinal, mas sua origem espinal pode não ser reconhecida inicialmente se as pernas estiverem flácidas e com arreflexia. Porém, costuma haver perda sensitiva nas pernas com um nível superior no tronco; uma perda sensitiva dissociada (perda da sensação de dor e temperatura, mas não do tato, posição e vibração) sugestiva de síndrome medular central; ou hiper-reflexia nas pernas com reflexos normais nos braços (Cap. 442). Os exames de imagem da medula espinal (Fig. 24-3) podem revelar lesões compressivas, infarto (a propriocepção é geralmente preservada), fístulas arteriovenosas ou outras anomalias vasculares ou mielite transversa (Cap. 442).

As doenças dos hemisférios cerebrais que causam paraparesia aguda incluem isquemia da artéria cerebral anterior (também prejudica a elevação dos ombros), trombose do seio sagital superior ou da veia cortical e hidrocefalia aguda.

A paraparesia pode também resultar de síndrome da cauda equina, por exemplo, após trauma lombar, herniação de disco na linha média ou tumor intraespinal. Os esfincteres geralmente são afetados, enquanto a flexão do quadril e a sensibilidade das coxas anterolaterais são poupadas. Raras vezes, a paraparesia é causada por doença das células do corno anterior de evolução rápida (como infecção pelo poliovírus ou pelo vírus do Nilo Ocidental), neuropatia periférica (como a síndrome de Guillain-Barré; Cap. 447) ou miopatia (Cap. 449).

A ***paraparesia espástica subaguda ou crônica*** é causada por doença do neurônio motor superior. Quando associada a perda sensitiva em membros inferiores e envolvimento de esfincteres, deve-se considerar um distúrbio crônico da medula espinal (Cap. 442). Se houver sinais hemisféricos, existe a probabilidade de meningioma parassagital ou hidrocefalia crônica. A ausência de espasticidade em uma paraparesia de longa duração sugere etiologia de neurônio motor inferior ou miopática.

A investigação tipicamente começa com RM de coluna vertebral, mas, quando há sinais de neurônio motor superior associados a sonolência, confusão, convulsões ou outros sinais hemisféricos, deve-se também realizar RM do encéfalo, algumas vezes como investigação inicial. Os estudos eletrofisiológicos são úteis para o diagnóstico quando os achados clínicos sugerem um distúrbio neuromuscular subjacente.

Tetraparesia ou fraqueza generalizada A fraqueza generalizada pode ser causada por distúrbios do SNC ou da unidade motora. Embora os termos em geral sejam utilizados como sinônimos, é comum usar *tetraparesia* quando se suspeita de etiologia no neurônio motor superior e *fraqueza generalizada* quando há probabilidade de uma doença afetando a unidade motora. A fraqueza causada por distúrbios do SNC costuma estar associada a alterações na consciência ou cognição e estar acompanhada por espasticidade, hiper-reflexia e distúrbios sensitivos. A maioria das causas neuromusculares de fraqueza generalizada está associada a função mental normal, hipotonia e reflexos de estiramento muscular hipoativos. As principais causas de fraqueza intermitente estão listadas na Tabela 24-2. Um paciente com fatigabilidade generalizada sem fraqueza objetiva pode ter síndrome da fadiga crônica (Cap. 450).

TETRAPARESIA AGUDA A tetraparesia que se inicia em questão de minutos pode ser resultante de distúrbios dos neurônios motores superiores (p. ex., anóxia, hipotensão, isquemia do tronco encefálico ou da medula cervical, traumatismo e anormalidades metabólicas sistêmicas) ou musculares (distúrbios eletrolíticos, certos erros inatos do metabolismo energético muscular, toxinas e paralisias periódicas). O início ao longo de horas a semanas pode ser decorrente, além das causas mencionadas anteriormente, de distúrbios do neurônio motor inferior, como a síndrome de Guillain-Barré (Cap. 447).

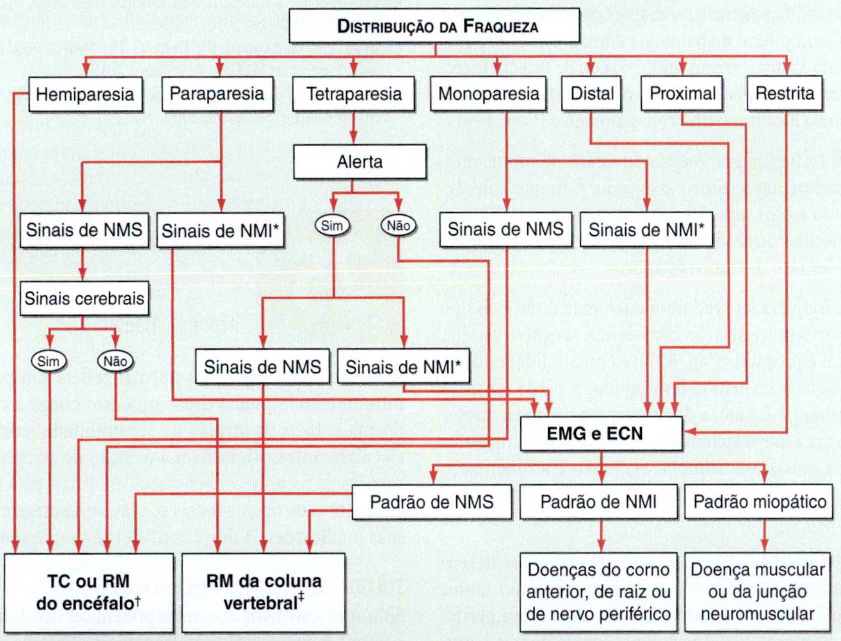

* Ou sinais de miopatia.
† Se não for detectada anormalidade, considerar RM da coluna vertebral.
‡ Se não for detectada anormalidade, considerar mielografia ou RM de encéfalo.

FIGURA 24-3 Algoritmo para investigação diagnóstica inicial de um paciente com fraqueza. TC, tomografia computadorizada, NMI, neurônio motor inferior; RM, ressonância magnética, NMS, neurônio motor superior; EMG, eletromiografia; ECN, estudos de condução nervosa.

TABELA 24-2 ■ Causas de fraqueza generalizada episódica

1. Distúrbios eletrolíticos, como hipopotassemia, hiperpotassemia, hipercalcemia, hipernatremia, hiponatremia, hipofosfatemia, hipermagnesemia
2. Distúrbios musculares
   a. Canalopatias (paralisias periódicas)
   b. Defeitos metabólicos dos músculos (utilização inadequada de carboidratos ou ácidos graxos; função mitocondrial anormal)
3. Distúrbios da junção neuromuscular
   a. Miastenia grave
   b. Síndrome miastênica de Lambert-Eaton
4. Distúrbios do sistema nervoso central
   a. Ataques isquêmicos transitórios do tronco encefálico
   b. Isquemia cerebral global transitória
   c. Esclerose múltipla
5. Falta de esforço voluntário
   a. Ansiedade
   b. Dor ou desconforto
   c. Transtorno de somatização

Nos pacientes obnubilados, a avaliação começa com uma TC ou RM do cérebro. Se houver sinais do neurônio motor superior, mas o paciente estiver alerta, o primeiro exame geralmente é uma RM da medula cervical. Se a origem da fraqueza estiver no neurônio motor inferior, em uma miopatia ou for incerta, a abordagem clínica deverá começar com exames de sangue para determinar o nível das enzimas musculares e eletrólitos, e com EMG.

TETRAPARESIA SUBAGUDA OU CRÔNICA A tetraparesia causada por doença do neurônio motor superior pode se desenvolver ao longo de semanas a anos em casos de mielopatias crônicas, esclerose múltipla, tumores cerebrais ou espinais, hematomas subdurais crônicos e vários distúrbios metabólicos, tóxicos e infecciosos. Ela também pode resultar de doença do neurônio motor inferior, mielopatia crônica (na qual a fraqueza costuma ser mais profunda distalmente) ou fraqueza miopática (tipicamente proximal).

Nos pacientes obnubilados com tetraparesia aguda, a avaliação começa com uma TC do cérebro. Se houver sinais agudos do neurônio motor superior, mas o paciente estiver alerta, o primeiro exame geralmente é uma RM da medula cervical. Quando o início for gradual, os distúrbios dos hemisférios cerebrais, do tronco encefálico e da medula cervical podem geralmente ser distinguidos clinicamente e os exames de imagem são primeiramente direcionados para o local de patologia clinicamente suspeito. Se a fraqueza for do neurônio motor inferior, miopática ou de origem incerta, exames laboratoriais para determinar os níveis de enzimas musculares e eletrólitos e a EMG ajudam a localizar o processo patológico (Cap. 449).

Monoparesia Costuma ser causada por doença do neurônio motor inferior, com ou sem comprometimento sensitivo associado. A fraqueza decorrente de afecção do neurônio motor superior ocasionalmente manifesta-se como monoparesia dos músculos distais e não antigravitacionais. A fraqueza miopática raramente se limita a um único membro.

MONOPARESIA AGUDA Se a fraqueza for predominantemente distal e do tipo de neurônio motor superior sem associação com déficit sensitivo ou dor, uma isquemia cortical focal é provável (Cap. 427); as possibilidades diagnósticas são semelhantes àquelas da hemiparesia aguda. A perda sensitiva e a dor em geral acompanham a fraqueza de origem no neurônio motor inferior; é comum a fraqueza estar relacionada à lesão de uma única raiz nervosa ou nervo periférico, mas ocasionalmente ela reflete o acometimento de um plexo. Se a fraqueza de neurônio motor inferior for provável, a avaliação começa com a EMG.

MONOPARESIA SUBAGUDA OU CRÔNICA A fraqueza e a atrofia que se desenvolvem por semanas ou meses em geral têm origem no neurônio motor inferior. Caso estejam associadas a sintomas sensitivos, uma causa periférica (nervo, raiz nervosa ou plexo) é provável; na ausência de tais sintomas, deve-se considerar doença do corno anterior. Em ambas as situações, é indicado um exame eletrodiagnóstico. Se a fraqueza for proveniente do neurônio motor superior, pode ser que uma lesão medular ou cortical (pré-central) distinta ou seja responsável, e um exame de imagem deverá ser feito no local apropriado.

Fraqueza distal O acometimento distal de um ou mais membros sugere doença de neurônio motor inferior ou de nervo periférico. Ocasionalmente, ocorre fraqueza aguda distal no membro inferior em decorrência de polineuropatia tóxica aguda ou síndrome da cauda equina. A fraqueza simétrica distal costuma levar semanas, meses ou anos para se desenvolver e, quando associada a dormência, deve-se à neuropatia periférica (Cap. 446). A doença celular do corno anterior pode começar distalmente, mas em geral é assimétrica e sem dormência concomitante (Cap. 437). Raramente, as miopatias manifestam-se por fraqueza distal (Cap. 449). Os exames eletrodiagnósticos ajudam a localizar o distúrbio (Fig. 24-3).

Fraqueza proximal A miopatia costuma causar fraqueza simétrica dos músculos da cintura pélvica ou escapular (Cap. 449). Doenças da junção neuromuscular, como a miastenia grave (Cap. 448), podem manifestar-se por fraqueza simétrica proximal, geralmente associada a ptose, diplopia ou fraqueza bulbar de gravidade flutuante durante o dia. Na doença das células do corno anterior, a fraqueza proximal costuma ser assimétrica, mas pode ser simétrica, especialmente nas formas genéticas. Não ocorre dormência em qualquer uma dessas doenças. A avaliação em geral começa com a determinação do nível sérico de creatina-cinase (CK) e exames eletrofisiológicos.

Fraqueza em distribuição restrita Tal fraqueza pode não se enquadrar em qualquer um desses padrões, estando limitada, por exemplo, aos músculos extraoculares, hemifaciais, bulbares ou respiratórios. Se unilateral, a fraqueza restrita geralmente se deve à doença de neurônio motor inferior ou de nervo periférico, como em uma paralisia facial. A fraqueza de parte de um membro costuma ser decorrente de lesão em nervo periférico, como na neuropatia por aprisionamento. A fraqueza relativamente simétrica de músculos extraoculares ou bulbares deve-se frequentemente a miopatia (Cap. 449) ou distúrbio da junção neuromuscular (Cap. 448). Paralisia facial bilateral com arreflexia sugere síndrome de Guillain-Barré (Cap. 447). O agravamento pela fadiga de uma fraqueza relativamente simétrica é característico de distúrbios da junção neuromuscular. A fraqueza bulbar assimétrica costuma ser decorrente de doença de neurônio motor. A fraqueza limitada aos músculos ventilatórios é incomum e em geral decorrente de doença de neurônio motor, miastenia grave ou polimiosite/dermatomiosite (Cap. 365).

Agradecimento *Os editores agradecem às contribuições de Michael J. Aminoff para as edições anteriores deste capítulo.*

LEITURAS ADICIONAIS

Brazis P et al: *Localization in Clinical Neurology*, 7th ed. Philadelphia, Lippincott William & Wilkins, 2016.

Campbell WW, Barohn RJ: *DeJong's The Neurological Examination*, 8th ed. Philadelphia, Lippincott William & Wilkins, 2019.

Guarantors of Brain: *Aids to the Examination of the Peripheral Nervous System*, 4th ed. Edinburgh, Saunders, 2000.

25 Dormência, formigamento e perda sensitiva

Stephen L. Hauser

A sensibilidade somática normal reflete um processo contínuo de monitoramento, e pouco desse processo chega à consciência em condições normais. Já os distúrbios da sensibilidade, principalmente se dolorosos, são alarmantes e dominam a atenção do paciente. Os médicos devem ser capazes de reconhecer sensações anormais pela forma como são descritas, conhecer seus tipos e locais prováveis de origem, bem como compreender suas implicações. A dor é considerada separadamente no Cap. 13.

SINTOMAS POSITIVOS E NEGATIVOS

Sintomas sensitivos anormais podem ser divididos em duas categorias: positivos e negativos. O protótipo de um sintoma positivo é o formigamento (alfinetadas e agulhadas); outros fenômenos sensitivos positivos incluem prurido e sensações alteradas que são descritas como ferroadas, em forma de faixa, semelhantes a relâmpagos (lancinantes), dolorimento, punhaladas, torções, trações, puxões, apertos, queimações, ressecamento, choques elétricos ou aspereza. Tais sintomas muitas vezes são dolorosos.

Os fenômenos positivos geralmente resultam de séries de impulsos gerados em locais de limiar mais baixo ou de excitabilidade exacerbada ao longo de uma via sensitiva periférica ou central. A natureza e a intensidade da sensação anormal dependem do número, da frequência, da periodicidade e da distribuição dos impulsos ectópicos, bem como do tipo e da função do tecido nervoso de origem. Como os fenômenos positivos representam atividade excessiva nas vias sensitivas, não estão obrigatoriamente associados a déficit (perda) sensitivo ao exame físico.

Os fenômenos negativos representam perda da função sensitiva e se caracterizam por redução ou supressão da sensibilidade, geralmente percebidas como dormência, e por achados anormais ao exame sensitivo. Nos distúrbios que afetam a sensibilidade periférica, pelo menos metade dos axônios aferentes que inervam determinada região estão provavelmente perdidos ou funcionalmente desativados antes que um déficit sensitivo seja detectável ao exame físico. Porém, caso seja lenta, a perda da sensação cutânea pode passar despercebida pelo paciente e ser difícil de detectar ao exame, ainda que poucas fibras sensitivas estejam funcionando; se for rápida, geralmente fenômenos positivos e negativos são evidentes. Graus subclínicos de disfunção sensitiva podem ser demonstrados por estudos de condução nervosa ou por potenciais evocados somatossensitivos.

Embora os sintomas sensitivos possam ser positivos ou negativos, os sinais sensitivos ao exame físico são sempre uma medida de fenômenos negativos.

TERMINOLOGIA

Parestesias e disestesias são termos gerais usados para descrever sintomas sensitivos positivos. O termo *parestesia* refere-se a formigamento ou sensações de alfinetada e agulhada, mas também pode incluir grande variedade de outras sensações anormais, exceto dor; às vezes, traz a conotação de que as sensações anormais são percebidas espontaneamente. O termo mais genérico *disestesia* denota todos os tipos de sensação anormal, inclusive a dolorosa, com ou sem estímulo evidente.

Outro conjunto de termos refere-se a anormalidades sensitivas detectadas ao exame físico. *Hipoestesia* ou *hipestesia* refere-se à redução da sensibilidade cutânea a um tipo específico de estímulo, como pressão, toque suave e calor ou frio; *anestesia*, à ausência completa de sensibilidade cutânea aos mesmos estímulos e à dor; e *hipoalgesia* ou *analgesia*, à redução ou ausência da percepção de dor (nocicepção). *Hiperestesia* significa dor ou maior sensibilidade em resposta ao toque. De modo semelhante, *alodinia* descreve a situação em que um estímulo não doloroso, quando percebido, é sentido como doloroso ou mesmo excruciante. Um exemplo é o desencadeamento de uma sensação dolorosa pela aplicação de um diapasão em vibração. *Hiperalgesia* denota dor intensa em resposta a estímulo levemente doloroso, enquanto *hiperpatia* é um termo amplo que abrange todos os fenômenos descritos como hiperestesia, alodinia e hiperalgesia. Na hiperpatia, o limiar para um estímulo sensitivo é aumentado, e sua percepção é tardia, mas, quando percebido, parece extremamente doloroso.

Os distúrbios da sensibilidade profunda oriunda de fusos musculares, tendões e articulações, afetam a propriocepção (sensação de posição). Suas manifestações incluem desequilíbrio (principalmente com os olhos fechados ou em ambiente escuro), dificuldade para executar movimentos precisos e instabilidade da marcha, denominados coletivamente *ataxia sensitiva*. Outros achados ao exame físico geralmente, mas nem sempre, incluem redução ou supressão das sensibilidades vibratória e proprioceptiva, além de ausência dos reflexos tendíneos profundos nos membros acometidos. O sinal de Romberg é positivo, o que significa que o paciente oscila bastante ou cai quando solicitado a permanecer em pé com os pés unidos e os olhos fechados. Nos estados graves de desaferentação envolvendo sensibilidade profunda, o paciente não consegue deambular ou ficar de pé sem apoio, ou mesmo sentar-se sem ajuda. Ocorrem movimentos involuntários contínuos (*pseudoatetose*) das mãos e dos dedos estendidos, principalmente com os olhos fechados.

ANATOMIA DA SENSIBILIDADE

Os receptores cutâneos são classificados pelo tipo de estímulo que os estimula melhor. Eles consistem em terminações nervosas desnudas (nociceptores, que respondem a estímulos de dano tecidual, e termorreceptores, que respondem a estímulos térmicos não lesivos) e terminais encapsulados (vários tipos de mecanorreceptores, ativados pela deformação física da pele ou pelo estiramento de músculos). Cada tipo de receptor tem seu próprio conjunto de sensibilidades a estímulos específicos, dimensão e precisão dos campos receptivos e propriedades adaptativas.

As fibras nervosas periféricas aferentes transportam a informação somatossensitiva dos membros e do tronco até as raízes dorsais e penetram no corno dorsal da medula espinal (Fig. 25-1); os corpos celulares dos neurônios de primeira ordem estão localizados nos gânglios da raiz dorsal (GRDs). De maneira análoga, as sensações da face e da cabeça são transportadas pelo nervo trigêmeo (Fig. 441-2). Após os tratos de fibras penetrarem na medula espinal, as projeções polissinápticas das fibras menores (não mielinizadas e mielinizadas finas), que transmitem principalmente a nocicepção, o prurido, a sensibilidade térmica e o tato, cruzam e ascendem pelas colunas anterior e lateral do lado oposto da medula espinal, através do tronco encefálico para o núcleo ventral posterolateral (VPL) do tálamo e, por fim, alcançam o giro pós-central do córtex parietal e outras áreas corticais (Cap. 13). Essa é a *via espinotalâmica* ou o *sistema anterolateral*. As fibras maiores, que servem às sensibilidades tátil e proprioceptiva e à cinestesia, projetam-se em direção rostral nas colunas posterior e posterolateral do mesmo lado da medula espinal e estabelecem a primeira sinapse nos núcleos grácil ou cuneiforme no bulbo inferior. Axônios dos neurônios de segunda ordem decussam e ascendem pelo lemnisco medial situado medialmente no bulbo e no tegmento da ponte e do mesencéfalo, fazendo sinapse no núcleo VPL; os neurônios de terceira ordem projetam-se para o córtex parietal e para as outras áreas corticais. Esse sistema de fibras grossas é conhecido como *via da coluna posterior-lemnisco medial* (ou apenas via lemniscal). Embora os tipos e as funções das fibras que constituem os sistemas espinotalâmico e lemniscal sejam relativamente bem conhecidos, muitas outras fibras, principalmente aquelas associadas às sensações de tato, pressão e propriocepção, ascendem em um padrão de distribuição difuso, ipsilateral e contralateralmente, nos quadrantes anterolaterais da medula espinal. Isso explica por que uma lesão completa das colunas posteriores da medula espinal pode ser associada a pouco déficit sensitivo detectável ao exame clínico.

ABORDAGEM AO PACIENTE

Exame clínico da sensibilidade

Os principais componentes do exame sensitivo são os testes da sensibilidade primária (dor, tato, vibração, posição das articulações e temperatura) (Tab. 25-1). O examinador depende das respostas do paciente, o que complica a interpretação. Além disso, o exame pode estar limitado em alguns pacientes. Em um paciente em estupor, por exemplo, o exame sensitivo restringe-se à observação da rapidez do reflexo de retirada em resposta a um belisco ou a outro estímulo nocivo. A comparação das respostas nos dois lados do corpo é fundamental. No indivíduo alerta, mas incapaz de cooperar, às vezes é impossível examinar a sensibilidade cutânea; porém, pode-se ter alguma noção da função proprioceptiva atentando-se para o melhor desempenho do paciente ao realizar movimentos que exigem estabilidade e precisão.

Em pacientes com queixas sensitivas, o exame deve iniciar no centro da região afetada e evoluir radialmente até a percepção normal da sensibilidade. A distribuição de qualquer anormalidade é definida e comparada com territórios de raízes e nervos periféricos (Figs. 25-2 e 25-3). Algumas vezes, os pacientes apresentam-se com sintomas sensitivos que não se encaixam em uma localização anatômica e são acompanhados por ausência de anormalidades ou inconsistências grosseiras ao exame. O examinador deve considerar em tais casos a possibilidade de uma causa psicológica (ver "Sintomas psicogênicos", adiante). O exame sensitivo de um paciente sem queixas neurológicas pode ser breve e consistir de testes para dor, tato e vibração nas mãos e nos pés, além da avaliação do equilíbrio em pé e da marcha, incluindo a manobra de Romberg (Cap. V6). A avaliação do equilíbrio em pé e da marcha também serve para testar a integridade dos sistemas motor e cerebelar.

SENSIBILIDADE PRIMÁRIA

A sensação de dor costuma ser testada com um alfinete limpo, que é depois descartado. Pede-se para o paciente fechar os olhos e se concentrar na característica desagradável ou de ferroada do estímulo e não apenas na sensação de pressão ou tato desencadeada. Deve-se mapear as áreas de hipoalgesia prosseguindo radialmente a partir das regiões mais hipoalgésicas. A melhor maneira de testar a sensação térmica para o frio

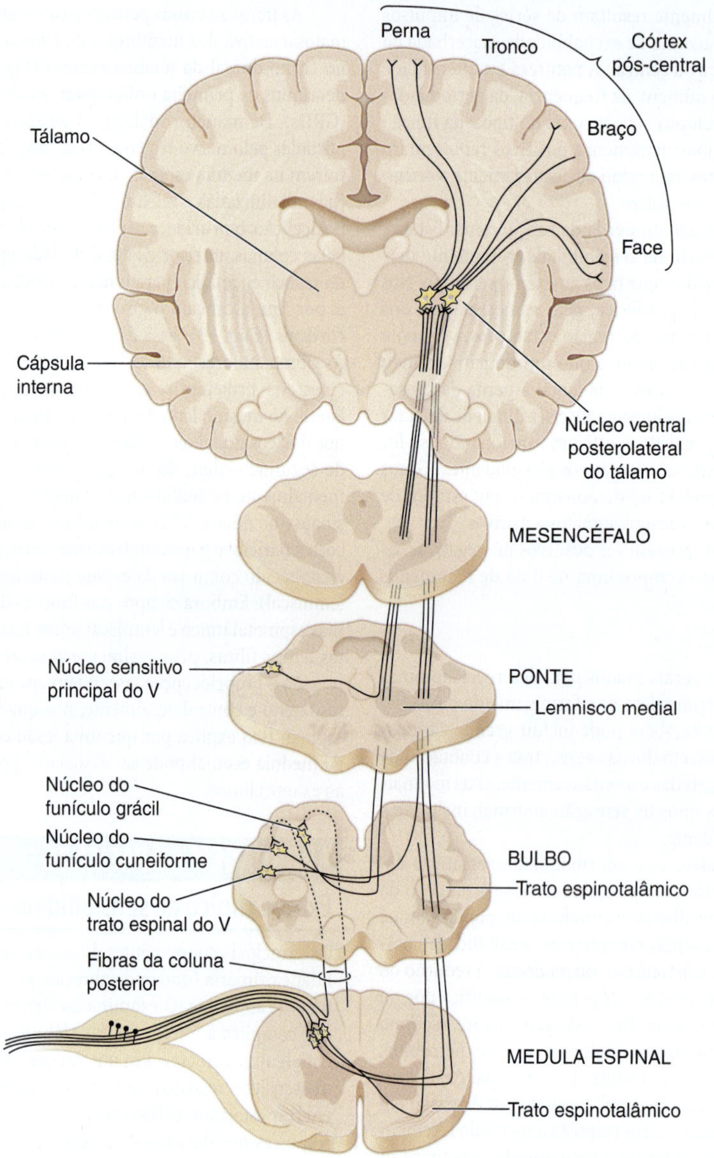

FIGURA 25-1 Principais vias somatossensitivas. Estão ilustrados o trato espinotalâmico (dor, sensibilidade térmica) e o sistema da coluna posterior-lemniscal (tato, pressão, posição das articulações). As ramificações do fascículo anterolateral ascendente (trato espinotalâmico) para os núcleos no bulbo, na ponte e no mesencéfalo e as terminações nucleares do trato estão indicadas. *(Reproduzida com permissão de AH Ropper, MA Samuels: Adams and Victor's Principles of Neurology, 9th ed. New York, McGraw-Hill, 2009.)*

e para o calor é mediante o uso de pequenos recipientes cheios de água na temperatura desejada. Uma alternativa para testar a sensibilidade ao frio é tocar a pele do paciente com um objeto metálico, como um diapasão, à temperatura ambiente. Para testar temperaturas quentes, o diapasão ou outro objeto metálico pode ser mergulhado em água quente na temperatura desejada e em seguida aplicado à pele. É importante testar tanto as sensações de frio quanto de calor porque os receptores envolvidos são diferentes. O tato costuma ser testado com um chumaço de algodão, minimizando a pressão na pele. Em geral, é aconselhável evitar o teste da sensibilidade tátil nas regiões cutâneas pilosas, devido à profusão

TABELA 25-1 ■ Testes de sensibilidade primária

Sensibilidade	Dispositivo usado no teste	Terminações ativadas	Tamanho das fibras mediadoras	Via central
Dor	Alfinete	Nociceptores cutâneos	Pequeno	E-T, também D
Temperatura, calor	Objeto metálico aquecido	Termorreceptores cutâneos para o calor	Pequeno	E-T
Temperatura, frio	Objeto metálico frio	Termorreceptores cutâneos para o frio	Pequeno	E-T
Tato	Chumaço de algodão	Mecanorreceptores cutâneos, também terminações desnudas	Grande e pequeno	Lem, também D e E-T
Vibração	Diapasão de 128 Hz	Mecanorreceptores, principalmente por corpúsculos pacinianos	Grande	Lem, também D
Posição das articulações	Movimento passivo de articulações específicas	Terminações das cápsulas articulares e tendões, fusos musculares	Grande	Lem, também D

Siglas: D, projeções ascendentes difusas nas colunas anterolaterais ipsilaterais e contralaterais; Lem, coluna posterior e projeção lemniscal ipsilaterais; E-T, projeção espinotalâmica contralateral.

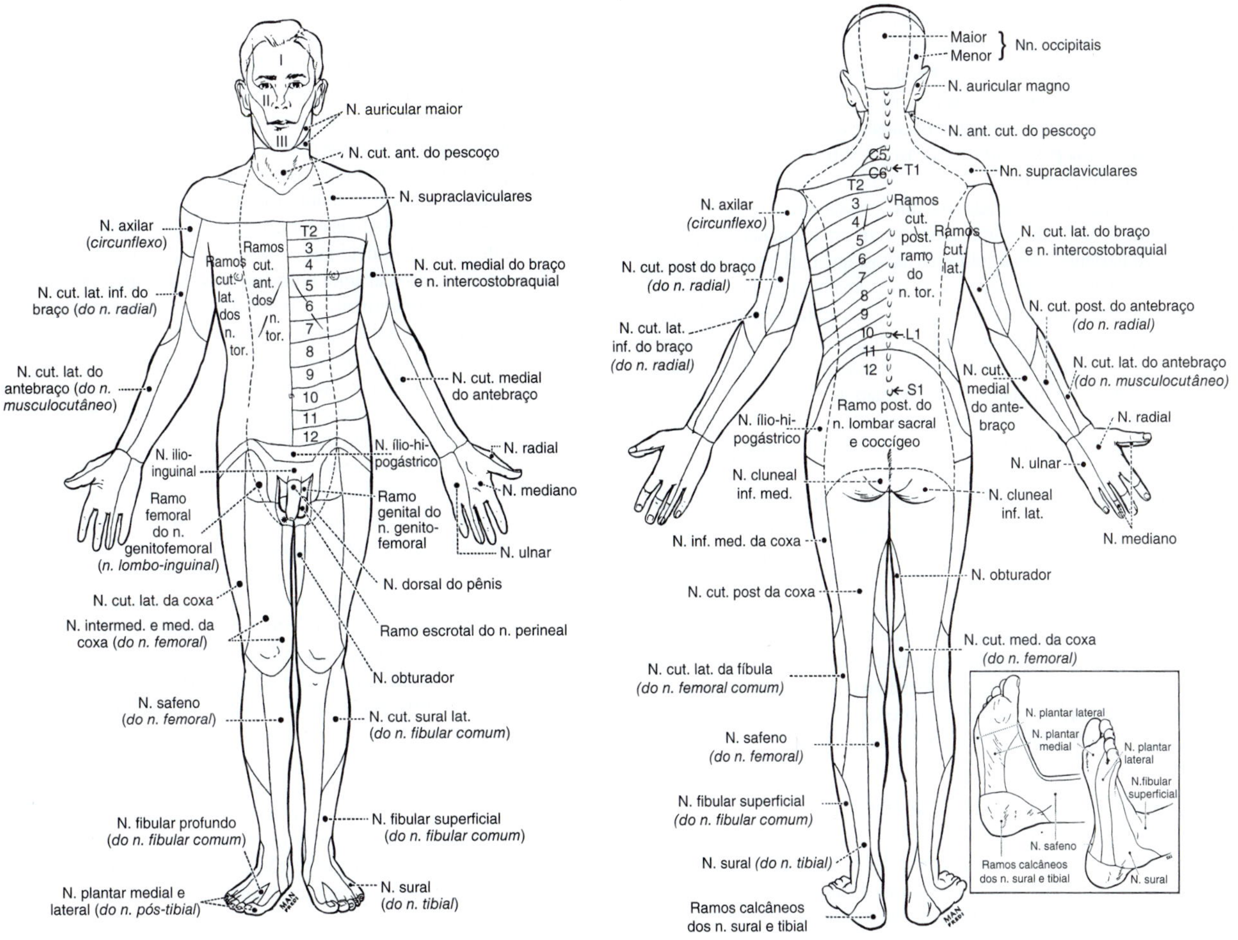

FIGURA 25-2 **Regiões cutâneas de nervos periféricos.** *(Reproduzida, com permissão, de W Haymaker, B Woodhall: Peripheral Nerve Injuries, 2nd ed. Philadelphia, Saunders, 1953.)*

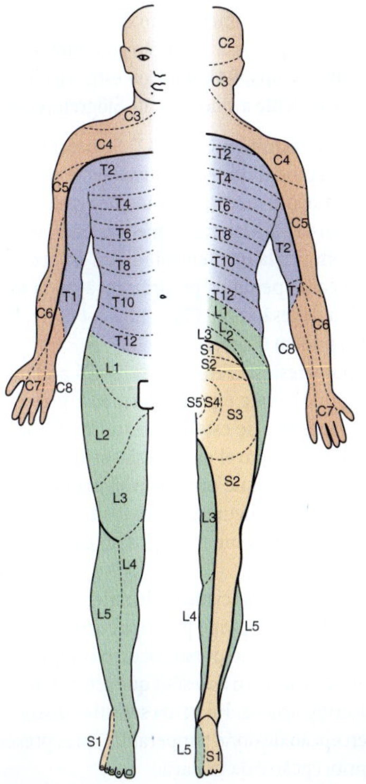

FIGURA 25-3 **Distribuição das raízes espinais sensitivas na superfície corporal** (dermátomos). *(Reproduzida, com permissão, de D Sinclair: Mechanisms of Cutaneous Sensation. Oxford, UK, Oxford University Press, 1981 through PLS Clear.)*

de terminações sensitivas ao redor de cada folículo piloso. O paciente é testado com os olhos fechados e deve responder assim que o estímulo for percebido, indicando sua localização.

O teste da posição das articulações é uma medida de propriocepção. Com o paciente de olhos fechados, testa-se a posição articular na articulação interfalângica distal do hálux e dos dedos. O dedo é segurado pelas laterais distalmente à articulação sendo testada e movido passivamente enquanto as articulações mais proximais são estabilizadas – o paciente indica a mudança na posição ou direção do movimento. Se houver erro, testa-se as articulações mais proximais. O teste da sensibilidade posicional das articulações proximais, principalmente do ombro, é realizado pedindo-se ao paciente que junte os dois dedos indicadores com os braços estendidos e os olhos fechados. Os indivíduos normais fazem esse movimento de maneira precisa, com erros de 1 cm ou menos.

A sensibilidade vibratória é testada com um diapasão que vibra a 128 Hz. A vibração é testada nas proeminências ósseas, começando nas regiões distais; nos pés, o teste é feito sobre a superfície dorsal da falange distal de ambos os hálux e nos maléolos dos tornozelos, bem como no dorso das mãos, na falange distal dos dedos. Caso se encontrem anormalidades, devem ser examinados locais mais proximais. Como medida de controle, o médico pode comparar os limiares de sensibilidade vibratória nos mesmos segmentos do paciente e de si próprio.

SENSIBILIDADE CORTICAL

Os testes de função cortical mais usados são a discriminação entre dois pontos, a localização tátil, a estimulação bilateral simultânea e os testes de grafestesia e estereognosia. Em um paciente alerta e cooperativo com sensibilidades primárias normais, as anormalidades nesses testes indicam lesão do córtex parietal ou das projeções talamocorticais. Caso as sensibilidades primárias se encontrem alteradas, essas funções discriminativas corticais geralmente também estarão. Sempre se devem comparar os resultados obtidos em áreas análogas de ambos os lados do corpo, porque o déficit causado por lesão parietal tende a ser unilateral.

A *discriminação de dois pontos* pode ser testada com um compasso cujas pontas podem ser ajustadas a partir de 2 mm até vários centímetros, sendo depois aplicadas simultaneamente ao local de teste. Nas pontas dos dedos, uma pessoa normal consegue diferenciar uma separação de 3 mm entre os pontos.

A *localização tátil* é testada com uma pressão suave por um instante com a ponta do dedo do examinador ou com um chumaço de algodão e pedindo ao paciente, com os olhos fechados, que indique a área tocada. A *estimulação bilateral simultânea* de áreas análogas (p. ex., o dorso de ambas as mãos) pode ser realizada para determinar se a sensibilidade tátil está suprimida significativamente em um lado (*extinção* ou *negligência*). *Grafestesia* se refere à capacidade de reconhecer, de olhos fechados, letras ou números desenhados pelo examinador com a ponta do dedo na palma do paciente. Novamente, a comparação de um lado com o outro é crucial. A incapacidade de reconhecer números ou letras é conhecida como *agrafestesia*.

Estereognosia é a capacidade de reconhecer objetos comuns à palpação, reconhecendo sua forma, textura e tamanho. Objetos corriqueiros, como uma chave, clipe de papel ou moedas, são mais convenientes para esse teste. Os pacientes com estereognosia normal devem ser capazes de distinguir entre moedas de 1 e 10 centavos, ou entre as de 25 e 50 centavos sem olhar. Os pacientes devem examinar o objeto com uma das mãos de cada vez. Caso não sejam capazes de reconhecê-lo com uma das mãos, o mesmo objeto deverá ser colocado na outra mão para fins comparativos. Os indivíduos que não reconhecem objetos comuns e moedas com uma das mãos, mas podem fazê-lo com a outra, têm *astereognosia* da mão anormal.

TESTES QUANTITATIVOS DE SENSIBILIDADE

Há aparelhos comercialmente disponíveis eficazes para testar a sensibilidade. Os testes quantitativos são particularmente úteis para avaliações seriadas da sensibilidade cutânea em ensaios clínicos. As avaliações dos limiares das sensibilidades tátil, vibratória e térmica são utilizadas com maior frequência.

EXAMES ELETRODIAGNÓSTICOS E BIÓPSIA DE NERVO

Os estudos de condução nervosa e a biópsia de nervo são meios importantes para investigar o sistema nervoso periférico, mas eles não avaliam a função ou a estrutura de receptores cutâneos e terminações nervosas livres ou de fibras nervosas não mielinizadas ou mielinizadas finas nos troncos nervosos. A biópsia de pele pode ser usada para avaliar essas estruturas na derme e epiderme.

LOCALIZAÇÃO DE ANORMALIDADES SENSITIVAS

Sinais e sintomas sensitivos podem resultar de lesões localizadas em muitos níveis diferentes do sistema nervoso, desde o córtex parietal até o receptor sensitivo periférico. A definição da distribuição e da natureza é o método mais importante para localizar sua origem. A extensão, a configuração, a simetria, a qualidade e a gravidade também são fundamentais.

Pode ser difícil interpretar disestesias sem anormalidades sensitivas ao exame físico. Por exemplo, disestesias do tipo formigamento com distribuição nas extremidades (mãos e pés) podem ter origem sistêmica (p. ex., devido à hiperventilação) ou ser induzidas por um fármaco, como a acetazolamida. As disestesias distais também podem ser manifestação precoce de polineuropatia progressiva ou indicar o início de uma mielopatia, como por deficiência de vitamina B_{12}. Em alguns casos, as disestesias distais não têm causa detectável. Por outro lado, as disestesias que correspondem à distribuição de um determinado nervo periférico indicam lesão naquele local. Por exemplo, as disestesias limitadas ao quinto dedo e à metade adjacente do quarto dedo da mesma mão apontam claramente para um distúrbio do nervo ulnar, na maioria dos casos localizado no cotovelo.

Nervo e raiz nervosa Nas lesões focais dos troncos nervosos, as anormalidades sensitivas são facilmente mapeadas e, em geral, têm limites bem definidos (Figs. 25-2 e 25-3). As lesões radiculares costumam ser acompanhadas por sensações dolorosas profundas ao longo do trajeto do tronco nervoso acometido. Com a compressão da quinta raiz lombar (L5) ou primeira sacral (S1), como ocorre na ruptura de disco intervertebral, a dor ciática (dor radicular relacionada com o tronco do nervo ciático) é manifestação clínica comum (Cap. 17). Quando a lesão afeta uma única raiz nervosa, os déficits sensitivos podem ser mínimos ou inexistentes porque há sobreposição significativa entre os territórios das raízes adjacentes.

Mononeuropatias isoladas podem causar sintomas além do território inervado pelo nervo acometido, mas as anormalidades ao exame em geral ficam confinadas aos limites anatômicos esperados. Nas mononeuropatias múltiplas, os sintomas e sinais ocorrem em territórios distintos inervados por diferentes nervos individuais e – à medida que mais nervos são acometidos – podem simular uma polineuropatia se os déficits se tornarem confluentes. Nas polineuropatias, os déficits sensitivos costumam ter distribuição graduada, distal e simétrica (Cap. 446). As disestesias, seguidas por dormência, começam nos dedos dos pés e sobem simetricamente. Geralmente, quando chegam aos joelhos também aparecem nas pontas dos dedos das mãos. Esse processo depende do comprimento do nervo, e o déficit costuma ser descrito pela distribuição em "meia e luva". Também ocorre o acometimento das mãos e dos pés no caso das lesões da coluna cervical superior ou do tronco encefálico, mas então é possível encontrar um nível sensitivo alto no tronco, assim como outras evidências de lesão central, como o acometimento esfincteriano ou sinais de lesão no neurônio motor superior (Cap. 24). Embora a maioria das polineuropatias seja pansensitiva e altere todas as modalidades de sensação, pode ocorrer disfunção sensitiva seletiva de acordo com o tamanho da fibra nervosa. As polineuropatias de fibras finas caracterizam-se por disestesias dolorosas em queimação, com redução das sensibilidades térmica e álgica, mas preservação da propriocepção, da função motora e dos reflexos tendíneos profundos. O tato é envolvido de maneira variável; quando poupado, o padrão sensitivo é chamado *dissociação sensitiva*. A dissociação sensitiva também pode ocorrer com lesões da medula espinal (Cap. 442). As polineuropatias de fibras grossas caracterizam-se por déficits da vibração e da propriocepção, desequilíbrio, reflexos tendíneos ausentes e disfunção motora variável, mas com preservação da maior parte da sensibilidade cutânea. As disestesias, se presentes, tendem a ser formigamento ou sensação em faixa.

A neuronopatia sensitiva (ou ganglionopatia) caracteriza-se por perda sensitiva disseminada, mas assimétrica, que ocorre de maneira não dependente do comprimento, de modo que pode ocorrer proximal ou distalmente e nos braços, nas pernas ou em ambos. A dor e a dormência progridem para ataxia sensitiva e comprometimento de todas as modalidades sensitivas com o passar do tempo. Essa condição geralmente tem origem paraneoplásica ou idiopática (Caps. 94 e 445) ou está relacionada a uma doença autoimune, particularmente a síndrome de Sjögren (Cap. 361).

Medula espinal (Ver também Cap. 442) Se ocorrer a transecção da medula espinal, todas as modalidades sensitivas serão perdidas abaixo do nível da lesão. Além das funções motoras, as funções vesical e intestinal também são perdidas. A hemissecção lateral da medula espinal causa a síndrome de Brown-Séquard, com perda das sensibilidades dolorosa e térmica contralateralmente, bem como perda da propriocepção e da força muscular ipsilateralmente abaixo da lesão (ver Figs. 25-1 e 442-1); hiperestesia ou dor ipsilateral também podem ocorrer.

Dormência ou parestesias em ambos os pés podem surgir de uma lesão na medula espinal, o que é particularmente provável quando o nível superior da perda sensitiva se estende ao tronco. Quando todos os membros são acometidos, é provável que a lesão seja na região cervical ou no tronco encefálico, a menos que uma neuropatia periférica seja responsável. A presença de sinais de neurônio motor superior (Cap. 24) corrobora uma lesão central; uma faixa hiperestésica no tronco pode sugerir o nível de acometimento.

Uma perda sensitiva dissociada pode refletir o acometimento do trato espinotalâmico da medula espinal, principalmente se o déficit for unilateral e em um nível mais alto no dorso. Ocorre comprometimento bilateral dos tratos espinotalâmicos com as lesões que acometem o centro da medula espinal, como na siringomielia. Há perda sensitiva dissociada, com comprometimento da percepção de dor e temperatura, mas preservação relativa do tato leve, da propriocepção e da vibração.

A disfunção das colunas posteriores da medula espinal ou da zona de entrada da raiz posterior pode acarretar sensação em faixa em torno do tronco ou de pressão forte em um ou mais membros. A flexão do pescoço às vezes resulta em sensação semelhante a um choque elétrico, que se irradia para baixo no dorso e até as pernas (sinal de Lhermitte) em pacientes com lesão cervical que afete as colunas posteriores, como a decorrente de esclerose múltipla, espondilose cervical ou após irradiação da região cervical.

Tronco encefálico Padrões cruzados de alteração sensitiva, nos quais um lado da face e o lado oposto do corpo são acometidos, indicam lesão do bulbo lateral. Nesses casos, uma lesão pequena pode danificar tanto o trato trigeminal descendente ipsilateral quanto as fibras espinotalâmicas ascendentes que inervam o braço, a perna e o hemitronco opostos (ver "Síndrome bulbar lateral" na Fig. 426-7) Uma lesão no tegmento da ponte e do mesencéfalo, em que os tratos lemniscal e espinotalâmico se fundem, causa perda sensitiva contralateral.

Tálamo Os distúrbios hemissensitivos com dormência e formigamento da cabeça ao pé em geral têm origem talâmica, mas também podem surgir da região parietal anterior. Caso apareçam subitamente, é provável que a lesão se deva a um pequeno acidente vascular cerebral (infarto lacunar), principalmente se localizado no tálamo. Em alguns pacientes com lesões que acometem o núcleo VPL ou a substância branca adjacente, pode ocorrer uma síndrome de dor talâmica, também conhecida como *síndrome de Déjerine-Roussy*. A dor unilateral, inexorável e persistente em geral é descrita em termos dramáticos.

Córtex Com lesões do lobo parietal que envolvem o córtex ou a substância branca subjacente, os sintomas mais marcantes são heminegligência contralateral, hemi-inatenção e uma tendência a não usar a mão e o braço acometidos. Nos testes da sensibilidade cortical (p. ex., discriminação entre dois pontos, grafestesia), com frequência encontram-se anormalidades, mas a sensibilidade primária costuma se mostrar intacta. Um infarto parietal anterior pode apresentar-se como síndrome pseudotalâmica com perda contralateral da sensibilidade primária da cabeça aos pés. Também pode ocorrer disestesia ou sensação de dormência e, raramente, um estado doloroso.

Convulsões focais sensitivas Geralmente resultam de lesões na área do giro pós ou pré-central. O principal sintoma das crises parciais sensitivas é o formigamento, mas pode haver outras sensações mais complexas, como de calor ou de movimento sem deslocamento visível. Tipicamente, os sintomas são unilaterais, surgindo primeiro no braço, na mão, na face ou no pé, e se espalham de maneira que reflita a representação cortical de diferentes partes do corpo, como na marcha jacksoniana. A duração das convulsões é variável: podem ser transitórias, durando apenas alguns segundos, ou persistir por 1 hora ou mais. Podem sobrevir crises motoras focais, muitas vezes se generalizando com a perda da consciência e abalos tônico-clônicos.

Sintomas psicogênicos Os sintomas sensitivos podem ter uma base psicogênica. Tais sintomas podem ser generalizados ou ter um limite anatômico difícil de explicar neurologicamente, por exemplo, circunferencialmente na virilha ou no ombro ou ao redor de uma articulação específica. A dor é comum, mas a natureza e intensidade de quaisquer distúrbios sensitivos são variáveis. O diagnóstico não deve ser de exclusão, mas sim se basear em achados sugestivos que são difíceis de explicar de outra forma, como comprometimento de vibração, dor ou toque leve percebidos como iniciando exatamente na linha média; variabilidade ou pouca reprodução de déficits sensitivos; ou desempenho normal em tarefas que necessitem da aferência sensitiva, mas aparentemente anormal em um teste formal de sensibilidade, como bom desempenho no teste índex-nariz com os olhos fechados apesar de perda aparente de propriocepção no membro superior. Pode-se confundir o lado com sensibilidade anormal quando os membros são colocados em posição incomum, como cruzados nas costas, por exemplo. Queixas sensitivas não devem ser consideradas psicogênicas apenas porque são incomuns.

TRATAMENTO

O manejo se baseia no tratamento da condição subjacente. O tratamento sintomático da dor aguda e crônica é discutido no Cap. 13. As disestesias, quando intensas e persistentes, podem responder a anticonvulsivantes (carbamazepina, 100-1.000 mg/dia; gabapentina, 300-3.600 mg/dia; ou pregabalina, 50-300 mg/dia) e antidepressivos (amitriptilina, 25-150 mg/dia; nortriptilina, 25-150 mg/dia; desipramina, 100-300 mg/dia; ou venlafaxina, 75-225 mg/dia).

Agradecimento *Os editores agradecem às contribuições de Michael J. Aminoff para as edições anteriores deste capítulo.*

LEITURAS ADICIONAIS

Brazis P et al: *Localization in Clinical Neurology*, 7th ed. Philadelphia, Lippincott William & Wilkins, 2016.

Campbell WW, Barohn RJ: *DeJong's the Neurologic Examination*, 8th ed. Philadelphia, Wolters Kluwer, 2020.

Waxman S: *Clinical Neuroanatomy*, 29th ed. New York, McGraw Hill Education, 2020.

26 Distúrbios da marcha, desequilíbrio e quedas

Jessica M. Baker

PREVALÊNCIA, MORBIDADE E MORTALIDADE

Os problemas da marcha e do equilíbrio são comuns no idoso e contribuem para o risco de quedas e lesões. São descritos distúrbios da marcha em 15% dos indivíduos com mais de 65 anos de idade. Aos 80 anos, 1 em cada 4 pessoas usa algum auxílio mecânico para deambular. A partir dos 85, a prevalência de anormalidades da marcha aproxima-se de 40%. Em estudos epidemiológicos, os distúrbios da marcha são identificados consistentemente como um fator de risco maior para quedas e lesões.

ANATOMIA E FISIOLOGIA

A deambulação bípede ereta depende da integração bem-sucedida do controle postural e da locomoção. Tais funções se distribuem amplamente no sistema nervoso central (SNC). A biomecânica da deambulação bípede é complexa, e o desempenho é facilmente comprometido por um déficit neurológico em qualquer nível. Os centros de comando e controle no tronco encefálico, no cerebelo e no prosencéfalo modificam a ação dos geradores do padrão espinal no sentido da geração dos passos. Embora em quadrúpedes seja possível desencadear uma forma de "locomoção fictícia" após transecção espinal, em primatas tal capacidade é limitada. Nos primatas, a geração dos passos depende dos centros locomotores no tegmento pontino, no mesencéfalo e na região subtalâmica. As sinergias locomotoras são executadas por meio da formação reticular e das vias descendentes na medula espinal ventromedial. O controle cerebral fornece um objetivo e propósito para deambular, bem como está envolvido em evitar obstáculos e na adaptação dos programas locomotores vinculados ao contexto e ao terreno.

O controle postural requer a manutenção do centro de massa sobre a base de suporte durante o ciclo da marcha. Os ajustes posturais inconscientes mantêm o equilíbrio na posição ortostática: respostas de latência longa são mensuráveis nos músculos das pernas, começando 110 ms após uma perturbação. O movimento para frente do centro de massa proporciona força propulsiva para dar os passos, mas a incapacidade de manter o centro de massa dentro dos limites de estabilidade resulta em quedas. O substrato anatômico para o equilíbrio dinâmico ainda não foi bem definido, mas o núcleo vestibular e o cerebelo na linha média contribuem para o controle do equilíbrio nos animais. Pacientes com lesão dessas estruturas apresentam déficit do equilíbrio na posição ortostática e na deambulação.

O equilíbrio na posição ortostática depende de informações sensitivas de boa qualidade sobre a posição do centro corporal com relação ao ambiente, à superfície de apoio e às forças gravitacionais. As informações sensitivas para o controle postural são geradas primariamente pelo sistema visual, pelo sistema vestibular e pelos receptores proprioceptivos nos fusos musculares e articulações. Em geral, há redundância saudável das informações sensitivas aferentes, mas a perda de 2 das 3 vias é suficiente para comprometer o equilíbrio na posição ereta. Os distúrbios do equilíbrio em idosos às vezes resultam de múltiplas lesões nos sistemas sensitivos periféricos (p. ex., perda visual, déficit vestibular, neuropatia periférica), prejudicando de forma significativa a qualidade das informações aferentes essenciais à estabilidade do equilíbrio.

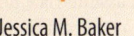

Os pacientes mais velhos com comprometimento cognitivo parecem particularmente propensos a quedas e traumatismos. Há uma crescente literatura sobre o uso de recursos de atenção que ajudam a controlar a marcha e o equilíbrio. Em geral, considera-se a deambulação como inconsciente e automática, mas a capacidade de deambular enquanto cumpre uma tarefa cognitiva (*caminhada de dupla tarefa*) pode ficar particularmente comprometida em idosos. Pacientes idosos com déficits na função executiva têm uma dificuldade particular para manter a atenção necessária ao equilíbrio dinâmico quando estão distraídos.

DISTÚRBIOS DA MARCHA

Os distúrbios da marcha podem ser atribuídos a causas neurológicas e não neurológicas, embora costume haver significativa sobreposição. A *marcha antálgica* resulta em evitar a dor associada com a sustentação de peso, sendo comumente vista na osteoartrite. A assimetria é uma característica comum dos distúrbios da marcha devido a contraturas e outras deformidades ortopédicas. Os problemas visuais estão entre as causas não neurológicas comuns de distúrbios da marcha.

Os distúrbios neurológicos da marcha são incapacitantes e igualmente importantes de abordar. A heterogeneidade dos distúrbios da marcha observados na prática clínica reflete a grande rede de sistemas neurais envolvidos na tarefa. A deambulação é vulnerável a doenças neurológicas em qualquer nível. Os distúrbios da marcha foram classificados de forma descritiva com base na fisiologia e na biomecânica anormais. Um problema com essa abordagem é que muitos tipos de marcha acabam parecendo muito semelhantes. Tal sobreposição reflete padrões comuns de adaptação à estabilidade do equilíbrio ameaçada e ao desempenho precário. *Ao exame clínico, o distúrbio da marcha observado tem de ser encarado como o resultado de um déficit neurológico e uma adaptação funcional.* Fatores singulares da marcha deficiente geralmente são sobrepujados pela resposta adaptativa. Alguns padrões comuns de marcha anormal estão resumidos adiante. Os distúrbios da marcha também podem ser classificados pela etiologia (Tab. 26-1).

MARCHA CAUTELOSA

Usa-se a expressão *marcha cautelosa* para descrever o paciente que deambula com passos curtos, base ampla e abaixando o centro de massa, como se caminhasse sobre uma superfície escorregadia. Os braços costumam ser mantidos em abdução. Tal distúrbio é comum e inespecífico. É uma adaptação a uma ameaça postural percebida. Também pode haver medo de cair. Esse distúrbio pode ser observado em mais de um terço dos casos de pacientes idosos com prejuízo da marcha. A fisioterapia muitas vezes melhora a marcha até o ponto em que a observação subsequente revela um distúrbio subjacente mais específico.

MARCHA COM PERNAS RÍGIDAS

A marcha espástica caracteriza-se por rigidez nas pernas e desequilíbrio do tônus muscular, bem como tendência à circundução e a arrastar os pés. O distúrbio reflete o comprometimento do comando corticospinal e hiperatividade dos reflexos medulares. O paciente pode caminhar sobre os dedos dos pés. Em circunstâncias extremas, as pernas se cruzam devido à hipertonia dos adutores (marcha em "tesoura"). Há sinais do neurônio motor superior ao exame físico. O distúrbio pode ser de origem cerebral ou espinal.

A mielopatia por espondilose cervical é uma causa comum de marcha espástica ou espástica-atáxica em idosos. Doenças desmielinizantes e traumatismos são as principais causas da mielopatia em pacientes mais jovens. Na mielopatia crônica progressiva de causa desconhecida, exames laboratoriais e radiológicos podem estabelecer um diagnóstico. Deve-se excluir uma lesão estrutural, como um tumor ou malformação vascular espinal, com os exames apropriados. **Os distúrbios da medula espinal são descritos em detalhes no Cap. 442.**

Na espasticidade cerebral, a assimetria é comum, em geral se observa acometimento dos membros superiores e a disartria costuma ser uma manifestação associada. As causas comuns consistem em doença vascular (AVC), esclerose múltipla, doença do neurônio motor e lesão perinatal no sistema nervoso (paralisia cerebral).

Outras marchas com pernas rígidas incluem distonia (Cap. 436) e síndrome da pessoa rígida (Cap. 94). A distonia é um distúrbio que se caracteriza por contrações musculares sustentadas que resultam em movimentos de torção repetitivos e postura anormal. Com frequência, ela tem origem genética. Os espasmos distônicos podem acarretar flexão plantar e inversão do pé, às vezes com torção do tronco. Na síndrome da pessoa rígida autoimune, há lordose exagerada da coluna lombar e hiperativação dos músculos antagonistas, o que restringe a movimentação do tronco e dos membros inferiores, resultando em postura rígida ou fixa.

PARKINSONISMO, CONGELAMENTO DA MARCHA E OUTROS DISTÚRBIOS DO MOVIMENTO

A doença de Parkinson (Cap. 435) é comum e afeta 1% da população > 65 anos de idade. A postura curvada, a marcha arrastada e a redução do balanço dos braços são achados característicos e distintivos. Os pacientes algumas vezes aceleram durante a marcha (festinação), apresentam retropulsão ou exibem tendência a virar em bloco. A variabilidade da marcha parkinsoniana a cada passo também contribui para as quedas, o que representa uma fonte importante de morbidade, particularmente na doença avançada. A reposição de dopamina melhora o comprimento da passada, o balanço dos braços, a velocidade de giro e o início da marcha. Há evidências crescentes de que déficits nos circuitos colinérgicos no núcleo pedunculopontino

TABELA 26-1 ■ Prevalência dos distúrbios neurológicos da marcha

Distúrbio neurológico da marcha	N°. (%)[a]	Número total[b]	Causas (n°.)
Distúrbio neurológico da marcha isolado	81 (69%)		
Ataxia sensitiva	22 (18%)	46	Neuropatia periférica sensorial (46)
Parkinsoniana	19 (16%)	34	Doença de Parkinson (18), parkinsonismo induzido por fármacos (8), demência com parkinsonismo (4), parkinsonismo (4)
Nível mais elevado	9 (8%)	31	Encefalopatia vascular (20), hidrocefalia de pressão normal (1), demência grave (7), encefalopatia hipóxico-isquêmica (1), desconhecido (1)
Ataxia cerebelar	7 (6%)	10	Acidente vascular cerebral (AVC) cerebelar (3), lesão cerebelar por esclerose múltipla (1), tremor essencial grave (3), cerebelite pós-vacina (1), abuso crônico de álcool (1), atrofia de múltiplos sistemas (1)
Cautelosa	7 (6%)	7	Idiopática, associada ao medo de cair (7)
Parética/hipotônica	6 (5%)	14	Claudicação neurogênica (7), neuropatia diabética (1), lesão nervosa por trauma ou cirurgia (4), paraparesia distal após síndrome de Guillain-Barré (1), desconhecido (2)
Espástica	6 (5%)	7	AVC isquêmico (3), hemorragia intracerebral (3), congênita (1)
Ataxia vestibular	4 (3%)	6	Vestibulopatia bilateral (3), neuronite vestibular recente (1), crise recente de Ménière (1), neuroma do acústico com cirurgia (1)
Discinética	1 (1%)	4	Discinesia induzida por levodopa (3), coreia (1)
Distúrbios neurológicos da marcha múltiplos	36 (30%)		
Total	117		

[a]Porcentagem de pessoas com um único distúrbio da marcha. [b]Inclui pessoas com múltiplos distúrbios da marcha.

Nota: Entre 117 pacientes com um distúrbio neurológico da marcha, 81 apresentavam um distúrbio neurológico da marcha isolado; o restante (36) tinha múltiplos distúrbios neurológicos da marcha.

Fonte: Reproduzida com modificações de P Mahlknecht et al: PLoS One 8:e69627, 2013.

e córtex contribuem para o distúrbio da marcha da doença de Parkinson. Os inibidores da colinesterase como a donepezila e a rivastigmina demonstraram, em estudos iniciais, reduzir de forma significativa a variabilidade da marcha, a instabilidade e a frequência de quedas, mesmo na ausência de déficit cognitivo, talvez por melhora da atenção.

O *congelamento* (*freezing*) é definido como a ausência episódica e breve de progressão dos pés para frente apesar da intenção de caminhar. O congelamento pode ser desencadeado pela aproximação de uma passagem estreita ou multidão, pode ser superado por pistas visuais e contribui para o risco de quedas. O congelamento da marcha está presente em cerca de 25% dos pacientes com Parkinson dentro de 5 anos do início da doença, e sua frequência aumenta com o tempo. Em pacientes tratados, um congelamento da marcha ao final do efeito da dose é um problema comum que pode melhorar com a administração mais frequente de fármacos dopaminérgicos ou com o uso de inibidores da monoaminoxidase tipo B, como rasagilina ou selegilina (Cap. 435).

O congelamento da marcha também é comum em outros distúrbios neurodegenerativos associados ao parkinsonismo, incluindo paralisia supranuclear progressiva (PSP), atrofia de múltiplos sistemas e degeneração corticobasal. Tais pacientes costumam apresentar-se com rigidez axial, instabilidade postural e marcha arrastada e com congelamento, mas não têm o "tremor de contar dinheiro" típico da doença de Parkinson. A marcha da PSP é tipicamente mais ereta comparada com a postura encurvada típica da doença de Parkinson, e quedas dentro do primeiro ano também sugerem a possibilidade de PSP. A marcha do parkinsonismo vascular tende a ter base ampla e arrastada com redução bilateral do balanço dos braços; o envolvimento desproporcional da marcha precocemente na evolução da doença diferencia esta entidade da doença de Parkinson.

Os distúrbios hipercinéticos do movimento também resultam em alterações características e reconhecíveis da marcha. Na doença de Huntington (Cap. 436), a ocorrência imprevisível de movimentos coreiformes confere à marcha uma qualidade de dança. A discinesia tardia é a causa de muitos distúrbios da marcha estereotipados vistos em pacientes expostos cronicamente a antipsicóticos e a outros fármacos que bloqueiam o receptor D_2 de dopamina. *Tremor ortostático* é um tremor de alta frequência e baixa amplitude que envolve predominantemente as extremidades inferiores. Os pacientes costumam relatar tremor e instabilidade ao ficar em pé, melhorando ao sentar ou caminhar. As quedas são comuns. O tremor só costuma ser notado palpando-se as pernas com a pessoa em pé.

DISTÚRBIO FRONTAL DA MARCHA

O distúrbio frontal da marcha, também conhecido como distúrbio da marcha de nível superior, é comum em idosos e tem diversas causas. Usa-se essa designação para descrever um tipo de marcha arrastada, com congelamento e desequilíbrio e outros sinais de disfunção cerebral alta. Os aspectos típicos consistem em base ampla de sustentação, passos curtos, pés que arrastam no chão e dificuldade com partidas e voltas. Muitos pacientes apresentam dificuldade para iniciar a marcha, o que se caracteriza de forma descritiva como síndrome da "embreagem deslizante" ou marcha da "falha de ignição". Também se utiliza a expressão *parkinsonismo dos membros inferiores* para descrever tais pacientes. A força em geral está preservada, e os pacientes, quando não estão parados em pé, conseguem fazer os movimentos das passadas e manter o equilíbrio ao mesmo tempo. Tal distúrbio é mais bem considerado uma alteração do controle motor de nível superior, diferentemente de uma apraxia (Cap. 30), embora o termo *apraxia da marcha* persista na literatura.

A causa mais comum do distúrbio frontal da marcha é doença vascular, em particular dos pequenos vasos subcorticais na substância branca frontal profunda e centro semioval. Mais de 75% dos pacientes com demência vascular subcortical demonstram anormalidades da marcha; redução do balanço dos braços e postura encurvada são características particularmente prevalentes. A síndrome clínica também inclui disartria, afeto pseudobulbar (desinibição emocional), hipertonia e hiper-reflexia nos membros inferiores.

A hidrocefalia de pressão normal (HPN) (comunicante) em adultos também apresenta um distúrbio semelhante da marcha (Cap. 431). Outras manifestações da tríade diagnóstica (alterações mentais, incontinência) podem estar ausentes em um número substancial de pacientes. A ressonância magnética (RM) demonstra aumento ventricular, sinal do fluxo vazio (*flow void*) no aqueduto, alterações da substância branca periventricular e estreitamento da alta convexidade (alargamento desproporcional das fissuras silvianas em relação aos sulcos corticais). Há necessidade de punção lombar ou testes dinâmicos para confirmar o diagnóstico de HPN. Demências neurodegenerativas e lesões expansivas dos lobos frontais causam um quadro clínico semelhante e podem ser diferenciadas de doença vascular e hidrocefalia pelos exames de neuroimagem.

MARCHA DA ATAXIA CEREBELAR

Os distúrbios do cerebelo (Cap. 439) têm um impacto dramático na marcha e no equilíbrio. A marcha da ataxia cerebelar caracteriza-se por base ampla de sustentação, instabilidade lateral do tronco, colocação errática dos pés e descompensação do equilíbrio ao tentar deambular sobre uma base estreita. A dificuldade para manter o equilíbrio ao virar-se frequentemente é um dos primeiros sinais. Os pacientes não conseguem deambular pé ante pé (em *tandem*) e exibem oscilação do tronco quando parados em pé com base estreita ou em *tandem*. Apresentam considerável variação na tendência a cair durante as atividades cotidianas.

As causas de ataxia cerebelar em idosos incluem AVC, traumatismo, tumor e doenças neurodegenerativas, como atrofia de múltiplos sistemas (Cap. 440) e diversas formas de degeneração cerebelar hereditária (Cap. 439). Uma expansão curta no sítio de mutação do X frágil (*pré-mutação do X frágil*) está associada à ataxia da marcha em homens idosos. O álcool causa uma ataxia cerebelar aguda e crônica. Em pacientes com ataxia por degeneração cerebelar, a RM demonstra a extensão e a topografia da atrofia cerebelar.

ATAXIA SENSITIVA

Conforme mencionado anteriormente neste capítulo, o equilíbrio depende de informações aferentes de alta qualidade, provenientes dos sistemas visual e vestibular, bem como da propriocepção. Quando essas informações se perdem ou sofrem degradação, o equilíbrio durante a locomoção fica comprometido, resultando em instabilidade. A ataxia sensitiva decorrente da neurossífilis tabética é um exemplo clássico. O equivalente contemporâneo é o paciente com neuropatia que afeta as fibras grandes. A deficiência de vitamina B_{12} é uma causa tratável da perda sensitiva de fibras grandes na medula espinal e no sistema nervoso periférico. As sensações proprioceptivas e vibratórias estão diminuídas nos membros inferiores. A postura ortostática em tais pacientes se desestabiliza quando fecham os olhos; em geral, ao deambular, olham para baixo, na direção dos pés, e a dificuldade aumenta no escuro. Na Tabela 26-2, há uma comparação da ataxia sensitiva com a cerebelar e o distúrbio frontal da marcha.

TABELA 26-2 ■ Características das ataxias cerebelar e sensitiva e do distúrbio frontal da marcha

Característica	Ataxia cerebelar	Ataxia sensitiva	Marcha frontal
Base de sustentação	Ampla	Estreita, olha para baixo	Ampla
Velocidade	Variável	Lenta	Muito lenta
Passos	Irregulares, cambaleantes	Regulares com desvio de caminho	Curtos, arrastados
Teste de Romberg	+/–	Instável, quedas	+/–
Calcanhar → joelho	Anormal	+/–	Normal
Iniciação	Normal	Normal	Hesitante
Viradas	Instáveis	+/–	Hesitantes, múltiplos passos
Instabilidade postural	+	+++	++++ Sinergias posturais precárias ao levantar-se da cadeira
Quedas	Evento tardio	Frequentes	Frequentes

DOENÇA NEUROMUSCULAR

Nos pacientes com doença neuromuscular, a marcha costuma ser anormal, ocasionalmente como um sinal de apresentação. Nos casos de fraqueza distal (neuropatia periférica), a altura do passo aumenta para compensar a queda do pé, cuja planta pode bater no solo durante o apoio do peso, a chamada *marcha escarvante*. Os pacientes com miopatia ou distrofia muscular exibem fraqueza proximal mais frequentemente. A fraqueza da cintura pélvica pode resultar em alguma inclinação excessiva do quadril durante a locomoção. A postura encurvada da estenose espinal lombar melhora a dor da compressão da cauda equina que ocorre com uma postura mais ereta ao caminhar, podendo simular o parkinsonismo inicial.

DISTÚRBIOS TÓXICOS E METABÓLICOS

A toxicidade crônica decorrente de fármacos e distúrbios metabólicos pode prejudicar a função motora e a marcha. O exame pode revelar alteração do estado mental, asterixe ou mioclonias. O equilíbrio estático mostra-se alterado, e tais pacientes perdem o equilíbrio com facilidade. O desequilíbrio é particularmente evidente em pacientes com doença renal crônica e naqueles com insuficiência hepática, nos quais o asterixe pode prejudicar a sustentação da postura. Os sedativos, em especial os neurolépticos e benzodiazepínicos de ação prolongada, afetam o controle da postura e aumentam o risco de quedas. É especialmente importante reconhecer a presença desses distúrbios porque muitos deles podem ser tratáveis.

DISTÚRBIO FUNCIONAL DA MARCHA

Os distúrbios neurológicos funcionais (anteriormente denominados "psicogênicos") são comuns na prática neurológica, e a apresentação com frequência envolve a marcha. Início súbito, déficits inconsistentes, evolução com altos e baixos, incongruência entre sintomas e lesões orgânicas e melhora com a distração são características importantes. A fenomenologia é variável; têm sido descritos movimentos extremamente lentos, marcha excessivamente cautelosa, mudanças de postura bizarras com desperdício de energia muscular, astasia-abasia (incapacidade de ficar em pé e caminhar), saltos e rigidez do pé (distonia). As quedas são raras e costuma haver discrepâncias entre os achados do exame e o estado funcional do paciente. Estresse ou trauma precedentes estão variavelmente presentes, e sua ausência não impede o diagnóstico de um distúrbio funcional da marcha. Os distúrbios funcionais da marcha podem ser difíceis de diagnosticar, devendo ser diferenciados da lentidão e retardo psicomotor vistos em alguns pacientes com depressão maior.

ABORDAGEM AO PACIENTE

Distúrbio da marcha lentamente progressivo

Ao revisar a história, é útil inquirir sobre o início e a progressão da deficiência. A percepção inicial de uma marcha instável pode vir após uma queda. Evolução em etapas ou progressão súbita sugere doença vascular. O distúrbio da marcha pode estar associado a urgência e incontinência urinária, em particular nos pacientes com doença da coluna cervical ou hidrocefalia. Sempre é importante rever o uso de álcool e medicações que afetem a marcha e o equilíbrio. As informações acerca da localização obtidas no exame neurológico podem ser úteis para estreitar a lista de diagnósticos possíveis.

A observação da marcha dá uma ideia imediata do nível de incapacidade do paciente. As marchas artrítica e antálgica são reconhecidas pela observação, embora possam coexistir problemas neurológicos e ortopédicos. Às vezes, observam-se padrões típicos de anormalidade; porém, conforme já mencionado, as marchas alteradas muitas vezes parecem fundamentalmente semelhantes. A cadência (passos/minuto), a velocidade e a extensão do passo podem ser registradas cronometrando-se a deambulação do paciente em uma distância fixa. Observar um paciente erguer-se de uma cadeira proporciona uma boa avaliação funcional de seu equilíbrio.

Os exames de imagem cerebrais podem ser informativos no caso dos pacientes com um distúrbio da marcha não diagnosticado. A RM é sensível para detectar lesões cerebrais originárias de doenças vasculares ou desmielinizantes, sendo um bom exame de rastreamento para hidrocefalia oculta. Os pacientes que sofrem quedas recorrentes correm risco de ter um hematoma subdural. Conforme já mencionado, muitos pacientes idosos com dificuldade para deambular e manter o equilíbrio têm anormalidades na substância branca da região periventricular e no centro semioval. Embora essas lesões possam constituir um achado incidental, a presença de doença em uma área considerável da substância branca acaba tendo impacto sobre o controle central da locomoção.

DISTÚRBIOS DO EQUILÍBRIO

DEFINIÇÃO, ETIOLOGIA E MANIFESTAÇÕES

O *equilíbrio* é um estado dinâmico em que o centro de massa da pessoa é controlado em relação às extremidades inferiores, à gravidade e à superfície de apoio apesar de perturbações externas. Os reflexos necessários para manter a postura ereta exigem informações dos sistemas cerebelar, vestibular e somatossensitivo; o córtex pré-motor, os tratos corticospinal e reticulospinal medeiam a emissão de informações para os músculos axiais e proximais dos membros. Essas respostas são fisiologicamente complexas e sua representação anatômica não é bem conhecida. Pode haver falha em qualquer nível e isso se manifesta como dificuldade em manter a postura ao ficar em pé e caminhar.

A anamnese e o exame físico podem diferenciar entre as causas subjacentes do desequilíbrio. Os pacientes com ataxia *cerebelar* em geral não se queixam de tontura, mas seu equilíbrio é visivelmente prejudicado. O exame neurológico revela uma variedade de sinais cerebelares. No início, a compensação postural pode evitar quedas, porém é inevitável que elas venham a ocorrer com a progressão da doença. Em geral, a progressão de uma ataxia neurodegenerativa é medida pelo número de anos decorridos até a perda da deambulação estável.

Os distúrbios *vestibulares* (Cap. 22) têm sinais e sintomas que se enquadram em três categorias: (1) vertigem (percepção subjetiva inadequada ou ilusão de movimento); (2) nistagmo (movimentos oculares involuntários); e (3) comprometimento do equilíbrio na posição ereta. Nem todo paciente demonstra todas as manifestações. Aqueles com déficits vestibulares relacionados com fármacos ototóxicos podem não ter vertigem nem nistagmo óbvio, mas o equilíbrio mostra-se comprometido na posição em pé e na deambulação, além de não conseguirem transitar no escuro. Há exames laboratoriais disponíveis para investigar déficits vestibulares.

Os déficits *somatossensitivos* também acarretam desequilíbrio e quedas. Muitas vezes, há uma sensação subjetiva de equilíbrio inseguro e medo de cair. O controle da postura é comprometido quando o paciente fecha os olhos (*sinal de Romberg*); esses pacientes também têm dificuldade para transitar no escuro. Um exemplo marcante é o do paciente com neuropatia sensitiva subaguda autoimune, às vezes um distúrbio paraneoplásico (Cap. 94). Estratégias compensatórias possibilitam que tais pacientes deambulem na ausência total de propriocepção, mas a tarefa requer monitoração visual ativa.

Os pacientes com *distúrbios do equilíbrio de nível superior* têm dificuldade para manter o equilíbrio no cotidiano e podem sofrer quedas. Sua percepção do prejuízo do equilíbrio pode estar reduzida. Os pacientes em uso de sedativos também se enquadram nessa categoria.

QUEDAS

As quedas são comuns em idosos; mais de um terço das pessoas > de 65 anos de idade que vivem na comunidade caem a cada ano. Esse número é ainda maior em clínicas geriátricas e hospitais. As pessoas idosas não estão apenas sob maior risco de quedas, mas também têm mais chances de sofrer complicações graves devido a comorbidades médicas, como a osteoporose. As fraturas de quadril resultam em hospitalização, podem levar a internações em clínicas geriátricas e estão associadas a risco de mortalidade aumentada no ano subsequente. As quedas podem resultar em lesão cerebral ou da coluna, sendo que, nesses casos, pode ser difícil para o paciente fornecer o relato. A proporção de lesões de medula espinal devido a quedas em pessoas com > 65 anos de idade dobrou na última década, talvez devido ao aumento de atividade nessa faixa etária. Algumas quedas resultam em tempo prolongado deitado no chão; as fraturas e a lesão do SNC são uma preocupação especial nesse contexto.

Para cada pessoa com deficiência física, há outras cuja independência funcional é limitada por ansiedade e medo de cair. Cerca de 1 em cada 5 indivíduos idosos restringe voluntariamente sua atividade por medo de sofrer quedas. Com a falta da locomoção, a qualidade de vida diminui e as taxas de morbidade e mortalidade aumentam.

FATORES DE RISCO DE QUEDAS

Os fatores de risco para quedas podem ser *intrínsecos* (p. ex., distúrbios da marcha e do equilíbrio) ou *extrínsecos* (p. ex., polifarmácia e fatores ambientais); alguns fatores de risco são modificáveis. A presença de múltiplos fatores de risco está associada com aumento substancial no risco de quedas. A Tabela 26-3 resume uma metanálise de estudos que estabelece os principais fatores de risco para quedas. A polifarmácia (uso de quatro ou mais medicamentos prescritos) também foi identificada como fator de risco importante.

AVALIAÇÃO DO PACIENTE COM QUEDAS

A abordagem mais produtiva é a identificação prospectiva de pacientes de alto risco, antes que haja uma lesão grave. Todos os adultos da comunidade devem ser questionados anualmente sobre quedas e se o medo de quedas limita suas atividades diárias. O teste Timed Up and Go ("TUG") envolve cronometrar enquanto um paciente levanta de uma cadeira, caminha 3 metros, vira e senta novamente. Os pacientes com história de quedas ou aqueles que precisam de > 12 segundos para completar o teste TUG têm alto risco de quedas e devem receber avaliação adicional.

Anamnese A história de uma queda costuma ser problemática ou incompleta, e o mecanismo ou causa subjacentes podem ser difíceis de serem estabelecidos de forma retrospectiva. Os pacientes devem ser questionados sobre quaisquer fatores desencadeantes (incluindo virada de cabeça, posição ortostática) ou sintomas prodrômicos, como tontura, vertigem, sintomas pré-sincopais ou fraqueza focal. Uma história da mobilidade basal e de comorbidades médicas deve ser coletada. Os pacientes sob risco particular incluem aqueles com alterações do estado mental ou demência. Os medicamentos devem ser revisados, com particular atenção a benzodiazepínicos, opioides, antiepilépticos, antidepressivos, antiarrítmicos e diuréticos, todos os quais estão associados a risco aumentado de quedas. É igualmente importante diferenciar as *quedas mecânicas* (aquelas causadas por tropeços ou escorregões) devido a fatores puramente extrínsecos ou ambientais daquelas em que há contribuição de fatores intrínsecos modificáveis. *Quedas recorrentes* podem indicar um distúrbio subjacente da marcha ou equilíbrio. As quedas associadas à perda de consciência (síncope, convulsões) podem necessitar de avaliação e intervenção apropriadas cardíacas ou neurológicas (Caps. 21 e 425), embora o relato do paciente sobre alteração da consciência possa não ser confiável.

Exame físico O exame do paciente com quedas deve incluir um exame cardíaco básico, incluindo pressão arterial ortostática se indicado pela história, e a observação de quaisquer anormalidades ortopédicas. O estado mental é facilmente avaliado enquanto se obtém a anamnese com o paciente; o restante do exame neurológico deve incluir acuidade visual, força e sensibilidade nos membros inferiores, tônus muscular e função cerebelar, com particular atenção a marcha e equilíbrio como anteriormente descrito.

Padrões de quedas A descrição de um evento de queda pode fornecer indicações adicionais da etiologia subjacente. Apesar de não haver uma nosologia padronizada para as quedas, alguns padrões clínicos comuns podem surgir e fornecer pistas.

TABELA 26-3 ■ Metanálise de fatores de risco para quedas em idosos

Fatores de risco	RR médio (RC)	Variação
Fraqueza muscular	4,4	1,5-10,3
História de quedas	3,0	1,7-7,0
Déficit da marcha	2,9	1,3-5,6
Déficit do equilíbrio	2,9	1,6-5,4
Uso de dispositivo de assistência	2,6	1,2-4,6
Déficit visual	2,5	1,6-3,5
Artrite	2,4	1,9-2,9
Prejuízo em AVDs	2,3	1,5-3,1
Depressão	2,2	1,7-2,5
Déficit cognitivo	1,8	1,0-2,3
Idade > 80 anos	1,7	1,1-2,5

Siglas: AVDs, atividades da vida diária; RC, razão de chances de estudos prospectivos; RR, risco relativo de estudos prospectivos.

Fonte: Reproduzida com permissão de Guideline for the Prevention of Falls in Older Persons. J Am Geriatr Soc 49:664, 2001.

QUEDAS SÚBITAS E COLAPSOS As quedas súbitas e as quedas por colapso estão associadas a perda súbita do tônus postural. O paciente pode relatar que suas pernas simplesmente "afrouxaram" ou que ele "desabou". Síncope e hipotensão ortostática podem ser um fator em algumas quedas. As causas neurológicas são relativamente raras, mas incluem convulsões atônicas, mioclonia e obstrução intermitente do forame de Monro por um cisto coloide do terceiro ventrículo causando hidrocefalia obstrutiva aguda. Um desencadeante emocional sugere cataplexia. Embora sejam mais comuns em idosos com fatores de risco vasculares, as quedas por colapso não devem ser confundidas com os ataques isquêmicos vertebrobasilares.

QUEDAS EM BLOCO Alguns pacientes mantêm o tônus nos músculos antigravitacionais, mas caem como um tronco de árvore, como se as defesas posturais estivessem desarticuladas. As causas incluem patologia cerebelar e lesões do sistema vestibular. Tais quedas podem ter uma direção constante. As quedas em bloco são um achado inicial na PSP e um achado tardio na doença de Parkinson, após o desenvolvimento de instabilidade postural. As lesões talâmicas que causam instabilidade do tronco (*astasia talâmica*) também podem contribuir para esse tipo de queda.

QUEDAS POR CONGELAMENTO DA MARCHA O congelamento da marcha é visto na doença de Parkinson e distúrbios relacionados. O pé fixa-se no solo, e o centro de massa continua em movimento, resultando em desequilíbrio, do qual o paciente não se recupera e resulta em queda para frente. Da mesma forma, o paciente com doença de Parkinson e marcha festinante pode não conseguir erguer o pé e cair para frente.

QUEDAS RELACIONADAS COM DÉFICITS SENSITIVOS Os pacientes com déficits somatossensitivos, visuais ou vestibulares são propensos a quedas. Eles têm dificuldade para lidar com iluminação precária ou deambular em pisos irregulares. Em geral, manifestam desequilíbrio subjetivo, apreensão e medo de cair. Esses pacientes podem ser especialmente responsivos a intervenções baseadas na reabilitação.

QUEDAS RELACIONADAS COM FRAQUEZA Os pacientes sem força nos músculos antigravitacionais têm dificuldade para erguer-se de uma cadeira ou manter o equilíbrio após uma perturbação. Em geral, eles não conseguem levantar-se após uma queda, podendo ficar no chão por período prolongado até que chegue ajuda. Se isso for causado por falta de condicionamento, costuma ser tratável. O treinamento de força e resistência pode aumentar a massa muscular e a força nas pernas mesmo em pessoas na nona e na décima décadas de vida.

TRATAMENTO

Intervenções para reduzir o risco de quedas e lesão

Deve-se tentar definir o mecanismo subjacente às quedas em cada paciente, pois pode haver um tratamento específico após o estabelecimento do diagnóstico. Devem ser registradas as alterações ortostáticas na pressão arterial e na frequência cardíaca. Os medicamentos (incluindo aqueles sem receita médica) devem ser revisados, reavaliando-se os benefícios e carga de medicamentos que possam aumentar o risco de quedas. O tratamento da catarata e a evitação de lentes multifocais podem ser considerados em pacientes cujas quedas resultam do comprometimento visual. Pode ser útil ir ao lar do paciente para verificar se há perigos no ambiente em que ele vive. Várias modificações podem ser recomendadas para melhorar a segurança, incluindo a melhora da iluminação, a instalação de barras de apoio e de superfícies não deslizantes e o uso de equipamentos de adaptação.

Os programas de exercícios domiciliares ou em grupo com foco na força das pernas e no equilíbrio, a fisioterapia e o uso de dispositivos de assistência reduzem o risco de quedas em pessoas com história de quedas ou com distúrbios da marcha e do equilíbrio. Técnicas de reabilitação tentam melhorar a força muscular e a estabilidade do equilíbrio, tornando o paciente mais resistente a lesões. O treinamento de força e resistência de alta intensidade com pesos e aparelhos é útil para aumentar a massa muscular, mesmo em pacientes idosos debilitados. Conseguem-se melhoras na postura e na marcha, as quais são traduzidas por menor risco de quedas e lesões. O treinamento de equilíbrio sensitivo é outra abordagem para melhorar a estabilidade do equilíbrio. É possível obter ganhos mensuráveis em poucas semanas de treinamento, e os benefícios podem ser mantidos por mais de 6 meses com um programa de exercícios domiciliares durante 10 a 20 minutos por dia. Tal estratégia é particularmente bem-sucedida em pacientes com distúrbios do equilíbrio vestibulares e somatossensitivos. O National Institute on Aging oferece de forma *online* exemplos de exercícios de equilíbrio para idosos. Foi demonstrado que um programa de exercícios de Tai Chi reduz o risco de quedas e lesões em pacientes com doença de Parkinson. O treinamento cognitivo, incluindo o treinamento em tarefas duplas, pode melhorar a mobilidade em idosos com comprometimento cognitivo.

Agradecimentos *Agradeço ao Dr. Lewis R. Sudarsky por suas substanciais contribuições para as versões anteriores deste capítulo.*

LEITURAS ADICIONAIS

American Geriatrics Society, British Geriatrics Society, American Academy of Orthopedic Surgeons Panel on Falls Prevention: Guideline for the prevention of falls in older persons. J Am Geriatr Soc 49:664, 2001.

Ganz D, Latham N: Prevention of falls in community-dwelling older adults. N Engl J Med 382:734, 2020.

National Institute on Aging: Exercise and Physical Activity. Available from *https://www.nia.nih.gov/health/exercise-physical-activity.* Accessed April 25, 2021.

Nutt JG: Classification of gait and balance disorders. Adv Neurol 87:135, 2001.

Pirker W, Katzenschlager R: Gait disorders in adults and the elderly. Wien Klin Wochenschr 129:81, 2017.

27 Confusão e *delirium*

S. Andrew Josephson, Bruce L. Miller

A *confusão*, um estado mental e comportamental de redução da compreensão, da coerência e da capacidade de raciocinar, é um dos problemas mais comuns na medicina e responde por grande número de atendimentos de emergência, hospitalizações e consultas de pacientes internados. O *delirium*, termo usado para descrever um estado confusional agudo, continua a ser uma causa importante de morbidade e mortalidade, gerando um custo de bilhões de dólares anuais com assistência médica somente nos Estados Unidos. Apesar de muito esforço para o reconhecimento dessa condição clínica, é comum que o *delirium* passe despercebido mesmo representando a manifestação cognitiva de uma doença clínica ou neurológica subjacente grave.

MANIFESTAÇÕES CLÍNICAS DO *DELIRIUM*

Usam-se diversos termos para descrever o *delirium*, incluindo *encefalopatia, insuficiência cerebral aguda, estado confusional agudo* e *psicose pós-operatória* ou *da unidade de terapia intensiva (UTI)*. O *delirium* tem várias manifestações clínicas, mas é definido como declínio relativamente agudo da cognição, que flutua ao longo de horas ou dias. Sua principal característica é o déficit de atenção, embora todos os domínios cognitivos – como a memória, a função executiva, as habilidades visuoespaciais e a linguagem – se mostrem comprometidos de alguma forma. Os sintomas associados que podem estar presentes em alguns casos incluem alterações do ciclo sono-vigília, perturbações da percepção, como alucinações ou delírios, alterações afetivas e achados autonômicos, que incluem instabilidade da frequência cardíaca e da pressão arterial.

O *delirium* é um diagnóstico clínico que só pode ser definido à beira do leito. Foram descritos dois subtipos – hiperativo e hipoativo – com base em características psicomotoras diferentes. A síndrome cognitiva associada à abstinência alcoólica grave (i.e., *delirium tremens*) continua sendo o exemplo clássico do subtipo hiperativo, que se caracteriza por alucinações proeminentes, agitação e hipervigilância, com frequência acompanhado por instabilidade autonômica potencialmente fatal. Diferentemente, de forma notável, está o subtipo hipoativo, exemplificado pela intoxicação por benzodiazepínicos, em que os pacientes ficam retraídos e quietos, com apatia marcante e lentidão psicomotora.

Essa dicotomia entre os subtipos de *delirium* é um conceito útil, mas os pacientes frequentemente se enquadram em algum ponto ao longo do espectro entre os extremos hiper e hipoativo, às vezes flutuando de um para o outro. Por isso, os médicos devem reconhecer o amplo espectro de apresentações do *delirium*, para que possam identificar todos os pacientes com esse distúrbio cognitivo potencialmente reversível. Os pacientes hiperativos são facilmente reconhecíveis por sua agitação extrema, tremor, alucinações e instabilidade autonômica típicos. Com mais frequência, os pacientes discretamente hipoativos passam despercebidos nas enfermarias e UTIs.

A reversibilidade do *delirium* é enfatizada porque muitas etiologias, como infecções sistêmicas e efeitos de medicamentos, podem ser tratadas facilmente. As suas consequências cognitivas em longo prazo continuam sendo uma área de pesquisa ativa. Alguns episódios de *delirium* prolongam-se por semanas, meses ou mesmo anos. A persistência do *delirium* em alguns pacientes e sua alta taxa de recorrência podem advir do tratamento inadequado da etiologia subjacente. Em outras situações, o *delirium* parece causar dano neuronal permanente e declínio cognitivo em longo prazo. Assim, é importante implementar estratégias preventivas. Mesmo se um episódio de *delirium* resolver completamente, pode haver efeitos persistentes do distúrbio; a recordação do paciente sobre eventos após o *delirium* varia muito, desde a amnésia completa até repetições da experiência assustadora do período de confusão, semelhante ao que é visto em pacientes com transtorno de estresse pós-traumático.

FATORES DE RISCO

Uma estratégia preventiva primária efetiva para o *delirium* começa com a identificação dos pacientes de alto risco. Alguns sistemas hospitalares iniciaram programas abrangentes para *delirium* que fazem a triagem de muitos ou de todos os pacientes no momento da internação ou antes de cirurgias eletivas; triagens com resultados positivos desencadeiam várias medidas de prevenção focadas. Foram desenvolvidos sistemas de escores como rastreamento de pacientes assintomáticos, muitos enfatizando fatores de risco bem estabelecidos para o *delirium*.

Os dois fatores de risco identificados com maior frequência são a idade avançada e disfunção cognitiva prévia. Indivíduos > 65 anos de idade ou que exibam baixa pontuação nos testes padronizados de cognição apresentam *delirium* ao ser hospitalizados com incidência aproximada de 50%. Não se sabe ao certo se a idade e a disfunção cognitiva prévia são fatores de risco realmente independentes. Outros fatores predisponentes são a privação sensitiva, como deficiências auditiva e visual preexistentes, além de índices de saúde geral debilitada, incluindo imobilidade, desnutrição e doença clínica ou neurológica subjacente prévia.

Os riscos hospitalares de *delirium* incluem o uso de cateterismo vesical, contenção física, privação de sono e sensitiva, assim como o acréscimo de três ou mais medicamentos novos. Evitar esses riscos continua a ser fundamental à prevenção e tratamento do *delirium*. Os fatores de risco cirúrgicos e anestésicos para o desenvolvimento de *delirium* pós-operatório incluem procedimentos, como os que envolvem a circulação extracorpórea, tratamento insuficiente ou excessivo da dor no período pós-operatório imediato e, talvez, agentes específicos, como os anestésicos inalatórios.

A relação entre *delirium* e demência **(Cap. 29)** é complicada pela sobreposição significativa entre entre essas duas condições, e nem sempre é simples distingui-los. A demência e a disfunção cognitiva preexistente servem como fatores de risco importantes para o *delirium*, com pelo menos dois terços dos casos de *delirium* ocorrendo em pacientes com demência subjacente coexistente. Uma forma de demência com parkinsonismo, a *demência por corpos de Lewy* **(Cap. 434)**, caracteriza-se por evolução flutuante com alucinações visuais proeminentes, parkinsonismo e déficit de atenção que lembra clinicamente o *delirium* hiperativo; os pacientes com essa condição são particularmente vulneráveis ao *delirium*. No idoso, o *delirium* frequentemente reflete uma agressão ao cérebro que está vulnerável devido a doença neurodegenerativa subjacente. Assim, o desenvolvimento do *delirium* algumas vezes anuncia o início de um distúrbio cerebral previamente não reconhecido e após a melhora do episódio agudo de *delirium*, o rastreamento cuidadoso para uma condição subjacente deve ocorrer em ambiente ambulatorial.

EPIDEMIOLOGIA

O *delirium* é comum, mas sua incidência relatada varia muito de acordo com os critérios empregados para defini-lo. As estimativas da ocorrência de *delirium* em pacientes hospitalizados variam de 10 a > 50%, sendo as maiores taxas relatadas em pacientes idosos e nos submetidos à cirurgia do quadril. Pacientes de mais idade internados em UTI apresentam incidência particularmente alta de *delirium*, a qual se aproxima de 75%. O distúrbio deixa de ser reconhecido em até um terço dos pacientes internados com *delirium*, e o diagnóstico é especialmente problemático no ambiente da UTI, onde costuma ser difícil observar disfunção cognitiva no contexto de doença sistêmica grave e sedação. O *delirium* na UTI deve ser visto como manifestação importante de disfunção orgânica, por exemplo, insuficiências hepática, renal ou cardíaca. Fora do contexto hospitalar agudo, o *delirium* ocorre em quase 25% dos pacientes em clínicas geriátricas e em 50 a 80% daqueles no fim da vida. Tais estimativas enfatizam a altíssima frequência dessa síndrome cognitiva em pacientes idosos, uma população que continua a crescer.

Um episódio de *delirium* era antes considerado como distúrbio transitório de prognóstico benigno. Agora ele é reconhecido como um distúrbio com substanciais morbidade e mortalidade, geralmente representando a primeira manifestação de uma doença subjacente grave. Estimativas da mortalidade hospitalar de pacientes com *delirium* variaram de 25 a 33%, índice semelhante ao dos pacientes com sepse. Os pacientes internados com um episódio de *delirium* têm mortalidade cinco vezes mais alta nos meses após a doença, em comparação com os pacientes hospitalizados da mesma idade que não tiverem *delirium*. Os pacientes hospitalizados com *delirium* também permanecem internados mais tempo, são mais propensos a serem transferidos para uma clínica geriátrica, têm maior frequência de reinternações e têm episódios subsequentes de *delirium* e declínio cognitivo; em consequência, esse distúrbio possui enormes custos econômicos.

PATOGÊNESE

A patogênese e anatomia do *delirium* não são bem compreendidas. O déficit de atenção, a marca neuropsicológica do *delirium*, tem localização difusa no tronco encefálico, no tálamo, no córtex pré-frontal e nos lobos parietais. Raramente, lesões focais, como acidentes vasculares cerebrais (AVCs) isquêmicos, causaram *delirium* em pessoas previamente sadias; lesões parietais direitas e talâmicas dorsais mediais foram relatadas mais comumente, ressaltando a importância dessas áreas na patogênese do *delirium*. Porém, na maioria dos casos, o *delirium* resulta de distúrbios difusos nas regiões corticais e subcorticais do cérebro. O eletrencefalograma (EEG) em geral mostra lentidão simétrica, achado inespecífico que corrobora com disfunção cerebral difusa.

Diversas anormalidades em neurotransmissores, fatores pró-inflamatórios e genes específicos desempenham um papel na patogênese do *delirium*. A deficiência de acetilcolina pode ter um papel-chave, e medicamentos com propriedades anticolinérgicas com frequência podem precipitar *delirium*. Conforme citado antes, os pacientes com demência preexistente são particularmente suscetíveis a episódios de *delirium*. A doença de Alzheimer (Cap. 431), a demência por corpos de Lewy (Cap. 434) e a demência da doença de Parkinson (Cap. 435) estão associadas à deficiência colinérgica devido à degeneração de neurônios produtores de acetilcolina no prosencéfalo basal. Além disso, é provável que outros neurotransmissores estejam envolvidos nesse distúrbio cerebral difuso. Por exemplo, aumentos na dopamina podem causar *delirium*, e os pacientes com a doença de Parkinson tratados com fármacos dopaminérgicos podem apresentar um estado semelhante ao *delirium*, caracterizado por alucinações visuais, flutuações e confusão.

Nem todos os indivíduos expostos ao mesmo fator desencadeante manifestam sinais de *delirium*. Uma dose baixa de anticolinérgico pode não ter efeitos cognitivos em um adulto jovem sadio, mas é capaz de precipitar *delirium* intenso em pessoas idosas com demência subjacente conhecida, embora mesmo pessoas jovens e sadias desenvolvam *delirium* com doses muito altas de medicamentos anticolinérgicos. Atualmente, esse conceito do desenvolvimento de *delirium* como resultado de uma agressão em indivíduos predispostos é a hipótese de patogênese mais amplamente aceita. Por isso, se um indivíduo antes sadio sem antecedentes conhecidos de doença cognitiva apresentar *delirium* por um problema relativamente pequeno, como cirurgia eletiva ou hospitalização, será preciso considerar uma doença neurológica subjacente despercebida, como alguma afecção neurodegenerativa, AVCs múltiplos prévios ou outra causa cerebral difusa. Nesse contexto, o *delirium* pode ser visto como um "teste de estresse para o cérebro" em que a exposição a fatores desencadeantes conhecidos, como infecção sistêmica e fármacos agressores, pode desmascarar uma reserva cerebral diminuída e anunciar doença subjacente grave, mas potencialmente tratável. Novos biomarcadores sanguíneos para demências específicas podem estar logo disponíveis para auxiliar na predição das pessoas sob risco de *delirium* antes de procedimentos cirúrgicos ou hospitalizações.

ABORDAGEM AO PACIENTE

Delirium

Como o diagnóstico do *delirium* é clínico e firmado à beira do leito, são necessários anamnese e exame físico minuciosos ao se avaliar pacientes com possibilidade de estado confusional. Ferramentas de rastreamento podem ajudar médicos e enfermeiros a identificar os pacientes com *delirium*, incluindo o Método de Avaliação de Confusão (CAM) (Confusion Assessment Method), a Escala de Triagem de *Delirium* em Enfermagem (NuDESC, Nursing Delirium Screening Scale), a Escala da Síndrome Cerebral Orgânica (Organic Brain Syndrome Scale), a Escala de Graduação do *Delirium* (Delirium Rating Scale) e, na UTI, as versões do Escore para a Detecção de *Delirium* (Delirium Detection Score) e do CAM para UTI (CAM-ICU). Usando-se o bem validado CAM, faz-se um diagnóstico de *delirium* se houver (1) início agudo e evolução flutuante e (2) desatenção acompanhada por (3) pensamento desorganizado ou (4) alteração do nível da consciência (Tab. 27-1). Essas escalas podem não identificar todo o espectro de pacientes com *delirium*, e todos os pacientes agudamente confusos devem ser considerados com *delirium* independentemente de sua apresentação devido à ampla variedade de características clínicas possíveis. Uma evolução flutuante durante horas ou dias e que pode agravar-se à noite (conhecida como *sundowning*) é típica, mas não indispensável para o diagnóstico. A observação do paciente em geral revela um nível alterado de consciência ou algum déficit de atenção. Outras características que podem estar presentes incluem alteração do ciclo sono-vigília, distúrbios do raciocínio, como alucinações ou delírios, instabilidade autonômica e alterações do afeto.

ANAMNESE

Pode ser difícil obter-se uma anamnese adequada dos pacientes com *delirium* e alteração dos níveis de consciência ou déficit de atenção. Por isso, a colaboração de um informante, como o cônjuge ou outro membro da família, é valiosa. As três partes mais importantes da anamnese consistem na função cognitiva basal do paciente, no tempo de evolução da doença atual e nos fármacos atuais.

Pode-se avaliar a função cognitiva pré-mórbida com algum informante ou, se necessário, revendo-se o prontuário do paciente. Por definição, o *delirium* representa alteração relativamente aguda, em geral

TABELA 27-1 ■ Algoritmo diagnóstico do Método de Avaliação de Confusão (CAM)[a]

O diagnóstico de *delirium* exige a presença das características 1 e 2 **e** alguma das características 3 ou 4.
Característica 1. Início agudo e evolução flutuante
Essa característica é satisfeita por respostas positivas às seguintes questões: Há evidências de alteração aguda no estado mental em relação ao basal do paciente? O comportamento flutua (anormal) durante o dia, ou seja, tende a ir e vir ou tem aumentado ou diminuído de intensidade?
Característica 2. Falta de atenção
Essa característica é satisfeita por uma resposta positiva à seguinte questão: O paciente tem dificuldade de concentrar a atenção, por exemplo, sendo facilmente distraído, ou tem dificuldade de acompanhar o que estava sendo dito?
Característica 3. Pensamento desorganizado
Essa característica é satisfeita por uma resposta positiva à seguinte questão: O pensamento do paciente é desorganizado ou incoerente, como divagação ou conversa irrelevante, com fluxo de ideias pouco claro ou ilógico, ou com mudança imprevisível de um assunto para outro?
Característica 4. Alteração do nível de consciência
Essa característica é satisfeita por qualquer resposta que não seja "alerta" à seguinte questão: Em geral, como você classifica o nível de consciência do paciente: alerta (normal), vigilante (hiperalerta), letárgico (sonolento, facilmente desperto), em estupor (difícil de acordar) ou comatoso (impossível de acordar)?

[a]As informações costumam ser obtidas por um acompanhante confiável, como um familiar, cuidador ou enfermeiro.

Fonte: De Annals of Internal Medicine, SK Inouye et al: Clarifying confusion: The Confusion Assessment Method. A new method for detection of delirium. 113(12):941, 1990.

ao longo de horas a dias, da função cognitiva basal. É quase impossível diagnosticar um estado confusional agudo sem algum conhecimento da função cognitiva prévia. Sem essa informação, é possível confundir muitos pacientes com demência ou depressão de longa data como tendo *delirium* durante uma avaliação inicial. Os pacientes com apresentação mais hipoativa, apática e lentidão psicomotora só podem ser identificados como diferentes de seu estado basal mediante conversas com familiares. Foi demonstrado que diversos instrumentos validados diagnosticam com acurácia a disfunção cognitiva usando um informante, que inclui a Blessed Dementia Rating Scale modificada e o Clinical Dementia Rating (CDR). Deficiência cognitiva basal é comum em pacientes com *delirium*. Mesmo quando não se consegue obter uma história de deficiência cognitiva, deve-se manter alto índice de suspeita de distúrbio neurológico subjacente não identificado.

É importante estabelecer o tempo de evolução da alteração cognitiva para definir o diagnóstico de *delirium*, mas também correlacionar o início da doença com etiologias potencialmente tratáveis, como trocas recentes de medicação ou sintomas de infecção sistêmica.

Os fármacos continuam sendo uma causa comum de *delirium*, em especial compostos com propriedades anticolinérgicas ou sedativas. Estima-se que quase um terço de todos os casos de *delirium* sejam secundários a medicamentos, em especial no idoso. A história medicamentosa deve incluir todos os medicamentos prescritos e adquiridos sem prescrição, assim como os fitoterápicos e quaisquer alterações recentes nas doses ou apresentações, incluindo a substituição de medicamentos originais por genéricos.

Outros elementos importantes da anamnese incluem o rastreamento dos sintomas de insuficiência orgânica ou infecção sistêmica, que muitas vezes contribuem para o *delirium* no idoso. História de uso de drogas ilícitas, alcoolismo ou exposição a toxinas é comum em pacientes jovens com *delirium*. Por fim, perguntar ao paciente e outras pessoas próximas dele sobre outros sintomas que possam acompanhar o *delirium*, como depressão, pode ajudar a identificar alvos terapêuticos potenciais.

EXAME FÍSICO

O exame físico geral do paciente com *delirium* deve incluir rastreamento cuidadoso de sinais de infecção, como febre, taquipneia, consolidação pulmonar, sopro cardíaco e meningismo. Deve-se avaliar o grau de hidratação do paciente, pois tanto a desidratação como a sobrecarga hídrica com hipoxemia resultante estão associadas ao *delirium*, e ambas podem ser corrigidas com facilidade. A inspeção da pele pode ser útil, mostrando icterícia nos casos de encefalopatia hepática, cianose nos pacientes com hipoxemia ou marcas de de agulhas em usuários de drogas intravenosas.

O exame neurológico requer a avaliação cuidadosa do estado mental. Os pacientes com *delirium* frequentemente apresentam-se com evolução flutuante, de modo que o diagnóstico pode passar despercebido quando se confia em um único momento da avaliação. Para os pacientes que pioram no final do dia (*sundowning*), a avaliação apenas durante as visitas da manhã pode ser falsamente tranquilizadora.

Na maioria dos pacientes com *delirium*, observa-se alteração do nível de consciência que varia de um estado hiperalerta à letargia e até o coma, podendo ser avaliado com facilidade à beira do leito. Em um paciente com nível de consciência relativamente normal, é obrigatório rastreamento para déficit de atenção, por ser a característica neuropsicológica clássica do *delirium*. A atenção pode ser avaliada durante a anamnese do paciente. Fala tangencial, fluxo fragmentado de ideias ou incapacidade de obedecer a comandos complexos geralmente significam um problema de atenção. Existem testes neuropsicológicos formais para avaliar a atenção, mas um teste de memória simples, à beira do leito, de repetir séries de dígitos é rápido e razoavelmente sensível. Nesse teste, solicita-se que o paciente repita séries sucessivamente mais longas de números aleatórios, começando com dois números seguidos ditos ao paciente em intervalos de 1 segundo. Os adultos saudáveis repetem uma série de 5 a 7 dígitos antes de falhar; a repetição de 4 ou menos dígitos geralmente indica déficit de atenção, a menos que exista dificuldade de audição ou linguagem; muitos pacientes com *delirium* conseguem repetir séries de 3 ou menos dígitos.

Os testes neuropsicológicos mais formais podem ser úteis para se avaliar um paciente com delirium, mas também costumam ser incômodos e demorados no contexto hospitalar. Um miniexame do estado mental (MEEM) fornece informações sobre orientação, linguagem e habilidades visuoespaciais (Cap. 29); entretanto, o desempenho de algumas tarefas no MEEM, como soletrar a palavra "mundo" de trás para frente ou a subtração seriada de números, irá se mostrar prejudicado por causa dos déficits de atenção nos pacientes com *delirium*, e, por isso, seus resultados não serão confiáveis.

O restante do exame neurológico de rastreamento deve ser voltado para a identificação de novos déficits neurológicos focais. Raras vezes, AVCs focais ou lesões expansivas isoladas são a causa de *delirium*, mas a capacidade cognitiva dos pacientes com doença cerebrovascular extensa ou doenças neurodegenerativas pode não resistir a novas lesões, mesmo que relativamente pequenas. É recomendável procurar outros sinais de doenças neurodegenerativas, como o parkinsonismo, observado não apenas na doença de Parkinson idiopática, como também em outras afecções que acarretam demência, como a doença de Alzheimer, demência por corpos de Lewy e paralisia supranuclear progressiva. A presença de mioclonia multifocal ou asterixe ao exame motor é inespecífica, mas geralmente indica etiologia tóxica ou metabólica do *delirium*.

ETIOLOGIA

Algumas etiologias são facilmente detectadas por anamnese e exame físico minuciosos, enquanto outras requerem confirmação com exames laboratoriais, de imagem ou outros testes complementares. Um grande e diversificado grupo de agressões pode acarretar *delirium* e, em muitos pacientes, a causa costuma ser multifatorial. As etiologias comuns estão citadas na Tabela 27-2.

Medicamentos prescritos, vendidos sem receitas ou fitoterápicos podem precipitar *delirium*. Fármacos com propriedades anticolinérgicas, narcóticos e benzodiazepínicos são agressores particularmente frequentes, mas quase qualquer composto pode causar disfunção cognitiva em pacientes predispostos. Enquanto um paciente idoso com demência pode vir a apresentar *delirium* ao ser exposto a uma dose relativamente baixa de algum fármaco, indivíduos menos suscetíveis podem ter *delirium* apenas com doses muito altas do mesmo agente. Tal observação enfatiza a importância de correlacionar o momento de mudanças recentes na medicação, como a dose e a apresentação, com o início da disfunção cognitiva.

Em pacientes jovens, drogas ilícitas e toxinas são causas comuns de *delirium*. Além das drogas de abuso mais clássicas, a disponibilidade de drogas sintéticas psicoativas ("sais de banho"), *cannabis* sintética (Cap. 455), metilenodioximetanfetamina (MDMA, *ecstasy*), γ-hidroxibutirato (GHB) e a cetamina, agente semelhante à fenciclidina (PCP), tem levado a um aumento no número de pessoas jovens com *delirium* agudo que chegam às emergências hospitalares (Cap. 457). Muitos fármacos comuns prescritos, como narcóticos e benzodiazepínicos orais, são usados de forma abusiva e disponíveis com facilidade nas ruas. O abuso de álcool levando a altos níveis séricos causa confusão, embora seja mais comum a abstinência alcoólica ocasionar um *delirium* hiperativo (Cap. 453). Em todos os casos de *delirium*, deve-se considerar a abstinência de álcool e benzodiazepínicos, inclusive em idosos, porque mesmo os pacientes que só tomam pequenas doses de álcool todos os dias podem ter sintomas relativamente graves de abstinência ao serem hospitalizados.

Anormalidades metabólicas, como distúrbios eletrolíticos de sódio, cálcio, magnésio ou glicose, podem causar *delirium*, e alterações leves podem acarretar distúrbios cognitivos substanciais em indivíduos suscetíveis. Outras etiologias metabólicas comuns incluem insuficiências hepática e renal, hipercapnia e hipoxemia, deficiências das vitaminas tiamina e B_{12}, distúrbios autoimunes, como vasculite do sistema nervoso central (SNC), e endocrinopatias, como doenças da tireoide e suprarrenais.

Infecções sistêmicas muitas vezes causam *delirium*, sobretudo em idosos. Um cenário comum é o aparecimento de declínio cognitivo agudo no contexto de infecção do trato urinário em paciente que já esteja com demência. Pneumonia, infecções cutâneas, como celulite, e sepse franca também podem causar *delirium*. É provável que a chamada encefalopatia séptica, em geral detectada na UTI, deva-se à liberação de citocinas pró-inflamatórias e a seus efeitos cerebrais difusos. Infecções do SNC, como meningite, encefalite e abscessos, são etiologias menos comuns de delirium, da mesma forma que os casos de encefalite autoimune ou paraneoplásica; porém, com a morbidade e mortalidade elevadas associadas a tais afecções quando elas não são tratadas rapidamente, os médicos precisam sempre manter alto índice de suspeição.

TABELA 27-2 ■ Diagnóstico diferencial de *delirium*

Toxinas
Fármacos prescritos: em especial aqueles com propriedades anticolinérgicas, narcóticos e benzodiazepínicos
Drogas de uso abusivo: intoxicação alcoólica e abstinência de álcool, opiáceos, *ecstasy*, LSD, GHB, PCP, cetamina, cocaína, drogas sintéticas psicoativas ("sais de banho"), maconha e suas formas sintéticas
Venenos: inalantes, monóxido de carbono, etilenoglicol, pesticidas
Distúrbios metabólicos
Distúrbios eletrolíticos: hipoglicemia, hiperglicemia, hiponatremia, hipernatremia, hipercalcemia, hipocalcemia, hipomagnesemia
Hipotermia e hipertermia
Insuficiência pulmonar: hipoxemia e hipercarbia
Insuficiência hepática/encefalopatia hepática
Disfunção renal/uremia
Insuficiência cardíaca
Deficiências de vitaminas: B_{12}, tiamina, folato, niacina
Desidratação e desnutrição
Anemia
Infecções
Infecções sistêmicas: do trato urinário, pneumonia, da pele e dos tecidos moles, sepse
Infecções do SNC: meningite, encefalite, abscesso cerebral
Distúrbios endócrinos
Hipertireoidismo, hipotireoidismo
Hiperparatireoidismo
Insuficiência suprarrenal
Distúrbios cerebrovasculares
Estados de hipoperfusão global
Encefalopatia hipertensiva
Acidentes vasculares cerebrais isquêmicos focais e hemorragias (raro): em especial, lesões parietais e talâmicas não dominantes
Distúrbios autoimunes
Vasculite do SNC
Lúpus cerebral
Encefalite autoimune e paraneoplásica
Distúrbios convulsivos
Estado de mal epiléptico não convulsivo
Convulsões intermitentes com estados pós-ictais prolongados
Distúrbios neoplásicos
Metástases cerebrais difusas
Gliomatose cerebral
Meningite carcinomatosa
Linfoma do SNC
Hospitalização
Delirium no fim da vida

Siglas: SNC, sistema nervoso central; GHB, γ-hidroxibutirato; LSD, dietilamida do ácido lisérgico; PCP, fenciclidina.

Em alguns indivíduos suscetíveis, a exposição ao ambiente hospitalar estranho pode contribuir para o *delirium*. Essa etiologia geralmente faz parte do *delirium* multifatorial, devendo ser considerada um diagnóstico de exclusão depois que todas as outras causas tiverem sido completamente investigadas. Muitas estratégias de prevenção primária e tratamento do *delirium* abrangem métodos relativamente simples que visam aos principais aspectos do contexto hospitalar causadores de confusão.

As etiologias cerebrovasculares de *delirium* em geral se devem à hipoperfusão global na vigência de hipotensão sistêmica decorrente de insuficiência cardíaca, choque séptico, desidratação ou anemia. AVCs focais no lobo parietal direito e tálamo medial dorsal raramente resultam em estado de *delirium*. Um cenário mais comum envolve um novo AVC ou hemorragia focal que causam confusão em paciente que já apresentava reserva cerebral diminuída. Em tais indivíduos, às vezes é difícil distinguir uma disfunção cognitiva resultante da nova agressão neurovascular em si do *delirium* decorrente das complicações infecciosas, metabólicas e farmacológicas que podem acompanhar a hospitalização após um AVC.

Como geralmente se observa evolução flutuante no *delirium*, crises epilépticas intermitentes podem passar despercebidas durante a pesquisa de etiologias em potencial. O estado epiléptico não convulsivo e as convulsões recorrentes focais ou generalizadas seguidas por confusão pós-ictal podem causar *delirium*; o EEG ainda é fundamental para esse diagnóstico, devendo ser considerado sempre que a etiologia do *delirium* permanecer incerta após a avaliação inicial. A atividade convulsiva que se expande a partir de um foco elétrico (massa ou infarto) pode explicar a disfunção cognitiva global causada por lesões relativamente pequenas.

É extremamente comum que pacientes no fim da vida sob cuidados paliativos tenham *delirium*. Tal distúrbio precisa ser identificado e tratado de forma agressiva, pois é uma causa importante de desconforto no final da vida. Deve-se ter em mente que esses pacientes também podem estar sofrendo de etiologias mais comuns de *delirium*, como infecções sistêmicas.

AVALIAÇÃO LABORATORIAL E DIAGNÓSTICA

Uma abordagem de relação custo-benefício favorável permite que a anamnese e o exame físico orientem as etapas subsequentes. Nenhum algoritmo único funciona para todos os pacientes com *delirium* devido ao grande número de etiologias possíveis, mas a Tabela 27-3 expõe uma abordagem em etapas. Se um fator precipitante for identificado, como um fármaco agressor, pode não haver necessidade de exames adicionais. Contudo, caso não se descubra uma etiologia provável à avaliação inicial, deverá ser instituída uma pesquisa minuciosa de alguma causa subjacente.

Devem-se solicitar exames laboratoriais de rastreamento básicos, como hemograma completo, painel eletrolítico e provas das funções hepática e renal, para todos os pacientes com *delirium*. Em pacientes idosos, o rastreamento para infecção sistêmica, incluindo radiografias, exame e cultura de urina, e possivelmente hemoculturas, é importante. Em indivíduos mais jovens, os rastreamentos sérico e urinário para drogas e substâncias tóxicas podem ser apropriados no início da avaliação. Outros exames de laboratório voltados para etiologias autoimunes, endocrinológicas, metabólicas e infecciosas devem ser reservados para os pacientes cujo diagnóstico continue incerto depois dos exames iniciais.

Diversos estudos demonstraram que os exames de imagem do cérebro de pacientes com *delirium* com frequência são inúteis. No entanto, quando a pesquisa inicial nada revela, a maioria dos médicos recorre a exames de imagem cerebrais para excluir causas estruturais. Uma tomografia computadorizada (TC) sem contraste pode identificar grandes massas e hemorragias, mas é relativamente inútil para esclarecer a etiologia do *delirium*. A capacidade da ressonância magnética (RM) para identificar a maioria dos AVCs agudos isquêmicos e mostrar detalhes neuroanatômicos que podem fornecer indícios de possíveis afecções infecciosas, inflamatórias, neurodegenerativas e neoplásicas torna-a o exame preferível. Como as técnicas de RM são limitadas por sua disponibilidade, pela velocidade da obtenção das imagens e pela cooperação do paciente, além das contraindicações, muitos clínicos começam com a TC e prosseguem com a RM se a etiologia do *delirium* continuar incerta.

A punção lombar (PL) deve ser realizada imediatamente, depois de exames de imagem neurológicos apropriados, em todos os pacientes nos quais se suspeita de infecção do SNC. O exame do líquido cerebrospinal também pode ser útil para identificar condições autoimunes, inflamatórias e neoplásicas. Por isso, deve-se considerar a PL em qualquer paciente com *delirium* e investigação negativa. O EEG ainda é um exame valioso se crises epilépticas forem consideradas ou se nenhuma causa for prontamente identificada.

TABELA 27-3 ■ Avaliação em etapas dos pacientes com *delirium*

Avaliação inicial
Anamnese com atenção especial à medicação (incluindo as vendidas sem prescrição e os fitoterápicos)
Exame físico geral e neurológico
Hemograma completo
Painel de eletrólitos, incluindo cálcio, magnésio e fósforo
Provas de função hepática, incluindo albumina
Provas de função renal
Avaliação adicional primária orientada pelos dados iniciais
Pesquisa de infecção sistêmica
Exame de urina e cultura
Radiografias de tórax
Hemoculturas
Eletrocardiografia
Gasometria arterial
Rastreamento toxicológico sérico e/ou urinário (solicitar logo de início em pacientes jovens)
Exames de imagem cerebrais, incluindo RM com difusão e gadolínio (preferível) ou TC
Suspeita de infecção ou outro distúrbio inflamatório do SNC: punção lombar após exame de imagem cerebral
Suspeita de etiologia relacionada com convulsão: eletrencefalograma (EEG) (se a suspeita for forte, realizá-lo imediatamente)
Avaliação adicional secundária
Níveis de vitaminas: B_{12}, folato, tiamina
Exames laboratoriais endocrinológicos: hormônio estimulante da tireoide (TSH) e T_4 livre; cortisol
Amônia sérica
Velocidade de hemossedimentação
Sorologias autoimunes: fatores antinucleares (FAN), níveis de complemento, p-ANCA, c-ANCA, considerar sorologias para encefalites autoimune/paraneoplásica
Sorologias infecciosas: RPR; sorologias fúngicas e virais se houver alto índice de suspeita; anticorpos anti-HIV
Punção lombar (se ainda não tiver sido realizada)
RM cerebral com e sem gadolínio (se ainda não realizada)

Siglas: c-ANCA, anticorpo anticitoplasma de neutrófilo citoplasmático; SNC, sistema nervoso central; TC, tomografia computadorizada; RM, ressonância magnética; p-ANCA, anticorpo anticitoplasma de neutrófilo perinuclear; RPR, reagina plasmática rápida.

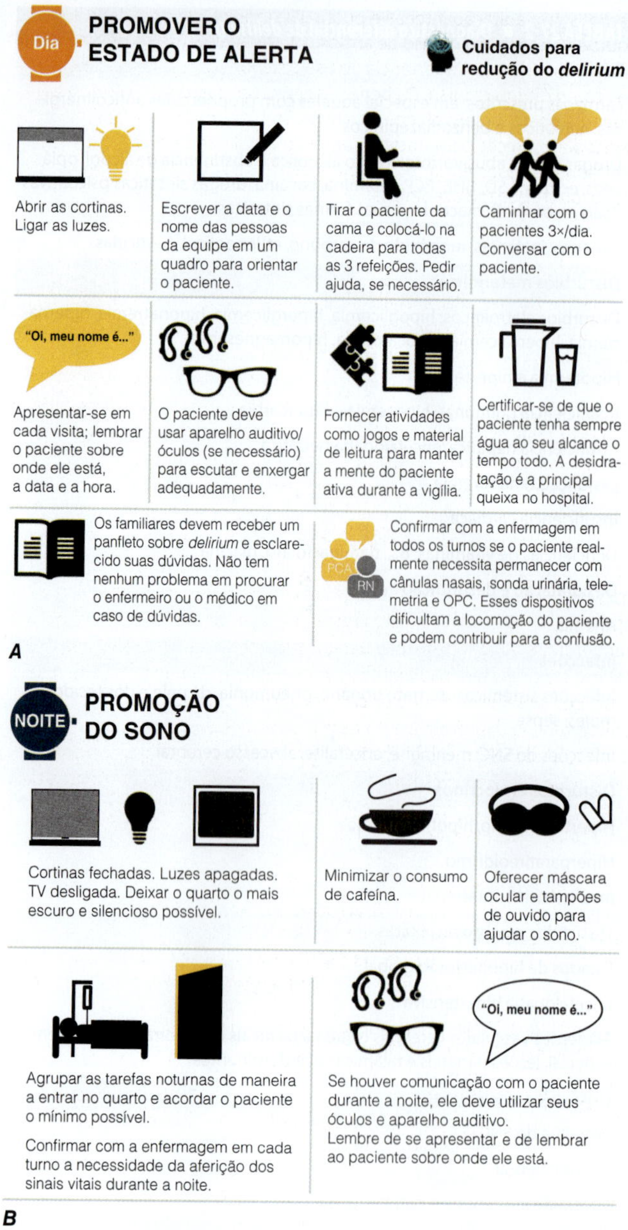

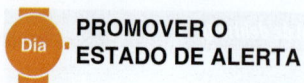

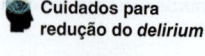

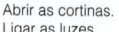

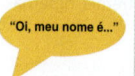

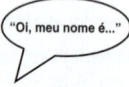

FIGURA 27-1 Manejo e prevenção do *delirium*: um *checklist* para pacientes hospitalizados. O manejo efetivo do *delirium* se baseia em amplos esforços para promover o estado de alerta (***A***) e de sono (***B***). OPC, oximetria de pulso contínua.

TRATAMENTO

Delirium

O tratamento do *delirium* começa com medidas para o fator incitante subjacente (p. ex., os pacientes com infecção sistêmica devem receber antibióticos apropriados, e os distúrbios eletrolíticos subjacentes devem ser corrigidos de forma criteriosa). Tais medidas geralmente acarretam na resolução imediata do *delirium*. Combater cegamente de maneira farmacológica os sintomas do *delirium* serve apenas para prolongar a confusão dos pacientes e pode mascarar informações diagnósticas importantes.

Métodos relativamente simples de assistência de apoio podem ser muito eficazes (Fig. 27-1). A reorientação pela equipe de enfermagem e pela família, combinada com relógios visíveis, calendários, janelas para o exterior podem diminuir a confusão do paciente. O isolamento sensorial deve ser evitado, fornecendo-se óculos e aparelhos auditivos aos pacientes que deles necessitem. O agravamento noturno pode ser evitado com a vigilância para ciclos de sono-vigília apropriados. Durante o dia, além de manter o quarto bem iluminado, é bom programar atividades ou exercícios para evitar cochilos. À noite, um ambiente silencioso e escuro, com poucas interrupções por parte da equipe hospitalar, pode assegurar o repouso adequado; a melatonina pode ser considerada ao deitar para a promoção do sono. Tais intervenções no ciclo de sono-vigília são muito importantes no contexto da UTI, pois a atividade constante habitual por 24 horas comumente causa *delirium*. Também se demonstrou que tentativas de simular o ambiente doméstico o máximo possível ajudam a prevenir e tratar o *delirium*. Visitas de amigos e familiares durante o dia atenuam a ansiedade associada ao fluxo constante de médicos e outras pessoas estranhas da equipe hospitalar. Deixar que o paciente use a própria roupa e também a de cama trazida de casa, bem como tenha objetos que costumam ficar perto dele à noite, torna o ambiente hospitalar menos estranho e, portanto, causa menos confusão. Práticas padronizadas simples de enfermagem, como manter a nutrição adequada e o grau de hidratação do paciente, além de tratar a dor, a incontinência e feridas cutâneas, também ajudam a aliviar o desconforto e a resultante confusão.

Em algumas circunstâncias, os próprios pacientes ameaçam sua segurança ou a da equipe, o que requer tratamento agudo. Alarmes no leito e a presença de um acompanhante são muito mais eficazes e menos desorientadores que a contenção física. As contenções químicas devem ser evitadas, mas, quando necessário, doses muito baixas de medicamentos antipsicóticos típicos ou atípicos administrados conforme a necessidade podem ser usadas, lembrando que os ensaios clínicos têm demonstrado de maneira consistente que esses medicamentos são ineficazes no tratamento de *delirium*. Assim, eles devem ser reservados para pacientes que demonstram agitação intensa e potencial significativo para dano a si e à equipe. A associação do uso de antipsicóticos a aumento da mortalidade em idosos ressalta a importância do uso criterioso desses fármacos e apenas como último recurso. Os benzodiazepínicos costumam piorar a confusão por meio de seus efeitos sedativos. Embora muitos clínicos usem os benzodiazepínicos para tratar a confusão aguda, seu emprego deve ser limitado aos casos em que o *delirium* seja causado pela abstinência de álcool ou de benzodiazepínicos.

PREVENÇÃO

Considerando-se a alta mortalidade e o custo extremamente elevado com assistência médica associados ao *delirium*, o desenvolvimento de uma estratégia eficaz para sua prevenção em pacientes hospitalizados tem importância fundamental. A identificação bem-sucedida dos pacientes sob alto risco é a primeira etapa, seguida pela instituição das intervenções apropriadas. Cada vez mais, os hospitais estão usando ferramentas administradas por enfermeiros ou médicos para rastrear as pessoas de alto risco, o que leva ao uso de protocolos padronizados simples para manejo dos fatores de risco para *delirium*, incluindo a inversão do ciclo de sono-vigília, a imobilidade, o déficit visual, o déficit auditivo, a privação de sono e a desidratação. Nenhum medicamento específico mostrou de forma definitiva ser efetivo na prevenção do *delirium*, incluindo testes com inibidores da colinesterase e agentes antipsicóticos. A melatonina e seu agonista ramelteon se mostraram promissores em pequenos estudos preliminares. Estudos recentes em UTI se concentraram na identificação de sedativos como a dexmedetomidina, que têm menos chance de causar *delirium* em pacientes criticamente enfermos e no desenvolvimento de protocolos de despertares diários, nos quais as infusões de sedativos são interrompidas e o paciente é reorientado pela equipe. Todos os hospitais e sistemas de cuidados de saúde estão tentando reduzir a incidência de *delirium*, reconhecendo imediatamente e tratando o distúrbio quando ele ocorre.

LEITURAS ADICIONAIS

Brown EG et al: Evaluation of a multicomponent pathway to address inpatient delirium on a neurosciences ward. BMC Health Serv Res 18:106, 2018.

Constantin JM et al: Efficacy and safety of sedation with dexmedetomidine in critical care patients: A meta-analysis of randomized controlled trials. Anaesth Crit Care Pain Med 35:7, 2016.

Girard TD et al: Haloperidol and ziprasidone for treatment of delirium in critical illness. N Engl J Med 379:2506, 2018.

Goldberg TE et al: Association of delirium with long-term cognitive decline: A meta-analysis. JAMA Neurol 77:1, 2020.

Hatta K et al: Preventive effects of ramelteon on delirium: A randomized placebo-controlled trial. JAMA Psychiatry 71:397, 2014.

28 Coma

S. Andrew Josephson, Allan H. Ropper, Stephen L. Hauser

O coma está entre as emergências neurológicas mais comumente encontradas na medicina geral e exige uma abordagem organizada. Ele representa uma parcela substancial das internações em enfermarias de emergência e ocorre em todos os serviços hospitalares.

Há um espectro contínuo de estados de redução da vigília, sendo a forma mais grave o coma, definido como um estado semelhante a um sono profundo com os olhos fechados do qual o paciente não pode ser acordado. Estupor refere-se a um limiar mais baixo para a capacidade de despertar no qual o paciente pode ser acordado temporariamente por estímulos vigorosos, acompanhado de comportamento motor que procura evitar ou afastar estímulos desconfortáveis. A sonolência simula o sono leve e caracteriza-se por despertar fácil que pode persistir por breves períodos. O estupor e a sonolência geralmente são acompanhados de algum grau de confusão quando o paciente é despertado (Cap. 27). Uma descrição narrativa precisa do nível de vigília e do tipo de respostas evocadas por diferentes estímulos observados à beira do leito é preferível ao uso de termos ambíguos como letargia, semicoma ou obnubilação.

Vários distúrbios que deixam os pacientes não responsivos e simulam o coma são considerados em separado devido à sua importância especial. O *estado vegetativo* significa um estado de aspecto acordado, porém irresponsivo, geralmente encontrado em um paciente que saiu do coma. No estado vegetativo, as pálpebras podem permanecer abertas por alguns períodos, dando a impressão de vigília. As funções respiratória e autonômica mostram-se preservadas. Bocejos, tosse, deglutição e movimentos de membros e cabeça persistem, mas há pouca ou nenhuma resposta relevante ao ambiente externo e interno. Há tipicamente sinais associados que indicam lesão extensa dos hemisférios cerebrais, como postura de descerebração ou decorticação dos membros e ausência de respostas a estímulos visuais (ver adiante). No *estado minimamente consciente*, estreitamente relacionado, porém menos grave, o paciente tem comportamentos vocais ou motores rudimentares, frequentemente espontâneos, mas algumas vezes em resposta ao toque, ao estímulo visual ou ao comando. A parada cardíaca com hipoperfusão cerebral e o traumatismo craniano são as causas mais comuns dos estados vegetativo e minimamente consciente (Cap. 307).

O prognóstico para recuperação significativa das faculdades mentais após a persistência do estado vegetativo após vários meses é muito reservado e após 1 ano, quase nulo; daí a expressão *estado vegetativo persistente*. A maioria dos relatos de recuperação inesperada, quando investigados cuidadosamente, revela que as regras gerais do prognóstico prevaleceram, mas existem raros casos de recuperação até uma condição de grave incapacitação e, em poucos casos pediátricos, um estado ainda melhor. Os pacientes no estado minimamente consciente têm prognóstico melhor para alguma recuperação do que aqueles em estado vegetativo persistente, mas, mesmo nesses pacientes, é incomum haver recuperação dramática após 12 meses.

A possibilidade de atribuir incorretamente um comportamento relevante a pacientes nos estados vegetativo e minimamente consciente cria problemas e angústia para famílias e médicos. A questão sobre se alguns desses pacientes têm capacidade de cognição tem sido investigada por estudos de ressonância magnética (RM) funcional e eletrencefalograma (EEG). Esses estudos têm demonstrado ativação cerebral que é temporalmente consistente em resposta a estímulos verbais e de outros tipos, conforme discutido com mais detalhes adiante. Esse achado sugere no mínimo que alguns desses pacientes poderiam no futuro ser capazes de comunicar suas necessidades usando avanços tecnológicos e que novas pesquisas poderiam esclarecer áreas de possível alvo terapêutico do cérebro e suas conexões que parecem estar preservadas em alguns pacientes.

Várias síndromes que afetam o estado de alerta são propensas a serem erroneamente interpretadas como estupor ou coma, e os médicos devem lembrar dessas armadilhas ao diagnosticar o coma à beira do leito. O mutismo acinético se refere a um estado total ou parcialmente alerta em que o paciente permanece praticamente imóvel e mudo, mas pode formar impressões e pensar, conforme demonstrado pela posterior recordação de eventos. Este distúrbio resulta de lesão nas regiões dos núcleos talâmicos mediais ou nos lobos frontais (sobretudo lesões situadas profundamente ou nas superfícies orbitofrontais) ou de hidrocefalia extrema. O termo *abulia* descreve uma forma mais leve de mutismo acinético caracterizado por lentidão mental e física e por capacidade reduzida de iniciar atividades. Em geral, também advém de lesão dos lobos frontais mediais e das suas conexões (Cap. 30).

Catatonia é uma síndrome de hipomobilidade e mutismo que geralmente ocorre como parte de uma psicose grave, em geral esquizofrenia ou depressão maior. Os pacientes catatônicos fazem poucos movimentos voluntários ou responsivos, mas piscam, deglutem e podem não parecer desconfortáveis. Não obstante, há sinais de que o paciente é responsivo, embora isso possa exigir um exame cuidadoso para demonstrar essa característica. Por exemplo, a elevação das pálpebras é resistida ativamente, o piscar ocorre em resposta a uma ameaça visual e os olhos se movem concomitantemente com a rotação da cabeça; todos esses sinais são inconsistentes com a presença de uma lesão cerebral que cause falta de responsividade. Os membros podem conservar as posturas nas quais foram colocados pelo examinador ("flexibilidade cérea" ou catalepsia). Com a recuperação da catatonia, os pacientes com frequência têm alguma lembrança dos eventos que ocorreram durante seu estupor. A catatonia é superficialmente semelhante ao mutismo acinético, mas evidências clínicas de lesão cerebral, como hiper-reflexia e hipertonia dos membros, estão ausentes na catatonia. O problema específico do coma na morte cerebral será discutido adiante.

O estado de encarceramento (*locked-in*) descreve um tipo de pseudocoma no qual um paciente acordado não tem meios de produzir fala ou movimentos voluntários dos membros, mas mantém os movimentos oculares verticais voluntários e a elevação palpebral, o que permite que ele se comunique. As pupilas reagem normalmente. A causa habitual é infarto (p. ex., trombose de artéria basilar) ou hemorragia da ponte ventral bilateral, a qual interrompe todas as vias motoras (corticospinais e corticobulbares) descendentes. Outro estado acordado semelhante, mas deseferentado, ocorre como resultado de paralisia total da musculatura em casos graves de fraqueza neuromuscular, como na síndrome de Guillain-Barré (Cap. 447), na neuropatia de doença crítica (Cap. 307) e no bloqueio neuromuscular farmacológico.

ANATOMIA E FISIOLOGIA DO COMA

Quase todos os casos de coma podem ser correlacionados com (1) anormalidades difusas dos hemisférios cerebrais ou com (2) atividade reduzida de um sistema de alerta talamocortical especial, denominado sistema reticular ativador (SRA), que é um conjunto de neurônios localizados difusamente na parte superior do tronco encefálico e tálamo. O funcionamento apropriado desse sistema, suas projeções ascendentes para o córtex e o próprio córtex são essenciais para manter a vigília e a coerência do pensamento. Além da lesão estrutural a um ou ambos os sistemas, a supressão da função reticulocerebral comumente ocorre por fármacos, toxinas ou desarranjos metabólicos, como hipoglicemia, anoxia, uremia e insuficiência hepática, ou por convulsões; esses tipos de causas metabólicas de coma são muito mais comuns do que as lesões estruturais.

Coma devido a lesões expansivas cerebrais e síndromes de herniação

O crânio impede a expansão externa do cérebro, e as dobras internas da dura-máter criam compartimentos que restringem o deslocamento do tecido cerebral dentro do crânio. Os dois hemisférios cerebrais são separados pela foice; e as fossas anterior e posterior, pelo tentório. Herniação refere-se ao deslocamento do tecido cerebral para dentro de umas das barreiras rígidas intracranianas de um compartimento contíguo que ele normalmente não ocupa. Coma por lesões expansivas e muitos dos seus sinais associados são atribuídos a esses deslocamentos teciduais, e determinadas características clínicas são típicas de herniações específicas (Fig. 28-1).

Na forma mais comum de herniação, o tecido cerebral é deslocado do compartimento supratentorial para o infratentorial pela abertura tentorial; isso é chamado de herniação transtentorial. A causa costuma ser uma lesão expansiva hemisférica, com uma hemiparesia contralateral concomitante. A herniação transtentorial uncal se refere à impactação do giro temporal medial anterior (unco) para dentro da abertura tentorial adjacente e imediatamente anterior ao mesencéfalo (Fig. 28-1*A*). O unco pode comprimir o terceiro nervo em seu percurso no espaço subaracnóideo, causando dilatação da pupila ipsilateral como primeiro sinal (as fibras que servem à função pupilar parassimpática localizam-se perifericamente no nervo). O coma que tipicamente ocorre se deve ao deslocamento lateral do mesencéfalo (e, assim, do SRA) contra a borda tentorial oposta pelo giro para-hipocampal deslocado (Fig. 28-2), comprimindo

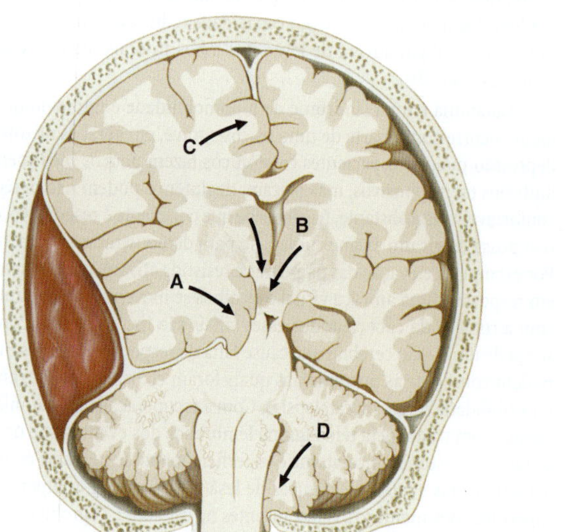

FIGURA 28-1 **Tipos de herniação cerebral:** (*A*) uncal; (*B*) central; (*C*) transfalcina; e (*D*) foraminal.

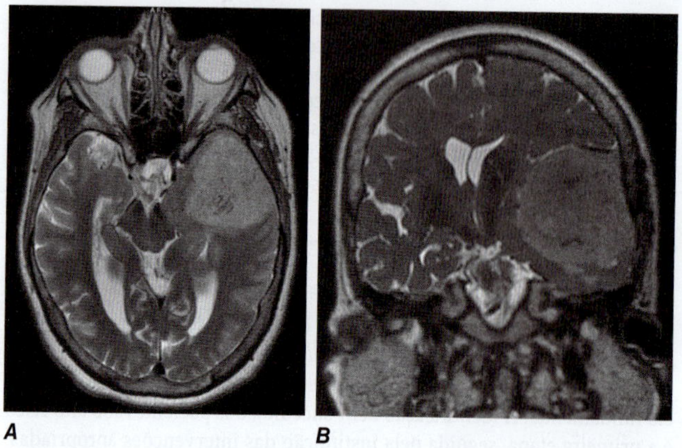

FIGURA 28-2 **Ressonância magnética ponderada em T2 axial (A) e coronal (B) de paciente em estupor com paralisia de terceiro nervo à esquerda por um grande meningioma à esquerda.** ***A.*** O mesencéfalo superior está comprimido e deslocado horizontalmente para longe da massa, e há herniação transtentorial das estruturas do lobo temporal medial, incluindo o unco. ***B.*** O ventrículo lateral oposto à massa aumentou em razão de compressão do terceiro ventrículo.

o pedúnculo cerebral oposto e produzindo um sinal de Babinski e hemiparesia ipsilateral (sinal de Kernohan-Woltman). A herniação também pode comprimir as artérias cerebrais anterior e posterior quando elas passam sobre as reflexões tentoriais, com infarto cerebral resultante. As distorções também podem comprometer partes do sistema ventricular, causando hidrocefalia.

A herniação transtentorial central denota um movimento descendente simétrico das estruturas talâmicas pela abertura tentorial com compressão do mesencéfalo superior (Fig. 28-1*B*). Pupilas mióticas e sonolência são os sinais prenunciadores, em contraste com a pupila aumentada unilateralmente da síndrome uncal. As herniações transtentoriais uncais e centrais causam compressão progressiva do tronco encefálico e do SRA, com lesão inicial ao mesencéfalo, depois à ponte e, por fim, ao bulbo. O resultado é uma sequência aproximada de sinais neurológicos que corresponde a cada nível afetado, sendo os centros respiratórios no tronco encefálico geralmente preservados até tardiamente na síndrome de herniação. Outras formas de herniação incluem a herniação transfalcina (deslocamento do giro do cíngulo sob a foice e pela linha média, Fig. 28-1*C*) e herniação foraminal (descida forçada das tonsilas do cerebelo para dentro do forame magno, Fig. 28-1*D*), que causa compressão precoce do bulbo, parada respiratória e morte.

Coma devido a distúrbios metabólicos, drogas e toxinas Muitas anormalidades metabólicas sistêmicas causam coma por interrupção do transporte de substratos energéticos (p. ex., oxigênio, glicose) ou alteração da excitabilidade neuronal (fármacos, álcool, anestesia e epilepsia). Essas são as principais causas de coma em grandes séries de casos. As anormalidades metabólicas que produzem coma podem, nas formas mais leves, induzir a um estado confusional (encefalopatia metabólica) em que a consciência reduzida e o coma formam um contínuo.

Os neurônios cerebrais dependem do fluxo sanguíneo cerebral (FSC) e da oferta de oxigênio e glicose. As reservas cerebrais de glicose são capazes de garantir a energia por cerca de 2 minutos após a interrupção do fluxo sanguíneo, e as reservas de oxigênio duram 8 a 10 segundos após a cessação do fluxo sanguíneo. Hipoxia e isquemia simultâneas exaurem a glicose mais rapidamente. O ritmo do EEG nessas circunstâncias torna-se difusamente lento, típico das encefalopatias metabólicas, e, à medida que o transporte de substratos se deteriora, subsequentemente a atividade elétrica cerebral cessa.

Diferentemente da hipoxia-isquemia, que causa primeiramente uma encefalopatia metabólica devido à redução no substrato de energia e acaba causando destruição neuronal, a maior parte dos distúrbios metabólicos, como hipoglicemia, hiponatremia, hiperosmolaridade, hipercapnia, hipercalcemia e insuficiências hepática e renal, causa alterações neuropatológicas apenas leves no cérebro. Os efeitos reversíveis desses distúrbios não são completamente compreendidos, mas podem advir de reservas de energia reduzidas, alterações no fluxo de íons pelas membranas neuronais e anormalidades dos neurotransmissores. Na encefalopatia hepática (EH), as concentrações elevadas de amônia levam ao aumento da síntese de glutamina nos astrócitos e ao edema osmótico das células, falência energética mitocondrial, produção de espécies reativas do nitrogênio e oxigênio, aumentos no neurotransmissor inibitório ácido γ-aminobutírico (GABA) e síntese de supostos "falsos" neurotransmissores. Com o tempo, o desenvolvimento de astrocitose difusa é típico da EH crônica. Não se sabe qual ou se algum desses fatores é responsável pelo coma.

O mecanismo da encefalopatia da insuficiência renal também é incerto e provavelmente seja multifatorial; diferentemente da amônia, a ureia não produz depressão do sistema nervoso central (SNC). Os contribuidores para a encefalopatia urêmica podem incluir o acúmulo de substâncias neurotóxicas como creatinina, guanidina e compostos relacionados, a depleção de catecolaminas, a alteração do glutamato e do tônus GABA, o aumento no cálcio cerebral, a inflamação com ruptura da barreira hematencefálica e a frequente coexistência de doença vascular.

Coma e convulsões são manifestações comuns , acompanhando grandes desvios no equilíbrio de sódio e água no cérebro. Essas alterações da osmolaridade advêm de distúrbios clínicos sistêmicos, como cetoacidose diabética, estado hiperosmolar não cetótico e hiponatremia de qualquer causa (p. ex., intoxicação hídrica, secreção excessiva de hormônio antidiurético ou de peptídeos natriuréticos atriais). Níveis de sódio < 125 mmol/L, especialmente se alcançados rapidamente, induzem a confusão, e níveis < 119 mmol/L estão tipicamente associados a coma e convulsões. No coma hiperosmolar, a osmolaridade sérica geralmente é > 350 mOsmol/L. A hipercapnia deprime o nível de consciência de maneira proporcional à elevação do dióxido de carbono (CO_2) no sangue. Em todas essas encefalopatias metabólicas, o grau de alteração neurológica depende da rapidez com que as alterações séricas ocorrem. A fisiopatologia de outras encefalopatias metabólicas, como aquelas decorrentes de hipercalcemia, hipotireoidismo, deficiência de vitamina B_{12} e hipotermia, é compreendida incompletamente, mas deve refletir desequilíbrios da bioquímica, da função das membranas no SNC e dos neurotransmissores.

O coma causado por fármacos e toxinas costuma ser reversível e não deixa lesão residual, desde que não sobrevenha hipoxia ou hipotensão grave. Muitos medicamentos e toxinas são capazes de deprimir a função do sistema nervoso. Alguns produzem coma pela ação sobre o SRA e o córtex cerebral. A combinação de sinais do córtex e do tronco encefálico, que ocorre algumas vezes em certas superdosagens medicamentosas, pode levar ao diagnóstico incorreto de doença estrutural do tronco encefálico. A superdosagem de medicamentos que têm atividades atropínicas produz sinais como midríase, taquicardia e pele seca; a superdosagem de opiáceos produz contração pupilar de < 1 mm de diâmetro. Algumas intoxicações medicamentosas, por exemplo, barbituratos, podem simular todos os sinais de morte cerebral; assim, as etiologias tóxicas devem ser excluídas antes de se fazer um diagnóstico de morte cerebral.

Coma epiléptico Convulsões generalizadas com atividade elétrica são associadas ao coma, mesmo na ausência de convulsões motoras (estado epiléptico não convulsivo). Assim, o monitoramento do EEG costuma ser usado na avaliação do coma inexplicado para excluir essa etiologia tratável. O coma autolimitado que sucede uma convulsão, o estado pós-ictal, pode advir da exaustão das reservas de energia ou dos efeitos de moléculas localmente tóxicas que são subproduto das convulsões. O estado pós-ictal produz lentidão contínua e generalizada da atividade de base do EEG, à semelhança de outras encefalopatias metabólicas. Ele normalmente dura alguns minutos, mas em alguns casos pode ser prolongado por horas ou mesmo (raramente) dias.

Coma devido à lesão difusa estrutural dos hemisférios cerebrais Essa categoria, que abrange uma série de distúrbios não relacionados, resulta de lesão cerebral estrutural extensa bilateral. O aspecto clínico simula uma encefalopatia metabólica. Hipoxia-isquemia talvez seja o exemplo mais bem caracterizado desse tipo de lesão, no qual inicialmente não é possível distinguir entre os efeitos agudos reversíveis da privação de oxigênio do cérebro e os efeitos subsequentes da lesão neuronal anóxica. Lesão cerebral semelhante pode ser produzida por distúrbios que ocluem os pequenos vasos sanguíneos espalhados em todo o cérebro; os exemplos incluem púrpura trombocitopênica trombótica, hiperviscosidade e malária cerebral. A lesão difusa de substância branca decorrente de traumatismo craniano ou doenças inflamatórias desmielinizantes pode causar uma síndrome comatosa semelhante.

ABORDAGEM AO PACIENTE

Coma

Um exame de paciente comatoso é mostrado no Cap. V4. Os problemas respiratórios e cardiovasculares agudos devem ser abordados antes da avaliação neurológica. Na maioria dos casos, a avaliação médica completa, exceto pelos sinais vitais, pela fundoscopia e pela pesquisa de rigidez de nuca, pode ser adiada até que o exame neurológico estabeleça a gravidade e a natureza do coma. A abordagem ao paciente com coma decorrente de traumatismo craniano é descrita no Cap. 443.

ANAMNESE

A causa do coma pode ser imediatamente evidente em casos de trauma, parada cardíaca ou ingestão de fármaco testemunhada. Nas demais, certos pontos são úteis: (1) as circunstâncias e a rapidez com que os sintomas neurológicos surgiram; (2) os sintomas precedentes (confusão, fraqueza, cefaleia, febre, convulsões, tontura, diplopia ou vômitos); (3) o uso de medicamentos, drogas ou álcool; e (4) doenças hepática, renal, pulmonar, cardíaca crônicas ou outras doenças clínicas. O questionamento direto de familiares, observadores e técnicos clínicas da emergência, pessoalmente ou por telefone, é uma parte importante da avaliação, quando possível.

EXAME FÍSICO GERAL

Sinais de traumatismo cranioencefálico aumentam a possibilidade de lesão coexistente na medula espinal e, em tais casos, a imobilização da coluna cervical é fundamental para evitar lesão adicional. Febre sugere infecção sistêmica, meningite bacteriana, encefalite, intermação, síndrome neuroléptica maligna, hipertermia maligna devido a anestésicos ou intoxicação por fármacos anticolinérgicos. Apenas raramente a febre é atribuível a uma lesão que tenha alterado o centro hipotalâmico de regulação da temperatura ("febre central"), e esse diagnóstico só deve ser considerado após a busca exaustiva por outras causas não conseguir revelar uma explicação para a febre. Elevação discreta da temperatura pode suceder a convulsões vigorosas. A hipotermia é observada na intoxicação por álcool, barbitúricos, sedativos ou fenotiazinas; na hipoglicemia; na insuficiência circulatória periférica; ou no hipotireoidismo extremo. Por si só, a hipotermia causa coma quando a temperatura é < 31°C independentemente da etiologia subjacente; as baixas temperaturas menos dramáticas também podem causar coma em algumas situações. A taquipneia pode indicar acidose sistêmica ou pneumonia. Os padrões respiratórios aberrantes que refletem distúrbios do tronco encefálico serão descritos adiante. Hipertensão acentuada sugere encefalopatia hipertensiva, hemorragia cerebral, grande infarto cerebral ou traumatismo craniano. A hipotensão é típica do coma por intoxicação por álcool ou barbitúricos; hemorragia interna; infarto agudo do miocárdio causando baixo fluxo sanguíneo no cérebro; sepse; hipotireoidismo profundo; ou crise de Addison. O exame fundoscópico pode detectar aumento da pressão intracraniana (PIC) (papiledema), hemorragia subaracnóidea (hemorragias sub-hialóideas) e encefalopatia hipertensiva (exsudatos, hemorragias, alterações de cruzamentos arteriovenosos, papiledema). Petéquias cutâneas sugerem púrpura trombocitopênica trombótica, meningococemia ou diátese hemorrágica associada a uma hemorragia intracerebral. Cianose e pele anêmica ou de coloração avermelhada são outras indicações de doença sistêmica subjacente ou monóxido de carbono como responsável pelo coma.

EXAME NEUROLÓGICO

O paciente deve primeiro ser observado sem intervenção do examinador. Movimentos espontâneos no leito, aproximar uma mão da face, cruzar as pernas, bocejar, deglutir, tossir ou gemer refletem um estado sonolento que está próximo da vigília normal. A ausência de movimentos inquietos em um lado ou um membro inferior em rotação lateral sugere hemiplegia. Movimentos sutis e intermitentes tipo fasciculação de um pé, dedo ou músculo facial podem ser o único sinal de convulsões. Mioclonias multifocais geralmente indicam um distúrbio metabólico, em particular uremia, anoxia, intoxicação medicamentosa ou, raramente, doença priônica (Cap. 438). Em um paciente sonolento e confuso, asterixe bilateral é um sinal de encefalopatia metabólica ou intoxicação medicamentosa.

Rigidez ou "postura" de decorticação ou de descerebração descrevem movimentos estereotipados dos braços e das pernas que ocorrem espontaneamente ou são suscitados por estimulação sensitiva. A flexão dos cotovelos e dos pulsos e supinação dos braços (postura de decorticação) classicamente sugerem lesão bilateral rostral ao mesencéfalo, enquanto a extensão dos cotovelos e dos pulsos com pronação (postura de descerebração) indicam lesão dos tratos motores caudais ao mesencéfalo. Porém, essas localizações foram adaptadas de estudos que envolveram animais e não são aplicáveis com precisão ao coma em seres humanos. Na verdade, distúrbios agudos e disseminados de qualquer tipo, independentemente da localização, com frequência causam extensão dos membros.

NÍVEL DE CONSCIÊNCIA

Usa-se uma sequência de estímulos cada vez mais intensos para determinar o limiar de consciência e da resposta motora em cada lado do corpo. Os resultados do teste podem variar minuto a minuto, e exames sucessivos são úteis. Tocar de leve nas narinas com um filete de algodão é um estímulo moderado para o despertar – todos os pacientes, exceto aqueles em estupor profundo ou coma, afastam a cabeça e despertam em algum grau. Um grau ainda maior de responsividade está presente se o paciente usa a mão para remover um estímulo agressor. A compressão das proeminências ósseas e a estimulação com alfinete, quando necessário, são formas compassivas de estímulos dolorosos; um beliscão na pele causa equimoses e geralmente não é realizado, mas pode ser útil para suscitar movimentos de retirada em abdução dos membros. A "postura" em resposta a um estímulo nocivo indica lesão grave ao sistema corticospinal, enquanto o movimento de abdução-retirada de um membro em geral é proposital e denota um sistema corticospinal íntegro. A "postura" também pode ser unilateral e coexistir com movimentos voluntários do membro, refletindo lesão incompleta ao sistema motor.

REFLEXOS DO TRONCO ENCEFÁLICO

A avaliação da função do tronco encefálico é fundamental para localizar a lesão no coma (Fig. 28-3). Os pacientes com reflexos do tronco encefálico preservados geralmente têm localização bi-hemisférica do coma, incluindo causa tóxica ou farmacológica, enquanto os pacientes com reflexos anormais do tronco encefálico têm uma lesão no tronco encefálico ou uma síndrome de herniação com impacto secundário no tronco encefálico por uma lesão expansiva cerebral. Os reflexos mais importantes do tronco encefálico incluem tamanho pupilar e reação à luz, movimentos oculares espontâneos e provocados, respostas corneanas e padrão respiratório.

Sinais pupilares As reações pupilares são examinadas com uma luz difusa brilhante. Pupilas reativas e redondas de tamanho médio (2,5 a 5 mm) essencialmente excluem lesão do mesencéfalo superior, primária ou secundária à compressão por herniação. Uma resposta à luz pode ser difícil de avaliar em pupilas com diâmetro < 2 mm, e a iluminação forte do ambiente pode reduzir a reatividade pupilar. Uma pupila aumentada (> 6 mm)e lentamente reativa significa compressão do terceiro nervo pelos efeitos de uma massa cerebral sobre ele. A dilatação da pupila contralateral a uma massa hemisférica pode ocorrer, mas é infrequente. Uma pupila oval e ligeiramente excêntrica é um sinal transitório que acompanha a compressão incipiente do mesencéfalo-terceiro nervo. O sinal pupilar mais extremo, pupilas dilatadas e não reativas bilateralmente, indica lesão grave do mesencéfalo, em geral compressão por uma massa supratentorial. Ingestão de fármacos com atividade anticolinérgica, uso de gotas oftálmicas midriáticas, tratamentos com nebulização e traumatismo ocular direto são outras causas de midríase.

Pupilas reativas e bilateralmente pequenas (1 a 2,5 mm), mas não puntiformes, são observadas nas encefalopatias metabólicas ou nas lesões hemisféricas bilaterais profundas, como hidrocefalia ou hemorragia talâmica. Pupilas ainda menores (< 1 mm), porém reativas, caracterizam superdosagem de opioides, mas também ocorrem na hemorragia pontina extensa. A resposta à naloxona e a presença de movimentos oculares reflexos (ver adiante) ajudam a distinguir entre esses casos. A miose unilateral no coma é atribuída à disfunção de eferentes simpáticos que se originam no hipotálamo posterior e descem no tegmento do tronco encefálico até a medula espinal cervical. É um achado eventual em pacientes com hemorragia cerebral volumosa que acomete o tálamo.

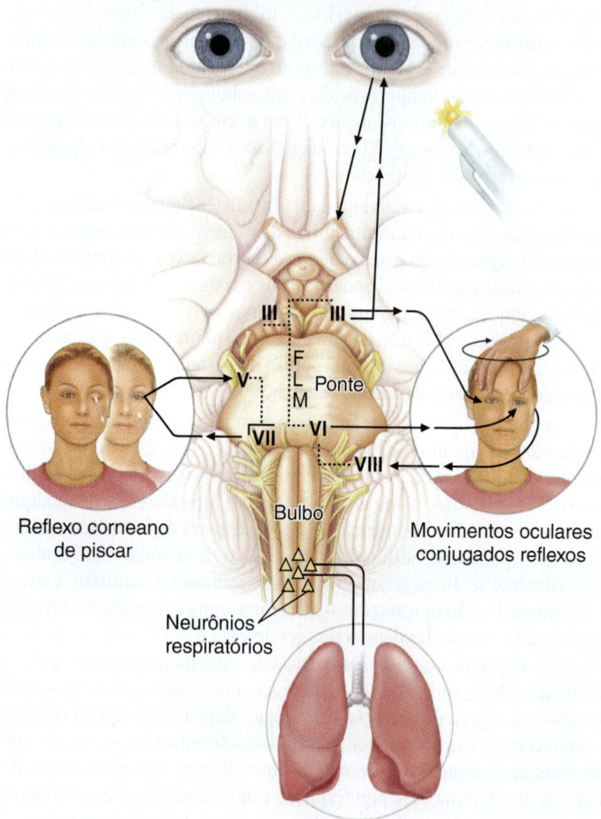

FIGURA 28-3 Exame dos reflexos do tronco encefálico no coma. A função do mesencéfalo e do terceiro nervo é testada por meio da reação pupilar à luz, da função pontina pelos movimentos oculares espontâneos e reflexos e pelas respostas corneanas; e a função bulbar, pelas respostas respiratórias e faríngeas. Os movimentos oculares horizontais conjugados reflexos dependem da conexão pelo fascículo longitudinal medial (FLM) entre o núcleo do sexto nervo e o núcleo do terceiro nervo contralateral. A rotação da cabeça (reflexo oculocefálico) e a estimulação calórica dos labirintos (reflexo oculovestibular) suscitam movimentos oculares contraversivos (ver detalhes no texto).

Movimentos oculares Os olhos são examinados primeiro por elevação das pálpebras e observação da posição em repouso e dos movimentos espontâneos dos globos. A divergência horizontal dos olhos em repouso é normal durante a sonolência. Quando o coma se aprofunda, os eixos oculares podem tornar-se paralelos novamente.

Os movimentos oculares espontâneos no coma frequentemente assumem a forma de movimentos errantes horizontais conjugados. Em si, esse achado isenta a lesão extensa no mesencéfalo e na ponte e tem o mesmo significado de movimentos oculares reflexos normais (ver adiante). O desvio ocular horizontal conjugado para um lado indica lesão do lobo frontal ipsilateral ou, menos comumente, da ponte no lado oposto. Esse fenômeno é resumido pela seguinte máxima: *os olhos olham em direção a uma lesão hemisférica e para longe de uma lesão no tronco encefálico*. As convulsões envolvendo o lobo frontal desviam os olhos para o lado oposto, simulando uma lesão destrutiva da ponte. Os olhos podem, por vezes, virar-se paradoxalmente para longe do lado de uma lesão hemisférica profunda ("olhos na direção errada"). Os olhos voltam-se para baixo e para dentro com lesões no tálamo e no mesencéfalo superior, típica da hemorragia talâmica. *Bobbing* ocular descreve movimentos oculares rápidos para baixo e lentos para cima associados à perda dos movimentos horizontais e é diagnóstico de lesão pontina bilateral, em geral por trombose da artéria basilar. *Dipping* ocular é um movimento arrítmico e mais lento para baixo, seguido de movimento mais rápido para cima em pacientes com olhar horizontal reflexo normal; geralmente indica lesão anóxica cortical difusa.

Os reflexos oculocefálicos, desencadeados pelo movimento da cabeça de um lado para o outro ou verticalmente e pela observação dos movimentos dos olhos na direção oposta ao movimento da cabeça, dependem da integridade dos núcleos motores oculares e dos seus tratos de interconexão, que se estendem do mesencéfalo à ponte e ao bulbo (Fig. 28-3). Os movimentos, chamados de forma inadequada de "olhos de boneca", estão normalmente suprimidos no paciente acordado com lobos frontais intactos. A capacidade de suscitá-los, então, reflete a redução da influência cortical sobre o tronco encefálico e as vias intactas do tronco encefálico. O oposto, ausência dos movimentos oculares reflexos, geralmente indica lesão dentro do tronco encefálico, mas pode advir de superdosagem de determinados fármacos. Nessa circunstância, tamanho pupilar e fotorreação normais distinguem a maioria dos comas induzidos por fármacos da lesão estrutural do tronco encefálico. As manobras oculocefálicas não devem ser tentadas em pacientes com trauma cervical, pois os movimentos vigorosos da cabeça podem precipitar ou piorar uma lesão de medula espinal.

A estimulação térmica, ou "calórica", do aparelho vestibular (resposta oculovestibular) oferece um estímulo mais intenso para o reflexo oculocefálico, mas fornece basicamente as mesmas informações. Realiza-se o teste irrigando o canal auditivo externo com água fria a fim de induzir correntes de convecção nos labirintos. Após breve latência, o resultado é o desvio tônico dos dois olhos para o lado da irrigação com água fria. Em pacientes comatosos, o nistagmo na direção oposta pode não ocorrer. O acrônimo "COWS" tem sido usado para lembrar gerações de estudantes de medicina sobre a direção do nistagmo – *cold water opposite, warm water same*, ou água fria oposto, água morna o mesmo –, mas como o nistagmo costuma estar ausente na direção oposta devido à disfunção do lobo central no coma, esse mnemônico nem sempre é verdadeiro.

O reflexo corneano, provocado pelo toque na córnea com um chumaço de algodão e observando-se o fechamento palpebral bilateral, depende da integridade das vias pontinas entre o quinto (aferente) e ambos os sétimos (eferentes) nervos cranianos; é um teste útil da função pontina. Os fármacos depressores do SNC diminuem ou eliminam as respostas corneanas logo depois da paralisia dos movimentos oculares reflexos, mas antes que a fotorreação das pupilas seja abolida. A resposta corneana pode ser perdida durante um período no mesmo lado da hemiplegia aguda.

Padrões respiratórios Seu valor de localização é menor em comparação com os demais sinais do tronco encefálico. Respiração superficial e lenta, mas regular, sugere depressão metabólica ou medicamentosa dos centros respiratórios bulbares. A respiração de Cheyne-Stokes na sua forma cíclica típica, terminando com um breve período apneico, significa lesão bi-hemisférica ou supressão metabólica e costuma acompanhar o coma leve. A respiração rápida e profunda (de Kussmaul) geralmente indica acidose metabólica, mas também pode ocorrer nas lesões pontomesencefálicas. Suspiros agônicos (*gasping*) resultam de lesão do tronco encefálico caudal (bulbo) e são reconhecidos como o padrão respiratório terminal de lesão cerebral grave. Outros padrões respiratórias cíclicos foram descritos, mas têm menor importância.

EXAMES LABORATORIAIS E DE IMAGEM

Os exames mais úteis para o diagnóstico de coma são: análise toxicológica bioquímica do sangue e da urina, tomografia computadorizada (TC) ou RM do encéfalo, EEG e análise do líquido cerebrospinal (LCS). A gasometria arterial é útil em pacientes com doença pulmonar e distúrbios acidobásicos. Os distúrbios metabólicos mais encontrados na prática clínica em geral são revelados por meio da medição de eletrólitos, incluindo cálcio e magnésio, glicose, osmolaridade e funções renal (ureia) e hepática (NH_3). A análise toxicológica é essencial em casos de coma quando o diagnóstico não é definido de imediato. Contudo, a presença de drogas ou toxinas exógenas, em especial o álcool, não exclui a possibilidade de que outros fatores, em particular o traumatismo craniano, estejam contribuindo para o estado clínico. Um nível de etanol de 43 mmol/L (0,2 g/dL) em pacientes não habituados em geral compromete a atividade mental; um nível > 65 mmol/L (0,3 g/dL) está associado a estupor. O desenvolvimento de tolerância pode possibilitar que alguns alcoolistas crônicos permaneçam acordados a níveis > 87 mmol/L (0,4 g/dL).

A disponibilidade de TC e RM cranianas dirige a atenção para as causas de coma que são detectáveis por imagem (p. ex., hemorragia, tumor ou hidrocefalia). Adotar primariamente essa abordagem, embora às vezes seja oportuno, é imprudente porque a maioria dos casos de coma (e confusão) é de origem metabólica ou tóxica. Além disso, uma TC normal não exclui uma lesão anatômica como causa do coma; por exemplo, infarto hemisférico bilateral precoce, infarto agudo do tronco encefálico, encefalite, meningite, lesão por cisalhamento mecânico de axônios secundária a traumatismo craniano fechado, trombose do seio sagital, lesão hipóxica e hematoma subdural isodenso com o cérebro adjacente são alguns dos distúrbios que podem não ser detectados. Algumas vezes os resultados de imagem podem ser confusos, como quando hematomas subdurais pequenos ou AVCs antigos são encontrados, mas o coma do paciente é causado por intoxicação. Imagens adicionais com angiografia por TC ou RM podem ser obtidas se houver suspeita de AVC agudo da circulação posterior.

O EEG (Cap. 425) oferece indicações nos estados metabólicos ou induzidos por fármacos, mas raramente é diagnóstico nesses distúrbios. No entanto, é o exame essencial para revelar coma por crises epilépticas não convulsivas e mostra padrões bastante típicos na encefalite por herpes-vírus e na doença por príons. O EEG pode, ainda, ser útil na revelação de retardo generalizado da atividade de base, um reflexo da gravidade da encefalopatia. A lentificação de alta voltagem predominante (ondas δ ou trifásicas) nas regiões frontais é típica de coma metabólico, bem como de insuficiência hepática, e a atividade rápida (β) difusa implica *overdose* de fármacos sedativos (p. ex., benzodiazepínicos). Um padrão especial de "coma alfa", definido por atividade difusa e variável de 8 a 12 Hz, assemelha-se superficialmente ao ritmo α normal da vigília, mas, diferentemente da atividade α, não é alterado pelos estímulos ambientais. O coma alfa resulta de lesão pontina ou cortical difusa e está associado a um prognóstico ruim. Um padrão singular de EEG em adultos de "escova delta extrema" é característico de uma forma de encefalite autoimune específica (anti-receptor de *N*-metil-D-aspartato [NMDA]). A atividade α normal no EEG, que é suprimida por estimulação do paciente, também alerta o clínico para a síndrome de encarceramento ou para a histeria ou catatonia.

A punção lombar (PL) deve ser realizada se não houver causa aparente, pois o exame do LCS ainda é indispensável no diagnóstico de várias formas de meningite e encefalite. Um exame de imagem deve ser realizado antes da PL para excluir uma grande lesão expansiva intracraniana que poderia levar à herniação pela PL. As hemoculturas e a administração de antibióticos devem preceder o exame de imagem se houver suspeita de meningite infecciosa (Cap. 138).

DIAGNÓSTICO DIFERENCIAL DO COMA

(Tab. 28-1) As causas do coma se dividem em três categorias gerais: aquelas sem sinais neurológicos focais (p. ex., encefalopatias metabólicas e tóxicas); aquelas com sinais focais proeminentes (p. ex., AVC, hemorragia cerebral); e síndromes de meningite, caracterizadas por febre ou rigidez da nuca e excesso de células no LCS (p. ex., meningite bacteriana, hemorragia subaracnóidea, encefalite). As causas de coma súbito incluem ingestão de medicamentos, hemorragia cerebral, traumatismo, parada cardíaca, epilepsia e oclusão de artéria basilar. O coma de início subagudo costuma estar relacionado com um problema clínico ou neurológico preexistente ou, menos frequentemente, secundário a um edema cerebral que circunda uma massa, como tumor ou infarto cerebral.

O diagnóstico de coma devido à doença cerebrovascular pode ser difícil (Cap. 426). As doenças mais comuns nessa categoria são (1) hemorragia nos núcleos da base e no tálamo (início agudo, mas não instantâneo, vômitos, cefaleia, hemiplegia e sinais oculares típicos); (2) hemorragia pontina (início súbito, pupilas puntiformes, perda dos movimentos oculares reflexos e respostas corneanas, *bobbing* ocular, "postura" e hiperventilação); (3) hemorragia cerebelar (cefaleia occipital, vômitos, paresia do olhar e incapacidade de permanecer em pé e andar); (4) trombose da artéria basilar (pródromo neurológico ou episódios de alerta de ataque isquêmico transitório, diplopia, disartria, vômitos, anormalidades dos movimentos oculares e da resposta corneana e paresia assimétrica dos membros); e (5) hemorragia subaracnóidea (coma súbito após cefaleia intensa súbita e vômitos). O AVC mais comum – infarto no território da artéria cerebral média – não costuma causar coma, mas o edema em volta do grande infarto pode expandir-se durante vários dias e provocar coma em decorrência de um efeito de massa.

TABELA 28-1 ■ Diagnóstico diferencial do coma

1. Doenças que não causam sinais neurológicos focais do tronco encefálico ou lateralizantes (a TC costuma ser normal)
   a. Intoxicações: álcool, fármacos sedativos, opiáceos, etc.
   b. Distúrbios metabólicos: anoxia, hiponatremia, hipernatremia, hipercalcemia, acidose diabética, hiperglicemia hiperosmolar não cetótica, hipoglicemia, uremia, coma hepático, hipercarbia, crise de Addison, estados de hipo e hipertireoidismo, deficiência nutricional profunda
   c. Infecções sistêmicas graves: pneumonia, sepse, febre tifoide, malária, síndrome de Waterhouse-Friderichsen
   d. Choque por qualquer causa
   e. Estado de mal epiléptico, estado de mal epiléptico não convulsivo, estados pós-ictais
   f. Síndromes de hiperperfusão, incluindo encefalopatia hipertensiva, eclâmpsia, síndrome de encefalopatia posterior reversível
   g. Hipertermia e hipotermia graves
   h. Concussão
   i. Hidrocefalia aguda
2. Doenças que causam sinais focais do tronco encefálico ou cerebrais lateralizantes (a TC é geralmente anormal)
   a. Hemorragia hemisférica (nos núcleos da base, no tálamo) ou infarto (território extenso da artéria cerebral média) com compressão secundária do tronco encefálico
   b. Infarto do tronco encefálico causado por trombose ou embolia da artéria basilar
   c. Abscesso cerebral, empiema subdural
   d. Hemorragias epidural e subdural, contusão cerebral
   e. Tumor cerebral com edema circundante
   f. Hemorragia e infarto cerebelares e pontinos
   g. Lesão cerebral traumática difusa
   h. Coma metabólico (ver anteriormente) no contexto de lesão focal preexistente
3. Doenças que causam irritação meníngea com ou sem febre e com excesso de leucócitos ou hemácias no LCS
   a. Hemorragia subaracnóidea por ruptura de aneurisma, malformação arteriovenosa, traumatismo
   b. Meningite e meningoencefalite infecciosas
   c. Encefalite paraneoplásica e autoimune
   d. Meningite carcinomatosa e linfomatosa

A síndrome de hidrocefalia aguda acompanha muitas doenças intracranianas, em particular a hemorragia subaracnóidea. Caracteriza-se por cefaleia e às vezes vômitos que podem evoluir rapidamente para coma, com postura extensora dos membros, sinal de Babinski bilateral, pupilas mióticas não reativas e déficit dos movimentos oculocefálicos na direção vertical. Às vezes, o coma pode não ter característica alguma, sem sinais lateralizantes, embora o papiledema costume estar presente.

MORTE CEREBRAL

A morte cerebral é um estado de interrupção irreversível de toda função cerebral e do tronco encefálico com preservação da atividade cardíaca e manutenção da função respiratória e somática por meios artificiais. Ela é o único tipo de lesão cerebral que é moral, ética e legalmente reconhecido como equivalente à morte. Os critérios para o diagnóstico de morte cerebral têm avançado, e é essencial seguir os padrões de consenso, pois múltiplos estudos mostraram variabilidade nas práticas locais. Considerando as implicações do diagnóstico, os médicos devem ser abrangentes e precisos na determinação da morte cerebral. É aconselhável retardar o teste clínico por pelo menos 24 horas caso uma parada cardíaca tenha causado a morte cerebral ou não se saiba a doença causadora. Alguns centros defendem um breve período de observação entre os testes de dois examinadores, durante o qual os sinais clínicos de morte cerebral são sustentados.

Os critérios estabelecidos contêm dois elementos essenciais, após a confirmação de que não há fatores de confusão presentes (p. ex., hipotermia, intoxicação medicamentosa): (1) destruição cortical difusa, refletida por coma profundo e irresponsividade a todas as formas de estímulos; e (2) lesão global do tronco encefálico, demonstrada por ausência de fotorreação pupilar e de reflexos corneanos, perda dos reflexos oculovestibulares, e destruição do bulbo, manifestada por apneia total e irreversível. O diabetes insípido costuma estar presente, mas pode surgir apenas horas ou dias depois do aparecimento dos demais sinais clínicos de morte cerebral. As pupilas costumam ter tamanho médio, mas podem estar alargadas. A perda de reflexos tendíneos profundos não é imprescindível, porque a medula espinal continua funcionante. Algumas vezes, outros reflexos que se originam na medula espinal podem estar presentes e não devem impedir um diagnóstico de morte cerebral.

A demonstração de que a apneia decorre de lesão bulbar estrutural exige que a PCO_2 esteja alta o bastante para estimular a respiração durante um teste de respiração espontânea. O teste de apneia pode ser realizado por meio de pré-oxigenação com oxigênio a 100% antes e depois da remoção do ventilador. A tensão de CO_2 aumenta cerca de 0,3 a 0,4 kPa/min (2 a 3 mmHg/min) durante apneia. A apneia é confirmada se nenhum esforço respiratório for observado na presença de PCO_2 suficientemente elevada. O teste de apneia costuma ser interrompido se houver instabilidade cardiovascular, podendo ser empregados métodos de testagem alternativos.

Pode-se utilizar um EEG isoelétrico como um teste opcional de confirmação de lesão cerebral total. A cintilografia cerebral com radionuclídeo, angiografia cerebral ou Doppler transcraniano podem ser usados para demonstrar a ausência de fluxo sanguíneo cerebral quando se deseja um exame confirmatório.

É amplamente aceito na sociedade ocidental que o ventilador pode ser desconectado de um paciente com morte cerebral e que a doação de órgãos é subsequentemente possível. É importante haver uma boa comunicação entre o médico e a família com preparação adequada da família para os testes de morte cerebral e seu diagnóstico.

TRATAMENTO

Coma

O objetivo imediato em pacientes comatosos é a prevenção de lesão adicional do sistema nervoso. Hipotensão, hipoglicemia, hipercalcemia, hipoxia, hipercapnia e hipertermia devem ser corrigidas rapidamente. A hiponatremia deve ser corrigida lentamente para evitar a lesão por desmielinização osmótica **(Cap. 307)**. Uma cânula orofaríngea é adequada para manter a faringe aberta em um paciente sonolento que esteja respirando normalmente. A intubação traqueal é indicada se houver apneia, obstrução das vias aéreas superiores, hipoventilação ou vômitos ou se o paciente tiver risco de aspiração. A ventilação mecânica é essencial se houver hipoventilação ou necessidade de induzir hipocapnia a fim de reduzir a PIC. **O tratamento da PIC elevada é descrito no Cap. 307.** Obtém-se acesso intravenoso (IV) e administram-se naloxona e glicose se houver possibilidade de superdosagem de opioide ou hipoglicemia; fornece-se tiamina juntamente com a glicose para evitar encefalopatia de Wernicke em pacientes desnutridos. Em casos de suspeita de AVC isquêmico incluindo a trombose basilar com isquemia do tronco encefálico, costuma-se usar o ativador do plasminogênio tecidual IV ou a embolectomia mecânica após a exclusão de hemorragia cerebral e quando o paciente se apresentar dentro da janela terapêutica estabelecida para essas intervenções **(Cap. 427)**. A fisostigmina pode acordar pacientes com superdosagem de fármacos do tipo anticolinérgico, mas só deve ser usada com monitoração rigorosa; muitos médicos acreditam que a fisostigmina deve ser usada apenas no tratamento de arritmias cardíacas associadas à superdosagem de anticolinérgicos. O uso de antagonistas dos benzodiazepínicos oferece alguma possibilidade de melhora após uma superdosagem; porém, esses fármacos não são comumente usados empiricamente, em parte devido à sua tendência a provocar convulsões. Outros comas tóxicos ou induzidos por fármacos têm tratamentos específicos, como fomepizol para ingestão de etilenoglicol.

A administração de soluções hipotônicas IV deve ser monitorada cuidadosamente em toda doença cerebral aguda grave, devido ao potencial de exacerbar o edema cerebral. Os traumatismos da coluna cervical não devem ser menosprezados, sobretudo antes de uma tentativa de intubação ou da pesquisa dos reflexos oculocefálicos. Febre e meningismo indicam a necessidade urgente de analisar o LCS para se diagnosticar meningite. Sempre que houver suspeita de meningite bacteriana aguda, antibióticos (incluindo pelo menos vancomicina e uma cefalosporina de terceira geração) são tipicamente administrados de forma rápida junto com dexametasona **(Ver Cap. 138)**.

PROGNÓSTICO

Alguns pacientes, especialmente crianças e adultos jovens, podem apresentar características clínicas iniciais de mau prognóstico, como reflexos anormais de tronco encefálico, e ainda assim se recuperar; assim, não é aconselhável fazer um prognóstico precoce fora dos casos de morte cerebral. Os comas metabólicos têm um prognóstico bem melhor do que os traumáticos. Os sistemas para estimar o desfecho em adultos devem ser vistos como aproximações; os julgamentos clínicos devem ser ponderados por fatores como idade, doença sistêmica subjacente e estado clínico geral. Na tentativa de coletar informações prognósticas de um grande número de pacientes com traumatismo craniano, criou-se a escala de coma de Glasgow; essa escala tem valor preditivo nos casos de traumatismo encefálico (ver Cap. 443). No coma anóxico, foi demonstrado que sinais clínicos como as respostas pupilares e motoras após 1 dia, 3 dias e 1 semana têm valor preditivo; porém, algumas regras de predição são menos confiáveis em casos de hipotermia terapêutica e, assim, aconselha-se a realização de exames seriados e abordagens multimodais de determinação do prognóstico nesses casos. Por exemplo, foi demonstrado que a ausência das respostas corticais de potenciais evocados somatossensitivos é um forte indicador de desfecho ruim após a lesão hipóxica.

O desfecho ruim do estado vegetativo persistente e do estado minimamente consciente já foi mencionado, mas relatos de que alguns desses pacientes exibem ativação cortical na RM funcional em resposta a estímulos marcantes começaram a alterar a percepção dessas pessoas. Em uma série, cerca de 10% dos pacientes vegetativos (principalmente após traumatismo craniano) podiam ativar os lobos frontal ou temporal em resposta a solicitações feitas por um examinador para imaginar determinadas tarefas visuoespaciais. Outra série demonstrou que até 15% dos pacientes com várias formas de lesão cerebral aguda e ausência de respostas comportamentais a comandos motores mostravam ativação do EEG em resposta a esses comandos. É prudente evitar generalizações a partir desses achados, mas há necessidade de mais estudos sobre as novas técnicas para ajudar a comunicação e, possivelmente, a recuperação.

LEITURAS ADICIONAIS

Claasen J et al: Detection of brain activation in unresponsive patients with acute brain injury. N Engl J Med 380:2497, 2019.

Edlow JA et al: Diagnosis of reversible causes of coma. Lancet 384:2064, 2014.

Greer DM et al: Determination of brain death/death by neurologic criteria: The World Brain Death Project. JAMA 324:1078, 2020.

Monti MM et al: Willful modulation of brain activity in disorders of consciousness. N Engl J Med 362:579, 2010.

Posner JB et al: *Plum and Posner's Diagnosis of Stupor and Coma*, 5th ed. New York, Oxford University Press, 2019.

Wijdicks EFM: Predicting the outcome of a comatose patient at the bedside. Pract Neurol 20:26, 2020.

29 Demência

William W. Seeley, Gil D. Rabinovici, Bruce L. Miller

A demência, uma síndrome com muitas causas, acomete quase 6 milhões de pessoas nos Estados Unidos e resulta em um custo total anual de assistência à saúde de mais de 300 bilhões de dólares. A demência é definida como uma deterioração adquirida das capacidades cognitivas que prejudica o desempenho das atividades da vida diária. A memória episódica, a capacidade de recordar eventos específicos no tempo e no espaço, é a função cognitiva mais comumente perdida; 10% das pessoas com idade > 70 anos e 20 a 40% dos indivíduos > 85 anos apresentam perda de memória clinicamente identificável. Além da memória, a demência pode desgastar outras faculdades mentais, como as habilidades de linguagem, visuoespacial, praxias, cálculo, julgamento e resolução de problemas. Os déficits neuropsiquiátricos e sociais também surgem em muitas síndromes demenciais, manifestando-se como depressão, apatia, ansiedade, alucinações, delírios, agitação, insônia, distúrbios do sono, compulsões ou desinibição. A evolução clínica pode apresentar progresso lento, como na doença de Alzheimer (DA); estático, como na encefalopatia anóxica; ou pode oscilar dia a dia ou minuto a minuto, como na demência de corpos de Lewy (DCL). A maioria dos pacientes com DA, a forma mais prevalente de demência, começa com episódios de déficit de memória, mas em outras demências, como na demência frontotemporal (DFT), a perda de memória não é uma manifestação típica à apresentação. **Os distúrbios cerebrais focais são discutidos no Cap. 30 e ilustrados em uma coleção de vídeos no Cap. V2; discussões detalhadas sobre DA podem ser encontradas no Cap. 431; sobre DFT e distúrbios relacionados, no Cap. 432; sobre demência vascular, no Cap. 433; sobre DCL, no Cap. 434; sobre doença de Huntington (DH), no Cap. 436; e sobre doenças priônicas, no Cap. 438.**

ANATOMIA FUNCIONAL DAS DEMÊNCIAS

As síndromes demenciais resultam da ruptura de redes neuronais de grande escala específicas; a localização e a gravidade da perda sináptica e neuronal combinam-se, produzindo as manifestações clínicas (Cap. 30). O comportamento, o humor e a atenção são modulados por vias noradrenérgicas, serotoninérgicas e dopaminérgicas ascendentes, enquanto a sinalização colinérgica é fundamental para as funções de atenção e memória. As demências diferem nos perfis relativos de déficit de neurotransmissor; consequentemente, o diagnóstico preciso orienta a terapia farmacológica eficaz.

A DA tipicamente inicia na região entorrinal do lobo temporal medial, estende-se ao hipocampo e a outras estruturas límbicas, move-se para as áreas basais temporais e, depois, para o neocórtex temporal lateral e posterior e o parietal, subsequentemente causando degeneração mais difusa. A demência vascular está associada a lesão focal em um emaranhado variável de regiões corticais e subcorticais ou tratos da substância branca que desconectam núcleos nas redes distribuídas. De acordo com a anatomia, a DA normalmente apresenta-se com perda de memória episódica acompanhada mais tarde por afasia, disfunção executiva ou problemas de orientação espacial. Em contrapartida, as demências que começam nas regiões frontal ou subcortical, como a DFT ou a DH, são menos propensas a causar inicialmente problemas de memória e mais propensas a apresentar dificuldades de julgamento, humor, controle executivo, movimento e comportamento.

Lesões de vias frontoestriadas* produzem efeitos específicos e previsíveis no comportamento. O córtex pré-frontal dorsolateral tem conexões com uma faixa central do núcleo caudado. As lesões do córtex pré-frontal dorsolateral ou do caudado ou de suas vias da substância branca conectoras podem resultar em disfunção executiva, manifestando-se como prejuízos na organização e no planejamento, redução da flexibilidade cognitiva e prejuízo da memória de trabalho. O córtex frontal orbital lateral conecta-se com o caudado ventromedial, e lesões nesse sistema causam impulsividade, distração e desinibição. O córtex do cíngulo anterior e o córtex pré-frontal medial adjacente projetam-se para o *nucleus accumbens*, e a interrupção desse sistema produz apatia, pobreza de linguagem, embotamento emocional ou mesmo mutismo acinético. Todos os sistemas corticoestriatais também incluem projeções topograficamente organizadas pelo globo pálido e tálamo; uma lesão nesses núcleos pode, da mesma maneira, reproduzir a síndrome clínica associada à lesão cortical ou estriatal correspondente. O envolvimento dos núcleos do tronco encefálico e das estruturas cerebelares pode ainda contribuir para as manifestações cognitivas, comportamentais e motoras.

CAUSAS DE DEMÊNCIA

O fator de risco isolado mais forte para a demência é a idade avançada. A prevalência de perda de memória incapacitante aumenta a cada década acima de 50 anos e, em geral, está associada às alterações microscópicas da DA à necrópsia. Entretanto, algumas pessoas centenárias exibem função de memória intacta e não têm nenhuma evidência de demência clinicamente significativa. Ainda existe a controvérsia sobre se a demência é uma consequência inevitável do envelhecimento humano normal, embora a prevalência aumente a cada década de vida.

A Tabela 29-1 cita as muitas causas da demência. A frequência de cada distúrbio depende da faixa etária sob estudo, do acesso dos pacientes à assistência médica, do país de origem e talvez da constituição racial ou étnica. A DA é a causa mais comum de demência nos países ocidentais, representando mais de metade de todos os pacientes. A doença vascular é a segunda causa mais frequente de demência e é particularmente comum em pacientes idosos ou em populações com acesso limitado à assistência médica, nos quais os fatores de risco vasculares não recebem tratamento suficiente.

---

*O estriado compreende caudado/putame/*nucleus accumbens*.

TABELA 29-1 ■ Diagnóstico diferencial da demência

Causas mais comuns de demência	
Doença de Alzheimer	Alcoolismo[a]
Demência vascular	Espectro de DDP/DCL
Multi-infartos	Intoxicação por droga/medicamento[a]
Doença difusa da substância branca (doença de Binswanger)	Encefalopatia TDP-43 predominantemente límbica relacionada com a idade
Causas menos comuns de demência	
Deficiências de vitaminas	Distúrbios tóxicos
Tiamina (B_1): encefalopatia de Wernicke[a]	Intoxicação por droga, medicamento e narcótico[a]
B_{12} (degeneração combinada subaguda)[a]	Intoxicação por metais pesados[a]
Ácido nicotínico (pelagra)[a]	Toxinas orgânicas
Endocrinopatia e insuficiência de outros órgãos	Transtornos psiquiátricos
Hipotireoidismo[a]	Depressão (pseudodemência)[a]
Insuficiência suprarrenal e Síndrome de Cushing[a]	Esquizofrenia[a]
Hipo e hiperparatireoidismo[a]	Transtorno conversivo[a]
Insuficiência renal[a]	Doenças degenerativas
Insuficiência hepática[a]	Doença de Huntington
Insuficiência pulmonar[a]	Atrofia de múltiplos sistemas
Infecções crônicas	Ataxias hereditárias (algumas formas)
HIV	Espectro de degeneração lobar frontotemporal
Neurossífilis[a]	Esclerose múltipla
Papovavírus (vírus JC) (leucoencefalopatia multifocal progressiva)	Síndrome de Down no adulto com doença de Alzheimer
Tuberculose, fúngica e por protozoários[a]	Complexo ELA-parkinsonismo-demência de Guam
Doença de Whipple[a]	Príons (doenças de Creutzfeldt-Jakob e de Gerstmann-Sträussler-Scheinker)
Traumatismo craniano e lesão cerebral difusa	Outras
Encefalopatia traumática crônica	Sarcoidose[a]
Hematoma subdural crônico[a]	Vasculite[a]
Pós-anóxia	CADASIL, etc.
Pós-encefalite	Porfiria intermitente aguda[a]
Hidrocefalia de pressão normal[a]	Crises epilépticas não convulsivas recorrentes[a]
Hipotensão intracraniana	Outros distúrbios em crianças e adolescentes
Neoplasias	Neurodegeneração associada à pantotenato-cinase
Tumor cerebral primário[a]	Panencefalite esclerosante subaguda
Tumor cerebral metastático[a]	Doenças metabólicas (p. ex., doenças de Wilson e de Leigh, leucodistrofias, doenças do depósito de lipídeos, mutações mitocondriais)
Encefalite autoimune (paraneoplásica)[a]	

[a]Demência potencialmente reversível.

Siglas: ELA, esclerose lateral amiotrófica; CADASIL, arteriopatia cerebral autossômica dominante com infartos subcorticais e leucoencefalopatia; DCL, doença por corpos de Lewy; DDP, demência relacionada com a doença de Parkinson.

Medidas de comprometimento da função atrial esquerda, determinadas por ecocardiografia, foram associadas ao desenvolvimento de demência incidente, provavelmente devido a uma base vascular. Frequentemente, a lesão cerebral vascular mistura-se com outros distúrbios neurodegenerativos, particularmente a DA, dificultando, mesmo para o neuropatologista, estimar a contribuição da doença cerebrovascular para o distúrbio cognitivo em um paciente isolado. O risco de demência aumenta após um acidente vascular cerebral (AVC) isquêmico, independentemente dos fatores de risco cardiovasculares, o que sugere que a prevenção primária e secundária do AVC é uma intervenção importante que pode reduzir a incidência de demência. Em um estudo de coorte com idosos hospitalizados sobreviventes da Covid-19, foi demonstrado um risco aumentado de declínio cognitivo longitudinal em 1 ano, sugerindo uma possível ligação entre a infecção grave e o desenvolvimento de demência. Demências associadas à doença de Parkinson (DP) são comuns e podem desenvolver-se anos após o início de um distúrbio parkinsoniano, como observado na demência relacionada com a DP (DDP), ou podem ocorrer concomitantemente ou preceder a síndrome motora, como na DCL. A encefalopatia TDP-43 predominantemente límbica relacionada com a idade (LATE) é comum após a idade de 70 anos, e foi associada a declínio da função de memória episódica. A encefalopatia traumática crônica (ETC), uma doença única encontrada em pessoas com história de impactos repetidos na cabeça (p. ex., atletas profissionais em esportes de colisão ou de luta, veteranos militares expostos a múltiplas explosões), se apresenta com alterações em cognição, humor, comportamento ou função motora. É comum haver patologia mista, especialmente em pessoas muito idosas. Nos pacientes < 65 anos, a DFT disputa com a DA o posto de causa mais comum da demência. As intoxicações crônicas, incluindo as resultantes do álcool e de fármacos de prescrição, são uma causa importante e, muitas vezes, tratável de demência. Outros distúrbios citados na Tabela 29-1 são incomuns, mas importantes porque muitos se mostram reversíveis. A classificação das doenças demenciais em afecções reversíveis e irreversíveis é uma abordagem útil no diagnóstico diferencial. Quando surgirem tratamentos eficazes para doenças neurodegenerativas, essa dicotomia ficará obsoleta.

Em um estudo com 1.000 pessoas atendidas em um ambulatório de distúrbios da memória, 19% apresentavam uma causa potencialmente reversível da deficiência cognitiva e 23% tinham um distúrbio concomitante potencialmente reversível que pode ter contribuído para a deficiência do paciente. Os três diagnósticos potencialmente reversíveis mais comuns eram depressão, hidrocefalia de pressão normal (HPN) e dependência de álcool; efeitos colaterais medicamentosos também são comuns e devem ser considerados em todo paciente (Tab. 29-1). O comprometimento visual é outro fator de risco potencialmente modificável que é importante e comum na demência.

O termo *demência rapidamente progressiva (DRP)* se aplica a doenças que progridem dentro de um ano ou menos desde os sintomas iniciais até a demência; estados confusionais relacionados a condições tóxicas/metabólicas devem ser excluídos. Embora a proteinopatia priônica doença de Creutzfeldt-Jakob (DCJ) (Cap. 438) seja a causa clássica de demência rapidamente progressiva, especialmente quando associada a mioclonia, os casos de DRP mais comumente se devem à DA ou a outro distúrbio neurodegenerativo, ou a uma encefalite autoimune.

O declínio cumulativo sutil da memória episódica é uma parte natural do envelhecimento. Essa experiência frustrante, fonte frequente de brincadeiras e humor, tem sido historicamente chamada de *esquecimento benigno do idoso*. *Benigno* significa que não é tão progressivo ou grave a ponto de comprometer a função diária bem-sucedida e produtiva, embora a distinção entre a perda de memória benigna e significativa possa ser sutil. Aos 85 anos, uma pessoa em média é capaz de aprender e recordar metade do número de itens (p. ex., palavras em uma lista) que ela recordava aos 18 anos. O termo *declínio cognitivo subjetivo* descreve pessoas que experimentam um declínio subjetivo em sua cognição basal, mas que obtêm resultados normais para sua idade e nível educacional em testes neuropsicológicos formais. O *comprometimento cognitivo leve (CCL)* é definido como um declínio na cognição que é confirmado em testes cognitivos objetivos, mas que não perturbam as atividades diárias normais. O CCL ainda pode ser classificado com base nas queixas de apresentação e nos déficits (p. ex., CCL amnésico, CCL executivo). Os fatores que predizem a evolução de CCL para uma demência da DA incluem déficit de memória proeminente, história familiar de demência, presença de alelo da apolipoproteína ε4 (Apo ε4), volumes hipocampais pequenos, atrofia cortical semelhante à DA, líquido cerebrospinal com Aβ baixo e tau elevado ou evidência de deposição amiloide e tau cerebral na tomografia por emissão de pósitrons (PET).

As principais demências degenerativas incluem DA, DCL, DFT e distúrbios relacionados, DH e doenças por príons, como a DCJ. Todos esses distúrbios estão associados à agregação anormal de uma determinada proteína: $A\beta_{42}$ e tau na DA; α-sinucleína na DCL; tau, proteína de ligação ao DNA TAR de 43 kDa (TDP-43) ou a família de proteínas FET (*fu*ndidas em *s*arcoma [FUS], sarcoma de Ewing [EWS] e fator 15 associado a TBP [TAF15] na DFT; huntingtina na DH; e proteína priônica mal enovelada (PrP^{Sc}) na DCJ (Tab. 29-2).

O risco de desenvolver demência no final da vida está associado a exposições e fatores do estilo de vida que podem operar ao longo da vida. Os fatores de risco modificáveis incluem baixo nível educacional, perda auditiva, lesão cerebral traumática, hipertensão, diabetes melito, apneia obstrutiva do sono, obesidade, uso pesado de álcool, tabagismo, depressão, inatividade física e poluição do ar. O melhor manejo dos fatores de risco vasculares na meia-idade foi considerado responsável pela incidência decrescente de demência observada na América do Norte e na Europa Ocidental.

TABELA 29-2 ■ Base molecular da demência degenerativa

Demência	Base molecular	Genes causais (cromossomo)	Genes de suscetibilidade	Achados patológicos
DA	Aβ/tau	*APP* (21), *PS-1* (14), *PS-2* (1) (< 2% são portadores dessas mutações, mais frequentemente em *PS-1*)	*Apo ε4* (19)	Placas amiloides, emaranhados neurofibrilares e filamentos de neurópilo
DFT	Tau	Mutações de éxons e íntrons de *MAPT* (17) (cerca de 10% de casos familiares)	Haplótipos H1 *MAPT*	Inclusões neuronais e gliais tau que variam em morfologia e distribuição
	TDP-43	*GRN* (10% de casos familiares), *C9ORF72* (20-30% de casos familiares), *VCP* raro, *TARDBP* muito raro, *TBK1*, *TIA1*		Inclusões neuronais e gliais TDP-43 que variam em morfologia e distribuição
	FET	*FUS* muito raro		Inclusões neuronais e gliais FET que variam em morfologia e distribuição
DCL	α-sinucleína	*SNCA* muito rara (4)	Desconhecidos	Inclusões neuronais de α-sinucleína (corpos de Lewy)
DCJ	PrP^{Sc}	*PRNP* (20) (até 15% dos pacientes são portadores dessas mutações dominantes)	Homozigose no códon 129 para metionina ou valina	Deposição de PrP^{Sc}, espongiose panlaminar

Siglas: DA, doença de Alzheimer; DCJ, doença de Creutzfeldt-Jakob; DCL, demência por corpos de Lewy; DFT, demência frontotemporal; FET, FUS/EWS/TAF-15.

ABORDAGEM AO PACIENTE

Demências

Deve-se ter em mente três questões principais: (1) Qual é o diagnóstico clínico? (2) Que componente da síndrome demencial é tratável ou reversível? (3) O médico pode ajudar a aliviar o ônus sobre os cuidadores? A Tabela 29-3 mostra uma apresentação geral da abordagem à demência. As principais demências degenerativas geralmente são distinguíveis pelos sintomas iniciais; achados neuropsicológicos, neuropsiquiátricos e neurológicos; e exames de neuroimagem (Tab. 29-4).

ANAMNESE

A anamnese deve concentrar-se no início, na duração e no ritmo de progressão. Um início agudo ou subagudo de confusão pode ser causado por *delirium* (Cap. 27) e deve desencadear uma busca por intoxicação, infecção ou distúrbio metabólico. Uma pessoa idosa, com perda de memória lentamente progressiva ao longo de vários anos, provavelmente sofre de DA. Quase 75% dos pacientes com DA começam com sintomas de memória, mas outros sintomas iniciais incluem ansiedade ou depressão, além de dificuldade de lidar com dinheiro, dirigir, fazer compras, seguir instruções, encontrar as palavras ou se localizar. Alteração da personalidade, desinibição e ganho de peso ou ingestão alimentar compulsiva sugerem DFT, não DA. A DFT também é sugerida por apatia proeminente, compulsividade, perda de empatia pelos outros ou perda progressiva da fluência da fala ou compreensão de palavras únicas com preservação relativa da memória ou das habilidades espaciais. O diagnóstico de DCL é sugerido por alucinações visuais precoces; parkinsonismo; propensão a *delirium* ou sensibilidade a medicamentos psicoativos; distúrbio comportamental do sono REM (DCSR; movimentação dramática – e algumas vezes violenta – dos membros durante os sonhos [Cap. 31]); ou síndrome de Capgras, o delírio de que uma pessoa familiar foi substituída por um impostor.

Uma história de acidente vascular cerebral (AVC) com progressão escalonada irregular sugere demência vascular. A demência vascular também é comumente observada no caso de hipertensão, fibrilação atrial, doença vascular periférica, tabagismo e diabetes. Nos pacientes que sofrem de doença cerebrovascular, pode ser difícil determinar se a demência advém de DA, de doença vascular ou de uma mistura de ambas, pois muitos dos fatores de risco da demência vascular, como diabetes, hipercolesterolemia, homocisteína elevada e pouco exercício, também são fatores de risco da DA. Além disso, muitos pacientes com uma contribuição vascular importante para sua demência não possuem história de declínio escalonado. Progressão rápida com rigidez motora e mioclonia sugerem DCJ (Cap. 438). Convulsões podem indicar AVCs ou neoplasias, mas também ocorrem na DA, particularmente na DA com início precoce. Um distúrbio da marcha é comum na demência vascular, na DP/DCL ou na HPN. A história de comportamentos sexuais de alto risco ou de uso de drogas intravenosas deve suscitar uma pesquisa de infecção do sistema nervoso central (SNC), especialmente de HIV ou sífilis. A história de traumatismo cranioencefálico recorrente poderia indicar hematoma subdural crônico, ETC, hipotensão intracraniana ou HPN. O início subagudo de amnésia grave e psicose com hiperintensidades na ressonância magnética (RM) mesial temporal em T2/*fluid-attenuated inversion recovery* (FLAIR) deve alertar para existência de encefalite autoimune (paraneoplásica), algumas vezes em um tabagista de longa data ou outros pacientes em risco de câncer. O espectro de etiologias

TABELA 29-3 ■ Avaliação do paciente com demência

Avaliação de rotina	Testes focados opcionais	Testes eventualmente úteis
Anamnese	Testes psicométricos	EEG
Exame físico	Radiografia de tórax	Função paratireoidiana
Exames de laboratório	Punção lombar	Função suprarrenal
Função tireoidiana (TSH)	Função hepática	Metais pesados na urina
Vitamina B_{12}	Função renal	Velocidade de hemossedimentação
Hemograma completo	Rastreamento de toxinas na urina	Angiografia
Eletrólitos	HIV	Biópsia cerebral
TC/RM	Apolipoproteína E	SPECT
	RPR ou VDRL	PET
		Autoanticorpos
Categorias diagnósticas		
Causas reversíveis	**Demências irreversíveis/ degenerativas**	**Transtornos psiquiátricos**
Exemplos	Exemplos	Depressão
Hipotireoidismo	Doença de Alzheimer	Esquizofrenia
Deficiência de tiamina	Demência frontotemporal	Reação conversiva
Deficiência de vitamina B_{12}	Doença de Huntington	
Hidrocefalia de pressão normal	Demência por corpos de Lewy	
Hematoma subdural	Doenças vasculares	
Infecção crônica	Leucoencefalopatias	
Tumor cerebral	Doença de Parkinson	
Intoxicação medicamentosa		
Encefalopatia autoimune		
Distúrbios tratáveis associados		
	Depressão	Agitação
	Convulsões	*Burnout* de cuidadores
	Insônia	Efeitos colaterais medicamentosos

Siglas: TC, tomografia computadorizada; EEG, eletrencefalograma; RM, ressonância magnética; PET, tomografia por emissão de pósitrons; RPR, reagina plasmática rápida (teste); SPECT, tomografia computadorizada com emissão de fóton único; TSH, hormônio estimulante da tireoide; VDRL, Veneral Disease Research Laboratory (teste para sífilis).

TABELA 29-4 ■ Diferenciação clínica das principais demências

Doença	Primeiro sintoma	Estado mental	Neuropsiquiatria	Neurologia	Exames de imagem
DA	Perda de memória	Perda da memória episódica	Irritabilidade, ansiedade, depressão	Inicialmente normal	Atrofia entorrinal e hipocampal
DFT	Apatia; redução do julgamento/percepção, fala/linguagem; hiperoralidade	Déficit frontal/executivo e/ou da linguagem; preserva a capacidade de desenhar	Apatia, desinibição, compulsão alimentar, compulsividade	Pode apresentar paralisia do olhar vertical, rigidez axial, distonia, mão alienígena ou DNM	Atrofia frontal, insular e/ou temporal; geralmente preserva o lobo parietal posterior
DCL	Alucinações visuais, DCSR, *delirium*, síndrome de Capgras, parkinsonismo	Déficits da capacidade de desenhar e frontal/executivo; preserva memória; propensão ao *delirium*	Alucinações visuais, depressão, distúrbio do sono, delírios	Parkinsonismo	Atrofia parietal posterior; hipocampos maiores que na DA
DCJ	Demência, alteração do humor, ansiedade, distúrbios do movimento	Variável, déficits frontal/executivo, cortical focal, memória	Depressão, ansiedade, psicose em alguns casos	Mioclonia, rigidez, parkinsonismo	Sinal hiperintenso na fita cortical e em núcleos da base ou tálamo na RM em difusão/FLAIR
Vascular	Com frequência (mas nem sempre) súbita; sintomas iniciais variáveis; apatia, quedas, fraqueza focal	Frontal/executiva; retardo cognitivo; pode preservar a memória	Apatia, delírios, ansiedade	Em geral, lentidão motora, espasticidade; pode ser normal	Infartos corticais e/ou subcorticais, doença confluente da substância branca

Siglas: DA, doença de Alzheimer; DCJ, doença de Creutzfeldt-Jakob; DCL, demência por corpos de Lewy; DCSR, distúrbio comportamental do sono REM; FLAIR, *fluid-attenuated inversion recovery*; DFT, demência frontotemporal; DNM, doença do neurônio motor; RM, ressonância magnética.

autoimunes produzindo DRP tem crescido rapidamente, incluindo anticorpos dirigidos contra a proteína 1 inativada por glioma rico em leucina (LGI1; convulsões distônicas faciobraquiais); proteína tipo 2 associada à contactina (Caspr2; insônia, ataxia, miotonia); receptor de *N-metil-*D*-aspartato* (NMDA) (psicose, insônia, discinesias); e receptor de ácido α-amino-3-hidróxi-5-metilisoxazol-4 propiônico (AMPA) (encefalite límbica com recaídas), entre outras (Cap. 94). O abuso de álcool cria o risco de desnutrição e deficiência de tiamina. Veganismo, irradiação do intestino, diátese autoimune, história remota de cirurgia gástrica e terapia crônica com antagonista do receptor histamínico H2 para dispepsia ou refluxo gastresofágico predispõem à deficiência de B_{12}. Determinadas profissões, como o trabalho em fábrica de baterias ou de substâncias químicas, podem indicar intoxicação por metais pesados. Uma revisão cuidadosa da ingestão de medicamentos, especialmente de sedativos e analgésicos, pode levantar a questão de intoxicação crônica por fármacos. Uma história familiar autossômica dominante é encontrada na DH e em formas familiares de DA, DFT, DCL ou distúrbios priônicos. Uma história de distúrbios do humor, morte recente de uma pessoa próxima ou sinais de depressão, como insônia ou perda ponderal, levantam a possibilidade de comprometimento cognitivo relacionado com a depressão.

EXAME FÍSICO E NEUROLÓGICO

Um exame físico geral e neurológico minucioso é essencial para identificar sinais de comprometimento do sistema nervoso e detectar indícios de uma doença sistêmica que possa ser responsável pelo distúrbio cognitivo. A DA típica não afeta os sistemas motores até um estágio avançado na evolução. Por outro lado, muitos pacientes com DFT apresentam rigidez axial, paralisia supranuclear do olhar ou doença do neurônio motor reminiscente da esclerose lateral amiotrófica (ELA). Na DCL, os sintomas iniciais podem incluir uma síndrome parkinsoniana (tremor de repouso, rigidez em roda denteada, bradicinesia, marcha festinante), mas a DCL costuma iniciar com alucinações visuais ou comprometimento cognitivo, além de sintomas referentes à porção inferior do tronco encefálico (DCSR, problemas gastrintestinais ou autonômicos) que podem surgir anos ou décadas antes do parkinsonismo e da demência. A síndrome corticobasal (SCB) caracteriza-se por acinesia assimétrica e rigidez, distonia, mioclonia, fenômeno de membro fantasma, sinais piramidais e déficits pré-frontais, como afasia não fluente com ou sem comprometimento motor da fala, disfunção executiva, apraxia ou distúrbio comportamental. A paralisia supranuclear progressiva (PSP) está associada a quedas inexplicadas, rigidez axial, disfagia e déficits do olhar vertical. A DCJ é sugerida pela presença de rigidez difusa, estado acinético mudo e mioclonia proeminente frequentemente sensível a sobressaltos.

A hemiparesia ou outros déficits neurológicos focais sugerem demência vascular ou tumor cerebral. A demência com mielopatia e neuropatia periférica sugere deficiência de vitamina B_{12}. Uma neuropatia periférica também pode indicar deficiência de outra vitamina ou intoxicação por metais pesados, disfunção da tireoide, doença de Lyme ou vasculite. Pele seca e fria, queda de cabelos e bradicardia sugerem hipotireoidismo. Confusão oscilante associada a movimentos estereotipados repetitivos pode indicar convulsões límbicas, temporais ou frontais persistentes. Nos idosos, a deficiência auditiva ou perda visual podem produzir confusão e desorientação que podem ser erroneamente interpretadas como demência. A perda de audição neurossensorial bilateral em paciente mais jovem com baixa estatura ou miopatia, no entanto, deve suscitar a busca por um distúrbio mitocondrial.

EXAME COGNITIVO E NEUROPSIQUIÁTRICO

Ferramentas de rastreamento concisas, como o Miniexame do Estado Mental (MEEM), o Montreal Cognitive Assessment (MOCA), o Tablet Based Cognitive Assessment Tool e o Cognistat, podem ser usadas para detectar a demência e acompanhar sua evolução. Nenhum desses exames é altamente sensível à demência de estágio inicial ou discrimina confiavelmente entre as síndromes demenciais. O MEEM é um teste de 30 pontos da função cognitiva, com cada resposta correta recebendo 1 ponto. Ele inclui exames de: orientação (p. ex., identificar estação/data/mês/ano/andar/hospital/cidade/estado/país); registro (p. ex., nomear e reafirmar o nome de três objetos); recordação (p. ex., lembrar os mesmos três objetos 5 minutos depois); e linguagem (p. ex., nomear lápis e relógio; repetir "Nem aqui, nem ali, nem lá"; seguir um comando de três etapas; obedecer a um comando escrito; e escrever uma frase e copiar um desenho). Na maioria dos pacientes com CCL e em alguns com DA clinicamente aparente, o rastreamento à beira do leito pode ser normal, e um conjunto de testes neuropsicológicos mais desafiadores e abrangentes será necessário. Quando a etiologia da síndrome demencial permanece duvidosa, deve-se realizar uma avaliação especialmente adaptada que inclua tarefas da memória de trabalho e episódica, função executiva, linguagem e habilidades visuoespaciais e perceptivas. Na DA, os déficits iniciais envolvem a memória episódica, geração de categoria ("citar o maior número possível de animais em 1 minuto") e capacidade visuoconstrutora. Em geral, os déficits da memória episódica verbal ou visual são as primeiras anormalidades neuropsicológicas detectadas, e tarefas que solicitam ao paciente recordar uma longa lista de palavras ou imagens após um tempo predeterminado demonstram déficits na maioria dos pacientes. Na DFT, os déficits mais iniciais do teste cognitivo envolvem controle executivo ou função da linguagem (fala ou nomeação), mas alguns pacientes não possuem nenhum dos dois, apesar de apresentarem déficits socioemocionais profundos. Os pacientes com DDP ou DCL exibem déficits mais graves na função executiva e visuoespacial, mas se saem melhor nas tarefas da memória episódica do que os pacientes com DA. Os pacientes com demência vascular frequentemente demonstram uma combinação de déficits executivos e visuoespaciais, com lentificação

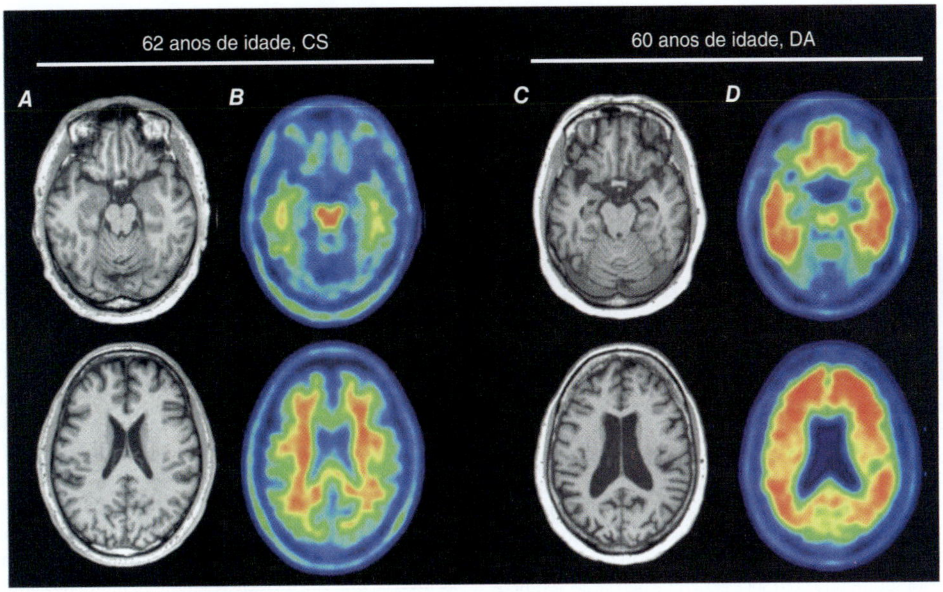

FIGURA 29-1 **Doença de Alzheimer (DA).** Ressonâncias magnéticas em T1 axiais de um paciente saudável de 62 anos de idade (***A, B***) e de um de 60 anos de idade com DA (***C, D***). Observe a atrofia difusa e a perda de volume do lobo temporal no paciente com DA. A tomografia por emissão de pósitrons (PET) Aβ com [^{11}C]PIB (***B*** e ***D***) revela extensa retenção do radiomarcador no neocórtex bilateralmente na DA, consistente com a conhecida distribuição das placas de amiloide. CS, controle saudável. *(Fonte: Gil Rabinovici, University of California, San Francisco e William Jagust, University of California, Berkeley.)*

psicomotora proeminente. No *delirium*, os déficits mais proeminentes envolvem atenção, memória de trabalho e função executiva, tornando a avaliação de outros domínios cognitivos desafiadora e frequentemente não informativa.

Uma avaliação funcional também deve ser realizada para ajudar o médico a determinar o impacto cotidiano do distúrbio na memória, nas atividades comunitárias, nos *hobbies*, no julgamento, no hábito de vestir-se e na alimentação do paciente. O conhecimento das habilidades funcionais irá ajudar o médico e a família a organizarem um plano terapêutico.

A avaliação neuropsiquiátrica é importante para diagnóstico, prognóstico e tratamento. Nos estágios iniciais da DA, manifestações depressivas leves, retraimento social e irritabilidade ou ansiedade são as alterações psiquiátricas mais proeminentes, mas os pacientes frequentemente preservam as habilidades sociais mais importantes até os estágios intermediários ou tardios, quando alucinações, agitação e distúrbios do sono podem surgir. Na DFT, a alteração marcante da personalidade, com apatia, hiperfagia, compulsões, desinibição e perda da empatia, é precoce e comum. A DCL está associada a alucinações visuais, delírios relacionados com a identidade pessoal ou do local, DCSR e sono diurno excessivo. Ocorrem oscilações drásticas não somente na cognição como também na vigília. A demência vascular pode apresentar-se com sintomas psiquiátricos, como depressão, ansiedade, delírios, desinibição ou apatia.

EXAMES LABORATORIAIS

A escolha dos exames laboratoriais na avaliação da demência é complexa e deve ser ajustada a cada caso. O médico deve tomar medidas para evitar negligenciar uma causa reversível ou tratável, porém não há uma única etiologia tratável comum; assim, o rastreamento deve incluir múltiplos exames, e cada um deles apresenta baixo rendimento diagnóstico. As relações custo/benefício são difíceis de serem avaliadas, e muitos algoritmos de rastreamento laboratorial da demência desencorajam múltiplos exames. Não obstante, mesmo um exame com taxa de positividade de apenas 1 a 2% deverá ser solicitado se a alternativa for negligenciar uma causa tratável da demência. A Tabela 29-3 cita a maioria dos exames para rastreamento da demência. A American Academic of Neurology recomenda a realização rotineira de hemograma completo, eletrólitos, glicemia, provas de função renal e tireoidiana, nível de vitamina B_{12} e exame de neuroimagem estrutural (TC ou RM).

Os exames de neuroimagem, especialmente a RM, ajudam a descartar neoplasias primárias e metastáticas, localizar áreas de infarto ou inflamação, detectar hematomas subdurais e sugerem HPN ou doença difusa da substância branca. Também ajudam a estabelecer um padrão regional de atrofia. O suporte para o diagnóstico de DA inclui atrofia hipocampal além de atrofia cortical posterior predominante (Fig. 29-1). Atrofia frontal e/ou atrofia temporal anterior focais sugerem DFT (Cap. 432). A DCL frequentemente apresenta menos atrofia proeminente, com maior envolvimento da amígdala do que do hipocampo. Na DCJ, as imagens de RM em difusão revelam difusão restrita no córtex e/ou gânglios basais na maioria dos pacientes. Anormalidades multifocais extensas da substância branca sugerem uma etiologia vascular para a demência (Fig. 29-2). Hidrocefalia comunicante com apagamento de vértice (agregação dos sulcos/giros de convexidade dorsal), fissuras silvianas amplas apesar de atrofia cortical mínima e caraterísticas adicionais mostradas na Figura 29-3 sugerem HPN. A tomografia computadorizada por emissão de fóton único (SPECT) e a PET com fluordesoxiglicose revelam hipoperfusão ou hipometabolismo temporal-parietal na DA e déficits frontotemporais na DFT; porém, anormalidades nesses padrões podem ser detectadas com a RM isoladamente em muitos pacientes. Recentemente, exames de imagem com PET para amiloide e tau se mostraram promissores no diagnóstico de DA. Existem atualmente três ligantes para PET de amiloide (F18-florbetapir, F18-florbetaben, F18-flutametamol) e um ligante para PET de tau (F18-flortaucipir) aprovados pela Food and Drug Administration para uso clínico. Os ligantes para PET de amiloide

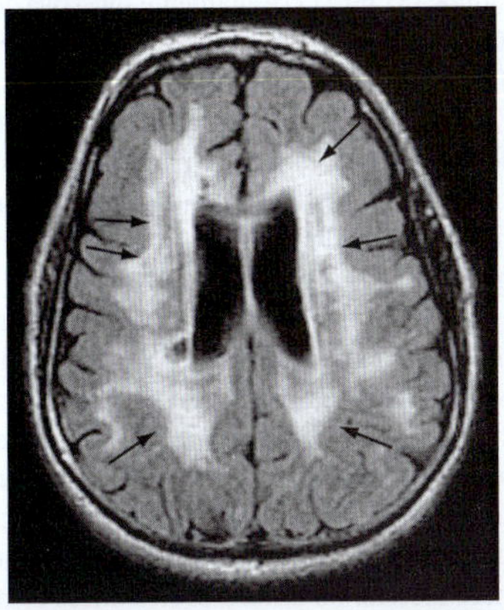

FIGURA 29-2 **Doença difusa da substância branca.** Ressonância magnética axial em FLAIR (*fluid-attenuated inversion recovery*) através dos ventrículos laterais revela múltiplas áreas de sinal hiperintenso (*setas*) que envolvem a substância branca periventricular, bem como a coroa radiada e o estriado. Embora observado em alguns indivíduos com cognição normal, esse aspecto é mais acentuado em pacientes com demência de etiologia vascular.

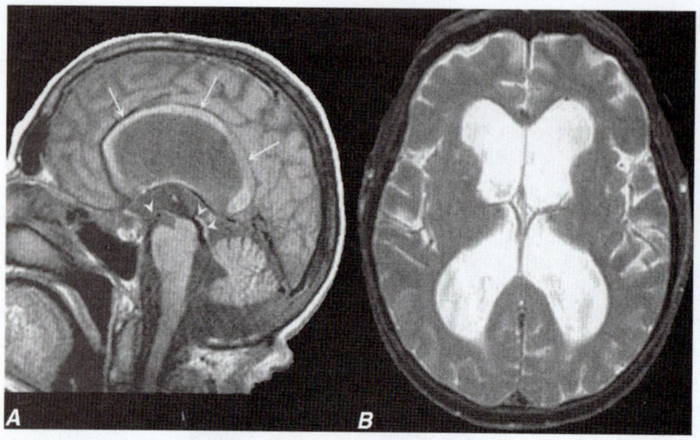

FIGURA 29-3 Hidrocefalia de pressão normal. ***A.*** Ressonância magnética (RM) sagital ponderada em T1 demonstra dilatação do ventrículo lateral e estiramento do corpo caloso (*setas*), depressão do assoalho do terceiro ventrículo (*ponta de seta única*) e aumento do aqueduto (*duas pontas de seta*). Observe a dilatação difusa dos ventrículos laterais, bem como do terceiro e quarto ventrículos com aqueduto pérvio, típico da hidrocefalia comunicante. ***B.*** RMs axiais ponderadas em T2 demonstrando dilatação dos ventrículos laterais. Este paciente foi submetido com sucesso a uma derivação ventriculoperitoneal.

se ligam a placas de amiloide difusas e neuríticas, além de depósitos vasculares amiloides (proeminentes na angiopatia cerebral amiloide), enquanto os ligantes para PET de tau se ligam aos filamentos helicoidais pareados de tau característicos dos emaranhados neurofibrilares na DA (Cap. 431). Como as placas amiloides também são comumente encontradas em idosos cognitivamente normais (cerca de 25% das pessoas aos 65 anos), o principal valor clínico dos exames de imagem para amiloide é a exclusão de DA como causa provável de demência em pacientes com imagens negativas. A disseminação de tau está mais intimamente ligada ao estado cognitivo (Cap. 431) e, assim, ela pode ser mais útil que os exames de imagem para amiloide para "confirmar" a DA, bem como para o estadiamento da doença. Quando terapias modificadoras da doença estiverem disponíveis, é provável que biomarcadores moleculares para uso na PET ou no líquido cerebrospinal (LCS) sejam usados para identificar os candidatos ao tratamento. Nesse meio tempo, o valor prognóstico de detectar amiloide cerebral em um idoso assintomático para avaliar a doença pré-clínica e o risco de declínio cognitivo no futuro continua sendo um tópico de investigação intensa.

A punção lombar não precisa ser realizada rotineiramente na avaliação da demência, mas está indicada quando infecção ou inflamação do SNC forem possibilidades diagnósticas. Os níveis no LCS de $A\beta_{42}$ e proteínas tau apresentam padrões que diferem nas várias demências, e a presença de níveis baixos de $A\beta_{42}$ (ou uma baixa relação $A\beta_{42}/A\beta_{40}$), elevação leve a moderada de tau total no LCS e tau fosforilada no LCS elevada (em resíduos 181 ou 217) é altamente sugestiva de DA. Novos ensaios totalmente automatizados para Aβ e tau no LCS têm desempenho respectivamente comparável à PET para amiloide ou tau, embora, como no caso da PET, seu uso rotineiro no diagnóstico de demência ainda seja debatido. Os biomarcadores sanguíneos para DA se mostraram promissores como ferramenta de rastreamento não invasiva, mas ainda estão em desenvolvimento (Cap. 431). Testes psicométricos formais ajudam a documentar a gravidade do distúrbio cognitivo, sugerem causas psicogênicas e fornecem um método mais formal para acompanhar a evolução da doença. O eletrencefalograma (EEG) não é usado rotineiramente, mas pode ajudar a sugerir DCJ (paroxismos repetitivos de ondas agudas difusas de alta amplitude ou "complexos periódicos") ou um distúrbio epiléptico não convulsivo subjacente (descargas epileptiformes). A biópsia cerebral (incluindo as meninges) não é recomendada, exceto para o diagnóstico de vasculite, neoplasias ou infecções incomuns quando o diagnóstico permanece incerto. Os distúrbios sistêmicos com manifestações do SNC, como sarcoidose, em geral podem ser confirmados por biópsia de linfonodo ou órgão sólido que não o cérebro. A angiorressonância deve ser considerada quando vasculite cerebral ou trombose venosa cerebral for uma causa possível da demência.

CONSIDERAÇÕES GLOBAIS

A demência vascular (Cap. 433) é mais comum nos países asiáticos devido à maior prevalência de aterosclerose intracraniana. As taxas de demência vascular também estão aumentando nos países em desenvolvimento à medida que os fatores de risco vascular, como hipertensão, hipercolesterolemia e diabetes melito, ficam mais disseminados. As infecções do SNC, HIV (e infecções oportunistas associadas), sífilis, cisticercose e tuberculose também contribuem bastante para a demência nos países em desenvolvimento. A infecção sistêmica pelo SARS-CoV-2 pode, em algumas pessoas, ter efeitos duradouros sobre a cognição devido ao envolvimento da microvasculatura cerebral e à lesão imunologicamente mediada da substância branca (encefalomielite disseminada aguda [ADEM]) (Cap. 444). Algumas pessoas referem fadiga duradoura, alterações de humor e dificuldades cognitivas, mas ainda não se conhece o prognóstico em longo prazo do comprometimento cognitivo relacionado ao SARS-CoV-2. As populações isoladas também contribuíram para nossa compreensão da demência neurodegenerativa. O kuru, demência rapidamente progressiva associada ao canibalismo vista em tribos da Nova Guiné, foi importante na descoberta das doenças priônicas. O complexo esclerose lateral amiotrófica-parkinsonismo-demência de Guam (ou doença de Lytico-bodig) é uma poliproteinopatia, geralmente com agregação de tau, TDP-43 e α-sinucleína. A causa de base dessas doenças permanece incerta, mas sua incidência diminuiu muito nos últimos 60 anos.

TRATAMENTO

Demência

Os principais objetivos do manejo de demência são tratar quaisquer causas reversíveis e oferecer conforto e apoio ao paciente e aos seus cuidadores. O tratamento das causas subjacentes inclui reposição de hormônio tireoidiano para o hipotireoidismo; terapia com vitamina para a deficiência de tiamina ou B_{12} ou para a homocisteína sérica elevada; antimicrobianos para infecções oportunistas ou antirretrovirais para HIV; derivação ventricular para a HPN; ou cirurgia, radioterapia e/ou quimioterapia para as neoplasias do SNC. A remoção de drogas ou fármacos que comprometam a cognição é fundamental, quando apropriado. Se as queixas cognitivas do paciente se originarem de um transtorno psiquiátrico, deve-se buscar o tratamento vigoroso dessa condição para eliminar a queixa cognitiva ou confirmar sua persistência apesar de resolução adequada dos sintomas de humor ou ansiedade. Os pacientes com doenças degenerativas também podem se mostrar deprimidos ou ansiosos, e esses aspectos de sua condição podem responder ao tratamento, embora isso não necessariamente melhore a cognição. Os antidepressivos, como os inibidores seletivos da recaptação de serotonina (ISRSs) ou os inibidores da recaptação de serotonina-norepinefrina (IRSNs) (Cap. 452), que têm propriedades ansiolíticas e poucos efeitos colaterais cognitivos, fornecem a base do tratamento, quando for necessário. Usam-se anticonvulsivantes para controlar as crises convulsivas associadas à DA.

Agitação, alucinações, delírios e confusão são difíceis de tratar. Esses problemas do comportamento representam causas importantes de internação em clínicas geriátricas e institucionalização. Antes de tratar esses problemas com medicação, o médico deve procurar vigorosamente fatores ambientais ou metabólicos modificáveis. Fome, falta de exercício, dor de dente, constipação, infecção do trato urinário ou respiratório, desequilíbrio eletrolítico e intoxicação medicamentosa representam causas facilmente corrigíveis que podem ser remediadas sem fármacos psicoativos. Fármacos como os fenotiazínicos e benzodiazepínicos podem melhorar os sintomas comportamentais, mas têm efeitos colaterais indesejáveis, como sedação, rigidez ou discinesia; os benzodiazepínicos podem, ocasionalmente, produzir desinibição paradoxal. A despeito de seu perfil de efeitos colaterais desfavorável, os antipsicóticos de segunda geração, como a quetiapina (dose inicial de 12,5-25 mg, 1×/dia), podem ser usados em pacientes com agitação, agressão e psicose, embora o perfil de risco para esses compostos seja significativo, incluindo o aumento da mortalidade em pacientes com demência. Quando os pacientes não respondem, geralmente é um equívoco prosseguir para doses mais altas ou introduzir fármacos anticolinérgicos (como a difenidramina) ou sedativos (como barbitúricos ou benzodiazepínicos). É importante reconhecer e tratar a depressão; o tratamento pode começar com uma dose baixa de ISRSs (p. ex., escitalopram, dose inicial 5 mg/dia, dose-alvo 5-10 mg/dia), enquanto se monitoram a eficácia e a toxicidade. Às vezes, a apatia, as alucinações visuais e outros sintomas psiquiátricos respondem aos inibidores da colinesterase, especialmente na DCL, eliminando a necessidade de outras terapias mais tóxicas.

Os inibidores da colinesterase têm sido usados para tratar a DA (donepezila, rivastigmina, galantamina) e a DDP (rivastigmina). A memantina é comprovadamente útil para alguns pacientes com DA moderada a grave; seu maior benefício está relacionado com a redução da carga para o cuidador, mais provavelmente reduzindo a resistência ao auxílio para vestir-se e fazer a higiene. Em DA moderada a grave, a combinação de memantina e um inibidor de colinesterase retardou a institucionalização em vários estudos, embora outros estudos não tenham sugerido a eficácia da adição de memantina ao esquema. A memantina deve ser usada com muito cuidado (ou evitada) em pacientes com DCL devido ao risco de piora da agitação e confusão. Terapias que têm como alvo a produção, agregação e disseminação das proteínas mal enoveladas associadas com demência estão sendo desenvolvidas. Recentemente, o primeiro fármaco dessa classe, o anticorpo monoclonal dirigido ao amiloide beta aducanumabe, foi aprovado nos Estados Unidos pela Food and Drug Administration para tratamento da doença de Alzheimer **(Cap. 431)**. Outros fármacos estão sendo desenvolvidos tendo como alvo a neuroinflamação, as alterações metabólicas, a perda sináptica e as alterações de neurotransmissores associadas à doença.

As abordagens proativas reduzem a ocorrência de *delirium* em pacientes hospitalizados. A orientação frequente, as atividades cognitivas, as medidas para melhora do sono, os dispositivos de auxílio à visão e à audição e a correção da desidratação são importantes para reduzir a probabilidade de *delirium*.

A terapia comportamental não farmacológica ocupa um lugar importante no tratamento da demência. Os objetivos primários são tornar a vida do paciente confortável, descomplicada e segura. Muitas vezes, o uso de listas, agendas, calendários e lembretes diários é útil nos estágios iniciais. Também é oportuno enfatizar as rotinas familiares, caminhadas e exercícios físicos simples. Para muitos pacientes com demência, a memória para eventos é pior do que sua capacidade de realizar as atividades rotineiras, e eles ainda conseguem participar de suas atividades favoritas, de esportes e de atividades sociais. Os pacientes com demência geralmente se recusam a perder o controle sobre tarefas familiares, como conduzir veículos, cozinhar e lidar com as finanças. As tentativas de ajuda podem ser recebidas com queixas, depressão ou raiva. Respostas hostis por parte do cuidador são contraprodutivas e, às vezes, até mesmo prejudiciais. Tranquilização, distração e declarações calmas positivas são mais produtivas quando houver resistência. Em algum momento, tarefas como organização das finanças e condução de veículos devem ser transferidas para outras pessoas, e o paciente irá se conformar e se adaptar. A segurança é uma questão importante que inclui não apenas a condução de veículos como também o controle de ambientes, como cozinha, banheiro e quarto de dormir, assim como escadarias. Essas áreas precisam ser monitoradas, supervisionadas e preparadas para serem o mais seguras possível. A mudança para uma instituição de aposentados, centro residencial assistido ou clínica geriátrica inicialmente pode agravar a confusão e a agitação. A tranquilização repetida, a reorientação e a apresentação cuidadosa dos novos funcionários ajudam a suavizar o processo. A oferta de atividades sabidamente agradáveis ao paciente também pode ajudar. Em adultos sem demência, mas com relato de preocupações cognitivas subjetivas, testes de treinamento em *mindfulness*, exercício físico ou ambos não demonstraram, em 6 meses, benefício de melhora da memória episódica ou da função executiva.

O médico deve prestar atenção especial à frustração e à depressão entre os familiares e cuidadores. Culpa e exaustão são comuns nos cuidadores. Os familiares com frequência se sentem sobrecarregados e impotentes, podendo descarregar suas frustrações no paciente, uns nos outros e nos profissionais de saúde. Os cuidadores devem ser incentivados a procurar instituições que oferecem assistência diurna e serviços de descanso ao cuidador. A instrução e o aconselhamento sobre a demência são importantes. Grupos de apoio locais e nacionais, como a Alzheimer's Association (*www.alz.org*) nos Estados Unidos, podem oferecer ajuda considerável.

LEITURAS ADICIONAIS

Barton C et al: Non-pharmacological management of behavioral symptoms in frontotemporal and other dementias. Curr Neurol Neurosci Rep 16:14, 2016.

Griem J et al: Psychologic/functional forms of memory disorder. Handb Clin Neurol 139:407, 2017.

Wesley SF, Ferguson D: Autoimmune encephalitides and rapidly progressive dementias. Semin Neurol 39:283, 2019.

30 Afasia, perda de memória e outros distúrbios cognitivos

M.-Marsel Mesulam

O córtex cerebral humano contém cerca de 20 bilhões de neurônios espalhados por uma área de 2,5 m^2. As áreas sensitiva e motora primárias representam 10% do córtex cerebral. O restante é subdividido em áreas modalidade-seletivas, heteromodais, paralímbicas e límbicas, conhecidas coletivamente como *córtex associativo* **(Fig. 30-1)**. O córtex associativo faz a mediação do processo de integração que atende cognição, emoção e comportamento. Um exame sistemático dessas funções mentais é essencial para a avaliação clínica eficaz do córtex associativo e suas afecções. Segundo o conceito atual, não existem centros para "ouvir palavras", "perceber o espaço" ou "armazenar memórias". As funções cognitivas e comportamentais (domínios) são coordenadas por *redes neurais em larga escala* entrecruzadas, que possuem componentes corticais e subcorticais interconectados. Cinco *redes em larga escala* definidas anatomicamente são mais relevantes para a prática clínica: (1) uma rede perissilviana

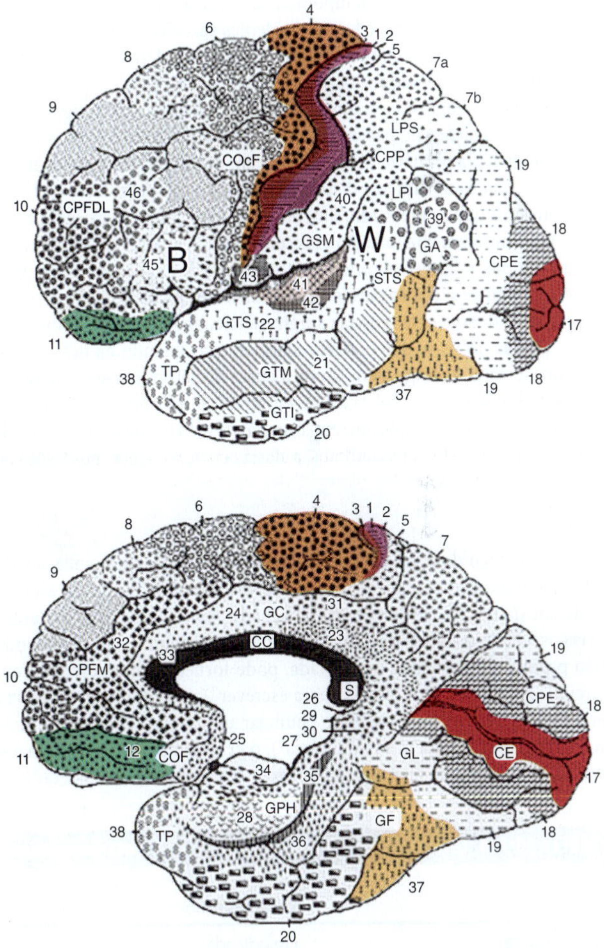

FIGURA 30-1 Vistas lateral (*acima*) e medial (*abaixo*) dos hemisférios cerebrais. Os números referem-se às designações citoarquitetônicas de Brodmann. A área 17 corresponde ao córtex visual primário; a 41 e a 42, ao córtex auditivo primário; 1-3, ao córtex somatossensitivo primário, e a 4, ao córtex motor primário. O restante do córtex cerebral abriga as áreas associativas. GA, giro angular; B, área de Broca; CC, corpo caloso; GC, giro do cíngulo; CPFDL, córtex pré-frontal dorsolateral; COcF, campos oculares frontais (córtex pré-motor); GF, giro fusiforme; LPI, lobo parietal inferior; GTI, giro temporal inferior; GL, giro lingual; CPFM, córtex pré-frontal medial; GTM, giro temporal médio; COF, córtex orbitofrontal; GPH, giro para-hipocampal; CPP, córtex parietal posterior; CPE, córtex periestriatal; CE, córtex estriado; GSM, giro supramarginal; LPS, lobo parietal superior; GTS, giro temporal superior; STS, sulco temporal superior; TP, córtex temporopolar; W, área de Wernicke.

dominante esquerda para a linguagem; (2) uma rede parietofrontal dominante direita para a orientação espacial; (3) uma rede occipitotemporal para reconhecimento de rostos e objetos; (4) uma rede límbica para a memória episódica e a modulação emocional; e (5) uma rede pré-frontal para o controle executivo de cognição e comportamento. Investigações baseadas em exames de imagem funcionais também identificaram uma *rede em modo padrão* (*default mode network*), que fica ativada quando a pessoa não está engajada em uma tarefa específica que exija atenção a eventos externos. As consequências clínicas do dano a essa rede ainda não estão completamente definidas.

A REDE PERISSILVIANA ESQUERDA PARA LINGUAGEM E AFASIAS

A produção e compreensão de palavras e frases depende da integridade de uma rede distribuída que se localiza ao longo da região perissilviana do hemisfério linguagem-dominante (geralmente, o esquerdo). Um centro específico, localizado no giro frontal inferior, é conhecido como *área de Broca*. O dano a essa região prejudica a fluência da produção verbal e a estrutura gramatical de frases. A localização de um segundo centro, fundamental para a compreensão da linguagem, não está tão bem definida. Casos de pacientes com lesões cerebrovasculares focais identificaram a *área de Wernicke*, localizada na junção parietotemporal, como um centro fundamental para a compreensão de palavras e frases. Acidentes vasculares cerebrais (AVCs) oclusivos ou embólicos que envolvem essa área interferem na capacidade de compreender a linguagem falada ou escrita, bem como a capacidade de expressar pensamentos por meio de palavras e afirmações com significado. Porém, investigações de pacientes com a síndrome neurodegenerativa de afasia progressiva primária (APP) mostraram que a compreensão de frases é uma faculdade amplamente distribuída em conjunto pelas áreas de Broca e Wernicke, e que as áreas fundamentais para a compreensão de palavras estão mais intimamente relacionadas com o lobo temporal anterior em vez da área de Broca. Todos os componentes da rede de linguagem estão interconectados entre si e com partes circundantes dos lobos frontal, parietal e temporal. O dano a essa rede faz surgir déficits de linguagem conhecidos como afasias. Deve-se diagnosticar afasia apenas quando há déficits dos aspectos formais da linguagem, como a busca de palavras, a escolha de palavras, a compreensão, a soletração e a gramática. A disartria, a apraxia da fala e o mutismo não implicam, em si, o diagnóstico de afasia. Em cerca de 90% dos destros e 60% dos canhotos, a afasia ocorre somente após lesões no hemisfério esquerdo.

EXAME CLÍNICO

O exame clínico da linguagem deve incluir a avaliação da nomeação, da fala espontânea, da compreensão, da repetição, da leitura e da escrita. O déficit da nomeação (*anomia*) é o achado mais comum em pacientes afásicos. Quando solicitado a nomear um objeto comum, o paciente pode não pronunciar a palavra apropriada, pode fornecer uma descrição em circunlóquio do objeto ("a coisa para escrever") ou pronunciar a palavra errada (*parafasia*). Se o paciente enunciar uma palavra incorreta, mas relacionada ("caneta" em vez de "lápis"), o erro de nomeação é chamado *parafasia semântica*; se a palavra aproximar-se da palavra correta, mas for foneticamente imprecisa ("láfis" em vez de "lápis"), o erro é conhecido como *parafasia fonêmica*. Na maioria das anomias, o paciente não recupera o nome apropriado de um objeto, mas consegue apontar o objeto correto quando o examinador enuncia o nome. Isso é chamado de déficit unidirecional (ou baseado na recuperação) da nomeação. Há um déficit bidirecional (baseado na compreensão ou semântica) da nomeação se o paciente não conseguir fornecer nem reconhecer o nome correto. A *fala espontânea* é descrita como "fluente" se mantiver um volume de emissão, uma extensão das frases e melodia adequados, e "não fluente" se for esparsa, hesitante e a duração média dos enunciados for inferior a quatro palavras. O examinador também deve observar a integridade da *gramática* manifestada pela ordem das palavras (sintaxe), tempo verbal, sufixos, prefixos, plurais e possessivos. A *compreensão* pode ser testada ao se avaliar a capacidade do paciente para acompanhar uma conversa, respondendo a questões do tipo sim-não ("Um cachorro pode voar?" "Pode nevar no verão?"), pedindo para o paciente apontar objetos adequados ("Onde está a fonte de iluminação nesta sala?") ou solicitando definições verbais de palavras simples. Avalia-se a *repetição* pedindo ao paciente para repetir palavras isoladas, frases curtas ou séries de palavras como "nem aqui, nem ali, nem lá". O teste de repetição com trava-línguas, como "hipopótamo" ou "paralelepípedo", fornece uma avaliação melhor de disartria e apraxia da fala do que de afasia. É importante garantir que o número de palavras não exceda a capacidade de atenção do paciente. Do contrário, a falha da repetição reflete a capacidade de atenção reduzida (memória de trabalho auditiva), em vez de indicar déficit afásico causado por disfunção de uma hipotética *alça fonológica* na rede de linguagem. A *leitura* deve ser avaliada à procura de déficits na leitura em voz alta, assim como na compreensão. *Alexia* descreve uma incapacidade de ler em voz alta ou compreender palavras escritas e frases simples; usa-se o termo *agrafia* (ou disgrafia) para descrever um déficit adquirido na soletração.

As afasias podem surgir de forma aguda em AVCs ou gradualmente nas doenças neurodegenerativas. Nos AVCs, o dano compreende o córtex cerebral e as vias da substância branca profunda que se interconecta com áreas corticais não afetadas. As síndromes listadas na Tabela 30-1 são mais aplicáveis a esse grupo, em que as substâncias branca e cinzenta no local da lesão são destruídas de forma abrupta e conjunta. As doenças neurodegenerativas progressivas podem ter especificidade celular, laminar e regional para o córtex cerebral, gerando um conjunto diferente de afasias que serão descritas separadamente.

Afasia de Wernicke A compreensão é reduzida para palavras e frases faladas ou escritas. A emissão de linguagem é fluente, porém altamente parafásica e em circunlóquios. Erros parafásicos podem levar a correntes de neologismos, que levam à "afasia de jargão". O discurso contém poucos substantivos. Portanto, a fala é volumosa, porém pouco informativa. Por exemplo, um paciente tenta descrever como sua esposa jogou fora algo importante, talvez sua dentadura: "Não precisamos mais disso, ela falou. E com isso que quando escada abaixo foi minha dente-... a... den... dentura minha dentista. Por acaso, estava naquele saco... entendeu? ...Cadê meus dois ... dois pedacinhos de dentista que eu uso ... que eu ... perdi tudo. Se ela jogar tudo fora... visitar alguns amigos dela e ela não pode jogar fora".

TABELA 30-1 ■ Características clínicas de afasias e condições relacionadas comumente vistas em acidentes vasculares cerebrais

	Compreensão	Repetição da linguagem falada	Nomeação	Fluência
De Wernicke	Prejudicada	Prejudicada	Prejudicada	Preservada ou aumentada
De Broca	Preservada (exceto a gramática)	Prejudicada	Prejudicada	Reduzida
Global	Prejudicada	Prejudicada	Prejudicada	Reduzida
De condução	Preservada	Prejudicada	Prejudicada	Preservada
Transcortical não fluente (anterior)	Preservada	Preservada	Prejudicada	Prejudicada
Transcortical fluente (posterior)	Prejudicada	Preservada	Prejudicada	Preservada
Isolamento	Prejudicada	Ecolalia	Prejudicada	Ausência de fala com significado
Anomia	Preservada	Preservada	Prejudicada	Preservada, exceto por pausas para buscar palavras
Surdez pura para palavras	Prejudicada apenas para a linguagem falada	Prejudicada	Preservada	Preservada
Alexia pura	Prejudicada apenas para a leitura	Preservada	Preservada	Preservada

Gestos e pantomima não melhoram a comunicação. O paciente não parece perceber que sua linguagem é incompreensível, e pode transparecer raiva e impaciência quando o examinador não decifra o significado de uma afirmação intensamente parafásica. Em alguns pacientes, esse tipo de afasia acompanha-se de agitação intensa e paranoia. A capacidade de obedecer a comandos dirigidos à musculatura axial pode estar preservada. A dissociação entre a incapacidade de compreender perguntas simples ("Qual é o seu nome?") em um paciente que rapidamente fecha os olhos, senta-se ou rola no leito quando solicitado é típica da afasia de Wernicke e ajuda a diferenciá-la de surdez, doença psiquiátrica ou simulação. Os pacientes com afasia de Wernicke não conseguem expressar seus pensamentos em palavras de significado apropriado, e não decodificam o significado das palavras em qualquer modalidade de comunicação. Portanto, essa afasia tem componentes expressivos e receptivos. A repetição, a nomeação, a leitura e a escrita também são afetadas.

O local da lesão mais comumente associado à afasia de Wernicke causada por AVC é a porção posterior da rede de linguagem. Um êmbolo na divisão inferior da artéria cerebral média (ACM), em especial no ramo temporal posterior ou angular, é a etiologia mais comum (Cap. 426). Hemorragia intracerebral, traumatismo craniano ou neoplasia são outras causas de afasia de Wernicke. Hemianopsia direita ou quadrantanopsia superior coexistente é comum, e pode-se observar apagamento discreto do sulco nasolabial direito, mas, de resto, o exame físico frequentemente não mostra outras anormalidades. Uma fala parafásica, com neologismos, em um paciente agitado com exame neurológico sem outras alterações, pode levar à suspeita de um transtorno psiquiátrico primário, como esquizofrenia ou mania, mas os outros componentes típicos de afasia adquirida e a ausência de história de doença psiquiátrica anterior geralmente resolvem a questão. O prognóstico em termos de recuperação da função da linguagem é reservado.

Afasia de Broca A fala não é fluente, é trabalhosa, interrompida por muitas pausas à procura de palavras e geralmente disártrica. É pobre em palavras funcionais, mas rica em substantivos apropriados ao significado. Uma ordem anormal das palavras e o emprego impróprio dos *morfemas desinenciais* (terminações das palavras usadas para indicar o tempo dos verbos, pronomes possessivos ou plurais) resultam em agramatismo típico. A fala é telegráfica e lacônica, porém bastante informativa. Na passagem adiante, um paciente com afasia de Broca descreve sua história clínica pregressa: "Eu sei ... o dotor, dotor me mandou ... Bosson. Ir a hospital. Dotor ... ficou do lado. Dois, tês dias, dotor me manda casa."

A emissão pode limitar-se a um grunhido ou a uma só palavra ("sim" ou "não"), que é pronunciada com entonações diferentes, na tentativa de expressar aprovação ou desaprovação. Além da fluência, a nomeação e a repetição também estão comprometidas. A compreensão da linguagem falada está intacta exceto pelas frases com sintaxe difícil com uma estrutura de voz passiva ou partes da oração embutidas, indicando que a afasia de Broca é não apenas um distúrbio "expressivo" ou "motor", como também pode envolver um déficit de compreensão na decodificação da sintaxe. Os pacientes com afasia de Broca podem ser chorosos, ficam frustrados com facilidade e podem estar profundamente deprimidos. A percepção do próprio estado está preservada, ao contrário da afasia de Wernicke. Até mesmo quando a fala espontânea está intensamente disártrica, o paciente pode ser capaz de exibir uma articulação relativamente normal das palavras ao cantar. Essa dissociação tem sido usada para desenvolver métodos terapêuticos específicos (terapia da entonação melódica) para a afasia de Broca. Déficits neurológicos adicionais incluem fraqueza facial direita, hemiparesia ou hemiplegia e apraxia bucofacial, caracterizada por incapacidade de executar comandos motores envolvendo as musculaturas orofaríngea e facial (p. ex., os pacientes são incapazes de mostrar como soprar para apagar um fósforo ou beber algo com um canudo). A causa mais frequente é infarto na área de Broca (circunvolução frontal inferior; "B" na Fig. 30-1) e no córtex insular e perissilviano anterior, devido à oclusão da divisão superior da ACM (Cap. 426). Lesões expansivas, como um tumor, hemorragia intracerebral e abscesso, também podem estar implicadas. Quando a causa da afasia de Broca é um AVC, a recuperação da função da linguagem costuma atingir o máximo em 2 a 6 meses, depois dos quais o progresso adicional é limitado. A fonoterapia tem mais sucesso que na afasia de Wernicke.

Afasia de condução O discurso é fluente, mas contém muitas parafasias fonêmicas, a compreensão da linguagem falada é intacta, e a repetição está intensamente comprometida. A nomeação de objetos gera parafasias fonêmicas e há dificuldade para soletrar. A leitura em voz alta é deficiente, mas a compreensão da leitura está preservada. A lesão responsável, geralmente um AVC na região temporoparietal ou perissilviana dorsal, interfere com a função da alça fonológica que interconecta a área de Broca com a área de Wernicke. Algumas vezes, uma afasia transitória de Wernicke pode evoluir rapidamente para uma afasia de condução. O discurso parafásico e em circunlóquio na afasia de condução interfere na capacidade de expressar significado, mas esse déficit é bem menos intenso que o apresentado por pacientes com afasia de Wernicke. Os sinais neurológicos associados na afasia de condução variam de acordo com o sítio da lesão primária.

Afasias transcorticais: fluente e não fluente As manifestações clínicas da *afasia transcortical fluente (posterior)* são semelhantes às da afasia de Wernicke, porém a repetição está intacta. A lesão desconecta o centro intacto da rede de linguagem de outras áreas de associação temporoparietais. Os achados neurológicos associados podem incluir hemianopsia. As lesões vasculares cerebrais (p. ex., infartos na zona de fronteira posterior) e neoplasias envolvendo o córtex temporoparietal posterior à área de Wernicke são causas comuns. As manifestações da *afasia transcortical não fluente (anterior)* são semelhantes às da afasia de Broca; porém, a repetição está preservada e o agramatismo é menos acentuado. O exame neurológico pode ser de resto intacto, mas também pode haver hemiparesia direita. A lesão desconecta a rede de linguagem intacta das áreas pré-frontais do cérebro e geralmente envolve a zona de fronteira (*watershed*) anterior entre os territórios das artérias cerebrais, anterior e média, ou o córtex motor suplementar no território da artéria cerebral anterior.

Afasias global e de isolamento A *afasia global* representa a disfunção combinada das áreas de Broca e Wernicke, e geralmente resulta de AVCs envolvendo toda a distribuição da ACM no hemisfério esquerdo. O discurso não é fluente e a compreensão da linguagem falada está gravemente afetada. Os sinais relacionados abrangem hemiplegia direita, perda hemissensitiva e hemianopsia homônima. A *afasia de isolamento* representa uma combinação das duas afasias transcorticais. A compreensão é gravemente afetada, e não há emissão de fala intencional. O paciente pode repetir fragmentos de conversas ouvidas (*ecolalia*), indicando que os mecanismos neurais da repetição estão pelo menos em parte preservados. Esse distúrbio representa a função patológica da rede de linguagem quando ela é isolada de outras regiões do encéfalo. As áreas de Broca e Wernicke tendem a ser poupadas, mas há lesão dos córtices frontal, parietal e temporal circundante. As lesões são descontínuas e podem estar associadas a anoxia, intoxicação por monóxido de carbono ou infartos complexos em zonas de fronteira.

Afasia anômica Essa forma de afasia pode ser considerada a síndrome de "disfunção mínima" da rede de linguagem. A articulação, a compreensão e a repetição estão intactas, mas a nomeação por confrontação, a busca de palavras e a soletração estão afetadas. É comum haver pausas para encontrar palavras, de forma que o discurso é fluente, mas parafásico, havendo circunlocução e pouca informação. A lesão pode localizar-se em qualquer ponto da rede de linguagem no hemisfério esquerdo, incluindo os giros temporais médio e inferior. *A afasia anômica é a anormalidade da linguagem mais comum no traumatismo craniano, na encefalopatia metabólica e na doença de Alzheimer.*

Surdez pura para palavras As causas mais comuns são AVCs da ACM bilateral ou esquerda que afetam o giro temporal superior. O resultado final da lesão subjacente é a interrupção do fluxo de informações oriundas do córtex de associação auditivo para a rede de linguagem. Os pacientes não têm dificuldade de compreender a linguagem escrita e se expressam bem pela linguagem falada ou escrita. Também não apresentam dificuldade para interpretar e reagir aos sons do ambiente se o córtex auditivo primário e as áreas de associação auditivas do hemisfério direito estiverem poupadas. Entretanto, como as informações auditivas não são transmitidas à rede de linguagem, elas não são decodificadas em representações neurais de palavra, e o paciente reage à fala como se fosse uma língua estranha, que não pode ser decifrada. Os pacientes não conseguem repetir a linguagem falada, mas não têm dificuldade para nomear objetos. Com o tempo, os pacientes com surdez pura para palavras aprendem por si próprios a leitura labial e podem parecer melhorar. Pode não haver achados neurológicos adicionais, mas reações paranoides agitadas são frequentes nos estágios agudos. As lesões vasculares cerebrais são a causa mais comum.

Alexia pura sem agrafia É o equivalente visual da surdez pura para palavras. As lesões (em geral, uma combinação de lesão do córtex occipital esquerdo e de um segmento posterior do corpo caloso – o esplênio) interrompem o fluxo de informações visuais para a rede de linguagem. Geralmente há hemianopsia direita, mas a rede de linguagem central permanece inalterada. O paciente pode compreender e produzir linguagem falada, nomear objetos no hemicampo visual esquerdo, repetir e escrever. Contudo, ele parece analfabeto quando solicitado a ler até mesmo a frase mais simples, porque as informações visuais provenientes das palavras escritas (apresentadas no hemicampo visual esquerdo intacto) não chegam à rede de linguagem. Os objetos no hemicampo esquerdo são nomeados com precisão, porque eles ativam associações não visuais no hemisfério direito, as quais, por sua vez, têm acesso à rede de linguagem pelas vias transcalosas anteriores ao esplênio. Os pacientes com essa síndrome também podem perder a capacidade de nomear cores, porém são capazes de combiná-las. Isso se chama *anomia para cores*. A etiologia mais comum da alexia pura é uma lesão vascular no território da artéria cerebral posterior ou uma neoplasia infiltrativa no córtex occipital esquerdo que envolva as radiações ópticas e as fibras que cruzam o esplênio. Como a artéria cerebral posterior também supre os componentes temporais mediais do sistema límbico, um paciente com alexia pura também pode manifestar amnésia, mas ela costuma ser transitória porque a lesão límbica é unilateral.

Apraxia e afemia *Apraxia* descreve um déficit motor complexo, não atribuível à disfunção piramidal, extrapiramidal, cerebelar ou sensitiva e que não se origina da incapacidade de o paciente compreender a natureza da tarefa. A *apraxia da fala* é usada para designar anormalidades da articulação na duração, fluência e entonação das sílabas que formam as palavras. Ela pode surgir com AVCs na parte posterior da área de Broca ou no curso de degeneração lobar frontotemporal (DLFT) com taupatia. *Afemia* é uma forma grave de apraxia aguda da fala que se apresenta com fluência grandemente prejudicada (geralmente com mutismo). A recuperação é a regra e envolve um estágio intermediário de sussurros roucos. A escrita, a leitura e a compreensão estão intactas, portanto a afemia não é uma síndrome afásica verdadeira. Pode haver AVCs em partes da área de Broca ou subcorticais que interrompem suas conexões com outras partes do cérebro. Às vezes, a lesão localiza-se nas regiões mediais dos lobos frontais e pode afetar o córtex motor suplementar do hemisfério esquerdo. A *apraxia ideomotora* é diagnosticada quando os comandos para executar determinada tarefa motora ("tossir", "soprar para apagar um fósforo") ou simular o uso de um instrumento comum (um pente, martelo, canudo, escova de dentes) na ausência do objeto real não podem ser cumpridos. A capacidade do paciente de compreender o comando é averiguada pela demonstração de múltiplos movimentos e pelo estabelecimento de que o movimento correto pode ser reconhecido. Alguns pacientes com esse tipo de apraxia conseguem imitar o movimento apropriado (quando demonstrado pelo examinador) e não mostram déficit quando manipulam o objeto real, indicando que os mecanismos sensitivo-motores essenciais ao movimento estão intactos. Algumas formas de apraxia ideomotora advêm de desconexão entre a rede de linguagem e os sistemas motores piramidais, de maneira que os comandos para executar movimentos complexos são compreendidos, mas não são transmitidos às áreas motoras apropriadas. A *apraxia bucofacial* consiste em déficits apráxicos nos movimentos da face e da boca. A *apraxia dos membros* ideomotora compreende déficits apráxicos nos movimentos dos braços e das pernas. A apraxia ideomotora é quase sempre causada por lesões no hemisfério esquerdo e está comumente associada a síndromes afásicas, em especial à afasia de Broca e à afasia de condução. Como o manejo de objetos reais não está comprometido, a apraxia ideomotora em si não causa grande limitação das atividades cotidianas. Os pacientes com lesões do corpo caloso anterior podem exibir um tipo especial de apraxia ideomotora confinada ao lado esquerdo do corpo, sinal conhecido como *dispraxia simpática*. Uma forma grave de dispraxia simpática conhecida como *síndrome da mão alienígena* caracteriza-se por outros aspectos da desinibição motora na mão esquerda. A *apraxia ideatória* refere-se a um déficit na execução de uma sequência de movimentos dirigida para algum objetivo em pacientes que não apresentam dificuldade para executar os componentes individuais da sequência. Por exemplo, quando o paciente é solicitado a apanhar uma caneta e escrever, a sequência de retirar a tampa da caneta, colocá-la na outra extremidade, virar a ponta em direção à superfície do papel e escrever pode estar alterada, e, em alguns casos, o paciente tenta escrever com a extremidade errada da caneta ou até mesmo com a tampa. Esses problemas da sequência motora geralmente são observados no contexto de estados confusionais e demências, em vez de lesões focais associadas a distúrbios afásicos. A *apraxia cinética dos membros* consiste em inabilidade no manejo de instrumentos ou objetos, que não é atribuível à disfunção sensitiva, piramidal, extrapiramidal ou cerebelar. Essa condição pode surgir no contexto de lesões focais do córtex pré-motor ou de *degeneração corticobasal*, podendo interferir com o uso de ferramentas e utensílios.

Síndrome de Gerstmann A combinação de *acalculia* (deficiência em cálculos aritméticos simples), *disgrafia* (escrita deficiente), *anomia digital* (incapacidade de nomear os dedos, como o indicador e o polegar) e *confusão direita-esquerda* (incapacidade de dizer se a mão, o pé ou o braço do paciente ou do examinador pertencem ao lado direito ou esquerdo do corpo) é conhecida como síndrome de Gerstmann. Ao definir esse diagnóstico, é importante estabelecer que os déficits na nomeação dos dedos e dos lados direito e esquerdo não façam parte de anomia mais generalizada e que o paciente não tenha afasia. Quando a síndrome de Gerstmann está presente de maneira aguda e isolada, há comumente uma lesão no lobo parietal inferior (em especial, o giro angular) do hemisfério esquerdo.

Pragmática e prosódia A *pragmática* se refere a aspectos da linguagem que comunicam atitude, afeto e aspectos figurativos em vez de literais (p. ex., "dedo verde" não se refere à real coloração do dedo).* Um componente da pragmática, a *prosódia*, refere-se a variações da entonação e acentuação melódica que influenciam atitudes e o aspecto inferencial de mensagens verbais. Por exemplo, as duas frases "Ele *é* inteligente" e "Ele é *inteligente*?" contêm a mesma escolha de palavras e sintaxe, mas transmitem mensagens imensamente diferentes em virtude de diferenças na entonação com que as frases são emitidas. O dano a regiões do hemisfério direito correspondente à área de Broca prejudica a capacidade de introduzir prosódia de significado apropriado na linguagem falada. O paciente produz linguagem gramaticalmente correta, com escolha precisa de palavras, mas as frases são enunciadas em tom monótono, o que interfere na capacidade de transmitir a ênfase e o efeito desejados. Os pacientes com esse tipo de *aprosódia* dão a impressão errônea de que estão deprimidos ou indiferentes. Outros aspectos da pragmática, especialmente a capacidade de inferir o aspecto figurativo de uma mensagem, são prejudicados em lesões do hemisfério direito ou lobos frontais.

Afasia subcortical Uma lesão de componentes subcorticais da rede de linguagem (p. ex., estriado e tálamo no hemisfério esquerdo) também pode acarretar afasia. As síndromes resultantes contêm combinações de déficits dos diversos aspectos da linguagem, mas raramente se enquadram nos padrões específicos descritos na Tabela 30-1. Em um paciente com AVC, uma afasia anômica acompanhada de disartria ou afasia fluente com hemiparesia deve levantar suspeita de localização subcortical da lesão.

APRESENTAÇÃO CLÍNICA E DIAGNÓSTICO DE AFASIA PROGRESSIVA PRIMÁRIA (APP)

As afasias causadas por AVCs começam subitamente e exibem déficits máximos no início. Essas são as afasias "clássicas" descritas anteriormente. As afasias causadas por doenças neurodegenerativas têm início insidioso e progressão inexorável. A neuropatologia pode ser seletiva não apenas para a substância cinzenta, mas também para camadas e tipos celulares específicos. Assim, os padrões clínicos e anatômicos são diferentes daqueles descritos na Tabela 30-1.

Várias síndromes neurodegenerativas, como as típicas demências do tipo Alzheimer (amnésica; Cap. 431) e frontotemporal (comportamental; Cap. 432), podem também incluir déficits de linguagem à medida que a doença progride. Nesses casos, a afasia é um componente secundário da síndrome global. Um diagnóstico de APP só se justifica se o distúrbio de linguagem (i.e., afasia) surgir de maneira relativamente isolada, tornar-se a preocupação principal do paciente e permanecer sendo o déficit mais saliente por 1 a 2 anos. A APP pode ser causada por patologia de DLFT ou de doença de Alzheimer (DA). Raramente, uma síndrome idêntica pode ser causada pela doença de Creutzfeldt-Jacob (DCJ), mas com uma progressão mais rápida (Cap. 438).

A LINGUAGEM NA APP As deficiências da linguagem na APP formam padrões ligeiramente diferentes daqueles vistos nas afasias causadas por AVC.

*N. de R.T. "Dedo verde" ou *green thumb* é uma expressão idiomática que significa "trabalhar bem com plantas".

Por exemplo, a síndrome completa da afasia de Wernicke é quase nunca vista na APP, confirmando a visão de que a compreensão de frases e a compreensão de palavras são controladas por regiões diferentes da rede de linguagem. Podem ser identificados três tipos principais de APP.

APP agramática A *variante agramática* se caracteriza por fluência consistentemente baixa e prejuízo gramatical, mas com a compreensão de palavras intacta. Ela lembra muito a afasia de Broca ou a afasia transcortical anterior, mas costuma não apresentar a hemiparesia direita ou a disartria e pode ter prejuízo mais profundo da gramática. Os principais locais de perda neuronal (atrofia de substância branca) incluem o giro frontal inferior esquerdo, em que está localizada a área de Broca. A neuropatologia é geralmente uma DLFT com taupatia, mas também pode ser uma forma atípica de patologia da DA.

APP semântica A *variante semântica* se caracteriza por fluência e sintaxe preservadas, mas com compreensão prejudicada de palavras isoladas e prejuízo profundo da nomeação bidirecional. Esse tipo de afasia não é visto com AVCs. Ele difere da afasia de Wernicke ou da afasia transcortical posterior porque o discurso costuma ser informativo e a repetição é intacta. A compreensão de frases está relativamente preservada se o significado não for muito dependente de palavras que não são compreendidas, permitindo que o paciente suponha a essência da conversação por indicações contextuais. Esses pacientes podem parecer não terem déficits no curso de uma conversa casual, mas ficam confusos ao encontrarem uma palavra indecifrável, como "abóbora" ou "guarda-chuva". Os principais locais de atrofia se localizam no lobo temporal anterior esquerdo, indicando que essa parte do cérebro desempenha um papel fundamental na compreensão de palavras, especialmente aquelas que denotam objetos concretos. Esta é uma parte do cérebro que não era incluída dentro da clássica rede de linguagem, provavelmente por não ser um local comum de AVCs focais. A neuropatologia é frequentemente uma DLFT com precipitados anormais da proteína transativadora de ligação ao DNA de 43 kDa (TDP-43 de tipo C).

APP logopênica A *variante logopênica* se caracteriza por sintaxe e compreensão preservadas, mas com frequentes e severas pausas para encontrar palavras, anomia, circunlocuções e simplificação durante o discurso espontâneo. A repetição costuma estar prejudicada. Os locais de maior atrofia se localizam na junção temporoparietal e no lobo temporal posterior, com sobreposição parcial da localização tradicional da área de Wernicke. Porém, o déficit de compreensão da *afasia de Wernicke* está ausente, talvez porque a substância branca profunda subjacente, frequentemente danificada por AVCs, permanece relativamente intacta na APP. O prejuízo da repetição sugere que porções da área de Wernicke sejam fundamentais para a funcionalidade da alça fonológica. Em contrapartida com a afasia de Broca ou a APP agramática, a interrupção da fluência é variável de forma que o discurso pode parecer inteiramente normal se o paciente falar frases curtas. A APP logopênica lembra a afasia anômica da Tabela 30-1, mas geralmente tem pausas mais longas e frequentes para encontrar palavras. Quando a repetição é prejudicada, lembra a *afasia de condução* na Tabela 30-1. De todos os subtipos de APP, esse é o mais comumente associado à patologia de DA, mas a DLFT também pode ser a causa. Além desses três subtipos principais, há também um tipo *misto* de APP em que a gramática, a fluência e a compreensão de palavras estão todas prejudicadas. Este é mais parecido com a afasia global da Tabela 30-1. Raramente, a APP pode apresentar-se com padrões de *surdez pura para palavras* ou *síndrome de Gerstmann*.

A REDE PARIETOFRONTAL PARA ORIENTAÇÃO ESPACIAL

A orientação espacial adaptativa é servida por uma rede em larga escala que contém três componentes corticais principais. O *córtex do cíngulo* fornece acesso a um mapeamento motivacional do espaço extrapessoal, o *córtex parietal posterior*, a uma representação sensitivomotora de acontecimentos extrapessoais relevantes, e os *campos oculares frontais*, a estratégias motoras para comportamentos que demandam atenção (Fig. 30-2). Os componentes subcorticais dessa rede abrangem o estriado e o tálamo. O dano a essa rede pode comprometer a distribuição da atenção dentro do espaço extrapessoal, gerando a negligência hemiespacial, simultanagnosia e dificuldades para encontrar objetos. A integração entre coordenadas egocêntricas

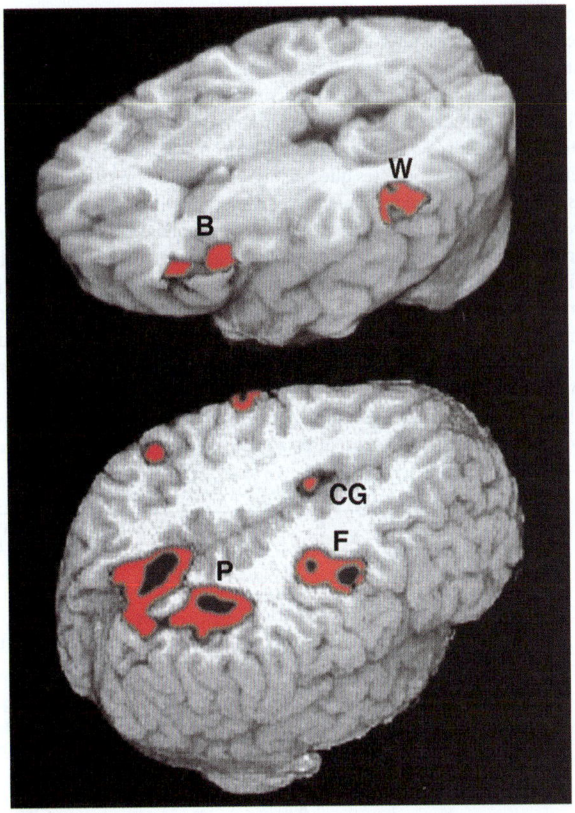

FIGURA 30-2 Ressonância magnética funcional de linguagem e atenção espacial em pessoas neurologicamente intactas. As áreas vermelha e preta mostram regiões de ativação significativa relacionada a tarefas. *(Acima)* Os indivíduos foram solicitados a determinar se duas palavras são sinônimas. Essa tarefa de linguagem levou à ativação simultânea dos dois epicentros da rede de linguagem, as áreas de Broca (B) e Wernicke (W). As ativações se dão exclusivamente no hemisfério esquerdo. *(Abaixo)* Os indivíduos foram solicitados a desviar a atenção espacial para um alvo periférico. Essa tarefa levou à ativação simultânea dos três epicentros da rede de atenção: o córtex parietal posterior (P), os campos oculares frontais (F) e o giro do cíngulo (CG). As ativações se dão predominantemente no hemisfério direito. *(Cortesia de Darren Gitelman, MD.)*

(autocentradas) com as alocêntricas (centradas em objetos) também pode ser prejudicada, gerando dificuldades para encontrar caminhos, evitar obstáculos e vestir-se.

NEGLIGÊNCIA HEMIESPACIAL

A negligência hemiespacial contralateral à lesão resulta de dano aos componentes corticais ou subcorticais dessa rede. *A visão tradicional de que a negligência hemiespacial sempre denota uma lesão de lobo parietal não é acurada.* Segundo um modelo de cognição espacial, o hemisfério direito dirige a atenção para *todo* o espaço extrapessoal, enquanto o esquerdo dirige a atenção principalmente para o hemiespaço direito contralateral. Em consequência, as lesões no hemisfério esquerdo não originam negligência contralesional significativa, uma vez que os mecanismos de atenção global do hemisfério direito podem compensar a perda das funções de atenção do hemisfério esquerdo dirigidas *contralateralmente*. Contudo, as lesões no hemisfério direito dão origem à negligência hemiespacial esquerda contralesional grave, porque o hemisfério esquerdo íntegro não contém mecanismos de atenção ipsilaterais. Esse modelo é compatível com a experiência clínica, que mostra que a negligência contralesional é mais comum, mais intensa e mais duradoura após lesão no hemisfério direito que no esquerdo. A negligência severa do hemiespaço direito é rara, mesmo em pacientes canhotos com lesões no hemisfério esquerdo.

Exame clínico Os pacientes com negligência grave podem não conseguir vestir-se, barbear-se ou cuidar do lado esquerdo do corpo, podem deixar de comer alimentos dispostos no lado esquerdo da bandeja e não ler a metade esquerda das frases. Quando solicitado a copiar um desenho de linhas simples, o paciente deixa de copiar detalhes no lado esquerdo; e, quando ele é solicitado a escrever, há uma tendência a deixar uma margem incomumente larga à esquerda. Dois testes à beira do leito úteis na avaliação da negligência são a *estimulação bilateral simultânea* e o *cancelamento de alvos visuais*. No primeiro, o examinador apresenta estímulos unilaterais ou bilaterais simultâneos nas modalidades visual, auditiva e tátil. Após lesão no hemisfério direito, pacientes que não têm dificuldade em detectar estímulos unilaterais em qualquer lado percebem o estímulo bilateral como se ele proviesse apenas da direita. Esse fenômeno denomina-se *extinção* e é uma manifestação do componente representacional sensitivo da negligência hemiespacial. No teste de detecção de alvos, os alvos (p. ex., letras A) são intercalados com elementos de distração (p. ex., outras letras do alfabeto) em uma folha de papel de tamanho A4, e o paciente é solicitado a circular todos os alvos. A incapacidade de detectar alvos à esquerda é uma manifestação do déficit exploratório (motor) na negligência hemiespacial (Fig. 30-3*A*). A hemianopia em si não é suficiente para causar a falha na detecção do alvo, pois o paciente está livre para girar a cabeça e os olhos para a esquerda. Portanto, a falha na detecção do alvo reflete uma distorção da atenção espacial, não somente do estímulo sensitivo. Alguns pacientes com negligência também negam a existência de hemiparesia e podem até afirmar que o membro paralisado não é seu, um distúrbio chamado de *anosognosia*.

SÍNDROME DE BÁLINT, SIMULTANAGNOSIA, APRAXIA DO VESTIR, APRAXIA DE CONSTRUÇÃO E DÉFICIT NO ENCONTRO DE ROTAS

O envolvimento bilateral da rede de atenção espacial, especialmente de seus componentes parietais, induz um estado de desorientação espacial grave denominado *síndrome de Bálint*. A síndrome de Bálint envolve déficits na varredura visuomotora ordenada do ambiente (*apraxia oculomotora*), captura manual acurada de alvos visuais (*ataxia óptica*) e a capacidade de integrar a informação visual no centro do olhar com informações mais periféricas (*simultanagnosia*). Um paciente com simultanagnosia "vê as árvores, mas não a floresta". Por exemplo, um paciente colocado diante de um abajur de mesa e solicitado a nomeá-lo pode olhar para sua base circular e afirmar que é um cinzeiro. Alguns pacientes com simultanagnosia relatam que os

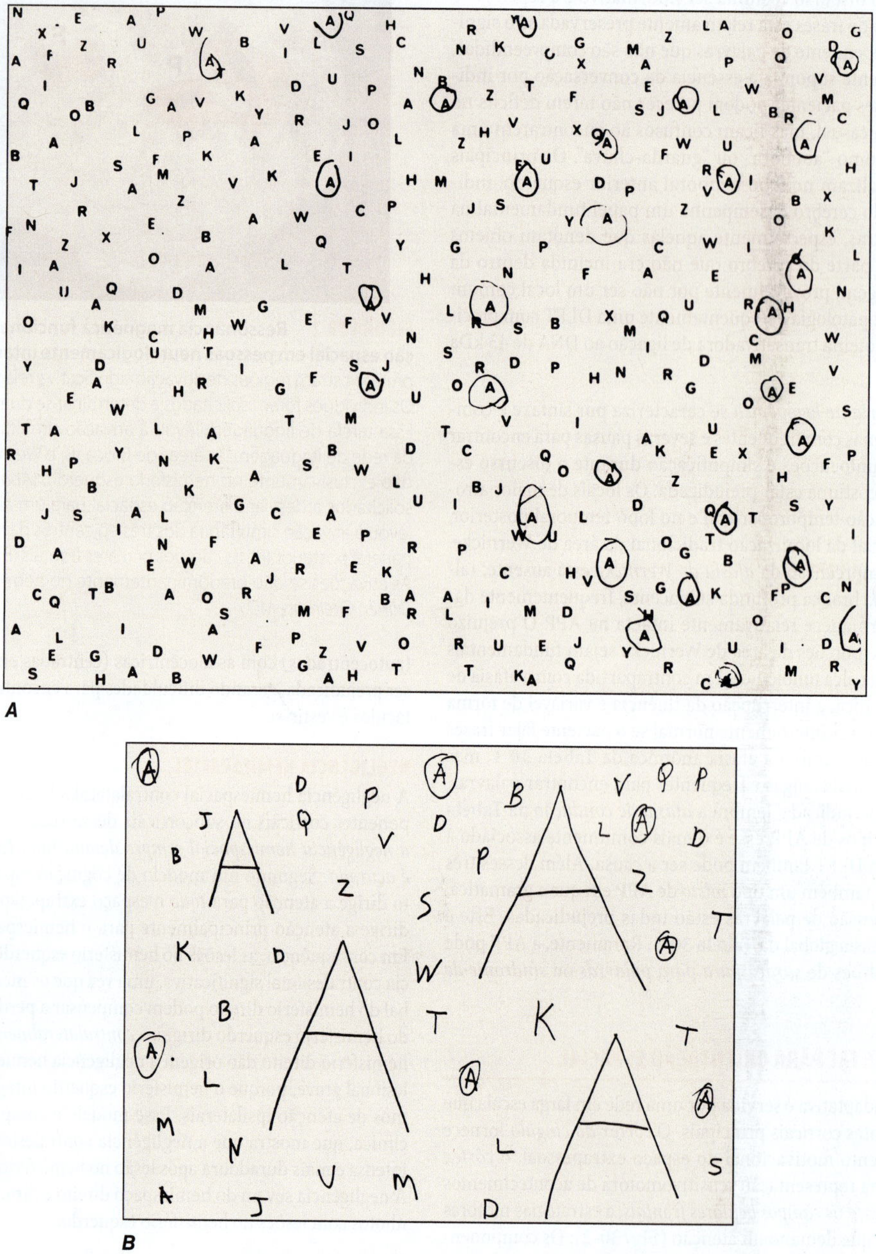

FIGURA 30-3 ***A.*** Um homem de 47 anos de idade com uma grande lesão frontoparietal no hemisfério direito foi solicitado a circular todas as letras A. Ele circulou somente os alvos à direita. Essa é uma manifestação de negligência hemiespacial esquerda. ***B.*** Uma mulher de 70 anos com história de demência degenerativa há 2 anos foi capaz de circular a maioria dos alvos pequenos, mas ignorou os maiores. Essa é uma manifestação de simultanagnosia.

objetos para os quais estão olhando podem desaparecer subitamente, indicação provável de uma incapacidade de computar o retorno oculomotor ao ponto original do olhar após deslocamentos sacádicos breves. O movimento e estímulos distrativos exacerbam consideravelmente as dificuldades de percepção visual. A simultanagnosia pode ocorrer na ausência dos dois outros componentes da síndrome de Bálint, principalmente em associação com a DA.

Pode-se empregar uma modificação do teste de cancelamento de letras descrita anteriormente para o diagnóstico à beira do leito de simultanagnosia. Nessa modificação, alguns dos alvos (p. ex., as letras A) devem ser bem maiores que outros (altura de 7,5-10 cm vs. 2,5 cm), e todos os alvos estão entremeados com elementos distrativos. Os pacientes com simultanagnosia revelam tendência contraintuitiva, porém típica, de deixar de ver os alvos maiores (Fig. 30-3*B*). Isso ocorre porque as informações necessárias à identificação dos alvos maiores não se restringem aos limites imediatos do olhar e exigem a integração de informações visuais obtidas em múltiplos pontos de fixação. A maior dificuldade na detecção dos alvos maiores também indica que a deficiência da acuidade não é responsável pela disfunção visual e que o problema é antes central que periférico. O teste mostrado na Fig. 30-3*B* não é por si só suficiente para o diagnóstico de simultanagnosia, pois alguns pacientes com uma síndrome da rede frontal podem omitir as letras que parecem incongruentes para o tamanho do papel. Isso pode acontecer porque eles não têm a flexibilidade mental para perceber que os dois tipos de alvos são simbolicamente idênticos apesar de serem superficialmente diferentes.

Lesões parietais bilaterais podem prejudicar a integração de coordenadas espaciais egocêntricas e alocêntricas. Uma manifestação é a *apraxia do vestir*. Um paciente com esse distúrbio é incapaz de alinhar o eixo corporal com o eixo da roupa e demonstra dificuldade ao segurar um casaco de cabeça para baixo ou estender o braço em uma dobra da roupa em vez da manga. Lesões que envolvem o córtex parietal posterior também podem causar dificuldades significativas para copiar simples desenhos com linhas. Isso é conhecido como *apraxia construtiva* e é muito mais intensa se a lesão for do hemisfério direito. Em alguns pacientes com lesões no hemisfério direito, as dificuldades para desenhar limitam-se ao lado esquerdo da figura e representam uma manifestação de negligência hemiespacial; em outros, há um déficit mais universal na reprodução dos contornos e da perspectiva tridimensional. Dificuldades para encontrar caminhos podem ser incluídas nesse grupo de distúrbios, refletindo uma incapacidade de se orientar em relação a objetos e pontos de referência externos.

Causas de desorientação espacial e síndrome de atrofia cortical posterior

Lesões cerebrovasculares e neoplasias no hemisfério direito são causas comuns de negligência hemiespacial. Dependendo do local da lesão, um paciente com negligência também pode ter hemiparesia, hemi-hipoestesia e hemianopsia à esquerda, mas esses achados não são constantes. A maioria desses pacientes apresenta melhora considerável da negligência hemiespacial, em geral nas primeiras semanas. A síndrome de Bálint, a apraxia do vestir e déficit no encontro de rotas resultam provavelmente de lesões parietais dorsais bilaterais; situações comuns para o início agudo incluem infarto em zona de fronteira entre os territórios das artérias cerebrais, média e posterior, hipoglicemia e trombose do seio sagital.

Uma forma progressiva de desorientação espacial conhecida como síndrome da *atrofia cortical posterior* (ACP) mais comumente representa uma variante da DA com concentrações incomuns de degeneração neurofibrilar no córtex parieto-occipital e no colículo superior (Fig. 30-4). A doença por corpos de Lewy (DCL), a DCJ e a DLFT (tipo degeneração corticobasal) são outras possíveis causas. O paciente apresenta uma negligência hemiespacial progressiva, síndrome de Bálint e déficit no encontro de rotas, em geral acompanhada por apraxia do vestir e construtiva.

A REDE OCCIPITOTEMPORAL PARA RECONHECIMENTO DE ROSTOS E OBJETOS

Um paciente com *prosopagnosia* não reconhece rostos familiares, incluindo às vezes o reflexo da sua própria face no espelho. Esse déficit não é perceptivo, pois os pacientes prosopagnósicos identificam facilmente se duas faces são idênticas. Além disso, um paciente prosopagnósico que não reconhece uma face familiar à inspeção visual pode utilizar indícios auditivos para chegar ao reconhecimento correto, se lhe for dada a chance de escutar a voz da pessoa. Portanto, o déficit na prosopagnosia é específico da modalidade e reflete a existência de uma lesão que impede a ativação de modelos associativos multimodais de outro modo intactos por estímulos visuais relevantes. Os pacientes prosopagnósicos não têm dificuldade na identificação genérica de uma face como tal, ou de um carro como carro, mas eles podem não reconhecer a identidade de uma dada face ou a marca de um determinado automóvel. Isso reflete um déficit do reconhecimento visual dos aspectos particulares que caracterizam os elementos de uma classe de objetos. Quando os problemas de reconhecimento tornam-se mais generalizados e estendem-se à identificação genérica de objetos comuns, o distúrbio denomina-se *agnosia visual de objetos*. Um paciente anômico não consegue nomear o objeto, mas pode descrever seu uso. Diferentemente, um paciente com agnosia visual é incapaz de nomear e descrever o uso de um objeto apresentado visualmente. Os distúrbios do reconhecimento de faces e objetos também podem resultar da simultanagnosia da síndrome de Bálint, caso em que são conhecidos como agnosias *aperceptivas*, ao contrário das agnosias *associativas* que resultam de lesões do lobo temporal inferior.

CAUSAS E RELAÇÃO COM DEMÊNCIA SEMÂNTICA

As lesões típicas da prosopagnosia e da agnosia visual de objetos com início agudo consistem em infartos bilaterais no território das artérias cerebrais

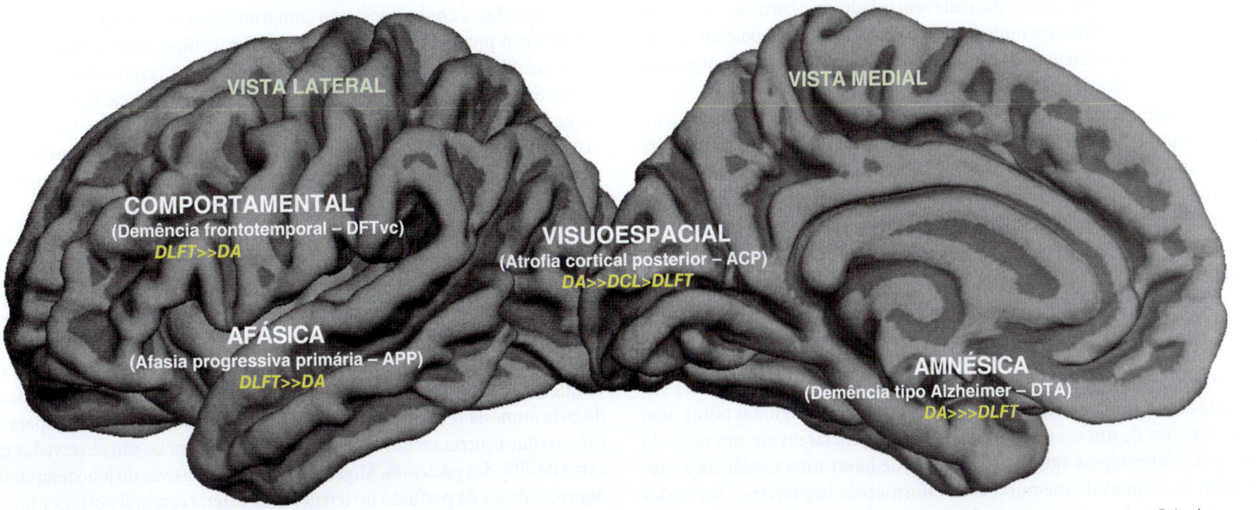

FIGURA 30-4 **Quatro síndromes de demência focal e seus correlatos neuropatológicos mais prováveis.** APP, afasia primária progressiva; DA, doença de Alzheimer; DFTvc, demência frontotemporal variante comportamental; DLFT, degeneração lobar frontotemporal (tipo tau ou TDP-43); DCL, doença por corpos de Lewy; DTA, demência tipo Alzheimer.

posteriores que envolvem o giro fusiforme. Os déficits associados podem incluir defeitos dos campos visuais (especialmente quadrantanopsias superiores) e uma cegueira central para cores denominada acromatopsia. Raramente, a lesão implicada é unilateral. Em tais casos, a prosopagnosia está associada a lesões no hemisfério direito, enquanto a agnosia de objetos associa-se a lesões localizadas no esquerdo. Doenças degenerativas dos córtices temporais anterior e inferior podem causar prosopagnosia associativa progressiva e agnosia de objetos. A combinação de agnosia associativa progressiva e uma afasia fluente com prejuízo da compreensão de palavras é conhecida como *demência semântica*. Os pacientes com demência semântica não reconhecem faces e objetos, bem como não podem entender o significado de palavras que denotam objetos. Isso deve ser diferenciado do tipo semântico de APP em que há grave prejuízo da compreensão de palavras que denotam objetos e na nomeação de rostos e objetos, mas com relativa preservação do reconhecimento de rostos e objetos. A atrofia do lobo temporal anterior costuma ser bilateral na demência semântica, enquanto tende a afetar principalmente o hemisfério esquerdo na APP semântica. O início agudo da síndrome de demência semântica pode estar associado com encefalite por herpes simples.

A REDE LÍMBICA PARA MEMÓRIA EXPLÍCITA E AMNÉSIA

As áreas límbicas (p. ex., hipocampo, amígdala e córtex entorrinal) e paralímbicas (p. ex., cíngulo, ínsula, córtex temporopolar e partes das regiões orbitofrontais), os núcleos anterior e medial do tálamo, as partes medial e basal do estriado e o hipotálamo constituem uma rede distribuída conhecida como *sistema límbico*. As relações comportamentais deste rede podem ser classificadas em dois grupos. Um inclui a coordenação das emoções, a motivação, o comportamento relacional, o tônus autonômico e a função endócrina. Essas funções estão sob a influência da amígdala e das áreas paralímbicas anteriores. Elas formam a rede de saliência. As duas condições neurológicas que mais frequentemente interferem neste grupo de funções límbicas são a epilepsia do lobo temporal e a variante comportamental da demência frontotemporal (DFTvc). Uma área adicional de especialização da rede límbica, e a que é mais relevante para a prática clínica, é a da memória declarativa (explícita) para episódios e experiências recentes. Esta função está sob influência do hipocampo, córtex entorrinal, áreas paralímbicas posteriores e núcleos límbicos do tálamo. Esta parte do sistema límbico também é chamada de circuito de Papez. Uma perturbação da memória explícita denomina-se *estado amnésico*. Na ausência de déficits de motivação, atenção, linguagem ou função visuoespacial, o diagnóstico clínico de estado amnésico global persistente sempre está associado a lesão bilateral da rede límbica, em geral dentro do complexo hipocampo-entorrinal ou do tálamo. Uma lesão da rede límbica não destrói necessariamente as memórias, mas interfere na sua recuperação consciente de forma coerente. Os fragmentos individuais de informações permanecem preservados, apesar das lesões límbicas, e podem dar origem ao que é conhecido como *memória implícita*. Por exemplo, pacientes em estado amnésico são capazes de adquirir novas habilidades motoras ou perceptivas, embora possam não ter conhecimento consciente das experiências que possibilitaram a aquisição dessas habilidades.

A perturbação da memória no estado amnésico é multimodal e inclui componentes retrógrados e anterógrados. A *amnésia retrógrada* envolve uma incapacidade de recordar experiências que ocorreram antes do início do estado amnésico. Eventos relativamente recentes são mais vulneráveis à amnésia retrógrada que aqueles mais remotos e consolidados mais extensamente. Um paciente que chega ao pronto-socorro queixando-se de não saber sua identidade, mas capaz de recordar os eventos do dia anterior, quase certamente não tem uma causa neurológica de alteração da memória. O segundo e mais importante componente do estado amnésico é a *amnésia anterógrada*, que indica incapacidade de armazenar, reter e recordar conhecimentos novos. Os pacientes em estado amnésico não se lembram do que comeram há algumas horas nem dos detalhes de um evento importante que vivenciaram em um passado recente. Nos estágios agudos, também pode haver uma tendência a preencher as lacunas de memória com informações imprecisas, fabricadas e com frequência implausíveis. Isso se denomina *confabulação*. Os pacientes com a síndrome amnésica esquecem que esquecem e, quando inquiridos, tendem a negar a existência de um problema de memória. A confabulação é mais comum em casos em que a lesão subjacente também interfere com partes da rede frontal, como no caso da síndrome de Wernicke-Korsakoff ou do traumatismo craniano.

EXAME CLÍNICO

Um paciente com estado amnésico quase sempre está desorientado, em especial com relação ao tempo, e tem pouco conhecimento das notícias atuais. Testa-se o componente anterógrado de um estado amnésico por meio de uma lista de quatro ou cinco palavras, lidas em voz alta pelo examinador por até cinco vezes, ou até que o paciente consiga repetir toda a lista imediatamente sem hesitação. A próxima fase da recordação ocorre após um período de 5 a 10 minutos, durante o qual o paciente realiza outras testes. Os pacientes amnésicos falham nessa fase do teste e podem até esquecer que receberam uma lista de palavras para recordar. O reconhecimento preciso das palavras por múltipla escolha em um paciente que não as recordou indica uma perturbação menos grave da memória, que acomete principalmente o estágio de recuperação da memória. O componente retrógrado da amnésia pode ser avaliado por meio de perguntas acerca de acontecimentos autobiográficos ou históricos. O componente anterógrado dos estados amnésicos costuma ser bem mais proeminente que o retrógrado. Em raros casos, ocasionalmente associados à epilepsia do lobo temporal ou à encefalite por herpes simples, o componente retrógrado pode predominar. Estados confusionais causados por encefalopatias toxicometabólicas e alguns tipos de lesão do lobo frontal causam déficits de memória secundários, especialmente nos estágios de codificação e recuperação, mesmo na ausência de quaisquer lesões límbicas. Esse tipo de déficit de memória é distinguível do estado amnésico pela presença de deficiências adicionais nos testes relacionados com a atenção, descritas adiante na seção sobre os lobos frontais.

CAUSAS, INCLUINDO A DOENÇA DE ALZHEIMER

As doenças neurológicas que causam estados amnésicos incluem tumores (da asa do esfenoide, da parte posterior do corpo caloso, do tálamo ou do lobo temporal medial), infartos (no território da artéria cerebral anterior ou posterior), traumatismo craniano, encefalite herpética, encefalopatia de Wernicke-Korsakoff, encefalite límbica autoimune e demências degenerativas, como a DA e a doença de Pick. O denominador comum a todas essas doenças é a presença de lesões bilaterais de um ou mais componentes da rede. Em alguns casos, lesões unilaterais do hipocampo esquerdo dão origem a um estado amnésico, mas o déficit de memória tende a ser transitório. De acordo com a natureza e a distribuição da doença neurológica subjacente, o paciente também pode ter déficits dos campos visuais, limitações dos movimentos oculares ou achados cerebelares.

A causa mais comum de déficits progressivos da memória nos idosos é a DA. É por isso que uma demência predominantemente amnésica é também chamada de demência do tipo Alzheimer (DTA). Um estágio prodrômico de DTA, quando as atividades da vida diária estão geralmente preservadas, é conhecido como comprometimento cognitivo leve (CCL) amnésico. A predileção do córtex entorrinal e do hipocampo pela degeneração neurofibrilar precoce da patologia típica de DA é responsável pelo comprometimento inicialmente seletivo da memória episódica. Com o tempo, surgem comprometimentos na linguagem, na atenção e nas habilidades visuoespaciais à medida que a degeneração neurofibrilar se dissemina para outras áreas neocorticais. Com menos frequência, as demências amnésicas também podem ser causadas por DLFT.

A *amnésia global transitória* é uma síndrome distinta geralmente observada no final da meia-idade. Os pacientes apresentam desorientação aguda e perguntam, repetidamente, quem são, onde estão e o que estão fazendo. O episódio caracteriza-se por amnésia anterógrada (incapacidade de reter informações novas) e uma amnésia retrógrada para acontecimentos relativamente recentes que precederam o início. A síndrome em geral remite em 24 a 48 horas e é seguida pelo preenchimento do período afetado pela amnésia retrógrada, mas há perda persistente da memória para os eventos que ocorreram durante o episódio. Recorrências são observadas em cerca de 20% dos pacientes. Migrânea, crises convulsivas do lobo temporal e anormalidades da perfusão no território da artéria cerebral posterior foram propostas como causas da amnésia global transitória. A ausência de achados neurológicos associados às vezes pode induzir ao diagnóstico errôneo de transtorno psiquiátrico.

A REDE PRÉ-FRONTAL PARA FUNÇÃO EXECUTIVA E COMPORTAMENTO

Os lobos frontais subdividem-se em componentes motor-pré-motor, pré-frontal dorsolateral, pré-frontal medial e orbitofrontal. Os termos *síndrome do lobo frontal* e *córtex pré-frontal* referem-se apenas aos três últimos desses quatro componentes. Essas são as regiões do córtex cerebral que sofreram a maior expansão filogenética em primatas e especialmente em humanos. As regiões pré-frontal dorsolateral, pré-frontal medial e orbitofrontal, junto com as estruturas subcorticais com as quais elas estão conectadas (i.e., a cabeça do núcleo caudado e o núcleo dorsomedial do tálamo), constituem coletivamente uma rede em larga escala que coordena aspectos extremamente complexos da cognição e do comportamento humanos. A rede pré-frontal se sobrepõe à rede de saliência através do giro cingulado anterior e partes da região orbitofrontal. Déficits de conduta social e empatia vistos nas demências frontais neurodegenerativas (como a DFTvc) são atribuídos a patologia das redes pré-frontal e de saliência.

A rede pré-frontal exerce um papel importante nos comportamentos que exigem múltiplas tarefas e a integração do pensamento com a emoção. Operações cognitivas prejudicadas por lesões do córtex pré-frontal muitas vezes são chamadas de "funções executivas". As manifestações clínicas mais comuns de lesão da rede pré-frontal assumem a forma de duas síndromes relativamente distintas. Na *síndrome frontal de abulia*, o paciente mostra perda de iniciativa, criatividade e curiosidade, bem como indiferença emocional difusa, apatia e falta de empatia. Na *síndrome de desinibição frontal*, o paciente torna-se socialmente desinibido e apresenta deficiências graves de discernimento, compreensão, previsão e capacidade de seguir regras de conduta. A dissociação entre função intelectual intacta e perda total do bom-senso mais rudimentar é marcante. Apesar da preservação de todas as funções de memória essenciais, o paciente não aprende com a experiência e continua a exibir comportamentos impróprios, sem parecer sentir dor emocional, culpa ou arrependimento quando tais comportamentos suscitam consequências desastrosas repetidamente. As deficiências podem surgir apenas em situações da vida real, quando o comportamento está sob o controle externo mínimo, e podem não se manifestar dentro do ambiente estruturado do consultório médico. O teste do discernimento, inquirindo-se os pacientes, por exemplo, sobre o que eles fariam se descobrissem um incêndio em um teatro ou encontrassem um envelope selado e endereçado no meio da rua não é muito informativo, porque pacientes que respondem adequadamente a essas perguntas no consultório ainda podem ter comportamento insensato na vida real. Portanto, o médico deve estar preparado para definir o diagnóstico de doença do lobo frontal com base apenas em informações da anamnese, ainda que o estado mental pareça bem preservado ao exame no consultório.

EXAME CLÍNICO

O aparecimento de reflexos primitivos relacionados com o desenvolvimento, também chamados de sinais de liberação frontal, como a preensão (suscitada por batida delicada na palma da mão) e a sucção (suscitada por batida delicada nos lábios), é observado, sobretudo, em pacientes com grandes lesões estruturais que se estendam aos componentes pré-motores dos lobos frontais ou no contexto de encefalopatias metabólicas. A grande maioria dos pacientes com lesões pré-frontais e síndromes comportamentais do lobo frontal não apresenta esses reflexos. A lesão do lobo frontal atinge uma variedade de funções relacionadas com a atenção, incluindo a memória de trabalho (a conservação e manipulação transitória de informações para a realização de uma tarefa), a capacidade de concentração, a busca forçada e a recuperação de informações armazenadas, a inibição de respostas imediatas, porém impróprias, e a flexibilidade mental. A capacidade de repetir uma série de dígitos (que deve conter sete números para repetição direta e cinco na inversa) está diminuída, refletindo problemas na memória de trabalho; a enumeração dos meses do ano em ordem inversa (o que deve levar menos de 15 segundos) é prolongada, sendo outra indicação de memória de trabalho ruim; e a fluência na produção de palavras que começam com as letras a, f ou s que podem ser geradas em 1 minuto (normalmente ≥ 12 por letra) está reduzida até mesmo em pacientes não afásicos, indicando prejuízo na capacidade de procurar e recuperar informações de armazenamento de longo prazo. Nos testes de "reagir ou não reagir" (quando a instrução é levantar o dedo ao ouvir uma palma, mas permanecer imóvel quando ouvir duas palmas), o paciente mostra incapacidade típica de inibir a resposta ao estímulo "não reagir". A flexibilidade mental (testada pela capacidade de mudar de um critério para outro em testes de classificação ou equiparação) está limitada, a distração por estímulos irrelevantes é aumentada e há uma tendência marcante à impersistência e à perseveração. A capacidade de abstrair semelhanças e interpretar provérbios também está prejudicada.

Os déficits de atenção comprometem o registro ordenado e a recuperação de novas informações, além de acarretarem déficits *secundários* da memória explícita. A distinção dos mecanismos neurais subjacentes é ilustrada pela observação de que pacientes gravemente amnésicos que não se recordam de acontecimentos ocorridos há alguns minutos podem ter capacidade de memória de trabalho intacta, senão superior, conforme demonstrado em testes de séries de dígitos. O uso do termo *memória* para designar duas faculdades mentais completamente diferentes é confuso. A memória de trabalho depende da manutenção de informações prontamente disponíveis por breves períodos, enquanto a memória explícita depende do armazenamento distante e subsequente recuperação da informação.

CAUSAS: TRAUMATISMO, NEOPLASIA E DEMÊNCIA FRONTOTEMPORAL

A síndrome de abulia tende a estar associada a lesão no córtex pré-frontal dorsolateral ou dorsomedial, e a síndrome da desinibição a dano no córtex orbitofrontal ou ventromedial. Tais síndromes tendem a surgir quase exclusivamente após lesões bilaterais. As lesões unilaterais limitadas ao córtex pré-frontal podem permanecer silenciosas até que a patologia se dissemine para o outro lado, o que explica por que o AVC tromboembólico é uma causa incomum da síndrome do lobo frontal. Quando síndromes comportamentais da rede frontal surgem em conjunto com doença assimétrica, a lesão tende a estar predominantemente no lado direito do cérebro. Contextos comuns de síndromes do lobo frontal incluem traumatismo craniano, ruptura de aneurismas, hidrocefalia, tumores (incluindo metástases, glioblastoma e meningiomas da foice ou do sulco olfatório) e doenças degenerativas focais, em especial a DLFT. A síndrome neurodegenerativa frontal mais proeminente é a DFTvc. Em muitos pacientes com DFTvc, a atrofia inclui o córtex orbitofrontal e também se estende até os lobos temporais anteriores, ínsula e córtex cingulado anterior. Algumas vezes a atrofia predominantemente no lobo temporal anterior direito apresenta-se com a síndrome DFTvc. As alterações comportamentais nesses pacientes podem variar desde apatia até roubos em lojas, jogo compulsivo, indiscrições sexuais, falta importante do bom senso, novos comportamentos ritualísticos e alterações em preferências dietéticas, geralmente levando a um aumento do gosto por doces ou a fixação rígida a alimentos específicos. Em muitos pacientes com DA, a degeneração neurofibrilar acaba disseminando-se para o córtex pré-frontal e origina os componentes da síndrome do lobo frontal, mas quase sempre sobre uma base de comprometimento grave da memória. Raramente, a síndrome DFTvc pode surgir de forma isolada no contexto de uma forma atípica de patologia de DA.

Lesões no núcleo caudado ou no núcleo dorsomedial do tálamo (componentes subcorticais da rede pré-frontal) também podem produzir síndrome de lobo frontal afetando principalmente as funções executivas. Essa é uma das razões pelas quais as alterações no estado mental associadas a doenças degenerativas dos núcleos da base, como doença de Parkinson e doença de Huntington, mostram componentes da síndrome do lobo frontal. Lesões multifocais bilaterais dos hemisférios cerebrais, nenhuma das quais grande o suficiente individualmente para causar déficits cognitivos específicos como afasia e negligência, podem coletivamente interferir na conectividade e na função integradora (executiva) do córtex pré-frontal. Assim, uma síndrome do lobo frontal, geralmente a forma de abulia, é o perfil comportamental mais comum associado a uma variedade de doenças cerebrais multifocais bilaterais, como as encefalopatias metabólicas, a esclerose múltipla e a deficiência de vitamina B_{12}, entre outras. Muitos pacientes com o diagnóstico clínico de uma síndrome do lobo frontal tendem a ter lesões que não envolvem o córtex pré-frontal, mas sim os componentes subcorticais da rede pré-frontal ou suas conexões com outras partes do encéfalo. Para evitar estabelecer o diagnóstico de "síndrome do lobo frontal" em um paciente sem evidência de doença do córtex frontal, é recomendável utilizar a expressão diagnóstica *síndrome da rede frontal*, com a compreensão de que as lesões responsáveis podem situar-se em qualquer área dessa rede. Um paciente com doença do lobo frontal suscita dilemas em potencial no diagnóstico diferencial: a abulia e a indiferença podem ser erroneamente interpretadas como depressão, e a desinibição, como mania idiopática ou atuação. A intervenção apropriada pode ser adiada enquanto um tumor tratável continua a crescer.

ASSISTÊNCIA AOS PACIENTES COM DÉFICITS DA FUNÇÃO CEREBRAL SUPERIOR

A melhora espontânea dos déficits cognitivos secundários a AVC ou trauma é comum. É mais rápida nas primeiras semanas, mas pode continuar por até 2 anos, especialmente em indivíduos jovens com lesões cerebrais isoladas. Alguns dos déficits iniciais nesses casos parecem advir de disfunção remota (diásquise) em regiões do cérebro que estão interconectadas com o local da lesão inicial. Nesses pacientes, a melhora reflete, pelo menos em parte, a normalização da disfunção remota. Outros mecanismos envolvem a reorganização funcional de neurônios sobreviventes adjacentes à lesão, ou o uso compensatório de estruturas homólogas – por exemplo, o giro temporal superior direito com recuperação da afasia de Wernicke. Em contraste, as doenças neurodegenerativas mostram progressão do déficit que varia muito de paciente para paciente.

Intervenções farmacológicas e não farmacológicas Alguns déficits descritos neste capítulo são tão complexos que podem desnortear não apenas o paciente e a família, como também o médico. O cuidado de pacientes com esses déficits exige avaliação cuidadosa da história, dos resultados dos testes cognitivos e dos procedimentos diagnósticos. Cada peça de informação deve ser interpretada e colocada em contexto. Uma queixa de "memória ruim", por exemplo, pode refletir uma anomia; escores ruins em um teste de aprendizado podem refletir uma diminuição na atenção em vez da memória explícita; um relato de depressão ou indiferença pode refletir comprometimento de prosódia em vez de alteração no humor ou empatia; a jocosidade pode ser causada por problemas de percepção em vez de bom humor. Embora haja poucos estudos bem controlados, várias intervenções não farmacológicas têm sido usadas para tratar déficits corticais superiores. Isso inclui fonoterapia para afasias, modificação comportamental para distúrbios comportamentais e treinamento cognitivo para desorientação visuoespacial e síndromes amnésicas. Intervenções mais práticas, geralmente aplicadas por terapia ocupacional, visam melhorar as atividades da vida diária por meio de dispositivos de assistência e modificações no ambiente doméstico. Determinar a competência do paciente para dirigir veículos motorizados é um desafio, em especial nos estágios iniciais das doenças demenciais. Um teste de direção e relatos de familiares podem ajudar a tomar decisões relacionadas com essa atividade importante. Em condições neurodegenerativas como a APP, a estimulação magnética transcraniana (ou por corrente direta) obteve resultados mistos quanto à melhora dos sintomas. O objetivo é ativar os neurônios remanescentes em locais de atrofia ou em regiões não afetadas do hemisfério contralateral. Depressão e distúrbios do sono podem intensificar os distúrbios cognitivos e devem ser tratados com as modalidades apropriadas. Se os neurolépticos passarem a ser absolutamente necessários para controle da agitação, os neurolépticos atípicos são preferíveis por terem menos efeitos colaterais extrapiramidais. O tratamento com neurolépticos em pacientes com demência requer consideração dos benefícios potenciais em comparação com os efeitos colaterais potencialmente graves. Isso é especialmente relevante para o caso de pacientes com demência por corpos de Lewy, os quais podem ser anormalmente sensíveis aos efeitos colaterais.

Como em todas as outras áreas da medicina, uma etapa crucial no cuidado do paciente é identificar a causa subjacente do comprometimento. Isso é fácil nos casos de AVC, traumatismo cranioencefálico ou encefalite, mas se torna particularmente difícil nas demências, pois a mesma síndrome clínica progressiva pode ser causada por várias entidades neuropatológicas. O advento de biomarcadores em exames de imagem, sangue e líquido cerebrospinal torna atualmente possível abordar essa questão com razoável sucesso e fazer os diagnósticos específicos de DA, DCL, DCJ e DLFT. Um diagnóstico etiológico específico permite que o médico recomende os medicamentos ou testes clínicos mais apropriados para o processo patológico subjacente. Uma avaliação clínica que identifica o domínio principal de comprometimento comportamental e cognitivo seguida pelo uso judicioso de informações de biomarcadores para presumir a natureza da doença subjacente permite uma abordagem personalizada aos pacientes com comprometimentos cognitivos superiores.

LEITURAS ADICIONAIS

Ghetti B et al: *Frontotemporal Dementias: Emerging Milestones of the 21st Century*. New York, Springer, 2021.

Henry ML et al: Retraining speech production and fluency in non-fluent/agrammatic primary progressive aphasia. Brain 141:1799, 2018.

Mesulam M-M: Behavioral neuroanatomy: Large-scale networks, association cortex, frontal syndromes, the limbic system and hemispheric specialization, in *Principles of Behavioral and Cognitive Neurology*, M-M Mesulam (ed). New York, Oxford University Press, 2000, pp 1–120.

Mesulam M-M et al: Word comprehension in temporal cortex and Wernicke area: A PPA perspective. Neurology 92:e224, 2019.

Miller BL, Boeve BF (eds): *The Behavioral Neurology of Dementia*, 2nd ed. Cambridge, Cambridge University Press, 2017.

31 Distúrbios do sono

Thomas E. Scammell, Clifford B. Saper, Charles A. Czeisler

Os distúrbios do sono estão entre as queixas de saúde mais comuns com que os médicos se deparam. Mais da metade dos adultos nos Estados Unidos experimentam pelo menos distúrbios do sono intermitentes, e apenas 30% dos adultos norte-americanos relatam obter de forma consistente uma quantidade suficiente de sono. A National Academy of Medicine estimou que 50 a 70 milhões de norte-americanos sofram de um distúrbio crônico do sono e da vigília, o que pode comprometer seriamente o funcionamento diurno e a saúde física e mental. É cada vez mais reconhecida uma alta prevalência de distúrbios do sono em todas as culturas, e a expectativa é de que esses problemas aumentem ainda mais nos próximos anos à medida que a população envelhece. Nos últimos 30 anos, a área da medicina do sono surgiu como uma especialidade distinta em resposta ao impacto dos distúrbios e da deficiência do sono na saúde geral. Contudo, mais de 80% dos pacientes com distúrbios do sono permanecem não diagnosticados e não tratados – custando mais de 400 bilhões de dólares anualmente para a economia dos Estados Unidos por aumento de custos com cuidados de saúde, perda de produtividade, acidentes e lesões, e levando ao desenvolvimento de programas de educação em saúde do sono e de rastreamento para distúrbios do sono no local de trabalho, projetados para abordar essa necessidade médica não satisfeita.

FISIOLOGIA DO SONO E DA VIGÍLIA

A maioria dos adultos precisa de 7-9 horas de sono por noite para a promoção da saúde ideal, embora o momento, a duração e a estrutura interna do sono varie entre as pessoas. Nos Estados Unidos, os adultos tendem a ter um episódio de sono consolidado por noite, embora, em algumas culturas, o sono seja dividido em um breve período no meio da tarde e um sono noturno encurtado. Esse padrão muda consideravelmente ao longo da vida, pois lactentes e crianças pequenas dormem consideravelmente mais que os idosos, enquanto as pessoas > 70 anos de idade dormem em média cerca de uma hora a menos que os adultos jovens.

Os estágios do sono humano são definidos com base nos padrões típicos do eletrencefalograma (EEG), do eletro-oculograma (EOG – uma medida da atividade dos movimentos oculares) e da eletromiografia (EMG) de superfície medida no queixo, pescoço e pernas. O registro contínuo desses parâmetros eletrofisiológicos para definir o sono e a vigília denomina-se *polissonografia*.

Os perfis polissonográficos definem dois estados básicos do sono: (1) o sono com movimentos oculares rápidos (REM, de *rapid eye movement*) e (2) o sono sem movimentos oculares rápidos (NREM, de *non-REM*). O sono NREM é ainda subdividido em três estágios: N1, N2 e N3, caracterizados por um limiar crescente para o despertar e alentecimento do EEG cortical. O sono REM se caracteriza por EEG de baixa amplitude e frequência mista semelhante àquele do sono NREM estágio N1, além de um padrão no EOG de REMs que tendem a ocorrer em "enxurradas" ou "surtos". A atividade da EMG está ausente em quase todos os músculos esqueléticos com exceção daqueles envolvidos na respiração, refletindo a paralisia muscular mediada pelo tronco encefálico, típica do sono REM.

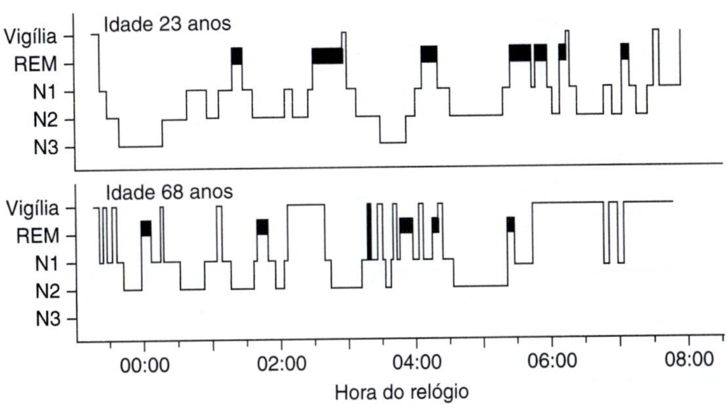

FIGURA 31-1 Arquitetura sono-vigília. Ocorrem estágios alternados de alerta, três estágios de sono NREM (N1-N3) e sono REM (*barras sólidas*) ao longo da noite em homens adultos jovens e idosos. As características do sono em pessoas mais velhas incluem a redução do sono de ondas lentas N3, despertares espontâneos frequentes, início precoce do sono e despertar matinal precoce.

ORGANIZAÇÃO DO SONO HUMANO

O sono noturno normal em adultos exibe uma organização constante noite após noite (Fig. 31-1). Após seu início, o sono geralmente percorre os estágios NREM N1-N3 em 45 a 60 minutos. O sono de ondas lentas (estágio do sono N3 do NREM) predomina no primeiro terço da noite e compreende 15 a 25% do sono noturno total em adultos jovens. A privação de sono aumenta a rapidez de início do sono e tanto a intensidade quanto a quantidade do sono de ondas lentas.

O primeiro episódio de sono REM costuma ocorrer na segunda hora de sono. Os sonos NREM e REM alternam-se ao longo da noite, com período médio de 90 a 110 minutos (o ciclo de sono "ultradiano"). No total, em adultos jovens saudáveis, o sono REM constitui 20 a 25% do sono total, e os estágios NREM N1 e N2 perfazem 50 a 60%.

A idade exerce impacto profundo na organização dos estados do sono (Fig. 31-1). O sono N3 é mais intenso e proeminente durante a infância, diminuindo na puberdade e durante a segunda e a terceira décadas de vida. Em idosos, o sono N3 pode estar completamente ausente, e o restante do sono NREM tipicamente fica mais fragmentado, com despertares frequentes do sono NREM. É a frequência aumentada dos despertares, em vez da capacidade reduzida de voltar a dormir, que é responsável pelo maior período de vigília durante o ciclo do sono em idosos. Enquanto o sono REM pode ser responsável por 50% do total de sono em lactentes, a porcentagem cai abruptamente no primeiro ano à medida que se desenvolve um ciclo maduro REM-NREM; depois disso, o sono REM ocupa cerca de 25% do tempo total de sono.

A privação de sono degrada o desempenho cognitivo, particularmente em testes que exigem vigilância contínua. Paradoxalmente, pessoas idosas são menos vulneráveis aos prejuízos no desempenho neurocomportamental induzidos pela privação aguda de sono que adultos jovens, mantendo o tempo de reação e a vigilância, com poucos lapsos de atenção. No entanto, é mais difícil para os idosos recuperarem o sono após permanecerem acordados toda a noite, pois a capacidade de dormir durante o dia diminui com a idade.

Após a privação de sono, o sono NREM é geralmente recuperado antes, seguido pelo sono REM. Contudo, como o sono REM tende a ser mais proeminente na segunda metade da noite, o sono truncado (p. ex., por um alarme) resulta em privação seletiva do sono REM. Isso pode aumentar a pressão do sono REM até o ponto em que o primeiro sono REM pode ocorrer muito precocemente no próximo sono noturno. Como muitos distúrbios (ver adiante) também causam fragmentação do sono, é importante que o paciente tenha oportunidade suficiente de sono (pelo menos 8 horas por noite) por várias noites antes de uma polissonografia diagnóstica.

Há evidências crescentes de que o sono inadequado em humanos pode estar associado com intolerância à glicose que pode contribuir para o desenvolvimento de diabetes, obesidade e síndrome metabólica, bem como piora das respostas imunes, aterosclerose acelerada e aumento do risco de doença cardíaca, comprometimento cognitivo, doença de Alzheimer e acidente vascular cerebral (AVC). Por essas razões, a National Academy of Medicine declarou a deficiência de sono e os distúrbios do sono "um problema de saúde pública não resolvido".

SONO E VIGÍLIA SÃO REGULADOS POR CIRCUITOS CEREBRAIS

Dois sistemas neurais principais governam a expressão do sono e da vigília. O sistema de ativação ascendente, ilustrado em *verde* na **Figura 31-2**, consiste em grupos de células nervosas que se estendem da parte superior da ponte até o hipotálamo e prosencéfalo basal e que ativam o córtex cerebral, tálamo (que é necessário para retransmitir a informação sensorial até o córtex) e outras regiões do prosencéfalo. Os neurônios de ativação ascendente usam monoaminas (norepinefrina, dopamina, serotonina e histamina), glutamato ou acetilcolina como neurotransmissores para ativar seus neurônios-alvo. Alguns neurônios do prosencéfalo basal usam o ácido γ-aminobutírico (GABA) para inibir os interneurônios inibitórios corticais promovendo, dessa forma, a vigília. Outros neurônios ativadores no hipotálamo usam o peptídeo neurotransmissor orexina (também conhecido por hipocretina, mostrado em *azul* na Fig. 31-2) para reforçar a atividade em outros grupos celulares ativadores.

A lesão do sistema de ativação ao nível da ponte rostral e porção inferior do mesencéfalo causa coma, indicando que a influência da ativação ascendente a partir desse nível é fundamental para manter a vigília. A lesão do ramo hipotalâmico do sistema de ativação causa sonolência profunda, mas geralmente sem coma. A perda específica dos neurônios da orexina produz o distúrbio do sono narcolepsia (ver adiante). O dano isolado do tálamo causa perda do conteúdo da vigília, conhecida como estado vegetativo persistente, mas os ciclos de sono-vigília são amplamente preservados.

O sistema de ativação é desligado durante o sono por impulsos inibitórios a partir de grupos celulares no sistema de promoção do sono, mostrado na **Figura 31-2** em *vermelho*. Esses neurônios na área pré-óptica e na ponte usam o GABA para inibir o sistema de ativação. Neurônios adicionais no hipotálamo lateral contendo o peptídeo hormônio concentrador da melanina promovem o sono REM. Muitos neurônios promotores do sono são eles mesmos inibidos por impulsos do sistema de ativação. Essa inibição mútua entre os sistemas de promoção de despertar e de sono forma um circuito neural semelhante ao que os engenheiros elétricos chamam de "circuito flip-flop". Um circuito desse tipo tende a promover transições rápidas entre os estados ligado (acordado) e desligado (dormindo), evitando estados intermediários. As transições relativamente rápidas entre os estados de sono e vigília, conforme mostrado no EEG de humanos e animais, são consistentes com esse modelo.

Os neurônios no núcleo pré-óptico ventrolateral, um dos principais locais de promoção do sono, são perdidos durante o envelhecimento humano normal, o que se correlaciona com a capacidade reduzida de manter o sono (fragmentação do sono). Os neurônios pré-ópticos ventrolaterais também sofrem dano na doença de Alzheimer, o que pode ser parcialmente responsável pela má qualidade de sono nesses pacientes.

As transições entre sono NREM e REM parecem ser controladas por um circuito semelhante no tronco encefálico. Foram identificados neurônios GABAérgicos REM-Off no mesencéfalo inferior, os quais inibem os neurônios REM-On na ponte superior. O grupo REM-On contém neurônios GABAérgicos que inibem o grupo REM-Off (satisfazendo as condições para um circuito flip-flop para o sono REM) bem como neurônios glutamatérgicos que se projetam amplamente no sistema nervoso central (SNC) para causar o fenômeno principal associado ao sono REM. Os neurônios REM-On que se projetam para o bulbo e a medula espinal ativam interneurônios inibitórios (contendo GABA e glicina), que, por sua vez, hiperpolarizam os neurônios motores, produzindo a paralisia do sono REM. Os neurônios REM-On que se projetam para o prosencéfalo podem ser importantes na produção dos sonhos.

O circuito do sono REM recebe impulsos colinérgicos, o que favorece as transições para o sono REM, e impulsos monoaminérgicos (norepinefrina e serotonina) que evitam o sono REM. Como resultado, fármacos que aumentam o tônus de monoaminas (p. ex., inibidores da recaptação de serotonina ou norepinefrina) tendem a reduzir a quantidade de sono REM. O dano aos neurônios que promovem a paralisia do sono REM pode produzir distúrbios de comportamento do sono REM, uma condição na qual os pacientes agem como se estivessem nos sonhos (ver adiante).

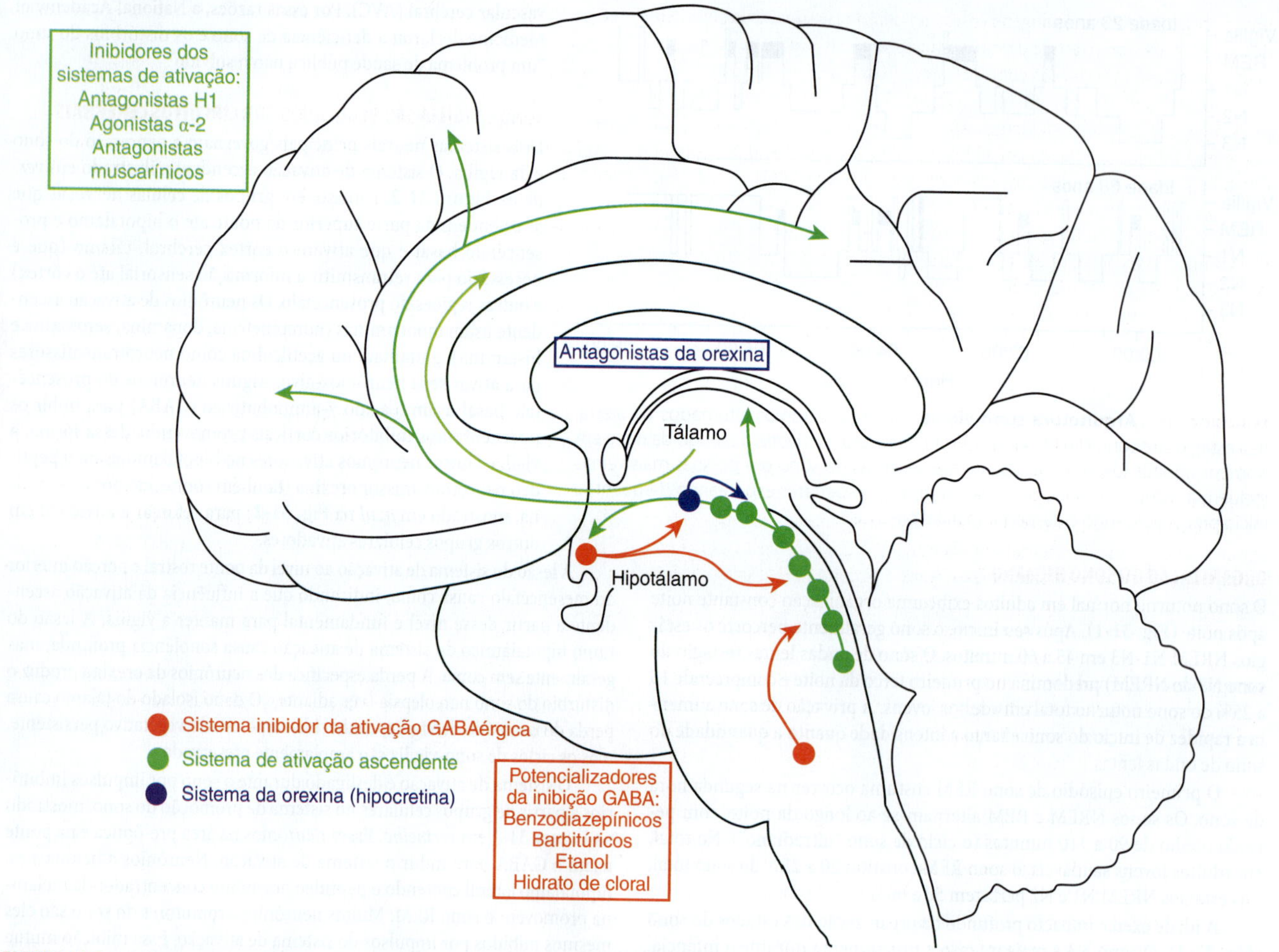

FIGURA 31-2 Relação entre fármacos para insônia e sistemas de sono-vigília. O sistema de despertar no cérebro (*verde*) inclui neurônios monoaminérgicos, glutamatérgicos e colinérgicos no tronco encefálico que ativam neurônios no hipotálamo, tálamo, prosencéfalo basal e córtex cerebral. Os neurônios de orexina (*azul*) no hipotálamo, que são perdidos na narcolepsia, reforçam e estabilizam o despertar por meio da ativação de outros componentes do sistema de ativação. O sistema de promoção do sono (*vermelho*) consiste em neurônios GABAérgicos na área pré-óptica e no tronco encefálico que inibem os componentes do sistema de ativação, permitindo que o sono ocorra. Os fármacos usados para tratar a insônia incluem aqueles que bloqueiam os efeitos dos neurotransmissores do sistema de ativação (*verde* e *azul*) e aqueles que aumentam os efeitos do ácido γ-aminobutírico (GABA) produzido pelo sistema do sono (*vermelho*).

CICLOS DE SONO-VIGÍLIA SÃO CONTROLADOS POR IMPULSOS HOMEOSTÁTICOS, ALOSTÁTICOS E CIRCADIANOS

O aumento gradual na tendência ao sono após períodos prolongados de vigília, seguido por sono profundo de ondas lentas e episódios prolongados de sono, demonstra que há um mecanismo *homeostático* que regula o sono. A neuroquímica da homeostase do sono é apenas parcialmente compreendida, mas com o prolongamento da vigília, os níveis de adenosina aumentam em algumas partes do cérebro. A adenosina pode agir por meio de receptores A1 para inibir diretamente muitas regiões cerebrais promotoras do despertar. Além disso, a adenosina promove o sono por meio dos receptores A2a; o bloqueio desses receptores pela cafeína é uma das principais formas com que as pessoas combatem a sonolência. Outros fatores humorais, como a prostaglandina D_2, também foram implicados nesse processo. A adenosina e a prostaglandina D_2 ativam os neurônios promotores do sono no núcleo pré-óptico ventrolateral.

Alostasia é a resposta fisiológica a um desafio, como um perigo físico ou ameaça psicológica, que não pode ser manejada por mecanismos homeostáticos. Essas respostas de estresse podem ter impacto importante na necessidade e na capacidade de dormir. Por exemplo, a insônia é muito comum em pacientes com ansiedade e outros transtornos psiquiátricos. A insônia induzida pelo estresse é ainda mais comum, afetando a maioria das pessoas em algum momento da vida. Estudos com tomografia por emissão de pósitrons (PET) em pacientes com insônia crônica mostram hiperativação dos componentes do sistema de ativação ascendente, bem como de seus alvos no sistema límbico no prosencéfalo (p. ex., córtex cingulado e amígdala cerebral). As áreas límbicas não são apenas alvos para o sistema de ativação, mas também enviam impulsos excitatórios para esse sistema, o que contribui para um círculo vicioso de ansiedade em relação ao estado de insônia, tornando mais difícil ainda o sono. As abordagens para o tratamento da insônia podem usar fármacos que inibem os impulsos do sistema de ativação ascendente (*verde* e *azul* na **Fig. 31-2**) ou que potencializam os impulsos do sistema de promoção do sono (*vermelho* na **Fig. 31-2**). No entanto, as abordagens comportamentais (terapia cognitivo-comportamental [TCC] e higiene do sono) que podem reduzir a atividade límbica do prosencéfalo ao deitar costumam ser o melhor tratamento no longo prazo.

O sono também é regulado por um forte sinal de tempo *circadiano*, controlado pelo núcleo supraquiasmático (NSQ) do hipotálamo, conforme descrito adiante. O NSQ emite impulsos para locais importantes do hipotálamo, o que impõe ritmos de 24 horas em uma ampla gama de comportamentos e sistemas corporais, incluindo o ciclo de sono-vigília.

FISIOLOGIA DA RITMICIDADE CIRCADIANA

O ciclo de sono e vigília é o mais evidente de muitos ritmos de 24 horas dos humanos. Variações diárias proeminentes também ocorrem nas funções endócrina, termorreguladora, cardíaca, pulmonar, renal, imunológica, gastrintestinal e neurocomportamental. Na análise de ritmos diários em humanos, é importante distinguir entre os componentes diurnos suscitados passivamente por alterações ambientais ou comportamentais periódicas (p. ex., a elevação da pressão arterial e da frequência cardíaca quando o indivíduo assume a postura ereta) e os ritmos circadianos produzidos ativamente por um processo oscilatório endógeno (p. ex., a variação circadiana na secreção de cortisol pela suprarrenal e de melatonina pela pineal, as quais persistem apesar da ampla variação das condições ambientais e comportamentais).

No nível celular, a ritmicidade circadiana endógena é impelida por alças de *feedback* autossustentadas. Apesar de ser atualmente reconhecido que a maioria das células no corpo tem relógios circadianos que regulam diversos processos fisiológicos, esses relógios em diferentes tecidos, ou mesmo em diferentes células no mesmo tecido, quando colocados isoladamente em um tecido explantado, não são capazes de manter a sincronização no longo prazo entre si, a qual é necessária para produzir ritmos de cerca de 24 horas úteis alinhados com o ciclo externo de luz-escuridão. O único tecido que mantém este ritmo *in vitro* é o NSQ, cujos neurônios são interconectados entre si de modo que produzem um ritmo sincrônico de cerca de 24 horas na atividade neural mesmo em culturas prolongadas de neurônios. Os neurônios do NSQ se localizam logo acima do quiasma óptico no hipotálamo, de onde recebem estímulos visuais para sincronizá-los com o mundo externo, emitindo impulsos para o restante do corpo. A destruição bilateral do NSQ resulta em perda da maioria dos ritmos circadianos endógenos, incluindo o comportamento de sono-vigília e os ritmos dos sistemas endócrinos e metabólicos. O período geneticamente determinado desse oscilador neural endógeno, que é cerca de 24,15 horas em humanos, é normalmente sincronizado para o período de 24 horas do ciclo ambiental de luz e escuridão por meio de impulsos diretos de células ganglionares intrinsecamente fotossensíveis na retina para o NSQ. Os humanos são extremamente sensíveis aos efeitos reajustadores da luz, sobretudo nos comprimentos de onda mais curtos (cerca de 460-500 nm) na parte azul do espectro visível. Pequenas diferenças no período circadiano contribuem para variações na preferência diurna. Alterações na regulação homeostática do sono podem ser responsáveis por alterações relacionadas à idade no tempo de sono-vigília.

O tempo e a arquitetura interna do sono estão diretamente vinculados ao débito do marca-passo circadiano endógeno. Paradoxalmente, o ritmo circadiano endógeno para a propensão a despertar tem seu pico logo antes da hora habitual de dormir, enquanto aquele da propensão a dormir tem seu pico próximo da hora habitual de acordar. Esses ritmos são, assim, ajustados para se oporem ao aumento na tendência de sono ao longo do dia e o declínio na propensão ao sono durante o episódio habitual de sono, respectivamente, promovendo o sono e a vigília consolidados. Assim, um descompasso do marca-passo circadiano endógeno com o ciclo de sono e vigília desejado pode induzir insônia, redução do estado de alerta e de desempenho, causando problemas de saúde em trabalhadores noturnos e viajantes de avião.

CORRELATOS COMPORTAMENTAIS E FISIOLÓGICOS DOS ESTADOS E ESTÁGIOS DO SONO

Os estágios polissonográficos do sono correlacionam-se com mudanças comportamentais durante estados e estágios específicos. Durante o estado de transição (estágio N1) entre a vigília e o sono profundo, as pessoas podem responder a sinais auditivos ou visuais discretos. A formação da memória de curto prazo é inibida no início do estágio N1 do sono NREM, o que explica por que indivíduos despertados do estágio de sono transicional frequentemente não têm percepção da situação. Após a privação de sono, tais transições podem adentrar a vigília apesar de tentativas de permanecer continuamente acordado (p. ex., ver "Distúrbio do trabalho em turnos", adiante).

Pessoas acordadas durante o sono REM recordam imagens vívidas dos sonhos em > 80% das vezes, especialmente no final da noite. A formação de imagens menos vívidas também pode ser observada após interrupções no sono NREM. Podem ocorrer alguns distúrbios durante estágios específicos do sono e eles são descritos adiante sob o título "Parassonias". Isso inclui sonambulismo, terror noturno e enurese, que ocorrem mais comumente em crianças durante o sono NREM profundo (N3), e o distúrbio de comportamento do sono REM, que ocorre principalmente em homens idosos que não conseguem manter a paralisia completa durante o sono REM e muitas vezes gritam, se debatem ou atuam como se vivessem fragmentos de seus sonhos.

Todos os principais sistemas fisiológicos são influenciados pelo sono. A pressão arterial e a frequência cardíaca diminuem durante o sono NREM, particularmente durante o sono N3. Durante o sono REM, surtos de movimentos oculares estão associados a grandes variações na pressão arterial e na frequência cardíaca, as quais são mediadas pelo sistema nervoso autônomo. As arritmias cardíacas podem ocorrer seletivamente durante o sono REM. A função respiratória também muda. Em comparação com a vigília relaxada, a frequência respiratória torna-se mais lenta, mas mais regular durante o sono NREM (especialmente no sono N3) e torna-se irregular durante surtos de movimentos oculares no sono REM. As reduções na ventilação-minuto durante o sono NREM são desproporcionais às reduções na taxa metabólica, resultando em aumentos discretos da PCO_2.

Dentro do próprio cérebro, a neurotransmissão é sustentada por gradientes de íons através de membranas de neurônios e astrócitos. Estes fluxos de íons são acompanhados por aumentos no volume intracelular, de modo que, durante a vigília, há muito pouco espaço extracelular no cérebro. Durante o sono, o volume intracelular é reduzido, resultando em aumento do espaço extracelular, que tem maior concentração de cálcio e menor de potássio, sustentando a hiperpolarização e disparo reduzido dos neurônios. Essa expansão do espaço extracelular durante o sono aumenta a difusão de substâncias que se acumulam extracelularmente, como o peptídeo β-amiloide, aumentando sua eliminação do cérebro por meio do fluxo de líquido cerebrospinal (LCS). Evidências recentes sugerem que a falta de sono adequado pode contribuir para o acúmulo extracelular de peptídeo β-amiloide, uma etapa importante na patogênese da doença de Alzheimer.

A função endócrina também varia com o sono. O sono N3 está associado à secreção de hormônio do crescimento em homens, enquanto o sono em geral está associado à maior secreção de prolactina tanto em homens como em mulheres. O sono tem um efeito complexo sobre a secreção de hormônio luteinizante (LH): durante a puberdade, o sono está associado à maior secreção de LH; porém, o sono em mulheres pós-puberais inibe a secreção de LH na fase folicular inicial do ciclo menstrual. O início do sono (e provavelmente do sono N3) está associado à inibição do hormônio estimulante da tireoide e do eixo hormônio adrenocorticotrófico-cortisol, efeito que se superpõe aos ritmos circadianos proeminentes nos dois sistemas.

O hormônio pineal melatonina é secretado predominantemente à noite, tanto nas espécies de vida diurna quanto naquelas de vida noturna, refletindo a modulação direta da atividade pineal pelo NSQ via sistema nervoso simpático, o qual inerva a glândula pineal. A secreção de melatonina não necessita de sono, mas é inibida pela luz ambiente, um efeito mediado pela conexão neural entre a retina e a glândula pineal via NSQ. A eficiência do sono em humanos é maior quando o sono coincide com a secreção endógena de melatonina. Quando os níveis endógenos de melatonina estão baixos, como durante o dia biológico ou no momento de deitar desejado em pessoas com distúrbio de retardo da fase de sono-vigília (DRFSV), a administração de melatonina exógena pode acelerar o início do sono e aumentar a eficiência do sono, mas isso não acontece se administrada quando os níveis endógenos de melatonina estiverem elevados. Isso pode explicar porque a melatonina costuma ser inefetiva no tratamento de pacientes com insônia primária. Por outro lado, os pacientes com desnervação simpática da glândula pineal, como ocorre na lesão de medula espinal cervical ou em pacientes com doença de Parkinson, costumam ter níveis baixos de melatonina, e a sua administração (3 mg, 30 minutos antes de deitar) pode ajudar o paciente a dormir.

O sono é acompanhado por alterações da função termorreguladora. O sono NREM está associado a aumento no disparo de neurônios responsivos ao calor na área pré-óptica e a uma queda na temperatura corporal; por outro lado, foi demonstrado que o aquecimento da pele sem aumentar a temperatura corporal central aumenta o sono NREM. O sono REM está associado à redução da responsividade termorreguladória.

DISTÚRBIOS DO SONO E DA VIGÍLIA

ABORDAGEM AO PACIENTE

Distúrbios do sono

Os pacientes procuram auxílio médico devido a: (1) sonolência ou cansaço durante o dia; (2) dificuldade de iniciar ou manter o sono à noite (insônia); ou (3) comportamentos incomuns durante o sono (parassonias).

Obter uma anamnese minuciosa é imprescindível. Em particular, a duração, a intensidade e a constância dos sintomas são importantes, bem como a estimativa pelo paciente das consequências da perda de sono sobre a funcionalidade durante a vigília. Informações obtidas com um parceiro de cama ou familiar costumam ser úteis, pois alguns pacientes podem não estar cientes de sintomas, como roncos ruidosos, ou podem subestimar sintomas, como adormecer em serviço ou ao dirigir. Os médicos devem questionar sobre o horário que o paciente geralmente vai dormir, quando ele dorme e acorda, se desperta durante o sono, se ele sente-se descansado pela manhã e se tira cochilos durante o dia. Dependendo da queixa primária, pode ser útil questionar sobre roncos, apneias testemunhadas, sensações de pernas inquietas, movimentos durante o sono, depressão, ansiedade e comportamentos próximos ao horário do sono. O exame físico pode fornecer evidências de uma via aérea pequena, amígdalas de tamanho aumentado ou um distúrbio neurológico ou clínico que contribua para a queixa principal.

É importante lembrar que, raramente, convulsões podem ocorrer exclusivamente durante o sono, simulando um distúrbio primário do sono; tais convulsões relacionadas ao sono geralmente ocorrem durante episódios de sono NREM e podem ser movimentos tônico-clônicos generalizados (algumas vezes com incontinência urinária ou mordedura da língua) ou movimentos estereotipados na epilepsia parcial complexa (Cap. 418).

Costuma ser útil que o paciente complete um diário de sono por 1 a 2 semanas para definir o momento e a quantidade de sono. Quando relevante, o diário também pode incluir informações sobre os níveis de alerta, horários de trabalho e uso de fármacos ou álcool, incluindo cafeína e hipnóticos.

A polissonografia é necessária para o diagnóstico de vários distúrbios, como apneia do sono, narcolepsia e distúrbio dos movimentos periódicos dos membros (DMPM). Uma polissonografia convencional realizada em um laboratório do sono permite a medida dos estágios do sono, esforço e fluxo respiratório, saturação de oxigênio, movimentos dos membros, ritmo cardíaco e parâmetros adicionais. Um teste de sono domiciliar geralmente se concentra nas medidas respiratórias e é útil em pacientes com probabilidade moderada a alta de ter apneia obstrutiva do sono. O teste de latências múltiplas do sono (TLMS) é usado para medir a propensão do paciente a dormir durante o dia e pode fornecer evidências importantes para o diagnóstico de narcolepsia e algumas outras causas de sonolência. O teste de manutenção da vigília é usado para medir a capacidade do paciente para sustentar a vigília durante o dia e pode fornecer evidências importantes para a avaliação da eficácia de terapias para a melhora da sonolência em condições como narcolepsia e apneia obstrutiva do sono.

AVALIAÇÃO DA SONOLÊNCIA DIURNA

Até 25% da população adulta tem sonolência diurna persistente que prejudica a capacidade do indivíduo para um bom desempenho na escola, trabalho, direção de veículos e em outras condições que necessitem de um bom estado de alerta. Estudantes sonolentos costumam ter problemas para ficar acordados e ter um bom desempenho na escola, enquanto adultos sonolentos se esforçam para permanecer acordados e se concentrar no trabalho. Mais da metade dos norte-americanos admitem já ter caído no sono enquanto estavam dirigindo. Estima-se que ocorra 1,2 milhão de acidentes com veículos motorizados por ano provocados por motoristas sonolentos, causando cerca de 20% de todas as lesões graves e mortes por acidentes automobilísticos. A pessoa não precisa adormecer para causar um acidente automobilístico, pois a falta de atenção e as respostas mais lentas dos motoristas sonolentos são fatores decisivos. Vinte e quatro horas de despertar contínuo prejudicam o tempo de reação tanto quanto uma concentração de álcool no sangue de 0,10 g/dL (que significa legalmente bêbado em todos os 50 estados dos Estados Unidos).

A identificação e quantificação da sonolência podem ser difíceis. Primeiro, os pacientes podem descrever-se como "sonolentos", "fatigados" ou "cansados", e os significados dessas palavras podem ser diferentes para cada paciente. Para propósitos clínicos, é melhor usar o termo "sonolência" para descrever uma propensão para dormir; enquanto é melhor usar "fadiga" para descrever uma sensação de pouca energia física e mental, mas sem uma tendência real para adormecer. A sonolência costuma ser mais evidente quando o paciente é sedentário, enquanto a fadiga pode interferir em atividades mais intensas. A sonolência geralmente ocorre com distúrbios que reduzem a qualidade ou a quantidade de sono ou que interferem nos mecanismos neurais de despertar, enquanto a fadiga é mais comum em distúrbios inflamatórios, como câncer, esclerose múltipla (Cap. 444), fibromialgia (Cap. 373), síndrome da fadiga crônica (Cap. 450) ou deficiências endócrinas, como o hipotireoidismo (Cap. 383) ou a doença de Addison (Cap. 386). Em segundo lugar, a sonolência pode afetar o julgamento da mesma forma que o etanol, de tal forma que os pacientes podem ter percepção limitada da condição e da extensão de seu prejuízo funcional. Por fim, os pacientes podem estar relutantes em admitir que a sonolência seja um problema, pois podem ter perdido a familiaridade com um estado de alerta pleno, e a sonolência é algumas vezes vista de forma pejorativa, como refletindo pouca motivação ou maus hábitos de sono.

A Tabela 31-1 descreve a abordagem diagnóstica e terapêutica ao paciente com queixa de sonolência diurna excessiva.

Para determinar a extensão e o impacto da sonolência no funcionamento diário, é útil questionar os pacientes sobre a ocorrência de episódios de sono durante as horas normais de alerta, tanto de maneira intencional como não intencional. As áreas específicas que devem ser investigadas são a ocorrência de episódios involuntários de sono enquanto o paciente estava dirigindo ou executando outras atividades relacionadas com a segurança,

TABELA 31-1 ■ Avaliação do paciente com sonolência diurna excessiva

Achados à anamnese e exame físico	Avaliação diagnóstica	Diagnóstico	Terapia
Dificuldade para acordar pela manhã, sonolência rebote nos fins de semana e férias com melhora da sonolência	Diário de sono	Sono insuficiente	Educação do sono e modificações comportamentais para aumentar a quantidade de sono
Obesidade, roncos, hipertensão arterial	Polissonografia ou teste de sono domiciliar	Apneia obstrutiva do sono (Cap. 297)	Pressão positiva contínua nas vias aéreas; cirurgia em via aérea superior (p. ex., uvulopalatofaringoplastia); dispositivos dentários; perda de peso
Cataplexia, alucinações hipnagógicas, paralisia do sono	Polissonografia com teste de latências múltiplas do sono	Narcolepsia	Estimulantes (p. ex., modafinila, metilfenidato); antidepressivos supressores do sono REM (p. ex., venlafaxina); pitolisant, solriamfetol; oxibato de sódio
Pernas inquietas, movimentos de chute durante o sono	Avaliação de distúrbio clínico predisponente (p. ex., deficiência de ferro ou insuficiência renal)	Síndrome das pernas inquietas com ou sem movimentos periódicos dos membros	Tratamento do distúrbio predisponente; agonistas da dopamina (p. ex., pramipexol, ropinirol); gabapentina; pregabalina; opioides
Medicamentos sedativos, abstinência de estimulantes, traumatismo craniano, inflamação sistêmica, doença de Parkinson e outros distúrbios neurodegenerativos, hipotireoidismo, encefalopatia	Anamnese e exame físico completos, incluindo exame neurológico detalhado	Sonolência causada por fármaco ou condição clínica	Mudar medicamentos, tratar a condição subjacente, considerar estimulantes

sonolência no trabalho ou na escola (e seu impacto no desempenho das funções) e o efeito da sonolência na vida social e familiar. Questionários padronizados como a Escala Epworth de Sonolênica (Epworth Sleepiness Scale) costumam ser usados clinicamente para medir a sonolência.

Obter uma história de sonolência diurna costuma ser adequado, mas a quantificação objetiva é algumas vezes necessária. O TLMS mede a propensão do paciente para dormir em condições silenciosas. Uma polissonografia noturna deve preceder o TLMS para estabelecer que o paciente tenha tido uma quantidade adequada de sono noturno de boa qualidade. O TLMS consiste em cinco oportunidades de cochilos de 20 minutos a cada 2 horas ao longo do dia. O paciente é orientado a tentar dormir, e os principais desfechos clínicos são a latência média do sono e a sua ocorrência durante os cochilos. Uma latência média nos cochilos de menos de 8 minutos é considerada evidência objetiva de sonolência diurna excessiva. O sono REM ocorre normalmente apenas durante o sono noturno e a sua ocorrência em dois ou mais dos cochilos diurnos do TLMS sustenta o diagnóstico de narcolepsia.

Para a segurança da pessoa e do público em geral, os médicos têm a responsabilidade de ajudar a manejar questões que envolvem o ato de dirigir em pacientes com sonolência. As exigências legais de notificação variam em cada local, mas, no mínimo, os médicos devem informar a esses pacientes sobre seu risco aumentado de sofrer um acidente e aconselhá-los a não dirigir um veículo automotivo até que a sonolência tenha sido tratada de forma efetiva. Essa discussão é especialmente importante para motoristas profissionais e deve ser documentada no prontuário do paciente.

SONO INSUFICIENTE

O sono insuficiente é provavelmente a causa mais comum de sonolência diurna excessiva. O adulto médio necessita de 7,5 a 8 horas de sono, mas, durante a semana, o adulto médio norte-americano tem apenas 6,75 horas de sono. Apenas 30% da população adulta norte-americana relata obter de forma consistente sono suficiente. O sono insuficiente é especialmente comum em pessoas que trabalham por turno, em pessoas que trabalham em múltiplos empregos e em pessoas de grupos socioeconômicos mais baixos. A maioria dos adolescentes necessita de ≥ 9 horas de sono, mas muitos não conseguem sono suficiente devido a atrasos na fase circadiana, mais pressões sociais para permanecerem acordados até tarde, juntamente com horários escolares pela manhã cedo. Expor-se à luz tarde da noite, assistir televisão, jogar videogame, acessar as mídias sociais, e usar *smartphones* costumam atrasar a hora de dormir apesar dos horários fixos para acordar pela manhã para trabalhar ou ir para a escola. Como é típico em qualquer distúrbio que causa sonolência, as pessoas com sono cronicamente insuficiente podem se sentir desatentas, irritáveis, desmotivadas e deprimidas, apresentando dificuldades na escola, no trabalho e ao dirigir. As pessoas diferem quanto à quantidade ideal de sono, podendo ser útil perguntar quanto sono o paciente obtém em uma calma viagem de férias quando pode dormir sem restrições. Alguns pacientes podem pensar que uma pequena quantidade de sono é normal ou vantajosa e podem não perceber sua necessidade biológica de mais sono, especialmente se café ou outros estimulantes mascararem a sonolência. Um diário de sono de 2 semanas documentando os horários de sono e o nível diário de alerta é útil para o diagnóstico e fornece informações úteis para o paciente. Estender o sono até a quantidade ideal de forma regular pode melhorar a sonolência e outros sintomas. Como em qualquer mudança de estilo de vida, a extensão do sono exige comprometimento e ajustamentos, mas a melhora no estado de alerta diurno faz valer a pena essa mudança.

SÍNDROMES DE APNEIA DO SONO

A disfunção respiratória durante o sono é uma causa grave e comum de sonolência excessiva durante o dia, bem como de alterações do sono noturno. Pelo menos 24% dos homens de meia-idade e 9% das mulheres de meia-idade nos Estados Unidos apresentam redução ou cessação da respiração dezenas de vezes ou mais todas as noites durante o sono, com 9% dos homens e 4% das mulheres fazendo isso mais de cem vezes por noite. Tais episódios podem advir de obstrução das vias aéreas (*apneia obstrutiva do sono*), ausência de esforço respiratório (*apneia central do sono*) ou uma combinação desses fatores. A incapacidade de reconhecer e tratar esses distúrbios adequadamente pode reduzir a vigília diurna e aumentar o risco de acidentes com veículos motorizados relacionados com o sono, depressão, hipertensão, infarto agudo do miocárdio, diabetes, AVC e aumento de mortalidade. A apneia do sono é particularmente prevalente em homens com excesso de peso e nos idosos; porém, estima-se que permaneça sem diagnóstico na maioria dos indivíduos acometidos. Isso é lamentável, uma vez que existem muitas terapias eficazes. **Os leitores devem consultar o Cap. 297 para uma revisão abrangente do diagnóstico e tratamento de pacientes com apneia do sono.**

NARCOLEPSIA

A narcolepsia se caracteriza por dificuldade em sustentar a vigília, má regulação do sono REM e sono noturno perturbado. Todos os pacientes com narcolepsia têm sonolência diurna excessiva. Essa sonolência costuma ser moderada a intensa e, ao contrário dos pacientes com sono interrompido (p. ex., apneia do sono), as pessoas com narcolepsia costumam se sentir bem descansadas ao acordar e se sentem cansadas durante a maior parte do dia. Elas podem adormecer em horários inadequados, mas se sentem novamente descansadas após um cochilo. Além disso, elas costumam apresentar sintomas relacionados com uma intrusão de características do sono REM durante a vigília. O sono REM se caracteriza por sonhos e paralisia muscular, e as pessoas com narcolepsia podem apresentar: (1) fraqueza muscular súbita sem perda de consciência, a qual costuma ser desencadeada por emoções fortes (cataplexia; **Vídeo 31-1**); (2) alucinações tipo sonhos no início do sono (alucinações hipnagógicas) ou ao despertar (alucinações hipnopômpicas); e (3) paralisia muscular ao despertar (paralisia do sono). Na cataplexia grave, uma pessoa pode estar rindo de uma piada e subitamente cair no chão, imóvel, mas acordada, por 1 a 2 minutos. Com episódios mais leves, os pacientes podem ter fraqueza da face ou pescoço. A narcolepsia é uma das causas mais comuns de sonolência crônica e afeta 1 em cada 2 mil pessoas nos Estados Unidos. Geralmente começa entre 10 e 20 anos de idade; após estabelecida, a doença persiste por toda a vida.

A narcolepsia é causada por perda dos neurônios hipotalâmicos que produzem os neuropeptídeos orexinas (também chamados de hipocretinas). Pesquisas em camundongos e cães primeiramente demonstraram que uma perda da sinalização de orexina devido a mutações nulas dos neuropeptídeos orexinas ou de um dos receptores de orexinas causa sonolência e cataplexia quase idênticas àquelas vistas em pessoas com narcolepsia. Embora as mutações genéticas raramente causem narcolepsia em humanos, pesquisadores descobriram que pacientes com narcolepsia com cataplexia (atualmente chamada de narcolepsia tipo 1) têm níveis muito baixos ou indetectáveis de orexinas em seu LCS, e estudos de necrópsias mostraram perda quase completa de neurônios produtores de orexinas no hipotálamo. As orexinas normalmente promovem episódios longos de vigília e suprimem o sono REM, e, assim, a perda da sinalização de orexina resulta em invasões frequentes de sono durante o habitual período de vigília, com sono REM e fragmentos de sono REM em qualquer momento do dia **(Fig. 31-3)**. Os pacientes com narcolepsia mas sem cataplexia (narcolepsia tipo 2)

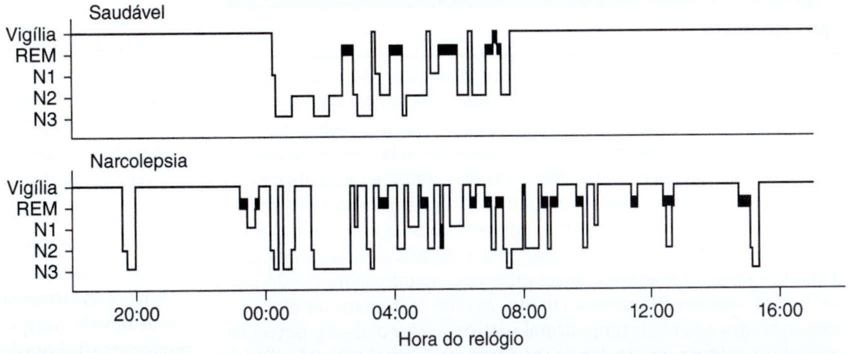

FIGURA 31-3 Registros de polissonografia de uma pessoa saudável e de um paciente com narcolepsia. A pessoa saudável tem um período longo de sono NREM antes de entrar no sono REM, mas a pessoa com narcolepsia entra em sono REM rapidamente à noite e tem sono moderadamente fragmentado. Durante o dia, a pessoa saudável permanece acordada das 8 horas da manhã até a meia-noite, mas o paciente com narcolepsia fica sonolento com frequência, com muitos cochilos diurnos que incluem sono REM.

geralmente têm níveis normais de orexinas e podem ter outras causas ainda não caracterizadas para sua sonolência diurna excessiva.

Evidências extensas sugerem que um processo autoimune provavelmente cause essa perda seletiva dos neurônios produtores de orexina. Determinados antígenos leucocitários humanos (HLAs) podem aumentar o risco de distúrbios autoimunes (Cap. 350), e a narcolepsia tem a maior associação conhecida com HLA. O HLA DQB1*06:02 é encontrado em mais de 90% das pessoas com narcolepsia tipo 1, enquanto ele ocorre em apenas 12 a 25% da população geral. Os pesquisadores formularam a hipótese de que, em pessoas com DQB1*06:02, uma resposta autoimune contra influenza, *Streptococcus* ou outras infecções também pode danificar os neurônios produtores de orexinas por meio de um processo de mimetismo molecular. Esse mecanismo pode ser responsável pelo aumento de 8 a 12 vezes em casos novos de narcolepsia entre crianças na Europa que receberam uma determinada marca de vacina contra influenza A H1N1 (Pandemrix). Em apoio a esta hipótese, as pessoas com narcolepsia tipo 1 têm respostas aumentadas de células T contra peptídeos orexina.

Em raras situações, a narcolepsia pode ocorrer com distúrbios neurológicos como tumores ou AVCs que danificam diretamente os neurônios produtores de orexinas no hipotálamo ou suas projeções.

Diagnóstico A narcolepsia é mais comumente diagnosticada por história de sonolência crônica mais cataplexia ou outros sintomas. Muitos distúrbios podem causar sensação de fraqueza, mas, na cataplexia verdadeira, os pacientes descreverão uma definida fraqueza funcional (p. ex., fala arrastada, deixar cair um copo, despencar em uma cadeira) com gatilhos emocionais consistentes, como rir de uma piada, ter uma agradável surpresa ou sentir raiva intensa. A cataplexia ocorre em cerca de metade de todos os pacientes com narcolepsia e é muito útil para o diagnóstico, pois não ocorre em quase nenhuma outra doença. Por outro lado, episódios ocasionais de alucinações hipnagógicas e paralisias do sono ocorrem em cerca de 20% da população geral e esses sintomas não são específicos para o diagnóstico.

Quando há suspeita de narcolepsia, o diagnóstico deve ser confirmado com uma polissonografia acompanhada no dia seguinte de um TLMS. A polissonografia ajuda a descartar outras causas possíveis de sonolência, como apneia do sono, e estabelece que o paciente teve sono adequado na noite anterior, e o TLMS fornece evidências objetivas essenciais de sonolência e desregulação do sono REM. Ao longo dos cinco cochilos do TLMS, a maioria dos pacientes com narcolepsia adormecerá em menos de 8 minutos em média, e apresentarão episódios de sono REM em pelo menos dois dos cochilos. A regulação anormal do sono REM também se manifesta pelo aparecimento de sono REM dentro de 15 minutos do início do sono à noite, o que é raro em pessoas saudáveis dormindo em seu horário de sono habitual. Os estimulantes devem ser suspensos 1 semana antes do TLMS, e os antidepressivos devem ser suspensos 3 semanas antes, pois esses medicamentos podem afetar o TLMS. Além disso, os pacientes devem ser estimulados a obter uma quantidade adequada de sono todas as noites durante a semana anterior ao teste para eliminar qualquer efeito de sono insuficiente.

TRATAMENTO

Narcolepsia

O tratamento da narcolepsia é sintomático. A maioria dos pacientes com narcolepsia se sente mais alerta após dormir e devem ser estimulados a dormir por tempo adequado todas as noites e tirar um cochilo de 15 a 20 minutos após o almoço. Esse cochilo pode ser suficiente para alguns pacientes com narcolepsia leve, mas a maioria também necessita de tratamento com medicamentos promotores da vigília. A modafinila costuma ser usada por ter menos efeitos colaterais que as anfetaminas e ter uma meia-vida relativamente longa; para a maioria dos pacientes, 200 a 400 mg todas as manhãs é muito efetivo. O metilfenidato (10-20 mg, 2×/dia) ou a dextroanfetamina (10 mg, 2×/dia) costumam ser efetivos, mas os efeitos colaterais simpaticomiméticos, a ansiedade e o potencial para abuso podem ser problemáticos. Esses medicamentos estão disponíveis em formulações de liberação lenta, estendendo sua duração de ação e permitindo uma posologia mais fácil. O solrianfetol, um inibidor da recaptação de norepinefrina-dopamina (75-150 mg/dia) e o pitolisant, um antagonista seletivo do receptor de histamina 3 (H_3) (8,9-35,6 mg/dia), também melhoram a sonolência e têm relativamente poucos efeitos colaterais. O oxibato de sódio (gama-hidroxibutirato) é administrado ao deitar e 3-4 horas depois e costuma ser muito útil para melhorar o estado de vigília, mas pode produzir sedação excessiva, náuseas e confusão.

A cataplexia costuma melhorar muito com antidepressivos que aumentem o tônus noradrenérgico e serotonérgico, pois esses neurotransmissores suprimem fortemente o sono REM e a cataplexia. A venlafaxina (37,5-150 mg todas as manhãs) e a fluoxetina (10-40 mg todas as manhãs) costumam ser muito efetivas. Os antidepressivos tricíclicos, como a protriptilina (10-40 mg/dia) ou a clomipramina (25-50 mg/dia) são potentes supressores da cataplexia, mas seus efeitos anticolinérgicos, incluindo sedação e boca seca, os tornam menos atraentes.[1] O oxibato de sódio, administrado 2 vezes à noite, também é muito útil para reduzir a cataplexia.

[1]Nos Estados Unidos, nenhum antidepressivo foi aprovado pela Food and Drug Administration (FDA) para pacientes com narcolepsia.

AVALIAÇÃO DA INSÔNIA

A insônia é a queixa de sono ruim e costuma se apresentar como dificuldade de iniciar ou manter o sono. As pessoas com insônia estão insatisfeitas com seu sono e sentem que isso prejudica sua capacidade de funcionar bem no trabalho, na escola e em situações sociais. As pessoas afetadas costumam apresentar fadiga, humor deprimido, irritabilidade, mal-estar e déficit cognitivo.

A insônia crônica, com duração de mais de 3 meses, ocorre em cerca de 10% dos adultos e é mais comum em mulheres, idosos, pessoas de condições socioeconômicas mais baixas e pessoas com distúrbios clínicos, psiquiátricos e abuso de substâncias. A insônia aguda ou de curta duração afeta mais de 30% dos adultos e costuma ser precipitada por eventos vitais estressantes, como uma doença ou perda importante, mudança de ocupação, medicamentos e abuso de substâncias. Se a insônia aguda desencadear comportamentos maladaptativos, como aumento da exposição noturna à luz, verificação frequente do relógio ou tentativas de dormir mais em cochilos, isso pode levar à insônia crônica.

A maioria dos casos de insônia começa na idade adulta, mas muitos pacientes podem ser predispostos e relatam sono facilmente perturbável antes da insônia, sugerindo que seu sono seja mais leve que o habitual. Estudos clínicos e modelos animais indicam que a insônia está associada à ativação durante o sono de áreas cerebrais normalmente ativas apenas durante a vigília. A polissonografia raramente é usada na avaliação da insônia, e ela geralmente confirma a impressão subjetiva do paciente de latência longa do sono e numerosos despertares, mas costuma acrescentar pouca informação nova. Muitos pacientes com insônia têm atividade rápida (beta) no EEG durante o sono; essa atividade rápida está presente normalmente apenas durante a vigília, o que pode explicar porque esses pacientes referem que se sentem acordados a maior parte da noite. O TLMS raramente é usado na avaliação de insônia, pois, apesar da sensação de pouca energia, a maioria das pessoas com insônia não pega no sono facilmente durante o dia e, no TLMS, sua média de latência do sono costuma ser maior do que o normal.

Muitos fatores contribuem para a insônia, e a obtenção de uma história cuidadosa é fundamental, de forma que se possam selecionar terapias direcionadas a esses fatores subjacentes. A avaliação deve se concentrar na identificação de fatores predisponentes, precipitantes e de perpetuação.

Fatores psicofisiológicos Muitos pacientes com insônia têm expectativas negativas e despertar condicionado que interferem no sono. Essas pessoas podem se preocupar com sua insônia durante o dia e ter aumento de ansiedade à medida que se aproxima a hora de dormir, se for prevista uma noite de sono ruim. Ao tentar dormir, elas frequentemente verificam o horário, o que apenas aumenta a ansiedade e a frustração. Elas podem achar mais fácil dormir em um ambiente novo em vez de seu quarto, por não haver as associações negativas.

Higiene do sono inadequada Algumas vezes, os pacientes com insônia desenvolvem comportamentos contraproducentes que contribuem para sua insônia. Isso pode incluir cochilos durante o dia que reduzem o sono à noite; um horário irregular de sono-vigília que rompe seus ritmos circadianos; uso de substâncias que promovem o estado de alerta (p. ex., cafeína, tabaco) muito perto da hora de dormir; participação em atividades que causam despertar ou estresse perto da hora de dormir (p. ex., brigar com um parceiro, envio de mensagens de texto ou e-mails relacionados ao trabalho na cama, dormir com um *smartphone* ou *tablet* ao lado da cama); e rotineiramente usar o quarto para atividades outras além de dormir e fazer sexo (p. ex., e-mail, televisão, trabalho), de maneira que o quarto fica associado a sensações estimulantes ou estressantes.

Problemas psiquiátricos Cerca de 80% dos pacientes com transtornos psiquiátricos têm queixas relacionadas ao sono, e cerca de metade de todos os casos de insônia crônica ocorre em associação a um transtorno psiquiátrico. A depressão está classicamente associada com despertar precoce, mas ela também pode interferir com o início e a manutenção do sono. Mania e hipomania podem atrapalhar o sono e costumam estar associadas a reduções substanciais na quantidade total de sono. Os transtornos de ansiedade podem levar a correntes de pensamentos e ruminações que interferem no sono e podem ser muito problemáticos se a mente do paciente ficar ativada durante a noite. Crises de pânico podem ocorrer durante o sono e devem ser diferenciadas de outras parassonias. A insônia é comum na esquizofrenia e em outras psicoses, muitas vezes resultando em sono fragmentado, sono NREM menos profundo e, algumas vezes, reversão do padrão de sono dia-noite.

Medicamentos e drogas de abuso Uma ampla variedade de fármacos psicoativos pode interferir no sono. A cafeína, que tem uma meia-vida de 6 a 9 horas, pode atrapalhar o sono por até 8 a 14 horas, dependendo da dose, variações no metabolismo e sensibilidade individual à cafeína. A insônia também pode resultar do uso de fármacos prescritos muito próximos da hora de dormir (p. ex., antidepressivos, estimulantes, glicocorticoides, teofilina). Por outro lado, a abstinência de medicamentos sedativos, como álcool, narcóticos ou benzodiazepínicos, pode causar insônia. O álcool ingerido logo antes da hora de dormir pode encurtar a latência do sono, mas ele costuma produzir insônia de rebote 2 a 3 horas mais tarde à medida que perde seu efeito. Esse mesmo problema de manutenção do sono pode ocorrer com medicamentos de curta duração, como o alprazolam e o zolpidem.

Problemas clínicos Muitos problemas clínicos atrapalham o sono. Dor por distúrbios reumáticos ou neuropatia dolorosa comumente interferem no sono. Alguns pacientes podem dormir mal devido a problemas respiratórios, como asma, doença pulmonar obstrutiva crônica, fibrose cística, insuficiência cardíaca congestiva ou doença pulmonar restritiva, e alguns desses distúrbios pioram à noite devido a variações circadianas na resistência das vias aéreas e alterações posturais no leito que podem resultar em dispneia noturna. Muitas mulheres apresentam dificuldade para dormir com as alterações hormonais da menopausa. O refluxo gastresofágico também é uma causa comum de dificuldade para dormir.

Distúrbios neurológicos A demência (Cap. 29) costuma estar associada a um sono ruim, provavelmente devido a uma variedade de fatores, incluindo cochilos durante o dia, ritmo circadiano alterado e, talvez, um impulso debilitado dos mecanismos cerebrais promotores do sono. De fato, insônia e perambulação noturna são algumas das causas mais comuns para a institucionalização de pacientes com demência, pois isso acarreta uma alta carga para os cuidadores. Por outro lado, em homens idosos cognitivamente intactos, sono fragmentado e má qualidade do sono estão associados a declínio cognitivo subsequente. Os pacientes com doença de Parkinson podem dormir mal devido a rigidez, demência e outros fatores. A insônia familiar fatal é uma condição neurodegenerativa muito rara causada por mutações no gene da proteína priônica (Cap. 438) e, embora a insônia seja um sintoma inicial comum, a maioria dos pacientes se apresenta com outros sinais neurológicos evidentes como demência, mioclonias, disartria ou disfunção autonômica.

TRATAMENTO

Insônia

O tratamento da insônia melhora a qualidade de vida e pode promover a saúde em longo prazo. Com a melhora do sono, os pacientes costumam relatar menos fadiga diurna, melhora da cognição e mais energia. O tratamento da insônia também pode melhorar as comorbidades. Por exemplo, o manejo da insônia no momento do diagnóstico da depressão maior costuma melhorar a resposta aos antidepressivos e reduz o risco de recaídas. A falta de sono pode aumentar a percepção de dor e uma abordagem semelhante é justificável no tratamento da dor aguda e crônica.

O plano terapêutico deve ser dirigido a todos os possíveis fatores implicados: estabelecer uma boa higiene do sono, tratar distúrbios clínicos, usar terapias comportamentais para ansiedade e condicionamento negativo e usar farmacoterapia e/ou psicoterapia para transtornos psiquiátricos. As terapias comportamentais devem ser o tratamento de primeira linha, seguidas pelo uso judicioso de medicamentos promotores do sono se houver necessidade.

TRATAMENTO DE DOENÇA CLÍNICA E PSIQUIÁTRICA

Se a história sugerir que uma doença clínica ou psiquiátrica contribui para a insônia, ela deve ser abordada, por exemplo, com o tratamento da dor ou depressão, a melhora da respiração e a troca ou o ajuste de horários de medicamentos.

MELHORA DA HIGIENE DO SONO

Deve-se atentar para a melhora da higiene do sono e evitar comportamentos contraproducentes e estimulantes antes de dormir. Os pacientes devem estabelecer um horário regular para dormir e acordar, mesmo em finais de semana, para ajudar a sincronizar seus ritmos circadianos e padrões de sono. A quantidade de tempo alocada para o sono não deve ser maior que sua quantidade efetiva de sono. Nos 30 minutos que antecedem o deitar, os pacientes devem estabelecer uma rotina relaxante que pode incluir um banho quente, ouvir música, meditação ou outras técnicas de relaxamento. O quarto deve estar livre de computadores, televisão, rádio, *smartphones*, videogames e *tablets*. Se um aparelho de leitura digital for usado, a luz deve ser ajustada para uso noturno (com *dimmer* e luz azul reduzida) se possível, porque a própria luz, especialmente no espectro azul, suprime a secreção de melatonina e promove o estado de alerta. Já na cama, os pacientes devem tentar não pensar sobre coisas estressantes ou estimulantes, como problemas em relacionamentos ou no trabalho. Se não conseguirem dormir dentro de 20 minutos, costuma ser útil sair da cama e ler ou escutar música relaxante sob iluminação mínima como forma de distração de qualquer ansiedade, mas a luz artificial, incluindo a luz da televisão, telefone celular ou computador, deve ser evitada.

A Tabela 31-2 descreve alguns dos aspectos principais de uma boa higiene do sono para melhorar a insônia.

TERAPIA COGNITIVO-COMPORTAMENTAL

A TCC usa uma combinação das técnicas anteriormente citadas mais métodos adicionais para melhorar a insônia. Um terapeuta treinado pode usar técnicas de psicologia cognitiva para reduzir a preocupação excessiva em relação ao sono e para reformular crenças erradas sobre a insônia e suas consequências diurnas. O terapeuta também pode ensinar ao paciente técnicas de relaxamento, como relaxamento muscular progressivo ou meditação, para reduzir a estimulação, pensamentos intrusivos e ansiedade.

MEDICAMENTOS PARA INSÔNIA

Se a insônia persistir após o tratamento desses fatores predisponentes, frequentemente institui-se a terapia farmacológica para uso diário ou intermitente. Vários sedativos podem melhorar o sono.

TABELA 31-2 ■ Métodos para melhorar a higiene do sono em pacientes com insônia

Comportamentos úteis	Comportamentos a serem evitados
Usar a cama apenas para dormir e fazer sexo • Se não conseguir dormir dentro de 20 min, sair da cama e ler ou fazer outra atividade relaxante com pouca iluminação antes de retornar para a cama	Evitar comportamentos que interfiram na fisiologia do sono, incluindo: • Tirar cochilos, especialmente após as 15 h • Tentar dormir cedo demais • Cafeína após o horário do almoço
Fazer da qualidade do sono uma prioridade • Ir para a cama e levantar na mesma hora todos os dias • Garantir um ambiente relaxante (cama confortável, quarto silencioso e escuro)	Nas 2-3 h antes de deitar, evitar: • Alimentação pesada • Fumo ou álcool • Exercícios vigorosos
Desenvolver uma rotina consistente na hora de dormir. Por exemplo: • Preparar-se para o sono com 20-30 min de relaxamento (p. ex., música suave, meditação, ioga, leitura agradável) • Tomar um banho quente	Ao tentar dormir, evitar: • Resolver problemas • Pensar nos problemas da vida • Recordar eventos do dia

Os *anti-histamínicos*, como a difenidramina, são os componentes ativos primários na maioria dos remédios para dormir vendidos sem receita médica. Eles podem ser benéficos quando usados de forma intermitente, mas podem produzir rápida tolerância e efeitos colaterais anticolinérgicos, como boca seca e constipação, que limitam seu uso, especialmente em idosos.

Os *agonistas dos receptores dos benzodiazepínicos* (ARBz) são eficazes e bem tolerados para insônia. Os ARBz se ligam ao receptor $GABA_A$ e potencializam a resposta pós-sináptica ao GABA. Os receptores $GABA_A$ são encontrados por todo o cérebro, e os ARBz podem reduzir globalmente a atividade neural e aumentar a atividade de vias específicas GABAérgicas promotoras do sono. Os ARBz clássicos incluem lorazepam, triazolam e clonazepam, enquanto os agentes mais novos, como zolpidem e zaleplona, têm afinidade mais seletiva pela subunidade α_1 do receptor $GABA_A$.

O ARBz específico costuma ser escolhido com base na duração desejada da ação. Os agentes dessa família mais comumente prescritos são a zaleplona (5-20 mg), com meia-vida de 1 a 2 horas; o zolpidem (5-10 mg) e o triazolam (0,125-0,25 mg), com meias-vidas de 2 a 4 horas; a eszopiclona (1-3 mg), com meia-vida de 5 a 8 horas; e o temazepam (15-30 mg), com meia-vida de 8 a 20 horas. Em geral, os efeitos colaterais são ínfimos se a dose for mantida baixa e a concentração sérica for minimizada durante as horas de vigília (por meio do uso de um agente eficaz de ação mais curta possível). Para a insônia crônica, recomenda-se o uso intermitente, a menos que as consequências da insônia não tratada excedam as preocupações com o uso crônico.

Os antidepressivos heterocíclicos (trazodona, amitriptilina[2] e doxepina) são as alternativas aos ARBz mais comumente prescritas devido à sua ausência de potencial de abuso e ao menor custo. A trazodona (25-100 mg) é mais comumente usada que os antidepressivos tricíclicos, pois tem meia-vida muito mais curta (5-9 horas) e menor atividade anticolinérgica.

Os antagonistas do receptor de orexina suvorexant (10-20 mg) e lemborexant (5-10 mg) também podem melhorar a insônia ao bloquearem os efeitos promotores de vigília dos neuropeptídeos orexinas. Eles têm meias-vidas longa e podem promover sedação matinal e, por reduzirem a sinalização das orexinas, podem raramente promover alucinações hipnagógicas e paralisia do sono (ver seção de narcolepsia anteriormente). Um antagonista do receptor de orexina duplo, daridorexant, também melhorou os desfechos de sono em dois estudos randomizados de fase 3.

Os medicamentos para insônia estão atualmente entre os medicamentos mais comumente prescritos, mas eles devem ser usados com cuidado. Todos os sedativos aumentam o risco de quedas com lesões e de confusão em idosos e, quando necessários, devem ser usados na menor dose efetiva. A sedação matinal pode interferir na capacidade de dirigir e no discernimento, devendo-se, ao se selecionar um fármaco, considerar a sua duração de ação. Os benzodiazepínicos têm risco de adição e abuso, especialmente em pacientes com história de abuso de álcool e sedativos. Em pacientes com depressão, todos os sedativos podem piorar a doença. Como o álcool, alguns medicamentos promotores de sono podem piorar a apneia do sono. Os sedativos também podem produzir comportamentos complexos como sonambulismo e comer à noite, especialmente com doses maiores.

[2]A trazodona e a amitriptilina não foram aprovadas pela FDA para tratamento da insônia.

SÍNDROME DAS PERNAS INQUIETAS

Os pacientes com a síndrome das pernas inquietas (SPI) relatam uma urgência irresistível para mover as pernas. Muitos pacientes relatam uma sensação de arrepio ou formigamento ou uma dor profunda e desconfortável nas coxas ou panturrilhas, e aqueles com SPI mais intensa podem ter desconforto também nos braços. Na maioria dos pacientes com SPI, essas disestesias e inquietações são muito piores ao entardecer e na primeira metade da noite. Os sintomas aparecem com a inatividade e podem fazer o ato de ficar sentado em uma viagem de avião ou para assistir um filme ser uma experiência desagradável. As sensações são temporariamente aliviadas pelo movimento, alongamento ou massagem. Esse desconforto noturno geralmente interfere no sono, e os pacientes podem relatar a sonolência diurna como consequência. A SPI é muito comum, afetando 5 a 10% dos adultos, sendo mais frequente em mulheres e em idosos.

Diversos fatores podem causar a SPI. A deficiência de ferro é a causa tratável mais comum, e a reposição de ferro deve ser considerada se o nível de ferritina for menor que 75 ng/mL. A SPI também pode ocorrer com neuropatias periféricas e uremia e pode ser agravada pela gestação, cafeína, álcool, antidepressivos, lítio, neurolépticos e anti-histamínicos. Fatores genéticos contribuem para a SPI, e polimorfismos em vários genes (*BTBD9, MEIS1, MAP2K5/LBXCOR* e *PTPRD*) foram ligados à SPI, embora, até o momento, o mecanismo pelo qual eles causam a SPI permaneça desconhecido. Cerca de um terço dos pacientes (particularmente aqueles com início da patologia em idade precoce) têm vários familiares acometidos.

A SPI é tratada pela abordagem da causa subjacente, como a deficiência de ferro, quando presente. Caso contrário, o tratamento é sintomático, e os agonistas da dopamina ou os ligantes do canal de cálcio alfa-2-delta são usados com mais frequência. Os agonistas dos receptores de dopamina $D_{2/3}$, como o pramipexol (0,25-0,5 mg às 19 horas) ou o ropinirol (0,5-4 mg às 19 horas), costumam ser bastante efetivos, mas cerca de 25% dos pacientes que usam agonistas da dopamina desenvolvem potencialização, uma piora da SPI de modo que os sintomas começam mais cedo ao longo do dia e podem passar para outras partes do corpo. Outros possíveis efeitos colaterais dos agonistas da dopamina incluem náuseas, sedação matinal e aumentos em comportamentos de recompensa, como sexo e jogo. Os ligantes do canal de cálcio alfa-2-delta, como a gabapentina (300-600 mg às 19 horas) e a pregabalina (150-450 mg às 19 horas), também podem ser bastante efetivos; eles não causam potencialização e podem ser especialmente úteis em pacientes com dor, neuropatia ou ansiedade concomitantes. Os opioides e benzodiazepínicos também podem ter valor terapêutico. A maioria dos pacientes com pernas inquietas também apresenta distúrbio dos movimentos periódicos dos membros (DMPM) durante o sono, embora o inverso não ocorra.

DISTÚRBIO DOS MOVIMENTOS PERIÓDICOS DOS MEMBROS

O DMPM envolve torções rítmicas nas pernas que atrapalham o sono. Os movimentos lembram uma flexão tripla reflexa com extensões do hálux e dorsiflexão do pé por 0,5 a 5 segundos, as quais recorrem a cada 20 a 40 segundos durante o sono NREM em episódios que duram de minutos a horas. O DMPM é diagnosticado por polissonografia que inclua registros dos músculos tibiais anteriores e algumas vezes de outros músculos. O EEG mostra que os movimentos do DMPM muitas vezes causam leves despertares que atrapalham o sono e podem causar insônia e sonolência diurna. O DMPM pode ser causado pelos mesmos fatores que causam a SPI (ver anteriormente), e a frequência dos movimentos das pernas melhora com os mesmos medicamentos usados para a SPI, incluindo os agonistas da dopamina. Estudos genéticos identificaram polimorfismos associados tanto à SPI quanto ao DMPM, sugerindo que possam ter uma fisiopatologia comum.

PARASSONIAS

Parassonias são comportamentos ou experiências anormais que resultam do sono ou ocorrem durante esse período. Várias parassonias podem ocorrer durante o sono NREM, desde despertares confusionais breves até o sonambulismo e o terror noturno. A queixa principal geralmente está relacionada com o próprio comportamento, mas as parassonias podem perturbar a continuidade do sono ou acarretar prejuízos leves na vigília diurna. Duas parassonias principais ocorrem no sono REM: distúrbio comportamental do sono REM (DCSR) e pesadelos.

Sonambulismo Os pacientes acometidos por esse distúrbio realizam atividades motoras automáticas que variam desde simples até complexas. As pessoas podem caminhar, urinar de forma inadequada, comer, sair de casa ou dirigir um carro com mínima percepção. Um despertar completo pode ser difícil, e alguns pacientes podem responder à tentativa de despertá-los com agitação e até mesmo violência. Em geral, é mais seguro levar o paciente de volta para cama, quando, então, ele costuma voltar a dormir. O sonambulismo surge no estágio N3 do sono NREM, geralmente nas primeiras horas da noite, e o EEG inicialmente mostra a atividade cortical lenta do sono NREM profundo mesmo com o paciente se movimentando. O sonambulismo é mais comum em crianças e adolescentes, quando o sono NREM é mais abundante. Cerca de 15% das crianças têm sonambulismo ocasional e isso persiste em cerca de 1% dos adultos. Os episódios costumam ser isolados, mas são recorrentes em 1 a 6% dos pacientes. A etiologia é desconhecida, porém tem base familiar em um terço dos casos. O sonambulismo pode ser piorado por estresse, álcool e sono insuficiente; esse último causa, subsequentemente, um aumento no sono NREM profundo. Isso deve ser avaliado quando presentes. Pequenos estudos demonstraram alguma eficácia dos antidepressivos e benzodiazepínicos; técnicas de relaxamento e hipnose também podem ser úteis. Os pacientes e seus familiares devem melhorar a segurança da casa (p. ex., substituir portas de vidro, remover mesas baixas para evitar tropeços) para minimizar a chance de lesão se ocorrer o sonambulismo.

Terror noturno Esse distúrbio ocorre primariamente em crianças pequenas durante as primeiras horas de sono durante o estágio N3 do sono NREM. A criança costuma sentar durante o sono e gritar, exibindo despertar autonômico com sudorese, taquicardia, pupilas dilatadas e hiperventilação. Pode ser difícil acordar o paciente, que, ao despertar pela manhã, raramente se lembra do episódio. O tratamento consiste na tranquilização dos pais de que a condição é autolimitada e benigna e, como o sonambulismo, pode melhorar evitando-se a insuficiência de sono.

Enurese noturna A exemplo do sonambulismo e dos terrores noturnos, a enurese é outra parassonia que acontece durante o sono em pacientes jovens. Antes dos 5 ou 6 anos de idade, a enurese noturna deve ser considerada um aspecto normal do desenvolvimento. O distúrbio costuma melhorar espontaneamente até a puberdade, persiste em 1 a 3% dos adolescentes e é raro na idade adulta. O tratamento consiste em exercícios de treinamento vesical e terapia comportamental. A farmacoterapia sintomática geralmente é realizada com desmopressina (0,2 mg ao deitar), cloridrato de oxibutinina (5 mg ao deitar) ou imipramina (10-25 mg ao deitar). Causas importantes de enurese noturna em pacientes previamente continentes por 6 a 12 meses incluem infecções ou malformações do trato urinário, lesões da cauda equina, transtornos emocionais, epilepsia, apneia do sono e determinados medicamentos.

Bruxismo noturno Bruxismo é um ranger de dentes involuntário e vigoroso durante o sono, que afeta 10 a 20% da população. O paciente não costuma perceber o problema. A idade de início típica é dos 17 a 20 anos, e costuma haver remissão espontânea aos 40 anos. Em muitos casos, o diagnóstico é firmado durante um exame odontológico, o dano aos dentes é mínimo e não há necessidade de tratamento. Nos casos mais graves, o tratamento com protetor bucal é necessário para evitar a lesão dos dentes. O controle do estresse, benzodiazepínicos e *biofeedback* podem ajudar quando o bruxismo é uma manifestação de estresse psicológico.

Distúrbio comportamental do sono REM (DCSR) O DCSR (Vídeo 31-2) é uma forma distinta das outras parassonias, pois ocorre durante o sono REM. O paciente ou o parceiro de cama geralmente relata comportamento agitado ou violento durante o sono e, ao despertar, o paciente geralmente relata um sonho que acompanhou os movimentos. Durante o sono REM normal, quase todos os músculos esqueléticos não respiratórios estão paralisados, mas, nos pacientes com DCSR, ocorrem movimentos dramáticos dos membros, como socos ou pontapés com duração de segundos a minutos durante essa fase do sono, não sendo incomum que o paciente ou parceiro saiam machucados.

A prevalência de DCSR aumenta com a idade, afetando cerca de 2% dos adultos com idade > 70 anos, e é cerca de duas vezes mais comum em homens. Dentro de 12 anos do início da doença, metade dos pacientes com DCSR desenvolvem uma sinucleinopatia como doença de Parkinson (Cap. 435) ou demência de corpos de Lewy (Cap. 434), ou, algumas vezes, a atrofia de múltiplos sistemas (Cap. 440), e mais de 90% desenvolvem uma sinucleinopatia depois de 25 anos. O DCSR pode ocorrer em pacientes que usam antidepressivos, e, em alguns casos, esses medicamentos podem desmascarar esse indicador precoce de neurodegeneração. É provável que as sinucleinopatias causem perda neuronal em regiões do tronco encefálico que regulam a atonia muscular durante o sono REM, e essa perda permite os movimentos durante o sono REM. O DCSR também ocorre em cerca de 30% dos pacientes com narcolepsia, mas a causa subjacente parece ser diferente, pois eles não parecem ter risco aumentado de distúrbio neurodegenerativo.

Muitos pacientes com DCSR têm melhoras sustentadas com clonazepam (0,5-2,0 mg ao deitar).[3] A melatonina em doses de até 9 mg por noite também pode evitar os ataques.

DISTÚRBIOS DO RITMO CIRCADIANO DO SONO

Um subgrupo dos pacientes que se apresentam com insônia ou hipersonia pode ter um distúrbio da *regulação* do sono, em vez da *geração* do sono. Os distúrbios da regulação do sono podem ser orgânicos (i.e., decorrentes de uma anormalidade intrínseca do[s] marca-passo[s] circadiano[s]) ou ambientais/comportamentais (i.e., decorrentes de comprometimento da exposição aos estímulos sincronizadores do ambiente). As terapias efetivas visam reajustar o ritmo circadiano de propensão ao sono a uma fase comportamental adequada.

Distúrbio de retardo de fase do sono-vigília O DRFSV se caracteriza por: (1) horários do início do sono e do despertar persistentemente mais tardios que o desejado, (2) períodos de sono efetivos quase sempre nas mesmas horas do dia e (3) se a polissonografia for realizada no horário de sono atrasado habitual, seu resultado é essencialmente normal, exceto pelo início tardio do sono. Aproximadamente metade dos pacientes com DRFSV exibe fase do ritmo circadiano endógeno anormalmente retardada, o que pode ser avaliado medindo-se o início da secreção de melatonina no sangue ou saliva; isso é mais bem feito em ambiente com pouca luz, pois a luz suprime a secreção de melatonina. Nos pacientes com DRFSV, o início da secreção de melatonina em luz tênue (DLMO, de *dim-light melatonin onset*) ocorre mais tarde que o normal ao anoitecer, que é entre cerca de 20 a 21 horas (i.e., cerca de 1-2 horas antes do horário habitual de dormir). Os pacientes tendem a ser adultos jovens. A fase circadiana atrasada pode dever-se a: (1) um período intrínseco anormalmente longo, determinado geneticamente, do marca-passo circadiano endógeno; (2) uma redução da capacidade do marca-passo de antecipar a fase; (3) uma taxa mais lenta de impulso de sono homeostático durante a vigília; ou (4) um horário prévio de sono e vigília irregular, caracterizado por noites frequentes durante as quais o paciente preferiu ficar acordado e exposto à luz artificial até muito tarde (por motivos pessoais, sociais, escolares ou profissionais). Na maioria dos casos, é difícil diferenciar entre esses fatores, pois os pacientes com atraso da fase circadiana por causa comportamental ou biológica podem exibir um atraso semelhante na fase circadiana no DLMO, e ambos os fatores dificultam o sono na hora desejada. O início tardio da secreção de melatonina em luz tênue pode ajudar a diferenciar DRFSV de outras formas de insônia por dificuldade de iniciar o sono. O DRFSV é um distúrbio crônico que pode persistir por vários anos, e não responde às tentativas de restabelecer os horários normais de dormir. Os métodos de tratamento que envolvem a fototerapia com luz azulada durante as horas da manhã e/ou a administração de melatonina no início da noite são promissores nesses pacientes, porém a taxa de recidiva é alta.

Distúrbio de adiantamento da fase do sono-vigília O DAFSV é o inverso do DRFSV. Mais comumente, essa síndrome ocorre em pessoas mais velhas, 15% das quais relatam que não conseguem dormir depois das 5 horas da manhã, com o dobro desse número se queixando de que acordam cedo demais pelo menos várias vezes por semana. Os pacientes com DAFSV ficam sonolentos no início da noite, mesmo em situações sociais. O ciclo de sono-vigília em pacientes com DAFSV pode interferir em uma vida social normal. Os pacientes com esses distúrbios do ritmo circadiano do sono podem ser diferenciados daqueles com despertar precoce por insônia, pois os pacientes com DAFSV mostram início precoce da secreção de melatonina com luz tênue.

Além do DAFSV relacionado com a idade, também se descreveu uma variante familiar de início precoce. Em duas famílias com DAFSV hereditária com padrão autossômico dominante, a síndrome foi causada por mutações *missense* em um componente do relógio circadiano (na caseína-cinase ligada ao domínio de *PER2* em uma família, e na caseína-cinase I delta na outra) que encurtou o período circadiano. Os pacientes com DAFSV podem beneficiar-se da fototerapia com luz forte e/ou azulada durante as primeiras horas da noite, que tem como objetivo reajustar o marca-passo circadiano para uma hora mais tardia.

Distúrbio do ritmo de sono-vigília não 24 horas Pode ocorrer o distúrbio do ritmo de sono-vigília não 24 horas (DRSVN24) mais comumente quando o estímulo sincronizador primário (i.e., o ciclo de claridade e escuridão) do ambiente para o marca-passo é perdido (como ocorre em muitas pessoas cegas que não percebem a luz) e quando a capacidade máxima de antecipar a fase do sono pelo marca-passo circadiano em resposta a indicadores não fóticos não consegue acomodar a diferença entre o dia geofísico de 24 horas e o período intrínseco do marca-passo do paciente, resultando em perda de ajustamento ao dia de 24 horas. O sono de muitas pessoas cegas com DRSVN24 está restrito às horas noturnas devido a demandas sociais e ocupacionais. Apesar dessa programação regular de sono-vigília, os pacientes afetados com DRSVN24 são incapazes de manter uma relação de fase estável entre o marca-passo circadiano interno e o dia de 24 horas. Assim, a maioria dos pacientes cegos apresenta períodos de insônia. Quando os

[3]Nenhuma medicação foi aprovada pela FDA para tratamento do DCSR.

ritmos circadianos endógenos do indivíduo cego estão defasados com relação ao ambiente local, a insônia noturna acompanha-se de sonolência diurna excessiva. Em contrapartida, quando os ritmos endógenos desses mesmos pacientes estão em fase com o ambiente local, os sintomas remitem. O intervalo entre as fases sintomáticas podem durar de várias semanas a vários meses nos pacientes cegos com DRSVN24, dependendo do período do ritmo subjacente desajustado e do dia de 24 horas. A administração noturna de melatonina em dose baixa (0,5 mg) pode melhorar o sono e, em alguns casos, induzir a sincronização do marca-passo circadiano. Em pacientes que enxergam, o DRSVN24 pode ser causado por exposição autosselecionada a luz artificial que inadvertidamente interfere no marca-passo circadiano para uma programação de > 24 horas, e essas pessoas apresentam padrão crescente de retardos sucessivos no momento do sono, progredindo dentro e fora de fase com o horário local – uma apresentação clínica que raramente é vista em pessoas cegas com DRSVN24.

Distúrbio do trabalho em turnos Nos Estados Unidos, mais de 7 milhões de pessoas trabalham regularmente à noite, seja em esquema fixo ou de rodízio. Muitas outras começam a fazer o trajeto até o trabalho ou a escola entre 4 e 7 horas da manhã, o que às vezes lhes exige viajar e trabalhar durante períodos do dia em que estariam dormindo. Além disso, todas as semanas, milhões de trabalhadores e estudantes "diurnos" escolhem permanecer acordados ou acordar muito cedo pela manhã para trabalhar ou estudar e finalizar metas do trabalho ou da escola, dirigir longas distâncias, competir em eventos esportivos ou participar de atividades recreacionais. Tais horários podem resultar em perda de sono e desalinhamento dos ritmos circadianos em relação ao ciclo de sono-vigília.

O sistema de ajuste circadiano geralmente não consegue se adaptar com sucesso aos horários invertidos necessários para o trabalho noturno ou o avanço de fase necessário devido ao início das atividades mais cedo pela manhã (4-7 horas da manhã). Isso leva a desajustes entre o horário desejado de trabalho-repouso e os impulsos do marca-passo, resultando em sono diurno perturbado na maioria das pessoas. Horas de trabalho excessivas (por dia ou por semana), tempo livre insuficiente entre dias consecutivos de trabalho ou escola e viagens transmeridianas podem ser fatores que contribuem para isso. A deficiência de sono, o aumento do tempo despendido em vigília antes do trabalho e o descompasso da fase circadiana prejudicam o estado de alerta e o desempenho, aumentam o tempo de reação e elevam o risco de lapsos no desempenho, acarretando, assim, maiores perigos à segurança entre trabalhadores noturnos e outros indivíduos com privação do sono. Uma perturbação do sono quase dobra o risco de acidente fatal no trabalho. Além disso, os trabalhadores noturnos de longa data têm taxas mais altas de câncer de mama, colorretal e de próstata e doenças cardíacas, gastrintestinais, metabólicas e reprodutivas. A Organização Mundial da Saúde acrescentou o trabalho noturno à sua lista de carcinógenos prováveis.

O início do sono se dá em regiões localizadas do cérebro antes de se espalhar de forma gradual para todo o cérebro à medida que os limiares sensoriais aumentam e a consciência é perdida. Um indivíduo sonolento que se esforça para permanecer acordado pode tentar realizar tarefas motoras rotineiras e familiares durante o estado de transição entre a vigília e o estágio N1 mesmo na ausência de processamento adequado das informações sensoriais provenientes do ambiente. Tais falhas da atenção relacionadas com o sono duram apenas segundos, mas sabe-se que, às vezes, persistem por mais tempo. Os operadores de veículos automotivos que não percebem os sinais de alerta de sonolência estão especialmente vulneráveis a acidentes relacionados ao sono, pois os processos do sono podem aumentar os tempos de reação, induzir comportamentos automáticos e penetrar involuntariamente no cérebro alerta, causando consequências catastróficas – incluindo 6,4 mil mortes e 50 mil lesões incapacitantes anualmente nos Estados Unidos. Por essa razão, um painel de consenso de especialistas concluiu que as pessoas que dormiram < 2 horas nas últimas 24 horas não têm condições de dirigir um veículo automotivo. Existe um aumento acentuado do risco de desastres fatais para o motorista decorrentes do sono em estradas no início da manhã e no fim da tarde, períodos que coincidem com os picos bimodais do ritmo diário da tendência ao sono.

Os médicos que trabalham em turnos prolongados, especialmente em plantões noturnos intermitentes, constituem outro grupo de trabalhadores sob maior risco de acidentes e de outras consequências adversas pela carência de sono e pelo descompasso do ritmo circadiano. Escalas recorrentes de médicos residentes para turnos de trabalho de ≥ 24 horas consecutivas prejudicam o desempenho psicomotor até um nível comparável ao da intoxicação alcoólica, duplicam o risco de falhas de atenção entre médicos residentes que trabalham à noite em unidades de terapia intensiva e aumentam significativamente o risco de erros médicos graves nessas unidades, incluindo um aumento de cinco vezes no risco de erros diagnósticos sérios. Cerca de 20% dos médicos residentes em hospitais relatam ter cometido um erro secundário à fadiga que prejudicou um paciente, e 5% admitem ter cometido um equívoco relacionado com a fadiga que resultou na morte do paciente. Além disso, o trabalho por > 24 horas consecutivas aumenta o risco de lesões percutâneas e mais que duplica o risco de acidentes com veículos motorizados ao dirigir de volta para casa diariamente. Por essas razões, em 2008, a National Academy of Medicine concluiu que a prática de escalar médicos residentes para trabalhar mais de 16 horas consecutivas sem dormir é perigosa, tanto para eles como para seus pacientes.

Entre 5 e 15% dos indivíduos escalados para trabalhar à noite ou nas primeiras horas da manhã têm dificuldade muito maior do que a média de permanecer acordados durante o trabalho noturno e de dormir durante o dia; tais indivíduos são diagnosticados com distúrbio do trabalho em turnos (DTT) grave e crônico. Os pacientes com esse distúrbio apresentam um nível de sonolência excessiva durante o trabalho noturno ou no início da manhã e de insônia durante o sono diurno que o médico considera clinicamente significativo; o distúrbio está associado a um maior risco de acidentes relacionados com o sono e a algumas das enfermidades relacionadas com o trabalho noturno. Os pacientes com DTT grave e crônico são profundamente sonolentos no trabalho. Na verdade, suas latências do sono durante o trabalho noturno são em média de apenas 2 minutos, comparáveis às durações médias diurnas da latência do sono de pacientes com narcolepsia ou apneia do sono grave.

TRATAMENTO

Distúrbio do trabalho em turnos

A cafeína é usada com frequência para promover a vigília em pessoas que trabalham à noite. Contudo, ela não consegue adiar o sono indefinidamente, e não protege seus usuários dos lapsos de desempenho relacionados com o sono. Mudanças de postura, exercício e escolha estratégica de oportunidades para cochilos às vezes reduzem temporariamente o risco de lapsos de desempenho secundários à fadiga. Exposição em tempo adequado à luz azulada ou brilhante branca pode diretamente aumentar o estado de alerta e facilitar a adaptação mais rápida ao trabalho noturno.

A modafinila (200 mg) ou a armodafinila (150 mg), tomados 30 a 60 minutos antes do início de cada turno noturno de 8 horas, são um tratamento efetivo para a sonolência excessiva durante o trabalho noturno em pacientes com DTT. Embora o tratamento com esses medicamentos melhore de forma significativa o desempenho e reduza a propensão ao sono e riscos de lapsos de atenção durante o trabalho noturno, os pacientes afetados permanecem excessivamente sonolentos.

Os programas de manejo do risco de fadiga para trabalhadores noturnos devem promover a educação sobre o sono, aumentar o conhecimento dos riscos associados à deficiência de sono e ao trabalho noturno e fazer o rastreamento para distúrbios do sono comuns. Os horários de trabalho devem ser programados para minimizar: (1) exposição ao trabalho noturno; (2) frequência de mudanças de turnos; (3) número de noites consecutivas trabalhadas; e (4) duração das noites trabalhadas.

Síndrome de alteração rápida do fuso horário (*jet lag*) Todos os anos, mais de 60 milhões de pessoas fazem viagens aéreas entre diferentes fusos horários, muitas vezes resultando em sonolência excessiva durante o dia, insônia no início do sono e despertares frequentes, principalmente na segunda metade da noite. A síndrome é transitória e dura 2 a 14 dias de acordo com o número de fusos horários atravessados, da direção da viagem e da idade e da capacidade de adaptação do viajante. Os viajantes que despendem mais tempo ao ar livre em seu destino parecem se adaptar mais rapidamente que os indivíduos que permanecem em quartos de hotéis ou salas de conferência, supostamente devido à exposição à luz intensa (solar). Evitar perda de sono precedente e um cochilo na tarde anterior à viagem noturna pode reduzir a dificuldade da vigília prolongada. Estudos laboratoriais sugerem que doses baixas de melatonina podem melhorar a eficiência do sono, mas apenas se forem tomadas quando as concentrações endógenas de melatonina estiverem baixas (i.e., durante o horário diurno biológico).

Além do *jet lag* associado a viagens em que meridianos são transpostos, muitos pacientes relatam um padrão de comportamento denominado *jet lag social*, em que seus horários de ir dormir e despertar nos fins de semana ou feriados ocorrem 4 a 8 horas mais tarde que nos dias da semana. Esse deslocamento temporal recorrente do ciclo de sono e vigília é comum em adolescentes e adultos jovens, estando associado com retardo da fase circadiana, insônia no início do sono, sonolência diurna excessiva, baixo desempenho acadêmico, maior risco de obesidade e sintomas depressivos.

IMPLICAÇÕES CLÍNICAS DA RITMICIDADE CIRCADIANA

Variações circadianas marcantes foram relacionadas com a incidência de infarto agudo do miocárdio, morte súbita cardíaca e acidente vascular cerebral, as principais causas de morte nos Estados Unidos. A agregação plaquetária está elevada nas primeiras horas da manhã, coincidindo com o pico da incidência desses eventos cardiovasculares. Perturbações circadianas recorrentes combinadas com deficiência crônica de sono, como ocorre durante o trabalho noturno, estão associadas a um aumento das concentrações plasmáticas de glicose após uma refeição devido à secreção inadequada de insulina pelo pâncreas. Os trabalhadores noturnos com glicemia de jejum elevada têm risco aumentado de progressão para diabetes. A pressão arterial dos trabalhadores noturnos com apneia do sono é mais alta que a de trabalhadores diurnos. Uma melhor compreensão do possível papel da ritmicidade circadiana na desestabilização aguda de uma enfermidade crônica, como a doença aterosclerótica, poderia aumentar o entendimento de sua fisiopatologia.

Os procedimentos diagnósticos e terapêuticos também podem ser influenciados pela hora do dia em que os dados são coletados. Os exemplos incluem a pressão arterial, a temperatura corporal, o teste de supressão com dexametasona e os níveis plasmáticos de cortisol. O horário de administração da quimioterapia também parece influenciar o resultado do tratamento. Além disso, tanto os efeitos tóxicos como a efetividade dos fármacos podem variar ao longo do dia. Por exemplo, observou-se uma diferença superior a cinco vezes nos índices de mortalidade após a administração de agentes tóxicos a animais de laboratório em diferentes horas do dia. Os agentes anestésicos são particularmente sensíveis aos efeitos da hora do dia. Por fim, o médico deve estar atento aos riscos à saúde pública, associados à demanda cada vez maior imposta pelo funcionamento de 24 horas por dia, 7 dias por semana, de nossa sociedade ininterrupta.

Agradecimento *John W. Winkelman, MD, PhD, e Gary S. Richardson, MD, foram autores deste capítulo em edições anteriores, e parte desse material foi mantida aqui.*

LEITURAS ADICIONAIS

Cash RE et al: Association between sleep duration and ideal cardiovascular health among US adults, National Health and Nutrition Examination Survey. Prev Chronic Dis 17:E43, 2020.

Chinoy ED et al: Unrestricted evening use of light-emitting tablet computers delays self--selected bedtime and disrupts circadian timing and alertness. Physiol Rep 6:e13692, 2018.

Fultz NE et al: Coupled electrophysiological, hemodynamic, and cerebrospinal fluid oscillations in human sleep. Science 366:628, 2019.

Holth JK et al: The sleep-wake cycle regulates brain interstitial fluid tau in mice and CSF tau in humans. Science 363:880, 2019.

Landrigan CP et al: Effect on patient safety of a resident physician schedule without 24-hour shifts. N Engl J Med 382:2514, 2020.

Lee ML et al: High risk of near-crash driving events following night-shift work. Proc Natl Acad Sci USA 113:176, 2016.

Lim AS et al: Sleep is related to neuron numbers in the ventrolateral preoptic/intermediate nucleus in older adults with and without Alzheimer's disease. Brain 137:2847, 2014.

McAlpine CS et al: Sleep modulates haematopoiesis and protects against atherosclerosis. Nature 566:383, 2019.

Riemann D et al: The neurobiology, investigation, and treatment of chronic insomnia. Lancet Neurol 14:547, 2015.

Scammell TE: Narcolepsy. N Engl J Med 373:2654, 2015.

Scammell TE et al: Neural circuitry of wakefulness and sleep. Neuron 93:747, 2017.

Sletten TL et al: Efficacy of melatonin with behavioural sleep-wake scheduling for delayed sleep-wake phase disorder: a double-blind, randomised clinical trial. PLoS Med 15:e1002587, 2018.

VÍDEO 31-1 **Um episódio típico de cataplexia grave.** O paciente está rindo e, então, cai no chão com perda abrupta do tônus muscular. Os registros eletromiográficos (*quatro traçados inferiores à direita*) mostram reduções na atividade muscular durante o período de paralisia. O eletrencefalograma (*dois traçados superiores*) mostra vigília durante todo o episódio. *(Vídeo cortesia de Giuseppe Plazzi, University of Bologna.)*

VÍDEO 31-2 **Movimentos agressivos típicos no distúrbio de comportamento do sono REM.** *(Vídeo cortesia de Dr. Carlos Schenck, University of Minnesota Medical School.)*

Seção 4 Distúrbios de olhos, orelhas, nariz e garganta

32 Doenças oculares

Jonathan C. Horton

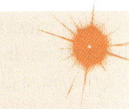

O SISTEMA VISUAL HUMANO

O sistema visual é um meio extremamente eficiente de assimilação de informações ambientais para auxiliar na orientação do comportamento. A visão começa com a captura de imagens focalizadas pela córnea e pelo cristalino sobre uma membrana fotossensível na parte posterior do olho denominada *retina*. A retina, na verdade, é uma parte do cérebro transferida à periferia para servir de transdutor para a conversão dos padrões de energia luminosa em sinais neuronais. A luz é absorvida por pigmentos contidos em dois tipos de fotorreceptores: os cones e os bastonetes. A retina humana contém 100 milhões de bastonetes e 5 milhões de cones. Os bastonetes operam com baixa iluminação (visão escotópica). Os cones funcionam com a luz do dia (visão fotópica). O sistema de cones é especializado na percepção das cores e na alta resolução espacial. A maioria dos cones fica dentro da mácula, a parte da retina responsável pelos 10° centrais do campo visual. No centro da mácula, há uma pequena fosseta denominada *fóvea*, preenchida exclusivamente por cones, oferecendo a acuidade visual máxima.

Os fotorreceptores se hiperpolarizam quando expostos à luz, ativando as células bipolares, amácrinas e horizontais na camada nuclear interna. Esse complexo circuito processa os sinais dos fotorreceptores, e os sinais assim produzidos convergem para uma via final comum: as células ganglionares, que traduzem a imagem final incidente sobre a retina em uma sequência de potenciais de ação cuja intensidade varia continuamente. Esses sinais se propagam pela via óptica primária até os centros visuais do cérebro. Cada retina tem 1 milhão de células ganglionares. Por isso, cada nervo óptico tem 1 milhão de fibras.

Os axônios das células ganglionares seguem ao longo da superfície interna da retina na camada de fibras nervosas, deixam o olho no disco óptico e seguem através do nervo óptico, quiasma óptico e tratos ópticos até chegarem a seus destinos dentro do cérebro. A maioria das fibras faz sinapse com células do corpo geniculado lateral, um ponto de retransmissão localizado no tálamo. As células do corpo geniculado lateral projetam-se até o córtex visual primário. Essa via aferente retinogeniculocortical fornece o substrato neural da percepção visual. Embora o corpo geniculado lateral seja o principal alvo da retina, classes separadas de células ganglionares se dirigem para outros núcleos subcorticais, responsáveis por diversas funções. As células ganglionares que medeiam a constrição pupilar e os ritmos circadianos são fotossensíveis em virtude de um pigmento visual original, a melanopsina. As respostas pupilares são mediadas pelos estímulos aferentes ao núcleo olivar pré-tectal no mesencéfalo. Os núcleos pré-tectais enviam impulsos aos núcleos de Edinger-Westphal, que fornecem inervação parassimpática ao esfincter da íris por meio de um interneurônio no gânglio ciliar. Os ritmos circadianos são coordenados por uma projeção retiniana ao núcleo supraquiasmático. Os mecanismos de orientação visual e os movimentos oculares recebem sinais de uma projeção da retina ao colículo superior. A estabilidade do olhar e os reflexos optocinéticos são comandados por um conjunto de pequenas regiões da retina denominado *sistema óptico acessório do tronco encefálico*.

Os olhos precisam estar constantemente se movimentando dentro da cavidade orbitária para posicionar e manter alvos de interesse visual sobre a fóvea. Tal atividade, denominada *foveação* ou direcionamento do olhar, é orientada por um elaborado sistema motor eferente. Cada olho é movimentado por seis músculos extraoculares, inervados por nervos cranianos vindos dos núcleos oculomotor (III), troclear (IV) e abducente (VI). A atividade desses núcleos motores oculares é coordenada por mecanismos pontinos e mesencefálicos, possibilitando acompanhamento suave dos objetos, movimentos sacádicos, bem como estabilização do olhar durante a movimentação da cabeça e do corpo. Grandes áreas dos córtex frontal e parieto-occipital controlam esses centros de movimentos oculares do tronco encefálico por meio do fornecimento de impulsos supranucleares descendentes.

AVALIAÇÃO CLÍNICA DA FUNÇÃO VISUAL

ESTADO DE REFRAÇÃO

Na abordagem ao paciente com redução da acuidade visual, o primeiro passo é avaliar se a causa consiste em um erro de refração. Na *emetropia*, os raios paralelos com origem no infinito são focalizados exatamente sobre a retina. Infelizmente, apenas uma minoria da população é emétrope. Na *miopia*, o globo ocular é longo demais, e os raios luminosos são focalizados à frente da retina. Os objetos próximos são vistos com clareza, mas, para os objetos distantes, é preciso usar uma lente divergente diante do olho. Na *hipermetropia*, o globo é curto demais. Por isso, usa-se uma lente convergente para complementar a capacidade refrativa do olho. No *astigmatismo*, a superfície da córnea não é perfeitamente esférica, o que exige uma lente corretiva cilíndrica. A maioria dos pacientes escolhe usar óculos ou lentes de contato para neutralizar o erro de refração. Uma alternativa é alterar permanentemente as propriedades refrativas da córnea realizando ceratomileuse assistida por *laser in situ* (LASIK) ou ceratectomia fotorrefrativa (PRK).

Com o início da meia-idade, surge a *presbiopia*, situação em que o cristalino perde a capacidade de aumentar seu poder refrativo para acomodar-se aos objetos próximos. Para compensar a presbiopia, o paciente emétrope precisa usar óculos para leitura. Os pacientes que já usavam óculos para longe geralmente passam a usar lentes bifocais. A única exceção é o paciente míope, capaz de enxergar bem objetos a curta distância simplesmente tirando os óculos usados para longe.

Os erros de refração costumam surgir lentamente e se estabilizam após a adolescência, exceto em situações incomuns. Por exemplo, o início agudo de diabetes melito pode causar miopia súbita em razão do edema do cristalino induzido pela hiperglicemia. O teste da visão por meio de um pequeno orifício é um modo útil de pesquisar com rapidez a presença de erro de refração. Se a acuidade visual for melhor olhando através do orifício do que a olho nu, o paciente necessitará de correção visual para obter melhor acuidade visual.

ACUIDADE VISUAL

Utiliza-se a tabela de Snellen para testar a acuidade visual à distância de 6 metros (20 pés). Um método mais conveniente é o cartão de Rosenbaum, uma versão em escala menor da tabela de Snellen, mantido a 36 centímetros do paciente (Fig. 32-1). Todos os indivíduos devem ser capazes de ler a linha 6/6 metros (20/20) com cada um dos olhos usando correção visual, se a tiverem. Os pacientes que necessitam de óculos de leitura para presbiopia terão de usá-los para que o teste com o cartão de Rosenbaum apresente um resultado preciso. Se os dois olhos não tiverem acuidade 6/6 (20/20), a deficiência visual deverá ser reportada. Sendo inferior a 6/240 (20/800), será necessária a medição da acuidade por meio de contagem de dedos, movimentos da mão, percepção ou não da luz. O Internal Revenue Service define cegueira legal como acuidade máxima corrigida no melhor olho igual ou inferior a 6/60 (20/200), ou como campo visual binocular igual a ou menor que 20°. A perda visual em apenas um dos olhos não constitui cegueira legal. Nos Estados Unidos, as leis que regulamentam a direção de veículos variam conforme o estado, mas a maioria exige acuidade corrigida de 6/12 (20/40) em pelo menos um dos olhos para que se tenha permissão sem restrições. Os indivíduos que desenvolvem hemianopsia homônima não devem conduzir veículos.

PUPILAS

As pupilas devem ser examinadas separadamente, em ambiente pouco iluminado e com o paciente olhando para um ponto distante. Não há

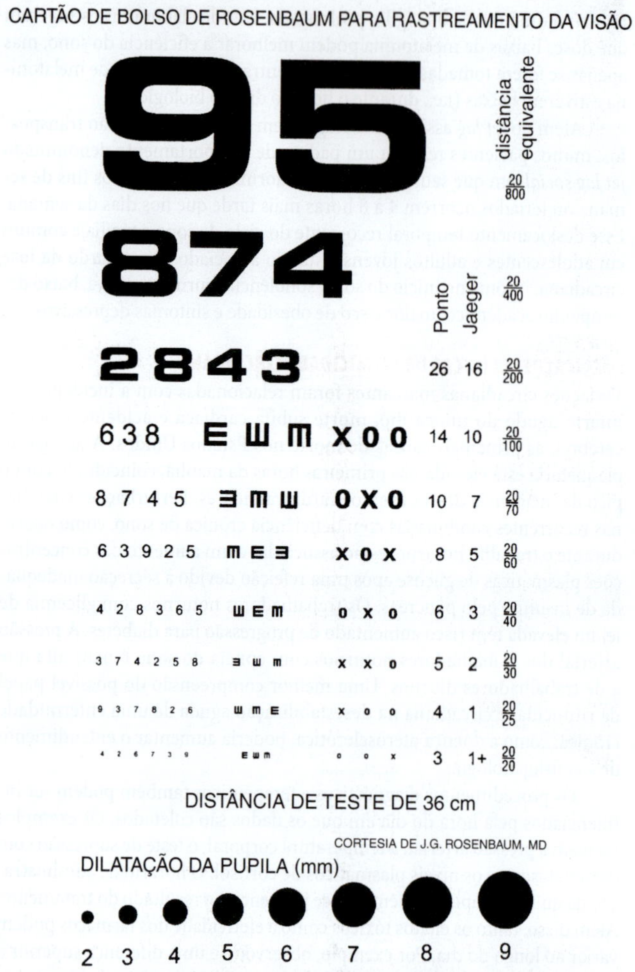

FIGURA 32-1 O cartão de Rosenbaum é uma versão em escala reduzida da tabela de Snellen para testar a acuidade visual para perto. Quando a acuidade visual for registrada, a distância equivalente para a tabela de Snellen deverá receber uma anotação indicando que a visão foi testada de perto, e não a uma distância de 6 metros, ou então o sistema numérico de Jaeger deverá ser usado para o registro da acuidade. *(Desenho cortesia de J.G. Rosenbaum MD.)*

necessidade de verificar a reação de perto se as pupilas reagirem rapidamente à luz, já que não há perda isolada da capacidade de constrição (miose) para acomodação. Por isso, o onipresente acrônimo PIRRLA (pupilas isocóricas, redondas e reativas à luz e à acomodação) é um desperdício de tempo com a última etapa do exame. Contudo, será importante testar o reflexo de acomodação se a resposta fotomotora estiver diminuída ou ausente. A dissociação luz-perto ocorre na neurossífilis (pupilas de Argyll-Robertson), em lesões do mesencéfalo dorsal (*síndrome de Parinaud*) e após regeneração aberrante (paralisia do nervo oculomotor, pupila tônica de Adie).

A pupila de um olho incapaz de perceber a luz não responde à estimulação luminosa direta. Se a retina ou o nervo óptico sofrerem uma lesão apenas parcial, a reação pupilar direta será mais fraca que a resposta pupilar consensual, provocada ao iluminar o olho contralateral saudável. O *defeito pupilar aferente relativo* (pupila de Marcus Gunn) é pesquisado com o teste da lanterna oscilante (Fig. 32-2). Trata-se de um sinal extremamente útil para o diagnóstico de neurite óptica retrobulbar e de outras doenças do nervo óptico nas quais talvez seja o único sinal objetivo de doença. Na neuropatia óptica bilateral, não se observa defeito pupilar aferente se os nervos ópticos estiverem igualmente afetados.

Uma anisocoria discreta, de até 0,5 mm, é bastante comum em pessoas normais. Se tal diferença não se alterar com variações da iluminação ambiente, poderá ser feito o diagnóstico de anisocoria essencial ou fisiológica. Uma anisocoria que se acentua sob pouca iluminação indica paresia simpática do músculo dilatador da íris. A tríade composta por miose, ptose ipsilateral e anidrose constitui a *síndrome de Horner*, embora a anidrose nem sempre ocorra. Uma gota de apraclonidina a 1% não produz efeito na

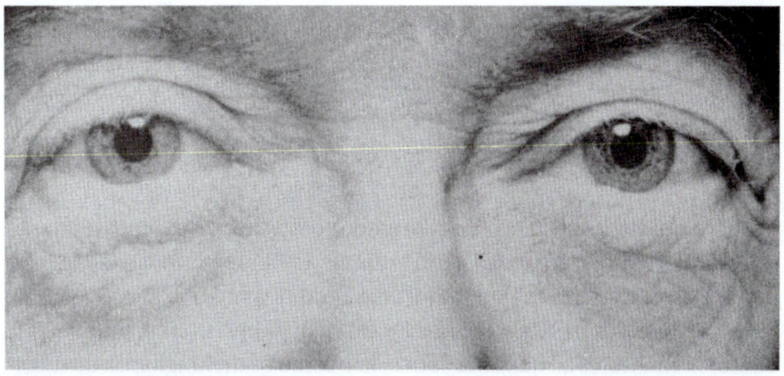

A

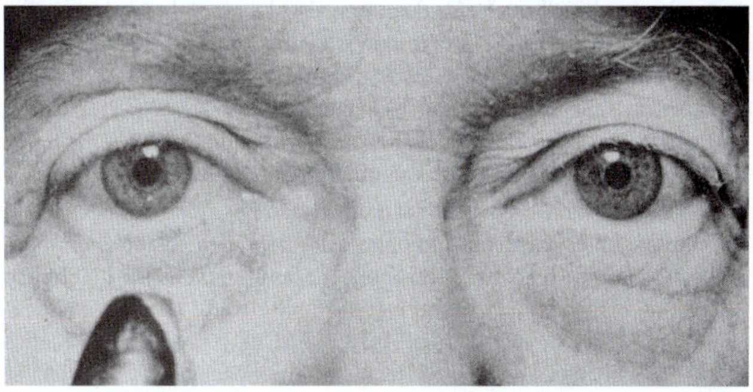

B

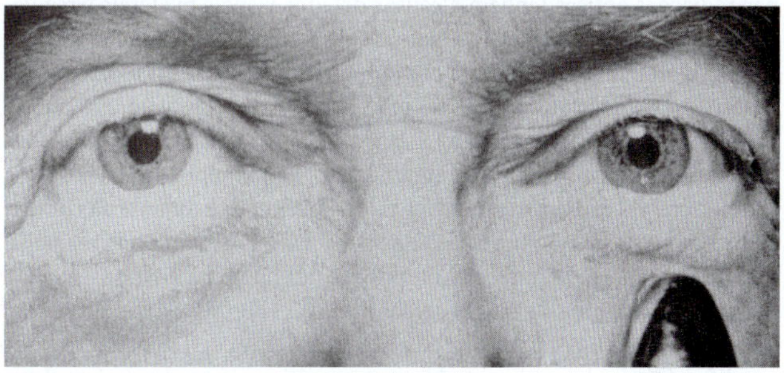

C

FIGURA 32-2 Demonstração de defeito pupilar aferente relativo (pupila de Marcus Gunn) no olho esquerdo, feita com o paciente olhando fixamente para um objeto distante. ***A.*** Com baixa iluminação no ambiente, as pupilas ficam iguais e relativamente dilatadas. ***B.*** A incidência de um feixe de luz no olho direito provoca forte constrição igual em ambas as pupilas. ***C.*** A oscilação da lanterna sobre o olho esquerdo afetado causa dilatação de ambas as pupilas, embora elas permaneçam menores do que em ***A.*** A oscilação da lanterna novamente sobre o olho direito saudável resulta em constrição simétrica, como aparece em ***B.*** Observe que as pupilas sempre permanecem iguais; o dano ao nervo óptico/retina esquerda é revelado pela constrição pupilar mais fraca bilateral a um estímulo luminoso no olho esquerdo em comparação com o olho direito. *(De P Levatin: Arch Ophthalmol 62:768, 1959. Copyright © 1959 American Medical Association. Todos os direitos reservados.)*

pupila normal, mas a pupila miótica se dilata devido à hipersensibilidade pela desnervação. Essa síndrome pode ser causada por acidentes vasculares do tronco encefálico, dissecção da carótida e neoplasias que acometam a cadeia simpática. No entanto, a maioria dos casos é idiopática.

Já a anisocoria que se acentua sob iluminação forte sugere paralisia parassimpática. Nesse caso, a causa mais comum é a paresia do nervo oculomotor. Tal diagnóstico poderá ser afastado se os movimentos oculares forem normais e o paciente não apresentar ptose ou diplopia. Uma dilatação pupilar aguda (midríase) pode ser causada por lesão no gânglio ciliar na órbita. Os mecanismos comuns são infecção (herpes-zóster, influenza), traumatismo (fechado, penetrante ou cirúrgico) e isquemia (diabetes melito, arterite temporal). Quando há desnervação do esfincter da íris, a pupila não responde bem à luz, mas a resposta à acomodação muitas vezes permanece relativamente intacta. Quando se remove o estímulo próximo, a pupila afetada dilata bem mais lentamente que a normal, daí a expressão *pupila tônica*. Na *síndrome de Adie* observa-se pupila tônica, algumas vezes combinada com reflexos tendíneos reduzidos ou abolidos nos membros inferiores. Supõe-se que essa doença benigna, mais comum em mulheres jovens saudáveis, represente uma disautonomia leve. A pupila tônica também está associada a atrofia sistêmica múltipla, hipoidrose segmentar, diabetes melito e amiloidose. Às vezes, uma pupila tônica é descoberta por acaso em um indivíduo normal e assintomático. O diagnóstico é confirmado pingando-se 1 gota de pilocarpina diluída a 0,125% em cada olho. A hipersensibilidade pós-desnervação produzirá constrição pupilar na pupila tônica, enquanto a pupila normal não responderá. A dilatação farmacológica após a instilação acidental ou proposital de anticolinérgicos (atropina, escopolamina) pode causar midríase pupilar. Pupila de Gardener se refere à midríase induzida pela exposição a alcaloides tropânicos, contidos em plantas como beladona, datura ou brugmânsia. Quando um agente anticolinérgico é responsável pela dilatação pupilar, a pilocarpina a 1% não causa constrição.

Medicamentos sistêmicos afetam ambas as pupilas. Elas ficam pequenas quando se usam narcóticos (morfina, oxicodona) e dilatam-se com anticolinérgicos (escopolamina). Os agentes parassimpáticos usados para tratar o glaucoma (pilocarpina) produzem miose. Nos pacientes com anomalias pupilares sem explicação, o exame com lâmpada de fenda ajuda a descartar traumatismos cirúrgicos da íris, corpos estranhos ocultos, lesões perfurantes, inflamação intraocular, aderências (sinéquias), glaucoma de ângulo fechado e ruptura do esfincter da íris por traumatismo fechado.

MOVIMENTOS E ALINHAMENTO OCULARES

Os movimentos oculares são testados pedindo-se ao paciente que siga com os dois olhos um objeto móvel, como uma ponta de caneta, até os pontos cardeais do campo visual. Os movimentos oculares normais são suaves, uniformes, simétricos e percorrem todas as direções sem nistagmo. Avaliam-se os movimentos sacádicos (movimentos oculares rápidos de refixação) fazendo o paciente olhar alternadamente para dois pontos estacionários. Os olhos devem se mover com rapidez e precisão entre os pontos. O alinhamento ocular pode ser avaliado mantendo-se uma lanterna diretamente à frente do paciente a cerca de 1 m. Se os olhos estiverem retos, o reflexo de luz corneano estará centrado no meio de cada pupila. Para testar o alinhamento dos olhos com maior precisão, utiliza-se o teste de oclusão (*cover test*). O paciente é orientado a olhar fixamente para um pequeno ponto distante. Um olho é ocluído com um cartão ou com a mão, enquanto o outro olho é observado. Se o olho que enxerga desviar a posição para fixar no alvo, ele estava mal alinhado. Se ele permanecer sem movimento, descobre-se o que estava coberto e repete-se o teste com o outro olho. Se nenhum deles se mover, será porque ambos estão alinhados ortotropicamente. Estando os olhos do paciente ortotrópicos ao olhar para frente, mas havendo diplopia, deve-se repetir o teste com a cabeça inclinada ou virada na direção que provoque a diplopia. Com alguma prática, o oftalmologista detectará desvios oculares (heterotropia) tão pequenos como 1 a 2°. Em um paciente com diplopia vertical, um pequeno desvio pode ser difícil de detectar e fácil de passar despercebido. O grau de desvio pode ser mensurado aplicando-se um prisma diante do olho desalinhado a fim de determinar a refração necessária para neutralizar o desvio da fixação provocado pela cobertura do outro olho. Prisma temporário plástico de Fresnel, óculos com prisma ou cirurgia dos músculos dos olhos são meios usados para restaurar o alinhamento binocular.

ESTEREOPSIA

Para determinar a estereoacuidade, mostram-se imagens polarizadas com alvos que incidam sobre pontos diferentes da retina de cada olho. Os testes mais usados em consultório medem uma série de limiares entre 800 e 40 segundos de arco. A estereoacuidade normal é de 40 segundos de arco. Se o paciente apresentar esse nível, pode-se ter certeza de que os olhos estão ortotropicamente alinhados e que a visão em ambos é íntegra. Os estereogramas de pontos aleatórios não têm indicadores de profundidade monocular e são um excelente teste para o rastreamento de estrabismo.

VISÃO EM CORES

A retina contém três tipos de cones, com pigmentos de diferentes sensibilidades espectrais máximas: vermelho (560 nm), verde (530 nm) e azul (430 nm). Os pigmentos dos cones vermelhos e verdes são codificados no cromossomo X, e os do cone azul, no cromossomo 7. Mutações no pigmento do cone azul são extremamente raras. Mutações nos pigmentos vermelho e verde causam acromatopsia congênita ligada ao X em 8% dos indivíduos do sexo masculino. Os indivíduos afetados não são totalmente incapazes de distinguir cores; na verdade, eles diferem dos indivíduos normais na forma como percebem as cores e como combinam as luzes monocromáticas das cores primárias para corresponder a uma determinada cor. Os tricromatas anômalos têm os três tipos de cone, mas uma mutação de um pigmento de cone (em geral, o vermelho ou o verde) modifica a sensibilidade espectral máxima, alterando a combinação de cores primárias necessária para reproduzir uma determinada cor. Os dicromatas têm apenas dois tipos de cone, por isso aceitam combinação de cores com apenas duas cores primárias. Os tricromatas anômalos e dicromatas apresentam acuidade visual de 6/6 (20/20), mas têm dificuldade de discriminar tonalidades. As pranchas coloridas de Ishihara possibilitam detectar discromatopsia vermelho-verde. As pranchas de teste contêm um número oculto, visível apenas para os pacientes que confundem o vermelho com o verde. Como a acromatopsia é quase exclusivamente ligada ao X, apenas crianças do sexo masculino devem ser rastreadas.

As pranchas de Ishihara são muito usadas para a detecção de defeitos adquiridos na visão em cores, embora tenham sido criadas como teste de rastreamento para acromatopsia congênita. Os defeitos adquiridos da visão em cores frequentemente são causados por doenças da mácula ou do nervo óptico. Por exemplo, os pacientes que têm histórico de neurite óptica muitas vezes referem diminuição na saturação das cores muito tempo depois de sua acuidade visual ter voltado ao normal. Também pode ocorrer acromatopsia em casos de acidentes vasculares bilaterais que acometam a parte ventral do lobo occipital (acromatopsia cerebral). Tais pacientes veem apenas tons de cinza, podendo também apresentar dificuldade de reconhecer rostos (prosopagnosia) (Cap. 30). Infartos do lobo occipital dominante às vezes produzem anomia para cores. Esses pacientes conseguem distinguir as cores, mas não denominá-las.

CAMPOS VISUAIS

A visão pode ser afetada por alguma lesão em qualquer região do sistema visual: dos olhos aos lobos occipitais. É possível localizar a lesão com bastante precisão mapeando o déficit do campo visual por meio da confrontação com dedos e correlacionando o resultado com a anatomia topográfica das vias visuais (Fig. 32-3). O mapeamento quantitativo do campo visual é realizado por campímetro computadorizado no qual alvos de intensidade variável são apresentados em posições fixas do campo visual (Fig. 32-3*A*). Ao gerar um registro impresso dos limiares de luz, esses instrumentos representam um meio sensível de detecção de escotomas no campo de visão. Também são extremamente úteis na avaliação seriada da função visual em doenças crônicas, como o glaucoma e o pseudotumor cerebral.

O importante na análise dos campos visuais é determinar se uma lesão está localizada antes, no próprio ou atrás do quiasma óptico. Se houver escotoma em apenas um dos olhos, sua origem estará em lesão anterior ao quiasma, podendo ser no nervo óptico ou na retina. As lesões retinianas produzem escotomas que correspondem opticamente à sua localização no fundo. Por exemplo: um descolamento de retina nasal superior causa perda temporal inferior do campo visual. Uma lesão da mácula produz um escotoma central (Fig. 32-3*B*).

As doenças do nervo óptico produzem padrões típicos de perda dos campos visuais. O glaucoma destrói seletivamente os axônios que entram nos polos temporal superior e temporal inferior do disco óptico, produzindo escotomas arqueados, em forma de cimitarra turca, que surgem no ponto cego, curvam-se em torno da fixação e terminam chapados contra o meridiano horizontal (Fig. 32-3*C*). A forma desse defeito do campo reflete a disposição do feixe de fibras nervosas na retina temporal. Os escotomas arqueados, também chamados escotomas do feixe de fibras nervosas, também resultam de neurite óptica, neuropatia óptica isquêmica, drusas do disco óptico e de oclusão de artéria ou veia da retina.

Uma lesão de todo o polo inferior ou superior do disco óptico produz um corte altitudinal no campo visual que acompanha o meridiano horizontal (Fig. 32-3*D*). Esse padrão de perda de campo visual é típico da neuropatia óptica isquêmica, mas também resulta de oclusão vascular retiniana, glaucoma avançado e neurite óptica.

Cerca de metade das fibras do nervo óptico se origina de células ganglionares que servem à mácula. Lesões das fibras papilomaculares produzem um escotoma cecocentral, que envolve o ponto cego e a mácula (Fig. 32-3*E*). Se o dano for irreversível, pode surgir palidez na porção temporal do disco óptico. A palidez temporal correlacionada a escotoma cecocentral também pode ocorrer na neurite óptica e nas neuropatias ópticas nutricional, tóxica, hereditária de Leber, na atrofia óptica dominante de Kjer e na neuropatia óptica compressiva. Convém mencionar que, na maioria dos indivíduos normais, o lado temporal do disco óptico é um pouco mais pálido que o lado nasal. Assim, pode ser difícil determinar se a palidez temporal vista na fundoscopia representa uma alteração patológica. A palidez da borda nasal do disco óptico é um sinal menos ambíguo de atrofia óptica.

No quiasma óptico, as fibras oriundas das células ganglionares nasais decussam para o trato óptico contralateral. As fibras cruzadas são lesadas por compressão com maior frequência do que as não cruzadas. Assim, lesões expansivas na região selar causam hemianopsia temporal bilateral. Tumores anteriores ao quiasma óptico, tais como os meningiomas do tubérculo selar, produzem um escotoma juncional, caracterizado por neuropatia óptica em um dos olhos e perda de campo visual temporal superior no olho contralateral (Fig. 32-3*G*). Uma compressão mais simétrica do quiasma por adenoma hipofisário (ver Fig. 380-1), meningioma, craniofaringioma, glioma ou aneurisma produz hemianopsia bitemporal (Fig. 32-3*H*). O paciente muitas vezes não percebe o início insidioso da hemianopsia bitemporal, e o médico não irá detectar se não examinar os dois olhos separadamente.

É difícil localizar com precisão uma lesão pós-quiasmática, pois lesões em qualquer parte do trato óptico, do corpo geniculado lateral, das radiações ópticas e no córtex visual podem causar hemianopsia homônima (defeito no hemicampo temporal no olho contralateral à lesão e no hemicampo nasal no olho ipsilateral) (Fig. 32-3*I*). Uma lesão pós-quiasmática unilateral não afeta a acuidade visual, embora o paciente às vezes leia as letras apenas da metade (à direita ou à esquerda) do quadro visual. Lesões nas radiações ópticas tendem a causar defeitos visuais bilaterais irregulares ou incongruentes. Danos às radiações ópticas no lobo temporal (alça de Meyer) geram quadrantanopsia homônima superior (Fig. 32-3*J*), enquanto lesões das radiações ópticas no lobo parietal causam quadrantanopsia homônima inferior (Fig. 32-3*K*). Lesões do córtex visual primário produzem defeitos de campo densos, congruentes e hemianópticos. A oclusão da artéria cerebral posterior, que irriga o lobo occipital, é uma causa comum de hemianopsia homônima total. Alguns pacientes têm a mácula poupada, pois a representação central do campo, que fica na ponta do lobo occipital, é irrigada por ramos da artéria cerebral média (Fig. 32-3*L*). A destruição de ambos os lobos occipitais produz cegueira cortical. Esse quadro pode ser diferenciado da perda visual pré-quiasmática bilateral pelo fato de as respostas pupilares e os fundos de olho permanecerem normais.

A recuperação parcial da hemianopsia homônima tem sido relatada por meio de terapia de reabilitação baseada em computador. Durante sessões diárias de treinamento, o paciente fixa um alvo central enquanto estímulos visuais são apresentados dentro da região cega. A premissa dos programas de restauração da visão é de que a estimulação extra pode promover a recuperação de tecido parcialmente lesado localizado na periferia de uma lesão cortical. Quando a fixação é rigorosamente controlada, porém, não é demonstrada melhora nos campos visuais. Não há tratamento efetivo para a hemianopsia homônima causada por lesão cerebral permanente.

DOENÇAS OCULARES

OLHO VERMELHO OU DOLORIDO

Abrasões da córnea Essas lesões são mais bem visualizadas com a instilação de 1 gota de fluoresceína no olho seguida por exame sob lâmpada de fenda com luz azul-cobalto. Uma lanterna com filtro azul será suficiente se não houver lâmpada de fenda. Os danos ao epitélio da córnea são revelados pela fluorescência amarela da membrana basal exposta pela perda do epitélio sobrejacente. É importante procurar corpos estranhos. Para pesquisar os fórnices conjuntivais, deve-se baixar a pálpebra inferior e everter a superior. O corpo estranho pode ser removido com um aplicador de ponta de algodão umedecido após pingar uma gota de anestésico tópico, como a proparacaína, no olho. De modo alternativo, é possível eliminar o corpo estranho do olho irrigando-o com soro fisiológico ou com lágrimas artificiais. Se houver escoriação do epitélio da córnea, pode-se aplicar antibiótico em pomada e cobrir o olho. Uma gota de cicloplégico de ação intermediária, como o cloreto de ciclopentolato a 1%, ajuda a diminuir a dor ao relaxar o corpo ciliar. Deve-se reexaminar o olho no dia seguinte. As escoriações pequenas talvez não necessitem de curativo, antibiótico ou cicloplegia.

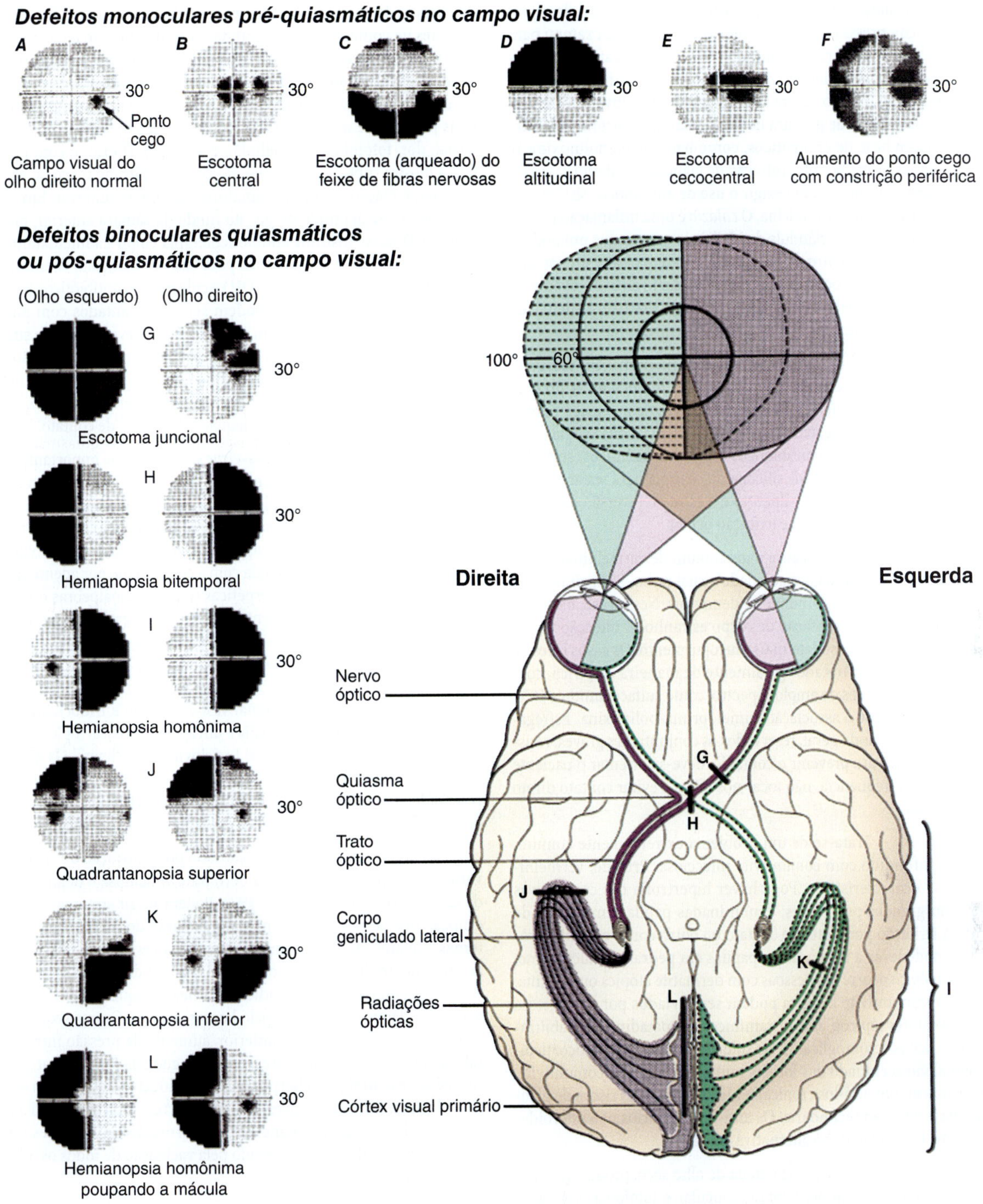

FIGURA 32-3 Visão ventral do cérebro, correlacionando os padrões de perda do campo visual com as localizações das lesões na via visual. Os campos visuais se sobrepõem parcialmente, criando 120° de campo binocular central flanqueado por um crescente monocular de 40° para cada lado. Nesta figura, os mapas dos campos visuais foram feitos com um campímetro computadorizado (Humphrey Instruments, Carl Zeiss, Inc.). O dispositivo plota a sensibilidade à luz da retina nos 30° centrais, usando um formato em escala de cinza. As regiões com perda do campo de visão aparecem em negro. Os exemplos de defeitos monoculares pré-quiasmáticos no campo visual mais comuns são apresentados para o olho direito. Por convenção, os campos visuais sempre são registrados com os campos do olho esquerdo à esquerda e os do olho direito à direita, exatamente como o paciente enxerga.

Hemorragia subconjuntival Decorre da ruptura de pequenos vasos que atravessam o espaço potencial entre a esclera e a conjuntiva. O sangue disseca esse espaço, produzindo vermelhidão ocular marcante. Mas a visão não é afetada, e a hemorragia cede sem tratamento. As hemorragias subconjuntivais são, em geral, espontâneas, mas às vezes surgem após traumatismo fechado, fricção dos olhos ou tosse vigorosa. Podem ser também sinais de doença hemorrágica subjacente.

Pinguécula Consiste em um pequeno nódulo conjuntival elevado, geralmente localizado no limbo nasal. Essas lesões são extremamente comuns em adultos e têm pouco significado, a menos que inflamem (pingueculite). Ocorrem com maior frequência em trabalhadores com atividade ao ar livre. O *pterígio* é semelhante à pinguécula, mas atravessa o limbo e avança sobre a superfície da córnea. Sua remoção justifica-se quando surgem sintomas de irritação ou borramento visual. No entanto, a recorrência é comum.

Blefarite Trata-se de inflamação das pálpebras. A forma mais comum ocorre associada à acne rosácea ou à dermatite seborreica. As bordas das pálpebras são, em geral, intensamente colonizadas por estafilococos. Vistas de perto, mostram-se gordurosas, ulceradas e crostosas, com restos de escamas presos aos cílios. O tratamento consiste em higiene estrita da pálpebra, aplicação de compressas mornas e lavagem dos cílios com xampu para bebês. O *hordéolo* externo (terçol) é causado por infecção estafilocócica das glândulas acessórias superficiais de Zeis ou Moll, localizadas nas bordas palpebrais. O hordéolo interno ocorre após infecção supurativa das glândulas de Meibônio secretoras de gordura na face tarsal da pálpebra. Pomadas oftálmicas tópicas à base de antibióticos, como bacitracina/polimixina B, podem ser aplicadas. A meibomite (infecção de glândula meibomiana) grave e a blefarite grave crônica podem exigir o uso de antibióticos sistêmicos, geralmente tetraciclinas ou azitromicina. O *calázio* é uma inflamação granulomatosa crônica e indolor da glândula de Meibônio que produz um nódulo semelhante a uma ervilha dentro da pálpebra. Pode-se incisar e drenar esse nódulo, mas injeções de glicocorticoides são igualmente efetivas. Diante de lesões ulcerativas das pálpebras que não cicatrizam, deve-se suspeitar de carcinomas basocelular, escamoso ou da glândula de Meibônio.

Dacriocistite Constitui a inflamação do sistema de drenagem lacrimal, podendo causar epífora (lacrimejamento) e hiperemia ocular. A pressão leve sobre o saco lacrimal causa dor e refluxo de muco e pus pelos pontos lacrimais. A dacriocistite surge, em geral, após a obstrução do sistema lacrimal. O tratamento consiste em antibióticos tópicos e sistêmicos, seguidos de dilatação, intubação com *stent* de silicone ou cirurgia para restabelecer a patência. O *entrópio* (inversão da pálpebra) e o *ectrópio* (eversão da pálpebra) também podem causar epífora e irritação ocular.

Conjuntivite A conjuntivite é a causa mais comum de vermelhidão e irritação oculares. A dor é mínima, e a acuidade visual reduz-se ligeiramente. O agente etiológico viral mais comum é o adenovírus. Nesse caso, há secreção aquosa, fotofobia e leve sensação de corpo estranho. A infecção bacteriana tende a produzir um exsudato mais mucopurulento. Os casos leves de conjuntivite infecciosa são tratados geralmente de maneira empírica, com antibióticos oculares tópicos de amplo espectro, como sulfacetamida a 10%, polimixina-bacitracina ou a associação trimetoprima-polimixina. Esfregaços e cultura ficam, de modo geral, reservados às conjuntivites graves, resistentes ou recorrentes. Para prevenir o contágio, deve-se orientar o paciente a lavar as mãos com frequência, não tocar nos olhos e evitar contato direto com outras pessoas.

Conjuntivite alérgica Trata-se de um problema extremamente comum, muitas vezes confundido com conjuntivite infecciosa. Prurido, vermelhidão e epífora são característicos. Pode haver hipertrofia das conjuntivas palpebrais com grandes protrusões, denominadas papilas em pedras de calçamento. A irritação por lentes de contato ou outro corpo estranho crônico também pode levar à formação de papilas em pedras de calçamento. A *conjuntivite atópica* ocorre em pessoas com dermatite atópica ou de asma. Os sintomas de conjuntivite alérgica podem ser aliviados por compressas frias, vasoconstritores tópicos, anti-histamínicos (olopatadina) e estabilizadores dos mastócitos (cromoglicato). As soluções tópicas de glicocorticoides oferecem alívio acentuado das formas imunomediadas de conjuntivite. Não se deve, no entanto, usá-los cronicamente em razão dos riscos de glaucoma, catarata e infecção secundária. Os anti-inflamatórios não esteroides (AINEs) tópicos (cetorolaco) são alternativas melhores.

Ceratoconjuntivite seca Também chamada de olho seco, produz queimação, sensação de corpo estranho, hiperemia ocular e fotofobia. Em casos leves, o olho se apresenta surpreendentemente normal, mas a produção de lágrimas, medida pela umectação de papel de filtro (teste de Schirmer), é deficiente. Diversos fármacos de uso sistêmico, como anti-histamínicos, anticolinérgicos e vários psicotrópicos, reduzem a secreção lacrimal, causando ressecamento ocular. Distúrbios que envolvem diretamente o saco lacrimal, como sarcoidose e síndrome de Sjögren, também causam olhos secos. Os pacientes podem desenvolver olhos secos após radioterapia se o campo de tratamento incluir as órbitas. O ressecamento dos olhos também é comum após lesões dos V e VII nervos cranianos. A anestesia da córnea é especialmente perigosa, pois a ausência do piscar reflexo a expõe a lesões indolores que o paciente não percebe. O olho seco é tratado com aplicação frequente e liberal de lágrima artificial e lubrificantes oculares. Em casos graves, podem-se ocluir ou cauterizar os pontos lacrimais para reduzir a drenagem lacrimal.

Ceratite Essa patologia ameaça a visão porque traz riscos de opacificação, cicatrização e perfuração da córnea. Em todo o mundo, as duas maiores causas da cegueira por ceratite são tracoma (infecção por *Chlamydia*) e deficiência de vitamina A decorrente de desnutrição. Nos Estados Unidos, as lentes de contato são uma grande causa de infecção e ulceração da córnea. Elas não devem ser usadas por indivíduos que estejam com infecções oculares em atividade. Na avaliação da córnea, é importante diferenciar entre uma infecção superficial (*ceratoconjuntivite*) e um processo ulcerativo mais profundo e mais grave. Esse último é acompanhado de maior perda visual, dor, fotofobia, vermelhidão e secreção. O exame com lâmpada de fenda mostra ruptura do epitélio da córnea, infiltrado turvo ou abscesso do estroma, e reação celular inflamatória na câmara anterior. Em casos graves, observa-se acúmulo de pus no fundo da câmara anterior, produzindo hipópio. Deve-se instituir antibioticoterapia empírica imediatamente após a obtenção de raspado da córnea para exames de Gram, Giemsa, preparação de hidróxido de potássio (KOH) e culturas. Os antibióticos tópicos mais fortes são os mais efetivos e podem ser suplementados com antibióticos subconjuntivais, de acordo com a necessidade. Deve-se sempre suspeitar de etiologia fúngica em pacientes que apresentem ceratite. A infecção fúngica é mais comum em climas quentes e úmidos, principalmente após penetração da córnea por plantas ou materiais vegetais. A ceratite por *Acanthamoeba* está associada a desinfecção inadequada das lentes de contato.

Herpes-vírus simples Os *herpes-vírus* são uma causa importante de cegueira por ceratite. Nos Estados Unidos, a maioria dos adultos tem anticorpos séricos contra o herpes simples, o que indica infecção prévia (Cap. 192). A infecção ocular primária costuma ser causada pelo herpes-vírus tipo 1, e não pelo tipo 2. A doença se apresenta como blefaroconjuntivite folicular unilateral, fácil de ser confundida com a conjuntivite por adenovírus, exceto quando aparecem vesículas herpéticas típicas nas pálpebras ou na conjuntiva. A infecção ocular recorrente ocorre com a reativação de herpes-vírus latente. Um padrão dendrítico de ulceração ocular ao exame com fluoresceína é patognomônico de herpes simples, mas ele não costuma estar presente. O envolvimento de ambos os olhos é extremamente raro. A inflamação do estroma corneano produz edema, vascularização e iridociclite. A ceratite herpética é tratada com cicloplegia e um agente antiviral tópico (trifluridina, ganciclovir) ou um antiviral oral (aciclovir, valaciclovir). Os glicocorticoides tópicos são efetivos para mitigar a fibrose corneana, mas geralmente são reservados para os casos que envolvem dano estromal. Os riscos incluem ceratomalacia, perfuração, infecçaõ prolongada e glaucoma.

Herpes-zóster O herpes-zóster causado por reativação de vírus latente da varicela (catapora) produz uma dermatite vesiculosa e dolorosa distribuída sobre um dermátomo (Cap. 193). Podem surgir sintomas oculares após erupção por herpes-zóster em qualquer ramo do nervo trigêmeo. Os sintomas oculares são mais comuns quando há vesículas no nariz, indicando acometimento do nervo nasociliar (V1) (sinal de Hutchinson). O herpes-zóster oftálmico produz dendritos corneanos, que podem ser difíceis de distinguir daqueles causados pelo herpes simples. Outras sequelas comuns são ceratite estromal, uveíte anterior, aumento da pressão intraocular, paralisia dos nervos oculomotores, necrose aguda da retina, cicatrização pós-herpética e neuralgia. O herpes-zóster oftálmico é tratado com antivirais e cicloplégicos. Em casos graves, podem-se acrescentar glicocorticoides para evitar perdas visuais permanentes por formação de cicatrizes na córnea. O herpes-zóster deve ser prevenido pela vacinação de todos os adultos saudáveis com 50 anos ou mais.

Episclerite Trata-se da inflamação da episclera, fina camada de tecido conectivo localizada entre a conjuntiva e a esclera. A episclerite manifesta-se de modo parecido com o da conjuntivite, porém é um processo mais localizado e não produz secreção. A maioria das episclerites é idiopática, mas alguns casos ocorrem no contexto de doenças autoimunes. A *esclerite* constitui um processo inflamatório mais intenso e mais profundo, com frequência associado a doenças do colágeno, como artrite reumatoide, lúpus eritematoso sistêmico, poliarterite nodosa, granulomatose com poliangeíte e policondrite recorrente. A inflamação e o espessamento da esclera podem ser difusos ou nodulares. Nas esclerites anteriores, o globo ocular adquire um tom violáceo, e o paciente faz referência a hipersensibilidade e dor ocular intensas. Na esclerite posterior, é possível que dor e vermelhidão sejam menos intensas, mas muitas vezes ocorrem proptose, efusão coroidal, redução da mobilidade e perda visual. A episclerite e a esclerite devem ser tratadas com AINEs. Se esses fármacos não funcionarem, poderão ser necessários glicocorticoides tópicos ou até sistêmicos, principalmente se houver um processo imune ativo subjacente.

Uveíte anterior Anteriormente denominada *irite* ou *iridociclite*, trata-se da inflamação das estruturas anteriores do olho. O diagnóstico requer exame com lâmpada de fenda para identificação de células flutuando no humor aquoso ou depositadas no endotélio da córnea (precipitados ceráticos). A uveíte anterior ocorre em doenças como sarcoidose, espondilite anquilosante, artrite idiopática juvenil, doença inflamatória intestinal, psoríase, artrite reacional e doença de Behçet. Também está associada a infecções por herpes, sífilis, doença de Lyme, oncocercose, tuberculose e hanseníase. A uveíte anterior pode estar associada a várias doenças, mas, na maioria dos casos, não há causa definida. Por esse motivo, a avaliação laboratorial fica, em geral, reservada aos pacientes que apresentem uveíte anterior recorrente ou grave. O tratamento visa a redução da inflamação e a formação de cicatrizes por meio do uso cauteloso de glicocorticoides tópicos. A dilatação da pupila reduz a dor e previne a formação de sinéquias.

Uveíte posterior É diagnosticada observando-se a presença de inflamação em vítreo, retina ou coroide à fundoscopia. Está associada a doenças sistêmicas com maior frequência do que a uveíte anterior. Alguns pacientes apresentam pan-uveíte ou inflamação dos segmentos anterior e posterior do olho. A uveíte posterior é uma das manifestações de doenças autoimunes, como sarcoidose, doença de Behçet, síndrome de Vogt-Koyanagi-Harada e doença inflamatória intestinal. Ocorre também em doenças, como toxoplasmose, oncocercose, cisticercose, coccidioidomicose, toxocaríase e histoplasmose; em infecções causadas por microrganismos, como *Candida*, *Pneumocystis carinii*, *Cryptococcus*, *Aspergillus*, herpes e citomegalovírus (ver Fig. 195-1); e em outras doenças, como sífilis, doença de Lyme, tuberculose, doença da arranhadura do gato, doença de Whipple e brucelose. Na esclerose múltipla, podem surgir alterações inflamatórias crônicas na periferia extrema da retina (denominadas *pars planitis* ou uveíte intermediária). Os glicocorticoides têm sido a base do tratamento na uveíte não infecciosa. Os agentes biológicos que têm como alvo citocinas pró-inflamatórias, como o inibidor do fator de necrose tumoral α (TNF-α) adalimumabe, são efetivos na prevenção da perda visual na uveíte crônica.

Glaucoma agudo de ângulo fechado Trata-se de uma causa incomum e frequentemente subdiagnosticada de olho vermelho e doloroso. As populações asiáticas têm risco particularmente alto de glaucoma de ângulo fechado. Os olhos suscetíveis têm câmara anterior rasa, seja porque o olho possui um comprimento axial curto (hipermetropia), seja porque o cristalino cresceu em razão do surgimento gradual de catarata. Quando a pupila fica semidilatada, a periferia da íris bloqueia a saída do humor aquoso por meio do ângulo da câmara anterior, e a pressão ocular sobe rapidamente, o que causa dor, hiperemia, edema da córnea, obscurecimento e visão turva. Em alguns pacientes, os sintomas oculares são menos evidentes que outros, como náuseas, vômitos e cefaleia, o que pode levar a uma investigação improdutiva para doença abdominal ou neurológica. O diagnóstico é feito medindo-se a pressão intraocular durante uma crise aguda ou procedendo-se à gonioscopia, um procedimento que permite observar o ângulo estreito da câmara por meio de uma lente de contato espelhada. No tratamento do fechamento angular agudo, utilizam-se acetazolamida (VO ou IV), betabloqueadores tópicos, análogos da prostaglandina, agonistas α_2-adrenérgicos e pilocarpina para induzir miose. Se essas medidas não forem suficientes, pode-se usar *laser* para perfurar a íris periférica e aliviar o bloqueio pupilar. Muitos médicos são relutantes em dilatar a pupila rotineiramente ao fazer a fundoscopia, pois receiam provocar glaucoma de ângulo fechado. Não obstante, esse risco é mínimo e mais que compensado pela possibilidade de descobrir uma lesão oculta no fundo de olho, visível apenas com a pupila bem dilatada. Além disso, é raro que uma crise de glaucoma de ângulo fechado produza dano permanente aos olhos. Assim, a crise acaba servindo como teste provocativo para identificar os pacientes com ângulos fechados, candidatos à iridectomia a *laser* profilática.

Endoftalmite Resulta de infecção bacteriana, viral ou parasitária das estruturas internas do olho. Geralmente é adquirida por via hematogênica a partir de um sítio remoto. Os pacientes crônicos, diabéticos ou imunossuprimidos, sobretudo aqueles com histórico de uso de cateteres IV ou hemoculturas positivas, estão sob risco mais elevado de endoftalmite. A maioria dos pacientes apresenta dor e hiperemia ocular, mas a perda de visão pode ser o único sintoma. Êmbolos sépticos originados de endocardite valvular ou de abscesso dentário podem se alojar na circulação retiniana e causar endoftalmite. Hemorragias retinianas com centros esbranquiçados (manchas de Roth) (Fig. 32-4) são consideradas patognomônicas de endocardite bacteriana subaguda, mas também podem surgir em alguns casos de leucemia, diabetes e várias outras doenças. A endoftalmite pode ser uma complicação de cirurgias oculares, especialmente cirurgias filtrantes de glaucoma, às vezes meses ou até anos após o procedimento. Deve-se considerar a possibilidade de corpo estranho penetrante oculto ou de traumatismo do globo ocular em todos os pacientes que se apresentem com infecção ou inflamação intraocular não explicada.

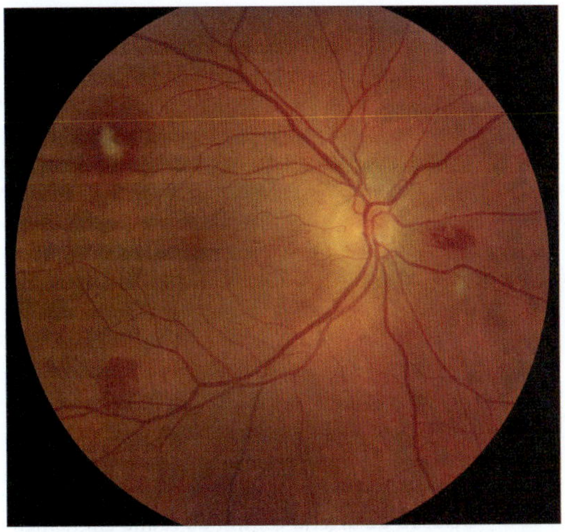

FIGURA 32-4 **Mancha de Roth, exsudato algodonoso e hemorragia retiniana** em paciente de 48 anos de idade submetido a transplante de fígado com candidemia por imunossupressão.

PERDA VISUAL SÚBITA OU TRANSITÓRIA

Amaurose fugaz Esse termo refere-se ao ataque isquêmico transitório na retina (Cap. 427). Como o tecido neural tem metabolismo intenso, a interrupção do fluxo sanguíneo para a retina por alguns segundos produz *cegueira monocular transitória* – outro termo usado para descrever a amaurose fugaz. Os pacientes descrevem uma rápida perda de visão como uma cortina fechando, às vezes em apenas uma parte do campo visual. A amaurose fugaz geralmente decorre de um êmbolo aprisionado em uma arteríola retiniana (Fig. 32-5). Se o êmbolo se partir ou passar, o fluxo será restaurado, e a visão voltará rapidamente ao normal sem lesão permanente. Se a interrupção do fluxo se prolongar, a retina interna sofrerá infarto. A oftalmoscopia revela zonas de empalidecimento e edema na retina, que acompanham a distribuição de ramos das arteríolas retinianas. A oclusão completa da artéria central da retina causa interrupção do fluxo sanguíneo, e a retina torna-se leitosa e com

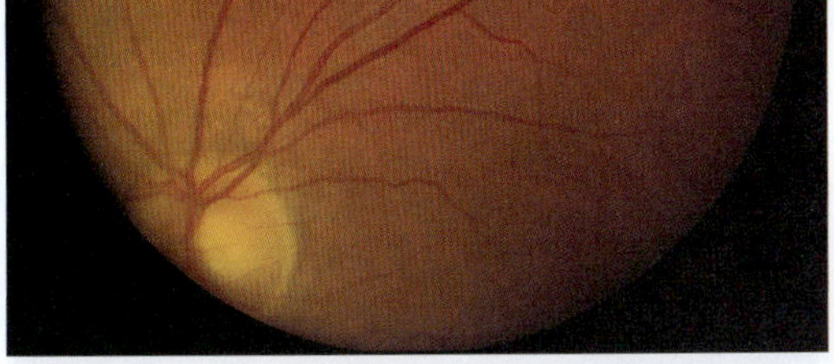

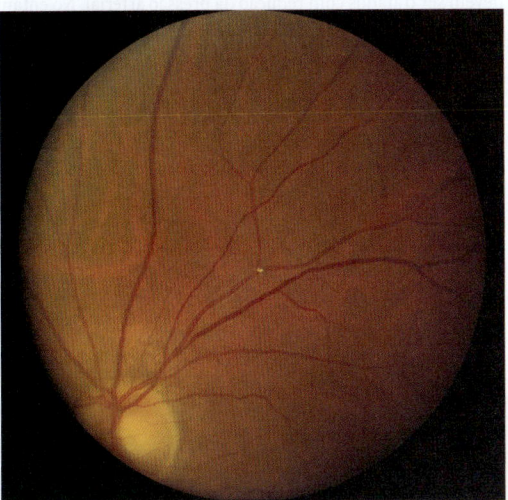

FIGURA 32-5 **A placa de Hollenhorst, alojada na bifurcação de uma arteríola retiniana,** comprova que o paciente está liberando êmbolos a partir da artéria carótida, dos grandes vasos ou do coração.

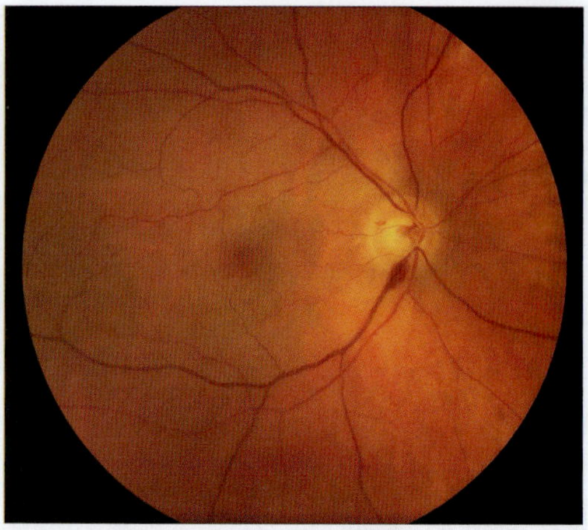

FIGURA 32-6 Oclusão de artéria central da retina em homem de 78 anos com redução da acuidade para contar dedos no olho direito. Observe a hemorragia em chama de vela sobre o disco óptico e o aspecto levemente leitoso da mácula com fóvea vermelho-cereja.

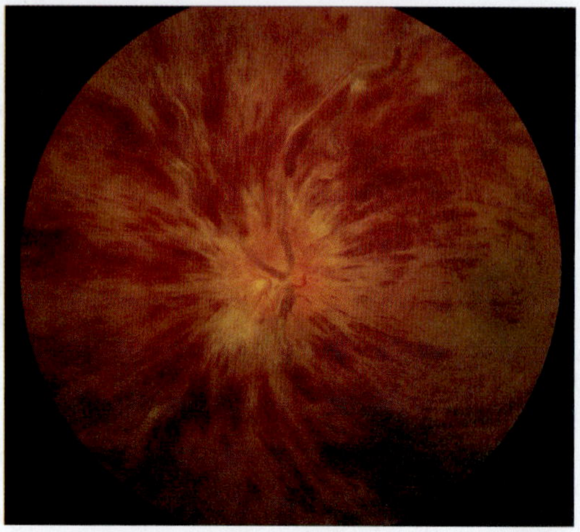

FIGURA 32-8 A oclusão da veia retiniana central pode produzir hemorragia retiniana maciça ("sangue e tempestade"), isquemia e perda da visão.

fóvea vermelho-cereja (Fig. 32-6). Os êmbolos são compostos por colesterol (placa de Hollenhorst), cálcio ou restos de plaquetas e fibrina. A origem mais comum são placas ateroscleróticas na artéria carótida ou na aorta, embora os êmbolos possam se originar no coração, sobretudo nos pacientes portadores de doença valvular, fibrilação atrial ou anormalidades cinéticas das paredes.

Em casos raros, a amaurose fugaz decorre de redução na pressão de perfusão da artéria central da retina em pacientes que apresentam estenose crítica da artéria carótida ipsilateral associada à deficiência do fluxo colateral pelo polígono de Willis. Nessa situação, a amaurose fugaz surge quando há queda da pressão sistêmica ou ligeira piora da estenose carotídea. É possível que ocorram déficits motores ou sensitivos contralaterais que indicariam isquemia cerebral hemisférica concomitante.

A oclusão da artéria da retina também ocorre, ainda que raramente, associada a migrânea retiniana, lúpus eritematoso, anticorpos anticardiolipina, deficiência de anticoagulantes (proteína C, proteína S e antitrombina), síndrome de Susac, gravidez, uso abusivo de drogas IV, discrasias sanguíneas, disproteinemias e arterite temporal.

A *hipertensão arterial sistêmica* grave causa esclerose das arteríolas retinianas, hemorragias em chama de vela, infartos focais do feixe de fibras nervosas (exsudatos algodonosos), bem como vazamentos de lipídeos e líquido (exsudatos duros) sobre a mácula (Fig. 32-7). Nas crises hipertensivas, a isquemia induzida por vasospasmo das arteríolas retinianas pode causar perda visual súbita. Além disso, pode ocorrer perda visual por edema isquêmico do nervo óptico. Os pacientes com retinopatia hipertensiva aguda devem ser tratados com redução da pressão arterial. No entanto, essa redução não pode ser abrupta, uma vez que a hipoperfusão súbita pode causar infarto do disco óptico.

A oclusão iminente da *veia central da retina* ou de seus *ramos* pode produzir episódios prolongados de obscurecimento visual semelhantes aos descritos por pacientes com amaurose fugaz. As veias ficam ingurgitadas e flebíticas com diversas hemorragias retinianas (Fig. 32-8). Em alguns pacientes, o fluxo sanguíneo venoso retorna de maneira espontânea, mas outros evoluem com obstrução franca e sangramento retiniano extenso (aspecto de "sangue e tempestade"), infarto e perda da visão. A oclusão venosa da retina é muitas vezes idiopática, mas há alguns fatores de risco importantes, como diabetes, hipertensão arterial e glaucoma. Fatores capazes de produzir hipercoagulabilidade, como policitemia e trombocitose, devem ser corrigidos. O tratamento com ácido acetilsalicílico pode ser benéfico.

Neuropatia óptica isquêmica anterior (NOIA) É causada por insuficiência de fluxo sanguíneo pelas artérias ciliares posteriores que abastecem o disco óptico. Causa perda visual monocular indolor, em geral súbita, algumas vezes seguida por agravamento progressivo. O disco óptico encontra-se edemaciado e costuma estar circundado por hemorragias lineares do feixe de fibras nervosas (Fig. 32-9). Existem dois tipos de NOIA: arterítica e não arterítica. A não arterítica é a mais comum. Não há causa específica conhecida, embora diabetes, insuficiência renal e hipertensão sejam fatores de risco comuns. Relatos de casos ligaram os fármacos usados para disfunção erétil à NOIA, mas essa associação causal é duvidosa. Há fortes evidências de que uma arquitetura de disco cheio com pequena escavação óptica são fatores predisponentes ao desenvolvimento de NOIA não arterítica. Em pacientes com "disco

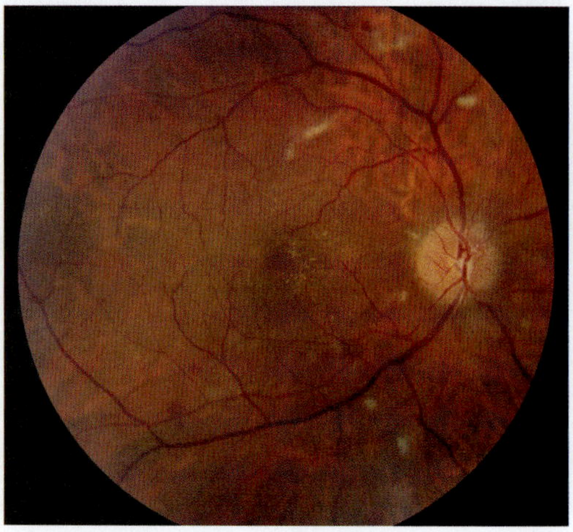

FIGURA 32-7 Retinopatia hipertensiva com borramento do disco óptico, hemorragias múltiplas, exsudatos algodonosos (infarto de fibra nervosa) e exsudato na fóvea em paciente de sexo masculino de 62 anos de idade com insuficiência renal crônica e pressão sistólica de 220 mmHg.

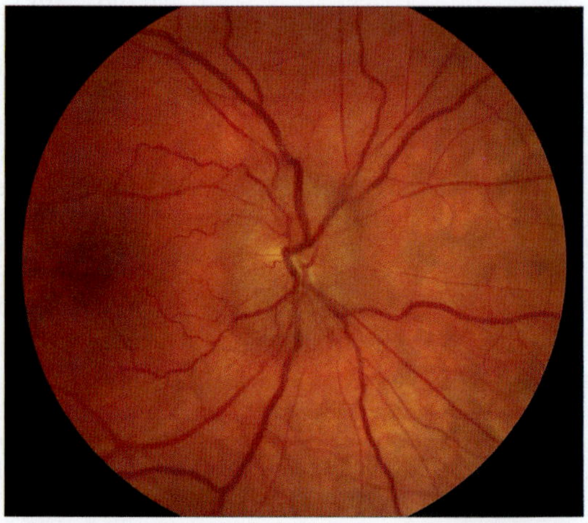

FIGURA 32-9 Neuropatia óptica isquêmica anterior por arterite temporal em mulher de 64 anos com edema agudo do disco, hemorragia em chama de vela, perda da visão e velocidade de hemossedimentação de 60 mm/h.

de risco", o advento de NOIA em um dos olhos aumenta a probabilidade do mesmo evento ocorrer no outro olho. Não há tratamento disponível para a NOIA não arterítica; não se deve prescrever glicocorticoides.

Cerca de 5% dos pacientes, sobretudo as mulheres brancas com idade > 60 anos, apresentam a forma arterítica de NOIA associada à arterite (temporal) de células gigantes (Cap. 363). É urgente identificar a NOIA arterítica para que se inicie de imediato o tratamento com doses elevadas de glicocorticoides, objetivando evitar perda visual no olho contralateral. O tocilizumabe, um anticorpo monoclonal contra o receptor de interleucina 6, é uma alternativa efetiva aos glicocorticoides para a supressão sustentada dos sintomas de arterite de células gigantes. É possível que estejam presentes sintomas de polimialgia reumática. A velocidade de hemossedimentação e a proteína C-reativa costumam estar elevadas. Nos pacientes que apresentam perda visual sob suspeita de NOIA arterítica, a biópsia da artéria temporal se impõe para a confirmação do diagnóstico. Deve-se administrar glicocorticoides imediatamente, sem aguardar o resultado da biópsia. A biópsia deve ser obtida assim que possível, pois o tratamento prolongado com glicocorticoides pode ocultar as alterações inflamatórias. É importante coletar um segmento arterial com no mínimo 3 cm com exame de um número suficiente de cortes de tecido a partir da amostra. Os achados histológicos de inflamação granulomatosa costumam ser muito sutis em amostras de artéria temporal. Se a biópsia for considerada negativa por um patologista experiente, o diagnóstico de NOIA arterítica é altamente improvável e os glicocorticoides geralmente devem ser suspensos.

Neuropatia óptica isquêmica posterior Trata-se de causa incomum da perda visual aguda, induzida pela combinação de anemia grave e hipotensão. Foram descritos casos após perdas sanguíneas significativas em cirurgia (especialmente à cirurgia cardíaca ou de coluna lombar), choque, hemorragia digestiva e diálise. O fundo de olho geralmente se apresenta normal, embora possa haver edema do disco óptico se o processo se estender suficientemente no sentido anterior para atingir o globo ocular. Às vezes, pode-se preservar a visão com hemotransfusão imediata e reversão da hipotensão.

Neurite óptica É uma doença inflamatória comum do nervo óptico. No Optic Neuritis Treatment Trial (ONTT), a média de idade dos pacientes foi de 32 anos, 77% eram mulheres, 92% apresentavam dor ocular (sobretudo dor à movimentação ocular) e, em 35%, observou-se edema do disco óptico. Na maioria dos pacientes, o evento desmielinizante foi retrobulbar, e o fundo de olho tinha aspecto normal ao exame inicial (Fig. 32-10), embora com surgimento progressivo de palidez do disco óptico nos meses seguintes.

Quase todos os pacientes apresentam recuperação gradual da visão após episódio único de neurite óptica, mesmo sem tratamento. Essa regra é tão confiável que, se não houver melhora após um primeiro ataque de neurite óptica, o diagnóstico deverá ser posto em dúvida. O tratamento com metilprednisolona IV em altas doses (250 mg, a cada 6 horas, durante 3 dias), seguida por prednisona oral (1 mg/kg/dia, durante 11 dias), não produz diferença na acuidade visual final 6 meses após a crise, porém esse tratamento acelera a recuperação da visão. Portanto, quando a perda visual é grave (pior que 20/100), frequentemente recomenda-se o uso de glicocorticoides IV seguido por VO.

Em alguns pacientes, a neurite óptica permanece um evento isolado. No entanto, o estudo ONTT mostrou que o risco acumulado de diagnóstico de esclerose múltipla nos 15 anos seguintes a um episódio de neurite óptica é de 50%. Recomenda-se exame de ressonância magnética (RM) cerebral em todos os pacientes que tenham tido uma primeira crise de neurite óptica. Se houver duas ou mais placas na imagem inicial, deve-se considerar a possibilidade de tratamento para evitar o desenvolvimento de novas lesões desmielinizantes (Cap. 444).

Uma neurite óptica particularmente grave, geralmente envolvendo um segmento longo do nervo, ocorre na neuromielite óptica (NMO); pode ser bilateral e estar associada com mielite. A NMO pode ocorrer como distúrbio primário, em casos de doença autoimune sistêmica ou, raramente, como condição paraneoplásica. A detecção de anticorpos circulantes direcionados contra a aquaporina 4 ou a glicoproteína da mielina de oligodendrócitos (MOG) é diagnóstica. O tratamento para episódios agudos consiste em glicocorticoides seguidos por satralizumabe, eculizumabe ou inebilizumabe para evitar recaídas. **A neuromielite óptica é discutida em detalhes no Cap. 445.**

NEUROPATIA ÓPTICA HEREDITÁRIA DE LEBER

Essa é uma doença que geralmente afeta jovens do sexo masculino. Os pacientes sofrem perda da visão central, gradual, indolor e grave em um olho, seguida, semanas a anos depois, por processo semelhante no outro olho. Na fase aguda, o disco óptico apresenta-se levemente pletórico com telangiectasias capilares em sua superfície. No entanto, não há extravasamento vascular à angiografia com fluoresceína. Por fim, ocorre atrofia do nervo óptico. A causa da neuropatia óptica de Leber é uma mutação de ponto do códon 11778 do gene mitocondrial que codifica a subunidade 4 da desidrogenase do dinucleotídeo de adenina-nicotinamida (NADH). Foram identificadas outras mutações causadoras dessa doença, a maioria em genes mitocondriais que codificam proteínas envolvidas no transporte de elétrons. As mutações mitocondriais que causam a neuropatia de Leber são herdadas da mãe por todas as crianças, mas, por razões desconhecidas, apenas 10% dos casos ocorrem em mulheres. Ensaios clínicos de terapia genética para essa condição não têm obtido sucesso.

Neuropatia óptica tóxica Doença que pode causar perda visual aguda com edema bilateral do disco óptico e escotomas cecocentrais. Já foi descrita após exposição a etambutol, álcool metílico (bebida alcoólica falsificada), etilenoglicol (anticongelante) e monóxido de carbono. Na neuropatia óptica tóxica, a perda visual também pode ocorrer progressivamente e produzir atrofia óptica (Fig. 32-11) sem uma fase aguda de edema do disco óptico. Vários agentes foram implicados como causa de neuropatia óptica tóxica, porém as evidências a favor de muitas dessas associações costumam ser fracas. É apresentada, a seguir, uma lista parcial de fármacos ou toxinas possivelmente responsáveis: dissulfiram, etclorvinol, cloranfenicol, amiodarona,

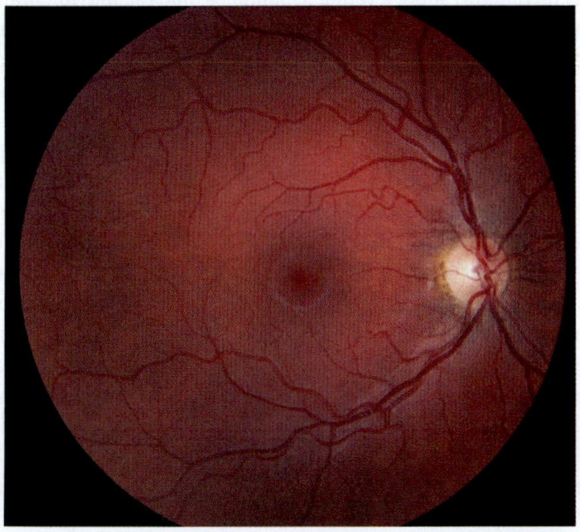

FIGURA 32-10 **A neurite óptica retrobulbar** é caracterizada por exame de fundo de olho inicialmente normal, sendo essa a origem do ditado "o médico nada vê, e o paciente nada enxerga". A atrofia óptica se desenvolve após crises repetidas ou graves.

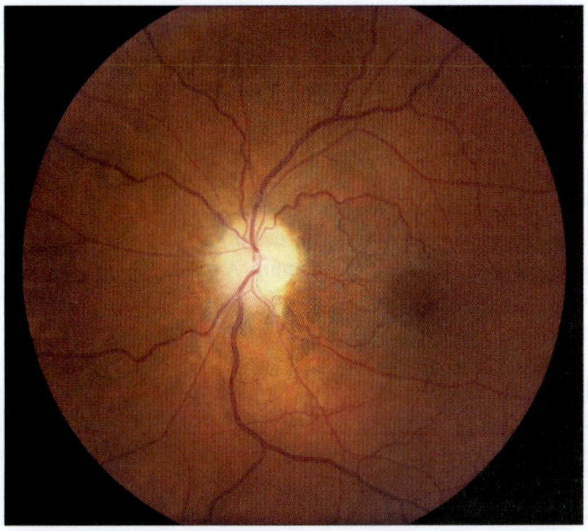

FIGURA 32-11 **A atrofia óptica** não é um diagnóstico específico, mas se refere à combinação de palidez do disco óptico, estreitamento arteriolar e destruição do feixe de fibras nervosas produzidos por diversas doenças oculares, particularmente as neuropatias ópticas.

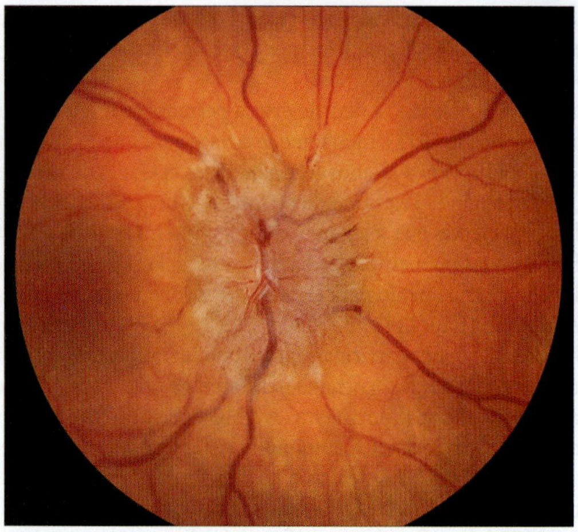

FIGURA 32-12 Papiledema significa edema do disco óptico causado por elevação na pressão intracraniana. Esta jovem desenvolveu papiledema, com hemorragias e exsudatos algodonosos, como um efeito colateral raro do tratamento de acne com tetraciclina.

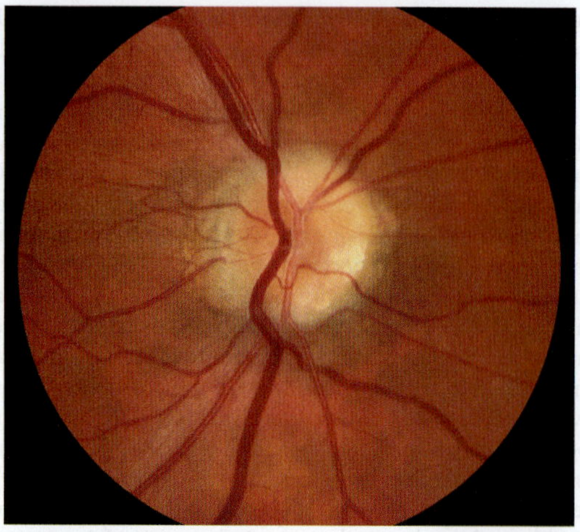

FIGURA 32-13 As drusas do disco óptico são depósitos calcificados semelhantes a amoras no interior do disco óptico de etiologia desconhecida que causam "pseudopapiledema".

anticorpo monoclonal anti-CD3, ciprofloxacino, digitálicos, estreptomicina, chumbo, arsênico, tálio, D-penicilamina, isoniazida, emetina e sulfonamidas. A metalose (cromo, cobalto, níquel) por falha de implante de quadril é uma causa rara de neuropatia óptica tóxica. Estados de deficiência, induzidos por inanição, má absorção, alcoolismo ou derivação gástrica, podem causar perda visual insidiosa. Os níveis de tiamina, vitamina B_{12} e folato devem ser dosados em todos os pacientes que se apresentem com escotomas centrais bilaterais sem explicação e palidez do disco óptico.

Papiledema Esse termo descreve o edema bilateral do disco óptico causado por hipertensão intracraniana (Fig. 32-12). A cefaleia é um sintoma concomitante comum, mas não obrigatório. Todas as outras formas de edema do disco óptico (como o causado por neurite óptica ou por neuropatia óptica isquêmica) devem ser denominadas simplesmente "edema do disco óptico". Trata-se de uma convenção arbitrária, mas que serve para evitar confusões. Muitas vezes, é difícil distinguir entre papiledema e outras formas de edema do disco óptico apenas com fundoscopia. O obscurecimento transitório da visão é um sintoma clássico de papiledema. Ele ocorre apenas em um dos olhos ou simultaneamente. Esse sintoma geralmente dura segundos, podendo persistir por mais tempo. É possível que ocorram episódios de obscurecimento espontaneamente ou após mudanças bruscas de posição. Se esses episódios forem prolongados ou espontâneos, o papiledema será mais perigoso. A acuidade visual só será afetada pelo papiledema se ele for intenso, de longa duração ou acompanhado de edema macular e hemorragia. A campimetria revela aumento dos pontos cegos e constrição periférica (Fig. 32-3*F*). No papiledema persistente, a perda visual periférica evolui insidiosamente, e o nervo óptico sofre atrofia. Nesse contexto, a redução do edema do disco óptico é um péssimo sinal de que o nervo está morrendo, e não uma indicação promissora de resolução do papiledema.

Na investigação de papiledema, há necessidade de neuroimagem para excluir a presença de lesão intracraniana. A imagem vascular não invasiva por RM pode ser útil em casos selecionados para investigar trombose dos seios venosos durais ou *shunt* arteriovenoso. Se os exames neurorradiológicos forem negativos, deve-se medir a pressão liquórica subaracnóidea de abertura em decúbito lateral por meio de punção lombar. As leituras inacuradas da pressão são um problema comum. A pressão liquórica elevada com líquido cerebrospinal normal aponta, por exclusão, para o diagnóstico de *pseudotumor cerebral* (hipertensão intracraniana idiopática). Quase todos os pacientes são mulheres, e a maioria tem obesidade. O uso de inibidores da anidrase carbônica, como a acetazolamida, reduz a pressão intracraniana ao diminuir a produção de líquido cerebrospinal, melhorando os campos visuais. A redução do peso é vital: deve-se considerar indicar cirurgia bariátrica aos pacientes que não consigam perder peso com controle da dieta. Se a perda de visão for grave ou progressiva, um *shunt* deve ser realizado imediatamente para prevenção de cegueira. A colocação de um *stent* através da junção entre os seios durais transverso e sigmoide, onde a estenose costuma estar presente, surgiu como uma nova opção terapêutica. A fenestração da bainha do nervo óptico é uma abordagem menos efetiva, e não trata outros sintomas neurológicos. Algumas vezes, o papiledema fulminante produz início rápido de cegueira. Em tais pacientes, deve ser realizada a cirurgia de emergência para instalar uma derivação.

Drusas do disco óptico São partículas brilhantes refrativas dentro da substância da cabeça do nervo óptico (Fig. 32-13). Não têm relação com as drusas da retina, que ocorrem na degeneração macular relacionada com a idade. As drusas do disco óptico são mais comuns em pessoas de descendência europeia setentrional. O seu diagnóstico é evidente quando elas são visíveis na superfície do disco óptico. Porém, em muitos pacientes, elas estão escondidas abaixo da superfície, produzindo pseudopapiledema. É importante reconhecer as drusas do disco óptico para evitar uma investigação desnecessária de papiledema. Quando as drusas do disco óptico estão cobertas, a ultrassonografia em modo B é a maneira mais sensível para detectá-las. Elas aparecem como hiperecoicas, pois contêm cálcio. Elas também são visíveis na tomografia computadorizada (TC) ou na tomografia de coerência óptica (OCT), uma técnica para a aquisição de imagens transversais da retina. Na maioria dos pacientes, esse é um achado incidental e inócuo. No entanto, pode produzir obscurecimento visual. À perimetria, elas geram pontos cegos crescentes e escotomas arqueados pelo dano ao disco óptico. Com o avançar da idade, as drusas tendem a ficar mais expostas na superfície do disco à medida que surge atrofia óptica. Hemorragia, membrana coroidal neovascular e NOIA são mais frequentes em pacientes com drusas do disco óptico. Não há tratamento disponível.

Degeneração vítrea Ocorre em todos os indivíduos com o avançar da idade e produz sintomas visuais. Surgem opacidades no vítreo que formam sombras incômodas sobre a retina. Quando os olhos se movimentam, essas imagens "flutuantes" se movem em sincronia, porém com um pequeno retardo, causado pela inércia do gel vítreo. A tração do vítreo sobre a retina produz um estímulo mecânico, que leva à percepção de luzes intermitentes. Essa fotopsia é breve e monocular, diferentemente das cintilações bilaterais e prolongadas da migrânea cortical. A contração do vítreo pode levá-lo a separar-se abruptamente da retina, evento precedido por assustadora chuva de imagens flutuantes e fotopsia. Tal processo, denominado *descolamento do vítreo*, é um evento degenerativo comum em idosos. Não é deletério a não ser que cause danos à retina. Em qualquer paciente que se queixe de imagens flutuantes ou fotopsia, é importante uma cuidadosa fundoscopia com dilatação, para a pesquisa de lacerações ou orifícios periféricos. Se for encontrada uma lesão desse tipo, a aplicação de *laser* poderá impedir o descolamento da retina. Ocasionalmente uma laceração provoca ruptura de um vaso sanguíneo da retina causando hemorragia do vítreo com perda súbita de visão. Na oftalmoscopia, o fundo fica oculto por névoa sanguínea escura. Deve-se, então, examinar o interior do olho por meio de ultrassonografia para a pesquisa de laceração ou descolamento da retina. Se a hemorragia não melhorar espontaneamente, pode-se remover o vítreo cirurgicamente. Também é possível haver hemorragia vítrea a partir dos frágeis vasos neovasculares que proliferam sobre a superfície retiniana em pacientes portadores de diabetes, anemia falciforme e outras doenças oculares isquêmicas.

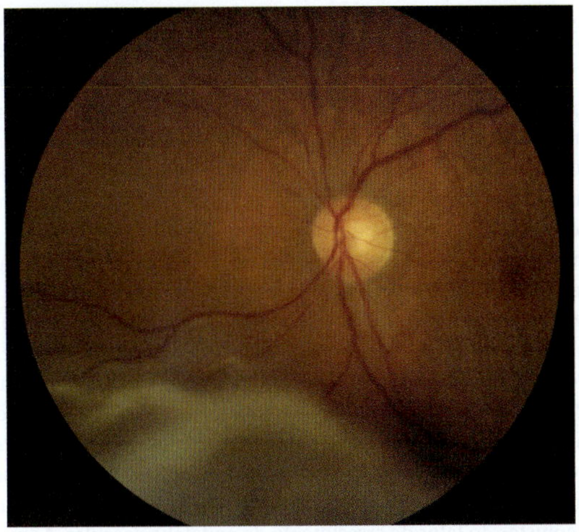

FIGURA 32-14 **O descolamento da retina** aparece como lâmina elevada no tecido da retina com dobras. Neste paciente, a fóvea foi poupada, de forma que a acuidade visual era normal, mas um descolamento inferior produziu escotoma superior.

Descolamento da retina Produz sintomas como imagens flutuantes, luzes intermitentes e escotoma no campo visual periférico na área correspondente ao descolamento (Fig. 32-14). Se o descolamento envolver a fóvea, haverá deficiência nos impulsos aferentes à pupila e redução da acuidade visual. Na maioria dos casos, o descolamento da retina começa com um orifício, dobra ou laceração na retina periférica (descolamento regmatogênico da retina). Os pacientes que apresentam afinamento periférico da retina (degeneração em treliça [*lattice*]) são especialmente vulneráveis a esse processo. Uma vez surgida uma falha na retina, o vítreo liquefeito entra pelo espaço sub-retiniano e separa a retina do epitélio pigmentado. A combinação do tracionamento da retina pelo vítreo com a entrada de líquido por trás da retina leva, inexoravelmente, ao descolamento. Os pacientes com histórico de miopia, traumatismo ou extração de catarata são os que apresentam os maiores riscos de descolamento de retina. O diagnóstico é confirmado com o exame oftalmoscópico sob dilatação.

Migrânea clássica (Ver também Cap. 430) Isso costuma ocorrer com uma aura visual que dura cerca de 20 minutos. Na crise típica, há um pequeno distúrbio no centro do campo visual que progride em direção à periferia, deixando atrás um escotoma transitório. O escotoma de borda crescente da migrânea tem borda cintilante, oscilante ou em zigue-zague. Essa borda se assemelha às muralhas de uma cidade fortificada, daí a expressão *espectro de fortificação*. Os pacientes fornecem descrições diferentes do espectro de fortificação, e é possível que sejam confundidas com as da amaurose fugaz. Nos casos de migrânea, o sintoma geralmente tem maior duração e é percebido nos dois olhos, enquanto, na amaurose fugaz, é mais breve e ocorre em apenas um olho. Os fenômenos relacionados com a migrânea continuam visíveis no escuro ou quando o paciente fecha os olhos. Em geral, ficam restritos ao hemicampo visual esquerdo ou direito, mas podem ocorrer nos dois campos ao mesmo tempo. Os pacientes muitas vezes têm histórico de crises estereotipadas. Na maioria dos pacientes, a cefaleia surge quando os sintomas visuais desaparecem.

Ataques isquêmicos transitórios A insuficiência vertebrobasilar pode causar sintomas visuais homônimos agudos. Muitos pacientes afirmam, erroneamente, ter sintomas no olho esquerdo ou no direito. Na verdade, esses sintomas afetam os hemicampos direito ou esquerdo dos dois olhos. A interrupção da irrigação do córtex visual leva a um anuviamento ou acinzentamento súbito da visão, às vezes com luzes intermitentes ou outros fenômenos positivos similares aos da migrânea. Os ataques isquêmicos corticais são mais breves que os da migrânea, ocorrem em pacientes mais idosos e não provocam cefaleia. Podem estar associados a sinais de isquemia do tronco encefálico, como diplopia, vertigem, parestesia, fraqueza ou disartria.

Acidente vascular cerebral Ocorre quando há interrupção prolongada da irrigação sanguínea do córtex visual pela artéria cerebral posterior. Ao exame, o único achado é um defeito homônimo dos campos visuais, cujo limite coincide com o meridiano vertical. Em geral, o acidente vascular cerebral (AVC) do lobo occipital é causado por oclusões trombóticas do sistema vertebrobasilar, embolia ou dissecção. Outras causas comuns de perda visual cortical hemianóptica são hemorragias lobares, tumores, abscessos e malformações arteriovenosas.

Perda visual fictícia (funcional, não orgânica) Ocorre em pacientes histéricos ou simuladores. Os últimos representam a grande maioria, que finge ter perdido a visão buscando simpatia, tratamento especial ou ganho financeiro. Suspeita-se de simulação quando a história é atípica, os achados físicos estão ausentes ou são contraditórios, há incongruências nos achados dos exames ou existe a perspectiva de ganhos secundários. Nos Estados Unidos, onde são abundantes os processos judiciais, a busca de benefícios fraudulentos levou a uma verdadeira epidemia de cegueira fictícia.

PERDA VISUAL CRÔNICA

Catarata Consiste em opacificação do cristalino em grau suficiente para reduzir a visão. A maioria das cataratas tem evolução lenta, acompanhando o envelhecimento, levando uma perda gradual da visão. A catarata evolui mais rapidamente nos pacientes com histórico de uveíte, diabetes melito, trauma ocular ou vitrectomia. Várias doenças genéticas, como a distrofia miotônica, neurofibromatose tipo 2 e galactosemia, podem levar à catarata. A radioterapia e os glicocorticoides podem, como efeito colateral, induzir cataratas. Nesses casos, sua localização é subcapsular posterior. A catarata pode ser detectada pela ausência do reflexo vermelho da luz do oftalmoscópio incidindo no fundo do olho ou pelo exame com lâmpada de fenda com dilatação pupilar.

O único tratamento para a catarata é a extração cirúrgica do cristalino opacificado. Milhões de cirurgias de catarata são realizadas anualmente em todo o planeta. A operação geralmente é feita com anestesia local em regime ambulatorial. Uma lente intraocular de plástico ou de silicone é implantada na cápsula esvaziada do cristalino na câmara posterior, como substituta da lente natural, levando à recuperação rápida da visão. Mais de 95% dos pacientes que se submetem à extração da catarata têm melhora da visão. Em alguns pacientes, a cápsula do cristalino, que permanece no olho depois de extraída a catarata, se opacifica, levando a uma perda secundária na visão. Para restaurar a claridade, faz-se uma pequena abertura com *laser* na cápsula, denominada capsulotomia posterior.

Glaucoma Trata-se de neuropatia óptica insidiosa e lentamente progressiva que geralmente está associada à elevação crônica da pressão intraocular. Depois da catarata, é a causa mais comum de cegueira em todo o mundo. É especialmente prevalente em negros. Não se sabe por qual mecanismo a hipertensão intraocular danifica o nervo óptico. Os axônios que entram pelas áreas temporais inferior e superior do disco são os primeiros a serem danificados, o que produz os típicos defeitos de feixes nervosos chamados de escotomas arqueados. Com a destruição das fibras, a borda neural do disco óptico se retrai, e sua escavação fisiológica aumenta (Fig. 32-15). Esse processo é denominado "escavação" patológica. A razão escavação/disco é expressa como uma fração (p. ex., 0,2). A razão escavação/disco varia amplamente em indivíduos normais, o que dificulta o diagnóstico de glaucoma pela simples observação de escavação óptica incomumente grande ou profunda. O cuidadoso registro dos resultados de exames seriados é útil. Nos pacientes em que

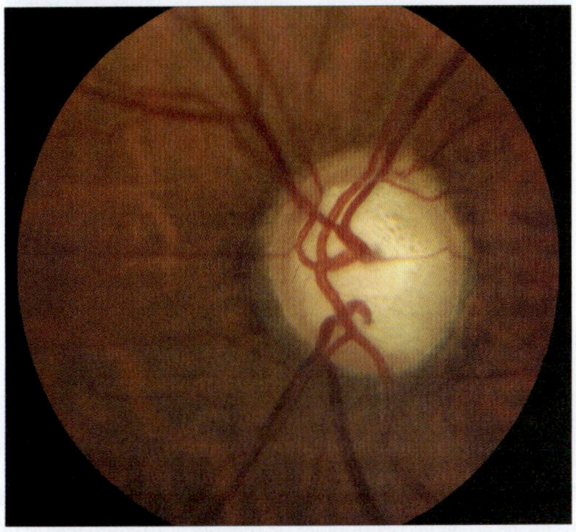

FIGURA 32-15 **O glaucoma resulta em "escavação"** à medida que a borda neural é destruída, e a escavação central vai se alargando e se tornando mais profunda. A razão escavação/disco neste paciente é de cerca de 0,8.

a escavação é fisiológica, ela se mantém estável, enquanto naqueles portadores de glaucoma ela aumenta inexoravelmente ao longo dos anos. A observação de aumento progressivo da escavação e a detecção de escotoma arqueado ou de degrau nasal na campimetria computadorizada são suficientes para firmar o diagnóstico de glaucoma. A OCT revela perda correspondente de fibras ao longo das vias arqueadas na camada de fibras nervosas.

A maioria dos pacientes com glaucoma apresenta ângulo aberto da câmara anterior. Na maioria dos indivíduos afetados, a pressão intraocular está elevada. Não são conhecidas as causas da hipertensão intraocular, mas, nas formas hereditárias, há associação com mutações genéticas. Surpreendentemente, um terço dos pacientes com glaucoma de ângulo aberto apresenta pressão intraocular dentro da variação normal de 10 a 20 mmHg. Para essa forma, assim chamada glaucoma com pressão normal ou baixa, a miopia elevada é fator de risco.

Os glaucomas crônicos de ângulo fechado e de ângulo aberto geralmente são assintomáticos. Apenas o glaucoma agudo de ângulo fechado causa hiperemia ou dor ocular, em razão da elevação abrupta da pressão intraocular. Em todas as formas de glaucoma, a acuidade da fóvea é poupada até os estágios finais da doença. Por esses motivos, é possível haver danos graves e irreversíveis antes que paciente ou médico identifiquem o problema. Assim, é de vital importância proceder ao rastreamento de pacientes para glaucoma avaliando-se a razão escavação/disco e medindo-se a pressão intraocular. O tratamento do glaucoma é feito com uso tópico de agonistas adrenérgicos e colinérgicos, betabloqueadores, análogos das prostaglandinas e inibidores da anidrase carbônica. Em alguns casos, a absorção sistêmica dos betabloqueadores a partir do uso de colírios pode ser suficiente para causar efeitos colaterais, como bradicardia, hipotensão, bloqueio cardíaco, broncospasmo e depressão. O tratamento da malha trabecular do ângulo da câmara anterior com *laser* melhora a drenagem ocular do humor aquoso. Se os tratamentos clínicos e a *laser* não conseguirem deter os danos ao nervo óptico provocados pelo glaucoma, a conduta deverá ser a construção cirúrgica de um filtro (trabeculectomia) ou a instalação de um dispositivo de drenagem para o escoamento do humor aquoso do olho de maneira controlada.

Degeneração macular Nos pacientes idosos, esta é uma causa importante da perda gradual, indolor e bilateral da visão central. Ocorre nas formas não exsudativa (seca) e exsudativa (úmida). A inflamação pode ser importante em ambas as formas de degeneração macular; a suscetibilidade está associada a variações no gene que codifica o fator H do complemento, um inibidor da via alternativa do complemento. O processo não exsudativo se inicia com o acúmulo de depósitos extracelulares, denominados drusas, sob o epitélio pigmentar da retina. Na oftalmoscopia, esses depósitos são pleomórficos, mas geralmente aparecem como pequenas lesões amarelas distintas agrupadas na mácula (Fig. 32-16). Com o tempo, tornam-se maiores, mais numerosos e tendem a confluir. O epitélio pigmentar da retina torna-se focalmente descolado e atrófico, o que interfere na função dos fotorreceptores, levando à perda visual. O tratamento feito com as vitaminas C e E, betacaroteno e zinco pode retardar a degeneração macular seca.

A degeneração macular exsudativa, que responde por uma minoria dos casos, ocorre quando vasos neovasculares da coroide crescem, passando por falhas na membrana de Bruch, e proliferam sob o epitélio pigmentado da retina ou sob a retina. O vazamento a partir desses vasos produz elevação da retina, com distorções (metamorfopsia) e turvação da visão. Embora a instalação dos sintomas geralmente seja gradual, o sangramento a partir da membrana sub-retiniana coroidal neovascular às vezes causa perda visual aguda. As membranas neovasculares podem ser difíceis de serem visualizadas ao exame fundoscópico, uma vez que se encontram sob a retina. A angiografia com fluoresceína e a OCT são extremamente úteis para sua detecção. Hemorragias volumosas ou repetidas sob a retina a partir de membranas neovasculares resultam em fibrose, desenvolvimento de cicatriz macular redonda (em forma de disco) e perda permanente da visão central.

Houve um grande avanço terapêutico com a descoberta de que a degeneração macular exsudativa poderia ser tratada com injeção intraocular de antagonistas do fator de crescimento do endotélio vascular. Administra-se bevacizumabe, ranibizumabe, aflibercepte ou brolucizumabe por meio de injeção direta na cavidade vítrea, inicialmente com frequência mensal. Esses anticorpos produzem regressão das membranas neovasculares, bloqueando a ação do fator de crescimento do endotélio vascular e, consequentemente, melhoram a acuidade visual.

Coriorretinopatia serosa central Essa doença acomete principalmente homens entre 20 e 50 anos de idade. O extravasamento de líquido seroso a partir da coroide causa pequenos descolamentos localizados no epitélio pigmentado da retina e na retina neurossensorial. Esses descolamentos, ao atingir a mácula, produzem sintomas agudos ou crônicos de metamorfopsia e turvamento da visão. São difíceis de serem vistos à oftalmoscopia direta, pois a retina descolada é transparente, e a elevação, pequena. A OCT revela a presença de líquido sob a retina e a angiografia com fluoresceína demonstra fluxo do corante para o espaço sub-retiniano. Não se sabe a causa da coriorretinopatia serosa central. Os sintomas poderão ceder espontaneamente se a retina readerir, mas é comum a recorrência do descolamento. A fotocoagulação a *laser* tem sido benéfica em alguns casos.

Retinopatia diabética Doença considerada rara até 1921, quando a descoberta da insulina levou à melhora radical na expectativa de vida dos pacientes com diabetes melito. Atualmente, a retinopatia diabética é uma das causas mais importantes de cegueira nos Estados Unidos. A retinopatia leva anos para se desenvolver, mas acaba por surgir em quase todos os casos. A vigilância regular, feita por meio de fundoscopia com dilatação da pupila, é crucial em todos os pacientes diabéticos. Na retinopatia diabética avançada, a proliferação de vasos neovasculares leva a cegueira por hemorragia vítrea, descolamento da retina e glaucoma (Fig. 32-17). Na maioria dos pacientes, é possível evitar essas complicações com o uso de fotocoagulação a *laser* panretiniana no momento apropriado da evolução da doença.

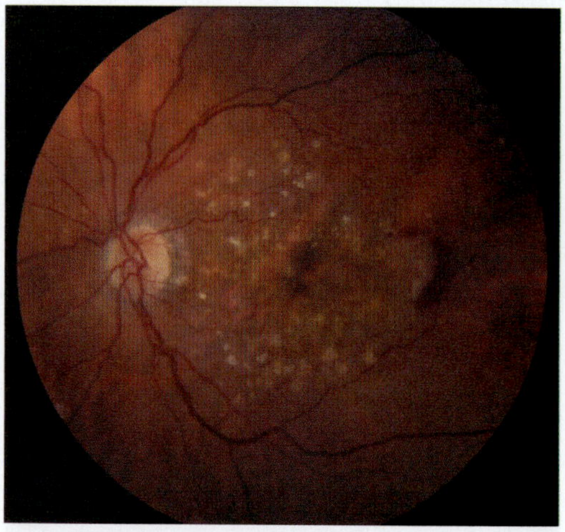

FIGURA 32-16 **A degeneração macular relacionada com a idade** consiste em drusas amarelas distribuídas na mácula (forma seca) e de um crescente de hemorragia temporal à fóvea com origem na membrana neovascular sub-retiniana (forma exsudativa).

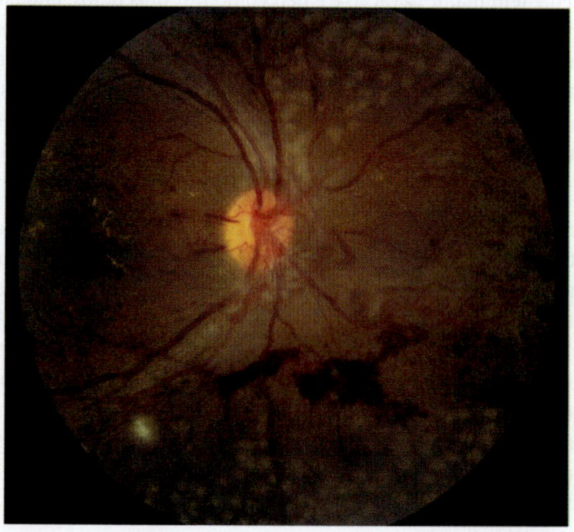

FIGURA 32-17 **Retinopatia diabética proliferativa** em homem de 25 anos de idade e história de 18 anos de diabetes, com neovascularização originada no disco óptico, hemorragia de retina e vítreo, exsudatos algodonosos e exsudato na mácula. As manchas redondas na periferia representam fotocoagulação panretiniana recentemente aplicada.

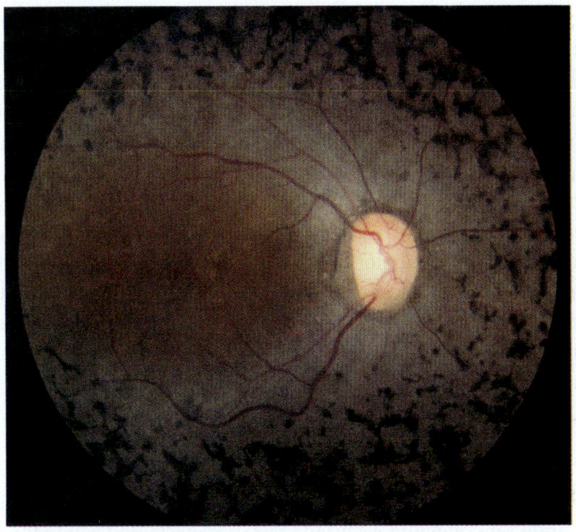

FIGURA 32-18 **Retinite pigmentosa** com depósitos de pigmento negro conhecidos como "espículas ósseas". O paciente apresentava perda de visão periférica com preservação da visão central (macular).

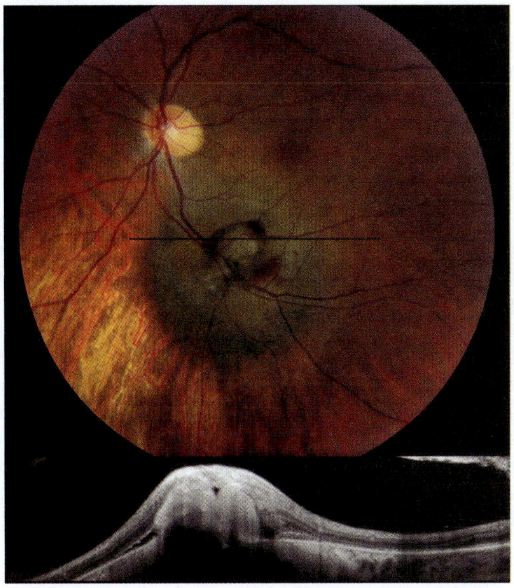

FIGURA 32-19 **O melanoma da coroide** aparece como massa elevada e escura no fundo inferior, com hemorragia sobrejacente. A linha negra indica o plano do exame de tomografia de coerência óptica (*abaixo*), revelando o tumor sub-retiniano.

O tratamento antivascular com anticorpo contra o fator de crescimento endotelial é igualmente efetivo, mas as injeções intraoculares devem ser administradas repetidamente. **Para uma discussão mais ampla sobre as manifestações e o manejo da retinopatia diabética, ver Caps. 403-405.**

Retinite pigmentosa Trata-se de termo geral utilizado para designar um grupo diverso de distrofias de cones e bastonetes caracterizadas por cegueira noturna progressiva, constrição dos campos visuais com escotoma em anel, perda de acuidade e alterações ao eletrorretinograma (ERG). Ocorre esporadicamente ou com um padrão autossômico recessivo, dominante ou ligado ao X. O nome da doença tem origem dos depósitos irregulares de grumos de pigmento negro na retina periférica, denominados espículas ósseas, dada a sua semelhança com as espículas do osso esponjoso (Fig. 32-18). A denominação é imprópria, uma vez que a retinite pigmentosa não é um processo inflamatório. A testagem genética geralmente identifica uma mutação do gene da rodopsina (o fotopigmento do bastonete) ou do gene da periferina, uma glicoproteína localizada nos segmentos externos dos fotorreceptores. A vitamina A (15.000 UI/dia) retarda um pouco a piora do ERG em pacientes com retinite pigmentosa, mas não produz benefícios na acuidade ou nos campos visuais.

A amaurose congênita de Leber, uma rara distrofia de cones, tem sido tratada com reposição da proteína RPE65 faltante por meio de terapia gênica, com melhora discreta na função visual. Existem formas de retinite pigmentosa associadas a doenças hereditárias sistêmicas raras, como a degeneração olivopontinocerebelar, doença de Bassen-Kornzweig, síndrome de Kearns-Sayre e doença de Refsum. O uso prolongado de cloroquina, hidroxicloroquina e fenotiazínicos (sobretudo a tioridazina) pode causar uma retinopatia tóxica semelhante à retinite pigmentosa com perda da visão. Os pacientes que recebem tratamento por longo prazo com hidroxicloroquina necessitam de exames oftalmológicos regulares para monitorar o potencial desenvolvimento de uma maculopatia em "olho de boi".

Membrana epirretiniana Trata-se de um tecido fibrocelular que cresce na superfície interna da retina, distorcendo a mácula e causando metamorfopsia além de redução da acuidade visual. Ao exame da retina, vê-se a membrana enrugada, de aspecto semelhante a celofane. A membrana epirretiniana é mais comum em pacientes com mais de 50 anos, sendo geralmente unilateral. A maioria dos casos é idiopática, mas alguns são causados por retinopatia hipertensiva, diabetes, descolamento da retina ou traumatismo. Quando a acuidade visual chega a um nível em torno de 6/24 (20/80), recomendam-se vitrectomia e *peeling* cirúrgico da membrana para reduzir o enrugamento da mácula. A contração de membrana epirretiniana às vezes produz um *buraco macular*. No entanto, a maioria desses buracos é causada por tração local do vítreo dentro da fóvea. Em alguns casos, a vitrectomia melhora a acuidade visual.

Melanoma e outros tumores O melanoma é o tumor ocular primário mais comum (Fig. 32-19). Cerca de 2 mil casos ocorrem anualmente nos Estados Unidos. Causa fotopsia, escotoma progressivo e perda da visão. Um melanoma pequeno é muitas vezes difícil de diferenciar de um nevo coroidal benigno. A comprovação de padrão de crescimento maligno requer exames seriados. Os fatores de risco incluem pele, cabelos e olhos claros. A origem uveal é responsável por 85% dos casos. São comuns as mutações em *GNAQ* e *GNA11*. Cerca de metade dos casos metastatizam, principalmente para o fígado. Os tumores de tamanho pequeno e médio podem ser tratados com radioterapia; a enucleação é o melhor tratamento para os tumores grandes. Os *tumores metastáticos para o olho* são mais comuns que os tumores oculares primários. Os carcinomas de pulmão e mama são especialmente propensos a se disseminarem para a coroide e a íris. A invasão dos tecidos oculares por leucemias e linfomas também é comum. Às vezes, o único sinal ao exame do olho são restos celulares no vítreo, que podem ter o mesmo aspecto da uveíte posterior crônica.

Em pacientes com perda visual, deverá ser considerada a necessidade de TC ou RM se a causa não for descoberta após cuidadosa revisão da história, campos visuais e exame oftalmológico meticuloso. O meningioma da bainha do nervo óptico é um tumor retrobulbar comum. Ele produz a clássica tríade de vasos de *shunt* optociliar, atrofia óptica e perda visual progressiva. Edema do disco óptico e proptose também são sinais frequentes. O glioma de nervo óptico em pacientes jovens costuma ser um astrocitoma pilocítico e tem bom prognóstico para a preservação da visão, especialmente na neurofibromatose tipo 1 (Cap. 90). Em adultos, o glioma do nervo óptico é raro e altamente maligno. Os tumores do quiasma (adenoma hipofisário, meningioma, craniofaringioma) produzem perda visual com poucos achados objetivos com exceção de palidez do disco óptico. A perda do campo visual temporal em ambos os olhos é tipicamente descrita, mas, na verdade, os pacientes referem perda visual apenas em um dos olhos. Há necessidade de alto grau de vigilância para evitar que um tumor do quiasma passe despercebido. Embora os sintomas progridam gradualmente, raramente a súbita expansão de adenoma hipofisário causada por infarto e sangramento (*apoplexia hipofisária*) leva a perda visual retrobulbar aguda, com cefaleia, náusea e paralisia dos nervos oculomotores.

PROPTOSE

Quando os globos oculares parecerem assimétricos, o médico deverá avaliar, inicialmente, qual dos olhos encontra-se anormal. Um dos olhos está recolhido dentro da órbita (*enoftalmia*) ou é o outro que se encontra saliente (*exoftalmia* ou *proptose*)? Um globo ocular pequeno ou a síndrome de Horner podem conferir o aspecto de enoftalmia. A enoftalmia verdadeira ocorre após traumatismo, por atrofia da gordura retrobulbar ou fratura do assoalho da órbita. O exoftalmômetro de Hertel, instrumento portátil que mede a posição da superfície anterior da córnea em relação à borda lateral da órbita, possibilita que seja medida a posição dos olhos dentro das órbitas. Na ausência desse instrumento, é possível avaliar a posição relativa dos olhos pedindo-se ao paciente que incline a cabeça para frente e observando as órbitas de cima. Nessa posição, é possível detectar uma proptose monocular de apenas 2 mm. A proptose sugere lesão expansiva dentro da órbita e geralmente justifica o exame por TC ou RM.

Oftalmopatia de Graves É a principal causa da proptose em adultos (Cap. 382). A proptose é, muitas vezes, assimétrica e pode até parecer unilateral. A inflamação orbitária e o ingurgitamento dos músculos extraoculares, sobretudo do reto medial e do reto inferior, causam a protrusão do globo. Outros sintomas importantes são exposição da córnea, retração das pálpebras, retardo palpebral no olhar para baixo, hiperemia conjuntival, restrição da mobilidade ocular, diplopia e perda de acuidade visual por compressão do nervo óptico. A oftalmopatia de Graves é um diagnóstico clínico, mas alguns exames complementares podem ser úteis. O nível sérico da imunoglobulina estimulante da tireoide frequentemente está elevado. Os exames de imagem da órbita geralmente revelam aumento dos músculos extraoculares, mas isso não é obrigatório. Lubrificantes tópicos, fechamento das pálpebras com fita adesiva durante a noite e uso de câmaras úmidas são meios utilizados para reduzir a exposição dos tecidos oculares. A oftalmopatia de Graves pode ser tratada com prednisona oral (60 mg/dia) durante 1 mês, com retirada progressiva por vários meses a partir de então, mas é comum haver piora dos sintomas após a suspensão dos glicocorticoides. Infusões de teprotumumabe, um inibidor do receptor do fator de crescimento semelhante à insulina tipo I, reduz a proptose e a diplopia. A radioterapia não é efetiva. Em caso de exoftalmia grave e sintomática ou de redução da função visual em razão de compressão do nervo óptico, deve-se proceder à descompressão da órbita. Nos pacientes com diplopia, o uso de prisma ou a cirurgia da musculatura ocular podem ser usados para restaurar o alinhamento ocular na posição primária do olhar.

Pseudotumor orbitário Trata-se de uma síndrome inflamatória idiopática da órbita diferenciada da oftalmopatia de Graves pela presença de dor importante. Outros sintomas incluem diplopia, ptose, proptose e congestão da órbita. A investigação para sarcoidose, granulomatose com poliangeíte e outros tipos de vasculite da órbita ou doença do vascular do colágeno é negativa. Os exames de imagem muitas vezes revelam edema dos músculos oculares (miosite orbitária) com aumento dos tendões. Na oftalmopatia de Graves, geralmente os tendões dos músculos oculares são poupados. A síndrome de Tolosa-Hunt (Cap. 441) pode ser considerada como uma extensão de pseudotumor orbitário passando pela fissura orbitária superior até o seio cavernoso. O diagnóstico de pseudotumor orbitário é difícil. A biópsia da órbita muitas vezes rende apenas achados inespecíficos, como infiltração da gordura por linfócitos, plasmócitos e eosinófilos. Uma resposta impressionante ao tratamento empírico com glicocorticoides é, indiretamente, o melhor meio de comprovar o diagnóstico.

Celulite orbitária A celulite orbitária causa dor, eritema palpebral, proptose, quemose conjuntival, mobilidade restrita, acuidade reduzida, defeito pupilar aferente, febre e leucocitose. Tem origem, com frequência, nos seios paranasais, especialmente pela disseminação por contiguidade de infecções do seio etmoidal através da lâmina papirácea da órbita medial. História recente de infecções do trato respiratório superior, sinusite crônica, secreções mucosas espessas ou doença dentária são dados significativos quando há suspeita de celulite orbitária. Devem-se obter hemoculturas, embora com frequência sejam negativas. A maioria dos pacientes responde bem à antibioticoterapia empírica de amplo espectro por via IV. Ocasionalmente, a celulite orbitária evolui de forma fulminante, com proptose maciça, cegueira, trombose séptica do seio cavernoso e meningite. Para evitar esse desastre, a doença deve ser tratada precocemente e de forma vigorosa, com exames de imagem da órbita e antibioticoterapia imediata com cobertura para *Staphylococcus aureus* resistente à meticilina (MRSA). Se a função do nervo óptico continuar se deteriorando a despeito da antibioticoterapia, há indicação para drenagem cirúrgica imediata de abscesso orbitário ou de rinossinusite paranasal.

Tumores Os tumores da órbita causam proptose progressiva e indolor. Os tumores primários mais comuns são hemangioma cavernoso, linfangioma, neurofibroma, schwannoma, cisto dermoide, carcinoma adenoide cístico, glioma do nervo óptico, meningioma do nervo óptico e tumor misto benigno da glândula lacrimal. As metástases para a órbita são frequentes nos carcinomas de mama e de pulmão, bem como no linfoma. Com o diagnóstico por punção com agulha fina, seguido de radioterapia urgente, algumas vezes é possível preservar a visão.

Fístulas carotidocavernosas Essas fístulas, ao drenarem anteriormente através da órbita, causam proptose, diplopia, glaucoma e vasos conjuntivais arterializados em saca-rolhas. A causa mais comum das fístulas diretas é o traumatismo. O diagnóstico é fácil em razão dos sinais proeminentes produzidos pelo *shunt* com fluxo de alto débito e pressão elevada. As fístulas indiretas, ou malformações arteriovenosas da dura-máter, surgem geralmente de maneira espontânea, sendo mais comuns em mulheres idosas. Seus sinais são mais sutis, e o diagnóstico frequentemente não é feito. A combinação de proptose leve, diplopia, aumento dos músculos e hiperemia ocular leva muitas vezes a um diagnóstico errôneo de oftalmopatia tireóidea. A presença de sopro, auscultado na cabeça ou descrito pelo paciente, é um indício diagnóstico importante. Os exames de imagem revelam aumento da veia oftálmica superior dentro da órbita. Os *shunts* carotidocavernosos podem ser eliminados com embolização intravascular.

PTOSE

Blefaroptose Trata-se de queda anormal da pálpebra. A ptose, uni ou bilateral, pode ser congênita e causada por disgenesia do levantador da pálpebra superior ou por inserção anômala de sua aponeurose na pálpebra. A ptose adquirida pode ter uma evolução tão insidiosa que o paciente não percebe o problema. O exame de fotografias antigas ajuda a determinar a época em que o problema se iniciou. Na anamnese, devem-se procurar antecedentes de traumatismo, cirurgia ocular, uso de lentes de contato, diplopia, sintomas sistêmicos (p. ex., disfagia ou fraqueza muscular periférica) ou história familiar de ptose. Uma ptose flutuante que piora no final do dia é característica da miastenia grave. Na avaliação da ptose, devem-se pesquisar evidências de proptose, massas ou deformidades palpebrais, inflamação, anisocoria ou perda de mobilidade. Para determinar o grau de ptose, mede-se a largura das fissuras palpebrais com o paciente na posição primária do olhar. O grau de ptose será subestimado se o paciente procurar compensar levantando as sobrancelhas com o músculo frontal.

Ptose mecânica Ocorre em muitos pacientes idosos em razão de estiramento e redundância da pele das pálpebras, bem como da gordura subcutânea (dermatocalase). O peso extra desses tecidos redundantes leva à queda da pálpebra. O aumento ou a deformação da pálpebra por infecção, tumor, traumatismo ou inflamação também causam ptose puramente mecânica.

Ptose aponeurótica Consiste em deiscência ou estiramento adquirido do tendão aponeurótico que liga o músculo levantador à lâmina tarsal da pálpebra. Mais comum em pacientes idosos, aparentemente é causada pela diminuição da elasticidade do tecido conectivo. A ptose aponeurótica também constitui sequela comum do edema palpebral causado por infecção ou traumatismo fechado da pálpebra, cirurgia de catarata ou uso de lentes de contato.

Ptose miogênica Entre as causas de *ptose miogênica* estão a miastenia grave (Cap. 448) e algumas miopatias raras que se manifestam com ptose. O termo *oftalmoplegia externa crônica progressiva* se refere a uma série de doenças sistêmicas causadas por mutações do DNA mitocondrial. Como o nome indica, os achados mais comuns são ptose simétrica de progressão lenta e limitação da mobilidade ocular. A diplopia é geralmente tardia, pois a redução dos movimentos oculares é simétrica. Na variante da doença de *Kearns-Sayre*, há alterações na pigmentação da retina e anomalias da condução cardíaca. A biópsia de músculos periféricos mostra as típicas "fibras vermelhas rotas". A *distrofia oculofaríngea* é uma doença autossômica dominante distinta que se inicia na meia-idade, caracterizada por ptose, limitação dos movimentos oculares e distúrbio da deglutição. A *distrofia miotônica*, outra doença autossômica dominante, causa ptose, oftalmoparesia, catarata e retinopatia pigmentar. Os pacientes apresentam perda de massa muscular, miotonia, alopecia frontal e anormalidades cardíacas.

Ptose neurogênica Resulta de lesões que afetam a inervação de qualquer dos dois músculos que elevam a pálpebra: o músculo de Müller ou o levantador da pálpebra superior. O exame da pupila ajuda a distinguir entre essas duas possibilidades. Na síndrome de Horner, a pupila do olho com ptose fica menor, e os movimentos oculares estão mantidos. Na paralisia do nervo oculomotor, a pupila do olho com ptose encontra-se normal ou aumentada. Se a pupila estiver normal, mas houver limitação da adução, da elevação e da depressão, é provável que haja paralisia do oculomotor sem acometimento da pupila (ver adiante). Raramente, uma lesão do pequeno subnúcleo central do complexo oculomotor causa ptose bilateral com movimentos oculares e pupilas normais.

VISÃO DUPLA (DIPLOPIA)

A primeira pesquisa a ser realizada é se a diplopia persiste em um dos olhos quando o outro é coberto. Caso positivo, o diagnóstico é diplopia monocular. A causa geralmente é intrínseca ao olho e, portanto, não há implicações graves para o paciente. Algumas causas de diplopia monocular são aberrações da córnea (p. ex., ceratocone e pterígio), erros de refração não corrigidos, catarata e tração da fóvea. Às vezes, trata-se de um sintoma de simulação ou uma doença psiquiátrica. A diplopia que desaparece ao cobrir um dos olhos é chamada diplopia binocular, sendo causada por alterações do alinhamento ocular. Deve-se perguntar ao paciente sobre a natureza do sintoma (se o deslocamento da imagem é apenas lateral ou se também tem um componente vertical), o modo de início, a duração, a intermitência, a variação durante o dia e os sintomas neurológicos ou sistêmicos associados. Se o paciente manifestar diplopia durante a consulta, o exame da mobilidade ocular deverá revelar a deficiência que corresponda aos sintomas do paciente. No entanto, pequenas deficiências da movimentação ocular podem ser difíceis de se detectar. Por exemplo, a mobilidade ocular de um paciente que tem paresia leve do nervo abducente esquerdo pode parecer normal, embora o indivíduo manifeste diplopia horizontal ao olhar para a esquerda. Em tal situação, o teste de cobertura é um método mais sensível para avaliar o mau alinhamento ocular. Esse teste deve ser feito primeiro com o paciente na posição primária do olhar e, depois, com a cabeça virada e inclinada em cada direção enquanto o paciente fixa um alvo central à distância. No exemplo anterior, o teste de cobertura com a cabeça virada para a direita fazendo os olhos mirarem à esquerda maximiza o deslocamento da fixação produzido pelo teste.

Às vezes, durante exame de rotina, encontram-se desvios oculares em pacientes assintomáticos. Se os movimentos oculares estiverem normais, e o desalinhamento ocular for igual em todas as direções do olhar (desvio comitante), o diagnóstico será estrabismo. Nessa doença, que acomete 1% da população, a fusão é interrompida na primeira infância. Para evitar a diplopia, os estímulos que chegam à retina do olho não fixante podem ser parcialmente suprimidos. Em algumas crianças, isso leva a prejuízo da visão (ambliopia ou olho "preguiçoso") no olho desviado.

Há várias causas de diplopia binocular: infecciosas, neoplásicas, metabólicas, degenerativas, inflamatórias e vasculares. É preciso determinar se a diplopia é de origem neurogênica ou causada por restrições da rotação do globo ocular decorrentes de doenças locais na órbita. Pseudotumor orbitário, miosite, infecção, tumores, doença tireóidea e pinçamento da musculatura (p. ex., na fratura do assoalho da órbita) causam diplopia restritiva. O diagnóstico de restrição geralmente é feito pelo reconhecimento de outros sinais e sintomas associados de doença orbitária local. O exame de imagem de alta resolução dedicado à órbita é útil quando a causa da diplopia não é evidente.

Miastenia grave (Ver também Cap. 448) Trata-se da principal causa de diplopia indolor. A diplopia, muitas vezes, é intermitente, variável e não se restringe a uma única distribuição de nervos motores oculares. As pupilas sempre estão normais. Observações seriadas de uma ptose fatigável, geralmente acompanhada por diplopia causada por mau alinhamento ocular flutuante, estabelecem o diagnóstico. Muitos pacientes apresentam uma forma exclusivamente ocular da doença, sem sinais de fraqueza muscular sistêmica. Classicamente, o diagnóstico era confirmado por uma injeção de edrofônio IV, o que produz uma reversão transitória da fraqueza palpebral ou muscular, mas esse fármaco não é mais encontrado nos Estados Unidos. Os testes sanguíneos para anticorpos contra o receptor da acetilcolina ou antiproteína MuSK são frequentemente negativos na forma puramente ocular da miastenia grave. O *botulismo*, por intoxicação alimentar ou por ferimentos, pode simular miastenia ocular.

Tendo sido excluídas as possibilidades de doença orbitária restritiva e de miastenia grave, a causa mais provável para diplopia binocular é lesão de um dos nervos cranianos que suprem os músculos extraoculares.

Nervo oculomotor O terceiro nervo craniano inerva os retos medial, inferior e superior, o oblíquo inferior, o levantador da pálpebra superior e o esfincter da íris. A paralisia total do nervo oculomotor causa ptose, midríase e deixa o olho desviado "para baixo e para fora", em razão da ação sem oposição do reto lateral e do oblíquo superior. Com essa combinação de achados, o diagnóstico é óbvio. Mais difícil é o diagnóstico de paralisia precoce ou parcial do nervo oculomotor. Nesse quadro, é possível haver qualquer combinação de ptose, dilatação pupilar e fraqueza dos músculos oculares inervados pelo nervo oculomotor. Devem-se fazer exames seriados frequentes durante a fase rapidamente evolutiva da paralisia para que o diagnóstico passe despercebido. O surgimento de paralisia do nervo oculomotor com acometimento pupilar, especialmente quando acompanhada de dor, sugere lesão compressiva, como um tumor ou aneurisma no polígono de Willis. Nesses casos, é necessário solicitar exames de neuroimagem com urgência, além de angiografia por TC e RM. A resolução dessas técnicas não invasivas avançou até o ponto em que a angiografia por cateter raramente é necessária para a exclusão de um aneurisma.

A lesão do núcleo do oculomotor, situado no mesencéfalo rostral, produz sinais diferentes dos encontrados nos casos de lesão do próprio nervo. Ocorre ptose bilateral, pois o músculo levantador é inervado por um único subnúcleo central. Há também perda de força do reto superior contralateral, uma vez que o músculo é inervado pelo núcleo oculomotor contralateral. Às vezes, há perda de força motora nos dois retos superiores. A paralisia isolada no núcleo oculomotor é rara. O exame neurológico geralmente revela outros sinais de lesão do tronco encefálico por infarto, hemorragia, tumor ou infecção.

As lesões nas estruturas que circundam os fascículos do nervo oculomotor e que descem pelo mesencéfalo deram origem a uma série de epônimos clássicos. Na *síndrome de Nothnagel*, a lesão do pedúnculo cerebelar superior produz paralisia oculomotora ipsilateral com ataxia cerebelar contralateral. Na *síndrome de Benedikt*, a lesão do núcleo rubro causa paralisia oculomotora ipsilateral com tremor, coreia e atetose contralaterais. A *síndrome de Claude* é a combinação das duas síndromes anteriores, pois há lesão simultânea do núcleo rubro e pedúnculo cerebelar superior. Finalmente, na *síndrome de Weber*, a lesão do pedúnculo cerebral causa paralisia oculomotora ipsilateral com hemiparesia contralateral.

No espaço subaracnóideo, o nervo oculomotor pode ser vulnerável a aneurismas, meningite, tumores, infarto e compressão. Na herniação cerebral, o nervo fica preso entre a borda tentorial e o processo unciforme do lobo temporal. Durante a herniação, a torção do mesencéfalo e as hemorragias associadas também podem causar paralisia oculomotora. No seio cavernoso, a paralisia oculomotora origina-se de aneurisma carotídeo, fístula carotidocavernosa, trombose do seio cavernoso, tumor (adenoma hipofisário, meningioma, metástases), infecção por herpes-zóster e síndrome de Tolosa-Hunt.

A etiologia de uma paralisia oculomotora isolada com pupila normal muitas vezes não é esclarecida mesmo após neuroimagem e pesquisa laboratorial extensa. Acredita-se que a maioria dos casos decorra de infartos microvasculares do nervo em algum ponto do seu trajeto do tronco encefálico até a órbita. O paciente costuma se queixar de dor. Diabetes, hipertensão arterial e doenças vasculares são fatores de risco importantes. A recuperação espontânea, que ocorre ao longo de meses, é a regra. Se não houver recuperação ou surgirem novos sinais ou sintomas, o diagnóstico de paralisia oculomotora microvascular deve ser reavaliado. Quando há lesão do nervo oculomotor por traumatismo ou compressão (tumor, aneurisma), é comum haver regeneração aberrante. A conexão errônea das fibras que inervam os músculos levantador e retos produz elevação da pálpebra quando o paciente realiza adução do globo ou quando olha para baixo. A pupila também se contrai à tentativa de adução, elevação ou depressão do globo. A regeneração aberrante não é encontrada após paralisia oculomotora por infarto microvascular e, portanto, sua ocorrência invalida esse diagnóstico.

Nervo troclear O quarto nervo craniano se origina no mesencéfalo e é ligeiramente caudal na sua relação com o complexo do nervo oculomotor. As fibras saem pelo dorso do tronco encefálico e cruzam para inervar o oblíquo superior contralateral. As ações mais importantes do músculo são baixar e fazer convergir os globos oculares. Por isso, a paralisia produz hipertropia e exciclotorção. A ciclotorção raramente é notada pelos pacientes. Em vez disso, eles se queixam de diplopia vertical, principalmente quando leem ou quando olham para baixo. A inclinação da cabeça para o lado da paralisia também exacerba a diplopia vertical, e a inclinação para o outro lado a alivia. Esse "teste de inclinação da cabeça" é uma manobra crucial para o diagnóstico. A revisão de fotografias antigas algumas vezes revelará um hábito de inclinar a cabeça, significando um paciente com paralisia congênita do nervo troclear descompensada.

Todas as etiologias anteriormente descritas, exceto o aneurisma, para a paralisia oculomotora também se aplicam à paralisia nova e isolada no nervo troclear. O nervo troclear é especialmente propenso a lesões após traumatismo craniano fechado. A borda livre do tentório comprime o nervo quando a cabeça é golpeada e há concussão. A maioria dos casos de paralisia isolada do nervo troclear é idiopática. O diagnóstico de paralisia "microvascular" é feito por exclusão. Na maioria dos pacientes, há melhora espontânea ao longo de meses. Um prisma com a base para baixo (que pode ser colado aos óculos dos pacientes como uma lente de Fresnel destacável) pode aliviar temporariamente a diplopia. Se a paralisia não melhorar, os olhos poderão ser realinhados através do enfraquecimento do músculo oblíquo inferior.

Nervo abducente O sexto nervo craniano inerva o músculo reto lateral. A paralisia desse nervo produz diplopia horizontal, que piora quando o paciente olha para o lado da lesão. Uma lesão nuclear produz sinais e sintomas diferentes, pois o núcleo abducente contém interneurônios que percorrem o fascículo longitudinal medial até o subnúcleo do reto medial do complexo oculomotor contralateral. Assim, a lesão nuclear do abducente produz paralisia completa do olhar lateral por fraqueza dos músculos reto lateral ipsilateral e reto medial contralateral. A *síndrome de Foville* é causada por lesões dorsais da ponte e tem como sintomas paralisia do olhar lateral, paralisia facial ipsilateral e hemiparesia contralateral, causada por danos às fibras corticospinais descendentes. A *síndrome de Millard-Gubler*, causada por lesões ventrais da ponte, é idêntica, exceto pelos achados oculares. Nessa síndrome, há apenas fraqueza do reto lateral, e não paralisia do olhar, pois ocorre lesão do fascículo abducente, e não do núcleo. As etiologias mais comuns para a paralisia do abducente ao nível do tronco encefálico são infarto, tumor, hemorragia, malformação vascular e esclerose múltipla.

Após deixar a ponte ventral, o nervo abducente avança no sentido anterior ao longo do clivo, perfura a dura-máter na altura do ápice petroso e entra no seio cavernoso. Em seu trajeto subaracnóideo, está suscetível a meningite, tumores (meningioma, cordoma, meningite carcinomatosa), hemorragia subaracnóidea, traumatismo e compressão por aneurismas ou vasos dolicoectásicos. No ápice petroso, a mastoidite pode causar surdez, dor e paralisia ipsilateral do abducente (*síndrome de Gradenigo*). No seio cavernoso, o abducente pode ser afetado por aneurisma da carótida, fístula carotidocavernosa, tumores (adenoma hipofisário, meningioma, carcinoma nasofaríngeo), infecções herpéticas e síndrome de Tolosa-Hunt.

A paralisia uni ou bilateral do abducente é um sinal clássico de hipertensão intracraniana. A visualização de papiledema à fundoscopia confirma o diagnóstico. O mecanismo da paralisia ainda é controverso, mas a causa parece ser o deslocamento rostrocaudal do tronco encefálico. Esse mesmo fenômeno explica a paralisia do abducente por malformação de Chiari ou por queda da pressão intracraniana (p. ex., após punção lombar, raquianestesia ou extravasamento dural espontâneo de líquido cerebrospinal).

O tratamento da paralisia do abducente visa à rápida correção da causa subjacente. No entanto, a causa primária muitas vezes permanece obscura mesmo após cuidadosas investigações. Assim como nos casos descritos anteriormente de paralisias oculomotora ou troclear isoladas, acredita-se que a maioria dos casos seja causada por infartos microvasculares, porque é comum a presença de diabetes ou de outros fatores de risco vasculares. Em alguns casos, pode haver mononeurite pós-infecciosa (p. ex., após quadro gripal viral). A cobertura de um dos olhos, a oclusão de uma das lentes dos óculos com fita ou o uso de prisma aliviam a diplopia até que a paralisia melhore. Se a recuperação for incompleta, a cirurgia da musculatura ocular quase sempre conseguirá realinhar os olhos, pelo menos em sua posição primária. Nos pacientes que apresentem paralisia do abducente sem melhora, deve-se procurar por etiologia oculta (p. ex., cordoma, meningite carcinomatosa, fístula carotidocavernosa, miastenia grave). Os tumores da base do crânio facilmente passam despercebidos mesmo com neuroimagem com contraste.

Paralisias de múltiplos nervos oculomotores Tais paralisias não devem ser atribuídas a eventos microvasculares espontâneos que só atingem um nervo de cada vez. Essa notável coincidência, de fato, ocorre sobretudo nos pacientes diabéticos, mas o diagnóstico só é possível em retrospecto, quando todas as demais possibilidades tiverem sido excluídas. A neuroimagem deve ser concentrada no seio cavernoso, fissura orbitária superior e ápice da órbita, onde os três nervos motores oculares estão mais próximos. No paciente diabético ou imunocomprometido, as infecções fúngicas (por *Aspergillus*, Mucorales e *Cryptococcus*) são causas comuns de paralisia de múltiplos nervos. Nos pacientes com câncer sistêmico, a meningite carcinomatosa é um diagnóstico provável. O exame citológico pode resultar negativo, mesmo quando são examinadas várias amostras de líquido cerebrospinal. A síndrome miastênica paraneoplásica de Lambert-Eaton também pode causar oftalmoplegia. A arterite (temporal) de células gigantes às vezes se manifesta por diplopia, causada por paralisia isquêmica dos músculos extraoculares. A síndrome de Fisher, uma variante ocular da síndrome de Guillain-Barré, causa oftalmoplegia com arreflexia e ataxia. A ataxia muitas vezes é leve, e os reflexos podem estar normais. Em cerca de 50% dos casos, são detectados anticorpos antigangliosídeos (GQ1b).

Distúrbios supranucleares do olhar Esses distúrbios muitas vezes são confundidos com paralisias de múltiplos nervos oculares. A encefalopatia de Wernicke, por exemplo, pode causar nistagmo e déficit parcial do olhar vertical ou do horizontal, simulando uma paralisia combinada dos nervos abducente e oculomotor. Essa doença atinge os pacientes desnutridos ou alcoolistas, ou após cirurgia bariátrica, podendo ser revertida com tiamina. Outras causas importantes de paralisia supranuclear do olhar são infarto, hemorragia, tumor, esclerose múltipla, encefalite, vasculite e doença de Whipple. Os distúrbios do olhar vertical, sobretudo dos movimentos sacádicos para baixo, são um sinal precoce da paralisia supranuclear progressiva. O movimento de perseguição suave com o olhar é afetado mais adiante no curso da doença. Doença de Parkinson, doença de Huntington e degeneração olivopontinocerebelar também podem afetar o olhar vertical.

O *campo ocular frontal* do córtex cerebral participa da geração de movimentos sacádicos do lado contralateral. Após acidente vascular hemisférico, os olhos costumam apontar para o lado lesionado em razão da falta de oposição à ação do campo ocular frontal no hemisfério normal. Esse déficit melhora com o tempo. As convulsões tendem a ter efeito oposto: causam desvio conjugado dos olhos para longe do foco de irritação. *Lesões parietais* prejudicam a perseguição suave de objetos que se movam em direção ao lado da lesão. Lesões parietais bilaterais produzem a *síndrome de Bálint*, caracterizada por deficiência da coordenação mão-olho (ataxia óptica), dificuldade de iniciar movimentos voluntários oculares (apraxia ocular) e desorientação visuoespacial (simultanagnosia).

Olhar horizontal Os impulsos corticais descendentes que controlam o olhar horizontal convergem na ponte. Os neurônios da formação reticular pontina paramediana controlam o olhar conjugado ipsilateral. Eles vão direto para o núcleo abducente ipsilateral. Uma lesão nessa região pontina ou no núcleo do abducente produz paralisia ipsilateral do olhar conjugado. A lesão em qualquer desses pontos produz síndromes clínicas quase idênticas, com a seguinte exceção: a estimulação vestibular (manobra oculocefálica ou de irrigação calórica) produz desvio conjugado dos olhos para o lado lesionado nos pacientes que apresentem lesão da formação reticular pontina paramediana, mas não nos portadores de lesão do núcleo abducente.

OFTALMOPLEGIA INTERNUCLEAR É causada por danos ao fascículo longitudinal medial, que sobe do núcleo abducente na ponte ao núcleo oculomotor no mesencéfalo (por isso a denominação "internuclear"). A lesão das fibras que levam o sinal conjugado dos interneurônios do abducente aos motoneurônios do reto medial contralateral produz uma falha da adução à tentativa de olhar lateralmente. Por exemplo, um paciente com oftalmoplegia internuclear (OIN) esquerda terá os movimentos de adução do olho esquerdo diminuídos ou ausentes (Fig. 32-20). O paciente que apresenta lesão bilateral do fascículo longitudinal medial terá OIN bilateral. A causa mais comum é a esclerose múltipla, mas a lesão também pode ser provocada por tumores, acidentes vasculares, traumatismo ou qualquer processo no tronco encefálico. A *síndrome um-e-meio* é causada por lesão combinada do fascículo longitudinal medial e do núcleo abducente ou da formação reticular pontina paramediana do mesmo lado. O único movimento ocular horizontal desses pacientes é a abdução do olho contralateral.

Olhar vertical É controlado ao nível do mesencéfalo. Não estão esclarecidos quais circuitos neuronais estão afetados nos distúrbios do olhar vertical. No entanto, sabe-se que lesões do núcleo rostral intersticial do fascículo longitudinal medial e do núcleo intersticial de Cajal causam paresia supranuclear do olhar para cima, do olhar para baixo ou de todos os movimentos oculares verticais. A etiologia mais comum é a isquemia da artéria basilar distal. O *estrabismo vertical* é o desalinhamento vertical dos olhos que, geralmente, permanece constante em qualquer posição do olhar. Esse achado tem pobre valor de localização, pois o estrabismo vertical já foi descrito após lesões de diversas áreas do tronco encefálico e do cerebelo.

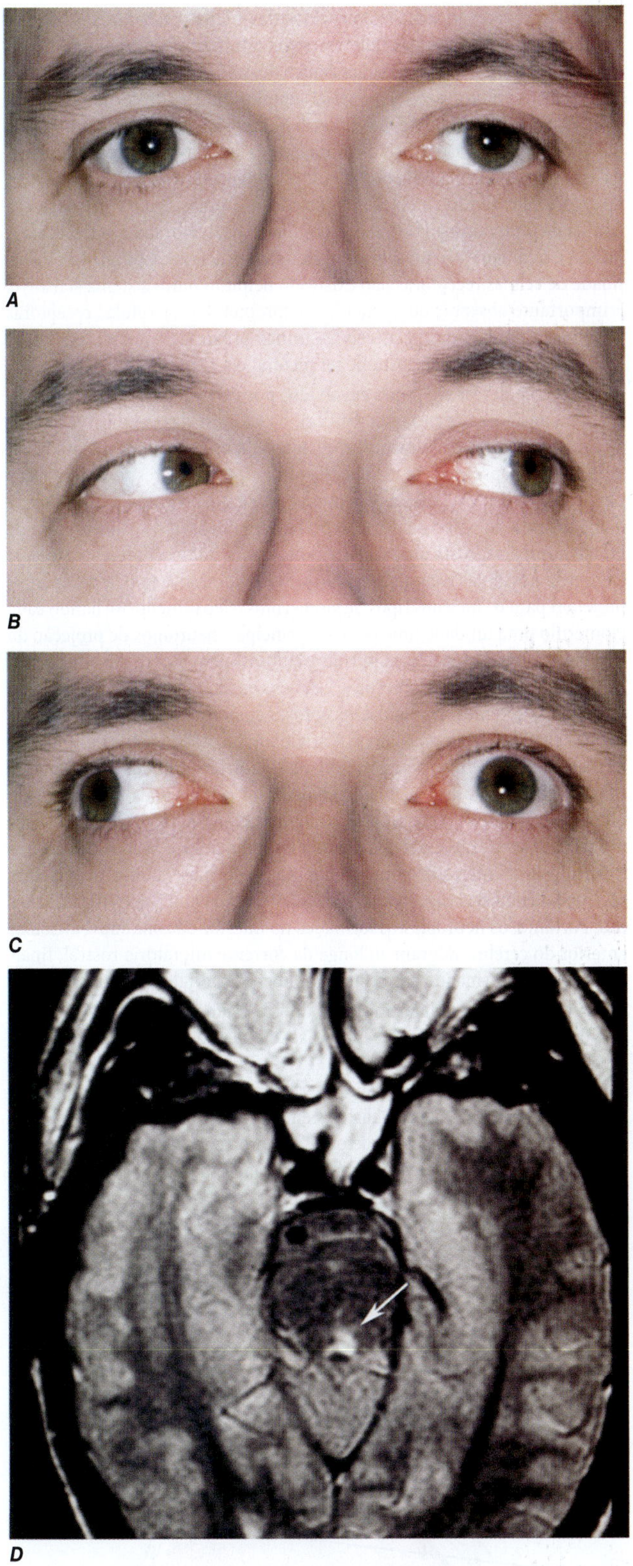

FIGURA 32-20 **Oftalmoplegia internuclear (OIN) esquerda.** ***A.*** Na posição inicial do olhar, os olhos parecem normais. ***B.*** O olhar horizontal para a esquerda encontra-se intacto. ***C.*** Ao tentar mover o olhar horizontalmente para a direita, o olho esquerdo não consegue aduzir. Nos pacientes levemente acometidos, o olho é capaz de aduzir parcialmente ou de forma mais lenta do que o normal. Geralmente, há nistagmo no olho abduzido. ***D.*** A ressonância magnética ponderada em T2 axial da ponte mostra uma placa desmielinizante no fascículo longitudinal medial esquerdo (*seta*).

SÍNDROME DE PARINAUD Também denominada síndrome mesencefálica dorsal, trata-se de distúrbio supranuclear peculiar do olhar vertical causado por lesão da comissura posterior. É um sinal clássico de hidrocefalia por estenose do aqueduto. Outras causas da síndrome de Parinaud são tumores da região pineal ou do mesencéfalo, cisticercose e AVCs. Essa síndrome tem como características a perda do olhar para cima (e, às vezes, para baixo), nistagmo de convergência-retração à tentativa de olhar para cima, desvio ocular para baixo (sinal do sol poente), retração palpebral (sinal de Collier), estrabismo vertical, pseudoparalisia do abducente, bem como dissociação luz-perto das pupilas.

Nistagmo

É uma oscilação rítmica dos olhos. Pode ser fisiológico, em resposta a estímulos vestibulares ou optocinéticos, ou patológico. Várias doenças podem provocar nistagmo (Cap. 22). As anormalidades dos olhos e dos nervos ópticos, presentes ao nascimento ou adquiridas na infância, podem provocar nistagmo complexo, com movimentos de busca, componentes pendulares (sinusoidais) e bruscos. São exemplos o albinismo, a amaurose congênita de Leber e a catarata bilateral. Esse tipo de nistagmo é comumente referido como *nistagmo sensitivo congênito*. Trata-se de denominação inadequada, porque, mesmo em crianças com lesão congênita, o nistagmo só aparece semanas após o nascimento. O *nistagmo motor congênito*, semelhante ao nistagmo sensorial congênito, surge na ausência de qualquer anormalidade do sistema visual sensorial. A acuidade visual também se mostra reduzida no nistagmo motor congênito provavelmente em razão do próprio nistagmo, mas raramente abaixo de 20/200.

NISTAGMO TIPO *JERK* Caracteriza-se por afastamento lento do ponto de observação, seguido de movimento sacádico rápido corretivo. Por convenção, o nistagmo é denominado segundo sua fase rápida. Pode ser vertical (para baixo ou para cima), horizontal (para qualquer dos lados) ou rotacional. O padrão do nistagmo pode variar de acordo com a posição do olhar. Alguns pacientes não percebem que têm nistagmo. Outros referem visão turva com movimento subjetivo de vaivém do ambiente (oscilopsia) e que corresponde ao nistagmo. Os nistagmos suaves podem ser difíceis de serem percebidos ao exame dos olhos sem uso de equipamentos. A observação de movimentos nistagmoides do disco óptico à fundoscopia é um método sensível para a detecção dos nistagmos sutis.

NISTAGMO EVOCADO PELA MIRADA É a forma mais comum de nistagmo tipo *jerk*. Quando assumem posições excêntricas nas órbitas, os olhos têm uma tendência natural a voltar à sua posição anterior. O indivíduo compensa com um movimento sacádico corretivo para manter o olho desviado em posição. Muitas pessoas normais apresentam nistagmo leve evocado pela mirada. Algumas substâncias podem exacerbá-lo (sedativos, anticonvulsivantes, álcool). As outras causas são paresia muscular, miastenia grave, doenças desmielinizantes e lesões do cerebelo, tronco encefálico e ângulo pontocerebelar.

NISTAGMO VESTIBULAR O *nistagmo vestibular* é causado por disfunção de labirinto (doença de Ménière), nervo vestibular ou núcleo vestibular no tronco encefálico. O nistagmo vestibular periférico muitas vezes ocorre em episódios isolados, junto com sintomas de náuseas e vertigem. Podem ocorrer zumbido e disacusia associados. Mudanças súbitas na posição da cabeça podem provocar ou piorar os sintomas.

NISTAGMO PARA BAIXO O *nistagmo para baixo* resulta de lesões próximas da junção craniocervical (malformação de Chiari, invaginação basilar). Também foi relatado em AVC de tronco encefálico ou de cerebelo, intoxicação por lítio ou por anticonvulsivante, alcoolismo e esclerose múltipla. O *nistagmo para cima* está associado a danos no tegumento pontino por acidentes vasculares, desmielinização ou tumores.

Opsoclonia

Esse distúrbio raro e impressionante dos movimentos oculares consiste em salvas de movimentos sacádicos consecutivos (sacadomania). Quando tais movimentos se restringem ao plano horizontal, prefere-se a designação *flutter ocular*. Pode ocorrer na encefalite viral, no traumatismo ou como efeito paraneoplásico de neuroblastoma, carcinoma de mama e outros tumores. Também já foi descrito como fenômeno benigno e transitório em pacientes sadios.

LEITURAS ADICIONAIS

ADAMIS AP et al: Building on the success of anti-vascular endothelial growth factor therapy: A vision for the next decade. Eye 34:1966, 2020.

DOUGLAS RS: Teprotumumab for the treatment of active thyroid eye disease. N Engl J Med 382:341, 2020.

DOWLING JE: Restoring vision to the blind. Science 368:827, 2020.

GROSS JG et al: Panretinal photocoagulation vs intravitreous ranibizumab for proliferative diabetic retinopathy. JAMA 314:2137, 2015.

JAFFE GJ et al: Adalimumbab in patients with active noninfectious uveitis. N Engl J Med 375:932, 2016.

MAEDER ML: Development of a gene-editing approach to restore vision loss in Leber congenital amaurosis type 10. Nat Med 25:229, 2019.

PIORO MH: Primary care vasculitis: Polymyalgia rheumatica and giant cell arteritis. Prim Care 45:305, 2018.

STONE JH et al: Trial of tocilizumab in giant-cell arteritis. N Engl J Med 377:317, 2017.

YANOFF M, DUKER J: *Ophthalmology*, 5th ed. Atlanta, Saunders, 2019.

33 Distúrbios do olfato e do paladar

Richard L. Doty, Steven M. Bromley

Todas as substâncias químicas necessárias à vida penetram no corpo pelo nariz e pela boca. Os sentidos de odor (olfato) e sabor (paladar) monitoram tais substâncias químicas, determinam o aroma e a palatabilidade de alimentos e bebidas e alertam para condições ambientais perigosas, incluindo fogo, poluição do ar, escape de gás natural e alimentos contaminados com bactérias. Esses sentidos contribuem significativamente para a qualidade de vida e, quando comprometidos, podem levar a consequências físicas e psicológicas indesejadas. Um estudo longitudinal de 1.162 pessoas idosas sem demência concluiu que, mesmo após o controle para fatores de confusão, aqueles com escores mais baixos em testes olfativos basais tinham taxa de mortalidade de 45% ao longo de 4 anos, em comparação com uma taxa de mortalidade de 18% para aqueles com os escores maiores no teste olfativo. Um entendimento básico desses sentidos na saúde e na doença é crucial para o médico, pois milhares de pacientes se apresentam nos consultórios médicos por ano com queixas de disfunção quimiossensitiva. Entre os desenvolvimentos recentes mais importantes na área de neurologia encontra-se a descoberta de que uma redução no sentido do olfato se encontra entre os primeiros sinais de doenças neurodegenerativas, como a doença de Parkinson (DP) e a doença de Alzheimer (DA), significando a sua fase "pré-sintomática".

ANATOMIA E FISIOLOGIA

Sistema olfatório As substâncias químicas que possuem cheiro penetram na região anterior do nariz durante a inalação e a aspiração ativa, bem como na parte posterior do nariz (nasofaringe) durante a deglutição. Após alcançar as áreas mais elevadas da cavidade nasal, dissolvem-se no muco olfatório e se difundem ou são ativamente transportadas por proteínas especializadas para os receptores localizados nos cílios das células receptoras olfatórias. Os cílios, dendritos, corpos celulares e segmentos axônicos proximais dessas células bipolares estão localizados dentro de um neuroepitélio singular que cobre a placa cribiforme, o septo nasal superior e partes do corneto superior e médio (Fig. 33-1). Quase 400 tipos de receptores acoplados à proteína G (GPCRs) para odor são expressos nos cílios das células receptoras, com apenas um tipo de GPCR sendo expressado em uma determinada célula. Outros receptores, incluindo receptores associados a aminas-traço e membros da família de proteínas não GPCR de domínio transmembrana 4, subfamília A (MS4A), também estão presentes em algumas células receptoras. Essa diversidade de células receptoras não existe em nenhum outro sistema sensitivo. É importante observar que, quando comprometidas, as células receptoras podem ser substituídas pelas células-tronco próximas à membrana basal, embora essa substituição costume ser incompleta.

Após coalescer em feixes envolvidos por células que formam bainhas semelhantes à glia (denominadas fila), os axônios das células receptoras atravessam a placa cribiforme em direção aos bulbos olfatórios, onde estabelecem sinapse com dendritos de outros tipos celulares no interior dos glomérulos (Fig. 33-2). Essas estruturas esféricas, que constituem uma camada distinta do bulbo olfatório, representam um sítio de convergência de informação, pois existe um número muito maior de fibras aferentes do que eferentes. As células receptoras que expressam o mesmo tipo de receptor se projetam para os mesmos tipos de glomérulos, efetivamente tornando cada glomérulo uma unidade funcional. Os principais neurônios de projeção do sistema olfatório – as células mitrais e tufosas – enviam dendritos primários para o interior dos glomérulos, estabelecendo conexão não apenas com os axônios aferentes das células receptoras como também com os dendritos das células periglomerulares. A atividade das células mitrais/tufosas é modulada pelas células periglomerulares, dendritos secundários de outras células mitrais/tufosas e células granulares, as células mais numerosas do bulbo. Essas últimas células, que são altamente GABAérgicas, recebem estímulos das estruturais cerebrais centrais e modulam a saída das células mitrais/tufosas. É interessante mencionar que, de forma semelhante às células receptoras olfatórias, algumas células do interior do bulbo sofrem substituição. Portanto, os neuroblastos formados no interior da zona subventricular anterior do cérebro migram ao longo da corrente migratória rostral, finalmente se transformando nas células granulares e periglomerulares.

Os axônios das células mitrais e tufosas estabelecem sinapse no interior de estruturas olfatórias secundárias, o que, em grande medida, compreende o córtex olfatório primário (COP) (Fig. 33-3). O COP é definido como aquelas estruturas corticais que recebem projeções diretas do bulbo olfatório, principalmente dos córtices entorrinal e piriforme. Embora o olfato seja exclusivo no sentido de que suas projeções aferentes iniciais ultrapassam o tálamo, indivíduos com comprometimento do tálamo podem exibir déficits olfatórios, particularmente os de identificação de odor. Tais déficits provavelmente refletem o envolvimento de conexões talâmicas entre o COP e o córtex orbitofrontal (COF), onde ocorre a identificação do odor. As ligações anatômicas íntimas entre o sistema olfatório e a amígdala,

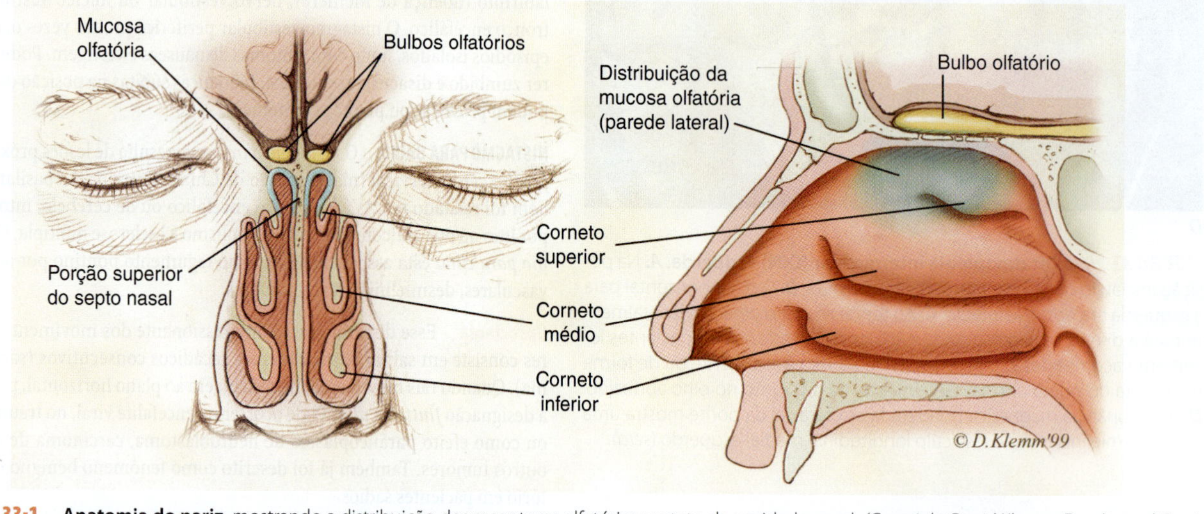

FIGURA 33-1 **Anatomia do nariz,** mostrando a distribuição dos receptores olfatórios no teto da cavidade nasal. *(Copyright David Klemm, Faculty and Curriculum Support [FACS], Georgetown University Medical Center.)*

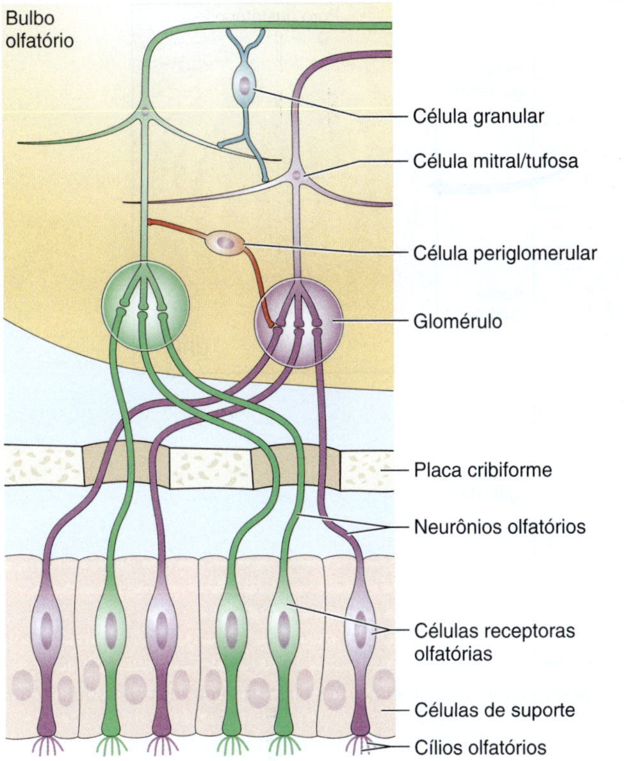

FIGURA 33-2 Esquema das camadas e ramificações do bulbo olfatório. Cada tipo de receptor (vermelho, verde, azul) se projeta para um glomérulo comum. A atividade neural no interior de cada glomérulo é modulada pelas células periglomerulares. A atividade das células de projeção primária, as células mitrais e tufosas, é modulada pelas células granulares, células periglomerulares e dendritos secundários de células adjacentes mitrais e tufosas. *(Adaptada de www.med.yale.edu/neurosurg/treloar/index.html.)*

o hipocampo e o hipotálamo ajudam a explicar as associações íntimas entre a percepção do odor e as funções cognitivas, como memória, motivação, alerta, atividade autonômica, digestão e sexo.

Sistema gustatório Os sabores são percebidos por células receptoras especializadas presentes no interior dos botões gustatórios – pequenas estruturas segmentadas semelhantes a uma toranja (*grapefruit*) localizadas nas

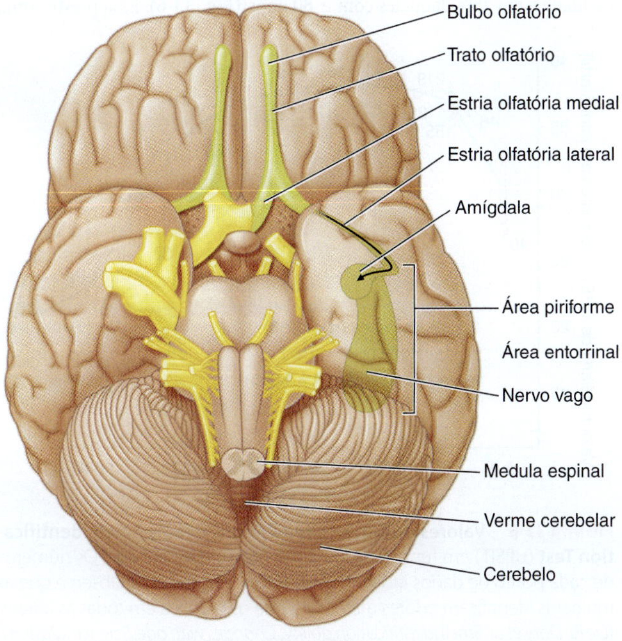

FIGURA 33-3 Anatomia da base do cérebro mostrando o córtex olfatório primário.

margens laterais e no dorso da língua, céu da boca, faringe, laringe e esôfago superior (Fig. 33-4). Os botões gustatórios linguais estão envolvidos por protuberâncias bem definidas denominadas papilas fungiformes, foliáceas e circunvaladas. Após serem dissolvidas em um líquido, as partículas de sabor penetram na abertura do botão gustatório – o poro gustatório – e se ligam a receptores nas microvilosidades, pequenas extensões de células receptoras no interior de cada botão gustatório. Essas ligações alteram o potencial elétrico da célula gustatória, resultando na liberação de neurotransmissor por sobre os neurônios gustatórios de primeira ordem. Embora os humanos possuam cerca de 7.500 botões gustatórios, nem todos abrigam células sensíveis ao sabor; alguns possuem apenas uma classe de receptor (p. ex., células que respondem apenas a açúcares), enquanto outros contêm células sensíveis a mais de uma classe. O número de células receptoras de sabor por botão gustatório varia de zero a bem mais de 100. Uma pequena família de três GPCRs, a saber T1R1, T1R2 e T1R3, medeia as sensações de sabores doce e *umami*. As sensações de amargo, por outro lado, dependem dos receptores T2R, uma família de aproximadamente 30 GPCRs expressos em células distintas daquelas que expressam os receptores para o doce e o *umami*. Os T2Rs respondem a uma ampla faixa de substâncias amargas, porém não as distinguem entre si. Os sabores ácidos são percebidos pelo receptor PKD2L1, um membro da família de proteínas dos receptores de potencial transitório (TRP). A percepção das sensações salgadas, como aquelas induzidas pelo cloreto de sódio, surge a partir da entrada dos íons Na^+ nas células através de canais de membrana especializados, como o canal de Na^+ sensível à amilorida.

É atualmente bem estabelecido que ambos os receptores relacionados com os sabores amargo e doce também estão presentes em todo o corpo, principalmente nos tratos alimentar e respiratório. Essa importante descoberta generaliza o conceito da quimiorrecepção gustatória às outras áreas do corpo além da boca e da garganta, com a α-gustaducina, a subunidade α da proteína G específica para o sabor, sendo expressa nas chamadas células em escova encontradas especificamente no interior da traqueia, pulmão, pâncreas e vesícula biliar humanos. Essas células em escova são ricas em óxido nítrico (NO) sintase, conhecido por defender contra organismos xenobióticos, proteger a mucosa de lesões induzidas por ácidos e, no caso do trato gastrintestinal, estimular os neurônios aferentes vagais e esplâncnicos. O NO age posteriormente sobre as células adjacentes, incluindo células enteroendócrinas, células epiteliais absorventes ou secretoras, vasos sanguíneos da mucosa e células do sistema imune. Membros da família T2R de receptores do sabor amargo e dos receptores do sabor doce da família T1R foram identificados no interior do trato gastrintestinal e nas linhagens celulares enteroendócrinas. Em alguns casos, esses receptores são importantes para o metabolismo, com os receptores T1R3 e a gustaducina, desempenhando papéis decisivos na detecção e no transporte de açúcares da dieta, vindos do lúmen intestinal para o interior dos enterócitos absorventes via um transportador de glicose dependente de sódio e na regulação da liberação de hormônio a partir das células intestinais enteroendócrinas. Em outros casos, esses receptores poderão ser importantes para a proteção das vias aéreas, com uma quantidade de receptores T2R de sabor amargo nos cílios móveis das vias aéreas humanas que respondem às substâncias amargas aumentando sua frequência de batimento. Um receptor gustatório específico T2R38 é expresso no epitélio do trato respiratório superior humano e responde às moléculas de *quorum sensing* acilmonoserina lactonas secretadas pela *Pseudomonas aeruginosa* e outras bactérias Gram-negativas. Diferenças na funcionalidade de T2R38, como as relacionadas com o genótipo TAS2R38, correlacionam-se com a suscetibilidade às infecções do trato respiratório superior em humanos.

A informação do sabor é enviada ao cérebro por meio de três nervos cranianos (NCs): o VII NC (*nervo facial*, que envolve o nervo intermediário com suas ramificações, os nervos petroso maior e corda do tímpano), o IX NC (*nervo glossofaríngeo*) e o X NC (o *nervo vago*) (Fig. 33-5). O VII NC inerva a porção anterior da língua e todo o palato mole, o IX NC inerva a parte posterior da língua e o X NC inerva a superfície laríngea da epiglote, a laringe e a porção proximal do esôfago. O ramo mandibular de V (V_3) NC conduz a informação somatossensitiva (p. ex., tato, queimação, resfriamento, irritação) ao cérebro. Embora não seja tecnicamente um nervo gustatório, o V NC compartilha vias nervosas primárias com diversas fibras nervosas gustatórias e acrescenta a sensação de temperatura, textura, sabor picante e aromático à experiência do sabor. O nervo corda do tímpano é famoso por traçar um curso recorrente através do canal facial para a porção petrosal do osso temporal,

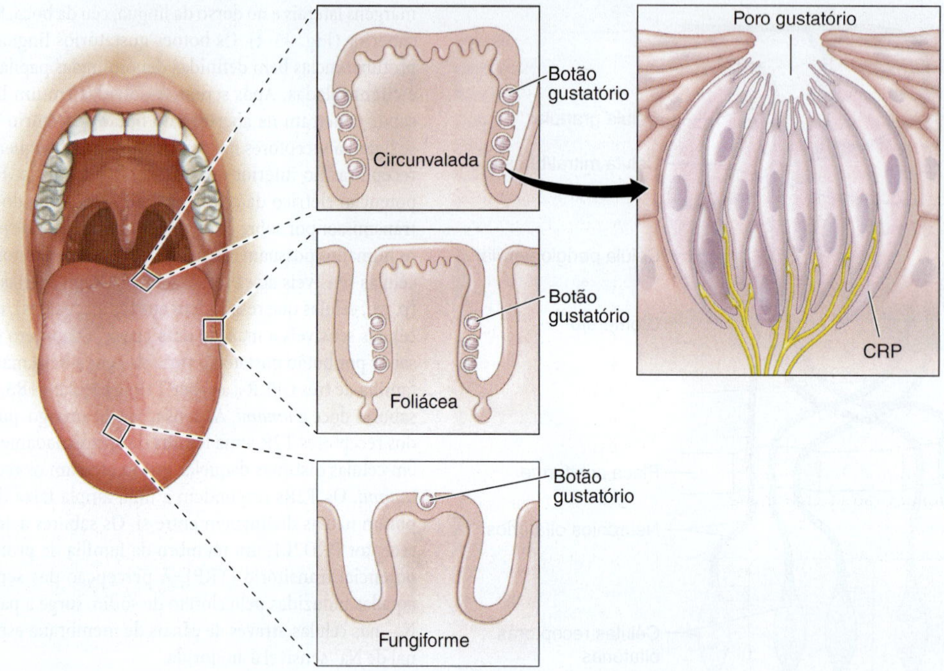

FIGURA 33-4 Esquema do botão gustatório e sua abertura (poro), bem como da localização dos botões nos três principais tipos de papilas: fungiforme (anterior), foliácea (lateral) e circunvalada (posterior). CRP, célula receptora do paladar.

atravessando a orelha média e, em seguida, saindo do crânio pela fissura petrotimpânica, onde se junta ao nervo lingual (uma divisão do V NC) próximo à língua. Esse nervo também carrega fibras parassimpáticas para as glândulas submandibular e sublingual, enquanto o nervo petroso maior supre as glândulas palatinas, influenciando, assim, a produção de saliva.

Os axônios das células de projeção, que estabelecem sinapse com os botões gustatórios, penetram na porção rostral do núcleo do trato solitário (NTS) para o interior do bulbo do tronco encefálico (Fig. 33-5). A partir do NTS, os neurônios se projetam para uma divisão do núcleo talâmico ventroposteromedial (VPM) através do lemnisco medial. Nesse ponto, são emitidas projeções para a parte rostral do opérculo frontal e ínsula adjacente, uma região do cérebro considerada como o *córtex gustatório primário* (CGP). As projeções a partir do CGP vão, em seguida, para o *córtex gustatório secundário*, denominado de COF caudolateral. Essa região do cérebro

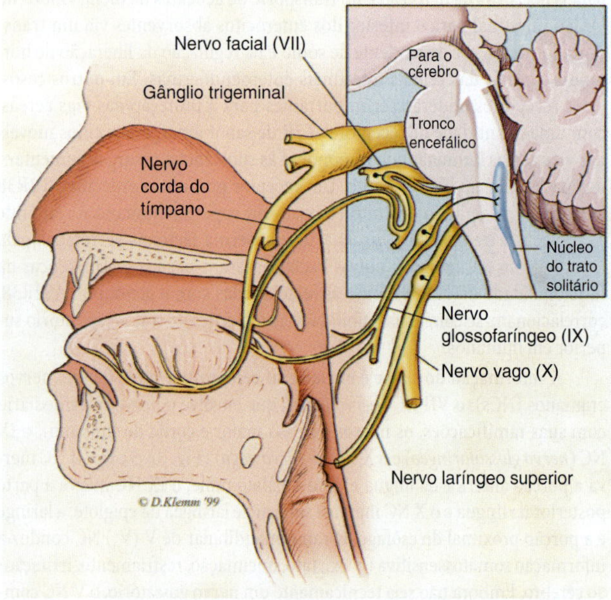

FIGURA 33-5 Esquema dos nervos cranianos (NCs) que medeiam o sentido do paladar, incluindo os nervos corda do tímpano (VII NC), o nervo glossofaríngeo (IX NC) e o nervo vago (X NC). *(Copyright David Klemm, Faculty and Curriculum Support [FACS], Georgetown University Medical Center.)*

está envolvida no reconhecimento consciente das variedades gustatórias. Além disso, como ela contém células que são ativadas por diversas modalidades sensitivas, representa provavelmente um centro para o estabelecimento do "sabor".

DISTÚRBIOS DO OLFATO

A habilidade de sentir odores é influenciada, na vida diária, por fatores como idade, sexo, estado geral de saúde, nutrição, tabagismo e estado reprodutivo. As mulheres, em geral, superam os homens nos testes de função olfatória e conservam a função normal de sentir odores até uma idade mais avançada do que os homens.

As estimativas de prevalência de disfunção olfatória na população geral variam; uma análise transversal da National Health and Nutrition Examination Survey (NHANES 2013-2014) encontrou uma prevalência geral de 13,5%. Porém, é aparente que significativas reduções na habilidade olfatória são observadas em mais de 50% da população entre 65 e 80 anos de idade e em 75% daqueles com ≥ 80 anos (Fig. 33-6). Essa presbiosmia

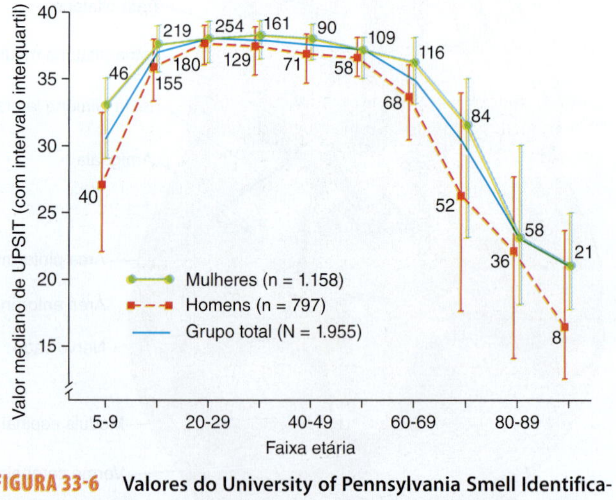

FIGURA 33-6 Valores do University of Pennsylvania Smell Identification Test (UPSIT) em função da idade e do sexo do indivíduo. Os números de cada ponto de dados indicam o tamanho das amostras. Observe que as mulheres identificam odores melhor do que os homens em todas as idades. *(De RL Doty et al: Smell identification ability: Changes with age. Science 226:4681, 1984. Copyright © 1984 American Association for the Advancement of Science. Reimpressa com permissão de AAAS.)*

TABELA 33-1 ■ Distúrbios e condições associadas ao comprometimento da função olfatória conforme avaliação do teste olfatório

Condições endócrinas e metabólicas
Diabetes
Disgenesia gonadal cromatina-negativa (síndrome de Turner)
Doença de Wilson
Doença renal/insuficiência renal
Doenças hepáticas
Gestação
Hipertensão
Hipogonadismo hipogonadotrófico idiopático
Hipotireoidismo
Insuficiência cortical suprarrenal (doença de Addison)
Pseudo-hipoparatireoidismo
Síndrome de Cushing
Síndrome de Kallmann

Doenças relacionadas ao sistema imune
Angioedema hereditário
Arterite de células gigantes
Artrite reumatoide
Asma
Doença de Behçet
Doença de Mikulicz
Doença inflamatória intestinal
Encefalomielite disseminada aguda
Esclerose múltipla
Esclerose sistêmica (esclerodermia)
Fibromialgia
Fibrose cística
Granulomatose de Wegener
Lúpus
Miastenia grave
Miopatias inflamatórias idiopáticas
Neuromielite óptica
Pancreatite autoimune
Pênfigo vulgar
Psoríase vulgar
Rinite alérgica
Síndrome de Churg-Strauss
Síndrome de Sjögren

Distúrbios nasossinusais
Doença do refluxo laringofaríngeo
Hipertrofia adenoide
Infecções do trato respiratório superior bacterianas e virais
Rinossinusite/polipose

Doenças/distúrbios neurológicos
Acidente vascular cerebral
Ataxias degenerativas
Degeneração do lobo frontotemporal
Demência multi-infarto
Distúrbio comportamental do sono REM
Doença de Alzheimer
Doença de Huntington
Doença de Lubag
Doença de Parkinson
Doença de Pick
Epilepsia
Esclerose lateral amiotrófica (ELA)
Fibromialgia
Migrânea
Miopatias inflamatórias idiopáticas
Narcolepsia com cataplexia
Neoplasias cranianas/nasais
Paralisia de Bell
Paralisia facial
Psicose de Korsakoff
Síndrome de Down
Síndrome ELA/doença de Parkinson/demência de Guam
Traumatismo cranioencefálico
Tremor ortostático

Doenças/transtornos psiquiátricos
Anorexia nervosa
Depressão
Esquizofrenia
Psicopatia
Síndrome da deleção de 22q11
Síndrome de Asperger
Transtorno afetivo sazonal
Transtorno de estresse pós-traumático
Transtorno do déficit de atenção/hiperatividade
Transtorno do pânico
Transtorno obsessivo-compulsivo

Infecções virais, bacterianas e fúngicas
Candidíase
Covid-19
Doença de Lyme
Hanseníase
Hepatite C
Infecções do trato respiratório superior
Legionelose
Meningoencefalite herpética
Poliomielite
Rinossinusite
Vírus da imunodeficiência humana

Outros distúrbios ou fatores
Alcoolismo
Deficiência de vitamina B_{12}
Deficiências nutricionais
Doenças congênitas
Exposição a substâncias químicas tóxicas
Exposição química
Iatrogenia, incluindo quimioterapia e radioterapia
Obesidade
Síndrome de Bardet-Biedl
Tabagismo

Nota: Essas classificações de doenças/distúrbios não são mutuamente exclusivas necessariamente.

ajuda a explicar por que muitos indivíduos mais velhos relatam que a comida tem menos sabor, um problema que poderá levar a distúrbios nutricionais. Ela também ajuda a explicar por que um número desproporcional de idosos morre por envenenamentos acidentais causados por gás. Uma lista relativamente completa de condições e distúrbios que têm sido associados à disfunção olfatória está apresentada na Tabela 33-1.

Além do envelhecimento, as três causas identificáveis mais comuns de perda de olfato de longa duração ou permanente observadas na clínica são, em ordem de frequência, infecções respiratórias graves do trato superior, traumatismo craniano e rinossinusite crônica. A base fisiológica para a maioria das perdas relacionadas ao traumatismo craniano é o rompimento e a subsequente cicatrização dos filamentos olfatórios quando passam da cavidade nasal para o interior da cavidade cerebral. A perda do olfato não precisa ser acompanhada de fratura ou patologia da placa cribiforme. A gravidade do trauma, relacionada a uma Escala de Coma de Glasgow desfavorável na apresentação e à extensão da amnésia pós-traumática, está associada a um risco mais elevado de comprometimento olfatório. Menos de 10% dos pacientes com anosmia pós-traumática irão recuperar a funcionalidade normal para a idade ao longo do tempo. Esse índice se eleva para aproximadamente 25% naqueles com perda menor que a total. As infecções respiratórias, como aquelas associadas a resfriado, influenza, pneumonia, HIV e covid-19, podem comprometer direta e permanentemente o epitélio olfatório pela redução do número de células receptoras, danificando os cílios das células receptoras remanescentes e induzindo a substituição de epitélio sensitivo por epitélio respiratório. A perda de olfato associada à rinossinusite crônica está relacionada à gravidade da doença, com a maior perda ocorrendo nos casos em que a rinossinusite se associa à polipose. A perda de olfato está entre os primeiros sinais da infecção pelo SARS-CoV-2, responsável pela covid-19, uma perda que parece ser independente da inflamação nasal. Embora nos casos de rinossinusite a terapia sistêmica com glicocorticoides possa geralmente induzir uma melhora funcional temporária, ela não restabelece, em geral, os níveis normais do teste olfatório, sugerindo que há perda neural crônica permanente e/ou que a administração transitória de glicocorticoides sistêmicos não debela completamente a inflamação. Sabe-se que a microinflamação de um epitélio, aparentemente normal em outros aspectos, pode influenciar a função olfatória.

Várias doenças neurodegenerativas são acompanhadas por comprometimento do olfato, incluindo DP, DA, doença de Huntington, complexo parkinsonismo-demência de Guam, demência por corpos de Lewy (DCL), atrofia sistêmica múltipla, degeneração corticobasal, demência frontotemporal e síndrome de Down; a perda de olfato também pode ocorrer no distúrbio comportamental do sono REM (DCSR) idiopático, bem como na esclerose múltipla relacionada com lesões nas estruturas olfativas. O comprometimento olfatório na DP geralmente precede o diagnóstico clínico em vários anos. Em casos simulados, estudos da sequência de formação de agregados anormais de α-sinucleína e de corpos de Lewy sugerem que os bulbos olfatórios podem representar, juntamente com o núcleo dorsomotor do vago, o primeiro sítio de comprometimento neural na DP. Em estudos *post mortem* de pacientes com sinais de DA "pré-sintomáticos" muito leves, o comprometimento do olfato tem sido associado a níveis mais elevados de alterações patológicas relacionadas com a DA. A perda do olfato é mais marcante em pacientes com manifestações clínicas precoces de DCL do que naqueles com DA leve. É interessante mencionar que a perda de olfato é mínima ou inexistente na paralisia supranuclear progressiva e no parksonismo induzido por 1-metil-4-fenil-1,2,3,6-tetra-hidropiridina (MPTP). Atualmente não se conhece a contribuição relativa da patologia específica da doença ou do dano diferencial aos sistemas neuromodulador/neurotransmissor do prosencéfalo para explicar os diferentes graus de disfunção olfatória entre as várias doenças neurodegenerativas.

A perda do olfato no DCSR idiopático é da mesma magnitude da perda observada na DP. Esse fato é de particular importância porque pacientes com DCSR idiopático desenvolvem frequentemente DP e hiposmia. O DCSR não apenas é observado na sua forma idiopática, como também pode estar associado à narcolepsia (Cap. 31). Um estudo de pacientes narcolépticos com e sem DCSR demonstrou que a narcolepsia, independentemente do DCSR, estava associada a comprometimentos da função olfatória. Acredita-se que a perda de neurônios hipotalâmicos que expressam os neuropeptídeos orexinas (também conhecidas como hipocretinas) seja responsável pela narcolepsia e cataplexia. Os neurônios contendo orexina se projetam em todo o sistema olfatório (a partir do epitélio olfatório para o córtex olfatório), e a lesão dessas projeções pode ser um mecanismo subjacente para o comprometimento da função olfatória em pacientes narcolépticos. A administração de orexina A (hipocretina-1) intranasal melhora a função olfatória, sustentando a noção de que o comprometimento olfatório leve não é apenas uma característica primária de narcolepsia com cataplexia, mas que a deficiência de orexina pode ser diretamente responsável pela perda olfativa nessa condição.

DISTÚRBIOS GUSTATÓRIOS

A maioria dos pacientes que se apresenta com disfunção gustatória exibe perda olfatória, e não gustatória. Isso ocorre porque a maior parte dos sabores atribuídos à gustação na verdade dependem de estímulo retronasal dos receptores olfatórios durante a deglutição. Como observado anteriormente, os botões gustatórios apenas medeiam sentidos básicos, como as sensações de doce, amargo, ácido, salgado e *umami*. O comprometimento significativo de toda a função gustatória bucal é raro, exceto em distúrbios metabólicos generalizados ou no uso sistêmico de algumas medicações, pois ocorre a regeneração dos botões gustatórios, e o comprometimento periférico isolado necessitaria do envolvimento de múltiplas vias dos NCs. A função gustatória pode ser influenciada por idade, dieta, tabagismo, uso de medicamentos e outros fatores relacionados à pessoa, incluindo (1) liberação de materiais que mascaram o paladar devido a condições médicas da cavidade oral (p. ex., gengivite, sialadenite purulenta) ou devido a aparelhos ortodônticos; (2) problemas de transporte das substâncias para os botões gustatórios (p. ex., ressecamento ou condições inflamatórias da mucosa orolingual); (3) lesão dos próprios botões gustatórios (p. ex., trauma local, carcinomas invasivos); (4) lesão das vias neurais que inervam os botões gustatórios (p. ex., infecções da orelha média); (5) lesão das estruturas centrais (p. ex., esclerose múltipla, tumor, epilepsia, acidente vascular cerebral); e (6) distúrbios sistêmicos do metabolismo (p. ex., diabetes, doença da tireoide, medicamentos).

Ao contrário do VII NC, o IX NC está relativamente protegido ao longo de sua via, embora intervenções iatrogênicas, como tonsilectomia, broncoscopia, laringoscopia, intubação endotraqueal e radioterapia possam levar a uma lesão seletiva. A lesão do VII NC geralmente resulta de mastoidectomia, timpanoplastia e estapedectomia, induzindo, em alguns casos, paladares metálicos persistentes. A paralisia de Bell (Cap. 441) é uma das causas mais comuns de lesão do VII NC, que leva ao distúrbio gustatório. Em raras ocasiões, as migrâneas (Cap. 430) estão associadas a um pródromo ou aura gustatória e, em alguns casos, os sabores podem eliciar um ataque de migrânea. É interessante que a disgeusia ocorre em alguns casos de *síndrome da boca ardente* (SBA; também chamada de *glossodinia* ou *glossalgia*), assim como boca seca e sede. A SBA está provavelmente associada à disfunção do nervo trigêmeo (V NC). Algumas etiologias sugeridas para essa síndrome pouco conhecida são passíveis de tratamento, incluindo (1) deficiências nutricionais (p. ex., ferro, ácido fólico, vitaminas B, zinco); (2) diabetes melito (predispondo possivelmente à candidíase oral); (3) alergia à dentadura; (4) irritação mecânica causada por dentaduras ou dispositivos orais; (5) movimentos repetitivos da boca (p. ex., projeção da língua, ranger de dentes, bruxismo); (6) isquemia da língua resultante de arterite temporal; (7) doença periodontal; (8) esofagite de refluxo; e (9) língua geográfica.

Embora tanto o paladar quanto o olfato possam ser deleteriamente influenciados por medicamentos, as alterações de paladar são mais comuns. De fato, tem-se observado que mais de 250 medicamentos alteram a habilidade de sentir o paladar. Os principais agressores incluem agentes antineoplásicos, antibióticos e medicamentos para o controle da pressão arterial. A terbinafina, um antifúngico comumente utilizado, tem sido associada a distúrbios do paladar que duram até 3 anos. Em um ensaio clínico controlado, quase dois terços dos indivíduos recebendo eszopiclona para insônia experimentaram uma disgeusia amarga que foi mais forte nas mulheres, sistematicamente relacionada ao tempo de administração do fármaco e positivamente correlacionada com os níveis sanguíneos e salivares do fármaco. O uso intranasal de géis e *sprays* nasais contendo zinco, que representam uma profilaxia comum (sem receita médica) para as infecções virais das vias aéreas superiores, tem sido implicado na perda da função olfatória. Estudos são necessários para determinar o quanto a sua eficácia em prevenir tais infecções, que são as causas mais comuns de anosmia e hiposmia, superam o potencial prejuízo na função olfatória. A disgeusia ocorre geralmente no contexto de fármacos usados para tratar ou minimizar sintomas de câncer, com uma prevalência ponderada de 56 a 76%, dependendo do tipo de tratamento oncológico. Tentativas para prevenir problemas gustatórios devidos a esses fármacos, que usam sulfato de zinco ou amifostina profiláticos, têm se demonstrado minimamente benéficas. Embora medicamentos antiepilépticos sejam ocasionalmente utilizados para tratar distúrbios olfatórios ou gustatórios, tem-se mostrado que o uso de topiramato resulta em uma perda reversível da capacidade para se detectar e reconhecer paladares e odores durante o tratamento.

Assim como o olfato, vários distúrbios sistêmicos podem afetar o paladar. Eles incluem insuficiência renal crônica, doença hepática em estágio final, deficiências de vitaminas e minerais, diabetes melito, hipotireoidismo, entre outros. No diabetes, parece haver uma perda progressiva de paladar, começando pela glicose e, em seguida, se ampliando para outros adoçantes, estímulos salgados e, depois, para todos os estímulos. Condições psiquiátricas podem estar associadas a alterações quimiossensitivas (p. ex., depressão, esquizofrenia, bulimia). Uma revisão recente sobre as alucinações táteis, gustatórias e olfatórias demonstrou que nenhum tipo de experiência alucinatória é patognomônica para qualquer diagnóstico estabelecido.

A gravidez representa uma condição única em relação à função do paladar. Parece haver um aumento na aversão e intensidade dos sabores amargos durante o primeiro trimestre, que poderá ajudar a garantir que a mulher grávida evite venenos durante uma fase crítica do desenvolvimento fetal. Da mesma forma, um aumento relativo na preferência pelo sal e sabores amargos no segundo e terceiro trimestres pode sustentar a necessidade maior de ingestão de eletrólitos para expandir o volume de fluido e manter uma dieta variada.

AVALIAÇÃO CLÍNICA

Na maioria dos casos, uma anamnese clínica cuidadosa irá estabelecer a provável etiologia do problema quimiossensitivo, incluindo questões sobre sua natureza, aparecimento, duração e padrão de flutuações. A *perda repentina* sugere a possibilidade de traumatismo craniano, isquemia, infecção ou uma condição psiquiátrica. A *perda gradual* pode refletir o desenvolvimento de uma lesão obstrutiva progressiva, embora também possa ocorrer após traumatismo craniano. Uma *perda intermitente* sugere a probabilidade de um processo inflamatório. O paciente deverá ser perguntado a respeito de potenciais eventos precipitadores, como resfriados ou gripe prévios ao aparecimento de sintomas, porque esses normalmente são pouco valorizados. Informações a respeito de traumatismo craniano, hábitos de tabagismo, abuso de drogas e álcool (p. ex., cocaína intranasal, alcoolismo crônico), exposições a pesticidas e outros agentes tóxicos e intervenções médicas também são úteis. A definição de todos os medicamentos que o paciente tomou antes e no momento do aparecimento do sintoma é importante, porque muitos podem causar distúrbios quimiossensitivos. Comorbidade clínicas associadas ao comprometimento do olfato, como insuficiência renal, doença hepática, hipotireoidismo, diabetes ou demência, devem ser avaliadas. A puberdade retardada em associação à anosmia (com ou sem anormalidades craniofacial da linha média, surdez e anomalias renais) sugere a possibilidade de síndrome de Kallmann. O relato de epistaxe, secreção (clara, purulenta ou sanguinolenta), obstrução nasal, alergias e sintomas somáticos, incluindo cefaleia ou irritação, pode auxiliar na localização. Questões relacionadas à memória, sintomas parkinsonianos e atividades convulsivas (p. ex., automatismos, ocorrência de *blackouts*, auras e *déjà vu*) deverão ser consideradas. Um litígio iminente e a possibilidade de simulação devem ser considerados. Testes olfatórios modernos de escolha forçada podem detectar a simulação de doença a partir de respostas improváveis.

Exames neurológicos e otorrinolaringológicos (ORLs), juntamente com os exames apropriados de imagem cerebral e nasossinusal, ajudam na avaliação de pacientes com queixas olfatórias e gustatórias. A avaliação neurológica deverá se focar na função dos NCs, com particular atenção às possíveis lesões intracranianas e na base do crânio. Os exames de acuidade e campo visual e do disco óptico auxiliam na detecção de lesões expansivas intracranianas que produzem pressão intracraniana elevada (papiledema) e atrofia óptica. A síndrome de Foster Kennedy se refere à pressão intracraniana elevada mais neuropatia óptica compressiva; as causas típicas são meningiomas do sulco olfatório ou outros tumores do lobo frontal. O exame ORL deverá avaliar exaustivamente a arquitetura intranasal e as superfícies mucosas. Pólipos, massas e adesões dos cornetos ao septo nasal podem comprometer o fluxo de ar para os receptores olfatórios, pois menos de um quinto do ar inspirado atravessa a fenda olfatória na ausência de obstrução. Testes séricos sanguíneos podem ser de grande ajuda na identificação de condições como diabetes, infecção, exposição a metais pesados, deficiência nutricional (p. ex., vitaminas B_6 ou B_{12}), alergia e doenças renal, hepática e da tireoide.

Como acontece em outros distúrbios sensitivos, é aconselhável a realização do teste sensitivo quantitativo. Registros autorreferidos de pacientes podem ser inexatos, e alguns pacientes que se queixam de disfunção quimiossensorial apresentam função normal compatível com sua idade e sexo. Os testes quantitativos de paladar e olfato fornecem informações objetivas para processos trabalhistas e outras exigências legais, bem como uma forma de avaliar precisamente os efeitos das intervenções de tratamento. Diversos testes padronizados para a avaliação do paladar e olfato estão disponíveis comercialmente. O mais amplamente utilizado desses testes, o University of Pennsylvania Smell Identification Test (UPSIT), que contém 40 itens, usa normas baseadas em quase 4 mil indivíduos normais. É feita uma determinação das disfunções absolutas (i.e., perda leve, perda moderada, perda grave, perda total, provável simulação) e relativa (comparação percentual compatível com idade e sexo). Embora o teste eletrofisiológico esteja disponível em alguns centros de estudo dos sentidos de paladar e odor (p. ex., potenciais olfatórios relacionados a eventos), eles necessitam da apresentação de estímulos complexos e equipamento de gravação e raramente fornecem informações diagnósticas adicionais. Com exceção do eletrogustômetro, os testes de paladar comercialmente disponíveis foram disponibilizados apenas recentemente. A maioria utiliza tiras de papel de filtro ou materiais semelhantes impregnados com substâncias, de forma a não ser necessária a preparação do estímulo.

TRATAMENTO E MANEJO

Considerando os vários mecanismos pelos quais os distúrbios olfatórios e gustatórios ocorrem, o manejo de pacientes tende a ser específico para cada condição. Por exemplo, pacientes com hipotireoidismo, diabetes ou infecções geralmente se beneficiam de tratamentos específicos , como a correção da doença básica que influencia adversamente a quimiorrecepção. Para a maioria dos pacientes que se apresenta primariamente com perda obstrutiva/de transporte que afetam as regiões nasais e paranasais (p. ex., rinite alérgica, polipose, neoplasias intranasais, desvios intranasais), intervenções médicas e/ou cirúrgicas normalmente são benéficas. O tratamento com antifúngicos e antibióticos pode reverter problemas de paladar secundários à candidíase ou outras infecções orais. O bochecho com clorexidina alivia algumas disgeusias para os sabores salgado ou amargo, provavelmente como resultado de sua forte carga positiva. A secura excessiva da mucosa oral é um problema causado por vários medicamentos e condições, e os tratamentos com saliva artificial ou pilocarpina oral podem ser benéficos. Outros métodos para melhorar o fluxo de saliva incluem o uso de pastilhas, balas ou goma de mascar sem açúcar. Os realçadores de sabor podem tornar o alimento mais palatável (p. ex., glutamato monossódico), mas aconselha-se cautela para que seja evitado o uso excessivo de ingredientes contendo sódio ou açúcar, particularmente em circunstâncias em que um paciente também apresenta hipertensão ou diabetes. Medicamentos que induzem distorções do sabor podem geralmente ser descontinuados e substituídos por outros tipos de medicamentos ou formas de terapia. Conforme citado antes, os agentes farmacológicos resultam em distúrbios do paladar com muito mais frequência do que em distúrbios do olfato. Entretanto, é importante observar que diversos efeitos relacionados aos fármacos são prolongados e não são revertidos por sua breve interrupção.

Um estudo sobre cirurgia endoscópica dos seios paranasais em pacientes com rinossinusite crônica e hiposmia revelou que pacientes com disfunção olfatória severa anterior à cirurgia apresentaram uma melhora mais acentuada e sustentada ao longo do tempo quando comparados com pacientes que apresentavam disfunção olfatória leve antes da intervenção. No caso de condições inflamatórias intranasais e relacionadas aos seios paranasais, como as observadas na alergia, infecção por vírus e traumas, o uso de glicocorticoides intranasais ou sistêmicos também poderá ser de grande ajuda. Uma estratégia comum consiste no uso de um curso de prednisona em dose decrescente. A administração intranasal tópica de glicocorticoides tem se mostrado menos efetiva, em geral, do que a administração sistêmica; entretanto os efeitos de diferentes técnicas de administração nasal não foram analisados. Por exemplo, glicocorticoides intranasais são mais efetivos se administrados na postura de Moffett (cabeça na posição invertida, como por sobre a beira da cama com a ponte do nariz perpendicular ao chão). Após traumatismo craniano, uma tentativa inicial de glicocorticoides poderá ajudar a reduzir o edema local e a deposição danosa de tecido cicatrizante em torno dos filamentos olfatórios ao nível da placa cribiforme.

Os tratamentos são limitados para pacientes com perda quimiossensorial ou lesão primária das vias neurais. Apesar disso, a recuperação espontânea poderá ocorrer. Em um estudo de acompanhamento de 542 pacientes que se apresentaram ao nosso centro com perda olfatória por uma variedade de causas, ocorreu uma melhora modesta em um período de tempo médio de 4 anos em aproximadamente metade dos participantes. Entretanto, apenas 11% dos pacientes anósmicos e 23% dos hipósmicos recuperaram a função normal compatível com a idade. É interessante mencionar que o grau de disfunção no momento da apresentação, e não a etiologia, representou a melhor indicação prognóstica. Outros preditores foram a idade e a duração da disfunção anterior à avaliação inicial.

Vários estudos relataram que os pacientes com hiposmia podem se beneficiar da aspiração repetida de odores durante semanas ou meses, embora ainda não tenha sido determinado quanta melhora ocorre, se é que ocorre, em comparação com a melhora que espontaneamente ocorreria. O paradigma habitual é aspirar odores como eucaliptol, citronela, eugenol e álcool feniletílico antes de ir deitar e imediatamente ao acordar todos os dias. A razão para tal estratégia vem de estudos com animais que demonstram que a exposição prolongada aos odores pode induzir atividade neural aumentada no interior do bulbo olfatório. Também há evidências limitadas de que o ácido α-lipoico (400 mg/dia), um cofator essencial para vários complexos enzimáticos com possíveis efeitos antioxidantes, pode ser benéfico na atenuação da perda olfatória após infecção viral do trato respiratório superior. Porém, estudos duplo-cegos são necessários para confirmar essa observação. Também sugeriu-se que ele possa ser útil em alguns casos de hipogeusia e síndrome da boca ardente.

O uso de zinco e vitamina A no tratamento de distúrbios olfatórios é controverso, e não parece haver benefício a não ser para a reposição de deficiências estabelecidas. Entretanto, tem sido demonstrado que o zinco melhora a função do paladar secundária às disfunções hepáticas; os retinoides (derivados da vitamina A bioativa) são conhecidos por desempenhar um papel essencial na sobrevida de neurônios olfatórios. Um protocolo, no qual o zinco foi infundido em tratamentos quimioterápicos, sugeriu um possível efeito protetor contra o desenvolvimento de disfunção do paladar. Doenças do trato alimentar podem não apenas influenciar a função quimiorreceptiva, como também influenciar ocasionalmente a absorção de vitamina B_{12}. Esse fato pode levar a uma deficiência relativa de vitamina B_{12}, contribuindo teoricamente para o distúrbio do nervo olfatório. Suplementos de vitamina B_2 (riboflavina) e magnésio são considerados na literatura alternativa como adjuvantes no controle de migrâneas, que, por sua vez, podem estar associadas à disfunção olfatória. Como a deficiência de vitamina D representa um cofator da toxicidade mucocutânea e disgeusia induzidas pela quimioterapia, a adição de vitamina D_3, 1.000-2.000 unidades por dia, poderá beneficiar alguns pacientes com queixas olfatórias e gustatórias durante ou após a quimioterapia.

Diversos medicamentos têm sido citados como bem-sucedidos na melhora de sintomas olfatórios, embora, em geral, faltem evidências científicas fortes de sua eficácia. Um relato de que a teofilina melhorou a função olfatória não foi controlado e não considerou a ocorrência de alguma melhora significativa sem tratamento; na verdade, a porcentagem de respostas foi aproximadamente a mesma (cerca de 50%) do que a observada por outros para mostrar a melhora espontânea durante um período de tempo semelhante. Antiepilépticos e alguns antidepressivos (p. ex., amitriptilina) têm sido utilizados no tratamento de disosmias e distorções olfatórias, particularmente após traumatismo craniano. Ironicamente, a amitriptilina também aparece com frequência na lista de medicamentos que podem distorcer os sentidos do olfato e do paladar, possivelmente devido a seus efeitos anticolinérgicos. Um estudo sugeriu que o inibidor de acetilcolinesterase de ação central donepezila na DA resultou em aumento das medidas de identificação olfatórias que se correlacionam com impressões médicas globais nos escores de gravidade da demência.

Terapias alternativas, como acupuntura, meditação, terapia cognitivo-comportamental e ioga, podem auxiliar os pacientes a controlar sintomas desconfortáveis associados ao distúrbio quimiossensitivo e às síndromes de dor oral e a lidar com os estresses psicossociais em torno do comprometimento. Além disso, a modificação da dieta e dos hábitos alimentares também é importante. Acentuando-se outras experiências sensoriais de uma refeição, como textura, aroma, temperatura e cor do alimento, pode-se otimizar a experiência global da alimentação para um paciente. Em alguns casos, um realçador de sabor, como o glutamato monossódico (GMS), pode ser adicionado aos alimentos para aumentar a palatabilidade e estimular a ingesta.

A higiene nasal e oral adequada e o tratamento dentário rotineiro são formas extremamente importantes para que os pacientes se protejam dos distúrbios da boca e do nariz, que possam levar, em última análise, aos distúrbios quimiossensitivos. Os pacientes deverão ser aconselhados a não compensar sua perda de paladar pela adição de quantidades excessivas de açúcar ou sal. Parar de fumar e interromper o uso oral de tabaco são essenciais no tratamento de qualquer paciente com distúrbio olfatório e/ou gustatório e deverão ser repetidamente enfatizados.

Um elemento terapêutico importante e geralmente negligenciado vem do próprio teste quimiossensorial. A confirmação ou a falta de conformação com a perda é benéfica aos pacientes que se apresentam com a crença, à luz da falta de apoio de membros da família e profissionais de saúde, de que podem estar "loucos". Nos casos em que a perda é menor, os pacientes podem ser informados da probabilidade de um prognóstico mais positivo. É importante mencionar que testes quantitativos localizam o problema do paciente na perspectiva geral. Portanto, é geralmente terapêutico para um idoso saber que, embora sua função olfatória não seja a mesma que costumava ser, ainda se situa acima da média do seu grupo. Sem a realização dos testes, muitos desses pacientes simplesmente recebem a informação de que estão ficando mais velhos e de que nada pode ser feito por eles, levando, em alguns casos, à depressão e à redução da autoestima.

LEITURAS ADICIONAIS

Devanand DP et al: Olfactory identification deficits are associated with increased mortality in a multiethnic urban community. Ann Neurol 78:401, 2015.

Doty RL: Olfaction in Parkinson's disease and related disorders. Neurobiol Dis 46:527, 2012.

Doty RL et al: Taste function in early stage treated and untreated Parkinson's disease. J Neurol 262:547, 2015.

Doty RL et al: Systemic diseases and disorders. Handbook Clin Neurol 164:361, 2019.

Doty RL et al: Treatments for smell and taste disorders: A critical review. Handbook Clin Neurol 164:455, 2019.

Fornazieri MA et al: Adherence and efficacy of olfactory training as a treatment for persistent olfactory loss. Am J Rhinol Allergy 34:238, 2020.

Hawkes CH, Doty RL: *Smell and Taste Disorders*. Cambridge, Cambridge University Press, 2018.

Liu G et al: Prevalence and risk factors of taste and smell impairment in a nationwide sample of the US population: A cross-sectional study. BMJ Open 6:e013246, 2016.

London B et al: Predictors of prognosis in patients with olfactory disturbance. Ann Neurol 63:159, 2008.

Moein ST et al: Smell dysfunction: A biomarker for COVID-19. Int Forum Allergy Rhinol 10:944, 2020.

Perricone C et al: Smell and autoimmunity: A comprehensive review. Clin Rev Allergy Immunol 45:87, 2013.

34 Distúrbios da audição

Anil K. Lalwani

A perda auditiva pode aparecer em qualquer idade, sendo um dos distúrbios sensitivos mais comuns em humanos. Cerca de 10% da população adulta tem algum grau de perda auditiva, e um terço dos pacientes com > 65 anos tem perdas auditivas suficientes para justificar a utilização de aparelhos auditivos.

FISIOLOGIA DA AUDIÇÃO

A função das orelhas externa e média é amplificar o som para facilitar a conversão da energia mecânica da onda sonora em um sinal elétrico pelas células ciliadas da orelha interna, processo conhecido como mecanotransdução (Fig. 34-1). As ondas sonoras entram no canal auditivo externo e colocam a membrana timpânica em movimento, que, por sua vez, movimenta o martelo, o estribo e a bigorna da orelha média. O movimento da base do estribo provoca alterações de pressão na orelha interna preenchida por líquido, gerando uma onda que se estende pela membrana basilar da cóclea. A membrana timpânica e a cadeia de ossículos da orelha média atuam como mecanismo de equalização da impedância, aumentando a eficiência da transferência de energia do ar para a orelha interna preenchida por líquido. Na sua ausência, quase 99,9% da energia acústica seria refletida e, assim, não seria ouvida. Em vez disso, o tímpano e os ossículos potencializam a energia sonora quase 200 vezes até sua chegada na orelha interna.

Dentro da cóclea da orelha interna há dois tipos de células ciliadas que auxiliam na audição: internas e externas. As células internas e externas do órgão de Corti têm diferentes padrões de inervação, mas ambas são mecanorreceptoras; elas detectam a energia mecânica do sinal acústico e auxiliam a sua conversão para um sinal elétrico que viaja pelo nervo auditivo. A inervação aferente relaciona-se principalmente com as células ciliadas internas, enquanto a inervação eferente está relacionada predominantemente com as células ciliadas externas. As células ciliadas externas são mais numerosas que as internas em proporção de quase 6:1 (20.000 vs. 3.500). A mobilidade das células ciliadas externas altera a micromecânica das células ciliadas internas, criando um amplificador coclear que explica a sensibilidade extrema e a seletividade de frequência da cóclea.

Os estereocílios das células ciliadas do órgão de Corti, que estão localizadas na membrana basilar, estão em contato com a membrana tectória e são deformados pela onda transmitida. A deformação estica finas conexões filamentosas (ligações de pontas) entre estereocílios, levando à abertura de canais iônicos, entrada de potássio e despolarização de células ciliadas com a consequente neurotransmissão. O ponto de deslocamento máximo da membrana basilar é determinado pela frequência do tom estimulador. Os tons de alta frequência causam deslocamento máximo da membrana basilar nas proximidades da base da cóclea, enquanto, com os sons de baixa frequência, o ponto de deslocamento máximo é dirigido para o ápice da cóclea.

A partir da cóclea, a especificidade das frequências é mantida em todos os pontos da via auditiva central: núcleos cocleares dorsais e ventrais, corpo trapezoide, complexo olivar superior, lemnisco lateral, colículo inferior, corpo geniculado medial e córtex auditivo. Com as frequências baixas, as fibras individuais do nervo auditivo podem responder com maior ou menor sincronismo ao tom estimulador. Com as frequências mais altas, há um bloqueio de fase, de forma que os neurônios alternam em resposta às fases específicas do ciclo da onda sonora. A intensidade é codificada pela quantidade de atividade neural em cada neurônio, pelo número de neurônios em atividade e pelos neurônios específicos que são ativados.

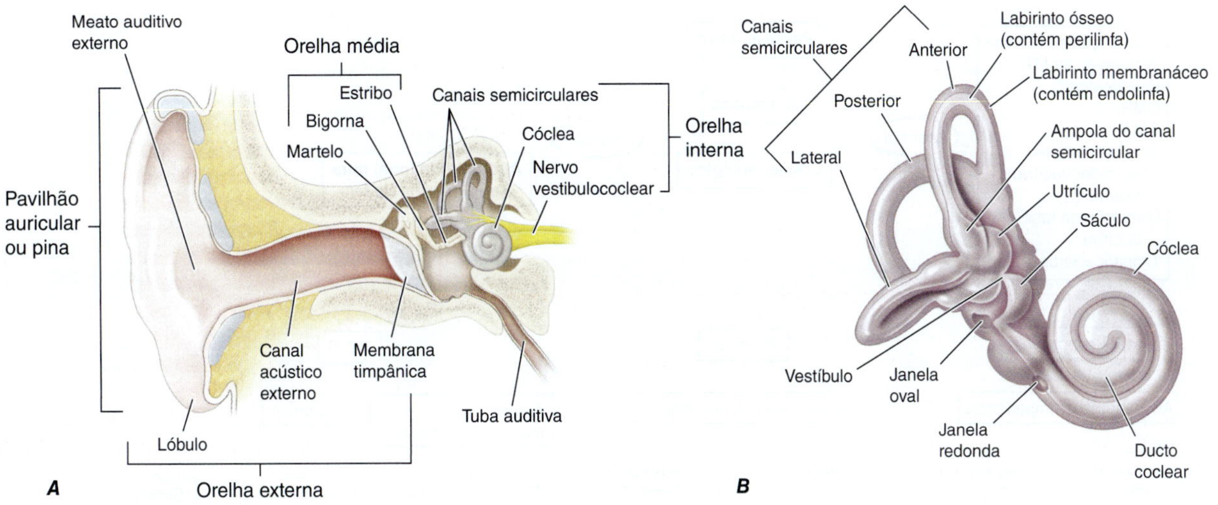

FIGURA 34-1 Anatomia da orelha. ***A.*** Ilustração de um corte coronal modificado passando pela orelha externa e pelo osso temporal, com demonstração das estruturas das orelhas média e interna. ***B.*** Visão ampliada em alta resolução da orelha interna.

Há evidências de que as orelhas direita e esquerda, assim como o sistema nervoso central, podem processar a fala de maneira assimétrica. Em geral, um som é processado de maneira simétrica a partir do sistema auditivo periférico até o central. Há, porém, uma "vantagem da orelha direita" para tarefas de escuta dicótica, nas quais os sujeitos devem relatar sons diferentes apresentados de forma concomitante a cada orelha. Na maioria das pessoas, há uma vantagem de percepção na orelha direita para sílabas formadas por consoantes-vogais, consoantes oclusivas e palavras. Da mesma forma, enquanto o processamento de sons no sistema auditivo central é simétrico com mínima especialização lateral em sua maior parte, o processamento da fala é lateralizado. Há especialização do córtex auditivo esquerdo para reconhecimento e produção da fala e do hemisfério direito para aspectos emocionais e tonais da fala. A dominância do hemisfério esquerdo para a fala é encontrada em 95 a 98% das pessoas destras e em 70 a 80% das pessoas canhotas.

DISTÚRBIOS DA AUDIÇÃO

A perda auditiva pode ser causada por anormalidades do pavilhão auricular, do canal auditivo externo, da orelha média ou interna ou das vias auditivas centrais (Fig. 34-2). Em geral, as lesões do pavilhão auricular, do canal auditivo externo ou da orelha média – que impedem a transmissão do som do ambiente externo para a orelha interna – causam perdas de audição condutiva, enquanto as lesões que bloqueiam a mecanotransdução na orelha interna ou a transmissão do sinal elétrico pelo oitavo nervo craniano ao cérebro causam perda da audição neurossensorial.

Perda de audição condutiva A orelha externa, o canal auditivo externo e as estruturas da orelha média são constituídos de forma a recolher e amplificar o som e transferir de maneira eficiente a energia mecânica da onda sonora para a cóclea, repleta com líquido. Os fatores que obstruem a transmissão do som ou reduzem a energia acústica provocam perda de audição condutiva. O déficit auditivo de condução pode ser causado por obstrução do canal auditivo externo por cerume, resíduos e corpos estranhos; edema do revestimento do canal auditivo; atresia ou neoplasias do canal; perfurações da membrana timpânica; ruptura da cadeia ossicular, como ocorre com a necrose do processo longo da bigorna depois de traumatismo ou infecção; otosclerose; ou líquidos, fibrose ou neoplasia da orelha média. Raramente, malformações ou patologias da orelha interna que criam uma "terceira janela" na orelha interna, como deiscência do canal semicircular superior, displasia do canal semicircular lateral, divisão incompleta da orelha interna e aqueduto vestibular alargado, também estão associadas à perda auditiva condutiva. Essa terceira janela patológica está relacionada com a perda da energia mecânica associada à onda sonora, levando à perda auditiva condutiva (ver adiante).

A disfunção da tuba auditiva é extremamente comum nos adultos e pode predispor à otite média aguda (OMA) ou à otite média serosa (OMS). Recentemente, foi demonstrado que a dilatação da tuba auditiva com balão alivia a obstrução inflamatória adquirida do orifício da tuba auditiva, melhorando os sintomas de disfunção da tuba auditiva. Traumatismo, OMA e otite média crônica são os fatores comumente responsáveis pela perfuração da membrana timpânica. Embora as perfurações pequenas geralmente cicatrizem espontaneamente, defeitos maiores comumente exigem intervenção cirúrgica. A timpanoplastia é altamente eficaz (> 90%) para a reparação das perfurações da membrana timpânica. Em geral, a otoscopia é suficiente para diagnosticar OMA, OMS, otite média crônica, impactação de cerume, perfuração da membrana timpânica e disfunção da tuba auditiva; a timpanometria e os testes de função da tuba auditiva podem ser úteis para confirmar a suspeita clínica desses distúrbios.

O *colesteatoma*, tumor benigno formado por epitélio escamoso estratificado na orelha média ou na mastoide, ocorre comumente nos adultos, geralmente em casos de disfunção grave da tuba auditiva. Essa lesão benigna tem crescimento lento e destrói ossos e tecidos normais da orelha. As teorias de patogênese propostas incluem a migração e a invasão traumáticas do epitélio escamoso por uma bolsa de retração da membrana timpânica, a implantação do epitélio escamoso na orelha média através de uma perfuração ou de um procedimento cirúrgico e a metaplasia associada a irritação e infecção crônicas. Secreção auricular crônica que não melhora com o tratamento antibiótico apropriado deve sugerir colesteatoma. Ao exame, geralmente há uma perfuração da membrana timpânica, que se mostra preenchida por material escamoso esbranquiçado caseoso. A presença de um pólipo aural obscurecendo a membrana timpânica é altamente sugestiva de um colesteatoma subjacente. É comum encontrar perda de audição condutiva secundária à erosão dos ossículos. A destruição do osso temporal visualizada na tomografia computadorizada (TC) é altamente sugestiva de colesteatoma. Uma intervenção cirúrgica é necessária para remover esse processo destrutivo e reconstruir os ossículos.

A perda de audição condutiva com canal auditivo normal e membrana timpânica íntegra sugere uma patologia dos ossículos ou a existência de uma "terceira janela" na orelha interna (ver adiante). A fixação do estribo pela *otosclerose* é uma causa comum de perda de audição condutiva para frequências baixas. Isso ocorre com frequência igual nos homens e nas mulheres e é transmitido como traço autossômico dominante com penetrância incompleta; em alguns casos, esse distúrbio pode ser uma das manifestações da osteogênese imperfeita. Em geral, o déficit auditivo evidencia-se entre o final da adolescência e a quinta década de vida. Nas mulheres, o processo otosclerótico é acelerado durante a gravidez, e a perda auditiva pode ser percebida inicialmente nessa ocasião. Uma recuperação excelente da audição pode ser alcançada com um aparelho auditivo ou por um procedimento cirúrgico ambulatorial (estapedectomia). A extensão da otosclerose além da base do estribo para envolver a cóclea (otosclerose coclear) pode causar perda auditiva mista ou neurossensorial. O tratamento com flúor para evitar a perda auditiva causada pela otosclerose coclear não tem eficácia comprovada.

Os distúrbios que resultam na formação de uma "terceira janela" patológica na orelha média podem estar associados à perda de audição

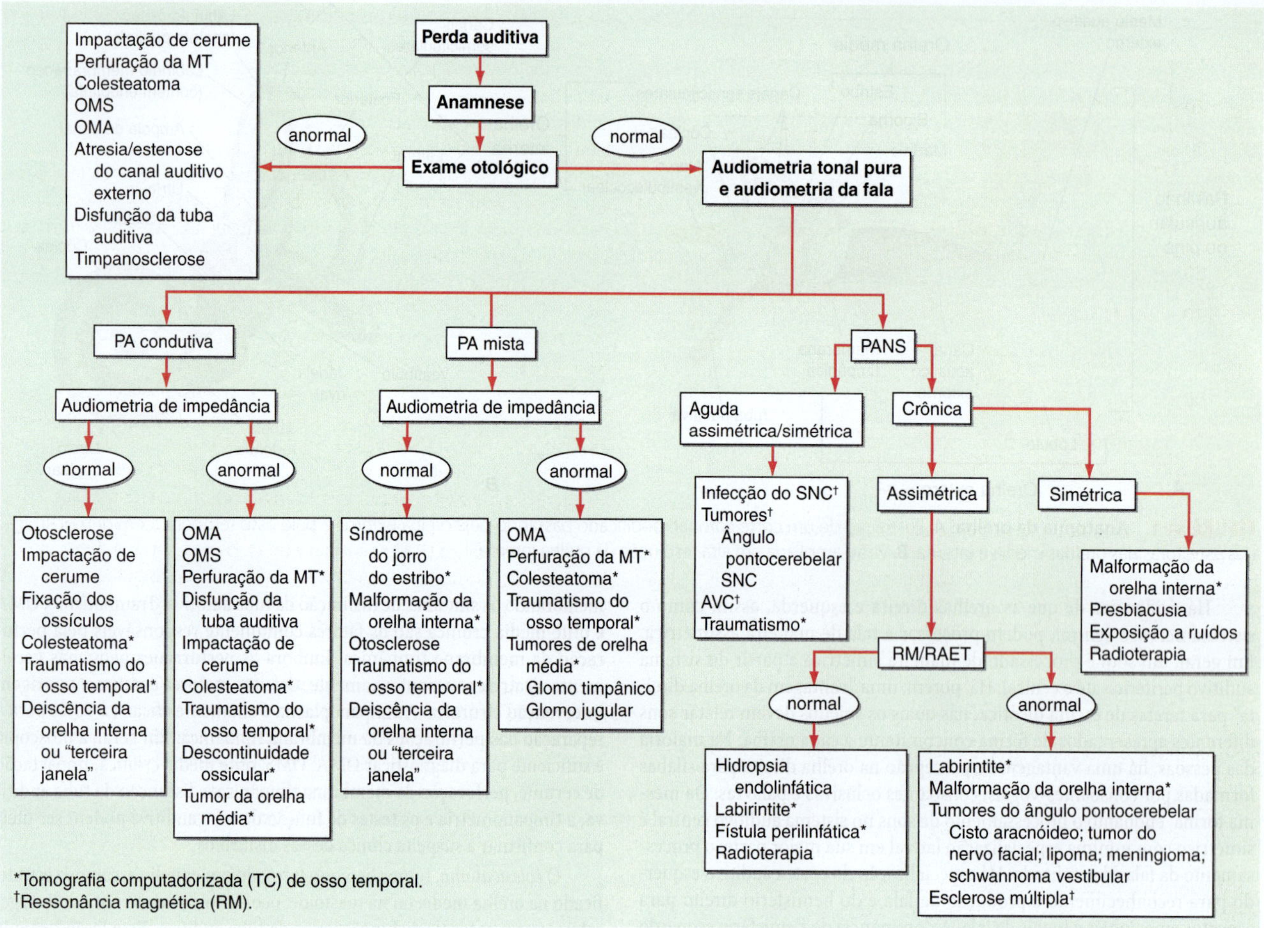

FIGURA 34-2 Algoritmo para avaliação da perda auditiva. AVC, acidente vascular cerebral; OMA, otite média aguda; RAET, resposta auditiva evocada do tronco encefálico; SNC, sistema nervoso central; PA, perda auditiva; PANS, perda auditiva neurossensorial; OMS, otite média serosa; MT, membrana timpânica.

condutiva. Normalmente, existem duas aberturas (ou janelas) principais, que conectam a orelha interna à orelha média e funcionam como condutos para a transmissão do som; essas aberturas são, respectivamente, as janelas oval e redonda. Uma terceira janela é formada quando o osso ótico normalmente rígido que circunda a orelha interna sofre erosão; a dissipação da energia acústica na terceira janela é responsável pela "perda de audição condutiva na orelha interna". A síndrome da deiscência do canal semicircular superior resultante da erosão do osso ótico acima do canal circular superior pode evidenciar-se por perda de audição condutiva semelhante à otosclerose. Uma queixa comum é vertigem provocada por sons altos (fenômeno de Tullio), pelas manobras de Valsalva que alteram a pressão da orelha média ou pela aplicação de pressão positiva no trago (cartilagem situada à frente do orifício externo do canal auditivo). Os pacientes com essa síndrome também referem plenitude auricular, zumbido pulsátil e que conseguem ouvir os movimentos dos seus olhos e do seu pescoço. Um bulbo jugular volumoso ou um divertículo do bulbo jugular pode formar uma "terceira janela" em consequência da erosão para dentro do aqueduto vestibular ou do canal semicircular posterior; os sinais e os sintomas são semelhantes aos da síndrome da deiscência do canal semicircular superior. Outras malformações da orelha interna, como a displasia do canal semicircular lateral, um aqueduto vestibular largo ou a divisão incompleta vista na síndrome do jorro do estribo podem estar associadas com perda auditiva condutiva da orelha interna como resultado da terceira janela. O baixo limiar de ativação no teste de potencial evocado miogênico vestibular (PEMV, ver adiante) e a erosão da orelha interna na TC são diagnósticos. A vertigem e a tontura recalcitrantes podem responder ao reparo cirúrgico da deiscência.

Perda da audição neurossensorial A perda auditiva neurossensorial resulta de dano ao aparato de mecanotransdução da cóclea ou de alteração das vias de condução elétrica da orelha interna até o cérebro. Desse modo, a lesão das células ciliadas, das células de sustentação, dos neurônios auditivos ou das vias auditivas centrais pode causar perda de audição neurossensorial. A lesão das células ciliadas do órgão de Corti pode ser causada por exposição a ruídos intensos, infecções virais, fármacos ototóxicos (p. ex., salicilatos, quinina e seus análogos sintéticos, antibióticos aminoglicosídeos, diuréticos de alça, como furosemida e ácido etacrínico, e quimioterápicos para o câncer, incluindo cisplatina), fraturas do osso temporal, meningite, otosclerose coclear (ver seção anterior), doença de Ménière e envelhecimento. As malformações congênitas da orelha interna podem causar perdas auditivas em alguns adultos. A predisposição genética, isoladamente ou em combinação com as exposições ambientais, também pode causar esse tipo de perda auditiva (ver adiante).

Perda auditiva induzida por ruídos A exposição a ruídos intensos, tanto em curtas explosões como em períodos mais prolongados, pode levar à perda auditiva induzida por ruídos. A exposição aguda ao ruído pode levar a desvios temporários ou permanentes dos limiares, dependendo da intensidade e duração do som, devido a lesão e/ou morte de células ciliadas. Tipicamente, com a perda auditiva permanente, há um "entalhe de ruído" com limiares auditivos elevados a 3.000 a 4.000 Hz. Mais recentemente, a exposição a ruídos intensos também foi associada a "perda auditiva oculta" – "oculta" porque a audiometria de rotina mostra a audição tonal pura como sendo normal. Os pacientes geralmente se queixam de não conseguir escutar claramente e ficam mais incomodados pela presença de ruído de fundo. Diferentemente da perda de células ciliadas, acredita-se que a perda auditiva oculta se deva a perda de sinapses auditórias em células ciliadas após a exposição aos ruídos. Em um mundo cada vez mais barulhento, evitar trauma acústico com plugues auriculares ou abafadores é altamente recomendado para a prevenção de perda auditiva oculta ou induzida por ruídos.

A *presbiacusia* (perda auditiva associada ao envelhecimento) é a causa mais comum de perda da audição neurossensorial nos adultos. Estima-se que ela afete mais da metade dos adultos com > 75 anos de idade nos Estados Unidos, uma população que deve dobrar de tamanho nos próximos 40 anos. Nos seus estágios iniciais, esse distúrbio caracteriza-se por

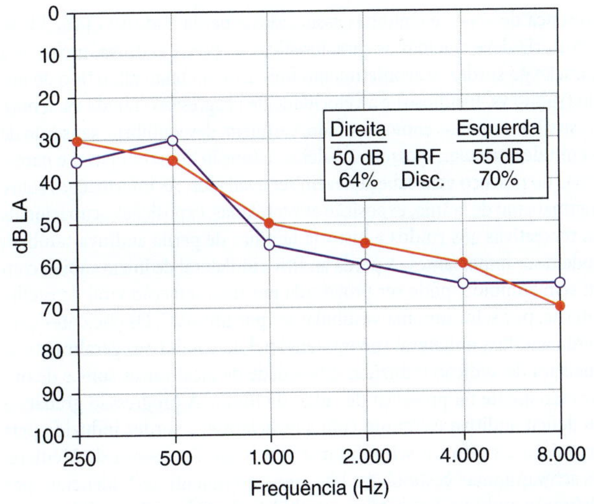

FIGURA 34-3 Presbiacusia ou perda auditiva relacionada ao envelhecimento. O audiograma mostra perda auditiva neurossensorial moderada a grave típica da presbiacusia. A perda da audição para altas frequências está associada a uma diminuição no escore de discriminação da fala; consequentemente, os pacientes se queixam de falta de clareza da audição, em especial nos ambientes ruidosos. LA, limiar de audição; LRF, limiar de reconhecimento da fala.

perda auditiva simétrica, sutil ou rapidamente progressiva, para tons de alta frequência (Fig. 34-3). Com a progressão, a perda auditiva afeta todas as frequências. Ainda mais importante, o déficit auditivo está associado à perda significativa da clareza dos sons. Há dificuldade de discriminação dos fonemas, recrutamento (aumento anormal do volume dos sons) e dificuldade principalmente para entender conversações em ambientes ruidosos como restaurantes e eventos sociais. A audição ruim está também associada com incidência aumentada de comprometimento cognitivo, velocidade de declínio cognitivo e quedas. Em idosos não tratados, a perda auditiva leva à redução da qualidade de vida, tendo sido demonstrado que aumenta a morbidade e mortalidade totais por meio de quedas e acidentes. Os aparelhos auditivos são úteis para melhorar a relação sinal-ruído por amplificação dos sons emitidos mais perto do paciente. Foi demonstrado que o uso de aparelho auditivo reduz o declínio cognitivo. Embora os aparelhos auditivos possam amplificar os sons, eles não conseguem recuperar a clareza da audição. Desse modo, a amplificação com aparelhos auditivos pode oferecer apenas reabilitação limitada quando o escore de reconhecimento das palavras está abaixo de 50%. Os implantes cocleares são as opções preferíveis quando os aparelhos auditivos se mostram ineficazes, mesmo quando não há perda auditiva total (ver adiante).

A *doença de Ménière* se caracteriza por vertigens transitórias, perda oscilante da audição neurossensorial, zumbido e sensação de plenitude nas orelhas. A ausência de vertigem não é consistente com o diagnóstico de doença de Ménière, e a presença de perda auditiva neurossensorial flutuante, zumbido e plenitude sem vertigem é mais sugestiva de hidropsia coclear. O zumbido e/ou a surdez podem não ocorrer durante as primeiras crises de vertigem, mas sempre ocorrem à medida que a doença progride, e sua gravidade aumenta durante as crises agudas. A incidência anual da doença de Ménière varia de 0,5 a 7,5 por 1.000; a doença começa geralmente na quinta década de vida, mas também pode acometer adultos jovens ou mais idosos. Histologicamente, há distensão do sistema endolinfático (hidropsia endolinfática) que provoca degeneração das células ciliadas vestibulares e cocleares. Isso pode ser causado pela disfunção do saco endolinfático como consequência de infecções, traumatismo, doenças autoimunes, distúrbios inflamatórios ou tumor; os casos idiopáticos representam o grupo mais numeroso, e a condição é descrita mais precisamente como doença de Ménière. Os tumores do saco endolinfático, comumente associados à doença de von Hippel Lindau, podem simular clinicamente a doença de Ménière. Embora possa ser observado qualquer padrão de perda auditiva, geralmente há déficit auditivo neurossensorial unilateral para frequências baixas. Um teste anormal de PEMV (ver adiante) pode ser útil na detecção da doença de Ménière na orelha contralateral clinicamente intacta. A ressonância magnética (RM) deve ser realizada para excluir uma patologia retrococlear, incluindo tumor do ângulo pontocerebelar, tumor do saco endolinfático ou um distúrbio desmielinizante. O tratamento tem como objetivo controlar a vertigem. A dieta hipossódica (2 g/dia) é fundamental como medida terapêutica para controlar a vertigem rotatória. Diuréticos, ciclos breves de glicocorticoides, glicocorticoides intratimpânicos e gentamicina intratimpânica também podem ser medidas coadjuvantes úteis aos casos recalcitrantes. O tratamento cirúrgico da vertigem deve ser reservado para os casos refratários e inclui descompressão do saco endolinfático, labirintectomia e secção do nervo vestibular. Esses dois últimos procedimentos cirúrgicos suprimem a vertigem rotatória em > 90% dos casos. Infelizmente, não há tratamento eficaz para a perda auditiva, zumbido ou a sensação de plenitude auricular associada à doença de Ménière.

A perda da audição neurossensorial também pode ser causada por qualquer doença neoplásica, vascular, desmielinizante, infecciosa ou degenerativa ou traumatismo que afete as vias auditivas centrais. Nos casos típicos, com perda auditiva devido a patologia no sistema nervoso central, a redução da clareza da audição e a dificuldade de compreender a fala são muito mais significativas que a perda da capacidade de ouvir tons puros. Os exames audiométricos são compatíveis com uma neuropatia auditiva; em geral, as emissões otoacústicas (EOAs) são normais e a resposta auditiva do tronco encefálico (RAT) anormal é típica (ver adiante). A perda auditiva pode estar associada às neuropatias sensitivomotoras hereditárias e aos distúrbios hereditários da mielina. Os tumores do ângulo cerebelopontino, como meningioma e schwannoma vestibular (Cap. 90), geralmente se manifestam como perda auditiva neurossensorial assimétrica com maior deterioração da compreensão da fala do que da audição tonal pura. A esclerose múltipla (Cap. 444) pode causar perda auditiva unilateral ou bilateral aguda; em geral, a audiometria tonal pura permanece relativamente estável, enquanto a compreensão da fala é variável. O infarto isolado do labirinto pode evidenciar-se por perda auditiva e vertigem agudas em consequência de um acidente vascular cerebral (AVC) envolvendo a circulação posterior, geralmente a artéria cerebelar inferior anterior; esse também pode ser um sinal premonitório de um infarto catastrófico iminente da artéria basilar (Cap. 426). O HIV (Cap. 202), que pode produzir patologia periférica ou central no sistema auditivo, é outra consideração na avaliação de comprometimento auditivo neurossensorial.

O termo *perda auditiva mista* descreve os pacientes com perdas simultâneas das audições condutiva e neurossensorial. As perdas auditivas mistas podem ser causadas por patologias das orelhas média e interna, como pode ocorrer na otosclerose dos ossículos e da cóclea, no traumatismo craniano, na otite média crônica, no colesteatoma, nos tumores da orelha média e em algumas malformações da orelha interna.

Os traumatismos com fraturas do osso temporal podem estar associados à perda de audição condutiva, neurossensorial ou mista. Se a fratura preservar a orelha interna, pode haver simplesmente perda auditiva condutiva em razão da ruptura da membrana timpânica ou da ruptura da cadeia ossicular. Essas anormalidades podem ser corrigidas cirurgicamente. As fraturas do osso temporal com envolvimento da orelha interna causam perdas auditivas profundas e vertigem grave. Esses pacientes podem desenvolver uma fístula perilinfática com extravasamento do líquido da orelha interna para a orelha média, que pode necessitar de reparação cirúrgica. É comum detectar lesões associadas do nervo facial. A TC é mais apropriada para avaliar fraturas do osso temporal traumatizado, avaliar o canal auditivo e determinar a integridade da cadeia ossicular e o acometimento da orelha interna. As fístulas de líquido cerebrospinal (LCS) associadas às fraturas do osso temporal geralmente são autolimitadas, e a utilidade dos antibióticos profiláticos não está comprovada.

Zumbido O zumbido é definido como a percepção de um som quando não há sons no ambiente. Esse som pode ser um rugido ou tinido e pode ser pulsátil (sincronizado com os batimentos cardíacos). Em geral, o zumbido está associado à perda de audição condutiva ou neurossensorial. A fisiopatologia do zumbido não está bem esclarecida. Em geral, a causa desse sintoma pode ser determinada quando se define a etiologia da perda auditiva associada. O zumbido pode ser o primeiro sintoma de um distúrbio grave, como o schwannoma vestibular. O zumbido pulsátil requer uma avaliação do sistema vascular encefálico para excluir lesões vasculares, como tumores do glomo jugular, aneurismas, fístulas arteriovenosas da dura-máter e lesões arteriais estenóticas; esse sintoma também pode estar associado à OMS, deiscência semicircular superior e deiscência da orelha interna. O zumbido está associado mais comumente a alguma anormalidade do bulbo jugular, inclusive dilatação ou divertículo do bulbo jugular. Na ausência de patologia demonstrada na ARM/VRM ou angiografia por TC, o zumbido pulsátil costuma ser atribuído ao fluxo venoso turbulento através do seio transverso, seio sigmoide e bulbo jugular.

CAUSAS GENÉTICAS DA PERDA AUDITIVA

Mais da metade dos casos de déficit auditivo na infância parecem ser hereditários; a deficiência auditiva hereditária (DAH) também pode ser evidenciada em uma idade mais avançada. A DAH pode ser classificada como não sindrômica quando a perda auditiva é a única anormalidade clínica ou sindrômica quando o déficit auditivo está associado a anomalias de outros sistemas. Quase dois terços dos casos de DAH são não sindrômicos. Cerca de 70 a 80% dos casos de DAH não sindrômica são transmitidos como traços autossômicos recessivos e designados como DFNB; os outros 15 a 20% são autossômicos dominantes (DFNA). Menos de 5% estão ligados ao X (DFNX) ou são herdados da mãe por anomalias mitocondriais.

Já foram mapeados mais de 150 *loci* de genes de DAH não sindrômica, com os loci recessivos sendo mais numerosos que os dominantes; já foram identificados vários genes (Tab. 34-1). Os genes da audição são classificados nas categorias de proteínas estruturais (*MYH9, MYO7A, MYO15, TECTA, DIAPH1*), fatores de transcrição (*POU3F4, POU4F3*), canais iônicos (*KCNQ4, SLC26A4*) e proteínas das junções comunicantes (*GJB2, GJB3, GJB6*). Vários desses genes, incluindo o *GJB2*, o *TECTA* e o *TMC1*, causam formas autossômicas dominantes e recessivas de DAH não sindrômica. Em geral, a perda auditiva associada aos genes dominantes começa na adolescência ou na vida adulta, sua gravidade é variável e progride com a idade, enquanto as perdas auditivas associadas à transmissão recessiva são congênitas e profundas. A conexina 26 – produto do gene *GJB2* – é particularmente importante porque é responsável por quase 20% de todos os casos de surdez infantil; metade dos casos de surdez genética infantil estão relacionados com esse gene. Duas mutações de *frameshift* (35delG e 167delT) explicam > 50% dos casos; contudo, o rastreamento isolado para essas duas mutações não é suficiente, havendo necessidade de sequenciamento de todo o gene para capturar completamente a surdez recessiva associada ao *GJB2*. A mutação 167delT é altamente prevalente entre os judeus asquenazes, nos quais cerca de 1 em 1.765 indivíduos é homozigoto e tem surdez. A perda auditiva por *GJB2* também pode variar entre os membros da mesma família, sugerindo que outros genes ou fatores influenciem o fenótipo auditivo. Uma única mutação em *GJB2* em combinação com uma única mutação em *GJB6* (conexina 30) também pode levar à perda auditiva e é um exemplo de herança digênica de perda auditiva.

Além do *GJB2*, vários outros genes não sindrômicos estão associados à perda auditiva progressiva à medida que o indivíduo envelhece. A contribuição da genética para a presbiacusia também está sendo mais bem compreendida e provavelmente reflete uma combinação de suscetibilidade genética impactada pela exposição aos sons no ambiente. A sensibilidade à ototoxicidade dos aminoglicosídeos pode ser maternalmente transmitida através de uma mutação mitocondrial. A suscetibilidade à perda auditiva causada pela exposição ao ruído também pode ser determinada geneticamente.

Há > 400 formas sindrômicas de perda auditiva. Isso inclui síndrome de Usher (retinite pigmentosa e déficit auditivo), síndrome de Waardenburg (anormalidade da pigmentação e surdez), síndrome de Pendred (distúrbio da organificação tireoidiana e déficit auditivo), síndrome de Alport (doença renal e surdez), síndrome de Jervell e Lange-Nielsen (intervalo QT prolongado e deficiência auditiva), neurofibromatose tipo 2 (schwannomas acústicos bilaterais) e distúrbios mitocondriais (encefalopatia mitocondrial, acidose láctica e episódios semelhantes ao AVC [MELAS], epilepsia mioclônica com fibras vermelhas rasgadas [MERRF] e oftalmoplegia externa progressiva [OEP]) (Tab. 34-2).

ABORDAGEM AO PACIENTE

Distúrbios do sentido da audição

O objetivo da avaliação do paciente com queixas auditivas é determinar (1) o tipo de deficiência auditiva (condutiva vs. neurossensorial vs. mista); (2) a gravidade do déficit (leve, moderado, grave ou profundo); (3) a correlação anatômica da disfunção (orelhas externa, média ou interna ou vias auditivas centrais); e (4) a etiologia. Deve ser determinada a presença de sinais e sintomas associados a perda auditiva (Tab. 34-3). A história deve elucidar as características da perda auditiva, inclusive a duração da surdez, o acometimento unilateral ou bilateral, o tipo de início (súbito vs. insidioso) e a velocidade de progressão (rápida vs. lenta). Os sinais e sintomas como zumbido, vertigem, desequilíbrio, sensação de plenitude auricular, otorreia, cefaleia, disfunção do nervo facial e parestesias no pescoço e na cabeça devem ser avaliados. As informações sobre traumatismo de crânio, exposição às ototoxinas, exposições ocupacionais ou recreativas aos ruídos e história familiar de perda auditiva também podem ser importantes. A perda auditiva unilateral de início súbito, com ou sem zumbido, pode ser provocada por uma infecção viral da orelha interna, por schwannoma vestibular ou por um AVC. Os pacientes com perda auditiva unilateral (neurossensorial ou condutiva) geralmente se queixam de audição reduzida, dificuldade de localizar os sons e de ouvir claramente na presença de ruído de fundo. A progressão gradativa do déficit auditivo é comum com a otosclerose, a surdez induzida pela exposição a ruídos, o schwannoma vestibular e a doença de Ménière. Os schwannomas vestibulares pequenos geralmente se evidenciam por disfunção auditiva assimétrica, zumbido e distúrbios do equilíbrio (raramente com vertigem); a neuropatia craniana, principalmente com acometimento dos nervos trigêmeo ou facial, pode estar associada aos tumores mais volumosos. Além da perda auditiva, a doença de Ménière pode estar associada à vertigem transitória, ao zumbido e à sensação de plenitude auricular. Vertigem induzida pelo som, autofonia e ser capaz de ouvir o próprio movimento cervical ou ocular são altamente sugestivos de deiscência do canal semicircular superior. Perda auditiva com otorreia é causada mais provavelmente por otite média crônica ou colesteatoma.

O exame físico deve incluir o pavilhão auricular, o canal auditivo externo e a membrana timpânica. Nos indivíduos idosos, o canal auditivo externo geralmente é ressecado e frágil; é preferível limpar o cerume com aspiração ou alças apropriadas para remoção de cerume e evitar a irrigação. A irrigação também deve ser evitada quando houver perfuração da membrana timpânica ou quando a integridade desta não puder ser estabelecida. Durante o exame da membrana timpânica, a sua topografia é mais importante que a presença ou ausência de reflexo da luz. Além da parte tensa (dois terços inferiores da membrana timpânica), a parte flácida (terço superior da membrana timpânica) situada acima do processo curto do martelo também deve ser examinada para detectar áreas de retração, que podem indicar disfunção crônica da tuba auditiva ou colesteatoma. A insuflação de ar no canal auditivo é necessária para avaliar a mobilidade e a complacência da membrana timpânica. A inspeção cuidadosa do nariz, da nasofaringe e das vias aéreas superiores também é importante. Secreção serosa unilateral ou otalgia inexplicada devem indicar imediatamente uma endoscopia de fibra óptica da nasofaringe e laringe para excluir neoplasias. Os nervos cranianos devem ser avaliados com ênfase especial para os nervos facial e trigêmeo, que comumente são afetados pelos tumores do ângulo pontocerebelar.

Os testes de Rinne e de Weber com um diapasão de 512 Hz são realizados como rastreamento da perda auditiva para diferenciar entre as perdas condutiva e neurossensorial e confirmar os resultados do exame audiológico. O teste de Rinne compara a capacidade de ouvir por meio da condução aérea com a capacidade auditiva por condução óssea. As pontas do diapasão vibrando são mantidas perto do orifício do canal auditivo externo e, em seguida, o cabo é aplicado no processo mastoide; para assegurar contato direto, o diapasão pode ser aplicado nos dentes ou nas dentaduras. O paciente é solicitado a indicar se o tom foi ouvido com mais intensidade por condução aérea ou óssea. Normalmente, e na presença de perda da audição neurossensorial, o tom é percebido com mais intensidade por condução aérea que óssea; contudo, em presença de perda auditiva condutiva ≥ 30 dB (ver "Avaliação audiológica", adiante), o estímulo transmitido por condução óssea é percebido com mais intensidade que o estímulo transmitido por condução aérea. No teste de Weber, o cabo do diapasão vibrando é aplicado na linha média da cabeça e o paciente é solicitado a dizer se o tom é percebido nas duas orelhas ou é mais intenso em um lado que no outro. Com uma perda auditiva condutiva unilateral, o tom é percebido com mais intensidade pela orelha afetada. Com uma perda auditiva neurossensorial unilateral, o tom é percebido mais intensamente no lado normal. Para confirmar a lateralização, é necessária uma diferença de 5 dB na audição entre as duas orelhas.

TABELA 34-1 ■ Genes associados à disfunção auditiva hereditária

Designação	Gene	Função
Autossômicos dominantes		
DFNA1	*DIAPH1*	Proteína do citoesqueleto
DFNA2A	*KCNQ4*	Canal de potássio
DFNA2B	*GJB3*	Junções comunicantes
DFNA2C	*IFNLR1*	Receptor de citocina classe II
DFNA3A	*GJB2*	Junções comunicantes
DFNA3B	*GJB6*	Junções comunicantes
DFNA4A	*MYH14*	Miosina não muscular classe II
DFNA4B	*CEACAM16*	Molécula de adesão celular
DFNA5	*GSDME/DFNA5*	Executor de piroptose
DFNA6/14/38	*WFS1*	Proteína transmembrana
DFNA7	*LMX1A*	Fator de transcrição
DFNA8/12	*TECTA*	Proteína da membrana tectória
DFNA9	*COCH*	Desconhecida
DFNA10	*EYA4*	Gene associado ao desenvolvimento
DFNA11	*MYO7A*	Proteína do citoesqueleto
DFNA13	*COL11A2*	Proteína do citoesqueleto
DFNA15	*POU4F3*	Fator de transcrição
DFNA17	*MYH9*	Proteína do citoesqueleto
DFNA20/26	*ACTG1*	Proteína do citoesqueleto
DFNA22	*MYO6*	Miosina não convencional
DFNA23	*SIX1*	Gene associado ao desenvolvimento
DFNA25	*SLC17A8*	Transportador do glutamato vesicular
DFNA27	*REST*	Repressor da transcrição
DFNA28	*GRHL2*	Fator de transcrição
DFNA34	*NLRP3*	Proteína semelhante à pirina envolvida na inflamação
DFNA36	*TMC1*	Proteína transmembrana
DNA37	*COL11A1*	Proteína do citoesqueleto
DFNA40	*CRYM*	Proteína de ligação dos hormônios tireoidianos
DFNA41	*P2RX2*	Receptor purinérgico
DFNA44	*CCDC50*	Efetor da sinalização mediada pelo fator de crescimento epidérmico
DFNA50	*MIRN96*	Micro-RNA
DFNA51	*TJP2*	Proteína da junção estreita
DFNA56	*TNC*	Proteínas da matriz extracelular
DFNA64	*SMAC/DIABLO*	Proteína pró-apoptótica mitocondrial
DFNA65	*TBC1D24*	Proteína de interação com ARF6
DFNA66	*CD164*	Sialomucina
DFNA67	*OSBPL2*	Receptor intracelular de lipídeos
DFNA68	*HOMER2*	Proteína de suporte estereociliar
DFNA69	*KITLG*	Ligante do receptor KIT
DFNA70	*MCM2*	Início e alongamento durante a replicação do DNA
DFNA73	*PTPRQ*	Membro da família de proteína-tirosina-fosfatase (PTPase) tipo receptor do tipo III
	DMXL2	Regulador da sinalização Notch
	MYO3A	Membro da superfamília da miosina
	PDE1C	Catalisa a hidrólise de AMPc e GMPc
	TRRAP	Proteína associada ao domínio de transformação/transcrição
	PLS1	Proteína de ramificação da actina
	SCD5	Catalisa a formação de ácidos graxos monoinsaturados a partir de ácidos graxos saturados
	SLC12A2	Transportador de sódio-potássio-cloreto
	MAP1B	Proteína ligadora de microtúbulos
	RIPOR2/FAM65B	Proteína associada à membrana em estereocílios

Designação	Gene	Função
Autossômicos recessivos		
DFNB1A	*GJB2*	Junções comunicantes
DFNB1B	*GJB6*	Junções comunicantes
DFNB2	*MYO7A*	Proteína do citoesqueleto
DFNB3	*MYO15A*	Proteína do citoesqueleto
DFNB4	*SLC26A4*	Transportador de cloro/iodo
DFNB6	*TMIE*	Proteína transmembrana
DFNB7/B11	*TMC1*	Proteína transmembrana
DFNB8/10	*TMPRSS3*	Serina-protease transmembrana
DFNB9	*OTOF*	Circulação das vesículas da membrana
DFNB12	*CDH23*	Proteína de aderência intercelular
DFNB15/72/95	*GIPC3*	Proteína contendo domínios PDZ
DFNB16	*STRC*	Proteína dos estereocílios
DFNB18	*USH1C*	Desconhecida
DFNB18B	*OTOG*	Proteína da membrana tectória
DFNB21	*TECTA*	Proteína da membrana tectória
DFNB22	*OTOA*	Adesão de gel a células não sensitivas
DFNB23	*PCDH15*	Morfogênese e coesão
DFNB24	*RDX*	Proteína do citoesqueleto
DFNB25	*GRXCR1*	*S*-glutationilação reversível de proteínas
DFNB26	*GAB1*	Membro da família de proteínas do adaptador de ancoragem multissubstratos tipo substrato-1 do receptor de insulina
DFNB28	*TRIOBP*	Proteína de organização do citoesqueleto
DFNB29	*CLDN14*	Junções estreitas
DFNB30	*MYO3A*	Miosina de sinalização motora híbrida
DFNB31	*WHRN*	Proteína contendo domínios PDZ
DFNB32/105	*CDC14A*	Proteína-fosfatase envolvida na ciliogênese de células ciliadas
DFNB35	*ESRRB*	Proteína beta do receptor de estrogênio
DFNB36	*ESPN*	Proteína de ramificação da actina insensível ao Ca
DFNB37	*MYO6*	Miosina não convencional
DFNB39	*HFG*	Fator de crescimento de hepatócitos
DFNB42	*ILDR1*	Receptor contendo o domínio tipo Ig
DFNB44	*ADCY1*	Adenilato-ciclase
DFNB48	*CIB2*	Proteína de ligação de cálcio e integrina
DFNB49	*BDP1*	Subunidade da RNA-polimerase
DFNB49	*MARVELD2*	Proteína da junção estreita
DFNB53	*COL11A2*	Proteína do colágeno
DFNB59	*PJVK*	Proteína ligadora de Zn
DFNB60	*SLC22A4*	Prestina, proteína motora das células ciliadas externas da cóclea
DFNB61	*SLC26A5*	Proteína motora
DFNB63	*LRTOMT/COMT2*	Provável metiltransferase
DFNB66	*DCDC2*	Proteína ciliar
DFNB66/67	*LHFPL5*	Proteína transmembrana de 4 alças
DFNB68	*S1PR2*	Proteína transmembrana de 4 alças de estereocílios de células ciliadas
DFNB70	*PNPT1*	Proteína de importação do RNA mitocondrial
DFNB73	*BSND*	Subunidade beta do canal de cloreto
DFNB74	*MSRB3*	Metionina-sulfóxido-redutase
DFNB76	*SYNE4*	Parte do complexo de ancoragem *LINC*
DFNB77	*LOXHD1*	Proteína estereociliar
DFNB79	*TPRN*	Desconhecida
DFNB82	*GPSM2*	Modulador da sinalização das proteínas G
DFNB84	*PTPRQ*	Família de PTPase tipo receptor do tipo III

(Continua)

TABELA 34-1 ■ Genes associados à disfunção auditiva hereditária *(Continuação)*

Designação	Gene	Função
DFNB84	*OTOGL*	Proteína tipo otogelina
DFNB86	*TBC1D24*	Proteína ativadora da GTPase
DFNB88	*ELMOD3*	Proteína ativadora da GTPase
DFNB89	*KARS*	Lisil-tRNA-sintetase
DFNB91	*SERPINB6*	Inibidor da protease
DFNB93	*CABP2*	Proteína de ligação do cálcio
DFN94	*NARS2*	Sintetase do asparaginil-tRNA mitocondrial
DFNA97	*MET*	Receptor do fator de crescimento de hepatócitos/oncogenes
DFNB98	*TSPEAR*	Proteína contendo repetições associadas à epilepsia
DFNB99	*TMEM132E*	Proteína transmembrana
DFNB100	*PPIP5K2*	Difosfoinositol-pentacisfosfato-cinase
DFNB101	*GRXCR2*	Manutenção de feixes estereociliares
DFNB102	*EPS8*	Receptor do fator de crescimento epidérmico (EGF)
DFNB103	*CLIC5*	Transporte de íon cloreto
DFNB104	*FAM65B/RIPOR2*	Proteína associada à membrana em estereocílios
DFNB106	*EPS8L2*	Remodelamento da actina em resposta à estimulação do EGF
DFNB108	*ROR1*	Receptor órfão tipo receptor da tirosina-cinase
	WBP2	Coativador da transcrição para o receptor-alfa de estrogênio e receptor de progesterona
	ESRP1	Modulação da ativação de proteínas G
	MPZL2	Mediação das interações entre células epiteliais nos tecidos em desenvolvimento
	CEACAM16	Molécula de adesão celular
	GRAP	Proteína de sinalização citoplasmática
	SPNS2	Transportador de esfingosina-1-fosfato (S1P)
	CLDN9	Junções estreitas
	CLRN2	Manutenção da transdução de estereocílios em células ciliadas auditivas
Ligados ao X		
DFNX1	PRPS1	Catalisa a fosforribosilação da ribose-5-fosfato em 5-fosforribosil-1-pirofosfato
DFNX2	POU3F4	Fator de transcrição
DFNX4	SMPX	Proteína de músculos pequenos
DFNX5	AIFM1	Oxidorredutase dependente de flavina adenina dinucleotídeo (FAD) mitocondrial
DFNX6	COL4A6	Proteína do colágeno

TABELA 34-2 ■ Genes associados à disfunção auditiva hereditária sindrômica

Síndrome	Gene	Função
Síndrome de Alport	*COL4A3-5*	Proteína do citoesqueleto
Síndrome BOR	*EYA1*	Gene associado ao desenvolvimento
	SIX5	Gene associado ao desenvolvimento
	SIX1	Gene associado ao desenvolvimento
Síndromes de Jervell e Lange-Nielsen	*KCNQ1*	Canal retificador tardio de K^+
	KCNE1	Canal retificador tardio de K^+
Doença de Norrie	*NDP*	Interações celulares
Síndrome de Pendred	*SLC26A4*	Transportador de cloreto/iodo
	FOXI1	Ativador transcricional de *SLC26A4*
	KCNJ10	Canal retificador do influxo de K^+
Síndrome de Treacher Collins	*TCOF1*	Transporte nucleolar-citoplasmático
	POLR1D	Subunidades de RNA-polimerases I e III
	POLR1C	Subunidades de RNA-polimerases I e III
Síndrome de Usher	*MYO7A*	Proteína do citoesqueleto
	USH1C	Desconhecida
	CDH23	Proteína de aderência intercelular
	PCDH15	Molécula de adesão celular
	SANS	Proteína associada à harmonina
	CIB2	Proteína de ligação de cálcio e integrina
	USH2A	Molécula de adesão celular
	VLGR1	Receptor acoplado às proteínas G
	WHRN	Proteína contendo domínios PDZ
	CLRN1	Proteína de sinapse celular
	HARS	Histidil-tRNA-sintetase
	PDZD7	Proteína contendo domínios PDZ
SW tipo I, III	*PAX3*	Fator de transcrição
SW tipo II	*MITF*	Fator de transcrição
	SNAI2	Fator de transcrição
SW tipo IV	*EDNRB*	Receptor da endotelina B
	EDN3	Ligante do receptor de endotelina B
	SOX10	Fator de transcrição

Siglas: BOR, brânquio-otorrenal; SW, síndrome de Waardenburg.

AVALIAÇÃO LABORATORIAL DA AUDIÇÃO

Avaliação audiológica A avaliação audiológica mínima de um paciente com perda auditiva deve incluir as determinações dos limiares de condução aérea e óssea dos tons puros, o limiar de reconhecimento da fala, o escore de reconhecimento das palavras, a timpanometria, os reflexos acústicos e o declínio do reflexo acústico. Essa bateria de testes possibilita uma avaliação de rastreamento de todo o sistema auditivo e permite determinar se há indicação para a diferenciação mais detalhada entre as perdas auditivas sensoriais (cocleares) e neurais (retrococleares).

A *audiometria de tons puros* avalia a acuidade auditiva para esses tons. Esse teste é aplicado por um audiologista em um compartimento com isolamento acústico. O estímulo tonal puro é liberado por um audiômetro, ou seja, um equipamento eletrônico que permite a apresentação de frequências específicas (geralmente entre 250 e 8.000 Hz) com intensidades específicas. Os limiares de condução aérea e óssea são determinados para cada orelha. Os limiares de condução aérea são medidos por apresentação do estímulo transmitido pelo ar com utilização de fones de ouvido. Os limiares de condução óssea são determinados aplicando-se o cabo de um diapasão vibrando ou o oscilador de um audiômetro em contato com a cabeça. Na presença de perda auditiva, um ruído de espectro amplo é apresentado à orelha que não está sendo testada para mascarar, de forma que as respostas estejam baseadas na percepção pela orelha testada.

As respostas são medidas em decibéis (dB). O *audiograma* é um gráfico de intensidade do limiar auditivo em dB *versus* frequência. Um dB equivale a 20 vezes o logaritmo da relação entre a pressão sonora necessária para atingir o limiar do paciente e a pressão sonora necessária para alcançar o

TABELA 34-3 ■ Sinais e sintomas sugestivos de perda auditiva

Dizer "ãh?" muitas vezes
Redução da clareza na audição
Dificuldade de compreensão de conversações na presença de ruído de fundo
Queixas de perda auditiva pelos familiares
Zumbido
Aumento do volume do rádio ou televisão
Sensibilidade a ruídos
Plenitude aural
Evitação de situações sociais

limiar de um indivíduo com audição normal. Desse modo, uma alteração de 6 dB representa uma duplicação da pressão sonora, enquanto uma alteração de 20 dB reflete uma oscilação de 10 vezes na pressão sonora. A sonoridade, que depende da frequência, da intensidade e da duração de um som, duplica a cada aumento de cerca de 10 dB no nível da pressão sonora. Por outro lado, a intensidade do som não se correlaciona diretamente com a frequência. A percepção da intensidade dos sons altera-se lentamente nas frequências baixas e altas. Com os tons intermediários, que são importantes para a fala humana, a intensidade dos sons varia mais rapidamente de acordo com as mudanças de frequência.

A audiometria de tons puros demonstra a existência e a gravidade da disfunção auditiva, o acometimento unilateral *versus* bilateral e o tipo de perda auditiva. As perdas da audição condutiva com um grande componente de massa, como ocorre comumente nas efusões da orelha média, produzem elevação dos limiares com predomínio nas frequências mais altas. As perdas da audição condutiva com um grande componente de rigidez, como se observa com a fixação da base do estribo na otosclerose, provocam elevações do limiar em frequências mais baixas. Em geral, a perda auditiva condutiva afeta todas as frequências, sugerindo o envolvimento de rigidez e massa. As perdas da audição neurossensorial (p. ex., presbiacusia) geralmente afetam predominantemente as frequências mais altas (Fig. 34-3). Uma exceção é a doença de Ménière, que geralmente está associada à perda auditiva neurossensorial para frequências baixas (embora qualquer frequência possa ser afetada). A perda auditiva induzida pela exposição aos ruídos mostra um padrão incomum de déficit auditivo, no qual a perda em 3.000-4.000 Hz é maior que nas frequências mais altas. Nos casos típicos, os schwannomas vestibulares afetam as frequências mais altas, mas pode ser observado qualquer padrão de perda auditiva.

O reconhecimento da fala requer disparos neurais mais sincrônicos que os necessários para a detecção dos tons puros. A *audiometria da fala* testa a clareza com que um indivíduo ouve. O *limiar de reconhecimento da fala (LRF)* é definido como a intensidade na qual a fala é reconhecida como um símbolo significativo e pode ser determinado apresentando-se palavras dissílabas com a mesma acentuação em cada sílaba. A intensidade na qual o paciente consegue repetir corretamente 50% das palavras é o LRF. Depois da determinação do LRF, a discriminação ou a capacidade de reconhecer palavras é testada apresentando-se palavras monossílabas a uma frequência entre 25 e 40 dB acima do LRF. As palavras são foneticamente balanceadas, de forma que os fonemas (sons da fala) ocorrem na lista de palavras com a mesma frequência com que ocorrem nas conversações corriqueiras. Os indivíduos com audição normal ou com perda de audição condutiva conseguem repetir corretamente 88 a 100% das palavras foneticamente balanceadas. Os pacientes com perda da audição neurossensorial têm perdas variáveis da discriminação. Como regra geral, as lesões neurais produzem déficits discriminativos mais intensos que as lesões cocleares. Por exemplo, em um paciente com perda auditiva neurossensorial assimétrica leve, um indício para o diagnóstico de schwannoma vestibular é a deterioração da capacidade de discriminação maior do que seria esperado. A deterioração da capacidade discriminativa em intensidades acima do LRF também sugere lesões do oitavo nervo craniano ou das vias auditivas centrais.

A *timpanometria* mede a impedância da orelha média aos sons e ajuda a diagnosticar efusões nesse compartimento. O *timpanograma* é a representação gráfica da alteração da impedância ou da complacência, à medida que a pressão dentro do canal auditivo modifica-se. Em condições normais, a orelha média é mais complacente sob pressão atmosférica, mas a complacência diminui à medida que a pressão aumenta ou diminui (tipo A); esse padrão é observado nos indivíduos com audição normal ou nos pacientes com perda da audição neurossensorial. A complacência que não se altera com as mudanças de pressão sugere efusão da orelha média (tipo B). Com uma pressão negativa na orelha média, como ocorre com a obstrução da tuba auditiva, o ponto de complacência máxima ocorre com uma pressão negativa no canal auditivo (tipo C). O timpanograma no qual não é possível determinar o ponto de complacência máxima está associado mais comumente à perda de continuidade da cadeia ossicular (tipo A_d). Na otosclerose, pode haver redução do pico de complacência máxima (tipo A_s).

Durante a timpanometria, um tom intenso provoca a contração do músculo estapédio. A alteração da complacência da orelha média com a contração desse músculo pode ser detectada. A presença ou ausência desse *reflexo acústico* é importante para determinar a etiologia do déficit auditivo e também a localização anatômica da paralisia do nervo facial. O reflexo acústico pode ajudar a diferenciar entre perda de audição condutiva secundária à otosclerose e déficit auditivo causado por uma "terceira janela" na orelha interna; esse reflexo desaparece nos pacientes com otosclerose, mas está presente nos indivíduos com perda auditiva condutiva na orelha interna. Os limiares normais ou elevados do reflexo acústico de um indivíduo com déficit auditivo neurossensorial sugerem perda auditiva coclear. A ausência do reflexo acústico num paciente com perda da audição neurossensorial não ajuda a definir o local da lesão. A avaliação do *declínio do reflexo acústico* ajuda a diferenciar as perdas auditivas sensoriais e neurais. Com a perda auditiva neural, como no schwannoma vestibular, o reflexo adapta-se ou diminui com o tempo.

As EOAs geradas apenas pelas células ciliadas externas podem ser medidas com microfones introduzidos nos canais auditivos externos. As emissões podem ser espontâneas ou evocadas pela estimulação sonora. A presença de EOA sugere que as células ciliadas externas do órgão de Corti estejam intactas e isso pode ser utilizado para avaliar os limiares auditivos e diferenciar entre as perdas sensoriais e neurais.

Respostas evocadas A *eletrococleografia* detecta os primeiros potenciais evocados gerados na cóclea e no nervo auditivo. Os potenciais receptores registrados incluem os potenciais microfônicos cocleares, gerados pelas células ciliadas externas do órgão de Corti, e o potencial de somação gerado pelas células ciliadas internas em resposta ao som. O potencial de ação neural total, que representa os disparos totalizados dos neurônios de primeira ordem, também pode ser registrado durante a eletrococleografia. Na prática clínica, esse teste ajuda a diagnosticar a doença de Ménière, na qual se observa aumento da razão entre os potenciais de somação e os de ação.

As *respostas auditivas evocadas do tronco encefálico (RAETs)*, também conhecidas como respostas auditivas do tronco encefálico (RATs), ajudam a diferenciar a origem anatômica da perda auditiva neurossensorial. Em resposta ao som, podem ser identificados cinco potenciais elétricos diferentes originados das diversas estações ao longo das vias auditivas periféricas e centrais (oitavo nervo, núcleo coclear, complexo olivar superior, lemnisco lateral e colículo inferior) utilizando o cálculo das médias dos potenciais registrados por eletrodos aplicados no couro cabeludo. As RAETs são esclarecedoras nas situações em que os pacientes não conseguem ou não fornecem limiares voluntários confiáveis. Além disso, esse teste é utilizado para avaliar a integridade do nervo auditivo e do tronco encefálico em várias condições clínicas, inclusive monitoração intraoperatória e avaliação da morte cerebral.

O *teste de potencial evocado miogênico vestibular (PEMV)* investiga otólitos e função do nervo vestibular ao apresentar um estímulo acústico de nível alto e evocando um potencial eletromiográfico de latência curta; foram descritos o PEMVc (ou PEMV cervical) e o PEMVo (ou PEMV ocular). O PEMVc desencadeia um reflexo vestibulocólico cuja alça aferente surge em células acusticamente sensíveis no sáculo, com os sinais sendo conduzidos através do nervo vestibular inferior. O PEMVc é uma resposta bifásica de latência curta registrada a partir do músculo esternocleidomastóideo tonicamente contraído em resposta a cliques ou tons audtivios altos. Os PEMVcs podem estar reduzidos ou ausentes em pacientes com doença de Ménière inicial e tardia, neurite vestibular, vertigem posicional paroxística benigna e schwannoma do acústico. Por outro lado, o limiar dos PEMVs pode estar reduzido nos pacientes com deiscência do canal superior, outras deiscências da orelha interna ("terceira janela") e fístula perilinfática. O PEMVo, em contraste, é uma resposta que envolve o utrículo primariamente e o nervo vestibular superior. A resposta excitatória do PEMVo é registrada na musculatura extraocular. O PEMVo é anormal na neurite vestibular superior.

Exames de imagem A escolha dos exames radiológicos é determinada em grande parte com base no objetivo de avaliar a anatomia óssea das orelhas externa, média e interna ou estudar o nervo auditivo e o cérebro. A TC do osso temporal nos planos axial e coronal com cortes finos de 0,3 mm é ideal para determinar o diâmetro do canal auditivo externo, a integridade da cadeia ossicular e a existência de doença da orelha média ou do mastoide; além disso, essa técnica pode detectar malformações da orelha interna. A TC também é ideal para o diagnóstico de erosão óssea com otite média crônica e colesteatoma. É necessária a reformatação de Pöschl no plano do canal semicircular superior para a identificação de deiscência ou ausência de osso sobre o canal semicircular superior. A RM é mais esclarecedora que a TC na investigação de patologias retrococleares, inclusive schwannoma vestibular, meningioma, outras lesões do ângulo pontocerebelar, lesões desmielinizantes do tronco encefálico e tumores cerebrais. A TC e a RM são igualmente eficazes para detectar malformações da orelha interna e estimar a patência coclear para avaliação de pacientes que serão submetidos ao implante coclear.

TRATAMENTO

Distúrbios do sentido da audição

Em geral, as perdas de audição condutiva são passíveis de correção cirúrgica, enquanto os déficits neurossensoriais são manejados clinicamente. A atresia do canal auditivo pode ser reparada cirurgicamente, em geral com melhora significativa da audição. De modo alternativo, a perda de audição condutiva associada com atresia pode ser tratada com um aparelho auditivo ancorado no osso (AAAO). As perfurações da membrana timpânica associadas à otite média crônica ou aos traumatismos podem ser reparadas pela timpanoplastia ambulatorial. Do mesmo modo, a perda auditiva condutiva associada à otosclerose pode ser tratada por estapedectomia, que é bem-sucedida em > 95% dos casos. Os tubos de timpanostomia possibilitam a recuperação imediata da audição normal nos indivíduos com efusões da orelha média. Os aparelhos auditivos são eficazes e bem tolerados pelos pacientes com perdas de audição condutiva.

Os pacientes com perdas auditivas neurossensoriais leves, moderadas e graves geralmente são reabilitados com aparelhos auditivos com configurações e potências variáveis. Os aparelhos auditivos têm sido aprimorados para assegurar maior fidelidade e foram miniaturizados. A geração atual de aparelhos auditivos é quase invisível, redução dessa forma o estigma associado ao seu uso. Em geral, quanto maior a gravidade do déficit auditivo, maiores serão as dimensões do aparelho auditivo necessário à recuperação da audição. Os aparelhos auditivos digitais podem ser programados individualmente, e os microfones múltiplos e direcionais posicionados no nível da orelha podem ser úteis em ambientes ruidosos. Como todos os aparelhos auditivos amplificam o ruído e a fala, a única solução definitiva para o problema dos ruídos é colocar o microfone mais perto da pessoa que fala que da fonte dos ruídos. Essa adaptação não é possível com os aparelhos compactos esteticamente mais aceitáveis. Uma limitação significativa da reabilitação com aparelho auditivo é que, embora o dispositivo possa aumentar a detecção dos sons amplificados, ele não consegue recuperar a clareza da audição que foi perdida com a presbiacusia.

O custo de um único aparelho auditivo (cerca de 2.300 dólares) é um obstáculo significativo para muitas pessoas com perda auditiva e, em geral, costuma ser recomendada a amplificação bilateral. Para reduzir os custos e estimular a inovação, uma nova categoria de dispositivos de amplificação comercializados sem receita médica e que podem ser comprados da mesma forma que óculos simplesmente entrando-se em uma loja foi recentemente aprovada pela Food and Drug Administration. Ao reduzir o custo dos dispositivos de amplificação para os consumidores, promovendo a inovação e aumentando a competição, essa nova classe de dispositivos poderia mudar fundamentalmente a maneira como é oferecida a reabilitação auditiva.

Os pacientes com surdez unilateral têm dificuldade de localizar os sons e perdem a clareza da audição nos ambientes ruidosos. Esses indivíduos podem se beneficiar de um aparelho auditivo de direcionamento contralateral do sinal (DCLS), no qual um microfone é colocado no lado do déficit auditivo e o som é transmitido ao receptor colocado na orelha contralateral. O mesmo resultado pode ser conseguido com um AAAO, no qual o dispositivo é fixado a um parafuso integrado ao osso do crânio no mesmo lado afetado. Assim como ocorre com o aparelho auditivo de DCLS, o AAAO transfere o sinal acústico para a orelha contralateral preservada, mas isso é obtido por meio de vibrações do crânio. Os pacientes com surdez profunda unilateral e alguma perda auditiva na orelha melhor são candidatos ao aparelho auditivo BI-DCLS; esse dispositivo difere do aparelho auditivo de DCLS porque o paciente utiliza um aparelho auditivo (não apenas um receptor) na orelha que está melhor. Infelizmente, apesar dos dispositivos DCLS e AAAO fornecerem benefícios, eles não restauram a audição na orelha surda. Apenas os implantes cocleares podem restaurar a audição (ver adiante). Os implantes cocleares estão sendo cada vez mais usados para o tratamento de pacientes com surdez unilateral; eles se mostram muito promissores não apenas para a restauração da audição e redução do zumbido, mas também para melhorar a localização do som e o desempenho em ambientes ruidosos.

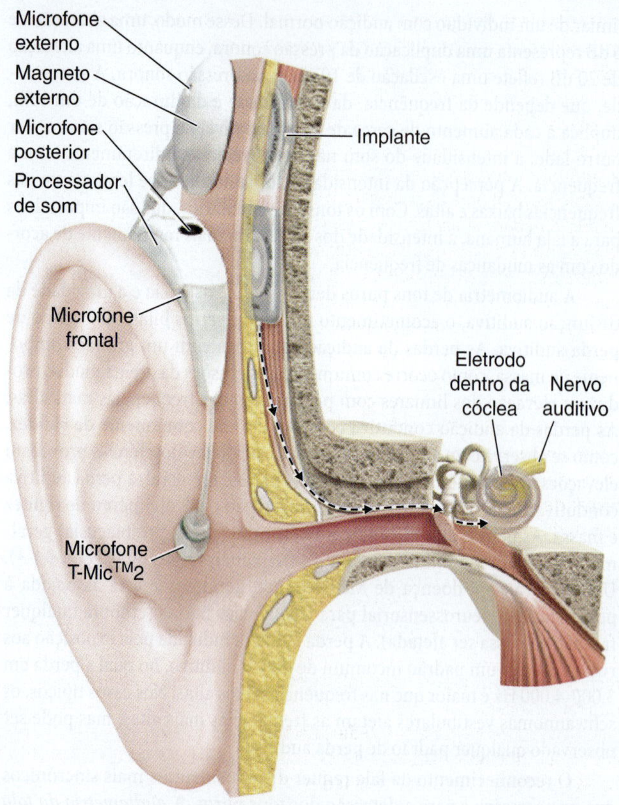

FIGURA 34-4 **Um implante coclear** é composto de um microfone externo e um processador de fala usados na orelha e de um receptor implantado sob o músculo temporal. O receptor interno está ligado a um eletrodo colocado cirurgicamente na cóclea.

Em muitas situações, incluindo palestras e espetáculos, os pacientes com déficits auditivos podem ser beneficiados pelos dispositivos auxiliares baseados no princípio de colocar o indivíduo que fala mais perto do microfone que de qualquer outra fonte de ruído. Entre esses dispositivos auxiliares estão os transmissores infravermelhos e de frequência modulada (FM) e também um circuito eletromagnético posicionado ao redor da sala para transmissão ao aparelho auditivo do paciente. Os aparelhos auditivos com telespirais também podem ser utilizados em telefones adequadamente equipados da mesma forma. A tecnologia *bluetooth* revolucionou a conectividade entre aparelhos auditivos e outros dispositivos como os *smartphones*.

Nos casos em que o aparelho auditivo não possibilita reabilitação satisfatória, os implantes cocleares podem ser apropriados (Fig. 34-4). Entre os critérios para implantação estão perdas auditivas profundas com reconhecimento de frases abertas ≤ 40% nas melhores condições facilitadas. No mundo todo, mais de 600 mil pessoas com deficiência auditiva já receberam implantes cocleares. Esses implantes são próteses neurais que convertem a energia sonora em energia elétrica e podem ser utilizados para estimular diretamente o ramo auditivo do oitavo nervo craniano. Na maioria dos casos de perda auditiva profunda, as células ciliadas auditivas foram perdidas, mas as células ganglionares do ramo auditivo do oitavo nervo estão preservadas. Os implantes cocleares consistem em eletrodos inseridos na cóclea por meio da janela redonda, em processadores da fala que extraem os elementos acústicos da fala para conversão em correntes elétricas e em um meio de transmissão da energia elétrica pela pele. Os pacientes com implantes percebem o som e isso facilita a leitura labial, possibilita o reconhecimento de palavras e ajuda a modular a própria voz da pessoa. Em geral, nos primeiros 3 a 6 meses após a implantação, os pacientes adultos conseguem entender a fala sem estímulos visuais. Com a geração atual dos implantes cocleares multicanais, cerca de 75% dos pacientes conseguem conversar ao telefone. Os implantes cocleares bilaterais são comumente realizados, especialmente em crianças; esses pacientes têm melhor desempenho em ambientes ruidosos, localizam melhor o som e têm menos fadiga pelo "trabalho" em comparação com a audição monaural.

Os implantes cocleares híbridos estão indicados para o tratamento da perda auditiva para altas frequências em pacientes que não apresentem perda auditiva profunda e que não tenham se beneficiado com os aparelhos auditivos. Os pacientes com presbiacusia geralmente têm audição normal para as baixas frequências, apesar de sofrerem pela perda auditiva para altas frequências associada a falta de clareza, que nem sempre pode ser adequadamente recuperada com aparelhos auditivos. Porém, esses pacientes não são candidatos a implantes cocleares convencionais, pois apresentam muita audição residual. O implante híbrido foi especificamente desenvolvido para essa população de pacientes; ele tem um eletrodo mais curto que o implante coclear convencional e pode ser introduzido na cóclea sem trauma, preservando, assim, a audição das baixas frequências. As pessoas com implante híbrido utilizam sua própria audição "acústica" natural para baixas frequências e utilizam o implante para providenciar a audição "elétrica" das frequências altas. Os pacientes que receberam implantes híbridos se saem melhor nos testes de discriminação da fala tanto em ambientes silenciosos como nos ruidosos.

Para os pacientes que nasceram sem a cóclea ou que tiveram seus oitavos nervos destruídos por traumatismo ou schwannomas vestibulares bilaterais (p. ex., neurofibromatose tipo 2), os implantes auditivos do tronco encefálico posicionados perto do núcleo coclear podem permitir a reabilitação auditiva. Atualmente, implantes no tronco encefálico oferecem percepção sonora, mas, infelizmente, a compreensão da fala ainda não foi alcançada.

Em muitos casos, o zumbido está associado à perda auditiva. Assim como ocorre com o ruído de fundo, o zumbido pode dificultar a compreensão da fala dos indivíduos com déficit auditivo. Os pacientes com zumbido devem ser aconselhados a minimizar a ingestão de cafeína, evitar altas doses de anti-inflamatórios não esteroides (AINEs) e reduzir o estresse. Em geral, o tratamento do zumbido tem como objetivo atenuar sua percepção pelo paciente. Pode-se aliviar o zumbido mascarando-o com uma música de fundo ou com ruído branco. Os aparelhos auditivos também ajudam a suprimir o zumbido, assim como os dissimuladores de zumbido, que apresentam um som à orelha afetada, que é mais agradável de ouvir que o zumbido. A utilização do dissimulador de zumbido geralmente suprime sua percepção por várias horas. Alguns estudos demonstraram que os antidepressivos são eficazes para ajudar os pacientes a lidarem com o zumbido.

Os indivíduos com dificuldade auditiva frequentemente melhoram com a atenuação dos ruídos desnecessários do ambiente (p. ex., rádio ou televisão) para melhorar a relação sinal-ruído. A compreensão da fala é facilitada pela leitura labial; por essa razão, o deficiente auditivo deve sentar-se de forma que a face da pessoa que fala fique bem iluminada e facilmente visível. Embora a fala deva ser modulada em voz alta e clara, deve-se estar ciente de que, com as perdas auditivas neurossensoriais em geral e nas pessoas idosas com dificuldade auditiva em particular, o recrutamento (percepção anormal dos sons altos) pode ser problemático. Acima de tudo, a comunicação ideal não pode ocorrer sem que as duas partes dediquem sua atenção plena e exclusiva.

PREVENÇÃO

As perdas de audição condutiva podem ser evitadas pelo tratamento imediato da OMA com antibiótico por um tempo suficiente e por ventilação da orelha média com tubos de timpanostomia se houver efusão da orelha média há ≥ 12 semanas. A perda da função vestibular e a surdez, causadas pelos aminoglicosídeos, podem ser praticamente evitadas pela monitoração cuidadosa dos níveis séricos máximos e mínimos.

Cerca de 10 milhões de americanos têm déficits auditivos induzidos pela exposição aos ruídos e 20 milhões estão expostos a níveis perigosos em seus ambientes de trabalho. A perda auditiva induzida por ruídos pode ser evitada por meio da prevenção da exposição aos ruídos intensos ou pela utilização habitual de tampões de orelha ou abafadores auditivos cheios de líquidos para atenuar a intensidade do som. A Tabela 34-4 lista os níveis de sonoridade para vários sons ambientais. Entre as atividades de alto risco para perda auditiva induzida por ruídos estão os trabalhos com equipamentos elétricos para madeira e metal e a prática de tiro ao alvo e caça com armas de pequeno porte. Todos os equipamentos de combustão interna e elétricos, inclusive sopradores de neve e folhas, veículos de neve, motores de popa e serras circulares, exigem proteção do usuário com protetores auditivos. Quase todas as perdas auditivas induzidas por ruídos são evitáveis pela educação, que deve começar antes da adolescência. Os programas industriais de preservação da audição são exigidos pela Occupational Safety and Health Administration (OSHA) quando há exposição média a 85 dB por um período de 8 horas. A OSHA exige que os trabalhadores que atuam nesses ambientes ruidosos façam a monitoração da audição e participem dos programas de proteção, que inclui um rastreamento pré-admissional, exames audiológicos anuais e uso obrigatório de protetores auriculares. A exposição a ruídos intensos acima de 85 dB no ambiente de trabalho é proibida pela OSHA, com redução à metade do tempo de exposição permitido para cada aumento de 5 dB acima desse limiar; por exemplo, a exposição a 90 dB é permitida por 8 horas; a 95 dB, por 4 horas; e a 100 dB, por 2 horas (Tab. 34-5).

TABELA 34-4 ■ Níveis de decibéis (sonoridade) de ruídos ambientais comuns

Fonte	Decibéis (dB)
O mais fraco som audível	0
Sussurro	30
Conversação normal	55-65
Tráfego da cidade dentro do carro	85
Começa a necessidade de monitoramento da OSHA	**90**
Britadeira	95
Metrô a cerca de 70 m	95
Cortador de grama elétrico	107
Serra elétrica	110
Som doloroso	**125**
Motor de jato a cerca de 30 m	140
Tiro de espingarda calibre 12	165
O mais alto som que pode ocorrer	194

Sigla: OSHA, Occupational Safety and Health Administration.

TABELA 34-5 ■ Exposição diária permitida conforme nível de ruído pela OSHA

Nível de som (dB)	Duração diária (h)
90	8
92	6
95	4
97	3
100	2
102	1,5
105	1
110	0,5
115	≤ 0,25

Nota: A exposição a ruídos de impulsão ou impacto não deve exceder um nível de pressão sonora de pico de 140 dB.
Fonte: De *https://www.osha.gov/pls/oshaweb/owadisp.show_document?p_table=standards&p_id=9735.*

LEITURAS ADICIONAIS

Carlson ML: Cochlear implantation in adults. N Engl J Med 382:1531, 2020.

Espinosa-Sanchez JM, Lopez-Escamez JA: Menière's disease. Handb Clin Neurol 137:257, 2016.

Moser T, Starr A: Auditory neuropathy—neural and synaptic mechanisms. Nat Rev Neurol 12:135, 2016.

Patel M et al: Intratympanic methylprednisolone versus gentamicin in patients with unilateral Ménière's disease: a randomised, double-blind, comparative effectiveness trial. Lancet 388:2753, 2016.

Tikka C et al: Interventions to prevent occupational noise-induced hearing loss. Cochrane Database Syst Rev 7:CD006396, 2017.

Wilson BS et al: Global hearing health care: new findings and perspectives. Lancet 390:2503, 2017.

35 Sintomas respiratórios superiores, incluindo dor de ouvido, sintomas sinusais e dor de garganta

Rachel L. Amdur, Jeffrey A. Linder

Os sintomas respiratórios superiores são mais frequentemente causados por infecções virais, mas também podem ser causados por outras condições infecciosas, inflamatórias, alérgicas, autoimunes e neoplásicas. Neste capítulo discute-se a prescrição ambulatorial de antibióticos e revisam-se as causas mais comuns de sintomas respiratórios superiores, incluindo as infecções inespecíficas do trato respiratório superior.

A dor de ouvido é mais comumente causada por otite externa, otite média aguda (OMA), otite média com efusão (OME) e mastoidite aguda. Os sintomas sinusais podem ser causados por sinusite aguda, sinusite fúngica invasiva, sinusite nosocomial e sinusite crônica. Dor de garganta e dor cervical podem ser causadas por faringite estreptocócica, faringite não estreptocócica, mononucleose infecciosa aguda, outros tipos de faringite bacteriana, síndrome de Lemierre, faringite gonocócica, difteria, infecção aguda pelo HIV, abscessos cranianos e cervicais, epiglotite e laringite. No momento da apresentação, os sintomas respiratórios superiores das etiologias virais e bacterianas mais comuns costumam ter duração de horas ou alguns poucos dias.

INFECÇÕES DO TRATO RESPIRATÓRIO SUPERIOR

As infecções do trato respiratório superior (ITRSs) são infecções respiratórias agudas que ocorrem acima das pregas vocais. Juntas, as ITRSs, incluindo a infecção inespecífica do trato respiratório superior, a otite média, a sinusite e a faringite, são os sintomas mais comuns para a busca de atenção médica nos Estados Unidos. Em termos de etiologia, sinais e sintomas, as ITRSs se sobrepõem às infecções respiratórias agudas inferiores que ocorrem abaixo das pregas vocais, como a influenza (Cap. 200), a bronquite aguda e a pneumonia (Cap. 126), além da tosse não infecciosa (Cap. 38). O adulto médio tem 2 a 4 ITRSs por ano; as crianças podem ter 6 a 10 ITRSs anualmente. As ITRSs podem ser prevenidas por lavagem ou desinfecção das mãos, distanciamento físico, uso de máscaras faciais, isolamento das pessoas que estão doentes e limpeza do ambiente (Cap. 199).

O SARS-CoV-2, o patógeno que causa a Covid-19, pode ser a causa de praticamente qualquer sintoma respiratório superior (Cap. 199). Os sintomas de Covid-19 aparecem 2 a 14 dias após a exposição e podem incluir febre, calafrios, tosse, dispneia, fadiga, mialgias, cefaleia, rinorreia, dor de garganta, náuseas, vômitos ou diarreia. A perda nova de paladar ou olfato parece ser específica da Covid-19. Até que haja imunidade disseminada natural ou induzida por vacinas, qualquer sintoma respiratório que ocorra em áreas onde o SARS-CoV-2 esteja circulando deve ser considerado como possível manifestação de Covid-19.

MELHORANDO A PRESCRIÇÃO AMBULATORIAL DE ANTIBIÓTICOS

As únicas infecções respiratórias agudas comuns que devem ser tratadas com antibióticos são OMA, sinusite, faringite estreptocócica e pneumonia. Mesmo no caso de OMA, sinusite e faringite, apenas poucos casos preenchem os critérios para a prescrição de antibióticos. Os vírus respiratórios comuns (Cap. 199) causam a imensa maioria das infecções respiratórias agudas, e essas infecções costumam ser autolimitadas; os antibióticos não aceleram a resolução nem previnem as complicações na maioria das infecções respiratórias agudas. Infelizmente, por essa razão, pelo menos metade das prescrições ambulatoriais de antibióticos para infecções respiratórias agudas nos Estados Unidos são inadequadas. No mundo todo, as taxas populacionais de prescrição de antibióticos variam quase três vezes, sem que haja diferença nas complicações infecciosas. Os antibióticos causam efeitos adversos, alteram o microbioma, causam infecção por *Clostridioides difficile* (Cap. 134), aumentam os custos dos cuidados de saúde e aumentam a prevalência de bactérias resistentes aos antibióticos (Cap. 145).

Os médicos prescrevem antibióticos de forma inadequada devido a pressões de tempo; medo de não identificar um diagnóstico bacteriano raro; preocupação com a prevenção de alguma complicação bacteriana rara; pouca relevância aos efeitos adversos dos antibióticos; ou crença errônea de que os pacientes, em sua maioria, esperam, demandam ou não estarão satisfeitos sem uma prescrição de antibióticos.

SUPERVISÃO AMBULATORIAL DE ANTIBIÓTICOS

O controle dos antibióticos tem sido tradicionalmente uma preocupação em pacientes hospitalizados (Cap. 144), mas o uso ambulatorial de antibióticos é responsável por cerca de 85% do uso de antibióticos pelos pacientes na maioria dos países desenvolvidos. Em 2016, o Centers for Disease Control and Prevention publicou o "Core Elements of Outpatient Antibiotic Stewardship" (Elementos Centrais da Supervisão Ambulatorial de Antibióticos). Esses elementos centrais incluem: (1) comprometimento com a melhora na prescrição de antibióticos; (2) implementação de pelo menos uma política ou prática para melhorar a prescrição de antibióticos e a avaliação de sua efetividade; (3) monitoramento da prescrição de antibióticos e fornecimento de *feedback*; (4) fornecimento de recursos educacionais para médicos e pacientes a respeito da prescrição de antibióticos. Intervenções efetivas para reduzir a prescrição ambulatorial inadequada de antibióticos incluem a comparação por pares, a necessidade de justificativa, o compromisso prévio, o suporte à decisão clínica, a educação dos pacientes e intervenções multifacetadas. O treinamento em comunicação tem sido particularmente efetivo quando inclui a realização de um diagnóstico claro, o foco nas ações positivas que os pacientes podem fazer para se sentirem melhores, a revisão da evolução esperada da doença e a comunicação aos pacientes sobre os sintomas preocupantes (bandeiras vermelhas) para os quais eles devem buscar tratamento ou retomar uma consulta. A telemedicina – síncrona por telefone ou vídeo ou assíncrona por mensagens de texto – pode ser mais conveniente para os pacientes e reduzir a prescrição inadequada de antibióticos.

Várias técnicas que pareciam promissoras para a redução da prescrição ambulatorial de antibióticos permanecem sem comprovação, se mostraram inefetivas (p. ex., procalcitonina) ou não são duráveis (p. ex., proteína C-reativa). A prática da prescrição de antibióticos postergada – i.e., uma prescrição fornecida ao paciente que é orientado a usá-la apenas se os sintomas não melhorarem dentro de alguns dias – é conceitualmente problemática e deve ser evitada. Tais prescrições de antibióticos postergadas costumam ser usadas em diagnósticos onde os antibióticos são inadequados (p. ex., infecções virais); elas ignoram a história natural das infecções respiratórias agudas, as quais são autolimitadas e costumam durar de 5 a 14 dias; colocam a carga da tomada de decisão sobre os pacientes; e passam uma mensagem confusa e ambígua para os pacientes sobre a adequação dos antibióticos para as infecções respiratórias.

INFECÇÃO DO TRATO RESPIRATÓRIO SUPERIOR INESPECÍFICA ("RESFRIADO COMUM")

DEFINIÇÃO E ETIOLOGIA

A ITRS inespecífica – ou resfriado comum – é uma infecção do trato respiratório em que nenhum sintoma isolado predomina. É mais comumente causada por vírus respiratórios adquiridos por contato direto com pessoas infectadas, superfícies contaminadas e gotículas respiratórias grandes ou pequenas. As causas virais mais comuns de ITRSs inespecíficas são rinovírus (acima de 100 sorotipos; Cap. 199), coronavírus, vírus parainfluenza, vírus sincicial respiratório, vírus influenza (Cap. 199), adenovírus (57 sorotipos; Cap. 199), metapneumovírus e bocavírus (Cap. 199). Diagnosticar o vírus específico não é prático, custo-efetivo ou necessário. Painéis múltiplos de reação em cadeia da polimerase via transcriptase reversa estão disponíveis, mas podem ser demasiadamente sensíveis, pois infecções prévias recentes podem causar resultados falso-positivos. Embora o diagnóstico costume ser evidente, o diagnóstico clínico de uma ITRS inespecífica também deve considerar influenza (Cap. 200), sarampo (tosse, coriza e conjuntivite; Cap. 205), infecção aguda pelo HIV (na qual dor de garganta e exantema costumam predominar; ver adiante e Cap. 202) e Covid-19 (Cap. 199).

A suscetibilidade individual a ITRSs inespecíficas depende de exposição prévia, imunidade, saúde geral, genética, fatores relacionados com o microbioma, saúde mental e fatores sociais, incluindo o estresse. A exposição prévia leva à imunidade contra rinovírus e adenovírus específicos, mas o número de sorotipos torna provável a reinfecção. A imunidade contra coronavírus não causadores da Covid-19, vírus parainfluenza, vírus sincicial respiratório e metapneumovírus costuma ser fraca ou de curta duração.

SINAIS E SINTOMAS

Os vírus respiratórios comuns têm períodos de incubação de 2 a 8 dias após a exposição. Os sintomas geralmente começam de forma gradual e incluem congestão ou obstrução nasal, rinorreia, dor de garganta, laringite, linfadenopatia, tosse e febre baixa. Os pacientes podem apresentar mialgias, mas esse achado não costuma ser proeminente como na influenza. A epistaxe é comum pela ação de assoar o nariz frequentemente.

Ao exame físico, os achados variam, mas os pacientes podem apresentar conjuntivite, eritema faríngeo, exsudatos faríngeos ou padrão de "pedras de calçamento" da faringe. Dependendo da fase da doença, a mucosa nasal pode estar pálida, congestionada ou vermelha e edemaciada. O muco nasal pode variar desde aquoso até purulento. À ausculta, os pulmões podem estar claros, ou o paciente pode apresentar sibilância difusa ou estertores brônquicos consistentes com uma infecção viral. Os sintomas costumam durar de 5 a 10 dias, mas é comum durarem até 14 dias.

TRATAMENTO

Infecções do trato respiratório superior inespecíficas

Em adultos e crianças maiores, o tratamento das ITRSs inespecíficas é sintomático. Febre, mialgias e dor de garganta podem ser tratados com anti-inflamatórios não esteroides (AINEs), como o ibuprofeno. A rinorreia pode ser tratada com brometo de ipratrópio. A congestão nasal pode ser manejada com descongestionantes nasais, como a oximetazolina (dois jatos em cada narina 2×/dia por até 5 dias), ou descongestionantes sistêmicos, como a pseudoefedrina. Os produtos que combinam um descongestionante com analgésicos, anti-histamínicos ou ambos ajudam a aliviar os sintomas. Embora os dados de apoio sejam fracos, a tosse pode ser aliviada com dextrometorfano ou benzonatato. Os opioides, embora efetivos no alívio da tosse, estão associados a sonolência, disforia, constipação e adicção.

Para crianças < 6 anos, não devem ser prescritos, recomendados nem usados os medicamentos para tosse e resfriado devido aos riscos de efeitos adversos. O mel pode ajudar a aliviar a dor de garganta em crianças > 1 ano de idade. Os umidificadores com névoa fria podem auxiliar a respiração, e as gotas de solução salina nasal ou a aspiração com bulbo podem auxiliar na congestão nasal.

Os pacientes devem ser informados de que os sintomas costumam alcançar um pico precocemente, mas podem durar até 14 dias; de que eles são contagiosos enquanto tiverem sintomas; e de que devem descansar e tomar bastante líquido para evitar a desidratação. Sinais de alerta pelos quais os pacientes devem buscar cuidados médicos incluem febre > 38,9 °C, dor torácica (exceto distensão muscular), dispneia, tontura, confusão, início recente de dor de ouvido ou dor sinusal e sintomas que duram > 14 dias. Embora a ITRS inespecífica possa ser complicada por otite média e sinusite bacteriana, para o paciente individual, é mais provável um antibiótico causar uma reação adversa do que prevenir alguma complicação.

Outros medicamentos ineficazes, de benefício questionável ou associados a efeitos adversos significativos incluem equinácea, zinco, inalação de vapor, vitamina C, vitamina D, alho, anti-histamínicos, ervas da medicina chinesa, glicocorticoides intranasais, extrato de erva *Pelargonium sidoides*, irrigação salina intranasal e fármacos antivirais.

DOR DE OUVIDO

A dor de ouvido é mais comumente causada por otite externa e otite média. Em adultos, a doença otológica está quase sempre associada a alterações auditivas. Em pessoas > 50 anos, a arterite temporal deve ser considerada nos casos de cefaleia, mal-estar, perda ponderal, febre, anorexia e exame otológico normal. Os cânceres de cabeça e pescoço devem ser considerados em pessoas com história de tabagismo ou uso de álcool. Nas crianças, a presença de um corpo estranho deve ser considerada.

A dor no ouvido também pode resultar de outras causas locais de infecção, inflamação, trauma ou tumores, ou ela pode ser referida. A inervação do ouvido e áreas circundantes inclui os nervos cranianos V, VII, IX e X, além dos nervos cervicais C2 e C3. As síndromes de dor neuropática e miopática (p. ex., neuralgia do trigêmeo) podem causar dor no ouvido. A síndrome de Ramsay Hunt (herpes-zóster auricular) (Cap. 441) e a paralisia de Bell (Cap. 441) estão associadas a dor no ouvido.

As patologias dentárias podem causar dor que se irradia para o ouvido; as cáries e abscessos são as mais comuns. Bruxismo, má oclusão e distúrbio temporomandibular podem estar associados a dor nos ligamentos musculares e na articulação temporomandibular. As patologias de glândulas salivares e as adenopatias cervicais podem causar dor que se irradia para o ouvido.

Sinusite, amigdalite e faringite causam dor que pode se irradiar para o ouvido através do nervo craniano IX. A doença do refluxo gastresofágico (Cap. 321) costuma estar associada a sintomas auriculares. O infarto do miocárdio pode causar dor auricular pelo nervo craniano X.

A policondrite recidivante (Cap. 366) é uma condição rara associada a edema recorrente e algumas vezes bilateral, eritematoso ou violáceo, do pavilhão auricular (preservando o lóbulo da orelha). A inflamação da policondrite recidivante pode envolver a cartilagem do septo nasal, laringe ou da árvore respiratória, podendo causar inflamação ocular, dano audiovestibular e artrite inflamatória soronegativa e não erosiva.

OTITE EXTERNA

Etiologia e manifestações clínicas A otite externa é uma inflamação ou infecção do canal auditivo externo que se manifesta como dor, vermelhidão, edema, secreção auricular e comprometimento da audição. Ela costuma estar associada a infecção bacteriana (frequentemente por *Pseudomonas aeruginosa* ou *Staphylococcus aureus*), mas fungos como *Aspergillus* ou *Candida* pode estar envolvidos.

A otite externa é mais comum em pré-adolescentes e adolescentes. Os fatores de risco para a otite externa incluem natação (com a condição resultante chamada de "ouvido de nadador", que é mais comum no verão), trauma mecânico (por cotonetes ou aparelhos auditivos), canais auditivos estreitos, obstrução por cerume, eczema e psoríase. O ouvido de nadador clássico está associado a infecção bacteriana. O exame físico é marcado por dor à movimentação do pavilhão auricular ou trago, além de canal auditivo externo eritematoso, edematoso, inflamado e, algumas vezes, com exsudato à otoscopia. Em contraste, a otite externa fúngica costuma se manifestar com prurido e secreção auricular, mas sem muita dor.

A otite externa pode ocorrer concomitantemente com a otite média. Pode haver linfadenopatia pré-auricular, mastoide, parotídea ou cervical. A OMA com ruptura da membrana timpânica (ver adiante) pode estar associada a secreção auricular e detritos no canal auricular, mas (diferentemente da otite externa) sem dor no pavilhão auricular à movimentação.

Otite externa maligna A otite externa maligna é uma forma potencialmente fatal de otite externa que envolve o osso temporal e ocorre em pacientes com diabetes ou outros tipos de imunossupressão, mais comumente em idosos. Os pacientes podem apresentar febre. A progressão da otite externa maligna pode afetar os nervos cranianos VII, IX, XI ou XII.

TRATAMENTO

Otite externa

Deve-se fornecer analgesia com paracetamol ou um AINE. A base do tratamento é um ou mais fármacos antibacterianos tópicos com glicocorticoides por 7 a 10 dias. Costuma-se usar polimixina B-neomicina-hidrocortisona, mas esses compostos devem ser evitados em pacientes com perfuração da membrana timpânica devido à ototoxicidade. Uma alternativa é ciprofloxacino-hidrocortisona.

O acetato de alumínio tópico pode ser tão efetivo como o esquema tópico de antibacteriano-glicocorticoide. Em pacientes cuja condição não melhora em 2 a 4 dias com o tratamento tópico, pode-se colocar tampão ou gaze impregnada ou embebida em agentes anti-infecciosos na orelha. Os tratamentos inefetivos incluem antibióticos orais e antifúngicos tópicos. A otite externa frequentemente recorre; sua recorrência pode ser evitada com o uso de gotas de ácido acético periódico ou acetato de alumínio.

No caso da otite externa maligna, os antibióticos anti-*Pseudomonas* orais costumam ser prescritos. Os pacientes algumas vezes necessitam do uso de analgésicos, fluidos ou outros antimicrobianos por via IV.

OTITE MÉDIA AGUDA

Epidemiologia e etiologia Em geral, pacientes com OMA quase sempre consultam dentro de dias a partir do início. A OMA é predominantemente uma doença de crianças, com pico de incidência em 6-24 meses de idade. Aos 6 anos, cerca de 60% das crianças já terão tido um episódio de OMA. As crianças menores parecem ser mais suscetíveis porque têm uma tuba auditiva mais curta e horizontal que acumula fluidos mais facilmente em comparação com crianças maiores e adultos, e também porque seu sistema imune ainda está em desenvolvimento.

A OMA é causada por uma ITRS viral que leva a edema e inflamação da nasofaringe e da tuba auditiva, coleção de fluido e infecção por bactérias que colonizam a nasofaringe. Os vírus isolados incluem o vírus sincicial respiratório, rinovírus, enterovírus, coronavírus, vírus influenza, adenovírus e metapneumovírus humano. As bactérias mais comumente isoladas são *Streptococcus pneumoniae*, *Haemophilus influenzae* não tipável e *Moraxella catarrhalis*.

Sinais e sintomas Os sintomas de OMA incluem dor de ouvido, febre, irritabilidade, otorreia e anorexia. O exame físico pode evidenciar uma membrana timpânica abaulada, inflamada e opaca, com obscurecimento de seus pontos de referência, além de imobilidade da membrana à pneumatoscopia, à manobra de Valsalva ou à deglutição com o nariz fechado. (Uma membrana timpânica imóvel também indica perfuração, aderências antigas na orelha média, bloqueio na tuba auditiva ou presença de fluido na orelha média.) Os pacientes apresentam perda auditiva condutiva. Os sinais e sintomas graves incluem otalgia moderada a intensa, duração de pelo menos 2 dias e temperatura > 39 °C.

A OMA deve ser diagnosticada em crianças com abaulamento moderado a grave da membrana timpânica ou otorreia de início recente (não devido a otite externa). No caso de abaulamento leve da membrana timpânica, a OMA também pode ser diagnosticada se o paciente apresentar sintomas por < 48 horas ou se houver eritema intenso da membrana timpânica. A OMA *não* deve ser diagnosticada em crianças sem efusão na orelha média.

TRATAMENTO

Otite média aguda

A dor da OMA deve ser tratada com AINEs ou paracetamol, os quais são efetivos para a dor leve a moderada. Os agentes tópicos, como benzocaína, procaína ou lidocaína, podem oferecer algum benefício adicional breve além daquele oferecido por AINEs ou paracetamol.

Em até 80% das crianças, a OMA melhora sem antibióticos. As indicações para tratamento antibiótico em crianças incluem idade < 6 meses, achados otológicos bilaterais em crianças de 6 meses a 2 anos de idade, otorreia em crianças > 6 meses e – em crianças de todas as idades – otalgia intensa, dor de ouvido > 48 h ou febre > 39°C (Tab. 35-1).

Os benefícios dos antibióticos são modestos e são ofuscados pelos efeitos adversos. Os antibióticos não resultam em resolução mais rápida da dor, mas a reduzem até o segundo ou terceiro dia de doença (número necessário para tratar: 20 pacientes tratados com antibióticos para 1 paciente obter redução da dor em 2-3 dias). Mais crianças que recebem antibióticos apresentam vômitos, diarreia e erupção cutânea (número necessário para causar dano: 14 pacientes tratados com antibióticos para 1 paciente apresentando vômitos, diarreia ou erupção cutânea). Complicações graves, como a mastoidite, são raras, e o número necessário tratar para evitar 1 caso de mastoidite é de cerca de 5.000 (i.e., 5.000 pacientes com otite média tratados com antibióticos para evitar 1 caso de mastoidite). A American Academy of Physicians não recomenda a prescrição rotineira de antibióticos para a otite média em crianças de 2 a 12 anos sem sintomas de gravidade e para as quais a opção de observação seja razoável.

O antibiótico de escolha para a OMA é a amoxicilina em altas doses (90 mg/kg/dia, até 3 g). As alternativas incluem cefdinir, cefuroxima, cefpodoxima ou ceftriaxona IM. Se o paciente tiver recebido amoxicilina nos últimos 30 dias, os médicos devem prescrever amoxicilina/clavulanato (90/6,4 mg/kg/dia) fracionada em duas doses diárias. A duração do tratamento antibiótico é de 10 dias para crianças < 2 anos ou para crianças com sintomas graves; 5 a 7 dias para crianças 2 a 5 anos com OMA leve a moderada; e 5 dias para crianças ≥ 6 anos com sintomas leves a moderados.

TABELA 35-1 ■ Indicações para tratamento antibiótico da otite média aguda

Idade	Indicação
< 6 meses	O tratamento antibiótico é razoável em todos os casos
6 meses a 2 anos	Achados otológicos bilaterais
≥ 6 meses	Otorreia
> 2 anos	Sintomas que pioram ou não melhoram dentro de 48-72 horas
Todas as idades	Achados otológicos com otalgia intensa, otalgia com duração de pelo menos 2 dias ou temperatura > 39°C

Se a condição do paciente não melhorar em 48 a 72 horas de tratamento, o esquema antibiótico deve ser trocado para amoxicilina/clavulanato, uma cefalosporina oral de segunda ou terceira geração ou ceftriaxona IM por 3 dias. Se mesmo com uma mudança nos antibióticos a condição não melhorar, o paciente deve ser encaminhado a um especialista. As efusões da orelha média estão presentes em 60 a 70% das crianças com OMA; elas devem melhorar em 3 meses. Tubos de timpanostomia devem ser considerados para a OMA recorrente (i.e., três episódios em 6 meses ou quatro em 1 ano). A mastoidite é uma complicação rara da OMA, a qual é sugerida por dor e massa retroauricular ou protrusão do lobo da orelha.

Em adultos, a OMA é rara, e há poucas evidências de alta qualidade para orientar o tratamento. Para os adultos, ainda é importante diferenciar a OMA da OME, mas a OMA é geralmente tratada com antibióticos, independentemente da bilateralidade ou de otorreia. A amoxicilina é o fármaco de escolha. Os adultos também devem ser tratados com descongestionantes e analgésicos. Adultos com mais de dois episódios em 1 ano ou com efusão persistente devem ser encaminhados a um otorrinolaringologista.

OTITE MÉDIA COM EFUSÃO

Definição e etiologia A OME, também chamada de otite média serosa, ocorre quando há fluido na orelha média, mas sem infecção aguda. A maioria dos pacientes com OME são crianças pequenas, e > 60% dos casos ocorrem em crianças < 2 anos de idade. Muitas crianças apresentam episódios recorrentes.

A OME costuma ser uma sequela de uma infecção viral que causou OMA, mas também pode ser causada por alergias. Além das alergias, os fatores predisponentes incluem anormalidades craniofaciais, refluxo gastresofágico e aumento de adenoides.

Sinais e sintomas Os sintomas mais comuns são reduções na condução do som e na audição. As crianças com OME podem exibir problemas no desenvolvimento da linguagem ou dificuldades de comunicação. Mais raramente, os pacientes se queixam de plenitude auricular intermitente ou dor no ouvido, zumbido e problemas de equilíbrio. Ao exame, a membrana timpânica pode estar translucente ou cinzenta com líquido (geralmente incolor ou âmbar), com níveis hidroaéreos ou bolhas atrás da membrana. Há perda do reflexo luminoso. Há redução da mobilidade da membrana timpânica à otoscopia pneumática. A avaliação pode incluir audiometria, timpanometria e, em lactentes, medidas das respostas auditivas do tronco encefálico.

A OME costuma melhorar espontaneamente dentro de 4 a 6 semanas. Se ela persistir por > 3 meses, a condição é chamada de OME crônica ou de otite média serosa crônica.

Os *colesteatomas* são acúmulos de epitélio ou queratina na orelha média que podem aumentar de tamanho, perfurar a membrana timpânica, envolver os ossículos ou destruir os tecidos circundantes. Os colesteatomas podem causar labirintite, perda auditiva, paralisias de nervos cranianos, vertigem, meningite, abscessos extradurais ou cerebrais e tromboflebite do seio lateral.

TRATAMENTO

Otite média com efusão

A OME é ser tratada com miringotomia e inserção de um tubo de timpanostomia. Nas crianças menores com obstrução nasal ou infecções recorrentes, pode-se considerar a adenoidectomia. Os medicamentos, incluindo anti-histamínicos, glicocorticoides ou antibióticos, não costumam ser úteis. As crianças sob risco para retardos de fala e linguagem podem necessitar de encaminhamento mais precoce para tratamento mais vigoroso.

MASTOIDITE AGUDA

Etiologia A mastoidite aguda é uma infecção grave com morbidade significativa apesar do tratamento antibiótico e cirúrgico. Essa condição é mais comum em crianças < 2 anos, mas pode ocorrer em qualquer idade. A mastoidite aguda costuma ser uma complicação da OMA, mas pode ocorrer sem OMA prévia clinicamente aparente. Nas crianças maiores com mastoidite aguda, os médicos devem suspeitar de colesteatoma.

A patogênese da mastoidite envolve a disseminação de microrganismos dos espaços da orelha média através do *aditus ad antrum* até as células aéreas da mastoide. A mastoidite *incipiente* consiste em fluido dentro das células aéreas da mastoide, sem destruição óssea dos septos ósseos, podendo progredir para a mastoidite *coalescente*, com destruição dos septos ósseos. A mastoidite aguda costuma causar abscesso subperiosteal lateralmente. Os microrganismos mais comumente envolvidos na mastoidite são *S. pneumoniae*, *Streptococcus pyogenes*, *H. influenzae*, *S. aureus* (incluindo cepas de *S. aureus* resistentes à meticilina [MRSA]) e *P. aeruginosa*.

Sinais e sintomas Os sintomas de mastoidite aguda incluem dor na orelha, febre, letargia ou agitação apesar do tratamento adequado da OMA. Os pacientes – especialmente aqueles com abscesso subperiosteal – podem apresentar eritema retroauricular, dor, calor, flutuação e protrusão do pavilhão auricular. O exame otoscópico mais comumente revela achados de OMA, podendo mostrar protrusão superoposterior do canal auditivo externo. As complicações da mastoidite incluem paralisia de nervo facial, labirintite, osteomielite de crânio, abscesso de lobo temporal, abscesso cerebelar, meningite, abscesso epidural, abscesso subdural, trombose de seio venoso ou abscesso de Bezold (um abscesso medial ao esternoclidomastóideo que forma trajetos na fáscia cervical profunda).

Avaliação A avaliação laboratorial revela elevação nos marcadores inflamatórios e leucocitose com neutrofilia. Não há necessidade de exames de imagem em crianças com história e apresentação clássicas, mas podem ser necessários na suspeita de complicações ou gravidade. A TC pode mostrar ruptura de septos ósseos, fluido, espessamento mucoso, espessamento periosteal, ruptura periosteal ou abscesso subperiosteal. A RM com gadolínio permite uma melhor visualização dos abscessos e de problemas vasculares.

Diagnóstico diferencial O diagnóstico diferencial da mastoidite aguda inclui celulite, otite externa, linfadenopatia retrocuricular, pericondrite e tumores, incluindo rabdomiossarcoma, sarcoma de Ewing e tumor miofibroblástico.

TRATAMENTO

Mastoidite

Os pacientes com mastoidite devem ser hospitalizados e tratados com antibióticos IV e miringotomia, com ou sem tubos de timpanostomia; se não houver melhora dentro de 48 horas, deve-se realizar a mastoidectomia. As amostras da timpanostomia ou miringotomia e da drenagem do abscesso subperiosteal devem ser encaminhadas para cultura e testes de sensibilidade. Dependendo das complicações, pode haver necessidade de drenagem ou procedimentos cirúrgicos adicionais.

A terapia antibiótica empírica IV para crianças sem OMA recorrente ou sem tratamento antibiótico recente consiste em vancomicina (se houver preocupação com MRSA ou *S. pneumoniae* resistente a antibióticos) ou uma cefalosporina (p. ex., cefepima ou ceftazidima). Os pacientes com OMA recorrente ou tratamento antibiótico recente devem receber vancomicina mais uma penicilina anti-*Pseudomonas*. os resultados das culturas e testes de sensibilidade orientarão as alterações nos antibióticos. A terapia antibiótica IV deve ser continuada por 7 a 10 dias, e os pacientes devem completar um curso de 4 semanas de antibióticos orais.

SINTOMAS SINUSAIS

Os sintomas sinusais são comumente causados por vírus respiratórios. Esses sintomas são considerados agudos se têm duração < 4 semanas, subagudos se duram 4 a 12 semanas e crônicos se ≥ 12 semanas. Além da infecção sinusal, o diagnóstico diferencial de rinite inclui resfriado comum, rinite alérgica (Cap. 352), rinite vasomotora, rinite medicamentosa por descongestionantes tópicos, rinite induzida por fármacos (p. ex., causada por ácido acetilsalicílico, ibuprofeno ou betabloqueadores), doença autoimune (p. ex., granulomatose com poliangeíte) e fístula liquórica cerebrospinal. A dor nos seios da face pode ser causada por cefaleias (Cap. 430), síndromes de dor facial, distúrbios temporomandibulares (Cap. 36) e patologias dentárias. O refluxo gastresofágico pode causar sintomas referidos para os seios da face. Os pacientes com diabetes mal controlado ou imunocomprometidos por outras razões podem apresentar infecções fúngicas invasivas rapidamente progressivas (Cap. 211). As infecções fúngicas mais indolentes devem ser consideradas em casos de sinusite recorrente ou resistente ao tratamento. Nas crianças, é importante considerar a presença de um corpo estranho como causa dos sintomas sinusais.

SINUSITE AGUDA

Definição e etiologia A *sinusite* é uma inflamação dos seios paranasais; a *rinossinusite* também envolve as vias aéreas nasais. A maioria dos casos de sinusite aguda é causada por vírus respiratórios. O diagnóstico de sinusite é uma causa importante de prescrição desnecessária de antibióticos em adultos: embora < 2% dos episódios de sinusite sejam causados por bactérias (mais comumente *S. pneumoniae*, *H. influenzae* e *M. catarrhalis*), os antibióticos são prescritos em > 70% das consultas por sinusite. Conforme os critérios das diretrizes clínicas, não mais do que 50% dos adultos – e provavelmente mais próximo de 20% – preenchem os critérios para a prescrição de antibióticos.

Sinais e sintomas Os sintomas de sinusite comumente incluem secreção nasal purulenta, plenitude ou congestão facial e pressão ou dor facial. Outros sintomas incluem febre; hiposmia ou anosmia; dor, pressão ou plenitude na orelha; gotejamento pós-nasal; halitose; dor de dente maxilar; tosse; e fadiga. Os fatores de risco para desenvolver sinusite incluem idade entre 45 e 65 anos, tabagismo, asma, viagem de avião e alergias.

Ao exame físico, a rinoscopia direta revela excesso de muco ou pus. Os pacientes podem apresentar hipersensibilidade à palpação dos seios maxilares e, nos casos graves, eritema e edema da mandíbula. A transiluminação sinusal não é acurada para o diagnóstico de sinusite.

Complicações As complicações da sinusite podem ser muito graves, mas são extremamente raras. Essas complicações podem incluir celulite orbital, osteomielite, meningite, abscessos intracranianos e trombose de seio cavernoso. Novos sintomas que podem indicar uma complicação da sinusite incluem confusão, fraqueza unilateral, proptose, limitação de movimentos oculares e alterações visuais agudas.

SINUSITE AGUDA RECORRENTE Os pacientes com quatro ou mais episódios de sinusite aguda em um ano, sem sinais ou sintomas entre os episódios, são considerados como apresentando sinusite aguda recorrente.

SINUSITE FÚNGICA INVASIVA A sinusite fúngica invasiva pode ocorrer em pacientes imunocomprometidos, como aqueles com diabetes não controlado ou receptores de transplantes, e deve ser considerada como uma emergência médica. A sinusite fúngica invasiva é causada por fungos Mucorales ou *Aspergillus* (Cap. 217). Os pacientes podem apresentar evolução rapidamente progressiva de rinossinusite, com dor e pressão facial, cefaleia e febre seguidas, depois de alguns dias, por envolvimento de nervos cranianos, edema orbital, celulite, proptose, quemose e oftalmoplegia. Os pacientes podem estar criticamente enfermos. A avaliação deve incluir endoscopia nasal com biópsia e RM com gadolínio como modalidade de imagem preferida.

SINUSITE NOSOCOMIAL A sinusite nosocomial ocorre em pacientes criticamente enfermos, geralmente naqueles com tubo nasotraqueal. A sinusite nosocomial deve ser suspeitada em pacientes hospitalizados com febre sem outra causa identificável.

TRATAMENTO

Sinusite aguda

Todos os pacientes com sinusite aguda devem ser orientados sobre os tratamentos sintomáticos, que podem incluir descongestionantes, analgésicos/antipiréticos, solução salina nasal e glicocorticoides intranasais. Os descongestionantes intranasais (p. ex., oximetazolina, dois jatos em cada narina 2×/dia por não mais que 5 dias) e os descongestionantes orais (p. ex., pseudoefedrina 12 h [120 mg] durante o dia) aliviam a dor, a pressão e a rinorreia. Analgésicos e antipiréticos, como paracetamol e AINEs (p. ex., ibuprofeno), solução salina nasal e irrigação nasal oferecem alívio. Os glicocorticoides intranasais podem ajudar, especialmente em pacientes com uma causa alérgica de sinusite. Como os pacientes podem estar acostumados a receber antibióticos, é importante fornecer uma explicação clara, indicar tratamentos baseados em sintomas e explanar as razões para reconsultas. Os sinais de alerta pelos quais os pacientes devem reconsultar incluem febre recorrente > 38,9°C, sintomas sinusais que pioram após uma melhora inicial e piora rápida de dor facial que se torna persistente, além de quaisquer outros sintomas preocupantes.

TABELA 35-2 ■ Indicações para o tratamento antibiótico da sinusite aguda

Indicação	Definição
Persistente	Sintomas com duração ≥ 10 dias
Grave	Febre > 38,9°C e secreção nasal purulenta ou dor nasal por pelo menos 3-4 dias consecutivos
Piora clínica	Novo início de febre, cefaleia ou piora da secreção nasal após uma infecção do trato respiratório superior que durou 5-6 dias e que mostrou melhora inicial

Nota: Nas populações típicas, cerca de 20% e não mais do que 50% dos adultos com sinusite preencherão os critérios para a prescrição de antibióticos.

Os critérios para a prescrição de antibióticos para a sinusite se baseiam nos sintomas (Tab. 35-2). Apenas os pacientes com sintomas persistentes, graves ou que estejam piorando, especialmente aqueles que já usaram descongestionantes e analgésicos por 2 a 4 dias, preenchem os critérios para a prescrição de antibióticos. O antibiótico de escolha é a amoxicilina/clavulanato (875/125 mg 2×/dia por 7 dias). A amoxicilina (875 mg VO 2×/dia por 7 dias) é uma alternativa. Para os pacientes com alergia leve à penicilina, a cefuroxima é uma opção razoável. Para aqueles com alergia grave à penicilina, a doxiciclina é uma alternativa razoável. Os macrolídeos são especificamente não recomendados para a sinusite devido às altas taxas de *S. pneumoniae* resistente aos macrolídeos.

Os pacientes que preenchem os critérios para a prescrição de antibióticos devem mostrar sinais de melhora após 3 a 5 dias de tratamento. Se isso não ocorrer, os esquemas de segunda linha incluem amoxicilina/clavulanato (2.000 mg/125 mg 2×/dia por 7 dias) ou levofloxacino, embora as fluorquinolonas estejam associadas a disglicemia, neuropatia e ruptura de tendões ou da aorta. Para os pacientes cuja condição ainda não tenha melhorado após 3 a 5 dias de tratamento com um antibiótico de segunda linha ou nos quais haja suspeita de complicação ou diagnóstico alternativo, o médico deve considerar o encaminhamento para um otorrinolaringologista e/ou a realização de exames de imagem. A modalidade de imagem preferencial é a TC sem contraste. Os pacientes com sinusite aguda recorrente podem se beneficiar da cultura nasal durante os episódios; de exames de imagem entre os episódios para a identificação de anormalidades anatômicas predisponentes; e da avaliação de causas alérgicas ou imunológicas.

Os pacientes com sinusite fúngica aguda devem ser tratados com agentes antifúngicos IV e costumam necessitar de desbridamento cirúrgico. Nos pacientes com sinusite nosocomial devem ser avaliados os fatores precipitantes (p. ex., intubação nasotraqueal), sendo empiricamente tratados com antibióticos de amplo espectro até que as culturas e testes de suscetibilidade estejam disponíveis.

SINUSITE CRÔNICA

Definição e etiologia A sinusite crônica é definida como a inflamação dos seios paranasais com duração > 12 semanas. É uma doença principalmente inflamatória e também pode estar associada a infecção aguda ou crônica ou a etiologias alérgicas, estruturais (p. ex., desvio de septo nasal ou pólipos) e imunológicas. As infecções virais repetidas podem levar à sinusite crônica. A colonização bacteriana ou a infecção crônica são importantes em alguns casos de sinusite crônica. *S. aureus* e bactérias Gram-negativas são comumente identificados. Os alérgenos e irritantes mais envolvidos são ácaros da poeira, mofo, fumaça de cigarro, fatores ocupacionais e outras toxinas transmitidas pelo ar. Os problemas funcionais ou imunológicos podem incluir o comprometimento da depuração mucociliar (p. ex., devido à fibrose cística) ou a imunodeficiência devido a medicamentos ou condições adquiridas. A sinusite crônica costuma coexistir com rinite alérgica e asma.

Sinais e sintomas Os sintomas cardinais de sinusite crônica são pressão ou dor facial, secreção nasal ou gotejamento pós-nasal, congestão e hiposmia ou anosmia. Os sintomas associados podem incluir fadiga, mal-estar, pressão auricular, rouquidão e tosse. O diagnóstico de inflamação sinusal deve ser confirmado por rinoscopia anterior, endoscopia nasal ou exames de imagem, pois até 40% dos pacientes com sintomas sinusais crônicos não apresentam alterações nas mucosas que evidenciem doença.

Em termos práticos, a sinusite crônica pode ser dividida em três tipos principais (em ordem decrescente de frequência): (1) sinusite crônica sem pólipos; (2) sinusite crônica com pólipos; e (3) sinusite fúngica alérgica. Em geral, a sinusite crônica sem pólipos é mais comum em mulheres, ocorre na infância e início da vida adulta e se caracteriza por apresentações de dor facial, costumando demonstrar predominância de linfócitos T_H1 em associação a infecção ou colonização bacteriana. A sinusite crônica com pólipos é mais comum em homens; ocorre na idade adulta; se caracteriza por apresentar redução ou perda do paladar, asma ou sensibilidade ao ácido acetilsalicílico (Cap. 287); e costuma demonstrar predomínio de linfócitos T_H2 em associação a inflamação eosinofílica, asma ou sensibilidade ao ácido acetilsalicílico. A rinossinusite fúngica alérgica também está associada à formação de pólipos; tipicamente ocorre em pacientes na faixa de 20 e 30 anos de idade em regiões quentes e úmidas e que apresentam outras doenças atópicas; e está associada a alergia mediada por IgE e eosinófilos (Cap. 217). O muco na rinossinusite fúngica alérgica apresenta classicamente coloração marrom-esverdeada, tem consistência de pasta de amendoim e inclui hifas viáveis de *Aspergillus* ou de outras espécies de fungos. A rinossinusite fúngica alérgica é resistente aos tratamentos clínicos.

Avaliação À rinoscopia anterior, são vistos pólipos como massas translucentes brancas, cinzentas, alaranjadas ou amareladas no meato médio. A modalidade de imagem preferida é a TC sem contraste. A rinossinusite fúngica alérgica pode ser unilateral; porém, pólipos ao exame físico ou de imagem e sintomas unilaterais, especialmente em associação a secreção sanguinolenta, devem aumentar a suspeita de tumor.

TRATAMENTO

Sinusite crônica

O tratamento inclui evitar desencadeadores identificáveis, como alérgenos, fumaça e irritantes. Os *sprays* e irrigações de solução salina oferecem alívio sintomático, sendo provável que as irrigações salinas de maior volume sejam mais efetivas. Os glicocorticoides intranasais, incluindo os *sprays* de mometasona e a fluticasona ou a irrigação de budesonida com maior potência e maior volume, formam a base do tratamento, em especial na sinusite crônica com pólipos. Os glicocorticoides intranasais reduzem o tamanho dos pólipos. A administração oral de glicocorticoides por 2 a 3 semanas é algumas vezes efetiva contra a sinusite crônica que não responde aos esteroides intranasais – novamente, em especial para os pacientes com pólipos. Os anti-histamínicos intranasais ou sistêmicos podem ajudar os pacientes cuja doença tenha um componente alérgico. Da mesma forma, os antagonistas dos leucotrienos, como o montelucaste, podem ser úteis.

Embora os antibióticos sejam frequentemente prescritos por 2 a 4 semanas para pacientes com sinusite crônica, há poucas evidências de que esses fármacos sejam efetivos. Evidências de qualidade modesta sustentam o uso por 3 meses de tratamento com macrolídeos para pacientes com sinusite crônica sem pólipos. Os agentes antifúngicos não demonstraram benefício contra nenhum subtipo de sinusite crônica. Os descongestionantes devem ser usados apenas esporadicamente e por curto prazo.

A cirurgia endoscópica sinusal melhora a qualidade de vida dos pacientes que apresentaram resposta inadequada ao tratamento clínico. Os pacientes com doença focal mais limitada podem apresentar melhores resultados. O objetivo da cirurgia é a remoção dos pólipos da cavidade nasal e dos seios paranasais. Para os pacientes com rinossinusite fúngica alérgica, o tratamento clínico é classicamente ineficaz, a cirurgia produz bons resultados, e os pacientes devem ser tratados com glicocorticoides perioperatórios. Nas crianças, a adenoidectomia pode ser efetiva em alguns casos. No futuro, a endotipagem imune pode permitir a seleção de tratamentos biológicos mais individualizados.

DOR DE GARGANTA E DOR CERVICAL

A dor de garganta não é sinônimo de faringite e também pode ser causada por abscessos nos espaços submandibular, retrofaríngeo e peritonsilar, tireoidite, refluxo gastresofágico, tumores e drenagem pós-nasal.

A faringite aguda, na qual os sintomas costumam estar presentes por dias, é mais comumente causada por vírus respiratórios; ela costuma ser causada por estreptococos β-hemolíticos do grupo A (EGA); e pode ser

TABELA 35-3 ■ Achados clínicos sugestivos de várias formas de faringite não estreptocócica

Achado(s) clínico(s) ou fator comportamental	Suspeita diagnóstica
Erupção escarlatiniforme	Estreptococos β-hemolíticos do grupo A ou *Arcanobacterium haemolyticum*
Tosse e otite média	*Haemophilus influenzae*
Sexo entre homens com sintomas urogenitais associados, sexo oral entre uma mulher e um homem com sintomas urogenitais atuais, dor de garganta persistente que não responde à penicilina	*Neisseria gonorrhoeae*
Viagem para regiões endêmicas, pseudomembrana ao exame	*Corynebacterium diphtheriae*
Dor de garganta persistente com sintomas broncopulmonares	*Mycoplasma pneumoniae*
Adenopatia acentuada (em especial envolvendo linfonodos cervicais posteriores ou auriculares), esplenomegalia, petéquias palatinas, úvula gelatinosa	Mononucleose infecciosa aguda
Novo parceiro sexual no mês anterior; febre, exantema, mialgias, cefaleia	Infecção aguda pelo HIV

causada por outras bactérias (incluindo *Neisseria gonorrhoeae*), pelo vírus Epstein-Barr (EBV) e pelo HIV. Ao exame físico, o eritema faríngeo está associado mais comumente a infecções virais, incluindo o resfriado comum e a influenza. O exsudato faríngeo não deve ser confundido com infecção por *Candida*, a qual se parece com queijo *cottage*, pode ser raspada e deixa uma superfície sangrante, nem com leucoplasia, a qual não pode ser raspada. A história e o exame físico podem ajudar a diferenciar a dor de garganta e a faringite de várias etiologias (Tab. 35-3).

FARINGITE ESTREPTOCÓCICA

O EGA é a única causa comum de dor de garganta que deve ser tratada com antibióticos. O principal objetivo na avaliação de adultos com dor de garganta é a identificação dos pacientes que provavelmente apresentam faringite por EGA. O tratamento antibiótico imediato dos adultos que provavelmente apresentam faringite estreptocócica pode reduzir os sintomas, prevenir a disseminação da doença e reduzir as complicações supurativas (p. ex., abscesso peritonsilar). As complicações não supurativas são raras. Nos países desenvolvidos, a prevalência de febre reumática (Cap. 148) é extremamente baixa, e o tratamento antibiótico não previne a glomerulonefrite pós-estreptocócica (Cap. 148).

A maioria dos pacientes com faringite não EGA tem várias formas de faringite viral e não necessita de antibióticos. Ainda assim, os médicos prescrevem antibióticos para a maioria dos adultos com dor de garganta. Ao usarem um simples algoritmo de escore clínico, os médicos podem predizer a presença ou ausência de EGA com acurácia suficiente, evitando a prescrição de antibióticos para pacientes com baixa probabilidade de apresentarem faringite estreptocócica. Embora haja algum papel para a testagem (ver "Avaliação", adiante), a maioria dos adultos com dor de garganta não necessita de um teste para EGA.

Cerca de 10% dos adultos com dor de garganta estão infectados por EGA. Entre as crianças com dor de garganta, a prevalência de EGA pode ser de até 35%, com as taxas atingindo um pico entre 5 e 15 anos de idade. A prevalência de EGA é maior no inverno e início da primavera. O risco de faringite estreptocócica é elevado em pessoas que trabalham na área da saúde e em creches, professores, pais de crianças pequenas e pacientes expostos a pessoas com faringite estreptocócica. Os médicos devem estar alertas para surtos locais de infecção por EGA, particularmente em ambientes militares e institucionais, onde a prevalência de EGA e o risco de febre reumática aguda pode ser elevado.

Avaliação Os critérios Centor consistem em quatro achados, cada um recebendo 1 ponto: (1) história de febre; (2) ausência de tosse; (3) linfadenopatia cervical anterior dolorosa; e (4) exsudato ou edema tonsilar. Os critérios Centor são fáceis de avaliar e estratificam de forma acurada

TABELA 35-4 ■ Critérios Centor e a probabilidade de faringite estreptocócica em adultos[a]

Nº de critérios preenchidos[b]	Probabilidade pós-avaliação (%)	Recomendação
0	2	Nenhum teste, nenhum antibiótico
1	3	Nenhum teste, nenhum antibiótico
2	8	Teste rápido
3	19	Teste rápido
4	41	Tratamento antibiótico empírico ou teste rápido

[a]Supondo uma probabilidade pré-teste de faringite estreptocócica para adultos de 10%.
[b]Os critérios são (1) história de febre, (2) ausência de tosse, (3) linfadenopatia cervical anterior dolorosa e (4) edema ou exsudato tonsilar. Cada critério recebe 1 ponto. Cerca de 40 a 60% dos adultos não preencherão nenhum critério ou apenas um deles; cerca de 20% preencherão os critérios para a prescrição de antibióticos.

os pacientes adultos com suspeita de faringite estreptocócica. Os pacientes sem nenhum ponto têm 2% de probabilidade de estarem infectados por EGA, enquanto aqueles com 4 pontos têm probabilidade de 41% (Tab. 35-4). Os critérios Centor apresentam uma área sob a curva de 0,79. Outros algoritmos de decisão clínica semelhantes aos critérios Centor podem não ter um desempenho tão bom, não são tão simples ou não foram tão rigorosamente avaliados.

Se o limiar de teste/nenhum tratamento for ajustado para 5%, para uma prevalência de EGA de cerca de 10%, os adultos que não preenchem nenhum ou apenas um critério Centor têm uma probabilidade de faringite por EGA tão baixa que não devem ser testados nem tratados com antibióticos. Os adultos que preenchem 2 ou 3 critérios Centor têm uma probabilidade intermediária de faringite por EGA; eles devem realizar um teste rápido de antígeno, e os resultados devem orientar o tratamento antibiótico. Para adultos que preenchem os 4 critérios Centor, é razoável realizar um teste rápido ou instituir o tratamento antibiótico empírico. Porém, algumas diretrizes recomendam – e algumas medidas de qualidade ambulatorial exigem – um teste de EGA em associação à prescrição de antibióticos em adultos, independentemente do número de critérios Centor encontrados.

Nas crianças, os critérios Centor são menos específicos, e a faringite estreptocócica deve ser confirmada por testagem. As crianças com sinais de faringite sem sinais de infecção viral (conjuntivite, coriza, tosse, rouquidão, lesões orais não exsudativas) devem realizar a testagem.

Fora dos Estados Unidos, como as complicações são raras e mesmo a faringite estreptocócica é autolimitada na grande maioria dos casos, algumas diretrizes não recomendam o uso do teste rápido para EGA nem o tratamento antibiótico rotineiro para dor de garganta.

Os médicos devem ter um limiar baixo para o diagnóstico e tratamento da faringite por EGA em pacientes com história de febre reumática aguda, pacientes com exposição estreptocócica documentada na semana anterior, pacientes que vivem em uma comunidade com epidemia atual de faringite estreptocócica e pacientes diabéticos ou imunocomprometidos por outras causas.

TESTES RÁPIDOS PARA ESTREPTOCOCOS Os testes rápidos de antígenos específicos para EGA têm sensibilidade de cerca de 80% e especificidade de cerca de 95%. Os resultados ficam disponíveis em minutos e podem ser usados para tomar decisões terapêuticas antes que o paciente deixe o consultório. Uma técnica de coleta inadequada pode afetar de maneira adversa a sensibilidade dos testes rápidos: os médicos devem esfregar as tonsilas e a faringe, tocando quaisquer áreas onde haja exsudato ou ulceração.

CULTURAS DE GARGANTA Uma cultura de *swab* único de garganta tem uma sensibilidade de cerca de 85 a 90%, conforme definido pelo isolamento de EGA em um segundo *swab*. Uma cultura de garganta também pode ser falsamente positiva para infecção verdadeira: alguns pacientes com cultura positiva para EGA podem ser apenas portadores não infectados, conforme definido pela não demonstração de aumento de quatro vezes nos anticorpos contra EGA – o teste padrão-ouro. Entre os adultos e crianças que consultam por dor de garganta, a especificidade do teste pode ser de apenas 50 a 70% devido aos pacientes que não exibem evidências sorológicas de infecção. As culturas de garganta não são recomendadas para a avaliação rotineira de adultos com dor de garganta. O modesto ganho na sensibilidade em relação ao teste rápido é superado pela demora de 24 a 48 horas para o resultado do teste, com o consequente atraso no alívio sintomático associado ao tratamento antibiótico.

A testagem indiscriminada para estreptococos em adultos com dor de garganta ou sintomas respiratórios deve ser desencorajada. Os testes rápidos para estreptococos e a cultura não diferenciam entre pacientes com infecção verdadeira e aqueles portadores de EGA (com taxas de portadores de até 20% em alunos em idade escolar e de cerca de 5% entre adolescentes e adultos jovens). Em adultos que não preenchem nenhum critério Centor ou que preenchem apenas 1 critério – 40 a 60% dos adultos com faringite –, um teste positivo tem alta chance de ser falsamente positivo e/ou de representar um portador de EGA.

Complicações As complicações da faringite estreptocócica são raras, mas incluem febre reumática aguda (Cap. 148), glomerulonefrite pós-estreptocócica (Cap. 148), escarlatina (Cap. 148), sinusite, abscesso peritonsilar e outras infecções invasivas por EGA.

TRATAMENTO

Faringite estreptocócica

Todos os pacientes com faringite – estreptocócica e não estreptocócica – devem receber analgésicos (paracetamol e AINEs). Gargarejos com solução salina, umidificação, alimentos pastosos e chá com mel aliviam a dor de garganta.

A penicilina é o antibiótico de escolha para a faringite estreptocócica (Tab. 35-5). A penicilina é um fármaco de espectro estreito, com baixo custo e bem tolerado ao qual nenhum isolado de EGA apresentou resistência. A amoxicilina é uma alternativa aceitável em crianças, pois está disponível em apresentação líquida palatável. Para os pacientes com alergia leve à penicilina, cefalexina e cefadroxila são boas alternativas. Para pacientes com alergia grave à penicilina, os médicos devem prescrever eritromicina, claritromicina ou clindamicina. Diferentemente de outras infecções para as quais as evidências emergentes sustentam cursos de antibióticos cada vez mais curtos, a faringite estreptocócica exige cursos mais longos (7-10 dias), os quais são mais efetivos.

Os glicocorticoides (p. ex., dexametasona, 10 mg como dose única por via oral) até agora foram pouco estudados como tratamento adjuvante para a dor de garganta e a faringite estreptocócica, não sendo recomendados. Esses fármacos podem resultar em redução da dor dentro de 24 horas, mas não reduzem o absenteísmo na escola ou no trabalho nem as taxas de recidiva. Mesmo cursos breves de esteroides estão associados a maiores taxas de sepse, sangramento gastrintestinal, insuficiência cardíaca congestiva, tromboembolismo venoso e fratura dentro de 30 dias.

A faringite estreptocócica e não estreptocócica deve melhorar em 3 a 5 dias. Os sintomas que devem levar os pacientes a buscarem atenção médica adicional incluem calafrios, edema cervical (exceto a linfadenopatia), problemas de deglutição, sialorreia e sintomas que persistem por > 5 dias sem melhora.

TABELA 35-5 ■ Tratamento antibiótico da faringite por estreptococos do grupo A

Antibiótico	Dose
Antibiótico de escolha	
Penicilina	500 mg VO 4×/dia ou 1.000 mg VO 2×/dia durante 10 dias
Alternativa para pacientes sem alergia à penicilina	
Amoxicilina	500 mg VO 2×/dia ou 1.000 mg 1×/dia durante 10 dias
Alternativas para pacientes alérgicos à penicilina sem anafilaxia	
Cefalexina	500 mg VO 2×/dia durante 10 dias
Cefadroxila	1 g VO 1×/dia durante 10 dias
Alternativas para pacientes com alergia grave à penicilina	
Eritromicina	250-500 mg VO 4×/dia ou 500-1.000 mg VO 2×/dia durante 5 dias
Claritromicina	500 mg VO 2×/dia durante 5 dias
Clindamicina	300 mg VO 3×/dia durante 10 dias

FARINGITE NÃO ESTREPTOCÓCICA

Mononucleose infecciosa aguda Uma infecção nova por EBV pode ser a causa de faringite em 1 a 6% dos adultos jovens (Cap. 194). O EBV raramente causa faringite em adultos > 40 anos de idade. A síndrome aguda completa, que está presente em apenas cerca de um quarto dos pacientes com mononucleose infecciosa, se caracteriza por uma tríade de achados clínicos, hematológicos e sorológicos. A apresentação clínica é tipificada pelo desenvolvimento ao longo de vários dias de mal-estar, febre, dor de garganta e adenopatia acentuada que é particularmente evidente nos linfonodos cervicais. Ao exame físico, a adenopatia acentuada é quase sempre documentada, sendo mais específica para a mononucleose quando há envolvimento dos linfonodos cervicais posteriores ou auriculares posteriores. Costuma-se observar esplenomegalia e faringite exsudativa com edema tonsilar proeminente, petéquias palatinas e uma úvula gelatinosa. Os achados hematológicos clássicos são uma contagem absoluta de linfócitos > 4.000/μL ou uma contagem relativa de linfócitos > 50% com achados morfológicos "atípicos" em > 10% dos linfócitos. O achado sorológico característico é o anticorpo heterófilo, o qual é detectável em apenas 40% dos pacientes durante a primeira semana de doença, mas em 80 a 90% dos pacientes até a terceira semana.

Outras faringites bacterianas Estreptococos não do grupo A (especialmente estreptococos dos grupos C e G), *Mycoplasma pneumoniae*, *Chlamydia pneumoniae*, *N. gonorrhoeae* e *H. influenzae* foram associados a dor de garganta em alguns estudos. Embora não tenha sido comprovado que o tratamento antibacteriano acelere a resolução dos sinais e sintomas de qualquer um desses tipos de faringite não estreptocócica, o tratamento antibiótico está indicado se as culturas de garganta de um paciente com dor de garganta persistente mostrarem estreptococos do grupo C ou grupo G.

SÍNDROME DE LEMIERRE A síndrome de Lemierre consiste em tromboflebite séptica da veia jugular interna acompanhada de infecções metastáticas, mais comumente dos pulmões, mas com o possível envolvimento das articulações, ossos, fígado, meninges e cérebro. A síndrome de Lemierre é mais comumente causada por *Fusobacterium necrophorum*, embora também possa ser causada por espécies de *Bacteroides, Eikenella, Streptococcus, Peptostreptococcus* ou por outros gêneros de bactérias. Essa síndrome provavelmente ocorre com maior frequência em pacientes masculinos. Os médicos devem considerar a síndrome de Lemierre em pacientes adolescentes ou adultos jovens com faringite não causada por EGA que não melhoram, particularmente se for acompanhada por calafrios, dor ou edema cervical e outros sintomas extrafaríngeos.

FARINGITE GONOCÓCICA A *N. gonorrhoeae* pode ser a causa de faringite em 1% dos pacientes adultos que buscam atenção primária por dor de garganta, embora a infecção gonocócica da faringe costume ser assintomática. Quando há sintomas, a gonorreia faríngea pode variar de leve a grave, com faringite protraída caracterizada por dor, febre e exsudato faríngeo. A faringite gonocócica deve ser suspeitada em homens que fazem sexo com homens e que apresentem sintomas associados de infecção urogenital, em mulheres que tenham praticado sexo oral com um homem com gonorreia genital e em qualquer pessoa que apresente dor de garganta persistente que não tenha respondido ao tratamento para uma suposta faringite estreptocócica.

DIFTERIA A difteria, causada por *Corynebacterium diphtheriae*, é endêmica nos países em desenvolvimento (Cap. 150). A difteria produz apenas faringite leve sob a pseudomembrana cinzenta característica.

INFECÇÃO AGUDA POR HIV Os médicos devem considerar a infecção aguda pelo HIV em pacientes com dor de garganta, particularmente quando associada a cefaleia, febre, mialgias, linfadenopatia, anorexia e erupção cutânea (Cap. 202). Entre os pacientes com infecção aguda pelo HIV, cerca de metade apresenta dor de garganta. Porém, na maioria das situações nos Estados Unidos, apenas cerca de 1% dos pacientes com sintomas virais ou do tipo mononucleose têm infecção aguda pelo HIV.

ABSCESSOS DE CABEÇA E PESCOÇO

Os abscessos de cabeça e pescoço são mais comuns entre os pacientes com diabetes, os quais são imunocomprometidos, e entre os idosos. Tais abscessos costumam ser uma complicação de infecções dentárias e gengivais, faríngeas ou de ductos salivares; linfadenite; infecções da orelha; infecções sinusais; cistos congênitos; e uso de drogas IV. O reconhecimento imediato é importante, pois os abscessos de cabeça e pescoço podem causar comprometimento da via aérea devido a edema ou efeito de massa. Os abscessos de cabeça e pescoço podem acompanhar os planos fasciais e se disseminar para o mediastino (onde podem causar mediastinite, derrames pleurais, empiema ou pericardite), bainha carotídea, base do crânio e meninges. Os abscessos de cabeça e pescoço também têm sido associados a pneumonia aspirativa, fascite necrosante, síndrome de Lemierre e síndrome do choque tóxico.

Os *abscessos submandibulares* geralmente resultam de um dente infectado ou extraído e podem causar angina de Ludwig, um edema do assoalho da boca que pode aumentar de tamanho e deslocar posteriormente a língua.

Os *abscessos peritonsilares*, os quais podem ocorrer predominantemente em homens, geralmente resultam de faringite bacteriana complicada e se apresentam com febre, disfagia, dor de garganta profunda (que requer que o paciente salive para evitar a deglutição da saliva), trismo e "voz de batata quente" (incapacidade de articular, como se o paciente tivesse alimento quente na boca). É provável que os pacientes apresentem abaulamento unilateral do palato, geralmente com desvio da úvula. Os abscessos peritonsilares são causados por estreptococos do grupo *viridans*, estreptococos β-hemolíticos, *F. necrophorum*, *S. aureus*, *Prevotella* e *Bacteroides*.

Os *abscessos retrofaríngeos* costumam se apresentar após uma infecção respiratória alta em crianças com dor de garganta, disfagia, dor cervical profunda, rigidez de nuca, trismo e sialorreia. A parede faríngea pode estar deslocada, mas o edema ou abscesso podem não estar aparentes ao exame. Nos casos graves, os pacientes podem apresentar dispneia e estridor.

Os pacientes com suspeita de abscessos de cabeça e pescoço, com a possível exceção dos pacientes com abscessos peritonsilares evidentes, devem ser submetidos à TC.

TRATAMENTO

Abscessos de cabeça e pescoço

As bases do tratamento para abscessos de cabeça e pescoço são providenciar a garantia da via aérea, a drenagem cirúrgica e a administração de antibióticos IV. Para garantir a via aérea, a ventilação com máscara ou a intubação oral podem não ser efetivas, podendo haver necessidade de intubação oral com fibra óptica ou traqueostomia. O abscesso peritonsilar pode ser manejado com aspiração por agulha e/ou tonsilectomia. Outros abscessos de cabeça e pescoço necessitam de incisão e drenagem. Os antibióticos IV selecionados devem cobrir estreptococos, anaeróbios e, possivelmente, *S. aureus*. Os antibióticos frequentemente usados incluem ampicilina/sulbactam, clindamicina mais ceftriaxona, ou meropeném. Para alguns abscessos com controle adequado da fonte por meio de incisão e drenagem, a penicilina pode ser tão efetiva quanto os agentes de espectro mais amplo.

EPIGLOTITE

Em associação com disfagia, odinofagia, rouquidão e estridor ou taquipneia, a supraglotite ou epiglotite deve ser considerada em adultos com dor de garganta. A epiglote inflamada e aumentada de tamanho faz protrusão para dentro da orofaringe. Os pacientes podem estender o pescoço ou inclinarem-se para frente e salivar as secreções orais para evitar a deglutição. A epiglotite pode causar "voz de batata quente". As tentativas de examinar ou coletar um *swab* da faringe posterior ou de obter material para cultura podem provocar laringospasmo e só devem ser feitas cuidadosamente em ambiente controlado. Como a obstrução da via aérea pode ameaçar a vida de forma aguda, o paciente com epiglotite deve ser observado em ambiente hospitalar, devendo ser fortemente considerado o exame em bloco cirúrgico, onde uma via aérea pode ser imediatamente estabelecida por um cirurgião experiente. Embora não seja necessária para o diagnóstico, uma radiografia cervical lateral pode demonstrar o edema de epiglote chamado de "sinal do polegar".

Em adultos, o tratamento conservador sob observação é suficiente na maioria dos casos, mas a intubação por um médico experiente ou a traqueostomia podem ser necessárias. Os tratamentos também incluem umidificação com soro fisiológico nebulizado ou oxigênio umidificado e a administração de glicocorticoides, antibióticos IV e epinefrina nebulizada.

O *H. influenzae*, a causa mais comum de supraglotite em crianças, é menos comum em adultos. Outros microrganismos responsáveis em adultos são *S. pneumoniae*, *S. pyogenes* e *S. aureus*. A vacina contra *H. influenzae* tipo b levou a uma redução acentuada na epiglotite de forma global, com grandes reduções entre crianças menores; porém, a incidência de supraglotite e epiglotite em adultos pode estar aumentando.

LARINGITE

A laringite – inflamação da laringe e estruturas adjacentes – é mais comumente causada por ITRSs virais. Nas crianças, o vírus parainfluenza pode causar crupe, ou laringotraqueobronquite, a qual se caracteriza por uma tosse "ladrante", mas que também pode incluir laringite.

Além dos vírus, a laringite pode ser causada raramente por bactérias e fungos. A laringite bacteriana pode ser uma complicação da laringite viral, ocorrendo cerca de 7 dias após o início da doença. As bactérias mais comumente envolvidas são *S. pneumoniae*, *H. influenzae* e *M. catarrhalis*. A laringite fúngica é provavelmente mais rara, mas deve ser considerada em pacientes imunossuprimidos ou que foram recentemente tratados com fármacos antibacterianos.

As causas não infecciosas de laringite incluem trauma vocal (p. ex., por gritar, berrar ou cantar alto), lesões por inalação, alergias, doença do refluxo gastresofágico (refluxo laringofaríngeo), asma e poluição. Os pacientes imunossuprimidos estão sob risco para infecções por herpes-vírus, HIV e coxsackievírus. Os tabagistas estão sob risco elevado de câncer e outras infecções.

A laringite se caracteriza por uma voz áspera, rouca ou ofegante, algumas vezes progredindo para a perda completa da voz. A laringite pode estar associada a tosse seca e a dor de garganta anterior; os pacientes costumam apresentar pigarro. O exame físico em pacientes que podem apresentar laringite deve se concentrar na cabeça, pescoço e pulmões, mas o diagnóstico de laringite costuma se basear na anamnese. Se houver necessidade de visualização das pregas vocais, o exame indireto com um espelho ou laringoscópio flexível geralmente mostra eritema e edema das pregas vocais e estruturas adjacentes.

TRATAMENTO

Laringite

A laringite á geralmente autolimitada, durando cerca de 3 a 7 dias, mas podendo durar até 14 dias. É fundamental fazer repouso da voz. A umidificação e hidratação da via aérea deve ajudar. Os pacientes com probabilidade de apresentar refluxo laringofaríngeo devem evitar os alimentos e comportamentos que induzem refluxo gastresofágico e devem usar medicamentos antirrefluxo. Em estudos controlados e randomizados, os antibióticos não se mostraram efetivos na redução dos sintomas objetivos de laringite.

Os sinais de alerta para a avaliação e o monitoramento de emergência incluem dispneia, estridor, disfagia, odinofagia, sialorreia e postura que possa indicar epiglotite. O encaminhamento para um otorrinolaringologista deve ser considerado para os pacientes que dependem de sua voz para trabalhar, como os cantores e os professores. Uma história de tabagismo ou perda ponderal deve aumentar a suspeita de câncer. Sintomas com duração > 3 semanas devem levar ao encaminhamento imediato para um otorrinolaringologista ou fonoaudiólogo.

LEITURAS ADICIONAIS

Centor RM, Linder JA: Web exclusive. Annals on call—*Fusobacterium* pharyngitis debate. Ann Intern Med 171:OC1, 2019.

Chua KP et al: Appropriateness of outpatient antibiotic prescribing among privately insured US patients: ICD-10-CM based cross sectional study. BMJ 364:k5092, 2019.

Lieberthal AS et al: Clinical practice guideline: The diagnosis and management of acute otitis media. Pediatrics 131:e964, 2013.

Rowe TA, Linder JA: Novel approaches to decrease inappropriate ambulatory antibiotic use. Expert Rev Anti Infect Ther 17:511, 2019.

Sanchez GV et al: Core elements of outpatient antibiotic stewardship. MMWR Recomm Rep 65:1, 2016.

36 Manifestações orais das doenças

Samuel C. Durso

Como médicos de assistência primária e consultores, os internistas frequentemente são solicitados a avaliar pacientes com doenças dos tecidos moles da boca, dos dentes e da faringe. É necessário conhecer o ambiente oral e as suas estruturas singulares para orientar o paciente quanto aos procedimentos preventivos e reconhecer as manifestações orais de doenças locais ou sistêmicas (Cap. A3). Além disso, os internistas muitas vezes colaboram com dentistas na assistência a pacientes com uma variedade de distúrbios clínicos que afetam a saúde oral ou que são submetidos a procedimentos dentários que elevam o risco de complicações clínicas.

DOENÇAS DOS DENTES E DAS ESTRUTURAS PERIODONTAIS

A formação do dente começa durante a sexta semana de vida embrionária e prossegue até os 17 anos de idade. Os dentes começam a se desenvolver no útero e continuam até após a sua irrupção. Geralmente, por volta dos 3 anos, todos os 20 dentes decíduos irromperam e, por volta dos 13 anos, todos caíram. Os dentes permanentes, que totalizam 32, começam a irromper por volta dos 6 anos e já estão completamente erupcionados por volta dos 14 anos, embora os terceiros molares (dentes de siso) possam irromper mais tarde.

O dente erupcionado consiste em uma *coroa* visível coberta com esmalte, bem como uma raiz escondida abaixo da linha gengival e coberta com *cemento* semelhante a osso. A *dentina*, um material mais denso que o osso e intensamente sensível à dor, forma a maior parte da substância do dente, circundando um núcleo de *polpa* mixomatosa contendo o suprimento vascular e nervoso. O dente é mantido firmemente na fossa alveolar pelo *periodonto*, composto por estruturas de sustentação que compreendem as gengivas, o osso alveolar, o cemento e o ligamento periodontal. Esse último une firmemente o cemento do dente ao osso alveolar. Acima desse ligamento, há um colar de gengiva fixado logo abaixo da coroa. Alguns milímetros de gengiva livre (1-3 mm) sobrepõem-se à base da coroa, formando um sulco raso ao longo da margem da gengiva com o dente.

Cáries dentárias, doença pulpar e periapical e complicações As cáries dentárias geralmente começam assintomaticamente como um processo infeccioso destrutivo do esmalte. Bactérias – principalmente *Streptococcus mutans* – colonizam a película que serve de tampão orgânico (*placa*) na superfície do dente. Se não forem removidas pela escovação ou pela ação de limpeza e antibactericida natural da saliva, os ácidos bacterianos podem desmineralizar o esmalte. As fissuras e fendas nas superfícies de oclusão são os locais mais frequentes de deterioração precoce. As superfícies entre os dentes, adjacentes às restaurações dentárias e raízes expostas, também são vulneráveis, particularmente à medida que as pessoas envelhecem. Com o tempo, as cáries dentárias se estendem para a dentina subjacente, acarretando cavitação do esmalte. Sem tratamento, as cáries penetrarão na polpa do dente, produzindo *pulpite aguda*. Nesse estágio, quando a infecção da polpa é limitada, o dente pode tornar-se sensível à percussão, bem como ao calor e ao frio, e a dor melhora de imediato quando o estímulo irritante é removido. Se a infecção disseminar-se para toda a polpa, ocorre *pulpite irreversível*, ocasionando *necrose pulpar*. Nesse estágio tardio, a dor pode ser grave e apresentar uma qualidade em pontada ou pulsátil visceral que pode piorar quando o paciente deita. Quando a necrose pulpar é completa, a dor pode ser constante ou intermitente, porém se perde a sensibilidade ao frio.

O tratamento da cárie envolve a remoção do tecido duro amolecido e infectado e a restauração da estrutura do dente com amálgama de prata, composto de resina, ouro ou ionômero de vidro. Depois que a pulpite irreversível ocorre, o tratamento do canal da raiz é necessário, devendo ser removido o conteúdo da câmara da polpa e dos canais da raiz seguido de limpeza completa e preenchimento com material inerte. Alternativamente, o dente pode ser extraído.

A infecção da polpa leva à formação de *abscesso periapical*, que pode produzir dor na mastigação. Se a infecção for leve e crônica, será formado um *granuloma periapical* ou, posteriormente, um *cisto periapical*, ambos acarretando radiotransparência no ápice da raiz. Quando não identificado, o abscesso periapical pode erodir no osso alveolar, produzindo osteomielite; penetrar e drenar através das gengivas, produzindo uma parúlide (abscesso gengival); ou seguir ao longo dos planos fasciais profundos, resultando em celulite agressiva (angina de Ludwig) que envolve o espaço submandibular e o assoalho da boca (Cap. 177). Pacientes idosos, portadores de diabetes melito e aqueles que tomam glicocorticoides podem apresentar pouca ou nenhuma dor ou febre quando essas complicações se desenvolvem.

Doença periodontal Doença periodontal e cáries dentárias são causas primárias da perda dentária. Como as cáries, a infecção crônica da gengiva e das estruturas de sustentação do dente começa com a formação da placa bacteriana. O processo inicia na linha da gengiva. Placa e *cálculo* (placa calcificada) são preveníveis pela higiene dentária oral, incluindo limpeza profissional periódica. Se essa condição não for interrompida, ocorre inflamação crônica que causa hiperemia da gengiva livre e fixa (*gengivite*), que sangra com escovação. Se for ignorada, ocorre *periodontite* grave, levando ao aprofundamento dos sulcos fisiológicos e destruição do ligamento periodontal. Bolsas gengivais se desenvolvem ao redor dos dentes. À medida que o periodonto é destruído (incluindo o osso de suporte), os dentes se desprendem. Tem sido proposto um papel para a inflamação crônica resultante da doença periodontal na promoção da doença arterial coronariana e acidente vascular cerebral (AVC). Estudos epidemiológicos demonstram uma associação moderada, mas significativa, entre inflamação periodontal crônica e aterogênese, embora um papel causal ainda não tenha sido comprovado.

As formas agudas e agressivas de doença periodontal são menos comuns que as formas crônicas anteriormente descritas. Entretanto, se o paciente estiver vulnerável ou for exposto a um novo patógeno, pode ocorrer doença rapidamente progressiva e destrutiva do tecido periodontal. Um exemplo virulento é a *gengivite ulcerativa necrosante aguda*. As manifestações incluem inflamação gengival súbita, ulceração, sangramento, necrose gengival interdentária e halitose fétida. A *periodontite juvenil localizada*, observada em adolescentes, é particularmente destrutiva e parece estar associada à deficiência de quimiotaxia neutrofílica. A *periodontite relacionada com a Aids* lembra a gengivite ulcerativa necrosante aguda em alguns pacientes e uma forma mais destrutiva de periodontite crônica adulta em outros. Ela também pode produzir um processo destrutivo tipo gangrena dos tecidos moles orais e osso que lembra a *noma*, uma condição infecciosa observada em crianças gravemente desnutridas nos países em desenvolvimento.

Prevenção das cáries dentárias e da infecção periodontal Apesar da prevalência reduzida de cáries dentárias e doença periodontal nos Estados Unidos, devido, em grande parte, à fluoretação da água e à melhora da assistência odontológica, respectivamente, ambas as doenças são um importante problema de saúde pública mundialmente, particularmente em certos grupos. O internista deve promover cuidados dentários e de higiene preventivos como parte da consulta de rotina. As populações sob alto risco de cáries dentárias e doença periodontal incluem aquelas com hipossalivação e/ou xerostomia, diabetes, alcoolismo, tabagismo, síndrome de Down e hiperplasia gengival. Além disso, pacientes com dificuldade de acesso aos cuidados dentários (p. ex., com nível socioeconômico baixo) e pacientes com capacidade reduzida de autocuidado (p. ex., indivíduos com incapacidades, residentes em instituições de saúde e aqueles com demência ou deficiência nos membros superiores) são acometidos de maneira desproporcional. É importante fornecer aconselhamento sobre higiene dentária regular e limpeza profissional, uso de pasta de dentes que contenha flúor, tratamentos profissionais com flúor e uso de escovas de dentes elétricas (para pacientes com destreza limitada), e também instruir os cuidadores de pessoas com incapacidade de autocuidado. Custo, medo do cuidado dentário e diferenças de língua e cultura podem criar barreiras que impedem que algumas pessoas procurem serviços dentários preventivos.

Doença sistêmica e do desenvolvimento que afeta os dentes e o periodonto Além da questão estética, a *má oclusão* é o problema do desenvolvimento oral mais comum, podendo interferir na mastigação, a menos que seja corrigida por técnicas ortodônticas e cirúrgicas. Terceiros molares impactados são comuns e ocasionalmente se infectam ou sofrem erupção em um espaço insuficiente. Prognatismo adquirido por *acromegalia* também pode ocasionar má oclusão, assim como a deformidade da maxila e da mandíbula por *doença de Paget* óssea. Irrupção dentária tardia, queixo retraído e língua protrusa são características ocasionais do *cretinismo* e do *hipopituitarismo*. Os pacientes com sífilis congênita têm incisivos que se estreitam e são chanfrados (*de Hutchinson*), assim como coroas molares finamente nodulares (em *amora*). A *hipoplasia do esmalte* resulta em defeitos da coroa que variam de orifícios a fissuras profundas nos dentes decíduos ou permanentes. Algumas causas incluem infecção intrauterina (sífilis, rubéola), deficiência de vitamina (A, C ou D), distúrbios do metabolismo do cálcio (má absorção, raquitismo resistente à vitamina D, hipoparatireoidismo), prematuridade, febre alta ou defeitos hereditários raros (*amelogênese imperfeita*). A tetraciclina, administrada em doses suficientemente altas para crianças de até 8 anos, pode produzir hipoplasia e manchas do esmalte. A doxiciclina não causa descoloração permanente dos dentes em crianças apesar dos alertas incluídos para todos os antibióticos da classe das tetraciclinas. A exposição a pigmentos endógenos pode manchar os dentes em desenvolvimento; as etiologias incluem *eritroblastose fetal* (esverdeado ou preto-azulados), doença hepática congênita (esverdeados ou castanho-amarelados) e porfiria (vermelhos ou castanhos emitindo fluorescência à luz ultravioleta). O *esmalte mosqueado* ocorre se a criança ingerir flúor em excesso durante o desenvolvimento. O desgaste do esmalte é observado com a idade, bruxismo ou exposição excessiva a ácido (p. ex., refluxo gástrico crônico ou bulimia). A doença celíaca está associada a defeitos de esmalte inespecíficos nas crianças, porém não nos adultos.

A perda dentária total ou parcial resultante da periodontite é verificada na neutropenia cíclica, síndrome de Papillon-Lefévre, síndrome de Chédiak-Higashi e leucemia. A perda dentária focal rápida é mais frequentemente consequência de infecção, porém causas mais raras incluem histiocitose de células de Langerhans, sarcoma de Ewing, osteossarcoma e linfoma de Burkitt. A queda precoce dos dentes primários é uma característica da *hipofosfatasia*, um erro inato raro do metabolismo.

A gravidez pode produzir gengivite e *granulomas piogênicos* localizados. Ocorre doença periodontal grave no diabetes melito não controlado. O *crescimento gengival excessivo induzido por fármacos* pode ser causado por anticonvulsivantes, bloqueadores dos canais de cálcio e imunossupressores, embora o cuidado dental diário de qualidade possa prevenir ou reduzir sua ocorrência. A *fibromatose gengival familiar idiopática* e vários distúrbios relacionados a síndromes causam condições similares. A interrupção da medicação pode reverter a forma medicamentosa, embora a cirurgia possa ser necessária para controlar ambas. O *eritema gengival linear* é variavelmente observado em pacientes com infecção avançada pelo HIV e provavelmente representa imunodeficiência e atividade neutrofílica diminuída. O edema gengival difuso ou focal pode ser uma característica da leucemia mielomonocítica aguda precoce ou tardia, assim como de outros distúrbios linfoproliferativos. Um sinal raro, porém patognomônico, da granulomatose com poliangeíte é uma gengivite granulosa roxo-avermelhada (*gengivas em morango*).

DOENÇAS DA MUCOSA ORAL

Infecções A maioria das doenças da mucosa oral envolve microrganismos (Tab. 36-1).

Lesões pigmentadas Ver Tabela 36-2.

Doenças dermatológicas Ver Tabelas 36-1, 36-2 e 36-3 e Caps. 56-61.

Doenças da língua Ver Tabela 36-4.

Doença causada pelo HIV e Aids Ver Tabelas 36-1, 36-2, 36-3 e 36-5; Cap. 202.

Úlceras A ulceração é a lesão da mucosa oral mais comum. Embora possa haver muitas causas, o paciente e o padrão das lesões, incluindo a presença de características sistêmicas, estreitam o diagnóstico diferencial (Tab. 36-1). As úlceras mais agudas são dolorosas e autolimitadas. As úlceras aftosas recorrentes e a infecção pelos herpes simples constituem a maioria dos casos. Úlceras aftosas persistentes e profundas podem ser idiopáticas ou acompanhar a infecção por HIV/Aids. As lesões aftosas são frequentemente sintomas de apresentação na *síndrome de Behçet* (Cap. 364). Lesões de aparência semelhante, porém menos dolorosas, podem ocorrer na artrite reativa, e úlceras aftosas estão ocasionalmente presentes durante fases do *lúpus eritematoso sistêmico* ou *discoide* (Cap. 360). Úlceras semelhantes a aftas são observadas na *doença de Crohn* (Cap. 326), mas, diferentemente da variedade aftosa comum, podem exibir inflamação granulomatosa no exame histológico. Aftas mais recorrentes são mais predominantes em pacientes com *doença celíaca* e sofrem remissão com a eliminação do glúten.

Mais preocupantes são as úlceras crônicas relativamente indolores e as placas vermelhas/brancas (eritroplasia e leucoplasia) com > 2 semanas de duração. O carcinoma de células escamosas e a displasia pré-maligna devem ser considerados precocemente, obtendo-se biópsia diagnóstica. Esse conhecimento e o procedimento são de grande importância porque a doença maligna em estágio inicial é muito mais tratável do que a doença em estágio tardio. Locais de alto risco são o lábio inferior, o assoalho da boca, as partes ventral e lateral da língua, bem como o complexo palato mole-pilar tonsilar. Fatores de risco significativos de câncer oral em países ocidentais incluem exposição ao sol (lábio inferior), assim como uso de tabaco e álcool e infecção por papilomavírus humano. Na Índia e em alguns outros países da Ásia, o uso de tabaco sem fumaça misturado com noz-de-areca, cal hidratada e condimentos é uma causa comum de câncer oral. As causas mais raras de úlceras orais crônicas, como tuberculose, infecção fúngica, granulomatose com poliangeíte e granuloma em linha média, podem parecer semelhantes ao carcinoma. O diagnóstico correto depende do reconhecimento de outras características clínicas e da realização de uma biópsia da lesão. O cancro sifilítico é indolor e, por isso, passa facilmente despercebido. Sempre há linfadenopatia regional. A etiologia sifilítica é confirmada com testes bacterianos e sorológicos apropriados.

Distúrbios de fragilidade da mucosa comumente resultam em úlceras orais dolorosas que não cicatrizam em 2 semanas. O *penfigoide de membrana mucosa* e o *pênfigo vulgar* são os principais distúrbios adquiridos. Embora as manifestações clínicas sejam frequentemente distintas, uma biópsia ou exame imuno-histoquímico deve ser feita para diagnosticar essas entidades e distingui-las do *líquen plano* e de reações medicamentosas.

Doenças hematológicas e nutricionais É mais provável que os internistas encontrem mais pacientes com distúrbios hematológicos adquiridos do que congênitos. O sangramento deve cessar em 15 minutos após um trauma menor e dentro de 1 hora após a extração dentária, se for aplicada pressão local. A hemorragia mais prolongada, se não ocorrer por lesão continuada ou ruptura de um grande vaso, deve levar à investigação de uma anormalidade da coagulação. Além do sangramento, petéquias e equimoses tendem a ocorrer na linha de vibração entre os palatos mole e duro em pacientes com disfunção plaquetária ou trombocitopenia.

Todas as formas de leucemia, mas em particular a *leucemia mielomonocítica aguda*, podem causar hemorragia gengival, úlceras e aumento da gengiva. Úlceras orais são uma característica da agranulocitose, e úlceras e mucosite são frequentemente complicações graves de quimioterapia e radioterapia para cânceres hematológicos e outros. A *síndrome de Plummer-Vinson* (deficiência de ferro, estomatite angular, glossite e disfagia) eleva o risco de câncer de células escamosas oral e câncer esofágico na membrana tecidual pós-cricóidea. Papilas atróficas, bem como língua eritematosa e ardente, podem ocorrer na anemia perniciosa. As deficiências nas vitaminas do grupo B produzem muitos desses sintomas, além de ulceração oral e queilose. As consequências do *escorbuto* incluem edema e hemorragia gengival, úlceras e dentes frouxos.

CAUSAS NÃO DENTÁRIAS DA DOR ORAL

A maioria das dores orais origina-se da polpa dentária ou dos tecidos periodontais inflamados ou lesionados. As causas não odontogênicas são frequentemente negligenciadas. Na maioria dos casos, a odontalgia é previsível e proporcional ao estímulo aplicado, detectando-se um distúrbio identificável (p. ex., cáries, abscessos). A anestesia local elimina a dor oriunda de estruturas dentárias ou periodontais, mas não as dores referidas. A causa mais comum de origem não dentária é a dor miofascial referida a partir dos músculos da mastigação, que se tornam sensíveis e doloridos com o uso aumentado. Muitos pacientes com dor apresentam *bruxismo* (ranger dos dentes) secundário ao estresse e à ansiedade. O *distúrbio da articulação temporomandibular* está estreitamente relacionado. Ele afeta ambos os sexos, com prevalência maior entre as mulheres. As características são dor, limitação dos movimentos mandibulares e ruídos na articulação temporomandibular. As etiologias são complexas; a má oclusão não exerce o papel predominante que outrora lhe foi atribuído. A *osteoartrite* é uma causa comum de dor à mastigação. Medicação anti-inflamatória, repouso da mandíbula, alimentos pastosos e calor oferecem alívio. A articulação temporomadibular está envolvida em 50% dos pacientes com *artrite reumatoide*, e seu envolvimento é geralmente uma característica tardia da doença grave. A dor pré-auricular bilateral, principalmente de manhã, limita a amplitude dos movimentos.

TABELA 36-1 ■ Lesões vesiculares, bolhosas ou ulcerativas da mucosa oral

Condição	Localização habitual	Manifestações clínicas	Evolução
Doenças virais			
Gengivoestomatite herpética aguda primária (HSV tipo 1; raramente tipo 2)	Lábio e mucosa oral (mucosas bucal, gengival e lingual)	Vesículas labiais que se rompem e formam crostas e vesículas intraorais que ulceram com rapidez; extremamente dolorosas; gengivite aguda, febre, mal-estar, odor fétido e linfadenopatia cervical; ocorre primariamente em lactentes, crianças e adultos jovens	Cicatrizam espontaneamente em 10-14 dias; a menos que secundariamente infectadas, as lesões que duram > 3 semanas não são causadas por infecção primária por HSV
Herpes labial recorrente	Junção mucocutânea do lábio, pele perioral	Erupção de grupos de vesículas que podem coalescer e, então, se romper e formar crostas; dolorosas à pressão ou à exposição a alimentos condimentados	Duram cerca de 1 semana, mas o distúrbio pode ser prolongado se secundariamente infectado; quando grave, antivirais tópicos ou orais podem reduzir o tempo de cicatrização
Herpes simples intraoral recorrente	Palato e gengiva	Pequenas vesículas no epitélio ceratinizado que se rompem e coalescem; dolorosas	Cicatrizam espontaneamente em cerca de 1 semana; quando grave, antivirais tópicos ou orais podem reduzir o tempo de cicatrização
Varicela (VZV)	Gengiva e mucosa oral	As lesões cutâneas podem ser acompanhadas de pequenas vesículas na mucosa oral que se rompem para formar úlceras rasas; podem coalescer para formar grandes lesões bolhosas que ulceram; a mucosa pode ter eritema generalizado	As lesões cicatrizam espontaneamente em um período de 2 semanas
Herpes-zóster (reativação do VZV)	Bochecha, língua, gengiva ou palato	Erupções vesiculares unilaterais e ulceração em padrão linear seguindo a distribuição sensitiva do nervo trigêmeo ou um dos seus ramos	Cura gradual sem formação de cicatrizes, a menos que secundariamente infectadas; neuralgia pós-herpética é comum; aciclovir, fanciclovir ou valaciclovir oral reduzem o tempo de cicatrização e a neuralgia pós-herpética
Mononucleose infecciosa (vírus Epstein-Barr)	Mucosa oral	Fadiga, dor de garganta, mal-estar, febre e linfadenopatia cervical; inúmeras pequenas úlceras geralmente surgem dias antes da linfadenopatia; sangramento gengival e múltiplas petéquias na junção dos palatos duro e mole	As lesões orais desaparecem durante convalescença; nenhum tratamento é administrado, embora os glicocorticoides sejam indicados se o edema tonsilar comprometer a via aérea
Herpangina (coxsackievírus A; também possivelmente coxsackievírus B e ecovírus)	Mucosa oral, faringe e língua	Início súbito de febre, dor de garganta e vesículas orofaríngeas, geralmente em crianças < 4 anos durante os meses de verão; congestão faríngea difusa e vesículas (1-2 mm) branco-acinzentadas, circundadas por aréolas vermelhas; as vesículas aumentam e ulceram	Período de incubação de 2-9 dias; febre por 1-4 dias; recuperação sem intercorrências
Doença da mão-pé--boca (mais comumente coxsackievírus A16)	Mucosa oral, faringe, palmas das mãos e plantas dos pés	Febre, mal-estar, cefaleia com vesículas orofaríngeas que se tornam úlceras rasas e dolorosas; altamente infecciosa; em geral, afeta crianças com menos de 10 anos	Período de incubação de 2-18 dias; as lesões cicatrizam espontaneamente em 2-4 semanas
Infecção primária pelo HIV	Gengiva, palato e faringe	Gengivite aguda e ulceração orofaríngea associada a doença febril semelhante à mononucleose e incluindo linfadenopatia	Seguida de soroconversão do HIV, infecção assintomática pelo HIV e, por fim, geralmente doença pelo HIV
Doenças bacterianas ou fúngicas			
Gengivite ulcerativa necrosante aguda ("boca das trincheiras")	Gengiva	Gengiva dolorosa e hemorrágica caracterizada por necrose e ulceração das papilas gengivais e margens mais linfadenopatia e odor fétido	Desbridamento e lavagem com peróxido diluído (1:3) fornecem alívio em um período de 24 h; antibióticos em pacientes agudamente doentes; pode ocorrer recidiva
Sífilis pré-natal (congênita)	Palato, mandíbulas, língua e dentes	Envolvimento gomatoso do palato, mandíbulas e ossos da face; incisivos de Hutchinson, molares em amora, glossite, placas mucosas e fissuras no canto da boca	Deformidades irreversíveis na dentição permanente
Sífilis primária (cancro)	A lesão aparece onde o microrganismo penetra no corpo; pode ocorrer nos lábios, língua ou área tonsilar	Pequena pápula que se desenvolve rapidamente em úlcera grande indolor com borda endurecida; linfadenopatia unilateral; cancro e linfonodos que contêm espiroquetas; testes sorológicos positivos nas terceira e quarta semanas	Cura do cancro em 1-2 meses, seguida de sífilis secundária em 6-8 semanas
Sífilis secundária	Mucosa oral frequentemente envolvida com placas mucosas, que ocorrem primariamente no palato e também em comissuras da boca	Lesões maculopapulosas da mucosa oral, tendo 5-10 mm de diâmetro com ulceração central coberta por membrana acinzentada; as erupções ocorrem em várias superfícies mucosas e na pele acompanhadas de febre, mal-estar e dor de garganta	As lesões podem persistir de várias semanas a 1 ano
Sífilis terciária	Palato e língua	Infiltração gomatosa do palato ou da língua seguida de ulceração e fibrose; atrofia das papilas da língua produz língua calva típica e glossite	A goma pode destruir o palato, causando perfuração completa
Gonorreia	Podem ocorrer lesões na boca, no local da inoculação ou, secundariamente, por disseminação hematogênica a partir do foco primário em outro local	A maioria das infecções faríngeas é assintomática; podem produzir sensação de queimação ou prurido; orofaringe e tonsilas podem estar ulceradas e eritematosas; saliva viscosa e fétida	Mais difícil de erradicar do que a infecção urogenital, embora a faringite se resolva com tratamento antimicrobiano apropriado
Tuberculose	Língua, área tonsilar e palato mole	Úlcera indolor, solitária, irregular, de 1-5 cm, coberta por um exsudato persistente; a úlcera tem uma borda fina indefinida	Autoinoculação a partir de infecção pulmonar é comum; as lesões desaparecem com terapia antimicrobiana apropriada

(Continua)

TABELA 36-1 ■ Lesões vesiculares, bolhosas ou ulcerativas da mucosa oral *(Continuação)*

Condição	Localização habitual	Manifestações clínicas	Evolução
Actinomicose cervicofacial	Edema nas regiões da face, do pescoço e assoalho da boca	A infecção pode ser associada a extração, fratura mandibular ou erupção de dente molar; na forma aguda, é semelhante a um abscesso piogênico, mas contém "grânulos de enxofre" amarelos (micélios Gram-positivos e suas hifas)	Geralmente, o edema é duro e cresce de forma indolor; há desenvolvimento de múltiplos abscessos com fístulas de drenagem; penicilina é a primeira escolha; em geral, é necessário cirurgia
Histoplasmose	Qualquer área da boca, particularmente língua, gengiva ou palato	Lesões nodulares, verrucosas ou granulomatosas; as úlceras são endurecidas e dolorosas; fonte habitual hematogênica ou pulmonar, mas pode ser primária	Terapia antifúngica sistêmica necessária
Candidíase[a]			
Doenças dermatológicas			
Penfigoide da membrana mucosa	Em geral, produz eritema gengival acentuado e ulceração; outras áreas da cavidade oral, do esôfago e da vagina podem ser afetadas	Vesículas branco-acinzentadas e dolorosas, ou bolhas de epitélio denso com zona eritematosa periférica; as lesões gengivais descamam, deixando uma área ulcerada	Evolução prolongada com remissões e exacerbações; o envolvimento de sítios diferentes ocorre lentamente; os glicocorticoides podem reduzir temporariamente os sintomas, mas não controlam a doença
EM menor e maior (síndrome de Stevens-Johnson)	Primariamente, a mucosa oral e a pele das mãos e dos pés	Bolhas intraorais rompidas circundadas por uma área inflamatória; os lábios podem apresentar crostas hemorrágicas; a lesão em "íris" ou em "alvo" na pele é patognomônica; o paciente pode ter sinais graves de toxemia	Início muito rápido; em geral, idiopática, mas pode ser associada a fator desencadeante como reação medicamentosa; a condição pode durar 3-6 semanas; a mortalidade com EM maior é de 5-15% se não for tratada
Pênfigo vulgar	Pele e mucosa oral; locais de traumatismo mecânico (palatos duro/mole, frênulo, lábios e mucosa bucal)	Em geral (> 70%), apresenta-se com lesões orais; bolhas frágeis, rompidas e áreas orais ulceradas; principalmente nos idosos	Com a repetida ocorrência das bolhas, a toxicidade pode levar a caquexia, infecção e morte em 2 anos; frequentemente controlável com glicocorticoides orais
Líquen plano	Pele e mucosa oral	Estrias brancas na boca; nódulos violáceos na pele, em locais de fricção; ocasionalmente causa úlceras na mucosa oral e gengivite erosiva	Estrias brancas isoladas geralmente assintomáticas; lesões erosivas frequentemente difíceis de tratar, mas que podem responder aos glicocorticoides
Outras doenças			
Úlceras aftosas recorrentes	Em geral, mucosa oral não ceratinizada (mucosas bucal e labial, assoalho da boca, palato mole e partes lateral e ventral da língua)	Úlceras dolorosas únicas ou agrupadas com borda eritematosa circundante; as lesões podem ter 1-2 mm de diâmetro em grupos (herpetiformes), 1-5 mm (menores) ou 5-15 mm (maiores)	As lesões curam em 1-2 semanas, mas podem recorrer mensalmente ou várias vezes por ano; uma barreira protetora com benzocaína e glicocorticoides tópicos aliviam os sintomas; glicocorticoides sistêmicos podem ser necessários nos casos graves
Síndrome de Behçet	Mucosa oral, olhos, genitália, intestino e SNC	Úlceras aftosas múltiplas na boca; alterações oculares inflamatórias, lesões ulcerativas na genitália; doença inflamatória intestinal e doença do SNC	As lesões orais são frequentemente a primeira manifestação; persistem por várias semanas e cicatrizam sem deixar marcas
Úlceras traumáticas	Qualquer local na mucosa oral; dentaduras são frequentemente responsáveis por úlceras no vestíbulo	Lesões ulceradas bem limitadas, localizadas com borda vermelha; produzidas por mordedura acidental de mucosa, penetração por objeto estranho ou irritação crônica por dentadura	As lesões geralmente cicatrizam em 7-10 dias quando o fator irritante é removido, a menos que haja infecção secundária
Carcinoma espinocelular	Qualquer área da boca, mais comumente no lábio inferior, bordas inferiores da língua e assoalho da boca	Úlcera vermelha, branca ou vermelha e branca com borda elevada ou endurecida; falha em cicatrizar; dor não proeminente na lesão precoce	Invade e destrói os tecidos subjacentes; frequentemente, metastatiza para os linfonodos regionais
Leucemia mielocítica aguda (geralmente monocítica)	Gengiva	Edema gengival e ulceração superficial acompanhada de hiperplasia da gengiva com necrose extensa e hemorragia; úlceras profundas podem ocorrer em qualquer lugar da mucosa, complicadas por infecção secundária	Geralmente responde ao tratamento sistêmico da leucemia; ocasionalmente requer irradiação local
Linfoma	Gengiva, língua, palato e área tonsilar	Área elevada, ulcerada que pode ter rápida proliferação, tendo uma aparência de inflamação traumática	Fatal se não for tratada; pode indicar infecção pelo HIV subjacente
Queimaduras químicas ou térmicas	Qualquer área da boca	Revestimento branco devido a contato com agentes corrosivos (p. ex., ácido acetilsalicílico, queijo quente) aplicados localmente; a remoção do revestimento deixa superfície desnuda e dolorosa	A lesão cura em várias semanas se não estiver secundariamente infectada

[a]Ver **Tabela 36-3**.
Siglas: SNC, sistema nervoso central; EM, eritema multiforme; HSV, herpes-vírus simples; VZV, vírus varicela-zóster; HIV, vírus da imunodeficiência humana.

A *neuralgia migranosa* pode localizar-se na boca. Episódios de dor e remissão sem causa identificável e ausência de alívio com anestesia local são indícios importantes. A *neuralgia do trigêmeo* (*tic douloureux*) pode acometer todo o ramo ou parte do ramo mandibular ou maxilar do V nervo craniano e provocar dor em um ou alguns dentes. A dor pode ocorrer espontaneamente ou ser desencadeada pelo toque do lábio ou da gengiva, pela escovação dos dentes ou pela mastigação. A *neuralgia do glossofaríngeo* induz sintomas neuropáticos agudos similares na distribuição do IX nervo craniano. Deglutição, espirros, tosse ou pressão no trago da orelha desencadeiam dor percebida na base da língua, na faringe e no palato mole, podendo ser referida à articulação temporomandibular. A *neurite* envolvendo as divisões maxilar e mandibular do nervo trigêmeo (p. ex., rinossinusite maxilar, neuroma e infiltrado leucêmico) é distinguida da odontalgia comum pela característica neuropática da dor. Ocasionalmente, uma *dor fantasma* surge após uma extração dentária. Dor e hiperalgesia retroauriculares e no lado da face no dia ou um pouco antes do início da fraqueza facial muitas vezes são os primeiros sintomas da *paralisia de Bell*. Do mesmo modo, sintomas semelhantes podem preceder as lesões visíveis

TABELA 36-2 ■ Lesões pigmentadas da mucosa oral

Condição	Localização habitual	Manifestações clínicas	Evolução
Mácula melanótica oral	Qualquer área da boca	Mácula localizada, delimitada ou difusa, marrom a preta	Permanece indefinidamente; nenhum crescimento
Pigmentação difusa da melanina	Qualquer área da boca	Pigmentação difusa, pálida a marrom-escura; pode ser fisiológica ("racial") ou causada por tabagismo	Permanece indefinidamente
Nevos	Qualquer área da boca	Pigmentação delimitada, localizada, marrom a preta	Permanece indefinidamente
Melanoma maligno	Qualquer área da boca	Pode ser achatado e difuso, indolor, marrom a preto; ou pode ser elevado e nodular	Expande e invade precocemente; a metástase leva à morte
Doença de Addison	Qualquer área da boca, mas principalmente na mucosa bucal	Manchas ou pontos de pigmentação preto-azulados a marrom-escuros que ocorrem precocemente na doença, acompanhados de pigmentação difusa da pele; outros sintomas de insuficiência suprarrenal	Condição controlada por reposição de esteroides suprarrenais
Síndrome de Peutz-Jeghers	Qualquer área da boca	Pontos marrom-escuros nos lábios, mucosa bucal, com distribuição típica de pigmento ao redor dos lábios, nariz, olhos e nas mãos; polipose intestinal concomitante	As lesões orais pigmentadas continuam indefinidamente; os pólipos gastrintestinais podem tornar-se malignos
Ingestão de fármacos (neurolépticos, contraceptivos orais, minociclina, zidovudina e derivados de quinina)	Qualquer área da boca	Áreas de pigmentação marrom, preta ou cinza	Desaparece gradualmente após a cessação do uso do fármaco
Tatuagem por amálgama	Gengiva e mucosa alveolar	Pequenas áreas pigmentadas preto-azuladas associadas a partículas de amálgama incorporadas no tecido mole; podem aparecer nas radiografias como partículas radiopacas em alguns casos	Permanece indefinidamente
Pigmentação por metal pesado (bismuto, mercúrio, chumbo)	Margem gengival	Linha fina pigmentada preto-azulada ao longo da margem gengival; raramente vista, exceto em crianças expostas à tinta com base de chumbo	Indicativa de absorção sistêmica; nenhuma importância para a saúde oral
Língua pilosa negra	Dorso da língua	Alongamento das papilas filiformes da língua, que ficam manchadas de café, chá, tabaco ou bactérias pigmentadas	Melhora em um período de 1-2 semanas com leve escovação da língua ou interrupção do antibiótico (se ocorrer devido ao crescimento bacteriano excessivo)
Manchas de Fordyce	Mucosas bucal e labial	Inúmeras manchas pequenas e amareladas logo acima da superfície mucosa; sem sintomas; causadas por hiperplasia das glândulas sebáceas	Benignas; continuam sem alteração aparente
Sarcoma de Kaposi	O palato é o mais comum, mas pode ocorrer em qualquer outro lugar	Placas vermelhas ou azuis de tamanho e forma variados; frequentemente aumentam, tornam-se nodulares e podem ulcerar	Em geral, indicativo de infecção pelo HIV ou linfoma não Hodgkin; raramente fatal, mas pode requerer tratamento para conforto ou efeito estético
Cistos de retenção mucosos	Mucosas bucal e labial	Cisto preenchido com líquido claro e azulado devido ao extravasamento de muco de glândulas salivares menores lesionadas	Benignos; indolores a menos que traumatizados; podem ser removidos cirurgicamente

TABELA 36-3 ■ Lesões brancas da mucosa oral

Condição	Localização habitual	Manifestações clínicas	Evolução
Líquen plano	Mucosa bucal, língua, gengiva e lábios; pele	Estrias, placas brancas, áreas vermelhas, úlceras na boca; pápulas violáceas na pele; podem ser assintomáticas, doloridas ou intensamente dolorosas; reações liquenoides a fármacos podem ter aparência semelhante	Prolongada; responde aos glicocorticoides tópicos
Nevo esponjoso branco	Mucosa oral, vagina, mucosa anal	Espessamento branco indolor de epitélio; início na adolescência/começo da vida adulta; familiar	Benigno e permanente
Leucoplasia do fumante e lesões do tabaco sem fumaça	Qualquer área da mucosa oral, algumas vezes relacionada com a localização do hábito	Placa branca que pode ficar firme, áspera ou com úlcera e fissuras vermelhas; pode-se tornar leve e intensamente dolorosa, mas geralmente é indolor	Pode ou não desaparecer com a cessação do hábito; 2% dos pacientes desenvolvem carcinoma de células escamosas; a biópsia precoce é essencial
Eritroplasia com ou sem placas brancas	Assoalho da boca comumente afetado nos homens; língua e mucosa bucal nas mulheres	Placa avermelhada aveludada; ocasionalmente, misturada com placas brancas ou áreas vermelhas lisas	Alto risco de câncer de células escamosas; biópsia precoce é essencial
Candidíase	Qualquer área da boca	*Tipo pseudomembranosa* ("sapinho"): placas cremosas brancas semelhantes a coalho que revelam uma superfície hemorrágica frágil quando removidas; encontradas em crianças doentes, idosos debilitados que recebem altas doses de glicocorticoides ou antibióticos de amplo espectro, ou em pacientes com Aids	Responde favoravelmente à terapia antifúngica e à correção de causas predisponentes, quando for possível
		Tipo eritematosa: áreas planas e vermelhas, algumas vezes doloridas, nos mesmos grupos de pacientes	Mesma evolução do tipo pseudomembranosa
		Leucoplasia por Candida: espessamento branco não removível do epitélio devido a *Candida*	Responde à terapia antifúngica prolongada
		Queilite angular: fissuras doloridas no canto da boca	Responde à terapia antifúngica tópica
Leucoplasia pilosa	Em geral na língua lateral, raramente em outro local na mucosa oral	Áreas brancas que variam de pequenas e planas até extensa acentuação de pregas verticais; encontrada nos portadores do HIV em todos os grupos de risco para Aids	Causada pelo vírus Epstein-Barr; responde a altas doses de aciclovir, mas recorre; raramente causa desconforto, a menos que secundariamente infectada por *Candida*
Verrugas (papilomavírus humano [HPV])	Qualquer local na pele e mucosa oral	Lesões papilares únicas ou múltiplas, com superfícies ceratinizadas brancas, espessas, que contêm muitas projeções pontiagudas; lesões em couve-flor cobertas com mucosa de cor normal ou múltiplas elevações rosadas ou pálidas (hiperplasia epitelial focal)	As lesões crescem rapidamente e se disseminam; considerar carcinoma de células escamosas e descartar com biópsia; excisão ou terapia com *laser*; podem regredir nos pacientes infectados pelo HIV recebendo terapia antirretroviral

TABELA 36-4 ■ Alterações da língua

Tipo de alteração	Manifestações clínicas
Tamanho ou morfologia	
Macroglossia	Aumento da língua, que pode ser parte de síndrome encontrada nos distúrbios do desenvolvimento, como síndrome de Down, síndrome de Simpson-Golabi-Behmel ou síndrome de Beckwith-Wiedemann; pode ser causado por tumor (hemangioma ou linfangioma), doença metabólica (p. ex., amiloidose primária) ou endócrina (p. ex., acromegalia ou cretinismo); pode ocorrer quando todos os dentes são removidos
Língua fissurada ("escrotal")	Superfícies dorsal e laterais da língua cobertas por fissuras rasas ou profundas indolores que podem acumular restos e tornar-se irritadas
Glossite romboide mediana	Anormalidade congênita com área ovoide desnuda na parte posterior da língua; pode estar associada a candidíase e pode responder a antifúngicos
Cor	
Língua "geográfica" (glossite migratória benigna)	Distúrbio inflamatório assintomático da língua com rápida perda e novo crescimento das papilas filiformes levando ao surgimento de placas vermelhas desnudas que "perambulam" pela superfície da língua
Língua pilosa	Alongamento das papilas filiformes da área da superfície dorsal mediana causado por falha da camada de ceratina das papilas em se descamar normalmente; a coloração negro-amarronzada pode ser causada por manchas de tabaco, alimentos ou microrganismos cromogênicos
Língua em "morango" e "framboesa"	Aparência da língua durante a escarlatina devido a hipertrofia das papilas fungiformes e alterações nas papilas filiformes
Língua "calva"	A atrofia pode estar associada a xerostomia, anemia perniciosa, anemia ferropriva, pelagra ou sífilis; pode ser acompanhada de sensação de queimação dolorosa; pode ser uma expressão de candidíase eritematosa e responde a antifúngicos

TABELA 36-5 ■ Lesões orais associadas à infecção pelo HIV

Morfologia da lesão	Etiologias
Pápulas, nódulos e placas	Candidíase (hiperplásica e pseudomembranosa)[a]
	Condiloma acuminado (infecção por HPV)
	Carcinoma de células escamosas (pré-invasivo e invasivo)
	Linfoma não Hodgkin[a]
	Leucoplasia pilosa[a]
Úlceras	Úlceras aftosas recorrentes[a]
	Queilite angular
	Carcinoma espinocelular
	Gengivite ulcerativa necrosante aguda[a]
	Periodontite ulcerativa necrosante[a]
	Estomatite ulcerativa necrosante
	Linfoma não Hodgkin[a]
	Infecção viral (herpes simples, herpes-zóster, citomegalovírus)
	Infecção causada por *Mycobacterium tuberculosis* ou *Mycobacterium avium-intracellulare*
	Infecção fúngica (histoplasmose, criptococose, candidíase, geotricose, aspergilose)
	Infecção bacteriana (*Escherichia coli, Enterobacter cloacae, Klebsiella pneumoniae, Pseudomonas aeruginosa*)
	Reações medicamentosas (úlceras únicas ou múltiplas)
Lesões pigmentadas	Sarcoma de Kaposi[a]
	Angiomatose bacilar (lesões cutâneas e viscerais mais comuns que orais)
	Pigmentação pela zidovudina (pele, unhas e ocasionalmente mucosa oral)
	Doença de Addison
Outros	Eritema gengival linear[a]

[a]Fortemente associados à infecção pelo HIV.

do herpes-zóster que infecta o VII nervo (*síndrome de Ramsey-Hunt*) ou o nervo trigêmeo. A *neuralgia pós-herpética* pode ocorrer após uma ou outra condição. A *isquemia coronariana* pode causar dor exclusivamente na face e na mandíbula; assim como na angina do peito típica, geralmente é reprodutível com o aumento da demanda miocárdica. A dor em vários dentes molares ou pré-molares superiores não aliviada com anestesia dos dentes pode indicar *sinusite maxilar*.

A *arterite das células gigantes* é notória por provocar cefaleia, porém também pode causar dor facial ou de garganta sem cefaleia. A claudicação da mandíbula e da língua com a mastigação ou com a fala é relativamente comum. O infarto da língua é raro. Os pacientes com tireoidite subaguda muitas vezes apresentam dor referida na face ou na mandíbula antes de a glândula tireoide sensível e o hipertireoidismo transitório serem observados.

A "síndrome da boca ardente" (*glossodinia*) ocorre na ausência de causa identificável (p. ex., deficiência de vitamina B_{12}, de ferro, diabetes melito, infecção leve por *Candida*, sensibilidade a alimentos ou xerostomia discreta) e afeta predominantemente as mulheres na pós-menopausa. A etiologia pode ser neuropática. Clonazepam, ácido α-lipoico e terapia cognitivo-comportamental beneficiam alguns pacientes. Alguns casos associados aos inibidores da enzima conversora de angiotensina tiveram remissão quando o medicamento foi interrompido.

DOENÇAS DAS GLÂNDULAS SALIVARES

A saliva é essencial à saúde oral. Sua ausência acarreta cáries dentárias, doença periodontal e dificuldades para usar próteses dentárias, mastigar e falar. Seus principais componentes, água e mucina, servem como solvente de limpeza e fluido lubrificante. Além disso, ela contém fatores antimicrobianos (p. ex., lisozima, lactoperoxidase, IgA secretora), fator de crescimento epidérmico, minerais e sistemas de tamponamento. As principais glândulas salivares secretam intermitentemente em resposta à estimulação autonômica, que se intensifica durante uma refeição, mas é baixa em outros momentos. Centenas de glândulas menores nos lábios e bochechas secretam muco continuamente, dia e noite. Consequentemente, a função oral fica prejudicada quando a função salivar é reduzida. A sensação de boca seca (*xerostomia*) é percebida quando o fluxo salivar diminui em 50%. A etiologia mais comum é medicação, especialmente fármacos com propriedades anticolinérgicas, mas também alfa e betabloqueadores, bloqueadores dos canais de cálcio e diuréticos. Outras causas incluem síndrome de Sjögren, parotidite crônica, obstrução do ducto salivar, diabetes melito, HIV/Aids e radioterapia que inclua as glândulas salivares no campo (p. ex., para linfoma de Hodgkin e câncer de cabeça e pescoço). O tratamento envolve a eliminação ou limitação dos medicamentos implicados, cuidados dentários preventivos e líquido oral suplementar ou substitutos salivares. O uso de pastilhas de menta ou chicletes sem açúcar pode estimular a secreção salivar se a disfunção for leve. Nos casos em que há tecido exócrino suficiente, mostrou-se que a pilocarpina ou a cevimelina aumentam as secreções. Substitutos comerciais de saliva ou géis aliviam o ressecamento. A suplementação com flúor é crucial para prevenir cáries.

A *sialolitíase* apresenta-se mais frequentemente como edema doloroso, mas, em alguns casos, como apenas dor ou apenas edema. O tratamento conservador consiste em calor local, massagem e hidratação. O estímulo à secreção salivar com pastilhas de menta ou limão elimina os cálculos menores. A antibioticoterapia é necessária quando há suspeita de infecção bacteriana. Em adultos, a *parotidite bacteriana aguda* é unilateral e afeta mais comumente os pacientes desidratados, debilitados e em pós-operatório. O *Staphylococcus aureus* (incluindo cepas resistentes à meticilina) e as bactérias anaeróbias são os patógenos mais comuns. A *sialadenite* bacteriana crônica resulta de secreção salivar diminuída e infecção bacteriana recorrente. Quando a infecção bacteriana suspeita não responde ao tratamento, o diagnóstico diferencial deve ser ampliado para incluir neoplasias benignas e malignas, distúrbios linfoproliferativos, síndrome de Sjögren, sarcoidose, tuberculose, linfadenite, actinomicose e granulomatose com poliangeíte. Ocorre aumento parotídeo indolor bilateral no diabetes melito, na cirrose, na bulimia, na infecção pelo HIV/Aids e com certos fármacos (p. ex., iodeto, propiltiouracila).

O *adenoma pleomórfico* compreende cerca de dois terços das neoplasias salivares. A parótida é a principal glândula salivar acometida, e o tumor se apresenta como uma massa firme de crescimento lento. Embora o tumor seja benigno, a recorrência é comum se a ressecção for incompleta. Os tumores malignos, como carcinoma mucoepidermoide, carcinoma adenoide cístico e adenocarcinoma, tendem a crescer com relativa rapidez, dependendo do grau. Podem ulcerar e invadir nervos, causando dormência e paralisia facial. A ressecção cirúrgica é o tratamento primário. A radioterapia (principalmente a terapia com feixe de nêutrons) é usada quando não é possível fazer cirurgia ou após a ressecção para certos tipos histológicos com um alto risco de recidiva. Os tumores malignos de glândulas salivares têm taxa de sobrevida em 5 anos de 94% quando o estágio é local e de 35% quando há doença distante.

Cuidados dentários para pacientes com complicações clínicas complexas A assistência odontológica de rotina (p. ex., extração não complicada, desinfecção e limpeza, restauração dentária e tratamento de canal) é bastante segura. As preocupações mais comuns relacionadas com a assistência a pacientes com doenças clínicas são sangramento excessivo em pacientes em uso de anticoagulantes, infecção das valvas cardíacas e dispositivos protéticos por disseminação hematogênica a partir da flora oral, bem como complicações cardiovasculares resultantes de vasopressores utilizados como anestésicos locais durante o tratamento dentário. A experiência confirma que os riscos de qualquer uma dessas complicações são muito baixos.

Os pacientes que fazem extração dentária ou cirurgia alveolar e gengival raramente apresentam hemorragia incontrolável quando o anticoagulante varfarina é mantido dentro da faixa terapêutica atualmente recomendada para a prevenção de trombose venosa, fibrilação atrial ou complicações de valva cardíaca mecânica. Contudo, complicações embólicas e morte foram descritas durante a anticoagulação subterapêutica. A anticoagulação terapêutica deve ser confirmada com antecedência e mantida durante o procedimento. Da mesma forma, doses baixas de ácido acetilsalicílico (p. ex., 81-325 mg) podem continuar a ser administradas de forma segura. Para pacientes em uso de ácido acetilsalicílico e uma outra medicação antiplaquetária (p. ex., clopidogrel), a decisão de continuar a segunda medicação antiplaquetária deve ser baseada na consideração individual dos riscos de trombose e de sangramento. Os novos anticoagulantes orais com alvos específicos (dabigatrana, apixabana, rivaroxabana e edoxabana) são cada vez mais usados. Extrações simples de 1 a 3 dentes, cirurgia periodontal, drenagem de abscesso e posicionamento de implantes geralmente não requerem interrupção da terapia. Uma cirurgia mais extensa pode necessitar de adiamento ou de interrupção da dose do anticoagulante ou de medidas mais elaboradas para o manejo dos riscos de trombose e hemorragia.

Os pacientes com risco de endocardite bacteriana (Cap. 128) devem manter higiene oral adequada, incluindo uso de fio dental e limpeza profissional regular. Atualmente, as diretrizes recomendam que os antibióticos profiláticos sejam restritos àqueles pacientes sob alto risco de endocardite bacteriana que serão submetidos a procedimentos orais e dentários que envolvem manipulação significativa do tecido gengival ou periapical ou penetração da mucosa oral. Se houver sangramento inesperado, antibióticos administrados nas primeiras 2 horas após o procedimento fornecem profilaxia eficaz.

A disseminação bacteriana hematogênica de infecção oral sem dúvida pode causar infecção tardia de próteses articulares e, por isso, exige a remoção do tecido infectado (p. ex., drenagem, extração, procedimento de canal) e antibioticoterapia apropriada. Entretanto, não há evidências de infecção tardia de prótese articular após procedimentos dentários de rotina. Por essa razão, a profilaxia com antibióticos geralmente não é recomendada antes de cirurgia oral ou manipulação da mucosa oral para pacientes que foram submetidos a cirurgia de substituição articular. Exceções podem ser feitas a pacientes que tiveram complicações com a cirurgia de substituição.

Com frequência, surgem preocupações em torno do uso de vasoconstritores para tratar pacientes com hipertensão e cardiopatia. Os vasoconstritores aumentam a profundidade e a duração da anestesia local, reduzindo, assim, a dose anestésica e a toxicidade em potencial. Se a injeção intravascular for evitada, pode-se usar lidocaína a 2% com epinefrina 1:100.000 (limitado a um total de 0,036 mg de epinefrina) de forma segura naqueles com hipertensão controlada e doença arterial coronariana, arritmia ou insuficiência cardíaca congestiva estáveis. Deve-se ter cautela com pacientes em uso de antidepressivos tricíclicos e betabloqueadores não seletivos, porque esses fármacos podem potencializar o efeito da epinefrina.

Os tratamentos dentários eletivos devem ser adiados por pelo menos 1 mês e preferencialmente por 6 meses após infarto agudo do miocárdio; depois desse período o risco de reinfarto é baixo, desde que o paciente se encontre clinicamente estável (p. ex., ritmo e angina estáveis e sem insuficiência cardíaca). Os pacientes que tiveram AVC devem ter seu tratamento dentário eletivo adiado por 9 meses. Em ambas as situações, a redução eficaz do estresse requer bom controle da dor, o que inclui o uso de uma quantidade mínima de vasoconstritor necessária para fornecer boa hemostasia e boa anestesia local.

A terapia com bisfosfonatos está associada à *osteonecrose* da mandíbula. Contudo, o risco da terapia com bisfosfonato oral é muito baixo. A maioria dos pacientes acometidos recebeu terapia com dose alta de aminobisfosfonato para mieloma múltiplo ou câncer de mama metastático e foi submetida a extração de dentes ou cirurgia dentária. As lesões intraorais, das quais dois terços são dolorosas, surgem como osso rijo exposto de coloração branco-amarelada envolvendo a mandíbula ou a maxila. Os testes de rastreamento para determinar o risco de osteonecrose não são confiáveis. Os pacientes selecionados para terapia com aminobisfosfonato devem receber cuidados dentários preventivos que reduzem o risco de infecções e a necessidade de cirurgia dentoalveolar futura.

Halitose A halitose geralmente emana da cavidade oral ou das vias nasais. Os compostos voláteis de enxofre resultantes da deterioração bacteriana dos alimentos e restos celulares são responsáveis pelo mau odor. Doença periodontal, cáries, formas agudas da gengivite, dentaduras mal ajustadas, abscesso oral e material de cobertura lingual são causas comuns. O tratamento inclui corrigir higiene inadequada, tratar infecções e escovar a língua. A hipossalivação pode produzir e exacerbar a halitose. As bolsas de deterioração nas criptas tonsilares, divertículo esofágico, estase esofágica (p. ex., acalasia, estenose), sinusite e abscesso pulmonar são responsáveis em alguns casos. Algumas doenças sistêmicas produzem odores distintos: insuficiência renal (amoníaco), hepática (de peixe) e cetoacidose (semelhante a fruta). A gastrite por *Helicobacter pylori* também pode produzir hálito amoníaco. Se o paciente se apresentar devido à halitose, mas não houver detecção de odor, então pseudo-halitose ou halitofobia devem ser consideradas.

Envelhecimento e saúde oral Embora a queda de dentes e a doença dentária não sejam consequências normais da idade, ocorre uma ordem complexa de alterações estruturais e funcionais com a idade que podem afetar a saúde oral. Alterações sutis na estrutura dentária (p. ex., espaço e volume pulpares diminuídos, esclerose dos túbulos da dentina e proporções alteradas do conteúdo nervoso e vascular da polpa) resultam na eliminação ou diminuição da sensibilidade à dor e redução na capacidade reparadora dos dentes. Além disso, a substituição gordurosa dos ácinos salivares associada à idade pode reduzir a reserva fisiológica, aumentando, assim, o risco de hipossalivação. Em idosos saudáveis, há uma redução mínima, se houver, no fluxo salivar.

Frequentemente, ocorre higiene oral precária quando há comprometimento da saúde ou quando os pacientes perdem a destreza manual e a flexibilidade dos membros superiores. Essa situação é particularmente comum entre idosos frágeis e residentes de instituições de longa permanência e deve ser enfatizada porque já se demonstrou que a limpeza oral e os cuidados dentários regulares reduzem a incidência de pneumonia e doença oral, bem como o risco de morte nessa população. Outros riscos para a deterioração dentária incluem exposição limitada ao flúor durante a vida. Sem cuidados assíduos, a deterioração pode avançar significativamente, ainda que permaneça assintomática. Consequentemente, boa parte do dente – ou o dente inteiro – pode ser destruída antes que o processo seja detectado.

A doença periodontal, uma causa principal de perda dentária, é indicada pela perda da altura do osso alveolar. Mais de 90% dos americanos apresentam algum grau de doença periodontal aos 50 anos de idade. Os adultos sadios que não apresentam perda óssea alveolar significativa até a sexta década de vida não costumam ter piora expressiva com o avanço da idade.

À medida que a população nascida na primeira metade do século XX falece, a perda dentária completa nos Estados Unidos se torna cada vez mais restrita à população mais pobre. Quando acontece, a fala, a mastigação e os contornos faciais são drasticamente afetados. A ausência de dentes também pode piorar a apneia obstrutiva do sono, particularmente nos pacientes assintomáticos que usam dentaduras. As dentaduras podem melhorar a articulação verbal e restaurar os contornos faciais diminuídos. A mastigação também pode ser restaurada; contudo, os pacientes que esperam que as dentaduras facilitem a ingestão oral frequentemente se decepcionam. As próteses precisam de um período de ajustes. A dor pode resultar da fricção ou de lesões traumáticas provocadas pelo afrouxamento da dentadura. O ajuste inadequado e a higiene oral precária permitem o desenvolvimento da candidíase. A infecção fúngica pode ser assintomática ou dolorosa e é indicada por tecido liso eritematoso ou tecido granuloso adaptando-se a uma área coberta pela prótese. Os indivíduos com dentaduras e sem dentes naturais precisam de exames orais regulares (anuais) por profissionais.

LEITURAS ADICIONAIS

Durso SC: Interaction with other health team members in caring for elderly patients. Dent Clin North Am 49:377, 2005.

Kaplovitch E, Dounaevskaia V: Treatment in the dental practice of the patient receiving anticoagulant therapy. J Am Dent Assoc 150:602, 2019.

Weintraub JA et al: Improving nursing home residents' oral hygiene: Results of a cluster randomized intervention trial. J Am Med Dir Assoc 19:1086, 2018.

Seção 5 Alterações nas funções circulatória e respiratória

37 Dispneia

Rebecca M. Baron

DEFINIÇÃO

A declaração de consenso da American Thoracic Society define *dispneia* como uma "experiência subjetiva de angústia respiratória, que consiste em sensações qualitativamente diferentes com intensidades variáveis. Essa experiência é causada por interações de vários fatores fisiológicos, psicológicos, sociais e ambientais e pode desencadear respostas fisiológicas e comportamentais secundárias". A dispneia, um sintoma, pode ser percebido apenas pela pessoa que a experimenta e, dessa forma, deve ser autorrelatada. Em contraste, os sinais de esforço respiratório aumentado, como taquipneia, uso de musculatura acessória e retração intercostal, podem ser avaliados e relatados por médicos.

EPIDEMIOLOGIA

A dispneia é comum. Tem sido relatado que até a metade dos pacientes hospitalizados e um quarto dos pacientes ambulatoriais experimentam esse sintoma, com uma prevalência de 9 a 13% na comunidade, a qual aumenta para até 37% em adultos ≥ 70 anos. A dispneia é uma causa frequente de consultas de emergência, sendo responsável por até 3-4 milhões de consultas por ano. Além disso, é cada vez mais reconhecido que o grau de dispneia pode predizer melhor os desfechos na doença pulmonar obstrutiva crônica (DPOC) do que o volume expiratório forçado em 1 segundo (VEF_1) e medidas formais de dispneia foram incorporadas nas diretrizes para avaliação da gravidade da DPOC da Global Initiative for Chronic Obstructive Lung Disease (GOLD). A dispneia também pode predizer os desfechos de outras doenças crônicas cardíacas e pulmonares. Ela pode surgir por várias causas subjacentes pulmonares, cardíacas e neurológicas, e a elucidação dos sintomas típicos pode apontar uma etiologia específica e/ou o mecanismo da dispneia (embora exames adicionais costumem ser necessários, conforme discutido adiante).

MECANISMOS SUBJACENTES DA DISPNEIA

Os mecanismos subjacentes da dispneia são complexos, pois ela pode surgir a partir de diferentes sensações respiratórias contribuintes. Embora várias pesquisas tenham aumentado a nossa compreensão dos mecanismos subjacentes de sensações respiratórias específicas, como "aperto no peito" ou "falta de ar", é provável que um determinado estado patológico possa produzir a sensação de dispneia através de mais de um mecanismo subjacente. A dispneia pode surgir por uma variedade de vias, incluindo a geração de sinais *aferentes* do sistema respiratório para o sistema nervoso central (SNC), sinais *eferentes* do SNC para os músculos respiratórios e particularmente quando há um desequilíbrio na sinalização integrativa entre essas duas vias, chamado de *dissociação eferente-reaferente* (Fig. 37-1).

Os *sinais aferentes* estimulam o SNC (tronco encefálico e/ou córtex) e incluem primariamente: (1) quimiorreceptores periféricos no corpo carotídeo e no arco aórtico e quimiorreceptores centrais no bulbo ativados por hipoxemia, hipercapnia ou acidemia, podendo produzir sensação de "falta de ar"; e (2) mecanorreceptores nas vias aéreas superiores, nos pulmões (incluindo receptores de estiramento, receptores de irritação e receptores J) e na parede torácica (incluindo fusos musculares como receptores de estiramento e órgãos tendinosos que monitoram a geração de força) que são ativados em situações de aumento da carga de trabalho por um estado patológico que produza aumento na resistência da via aérea, podendo estar associada com sintomas de aperto no peito (p. ex., asma ou DPOC) ou redução da complacência pulmonar ou da parede torácica (p. ex., fibrose pulmonar). Outros sinais aferentes que desencadeiam dispneia dentro do sistema respiratório podem surgir a partir de respostas de receptores vasculares pulmonares a mudanças na pressão da artéria pulmonar e nos músculos esqueléticos (chamados metaborreceptores), os quais se acredita que detectem mudanças no ambiente bioquímico.

São enviados *sinais eferentes* a partir do SNC (córtex motor e tronco encefálico) para músculos respiratórios, sendo também transmitidos por descarga corolária para o córtex sensitivo, que se acredita estarem ligados a sensações de esforço respiratório (ou "trabalho respiratório") e que talvez contribua para as sensações de "falta de ar", especialmente em resposta a um aumento da carga ventilatória em um estado patológico, como a DPOC. Além disso, medo ou ansiedade podem aumentar a sensação de dispneia por exacerbarem o distúrbio fisiológico subjacente em resposta a um aumento da frequência respiratória ou um padrão respiratório desordenado.

AVALIAÇÃO DA DISPNEIA

Embora seja bem reconhecido que a dispneia é uma qualidade difícil de ser aferida de maneira confiável devido a múltiplos possíveis domínios que podem ser medidos (p. ex., experiência sensitivo-perceptiva, sofrimento afetivo e carga ou impacto do sintoma) e que não há ferramentas uniformemente aprovadas para a avaliação da dispneia, a opinião de consenso é de que a dispneia deve ser formalmente avaliada em um contexto mais relevante e benéfico para o manejo do paciente; além disso, os domínios específicos medidos devem estar adequadamente descritos. Há várias ferramentas sendo desenvolvidas para a avaliação formal da dispneia. Como exemplo, os critérios GOLD defendem o uso de uma ferramenta para avaliação de dispneia como a Modified Medical Research Council Dyspnea Scale (Tab. 37-1) para avaliar o sintoma/carga de impacto na DPOC.

DIAGNÓSTICO DIFERENCIAL

Este capítulo se concentra mais na dispneia crônica, a qual é definida como sintomas que duram mais de 1 mês e que podem surgir a partir de uma ampla gama de condições subjacentes diferentes, mais comumente atribuíveis a problemas pulmonares e cardíacos que são responsáveis por até 85% dessas causas. Porém, até um terço dos pacientes podem ter razões multifatoriais para a dispneia subjacente. Os exemplos de distúrbios que podem causar dispneia com os possíveis mecanismos subjacentes aos sintomas de apresentação são descritos na Tabela 37-2.

As causas relacionadas ao sistema respiratório incluem doenças das vias aéreas (p. ex., asma e DPOC), doenças do parênquima (mais comumente as doenças pulmonares intersticiais são vistas em casos de dispneia crônica, mas os processos de preenchimento alveolar, como a pneumonite por hipersensibilidade ou a bronquiolite obliterante com pneumonia em organização [BOOP], também podem apresentar sintomas semelhantes), doenças que afetam a parede torácica (p. ex., anormalidades ósseas, como cifoescoliose, ou condições que causam fraqueza neuromuscular, como esclerose lateral amiotrófica) e doenças que afetam a vasculatura pulmonar (p. ex., hipertensão pulmonar, que pode surgir por várias causas subjacentes ou doença tromboembólica crônica).

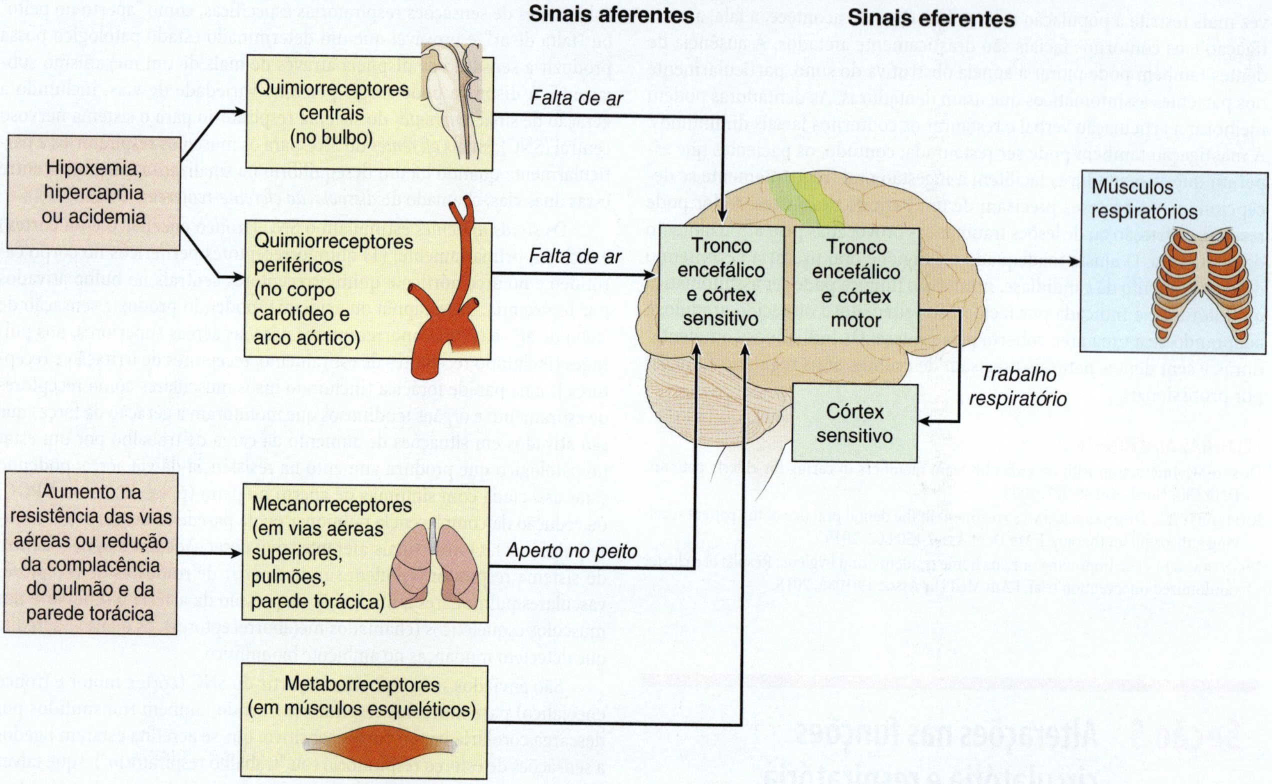

FIGURA 37-1 Vias de sinalização subjacentes à dispneia. A dispneia surge de vários estímulos sensoriais, muitos dos quais levam a diferentes termos descritivos usados pelos pacientes (mostrados em itálico na figura). A sensação de esforço respiratório (trabalho respiratório) provavelmente surge por sinais transmitidos do córtex motor para o córtex sensitivo quando comandos motores são enviados para os músculos respiratórios. Os estímulos motores enviados pelo tronco encefálico também podem ser acompanhados de sinais transmitidos para o córtex sensitivo e contribuem para a sensação de esforço respiratório. A sensação de falta de ar provavelmente deriva de estímulos que aumentam o *drive* respiratório (p. ex., hipoxemia, hipercapnia, acidemia; mediados por sinais originados em quimiorreceptores centrais e periféricos), além de inflamação da via aérea e do interstício (mediados por sinais aferentes pulmonares) e de receptores vasculares pulmonares. A dispneia surge em parte por desequilíbrio percebido entre mensagens eferentes para os músculos respiratórios e sinais aferentes dos pulmões e da parede torácica. O aperto no peito, geralmente associado com broncospasmo, é, em grande parte, mediado por estimulação de receptores de irritação vagal. Os sinais aferentes de mecanorreceptores das vias aéreas, pulmões e parede torácica mais provavelmente passam através do tronco encefálico antes de serem transmitidos para o córtex sensitivo, embora seja possível que alguma informação aferente passe diretamente para o córtex sensitivo sem passar pelo tronco encefálico. *(Adaptada de RM Schwartzstein: Approach to the patient with dyspnea. In: UpToDate, TW Post (Ed), UpToDate, Waltham, MA. (Acesso em 7 de dezembro de 2021) 2018 UpToDate, Inc. Para mais informações, visite www.uptodate.com.)*

As doenças que afetam o sistema cardiovascular e que podem se apresentar com dispneia incluem processos que afetam a função cardíaca esquerda, como a doença arterial coronariana e as miocardiopatias, bem como distúrbios que afetam o pericárdio, incluindo pericardite constritiva e tamponamento cardíaco. Outras patologias subjacentes à dispneia que podem não se originar diretamente dos sistemas pulmonar ou cardiovascular incluem anemia (afetando potencialmente a capacidade de carrear oxigênio), falta de condicionamento físico e processos psicológicos, como a ansiedade. A diferenciação entre a miríade de processos subjacentes que podem apresentar-se com dispneia pode ser difícil. Uma abordagem gradual que começa com anamnese e exame físico, seguidos por exames laboratoriais selecionados, que podem, então, avançar para outros testes diagnósticos, e o potencial encaminhamento para subespecialidades pode ajudar a elucidar a causa subjacente da dispneia. Porém, uma proporção substancial de pacientes pode ter dispneia persistente apesar do tratamento de um processo subjacente, ou pode não tê-lo identificado como sua causa.

TABELA 37-1 ■ Exemplo de método clínico para graduação da dispneia: Modified Medical Research Council Dyspnea Scale[a]

Grau de dispneia	Descrição
0	Sem falta de ar, exceto com esforços intensos
1	Falta de ar ao caminhar em solo plano ou subir uma inclinação pequena
2	Caminha mais devagar que as pessoas de idade semelhante em solo plano devido à falta de ar ou tem que parar para descansar ao caminhar em ritmo normal em solo plano
3	Para a fim de descansar após caminhar 100 metros ou após caminhar alguns minutos em solo plano
4	Muito dispneico para sair de casa ou dispneia com as atividades da vida diária (p. ex., vestir-se/despir-se)

[a]Incorporado nas diretrizes da Global Initiative for Chronic Obstructive Lung Disease (GOLD) como possível ferramenta para classificar a dispneia na doença pulmonar obstrutiva crônica.

Fonte: Reproduzida, com permissão de DA Mahler, CK Wells: Evaluation of clinical methods for rating dyspnea. Chest 93:580, 1988.

ABORDAGEM AO PACIENTE

Dispneia (Ver Fig. 37-2)

GERAL

Para pacientes com alguma condição pulmonar, cardíaca ou neuromuscular prévia conhecida e com piora da dispneia, o foco inicial da avaliação geralmente será determinar se a condição conhecida progrediu ou se há uma nova causa para a dispneia. Para pacientes sem uma causa potencial prévia para a dispneia, a avaliação inicial se concentrará na determinação da etiologia subjacente. A sua determinação, se possível, é extremamente importante, pois o tratamento pode variar muito com base na condição predisponente. A anamnese e exame físico iniciais

TABELA 37-2 ■ Diagnóstico diferencial de processos patológicos subjacentes à dispneia

Sistema	Tipo de processo	Exemplo de processo patológico	Possíveis sintomas de apresentação da dispneia	Possíveis achados físicos	Possíveis mecanismos subjacentes à dispneia	Exames diagnósticos iniciais (e possíveis achados)
Pulmonar	Doença das vias aéreas	Asma, DPOC, obstrução de via aérea superior	Aperto no peito, taquipneia, aumento do trabalho respiratório, falta de ar, incapacidade de fazer inspiração profunda	Sibilância, uso da musculatura acessória, hipoxemia aos esforços (especialmente com DPOC)	Aumento do trabalho respiratório, hipoxemia, hipercapnia, estimulação de receptores pulmonares	Pico de fluxo (reduzido); espirometria (DVO); radiografia de tórax (hiperinsuflação; perda de parênquima pulmonar na DPOC), TC de tórax e exame da via aérea na suspeição de obstrução de via aérea superior
	Doença parenquimatosa	Doença pulmonar intersticial[a]	Falta de ar, incapacidade de fazer inspiração profunda	Estertores secos no final da inspiração, baqueteamento digital, hipoxemia aos esforços	Aumento do trabalho respiratório, aumento do *drive* respiratório, hipoxemia, hipercapnia, estimulação de receptores pulmonares	Espirometria e volumes pulmonares (DVR); radiografia e TC de tórax (doença pulmonar intersticial)
	Doença da parede torácica	Cifoescoliose, fraqueza neuromuscular (NM)	Aumento do trabalho respiratório, incapacidade de fazer inspiração profunda	Redução da incursão diafragmática; atelectasia	Aumento do trabalho respiratório; estimulação de receptores pulmonares (se houver atelectasia)	Espirometria e volumes pulmonares (DVR); PIM e PEM (reduzidas na fraqueza NM)
Pulmonar e cardíaco	Vasculatura pulmonar	Hipertensão pulmonar	Taquipneia	Elevação das pressões no lado direito do coração, hipoxemia aos esforços	Aumento do *drive* respiratório, hipoxemia, estimulação de receptores vasculares	Capacidade de difusão (reduzida); ECG; ecocardiografia (para avaliar as pressões na artéria pulmonar)[b]
Cardíaco	Insuficiência cardíaca esquerda ______ Doença pericárdica	Doença arterial coronariana, miocardiopatia[c] ______ Pericardite constritiva; tamponamento cardíaco	Aperto no peito, falta de ar	Elevação de pressões no lado esquerdo do coração; estertores úmidos ao exame pulmonar; pulso paradoxal (doença pericárdica)	Aumento do trabalho e do *drive* respiratórios, hipoxemia, estimulação de receptores vasculares e pulmonares[d]	Considerar o exame de BNP, especialmente em situações agudas; ECG, ecocardiografia, pode haver necessidade de exame de esforço e/ou CCE
Outros	Variável	Anemia Falta de condicionamento físico Doença psicológica Distúrbios metabólicos Gastrintestinal (p. ex., DRGE, pneumonite aspirativa)	Dispneia aos esforços Condicionamento físico ruim Ansiedade	Variável	Metaborreceptores (anemia, condicionamento físico ruim); quimiorreceptores (metabolismo anaeróbico por condicionamento físico ruim); algumas pessoas podem ter aumento da sensibilidade à hipercapnia	Hematócrito para anemia; exames laboratoriais (p. ex., painel metabólico, teste de hormônios tireoidianos para distúrbios metabólicos); considerar a endoscopia digestiva alta e/ou a pHmetria esofágica para DRGE e suspeita de aspiração; excluir outras causas

[a]O diagnóstico diferencial da doença pulmonar intersticial inclui fibrose pulmonar idiopática, doença vascular do colágeno, pneumonite induzida por fármacos ou ocupacional, disseminação linfangítica de câncer; os processos que são mais alveolares que intersticiais também podem menos comumente contribuir para a dispneia crônica causada por doença parenquimatosa pulmonar, incluindo entidades como pneumonite de hipersensibilidade, bronquiolite obliterante com pneumonia em organização, etc. [b]Seria considerado ainda encaminhar esses pacientes para angiografia por TC para avaliar a presença de tromboembolismo, cintilografia de ventilação/perfusão para avaliar a presença de doença tromboembólica crônica e cateterismo cardíaco direito para avaliação adicional de hipertensão pulmonar. [c]A disfunção diastólica em casos de ventrículo esquerdo rígido costuma ser vista e contribui de forma significativa para a dispneia insidiosa que pode ser difícil de tratar. [d]Pode estimular metaborreceptores se o débito cardíaco estiver suficientemente reduzido a ponto de resultar em acidose láctica.

Siglas: BNP, peptídeo natriurético cerebral; DPOC, doença pulmonar obstrutiva crônica; TC, tomografia computadorizada; DRGE, doença do refluxo gastresofágico; ECG, eletrocardiograma; CCE, cateterismo cardíaco esquerdo; PIM/PEM, pressões inspiratória máxima e expiratória máxima (obtidas no laboratório de função pulmonar); DVO, distúrbio ventilatório obstrutivo; DVR, distúrbio ventilatório restritivo.

ainda são fundamentais para a avaliação, seguidos por exames diagnósticos iniciais, conforme indicado, que possam impulsionar encaminhamento para subespecialidades (p. ex., pneumologia, cardiologia, neurologia, medicina do sono e/ou clínicas especializadas em dispneia) se a causa da dispneia permanecer oculta (Fig. 37-2). Até dois terços dos pacientes necessitarão de exames diagnósticos complementares após avaliação da apresentação clínica inicial.

ANAMNESE

Deve-se pedir ao paciente para descrever com suas próprias palavras o desconforto que sente, assim como os efeitos da posição, sintomas de doenças infecciosas ativas e dos estímulos ambientais na dispneia, pois a sua descrição pode ser útil para apontar uma etiologia. Por exemplo, os sintomas de aperto no peito podem sugerir a possibilidade de broncoconstrição, e a sensação de incapacidade de realizar uma inspiração profunda pode se correlacionar com a hiperinsuflação dinâmica da DPOC. A ortopneia é um indicador comum de insuficiência cardíaca congestiva (ICC), limitação mecânica do diafragma associada à obesidade ou asma desencadeada por refluxo esofágico. Dispneia noturna sugere ICC ou asma. Os episódios agudos e intermitentes de dispneia devem-se mais provavelmente a episódios de isquemia miocárdica, broncospasmo ou embolia pulmonar, enquanto a dispneia persistente crônica é mais típica da DPOC, das doenças pulmonares intersticiais e da doença tromboembólica crônica. Informações sobre fatores de risco para doença pulmonar induzida por fármacos ou ocupacional e para doença arterial coronariana devem ser pesquisadas. O mixoma atrial esquerdo ou a síndrome hepatopulmonar devem ser considerados quando o paciente queixa-se de *platipneia*, ou seja, dispneia na posição ortostática com alívio na posição supina.

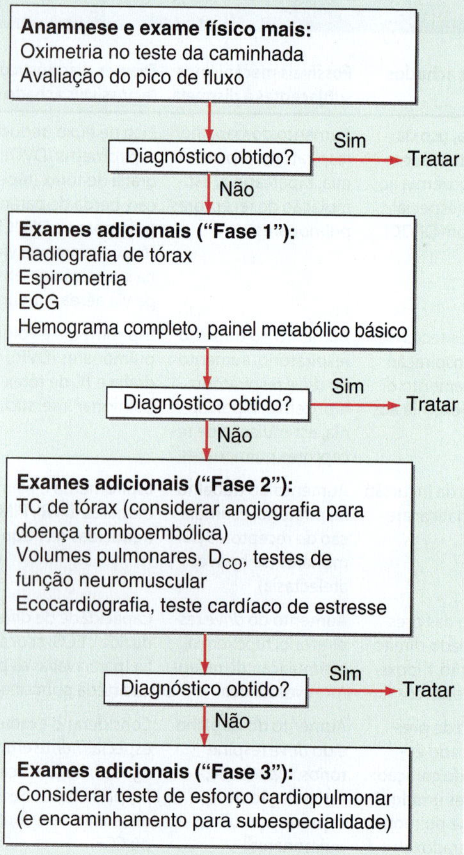

FIGURA 37-2 Possível algoritmo para avaliação de paciente com dispneia. Conforme descrito no texto, a abordagem deve começar com anamnese e exame físico detalhados, seguidos por exames progressivos e, por fim, exames mais invasivos e encaminhamento para subespecialidades conforme indicado para determinar a causa subjacente da dispneia. D_{CO}, capacidade de difusão de CO; ECG, eletrocardiograma. *(Adaptada de NG Karnani et al: Am Fam Physician 71:1529, 2005.)*

EXAME FÍSICO

Os sinais vitais iniciais podem ser úteis para apontar a etiologia subjacente no contexto do restante da avaliação. Por exemplo, a presença de febre pode apontar para um processo infeccioso associado ou inflamatório; a presença de hipertensão em casos de insuficiência cardíaca pode apontar para a disfunção diastólica; a presença de taquicardia pode estar associada com muitos processos associados distintos, incluindo febre, disfunção cardíaca e falta de condicionamento físico; e a presença de hipoxemia em repouso sugere o envolvimento de processos que envolvam hipercapnia, desequilíbrio ventilação-perfusão, *shunt* ou déficit na capacidade de difusão. Deve-se medir a saturação de oxigênio aos esforços, conforme descrito adiante. O exame físico deve começar durante a anamnese do paciente. A impossibilidade de o paciente falar frases completas antes de parar para fazer uma respiração profunda sugere um distúrbio que estimula o centro de controle ou uma anormalidade da bomba ventilatória com diminuição da capacidade vital. Os indícios de aumento do esforço para respirar (retrações supraclaviculares, uso dos músculos acessórios da ventilação e posição de tripé – o paciente senta-se com os braços e as mãos ao redor dos joelhos) sugerem aumento da resistência das vias aéreas ou rigidez dos pulmões e da parede torácica. Ao medir os sinais vitais, o médico deve avaliar de forma acurada a frequência respiratória e medir o pulso paradoxal (Cap. 270); se a pressão sistólica diminuir > 10 mmHg à inspiração, deve ser considerada a presença de DPOC, asma aguda ou doença pericárdica. Durante o exame físico geral, devem ser investigados sinais de anemia (palidez das conjuntivas), cianose e cirrose (angioma aracniforme, ginecomastia). O exame do tórax deve enfatizar a simetria dos movimentos; a percussão (macicez indica derrame pleural; hipertimpanismo é um sinal de pneumotórax ou enfisema); e a ausculta (sibilos, roncos, prolongamento da fase expiratória e diminuição do murmúrio vesicular são indícios de distúrbios das vias aéreas; estertores sugerem edema ou fibrose intersticial). O exame do coração deve enfatizar sinais de elevação das pressões do coração direito (distensão das veias jugulares, edema, acentuação do componente pulmonar da segunda bulha cardíaca); disfunção ventricular esquerda (galopes por B3 e B4); e doença valvar (sopros). Durante o exame do abdome com o paciente em decúbito dorsal, deve-se verificar se há movimentos paradoxais do abdome além da presença de aumento da disfunção respiratória na posição supina: o abdome que afunda durante a inspiração é um sinal de fraqueza do diafragma, e o abaulamento do abdome durante a expiração sugere edema pulmonar. O baqueteamento digital pode indicar fibrose pulmonar intersticial ou bronquiectasias, e edema ou deformação articular, e as alterações compatíveis com doença de Raynaud podem indicar uma doença vascular do colágeno, que também pode acometer o sistema pulmonar.

Os pacientes devem ser solicitados a caminhar enquanto o médico os observa com oximetria de forma a reproduzir seus sintomas. O paciente deve ser avaliado durante e após esforços quanto ao desenvolvimento de anormalidades que não estavam presentes em repouso (p. ex., presença de sibilos) e quanto às alterações na saturação de oxigênio.

EXAMES DE IMAGEM DO TÓRAX

Depois da anamnese e do exame físico, as radiografias do tórax devem ser realizadas se o diagnóstico ainda não estiver claro. Os volumes pulmonares devem ser avaliados: hiperinsuflação é consistente com doença pulmonar obstrutiva, enquanto volumes pulmonares reduzidos indicam edema ou fibrose intersticial, disfunção diafragmática ou limitação dos movimentos da parede torácica. O parênquima pulmonar deve ser examinado em busca de indícios de doença intersticial, infiltrados e enfisema. Vasculatura pulmonar proeminente nas zonas superiores indica hipertensão venosa pulmonar, enquanto a dilatação das artérias pulmonares centrais pode indicar hipertensão arterial pulmonar. Um aumento da silhueta cardíaca pode sugerir miocardiopatia dilatada ou doença valvar. Os derrames pleurais bilaterais são típicos da ICC e de alguns tipos de doença do colágeno vascular. Os derrames unilaterais sugerem carcinoma e embolia pulmonar, mas também ocorrem nos pacientes com insuficiência cardíaca ou no caso de derrame parapneumônico. Em geral, a tomografia computadorizada (TC) do tórax é reservada para a avaliação mais detalhada do parênquima pulmonar (doença pulmonar intersticial) e da possibilidade de embolia pulmonar, se ainda houver incerteza quanto ao diagnóstico.

EXAMES LABORATORIAIS

Os exames laboratoriais iniciais devem incluir um hematócrito para excluir anemia oculta como causa subjacente de redução da capacidade de transporte de oxigênio contribuindo para a dispneia, e um painel metabólico básico pode ser útil para excluir acidose metabólica significativa (e, por outro lado, uma elevação no bicarbonato pode apontar para a possibilidade de retenção de dióxido de carbono, que pode ser vista na insuficiência respiratória crônica – em tais casos, uma gasometria arterial pode ser útil para informações adicionais). Outros exames laboratoriais devem incluir eletrocardiograma, para pesquisar evidências de hipertrofia ventricular e infarto do miocárdio prévio, e espirometria que pode diagnosticar a presença de distúrbio ventilatório obstrutivo e sugerir a possibilidade de um distúrbio ventilatório restritivo (isso poderia levar à realização de outros testes de função pulmonar, incluindo volumes pulmonares, capacidade de difusão e possíveis testes da função neuromuscular). A ecocardiografia está indicada para os pacientes com suspeita de disfunção sistólica, hipertensão pulmonar ou cardiopatia valvar. Os testes de estimulação brônquica e/ou o monitoramento domiciliar do pico de fluxo (*peak flow*) podem ser úteis em pacientes com sintomas intermitentes sugestivos de asma, mas com exame físico e espirometria normais; até um terço dos pacientes com diagnóstico clínico de asma não apresentam doença reativa das vias aéreas quando são testados formalmente. A medida dos níveis de peptídeo natriurético cerebral sérico é cada vez mais usada para avaliar ICC em pacientes com dispneia aguda, mas eles podem estar elevados também na presença de sobrecarga ventricular direita.

DIFERENCIAÇÃO ENTRE DISPNEIAS DE ETIOLOGIA CARDIOVASCULAR E RESPIRATÓRIA

Se um paciente tem evidências de doença pulmonar e cardíaca que não respondem ao tratamento, ou se ainda não está claro quais fatores, primariamente, estão causando a dispneia, um teste de esforço cardiopulmonar (TECP) pode ser realizado para determinar qual sistema é responsável pela limitação aos exercícios. O TECP inclui esforço crescente limitado pelos sintomas (bicicleta ou esteira) com medidas de ventilação e trocas gasosas pulmonares e, em alguns casos, inclui medidas não invasivas e invasivas de pressões vasculares pulmonares e do débito cardíaco. No nível máximo de esforço, se o paciente alcançar a ventilação máxima prevista, apresentar ampliação do espaço morto ou hipoxemia ou desenvolver broncospasmo, o sistema respiratório pode ser a causa do problema. Por outro lado, se a frequência cardíaca for > 85% do valor máximo previsto, se o limiar anaeróbio for alcançado precocemente, se a pressão arterial aumentar excessivamente ou diminuir durante o exercício, se o pulso de O_2 (relação entre consumo de O_2/frequência cardíaca, um indicador do volume sistólico) diminuir ou se surgirem alterações isquêmicas no eletrocardiograma, a explicação provável para o desconforto respiratório é um distúrbio do sistema cardiovascular. Além disso, um TECP também pode ajudar a indicar um déficit de extração periférica ou uma doença metabólica/neuromuscular como processo subjacente potencial para a dispneia.

TRATAMENTO

Dispneia

O primeiro objetivo é corrigir a(s) etiologia(s) subjacente(s) causadora(s) da dispneia, abordando as causas potencialmente reversíveis com o tratamento apropriado para determinada condição. Pode haver necessidade de múltiplas intervenções diferentes, pois a dispneia costuma ter causas multifatoriais. Se o seu alívio com o tratamento da condição subjacente não for completamente possível, deve-se tentar reduzir a intensidade dos sintomas e seus efeitos sobre a qualidade de vida do paciente. Um esforço mais recente em nível de conferências de consenso tem tentado definir uma entidade identificável de dispneia persistente a fim de desenvolver uma abordagem para melhorar o manejo sintomático desta condição. Em 2017, um grupo internacional de especialistas definiu a "síndrome de dispneia crônica" como "a experiência de dispneia que persiste apesar do tratamento ideal da fisiopatologia subjacente e resulta em incapacidade para o paciente". Apesar da maior compreensão dos mecanismos subjacentes da dispneia, houve progresso limitado nas estratégias terapêuticas. É necessário administrar O_2 suplementar se a saturação de O_2 em repouso for ≤ 88% ou se a saturação do paciente cair para esse patamar durante a atividade ou o sono. Em particular, para pacientes com DPOC, foi demonstrado que o oxigênio suplementar para aqueles com hipoxemia diminui as taxas de mortalidade, e os programas de reabilitação pulmonar (incluindo alguns programas de exercícios realizados na comunidade, como ioga e Tai Chi) demonstraram efeitos positivos sobre a dispneia, a capacidade de exercício e as taxas de hospitalização. Foi demonstrado que os opioides reduzem os sintomas de dispneia, em grande parte por reduzir a sensação de falta de ar e, assim, provavelmente suprimindo o *drive* respiratório e influenciando a atividade cortical. Porém, os opioides devem ser considerados para cada paciente individualmente com base no perfil de risco-benefício com relação aos efeitos de depressão respiratória. Os estudos de ansiolíticos para dispneia não demonstraram benefício consistente. Abordagens adicionais estão sendo estudadas para a dispneia, incluindo a inalação de furosemida que pode alterar a informação sensitiva aferente.

LEITURAS ADICIONAIS

Banzett RB et al: Multidimensional dyspnea profile: An instrument for clinical and laboratory research. Eur Respir J 45:1681, 2015.

Ferry OR et al: Diagnostic approach to chronic dyspnea in adults. J Thorac Dis 11(Suppl 17):S2117, 2019.

Johnson M et al: Toward an expert consensus to delineate a clinical syndrome of chronic breathlessness: Chronic breathlessness syndrome. Eur Respir J 49:1602277, 2017.

Laviolette L, Laveneziana P on behalf of the ERS Research Seminar Faculty: Dyspnoea: A multidimensional and multidisciplinary approach. Eur Respir J 43:1750, 2014.

O'Donnell DE et al: Unraveling the causes of unexplained dyspnea. Clin Chest Med 40:471, 2019.

Parshall MB et al: An Official American Thoracic Society Statement: Update on the mechanisms, assessment, and management of dyspnea. Am J Respir Crit Care Med 185:435, 2012.

Ratarasarn K et al: Yoga and Tai Chi: A mind-body approach in managing respiratory symptoms in obstructive lung diseases. Curr Opin Pulm Med 26:186, 2020.

38 Tosse

Christopher H. Fanta

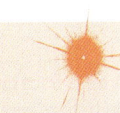

A tosse desempenha uma função protetora essencial para as vias aéreas e os pulmões humanos. Sem um reflexo de tosse efetivo, corremos o risco de reter secreções e material aspirado nas vias aéreas, predispondo a infecção, atelectasia e comprometimento respiratório. No outro extremo, a tosse excessiva pode ser cansativa; pode ser complicada por vômito, síncope, dor muscular ou fraturas nas costelas; e pode agravar a lombalgia, as hérnias inguinais ou abdominais e a incontinência urinária; e pode ser um impedimento importante para as interações sociais. A tosse é, muitas vezes, um indício da presença de doença respiratória. Em muitas ocasiões, ela é uma manifestação esperada e aceita da doença, como durante uma infecção aguda do trato respiratório. Contudo, a tosse persistente na ausência de outros sintomas respiratórios leva comumente os pacientes a procurarem auxílio médico.

MECANISMO DA TOSSE

Estímulos químicos (p. ex., capsaicina) e mecânicos (p. ex., muco, partículas de poluição no ar) podem iniciar o reflexo da tosse. Os canais catiônicos (p. ex., canais receptores de potencial transitório) e os canais iônicos ativados por adenosina trifosfato (P2X3) funcionam como receptores neuronais sensoriais, com os sinais sendo transmitidos centralmente via fibras Aδ (mecanossensoriais) e C (quimiossensoriais). As terminações nervosas aferentes inervam de forma abundante a faringe, a laringe e as vias aéreas ao nível dos bronquíolos terminais e se estendem para o parênquima pulmonar. Elas também são encontradas no canal auditivo externo (o ramo auricular do nervo vago ou nervo de Arnold) e no esôfago. Os sinais sensitivos viajam por meio dos nervos vago e laríngeo superior para uma região do tronco encefálico no núcleo do trato solitário. Redes neurais integradas processam estes estímulos como uma sensação consciente chamada de "necessidade de tossir". A alça eferente do reflexo da tosse envolve uma série altamente orquestrada de ações musculares involuntárias, também com o potencial de ativação a partir das vias corticais, possibilitando a tosse voluntária. As pregas vocais aduzem, levando à oclusão transitória das vias aéreas superiores. Os músculos expiratórios contraem, gerando pressões intratorácicas positivas de até 300 mmHg. Com a liberação súbita da contração laríngea, fluxos expiratórios rápidos são gerados, excedendo o "envelope" normal do fluxo expiratório máximo visto na curva de fluxo-volume (Fig. 38-1). A contração do músculo liso brônquico, junto com a compressão dinâmica das vias aéreas, estreita os lúmens das vias aéreas e maximiza a velocidade de exalação. A energia cinética disponível para desalojar o muco de dentro das paredes das vias aéreas é diretamente proporcional ao quadrado da velocidade do fluxo expiratório. Uma respiração profunda que precede uma tosse otimiza a função dos músculos expiratórios; uma série de tosses repetidas em volumes pulmonares sucessivamente mais baixos desloca o ponto de velocidade expiratória máxima progressivamente mais para a periferia pulmonar.

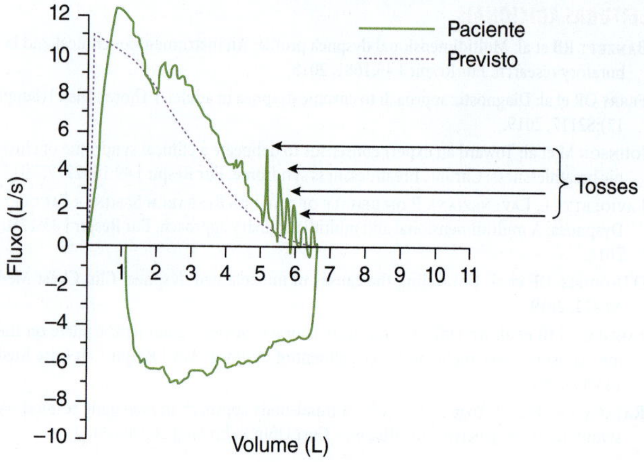

FIGURA 38-1 **Curva de fluxo-volume** mostra picos de fluxo expiratório alto atingidos com a tosse.

TOSSE INEFICAZ

A tosse fraca ou ineficaz compromete a capacidade de depurar as secreções do trato respiratório inferior, predispondo a infecções mais graves e a suas sequelas. Fraqueza ou paralisia dos músculos expiratórios (abdominais e intercostais) e dor na parede torácica ou abdominal estão no topo da lista de causas da tosse ineficaz (Tab. 38-1). A força da tosse é, em geral, avaliada qualitativamente; o pico do fluxo expiratório ou a pressão expiratória máxima na boca pode ser usado como um marcador substituto para a força da tosse. Vários dispositivos e técnicas de assistência foram desenvolvidos para melhorar a eficácia da tosse, variando de simples (imobilização dos músculos abdominais com um travesseiro firmemente preso para reduzir a dor pós-operatória enquanto se tosse) a complexos (dispositivo mecânico de auxílio à tosse aplicado via máscara facial ou tubo traqueal que aplica um ciclo de pressão positiva seguida rapidamente por pressão negativa). A tosse pode não conseguir clarear as secreções completamente apesar da capacidade preservada de gerar velocidades expiratórias normais; tal incapacidade pode se dever a secreções anormais das vias aéreas (p. ex., secreções anormalmente viscosas na fibrose cística), à disfunção ciliar (p. ex., discinesia ciliar primária) ou a anormalidades estruturais das vias aéreas (p. ex., traqueomalacia com colapso expiratório excessivo da traqueia durante a tosse).

TOSSE SINTOMÁTICA

A tosse pode ocorrer no contexto de outros sintomas respiratórios que, juntos, conduzem a um diagnóstico, como quando a tosse é acompanhada por sibilância, dispneia e aperto no peito após a exposição a um gato ou outras fontes de alergia que sugiram asma. Às vezes, contudo, a tosse é o sintoma dominante ou único da doença e pode ser de duração e gravidade suficientes para que seu alívio seja buscado. A duração da tosse é uma pista para sua etiologia, pelo menos retrospectiva. A tosse aguda (< 3 semanas) é mais comumente devida a uma infecção do trato respiratório, aspiração ou inalação de agentes químicos nocivos ou fumaça. A tosse subaguda (3-8 semanas de duração) é um sintoma residual comum de traqueobronquite, como na tosse pós-infecciosa por pertússis ou por vírus. A tosse crônica (> 8 semanas) pode ser causada por uma ampla variedade de doenças cardiopulmonares, incluindo aquelas de etiologias inflamatórias, infecciosas, neoplásicas e cardiovasculares. Quando a avaliação inicial com exame físico e radiografia torácica for normal, a tosse variante de asma, o refluxo gastresofágico, a rinossinusite com gotejamento pós-nasal e medicamentos (inibidores da enzima conversora de angiotensina [ECA]) são as causas identificáveis mais comuns de tosse crônica. Em um tabagista de longa data, uma tosse produtiva no início da manhã sugere bronquite crônica. Uma tosse seca e irritativa que dura > 2 meses após uma ou mais infecções do trato respiratório ("tosse pós-bronquite") é uma causa muito comum de tosse crônica, especialmente nos meses de inverno. A tosse crônica na ausência de etiologia identificável vem sendo reconhecida com frequência crescente e se acredita que ela se deva a uma sinalização neurológica exagerada através das vias sensoriais do reflexo da tosse, sendo chamada de "síndrome de tosse crônica por hipersensibilidade".

TABELA 38-1 ■ Causas de tosse e depuração da via aérea ineficazes

Força reduzida da musculatura respiratória
Dor na parede torácica ou abdominal
Deformidade da parede torácica (p. ex., cifoescoliose grave)
Fechamento glótico prejudicado ou traqueostomia
Depressão respiratória central (p. ex., anestesia, sedação ou doença neurológica)
Secreções anormais nas vias aéreas
Disfunção ciliar
Traqueobroncomalácia
Bronquiectasias
Estenoses traqueais ou brônquicas

AVALIAÇÃO DA TOSSE CRÔNICA

Com exceção de nossa capacidade de detectar os ruídos do excesso de secreções nas vias aéreas, detalhes como ressonância da tosse, o horário em que ocorre durante o dia e o padrão da tosse (p. ex., ocorrendo em paroxismos) com pouca frequência fornecem indícios etiológicos úteis. Independentemente da causa, a tosse muitas vezes piora quando a pessoa se deita à noite, quando conversa ou em associação com hiperpneia do exercício; ela frequentemente melhora com o sono. Uma exceção pode envolver a tosse que ocorre com a exposição apenas a determinados alérgenos ou com o exercício no ar frio como na asma. As perguntas úteis na anamnese incluem as circunstâncias que cercam o início da tosse, o que a reduz ou intensifica e se a tosse produz ou não escarro.

O exame físico procura pistas sobre a presença de doença cardiopulmonar, incluindo achados como sibilância ou crepitações no exame torácico. O exame dos canais auditivos e das membranas timpânicas (para avaliar irritação da membrana timpânica resultante da estimulação do nervo de Arnold), as cavidades nasais (para rinite ou pólipo) e as unhas (para baqueteamento) também podem fornecer pistas etiológicas. Como a tosse pode ser uma manifestação de uma doença sistêmica, como sarcoidose ou vasculite, um exame geral minucioso é igualmente importante.

Em quase todos os casos, a avaliação da tosse crônica merece uma radiografia torácica. A lista das doenças que podem causar tosse persistente sem outros sintomas e sem anormalidade detectável no exame físico é longa. Ela inclui doenças graves, como sarcoidose ou doença de Hodgkin em adultos jovens, câncer pulmonar em pacientes idosos e tuberculose pulmonar. Uma radiografia torácica anormal leva à avaliação objetivando a explicação da anormalidade radiológica. Em um paciente com tosse produtiva crônica, o exame do escarro é necessário, pois a determinação da causa da hipersecreção de muco é de importância fundamental para definir a etiologia. O escarro de aparência purulenta deve ser enviado para uma cultura bacteriana de rotina e, em determinadas circunstâncias, também para cultura micobacteriana. O exame citológico do escarro mucoide pode ser útil para avaliar a possibilidade de câncer, de aspiração orofaríngea e também para distinguir a bronquite neutrofílica da eosinofílica. A expectoração de sangue – seja estrias de sangue, sangue misturado com secreções das vias aéreas ou sangue puro – merece uma abordagem especial para avaliação e manejo (Cap. 39).

TOSSE CRÔNICA COM RADIOGRAFIA TORÁCICA NORMAL

É comumente dito que o uso de um inibidor da ECA (isolado ou em combinação), gotejamento pós-nasal, refluxo gastresofágico e asma são responsáveis por mais de 90% dos casos de tosse crônica com uma radiografia torácica normal ou não conclusiva. Contudo, a experiência clínica não sustenta essa afirmação e a adesão estrita a esse conceito desencoraja a procura de explicações alternativas por médicos e pesquisadores. Nos últimos anos, surgiu o conceito de uma "síndrome de tosse por hipersensibilidade" distinta, enfatizando o provável papel de terminações nervosas sensitivas e de vias neurais aferentes sensibilizadas como causa de tosse crônica refratária, da mesma maneira que na dor neuropática crônica. Ela se apresenta com tosse seca ou minimamente produtiva e um pigarro ou sensibilidade na garganta, o qual piora ao falar, rir ou fazer exercícios. É mais comum em mulheres do que em homens e pode durar anos. Ainda não há critérios diagnósticos específicos; a sua suspeita diagnóstica ocorre quando as etiologias alternativas são excluídas pelos exames ou não responderam aos testes terapêuticos. Não está claro se a tosse diária persistente desencadeia uma resposta inflamatória e acaba se autoperpetuando.

A tosse induzida por um inibidor da ECA ocorre em 5 a 30% dos pacientes que tomam esses agentes e não é dose-dependente. A ECA metaboliza a bradicinina e outras taquicininas, como a substância P. O mecanismo da tosse associada a um inibidor da ECA pode envolver sensibilização das terminações nervosas sensitivas devido ao acúmulo de bradicinina. Para qualquer paciente com tosse crônica, inexplicada, que estiver tomando um inibidor da ECA deve ser estabelecido um período de teste sem a medicação, independentemente do momento do início da tosse relativo ao início da terapia com inibidor da ECA. Na maioria dos casos, uma alternativa segura está disponível; bloqueadores de receptores de angiotensina não causam tosse. A falha em observar uma diminuição na tosse após 1 mês sem medicação é um forte argumento contra o diagnóstico.

O gotejamento pós-nasal de qualquer etiologia pode causar tosse como resposta ao estímulo de receptores sensitivos da via de reflexo da tosse na hipofaringe ou à aspiração de secreções drenadas na traqueia. O termo *síndrome de tosse da via aérea superior* foi cunhado para abarcar o conceito de que a inflamação crônica no nariz e seios da face pode causar tosse mesmo na ausência de drenagem física para a faringe. As pistas na anamnese que sugerem essa etiologia incluem a sensação de gotejamento pós-nasal, limpeza frequente da garganta, espirros e rinorreia. Na rinoscopia anterior, pode-se ver o excesso de secreções mucoides ou purulentas, mucosa nasal inflamada e edematosa e/ou pólipos; além disso, secreções ou uma aparência de pavimentação na mucosa junto à parede faríngea posterior pode ser vista. Infelizmente, não há meio de quantificar a drenagem pós-nasal. Em muitas ocasiões, esse diagnóstico deve ser baseado na informação subjetiva fornecida pelo paciente. Além disso, tal avaliação deve também ser contrabalançada pelo fato de que muitas pessoas que apresentam gotejamento pós-nasal crônico não têm tosse.

Ligar o refluxo gastresofágico à tosse crônica impõe desafios similares. Parece que o refluxo dos conteúdos gástricos no esôfago inferior pode desencadear a tosse por meio de vias reflexas iniciadas na mucosa esofágica. O refluxo no nível da faringe (refluxo laringofaríngeo), com aspiração consequente de conteúdos gástricos, ocasiona uma bronquite química e possivelmente pneumonite que pode provocar tosse por dias após o evento, mas é um achado raro entre pessoas com tosse crônica. A queimação retroesternal após as refeições ou no repouso, eructação frequente, rouquidão e dor na garganta podem ser indicativos de refluxo gastresofágico. Todavia, o refluxo pode também provocar pouco ou nenhum sintoma. A inflamação da glote detectada na laringoscopia pode ser uma manifestação de refluxo recorrente no nível da garganta, mas isso é um achado não específico. A quantificação da frequência e do nível do refluxo requer um procedimento um tanto invasivo para medir o pH esofágico (um cateter com sonda de pH colocada por via nasofaríngea no esôfago por 24 horas ou colocação endoscópica de uma cápsula radiotransmissora no esôfago) e, com as técnicas mais recentes, as pressões esofágicas (manometria) e o refluxo não ácido. A interpretação precisa dos resultados dos testes que permite uma ligação etiológica entre eventos de refluxo e tosse permanece controversa. Assim, atribuir a causa da tosse ao refluxo gastresofágico deve ser ponderado pela observação de que muitas pessoas com refluxo sintomático não apresentam tosse crônica.

A tosse isolada enquanto manifestação da asma é comum entre crianças, mas não entre os adultos. A tosse devido à asma na ausência de sibilância, dispneia e opressão torácica é referida como "asma tosse-variante". Uma história sugestiva de asma tosse-variante liga o início da tosse aos desencadeadores típicos da asma e a sua resolução com a retirada da exposição a eles. O teste objetivo pode estabelecer o diagnóstico de asma (obstrução do fluxo aéreo na espirometria que varia com o passar do tempo ou reverte em resposta a um broncodilatador) ou excluí-lo com convicção (resposta negativa a um teste de broncoprovocação, como a metacolina). Em um paciente capaz de realizar medidas confiáveis, a monitoração domiciliar do fluxo expiratório máximo pode ser um método custo-efetivo para sustentar ou afastar um diagnóstico de asma.

A bronquite eosinofílica causa tosse crônica com uma radiografia torácica normal. Essa condição incomum é caracterizada por mais de 3% de eosinofilia no escarro sem obstrução das vias aéreas ou hiper-reatividade brônquica e é tratada de modo satisfatório com de glicocorticoides inalatórios. A mensuração de uma concentração elevada de óxido nítrico no ar exalado pode detectar a inflamação eosinofílica das vias aéreas (na asma ou bronquite eosinofílica) e predizer uma resposta favorável aos esteroides inalatórios em pessoas com tosse crônica.

O tratamento da tosse crônica em um paciente com uma radiografia torácica normal é muitas vezes empírico e visa as causas mais prováveis de tosse, como determinado pela anamnese, pelo exame físico e possivelmente pela prova de função pulmonar. A terapia para o gotejamento pós-nasal depende da etiologia presumida (infecção, alergia ou rinite vasomotora) e pode incluir anti-histamínicos sistêmicos; descongestionantes; antibióticos; irrigação de solução salina nasal e *sprays* de bomba nasal com glicocorticoides, anti-histamínicos ou anticolinérgicos. Antiácidos antagonistas do receptor de histamina tipo 2 (H_2) e inibidores da bomba de prótons são usados para neutralizar ou diminuir a produção de ácido gástrico na doença do refluxo gastresofágico; mudanças alimentares, elevação da cabeça e do tronco durante o sono e medicações para melhorar o esvaziamento gástrico ou impedir o fluxo do material refluído (p. ex., alginatos) são medidas terapêuticas adicionais. A asma tosse-variante responde bem aos glicocorticoides inalatórios e ao uso intermitente de broncodilatadores β-agonistas inalatórios.

Os pacientes que não respondem ao tratamento das causas comuns da tosse ou que tiveram essas causas excluídas pelo teste diagnóstico apropriado devem, na opinião do autor, se submeter à tomografia computadorizada (TC) do tórax. Exemplos de doenças que causam tosse que podem não ser detectadas pela radiografia torácica incluem tumores, doença pulmonar intersticial inicial, bronquiectasia e infecção pulmonar micobacteriana atípica. Por outro lado, os pacientes com tosse crônica que apresentam exame físico torácico, função pulmonar, oximetria e imagem por TC torácica normais podem ser tranquilizados quanto à ausência de patologia pulmonar grave.

CONSIDERAÇÕES GLOBAIS

A exposição regular à poluição do ar pode causar tosse e pigarro crônicos, bem como doença do trato respiratório inferior. Fumaça de combustíveis para cozinha doméstica em locais com ventilação inadequada; exposições tóxicas em ambientes de trabalho sem a implementação de padrões de segurança ocupacional; e substâncias químicas e particuladas em ambientes externos altamente poluídos são formas de poluição do ar que causam tosse. Há poucas opções terapêuticas disponíveis; o tratamento se concentra na melhora da qualidade do ar ambiente (p. ex., uso de chaminé para o forno doméstico), na remoção da exposição e no uso de máscara facial apropriada.

Nas regiões do mundo onde a tuberculose é endêmica, a tosse crônica levanta a possibilidade de tuberculose pulmonar ativa e demanda uma avaliação apropriada, incluindo exame de imagem do tórax e análise do escarro.

TRATAMENTO SINTOMÁTICO DA TOSSE

O tratamento empírico da tosse crônica idiopática com corticosteroides inalatórios, broncodilatadores anticolinérgicos inalatórios e antibióticos macrolídeos tem sido tentado sem um sucesso consistente. Os supressores da tosse atualmente disponíveis são apenas modestamente efetivos. Mais potentes são os narcóticos supressores da tosse, como codeína, hidrocodona e morfina, que parecem agir no "centro da tosse" no tronco encefálico. A tendência dos narcóticos supressores da tosse de causar sonolência e constipação e seu potencial para dependência limitam o apelo para seu uso em longo prazo. O dextrometorfano é um inibidor da tosse vendido sem receita médica, que age centralmente, com poucos efeitos colaterais e menor eficácia se comparado com os narcóticos supressores da tosse. Ele parece ter um local de ação diferente dos narcóticos supressores da tosse, podendo ser usado em associação, se necessário. Considera-se que o benzonatato iniba a atividade neural dos nervos sensitivos na via do reflexo de tosse. Ele geralmente não tem efeitos colaterais; contudo sua efetividade na inibição da tosse é variável e imprevisível. A inalação de lidocaína, um inibidor dos canais de sódio regulados por voltagem, oferece supressão transitória da tosse, mas, devido à anestesia orofaríngea associada, ele confere risco de aspiração.

As tentativas de tratar a síndrome da tosse por hipersensibilidade têm se concentrado na inibição das vias neurais. Pequenas séries de casos e ensaios clínicos randomizados têm indicado benefício com o uso sem indicação formal (*off-label*) de gabapentina, pregabalina ou amitriptilina. Estudos recentes sugerem um papel para modificações comportamentais usando técnicas especializadas de fonoaudiologia, mas a aplicação disseminada dessa modalidade ainda não está em prática. Novos supressores da tosse sem as limitações dos agentes atualmente disponíveis são muito necessários. As abordagens que estão sendo feitas incluem o desenvolvimento de antagonistas do receptor da neurocinina-1, antagonistas do receptor de potencial transitório vaniloide-1 (TRPV1), um promissor antagonista do canal P2X3 e novos opioides e agonistas de receptores opioides.

LEITURAS ADICIONAIS

Brightling CE et al: Eosinophilic bronchitis as an important cause of chronic cough. Am J Respir Crit Care Med 160:406, 1999.

Carroll TL (ed): *Chronic Cough*. San Diego, Plural Publishing, Inc., 2019.

Gibson P et al: Treatment of unexplained chronic cough: CHEST guideline and expert panel report. Chest 149:27, 2016.

Kahrilas PJ et al: Chronic cough due to gastroesophageal reflux in adults: CHEST Guideline and Expert Panel Report. Chest 150:1381, 2016.

Morice AH et al: ERS guidelines on the diagnosis and treatment of chronic cough in adults and children. Eur Respir J 55: 1901136, 2020.

Ramsay LE et al: Double-blind comparison of losartan, lisinopril and hydrochlorothiazide in hypertensive patients with previous angiotensin converting enzyme inhibitor-associated cough. J Hypertens Suppl 13:S73, 1995.

Ryan NM et al: Gabapentin for refractory chronic cough: A randomized, double-blind, placebo-controlled trial. Lancet 380:1583, 2012.

Smith JA, Woodcock A: Chronic cough. N Engl J Med 375:1544, 2016.

39 Hemoptise

Carolyn M. D'Ambrosio

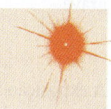

A *hemoptise* é a expectoração de sangue pelo trato respiratório. O sangramento a partir do trato gastrintestinal (hematêmese) ou das cavidades nasais (epistaxe) pode simular a hemoptise. Uma vez estabelecida a hemoptise, o grau de eliminação de sangue (volume e frequência) deve ser determinado, pois a hemoptise maciça ou potencialmente fatal (> 400 mL de sangue em 24 h ou > 150 mL de uma única vez) exige intervenção emergencial. Este capítulo se concentrará predominantemente na hemoptise não potencialmente fatal. A fonte de sangramento e a sua causa são as próximas etapas na abordagem ao paciente com hemoptise.

ANATOMIA E FISIOLOGIA DA HEMOPTISE

A hemoptise pode se originar de qualquer local no trato respiratório, da glote até o alvéolo. Mais comumente, o sangramento se origina nos brônquios ou nas vias aéreas de médio calibre, mas é importante realizar uma avaliação completa de toda a árvore respiratória.

O duplo suprimento sanguíneo dos pulmões é uma característica exclusiva. Os pulmões apresentam circulações pulmonar e brônquica. A circulação pulmonar é um sistema de baixa pressão que é fundamental para as trocas gasosas no nível dos alvéolos; em contraste, a circulação brônquica se origina da aorta e, assim, é um sistema de maior pressão. As artérias brônquicas suprem as vias aéreas e podem fazer a neovascularização de tumores, das vias aéreas dilatadas de bronquiectasias e de lesões cavitárias. A maioria dos casos de hemoptise se origina da circulação brônquica, e o sangramento do sistema de maior pressão dificulta o controle.

ETIOLOGIA

A hemoptise em geral resulta de infecção, câncer ou doença vascular; porém, o diagnóstico diferencial do sangramento da árvore respiratória é variado e amplo. Nos Estados Unidos, as causas mais comuns são bronquite viral, bronquiectasias e câncer. Em outras partes do mundo, infecções como a tuberculose são as causas mais comuns.

Infecções A maioria dos escarros sanguinolentos e das hemoptises de pequeno volume se deve a bronquites virais. Os pacientes com bronquite crônica têm risco de superinfecção bacteriana por microrganismos como *Streptococcus pneumoniae*, *Haemophilus influenzae* ou *Moraxella catarrhalis*, aumentando a inflamação da via aérea e o potencial para sangramento. Da mesma forma, os pacientes com bronquiectasia estão propensos à hemoptise durante as exacerbações. Devido a infecções bacterianas recorrentes, as vias aéreas com bronquiectasia ficam dilatadas, inflamadas e altamente vascularizadas, sendo supridas pela circulação brônquica. Em várias séries de casos, a bronquiectasia é a principal causa de hemoptise maciça e morte subsequente.

A tuberculose vinha sendo, há muito tempo, a causa mais comum de hemoptise no mundo todo, mas foi agora ultrapassada pela bronquite e pelas bronquiectasias nos países industrializados. Em pacientes com tuberculose, o desenvolvimento de doença cavitária é frequentemente a fonte do sangramento, mas complicações mais raras, como a erosão de um aneurisma de artéria pulmonar dentro de uma cavidade preexistente (i.e., aneurisma de Rasmussen), também podem ser a fonte.

Outros agentes infecciosos, como fungos endêmicos, *Nocardia* e micobactérias não tuberculosas, podem se apresentar como doença pulmonar cavitária complicada por hemoptise. Além disso, espécies de *Aspergillus* podem evoluir como micetomas dentro de cavidades preexistentes, com a neovascularização desses espaços inflamados levando ao sangramento. Abscessos pulmonares e pneumonia necrosante podem causar sangramento pela desvitalização do parênquima pulmonar. Os microrganismos comumente responsáveis incluem *Staphylococcus aureus*, *Klebsiella pneumoniae* e anaeróbios orais.

A paragonimíase pode simular a tuberculose e é outra causa significativa de hemoptise vista globalmente; ela é comum no sudeste da Ásia e na China, embora tenham sido relatados casos na América do Norte a partir da ingestão de lagostins crus. Ela deve ser considerada como causa de hemoptise em pessoas que recentemente emigraram de áreas endêmicas.

Vascular A hemoptise de causa vascular pode estar associada a doença cardíaca, embolia pulmonar, malformação arteriovenosa ou hemorragia alveolar difusa (HAD). Embora a descrição clássica do escarro expectorado no edema pulmonar (por elevação da pressão diastólica final do ventrículo esquerdo) seja "rosado e espumoso", pode-se ver um espectro de hemoptise que inclui o sangue vivo. Esta observação é particularmente precisa atualmente com o uso mais disseminado de medicamentos anticoagulantes e antiplaquetários.

A embolia pulmonar com infarto parenquimatoso pode se apresentar com hemoptise, mas a embolia pulmonar não costuma causar hemoptise. Um vaso ectásico em uma via aérea ou uma malformação arteriovenosa pulmonar pode ser uma fonte de sangramento. Uma causa vascular rara de hemoptise é a ruptura de uma fístula aortobrônquica; essas fístulas surgem em casos de patologia aórtica, como aneurisma ou pseudoaneurisma, podendo causar pequenos episódios de sangramento que prenunciam uma hemoptise maciça.

A HAD causa sangramento significativo no parênquima pulmonar, mas, curiosamente, não costuma estar associada à hemoptise. A HAD tipicamente se apresenta com opacidades difusas em vidro fosco nos exames de imagem. É causada por uma variedade de processos, incluindo capilarite imunomediada por doenças como lúpus eritematoso sistêmico, por transplante de células-tronco e por toxicidade da cocaína de e outras substâncias inaladas. As chamadas síndromes "pulmão-rim", incluindo granulomatose com poliangeíte e doença antimembrana basal glomerular, podem levar a hemoptise e hematúria (embora possam apresentar uma das manifestações sem a outra). Uma causada recentemente identificada de hemoptise e HAD é a lesão pulmonar induzida pelo uso de cigarros eletrônicos (*vapes*).

Neoplasia maligna O carcinoma broncogênico de qualquer histologia é uma causa comum de hemoptise (tanto maciça quanto não maciça). A hemoptise pode indicar envolvimento das vias aéreas pelo tumor e pode ser um sintoma de apresentação de tumores carcinoides e lesões vasculares que frequentemente surgem nas vias aéreas proximais. Os carcinomas de pequenas células e de células escamosas costumam ser centrais e têm mais chance de causar erosão dos vasos pulmonares principais, resultando em hemoptise maciça. As metástases pulmonares de tumores distantes

(p. ex., melanoma, sarcoma, adenocarcinomas de mama e cólon) também podem causar sangramento. O sarcoma de Kaposi, visto na síndrome da imunodeficiência adquirida (Aids) avançada, é muito vascularizado e pode surgir em qualquer lugar ao longo do trato respiratório – dos brônquios até a cavidade oral.

Causas mecânicas e outras Além de infecção, doença vascular e câncer, outros processos patológicos do sistema pulmonar podem causar hemoptise. A endometriose pulmonar causa sangramento cíclico, conhecido como hemoptise catamenial. A aspiração de corpo estranho pode levar à irritação da via aérea e ao sangramento. Procedimentos diagnósticos e terapêuticos são também potenciais causas: a estenose de veia pulmonar pode resultar de procedimentos em átrio esquerdo, como o isolamento de veia pulmonar, e os cateteres de artéria pulmonar podem causar ruptura da artéria pulmonar se o balonete distal for mantido insuflado. Por fim, em casos de trombocitopenia, coagulopatia, anticoagulação ou terapia antiplaquetária, e mesmo insultos menores podem causar hemoptise.

AVALIAÇÃO E MANEJO

Anamnese A quantidade ou a gravidade do sangramento é a primeira etapa na avaliação de um paciente com hemoptise. A descrição que o paciente faz do escarro (p. ex., raias de sangue, coloração rosada, sangue vivo ou coágulos) é útil se não for possível examiná-lo. Uma abordagem ao manejo da hemoptise é descrita na Figura 39-1.

Embora não haja um consenso quanto ao volume, a perda sanguínea de 400 mL em 24 h ou de 100 a 150 mL expectorados de uma vez deve ser considerada como *hemoptise potencialmente fatal*. Esses números derivam do volume de sangue da árvore traqueobrônquica (geralmente 100-200 mL). Os pacientes raramente morrem de exsanguinação, mas há o risco de morte por asfixia pelo sangue preenchendo as vias e espaços aéreos. A maioria dos pacientes não consegue descrever o volume de sua hemoptise em mililitros, de modo que pode ser útil o uso de referenciais como xícaras (uma xícara tem cerca de 236 mL). Felizmente, a hemoptise potencialmente fatal só ocorre em 5 a 15% dos casos de hemoptise.

A anamnese cuidadosa pode apontar a causa da hemoptise. Febre, calafrios ou antecedente de tosse podem sugerir infecção. Uma história de tabagismo ou de perda ponderal não intencional aumenta a chance de câncer. Os pacientes devem ser questionados sobre exposições inalatórias, incluindo cigarros eletrônicos. Deve-se obter uma anamnese abrangente, com atenção especial à doença pulmonar crônica, com avaliação dos fatores de risco para câncer e doença pulmonar bronquiectásica (p. ex., fibrose cística, sarcoidose).

Exame físico A revisão dos sinais vitais é uma primeira etapa importante. Os pacientes com hemoptise potencialmente fatal podem apresentar hipoxemia, taquicardia e instabilidade hemodinâmica. Como o sítio de sangramento é importante, a avaliação das cavidades nasal e oral é imperativa. Além disso, a ausculta dos pulmões buscando outros achados físicos relevantes, como baqueteamento, pode indicar a causa da hemoptise. Uma área de sibilância focal poderia sugerir a aspiração de corpo estranho. Outros sinais de diátese hemorrágica (p. ex., equimoses e petéquias em pele e mucosas) ou telangiectasias podem sugerir outras etiologias para a hemoptise.

Exames diagnósticos Os exames iniciais devem incluir um hemograma completo para avaliação de infecção, anemia ou trombocitopenia, parâmetros de coagulação, avaliação de eletrólitos e da função renal, além de exame comum de urina para excluir doença pulmão-rim. Há necessidade de exames de imagem do tórax em todos os pacientes.

Uma radiografia de tórax costuma ser obtida primeiro, embora ela frequentemente não localize o sangramento e possa parecer normal. Em pacientes sem fatores de risco para câncer ou outras anormalidades na avaliação inicial e com radiografia de tórax normal, o tratamento para bronquite e a garantia de acompanhamento cuidadoso é uma estratégia razoável, com reavaliação diagnóstica posterior.

Em contraste, os pacientes com fatores de risco para câncer (i.e., idade > 40 anos ou história de tabagismo) devem realizar exames adicionais. Primeiro, a tomografia computadorizada (TC) de tórax com contraste deve ser realizada para melhor identificar massas, bronquiectasias e lesões parenquimatosas. Deve ser considerada uma TC para avaliação de embolia pulmonar se a anamnese e o exame físico forem consistentes com esse diagnóstico. Após a TC, uma broncoscopia flexível deve ser realizada para excluir carcinoma broncogênico a menos que os exames de imagem revelem uma lesão que possa ser biopsiada sem broncoscopia. Pequenas séries de casos mostram que os pacientes com hemoptise e broncoscopias normais têm bons desfechos clínicos.

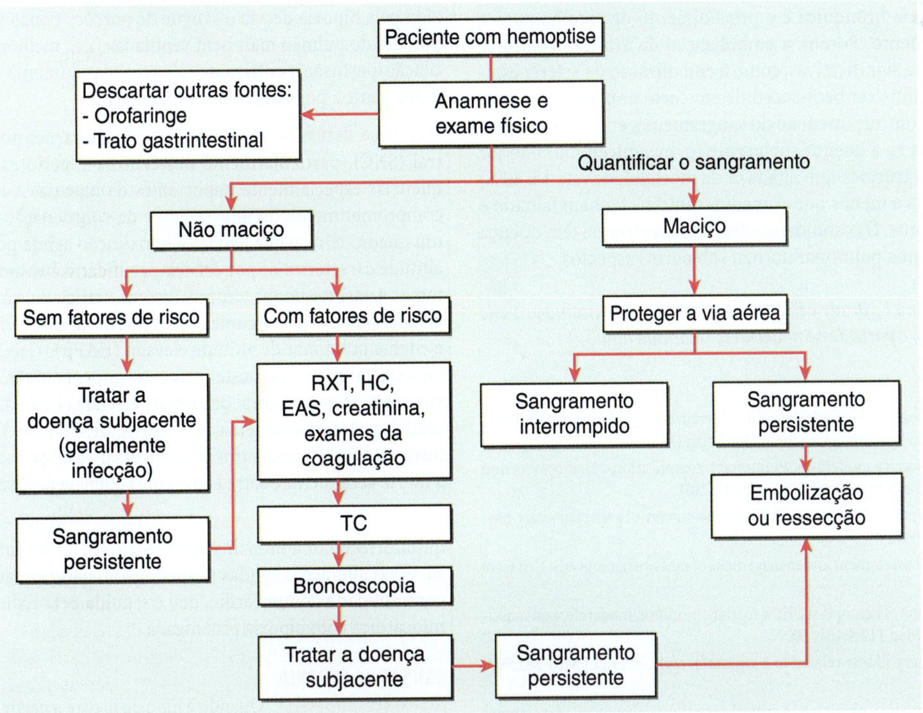

FIGURA 39-1 **Abordagem ao manejo da hemoptise.** HC, hemograma completo; TC, tomografia computadorizada; RXT, radiografia de tórax; EAS, exame de urina.

Intervenções Quando a quantidade de hemoptise é maciça ou potencialmente fatal, há três objetivos simultâneos: primeiro, proteger o pulmão que não está sangrando; segundo, localizar o foco de sangramento; e terceiro, controlar o sangramento.

A proteção da via aérea e do pulmão sem sangramento é de fundamental importância no manejo da hemoptise maciça, pois a asfixia pode ocorrer rapidamente. Se o lado do sangramento for conhecido, o paciente deve ser posicionado com o lado sangrante para baixo, a fim de usar a vantagem gravitacional para manter o sangue fora do pulmão que não está sangrando. A intubação endotraqueal deve ser evitada, a menos que seja verdadeiramente necessária, pois a aspiração pelo tubo endotraqueal é uma forma menos efetiva de remover sangue e coágulos em comparação com o reflexo da tosse. Se a intubação for necessária, deve-se proteger o pulmão não sangrante por meio da intubação seletiva de um pulmão (i.e., do pulmão sem sangramento) ou da inserção de um tubo endotraqueal de duplo lúmen.

A localização do ponto de sangramento algumas vezes é evidente, mas, com frequência, pode ser difícil de determinar. A radiografia de tórax, se mostrar opacidades novas, pode ser útil na localização do lado do sangramento, embora esse exame não seja adequado de forma isolada. A angiotomografia ajuda a localizar o extravasamento ativo. A broncoscopia flexível pode ser útil para a identificação do lado sangrante (embora tenha apenas 50% de chance de localizar o local). Os especialistas não chegaram a um consenso sobre o momento para a broncoscopia, embora em alguns casos – na fibrose cística, por exemplo – a broncoscopia *não* seja recomendada, pois pode retardar o manejo definitivo. Por fim, passar direto para a angiografia também é uma estratégia razoável, pois ela traz possibilidades diagnósticas e terapêuticas.

O controle do sangramento durante um episódio de hemoptise potencialmente fatal pode ser obtido com uma de três maneiras: a partir do lúmen da via aérea, a partir do vaso sanguíneo envolvido ou por meio de ressecção cirúrgica da via aérea e do vaso envolvido. As medidas broncoscópicas costumam ser apenas temporárias: um broncoscópio flexível pode ser usado para aspiração de coágulos e para inserir um cateter com balonete ou bloqueador brônquico que oclua a via aérea envolvida. A broncoscopia rígida, realizada por um pneumologista intervencionista ou cirurgião torácico, pode permitir intervenções terapêuticas de lesões da via aérea, como a fotocoagulação e o cautério. Como a maioria das hemoptises potencialmente fatais se origina na circulação brônquica, a embolização de artéria brônquica é o procedimento de escolha para o controle do sangramento. Porém, a embolização da artéria brônquica pode ter complicações significativas, como a embolização da artéria espinal anterior. Ela costuma ser bem-sucedida em curto prazo, com taxa de sucesso > 80% para controle imediato do sangramento, embora o sangramento possa recorrer se a doença subjacente (p. ex., micetoma) não for tratada. A ressecção cirúrgica tem alta taxa de mortalidade (até 15-40%) e não deve ser tentada a menos que as medidas iniciais tenham falhado e o sangramento continue. Os candidatos ideais para a cirurgia têm doença localizada e parênquima pulmonar normal sob outros aspectos.

Agradecimento *Anna K. Brady e Patricia A. Kritek contribuíram para este capítulo na 20ª edição, e parte desse material foi mantida aqui.*

LEITURAS ADICIONAIS

Adelman M et al: Cryptogenic hemoptysis: Clinical features, bronchoscopic findings, and natural history in 67 patients. Ann Intern Med 102:829, 1985.

Flume PA et al: CF pulmonary guidelines. Pulmonary complications: Hemoptysis and pneumothorax. Am J Respir Crit Care Med 182:298, 2010.

Hirshberg B et al: Hemoptysis: Etiology, evaluation, and outcome in a tertiary care hospital. Chest 112:440, 1997.

Jean-Baptiste E: Clinical assessment and management of massive hemoptysis. Crit Care Med 28:1642, 2000.

Johnson JL: Manifestations of hemoptysis: How to manage minor, moderate, and massive bleeding. Postgrad Med 112:4:101, 2002.

Layden JE et al: Pulmonary illness related to e-cigarette, reply. N Engl J Med 382:903, 2020.

Lordan JL et al: The pulmonary physician in critical care: Illustrative case 7. Assessment and management of massive hemoptysis. Thorax 58:814, 2003.

Sopko DR, Smith TP: Bronchial artery embolization for massive hemoptysis. Semin Intervent Radiol 28:48, 2011.

40 Hipoxia e cianose

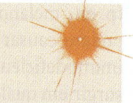

Joseph Loscalzo

HIPOXIA

O principal propósito do sistema cardiorrespiratório é transportar O_2 e nutrientes para as células e remover o CO_2 e outros produtos metabólicos delas. A manutenção adequada dessa função não depende somente da integridade dos sistemas cardiovascular e respiratório, como também de uma quantidade adequada de hemácias e hemoglobina, bem como de um suprimento de gás inspirado que contenha quantidade adequada de O_2.

RESPOSTAS À HIPOXIA

A diminuição da disponibilidade de O_2 para as células leva à inibição da fosforilação oxidativa e ao aumento da glicólise anaeróbia. Essa passagem do metabolismo aeróbio para o anaeróbio, o efeito Pasteur, reduz a taxa de produção de 5'-trifosfato de adenosina (ATP). Na hipoxia grave, quando a produção de ATP é inadequada para atender às necessidades energéticas para o equilíbrio iônico e osmótico, a despolarização da membrana celular leva a um influxo descontrolado de Ca^{2+} e à ativação das fosfolipases e proteases dependentes de Ca^{2+}. Tais eventos, por sua vez, levam ao edema celular, ativação de vias apoptóticas e, por fim, à morte celular.

As adaptações à hipoxia são mediadas, em parte, pela suprarregulação de genes que codificam uma variedade de proteínas, incluindo enzimas glicolíticas, tais como a fosfogliceratocinase e a fosfofrutocinase, bem como os transportadores de glicose GLUT-1 e GLUT-2, além dos fatores de crescimento, como o fator de crescimento do endotélio vascular (VEGF) e a eritropoietina, que aumenta a produção de eritrócitos. O aumento na expressão dessas e de outras proteínas fundamentais induzido pela hipoxia é guiado pelo fator de transcrição sensível à hipoxia, o fator 1 induzível por hipoxia (HIF-1).

Durante a hipoxia, as arteríolas sistêmicas se dilatam, pelo menos em parte, por meio da abertura dos canais de K_{ATP} nas células do músculo liso vascular, devido à redução na concentração de ATP induzida pela hipoxia. Por outro lado, nas células do músculo liso vascular pulmonar, a inibição dos canais de K^+ causa despolarização, que, por sua vez, ativa os canais de Ca^{2+} dependentes de voltagem, elevando a $[Ca^{2+}]$ citosólica e causando a contração das células do músculo liso. A constrição arterial pulmonar induzida pela hipoxia desvia o sangue de porções pouco ventiladas para outras porções do pulmão mais bem ventiladas (i.e., melhora o desequilíbrio ventilação-perfusão); entretanto, ela também aumenta a resistência vascular pulmonar e a pós-carga ventricular direita.

Efeitos no sistema nervoso central As alterações no sistema nervoso central (SNC), particularmente nos centros superiores, representam consequências especialmente importantes da hipoxia. A hipoxia aguda leva ao comprometimento do julgamento e da coordenação motora, bem como a um quadro clínico que lembra a intoxicação aguda por álcool. A doença da altitude caracteriza-se por cefaleia secundária à vasodilatação cerebral, sintomas gastrintestinais, tontura, insônia, fadiga ou sonolência. A constrição arterial pulmonar, e algumas vezes a venosa, causa extravasamento capilar e edema pulmonar de altitude elevada (HAPE) (Cap. 37), que intensifica a hipoxia, promovendo posteriormente vasoconstrição. Raramente se desenvolve um edema cerebral de altitude elevada (HACE), que se manifesta por cefaleia grave e papiledema, podendo levar ao coma. Conforme a hipoxia se torna mais grave, os centros reguladores do tronco encefálico são afetados, e a morte geralmente ocorre como consequência de insuficiência respiratória.

Efeitos no sistema cardiovascular A hipoxia aguda estimula o arco reflexo quimiorreceptor a induzir venoconstrição e vasodilatação arterial sistêmica. Essas alterações agudas são acompanhadas pelo aumento transitório da contratilidade do miocárdio, que é seguida pela redução da contratilidade miocárdica com hipoxia prolongada.

CAUSAS DA HIPOXIA

Hipoxia respiratória Quando a hipoxia ocorre a partir da insuficiência respiratória, a PaO_2 diminui, e, quando a insuficiência respiratória persiste, a curva de dissociação de oxigênio-hemoglobina (O_2-Hb) (ver Fig. 98-2) é deslocada para a direita, liberando quantidades maiores de O_2 em qualquer nível de PO_2

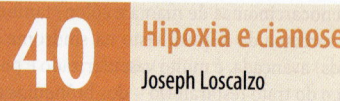

tecidual. A hipoxemia arterial, isto é, a redução da saturação de O_2 no sangue arterial (SaO_2), e a consequente cianose costumam ser mais marcantes quando tal depressão de PaO_2 resulta de doença pulmonar, se comparada à depressão que ocorre como resultado de diminuição na fração de oxigênio do ar inspirado (FIO_2). Nessa última situação, a $PaCO_2$ cai secundariamente à hiperventilação induzida pela anoxia, e a curva de dissociação O_2-Hb é deslocada para a esquerda, limitando a diminuição na SaO_2 em qualquer nível de PaO_2.

A causa mais comum da hipoxia respiratória é um *desequilíbrio da ventilação-perfusão* resultante da perfusão de alvéolos mal ventilados. A hipoxemia respiratória também pode ser causada por *hipoventilação*, caso em que está associada à elevação da $PaCO_2$ (Cap. 285). Essas duas formas de hipoxia respiratória habitualmente são corrigíveis pela inspiração de O_2 a 100% durante vários minutos. Uma terceira causa de hipoxia respiratória é a derivação sanguínea intrapulmonar direta da artéria pulmonar para o leito venoso (*shunt direita-esquerda intrapulmonar*) em virtude da perfusão de partes não ventiladas do pulmão, como na atelectasia pulmonar ou por meio de fístulas arteriovenosas pulmonares. Nessa situação, a baixa de PaO_2 é apenas parcialmente corrigida por uma FIO_2 de 100%.

Hipoxia secundária à altitude elevada Quando alguém sobe rapidamente para 3.000 metros, a redução do conteúdo de oxigênio no ar inspirado (FIO_2) leva a uma diminuição na PO_2 alveolar para aproximadamente 60 mmHg e se desenvolve uma condição chamada *doença da altitude* (ver anteriormente). Em altitudes mais elevadas, a saturação arterial diminui rapidamente, e os sintomas tornam-se mais graves; aos 5.000 metros, as funções dos indivíduos não adaptados ao clima geralmente ficam comprometidas, sendo responsáveis pelas alterações no funcionamento do SNC descritas previamente.

Hipoxia secundária ao *shunt* direita-esquerda extrapulmonar Do ponto de vista fisiológico, essa causa de hipoxia assemelha-se ao *shunt* direita-esquerda intrapulmonar, porém é causada por malformações cardíacas congênitas, como a tetralogia de Fallot, transposição das grandes artérias, defeito de septo atrial ou ventricular, ducto arterioso patente e síndrome de Eisenmenger (Cap. 269). A exemplo do *shunt* direita-esquerda pulmonar, a PaO_2 não se normaliza com a inspiração de O_2 a 100%.

Hipoxia da anemia Uma redução na concentração de hemoglobina do sangue é acompanhada por uma diminuição correspondente da sua capacidade carreadora de O_2 do sangue. Embora a PaO_2 seja normal na hipoxia da anemia, a quantidade absoluta de O_2 transportado por unidade de volume de sangue se encontra diminuída. Conforme o sangue com baixa hemoglobina flui pelos capilares e a quantidade normal de O_2 é dele removida, a PO_2 e a saturação no sangue venoso decai em uma extensão maior do que o normal.

Intoxicação por monóxido de carbono (CO) (Ver também Cap. 463) A hemoglobina que se liga ao CO (carboxiemoglobina, COHb) fica indisponível para o transporte de O_2. Além disso, a presença da COHb desloca a curva de dissociação O_2-Hb para a esquerda (ver Fig. 98-2), de modo que o O_2 se dissociará apenas a tensões inferiores, contribuindo ainda mais para a hipoxia tecidual.

Hipoxia circulatória Como na hipoxia da anemia, a PaO_2 costuma ser normal, porém os valores da PO_2 venosa e tecidual ficam diminuídos em consequência da perfusão tecidual reduzida e da maior extração tecidual de O_2. Essa fisiopatologia leva a um aumento na diferença de O_2 arteriovenosa (diferença a-v-O_2) ou gradiente arteriovenoso. A hipoxia circulatória generalizada ocorre na insuficiência cardíaca (Cap. 257) e na maioria dos tipos de choque (Cap. 303).

Hipoxia de órgãos específicos A hipoxia circulatória localizada pode ocorrer como resultado da diminuição na perfusão secundária à obstrução arterial, como na aterosclerose localizada em qualquer leito vascular, ou como consequência de vasoconstrição, conforme observado no fenômeno de Raynaud (Cap. 281). A hipoxia localizada também pode advir de obstrução venosa e da consequente expansão de fluido intersticial, causando compressão arteriolar e, portanto, redução do fluxo arterial. O edema, que aumenta a distância por meio da qual o O_2 deve se difundir antes de alcançar as células, pode também causar hipoxia localizada. Em uma tentativa de manter a perfusão adequada aos órgãos mais vitais, em pacientes com débito cardíaco reduzido secundário à insuficiência cardíaca ou ao choque hipovolêmico, a vasoconstrição pode reduzir a perfusão nos membros e na pele, causando a hipoxia dessas regiões.

Necessidades de O_2 aumentadas Se o consumo tecidual de O_2 for elevado sem aumento correspondente da perfusão, a hipoxia tecidual irá se estabelecer, e a PO_2 no sangue venoso cairá. Habitualmente, o quadro clínico do paciente com hipoxia devido à elevada taxa metabólica, como ocorre na febre ou na tireotoxicose, é muito diferente dos demais tipos de hipoxia: a pele mostra-se quente e eritematosa devido ao fluxo sanguíneo cutâneo aumentado que dissipa o excesso de calor produzido e, em geral, não há cianose.

O exercício é um exemplo clássico de aumento das necessidades teciduais de O_2. Essas demandas aumentadas são normalmente enfrentadas por meio de vários mecanismos que atuam simultaneamente: (1) aumento do débito cardíaco e da ventilação e, portanto, do transporte de O_2 para os tecidos; (2) um deslocamento preferencial do fluxo sanguíneo para os músculos em exercício, por meio da alteração da resistência vascular nos leitos circulatórios desses tecidos, de forma direta e/ou reflexa; (3) um aumento da extração de O_2 a partir do sangue fornecido e uma ampliação da diferença arteriovenosa de O_2; e (4) uma redução do pH dos tecidos e do sangue capilar, deslocando a curva de O_2-Hb para a direita (ver Fig. 98-2) e liberando mais O_2 da hemoglobina. Caso a capacidade desses mecanismos seja superada, sobrevirá hipoxia, especialmente dos músculos em exercício.

Utilização inadequada de oxigênio O cianeto (Cap. 459) e várias outras substâncias tóxicas de ação semelhante causam hipoxia celular por comprometer o transporte mitocondrial de elétrons, limitando a fosforilação oxidativa e a produção de ATP. Os tecidos são incapazes de utilizar O_2, e, como consequência, o sangue venoso tende a apresentar uma tensão elevada de O_2. Essa condição tem sido chamada de *hipoxia histotóxica*.

ADAPTAÇÃO À HIPOXIA

Um importante componente da resposta respiratória à hipoxia se origina em células quimiossensitivas especiais nos corpos carotídeo e aórtico, bem como no centro respiratório do tronco encefálico. O estímulo dessas células pela hipoxia aumenta a ventilação, com uma perda de CO_2, e pode levar à alcalose respiratória. Quando combinado à acidose metabólica resultante da produção de ácido láctico, o nível de bicarbonato sérico diminui (Cap. 55).

Com a redução da PaO_2, a resistência vascular cerebral diminui, e o fluxo sanguíneo cerebral aumenta, na tentativa de manter o transporte de O_2 para o cérebro. Entretanto, quando a redução da PaO_2 é acompanhada de hiperventilação e de uma redução da $PaCO_2$, a resistência cerebrovascular aumenta, o fluxo sanguíneo cerebral diminui e a hipoxia tecidual se intensifica.

A vasodilatação sistêmica difusa que ocorre na hipoxia generalizada aumenta o débito cardíaco. Nos pacientes com doença cardíaca subjacente na vigência de hipoxia, a necessidade de um aumento do débito cardíaco por parte dos tecidos periféricos pode desencadear insuficiência cardíaca congestiva. Nos pacientes com cardiopatia isquêmica, uma PaO_2 reduzida pode intensificar a isquemia miocárdica e, em seguida, agravar a função ventricular esquerda.

Um dos importantes mecanismos compensatórios da hipoxia crônica é um aumento na concentração de hemoglobina e no número de eritrócitos no sangue circulante, isto é, o desenvolvimento de policitemia induzida pela produção de eritropoietina (Cap. 103). Em pessoas com hipoxia crônica secundária à permanência prolongada em altitudes elevadas (> 4.200 metros), desenvolve-se uma condição chamada de *doença crônica da montanha*. Esse distúrbio é caracterizado por um *drive* respiratório atenuado, ventilação reduzida, eritrocitose, cianose, fraqueza, dilatação ventricular direita secundária à hipertensão pulmonar e até perda de consciência.

CIANOSE

Cianose refere-se a uma coloração azulada da pele e das mucosas que resulta de aumento da quantidade de hemoglobina reduzida (i.e., hemoglobina desoxigenada) ou de derivados da hemoglobina (p. ex., metemoglobina ou sulfemoglobina) nos pequenos vasos sanguíneos daqueles tecidos. Costuma ser mais acentuada nos lábios, nos leitos ungueais, nas orelhas e nas proeminências malares. A cianose, em especial a de início recente, é detectada mais comumente por um familiar do que pelo paciente. A pele rosada característica de policitemia vera (Cap. 103) deve ser distinguida da cianose verdadeira aqui abordada. Um rubor vermelho-cereja, distinto do observado na cianose, é causado pela COHb (Cap. 459).

O grau de cianose é modificado pela cor do pigmento cutâneo, pela espessura da pele e pelo estado dos capilares cutâneos. A detecção clínica exata da presença e do grau da cianose é difícil, conforme comprovado por estudos oximétricos. Em algumas circunstâncias, a cianose central pode ser detectada com segurança quando a SaO_2 caiu para 85%; em outras, particularmente em pessoas de pele escura, não pode ser detectada até que tenha havido uma queda para 75%. No último caso, o exame das mucosas da cavidade oral e das conjuntivas, em vez do exame da pele, é mais útil para a detecção de cianose.

O aumento na quantidade de hemoglobina reduzida nos vasos cutaneomucosos que produz a cianose pode ser provocado por aumento na quantidade de sangue venoso, como resultado da dilatação das vênulas (incluindo vênulas pré-capilares), ou por uma diminuição da SaO_2 no sangue capilar. Em geral, a cianose torna-se aparente quando a concentração de hemoglobina reduzida ultrapassa 40 g/L (4 g/dL) no sangue do capilar.

É a quantidade *absoluta*, em vez da *relativa*, de hemoglobina reduzida que é importante na produção da cianose. Por isso, no paciente com anemia grave, a quantidade *relativa* de hemoglobina reduzida nas veias pode ser muito grande quando considerada em relação à quantidade total de hemoglobina no sangue. Entretanto, como a concentração dessa última mostra-se acentuadamente reduzida, a quantidade *absoluta* de hemoglobina reduzida ainda pode ser baixa, e, portanto, os pacientes com anemia grave e mesmo aqueles com dessaturação arterial *acentuada* podem não apresentar cianose. Por outro lado, quanto maior o conteúdo de hemoglobina total, maior é a tendência à cianose; assim, os pacientes com policitemia acentuada tendem a manifestar cianose em níveis de SaO_2 mais elevados que aqueles com valores normais de hematócrito. Da mesma forma, a congestão passiva local, que causa um aumento na quantidade total de hemoglobina reduzida nos vasos em uma determinada área, pode induzir cianose. A cianose é também observada quando a hemoglobina não funcional, como a meteglobina (consequente ou adquirida) ou a sulfemoglobina (Cap. 98), está presente no sangue.

A cianose pode ser subdividida nos tipos central e periférica. Na cianose *central*, a SaO_2 é reduzida ou há um derivado anormal da hemoglobina, e tanto as membranas mucosas quanto a pele são afetadas. A cianose *periférica* deve-se a um fluxo sanguíneo mais lento e a uma extração anormalmente elevada de O_2 a partir do sangue arterial com saturação normal; ela resulta da vasoconstrição e da diminuição do fluxo sanguíneo periférico, como ocorre na exposição ao frio, no choque, na insuficiência congestiva e na doença vascular periférica. Com frequência, nesses distúrbios, as mucosas da cavidade oral, incluindo a mucosa sublingual, podem ser poupadas. A diferenciação clínica entre as cianoses central e periférica nem sempre é simples, e, em situações como o choque cardiogênico com edema pulmonar, pode haver uma mistura de ambos os tipos.

DIAGNÓSTICO DIFERENCIAL

Cianose central SaO_2 reduzida advém de uma redução acentuada na PaO_2 (Tab. 40-1). Essa redução pode se originar por um declínio na FIO_2 sem hiperventilação alveolar compensatória suficiente para manter a PO_2 alveolar. A cianose geralmente se manifesta em uma subida à altitude de 4.000 metros.

Uma *função pulmonar seriamente diminuída* pela perfusão de áreas pulmonares não ventiladas ou mal ventiladas ou por hipoventilação alveolar é uma causa comum de cianose central (Cap. 285). Esse distúrbio pode ocorrer de forma aguda, como na pneumonia extensa ou no edema pulmonar, ou crônica, em associação a doenças pulmonares crônicas (p. ex., enfisema). Na última situação, geralmente ocorre policitemia secundária, podendo ocorrer o baqueteamento digital (ver adiante). Outra causa de SaO_2 reduzida é o *shunt do sangue venoso sistêmico para o circuito arterial.* Certas formas de cardiopatias congênitas estão associadas à cianose na sua origem (ver anteriormente e Cap. 269).

A *fístula arteriovenosa pulmonar* pode ser congênita ou adquirida, solitária ou múltipla, microscópica ou maciça. A gravidade da cianose produzida por essas fístulas depende de seu tamanho e número. Elas ocorrem com alguma frequência na telangiectasia hemorrágica hereditária. Redução de SaO_2 e cianose também podem ocorrer em alguns pacientes com cirrose, possivelmente como consequência de fístulas arteriovenosas pulmonares ou de anastomoses venosas portopulmonares.

Em pacientes com *shunt* direita-esquerda cardíaco ou pulmonar, a presença e gravidade da cianose dependem do tamanho do *shunt* em relação ao fluxo sistêmico, bem como da saturação de O_2-Hb no sangue venoso. Com a extração aumentada de O_2 do sangue pelos músculos em exercício, o sangue venoso que retorna para o lado direito do coração fica mais dessaturado do que durante o repouso, e o *shunt* desse sangue intensifica a cianose. A policitemia secundária ocorre frequentemente em pacientes nessa situação e contribui para a cianose.

TABELA 40-1 ■ Causas da cianose

Cianose central
Saturação do oxigênio arterial diminuída
Pressão atmosférica diminuída – altitude elevada
Função pulmonar comprometida
Hipoventilação alveolar
Falta de homogeneidade na ventilação e perfusão pulmonar (perfusão de alvéolos hipoventilados)
Difusão de oxigênio comprometida
Desvios (*shunts*) anatômicos
Certos tipos de doença cardíaca congênita
Fístulas arteriovenosas pulmonares
Desvios intrapulmonares pequenos e múltiplos (*shunts*)
Hemoglobina com baixa afinidade pelo oxigênio
Anormalidades da hemoglobina
Metemoglobinemia – hereditária, adquirida
Sulfemoglobinemia – adquirida
Carboxiemoglobinemia (cianose não verdadeira)
Cianose periférica
Débito cardíaco diminuído
Exposição ao frio
Redistribuição do fluxo sanguíneo a partir das extremidades
Obstrução arterial
Obstrução venosa

A cianose pode ser causada por pequenas quantidades de metemoglobina circulante (Hb Fe^{3+}) e por quantidades ainda menores de sulfemoglobina (Cap. 98); esses dois derivados da hemoglobina comprometem a liberação de oxigênio para os tecidos. Embora sejam causas incomuns de cianose, essas espécies anormais da hemoglobina devem ser pesquisadas pela espectroscopia, quando a cianose não é prontamente explicada por disfunções dos sistemas circulatórios ou respiratórios. Em geral, não ocorre baqueteamento digital em associação a elas.

Cianose periférica Provavelmente, a causa mais comum da cianose periférica é a vasoconstrição normal resultante da exposição à água ou ao ar frios. Quando o débito cardíaco está reduzido, a vasoconstrição cutânea ocorre como mecanismo compensatório, de modo que o sangue é desviado da pele para regiões mais vitais, como o SNC e o coração, podendo sobrevir cianose dos membros, embora o sangue arterial fique normalmente saturado.

A obstrução arterial de uma extremidade, como ocorre por um êmbolo, ou por constrição arteriolar, como no vasospasmo induzido pelo frio (fenômeno de Raynaud) (Cap. 281), geralmente resulta em palidez e frio e pode estar associada à cianose. A obstrução venosa, como na tromboflebite ou na trombose venosa profunda, dilata os plexos venosos subpapilares e, desse modo, intensifica a cianose.

ABORDAGEM AO PACIENTE

Cianose

Certas características são importantes para a detecção da causa da cianose:

1. É importante certificar-se do momento da aparição da cianose. A cianose presente desde o nascimento ou a primeira infância geralmente se deve a cardiopatia congênita.

2. É preciso diferenciar entre a cianose central e a periférica. As evidências de distúrbios dos sistemas respiratório ou cardiovascular são úteis. A massagem ou o aquecimento moderado de um membro cianótico aumenta o fluxo sanguíneo periférico e elimina a cianose periférica, mas não a cianose central.
3. A presença ou a ausência de baqueteamento digital (ver adiante) deve ser assinalada. A associação da cianose ao baqueteamento digital é frequente nos pacientes com cardiopatia congênita e naqueles com *shunt* direita-esquerda, sendo observada ocasionalmente em pacientes com doença pulmonar, como abscesso pulmonar ou fístula arteriovenosa pulmonar. Diferentemente, a cianose periférica ou o desenvolvimento súbito de cianose central *não* estão associados ao baqueteamento digital.
4. A PaO_2 e a SaO_2 devem ser determinadas e, nos pacientes com cianose cujo mecanismo seja obscuro, o exame espectroscópico do sangue deve ser realizado, para se pesquisar tipos anormais de hemoglobina (cruciais para o diagnóstico diferencial da cianose).

BAQUETEAMENTO DIGITAL

O aumento bulbiforme seletivo dos segmentos distais dos dedos das mãos e dos pés, devido à proliferação do tecido conectivo, particularmente na face dorsal, é chamado de *baqueteamento digital*; também se observa um esponjamento aumentado do tecido mole na base da unha baqueteada. O baqueteamento pode ser hereditário, idiopático ou adquirido, bem como associado a um conjunto de patologias, incluindo a cardiopatia congênita cianótica (ver anteriormente), endocardite infecciosa e uma variedade de condições pulmonares (entre elas, o câncer pulmonar primário ou metastático, a bronquiectasia, a asbestose, a sarcoidose, o abscesso pulmonar, a fibrose cística, a tuberculose e o mesotelioma), assim como a algumas patologias gastrintestinais (incluindo doença inflamatória intestinal e cirrose hepática). Em alguns casos, ele é ocupacional, por exemplo, como no caso dos operadores de britadeiras.

O baqueteamento em pacientes com câncer pulmonar primário ou metastático, mesotelioma, bronquiectasia ou cirrose hepática pode estar associado à *osteoartropatia hipertrófica*. Nessa condição, a formação subperiosteal do novo osso na diáfise distal dos ossos longos dos membros causa dor e alterações semelhantes à artrite simétrica nos ombros, joelhos, tornozelos, pulsos e cotovelos. O diagnóstico de osteoartropatia hipertrófica pode ser confirmado por radiografia ou ressonância magnética (RM) dos ossos. Embora o mecanismo do baqueteamento seja desconhecido, parece advir de substâncias humorais que causam a dilatação dos vasos distais dos dedos, bem como de fatores de crescimento liberados de precursores de plaquetas na circulação digital. Em determinadas circunstâncias, o baqueteamento é reversível, como após transplante pulmonar no caso de fibrose cística.

LEITURAS ADICIONAIS

Callemeyn J et al: Clubbing and hypertrophic osteoarthropathy: Insights into diagnosis, pathophysiology, and clinical significance. Acta Clin Belg 22:1, 2016.

MacIntyre NR: Tissue hypoxia: Implications for the respiratory clinician. Respir Care 59:1590, 2014.

41 Edema

Joseph Loscalzo

TROCA DE LÍQUIDOS PLASMÁTICO E INTERSTICIAL

Cerca de dois terços da água corporal total estão em nível intracelular, enquanto um terço é extracelular. Dessa última parte, um quarto está no plasma, enquanto o restante compreende o líquido intersticial. O edema representa um excesso de líquido intersticial que se torna evidente clinicamente.

Há trocas constantes de fluidos entre os dois compartimentos de líquido extracelular. A pressão hidrostática dentro dos capilares e a pressão coloidal oncótica no líquido intersticial promovem o movimento de água e solutos passíveis de difusão do plasma para o interstício. Esse movimento é mais proeminente na origem arterial dos capilares, caindo progressivamente com o declínio na pressão intracapilar e com a elevação na pressão oncótica em direção à extremidade venular. O líquido retorna do espaço intersticial para o sistema vascular em grande parte através do sistema linfático. Essas trocas de fluidos são normalmente equilibradas de maneira que os volumes dos compartimentos intravascular e intersticial permaneçam constantes. Porém, pode ocorrer um movimento resultante de fluidos do espaço intravascular para o intersticial que pode ser responsável pelo desenvolvimento de edema sob as seguintes condições: (1) aumento na pressão hidrostática intracapilar; (2) drenagem linfática inadequada; (3) redução na pressão oncótica do plasma; (4) dano à barreira endotelial capilar; e (5) aumentos na pressão oncótica no espaço intersticial.

REDUÇÃO DE VOLUME ARTERIAL EFETIVO

Em diversos tipos de edema, o volume efetivo do sangue arterial, um parâmetro que representa o enchimento do sistema arterial e que efetivamente perfunde os tecidos, encontra-se reduzido. O seu enchimento insuficiente pode ser causado por uma redução de débito cardíaco e/ou resistência vascular sistêmica, por acúmulo de sangue nas veias esplâncnicas (como na cirrose) e por hipoalbuminemia (Fig. 41-1*A*). Como consequência desse enchimento insuficiente, é acionada uma série de respostas fisiológicas voltadas para restabelecer o volume arterial efetivo normal. Um elemento-chave dessas respostas é a retenção renal de sódio e, portanto, de água, restaurando, dessa forma, o volume arterial efetivo, porém, algumas vezes, também ocasionando ou intensificando o edema.

FATORES RENAIS E O SISTEMA RENINA-ANGIOTENSINA-ALDOSTERONA

O fluxo sanguíneo renal diminuído, característico dos estados nos quais o volume de sangue arterial efetivo está reduzido, é traduzido pelas células justaglomerulares renais (células mioepiteliais especializadas em torno da arteríola aferente) como um sinal para maior liberação de renina. A renina é uma enzima com peso molecular em torno de 40.000 Da que age no seu substrato, o angiotensinogênio, uma α_2-globulina sintetizada pelo fígado, para liberar angiotensina I, um decapeptídeo que, por sua vez, é convertido em angiotensina II (AII), um octapeptídeo. A AII possui propriedades vasoconstritoras generalizadas, particularmente nas arteríolas eferentes renais. Esse efeito reduz a pressão hidrostática nos capilares peritubulares, enquanto a fração de filtração aumentada eleva a pressão coloidal osmótica nesses vasos, aumentando, assim, a reabsorção de sal e água nos túbulos proximais, assim como no ramo ascendente da alça de Henle.

O sistema renina-angiotensina-aldosterona (SRAA) atua tanto como um sistema hormonal quanto como um sistema parácrino. A sua ativação leva à retenção de sódio e água e, portanto, contribui para a formação de edema. O bloqueio da conversão de angiotensina I em AII e o bloqueio do receptor de AII aumentam a excreção de sódio e água e reduzem vários tipos de edema. A AII que penetra na circulação sistêmica estimula a produção de aldosterona pela zona glomerulosa do córtex suprarrenal. A aldosterona, por sua vez, aumenta a reabsorção de sódio (e a excreção de potássio) pelo túbulo coletor, favorecendo a posterior formação de edema. O bloqueio da ação da aldosterona pela espironolactona ou eplerenona (antagonistas da aldosterona) ou pela amilorida (um bloqueador dos canais epiteliais de sódio) em geral induz uma diurese moderada nos estados edematosos.

ARGININA-VASOPRESSINA

(Ver também Cap. 381) A secreção de arginina-vasopressina (AVP) pela hipófise posterior ocorre em resposta a um aumento da concentração osmolar intracelular e, mediante a estimulação dos receptores V_2, a AVP aumenta a reabsorção de água livre nos túbulos distais e ductos coletores dos rins, aumentando, assim, a água corporal total. A AVP circulante fica elevada em muitos pacientes com insuficiência cardíaca, secundariamente a um estímulo não osmótico associado à diminuição do volume arterial efetivo e à complacência reduzida do átrio esquerdo. Tais pacientes deixam de apresentar a redução normal de AVP com uma redução da osmolalidade, contribuindo para a formação de edema e hiponatremia.

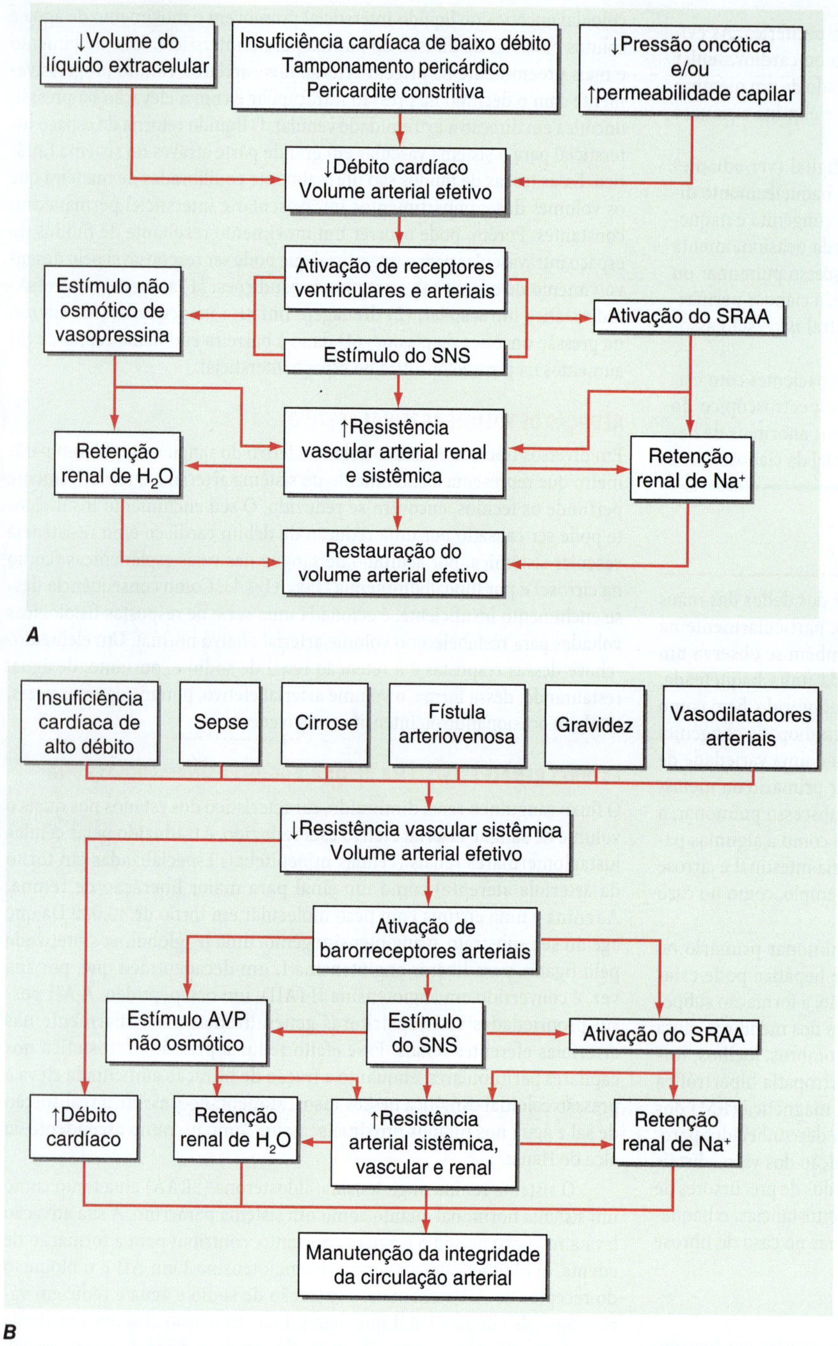

FIGURA 41-1 Condições clínicas nas quais uma redução no débito cardíaco (*A*) e na resistência vascular sistêmica (*B*) levam a um menor enchimento arterial, resultando em ativação neuro-humoral e retenção renal de sódio e água. Além de ativar o eixo neuro-humoral, o estímulo adrenérgico causa vasoconstrição renal e aumenta o transporte de sódio e líquido pelo epitélio do túbulo proximal. AVP, arginina-vasopressina; SNS, sistema nervoso simpático; SRAA, sistema renina-angiotensina-aldosterona. *(De Annals of Internal Medicine, RW Schrier: Body fluid volume regulation in health and disease: A unifying hypothesis. 113(2):155-159, 1990. Copyright © 1990, American College of Physicians. Todos os direitos reservados. Reimpressa com permissão de American College of Physicians, Inc.)*

ENDOTELINA-1

Esse potente peptídeo vasoconstritor é liberado pelas células endoteliais. Sua concentração no plasma é elevada em pacientes com insuficiência cardíaca grave e contribui para vasoconstrição renal, retenção de sódio e edema.

PEPTÍDEOS NATRIURÉTICOS

A distensão atrial causa a liberação de peptídeo natriurético atrial (ANP), um polipeptídeo, na circulação. Um precursor do ANP de alto peso molecular é armazenado em grânulos secretórios dentro de miócitos atriais. Um peptídeo natriurético (pré-pró-hormônio peptídeo natriurético cerebral [BNP]) intimamente relacionado é armazenado primariamente nos miócitos ventriculares e é liberado quando a pressão diastólica ventricular aumenta. O ANP e BNP (derivado de seu precursor) liberados se ligam ao receptor natriurético A, causando (1) a excreção de sódio e água pelo aumento da taxa de filtração glomerular, inibindo a reabsorção de sódio no túbulo proximal e inibindo a liberação de renina e aldosterona; e (2) a dilatação de arteríolas e vênulas antagonizando as ações vasoconstritoras da AII, AVP e estimulação simpática. Portanto, níveis elevados de peptídeos natriuréticos possuem a capacidade de se contrapor à retenção de sódio nos estados hipervolêmicos e edematosos.

Embora os níveis circulantes de ANP e BNP encontrem-se elevados na insuficiência cardíaca e na cirrose com ascite, os peptídeos natriuréticos não são suficientemente potentes para prevenir a formação de edema. Na verdade, nos estados edematosos, a resistência às ações de peptídeos natriuréticos poderá estar aumentada, reduzindo ainda mais a sua eficácia.

Uma discussão adicional sobre o controle de equilíbrio de sódio e água é encontrada no Cap. S1.

CAUSAS CLÍNICAS DO EDEMA

Um ganho ponderal de vários quilos costuma preceder a manifestação clínica de edema generalizado. A *anasarca* é um edema maciço e generalizado. *Ascite* (Cap. 50) e *hidrotórax* referem-se ao acúmulo de excesso de líquido nas cavidades peritoneal e pleurais, respectivamente, e são considerados formas especiais de edema.

O edema é reconhecido pela persistência de uma depressão da pele após pressão, conhecido como edema depressível (cacifo). Em sua forma mais sutil, pode ser detectado pela observação de que, após afastar-se o estetoscópio da parede torácica, a campânula deixa uma reentrância na pele do tórax que permanece por alguns minutos. O edema pode estar presente quando o anel em um dedo fica mais apertado do que antes ou quando um paciente se queixa de dificuldade em calçar os sapatos, particularmente à noite. O edema também pode ser reconhecido pelo inchaço da face, que é mais aparente nas áreas periorbitais devido à frouxidão relativa dos tecidos.

EDEMA GENERALIZADO

As diferenças entre as principais causas do edema generalizado são mostradas na Tabela 41-1. Os distúrbios cardíacos, renais, hepáticos ou nutricionais são responsáveis pela grande maioria de pacientes com edema generalizado. Consequentemente, o diagnóstico diferencial do edema generalizado deve ser direcionado à identificação ou à exclusão dessas várias patologias.

Insuficiência cardíaca (Ver também Cap. 257) Na insuficiência cardíaca, o esvaziamento sistólico deficiente do(s) ventrículo(s) e/ou o comprometimento do relaxamento ventricular promovem um acúmulo de sangue na circulação venosa às custas do volume arterial efetivo. Além disso, a ativação do sistema nervoso simpático e do SRAA (ver anteriormente) agem em conjunto causando vasoconstrição renal, redução da filtração glomerular e retenção de sal e água. A retenção de sódio e água continua, e o incremento do volume sanguíneo acumula-se na circulação venosa, aumentando a pressão venosa e intracapilar, resultando em edema (Fig. 41-1).

TABELA 41-1 ■ Principais causas de edema generalizado: anamnese, exame físico e achados laboratoriais

Sistema orgânico	Anamnese	Exame físico	Achados laboratoriais
Cardíaco	Dispneia aos esforços – frequentemente associada à ortopneia – ou dispneia paroxística noturna	Pressão venosa jugular elevada, galope ventricular (B_3); ocasionalmente, com *ictus cordis* discinético ou deslocado; cianose periférica, extremidades frias, pressão de pulso reduzida quando grave	Razão entre nitrogênio ureico e creatinina elevada é comum; sódio sérico geralmente reduzido; peptídeos natriuréticos elevados
Hepático	Dispneia rara, exceto se associada a um grau significativo de ascite; na maioria dos casos, existe história de uso abusivo de álcool	Frequentemente associada à ascite; pressão venosa jugular normal ou baixa; pressão arterial mais baixa do que a observada na doença renal ou na cardíaca; um ou mais sinais adicionais de doença hepática crônica (icterícia, eritema palmar, contratura de Dupuytren, angioma aracneiforme, ginecomastia masculina, asterixe e outros sinais de encefalopatia) podem estar presentes	Quando grave, reduções na albumina sérica, colesterol, outras proteínas hepáticas (transferrina, fibrinogênio); enzimas hepáticas elevadas, dependendo da causa e intensidade da lesão hepática; tendência à hipopotassemia, alcalose respiratória; macrocitose pela deficiência de folato
Renal (DRC)	Geralmente crônica: pode estar associada a sinais e sintomas urêmicos, incluindo a diminuição do apetite, paladar alterado (metálico ou gosto de peixe), padrão de sono alterado, dificuldade de concentração, pernas inquietas ou mioclonia; a dispneia pode estar presente, mas, em geral, é menos notável do que na insuficiência cardíaca	Pressão arterial elevada; retinopatia hipertensiva; hálito urêmico; atrito pericárdico em casos avançados com uremia	Elevação da creatinina sérica e cistatina C; albuminúria; hiperpotassemia, acidose metabólica, hiperfosfatemia, hipocalcemia, anemia (geralmente normocítica)
Renal (SN)	Diabetes melito da infância; discrasias das células plasmáticas	Edema periorbital; hipertensão	Proteinúria ($\geq$ 3,5 g/dia); hipoalbuminemia; hipercolesterolemia; hematúria microscópica

Siglas: DRC, doença renal crônica; SN, síndrome nefrótica.
Fonte: Reproduzida, com permissão, de GM Chertow, in E Braunwald, L Goldman (eds): Approach to the patient with edema, in Primary Cardiology, 2nd ed. Philadelphia, Saunders, 2003.

A presença de uma cardiopatia manifesta, com cardiomegalia e/ou hipertrofia ventricular, junto com evidências clínicas de falência cardíaca, tais como dispneia, estertores basais, distensão venosa e hepatomegalia, geralmente indica que o edema resulta de insuficiência cardíaca. Testes não invasivos, como o eletrocardiograma, a ecocardiografia e as medidas de BNP (ou N-terminal pró-BNP [NT-pró-BNP]) são úteis no estabelecimento do diagnóstico de doença cardíaca. O edema da insuficiência cardíaca ocorre nas porções dependentes do corpo.

Edema de doença renal (Ver também Cap. 314) O edema que ocorre durante a fase aguda da glomerulonefrite é normalmente associado à hematúria, proteinúria e hipertensão arterial. Na maioria dos casos, o edema resulta da retenção primária de sódio e água pelos rins devido à disfunção renal. Esse estado diferencia-se da maioria das formas de insuficiência cardíaca pelo fato de se caracterizar por um débito cardíaco normal (ou, algumas vezes, ainda aumentado). Os pacientes com falência renal *crônica* também podem desenvolver edema devido à retenção renal primária de sódio e água.

Síndrome nefrótica e outros estados hipoalbuminêmicos A alteração primária na síndrome nefrótica é uma diminuição da pressão coloidal osmótica devido às perdas de grandes quantidades de proteína ($\geq$ 3,5 g/dia) na urina e hipoalbuminemia (< 3,0 g/dL). Com a redução na pressão coloidal osmótica, o sódio e a água que são retidos não podem ser mantidos no interior do compartimento vascular, e os volumes total e efetivo do sangue arterial diminuem. Esse processo inicia a sequência de eventos descritos anteriormente, formadores do edema, incluindo a ativação do sistema SRAA. A síndrome nefrótica pode ocorrer durante o curso de uma variedade de doenças renais, que incluem glomerulonefrite, glomeruloesclerose diabética e reações de hipersensibilidade. O edema é difuso, simétrico e mais significativo nas áreas dependentes; o edema periorbital é mais notável durante a manhã.

Cirrose hepática (Ver também Cap. 344) Essa condição caracteriza-se em parte por obstrução do fluxo venoso hepático, que, por sua vez, expande o volume sanguíneo esplâncnico e aumenta a formação hepática de linfa. A hipertensão intra-hepática atua como um estímulo à retenção renal de sódio e causa uma redução do volume sanguíneo arterial efetivo. Essas alterações são frequentemente complicadas pela hipoalbuminemia secundária à redução da síntese hepática, assim como pela vasodilatação arterial periférica. Esses efeitos reduzem o volume sanguíneo arterial efetivo, levando à ativação dos mecanismos de retenção de sódio e água descritos anteriormente (Fig. 41-1*B*). A concentração de aldosterona circulante mostra-se frequentemente elevada pela incapacidade do fígado de metabolizar esse hormônio. Inicialmente, o excesso de fluido intersticial se localiza preferencialmente em nível proximal em relação ao sistema venoso portal congesto, causando ascite (Cap. 50). Nos estágios avançados, particularmente quando há hipoalbuminemia grave, pode ocorrer edema periférico. Um acúmulo considerável de líquido ascítico pode aumentar a pressão intra-abdominal e impedir o retorno venoso dos membros inferiores e contribuir para o acúmulo de edema.

Edema induzido por fármacos Um grande número de fármacos amplamente utilizados pode provocar edema (Tab. 41-2). Os mecanismos consistem

TABELA 41-2 ■ Fármacos associados à formação de edema

- Anti-inflamatórios não esteroides
- Agentes anti-hipertensivos
- Vasodilatadores diretos arteriais/arteriolares
  - Hidralazina
  - Clonidina
  - Metildopa
  - Guanetidina
  - Minoxidil
- Antagonistas dos canais de cálcio
- Antagonistas α-adrenérgicos
- Tiazolidinedionas
- Hormônios esteroides
  - Glicocorticoides
  - Esteroides anabolizantes
  - Estrogênios
  - Progestinas
- Ciclosporina
- Hormônio do crescimento
- Imunoterapias
  - Interleucina 2
  - Anticorpo monoclonal OKT3

Fonte: Reproduzida, com permissão, de GM Chertow, in E Braunwald, L Goldman (eds): Approach to the patient with edema, in Primary Cardiology, 2nd ed. Philadelphia, Saunders, 2003.

em vasoconstrição renal (anti-inflamatórios não esteroides e ciclosporina), dilatação arteriolar (vasodilatadores), aumento da reabsorção renal de sódio (hormônios esteroides) e lesão capilar.

Edema de origem nutricional Uma dieta francamente pobre em calorias e particularmente em proteínas durante um período prolongado pode produzir hipoproteinemia e edema. Este último pode ser intensificado pelo desenvolvimento da cardiopatia por beribéri, que também é de origem nutricional, em que múltiplas fístulas arteriovenosas periféricas reduzem a perfusão sistêmica e o volume sanguíneo arterial efetivos, aumentando, desse modo, a formação de edema (Cap. 333) (Fig. 41-1*B*). O edema ocorre ou pode agravar-se quando indivíduos desnutridos recebem pela primeira vez uma dieta adequada. A ingestão de mais alimentos pode aumentar a quantidade de sódio ingerida, que é, então, retida em conjunto com a água. O chamado edema de realimentação também pode estar relacionado com um aumento da liberação de insulina, que aumenta diretamente a reabsorção tubular de sódio. Além da hipoalbuminemia, a hipopotassemia e o déficit calórico podem estar envolvidos no edema da desnutrição.

EDEMA LOCALIZADO

Na tromboflebite, em veias varicosas e em falência primária de válvulas venosas, a pressão hidrostática no leito capilar acima da obstrução (proximal) aumenta, de modo que uma quantidade anormal de líquido é transferida do espaço vascular para o intersticial, o que pode gerar edema localizado. Este último também pode ocorrer na obstrução linfática causada por linfangite crônica, ressecção de linfonodos regionais, filariose e linfedema genético (frequentemente chamado de primário). O linfedema genético é particularmente difícil de tratar, pois a restrição ao fluxo linfático resulta em aumento da pressão intracapilar e da concentração de proteínas no fluido intersticial, que atuam em conjunto para agravar a retenção de líquidos.

Outras causas de edema Essas causas incluem hipotireoidismo, devido à deposição de ácido hialurônico (mixedema); hipertireoidismo em que o edema é tipicamente não depressível (mixedema pré-tibial secundário à doença de Graves) e, na doença de Graves, hipercortisolismo exógeno; gestação; e administração de estrogênios e vasodilatadores, particularmente as di-hidropiridinas como a nifedipina.

DISTRIBUIÇÃO DO EDEMA

A distribuição do edema é um indício importante de sua causa. O edema associado à insuficiência cardíaca tende a ser mais extenso nas pernas, acentuando-se ao anoitecer, característica também determinada primordialmente pela postura. Quando os pacientes com insuficiência cardíaca são restritos ao leito, o edema poderá ser mais acentuado na região pré-sacral.

O edema resultante da hipoproteinemia, como ocorre na síndrome nefrótica, é normalmente generalizado, porém é especialmente evidente nos tecidos muito flácidos das pálpebras e da face, tendendo a ser mais pronunciado pela manhã devido à posição de decúbito assumida durante a noite. As causas menos frequentes do edema facial incluem a triquinose, as reações alérgicas e o mixedema. O edema limitado a uma perna ou a um ou ambos os braços normalmente resulta de obstrução venosa e/ou linfática. A paralisia unilateral reduz a drenagem linfática e venosa no lado acometido e pode também ser responsável por edema unilateral. Nos pacientes com obstrução da veia cava superior, o edema limita-se à face, ao pescoço e aos membros superiores, nos quais a pressão venosa está elevada em comparação com a dos membros inferiores.

ABORDAGEM AO PACIENTE

Edema

Uma primeira questão importante consiste em se o edema é localizado ou generalizado. Caso seja localizado, devem-se considerar os fenômenos locais que podem ser identificados. Se o edema for generalizado, deve-se determinar se há hipoalbuminemia grave, por exemplo, albumina sérica < 3,0 g/dL. Em caso positivo, a anamnese, o exame físico, o exame de urina e outros dados laboratoriais ajudarão a avaliar as hipóteses de cirrose, desnutrição grave ou síndrome nefrótica serem a doença de base. Se não houver hipoalbuminemia, deve-se determinar se há evidências de insuficiência cardíaca grave o suficiente para produzir edema generalizado. Finalmente, deve-se verificar se o paciente apresenta ou não um débito urinário adequado ou se há oligúria significativa ou anúria. **Essas anormalidades são discutidas nos Caps. 52, 310 e 311.**

LEITURAS ADICIONAIS

Clark AL, Cleland JG: Causes and treatment of oedema in patients with heart failure. Nature Rev Cardiol 10:156, 2013.

Damman K et al: Congestion in chronic systolic heart failure is related to renal dysfunction and increased mortality. Eur J Heart Fail 12:974, 2010.

Ferrell RE et al: *GJC2* missense mutations cause human lymphedema. Am J Hum Genet 86:943, 2010.

Frison S et al: Omitting edema measurement: How much acute malnutrition are we missing? Am J Clin Nutr 102:1176, 2015.

Levick JR, Michel CC: Microvascular fluid exchange and the revised Starling principle. Cardiovascular Res 87:198, 2010.

Telinius N, Hjortdal VE: Role of the lymphatic vasculature in cardiovascular medicine. Heart 105:1777, 2019.

42 Abordagem ao paciente com sopro cardíaco

Patrick T. O'Gara, Joseph Loscalzo

O diagnóstico diferencial de sopro cardíaco começa com uma avaliação cuidadosa de suas principais características e da resposta às manobras à beira do leito. A anamnese, o contexto clínico e os achados de exame físico associados fornecem indícios adicionais para ajudar a estabelecer a importância do sopro cardíaco. A identificação precisa de um sopro cardíaco à beira do leito pode ajudar nas decisões relacionadas com as indicações de exame não invasivo e a necessidade de encaminhamento a um especialista cardiovascular. As discussões preliminares podem ser feitas com o paciente com relação à profilaxia antibiótica ou da febre reumática, à necessidade de restringir várias formas de atividade física e ao papel de um possível rastreamento familiar.

Os sopros cardíacos são causados por vibrações audíveis que resultam de um aumento da turbulência devido a um fluxo sanguíneo acelerado através de orifícios normais ou anormais, através de um orifício estreito ou irregular para um vaso ou câmara dilatados ou devido a um fluxo retrógrado através de uma valva incompetente, defeito septal ventricular ou ducto arterioso persistente. Eles são tradicionalmente definidos pela sua sincronização com o ciclo cardíaco (Fig. 42-1). Os *sopros sistólicos* começam com a primeira bulha cardíaca (B_1) ou após esta, e terminam no (ou antes do) componente (A_2 ou P_2) da segunda bulha cardíaca (B_2), que corresponde ao seu local de origem (esquerdo ou direito, respectivamente). Os *sopros diastólicos* começam com ou após o componente associado de B_2 e terminam na B_1 subsequente ou antes dela. Os *sopros contínuos* não estão restritos a uma ou outra fase do ciclo cardíaco, mas começam na sístole precoce e continuam por meio de B_2 por toda a diástole ou parte dela. O momento preciso dos sopros cardíacos é o primeiro passo para sua identificação. A distinção entre B_1 e B_2 e, portanto, entre sístole e diástole, em geral, é um processo simples, mas pode ser difícil em um contexto de taquiarritmia, em que as bulhas cardíacas podem ser distinguidas por palpação simultânea do pulso carotídeo, que deve ocorrer imediatamente após B_1.

Duração e característica A duração de um sopro cardíaco depende da duração do tempo em que existe diferença de pressão entre duas câmaras cardíacas, o ventrículo esquerdo e a aorta, o ventrículo direito e a artéria pulmonar ou os grandes vasos. A magnitude e variabilidade dessa diferença de pressão, juntamente com a geometria e a complacência das câmaras ou vasos envolvidos, determina a velocidade do fluxo, o grau de turbulência e a consequente frequência, configuração e intensidade do sopro. O sopro diastólico da insuficiência aórtica (IAo) (também chamada

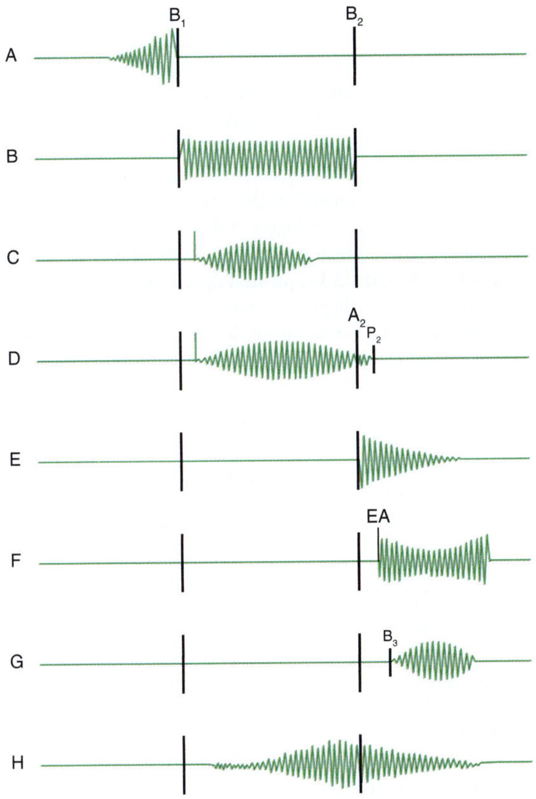

FIGURA 42-1 Diagrama que representa os principais sopros cardíacos. ***A.*** Sopro pré-sistólico de estenose mitral ou tricúspide. ***B.*** Sopro holossistólico (pansistólico) de insuficiência mitral ou tricúspide ou de defeito septal ventricular. ***C.*** Sopro de ejeção aórtica que começa com um clique de ejeção e diminui de intensidade antes da segunda bulha cardíaca. ***D.*** Sopro sistólico da estenose pulmonar que se sobrepõe à segunda bulha aórtica, com fechamento retardado da valva pulmonar. ***E.*** Sopro diastólico aórtico ou pulmonar. ***F.*** Sopro diastólico longo de estenose mitral após o estalido de abertura (EA). ***G.*** Sopro com influxo mesodiastólico curto após uma terceira bulha cardíaca. ***H.*** Sopro contínuo de canal arterial persistente. *(Cortesia de Antony e Julie Wood.)*

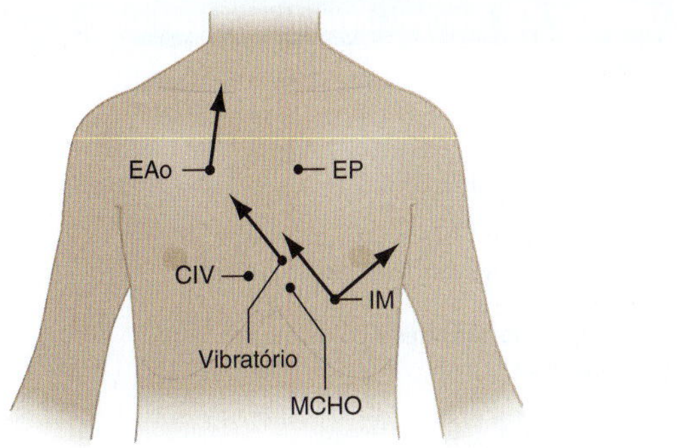

FIGURA 42-2 Intensidade máxima e irradiação de seis sopros sistólicos isolados. EAo, estenose aórtica; MCHO, miocardiopatia hipertrófica obstrutiva; IM, insuficiência mitral; EP, estenose pulmonar; CIV, comunicação interventricular. *(De JB Barlow: Perspectives on the Mitral Valve. Philadelphia, FA Davis, 1987, p 140.)*

regurgitação aórtica [RA]) crônica é de alta frequência, enquanto o sopro da estenose mitral (EM), indicativo de gradiente de pressão diastólica atrial esquerda-ventricular esquerda, é um evento de baixa frequência, auscultado como um ruflar prolongado com a campânula do estetoscópio. Os componentes da frequência de um sopro cardíaco podem variar em diferentes locais de ausculta. O sopro sistólico áspero de estenose aórtica (EAo) pode ter um som mais agudo e mais acusticamente puro no ápice, fenômeno eponimicamente chamado de *efeito de Gallavardin*. Alguns sopros podem ter uma qualidade distinta ou incomum, como um som "de buzina" reconhecido em alguns pacientes com insuficiência mitral (IM) (também chamada regurgitação mitral [RM]) devido a prolapso da valva mitral (PVM).

A configuração de um sopro cardíaco pode ser descrita como em crescendo, decrescendo, crescendo-decrescendo ou de platô. A configuração em decrescendo do sopro de IAo crônica (Fig. 42-1*E*) pode ser compreendida em termos do declínio progressivo do gradiente de pressão diastólica entre a aorta e o ventrículo esquerdo. A configuração em crescendo-decrescendo do sopro de EAo reflete as mudanças no gradiente de pressão sistólica entre o ventrículo esquerdo e a aorta à medida que ocorre a ejeção, enquanto a configuração de platô do sopro da IM crônica (Fig. 42-1*B*) é compatível com a grande e quase constante diferença de pressão entre o ventrículo esquerdo e o átrio esquerdo.

Intensidade A intensidade do sopro cardíaco é graduada em uma escala de 1-6 (ou I-VI). Um sopro de grau 1 é muito suave e é auscultado apenas com grande esforço. O sopro de grau 2 é facilmente audível, mas não é particularmente alto. O sopro de grau 3 é alto, mas não é acompanhado de frêmito palpável sobre o local de intensidade máxima. Um sopro de grau 4 é muito alto e é acompanhado de frêmito. O de grau 5 é alto o suficiente para ser auscultado apenas com a extremidade do estetoscópio tocando o tórax, enquanto o de grau 6 é alto o suficiente para ser ouvido removendo-se o estetoscópio do contato com o tórax. Os sopros de grau 3 ou de maior intensidade em geral significam cardiopatia estrutural importante e indicam alta velocidade do fluxo sanguíneo no local da produção do sopro. As comunicações interventriculares (CIVs) restritivas pequenas, por exemplo, são acompanhadas de sopros sistólicos hiperfonéticos, em geral de grau 4 ou mais, à medida que o sangue é ejetado em alta velocidade do ventrículo esquerdo para o direito. Os eventos de baixa velocidade, como o *shunt* esquerda-direita ao longo de uma comunicação interatrial (CIA), em geral são silenciosos. A intensidade de um sopro cardíaco pode ser diminuída por qualquer processo que aumente a distância entre a sua origem intracardíaca e o estetoscópio na parede torácica, como obesidade, doença pulmonar obstrutiva e derrame pericárdico extenso. A intensidade de um sopro também pode ser ilusoriamente suave quando o débito cardíaco é significativamente reduzido ou quando o gradiente de pressão entre as estruturas cardíacas envolvidas é baixo.

Localização e irradiação O reconhecimento da localização e irradiação do sopro contribui para facilitar sua identificação precisa (Fig. 42-2). Sons adventícios, como o clique sistólico ou o estalido diastólico, ou anormalidades de B_1 ou B_2 podem fornecer indícios adicionais. A atenção cuidadosa às características do sopro e a outras bulhas cardíacas durante o ciclo respiratório e a realização de manobras simples à beira do leito, quando indicado, completam o exame auscultatório. Essas características, juntamente com as recomendações para exames adicionais, são discutidas adiante no contexto de sopros cardíacos sistólicos, diastólicos e contínuos específicos (Tab. 42-1).

SOPROS CARDÍACOS SISTÓLICOS

Sopros sistólicos precoces Os sopros sistólicos precoces começam com B_1 e estendem-se por um período variável de tempo, terminando muito antes de B_2. Há relativamente poucas causas para eles. A *IM grave aguda* em um átrio esquerdo relativamente não complacente de tamanho normal resulta em um sopro sistólico precoce em decrescendo mais bem auscultado no impulso apical ou um pouco medialmente a ele. Essas características refletem a atenuação progressiva do gradiente de pressão entre o ventrículo esquerdo e o átrio esquerdo durante a sístole devido à rápida elevação da pressão atrial esquerda causada pela súbita carga de volume em uma câmara não preparada, não complacente, e contrasta fortemente com as características auscultatórias da IM crônica. Os cenários clínicos em que ocorrem insuficiência mitral grave e aguda incluem (1) ruptura de músculo papilar, complicação do infarto agudo do miocárdio (IAM) (Cap. 275), (2) ruptura de cordoalhas tendíneas em caso de doença mixomatosa da valva mitral (PVM) (Cap. 265), (3) endocardite infecciosa (Cap. 128) e (4) traumatismo de parede torácica contuso.

A insuficiência mitral grave e aguda decorrente de ruptura de músculo papilar, em geral, acompanha o IAM inferior, posterior ou lateral e ocorre 2 a 7 dias após a apresentação. Frequentemente é sinalizada por dor torácica,

TABELA 42-1 ■ Principais causas de sopros cardíacos

Sopros sistólicos

- Sistólico precoce
  - Mitral
    - IM aguda
  - CIV
    - Muscular
    - Não restritiva com hipertensão pulmonar
  - Tricúspide
    - IT com pressão arterial pulmonar normal
- Mesossistólico
  - Aórtico
    - Obstrutiva
      - Supravalvar – EAo supravalvar, coarctação da aorta
      - Valvar – EAo e esclerose aórtica
      - Subvalvar – discreto, túnel ou MCHO
    - Aumento do fluxo, estados hipercinéticos, IAo, bloqueio cardíaco completo
    - Dilatação de aorta ascendente, ateroma, aortite
  - Pulmonar
    - Obstrutiva
      - Supravalvar – estenose de artéria pulmonar
      - Valvar – estenose da valva pulmonar
      - Subvalvar – estenose infundibular (dinâmica)
    - Aumento do fluxo, estados hipercinéticos, shunt esquerda-direita (p. ex., CIA)
    - Dilatação de artéria pulmonar
- Sistólico tardio
  - Mitral
    - PVM, isquemia miocárdica aguda
  - Tricúspide
    - PVT
- Holossistólico
  - Insuficiência de valva atrioventricular (IM, IT)
  - *Shunt* esquerda-direita no nível ventricular (CIV)

Sopros diastólicos precoces

- IAo
  - Valvar: congênita (valva bicúspide), deformidade reumática, endocardite, prolapso, traumatismo, pós-valvotomia
  - Dilatação de anel valvar: dissecção aórtica, ectasia anuloaórtica, degeneração medial, hipertensão, espondilite anquilosante
  - Amplificação de comissuras: sífilis
- Insuficiência pulmonar
  - Valvar: pós-valvotomia, endocardite, febre reumática, carcinoide
  - Dilatação de anel valvar: hipertensão pulmonar; síndrome de Marfan
  - Congênita: isolada ou associada a tetralogia de Fallot, CIV, estenose pulmonar

Sopros mesodiastólicos

- Mitral
  - EM
  - Sopro de Carey-Coombs (sopro apical mesodiastólico na febre reumática aguda)
  - Aumento do fluxo através da valva mitral não estenótica (p. ex., IM, CIV, CAP, estados de alto débito e bloqueio cardíaco completo)
- Tricúspide
  - Estenose tricúspide
  - Aumento do fluxo através de valva tricúspide não estenótica (p. ex., IT, CIA e retorno venoso pulmonar anômalo)
- Tumores atriais esquerdos e direitos (mixoma)
- IAo grave (sopro de Austin Flint)

Sopros contínuos

CAP	Estenose proximal de artéria coronária
Fístula AV coronariana	Sopro mamário da gravidez
Ruptura de aneurisma de seio de Valsalva	Estenose de ramo arterial pulmonar
Defeito septal aórtico	Circulação colateral brônquica
Zumbido venoso cervical	CIA pequena (restritiva) com EM
Artéria coronária esquerda anômala	Fístula AV intercostal

Siglas: IAo, insuficiência aórtica; EAo, estenose aórtica; CIA, comunicação interatrial; AV, arteriovenosa; MCHO, miocardiopatia hipertrófica obstrutiva; IM, insuficiência mitral; EM, estenose mitral; PVM, prolapso de valva mitral; CAP, canal arterial persistente; IT, insuficiência tricúspide; PVT, prolapso de valva tricúspide; CIV, comunicação interventricular.

Fonte: E Braunwald, JK Perloff, in D Zipes et al (eds): *Braunwald's Heart Disease*, 7th ed. Philadelphia, Elsevier, 2005; PJ Norton, RA O'Rourke, in E Braunwald, L Goldman (eds): *Primary Cardiology*, 2nd ed. Philadelphia, Elsevier, 2003.

hipotensão e edema pulmonar, mas pode haver ausência de sopro em até 50% dos casos. O músculo papilar posteromedial está envolvido de 6 a 10 vezes mais frequentemente do que o músculo papilar anterolateral. O sopro deve ser distinguido daquele associado à ruptura septal ventricular pós-IAM, que é acompanhada de frêmito sistólico na borda esternal esquerda em quase todos os pacientes e é de duração holossistólica. Um novo sopro cardíaco após IAM é uma indicação para ecocardiografia transtorácica (ETT) (Cap. 241), a qual possibilita delineamento à beira do leito de sua etiologia e importância fisiopatológica. A distinção entre IM aguda e ruptura septal ventricular também pode ser realizada através de cateterização cardíaca direita, determinação sequencial de saturações de oxigênio e análise das formas das curvas de pressão (onda *v* alta na pressão de oclusão da artéria pulmonar na IM). As complicações mecânicas pós-IAM dessa natureza exigem estabilização clínica agressiva e encaminhamento imediato para reparo cirúrgico.

A ruptura espontânea da cordoalha pode complicar o curso da doença mixomatosa da valva mitral (PVM) e resulta em IM aguda ou "crônica agudizada" grave. O PVM pode ocorrer como um fenômeno isolado ou a lesão pode ser parte de um distúrbio mais generalizado de tecido conectivo, como observado, por exemplo, em pacientes com síndrome de Marfan. A IM grave e aguda como consequência de endocardite infecciosa resulta de destruição de tecido do folheto, ruptura da cordoalha ou de ambos. O traumatismo torácico fechado costuma ser autoevidente, mas pode ser trivial; ele pode resultar em contusão e ruptura de músculo papilar, ruptura de cordoalha ou avulsão de folhetos. A ETT é indicada em todos os casos de suspeita de IM aguda e grave, para definir seu mecanismo e gravidade, delinear o tamanho ventricular esquerdo, a função sistólica e fornecer uma avaliação da adequabilidade à reparação, primária da valva.

Uma CIV muscular congênita e pequena (Cap. 269) pode estar associada a um sopro sistólico precoce. O defeito fecha progressivamente durante a contração septal e, portanto, o sopro é restrito ao início da sístole. Localiza-se na borda esternal esquerda (Fig. 42-2) e, geralmente, sua intensidade é de grau 4 ou 5. Não há sinais de hipertensão pulmonar ou sobrecarga de volume ventricular esquerdo. CIVs anatomicamente grandes e não corrigidas, que geralmente envolvem a porção membranosa do septo, podem levar à hipertensão pulmonar. O sopro associado ao *shunt* esquerda-direita, que inicialmente pode ter sido holossistólico, torna-se limitado à primeira porção da sístole, pois a resistência vascular pulmonar elevada leva a um aumento abrupto da pressão ventricular direita e a uma atenuação do gradiente de pressão interventricular durante o restante do ciclo cardíaco. Nesses casos, os sinais de hipertensão pulmonar (*ictus* ventricular direito propulsivo, B_2 hiperfonética e única ou desdobrada) podem predominar. O sopro é mais bem auscultado ao longo da borda esternal esquerda, mas é mais suave. A suspeita de CIV é uma indicação para ETT.

A insuficiência tricúspide (IT) (também chamada regurgitação tricúspide [RT]) com pressões arteriais pulmonares normais, como pode ocorrer com endocardite infecciosa, pode produzir um sopro sistólico precoce. O sopro é suave (grau 1 ou 2), é mais bem auscultado na borda esternal inferior esquerda e pode aumentar de intensidade com a inspiração (sinal de Carvallo). As ondas *c-v* regurgitantes podem ser visíveis no pulso venoso jugular. A IT, nesse caso, não está associada a sinais de insuficiência cardíaca direita, como ascite ou edema de membros inferiores.

Sopros mesossistólicos Os sopros mesossistólicos começam em um intervalo curto após B_1, terminam antes de B_2 (Fig. 42-1C) e, em geral, apresentam formato em crescendo-decrescendo. A EAo é causa mais comum de sopro mesossistólico em paciente adulto. O sopro de EAo geralmente é mais alto no lado direito do esterno, no segundo espaço intercostal (área aórtica, Fig. 42-2), e irradia para as carótidas. A transmissão do sopro mesossistólico para o ápice, onde se torna mais agudo, é comum (efeito de Gallavardin; ver anteriormente).

Pode ser difícil diferenciar esse sopro sistólico apical da IM. O sopro de EAo aumentará de intensidade ou ficará mais alto no batimento seguinte a uma extrassístole, enquanto o sopro de IM terá intensidade constante de batimento a batimento. A intensidade do sopro de EAo também varia diretamente com o débito cardíaco. Com um débito cardíaco normal, um frêmito sistólico no segundo espaço intercostal direito e um sopro de grau 4 ou maior sugerem EAo grave. O sopro é mais suave no caso de insuficiência cardíaca e de baixo débito cardíaco. Outros achados auscultatórios de EAo grave incluem A_2 suave ou ausente, desdobramento paradoxal de B_2, B_4

apical e sopro sistólico de pico tardio. Em crianças, adolescentes e adultos jovens com EAo valvar congênita, um som (clique) de ejeção precoce em geral é audível, mais frequentemente ao longo da borda esternal esquerda do que na base. Sua presença significa uma valva bicúspide flexível, não calcificada (ou uma de suas variantes) e localiza a obstrução do fluxo ventricular esquerdo no nível valvar (e não sub ou supravalvar).

A avaliação do volume e a taxa de aumento do pulso carotídeo podem fornecer informações adicionais. Um pulso pequeno e tardio (*parvus et tardus*) é compatível com EAo grave. O exame do pulso carotídeo, contudo, é menos discriminatório em pacientes idosos com artérias rígidas. O eletrocardiograma (ECG) mostra sinais de hipertrofia ventricular esquerda (HVE) à medida que a gravidade da estenose aumenta. A ETT é indicada para avaliar as características anatômicas da valva aórtica, a gravidade da estenose, o tamanho do ventrículo esquerdo, a espessura e função da parede e o tamanho e contorno da raiz aórtica e da aorta ascendente proximal.

A forma obstrutiva de miocardiopatia hipertrófica (MCHO) está associada a um sopro mesossistólico que, em geral, é mais alto ao longo da borda esternal esquerda ou entre a borda esternal inferior esquerda e o ápice (Cap. 259, Fig. 42-2). O sopro é produzido pela obstrução dinâmica da via de saída do ventrículo esquerdo e pela IM, e, portanto, sua configuração é um híbrido entre fenômenos de ejeção e regurgitação. A intensidade do sopro pode variar de batimento para batimento e após manobras provocativas, mas em geral não excede o grau 3. O sopro irá classicamente aumentar de intensidade com manobras que resultam em graus crescentes de obstrução do fluxo de saída, como uma redução da pré-carga ou da pós-carga (Valsalva, ficar em pé, vasodilatadores) ou com aumento da contratilidade (estimulação inotrópica). As manobras ou medicamentos que aumentam a pré-carga (agachamento, elevação passiva da perna, administração de volume) ou a pós-carga (agachamento, vasopressores) ou que reduzem a contratilidade (betabloqueadores) reduzem a intensidade do sopro. Raramente, um paciente apresenta desdobramento invertido de B_2. Podem-se observar um impulso apical ventricular esquerdo sustentado e uma B_4. Ao contrário da EAo, o pulso carotídeo é rápido e de volume normal. Raramente, é bisfério ou de contorno bífido (ver Fig. 239-2*D*) devido ao fechamento mesossistólico da valva aórtica. Há presença de HVE no ECG e o diagnóstico é confirmado por ETT. Embora o sopro sistólico associado à PVM comporte-se de maneira semelhante àquele da MCHO em resposta à manobra de Valsalva e à posição em pé ou agachada (Fig. 42-3), essas duas lesões podem ser distinguidas com base em seus achados associados, como a presença de HVE na MCHO ou de um clique não ejetivo na PVM.

O sopro mesossistólico, em crescendo-decrescendo, de estenose pulmonar (EP, Cap. 269) congênita é mais bem avaliado no segundo e terceiro espaços intercostais (área pulmonar) (Figs. 42-2 e 42-4). A duração do sopro estende-se e a intensidade de P_2 diminui com os graus crescentes de estenose valvar (Fig. 42-1*D*). Um som de ejeção precoce, cuja intensidade *diminui* com a inspiração, é audível em pacientes mais jovens. Uma impulsão paraesternal e evidências no ECG de hipertrofia ventricular direita indicam sobrecarga de pressão grave. Se obtido, o raio X de tórax pode apresentar dilatação pós-estenótica da artéria pulmonar principal. A ETT é recomendada para a caracterização completa.

O *shunt* intracardíaco esquerda-direita significativo devido a uma CIA (Cap. 269) conduz a um aumento do fluxo sanguíneo pulmonar e a um sopro mesossistólico de grau 2-3 na borda esternal esquerda medial ou superior atribuído a taxas aumentadas de fluxo através da valva pulmonar com desdobramento fixo de B_2. As CIAs do tipo *ostium secundum* são as causas mais comuns desses *shunts* em adultos. As características sugestivas de CIA do tipo *ostium primum* incluem a coexistência de IM causada por fissura do folheto anterior da valva mitral e desvio do eixo esquerdo do complexo QRS no ECG. Com CIA do seio venoso, o *shunt* esquerda-direita geralmente não é grande o suficiente para resultar em sopro sistólico, embora o ECG possa apresentar anormalidades da função do nó sinusal. Um sopro mesossistólico de grau 2 ou 3 também pode ser mais bem auscultado na borda esternal superior esquerda em pacientes com dilatação idiopática da artéria pulmonar; também há presença de um som de ejeção pulmonar nesses pacientes. A ETT é indicada para avaliar sopros mesossistólicos de grau 2 ou 3 quando há outros sinais de doença cardíaca.

Um sopro mesossistólico de grau 1 ou 2 isolado, auscultado na ausência de sinais ou sintomas de cardiopatia, é mais frequentemente um

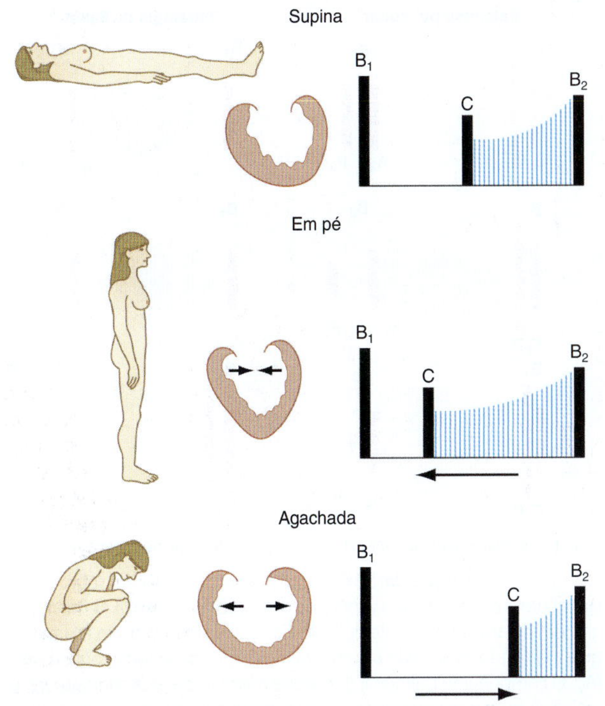

FIGURA 42-3 Um som não ejetivo mesossistólico (C) ocorre no prolapso da valva mitral e é seguido por um sopro sistólico tardio que se mantém crescente até a segunda bulha cardíaca (B_2). A posição em pé reduz o retorno venoso; o coração fica menor; C move-se para mais perto da primeira bulha cardíaca (B_1) e o sopro regurgitante mitral tem um início mais precoce. Com o agachamento imediato, o retorno venoso e a pós-carga aumentam; o coração fica maior; C move-se em direção a B_2 e a duração do sopro fica mais curta. O sopro sistólico da miocardiopatia obstrutiva crônica se comporta da mesma maneira. *(Reimpressa, com permissão, de Examination of the Heart, Part IV: Auscultation of the Heart ©American Heart Association, Inc.)*

achado benigno para o qual não há necessidade de nenhuma avaliação adicional, sequer a ETT. O exemplo mais comum de sopro desse tipo em um paciente idoso é o sopro em crescendo-decrescendo da esclerose da valva aórtica, audível no segundo espaço intercostal direito (Fig. 42-2). A esclerose aórtica é definida como espessamento e calcificação focais da valva aórtica até um grau em que não interfira na abertura do folheto. Os pulsos carotídeos são normais e não há presença de HVE eletrocardiográfica. Um sopro mesossistólico de grau 1 ou 2 pode com frequência ser auscultado na borda esternal esquerda em caso de gravidez, hipertireoidismo ou anemia, estados fisiológicos que estão associados ao fluxo sanguíneo acelerado. O *sopro de Still* refere-se a um sopro mesossistólico vibratório ou musical de grau 2, benigno, na borda esternal medial ou inferior esquerda em crianças e adolescentes normais, mais bem auscultados na posição supina (Fig. 42-2).

Sopros sistólicos tardios Um sopro sistólico tardio, que é mais bem audível no ápice ventricular esquerdo, é frequentemente causado pela PVM (Cap. 265). Muitas vezes, esse sopro é introduzido por um ou mais cliques não ejetivos. A irradiação do sopro pode ajudar a identificar o folheto mitral específico envolvido no processo de prolapso, ou *flail*. O termo *flail* se refere ao movimento feito por uma porção não sustentada do folheto (geralmente a ponta) após perda de sua(s) fixação(ões) à cordoalha. Com prolapso ou *flail* do folheto posterior, o jato resultante de IM é dirigido anterior e medialmente, o que faz o sopro se irradiar para a base do coração e mascarar-se como EAo. O prolapso ou flail do folheto anterior resulta em um jato de IM direcionado posteriormente que se irradia para as axilas ou para a região infraescapular esquerda. O *flail* do folheto está associado a um sopro de intensidade de grau 3 ou 4 que pode ser auscultado em todo o precórdio nos pacientes com tórax magro. A presença de uma B_3 ou de um sopro mesodiastólico curto e com ruflar decorrente de fluxo aumentado significa que há IM grave.

Manobras à beira do leito que reduzem a pré-carga ventricular esquerda, como ficar em pé, farão o clique e o sopro da PVM aproximarem-se da primeira bulha cardíaca, já que o prolapso do folheto ocorre mais cedo na

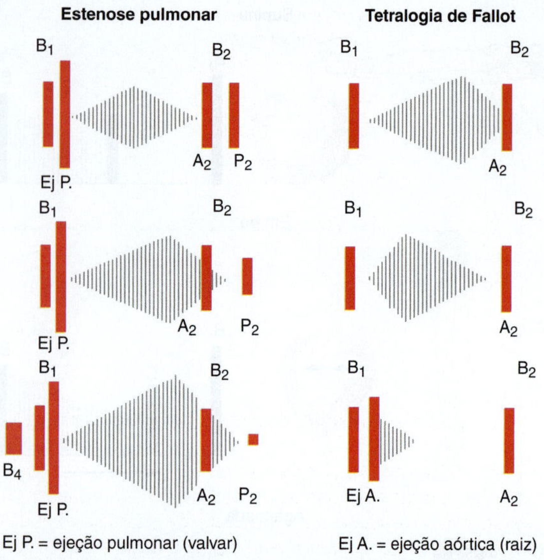

FIGURA 42-4 ***À esquerda.*** *Na estenose pulmonar valvar com septo ventricular íntegro, a ejeção sistólica ventricular direita fica progressivamente mais longa, com obstrução crescente do fluxo. Como resultado, o sopro fica mais longo e mais alto, envolvendo o componente aórtico da segunda bulha cardíaca (A_2). O componente pulmonar (P_2) ocorre mais tarde, e o desdobramento fica mais amplo, mas mais difícil de auscultar, porque A_2 fica perdido no sopro e P_2 fica progressivamente mais fraco e com tom mais grave. À medida que o gradiente pulmonar aumenta, a contração isométrica encurta até que o som de ejeção valvar pulmonar funde-se com a primeira bulha cardíaca (B_1). Na estenose pulmonar grave com hipertrofia concêntrica e complacência ventricular direita reduzida, surge uma quarta bulha cardíaca.* ***À direita.*** *Na tetralogia de Fallot com obstrução crescente, na área infundibular pulmonar, uma quantidade crescente de sangue ventricular direito é desviada por meio do defeito septal ventricular silencioso e o fluxo através do trato do fluxo obstruído diminui. Portanto, com a obstrução crescente, o sopro fica mais curto, mais precoce e mais fraco. P_2 está ausente na tetralogia de Fallot grave. Uma raiz aórtica grande recebe quase todo o débito cardíaco de ambas as câmaras ventriculares, e a aorta se dilata e é acompanhada por um som ejetivo da raiz que não varia com a respiração. (Reimpressa com permissão de Examination of the Heart, Part IV: Auscultation of the Heart ©American Heart Association, Inc.)*

sístole. A posição em pé também faz o sopro ficar mais alto e mais longo. Na posição de agachamento, a pré-carga ventricular esquerda e a pós-carga são aumentadas abruptamente, levando a um aumento do volume ventricular esquerdo, e o clique, bem como o sopro, se afastam da primeira bulha cardíaca, à medida que o prolapso do folheto é retardado; o sopro fica mais suave e apresenta duração mais curta (Fig. 42-3). Como observado anteriormente, essas respostas às posições em pé e de agachamento são direcionalmente semelhantes àquelas observadas nos pacientes com MCHO.

Um sopro sistólico apical tardio indicativo de IM pode ser auscultado transitoriamente no contexto de isquemia miocárdica aguda; ele é causado por retração apical e má coaptação dos folhetos em resposta a alterações estruturais e funcionais do ventrículo e do ânulo mitral. A intensidade do sopro varia em função da pós-carga ventricular esquerda e aumentará em caso de hipertensão. A ETT é recomendada para avaliação de sopros sistólicos tardios.

Sopros holossistólicos (Figs. 42-1*B* e 42-5) Sopros holossistólicos começam com B_1 e continuam durante a sístole até B_2. Em geral, eles são indicativos de insuficiência crônica das valvas mitral ou tricúspide ou de CIV e justificam a ETT para uma melhor caracterização. O sopro holossistólico da IM crônica é mais bem auscultado no ápice do ventrículo esquerdo e se irradia para as axilas (Fig. 42-2); geralmente tem um tom agudo e configuração em platô devido à ampla diferença entre a pressão ventricular e a atrial esquerdas em toda a sístole. Ao contrário da IM aguda, a complacência atrial esquerda é normal ou mesmo aumentada na IM crônica. Como resultado, há apenas um pequeno aumento na pressão atrial esquerda para qualquer aumento do volume regurgitante.

Vários distúrbios são associados a IM crônica e a um sopro holossistólico apical, como a fibrose reumática dos folhetos, a calcificação anular mitral, o remodelamento ventricular esquerdo pós-infarto e o grande aumento da câmara ventricular esquerda no caso de miocardiopatia dilatada (Cap. 259). A gravidade da IM é acentuada por qualquer contribuição do deslocamento apical dos músculos papilares e retração dos folhetos (remodelamento). Pelo fato de o anel mitral ser contíguo ao endocárdio atrial esquerdo, o aumento gradual do átrio esquerdo devido à IM crônica resultará em mais estiramento do anel e maior IM; portanto, "IM gera IM". A IM grave crônica resulta em aumento e deslocamento para a esquerda do batimento do ápice do ventrículo esquerdo e, em alguns pacientes, em um sopro de enchimento diastólico, como descrito anteriormente (Fig. 42-1*G*).

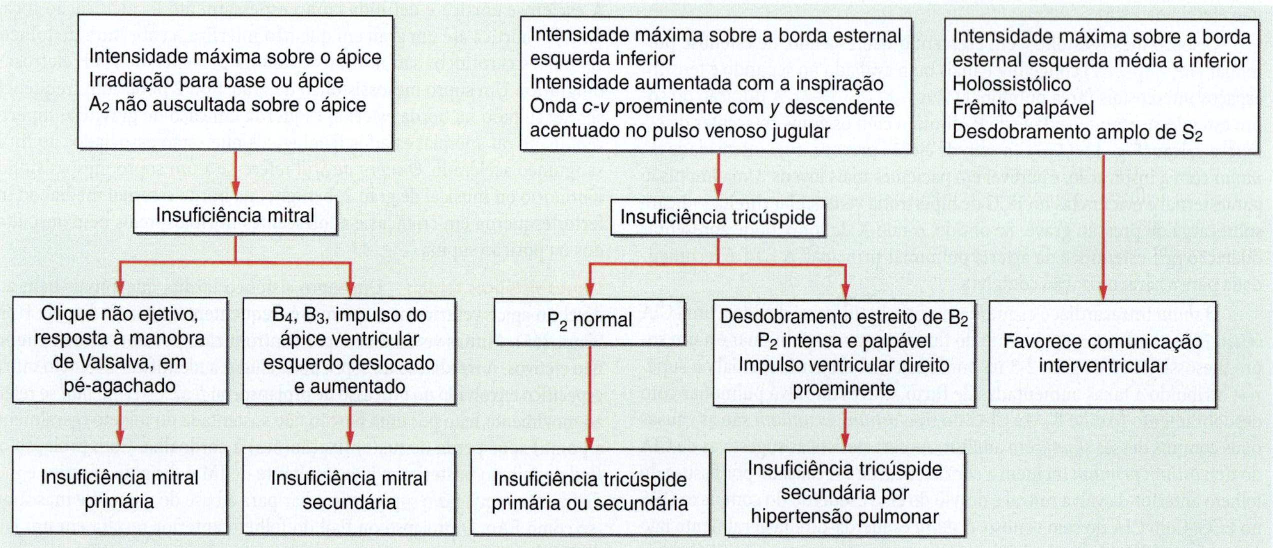

FIGURA 42-5 **Diagnóstico diferencial de um sopro holossistólico.** O sopro de insuficiência mitral é mais bem auscultado sobre o ápice ventricular esquerdo. A irradiação do sopro depende da direção em que o jato de regurgitação mitral adentra o átrio esquerdo. A diferenciação entre causas primárias e secundárias de insuficiência mitral costuma ser feita com a ecocardiografia transtorácica, embora a presença de um clique não ejetivo e de um sopro apical no meio ou final da sístole, por exemplo, possa estabelecer um diagnóstico à beira do leito de prolapso valvar mitral (insuficiência mitral primária). A insuficiência mitral secundária pode ocorrer como resultado de remodelamento ventricular esquerdo. O sopro pode ser suave e difícil de auscultar. Outros sinais de disfunção ventricular esquerda podem estar presentes. Mais de 80% dos casos de insuficiência tricúspide encontrados clinicamente se devem a uma causa secundária. A hipertensão pulmonar grave pode ser apreciada como uma P_2 única e intensa. A insuficiência tricúspide primária pode ocorrer na presença de cabos de marca-passo ou em pacientes com síndrome carcinoide, os quais costumam apresentar sinais de envolvimento hepático. Um defeito de septo ventricular costuma se manifestar por sopro holossistólico com frêmito palpável ao longo da borda esternal esquerda média a inferior.

O sopro holossistólico da IT crônica em geral é mais suave do que o da IM, é mais alto na borda esternal esquerda inferior e normalmente aumenta de intensidade com a inspiração (sinal de Carvallo). Os sinais associados incluem ondas *c-v* no pulso venoso jugular, fígado aumentado e pulsátil, ascite e edema periférico. As formas de onda venosa jugular anormais são o achado predominante e, muito frequentemente, são observadas na ausência de um sopro audível, apesar da verificação de IT na ecocardiografia com Doppler. As causas de IT *primária* incluem doença mixomatosa (prolapso), endocardite, doença reumática, radiação, doença cardíaca carcinoide, anomalia de Ebstein, trauma de folheto devido a cabos de dispositivos intracardíacos e ruptura da cordoalha como complicação de biópsia endomiocárdica ventricular direita. A IT é muito mais comumente um processo passivo que resulta secundariamente de aumento anular devido à dilatação ventricular direita em face de sobrecarga de volume ou de pressão ou ao remodelamento ventricular direito.

O sopro holossistólico de uma CIV é mais alto na borda esternal esquerda de medial a inferior (Fig. 42-2) e irradia-se amplamente. Ocorre um frêmito no local de intensidade máxima na maioria dos pacientes. Não há mudanças na intensidade do sopro com a inspiração. A intensidade do sopro varia em função do tamanho anatômico do defeito. CIVs restritivas, pequenas, como exemplificado pela *doença de Roger*, criam um sopro muito alto devido ao gradiente de pressão sistólica significativo e contínuo entre os ventrículos esquerdo e direito. Com defeitos grandes, as pressões ventriculares tendem a se equalizar, o fluxo do *shunt* é equilibrado e não se ausculta sopro. A distinção entre ruptura septal ventricular pós-IAM e IM foi revisada anteriormente.

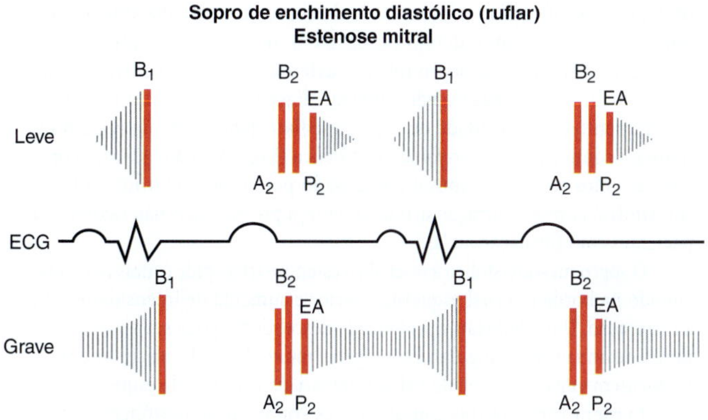

FIGURA 42-6 Sopro de enchimento diastólico (ruflar) na estenose mitral. Na estenose mitral leve, o gradiente diastólico da valva é limitado às fases de enchimento ventricular rápido na diástole precoce e na pré-sístole. O ruflar pode ocorrer durante um ou outro período ou em ambos. À medida que o processo de estenose torna-se grave, há um gradiente maior de pressão através da valva durante todo o período de enchimento diastólico, e o ruflar persiste por toda a diástole. À medida que a pressão atrial esquerda torna-se maior, o intervalo entre A_2 (ou P_2) e o estalido de abertura (EA) encurta-se. Na estenose mitral grave, desenvolve-se hipertensão pulmonar secundária que resulta em P_2 hiperfonético, e o intervalo de desdobramento, em geral, estreita-se. ECG, eletrocardiograma. *(Reimpressa com permissão de Examination of the Heart, Part IV: Auscultation of the Heart ©American Heart Association, Inc.)*

SOPROS CARDÍACOS DIASTÓLICOS

Sopros diastólicos precoces (Fig. 42-1*E*) A IAo crônica resulta em sopro agudo, em assovio, em decrescendo, de precoce a mesodiastólico, que começa após o componente aórtico de B_2 (A_2) e é mais bem auscultado no segundo espaço intercostal direito e ao longo da borda esternal esquerda. O sopro pode ser suave e difícil de auscultar, a menos que a ausculta seja realizada com o paciente inclinado para frente, no final da expiração. Essa manobra leva a raiz aórtica para mais perto da parede torácica anterior. A irradiação do sopro pode fornecer um indício para a causa da IAo. Com doença valvar primária, como aquela causada por doença bicúspide congênita, prolapso ou endocardite, o sopro diastólico tende a se irradiar ao longo da borda esternal esquerda, onde frequentemente é mais alto do que no segundo espaço intercostal direito. Quando a IAo é causada por doença da raiz aórtica, o sopro diastólico pode irradiar-se ao longo da borda esternal direita. As doenças da raiz aórtica causam dilatação ou distorção do anel aórtico e falha de coaptação dos folhetos. As causas incluem a síndrome de Marfan com formação de aneurisma, ectasia anuloaórtica, espondilite anquilosante e dissecção aórtica.

A IAo grave e crônica também pode produzir um sopro diastólico de grau 1 ou 2, de tom mais grave, de médio a tardio no ápice (sopro de Austin Flint), que, acredita-se, reflete turbulência na área de influxo mitral devido à mistura de fluxo sanguíneo regurgitante (aórtico) e anterógrado (mitral). Esse sopro diastólico apical de tom mais grave pode ser distinguido daquele causado por EM pela ausência de um estalido de abertura e pela resposta do sopro a um desafio com vasodilatador. A redução da pós-carga com um agente, como o nitrito de amila, diminuirá a duração e magnitude do gradiente de pressão diastólica ventricular esquerda-aórtica, e, portanto, o sopro de Austin Flint de IAo grave ficará mais curto e mais suave. A intensidade do sopro diastólico da EM (Fig. 42-6) pode continuar constante ou aumentar com a redução da pós-carga, devido ao aumento reflexo do débito cardíaco e do fluxo da valva mitral.

Embora a EAo e a IAo possam coexistir, um sopro mesossistólico em crescendo-decrescendo de grau 2 ou 3 frequentemente é auscultado na base do coração em pacientes com IAo grave isolada e é causado por aumento do volume e da taxa de fluxo sistólico. A identificação precisa à beira do leito de EAo coexistente pode ser difícil, a menos que o exame de pulso carotídeo seja anormal ou o sopro mesossistólico seja de grau 4 ou de maior intensidade. Na ausência de insuficiência cardíaca, a IAo grave crônica é acompanhada de vários sinais periféricos de retorno diastólico significativo, incluindo uma pressão de pulso ampla, pulso carotídeo em "martelo d'água" (pulso de Corrigan) e pulsações de Quincke dos leitos ungueais. O sopro diastólico da *IAo aguda grave* é notavelmente de duração mais curta e de tom mais grave do que o sopro da IAo crônica. Pode ser muito difícil de avaliar na presença de taquicardia. Esses atributos refletem a taxa abrupta de elevação da pressão diastólica dentro do ventrículo esquerdo não preparado e não complacente e a queda correspondentemente rápida do gradiente de pressão diastólica aórtica-ventricular esquerda. A pressão diastólica ventricular esquerda pode aumentar suficientemente até resultar em fechamento prematuro da valva mitral e em uma primeira bulha cardíaca suave. Não costuma haver presença de sinais periféricos de retorno diastólico significativo.

A insuficiência pulmonar (IP) resulta em um sopro de precoce a mesodiastólico em decrescendo (*sopro de Graham Steell*) que começa após o componente pulmonar de B_2 (P_2), é mais bem auscultado no segundo espaço intercostal esquerdo e se irradia ao longo da borda esternal esquerda. A intensidade do sopro pode aumentar com a inspiração. Mais comumente, a IP é causada por dilatação do anel valvar devido à elevação crônica da pressão da artéria pulmonar. Sinais de hipertensão pulmonar, como um impulso do ventrículo direito e uma B_2 hiperfonética, única ou estreitamente desdobrada, estão presentes. Essas características também ajudam a distinguir a IP da IAo como causa de um sopro diastólico em decrescendo audível ao longo da borda esternal esquerda. Pode ocorrer IP na ausência de hipertensão pulmonar com endocardite ou com valva congenitamente deformada. A IP geralmente está presente após o reparo de tetralogia de Fallot na infância. Quando não há hipertensão pulmonar, o sopro diastólico é mais suave e de tom mais grave do que o sopro clássico de Graham Steell e pode ser difícil avaliar a gravidade da IP.

A ETT é indicada para uma avaliação adicional de um paciente com sopro de precoce a mesodiastólico. A avaliação longitudinal da gravidade da lesão, do tamanho do ventrículo e da função sistólica ajuda a direcionar uma potencial decisão para o tratamento cirúrgico. A ETT também pode fornecer informações anatômicas em relação à raiz da aorta e à sua porção ascendente proximal, embora a angiografia por ressonância magnética ou a tomografia computadorizada possam ser indicadas para uma caracterização mais precisa (Cap. 241).

Sopros mesodiastólicos (Figs. 42-1*F* e 42-1*G*) Os sopros mesodiastólicos resultam de obstrução e/ou fluxo aumentado no nível da valva mitral ou tricúspide. A febre reumática é a causa mais comum de EM (Fig. 42-6). Em pacientes mais jovens com valvas flexíveis, a B_1 é hiperfonética e o sopro começa após um estalido de abertura, que é um som agudo que ocorre imediatamente após B_2. O intervalo entre o componente pulmonar da segunda bulha cardíaca (P_2) e o estalido de abertura é inversamente relacionado com a magnitude do gradiente de pressão atrial e ventricular esquerdos. O sopro de EM é de tom grave e, portanto, mais bem auscultado com a campânula do estetoscópio. É mais alto no ápice do ventrículo esquerdo e frequentemente é reconhecido apenas quando o paciente está em posição de decúbito lateral esquerdo. Em geral, tem intensidade de grau 1 ou 2, mas pode estar ausente quando o débito cardíaco estiver gravemente reduzido, apesar de obstrução significativa. A intensidade do sopro aumenta durante as manobras que aumentam o débito cardíaco e o fluxo da valva mitral, como exercícios. A duração do sopro reflete a extensão de tempo durante a qual a pressão atrial esquerda excede a pressão diastólica ventricular esquerda. Um aumento da intensidade do sopro imediatamente antes de B_1, um fenômeno conhecido como *reforço pré-sistólico* (Figs. 42-1*A* e 42-6), ocorre em pacientes em ritmo sinusal e é causado por aumento tardio do fluxo transmitral com a contração atrial. O reforço pré-sistólico não ocorre em pacientes com fibrilação atrial.

O sopro mesodiastólico associado à estenose tricúspide é mais bem auscultado na borda esternal esquerda inferior e aumenta de intensidade com a inspiração. Uma deflexão *y* prolongada descendente pode ser visível sob a forma de onda venosa jugular. Esse sopro é muito difícil de auscultar e mais frequentemente é obscurecido pelos eventos acústicos do lado esquerdo.

Existem várias outras causas para os sopros mesodiastólicos. Mixomas atriais esquerdos de tamanho grande podem sofrer prolapso através da valva mitral e causar graus variáveis de obstrução ao influxo ventricular esquerdo (Cap. 271). O sopro associado a um mixoma atrial pode mudar de duração e intensidade com alterações na posição do corpo. Não há presença de estalido de abertura e não há reforço pré-sistólico. Um fluxo diastólico mitral aumentado pode ocorrer com IM grave isolada ou com um grande *shunt* esquerda-direita no nível ventricular ou de grande vaso e produzir uma bulha (B_3) de enchimento rápido e suave seguida de um sopro apical mesodiastólico curto e de tom grave (Fig. 42-1*G*). O sopro de Austin Flint da IAo crônica grave já foi descrito.

Um sopro mesodiastólico curto raramente é auscultado durante um episódio de febre reumática aguda (sopro de Carey-Coombs) e provavelmente é causado pelo fluxo através de uma valva mitral edematosa. Não há presença de estalido de abertura na fase aguda, e o sopro desaparece com a resolução do quadro agudo. O bloqueio cardíaco completo com ativação atrial e ventricular dessincronizada pode estar associado a sopros mesodiastólicos ou diastólicos tardios intermitentes se a contração atrial ocorrer quando a valva mitral estiver parcialmente fechada. Os sopros mesodiastólicos indicativos de aumento do fluxo da valva tricúspide podem ocorrer com IT isolada grave, com CIAs grandes e com *shunt* esquerda-direita significativo. Outros sinais de CIA estão presentes (Cap. 269), incluindo desdobramento fixo de B_2 e um sopro mesossistólico na borda esternal esquerda média a superior. A ETT é indicada para avaliação de um paciente com sopro mesodiastólico ou diastólico tardio. Achados específicos de doenças discutidas anteriormente ajudarão a orientar o tratamento.

SOPROS CONTÍNUOS

(Figs. 42-1*H* e 42-7) Sopros contínuos começam na sístole, atingem o pico próximo à segunda bulha cardíaca e continuam em toda ou parte da diástole. Sua presença em todo o ciclo cardíaco implica um gradiente de pressão entre duas câmaras ou vasos durante a sístole e a diástole. O sopro contínuo

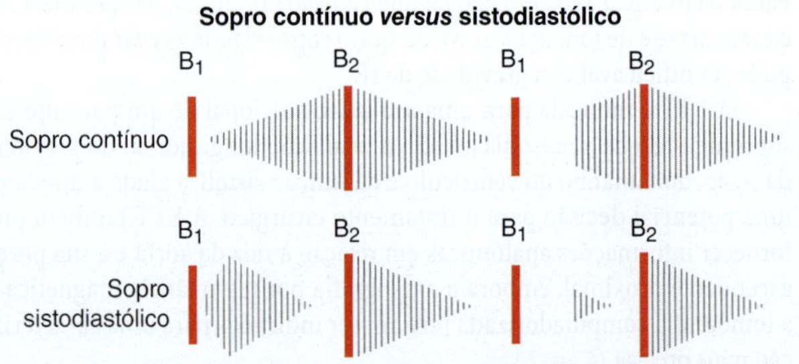

FIGURA 42-7 Comparação entre sopro contínuo e sopro sistodiastólico. Durante a comunicação anormal entre sistemas de alta pressão e de baixa pressão, existe um grande gradiente de pressão em todo o ciclo cardíaco, produzindo um sopro contínuo. Um exemplo clássico é o canal arterial persistente. Às vezes, esse tipo de sopro pode ser confundido com um sopro sistodiastólico, que é uma combinação de sopro de ejeção sistólica e de um sopro de incompetência de valva semilunar. Um exemplo clássico de sopro sistodiastólico é a estenose e a insuficiência aórticas. Um sopro contínuo ocorre em crescendo próximo à segunda bulha (B_2), enquanto o sopro sistodiastólico tem dois componentes. O componente de ejeção mesossistólica ocorre em decrescendo e desaparece à medida que se aproxima de B_2. *(Reimpressa, com permissão, de Examination of the Heart, Part IV: Auscultation of the Heart ©American Heart Association, Inc.)*

associado a um canal arterial persistente é mais bem auscultado lateralmente à borda esternal esquerda superior. *Shunts* grandes e não corrigidos podem levar a hipertensão pulmonar, atenuação ou obliteração do componente diastólico do sopro, reversão do fluxo do *shunt* e cianose diferencial dos membros inferiores. Um aneurisma roto do seio de Valsalva cria um sopro contínuo de início abrupto na borda esternal direita superior. A ruptura geralmente ocorre em uma câmara cardíaca direita, e o sopro é indicativo de uma diferença de pressão contínua entre a aorta e o átrio direito ou o ventrículo direito. Um sopro contínuo também pode ser audível ao longo da borda esternal esquerda com uma fístula arteriovenosa coronariana e no local de uma fístula arteriovenosa usada para acesso à hemodiálise. O aumento do fluxo através das artérias colaterais intercostais aumentadas em pacientes com coarctação aórtica pode produzir um sopro contínuo na extensão de uma ou mais costelas. Um ruído cervical com componentes sistólicos e diastólicos (um sopro sistodiastólico, Fig. 42-7) geralmente indica uma estenose de artéria carotídea de alto grau.

Nem todos os sopros contínuos são patológicos. Um zumbido venoso contínuo pode ser auscultado em crianças e adultos jovens sadios, especialmente durante a gravidez; ele é mais bem avaliado na fossa supraclavicular direita e pode ser obliterado por compressão sobre a veia jugular interna direita ou fazendo o paciente virar a cabeça na direção do médico. O sopro mamário contínuo da gravidez é gerado por um aumento do fluxo arterial através de mamas ingurgitadas e normalmente aparece durante o último trimestre ou no início do puerpério. O sopro é mais alto na sístole. A pressão firme com o diafragma do estetoscópio pode eliminar a porção diastólica do sopro.

AUSCULTA DINÂMICA

(Tab. 42-2; ver Tab. 239-1) A atenção cuidadosa ao comportamento dos sopros cardíacos durante manobras simples que alteram a hemodinâmica cardíaca pode fornecer indícios importantes sobre sua causa e seu significado.

Respiração A ausculta deve ser realizada durante a respiração silenciosa ou com um pequeno aumento do esforço inspiratório, já que o movimento vigoroso do tórax tende a obscurecer as bulhas cardíacas. Os sopros do lado esquerdo podem ser mais bem auscultados ao final da expiração, quando os volumes pulmonares são minimizados e o coração e os grandes vasos são trazidos para mais perto da parede torácica. Esse fenômeno é característico do sopro de IAo. Os sopros com origem do lado direito, como a insuficiência tricúspide ou pulmonar, aumentam de intensidade durante a inspiração. A intensidade dos sopros do lado esquerdo continua constante ou diminui com a inspiração.

A avaliação à beira do leito também deve avaliar o comportamento de B_2 com a respiração e a relação dinâmica entre os componentes aórtico e pulmonar (Fig. 42-8). O desdobramento paradoxal pode ser uma característica de EAo grave, MCHO, bloqueio de ramo esquerdo, estimulação elétrica ventricular direita ou isquemia miocárdica aguda. O desdobramento fixo de B_2 na presença de um sopro mesossistólico de grau 2 ou 3 na borda esternal esquerda média ou superior indica CIA. O desdobramento fisiológico, mas amplo, durante o ciclo respiratório, implica em fechamento prematuro de valva aórtica, como ocorre com IM grave, ou fechamento tardio de valva pulmonar devido a EP ou bloqueio de ramo direito.

Alterações da resistência vascular sistêmica Os sopros podem mudar suas características após manobras que alteram a resistência vascular sistêmica e a pós-carga ventricular esquerda. Os sopros sistólicos da IM e da CIV ficam mais altos durante a manobra de preensão manual (*handgrip*), a insuflação

TABELA 42-2 ■ Ausculta dinâmica: manobras à beira do leito que podem ser usadas para mudar a intensidade dos sopros cardíacos (ver texto)

1. Respiração
2. Exercício isométrico (manobra de preensão manual (*handgrip*)
3. Oclusão arterial transitória
4. Manipulação farmacológica de pré-carga e/ou pós-carga
5. Manobra de Valsalva
6. Levantar-se/agachar-se rapidamente
7. Elevação passiva da perna
8. Batimento pós-extrassístole

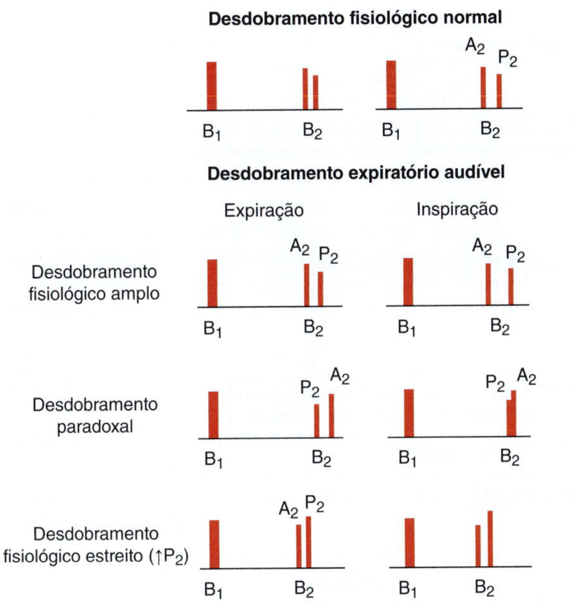

FIGURA 42-8 ***No alto.*** Desdobramento fisiológico normal da segunda bulha cardíaca. Durante a expiração, os componentes aórticos (A_2) e pulmonares (P_2) da segunda bulha cardíaca são separados por < 30 ms e são escutados como uma única bulha. Durante a inspiração, o intervalo de desdobramento amplia-se e A_2 e P_2 são claramente separados em duas bulhas distintas. ***Embaixo.*** Desdobramento expiratório audível. O desdobramento fisiológico amplo é causado por um atraso de P_2 (p. ex., no bloqueio de ramo direito) ou por fechamento precoce da valva aórtica (A_2, como na insuficiência mitral grave). O desdobramento paradoxal é produzido por um atraso em A_2, resultando em movimento paradoxal, isto é, com a inspiração, P_2 move-se em direção a A_2 e o intervalo de desdobramento é estreitado. O desdobramento fisiológico estreito ocorre na hipertensão pulmonar e tanto A_2 como P_2 são audíveis durante a expiração em um intervalo de desdobramento estreito devido ao aumento da intensidade e composição de alta frequência de P_2. *(Reimpressa, com permissão, de Examination of the Heart, Part IV: Auscultation of the Heart ©American Heart Association, Inc.)*

simultânea dos manguitos de pressão arterial em ambos os membros superiores até pressões de 20 a 40 mmHg acima da pressão sistólica por 20 segundos ou a infusão de um agente vasopressor. Os sopros associados a EAo ou MCHO ficarão mais suaves ou continuarão sem alterações com essas manobras. O sopro diastólico da IAo fica mais alto em resposta a intervenções que elevam a resistência vascular sistêmica.

Alterações opostas nos sopros sistólicos e diastólicos podem ocorrer com o uso de agentes farmacológicos que reduzem a resistência vascular sistêmica. A inalação de nitrito de amila é hoje raramente usada para esse propósito, mas pode ajudar a distinguir o sopro da EAo ou MCHO daquele da IM ou CIV, se necessário. Os dois primeiros sopros aumentam de intensidade, enquanto os últimos ficam mais suaves após exposição ao nitrito de amila. Como observado anteriormente, o sopro de Austin Flint da IAo grave fica mais suave, mas o ruído mesodiastólico da EM fica mais alto, em resposta à redução abrupta da resistência vascular sistêmica com nitrito de amila e aumento do fluxo valvar transmitral.

Alterações no retorno venoso A manobra de Valsalva resulta em um aumento da pressão intratorácica, seguido por uma redução do retorno venoso, do enchimento ventricular e do débito cardíaco. A maioria dos sopros diminui de intensidade durante a fase de esforço da manobra. As duas exceções notáveis são os sopros associados ao PVM e à MCHO, sendo que ambos ficam mais altos durante a manobra de Valsalva. O sopro do PVM também pode tornar-se mais longo quando ocorre prolapso do folheto mais precocemente na sístole com volumes ventriculares menores. Esses sopros comportam-se de maneira semelhante e paralela na posição em pé. Tanto o clique como o sopro do PVM aproximam-se da B_1 ao levantar-se rapidamente de uma posição de agachamento (Fig. 42-3). O aumento na intensidade do sopro da MCHO baseia-se no aumento do gradiente dinâmico do trato do fluxo ventricular esquerdo que ocorre com a redução do enchimento ventricular. O agachamento resulta em aumentos abruptos tanto no retorno venoso (pré-carga) como na pós-carga ventricular esquerda que aumenta o volume ventricular, mudanças que previsivelmente causam uma redução da intensidade e duração dos sopros associados a PVM e MCHO; o clique e o sopro da PVM afastam-se de B_1 com o agachamento. A elevação passiva da perna pode ser usada para aumentar o retorno venoso em pacientes que não conseguem agachar-se ou ficar em pé. Essa manobra pode levar a uma redução da intensidade do sopro associada à MCHO, mas tem menos efeito em pacientes com PVM.

Contração ventricular após extrassístole Uma mudança na intensidade de um sopro sistólico no primeiro batimento após uma extrassístole, ou no batimento após um ciclo de longa duração nos pacientes com fibrilação atrial, pode ajudar a distinguir EAo de IM, particularmente em um paciente idoso no qual o sopro de EAo é bem transmitido para o ápice. Os sopros sistólicos causados por obstrução do fluxo ventricular esquerdo, como aquele causado por EAo, aumentam de intensidade no batimento após uma extrassístole devido a efeitos combinados de aumento do enchimento ventricular esquerdo e potencialização pós-extrassistólica da função contrátil. O fluxo anterógrado se acelera, provocando um aumento do gradiente e um sopro mais alto. A intensidade do sopro de IM não muda no batimento pós-extrassístole, pois há relativamente pouco aumento do fluxo da valva mitral ou alterações no gradiente ventricular esquerdo para o atrial esquerdo.

CONTEXTO CLÍNICO

Outros indícios sobre a etiologia e a importância de um sopro cardíaco podem ser coletados a partir da história e de outros achados do exame físico. Os sintomas sugestivos de doença cardiovascular, neurológica ou pulmonar ajudam a enfocar o diagnóstico diferencial, assim como os achados relevantes para a pressão venosa jugular e as formas de onda, os pulsos arteriais, outras bulhas cardíacas, os pulmões, o abdome, a pele e as extremidades também ajudam. Em muitos casos, exames laboratoriais, ECG e/ou raios X de tórax podem ter sido obtidos previamente e podem conter informações valiosas. Um paciente com suspeita de endocardite infecciosa, por exemplo, pode ter um sopro em um contexto de febre, calafrios, anorexia, fadiga, dispneia, esplenomegalia, petéquias e hemoculturas positivas. Um sopro sistólico novo em um paciente com queda acentuada da pressão arterial após IAM recente sugere ruptura do miocárdio. Em contrapartida, um sopro mesossistólico isolado de grau 1 ou 2 na borda esternal esquerda em um adulto jovem sadio, ativo e assintomático é mais provavelmente um achado benigno para o qual nenhuma avaliação adicional é indicada. O contexto no qual o sopro é avaliado frequentemente exprime a necessidade de exames adicionais e a velocidade da avaliação.

ECOCARDIOGRAFIA

(Fig. 42-9; Caps. 239 e 241) A ecocardiografia com fluxo em cores e Doppler espectral é uma ferramenta valiosa para a avaliação de sopros cardíacos. As informações em relação a estrutura e função valvar, tamanho da câmara, espessura da parede, função ventricular, pressões arteriais pulmonares estimadas, fluxo de *shunt* intracardíaco, fluxo venoso pulmonar e hepático e fluxo aórtico podem ser imediatamente verificadas. É importante observar que sinais de Doppler de insuficiência valvar mínima ou leve sem consequências clínicas podem ser detectados com valvas tricúspides, pulmonares e mitrais estruturalmente normais. Esses sinais provavelmente não geram turbulência suficiente para criar um sopro audível.

A ecocardiografia é indicada para a avaliação de pacientes com sopros precoces, tardios ou holossistólicos e para pacientes com sopros mesossistólicos de grau 3 ou mais altos. Os pacientes com sopros mesossistólicos de grau 1 ou 2, mas com outros sinais ou sintomas de doença cardiovascular, incluindo aqueles de ECG ou raios X, também devem ser submetidos à ecocardiografia. Esse exame também é indicado para a avaliação de qualquer paciente com sopro diastólico e para pacientes com sopros contínuos não causados por um zumbido venoso ou sopro mamário. A ecocardiografia deve ser considerada quando há uma necessidade clínica de verificar a estrutura e a função cardíacas normais de um paciente cujos sinais e sintomas provavelmente são de origem não cardíaca. A avaliação ecocardiográfica seriada para acompanhar a evolução de indivíduos assintomáticos com cardiopatia valvar é uma característica primordial de sua avaliação longitudinal e fornece informações valiosas que podem influenciar consideravelmente as decisões quanto ao momento da cirurgia. A ecocardiografia de rotina *não* é recomendada para pacientes assintomáticos com sopro

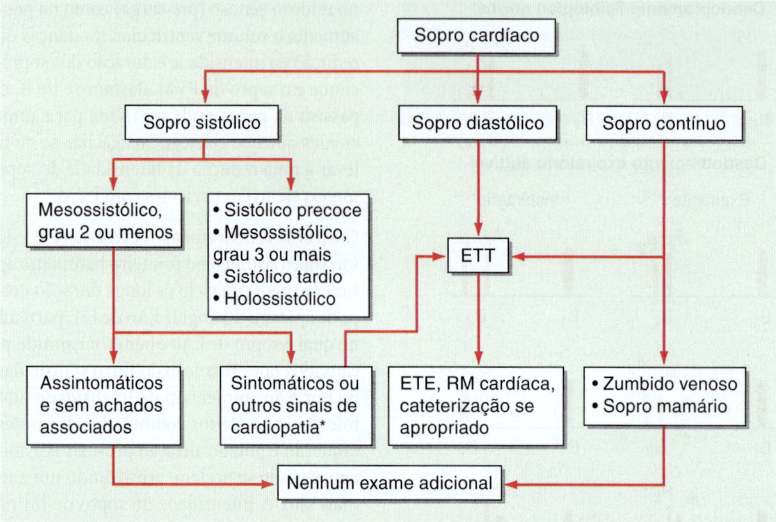

FIGURA 42-9 Estratégia para avaliação de sopros cardíacos. *Se um eletrocardiograma ou raio X de tórax tiverem sido obtidos e forem anormais, a ecocardiografia é indicada. RM, ressonância magnética; ETE, ecocardiografia transesofágica; ETT, ecocardiografia transtorácica. *(Adaptada de RO Bonow et al: 1998 ACC/AHA Guideline for the management of patients with valvular heart disease. J Am Coll Cardiol 32:1486, 1998.)*

mesossistólico de grau 1 ou 2 sem outros sinais de cardiopatia. Para essa categoria de pacientes, o encaminhamento a um especialista cardiovascular pode ser considerado se houver dúvidas sobre a importância do sopro após o exame inicial.

O uso seletivo de ecocardiografia delineado anteriormente não foi submetido a uma análise rigorosa do custo-benefício. Para alguns médicos, os dispositivos portáteis ou miniaturizados de ultrassonografia cardíaca substituíram o estetoscópio. Embora vários relatos atestem a sensibilidade aperfeiçoada desses dispositivos para a detecção de cardiopatia valvar (p. ex., cardiopatia reumática em populações suscetíveis), a acurácia depende fortemente do operador, e as considerações sobre o aumento do custo e os desfechos não foram adequadamente abordadas na maioria das situações clínicas. O uso de estetoscópios eletrônicos ou digitais com recursos como *display* espectral também foi proposto como método para melhorar a caracterização dos sopros cardíacos e o ensino orientado da ausculta cardíaca.

OUTROS TESTES CARDÍACOS

(Cap. 241; Fig. 42-9) Em relativamente poucos pacientes, a avaliação clínica e a ETT não caracterizam de maneira adequada a origem e importância de um sopro cardíaco. A ecocardiografia transesofágica (ETE) pode ser considerada para avaliação adicional, especialmente quando as janelas de ETT são limitadas por superfície corporal, configuração do tórax ou patologia intratorácica. A ETE oferece sensibilidade aumentada para a detecção de uma grande variedade de distúrbios cardíacos estruturais. O exame de ressonância magnética cardíaca (RMC) com sincronia eletrocardiográfica pode fornecer informações quantitativas em relação a funcionamento valvar, fração regurgitante, volume regurgitante, fluxo do *shunt*, tamanho dos grandes vasos e da câmara, função ventricular e perfusão miocárdica. A RMC suplantou de longe a necessidade de cateterização cardíaca e a avaliação hemodinâmica invasiva quando há uma discrepância entre os achados clínicos e ecocardiográficos em pacientes com valvopatia regurgitante, como IM ou IAo. Tanto a RMC como a TC cardíaca podem oferecer uma avaliação do número de folhetos da valva aórtica quando houver dúvidas pela ETT em relação a uma valva bi ou tricúspide, além de fornecer informações sobre o anel aórtico e a anatomia da aorta ascendente. O uso da angiotomografia (angio-TC) coronariana para excluir doença arterial coronariana em pacientes selecionados com baixa probabilidade pré-teste de doença antes de cirurgia valvar tem ganhado aceitação mais ampla. A avaliação angiográfica e hemodinâmica invasiva pode ser necessária para uma análise pré-operatória mais completa.

ABORDAGEM INTEGRADA

A identificação precisa de um sopro começa com uma abordagem sistemática à ausculta cardíaca. A caracterização de seus principais atributos, como revisado anteriormente, possibilita ao examinador construir um diagnóstico diferencial preliminar, que é depois refinado pela integração das informações disponíveis a partir da anamnese, de achados cardíacos associados, do exame físico geral e do contexto clínico. A necessidade e a urgência de exames adicionais vêm em seguida. A correlação dos achados à ausculta com os dados não invasivos fornece um recurso de informação adicional e uma oportunidade de aumentar as habilidades para o exame físico. Considerações de custos exigem que os exames de imagem não invasivos sejam justificados com base em sua contribuição para o diagnóstico, tratamento e prognóstico. A ausculta cardíaca com o uso de um estetoscópio permanece sendo uma tradição médica honrada pelo tempo e cujos benefícios se estendem além do reconhecimento acurado dos sons cardíacos. A sua potencialização seletiva (em vez da substituição total) com ultrassonografia portátil e tecnologias mais novas pode melhorar a acurácia diagnóstica e orientar melhor as decisões terapêuticas.

LEITURAS ADICIONAIS

Edelman ER, Weber BN: Tenuous tether. N Engl J Med 373:2199, 2015.
Evangelista A et al: Hand-held cardiac ultrasound screening performed by family doctors with remote expert support interpretation. Heart 102:376, 2016.
Fang LC, O'Gara PT: The history and physical examination. An evidence-based approach, in *Braunwald's Heart Disease. A Textbook of Cardiovascular Medicine*, 11th ed, DP Zipes et al (eds). Philadelphia, Elsevier/Saunders, 2019, pp 83-101.
Fuster V: The stethoscope's prognosis. Very much alive and very necessary. J Am Coll Cardiol 67:1118, 2016.
Otto CM et al: 2020 AHA/ACC guideline for the management of patients with valvular heart disease. J Am Coll Cardiol 143:e72, 2021.
Stokke TM et al: Brief group training of medical students in focused cardiac ultrasound may improve diagnostic accuracy of physical examination. J Am Soc Echocardiogr 27:1238, 2014.

43 Palpitações

Joseph Loscalzo

As palpitações são extremamente comuns em pacientes que procuram um médico e podem ser mais bem definidas como uma sensação de "golpes", "pancadas" ou "tremulações" no tórax. Essa sensação pode ser intermitente ou sustentada e regular ou irregular. A maioria dos pacientes interpreta as palpitações como uma percepção incomum dos batimentos cardíacos e fica muito preocupada quando lhes parece que os batimentos cardíacos "pularam" ou "faltaram". Em geral, as palpitações são percebidas quando o paciente está calmo e em repouso, momento em que os demais estímulos são mínimos. As palpitações posturais geralmente refletem um processo estrutural dentro do coração (p. ex., mixoma atrial) ou adjacente a ele (p. ex., massa mediastinal).

De acordo com uma grande série de estudos, as causas das palpitações podem ser cardíacas (43%), psiquiátricas (31%), diversas (10%) e desconhecidas (16%). Entre as causas cardiovasculares estão extrassístoles atriais e ventriculares, arritmias supraventriculares e ventriculares, prolapso da valva mitral (com ou sem arritmias associadas), insuficiência aórtica, mixoma atrial, miocardite e embolia pulmonar. Uma causa comum das palpitações intermitentes é causada pelas extrassístoles atriais e ventriculares: o batimento pós-extrassistólico é percebido pelo paciente devido ao aumento na dimensão diastólica final ventricular após a pausa no ciclo cardíaco e aumento da força de contração (potencialização pós-extrassistólica) do batimento. As palpitações regulares sustentadas podem ser causadas por taquicardias regulares supraventriculares e ventriculares. As palpitações irregulares sustentadas podem ser causadas por fibrilação atrial. É importante salientar que a maioria das arritmias não está associada a palpitações. Naquelas que estão, costuma ser útil pedir ao paciente que simule o ritmo das palpitações ou verificar o seu pulso enquanto elas estão ocorrendo. Em geral, estados cardiovasculares hiperdinâmicos causados por estimulação catecolaminérgica decorrente de exercício, estresse ou feocromocitoma podem desencadear palpitações. As palpitações são comuns entre atletas, especialmente atletas de resistência mais velhos. Além disso, o aumento do ventrículo na insuficiência aórtica e o precórdio hiperdinâmico que o acompanha costumam provocar sensação de palpitações. Outros fatores que acentuam a força da contração miocárdica, como tabaco, cafeína, aminofilina, atropina, tiroxina, cocaína e anfetaminas, podem causar palpitações.

As causas psiquiátricas das palpitações incluem ataques ou transtornos de pânico, estados de ansiedade e somatização, isolados ou combinados. Os pacientes com palpitações de causas psiquiátricas relatam, com maior frequência, uma sensação mais duradoura (> 15 minutos) e outros sintomas simultâneos quando comparados aos pacientes cujas palpitações têm outras causas. Entre as causas diversas de palpitações estão a tireotoxicose, fármacos (ver anteriormente) e etanol, contrações musculares espontâneas da parede torácica, feocromocitoma e mastocitose sistêmica.

ABORDAGEM AO PACIENTE

Palpitações

O principal objetivo ao avaliar pacientes com palpitações é determinar se o sintoma é causado por uma arritmia potencialmente fatal. Os pacientes com doença arterial coronariana (DAC) preexistente ou fatores de risco para ela correm maior risco de ter arritmias ventriculares (Cap. 246) como causa de palpitações. Além disso, a associação de palpitações a outros sintomas que sugerem comprometimento hemodinâmico, como síncope ou sensação de tonturas, favorecem o diagnóstico. As palpitações causadas por taquiarritmias sustentadas em pacientes com DAC podem ser acompanhadas por angina de peito ou dispneia e, nos pacientes com disfunção ventricular (sistólica ou diastólica), estenose aórtica, miocardiopatia hipertrófica ou estenose mitral, (com ou sem DAC), podem ser acompanhadas por dispneia devido ao aumento da pressão venosa pulmonar e atrial esquerda.

Os aspectos fundamentais do exame físico que ajudam a confirmar ou excluir a presença de uma arritmia como causa das palpitações (e suas consequências hemodinâmicas adversas) incluem aferição dos sinais vitais, avaliação da pressão venosa jugular e do pulso, bem como ausculta ção do tórax e precórdio. Um eletrocardiograma em repouso pode ser feito para registrar a arritmia. Caso se saiba que algum esforço induziu a arritmia e as palpitações que a seguiram, pode-se fazer um eletrocardiograma de esforço para estabelecer o diagnóstico. Se a arritmia for pouco frequente, outros métodos devem ser usados, como a monitoração eletrocardiográfica contínua (Holter); monitoração telefônica, em que o paciente pode transmitir um traçado eletrocardiográfico durante um episódio; gravação em *loop* (monitor de eventos, externos ou implantados), que podem capturar o evento eletrocardiográfico para revisão posterior; e telemetria ambulatorial cardíaca móvel (automonitoramento). Dados sugerem que a monitoração por Holter é de utilidade clínica limitada, enquanto a gravação em *loop* implantável e a telemetria ambulatorial cardíaca móvel são seguras e possivelmente mais custo-efetivas na avaliação dos pacientes com palpitações recorrentes (infrequentes), inexplicadas. O uso de um diário ou marcador eletrônico para indicar o momento das palpitações sentidas pelo paciente é fundamental para uma interpretação adequada desses exames.

A maioria dos pacientes com palpitações não tem arritmias graves nem cardiopatia estrutural subjacente. As extrassístoles atriais ou ventriculares benignas ocasionais geralmente podem ser tratadas com betabloqueadores se causarem incômodo para o paciente. As palpitações provocadas por álcool, tabaco ou drogas ilícitas têm de ser tratadas com abstinência, enquanto para aquelas causadas por agentes farmacológicos devam ser consideradas terapias alternativas quando apropriado ou possível. As causas psiquiátricas das palpitações podem beneficiar-se de terapias cognitivas ou farmacológicas. O médico deve lembrar que as palpitações são inconvenientes e, às vezes, amedrontam o paciente. Assim que as causas graves do sintoma tenham sido excluídas, deve-se tranquilizar o paciente explicando-lhe que as palpitações não afetam de forma adversa o prognóstico.

LEITURAS ADICIONAIS

Crossland S, Berkin L: Problem based review: The patient with palpitations. Acute Med 11:169, 2012.

Jamshed N et al: Emergency management of palpitations in the elderly: Epidemiology, diagnostic approaches, and therapeutic options. Clin Geriatr Med 29:205, 2013.

Martson HR et al: Mobile self-monitoring ECG devices to diagnose arrhythmias that coincide with palpitations: A scoping review. Healthcare (Basel) 7:pii: E96, 2019.

Sakh R et al: Insertable cardiac monitors: current indications and devices. Expert Rev Med Devices 16:45, 2019.

Weber BE, Kapoor WN: Evaluation and outcomes of patients with palpitations. Am J Med 100:138, 1996.

Seção 6 Alterações na função gastrintestinal

44 Disfagia

Ikuo Hirano, Peter J. Kahrilas

Disfagia – dificuldade na deglutição – refere-se a problemas com a passagem de alimento ou líquido da boca para a hipofaringe ou através do esôfago. A disfagia grave pode comprometer a nutrição, causar aspiração e reduzir a qualidade de vida. Termos utilizados para os diferentes distúrbios de deglutição são discutidos a seguir. *Afagia* (incapacidade de deglutir) significa obstrução esofágica completa, mais geralmente encontrada no cenário agudo de um bolo alimentar ou impactação de um corpo estranho. O termo *odinofagia* refere-se à deglutição dolorosa resultante da ulceração da mucosa dentro da orofaringe ou do esôfago. Ela é geralmente acompanhada por disfagia, mas o inverso não é verdade. *Globo faríngeo* é uma sensação de corpo estranho localizada no pescoço, que não interfere na deglutição e, às vezes, é até aliviada por ela. A *disfagia de transferência* resulta frequentemente em regurgitação nasal e aspiração pulmonar durante a deglutição e é típica da disfagia orofaríngea. A *fagofobia* (medo de deglutir) e a *recusa de engolir* podem ser psicogênicas ou relacionadas com a ansiedade de antecipação quanto à obstrução do bolo alimentar, odinofagia ou aspiração.

FISIOLOGIA DA DEGLUTIÇÃO

A deglutição começa com uma fase voluntária (oral) que inclui uma preparação durante a qual um alimento é mastigado e misturado com a saliva. Isso é seguido por uma fase de transferência na qual o bolo é empurrado para a faringe pela língua. A entrada do bolo na hipofaringe inicia a resposta de deglutição faríngea, que é mediada centralmente e que envolve uma série de ações complexas, cujo resultado final é propelir o alimento através da faringe para dentro do esôfago enquanto evita sua entrada nas vias aéreas. Para executar isso, a laringe é elevada e puxada para frente, ações que também facilitam a abertura do esfíncter esofágico superior (EES). A propulsão da língua impulsiona o bolo através do EES, seguido por uma contração peristáltica que limpa o resíduo da faringe e do esôfago. O esfíncter esofágico inferior (EEI) relaxa à medida que o alimento entra no esôfago e permanece relaxado até que a contração peristáltica tenha liberado o bolo dentro do estômago. As contrações peristálticas desencadeadas em resposta à deglutição são chamadas de *peristalse primária* e envolvem inibição sequencial seguida de contração da musculatura ao longo de todo o comprimento do esôfago. A inibição que precede à contração peristáltica é chamada de *inibição deglutiva*. A distensão focal do esôfago em qualquer segmento ao longo de seu comprimento, que pode ocorrer com o refluxo gastresofágico, ativa a *peristalse secundária*, que começa no ponto de distensão e prossegue distalmente. As contrações esofágicas terciárias são contrações esofágicas não peristálticas desordenadas, que podem ser observadas ocorrendo espontaneamente durante um exame de radioscopia.

A musculatura da cavidade oral, faringe, EES e esôfago cervical é estriada e diretamente inervada por neurônios motores inferiores localizados nos nervos cranianos (Fig. 44-1). Os músculos da cavidade oral são inervados pelo quinto (trigêmeo) e sétimo (facial) nervos cranianos; a língua, pelo décimo segundo (hipoglosso) nervo craniano. Os músculos faríngeos são inervados pelo nono (glossofaríngeo) e décimo (vago) nervos cranianos.

Fisiologicamente, o EES consiste em músculo cricofaríngeo, constritor faríngeo inferior adjacente e porção proximal do esôfago cervical. A inervação do EES é derivada do nervo vago, enquanto a inervação da musculatura que age sobre o EES para facilitar sua abertura durante a deglutição provém do quinto, sétimo e décimo segundo nervos cranianos. O EES permanece fechado em repouso devido às suas propriedades elásticas inerentes e à contração neurologicamente mediada do músculo cricofaríngeo. A abertura do EES durante a deglutição envolve a supressão da excitação vagal do músculo cricofaríngeo e a contração simultânea dos músculos supra-hióideo e gênio-hióideo, que puxam e abrem o EES em conjunto com o deslocamento da laringe para cima e para frente.

O componente neuromuscular encarregado da peristalse é diferente nas partes proximal e distal do esôfago. O esôfago cervical, como a musculatura faríngea, consiste em músculo estriado e é diretamente inervado pelos neurônios motores inferiores do nervo vago. A peristalse no esôfago proximal é controlada pela ativação sequencial dos neurônios motores vagais situados no núcleo ambíguo. Em contrapartida, o esôfago distal e o EEI são compostos de músculo liso e são controlados pelos neurônios excitatórios e inibitórios dentro do plexo mioentérico esofágico. Neurônios pré-ganglionares bulbares do núcleo motor dorsal do vago desencadeiam a peristalse por meio desses neurônios ganglionares durante a peristalse primária. Os neurotransmissores dos neurônios ganglionares excitatórios são acetilcolina e substância P, enquanto os dos neurônios inibitórios são peptídeo intestinal vasoativo e óxido nítrico. A peristalse resulta da ativação padronizada dos neurônios ganglionares inibitórios seguidos da ativação dos neurônios excitatórios, com dominância progressiva dos neurônios inibitórios distalmente. Do mesmo modo, o relaxamento do EEI ocorre no início da inibição deglutiva e persiste até que a sequência peristáltica esteja concluída. Em repouso, o EEI é contraído devido ao estímulo ganglionar excitatório e a seu tônus miogênico intrínseco, uma propriedade que o distingue do esôfago adjacente. A função do EEI é suplementada pelo músculo circundante do pilar diafragmático direito, que age como um esfíncter externo durante inspiração, tosse ou esforço abdominal.

FISIOPATOLOGIA DA DISFAGIA

A disfagia pode ser subclassificada com base na localização e nas circunstâncias em que ela ocorre. Com respeito à localização, considerações distintas aplicam-se à disfagia oral, faríngea ou esofágica. O transporte normal do bolo alimentar ingerido depende da sua consistência e tamanho, do calibre do lúmen, da integridade da contração peristáltica e da inibição deglutiva do EES e do EEI. A disfagia causada por um bolo de tamanho exagerado ou por um lúmen estreito é chamada *disfagia estrutural*, enquanto a disfagia que se deve às anormalidades da peristalse ou do relaxamento reduzido do esfíncter depois da deglutição é chamada *disfagia propulsora* ou *motora*. Em determinado paciente, pode haver mais de um mecanismo em ação. A esclerodermia geralmente se apresenta com peristalse ausente bem como um EEI enfraquecido, que predispõe os pacientes à formação de estenose péptica. Da mesma forma, a radioterapia para o câncer da cabeça e pescoço pode agravar os déficits funcionais da deglutição orofaríngea atribuíveis ao tumor e causar estenose esofágica cervical. É importante salientar que, além do trânsito do bolo alimentar, o relato do sintoma de disfagia pelo paciente depende da integridade da inervação sensitiva e da percepção no sistema nervoso central.

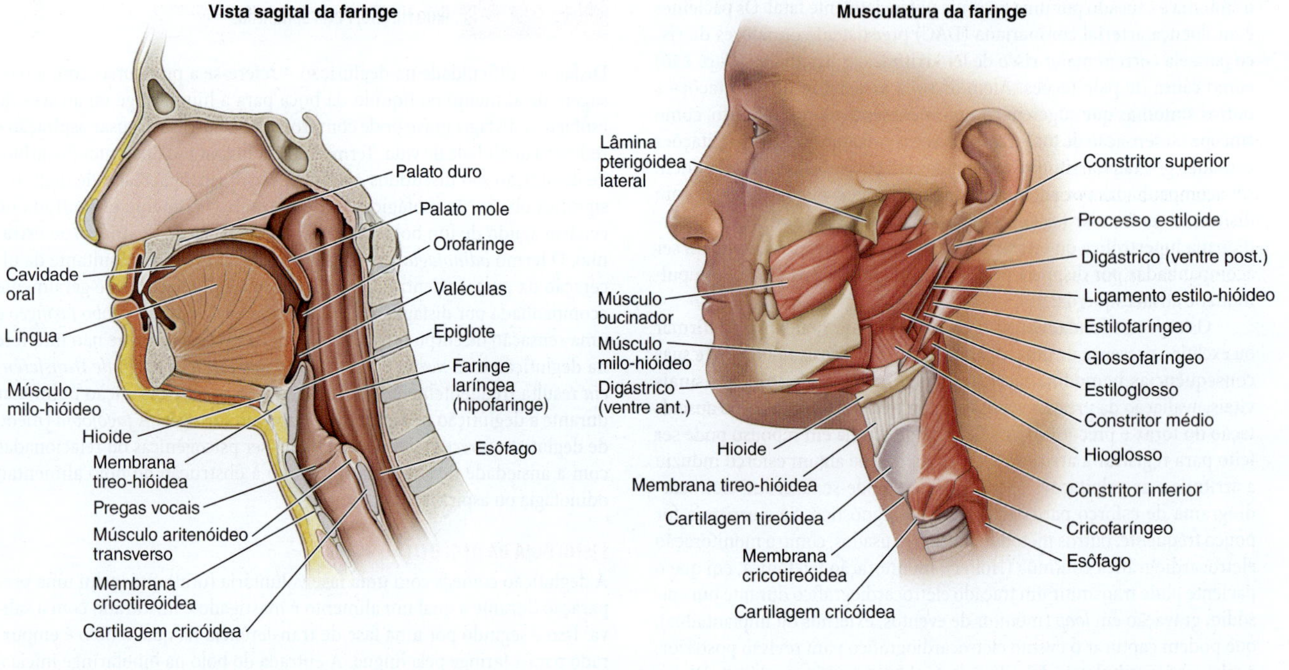

FIGURA 44-1 Visão diagramática e sagital da musculatura envolvida no processo da deglutição orofaríngea. Observar a dominância da língua no plano sagital e a relação íntima entre a entrada da laringe (via aérea) e o esôfago. Na configuração de repouso ilustrada, a entrada do esôfago está fechada. Isso é transitoriamente reconfigurado de tal modo que a entrada esofágica fique aberta e a entrada da laringe fique fechada durante a deglutição. *(Adaptada de PJ Kahrilas, in DW Gelfand and JE Richter [eds]: Dysphagia: Diagnosis and Treatment. New York, Igaku-Shoin Medical Publishers, 1989, pp. 11–28.)*

Disfagia oral e faríngea (orofaríngea) A disfagia oral está associada à formação e ao controle disfuncionais do bolo alimentar de modo que o alimento tem retenção prolongada dentro da cavidade oral e pode escapar da boca. Salivação e dificuldade em iniciar a deglutição são outros sinais característicos. O controle disfuncional do bolo alimentar também pode levar à transferência prematura do alimento na hipofaringe com aspiração resultante para a traqueia ou regurgitação para dentro da cavidade nasal. A disfagia faríngea está associada à retenção de alimentos na faringe devido à propulsão ineficaz da língua ou da faringe, ou à obstrução do EES. Sinais e sintomas de rouquidão concomitante ou disfunção de nervo craniano podem estar associados à disfagia orofaríngea.

A disfagia orofaríngea pode ser devida a causas neurológicas, musculares, estruturais, iatrogênicas, infecciosas e metabólicas. As patologias iatrogênicas, neurológicas e estruturais são as mais comuns. As causas iatrogênicas incluem cirurgia e irradiação, muitas vezes no cenário do câncer de cabeça e pescoço. A disfagia neurogênica resultante de acidente vascular cerebral (AVC), doença de Parkinson e esclerose lateral amiotrófica é uma causa importante de morbidade relacionada com aspiração e desnutrição. Os núcleos bulbares inervam diretamente a orofaringe. A lateralização da disfagia faríngea implica uma lesão faríngea estrutural ou um processo neurológico que atingiu seletivamente os núcleos do tronco encefálico ou os nervos cranianos ipsilaterais. Os avanços nas técnicas de imagem cerebral funcional evidenciaram um importante papel do córtex cerebral na função de deglutição e na disfagia. A assimetria da representação cortical da faringe fornece uma explicação para a disfagia que ocorre como consequência de AVCs corticais unilaterais.

As lesões estruturais orofaríngeas que causam disfagia incluem divertículo de Zenker, barra cricofaríngea e neoplasia. Nos casos típicos, o divertículo de Zenker é diagnosticado nos pacientes idosos. Além da disfagia, os pacientes podem se apresentar com regurgitação de restos de partículas alimentares, aspiração e halitose. A patogênese está relacionada com a estenose da parte cricofaríngea, que causa diminuição da abertura do EES e resulta no aumento da pressão hipofaríngea durante a deglutição, com o desenvolvimento de um divertículo de pulsão imediatamente acima do músculo cricofaríngeo em uma região de fraqueza potencial conhecida como deiscência de Killian. A barra cricofaríngea, que se evidencia como um sulco proeminente atrás do terço inferior da cartilagem cricóidea, está relacionada com o divertículo de Zenker, visto que deriva de uma capacidade de distensão limitada da cricofaríngea e pode levar à formação do divertículo de Zenker. Contudo, a barra cricofaríngea é um achado radiográfico comum e a maioria dos pacientes com barra cricofaríngea transitória é assintomática, tornando importante a eliminação de etiologias alternativas da disfagia antes do tratamento. Além disso, barras cricofaríngeas podem ser causadas por outros distúrbios neuromusculares que dificultam a abertura do EES.

Considerando que a fase faríngea da deglutição ocorre em menos de 1 segundo, a radioscopia de sequência rápida é necessária para avaliar anormalidades funcionais. O exame radioscópico adequado requer que o paciente esteja consciente e cooperativo. O estudo incorpora registros de sequências de deglutição durante a ingestão de alimentos e líquidos de variadas consistências. A faringe é examinada para detectar retenção do bolo alimentar, regurgitação para dentro do nariz ou aspiração para a traqueia. O sincronismo e a integridade da contração e abertura faríngea do EES durante a deglutição são analisados para avaliar o risco de aspiração e o potencial para a fisioterapia da deglutição. Anormalidades estruturais da orofaringe, especialmente aquelas que podem requerer biópsias, também devem ser avaliadas por exame laringoscópico direto.

Disfagia esofágica O esôfago adulto mede 18 a 26 cm de comprimento e está anatomicamente dividido em esôfago cervical, que se estende da junção faringoesofágica até a incisura supraesternal, e esôfago torácico, que continua até o hiato diafragmático. Quando distendido, o lúmen do esôfago tem diâmetro interno de cerca de 2 cm no plano anteroposterior e 3 cm no plano lateral. A disfagia com alimentos sólidos torna-se comum quando o lúmen é estreitado a < 13 mm, mas também pode ocorrer com diâmetros maiores no cenário do alimento mal mastigado ou da disfunção motora. As lesões circunferenciais são mais propensas a causar disfagia que as lesões que envolvem apenas parte da circunferência da parede esofágica. As causas estruturais mais comuns de disfagia são anéis de Schatzki, esofagite eosinofílica e estenoses pépticas. A disfagia também ocorre nos pacientes com doença do refluxo gastresofágico sem estenose, talvez em razão da alteração da sensibilidade esofágica, da redução da distensibilidade da parede do esôfago ou da disfunção motora.

Os distúrbios de propulsão que levam à disfagia esofágica resultam das anormalidades da peristalse e/ou inibição deglutiva, afetando potencialmente o esôfago cervical ou torácico. Uma vez que a patologia dos músculos estriados geralmente envolve a orofaringe e o esôfago cervical, as manifestações clínicas geralmente são dominadas pela disfagia orofaríngea. As doenças que afetam o músculo liso envolvem o esôfago torácico e o EEI. Uma das principais manifestações dessas doenças – peristalse ausente – consiste na ausência absoluta de contrações induzidas pela deglutição (contratilidade inexistente) ou na ocorrência de contrações não peristálticas desordenadas. As características que definem acalasia são peristalse ausente e falha do relaxamento do EEI deglutivo. No espasmo esofágico difuso (EED), a função do EEI é normal, com a motilidade desordenada restrita ao corpo do esôfago. A peristalse ausente combinada com fraqueza grave do EEI é um padrão comumente encontrado nos pacientes com esclerodermia.

ABORDAGEM AO PACIENTE

Disfagia

A Figura 44-2 mostra um algoritmo para a abordagem a um paciente com disfagia.

ANAMNESE

A história do paciente é extremamente valiosa para o estabelecimento de um diagnóstico presumível ou, no mínimo, para limitar substancialmente os diagnósticos diferenciais na maioria dos casos. Os elementos principais da história são a localização da disfagia, as circunstâncias nas quais a disfagia é experimentada, outros sintomas associados à disfagia e sua progressão. A disfagia que se localiza na incisura supraesternal pode indicar tanto uma etiologia orofaríngea como esofágica, já que a disfagia distal é referida proximalmente em cerca de 30% do tempo. A disfagia que se localiza no tórax é de origem esofágica. A regurgitação nasal e a aspiração traqueobrônquica evidenciadas por tosse ao deglutir são características da disfagia orofaríngea. Tosse intensa associada à deglutição também pode ser um sinal de fístula traqueoesofágica. A presença de rouquidão pode ser outro achado importante. Quando a rouquidão precede à disfagia, a lesão primária é geralmente laríngea; a rouquidão que ocorre depois do desenvolvimento de disfagia pode resultar do comprometimento do nervo laríngeo recorrente por uma neoplasia maligna. O tipo de alimento que causa disfagia é uma consideração importante. A disfagia intermitente que ocorre apenas com alimentos sólidos implica disfagia estrutural, enquanto a disfagia constante com líquido e sólido sugere fortemente uma anormalidade motora esofágica. Duas ressalvas a esse padrão são que, apesar de terem uma anormalidade motora, os pacientes com esclerodermia geralmente desenvolvem disfagia leve apenas para sólidos, e que pacientes com disfagia orofaríngea muitas vezes têm maior dificuldade em deglutir líquidos que sólidos. A disfagia que é progressiva ao longo de semanas a meses sugere neoplasia. Disfagia periódica aos alimentos sólidos, que não se altera ou progride lentamente ao longo de alguns anos, indica um processo patológico benigno como anel de Schatzki ou esofagite eosinofílica. Impactação do alimento com incapacidade persistente de passar o bolo alimentar ingerido mesmo com a ingestão de líquido é típica de disfagia estrutural. A dor torácica pode acompanhar a disfagia, quer esteja relacionada com distúrbios motores, distúrbios estruturais ou doença do refluxo. História prolongada de pirose precedendo ao início da disfagia é sugestiva de estenose péptica e, menos comumente, adenocarcinoma esofágico. História de intubação nasogástrica prolongada, cirurgia esofágica ou da cabeça e pescoço, ingestão de agentes cáusticos ou comprimidos, radioterapia ou quimioterapia prévias ou doenças mucocutâneas associadas pode ajudar a isolar a causa da disfagia. Quando o paciente também refere odinofagia, que geralmente é indicativa de ulceração, deve-se suspeitar de esofagite infecciosa ou induzida por comprimidos. Nos pacientes com Aids ou outros distúrbios

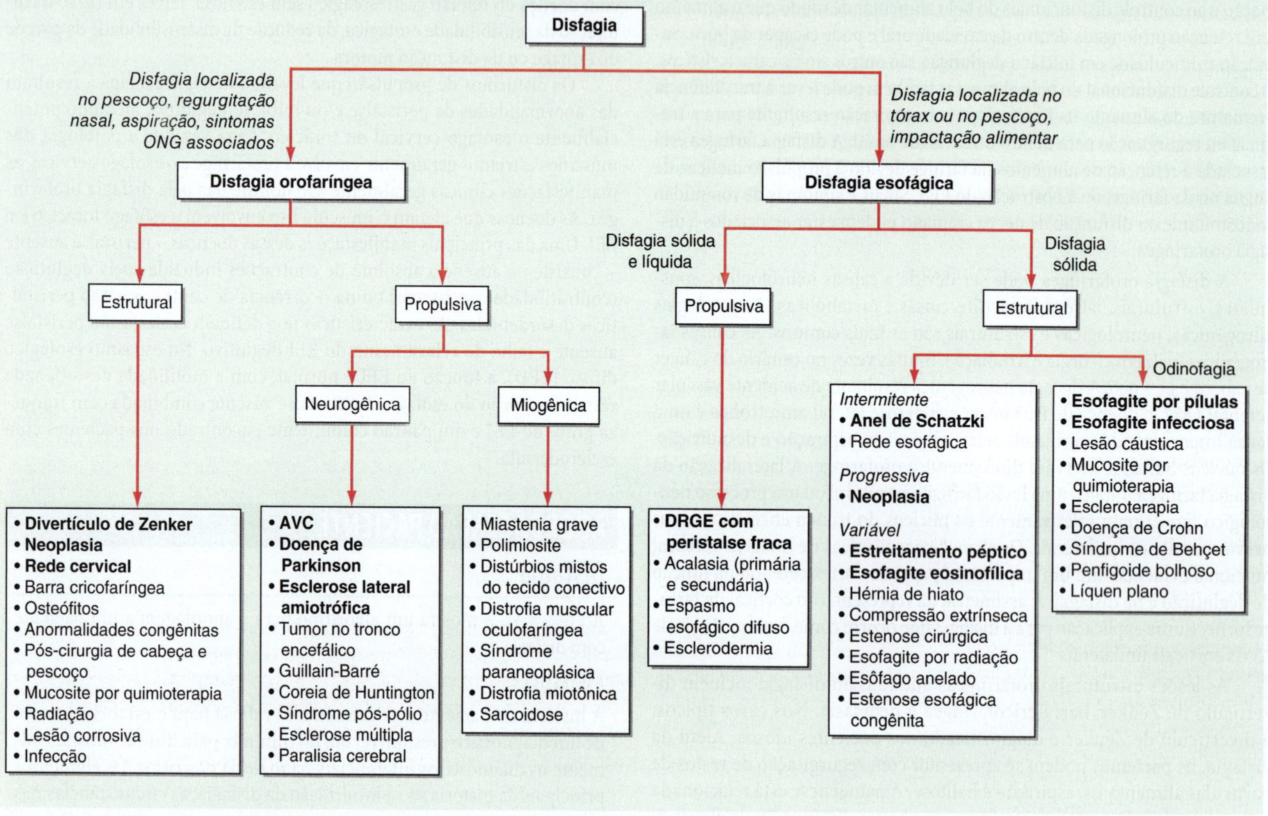

FIGURA 44-2 **Abordagem ao paciente com disfagia.** As etiologias em negrito são as mais comuns. AVC, acidente vascular cerebral; ONG, orelha, nariz e garganta; DRGE, doença do refluxo gastresofágico.

imunossupressores, deve-se considerar esofagite causada por infecções por microrganismos oportunistas (inclusive *Candida*, herpesvírus simples ou citomegalovírus) e tumores como sarcoma de Kaposi e linfoma. Uma história de atopia aumenta a suspeita de esofagite eosinofílica, a qual é mais prevalente em homens brancos com idade de 20 a 40 anos. O uso de medicamentos deve identificar os agentes associados com esofagite por comprimidos e os narcóticos que estão associados a dismotilidade esofágica induzida por opioides.

EXAME FÍSICO

O exame físico é importante para a avaliação da disfagia oral e faríngea porque a disfagia geralmente é apenas uma entre muitas manifestações de um processo patológico mais generalizado. O médico deve buscar sinais de paralisia bulbar ou pseudobulbar, incluindo disartria, disfonia, ptose e atrofia na língua, além de evidências de uma doença neuromuscular generalizada. O pescoço deve ser examinado para tireomegalia ou linfadenopatia. Uma inspeção cuidadosa da boca e faringe pode evidenciar lesões inflamatórias ou infecciosas. A falta de dentes pode interferir com a mastigação e exacerbar uma causa existente de disfagia. O exame físico é menos útil na avaliação da disfagia esofágica, uma vez que a patologia mais relevante é restrita ao esôfago. Uma exceção são as doenças dermatológicas. Anormalidades cutâneas e da mucosa oral podem sugerir o diagnóstico de esclerodermia ou doenças mucocutâneas, como penfigoide, líquen plano e epidermólise bolhosa – todas podem envolver o esôfago.

PROCEDIMENTOS DIAGNÓSTICOS

Embora a maioria dos casos de disfagia seja atribuível a processos de doença benignos, a disfagia também é um sintoma cardinal de várias doenças malignas, tornando-a um importante sintoma para avaliação. O câncer pode resultar em disfagia mais comumente devido à obstrução intraluminal (câncer esofágico ou gástrico proximal, metástases para o esôfago), e menos comumente por compressão extrínseca (linfoma, câncer de pulmão) ou síndromes paraneoplásicas. Mesmo quando não atribuível à doença maligna, a disfagia geralmente é uma manifestação de uma doença identificável e tratável, tornando sua avaliação benéfica ao paciente e gratificante para o profissional. O algoritmo diagnóstico específico é orientado pelos detalhes da história clínica (Fig. 44-2). Se houver suspeita de disfagia oral ou faríngea, um estudo radioscópico da deglutição, geralmente feito por um fonoaudiólogo, é o procedimento de escolha. As avaliações otorrinolaringoscópica e neurológica também podem ser importantes, dependendo das circunstâncias. Quando há suspeita de disfagia esofágica, endoscopia digestiva alta é o exame mais útil. A endoscopia permite examinar as lesões da mucosa com mais detalhes que a radiografia com bário e também possibilita a realização de biópsias da mucosa. Anormalidades endoscópicas ou histológicas são evidentes nas causas principais de disfagia esofágica: anel de Schatzki, doença do refluxo gastresofágico e esofagite eosinofílica. Além disso, a intervenção terapêutica com dilatação esofágica pode ser feita como parte do procedimento se for considerada necessária. O surgimento da esofagite eosinofílica como uma das causas principais de disfagia das crianças e dos adultos fez recomendar-se que biópsias da mucosa esofágicas sejam rotineiramente obtidas como parte da avaliação da disfagia sem causa evidente, mesmo que não haja lesões endoscópicas características. Para os casos suspeitos de distúrbios da motilidade esofágica, a endoscopia ainda é o exame inicial adequado, na medida em que as doenças neoplásicas e inflamatórias podem secundariamente produzir padrões de acalasia e espasmo esofágico. A manometria esofágica deve ser realizada quando a disfagia não é adequadamente explicada pela endoscopia ou para confirmar o diagnóstico de um suposto distúrbio motor esofágico. A radiografia com bário pode fornecer informações complementares úteis nos casos de estenoses esofágicas sutis ou complexas, histórico de cirurgia esofágica, divertículos esofágicos ou herniação paraesofágica. O uso de um comprimido de bário em conjunto com a fluoroscopia pode identificar estruturas e distúrbios da motilidade esofágica que possam passar despercebidas com o bário líquido. Em casos específicos, a tomografia computadorizada (TC), a manometria esofágica com desafio de refeição sólida e a ultrassonografia endoscópica podem ser úteis.

TRATAMENTO

O tratamento da disfagia depende da sua localização e etiologia específica. A disfagia orofaríngea resulta mais comumente dos déficits funcionais causados por distúrbios neurológicos. Nesses casos, o tratamento deve enfatizar a utilização de posturas ou manobras destinadas a reduzir o resíduo faríngeo e aumentar a proteção das vias aéreas, que são ensinadas sob a direção de um fonoaudiólogo. O risco de aspiração pode ser reduzido pela alteração da consistência dos alimentos ou líquidos ingeridos. A disfagia resultante de um AVC geralmente melhora espontaneamente nas primeiras semanas depois do evento. Casos mais graves e persistentes podem requerer a consideração de gastrostomia e nutrição enteral. Os pacientes com miastenia grave (Cap. 448) e polimiosite (Cap. 365) podem responder ao tratamento clínico da doença neuromuscular primária. A intervenção cirúrgica com miotomia cricofaríngea geralmente não é útil, com exceção dos distúrbios específicos, como barra cricofaríngea sintomática, divertículo de Zenker e distrofia muscular oculofaríngea. Distúrbios neurológicos crônicos, como doença de Parkinson e esclerose lateral amiotrófica, podem manifestar-se com disfagia orofaríngea grave. A nutrição por meio de uma sonda nasoentérica ou uma gastrostomia endoscopicamente colocada pode ser considerada para o suporte nutricional; contudo essas manobras não fornecem proteção contra a aspiração de secreções salivares ou de conteúdos gástricos refluídos.

O tratamento da disfagia esofágica está descrito detalhadamente no Cap. 323. A maioria das causas estruturais de disfagia esofágica é tratada eficazmente por meio de dilatação esofágica usando vela ou dilatação com balão. Em muitos casos, câncer e acalasia são tratados cirurgicamente, embora as técnicas endoscópicas estejam disponíveis como medida paliativa e tratamento primário, respectivamente. As etiologias infecciosas respondem aos fármacos antimicrobianos ou ao tratamento do distúrbio imunossupressor subjacente. Por fim, a esofagite eosinofílica é uma causa importante e cada vez mais reconhecida de disfagia passível de tratamento com eliminação de alérgenos da dieta, inibidores da bomba de prótons ou glicocorticoides tópicos deglutidos em conjunto com a dilatação esofágica das estenoses persistentes.

LEITURAS ADICIONAIS

Hirano I: Esophagus: Anatomy and structural anomalies, in *Yamada Atlas of Gastroenterology*, 6th ed. New York, Wiley-Blackwell Publishing Co., 2016, pp 42–59.

Kahrilas PJ et al: The Chicago Classification of esophageal motility disorders, v3.0. Neurogastroenterol Motil 27:160, 2015.

Kim JP, Kahrilas PJ: How I approach dysphagia. Curr Gastroenterol Rep 21:49, 2019.

Pandolfino JP, Kahrilas PJ: Esophageal neuromuscular function and motility disorders, in *Sleisenger and Fordtran's Gastrointestinal and Liver Disease*, 10th ed, Feldman M, Friedman LS, Brandt LJ (eds). Philadelphia, Elsevier, 2016, pp 701–732.

Shaker R et al (eds): *Principles of Deglutition: A Multidisciplinary Text for Swallowing and Its Disorders*. New York, Springer, 2013.

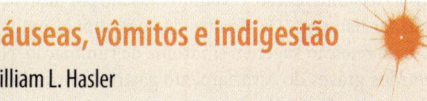

45 Náuseas, vômitos e indigestão

William L. Hasler

Náusea é a sensação de uma necessidade de vomitar. *Vômito* (êmese) é a expulsão oral do conteúdo gastrintestinal como resultado de contrações do intestino e da parede toracoabdominal. O ato de vomitar contrasta com a *regurgitação*, que consiste na passagem do conteúdo gástrico para o interior da boca sem esforço. *Ruminação* é a regurgitação repetida do conteúdo gástrico, que pode ser mastigado e deglutido novamente. Em contraste com os vômitos, esses fenômenos estão sob controle voluntário. *Indigestão* abrange diversas queixas, como náusea, vômitos, pirose, regurgitação e dispepsia (sinais e sintomas considerados originários da região gastroduodenal). Alguns pacientes com dispepsia referem plenitude pós-prandial, saciedade precoce (incapacidade de terminar uma refeição em consequência da sensação precoce de plenitude), distensão por gases, eructações e anorexia. Outros relatam principalmente ardência ou dor epigástrica. Náuseas, vômitos e dispepsia estão relacionados com uma condição hoje chamada de transtorno alimentar restritivo/evitativo.

NÁUSEAS E VÔMITOS

MECANISMOS

Os vômitos são coordenados pelo tronco encefálico e efetivados por respostas do intestino, da faringe e da musculatura somática. Os mecanismos subjacentes às náuseas são pouco compreendidos, mas provavelmente envolvem o córtex cerebral, pois as náuseas exigem impulsos cognitivos e emocionais e estão associadas a respostas autonômicas que incluem diaforese, palidez e alteração da frequência cardíaca. Exames de imagem cerebral funcional sustentam essa ideia mostrando ativação de regiões cerebrais que incluem a ínsula, o córtex cingulado anterior e a amígdala durante as náuseas.

Coordenação da êmese Núcleos do tronco encefálico – inclusive o núcleo do trato solitário; os núcleos vagais dorsais e frênicos; os núcleos bulbares que controlam a respiração; e os núcleos que controlam os movimentos da faringe, face e língua – coordenam a iniciação da êmese, que envolve as vias de NK_1 (neurocinina), 5-HT_3 (serotonina), endocanabinoide e vasopressina.

Os músculos somáticos e viscerais respondem de forma padronizada durante os vômitos. Os músculos inspiratórios das paredes torácica e abdominal se contraem, produzindo pressões intratorácica e intra-abdominal elevadas, que esvaziam o estômago. Sob condições normais, as contrações intestinais que migram no sentido distal são coordenadas por um fenômeno elétrico, a onda lenta com frequências de 3 ciclos/minuto no estômago e de 11 ciclos/minuto no duodeno. Durante o vômito, as ondas lentas são suprimidas e substituídas por picos de propagação oral, que provocam contrações inversas, que facilitam a expulsão do conteúdo intestinal.

Ativadores da êmese Os estímulos eméticos atuam em vários locais. Os vômitos evocados por pensamentos ou cheiros desagradáveis têm origem no cérebro. A cinetose e os distúrbios da orelha interna são ativados pelas vias labirínticas. Irritantes gástricos e agentes citotóxicos, como a cisplatina, estimulam os nervos aferentes vagais gastroduodenais. Os aferentes extragástricos são ativados por obstrução intestinal e isquemia mesentérica. A área postrema, localizada no bulbo, responde a estímulos transportados pelo sangue (fármacos emetogênicos, toxinas bacterianas, uremia, hipoxia, cetoacidose) e é chamada de *zona de gatilho quimiorreceptora*.

Os neurotransmissores que medeiam o vômito são seletivos para locais diferentes. Distúrbios do labirinto estimulam os receptores vestibulares muscarínicos M_1 e histaminérgicos H_1. Os estímulos aferentes vagais ativam os receptores 5-HT_3. A área postrema é inervada pelos nervos que atuam nos subtipos de receptores 5-HT_3, M_1, H_1 e D_2 da dopamina. Os receptores NK_1 no sistema nervoso central (SNC) medeiam as náuseas e os vômitos. As vias canabinoides do receptor CB_1 podem participar da ativação do córtex cerebral e do tronco encefálico. As terapias para vômitos atuam nessas vias mediadas por receptores.

DIAGNÓSTICO DIFERENCIAL

A náusea e os vômitos são causados por condições internas e externas ao intestino, por fármacos e por toxinas circulantes (Tab. 45-1). Náuseas e vômitos crônicos inexplicados são relatados em 2 a 3% da população.

Distúrbios intraperitoneais A obstrução e a inflamação das vísceras ocas e sólidas podem provocar vômitos. Úlceras e doenças malignas causam obstrução gástrica, enquanto aderências, tumores benignos ou malignos, volvo, intussuscepção ou doenças inflamatórias como a doença de Crohn causam obstrução de intestino delgado e cólon. A síndrome da artéria mesentérica superior, que ocorre depois de perda ponderal ou repouso prolongado no leito, ocorre quando o duodeno é comprimido pela artéria mesentérica superior sobrejacente. A síndrome do ligamento arqueado mediano, com a compressão da artéria celíaca, é uma causa rara de vômitos. A irradiação abdominal compromete a motilidade intestinal e induz estenose. A cólica biliar causa náuseas quando atua sobre nervos aferentes. Os vômitos acompanhados de pancreatite, colecistite e apendicite resultam da irritação visceral e indução de íleo. As causas infecciosas entéricas de vômitos incluem

TABELA 45-1 ■ Causas de náuseas e vômitos

Intraperitoneais	Extraperitoneais	Medicamentos/distúrbios metabólicos
Distúrbios obstrutivos	Doença cardiopulmonar	Fármacos
Obstrução pilórica	Miocardiopatia	Quimioterapia do câncer
Obstrução do intestino delgado	Infarto agudo do miocárdio	Analgésicos
Obstrução colônica	Doença labiríntica	Opioides
Síndrome da artéria mesentérica superior	Cinetose	Antibióticos
Infecções intestinais	Labirintite	Antiarrítmicos cardíacos
Virais	Neoplasia maligna	Digoxina
Bacterianas	Distúrbios intracerebrais	Hipoglicemiantes orais
Doenças inflamatórias	Neoplasia maligna	Contraceptivos orais
Colecistite	Hemorragia	Antidepressivos
Pancreatite	Abscesso	Terapia da doença de Parkinson/síndrome das pernas inquietas
Apendicite	Hidrocefalia	Agentes para cessação do tabagismo
Hepatite	Doença psiquiátrica	Doença endócrina/metabólica
Distúrbios da função sensitivomotora	Anorexia e bulimia nervosa	Gestação
Gastroparesia	Depressão	Uremia
Pseudo-obstrução intestinal	Vômitos pós-operatórios	Cetoacidose
Refluxo gastresofágico		Doenças da tireoide e paratireoide
Síndrome de náusea e vômitos crônicos		Insuficiência suprarrenal
Síndrome dos vômitos cíclicos		Toxinas
Síndrome de hiperêmese canabinoide		Insuficiência hepática
Síndrome de ruminação		Etanol
Insuficiência mesentérica		
Estenose de artéria celíaca		
Síndrome do ligamento arqueado mediano		
Cólica biliar		
Irradiação abdominal		

vírus (norovírus, rotavírus), bactérias (*Staphylococcus aureus*, *Bacillus cereus*) e microrganismos oportunistas, como citomegalovírus ou herpes simples, em pessoas imunocomprometidas.

A disfunção sensitivomotora do intestino frequentemente causa náusea e vômitos. A *gastroparesia* apresenta-se com esses sintomas com evidência de retardo do esvaziamento gástrico e ocorre depois de vagotomia ou nos casos de carcinoma pancreático, insuficiência vascular mesentérica ou doenças orgânicas, como diabetes, esclerodermia e amiloidose. A gastroparesia idiopática é a etiologia mais prevalente; ocorre na ausência de doença sistêmica e após uma doença viral em cerca de 15 a 20% dos casos. O esvaziamento gástrico rápido está associado a náuseas e vômitos em algumas situações. A *pseudo-obstrução intestinal* caracteriza-se por distúrbios da motilidade intestinal com retenção de resíduos alimentares e secreções, proliferação bacteriana excessiva, má absorção de nutrientes e sintomas de náuseas, vômitos, distensão abdominal, dor e alteração da defecação. A pseudo-obstrução intestinal pode ser idiopática, hereditária, resultar de doenças sistêmicas, como esclerodermia, ou um processo infiltrativo, como amiloidose, ou ocorrer como uma consequência paraneoplásica de uma neoplasia maligna (p. ex., carcinoma pulmonar de pequenas células). Os pacientes com refluxo gastresofágico, síndrome do intestino irritável (SII) ou constipação crônica costumam relatar náuseas e vômitos.

Outros distúrbios gastroduodenais funcionais sem anormalidades orgânicas também foram caracterizados. A *síndrome de náusea e vômitos crônicos* é definida por náusea desagradável ao menos 1 vez por dia e/ou 1 ou mais episódios de vômitos por semana, sem qualquer transtorno alimentar ou doença psiquiátrica. A *síndrome dos vômitos cíclicos (SVC)* causa 3 a 14% dos casos de náuseas e vômitos inexplicados e se apresenta com episódios distintos de vômitos recalcitrantes, estando associada a migrâneas. Alguns casos diagnosticados na população adulta foram associados ao esvaziamento gástrico rápido. Um distúrbio relacionado – a *síndrome da hiperêmese canabinoide (SHC)* – apresenta-se com vômitos cíclicos em indivíduos (principalmente homens) que utilizam grandes quantidades de *Cannabis* por muitos anos, e é curada com a interrupção do uso. A *síndrome de ruminação* costuma ser erroneamente diagnosticada como vômitos refratários.

Distúrbios extraperitoneais O infarto agudo do miocárdio e a insuficiência cardíaca congestiva podem causar náuseas e vômitos. Os vômitos pós-operatórios ocorrem depois de 25% dos procedimentos cirúrgicos, especialmente em cirurgias abdominais e ortopédicas. A hipertensão intracraniana decorrente de tumores, sangramento, abscesso ou bloqueio da drenagem do líquido cerebrospinal provoca vômitos com ou sem náuseas. Os pacientes com anorexia nervosa, bulimia nervosa, ansiedade e depressão frequentemente relatam náuseas significativas associadas ao esvaziamento gástrico retardado.

Fármacos e distúrbios metabólicos Os fármacos provocam vômitos por sua ação no estômago (analgésicos, eritromicina) ou na área postrema (opioides, fármacos antiparkinsonianos). Outros agentes emetogênicos incluem antibióticos, antiarrítmicos cardíacos, anti-hipertensivos, hipoglicemiantes orais, antidepressivos (inibidores seletivos da recaptação de serotonina e de serotonina/norepinefrina), agentes para cessação do tabagismo (vareniclina, nicotina) e contraceptivos. A quimioterapia para o câncer causa vômitos agudos (algumas horas após a administração), tardios (depois de 1 ou mais dias) ou antecipatórios. Os vômitos agudos causados pelos fármacos altamente emetogênicos (p. ex., cisplatina) são mediados pelas vias do receptor 5-HT_3. Os vômitos tardios são mais dependentes de mecanismos de NK_1. As náuseas antecipatórias podem responder à terapia com ansiolíticos em vez de antieméticos.

Distúrbios metabólicos induzem náuseas e vômitos. As náuseas afetam 70% das mulheres no primeiro trimestre da gestação. A hiperêmese gravídica é uma forma grave de náuseas da gestação que produz desidratação e distúrbios eletrolíticos, e foi proposto que resulta de quantidades excessivas de uma proteína sanguínea (fator de diferenciação do crescimento 15). Uremia, cetoacidose, insuficiência suprarrenal e doenças da paratireoide e da tireoide são outras etiologias metabólicas.

As toxinas circulantes provocam vômitos por meio de seus efeitos na área postrema. As toxinas endógenas são produzidas na insuficiência hepática fulminante, enquanto as enterotoxinas exógenas podem ser produzidas nas infecções por bactérias entéricas. A intoxicação por etanol é uma etiologia comum de náuseas e vômitos.

ABORDAGEM AO PACIENTE

Náuseas e vômitos

ANAMNESE E EXAME FÍSICO

A anamnese ajuda a definir a etiologia das náuseas e dos vômitos. Os fármacos, as toxinas e as infecções frequentemente causam sintomas agudos, enquanto as doenças estabelecidas originam queixas crônicas. A gastroparesia e a obstrução pilórica provocam vômito dentro de 1 hora depois da alimentação. O vômito causado por obstrução intestinal ocorre mais tardiamente. Os vômitos que ocorrem minutos depois da ingestão de uma refeição sugerem síndrome de ruminação. Nos casos em que há retardos graves do esvaziamento gástrico, o vômito pode conter restos alimentares ingeridos dias antes. Hematêmese levanta a suspeita de úlcera, câncer ou laceração de Mallory-Weiss. Vômitos fecaloides ocorrem com obstrução dos segmentos distais do intestino delgado ou do intestino grosso. Vômitos biliares excluem obstrução gástrica, enquanto vômito de alimentos não digeridos é compatível com divertículo de Zenker ou acalasia. O vômito pode aliviar a dor abdominal causada por uma obstrução intestinal, porém não apresenta efeito na pancreatite ou na colecistite. A perda de peso aumenta a suspeita de câncer. Banhos quentes prolongados estão associados a SHC e SVC. Deve-se suspeitar de causa intracraniana quando há cefaleia ou alterações visuais. Vertigem ou zumbido indicam doença do labirinto.

O exame físico complementa a anamnese. Hipotensão ortostática e turgor cutâneo reduzido indicam perda de líquido intravascular. Anormalidades pulmonares sugerem aspiração de vômitos. Os ruídos peristálticos estão inaudíveis nos pacientes com íleo. Peristaltismo com tonalidade aguda sugere obstrução intestinal, enquanto se pode observar um ruído de sucussão em caso de gastroparesia ou obstrução pilórica. A defesa involuntária sugere inflamação. Sangue nas fezes indica úlcera, isquemia ou tumor. As doenças neurológicas apresentam-se com papiledema, perda visual ou anormalidades neurológicas focais. Massas palpáveis ou linfadenopatia sugerem neoplasia maligna.

EXAMES DIAGNÓSTICOS

No caso de sintomas intratáveis ou de um diagnóstico obscuro, testes de rastreamento selecionados podem direcionar o tratamento clínico. A reposição de eletrólitos é indicada para corrigir hipopotassemia ou alcalose metabólica. Os pacientes com anemia ferropriva devem ser investigados quanto a lesões de mucosas. Anormalidades na bioquímica pancreática ou hepática são encontradas na doença pancreatobiliar. Anormalidades hormonais ou sorológicas indicam etiologias endócrinas, reumáticas ou paraneoplásicas. As radiografias abdominais em posição supina e em ortostatismo podem mostrar níveis hidroaéreos intestinais e redução do gás colônico na obstrução do intestino delgado. O íleo se caracteriza por alças intestinais cheias de ar e difusamente dilatadas.

Os exames anatômicos estão indicados quando a investigação inicial não define o diagnóstico. A endoscopia digestiva alta detecta úlceras, tumores malignos e retenção de alimentos associados à gastroparesia. A radiografia com bário ou a tomografia computadorizada (TC) do intestino delgado diagnosticam obstrução intestinal parcial. A colonoscopia ou a radiografia com enema de contraste podem detectar obstrução do intestino grosso. A ultrassonografia ou a TC demonstram inflamação intraperitoneal; a TC e a enterografia por ressonância magnética (RM) evidenciam a inflamação associada à doença de Crohn. A TC ou a RM do cérebro demonstram doença intracraniana. Angiografia mesentérica, TC ou RM são úteis quando se suspeita de isquemia.

Os testes da motilidade gastrintestinal podem detectar um distúrbio motor subjacente. A gastroparesia é diagnosticada geralmente por cintilografia gástrica, que avalia a eliminação de uma refeição marcada radioativamente. Um teste respiratório para esvaziamento gástrico usando C^{13} não radioativo é uma alternativa à cintilografia. A pseudo-obstrução intestinal é sugerida por dilatação luminal nos exames de imagem ou trânsito anormal na radiografia contrastada ou na cintilografia intestinal. As cápsulas de motilidade sem fio diagnosticam gastroparesia ou dismotilidade do intestino delgado pela detecção de retardos locais ou generalizados do trânsito no estômago ou intestino delgado a partir de alterações características de pH entre as regiões. A manometria do intestino delgado confirma um diagnóstico de pseudo-obstrução e diferencia entre doença neuropática ou miopática com base nos padrões de contratilidade. A manometria pode dispensar a necessidade de realizar uma biópsia cirúrgica do intestino para detectar degeneração da musculatura lisa ou dos neurônios intestinais. A combinação dos testes de pH/impedância esofágica ambulatorial com a manometria de alta resolução facilita o diagnóstico da síndrome de ruminação. A planimetria de impedância detecta a distensibilidade pilórica reduzida em alguns casos de gastroparesia.

TRATAMENTO

Náuseas e vômitos

PRINCÍPIOS GERAIS

O tratamento dos vômitos é ajustado para corrigir as anormalidades tratáveis, quando possível. Os pacientes com desidratação grave devem ser hospitalizados se a reposição oral de líquidos não for suficiente. Após a ingestão oral ser tolerada, iniciam-se nutrientes líquidos pobres em gordura, pois as gorduras retardam o esvaziamento gástrico. Uma dieta com partículas pequenas e pouco resíduo é eficaz para tratar a gastroparesia. O controle glicêmico deve ser otimizado para reduzir os sintomas da gastroparesia diabética.

FÁRMACOS ANTIEMÉTICOS

A maioria dos agentes antieméticos atua em sítios do SNC (Tab. 45-2). Os anti-histamínicos como o dimenidrinato e a meclizina, e os anticolinérgicos, como a escopolamina, atuam nas vias vestibulares para tratar cinetose e disfunção labiríntica. Os antagonistas dos receptores D_2 tratam vômitos induzidos por estímulos da área postrema, incluindo medicamentos, toxinas e distúrbios metabólicos. Os antagonistas dopaminérgicos cruzam a barreira hematencefálica e causam ansiedade, distúrbios do movimento e efeitos hiperprolactinêmicos (galactorreia e disfunção sexual).

Outras classes farmacológicas apresentam propriedades antieméticas. Os antagonistas do receptor 5-HT_3, como a ondansetrona e a granisetrona, evitam vômitos pós-operatórios, sintomas induzidos por radioterapia e vômitos provocados por quimioterápicos usados para tratar o câncer, mas também são usados para outras condições. Os antagonistas do receptor NK_1, como o aprepitanto, estão aprovados para tratar vômitos induzidos por quimioterapia. O aprepitanto reduz os sintomas de gastroparesia. Os antidepressivos tricíclicos atenuam os sintomas de alguns pacientes com vômitos por causas funcionais, mas não demonstraram benefício em estudo controlado com pacientes portadores de gastroparesia. Outros antidepressivos, como a mirtazapina e a olanzapina, bem como o agente modulador da dor gabapentina, também exibem efeitos antieméticos em algumas situações clínicas.

ESTIMULANTES MOTORES GASTRINTESTINAIS

Os fármacos que estimulam o esvaziamento gástrico são usados nos casos de gastroparesia (Tab. 45-2). A metoclopramida – um agonista do receptor 5-HT_4 e antagonista do receptor D_2 combinado – é eficaz para tratar a gastroparesia, mas seus efeitos colaterais antidopaminérgicos (incluindo distonias e transtornos do humor) limitam seu uso em cerca de 25% dos casos. A eritromicina aumenta a motilidade gastroduodenal por sua ação nos receptores de motilina, um transmissor endógeno que regula a motilidade no jejum. A eritromicina intravenosa é útil aos pacientes hospitalizados com gastroparesia refratária ao tratamento. Os benefícios da eritromicina oral por longo prazo são limitados pelo desenvolvimento de tolerância. A domperidona – um antagonista do receptor D_2 não disponível nos Estados Unidos – tem efeitos procinéticos e antieméticos, mas não penetra na maioria das regiões cerebrais. O fármaco raramente causa reações distônicas, mas pode induzir efeitos colaterais hiperprolactinêmicos em razão de sua penetração em regiões hipofisárias com barreira hematencefálica porosa. A prucaloprida, um agonista de 5-HT_4, demonstrou eficácia na aceleração do esvaziamento gástrico e na melhora dos sintomas de gastroparesia idiopática.

Os distúrbios da motilidade refratários são difíceis de tratar. A pseudo-obstrução intestinal pode responder à octreotida, um análogo da somatostatina que induz complexos motores que se propagam pelo intestino delgado. Os inibidores da acetilcolinesterase, como a piridostigmina, têm efeitos favoráveis em alguns pacientes com distúrbios da motilidade do intestino delgado. Injeções pilóricas de toxina botulínica reduziram os sintomas da gastroparesia em estudos não controlados, mas estudos controlados de pequeno porte não observaram diferença em relação ao placebo. A piloroplastia cirúrgica e a miotomia gástrica endoscópica perioral (G-POEM) do piloro melhoraram os sintomas dos pacientes incluídos em séries de casos publicados. A alimentação enteral por jejunostomia reduz as hospitalizações e melhora o estado geral de alguns pacientes com gastroparesia refratária. A ressecção gástrica subtotal pode melhorar alguns casos de gastroparesia pós-vagotomia, mas sua utilidade para outras etiologias de gastroparesia não está comprovada. O implante de estimuladores elétricos gástricos pode reduzir os sintomas, melhorar a nutrição e a qualidade de vida e reduzir os gastos em cuidados de saúde na gastroparesia refratária a fármacos; um ensaio clínico controlado confirmou melhora modesta nos vômitos.

CONSIDERAÇÕES DE SEGURANÇA

Questões de segurança devem ser lembradas quanto ao uso de alguns antieméticos. A metoclopramida pode causar distúrbios do movimento irreversíveis, como a discinesia tardia, principalmente nos pacientes idosos. Essa complicação deve ser esclarecida e documentada no prontuário médico. Domperidona, eritromicina, antidepressivos tricíclicos e antagonistas do receptor 5-HT_3 aumentam o risco de arritmias cardíacas e morte súbita cardíaca nos pacientes com prolongamento do intervalo QTc no eletrocardiograma (ECG). A realização periódica de um ECG é recomendada para os pacientes tratados com alguns desses fármacos.

TABELA 45-2 ■ Tratamentos para náuseas e vômitos

Tratamento	Mecanismo	Exemplos	Indicações clínicas
Agentes antieméticos	Anti-histaminérgicos	Dimenidrinato, meclizina	Cinetose, doença da orelha interna
	Anticolinérgicos	Escopolamina	Cinetose, doença da orelha interna
	Antidopaminérgicos	Proclorperazina, tietilperazina, haloperidol	Vômitos induzidos por medicamentos, toxinas ou distúrbios metabólicos, náuseas e vômitos induzidos por quimioterapia, síndrome de hiperêmese canabinoide(?)
	Antagonistas de 5-HT_3	Ondansetrona, granisetrona	Vômitos induzidos por quimioterapia e radioterapia, vômitos pós-operatórios, náuseas e vômitos induzidos por opioides
	Canabinoides	Tetra-hidrocanabinol	Vômitos induzidos por quimioterapia
	Antidepressivos tricíclicos	Amitriptilina, nortriptilina	Vômitos funcionais, náusea idiopática crônica, síndrome dos vômitos cíclicos, gastroparesia(?)
	Outros antidepressivos	Mirtazapina, olanzapina	Dispepsia funcional, gastroparesia(?)
	Modulador neuropático	Gabapentina	Náuseas e vômitos induzidos por quimioterapia
	Antagonistas do receptor de neurocinina (NK_1)	Aprepitanto, fosaprepitanto, netupitanto, rolapitanto	Vômitos induzidos por quimioterapia
Agentes procinéticos	Agonistas do 5-HT_4 e antidopaminérgicos	Metoclopramida	Gastroparesia
	Agonista da motilina	Eritromicina	Gastroparesia, pseudo-obstrução intestinal(?)
	Antidopaminérgico periférico	Domperidona	Gastroparesia
	Agonista de 5-HT_4 puro	Prucaloprida	Gastroparesia idiopática(?)
	Análogo da somatostatina	Octreotida	Pseudo-obstrução intestinal
	Inibidor da acetilcolinesterase	Piridostigmina	Distúrbio da motilidade/pseudo-obstrução do intestino delgado(?)
Situações especiais	Benzodiazepínicos	Lorazepam	Náuseas e vômitos antecipatórios à quimioterapia, síndrome dos vômitos cíclicos
	Agonista de 5-HT_{1A}	Buspirona	Dispepsia funcional
	Glicocorticoides	Metilprednisolona, dexametasona	Vômitos induzidos por quimioterapia
	Anticonvulsivantes	Topiramato, zonisamida, levetiracetam	Síndrome dos vômitos cíclicos
	Agentes antimigrânea	Sumatriptana	Síndrome dos vômitos cíclicos
	Analgésicos tópicos	Creme de capsaicina	Síndrome de hiperêmese canabinoide(?)
	Agente antipsicótico atípico	Olanzapina	Vômitos de escape e induzidos pela quimioterapia

Nota: (?), indicação incerta.

OUTRAS CONDIÇÕES CLÍNICAS

Algumas quimioterapias oncológicas são intensamente emetogênicas (Cap. 73). A combinação de um antagonista do receptor 5-HT_3, um antagonista do receptor NK_1 e um glicocorticoide pode controlar vômitos agudos e tardios depois do uso de uma quimioterapia altamente emetogênica. Os benzodiazepínicos, como o lorazepam, reduzem a náusea e os vômitos antecipatórios. Outros tratamentos que melhoram os vômitos induzidos pela quimioterapia incluem canabinoides, olanzapina, gabapentina e terapias alternativas, como o gengibre. A maioria dos esquemas antieméticos provoca reduções mais expressivas dos vômitos que das náuseas induzidas por quimioterapia.

Os médicos devem ter cuidado ao tratar gestantes com náuseas. Os estudos dos efeitos teratogênicos dos agentes antieméticos forneceram resultados conflitantes. Os anti-histamínicos, como a meclizina e a doxilamina, os antidopaminérgicos, como a proclorperazina, e os antisserotoninérgicos, como a ondansetrona, têm eficácia limitada. Alguns obstetras recomendam tratamentos alternativos, inclusive piridoxina, acupressão ou gengibre.

O manejo da SVC e da SHC é difícil. A profilaxia com antidepressivos tricíclicos ou anticonvulsivantes (topiramato, zonisamida, levetiracetam) reduz a gravidade e a frequência das crises de SVC em séries de casos não controlados. O uso de antagonistas 5-HT_3 intravenosos combinados com os efeitos sedativos de um benzodiazepínico como o lorazepam forma a base do tratamento das exacerbações agudas. Estudos pequenos relatam benefícios com o aprepitanto e com as formas injetáveis e intranasais do agonista 5-HT_3 sumatriptana no manejo dos episódios agudos de SVC. Foi relatado que esses tratamentos são menos efetivos para a SHC, mas o haloperidol e a capsaicina tópica podem reduzir as crises agudas de SHC.

INDIGESTÃO

MECANISMOS

Vários mecanismos podem contribuir para indigestão, incluindo refluxo ácido, alteração da motilidade ou sensibilidade intestinal, inflamação e processos microbianos.

Refluxo gastresofágico O refluxo gastresofágico resulta de diversos distúrbios. A redução do tônus do esfincter esofágico inferior (EEI) causa refluxo na esclerodermia e na gravidez e pode ser um fator adicional em alguns pacientes sem doenças sistêmicas. Outros casos exibem frequente relaxamento transitório do EEI (RTEEI). As reduções da motilidade do corpo esofágico ou da produção salivar prolongam a depuração esofágica de líquidos. A elevação da pressão intragástrica promove o refluxo gastresofágico nos pacientes obesos. Muitos pacientes com refluxo apresentam hérnias hiatais, e as hérnias grandes aumentam o refluxo sintomático.

Disfunção motora gástrica A motilidade gástrica reduzida pode contribuir para o refluxo gastresofágico em até um terço de casos. Cerca de 30% dos pacientes com dispepsia funcional têm retardo do esvaziamento gástrico, enquanto 5% têm esvaziamento gástrico acelerado. O relaxamento reduzido do fundo gástrico depois da ingestão alimentar (i.e., acomodação) pode ser responsável por alguns sintomas dispépticos, como distensão por gases, náusea e saciedade precoce em cerca de 40% dos casos e pode predispor aos episódios de RTEEI e ao refluxo ácido.

Hipersensibilidade aferente visceral O distúrbio da sensibilidade gástrica é outro fator patogênico na dispepsia funcional. Cerca de 35% dos pacientes dispépticos sentem desconforto com a distensão do fundo gástrico sob pressões mais baixas que os controles saudáveis. Outras pessoas com dispepsia exibem hipersensibilidade à estimulação química do estômago com a capsaicina ou com a perfusão ácida ou lipídica do duodeno. Alguns casos de pirose funcional sem aumento do refluxo ácido ou não ácido apresentam sensibilidade aumentada à acidez esofágica normal.

Ativação imune Aumentos na permeabilidade do epitélio duodenal na dispepsia funcional podem estar relacionados com aumentos de eosinófilos e mastócitos adjacentes aos neurônios da submucosa. A ativação aumentada dessas células é proposta como um contribuinte para os retardos do esvaziamento gástrico e a alteração da função sensorial na dispepsia funcional, podendo seletivamente desencadear saciedade precoce e dor epigástrica. Foi demonstrado que proliferações de bactérias duodenais estão relacionadas a sintomas induzidos pelas refeições na dispepsia funcional, sugerindo um papel para as alterações da microbiota. A liberação intestinal de sais biliares também foi proposta como fator de piora dos sintomas dispépticos após a alimentação. Tanto a disbiose como a bile podem contribuir para defeitos da permeabilidade da mucosa.

Outros fatores O *Helicobacter pylori* tem um papel etiológico confirmado na doença ulcerosa péptica, mas é um fator menor na gênese da dispepsia funcional. Ansiedade e depressão podem contribuir para alguns casos de dispepsia funcional. Os exames de RM funcional evidenciaram aumento da ativação de várias regiões cerebrais, enfatizando as contribuições do SNC. Até 20% dos pacientes com dispepsia funcional referem que os sintomas começaram depois de uma doença viral, sugerindo um desencadeante infeccioso. Os analgésicos causam dispepsia, enquanto nitratos, bloqueadores dos canais de cálcio, teofilina e progesterona estimulam o refluxo gastresofágico. Etanol, tabaco e cafeína induzem o relaxamento do EEI e o refluxo. Fatores genéticos predispõem ao desenvolvimento de refluxo e dispepsia em alguns casos.

DIAGNÓSTICO DIFERENCIAL

Doença do refluxo gastresofágico Pirose ou regurgitação são relatadas semanalmente por 18 a 28% das pessoas, salientando a prevalência da doença do refluxo gastresofágico (DRGE). A maioria dos casos de pirose resulta do refluxo ácido excessivo, mas o refluxo de líquidos pouco ácidos ou não ácidos pode provocar sintomas semelhantes. A esofagite de refluxo alcalino produz sintomas de DRGE em pacientes que passaram por cirurgia de úlcera péptica. Dez por cento dos pacientes com pirose não exibem nenhum refluxo esofágico ácido ou não ácido, sendo considerados como tendo pirose funcional.

Dispepsia funcional Cerca de 20% da população têm dispepsia ao menos seis vezes por ano, mas apenas 10 a 20% consultam um médico. A dispepsia funcional – causa dos sintomas em 70 a 80% dos pacientes dispépticos – é definida por plenitude pós-prandial incômoda, saciedade precoce, dor ou queimação epigástrica com início de sintomas pelo menos 6 meses antes do diagnóstico nos casos em que não há uma causa orgânica. A dispepsia funcional é subdividida em síndrome do desconforto pós-prandial (61% dos casos), a qual se caracteriza por plenitude induzida por uma refeição e saciedade precoce, e síndrome da dor epigástrica (18% dos casos), a qual se evidencia por dor ou queimação epigástrica, relacionada ou não com ingestão alimentar. Vinte e um por cento das pessoas apresentam sobreposição das síndromes de desconforto pós-prandial e de dor epigástrica. A dispepsia funcional está associada a outros distúrbios intestinais funcionais, incluindo a síndrome do intestino irritável, e a distúrbios não gastrintestinais, como a fibromialgia, a fadiga crônica e a ansiedade. A maioria dos casos tem evolução benigna, mas alguns pacientes com infecção pelo *H. pylori* ou em uso de anti-inflamatórios não esteroides (AINEs) desenvolvem úlceras.

Doença ulcerosa A maioria dos pacientes com DRGE não apresenta lesão esofágica, mas 5% desenvolvem úlceras esofágicas. Os sintomas não permitem ao médico diferenciar entre esofagite não erosiva e esofagite erosiva ou ulcerativa. Uma minoria de casos de dispepsia é causada por úlceras gástricas ou duodenais. As causas mais comuns de úlcera são infecção por *H. pylori* e uso de AINEs. Outras causas raras de úlceras gastroduodenais incluem doença de Crohn (Cap. 326) e síndrome de Zollinger-Ellison (Cap. 324), resultante da produção excessiva de gastrina por um tumor endócrino.

Neoplasia maligna Pacientes dispépticos podem procurar tratamento devido ao medo de câncer, porém poucos casos estão relacionados com neoplasias malignas. O carcinoma de células escamosas do esôfago está associado mais frequentemente ao tabagismo ou ao uso de álcool por longo prazo. Outros fatores de riscos incluem ingestão pregressa de substância cáustica, acalasia e tilose hereditária. O adenocarcinoma esofágico geralmente complica o refluxo ácido prolongado. Oito a 20% dos pacientes com DRGE apresentam metaplasia intestinal do esôfago, também conhecida como *metaplasia de Barrett*, que predispõe ao desenvolvimento de adenocarcinoma esofágico (Cap. 80). Os cânceres gástricos incluem o adenocarcinoma, prevalente em certas populações asiáticas, e o linfoma.

Outras causas Infecções esofágicas oportunistas fúngicas ou virais podem causar pirose, embora mais frequentemente causem odinofagia. Outras causas de inflamação esofágica incluem esofagite eosinofílica e esofagite causada por comprimidos. A cólica biliar é uma possível causa de dor abdominal alta inexplicada, mas a maioria dos pacientes relata episódios agudos distintos de dor no quadrante superior direito ou no epigástrio em vez de plenitude ou queimação crônica. Vinte por cento dos pacientes com gastroparesia referem predomínio de dor, em vez de náusea e vômitos. A deficiência de lactase intestinal pode causar meteorismo, distensão e desconforto, ocorrendo mais comumente em negros e asiáticos. A intolerância a outros carboidratos (p. ex., frutose, sorbitol) produz sintomas semelhantes. A proliferação excessiva de bactérias no intestino delgado pode causar dispepsia, além de disfunção, distensão e má absorção intestinal. Doença celíaca, sensibilidade não celíaca ao glúten, doença pancreática (pancreatite crônica, câncer), carcinoma hepatocelular, doença de Ménétrier, doenças infiltrativas (sarcoidose, mastocitose, gastrenterite eosinofílica), isquemia mesentérica, doenças da tireoide e da paratireoide e estiramento da parede abdominal podem causar dispepsia. As causas extraperitoneais de indigestão incluem insuficiência cardíaca congestiva e tuberculose.

ABORDAGEM AO PACIENTE

Indigestão

ANAMNESE E EXAME FÍSICO

O tratamento da indigestão depende de uma anamnese detalhada. Nos casos clássicos, a DRGE causa pirose, descrita como ardência ou queimação subesternal que se move em direção ao pescoço. A pirose comumente é exacerbada pelas refeições e pode fazer o paciente acordar. Os sintomas associados incluem regurgitação de líquido ácido ou não ácido e sialorreia, com liberação reflexa de saliva salgada no interior da boca. Os sintomas atípicos incluem faringite, asma, tosse, bronquite, rouquidão e dor torácica que simula angina. Alguns pacientes com refluxo ácido no teste de determinação do pH esofágico apresentam dor abdominal em vez de pirose.

Pacientes dispépticos se queixam de sintomas referidos ao abdome superior, que podem estar relacionados com as refeições (síndrome do desconforto pós-prandial) ou serem independentes da ingestão do alimento (síndrome da dor epigástrica). A anamnese na dispepsia funcional também pode mostrar sintomas de DRGE, SII ou gastroparesia idiopática.

O exame físico dos pacientes com DRGE e dispepsia funcional geralmente é normal. Nos pacientes com DRGE atípica, podem-se observar eritema faríngeo e sibilos pulmonares. A regurgitação recorrente pode causar dano à dentição. Os pacientes dispépticos podem apresentar hipersensibilidade ou distensão epigástrica.

De forma a diferenciar as causas funcionais e orgânicas da indigestão, é essencial excluir algumas manifestações evidenciadas com base na anamnese e no exame físico. Odinofagia sugere infecção esofágica. Disfagia indica a possibilidade de obstrução esofágica benigna ou maligna. Outras manifestações de alarme incluem perda de peso inexplicada, vômitos recorrentes, disfagia, sangramento oculto ou visível, sintomas noturnos, icterícia, massa ou adenopatia palpáveis e história familiar de câncer gastrintestinal. Os pacientes com dor abdominal superior de origem na parede abdominal podem exibir um sinal de Carnett positivo com aumento da dor com a contração da musculatura abdominal ao erguer a cabeça na mesa de exame.

EXAMES DIAGNÓSTICOS

Como a indigestão é muito comum e a maioria dos casos resulta de DRGE ou dispepsia funcional, um princípio geral é a realização de apenas um número limitado de exames diagnósticos na maioria das pessoas.

Depois de excluir os fatores de alarme (Tab. 45-3), os pacientes com DRGE típica não precisam de avaliação adicional e são tratados empiricamente. A endoscopia digestiva alta está indicada apenas nos casos em que há sintomas atípicos ou fatores de alarme. Quando a pirose está presente há > 5 anos, especialmente nos pacientes com idade > 50 anos, a endoscopia é recomendada para detectar metaplasia de Barrett. A endoscopia não é necessária para os pacientes de baixo risco, que respondem ao tratamento à base de supressores da acidez. A determinação ambulatorial do pH esofágico, usando cateter ou cápsula

TABELA 45-3 ■ Sintomas de alarme na doença do refluxo gastresofágico

Odinofagia ou disfagia
Perda de peso inexplicável
Vômitos recorrentes
Hemorragia digestiva visível ou oculta
Icterícia
Massa palpável ou linfadenopatia
História familiar de câncer gastresofágico

sem fio presa por endoscopia à parede esofágica, deve ser considerada nos casos com sintomas refratários e sintomas atípicos, como dor torácica inexplicável. A manometria esofágica de alta resolução é solicitada principalmente quando se considera o tratamento cirúrgico para DRGE. A pressão baixa do EEI prediz a falha do tratamento farmacológico, sendo uma justificativa para recorrer ao tratamento cirúrgico. A redução da peristalse do corpo esofágico aumenta a preocupação quanto à ocorrência de disfagia pós-operatória e indica a escolha da técnica cirúrgica. O refluxo não ácido pode ser detectado pelo teste combinado de impedâncio-pHmetria esofágica em pacientes refratários ao tratamento farmacológico.

A endoscopia digestiva alta é recomendada como teste inicial em pacientes com dispepsia inexplicada que tenham > 60 anos para excluir câncer – um achado em apenas 0,3% das endoscopias realizadas para dispepsia não investigada. O manejo de pacientes com idade < 60 anos depende da prevalência local da infecção pelo *H. pylori*. Nas regiões com baixa prevalência do *H. pylori* (< 10%), recomenda-se um teste terapêutico de 4 semanas com um fármaco antiácido, como um inibidor da bomba de prótons (IBP). Se a supressão ácida empírica falhar, inicia-se uma abordagem "testar e tratar" para o *H. pylori* com teste respiratório da ureia ou mensuração do antígeno nas fezes. Os pacientes positivos para *H. pylori* recebem tratamento para erradicar a infecção. Para os pacientes de regiões com alta prevalência de *H. pylori* (> 10%), é defendida uma abordagem inicial do tipo "testar e tratar", e uma terapia empírica com IBP é reservada para aqueles pacientes sem infecção ou que não respondem ao tratamento para o *H. pylori*. Os pacientes que são tratados para *H. pylori* devem realizar a confirmação da erradicação com a repetição do teste da ureia ou do antígeno fecal 4 a 6 semanas após completarem a terapia. Aqueles com menos de 60 anos só precisam realizar endoscopia digestiva alta se os sintomas não responderem a essas terapias. Alguns autores defendem a endoscopia inicial para pacientes < 60 anos que relatam sintomas de alarme, mas algumas diretrizes não endossam essa prática a menos que os sintomas persistam apesar do tratamento.

Exames adicionais são indicados em alguns casos. Na suspeita de sangramento, um hemograma pode excluir a anemia. Exames de hormônios da tireoide e níveis de cálcio rastreiam doenças metabólicas. Sorologias específicas podem sugerir doença celíaca. Os exames das funções hepática e pancreática são realizados para avaliar a suspeita de doença pancreatobiliar, que é investigada mais detalhadamente com ultrassonografia, TC ou RM. O teste de esvaziamento gástrico deve ser considerado para a exclusão de gastroparesia no caso de sintomas dispépticos que lembrem desconforto pós-prandial quando a terapia não funciona. O teste do ar exalado depois da ingestão de carboidratos pode detectar deficiência de lactase, intolerância a outros carboidratos ou proliferação bacteriana excessiva no intestino delgado.

TRATAMENTO

Indigestão

ESTILO DE VIDA, DIETA E RECOMENDAÇÕES NÃO MEDICAMENTOSAS

Os pacientes com indigestão leve podem ser tranquilizados de que uma avaliação cuidadosa não revelou nenhuma doença grave, não recebendo nenhuma intervenção adicional. Os fármacos que causam refluxo gastresofágico ou dispepsia devem ser suspensos, quando possível. Os pacientes com DRGE devem limitar o uso de etanol, cafeína, chocolate e tabaco, devendo ingerir uma dieta pobre em gorduras, evitar lanches antes de deitar e elevar a cabeceira da cama. Pacientes com dispepsia funcional podem ser aconselhados a reduzir a ingestão de gorduras, alimentos picantes, cafeína e álcool. A restrição de lactose na dieta é apropriada para a deficiência de lactase, enquanto a exclusão de glúten é indicada para doença celíaca. As dietas pobres em FODMAPs (oligossacarídeo, dissacarídeo, monossacarídeo e poliol fermentáveis) são efetivas para sintomas relacionados com gases na SII. Em uma revisão sistemática, a ingestão de FODMAPs estava relacionada com sintomas de dispepsia funcional, sugerindo a possível utilidade também nessa doença.

FÁRMACOS NEUTRALIZADORES OU SUPRESSORES DA ACIDEZ

Os fármacos que reduzem ou neutralizam o ácido gástrico são frequentemente prescritos para tratar a DRGE. Os antagonistas dos receptores H_2 de histamina, como cimetidina, ranitidina, famotidina e nizatidina, são úteis para tratar a DRGE leve a moderada. Para os sintomas graves ou em muitos casos de esofagite erosiva ou ulcerativa, são necessários IBPs, como omeprazol, lansoprazol, rabeprazol, pantoprazol, esomeprazol ou dexlansoprazol. Esses fármacos inibem a H^+, K^+-ATPase gástrica e são mais potentes que os antagonistas dos receptores H_2. Cerca de um terço dos pacientes com DRGE não respondem às doses recomendadas dos IBPs; um terço deles apresentam refluxo não ácido, enquanto 10% têm doença persistente associada à acidez. A pirose responde mais ao tratamento com IBPs que a regurgitação ou os sintomas atípicos da DRGE. Alguns indivíduos melhoram com dose dobrada de IBP ou com o acréscimo de um antagonista H_2. Complicações do tratamento prolongado com IBP incluem diarreia (por infecção pelo *Clostridium difficile*, colite microscópica), proliferação excessiva de bactérias no intestino delgado, deficiência nutricional (vitamina B_{12}, ferro, cálcio), hipomagnesemia, desmineralização óssea, nefrite intersticial e redução da absorção de outros fármacos (clopidogrel). Muitos pacientes que iniciaram o tratamento com um IBP podem passar a um antagonista H_2 ou a um esquema de administração conforme a necessidade.

Os supressores ácidos também são efetivos para a dispepsia funcional dos subtipos desconforto pós-prandial e dor epigástrica. Uma metanálise de 18 estudos controlados calculou uma razão de risco de 0,88, com intervalo de confiança de 95% de 0,82 a 0,94, favorecendo o tratamento com IBP em comparação com placebo na dispepsia funcional. Os antagonistas H_2 também melhoram os sintomas na dispepsia funcional, mas uma diretriz defendeu o uso dos IBPs em detrimento dos antagonistas H_2 como terapia de primeira linha para a dispepsia funcional. Além da supressão ácida, os IBPs têm a ação adicional de reduzir a contagem duodenal de eosinófilos na dispepsia.

Os antiácidos são úteis para o controle da DRGE leve em curto prazo, porém apresentam menos benefícios em casos graves, a menos que sejam administrados em altas doses, que causam efeitos colaterais (diarreia e constipação com fármacos que contêm magnésio e alumínio, respectivamente). Ácido algínico combinado com antiácidos formam uma barreira ao refluxo ácido em pacientes com sintomas em ortostatismo. O sucralfato – um sal de hidróxido de alumínio e octassulfato de sacarose que tampona o ácido e liga-se à pepsina e aos sais biliares – tem eficácia na DRGE comparável aos antagonistas H_2.

ERRADICAÇÃO DO *H. PYLORI*

A erradicação do *H. pylori* está indicada para úlcera péptica e linfoma gástrico do tecido linfoide associado à mucosa. Os efeitos benéficos do tratamento de erradicação na dispepsia funcional são limitados, embora sejam estatisticamente significativos. Uma revisão sistemática de 25 estudos controlados calculou uma razão de risco acumulado de 1,24, com intervalo de confiança de 95% entre 1,12 e 1,37, favorecendo a erradicação do *H. pylori* em comparação com placebo. A maioria dos esquemas medicamentosos combinados (Caps. 163 e 324) incluem 7 a 14 dias de um IBP com dois ou três antibióticos com ou sem bismuto. A infecção por *H. pylori* está associada à prevalência reduzida de DRGE. Entretanto, a erradicação da infecção não agrava os sintomas da DRGE. Não existe consenso quanto às recomendações relacionadas com a erradicação do *H. pylori* nos pacientes com DRGE.

FÁRMACOS QUE MODIFICAM A ATIVIDADE MOTORA GASTRINTESTINAL

O agonista do ácido γ-aminobutírico B (GABA-B) baclofeno reduz a exposição esofágica a fluidos ácidos e não ácidos ao reduzir em 40% os RTEEIs. Esse fármaco pode ser usado em pacientes com refluxo ácido ou não ácido refratário. Vários estudos promoveram a eficácia dos fármacos estimulantes do esvaziamento gástrico na dispepsia funcional com reduções do risco relativo de 33%, mas os vieses de publicação e o tamanho reduzido das amostras levantam dúvidas quanto aos efeitos benéficos atribuídos a esses fármacos. Alguns médicos sugerem que os pacientes com o subtipo do desconforto pós-prandial possam responder preferencialmente aos fármacos procinéticos. Foi relatado que o novo agonista 5-HT_4 prucaloprida reduz os sintomas em pacientes com gastroparesia idiopática, mas não foram conduzidos estudos semelhantes na dispepsia funcional. Os agonistas 5-HT_{1A} como a buspirona e a tandospirona podem melhorar alguns dos sintomas da dispepsia funcional, aumentando a acomodação gástrica induzida pela ingestão alimentar. A acotiamida estimula o esvaziamento gástrico e aumenta a acomodação por facilitar a liberação gástrica de acetilcolina via antagonismo do receptor muscarínico e inibição da acetilcolinesterase. Esse fármaco foi aprovado para tratar a dispepsia funcional no Japão e na Índia.

ANTIDEPRESSIVOS

Alguns pacientes com pirose funcional refratária podem melhorar com o uso de antidepressivos das classes dos tricíclicos e inibidores seletivos da recaptação da serotonina (ISRSs), embora existam poucos estudos sobre isso. O mecanismo de ação desses fármacos pode envolver a atenuação do processamento da dor visceral no cérebro. Em um estudo controlado sobre dispepsia funcional, o antidepressivo tricíclico amitriptilina conseguiu atenuar os sintomas, enquanto o ISRS escitalopram não produziu qualquer efeito benéfico em uma comparação tríplice com placebo. Em outro estudo controlado sobre dispepsia funcional, o antidepressivo mirtazapina foi mais eficaz na atenuação dos sintomas que o placebo. Porém, em uma metanálise de 13 estudos, os ISRSs e os inibidores da recaptação de serotonina-norepinefrina não mostraram benefícios na dispepsia funcional.

OUTRAS OPÇÕES

A cirurgia antirrefluxo (fundoplicatura) para aumentar a função de barreira do EEI pode ser oferecida aos pacientes com DRGE que são jovens e necessitam de tratamento por toda a vida, têm pirose típica, respondem aos IBPs e mostram evidências de refluxo ácido na monitoração do pH. A cirurgia também é eficaz para alguns casos de refluxo não ácido. Os indivíduos que não respondem tão bem à fundoplicatura incluem os que têm sintomas atípicos, aqueles com pirose funcional sem refluxo no teste diagnóstico e aqueles que apresentam distúrbios motores do corpo esofágico. Disfagia, síndrome de flatulência/gases e gastroparesia são complicações crônicas da fundoplicatura; cerca de 60% desenvolvem sintomas recidivantes da DRGE com o tempo. A potencialização magnética do esfincter pode ser apropriada no tratamento da DRGE, enquanto as terapias endoscópicas com radiofrequência podem ser consideradas para alguns pacientes. Outras opções endoscópicas, incluindo a fundoplicatura transoral sem incisão, o grampeamento endoscópico e a mucosectomia antirrefluxo, ainda não são recomendadas.

A formação excessiva de gases e a distensão são sintomas incômodos em alguns pacientes com indigestão, e essas queixas são difíceis de tratar. Simeticona, carvão ativado e alfa-galactosidase oferecem benefício em alguns casos. Um estudo sugeriu possíveis benefícios com o antibiótico não absorvível rifaximina na dispepsia funcional, enquanto outro relatou melhora com o probiótico *Lactobacillus gasseri*. Os fitoterápicos, como o STW 5 (uma mistura de nove compostos fitoterápicos) e formulações de óleo de cominho e mentol, são úteis para alguns pacientes dispépticos. Podem ser oferecidos tratamentos psicológicos (p. ex., terapia comportamental, psicoterapia, hipnoterapia) para a dispepsia funcional refratária; uma metanálise de quatro estudos relatou benefícios em pacientes com dispepsia persistente.

LEITURAS ADICIONAIS

Gyawali CP et al: ACG Clinical Guidelines: clinical use of esophageal physiologic testing. Am J Gastroenterol 115:1412, 2020.

Maret-Ouda J et al: Gastroesophageal reflux disease: a review. JAMA 324:2536, 2020.

Sharaf RN et al: Management of cyclic vomiting syndrome in adults: evidence review. Neurogastroenterol Motil 31(Suppl 2):e13605, 2019.

Venkatesan T et al: Role of chronic cannabis use: cyclic vomiting syndrome vs. cannabinoid hyperemesis syndrome. Neurogastroenterol Motil 31(Suppl 2):e13606, 2019.

Wauters L et al: Novel concepts in the pathophysiology and treatment of functional dyspepsia. Gut 69:591, 2020.

46 Diarreia e constipação

Michael Camilleri, Joseph A. Murray

Diarreia e constipação são extremamente comuns e, juntas, são responsáveis por um enorme ônus em termos de mortalidade, morbidade, inconveniência social, perda de produtividade no trabalho e consumo de recursos médicos. No mundo, mais de 1 bilhão de pessoas sofrem um ou mais episódios de diarreia aguda a cada ano. Dos 100 milhões de pessoas acometidas anualmente por diarreia aguda nos Estados Unidos, quase metade tem de restringir as atividades, 10% consultam um médico, cerca de 250 mil precisam de hospitalização e aproximadamente 5 mil morrem (principalmente idosos). Os dados atualizados de 2014-2015 sobre a carga anual de doenças nos Estados Unidos mostram 3,4 milhões de consultas anuais eletivas ou de emergência, cerca de 130.000 hospitalizações e uma carga econômica anual para a sociedade (excluindo todos os custos para a doença inflamatória intestinal) de mais de 8 bilhões de dólares. A diarreia infecciosa aguda continua sendo uma das causas mais comuns de mortalidade nos países em desenvolvimento, principalmente entre crianças socialmente vulneráveis, causando 1,8 milhão de mortes por ano. A diarreia aguda recorrente em crianças de países tropicais resulta em enteropatia ambiental com impacto de longo prazo nos desenvolvimentos físico e intelectual.

Por outro lado, a constipação raramente está associada à mortalidade e é extremamente comum nos países desenvolvidos, levando à prática da automedicação frequente e, em um terço dos casos, a consultas médicas. Os dados anuais de 2014-2015 sobre a carga de doença mostram cerca de 5 milhões de consultas eletivas ou de emergência para constipação ou hemorroidas, 50.000 hospitalizações e um custo médio de 3.500 dólares por paciente, cerca do dobro em relação aos controles em um estudo controlado aninhado.

As estatísticas populacionais sobre diarreia e constipação crônicas são mais incertas, talvez devido a variações nas definições e notificações, mas a frequência dessas condições também é alta. Com base em pesquisas populacionais realizadas nos Estados Unidos, as taxas de prevalência de diarreia crônica variam de 2 a 7%, e as de constipação crônica, de 12 a 19%, com as mulheres sendo acometidas 2 vezes mais que os homens, alcançando níveis iguais aos 70 anos de idade. A diarreia e a constipação estão entre as queixas mais comuns dos pacientes atendidos em atenção primária, contribuindo com quase 50% dos encaminhamentos para gastrenterologistas.

Embora a diarreia e a constipação possam apresentar-se como simples sintomas incômodos, também podem ser graves ou potencialmente fatais. Mesmo os sintomas leves podem sinalizar uma lesão gastrintestinal (GI) subjacente grave, como câncer colorretal, ou um distúrbio sistêmico, como doença tireoidiana. Diante das causas heterogêneas e da gravidade potencial dessas queixas comuns, é indispensável que os médicos avaliem a fisiopatologia, a classificação etiológica, as estratégias diagnósticas e os princípios terapêuticos da diarreia e da constipação, de modo a oferecer uma assistência racional e com relação custo/benefício favorável.

FISIOLOGIA NORMAL

Embora a função primária do intestino delgado seja a digestão e a assimilação dos nutrientes provenientes dos alimentos, o intestino delgado e o cólon juntos executam funções importantes. Essas funções regulam a secreção e a absorção de água e eletrólitos, o armazenamento e o subsequente transporte do conteúdo intraluminal em direção anterógrada e a recuperação de alguns nutrientes que não são absorvidos no intestino delgado, depois que o metabolismo bacteriano de carboidratos permite a recuperação de ácidos graxos de cadeia curta. As principais funções motoras estão resumidas na Tabela 46-1. Alterações no equilíbrio hidreletrolítico contribuem de maneira significativa para a diarreia. As alterações nas funções motoras e sensitivas do cólon resultam em síndromes altamente prevalentes, como a síndrome do intestino irritável (SII), diarreia e constipação crônicas.

CONTROLE NEURAL

O intestino delgado e o cólon têm inervação intrínseca e extrínseca. A *inervação intrínseca*, também chamada de sistema nervoso entérico, compreende as camadas neuronais mioentérica, submucosa e mucosa. A função dessas camadas é modulada por interneurônios mediante as ações das aminas ou peptídeos neurotransmissores, como acetilcolina, peptídeo intestinal vasoativo

TABELA 46-1 ■ Motilidade gastrintestinal normal: funções nos diferentes níveis anatômicos

Estômago e intestino delgado
Complexo motor migratório sincronizado em jejum
Acomodação, trituração, mistura, trânsito
Estômago: ~ 3 h
Intestino delgado: ~ 3 h
O reservatório ileal esvazia o bolo
Cólon: mistura irregular, fermentação, absorção e trânsito
Ascendente, transverso: reservatórios
Descendente: conduto
Sigmoide/reto: reservatório voluntário

(VIP), opioides, norepinefrina, serotonina, trifosfato de adenosina (ATP) e óxido nítrico (NO). O plexo mioentérico regula a função do músculo liso por meio de células intermediárias tipo marca-passo chamadas de células intersticiais de Cajal, enquanto o plexo submucoso afeta a secreção, a absorção e o fluxo sanguíneo da mucosa. O sistema nervoso entérico recebe estímulos dos nervos extrínsecos, mas é capaz de controle independente dessas funções.

As *inervações extrínsecas* dos intestinos delgado e grosso fazem parte do sistema nervoso autônomo e também modulam as funções motoras e secretoras. Os nervos parassimpáticos conduzem as vias sensitivas viscerais e as excitatórias saindo e na direção do intestino delgado e do cólon. As fibras parassimpáticas originadas do nervo vago chegam ao intestino delgado e ao cólon proximal juntamente com os ramos da artéria mesentérica superior. O cólon distal é suprido por nervos parassimpáticos sacrais ($S_{2\text{-}4}$) por meio do plexo pélvico; essas fibras seguem por meio da parede do intestino grosso como fibras intracolônicas ascendentes até o cólon proximal, por vezes incluindo-o. Os principais neurotransmissores excitatórios que controlam a função motora são a acetilcolina e as taquicininas, como a substância P. A inervação simpática modula as funções motoras e alcança os intestinos delgado e grosso junto com suas artérias correspondentes. A estimulação simpática para o intestino é geralmente excitatória para os esfincteres e inibitória para os músculos não esfinctéricos. Os aferentes viscerais transmitem sensibilidade do intestino para o sistema nervoso central (SNC). Algumas fibras aferentes fazem sinapse nos gânglios pré-vertebrais e modulam de maneira reflexa a motilidade, o fluxo sanguíneo e a secreção dos intestinos.

ABSORÇÃO E SECREÇÃO INTESTINAL DE LÍQUIDO

Em um dia normal, cerca de 9 L de líquido entram no trato GI, aproximadamente 1 L de líquido residual alcança o cólon e a excreção fecal de líquidos é de cerca de 0,2 L/dia. O cólon tem grande capacitância e reserva funcional, podendo recuperar até 4 vezes seu volume habitual de 0,8 L/dia, desde que a velocidade de fluxo permita que a reabsorção aconteça. Dessa maneira, o cólon pode compensar parcialmente a entrada de líquido em excesso, resultante de distúrbios de absorção ou secreção intestinal.

No intestino delgado e no cólon, a absorção de sódio é predominantemente eletrogênica (i.e., pode ser mensurada como uma corrente iônica através da membrana porque não há perda equivalente de um cátion pela célula) e a captação acontece na membrana apical, sendo compensada pelas funções exportadoras da bomba de sódio basolateral. Existem várias proteínas de transporte ativo na membrana apical, especialmente no intestino delgado, por meio do qual a entrada de íon sódio é acoplada aos monossacarídeos (p. ex., glicose através do transportador SGLT1, ou frutose através do GLUT-5). Em seguida, a glicose atravessa a membrana basal por ação de uma proteína de transporte específica, GLUT-2, criando um gradiente de concentração de glicose entre o lúmen e o espaço intercelular, que atrai água e eletrólitos do lúmen por difusão passiva. Vários canais medeiam a secreção de íons cloreto nas doenças diarreicas ou em resposta a medicamentos administrados para o tratamento da constipação. Os diversos canais iônicos (canais de cloreto e regulador transmembrana da fibrose cística), transportadores (SGLT1, GLUT-2) e receptores (p. ex., receptor da guanilato-ciclase C) estão resumidos na Fig. 46-1.

Uma variedade de mediadores neurais e não neurais regulam o balanço hidreletrolítico colônico, incluindo mediadores colinérgicos, adrenérgicos e serotonérgicos. A angiotensina e a aldosterona também influenciam a absorção colônica, refletindo o desenvolvimento embriológico comum do epitélio colônico distal e dos túbulos renais.

MOTILIDADE DO INTESTINO DELGADO

Durante o jejum, a motilidade do intestino delgado caracteriza-se por um evento cíclico chamado de complexo motor migratório (CMM), que serve para remover os resíduos não digeridos do intestino delgado (o "faxineiro"

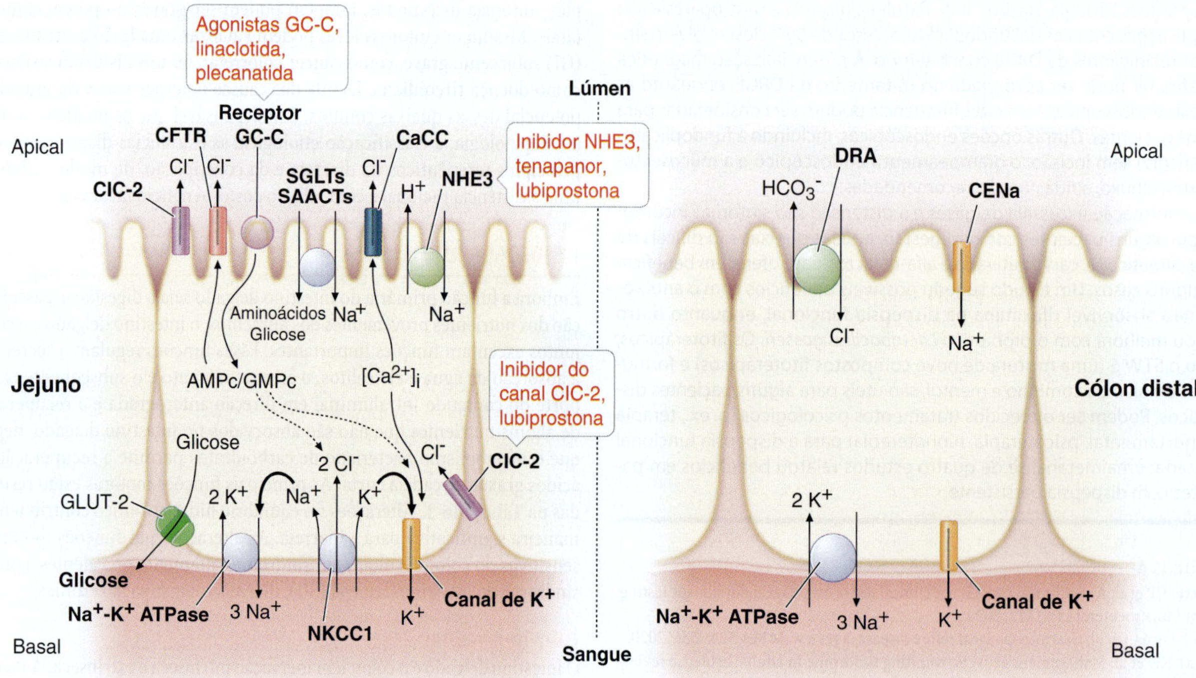

FIGURA 46-1 Mecanismos importantes de transporte iônico no jejuno e cólon, e sítio de ação dos medicamentos usados como secretagogos no tratamento da constipação crônica. CFTR, regulador da condutância transmembrana da fibrose cística; ClC-2, canal de cloreto tipo 2; DRA, infrarregulado no adenoma (também chamado SLC26A3); CENa, canais epiteliais de sódio; GC-C, guanilato-ciclase C; Na^+-K^+ ATPase, sódio-potássio trifosfato de adenosina; NHE3, trocador de sódio-hidrogênio; NKCC1, cotransportador de Na-K-Cl; SAACT, cotransportadores de sódio-aminoácido; SGLT, transportadores de sódio-glicose.

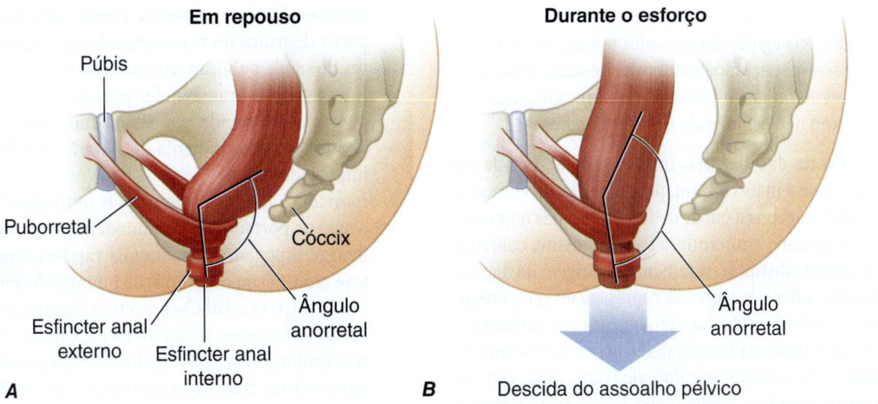

FIGURA 46-2 Visão sagital do segmento anorretal em repouso (*A*) e durante o esforço para evacuar (*B*). A continência é mantida pela sensibilidade retal normal e pela contração tônica do esfincter anal interno, bem como do músculo puborretal que circunda o segmento anorretal, mantendo o ângulo anorretal entre 80 e 110°. Durante a defecação, os músculos do assoalho pélvico (inclusive o puborretal) relaxam, permitindo que o ângulo anorretal retifique pelo menos 15° e o períneo desça de 1-3,5 cm. O esfincter anal externo também relaxa e reduz a pressão sobre o canal anal. *(De A Lembo, M Camilleri: Chronic constipation. N Engl J Med 349:1360, 2003 Massachusetts Medical Society. Reimpressa com permissão.)*

intestinal). Essa série organizada e propagada de contrações dura em média 4 minutos, ocorre a cada 60 a 90 minutos e geralmente envolve todo o intestino delgado. Depois da ingestão de alimento, o intestino delgado produz contrações irregulares de amplitude relativamente baixa que misturam o alimento, exceto no íleo distal, em que ocorrem contrações mais poderosas de maneira mais intermitente e que esvaziam o íleo por transferência do bolo.

ARMAZENAMENTO E RECUPERAÇÃO ILEOCOLÔNICA

O íleo distal funciona como reservatório, esvaziando de maneira intermitente com os movimentos do bolo alimentar. Essa ação oferece tempo para a absorção de líquidos, eletrólitos e nutrientes. A segmentação por haustrações compartimentaliza o cólon e facilita a mistura, a retenção de resíduos e a formação de fezes sólidas. Há uma crescente valorização da profunda interação entre a função colônica e a ecologia luminal. Os microrganismos residentes do intestino grosso, predominantemente bactérias anaeróbias, são necessários para a digestão de carboidratos não absorvidos que alcançam o cólon mesmo em estado saudável, proporcionando, assim, uma fonte vital de nutrientes para a mucosa. A flora intestinal normal também impede o acesso dos patógenos por diversos mecanismos, inclusive seu papel crucial no desenvolvimento e na manutenção de uma resposta imune competente e bem regulada contra os microrganismos patogênicos e a tolerância à nutrição normal. Em um indivíduo saudável, os segmentos ascendente e transverso do cólon funcionam como reservatórios (trânsito médio de 15 horas), enquanto o cólon descendente atua como um conduto (trânsito médio de 3 horas). O cólon é eficiente na conservação de sódio e água, função particularmente importante nos pacientes com depleção de sódio, nos quais apenas o intestino delgado é incapaz de manter o balanço de sódio. A diarreia ou a constipação podem resultar de alteração da função de reservatório do cólon proximal ou da função propulsora do cólon esquerdo. A constipação também pode resultar de distúrbios do reservatório retal ou sigmoide, em consequência da disfunção do assoalho pélvico, dos esfincteres anais, da coordenação da defecação ou da desidratação.

TÔNUS E MOTILIDADE COLÔNICA

O CMM do intestino delgado apenas raramente se estende para dentro do cólon. Entretanto, contrações fásicas ou de curta duração misturam o conteúdo colônico, sendo que as contrações propagadas de alta amplitude (CPAA, > 75 mmHg) estão, por vezes, associadas a movimentos de massa ao longo do intestino grosso que, em condições normais, ocorrem a uma frequência aproximada de 5 vezes por dia, geralmente quando o indivíduo acorda de manhã e depois das refeições. Um aumento da frequência das CPAA pode resultar em diarreia ou urgência fecal. As contrações fásicas predominantes no intestino grosso são irregulares, não se propagam e têm uma função "misturadora".

A expressão "tônus colônico" refere-se à contratilidade basal sobre a qual se superpõe a atividade contrátil fásica (contrações que duram < 15 segundos). É um importante cofator na capacitância (acomodação de volume) e sensibilidade do cólon.

MOTILIDADE COLÔNICA PÓS-PRANDIAL

Depois da ingestão de uma refeição, a contratilidade tônica e fásica do cólon aumenta por um período de aproximadamente 2 horas. A fase inicial (cerca de 10 minutos) é mediada pelo nervo vago em resposta à distensão mecânica do estômago. A resposta subsequente do intestino grosso depende da estimulação calórica (p. ex., ingestão de pelo menos 500 kcal) e é mediada, pelo menos em parte, por hormônios (p. ex., gastrina e serotonina).

DEFECAÇÃO

A contração tônica do músculo puborretal, que forma uma tipoia ao redor da junção retoanal, é importante para manter a continência; durante a defecação, os nervos parassimpáticos sacrais relaxam este músculo, facilitando a retificação do ângulo retoanal (Fig. 46-2). A distensão do reto resulta em relaxamento transitório do esfincter anal interno por meio da inervação simpática intrínseca e reflexa. À medida que as contrações sigmoides e retais, combinadas com o esforço para evacuar (manobra de Valsalva) que aumenta a pressão intra-abdominal, elevam a pressão dentro do reto, o ângulo retossigmoide abre-se a > 15 graus. O relaxamento voluntário do esfincter anal externo (músculo estriado inervado pelo nervo pudendo) em resposta à sensação produzida pela distensão permite a evacuação das fezes. A defecação também pode ser postergada voluntariamente mediante a contração do esfincter anal externo.

DIARREIA

DEFINIÇÃO

Em termos gerais, a diarreia é definida como eliminação de fezes malformadas ou anormalmente líquidas com frequência aumentada. No caso de adultos que consomem uma dieta ocidental típica, um peso das fezes > 200 g/dia geralmente é considerado diarreico. A diarreia pode ser definida ainda como *aguda* se durar < 2 semanas, *persistente* se durar entre 2 e 4 semanas e *crônica* se durar > 4 semanas.

Dois distúrbios comuns, geralmente associados à eliminação de fezes totalizando < 200 g/dia, devem ser diferenciados da diarreia, porque existem diferenças nos algoritmos diagnóstico e terapêutico. A *pseudodiarreia*, ou eliminação frequente de pequenos volumes de fezes, muitas vezes está associada à urgência retal, ao tenesmo ou a uma sensação de evacuação incompleta e acompanha a SII ou proctite. A *incontinência fecal* consiste na eliminação involuntária do conteúdo retal, causada com maior frequência por distúrbios neuromusculares ou problemas anorretais estruturais. A diarreia e a urgência, especialmente quando são graves, podem exacerbar ou causar incontinência. A pseudodiarreia e a incontinência fecal ocorrem com prevalências comparáveis ou maiores que as da diarreia crônica e sempre devem ser consideradas nos pacientes que se queixam de "diarreia". Em pacientes institucionalizados, pode ocorrer diarreia por fluxo excessivo devido à impactação fecal, que é fácil de detectar ao exame retal. Uma anamnese minuciosa e um exame físico cuidadoso em geral permitem que esses distúrbios sejam diferenciados da diarreia verdadeira.

Mais de 90% dos casos de diarreia aguda são causados por agentes infecciosos; esses casos são frequentemente acompanhados por vômitos, febre e dor abdominal. Os 10% restantes ou mais são causados por fármacos, ingestões tóxicas, isquemia, alimentação não balanceada e outras condições.

Agentes infecciosos A maioria das diarreias infecciosas é adquirida por transmissão fecal-oral ou, o que é mais comum, pela ingestão de alimentos ou água contaminados com patógenos a partir de fezes humanas ou de animais. Na pessoa imunocompetente, a microflora fecal residente, contendo > 500 espécies taxonomicamente distintas, raramente é a origem da diarreia e pode, na realidade, desempenhar um papel na supressão do crescimento dos patógenos ingeridos. Os distúrbios da flora provocados por antibióticos podem causar diarreia pela redução da função digestiva ou por permitir a proliferação de patógenos como *Clostridium difficile* (Cap. 134). Uma lesão ou infecção aguda ocorre quando o agente ingerido supera ou escapa às defesas imunes e não imunes (ácido gástrico, enzimas digestivas, secreção de muco, peristalse e flora residente supressora) da mucosa do hospedeiro. As associações clínicas estabelecidas com enteropatógenos específicos podem oferecer indícios diagnósticos. A diarreia algumas vezes é um sintoma inicial da infecção por SARS-CoV-2 e *Legionella*.

Nos Estados Unidos, são reconhecidos cinco grupos de alto risco:

1. *Viajantes.* Cerca de 40% dos turistas que visitam regiões endêmicas da América Latina, África e Ásia desenvolvem a chamada diarreia dos viajantes, causada mais frequentemente por *Escherichia coli* enterotoxigênica ou enteroagregativa, além de *Campylobacter*, *Shigella*, *Aeromonas*, norovírus, *Coronavirus* e *Salmonella*. Os turistas que visitam a Rússia (especialmente São Petersburgo) podem correr maior risco de diarreia associada a *Giardia*; os que visitam o Nepal podem adquirir *Cyclospora*. Campistas, montanhistas e nadadores em áreas selvagens podem ser infectados por *Giardia*. Navios que fazem cruzeiros podem ter surtos de gastrenterite causada por patógenos como os norovírus.
2. *Consumidores de certos alimentos.* A diarreia que ocorre logo depois do consumo de alimentos em um piquenique, banquete ou restaurante pode sugerir infecção por *Salmonella*, *Campylobacter* ou *Shigella* a partir de frangos; *E. coli* êntero-hemorrágica (O157:H7) a partir de hambúrguer malcozido; *Bacillus cereus* a partir de arroz frito ou outros alimentos requentados; *Staphylococcus aureus* ou *Salmonella* a partir de maionese ou patês; *Salmonella* a partir de ovos; *Listeria* a partir de alimentos frescos ou congelados mal cozidos, cogumelos ou produtos lácteos; e espécies *Vibrio*, *Salmonella* ou hepatite A aguda a partir de frutos do mar, especialmente quando crus. Os departamentos de saúde publicam comunicados relativos a doenças domésticas e internacionais transmitidas por alimentos, geralmente identificáveis por tipagem rápida por DNA, que causam epidemias nos Estados Unidos (p. ex., epidemia de *Listeria* em 2020 por cogumelos enoki importados).
3. *Indivíduos imunodeficientes.* Os indivíduos sob risco de diarreia incluem os portadores de imunodeficiência primária (p. ex., deficiência de IgA, hipogamaglobulinemia variável comum, doença granulomatosa crônica) ou os estados de imunodeficiência secundária bem mais comuns (p. ex., Aids, senescência, supressão farmacológica). Enteropatógenos comuns frequentemente causam doença diarreica mais grave e prolongada e, principalmente nos pacientes com Aids, infecções oportunistas como a causada por espécies *Mycobacterium*, determinados vírus (citomegalovírus, adenovírus e herpes simples) e protozoários (*Cryptosporidium*, *Isospora belli*, microsporídeos e *Blastocystis hominis*), também podem ser importantes (Cap. 202). Nos pacientes com Aids, os agentes venéreos transmitidos por relações sexuais retais ou por disseminação de uma infecção vaginal (p. ex., *Neisseria gonorrhoeae*, *Treponema pallidum*, *Chlamydia*) podem contribuir para a patogenia da proctocolite. Sintomas sugestivos de doença anorretal, especialmente dor, podem ser causados pela constipação que ocorre coincidentemente nos pacientes imunodeficientes. Pacientes com hemocromatose são especialmente propensos às infecções entéricas invasivas, até mesmo fatais, causadas por espécies *Vibrio* e *Yersinia*; por essa razão, esses pacientes devem evitar peixe cru e exposição de feridas abertas à água do mar.
4. *Frequentadores de creches e seus familiares.* As infecções por *Shigella*, *Giardia*, *Cryptosporidium*, rotavírus e outros agentes são muito comuns e devem ser consideradas.
5. *Indivíduos institucionalizados.* Diarreia infecciosa é uma das categorias mais frequentes de infecções hospitalares em muitas clínicas e instituições de longa permanência; as causas são vários microrganismos, porém o mais comum é *C. difficile*. O *C. difficile* pode infectar indivíduos sem história de uso antibiótico e costuma ser adquirido na comunidade.

A fisiopatologia subjacente da diarreia aguda causada por agentes infecciosos causa manifestações clínicas específicas, que também podem ser valiosas ao diagnóstico (Tab. 46-2). A diarreia líquida profusa secundária

TABELA 46-2 ■ Associação entre a biopatologia dos agentes etiológicos e as manifestações clínicas da diarreia infecciosa aguda

Biopatologia/agentes	Período de incubação	Vômitos	Dor abdominal	Febre	Diarreia
Produtores de toxina					
Toxina pré-formada					
Bacillus cereus, *Staphylococcus aureus*, *Clostridium perfringens*	1-8 h 8-24 h	3-4+	1-2+	0-1+	3-4+, aquosa
Enterotoxina					
Vibrio cholerae, *Escherichia coli* enterotoxigênica, *Klebsiella pneumoniae*, espécies de *Aeromonas*	8-72 h	2-4+	1-2+	0-1+	3-4+, aquosa
Enteroaderentes					
E. coli enteropatogênica e enteroaderente, *Giardia*, *Cryptosporidium*, helmintos	1-8 dias	0-1+	1-3+	0-2+	1-2+, aquosa ou mole
Produtores de citotoxina					
Clostridium difficile	1-3 dias	0-1+	3-4+	1-2+	1-3+, em geral aquosa, ocasionalmente sanguinolenta
E. coli hemorrágica	12-72 h	0-1+	3-4+	1-2+	1-3+, de início aquosa, rapidamente sanguinolenta
Microrganismos invasivos					
Inflamação mínima					
Rotavírus e norovírus	1-3 dias	1-3+	2-3+	3-4+	1-3+, aquosa
Inflamação variável					
Espécies de *Salmonella*, *Campylobacter* e *Aeromonas*, *Vibrio parahaemolyticus*, *Yersinia*	12 h-11 dias	0-3+	2-4+	3-4+	1-4+, aquosa ou sanguinolenta
Inflamação grave					
Espécies de *Shigella*, *E. coli* enteroinvasiva, *Entamoeba histolytica*	12 h-8 dias	0-1+	3-4+	3-4+	1-2+, sanguinolenta

Fonte: Adaptada de DW Powell, em T Yamada (ed.): *Textbook of Gastroenterology and Hepatology*, 4th ed. Philadelphia, Lippincott Williams & Wilkins, 2003.

à hipersecreção do intestino delgado ocorre com a ingestão de toxinas bacterianas pré-formadas, bactérias produtoras de enterotoxina e patógenos enteroaderentes. A diarreia associada a vômitos intensos e febre mínima ou ausente pode ocorrer de forma abrupta algumas horas após a ingestão dos dois primeiros fatores patogênicos; em geral, os vômitos são menos intensos, as cólicas ou a distensão abdominal são mais proeminentes e a febre é mais elevada neste último caso. Todos os microrganismos produtores de citotoxina e os invasivos causam febre alta e dor abdominal. Com frequência, as bactérias invasivas e a *Entamoeba histolytica* provocam diarreia sanguinolenta (conhecida como *disenteria*). As espécies de *Yersinia* invadem as mucosas do íleo terminal e do intestino grosso proximal e podem causar dor abdominal particularmente intensa com hipersensibilidade à palpação, simulando apendicite aguda.

Por fim, a diarreia infecciosa pode estar associada a manifestações sistêmicas. Artrite reativa (anteriormente conhecida como síndrome de Reiter), artrite, uretrite e conjuntivite, podem acompanhar ou seguir-se às infecções por *Salmonella*, *Campylobacter*, *Shigella* e *Yersinia*. A yersinose também pode acarretar tireoidite autoimune, pericardite e glomerulonefrite. *E. coli* êntero-hemorrágica (O157:H7) e *Shigella* podem causar *síndrome hemolítico-urêmica*, com taxa de mortalidade elevada associada. Hoje, a SII pós-infecciosa é reconhecida como uma complicação da diarreia infecciosa. Do mesmo modo, a gastrenterite aguda pode preceder ao diagnóstico de doença celíaca ou doença de Crohn. Diarreia aguda também pode ser um sintoma importante de diversas infecções sistêmicas como *hepatite viral*, *listeriose*, *legionelose* e *síndrome do choque tóxico*.

Outras causas Efeitos colaterais dos fármacos provavelmente são as causas não infecciosas mais comuns de diarreia e a etiologia pode ser sugerida por uma associação temporal entre o uso do fármaco e o início do sintoma. Embora inúmeros fármacos possam provocar diarreia, alguns dos mais frequentemente implicados são antibióticos, antiarrítmicos cardíacos, anti-hipertensivos, anti-inflamatórios não esteroides (AINEs), certos antidepressivos, agentes quimioterápicos, broncodilatadores, antiácidos e laxantes. A colite isquêmica oclusiva ou não oclusiva acomete indivíduos > 50 anos; frequentemente se evidencia por dor abdominal baixa aguda precedendo à diarreia aquosa, em seguida sanguinolenta; em geral, esses casos resultam em alterações inflamatórias agudas no sigmoide ou cólon esquerdo, mas não afetam o reto. A diarreia aguda pode acompanhar a diverticulite colônica e a doença do enxerto contra o hospedeiro. Diarreia aguda, comumente associada a manifestações sistêmicas, pode ocorrer depois da ingestão de toxinas, inclusive inseticidas organofosforados, amanita e outros cogumelos, arsênico e toxinas pré-formadas em frutos do mar como ciguatera (originada das algas que o peixe ingere) e peixes escombroides (quantidades excessivas de histamina em razão da refrigeração inadequada). A anafilaxia aguda por ingestão de alimentos pode ter uma apresentação similar. Os distúrbios que causam diarreia crônica também podem ser confundidos com diarreia aguda no início de sua evolução. Essa confusão pode ocorrer com doença inflamatória intestinal (DII) e algumas das outras diarreias crônicas inflamatórias que podem ter início abrupto em vez de insidioso e causam manifestações semelhantes a uma infecção.

ABORDAGEM AO PACIENTE

Diarreia aguda

A decisão de avaliar a diarreia aguda depende de sua gravidade e duração e dos vários fatores do hospedeiro (Fig. 46-3). A maioria dos episódios de diarreia aguda é leve e autolimitada e não justifica o custo e a taxa de morbidade em potencial das intervenções diagnósticas ou farmacológicas. As indicações para avaliação incluem diarreia profusa com desidratação, fezes francamente sanguinolentas, febre ≥ 38,5°C, duração > 48 horas sem melhora, uso recente de antibiótico, novos surtos na comunidade, dor abdominal grave associada em indivíduos com > 50 anos e pacientes idosos (idade ≥ 70 anos) ou imunossuprimidos. Em alguns casos de diarreia febril moderadamente grave associada a leucócitos fecais (ou com níveis fecais aumentados de proteínas leucocitárias, como a calprotectina) ou sangue visível nas fezes, uma avaliação diagnóstica poderia ser omitida em favor de uma prova terapêutica empírica com antibiótico (ver adiante).

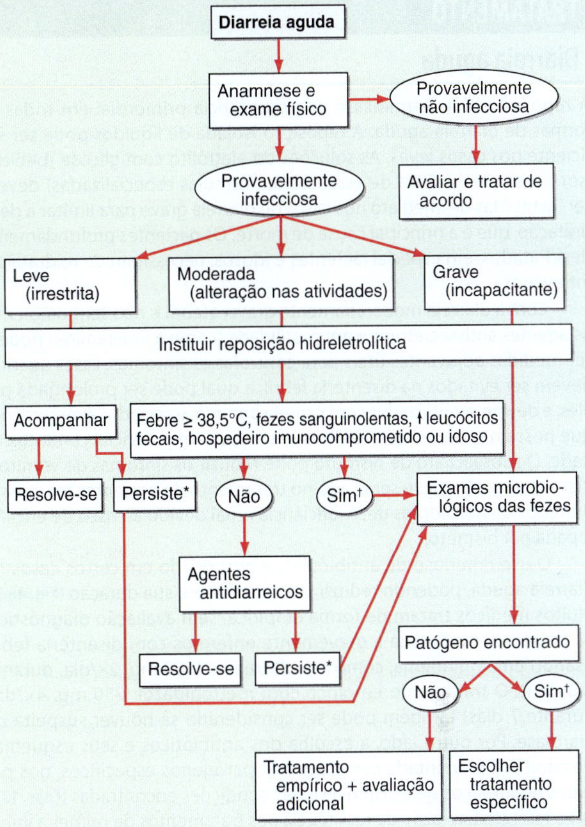

FIGURA 46-3 Algoritmo para o manejo da diarreia aguda. Antes da avaliação, considerar tratamento empírico com metronidazol (*) e quinolona (†).

A base do diagnóstico dos casos em que se suspeita de diarreia infecciosa aguda grave é a análise microbiológica das fezes. A investigação inclui culturas para patógenos bacterianos e virais, exame parasitológico das fezes e imunoensaios para determinadas toxinas bacterianas (*C. difficile*), antígenos virais (rotavírus) e protozoários (*Giardia*, *E. histolytica*). As associações clínicas e epidemiológicas mencionadas antes podem auxiliar na focalização da avaliação. Quando determinado patógeno ou grupo de possíveis patógenos é implicado dessa maneira, todo o painel de exames rotineiros pode ser desnecessário ou, em alguns casos, culturas especiais podem ser apropriadas (p. ex., *E. coli* êntero-hemorrágica e de outros tipos, espécies de *Vibrio* e *Yersinia*). O diagnóstico molecular de patógenos nas fezes pode ser feito pela identificação de sequências singulares de DNA, a evolução das tecnologias de *microarray* resultou em uma abordagem diagnóstica mais rápida, sensível, específica e custo-efetiva.

A diarreia persistente geralmente se deve à *Giardia* (Cap. 223), mas outros agentes etiológicos que devem ser considerados incluem *C. difficile* (especialmente quando tiverem sido administrados antibióticos), *E. histolytica*, *Cryptosporidium*, *Campylobacter* e outros. Quando os exames de fezes são inconclusivos, a sigmoidoscopia flexível com biópsias e a endoscopia alta com aspirado e biópsia duodenais podem estar indicadas. A diarreia de Brainerd é uma entidade cada vez mais reconhecida, que se caracteriza por início abrupto e que persiste por pelo menos 4 semanas, mas pode durar 1 a 3 anos, e acredita-se que seja de origem infecciosa. Essa condição pode estar associada à inflamação sutil do intestino delgado distal ou do cólon proximal.

O exame estrutural por sigmoidoscopia, colonoscopia ou tomografia computadorizada (TC) abdominal (ou outras técnicas radiológicas) pode ser apropriado aos pacientes com diarreia persistente não caracterizada, a fim de excluir DII, ou como abordagem inicial aos pacientes nos quais se suspeita de diarreia aguda não infecciosa (p. ex., a que poderia ser causada por colite isquêmica, diverticulite ou obstrução intestinal parcial).

TRATAMENTO
Diarreia aguda

A reposição hidreletrolítica é de importância primordial em todas as formas de diarreia aguda. A reposição isolada de líquidos pode ser suficiente nos casos leves. As soluções de eletrólito com glicose (bebidas isotônicas para prática de esportes ou fórmulas especializadas) devem ser instituídas de imediato nos casos de diarreia grave para limitar a desidratação, que é a principal causa de morte. Os pacientes profundamente desidratados, em especial lactentes e idosos, necessitam de reidratação intravenosa.

Com a diarreia moderadamente grave, afebril e não sanguinolenta, os agentes antissecretores e antimotilidade (como a loperamida) podem ser medidas adjuvantes úteis para controlar os sintomas. Esses agentes devem ser evitados na disenteria febril, a qual pode ser prolongada por eles, e devem ser utilizados com cautela quando associados a medicações que possam ter seus níveis séricos elevados com potencial cardiotoxicidade. O subsalicilato de bismuto pode reduzir os sintomas de vômito e diarreia, mas não deve ser usado no tratamento de pacientes imunossuprimidos ou portadores de insuficiência renal devido ao risco de encefalopatia por bismuto.

O uso criterioso de antibióticos é apropriado em certos casos de diarreia aguda, podendo reduzir sua gravidade e sua duração (Fig. 46-3). Muitos médicos tratam de forma empírica, sem avaliação diagnóstica, os pacientes moderada a gravemente enfermos com disenteria febril usando uma quinolona, como ciprofloxacino (500 mg, 2×/dia, durante 3-5 dias). O tratamento empírico com metronidazol (250 mg, 4×/dia, durante 7 dias) também pode ser considerado se houver suspeita de giardíase. Por outro lado, a escolha dos antibióticos e seus esquemas posológicos é orientada com base nos patógenos específicos, nos padrões geográficos de resistência e nas condições encontradas (Caps. 133, 161 e 165-171). Em razão da resistência aos tratamentos de primeira linha, fármacos mais novos como a nitazoxanida podem ser necessários para tratar infecções causadas por *Giardia* e *Cryptosporidium*. A cobertura com antibióticos está indicada, independentemente se for descoberto o agente etiológico, para os pacientes imunossuprimidos, aqueles que tenham valvas cardíacas mecânicas ou enxertos vasculares recentes ou sejam idosos. O subsalicilato de bismuto pode reduzir a frequência da diarreia do viajante. A profilaxia com antibiótico está indicada apenas para determinados pacientes que visitarão países de alto risco, nos quais a probabilidade ou gravidade da diarreia adquirida seja especialmente elevada, inclusive pacientes imunossuprimidos ou portadores de DII, hemocromatose ou acloridria gástrica. O uso de ciprofloxacino, azitromicina ou rifaximina pode diminuir em 90% a diarreia bacteriana desses viajantes, mas a rifaximina não é adequada para doença invasiva, mas sim como tratamento para diarreia do viajante sem complicações. Na maioria dos casos, a avaliação endoscópica tem pouca utilidade, exceto nos pacientes imunossuprimidos. Por fim, os médicos devem estar atentos para identificar se está ocorrendo um surto de diarreia e alertar imediatamente as autoridades sanitárias. Isso pode reduzir a população final acometida.

DIARREIA CRÔNICA

A diarreia que se estende por > 4 semanas exige avaliação para excluir uma patologia subjacente grave. Em contraste com a diarreia aguda, a maioria das causas de diarreia crônica não é de origem infecciosa. A classificação da diarreia crônica com base no mecanismo fisiopatológico facilita a abordagem racional ao tratamento, embora muitas doenças causem diarreia por mais de um mecanismo (Tab. 46-3).

Causas secretoras As diarreias secretoras são provocadas por distúrbios do transporte hidreletrolítico através da mucosa enterocolônica. Esses distúrbios caracterizam-se clinicamente por eliminações de fezes aquosas muito volumosas, indolores e que persistem com o jejum. Como não há soluto mal absorvido, a osmolalidade fecal é gerada pelos eletrólitos endógenos normais sem diferença osmótica nas fezes.

FÁRMACOS Efeitos colaterais da ingestão periódica de fármacos e toxinas são as causas secretoras mais comuns de diarreia crônica. Centenas de fármacos prescritos e adquiridos sem prescrição (ver, anteriormente, "Diarreia aguda, outras causas") podem causar diarreia. Também deve ser considerado o uso oculto ou habitual de laxantes estimulantes (p. ex., sene, cáscara, bisacodil, ácido ricinoleico [óleo de rícino]). O consumo crônico de etanol pode causar diarreia do tipo secretora devido à lesão dos enterócitos com comprometimento da absorção de sódio e água, bem como trânsito rápido e outras alterações. A ingestão inadvertida de determinadas toxinas ambientais (p. ex., arsênico) pode levar a formas crônicas, em vez de agudas, de diarreia. Certas infecções bacterianas às vezes podem persistir e estar associadas a uma diarreia do tipo secretora. A olmesartana (um bloqueador do receptor de angiotensina para uso oral) está associada à diarreia causada por uma enteropatia semelhante ao espru.

RESECÇÃO INTESTINAL, DOENÇA DA MUCOSA OU FÍSTULA ENTEROCÓLICA Essas condições podem resultar em diarreia do tipo secretora por causa da superfície inadequada para a reabsorção dos líquidos e eletrólitos secretados.

TABELA 46-3 ■ Principais causas de diarreia crônica de acordo com o mecanismo fisiopatológico predominante

Causas secretoras
Laxantes estimulantes exógenos
Ingestão crônica de etanol
Outros fármacos e toxinas
Laxantes endógenos (ácidos biliares di-hidroxílicos)
Diarreia secretora idiopática ou diarreia de ácido da bile
Certas infecções bacterianas
Ressecção, doença ou fístula intestinal (↓ absorção)
Obstrução intestinal parcial ou impactação fecal
Tumores produtores de hormônios (carcinoide, VIPoma, câncer medular da tireoide, mastocitose, gastrinoma, adenoma colorretal viloso)
Doença de Addison
Anomalias congênitas da absorção de eletrólitos
Causas osmóticas
Laxantes osmóticos (Mg^{2+}, PO_4^{-3}, SO_4^{-2})
Deficiência de lactase e outros dissacarídeos
Carboidratos não absorvíveis (sorbitol, lactulose, polietilenoglicol)
Intolerância a glúten e a FODMAP
Causas esteatorreicas
Má digestão intraluminal (insuficiência pancreática exócrina, proliferação bacteriana, cirurgia bariátrica, doença hepática)
Má absorção na mucosa (doença celíaca, doença de Whipple, infecções, abetalipoproteinemia, isquemia, enteropatia induzida por medicamento)
Obstrução pós-mucosa (obstrução dos vasos linfáticos primários ou secundários)
Causas inflamatórias
Doença inflamatória intestinal idiopática (doença de Crohn, colite ulcerativa crônica)
Colites linfocítica e do colágeno
Doença de mucosa imunorrelacionada (imunodeficiências primárias ou secundárias, alergia alimentar, gastrenterite eosinofílica, doença do enxerto contra o hospedeiro)
Infecções (bactérias invasivas, vírus e parasitas, diarreia de Brainerd)
Lesão causada por radiação
Neoplasias malignas gastrintestinais
Associada a distúrbios da motilidade
Síndrome do intestino irritável (incluindo SII pós-infecciosa)
Neuromiopatias viscerais
Hipertireoidismo
Fármacos (agentes pró-cinéticos)
Pós-vagotomia
Causas factícias
Síndrome de Münchausen
Transtornos alimentares
Causas iatrogênicas
Colecistectomia
Ressecção ileal
Cirurgia bariátrica
Vagotomia, fundoplicatura

Siglas: FODMAP, oligossacarídeos, dissacarídeos, monossacarídeos e polióis fermentáveis; SII, síndrome do intestino irritável.

Ao contrário das outras diarreias secretoras, esse subgrupo de afecções tende a agravar com a alimentação. Quando há doença (p. ex., ileíte de Crohn) ou ressecção de < 100 cm de íleo terminal, os ácidos biliares di-hidroxílicos podem deixar de ser absorvidos e estimulam a secreção no intestino grosso (diarreia colerreica). Esse mecanismo pode contribuir para a chamada *diarreia secretora idiopática ou diarreia de ácido biliar (DAB)*, na qual os ácidos biliares são funcionalmente mal absorvidos no íleo terminal de aspecto normal. Essa *má absorção idiopática de ácido biliar (MAB)* pode ser responsável por cerca de 40% das diarreias crônicas sem explicação. A regulação por *feedback* negativo reduzida de síntese de ácido da bile nos hepatócitos pelo fator de crescimento do fibroblasto 19 (FGF-19) produzido pelos enterócitos ileais resulta em um grau de síntese de ácido da bile que excede a capacidade normal para a reabsorção ileal, produzindo diarreia de ácido biliar. Outra causa de DAB é uma variação genética das proteínas receptoras (β-klotho e fator de crescimento dos fibroblastos 4) no hepatócito, que normalmente medeiam o efeito do FGF-19. A disfunção dessas proteínas impede a inibição da síntese de ácidos biliares no hepatócito por efeito do FGF-19. Outro mecanismo consiste em uma variante genética do receptor de ácidos biliares (TGR5) do cólon, que resulta em aceleração do trânsito colônico.

A obstrução intestinal parcial, a estenose de uma ostomia ou a impactação fecal podem levar, paradoxalmente, a um aumento do débito fecal devido à hipersecreção.

HORMÔNIOS Embora incomuns, os exemplos clássicos de diarreia secretora são as mediadas por hormônios. Os *tumores carcinoides gastrintestinais metastáticos* ou, raramente, os *carcinoides brônquicos primários* podem causar apenas diarreia aquosa, ou fazer parte da síndrome carcinoide que compreende rubor episódico, sibilos respiratórios, dispneia e cardiopatia valvar direita. A diarreia é causada pela liberação de secretagogos intestinais potentes na circulação, inclusive serotonina, histamina, prostaglandinas e diversas cininas. Lesões cutâneas semelhantes às da pelagra ocorrem raramente em consequência da hiperprodução de serotonina com depleção de niacina. O *gastrinoma* – um dos tumores neuroendócrinos mais comuns – apresenta-se com maior frequência com úlceras pépticas refratárias, mas até um terço dos pacientes tem diarreia, que pode ser a única manifestação clínica em 10% dos casos. Embora diversos secretagogos liberados com a gastrina possam desempenhar um papel, a diarreia resulta com mais frequência da má digestão lipídica decorrente da inativação das enzimas pancreáticas pelo pH intraduodenal baixo. A síndrome de diarreia aquosa com hipopotassemia e acloridria, também denominada *cólera pancreática*, deve-se a um adenoma pancreático de células não β (denominado *VIPoma*), que secreta VIP e uma variedade de outros hormônios peptídicos como polipeptídeo pancreático, secretina, gastrina, polipeptídeo inibidor de gastrina (também chamado peptídeo insulinotrópico dependente de glicose), neurotensina, calcitonina e prostaglandinas. Em muitos casos, a diarreia secretora é profusa e os volumes fecais ficam > 3 L/dia; existem casos relatados nos quais os volumes fecais chegaram a 20 L/dia. O VIPoma pode causar desidratação potencialmente fatal; disfunção neuromuscular associada à hipopotassemia, hipomagnesemia ou hipercalcemia; ruborização; e hiperglicemia. O *carcinoma medular da tireoide* pode manifestar-se com diarreia líquida provocada pela calcitonina, outros peptídeos secretores ou prostaglandinas. Em geral, a diarreia proeminente está associada à doença metastática e prognóstico reservado. A *mastocitose sistêmica*, que pode estar associada à lesão cutânea da urticária pigmentosa, pode causar diarreia secretora mediada por histamina ou inflamatória gerada por infiltração do intestino por mastócitos. Em casos raros, *adenomas colorretais vilosos* volumosos podem estar associados a diarreia secretora, que pode causar hipopotassemia, pode ser inibida por AINEs e, aparentemente, é mediada por prostaglandinas.

ANOMALIAS CONGÊNITAS DA ABSORÇÃO DE ÍONS Em casos raros, anomalias dos transportadores específicos associados à absorção de íons causam diarreia aquosa desde o nascimento. Esses distúrbios incluem os seguintes: permuta anormal de Cl^-/HCO_3^- (*cloridorreia congênita*) com alcalose (que resulta de uma mutação do gene *DRA* [infrarregulado no adenoma]) e permuta anormal de Na^+/H^+ (*diarreia congênita perdedora de sódio*), que resulta de uma mutação no gene *NHE3* (trocador de sódio-hidrogênio) e em acidose.

Algumas deficiências hormonais podem estar associadas à diarreia aquosa, incluindo a que ocorre na insuficiência do córtex suprarrenal (doença de Addison), que pode ser acompanhada de hiperpigmentação cutânea.

Causas osmóticas A diarreia osmótica acontece quando solutos ingeridos, pouco absorvíveis e osmoticamente ativos, atraem líquido suficiente para o lúmen para exceder a capacidade de reabsorção do cólon. A perda hídrica fecal aumenta proporcionalmente a essa carga de soluto. Em geral, a diarreia osmótica cessa com o jejum ou com a suspensão da ingestão oral do agente causador.

LAXANTES OSMÓTICOS A ingestão de antiácidos contendo magnésio, suplementos vitamínicos ou laxantes pode induzir diarreia osmótica caracterizada por uma diferença osmótica fecal (> 50 mOsmol/L): osmolaridade sérica (tipicamente de 290 mOsmol/kg) – [2 × (concentração fecal de sódio + potássio)]. A determinação da osmolaridade fecal não é mais recomendada porque, mesmo quando é realizada imediatamente depois da evacuação, pode ser inacurada visto que os carboidratos são metabolizados por bactérias colônicas, o que causa aumento na osmolaridade.

MÁ ABSORÇÃO DE CARBOIDRATOS A má absorção de carboidratos decorrente de anormalidades congênitas ou adquiridas das dissacaridases da borda ciliada e de outras enzimas resulta em diarreia osmótica com pH baixo. Uma das causas mais comuns de diarreia crônica dos adultos é a *deficiência de lactase*, que acomete três quartos das populações não brancas de todo o mundo e 5 a 30% dos americanos; a quantidade total de lactose ingerida em determinado momento determina os sintomas apresentados. A maioria dos pacientes aprende a evitar laticínios sem precisar de tratamento com suplementos enzimáticos. Alguns açúcares como sorbitol, lactulose ou frutose frequentemente são mal absorvidos, de modo que a diarreia ocorre com a ingestão de fármacos, gomas de mascar ou doces que contenham estes açúcares mal ou parcialmente absorvidos.

INTOLERÂNCIA AO GLÚTEN E AOS FODMAP Diarreia crônica, distensão abdominal por gases e dor abdominal são considerados sintomas da intolerância ao glúten não celíaca (que está associada à anormalidade da função de barreira do intestino delgado ou grosso) e da intolerância aos oligossacarídeos, dissacarídeos, monossacarídeos e poliol fermentáveis (FODMAP). Os efeitos dessa última intolerância são atribuídos a uma interação entre a microbiota GI e os nutrientes.

Causas esteatorreicas A má absorção de lipídeos pode induzir diarreia com fezes gordurosas de odor fétido e difíceis de escoar, frequentemente associada a emagrecimento e deficiências nutricionais decorrentes da má absorção concomitante de aminoácidos e vitaminas. O aumento do débito fecal é causado pelos efeitos osmóticos dos ácidos graxos, especialmente depois da hidroxilação bacteriana e, em menor extensão, pela carga de lipídeos neutros. Em termos quantitativos, a esteatorreia é definida como nível de gordura fecal superior à taxa normal de 7 g/dia; a diarreia de trânsito rápido pode resultar em gordura fecal de até 14 g/dia; a gordura fecal diária alcança em média 15 a 25 g nas doenças do intestino delgado e, em geral, é > 32 g na insuficiência pancreática exócrina. Má digestão intraluminal, má absorção da mucosa ou obstrução linfática pode causar esteatorreia.

MÁ DIGESTÃO INTRALUMINAL É um distúrbio que resulta mais comumente da insuficiência pancreática exócrina, que ocorre quando > 90% da função secretora pancreática são perdidos. A *pancreatite crônica*, geralmente uma sequela do abuso de etanol, provoca insuficiência pancreática com maior frequência. Outras causas são *fibrose cística*, *obstrução do ducto pancreático* e, raramente, *somatostatinoma*. A proliferação bacteriana excessiva no intestino delgado pode desconjugar os ácidos biliares e alterar a formação dos micélios, dificultando a digestão das gorduras; isso ocorre com a estase dentro de uma alça cega, divertículo de intestino delgado ou distúrbio da motilidade e é especialmente provável no idoso. Por fim, cirrose ou obstrução biliar pode acarretar esteatorreia leve devido à concentração intraluminal deficiente de ácidos biliares.

MÁ ABSORÇÃO NA MUCOSA A má absorção na mucosa pode ser atribuída a diversas enteropatias, porém ocorre com mais frequência devido à *doença celíaca*. Essa enteropatia sensível ao glúten acomete pessoas de todas as idades e caracteriza-se por atrofia das vilosidades e hiperplasia das criptas do intestino delgado proximal, podendo apresentar-se com diarreia gordurosa associada a múltiplas deficiências nutricionais de gravidade variável. A doença celíaca é muito mais frequente que se pensava antes; essa doença acomete cerca de 1% da população e frequentemente não causa esteatorreia, pode simular a SII e tem muitas outras manifestações GIs e extraintestinais. O *espru tropical* pode causar uma síndrome histológica e clinicamente similar, mas ocorre em residentes ou pessoas que viajam para climas tropicais; seu início abrupto e a resposta aos antibióticos sugerem uma etiologia infecciosa. A *doença de Whipple*, devida ao bacilo *Tropheryma whipplei* e à infiltração histiocítica da mucosa do intestino delgado, é uma causa menos comum de esteatorreia e, na maioria dos casos, acomete homens jovens e de meia-idade; esta doença frequentemente está associada a artralgias, febre, linfadenopatia e fadiga extrema, além de poder afetar o SNC e o endocárdio. Um quadro clínico e histológico similar resulta da infecção por *Mycobacterium avium-intracellulare* nos pacientes com Aids. *Abetalipoproteinemia* é uma anomalia rara da formação dos quilomícrons com má absorção de lipídeos nas crianças e está associada a eritrócitos acantocíticos, ataxia e retinite pigmentosa. Vários outros distúrbios podem causar má absorção na mucosa, incluindo infecções (especialmente por protozoários, como *Giardia*); vários fármacos (p. ex., olmesartana, micofenolato de mofetila, colchicina, colestiramina, neomicina); enteropatias idiopáticas, amiloidose; e isquemia crônica.

DIARREIA PÓS-OBSTRUÇÃO LINFÁTICA DA MUCOSA A fisiopatologia desse distúrbio decorrente da forma rara de *linfangiectasia intestinal congênita* ou *obstrução linfática adquirida* secundária a um traumatismo, tumor, doença cardíaca ou infecção, acarreta uma síndrome singular de má absorção lipídica com perdas entéricas de proteína (muitas vezes causando edema) e linfocitopenia. A absorção de carboidratos e aminoácidos não é afetada.

Causas inflamatórias As diarreias inflamatórias são geralmente acompanhadas de febre, dor, sangramento ou outras manifestações de inflamação. O mecanismo da diarreia pode ser não apenas a exsudação, mas, dependendo do local da lesão, pode incluir má absorção lipídica, redução da absorção hidreletrolítica e hipersecreção ou hipermotilidade decorrente da liberação de citocinas e outros mediadores inflamatórios. A anormalidade comum na análise fecal é a presença de leucócitos ou de proteínas derivadas de leucócitos (p. ex., calprotectina). Quando a inflamação é grave, a perda proteica exsudativa pode acarretar anasarca (edema generalizado). Qualquer pessoa de meia-idade ou idosa com diarreia crônica do tipo inflamatório, especialmente com sangue, deve ser cuidadosamente avaliada para excluir um tumor colorretal.

DOENÇA INFLAMATÓRIA INTESTINAL IDIOPÁTICA As doenças desse tipo, incluindo *doença de Crohn* e *colite ulcerativa crônica*, estão entre as causas orgânicas mais comuns da diarreia crônica dos adultos e sua gravidade varia de leve a fulminante e potencialmente fatal. Essas doenças podem estar associadas a uveíte, poliartralgias, doença hepática colestática (colangite esclerosante primária) e lesões cutâneas (eritema nodoso, pioderma gangrenoso). *Colite microscópica*, termo que inclui tanto a *colite* do *colágeno* quanto a linfocítica, é uma causa cada vez mais reconhecida de diarreia aquosa crônica, especialmente em mulheres de meia-idade e pacientes que usam AINEs, estatinas, inibidores da bomba de próton (IBPs) e inibidores seletivos da recaptação de serotonina (ISRSs); a biópsia do cólon de aspecto normal é essencial para o diagnóstico histológico. A doença pode coexistir com sintomas sugestivos de SII ou doença celíaca, ou enteropatia induzida por fármaco. Nos casos típicos, essa doença responde bem aos anti-inflamatórios (p. ex., bismuto), ao agonista opioide loperamida ou à budesonida.

FORMAS PRIMÁRIAS OU SECUNDÁRIAS DE IMUNODEFICIÊNCIA A imunodeficiência pode acarretar diarreia infecciosa prolongada. Com a deficiência seletiva de IgA ou a *hipogamaglobulinemia* variável comum, a diarreia é particularmente prevalente e, com frequência, resulta de giardíase, proliferação bacteriana excessiva ou espru.

GASTRENTERITE EOSINOFÍLICA A infiltração eosinofílica da mucosa, da camada muscular da mucosa ou da serosa em qualquer segmento do trato GI pode provocar diarreia, dor, vômitos ou ascite. Com frequência, os pacientes acometidos referem história de atopia, cristais de Charcot-Leyden decorrentes do conteúdo eosinofílico expelido podem ser observados ao exame microscópico das fezes e há eosinofilia periférica em 50 a 75% dos pacientes. Embora a hipersensibilidade a determinados alimentos ocorra em adultos, a alergia alimentar verdadeira causando diarreia crônica é rara.

OUTRAS CAUSAS A diarreia inflamatória crônica pode ser provocada por *enterocolite pós-irradiação, doença do enxerto contra o hospedeiro crônica*, enteropatias autoimunes ou idiopáticas, *síndrome de Behçet* e *síndrome de Cronkhite-Canada*, entre outras.

Diarreia associada a distúrbios da motilidade Um trânsito rápido pode acompanhar muitas diarreias como fenômeno secundário ou cofator, mas o distúrbio primário da motilidade intestinal é uma etiologia incomum de diarreia verdadeira. Com frequência, as anormalidades fecais sugerem diarreia secretora, mas a esteatorreia leve de até 14 g de gorduras por dia pode ser induzida por má digestão secundária apenas de um trânsito rápido. *Hipertireoidismo, síndrome carcinoide* e certos fármacos (p. ex., prostaglandinas, agentes procinéticos) podem causar hipermotilidade com resultante diarreia. As neuromiopatias viscerais primárias ou a pseudo-obstrução intestinal adquirida idiopática pode ocasionar estase com proliferação bacteriana secundária, que causa diarreia. A *diarreia diabética*, frequentemente acompanhada de neuropatias autonômicas periféricas e generalizadas, pode ser parcialmente atribuída ao distúrbio da motilidade intestinal.

A SII é extremamente comum (prevalência pontual de 10%, incidência de 1-2% ao ano) e caracteriza-se por anormalidades das respostas sensitivas e motoras dos intestinos delgado e grosso a diversos estímulos. Em geral, os sintomas associados ao aumento da frequência das evacuações geralmente desaparecem à noite, alternam com períodos de constipação, são acompanhados de dor abdominal aliviada com a defecação e raramente resultam em perda de peso.

Causas factícias A diarreia factícia é responsável por até 15% das diarreias inexplicadas encaminhadas aos centros de assistência terciária. Seja como um tipo de *síndrome de Münchausen* (fingimento ou autolesão para obter ganho secundário) ou *transtornos alimentares*, alguns pacientes tomam dissimuladamente laxantes por conta própria, isoladamente ou em combinação com outros fármacos (p. ex., diuréticos), ou acrescentam ocultamente água ou urina nas fezes enviadas para análise. Esses pacientes comumente são mulheres, na maioria das vezes com história de doença psiquiátrica e frequentemente trabalham na área da saúde. Hipotensão e hipopotassemia são achados coexistentes comuns. A avaliação desses pacientes pode ser difícil: a contaminação das fezes com água ou urina pode ser sugerida por uma osmolaridade fecal muito baixa ou alta, respectivamente. Com frequência, esses pacientes negam tal possibilidade quando são questionados, mas melhoram com aconselhamento psiquiátrico quando reconhecem seu comportamento.

ABORDAGEM AO PACIENTE

Diarreia crônica

São vários os recursos laboratoriais disponíveis para avaliar o problema muito comum da diarreia crônica, porém muitos são dispendiosos e invasivos. Por essa razão, a avaliação diagnóstica deve ser racionalmente dirigida por uma anamnese e um exame físico minuciosos (Fig. 46-4). Quando essa estratégia nada revela, com frequência os exames de triagem simples estão indicados para direcionar a escolha de exames mais complexos (Fig. 46-4). A anamnese, o exame físico (Tab. 46-4) e os exames de sangue rotineiros devem tentar caracterizar o mecanismo da diarreia, identificar as associações valiosas para o diagnóstico e avaliar os estados hidreletrolítico e nutricional do paciente. Os pacientes devem ser interrogados quanto a início, duração, padrão, fatores agravantes (especialmente a dieta) e atenuantes, bem como sobre as características das fezes diarreicas. Deve-se observar a presença ou ausência de incontinência fecal, febre, perda ponderal, dor, determinadas exposições (viagem, fármacos, contatos com diarreia) e as manifestações extraintestinais comuns (alterações cutâneas, artralgias, úlceras orais). Uma história familiar de DII ou doença celíaca pode indicar essas possibilidades. As anormalidades do exame físico podem oferecer indícios, incluindo uma massa tireóidea, sibilos respiratórios, sopros cardíacos, edema, hepatomegalia, massas abdominais, linfadenopatia, anormalidades mucocutâneas, fístulas perianais ou flacidez do esfincter anal. Os pacientes podem ter leucocitose no sangue periférico, elevação da velocidade de sedimentação ou proteína C-reativa, que sugerem inflamação; anemia secundária à perda sanguínea ou às deficiências nutricionais; ou eosinofilia, que pode ocorrer com parasitoses, neoplasia, doença vascular do colágeno, alergia ou gastrenterite eosinofílica. A bioquímica sanguínea pode mostrar distúrbios eletrolíticos, hepáticos ou outros distúrbios metabólicos. A pesquisa de anticorpos IgA antitransglutaminase tecidual pode ajudar a detectar doença celíaca. A diarreia de ácidos biliares é confirmada por um teste cintilográfico de retenção de ácido biliar marcado radioativamente; contudo, este exame não está disponível em muitos países. As abordagens alternativas são um teste de tipagem sanguínea (C4 ou FGF-19 sérico), determinação dos ácidos biliares fecais ou

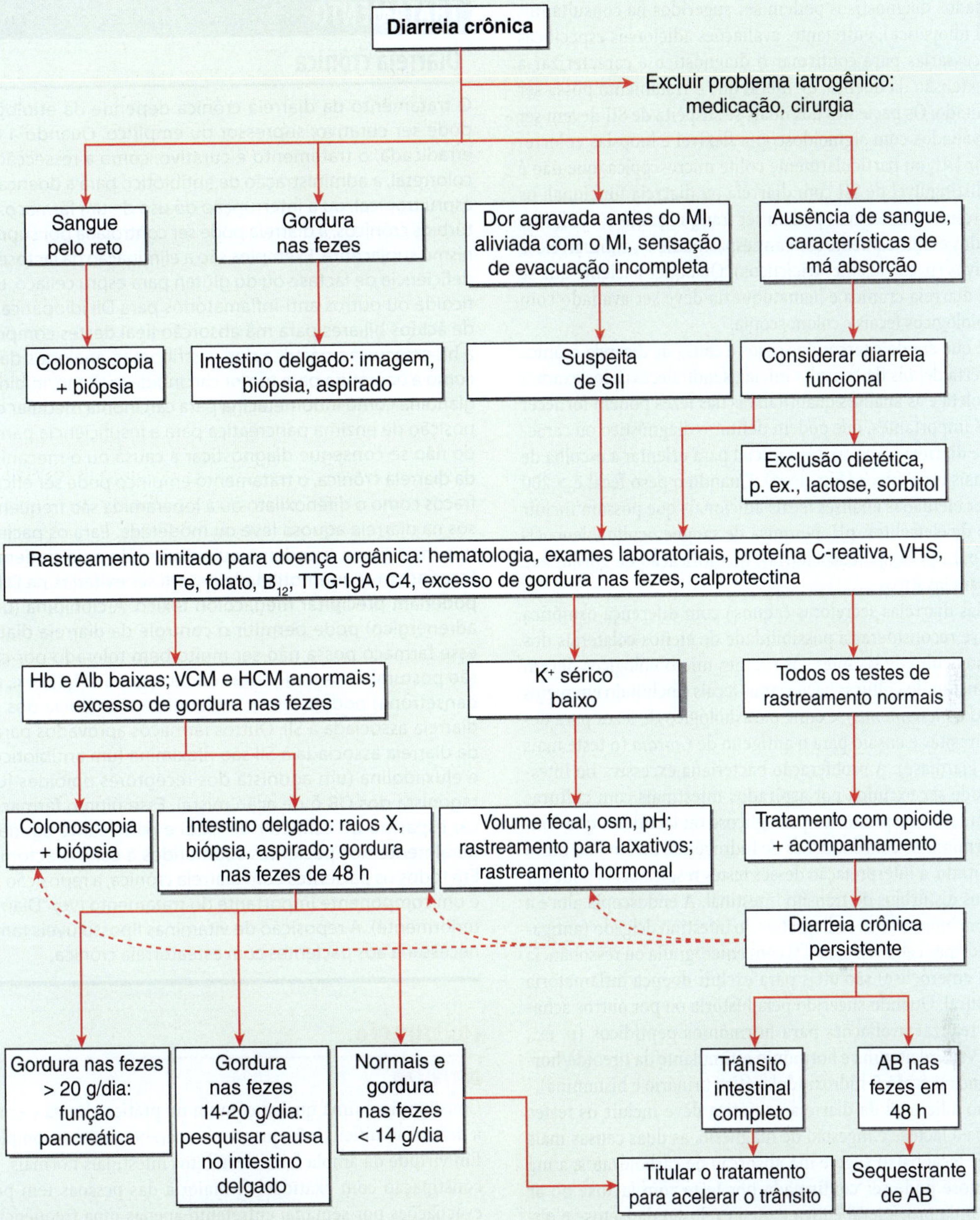

FIGURA 46-4 **Algoritmo para o manejo da diarreia crônica.** Os pacientes passam por uma avaliação inicial baseada nas diversas apresentações sintomáticas, resultando na seleção dos casos que precisam fazer exames de imagem, biópsias e alguns testes de rastreamento para doenças orgânicas. Alb, albumina; AB, ácido biliar; MI, movimento intestinal; C4, 7α-hidróxi-4-colesteno-3-ona; VHS, velocidade de hemossedimentação; Hb, hemoglobina; SII, síndrome do intestino irritável; HCM, hemoglobina corpuscular média; VCM, volume corpuscular médio; osm, osmolalidade; TTG, transglutaminase tecidual. *(Reproduzida com permissão de M Camilleri, JH Sellin, KE Barrett: Pathophysiology, evaluation, and management of chronic watery diarrhea. Gastroenterology 152:515, 2017.)*

TABELA 46-4 ■ Exame físico nos pacientes com diarreia crônica

1. O paciente tem anormalidades gerais sugestivas de má absorção ou doença inflamatória intestinal (DII), incluindo anemia, dermatite herpetiforme, edema ou baqueteamento digital?
2. O paciente tem anormalidades sugestivas de neuropatia autonômica ou doença vascular do colágeno subjacente como ortotase, alterações nas pupilas, pele, mãos ou articulações?
3. O paciente tem uma massa ou hipersensibilidade abdominal?
4. O paciente tem anormalidades na mucosa retal, alterações retais ou distúrbios da função do esfincter anal?
5. O paciente tem manifestações mucocutâneas de doença sistêmica, como dermatite herpetiforme (doença celíaca), eritema nodoso (colite ulcerativa), rubor (carcinoide) ou úlceras orais indicativas de DII ou doença celíaca?

uma prova terapêutica com um sequestrante de ácido biliar (p. ex., colestiramina, colestipol ou colesevelam).

Uma prova terapêutica costuma ser apropriada, definitiva e tem uma razão custo-benefício altamente favorável quando um diagnóstico específico é sugerido na primeira consulta médica. Por exemplo, diarreia aquosa crônica que cessa com jejum em um adulto jovem sadio nos demais aspectos pode justificar uma prova terapêutica por dieta com restrição de lactose; distensão por gases e diarreia persistente após uma excursão de montanhismo também justificam uma prova terapêutica com metronidazol para o diagnóstico provável de giardíase; e diarreia pós-prandial persistente após ressecção do íleo terminal pode decorrer de má absorção de ácidos biliares e deve ser tratada com colestiramina, colestipol ou colesevelam antes de uma investigação mais detalhada. A persistência dos sintomas exige exames adicionais.

Determinados diagnósticos podem ser sugeridos na consulta inicial (p. ex., DII idiopática); entretanto, avaliações adicionais específicas podem ser necessárias para confirmar o diagnóstico e caracterizar a gravidade ou extensão da doença, de modo que o tratamento possa ser mais bem orientado. Os pacientes nos quais se suspeita de SII devem ser inicialmente avaliados com sigmoidoscopia flexível e biópsias colorretais para excluir DII, ou particularmente colite microscópica, que não é clinicamente distinguível de SII com diarreia ou diarreia funcional; os pacientes com resultados normais podem ser tranquilizados e, conforme indicado, tratados empiricamente com antiespasmódicos, antidiarreicos ou antidepressivos (p. ex., agentes tricíclicos). Qualquer paciente que se apresente com diarreia crônica e hematoquezia deve ser avaliado com exames microbiológicos fecais e colonoscopia.

Estima-se que em dois terços dos casos a causa de diarreia crônica permanece incerta depois da consulta inicial, sendo necessários exames adicionais. A coleta e as análises quantitativas das fezes podem fornecer dados objetivos importantes, que podem definir o diagnóstico ou caracterizar o tipo de diarreia como triagem inicial para orientar a escolha de exames adicionais específicos (Fig. 46-4). Quando o peso fecal é > 200 g/dia, devem ser efetuadas análises fecais adicionais que possam incluir a concentração de eletrólitos, pH, pesquisa de sangue oculto e leucócitos (ou ensaio para proteína leucocitária), quantificação de gorduras e rastreamento para laxativos.

No caso das diarreias secretoras (aquosa com diferença osmótica normal), deve-se reconsiderar a possibilidade de efeitos colaterais dos fármacos ou uso oculto de laxantes. Os exames microbiológicos devem ser realizados, incluindo culturas bacterianas fecais (incluindo em meios para *Aeromonas* e *Plesiomonas*), exame parasitológico de fezes para detectar ovos e parasitas e ensaio para o antígeno de *Giardia* (o teste mais sensível para a giardíase). A proliferação bacteriana excessiva no intestino delgado pode ser excluída por aspirados intestinais com culturas quantitativas ou testes respiratórios para glicose ou lactulose, que consistem em determinar as concentrações de hidrogênio, metano ou outro metabólito. Contudo, a interpretação desses testes respiratórios pode ser confundida pelos distúrbios do trânsito intestinal. A endoscopia alta e a colonoscopia com biópsias e as radiografias do intestino delgado (antigamente com bário, mas cada vez mais TC com enterografia ou ressonância magnética com enteróclise) são úteis para excluir doença inflamatória oculta ou estrutural. Quando sugerido pela história ou por outros achados, devem-se realizar avaliações para hormônios peptídicos (p. ex., gastrina sérica, VIP, calcitonina e hormônio estimulante da tireoide/hormônio tireoidiano ou ácido 5-hidroxindolacético urinário e histamina).

A avaliação adicional da diarreia osmótica deve incluir os testes para intolerância à lactose e ingestão de magnésio, as duas causas mais comuns. Um pH fecal baixo sugere má absorção de carboidratos; a má absorção de lactose pode ser confirmada por teste com lactose no ar exalado ou por uma prova terapêutica com a exclusão da lactose e observação do efeito de uma carga de lactose (p. ex., 1 L de leite). A determinação da lactase em uma biópsia de intestino delgado geralmente não está disponível. Quando os níveis fecais de magnésio ou laxativo estão elevados, deve-se considerar a ingestão inadvertida ou oculta e solicitar um parecer psiquiátrico.

Para os pacientes com diarreia gordurosa comprovada, deve-se realizar endoscopia com biópsia de intestino delgado (incluindo aspirado para culturas quantitativas, se disponíveis); quando esse procedimento é inconclusivo, a radiografia do intestino delgado comumente é a próxima etapa recomendada. Quando os exames do intestino delgado são negativos ou há suspeita de doença pancreática, a insuficiência pancreática exócrina deve ser excluída por testes diretos como o de estimulação com secretina-colecistocinina, ou uma variação que poderia ser feita por via endoscópica. Em geral, os testes indiretos (p. ex., ensaio para elastase fecal ou atividade da quimotripsina fecal, ou teste com bentiromida) não têm sido usados em razão de sua sensibilidade e especificidade baixas.

As diarreias inflamatórias crônicas devem ser consideradas quando há sangue ou leucócitos nas fezes. Essas anormalidades justificam a realização de coproculturas; a pesquisa de ovos e parasitas; um ensaio para toxina do *C. difficile*; colonoscopia com biópsias; e, se houver indicação, exames contrastados do intestino delgado.

TRATAMENTO
Diarreia crônica

O tratamento da diarreia crônica depende da etiologia específica e pode ser curativo, supressor ou empírico. Quando a causa pode ser erradicada, o tratamento é curativo, como a ressecção de um câncer colorretal, a administração de antibiótico para a doença de Whipple ou espru tropical, ou a interrupção do uso de um fármaco. Em muitos distúrbios crônicos, a diarreia pode ser controlada por supressão do mecanismo subjacente. Exemplos são a eliminação da lactose alimentar para deficiência de lactase ou do glúten para espru celíaco, uso de glicocorticoide ou outros anti-inflamatórios para DII idiopática, sequestrantes de ácidos biliares para má absorção ileal destes compostos, IBPs para a hipersecreção gástrica dos gastrinomas, análogos da somatostatina como a ocreotida para tumor carcinoide maligno, inibidores da prostaglandina como indometacina para carcinoma medular da tireoide e reposição de enzima pancreática para a insuficiência pancreática. Quando não se consegue diagnosticar a causa ou o mecanismo específico da diarreia crônica, o tratamento empírico pode ser eficaz. Os opiáceos fracos como o difenoxilato ou a loperamida são frequentemente valiosos na diarreia aquosa leve ou moderada. Para os pacientes com diarreia mais grave, a codeína ou a tintura de ópio podem ser benéficas. Esses agentes antimotilidade devem ser evitados na DII grave, porque poderiam precipitar megacólon tóxico. A clonidina (um agonista α_2-adrenérgico) pode permitir o controle da diarreia diabética, embora esse fármaco possa não ser muito bem tolerado por causar hipotensão postural. Os antagonistas do receptor 5-HT_3 (p. ex., alosetrona, ondansetrona) podem aliviar a diarreia e a urgência dos pacientes com diarreia associada à SII. Outros fármacos aprovados para o tratamento da diarreia associada à SII são rifaximina (um antibiótico inabsorvível) e eluxadolina (um agonista dos receptores opioides [OR] μ e κ e antagonista dos OR δ de ação mista). Esse último fármaco pode provocar espasmo do esfincter de Oddi e pancreatite aguda subsequente, geralmente nos pacientes submetidos à colecistectomia no passado. Em todos os pacientes com diarreia crônica, a reposição hidreletrolítica é um componente importante do tratamento (ver "Diarreia aguda", anteriormente). A reposição de vitaminas lipossolúveis também pode ser necessária aos pacientes com esteatorreia crônica.

CONSTIPAÇÃO
DEFINIÇÃO

Constipação é uma queixa comum na prática clínica e em geral se refere à defecação difícil, infrequente ou aparentemente incompleta persistente. Em virtude da ampla faixa de hábitos intestinais normais, é difícil definir constipação com exatidão. A maioria das pessoas tem pelo menos três evacuações por semana; entretanto apenas uma frequência reduzida das evacuações não é um critério suficiente para o diagnóstico de constipação. Muitos pacientes com constipação têm frequência normal de evacuações, mas queixam-se de esforço excessivo, fezes endurecidas, plenitude abdominal inferior ou sensação de evacuação incompleta. Os sintomas de cada paciente devem ser analisados em detalhes para determinar o que é compreendido como "constipação" ou "dificuldade" à defecação.

A forma e a consistência das fezes correlacionam-se bem com o intervalo de tempo transcorrido desde a defecação anterior. Fezes endurecidas e arredondadas ocorrem com trânsito lento, enquanto fezes aquosas e amolecidas estão associadas a um trânsito rápido. É mais difícil expelir tanto fezes arredondadas quanto um volume fecal muito grande do que eliminar fezes normais.

A percepção de fezes endurecidas ou esforço excessivo é mais difícil de avaliar de maneira objetiva, e a necessidade de enemas ou desobstrução digital é um meio clinicamente útil para confirmar as percepções do paciente de defecação difícil.

Fatores psicossociais ou culturais também podem ser importantes. Uma pessoa cujos pais atribuíam muita importância à evacuação diária ficará muito preocupada quando não conseguir evacuar 1 vez por dia; algumas crianças prendem a evacuação para chamar a atenção ou por medo de dor decorrente da irritação anal; e alguns adultos costumam ignorar ou adiar a defecação.

CAUSAS

Fisiopatologicamente, a constipação crônica geralmente resulta da ingestão inadequada de fibra ou líquidos, ou de distúrbios do trânsito colônico ou da função retal. Essas alterações são causadas por distúrbios neurogastrenterológicos, determinados fármacos e idade avançada, ou estão associadas a um grande número de doenças sistêmicas que afetam o trato GI (Tab. 46-5). Constipação de início recente pode ser um sintoma de doença orgânica significativa, incluindo tumor, irritação ou estenose anorretais. Na *constipação idiopática*, um subgrupo de pacientes tem esvaziamento tardio dos cólons ascendente e transverso com prolongamento do trânsito (frequentemente no cólon proximal) e frequência reduzida das CPAA propulsivas. A *obstrução da via de saída para defecação* (também chamada de *distúrbios da evacuação*) é responsável por cerca de um quarto dos casos de constipação atendidos no nível de cuidado terciário e pode retardar o trânsito colônico, o que é geralmente corrigido pela reeducação da defecção desordenada por *biofeedback*. A constipação de qualquer etiologia pode ser exacerbada por hospitalização ou doenças crônicas que acarretam comprometimento físico ou mental e resultam em inatividade ou imobilidade física.

ABORDAGEM AO PACIENTE

Constipação intestinal

Uma anamnese minuciosa deve explorar os sintomas do paciente e confirmar se ele realmente está com constipação com base na frequência (p. ex., menos de três evacuações por semana), consistência (endurecida/em forma de caroço), esforço excessivo, tempo de defecação prolongado ou necessidade de apoiar o períneo ou manipulação digital do segmento anorretal para facilitar a evacuação das fezes. Esses últimos ítens identificados na anamnese sugerem a presença de um distúrbio evacuatório retal. Na grande maioria dos casos (provavelmente > 90%), não existe uma causa subjacente (p. ex., câncer, depressão ou hipotireoidismo) e a constipação melhora com hidratação abundante, exercício e suplementação da dieta com fibras (15-25 g/dia). Uma história detalhada da ingestão dietética e dos fármacos usados e a consideração dos aspectos psicossociais são fundamentais. O exame físico e, particularmente, um exame retal, é mandatório e deve excluir impactação fecal e a maior parte das doenças importantes que se apresentam com a constipação e pode indicar alterações sugestivas de um distúrbio da evacuação (p. ex., hipertonia do esfincter anal, falha na descida perineal, contração paradoxal do músculo puborretal ou dor puborretal durante o esforço para simular a evacuação de fezes).

Emagrecimento, sangramento retal ou anemia com constipação tornam obrigatória uma sigmoidoscopia flexível com enema de bário ou colonoscopia isolada, principalmente em pacientes com > 40 anos, para excluir doenças estruturais, como câncer ou estenoses. A colonoscopia isolada tem uma relação de custo-benefício mais favorável nesse contexto, porque oferece a oportunidade de biopsiar lesões da mucosa, realizar polipectomia ou dilatar estenoses. O enema baritado apresenta vantagens sobre a colonoscopia no paciente com constipação isolada, porque é menos dispendioso e identifica a dilatação colônica e todas as lesões ou estenoses significativas da mucosa, que estão possivelmente implicadas na constipação. A melanose colônica, ou pigmentação da mucosa do cólon, indica o uso de laxantes do tipo antraquinona, como cáscara ou sene; entretanto isto fica geralmente evidenciado a partir de uma anamnese cuidadosa. Um distúrbio inesperado, como megacólon ou cólon catártico, também pode ser detectado por meio de radiografias do intestino grosso. A determinação dos níveis séricos de cálcio, potássio e hormônio estimulante da tireoide identifica os raros pacientes com distúrbios metabólicos.

Os pacientes com constipação mais problemática podem não responder apenas à suplementação de fibras e podem melhorar com um esquema de treinamento do intestino, que envolve o uso de um laxante osmótico (p. ex., sais de magnésio, lactulose, sorbitol, polietilenoglicol) ou evacuar com enema ou supositório (p. ex., glicerina ou bisacodil) quando necessário. Depois do desjejum, o paciente deve ser incentivado a ficar um período de 15 a 20 minutos sem distração no vaso sanitário e sem fazer esforço. O esforço excessivo pode levar ao desenvolvimento de hemorroidas e, quando há fraqueza do assoalho pélvico ou lesão do nervo pudendo, pode resultar em obstrução da defecação em consequência da síndrome do períneo descendente vários anos depois. Os poucos pacientes que não melhoram com as medidas simples descritas anteriormente, ou que necessitam de tratamento prolongado ou não melhoram com laxantes potentes, devem passar por uma investigação mais detalhada (Fig. 46-5). Fármacos novos que induzem a secreção (p. ex., lubiprostona, um ativador do canal de cloro; ou linaclotida, um agonista do guanilato-ciclase C que ativa a secreção de cloro) também estão disponíveis.

TABELA 46-5 ■ Causas de constipação em adultos

Tipos de constipação e causas	Exemplos
Início recente	
Obstrução colônica	Neoplasia; estenose: isquêmica, diverticular, inflamatória
Espasmo do esfincter anal	Fissura anal, hemorroidas dolorosas
Fármacos	
Crônica	
Síndrome do intestino irritável	Constipação predominante ou alternada
Fármacos	Bloqueadores do Ca^{2+}, antidepressivos
Pseudo-obstrução colônica	Constipação por trânsito lento, megacólon (raro nas doenças de Hirschsprung e Chagas)
Distúrbios da evacuação retal	Disfunção do assoalho pélvico; anismo; síndrome do períneo descendente; prolapso da mucosa retal; retocele
Endocrinopatias	Hipotireoidismo, hipercalcemia, gravidez
Transtornos psiquiátricos	Depressão, transtornos alimentares, fármacos
Doença neurológica	Parkinsonismo, esclerose múltipla, lesão da medula espinal
Doença muscular generalizada	Esclerose sistêmica progressiva

INVESTIGAÇÃO DA CONSTIPAÇÃO GRAVE

Uma pequena minoria (provavelmente < 5%) dos pacientes tem constipação "intratável" ou grave; cerca de 25% têm distúrbios de evacuação. Esses são os pacientes com maior probabilidade de serem atendidos por gastrenterologistas ou em centros de referência. Em alguns casos, a observação

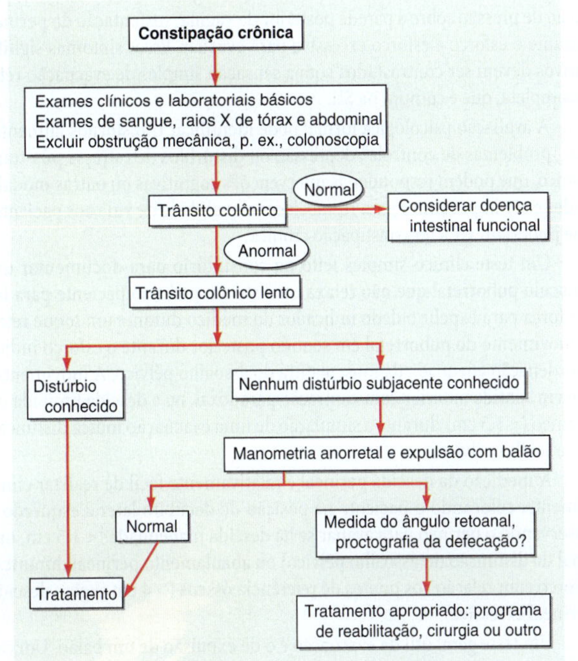

FIGURA 46-5 **Algoritmo para o manejo da constipação.**

mais detalhada do paciente revela uma causa previamente despercebida, como um distúrbio da evacuação, abuso de laxante, simulação ou transtorno psicológico. Nesses pacientes, exames recentes sugerem que as avaliações da função fisiológica do cólon e do assoalho pélvico, bem como do estado psicológico, auxiliem na escolha racional do tratamento. Mesmo entre esses pacientes altamente selecionados com constipação grave, uma causa pode ser identificada em apenas cerca de um terço dos encaminhamentos a centros terciários; os casos restantes são diagnosticados como portadores de constipação de trânsito normal. Como os distúrbios evacuatórios também retardam o trânsito colônico através do cólon esquerdo ou todo o cólon, o teste anorretal ou do assoalho pélvico deve preceder as mensurações do trânsito se houver suspeita clínica de um distúrbio evacuatório. Se um distúrbio evacuatório for identificado no teste, o trânsito colônico pode ser desnecessário.

Avaliação do trânsito colônico Os testes de trânsito com um marcador radiopaco são fáceis, podem ser repetidos, geralmente são seguros, baratos, confiáveis e altamente aplicáveis na avaliação de pacientes com constipação na prática clínica. Vários métodos validados são muito simples. Por exemplo, os marcadores radiopacos são ingeridos e uma radiografia simples do abdome obtida 5 dias depois deve indicar a eliminação de 80% dos marcadores para fora do cólon sem o uso de laxantes ou enemas. Esse exame não fornece informações úteis sobre o perfil do trânsito no estômago e no intestino delgado. Uma abordagem alternativa consiste em ingerir 24 marcadores radiopacos em 3 dias consecutivos e, no quarto dia, obter uma radiografia do abdome. O número de marcadores contados na radiografia é uma estimativa do trânsito do intestino grosso aferido em horas. A acumulação de gases no reto entre o nível das espinhas isquiáticas e a borda inferior das articulações sacroilíacas pode sugerir a existência de um distúrbio da evacuação retal como causa da constipação.

A radiocintilografia com uma cápsula de liberação prolongada contendo partículas radiomarcadas foi empregada para caracterizar de forma não invasiva a função colônica normal, acelerada ou retardada durante 24 a 48 horas, com baixa exposição à radiação. Essa abordagem avalia simultaneamente o trânsito no estômago, intestino delgado (que pode ser importante em cerca de 20% dos pacientes com atraso no trânsito colônico, porque refletem um distúrbio da motilidade GI mais generalizado) e intestino grosso. As desvantagens são o custo mais elevado e a necessidade de materiais específicos preparados em um laboratório de medicina nuclear.

Exames anorretais e do assoalho pélvico A disfunção do assoalho pélvico é sugerida pela incapacidade de esvaziar o reto, sensação de plenitude retal persistente, dor retal, necessidade de extração digital das fezes do reto, aplicação de pressão sobre a parede posterior da vagina, sustentação do períneo durante o esforço e esforço excessivo para evacuar. Esses sintomas significativos devem ser contrastados com a sensação simples de evacuação retal incompleta, que é comum na SII.

A avaliação psicológica formal pode identificar transtornos alimentares, "problemas de controle", depressão ou distúrbios de estresse pós-traumático, que podem responder às intervenções cognitivas ou outras modalidades e ser importantes para restabelecer a qualidade de vida aos pacientes que poderiam vir a ter constipação crônica.

Um teste clínico simples feito no consultório para documentar um músculo puborretal que não relaxa consiste em pedir ao paciente para fazer força para expelir o dedo indicador do médico durante um toque retal. O movimento do puborretal em sentido posterior durante o esforço indica coordenação adequada da musculatura do assoalho pélvico. A movimentação em sentido anterior com contração paradoxal, ou a descida limitada do períneo (< 1,5 cm) durante a simulação de uma evacuação indica disfunção do assoalho pélvico.

A medição da descida perineal é relativamente fácil de realizar clinicamente, colocando o paciente na posição de decúbito lateral esquerdo e observando o períneo para avaliar se há descida inadequada (< 1,5 cm, um sinal de disfunção do assoalho pélvico) ou abaulamento perineal durante o esforço com relação aos pontos de referência ósseos (> 4 cm sugere descida perineal excessiva).

Um teste geral útil da evacuação é o de expulsão de um balão. Um cateter urinário com balão na ponta é colocado no reto e o balão é insuflado com 50 mL de água. Normalmente, o paciente pode expeli-lo enquanto sentado em um vaso sanitário ou na posição de decúbito lateral esquerdo. Na posição lateral, o peso necessário para facilitar a expulsão do balão é determinado; normalmente a expulsão ocorre com o acréscimo de < 200 g ou sem ajuda em 1 minuto.

A manometria anorretal, quando usada na avaliação de pacientes com constipação grave, pode revelar tônus excessivamente alto (> 80 mmHg) do esfincter anal em repouso e isto é sugestivo de anismo (espasmo do esfincter anal). Esse teste também identifica síndromes raras como doença de Hirschsprung do adulto com base na ausência de reflexo inibitório retoanal.

A defecografia (um enema baritado dinâmico, incluindo as incidências laterais obtidas durante a expulsão de bário ou defecograma por ressonância magnética) revela "anormalidades discretas" em muitos pacientes; os achados mais relevantes são as mudanças mensuradas no ângulo retoanal, anomalias anatômicas do reto (p. ex., prolapso da mucosa interna) e enteroceles ou retoceles. Condições passíveis de correção cirúrgica são identificadas em apenas alguns poucos pacientes. Isso inclui intussuscepção grave de espessura total com obstrução completa da saída devido a um bloqueio em forma de funil no canal anal, ou a uma retocele volumosa, que enche preferencialmente durante as tentativas de defecação, em vez de ocorrer a expulsão do bário pelo ânus. Em resumo, a defecografia requer um radiologista experiente e interessado, e as anormalidades não são patognomônicas de disfunção do assoalho pélvico. A causa mais comum de obstrução da saída é uma falha no relaxamento do músculo puborretal; isto não é identificado pela defecografia com bário, mas pode ser demonstrado pela defecografia por ressonância magnética, que fornece mais informação sobre a estrutura e a função do assoalho pélvico, do segmento colorretal distal e dos esfincteres anais.

O teste neurológico (eletromiografia) é mais valioso na avaliação de pacientes com incontinência, que naqueles com sintomas que sugerem obstrução da defecação. A ausência de sinais neurológicos nos membros inferiores sugere que qualquer denervação documentada do músculo puborretal resulte de uma lesão pélvica (p. ex., obstétrica) ou do estiramento do nervo pudendo por alongamento crônico e duradouro. Constipação é comum nos pacientes com lesões da medula espinal, doenças neurológicas como Parkinson, esclerose múltipla e neuropatia diabética.

As respostas evocadas espinais durante a estimulação retal elétrica ou da contração do esfincter anal externo por aplicação de estimulação magnética da medula espinal lombossacral identificam os pacientes com neuropatias sacrais limitadas com condução nervosa residual suficiente para tentar o treinamento por *biofeedback*.

Em resumo, um teste de expulsão do balão é importante na avaliação de disfunção anorretal. Raramente, uma avaliação anatômica do reto ou dos esfincteres anais e uma avaliação do relaxamento do assoalho pélvico são recursos para avaliar pacientes nos quais há suspeita de defecção obstruída com sintomas de prolapso da mucosa retal, compressão da parede posterior da vagina para facilitar a defecação (sugestiva de retocele anterior) ou cirurgia pélvica prévia que pode ser complicada pela enterocele.

TRATAMENTO

Constipação intestinal

Depois de caracterizar a causa da constipação, pode-se tomar uma decisão sobre o tratamento. A constipação por trânsito lento requer tratamento clínico ou cirúrgico intensos; o anismo ou a disfunção do assoalho pélvico geralmente respondem ao tratamento com *biofeedback* (Fig. 46-5). Contudo, apenas cerca de 60% dos pacientes com constipação grave têm trânsito colônico normal e podem ser tratados sintomaticamente. Os pacientes com lesões da medula espinal ou outros distúrbios neurológicos precisam de um esquema intestinal dedicado, que geralmente inclui estimulação retal, tratamento com enema e doses de laxantes cuidadosamente controladas.

Os pacientes com constipação são tratados com laxativos formadores de volume (fibras, *psyllium*), osmóticos (leite de magnésia, lactulose, polietilenoglicol), secretores (lubiprostona, linaclotida, plecanatida, tenapanor) e laxativos procinéticos ou estimulantes (incluindo difenil metanos, como o bisacodil e o picossulfato de sódio, e os agonitas 5-HT$_4$ prucaloprida e tegaserode). Quando uma tentativa de tratamento clínico por 3 a 6 meses falha e a constipação não está associada à obstrução da defecção, os pacientes devem ser avaliados quanto à indicação de colectomia laparoscópica com ileorretostomia; entretanto isso não deve ser realizado para a dor ou se houver evidência contínua de um distúrbio de evacuação ou um distúrbio generalizado da dismotilidade GI. O encaminhamento a um centro especializado para a realização de outros testes da função colônica é indicado. A decisão de recorrer à cirurgia é facilitada quando há megacólon e megarreto. As complicações pós-cirúrgicas consistem em obstrução do intestino delgado (11%) e escape fecal, principalmente à noite durante o primeiro ano após a cirurgia. A frequência das evacuações varia de 3 a 8 vezes por dia durante o primeiro ano, mas diminui para 1 a 3 por dia a partir do segundo ano depois da cirurgia.

Os pacientes com distúrbios mistos (obstrução da evacuação e distúrbios do trânsito/motilidade) devem inicialmente tentar o recondicionamento do assoalho pélvico (*biofeedback* e relaxamento muscular), terapia psicológica e orientações dietéticas. Se os sintomas forem difíceis de manejar apesar do *biofeedback* e do tratamento clínico otimizado, colectomia e ileorretostomia devem ser consideradas tão logo o distúrbio de evacuação esteja resolvido e a tratamento clínico otimizado não alcance sucesso. Nos pacientes com disfunção isolada do assoalho pélvico, o treinamento por *biofeedback* tem taxa de sucesso de 70 a 80%, medida pela aquisição de hábitos de evacuação confortáveis. As tentativas de controlar a disfunção do assoalho pélvico com cirurgias (secção do esfíncter anal interno ou do músculo puborretal) ou injeções de toxina botulínica alcançaram taxas de resposta desprezíveis e foram praticamente abandonadas.

LEITURAS ADICIONAIS

Assi R et al: Sexually transmitted infections of the anus and rectum. World J Gastroenterol 20:15262, 2014.

Bharucha AE, Rao SS: An update on anorectal disorders for gastroenterologists. Gastroenterology 146:37, 2014.

Bharucha AE et al: American Gastroenterological Association technical review on constipation. Gastroenterology 144:218, 2013.

Boeckxstaens G et al: Fundamentals of neurogastroenterology: Physiology/motility—sensation. Gastroenterology 150:1292, 2016.

Camilleri M et al: Chronic constipation. Nat Rev Dis Primers 3:17095, 2017.

Camilleri M et al: Pathophysiology, evaluation, and management of chronic watery diarrhea. Gastroenterology 152:515, 2017.

Peery AF et al: Burden and cost of gastrointestinal, liver, and pancreatic diseases in the United States: Update 2018. Gastroenterology 156:254, 2019.

Riddle MS et al: ACG Clinical Guideline: Diagnosis, treatment, and prevention of acute diarrheal infections in adults. Am J Gastroenterol 111:602, 2016.

Rubio-Tapia A et al: American College of Gastroenterology. ACG clinical guidelines: Diagnosis and management of celiac disease. Am J Gastroenterol 108:656, 2013.

Smalley W et al: AGA Clinical Practice Guidelines on the laboratory evaluation of functional diarrhea and diarrhea-predominant irritable bowel syndrome in adults (IBS-D). Gastroenterology 157:851, 2019.

Uzzan M et al: Gastrointestinal disorders associated with common variable immune deficiency (CVID) and chronic granulomatous disease (CGD). Curr Gastroenterol Rep 18:17, 2016.

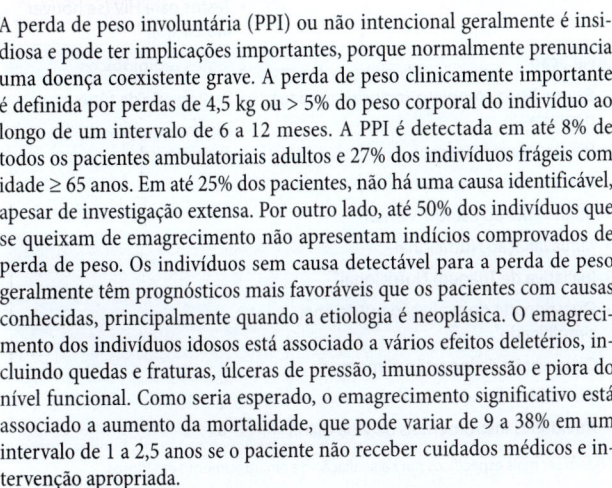

47 Perda de peso involuntária

J. Larry Jameson

A perda de peso involuntária (PPI) ou não intencional geralmente é insidiosa e pode ter implicações importantes, porque normalmente prenuncia uma doença coexistente grave. A perda de peso clinicamente importante é definida por perdas de 4,5 kg ou > 5% do peso corporal do indivíduo ao longo de um intervalo de 6 a 12 meses. A PPI é detectada em até 8% de todos os pacientes ambulatoriais adultos e 27% dos indivíduos frágeis com idade ≥ 65 anos. Em até 25% dos pacientes, não há uma causa identificável, apesar de investigação extensa. Por outro lado, até 50% dos indivíduos que se queixam de emagrecimento não apresentam indícios comprovados de perda de peso. Os indivíduos sem causa detectável para a perda de peso geralmente têm prognósticos mais favoráveis que os pacientes com causas conhecidas, principalmente quando a etiologia é neoplásica. O emagrecimento dos indivíduos idosos está associado a vários efeitos deletérios, incluindo quedas e fraturas, úlceras de pressão, imunossupressão e piora do nível funcional. Como seria esperado, o emagrecimento significativo está associado a aumento da mortalidade, que pode variar de 9 a 38% em um intervalo de 1 a 2,5 anos se o paciente não receber cuidados médicos e intervenção apropriada.

FISIOLOGIA DA REGULAÇÃO DO PESO COM O ENVELHECIMENTO

(Ver também Caps. 401 e 476) Entre os indivíduos idosos saudáveis, o peso corporal total alcança níveis máximos na sexta década de vida e, em geral, mantém-se estável até a nona década, quando então começa a diminuir gradativamente. Por outro lado, a massa corporal magra (massa sem gordura) começa a declinar a uma taxa de 0,3 kg por ano a partir da terceira década, e a taxa de declínio aumenta ainda mais a partir da idade de 60 anos nos homens e de 65 anos nas mulheres. Essas alterações da massa corporal magra refletem basicamente o declínio da secreção de hormônio do crescimento associado ao envelhecimento e, consequentemente, a redução dos níveis circulantes do fator de crescimento semelhante à insulina 1 (IGF-1), que é observado com o envelhecimento normal. A perda de esteroides sexuais com a menopausa das mulheres e mais gradualmente nos homens, também contribui para essas alterações da composição corporal. Nos indivíduos idosos saudáveis, o aumento do tecido gorduroso equilibra a perda de massa corporal até uma idade muito avançada, quando ocorrem perdas de músculo esquelético e tecido adiposo. As alterações associadas ao envelhecimento também ocorrem no nível celular. Os telômeros encurtam, e a massa celular corporal – componente celular sem gordura – declina progressivamente com a idade.

Entre as idades de 20 e 80 anos, a ingestão calórica média diminui em até 1.200 kcal/dia nos homens e 800 kcal/dia nas mulheres. A redução da fome é um reflexo da diminuição da atividade física e da perda de massa corporal magra, que diminuem as demandas de calorias e ingestão alimentar. Várias alterações fisiológicas importantes associadas ao envelhecimento também predispõem os indivíduos idosos à perda de peso, inclusive o declínio da função quimiossensitiva (olfato e gustação), a diminuição da eficiência da mastigação, o esvaziamento gástrico mais lento e as alterações do sistema neuroendócrino, inclusive as alterações dos níveis de leptina, colecistocinina, neuropeptídeo Y e outros hormônios e peptídeos. Essas alterações estão associadas à saciedade precoce e aos declínios do apetite e da apreciação prazerosa dos alimentos. Em conjunto, todos esses fatores contribuem para a "anorexia do envelhecimento". Como foi mencionado antes, essas alterações fisiológicas associadas ao envelhecimento podem estar acompanhadas de isolamento social, pobreza e imobilidade, que também contribuem para a desnutrição.

CAUSAS DE PERDA DE PESO INVOLUNTÁRIA

A maioria das causas de PPI pode ser classificada em quatro grupos: (1) neoplasias malignas; (2) doenças inflamatórias ou infecciosas crônicas; (3) distúrbios metabólicos (p. ex., hipertireoidismo e diabetes); ou (4) transtornos psiquiátricos (Tab. 47-1). Em geral, a PPI pode ser causada por mais de uma dessas causas. Dependendo da população avaliada, a PPI é causada por doenças malignas em um quarto dos casos e por doenças orgânicas em cerca de um terço dos casos; os casos restantes são atribuíveis aos transtornos psiquiátricos, ao uso de fármacos ou às etiologias indefinidas. Os fatores de risco para câncer não diagnosticado incluem uma história de tabagismo, particularmente em homens, sintomas localizadores e exames laboratoriais anormais.

As causas malignas mais comuns de PPI são tumores malignos gastrintestinais, hepatobiliares, hematológicos, pulmonares, mamários, geniturinários, ovarianos e prostáticos. Metade de todos os pacientes com câncer têm alguma perda de peso corporal; um terço perde mais de 5% do seu peso corporal original e até 20% de todas as mortes por câncer são causadas diretamente pela caquexia (causada por imobilidade e/ou insuficiência cardíaca/respiratória). A incidência mais alta de emagrecimento ocorre entre os pacientes com tumores sólidos. As neoplasias malignas diagnosticadas em razão de uma perda significativa de peso geralmente têm prognóstico muito desfavorável.

Além das neoplasias malignas, as doenças gastrintestinais estão entre as causas mais importantes de PPI. Doença ulcerosa péptica, doença inflamatória intestinal, síndromes de dismotilidade, pancreatite crônica, doença celíaca, constipação e gastrite atrófica são algumas das causas mais comuns. Os problemas dentários e orais podem passar despercebidos facilmente e evidenciam-se por halitose, higiene oral precária, xerostomia, incapacidade de mastigar, diminuição da força da mastigação, falha de oclusão, síndrome da articulação temporomandibular, ausência de dentes e dor causada por cáries ou abscessos.

Tuberculose, doenças fúngicas, parasitoses, endocardite bacteriana subaguda e infecção por HIV estão entre as causas bem conhecidas de PPI. As doenças cardiovasculares e pulmonares causam PPI porque aumentam

TABELA 47-1 ■ Causas de perda de peso involuntária

Câncer	**Fármacos**
Colorretal	Sedativos
Hepatobiliar	Antibióticos
Hematológico	Anti-inflamatórios não esteroides
Pulmões	Inibidores da recaptação de serotonina
Mama	Metformina
Geniturinário	Levodopa
Ovário	Inibidores da enzima conversora da angiotensina
Próstata	Outros fármacos
Distúrbios gastrintestinais	**Distúrbios da boca e dos dentes**
Dificuldades de deglutição	Cáries
Má absorção	Disgeusia
Úlcera péptica	**Fatores relacionados com o envelhecimento**
Doença inflamatória intestinal	Alterações fisiológicas
Pancreatite	Déficit visual
Obstrução/constipação	Diminuição de paladar e olfato
Anemia perniciosa	Incapacidade funcional
Distúrbios endócrinos e metabólicos	**Neurológicas**
Hipertireoidismo	Acidente vascular cerebral
Diabetes melito	Doença de Parkinson
Feocromocitoma	Distúrbios neuromusculares
Insuficiência suprarrenal	Demência
Distúrbios cardíacos	**Fatores sociais**
Isquemia crônica	Isolamento
Insuficiência cardíaca congestiva crônica	Pobreza
Distúrbios respiratórios	**Fatores psiquiátricos e comportamentais**
Enfisema	Depressão
Doença pulmonar obstrutiva crônica	Ansiedade
Insuficiência renal	Paranoia
Doença reumatológica	Luto
Infecções	Alcoolismo
HIV	Transtornos alimentares
Tuberculose	Aumento de atividade e exercícios
Infecção parasitária	**Idiopáticas**
Endocardite bacteriana subaguda	

as demandas metabólicas e diminuem o apetite e a ingestão de calorias. Intervenções cirúrgicas repetidas podem causar emagrecimento em razão da redução da ingestão calórica e aumento das demandas metabólicas resultante de uma resposta inflamatória sistêmica. A uremia causa náusea, anorexia e vômitos. As doenças do tecido conectivo podem aumentar as demandas metabólicas e alterar o equilíbrio nutricional. À medida que a incidência do diabetes melito aumenta com o envelhecimento, a glicosúria associada pode contribuir para a perda de peso. O hipertireoidismo do idoso pode evidenciar-se por manifestações simpaticomiméticas menos proeminentes e caracteriza-se por "hipertireoidismo apático" ou toxicose por T_3 (Cap. 382).

Os distúrbios neurológicos como acidentes vasculares cerebrais (AVCs), tetraplegia e esclerose múltipla podem causar disfunções viscerais e autonômicas, que podem reduzir a ingestão calórica. A disfagia causada por esses distúrbios neurológicos é um mecanismo comum. Incapacidade funcional que interfere nas atividades da vida diária (AVDs) é uma causa comum de desnutrição na população idosa. Os déficits visuais causados por doenças oftálmicas ou do sistema nervoso central (incluindo tremor) podem limitar a capacidade de preparar e ingerir as refeições. A PPI pode ser uma das primeiras manifestações da demência de Alzheimer.

O isolamento e a depressão são causas importantes de PPI e podem evidenciar-se por incapacidade de cuidar de si próprio, inclusive de atender às necessidades nutricionais. Uma reação metabólico-inflamatória em cadeia desencadeada pelas citocinas pode ser tanto a causa quanto uma das manifestações da depressão. Luto pode ser uma causa de PPI e, quando ocorre, geralmente é mais acentuado nos homens. As formas mais graves das doenças mentais, como os transtornos paranoides, podem causar delírios quanto aos alimentos e levar ao emagrecimento. O alcoolismo pode ser uma causa importante de emagrecimento e desnutrição.

Os idosos que vivem na pobreza podem ter que escolher entre comprar comida ou usar o dinheiro para outras despesas, incluindo medicamentos. Questionários podem avaliar se os pacientes ficam sem alimentos ou se eles rotineiramente compram menos do que necessitam. Institucionalização é um fator de risco independente, porque até 30 a 50% dos pacientes internados em asilos têm ingestão alimentar inadequada.

Os fármacos podem causar anorexia, náuseas, vômitos, distúrbios gastrintestinais, diarreia, ressecamento da boca e alterações gustatórias. Isso é particularmente comum nos idosos, muitos dos quais utilizam cinco ou mais fármacos simultaneamente.

AVALIAÇÃO

As quatro manifestações clínicas principais do PPI são: (1) anorexia (perda do apetite); (2) sarcopenia (perda de massa muscular); (3) caquexia (uma síndrome evidenciada por emagrecimento, perdas de tecidos musculares e adiposos, anorexia e fraqueza); e (4) desidratação. A epidemia atual de obesidade aumenta a complexidade, porque o excesso de tecido adiposo pode ocultar o desenvolvimento de sarcopenia e postergar a detecção da caquexia. Se não for possível determinar o peso diretamente, a alteração dos tamanhos das roupas usadas, a confirmação da perda de peso por um parente ou amigo e a estimativa quantitativa da perda de peso fornecida pelo paciente sugerem emagrecimento real.

A avaliação inicial inclui história e exame físico detalhados, hemograma completo, dosagens das enzimas hepáticas, proteína C-reativa, velocidade de hemossedimentação, provas de função renal, provas de função tireóidea, radiografias do tórax e ultrassonografia abdominal (Tab. 47-2). Também é necessário realizar exames de triagem de cânceres específicos para a idade, o sexo e os fatores de risco, incluindo mamografia e colonoscopia (Cap. 70). Os pacientes de risco devem fazer teste para HIV. Todos os pacientes idosos com perda de peso devem fazer um rastreamento para demência e depressão por meio de instrumentos como o Miniexame do Estado Mental e a Escala de Depressão Geriátrica, respectivamente (Cap. 477). A Miniavaliação Nutricional (*www.mna-elderly.com*) e a Iniciativa de Triagem Nutricional (*www.ncbi.nlm.nih.gov/pmc/articles/PMC1694757/*) também estão disponíveis para a avaliação nutricional dos indivíduos idosos. Quase todos os pacientes com neoplasias malignas e > 90% dos indivíduos com outras doenças orgânicas têm no mínimo uma anormalidade

TABELA 47-2 ■ Avaliação clínica e exames para perda de peso involuntária

Indicações	Exames laboratoriais
• Perda de 5% do peso em 30 dias	• Hemograma completo
• Perda de 10% do peso em 180 dias	• Perfil metabólico e eletrolítico amplo, inclusive provas das funções hepática e renal
• Índice de massa corporal < 21	• Provas de função tireoidiana
• 25% das refeições rejeitadas por mais de 7 dias	• Velocidade de hemossedimentação
• Alteração dos ajustes das roupas	• Proteína C-reativa
• Alteração do apetite, do olfato ou do paladar	• Ferritina
• Dor abdominal, náusea, vômitos, diarreia, constipação, disfagia	• Testes para HIV (se houver indicação)
Avaliação	**Exames radiológicos**
• Exame físico completo, inclusive avaliação dentária	• Radiografia de tórax
• Revisão da medicação	• Ultrassonografia do abdome
• Rastreamento recomendado para câncer	
• Miniexame do Estado Mental[a]	
• Miniavaliação Nutricional[a]	
• Iniciativa de Triagem Nutricional[a]	
• Questionário de avaliação nutricional simplificado[a]	
• Observação da ingestão alimentar[a]	
• Atividades da vida diária[a]	
• Atividades instrumentais da vida diária[a]	

[a]Podem ser mais específicos para a avaliação de emagrecimento em idosos.

laboratorial. Nos pacientes com PPI expressivo, as doenças orgânicas e malignas principais são improváveis quando a avaliação inicial é absolutamente normal. A conduta recomendável é o acompanhamento cuidadoso em vez de exames aleatórios, porque o prognóstico do emagrecimento de causa indeterminada geralmente é favorável.

TRATAMENTO

Perda de peso involuntária

A primeira prioridade do tratamento da perda de peso involuntária é identificar e tratar as causas subjacentes. O tratamento dos distúrbios metabólicos, psiquiátricos, infecciosos ou sistêmicos coexistentes pode ser suficiente para recuperar gradativamente o peso e o estado funcional. Os fármacos que causam náusea ou anorexia devem ser interrompidos ou substituídos, quando possível. Nos casos de PPI inexplicável, os suplementos nutricionais (p. ex., bebidas hipercalóricas) revertem a perda de peso em alguns casos. Orientar os pacientes a consumir suplementos entre as refeições, em vez de junto com as refeições, pode ajudar a atenuar a supressão do apetite e facilitar o aumento da ingestão oral. Os fármacos orexígenos, anabólicos e anticitocina estão sendo investigados com essa indicação. Em pacientes selecionados, o antidepressivo mirtazapina produz aumentos significativos do peso corporal, da massa gordurosa e da concentração de leptina. Os pacientes com condições consumptivas, e que possam aderir a um programa de exercícios apropriados, adquirem massa proteica, força e resistência musculares e podem ampliar suas capacidades de realizar as AVDs.

Agradecimento *O autor agradece ao Dr. Russell G. Robertson por suas contribuições a este capítulo em edições anteriores.*

LEITURAS ADICIONAIS

Alibhai SM et al: An approach to the management of unintentional weight loss in elderly people. CMAJ 172:773, 2005.

Gaddey HL, Holder K: Unintentional weight loss in older adults. Am Fam Physician 89:718, 2014.

McMinn J et al: Investigation and management of unintentional weight loss in older adults. BMJ 342:d1732, 2011.

Nicholson BD et al: Prioritising primary care patients with unexpected weight loss for cancer investigation. BMJ 370:m2651, 2020.

Vanderschueren S et al: The diagnostic spectrum of unintentional weight loss. Eur J Intern Med 16:160, 2005.

Wong CJ: Involuntary weight loss. Med Clin North Am 98:625, 2014.

48 Hemorragia digestiva

Loren Laine

A hemorragia digestiva (HD) se apresenta como hemorragia evidente ou oculta. A *HD evidente* manifesta-se por *hematêmese* (vômitos de sangue vivo ou "borra de café"), *melena* (fezes negras ou escuras) e/ou *hematoquezia* (eliminação de sangue vivo ou marrom pelo reto). Nos casos em que não há sangramento evidente, a *HD oculta* pode se manifestar com *sintomas atribuíveis à perda de sangue ou anemia*, incluindo tontura, síncope, angina ou dispneia; ou com anemia ferropriva ou teste positivo para sangue oculto nas fezes no rastreamento de câncer colorretal. A HD também pode ser classificada com base no local de origem do sangramento: alta (HDA) (esôfago, estômago e duodeno), baixa (HDB) (cólon), HD do intestino delgado ou HD obscura (quando não é possível determinar a origem).

A HD é o distúrbio gastrintestinal que mais causa internação hospitalar nos Estados Unidos, sendo responsável por cerca de 513 mil internações com custos anuais diretos de 5 bilhões de dólares. A taxa de caso-fatalidade dos pacientes hospitalizados com HD é de cerca de 2% nos Estados Unidos. Em geral, os pacientes morrem por descompensação de outras doenças subjacentes, e não por exsanguinação.

FONTES DE HEMORRAGIA DIGESTIVA

Fontes de hemorragia digestiva alta • ÚLCERAS PÉPTICAS Úlceras pépticas são as causas mais comuns de HDA e são responsáveis por cerca de 50% das internações por HDA. Ao exame endoscópico, as características de uma úlcera fornecem informações prognósticas importantes que orientam as decisões terapêuticas subsequentes (Fig. 48-1). Cerca de 20% dos pacientes com úlceras hemorrágicas têm alterações sugestivas de risco mais alto para sangramento ativo ou um vaso visível sem hemorragia: um terço desses pacientes apresenta novos episódios de hemorragia, que requerem intervenção cirúrgica de urgência, se forem tratados de forma conservadora. Esses pacientes beneficiam-se de tratamento endoscópico por eletrocoagulação bipolar, sonda térmica, tratamento com injeção (p. ex., álcool absoluto, epinefrina a 1:10.000) e/ou clipes, resultando em reduções do sangramento, da duração da internação hospitalar, da taxa de mortalidade e dos custos. Por outro lado, os pacientes com úlceras de base limpa apresentam taxas de sangramento recorrente próximas de zero. Quando suas condições são estáveis e não há outras razões para hospitalização, esses pacientes podem receber alta depois da endoscopia.

Estudos randomizados controlados documentaram que a infusão intravenosa contínua de altas doses de um inibidor da bomba de prótons (IBP) (*bolus* de 80 mg e infusão de 8 mg/h), destinada a manter o pH intragástrico > 6 e aumentar a estabilidade do coágulo, diminui o sangramento adicional e a mortalidade em pacientes com úlceras de alto risco (sangramento ativo, vaso visível não hemorrágico, coágulo aderente) quando efetuada depois do tratamento endoscópico. Uma metanálise dos estudos randomizados indica que a administração intermitente de IBPs em doses altas é não inferior à infusão contínua desses fármacos e, desse modo, pode ser uma alternativa. Os pacientes com achados de risco baixo (mancha pigmentada plana ou base limpa) não necessitam de tratamento endoscópico e recebem doses convencionais de um IBP oral.

Cerca de 10 a 50% dos pacientes com úlceras hemorrágicas voltam a sangrar no primeiro ano subsequente, caso não sejam adotadas medidas profiláticas. A profilaxia das recidivas do sangramento enfatiza os três fatores principais associados à patogênese das úlceras: *Helicobacter pylori*, anti-inflamatórios não esteroides (AINEs) e acidez. A erradicação do *H. pylori* nos pacientes com úlceras hemorrágicas ativas reduz os índices de recidiva para < 5%. Quando um paciente em tratamento com AINE desenvolve úlcera hemorrágica, o fármaco deve ser suspenso. Se o uso de AINEs for necessário, recomenda-se um inibidor seletivo de cicloxigenase 2 (COX-2) combinado com um IBP, com base nos resultados de um estudo randomizado. Pacientes com doença cardiovascular estabelecida que desenvolvem úlceras hemorrágicas durante o uso de ácido acetilsalicílico (AAS) em dose baixa como profilaxia secundária devem reiniciar o tratamento com AAS assim que possível depois do episódio de sangramento (1-7 dias). Um estudo randomizado mostrou que a reinstituição imediata do AAS foi associada a menor mortalidade em 8 semanas em comparação com a não retomada do medicamento (1 vs. 13%; razão de risco, 0,2; IC de 95%, 0,1-0,6). Por outro lado, o uso de AAS provavelmente deve ser interrompido na maioria dos pacientes tratados com esse fármaco para profilaxia primária de eventos cardiovasculares que apresentam um episódio de HDA. Os pacientes com úlceras hemorrágicas não relacionadas com o *H. pylori* ou uso de AINEs devem continuar o tratamento com IBP indefinidamente, tendo em vista a incidência de 42% de recidivas dos sangramentos dentro de 7 anos quando os pacientes não usam tratamento protetor. **As úlceras pépticas estão descritas no Cap. 324.**

LACERAÇÕES DE MALLORY-WEISS As lacerações de Mallory-Weiss são responsáveis por cerca de 2 a 10% das internações por HDA. O histórico clássico inclui vômitos, arcada ou tosse que antecedem à hematêmese, especialmente em um paciente alcoolista. O sangramento originado dessas lacerações, que em geral se localizam na porção gástrica da junção gastresofágica, estanca espontaneamente em cerca de 80 a 90% dos pacientes e reincide em apenas 0 a 10%. O tratamento endoscópico é indicado para as lacerações de Mallory-Weiss com sangramento ativo. **As lacerações de Mallory-Weiss estão descritas no Cap. 323.**

VARIZES ESOFÁGICAS A porcentagem de internações hospitalares motivadas por HDA secundária às varizes esofágicas varia amplamente (cerca de 2-40%), dependendo da população estudada. Os pacientes com hemorragia por varizes têm prognóstico pior em comparação a pacientes com HDA de outras origens. As varizes esofágicas devem ser tratadas com ligadura endoscópica e medicamento vasoativo IV (octreotida, somatostatina, vapreotida, terlipressina) por 2 a 5 dias. A combinação dos tratamentos endoscópico e medicamentoso é mais eficaz que um deles isoladamente para reduzir as recidivas do sangramento. Em longo prazo, o tratamento com betabloqueadores não seletivos em conjunto com ligadura endoscópica é

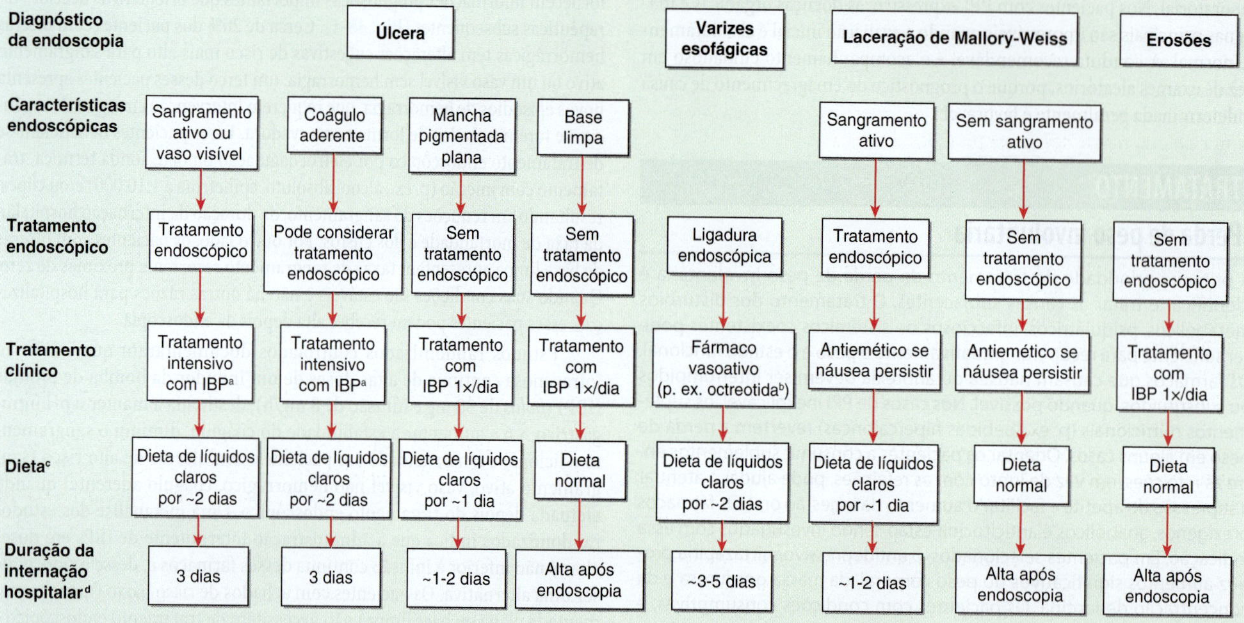

[a] *Bolus* IV (80 mg) seguido de infusão (8 mg/h) por 3 dias; ou *bolus* oral ou IV (p. ex., 80 mg), seguido de doses altas intermitentes (p. ex., 40-80 mg, 2x/dia, ou 40 mg, 3x/dia), por 3 dias. Após, IBP, 2x/dia, nos dias 4-14, seguido de IBP, 1x/dia.
[b] *Bolus* IV (50 μg), seguido de infusão de 50 μg/h por 2-5 dias.
[c] Dieta após endoscopia, assumindo ausência de náusea ou vômito.
[d] Duração após a endoscopia, assumindo um paciente estável sem sangramento subsequente ou condições médicas paralelas que requeiram hospitalização. IBP, inibidor da bomba de próton..

FIGURA 48-1 Algoritmo sugerido para pacientes com hemorragia digestiva alta aguda com base nos achados à endoscopia.

recomendável porque essa combinação é mais eficaz do que um deles isoladamente para reduzir as recidivas dos sangramentos de varizes esofágicas. A colocação de um *shunt* intra-hepático transjugular portossistêmico (TIPS, de *transjugular intrahepatic portosystemic shunt*) é recomendável aos pacientes com sangramentos persistentes ou recidivantes apesar dos tratamentos endoscópico e medicamentoso. A colocação de um TIPS também deve ser considerada no primeiro ou segundo dia da internação hospitalar por sangramento agudo varicoso nos pacientes com doença hepática avançada (classe B de Child-Pugh, classe C de Child-Pugh com escore de 10-13), considerando que estudos randomizados demonstraram reduções significativas da recidiva dos sangramentos e da mortalidade em comparação aos tratamentos endoscópico e medicamentoso convencionais.

A hipertensão portal também é responsável pela hemorragia de varizes gástricas, varizes dos intestinos delgado e grosso, gastropatia hipertensiva portal e enterocolopatia. A hemorragia de varizes gástricas é tratada com injeção endoscópica de adesivo tecidual (p. ex., *n*-butilcianoacrilato), quando disponível; caso contrário, é instalado um TIPS.

DOENÇA EROSIVA Erosões são lesões detectadas à endoscopia, que se limitam à mucosa e não causam sangramento significativo porque não há artérias e veias na mucosa. As erosões do esôfago, estômago ou duodeno frequentemente causam HDA leve, com a gastrite e duodenite erosivas talvez sendo responsáveis por cerca de 10 a 15%, e a esofagite erosiva (atribuída principalmente à doença do refluxo gastresofágico), por cerca de 1 a 10% das internações hospitalares motivadas por HDA. A causa mais importante das erosões gástricas e duodenais é o uso de AINEs: cerca de 50% dos pacientes em tratamento crônico com AINEs podem desenvolver erosões gástricas. Outras causas possíveis de erosões gástricas são ingestão de álcool, infecção por *H. pylori* e lesões da mucosa associadas ao estresse.

A lesão da mucosa gástrica relacionada a estresse ocorre apenas nos pacientes extremamente enfermos, como os submetidos a traumatismo grave, cirurgia de grande porte, queimaduras que atingem mais de um terço da superfície corporal, doença intracraniana significativa ou doença clínica grave (p. ex., dependência do respirador, coagulopatia). A hemorragia grave não ocorre, a menos que haja ulceração. A taxa de mortalidade desses pacientes é muito elevada em consequência de suas doenças subjacentes graves.

A incidência de hemorragia por lesão da mucosa gástrica ligada ao estresse diminuiu drasticamente nos últimos anos, mais provavelmente em decorrência da melhoria dos cuidados prestados aos pacientes em estado crítico. Um recente estudo randomizado duplo-cego e controlado com placebo em 3.282 pacientes em unidade de terapia intensiva com fatores de risco para HD mostrou um pequeno benefício dos IBPs em sangramentos clinicamente importantes (2,5 vs. 4,2%) sem diferença na mortalidade ou em infecções (p. ex., *Clostridium difficile*, pneumonia). Assim, a profilaxia farmacológica para hemorragia tem benefício limitado, mas pode ser considerada no caso dos pacientes de alto risco mencionados anteriormente. Metanálises dos ensaios randomizados sugerem que os IBPs são mais eficazes que os antagonistas do receptor de H_2 para reduzir a HDA evidente e clinicamente importante, sem diferenças na mortalidade ou incidência de pneumonia nosocomial.

OUTRAS CAUSAS Causas menos comuns de HDA são neoplasias, ectasias vasculares (incluindo telangiectasias hemorrágicas hereditárias [Rendu-Osler-Weber] e ectasias vasculares do antro gástrico ["estômago de melancia"]), lesão de Dieulafoy (na qual um vaso anômalo da mucosa sangra a partir de uma falha puntiforme da mucosa), gastropatia por prolapso (prolapso do segmento proximal do estômago para dentro do esôfago causando vômitos, especialmente nos pacientes alcoolistas), fístulas aortomesentéricas e hemobilia ou hemossuco pancreático (sangramento originado do ducto biliar ou pancreático).

Fontes de hemorragia do intestino delgado No passado, os pacientes que não tinham uma causa detectável de HD à endoscopia digestiva alta ou colonoscopia eram classificados como portadores de HD obscura. Com o advento de recursos diagnósticos mais eficazes, cerca de 75% dos casos de HD que antes eram classificados como obscuros agora são atribuídos ao intestino delgado situado fora do alcance da endoscopia digestiva alta convencional. A HD originada do intestino delgado pode ser responsável por cerca de 5% dos casos de HD. Nos adultos, as causas mais comuns são ectasias vasculares, neoplasias (p. ex., tumor estromal do trato GI, carcinoide, adenocarcinoma, linfoma ou metástases) e erosões ou úlceras induzidas por AINEs. Nas crianças, o divertículo de Meckel é a causa mais comum de HD significativa originada do intestino delgado, mas sua frequência como causa de sangramento diminui à medida que a idade aumenta. Outras causas menos frequentes de HD originada do intestino delgado incluem doença de Crohn, infecções, isquemia, vasculites, varizes do intestino delgado, divertículos, intussuscepção, lesões de Dieulafoy, fístulas aortoentéricas e cistos de duplicação.

As ectasias vasculares do intestino delgado são tratadas por procedimentos endoscópicos quando possível, com base em estudos observacionais sugestivos de eficácia inicial. Contudo, as recidivas do sangramento são comuns: 45% ao longo de um período médio de acompanhamento de 26 meses, de acordo com uma revisão sistemática. Os compostos à base de estrogênio/progesterona não são recomendados porque um estudo duplo-cego multicêntrico não demonstrou qualquer efeito benéfico como profilaxia das recidivas do sangramento. A octreotida é usada com base nos resultados positivos evidenciados em séries de casos, mas não há estudos randomizados. Um estudo randomizado mostrou benefícios significativos da talidomida e aguarda confirmação posterior. Outras lesões isoladas (p. ex., tumores) geralmente devem ser retiradas cirurgicamente.

Fontes de hemorragia do cólon As hemorroidas provavelmente são a causa mais frequente de HDB; as fissuras anais também causam sangramento menor e dor. Se forem excluídos esses processos locais anais, os quais raramente exigem hospitalização, a causa mais comum de HDB em adultos é a diverticulose. Outras causas incluem ectasias vasculares (especialmente no cólon proximal de pacientes > 70 anos), neoplasias (principalmente adenocarcinomas), colite (isquêmica, infecciosa, de Crohn ou ulcerativa, úlcera ou colite induzida por AINEs), sangramento pós-polipectomia e proctopatia por irradiação. Causas mais raras são a síndrome da úlcera retal solitária, varizes (mais comumente retais), hiperplasia nodular linfoide, vasculites, trauma e fístulas aortocólicas. Em crianças e adolescentes, as causas mais comuns de HD significativa originada do intestino grosso são doença inflamatória intestinal e pólipos juvenis.

O sangramento diverticular tem início súbito, geralmente é indolor, por vezes maciço e, com frequência, origina-se do cólon direito; uma hemorragia crônica ou oculta não é típica. Séries de casos dos Estados Unidos e Europa sugerem que os divertículos colônicos param de sangrar espontaneamente em ≥ 90% dos pacientes, com ressangramento em longo prazo de apenas cerca de 15% em 4 a 5 anos. O ressangramento é substancialmente maior em relatos da Ásia. Séries de casos sugerem que o tratamento endoscópico pode diminuir a hemorragia recorrente nos casos raros em que a colonoscopia identifica o divertículo hemorrágico específico. Quando a hemorragia diverticular é demonstrada à angiografia, a embolização arterial transcateter por técnica superseletiva interrompe a hemorragia na maioria dos pacientes. A ressecção cirúrgica segmentar é recomendada aos pacientes com sangramento diverticular persistente ou refratário.

O sangramento originado de ectasias vasculares do intestino grosso pode ser evidente ou oculto, tende a ser crônico e apenas em casos raros causa instabilidade hemodinâmica significativa. O tratamento hemostático endoscópico pode ser útil para o tratamento da ectasia vascular, bem como de úlceras hemorrágicas isoladas e hemorragia pós-polipectomia. A embolização arterial transcateter também pode ser tentada nos casos de sangramento persistente originado de ectasias vasculares e outras lesões distintas. Em geral, o tratamento cirúrgico é necessário para controlar sangramento significativo persistente ou recorrente originado de lesões do intestino grosso que não podem ser tratadas clinicamente por endoscopia ou angiografia. Os pacientes com síndrome de Heyde (ectasias vasculares hemorrágicas e estenose aórtica) parecem melhorar com a substituição da valva aórtica.

ABORDAGEM AO PACIENTE

Hemorragia digestiva

AVALIAÇÃO INICIAL

A determinação da frequência cardíaca e da pressão arterial é o melhor meio para avaliar inicialmente um paciente com HD. O sangramento clinicamente significativo causa alterações posturais da frequência cardíaca ou da pressão arterial, taquicardia e, por fim, hipotensão com o paciente deitado. Por outro lado, a hemoglobina não diminui rapidamente nos casos de HD aguda em razão das reduções proporcionais do volume plasmático de hemácias (os pacientes perdem sangue total). Assim, a hemoglobina pode estar normal ou apenas levemente diminuída à apresentação inicial de um episódio hemorrágico grave. À medida que o líquido extravascular penetra no espaço vascular para restaurar o volume, a hemoglobina diminui, mas esse processo pode demorar até 72 horas. A transfusão é recomendada quando a hemoglobina diminui abaixo de 7 g/dL, com base em um amplo ensaio randomizado demonstrando que essa estratégia restritiva de transfusão reduz a hemorragia recorrente e a mortalidade por HDA quando comparada a um limiar de transfusão de 9 g/dL. Pacientes com HD crônica e lenta podem apresentar valores muito baixos de hemoglobina, apesar da pressão arterial e frequência cardíaca normais. Com o desenvolvimento de anemia ferropriva, o volume corpuscular médio diminui, e a amplitude de distribuição eritrocitária aumenta.

DIFERENCIAÇÃO ENTRE HDA E HDB

A hematêmese sugere que a fonte do sangramento seja uma HDA. Melena indica a presença de sangue no trato digestivo há ≥ 14 horas e por até 3 a 5 dias. Quanto mais proximal for o local da hemorragia, mais provável será a ocorrência de melena. A hematoquezia geralmente representa uma fonte de sangramento no trato digestivo inferior, embora uma lesão no trato digestivo superior possa sangrar tão rapidamente que o sangue ultrapasse o intestino antes que a melena se desenvolva. Quando é um sintoma inicial da HDA, a hematoquezia está associada a instabilidade hemodinâmica e queda da hemoglobina. As lesões hemorrágicas do intestino delgado podem apresentar-se com melena ou hematoquezia. Outros indícios de HDA incluem peristalse intestinal hiperativa e elevação da ureia sanguínea (devido à depleção de volume e à absorção de proteínas sanguíneas no intestino delgado).

Em cerca de 15% dos pacientes com HDA referindo hematoquezia clinicamente grave, o aspirado nasogástrico pode não conter sangue. A bile tingida de sangue não exclui uma HDA, porque a descrição de bile no material aspirado não é confiável em cerca de 50% dos casos. A pesquisa de sangue oculto no aspirado que não exibe sangue macroscópico não é útil.

AVALIAÇÃO E TRATAMENTO DA HDA (FIG. 48-1)

Avaliação de risco inicial As características basais que sugerem recidiva do sangramento e morte são instabilidade hemodinâmica (taquicardia ou hipotensão), idade avançada e comorbidades. Protocolos de avaliação de risco podem ser usados para detectar os pacientes em risco muito baixo. A liberação do serviço de emergência para tratamento ambulatorial foi sugerida para os pacientes com escore de Glasgow-Blatchford (variação possível de 0-23, Tab. 48-1) de 0-1, pois apenas cerca de 1% dos pacientes que requerem transfusões, que requerem intervenção hemostática ou morrem apresentam escore de 0-1.

Medicamentos pré-endoscopia A infusão de IBP pode ser considerada no momento da apresentação; ela reduz as complicações da úlcera de alto risco (p. ex., hemorragia ativa) e a necessidade de tratamento endoscópico, mas não melhora a evolução clínica, incluindo sangramentos subsequentes, intervenção cirúrgica ou morte. Foi sugerido que o agente pró-motilidade eritromicina (250 mg IV cerca de 30-90 min antes da endoscopia) melhora a visualização à endoscopia, reduzindo, assim, a necessidade de repetição da endoscopia e a permanência hospitalar. Os pacientes cirróticos com HDA devem receber um antibiótico (p. ex., ceftriaxona) e um fármaco vasoativo IV (p. ex., octreotida) na avaliação inicial. Os antibióticos controlam as infecções bacterianas e diminuem as recidivas do sangramento e a mortalidade, enquanto os fármacos vasoativos podem facilitar o controle do sangramento nas 12 horas após a apresentação inicial.

TABELA 48-1 ■ Escore de Glasgow-Blatchford

Fatores de risco na internação	Escore
Ureia sanguínea (mg/dL)	
39 a < 48	2
48 a < 60	3
60 a < 149	4
≥ 149	6
Hemoglobina (g/dL)	
12 a < 13 (homens); 10 a < 12 (mulheres)	1
10 a < 12 (homens)	3
< 10	6
Pressão arterial sistólica (mmHg)	
100-109	1
90-99	2
< 90	3
Frequência cardíaca (batimentos por minuto)	
≥ 100	1
Melena	1
Síncope	2
Doença hepática	2
Insuficiência cardíaca	2

Endoscopia A endoscopia digestiva alta deve ser realizada dentro de 24 horas na maioria dos pacientes hospitalizados com HDA, independentemente de apresentarem características clínicas preditoras de risco baixo ou alto para sangramento adicional ou morte. Mesmo nos pacientes de alto risco, a endoscopia mais urgente (realizada dentro de 6 horas da consulta com o gastrenterologista) não melhora os desfechos clínicos. A endoscopia precoce em pacientes de baixo risco (p. ex., hemodinamicamente estáveis sem comorbidades graves) identifica achados de baixo risco (p. ex., úlceras de base limpa, erosões, lacerações de Mallory-Weiss sem sangramento) que permitem a liberação hospitalar em ≥ 40% dos pacientes, reduzindo a permanência e os custos. Os pacientes com achados endoscópicos de alto risco (p. ex., varizes, úlceras com sangramento ativo ou vaso visível) se beneficiam da terapia hemostática à endoscopia.

AVALIAÇÃO E MANEJO DA HDB (FIG. 48-2)

Pacientes com hematoquezia e instabilidade hemodinâmica devem ser submetidos à endoscopia digestiva alta para descartar uma lesão do trato digestivo superior antes da avaliação do trato digestivo inferior.

A colonoscopia realizada depois da administração de uma solução de lavagem por via oral é o procedimento de escolha para a maioria dos pacientes internados com HDB, a menos que o sangramento seja profuso, caso em que a angiografia é recomendada. A angiotomografia computadorizada (angio-TC) é recomendada frequentemente antes da angiografia para documentar indícios de sangramento ativo e sua origem. A sigmoidoscopia é usada principalmente nos pacientes com < 40 anos com sangramento menor. Para os pacientes que não tiveram uma causa identificada na colonoscopia, os estudos de imagem devem ser realizados. A cintilografia com hemácias marcadas com ^{99m}Tc permite a varredura repetida por até 24 horas e pode identificar a localização geral do sangramento. Porém, a angio-TC é cada vez mais usada em seu lugar por ser provavelmente superior e mais prontamente disponível. Na HDB ativa, a angiografia pode detectar o local do sangramento (extravasamento de contraste para o interior do intestino) e permite o tratamento por embolização arterial transcateter.

AVALIAÇÃO E MANEJO DA HD DO INTESTINO DELGADO OU DA HD OBSCURA

Para os pacientes com sangramento profuso supostamente originado do intestino delgado, as diretrizes atuais recomendam angiografia como exame inicial, reservando a angio-TC ou a cintilografia com hemácias marcadas por ^{99m}Tc antes da angiografia para quando as condições clínicas do paciente permitem. Para os demais casos, pode-se considerar a repetição das endoscopias digestivas alta e baixa como avaliação inicial, porque os procedimentos endoscópicos repetidos identificam a causa do sangramento em até cerca de 25% das endoscopias altas e colonoscopias; uma enteroscopia por *push* – geralmente realizada com um colonoscópio pediátrico para examinar todo o duodeno e o jejuno proximal – pode substituir a endoscopia digestiva alta convencional repetida. Quando os procedimentos endoscópicos repetidos são negativos, deve-se realizar uma avaliação de todo o intestino delgado, geralmente por videoendoscopia com cápsula. Uma revisão sistemática dos estudos comparativos demonstrou que a positividade dos "achados clinicamente significativos" é maior com a enteroscopia por cápsula do que com a enteroscopia por *push* (56 vs. 26%) ou a radiografia contrastada do intestino delgado (42 vs. 6%). Entretanto, a endoscopia capsular não permite o exame completo do intestino delgado, a coleta de amostras de tecidos ou a realização de qualquer intervenção terapêutica.

A enterotomografia computadorizada pode ser realizada inicialmente em substituição à videoendoscopia capsular nos pacientes com possível estreitamento do intestino delgado (p. ex., estenose, cirurgia ou radioterapia pregressa, doença de Crohn) e pode ser realizada depois de uma videoendoscopia capsular negativa para investigar suspeita de HD originada do intestino delgado, considerando que sua sensibilidade é maior para detectar massas localizadas nesse segmento do trato digestivo.

Quando a endoscopia capsular tem resultado positivo, o tratamento subsequente é determinado pelo que foi demonstrado no exame. Se a endoscopia capsular for negativa, os pacientes clinicamente estáveis podem ser observados e tratados com ferro se houver deficiência de ferro, enquanto aqueles com sangramento continuado (p. ex., necessidade de transfusões) devem realizar exames adicionais. Pode-se considerar uma segunda endoscopia capsular, pois foi relatado que ela identifica uma fonte em até 50% dos casos. A enteroscopia "profunda" (enteroscopia por balão duplo, balão simples ou espiral) geralmente é o próximo exame realizado depois da endoscopia capsular nos casos de HD clinicamente significativa documentada ou supostamente originada do intestino

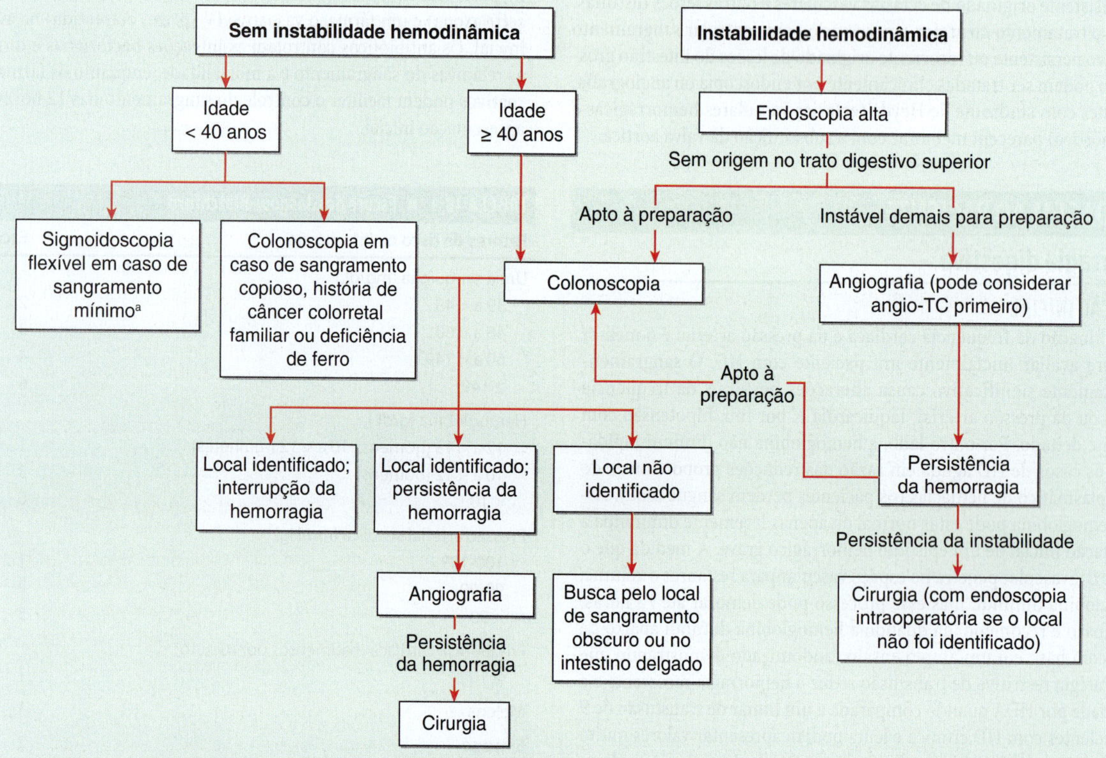

[a]Alguns também sugerem colonoscopia para qualquer nível de sangramento retal em pacientes < 40 anos de idade.

FIGURA 48-2 Algoritmo sugerido para pacientes com hemorragia digestiva baixa aguda.

delgado, porque essa técnica permite ao endoscopista examinar, obter amostras e realizar procedimentos terapêuticos em grande parte ou em todo o intestino delgado. Outras técnicas de exame de imagem utilizadas ocasionalmente na avaliação da HD obscura incluem cintilografia com hemácias marcadas por ^{99m}Tc, angio-TC, angiografia e cintilografia com pertecnetato-^{99m}Tc para demonstrar divertículo de Meckel (especialmente em pacientes jovens). Caso todos os exames sejam inconclusivos, a endoscopia intraoperatória está indicada para os pacientes com sangramento persistente ou recorrente grave que necessitem de transfusões repetidas.

TESTE DE SANGUE OCULTO NAS FEZES POSITIVO

O teste de sangue oculto nas fezes é recomendável apenas como rastreamento para câncer colorretal nos adultos a partir de 45 a 50 anos de idade com risco médio. Um teste positivo indica a necessidade de colonoscopia. Quando a avaliação do cólon é negativa, o acompanhamento posterior não é recomendado, salvo na presença de anemia ferropriva ou sintomas gastrintestinais.

LEITURAS ADICIONAIS

Garcia-Tsao G et al: Portal hypertensive bleeding in cirrhosis: Risk stratification, diagnosis, and management: 2016 practice guidance by the American Association for the Study of Liver Diseases. Hepatology 65:310, 2017.

Gurudu SR et al: The role of endoscopy in the management of suspected small-bowel bleeding. Gastrointest Endosc 85:22, 2017.

Krag M et al: Pantoprazole in patients at risk for gastrointestinal bleeding in the ICU. N Engl J Med 379:2199, 2018.

Laine L et al: ACG clinical guideline: Upper gastrointestinal and ulcer bleeding. Am J Gastroenterol 116:899, 2021.

Lau JYW et al: Timing of endoscopy for acute upper gastrointestinal bleeding. N Engl J Med 382:1299, 2020.

Peery AF et al: Burden and cost of gastrointestinal, liver, and pancreatic diseases in the United States: Update 2018. Gastroenterology 156:254, 2019.

Stanley AJ, Laine L: Management of acute upper gastrointestinal bleeding. BMJ 364:l536, 2019.

Strate LL, Gralnek KM: ACG clinical guideline: Management of patients with acute lower gastrointestinal bleeding. Am J Gastroenterol 111:459, 2016.

Villaneuva C et al: Transfusion strategies for acute upper gastrointestinal bleeding. N Engl J Med 368:11, 2013.

49 Icterícia

Savio John, Daniel S. Pratt

Icterícia é uma coloração amarelada dos tecidos do corpo resultante da deposição de bilirrubina. A deposição de bilirrubina nos tecidos ocorre apenas quando há hiperbilirrubinemia sérica e é um sinal de doença hepática ou, menos comum, de um distúrbio hemolítico ou do metabolismo da bilirrubina. O grau de elevação da bilirrubina sérica pode ser estimado pelo exame físico. Aumentos discretos do nível sérico de bilirrubina são detectados mais facilmente pelo exame das escleróticas do olho para detectar icterícia. As escleróticas têm afinidade especial por bilirrubina em razão de seu teor alto de elastina e a existência de icterícia das escleróticas indica que o nível sérico de bilirrubina seja de 51 μmol/L(3 mg/dL) no mínimo. A capacidade de detectar icterícia das escleróticas é comprometida quando a sala de exame possui iluminação fluorescente. Quando o médico suspeita de icterícia das escleróticas, outra área a ser examinada é a região sublingual. À medida que os níveis séricos de bilirrubina aumentam, a pele torna-se amarelada nos pacientes de pele clara e mesmo esverdeada quando o processo é de longa duração; a coloração esverdeada é produzida por oxidação da bilirrubina em biliverdina.

O diagnóstico diferencial da coloração amarelada da pele é muito restrito. Além da icterícia, devem ser considerados carotenemia; uso de fármacos, incluindo quinacrina, sunitinibe e sorafenibe; e exposição excessiva aos fenóis. A carotenemia, uma coloração amarelada da pele, está associada a diabetes, hipotireoidismo e anorexia nervosa, mas ela é mais comumente causada pela ingestão de quantidades excessivas de vegetais e frutas como cenouras, vegetais folhosos, abóboras, pêssegos e laranjas, que contêm caroteno. Na icterícia, a coloração amarela da pele distribui-se uniformemente pelo corpo, enquanto, na carotenemia o pigmento concentra-se nas palmas, plantas, fronte e pregas nasolabiais. A carotenemia pode ser diferenciada da icterícia pela ausência de pigmentação das escleróticas. A quinacrina provoca uma coloração amarelada da pele em 4 a 37% dos pacientes tratados. Ela também foi relatada com o uso de inibidores da tirosina-cinase, como sunitinibe e sorafenibe.

Outro indicador sensível do aumento de bilirrubina sérica é o escurecimento da urina, que decorre da excreção renal de bilirrubina conjugada. Com frequência, os pacientes descrevem a urina como se tivesse cor de chá ou de refrigerantes do tipo cola. Bilirrubinúria indica elevação da fração direta da bilirrubina sérica e, portanto, presença de doença hepática ou biliar.

Os níveis séricos de bilirrubina aumentam quando há desequilíbrio entre a produção e a depuração de bilirrubina. Uma avaliação racional do paciente ictérico requer a compreensão de como a bilirrubina é produzida e metabolizada.

PRODUÇÃO E METABOLISMO DA BILIRRUBINA

(Ver Cap. 338) A bilirrubina – um pigmento tetrapirrólico – é um produto da degradação do heme (ferroprotoporfirina IX). Cerca de 80 a 85% da quantidade total de 4 mg/kg de peso corporal de bilirrubina produzida diariamente são derivados da decomposição da hemoglobina das hemácias senescentes. O restante provém de células eritroides destruídas prematuramente na medula óssea e da renovação das hemoproteínas, como a mioglobina e os citocromos, encontradas nos tecidos corporais.

A formação da bilirrubina ocorre nas células reticuloendoteliais, principalmente no baço e no fígado. A primeira reação, catalisada pela enzima microssômica hemeoxigenase, cliva por reação oxidativa a ponte α do grupo porfirina e abre o anel do heme. Os produtos finais dessa reação são biliverdina, monóxido de carbono e ferro. A segunda reação, catalisada pela enzima citosólica biliverdina-redutase, reduz a ponte de metileno central da biliverdina e a converte em bilirrubina. A bilirrubina formada nas células reticuloendoteliais é praticamente insolúvel em água em razão de uma ligação de hidrogênio interna firme entre a fração hidrossolúvel da bilirrubina – isto é, a ligação dos grupos carboxila de ácido propiônico na metade dipirrólica da molécula com os grupos imino e lactâmico da metade oposta. Essa configuração bloqueia o acesso de solventes aos resíduos polares da bilirrubina e coloca os resíduos hidrofóbicos voltados para fora. Para ser transportada no sangue, a bilirrubina deve estar solubilizada. A solubilização é obtida pela ligação não covalente reversível da bilirrubina à albumina. A bilirrubina não conjugada ligada a albumina é transportada ao fígado. Nesse órgão, a bilirrubina – mas não a albumina – é captada pelos hepatócitos por meio de um processo que, ao menos em parte, envolve transporte pela membrana mediado por carreador. Até hoje, não foi identificado um transportador específico da bilirrubina (Cap. 338, Fig. 338-1).

Depois de entrar no hepatócito, a bilirrubina não conjugada é ligada no citosol a diversas proteínas, incluindo a superfamília da glutationa-S-transferase. Essas proteínas atuam tanto para reduzir o efluxo de bilirrubina para o soro quanto para disponibilizá-la para conjugação. No retículo endoplasmático, a bilirrubina é tornada solúvel em água por conjugação com o ácido glicurônico – um processo que quebra as ligações internas de hidrogênio hidrofóbicas e forma monoglicuronídeo e diglicuronídeo de bilirrubina. A conjugação do ácido glicurônico com a bilirrubina é catalisada pela bilirrubina uridina-difosfato-glicuronosiltransferase (UDPGT). Os conjugados de bilirrubina, agora hidrofílicos, difundem-se do retículo endotelial para a membrana canalicular, onde o monoglicuronídeo e o diglicuronídeo de bilirrubina são ativamente transportados para dentro do canalículo biliar por um mecanismo dependente de energia, que envolve a proteína associada à resistência a múltiplos fármacos 2 (MRP2). Uma parte dos glicuronídeos de bilirrubina é transportada para dentro dos sinusoides e para a circulação portal por meio da MRP3 e está sujeita à recaptação pelo hepatócito por ação das proteínas 1B1 e 1B3 de transporte de ânions orgânicos sinusoidal (OATP1B1 e OATP1B3). A bilirrubina conjugada excretada na bile drena para o duodeno e atravessa inalterada a parte proximal do intestino delgado. A bilirrubina conjugada não é reabsorvida pela mucosa intestinal em razão de sua hidrofobicidade e do seu peso molecular alto. Quando atinge a parte distal do íleo e o intestino grosso, a bilirrubina conjugada é hidrolisada em bilirrubina não conjugada pelas β-glicuronidases bacterianas. A bilirrubina não conjugada é reduzida pelas bactérias do intestino normal para formar um grupo de tetrapirróis incolores, conhecidos como *urobilinogênios*, e outros produtos, cuja composição e quantidades relativas dependem da flora bacteriana existente. Cerca de 80 a 90% desses produtos são excretados nas fezes, quer na forma inalterada, quer oxidados em derivados alaranjados denominados *urobilinas*. Os 10 a 20% restantes dos urobilinogênios entram no ciclo êntero-hepático. Uma pequena fração (geralmente < 3 mg/dL) escapa da captação hepática e é filtrada pelos glomérulos renais, sendo excretada na urina. A excreção urinária aumentada de urobilinogênios pode ser causada pelo aumento da produção de bilirrubina, aumento da reabsorção hepática de urobilinogênio originado do cólon, ou eliminação hepática reduzida de urobilinogênio.

DOSAGEM DA BILIRRUBINA SÉRICA

Os termos bilirrubina *direta* e *indireta* – isto é, bilirrubina conjugada e não conjugada, respectivamente – se baseiam na reação original de van den Bergh. Essa técnica, ou uma variação dela, ainda é usada em muitos laboratórios de análise clínica para determinar o nível sérico de bilirrubina. Nesse exame, a bilirrubina é exposta ao ácido sulfanílico diazotizado, dividindo-se em dois azopigmentos dipirrilmetenos relativamente estáveis, com absorção máxima a 540 nm, o que permite a análise fotométrica. A fração direta é a que reage com o ácido sulfanílico diazotizado na ausência de uma substância aceleradora, como o álcool. A fração direta fornece um valor aproximado de bilirrubina conjugada no soro. A bilirrubina sérica *total* é a quantidade que reage depois da adição de álcool. A fração indireta é a diferença entre os níveis das bilirrubinas total e direta e é uma estimativa da bilirrubina não conjugada no soro. A bilirrubina não conjugada também reage com os reagentes diazo, embora lentamente, mesmo quando o acelerador não está presente. Desse modo, a bilirrubina indireta calculada pode subestimar a quantidade total de bilirrubina não conjugada na circulação.

Com o método de van den Bergh, a concentração sérica normal de bilirrubina geralmente fica na faixa de 17 a 26 μmol/L (1-1,5 mg/dL). As concentrações totais de bilirrubina sérica variam de 3,4 a 15,4 μmol/L (0,2-0,9 mg/dL) em 95% de uma população normal. A hiperbilirrubinemia indireta (ou não conjugada) ocorre quando a fração direta representa < 15% da bilirrubina sérica total. A presença de quantidades ainda que pequenas de bilirrubina realmente conjugada no soro sugere uma doença hepatobiliar significativa. Como a hiperbilirrubinemia direta (ou conjugada) sempre está associada à bilirrubinúria (exceto em presença de delta bilirrubina nos casos de colestase prolongada, quando a icterícia é evidente), a detecção de bilirrubina na urina por meio de uma fita de teste é extremamente útil para confirmar a existência de hiperbilirrubinemia conjugada em um paciente com elevação discreta da fração direta.

Várias técnicas novas, embora de realização menos conveniente, aumentaram consideravelmente nossa compreensão sobre o metabolismo da bilirrubina. Em primeiro lugar, estudos que utilizaram esses métodos demostraram que, em pessoas normais ou nos pacientes com síndrome de Gilbert, quase 100% da bilirrubina sérica não está conjugada; < 3% são formados de bilirrubina monoconjugada. Em segundo lugar, nos pacientes ictéricos com doença hepatobiliar, a concentração sérica de bilirrubina total medida por esses métodos mais precisos é menor que os valores encontrados com os métodos diazo. Esse achado sugere que há compostos diazo-positivos além da bilirrubina no soro dos pacientes com doença hepatobiliar. Em terceiro lugar, esses exames indicam que, nos pacientes ictéricos com doença hepatobiliar, os monoglicuronídeos da bilirrubina predominem sobre os diglicuronídeos. Em quarto lugar, parte da fração de bilirrubina direta inclui a bilirrubina conjugada que está ligada de forma covalente à albumina. Essa fração de bilirrubina conjugada ligada à albumina (*fração delta, bilirrubina delta* ou *biliproteína*) representa uma fração importante da bilirrubina sérica total dos pacientes com colestase e doenças hepatobiliares. A bilirrubina delta é produzida no soro quando a excreção hepática dos glicuronídeos de bilirrubina está prejudicada e os glicuronídeos acumulam no soro. Em razão de sua estreita ligação à albumina, a taxa de depuração da delta bilirrubina do soro aproxima-se da meia-vida da albumina (12-14 dias) em vez da meia-vida curta da bilirrubina (cerca de 4 horas).

A meia-vida prolongada da bilirrubina conjugada ligada à albumina é responsável por dois fatos anteriormente enigmáticos, observados em indivíduos ictéricos com doença hepática: (1) que alguns pacientes com hiperbilirrubinemia conjugada não apresentam bilirrubinúria durante a fase de recuperação de suas doenças porque a delta bilirrubina, embora conjugada, está ligada de forma covalente à albumina e, por conseguinte, não é filtrada pelos glomérulos renais, e (2) que o nível elevado de bilirrubina sérica diminui mais lentamente que o esperado em alguns pacientes que parecem estar se recuperando de maneira satisfatória. Em um período tardio da fase de recuperação dos distúrbios hepatobiliares, toda a bilirrubina conjugada pode estar na forma ligada à albumina.

DOSAGEM DA BILIRRUBINA URINÁRIA

A bilirrubina não conjugada sempre está ligada à albumina no soro e não é filtrada pelo rim nem encontrada na urina. A bilirrubina conjugada é filtrada no glomérulo, sendo a maior parte reabsorvida pelos túbulos proximais; uma pequena fração é excretada na urina. Qualquer bilirrubina encontrada na urina é conjugada. A existência de bilirrubinúria detectada na urina por uma fita de teste (Ictotest) indica elevação da fração conjugada da bilirrubina, que não pode ser excretada pelo fígado e indica a presença de doença hepatobiliar. É possível haver resultado falso-negativo em pacientes com colestase prolongada em razão da predominância de delta bilirrubina, que se liga covalentemente à albumina e, por esse motivo, não é filtrada pelos glomérulos renais.

ABORDAGEM AO PACIENTE

Icterícia

O objetivo deste capítulo não é realizar uma revisão enciclopédica de todos os quadros que causam icterícia. A intenção é oferecer um arcabouço que auxilie o médico a avaliar o paciente com icterícia de forma lógica (Fig. 49-1).

A etapa inicial é realizar os exames de sangue apropriados para determinar se o paciente apresenta elevação isolada da bilirrubina sérica. Se for esse o caso, essa elevação é formada por aumento da fração não conjugada ou da conjugada? Quando a hiperbilirrubinemia é acompanhada de outras anormalidades dos exames hepáticos, o médico deve estabelecer se o distúrbio é hepatocelular ou colestático. Se for colestático, ele é intra ou extra-hepático? Todas essas questões podem ser respondidas com anamnese minuciosa, exame físico e interpretação correta de exames e procedimentos laboratoriais e radiológicos.

A bilirrubina presente no soro representa um equilíbrio entre o estímulo decorrente da produção de bilirrubina e a remoção hepática/biliar do pigmento. A hiperbilirrubinemia pode resultar (1) de produção excessiva de bilirrubina; (2) de deficiência na captação, conjugação ou excreção de bilirrubina; ou (3) de refluxo da bilirrubina não conjugada ou conjugada a partir de hepatócitos ou ductos biliares danificados. O aumento na bilirrubina não conjugada no soro resulta de produção excessiva, da captação ou conjugação reduzida da bilirrubina. O aumento na bilirrubina conjugada é causado por redução da excreção para dentro dos dúctulos biliares ou por extravasamento retrógrado do pigmento. As etapas iniciais da avaliação do paciente com icterícia devem determinar (1) se a hiperbilirrubinemia é predominantemente de origem conjugada ou não conjugada, e (2) se outros exames hepáticos bioquímicos são anormais. A interpretação lógica de alguns dados limitados permite uma avaliação racional do paciente (Fig. 49-1). A seguir, aborda-se exclusivamente a investigação de pacientes adultos com icterícia.

ELEVAÇÃO ISOLADA DA BILIRRUBINA SÉRICA

Hiperbilirrubinemia indireta (ou não conjugada) O diagnóstico diferencial da hiperbilirrubinemia não conjugada isolada não é amplo (Tab. 49-1). O essencial é determinar se o paciente está sofrendo um processo hemolítico que resulte na produção excessiva de bilirrubina (distúrbios hemolíticos e eritropoiese ineficaz) ou se há comprometimento da captação/conjugação hepática de bilirrubina (efeito de um ou mais fármacos ou distúrbios genéticos).

Os distúrbios hemolíticos que produzem heme em excesso podem ser hereditários ou adquiridos. Entre os distúrbios hereditários estão esferocitose, anemia falciforme, talassemia e deficiência de enzimas de glóbulos vermelhos, como a piruvato-cinase e a glicose-6-fosfato-desidrogenase. Nessas doenças, os níveis de bilirrubina raramente excedem 86 μmol/L (5 mg/dL). Podem ocorrer níveis mais altos quando há disfunção renal ou hepatocelular coexistente, ou em caso de hemólise aguda, como na crise falcêmica. Ao avaliar a icterícia em pacientes com

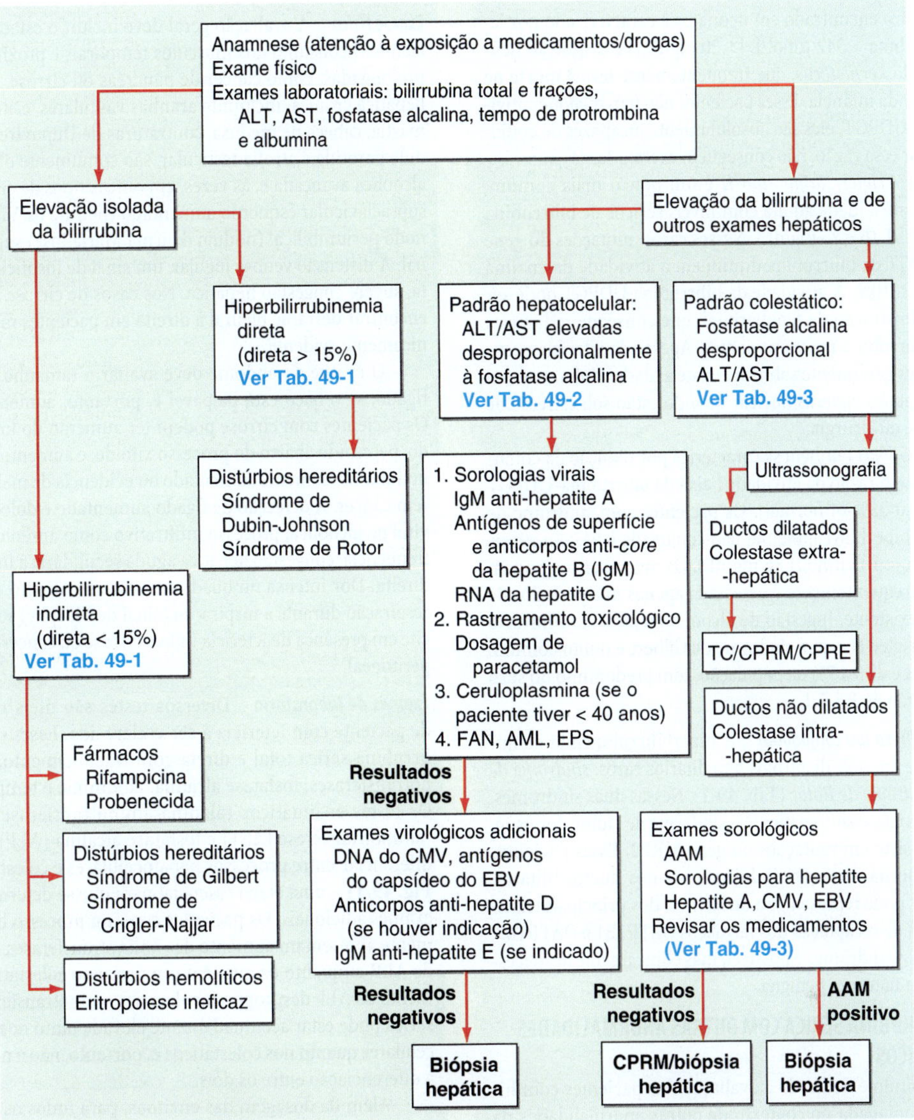

FIGURA 49-1 **Avaliação do paciente com icterícia.** ALT, alanina-aminotransferase; AAM, anticorpo antimitocondrial; FAN, fator antinuclear; AST, aspartato-aminotransferase; CMV, citomegalovírus; EBV, vírus Epstein-Barr; CPRE, colangiopancreatografia retrógrada endoscópica; CPRM, colangiopancreatografia por ressonância magnética; AML, anticorpo antimúsculo liso; EPS, eletroforese de proteínas séricas; TC, tomografia computadorizada; IgM, imunoglobulina M.

TABELA 49-1 ■ Causas de hiperbilirrubinemia isolada

I. Hiperbilirrubinemia indireta
  A. Distúrbios hemolíticos
  B. Eritropoiese ineficaz
  C. Produção aumentada de bilirrubina
    1. Transfusão sanguínea maciça
    2. Reabsorção de hematoma
  D. Fármacos
    1. Rifampicina
    2. Probenecida
    3. Antibióticos – cefalosporinas e penicilinas
  E. Doenças hereditárias
    1. Síndrome de Crigler-Najjar tipos I e II
    2. Síndrome de Gilbert
II. Hiperbilirrubinemia direta (doenças hereditárias)
  A. Síndrome de Dubin-Johnson
  B. Síndrome de Rotor

hemólise crônica, é importante lembrar a elevada incidência de cálculos biliares pigmentados (bilirrubinato de cálcio) nesses pacientes, o que aumenta a probabilidade de coledocolitíase como explicação alternativa para a hiperbilirrubinemia.

Entre os distúrbios hemolíticos adquiridos estão anemia hemolítica microangiopática (p. ex., síndrome hemolítico-urêmica), hemoglobinúria paroxística noturna, anemia ligada à acantocitose, hemólise imune e infecções parasitárias, incluindo malária e babesiose. A eritropoiese ineficaz ocorre nas deficiências de cobalamina, folato e ferro. A reabsorção de hematomas e as transfusões maciças de sangue podem resultar em aumento da liberação de hemoglobina e produção excessiva de bilirrubina.

Na ausência de hemólise, o médico deve considerar a possibilidade de haver algum problema com a captação hepática ou com a conjugação da bilirrubina. Determinados fármacos, como rifampicina e probenecida, podem causar hiperbilirrubinemia não conjugada por diminuição da captação hepática de bilirrubina. Três doenças genéticas diminuem a conjugação da bilirrubina: síndrome de Crigler-Najjar tipos I e II e síndrome de Gilbert. A *síndrome de Crigler-Najjar tipo I* é um distúrbio excepcionalmente raro encontrado em neonatos e caracterizado por icterícia grave (bilirrubina > 342 μmol/L [> 20 mg/dL]) e disfunção neurológica causada pelo *kernicterus*, que frequentemente leva à morte na lactância ou na segunda infância. Esses pacientes não tem qualquer atividade da bilirrubina-UDPGT; eles são absolutamente incapazes de conjugar bilirrubina e, por essa razão, não conseguem excretá-la.

A *síndrome de Crigler-Najjar tipo II* é um pouco mais comum. Os pacientes vivem até a idade adulta com níveis séricos de bilirrubina entre 103 e 428 μmol/L (6 e 25 mg/dL). Nesses casos, mutações do gene da bilirrubina *UDPGT* da bilirrubina diminuem a atividade da enzima – nos casos típicos, ≤ 10%. A atividade da bilirrubina UDPGT pode ser induzida pela administração de fenobarbital, que consegue reduzir os níveis séricos de bilirrubina nesses pacientes. Apesar da icterícia acentuada, esses pacientes geralmente sobrevivem até a idade adulta, embora estejam suscetíveis ao *kernicterus* nuclear quando estão sob estresse de doença intercorrente ou cirurgia.

A *síndrome de Gilbert* também se caracteriza por redução da conjugação da bilirrubina em razão da atividade baixa da bilirrubina-UDPGT (nos casos típicos, 10-35% of normal). Os pacientes com síndrome de Gilbert apresentam hiperbilirrubinemia não conjugada leve com níveis séricos quase sempre < 103 μmol/L (6 mg/dL). Os níveis séricos podem oscilar e a icterícia frequentemente é detectada apenas nos períodos de estresse, doença coexistente, ingestão de álcool ou jejum. Ao contrário das síndromes de Crigler-Najjar, a síndrome de Gilbert é muito comum. A incidência relatada é de 3 a 7% da população, com predomínio no sexo masculino a uma razão de 1,5-7:1.

Hiperbilirrubinemia direta (ou conjugada) A hiperbilirrubinemia conjugada elevada aparece em dois distúrbios hereditários raros: *síndrome de Dubin-Johnson* e *síndrome de Rotor* (Tab. 49-1). Nessas duas síndromes, os pacientes têm icterícia assintomática. Na síndrome de Dubin-Johnson, a anormalidade consiste em mutações no gene MRP2. Esses pacientes apresentam alteração na excreção da bilirrubina nos ductos biliares. A síndrome de Rotor pode representar a deficiência dos principais transportadores hepáticos de recaptação dos fármacos OATP1B1 e OATP1B3. A diferenciação dessas síndromes é possível, mas clinicamente desnecessária em razão de sua natureza benigna.

ELEVAÇÃO DA BILIRRUBINA SÉRICA COM OUTRAS ANORMALIDADES DOS EXAMES HEPÁTICOS

O restante deste capítulo é dedicado à avaliação dos pacientes com hiperbilirrubinemia conjugada no contexto de outras anormalidades da função hepática. Esse grupo pode ser subdividido em dois: pacientes com processo hepatocelular primário e pacientes com colestase intra ou extra-hepática. Essa diferenciação baseada na anamnese e no exame físico, assim como no padrão das anormalidades encontradas nas provas hepáticas, determina a investigação clínica (Fig. 49-1).

Anamnese A história clínica completa talvez seja a parte mais importante da avaliação do paciente com icterícia de origem desconhecida. Entre as considerações importantes estão o uso de ou a exposição a qualquer substância química ou fármaco, quer sejam prescritos pelo médico ou adquiridos sem prescrição, substâncias usadas em medicina complementares ou alternativa (p. ex., fitoterápicos e compostos vitamínicos), ou outros fármacos como esteroides anabolizantes. O paciente deve ser cuidadosamente interrogado sobre possíveis exposições parenterais, como transfusões, uso de drogas intravenosas e intranasais, tatuagens e atividade sexual. Os seguintes fatores também são importantes: história de viagem recente; exposição a pessoas ictéricas ou a alimentos possivelmente contaminados; exposição ocupacional a hepatotoxinas; ingestão de álcool; duração da icterícia; e presença de quaisquer sinais ou sintomas associados como artralgias, mialgias, exantema, anorexia, perda ponderal, dor abdominal, febre, prurido e alterações da urina e das fezes. Embora nenhuma dessas últimas manifestações seja específica de qualquer distúrbio, qualquer uma delas pode sugerir um diagnóstico. História de artralgias e mialgias antecedendo a icterícia sugere hepatite, seja viral ou causada por fármacos. A icterícia associada a início súbito de dor intensa no quadrante superior direito e calafrios sugere coledocolitíase e colangite ascendente.

Exame físico A avaliação geral deve incluir o estado nutricional do paciente. O consumo dos músculos temporais e proximais sugere doenças prolongadas, como câncer de pâncreas ou cirrose. Os sinais de doença hepática crônica, incluindo aranhas vasculares, eritema palmar, ginecomastia, cabeça de medusa, contraturas de Dupuytren, aumento da glândula parótida e atrofia testicular, são comumente observados na cirrose alcoólica avançada e, às vezes, em outros tipos de cirrose. Um linfonodo supraclavicular esquerdo aumentado (nódulo de Virchow) ou um linfonodo periumbilical (nódulo da irmã Maria José) sugere câncer abdominal. A distensão venosa jugular, um sinal de insuficiência cardíaca direita, sugere congestão hepática. Nos casos de cirrose avançada, é possível encontrar derrame pleural à direita em pacientes mesmo sem ascite clinicamente evidente.

O exame do abdome deve avaliar o tamanho e a consistência do fígado, se o baço está palpável e, portanto, aumentado e se há ascite. Os pacientes com cirrose podem ter aumento do lobo hepático esquerdo, percebido abaixo do processo xifoide, e aumento do baço. Um fígado nodular nitidamente aumentado ou evidência de massa abdominal sugerem câncer. A detecção de fígado aumentado e doloroso indica hepatite viral ou alcoólica, processo infiltrativo como amiloidose ou, com menor frequência, congestão hepática aguda secundária à insuficiência cardíaca direita. Dor intensa no quadrante superior direito com interrupção da respiração durante a inspiração (sinal de Murphy) sugere colecistite. Ascite em presença de icterícia indica cirrose ou câncer com carcinomatose peritoneal.

Exames de laboratório Diversos testes são úteis na avaliação inicial de paciente com icterícia a ser esclarecida. Esses exames incluem bilirrubina sérica total e direta com fracionamento, dosagens de aminotransferases, fosfatase alcalina, albumina; e tempo de protrombina. Os testes enzimáticos (alanina-aminotransferase [ALT], aspartato-aminotransferase [AST] e fosfatase alcalina [ALP]) são valiosos para diferenciar entre processos hepatocelulares e colestáticos (Tab. 337-1; Fig. 49-1) – uma etapa essencial para que se determine a indicação de exames adicionais. Os pacientes com um processo hepatocelular geralmente apresentam aumento das aminotransferases desproporcional ao da ALP, enquanto os que têm um processo colestático apresentam aumento da ALP desproporcional ao das aminotransferases. A bilirrubina sérica pode estar acentuadamente elevada tanto nos distúrbios hepatocelulares quanto nos colestáticos e, portanto, não é necessariamente útil à diferenciação entre os dois.

Além da dosagem das enzimas, para todos os pacientes ictéricos devem ser solicitados exames séricos adicionais, especificamente dosagem de albumina e tempo de protrombina, para avaliar a função hepática. Níveis baixos de albumina sugerem processo crônico, como cirrose ou câncer. Valores normais de albumina sugerem um processo mais agudo, como hepatite viral ou coledocolitíase. Tempo de protrombina elevado indica deficiência de vitamina K em decorrência de icterícia prolongada e má absorção de vitamina K ou disfunção hepatocelular significativa. A incapacidade de corrigir o tempo de protrombina com a administração parenteral de vitamina K sugere lesão hepatocelular grave.

Os resultados das dosagens de bilirrubina, das enzimas e da albumina, além da determinação do tempo de protrombina, geralmente indicam se um paciente ictérico apresenta doença hepatocelular ou colestática e fornecem algumas indicações acerca da duração e da gravidade da doença. As causas e a avaliação da doença hepatocelular são muito diferentes das que estão associadas à doença colestática.

Distúrbios hepatocelulares Entre as doenças hepatocelulares que podem causar icterícia estão hepatite viral, efeitos tóxicos de fármacos ou toxinas ambientais, alcoolismo e cirrose em estágio final por qualquer causa (Tab. 49-2). A doença de Wilson ocorre principalmente em adultos jovens. Nos casos típicos, a hepatite autoimune é detectada em mulheres jovens e de meia-idade, mas pode acometer homens e mulheres de qualquer idade. A hepatite alcoólica pode ser diferenciada das hepatites virais e relacionadas com toxinas pelo padrão das aminotransferases: os pacientes com hepatite alcoólica caracteristicamente apresentam relação AST-ALT no mínimo de 2:1, enquanto o nível de AST raramente ultrapassa a 300 U/L. Os pacientes com hepatite viral

TABELA 49-2 ■ Distúrbios hepatocelulares que podem causar icterícia

Hepatite viral
Hepatites A, B, C, D e E
Vírus Epstein-Barr
Citomegalovírus
Herpes-vírus simples
Hepatite alcoólica
Hepatopatia crônica e cirrose
Toxicidade de fármacos
Previsível, dependente da dose (p. ex., paracetamol)
Imprevisível, idiossincrásica (p. ex., isoniazida)
Toxinas ambientais
Cloreto de vinil
Chá da Jamaica – alcaloides pirrolizidínicos
Cava-cava
Cogumelos silvestres – *Amanita phalloides, A. verna*
Doença de Wilson
Hepatite autoimune

aguda e lesão causada por uma toxina grave o suficiente para produzir icterícia apresentam níveis de aminotransferases > 500 U/L, com ALT maior ou igual a AST. Embora nas doenças hepáticas hepatocelular ou colestática sejam observados valores de ALT e AST < 8 vezes acima do normal, nas doenças hepatocelulares agudas observam-se valores 25 vezes ou mais acima do normal. Os pacientes com icterícia decorrente de cirrose podem apresentar níveis de aminotransferases normais ou ligeiramente aumentados.

Quando o médico estabelece que um paciente tem doença hepatobiliar, os testes apropriados para hepatite viral aguda incluem um ensaio para anticorpo IgM contra hepatite A, ensaios para antígeno de superfície e anticorpo IgM nuclear contra hepatite B, um ensaio para RNA do vírus da hepatite C e, dependendo das condições clínicas, um ensaio para anticorpo IgM contra hepatite E. O anticorpo contra hepatite C pode demorar até 6 semanas para se tornar detectável, o que o torna um teste não confiável na suspeita de hepatite C aguda. Também é possível que haja indicação para investigação de hepatite D, do vírus de Epstein-Barr (EBV) e do citomegalovírus (CMV). A dosagem de ceruloplasmina é o teste inicial de rastreamento para a doença de Wilson. Os exames para hepatite autoimune comumente incluem ensaios de fatores antinucleares, anticorpo anti-músculo liso e dosagem de imunoglobulinas específicas.

A lesão hepatocelular induzida por fármacos pode ser classificada como previsível ou imprevisível. As reações farmacológicas previsíveis são dependentes da dose e afetam todos os pacientes que ingerem uma dose tóxica do fármaco em questão. O exemplo clássico é a hepatotoxicidade do paracetamol. As reações farmacológicas imprevisíveis, ou idiossincrásicas, não dependem da dose e ocorrem em uma minoria dos pacientes. Um grande número de fármacos pode provocar lesão hepática idiossincrásica. As toxinas ambientais também são uma causa importante de lesão hepatocelular. São exemplos algumas substâncias químicas industriais, como o cloreto de vinil, fitoterápicos que contenham alcaloides da pirrolizidina (chá da Jamaica) ou cava-cava, bem como os cogumelos *Amanita phalloides* e *A. verna*, que contêm amatoxinas altamente hepatotóxicas.

Distúrbios colestáticos Quando o padrão dos exames hepáticos sugere distúrbio colestático, a próxima etapa é determinar se a colestase é intra ou extra-hepática (Fig. 49-1). Algumas vezes é difícil a diferenciação entre colestase intra-hepática e extra-hepática. História, exame físico e testes laboratoriais frequentemente não são esclarecedores. O próximo exame a ser solicitado é ultrassonografia. A ultrassonografia (US) é um exame de baixo custo, que não expõe o paciente à radiação ionizante e é capaz de detectar dilatação da árvore biliar intra e extra-hepática com alto grau de sensibilidade e especificidade. A ausência de dilatação biliar sugere colestase intra-hepática, enquanto sua presença indica colestase extra-hepática. Ocorrem resultados falso-negativos em pacientes com obstrução parcial do ducto colédoco, ou nos pacientes com cirrose ou colangite esclerosante primária (CEP), nos quais a fibrose impede a dilatação dos ductos intra-hepáticos.

Embora a US possa indicar colestase extra-hepática, esse exame raramente identifica o local ou a causa da obstrução. O ducto colédoco distal é uma área particularmente difícil de visualizar com a US em razão do gás intestinal sobrejacente. Os próximos exames apropriados incluem tomografia computadorizada (TC), colangiopancreatografia por ressonância magnética (CPRM), colangiopancreatografia retrógrada endoscópica (CPRE), colangiografia transepática percutânea (CTP) e ultrassonografia endoscópica (USE). A TC e a CPRM são melhores que a US para avaliar a cabeça do pâncreas e identificar coledocolitíase no ducto colédoco distal, principalmente quando os ductos não estão dilatados. A CPRE é o "padrão-ouro" para diagnóstico de coledocolitíase. Além de seu potencial diagnóstico, a CPRE possibilita intervenções terapêuticas, incluindo remoção de cálculos do ducto colédoco e instalação de endopróteses (*stents*). A CTP pode fornecer as mesmas informações oferecidas pela CPRE e também permite realizar intervenções nos pacientes nos quais a CPRE não foi bem sucedida em razão de uma obstrução biliar proximal ou de anomalias da anatomia gastrintestinal. A CPRM substituiu a CPRE como teste diagnóstico inicial na maioria dos casos. A USE tem sensibilidade e especificidade comparáveis às da CPRM na detecção de obstrução do ducto colédoco e permite a biópsia de lesões supeitas de doença maligna.

Nos pacientes sob suspeita de *colestase intra-hepática*, o diagnóstico é frequentemente definido por testes sorológicos em combinação com biópsia hepática. A lista de causas possíveis de colestase intra-hepática é longa e variada (Tab. 49-3). Diversas condições que caracteristicamente produzem alterações com padrão hepatocelular também podem se apresentar como variante colestática. Os vírus das hepatites B e C podem causar hepatite colestática (hepatite colestática fibrosante). Essa variante da doença foi relatada em pacientes submetidos a transplante de órgão sólido. As hepatites A e E, a hepatite alcoólica e as infecções por EBV ou CMV também podem apresentar-se como hepatopatia colestática.

Alguns fármacos podem causar colestase intra-hepática, que geralmente é reversível com a suspensão do agente agressor, embora a resolução da colestase possa levar muitos meses. Os fármacos mais comumente associados à colestase são os esteroides anabolizantes e os contraceptivos. Há relatos de hepatite colestática com o uso de clorpromazina, imipramina, tolbutamida, sulindaco, cimetidina e estolato de eritromicina. Também pode ocorrer em pacientes tratados com trimetoprima; sulfametoxazol; e antibióticos à base de penicilina, como ampicilina, dicloxacilina e ácido clavulânico. Raramente, a colestase torna-se crônica e está associada à fibrose progressiva, apesar da suspensão imediata do fármaco. A colestase crônica foi associada ao uso de clorpromazina e proclorperazina.

Colangite biliar primária é uma doença autoimune que atinge predominantemente mulheres de meia-idade e é caracterizada por destruição progressiva dos ductos biliares interlobulares. O diagnóstico é baseado na detecção de anticorpos antimitocondriais encontrados em 95% desses pacientes. A *colangite esclerosante primária (CEP)* caracteriza-se por destruição e fibrose dos ductos biliares maiores. O diagnóstico de CEP é estabelecido com base na colangiografia (CPRM ou CPRE) com demonstração das estenoses segmentares patognomônicas. Cerca de 75% dos pacientes com CEP também apresentam doença inflamatória intestinal.

A *síndrome dos ductos biliares evanescentes* e a *ductopenia biliar do adulto* são afecções raras nas quais se observa redução no número de ductos biliares em amostras de biópsia hepática. Esse quadro histológico é também observado em pacientes que desenvolvem rejeição crônica após transplante de fígado e nos que evoluem com a doença do enxerto contra o hospedeiro depois de transplante de medula óssea. A síndrome dos ductos biliares evanescentes também ocorre em raros casos de sarcoidose, nos pacientes que tomam determinados fármacos (p. ex., clorpromazina) e de forma idiopática.

Também existem formas familiares de colestase intra-hepática. As síndromes colestáticas intra-hepáticas familiares incluem os tipos 1 a 3 da *colestase intra-hepática familiar progressiva (CIFP)* os tipos 1 e 2 da *colestase intra-hepática recorrente benigna (CIRB)*. A CIRB caracteriza-se

TABELA 49-3 ■ Distúrbios colestáticos que podem causar icterícia

I. Intra-hepáticos
   A. Hepatite viral
      1. Hepatite colestática fibrosante – hepatites B e C
      2. Hepatite A, infecção pelo vírus Epstein-Barr, infecção por citomegalovírus
   B. Hepatite alcoólica
   C. Toxicidade de fármacos
      1. Colestase pura – esteroides anabólicos e contraceptivos
      2. Hepatite colestática – clorpromazina, estolato de eritromicina
      3. Colestase crônica – clorpromazina e proclorperazina
   D. Colangite biliar primária
   E. Colangite esclerosante primária
   F. Síndrome dos ductos biliares evanescentes
      1. Rejeição crônica de transplantes hepáticos
      2. Sarcoidose
      3. Fármacos
   G. Hepatopatia congestiva e hepatite isquêmica
   H. Doenças hereditárias
      1. Colestase intra-hepática familiar progressiva
      2. Colestase intra-hepática recorrente benigna
   I. Colestase da gravidez
   J. Nutrição parenteral total
   K. Sepse não hepatobiliar
   L. Colestase pós-operatória benigna
   M. Síndrome paraneoplásica
   N. Doença venoclusiva
   O. Doença do enxerto contra o hospedeiro
   P. Doença infiltrativa
      1. Tuberculose
      2. Linfoma
      3. Amiloidose
   Q. Infecções
      1. Malária
      2. Leptospirose
II. Extra-hepáticos
   A. Malignos
      1. Colangiocarcinoma
      2. Câncer pancreático
      3. Câncer de vesícula biliar
      4. Câncer ampular
      5. Invasão neoplásica maligna dos linfonodos da porta hepática
   B. Benignos
      1. Coledocolitíase
      2. Estenoses biliares pós-operatórias
      3. Colangite esclerosante primária
      4. Pancreatite crônica
      5. Colangiopatia da Aids
      6. Síndrome de Mirizzi
      7. Doença parasitária (ascaridíase)

por crises transitórias de prurido, colestase e icterícia a partir de qualquer idade, que podem ser debilitantes, mas não causam hepatopatia crônica. Os níveis séricos dos ácidos biliares estão elevados durante as crises, mas a atividade sérica da γ-glutamiltransferase (GGT) está normal. Os tipos de CIFP começam na infância e têm evolução progressiva. Todos os três tipos de CIFP estão associados a colestase progressiva, níveis elevados de ácidos biliares séricos e fenótipos semelhantes, embora as mutações genéticas sejam diferentes. Apenas o tipo 3 da CIFP está associada a níveis altos de GGT. A *colestase da gravidez* ocorre no segundo e no terceiro trimestres, desaparecendo depois do parto. Sua causa é desconhecida, mas o distúrbio é provavelmente hereditário e a colestase pode ser desencadeada pela administração de estrogênio.

Outras causas da colestase intra-hepática são nutrição parenteral total (NPT), sepse de origem não hepatobiliar, colestase pós-operatória benigna e síndrome paraneoplásica associada a diversos tipos de câncer (como linfoma de Hodgkin, câncer medular da tireoide, câncer de células renais, sarcoma renal, linfoma de células T, câncer de próstata e diversas neoplasias malignas gastrintestinais). A expressão *síndrome de Stauffer* tem sido usada para designar a colestase intra-hepática especificamente associada ao câncer de células renais. Nos pacientes que apresentam colestase na unidade de terapia intensiva, as principais hipóteses são sepse, hepatite isquêmica ("fígado do choque") e icterícia relacionada à NPT. A icterícia que ocorre depois de um transplante de medula óssea provavelmente é causada por doença venoclusiva ou por doença enxerto contra o hospedeiro. Além da hemólise, a doença falciforme pode causar colestase intra-hepática e extra-hepática. A icterícia pode ser um achado tardio em casos de insuficiência cardíaca e é causada por congestão hepática e hipoxia hepatocelular. A hepatite isquêmica é uma entidade distinta de hipoperfusão aguda caracterizada por elevação rápida e extrema das aminotransferases séricas, seguida de aumento gradativo da bilirrubina sérica.

Nos casos graves de malária causada por *Plasmodium falciparum*, os pacientes podem apresentar disfunção hepática associada. Nesses casos, a icterícia é uma combinação de hiperbilirrubinemia indireta causada por hemólise e elevação da bilirrubina direta produzida por colestase e lesão hepatocelular. A doença de Weil, um quadro grave de leptospirose, é evidenciada por icterícia com insuficiência renal, febre, cefaleia e dor muscular.

As causas da *colestase extra-hepática* podem ser divididas em malignas e benignas (Tab. 49-3). Entre as causas malignas estão os cânceres de pâncreas, vesícula biliar e da ampola, assim como o colangiocarcinoma. Esse último câncer está associado mais frequentemente à CEP e é excepcionalmente difícil de diagnosticar porque seu aspecto costuma ser idêntico ao da CEP. Os tumores do pâncreas e da vesícula biliar, bem como o colangiocarcinoma, raramente são ressecáveis e têm prognóstico reservado. O carcinoma ampular possibilita o maior índice de cura entre todos os tumores que se apresentam com quadro de icterícia indolor. A linfadenopatia hilar decorrente de metástases por outros cânceres pode provocar obstrução da árvore biliar extra-hepática.

Coledocolitíase é a causa mais comum de colestase extra-hepática. A apresentação clínica pode variar desde um desconforto leve no quadrante superior direito com elevações mínimas das enzimas hepáticas, até um quadro de colangite ascendente com icterícia, sepse e choque. A CEP pode ocorrer com estenoses clinicamente importantes limitadas à árvore biliar extra-hepática. A colangite associada à IgG4 é caracterizada por estenose da árvore biliar. É essencial que o médico diferencie essa patologia da CEP, uma vez que ela responde ao tratamento com glicocorticoide. Raramente, a pancreatite crônica causa estenose distal do ducto colédoco, no segmento que atravessa a cabeça do pâncreas. A colangiopatia da Aids é geralmente causada por infecção do epitélio dos ductos biliares por CMV ou *Cryptosporidium* e o aspecto colangiográfico é semelhante ao da CEP. Em geral, os pacientes afetados apresentam-se com níveis muito elevados de fosfatase alcalina sérica (média de 800 UI/L), porém com bilirrubina sérica quase normal. Normalmente, esses pacientes não têm icterícia.

CONSIDERAÇÕES GLOBAIS

Embora a obstrução biliar extra-hepática e os fármacos sejam causas comuns de icterícia de início recente nos países desenvolvidos, as infecções continuam sendo a principal causa nos países em desenvolvimento. Muitas infecções podem acometer o fígado e causar icterícia, principalmente malária, babesiose, leptospirose grave, infecções causadas por *Mycobacterium tuberculosis* e complexo *Mycobacterium avium*, febre tifoide, hepatites A-E, infecções por EBV, CMV, febres hemorrágicas virais incluindo o vírus Ebola, fases avançadas da febre amarela, dengue, esquistossomose, fasciolíase, clonorquíase, opistorquíase, ascaridíase, equinococose, candidíase hepatosplênica, histoplasmose disseminada, criptococose, coccidioidomicose, erliquiose, febre Q crônica, yersiniose, brucelose, sífilis e hanseníase. Infecções bacterianas que não necessariamente envolvem o fígado e os ductos biliares podem causar icterícia, como a colestase associada à sepse. Febre e dor abdominal sugerem infecção coexistente, sepse ou complicações da litíase biliar. O desenvolvimento de encefalopatia e coagulopatia em um paciente ictérico sem doença hepática preexistente significa insuficiência hepática aguda, que justifica uma avaliação urgente da indicação de transplante de fígado.

Agradecimento *Este capítulo é uma versão revisada de outros que apareceram em edições prévias do Harrison nos quais Marshall M. Kaplan foi coautor com Daniel Pratt.*

LEITURAS ADICIONAIS

Erlinger S et al: Inherited disorders of bilirubin transport and conjugation: New insights into molecular mechanisms and consequences. Gastroenterology 146:1625, 2014.

Wolkoff AW et al: Bilirubin metabolism and jaundice, in *Schiff's Diseases of the Liver*, 11th ed, Schiff ER et al (eds). Oxford, UK, John Wiley & Sons, Ltd, 2012, pp 120–150.

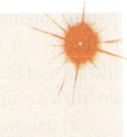

50 Aumento do volume abdominal e ascite

Lawrence S. Friedman

AUMENTO DO VOLUME ABDOMINAL

O aumento do volume abdominal é uma manifestação compartilhada por diversas doenças. Os pacientes queixam-se de distensão ou plenitude abdominal e podem perceber esse aumento da circunferência abdominal com base em suas roupas e tamanho do cinto. Costuma haver queixa de desconforto abdominal, mas a dor é menos frequente. Quando há dor acompanhando o aumento do volume abdominal, frequentemente o quadro é resultante de infecção intra-abdominal, peritonite ou pancreatite. Os pacientes com distensão abdominal causada por *ascite* (líquido na cavidade abdominal) podem relatar surgimento recente de hérnia inguinal ou umbilical. Dispneia pode ser causada pela compressão do diafragma e incapacidade de expandir completamente os pulmões.

CAUSAS

As causas de aumento do volume abdominal podem ser lembradas usando a regra mnemônica dos *seis "Fs"*: flatulência, gordura (*fat*), fluido, feto, fezes ou "crescimento fatal" (frequentemente uma neoplasia).

Flatulência O aumento do volume abdominal pode resultar de aumento dos gases intestinais. O intestino delgado normal contém aproximadamente 200 mL de gases nitrogênio, oxigênio, dióxido de carbono, hidrogênio e metano. O nitrogênio e o oxigênio são deglutidos, enquanto o dióxido de carbono, o hidrogênio e o metano são produzidos no lúmen intestinal por fermentação bacteriana. Há várias situações capazes de produzir aumento dos gases intestinais. A *aerofagia* (deglutição de ar) pode levar ao aumento do volume de oxigênio e nitrogênio no intestino delgado e à distensão do abdome. Normalmente, a aerofagia ocorre durante a deglutição de comida; uso de goma de mascar; ou é uma resposta à ansiedade, que pode causar eructações repetidas. Em alguns casos, o aumento dos gases intestinais é consequência do metabolismo de substâncias com alto grau de fermentação pelas bactérias, como a lactose e outros oligossacarídeos, que podem levar à produção de hidrogênio, dióxido de carbono ou metano. Em muitos casos, não é possível determinar a causa exata da distensão abdominal. Em alguns indivíduos, particularmente naqueles com síndrome do intestino irritável e aumento do volume abdominal, a sensação subjetiva de pressão abdominal pode ser atribuída à redução do trânsito intestinal dos gases e não ao aumento do volume gasoso. A distensão abdominal – um aumento objetivo da cintura abdominal – é resultado da falta de coordenação entre a contração do diafragma e o relaxamento da parede anterior do abdome, em alguns casos como resposta aos estímulos intestinais intraluminais; alterações dietéticas, manipulação da microbiota intestinal e *biofeedback* podem ser terapias efetivas. Ocasionalmente, a hiperlordose lombar pode causar distensão abdominal aparente.

Gordura O ganho ponderal com aumento da gordura abdominal pode resultar em maior circunferência do abdome e ser percebido como distensão. A gordura abdominal pode ser causada por desequilíbrio entre ingestão calórica e gasto de energia, associada à dieta inadequada e estilo de vida sedentário; também pode ser uma manifestação de algumas doenças, como a síndrome de Cushing. O excesso de gordura abdominal está associado à resistência à insulina e à doença cardiovascular.

Fluido O acúmulo de fluido na cavidade abdominal (ascite) com frequência causa distensão e está descrito detalhadamente adiante. A ascite de grau 1 é detectável apenas por ultrassonografia; a ascite de grau 2 é detectável pelo exame físico; e a ascite de grau 3 resulta em distensão abdominal acentuada.

Feto A gravidez aumenta a circunferência abdominal. Normalmente, começa-se a notar aumento do tamanho do abdome com 12 a 14 semanas de gestação, quando o útero move-se da pelve para o abdome. O aumento do volume do abdome pode ser observado precocemente em razão de retenção de líquidos e relaxamento dos músculos abdominais.

Fezes Nos pacientes com constipação grave ou obstrução intestinal, o aumento do volume de fezes no intestino grosso aumenta a circunferência abdominal. Esses quadros com frequência são acompanhados por desconforto ou dor abdominal, náusea e vômitos e podem ser diagnosticados por meio de exames de imagem.

Crescimento fatal Uma massa abdominal pode causar aumento do abdome. Neoplasias, abscessos ou cistos podem atingir volumes que levam ao aumento da circunferência abdominal. O aumento de órgãos intra-abdominais, especificamente do fígado (hepatomegalia) ou do baço (esplenomegalia), ou a presença de aneurisma da aorta abdominal, pode resultar em aumento do volume abdominal. A distensão da bexiga também pode produzir distensão do abdome.

ABORDAGEM AO PACIENTE

Aumento do volume abdominal

ANAMNESE

A investigação etiológica do aumento do volume abdominal inicia-se com a anamnese e o exame físico. Os pacientes devem ser investigados acerca de sintomas sugestivos de doenças malignas, incluindo perda de peso, sudorese noturna e anorexia. A incapacidade de evacuar ou eliminar flatos associada a náusea ou vômitos sugere obstrução intestinal, constipação intensa ou íleo (ausência de peristalse). O aumento da eructação e da eliminação de flatos indica aerofagia ou aumento da produção de gases intestinais. Os pacientes devem ser questionados sobre possíveis fatores de risco ou sintomas de hepatopatia crônica, incluindo ingestão excessiva de bebidas alcoólicas e icterícia, que sugerem ascite. Além disso, é importante perguntar aos pacientes se eles têm sinais e sintomas atribuíveis a outras doenças clínicas, inclusive insuficiência cardíaca e tuberculose, que podem causar ascite.

EXAME FÍSICO

No exame físico, deve-se incluir a investigação de sinais de doenças sistêmicas. A presença de linfadenopatia, especialmente supraclavicular (*nódulo de Virchow*), sugere câncer abdominal metastático. Durante o exame cardiológico, deve-se avaliar se há aumento da pressão venosa jugular (PVJ); *sinal de Kussmaul* (aumento da PVJ durante a inspiração); atrito pericárdico, que pode ser encontrado na insuficiência cardíaca ou na pericardite constritiva; ou sopro de regurgitação tricúspide. Aranhas vasculares, eritema palmar, dilatação de veias superficiais ao redor da cicatriz umbilical (*cabeça de medusa*) e ginecomastia são sinais que indicam doença hepática.

O exame do abdome deve começar com a inspeção para verificar a presença de distensão desigual ou mesmo uma massa evidente. A ausculta deve vir a seguir. A ausência de ruídos peristálticos ou a presença de um som intestinal localizado de frequência aguda sugere íleo ou obstrução intestinal. A presença de um zunido venoso umbilical sugere a presença de hipertensão portal, e raramente pode haver um sopro áspero sobre o fígado, que indica carcinoma hepatocelular ou hepatite alcoólica. O aumento do volume abdominal causado por gases intestinais pode ser diferenciado daquele produzido por líquidos ou por massa sólida utilizando-se a percussão; o abdome cheio de gás é timpânico, enquanto o abdome contendo uma massa ou líquido é maciço à percussão. Contudo, a ausência de macicez abdominal não exclui ascite, uma vez que há necessidade de pelo menos 1.500 mL de líquido ascítico para que seja detectado ao exame físico. Finalmente, o abdome deve ser palpado para avaliar as regiões dolorosas, massa, aumento do fígado ou do baço ou presença de nódulos hepáticos sugestivos de cirrose ou tumor. A palpação sensível do fígado pode detectar pulsações sugestivas de fluxo vascular retrógrado originado do coração nos pacientes com insuficiência cardíaca direita, especialmente regurgitação tricúspide.

EXAMES DE IMAGEM E AVALIAÇÃO LABORATORIAL

As radiografias do abdome podem ser usadas para detectar alças intestinais dilatadas sugestivas de obstrução intestinal ou íleo. A ultrassonografia do abdome pode detectar volumes de líquido ascítico a partir de 100 mL, hepatoesplenomegalia, nódulos hepáticos ou uma massa. A ultrassonografia frequentemente não é adequada para detecção de linfadenopatia retroperitoneal ou de lesão pancreática em razão do gás intestinal sobrejacente. Quando há suspeita de câncer ou doença pancreática, a tomografia computadorizada (TC) deve ser o exame indicado. A TC também pode detectar alterações associadas à cirrose em estágio avançado e hipertensão portal (Fig. 50-1).

Os exames laboratoriais devem incluir bioquímica hepática, dosagem dos níveis séricos de albumina e tempo de protrombina (razão internacional normalizada – INR) para avaliar a função hepática e hemograma completo para investigar a presença de citopenias, que podem ser causadas por hipertensão porta, ou de leucocitose, anemia e trombocitose, que podem ser resultantes de infecção sistêmica. Os níveis séricos da amilase e da lipase devem ser dosados para investigar a possibilidade de pancreatite aguda. A quantificação da proteinúria está indicada quando há suspeita de síndrome nefrótica, que pode causar ascite. O hidrogênio e o metano absorvidos do intestino não são metabolizados pelo hospedeiro, sendo excretados no ar expirado, e a detecção de quantidades aumentadas destes gases no ar expirado é a base para os testes usados no diagnóstico da má absorção de carboidratos (p. ex., lactose) e do supercrescimento bacteriano no intestino delgado.

Em alguns casos, pode-se medir o gradiente de pressão venosa hepática (pressão no fígado entre as veias porta e hepática) por meio de canulação da veia hepática para confirmar se a ascite é causada por cirrose (Cap. 344). Em alguns casos, pode ser necessário obter uma biópsia hepática para confirmar o diagnóstico de cirrose.

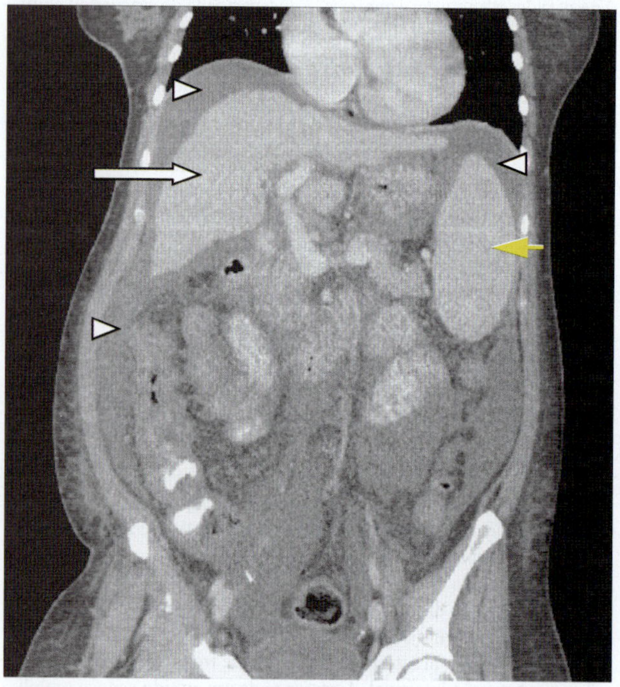

FIGURA 50-1 Tomografia computadorizada (TC) de um paciente com fígado nodular cirrótico (*seta branca*), esplenomegalia (*seta amarela*) e ascite (*pontas de seta*).

ASCITE

PATOGÊNESE NOS CASOS DE CIRROSE

Nos pacientes com cirrose, a ascite é causada por hipertensão portal e retenção de água e sódio pelos rins. Mecanismos similares contribuem para a formação de ascite na insuficiência cardíaca. Hipertensão portal implica elevação da pressão dentro do sistema portal. De acordo com a lei de Ohm, a pressão é produto da resistência multiplicada pelo fluxo. Vários mecanismos podem aumentar a resistência hepática. Primeiramente, o desenvolvimento de fibrose hepática – fator que define a existência de cirrose – destrói a arquitetura normal dos sinusoides hepáticos e impede o fluxo normal de sangue pelo fígado. Em segundo lugar, a ativação das células estelares hepáticas, mediadoras da fibrogênese, leva à contração da musculatura lisa e à fibrose. Por fim, a cirrose está associada à redução na produção do óxido nítrico-sintase endotelial (eNOS), resultando em produção reduzida de óxido nítrico e aumento da vasoconstrição intra-hepática.

O desenvolvimento de cirrose também está associado ao aumento dos níveis circulantes de óxido nítrico (ao contrário da redução observada ao nível intra-hepático), assim como ao aumento dos níveis do fator de crescimento endotelial vascular e do fator de necrose tumoral, resultando em vasodilatação arterial esplâncnica. A vasodilatação da circulação esplâncnica provoca acúmulo de sangue e redução do volume circulante efetivo, o que é interpretado pelos rins como hipovolemia. Em seguida, há vasoconstrição compensatória por meio de liberação de hormônio antidiurético; as consequências são retenção de água e ativação do sistema nervoso simpático e do sistema renina-angiotensina-aldosterona, que produz retenção de água e sódio pelos rins.

PATOGÊNESE NA AUSÊNCIA DE CIRROSE

Nos pacientes sem cirrose, a ascite geralmente é causada por carcinomatose peritoneal, infecção do peritônio ou doença pancreática. A carcinomatose peritoneal pode resultar de câncer primário do peritônio (p. ex., mesotelioma ou sarcoma), câncer abdominal (p. ex., carcinoma gástrico ou adenocarcinoma do intestino grosso), ou metástases de carcinoma mamário ou pulmonar ou de melanoma (Fig. 50-2). As células tumorais que recobrem

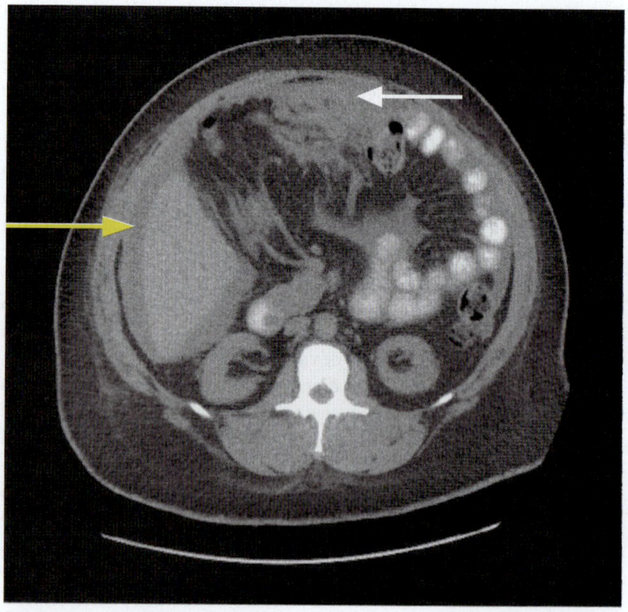

FIGURA 50-2 TC de um paciente com carcinomatose peritoneal (*seta branca*) e ascite (*seta amarela*).

o peritônio produzem um líquido rico em proteínas, que contribui para o desenvolvimento da ascite. A entrada de líquido do espaço extracelular para a cavidade peritoneal contribui para a formação da ascite. A peritonite tuberculosa produz ascite por um mecanismo semelhante; os tubérculos depositados sobre o peritônio produzem um exsudato proteináceo. A ascite pancreática resulta do extravasamento de enzimas pancreáticas para o peritônio.

CAUSAS

A cirrose é responsável por 84% dos casos de ascite. Ascite cardíaca, carcinomatose peritoneal e os casos "mistos" resultantes de cirrose e uma segunda patologia respondem por 10 a 15% dos casos. Entre as causas menos comuns de ascite estão metástase hepática maciça, infecção (tuberculose, infecção por *Chlamydia*), pancreatite e doença renal (síndrome nefrótica). Entre as causas raras de ascite estão hipotireoidismo e febre familiar do Mediterrâneo.

AVALIAÇÃO

Confirmada a ascite, sua etiologia é mais bem determinada por *paracentese*, um procedimento realizado à beira do leito no qual uma agulha ou cateter pequeno é introduzido por via transcutânea para extrair líquido ascítico da cavidade peritoneal. Os quadrantes inferiores são os locais mais frequentemente puncionados. É importante dar preferência ao quadrante inferior esquerdo em razão da maior profundidade da ascite e da menor espessura da parede abdominal. A paracentese é um procedimento seguro mesmo em pacientes com coagulopatia; as complicações, incluindo hematoma de parede abdominal, hipotensão, síndrome hepatorrenal e infecção, são raras.

Uma vez obtido o líquido ascítico, deve-se examinar seu aspecto macroscópico. A presença de infecção ou de células tumorais resulta em turbidez do líquido. Líquido branco leitoso indica triglicerídeos em níveis > 200 mg/dL (frequentemente > 1.000 mg/dL), uma marca registrada da *ascite quilosa*. A ascite quilosa é causada por rompimento de vasos linfáticos, que pode ocorrer em razão de traumatismo, cirrose, tumor, tuberculose ou determinadas malformações congênitas. Líquido marrom-escuro indica concentração elevada de bilirrubina e perfuração do trato biliar. Líquido negro indica necrose pancreática ou melanoma metastático.

O líquido ascítico deve ser enviado para dosagens de albumina e proteínas totais, contagem global e diferencial de células e, se houver suspeita de infecção, bacterioscopia por Gram e cultura com inoculação em meio de hemocultura à beira do leito para aumentar o índice de positividade. Além disso, o nível sérico de albumina deve ser dosado simultaneamente para permitir o cálculo do *gradiente de albumina soro-ascite* (GASA).

O GASA é útil para distinguir a ascite provocada ou não pela hipertensão portal (Fig. 50-3). O GASA reflete a pressão dentro dos sinusoides e está correlacionado com o gradiente pressórico venoso hepático. O GASA é calculado subtraindo-se a concentração de albumina no líquido ascítico do nível sérico de albumina e não se altera com a diurese. Um GASA ≥ 1,1 g/dL reflete a presença de hipertensão portal e indica que a ascite seja causada por aumento da pressão nos sinusoides hepáticos. De acordo com a lei de Starling, a elevação do GASA reflete a pressão oncótica que contrabalança a pressão portal. Entre as possíveis causas estão cirrose, ascite cardíaca, trombose de veia hepática (síndrome de Budd-Chiari), síndrome da obstrução dos sinusoides (doença venoclusiva) ou metástase hepática maciça. Um GASA < 1,1 g/dL indica que a ascite não está relacionada com hipertensão portal, como ocorre na peritonite tuberculosa, carcinomatose peritoneal ou ascite pancreática.

Para as ascites com elevação do GASA (≥ 1,1), o nível de proteína no líquido ascítico fornece outros indícios etiológicos (Fig. 50-3). Níveis de proteína no líquido ascítico ≥ 2,5 g/dL indicam que os sinusoides hepáticos estão normais e permitem a passagem de proteína para o líquido, como ocorre na ascite cardíaca, na fase inicial da síndrome de Budd-Chiari ou na síndrome de obstrução dos sinusoides. Níveis de proteína no líquido ascítico < 2,5 g/dL indicam que os sinusoides hepáticos foram lesados e cicatrizaram e não permitem mais a passagem de proteína, como ocorre nos casos de cirrose, fase tardia da síndrome de Budd-Chiari ou metástase hepática maciça. O pró-peptídeo natriurético cerebral (BNP) é um hormônio natriurético liberado pelo coração como resultado do aumento de volume e estiramento da parede do ventrículo. A elevação dos níveis de BNP no soro ocorre nos pacientes com insuficiência cardíaca e pode ser usado para confirmar que esta é a causa da ascite com elevação do GASA.

Outros exames só estão indicados em circunstâncias clínicas específicas. Quando há suspeita de peritonite secundária à perfuração de víscera oca, pode-se solicitar as dosagens de glicose e lactato-desidrogenase (LDH) no líquido ascítico. Ao contrário do que ocorre na peritonite bacteriana "espontânea", uma possível complicação da ascite cirrótica (ver "Complicações" adiante), a peritonite secundária é sugerida pelas presenças no líquido ascítico de nível de glicose < 50 mg/dL, LDH acima do nível sérico e crescimento de múltiplos patógenos na cultura. Quando há suspeita de ascite pancreática, deve-se solicitar a dosagem da amilase no líquido ascítico, que caracteristicamente deve estar > 1.000 mg/dL. A citologia pode ser útil para o diagnóstico de carcinomatose peritoneal. No mínimo 50 mL de líquido devem ser obtidos e enviados para processamento imediato. Nos casos típicos, a peritonite tuberculosa está associada à linfocitose no líquido ascítico, mas pode ser difícil diagnosticar com paracentese. O esfregaço para bacilo álcool-ácido resistente tem sensibilidade diagnóstica de apenas 0 a 3%; a cultura aumenta a sensibilidade para 35 a 50%. Nos pacientes sem cirrose, níveis elevados de adenosina-desaminase no líquido ascítico têm sensibilidade > 90% para ascite tuberculosa quando se utiliza valor de corte de 30 a 45 U/L. Quando a causa da ascite não é esclarecida, o padrão de referência ainda é laparotomia ou laparoscopia com biópsias peritoneais para exame histológico e cultura.

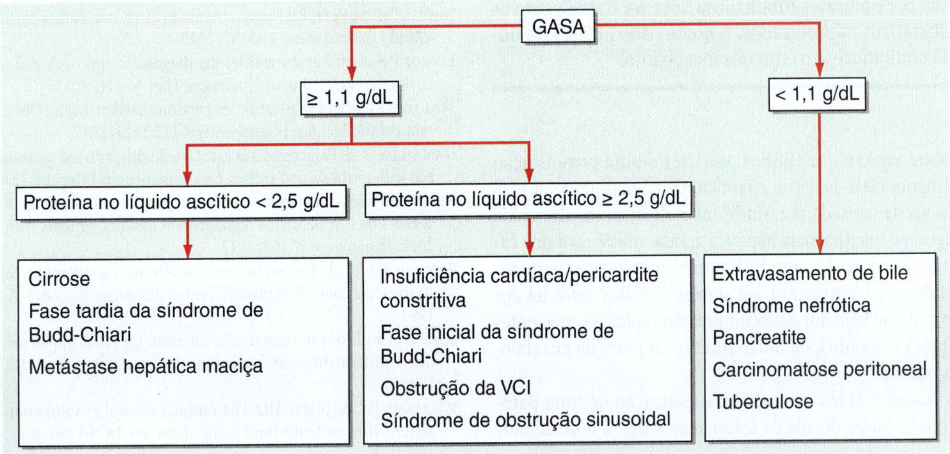

FIGURA 50-3 Algoritmo para diagnosticar a causa da ascite de acordo com o gradiente de albumina soro-ascite (GASA). VCI, veia cava inferior.

TRATAMENTO
Ascite

O tratamento inicial da ascite causada por cirrose consiste na restrição da ingestão de sódio a 2 g/dia. Quando apenas a restrição de sódio é insuficiente para controlar a ascite, utilizam-se diuréticos por via oral – normalmente a combinação de espironolactona e furosemida – para aumentar a excreção urinária de sódio. A espironolactona é um antagonista da aldosterona que inibe a reabsorção de sódio no túbulo contornado distal dos rins. O uso de espironolactona pode ser limitado por hiponatremia, hiperpotassemia e ginecomastia dolorosa. Quando a ginecomastia é muito desconfortável, a amilorida (5-40 mg/dia) pode substituir a espironolactona. A furosemida é um diurético de alça geralmente associado à espironolactona na proporção de 40:100; as doses diárias máximas de espironolactona e furosemida são, respectivamente, 400 mg e 160 mg. Nos pacientes com hiponatremia, pode ser necessário restringir a ingestão de líquidos.

A ascite cirrótica é considerada refratária ao tratamento quando persiste a despeito da restrição da ingestão de sódio e do uso de doses máximas (ou maximamente toleradas) de diuréticos. O tratamento farmacológico da ascite refratária inclui o acréscimo de midodrina (um agonista α_1-adrenérgico) ou clonidina (um agonista α_2-adrenérgico) ao tratamento com diuréticos. Esses fármacos atuam como vasoconstritores, neutralizando a vasodilatação esplâncnica. A midodrina, isoladamente ou em combinação com a clonidina, melhora a hemodinâmica sistêmica e controla melhor a ascite em comparação com o uso isolado de diuréticos. Embora os bloqueadores β-adrenérgicos (β-bloqueadores) frequentemente sejam prescritos como profilaxia das hemorragia de varizes em pacientes com cirrose, seu uso nos pacientes com ascite refratária pode ser associado à redução nas taxas de sobrevida.

Quando o tratamento clínico não é suficiente, a ascite cirrótica refratária pode ser tratada com paracenteses de grande volume (PGVs) ou instalação de um *shunt* intra-hepático transjugular peritoneal (TIPS) – uma derivação portossistêmica colocada radiograficamente para descomprimir os sinusoides hepáticos. A infusão intravenosa de albumina durante a PGV reduz os riscos de "disfunção circulatória pós-paracentese" e morte. Os pacientes tratados com PGV devem receber infusões IV de albumina para cada 6 a 8 g/L de líquido ascítico retirado. A instalação de TIPS mostrou-se superior às PGV para reduzir as recidivas de ascite, mas está associada a maior frequência de encefalopatia hepática sem qualquer diferença na taxa de mortalidade. O sistema Alfapump, que consite em uma bomba automatizada e um cateter peritoneal tunelizado que transporta a ascite da cavidade peritoneal para a bexiga urinária, se mostrou promissor no manejo da ascite refratária, mas está associado a uma maior frequência de dificuldades técnicas e disfunção renal.

A ascite causada por câncer não responde à restrição de sódio ou ao uso de diuréticos. Os pacientes podem ser tratados com PGV, drenagem transcutânea por cateter ou, raramente, instalação de *shunt* peritoniovenoso (uma derivação entre a cavidade abdominal e a veia cava) ou colocação de um sistema Alfapump, se disponível.

A ascite causada por peritonite tuberculosa deve ser tratada com os esquemas tuberculostáticos padronizados. A ascite não cirrótica de outras causas é tratada corrigindo-se o fator desencadeante.

COMPLICAÇÕES

A *peritonite bacteriana espontânea* (PBE; Cap. 132) é uma complicação comum e potencialmente fatal da ascite cirrótica. Ocasionalmente, a PBE também complica a ascite causada por síndrome nefrótica, insuficiência cardíaca, hepatite aguda e insuficiência hepática aguda, mas é rara nos casos de ascite maligna. Os pacientes com PBE normalmente percebem aumento do volume abdominal; entretanto, em apenas 40% dos casos há dor à palpação e é incomum que haja dor à descompressão rápida. Os pacientes podem ter febre, náusea e vômitos, ou início recente ou piora da encefalopatia hepática preexistente.

Nos pacientes hospitalizados com ascite, a realização de uma paracentese nas primeiras 12 horas depois da internação reduz a mortalidade em razão da detecção precoce de PBE. A PBE é definida por contagem de neutrófilos polimorfonucleares (PMN) no líquido ascítico ≥ 250/μL. As culturas do líquido ascítico devem ser realizadas em frascos de hemocultura e tipicamente revelam um patógeno bacteriano. O isolamento de vários patógenos de um paciente com líquido ascítico e aumento da contagem de PMNs sugere *peritonite secundária* à ruptura de víscera ou abscesso (Cap. 132). O isolamento de vários patógenos sem elevação da contagem de PMN sugere perfuração intestinal pela agulha de paracentese. A PBE geralmente é causada por bactérias entéricas que atravessaram a parede intestinal edemaciada. Os patógenos mais comuns são bacilos Gram-negativos, incluindo *Escherichia coli* e *Klebsiella*, assim como estreptococos e enterococos.

O tratamento da PBE com antibióticos como cefotaxima intravenosa é geralmente eficaz contra bactérias aeróbias Gram-negativas e Gram-positivas. O tratamento por 5 dias é suficiente quando o paciente apresenta melhora clínica. A PBE nosocomial ou adquirida em instituição de saúde frequentemente é causada por bactérias multirresistentes, e o tratamento antibiótico inicial deve ser orientado pela epidemiologia das bactérias no local.

Os pacientes cirróticos com história de PBE, proteína total no líquido ascítico < 1 g/dL ou sangramento gastrintestinal ativo devem receber antibiótico profilático para PBE; ciprofloxacino ou, quando disponível, norfloxacino oral diário é o esquema geralmente usado. A ceftriaxona IV pode ser usada em pacientes hospitalizados. A diurese aumenta a atividade das opsoninas proteicas no líquido ascítico e reduz o risco de PBE.

O *hidrotórax hepático* ocorre quando a ascite, frequentemente causada por cirrose, migra pelo diafragma para o espaço pleural. Essa condição pode causar taquipneia, hipoxia e infecção. O tratamento é semelhante ao da ascite cirrótica, incluindo-se restrição da ingestão de sódio, diuréticos e, se necessário, toracocentese ou instalação de TIPS. A colocação de drenos torácicos deve ser evitada.

Agradecimento *O autor agradece à Dra. Kathleen E. Corey pelas contribuições a este capítulo nas edições anteriores do livro.*

LEITURAS ADICIONAIS

Adebayo D et al: Refractory ascites in liver cirrhosis. Am J Gastroenterol 114:40, 2019.

Barba E et al: Correction of abdominal distention by biofeedback-guided control of abdominothoracic muscular activity in a randomized, placebo-controlled trial. Clin Gastroenterol Hepatol 15:1922, 2017.

Bernardi M et al: Albumin infusion in patients undergoing large-volume paracentesis: A meta-analysis of randomized trials. Hepatology 55:1172, 2012.

European Association for the Study of the Liver: EASL Clinical Practice Guidelines for the management of patients with decompensated cirrhosis. J Hepatol 69:406, 2018.

Farias AQ et al: Serum B-type natriuretic peptide in the initial workup of patients with new onset ascites: A diagnostic accuracy study. Hepatology 59:1043, 2014.

Fernandez J et al: Prevalence and risk factors of infections by multiresistant bacteria in cirrhosis: A prospective study. Hepatology 55:1551, 2012.

Ge PS, Runyon BA: Role of plasma BNP in patients with ascites: Advantages and pitfalls. Hepatology 59:751, 2014.

John S, Friedman LS: Portal hypertensive ascites: Current status. Curr Hepatol Rep 19:226, 2020.

John S, Thuluvath PJ: Hyponatremia in cirrhosis: Pathophysiology and management. World J Gastroenterol 21:3197, 2015.

Lizaola B et al: Review article: the diagnostic approach and current management of chylous ascites. Aliment Pharmacol Ther 46:816, 2017.

Malagelada JR et al: Bloating and abdominal distension: Old misconceptions and current knowledge. Am J Gastroenterol 112:1221, 2017.

Orman ES et al: Paracentesis is associated with reduced mortality in patients hospitalized with cirrhosis and ascites. Clin Gastroenterol Hepatol 12:496, 2014.

Runyon BA: Introduction to the revised American Association for the Study of Liver Diseases Practice Guideline management of adult patients with ascites due to cirrhosis 2012. Hepatology 57:165, 2013.

Runyon BA et al: The serum-ascites albumin gradient is superior to the exudate-transudate concept in the differential diagnosis of ascites. Ann Intern Med 117:215, 1992.

Sort P et al: Effect of intravenous albumin on renal impairment and mortality in patients with cirrhosis and spontaneous bacterial peritonitis. N Engl J Med 341:403, 1999.

Williams JW Jr, Simel DL: The rational clinical examination. Does this patient have ascites? How to divine fluid in the abdomen. JAMA 267:2645, 1992.

Seção 7 Alterações na função renal e do trato urinário

51 Cistite intersticial/síndrome da bexiga dolorosa

R. Christopher Doiron, J. Curtis Nickel

DEFINIÇÃO

Uma condição associada a dor e inflamação vesical, na qual se acreditava haver ulcerações vesicais distintas, foi descrita pela primeira vez em 1887. A descrição da clássica úlcera de parede vesical – hoje chamada de *lesão de Hunner* – ficou conhecida como *cistite intersticial* (CI). A primeira definição geralmente aceita de CI foi derivada de um consenso do National Institute for Diabetes and Digestive and Kidney Diseases (NIDDK) de especialistas na área em 1998. Os critérios usados pelo NIDDK para definir a CI incluíam achados cistoscópicos típicos, como as glomerulações (hemorragia submucosas petequiais do urotélio) ou lesões de Hunner. Porém, ao longo do tempo, a síndrome experimentada pelos pacientes, incluindo a dor vesical e/ou pélvica associada a sintomas de armazenamento urinário, como frequência e urgência, culturas urinárias negativas e ausência de causas identificáveis específicas, ficou conhecida como *cistite intersticial/síndrome da bexiga dolorosa* (CI/SBD).

A nomenclatura e as definições evoluíram, mas as definições contemporâneas aceitas pelas organizações American Urological Association, Canadian Urological Association, International Continence Society, Society for Urodynamics and Female Urology e European Society for the Study of IC/BPS, embora difiram um pouco quanto a linguagem e especificidades, geralmente refletem vários conceitos fundamentais comuns na doença: (1) ela tem uma natureza crônica; (2) ela causa dor percebida como atribuível à bexiga; (3) essa dor ocorre na presença de sintomas do trato urinário inferior (STUIs); e (4) é comum haver dor fora da bexiga (pelve, períneo, genitália, abdome e outras localizações).

A definição a seguir incorpora as principais descrições de todos os grupos internacionais interessados no diagnóstico e no manejo da CI/SBD: uma sensação desagradável (dor, pressão, desconforto) percebida como relacionada à bexiga, associada a STUIs com duração > 6 semanas, na ausência de infecção ou de outras causas identificáveis.

Uma síndrome de dor pélvica crônica urológica (SDPCU) generalizada é citada na literatura e acredita-se que ela abranja dois distúrbios distintos de dor crônica urológica: CI/SBD, a qual pode ocorrer em homens e mulheres, e prostatite crônica/síndrome de dor pélvica crônica (PC/SDPC), a qual ocorre apenas em homens. Esta última se refere a um distúrbio de dor urológica localizada no períneo e/ou genitália masculina, com ou sem STUIs. A CI/SBD pode existir independentemente da PC/SDPC em homens. Na realidade, os distúrbios de dor crônica urológica costumam ter sobreposição de sintomas e podem compartilhar origens etiológicas e fisiopatológicas, mas o foco deste capítulo é a CI/SBD.

ETIOLOGIA E PATOGÊNESE

A definição de uma etiologia única para o diagnóstico de CI/SBD até o momento não foi possível, pois trata-se de uma área em que ainda há muitas incertezas. Em vez disso, é muito mais provável e amplamente aceito que a CI/SBD represente uma síndrome ou um conjunto de processos patológicos inter-relacionados que se manifesta em um espectro de doenças que vai além da bexiga. Embora a busca por uma etiologia única continue, são revisadas aqui as principais teorias propostas.

INFECÇÃO E A MICROBIOTA URINÁRIA

A suspeita de infecção bacteriana do urotélio tem sido há muito tempo considerada na etiologia da CI/SBD, mas nunca foi definitivamente mostrada como a causa da doença. Não é incomum que os pacientes que apresentam CI/SBD descrevam uma longa história de "infecções do trato urinário (ITUs)"; esses pacientes costumam ser submetidos a múltiplos cursos de tratamento com um ou vários antibióticos prescritos por seus médicos. Porém, nos pacientes com CI/SBD, é comum que o benefício dos tratamentos antibióticos seja de curta duração, que os resultados das culturas de urina sejam negativos e que o retorno dos sintomas seja inevitável.

Muitos estudos examinaram o papel dos microrganismos nessa população de pacientes com resultados conflitantes, e há muito mais estudos com resultados negativos do que positivos. Além disso, nossa compreensão da microbiota urinária continua a aumentar, o que torna menos relevantes os estudos mais antigos que usaram técnicas de cultivo antigas e de baixa sensibilidade.

Com o uso de técnicas mais modernas e independentes de cultura para a identificação dos microrganismos, os pesquisadores observam diferenças sutis entre a microbiota urinária de pacientes com CI/SBD e aquela de controles saudáveis, e entre os pacientes com CI/SBD que experimentam agudização dos sintomas e aqueles com CI/SBD sem agudização. A relevância clínica desses achados ainda não é completamente compreendida. À medida que o estudo da microbiota urinária continua a evoluir, os pesquisadores e médicos acreditam que, embora seja improvável que exista um microrganismo causador único, a disbiose ou o distúrbio na ecologia da microbiota do trato urinário inferior pode ser responsável pelas agudizações ou padrões de sintomas experimentados pelos pacientes com CI/SBD.

AUTOIMUNIDADE

A consideração da CI/SBD como um distúrbio do sistema imune deriva da observação de uma prevalência significativa de distúrbios autoimunes em pacientes com CI/SBD; vários estudos históricos identificaram anticorpos antiurotélio na mucosa vesical de pacientes com CI/SBD. Além disso, embora a CI/SBD não seja um diagnóstico patológico, há padrões amplamente aceitos e reconhecíveis de infiltração inflamatória na mucosa vesical dessa população de pacientes, incluindo infiltrados linfoplasmáticos, edema e fibrose estromal, desnudamento urotelial e mastocitose do detrusor. Assim, embora seja provável que distúrbios imunes causem a condição em um subgrupo de pacientes (p. ex., naqueles com síndrome de Sjögren associada), os pesquisadores e médicos não conseguiram transformar esse conhecimento em uma descrição clara, e sua relevância clínica ainda não foi compreendida.

INFLAMAÇÃO

Está bem estabelecido que um subgrupo de pacientes que apresentam CI/SBD claramente têm inflamação vesical associada de etiologia desconhecida. Os mais bem descritos são aqueles pacientes com lesões de Hunner – lesões inflamatórias distintas, previamente consideradas úlceras, com um perfil inflamatório bem caracterizado na análise histológica e patológica. Embora as lesões de Hunner sejam facilmente identificadas sob visão direta à cistoscopia, um espectro de outros padrões inflamatórios menos evidentes na bexiga está associado à infiltração de mastócitos e células inflamatórias agudas e crônicas. Essa inflamação observada na análise histológica pode ser tão sutil que passa despercebida ao exame visual direto da bexiga na cistoscopia.

Pesquisadores na Multidisciplinary Approach to the Study of Chronic Pelvic Pain (MAPP) Research Network concluíram que, entre os pacientes com SDPCU, as mulheres exibem respostas inflamatórias mais robustas à estimulação do receptor 2 semelhante ao Toll (TLR2) e do TLR4. Além disso, uma resposta aumentada à estimulação de TLR4 prediz sintomas mais intensos, dor disseminada (vs. apenas dor pélvica/vesical) e maior número de condições dolorosas crônicas sobrepostas (CDCSs). Outros estudos que tentam compreender melhor esses achados estão em andamento.

DISFUNÇÃO UROTELIAL

Permeabilidade urotelial e a camada de glicosaminoglicanos O epitélio estratificado da bexiga – urotélio – é composto de células precursoras basais, células intermediárias e uma camada de células epiteliais superficiais especializadas chamadas de *células guarda-chuva*. Coletivamente, essas camadas são responsáveis pelas várias funções do revestimento vesical. Uma função importante do urotélio é fornecer um barreira robusta. Essa função é executada pela densa camada de glicosaminoglicanos (GAGs) na superfície luminal do urotélio juntamente com um complexo arranjo de várias junções intercelulares compactas entre as células uroteliais que protegem o interstício vesical subjacente contra os constituintes da urina que descansa na bexiga.

Os defeitos nessa função de barreira – rupturas na camada de GAGs ou na própria camada epitelial ou em suas junções celulares – foram propostos como possíveis mecanismos de doença em pacientes com CI/SBD. Essa teoria, embora ainda popular, não tem evidências definitivas que a sustentem como etiologia da doença.

Fator antiproliferativo A descoberta de que as células uroteliais de pacientes com CI/SBD parecem crescer muito mais lentamente do que as células uroteliais de uma população de controle saudável levou à identificação de um fator antiproliferativo (FAP). Embora o FAP se mostrasse inicialmente promissor como biomarcador urinário sensível e específico para CI/SBD, essa ideia não foi amplamente adotada, e o papel etiológico do FAP ainda não foi compreendido.

INTERFERÊNCIAS DE ÓRGÃOS PÉLVICOS

A observação de disfunção e sintomas em múltiplos sistemas orgânicos, incluindo órgãos gastrintestinais, ginecológicos e genitais, em pacientes com CI/SBD é tão comum que pode ser considerada a regra. Foram relatados mecanismos de sensibilização neural em pacientes com dor crônica, e anormalidades no sistema nervoso autônomo foram observadas entre pacientes com CI/SBD. Mais uma vez, embora essas observações se apliquem a um subgrupo de pacientes, a sua aplicação mais ampla à população heterogênea de pacientes com CI/SBD como causa clara da doença não se justifica.

CONTRIBUIÇÕES NEUROBIOLÓGICAS E SENSIBILIZAÇÃO CENTRAL

Um avanço importante da MAPP Research Network é uma investigação sobre o papel de alterações estruturais e funcionais nos cérebros de pacientes com SDPCU. Os inovadores métodos dessa rede para a correlação dos dados clínicos e de fenotipagem complexa com dados de RM funcional identificaram diferenças estruturais e funcionais. Foi posteriormente demonstrado que essas diferenças prediziam com sucesso a progressão de sintomas em uma coorte de 52 pacientes com SDPCU. Embora o relevante estudo não tenha diferenciado entre pacientes com CI/SBD e PC/SDPC, os achados ainda assim são informativos e novos estudos longitudinais estão em andamento.

Além dos novos achados da MAPP com o uso de neuroimagem, métodos de testagem sensorial quantitativa (TSQ) foram usados para investigar os mecanismos de processamento sensorial em pacientes com SDPCU. Os achados – hipersensibilidade à dor generalizada e alteração nos sistemas endógenos inibitórios de controle da dor entre pacientes com SDPCU – também sustentam a hipótese de um fenótipo de sensibilização central na dor pélvica crônica urológica. As implicações clínicas das alterações neurais observadas e da hipersensibilidade multissensorial permanecem sendo investigadas.

Embora uma etiologia única para essa síndrome álgica clinicamente heterogênea possa nunca ser identificada, os esforços para fazê-lo revelaram muito sobre sua patogênese em subgrupos de pacientes e forneceram informações valiosas sobre fenótipos de pacientes específicos. O desafio futuro para os pesquisadores e médicos será a unificação dos fenótipos clínicos com esses mecanismos subjacentes de doença propostos e a integração desse conhecimento em intervenções clinicamente práticas que possam oferecer bons resultados.

EPIDEMIOLOGIA

A prevalência da CI/SBD é difícil de determinar porque as definições e critérios diagnósticos (na ausência de um biomarcador ou teste diagnóstico definitivo) estão constantemente mudando. Além disso, os vários métodos usados para tentar descrever a epidemiologia da síndrome (autorrelatos de pacientes, análises baseadas em sintomas, consultas médicas, bancos de dados populacionais) são problemáticos e têm dificultado a comparação entre os resultados. Muitos estudos foram historicamente realizados apenas em mulheres. Atualmente, estima-se que 2,7 a 6,5% das mulheres norte-americanas experimentem sintomas consistentes com o diagnóstico de CI/SBD. Menos de 10% das mulheres que experimentam esses sintomas de fato têm um diagnóstico de CI/SBD. A síndrome também ocorre em homens, com uma proporção relatada de 10:1 entre mulheres e homens, mas acredita-se que a condição seja muito sub-relatada em homens.

Alguns preditores do desenvolvimento de CI/SBD foram sugeridos a partir de uma análise de estudos observacionais retrospectivos de distúrbios infantis e experiências adversas na infância (EAIs), incluindo ITU, disfunção intestinal e vesical, e trauma sexual na infância. Além disso, já foi bem estabelecido que os pacientes com CI/SBD exibem prevalência acentuada de CDCSs, como fibromialgia, síndrome do intestino irritável (SII), dor lombar crônica e síndrome da fadiga crônica (SFC). Recentes estudos da MAPP mostraram que mais de um terço dos pacientes com CI/SBD apresentam uma CDCS (SII, fibromialgia ou SFC), enquanto até 10% apresentam múltiplas CDCSs. Assim, essas condições podem ser consideradas como fatores de risco para o desenvolvimento de CI/SBD.

MANIFESTAÇÕES CLÍNICAS

Os pacientes com CI/SBD, tanto mulheres como homens, apresentam graus variados de desconforto e/ou dor percebidos como relacionados à bexiga e associados aos sintomas de armazenamento urinário, incluindo frequência e urgência urinárias diurnas e noturnas. Para alguns pacientes, os sintomas urinários (as queixas mais comuns depois da dor vesical) são os mais perturbadores, enquanto, para outros, a dor vesical causa a maior parte do sofrimento e afeta de forma mais significativa a qualidade de vida. Infelizmente, a maioria dos pacientes com CI/SBD se apresenta com ambos os tipos de sintomas, pois os pacientes urinam com frequência para aliviar a dor (ou por temerem a dor vesical). Tipicamente, essa combinação de dor vesical e frequência urinária tem impacto significativo na qualidade de vida, nas interações sociais e nas atividades físicas dos pacientes.

Estudos de mapeamento da dor foram usados para identificar diferentes fenótipos de dor nesses pacientes. Nickel e colaboradores descreveram pela primeira vez um único fenótipo vesical presente em 20% de uma coorte de mulheres com CI/SBD, enquanto até 80% das pacientes descreveram dor na pelve e em pelo menos um outro sítio além dela. As condições comumente associadas incluem SII (40%), síndrome da dor disfuncional do assoalho pélvico (40-60%), vulvodínia (17%), fibromialgia (36%), SFC (10%) e dor lombar crônica (47%). Conforme descrito anteriormente, esses sintomas de múltiplos órgãos podem ser causados por sensibilização do sistema nervoso central (SNC) e a interferência (*crosstalk*) espinal associada, o que promove a progressão fenotípica à medida que os pacientes com uma síndrome álgica gradualmente progridem para outra. Estudos subsequentes da MAPP com uma coorte mais heterogênea de SDPCU formada por homens e mulheres apoiou esse conceito de fenótipos específicos de dor, relatando um fenótipo de apenas dor pélvica em 25% dos participantes e dor na pelve e além dela em até 75% dos casos.

Outro achado importante nas investigações da MAPP foi a sua identificação não apenas de um fenótipo de dor pélvica, mas também de um fenótipo focado na bexiga. Esse último fenótipo foi identificado pelas respostas dos pacientes a duas questões do questionário RAND Interstitial Cystitis Epidemiology (RICE): se apresentavam "dor ao enchimento da bexiga" e/ou "urgência urinária dolorosa". A maioria das mulheres com SDPCU (88%) respondeu "sim" a pelo menos uma dessas questões. O fenótipo focado na bexiga foi associado a sintomas urológicos mais intensos e pior qualidade de vida.

Os pacientes apresentam trajetórias de dor muito individuais. Alguns inicialmente apresentam desconforto que progride ao longo de muitos anos para dor ao enchimento vesical e, por fim, para dor pélvica crônica persistente com apenas alguns curtos períodos de alívio com a micção. Outros pacientes começam com sintomas tipo ITU e dor aguda vesical e uretral com frequência e urgência urinárias; essas manifestações persistem como uma síndrome semelhante a uma cistite crônica apesar de culturas negativas e sem benefício com terapia antimicrobiana. Outros pacientes ainda relatam um padrão de altos e baixos da dor ao longo do tempo, com agudizações exacerbadas por dieta, ansiedade/estresse, infecção ou ciclo hormonal (tipicamente com aumento da dor antes da menstruação). Em um estudo longitudinal de pacientes com SDPCU acompanhados por 12 meses durante o cuidado de rotina para sua doença, os pesquisadores da MAPP descreveram 60% dos sintomas dos pacientes como estáveis, 20% como melhorados e 20% como piorados.

TABELA 51-1 ■ Avaliação de pacientes na atenção primária ou com internista

Etapas na avaliação	Especificidades
Anamnese/exame físico	Realizar um exame pélvico (recomendado). Classificar os sintomas como focados na bexiga/pelve e/ou se estendendo para além da pelve.
Exame comum de urina	Realizar urocultura. Se a cultura for positiva, realizar testes de sensibilidade.
Considerar as opções de tratamento centradas no paciente se satisfeito com o diagnóstico[a]	Iniciar com medidas conservadoras. Introduzir tratamento adicional específico para os sintomas conforme a necessidade.
Encaminhar para um especialista apropriado sob certas condições	O encaminhamento deve ser feito se: • o diagnóstico for duvidoso • houver hematúria microscópica ou macroscópica • a condição for refratária ao tratamento • os sintomas forem intensos • a apresentação for complexa

[a]Ver texto.

ABORDAGEM AO PACIENTE

Cistite intersticial/síndrome da bexiga dolorosa

Os pacientes com CI/SBD se apresentam ao seu médico de família ou internista com dor pélvica que tipicamente aumenta de intensidade com o enchimento vesical, com outras dores associadas e com graus variados de sintomatologia urinária. A avaliação que deve ser seguida por esses profissionais antes do encaminhamento a um especialista está descrita na Tabela 51-1. A maioria desses médicos não vai além da suspeita diagnóstica e do aconselhamento conservador; o que é adequado. Os pacientes com CI/SBD podem muitas vezes representar desafios terapêuticos, e o encaminhamento para um subespecialista apropriado é necessário se houver incerteza quanto ao diagnóstico.

Um diagnóstico de CI/SBD costuma passar despercebido ou é retardado por muitos anos porque os médicos tendem a limitar os pacientes a determinadas especialidades médicas com base no sintoma predominante ou mais perturbador. Por exemplo, os pacientes que apresentam dor pélvica em que as agudizações estão associadas aos ciclos menstruais mensais podem ser encaminhados para ginecologistas. Os pacientes com dor abdominal/pélvica associada a diarreia e/ou constipação tendem a ser encaminhados a gastrenterologistas, enquanto aqueles com dor muscular e articular generalizada, talvez associada à fadiga, são encaminhados para reumatologistas. Os pacientes com sintomas urinários e dor vesical são tratados para ITUs (mesmo com uroculturas negativas) ou para bexiga hiperativa – uma condição vesical comum associada a frequência e urgência urinárias, mas sem dor.

Seria simples se a abordagem aos pacientes que apresentam dor pélvica fosse apenas determinar o verdadeiro órgão e/ou a doença pélvica que causa os sintomas. Porém, a interferência espinal, a progressão do fenótipo com o tempo, a sensibilização central e as CDCSs complicam o quadro. Como apenas cerca de 20 a 25% dos pacientes que acabam sendo diagnosticados com CI/SBD têm doença apenas associada à bexiga, não se deve ter uma abordagem centrada na bexiga, mas, em vez disso, deve-se considerar o paciente como um todo. O profissional deve determinar o "quadro clínico" do paciente – isto é, o seu fenótipo clínico individual.

Os urologistas adaptaram um sistema de classificação de sintomas clínicos para os pacientes com SDPCU. O UPOINT, que inclui a documentação da contribuição de seis domínios distintos (*u*rinário, *p*sicossocial, *ó*rgão-específico, *i*nfecção, *n*eurológico e *tendernes* [hipersensibilidade – como na hipersensibilidade da musculatura do assoalho pélvico]), tem ajudado a classificar os sintomas dos pacientes e permite que o profissional concentre seu manejo no domínio mais perturbador, ao mesmo tempo em que ajuda a evitar que se negligenciem os domínios que costumam ser esquecidos. Embora usado por muitos urologistas para o manejo dessa condição, o UPOINT não é tão efetivo na CI/SBD como é na PC/SDPC em homens, provavelmente porque todos os pacientes com CI/SBD seriam classificados, por definição, nos domínios U e O.

Uma abordagem clínica mais simplificada para a avaliação de pacientes com sintomas de CI/SBD é a classificação dos pacientes com dor percebida como vesical (um critério mandatório para o diagnóstico) em uma de duas categorias: (1) uma categoria de "apenas dor pélvica", a qual incluiria os grupos "apenas dor vesical", dor disfuncional do assoalho pélvico e dor ginecológica associada; ou (2) uma categoria "dor pélvica e além", a qual incluiria pacientes com CDCSs associadas (como SII e fibromialgia). Essa abordagem tem sido apoiada por observações recentes dos pesquisadores da MAPP.

A contribuição de parâmetros psicossociais, como depressão, tendência a supervalorizar sintomas, ansiedade e estresse, e seu impacto na dor e incapacidade, sempre deve ser lembrada, sendo importante a sua determinação em todos os casos. Essa abordagem à fenotipagem clínica permitirá que o médico ajuste um plano terapêutico individualizado, usando combinações de terapias locais vesicais, para o assoalho pélvico ou sistêmicas.

DIAGNÓSTICO

A CI/SBD é uma condição clinicamente heterogênea cuja ausência de uma etiopatogênese clara dificulta o diagnóstico. Ao realizar um diagnóstico de exclusão, os médicos devem descartar outras doenças confundidoras e identificar da melhor maneira possível a apresentação fenotípica do paciente. Embora se tenha tentado estabelecer um conjunto de critérios diagnósticos no passado, os critérios especificados se mostraram excessivamente específicos, o que prejudicou a sua aplicabilidade clínica. Além disso, embora existam várias diretrizes clínicas para ajudar na tomada de decisões durante a investigação diagnóstica, a maioria dos testes serve apenas para descartar outras patologias. Por outro lado, a anamnese e o exame físico, junto com testes laboratoriais simples, são as ferramentas mais confiáveis para estabelecer um diagnóstico de CI/SBD. Os detalhes das investigações relevantes, algumas das quais podem estar fora do escopo do clínico geral ou internista, são apresentados aqui. A Tabela 51-1 oferece uma abordagem para o clínico, e a Tabela 51-2 oferece um resumo mais completo das recomendações diagnósticas.

ANAMNESE E EXAME FÍSICO (INCLUINDO DIÁRIO DE FREQUÊNCIA/VOLUME)

A anamnese e o exame físico minuciosos têm importância fundamental no diagnóstico da CI/SBD. Uma anamnese dos sintomas álgicos do paciente é a etapa inicial. A natureza, a intensidade e a associação temporal da dor são todos fatores significativos. Alguns pacientes serão menos claros que outros na descrição de sua dor e podem, em vez disso, descrever uma sensação de pressão, queimação ou vaga plenitude na pelve ou região da bexiga.

Todos os aspectos da dor do paciente devem ser explorados, pois a dor de muitos pacientes não se limitará à pelve ou à bexiga, mas estará associada à genitália, ao ânus ou ao reto, ao períneo, ao abdome e a outras regiões. Além disso, embora a dor seja comumente experimentada com o enchimento vesical, os pacientes também podem apresentar hipersensibilidade ou pressão suprapúbica à micção ou sensação de queimação ou dor na

TABELA 51-2 ■ Recomendações para as investigações em pacientes com suspeita de cistite intersticial/síndrome da bexiga dolorosa

Mandatórias	Recomendadas	Opcionais	Não recomendadas
• Anamnese • Exame físico	• Diário de frequência/volume • Exame comum de urina • Urocultura • Escores de sintomas • Cistoscopia	• Ultrassonografia pélvica • Resíduo pós-miccional • Citologia urinária • Desafio com anestésico intravesical • Hidrodistensão	• Teste de sensibilidade ao potássio • Urodinâmica • Biópsia de bexiga

Fonte: Adaptada de A Cox et al: CUA guideline: Diagnosis and treatment of interstitial cystitis/bladder pain syndrome. Can Urol Assoc J 10:E136, 2016.

bexiga, na uretra ou no períneo, com irradiação para a vagina nas mulheres ou para próstata, pênis e testículos nos homens. Nos homens, pode ser difícil a diferenciação entre CI/SBD e PC/SDPC. Os médicos devem avaliar a localização mais generalizada da dor fora da pelve; o rastreamento de CDCSs, particularmente SII, fibromialgia, SFC, dor lombar e cefaleia, é importante para uma avaliação adequada do impacto clínico da CI/SBD.

Outro foco da anamnese deve ser a descrição e a compreensão dos STUIs associados – especificamente frequência e urgência urinárias e noctúria. Embora várias doenças confundidoras possam se apresentar com STUIs, a manifestação de CI/SBD como disfunção miccional pode ajudar a orientar as decisões terapêuticas e costuma ser um foco significativo de incômodo para o paciente. Pedir para o paciente fazer um diário completo de frequência/volume, anotando o horário e o volume de cada micção em um período de 24 horas, pode ajudar a fornecer evidências objetivas de uma história de STUIs e facilitar o acompanhamento durante e após o tratamento.

O exame físico deve se concentrar em abdome, pelve, genitália e assoalho pélvico. O grau de relaxamento do assoalho pélvico (i.e., o grau de tensão e/ou espasmo muscular) durante o exame é importante de ser anotado. Devem ser identificados quaisquer pontos-gatilho na musculatura do assoalho pélvico e quaisquer áreas de espasticidade localizada. Nas mulheres, é fundamental um exame da vulva, mucosa vaginal e meato uretral para a identificação da presença de vulvodínia (dor na mucosa vulvar sem causa identificável) ou de quaisquer sinais de síndrome geniturinária da menopausa. Nos homens, um exame da genitália externa e de toque retal (próstata), além de um exame semelhante do assoalho pélvico, devem ser incluídos para descartar patologias relacionadas.

ESCORES DE SINTOMAS

A utilização de medidas validadas e objetivas dos sintomas do paciente qualifica ainda mais a anamnese. Embora existam várias ferramentas relevantes, o Interstitial Cystitis Symptom Index (ICSI) e o Interstitial Cystitis Problem Index (ICPI) são os mais amplamente usados, sendo comumente usados em pesquisas como medidas de desfecho e de uso simples, permitindo que sejam incorporados na prática clínica. Esses questionários curtos registram a intensidade da dor, a frequência urinária, a urgência e a noctúria, além do incômodo experimentado por cada um desses sintomas.

Mais recentemente, os pesquisadores da MAPP sugeriram que os sintomas álgicos e urinários devem ser avaliados de forma independente usando questionários distintos: o Genitourinary Pain Index (GUPI) para avaliar a dor e o ICSI para avaliar em separado os sintomas urinários. Tal sugestão se baseia em seu achado de efeitos variáveis da dor urológica e dos sintomas urinários sobre a qualidade de vida e a saúde mental. Embora não se devam usar os escores de sintomas como ferramentas diagnósticas, sua utilidade no estabelecimento de medidas basais objetivas para monitorar a resposta ao tratamento e os sintomas ao longo do tempo pode ser importante para o paciente e o profissional.

EXAMES DE URINA

Os exames de urina (exame comum de urina, cultura, testes de sensibilidade e citologia) devem ser incluídos na avaliação de qualquer paciente com suspeita de CI/SBD. Porém, seu papel é principalmente o de descartar outras doenças confundidoras em vez de auxiliar no diagnóstico de CI/SBD. Um exame microscópico da urina pode revelar anormalidades atribuíveis aos rins, as quais podem necessitar de encaminhamento para um nefrologista; a hematúria microscópica pode indicar uma cistoscopia e o encaminhamento para um urologista. Os sintomas de apresentação da CI/SBD costumam simular aqueles de ITUs, as quais devem ser descartadas por uroculturas. É importante reconhecer o risco de ITU a que os pacientes com CI/SBD estão sujeitos é o mesmo da população geral, e que a ITU deve ser considerada quando é relatada uma agudização dos sintomas. Por fim, a citologia de urina deve ser considerada se houver suspeita de câncer de bexiga ou se houver hematúria.

EXAMES DE IMAGEM, CISTOSCOPIA E URODINÂMICA

Investigações e exames de imagem mais extensos devem ser considerados em situações específicas, mas não precisam ser rotineiramente realizados. Os exames de imagem abdominal e pélvica em pacientes selecionados podem ajudar a identificar anormalidades anatômicas dos tratos urinários superior e inferior, diagnosticar urolitíase ou massas no trato urinário superior e descartar hidronefrose, o que poderia sugerir uropatia obstrutiva. Além disso, exames de imagem cerebrais com RM funcional e testagem sensorial quantitativa podem ser benéficos no estabelecimento de um fenótipo de sensibilização central; porém, esse é um campo de investigação recente, e os exames de imagem cerebral e a testagem sensorial não são recomendados atualmente.

A cistoscopia é usada para descartar patologia vesical – principalmente o câncer de bexiga. A cistoscopia também tem um papel importante na fenotipagem da CI/SBD, sendo necessária para a identificação das lesões de Hunner. Embora não haja um consenso amplo, os autores e outros defendem a avaliação cistoscópica de rotina na suspeita de CI/SBD, dado o potencial para implicações terapêuticas e a capacidade de permitir terapias direcionadas ao fenótipo. Por fim, a testagem urodinâmica deve ser reservada para situações específicas – por exemplo, casos em que uma disfunção miccional complexa possa estar contribuindo para a apresentação.

DESAFIO COM ANESTÉSICO INTRAVESICAL E HIDRODISTENSÃO

Um teste diagnóstico com anestésico intravesical (usando lidocaína intravesical) pode ser realizado em cenários ambulatoriais, podendo ajudar a diferenciar a dor focada na bexiga de outras causas de dor pélvica. Ele também pode ser usado como estratégia terapêutica se o paciente experimentar uma melhora nos sintomas. Da mesma forma, a hidrodistensão, que exige anestesia geral ou regional, pode ter um papel diagnóstico ou terapêutico. Capacidades vesicais < 400 mL sob anestesia geral foram correlacionadas a piora da dor e prognóstico ruim. O papel diagnóstico da inspeção pós-hidrodistensão para glomerulações vesicais foi sugerido como possibilidade importante para a diferenciação clínica, embora a utilidade da identificação e da graduação das glomerulações ainda seja motivo de debate.

TRATAMENTO

Fenotipagem clínica

A ferramenta de fenotipagem UPOINT introduzida em 2009 foi a primeira ferramenta clínica a reconhecer que os pacientes que apresentam síndromes de dor pélvica formam uma população heterogênea com doença de etiologia incerta que dificulta a previsão de desfechos nos indivíduos que usam as terapias padronizadas. O UPOINT se baseia em uma abordagem centrada no paciente: os tratamentos individualizados são combinados com as avaliações do paciente por meio da fenotipagem que utiliza seis domínios clínicos distintos – *u*rinário, *p*sicossocial, *ó*rgão-específico, *i*nfeccioso, *n*eurológico e *tenderness* (hipersensibilidade). Desde sua publicação inicial, os estudos de fenotipagem de seguimento indicaram que o UPOINT é provavelmente melhor que outros métodos no estabelecimento dos padrões fenotípicos de dor no ambiente clínico, como local (específica da bexiga ou apenas dor pélvica) ou generalizada (dor pélvica e além). Da mesma forma, a identificação de subtipos inflamatórios (p. ex., pacientes com lesão de Hunner) e de parâmetros psicológicos pode ajudar a organizar o plano terapêutico do paciente e aumentar as chances de sucesso das intervenções. A aplicação de uma abordagem terapêutica multimodal e individualizada se mostrou benéfica na prática clínica. Uma lista das opções terapêuticas que podem ser direcionadas a diferentes domínios da doença é apresentada na **Fig. 51-1**.

Embora muitos desses tratamentos sejam considerados como alheios ao escopo de um clínico geral ou internista, é importante que o médico os conheça. Em geral, o tratamento deve começar com medidas mais conservadoras, passando para regimes orais ou procedimentos mais invasivos se a condição do paciente não melhorar. Uma abordagem centrada no paciente é fundamental para se considerar o escalonamento da terapia. As diretrizes da American Urological Association para CI/SBD fornecem uma medida da eficácia geral de cada terapia individual e uma ordem de implementação sugerida (abordagem em etapas,), mas, devido à incapacidade de predizer a resposta a terapias específicas, é mais pragmático sob o ponto de vista clínico escolher uma abordagem multimodal baseada no "quadro clínico" ou fenótipo de apresentação clínica de cada paciente. Os médicos clínicos estão em uma melhor posição para a implementação dessa abordagem que os cirurgiões (urologistas e ginecologistas), os quais tendem a ser mais focados em órgãos e cirurgias ao tratarem pacientes com CI/SBD.

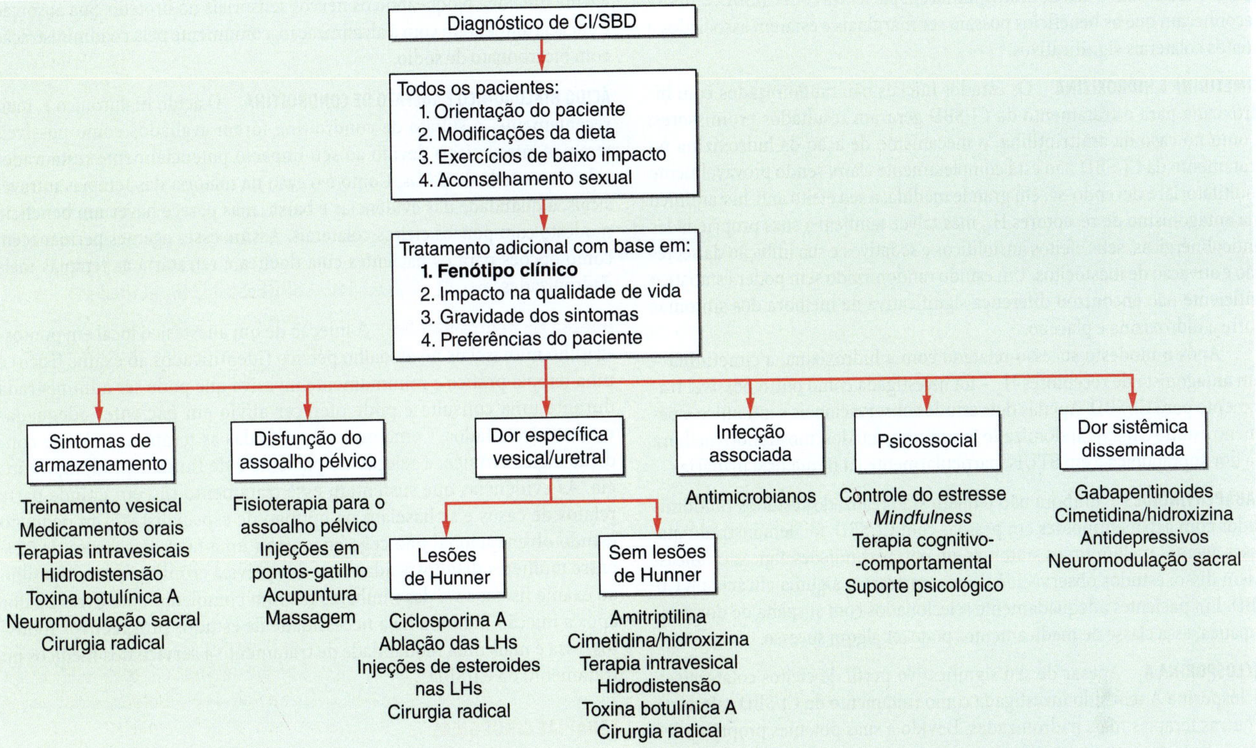

FIGURA 51-1 **Paradigma de manejo proposto para o tratamento da cistite intersticial (CI)/síndrome da bexiga dolorosa (SBD).** LHs, lesões de Hunner.

MEDIDAS CONSERVADORAS

As medidas conservadoras devem ser implementadas para todos os pacientes com diagnóstico de CI/SBD. Essas terapias tendem a ser simples e de baixo custo, oferecem pouco risco de efeitos colaterais significativos e podem ser intensificadas ou abandonadas com base na resposta do paciente.

Educação do paciente A educação e empoderamento do paciente são de fundamental importância nesse distúrbio de dor crônica. Os pacientes geralmente já consultaram vários profissionais antes do diagnóstico de CI/SBD. Reconhecer seu sofrimento e educar o paciente sobre sua doença pode ser muito importante em termos de alívio do estresse e ansiedade relacionados com um problema desconhecido e pouco compreendido. Esse reconhecimento também ajuda a desenvolver uma relação terapêutica entre o paciente e o profissional. A definição de expectativas realistas e a compreensão de que a cura não é o objetivo constituem um primeiro passo importante. Vários recursos estão disponíveis para os pacientes explorarem em seu tempo livre.

Modificações da dieta Embora apenas evidências limitadas sustentem um papel para as modificações dietéticas, já foi reconhecido há muito tempo que determinados alimentos podem desencadear agudizações em pacientes com CI/SBD e que modificações simples na dieta podem resultar em melhora significativa dos sintomas. Os desencadeantes dietéticos comuns incluem bebidas e/ou alimentos ácidos e picantes, bebidas cafeinadas ou alcoólicas, adoçantes artificiais e/ou produtos com glúten; essa lista não é de forma alguma completa, e as modificações dietéticas devem ser feitas com base nos sintomas de cada paciente.

Fisioterapia para o assoalho pélvico O envolvimento do assoalho pélvico na síndrome de dor pode ser definido pelo exame físico. Estudos randomizados mostraram que, para os pacientes com disfunção do assoalho pélvico – espasmo muscular, pontos-gatilho ou hipersensibilidade – contribuindo para sua síndrome álgica, a fisioterapia para o assoalho pélvico pode ser benéfica. A anatomia musculoesquelética do assoalho pélvico é complexa; pode ser difícil encontrar um profissional com treinamento específico no assoalho pélvico, mas isso é crucial. Como o acesso a esse recurso pode ser financeiramente oneroso para o paciente, é importante um trabalho conjunto para a obtenção dessa terapia adjuvante útil.

Intervenções psicológicas A saúde mental e fatores psicossociais já foram há muito tempo identificados como significativamente prevalentes na população com CI/SBD, podendo impactar na doença e na qualidade de vida. Existem algumas indicações de que, na CI/SBD e em outras condições álgicas crônicas relacionadas, a *mindfulness* e a terapia cognitivo-comportamental podem melhorar os desfechos clínicos. As dificuldades de acesso a essas terapias são uma barreira importante, havendo uma falta de consenso geral sobre quais intervenções específicas se adaptam melhor a cada paciente.

TERAPIAS MEDICAMENTOSAS

Apenas dois medicamentos estão atualmente aprovados pela Food and Drug Administration (FDA) para o tratamento da CI/SBD: o polissulfato sódico de pentosana (PPS), administrado por via oral, e o dimetilsulfóxido (DMSO), administrado por via intravesical. Porém, vários medicamentos administrados por via oral ou intravesical são comumente usados (embora sem indicação formal) para esse propósito.

Terapias orais • PPS O único medicamento oral aprovado pela FDA para CI/SBD recentemente passou por críticas devido a relatos de associação a maculopatia com ameaça à visão. Uma vez que uma relação causa-efeito ainda não foi estabelecida e considerando seu baixo benefício no tratamento da CI/SBD, os autores recomendam que não se utilize esse medicamento por longo prazo. Para os pacientes que já usam PPS, os riscos e benefícios do tratamento devem ser ponderados. Pode ser interessante para o paciente realizar um teste de retirada do medicamento. Quaisquer pacientes que experimentem queixas visuais durante o uso de PPS devem passar por avaliação oftalmológica imediata.

ANTIBIÓTICOS A CI/SBD não é uma condição infecciosa e, assim, os antibióticos não fazem parte de seu tratamento. Além disso, a imensa maioria dos pacientes com CI/SBD já terá recebido pelo menos um curso, se não vários, de antibióticos em algum momento na evolução de sua doença. Contudo, pode ser razoável a administração de um único curso de antibióticos (após a obtenção de uma amostra de urina para urocultura e testes de sensibilidade) se o paciente nunca tiver recebido tal terapia.

AMITRIPTILINA A atividade farmacológica da amitriptilina é atribuível primariamente a suas propriedades anticolinérgicas, sua atividade de inibição da captação de serotonina e norepinefrina e seus efeitos sedativos, os quais podem incluir uma via anti-histamínica. A amitriptilina tem sido usada para o tratamento da CI/SBD e outras síndromes de dor crônica. Alguns estudos sustentam o uso de amitriptilina em pacientes com CI/SBD, embora reconheçam que os benefícios possam ser marginais e estarem associados a efeitos colaterais significativos.

CIMETIDINA E HIDROXIZINA Os estudos iniciais não randomizados com hidroxizina para o tratamento da CI/SBD geraram resultados promissores. Como no caso da amitriptilina, o mecanismo de ação da hidroxizina no tratamento da CI/SBD não está completamente claro, sendo provavelmente multifatorial e devendo-se, em grande medida, a seu efeito anti-histamínico via antagonismo de receptores H_1, mas talvez também a suas propriedades anticolinérgicas, seus efeitos ansiolíticos e sedativos e sua inibição da secreção e ativação de mastócitos. Um estudo randomizado sem poder estatístico suficiente não encontrou diferença significativa na melhora dos sintomas entre a hidroxizina e placebo.

Após o modesto sucesso relatado com a hidroxizina, a cimetidina – um antagonista de receptores H_2 – foi investigada como outro possível tratamento para CI/SBD. Apenas dois estudos observacionais e um único e pequeno estudo clínico randomizado foram completados, mostrando melhora na dor suprapúbica e em STUIs, particularmente na frequência urinária.

GABAPENTINOIDES Embora não tenham sido realizados estudos randomizados com gabapentinoides em pessoas com CI/SBD, foi demonstrado que esses agentes melhoram os sintomas em outras condições álgicas crônicas. Além disso, estudos observacionais demonstraram alguma eficácia na CI/SBD. Em pacientes adequadamente selecionados com suspeita de dor neuropática, essa classe de medicamentos pode ter algum sucesso.

CICLOSPORINA A Apesar de seu significativo perfil de efeitos colaterais, a ciclosporina A tem sido investigada como tratamento da CI/SBD refratária a outras terapias mais padronizadas. Devido a suas potentes propriedades anti-inflamatórias (extensamente usada em pacientes transplantados), esse fármaco é particularmente efetivo em pacientes com CI/SBD e lesões de Hunner, embora a melhora nos sintomas seja modesta. Os efeitos colaterais, incluindo hipertensão e nefrotoxicidade, devem ser cuidadosamente monitorados, e o medicamento costuma ser reservado para pacientes que não responderam aos tratamentos padronizados.

Terapias intravesicais As instilações intravesicais permanecem como recurso importante no manejo de dor específica da bexiga. Embora esta modalidade terapêutica tipicamente exija uma consulta, os pacientes capacitados e motivados podem ser treinados na administração dos medicamentos em casa. As respostas dos pacientes são variáveis, e o tratamento não é curativo, mas ele pode mudar de maneira significativa a trajetória da doença em alguns pacientes, podendo resgatar aqueles que experimentam agudização dos sintomas. A instilação intravesical pode ser feita como terapia de indução; foram propostas estratégias de manutenção, e elas podem ser efetivas em pacientes adequadamente selecionados. Diversos agentes – a maioria usada sem indicação formal para essa condição – já foram investigados. As opções mais bem estudadas são revisadas aqui.

DMSO O DMSO, um solvente com propriedades anti-inflamatórias, tem sido usado no tratamento intravesical da CI/SBD há muitos anos. Apesar da ausência de evidências de alta qualidade (com a eficácia documentada em apenas um estudo randomizado controlado por placebo), o DMSO permanece sendo o único medicamento intravesical aprovado pela FDA para o tratamento da CI/SBD. Porém, seu uso tem diminuído, em grande parte devido ao desagradável efeito colateral de halitose (sua eliminação através dos pulmões está associada a um odor parecido com alho). Embora o grau de melhora nos sintomas seja altamente variável (60-95%), o DMSO permanece entre as opções de terapias intravesicais.

HEPARINA A heparina, um glicosaminoglicano, foi investigada pela primeira vez como tratamento da CI/SBD devido à teoria da deficiência na camada de GAGs como etiologia da CI/SBD; em modelos animais, foi demonstrado que a heparina restaura as áreas de urotélio danificado. Embora não existam estudos randomizados mostrando sua eficácia, vários estudos observacionais sugeriram benefício. Além disso, na prática atual, a heparina é comumente administrada com outros medicamentos como parte de um "coquetel" intravesical. A absorção sistêmica é mínima e não parece afetar os parâmetros da coagulação.

LIDOCAÍNA A lidocaína é comumente usada como anestésico local e foi investigada como opção para o tratamento intravesical da CI/SBD. Esse agente funciona bloqueando os nervos sensoriais no urotélio. Sua absorção e eficácia aumentam com a alcalinização, comumente pela coadministração com bicarbonato de sódio.

ÁCIDO HIALURÔNICO E SULFATO DE CONDROITINA O ácido hialurônico e, mais recentemente, o sulfato de condroitina foram avaliados como possíveis terapias intravesicais devido ao seu impacto potencialmente restaurador sobre a camada de GAGs. Como é o caso na maioria das terapias intravesicais, a qualidade das evidências é baixa, mas parece haver um benefício modesto com poucos efeitos colaterais. Assim, esses agentes permanecem como opções para os pacientes cuja doença é refratária às terapias mais padronizadas.

Injeção em pontos-gatilho A injeção de um anestésico local em pontos-gatilho miofasciais no assoalho pélvico (identificados ao exame físico) é uma terapia prática e minimamente invasiva que pode ser administrada durante uma consulta e pode oferecer alívio em pacientes adequadamente selecionados. Como ocorre com todas as terapias para essa condição álgica crônica, a seleção do paciente é de fundamental importância. As evidências que sustentam esse tratamento são em grande parte relatos de casos e se baseiam na opinião de especialistas. Um pequeno estudo observacional não cego encontrou uma taxa de sucesso de 72% entre mulheres diagnosticadas com dor pélvica crônica e pontos-gatilho ao exame físico; 33% das mulheres ficaram completamente livres da dor após a injeção. Embora haja necessidade de estudos prospectivos robustos, essa é mais uma modalidade de tratamento a serviço dos médicos no tratamento da CI/SBD.

TERAPIAS CIRÚRGICAS

Tratamento das lesões de Hunner Um subgrupo único de pacientes com CI/SBD apresenta lesões de Hunner. O tratamento direto dessas lesões por meio de ablação por cauterização ou *laser* ou, de modo alternativo, com injeção de glicocorticoide na lesão, melhora os sintomas em 70 a 90% desses pacientes. Porém, as lesões de Hunner tendem a ser recorrentes; assim, os pacientes tratados ainda necessitam de acompanhamento, com a consideração de uma abordagem multimodal para sua doença.

Hidrodistensão Relatos recentes confirmam que uma das terapias mais antigas para CI/SBD, a hidrodistensão sob anestesia geral, oferece algum benefício em até 54% dos pacientes. Os efeitos adversos em curto e longo prazo (incluindo perfuração vesical e fibrose da parede vesical), além da natureza temporária do benefício (com os sintomas tipicamente recorrendo dentro de 3-12 meses), significam que as distensões vesicais repetidas podem não ser uma estratégia de manejo ideal em longo prazo.

Toxina onabotulínica A A toxina onabotulínica A tem sido usada para tratar a CI/SBD. Porém, nunca houve um estudo randomizado controlado por placebo avaliando as injeções de toxina onabotulínica A no músculo detrusor como monoterapia nessa doença. Vários estudos randomizados avaliaram a eficácia desse agente e mostraram melhora nos sintomas; infelizmente, esses estudos geralmente usam a toxina onabotulínica A em combinação com a hidrodistensão, não apresentam um braço placebo e não controlam para os STUIs. Assim, é difícil atribuir os benefícios a esse tratamento. Além disso, o efeito colateral de retenção urinária aguda pode ser catastrófico em pacientes com CI/SBD cuja dor costuma ser secundária ao enchimento vesical.

Neuromodulação sacral Em pacientes adequadamente selecionados, a neuromodulação sacral (NMS) pode oferecer alívio dos sintomas na CI/SBD. Seu uso para esse propósito não tem indicação formal, não sendo aprovado pela FDA para a terapia da dor. Contudo, a NMS está aprovada pela FDA para o tratamento da hiperatividade vesical – um sintoma comum em pacientes com CI/SBD – refratária às terapias padronizadas. Embora os estudos avaliando melhora na dor tenham mostrado resultados variáveis, uma recente metanálise examinando 17 estudos observacionais (mas nenhum ensaio clínico randomizado) sobre o uso da NMS na CI/SBD sustenta a sua eficácia, com uma taxa de sucesso terapêutico agrupada estatisticamente significativa de até 84%. Os efeitos colaterais relacionados à NMS devem ser considerados, e o procedimento traz consigo uma alta taxa de cirurgia de revisão, a qual é necessária em até metade dos pacientes submetidos a esse tratamento.

Cirurgia radical A cirurgia radical para o tratamento da CI/SBD é reservada como último recurso em pacientes mais refratários. As opções variam desde a cistoplastia de substituição até a cistectomia com derivação urinária. Embora possa resultar em melhora dos sintomas e da qualidade de vida, tal cirurgia é potencialmente mórbida, e a seleção dos pacientes deve ser rígida.

COMPLICAÇÕES E PROGNÓSTICO

A CI/SBD não é diferente de outras condições álgicas crônicas no sentido de que, embora não tenha sido estabelecida uma ligação clara com uma maior mortalidade, essa condição está certamente associada a incapacidade significativa, redução da qualidade de vida e morbidade mental significativa. O impacto econômico da incapacidade associada à CI/SBD é semelhante àquele de fibromialgia, dor lombar crônica, artrite reumatoide e neuropatia periférica. A ideação suicida é uma realidade nessa população de pacientes, com uma prevalência de 11 a 23%.

Para a maioria dos pacientes, o início da CI/SBD é subagudo, com o desenvolvimento contínuo do clássico complexo de sintomas ao longo de um curto período e uma progressão rápida (dentro de 5 anos) até seu estágio final. Os sintomas continuam então a aumentar e diminuir sem mudança geral significativa na sintomatologia na maioria dos pacientes. Porém, a melhora e/ou a resolução espontânea ocorre em alguns pacientes, embora um pequeno subgrupo experimente deterioração subsequente até uma bexiga fibrótica, não complacente e de pouca capacidade ("bexiga em fase final"). Os aspectos importantes do cuidado continuado são uma abordagem multimodal ao tratamento, o envolvimento interdisciplinar no cuidado do paciente, a atenção particular aos parâmetros psicossociais e as verificações de saúde mental.

CONSIDERAÇÕES GLOBAIS

São encontrados desafios significativos na confirmação da prevalência da CI/SBD, em especial globalmente. As estimativas de prevalência têm variado muito, desde apenas 3,5 por 100.000 mulheres em um estudo de uma população japonesa a até 20.000 por 100.000 em um estudo com autorrelato de uma população dos Estados Unidos. Apesar dessas dificuldades, foi reconhecido que a CI/SBD não é apenas uma doença do Ocidente. Embora não existam estudos epidemiológicos robustos de fora da América do Norte, Europa e algumas regiões da Ásia, supõe-se que essa doença ocorra com taxas semelhantes globalmente. Tal suposição pode ser extrapolada de estudos epidemiológicos de uma população relacionada e de sua versão masculina: PC/SDPC. Esses estudos têm demonstrado taxas de CI/SBD em populações africanas e asiáticas que são semelhantes às taxas das populações da América do Norte.

Não há evidências sugerindo que a CI/SBD seja fenotipicamente distinta nas diversas regiões geográficas. Assim, essa condição deve ser diagnosticada e tratada da mesma forma globalmente. Considerando que o diagnóstico de exclusão se fundamenta principalmente na anamnese e no exame físico, e que seu tratamento se baseia em um algoritmo minimamente invasivo, com o foco no fenótipo clínico do paciente e a implementação inicial de medidas terapêuticas conservadoras, a CI/SBD pode ser bem manejada mesmo em locais de poucos recursos. Como ocorre com muitas condições pouco compreendidas e difíceis de tratar, a maior barreira ao seu diagnóstico e tratamento é o seu próprio reconhecimento.

LEITURAS ADICIONAIS

Clemens JQ et al: Urologic chronic pelvic pain syndrome: Insights from the MAPP Research Network. Nat Rev Urol 16:187, 2019.

Cox A et al: CUA guideline: Diagnosis and treatment of interstitial cystitis/bladder pain syndrome. Can Urol Assoc J 10:E136, 2016.

Hanno PM et al: AUA guideline for the diagnosis and treatment of interstitial cystitis/bladder pain syndrome. J Urol 185:2162, 2011.

Hanno P et al: Incontinence, in *International Consultation on Incontinence, September 2016*, vol 2, 6th ed, P Abrams et al (eds). Tokyo, ICUD ICS, 2017, pp 2203–2301.

van de Merwe JP et al: Diagnostic criteria, classification, and nomenclature for painful bladder syndrome/interstitial cystitis: An ESSIC proposal. Eur Urol 53:60, 2008.

52 Azotemia e anormalidades urinárias

David B. Mount

As funções normais dos rins são realizadas por inúmeros processos celulares que têm como objetivo manter a homeostase do organismo. A ocorrência de distúrbios em qualquer uma dessas funções pode levar a anormalidades que podem ser prejudiciais à sobrevivência. As manifestações clínicas desses distúrbios dependem da fisiopatologia da lesão renal e, com frequência, são identificadas como um complexo de sintomas, achados físicos anormais e alterações laboratoriais que constituem síndromes específicas. Essas síndromes renais (Tab. 52-1) podem surgir em consequência de uma doença sistêmica ou por um processo renal primário. Em geral, as síndromes nefrológicas consistem em vários elementos que refletem os processos patológicos subjacentes, incluindo uma ou mais das seguintes anormalidades: (1) redução da taxa de filtração glomerular (TFG); (2) anormalidades do sedimento urinário (hemácias [eritrócitos], leucócitos, cilindros e cristais); (3) excreção urinária anormal de proteínas séricas (proteinúria); (4) distúrbios do volume urinário (oligúria, anúria, poliúria); (5) hipertensão e/ou expansão do volume hídrico corporal total (edema); (6) anormalidades dos eletrólitos; e (7) em algumas síndromes, febre/dor. A combinação específica desses achados deve possibilitar a identificação de uma das principais síndromes nefrológicas (Tab. 52-1) e permitir a avaliação de diagnósticos diferenciais, de modo que se possa alcançar o diagnóstico apropriado e determinar o curso do tratamento. Todas essas síndromes e suas doenças associadas são analisadas mais detalhadamente em capítulos subsequentes. Este capítulo enfatiza vários aspectos das anormalidades renais que são extremamente importantes na diferenciação dos seguintes processos: (1) redução da TFG; (2) alterações do sedimento urinário e/ou da excreção de proteínas; e (3) anormalidades do volume urinário.

AZOTEMIA

DETERMINAÇÃO DA TFG

A monitoração da TFG é importante tanto no contexto ambulatorial quanto no hospitalar e, para isso, dispõe-se de várias metodologias diferentes. A TFG constitui a principal medida da "função" renal, e a sua aferição direta envolve a administração de um isótopo radioativo (como a inulina ou o iotalamato), que é filtrado do glomérulo para dentro do espaço urinário, sem ser reabsorvido nem secretado ao longo do trajeto tubular. A TFG – depuração da inulina ou do iotalamato em mililitros por minuto – é calculada a partir da taxa de aparecimento do isótopo na urina dentro de várias horas. Na maioria das circunstâncias clínicas, não se dispõe de uma medição direta da TFG, e o nível plasmático de creatinina é utilizado como substituto para estimar a TFG. A creatinina plasmática (P_{Cr}) constitui o marcador mais amplamente utilizado para a TFG, que está relacionada diretamente com a excreção urinária de creatinina (U_{Cr}) e inversamente com a P_{Cr}. Com base nessa relação (com algumas ressalvas importantes, conforme discutido adiante), a TFG declina em proporção aproximadamente inversa à elevação da P_{Cr}. Reduções de TFG devem ser levadas em conta ao determinar as doses de medicações administradas, sob risco de morbidade e mortalidade significativas em consequência dos seus potenciais efeitos tóxicos (p. ex., digoxina, imipeném). No ambiente ambulatorial, a P_{Cr} é utilizada como estimativa da TFG (embora seja muito menos precisa; ver adiante). Nos pacientes com doença renal crônica progressiva, existe uma relação aproximadamente linear entre $1/P_{Cr}$ (eixo y) e o tempo (eixo x). A inclinação dessa linha mantém-se constante em um indivíduo; quando os valores sofrem desvio, deve-se iniciar uma investigação à procura de algum processo agudo sobreposto (p. ex., depleção de volume, reação medicamentosa). O desenvolvimento de sintomas de uremia, síndrome clínica associada à piora da função renal, pode ocorrer em diferentes níveis de P_{cr}, dependendo do paciente (peso, idade e sexo), da presença de doença renal subjacente, coexistência de outras doenças e TFG efetiva. Em geral, os pacientes não desenvolvem uremia sintomática até que a insuficiência renal seja grave (TFG < 15 mL/min).

Uma redução significativa da TFG (seja aguda ou crônica) reflete-se geralmente em uma elevação da P_{Cr}, levando à retenção de compostos

TABELA 52-1 ■ Dados clínicos e laboratoriais iniciais para definir as principais síndromes nefrológicas

Síndrome	Indícios importantes para o diagnóstico	Achados comuns	Capítulos que discutem as síndromes causadoras de doença
Lesão renal aguda ou rapidamente progressiva	Anúria Oligúria Declínio recente comprovado da TFG	Hipertensão, hematúria Proteinúria, piúria Cilindros, edema	310, 314, 316, 319
Nefrite aguda	Hematúria, cilindros hemáticos Azotemia, TFG diminuída, oligúria Edema, hipertensão	Proteinúria Piúria Congestão circulatória	314
Doença renal crônica	Azotemia por > 3 meses Sinais ou sintomas de uremia (manifestação tardia), cilindros Sinais e sintomas de osteodistrofia renal Rins bilateralmente pequenos Cilindros largos no sedimento urinário	Proteinúria, cilindros Hipocalcemia, hiperfosfatemia, hiperparatireoidismo Poliúria, noctúria Edema, hipertensão Hiperpotassemia, acidose metabólica	311
Síndrome nefrótica	Proteinúria, com > 3,5 g/24 h por 1,73 m^2 Hipoalbuminemia Edema Hiperlipidemia	Cilindros Lipidúria Estado de hipercoagulabilidade	314
Anormalidades urinárias assintomáticas	Hematúria Proteinúria (abaixo da faixa nefrótica) Piúria estéril, cilindros		314
Infecção urinária/ pielonefrite	Bacteriúria, com > 10^5 UFC/mL Outros agentes infecciosos isolados na urina Piúria, cilindros leucocitários Aumento da frequência urinária, urgência urinária Hipersensibilidade vesical e no flanco	Hematúria Azotemia leve e TFG diminuída Proteinúria leve Febre	135
Tubulopatias	Distúrbios eletrolíticos Poliúria, noctúria Calcificação renal Rins grandes Defeitos de transporte renal	Hematúria Proteinúria "tubular" (< 1 g/24 h) Enurese Anormalidades eletrolíticas e/ou acidobásicas Outros distúrbios eletrolíticos (p. ex., hipomagnesemia)	315, 316
Hipertensão	Hipertensão sistólica/diastólica	Proteinúria Cilindros Azotemia	277, 317
Nefrolitíase	História pregressa de eliminação ou remoção de cálculos História pregressa de cálculos detectados em radiografias Cólica renal	Hematúria Piúria Frequência urinária, urgência urinária	318
Obstrução do trato urinário	Azotemia, oligúria, anúria Poliúria, noctúria, retenção urinária Redução do jato urinário Próstata volumosa, rins grandes Hipersensibilidade no flanco, bexiga cheia depois de urinar	Hematúria Piúria Enurese, disúria	319

Siglas: UFC, unidades formadoras de colônias; TFG; taxa de filtração glomerular.

nitrogenados (definida como azotemia), como a ureia. A azotemia pode ser causada por redução da perfusão renal, doença renal intrínseca ou processos pós-renais (obstrução ureteral; ver adiante e Fig. 52-1). A determinação exata da TFG é problemática, visto que ambos os índices comumente determinados (ureia e creatinina) apresentam características que afetam a sua acurácia como marcadores da depuração. A depuração da ureia pode subestimar significativamente a TFG, devido à sua reabsorção tubular. Por outro lado, a creatinina deriva do metabolismo da creatina nos músculos, e a sua produção varia pouco de um dia para outro.

A depuração da creatinina (CrCl, de *creatinine clearance*), que proporciona uma estimativa da TFG, é medida a partir da creatinina plasmática e de sua taxa de excreção urinária por determinado período de tempo (em geral, 24 horas), sendo expressa em mililitros por minuto: $CrCl = (U_{vol} \times U_{Cr})/(P_{Cr} \times T_{min})$. A "adequação", ou "qualidade", da coleta de urina é estimada pelo volume urinário e pelo conteúdo de creatinina; a creatinina é produzida a partir do músculo e excretada a uma taxa relativamente constante. Para um homem de 20 a 50 anos de idade, a excreção de creatinina deve ser de 18,5 a 25,0 mg/kg de peso corporal; para uma mulher da mesma idade, essa excreção deve ser de 16,5 a 22,4 mg/kg de peso corporal. Exemplificando, um homem pesando 80 kg deve excretar aproximadamente entre 1.500 e 2.000 mg de creatinina em uma coleta adequada. A creatinina é útil para estimar a TFG, visto que se trata de um pequeno soluto filtrado livremente, que não é absorvido pelos túbulos. Entretanto, os níveis de P_{Cr} podem aumentar agudamente em razão da ingestão dietética de carne cozida, e a creatinina pode ser secretada nos túbulos proximais por uma via de cátions orgânicos (em especial na doença renal crônica [DRC] progressiva avançada), levando à superestimação da TFG. Quando não se dispõe de uma amostra de urina de 24 horas para determinação da CrCl, as decisões quanto à dose dos fármacos devem basear-se apenas na P_{Cr}. Duas fórmulas são amplamente utilizadas para estimar a função renal a partir da P_{Cr}: (1) fórmula de Cockcroft-Gault e (2) Modification of Diet in Renal Disease (MDRD) de quatro variáveis.

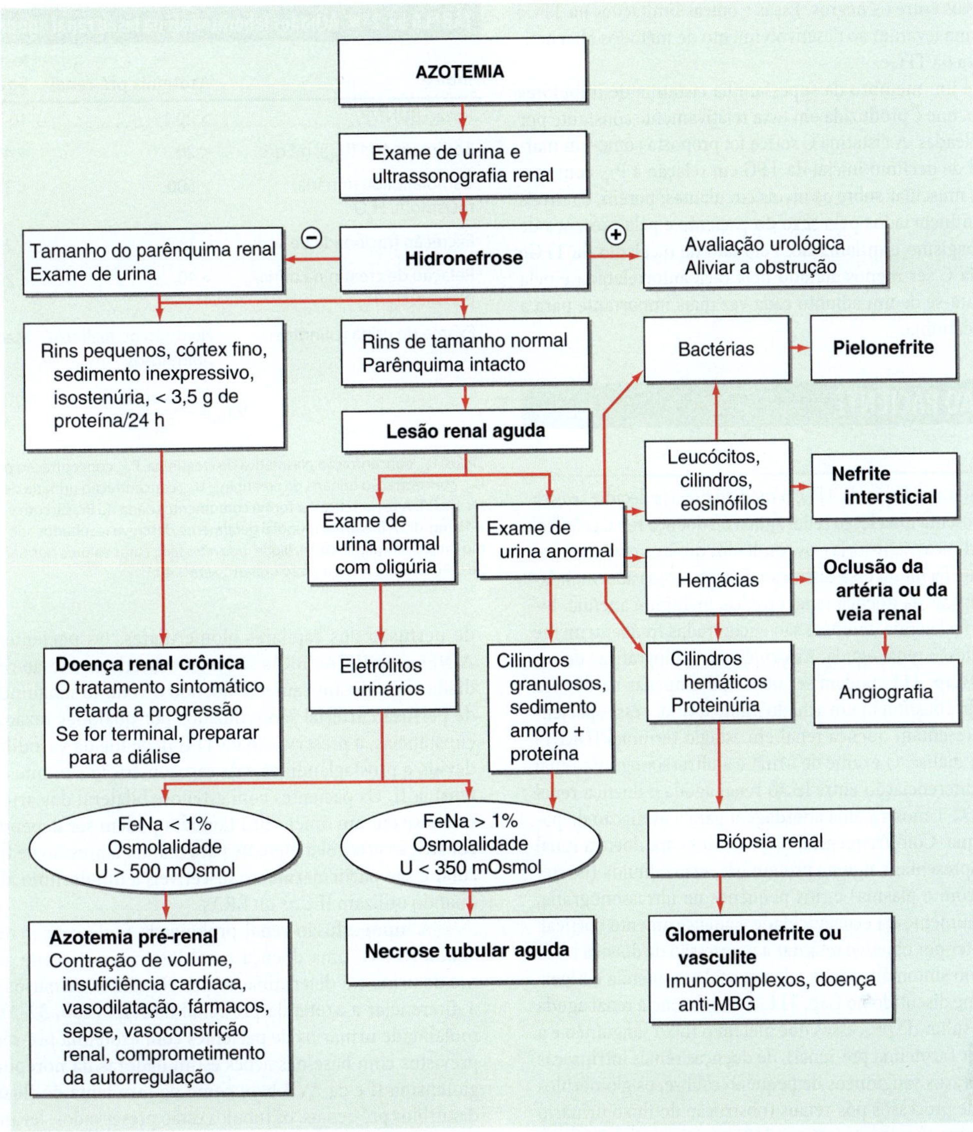

FIGURA 52-1 **Abordagem ao paciente com azotemia.** FeNa, excreção fracionada de sódio; MBG, membrana basal glomerular.

Cockcroft-Gault:

$$\mathbf{CrCl(mL/min)} = \frac{(140 - \text{idade}) \times \text{Peso corporal magro (kg)}}{\text{CreatininaSérica (mg/dL)} \times 72} (\times\ 0{,}85 \text{ se for mulher})$$

$$\text{MDRD: TFGe (mL/min por 1,73 m}^2) = 186{,}3 \times P_{Cr}\ (e^{-1{,}154}) \times \text{idade}\ (e^{-0{,}203}) \times (0{,}742 \text{ se for mulher}) \times (1{,}21 \text{ se for negro}).$$

Existem inúmeros *sites* para efetuar esses cálculos (*www.kidney.org/professionals/kdoqi/gfr_calculator.cfm*). Foi desenvolvida uma nova fórmula para estimar a TFG (TFGe), a Chronic Kidney Disease Epidemiology Collaboration (CKD-EPI), ao reunir várias coortes com e sem doença renal, contendo dados sobre a medição direta da TFG, que parece ser mais acurada:

$$\text{CKD-EPI: TFGe} = 141 \times \text{mín.}\ (P_{Cr}/k, 1)^{a} \times \text{máx.}\ (P_{Cr}/k, 1)^{-1{,}209} \times 0{,}993^{\text{Idade}} \times 1{,}018 \text{ [se for mulher]} \times 1{,}159 \text{ [se for negro]},$$

onde P_{Cr} refere-se à creatinina plasmática, *k* é igual a 0,7 para as mulheres e 0,9 para os homens, *a* é igual a –0,329 para as mulheres e –0,411 para os homens, *mín.* indica o valor mínimo da P_{Cr}/k ou 1 e *máx.* indica o valor máximo de P_{Cr}/k ou 1 (*https://www.mdcalc.com/ckd-epi-equations-glomerular-filtration-rate-gfr*).

Existem limitações para todas as estimativas da TFG baseadas na creatinina. Cada equação, juntamente com a coleta de urina de 24 horas para determinação da depuração da creatinina, parte do pressuposto de que o paciente encontra-se em *estado de equilíbrio*, sem elevações ou reduções diárias da P_{Cr} em consequência da rápida mudança da TFG. A equação da MDRD exibe uma melhor correlação com a TFG verdadeira na presença de TFG < 60 mL/min por 1,73 m^2. A perda muscular gradativa, em decorrência de doença crônica, uso prolongado de glicocorticoides ou desnutrição, pode ocultar a ocorrência de alterações significativas da TFG, com alterações pequenas ou imperceptíveis da P_{Cr}.

O coeficiente de 1,159 na equação CKD-EPI para ajustar quanto à raça negra autorrelatada reflete o fato de a TFG mensurada ser 16% maior em negros do que em não negros de mesma idade, sexo e creatinina no conjunto de dados usado para desenvolver a equação. A raça é um construto social em vez de biológico e, por essa razão, o uso do "modificador por raça" no cálculo da TFGe com o uso da CKD-EPI e de outras equações tem sido criticado. Em especial, considerando as implicações de se utilizar a raça autorrelatada para a modificação de resultados laboratoriais, muitos centros médicos recentemente pararam de relatar as TFGes calculadas com o uso do modificador por raça. Essa mudança visa trazer consequências positivas, em particular, um melhor acesso à lista de espera para o transplante renal em pacientes negros em um estágio mais precoce da DRC. As possíveis consequências negativas incluem o "sobrediagnóstico" de DRC, a dosagem inadequada ou imprecisa de fármacos eliminados pelos rins (p. ex., metformina), o acesso reduzido a exames de imagem para negros com DRC e menor TFGe relatada e reduções no número de doadores de rins vivos entre os negros. Essas e outras limitações na TFGe baseada em creatinina levaram ao desenvolvimento de métodos alternativos para a estimativa da TFGe.

A cistatina C é um membro da superfamília cistatina de inibidores da cisteína-protease, que é produzida em taxa relativamente constante por todas as células nucleadas. A cistatina C sérica foi proposta como um marcador mais sensível de declínio inicial da TFG em relação à P_{cr}, com menor efeito da massa muscular sobre os níveis circulantes; porém, os níveis de cistatina C são influenciados pelo sexo do paciente e pela presença de diabetes melito, tabagismo e inflamação. Pelo fato de o cálculo da TFGe baseado na cistatina C ser menos afetado pela raça autorrelatada e pela massa muscular, trata-se de um adjunto cada vez mais importante para a TFGe baseada na creatinina.

ABORDAGEM AO PACIENTE

Azotemia

Uma vez estabelecida a redução da TFG, o médico precisa decidir se essa anormalidade representa uma lesão renal aguda ou doença renal crônica. As circunstâncias clínicas, a história e os resultados dos exames laboratoriais frequentemente facilitam essa distinção. Entretanto, as anormalidades laboratoriais típicas da doença renal crônica, incluindo anemia, hipocalcemia e hiperfosfatemia, também são encontradas frequentemente em pacientes com lesão renal aguda. As evidências radiográficas de osteodistrofia renal (Cap. 311) podem ser observadas apenas na doença renal crônica, porém constituem um achado muito tardio, e esses pacientes tipicamente apresentam doença renal em estágio terminal (DRET) e são mantidos em diálise. O exame de urina e a ultrassonografia renal podem facilitar a diferenciação entre lesão renal aguda e doença renal crônica. A Figura 52-1 mostra uma abordagem para a avaliação de pacientes com azotemia. Com frequência, os pacientes com doença renal crônica avançada apresentam alguma proteinúria, urina diluída (isostenúria; isosmótica com o plasma) e rins pequenos na ultrassonografia, caracterizada por aumento da ecogenicidade e adelgaçamento cortical. O tratamento deve ter por objetivo retardar a progressão da doença renal e proporcionar alívio sintomático para edema, acidose, anemia e hiperfosfatemia, conforme discutido no Cap. 311. A insuficiência renal aguda (Cap. 310) pode resultar de processos que afetam o fluxo sanguíneo e a perfusão glomerular (azotemia pré-renal), de doenças renais intrínsecas (que acometem os vasos sanguíneos de pequeno calibre, os glomérulos ou os túbulos) ou de processos pós-renais (obstrução do fluxo urinário nos ureteres, na bexiga ou na uretra) (Cap. 319).

INSUFICIÊNCIA PRÉ-RENAL

A redução da perfusão renal é responsável por 40 a 80% dos casos de insuficiência renal aguda e, se for tratada adequadamente, pode ser facilmente revertida. As etiologias da azotemia pré-renal incluem qualquer causa de redução do volume sanguíneo circulante (hemorragia gastrintestinal, queimaduras, diarreia, diuréticos), de sequestro de volume (pancreatite, peritonite, rabdomiólise) ou diminuição do volume arterial efetivo (choque cardiogênico, sepse). A perfusão renal e glomerular também pode ser afetada por reduções do débito cardíaco em razão da vasodilatação periférica (sepse, fármacos) ou vasoconstrição renal acentuada (insuficiência cardíaca grave, síndrome hepatorrenal e fármacos como agentes anti-inflamatórios não esteroides [AINEs]). A hipovolemia arterial real ou "efetiva" resulta em queda da pressão arterial média, o que, por sua vez, desencadeia uma série de respostas neurais e humorais que incluem a ativação do sistema nervoso simpático e do sistema renina-angiotensina-aldosterona, bem como a liberação de vasopressina (AVP). A TFG é mantida pelo relaxamento das arteríolas aferentes mediado pelas prostaglandinas, e pela constrição das arteríolas eferentes mediada pela angiotensina II. Quando a pressão arterial média cai para menos de 80 mmHg, ocorre um declínio abrupto da TFG.

O bloqueio da produção de prostaglandinas pelos AINEs pode causar vasoconstrição grave e lesão renal aguda. O bloqueio da ação da angiotensina com inibidores da enzima conversora de angiotensina (IECAs) ou com bloqueadores do receptor de angiotensina (BRAs) diminui o tônus das arteríolas eferentes e, por sua vez, reduz a pressão de perfusão dos capilares glomerulares. Os pacientes que utilizam AINEs e/ou IECAs/BRAs são mais suscetíveis à lesão renal aguda mediada hemodinamicamente quando o volume sanguíneo ou a pressão de perfusão arterial são reduzidos por qualquer razão; sob essas circunstâncias, a preservação da TFG depende da vasodilatação aferente devido a prostaglandinas e da vasoconstrição eferente devido à angiotensina II. Os pacientes com estenose bilateral das artérias renais (ou estenose em um único rim) também podem ser dependentes da vasoconstrição arteriolar eferente para manter a pressão de filtração glomerular e são particularmente suscetíveis a um declínio abrupto da TFG quando utilizam IECAs ou BRAs.

TABELA 52-2 ■ Achados laboratoriais na lesão renal aguda

Índice	Azotemia pré-renal	Insuficiência renal aguda oligúrica
Razão BUN*/P_{Cr}	> 20:1	10-15:1
Sódio urinário (U_{Na}), mEq/L	< 20	> 40
Osmolalidade urinária, mOsmol/L H_2O	> 500	< 350
Excreção fracionada de sódio[a]	< 1%	> 2%
Relação de creatinina urina/plasma, U_{Cr}/P_{Cr}	> 40	< 20
Exame de urina (cilindros)	Nenhum ou hialinos/granulosos	Marrom fosco

$$^{a}FE_{Na} = \frac{U_{Na} \times P_{Cr} \times 100}{P_{Na} \times U_{Cr}}$$

Siglas: P_{Cr}, concentração plasmática de creatinina; P_{Na}, concentração plasmática de sódio; U_{Cr}, concentração urinária de creatinina; U_{Na}, concentração urinária de sódio.
*N. de R.T. A ureia sérica é a forma comumente usada no Brasil, com valores normais de 15 a 45 mg/dL. A literatura mundial geralmente descreve resultados sob a forma de nitrogênio ureico sanguíneo (BUN, *blood urea nitrogen*), cujos valores normais variam de 7 a 20. Se utilizarmos a ureia, a razão ureia/P_{cr} será > 40:1.

A hipoperfusão renal prolongada pode causar necrose tubular aguda (NTA), uma doença renal intrínseca descrita adiante. O exame de urina e a determinação dos eletrólitos urinários podem ajudar a diferenciar a azotemia pré-renal da NTA (Tab. 52-2). O Na e a osmolalidade urinários de pacientes com azotemia pré-renal podem ser previstos com base nas ações estimuladoras da norepinefrina, da angiotensina II e da AVP, bem como da taxa lenta do fluxo tubular. Nos distúrbios pré-renais, os túbulos estão preservados, levando à formação de urina concentrada (> 500 mOsmol), com retenção acentuada de Na (concentração urinária de Na < 20 mmol/L, excreção fracionada de Na (Fe_{Na}) < 1%) e U_{Cr}/P_{Cr} > 40 (Tab. 52-2). A Fe_{Na} é tipicamente > 1% na NTA, mas pode ser < 1% em pacientes com NTA não oligúrica mais leve (p. ex., por rabdomiólise) e naqueles com distúrbios "pré-renais" subjacentes, como a insuficiência cardíaca congestiva (ICC) ou cirrose ou síndrome hepatorrenal. Em geral, o sedimento urinário no processo pré-renal está normal ou apresenta cilindros hialinos e granulosos, enquanto o sedimento da NTA mostra-se geralmente repleto de restos celulares, cilindros epiteliais tubulares e cilindros granulosos escuros (marrom fosco). A medida dos biomarcadores urinários associados à lesão tubular é uma técnica promissora para detecção de NTA subclínica e/ou para ajudar a estabelecer adicionalmente o diagnóstico da causa exata de insuficiência renal aguda.

AZOTEMIA PÓS-RENAL

A obstrução do trato urinário é responsável por < 5% dos casos de insuficiência renal aguda, mas geralmente é reversível, devendo ser excluída no início do processo de avaliação (Fig. 52-1). Como um único rim é capaz de manter uma depuração adequada, a insuficiência renal aguda obstrutiva ocorre quando há obstrução da uretra ou da saída da bexiga, obstrução ureteral bilateral ou obstrução unilateral no paciente com um único rim funcionante. A obstrução é geralmente diagnosticada pela existência de dilatação dos ureteres e da pelve renal na ultrassonografia renal. Entretanto, nos estágios iniciais da obstrução ou se os ureteres não puderem dilatar-se (p. ex., no encarceramento por tumores pélvicos ou periureterais e por fibrose retroperitoneal), a ultrassonografia pode ser normal. Outras imagens, como o renograma de furosemida (exame de medicina nuclear MAG3), podem ser necessárias para melhor definir a presença ou ausência de uropatia obstrutiva. Os distúrbios urológicos específicos que causam obstrução estão descritos no Cap. 319.

DOENÇA RENAL INTRÍNSECA

Quando as azotemias pré e pós-renal são excluídas como causas da insuficiência renal, há uma doença intrínseca do parênquima renal. A doença renal intrínseca pode ser causada por processos que afetam os grandes vasos renais, a microcirculação intrarrenal e os glomérulos ou os tecidos tubulointersticiais. As NTAs isquêmica e tóxica são responsáveis por cerca de 90% dos casos de insuficiência renal aguda intrínseca. Conforme demonstrado na Figura 52-1, o contexto clínico e o exame de urina mostram-se úteis para distinguir as possíveis etiologias. A azotemia pré-renal e a NTA fazem parte de um espectro de hipoperfusão renal; na NTA, há indícios de lesão estrutural dos túbulos, enquanto a azotemia pré-renal reverte imediatamente com a recuperação da perfusão renal adequada. Por essa razão, a NTA frequentemente pode ser diferenciada da azotemia pré-renal pelo exame de urina e pela composição eletrolítica da urina (Tab. 52-2 e Fig. 52-1). A NTA isquêmica é encontrada mais frequentemente em pacientes submetidos a cirurgias de grande porte ou que tiveram traumatismo, hipovolemia ou sepse graves ou queimaduras extensas. A NTA nefrotóxica ocorre como complicação do tratamento com muitos fármacos comuns, geralmente ao induzir uma combinação de vasoconstrição intrarrenal, toxicidade tubular direta e/ou obstrução tubular. Os rins são sensíveis à lesão tóxica em virtude da sua rica irrigação sanguínea (25% do débito cardíaco), bem como de sua capacidade de concentrar e metabolizar toxinas. Uma investigação detalhada para detectar a presença de hipotensão e nefrotoxinas geralmente revela a etiologia específica da NTA. A interrupção da exposição às nefrotoxinas e a estabilização da pressão arterial frequentemente são suficientes, sem necessidade de diálise, com a contínua regeneração das células tubulares. **Uma extensa lista de fármacos e toxinas potencialmente implicados na etiologia da NTA é disponibilizada no Cap. 310.**

Os processos que acometem os túbulos e o interstício podem causar lesão renal aguda (LRA), um subtipo de insuficiência renal aguda. Esses processos incluem a nefrite intersticial induzida por fármacos (principalmente antibióticos, AINEs e diuréticos), infecções graves (bacterianas e virais), doenças sistêmicas (p. ex., lúpus eritematoso sistêmico) e processos infiltrativos (p. ex., sarcoidose, síndrome de Sjögren, linfoma ou leucemia). Uma lista de fármacos associados à nefrite intersticial alérgica é disponibilizada no Cap. 316. O exame de urina costuma mostrar proteinúria leve a moderada, hematúria e piúria (cerca de 75% dos casos) e, algumas vezes, cilindros leucocitários. A detecção de cilindros hemáticos na nefrite intersticial também tem sido descrita, mas deve levar a uma investigação de doenças glomerulares (Fig. 52-1). Em alguns casos, a biópsia renal é necessária para diferenciar essas possibilidades. O achado clássico no sedimento da nefrite intersticial alérgica é uma predominância (> 10%) de eosinófilos urinários com a coloração de Wright ou Hansel; porém, os eosinófilos urinários podem estar aumentados em várias outras causas de LRA, de modo que a medida de eosinófilos na urina não tem utilidade diagnóstica na doença renal.

A oclusão dos vasos renais de grande calibre, inclusive artérias e veias, constitui uma causa incomum de insuficiência renal aguda. Uma redução significativa da TFG por meio desse mecanismo sugere processos bilaterais ou lesão unilateral em pacientes com rim único funcionante. Em pacientes com estenose arterial renal preexistente, pode haver desenvolvimento de uma substancial circulação renal colateral ao longo do tempo, sustentando a perfusão renal – tipicamente insuficiente para sustentar a filtração glomerular – no evento de obstrução total da artéria renal. As artérias renais podem ser obstruídas por ateroêmbolos, tromboêmbolos, trombose *in situ*, dissecção aórtica ou vasculite. A lesão renal ateroembólica pode ocorrer de modo espontâneo, porém está mais frequentemente associada à manipulação aórtica recente. Os êmbolos são ricos em colesterol e alojam-se nas artérias de médio e pequeno calibres, onde geram uma reação inflamatória rica em eosinófilos. Os pacientes com lesão renal aguda ateroembólica geralmente têm exame de urina normal, mas a urina pode conter eosinófilos e cilindros. O diagnóstico pode ser confirmado pela biópsia renal, porém ela é geralmente desnecessária quando há outros sinais de ateroembolismo (livedo reticular, infartos periféricos distais, eosinofilia). A trombose da artéria renal pode causar proteinúria leve e hematúria, enquanto a trombose da veia renal geralmente provoca proteinúria maciça e hematúria. Com frequência, essas complicações vasculares devem ser confirmadas por angiografia e estão descritas no Cap. 317.

As doenças dos glomérulos (glomerulonefrite e vasculite) e da microcirculação renal (síndromes hemolítico-urêmicas, púrpura trombocitopênica trombótica e hipertensão maligna) geralmente se manifestam por várias combinações de lesão glomerular: proteinúria, hematúria, TFG reduzida e alterações da excreção de sódio, que resultam em hipertensão, edema e congestão circulatória (síndrome nefrítica aguda). Essas anormalidades podem ocorrer como doenças renais primárias ou como manifestações renais de distúrbios sistêmicos. O quadro clínico e os resultados dos exames laboratoriais ajudam a diferenciar as doenças renais primárias das doenças sistêmicas. A detecção de cilindros hemáticos na urina é uma indicação para biópsia renal precoce (Fig. 52-1), visto que o padrão patológico tem implicações importantes para o diagnóstico, o prognóstico e o tratamento. Hematúria sem cilindros hemáticos também pode ser uma indicação de doença glomerular, uma vez que esses cilindros são altamente específicos, porém pouco sensíveis para glomerulonefrite. A especificidade da microscopia de urina pode ser intensificada pelo exame da urina em microscópio de contraste de fase capaz de detectar hemácias dismórficas ("acantócitos") associadas à doença glomerular. Essa avaliação é resumida na Figura 52-2. Uma descrição detalhada das glomerulonefrites e das doenças da microcirculação renal é encontrada no Cap. 316.

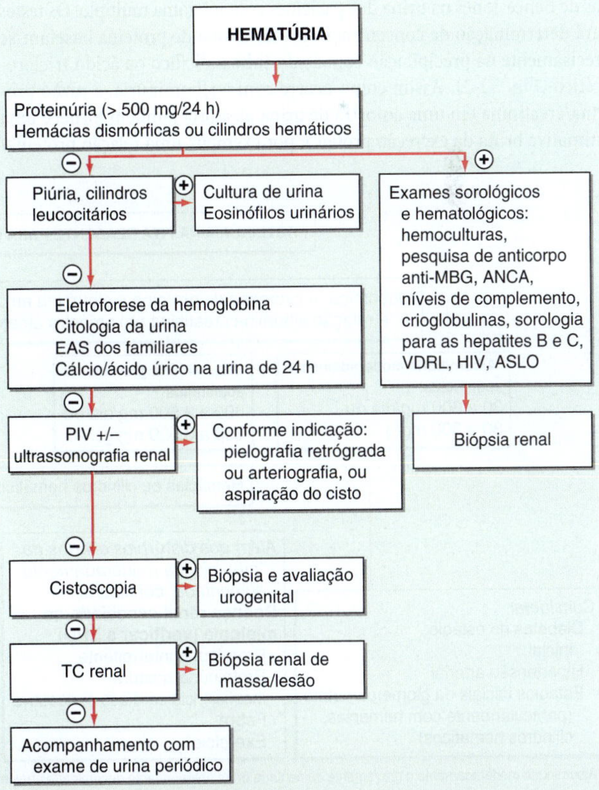

FIGURA 52-2 Abordagem ao paciente com hematúria. ANCA, anticorpo anticitoplasma de neutrófilo; ASLO, antiestreptolisina O; TC, tomografia computadorizada; MBG, membrana basal glomerular; PIV, pielografia intravenosa; EAS, exame de urina; VDRL, Venereal Disease Research Laboratory; HIV, vírus da imunodeficiência humana.

OLIGÚRIA E ANÚRIA

O termo *oligúria* se refere a um débito urinário < 400 mL em 24 horas, enquanto a *anúria* se refere à ausência completa de formação de urina (< 100 mL). A anúria pode ser causada pela obstrução total bilateral do trato urinário; uma condição grave vascular (dissecção ou obstrução arterial); trombose venosa renal; nefropatia aguda por cilindros no mieloma; necrose cortical renal; NTA grave; terapia combinada com AINEs, IECAs e/ou BRAs; e choque hipovolêmico, cardiogênico ou séptico. A oligúria nunca é normal, uma vez que pelo menos 400 mL de urina maximamente concentrada devem ser produzidos para excretar a carga osmolar diária obrigatória. O termo *não oligúria* se refere a um débito urinário > 400 mL/dia em pacientes com azotemia aguda ou crônica. Na NTA não oligúrica, os distúrbios do equilíbrio de potássio e hidrogênio são menos graves que nos pacientes oligúricos, e a recuperação da função renal normal é mais rápida.

ANORMALIDADES DA URINA

PROTEINÚRIA

A avaliação da proteinúria é mostrada de modo esquemático na Figura 52-3 e tipicamente começa após a detecção dessa anormalidade urinária com fita reagente. A pesquisa com fita reagente detecta apenas a albumina e produz resultados falso-positivos quando o pH é > 7,0 ou quando a urina está muito concentrada ou apresenta muito sangue. Como a fita reagente baseia-se na concentração urinária de albumina, uma urina muito diluída pode mascarar a presença de proteinúria significativa com o uso desse teste. A quantificação da albumina urinária em uma amostra de urina (de preferência uma amostra da primeira urina da manhã) por meio da determinação da razão albumina-creatinina (RAC) mostra-se útil na estimativa da taxa de excreção de albumina (TEA) de 24 horas, em que a RAC (mg/g) ≈ TEA (mg/24 h). Além disso, a proteinúria que não consiste predominantemente de albumina não será detectada no rastreamento com fita reagente. Essa informação é particularmente importante para a detecção das proteínas de Bence-Jones na urina dos pacientes com mieloma múltiplo. Os testes para determinação da concentração urinária total de proteína baseiam-se precisamente na precipitação com ácido sulfossalicílico ou ácido tricloroacético (Fig. 52-3). Assim como ocorre com a albuminúria, a razão proteína/creatinina em uma amostra de urina aleatória também fornece uma estimativa bruta da excreção proteica; por exemplo, uma relação proteína/creatinina de 3,0 se correlaciona com cerca de 3 g de proteinúria por dia. A avaliação formal da excreção urinária de proteína requer uma coleta de proteína em urina de 24 horas (ver "Determinação da TFG", anteriormente).

A magnitude da proteinúria e a sua composição na urina dependem do mecanismo da lesão renal que leva à perda de proteínas. Tanto a carga como a seletividade de tamanho impedem que praticamente toda a albumina plasmática, as globulinas e outras proteínas de alto peso molecular atravessem a parede glomerular; porém, se essa barreira for rompida, as proteínas plasmáticas podem extravasar para a urina (proteinúria glomerular; Fig. 52-3). As proteínas menores (< 20 kDa) são filtradas livremente, porém são prontamente absorvidas pelos túbulos proximais. Tradicionalmente, os indivíduos sadios excretam < 150 mg/dia de proteínas totais e < 30 mg/dia de albumina. Entretanto, mesmo na presença de níveis de albumina < 30 mg/dia, o risco de progressão para nefropatia franca ou doença cardiovascular subsequente apresenta-se aumentado. As proteínas restantes na urina são secretadas pelos túbulos (Tamm-Horsfall, IgA e uroquinase) ou representam quantidades pequenas de β_2-microglobulina, apoproteínas, enzimas e hormônios peptídicos filtrados. Outro mecanismo de proteinúria ocorre quando há produção excessiva de uma proteína anormal, que ultrapassa a capacidade de reabsorção tubular. Essa situação ocorre mais comumente nas discrasias de plasmócitos, como o mieloma múltiplo, amiloidose e linfomas associados à produção monoclonal de cadeias leves de imunoglobulinas.

As células endoteliais glomerulares normais formam uma barreira composta de poros com cerca de 100 nm, que retêm as células sanguíneas, mas oferecem pouco obstáculo à passagem da maioria das proteínas. A membrana basal glomerular retém a maior parte das proteínas grandes (> 100 kDa), enquanto os pedicelos das células epiteliais (podócitos) cobrem a face urinária da membrana basal glomerular e formam uma série de canais estreitos (fendas diafragmáticas), que permitem a passagem molecular de pequenos solutos e água, mas não das proteínas. Algumas doenças glomerulares, como a doença por lesão mínima, causam a fusão dos pedicelos das células epiteliais dos glomérulos, resultando em perda predominantemente "seletiva" de albumina (Fig. 52-3). Outras doenças glomerulares podem manifestar-se na forma de ruptura da membrana basal e das fendas diafragmáticas (p. ex., deposição de imunocomplexos), resultando em perda de albumina e de outras proteínas plasmáticas. A fusão dos pedicelos causa aumento da pressão ao longo da membrana basal capilar, resultando em áreas com poros de maior tamanho (e em proteinúria "não seletiva" mais grave; Fig. 52-3).

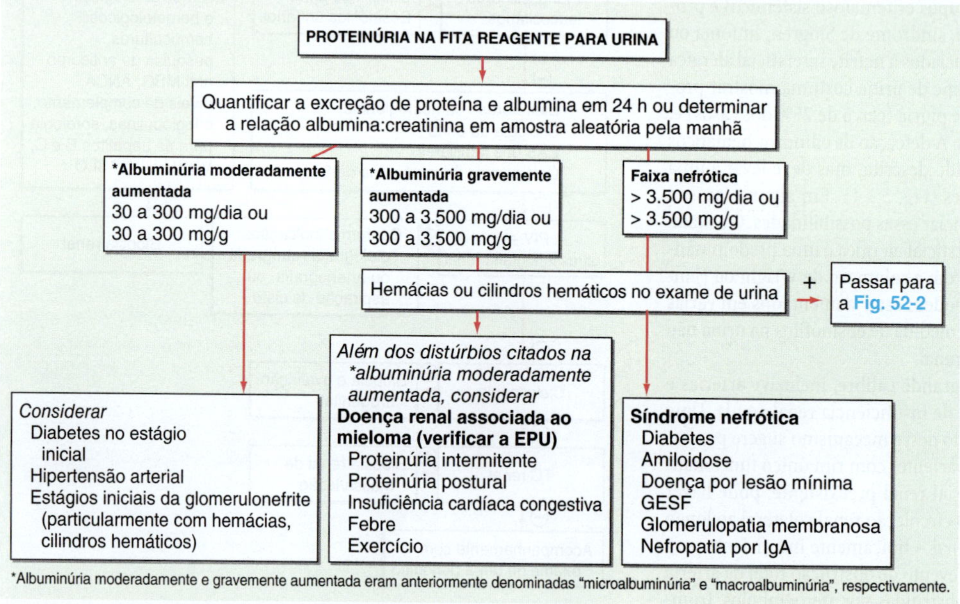

FIGURA 52-3 Abordagem ao paciente com proteinúria. A investigação da proteinúria é frequentemente iniciada por um resultado positivo da fita reagente no exame de urina. As fitas reagentes convencionais detectam predominantemente a albumina e fornecem uma avaliação semiquantitativa (traços, 1+, 2+ ou 3+), que é influenciada pela concentração urinária, refletida pela densidade específica da urina (mínimo < 1,005; máximo de 1,030). Contudo, para uma quantificação mais precisa da proteinúria, devem-se empregar uma amostra de urina pela manhã para a razão proteína/creatinina (mg/g) ou uma coleta de urina de 24 horas (mg/24 h). GESF, glomerulosclerose segmentar focal; EPU, eletroforese de proteínas urinárias; IgA, imunoglobulina A.

Quando a excreção diária total de proteínas é > 3,5 g, também se verificam, com frequência, a presença de hipoalbuminemia, hiperlipidemia e edema (síndrome nefrótica; Fig. 52-3). Entretanto, a excreção diária total de proteínas urinárias > 3,5 g pode ocorrer sem outras manifestações da síndrome nefrótica em uma variedade de outras doenças renais, incluindo diabetes (Fig. 52-3). As discrasias de plasmócitos (mieloma múltiplo) podem estar associadas a grandes quantidades de cadeias leves excretadas na urina, que podem passar despercebidas no teste com fita reagente. As cadeias leves produzidas são filtradas pelos glomérulos e superam a capacidade de reabsorção dos túbulos proximais. A lesão renal secundária a esses distúrbios ocorre por uma variedade de mecanismos, incluindo (sem se limitar a) lesão tubular proximal, obstrução tubular (nefropatia por cilindros), deposição de amiloide e depósito de cadeias leves (Cap. 316). A lesão renal específica é ditada pela sequência e pelas características estruturais da cadeia leve monoclonal. Entretanto, nem todas as cadeias leves excretadas são nefrotóxicas.

A hipoalbuminemia na síndrome nefrótica ocorre em consequência de perdas urinárias excessivas e aumento do catabolismo tubular proximal da albumina filtrada. O edema é causado pela retenção renal de sódio e diminuição da pressão oncótica do plasma, que favorece a transferência dos líquidos dos capilares para o interstício. Para compensar a diminuição percebida do volume intravascular efetivo, ocorrem ativação do sistema renina-angiotensina, estimulação de AVP e ativação do sistema nervoso simpático, promovendo uma reabsorção renal continuada de sal e de água e formação progressiva de edema. As proteases filtradas, normalmente retidas pela barreira de filtração glomerular, também podem ativar diretamente a reabsorção de sódio via canais epiteliais de Na (CENa) nas células principais durante a síndrome nefrótica. Apesar dessas alterações, a hipertensão é incomum nas doenças renais primárias que resultam em síndrome nefrótica (Fig. 52-3 e Cap. 314). A perda urinária das proteínas reguladoras e as alterações da síntese hepática contribuem para as outras manifestações da síndrome nefrótica. Pode surgir um estado de hipercoagulabilidade em consequência das perdas urinárias de antitrombina III, dos níveis séricos reduzidos das proteínas S e C, da hiperfibrinogenemia e da agregação plaquetária exacerbada. A hipercolesterolemia, que pode ser grave, resulta do aumento da síntese hepática de lipoproteínas. A perda das imunoglobulinas contribui para o risco aumentado de infecção. Muitas doenças (algumas das quais relacionadas na Fig. 52-3) e fármacos podem causar a síndrome nefrótica; uma lista completa é encontrada no Cap. 314.

HEMATÚRIA, PIÚRIA E CILINDROS

A hematúria isolada sem proteinúria, outras células ou cilindros frequentemente indica sangramento proveniente do trato urinário. A hematúria é definida pela presença de 2 a 5 hemácias por campo de grande aumento (CGA) e pode ser detectada com o uso de fita reagente. Pode-se obter um resultado falso-positivo na fita reagente para hematúria (nenhuma hemácia é detectada ao exame microscópico da urina) na presença de mioglobinúria, frequentemente no contexto de rabdomiólise. Entre as causas comuns de hematúria isolada estão cálculos, neoplasias, tuberculose, traumatismo e prostatite. A hematúria macroscópica com coágulos sanguíneos geralmente não constitui um processo renal intrínseco; na verdade, sugere uma fonte pós-renal no sistema coletor urinário. A avaliação dos pacientes com hematúria microscópica está descrita na Figura 52-2. É comum detectar a presença de hematúria no exame de urina, que pode ser causada por menstruação, doenças virais, alergia, exercício ou traumatismo leve. A hematúria persistente ou significativa (> 3 hemácias/CGA em três exames de urina, um único exame de urina com > 100 hemácias ou hematúria macroscópica) está associada a lesões renais ou urológicas significativas em 9,1% dos casos. A suspeita de neoplasias urogenitais em pacientes com hematúria indolor isolada e hemácias não dismórficas aumenta com a idade. As neoplasias são raras na população pediátrica, e a hematúria isolada tem mais tendência a ser "idiopática" ou a estar associada a alguma anomalia congênita. A hematúria com piúria e bacteriúria é típica de infecção, devendo ser tratada com antibióticos depois das culturas apropriadas. Nas mulheres, a cistite ou uretrite agudas podem causar hematúria macroscópica. A hipercalciúria e a hiperuricosúria também constituem fatores de risco para a hematúria isolada inexplicável tanto em crianças quanto em adultos. Em alguns desses pacientes (50-60%), a redução da excreção de cálcio e de ácido úrico por meio de intervenções dietéticas pode eliminar a hematúria microscópica.

A hematúria microscópica isolada pode constituir uma manifestação de doenças glomerulares. As hemácias de origem glomerular frequentemente são dismórficas quando examinadas por microscopia de contraste de fase. Os formatos irregulares das hemácias também podem ser causados pelas alterações do pH e da osmolaridade ao longo do néfron distal. É comum haver uma variabilidade entre diferentes observadores na detecção de hemácias dismórficas. As etiologias mais comuns da hematúria glomerular isolada são a nefropatia por IgA, a nefrite hereditária e a doença da membrana basal fina. A nefropatia por IgA e a nefrite hereditária podem causar episódios de hematúria macroscópica. Com frequência, obtém-se uma história familiar de doença renal em pacientes com nefrite hereditária, e os pacientes com doença da membrana basal fina possuem comumente outros familiares com hematúria microscópica. É necessário efetuar uma biópsia renal para o diagnóstico definitivo desses distúrbios, que são discutidos com mais detalhes no Cap. 314. A hematúria com hemácias dismórficas, cilindros hemáticos e excreção proteica > 500 mg/dia é praticamente diagnóstica de glomerulonefrite. Os cilindros hemáticos são formados à medida que as hemácias que entram no líquido tubular ficam retidas em um molde cilíndrico de proteína de Tamm-Horsfall em forma de gel. Mesmo na ausência de azotemia, esses pacientes devem fazer avaliação sorológica e biópsia renal, conforme mostrado na Figura 52-2.

A piúria isolada é incomum, visto que as reações inflamatórias dos rins ou do sistema coletor também estão associadas à hematúria. A presença de bactérias sugere infecção, e cilindros leucocitários com bactérias são indicativos de pielonefrite; "piúria estéril" com uroculturas bacterianas negativas pode ser vista na tuberculose urogenital. Além disso, podem ser observados leucócitos e/ou cilindros leucocitários na glomerulonefrite aguda, bem como em processos tubulointersticiais, como nefrite intersticial e rejeição do transplante.

É possível observar *cilindros* nas doenças renais crônicas. Podem ocorrer cilindros celulares degenerados na urina, conhecidos como *cilindros céreos* ou *cilindros largos* (formados nos túbulos dilatados que sofreram hipertrofia compensatória em resposta à redução da massa renal).

ANORMALIDADES DO VOLUME URINÁRIO

POLIÚRIA

Com base na história clínica, frequentemente é difícil para os pacientes diferenciar o aumento da frequência urinária (em geral, volumes pequenos) da poliúria verdadeira (> 3 L/dia), podendo ser necessária uma quantificação do volume por meio de coleta da urina de 24 horas (Fig. 52-4). A poliúria resulta de dois mecanismos potenciais: (1) excreção de solutos não absorvíveis (como a glicose) ou (2) excreção de água (geralmente, em decorrência de um defeito na síntese do AVP ou na responsividade renal). Com o propósito de diferenciar uma diurese de solutos de uma diurese aquosa e para determinar se a diurese é apropriada para as condições clínicas do paciente,

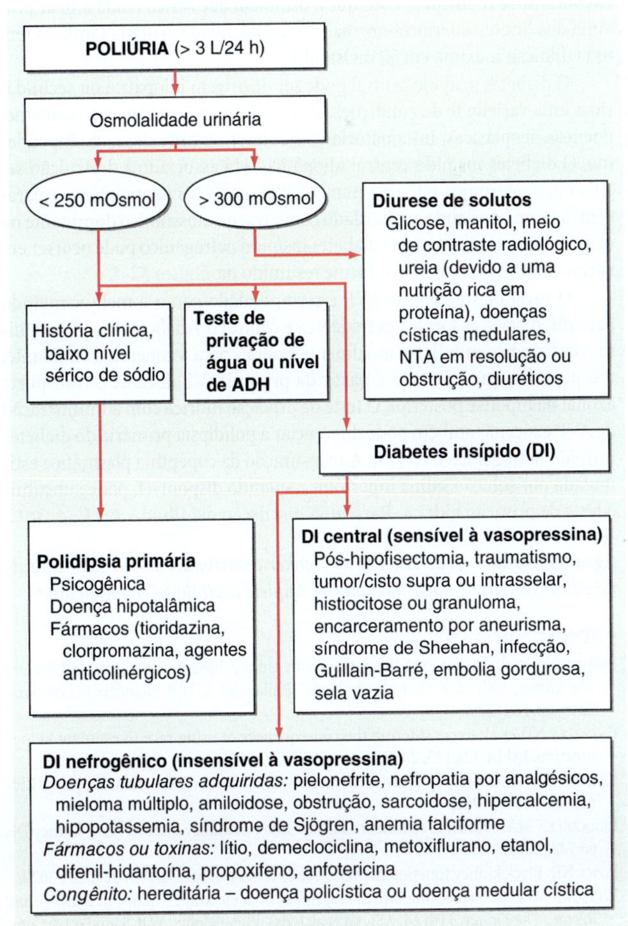

FIGURA 52-4 Abordagem ao paciente com poliúria. ADH, hormônio antidiurético; NTA, necrose tubular aguda.

 deve-se medir a osmolalidade urinária. O indivíduo de porte médio excreta 600-800 mOsmol de solutos por dia, principalmente ureia e eletrólitos. Se o débito urinário for > 3 L/dia e a urina estiver diluída (< 250 mOsmol/L), a excreção osmolar total estará normal e o paciente terá diurese aquosa. Essa circunstância pode ser causada por polidipsia, secreção inadequada de AVP (*diabetes insípido central*) ou incapacidade dos túbulos renais de responder à AVP (*diabetes insípido nefrogênico*). Se o volume urinário for > 3 L/dia e a osmolalidade urinária for > 300 mOsmol/L, certamente existirá diurese de solutos e será obrigatório investigar o(s) soluto(s) responsável(is).

A filtração excessiva de um soluto pouco reabsorvido, como a glicose ou o manitol, pode reduzir a reabsorção de NaCl e água pelos túbulos proximais e provocar diurese excessiva. O diabetes melito mal controlado com glicosúria constitui a causa mais comum da diurese de solutos, levando à depleção de volume e à hipertonicidade sérica. Como a concentração urinária de sódio é menor do que a do sangue, o indivíduo perde mais água do que sódio, o que causa hipernatremia e hipertonicidade. A diurese de solutos iatrogênica comum ocorre em associação com a administração de manitol, meios de contraste radiológicos e nutrição hiperproteica (enteral ou parenteral), resultando na produção e excreção aumentadas de ureia. Em casos menos frequentes, a perda excessiva de sódio pode resultar de doenças renais císticas ou da síndrome de Bartter, ou pode ocorrer durante a evolução de processo tubulointersticial (como a NTA em resolução). Nesses denominados distúrbios com perda de sal, a lesão tubular resulta em comprometimento direto da reabsorção de sódio e, indiretamente, pela redução da responsividade dos túbulos à aldosterona. Em geral, as perdas de sódio são discretas, e o débito urinário obrigatório é < 2 L/dia; a NTA em resolução e a diurese pós-obstrutiva constituem exceções e podem estar associadas a natriurese e poliúria significativas.

A produção de grandes volumes de urina diluída é geralmente devida a estados de polidipsia ou diabetes insípido. A polidipsia primária pode ser causada por hábito, transtornos psiquiátricos, lesões neurológicas ou fármacos. Durante a polidipsia deliberada, o volume do líquido extracelular apresenta-se normal ou expandido, e os níveis plasmáticos da vasopressina encontram-se reduzidos, visto que a osmolalidade sérica tende a ficar próxima dos limites inferiores normais. A osmolalidade urinária também tem uma diluição máxima em 50 mOsmol/L.

O diabetes insípido central pode ser de origem idiopática ou secundário a uma variedade de condições, inclusive hipofisectomia, traumatismo, doenças neoplásicas, inflamatórias, vasculares ou infecciosas do hipotálamo. O diabetes insípido central idiopático está associado à destruição seletiva dos neurônios que secretam AVP nos núcleos supraópticos e paraventriculares, podendo ser herdado como traço autossômico dominante ou ocorrer espontaneamente. O diabetes insípido nefrogênico pode ocorrer em várias condições clínicas, conforme resumido na Figura 52-4.

O nível plasmático de AVP é recomendado como o melhor método para diferenciar as formas nefrogênica e central do diabetes insípido. Muitos centros disponibilizam atualmente exames para a copeptina circulante, um peptídeo que é clivado a partir da pré-pró-AVP durante o transporte axonal na hipófise posterior. O teste de privação hídrica com administração de AVP exógena também pode diferenciar a polidipsia primária do diabetes insípido nefrogênico e central. A mensuração da copeptina plasmática estimulada por solução salina hipertônica, quando disponível, pode substituir o teste de privação hídrica. **Para uma discussão detalhada, ver Cap. 381.**

Agradecimento *Julie Lin e Brad Denker contribuíram para este capítulo na edição anterior e parte do material daquele capítulo foi mantida aqui.*

LEITURAS ADICIONAIS

EMMETT M et al: Approach to the patient with kidney disease, in *Brenner and Rector's The Kidney*, 10th ed, K Skorecki et al (eds). Philadelphia, W.B. Saunders & Company, 2016, pp. 754–779.

ENEANYA ND et al: Reconsidering the consequences of using race to estimate kidney function. JAMA 322:113, 2019.

KÖHLER H et al: Acanthocyturia—a characteristic marker for glomerular bleeding. Kidney Int 40:115, 1991.

PERAZELLA MA: The urine sediment as a biomarker of kidney disease. Am J Kidney Dis 66:748, 2015.

POWE NR: Black kidney function matters: Use or misuse of race? JAMA 324:737, 2020.

WEISORD SD et al: Prevention and management of acute kidney injury in *Brenner and Rector's The Kidney*, 11th ed, ASL Yu et al: (eds). Philadelphia, W.B. Saunders & Company, 2020, pp. 940–977.

53 Distúrbios hidreletrolíticos

David B. Mount

SÓDIO E ÁGUA

COMPOSIÇÃO DOS LÍQUIDOS CORPORAIS

A água é o componente mais abundante no organismo, representando cerca de 50% do peso corporal nas mulheres e 60% nos homens. A água corporal total é distribuída em dois compartimentos principais: intracelular (55-75%; líquido intracelular [LIC]) e extracelular (25-45%; líquido extracelular [LEC]). O LEC ainda se subdivide nos espaços intravascular (água plasmática) e extravascular (intersticial) em uma razão de 1:3. O movimento de líquido entre os espaços intravascular e intersticial ocorre através da parede capilar e é determinado pelas forças de Starling, isto é, pela pressão hidrostática capilar e pela pressão coloidosmótica. O gradiente de pressão hidrostática transcapilar ultrapassa o gradiente de pressão oncótica correspondente, favorecendo, assim, o movimento do ultrafiltrado de plasma para o espaço extravascular. O retorno do líquido para o compartimento intravascular ocorre através do fluxo linfático.

A concentração de solutos ou partículas de um líquido é conhecida como sua osmolalidade, sendo expressa em miliosmóis por quilograma de água (mOsm/kg). A água difunde-se facilmente através da maioria das membranas celulares até atingir um equilíbrio osmótico (osmolalidade do LEC = osmolalidade do LIC). É importante ressaltar que as composições de solutos extracelulares e intracelulares diferem de modo considerável, devido à atividade de vários transportadores, canais e bombas transmembrana dependentes de trifosfato de adenosina (ATP). As principais partículas do LEC são o Na^+ e seus ânions acompanhantes, o Cl^- e o HCO_3^-, enquanto o K^+ e os ésteres de fosfato orgânico (ATP, fosfato de creatina e fosfolipídeos) constituem os osmóis predominantes do LIC. Os solutos restritos ao LEC ou ao LIC determinam a "tonicidade" ou osmolalidade efetiva desse compartimento. Determinados solutos, em particular a ureia, não contribuem para o deslocamento da água através da maioria das membranas e, por esse motivo, são conhecidos como *osmóis inefetivos*.

Balanço hídrico A secreção de vasopressina, a ingestão de água e o transporte renal de água colaboram para manter a osmolalidade dos líquidos corporais entre 280 e 295 mOsm/kg. A vasopressina (AVP) é sintetizada em neurônios magnocelulares no hipotálamo, cujos axônios distais se projetam para a hipófise posterior, ou neuro-hipófise, a partir da qual a AVP é liberada na circulação. Uma rede de neurônios "osmorreceptores" centrais, que inclui os próprios neurônios magnocelulares que expressam AVP, detecta a osmolalidade circulante através de canais de cátions não seletivos, ativados por estiramento. Esses neurônios osmorreceptores são ativados ou inibidos por elevações e por reduções modestas da osmolalidade circulante, respectivamente; a ativação leva à liberação de AVP e à sensação de sede.

A secreção de AVP é estimulada à medida que a osmolalidade sistêmica aumenta além do limiar de cerca de 285 mOsm/kg, acima do qual existe uma relação linear entre a osmolalidade e a AVP circulante (Fig. 53-1). A sede e, em consequência, a ingestão de água também são desencadeadas quando a osmolalidade sanguínea se aproxima de 285 mOsm/kg, acima da qual existe um aumento linear equivalente na intensidade da sede percebida em função da osmolalidade circulante. As alterações no volume sanguíneo e na pressão arterial também constituem estímulos diretos para a liberação de AVP e para a sensação de sede, porém com um perfil de resposta menos sensível. Talvez de maior relevância clínica para a fisiopatologia da homeostase da água seja o volume de LEC, que modula fortemente a relação entre a osmolalidade circulante e a liberação de AVP, de modo que a hipovolemia diminui o limiar osmótico e aumenta a inclinação da curva de resposta à osmolalidade, enquanto a *hipervolemia* exerce o efeito oposto, elevando o limiar osmótico e reduzindo a inclinação da curva de resposta (Fig. 53-1). É importante destacar que a AVP tem meia-vida na circulação sanguínea de apenas 10 a 20 minutos; por conseguinte, alterações no volume de LEC e/ou na osmolalidade circulante podem afetar rapidamente a homeostase da água. Além do estado de volume, diversos estímulos "não osmóticos" exercem efeitos ativadores potentes sobre os neurônios osmossensíveis e sobre a liberação de AVP, incluindo náusea, angiotensina II intracerebral, serotonina e múltiplos fármacos.

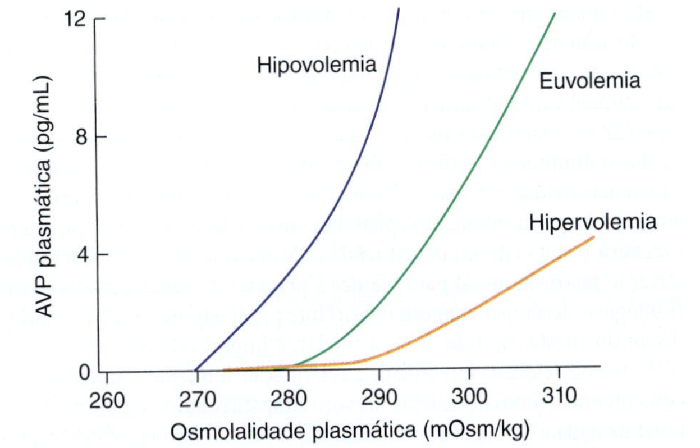

FIGURA 53-1 Níveis circulantes de vasopressina (AVP) em resposta a alterações na osmolalidade. A AVP plasmática torna-se detectável em indivíduos sadios euvolêmicos quando a osmolaridade sanguínea atinge cerca de 285 mOsm/kg, acima do qual existe uma relação linear entre a osmolalidade e a AVP circulante. A resposta da AVP à osmolalidade é fortemente modulada pela volemia. Por conseguinte, o limiar osmótico é ligeiramente mais baixo na hipovolemia, com uma curva de resposta mais inclinada; a hipervolemia reduz a sensibilidade dos níveis circulantes de AVP à osmolalidade.

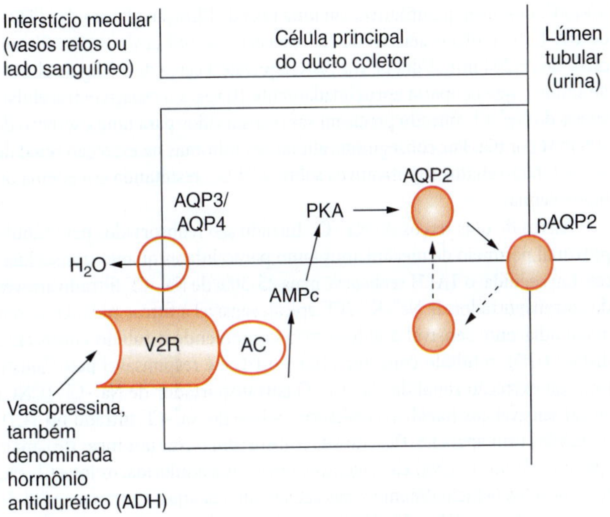

FIGURA 53-3 Vasopressina e regulação da permeabilidade à água no ducto coletor renal. A vasopressina liga-se ao receptor de vasopressina tipo 2 (V2R) na membrana basolateral das células principais, ativa a adenilciclase (AC), aumenta o monofosfato de adenosina cíclico (AMPc) intracelular e estimula a atividade da proteína-cinase A (PKA). As vesículas citoplasmáticas que transportam as proteínas do canal de água aquaporina-2 (AQP2) são inseridas na membrana luminal, em resposta à vasopressina, aumentando a permeabilidade dessa membrana à água. Quando a estimulação da vasopressina termina, os canais de água são recuperados por um processo endocítico, e a permeabilidade à água retorna a seu estado basal baixo. Os canais de água AQP3 e AQP4 são expressos na membrana basolateral e completam a via transcelular de reabsorção de água. pAQP2, aquaporina-2 fosforilada. *(De Annals of Internal Medicine JM Sands, DG Bichet: Nephrogenic diabetes insipidus. 144(3):186, 2006. Copyright © 2006 American College of Physicians. Todos os direitos reservados.) Reimpressa, com permissão de American College of Physicians, Inc.)*

A excreção ou a retenção de água livre de eletrólitos pelos rins são moduladas pelos níveis circulantes de AVP. A AVP atua sobre os receptores tipo V_2 no ramo ascendente espesso da alça de Henle e células principais do ducto coletor (DC), aumentando os níveis intracelulares de monofosfato de adenosina cíclico (AMPc) e ativando a fosforilação de múltiplas proteínas de transporte dependente de proteína-cinase A (PKA). A ativação do transporte de Na^+-Cl^- e K^+ dependente de AVP e PKA pelo ramo ascendente espesso da alça de Henle (TALH, de *thick ascending limb of the loop of Henle*) constitui um fator-chave no mecanismo de contracorrente (Fig. 53-2). O mecanismo de contracorrente aumenta, por fim, a osmolalidade intersticial na medula interna renal, levando a absorção de água através do DC renal. Entretanto, o transporte de água, sal e solutos pelos segmentos proximal e distal do néfron participa no mecanismo de concentração renal (Fig. 53-2). O transporte de água através dos canais de água aquaporina-1 apicais e basolaterais no ramo descendente delgado da alça de Henle está, portanto, envolvido, bem como a absorção passiva de Na^+-Cl^- pelo ramo ascendente delgado, por meio dos canais de cloreto CLC-K1 apicais e basolaterais, e do transporte de Na^+ paracelular. Por sua vez, o transporte renal de ureia desempenha papéis importantes na geração do gradiente osmótico medular e na capacidade de excretar água livre de solutos, em condições de aporte de proteína tanto alto quanto baixo (Fig. 53-2).

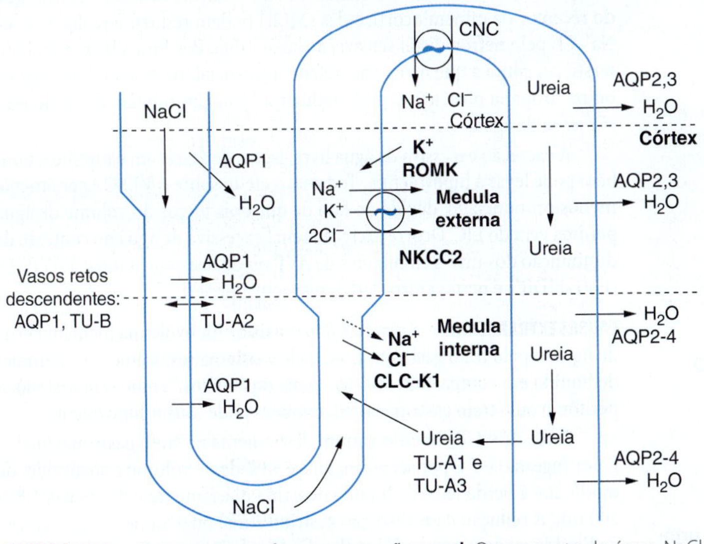

FIGURA 53-2 O mecanismo de concentração renal. O transporte de água, NaCl e solutos pelos segmentos proximal e distal do néfron participa no mecanismo de concentração renal (consultar texto para detalhes). Esquema mostrando a localização das principais proteínas de transporte envolvidas; uma alça de Henle é ilustrada à *esquerda*, e um ducto coletor, à *direita*. AQP, aquaporina; CLC-K1, canal de cloreto; NKCC2, cotransportador de Na-K-2Cl; ROMK, canal renal medular externo de K^+; TU, transportador de ureia; CNC, cotransportador de Na^+-Cl^-. *(Republicada com permissão de American Society of Nephrology, from Molecular approaches to urea transporters, JM Sands, 13(11), 2002; permission conveyed through Copyright Clearance Center, Inc.)*

A fosforilação da aquaporina-2 induzida pela AVP e dependente de PKA nas células principais estimula a inserção de canais de água ativos na luz do DC, resultando em absorção transepitelial de água ao longo do gradiente osmótico medular (Fig. 53-3). Em condições "antidiuréticas", com aumento da AVP circulante, os rins reabsorvem a água filtrada pelo glomérulo, equilibrando a osmolalidade através do epitélio do DC para excretar uma urina "concentrada" hipertônica (com osmolalidade de até 1.200 mOsm/kg). Na ausência de AVP circulante, a inserção de canais de aquaporina-2 e a absorção de água através do DC são mínimas, resultando na secreção de uma urina diluída hipotônica (com osmolalidade de apenas 30-50 mOsm/kg). A maioria dos distúrbios da homeostase da água está associada a anormalidades nessa "via comum final", por exemplo, redução ou ausência de inserção de canais de aquaporina-2 ativos na membrana das células principais no diabetes insípido (DI).

Manutenção da integridade circulatória arterial O sódio é bombeado ativamente para fora das células através da bomba de Na^+/K^+-ATPase transmembrana. Assim, 85-90% do Na^+ corporal se encontra no meio extracelular, e o volume de LEC (VLEC) constitui um indicativo do conteúdo corporal total de Na^+. Por sua vez, a perfusão arterial e o equilíbrio circulatório são determinados pela retenção ou excreção renal de Na^+, além da modulação da resistência arterial sistêmica. Nos rins, o Na^+ é filtrado pelos glomérulos e, em seguida, reabsorvido sequencialmente pelos túbulos renais. O cátion Na^+ é geralmente reabsorvido com o ânion cloreto (Cl^-), de modo que a homeostase do cloreto também afeta o VLEC. Em nível quantitativo, em uma taxa de filtração glomerular (TFG) de 180 L/dia e níveis séricos de Na^+ de cerca de 140 m*M*, os rins filtram cerca de 25.200 mmol/dia de Na^+. Isso equivale a cerca de 1,5 kg de cloreto de sódio, o que ocuparia aproximadamente 10 vezes o espaço extracelular; 99,6% do Na^+-Cl^- filtrado precisam ser reabsorvidos para uma excreção de 100 m*M* por dia. Por conseguinte, alterações mínimas na excreção renal de Na^+-Cl^- terão efeitos significativos sobre o VLEC, resultando em edema ou hipovolemia.

Cerca de dois terços do Na^+-Cl^- filtrado são reabsorvidos pelo túbulo proximal por meio de mecanismos tanto paracelulares quanto transcelulares. Em seguida, o TALH reabsorve mais 25-30% de Na^+-Cl^- filtrado através do cotransportador de Na^+-K^+-$2Cl^-$ apical, sensível à furosemida. O néfron distal adjacente sensível à aldosterona compreende o túbulo contorcido distal (TCD), o túbulo conector (TC) e o DC e é responsável pelo "ajuste fino" da excreção renal de Na^+-Cl^-. O cotransportador de Na^+-Cl^- (CNC) apical sensível aos tiazídicos reabsorve 5-10% do Na^+-Cl^- filtrado no TCD. As células principais no TC e no DC reabsorvem o Na^+ por meio de canais epiteliais de Na^+ (CENa) eletrogênicos sensíveis à amilorida; os íons Cl^- são reabsorvidos principalmente pelas células intercaladas, via troca apical de Cl^- (troca de Cl^--OH^- e Cl^--HCO_3^-, mediada pelo trocador de ânions SLC26A4) **(Fig. 53-4)**.

A reabsorção tubular renal do Na^+-Cl^- filtrado é regulada por múltiplos hormônios circulantes e parácrinos, e pela atividade neural renal. A angiotensina II ativa a reabsorção proximal de Na^+-Cl^-, assim como receptores adrenérgicos sob a influência da inervação simpática renal; em contrapartida, a dopamina gerada localmente exerce um efeito *natriurético*. A aldosterona ativa primariamente a reabsorção de Na^+-Cl^- no túbulo distal sensível à aldosterona. Em particular, a aldosterona ativa o canal CENa nas células principais, induzindo a absorção de Na^+ a excreção de K^+ **(Fig. 53-4)**.

A integridade da circulação é fundamental para a perfusão e a função dos órgãos vitais. Uma diminuição da circulação arterial (*underfilling*)

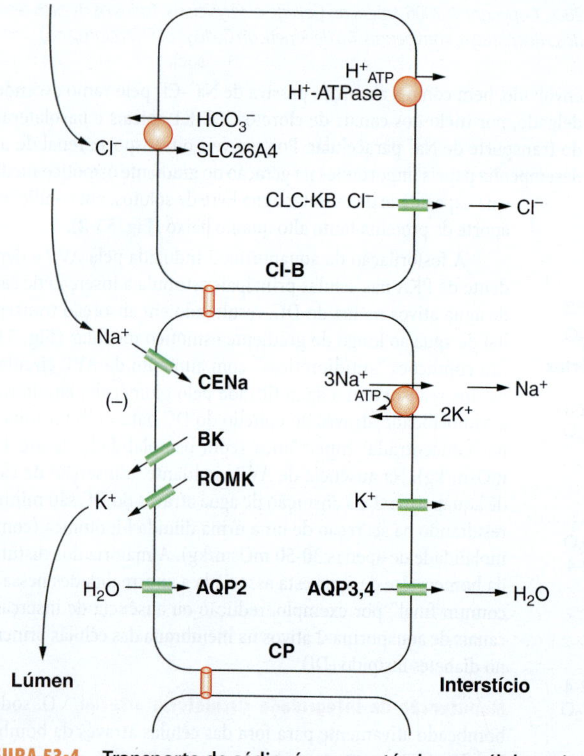

FIGURA 53-4 Transporte de sódio, água e potássio nas células principais (CP) e células intercaladas β (Cl-B) adjacentes. A absorção de Na^+ através do canal epitelial de sódio (CENa) sensível à amilorida gera uma diferença de potencial negativa no lúmen, que impulsiona a excreção de K^+ através do canal secretor de K^+ apical ROMK (canal de K^+ medular externo renal) e/ou do canal BK dependente de fluxo. O transporte de Cl^- transepitelial ocorre nas Cl-β adjacentes através dos canais de cloreto CLC basolaterais de troca de Cl^--HCO_3^- e Cl^--OH^- apical (trocador de ânions SLC26A4, também conhecido como pendrina). A água é absorvida ao longo do gradiente osmótico pelas CP, através da aquaporina-2 (AQP2) apical, da aquaporina-3 e aquaporina-4 basolaterais **(Fig. 53-3)**.

é detectada por receptores de pressão ventriculares e vasculares, resultando em ativação neuro-humoral (aumento do tônus simpático, ativação do eixo renina-angiotensina-aldosterona e aumento dos níveis circulantes de AVP), que aumenta sinergicamente a reabsorção renal de Na^+-Cl^-, a resistência vascular e a reabsorção renal de água. Isso ocorre no contexto do débito cardíaco diminuído, conforme observado em estados de hipovolemia, insuficiência cardíaca de baixo débito, diminuição da pressão oncótica e/ou aumento da permeabilidade capilar. Por outro lado, a vasodilatação arterial excessiva resulta em um déficit *relativo* de enchimento arterial, levando à ativação neuro-humoral para manter a perfusão tecidual. Essas respostas fisiológicas desempenham um importante papel em muitos dos distúrbios discutidos neste capítulo. Em particular, é importante reconhecer que a AVP atua na defesa da integridade da circulação, induzindo vasoconstrição, aumentando o tônus do sistema nervoso simpático, aumentando a retenção renal de água e de Na^+-Cl^- e modulando o reflexo barorreceptor arterial. Essas respostas envolvem, em sua maioria, a ativação dos receptores sistêmicos de AVP V_{1A}, porém a ativação concomitante dos receptores V_2 nos rins pode resultar em retenção renal de água e hiponatremia.

HIPOVOLEMIA

Etiologia A verdadeira depleção de volume ou hipovolemia refere-se, em geral, a um estado de perda combinada de sal e de água, que leva à contração do VLEC. A perda de sal e de água pode ser de origem renal ou não renal.

CAUSAS RENAIS A perda urinária excessiva de água e Na^+-Cl^- está associada a várias condições. Um filtrado glomerular rico em solutos endógenos, como a glicose e a ureia, pode comprometer a reabsorção tubular de Na^+-Cl^- e de água, levando a uma diurese osmótica. O manitol, que frequentemente é utilizado para diminuir a pressão intracerebral, é filtrado pelos glomérulos, porém não é reabsorvido pelo túbulo proximal, causando, assim, uma diurese osmótica. Os diuréticos reduzem seletivamente a reabsorção de Na^+-Cl^- em locais específicos do néfron, resultando em aumento da excreção urinária de Na^+-Cl^-. Outros fármacos podem induzir natriurese como efeito colateral. Por exemplo, a acetazolamida pode inibir a absorção tubular proximal de Na^+-Cl^- por meio da inibição da anidrase carbônica; outros fármacos, como os antibióticos trimetoprima (TMP) e pentamidina, inibem a reabsorção tubular distal de Na^+ através do canal CENa sensível à amilorida, levando à perda de Na^+-Cl^- na urina. Os defeitos hereditários nas proteínas de transporte renais também estão associados a uma reabsorção reduzida do Na^+-Cl^- filtrado e/ou da água. Por outro lado, a deficiência de mineralocorticoides, a resistência aos mineralocorticoides ou a inibição do receptor de mineralocorticoides (MLR) podem reduzir a reabsorção de Na^+-Cl^- pelo néfron distal sensível à aldosterona. Por fim, a lesão tubulointersticial, como a que ocorre na nefrite intersticial, na lesão tubular aguda ou na uropatia obstrutiva, pode reduzir a absorção tubular distal de Na^+-Cl^- e/ou de água.

A excreção excessiva de água livre, isto é, de água sem eletrólitos, também pode levar à hipovolemia. Todavia, o efeito sobre o VLEC é geralmente menos pronunciado, devido ao fato de que dois terços do volume de água perdida vêm do LIC. Ocorre excreção renal excessiva de água no contexto de diminuição dos níveis circulantes de AVP ou de resistência renal à AVP (DI central [DIC] e nefrogênico [DIN], respectivamente).

CAUSAS EXTRARRENAIS As causas não renais de hipovolemia incluem perda de líquido pelo trato gastrintestinal, pele e sistema respiratório. O acúmulo de líquido em compartimentos teciduais específicos, como o interstício, o peritônio ou o trato gastrintestinal, também pode causar hipovolemia.

Cerca de 9 L de líquido entram diariamente no trato gastrintestinal, 2 L por ingestão e 7 L por secreção; quase 98% desse volume é absorvido, de modo que a perda fecal de líquido ocorrida diariamente é de apenas 100 a 200 mL. A redução da reabsorção gastrintestinal ou o aumento da secreção de líquido podem causar hipovolemia. Como as secreções gástricas apresentam pH baixo (concentração alta de H^+), enquanto as secreções biliares, pancreáticas e intestinais são alcalinas (concentração alta de HCO_3^-), os vômitos e a diarreia são frequentemente acompanhados de alcalose e acidose metabólicas, respectivamente.

A evaporação de água pela pele e pelo trato respiratório (as "perdas insensíveis") constitui a principal via de perda de água livre de solutos, que é normalmente de 500 a 650 mL/dia nos adultos sadios. Esse tipo de perda pode aumentar durante uma doença febril ou a exposição prolongada ao calor. A hiperventilação também pode aumentar as perdas insensíveis por meio do trato respiratório, particularmente em pacientes em ventilação mecânica; a umidade do ar inspirado constitui outro fator determinante. Além disso, a atividade física e/ou a temperatura ambiente elevada aumentam as perdas insensíveis por meio do suor, que é hipotônico em relação ao plasma. A sudorese profusa sem reposição adequada de água e de Na^+-Cl^-, portanto, pode levar a hipovolemia e hipertonicidade. De modo alternativo, a reposição dessas perdas insensíveis com excesso de água livre, sem reposição adequada de eletrólitos, pode resultar em hiponatremia hipovolêmica.

O acúmulo excessivo de líquido nos espaços intersticial e/ou peritoneal também pode causar hipovolemia. Aumento da permeabilidade vascular e/ou uma redução da pressão oncótica (hipoalbuminemia) alteram as forças de Starling, resultando em "terceiro espaço" do VLEC. Isso ocorre na sepse grave, em queimaduras, na pancreatite, na hipoalbuminemia e na peritonite. Por outro lado, a hipovolemia distributiva pode resultar do acúmulo de líquido dentro de compartimentos específicos, por exemplo, na luz intestinal em caso de obstrução gastrintestinal ou íleo. A hipovolemia também pode ocorrer após hemorragia externa ou após hemorragia significativa em um espaço passível de expansão – por exemplo, o retroperitônio.

Avaliação diagnóstica A etiologia da hipovolemia é geralmente estabelecida por meio de cuidadosa história clínica. Os sintomas de hipovolemia são inespecíficos e consistem em fadiga, fraqueza, sede e tontura postural; os sinais e sintomas mais graves incluem oligúria, cianose, dor abdominal e torácica e confusão mental ou obnubilação. Os distúrbios eletrolíticos associados podem causar sintomas adicionais; por exemplo, fraqueza muscular em pacientes com hipopotassemia. Ao exame clínico, a redução do turgor cutâneo e as mucosas orais secas não são bons marcadores de diminuição do VLEC em pacientes adultos; os sinais mais confiáveis de hipovolemia consistem em diminuição da pressão venosa jugular (PVJ), taquicardia ortostática (aumento de > 15-20 batimentos/min na posição ortostática) e hipotensão ortostática (queda de > 10-20 mmHg da pressão arterial em ortostatismo). A perda mais pronunciada de líquido resulta em choque hipovolêmico, com hipotensão, taquicardia, vasoconstrição periférica e hipoperfusão periférica; esses pacientes podem apresentar cianose periférica, extremidades frias, oligúria e alteração do estado mental.

Os exames bioquímicos de rotina podem revelar aumento da ureia e da creatinina, refletindo a diminuição da TFG. A creatinina constitui a medida mais confiável de TFG, visto que os níveis de ureia podem ser influenciados por um aumento da reabsorção tubular ("azotemia pré-renal"), aumento da geração de ureia nos estados catabólicos, hiperalimentação ou sangramento gastrintestinal e/ou diminuição da produção de ureia na ingesta reduzida de proteínas. No choque hipovolêmico, as provas de função hepática e os biomarcadores cardíacos podem revelar isquemia hepática e cardíaca, respectivamente. Os exames bioquímicos de rotina e/ou a gasometria podem revelar distúrbios do equilíbrio acidobásico. Por exemplo, a perda de bicarbonato devido à diarreia constitui uma causa muito comum de acidose metabólica; já pacientes com choque hipovolêmico grave podem desenvolver acidose láctica, com *anion gap* elevado.

A resposta neuro-humoral à hipovolemia estimula um aumento na reabsorção tubular renal de Na^+ e de água. Por conseguinte, a concentração urinária de Na^+ típica é < 20 m*M* nas causas não renais de hipovolemia com osmolalidade urinária > 450 mOsm/kg. A redução tanto da TFG quanto do aporte tubular distal de Na^+ pode causar um defeito na excreção renal de potássio, com elevação da concentração plasmática de K^+. Convém ressaltar que os pacientes com hipovolemia que apresentam alcalose hipoclorêmica devido à ocorrência de vômito, diarreia ou uso de diuréticos tipicamente exibirão uma concentração urinária de Na^+ > 20 m*M* e pH urinário > 7,0 resultando do aumento do HCO_3^- filtrado; nessa situação, a concentração urinária de Cl^- constitui um indicador mais preciso do estado de volume, com a presença de níveis < 25 m*M* sugerindo hipovolemia. A concentração urinária de Na^+ é frequentemente > 20 m*M* em pacientes com causas *renais* de hipovolemia, como necrose tubular aguda; da mesma forma, pacientes portadores de DI terão uma urina inapropriadamente diluída.

TRATAMENTO

Hipovolemia

O tratamento da hipovolemia tem por objetivo restaurar a normovolemia e repor as perdas hídricas em andamento. A hipovolemia leve geralmente pode ser tratada com hidratação oral e retomada de uma dieta normal. A hipovolemia mais grave exige hidratação intravenosa, e a escolha da solução irá depender da fisiopatologia de base. A solução salina isotônica "normal" (NaCl a 0,9%, 154 m*M* de Na^+) constitui o líquido de reanimação volêmica mais adequado para pacientes com natremia normal ou hiponatremia e que apresentam hipovolemia grave; para essa finalidade, não foi demonstrada a superioridade das soluções de coloides, como a albumina intravenosa. Os pacientes com hipernatremia devem receber uma solução hipotônica, dextrose a 5% se houve apenas perda hídrica (como no DI) ou solução salina hipotônica (1/2 ou 1/4 da solução salina normal) caso tenha ocorrido perda de água e de Na^+-Cl^-; devem ser feitas adaptações na administração de água livre com base bioquímica sérica. Os pacientes com perda de bicarbonato e acidose metabólica, observadas frequentemente na diarreia, devem receber bicarbonato por via intravenosa, na forma de solução isotônica (150 mEq de Na^+-HCO_3^- em dextrose a 5%) ou de solução de bicarbonato mais hipotônica em dextrose ou solução salina diluída. Os pacientes que apresentam hemorragia grave ou anemia devem receber transfusões de hemácias evitando aumentar o hematócrito acima de 35%.

DISTÚRBIOS DO SÓDIO

Os distúrbios na concentração sérica de Na^+ são causados por anormalidades na homeostase da água, que levam a alterações na relação entre Na^+ e água corporal. A ingesta de água e os níveis circulantes de AVP constituem os dois fatores essenciais na manutenção da osmolalidade sérica; qualquer alteração em um desses mecanismos ou em ambos é responsável pela maioria dos casos de hiponatremia e hipernatremia. Em contrapartida, as anormalidades na homeostase do sódio por si só levam a um déficit ou excesso do conteúdo corporal total de Na^+-Cl^-, um determinante essencial do VLEC e da integridade da circulação. É importante destacar que a volemia também modula a liberação de AVP pela neuro-hipófise, de modo que a hipovolemia está associada a níveis circulantes mais elevados do hormônio em relação à osmolalidade sérica esperada. De forma semelhante, nas causas "hipervolêmicas" de enchimento arterial deficiente, como insuficiência cardíaca e cirrose, a ativação neuro-humoral associada abrange um aumento dos níveis circulantes de AVP, resultando em retenção hídrica e hiponatremia. Por conseguinte, um conceito-chave nos distúrbios do sódio é que a concentração plasmática absoluta de Na^+ não fornece nenhuma informação sobre o estado de volume de determinado paciente, e isso precisa ser considerado na abordagem diagnóstica e terapêutica.

HIPONATREMIA

A hiponatremia, definida por uma concentração plasmática de Na^+ < 135 m*M*, é um distúrbio muito comum que acomete até 22% dos pacientes hospitalizados. Esse distúrbio resulta quase sempre de um aumento dos níveis circulantes de AVP e/ou sensibilidade renal aumentada à AVP, combinada com ingesta de água livre; uma exceção notável é a hiponatremia causada pelo baixo aporte de solutos (ver adiante). A fisiopatologia da resposta exagerada ou "inapropriada" à AVP difere em pacientes com hiponatremia em função de seu VLEC. Por conseguinte, a hiponatremia é subdividida, para fins diagnósticos, em três grupos, dependendo da história clínica e da volemia: "hipovolêmica", "euvolêmica" e "hipervolêmica" (Fig. 53-5).

Hiponatremia hipovolêmica A hipovolemia provoca uma acentuada ativação neuro-humoral, com consequente aumento dos níveis circulantes de AVP. O aumento na AVP circulante ajuda a preservar a pressão arterial através dos receptores V_{1A} vasculares e barorreceptores, além de aumentar a reabsorção de água por meio dos receptores V_2 renais; a ativação de receptores V_2 pode causar hiponatremia em um contexto de aumento da ingesta de água livre. As causas não renais de hiponatremia hipovolêmica incluem perda gastrintestinal (p. ex., vômitos, diarreia, drenagem por sonda) e perda insensível (sudorese, queimaduras) de Na^+-Cl^- e água, na ausência de reposição oral adequada; a concentração urinária de Na^+ é geralmente < 20 m*M*. De modo particular, esses pacientes podem ser clinicamente classificados como euvolêmicos, e apenas a redução da concentração urinária de Na^+ indica a causa da hiponatremia. De fato, uma concentração urinária de Na^+ < 20 m*M*, na ausência de uma causa de hiponatremia hipervolêmica, é preditiva de rápida elevação da concentração plasmática de Na^+ em resposta à solução salina intravenosa; nesse contexto, portanto, a solução salina induz diurese aquosa, enquanto os níveis circulantes de AVP diminuem rapidamente.

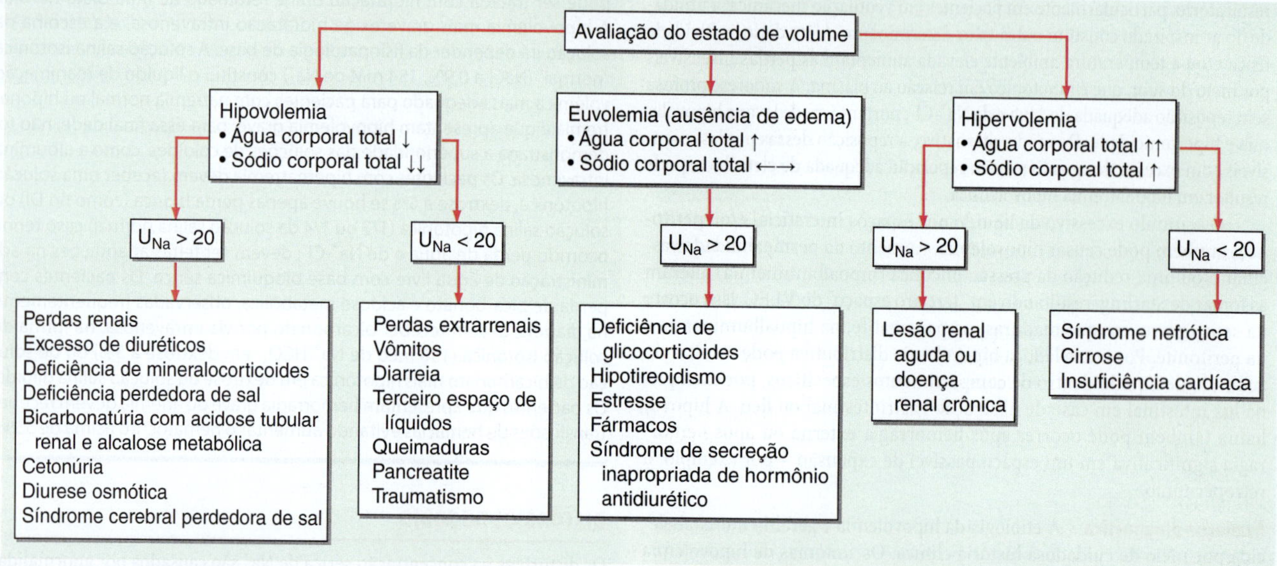

FIGURA 53-5 Abordagem diagnóstica à hiponatremia. *(Reproduzida com permissão de S Kumar, T Berl: Diseases of water metabolism, in RW Schrier [ed], Atlas of Diseases of the Kidney, Philadelphia, Current Medicine, Inc, 1999.)*

As causas *renais* de hiponatremia hipovolêmica compartilham uma perda inapropriada de Na^+-Cl^- na urina, com consequente depleção de volume e elevação dos níveis circulantes de AVP; a concentração urinária de Na^+ geralmente é > 20 m*M* (Fig. 53-5). A deficiência de aldosterona circulante e/ou seus efeitos renais podem levar à hiponatremia na insuficiência suprarrenal primária e em outras causas de hipoaldosteronismo; a presença de hiperpotassemia e de hiponatremia em um paciente hipotenso e/ou hipovolêmico com alta concentração urinária de Na^+ (muito acima de 20 m*M*) deve sugerir fortemente esse diagnóstico. As nefropatias perdedoras de sal podem levar ao desenvolvimento de hiponatremia quando a ingesta de sódio estiver reduzida, devido ao comprometimento da função tubular renal; as causas típicas incluem nefropatia de refluxo, nefropatias intersticiais, uropatia pós-obstrutiva, doença cística medular e fase de recuperação da necrose tubular aguda. Os diuréticos tiazídicos causam hiponatremia por meio de diversos mecanismos, incluindo polidipsia e depleção de volume diurético-induzida. É importante notar que os tiazídicos não inibem o mecanismo de concentração renal, de modo que os níveis circulantes de AVP exercem um efeito integral sobre a retenção renal de água. Em contrapartida, os diuréticos de alça, que estão menos frequentemente associados à ocorrência de hiponatremia, inibem a absorção de Na^+-Cl^- e de K^+ pelo TALH, atenuando o mecanismo de contracorrente e reduzindo a capacidade de concentração da urina. A excreção aumentada de um soluto pouco ou não reabsorvível e osmoticamente ativo também pode levar à depleção de volume e à hiponatremia; as causas importantes incluem glicosúria, cetonúria (p. ex., na inanição ou na cetoacidose diabética ou alcoólica) e bicarbonatúria (p. ex., na acidose tubular renal ou alcalose metabólica, em que a bicarbonatúria associada resulta em perda de Na^+).

Por fim, a síndrome "cerebral perdedora de sal" constitui uma causa rara de hiponatremia hipovolêmica, caracterizada por hiponatremia com hipovolemia clínica e natriurese inapropriada associadas à presença de uma doença intracraniana; os distúrbios associados consistem em hemorragia subaracnóidea, traumatismo cranioencefálico, craniotomia, encefalite e meningite. Distinguir a síndrome perdedora de sal da síndrome da antidiurese inapropriada (SIAD), que é mais comum, é de crucial importância, visto que a perda cerebral de sal normalmente responde à reposição vigorosa de Na^+-Cl^-.

Hiponatremia hipervolêmica Os pacientes com hiponatremia hipervolêmica apresentam um aumento do Na^+-Cl^- corporal total, acompanhado da elevação proporcionalmente *maior* da água corporal total, com consequente redução da concentração plasmática de Na^+. À semelhança da hiponatremia hipovolêmica, os distúrbios responsáveis podem ser separados pelo efeito exercido sobre a concentração urinária de Na^+, sendo a insuficiência renal aguda ou doença renal crônica exclusivamente associadas a um aumento dessa concentração (Fig. 53-5). A fisiopatologia da hiponatremia nos distúrbios edematosos ligados a um aumento da reabsorção tubular de sódio (insuficiência cardíaca congestiva [ICC], cirrose e síndrome nefrótica) assemelha-se àquela da hiponatremia hipovolêmica, exceto que o enchimento arterial e a integridade da circulação estão diminuídos devido aos fatores etiológicos específicos (p. ex., disfunção cardíaca na ICC e vasodilatação periférica na cirrose). Em geral, a concentração urinária de Na^+ está muito baixa, isto é, < 10 m*M*, mesmo após hidratação com solução salina isotônica; esse estado de avidez de Na^+ pode ser mascarado pela terapia diurética. O grau de hiponatremia fornece um índice indireto da ativação neuro-humoral associada e constitui um importante indicador de prognóstico na hiponatremia hipervolêmica.

Hiponatremia euvolêmica A hiponatremia euvolêmica pode ocorrer no hipotireoidismo moderado a grave, sendo resolvida com o estado eutireóideo. A hiponatremia grave também pode ser consequência da insuficiência suprarrenal secundária devido a doença hipofisária; enquanto o déficit de aldosterona circulante na insuficiência suprarrenal primária provoca hiponatremia *hipovolêmica*, a deficiência predominante de glicocorticoides na insuficiência suprarrenal secundária está associada à hiponatremia *euvolêmica*. Os glicocorticoides exercem um efeito de *feedback* negativo sobre a liberação de AVP pela neuro-hipófise, de modo que a reposição de hidrocortisona nesses pacientes normaliza rapidamente a resposta da AVP à osmolalidade, reduzindo os níveis circulantes de AVP.

A SIAD constitui a causa mais frequente de hiponatremia euvolêmica (Tab. 53-1). O desenvolvimento de hiponatremia na SIAD exige uma ingesta de água livre persistente em presença de osmolalidades séricas abaixo do limiar habitual para a sede; como se pode esperar, as curvas de limiar osmótico e de resposta osmótica para a sensação de sede são desviadas para baixo nos pacientes com SIAD. Foram reconhecidos quatro padrões distintos de secreção de AVP em pacientes com SIAD, independentemente, na maioria das vezes, da causa subjacente. Em cerca de um terço dos pacientes, ocorre secreção errática e desregulada de AVP, sem nenhuma correlação óbvia entre a osmolalidade sérica e os níveis circulantes de AVP. Outros pacientes são incapazes de suprimir a secreção de AVP na presença de osmolalidade sérica mais baixa, com uma curva de resposta normal a condições hiperosmolares; outros exibem um *reset osmostat*, com limiar de osmolalidade mais baixo e curva de resposta osmótica desviada para a esquerda. Por fim, o quarto subgrupo consiste em pacientes que essencialmente não apresentam AVP circulante detectável, sugerindo um ganho de função na reabsorção renal de água ou a presença de uma substância antidiurética circulante que é distinta da AVP. Em alguns desses pacientes, foram descritas mutações com ganho de função envolvendo um único resíduo específico no receptor V_2 de AVP, levando à ativação constitutiva do receptor na ausência de AVP e SIAD "nefrogênica".

Estritamente falando, os pacientes com SIAD não são euvolêmicos, estando com volume subclinicamente expandido devido à retenção de água e Na^+-Cl^- induzida pela AVP; os mecanismos de "escape da AVP" induzidos

TABELA 53-1 ■ Causas da síndrome da antidiurese inapropriada (SIAD)

Doenças malignas	Distúrbios pulmonares	Distúrbios do sistema nervoso central	Fármacos	Outras causas
Carcinoma	Infecções	Infecção	Fármacos que estimulam a liberação de AVP ou que aumentam a sua ação	Hereditárias (mutações com ganho de função no receptor V_2 de vasopressina)
Pulmões	Pneumonia bacteriana	Encefalite	Clorpropamida	Idiopáticas
Pequenas células	Pneumonia viral	Meningite	ISRSs	Transitórias
Mesotelioma	Abscesso pulmonar	Abscesso cerebral	Antidepressivos tricíclicos	Exercício de resistência
Orofaringe	Tuberculose	Febre maculosa das Montanhas Rochosas	Clofibrato	Anestesia geral
Trato gastrintestinal	Aspergilose	Aids	Carbamazepina	Náuseas
Estômago	Asma	Sangramento e massas	Vincristina	Dor
Duodeno	Fibrose cística	Hematoma subdural	Nicotina	Estresse
Pâncreas	Insuficiência respiratória associada à ventilação com pressão positiva	Hemorragia subaracnóidea	Narcóticos	
Trato geniturinário		Acidente vascular cerebral	Agentes antipsicóticos	
Ureter		Tumores cerebrais	Ifosfamida	
Bexiga		Traumatismo craniencefálico	Ciclofosfamida	
Próstata		Hidrocefalia	Anti-inflamatórios não esteroides	
Endométrio		Trombose de seio cavernoso	MDMA (*ecstasy*, "Molly")	
Timoma endócrino		Outras	Análogos da AVP	
Linfomas		Esclerose múltipla	Desmopressina	
Sarcomas		Síndrome Guillain-Barré	Ocitocina	
Sarcoma de Ewing		Síndrome de Shy-Drager	Vasopressina	
		Delirium tremens		
		Porfiria intermitente aguda		

Siglas: AVP, vasopressina; MDMA; 3,4-metilenodioximetanfetamina; ISRS, inibidor seletivo da recaptação de serotonina.

Fonte: De DH Ellison, T Berl: The syndrome of inappropriate antidiuresis. N Engl J Med 356:2064, 2007. Copyright © 2007 Massachusetts Medical Society. Reimpressa com permissão de Massachusetts Medical Society.

pelos aumentos sustentados da AVP servem para limitar o transporte tubular renal distal, preservando um estado moderadamente hipervolêmico em equilíbrio dinâmico. Com frequência, os níveis séricos de ácido úrico estão baixos (< 4mg/dL) em pacientes com SIAD, em consonância com o transporte tubular proximal suprimido no contexto do transporte tubular distal aumentado de Na^+-Cl^- e de água. Em contrapartida, os pacientes com hiponatremia hipovolêmica frequentemente apresentam hiperuricemia, devido à ativação compartilhada do transporte tubular proximal de Na^+-Cl^- e de urato.

Causas comuns de SIAD incluem doença pulmonar (p. ex., pneumonia, tuberculose, derrame pleural) e doenças do sistema nervoso central (SNC) (p. ex., tumor, hemorragia subaracnóidea, meningite). A SIAD também ocorre em neoplasias malignas, principalmente no carcinoma de pequenas células do pulmão (75% dos casos de SIAD associada à neoplasia maligna); cerca de 10% dos pacientes portadores desse tumor têm uma concentração plasmática de Na^+ < 130 m*M* na apresentação. A SIAD também constitui uma complicação comum de certos fármacos, mais frequentemente dos inibidores seletivos de recaptação da serotonina (ISRSs). Outros fármacos podem potencializar o efeito renal da AVP, sem exercer efeitos diretos sobre os níveis circulantes de AVP (Tab. 53-1).

Baixa ingesta de solutos e hiponatremia Em certas ocasiões, pode ocorrer hiponatremia em pacientes com ingesta dietética muito baixa de solutos. Classicamente, isso é observado em alcoolistas cujo único nutriente é a cerveja, levando à designação diagnóstica de *potomania de cerveja*; a cerveja tem um teor muito baixo de proteína e de sal, contendo apenas 1 a 2 m*M* de Na^+. A síndrome também foi descrita em pacientes não alcoolistas com ingestão altamente restrita de solutos, devido a dietas com restrição de nutrientes, como dietas vegetarianas extremas. Os pacientes com hiponatremia devido a uma baixa ingesta de solutos geralmente apresentam uma osmolalidade urinária muito baixa (< 100-200 mOsm/kg) com concentração urinária de Na^+ < 10-20 m*M*. A anormalidade fundamental reside no aporte dietético inadequado de solutos; a excreção urinária reduzida de solutos limita a excreção de água, de modo que surge hiponatremia após uma polidipsia relativamente modesta. Não foram relatados níveis de AVP em pacientes com potomania de cerveja, porém o esperado é que estejam suprimidos ou que sejam rapidamente suprimidos com hidratação salina; isso está de acordo com a correção excessivamente rápida da concentração plasmática de Na^+ que pode ser observada com a hidratação salina. A retomada de uma dieta normal e/ou a hidratação salina também corrigem o déficit causador na excreção urinária de solutos, de modo que, nos pacientes com potomania de cerveja, ocorre normalmente uma correção imediata da concentração plasmática de Na^+ após internação.

Manifestações clínicas da hiponatremia A hiponatremia induz edema celular generalizado, em consequência do movimento de água ligado ao gradiente osmótico do LEC hipotônico para o LIC. Os sintomas de hiponatremia são principalmente neurológicos, refletindo o desenvolvimento de edema cerebral em um crânio rígido. A resposta inicial do SNC à hiponatremia aguda consiste em elevação da pressão intersticial, levando a um desvio do LEC e dos solutos do espaço intersticial para o líquido cerebrospinal e, em seguida, para a circulação sistêmica. Esse processo é acompanhado de um efluxo dos principais íons intracelulares, Na^+, K^+ e Cl^-, das células cerebrais. Ocorre desenvolvimento de encefalopatia hiponatrêmica aguda quando esses mecanismos reguladores de volume são sobrepujados por rápida diminuição da tonicidade, resultando em edema cerebral agudo. Os sintomas iniciais podem consistir em náusea, cefaleia e vômitos. Entretanto, pode haver uma rápida evolução para complicações graves, como convulsões, herniação do tronco encefálico, coma e morte. Uma importante complicação da hiponatremia aguda é a insuficiência respiratória normocápnica ou hipercápnica; a hipoxemia associada pode piorar a lesão neurológica. Nesse contexto, a insuficiência respiratória normocápnica geralmente é causada por edema pulmonar "neurogênico", não cardiogênico, com pressão de oclusão da artéria pulmonar normal.

A hiponatremia sintomática aguda é uma emergência clínica que ocorre em diversos contextos específicos (Tab. 53-2). As mulheres, particularmente antes da menopausa, têm muito mais propensão do que os homens a

TABELA 53-2 ■ Causas de hiponatremia aguda

Iatrogênicas
Pós-operatória: mulheres na pré-menopausa
Líquidos hipotônicos que levam a ↑ vasopressina
Irrigação com glicina: RTUP, cirurgia de útero
Preparação para colonoscopia
Instituição recente de diuréticos tiazídicos
Polidipsia
Ingestão de MDMA (ecstasy, "Molly")
Induzida por exercício
Multifatorial – p. ex., tiazídicos e polidipsia

Siglas: MDMA, 3,4-metilenodioximetanfetamina; RTUP, ressecção transuretral da próstata.

 desenvolver encefalopatia e sequelas neurológicas graves. Com frequência, a hiponatremia aguda tem um componente iatrogênico, por exemplo, quando são administrados líquidos intravenosos hipotônicos a pacientes no pós-operatório, com aumento dos níveis circulantes de AVP. De forma semelhante, a hiponatremia associada ao exercício, que representa um importante problema clínico em maratonas e outras provas de resistência, foi associada a um aumento "não osmótico" da AVP circulante e a uma ingesta excessiva de água livre. As drogas recreacionais "Molly" e ecstasy, que compartilham um ingrediente ativo (MDMA, 3,4-metilenodioximetanfetamina), causam uma indução rápida e potente de sede e da AVP, levando ao desenvolvimento de hiponatremia aguda grave.

A hiponatremia crônica persistente resulta em um efluxo de osmólitos orgânicos (creatina, betaína, glutamato, mioinositol e taurina) das células cerebrais; essa resposta diminui a osmolalidade intracelular e o gradiente osmótico, favorecendo a entrada de água. Essa redução dos osmólitos intracelulares torna-se, em grande parte, completa dentro de 48 horas. Esse é o período que define clinicamente a hiponatremia crônica; essa definição temporal é de considerável importância no tratamento da hiponatremia (ver adiante). A resposta celular à hiponatremia crônica não protege totalmente os pacientes dos sintomas, que podem incluir vômitos, náusea, confusão e convulsões, geralmente com concentrações plasmáticas de $Na^+ < 125$ m*M*. Mesmo os pacientes considerados "assintomáticos" podem exibir defeitos cognitivos e da marcha sutis, que desaparecem com a correção da hiponatremia; é notável que a hiponatremia "assintomática" crônica aumenta o risco de quedas. A hiponatremia crônica também aumenta o risco de fraturas ósseas, devido à disfunção neurológica e à redução da densidade óssea, ambas associadas à hiponatremia. Por conseguinte, todas as tentativas devem ser aplicadas para corrigir a concentração plasmática de Na^+ de maneira segura em pacientes com hiponatremia crônica, mesmo na ausência de sintomas francos (ver, adiante, seção sobre o tratamento da hiponatremia).

O tratamento da hiponatremia crônica é complicado pela assimetria da resposta celular à correção da concentração plasmática de Na^+. Especificamente, o *reacúmulo* de osmólitos orgânicos pelas células cerebrais é atenuado e adiado, à medida que a osmolalidade aumenta após a correção da hiponatremia, resultando, algumas vezes, em perda degenerativa dos oligodendrócitos e desenvolvimento de uma síndrome de desmielinização osmótica (SDO). A correção excessivamente rápida da hiponatremia (> 8-10 m*M* em 24 h ou 18 m*M* em 48 h) causa estresse hipertônico em astrócitos de regiões cerebrais propensas à SDO, levando à ubiquitinação generalizada de proteínas e estresse do retículo endoplasmático devido à ativação da resposta a proteínas mal enoveladas; isso é acompanhado por morte celular apoptótica e autofágica. A correção rápida da hiponatremia também causa uma ruptura na integridade da barreira hematencefálica, possibilitando a entrada de imunomediadores que podem contribuir para a desmielinização. Classicamente, as lesões da SDO afetam a ponte, uma estrutura em que o atraso no reacúmulo de osmólitos osmóticos é particularmente pronunciado; clinicamente, os pacientes com mielinólise pontina central podem apresentar, dentro de 1 dia ou mais após a correção excessiva da hiponatremia, paraparesia ou tetraparesia, disfagia, disartria, diplopia, "síndrome do encarceramento" e/ou perda da consciência. Outras regiões do encéfalo também podem estar acometidas na SDO, principalmente associadas a lesões da ponte, ou, por vezes, isoladamente; por ordem de frequência, as lesões da mielinólise extrapontina podem ocorrer no cerebelo, corpo geniculado lateral, tálamo, putame e córtex cerebral ou subcórtex. Por conseguinte, a apresentação clínica da SDO pode variar em função da extensão e da localização da mielinólise extrapontina, com desenvolvimento de ataxia, mutismo, parkinsonismo, distonia e catatonia. Reduzir novamente a concentração plasmática de Na^+ após a sua correção excessivamente rápida pode impedir ou atenuar a SDO (ver, adiante, seção sobre tratamento da hiponatremia). Entretanto, mesmo uma correção apropriadamente lenta pode estar associada à SDO, particularmente em pacientes com outros fatores de risco, que incluem alcoolismo, desnutrição, hipopotassemia e transplante de fígado.

Avaliação diagnóstica da hiponatremia A avaliação clínica dos pacientes com hiponatremia deve investigar sua causa subjacente, e a obtenção de uma história medicamentosa detalhada é crucial (Tab. 53-1). É obrigatória uma cuidadosa avaliação clínica do estado volêmico para a abordagem diagnóstica clássica da hiponatremia (Fig. 53-5). Com frequência, a hiponatremia é multifatorial, particularmente quando grave; a avaliação clínica deve considerar *todas* as causas possíveis de excesso de AVP circulante, incluindo estado de volêmico, fármacos e presença de náusea e/ou dor. A obtenção de exames radiológicos também pode ser apropriada para verificar se os pacientes apresentam uma causa pulmonar ou do SNC para a hiponatremia. Uma radiografia de tórax de rastreamento pode não detectar a presença de carcinoma de pulmão de pequenas células; deve-se considerar a tomografia computadorizada do tórax em pacientes com alto risco desse tumor (p. ex., pacientes com história de tabagismo).

A avaliação laboratorial deve incluir a osmolalidade sérica para excluir a possibilidade de pseudo-hiponatremia, que é definida pela coexistência de hiponatremia com tonicidade plasmática normal ou aumentada. A maioria dos laboratórios clínicos mede as concentrações plasmáticas de Na^+ em amostras diluídas com eletrodos automáticos íon-sensíveis, sendo a diluição corrigida pela pressuposição de que o plasma consiste em 93% de água. Esse fator de correção pode não ser acurado em pacientes com pseudo-hiponatremia, devido à hiperlipidemia e/ou hiperproteinemia extremas, nas quais os lipídeos ou as proteínas do soro correspondem a uma maior porcentagem do volume plasmático. A osmolalidade medida também deve ser convertida na osmolalidade efetiva (tonicidade) ao se subtrair a concentração de ureia medida (dividindo-se por 5,6, se o resultado for expresso em mg/dL); os pacientes com hiponatremia apresentam uma osmolalidade efetiva < 275 mOsm/kg.

Os níveis sanguíneos elevados de ureia e de creatinina nos exames bioquímicos de rotina também podem indicar uma disfunção renal como causa potencial da hiponatremia, enquanto a hiperpotassemia pode sugerir insuficiência suprarrenal ou hipoaldosteronismo. O nível sérico de glicose também deve ser determinado; a concentração plasmática de Na^+ cai em cerca de 1,6 a 2,4 m*M* para cada aumento de 100 mg/dL da glicose, devido ao efluxo de água das células induzido pela glicose; essa hiponatremia "verdadeira" desaparece após a correção da hiperglicemia. Deve-se efetuar também uma dosagem do ácido úrico sérico; enquanto os pacientes com fisiologia do tipo SIAD normalmente irão apresentar hipouricemia (nível sérico de ácido úrico < 4 mg/dL), aqueles com depleção de volume frequentemente terão hiperuricemia. No contexto clínico apropriado, deve-se avaliar também a função tireóidea, suprarrenal e hipofisária; o hipotireoidismo e a insuficiência suprarrenal secundária à insuficiência hipofisária constituem causas importantes de hiponatremia euvolêmica, enquanto a insuficiência suprarrenal primária provoca hiponatremia hipovolêmica. É necessário efetuar um teste de estimulação com corticotrofina para avaliar a insuficiência suprarrenal primária.

Os eletrólitos e a osmolalidade da urina são exames fundamentais na avaliação inicial da hiponatremia. Uma concentração urinária de $Na^+ < 20$ a 30 m*M* é compatível com hiponatremia hipovolêmica na ausência clínica de síndrome de avidez de Na^+ hipervolêmica, como ICC (Fig. 53-5). Por outro lado, os pacientes com SIAD normalmente excretam uma urina com concentração de $Na^+ > 30$ m*M*. Todavia, pode haver uma superposição das concentrações urinárias de Na^+ em pacientes com SIAD e com hiponatremia hipovolêmica, particularmente no indivíduo idoso; o "padrão de referência" final para o diagnóstico de hiponatremia hipovolêmica consiste na correção da concentração plasmática de Na^+ após a hidratação com solução salina isotônica. Os pacientes com hiponatremia associada ao uso de tiazídicos também podem apresentar uma concentração urinária de Na^+ mais alta do que o esperado, bem como outros achados sugestivos de SIAD; o diagnóstico de SIAD nesses pacientes deve ser adiado até 1 a 2 semanas após a interrupção do diurético tiazídico. A obtenção de uma osmolalidade urinária < 100 mOsm/kg sugere polidipsia; uma osmolalidade urinária > 400 mOsm/kg indica que o excesso de AVP está desempenhando um papel mais predominante, enquanto valores intermediários são mais compatíveis com uma fisiopatologia multifatorial (p. ex., excesso de AVP com componente significativo de polidipsia). Os pacientes com hiponatremia devido a uma diminuição do aporte de solutos (potomania de cerveja) geralmente apresentam concentrações urinárias de $Na^+ < 20$ m*M* e osmolalidade urinária na faixa de < 100 até um pouco acima de 200. Por fim, a determinação da concentração urinária de K^+ é necessária para calcular a razão dos eletrólitos na urina-plasma, que é útil para prever a resposta à restrição hídrica (ver, adiante, seção sobre o tratamento da hiponatremia).

TRATAMENTO

Hiponatremia

O tratamento da hiponatremia é orientado por três considerações principais. Em primeiro lugar, a urgência e as metas do tratamento são determinadas pela presença e/ou gravidade dos sintomas. Os pacientes com hiponatremia aguda (Tab. 53-2) apresentam sintomas que podem incluir desde cefaleia, náusea e/ou vômitos até convulsões, obnubilação e herniação central; os pacientes com hiponatremia crônica de duração > 48 horas têm menos tendência a apresentar sintomas graves. Em segundo lugar, os pacientes com hiponatremia crônica estão sob risco de SDO se a concentração plasmática de Na^+ for corrigida em > 8-10 m*M* nas primeiras 24 h e/ou > 18 m*M* nas primeiras 48 h. Em terceiro lugar, a resposta à administração de solução salina hipertônica, solução salina isotônica ou antagonistas da AVP pode ser altamente imprevisível, de modo que o monitoramento frequente da natremia durante a terapia de correção é imperativo.

Uma vez estabelecida a urgência na correção da concentração plasmática de Na^+ e instituída a terapia apropriada, o foco deve ser o tratamento ou a correção da causa subjacente. Os pacientes com hiponatremia euvolêmica devido a SIAD, hipotireoidismo ou insuficiência suprarrenal secundária irão responder ao tratamento bem-sucedido da causa subjacente, com elevação das concentrações plasmáticas de Na^+. Entretanto, nem todas as causas de SIAD são imediatamente reversíveis, exigindo o uso de terapia farmacológica para aumentar a concentração plasmática de Na^+ (ver adiante). A hiponatremia hipovolêmica responde à hidratação intravenosa com solução salina isotônica, com rápida redução dos níveis circulantes de AVP e diurese aquosa vigorosa; pode ser necessário reduzir a velocidade da correção se a história clínica sugerir hiponatremia crônica, isto é, > 48 horas de duração (ver adiante). A hiponatremia hipervolêmica em consequência de ICC frequentemente responde ao tratamento da miocardiopatia subjacente – por exemplo, após instituição ou aumento da inibição da enzima conversora de angiotensina (ECA). Por fim, os pacientes com hiponatremia devido à potomania de cerveja e à baixa ingestão de solutos respondem muito rapidamente à solução salina intravenosa e ao reinício de uma dieta normal. Os pacientes com potomania de cerveja correm risco muito alto de desenvolver SDO, devido à hipopotassemia associada, alcoolismo, desnutrição e alto risco de correção excessiva da natremia.

A restrição hídrica tem sido, há muito tempo, a base da terapia para a hiponatremia crônica. Entretanto, os pacientes que excretam água livre com quantidade mínima de eletrólitos necessitam de restrição hídrica agressiva; os pacientes com SIAD podem ter muita dificuldade em tolerar esse tratamento, visto que a sua sede também é inapropriadamente estimulada. A relação entre os eletrólitos da urina-plasma ($[Na^+] + [K^+]$ urinário/$[Na^+]$ plasmático) pode ser explorada como indicador rápido da excreção de água livre de eletrólitos (Tab. 53-3); os pacientes com uma relação > 1 devem receber restrição mais intensa (< 500 mL/dia) se possível, aqueles com uma relação em torno de 1 devem receber restrição de 500-700 mL/dia e aqueles com relação < 1 devem receber restrição de < 1 L/dia. Nos pacientes hipopotassêmicos, a reposição de potássio aumentará a concentração plasmática de Na^+, visto que esta é uma variável oriunda tanto do Na^+ trocado quanto do K^+ trocado dividido pela água corporal total; uma consequência é que a reposição de K^+ tem o potencial de corrigir excessivamente a concentração plasmática de Na^+, mesmo na ausência de solução salina hipertônica. A natremia também geralmente responde a um aumento no consumo dietético de solutos, elevando a capacidade de excretar água livre; isso pode ser conseguido com o uso de comprimidos orais de sal e de preparações palatáveis orais de ureia recém-disponibilizadas.

Os pacientes que não respondem ao tratamento com restrição hídrica, reposição de potássio e/ou aumento do consumo de solutos podem necessitar de terapia farmacológica para aumentar a concentração plasmática de Na^+. Alguns pacientes com SIAD respondem inicialmente à terapia combinada com furosemida oral, em uma dose de 20 mg, 2 vezes ao dia (podem ser necessárias doses mais altas em caso de redução na função renal), e comprimidos orais de sal; a furosemida tem por objetivo inibir o mecanismo de contracorrente renal e atenuar a capacidade de concentração urinária, enquanto os comprimidos de sal neutralizam a natriurese associada ao uso dos diuréticos. O risco de hipopotassemia e/ou disfunção renal limita o entusiasmo dessa abordagem, que necessita titulação cuidadosa do diurético e dos comprimidos de sal. A demeclociclina, potente inibidor das células principais, pode ser administrada a pacientes cujos níveis de sódio não aumentam em resposta à furosemida e aos comprimidos de sais. Todavia, esse agente pode estar associado a uma redução da TFG, devido à natriurese excessiva e/ou toxicidade renal direta; seu uso deve ser evitado, particularmente, em pacientes cirróticos, que correm maior risco de nefrotoxicidade por acúmulo do fármaco. Quando disponíveis, as preparações palatáveis orais de ureia também podem ser usadas para controlar a SIAD com eficácia comparável à dos antagonistas da AVP (vaptanas); o aumento na excreção de soluto com a ingesta de ureia oral eleva a excreção de água livre, diminuindo, assim, o Na^+ plasmático.

Os antagonistas da AVP (vaptanas) mostram-se altamente efetivos na SIAD e na hiponatremia hipervolêmica, devido à insuficiência cardíaca ou à cirrose, aumentando, de forma confiável, a concentração plasmática de Na^+ devido aos seus efeitos "aquaréticos" (aumento da excreção de água livre). A maioria desses agentes antagoniza especificamente o receptor V_2 de AVP; a tolvaptana é, hoje, o único antagonista V_2 oral aprovado pela Food and Drug Administration. A conivaptana, a única vaptana intravenosa disponível, é um antagonista V_{1A}/V_2 misto, com risco modesto de hipotensão, devido à inibição do receptor V_{1A}. A terapia com vaptanas deve ser iniciada em ambiente hospitalar, sem restrição hídrica (> 2 L/dia) e monitoração rigorosa da concentração plasmática de Na^+. Embora esses fármacos sejam aprovados para o tratamento de todas as formas de hiponatremia, exceto a hipovolêmica e a aguda, as indicações clínicas são limitadas. Talvez a tolvaptana oral seja a mais indicada para o tratamento da SIAD grave e persistente (p. ex., no carcinoma de pulmão de pequenas células) que não responde à restrição hídrica e/ou à furosemida oral e comprimidos de sais. Foram relatadas anormalidades das provas de função hepática durante o tratamento crônico com tolvaptana, de modo que o uso desse fármaco deve ser restrito a < 1 a 2 meses.

O tratamento da hiponatremia sintomática aguda deve incluir solução salina hipertônica a 3% (513 m*M*) para elevação rápida da natremia 1 a 2 m*M*/h, até um total de 4 a 6 m*M*; esse aumento modesto geralmente é suficiente para aliviar os sintomas agudos graves, depois do qual as orientações para a correção da hiponatremia crônica são, então, apropriadas (ver adiante). Um *bolus* de 100 mL de solução salina hipertônica é mais efetivo que infusão, melhorando rapidamente tanto o sódio sérico como o estado mental. No caso de infusões contínuas foram desenvolvidas várias equações para estimar a velocidade de infusão necessária da solução salina hipertônica, que tem uma concentração de 513. A abordagem tradicional consiste em calcular o déficit de Na^+, em que o déficit de $Na^+ = 0{,}6 \times$ peso corporal $\times$ (concentração plasmática alvo de Na^+ – concentração plasmática inicial de Na^+), seguido do cálculo da velocidade necessária. Independentemente do método utilizado para determinar a velocidade de administração, o aumento da concentração plasmática de Na^+ pode ser altamente imprevisível durante o tratamento com solução salina hipertônica, devido a rápidas mudanças da fisiologia subjacente; a natremia deve ser monitorada a cada 2 a 4 horas durante o tratamento, com adaptações apropriadas no tratamento baseadas na velocidade da correção. A administração de oxigênio suplementar e o suporte ventilatório são de importância crucial na hiponatremia aguda, caso os pacientes desenvolvam edema pulmonar agudo ou insuficiência respiratória hipercápnica. Os diuréticos de alça intravenosos ajudam a tratar o edema pulmonar agudo e

TABELA 53-3 ■ Tratamento da hipernatremia

Déficit de água

1. Estimar a água corporal total (ACT): 50% do peso corporal nas mulheres e 60% nos homens
2. Calcular o déficit de água livre: $[(Na^+ - 140)/140] \times$ ACT
3. Administrar o valor correspondente ao déficit no decorrer de 48-72 h, evitando diminuir a concentração plasmática de Na^+ em > 10 m*M*/24 h

Perdas hídricas continuadas

4. Calcular a depuração de água livre, C_eH_2O:

$$C_eH_2O = V \times \left(1 - \frac{U_{Na} + U_k}{P_{Na}}\right)$$

onde V é o volume urinário; U_{Na} é a $[Na^+]$ urinária; U_K é a $[K^+]$ urinária; e P_{Na} é a $[Na^+]$ plasmática

Perdas insensíveis

5. ~ 10 mL/kg por dia – menos que isso se o paciente for submetido à ventilação mecânica; mais se estiver febril

Total

6. Determinar o déficit hídrico e a perda hídrica vigente; corrigir o déficit de água durante 48-72 h e repor a perda de água diária. Evitar a correção da $[Na^+]$ plasmática em > 10 m*M*/dia

aumentam a excreção de água livre, interferindo no sistema de contracorrente renal. Os antagonistas da AVP *não* têm um papel aprovado no tratamento da hiponatremia aguda.

A velocidade de correção deve ser comparativamente mais lenta na hiponatremia *crônica* (< 6-8 m*M* durante as primeiras 24 horas e < 6 m*M* 24 horas subsequentes), de modo a evitar o desenvolvimento de SDO; uma velocidade menor é apropriada para pacientes com risco particular de SDO, como alcoolistas ou pacientes com hipopotassemia. Pode ocorrer correção excessiva da concentração plasmática de Na^+ quando os níveis de AVP se normalizam rapidamente; por exemplo, após o tratamento de pacientes com hiponatremia hipovolêmica crônica usando solução salina intravenosa ou após a reposição de glicocorticoides em pacientes com hipopituitarismo e insuficiência suprarrenal secundária. Ocorre correção excessiva em aproximadamente 10% dos pacientes tratados com vaptanas; o risco aumenta se a ingestão de água não for liberada. Se houver correção excessiva da concentração plasmática de Na^+ após a terapia, seja com solução salina hipertônica, solução isotônica ou uma vaptana, a hiponatremia pode ser reinduzida com segurança ou estabilizada pela administração de um *agonista* de AVP, o acetato de desmopressina (DDAVP), e/ou com administração de água livre, geralmente dextrose a 5% (D_5W) por via intravenosa; a meta é impedir ou reverter o desenvolvimento de SDO. De modo alternativo, o tratamento de pacientes com hiponatremia pronunciada pode ser iniciado com a administração de DDAVP, 2 vezes ao dia, para manter uma bioatividade constante da AVP, em associação com a administração de solução salina hipertônica para corrigir lentamente o sódio sérico de maneira mais controlada, reduzindo antecipadamente o risco de correção excessiva.

HIPERNATREMIA

Etiologia A hipernatremia é definida pelo aumento da concentração plasmática de Na^+ para > 145 m*M*. Apesar de ser consideravelmente menos comum do que a hiponatremia, a hipernatremia está associada a uma taxa de mortalidade de até 40 a 60%, principalmente devido à gravidade dos processos mórbidos subjacentes associados. A hipernatremia geralmente resulta de um déficit combinado de água e eletrólitos, com perda de H_2O superior à perda de Na^+. Com menos frequência, a causa pode consistir na ingesta ou na administração iatrogênica de Na^+ em excesso – por exemplo, após a administração intravenosa de Na^+-Cl^- ou Na^+-HCO_3^- hipertônicos em excesso (Fig. 53-6).

Os indivíduos idosos com diminuição da sede e/ou acesso reduzido a líquidos correm maior risco de desenvolver hipernatremia. Em casos raros, os pacientes com hipernatremia podem exibir uma alteração central na função osmorreceptora do hipotálamo, com uma combinação de diminuição da sede e redução da secreção de AVP. As causas desse DI adípsico incluem tumor primário ou metastático, oclusão ou ligadura da artéria comunicante anterior, traumatismo, hidrocefalia e inflamação.

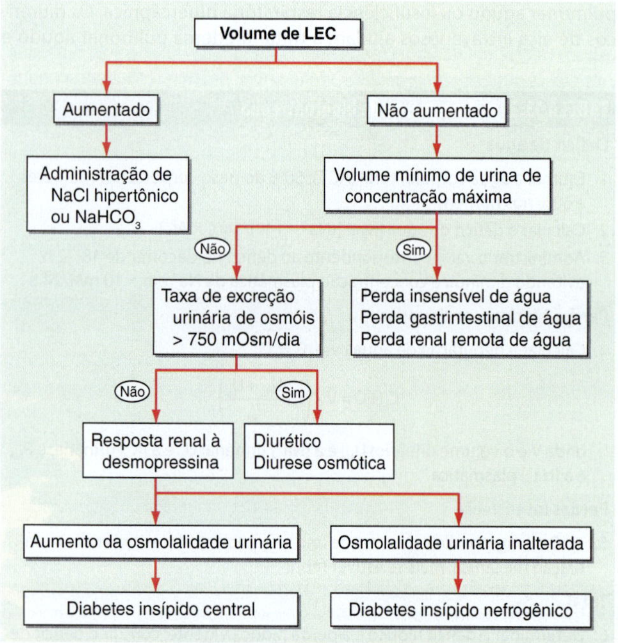

FIGURA 53-6 Abordagem diagnóstica à hipernatremia. LEC, líquido extracelular.

Pode-se observar o desenvolvimento de hipernatremia após a perda hídrica tanto por via renal quanto por vias não renais. As perdas insensíveis de água podem aumentar na presença de febre, exercício, exposição ao calor, queimaduras graves ou ventilação mecânica. A diarreia, por sua vez, constitui a causa gastrintestinal mais comum de hipernatremia. De modo notável, a diarreia osmótica e a gastrenterite viral costumam produzir fezes com concentrações de Na^+ e K^+ < 100 m*M*, levando, assim, à perda de água e ao desenvolvimento de hipernatremia; em contrapartida, a diarreia secretora geralmente resulta em fezes isotônicas e, portanto, em hipovolemia, com ou sem hiponatremia hipovolêmica.

As causas comuns de perda renal de água incluem diurese osmótica secundária à hiperglicemia, excesso de ureia, diurese pós-obstrutiva ou manitol; esses distúrbios compartilham um aumento da excreção urinária de solutos e osmolalidade urinária (ver "Abordagem diagnóstica" adiante). A hipernatremia em consequência de diurese aquosa ocorre no DIC ou no DIN.

O DIN caracteriza-se pela resistência renal à AVP, que pode ser parcial ou completa (ver "Abordagem diagnóstica" adiante). As causas genéticas incluem mutações com perda de função do receptor V_2 ligado ao X; as mutações no canal de aquaporina-2 sensível à AVP podem causar DIN autossômico dominante e autossômico recessivo, enquanto a deficiência recessiva do canal de aquaporina-1 provoca um defeito de concentração mais modesto (Fig. 53-2). A hipercalcemia também pode causar poliúria e DIN; o cálcio sinaliza diretamente por meio do receptor-sensor de cálcio para regular negativamente o transporte de Na^+, K^+ e Cl^- pelo TALH, e o transporte de água nas células principais, reduzindo, assim, a capacidade de concentração renal na hipercalcemia. Outra causa adquirida comum de DIN é a hipopotassemia, que inibe a resposta renal à AVP e regula negativamente a expressão da aquaporina-2. Diversos fármacos podem causar DIN adquirido, em particular o lítio, a ifosfamida e vários agentes antivirais. O lítio provoca DIN por meio de múltiplos mecanismos, incluindo inibição direta da glicogênio-sintase-cinase-3 (GSK3) renal, uma cinase que se acredita ser o alvo farmacológico do lítio na doença bipolar; GSK3 é necessário para a resposta das células principais à AVP. A entrada de lítio através do canal de Na^+, CENa, sensível à amilorida (Fig. 53-4), é necessária para o efeito do fármaco sobre as células principais, de modo que a terapia combinada com lítio e amilorida pode aliviar o DIN associado ao lítio. Todavia, o lítio causa cicatrizes tubulointersticiais e doença renal crônica depois de terapias prolongadas, de maneira que os pacientes podem ter DIN muito tempo depois de interromper o uso do medicamento, com benefícios terapêuticos reduzidos com o uso de amilorida.

Por fim, o DI gestacional constitui uma complicação rara do final da gravidez, em que o aumento na atividade de uma protease placentária circulante com atividade de "vasopressinase" leva à redução dos níveis circulantes de AVP e ao desenvolvimento de poliúria, frequentemente acompanhada de hipernatremia. O DDAVP constitui uma terapia efetiva para essa síndrome em virtude de sua resistência à enzima vasopressinase.

Manifestações clínicas A hipernatremia aumenta a osmolalidade do LEC, gerando um gradiente osmótico entre o LEC e o LIC, um efluxo de água intracelular e contração celular. À semelhança da hiponatremia, os sintomas de hipernatremia são predominantemente neurológicos. A alteração do estado mental constitui a manifestação mais comum, incluindo desde confusão leve e letargia até coma profundo. A súbita contração das células cerebrais na hipernatremia aguda pode resultar em hemorragia parenquimatosa ou subaracnóidea e/ou hematomas subdurais; essas complicações vasculares são encontradas principalmente em pacientes pediátricos e neonatais. Raramente, a desmielinização osmótica pode ocorrer na hipernatremia aguda. A lesão osmótica das membranas musculares também pode levar à rabdomiólise hipernatrêmica. As células cerebrais acomodam-se para um aumento crônico da osmolalidade do LEC (> 48 horas) pela ativação de transportadores de membrana que medeiam o influxo e o acúmulo intracelular de osmólitos orgânicos (creatina, betaína, glutamato, mioinositol e taurina); isso resulta em aumento na água do LIC e normalização do volume parenquimatoso cerebral. Em consequência, os pacientes com hipernatremia *crônica* têm menos tendência a desenvolver comprometimento neurológico grave. Entretanto, a resposta celular à hipernatremia crônica predispõe os pacientes pediátricos com hipernatremia, particularmente os lactentes, ao desenvolvimento de edema cerebral e convulsões durante a hidratação excessivamente rápida (correção excessiva da concentração plasmática de Na^+ em > 10 m*M*/dia). Porém, nos adultos criticamente enfermos, evidências recentes não demonstram que a correção rápida da hipernatremia esteja associada a um maior risco de mortalidade, convulsões, alteração da consciência e/ou edema cerebral. Considerando que a limitação da taxa de correção para < 10 m*M*/dia não tem sequelas fisiológicas, parece prudente restringir a correção em adultos até essa taxa; porém, se a taxa for excedida, a hipernatremia não precisa ser reinduzida.

Abordagem diagnóstica A anamnese deve se concentrar na presença ou ausência de sede, poliúria e/ou origem extrarrenal de perda de água, como diarreia. O exame físico deve incluir um exame neurológico detalhado e uma avaliação do VLEC; os pacientes com déficit hídrico particularmente grande e/ou déficit combinado de eletrólitos e água podem apresentar hipovolemia, com redução da PVJ e hipotensão ortostática. A documentação acurada do consumo diário de líquidos e do débito urinário também é de suma importância para o diagnóstico e o tratamento da hipernatremia.

Os exames laboratoriais devem incluir a determinação da osmolalidade do soro e da urina, além dos eletrólitos urinários. A resposta apropriada à hipernatremia e a uma osmolalidade sérica > 295 mOsm/kg consiste em elevação dos níveis circulantes de AVP e excreção de baixos volumes (< 500 mL/dia) de urina com concentração máxima, isto é, urina com osmolalidade > 800 mOsm/kg; se esse for o caso, uma origem extrarrenal de perda de água é o principal responsável pelo desenvolvimento de hipernatremia. Muitos pacientes com hipernatremia apresentam poliúria; se a diurese osmótica for o fator responsável, com excreção excessiva de Na^+ -Cl^-, glicose e/ou ureia, a excreção diária de solutos será de > 750 a 1.000 mOsm/dia (> 15 mOsm/kg de água corporal por dia) (Fig. 53-6). Com mais frequência, os pacientes com hipernatremia e poliúria apresentam diurese aquosa predominante, com excreção excessiva de urina diluída hipotônica.

A diferenciação adequada entre causas nefrogênicas e centrais de DI exige a mensuração da resposta da osmolalidade urinária ao DDAVP, combinada com a determinação dos níveis circulantes de AVP na presença de hipertonicidade. Se a mensuração da copeptina sérica estiver disponível, um "teste indireto de restrição hídrica" pode ser realizado em pacientes com poliúria hipotônica sem hipernatremia; se uma infusão de solução salina hipertônica aumentar o nível circulante de copeptina, um peptídeo co-secretado com a AVP, então o paciente tem diagnóstico de polidipsia em vez de DIC. Por definição, os pacientes com hipernatremia basal são hipertônicos, com estímulo adequado para a liberação de AVP pela neuro-hipófise. Por conseguinte, diferentemente dos pacientes com poliúria que apresentam valores normais ou reduzidos da concentração plasmática de Na^+ e da osmolalidade, não há necessidade de teste de restrição hídrica (Cap. 52). Na verdade, a restrição hídrica está absolutamente contraindicada nesse contexto devido ao risco de agravamento da hipernatremia. Os pacientes com hipernatremia e DIN apresentarão níveis séricos elevados de AVP e copeptina. Sua baixa osmolalidade urinária também não responderá ao DDAVP, aumentando em < 50% ou < 150 mOsm/kg em relação ao nível basal; os pacientes com DIC responderão ao DDAVP com redução dos níveis circulantes de AVP e copeptina. Os pacientes podem exibir uma resposta parcial ao DDAVP, com elevação de > 50% na osmolalidade urinária, que, entretanto, não consegue atingir 800 mOsm/kg; o nível circulante de AVP irá ajudar a diferenciar a causa subjacente, isto é, DI nefrogênico *versus* central. Em mulheres grávidas, a amostra para determinação da AVP deve ser coletada em tubos contendo o inibidor da protease 1,10-fenantrolina para impedir a degradação *in vitro* da AVP pela vasopressinase placentária.

Para pacientes com hipernatremia devido à perda renal de água, é essencial quantificar as *perdas diárias persistentes* utilizando a depuração de água livre de eletrólitos, além do cálculo do déficit hídrico basal (as fórmulas relevantes são discutidas na Tab. 53-3). Isso requer a determinação diária dos eletrólitos urinários combinada à aferição precisa do volume urinário diário.

TRATAMENTO

Hipernatremia

A causa subjacente da hipernatremia deve ser removida ou corrigida, seja fármacos, hiperglicemia, hipercalcemia, hipopotassemia ou diarreia. A abordagem para a correção da hipernatremia está delineada na Tabela 53-3. É imperativo corrigir a hipernatremia lentamente para evitar o edema cerebral, repondo o déficit de água livre calculado ao longo de 48 h. É importante observar que a concentração de Na^+ plasmática deve ser corrigida em não mais do que 10 m*M*/dia, o que pode demorar mais de 48 horas em pacientes com hipernatremia grave (> 160 m*M*). Uma rara exceção é o paciente com hipernatremia aguda (< 48 horas) devido a uma sobrecarga de sódio, a qual pode ser corrigida rapidamente e com segurança a uma velocidade de 1 m*M*/h.

A conduta ideal consiste em administrar água por via oral ou por sonda nasogástrica, como forma mais direta de fornecer água livre, i.e., água sem eletrólitos. Pode-se também administrar água livre aos pacientes usando soluções intravenosas contendo dextrose, como D_5W; o nível de glicemia deve ser monitorado, caso ocorra hiperglicemia. Dependendo da história clínica, da pressão arterial ou da volemia, pode ser apropriado tratar inicialmente o paciente com solução salina hipotônica (solução salina isotônica); em geral, a solução salina isotônica é inapropriada na ausência de hipernatremia muito grave – caso em que a solução salina isotônica é proporcionalmente mais hipotônica em relação ao plasma – ou na hipotensão franca. É necessário calcular a depuração de água livre na urina (Tab. 53-3) para se estimar a perda vigente diária de água livre em pacientes com DIN ou DIC, devendo-se efetuar uma reposição diária.

Tratamentos adicionais podem ser viáveis em casos específicos. Os pacientes com DIC devem responder à administração de DDAVP por via intravenosa, intranasal ou oral. Os pacientes com DIN causado por lítio podem reduzir sua poliúria com amilorida (2,5-10 mg/dia), a qual reduz a entrada de lítio nas células principais ao inibir os CENa (ver anteriormente); porém, na prática a maioria dos pacientes com DI associado ao lítio consegue compensar sua poliúria simplesmente aumentando sua ingesta diária de água. Os diuréticos tiazídicos podem reduzir a poliúria devido ao DIN, ao induzir hipovolemia e aumentar a reabsorção tubular proximal de água. Em certas ocasiões, têm sido utilizados anti-inflamatórios não esteroides (AINEs) para tratar a poliúria associada ao DIN, reduzindo o efeito negativo das prostaglandinas intrarrenais sobre os mecanismos de concentração urinária; entretanto, isso assume o risco de toxicidade gástrica e/ou renal associada aos AINEs. Além disso, é preciso ressaltar que os tiazídicos, a amilorida e os AINEs são apropriados apenas para o manejo *crônico* da poliúria do DIN e não desempenham *nenhum* papel no tratamento agudo da hipernatremia associada, no qual o foco consiste na reposição dos déficits de água livre.

DISTÚRBIOS DO POTÁSSIO

Os mecanismos homeostáticos mantêm a concentração plasmática de K^+ entre 3,5 e 5,0 m*M*, apesar de uma acentuada variação no aporte dietético de K^+. No indivíduo saudável em estado de equilíbrio dinâmico, todo o aporte diário de potássio é excretado, aproximadamente 90% na urina e 10% nas fezes. Por conseguinte, os rins desempenham um papel dominante na homeostase do potássio. Entretanto, > 98% do potássio corporal total é intracelular, localizado principalmente no músculo; o tamponamento do K^+ extracelular por esse grande *pool* intracelular desempenha um papel crucial na regulação da concentração plasmática de K^+. A ocorrência de alterações na troca e na distribuição do K^+ intra e extracelular pode, portanto, levar ao desenvolvimento de hipo ou hiperpotassemia de grau pronunciado. Exemplificando, a necrose muscular maciça com liberação do K^+ intracelular podem causar grave hiperpotassemia, particularmente na presença de lesão renal aguda e excreção reduzida de K^+.

As alterações no conteúdo corporal total de K^+ são mediadas principalmente pelo rim, que *reabsorve* o K^+ filtrado nos estados de deficiência de K^+ com hipopotassemia, enquanto *secreta* K^+ nos estados de repleção de K^+ com hiperpotassemia. Embora o K^+ seja transportado ao longo de todo néfron, são as células principais do túbulo conector (TC) e do DC cortical que desempenham um papel dominante na secreção renal de K^+, enquanto as células intercaladas alfa do DC da medula externa atuam na reabsorção tubular renal do K^+ filtrado nos estados de deficiência desse cátion. Nas células principais, a entrada apical de Na^+ através do CENa sensível à amilorida gera uma diferença de potencial negativa do lúmen, que impulsiona a saída passiva de K^+ através dos canais apicais de K^+ (Fig. 53-4). Dois canais importantes de K^+ medeiam a secreção tubular distal do cátion: ROMK, canal secretor de K^+ (canal renal medular externo de K+; também conhecido como Kir1.1 ou KcnJ1); e o canal de potássio BK (Big Potassium) ou maxi-K sensível ao fluxo.

Acredita-se que o canal ROMK medeia a maior parte da secreção constitutiva de K^+, enquanto aumentos na velocidade de fluxo distal e/ou ausência genética do canal ROMK ativam a secreção de K^+ através do canal BK.

É necessário compreender a relação existente entre a entrada de Na^+ dependente do CENa e a secreção distal de K^+ (Fig. 53-4) para a interpretação dos distúrbios do potássio à cabeceira do paciente. Por exemplo, a redução da oferta distal de Na^+, como ocorre nos estados pré-renais hipovolêmicos, tende a reduzir a capacidade de excreção de K^+, levando à hiperpotassemia; por outro lado, um *aumento* na oferta distal de Na^+ e na taxa de fluxo distal, como ocorre após o tratamento com diuréticos tiazídicos e de alça, pode aumentar a secreção de K^+ e levar a hipopotassemia. A hiperpotassemia também é uma consequência previsível dos fármacos que inibem diretamente o CENa, devido ao papel desempenhado por esse canal de Na^+ na geração de uma diferença de potencial negativa de lúmen. Por sua vez, a aldosterona exerce uma importante influência sobre a excreção de potássio, aumentando a atividade dos canais de CENa e, dessa maneira, amplificando a força propulsora para a secreção de K^+ através da membrana luminal das células principais. Por conseguinte, as anormalidades no sistema renina-angiotensina-aldosterona (SRAA) podem causar tanto hipo quanto hiperpotassemia. Todavia, o excesso e a restrição de potássio têm efeitos opostos, independentes da aldosterona, sobre a quantidade e a atividade dos canais de K^+ apicais no néfron distal; ou seja, outros fatores que não a aldosterona modulam a capacidade renal de secreção de K^+. Além disso, a restrição de potássio e a hipopotassemia ativam a *reabsorção* distal do K^+ filtrado independente de aldosterona, promovendo ativação da H^+/K^+-ATPase apical nas células intercaladas dentro do DC da medula externa. Talvez como reflexo dessa fisiologia, as alterações na concentração plasmática de K^+ não são universais nos distúrbios associados a alterações da atividade da aldosterona.

HIPOPOTASSEMIA

A hipopotassemia, definida como uma concentração plasmática de $K^+ < 3{,}5$ m*M*, é observada em até 20% dos pacientes hospitalizados. A hipopotassemia está associada a um aumento de 10 vezes nas taxas de mortalidade de pacientes internados, devido aos efeitos adversos sobre o ritmo cardíaco, a pressão arterial e a morbidade cardiovascular. Quanto ao mecanismo envolvido, a hipopotassemia pode ser causada por uma redistribuição do K^+ entre os tecidos e o LEC, ou pela perda renal e não renal de K^+ (Tab. 53-4). A hipomagnesemia sistêmica também pode causar hipopotassemia resistente ao tratamento devido a uma combinação de redução da captação celular de K^+ e secreção renal exagerada. Em certas ocasiões, a hipopotassemia factícia ou "pseudo-hipopotassemia" pode resultar da captação celular *in vitro* de K^+ após punção venosa, por exemplo, devido à presença de leucocitose profunda na leucemia aguda.

Redistribuição e hipopotassemia A insulina, a atividade β_2-adrenérgica, o hormônio tireoidiano e a alcalose promovem a captação celular de K^+ mediada pela Na^+/K^+-ATPase, resultando em hipopotassemia. A inibição do *efluxo* passivo de K^+ também pode causar hipopotassemia, embora isso ocorra raramente; em geral, essa situação é observada no contexto da inibição sistêmica dos canais de K^+ por íons bário tóxicos. A insulina exógena pode causar hipopotassemia iatrogênica, particularmente durante o tratamento dos estados deficiência de K^+, como cetoacidose diabética. De modo alternativo, a estimulação da insulina *endógena* pode provocar hipopotassemia, hipomagnesemia e/ou hipofosfatemia em pacientes desnutridos que recebem uma carga de carboidratos. Alterações na atividade do sistema nervoso simpático endógeno podem causar hipopotassemia em várias situações, incluindo abstinência de álcool, hipertireoidismo, infarto agudo do miocárdio e trauma craniano grave. Os agonistas β_2, incluindo broncodilatadores e tocolíticos (ritodrina), são poderosos ativadores da captação celular de K^+; os simpaticomiméticos "ocultos", como a pseudoefedrina e a efedrina em xaropes para tosse ou agentes dietéticos, também podem causar hipopotassemia. Por fim, a ativação xantina-dependente da sinalização AMPc-dependente, distal ao receptor β_2, pode resultar em hipopotassemia, normalmente na situação de superdosagem (teofilina) ou ingesta excessiva (cafeína da dieta).

A hipopotassemia redistributiva também pode ocorrer no contexto do hipertireoidismo, com ataques periódicos de paralisia hipopotassêmica (paralisia periódica tireotóxica [PPT]). São observados episódios semelhantes de fraqueza hipopotassêmica na ausência de anormalidades da tireoide na paralisia periódica hipopotassêmica *familiar*, geralmente causada por mutação *missense* de domínios sensores de voltagem dentro da subunidade

TABELA 53-4 ■ Causas de hipopotassemia

- I. Aporte diminuído
  - A. Inanição
  - B. Ingestão de argila
- II. Redistribuição para as células
  - A. Acidobásica
    - 1. Alcalose metabólica
  - B. Hormonal
    - 1. Insulina
    - 2. Aumento da atividade simpática β_2-adrenérgica: após infarto do miocárdio, traumatismo craniencefálico
    - 3. Agonistas β_2-adrenérgicos – broncodilatadores, tocolíticos
    - 4. Antagonistas α-adrenérgicos
    - 5. Paralisia periódica tireotóxica
    - 6. Estimulação distal da Na^+/K^+-ATPase: teofilina, cafeína
  - C. Estado anabólico
    - 1. Administração de vitamina B_{12} ou de ácido fólico (produção de eritrócitos)
    - 2. Fator estimulador de colônias de granulócitos-macrófagos (produção de leucócitos)
    - 3. Nutrição parenteral total
  - D. Outras
    - 1. Pseudo-hipopotassemia
    - 2. Hipotermia
    - 3. Paralisia periódica hipopotassêmica familiar
    - 4. Toxicidade do bário: inibição sistêmica dos canais de K^+ "escoadores"
- III. Aumento da perda
  - A. Não renal
    - 1. Perda gastrintestinal (diarreia)
    - 2. Perda tegumentar (sudorese)
  - B. Renal
    - 1. Aumento do fluxo distal e aporte distal de Na^+: diuréticos, diurese osmótica, nefropatias com perda de sal
    - 2. Secreção aumentada de potássio
      - a. Excesso de mineralocorticoides: hiperaldosteronismo primário (adenomas produtores de aldosterona, hiperplasia suprarrenal primária ou unilateral, hiperaldosteronismo idiopático devido à hiperplasia suprarrenal bilateral e carcinoma suprarrenal), hiperaldosteronismo genético (hiperaldosteronismo familiar tipos I/II/III, hiperplasias suprarrenais congênitas), hiperaldosteronismo secundário (hipertensão maligna, tumores secretores de renina, estenose da artéria renal, hipovolemia), síndrome de Cushing, síndrome de Bartter, síndrome de Gitelman
      - b. Excesso aparente de mineralocorticoides: deficiência genética de 11β-desidrogenase-2 (síndrome de excesso aparente de mineralocorticoides), inibição da 11β-desidrogenase-2 (ácido glicirretínico/glicirrizínico e/ou carbenoxolona; itraconazol e posaconazol; alcaçuz, produtos alimentares, fármacos), síndrome de Liddle (ativação genética dos canais epiteliais de Na^+)
      - c. Aporte distal de ânions não reabsorvidos: vômito, aspiração nasogástrica, acidose tubular renal proximal, cetoacidose diabética, inalação de cola (abuso de tolueno), derivados da penicilina (penicilina, nafcilina, dicloxacilina, ticarcilina, oxacilina e carbenicilina)
    - 3. Deficiência de magnésio

α1 dos canais de cálcio tipo L ou do canal de Na^+ do esqueleto; essas mutações geram uma corrente anormal nos poros de regulação, ativada pela hiperpolarização. A PPT desenvolve-se mais frequentemente em pacientes de origem asiática ou hispânica; essa predisposição compartilhada tem sido associada a uma variação genética do Kir2.6, um canal de K^+ específico do músculo e responsivo ao hormônio tireoidiano. Os estudos de associação genômica ampla também implicaram a variação no gene *KCNJ2*, o qual codifica um canal de K^+ muscular relacionado, Kir 2.1, na predisposição a PPT. Geralmente, os pacientes com PPT apresentam fraqueza dos membros e da cintura pélvica e episódios paralíticos que ocorrem mais frequentemente entre 1 e 6 horas da manhã. Os sinais e sintomas de hipertireoidismo não estão invariavelmente presentes. A hipopotassemia é geralmente profunda e quase sempre acompanhada de hipofosfatemia e hipomagnesemia. A hipopotassemia na PPT é atribuída à ativação tanto direta quanto indireta da Na^+/K^+-ATPase, resultando em captação aumentada de K^+ pelo músculo e por outros tecidos. Aumentos na atividade β-adrenérgica desempenham um importante papel, visto que o propranolol em alta dose (3 mg/kg) reverte rapidamente a hipopotassemia, a hipofosfatemia e a paralisia associadas. A corrente de K^+ de retificador externo, mediada por canais KIR (primariamente tetrâmeros Kir2.1 e Kir2.2), também está reduzida nos músculos esqueléticos de pacientes com PPT, fornecendo mais um mecanismo para a hipopotassemia. Juntamente com o aumento da atividade da Na^+/K^+-ATPase e o aumento na insulina circulante, esta corrente KIR reduzida pode desencadear um ciclo de "controle por antecipação" da hipopotassemia levando a inativação dos canais de Na^+ musculares, despolarização paradoxal e paralisia.

Perda não renal de potássio A perda de K^+ no suor em geral é baixa, exceto em casos de esforço físico extremo. As perdas gástricas diretas de K^+ em consequência de vômito ou aspiração nasogástrica também são mínimas; todavia, a consequente alcalose hipoclorêmica resulta em caliurese persistente, devido ao hiperaldosteronismo secundário e à bicarbonatúria, isto é, perda *renal* de K^+. A diarreia constitui uma causa importante de hipopotassemia, tendo em vista a prevalência da doença diarreica infecciosa no mundo todo. As doenças gastrintestinais não infecciosas, como doença celíaca, ileostomia, adenomas vilosos, doença inflamatória intestinal, pseudo-obstrução colônica (síndrome de Ogilvie), VIPomas e abuso crônico de laxativos também podem causar hipopotassemia significativa; uma secreção exagerada de potássio por canais BK colônicos suprarregulados tem sido diretamente implicada na patogênese da hipopotassemia em muitos desses distúrbios.

Perda renal de potássio Os fármacos podem aumentar a excreção renal de K^+ por vários mecanismos diferentes. Os diuréticos constituem uma causa particularmente comum, devido a aumento no aporte tubular distal de Na^+ e velocidade do fluxo tubular renal, além do hiperaldosteronismo secundário. Os diuréticos tiazídicos exercem maior efeito sobre a concentração plasmática de K^+ do que os diuréticos de alça, apesar de seu menor efeito natriurético. O efeito diurético dos tiazídicos deve-se, em grande parte, à inibição do cotransportador de Na^+-Cl^- CNC nas células do TCD. Isso leva a um aumento direto no aporte de Na^+ luminal às células principais distalmente ao TC e DC cortical, que intensifica a entrada de Na^+ através do CENa, aumenta a diferença de potencial negativa do lúmen e amplifica a secreção de K^+. A maior propensão das tiazidas para causar hipopotassemia pode também ser secundária à hipocalciúria associada aos tiazídicos, diferentemente da *hipercalciúria* vista com os diuréticos de alça; os aumentos no cálcio luminal a jusante em resposta aos diuréticos de alça inibem os CENa nas células principais, reduzindo dessa forma a diferença de potencial lúmen-negativa e atenuando a excreção distal de K^+. Os antibióticos relacionados com a penicilina (nafcilina, dicloxacilina, ticarcilina, oxacilina e carbenicilina) em altas doses podem aumentar a excreção obrigatória de K^+, atuando como ânions não reabsorvíveis no néfron distal. Por fim, várias substâncias tóxica aos túbulos renais causam perda renal de K^+ e magnésio, levando ao desenvolvimento de hipopotassemia e hipomagnesemia; tendo como exemplos aminoglicosídeos, anfotericina, foscarnete, cisplatina e ifosfamida (ver também "Deficiência de magnésio e hipopotassemia", adiante).

A aldosterona ativa o canal CENa nas células principais por meio de múltiplos mecanismos sinérgicos, aumentando, assim, a excreção de K^+. Em consequência, aumentos na bioatividade da aldosterona e/ou ganhos de função nas vias de sinalização dependentes da aldosterona estão associados à hipopotassemia. O aumento da aldosterona circulante (hiperaldosteronismo) pode ser primário ou secundário. Os níveis elevados de renina circulante nas formas secundárias de hiperaldosteronismo levam a um aumento da angiotensina II e, portanto, da aldosterona; a estenose da artéria renal constitui, talvez, a causa mais frequente (Tab. 53-4). O hiperaldosteronismo primário pode ser genético ou adquirido. Hipertensão e hipopotassemia devido a aumentos na 11-desoxicorticosterona ocorrem em pacientes com hiperplasia suprarrenal congênita causada por defeitos no esteroide 11β-hidroxilase ou no esteroide 17α-hidroxilase; a deficiência de 11β-hidroxilase resulta em virilização e em outros sinais associados ao excesso de andrógenos, enquanto a redução em esteroides sexuais na deficiência de 17α-hidroxilase leva ao hipogonadismo.

As principais formas de hiperaldosteronismo genético primário *isolado* são o hiperaldosteronismo familiar tipo I (HF-I, também conhecido como hiperaldosteronismo reversível ccom glicocorticoides [ARG]) e o hiperaldosteronismo familiar tipos II e III (HF-II e HF-III), em que a produção de aldosterona não é inibida pelos glicocorticoides exógenos. O HF-I é causado por uma duplicação de genes quiméricos entre os genes homólogos da 11β-hidroxilase (*CYP11B1*) e aldosterona-sintase (*CYP11B2*), com fusão do promotor da 11β-hidroxilase responsivo ao hormônio adrenocorticotrófico (ACTH) com a região de codificação da aldosterona-sintase; esse gene quimérico está sob o controle do ACTH e, portanto, é passível de inibição pelos glicocorticoides. O HF-III é causado por mutações no gene *KCNJ5*, que codifica o canal de K^+ retificador interno 4 ativado pela proteína G (GIRK4); essas mutações levam à aquisição de permeabilidade ao sódio nos canais GIRK4 mutantes, causando uma despolarização exagerada da membrana nas células glomerulosas suprarrenais e ativação dos canais de cálcio voltagem-dependente. O consequente influxo de cálcio é suficiente para produzir secreção de aldosterona e proliferação celular, levando ao desenvolvimento de adenomas suprarrenais e hiperaldosteronismo.

As causas adquiridas de hiperaldosteronismo primário incluem adenomas produtores de aldosterona (APAs), hiperplasia suprarrenal primária (HSRP) ou unilateral, hiperaldosteronismo idiopático (HAI), devido à hiperplasia suprarrenal bilateral, e carcinoma suprarrenal; APA e HAI são responsáveis por cerca de 60% e 40% dos casos diagnosticados de hiperaldosteronismo, respectivamente. Mutações somáticas adquiridas no gene *KCNJ5* ou, com menos frequência, nos genes *ATP1A1* (uma subunidade α da Na^+/K^+-ATPase) e *ATP2B3* (uma Ca^{2+} ATPase) podem ser detectadas nos APAs; à semelhança do HF-III (ver anteriormente), a despolarização exagerada das células glomerulosas das suprarrenais causada por essas mutações está implicada na proliferação suprarrenal excessiva e na liberação exagerada de aldosterona.

A determinação randômica da atividade da renina plasmática (ARP) e da aldosterona constitui um instrumento de rastreamento útil em pacientes com hipopotassemia e/ou hipertensão, nos quais a obtenção de uma razão aldosterona:ARP > 50 sugere hiperaldosteronismo primário. A hipopotassemia e múltiplos agentes anti-hipertensivos podem alterar a razão aldosterona:ARP ao suprimir a aldosterona ou aumentar a ARP, levando a uma razão < 50 em pacientes que, de fato, apresentam hiperaldosteronismo primário; por conseguinte, é sempre necessário considerar o contexto clínico para interpretar esses resultados.

O glicocorticoide cortisol tem afinidade pelo MLR, igual à da aldosterona, com consequente atividade "semelhante à dos mineralocorticoides". Entretanto, as células no néfron distal sensível à aldosterona são protegidas dessa ativação "equivocada" pela enzima 11β-hidroxiesteroide-desidrogenase-2 (11βHSD-2), que converte o cortisol em cortisona, a qual possui afinidade mínima pelo MLR. Por conseguinte, as mutações recessivas com perda de função no gene *11βHSD-2* estão associadas à ativação do MLR dependente de cortisol e à síndrome de excesso aparente de mineralocorticoides (SEAM), que consiste em hipertensão, hipopotassemia, hipercalciúria e alcalose metabólica, com supressão da ARP e da aldosterona. Uma síndrome semelhante é causada pela inibição bioquímica da 11βHSD-2 pelo ácido glicirretínico/glicirrizínico e/ou pela carbenoxolona. O ácido glicirrizínico é um adoçante natural presente na raiz do alcaçuz e nas suas numerosas formas, ou como agente aromatizante no tabaco e em produtos alimentares. Mais recentemente, foi demonstrado que os antifúngicos itraconazol e posaconazol inibem a 11βHSD-2, levando a hipertensão e hipopotassemia.

A hipopotassemia também pode ocorrer na presença de aumentos sistêmicos dos glicocorticoides. Na síndrome de Cushing causada por aumento do ACTH hipofisário (Cap. 386), a incidência de hipopotassemia é de apenas 10%, enquanto alcança 60 a 100% em pacientes com secreção ectópica de ACTH, apesar de uma incidência semelhante de hipertensão. Evidências indiretas sugerem que a atividade da 11βHSD-2 renal se encontra reduzida em pacientes com ACTH ectópico, em comparação àqueles com a síndrome de Cushing, resultando em SEAM.

Por fim, a hipopotassemia está associada a alterações em múltiplas vias de transporte tubular renal. Por exemplo, as mutações com perda de função em subunidades da H^+-ATPase acidificante nas células intercaladas alfa provocam acidose tubular renal distal hipopotassêmica, assim como distúrbios adquiridos do néfron distal. A síndrome de Liddle é causada por mutações com ganho de função autossômicas dominantes de subunidades do CENa. Essas mutações associadas à doença ativam diretamente o canal ou abolem a recuperação inibida pela aldosterona de subunidades do CENa da membrana plasmática; o resultado consiste em aumento da expressão dos canais CENa ativados na membrana plasmática das células principais. Classicamente, os pacientes com síndrome de Liddle apresentam hipertensão grave com hipopotassemia, que não responde à espironolactona, mas que é sensível à amilorida. Entretanto, a hipertensão e a hipopotassemia constituem aspectos variáveis do fenótipo de Liddle; as características mais consistentes incluem supressão da resposta da aldosterona ao ACTH e excreção urinária reduzida de aldosterona.

A perda das funções de transporte dos segmentos do TALH e TCD do néfron provoca alcalose hipopotassêmica hereditária, a síndrome de Bartter (SB) e a síndrome de Gitelman (SG), respectivamente. Normalmente, os pacientes com SB clássica apresentam poliúria e polidipsia devido a uma redução da capacidade de concentração renal. Podem exibir aumento na excreção urinária de cálcio, e 20% tem hipomagnesemia. Outras características incluem a ativação acentuada do eixo renina-angiotensina-aldosterona. Os pacientes com SB pré-natal têm um grave distúrbio sistêmico, caracterizado por acentuada perda de eletrólitos, polidrâmnio e hipercalciúria com nefrocalcinose; observa-se um aumento significativo na síntese e na excreção renais de prostaglandinas, o que explica grande parte dos sintomas sistêmicos. Existem 5 genes determinantes de doença na SB, todos atuando em algum aspecto do transporte regulado de Na^+, K^+ e Cl^- pelo TALH. Em contrapartida, a SG é geneticamente homogênea e causada quase exclusivamente por mutações levando à perda de função no cotransportador de Na^+-Cl^- sensível aos diuréticos tiazídicos no TCD. Os pacientes com SG apresentam uniformemente hipomagnesemia e exibem hipocalciúria acentuada, em lugar da hipercalciúria geralmente observada na SB; por conseguinte, a excreção urinária de cálcio constitui um exame complementar decisivo na SG. A SG exibe um fenótipo mais leve do que a SB; todavia, pacientes com SG podem apresentar condrocalcinose, que consiste em deposição anormal de di-hidrato de pirofosfato de cálcio (CPPD) na cartilagem articular (Cap. 315).

Deficiência de magnésio e hipopotassemia A depleção de magnésio produz efeitos inibitórios sobre a atividade muscular da Na^+/K^+-ATPase, reduzindo o influxo nas células musculares e causando caliurese secundária. Além disso, a depleção de magnésio provoca secreção exagerada de K^+ pelo néfron distal e esse efeito é atribuído a uma redução no bloqueio intracelular dependente de magnésio do efluxo de K^+ através do canal secretor de K^+ das células principais (ROMK; Fig. 53-4). Em consequência, os pacientes com hipomagnesemia são clinicamente refratários à reposição de K^+ na ausência de reposição de Mg^{2+}. É interessante observar que a deficiência de magnésio também constitui um achado concomitante comum da hipopotassemia, visto que muitos distúrbios no néfron distal podem causar perda tanto de potássio quanto de magnésio (Cap. 315).

Manifestações clínicas A hipopotassemia tem efeitos proeminentes sobre as células musculares cardíacas, esqueléticas e intestinais. Em particular, trata-se de um importante fator de risco para arritmias tanto ventriculares quanto atriais. A hipopotassemia predispõe à toxicidade digitálica por diversos mecanismos, incluindo competição reduzida entre o K^+ e a digoxina por sítios de ligação compartilhados em subunidades da Na^+/K^+-ATPase cardíaca. As alterações eletrocardiográficas observadas na hipopotassemia incluem ondas T largas e achatadas, depressão do segmento ST e prolongamento do intervalo QT, que são mais pronunciadas com níveis séricos de $K^+ < 2,7$ mmol/L. Por conseguinte, a hipopotassemia pode constituir um importante fator desencadeante de arritmia em pacientes com causas genéticas ou adquiridas de prolongamento do intervalo QT. A hipopotassemia também resulta em hiperpolarização do músculo esquelético, comprometendo, dessa maneira, a capacidade de despolarização e contração; em consequência, podem surgir fraqueza e até mesmo paralisia. Além disso, provoca miopatia esquelética e predispõe à rabdomiólise. Por fim, os efeitos paralíticos da hipopotassemia sobre o músculo liso intestinal podem causar íleo intestinal.

Os efeitos funcionais da hipopotassemia sobre os rins podem incluir retenção de Na^+-Cl^- e HCO_3^-, poliúria, fosfatúria, hipocitratúria e ativação da amoniagênese renal. A retenção de bicarbonato e outros efeitos da hipopotassemia sobre o equilíbrio acidobásico podem contribuir para o desenvolvimento de alcalose metabólica. A poliúria hipopotassêmica resulta de uma combinação de polidipsia central e defeito de concentração renal resistente à AVP. As alterações estruturais dos rins em consequência da hipopotassemia consistem em vacuolização específica das células tubulares proximais, nefrite intersticial e cistos renais. A hipopotassemia também predispõe à lesão renal aguda e pode levar ao desenvolvimento de doença renal em estágio terminal (DRET) em pacientes com hipopotassemia de longa duração, secundária a transtornos alimentares e/ou a abuso de laxantes.

A hipopotassemia e/ou a redução do K^+ da dieta estão implicadas na fisiopatologia e progressão da hipertensão, insuficiência cardíaca, doença vascular e acidente vascular cerebral (AVC). Por exemplo, a restrição de K^+ em curto prazo em indivíduos saudáveis e em hipertensos retenção de Na^+-Cl^- e hipertensão. A correção da hipopotassemia é particularmente importante em pacientes hipertensos tratados com diuréticos, nos quais a pressão arterial melhora com o estabelecimento da normopotassemia.

Abordagem diagnóstica A etiologia da hipopotassemia é geralmente evidenciada com base na anamnese, no exame físico e/ou nos exames laboratoriais básicos. A anamnese deve concentrar-se no uso de medicamentos (p. ex., laxantes, diuréticos, antibióticos), dieta e hábitos alimentares (p. ex., alcaçuz) e/ou sintomas que sugerem uma causa específica (p. ex., fraqueza periódica, diarreia). O exame físico deve dispensar uma atenção particular para a pressão arterial, o estado de volume e os sinais sugestivos de distúrbios hipopotassêmicos específicos, como hipertireoidismo e síndrome de Cushing. A avaliação laboratorial inicial deve incluir eletrólitos, ureia, creatinina, osmolalidade sérica, Mg^{2+}, Ca^{2+}, hemograma completo, pH, osmolalidade, creatinina e eletrólitos urinários (Fig. 53-7). A presença de acidose sem *anion gap* sugere acidose tubular renal hipopotassêmica distal ou diarreia; o cálculo do *anion gap* urinário pode ajudar a diferenciar esses dois diagnósticos. A excreção renal de K^+ pode ser determinada em uma coleta de urina de 24 horas; uma excreção de K^+ de 24 horas < 15 mmol indica uma causa extrarrenal de hipopotassemia (Fig. 53-7). Se apenas uma amostra de urina aleatória estiver disponível, a osmolalidade do soro e da urina pode ser usada para calcular o gradiente transtubular de potássio (GTTK), que deve ser < 3 na presença de hipopotassemia (ver também "Hiperpotassemia"). Como alternativa, uma razão entre K^+ urinário e creatinina > 13 mmol/g de creatinina (> 1,5 mmol/mmol de creatinina) é compatível com excreção renal excessiva de K^+. Em geral, a concentração urinária de Cl^- está diminuída em pacientes com hipopotassemia, devido a um ânion não reabsorvível, como antibióticos ou HCO_3^-. As causas mais comuns de alcalose hipopotassêmica crônica consistem em vômito induzido cronicamente, abuso de diuréticos e SG; essas causas podem ser diferenciadas pelo padrão dos eletrólitos urinários. Assim, os pacientes com hipopotassemia por vômitos devido à bulimia tipicamente apresentarão Cl^- urinário < 10 mmol/L; os níveis de Na^+, K^+ e Cl^- na urina estão persistentemente elevados na SG, devido à perda de função do cotransportador de Na^+-Cl^- sensível a tiazídicos, porém estão menos elevados no abuso de diuréticos e exibem maior variabilidade. Pode ser necessária uma dosagem de diuréticos de alça e tiazídicos na urina para excluir o abuso de diuréticos.

Outros exames, como o nível urinário de Ca^{2+}, provas de função da tireoide e/ou níveis de ARP e aldosterona, também podem ser apropriados em casos específicos. A obtenção de uma razão aldosterona plasmática:ARP > 50, devido à supressão da renina circulante e à elevação da aldosterona circulante, sugere hiperaldosteronismo. Os pacientes com hiperaldosteronismo ou excesso aparente de mineralocorticoides podem exigir exames adicionais, como cateterismo da veia suprarrenal (Cap. 386) ou exames clinicamente disponíveis para causas genéticas específicas (p. ex., HF-I, SEAM, síndrome de Liddle). Por conseguinte, nos pacientes com aldosteronismo primário, deve-se efetuar uma pesquisa para o gene HF-I/ARG quimérico (ver anteriormente) se tiverem menos de 20 anos de idade ou uma história familiar de aldosteronismo primário ou AVC em uma idade jovem (< 40 anos). A diferenciação inicial entre a síndrome de Liddle (devido a canais CENa mutantes) e a SEAM (devido a 11βHSD-2 mutante, ver anteriormente), ambas causadoras de hipopotassemia e hipertensão com supressão de aldosterona, pode ser realizada com base clínica e, em seguida, confirmada por análise genética; os pacientes com síndrome de Liddle devem responder à amilorida (inibição do CENa), mas não à espironolactona, enquanto os pacientes com SEAM respondem à espironolactona.

TRATAMENTO

Hipopotassemia

As metas do tratamento da hipopotassemia são impedir as consequências crônicas graves e/ou potencialmente fatais, repor o déficit de K^+ associado e corrigir a causa subjacente e/ou reduzir a futura hipopotassemia. A urgência da terapia depende da gravidade da hipopotassemia, dos fatores clínicos associados (p. ex., doença cardíaca, terapia com digoxina)

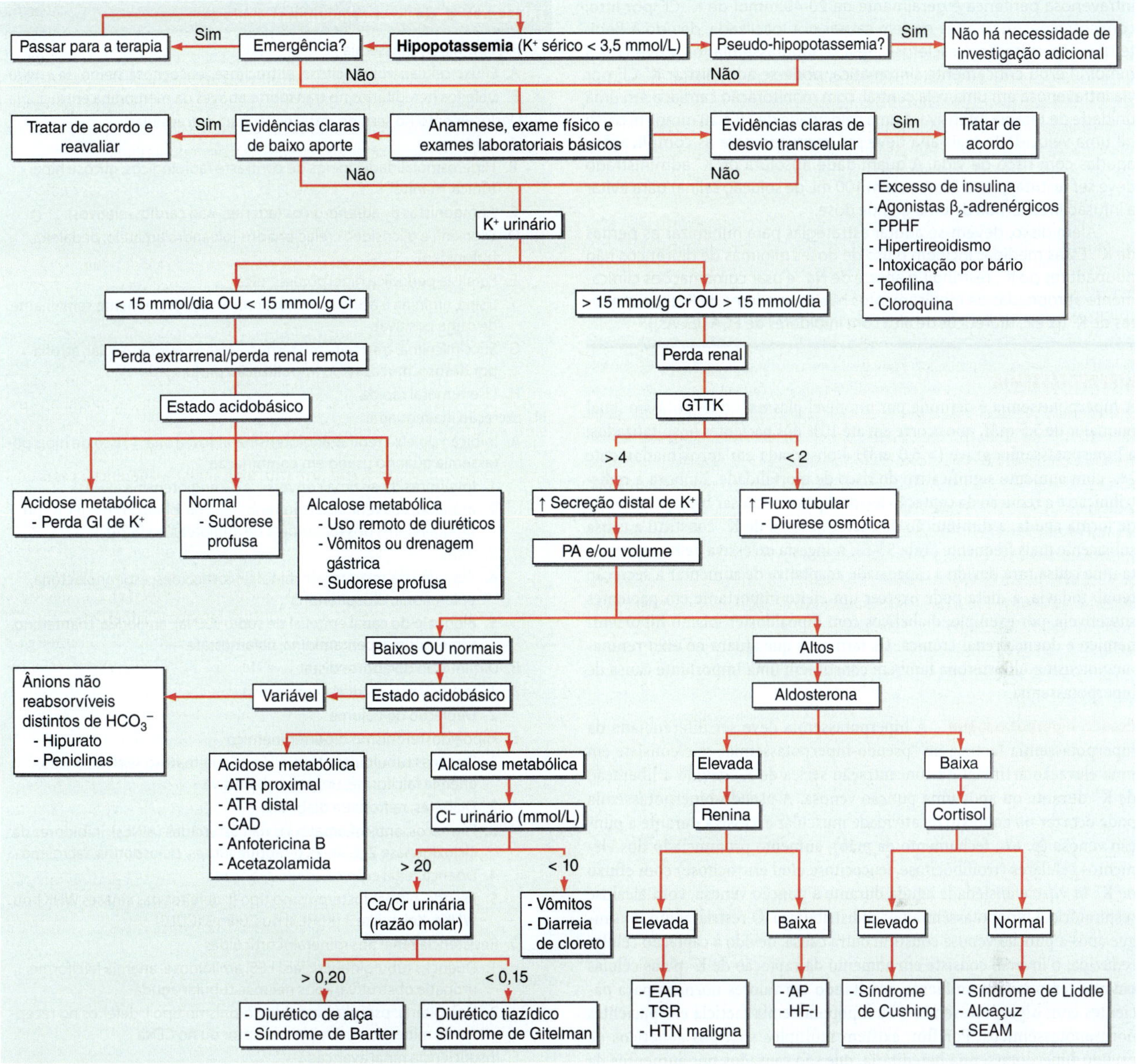

FIGURA 53-7 Abordagem diagnóstica à hipopotassemia. Ver detalhes no texto. PA, pressão arterial; CAD, cetoacidose diabética; HF-I, hiperaldosteronismo familiar tipo I; PPHF, paralisia periódica hipopotassêmica familiar; GI, gastrintestinal; HTN, hipertensão; AP, aldosteronismo primário; EAR, estenose da artéria renal; TSR, tumor secretor de renina; ATR, acidose tubular renal; SEAM, síndrome de excesso aparente de mineralocorticoides; GTTK, gradiente transtubular de potássio. *(Reproduzida com permissão de DB Mount, K Zandi-Nejad: Disorders of potassium balance, in BM Brenner [ed], Brenner and Rector's The Kidney, 8th ed, Philadelphia, W.B. Saunders & Company, 2008.)*

e da velocidade de declínio do nível sérico de K^+. Pacientes com intervalo QT prolongado e/ou outros fatores de risco para arritmias devem ser acompanhados de monitoração cardíaca contínua durante a reposição. Deve-se considerar uma reposição urgente, porém cautelosa de K^+ em pacientes com hipopotassemia grave redistributiva (concentração plasmática de K^+ < 2,5 m*M*) e/ou quando surgem complicações graves; todavia essa abordagem está associada a um risco de hiperpotassemia de rebote após resolução aguda da causa subjacente. Postula-se que a atividade excessiva do sistema nervoso simpático desempenha um papel dominante na hipopotassemia redistributiva, como na PPT, superdosagem de teofilina e traumatismo craniencefálico agudo, devendo considerar a administração de propranolol em altas doses (3 mg/kg); esse bloqueador β-adrenérgico não específico corrige a hipopotassemia sem o risco de hiperpotassemia de rebote.

A reposição oral com K^+-Cl^- constitui a base da terapia para a hipopotassemia. O fosfato de potássio por via oral ou intravenosa pode ser apropriado para pacientes com hipopotassemia e hipofosfatemia combinadas. Deve-se considerar o uso de bicarbonato de potássio ou citrato de potássio em pacientes com acidose metabólica concomitante. Os pacientes com hipomagnesemia são refratários à reposição isolada de K^+, de modo que a deficiência de Mg^{2+} concomitante deve ser *sempre* corrigida com reposição oral ou intravenosa. O déficit de K^+ e a velocidade da correção devem ser estimados da forma mais precisa possível; a função renal, o uso de medicamentos e a existência de comorbidades, como diabetes melito, também devem ser considerados, de modo a avaliar o risco de correção excessiva. Na ausência de redistribuição anormal do K^+, o déficit total correlaciona-se com os níveis séricos de K^+, de modo que o declínio do K^+ é de aproximadamente 0,27 m*M* para cada redução de 100 mmol das reservas corporais totais; a perda de 400 a 800 mmol de K^+ corporal total resulta em uma diminuição dos níveis séricos de K^+ de aproximadamente 2,0 m*M*. Tendo em vista o retardo da redistribuição de potássio nos compartimentos intracelulares, é preciso repor esse déficit gradualmente no decorrer de 24 a 48 horas, com acompanhamento frequente da concentração plasmática de K^+, a fim de evitar uma reposição excessiva e hiperpotassemia transitórias.

O uso da via intravenosa deve limitar-se a pacientes incapazes de utilizar a via enteral ou no contexto de complicações graves (p. ex., paralisia, arritmias). O K^+-Cl^- intravenoso deve ser sempre administrado em soluções salinas, e não com dextrose, visto que o aumento da insulina induzido pela dextrose pode causar piora da hipopotassemia. A dose intravenosa periférica é geralmente de 20-40 mmol de K^+-Cl^- por litro; concentrações mais altas podem causar dor localizada, devido à flebite química, irritação e esclerose. Se a hipopotassemia for grave (< 2,5 mmol/L) e/ou criticamente sintomática, pode-se administrar K^+-Cl^- por via intravenosa em uma veia central, com monitoração cardíaca em uma unidade de terapia intensiva, a uma velocidade de 10 a 20 mmol/h; o uso de uma velocidade mais alta deve ser reservado para as complicações agudas com risco de vida. A quantidade absoluta de K^+ administrado deve ser restrita (p. ex., 20 mmol em 100 mL de solução salina) para evitar a infusão inadvertida de uma grande dose.

Além disso, devem-se adotar estratégias para minimizar as perdas de K^+. Essas medidas incluem o uso de doses mínimas de diuréticos não poupadores de K^+, restringir o aporte de Na^+ e usar combinações clinicamente apropriadas de medicamentos não poupadores de K^+ e poupadores de K^+ (p. ex., diuréticos de alça com inibidores de ECA [IECAs]).

HIPERPOTASSEMIA

A hiperpotassemia é definida por um nível plasmático de potássio igual ou maior de 5,5 m*M*, que ocorre em até 10% dos pacientes hospitalizados; a hiperpotassemia grave (> 6,0 m*M*) é observada em aproximadamente 1%, com aumento significativo do risco de mortalidade. Embora a redistribuição e a redução da captação tecidual possam causar hiperpotassemia de forma aguda, a diminuição da excreção renal de K^+ constitui a causa subjacente mais frequente (Tab. 53-5). A ingesta excessiva de K^+ representa uma causa rara devido à capacidade adaptativa de aumentar a secreção renal; todavia, a dieta pode exercer um efeito importante em pacientes suscetíveis, por exemplo, diabéticos com hipoaldosteronismo hiporreninêmico e doença renal crônica. Os fármacos que atuam no eixo renina-angiotensina-aldosterona também constituem uma importante causa de hiperpotassemia.

Pseudo-hiperpotassemia A hiperpotassemia deve ser diferenciada da hiperpotassemia factícia ou "pseudo-hiperpotassemia", que consiste em uma elevação artificial da concentração sérica de K^+ devido à liberação de K^+ durante ou após uma punção venosa. A pseudo-hiperpotassemia pode ocorrer no contexto de atividade muscular excessiva durante a punção venosa (p. ex., fechamento da mão), aumento pronunciado dos elementos celulares (trombocitose, leucocitose e/ou eritrocitose) com efluxo de K^+ *in vitro* e ansiedade aguda durante a punção venosa, com alcalose respiratória e hipopotassemia por redistribuição. O resfriamento do sangue após a punção venosa constitui outra causa, devido à captação celular reduzida; o inverso consiste em aumento da captação de K^+ pelas células em alta temperatura ambiente, resultando em valores normais para pacientes com hiperpotassemia e/ou hipopotassemia factícia em pacientes normopotassêmicos. Por fim, existem múltiplos subtipos genéticos de pseudo-hiperpotassemia hereditária, que são causados por aumentos da permeabilidade passiva dos eritrócitos ao K^+. Por exemplo, foram descritas mutações causais no trocador de ânions dos eritrócitos (AE1, codificado pelo gene *SLC4A1*), resultando em transporte reduzido dos ânions dos eritrócitos, anemia hemolítica, extravasamento de K^+ mediado por AE1 e pseudo-hiperpotassemia.

Redistribuição e hiperpotassemia Vários mecanismos diferentes podem induzir um efluxo do K^+ intracelular e hiperpotassemia. A acidemia está associada à captação celular de H^+ e a um efluxo associado de K^+; acredita-se que essa troca de K^+-H^+ efetiva ajude a manter o pH extracelular. É importante observar que este efeito de acidose se limita a causas de acidose metabólica sem *anion gap* e, em menor grau, a causas respiratórias de acidose; a hiperpotassemia devido a um desvio de potássio induzido por acidose das células para o LEC *não* ocorre na acidose láctica com *anion gap* e na cetoacidose. A hiperpotassemia causada por manitol hipertônico, solução salina hipertônica e imunoglobulina intravenosa é geralmente atribuída a um efeito de "dragagem do solvente", à medida que a água sai das células a favor do gradiente osmótico. Os pacientes diabéticos também são propensos à hiperpotassemia osmótica em resposta à glicose hipertônica intravenosa quando administrada sem insulina adequada. Os aminoácidos catiônicos, especificamente a lisina, a arginina e o fármaco estruturalmente relacionado, o ácido ε-aminocaproico, provocam efluxo de K^+ e hiperpotassemia por meio de uma troca de cátion-K^+ cujo mecanismo ainda é desconhecido. A digoxina inibe a Na^+/K^+-ATPase e compromete a captação de K^+ pelo músculo esquelético, de modo que a superdosagem de digoxina resulta em hiperpotassemia. Glicosídeos relacionados são encontrados em plantas específicas (p. ex., oleandro amarelo, dedaleira) e no sapo *Bufo marinus* (bufadienolídeo); quando ingeridos também podem causar hiperpotassemia. Por fim, os íons fluoreto também inibem a Na^+/K^+-ATPase, de modo que a intoxicação por fluoreto está geralmente associada à hiperpotassemia.

A succinilcolina despolariza as células musculares, causando um efluxo de K^+ por meio dos receptores de acetilcolina (AChRs). O uso desse agente está contraindicado para pacientes que apresentam traumatismo térmico sustentado, lesão neuromuscular, atrofia muscular por desuso, mucosite ou imobilização prolongada. Esses distúrbios compartilham um acentuado

TABELA 53-5 ■ Causas de hiperpotassemia

I. Pseudo-hiperpotassemia
   A. Efluxo celular; trombocitose, eritrocitose, leucocitose, hemólise *in vitro*
   B. Defeitos hereditários no transporte através da membrana eritrocitária
II. Deslocamento no sentido intracelular para extracelular
   A. Acidose
   B. Hiperosmolalidade; meios de contraste radiológicos, glicose hipertônica, manitol
   C. Antagonistas β_2-adrenérgicos (agentes não cardiosseletivos)
   D. Digoxina e glicosídeos relacionados (oleandro amarelo, dedaleira, bufonídeo)
   E. Paralisia periódica hiperpotassêmica
   F. Lisina, arginina e ácido ε-aminocaproico (estruturalmente semelhante, de carga positiva)
   G. Succinilcolina; traumatismo térmico, lesão neuromuscular, atrofia por desuso, mucosite ou imobilização prolongada
   H. Lise tumoral rápida
III. Excreção inadequada
   A. Inibição do eixo renina-angiotensina-aldosterona; ↑ risco de hiperpotassemia quando usado em combinação
      1. Inibidores da enzima conversora de angiotensina (IECAs)
      2. Inibidores da renina: alisquireno (em combinação com IECAs ou bloqueadores dos receptores de angiotensina [BRAs])
      3. BRAs
      4. Bloqueio do receptor de mineralocorticoides: espironolactona, eplerenona, drospirenona
      5. Bloqueio do canal epitelial de sódio (CENa): amilorida, triantereno, trimetoprima, pentamidina, nafamostate
   B. Diminuição do aporte distal
      1. Insuficiência cardíaca congestiva
      2. Depleção de volume
   C. Hipoaldosteronismo hiporreninêmico
      1. Doenças tubulointersticiais: lúpus eritematoso sistêmico (LES), anemia falciforme, uropatia obstrutiva
      2. Diabetes, nefropatia diabética
      3. Fármacos: anti-inflamatórios não esteroides (AINEs), inibidores da cicloxigenase 2 (COX-2), β-bloqueadores, ciclosporina, tacrolimo
      4. Doença renal crônica, idade avançada
      5. Pseudo-hipoaldosteronismo tipo II: defeitos nas cinases WNK1 ou WNK4, Kelch-like 3 (KLHL3) ou Cullin 3 (CUL3)
   D. Resistência renal aos mineralocorticoides
      1. Doenças tubulointersticiais: LES, amiloidose, anemia falciforme, uropatia obstrutiva, após necrose tubular aguda
      2. Hereditária: pseudo-hipoaldosteronismo tipo I; defeitos no receptor de mineralocorticoides receptor ou no CENa
   E. Insuficiência renal avançada
      1. Doença renal crônica
      2. Doença renal em estágio terminal
      3. Lesão renal oligúrica aguda
   F. Insuficiência suprarrenal primária
      1. Doenças autoimunes: doença de Addison, endocrinopatia poliglandular
      2. Infecciosa: HIV, citomegalovírus, tuberculose, infecção fúngica disseminada
      3. Infiltrativa: amiloidose, neoplasia maligna, câncer metastático
      4. Associada a fármacos: heparina, heparina de baixo peso molecular
      5. Hereditária: hipoplasia suprarrenal congênita, hiperplasia suprarrenal lipoide congênita, deficiência de aldosterona-sintase
      6. Hemorragia ou infarto suprarrenal, incluindo síndrome antifosfolipídeo

aumento e redistribuição dos AChRs na membrana plasmática das células musculares; a despolarização desses AChRs suprarregulados pela succinilcolina leva a um efluxo exagerado de K^+ através dos canais de cátions associados ao receptor, resultando em hiperpotassemia aguda.

Hiperpotassemia por aporte excessivo ou necrose tecidual O consumo aumentado de K^+, mesmo em pequenas quantidades, pode provocar hiperpotassemia grave em pacientes com fatores predisponentes; por esse motivo, é fundamental uma avaliação dietética. Os alimentos ricos em potássio incluem tomates, bananas e frutas cítricas; as fontes ocultas de K^+, particularmente os substitutos do sal contendo K^+, também podem contribuir de modo significativo. As causas iatrogênicas incluem a reposição excessiva com K^+-Cl^- ou a administração de um medicamento contendo potássio (p. ex., K^+-penicilina) a um paciente suscetível. A transfusão de hemácias constitui uma causa bem descrita de hiperpotassemia, tipicamente nos casos de transfusões maciças. Por fim, a necrose tecidual grave, como na síndrome de lise tumoral aguda e na rabdomiólise, causa hiperpotassemia devido à liberação de K^+ intracelular.

Hipoaldosteronismo e hiperpotassemia A liberação de aldosterona pela glândula suprarrenal pode ser reduzida pelo hipoaldosteronismo hiporreninêmico, relacionado a medicamentos, hipoaldosteronismo primário ou deficiência isolada de ACTH (hipoaldosteronismo secundário). O hipoaldosteronismo primário pode ser genético ou adquirido (Cap. 386), porém é normalmente causado por autoimunidade na doença de Addison ou no contexto de uma endocrinopatia poliglandular. O HIV ultrapassou a tuberculose como causa infecciosa mais importante de insuficiência suprarrenal. O comprometimento suprarrenal pelo HIV é geralmente subclínico; entretanto, a insuficiência suprarrenal pode ser precipitada por estresse, por fármacos, como o cetoconazol, que inibem a esteroidogênese, ou pela suspensão aguda de agentes esteroides, como o megestrol. Entre os medicamentos associados à hiperpotassemia, a heparina pode causar inibição seletiva da síntese de aldosterona pelas células da zona glomerulosa, levando, assim, ao hipoaldosteronismo hiper-reninêmico.

O hipoaldosteronismo hiporreninêmico é um fator predisponente muito comum em vários subgrupos superpostos de pacientes com hiperpotassemia: pacientes diabéticos, indivíduos idosos e pacientes com lesão renal. Classicamente, esses pacientes devem apresentar supressão da ARP e da aldosterona; aproximadamente 50% exibem acidose associada, com redução da excreção renal de NH_4^+, *anion gap* urinário positivo e pH urinário < 5,5. Ocorre expansão do volume na maioria dos pacientes, com aumentos secundários do peptídeo natriurético atrial (ANP) circulante, que inibem tanto a liberação renal de renina quanto a liberação suprarrenal de aldosterona.

Doença renal e hiperpotassemia A doença renal crônica e a DRET constituem causas muito comuns de hiperpotassemia, devido ao déficit ou ausência de néfrons funcionantes. A hiperpotassemia é mais comum na lesão renal aguda oligúrica; o fluxo tubular distal e o aporte de Na^+ constituem fatores menos limitantes em pacientes não oligúricos. A hiperpotassemia desproporcional à TFG também pode ser observada na doença tubulointersticial que afeta o néfron distal, como amiloidose, anemia falciforme, nefrite intersticial e uropatia obstrutiva.

As causas renais hereditárias de hiperpotassemia apresentam manifestações clínicas que se sobrepõem ao hipoaldosteronismo, daí a designação diagnóstica *pseudo-hipoaldosteronismo* (PHA). O PHA tipo I (PHA-I) ocorre tanto em forma autossômica dominante quanto em autossômica recessiva. A forma autossômica dominante é causada por mutações com perda de função no MLR; a forma recessiva é produzida por várias combinações de mutações nas três subunidades do CENa, resultando em comprometimento da atividade do canal de Na^+ nas células principais e em outros tecidos. Os pacientes com PHA-I recessivo apresentam perda de sal, hipotensão e hiperpotassemia permanentes, enquanto o fenótipo de PHA-I autossômico dominante, devido à disfunção do MLR, melhora na vida adulta. O PHA tipo II (PHA-II, também conhecido como *hipertensão hereditária com hiperpotassemia*) é, em todos os aspectos, a imagem espelhada da SG causada por perda de função do CNC, o cotransportador de Na^+-Cl^- sensível aos tiazídicos (ver anteriormente); o fenótipo clínico consiste em hipertensão, hiperpotassemia, acidose metabólica hiperclorêmica, supressão da ARP e da aldosterona, hipercalciúria e diminuição da densidade óssea. Por conseguinte, o PHA-II comporta-se como um ganho de função do CNC, e o tratamento com tiazídicos resulta em resolução de todo o fenótipo clínico. Todavia, o gene de CNC não está diretamente envolvido no PHA-II, que é causado por mutações nas serinas-treoninas-cinases WNK1 e WNK4 ou nos Kelch-like 3 (KLHL3) e Cullin 3 (CUL3) proximais, dois componentes de um complexo E3 ubiquitina ligase, que regula essas cinases; essa proteínas regulam coletivamente a atividade do CNC, com ativação do transportador associado ao PHA-II.

Hiperpotassemia associada a medicamentos A maioria dos medicamentos associados à hiperpotassemia provoca inibição de algum componente do eixo renina-angiotensina-aldosterona. Os IECAs, os bloqueadores dos receptores de angiotensina, os inibidores da renina e os MLRs constituem causas previsíveis e comuns de hiperpotassemia, particularmente quando prescritos em combinação. O contraceptivo oral Yasmin-28 contém a progestina drospirenona, que inibe o MLR, podendo causar hiperpotassemia em pacientes suscetíveis. A ciclosporina, o tacrolimo, os AINEs e os inibidores da cicloxigenase 2 (COX-2) provocam hiperpotassemia por múltiplos mecanismos, porém compartilham a capacidade de causar hipoaldosteronismo hiporreninêmico. É importante destacar que a maioria dos fármacos que afetam o eixo renina-angiotensina-aldosterona também bloqueia a resposta suprarrenal local à hiperpotassemia, atenuando, assim, a estimulação *direta* da liberação de aldosterona pela concentração plasmática aumentada de K^+.

A inibição da atividade do CENa apical no néfron distal pela amilorida e por outros diuréticos poupadores de K^+ resulta em hiperpotassemia, frequentemente com acidose hiperclorêmica voltagem-dependente e/ou hiponatremia hipovolêmica. A amilorida assemelha-se, do ponto de vista estrutural, aos antibióticos TMP e pentamidina, que também bloqueiam o CENa; os fatores de risco para a hiperpotassemia associada à TMP incluem a dose administrada, a presença de insuficiência renal e o hipoaldosteronismo hiporreninêmico. A inibição indireta do CENa na membrana plasmática também constitui uma causa de hiperpotassemia associada a fármacos; o nafamostate, um inibidor da protease utilizado em alguns países para o tratamento da pancreatite, inibe as proteases renais induzidas pela aldosterona que ativam o CENa por clivagem proteolítica.

Manifestações clínicas A hiperpotassemia é uma emergência clínica devido aos seus efeitos cardíacos. As arritmias cardíacas associadas à hiperpotassemia incluem bradicardia sinusal, parada sinusal, ritmos idioventriculares lentos, taquicardia ventricular, fibrilação ventricular e assistolia. Aumentos discretos do K^+ extracelular afetam a fase de repolarização do potencial de ação das células cardíacas, levando a alterações na morfologia da onda T; aumentos mais acentuados na concentração plasmática de K^+ provocam depressão da condução intracardíaca, com prolongamento progressivo dos intervalos PR e QRS. A hiperpotassemia grave resulta em perda da onda P e alargamento progressivo do complexo QRS; o desenvolvimento de um ritmo sinoventricular de onda senoidal sugere fibrilação ventricular ou assistolia iminentes. A hiperpotassemia também pode causar um padrão de Brugada tipo I no eletrocardiograma (ECG), com pseudobloqueio de ramo direito e elevação arqueada persistente do segmento ST arqueado em pelo menos duas derivações precordiais. O sinal de Brugada hiperpotassêmico ocorre em pacientes em estado crítico com hiperpotassemia grave, e pode ser diferenciado da síndrome de Brugada genética pela ausência de ondas P, alargamento acentuado de QRS e eixo QRS anormal. Classicamente, as manifestações eletrocardiográficas na hiperpotassemia progridem desde ondas T apiculadas (5,5-6,5 m*M*) até desaparecimento das ondas P (6,5-7,5 m*M*), alargamento do complexo QRS (7,0-8,0 m*M*) e, por fim, um padrão de onda senoidal (> 8,0 m*M*). Todavia, essas alterações são insensíveis, menos pronunciadas, sobretudo em pacientes com doença renal crônica ou DRET.

A hiperpotassemia devido a uma variedade de etiologias também pode se manifestar com paralisia ascendente, designada *paralisia hiperpotassêmica secundária*, para diferenciá-la da paralisia periódica hiperpotassêmica (PPH) familiar. A apresentação pode incluir paralisia diafragmática e insuficiência respiratória. Os pacientes com PPH familiar desenvolvem fraqueza muscular durante a hiperpotassemia induzida pelo aporte aumentado de K^+ ou repouso após exercício intenso. A despolarização do músculo esquelético pela hiperpotassemia revela um defeito de inativação nos canais de Na^+ esqueléticos; a causa predominante consiste em mutações autossômicas dominantes no gene *SCN4A* que codifica esse canal.

Nos rins, a hiperpotassemia exerce efeitos negativos sobre a capacidade de excreção ácida, de modo que a hiperpotassemia por si só pode contribuir para a acidose metabólica. Essa alteração pode ocorrer, em parte, devido à competição entre o K^+ e o NH_4^+ para reabsorção pelo TALH e multiplicação por contracorrente subsequente, reduzindo finalmente o gradiente medular para a excreção de NH_3/NH_4 pelo néfron distal. Independentemente do mecanismo subjacente, a restauração da normopotassemia pode, em muitos casos, corrigir a acidose metabólica hiperpotassêmica.

Abordagem diagnóstica A prioridade no manejo da hiperpotassemia é avaliar a necessidade de tratamento de emergência, seguido de avaliação abrangente para determinar a etiologia (Fig. 53-8). A anamnese e o exame físico devem se concentrar no uso de medicamentos, na dieta e suplementos dietéticos, nos fatores de risco para disfunção renal, na redução do débito urinário, na pressão arterial e na avaliação da volemia. Os exames laboratoriais iniciais devem incluir eletrólitos, ureia sanguínea, creatinina, osmolalidade sérica, Mg^{2+} e Ca^{2+}, hemograma completo; pH, osmolalidade, creatinina e eletrólitos urinários. Uma concentração urinária de Na^+ de < 20 m*M* indica que o aporte distal de Na^+ constitui um fator limitante na excreção de K^+; reposição de volume com solução salina a 0,9% ou tratamento com furosemida podem ser efetivos para reduzir a concentração plasmática de K^+. A osmolalidade sérica e urinária são necessárias para o cálculo do GTTK (Fig. 53-8). Os valores esperados do GTTK baseiam-se, em grande parte, em dados históricos e são < 3 na presença de hipopotassemia e > 7-8 na hiperpotassemia. É importante observar que alguns autores têm sugerido que o GTTK não considera os efeitos da reabsorção tubular distal de ureia na excreção de potássio, concluindo que o GTTK é, dessa forma, um teste pouco confiável na avaliação da hiperpotassemia. Essas críticas são teóricas e não sustentadas por experimentos em animais; o GTTK permanece sendo um teste útil à beira do leito para avaliação da excreção de potássio na urina na hiperpotassemia.

$$\text{GTTK} = \frac{[K^+]_{\text{urina}} \times \text{Osm}_{\text{soro}}}{[K^+]_{\text{soro}} \times \text{Osm}_{\text{urina}}}$$

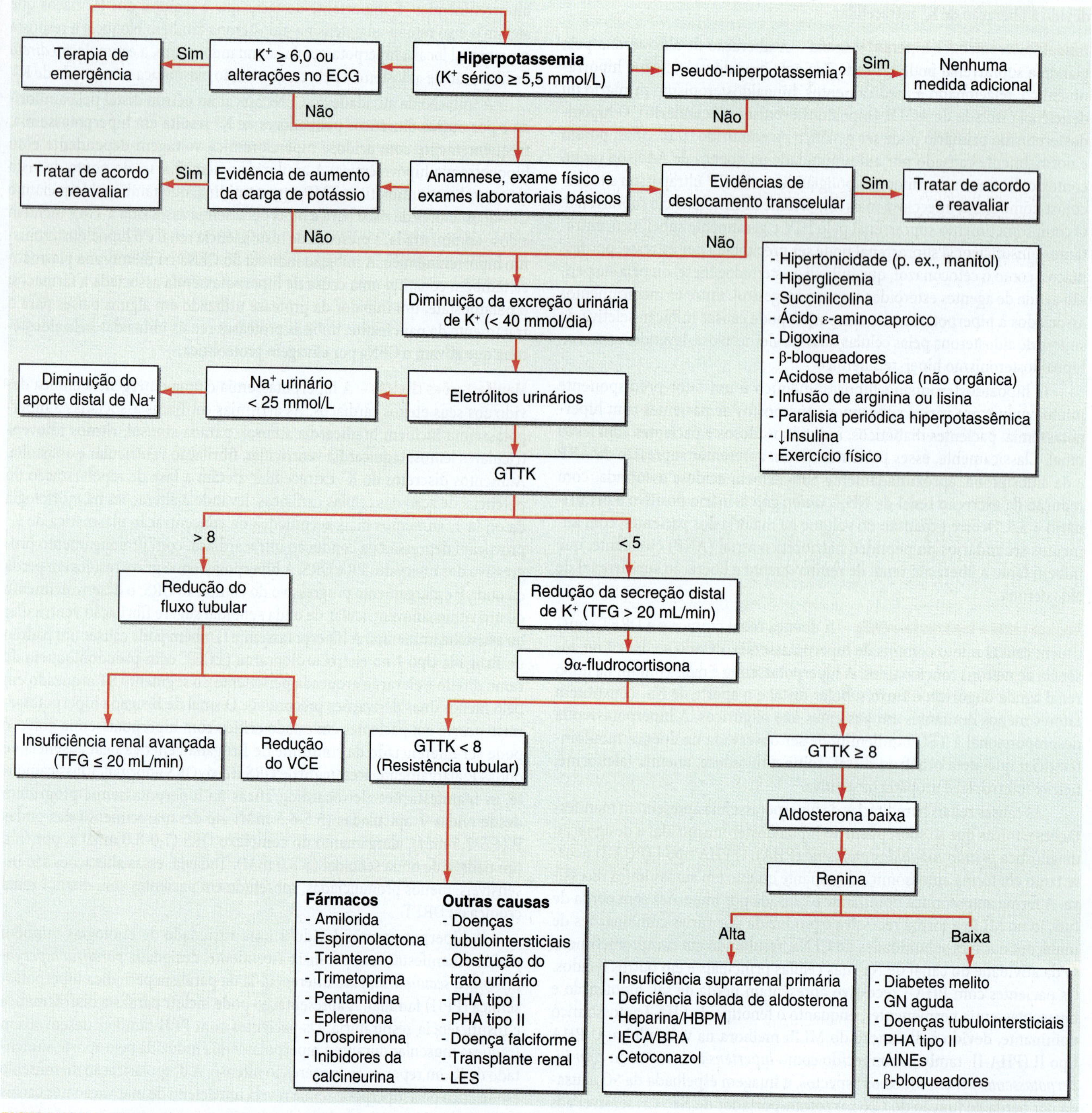

FIGURA 53-8 **Abordagem diagnóstica à hiperpotassemia.** Ver detalhes no texto. IECA, inibidor da enzima conversora de angiotensina; BRA, bloqueador dos receptores de angiotensina II; ECG, eletrocardiograma; VCE, volume circulatório efetivo; TFG, taxa de filtração glomerular; GN, glomerulonefrite; HBPM, heparina de baixo peso molecular; AINE, anti-inflamatório não esteroide; PHA, pseudo-hipoaldosteronismo; LES, lúpus eritematoso sistêmico; GTTK, gradiente transtubular de potássio. *(Reproduzida com permissão de DB Mount, K Zandi-Nejad: Disorders of potassium balance, in BM Brenner [ed], Brenner and Rector's The Kidney, 8th ed, Philadelphia, W.B. Saunders & Company, 2008.)*

TRATAMENTO

Hiperpotassemia

As manifestações eletrocardiográficas da hiperpotassemia devem ser consideradas como emergência clínica e tratadas urgentemente. Entretanto, pacientes com hiperpotassemia significativa ($K^+ \geq 6,5$) na ausência de alterações no ECG também devem ser tratados de forma vigorosa, devido às limitações das alterações do ECG como fator preditivo de cardiotoxicidade. O tratamento de urgência da hiperpotassemia consiste em internação do paciente, monitoração cardíaca contínua e tratamento imediato. O tratamento da hiperpotassemia é dividido em três estágios:

1. *Antagonismo imediato dos efeitos cardíacos da hiperpotassemia.* O cálcio intravenoso serve para proteger o miocárdio, enquanto são tomadas outras medidas para corrigir a hiperpotassemia. O cálcio eleva o limiar do potencial de ação e diminui a excitabilidade sem modificar o potencial de repouso da membrana. Ao restaurar a diferença entre os potenciais de repouso e limiar, o cálcio reverte o bloqueio de despolarização causado pela hiperpotassemia. A dose recomendada é de 10 mL de gliconato de cálcio a 10% (3-4 mL de cloreto de cálcio), em infusão intravenosa, durante 2 a 3 minutos, com monitoração cardíaca. O efeito da infusão começa em 1 a 3 minutos e dura 30 a 60 minutos; a dose deve ser repetida se não houver alteração dos achados eletrocardiogáficos ou se esses achados recorrerem após uma melhora inicial. A hipercalcemia potencializa a cardiotoxicidade da digoxina; por esse motivo, o cálcio intravenoso deve ser usado com extrema cautela em usuários desse medicamento; se for considerado necessário, podem ser acrescentados 10 mL de gliconato de cálcio a 10% a 100 mL de soro glicosado a 5%, com infusão durante 20 a 30 minutos para evitar hipercalcemia aguda.
2. *Rápida redução da concentração plasmática de K^+ por meio de sua redistribuição nas células.* A insulina diminui a concentração plasmática de K^+ ao deslocá-lo para dentro das células. A dose recomendada é de 10 unidades de insulina regular intravenosa, seguida imediatamente de 50 mL de dextrose a 50% ($D_{50}W$, 25 g de glicose total); o efeito começa em 10 a 20 minutos, alcança o seu máximo em 30 a 60 minutos e dura 4 a 6 horas. Um *bolus* de $D_{50}W$ sem insulina *nunca* é apropriado, considerando os riscos de piora aguda da hiperpotassemia devido ao efeito osmótico da glicose hipertônica. A hipoglicemia é comum com insulina mais glicose; por esse motivo, deve ser seguida de infusão de dextrose a 10%, em uma taxa de 50 a 75 mL/h, com monitoração rigorosa da concentração plasmática de glicose. Nos pacientes hiperpotassêmicos com concentrações de glicose ≥ 200 a 250 mg/dL, a insulina deve ser administrada *sem* glicose, também com monitoração rigorosa da glicemia.

   Os agonistas β_2, sendo mais comum o salbutamol, são agentes efetivos, porém subutilizados no tratamento agudo da hiperpotassemia. O salbutamol e a insulina com glicose têm efeito aditivo sobre a concentração plasmática de K^+; todavia, cerca de 20% dos pacientes com DRET mostram-se resistentes ao efeito dos agonistas β_2; por esse motivo, esses fármacos não devem ser usados sem insulina. A dose recomendada de salbutamol é de 10 a 20 mg de em 4 mL de solução salina, inalados durante 10 minutos; o efeito começa em cerca de 30 minutos, alcança o seu máximo em cerca de 90 minutos e dura de 2 a 6 horas. A hiperglicemia é um efeito colateral, junto com a taquicardia, Os β_2-agonistas devem ser usados com cautela em pacientes com hiperpotassemia e cardiopatia conhecida.

   O bicarbonato intravenoso não desempenha nenhum papel no tratamento agudo da hiperpotassemia, porém pode atenuar lentamente a hiperpotassemia com a sua administração sustentada durante várias horas. Não deve ser administrado repetidamente na forma de injeção intravenosa hipertônica, devido ao risco de hipernatremia e hipertonicidade, mas deve ser infundido em solução isotônica ou hipotônica (p. ex., 150 miliequivalentes de bicarbonato de sódio em 1 L de D_5W). Em pacientes com acidose metabólica, pode-se observar uma queda tardia da concentração plasmática de K^+ depois de 4 a 6 horas de infusão isotônica de bicarbonato.
3. *Remoção do potássio.* Normalmente, é realizada com o uso de resinas trocadoras de cátions, diuréticos e/ou diálise. A resina trocadora de cátions poliestireno sulfonato de sódio (SPS) troca Na^+ por K^+ no trato gastrintestinal e aumenta a excreção fecal de K^+. A dose recomendada de SPS é de 15 a 30 g de pó, quase sempre administrada em suspensão pronta para uso com sorbitol a 33%. O efeito do SPS sobre a concentração plasmática de K^+ é lento, o efeito total pode levar até 24 horas e geralmente exige doses repetidas a cada 4 a 6 horas. A necrose intestinal, tipicamento do cólon ou íleo, é uma complicação rara, mas geralmente fatal, do SPS. A necrose intestinal é mais comum em pacientes com mobilidade intestinal reduzida (p. ex., no período pós-operatório ou após tratamento com opioides). A coadministração de SPS com sorbitol parece aumentar o risco de necrose intestinal; entretanto, essa complicação também pode ocorrer com o uso isolado de SPS e, em modelos animais, o SPS é o agente causador. O risco baixo, porém real, de necrose intestinal com SPS, que, algumas vezes, é a única terapia disponível ou apropriada para a remoção de potássio, precisa ser ponderado levando-se em conta o a eficácia lenta. Sempre que possível, terapias alternativas para o tratamento agudo da hiperpotassemia (i.e., quelantes alternativos do potássio, terapia de redistribuição vigorosa, infusão isotônica de bicarbonato, diuréticos e/ou hemodiálise) devem ser usadas no lugar do SPS.

   Novos quelantes de potássio intestinal foram recentemente disponibilizados para uso no tratamento da hiperpotassemia. Esses agentes não têm a toxicidade intestinal do SPS e são preferíveis em relação a ele para o manejo dessa condição. Patirômero é um polímero não absorvível, disponibilizado na forma de pó para suspensão, que se liga ao K^+ em troca de Ca^{2+}. Em adultos sadios, o patirômero causa diminuição da excreção urinária de potássio, magnésio e sódio, sugerindo a ligação do polímero a esses cátions no intestino; notavelmente, um efeito colateral importante da medicação é a hipomagnesemia. O ZS-9 (zircônio ciclossilicato de sódio) é um composto inorgânico cristalino não absorvível que troca íons Na^+ e H^+ por K^+ e NH_4^+ no intestino. Esses agentes revolucionaram o tratamento das formas crônica e aguda de hiperpotassemia. Em particular, a disponibilidade de quelantes de potássio seguros e bem tolerados possibilita uma inibição mais intensa de SRAA tanto na doença renal como na doença cardíaca.

   A terapia com solução salina intravenosa pode ser benéfica em pacientes hipovolêmicos com oligúria e diminuição do aporte distal de Na^+, com reduções associadas na excreção renal de K^+. Os diuréticos de alça e tiazídicos podem ser usados para reduzir a concentração plasmática de K^+ em pacientes euvolêmicos ou hipervolêmicos com função renal suficiente para obter uma resposta diurética; pode ser necessário combinar esses diuréticos com solução salina intravenosa ou bicarbonato isotônico para garantir a euvolemia.

   A hemodiálise constitui o método mais efetivo e confiável para reduzir a concentração plasmática de K^+; a diálise peritoneal é consideravelmente menos efetiva. Os pacientes com lesão renal aguda necessitam de acesso venoso temporário e urgente para hemodiálise, com seus riscos associados; por outro lado, pacientes com DRET ou com doença renal crônica avançada podem ter um acesso venoso preexistente. A quantidade de K^+ removida durante a hemodiálise depende da distribuição relativa do K^+ entre o LIC e o LEC (potencialmente afetada pela terapia anterior para a hiperpotassemia), do tipo e da área de superfície do dialisador, da velocidade de fluxo do dialisato e do sangue, da duração da diálise e do gradiente de K^+ entre o plasma e o dialisato.

LEITURAS ADICIONAIS

Choi M et al: K^+ channel mutations in adrenal aldosterone-producing adenomas and hereditary hypertension. Science 331:768, 2011.

Fenske W et al: A copeptin-based approach in the diagnosis of diabetes insipidus. N Engl J Med 379:428, 2018.

Gankam-Kengne F et al: Osmotic stress–induced defective glial proteostasis contributes to brain demyelination after hyponatremia treatment. J Am Soc Nephrol 28:1802, 2017.

Mount DB: Disorders of potassium balance, in *Brenner and Rector's The Kidney*, 11th ed, ASL Yu et al: (eds). Philadelphia, W.B. Saunders & Company, 2020, pp. 537–579.

Packham DK et al: Sodium zirconium cyclosilicate in hyperkalemia. N Engl J Med 372:222, 2015.

Perianayagam A et al: DDAVP is effective in preventing and reversing inadvertent overcorrection of hyponatremia. Clin J Am Soc Nephrol 3:331, 2008.

Schrier RW: Decreased effective blood volume in edematous disorders: What does this mean? J Am Soc Nephrol 18:2028, 2007.

Sood L et al: Hypertonic saline and desmopressin: A simple strategy for safe correction of severe hyponatremia. Am J Kidney Dis 61:571, 2013.

Soupart A et al: Efficacy and tolerance of urea compared with vaptans for long-term treatment of patients with SIADH. Clin J Am Soc Nephrol 7:742, 2012.

54 Hipercalcemia e hipocalcemia

Sundeep Khosla

O íon cálcio desempenha um papel fundamental na função e na sinalização celular normais, regulando diversos processos fisiológicos, como a sinalização neuromuscular, a contratilidade cardíaca, a secreção hormonal e a coagulação sanguínea. Por essa razão, as concentrações do cálcio extracelular são mantidas dentro de uma faixa extremamente estreita por meio de uma série de mecanismos de *feedback* que envolvem o paratormônio (PTH) e o metabólito ativo da vitamina D, conhecido como 1,25-di-hidroxivitamina D [$1,25(OH)_2D$]. Esses mecanismos de *feedback* são coordenados através de sinais interativos entre as glândulas paratireoides, os rins, o intestino e os ossos **(Fig. 54-1; Cap. 409)**. Os distúrbios da concentração sérica do cálcio são relativamente comuns e, em geral, constituem indício de alguma doença subjacente. Este capítulo apresenta um resumo sucinto da abordagem a pacientes com alterações do cálcio sérico. **Ver Cap. 410 para uma discussão detalhada sobre esse tópico.**

HIPERCALCEMIA

ETIOLOGIA

As causas da hipercalcemia podem ser entendidas e classificadas com base nas disfunções dos mecanismos normais de *feedback* que regulam o cálcio sérico **(Tab. 54-1)**. A produção excessiva de PTH, que não é apropriadamente suprimida pela elevação das concentrações do cálcio sérico, ocorre em distúrbios neoplásicos primários das glândulas paratireoides (adenoma, hiperplasia ou, raramente, carcinoma das paratireoides), que estão associados a um aumento da massa das células paratireoides e a um comprometimento da inibição pelo cálcio por meio de *feedback*. A secreção inapropriada de PTH para o nível ambiente de cálcio sérico ocorre também na hipercalcemia hipocalciúrica familiar (HHF), que consiste em uma síndrome autossômica dominante envolvendo geralmente mutações inativadoras no receptor sensor de cálcio (*CaSR*; HHF tipo 1), com raras famílias apresentando mutações na proteína $G\alpha_{11}$ (*GNA11*; HHF tipo 2) ou no complexo 2 da proteína relacionada ao adaptador, subunidade σ-2 (*AP2S1*; HHF tipo 3); todas essas mutações comprometem a percepção do nível de cálcio extracelular pelas glândulas paratireoides e rins, levando à secreção inadequada de PTH e ao aumento da reabsorção tubular renal de cálcio. Embora a secreção do PTH por tumores seja extremamente rara, muitos tumores sólidos secretam um peptídeo relacionado com o PTH (PTHrP), que compartilha uma homologia com o PTH em seus primeiros 13 aminoácidos e que se liga ao receptor do PTH, reproduzindo, assim, os efeitos desse hormônio nos ossos e nos rins. Na hipercalcemia da malignidade mediada pelo PTHrP, os níveis do PTH são suprimidos pelos níveis séricos elevados do cálcio. A hipercalcemia associada à doença granulomatosa (p. ex., sarcoidose) ou aos linfomas é causada pelo aumento da conversão da 25(OH)D em seu derivado potente $1,25(OH)_2D$. Nesses distúrbios, a $1,25(OH)_2D$ aumenta a absorção intestinal de cálcio, resultando em hipercalcemia e supressão do PTH. Os distúrbios que aumentam diretamente a mobilização do cálcio ósseo, como o hipertireoidismo e as metástases osteolíticas, também causam hipercalcemia com secreção suprimida do PTH, do mesmo modo que a sobrecarga de cálcio exógeno, como na síndrome leite-álcali, ou a nutrição parenteral total com suplementação excessiva de cálcio.

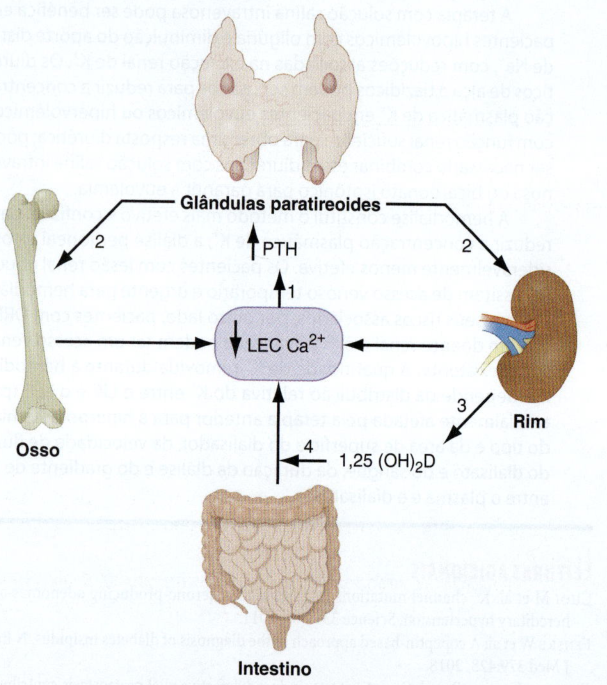

FIGURA 54-1 Mecanismos de *feedback* que mantêm as concentrações de cálcio extracelular dentro de uma faixa fisiológica estreita (8,9-10,1 mg/dL [2,2-2,5 m*M*]). Uma redução do cálcio (Ca^{2+}) do líquido extracelular (LEC) desencadeia um aumento na secreção do paratormônio (PTH) (1) por meio do receptor sensor de cálcio das células paratireóideas. Por sua vez, o PTH resulta em aumento da reabsorção tubular de cálcio pelos rins (2) e reabsorção de cálcio do osso (2) e também estimula a produção renal de $1,25(OH)_2D$ (3). Por sua vez, a $1,25(OH)_2D$ atua principalmente no intestino, aumentando a absorção de cálcio (4). Em conjunto, esses mecanismos homeostáticos atuam para normalizar os níveis séricos de cálcio.

MANIFESTAÇÕES CLÍNICAS

Em geral, a hipercalcemia leve (até 11-11,5 mg/dL) é assintomática, sendo detectada apenas pelas dosagens rotineiras de cálcio. Alguns pacientes podem apresentar sintomas neuropsiquiátricos mal definidos, inclusive dificuldade de concentração, alterações da personalidade ou depressão. Outros sintomas podem ser atribuídos à doença ulcerosa péptica ou à nefrolitíase, e o risco de fratura também pode ser maior. A hipercalcemia mais grave (> 12-13 mg/dL), principalmente se tiver instalação aguda, pode causar letargia, estupor ou coma, além de sintomas gastrintestinais (náuseas, anorexia, constipação intestinal ou pancreatite). A hipercalcemia reduz a capacidade de concentração renal, o que pode causar poliúria e polidipsia. No hiperparatireoidismo crônico, os pacientes podem ter dor óssea ou

TABELA 54-1 ■ Causas de hipercalcemia

Produção excessiva de PTH
Hiperparatireoidismo primário (adenoma, hiperplasia, raramente carcinoma)
Hiperparatireoidismo terciário (estimulação crônica da secreção de PTH na insuficiência renal)
Secreção ectópica de PTH (muito rara)
HHF
Alterações da função do CaSR (tratamento com lítio)
Hipercalcemia da doença maligna
Produção excessiva de PTHrP (muitos tumores sólidos)
Metástases osteolíticas (câncer de mama, mieloma)
Produção excessiva de $1,25(OH)_2D$
Doenças granulomatosas (sarcoidose, tuberculose, silicose)
Linfomas
Intoxicação por vitamina D
Aumento primário da reabsorção óssea
Hipertireoidismo
Imobilização
Aporte excessivo de cálcio
Síndrome leite-álcali
Nutrição parenteral total
Outras causas
Distúrbios endócrinos (insuficiência suprarrenal, feocromocitoma, VIPoma)
Fármacos (tiazídicos, vitamina A, antiestrogênicos)

Siglas: CaSR, receptor sensor de cálcio; HHF, hipercalcemia hipocalciúrica familiar; PTH, paratormônio; PTHrP, peptídeo relacionado com o PTH.

fraturas patológicas. Por fim, a hipercalcemia pode resultar em alterações eletrocardiográficas significativas, incluindo bradicardia, bloqueio atrioventricular (AV) e intervalo QT curto; as alterações do cálcio sérico podem ser monitoradas com o acompanhamento do intervalo QT.

ABORDAGEM DIAGNÓSTICA

A primeira etapa na avaliação diagnóstica da hiper ou hipocalcemia é confirmar que a alteração dos níveis séricos do cálcio não é secundária às concentrações anormais de albumina. Cerca de 50% do cálcio total está ionizado, e o restante encontra-se ligado principalmente à albumina. Embora as determinações diretas do cálcio ionizado sejam possíveis, elas são facilmente influenciadas pelos métodos de coleta e por outros artefatos; por essa razão, geralmente é preferível dosar o cálcio total e a albumina para "corrigir" o cálcio sérico. Quando as concentrações séricas de albumina estão reduzidas, o nível corrigido do cálcio deve ser calculado somando-se 0,2 m*M* (0,8 mg/dL) ao valor do cálcio total para cada decréscimo de 1,0 g/dL na albumina sérica abaixo do valor de referência da albumina, que é de 4,1 g/dL; caso haja elevação do nível sérico da albumina, faz-se o cálculo em sentido inverso.

A história detalhada pode fornecer indícios importantes quanto à etiologia da hipercalcemia (Tab. 54-1). Na maioria dos casos, a hipercalcemia crônica é causada pelo hiperparatireoidismo primário, enquanto a segunda causa mais comum é uma neoplasia maligna subjacente. A anamnese deve incluir fármacos utilizados, história de cirurgia do pescoço, assim como sintomas sistêmicos sugestivos de sarcoidose ou linfoma.

Uma vez estabelecido que a hipercalcemia realmente está presente, o segundo exame laboratorial mais importante para a investigação diagnóstica é a dosagem de PTH por um ensaio de duplo sítio para o hormônio intacto. Em geral, as elevações do PTH são acompanhadas de hipofosfatemia. Além disso, a creatinina sérica deve ser dosada para avaliar a função renal, uma vez que a hipercalcemia pode comprometê-la, e a depuração renal do PTH pode estar alterada, dependendo dos fragmentos detectados pelo ensaio. Se o nível do PTH estiver elevado (ou "inapropriadamente normal") em um paciente com cálcio elevado e fósforo baixo, o diagnóstico quase sempre será de hiperparatireoidismo primário. Como os pacientes com HHF também podem apresentar níveis discretamente elevados de PTH e hipercalcemia, esse diagnóstico deve ser considerado e excluído, visto que a cirurgia das paratireoides é ineficaz nessa condição. Uma relação de depuração do cálcio/creatinina (calculada pela relação entre cálcio urinário/sérico dividida pela relação entre creatinina urinária/sérica) < 0,01 sugere HHF, particularmente quando existe uma história familiar de hipercalcemia leve assintomática. Além disso, a análise sequencial do gene *CASR* é atualmente realizada com frequência para estabelecer o diagnóstico definitivo de HHF, ainda que, conforme já observado, sejam raras as famílias em que a HHF pode ser causada por mutações nos genes *GNA11* ou *AP2S1*, e os pacientes podem ter que pagar do próprio bolso pela análise genética. A secreção ectópica do PTH é extremamente rara.

Níveis suprimidos de PTH na presença de hipercalcemia são compatíveis com hipercalcemia não mediada pelo PTH, que, na maioria dos casos, é causada por neoplasia maligna subjacente. Embora o tumor responsável pela hipercalcemia geralmente seja evidente, pode ser necessário dosar o nível de PTHrP para confirmar o diagnóstico de hipercalcemia de neoplasia maligna. Os níveis séricos de $1,25(OH)_2D$ estão aumentados nos distúrbios granulomatosos, e a avaliação clínica combinada com exames laboratoriais geralmente estabelece o diagnóstico dos vários distúrbios relacionados na Tabela 54-1.

TRATAMENTO

Hipercalcemia

A hipercalcemia leve assintomática não exige tratamento imediato, devendo a abordagem terapêutica ser voltada para o diagnóstico subjacente. Por outro lado, a hipercalcemia significativa sintomática geralmente requer intervenção terapêutica independentemente da causa da elevação do cálcio sérico. O tratamento inicial da hipercalcemia significativa começa com a expansão de volume, visto que a hipercalcemia sempre leva à desidratação; nas primeiras 24 horas, podem ser necessários 4 a 6 L de soro fisiológico intravenoso, tendo em mente que as comorbidades associadas (p. ex., insuficiência cardíaca congestiva) podem exigir a utilização de diuréticos de alça para aumentar a excreção de sódio e cálcio. Entretanto, os diuréticos de alça não devem ser iniciados antes que o volume tenha sido normalizado. Se houver aumento na mobilização do cálcio ósseo (como ocorre no câncer ou no hiperparatireoidismo grave), os fármacos que inibem a reabsorção óssea deverão ser considerados. Embora a calcitonina de salmão (4-8 UI/kg intramuscular ou subcutânea a cada 6-12 h) seja algumas vezes usada, a base do tratamento são os bifosfonatos, os quais são potentes inibidores da reabsorção óssea. O ácido zoledrônico (p. ex., 4 mg, via intravenosa, durante aproximadamente 30 minutos) e o pamidronato (p. ex., 60-90 mg, via intravenosa, em 2-4 horas) são os bifosfonatos normalmente usados no tratamento da hipercalcemia da malignidade em adultos. O início da ação é observado dentro de 1 a 3 dias, e ocorre normalização dos níveis séricos de cálcio em 60 a 90% dos pacientes. Pode ser necessário que se repitam as infusões de bifosfonatos se a hipercalcemia recorrer. O denosumabe (120 mg por via subcutânea nos dias 1, 8, 15 e 29 e depois a cada 4 semanas), um anticorpo contra RANKL, é um potente inibidor da reabsorção óssea, tendo sido demonstrada a sua efetividade no tratamento da hipercalcemia refratária aos bifosfonatos. Uma alternativa aos bifosfonatos e ao denosumabe é o nitrato de gálio (200 mg/m^2/dia, por via intravenosa, durante 5 dias), que também é efetivo, mas que apresenta potencial nefrotoxicidade. Em casos raros, pode ser necessário fazer diálise. Por fim, embora o fosfato intravenoso faça a quelação do cálcio e diminua seus níveis séricos, esse tratamento pode ser tóxico, porque os complexos cálcio-fosfato podem se depositar nos tecidos e causar lesões graves nos órgãos.

Nos pacientes com hipercalcemia mediada pela $1,25(OH)_2D$, os glicocorticoides constituem o tratamento preferido, visto que eles diminuem a produção de $1,25(OH)_2D$. A hidrocortisona intravenosa (100-300 mg/dia) ou a prednisona oral (40-60 mg/dia), durante 3 a 7 dias, são usadas com mais frequência. Outros fármacos, como o cetoconazol, a cloroquina e a hidroxicloroquina, também podem diminuir a produção de $1,25(OH)_2D$ e são usados em certas ocasiões.

HIPOCALCEMIA

ETIOLOGIA

As causas da hipocalcemia podem ser diferenciadas com base na presença de níveis séricos de PTH baixos (hipoparatireoidismo) ou elevados (hiperparatireoidismo secundário). Embora existam muitas causas potenciais de hipocalcemia, a síntese comprometida de PTH e o comprometimento da produção de vitamina D constituem as etiologias mais comuns (Tab. 54-2; Cap. 410). Como o PTH é a principal defesa contra a hipocalcemia, os distúrbios relacionados à produção ou à secreção deficiente desse hormônio podem ser associados à hipocalcemia grave e potencialmente fatal. Nos adultos, o hipoparatireoidismo é geralmente causado pela lesão inadvertida das quatro glândulas durante uma cirurgia da tireoide ou das paratireoides. O hipoparatireoidismo constitui uma importante característica das endocrinopatias autoimunes (Cap. 388); raramente, pode estar associado a doenças infiltrativas, como a sarcoidose. A secreção diminuída de PTH pode ser secundária à deficiência de magnésio ou pode resultar de mutações ativadoras do CaSR ou das proteínas G que medeiam a sinalização do CaSR (hipocalcemia autossômica dominante), que suprimem o PTH, levando a efeitos que são opostos àqueles observados na HHF.

A deficiência de vitamina D, o comprometimento na produção de $1,25(OH)_2D$ (principalmente em consequência de insuficiência renal) ou a resistência à vitamina D também causam hipocalcemia. Contudo, a gravidade da hipocalcemia associada a esses distúrbios geralmente não é tão acentuada quanto a que se observa no hipoparatireoidismo, porque as glândulas paratireoides conseguem produzir um aumento compensatório da secreção de PTH. A hipocalcemia também pode ocorrer nos distúrbios associados à destruição tecidual grave, incluindo queimaduras, rabdomiólise, lise tumoral ou pancreatite. Nessas situações, a causa da hipocalcemia pode incluir uma combinação de baixos níveis de albumina, hiperfosfatemia, depósito tecidual de cálcio e secreção reduzida de PTH.

MANIFESTAÇÕES CLÍNICAS

Os pacientes com hipocalcemia poderão ser assintomáticos se as reduções do cálcio sérico forem relativamente leves e crônicas, ou apresentar

TABELA 54-2 ■ Causas de hipocalcemia

Níveis baixos de PTH (hipoparatireoidismo)
Agenesia das paratireoides
Isolada
Síndrome de DiGeorge
Destruição das paratireoides
Cirurgia
Radiação
Infiltração por metástases ou doenças sistêmicas
Doenças autoimunes
Função reduzida das paratireoides
Hipomagnesemia
Hipocalcemia autossômica dominante
Níveis elevados de PTH (hiperparatireoidismo secundário)
Deficiência de vitamina D ou comprometimento na produção/ação de $1,25(OH)_2D$
Deficiência nutricional de vitamina D (aporte ou absorção reduzidos)
Insuficiência renal com produção diminuída de $1,25(OH)_2D$
Resistência à vitamina D, incluindo defeitos do receptor
Síndromes de resistência ao PTH
Mutações do receptor do PTH
Pseudo-hipoparatireoidismo (mutações da proteína G)
Fármacos
Quelantes do cálcio
Inibidores da reabsorção óssea (bifosfonatos, plicamicina)
Metabolismo alterado da vitamina D (fenitoína, cetoconazol)
Outras causas
Pancreatite aguda
Rabdomiólise aguda
Síndrome do osso "faminto" pós-paratireoidectomia
Metástases osteoblásticas com estimulação acentuada da formação óssea (câncer de próstata)

Sigla: PTH, paratormônio.

complicações potencialmente fatais. A hipocalcemia moderada a grave causa parestesias, geralmente nos dedos das mãos e dos pés, bem como na região perioral, causadas pela irritabilidade neuromuscular exacerbada. Ao exame físico, é possível detectar o sinal de Chvostek (espasmos dos músculos periorais em resposta à percussão suave do nervo facial um pouco à frente da orelha), embora também esteja presente em cerca de 10% dos indivíduos normais. O espasmo do carpo pode ser induzido pela insuflação do manguito do esfigmomanômetro até 20 mmHg acima da pressão arterial sistólica do paciente por 3 minutos (sinal de Trousseau). A hipocalcemia grave pode provocar convulsões, espasmo carpopodálico, broncospasmo, laringospasmo e prolongamento do intervalo QT.

ABORDAGEM DIAGNÓSTICA

Além de dosar o cálcio sérico, é útil determinar os níveis de albumina, fósforo e magnésio. Como no caso da avaliação da hipercalcemia, a dosagem do nível do PTH é fundamental para avaliação da hipocalcemia. Um nível suprimido (ou "inapropriadamente baixo") na presença de hipocalcemia confirma a redução ou ausência de secreção do PTH (hipoparatireoidismo) como causa da hipocalcemia. Os outros elementos da história clínica geralmente definem a causa subjacente (i.e., agenesia vs. destruição das paratireoides). Por outro lado, níveis altos de PTH (hiperparatireoidismo secundário) devem dirigir a atenção para o eixo da vitamina D como causa da hipocalcemia. A deficiência nutricional dessa vitamina é mais bem avaliada pela dosagem dos níveis séricos da 25-hidroxivitamina D, que refletem as reservas dessa vitamina. Na presença de insuficiência renal ou de suspeita de resistência à vitamina D, os níveis séricos de $1,25(OH)_2D$ são esclarecedores.

TRATAMENTO
Hipocalcemia

A conduta terapêutica vai depender da gravidade da hipocalcemia, da rapidez com que se desenvolveu e das complicações associadas (p. ex., convulsões, laringospasmo). A hipocalcemia sintomática aguda é inicialmente manejada com gluconato de cálcio, 10 mL a 10% (90 mg ou 2,2 mmol) por via intravenosa, diluído em 50 mL de dextrose a 5% ou cloreto de sódio a 0,9%, administrados IV em 5 minutos. A hipocalcemia continuada costuma necessitar de uma infusão IV constante (tipicamente 10 ampolas de gluconato de cálcio ou 900 mg de cálcio em 1 L de dextrose a 5% ou cloreto de sódio a 0,9%, administrados em 24 horas). Se estiver presente, a hipomagnesemia associada deverá ser tratada com suplementos apropriados de magnésio.

A hipocalcemia crônica em consequência de hipoparatireoidismo é tratada com suplementos de cálcio (1.000-1.500 mg/dia de cálcio elementar em doses fracionadas) e vitamina D_2 ou D_3 (25.000-100.000 U/dia) ou calcitriol ($1,25(OH)_2D$, 0,25-2 μg/dia). Atualmente, os outros metabólitos da vitamina D (di-hidrotaquisterol, alfacalcidiol) são utilizados com menos frequência. É importante citar que o PTH (1-84) (Natpara) está aprovado pela Food and Drug Administration (FDA) para uso no tratamento do hipoparatireoidismo refratário, representando um avanço importante no tratamento desses pacientes. Entretanto, a deficiência da vitamina D é mais bem tratada com suplementos dessa vitamina, cuja dose depende da gravidade do déficit e da causa subjacente. Assim, a deficiência nutricional de vitamina D geralmente responde a doses relativamente pequenas dessa vitamina (50.000 UI, 2-3 vezes por semana, durante vários meses), enquanto a deficiência causada por má absorção requer doses muito maiores (100.000 UI/dia ou mais). A meta terapêutica é trazer o cálcio sérico para a faixa normal baixa e evitar a hipercalciúria, que pode causar nefrolitíase.

CONSIDERAÇÕES GLOBAIS

Nos países com acesso mais limitado a serviços de saúde ou a exames laboratoriais de rastreamento com determinação dos níveis séricos de cálcio, o hiperparatireoidismo primário frequentemente se manifesta em sua forma grave, com complicações esqueléticas (osteíte fibrosa cística), em contraste com a forma assintomática, que é comum nos países desenvolvidos. Além disso, a deficiência de vitamina D é paradoxalmente comum em alguns países, apesar de muita luz solar (p. ex., Índia), visto que as pessoas evitam a exposição ao sol e têm um aporte precário de vitamina D na nutrição.

LEITURAS ADICIONAIS

Bilezikian JP et al: Hyperparathyroidism. Lancet 391:168, 2018.

Brandi ML et al: Management of hypoparathyroidism: Summary statement and guidelines. J Clin Endocrinol Metab 101:2273, 2016.

Hannan FM et al: The calcium-sensing receptor in physiology and in calcitropic and noncalcitropic diseases. Nat Rev Endocrinol 15:33, 2018.

Minisola S et al: The diagnosis and management of hypercalcemia. BMJ 350:h2723, 2015.

55 Acidose e alcalose

Thomas D. DuBose Jr.

HOMEOSTASE ACIDOBÁSICA NORMAL

O pH arterial sistêmico se mantém entre 7,35 e 7,45 por tamponamento químico extracelular e intracelular, em associação a mecanismos reguladores respiratórios e renais. O controle da tensão arterial de CO_2 ($PaCO_2$) pelo sistema nervoso central (SNC) e pelo sistema respiratório e o controle do bicarbonato plasmático pelos rins estabilizam o pH arterial por meio da excreção ou retenção de ácido ou de álcali. Os componentes metabólicos e respiratórios que regulam o pH sistêmico são descritos pela equação de Henderson-Hasselbach e definidos pelo pH quando a solubilidade do CO_2 é considerada (CO_2 dissolvido em mmol/L = 0,03 × $PaCO_2$ em mmHg) com p*K*′ de 6,1:

$$pH = pK' + \log_{10} \frac{[HCO_3^-]}{\alpha_{CO_2} PCO_2}$$

Na maioria das circunstâncias, a produção e a excreção de CO_2 são equivalentes, e a $PaCO_2$ habitual no estado de equilíbrio estável é mantida em cerca de 40 mmHg. A excreção deficiente de CO_2 provoca hipercapnia, enquanto a sua excreção excessiva causa hipocapnia. Todavia, tanto a produção quanto a excreção voltam a ser equivalentes para um novo valor de $PaCO_2$ em estado de equilíbrio estável. Dessa forma, a $PaCO_2$ é regulada principalmente por fatores respiratórios neurais e não está sujeita à regulação pela taxa de produção de CO_2. Usualmente, a hipercapnia é o resultado da hipoventilação, e não do aumento da produção de CO_2. Aumentos ou reduções da $PaCO_2$ representam distúrbios do controle respiratório neural ou devem-se a alterações compensatórias em resposta a uma alteração primária da $[HCO_3^-]$ plasmática.

DIAGNÓSTICO DOS TIPOS GERAIS DE DISTÚRBIOS

Os distúrbios clínicos mais comuns são os distúrbios acidobásicos simples: acidose ou alcalose metabólicas ou acidose ou alcalose respiratórias que ocorrem de maneira isolada. A identificação dos distúrbios acidobásicos simples exige avaliação dos limites da compensação fisiológica para o distúrbio primário.

DISTÚRBIOS ACIDOBÁSICOS SIMPLES

Os distúrbios respiratórios primários (alterações primárias da $PaCO_2$) desencadeiam respostas metabólicas compensatórias (alterações secundárias da $[HCO_3^-]$), enquanto os distúrbios metabólicos primários provocam respostas respiratórias compensatórias previsíveis (alterações secundárias da $PaCO_2$). A compensação fisiológica pode ser prevista a partir das relações apresentadas na **Tabela 55-1**. Em geral, com uma exceção, as respostas compensatórias levam ao retorno do pH em direção ao valor normal, mas sem alcançá-lo. A alcalose respiratória crônica, quando prolongada, é uma exceção a essa regra e, com frequência, normaliza o pH. A acidose metabólica em consequência do aumento da produção de ácidos endógenos (p. ex., cetoacidose ou acidose láctica) reduz a $[HCO_3^-]$ do líquido extracelular e diminui o pH extracelular. Isso estimula os quimiorreceptores bulbares a aumentarem a ventilação e a restaurarem a razão entre $[HCO_3^-]$ e $PaCO_2$, e, portanto, o pH, sem, contudo, alcançar o valor normal. O grau de compensação respiratória esperado em uma forma simples de acidose metabólica pode ser previsto a partir da seguinte relação: $PaCO_2 = (1{,}5 \times [HCO_3^-]) + 8 \pm 2$ (equação de Winter). Por conseguinte, com a aplicação dessa equação, seria esperado que um paciente com acidose metabólica e $[HCO_3^-]$ de 12 mmol/L apresentasse uma $PaCO_2$ aproximada de 26 mmHg. Nesse exemplo, se os valores para $PaCO_2$ fossem < 24 ou > 28 mmHg, valores que excederiam os limites de compensação para um distúrbio simples, se deveria reconhecer um distúrbio *misto* (acidose metabólica mais alcalose respiratória ou acidose metabólica mais acidose respiratória, respectivamente). As respostas compensatórias para os distúrbios metabólicos primários movem a $PaCO_2$ na mesma direção da alteração da $[HCO_3^-]$; em contrapartida, a compensação para distúrbios respiratórios primários move a $[HCO_3^-]$ na mesma direção da alteração primária da $PaCO_2$ **(Tab. 55-1)**. Portanto, as alterações da $PaCO_2$ e da $[HCO_3^-]$ em **direções opostas** (i.e., $PaCO_2$ ou $[HCO_3^-]$ estão aumentadas, enquanto o outro valor está diminuído) indicam um **distúrbio acidobásico misto**. Outra maneira de avaliar a adequação da resposta da $[HCO_3^-]$ ou da $PaCO_2$ consiste em utilizar um nomograma acidobásico **(Fig. 55-1)**. Embora a área sombreada no nomograma mostre limites de confiança de 95% para a compensação fisiológica normal nos distúrbios simples, a detecção de valores acidobásicos dentro da área sombreada não exclui necessariamente um distúrbio misto. A sobreposição de um distúrbio em outro pode resultar em valores situados dentro da área de um terceiro. Assim, o nomograma, embora conveniente, não substitui as equações apresentadas na **Tabela 55-1**.

DISTÚRBIOS ACIDOBÁSICOS MISTOS

Os distúrbios acidobásicos mistos – definidos como distúrbios de coexistência independente, e não meramente respostas compensatórias – costumam ser observados em pacientes que estão em unidades de terapia intensiva, podendo resultar em valores extremos perigosos de pH **(Tab. 55-2)**. O diagnóstico de distúrbio acidobásico misto exige a consideração do *anion gap* (AG). Para ser acurado, o AG exige a presença de, ou a correção para, uma albumina sérica normal de 4,5 g/dL (ver adiante, "Avaliação do *anion gap*"). Se um paciente com cetoacidose diabética (acidose metabólica) e um AG alto apresentar um distúrbio respiratório independente e concomitante (p. ex., pneumonia), esse último pode levar a uma alcalose ou acidose respiratória, e a $PaCO_2$ irá se desviar do valor previsto para a resposta a uma acidose metabólica pura com AG alto **(Tab. 55-2)**. Os pacientes com doença pulmonar obstrutiva crônica subjacente podem não responder à acidose metabólica com uma resposta ventilatória apropriada, devido à sua reserva respiratória insuficiente **(Tab. 55-2)**. Essa sobreposição da acidose respiratória sobre a acidose metabólica pode provocar acidemia grave. Quando a

TABELA 55-1 ■ Predição das respostas compensatórias a distúrbios acidobásicos simples e padrão de alterações

		Faixa de valores		
Distúrbio	**Compensação prevista**	**pH**	**HCO_3^-**	**$PaCO_2$**
Acidose metabólica	$PaCO_2 = (1{,}5 \times [HCO_3^-]) + 8 \pm 2$ *ou* $PaCO_2$ irá ↓ 1,25 mmHg por mmol/L ↓ na $[HCO_3^-]$ *ou* $PaCO_2 = [HCO_3^-] + 15$	Baixo	Baixo	Baixa
Alcalose metabólica	$PaCO_2$ irá ↑ 0,75 mmHg por mmol/L ↑ na $[HCO_3^-]$ *ou* $PaCO_2$ irá ↑ 6 mmHg por 10 mmol/L ↑ na $[HCO_3^-]$ *ou* $PaCO_2 = [HCO_3^-] + 15$	Alto	Alto	Alta
Alcalose respiratória		Alto	Baixo	Baixa
Aguda	$[HCO_3^-]$ irá ↓ 0,2 mmol/L por mmHg ↓ na $PaCO_2$			
Crônica	$[HCO_3^-]$ irá ↓ 0,4 mmol/L por mmHg ↓ na $PaCO_2$			
Acidose respiratória		Baixo	Alto	Alta
Aguda	$[HCO_3^-]$ irá ↑ 0,1 mmol/L por mmHg ↑ na $PaCO_2$			
Crônica	$[HCO_3^-]$ irá ↑ 0,4 mmol/L por mmHg ↑ na $PaCO_2$			

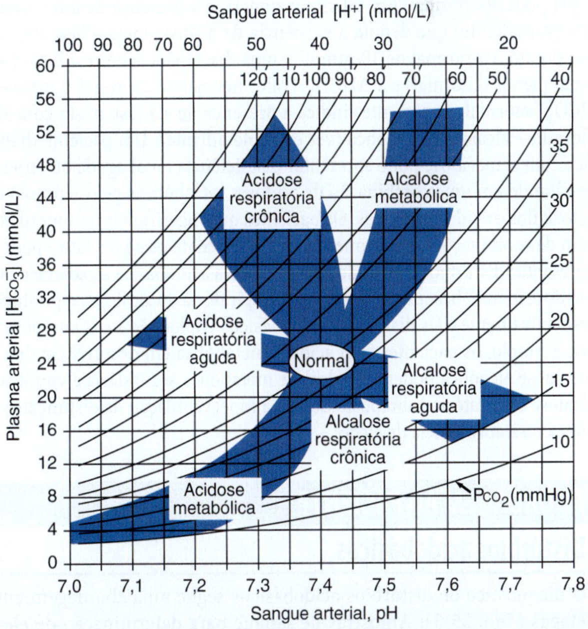

FIGURA 55-1 **Nomograma acidobásico.** São mostrados os limites de confiança de 90% (faixa de valores) das compensações normais respiratórias e metabólicas para os distúrbios acidobásicos primários. *(Reproduzida, com permissão, de LL Hamm and TD DuBose Jr, in Alan S.L. Yu, et al (eds): Brenner and Rector's The Kidney, 11th ed. Philadelphia, Elsevier, 2020.)*

TABELA 55-2 ■ Exemplos de distúrbios acidobásicos mistos

Distúrbios respiratórios e metabólicos mistos
Acidose metabólica – alcalose respiratória
Indício: acidose metabólica com AG elevado; $PaCO_2$ medida *abaixo* do valor previsto (Tab. 55-1)
Exemplo: Na^+, 140; K^+, 4,0; Cl^-, 106; HCO_3^-, 14; AG, 20; $PaCO_2$, 24; pH, 7,39 (acidose láctica, sepse na UTI)
Acidose metabólica – acidose respiratória
Indício: acidose metabólica com AG elevado; $PaCO_2$ medida *acima* do valor previsto (Tab. 55-1)
Exemplo: Na^+, 140; K^+, 4,0; Cl^-, 102; HCO_3^-, 18; AG, 20; $PaCO_2$, 38; pH, 7,30 (pneumonia grave, edema pulmonar)
Alcalose metabólica – alcalose respiratória
Indício: $PaCO_2$ não aumenta conforme previsto; pH acima do esperado
Exemplo: Na^+, 140; K^+, 4,0; Cl^-, 91; HCO_3^-, 33; AG, 16; $PaCO_2$, 38; pH, 7,55 (doença hepática e diuréticos)
Alcalose metabólica – acidose respiratória
Indício: $PaCO_2$ acima do previsto; pH normal
Exemplo: Na^+, 140; K^+, 3,5; Cl^-, 88; HCO_3^-, 42; AG, 10; $PaCO_2$, 67; pH, 7,42 (DPOC com diuréticos)
Distúrbios metabólicos mistos
Acidose metabólica – alcalose metabólica
Indício: detectável somente na acidose com AG elevado; ΔAG (10) >> $\Delta HCO_3^{-(0)}$
Exemplo: Na^+, 140; K^+, 3,0; Cl^-, 95; HCO_3^-, 25; AG, 20; $PaCO_2$, 40; pH, 7,42 (uremia com vômitos)
Acidose metabólica – acidose metabólica
Indício: acidose mista com AG elevado – AG normal; ΔHCO_3^- é explicada pelas alterações combinadas na ΔAG e na ΔCl^-
Exemplo: Na^+, 135; K^+, 3,0; Cl^-, 110; HCO_3^-, 10; AG, 15; $PaCO_2$, 25; pH, 7,20 (diarreia e acidose láctica, intoxicação por tolueno, tratamento da cetoacidose diabética)

Siglas: AG, *anion gap*; DPOC, doença pulmonar obstrutiva crônica; UTI, unidade de terapia intensiva; $PaCO_2$, pressão parcial arterial de dióxido de carbono.

acidose metabólica e a alcalose metabólica coexistem no mesmo paciente, o pH pode ser normal. Em tal circunstância, é a presença de um elevado AG (ver adiante) que denota a existência de acidose metabólica. Pressupondo um AG normal de 10 mmol/L, uma discrepância entre a ΔAG (AG atual menos o normal) e a ΔHCO_3^- (valor normal de 25 mmol/L menos HCO_3^- anormal no paciente) indica a presença de acidose mista com AG elevado – alcalose metabólica (ver exemplo adiante). Um paciente diabético com cetoacidose pode apresentar insuficiência renal aguda ou crônica resultando em uma combinação de acidoses metabólicas pelo acúmulo de cetoácidos e ácidos urêmicos. Os pacientes que ingeriram uma superdosagem de combinações medicamentosas, como sedativos e salicilatos, podem apresentar distúrbios mistos devido à resposta acidobásica a cada fármaco (acidose metabólica mista com acidose respiratória ou alcalose respiratória, respectivamente). Os distúrbios acidobásicos triplos são mais complexos. Por exemplo, os pacientes com acidose metabólica em decorrência de cetoacidose alcoólica podem ter alcalose metabólica secundária a vômitos e alcalose respiratória sobreposta devido à hiperventilação da disfunção hepática ou à abstinência de álcool.

ABORDAGEM AO PACIENTE

Distúrbios acidobásicos

O diagnóstico de distúrbios acidobásicos segue uma abordagem em etapas (Tab. 55-3). Amostras de sangue para determinação de eletrólitos e gasometria arterial devem ser coletadas simultaneamente, antes da terapia. Ocorre aumento na $[HCO_3^-]$ com a alcalose metabólica ou com a acidose respiratória. Por outro lado, ocorre diminuição da $[HCO_3^-]$ na acidose metabólica e na alcalose respiratória. Na determinação da gasometria arterial pelo laboratório clínico, tanto o pH quanto a $PaCO_2$ são medidos, e a $[HCO_3^-]$ é calculada a partir da equação de Henderson-Hasselbalch. Esse valor *calculado* deve ser comparado com a $[HCO_3^-]$ *medida* (ou CO_2 total) no painel de eletrólitos. Esses dois valores devem ter uma diferença máxima de 2 mmol/L. Uma diferença maior pode significar que os valores não foram obtidos de modo simultâneo ou que houve erro laboratorial. Após verificar os valores acidobásicos no sangue, o distúrbio acidobásico preciso pode ser, então, classificado.

AVALIAÇÃO DO *ANION GAP*

As avaliações dos distúrbios acidobásicos devem incluir o conhecimento do AG. O AG é calculado pelo laboratório ou pelo médico da seguinte forma: AG = $Na^+ - (Cl^- + HCO_3^-)$. Nos Estados Unidos, o valor da $[K^+]$ plasmática tipicamente é omitido no cálculo do AG. O uso do valor "normal" do AG relatado pelos laboratórios clínicos diminuiu diante da metodologia aprimorada para determinação dos eletrólitos plasmáticos, variando de 6 a 12 mmol/L, com uma média aproximada de 10 mmol/L. Os ânions não medidos que estão normalmente presentes no plasma incluem as proteínas aniônicas (p. ex., albumina), o fosfato, o sulfato e os ânions orgânicos. Quando ânions ácidos, como o acetoacetato e o lactato, acumulam-se no líquido extracelular, o AG aumenta, causando **acidose com AG elevado**. Mais frequentemente, o aumento do AG resulta de aumento dos ânions não medidos e, o que é menos comum, de diminuição dos cátions não medidos (cálcio, magnésio, potássio). Além disso, o AG pode aumentar com o aumento da albumina aniônica (p. ex., desidratação grave). Uma redução no AG pode dever-se a (1) aumento dos cátions não medidos; (2) acréscimo de cátions anormais ao sangue, como o lítio (intoxicação por lítio) ou imunoglobulinas catiônicas (discrasias plasmocitárias); (3) redução na concentração plasmática da albumina aniônica (síndrome nefrótica, doença hepática ou má absorção); ou (4) hiperviscosidade e hiperlipidemia grave, que podem resultar em subestimativa das concentrações de sódio e cloreto. Como o AG normal de 10 mmol/L implica que a albumina sérica seja normal, se houver hipoalbuminemia, o valor de AG deve ser corrigido. Por exemplo, para cada 1 g/dL de albumina sérica abaixo do valor normal (4,5 g/dL), devem ser adicionados 2,5 mmol/L ao AG relatado (não corrigido). Assim, em um paciente com albumina sérica de 2,5 g/dL (2 g/dL abaixo do valor normal) e um AG não corrigido de 15, o AG corrigido é calculado pela adição de 5 mmol/L ($2{,}5 \times 2 = 5$; $5 + 15$ = AG corrigido de 20 mmol/L). Os laboratórios clínicos não corrigem o AG para a hipoalbuminemia coexistente e tipicamente relatam o valor não corrigido, necessitando de atenção do médico quanto à concentração sérica de albumina. Os distúrbios clínicos que podem causar acidose com AG alto são apresentados na Tabela 55-3.

A elevação do AG costuma ser causada pelo acúmulo de ácidos desprovidos de cloreto que contêm ânions inorgânicos (fosfato, sulfato), orgânicos (cetoácidos, lactato, ânions orgânicos urêmicos), exógenos (salicilato ou toxinas ingeridas com produção de ácido orgânico) ou ânions não identificados. O AG alto é significativo, mesmo que a $[HCO_3^-]$ ou o pH sejam normais. A acidose metabólica com AG elevado simultânea a acidose respiratória crônica ou alcalose metabólica representam essa

TABELA 55-3 ■ Etapas no diagnóstico de distúrbio acidobásico

1. Obter simultaneamente gasometria arterial (GA) e dosagem dos eletrólitos.
2. Comparar a $[HCO_3^-]$ na GA e nos eletrólitos para verificar a acurácia.
3. Avaliar o *anion gap* (AG); se não for normal, corrigir para a concentração de albumina de 4,5 g/dL (ver o texto).
4. Conhecer quatro causas de acidose com AG elevado (cetoacidose, acidose láctica, insuficiência renal e toxinas).
5. Conhecer duas causas de acidose hiperclorêmica ou acidose sem AG (perda de bicarbonato pelo trato gastrintestinal, acidose tubular renal).
6. Estimar a resposta compensatória (Tab. 55-1).
7. Comparar a ΔAG com a ΔHCO_3^-.
8. Comparar a alteração na $[Cl^-]$ com a observada na $[Na^+]$.

situação em que a [HCO_3^-] pode estar normal ou até mesmo elevada (Tab. 55-3). Nos casos de acidose metabólica com AG elevado, é importante comparar o declínio na [HCO_3^-] (ΔHCO_3^-: 25 – [HCO_3^-] do paciente) com aumento do AG (ΔAG: AG do paciente – 10).

De modo semelhante, valores normais de [HCO_3^-], $PaCO_2$ e pH não asseguram a ausência de distúrbio acidobásico. Por exemplo, um alcoolista que apresentou vômitos pode desenvolver alcalose metabólica com pH de 7,55, $PaCO_2$ de 47 mmHg, [HCO_3^-] de 40 mmol/L, [Na^+] de 135, [Cl^-] de 80 e [K^+] de 2,8. Se esse paciente desenvolvesse, em seguida, cetoacidose alcoólica sobreposta, com concentração de β-hidroxibutirato de 15 mmol/L, o pH arterial cairia para 7,40, a [HCO_3^-], para 25 mmol/L, e a $PaCO_2$, para 40 mmHg. Apesar da normalidade desses gases sanguíneos, o AG fica elevado em 30 mmol/L, indicando a presença de alcalose metabólica e acidose metabólica mista. Uma combinação de acidose com AG elevado e alcalose metabólica é facilmente identificada comparando-se as diferenças (valores de Δ) entre os valores normais e os apresentados pelo paciente. Nesse exemplo, a ΔHCO_3^- é de 0 (25 – 25 mmol/L), porém a ΔAG é de 20 (30 – 10 mmol/L). Por conseguinte, 20 mmol/L não estão computados no valor de Δ/Δ (ΔAG para ΔHCO_3^-).

ACIDOSE METABÓLICA

A acidose metabólica pode advir de aumento na produção de ácidos endógenos (como lactato e cetoácidos), perda de bicarbonato (como na diarreia) ou acúmulo de ácidos endógenos em decorrência de uma excreção de ácido inadequadamente baixa pelos rins (conforme observado na doença renal crônica [DRC]). A acidose metabólica exerce efeitos profundos nos sistemas respiratório, cardíaco e nervoso. A queda do pH sanguíneo é acompanhada de aumento característico da ventilação, em particular do volume corrente (respiração de Kussmaul). Pode ocorrer depressão da contratilidade miocárdica, porém a função inotrópica pode estar normal devido à liberação de catecolaminas. Pode haver tanto vasodilatação arterial periférica quanto venoconstrição central; a diminuição das complacências vasculares central e pulmonar predispõe ao edema pulmonar, mesmo com sobrecarga mínima de volume. A função do SNC fica deprimida, com cefaleia, letargia, estupor e, em alguns casos, coma. Também pode haver intolerância à glicose.

Existem duas categorias principais de acidose metabólica clínica: com AG elevado e sem AG (Tabs. 55-3 e 55-4). A presença de acidose metabólica, um AG normal e hipercloremia denota a presença de acidose metabólica com AG normal.

TRATAMENTO
Acidose metabólica

O tratamento da acidose metabólica com álcali deve ser reservado para a acidemia grave, exceto quando o paciente não apresentar "HCO_3^- em potencial" no plasma. A [HCO_3^-] potencial pode ser estimada a partir do incremento (Δ) no AG (ΔAG = AG do paciente – 10) somente se o ânion ácido acumulado no plasma for metabolizável (i.e., β-hidroxibutirato, acetoacetato e lactato). Por outro lado, os ânions não metabolizáveis que podem se acumular na DRC avançada ou após a ingesta de toxina não são passíveis de metabolização e não representam HCO_3^- "em potencial". Nos pacientes com insuficiência renal aguda ou com insuficiência renal crônica agudizada, a melhora na função renal após a reposição de volume pode melhorar a [HCO_3^-] sérica, mas esse processo é lento e imprevisível. Por conseguinte, os pacientes que apresentam acidose com AG normal (acidose hiperclorêmica) ou acidose com AG atribuível a um ânion não metabolizável na presença de insuficiência renal crônica avançada (acidose "urêmica") devem receber terapia com álcali por via oral (VO) ($NaHCO_3$ ou solução de Shohl) ou intravenosa (IV) ($NaHCO_3$), em uma quantidade necessária para aumentar lentamente a [HCO_3^-] plasmática até a faixa-alvo de 22 mmol/L. É importante ressaltar que a correção exagerada deve ser evitada.

A terapia com bicarbonato na cetoacidose diabética (CAD) é reservada para pacientes adultos com acidemia grave (pH < 7,00) e/ou evidências de choque. Em tais circunstâncias, o bicarbonato pode ser administrado IV como infusão lenta de 50 mEq de $NaHCO_3$ diluídos em 300 mL de solução salina em 30 a 45 minutos durante as primeiras 1 a 2 horas de terapia. A administração em *bolus* deve ser evitada. A administração de $NaHCO_3$ exige o monitoramento cuidadoso dos eletrólitos plasmáticos durante a terapia devido ao risco de hipopotassemia à medida que o débito urinário é restabelecido. Uma meta inicial razoável na CAD é aumentar a [HCO_3^-] para 10 a 12 mEq/L e o pH até cerca de 7,20, contudo sem aumentar esses valores até a faixa normal.

TABELA 55-4 ■ Causas de acidose metabólica com *anion gap* elevado

Acidose láctica	Toxinas
Cetoacidose	Etilenoglicol
Diabética	Metanol
Alcoólica	Salicilatos
Inanição	Propilenoglicol
	Ácido piroglutâmico (5-oxoprolina)
Insuficiência renal (aguda e crônica)	

ACIDOSES COM *ANION GAP* ELEVADO

ABORDAGEM AO PACIENTE
Acidoses com *anion gap* elevado

Existem quatro causas principais de acidose com AG elevado: (1) acidose láctica, (2) cetoacidose, (3) ingesta de toxinas e (4) insuficiência renal aguda e crônica (Tab. 55-4). A triagem inicial para diferenciar entre as acidoses com AG elevado deve incluir (1) investigação da história buscando evidência de ingesta de fármacos e toxinas, bem como determinação da gasometria arterial para detectar a presença concomitante de alcalose respiratória (salicilatos); (2) presença de história de diabetes melito (CAD); (3) pesquisa de evidências de alcoolismo ou níveis elevados de β-hidroxibutirato (cetoacidose alcoólica); (4) procura de sinais clínicos de uremia e aferição da ureia e creatinina séricas (acidose urêmica); (5) inspeção da urina à procura de cristais de oxalato (ingestão de etilenoglicol); e (6) reconhecimento das diversas situações clínicas em que os níveis de lactato podem estar aumentados (hipotensão, choque, insuficiência cardíaca, leucemia, câncer e ingesta de fármacos ou toxinas).

Acidose láctica O aumento de L-lactato no plasma pode ser secundário a hipoperfusão tecidual (tipo A) – insuficiência circulatória (choque, insuficiência cardíaca), anemia grave, alterações nas enzimas mitocondriais e inibidores (monóxido de carbono, cianeto) – ou a distúrbios aeróbicos (tipo B) – doenças malignas, inibidores da transcriptase reversa e análogos de nucleosídeo para tratamento do HIV, diabetes melito, insuficiências hepática ou renal, deficiência de tiamina, infecções graves (cólera, malária), convulsões ou fármacos/toxinas (biguanidas, etanol e os álcoois tóxicos: etilenoglicol, metanol ou propilenoglicol). A isquemia ou o infarto intestinal não reconhecidos em pacientes com aterosclerose grave ou com descompensação cardíaca que fazem uso de vasopressores são causas comuns de acidose láctica em pacientes idosos. A acidemia piroglutâmica pode ocorrer em pacientes gravemente enfermos que fazem uso de paracetamol, e causa depleção de glutationa e acúmulo de 5-oxiproleno. A acidose D-láctica, que pode estar associada a *bypass* jejunoileal, síndrome do intestino curto ou obstrução intestinal, se deve à formação de D-lactato por bactérias intestinais.

ABORDAGEM AO PACIENTE
Acidose por ácido L-láctico

O objetivo principal do tratamento é a correção da condição subjacente que interrompe o metabolismo do lactato; a perfusão tecidual deve ser restaurada quando for inadequada, mas os vasoconstritores devem ser evitados ou usados com cautela, pois podem piorar a perfusão tecidual.

Geralmente, recomenda-se a terapia com álcalis para a acidemia aguda grave (pH < 7,00), a fim de melhorar a função cardiovascular. Todavia, a terapia com $NaHCO_3$ pode deprimir paradoxalmente o desempenho cardíaco e exacerbar a acidose pelo aumento da produção de lactato (o HCO_3^- estimula a fosfofrutocinase). Embora o uso de álcali na acidose láctica moderada seja controverso, existe um consenso de que as tentativas de normalização do pH ou da $[HCO_3^-]$ pela administração de $NaHCO_3$ exógeno são deletérias. Uma conduta razoável na acidemia grave consiste em infundir uma quantidade suficiente de $NaHCO_3$ para elevar o pH a não mais de 7,2 ou a $[HCO_3^-]$ a não mais de 12 mmol/L.

A terapia com $NaHCO_3$ pode causar sobrecarga hídrica, hipercapnia e hipertensão, visto que a quantidade necessária pode ser maciça quando o acúmulo de ácido láctico é incessante. A administração de líquido é pouco tolerada, sobretudo no paciente oligúrico, diante da coexistência de venoconstrição central. Nos casos em que é possível tratar a causa subjacente da acidose láctica, o lactato sanguíneo será convertido em HCO_3^-, podendo resultar em uma excessiva alcalose decorrente da administração exagerada de $NaHCO_3$.

Cetoacidose • CETOACIDOSE DIABÉTICA (CAD) Essa condição é causada por aumento do metabolismo dos ácidos graxos e acúmulo de cetoácidos (acetoacetato e β-hidroxibutirato). Em geral, a CAD ocorre no diabetes melito tipo 1 em associação à interrupção da insulina ou a uma enfermidade intercorrente, como infecção, gastrenterite, pancreatite ou infarto agudo do miocárdio, que aumente temporariamente e de forma aguda as necessidades de insulina, se caracterizando por hiperglicemia, cetonemia e acidose com AG elevado. Contudo, a glicemia pode estar normal ou apenas discretamente elevada em casos de cetoacidose por inanição ou em diabéticos que recebem antagonistas do cotransportador de sódio-glicose no túbulo proximal tipo 2 (SGLT2). Esses agentes causam glicosúria, uma diurese osmótica, e reduzem a glicemia. A cetoacidose pode ocorrer em pacientes que recebem antagonistas de SGLT2 pelas mesmas razões que na CAD clássica, mas a glicemia costuma ser normal ou apenas minimamente elevada. O acúmulo de cetoácidos no plasma é responsável pelo incremento no AG tanto na CAD clássica como na CAD euglicêmica. A mensuração da cetonúria (por reação de nitroprusseto em fita reagente) não detecta o β-hidroxibutirato e pode subestimar o grau de cetose (ver adiante). A excreção de cetoácidos obriga à excreção de cátions, como Na^+ e K^+, contribuindo para a depleção de volume e a retenção de Cl^-. Em algumas situações, uma acidose mista sem AG/com AG elevado pode ocorrer simultaneamente, sendo reconhecida quando a ΔHCO_3^- excede a ΔAG. Deve-se observar que a terapia com bicarbonato raramente é necessária na CAD, com exceção da acidemia extrema (pH < 7,00) ou quando o paciente está em choque. Se administrado, o $NaHCO_3$ deve ser administrado apenas em quantidades limitadas devido ao risco de edema cerebral. Os pacientes com CAD geralmente apresentam depleção volêmica e necessitam de reposição hídrica com solução salina isotônica. Porém, a expansão excessiva de volume deve ser evitada, pois a administração exagerada de solução salina pode causar acidose hiperclorêmica durante ou após o tratamento da CAD. A insulina regular deve ser administrada IV como *bolus* inicial de 0,1 U/kg, seguida por uma infusão de 0,1 U/kg/h até que o AG retorne ao normal; ver Cap. 403 para mais detalhes.

CETOACIDOSE ALCOÓLICA (CAA) A CAA geralmente está associada a alcoolismo crônico, consumo excessivo de álcool, vômitos, dor abdominal, nutrição inadequada e hipovolemia. A concentração de glicose é variável, e a acidose pode ser grave em razão dos níveis elevados de cetonas, predominantemente β-hidroxibutirato. A presença de uma acidose com AG elevado na ausência de hiperglicemia, em um paciente com alcoolismo crônico, sugere o diagnóstico de CAA. Os distúrbios acidobásicos mistos são comuns nos casos de CAA. A hipoperfusão pode aumentar a produção de ácido láctico (acidose mista com AG elevado), a alcalose respiratória crônica pode acompanhar a doença hepática (acidose mista com AG elevado e alcalose respiratória) e a alcalose metabólica pode resultar de vômitos (acidose mista com AG elevado e alcalose metabólica: ΔAG excede a ΔHCO_3^-). À medida que a circulação é restaurada pela administração de fluidos IV, o acúmulo preferencial de β-hidroxibutirato é, então, desviado para o acetoacetato. Isso explica a observação clínica comum de uma reação do nitroprusseto (cetonas) cada vez mais positiva à medida que a circulação é restaurada. A reação do nitroprusseto pode detectar o ácido acetoacético, mas não o β-hidroxibutirato, de modo que o grau de cetose e de cetonúria não só pode estar alterado com a terapia como também inicialmente subestimado. Assim, o nível plasmático de β-hidroxibutirato deve ser medido. Os pacientes com CAA geralmente se apresentam com função renal relativamente normal, ao contrário do que é observado nos casos de CAD, nos quais a função renal muitas vezes se encontra comprometida em razão de depleção volêmica (diurese osmótica) ou nefropatia diabética. O paciente com CAA e função renal normal pode excretar quantidades relativamente grandes de cetoácidos e reter Cl^- e, assim, pode apresentar uma acidose metabólica mista com AG elevado/AG normal (ΔHCO_3^- excede a ΔAG).

TRATAMENTO
Cetoacidose alcoólica

Déficits de líquido extracelular quase sempre acompanham a CAA, devendo ser repostos inicialmente por meio da administração IV de solução salina e glicose (dextrose a 5% em NaCl a 0,9%). Hipofosfatemia, hipopotassemia e hipomagnesemia podem coexistir, devendo ser cuidadosamente monitoradas e corrigidas, quando houver indicação. A hipofosfatemia pode surgir 12 a 24 horas após a internação, exacerbada pela infusão de glicose e, quando grave, pode induzir fraqueza muscular acentuada, hemólise, rabdomiólise ou parada respiratória. Esse distúrbio é algumas vezes acompanhado de hemorragia digestiva alta, pancreatite e pneumonia.

Acidose induzida por fármacos e toxinas • SALICILATOS (Ver também Cap. 458) Nos adultos, a intoxicação por salicilatos geralmente provoca alcalose respiratória ou um distúrbio misto de acidose metabólica com AG elevado e alcalose respiratória. Apenas parte do AG se deve aos salicilatos. Com frequência, a produção de ácido láctico também fica aumentada.

TRATAMENTO
Acidose induzida por salicilatos

Uma vigorosa lavagem gástrica com solução salina isotônica (e não $NaHCO_3$) deve ser iniciada imediatamente. Todos os pacientes devem receber pelo menos uma administração de carvão ativado por sonda nasogástrica (1 g/kg até 50 g). Para facilitar a excreção do salicilato no paciente acidótico, é administrado o $NaHCO_3$ IV em quantidades adequadas para alcalinizar a urina (pH urinário > 7,5) e para manter o débito urinário. A elevação do pH urinário de 6,5 para 7,5 aumenta em cinco vezes a depuração do salicilato. Pacientes com alcalose respiratória coexistente também devem receber $NaHCO_3$ cautelosamente a fim de evitar uma alcalemia excessiva. A acetazolamida pode ser administrada em casos de alcalemia, quando uma diurese alcalina não puder ser alcançada, ou para melhorar a sobrecarga de volume associada à administração de $NHCO_3$. A acetazolamida pode causar acidose metabólica sistêmica se o HCO_3^- excretado não for reposto, uma circunstância que pode reduzir muito a eliminação do salicilato. **É necessário antecipar a ocorrência de hipopotassemia** devido à instituição de uma intensa terapia com bicarbonato, e o tratamento deve ser imediato e vigoroso. Devem-se administrar soluções glicosadas em razão do risco de hipoglicemia. As excessivas perdas insensíveis de líquido podem causar grave depleção de volume e hipernatremia. Quando a presença de insuficiência renal impede a rápida depuração dos salicilatos, pode-se efetuar uma hemodiálise com dialisato padrão contendo bicarbonato ($[HCO_3^-]$ = 30-35 mEq/L).

ÁLCOOIS Na maioria dos estados fisiológicos, o sódio, a ureia e a glicose geram a pressão osmótica do sangue. A osmolalidade plasmática é calculada de acordo com a seguinte expressão: $P_{osm} = 2Na^+ + Gli + BUN^*$ (todos expressos em mmol/L), ou utilizando valores laboratoriais convencionais,

*N. de R.T. A ureia sérica é a forma comumente usada no Brasil, com valores normais de 15 a 45 mg/dL. A literatura mundial geralmente descreve resultados sob a forma de nitrogênio ureico sanguíneo (BUN, *blood urea nitrogen*), cujos valores normais correspondem a cerca da metade da ureia sérica (8 a 25 mg/dL).

em que a glicose e o BUN são expressos em miligramas por decilitro: $P_{osm} = 2\ Na^+ + Gli/18 + ureia/5{,}6$. A osmolalidade calculada e medida deve ter concordância dentro de uma faixa de 10 a 15 mmol/kg H_2O. Quando a osmolalidade medida exceder a osmolalidade calculada em > 10 a 15 mmol/kg H_2O, tem-se uma de duas circunstâncias. Ou o sódio sérico está falsamente baixo, como na hiperlipidemia ou hiperproteinemia (pseudo-hiponatremia), ou existe acúmulo de osmólitos que não sais de sódio, glicose e ureia no plasma. Exemplos desses osmólitos incluem manitol, meios de contraste radiológicos, etanol, álcool isopropílico, etilenoglicol, propilenoglicol, metanol e acetona. Nessa situação, a diferença entre a osmolalidade calculada e a medida (*gap osmolar*) é proporcional à concentração de soluto não medido. Diante de história clínica apropriada e elevado índice de suspeita, a identificação de um *gap* osmolar indica a presença de acidose com AG associada à intoxicação alcoólica. Três álcoois podem causar intoxicações fatais: etilenoglicol, metanol e álcool isopropílico. Todos produzem *gap* osmolar elevado, mas apenas os dois primeiros causam uma acidose com AG elevado. A ingesta de álcool isopropílico tipicamente não eleva o AG, a menos que uma superdosagem extrema cause hipotensão e acidose por ácido láctico.

ETILENOGLICOL (Ver também Cap. 458) O etilenoglicol (EG) (comumente usado como anticongelante, mas também em fluido de freio e como descongelante em fluido para limpeza de parabrisas) é metabolizado pela álcool-desidrogenase, e a ingestão de EG leva a acidose metabólica e dano grave ao SNC, coração, pulmões e rins. A combinação de um alto AG a um elevado *gap* osmolar é altamente suspeita para intoxicação por EG ou metanol. A combinação de um AG elevado com um alto *gap* osmolar em um paciente com suspeita de ingesta de EG deve ser considerada como evidência de toxicidade por EG antes da mensuração dos níveis de EG, e o tratamento não deve demorar. O *gap* osmolar pode estar elevado mais cedo que o AG e, à medida que o *gap* osmolar diminui, o AG aumenta. O AG e o *gap* osmolar aumentados na intoxicação por EG são atribuíveis ao EG e a seus metabólitos, glicolato, oxalato e outros ácidos orgânicos. A produção de ácido láctico aumenta secundariamente à inibição do ciclo do ácido tricarboxílico e à alteração do estado redox intracelular, podendo contribuir para o AG elevado. A lesão tubular aguda é causada inicialmente pelo glicolato e mais tarde é amplificada pela obstrução tubular por cristais de oxalato.

TRATAMENTO
Intoxicação por etilenoglicol

O tratamento consiste em instituição imediata de fluidos isotônicos IV, suplementos de tiamina e piridoxina, fomepizol e, em geral, hemodiálise. Tanto o fomepizol quanto o etanol competem com o EG pelo metabolismo pela álcool-desidrogenase. O fomepizol (4-metilpirazol; 15 mg/kg IV em 30 minutos como dose de ataque, depois 10 mg/kg por quatro doses a cada 12 horas) é o agente de escolha e oferece a vantagem de uma redução previsível nos níveis de EG sem a obnubilação excessiva, como é visto na infusão de álcool etílico. O fomepizol deve ser continuado até que o pH sanguíneo retorne ao normal ou que o *gap* osmolar seja < 10 mOsm/kg H_2O. A hemodiálise está indicada quando o pH arterial for < 7,3, uma acidose com AG elevado estiver presente, o *gap* osmolar exceder 20 mOsm/kg H_2O ou houver evidências de dano a órgãos-alvo, como manifestações no SNC e insuficiência renal.

METANOL (Ver também Cap. 458) A ingesta de metanol (álcool de madeira) provoca acidose metabólica, e seus metabólitos, o formaldeído e o ácido fórmico, causam lesão grave do nervo óptico e do SNC. O ácido láctico, os cetoácidos e outros ácidos orgânicos não identificados podem contribuir para a acidose. Devido à sua baixa massa molecular (32 Da), um *gap* osmolar está presente e pode preceder a elevação do AG.

TRATAMENTO
Intoxicação por metanol

O tratamento da intoxicação por metanol assemelha-se ao da intoxicação por EG, incluindo medidas gerais de suporte, administração de fomepizol e hemodiálise.

PROPILENOGLICOL O propilenoglicol é o veículo usado na administração IV de diazepam, lorazepam, fenobarbital, nitroglicerina, etomidato, enoximona e fenitoína. O propilenoglicol geralmente é seguro para uso limitado nessas preparações IV; entretanto, foi relatada a ocorrência de toxicidade no ambiente da unidade de terapia intensiva, onde os pacientes recebem terapia frequente ou contínua, quando o veículo propilenoglicol pode se acumular no plasma. Essa forma de acidose com *gap* elevado deve ser considerada em pacientes com acidose com *gap* elevado, hiperosmolalidade e deterioração clínica inexplicáveis, especialmente no contexto do tratamento da abstinência de álcool. O propilenoglicol, à semelhança do EG e do metanol, é metabolizado pela álcool-desidrogenase. Na intoxicação pelo propilenoglicol, a primeira resposta consiste em interromper a infusão da substância. Além disso, deve-se administrar também fomepizol a pacientes com acidose.

ÁLCOOL ISOPROPÍLICO O isopropanol ingerido é rapidamente absorvido e pode ser fatal com o consumo de uma dose de apenas 150 mL na forma de álcool para assepsia, solvente ou descongelador. Um nível plasmático de > 400 mg/dL representa uma ameaça à vida. O álcool isopropílico é metabolizado à acetona pela álcool-desidrogenase. Suas características diferem significativamente daquelas da intoxicação por EG e por metanol, visto que o composto original (e não os metabólitos) provoca toxicidade, e ***não*** ocorre acidose com AG elevado devido à rápida excreção da acetona. Tanto o álcool isopropílico quanto a acetona aumentam o *gap* osmolar, sendo comum a ocorrência de hipoglicemia. Devem ser considerados diagnósticos alternativos se não houver melhora significativa do paciente dentro de algumas horas. Deve-se considerar a realização de hemodiálise em pacientes com instabilidade hemodinâmica que apresentam níveis plasmáticos acima de 400 mg/dL.

TRATAMENTO
Intoxicação por álcool isopropílico

A intoxicação pelo álcool isopropílico é tratada com terapia de suporte, líquidos IV, vasopressores, suporte ventilatório (se necessário) e hemodiálise aguda para o coma prolongado, a instabilidade hemodinâmica ou a presença de níveis > 400 mg/dL.

ÁCIDO PIROGLUTÂMICO A acidose metabólica com AG elevado induzida por paracetamol é incomum; todavia, é reconhecida em pacientes com superdosagem de paracetamol, desnutridos ou em pacientes em estado crítico em uso de paracetamol nas doses usuais. Deve-se suspeitar do acúmulo de 5-oxoprolina após a administração de paracetamol na presença de acidose com AG elevado inexplicada sem elevação do *gap* osmolar. A primeira etapa no tratamento consiste em interromper imediatamente o medicamento. Além disso, deve-se administrar bicarbonato de sódio IV. Embora seu uso tenha sido sugerido, não está comprovado que a *N*-acetilcisteína acelere o metabolismo da 5-oxoprolina ao aumentar a concentração intracelular de glutationa nesse contexto conforme proposto.

Doença renal crônica (Ver também Cap. 311) A acidose hiperclorêmica da DRC moderada (estágio 3) acaba sendo convertida à acidose com AG alto da insuficiência renal avançada (estágios 4 e 5). A deficiente filtração e a reabsorção de ânions orgânicos contribuem para a patogênese. Com a progressão da doença renal, o número de néfrons funcionantes acaba se tornando insuficiente para acompanhar o ritmo da produção efetiva de ácidos. Por conseguinte, a acidose urêmica na DRC caracteriza-se por uma taxa reduzida de produção e excreção de NH_4^+. Na DRC, os sais alcalinos oriundos do osso tamponam o ácido retido. Apesar da retenção significativa de ácido (até 20 mmol/dia), não há diminuição adicional da $[HCO_3^-]$ sérica, indicando a participação de tampões fora do compartimento extracelular. Portanto, a troca que ocorre na acidose metabólica crônica não tratada da DRC nos estágios 3 e 4 consiste em uma perda significativa de massa óssea decorrente da diminuição do conteúdo ósseo de carbonato de cálcio. A acidose crônica também contribui para a perda de massa muscular e a incapacidade observadas na DRC avançada.

TRATAMENTO

Acidose metabólica da doença renal crônica

Devido à associação da acidose metabólica na DRC avançada com catabolismo muscular, doença óssea e progressão mais acelerada da DRC, tanto a "acidose urêmica" da doença renal em estágio terminal (DRET) como a acidose metabólica sem AG da DRC nos estágios 3 e 4 requerem reposição oral de álcalis para manutenção da [HCO_3^-] no valor aproximadamente normal (> 22 mmol/L). Isso pode ser obtido com quantidades relativamente modestas de álcalis (1,0-1,5 mmol/kg de peso corporal por dia), tendo sido demonstrado que isso reduz a progressão da DRC. Tanto os comprimidos de $NaHCO_3$ (comprimidos de 650 mg contêm 7,8 mEq) como os de citrato de sódio oral (solução de Shohl) são efetivos. Além disso, a adição de frutas e vegetais (citrato) à dieta pode aumentar a [HCO_3^-] plasmática e reduzir a progressão.

ACIDOSES METABÓLICAS SEM *ANION GAP*

Pode ocorrer a perda de álcalis a partir do trato gastrintestinal, como resultado de diarreia, ou a partir dos rins devido a distúrbios tubulares renais (p. ex., acidose tubular renal [ATR]). Nesses distúrbios (Tab. 55-5), as alterações recíprocas na [Cl^-] e [HCO_3^-] resultam em AG normal. Por conseguinte, na acidose sem AG, o aumento da [Cl^-] acima do valor normal aproxima-se da diminuição observada na [HCO_3^-]. A ausência dessa relação sugere um distúrbio misto.

TABELA 55-5 ■ Causas da acidose sem *anion gap*

I. Perda gastrintestinal de bicarbonato
  A. Diarreia
  B. Drenagem externa do pâncreas ou intestino delgado
  C. Ureterossigmoidostomia, alça jejunal e alça ileal
  D. Fármacos
    1. Cloreto de cálcio (agente acidificante)
    2. Sulfato de magnésio (diarreia)
    3. Colestiramina (diarreia por ácidos biliares)
II. Acidose renal
  A. Hipopotassemia
    1. ATR proximal (tipo 2)
       Induzida por fármacos: acetazolamida, topiramato
    2. ATR distal (clássica) (tipo 1)
       Induzida por fármacos: anfotericina B, ifosfamida
  B. Hiperpotassemia
    1. Disfunção generalizada do néfron distal (ATR tipo 4)
      a. Deficiência seletiva de aldosterona
      b. Resistência aos mineralocorticoides (PHA tipo I, autossômico dominante)
      c. Defeito na voltagem (PHA I, autossômico recessivo e PHA II)
      d. Hipoaldosteronismo hiporreninêmico
      e. Doença tubulointersticial
  C. Normopotassemia
    1. Doença renal progressiva crônica
III. Hiperpotassemia induzida por fármacos (com insuficiência renal)
  A. Diuréticos poupadores de potássio (amilorida, trianterено, espironolactona, eplerenona)
  B. Trimetoprima
  C. Pentamidina
  D. IECAs e BRAs
  E. Fármacos anti-inflamatórios não esteroides
  F. Inibidores da calcineurina
  G. Heparina em pacientes com doença grave
IV. Outras
  A. Cargas de ácidos (cloreto de amônio, hiperalimentação)
  B. Perda de bicarbonato potencial: cetose com excreção de cetonas
  C. Acidose por expansão (administração rápida de solução salina)
  D. Hipurato
  E. Resinas de troca catiônica

Siglas: IECA, inibidor da enzima conversora da angiotensina; BRA, bloqueador do receptor da angiotensina; PHA, pseudo-hipoaldosteronismo; ATR, acidose tubular renal.

As fezes contêm concentrações de HCO_3^- e de HCO_3^- decomposto maiores do que as concentrações plasmáticas, por isso há desenvolvimento de acidose metabólica na diarreia. Em lugar de um pH urinário ácido (como seria de esperar na acidose sistêmica), o pH urinário é geralmente > 6, visto que a acidose metabólica e a hipopotassemia aumentam a síntese e a excreção renais de NH_4^+, proporcionando, assim, um tampão urinário que aumenta o pH da urina. A acidose metabólica causada por perdas gastrintestinais com pH urinário elevado pode ser diferenciada da ATR, visto que a excreção urinária de NH_4^+ está geralmente baixa na ATR e elevada na presença de diarreia. Os níveis urinários de NH_4^+ não são rotineiramente medidos pelos laboratórios clínicos, mas podem ser estimados calculando-se o *anion gap* urinário (AGU): AGU = $[Na^+ + K^+]_u - [Cl^-]_u$. Quando $[Cl^-]_u > [Na^+ + K^+]_u$, o AGU é, por definição, negativo. Isso sugere que o nível urinário de amônio está apropriadamente aumentado, sugerindo uma causa extrarrenal para a acidose. Por outro lado, quando o AGU é positivo, o nível urinário de amônio mostra-se previsivelmente baixo, sugerindo uma origem tubular renal para a acidose. Estudos recentes demonstraram uma correlação baixa entre o AGU e o amônio urinário mensurado, colocando em dúvida a estimativa do amônio urinário pelo cálculo do AGU. Assim, os laboratórios clínicos devem ser encorajados a medir o amônio urinário por adaptação de ensaios automatizados de amônio plasmático, usando o método enzimático, se a amostra de urina for diluída a 1:200 em soro fisiológico.

A **ATR proximal** (ATR tipo 2) (Cap. 315) é mais frequentemente resultante de disfunção tubular proximal generalizada, que se manifesta por glicosúria, aminoacidúria generalizada e fosfatúria (síndrome de Fanconi). Quando a [HCO_3^-] plasmática é baixa, o pH urinário é ácido (pH < 5,5), mas excede 5,5 com a terapia alcalina. A excreção fracional de [HCO_3^-] pode ultrapassar 10 a 15% diante de níveis séricos de HCO_3^- > 20 mmol/L. Devido ao defeito na reabsorção de HCO_3^- pelo túbulo proximal, a terapia com $NaHCO_3$ intensificará a entrega de HCO_3^- ao néfron distal, bem como a secreção renal de potássio, causando, assim, hipopotassemia.

Os achados típicos nas formas adquiridas ou hereditárias de **ATR distal clássica** (ATR tipo 1) consistem em hipopotassemia, acidose metabólica sem AG, baixa excreção urinária de NH_4^+ (AGU positivo, baixa concentração urinária de [NH_4^+]) e pH urinário inapropriadamente alto (pH > 5,5). A maioria dos pacientes apresenta hipocitratúria e hipercalciúria, de forma que são comuns a nefrolitíase, a nefrocalcinose e a doença óssea. Na **ATR distal generalizada** (ATR tipo 4), a hiperpotassemia é desproporcional à redução da taxa de filtração glomerular (TFG) devido à disfunção concomitante na secreção de potássio e ácido. A excreção urinária de amônio fica invariavelmente reduzida, e a função renal pode estar comprometida por nefropatia diabética, uropatia obstrutiva ou doença tubulointersticial crônica.

O hipoaldosteronismo hiporreninêmico tipicamente se apresenta como acidose metabólica sem AG em idosos com diabetes melito ou doença tubulointersticial e DRC (TFG estimada 20-50 mL/min) com hiperpotassemia ([K^+] 5,2-6,0 mmol/L), hipertensão concomitante e insuficiência cardíaca congestiva. A acidose metabólica e a hiperpotassemia são desproporcionais à diminuição da TFG. Fármacos anti-inflamatórios não esteroides, trimetoprima, pentamidina, inibidores da enzima conversora de angiotensina (IECAs) e bloqueadores do receptor de aldosterona (BRAs) também podem aumentar o risco de hiperpotassemia e acidose metabólica sem AG em pacientes com DRC, especialmente por nefropatia diabética (Tab. 55-5).

TRATAMENTO

Acidoses metabólicas sem *anion gap*

Para a acidose sem AG decorrente de perdas gastrintestinais de bicarbonato, é possível administrar $NaHCO_3$ IV ou VO, conforme determinado pela gravidade da acidose e da depleção volêmica concomitante. A ATR proximal é a mais difícil de tratar entre todas as ATRs, caso a meta seja restaurar a [HCO_3^-] sérica normal, uma vez que a administração de álcalis orais aumenta a excreção urinária de bicarbonato e potássio. Em pacientes com ATR proximal (tipo 2), a administração de potássio tipicamente se faz necessária. Uma solução oral de citratos de sódio e de potássio (334 mg de ácido cítrico, 500 mg de citrato de sódio e 550 mg de citrato de potássio a cada 5 mL) pode ser prescrita para essa finalidade. Na ATR distal clássica (tipo 1), a hipopotassemia deve ser corrigida primeiro. Depois disso, a terapia com álcali usando citrato de sódio (solução de Shohl) ou comprimidos de $NaHCO_3$ (comprimidos de 650 mg contendo 7,8 mEq) deve ser iniciada para a correção e manutenção da $[HCO_3^-]$ sérica na faixa de 24 a 26 mEq/L. Os pacientes com ATR tipo 1 tipicamente respondem à terapia alcalina crônica, e os benefícios proporcionados por uma terapia adequada com álcali incluem a diminuição da frequência de nefrolitíase, a melhora da densidade óssea, a retomada dos padrões normais de crescimento em crianças e a preservação da função renal em adultos e crianças. Para a ATR tipo 4, é preciso prestar atenção na meta dupla de correção da acidose metabólica, empregando a mesma abordagem usada para ATR distal clássica (ATR tipo 1) e também da correção da $[K^+]$ plasmática. A restauração da normopotassemia aumenta a excreção ácida urinária total e, consequentemente, pode melhorar muito a acidose metabólica. A administração crônica de poliestireno sulfonato de sódio por VO (15 g de pó preparado como solução oral, sem sorbitol, 1 vez ao dia, 2 a 3 vezes por semana) às vezes é usada, mas seu sabor é desagradável e a adesão dos pacientes é baixa. O polímero não absorvível trocador de cátions cálcio-potássio patiromer pode ser considerado para pacientes com ATR tipo 4 com hiperpotassemia, pois é mais palatável. Ele é administrado como sachês de 8,4 g de pó para suspensão por VO 2 vezes ao dia, com ajuste semanal da dose com base na $[K^+]$ plasmática, sem exceder a 25,2 g/dia. Além disso, a dieta deve ser pobre em alimentos ou suplementos (substitutos de sal) contendo potássio; todas as medicações que levam à retenção de potássio devem ser suspensas; e um diurético de alça pode ser administrado. Por fim, os pacientes com hipoaldosteronismo isolado documentado devem receber fludrocortisona, mas a dose varia conforme a causa da deficiência hormonal. Esse agente deve ser administrado com muito cuidado e em combinação com a furosemida em pacientes com edema e hipertensão devido ao possível agravamento dessas condições.

ALCALOSE METABÓLICA

A alcalose metabólica manifesta-se por elevação do pH arterial, aumento da $[HCO_3^-]$ sérica e um aumento da $PaCO_2$ em consequência da hipoventilação alveolar compensatória (Tab. 55-1). Com frequência, é acompanhada por hipocloremia e hipopotassemia. A elevação no pH arterial estabelece o diagnóstico, pois o pH é reduzido na acidose respiratória, mesmo que ambas tenham uma $PaCO_2$ elevada. A alcalose metabólica ocorre com frequência como um distúrbio acidobásico misto associado a acidose respiratória, alcalose respiratória ou acidose metabólica.

ETIOLOGIA E PATOGÊNESE

Ocorre alcalose metabólica em consequência de um ganho efetivo de $[HCO_3^-]$ ou da perda de ácido não volátil (geralmente HCl por vômitos) do líquido extracelular. Quando o vômito causa perda de HCl do estômago, a secreção de HCO_3^- não pode ser iniciada no intestino delgado e, assim, o HCO_3^- é retido no líquido extracelular. Portanto, o vômito ou a drenagem nasogástrica exemplificam o *estágio de geração* da alcalose metabólica, no qual a perda de ácido tipicamente causa alcalose. Com a cessação do vômito, o *estágio de manutenção* normalmente se inicia, uma vez que fatores secundários impedem que os rins façam a compensação por meio da excreção apropriada de HCO_3^-.

A manutenção da alcalose metabólica representa uma incapacidade dos rins de eliminar o excesso de HCO_3^- do compartimento extracelular. Os rins irão reter (e não excretar) o excesso de álcali e manterão a alcalose se houver (1) deficiência de volume, de cloreto e de K^+ associada à redução da TFG (em associação com uma $[Cl^-]$ urinária baixa); ou (2) hipopotassemia resultante da presença de hiperaldosteronismo autonômico ($[Cl^-]$ urinária normal). Na primeira situação, a alcalose metabólica responsiva à solução salina é corrigida pela restauração do volume de líquido extracelular (VLEC; administração IV de NaCl e KCl), ao passo que, na segunda, pode ser necessário corrigir a alcalose mediante intervenção farmacológica ou cirúrgica, e não com a administração de solução salina (alcalose metabólica não responsiva à solução salina).

TABELA 55-6 ■ Causas de alcalose metabólica

I. Cargas exógenas de HCO_3^-
  A. Administração aguda de álcalis
  B. Síndrome leite-álcali
II. Contração do VLEC efetivo, normotensão, deficiência de K^+ e hiperaldosteronismo hiper-reninêmico secundário
  A. Origem gastrintestinal
    1. Vômitos
    2. Aspiração gástrica
    3. Cloridorreia congênita
    4. Gastrocistoplastia
    5. Adenoma viloso
  B. Origem renal
    1. Uso de diuréticos (tiazídicos e de alça)
    2. Estado pós-hipercapnia
    3. Hipercalcemia/hipoparatireoidismo
    4. Recuperação da acidose láctica ou da cetoacidose
    5. Ânions não reabsorvíveis, incluindo penicilina e carbenicilina
    6. Deficiência de Mg^{2+}
    7. Depleção de K^+
    8. Síndrome de Bartter (mutações com perda de função de transportadores e canais iônicos no TALH)
    9. Síndrome de Gitelman (mutação com perda de função no cotransportador de Na^+-Cl^- no TCD)
III. Expansão do VLEC, hipertensão, deficiência de K^+ e excesso de mineralocorticoides
  A. Renina elevada
    1. Estenose de artéria renal
    2. Hipertensão acelerada
    3. Tumor secretor de renina
    4. Terapia com estrogênio
  B. Renina baixa
    1. Aldosteronismo primário
      a. Adenoma
      b. Hiperplasia
      c. Carcinoma
    2. Defeitos das enzimas suprarrenais
      a. Deficiência de 11β-hidroxilase
      b. Deficiência de 17α-hidroxilase
    3. Síndrome ou doença de Cushing
    4. Outras
      a. Alcaçuz
      b. Carbenoxolona
      c. Fumo de mascar
IV. Mutação com ganho de função do canal de sódio no TCD, com expansão do VLEC, hipertensão, deficiência de K^+ e hipoaldosteronismo hiporreninêmico
  A. Síndrome de Liddle

Siglas: TCD, túbulo contorcido distal; VLEC, volume de líquido extracelular; TALH, ramo ascendente espesso da alça de Henle (de *thick ascending limb of Henle's loop*).

DIAGNÓSTICO DIFERENCIAL

Para estabelecer a causa da alcalose metabólica (Tab. 55-6), é necessário avaliar o estado do VLEC, a pressão arterial em decúbito e em posição ortostática (para determinar se há hipotensão ortostática), a $[K^+]$ sérica, a $[Cl^-]$ urinária e, em algumas circunstâncias, o sistema da renina-aldosterona. Por exemplo, a presença de hipertensão e hipopotassemia crônicas em um paciente com alcalose sugere excesso de mineralocorticoides ou uso de diuréticos por um paciente hipertenso. Uma baixa atividade da renina plasmática e valores > 20 mEq/L de $[Cl^-]$ urinária em um paciente que não está fazendo uso de diuréticos sugerem uma síndrome de excesso primário de mineralocorticoides. A associação de hipopotassemia e alcalose em um paciente normotenso sem edema pode se dever à síndrome de Bartter ou de Gitelman, deficiência de magnésio, vômitos, álcalis exógenos ou uso de diuréticos. A determinação dos eletrólitos urinários (particularmente $[Cl^-]$ urinária) e o rastreamento da urina para a detecção de diuréticos podem ser úteis. Se a urina for alcalina, com $[Na^+]_u$ e $[K^+]_u$ elevadas, mas com $[Cl^-]_u$

baixa, o diagnóstico consistirá geralmente em vômitos (evidentes ou ocultamente induzidos) ou ingesta de álcalis. Se a urina estiver relativamente ácida, com baixas concentrações de Na^+, K^+ e Cl^-, as possibilidades mais prováveis consistem em vômitos prévios, estado de pós-hipercapnia ou uso prévio de diuréticos. Se não ocorrer redução nas concentrações urinárias de sódio, potássio ou cloreto, deverá ser considerada a possibilidade de deficiência de magnésio, síndrome de Bartter ou de Gitelman ou uso atual de diuréticos. A síndrome de Bartter é diferenciada da síndrome de Gitelman pela presença de hipocalciúria nessa última.

Administração de álcalis A administração crônica de álcalis a indivíduos com função renal normal raramente provoca alcalose. Todavia, em pacientes com distúrbios hemodinâmicos coexistentes associados a uma depleção efetiva do VLEC (p. ex., insuficiência cardíaca), pode ocorrer alcalose devido à capacidade diminuída de excretar HCO_3^- ou à reabsorção aumentada de HCO_3^-. Esses pacientes incluem os que recebem $NaHCO_3$ (VO ou IV), cargas de citrato IV (transfusões de sangue total ou aférese terapêutica) ou antiácidos juntamente com resinas de troca catiônica (hidróxido de alumínio e sulfonato de poliestireno sódico). Os pacientes institucionalizados que recebem nutrição enteral por sonda apresentam maior incidência de alcalose metabólica do que aqueles em instituição de apoio que recebem dietas regulares.

ALCALOSE METABÓLICA ASSOCIADA A CONTRAÇÃO DO VLEC, DEPLEÇÃO DE K^+ E HIPERALDOSTERONISMO HIPER-RENINÊMICO SECUNDÁRIO

Origem gastrintestinal A perda gastrintestinal de H^+ em decorrência de vômitos ou aspiração gástrica resulta em retenção de HCO_3^- no líquido extracelular. Durante o vômito ativo, a carga filtrada de bicarbonato que chega nos rins está agudamente aumentada e excederá a capacidade reabsortiva do túbulo proximal de absorção de HCO_3^-. Subsequentemente, o aumento na oferta de HCO_3^- ao néfron distal, onde a capacidade de reabsorção de HCO_3^- é menor, resultará na excreção de urina alcalina que estimula a secreção de potássio. Quando o vômito cessa, a persistência da depleção de volume, potássio e cloreto leva à manutenção da alcalose, devido à capacidade aumentada de reabsorção de HCO_3^-. A correção do VLEC contraído com NaCl e a restauração dos déficits de K^+ com KCl corrigem o distúrbio acidobásico, restaurando a capacidade do rim de excretar o excesso de bicarbonato.

Origem renal • **DIURÉTICOS** (Ver também Cap. 258) Diuréticos como os tiazídicos e os diuréticos de alça (furosemida, bumetanida, torsemida) aumentam a excreção de sais e diminuem agudamente o VLEC, sem alterar o conteúdo corporal total de bicarbonato. A $[HCO_3^-]$ sérica aumenta, visto que o VLEC reduzido "contrai" a $[HCO_3^-]$ plasmática (alcalose de contração). A administração crônica de diuréticos tende a produzir alcalose, aumentando a liberação distal de sal, com consequente estímulo da secreção de K^+ e H^+. A alcalose é mantida pela persistência da contração do VLEC, pelo hiperaldosteronismo secundário, pela deficiência de K^+ e pelo efeito direto do diurético (enquanto for administrado). A descontinuação do diurético e o fornecimento de solução salina isotônica para correção do déficit do VLEC irão reparar a alcalose.

DISTÚRBIOS COM PERDA DE SOLUTOS: SÍNDROME DE BARTTER E SÍNDROME DE GITELMAN Ver Cap. 315.

ÂNIONS NÃO REABSORVÍVEIS E DEFICIÊNCIA DE MAGNÉSIO A administração de grandes quantidades de carbenicilina ou ticarcilina (devirados da penicilina) leva ao aparecimento de seus ânions não reabsorvíveis no túbulo distal. Isso aumenta a diferença de potencial transepitelial no túbulo coletor e, assim, intensifica a secreção de H^+ e K^+. A deficiência de Mg^{2+} pode ocorrer com a administração crônica de diuréticos tiazídicos, assim como em casos de alcoolismo e desnutrição; a síndrome de Gitelman potencializa o desenvolvimento de alcalose hipopotassêmica por intensificar a acidificação distal via estimulação de renina e, assim, a secreção de aldosterona.

DEPLEÇÃO DE POTÁSSIO A depleção crônica de K^+ como resultado de insuficiência extrema de potássio na dieta, diuréticos ou abuso de álcool pode desencadear alcalose metabólica ao aumentar a excreção urinária final de ácido. A geração renal de NH_4^+ (amoniogênese) é suprarregulada diretamente pela hipopotassemia. A deficiência crônica de K^+ também suprarregula as H^+, K^+-ATPases no túbulo distal e no ducto coletor, aumentando a absorção de K^+ e simultaneamente aumentando a secreção de H^+. A alcalose associada à depleção grave de K^+ mostra-se resistente à administração de sal, porém a suplementação de K^+ corrige a alcalose. A depleção de potássio ocorre com frequência de modo concomitante com a deficiência de magnésio em alcoolistas desnutridos.

PÓS-TRATAMENTO DA ACIDOSE LÁCTICA OU DA CETOACIDOSE Quando um estímulo subjacente para a geração de ácido láctico ou de cetoácidos é corrigido, como na correção do choque ou de uma depleção volêmica grave (por meio da restauração do volume), ou com terapia de insulina, o lactato ou as cetonas são metabolizados, produzindo uma quantidade equivalente de HCO_3^-. Fontes exógenas de HCO_3^- serão acrescentadas à quantidade original gerada pelo metabolismo de ânions orgânicos, criando um excesso de HCO_3^- ("alcalose de rebote").

PÓS-HIPERCAPNIA A retenção prolongada de CO_2 com acidose respiratória crônica aumenta a absorção renal de HCO_3^- e a geração de HCO_3^- novo (excreção final aumentada de ácido). A alcalose metabólica resulta da elevação persistente da $[HCO_3^-]$ quando a $PaCO_2$ elevada é subitamente normalizada.

ALCALOSE METABÓLICA ASSOCIADA A EXPANSÃO DO VLEC, HIPERTENSÃO ARTERIAL E EXCESSO DE MINERALOCORTICOIDES

Níveis elevados de aldosterona podem ser causados por uma produção excessiva autonômica primária pela suprarrenal ou podem ser secundários à superprodução de renina pelos rins. O excesso de mineralocorticoides aumenta a excreção final de ácido e pode resultar em alcalose metabólica, que pode ser agravada pela deficiência associada de K^+. A retenção de sal e a hipertensão se devem à suprarregulação do canal epitelial de Na^+ (CENa) no túbulo coletor em resposta à aldosterona. A caliurese persiste devido ao excesso de mineralocorticoides e à estimulação do CENa, causando aumento na voltagem transepitelial, o que aumenta a excreção de K^+. A depleção persistente de K^+ pode causar polidipsia e poliúria.

A síndrome de Liddle (Cap. 315) resulta de uma mutação de ganho de função herdada nos genes reguladores de canal de Na^+ (CENa) no ducto coletor. Essa forma monogênica rara de hipertensão é resultado da expansão de volume que secundariamente suprime a elaboração da aldosterona. Os pacientes tipicamente apresentam hipertensão, hipopotassemia e alcalose metabólica.

Sintomas Na presença de alcalose metabólica, as alterações nas funções do SNC e do sistema nervoso periférico assemelham-se àquelas da hipocalcemia (Cap. 409); os sintomas consistem em confusão mental, obnubilação e predisposição a convulsões, parestesia, cãibras musculares, tetania, agravamento de arritmias e hipoxemia na doença pulmonar obstrutiva crônica. As anormalidades eletrolíticas relacionadas incluem hipopotassemia e hipofosfatemia.

TRATAMENTO
Alcalose metabólica

O objetivo primário do tratamento é a correção do estímulo subjacente para geração de HCO_3^-. Se houver aldosteronismo primário ou síndrome de Cushing, a correção bem-sucedida da causa subjacente reverterá a hipopotassemia e a alcalose. A perda de $[H^+]$ pelo estômago ou pelos rins pode ser reduzida pelo uso de inibidores da bomba de prótons ou pela interrupção dos diuréticos. O segundo aspecto do tratamento consiste em remover os fatores que sustentam o aumento inapropriado da reabsorção de HCO_3^-, como contração do VLEC ou deficiência de K^+. É sempre necessário corrigir os déficits de K^+. A solução salina isotônica é recomendada para reverter a alcalose quando há contração do VLEC. Se houver distúrbios associados, como a insuficiência cardíaca congestiva, que impeçam a infusão de solução salina isotônica, a perda renal de HCO_3^- pode ser acelerada pela administração de acetazolamida (125-250 mg IV), um inibidor da anidrase carbônica, o qual costuma ser efetivo em pacientes com função renal adequada. Porém, a acetazolamida desencadeia a perda urinária de K^+ e pode causar hipopotassemia, a qual deve ser corrigida. O ácido clorídrico diluído IV (HCl a 0,1 *N*) também é historicamente defendido em casos extremos de alcalose metabólica, mas causa hemólise e deve ser administrado lentamente em uma veia central. Essa preparação, em geral, não está disponível e deve ser manipulada pela farmácia. Dada a possibilidade de ocorrer erros ou danos graves, seu uso não é aconselhado. A terapia da síndrome de Liddle deve incluir um diurético poupador de potássio (amilorida ou trianterero) para inibir o CENa e corrigir a hipertensão e a hipopotassemia.

ACIDOSE RESPIRATÓRIA

A acidose respiratória ocorre como resultado de doença pulmonar grave, fadiga dos músculos ventilatórios ou anormalidades no controle da ventilação, sendo identificada por um aumento da $PaCO_2$ e uma redução do pH (Tab. 55-7). Na acidose respiratória aguda, verifica-se uma elevação compensatória no HCO_3^- (devido a mecanismos de tamponamento celular), a qual aumenta 1 mmol/L para cada 10 mmHg de aumento da $PaCO_2$. Na acidose respiratória crônica (> 24 horas), a adaptação renal aumenta a $[HCO_3^-]$ em 4 mmol/L para cada 10 mmHg de aumento da $PaCO_2$. Em geral, o HCO_3^- sérico não ultrapassa 38 mmol/L.

As manifestações clínicas variam de acordo com a gravidade e a duração da acidose respiratória, a doença subjacente e o fato de haver ou não hipoxemia concomitante. Uma elevação rápida da $PaCO_2$ (hipercapnia aguda) pode causar ansiedade, dispneia, confusão, psicose e alucinações, podendo evoluir para o coma. Porém, a hipercapnia crônica pode causar distúrbios do sono, perda de memória, sonolência diurna, alterações da personalidade, dificuldade de coordenação e distúrbios motores, como tremor, abalos mioclônicos e asterixe. As cefaleias e outros sinais que mimetizam uma hipertensão intracraniana, como papiledema, reflexos anormais e fraqueza muscular focal, também são vistos.

A depressão do centro respiratório por uma variedade de substâncias, lesão ou doença pode ocasionar acidose respiratória. Esse quadro pode ocorrer de forma aguda – com anestésicos gerais, sedativos e traumatismo craniencefálico – ou de forma crônica – com sedativos, álcool, tumores intracranianos e distúrbios respiratórios do sono, incluindo síndromes alveolares primárias e de obesidade-hipoventilação (Caps. 296 e 297). As anormalidades ou doenças dos neurônios motores, da junção neuromuscular e da musculatura esquelética podem causar hipoventilação através da fadiga dos músculos ventilatórios. A ventilação mecânica, se não for apropriadamente ajustada, pode resultar em acidose respiratória, sobretudo nos casos em que ocorre aumento súbito da produção de CO_2 (devido a febre, agitação, sepse ou nutrição excessiva) ou quando há queda da ventilação alveolar devido ao agravamento da função pulmonar. Os níveis elevados de pressão expiratória final positiva na presença de débito cardíaco reduzido podem causar hipercapnia, em consequência de grandes aumentos no espaço morto alveolar (Cap. 285). A hipercapnia permissiva pode ser usada para minimizar a pressão expiratória final positiva intrínseca na síndrome da angústia respiratória, mas a acidose respiratória decorrente pode exigir a administração de $NaHCO_3$ para aumentar o pH arterial até cerca de 7,20, mas não até o valor normal.

A hipercapnia aguda sucede a oclusão súbita das vias aéreas superiores ou um broncospasmo generalizado, como na asma grave, na anafilaxia, nas queimaduras por inalação ou na lesão por toxinas. Ocorrem hipercapnia e acidose respiratória crônicas no estágio final da doença pulmonar obstrutiva. Os distúrbios restritivos que comprometem a parede torácica e os pulmões podem causar acidose respiratória, visto que o elevado custo metabólico da respiração provoca fadiga dos músculos ventilatórios. Os estágios avançados dos distúrbios restritivos intrapulmonares e extrapulmonares manifestam-se como acidose respiratória crônica.

O diagnóstico de acidose respiratória exige a determinação da $PaCO_2$ e do pH arterial. Com frequência, uma anamnese e um exame físico detalhados indicam a etiologia. As provas de função pulmonar (Cap. 285), incluindo espirometria, capacidade de difusão do monóxido de carbono, volumes pulmonares e $PaCO_2$ e saturação de O_2 arterial, geralmente permitem determinar se a acidose respiratória é secundária à doença pulmonar. A avaliação das causas não pulmonares deve incluir história farmacológica detalhada, determinação do hematócrito e avaliação das vias aéreas superiores, parede torácica, pleura e função neuromuscular.

TABELA 55-7 ■ Distúrbios acidobásicos respiratórios

I. Alcalose
- A. Estimulação do sistema nervoso central
  1. Dor
  2. Ansiedade, psicose
  3. Febre
  4. Acidente vascular cerebral
  5. Meningite, encefalite
  6. Tumor
  7. Trauma
- B. Hipoxemia ou hipoxia tecidual
  1. Altitude elevada
  2. Pneumonia, edema pulmonar
  3. Aspiração
  4. Anemia grave
- C. Fármacos ou hormônios
  1. Gravidez, progesterona
  2. Salicilatos
  3. Insuficiência cardíaca
- D. Estimulação dos receptores torácicos
  1. Hemotórax
  2. Tórax instável
  3. Insuficiência cardíaca
  4. Embolia pulmonar
- E. Outros
  1. Septicemia
  2. Insuficiência hepática
  3. Hiperventilação mecânica
  4. Exposição ao calor
  5. Recuperação da acidose metabólica

II. Acidose
- A. Central
  1. Fármacos (anestésicos, morfina, sedativos)
  2. Acidente vascular cerebral
  3. Infecção
- B. Vias aéreas
  1. Obstrução
  2. Asma
- C. Parênquima
  1. Enfisema
  2. Pneumoconiose
  3. Bronquite
  4. Síndrome da angústia respiratória aguda
  5. Barotrauma
- D. Neuromuscular
  1. Poliomielite
  2. Cifoescoliose
  3. Miastenia
  4. Distrofias musculares
- E. Outros
  1. Obesidade
  2. Hipoventilação
  3. Hipercapnia permissiva

TRATAMENTO

Acidose respiratória

O manejo da acidose respiratória depende de sua gravidade e velocidade de aparecimento. A acidose respiratória aguda pode comportar risco de vida, e devem-se tomar medidas para reverter a causa subjacente simultaneamente com a restauração da ventilação alveolar adequada. Isso pode exigir intubação traqueal e ventilação mecânica assistida. A administração de oxigênio deve ser ajustada atentamente em pacientes com doença pulmonar obstrutiva grave e retenção crônica de CO_2 que estejam respirando espontaneamente (Cap. 292). Quando se utiliza o oxigênio sem critério, esses pacientes podem sofrer agravamento da acidose respiratória, levando a uma grave acidemia. Deve-se evitar a correção agressiva e rápida da hipercapnia, visto que a queda da $PaCO_2$ pode provocar as mesmas complicações observadas na alcalose respiratória aguda (i.e., arritmias cardíacas, redução da perfusão cerebral e convulsões). A $PaCO_2$ deve ser reduzida gradualmente na acidose respiratória crônica, visando restaurar os níveis basais de $PaCO_2$ e fornecer uma quantidade suficiente de Cl^- e K^+ para aumentar a excreção renal de HCO_3^-.

Com frequência, é difícil corrigir a acidose respiratória crônica; todavia, o objetivo primário é a instituição de medidas destinadas a melhorar a função pulmonar (Cap. 292).

A hiperventilação alveolar diminui a $PaCO_2$ e aumenta a razão HCO_3^-/$PaCO_2$, com consequente aumento do pH (Tab. 55-7). Os tampões celulares sem bicarbonato respondem com consumo de HCO_3^-. Observa-se o desenvolvimento de hipocapnia quando um estímulo ventilatório suficientemente forte faz a eliminação de CO_2 pelos pulmões ultrapassar a sua produção metabólica pelos tecidos. O pH e a $[HCO_3^-]$ plasmáticos parecem variar proporcionalmente com a $PaCO_2$, ao longo de uma faixa de 40 a 15 mmHg. A relação entre a concentração arterial de $[H^+]$ e a $PaCO_2$ é de cerca de 0,7 mmol/L por mmHg (ou 0,01 unidade de pH/mmHg), enquanto a $[HCO_3^-]$ plasmática é de 0,2 mmol/L por mmHg. A hipocapnia mantida por > 2 a 6 horas é ainda mais compensada por uma redução da excreção renal de amônio e ácidos tituláveis, bem como pela diminuição da reabsorção do HCO_3^- filtrado. A adaptação renal completa à alcalose respiratória pode demorar vários dias e exige que a volemia e a função renal estejam normais. Os rins parecem responder diretamente à diminuição da $PaCO_2$, e não à alcalose em si. Na alcalose respiratória crônica, uma redução de 1 mmHg na $PaCO_2$ provoca uma queda de 0,4 a 0,5 mmol/L na $[HCO_3^-]$ e uma redução de 0,3 mmol/L na $[H^+]$ (ou aumento de 0,003 no pH).

Os efeitos da alcalose respiratória variam de acordo com sua duração e gravidade, mas são principalmente os da doença subjacente. A redução do fluxo sanguíneo cerebral em consequência de um rápido declínio da $PaCO_2$ pode causar tontura, confusão mental e convulsões, mesmo na ausência de hipoxemia. Os efeitos cardiovasculares da hipocapnia aguda no paciente consciente costumam ser mínimos; entretanto, no paciente anestesiado ou sob ventilação mecânica, pode haver uma queda do débito cardíaco e da pressão arterial devido aos efeitos depressores da anestesia e ventilação com pressão positiva sobre a frequência cardíaca, a resistência sistêmica e o retorno venoso. Podem ocorrer arritmias cardíacas em pacientes com cardiopatia, como resultado de alterações na oferta de oxigênio pelo sangue em consequência de um desvio à esquerda da curva de dissociação da hemoglobina-oxigênio (efeito de Bohr). A alcalose respiratória aguda provoca deslocamentos intracelulares de Na^+, K^+ e PO_4^{2-} e reduz a $[Ca^{2+}]$ livre ao aumentar a fração ligada às proteínas. Em geral, a hipopotassemia induzida por hipocapnia não é significativa.

A alcalose respiratória crônica é o distúrbio acidobásico mais comum em pacientes criticamente enfermos e, quando grave, leva a um prognóstico sombrio. Muitos distúrbios cardiopulmonares manifestam-se como alcalose respiratória nos estágios iniciais a intermediários, e o achado de normocapnia e hipoxemia em um paciente com hiperventilação pode indicar o início de insuficiência respiratória rápida, exigindo avaliação para determinar se o paciente está evoluindo para fadiga. A alcalose respiratória é comum durante a ventilação mecânica.

A síndrome de hiperventilação pode ser incapacitante. Parestesias, dormência perioral, dor ou sensação de constrição torácica, tontura, incapacidade de respirar adequadamente e, em raras ocasiões, tetania podem ser suficientemente estressantes para perpetuar o distúrbio. A gasometria arterial revela alcalose respiratória aguda ou crônica, frequentemente com hipocapnia na faixa de 15 a 30 mmHg e sem hipoxemia. As doenças ou lesões do SNC podem produzir vários padrões de hiperventilação e níveis sustentados de $PaCO_2$ de 20 a 30 mmHg. O hipertireoidismo, a sobrecarga calórica e o exercício físico aumentam o metabolismo basal; entretanto, a ventilação aumenta de modo proporcional, de maneira que a gasometria arterial não é alterada, e a alcalose respiratória não se desenvolve. Os salicilatos constituem a causa mais comum de alcalose respiratória induzida por fármacos, em consequência da estimulação direta do quimiorreceptor bulbar (Cap. 458). Além disso, as metilxantinas, teofilina e aminofilina, estimulam a ventilação e aumentam a resposta ventilatória ao CO_2. A progesterona aumenta a ventilação e diminui a $PaCO_2$ arterial em até 5 a 10 mmHg. Por conseguinte, a alcalose respiratória crônica é uma característica comum da gravidez. A alcalose respiratória também é proeminente na insuficiência hepática, e sua gravidade correlaciona-se com o grau dessa insuficiência. A alcalose respiratória muitas vezes é um achado inicial da sepse por microrganismos Gram-negativos antes do início de febre, hipoxemia ou hipotensão.

O diagnóstico de alcalose respiratória depende da determinação do pH arterial e da $PaCO_2$. A $[K^+]$ plasmática está frequentemente reduzida, enquanto a $[Cl^-]$ está aumentada. Na fase aguda, a alcalose respiratória não está associada a uma excreção renal aumentada de HCO_3^-; todavia, dentro de poucas horas, a excreção final de ácido está reduzida. Em geral, a concentração de HCO_3^- cai em 2,0 mmol/L para cada redução de 10 mmHg da $PaCO_2$. A alcalose respiratória crônica ocorre quando a hipocapnia persiste por mais de 3 a 5 dias. A queda na $PaCO_2$ reduz a $[HCO_3^-]$ sérica em 4 a 5 mmol/L para cada 10 mmHg de redução na $PaCO_2$. Não é comum observar uma concentração plasmática de HCO_3^- < 12 mmol/L em consequência de alcalose respiratória pura. A redução compensatória da concentração plasmática de HCO_3^- é tão efetiva na alcalose respiratória crônica que o pH não diminui de modo significativo em relação ao valor normal. Assim, a alcalose respiratória crônica é o único distúrbio acidobásico que pode trazer o pH de volta ao normal.

Quando se estabelece o diagnóstico de alcalose respiratória, deve-se investigar sua causa. O diagnóstico da síndrome de hiperventilação é estabelecido por exclusão. Nos casos difíceis, pode ser importante excluir outros distúrbios, como embolia pulmonar, doença arterial coronariana e hipertireoidismo.

TRATAMENTO

Alcalose respiratória

O manejo da alcalose respiratória visa aliviar o distúrbio subjacente. Quando a alcalose respiratória interfere no controle da ventilação mecânica, as alterações no espaço morto e no volume corrente podem minimizar a hipocapnia. Os pacientes com síndrome de hiperventilação podem se beneficiar de tranquilização, respiração dentro de um saco de papel durante os episódios sintomáticos e atenção para o estresse psicológico subjacente. Os antidepressivos e sedativos não são recomendados. Os bloqueadores β-adrenérgicos podem melhorar as manifestações periféricas do estado hiperadrenérgico.

REFERÊNCIAS

Berend K et al: Physiological approach to assessment of acid-base disturbances. N Engl J Med 371:1434, 2014.

DuBose TD: Etiologic causes of metabolic acidosis II: The normal anion gap acidosis. In *Metabolic Acidosis*. Wesson DE (ed). New York, Springer, 2016, pp. 27–38.

Hamm LL, DuBose TD: Disorders of acid-base balance. In *Brenner and Rector's The Kidney*, 11th ed. Yu A et al (eds). Philadelphia, Elsevier, 2020, pp 496–536.

Kraut JA, Madias NE: Metabolic acidosis of CKD: An update. Am J Kidney Dis 67:307, 2016.

Kraut JA, Madias NE: Re-evaluation of the normal range of serum total CO_2 concentration. Clin J Am Soc Nephrol 13:343, 2018.

Palmer BF, Clegg DJ: Electrolyte and acid–base disturbances in patients with diabetes mellitus. N Engl J Med 373:548, 2015.

Wesson DE et al: Mechanisms of metabolic acidosis-induced kidney injury in chronic kidney disease. J Am Soc Nephrol 31:469, 2020.

Seção 8 Alterações cutâneas

56 Abordagem ao paciente com doença de pele

Kim B. Yancey, Thomas J. Lawley

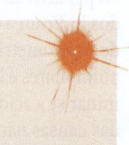

No exame da pele, o desafio reside em distinguir entre o normal e o anormal, entre achados significativos e triviais, bem como em integrar sinais e sintomas pertinentes em um diagnóstico diferencial apropriado. O fato de que o maior órgão do corpo é visível traz ao médico vantagens e desvantagens. É vantajoso porque não são necessários instrumentos especiais e porque a biópsia da pele pode ser feita com pouca morbidade. No entanto, um observador casual pode ser enganado por diversos estímulos ou desprezar sinais sutis, porém importantes, de doença cutânea ou sistêmica. Por exemplo, às vezes pode ser difícil reconhecer as diferenças mínimas de cor e forma que possibilitam distinguir um melanoma maligno (Fig. 56-1) de um nevo melanocítico benigno (Fig. 56-2). Vários termos descritivos foram desenvolvidos para caracterizar as lesões cutâneas (Tabs. 56-1, 56-2 e 56-3; Fig. 56-3), facilitando sua interpretação e formulação de um diagnóstico diferencial (Tab. 56-4). Por exemplo, o achado de pápulas descamativas (presentes em pacientes com psoríase ou dermatite atópica) coloca o paciente em uma categoria diagnóstica diferente de um paciente com pápulas hemorrágicas, que podem indicar vasculite ou sepse (Figs. 56-4 e 56-5, respectivamente). Também é importante diferenciar as lesões de pele primárias das secundárias. Se o médico se detiver em erosões lineares sobre uma área de eritema e descamação, poderá supor erroneamente que a erosão é a lesão primária, e que a vermelhidão e a descamação são secundárias, todavia a interpretação correta é que o paciente tem uma dermatite eczematosa pruriginosa com erosões provocadas pelo ato de coçar.

ABORDAGEM AO PACIENTE

Distúrbio cutâneo

No exame da pele, em geral é aconselhável avaliar o paciente antes de se obter uma anamnese detalhada. Assim, certamente toda a superfície cutânea será avaliada, e os achados objetivos poderão ser integrados com dados relevantes da anamnese. É preciso observar e considerar quatro características básicas de qualquer problema cutâneo durante o exame físico: a *distribuição* da erupção, o(s) *tipo*(s) de lesão primária e secundária, a *forma* das lesões individuais e a *disposição* das lesões. Um exame cutâneo ideal inclui a avaliação da pele, dos pelos e das unhas, bem como das mucosas da boca, dos olhos, do nariz, da nasofaringe e da região anogenital. No exame inicial, é importante despir o paciente o máximo possível, o que diminui as chances de que lesões isoladas importantes não sejam vistas e permite avaliar acuradamente

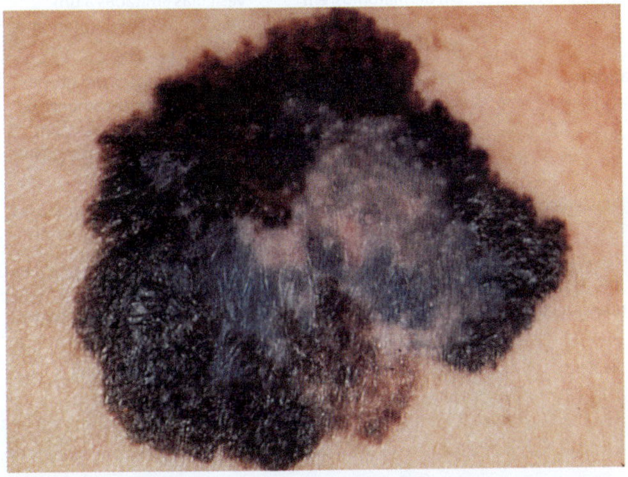

FIGURA 56-1 Melanoma de disseminação superficial. É o tipo mais comum de melanoma. Em geral, tais lesões demonstram assimetria, margens irregulares, variedade de cor (preto, azul, marrom, rosa e branco), diâmetro > 6 mm e uma história de alterações (p. ex., aumento de tamanho ou desenvolvimento de sintomas associados, como prurido ou dor).

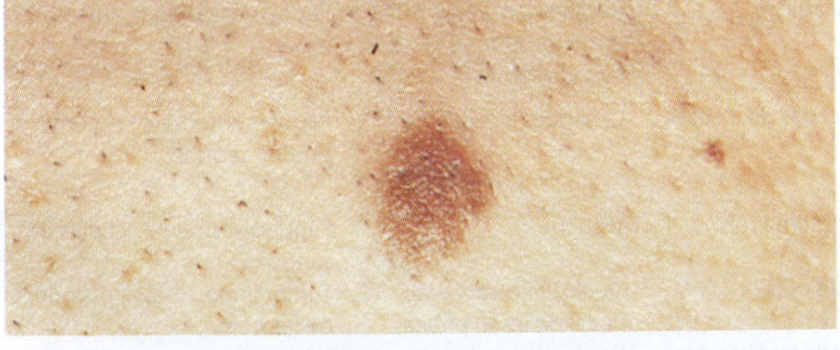

FIGURA 56-2 Nevo melanocítico. Os nevos são proliferações benignas de células pigmentares (melanócitos) caracterizados por máculas ou pápulas hiperpigmentadas de forma regular e de cor uniforme.

TABELA 56-1 ■ Descrição das lesões cutâneas primárias

Mácula: Lesão plana com alteração da cor, de diâmetro < 2 cm, sem elevação acima da superfície da pele circundante. Uma efélide ou "sarda" é o protótipo de uma mácula pigmentada.
Placa macular: Lesão plana grande (> 2 cm) com cor diferente da pele circundante. Difere da mácula apenas pelo tamanho.
Pápula: Lesão sólida pequena, de diâmetro < 0,5 cm, elevada acima da superfície da pele circundante e, portanto, palpável (p. ex., um comedão fechado ou aberto na acne).
Nódulo: Lesão firme grande (0,5-5 cm) elevada acima da superfície da pele circundante. Difere de uma pápula apenas pelo tamanho (p. ex., um nevo melanocítico dérmico grande).
Tumor: Crescimento sólido e elevado, de diâmetro > 5 cm.
Placa: Lesão grande (> 1 cm) elevada, achatada; as margens podem ser nítidas (p. ex., na psoríase) ou se confundir gradualmente com a pele circundante (p. ex., na dermatite eczematosa).
Vesícula: Lesão pequena cheia de líquido, com diâmetro < 0,5 cm, elevada acima do plano da pele circundante. O líquido em geral é visível e as lesões são translúcidas (p. ex., vesículas na dermatite de contato alérgica causada por *Toxicodendron* [hera venenosa]).
Pústula: Uma vesícula cheia de leucócitos. Nota: A presença de pústulas não significa necessariamente a existência de uma infecção.
Bolha: Lesão elevada cheia de líquido, em geral translúcida, com diâmetro > 0,5 cm.
Lesão urticariforme: Pápula ou placa eritematosa e edematosa elevada, em geral representando vasodilatação e vasopermeabilidade de curta duração.
Telangiectasia: Vaso sanguíneo superficial dilatado.

TABELA 56-2 ■ Descrição das lesões cutâneas secundárias

Liquenificação: Espessamento característico da pele, com acentuação intensa dos sulcos cutâneos.
Escama: Acúmulo excessivo de estrato córneo.
Crosta: Exsudato seco de líquidos corporais que pode ser amarelo (i.e., crosta serosa) ou vermelho (i.e., crosta hemorrágica).
Erosão: Perda da epiderme sem perda associada da derme.
Úlcera: Perda da epiderme e de pelo menos parte da derme subjacente.
Escoriação: Erosões angulares lineares que podem estar cobertas por crostas e são causadas pelo ato de coçar.
Atrofia: Perda adquirida de substância. Na pele, pode surgir como uma depressão com a epiderme intacta (i.e., perda de tecido dérmico ou subcutâneo) ou em locais de lesões enrugadas, brilhantes, delicadas (i.e., atrofia epidérmica).
Cicatriz: Alteração da pele, secundária a traumatismo ou inflamação. Os locais podem ficar eritematosos e hipopigmentados ou hiperpigmentados, dependendo da idade ou característica da lesão. Em áreas pilosas, podem se caracterizar por destruição dos folículos pilosos.

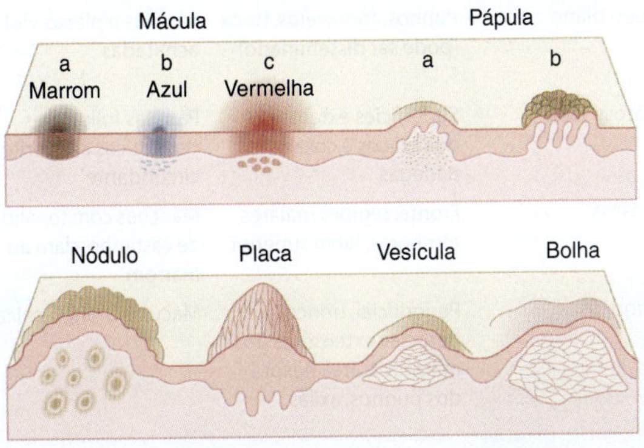

FIGURA 56-3 Representação esquemática de várias lesões cutâneas primárias comuns (ver Tab. 56-1).

TABELA 56-3 ■ Termos dermatológicos comuns

Alopecia: Perda parcial ou completa de pelos.

Anular: Em forma de anel.

Cisto: Lesão encapsulada elevada, mole, preenchida com conteúdo semissólido ou líquido.

Herpetiforme: Em configuração agrupada.

Erupção liquenoide: Lesões poligonais, violáceas a purpúricas, que lembram as observadas no líquen plano.

Milia: Pápulas brancas pequenas e firmes, cheias de queratina.

Erupção morbiliforme: Pequenas máculas e/ou pápulas eritematosas generalizadas que lembram as lesões vistas no sarampo.

Numular: Em forma de moeda.

Poiquilodermia: Pele que exibe pigmentação variada, atrofia e telangiectasias.

Lesões policíclicas: Configuração de lesões cutâneas formadas a partir de anéis coalescentes ou incompletos.

Prurido: Sensação que desencadeia a vontade de coçar. Em geral é o sintoma predominante das doenças cutâneas inflamatórias (p. ex., dermatite atópica, dermatite de contato alérgica); também é comumente associado à xerose e à pele envelhecida. Condições sistêmicas que podem estar associadas ao prurido incluem doença renal crônica, colestase, gravidez, câncer, doença da tireoide, policitemia vera e delírio de parasitose.

TABELA 56-4 ■ Condições dermatológicas comuns selecionadas

Diagnóstico	Distribuição comum	Morfologia habitual	Diagnóstico	Distribuição comum	Morfologia habitual
Acne vulgar	Face, parte superior do dorso, tórax	Comedões abertos e fechados, pápulas eritematosas, pústulas, cistos	Ceratose seborreica	Tronco, face, extremidades	Placas marrons com escama aderente, gordurosa; aspecto "pegajoso"
Rosácea	Rubor nas regiões malares, no nariz, na fronte e no queixo	Eritema, telangiectasias, pápulas, pústulas	Foliculite Impetigo	Qualquer área pilosa Qualquer localização	Pústulas foliculares Pápulas, vesículas, pústulas, em geral com crostas melicéricas
Dermatite seborreica	Couro cabeludo, sobrancelhas, áreas perinasais	Eritema com descamação gordurosa amarelo-acastanhada	Herpes simples	Lábios, genitália	Vesículas agrupadas que progridem para erosões crostosas
Dermatite atópica	Fossas antecubital e poplítea; pode ser disseminada	Manchas e placas de eritema, descamação e liquenificação; prurido	Herpes-zóster	Em dermátomos, em geral no tronco, mas pode ocorrer em qualquer lugar	Vesículas limitadas a um dermátomo (frequentemente doloroso)
Dermatite por estase	Tornozelos, pernas sobre maléolo medial	Placas eritematosas e descamação sobre uma base hiperpigmentada associada a sinais de insuficiência venosa	Varicela	Face, tronco, poupa relativamente os membros	As lesões surgem em grupos e progridem rapidamente de máculas eritematosas para pápulas a vesículas até pústulas e crostas
Eczema disidrótico	Palmas, plantas, face lateral dos dedos e artelhos	Vesículas profundas	Pitiríase rósea	Tronco (padrão em árvore de Natal); placa precursora seguida por múltiplas lesões menores	Pápulas e placas eritematosas simétricas com um colarete de descamação
Dermatite de contato alérgica	Qualquer localização	Eritema localizado, vesículas, descamação e prurido (p. ex., dedos, lobos das orelhas – níquel; região dorsal do pé – sapato; superfícies expostas – hera venenosa)	Pitiríase versicolor	Tórax, costas, abdome, parte proximal dos membros	Máculas descamativas hiper ou hipopigmentadas
Psoríase	Cotovelos, joelhos, couro cabeludo, região inferior do dorso, unhas das mãos (pode ser generalizada)	Pápulas e placas cobertas com descamação prateada; unhas com depressões	Candidíase	Regiões inguinais, pregas inframamárias, vagina, cavidade oral	Áreas maceradas eritematosas com pústulas satélites; placas brancas friáveis nas mucosas
Líquen plano	Punhos, tornozelos, boca (pode ser disseminado)	Pápulas e placas violáceas achatadas	Dermatofitoses	Pés, regiões inguinais, barba ou couro cabeludo	Varia conforme o local (p. ex., *tinea corporis* – placa descamativa anular)
Ceratose pilar	Superfícies extensoras dos braços e coxas, nádegas	Pápulas foliculares ceratóticas com eritema circundante	Escabiose	Regiões inguinais, axilas, entre os dedos e artelhos, sob as mamas	Pápulas escoriadas, sulcos, prurido
Melasma	Fronte, regiões malares, têmporas, lábio superior	Manchas com tonalidades de castanho-claro ao marrom	Picadas de insetos	Qualquer localização	Pápulas eritematosas com pontos centrais
Vitiligo	Periorificial, tronco, superfícies extensoras dos membros, área flexora dos punhos, axilas	Máculas branco-calcáreas	Angioma rubi Queloide Dermatofibroma	Tronco Qualquer localização (local de lesão prévia) Qualquer localização	Pápulas vermelhas cheias de sangue Tumor firme, rosado, purpúrico ou marrom Nódulo firme e vermelho a marrom que apresenta uma depressão da pele sobrejacente à compressão lateral

(Continua)

TABELA 56-4 ■ Condições dermatológicas comuns selecionadas *(Continuação)*

Diagnóstico	Distribuição comum	Morfologia habitual
Ceratose actínica	Áreas expostas ao sol	Mácula ou pápula cor de pele ou vermelho-acastanhada com descamação seca, áspera e aderente
Carcinoma basocelular	Face	Pápula com bordas telangiectásicas peroladas na pele lesada pelo sol
Carcinoma espinocelular	Face, especialmente lábio inferior, orelhas	Lesões endurecidas e possivelmente hiperceratóticas, em geral mostrando ulceração e/ou crostas
Acrocórdons (apêndices cutâneos)	Regiões inguinais, axila, pescoço	Pápulas avermelhadas
Urticária	Qualquer localização	Lesão urticariforme, às vezes com rubor circundante; prurido
Dermatose acantolítica transitória	Tronco, especialmente a parte anterior do tórax	Pápulas eritematosas
Xerose	Extremidades extensoras, em especial as pernas	Placas descamativas eritematosas secas; prurido

a distribuição da erupção. Deve-se primeiro observar o paciente de uma distância de cerca de 1,5 a 2 metros para poder avaliar o aspecto geral da pele e a distribuição das lesões. De fato, a distribuição das lesões costuma ter correlação estreita com o diagnóstico (Fig. 56-6). Por exemplo, é mais provável que um paciente hospitalizado com um exantema eritematoso generalizado tenha uma farmacodermia do que outro com erupção semelhante, porém limitada às áreas da face expostas ao sol. Depois de estabelecida a distribuição das lesões, é preciso determinar a natureza da lesão primária. Assim, quando há lesões nos cotovelos, joelhos e couro cabeludo, as causas mais prováveis, com base apenas na distribuição, são psoríase ou dermatite herpetiforme **(Figs. 56-7 e 56-8, respectivamente)**. A lesão primária da psoríase é uma pápula descamativa que, após breve intervalo, forma pápulas eritematosas recobertas por uma escama branca, enquanto a da dermatite herpetiforme é uma pápula urticariforme que rapidamente se transforma em uma pequena vesícula. Desse modo, a identificação da lesão primária leva o médico ao diagnóstico correto. Alterações secundárias da pele também podem ser bastante úteis. Por exemplo, escamas representam excesso de epiderme, ao passo que crostas são decorrentes da descontinuidade da camada de células epiteliais. A palpação da pele pode fornecer informações sobre as características de uma erupção. Por exemplo, pápulas vermelhas nos membros inferiores que empalidecem à compressão podem ser manifestação de diferentes doenças, mas pápulas vermelhas hemorrágicas que não empalidecem quando pressionadas indicam púrpura palpável, típica de vasculite necrosante **(Fig. 56-4)**.

A forma das lesões é outra característica relevante. Pápulas e placas planas, arredondadas e eritematosas são comuns em muitas doenças cutâneas. Porém, lesões em forma de alvo que consistem em parte de placas eritematosas são específicas de eritema multiforme (Fig. 56-9). Também pode ser importante a conformação das lesões individuais. Pápulas eritematosas e vesículas podem ocorrer em muitas condições, mas seu arranjo em certa disposição linear sugere uma etiologia externa, como a dermatite de contato alérgica (Fig. 56-10) ou a dermatite por irritante primário. Já as lesões com distribuição generalizada são comuns e sugerem uma etiologia sistêmica.

Como em outros ramos da medicina, deve-se obter a anamnese completa com ênfase nas seguintes características:

1. Evolução das lesões
   a. Local de início
   b. Modo de progressão ou de disseminação da erupção
   c. Duração
   d. Períodos de resolução ou melhora das erupções crônicas
2. Sintomas associados à erupção
   a. Prurido, queimação, dor, dormência
   b. Fatores que aliviam os sintomas, se existirem
   c. Hora do dia em que os sintomas são mais intensos
3. Medicações em uso atual ou recente (com ou sem prescrição)
4. Sintomas sistêmicos associados (p. ex., mal-estar, febre, artralgias)
5. Doenças atuais ou pregressas
6. História de alergias
7. Presença de fotossensibilidade
8. Revisão de sistemas
9. Antecedentes familiares (de muita importância nos pacientes com melanoma, atopia, psoríase ou acne)
10. Anamnese social, sexual ou histórico de viagens

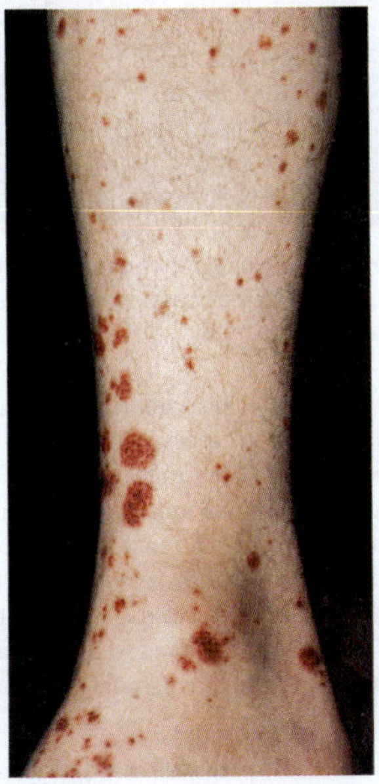

FIGURA 56-4 Vasculite necrosante. Pápulas purpúricas palpáveis nas pernas são observadas neste paciente com vasculite cutânea de pequeno vaso. *(Cortesia de Robert Swerlick, MD; com permissão.)*

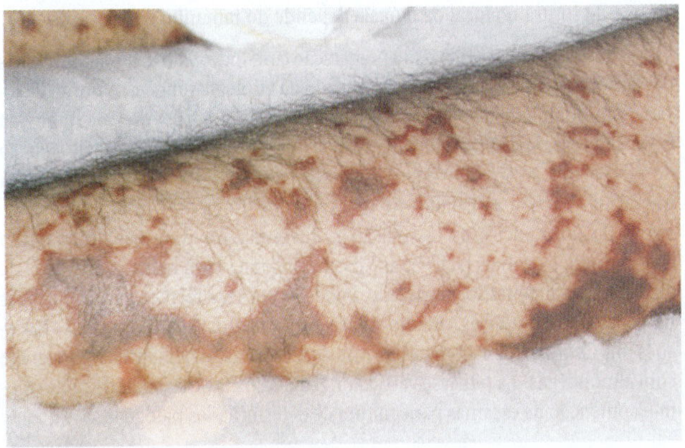

FIGURA 56-5 Meningococemia. Exemplo de meningococemia fulminante com manchas purpúricas angulares extensas. *(Cortesia de Stephen E. Gellis, MD; com permissão.)*

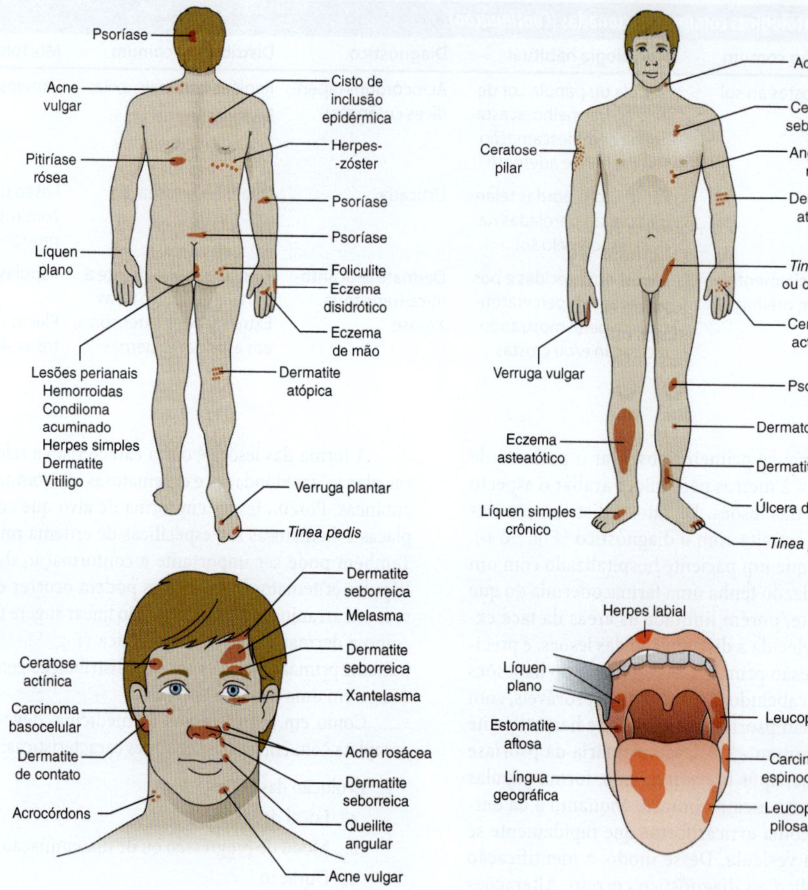

FIGURA 56-6 **Distribuição de algumas doenças e lesões dermatológicas comuns.**

TÉCNICAS DIAGNÓSTICAS

Muitas doenças da pele são diagnosticáveis pelo seu aspecto clínico macroscópico, mas, às vezes, procedimentos diagnósticos relativamente simples fornecem informações valiosas. Na maioria dos casos, eles podem ser feitos à beira do leito, com equipamento mínimo.

Biópsia de pele Uma biópsia de pele é um procedimento cirúrgico simples e de pequeno porte; porém, é importante biopsiar uma lesão que tenha a máxima probabilidade de render achados diagnósticos, decisão que exige conhecimento das doenças cutâneas e reconhecimento das estruturas anatômicas superficiais de determinadas áreas do corpo. Para tanto, anestesia-se uma pequena área de pele com lidocaína a 1%, com ou sem epinefrina. Um fragmento da pele lesada pode ser obtido com bisturi por excisão ou pela técnica de *shaving** ou pela biópsia com *punch*. No último caso, pressiona-se o *punch* contra a superfície da pele, aplicando pressão para baixo e girando até atingir o tecido subcutâneo. Em seguida, levanta-se o fragmento circular com uma pinça e corta-se o fundo com tesoura do tipo íris. A necessidade ou não de sutura no local da biópsia depende do tamanho e da localização.

Preparação de KOH Utiliza-se a preparação com hidróxido de potássio (KOH) em lesões descamativas quando se suspeita de etiologia fúngica. A borda da lesão é delicadamente raspada com um bisturi de lâmina 15. A escama removida é colocada em uma lâmina de microscopia, tratada com 1 ou 2 gotas de solução de KOH a 10 a 20%, sendo depois colocada uma cobertura. O KOH dissolve a queratina e facilita a visualização de elementos fúngicos. Um rápido aquecimento da lâmina acelera a dissolução da queratina. Ao examinar a preparação ao microscópio, é mais fácil ver as hifas refringentes com baixa intensidade de luz e com o condensador rebaixado. Pode-se usar essa técnica para identificar hifas nas dermatofitoses, pseudo-hifas e brotamentos de leveduras nas infecções por *Candida*, bem como as formas de leveduras semelhantes a "espaguete com almôndegas" na pitiríase versicolor. Pode-se usar a mesma técnica de coleta na obtenção de escamas para cultura de determinados patógenos.

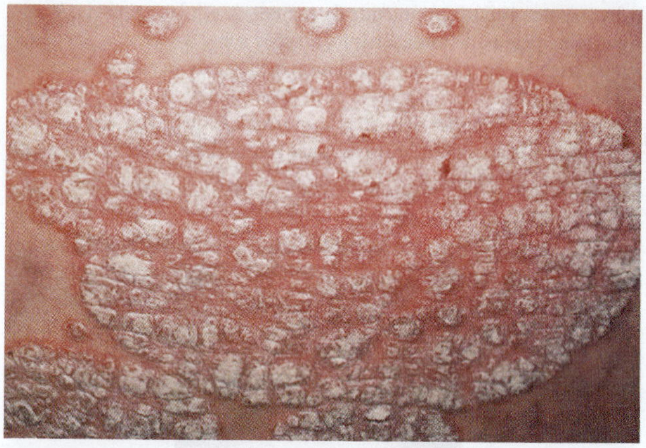

FIGURA 56-7 **Psoríase.** Doença cutânea papulodescamativa que se caracteriza por pápulas e placas eritematosas pequenas e grandes com descamação prateada sobrejacente aderente.

Esfregaço de Tzanck É uma técnica citológica usada com mais frequência no diagnóstico de infecções por herpes-vírus (herpes-vírus simples [HSV] ou vírus varicela-zóster [VZV]) (ver Figs. 193-1 e 193-3). Retira-se o teto de uma vesícula incipiente, não de uma pústula nem de lesão crostosa, e raspa-se suavemente a base da lesão com uma lâmina de bisturi. Coloca-se o material sobre uma lâmina de vidro, seca-se ao ar e cora-se pelo método de Giemsa ou Wright. Células epiteliais gigantes multinucleadas sugerem a presença de HSV ou VZV, mas é preciso identificar o vírus específico por meio de cultura ou testes de microscopia com imunofluorescência ou genéticos.

Diascopia Técnica concebida para avaliar se uma lesão de pele empalidece à compressão. Permite determinar, por exemplo, se uma lesão vermelha é hemorrágica ou está apenas cheia de sangue. A urticária (Fig. 56-11), por exemplo, empalidece quando pressionada, o que não ocorre com uma lesão

*N. de R.T. A técnica de *shaving* consiste na obtenção de um fragmento de pele pelo corte com bisturi paralelamente ao nível da pele adjacente a uma lesão papular.

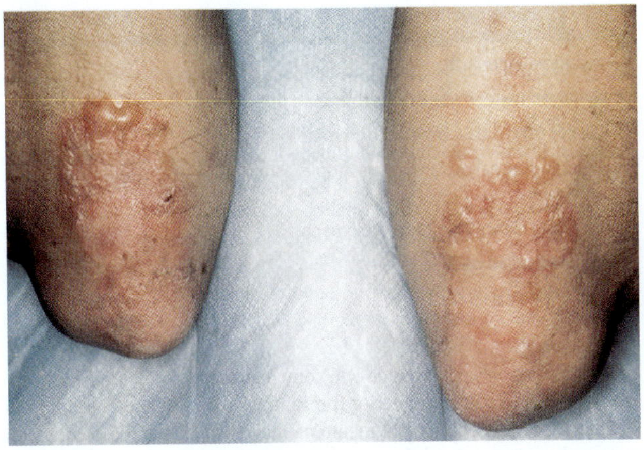

FIGURA 56-8 **Dermatite herpetiforme.** Distúrbio que se caracteriza por papulovesículas pruriginosas agrupadas nos cotovelos, joelhos, nádegas e na parte posterior do couro cabeludo. As vesículas em geral ficam escoriadas devido ao prurido associado.

purpúrica causada por vasculite necrosante (Fig. 56-4). A diascopia é feita pressionando-se uma lâmina de microscópio ou lente de aumento contra uma lesão e observando-se o quanto ela empalidece. Os granulomas têm muitas vezes um aspecto opaco a transparente, róseo-amarronzado de "geleia de maçã" à diascopia.

Dermoscopia A dermoscopia é um método não invasivo para o exame da superfície cutânea e que utiliza uma lente de aumento de alta qualidade e uma fonte de luz especializada (i.e., dermatoscópio). A dermoscopia identifica as estruturas, cores e padrões da pele que não são visíveis a olho nu. Ela é particularmente útil na avaliação de lesões cutâneas pigmentadas.

Lâmpada de Wood Produz luz ultravioleta de 360 nm (ou "luz negra"), que pode ser usada na avaliação de determinadas doenças cutâneas. Uma lâmpada de Wood fará, por exemplo, o eritrasma (infecção intertriginosa superficial causada por *Corynebacterium minutissimum*) adquirir uma cor róseo-coral típica, e as ulcerações colonizadas por *Pseudomonas* tornarem-se azul-claras. A *tinea capitis*, causada por certos dermatófitos, como *Microsporum canis* ou *M. audouinii*, apresenta fluorescência amarela. Lesões pigmentadas da epiderme, como as sardas, acentuam-se, e os pigmentos dérmicos, como os da hiperpigmentação pós-inflamatória, desaparecem sob a lâmpada de Wood. O vitiligo (Fig. 56-12) fica totalmente branco sob a lâmpada de Wood, e muitas vezes são reveladas áreas de cujo acometimento não se suspeitava anteriormente. A lâmpada de Wood também pode ajudar na demonstração da pitiríase versicolor, locais de despigmentação dentro e/ou ao redor de melanomas e no reconhecimento das manchas em folha de freixo (*ash leaf*) de pacientes com esclerose tuberosa.

Testes de contato Foram criados para documentar hipersensibilidade a um antígeno específico. Nesse procedimento, uma bateria de alérgenos

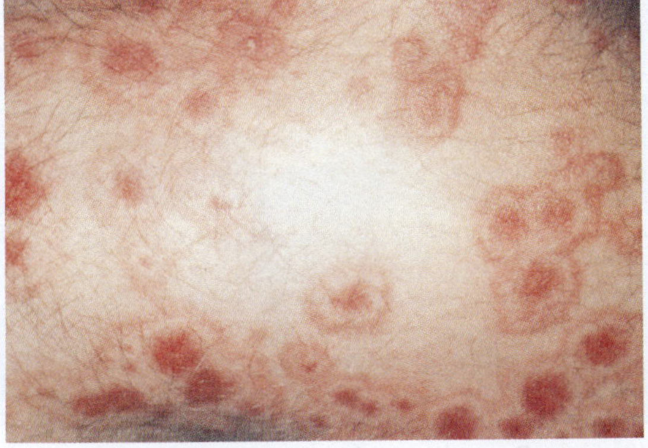

FIGURA 56-9 **Eritema multiforme.** Erupção que se caracteriza por múltiplas placas eritematosas com morfologia em alvo ou em íris. Em geral representa uma reação de hipersensibilidade a fármacos (p. ex., sulfonamidas) ou a infecções (p. ex., HSV). *(Cortesia de Yale Resident's Slide Collection; com permissão.)*

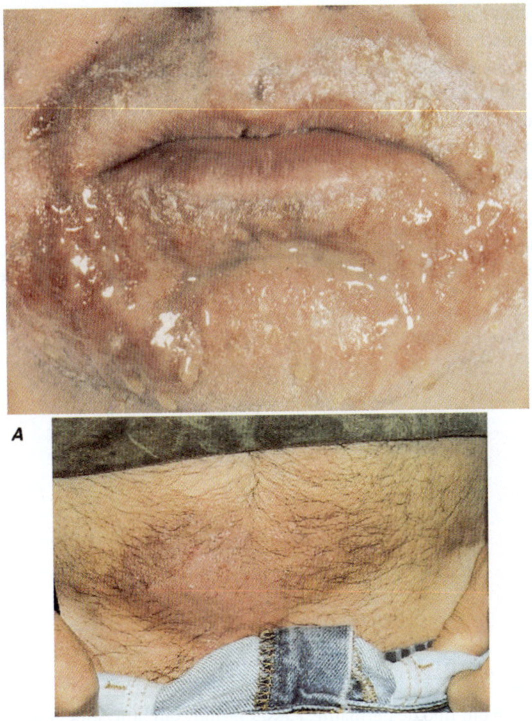

A

B

FIGURA 56-10 **Dermatite de contato alérgica (DCA).** ***A.*** Exemplo de DCA em sua fase aguda, com placas eczematosas úmidas bem demarcadas em distribuição perioral. ***B.*** DCA em sua fase crônica com uma placa eritematosa, liquenificada e exsudativa na pele sob exposição crônica ao níquel de uma fivela de metal. *(B, cortesia de Robert Swerlick, MD; com permissão.)*

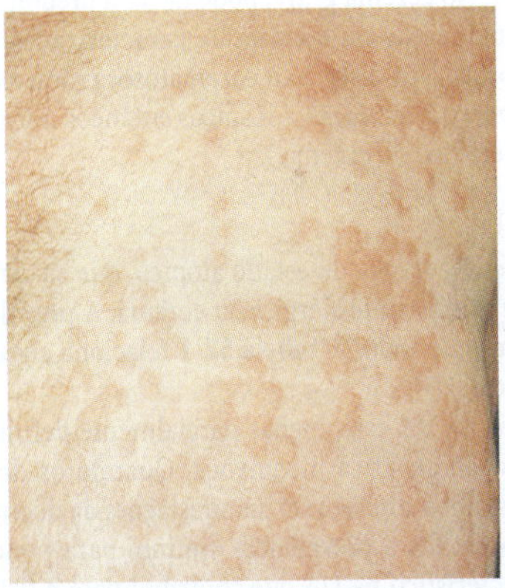

FIGURA 56-11 **Urticária.** Pápulas e placas eritematosas, edematosas, distintas e confluentes são características dessa erupção urticariforme.

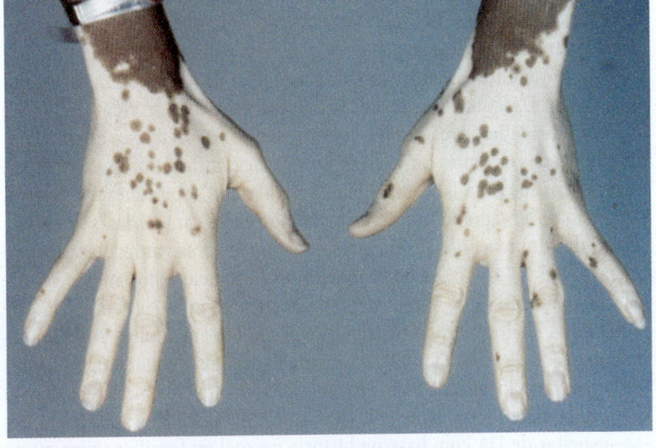

FIGURA 56-12 **Vitiligo.** As lesões características exibem distribuição acral e despigmentação acentuada como resultado da perda de melanócitos.

suspeitos é aplicada ao dorso do paciente sob curativo oclusivo, deixando-se permanecer em contato com a pele durante 48 horas. O curativo é, então, removido, e a área é examinada quanto a evidências de reações de hipersensibilidade tardia (p. ex., eritema, edema ou pápulo-vesículas). Esse teste é mais confiável quando feito por médicos com treinamento específico em testes de contato, sendo muitas vezes útil na avaliação de pacientes com dermatite crônica.

LEITURAS ADICIONAIS

Bolognia JL et al (eds): *Dermatology*, 4th ed. Philadelphia, Elsevier, 2018.

James WD: *Andrews' Diseases of the Skin: Clinical Dermatology*, 13th ed. Philadelphia, Elsevier, 2019.

Kang S et al (eds): *Fitzpatrick's Dermatology in General Medicine*, 9th ed. New York, McGraw-Hill, 2019.

57 Eczema, psoríase, infecções cutâneas, acne e outras doenças de pele comuns

Leslie P. Lawley, Justin T. Cheeley, Robert A. Swerlick

ECZEMA E DERMATITE

Eczema é um tipo de dermatite, e esses termos são utilizados comumente como sinônimos (p. ex., eczema atópico ou dermatite atópica [DA]). O eczema é um padrão de reação que se apresenta por manifestações clínicas variáveis e pelo achado histológico comum de *espongiose* (edema intercelular da epiderme). O eczema é a expressão final comum de alguns distúrbios, inclusive os que estão descritos nas seções subsequentes. As lesões primárias podem ser máculas eritematosas, pápulas e vesículas que podem coalescer formando placas. No eczema grave, pode haver a predominância de lesões secundárias por infecção ou escoriação, caracterizadas por exsudação e formação de crostas. Nos distúrbios eczematosos crônicos, a *liquenificação* (hipertrofia da pele e acentuação dos sulcos cutâneos normais) pode alterar o aspecto característico do eczema.

DERMATITE ATÓPICA

A DA é a expressão cutânea do estado atópico, que se caracteriza por história familiar de asma, rinite alérgica ou eczema. A prevalência da DA tem aumentado no mundo todo. A Tabela 57-1 relaciona algumas de suas manifestações clínicas.

A etiologia da DA está apenas parcialmente definida, mas há uma predisposição genética inequívoca. Quando os dois pais têm DA, > 80% dos filhos apresentam manifestações da doença. Se apenas um dos pais for acometido, a prevalência diminui para pouco mais de 50%. Um defeito característico na DA que contribui para a fisiopatologia é um problema na barreira epidérmica. Em muitos pacientes com DA, uma mutação no gene que codifica a filagrina, uma proteína estrutural do estrato córneo, é responsável pela doença. Os pacientes com DA podem apresentar várias anormalidades da imunorregulação, como aumento na síntese da IgE, elevação da síntese de IgE sérica e alterações das reações de hipersensibilidade retardada.

A apresentação clínica varia de acordo com a idade. Metade dos pacientes com DA apresentam a doença no primeiro ano de vida, e 80%, até os 5 anos de idade. Cerca de 80% coexpressam rinite alérgica e asma. O padrão típico dos lactentes caracteriza-se por placas inflamatórias exsudativas e placas crostosas na face, na região cervical e nas superfícies extensoras. O padrão observado na infância e na adolescência caracteriza-se por dermatite das dobras cutâneas, principalmente nas fossas antecubitais e poplíteas (Fig. 57-1). A DA pode regredir espontaneamente, mas cerca de 40% dos pacientes que apresentaram a doença na infância têm dermatite também na idade adulta. A distribuição das lesões em adultos pode ser semelhante àquela vista na infância; porém, os adultos frequentemente apresentam doença localizada que se manifesta como líquen simples crônico ou eczema de mãos (ver adiante). Nos pacientes com doença localizada, pode-se suspeitar de DA com base na história pessoal ou familiar típica ou na presença dos sinais cutâneos da DA, como palidez perioral, uma dobra extra de pele sob a pálpebra inferior (pregas de Dennie-Morgan), acentuação dos sulcos na pele palmar e aumento na incidência de infecções cutâneas, principalmente por *Staphylococcus aureus*. Independentemente das outras manifestações, o prurido é uma característica proeminente da DA em todas as faixas etárias e é exacerbado pelo ressecamento da pele. Muitas das anormalidades cutâneas detectadas nos pacientes acometidos, como a liquenificação, são secundárias aos atos de esfregar e coçar.

TABELA 57-1 ■ Manifestações clínicas da dermatite atópica

1. Prurido e escoriação
2. Evolução marcada por exacerbações e remissões
3. Lesões típicas da dermatite eczematosa
4. História pessoal ou familiar de atopia (asma, rinite alérgica, alergias alimentares ou eczema)
5. Evolução clínica durando > 6 semanas
6. Liquenificação da pele
7. Presença de pele seca

TRATAMENTO

Dermatite atópica

O tratamento da DA deve consistir em evitar substâncias irritantes cutâneas, hidratação adequada com aplicação de emolientes, uso criterioso de anti-inflamatórios tópicos e tratamento imediato das infecções secundárias. Os pacientes devem ser orientados a não tomar mais que um banho por dia com água morna ou fria e a utilizar apenas sabonetes suaves. Imediatamente depois do banho, com a pele ainda úmida, aplica-se nas áreas de dermatite um anti-inflamatório tópico na forma de creme ou pomada; todas as outras áreas da pele devem ser lubrificadas com hidratante. Cerca de 30 g de um agente tópico são suficientes para cobrir toda a superfície corporal de um adulto médio.

Os glicocorticoides tópicos de potência baixa a média são utilizados na maioria dos regimes de tratamento da DA. A atrofia da pele e a possibilidade de absorção sistêmica são preocupações constantes, principalmente com os agentes mais potentes. Os glicocorticoides tópicos de baixa potência ou os anti-inflamatórios não esteroides devem ser preferidos para a aplicação na face e nas áreas intertriginosas com o objetivo de reduzir o risco de atrofia da pele. Três agentes anti-inflamatórios não glicocorticoides aprovados pela Food and drug Administration (FDA) estão disponíveis para uso tópico na DA: pomada de tacrolimo, creme de pimecrolimo e pomada de crisaborol. Esses agentes não causam atrofia cutânea nem suprimem o eixo hipotalâmico-hipofisário-suprarrenal. Os primeiros dois agentes são inibidores da calcineurina tópicos (ICTs),

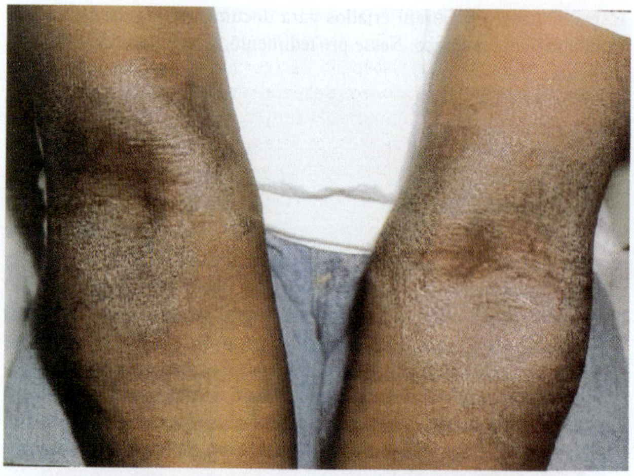

FIGURA 57-1 Dermatite atópica. Hiperpigmentação, liquenificação e descamação das fossas antecubitais são vistas nesse paciente com dermatite atópica. *(Cortesia de Robert Swerlick, MD.)*

enquanto o crisaborol é um inibidor da fosfodiesterase-4. As preocupações relacionadas à possibilidade de linfomas nos pacientes tratados com ICTs têm sido em grande medida infundadas. Hoje, todos os três agentes são mais caros que os glicocorticoides tópicos. Produtos para reparo da barreira, os quais tentam restaurar o distúrbio na barreira epidérmica, também são agentes não esteroides e têm ganhado popularidade no tratamento da DA.

A infecção secundária da pele eczematosa pode causar exacerbação da DA. As lesões crostosas e exsudativas podem estar infectadas por *S. aureus*. Quando se suspeita de infecção secundária, as secreções das lesões eczematosas devem ser cultivadas, e os pacientes tratados com antibióticos ativos contra o *S. aureus*. A administração inicial das penicilinas resistentes à penicilinase ou das cefalosporinas é preferível. A dicloxacilina ou a cefalexina (250 mg, 4×/dia, durante 7-10 dias) geralmente é adequada para os adultos; entretanto a escolha do antibiótico deve ser orientada pelos resultados da cultura e pela resposta clínica. Mais de 50% das cepas de *S. aureus* isoladas hoje são resistentes à meticilina em algumas comunidades. As recomendações atuais para o tratamento das infecções causadas pelo *S. aureus* resistente à meticilina adquirido na comunidade (MRSA-AC) nos adultos incluem sulfametoxazol-trimetoprima (1 comprimido de dose dupla, 2×/dia), minociclina (100 mg, 2×/dia), doxiciclina (100 mg, 2×/dia) ou clindamicina (300-450 mg, 4×/dia). A duração do tratamento deve ser de 7 a 10 dias. A resistência induzida pode limitar a utilidade da clindamicina. Esse tipo de resistência pode ser detectado pelo teste de difusão em disco duplo, que deverá ser solicitado se a cepa isolada for resistente à eritromicina e sensível à clindamicina. Como medidas coadjuvantes, podem ser realizadas lavagens com soluções antibacterianas ou hipoclorito de sódio diluído (0,005%) e aplicação nasal intermitente de mupirocina.

O controle do prurido é essencial ao tratamento, pois a DA frequentemente é "uma coceira que produz erupção". Os anti-histamínicos são mais comumente usados para controle do prurido. Difenidramina (25 mg, a cada 4-6 horas), hidroxizina (10-25 mg, a cada 6 horas) ou doxepina (10-25 mg ao deitar) são úteis principalmente por sua ação sedativa. Alguns pacientes podem necessitar de doses mais altas desses fármacos, mas a sedação pode causar problemas. Os pacientes devem ser aconselhados quanto a dirigir ou operar máquinas pesadas depois de utilizarem esses fármacos. Quando usados ao deitar, os anti-histamínicos sedativos podem melhorar o sono do paciente. Embora sejam efetivos na urticária, os anti-histamínicos não sedativos e os bloqueadores H_2 seletivos são pouco eficazes na atenuação do prurido da DA.

O tratamento com glicocorticoides sistêmicos deve ser restrito às exacerbações graves que não tenham respondido ao tratamento tópico. No paciente com DA crônica, o tratamento com glicocorticoides sistêmicos geralmente limpa a pele, mas por pouco tempo, porque a interrupção do tratamento sempre é seguida de recidiva ou até agravamento da dermatite. Para a DA crônica grave que não responde bem aos esquemas tópicos padronizados, podem ser considerados agentes sistêmicos. A ciclosporina está aprovada para o tratamento da DA grave recalcitrante em alguns países europeus. O monitoramento da função renal e de infecções secundárias é necessário. O dupilumabe, um bloqueador do receptor de interleucina 4, está aprovado pela FDA para uso em pacientes com 6 anos de idade ou mais e oferece imunomodulação mais dirigida e um melhor perfil de segurança em relação à ciclosporina. Nos pacientes refratários aos tratamentos convencionais, deve-se avaliar a realização dos testes de contato para excluir dermatite de contato alérgica (DCA). O papel dos alergênios dietéticos na DA é controverso e existem poucas evidências de que eles sejam importantes, exceto na infância, quando uma porcentagem pequena dos pacientes com DA pode ser afetada pelos alérgenos alimentares.

LÍQUEN SIMPLES CRÔNICO

O líquen simples crônico pode representar o estágio final de vários distúrbios pruriginosos e eczematosos, incluindo a DA. Essa lesão consiste em placa(s) circunscrita(s) de pele liquenificada em consequência do ato de coçar ou escarificação repetidas. As áreas comumente afetadas são a região posterior do pescoço, o dorso do pé e os tornozelos. O tratamento do líquen simples crônico consiste em quebrar o ciclo de prurido e do ato de coçar crônicos. Os glicocorticoides de alta potência são úteis na maioria casos, mas pode ser necessário aplicar glicocorticoides tópicos sob curativo oclusivo ou injeção intralesional de glicocorticoides nos casos refratários.

DERMATITE DE CONTATO

A dermatite de contato é um processo inflamatório cutâneo causado por um ou mais agentes exógenos, que lesam direta ou indiretamente a pele. Na dermatite de contato por *irritante* (DCI), essa lesão é causada por uma característica inerente ao composto – por exemplo, um ácido ou base concentrados. Os agentes que causam dermatite de contato *alérgica* (DCA) induzem a uma resposta imune específica ao antígeno (p. ex., dermatite causada pela hera venenosa). De acordo com a persistência da ação lesiva, as lesões clínicas da dermatite de contato podem ser agudas (úmidas e edematosas) ou crônicas (secas, espessadas e descamativas) (ver Cap. 56, Fig. 56-10).

Dermatite de contato por irritante (DCI) A DCI geralmente é bem demarcada e localiza-se em áreas de pele fina (pálpebras, áreas intertriginosas) ou nas regiões nas quais a substância irritante estava coberta. As lesões podem variar de eritema mínimo da pele, até áreas de edema acentuado, vesículas e úlceras. Não há necessidade de exposição prévia ao agente agressor, e a reação se desenvolve em minutos ou poucas horas. A forma leve da dermatite por irritante crônica é o tipo mais comum e a região mais acometida é a das mãos (ver adiante). As substâncias irritantes mais comuns são encontradas nas condições de trabalho que envolvem umidade e uso constante de sabões e detergentes. O tratamento deve ter como objetivo evitar os irritantes e usar luvas ou roupas de proteção.

Dermatite de contato alérgica (DCA) A DCA é uma manifestação de hipersensibilidade tardia mediada por linfócitos T de memória cutâneos. Há necessidade de exposição prévia ao agente agressor para o desenvolvimento da reação de hipersensibilidade, que pode demorar apenas 12 horas ou até 72 horas para se desenvolver. A causa mais comum de DCA é a exposição às plantas, principalmente aos membros da família das Anacardiaceae, inclusive o gênero *Toxicodendron*. A hera venenosa, o carvalho e o sumagre venenosos pertencem a esse gênero e causam uma reação alérgica caracterizada por eritema, formação de vesículas e prurido intenso. A erupção geralmente é linear ou angular e corresponde às áreas da pele tocadas pelas plantas. O antígeno sensibilizante comum a essas plantas é o urushiol, uma resina oleosa que contém o ingrediente ativo pentadecilcatecol. Essa resina oleosa pode aderir à pele, às roupas, às ferramentas e aos animais de estimação, e os objetos contaminados podem causar dermatite, mesmo depois de longo tempo de armazenamento. O líquido das bolhas não contém urushiol, nem é capaz de induzir a erupções cutâneas nos indivíduos expostos.

TRATAMENTO

Dermatite de contato

Se houver suspeita de dermatite de contato e um agente responsável for identificado e removido, a erupção regredirá. De modo geral, o tratamento com glicocorticoides de alta potência é suficiente para aliviar os sintomas enquanto a dermatite segue seu curso. Nos pacientes que necessitam de tratamento sistêmico, a prednisona oral na dose diária inicial de 1 mg/kg (geralmente ≤ 60 mg/dia) é suficiente. A dose deve ser reduzida progressivamente ao longo de 2 a 3 semanas, e todas as doses devem ser administradas pela manhã junto com a primeira refeição.

A identificação de um alérgeno de contato pode ser difícil e demorada. A DCA deve ser suspeitada em pacientes com dermatite que não respondem à terapia convencional ou com um padrão de distribuição incomum. Os indivíduos acometidos devem ser cuidadosamente inquiridos sobre exposição ocupacional e uso de fármacos tópicos. Os agentes sensibilizantes comuns são conservantes de preparações tópicas, sulfato de níquel, dicromato de potássio, timerosal, sulfato de neomicina, perfumes, formaldeído e agentes usados para purificar a borracha. O teste de contato é útil à identificação desses agentes, mas não deve ser realizado nos pacientes com dermatite ativa disseminada ou em uso de glicocorticoides sistêmicos.

ECZEMA DAS MÃOS

Esse eczema é uma doença cutânea crônica muito comum, na qual os fatores exógenos e endógenos podem desempenhar funções importantes. Ele pode estar associado a outras doenças cutâneas, como a DA, e pode haver contato com várias substâncias. O eczema das mãos representa uma

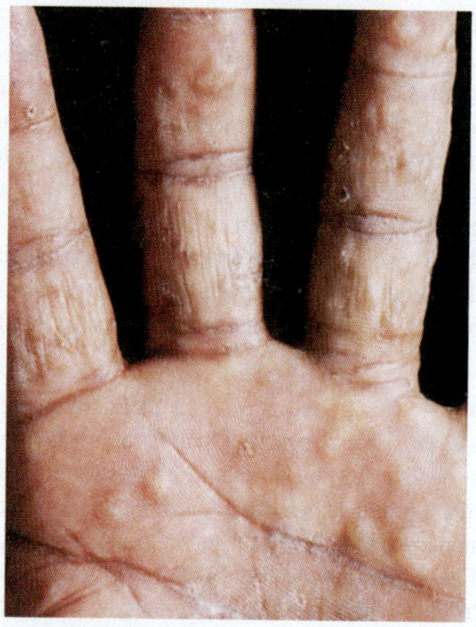

FIGURA 57-2 **Eczema disidrótico.** Este exemplo caracteriza-se por vesículas profundas e descamação das palmas e das superfícies laterais dos dedos; essa doença geralmente está associada à diátese atópica.

proporção expressiva das doenças cutâneas ocupacionais. A exposição crônica e excessiva à água e aos detergentes, às substâncias químicas irritantes ou aos alergênios pode desencadear ou agravar essa doença. O eczema pode evidenciar-se por ressecamento e fissuras na pele das mãos, bem como por graus variáveis de eritema e edema. A dermatite muitas vezes começa sob os anéis, onde a água e os irritantes ficam retidos. Uma variante da dermatite das mãos, o *eczema disidrótico*, caracteriza-se por múltiplas pápulas e vesículas pequenas e intensamente pruriginosas, que surgem nas eminências tênares e hipotênares, assim como nas faces laterais dos dedos (Fig. 57-2). As lesões tendem a ocorrer em grupos que lentamente formam crostas e depois regridem.

A avaliação do paciente com eczema das mãos deve incluir uma pesquisa de possíveis exposições ocupacionais. A história deve ser orientada para a identificação de possíveis exposições a agentes alergênicos ou substâncias irritantes.

TRATAMENTO

Eczema das mãos

O tratamento do eczema das mãos tem como objetivos evitar o contato com substâncias irritantes, identificar os possíveis alérgenos de contato, tratar a infecção coexistente e aplicar glicocorticoides tópicos. Sempre que possível, as mãos devem ser protegidas com luvas, de preferência de vinil. O uso de luvas de borracha (látex) para proteger a pele com dermatite está algumas vezes associado com o desenvolvimento de reações de hipersensibilidade aos componentes das luvas, o que poderia ser uma reação de hipersensibilidade tipo I ao látex (manifestada pelo desenvolvimento de urticária, prurido, angioedema e, possivelmente, anafilaxia dentro de minutos a horas após a exposição), ou uma reação de hipersensibilidade tipo IV a aceleradores da borracha com piora das erupções eczematosas dias após a exposição. Os pacientes podem ser tratados com compressas úmidas frias seguidas da aplicação de glicocorticoides tópicos de potência média a alta na forma de creme ou pomada. Assim como ocorre com a DA, o tratamento das infecções secundárias é essencial ao controle apropriado da doença. Além disso, os pacientes com eczema das mãos devem ser examinados para dermatofitose por meio da preparação em hidróxido de potássio (KOH) e cultura (ver adiante).

ECZEMA NUMULAR

O eczema numular caracteriza-se por lesões circulares ou ovais em forma de moeda, que começam como pequenas pápulas edematosas que se tornam crostosas e escamosas. A etiologia do eczema numular é desconhecida, mas a pele seca contribui para seu desenvolvimento. As localizações comuns são o tronco e as superfícies extensoras dos membros, principalmente nas regiões pré-tibiais e no dorso das mãos. O eczema numular é mais frequente nos homens e mais comum na meia-idade. O tratamento do eczema numular é semelhante ao da DA.

ECZEMA ASTEATÓTICO

Também conhecido como *eczema xerótico* ou "prurido do inverno", o eczema asteatótico é uma dermatite moderadamente inflamatória que ocorre nas áreas de pele extremamente secas, sobretudo durante os meses secos do inverno. Clinicamente, pode haver considerável sobreposição com o eczema numular. Esse tipo de eczema é responsável por muitas consultas médicas motivadas pelo prurido associado. Nos casos típicos, surgem pequenas fissuras e escamas, com ou sem eritema, nas áreas de pele seca, principalmente nas superfícies anteriores dos membros inferiores dos pacientes idosos. O eczema asteatótico responde bem aos hidratantes tópicos e à eliminação dos irritantes cutâneos. O excesso de banhos e o uso de sabões irritantes pioram o eczema asteatótico.

DERMATITE E ULCERAÇÃO ASSOCIADAS À ESTASE

A dermatite de estase desenvolve-se nos membros inferiores e é secundária à insuficiência venosa e ao edema crônico. Os pacientes podem referir história de trombose venosa profunda, mostrar evidências de que foram extraídas algumas veias ou apresentar veias varicosas. As primeiras alterações causadas pela dermatite de estase são eritema leve e descamação com prurido. O local inicial típico é a superfície medial do tornozelo, muitas vezes sobre uma veia distendida (Fig. 57-3).

A dermatite de estase pode apresentar inflamação aguda com formação de crostas e exsudato. Nesses casos, pode-se confundi-la facilmente com celulite. É importante observar que o envolvimento bilateral simétrico se deve mais provavelmente à dermatite de estase, enquanto o envolvimento unilateral pode representar celulite. A dermatite de estase crônica está comumente associada à fibrose da derme, que se evidencia clinicamente por edema duro da pele. À medida que o distúrbio progride, a dermatite torna-se cada vez mais pigmentada em razão do extravasamento crônico dos eritrócitos, que resulta na deposição de hemossiderina. Infecção secundária e dermatite de contato são complicações da dermatite de estase. A dermatite de estase grave pode preceder o surgimento das úlceras de estase.

TRATAMENTO

Dermatite e ulceração associadas à estase

Os pacientes com dermatite e ulceração associadas à estase melhoram muito com a elevação da perna e o uso rotineiro de meias elásticas com gradiente de pelo menos 30 a 40 mmHg. As meias que oferecem menos compressão, como as meias contra embolia, são menos eficazes. O uso de emolientes e/ou glicocorticoides de potência média, bem como a exclusão de substâncias irritantes, também são medidas úteis ao tratamento da dermatite de estase. A proteção da perna contra lesões (incluindo as provocadas pelo ato de coçar) e o controle do edema crônico são

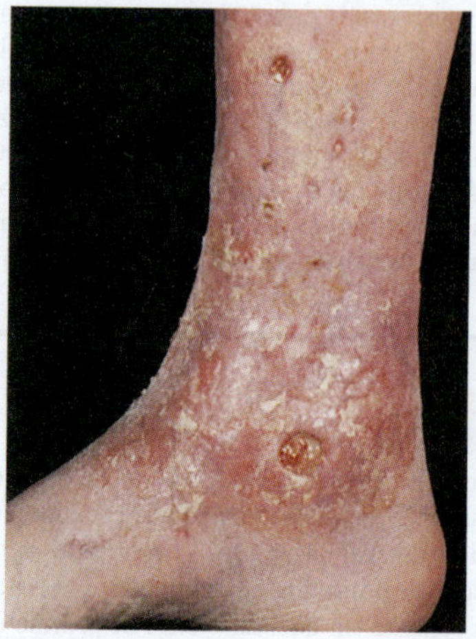

FIGURA 57-3 **Dermatite de estase.** Esse é um exemplo de dermatite de estase com placas exsudativas, eritematosas e descamativas na região inferior da perna. Várias úlceras de estase também são observadas neste paciente.

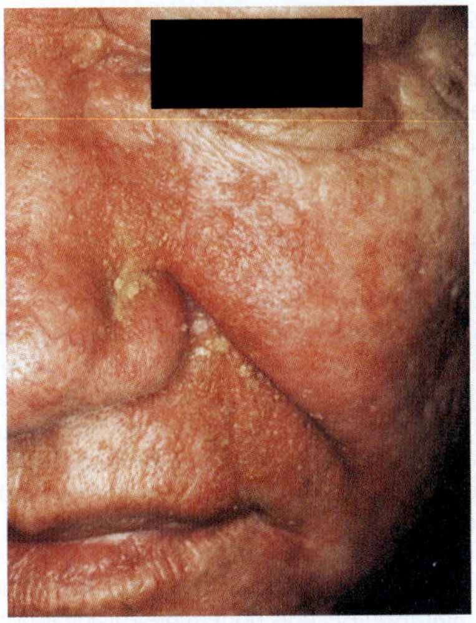

FIGURA 57-4 Dermatite seborreica. Esse paciente tinha eritema facial central com descamações amareladas e oleosas. *(Cortesia de Jean Bolognia, MD; com permissão.)*

essenciais para evitar úlceras. Os diuréticos podem ser necessários para controlar adequadamente o edema crônico.

As úlceras de estase são difíceis de tratar, e sua resolução é lenta. É essencial elevar o membro afetado o máximo possível. A úlcera deve ser mantida sem material necrótico por desbridamento suave e deve ser coberta com um curativo semipermeável e um curativo compressivo ou uma meia de compressão. Os glicocorticoides não devem ser aplicados nas úlceras, porque podem retardar a cicatrização; contudo podem ser utilizados na pele circundante para atenuar o prurido, a escoriação e o traumatismo subsequente. As culturas bacterianas superficiais das úlceras de estase crônicas costumam demonstrar colonizadores polimicrobianos e são pouco úteis na determinação de infecção secundária. É necessário ter o cuidado de excluir outras causas tratáveis de úlceras de perna (estados de hipercoagulabilidade, vasculite, insuficiência arterial) antes de iniciar o tratamento prolongado descrito.

DERMATITE SEBORREICA

A dermatite seborreica é uma doença crônica comum e caracteriza-se por descamação oleosa sobre máculas ou placas eritematosas. A induração e a descamação geralmente são menos proeminentes que na psoríase, mas há sobreposição clínica dessas doenças – daí o termo "sebopsoríase". A localização mais frequente é o couro cabeludo, onde pode ser identificada como caspa intensa. Na face, a dermatite seborreica afeta os supercílios, as pálpebras, a glabela e os sulcos nasolabiais (Fig. 57-4). A descamação do canal auditivo externo é comum na dermatite seborreica. Além disso, a região retroauricular muitas vezes fica macerada e dolorida. A dermatite seborreica também pode ocorrer no centro do tórax, na axila, nas regiões inguinais, nas dobras inframamárias e no sulco interglúteo. Em casos raros, pode causar dermatite generalizada difusa; o prurido é variável.

A dermatite seborreica pode estar presente nas primeiras semanas de vida e, nesses casos, geralmente afeta o couro cabeludo ("crosta láctea"), a face ou as regiões inguinais. Essa dermatite raramente é encontrada depois da fase de lactente, mas reaparece na adolescência e na vida adulta. Embora seja comum nos pacientes com doença de Parkinson, acidentes vasculares cerebrais e infecção pelo HIV, a grande maioria dos indivíduos com dermatite seborreica não tem patologia subjacente.

TRATAMENTO
Dermatite seborreica

O tratamento com glicocorticoides tópicos de baixa potência combinados com um agente antifúngico tópico (p. ex., creme de cetoconazol ou ciclopirox) geralmente é efetivo. As regiões do couro cabeludo e da barba podem melhorar com o uso de xampus anticaspa, que devem permanecer por 3 a 5 minutos antes de enxaguar. As soluções tópicas de glicocorticoides de alta potência (betametasona ou clobetasol) são eficazes no controle das lesões graves do couro cabeludo. Os glicocorticoides de alta potência não devem ser usados na face, porque estão frequentemente associados à rosácea ou à atrofia induzidas pelos corticoides.

DISTÚRBIOS PAPULOESCAMOSOS (TAB. 57-2)

PSORÍASE

A psoríase é uma das doenças dermatológicas mais comuns e afeta até 2% da população mundial. Clinicamente, essa doença imunomediada caracteriza-se por pápulas eritematosas bem demarcadas e placas arredondadas cobertas por escamas prateadas semelhantes à mica. As lesões cutâneas da psoríase apresentam graus variados de prurido. As áreas traumatizadas frequentemente desenvolvem lesões de psoríase (fenômeno de *Koebner* ou isomórfico). Além disso, outros fatores externos podem exacerbar a psoríase, incluindo infecções, estresse e fármacos (lítio, betabloqueadores e antimaláricos).

A forma mais comum da doença é a psoríase em *placas*. Os pacientes acometidos apresentam placas estáveis que aumentam lentamente e podem permanecer inalteradas durante longos períodos. A psoríase é mais frequente nos cotovelos, joelhos, sulco interglúteo e couro cabeludo. O acometimento tende a ser simétrico. A psoríase em placas geralmente se desenvolve lentamente e tem evolução insidiosa, mas raramente regride espontaneamente. A *psoríase invertida* acomete as regiões intertriginosas, como a axila, as regiões inguinais e inframamárias e o umbigo e também tende a afetar o couro cabeludo, as palmas e as plantas. As lesões individuais são placas bem demarcadas (ver Cap. 56, Fig. 56-7), mas elas podem ser úmidas e sem escamas devido a sua localização.

A *psoríase gutata* (psoríase eruptiva) é mais comum nas crianças e nos adultos jovens. A doença começa repentinamente nos indivíduos sem psoríase ou nos portadores de psoríase em placas crônica. Os pacientes

TABELA 57-2 ■ Distúrbios papuloescamosos

	Manifestações clínicas	Outras manifestações importantes	Aspecto histológico
Psoríase	Placas eritematosas bem demarcadas com descamação semelhante à mica; acomete preferencialmente cotovelos, joelhos e couro cabeludo; as formas atípicas podem localizar-se nas áreas intertriginosas; as formas eruptivas podem estar associadas à infecção	Pode ser agravada por alguns fármacos e infecções; as formas graves estão associadas ao HIV	Acantose, proliferação vascular
Líquen plano	Pápulas poligonais purpúreas extremamente pruriginosas; estrias brancas entrelaçadas, principalmente quando associadas às lesões das mucosas	Alguns fármacos podem desencadear: tiazídicos, antimaláricos	Dermatite da interface
Pitiríase rósea	A erupção geralmente é precedida por uma placa prenunciadora; placas ovais ou redondas com descamação nas bordas; mais comum no tronco; a erupção reveste as dobras cutâneas, conferindo aspecto semelhante a um pinheiro; geralmente preserva as palmas e plantas	O prurido é variável; autolimitada, regride em 2-8 semanas; pode ser semelhante à sífilis secundária	Os achados histopatológicos geralmente são inespecíficos
Dermatofitoses	Aspecto polimórfico, dependendo do dermatófito, da área afetada e da resposta do hospedeiro; placas descamativas bem demarcadas ou pouco demarcadas, com ou sem inflamação; pode estar associada a queda de cabelo	A preparação com KOH pode demonstrar hifas ramificadas; a cultura é útil	Hifas e neutrófilos no estrato córneo

apresentam várias pequenas pápulas eritematosas e descamativas, frequentemente depois de infecções do trato respiratório superior por estreptococos β-hemolíticos. O diagnóstico diferencial deve incluir a pitiríase rósea e a sífilis secundária.

Na *psoríase pustular*, os pacientes podem ter doença localizada nas palmas e nas plantas ou generalizada. Independentemente da extensão da doença, a pele mostra-se eritematosa com pústulas e descamação variável. Como se localiza nas palmas e plantas, esse tipo de psoríase é facilmente confundido com eczema disidrótico. Quando é generalizada, os episódios caracterizam-se por febre (39-40°C) ao longo de vários dias e erupção simultânea de pústulas estéreis em uma base de eritema intenso; alguns pacientes podem desenvolver eritrodermia. Os episódios de febre e formação das pústulas são recorrentes. Irritantes locais, gravidez, fármacos, infecções e interrupção do tratamento com glicocorticoides sistêmicos podem desencadear esse tipo de psoríase. Os retinoides orais são as opções preferíveis para o tratamento dos pacientes, com exceção das gestantes.

O acometimento das unhas dos dedos das mãos com depressões puntiformes, onicólise, espessamento das unhas ou hiperceratose subungueal pode ser um indício do diagnóstico de psoríase quando as manifestações clínicas não são clássicas.

De acordo com a National Psoriasis Foundation, até 30% dos pacientes com psoríase desenvolvem artrite psoriásica (APs). Essa doença acomete principalmente as pessoas entre 30 e 50 anos de idade. Existem cinco subtipos de APs: simétrica, assimétrica, distal, espondilite e artrite mutilante. Cerca de 50% dos casos de APs são classificados como simétricos, podendo se assemelhar à artrite reumatoide. A artrite assimétrica é responsável por cerca de 35% dos casos. Ela pode acometer qualquer articulação e pode evidenciar-se por "dedos de salsicha". A APs distal é a forma clássica; porém, ela ocorre em apenas cerca de 5% dos pacientes com APs. Ela pode envolver os dedos dos pés e das mãos; as unhas dos pés e das mãos costumam apresentar distrofia, incluindo depressões puntiformes. A espondilite também ocorre em cerca de 5% dos pacientes com APs. A artrite mutilante é grave e deformante, afetando primariamente as pequenas articulações das mãos e pés. Ela é responsável por menos de 5% dos casos de APs.

Nos pacientes com psoríase foi demonstrado um risco aumentado de síndrome metabólica, incluindo maior morbidade e mortalidade por eventos cardiovasculares. Devem ser realizados os exames de rastreamento adequados. A etiologia da psoríase ainda não está bem esclarecida, mas há um componente genético inequívoco. Em vários estudos, de 30 a 50% dos pacientes com psoríase têm história familiar positiva. As lesões psoriásicas contêm infiltrados de linfócitos T ativados que parecem produzir as citocinas responsáveis pela proliferação exagerada dos queratinócitos e causam as manifestações típicas da doença. Os fármacos inibidores da ativação dos linfócitos T, da expansão clonal ou da liberação de citocinas pró-inflamatórias geralmente são eficazes no tratamento da psoríase grave (ver adiante).

TRATAMENTO

Psoríase

O tratamento da psoríase depende do tipo, da localização e da extensão da doença. Todos os pacientes devem ser orientados a evitar ressecamento excessivo ou irritação da pele e a manter hidratação cutânea adequada. A maioria dos pacientes com psoríase em placas localizadas pode ser tratada com glicocorticoides tópicos de potência média, embora o uso prolongado desses fármacos comumente esteja associado à perda de eficácia (taquifilaxia) e à atrofia da pele. Um análogo tópico da vitamina D (calcipotrieno) e um retinoide (tazaroteno) também são eficazes no tratamento da psoríase limitada e praticamente substituíram os agentes tópicos, como o alcatrão, o ácido salicílico e a antralina.

A luz ultravioleta (UV) natural ou artificial é um tratamento eficaz para muitos pacientes com psoríase disseminada. A luz ultravioleta B (UVB), a luz UVB de faixa estreita e a luz ultravioleta A (UVA) com psoralenos orais ou tópicos (PUVA) são usadas clinicamente. Acredita-se que as propriedades imunossupressivas da luz UV sejam responsáveis por sua atividade terapêutica na psoríase. Ela também é mutagênica, potencialmente levando a uma incidência aumentada de câncer de pele do tipo melanoma e não melanoma. O tratamento com luz UV é contraindicado nos pacientes que receberam ciclosporina, devendo ser usado com muito cuidado em todos os pacientes imunocomprometidos devido ao risco aumentado de câncer de pele.

Vários fármacos sistêmicos podem ser usados para tratar a psoríase disseminada grave (Tab. 57-3). Os glicocorticoides orais não devem ser usados para tratar psoríase, pois podem desencadear psoríase pustular potencialmente fatal quando o tratamento é interrompido. O metotrexato é eficaz, principalmente nos pacientes com APs. O retinoide sintético acitretina é útil, especialmente quando é necessário evitar imunossupressão; contudo a teratogenicidade limita sua utilidade. O apremilaste inibe a fosfodiesterase tipo 4. Ele está aprovado para uso em psoríase e artrite psoriásica e deve ser usado com cautela na presença de insuficiência renal ou depressão.

As evidências de que a psoríase seja uma doença mediada pelos linfócitos T dirigiram os esforços terapêuticos à imunorregulação. A ciclosporina e outros agentes imunossupressores podem ser muito efetivos no tratamento da psoríase e, hoje, há grande interesse em desenvolver agentes biológicos com propriedades imunossupressoras mais seletivas e melhor perfil de segurança (Tab. 57-4). Esses agentes biológicos parecem ser muito eficazes no tratamento da psoríase e são bem tolerados; porém, deve-se ter cautela com determinadas comorbidades dos pacientes. A utilização dos inibidores do fator de necrose tumoral α (TNF-α) pode agravar a insuficiência cardíaca congestiva (ICC), e esses fármacos devem ser utilizados com cautela nos pacientes sob risco de desenvolver essa complicação ou nos que já têm ICC. Além disso, nenhum dos agentes imunossupressores utilizados no tratamento da psoríase deve ser iniciado caso o paciente tenha uma infecção grave (incluindo tuberculose, HIV, hepatites B ou C); os pacientes tratados com esses fármacos devem fazer rastreamento rotineiro para tuberculose. Existem relatos de leucoencefalopatia multifocal progressiva e lúpus eritematoso associados ao tratamento com inibidores do TNF-α. As neoplasias malignas, incluindo o risco ou a história de determinados tipos de câncer, podem limitar a utilização desses fármacos sistêmicos. Em geral, os agentes imunossupressivos também foram ligados a um risco aumentado de câncer de pele, os pacientes que recebem esses agentes devem ser monitorados quanto ao desenvolvimento de neoplasia cutânea.

LÍQUEN PLANO

O líquen plano (LP) é uma doença papuloescamosa que pode afetar a pele, o couro cabeludo, as unhas e as mucosas. As lesões cutâneas primárias são pápulas pruriginosas, poligonais, violáceas e planas. O exame acurado da superfície dessas pápulas frequentemente revela uma rede de linhas

TABELA 57-3 ■ Tratamento sistêmico da psoríase aprovado pela FDA

		Administração		
Agente	**Classe de medicamento**	**Via**	**Frequência**	**Efeitos adversos (selecionados)**
Metotrexato	Antimetabólito	Oral	Semanal[a]	Hepatotoxicidade, toxicidade pulmonar, pancitopenia, aumento potencial da incidência de câncer, estomatite ulcerativa, náusea, diarreia, teratogenicidade
Acitretina	Retinoide	Oral	Diária	Teratogenicidade, hepatotoxicidade, hiperostose, hiperlipidemia/pancreatite, depressão, efeitos oftalmológicos, pseudotumor cerebral
Ciclosporina	Inibidor da calcineurina	Oral	Duas vezes ao dia	Disfunção renal, hipertensão, hiperpotassemia, hiperuricemia, hipomagnesemia, hiperlipidemia, aumento do risco de câncer
Apremilaste	Inibidores da fosfodiesterase tipo 4	Oral	Duas vezes ao dia[b]	Reação de hipersensibilidade, depressão, náuseas, diarreia, vômitos, dispepsia, perda ponderal, cefaleia, fadiga

[a]Há necessidade de dose inicial de teste. [b]Há necessidade de escalonamento inicial da dose.

TABELA 57-4 ■ Agentes biológicos aprovados pela Food and Drug Administration (FDA) para psoríase ou artrite psoriásica

Mecanismo de ação	Agentes (indicação; via)	Frequência	Alertas, selecionados
Anti-TNF-α	Etanercepte (Ps, APs; SC) Adalimumabe (Ps, APs; SC) Certolizumabe (Ps, APs; SC) Infliximabe (Ps, APs; IV) Golimumabe (APs; SC)	Varia desde 1 ou 2 vezes por semana[a] a até a cada 8 semanas[a]	Infecções graves, hepatotoxicidade, ICC, complicações hematológicas, reações de hipersensibilidade, efeitos adversos neurológicos, possível aumento da incidência de neoplasias malignas
Anti-IL-12 e anti-IL-23	Ustequinumabe (Ps, APs; SC)	A cada 12 semanas[a]	Infecções graves, efeitos adversos neurológicos, possível aumento da incidência de neoplasias malignas
Anti-IL-23	Risanquizumabe (Ps; SC) Tildraquizumabe (Ps; SC) Guselcumabe (Ps; SC)	Varia a cada 8-12 semanas[a]	Infecções graves, cefaleias
Anti-IL-17	Secuquinumabe (Ps, APs; SC) Ixequizumabe (Ps; SC) Brodalumabe (Ps; SC)	Varia a cada 2-4 semanas[a]	Infecções graves, reação de hipersensibilidade, doença inflamatória intestinal

[a]Há necessidade de modificações na dose inicial.
Siglas: APs, artrite psoriásica; ICC, insuficiência cardíaca congestiva; IL, inteleucina; IV, intravenosa; Ps, psoríase; SC, subcutânea; TNF-α, fator de necrose tumoral α.

cinzentas (*estrias de Wickham*). As lesões cutâneas podem ocorrer em qualquer lugar, mas têm predileção pelos punhos, regiões tibiais anteriores, região lombar e genitália (Fig. 57-5). O envolvimento do couro cabeludo (*líquen planopapilar*) pode causar alopecia cicatricial, enquanto o acometimento das unhas pode provocar deformidade permanente ou perda das unhas dos dedos das mãos e pés. O LP frequentemente acomete as mucosas, sobretudo a oral, em que pode ser evidenciado por um espectro que varia da erupção reticulada esbranquiçada leve da mucosa até uma estomatite erosiva grave. A estomatite erosiva pode persistir por vários anos e pode estar relacionada com o aumento do risco de desenvolver carcinoma espinocelular oral. Clinicamente, foram observadas erupções cutâneas semelhantes ao LP depois da administração de diversos fármacos, como diuréticos tiazídicos, ouro, antimaláricos, penicilamina e fenotiazinas, bem como nos pacientes com lesões cutâneas da doença do enxerto contra o hospedeiro. Além disso, o LP pode estar associado à infecção pelo vírus da hepatite C. Sua evolução é variável, mas a maioria dos pacientes entra em remissão dentro de 6 meses a 2 anos depois do início da doença. Os glicocorticoides tópicos formam a base da terapia.

PITIRÍASE RÓSEA

A pitiríase rósea (PR) é uma erupção papuloescamosa de etiologia desconhecida, mais comum na primavera e no outono. Sua primeira manifestação é o surgimento de uma lesão anular que mede entre 2 e 6 cm (medalhão inicial). Depois de alguns dias ou semanas, surgem várias lesões menores, anulares ou papulares com predileção pelo tronco (Fig. 57-6). As lesões são geralmente ovais, e seu maior eixo é paralelo às linhas da pele. Sua cor varia do vermelho ao castanho, e as lesões apresentam descamação que segue a progressão da borda. Clinicamente, a PR tem muitas semelhanças com a sífilis secundária, mas as lesões das palmas e das plantas são extremamente raras na PR e comuns na sífilis secundária. A erupção tende a ser moderadamente pruriginosa e persiste por 3 a 8 semanas. O tratamento visa aliviar o prurido e consiste em anti-histamínicos orais, glicocorticoides tópicos de potência média e, em alguns casos, fototerapia com UVB.

INFECÇÕES CUTÂNEAS (TAB. 57-5)

IMPETIGO, ECTIMA E FURUNCULOSE

O *impetigo* é uma infecção bacteriana superficial comum causada mais frequentemente pelo *S. aureus* (Cap. 147) e, em alguns casos, pelo estreptococo β-hemolítico do grupo A (Cap. 148). A lesão primária é uma pústula superficial que se rompe formando uma crosta típica castanho-amarelada da cor de mel (ver Cap. 148, Fig. 148-3) As lesões podem ocorrer na pele normal (infecção primária) ou nas áreas previamente afetadas por outra doença cutânea (infecção secundária). As lesões causadas por estafilococos podem ser bolhas tensas e claras, e essa apresentação menos comum da doença é conhecida como *impetigo bolhoso*. As bolhas são causadas pela liberação de uma toxina esfoliativa pelo *S. aureus* do fago tipo II. Essa é a mesma toxina responsável pela síndrome da pele escaldada estafilocócica (SPEE), que geralmente provoca a perda extensiva da epiderme superficial depois da formação das bolhas. A SPEE é muito mais comum nas crianças que nos adultos; contudo essa síndrome deve ser considerada, bem como a necrólise epidérmica tóxica e farmacodermias graves, nos pacientes com a formação de bolhas cutâneas generalizadas. O *ectima* é uma variante profunda e não bolhosa do impetigo que causa lesões ulcerativas em saca-bocado. Ela é mais comumente causada por uma infecção primária ou secundária por *Streptococcus pyogenes*. O ectima é uma infecção mais profunda do

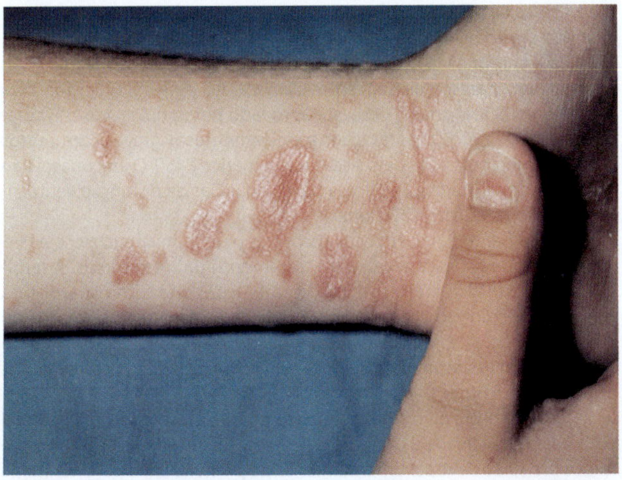

FIGURA 57-5 **Líquen plano.** Este é um exemplo de líquen plano com várias placas e pápulas violáceas planas. A distrofia ungueal, como a observada na unha do polegar deste paciente, também pode fazer parte do quadro clínico do líquen plano. *(Cortesia de Robert Swerlick, MD; com permissão.)*

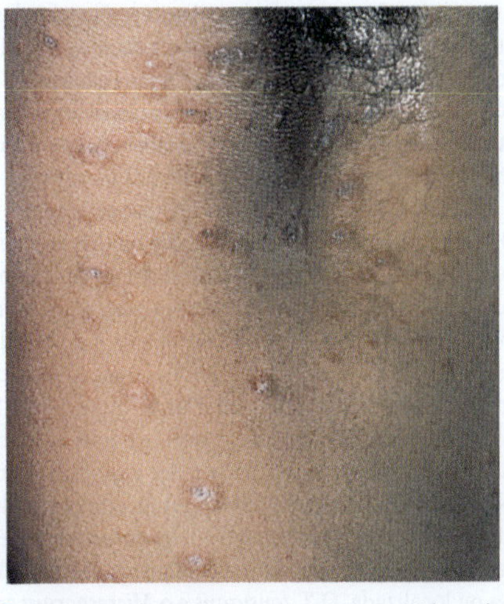

FIGURA 57-6 **Pitiríase rósea.** Neste paciente com pitiríase rósea, múltiplas máculas eritematosas redondas ou ovais com fina descamação central estão distribuídas ao longo das linhas de tensão da pele no tronco.

TABELA 57-5 ■ Infecções cutâneas comuns

	Manifestações clínicas	Agente etiológico	Tratamento
Impetigo	Pápulas, placas ou bolhas com crostas cor de mel	*Streptococcus* do grupo A e *Staphylococcus aureus*	Antibióticos antiestafilocócicos e antiestreptocócicos tópicos ou sistêmicos
Dermatofitoses	Placas descamativas anulares inflamatórias ou não inflamatórias; pode causar queda dos pelos; acometimento das regiões inguinais com preservação do escroto; hifas na preparação com KOH	*Trichophyton*, *Epidermophyton* ou *Microsporum* spp.	Azóis tópicos; griseofulvina, terbinafina ou azóis sistêmicos
Candidíase	Pápulas e placas inflamatórias com pústulas satélites, frequentemente nas regiões intertriginosas; pode envolver o escroto; pseudo-hifas na preparação com KOH	*Candida albicans* e outras espécies do gênero *Candida*	Nistatina ou azóis tópicos; imidazóis sistêmicos nos casos resistentes
Pitiríase versicolor	Placas descamativas hiperpigmentadas ou hipopigmentadas no tronco; mistura característica de hifas e esporos ("espaguete com almôndegas") na preparação com KOH	*Malassezia furfur*	Loção de sulfeto de selênio ou azóis tópicos

que o impetigo típico e forma cicatriz após a resolução. O tratamento do ectima e do impetigo consiste no desbridamento suave das crostas aderentes, facilitado pelo uso de sabão e antibióticos tópicos, junto com os antibióticos orais adequados.

A *furunculose* também é causada pelo *S. aureus*, e esse distúrbio adquiriu maior importância na última década com o surgimento do MRSA-AC. O furúnculo é um nódulo eritematoso doloroso que pode se desenvolver em qualquer superfície cutânea. As lesões podem ser solitárias, mas são múltiplas na maioria dos casos. Os pacientes frequentemente acreditam que foram picados por aranhas ou insetos. Os familiares ou contatos próximos também podem ser afetados. Os furúnculos podem romper e drenar espontaneamente, ou necessitar de incisão e drenagem, que podem ser suficientes como tratamento das lesões solitárias pequenas sem celulite ou manifestações sistêmicas. Sempre que for possível, o material obtido da lesão deverá ser enviado para cultura. As recomendações atuais para as infecções sensíveis à meticilina são os antibióticos β-lactâmicos. O tratamento do MRSA-AC está descrito previamente (ver "Dermatite atópica"). Compressas quentes e mupirocina nasal também são úteis. As infecções graves devem ser tratadas com antibióticos IV.

ERISIPELA E CELULITE

Ver Cap. 129.

DERMATOFITOSES

Os dermatófitos são fungos que infectam a pele, os pelos e as unhas e incluem membros dos gêneros *Trichophyton*, *Microsporum* e *Epidermophyton* (Cap. 219). A *tinea corporis*, ou infecção da pele relativamente sem pelos (pele glabra), pode ter aspecto variável de acordo com a intensidade da reação inflamatória associada. A infecção típica consiste em placas eritematosas escamosas com aspecto anular, o que explica o nome comum de *ringworm* (micose). Nódulos inflamatórios profundos ou granulomas ocorrem em algumas infecções – principalmente nas lesões tratadas inapropriadamente com glicocorticoides tópicos de média ou alta potência. O envolvimento das regiões inguinais (*tinea cruris*) é mais comum nos homens que nas mulheres. Ele se apresenta como uma erupção eritematosa e descamativa que poupa o escroto. A infecção do pé (*tinea pedis*) é a dermatofitose mais comum e geralmente é crônica; a doença caracteriza-se por graus variados de eritema, edema, descamação, prurido e, às vezes, formação de vesículas. O acometimento pode ser localizado ou difuso, mas geralmente atinge o espaço interdigital entre o quarto e o quinto dedos do pé. A infecção das unhas (*tinea unguium* ou *onicomicose*) ocorre em muitos pacientes com tinea pedis e caracteriza-se por unhas opacas e espessadas e detritos subungueais. A variante distal-lateral é a mais comum. A onicomicose subungueal proximal pode ser um marcador da infecção pelo HIV ou de outros estados de imunossupressão. A dermatofitose do couro cabeludo (*tinea capitis*) ainda é comum, principalmente entre crianças de áreas urbanas pobres, mas ocorre também nos adultos imunocomprometidos. O agente etiológico predominante é o *Trichophyton tonsurans*, que pode causar uma infecção relativamente não inflamatória com pouca descamação e perda de cabelo difusa ou localizada. O *T. tonsurans* e o *Microsporum canis* também podem causar uma dermatose marcadamente inflamatória com edema e nódulos. Essa última apresentação é um *quérion*.

O diagnóstico da *tinea* pode ser realizado a partir de escamas obtidas pela raspagem da pele, das unhas ou dos pelos, por meio de cultura ou do exame direto com KOH. Os fragmentos de unha podem ser enviados para exame histológico com coloração pelo ácido periódico de Schiff (PAS).

TRATAMENTO

Dermatofitoses

Pode-se usar terapias tópicas e sistêmicas nas infecções por dermatófitos. O tratamento depende do local envolvido e do tipo de infecção. O tratamento tópico geralmente é eficaz para os casos simples de *tinea corporis*, *tinea cruris* e *tinea pedis* limitada. Os agentes tópicos não são efetivos como monoterapia para a *tinea capitis* ou onicomicose (ver adiante), e a nistatina não é ativa contra dermatófitos. Os agentes tópicos geralmente são aplicados 2 vezes ao dia, e o tratamento deve continuar até 1 semana depois da cura clínica da infecção. A *tinea pedis* frequentemente exige tratamento mais longo, e as recidivas são comuns. Podem ser necessários antifúngicos orais para o tratamento dos casos refratários de *tinea pedis* ou *corporis*.

As dermatofitoses dos pelos e das unhas ou as que não respondem ao tratamento tópico costumam ser tratadas com agentes antifúngicos orais. A *tinea capitis* com inflamação intensa pode levar à formação de cicatriz e perda de cabelos, e um agente antifúngico sistêmico mais glicocorticoides sistêmicos ou tópicos podem ajudar a evitar essas sequelas. Antes de se prescreverem antifúngicos orais para qualquer infecção, deve-se confirmar a etiologia fúngica por exame microscópico direto ou cultura. Todos os agentes orais podem causar hepatotoxicidade. Eles não devem ser usados em mulheres gestantes ou lactantes.

A griseofulvina está aprovada nos Estados Unidos para tratar as dermatofitoses da pele, dos pelos ou das unhas. Alguns efeitos colaterais comuns da griseofulvina são desconforto gastrintestinal, cefaleia e urticária.

Dois antifúngicos orais mais recentes, itraconazol e terbinafina, são algumas vezes prescritos "sem aprovação formal" para infecções fúngicas superficiais. O itraconazol oral está aprovado para onicomicoses. O itraconazol pode produzir interações medicamentosas graves com outros fármacos metabolizados pelo sistema enzimático P450. O itraconazol não deve ser administrado a pacientes com evidências de disfunção ventricular ou a pacientes com ICC conhecida.

A terbinafina também está aprovada para a onicomicose, e a versão granulada está aprovada para tratamento da *tinea capitis*. A terbinafina causa menos interações medicamentosas que o itraconazol, mas deve-se ter cuidado com pacientes que utilizam vários fármacos ao mesmo tempo. A relação risco/benefício deve ser considerada quando uma infecção assintomática de uma unha do pé é tratada com agentes sistêmicos.

A FDA limitou o uso de um terceiro agente oral devido ao potencial para hepatotoxicidade e publicou o seguinte: "O cetoconazol em comprimidos orais não deve ser um tratamento de primeira linha para nenhuma infecção fúngica". A forma tópica do cetoconazol não é afetada por essa ação.

PITIRÍASE (TÍNEA) VERSICOLOR

A ptiríase versicolor é causada por um fungo dimórfico não dermatófito, *Malassezia furfur*, que é habitante normal da pele. O calor e a umidade favorecem a manifestação da infecção. As lesões típicas consistem em máculas descamativas ovoides, pápulas e placas localizadas principalmente no tórax, nos ombros e no dorso. O acometimento da face e das partes distais dos membros é raro. Nos indivíduos de pele escura, as lesões frequentemente se evidenciam por áreas hipopigmentadas, enquanto, nos pacientes de pele clara, as lesões são ligeiramente eritematosas ou hiperpigmentadas. A preparação com KOH das descamações obtidas das lesões mostra uma combinação de hifas curtas e esporos redondos ("espaguete com almôndegas"). As loções ou xampus que contêm enxofre, ácido salicílico ou sulfeto de selênio são os tratamentos de escolha e atenuam a infecção se forem usados diariamente por 1 a 2 semanas e, em seguida, 1 vez por semana. Essas preparações causam irritação se forem deixadas na pele por > 10 minutos; desse modo, devem ser removidas completamente com água. O tratamento com alguns agentes antifúngicos orais também é eficaz, mas esses fármacos não produzem resultados duradouros nem foram aprovados pela FDA para essa indicação.

CANDIDÍASE

Candidíase é uma infecção fúngica causada por um grupo relacionado de leveduras, cujas manifestações clínicas podem ficar limitadas a pele e mucosas ou, mais raramente, são sistêmicas e potencialmente fatais (Cap. 216). O agente causador costuma ser a *Candida albicans*. Esses microrganismos são saprófitos normais do trato gastrintestinal, mas podem proliferar excessivamente (geralmente devido ao tratamento com antibióticos de amplo espectro, diabetes melito ou imunossupressão) e causar doença. A candidíase é muito comum nos indivíduos infectados pelo HIV (Cap. 202). A cavidade oral é acometida frequentemente. Podem surgir lesões na língua ou na mucosa bucal (sapinho) com aspecto de placas brancas. Lesões fissuradas e maceradas no canto da boca (queilite angular ou *perlèche*) são comuns nos indivíduos que usam dentaduras mal adaptadas e também podem estar associadas à infecção por *Candida*. Além disso, a candidíase tem mais afinidade pelas áreas continuamente úmidas e maceradas, incluindo a pele ao redor das unhas (onicólise e paroníquia) e as áreas intertriginosas. As lesões intertriginosas são edematosas, eritematosas e descamativas com "pústulas satélites" disseminadas. Nos homens, é frequente o acometimento do pênis e da bolsa escrotal, assim como das superfícies internas das coxas. Ao contrário das dermatofitoses, as infecções por *Candida* frequentemente são dolorosas e acompanhadas de intensa resposta inflamatória. O diagnóstico de infecção por *Candida* baseia-se nos achados clínicos e na identificação de leveduras na preparação com KOH ou pela cultura.

TRATAMENTO

Candidíase

O tratamento consiste em eliminar os fatores predisponentes como antibioticoterapia ou umidade crônica e usar antifúngicos tópicos ou sistêmicos. Os fármacos tópicos eficazes incluem nistatina e os derivados imidazólicos (miconazol, clotrimazol, econazol ou cetoconazol). A resposta inflamatória associada à infecção da pele glabra por *Candida* pode ser tratada com um glicocorticoide de baixa potência em forma de loção ou creme (hidrocortisona a 2,5%). O tratamento sistêmico é geralmente reservado aos pacientes imunossuprimidos ou indivíduos com doença crônica ou recorrente que não respondem ao tratamento tópico apropriado. O fluconazol oral é o agente mais comumente prescrito para a candidíase cutânea. A nistatina oral somente é eficaz para tratamento da candidíase do trato gastrintestinal.

VERRUGAS

As verrugas são tumorações cutâneas causadas por papilomavírus. Já foram descritos mais de 100 tipos de papilomavírus humano (HPV). A verruga vulgar (*verruca vulgaris*) é séssil, convexa e geralmente tem cerca de 1 cm de diâmetro. Sua superfície é hiperceratótica e formada por várias pequenas projeções filamentosas. O HPV também causa verrugas plantares, verrugas planas (*verruca plana*) e verrugas filiformes. As verrugas plantares são endofíticas e recobertas por queratina espessa. Com o corte da verruga, aparece um núcleo central de restos queratinizados e pequenos sangramentos puntiformes. As verrugas filiformes são comuns na face, na região cervical e nas dobras cutâneas e caracterizam-se por lesões papilomatosas de base estreita. As verrugas planas são um pouco elevadas e têm superfície aveludada e não verrucosa. Esse tipo tem predileção pela face, braços e pernas, e comumente é disseminado pela depilação.

As verrugas genitais começam como pequenos papilomas que podem crescer e formar grandes lesões fungiformes. Nas mulheres, podem acometer os lábios, o períneo e a pele perianal. Além disso, as mucosas da vagina, da uretra e do ânus podem ser afetadas, assim como o epitélio cervical. Nos homens, as lesões frequentemente começam no sulco coronal, mas também ocorrem no corpo do pênis, na bolsa escrotal, na pele perianal ou na uretra.

Existem evidências significativas sugerindo que o HPV desempenhe um papel importante no desenvolvimento das neoplasias do colo uterino e da pele anogenital (Cap. 89). Os HPV tipos 16 e 18 têm sido os mais estudados e são os principais fatores de risco para neoplasia intraepitelial e carcinomas espinocelulares do colo uterino, do ânus, da vulva e do pênis. O risco é maior nos pacientes imunossuprimidos depois de transplantes de órgãos sólidos e nos indivíduos infectados pelo HIV. Evidências recentes também implicaram outros tipos de HPV. O exame histológico de amostras de biópsias dos locais afetados pode revelar alterações associadas às verrugas típicas e/ou anormalidades características do carcinoma intraepidérmico (doença de Bowen). Os carcinomas espinocelulares associados às infecções por HPV também foram detectados na pele extragenital (Cap. 76), mais comumente em pacientes imunossuprimidos depois de transplantes de órgãos. Os pacientes mantidos em imunossupressão crônica devem ser monitorados quanto à ocorrência de carcinoma espinocelular e outras neoplasias malignas da pele.

TRATAMENTO

Verrugas

Com exceção das verrugas anogenitais, o tratamento das verrugas deve ser planejado levando-se em consideração que, nos indivíduos normais, a maioria dessas lesões regride espontaneamente dentro de 1 a 2 anos. Há várias modalidades de tratamento para as verrugas, mas nenhum tratamento específico é efetivo em todos os casos. Os fatores que influenciam a escolha do tratamento são a localização da verruga, a extensão da doença, a idade e o estado imunológico do paciente, bem como suas preferências quanto ao tratamento. A crioterapia com nitrogênio líquido talvez seja o método mais útil e conveniente para o tratamento das verrugas em praticamente qualquer localização. Igualmente eficaz nas verrugas não genitais, mas exigindo muito mais cooperação do paciente, é o uso de agentes ceratolíticos, como ácido salicílico na forma de adesivos ou soluções. Para as verrugas genitais, a aplicação de solução de podofilina em consultório é moderadamente eficaz, mas pode causar reações locais intensas. Existem preparações diluídas e purificadas de podofilina, com prescrição médica, para aplicação domiciliar. O imiquimode tópico, um indutor potente da liberação local das citocinas, também foi aprovado para tratar verrugas genitais. Também está disponível um novo agente tópico composto de extratos de chá verde (sinecatequinas). A cirurgia, convencional ou a *laser* pode ser necessária para as verrugas recalcitrantes. A recidiva das verrugas parece ser frequente depois de qualquer um desses tratamentos. A FDA aprovou uma vacina altamente eficaz contra determinados tipos de HPV e há relatos de que a sua utilização reduza a incidência dos carcinomas anogenitais e cervicais.

HERPES SIMPLES

Ver Cap. 192.

HERPES-ZÓSTER

Ver Cap. 193.

ACNE

ACNE VULGAR

A acne vulgar é uma doença autolimitada que acomete principalmente adolescentes e adultos jovens, embora 10 a 20% dos adultos continuem a apresentar alguma forma da doença. O fator que permite a expressão da doença na adolescência é o aumento na produção de sebo pelas glândulas sebáceas na puberdade. Pequenos cistos conhecidos como *comedões* formam-se nos folículos pilosos em consequência do bloqueio do óstio folicular pela retenção de material queratinoso e de sebo. A atividade de bactérias (*Cutibacterium acnes*) dentro dos comedões libera ácidos graxos livres do sebo, causa inflamação dentro do cisto e leva à ruptura de sua parede. Uma reação inflamatória do tipo corpo estranho desenvolve-se em consequência da eliminação dos restos gordurosos e queratinosos pelo cisto.

O sinal clínico típico da acne vulgar é o comedão, que pode ser fechado (*pontos brancos*) ou aberto (*pontos negros*). Os comedões fechados são pequenas pápulas brancas granulares de 1 a 2 mm, mais bem visíveis quando a pele é esticada. Esses comedões são os precursores das lesões inflamatórias da acne vulgar. O conteúdo dos comedões fechados é difícil de se espremer. Os comedões abertos, que raramente produzem lesões inflamatórias acneicas, têm óstios foliculares dilatados e estão cheios de restos oleosos, oxidados e escurecidos, fáceis de serem espremidos. Os comedões são geralmente acompanhados de lesões inflamatórias: pápulas, pústulas ou nódulos.

As primeiras lesões observadas na adolescência geralmente são comedões com pouca ou nenhuma inflamação na fronte. Em seguida, surgem lesões inflamatórias mais típicas nas regiões malares, no nariz e no queixo (**Fig. 57-7**). A localização mais comum da acne é a face, mas é comum o envolvimento do tórax e dorso. Na maioria dos casos, a doença é leve e não deixa cicatrizes. Alguns pacientes têm grandes nódulos e cistos inflamatórios, que podem drenar e formar cicatrizes significativas. Independentemente da gravidade, a acne pode afetar a qualidade de vida dos pacientes. Com o tratamento adequado, esse efeito pode ser transitório. Nos casos de acne cicatricial grave, os efeitos podem ser irreversíveis e profundos. A intervenção terapêutica precoce é fundamental nos casos graves.

Fatores exógenos e endógenos alteram a expressão da acne vulgar. Atrito e traumatismo (faixas na cabeça ou correias dos capacetes de atletismo), aplicação tópica de preparações comedogênicas (cosméticos ou preparações capilares) e exposição tópica crônica a certos compostos industriais podem provocar ou agravar a acne. Os glicocorticoides tópicos ou sistêmicos também podem produzir acne. Outros fármacos sistêmicos, como pílulas anticoncepcionais apenas com progestágenos, lítio, isoniazida, esteroides androgênios, halogênios, fenitoína e fenobarbital, também podem desencadear erupções acneiformes ou piorar a acne preexistente. Fatores genéticos e síndrome dos ovários policísticos também podem predispor à doença.

TRATAMENTO

Acne vulgar

O tratamento da acne vulgar visa a eliminar os comedões por meio da normalização da queratinização folicular, da diminuição da atividade das glândulas sebáceas, da população de *C. acnes* e da inflamação. A acne leve ou moderada com pouca inflamação pode melhorar apenas com tratamento local. Embora as áreas afetadas pela acne devam ser mantidas limpas, a esfregação excessivamente vigorosa pode agravar a acne devido à ruptura mecânica dos comedões. Os fármacos tópicos, como o ácido retinoico, o peróxido de benzoíla ou o ácido salicílico, podem alterar o padrão de descamação epidérmica, impedindo a formação de comedões e ajudando na resolução de cistos preexistentes. Os antibacterianos tópicos (como o peróxido de benzoíla, o ácido azelaico, a eritromicina, a clindamicina ou a dapsona) são úteis como coadjuvantes do tratamento. Os antibióticos tópicos (eritromicina e clindamicina) devem ser usados em combinação com o peróxido de benzoíla para evitar o desenvolvimento de resistência bacteriana.

Os pacientes com acne moderada a grave com componente inflamatório acentuado melhoram com o acréscimo de tratamentos sistêmicos, como minociclina ou doxiciclina na dose de 100 mg (2×/dia) ou menos em preparações de liberação prolongada. Além do seu efeito antibacteriano, esses antibióticos parecem ter propriedades anti-inflamatórias independentes. As mulheres que não respondem à antibioticoterapia oral podem melhorar com o tratamento hormonal. Hoje, existem vários contraceptivos orais aprovados pela FDA para tratar acne vulgar. A espironolactona está surgindo como tratamento antiandrógeno seguro, efetivo e durável em mulheres.

Os pacientes com acne nodulocística grave refratária aos tratamentos citados anteriormente podem se beneficiar com o uso da isotretinoína, um retinoide sintético. A dose é baseada no peso e é cumulativa, com a duração do tratamento sendo ditada pela dose cumulativa e pela remissão das lesões acneicas. Os resultados são excelentes nos pacientes selecionados adequadamente. Sua utilização é estritamente regulada devido ao risco de efeitos colaterais graves, principalmente de teratogenicidade e depressão. Além disso, alguns pacientes tratados com esse fármaco desenvolvem ressecamento da pele e queilite e devem ser acompanhados porque podem desenvolver hipertrigliceridemia.

Hoje, os médicos que prescrevem esse fármaco devem estar inscritos em um programa destinado a evitar gravidez e efeitos adversos durante o tratamento dos seus pacientes. Essas medidas visam garantir que todos os profissionais que a prescrevem conheçam os riscos da isotretinoína; que todas as pacientes tenham dois testes de gravidez negativos antes de começar o tratamento e mais um teste negativo antes de receber cada renovação da prescrição; e que todos os pacientes saibam dos riscos da isotretinoína.

ACNE ROSÁCEA

A acne rosácea (conhecida comumente como *rosácea*) é uma doença inflamatória que afeta principalmente a região central da face. Os pacientes mais comumente afetados são brancos descendentes do norte europeu, embora a doença também ocorra nos indivíduos com peles mais pigmentadas. A rosácea é vista quase exclusivamente nos adultos, sendo rara em pacientes com idade < 30 anos. Essa doença é mais comum nas mulheres, mas os casos mais graves ocorrem nos homens. As lesões caracterizam-se por eritema, telangiectasias e pústulas superficiais (**Fig. 57-8**), mas não está ligada à presença de comedões. A rosácea raramente afeta o tórax ou o dorso.

Há uma relação entre a tendência ao rubor facial acentuado e o surgimento subsequente de rosácea. É comum que os pacientes com rosácea

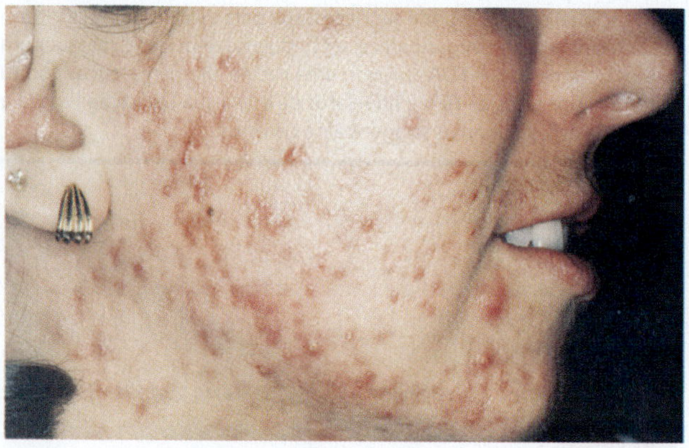

FIGURA 57-7 Acne vulgar. Esse é um exemplo de acne vulgar com pápulas inflamatórias, pústulas e comedões. *(Cortesia de Kalman Watsky, MD; com permissão.)*

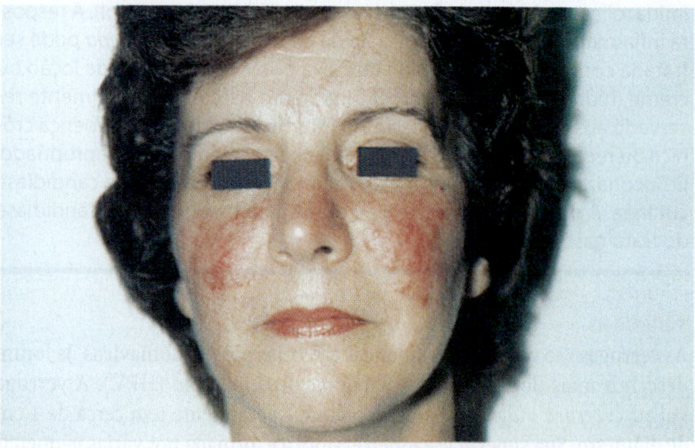

FIGURA 57-8 Acne rosácea. Esta paciente com acne rosácea tinha eritema facial proeminente, telangiectasia, pápulas dispersas e pústulas pequenas. *(Cortesia de Robert Swerlick, MD; com permissão.)*

inicialmente demonstrem uma pronunciada reação de rubor. Isso pode ocorrer em resposta ao calor, estímulos emocionais, álcool, bebidas quentes ou alimentos picantes. Com a evolução da doença, o rubor persiste por períodos cada vez mais longos e, por fim, pode tornar-se permanente. Podem surgir pápulas, pústulas e telangiectasias superpostas a esse rubor persistente. A rosácea de longa duração pode causar proliferação excessiva do tecido conectivo, principalmente do nariz (*rinofima*). Essa doença também pode ser complicada por várias doenças inflamatórias oculares, como ceratite, blefarite, irite e calázio recorrente. Essas complicações oculares podem comprometer a visão e justificam o acompanhamento oftalmológico.

TRATAMENTO

Acne rosácea

O tratamento da rosácea pode ser tópico ou sistêmico. A doença leve costuma responder a preparações tópicas de metronidazol, sulfacetamida sódica, ácido azelaico, ivermectina, brimonidina ou oximetazolina. Doença mais grave exige tetraciclinas orais em preparações de liberação modificada e subantimicrobianas. As telangiectasias residuais podem melhorar com o tratamento a *laser*. Os glicocorticoides tópicos devem ser evitados, principalmente os agentes potentes, porque seu uso crônico pode causar rosácea. O tratamento tópico não é eficaz para o acometimento ocular da doença.

DOENÇAS CUTÂNEAS E VACINAÇÃO CONTRA A VARÍOLA

Embora a vacinação contra varíola tenha sido suspensa há várias décadas para a população em geral, ela ainda é necessária para determinados militares e equipes de emergência. Na ausência de um ataque bioterrorista e uma exposição real ou potencial à varíola, tal vacinação está contraindicada em pessoas com história de doenças cutâneas, como DA, eczema e psoríase, as quais têm maior incidência de efeitos adversos associados à vacinação contra varíola. Nos casos de exposição, o risco de infecção pela varíola é maior que o risco de ocorrerem efeitos adversos da vacina (Cap. S3).

LEITURAS ADICIONAIS

Bolognia JL et al (eds): *Dermatology*, 4th ed. Philadelphia, Elsevier, 2018.

James WD et al (eds): *Andrew's Diseases of the Skin Clinical Dermatology*, 13th ed. Philadelphia, Elsevier, 2020.

Kang S et al (eds): *Fitzpatrick's Dermatology in General Medicine*, 9th ed. New York, McGraw-Hill, 2019.

Wolff K et al (eds): *Fitzpatrick's Color Atlas and Synopsis of Clinical Dermatology*, 8th ed. New York, McGraw-Hill, 2017.

58 Manifestações cutâneas de doenças internas

Jean L. Bolognia, Jonathan S. Leventhal, Irwin M. Braverman

A medicina geralmente reconhece o conceito de que a pele pode desenvolver sinais de doenças sistêmicas. Por essa razão, os livros-texto de medicina trazem capítulo descrevendo, em detalhes, os principais distúrbios sistêmicos que podem ser identificados por sinais cutâneos. O conceito implícito em tal capítulo é o de que o clínico é capaz de identificar o distúrbio do paciente e precisa apenas ler sobre o assunto em um livro-texto. Na verdade, os diagnósticos diferenciais concisos e a identificação desses distúrbios são difíceis para o médico que não é dermatologista, porque ele não tem treinamento suficiente para diagnosticar as lesões cutâneas ou seu espectro de apresentações. Assim, este capítulo aborda esse tópico específico da dermatologia não por meio da descrição de cada distúrbio, mas pela descrição dos diferentes sinais e sintomas clínicos que indicam a presença desses distúrbios. Serão gerados diagnósticos diferenciais concisos, nos quais as doenças importantes serão diferenciadas dos distúrbios cutâneos mais comuns, que têm pouca ou nenhuma importância no contexto das doenças sistêmicas associadas. Esses últimos distúrbios são apresentados aqui em forma de tabelas e sempre será necessário excluí-los quando forem consideradas as manifestações cutâneas das doenças internas relevantes. O leitor deverá consultar um livro de dermatologia se desejar descrições mais detalhadas de cada doença específica.

LESÕES CUTÂNEAS PAPULOESCAMOSAS

(Tab. 58-1) Quando a erupção caracteriza-se por lesões elevadas, pápulas (< 1 cm) ou placas (> 1 cm) com escamas, é denominada lesão *papuloescamosa*. As doenças papuloescamosas mais comuns – *tínea, psoríase, pitiríase rósea* e *líquen plano* – são distúrbios cutâneos primários (Cap. 57). Quando as lesões psoriásicas estão acompanhadas de artrite, deve-se considerar a possibilidade de artrite psoriásica ou artrite reativa. Uma história de úlceras orais, conjuntivite, uveíte e/ou uretrite é sugestiva desse último diagnóstico. Sabe-se que lítio, betabloqueadores, anticorpos anti-PD-1/PD-L1, infecções por HIV ou estreptocócicas e uma retirada rápida de glicocorticoides sistêmicos exacerbam a psoríase; apesar de serem usados para tratar a psoríase, os inibidores do fator de necrose tumoral (TNF) também podem induzir lesões de psoríase. As comorbidades em pacientes com psoríase incluem doença cardiovascular e síndrome metabólica.

Sempre que for estabelecido o diagnóstico clínico de pitiríase rósea ou de líquen plano, é importante rever os medicamentos do paciente, porque a erupção pode melhorar com a simples suspensão do agente agressor. As farmacodermias semelhantes à pitiríase rósea estão associadas mais comumente aos betabloqueadores, aos inibidores da enzima conversora da angiotensina (ECA) e ao metronidazol, enquanto os fármacos que podem produzir uma erupção liquenoide incluem os tiazídicos, os antimaláricos, a quinidina, os betabloqueadores e os inibidores do TNF, anticorpos anti-PD-1/PD-L1 e inibidores da ECA. Em algumas populações (p. ex., europeias), a prevalência da infecção pelo vírus da hepatite C é mais alta nos pacientes com líquen plano oral. Lesões semelhantes ao líquen plano também são observadas na doença do enxerto contra o hospedeiro.

Nos estágios iniciais, a forma de micose fungoide (MF) do *linfoma de células T cutâneo* (LCTC) pode ser confundida com eczema ou psoríase, mas geralmente não responde ao tratamento recomendado para essas doenças inflamatórias. A MF pode desenvolver-se dentro das lesões da parapsoríase em placas grandes, e sua presença é sugerida pelo aumento da espessura das lesões. O diagnóstico da MF baseia-se na biópsia de pele, na qual se encontram acúmulos de linfócitos T atípicos na epiderme e na derme. À medida que a doença progride, podem surgir tumores cutâneos e aumento dos linfonodos.

TABELA 58-1 ■ Algumas causas de lesões cutâneas papuloescamosas

1. Distúrbios cutâneos primários
   a. Tínea[a] – doença disseminada pode ser sinal de imunossupressão
   b. Psoríase[a] – doença disseminada ou resistente pode ser sinal de infecção por HIV
   c. Pitiríase rósea[a]
   d. Líquen plano[a]
   e. Parapsoríase, placas pequenas e grandes
   f. Doença de Bowen (carcinoma espinocelular *in situ*)[b]
2. Fármacos
3. Doenças sistêmicas
   a. Lúpus eritematoso, principalmente lesões subagudas ou crônicas (discoides)[c]
   b. Linfoma de células T cutâneo, principalmente micose fungoide[d]
   c. Sífilis secundária
   d. Artrite reativa
   e. Sarcoidose[e] – padrão sem escamas é mais comum que o padrão com escamas
   f. Síndrome de Bazex (acroceratose paraneoplásica)[f]

[a]Descritas detalhadamente no Cap. 57; doença cardiovascular e síndrome metabólica são comorbidades na psoríase; principalmente na Europa, o vírus da hepatite C está associado com o líquen plano oral. [b]Associado com exposição solar crônica mais comumente que exposição ao arsênico; geralmente uma ou poucas lesões. [c]Ver também Lesões vermelhas em "Lesões cutâneas papulonodulares". [d]Também lesões cutâneas de linfoma/leucemia de células T do adulto em associação com o HTLV-1. [e]Ver também Lesões castanho-avermelhadas em "Lesões cutâneas papulonodulares". [f]Lesões psoriasiformes de hélices, nariz e sítios acrais; o carcinoma de células escamosas do trato aerodigestivo superior é o câncer subjacente mais comum.

TABELA 58-2 ■ Causas de eritrodermia

1. Distúrbios cutâneos primários
   a. Psoríase[a]
   b. Dermatite (atópica > de contato >> de estase [com autossensibilização] ou seborreica [primariamente lactentes])[a]
   c. Pitiríase rubra pilar
2. Fármacos
3. Doenças sistêmicas
   a. Linfoma de células T cutâneo (síndrome de Sézary, micose fungoide eritrodérmica)
   b. Outros linfomas
   c. Raramente, tumores sólidos em estágio avançado
4. Idiopática (geralmente homens idosos)

[a]Descritas detalhadamente no Cap. 57.

Na *sífilis secundária*, surgem pápulas castanho-avermelhadas disseminadas com descamação fina. Com frequência, a erupção envolve as palmas e plantas e pode assemelhar-se à pitiríase rósea. As manifestações clínicas associadas são úteis para a determinação do diagnóstico e incluem alopecia não cicatricial, placas anulares na face, placas mucosas, condilomas planos (lesões úmidas de base ampla) e linfadenopatia, além de mal-estar, febre, cefaleia e mialgias. O intervalo entre o cancro primário e o estágio secundário geralmente é de 4 a 8 semanas e há resolução espontânea sem tratamento apropriado.

ERITRODERMIA

(Tab. 58-2) *Eritrodermia* é o termo empregado quando a maior parte da superfície cutânea está eritematosa (avermelhada). Pode haver escamas, erosões ou pústulas associadas, bem como queda dos pelos e das unhas. As manifestações sistêmicas possíveis incluem febre, calafrios, hipotermia, linfadenopatia reativa, edema periférico, hipoalbuminemia e insuficiência cardíaca de alto débito. As principais etiologias da eritrodermia são (1) doenças cutâneas, como psoríase e dermatite (Tab. 58-3); (2) fármacos; (3) doenças sistêmicas, mais comumente LCTC; e (4) idiopática. Nos primeiros três grupos, a localização e a descrição das lesões iniciais, antes do desenvolvimento de eritrodermia, auxiliam no diagnóstico. Por exemplo, a história de placas vermelhas descamativas nos cotovelos e joelhos indica a presença de psoríase. Também é importante examinar a pele com cuidado quanto à migração do eritema e às alterações secundárias associadas, inclusive pústulas ou erosões. Ondas migratórias de eritema sobrepostas por pústulas superficiais ocorrem na *psoríase pustular*.

A eritrodermia medicamentosa pode começar como uma erupção exantemática (morbiliforme) (Cap. 60) ou surgir como eritema difuso. Diversos fármacos podem produzir eritrodermia, incluindo penicilinas, sulfonamidas, anticonvulsivantes aromáticos (p. ex., carbamazepina, fenitoína) e alopurinol. Febre e eosinofilia periférica frequentemente acompanham a erupção e também pode haver edema facial, hepatite, miocardite, tiroidite e nefrite intersticial alérgica; essa síndrome geralmente é descrita como *reação medicamentosa com eosinofilia e sintomas sistêmicos* (DRESS) ou *síndrome de hipersensibilidade induzida por fármacos* (DIHS). Além disso, essas reações – principalmente aos anticonvulsivantes aromáticos – podem desencadear uma síndrome de pseudolinfoma (com linfadenopatia e linfócitos atípicos circulantes), enquanto as reações ao alopurinol podem acarretar hemorragia gastrintestinal.

O câncer mais comum associado à eritrodermia é o LCTC; em alguns estudos, até 25% dos casos de eritrodermia eram causados pelo LCTC. O paciente pode começar com placas e tumores isolados, mas, na maioria dos casos, a eritrodermia está presente durante todo o curso da doença (síndrome de Sézary). Nessa síndrome, há linfócitos T clonais atípicos circulantes, prurido e linfadenopatia. Nos casos de eritrodermia sem causa aparente (idiopática), a reavaliação periódica é obrigatória para monitorar o possível desenvolvimento de LCTC.

ALOPECIA

(Tab. 58-4) As duas principais formas de alopecia são a cicatricial e a não cicatricial. A *alopecia cicatricial* está associada a fibrose, inflamação e perda de folículos pilosos. Ao exame clínico, geralmente se observa que o couro cabeludo é liso com número diminuído de orifícios foliculares, mas, em alguns pacientes, as alterações são detectadas apenas nas amostras de biópsias obtidas das áreas afetadas. Na *alopecia não cicatricial*, as hastes pilosas estão ausentes ou miniaturizadas, mas os folículos permanecem preservados, o que explica a natureza reversível da alopecia não cicatricial.

As causas mais comuns de alopecia não cicatricial são *alopecia androgenética*, *eflúvio telógeno*, *alopecia areata*, *tinea capitis* e a fase inicial da *alopecia traumática* (Tab. 58-5). Nas mulheres com alopecia genética, pode-se observar um aumento dos níveis circulantes de androgênios como resultado de disfunção ou neoplasia dos ovários ou da glândula suprarrenal. Quando há sinais de virilização, incluindo voz grave e/ou clitóris aumentado, deve se considerar a possibilidade de tumor do ovário ou da glândula suprarrenal.

A exposição a diferentes fármacos também pode provocar a perda difusa de cabelos, em geral pela indução de eflúvio telógeno. Uma exceção é o eflúvio anágeno observado com os quimioterápicos como a daunorrubicina. A alopecia é um efeito colateral dos seguintes fármacos: varfarina, heparina, propiltiouracila, carbimazol, isotretinoína, acitretina, lítio, betabloqueadores, interferonas, colchicina e anfetaminas. Felizmente, os cabelos geralmente voltam a crescer espontaneamente depois da interrupção do uso do agente desencadeante.

Com menor frequência, a alopecia não cicatricial está associada ao *lúpus eritematoso* e à *sífilis secundária*. No lúpus sistêmico, existem duas formas de alopecia – uma é a cicatricial secundária às lesões discoides (ver adiante) e a outra é não cicatricial. Essa última apresentação coincide com agudizações da doença sistêmica e pode ser difusa, comprometendo todo o couro cabeludo, ou pode ser localizada, limitando-se à parte frontal do couro cabeludo com aparecimento de muitos fios de cabelos curtos ("cabelo do lúpus") como sinal de reinício do crescimento. Placas dispersas mal delimitadas de alopecia, com um aspecto de "roído de traças", constituem uma manifestação do estágio secundário da sífilis. O afilamento difuso dos cabelos também está associado ao hipotireoidismo e ao hipertireoidismo (Tab. 58-4).

A alopecia cicatricial resulta mais frequentemente de um distúrbio cutâneo primário, incluindo *líquen plano*, *lúpus cutâneo crônico (discoide)*, *alopecia cicatricial centrífuga central*, *foliculite decalvante* ou *esclerodermia linear (morfeia)*, do que em razão de uma doença sistêmica. Embora as lesões cicatriciais do *lúpus discoide* possam ser encontradas nos pacientes com lúpus sistêmico, na maioria dos pacientes, o processo patológico limita-se à pele. As causas menos comuns de alopecia cicatricial incluem *sarcoidose* (ver "Lesões cutâneas papulonodulares", adiante), agentes quimioterápicos e *metástases cutâneas*.

Nas fases iniciais do lúpus discoide, do líquen plano e da foliculite decalvante, observam-se áreas circunscritas de alopecia. A fibrose e a perda subsequente dos folículos são observadas principalmente no centro de cada placa de alopecia, enquanto o processo inflamatório é mais proeminente na periferia. As áreas de inflamação ativa do lúpus discoide são eritematosas com descamação, ao passo que as áreas de inflamação prévia frequentemente são hipopigmentadas com halos de hiperpigmentação. No líquen plano, as máculas perifoliculares periféricas em geral têm cor violeta. O exame completo da pele e da mucosa oral, combinado com a biópsia e a microscopia de imunofluorescência direta da pele inflamada, ajuda a distinguir essas duas entidades. As lesões ativas periféricas da foliculite decalvante são pústulas foliculares; esses pacientes podem desenvolver artrite reativa.

LESÕES CUTÂNEAS FIGURADAS

(Tab. 58-6) Nas *erupções figuradas*, as lesões formam anéis e arcos que geralmente são eritematosos, mas podem variar da cor da pele ao castanho. Mais comumente, essas lesões devem-se às doenças cutâneas primárias como *tínea*, *urticária*, *granuloma anular* e *eritema anular centrífugo* (Caps. 57 e 59). Um segundo grupo menos comum dos eritemas anulares migratórios está associado a algumas doenças sistêmicas subjacentes. Esse grupo inclui *eritema migratório*, *eritema gyratum repens*, *eritema marginado* e *eritema necrolítico migratório*.

No *eritema gyratum repens*, ocorrem vários arcos e ondas concêntricas móveis que se assemelham aos veios da madeira. É obrigatória a pesquisa

TABELA 58-3 ■ Eritrodermia (distúrbios cutâneos primários)

	Lesões iniciais	Localização das lesões iniciais	Outros achados	Recursos diagnósticos	Tratamento
Psoríase[a]	Vermelho-rosadas com escama acinzentada, bem demarcadas	Cotovelos, joelhos, couro cabeludo, região pré-sacral, sulco interglúteo	Distrofia ungueal (p. ex., depressões, sinal da gota de óleo), artrite, pústulas, síndrome SAPHO[b]	Biópsia de pele	Glicocorticoides tópicos, análogos da vitamina D, UVB (banda estreita) > PUVA, retinoide oral, MTX, agentes anti-TNF, anticorpo anti-IL-12/23, anticorpo anti-IL-23, anticorpo anti-IL-17A ou anti-receptor A de IL-17, apremilaste, ciclosporina
Dermatite[a]					
Atópica	Aguda: Eritema, escama fina, crostas, bordas indefinidas, escoriações Crônica: Liquenificação (acentuação dos sulcos cutâneos), escoriações	Fossas antecubitais e poplíteas, região cervical, mãos, pálpebras	Prurido História familiar e/ou pessoal de atopia, incluindo asma, rinite alérgica ou conjuntivite e dermatite atópica Excluir infecção secundária por *S. aureus* ou HSV Excluir a coexistência de dermatite de contato alérgica ou por irritante	Biópsia de pele	Glicocorticoides tópicos, tacrolimo, pimecrolimo, alcatrão, crisaborol e antipruriginosos; anti-histamínicos orais para sedação; curativos úmidos abertos; UVB ± UVA > PUVA; anticorpos anti-IL-4/13, glicocorticoides orais ou IM (curto prazo); MTX, micofenolato de mofetila; azatioprina; ciclosporina. Antibióticos orais ou tópicos
De contato	Local: Eritema, crostas, vesículas e bolhas Sistêmica: Eritema, descamação fina, crostas	Depende do agente desencadeante Generalizada *versus* áreas intertriginosas principais (especialmente regiões inguinais)	Irritante – geralmente começa em algumas horas Alérgica – hipersensibilidade do tipo retardado; intervalo de 48 h com a reexposição O paciente refere história de dermatite de contato alérgica ao agente tópico e, em seguida, recebe um fármaco sistêmico estruturalmente semelhante – p. ex., formaldeído (pele), aspartame (oral)	Teste de contato; fazer teste com aplicação aberta Teste de contato	Remover o irritante ou alérgeno; glicocorticoides tópicos; anti-histamínicos orais; glicocorticoides orais ou IM (curto prazo) Mesmo de local
Seborreica (rara em adultos)	Rosa-avermelhado a rosa-alaranjado, escama oleosa	Couro cabeludo, sulcos nasolabiais, sobrancelhas, zonas intertriginosas	Crise com estresse, infecção por HIV Associada com Doença de Parkinson	Biópsia de pele	Glicocorticoides tópicos e imidazóis
De estase (com autossensibilização)	Eritema, crostas, escoriações	Extremidades inferiores	Prurido, edema de membros inferiores, varicosidades, depósitos de hemossiderina, lipodermatosclerose História de úlceras venosas, tromboflebite e/ou celulite Excluir celulite Excluir dermatite de contato sobreposta (p. ex., neomicina tópica)	Biópsia de pele	Glicocorticoides tópicos; curativos úmidos abertos; elevação dos membros; meias compressivas; curativos compressivos se houver ulceração associada
Pitiríase rubra pilar	Pápulas perifoliculares laranja-avermelhadas (cor de salmão)	Generalizada, mas com áreas típicas de pele normal "salteadas"	Ceratodermia palmoplantar cérea Excluir linfoma de células T cutâneo	Biópsia de pele	Isotretinoína ou acitretina; MTX; anticorpo anti-IL-12/23, anticorpo anti-IL-23, agentes anti-TNF, anticorpo anti-IL-17A ou anti-receptor A de IL-17

[a]Descritas detalhadamente no Cap. 57. [b]A síndrome SAPHO ocorre mais comumente em pacientes com pustulose palmoplantar do que naqueles com psoríase eritrodérmica.
Siglas: Ab, anticorpo; HSV, herpes-vírus simples; IL, interleucina; IM, intramuscular; MTX, metotrexato; PUVA, psoralenos com raios ultravioleta A; SAPHO, sinovite, *acne*, pustulose, hiperostose e osteíte (um subtipo é a osteomielite multifocal recidivante crônica); TNF, fator de necrose tumoral; UVA, radiação ultravioleta A; UVB, radiação ultravioleta B.

de câncer no paciente que apresenta essa erupção. O eritema migratório é a manifestação cutânea da doença de Lyme, causada pela espiroqueta *Borrelia burgdorferi*. No estágio inicial (3-30 dias depois da picada do carrapato), geralmente há uma lesão anular única, que pode se expandir até ≥ 10 cm de diâmetro. Em alguns dias, até metade dos pacientes apresentam várias lesões eritematosas menores em locais distantes da picada. Os sinais e sintomas associados incluem febre, cefaleia, fotofobia, mialgias, artralgias e erupção malar. O eritema marginado, principalmente no tronco, é observado nos pacientes que têm febre reumática. As lesões são vermelho-rosadas, achatadas a levemente elevadas e transitórias.

Existem outras doenças cutâneas que se manifestam como erupções anulares, mas não exibem um componente migratório evidente. Os exemplos são *LCTC, lúpus cutâneo subagudo, sífilis secundária* e *sarcoidose* (ver "Lesões cutâneas papulonodulares", adiante).

ACNE

(Tab. 58-7) Além da *acne vulgar* e *da rosácea*, as duas principais formas de acne (Cap. 57), há fármacos e doenças sistêmicas que podem causar erupções acneiformes.

Os pacientes que têm *síndrome carcinoide* apresentam episódios de ruborização da cabeça, da região cervical e, às vezes, do tronco. As alterações cutâneas resultantes na face, particularmente telangiectasias, podem simular o aspecto clínico da acne rosácea eritemato-telangiectásica.

TABELA 58-4 ■ Causas de alopecia

I. Alopecia não cicatricial
  A. Distúrbios cutâneos primários
    1. Alopecia androgenética (padrão masculino; padrão feminino)
    2. Eflúvio telógeno
    3. Alopecia areata
    4. *Tinea capitis*
    5. Alopecia traumática[a]
    6. Alopecia psoriasiforme, incluindo a induzida por inibidor de TNF
  B. Fármacos
    1. Eflúvio telógeno – ver o texto para causas mais comuns
    2. Eflúvio anágeno – agentes quimioterápicos (p. ex., antraciclinas)
  C. Doenças sistêmicas
    1. Lúpus eritematoso sistêmico
    2. Sífilis secundária
    3. Hipotireoidismo
    4. Hipertireoidismo
    5. Hipopituitarismo
    6. Deficiências de proteínas, biotina, zinco e, talvez, ferro
II. Alopecia cicatricial
  A. Distúrbios cutâneos primários
    1. Lúpus cutâneo (lesões discoides crônicas)[b]
    2. Líquen plano, incluindo alopecia fibrosante frontal
    3. Alopecia cicatricial centrífuga central
    4. Foliculite decalvante
    5. Celulite dissecante
    6. Morfeia linear (esclerodermia linear)[c]
  B. Fármacos
    1. Agentes quimioterápicos (p. ex., taxanos, bussulfano)
  C. Doenças sistêmicas
    1. Lesões discoides em presença de lúpus eritematoso sistêmico[b]
    2. Sarcoidose
    3. Metástases cutâneas

[a]A maioria dos pacientes com tricotilomania ou estágios iniciais de alopecia por tração e alguns pacientes com alopecia induzida por pressão. [b]Embora a maioria dos pacientes com lesões discoides apresente apenas doença cutânea, essas lesões de fato representam um dos critérios nos esquemas de classificação da European League Against Rheumatism (EULAR)/American College of Rheumatology (ACR) [2019] e da ACR [1982 para o lúpus eritematoso sistêmico. [c]Pode envolver músculos e estruturas ósseas subjacentes,e raramente na morfeia linear do couro cabeludo frontal (em golpe de sabre), há envolvimento das meninges e cérebro.

LESÕES PUSTULOSAS

As *erupções acneiformes* (ver "Acne", anteriormente) e a *foliculite* são as dermatoses pustulares mais comuns. Uma consideração importante na avaliação de pústulas foliculares é uma determinação do patógeno associado, por exemplo, flora normal (culturas negativas), *Staphylococcus aureus*, *Pseudomonas aeruginosa* (foliculite da "banheira quente"), *Malassezia*, dermatófitos (granuloma de Majocchi) e *Demodex* spp. As formas não infecciosas de foliculite incluem a foliculite eosinofílica associada ao HIV ou à imunossupressão e a foliculite secundária a fármacos como glicocorticoides, lítio e os inibidores de EGFR ou MEK. A administração de doses altas de glicocorticoides sistêmicos pode desencadear uma erupção disseminada com pústulas foliculares no tronco, caracterizadas por lesões no mesmo estágio de desenvolvimento. Com relação às doenças sistêmicas subjacentes, as pústulas de base não folicular constituem um componente típico da psoríase pustular (estéril) e podem ser encontradas nas embolias sépticas de origem bacteriana ou fúngica (ver "Púrpura", adiante). Nos pacientes com pustulose exantemática generalizada aguda (PEGA), geralmente causada por fármacos (p. ex., cefalosporinas), há grandes áreas de eritema sobrepostos por inúmeras pústulas estéreis e neutrofilia.

TELANGIECTASIAS

(Tab. 58-8) De forma a diferenciar os diversos tipos de telangiectasias, é importante examinar a forma e a configuração dos vasos sanguíneos dilatados. As *telangiectasias lineares* são encontradas na face dos pacientes cujas peles desenvolveram *lesão actínica* e *acne rosácea*, são detectadas nas pernas dos pacientes com *hipertensão venosa* e aparecem primeiro nas pernas na *telangiectasia essencial generalizada*. Os pacientes que apresentam uma forma incomum de *mastocitose* (telangiectasia macular eruptiva persistente) e a *síndrome carcinoide* (ver "Acne", anteriormente) também apresentam telangiectasias lineares. Por fim, as telangiectasias lineares são encontradas nas áreas de inflamação cutânea. Por exemplo, as lesões de longa evolução do lúpus discoide comumente apresentam telangiectasias em seu interior.

Poiquilodermia é um termo usado para descrever uma placa cutânea com: (1) hipo e hiperpigmentação reticulada, (2) pregas secundárias a atrofia epidérmica e (3) telangiectasias. A poiquilodermia não constitui uma entidade patológica individual – embora esteja se tornando menos frequente, é encontrada na pele danificada por *radiação ionizante*, bem como nos pacientes com doenças autoimunes do tecido conectivo, principalmente *dermatomiosite* (DM) e genodermatoses raras (p. ex., síndrome de Kindler).

Na *esclerose sistêmica (esclerodermia)*, os vasos sanguíneos dilatados apresentam uma configuração singular conhecida como *telangiectasias emaranhadas*. As lesões consistem em máculas amplas que geralmente medem de 2 a 7 mm de diâmetro, mas às vezes são maiores. Os emaranhados podem assumir uma forma poligonal ou oval, e sua cor eritematosa pode parecer uniforme, mas, à inspeção mais cuidadosa, o eritema é formado por telangiectasias minúsculas. As localizações mais comuns das telangiectasias emaranhadas são a face, a mucosa oral e as mãos – locais periféricos propensos à isquemia intermitente. A forma limitada da esclerose sistêmica, geralmente chamada de variante CREST (*c*alcinose cutânea, *R*aynaud, *e*sôfago com distúrbio da motilidade, esclerodactilia [*s*clerodactyly] e *t*elangiectasia) (Cap. 360), está associada a um curso crônico e anticorpos anticentrômero. As telangiectasias emaranhadas são indícios importantes para o diagnóstico da variante CREST e da forma difusa de esclerodermia sistêmica, porque podem ser as únicas anormalidades cutâneas detectáveis.

As *telangiectasias em pregas ungueais* são sinais patognomônicos dos três principais distúrbios autoimunes do tecido conectivo: *lúpus eritematoso*, *esclerose sistêmica* e *DM*. Elas são facilmente visualizadas a olho nu e ocorrem em pelo menos dois terços desses pacientes. Na DM e no lúpus, há eritema associado da prega ungueal e, na DM, o eritema frequentemente vem acompanhado de cutículas "irregulares" e dor à palpação das pontas dos dedos. Sob ampliação de 10 vezes ou por dermoscopia, os vasos sanguíneos das pregas ungueais dos pacientes com lúpus apresentam-se tortuosos e assemelham-se a "glomérulos", enquanto na esclerose sistêmica e na DM, ocorre perda de alças capilares, e as que permanecem mostram-se acentuadamente dilatadas.

Na *telangiectasia hemorrágica hereditária* (doença de Osler-Rendu-Weber), as lesões geralmente surgem na adolescência (mucosas) e na idade adulta (cutâneas) e são encontradas com maior frequência nas mucosas (nasal, orolabial), na face e nas partes distais dos membros, inclusive sob as unhas. Essas telangiectasias representam malformações arteriovenosas (AV) da microcirculação da derme, têm cor vermelho-escura e, em geral, são um pouco elevadas. Quando a pele sobre uma lesão individual é estirada, visualiza-se um ponto excêntrico com linhas que se irradiam. Embora o grau de envolvimento sistêmico varie nessa doença autossômica dominante (devido principalmente às mutações do gene da endoglina ou do receptor de cinase do tipo ativina), os principais sintomas são epistaxe e sangramento gastrintestinal recorrentes. O fato de essas telangiectasias de mucosas serem na verdade comunicações AVs ajuda a explicar sua tendência a sangrar.

HIPOPIGMENTAÇÃO

(Tab. 58-9) Os distúrbios evidenciados por hipopigmentação são classificados como difusos ou localizados. O exemplo clássico de *hipopigmentação difusa* é o *albinismo oculocutâneo* (AOC). As formas mais comuns devem-se às mutações do gene da tirosinase (tipo I) ou no gene *P* (tipo II); os pacientes que têm AOC tipo IA apresentam ausência total de atividade enzimática. Por ocasião do nascimento, as diferentes formas do AOC podem ter aspecto semelhante – cabelos brancos, olhos azul-acinzentados e pele branco-rósea. Contudo, os pacientes que não apresentam atividade de tirosinase mantêm esse fenótipo, enquanto os que apresentam atividade diminuída adquirem alguma pigmentação dos olhos, dos cabelos e da pele com o aumento da idade. O grau de pigmentação também é uma função da etnia, e a escassez

TABELA 58-5 ■ Alopecia não cicatricial (distúrbios cutâneos primários)

	Características clínicas	Patogênese	Tratamento
Eflúvio telógeno	Queda difusa dos cabelos normais Ocorre depois de estresses significativos (febre alta, infecção grave) ou alterações hormonais (puerpério) Reversível sem tratamento	O estresse faz os ciclos de crescimento normalmente assincrônicos dos pelos adquirir um padrão sincrônico; por essa razão, quantidades maiores de cabelos em crescimento (anágenos) entram simultaneamente na fase de deterioração (telógeno)	Observação; suspender quaisquer fármacos que tenham alopecia como efeito colateral; é preciso excluir distúrbios metabólicos subjacentes, p. ex., hipotireoidismo, hipertireoidismo
Alopecia androgenética (padrão masculino; padrão feminino)	Miniaturização dos cabelos ao longo da linha média no couro cabeludo Recuo da linha anterior do couro cabeludo dos homens e de algumas mulheres	Sensibilidade exagerada dos pelos afetados aos efeitos dos androgênios – mais comum Níveis elevados de androgênios circulantes (origem ovariana ou suprarrenal nas mulheres) – menos comum	Se não houver indícios de hiperandrogenismo, aplicar minoxidil tópico; finasterida;[a] espironolactona (mulheres); transplante de cabelos; minoxidil oral em dose baixa
Alopecia areata	Áreas circulares bem circunscritas de queda dos cabelos, com 2-5 cm de diâmetro Nos casos extensos, as lesões coalescem e/ou há acometimento de outras superfícies pilosas do corpo Depressões punctiformes ou aspecto de lixa nas unhas	As zonas germinativas dos folículos pilosos estão circundadas por linfócitos T Há doenças associadas em alguns casos: hipertireoidismo, hipotireoidismo, vitiligo, síndrome de Down	Antralina ou tazaroteno tópico; glicocorticoides intralesionais; sensibilizadores de contato tópicos; inibidores de JAK
Tinea capitis	Varia de descamação com perda mínima dos cabelos, até placas bem demarcadas com "pontos negros" (locais de cabelos infectados quebrados) ou placa úmida com pústulas (quérion)[b]	Invasão dos pelos por dermatófitos, mais comumente por *Trichophyton tonsurans*	Griseofulvina ou terbinafina oral mais xampu de sulfeto de selênio a 2,5% ou cetoconazol; examinar os familiares
Alopecia traumática[c]	Cabelos partidos, com frequência de comprimentos variados Bordas irregulares na tricotilomania e na alopecia de tração Sinal da franja na alopecia por tração	Tração com grampos, faixas de borracha, tranças apertadas Exposição ao calor ou agentes químicos (p. ex., alisadores) Tração mecânica (tricotilomania)	Mudança do estilo de penteado ou dos tratamentos químicos desencadeantes; a tricotilomania pode exigir que os cabelos sejam cortados e examinados quanto ao crescimento ou pode haver necessidade de biópsia para firmar o diagnóstico, possivelmente seguido de psicoterapia

[a]Até o momento, aprovada pela Food and Drug Administration para homens. [b]A alopecia cicatricial pode ocorrer em locais de quérions. [c]Também pode ser cicatricial, especialmente em estágios avançados da alopecia de tração.

de pigmento é mais evidente quando os pacientes são comparados com os seus parentes de primeiro grau. As anormalidades oculares do AOC correlacionam-se com o grau de hipopigmentação e incluem acuidade visual diminuída, nistagmo, fotofobia, estrabismo e perda da visão binocular normal.

TABELA 58-6 ■ Causas de lesões cutâneas figuradas

I. Distúrbios cutâneos primários
  A. Tínea
  B. Urticária (primária em ≥ 90% dos casos)
  C. Granuloma anular
  D. Eritema anular centrífugo
  E. Psoríase, psoríase pustular anular
  F. Reação medicamentosa granulomatosa intersticial
II. Doenças sistêmicas
  A. Migratório
    1. Eritema migratório (definição de caso do CDC é ≥ 5 cm de diâmetro)
    2. Urticária (≤10% dos casos)
    3. Eritema *gyratum repens*
    4. Eritema marginado
    5. Psoríase pustulosa (formas generalizada e anular)
    6. Eritema necrolítico migratório (síndrome do glucagonoma)[a]
  B. Não migratório (pode se expandir lentamente)
    1. LE cutâneo subagudo, LE túmido
    2. Sarcoidose
    3. Hanseníase (*borderline*, tuberculoide)
    4. Sífilis secundária (especialmente na face)
    5. Linfoma de células T cutâneo (principalmente micose fungoide)
    6. Dermatite granulomatosa intersticial[b]
    7. Eritema anular da síndrome de Sjögren

[a]Eritema migratório com erosões, principalmente nos membros inferiores e na região da cintura. [b]As doenças subjacentes incluem artrite reumatoide, LE e granulomatose com poliangeíte.

Siglas: CDC, Centers for Disease Control and Prevention; LE, lúpus eritematoso.

O diagnóstico diferencial da *hipomelanose localizada* inclui os seguintes distúrbios cutâneos primários: *hipopigmentação pós-inflamatória, hipomelanose gutata idiopática, pitiríase (tinea) versicolor, vitiligo, leucodermia induzida por fármacos ou compostos químicos, nevo acrômico* (ver adiante) *e piebaldismo* (Tab. 58-10). Nesse grupo de doenças, as áreas acometidas são máculas ou placas com diminuição ou ausência de pigmentação. Os pacientes com vitiligo também apresentam incidência maior de vários distúrbios autoimunes, como tireoidite de Hashimoto, doença de Graves, anemia perniciosa, doença de Addison, uveíte, alopecia areata, candidíase mucocutânea crônica e síndromes autoimunes poliglandulares (tipos I e II). As doenças da glândula tireoide são os distúrbios mais frequentemente associados e ocorrem em até 30% dos pacientes com vitiligo. Com frequência, detectam-se autoanticorpos circulantes e os tipos mais comuns são os anticorpos antitireoglobulina, antimicrossomo e antirreceptor do hormônio estimulante da tireoide.

TABELA 58-7 ■ Causas de erupções acneiformes

I. Distúrbios cutâneos primários
  A. Acne vulgar
  B. Rosácea
II. Fármacos, p. ex., esteroides anabólicos, glicocorticoides, lítio, inibidores do EGFR, inibidores de HER2, inibidores de MEK, iodetos
III. Doenças sistêmicas
  A. Produção aumentada de androgênios
    1. Origem suprarrenal, p. ex., doença de Cushing, deficiência de 21-hidroxilase
    2. Origem ovariana, p. ex., síndrome dos ovários policísticos, hipertecose ovariana
  B. Criptococose disseminada
  C. Infecções por fungos dimórficos
  D. Doença de Behçet

Siglas: EGFR, receptor do fator de crescimento epidérmico; HER2, receptor 2 do fator de crescimento epidérmico humano; MEK, MAP (proteína ativada por mitógenos) cinase.

TABELA 58-8 ■ Causas de telangiectasias

- I. Distúrbios cutâneos primários
  - A. Lineares/ramificadas
    1. Acne rosácea (face)
    2. Dano cutâneo actínico (face, região cervical, V do tórax)
    3. Hipertensão venosa (pernas)
    4. Telangiectasia essencial generalizada
    5. Vasculopatia colagenosa cutânea
    6. Dentro de carcinomas basocelulares ou linfomas cutâneos
  - B. Poiquilodermia
    1. Radiação ionizante[a]
  - C. Angioma aracneiforme
    1. Idiopático
    2. Gestação
- II. Doenças sistêmicas
  - A. Lineares/ramificadas
    1. Carcinoide (cabeça, região cervical, parte superior do tronco)
    2. Ataxia-telangiectasia (conjuntiva bulbar, cabeça e região cervical)
    3. Mastocitose (dentro de lesões)
  - B. Poiquilodermia
    1. Dermatomiosite, lúpus eritematoso
    2. Micose fungoide, estágio de placas
    3. Genodermatoses, p. ex., xeroderma pigmentoso, síndrome de Kindler
  - C. Emaranhadas
    1. Esclerose sistêmica (esclerodermia)
  - D. Pregas ungueais
    1. Lúpus eritematoso
    2. Esclerose sistêmica (esclerodermia)
    3. Dermatomiosite
    4. Telangiectasia hemorrágica hereditária
  - E. Papulares
    1. Telangiectasia hemorrágica hereditária
  - F. Angioma aracneiforme
    1. Cirrose[b]

[a]Tornando-se menos comum. [b]Devido ao estado hiperestrogênico.

TABELA 58-9 ■ Causas de hipopigmentação

- I. Distúrbios cutâneos primários
  - A. Difusas
    1. Vitiligo generalizado[a]
  - B. Localizadas
    1. Pós-inflamatória
    2. Hipomelanose gutata idiopática
    3. Pitiríase (tínea) versicolor
    4. Vitiligo[a]
    5. Leucodermia induzida por fármacos ou compostos químicos, p. ex., imiquimode tópico, imatinibe oral
    6. Nevo acrômico e mosaicismo pigmentar
    7. Hipomelanose macular progressiva
    8. Piebaldismo[a]
- II. Doenças sistêmicas
  - A. Difusas
    1. Albinismo oculocutâneo[b]
    2. Síndrome de Hermansky-Pudlak[b,c]
    3. Síndrome de Chédiak-Higashi[b,d]
    4. Fenilcetonúria
  - B. Localizadas
    1. Esclerose sistêmica (esclerodermia)[e]
    2. Leucodermia semelhante ao vitiligo associada ao melanoma, induzida por imunoterapia ou espontânea[e]
    3. Sarcoidose
    4. Linfoma de células T cutâneo (principalmente micose fungoide)
    5. Hanseníase, forma indeterminada e tuberculoide
    6. Oncocercose[e]
    7. Hipopigmentação nevoide linear (mosaicismo pigmentar)[b,f]
    8. Incontinência pigmentar (estágio IV)
    9. Esclerose tuberosa
    10. Síndrome de Waardenburg e síndrome de Shah-Waardenburg
    11. Síndrome de Vogt-Koyanagi-Hara[d]ae

[a]Ausência de melanócitos em áreas de leucodermia; congênito no piebaldismo. [b]Quantidades normais de melanócitos. [c]Anormalidade do armazenamento plaquetário e doença pulmonar restritiva secundária à deposição de material tipo ceroide ou imunodeficiência; devido à mutação da subunidade β ou δ do complexo da proteína relacionada ao adaptador 3 e também das subunidades da biogênese do complexo de organelas relacionadas com os lisossomos (BLOC-1, 2 e 3). [d]Grânulos lisossômicos gigantes e infecções repetidas. [e]Pode se assemelhar ao vitiligo devido à perda completa adquirida de pigmento. [f]Minoria de pacientes em atendimento primário tem anormalidades sistêmicas (musculoesqueléticas, sistema nervoso central, ocular), anteriormente chamadas de hipomelanose de Ito.

Existem quatro doenças sistêmicas que devem ser levadas em consideração no paciente que apresenta anormalidades cutâneas sugestivas de vitiligo – *esclerose sistêmica, leucodermia associada ao melanoma, oncocercose* e *síndrome de Vogt-Koyanagi-Harada*. A leucodermia semelhante ao vitiligo, que é observada nos pacientes com esclerose sistêmica, assemelha-se clinicamente ao vitiligo idiopático que começou a pigmentar-se novamente em consequência de tratamento; ou seja, máculas perifoliculares de pigmentação normal são encontradas dentro das áreas despigmentadas. A etiologia dessa leucodermia é desconhecida; não há evidências de inflamação nas áreas comprometidas, mas o processo pode regredir se a doença subjacente do tecido conectivo tornar-se inativa. Em contrapartida com o vitiligo idiopático, a leucodermia semelhante ao vitiligo associada ao melanoma frequentemente começa no tronco, e seu surgimento espontâneo deve levantar a suspeita de doença metastática. Isso também é observado nos pacientes submetidos à imunoterapia para melanoma, incluindo anticorpos bloqueadores de *checkpoint* imunológico, com os linfócitos T citotóxicos provavelmente reconhecendo os antígenos de superfície das células do melanoma e dos melanócitos normais; esse também é um sinal de probabilidade maior de ocorrer resposta clínica. Uma história de meningite asséptica, uveíte não traumática, zumbido, perda auditiva e/ou disacusia indica o diagnóstico de síndrome de Vogt-Koyanagi-Harada. Nesses pacientes, a face e o couro cabeludo são os locais mais comuns de perda de pigmento.

Há dois distúrbios sistêmicos (neurocristopatias) que podem apresentar os achados cutâneos do piebaldismo (Tab. 58-9): as síndromes de *Shah-Waardenburg* e de *Waardenburg*. Uma explicação possível para esses dois distúrbios consiste na migração ou na persistência embrionária anormal de dois elementos derivados da crista neural, um deles sendo melanócitos, e o outro, as células ganglionares mioentéricas (resultando na doença de Hirschsprung e na síndrome de Shah-Waardenburg) ou células do nervo auditivo (síndrome de Waardenburg). Essa última síndrome caracteriza-se por perda auditiva neurossensorial congênita, distopia dos ângulos do olho (deslocamento lateral dos ângulos mediais dos olhos, mas com distância interpupilar normal), íris heterocrômicas e base nasal larga, além de piebaldismo. O dismorfismo facial pode ser explicado pela origem na crista neural dos tecidos conectivos da cabeça e da região cervical. Os pacientes com síndrome de Waardenburg apresentam mutações em quatro genes, incluindo *PAX-3* e *MITF*, todos eles codificando fatores de transcrição, enquanto os pacientes que apresentam a doença de Hirschsprung e também máculas brancas têm mutações em um dos três genes seguintes – endotelina 3, receptor de endotelina B e *SOX-10*.

Na *esclerose tuberosa*, o primeiro sinal cutâneo é uma hipomelanose macular chamada de mácula em forma de folha de freixo (*ash leaf*). Essas lesões geralmente estão presentes desde o nascimento e comumente são múltiplas; no entanto, para serem detectadas, pode ser necessário o exame com lâmpada de Wood, especialmente nos indivíduos de pele clara. O pigmento dentro das lesões apresenta-se reduzido, mas não ausente. O tamanho médio é de 1 a 3 cm, e as formas comuns são poligonal e lanceolada. É recomendável examinar o paciente para detectar outros sinais cutâneos, inclusive angiofibromas múltiplos da face (adenoma sebáceo), fibromas ungueais e intraorais, placas fibrosas cefálicas e nevos do tecido conectivo (placa *shagreen*). É importante lembrar que a mácula semelhante à folha de freixo localizada no couro cabeludo forma uma área circunscrita de cabelos com pigmentação clara. As manifestações sistêmicas incluem convulsões, incapacidade intelectual, hamartomas do sistema nervoso central (SNC) e da retina, linfangioleiomiomatose pulmonar (mulheres), angiomiolipomas renais e rabdomiomas cardíacos. Os últimos são detectados por ecocardiografia, em até 60% das crianças (< 18 anos) que têm esclerose tuberosa.

TABELA 58-10 ■ Hipopigmentação (distúrbios cutâneos primários localizados)

	Características clínicas	Exame com lâmpada de Wood (UVA; pico = 365 nm)	Amostra de biópsia de pele	Patogênese	Tratamento
Hipopigmentação pós-inflamatória	Pode formar-se em lesões em atividade (p. ex., lúpus cutâneo subagudo) ou depois da regressão das lesões (p. ex., dermatite atópica)	Depende da doença específica Geralmente há menos acentuação que no vitiligo	O tipo de infiltrado inflamatório depende da doença específica	O bloqueio da transferência da melanina dos melanócitos para os queratinócitos poderia ser secundário ao edema ou à redução do tempo de contato Destruição dos melanócitos, se as células inflamatórias atacarem a camada basal	Tratar a doença inflamatória subjacente
Hipomelanose gutata idiopática	Comum; adquirida; geralmente 2-4 mm de diâmetro Região pré-tibial e superfícies extensoras dos antebraços	Menos realçada do que o vitiligo	Redução súbita do teor de melanina da epiderme	Possíveis mutações somáticas associadas ao envelhecimento ou exposição à radiação UV	Nenhum
Pitiríase (tínea) versicolor[a]	Distúrbio comum Parte superior do tronco e região cervical (distribuição em xale), regiões inguinais Adultos jovens Máculas com fina descamação branca quando são raspadas	Fluorescência dourada	Hifas e leveduras em germinação no estrato córneo	Invasão do estrato córneo pela levedura *Malassezia* A levedura é lipofílica e produz ácidos dicarboxílicos C_9 e C_{11}, que inibem a tirosinase *in vitro*	Sulfeto de selênio a 2,5% em xampu; imidazóis tópicos; triazóis orais
Vitiligo	Adquirido; progressivo Áreas simétricas de despigmentação completa Periorificial – ao redor da boca, do nariz, dos olhos, dos mamilos, do umbigo e do ânus Outras áreas – flexoras dos punhos, faces extensoras das pernas A forma segmentar é menos comum – unilateral, semelhante aos dermátomos	Mais aparente Branco-giz	Ausência de melanócitos em lesões bem desenvolvidas Inflamação leve	Fenômeno autoimune, que provoca a destruição dos melanócitos – principalmente celular (linfócitos T autorreativos circulantes que se localizam na pele)	Glicocorticoides tópicos; inibidores tópicos da calcineurina; UVB (banda estreita); PUVA; inibidores de JAK; transplantes, se estiver estável; despigmentação (MBEH tópico), se as lesões forem generalizadas e resistentes ao tratamento
Leucodermia induzida por fármacos ou compostos químicos	Aspecto semelhante ao do vitiligo Geralmente começa nas mãos, quando está associada à exposição química Lesões satélites nas áreas que não foram expostas à substância química	Mais aparente Branco-giz	Quantidades reduzidas ou ausência de melanócitos	Exposição às substâncias químicas que destroem seletivamente os melanócitos, principalmente fenóis e catecóis (germicidas; produtos de borracha), ou ingestão de fármacos, como o imatinibe A liberação de antígenos celulares e a ativação dos linfócitos circulantes podem explicar a presença das lesões satélites Possível inibição do receptor KIT	Evitar a exposição ao agente desencadeante; depois tratar da mesma forma que o vitiligo A variante induzida por fármacos pode repigmentar quando o agente desencadeante é interrompido
Piebaldismo	Autossômica dominante Congênito, estável Topete branco As áreas de hipomelanose contêm máculas normalmente pigmentadas e hiperpigmentadas de vários tamanhos Acometimento simétrico da região central da fronte, parte anterior do tronco e regiões intermediárias dos membros superiores e inferiores	Acentuação da leucodermia e das máculas hiperpigmentadas	Áreas amelanóticas – poucos ou nenhum melanócito	Anormalidade na migração dos melanoblastos da crista neural para a pele envolvida, ou incapacidade de os melanoblastos sobreviverem ou se diferenciarem nessas áreas Mutações do proto-oncogene *KIT*, que codifica o receptor de tirosina-cinase do fator de crescimento das células-tronco (ligante kit)	Nenhum; transplante em alguns casos

[a]Se o exame com hidróxido de potássio (KOH) da escama for negativo, considerar a possibilidade de hipomelanose macular progressiva.

Siglas: MBEH, monobenzil éter de hidroquinona; UVB, radiação ultravioleta B; PUVA, psoralenos + raios ultravioleta A.

O *nevo acrômico* é uma hipomelanose bem circunscrita estável que está presente ao nascimento. Em geral, o paciente tem uma única lesão oval ou retangular, mas, quando as lesões são múltiplas, a possibilidade de esclerose tuberosa deve ser considerada. Na *hipopigmentação nevoide linear*, termo utilizado em substituição à hipomelanose de Ito e nevo acrômico segmentar ou sistematizado, são encontradas faixas e espirais de hipopigmentação. Até um terço dos pacientes em centros de cuidados terciários têm anormalidades associadas envolvendo o sistema musculoesquelético (assimetria), SNC (convulsões e incapacidade intelectual) e olhos (estrabismo e hipertelorismo). O mosaicismo cromossômico foi detectado nesses pacientes, sustentando a hipótese de que o padrão cutâneo resulta da migração de dois clones de melanócitos primordiais, cada um com um diferente potencial pigmentar.

Áreas localizadas de hipopigmentação são encontradas comumente em consequência de inflamação cutânea (Tab. 58-10) e têm sido observadas na pele sobrejacente às lesões ativas de sarcoidose (ver "Lesões cutâneas papulonodulares", adiante) e também no LCTC. As infecções cutâneas também se manifestam com hipopigmentação e na *hanseníase tuberculoide* ocorrem algumas placas maculares assimétricas de hipomelanose que exibem anestesia, anidrose e alopecia associadas. As amostras de biópsia da borda palpável mostram granulomas dérmicos que contêm nenhum ou poucos microrganismos *Mycobacterium leprae*.

HIPERPIGMENTAÇÃO

(Tab. 58-11) Os distúrbios evidenciados por hiperpigmentação também se dividem em dois grupos – localizados e difusos. As formas localizadas devem-se à alteração da epiderme, à proliferação dos melanócitos ou ao aumento da produção de pigmento. A acantose nigricante e as ceratoses seborreicas pertencem ao primeiro grupo. A acantose nigricante pode ser um sinal de câncer interno, mais comumente do trato gastrintestinal. Aparece como hiperpigmentação aveludada, principalmente nas áreas flexoras. Porém, na maioria dos pacientes, a acantose nigricante está associada à obesidade e à resistência à insulina, mas pode ser um indício de endocrinopatia, como acromegalia, síndrome de Cushing, síndrome dos ovários policísticos ou diabetes melito resistente à insulina (tipo A, tipo B e formas lipodistróficas). As *ceratoses seborreicas* são lesões comuns, mas raramente são sinais de doença sistêmica – especialmente quando surgem várias lesões repentinamente, geralmente com base inflamatória e associadas aos acrocórdons (apêndices cutâneos) e à acantose nigricante. Essa condição clínica é conhecida como *sinal de Leser-Trélat* e deve alertar o médico para a necessidade de buscar uma neoplasia maligna dos órgãos internos.

Uma proliferação de melanócitos resulta nas seguintes lesões pigmentadas: *lentigo*, *nevo melanocítico* e *melanoma* (Cap. 76). No adulto, a maioria dos lentigos relaciona-se com a exposição ao sol, o que explica a sua distribuição. Contudo, nas síndromes de Peutz-Jeghers e LEOPARD (*l*entigos; alterações de *E*CG, principalmente distúrbios da condução; hipertelorismo *o*cular; estenose *p*ulmonar e estenose valvar subaórtica; genitália *a*normal [criptorquidia, hipospadia]; *r*etardo do crescimento; e *d*eficiência auditiva [neurossensorial]), os lentigos representam indícios de doença sistêmica. Na *síndrome LEOPARD/Noonan com múltiplos lentigos*, centenas de lentigos surgem durante a infância e espalham-se por toda a superfície corporal. Os lentigos dos pacientes com a *síndrome de Peutz-Jeghers* localizam-se basicamente ao redor do nariz e da boca, nas mãos e nos pés e na cavidade oral. Embora as máculas pigmentadas da face possam clarear com a idade, as lesões orais persistem. Entretanto, lesões intraorais semelhantes também são observadas na doença de Addison, na síndrome de Laugier-Hunziker (nenhuma manifestação interna) e como achado normal nos indivíduos de pele mais pigmentada. Os pacientes com essa síndrome autossômica dominante (decorrente de mutações de um gene da serina treonina-cinase recém-identificado) apresentam vários pólipos benignos do trato gastrintestinal, tumores testiculares ou ovarianos e risco mais alto de cânceres gastrintestinais (primariamente cólon) e pancreáticos.

No *complexo de Carney* também ocorrem numerosos lentigos, mas estão associados aos mixomas cardíacos. Esse distúrbio autossômico dominante também é conhecido como síndrome *LAMB* (*l*entigos, mixomas *a*triais, *m*ixomas mucocutâneos e nevos azuis [*b*lue]) ou síndrome *NAME* (*n*evos, mixoma *a*trial, neurofibroma *m*ixoide e *e*félides [sardas]). Esses pacientes também podem apresentar evidências de hiperatividade endócrina na forma de síndrome de Cushing (doença adrenocortical nodular pigmentada) e acromegalia.

O terceiro tipo de hiperpigmentação localizada decorre do aumento local da produção de pigmento e inclui *efélides* e *manchas café com leite* (MCCL). Embora uma única MCCL possa ser encontrada em até 10% dos indivíduos normais, a presença de MCCLs grandes ou múltiplas aumenta a possibilidade de genodermatoses associadas (p. ex., neurofibromatose [NF] ou síndrome de McCune-Albright). As *MCCLs* são planas, de cor uniforme marrom (geralmente duas sombras mais escuras que a pele não envolvida) e podem variar em tamanho de 0,5 a 12+ cm. Mais de 90% dos pacientes adultos com *NF tipo I* apresentarão seis ou mais MCCL medindo ≥ 1,5 cm de diâmetro. As outras anormalidades dessa doença estão descritas na seção sobre neurofibromas (ver "Lesões cutâneas papulonodulares", adiante). Em comparação com a NF, as MCCLs dos pacientes com *síndrome de McCune-Albright* (displasia fibrosa poliostótica com puberdade precoce em mulheres, decorrente de mosaicismo para uma mutação ativadora em um gene da proteína G [$G_s\alpha$]) são geralmente maiores, de contornos mais irregulares e tendem a respeitar a linha média.

TABELA 58-11 ■ Causas de hiperpigmentação

I. Distúrbios cutâneos primários
  A. Localizadas
    1. Alteração da epiderme
      a. Ceratose seborreica
      b. Ceratose actínica pigmentada
    2. Proliferação dos melanócitos
      a. Lentigo
      b. Nevo melanocítico (sinal)
      c. Melanoma
    3. Produção aumentada de pigmento
      a. Efélides (sardas)
      b. Mancha café com leite
      c. Hiperpigmentação pós-inflamatória (também da derme)
      d. Melasma (também da derme)
    4. Pigmentação da derme
      a. Eritema medicamentoso fixo
  B. Localizados e difusos
    1. Fármacos (p. ex., minociclina, hidroxicloroquina, bleomicina)
II. Doenças sistêmicas
  A. Localizadas
    1. Alteração da epiderme
      a. Acantose nigricante (resistência à insulina > outros distúrbios endócrinos, paraneoplásicos)
      b. Ceratoses seborreicas (sinal de Leser-Trélat)
    2. Proliferação dos melanócitos
      a. Lentigos (síndromes de Peutz-Jeghers e LEOPARD/Noonan com múltiplos lentigos; xeroderma pigmentoso)
      b. Nevos melanocíticos (complexo de Carney [síndromes LAMB e NAME])[a]
    3. Produção aumentada de pigmento
      a. Manchas café com leite (neurofibromatose, síndrome de Legius, síndrome de McCune-Albright[b])
      b. Urticária pigmentosa[c]
    4. Pigmentação da derme
      a. Incontinência pigmentar (estágio III)
      b. Disceratose congênita
    5. Depósitos dérmicos
      a. Ocronose exógena
      b. Argiria localizada
  B. Difusas
    1. Endocrinopatias
      a. Doença de Addison
      b. Síndrome de Nelson
      c. Síndrome do ACTH ectópico
      d. Hipertireoidismo
    2. Metabólicos
      a. Porfiria cutânea tarda
      b. Hemocromatose
      c. Deficiência de vitamina B_{12}, folato
      d. Pelagra
      e. Má absorção, incluindo doença de Whipple
    3. Melanose secundária ao melanoma metastático
    4. Doenças autoimunes
      a. Colangite biliar primária
      b. Esclerose sistêmica (esclerodermia)
      c. Síndrome POEMS
      d. Síndrome da eosinofilia-mialgia[d]
    5. Fármacos (p. ex., ciclofosfamida) e metais (p. ex., prata)

[a]Também lentigos. [b]Displasia fibrosa poliostótica. [c]Ver também "Lesões cutâneas papulonodulares". [d]Surgiu no final da década de 1980.

Siglas: LAMB, *l*entigos, mixomas *a*triais, *m*ixomas mucocutâneos e nevos azuis (*blue nevi*); LEOPARD, *l*entigos, anormalidades no *E*CG, hipertelorismo *o*cular, estenose *p*ulmonar e estenose subaórtica valvar, genitália *a*normal, *r*etardo de crescimento e *d*eficiência auditiva (neurossensorial); NAME, *n*evos, mixoma *a*trial, neurofibroma *m*ixoide e *e*félides (sardas); POEMS, polineuropatia, organomegalia, endocrinopatias, proteína *M* e alterações cutâneas (*skin changes*).

Na incontinência pigmentar, na disceratose congênita e na pigmentação causada pela bleomicina, as áreas de hiperpigmentação localizada formam um padrão – espirais e estrias na primeira doença, reticulado na segunda e flagelado na terceira. Na *disceratose congênita*, a hiperpigmentação reticulada atrófica é encontrada na região cervical, no tronco e nas coxas e acompanha-se de distrofia ungueal, pancitopenia e leucoplasia das mucosas oral e anal. A leucoplasia frequentemente evolui para carcinoma escamoso. Além da pigmentação flagelada (estrias lineares) no tronco, os pacientes tratados com bleomicina frequentemente apresentam hiperpigmentação recobrindo os cotovelos, os joelhos e as pequenas articulações das mãos.

A hiperpigmentação localizada é encontrada como efeito colateral de diversos *fármacos sistêmicos*, inclusive os que causam o erupção pigmentada fixa (anti-inflamatórios não esteroides [AINEs], sulfonamidas e barbitúricos e tetraciclinas) e os que podem formar complexos com a melanina ou o ferro (antimaláricos e minociclina). A erupção pigmentada fixa recidiva na mesma localização como áreas circulares de eritema que podem se tornar bolhosas e depois regredir formando máculas castanhas. Em geral, a erupção aparece horas depois da readministração do fármaco desencadeante, e os locais comuns são os órgãos genitais, os membros e a região perioral. A cloroquina e a hidroxicloroquina produzem coloração castanho-acinzentada a negro-azulada nas regiões tibiais anteriores, no palato duro e na face, enquanto possam ser encontradas máculas azuis (frequentemente confundidas com equimoses) nos membros inferiores e em locais de inflamação com a administração prolongada de minociclina. O estrogênio dos contraceptivos orais pode induzir o melasma – máculas castanhas simétricas na face, especialmente nas regiões malares, no lábio superior e na fronte. Alterações semelhantes são encontradas nas gestantes e nos pacientes tratados com fenitoína.

Nas formas difusas de hiperpigmentação, o escurecimento da pele pode ser de igual intensidade sobre todo o corpo ou mais acentuado nas áreas expostas ao sol. As causas de hiperpigmentação difusa podem ser divididas em quatro grupos principais: endócrinas, metabólicas, autoimunes e farmacodérmicas. As endocrinopatias que frequentemente estão associadas à hiperpigmentação incluem *doença de Addison*, *síndrome de Nelson* e *síndrome da secreção ectópica de hormônio adrenocorticotrófico (ACTH)*. Nessas doenças, a hiperpigmentação é difusa, mas é mais acentuada nas áreas expostas ao sol, nas dobras palmares, nas áreas de atrito e nas cicatrizes. A produção excessiva dos hormônios hipofisários α-MSH (hormônio estimulador dos melanócitos) e ACTH pode acarretar aumento da atividade dos melanócitos. Esses peptídeos são produtos do gene da propiomelanocortina e exibem homologia (p. ex., o α-MSH e o ACTH têm 13 aminoácidos em comum). Um pequeno número de pacientes com doença de Cushing ou hipertireoidismo apresenta hiperpigmentação generalizada.

As causas metabólicas de hiperpigmentação incluem *porfiria cutânea tarda* (PCT), *hemocromatose*, *deficiência de vitamina* B_{12}, *deficiência de ácido fólico*, *pelagra* e *má absorção*, incluindo *doença de Whipple*. Nos pacientes com PCT (ver "Vesículas/bolhas", adiante), o escurecimento da pele ocorre nas áreas expostas ao sol e reflete as propriedades fotorreativas das porfirinas. O nível aumentado de ferro na pele dos pacientes com hemocromatose tipo I estimula a produção do pigmento melânico e provoca a coloração bronzeada clássica. Os pacientes com pelagra apresentam coloração castanha da pele, especialmente nas áreas expostas ao sol, em virtude da deficiência de ácido nicotínico (niacina). Nas áreas hiperpigmentadas, ocorre descamação fina e luzidia. Essas alterações também são observadas nos pacientes com deficiência de vitamina B_6 ou tumores carcinoides em atividade (consumo aumentado de niacina) ou que são tratados com isoniazida. Cerca de 50% dos pacientes com doença de Whipple apresentam hiperpigmentação generalizada associada à diarreia, à perda ponderal, à artrite e à linfadenopatia. Os pacientes com *melanose secundária ao melanoma metastático* apresentam coloração azul-acinzentada difusa. A cor reflete a deposição disseminada de melanina dentro da derme como resultado da alta concentração de precursores da melanina circulante.

Entre as doenças autoimunes associadas à hiperpigmentação difusa, *colangite biliar primária* e *esclerose sistêmica* são as mais comuns e, em alguns casos, os dois distúrbios são encontrados no mesmo paciente. A pele apresenta coloração castanho-escura, especialmente nas áreas expostas ao sol. Na colangite biliar primária, a hiperpigmentação acompanha-se de prurido, icterícia e xantomas, ao passo que, na esclerose sistêmica, há esclerose dos membros, da face e, com menor frequência, do tronco. Outros indícios do diagnóstico de esclerose sistêmica são telangiectasias emaranhadas e cuticulares, calcinose cutânea, fenômeno de Raynaud e ulcerações distais (ver "Telangiectasias" nas seções anteriores). O diagnóstico diferencial da esclerose cutânea com hiperpigmentação inclui as síndromes POEMS (*p*olineuropatia; *o*rganomegalia [fígado, baço, linfonodos]; *e*ndocrinopatias [impotência, ginecomastia]; proteína *M*; e alterações cutâneas [de *skin*]). As alterações cutâneas incluem hiperpigmentação, induração, hipertricose, angiomas, baqueteamento digital e lipoatrofia facial.

A hiperpigmentação difusa provocada por medicamentos ou por metais pode ter diversos mecanismos – estimulação da síntese do pigmento melânico; formação de complexos do fármaco ou de seus metabólitos com a melanina; e deposição do fármaco na derme. Bussulfano, ciclofosfamida, 5-fluoruracila e arsênico inorgânico induzem a produção de pigmento. Complexos que contenham melanina ou ferro combinada com o fármaco ou seus metabólitos são encontrados nos pacientes em tratamento com minociclina; além da pigmentação das mucosas, dos dentes, das unhas, dos ossos e da tireoide, os pacientes podem ter coloração marrom-acinzentada pardacenta difusa nas áreas expostas ao sol. A administração de amiodarona pode acarretar uma erupção fototóxica (queimadura solar exagerada) e/ou coloração cinza-ardósia a violácea na pele exposta ao sol. As amostras de biópsia dessas máculas mostram grânulos castanho-amarelados nos macrófagos dérmicos, que representam acúmulos intralisossômicos de lipídeos, amiodarona e seus metabólitos. A deposição direta de um fármaco ou metal na pele ocorre com a prata (argiria), que confere coloração azul-acinzentada; ouro (crisíase), que torna a pele marrom ou azul-acinzentada; e clofazimina, que torna a pele marrom-avermelhada. A pigmentação associada é mais acentuada nas áreas expostas ao sol, e as alterações da cor dos olhos ocorrem com o ouro (escleras) e a clofazimina (conjuntivas).

VESÍCULAS/BOLHAS

(Tab. 58-12) Dependendo do seu tamanho, as lesões cutâneas bolhosas são denominadas *vesículas* (< 1 cm) ou *bolhas* (> 1 cm). Os distúrbios bolhosos autoimunes primários incluem *pênfigo vulgar*, *pênfigo foliáceo*, *pênfigo paraneoplásico*, *penfigoide bolhoso*, *penfigoide gestacional*, *penfigoide cicatricial*, *epidermólise bolhosa adquirida*, *dermatose bolhosa da IgA linear (DBAL)* e *dermatite herpetiforme* (Cap. 59).

As vesículas e as bolhas também ocorrem na *dermatite de contato* em suas formas alérgica e por irritante (Cap. 57). Quando há distribuição linear das lesões vesiculares, deve-se suspeitar de uma causa exógena ou herpes-zóster. A doença bolhosa secundária à ingestão de fármacos pode assumir diversas formas, inclusive erupções fototóxicas, bolhas isoladas, síndrome de Stevens-Johnson (SSJ) e necrólise epidérmica tóxica (NET) (Cap. 60). Clinicamente, as erupções fototóxicas assemelham-se a uma queimadura solar exagerada com eritema difuso e bolhas nas áreas expostas ao sol. Os fármacos mais comumente associados são a doxiciclina, as quinolonas, o voriconazol, os tiazídicos, os AINEs, o vemurafenibe e os psoralenos. O desenvolvimento de uma erupção fototóxica depende das doses do fármaco e da exposição à radiação ultravioleta A (UVA).

A *necrólise epidérmica tóxica* caracteriza-se por bolhas que surgem em áreas disseminadas de eritema sensível e depois se desprendem. Isso resulta na formação de grandes áreas de pele desnuda. As taxas de morbidade (p. ex., sepse) e a mortalidade associadas são relativamente altas e dependem da extensão da necrose epidérmica. Além disso, esses pacientes também podem apresentar lesões das mucosas e dos tratos intestinal e respiratório. Os fármacos são as causas principais da NET, e os agentes etiológicos mais comuns são anticonvulsivantes aromáticos (fenitoína, barbitúricos, carbamazepina), sulfonamidas, aminopenicilinas, alopurinol e AINEs. A erupção medicamentosa fixa bolhosa generalizada, a doença do enxerto contra o hospedeiro aguda e grave (grau 4), a DBAL induzida pela vancomicina e agudizações de lúpus cutâneo também podem assemelhar-se à NET.

No *eritema multiforme* (EM), as lesões primárias são máculas vermelho-rosadas e pápulas edematosas, cujos centros podem se tornar vesiculares. Ao contrário da erupção morbiliforme, o indício do diagnóstico do EM e principalmente da SSJ é o aparecimento de cor violeta "opaca" no centro das lesões. As lesões em alvo também são características de EM e surgem como consequência dos centros e das margens em atividade, combinados com a disseminação centrífuga. No entanto, as lesões em alvo não precisam estar presentes para estabelecer o diagnóstico de EM.

O EM foi subdividido em dois grupos principais: (1) EM menor, associado ao herpes-vírus simples (HSV), e (2) EM maior, provocado pelo HSV, pelo *Mycoplasma pneumoniae* ou, ocasionalmente, por outros vírus, *Chlamydia* ou fármacos. O envolvimento das mucosas (ocular, nasal, oral

TABELA 58-12 ■ Causas de vesículas/bolhas

I. Doenças mucocutâneas primárias
   A. Doenças bolhosas primárias (autoimunes)
      1. Pênfigo foliáceo e vulgar[a]
      2. Penfigoide bolhoso[b]
      3. Penfigoide gestacional[b]
      4. Penfigoide cicatricial[b]
      5. Dermatite herpetiforme[b,c]
      6. Dermatose bolhosa da IgA linear[b]
      7. Epidermólise bolhosa adquirida[b,d]
   B. Doenças bolhosas secundárias
      1. Dermatite de contato[a,b]
      2. Eritema multiforme[e]
      3. Síndrome de Stevens-Johnson[e]
      4. Necrólise epidérmica tóxica[e]
      5. Erupção medicamentosa fixa bolhosa, incluindo a variante generalizada[e]
      6. Pseudoporfiria, induzida por fármacos ou por câmaras de bronzeamento
   C. Infecções
      1. Vírus varicela-zóster[a,f]
      2. Herpes-vírus simples[a,f]
      3. Enteroviroses (p. ex., doença mão-pé-boca)[f]
      4. SARS-CoV-2
      5. Síndrome da pele escaldada estafilocócica[a,g]
      6. Impetigo bolhoso[a]
      7. Tínea bolhosa
II. Doenças sistêmicas
   A. Doenças autoimunes
      1. Pênfigo paraneoplásico[a] (bronquiolite obliterante)
   B. Infecções
      1. Êmbolos cutâneos[b]
   C. Metabólicos
      1. Bolhas diabéticas[a,b]
      2. Porfiria cutânea tarda[b]
      3. Porfiria variegada[b]
      4. Dermatose bolhosa da hemodiálise[b] (menos comumente associada com diálise peritoneal e também chamada de pseudoporfiria)
   D. Isquemia
      1. Bolhas do coma
   E. Doenças bolhosas secundárias
      1. Necrólise epidérmica tóxica[e] (pode haver envolvimento dos tratos respiratório e gastrintestinal)

[a]Intraepidérmicas. [b]Subepidérmicas. [c]Associada à enteropatia causada pelo glúten. [d]Associada à doença inflamatória intestinal. [e]A degeneração das células da camada basal da epiderme pode dar a impressão de que as fendas são subepidérmicas. [f]Também sistêmica. [g]Nos adultos, está associada à insuficiência renal e à imunossupressão.

e genital) é visto mais comumente na última forma e, nos pacientes com erupção e mucosite induzidos por *Mycoplasma pneumoniae* (MIRM), pode haver mínimo envolvimento cutâneo. As crostas hemorrágicas dos lábios são típicas do EM maior e da SSJ, bem como do herpes simples, do pênfigo vulgar e do pênfigo paraneoplásico. Febre, mal-estar, mialgias, odinofagia e tosse podem preceder ou acompanhar a erupção. As lesões de EM geralmente regridem em 2 a 4 semanas, mas podem recorrer, especialmente quando são causadas por HSV. Além desse vírus (com o qual as lesões surgem 7 a 12 dias depois da erupção viral), o EM também pode ocorrer depois de vacinações, radioterapia e exposição às toxinas ambientais, inclusive à resina oleosa da hera venenosa.

Na maioria dos casos, a SSJ é desencadeada por fármacos, principalmente sulfonamidas, anticonvulsivantes aromáticos, lamotrigina, aminopenicilinas, inibidores não nucleosídeos da transcriptase reversa (p. ex., nevirapina). As máculas escuras generalizadas e o acometimento significativo das mucosas são típicos dessa síndrome, e as lesões cutâneas podem ou não evoluir com desprendimento da epiderme. Se essa última anormalidade ocorrer, por definição, a área afetada limita-se a < 10% da área de superfície corporal (ASC). O acometimento de áreas maiores define o diagnóstico de SSJ/NET sobrepostas (10-30% da ASC) ou apenas NET (> 30% da ASC).

Além dos distúrbios bolhosos primários e das reações de hipersensibilidade, as infecções bacterianas e virais podem acarretar vesículas e bolhas. Os agentes infecciosos mais comuns são HSV (Cap. 192), vírus varicela-zóster (Cap. 193) e *S. aureus* (Cap. 147).

A *síndrome da pele escaldada estafilocócica* (SPEE) e o *impetigo bolhoso* são dois distúrbios bolhosos associados à infecção estafilocócica (fagos do grupo II). Na SPEE, os achados iniciais são eritema e hipersensibilidade da parte central da face, da região cervical, do tronco e das zonas intertriginosas. Em seguida, surgem bolhas flácidas de curta duração e há desprendimento ou esfoliação da epiderme superficial. Depois, surgem áreas crostosas, caracteristicamente ao redor da boca com padrão radial. A SPEE é diferenciada da NET pelas seguintes manifestações: faixa etária menor (principalmente lactentes e crianças menores), localização mais superficial das bolhas, ausência de lesões orais, resolução mais rápida, taxas de morbidade e mortalidade menores e associação à toxina esfoliativa estafilocócica ("esfoliatina"), em vez de aos fármacos. A diferenciação diagnóstica rápida entre a SPEE e a NET pode ser realizada por meio de um corte de congelação da cobertura da bolha ou por citologia esfoliativa do conteúdo da bolha. Na SPEE, a localização da infecção estafilocócica geralmente é extracutânea (conjuntivite, rinorreia, otite média, faringite, tonsilite), e as lesões cutâneas são estéreis, enquanto, no impetigo bolhoso, as lesões cutâneas ocorrem no local de infecção. O impetigo é mais localizado que a SPEE e, em geral, manifesta-se com crostas melicéricas. Em alguns casos, também se formam bolhas purulentas superficiais. Os *êmbolos cutâneos* provenientes de infecções por Gram-negativos podem causar bolhas isoladas, mas a base da lesão é violácea ou necrótica e podem se transformar em uma úlcera (ver "Púrpura", adiante).

Vários distúrbios metabólicos estão associados à formação de bolhas, inclusive diabetes melito, insuficiência renal e porfiria. A hipoxemia local secundária ao fluxo sanguíneo cutâneo diminuído também pode provocar bolhas, o que explica sua presença sobre pontos de pressão dos pacientes comatosos (bolhas do coma). No *diabetes melito*, surgem bolhas tensas com líquido viscoso límpido estéril sobre a pele normal. As lesões podem alcançar 6 cm de diâmetro e localizam-se nas partes distais dos membros. Existem vários tipos de porfiria, mas a forma mais comum com anormalidades cutâneas é a *porfiria cutânea tarda* (PCT). Nas áreas expostas ao sol (principalmente as mãos), a pele é muito frágil e o traumatismo provoca erosões misturadas com vesículas tensas. Em seguida, essas lesões regridem, deixando cicatrizes e milia (pápulas brancas ou amarelas, firmes, de 1-2 mm, que representam cistos epidermoides). As anormalidades associadas podem incluir hipertricose da região malar lateral (homens) ou da face (mulheres) e, nas áreas expostas ao sol, hiperpigmentação e placas escleróticas firmes. Os níveis elevados das uroporfirinas urinárias confirmam o diagnóstico e devem-se à diminuição da atividade da uroporfirinogênio-descarboxilase. A PCT também pode ser exacerbada por álcool, hemocromatose e outras formas de sobrecarga de ferro, hidrocarbonetos clorados, infecções por vírus da hepatite C e HIV e hepatomas.

O diagnóstico diferencial de PCT inclui (1) *porfiria variegada* – sinais cutâneos de PCT acompanhados de achados sistêmicos de porfiria intermitente aguda; o plasma tem emissão de fluorescência diagnóstica da porfirina em 626 nm; (2) *pseudoporfiria farmacodérmica* – os achados clínicos e histológicos são semelhantes aos da PCT, mas as porfirinas são normais; os agentes etiológicos incluem naproxeno e outros anti-inflamatórios não esteroides, como furosemida, tetraciclina e voriconazol; (3) *dermatite bolhosa da hemodiálise* – o mesmo aspecto da PCT, mas as porfirinas em geral são normais ou mostram elevação borderline; os pacientes têm insuficiência renal crônica e fazem hemodiálise; (4) *PCT associada aos hepatomas e à hemodiálise*; e (5) *epidermólise bolhosa adquirida* (Cap. 59).

EXANTEMAS

(Tab. 58-13) Os exantemas caracterizam-se por uma erupção generalizada aguda. A apresentação clínica mais comum é de máculas e pápulas eritematosas (morbiliforme) e, menos comumente, eritema confluente que empalidece à compressão (escarlatiniforme). As erupções *morbiliformes* geralmente são causadas por fármacos ou infecções virais. Por exemplo, até 5% dos pacientes que usam penicilinas, sulfonamidas, fenitoína ou nevirapina apresentam erupção maculopapular. Os sinais associados podem incluir prurido, febre, eosinofilia, transaminite e linfadenopatia transitória (Cap. 60). Erupções maculopapulares semelhantes são encontradas nos

TABELA 58-13 ■ Causas de exantemas

I. Morbiliforme
  A. Fármacos
  B. Virais
    1. Sarampo
    2. Rubéola
    3. Eritema infeccioso (eritema das regiões malares; reticulado nas extremidades)
    4. Infecções por vírus Epstein-Barr, echovírus, coxsackievírus, CMV, adenovírus, HHV-6/HHV-7[a], vírus da dengue, vírus Zika, Chikungunya, SARS-CoV-2 e vírus do Nilo Ocidental
    5. Exantema da soroconversão do HIV (mais ulcerações mucosas)
  C. Bacterianas
    1. Febre tifoide
    2. Fase inicial da sífilis secundária
    3. Fase inicial das riquetsioses
    4. Fase inicial da meningococemia
    5. Erliquiose
  D. Doença do enxerto contra o hospedeiro aguda
  E. Doença de Kawasaki
II. Escarlatiniforme
  A. Escarlatina
  B. Síndrome do choque tóxico
  C. Doença de Kawasaki
  D. Fase inicial da síndrome da pele escaldada estafilocócica

[a]Infecção primária em lactentes e reativação em casos de imunossupressão.
Siglas: CMV, citomegalovírus; HHV, herpes-vírus humano; HIV, vírus da imunodeficiência humana.

exantemas virais clássicos da infância, como (1) *sarampo* – pródromo de coriza, tosse e conjuntivite, seguido de manchas de Koplik na mucosa oral; a erupção começa atrás das orelhas, na linha de implantação dos cabelos e na fronte e, em seguida, dissemina-se para o corpo, tornando-se com frequência confluente; (2) *rubéola* – a erupção começa na fronte e na face e, em seguida, espalha-se pelo corpo; regride na mesma ordem e está associada às linfadenopatias retroauricular e suboccipital; e (3) *eritema infeccioso* (quinta moléstia) – eritema das regiões malares seguido de um padrão reticulado nos membros; é secundário à infecção pelo parvovírus B19 e observa-se artrite associada nos adultos.

O sarampo e a rubéola podem ocorrer nos adultos não vacinados, e uma forma atípica dessa doença é observada nos adultos imunizados com vacina antissarampo de vírus morto ou na imunização com vacina de vírus mortos seguida da vacina de vírus vivos. Em contrapartida com o sarampo clássico, a erupção do sarampo atípico começa nas palmas, nas plantas, nos punhos e tornozelos, e as lesões podem se tornar purpúricas. O paciente com sarampo atípico pode apresentar envolvimento pulmonar e doença grave. Erupções tipo rubéola e roséola também estão associadas com *vírus Epstein-Barr* (5-15% dos pacientes), *echovírus, coxsackievírus, citomegalovírus, adenovírus*, SARS-CoV-2 e infecções por *dengue, Chikungunya* e *vírus do Nilo Ocidental*. A detecção de anticorpos IgM específicos ou elevação de quatro vezes nos anticorpos IgG costumam permitir o diagnóstico, mas a reação em cadeia da polimerase (PCR) está gradualmente substituindo os exames sorológicos. Ocasionalmente, a farmacodermia maculopapular é o reflexo de uma infecção viral subjacente. Por exemplo, cerca de 95% dos pacientes com mononucleose infecciosa tratados com ampicilina desenvolvem exantema.

É importante salientar que, no início da evolução das infecções por *Rickettsia* e meningococos e antes do aparecimento de petéquias e púrpuras, as lesões podem ser máculas e pápulas eritematosas. Esse também é o caso da varicela antes do aparecimento de vesículas. As erupções maculopapulares estão associadas à fase inicial da *infecção pelo HIV*, à *sífilis secundária*, à *febre tifoide* e à *doença do enxerto contra o hospedeiro aguda*. Nesse último caso, as lesões frequentemente começam nos dorsos das mãos e nos antebraços; as máculas rosadas da febre tifoide envolvem principalmente a parte anterior do tronco.

O protótipo das erupções *escarlatiniformes* é a *escarlatina* e deve-se a uma toxina eritrogênica produzida pelas infecções por estreptococos β-hemolíticos do grupo A contendo bacteriófagos, mais comumente em casos de faringite. Essa erupção caracteriza-se por eritema difuso que começa na região cervical e na parte superior do tronco e por pontos foliculares vermelhos. Outras anormalidades incluem língua em morango branca (revestimento branco com papilas vermelhas) seguida de língua em morango vermelha (língua vermelha com papilas vermelhas); petéquias no palato; rubor facial com palidez perioral; petéquias lineares nas dobras dos antebraços; e descamação da pele afetada, das palmas e das plantas 5 a 20 dias depois do início da erupção. Uma descamação semelhante das palmas e das plantas ocorre com a síndrome do choque tóxico (SCT), a doença de Kawasaki e depois de doenças febris graves. Certas cepas de estafilococos também produzem uma eritrotoxina que provoca as mesmas manifestações clínicas da escarlatina estreptocócica, exceto pelos títulos de antiestreptolisina O ou anti-DNase B, que não aumentam nesses casos.

Na *síndrome do choque tóxico*, as infecções estafilocócicas (fagos do grupo I) produzem uma exotoxina (TSCT-1) que provoca a febre e a erupção, e também enterotoxinas. Inicialmente, a maioria dos casos foi descrita em mulheres que usavam absorventes internos no período da menstruação. Contudo, outros locais de infecção (como feridas e tamponamento nasal) podem acarretar a SCT. O diagnóstico de SCT baseia-se em critérios clínicos (Cap. 147), e três deles incluem lesões mucocutâneas (eritema difuso da pele, descamação das palmas e das plantas dentro 1-2 semanas depois do início da doença e lesões das mucosas). As lesões mucosas caracterizam-se por hiperemia da vagina, da orofaringe ou das conjuntivas. Achados clínicos semelhantes foram descritos na *síndrome do choque tóxico estreptocócico* (Cap. 148) e, embora o exantema seja visto com menor frequência do que na SCT devido a uma infecção estafilocócica, a infecção subjacente costuma se localizar em tecidos moles (p. ex., celulite).

A erupção cutânea na *doença de Kawasaki* (Cap. 363) é polimorfa, mas as duas formas mais comuns são morbiliforme e escarlatiniforme. Outras anormalidades mucocutâneas são congestão conjuntival bilateral; eritema e edema das mãos e dos pés seguidos de descamação; e eritema difuso da orofaringe, língua em morango vermelha e lábios secos fissurados. Esse quadro clínico pode assemelhar-se à SCT e à escarlatina, mas os indícios ao diagnóstico da doença de Kawasaki são linfadenopatia cervical, queilite e trombocitose. A manifestação sistêmica mais grave associada a essa doença são os aneurismas coronarianos secundários à arterite. Vista primariamente em crianças, a síndrome inflamatória multissistêmica associada ao SARS-CoV-2 deve ser diferenciada da doença de Kawasaki. As erupções escarlatiniformes também são encontradas na fase inicial da SPEE (ver "Vesículas/bolhas", anteriormente) em adultos jovens com infecção por *Arcanobacterium haemolyticum* e nas reações aos fármacos.

URTICÁRIA

(Tab. 58-14) A *urticária* caracteriza-se por lesões transitórias compostas de um vergão central circundado por um halo eritematoso. As lesões individuais são redondas, ovais ou figuradas e frequentemente pruriginosas. As urticárias aguda e crônica têm grande variedade de etiologias alérgicas e são decorrentes do edema na derme. Lesões urticariformes também são encontradas nos pacientes com mastocitose (urticária pigmentosa), hipotireoidismo ou hipertireoidismo, síndrome de Schnitzler e artrite idiopática

TABELA 58-14 ■ Causas de urticária e angioedema

I. Distúrbios cutâneos primários
  A. Urticárias aguda e crônica[a]
  B. Urticária física
    1. Dermografismo
    2. Urticária solar[b]
    3. Urticária do frio[b]
    4. Urticária colinérgica[b]
  C. Angioedema (hereditário e adquirido)[b,c]
II. Doenças sistêmicas
  A. Vasculite urticariana
  B. Infecção pelos vírus da hepatite B ou C, infecção por SARS-CoV-2
  C. Doença do soro
  D. Angioedema (hereditário e adquirido)

[a]Uma pequena minoria desenvolve anafilaxia. [b]Também sistêmica. [c]O angioedema adquirido pode ser idiopático, associado a distúrbio linfoproliferativo ou causado por fármacos, por exemplo, inibidores da enzima conversora da angiotensina (ECA).

juvenil de início sistêmico (doença de Still). Nas formas juvenil e adulta da doença de Still, as lesões coincidem com o pico febril, são transitórias e secundárias à infiltração dérmica por neutrófilos; esta última também é chamada de dermatose urticariforme neutrofílica.

As *urticárias físicas* comuns incluem o dermografismo, a urticária solar, a urticária provocada pelo frio e a urticária colinérgica. Os pacientes com *dermografismo* exibem vergões lineares após pressão mínima ou arranhadura da pele, podendo ser um fator contribuidor para as dermatoses pruriginosas. Trata-se de um distúrbio comum, que acomete cerca de 5% da população. A *urticária solar* geralmente ocorre minutos depois do início da exposição ao sol e é um sinal cutâneo de uma doença sistêmica – protoporfiria eritropoiética. Além da urticária, esses pacientes têm cicatrizes deprimidas sutis no nariz e nas mãos. A *urticária provocada pelo frio* é precipitada pela exposição às temperaturas baixas e, sendo assim, as áreas expostas geralmente são afetadas. Em alguns pacientes, a doença está associada a proteínas circulantes anormais – mais comumente crioglobulinas e, com menor frequência, criofibrinogênios. Outros sintomas sistêmicos incluem dificuldade respiratória e síncope, e isso explica a necessidade de esses pacientes evitarem nadar em água fria. A urticária provocada pelo frio com herança autossômica dominante está associada à disfunção da criopirina. A *urticária colinérgica* é desencadeada por calor, exercícios ou emoção e caracteriza-se por pequenas lesões urticariformes com edema relativamente intenso. Ela está algumas vezes associada à sibilância.

Enquanto as urticárias são causadas pelo edema da derme, o edema subcutâneo produz o quadro clínico de *angioedema*. Os locais acometidos incluem as pálpebras, os lábios, a língua, a laringe, o trato gastrintestinal e também o tecido subcutâneo. O angioedema ocorre isoladamente ou está associado à urticária, inclusive vasculite urticariana e urticárias físicas. O angioedema pode ser adquirido ou hereditário (autossômico dominante) **(Cap. 354)** e, nesse último, a urticária é rara ou ausente.

A *vasculite urticariana* é uma doença por imunocomplexos que pode ser confundida com a urticária simples. Ao contrário da urticária simples, as lesões individuais tendem a permanecer por mais de 24 horas e, em geral, surgem petéquias centrais que podem ser observadas mesmo depois da resolução da fase urticariana. O paciente também pode queixar-se de ardência em vez de prurido. A biópsia revela vasculite leucocitoclástica dos pequenos vasos sanguíneos da derme. Embora a vasculite urticariana possa ser idiopática na origem, a afecção pode ser o reflexo de uma doença sistêmica subjacente, inclusive lúpus eritematoso, síndrome de Sjögren ou deficiência hereditária do complemento. Existe um espectro de vasculites urticarianas, que variam de comprometimento puramente cutâneo até as formas multissistêmicas. Os sinais e os sintomas sistêmicos mais comuns são artralgias e/ou artrite, nefrite e dor abdominal em cólica, enquanto asma e doença pulmonar obstrutiva crônica são diagnosticadas com menor frequência. A hipocomplementemia ocorre em um a dois terços dos pacientes, mesmo nos casos idiopáticos. A vasculite urticariana também pode ser diagnosticada nos pacientes com infecções pelos vírus das *hepatites B* e *C*, e na *doença do soro*, mas não costuma ser vista nas *doenças semelhantes à doença do soro* (p. ex., causada por cefaclor ou minociclina).

LESÕES CUTÂNEAS PAPULONODULARES

(Tab. 58-15) Nas *doenças papulonodulares*, as lesões são elevadas acima da superfície da pele e podem coalescer e formar placas. A localização, a consistência e a cor das lesões são fundamentais para o diagnóstico; esta seção está organizada com base na cor das lesões.

LESÕES BRANCAS

Na *calcinose cutânea*, ocorrem pápulas firmes brancas ou branco-amareladas de superfície irregular. Quando o conteúdo é espremido, observa-se um material branco-giz. A *calcificação distrófica* é encontrada nos locais de inflamação ou em lesão prévia da pele. Isso ocorre nas cicatrizes da acne e também nas extremidades distais dos pacientes com esclerose sistêmica na DM, localiza-se no tecido subcutâneo, bem como nos planos fasciais intermusculares. As lesões dessa última doença são mais extensivas e encontradas com maior frequência nas crianças. A elevação do produto fosfato × cálcio, mais comumente causada por hiperparatireoidismo secundário associado à insuficiência renal, pode acarretar os nódulos de *calcinose cutânea metastática*, que tendem a ser subcutâneos e periarticulares. Esses pacientes também podem desenvolver calcificação das artérias musculares e necrose isquêmica (calcifilaxia) subsequente. O *osteoma cutâneo*, na forma

TABELA 58-15 ■ Lesões cutâneas papulonodulares classificadas de acordo com a cor

I. Brancas
 A. Calcinose cutânea
 B. Osteoma cutâneo (também cor da pele ou azul)
II. Cor da pele
 A. Nódulos reumatoides
 B. Neurofibromas (doença de von Recklinghausen [NF1])
 C. Angiofibromas (esclerose tuberosa, síndrome NEM tipo 1; também rosa-avermelhados)
 D. Neuromas (síndrome NEM tipo 2b)
 E. Tumores anexiais
  1. Carcinomas basocelulares (síndrome do nevo basocelular)
  2. Tricolemomas (doença de Cowden)
  3. Fibrofoliculomas (síndrome de Birt-Hogg-Dubé)
 F. Osteomas (surgem no crânio e na mandíbula na síndrome de Gardner)
 G. Distúrbios cutâneos primários
  1. Cistos de inclusão epidérmica[a]
  2. Lipomas
III. Rosadas/translúcidas[b]
 A. Amiloidose primária sistêmica
 B. Escleromixedema/mucinose papular
 C. Retículo-histiocitose multicêntrica
IV. Amareladas
 A. Xantomas
 B. Tofos
 C. Necrobiose lipoídica
 D. Pseudoxantoma elástico
 E. Adenomas sebáceos (síndrome de Muir-Torre)
V. Avermelhadas[b]
 A. Pápulas
  1. Angioceratomas (doença de Fabry e doenças relacionadas do armazenamento lisossomal)[c]
  2. Angiomatose bacilar (principalmente na Aids)
 B. Pápulas/placas
  1. Lúpus eritematoso cutâneo
  2. Linfoma cutâneo
  3. Leucemia cutânea
  4. Síndrome de Sweet
 C. Nódulos
  1. Paniculite
  2. Vasculite de vasos de médio calibre (p. ex., poliarterite nodosa cutânea)
 D. Distúrbios cutâneos primários
  1. Picadas de artrópodes
  2. Hemangiomas rubis
  3. Infecções; p. ex., celulite estreptocócica, esporotricose
  4. Erupção polimorfa à luz
  5. Hiperplasia linfoide cutânea (linfocitoma cutâneo, pseudolinfoma)
VI. Castanho-avermelhadas[b]
 A. Sarcoidose
 B. Urticária pigmentosa
 C. *Eritema elevatum diutinum* (vasculite leucocitoclástica crônica)
 D. Lúpus vulgar
VII. Azuladas[b]
 A. Malformações venosas (síndrome *blue rubber bleb*)
 B. Distúrbios cutâneos primários
  1. Lago venoso
  2. Nevo azul
VIII. Violáceas
 A. Lúpus pérnio (sarcoidose)
 B. Linfoma cutâneo
 C. Lúpus eritematoso cutâneo
IX. Purpúreas
 A. Sarcoma de Kaposi, angiodermatite acral (sarcoma pseudo-Kaposi)
 B. Angiossarcoma
 C. Púrpura palpável **(ver Tab. 58-16)**
 D. Distúrbios cutâneos primários
  1. Angioceratomas do escroto e vulva
X. Marron-negras[d]
XI. Qualquer cor
 A. Metástases

[a]Se múltiplas e com início na infância, considerar a síndrome de Gardner. [b]Pode haver coloração escura em pessoas de pele mais escura. [c]Mais disseminada, especialmente em tronco inferior e região da cintura, geralmente de cor vermelho-arroxeado. [d]Ver também "Hiperpigmentação".

Siglas: NEM, neoplasia endócrina múltipla; NF1, neurofibromatose tipo 1.

de pequenas pápulas, ocorre mais comumente na face de indivíduos com história de acne vulgar, enquanto as lesões planas ocorrem em raras síndromes genéticas.

LESÕES COR DA PELE

Existem vários tipos de lesões cor da pele, inclusive cistos epidermoides, lipomas, nódulos reumatoides, neurofibromas, angiofibromas, neuromas e tumores dos anexos, como os tricolemomas. Os *cistos epidermoides* e os *lipomas* são nódulos subcutâneos móveis muito comuns – os primeiros têm consistência elástica e, quando são incisados, drenam material caseoso (sebo e queratina). Os lipomas são firmes e algo lobulados à palpação. Quando os cistos epidermoides faciais extensos desenvolvem-se durante a infância ou quando existe histórico familiar dessas lesões, o paciente deve ser examinado para outros sinais da síndrome de Gardner, inclusive osteomas e tumores desmoides. Os *nódulos reumatoides* são firmes, medem de 0,5 a 4 cm e tendem a se localizar ao redor de pontos de pressão, especialmente os cotovelos. Esses nódulos são encontrados em cerca de 20% dos pacientes com artrite reumatoide e em 6% dos indivíduos com doença de Still. As biópsias dos nódulos mostram granulomas em paliçada. Lesões semelhantes, mas de tamanho menor e de duração mais curta, são vistas na febre reumática.

Os *neurofibromas* (tumores benignos das células de Schwann) são pápulas ou nódulos moles que apresentam o sinal da "casa de botão", ou seja, invaginam na pele sob pressão de maneira semelhante a uma hérnia. As lesões isoladas são detectadas em pessoas normais, porém neurofibromas múltiplos, em geral associados a seis ou mais MCCLs, estas com mais de 1,5 cm (ver "Hiperpigmentação", anteriormente), sardas axilares e múltiplos nódulos de Lisch, são observados na doença de von Recklinghausen (NF tipo I, Cap. 90). Em alguns pacientes, os neurofibromas são localizados e unilaterais e devem-se ao mosaicismo somático.

Os *angiofibromas* são pápulas firmes, cor da pele ou róseo-avermelhadas, medindo de 3 mm a 1,5 cm de diâmetro. Quando várias lesões estão localizadas na parte central das regiões malares (adenomas sebáceos), o paciente tem esclerose tuberosa ou síndrome da neoplasia endócrina múltipla (NEM) tipo 1. A esclerose tuberosa é um distúrbio autossômico causado por mutações de dois genes diferentes, e as outras manifestações clínicas estão descritas na seção sobre as máculas em folhas de freixo e também no Cap. 90.

Os *neuromas* (proliferações benignas de fibras nervosas) também são pápulas firmes cor da pele. Essas lesões são encontradas com maior frequência em locais de amputação e na polidactilia rudimentar. Contudo, quando existem múltiplos neuromas nas pálpebras, nos lábios, na porção distal da língua e/ou na mucosa oral, devem-se pesquisar outros sinais da síndrome NEM tipo 2b. As anormalidades associadas incluem hábito marfanoide, lábios protuberantes, ganglioneuromas intestinais e carcinoma medular da tireoide (> 75% dos pacientes; Cap. 388).

Os *tumores anexiais* originam-se de células pluripotenciais da epiderme, que podem se diferenciar em pelos, glândulas sebáceas, apócrinas ou écrinas, ou podem permanecer indiferenciadas. Os *carcinomas basocelulares* (CBCs) são exemplos de tumores anexiais que apresentam pouca ou nenhuma evidência de diferenciação. Do ponto de vista clínico, essas lesões são pápulas translúcidas com margens elevadas, telangiectasias e erosão central. Os CBCs surgem com frequência na pele da cabeça e da região cervical danificada pelo sol, bem como na região superior do tórax. Quando um paciente apresenta vários CBCs, especialmente antes dos 30 anos de idade, deve-se suspeitar de síndrome do nevo basocelular. Essa síndrome é herdada como traço autossômico dominante e está associada a cistos no maxilar, depressões palmares e plantares, protuberância frontal, meduloblastomas e calcificação da foice cerebral e da sela do diafragma. Os *tricolemomas* também são tumores anexiais da cor da pele, mas se diferenciam no sentido dos folículos pilosos e podem ter aspecto verrucoso. A presença de vários tricolemomas na face e o aspecto de pedras de calçamento na mucosa oral apontam para o diagnóstico da doença de Cowden (síndrome dos hamartomas múltiplos) provocada por mutações no gene homólogo da fosfatase e tensina (*PTEN*). O acometimento dos órgãos internos (em ordem decrescente de frequência) inclui doença fibrocística e carcinoma de mama, adenomas e carcinomas da tireoide e polipose gastrintestinal. Também são vistas ceratoses nas palmas, nas plantas e no dorso das mãos. Os *fibrofoliculomas* são pápulas lisas cor da pele ou brancas que aparecem mais comumente ba face, orelhas e pescoço e que, quando múltiplas, estão associadas com a síndrome de Birt-Hogg-Dubé, a qual está associada com lesões renais que incluem o câncer (Cap. 85).

LESÕES ROSADAS

As lesões cutâneas associadas à *amiloidose* sistêmica primária geralmente são de cor rosa ou rosa-alaranjada e translúcidas. As localizações frequentes são face (especialmente nas regiões periorbital e perioral) e superfícies flexoras. A biópsia mostra depósitos homogêneos de amiloide na derme e nas paredes dos vasos sanguíneos, levando ao aumento da fragilidade da parede vascular. Em consequência, petéquias e púrpura surgem na pele clinicamente normal e também na pele lesada por traumatismo leve, daí o nome *púrpura do beliscão*. Os depósitos de amiloide também são encontrados no músculo estriado da língua, causando macroglossia.

Mesmo que lesões mucocutâneas específicas estejam presentes apenas em cerca de 30% dos pacientes com amiloidose (AL) sistêmica primária, o diagnóstico pode ser feito por meio do exame histológico da gordura subcutânea abdominal em conjunto com exame sérico para cadeias leves livres. Com a utilização de corantes especiais, os depósitos de amiloide são detectados ao redor dos vasos sanguíneos ou dos adipócitos isolados em até 40 a 50% dos pacientes. Também existem três formas de amiloidose limitadas à pele, que não devem ser consideradas lesões cutâneas da amiloidose sistêmica. Esses distúrbios são amiloidose macular (na parte superior do dorso), líquen amiloide (geralmente nos membros inferiores) e amiloidose nodular. Nas amiloidoses macular e liquenoide, os depósitos são constituídos de queratina epidérmica alterada. As amiloidoses macular e liquenoide de início precoce foram associadas à síndrome da NEM tipo 2a.

Os pacientes com *retículo-histiocitose multicêntrica* também apresentam pápulas e nódulos de cor rosada na face e nas mucosas e também na superfície extensora das mãos e dos antebraços. Esses pacientes desenvolvem poliartrite que pode simular clinicamente a artrite reumatoide. Ao exame histopatológico, as pápulas apresentam células gigantes características, que não são encontradas nas biópsias dos nódulos reumatoides. Pápulas de coloração rósea ou cor da pele, de consistência firme, com 2 a 5 mm de diâmetro e frequentemente distribuídas em padrão linear ocorrem nos pacientes com *mucinose papular*. Essa doença também é chamada de *escleromixedema*. Esse último nome origina-se da induração rija da face e dos membros, que pode acompanhar a erupção papular. As amostras da biópsia das pápulas apresentam depósito localizado de mucina, e a eletroforese das proteínas séricas e a eletroforese de imunofixação mostram um pico monoclonal de IgG geralmente com uma cadeia leve λ.

LESÕES AMARELADAS

Vários distúrbios sistêmicos caracterizam-se por pápulas ou placas cutâneas de cor amarela – hiperlipidemia (xantomas), gota (tofos), diabetes (necrobiose lipoídica), pseudoxantoma elástico e síndrome de Muir-Torre (tumores sebáceos). Os xantomas eruptivos são as formas mais comuns de *xantomas* e estão associados à hipertrigliceridemia (principalmente hiperlipoproteinemias tipos I, IV e V). Grupos de pápulas amarelas com halo eritematoso ocorrem principalmente nas superfícies extensoras dos membros e das nádegas e desaparecem espontaneamente quando os triglicerídeos séricos diminuem. Os tipos II e III resultam em um ou mais dos seguintes tipos de xantoma: xantelasma, xantomas tendíneos e xantomas planos. Os xantelasmas são encontrados nas pálpebras, enquanto os xantomas tendíneos estão frequentemente associados ao tendão do calcâneo e aos tendões extensores dos dedos; os xantomas planos são achatados e ocorrem mais frequentemente nas pregas palmares e em pregas de flexão. Com frequência, os xantomas tuberosos estão associados à hipercolesterolemia; porém, eles são também vistos na hipertrigliceridemia e encontrados com maior frequência nas grandes articulações ou nas mãos. As amostras de biópsia de xantomas mostram coleções de macrófagos contendo lipídeos (células espumosas).

Os pacientes portadores de vários distúrbios, incluindo cirrose biliar, podem apresentar uma forma secundária de hiperlipidemia com xantomas tuberosos e planos associados. Contudo, os pacientes com discrasias plasmocitárias apresentam *xantomas planos normolipêmicos*. Essa última forma de xantoma pode alcançar ≥ 12 cm de diâmetro e é encontrada com maior frequência na região cervical, na parte superior do tronco e em pregas cutâneas flexoras. É importante salientar que o contexto mais frequente para os xantomas eruptivos é o diabetes melito não controlado. O sinal menos específico para hiperlipidemia é o xantelasma, porque pelo menos 50% dos pacientes com essa lesão apresentam perfis lipídicos normais.

Na *gota tofácea*, ocorrem depósitos de urato monossódico na pele, ao redor das articulações, particularmente das mãos e dos pés. Outros locais de formação de *tofos* são as hélices das orelhas e as bolsas olecraniana e pré-patelar. As lesões são firmes, amarelas ou amarelo-esbranquiçadas e ocasionalmente secretam material semelhante ao giz. Seu tamanho varia de 1 mm a 7 cm, e o diagnóstico pode ser estabelecido por meio da microscopia óptica polarizada do conteúdo aspirado de um tofo. As lesões da *necrobiose lipoídica* são encontradas principalmente na região tibial anterior (90%), e os pacientes podem ter diabetes melito ou desenvolver essa doença mais tarde. Os achados típicos incluem coloração central amarela, atrofia (transparência), telangiectasias e borda vermelha ou castanho-avermelhada. Ulcerações também podem se desenvolver no interior das placas. As amostras das biópsias mostram necrobiose do colágeno e inflamação granulomatosa.

No *pseudoxantoma elástico* (PXE), causado por mutações do gene *ABCC6*, há deposição anormal de cálcio nas fibras elásticas da pele, nos olhos e nos vasos sanguíneos. Na pele, as superfícies flexoras, como a região cervical, as axilas, as dobras dos antebraços e a região inguinal, são os primeiros locais afetados. As pápulas amarelas coalescem, formando placas reticuladas semelhantes à pele de galinha depenada. Na pele acometida de forma intensa, surgem pregas redundantes e pendentes. As amostras de biópsia da pele comprometida mostram fibras elásticas acumuladas de modo irregular e intumescidas com depósitos de cálcio. No olho, os depósitos de cálcio na membrana de Bruch provocam estrias angioides e coroidite; nas artérias do coração, dos rins, do trato gastrintestinal e dos membros, os depósitos provocam angina, hipertensão, hemorragia digestiva e claudicação respectivamente.

Os tumores anexiais que se diferenciaram em glândulas sebáceas incluem o adenoma sebáceo, o carcinoma sebáceo e a hiperplasia sebácea. Exceto pela última, que é comumente encontrada na face, esses tumores são muito raros. Os pacientes com síndrome de Muir-Torre apresentam um ou mais *adenomas sebáceos* e também podem desenvolver carcinomas sebáceos e hiperplasia sebácea, além de ceratoacantomas. As manifestações internas da síndrome de Muir-Torre incluem carcinomas *múltiplos* do trato gastrintestinal (principalmente do intestino grosso), bem como cânceres do trato geniturinário.

LESÕES AVERMELHADAS

As lesões cutâneas de cor vermelha apresentam uma grande variedade de etiologias; na tentativa de simplificar sua identificação, essas lesões são subdivididas em pápulas, pápulas/placas e nódulos subcutâneos. As pápulas vermelhas comuns incluem *picadas de artrópodes* e *hemangiomas rubis*; esses últimos são pápulas pequenas, cupuliformes e vermelho-vivas que representam proliferação benigna dos capilares. Nos pacientes com Aids (Cap. 202), o desenvolvimento de várias lesões vermelhas semelhantes aos hemangiomas sugere angiomatose bacilar, e as amostras de biópsia mostram aglomerados de bacilos, que se coram positivamente com o corante de Warthin-Starry; os patógenos foram identificados como *Bartonella henselae* e *Bartonella quintana*. A doença visceral disseminada é encontrada principalmente nos hospedeiros imunossuprimidos, mas pode ocorrer em pacientes imunocompetentes.

Os *angioceratomas* múltiplos são encontrados na doença de Fabry, um distúrbio recessivo do armazenamento lisossômico ligado ao cromossomo X, causado pela deficiência de α-galactosidase A. As lesões são vermelhas ou vermelho-arroxeadas, podem ser muito pequenas (1-3 mm) e são encontradas mais frequentemente na parte inferior do tronco. As anormalidades associadas incluem insuficiência renal crônica, neuropatia periférica e opacidades da córnea (córnea verticilada). Embora as microfotografias eletrônicas demonstrem depósitos lipídicos lamelares em fibroblastos, pericitos e células endoteliais da derme, atualmente a análise genética é mais frequentemente realizada para o diagnóstico. As erupções agudas disseminadas com pápulas eritematosas estão descritas na seção de exantemas.

Existem várias doenças infecciosas que se manifestam com pápulas ou nódulos eritematosos em um padrão linfocutâneo ou esporotricoide, ou seja, disposição linear ao longo dos canais linfáticos. As duas etiologias mais comuns são as infecções causadas por *Sporothrix schenckii* (esporotricose) e a micobactéria atípica *Mycobacterium marinum*. Os microrganismos são introduzidos em consequência de traumatismo, e o local de inoculação primária é frequentemente visualizado, além dos nódulos linfáticos. Mais causas incluem *Nocardia*, *Leishmania*, outras micobactérias atípicas e outros fungos dimórficos; a cultura ou PCR do tecido lesionado ajudam no diagnóstico.

As doenças que se caracterizam por placas eritematosas com descamação estão revistas na seção sobre alterações papuloescamosas, e as diferentes formas de dermatite estão descritas na seção sobre eritrodermia. Outros distúrbios a serem levados em consideração no diagnóstico diferencial das pápulas/placas vermelhas incluem *celulite*, *erupção polimorfa à luz* (EPL), *hiperplasia linfoide cutânea* (linfocitoma cutâneo), *lúpus cutâneo*, *linfoma cutâneo* e *leucemia cutânea*. As primeiras três doenças representam distúrbios cutâneos primários, embora a celulite possa estar acompanhada por bacteriemia. A EPL caracteriza-se por pápulas e placas eritematosas distribuídas principalmente nas áreas expostas ao sol – dorso da mão, face extensora do antebraço e parte superior do tronco. As lesões ocorrem depois da exposição à UVB e/ou à UVA, e, nas latitudes maiores, a EPL é mais grave no final da primavera e no início do verão. Um processo denominado "tolerância" ocorre com a exposição contínua à UV e a erupção desvanece, mas, nas regiões de clima temperado, ela recidiva na próxima primavera. A EPL deve ser diferenciada do lúpus cutâneo, e isso é realizado por observação da história natural, pelo exame histológico e, algumas vezes, pela imunofluorescência direta das lesões. A hiperplasia linfoide cutânea (pseudolinfoma) é uma proliferação policlonal *benigna* de linfócitos na pele, que se manifesta com pápulas e placas infiltradas de cor vermelho-rósea ou roxo-avermelhada; essa última doença deve ser diferenciada do linfoma cutâneo.

Diversos tipos de placas vermelhas são encontrados nos pacientes com *lúpus* sistêmico, incluindo (1) placas urticariformes eritematosas nas regiões malares e no nariz, que constituem a clássica erupção em asa de borboleta; (2) lesões discoides eritematosas com descamação fina ou "tachas de tapete", telangiectasias, hipopigmentação central, hiperpigmentação periférica, tamponamento folicular e atrofia localizada no couro cabeludo, na face, nas orelhas, nos braços e na parte superior do tronco; e (3) lesões psoriasiformes ou anulares do lúpus cutâneo subagudo com centros hipopigmentados localizadas principalmente nas superfícies extensoras dos braços e na parte superior do tronco. Outras anormalidades cutâneas são (1) rubor violáceo na face e no V do pescoço; (2) fotossensibilidade; (3) vasculite urticariforme (ver "Urticária", anteriormente); (4) paniculite lúpica (ver adiante); (5) alopecia difusa; (6) alopecia secundária às lesões discoides; (7) telangiectasias e eritema periungueais; (8) lesões semelhantes ao EM ou NET que podem se tornar bolhosas; (9) úlceras orais ou nasais; (10) livedo reticular; e (11) ulcerações distais secundárias ao fenômeno de Raynaud, à vasculite ou à vasculopatia livedoide. Os pacientes que apresentam apenas lesões discoides geralmente têm a forma de lúpus limitada à pele. Porém, até 10 a 15% desses pacientes por fim desenvolverão lúpus sistêmico. A imunofluorescência direta da pele comprometida, especialmente das lesões discoides, mostra depósitos de IgG ou IgM e C3 em distribuição granular ao longo da junção dermoepidérmica.

No *linfoma cutâneo*, há proliferação clonal dos linfócitos malignos na pele, e o aspecto clínico assemelha-se ao da hiperplasia linfoide cutânea – pápulas e placas infiltradas de cor vermelho-rósea ou roxo-avermelhada. O linfoma cutâneo pode acometer qualquer parte da superfície da pele, enquanto as localizações mais frequentes dos linfocitomas são a crista malar, a ponta do nariz e os lobos das orelhas. Os pacientes com linfomas não Hodgkin apresentam lesões cutâneas específicas com maior frequência que os que têm o linfoma de Hodgkin e, ocasionalmente, os nódulos cutâneos precedem ao desenvolvimento de linfoma não Hodgkin extracutâneo ou representam o único local de comprometimento (p. ex., linfoma de células B cutâneas primário). Em alguns casos, encontram-se lesões arqueadas no linfoma e no linfocitoma cutâneos e também no LCTC. A *leucemia/linfoma de células T do adulto*, que está associada à infecção pelo HTLV-1, caracteriza-se por placas cutâneas, hipercalcemia e linfócitos CD25+ circulantes. A *leucemia cutânea* apresenta o mesmo aspecto do linfoma cutâneo, e as lesões específicas são encontradas mais frequentemente nas leucemias monocíticas que nas leucemias linfocíticas ou granulocíticas. Os cloromas cutâneos (sarcomas granulocíticos) podem preceder ao aparecimento de blastos circulantes na leucemia mielocítica aguda e, assim, representam uma forma de leucemia cutânea aleucêmica.

A *síndrome de Sweet* caracteriza-se por placas edematosas rosa-avermelhadas ou castanho-avermelhadas geralmente dolorosas, que ocorrem principalmente na cabeça, na região cervical e nos membros superiores. Os pacientes também apresentam febre, neutrofilia e infiltrado dérmico denso de neutrófilos nas lesões. Em cerca de 10% dos pacientes, há uma neoplasia maligna associada, mais comumente leucemia mielocítica aguda. A síndrome de Sweet também foi relatada em pacientes com doença inflamatória intestinal, lúpus eritematoso sistêmico e tumores sólidos (principalmente do trato geniturinário), além de fármacos (p. ex., fator estimulador das colônias de granulócitos [G-CSF], agentes hipometilantes, ácido retinoico all-*trans*). O diagnóstico diferencial inclui hidradenite écrina neutrofílica; formas bolhosas do pioderma gangrenoso; e, ocasionalmente, celulite. Os locais extracutâneos de comprometimento incluem articulações, músculos, olhos, rins (proteinúria, às vezes glomerulonefrite) e pulmões (infiltrados neutrofílicos). A forma idiopática da síndrome de Sweet é encontrada com maior frequência nas mulheres após uma infecção do trato respiratório.

As causas frequentes de nódulos subcutâneos eritematosos incluem cistos epidermoides inflamados, cistos da acne e furúnculos. A *paniculite*, uma inflamação do tecido adiposo, também se manifesta com nódulos subcutâneos e comumente é um sinal de doença sistêmica. Existem diversas formas de paniculite, como o eritema nodoso, o eritema endurado/vasculite nodular, a paniculite lúpica, a lipodermatosclerose, a deficiência de α_1-antitripsina, úlceras factícias e adiponecrose secundária à doença pancreática. Exceto pelo eritema nodoso, essas lesões podem romper-se e ulcerar ou regredir, formando uma cicatriz. A superfície tibial anterior é a localização mais comum dos nódulos do eritema nodoso, enquanto a panturrilha é o local mais comum das lesões do eritema indurado. No eritema nodoso, os nódulos inicialmente são vermelhos, mas depois adquirem uma coloração azul semelhante à hematoma à medida que melhoram. Os pacientes que têm eritema nodoso, mas não apresentam doença sistêmica subjacente, podem ainda apresentar febre, mal-estar, leucocitose, artralgias e/ou artrite. Contudo, a possibilidade de uma doença subjacente sempre deverá ser excluída, e as associações mais comuns são infecções estreptocócicas, infecções virais do trato respiratório superior, sarcoidose e doença inflamatória intestinal, além dos fármacos (anticoncepcionais orais, sulfonamidas, penicilinas, brometos, iodetos e inibidores de BRAF). As associações menos frequentes são com gastrenterites bacterianas (*Yersinia*, *Salmonella*) e coccidioidomicose, seguidas de tuberculose, histoplasmose, brucelose e infecções por *Chlamydia pneumoniae* ou *Chlamydia trachomatis*, *Mycoplasma pneumoniae* ou vírus da hepatite B.

O eritema indurado e a vasculite nodular têm manifestações clínicas e histológicas sobrepostas e ainda não está claro se representam duas doenças diferentes ou as fases finais de um único distúrbio; em geral, a vasculite nodular é idiopática, enquanto o eritema indurado está associado à presença do DNA do *Mycobacterium tuberculosis* detectado dentro das lesões cutâneas pela PCR. As lesões da paniculite lúpica são encontradas principalmente nas regiões malares, nos braços e nas nádegas (locais de gordura abundante) e estão associadas às formas cutânea e sistêmica do lúpus. A pele sobrejacente pode ser normal, eritematosa ou mostrar as alterações do lúpus discoide. A necrose da gordura subcutânea que está associada à doença pancreática é presumivelmente secundária às lipases circulantes e é diagnosticada nos pacientes com carcinoma pancreático e pancreatites aguda e crônica. Nesse distúrbio, pode haver artrite, febre e inflamação da gordura visceral associadas. O exame histopatológico das amostras de biópsia incisional profunda facilita o diagnóstico do tipo específico de paniculite.

Nódulos eritematosos subcutâneos também são encontrados na poliarterite nodosa cutânea e como manifestação das *vasculites sistêmicas* quando há envolvimento de vasos de médio calibre (p. ex., poliarterite nodosa sistêmica, granulomatose alérgica ou granulomatose eosinofílica com poliangeíte) (Cap. 363). A poliarterite nodosa cutânea apresenta-se com nódulos subcutâneos dolorosos e úlceras com padrão reticulado roxo-avermelhado de livedo reticular. Esse último padrão resulta do fluxo sanguíneo lento pelo plexo venoso horizontal superficial. A maioria das lesões é encontrada no membro inferior e, embora artralgias e mialgias possam acompanhar a poliarterite nodosa cutânea, não há evidências de comprometimento sistêmico. Nas formas cutâneas e sistêmicas de vasculite, as amostras de biópsias de pele dos nódulos associados mostrarão as alterações características de uma vasculite necrosante e/ou inflamação granulomatosa.

LESÕES CASTANHO-AVERMELHADAS

Nos casos clássicos, as lesões cutâneas da *sarcoidose* (Cap. 367) são vermelhas ou castanho-avermelhadas e, por meio da diascopia (pressão com uma lâmina de vidro), observa-se coloração residual castanho-amarelada secundária ao infiltrado granulomatoso. Pápulas e placas céreas podem ser encontradas em qualquer ponto da pele, mas a face é a localização mais comum. Em geral, não há alterações superficiais, mas pode haver descamação das lesões. As amostras de biópsia das pápulas exibem o granuloma "nu" na derme, ou seja, granulomas circundados por um número mínimo de linfócitos. Outras anormalidades cutâneas da sarcoidose são lesões anulares com centro atrófico ou com escamas, pápulas no interior das cicatrizes, pápulas e placas hipopigmentadas, placas subcutâneas, alopecia, ictiose adquirida, eritema nodoso e lúpus pérnio (ver adiante).

O diagnóstico diferencial da sarcoidose inclui granulomas de corpo estranho produzidos por substâncias químicas como berílio e zircônio; sífilis secundária tardia; e *lúpus vulgar*. Essa última doença é uma forma de tuberculose cutânea observada nos indivíduos previamente infectados e sensibilizados. Em geral, o paciente também tem tuberculose ativa em qualquer outro órgão, geralmente nos pulmões ou nos linfonodos. As lesões ocorrem principalmente na região cervical e da cabeça e são placas castanho-avermelhadas de coloração castanho-amarelada à diascopia. Pode haver fibrose secundária dentro da porção central das placas. As culturas ou análise por PCR das lesões devem ser realizadas, junto com um ensaio com liberação de interferon-γ em sangue periférico, porque a coloração para bacilos álcool-ácido-resistentes raramente apresenta esses microrganismos nos granulomas dérmicos.

A distribuição generalizada de máculas e pápulas castanho-avermelhadas são observadas na forma de mastocitose conhecida como *urticária pigmentosa* (Cap. 354). Cada lesão representa uma coleção de mastócitos na derme com hiperpigmentação da epiderme sobrejacente. Estímulos como a fricção induzem a degranulação desses mastócitos, o que desencadeia a formação de urticária localizada (sinal de Darier). Outros sintomas podem resultar da degranulação dos mastócitos e incluem cefaleia, rubor, diarreia e prurido. Os mastócitos também infiltram vários órgãos como fígado, baço e trato gastrintestinal, e os acúmulos dos mastócitos nos ossos podem revelar lesões osteoscleróticas ou osteolíticas nas radiografias. No entanto, na maioria desses pacientes o acometimento interno permanece indolente. Um subtipo de vasculite crônica dos pequenos vasos, o *eritema elevatum diutinum* (EED), também se apresenta com pápulas castanho-avermelhadas. As pápulas coalescem e formam placas nas superfícies extensoras dos joelhos, dos cotovelos e das pequenas articulações das mãos. As exacerbações do EED foram associadas a infecções estreptocócicas.

LESÕES AZULADAS

As lesões azuladas originam-se de ectasias, hiperplasias e tumores vasculares, ou do pigmento melânico na derme. Os *lagos venosos* (dilatações) são lesões azul-escuro compressíveis encontradas com frequência na região cervical e da cabeça. As *malformações venosas* também são lesões papulonodulares e placas azuis compressíveis, que podem ocorrer em qualquer região do corpo, incluindo a mucosa oral. Quando há várias lesões papulonodulares em vez de lesões congênitas únicas, o paciente pode apresentar a *síndrome de bolha de borracha azul* ou a síndrome de Mafucci. Os pacientes com a síndrome de bolha de borracha azul também apresentam anomalias vasculares do trato gastrintestinal que podem sangrar, enquanto os pacientes com síndrome de Mafucci apresentam osteocondromas associados. Os *nevos azuis* (sinais) são encontrados quando existem grupos de células névicas que produzem pigmento na derme. Essas lesões papulares benignas são cupuliformes e ocorrem mais comumente no dorso da mão ou do pé ou na região cervical e da cabeça.

LESÕES VIOLÁCEAS

As pápulas e as placas violáceas são encontradas no *lúpus pérnio*, no *linfoma cutâneo* e no *lúpus cutâneo*. O lúpus pérnio é um tipo especial de sarcoidose que envolve a ponta e a borda do nariz e os lobos das orelhas, com lesões violáceas em vez de castanho-avermelhadas. Essa forma de sarcoidose está associada ao comprometimento do trato respiratório superior. As placas do linfoma cutâneo e do lúpus cutâneo podem ser vermelhas ou violáceas e foram descritas anteriormente.

LESÕES PURPÚREAS

Pápulas e placas de cor arroxeada são vistas em tumores vasculares, como o *sarcoma de Kaposi* (Cap. 202) e *angiossarcomas*, e quando há extravasamento de hemácias para a pele em associação com inflamação, como na *púrpura palpável* (ver "Púrpura", adiante). Os pacientes com fístulas AVs congênitas ou adquiridas e hipertensão venosa podem ter pápulas roxas nos membros inferiores, que se assemelham clínica e histologicamente ao sarcoma de Kaposi; essa condição é denominada pseudossarcoma de Kaposi (angiodermatite acral). O angiossarcoma é encontrado com maior frequência no couro cabeludo e na face dos pacientes idosos ou nas áreas de linfedema crônico e apresenta-se com pápulas e placas roxas. Na região cervical e da cabeça, o tumor muitas vezes se estende além das margens clinicamente definidas e pode estar acompanhado de edema facial.

LESÕES MARRONS E NEGRAS

As pápulas marrons e negras estão revisadas, anteriormente, na seção sobre "Hiperpigmentação".

METÁSTASES CUTÂNEAS

Essas lesões estão descritas por último porque podem apresentar uma ampla variedade de cores. Na maioria dos casos, as metástases evidenciam-se por nódulos subcutâneos firmes cor da pele ou por lesões papulonodulares firmes, de cor vermelha ou castanho-avermelhada, enquanto o melanoma metastático pode ter cor rosa, azul ou preta. As metástases cutâneas desenvolvem-se por disseminação hematogênica ou linfática e provêm, com maior frequência, dos seguintes carcinomas primários: nos homens, melanoma, orofaringe, pulmão e intestino grosso; nas mulheres, mama, melanoma e ovário. Essas lesões metastáticas podem ser as primeiras manifestações clínicas do carcinoma, especialmente quando a lesão primária encontra-se no pulmão.

PÚRPURA

(Tab. 58-16) As *púrpuras* são vistas quando ocorre extravasamento dos eritrócitos para a derme e, como consequência, as lesões não empalidecem à compressão. Esse aspecto contrasta com as lesões eritematosas ou roxas provocadas por vasodilatação localizada – estas empalidecem sob pressão. A púrpura (≥ 3 mm) e as petéquias (≤ 2 mm) podem ser divididas em dois grupos principais: palpáveis e impalpáveis. As causas mais frequentes de petéquias e púrpuras *impalpáveis* são distúrbios cutâneos primários como *traumatismo, púrpura solar (actínica), púrpura de estase* e *capilarite*. As causas menos comuns são *púrpura secundária aos esteroides* e *vasculopatia livedoide* (ver "Úlceras", adiante). A púrpura solar é diagnosticada principalmente nas superfícies extensoras dos antebraços, enquanto a púrpura secundária aos glicocorticoides tópicos potentes ou à síndrome de Cushing endógena ou exógena pode apresentar uma disseminação mais ampla. Nos dois casos, existe alteração do tecido conectivo de sustentação que circunda os vasos sanguíneos dérmicos. Por outro lado, as petéquias resultantes da capilarite são encontradas principalmente nos membros inferiores. Na capilarite, ocorre extravasamento de eritrócitos em consequência de inflamação linfocítica perivascular. As petéquias são de cor vermelho-brilhante, medem de 1 a 2 mm de tamanho e estão dispersas em máculas castanho-amareladas. A cor castanho-amarelada é causada pelos depósitos de hemossiderina na derme.

As causas sistêmicas da púrpura impalpável são classificadas em várias categorias; as secundárias aos distúrbios da coagulação e à fragilidade vascular serão descritas primeiramente. O primeiro grupo inclui a *trombocitopenia* (Cap. 115), as *anormalidades da função plaquetária* causadas pela uremia e os *distúrbios dos fatores da coagulação*. O local de apresentação inicial das petéquias induzidas por trombocitopenia é a parte distal do membro inferior. A fragilidade capilar acarreta púrpura impalpável nos pacientes com *amiloidose* sistêmica (ver "Lesões cutâneas papulonodulares", anteriormente), distúrbios da produção de colágeno, como a *síndrome de Ehlers-Danlos* e o *escorbuto*. No escorbuto, ocorrem pelos achatados em forma de saca-rolha com hemorragia circundante nos membros inferiores, além de gengivite. A vitamina C é um cofator da lisil-hidroxilase, enzima envolvida na modificação pós-traducional do pró-colágeno essencial à formação das ligações cruzadas.

Em contraste com o grupo anterior de distúrbios, a púrpura não inflamatória encontrada no grupo de doenças descritas a seguir está associada à formação de trombos intravasculares e tem configuração retiforme. É importante observar que esses trombos são detectáveis nas amostras de biópsia de pele. Esse grupo de distúrbios inclui a coagulação intravascular disseminada (CIVD), a crioglobulinemia monoclonal, a trombocitose, a púrpura trombocitopênica trombótica, a síndrome antifosfolipídeo e as reações à varfarina e à heparina (trombocitopenia e trombose induzidas pela heparina). A CIVD é desencadeada por diversos tipos de infecção (Gram-negativos, Gram-positivos, vírus e riquétsias) e também por lesão tecidual e neoplasias. Nesses casos, há púrpura disseminada e infartos hemorrágicos nas extremidades distais dos membros. Lesões semelhantes são encontradas na púrpura fulminante, que é uma forma de CIVD

TABELA 58-16 ■ Causas de púrpura

I. Distúrbios cutâneos primários
 A. Impalpáveis
  1. Trauma
  2. Púrpura solar (actínica, senil)
  3. Púrpura dos corticoides
  4. Púrpura de estase por hipertensão venosa
  5. Capilarite
  6. Vasculopatia livedoide com hipertensão venosa[a]
II. Fármacos (p. ex., agentes antiplaquetários, anticoagulantes)
III. Doenças sistêmicas
 A. Impalpáveis
  1. Distúrbios da coagulação
   a. Trombocitopenia (incluindo PTI)
   b. Função plaquetária anormal
   c. Distúrbios dos fatores da coagulação
  2. Fragilidade vascular
   a. Amiloidose (em pele com aparência normal)
   b. Síndrome de Ehlers-Danlos
   c. Escorbuto
  3. Trombos
   a. Coagulação intravascular disseminada, púrpura fulminante
   b. Necrose induzida por varfarina
   c. Trombocitopenia e trombose induzidas pela heparina
   d. Síndrome antifosfolipídeo
   e. Crioglobulinemia monoclonal
   f. Vasculopatia induzida por cocaína adulterada por levamisol[b]
   g. Infecção por SARS-CoV-2
   h. Púrpura trombocitopênica trombótica
   i. Trombocitose
   j. Deficiência homozigótica de proteína C ou S
  4. Êmbolos
   a. Colesterol
   b. Gordura
  5. Possível imunocomplexo
   a. Síndrome de Gardner-Diamond (autossensibilização eritrocitária)
   b. Púrpura hipergamaglobulinêmica de Waldenström
 B. Palpáveis
  1. Vasculite
   a. Vasculite cutânea de pequenos vasos, incluindo casos de vasculite sistêmica
  2. Êmbolos[c]
   a. Meningococcemia aguda
   b. Infecção gonocócica disseminada
   c. Febre maculosa das Montanhas Rochosas
   d. Ectima gangrenoso

[a]Também associada às doenças sistêmicas que causam hipercoagulabilidade/trombofilia, incluindo deficiência/disfunção do fator V de Leiden ou de proteína C. [b]Pode haver combinação de vasculopatia e vasculite. [c]Bactérias (incluindo riquétsias), fungos ou parasitas.
Siglas: PTI, púrpura trombocitopênica idiopática.

associada à febre e à hipotensão e que ocorre com maior frequência nas crianças depois de uma doença infecciosa como varicela, escarlatina ou de uma infecção do trato respiratório superior. Nos dois distúrbios, podem surgir bolhas hemorrágicas na pele acometida.

A *crioglobulinemia monoclonal* está associada a discrasias de plasmócitos, à leucemia linfocítica crônica e ao linfoma. Esses pacientes têm púrpura (principalmente nas pernas) e infartos hemorrágicos nos dedos das mãos e dos pés, além de nariz e orelhas. As exacerbações da atividade da doença podem ser subsequentes à exposição ao frio ou ao aumento da viscosidade do soro. As amostras de biópsia demonstram precipitados da crioglobulina no interior de vasos sanguíneos da derme. Depósitos semelhantes são encontrados no pulmão, no cérebro e nos glomérulos renais. Os pacientes com *púrpura trombocitopênica trombótica* também podem apresentar infartos hemorrágicos em consequência das tromboses intravasculares. Outros sinais incluem anemia hemolítica microangiopática e anormalidades neurológicas flutuantes, especialmente cefaleia e confusão.

A administração de *varfarina* pode causar áreas dolorosas de eritema que se tornam purpúricas e depois necróticas com formação de escaras negras aderentes; essa condição é também conhecida como necrose induzida pela varfarina. Essa reação é encontrada com maior frequência nas mulheres e nas áreas de gordura subcutânea abundante – mama, abdome, nádegas, coxas e panturrilhas. O eritema e a púrpura surgem entre o terceiro e o décimo dias de terapia, mais provavelmente como resultado de desequilíbrio transitório nos níveis de fatores dependentes de vitamina K anticoagulantes e pró-coagulantes. A continuação da terapia não exacerba as lesões preexistentes; os pacientes com deficiência herdada ou adquirida de proteína C estão sob risco para essa reação específica, bem como para púrpura fulminante e calcifilaxia.

A púrpura secundária aos *êmbolos de colesterol* geralmente é encontrada nos membros inferiores dos pacientes com vasculopatia aterosclerótica. Frequentemente, essa lesão está associada ao tratamento anticoagulante ou a um procedimento vascular invasivo (p. ex., arteriografia), mas também ocorre espontaneamente em consequência da desintegração das placas ateromatosas. As anormalidades associadas incluem livedo reticular, gangrena, cianose e úlceras isquêmicas. Podem ser necessários vários cortes seriados da amostra de biópsia para comprovar a presença de fendas de colesterol dentro dos vasos. As petéquias também são sinais importantes de *embolia gordurosa* e ocorrem basicamente na parte superior do corpo 2 a 3 dias depois de um traumatismo importante. Com a utilização de fixadores especiais, a presença de êmbolos pode ser demonstrada nas biópsias das petéquias. Raramente, êmbolos de tumor ou trombos são encontrados nos pacientes com mixomas atriais e endocardite marântica.

Na *síndrome de Gardner-Diamond* (autossensibilização eritrocitária), as mulheres apresentam grandes equimoses dentro das áreas de eritema doloroso e quente. Injeções intradérmicas de eritrócitos autólogos ou de fosfatidilserina derivada da membrana eritrocitária podem reproduzir as lesões em algumas pacientes; no entanto há casos em que a reação é detectada no local de injeção do antebraço, mas não na região média do dorso. Essa última característica levou alguns observadores a considerarem a síndrome de Gardner-Diamond como uma manifestação cutânea do estresse emocional intenso. Mais recentemente, alguns autores sugeriram a possibilidade de uma disfunção plaquetária (evidenciada nos estudos da agregação plaquetária). A *púrpura hipergamaglobulinêmica de Waldenström* é um distúrbio crônico caracterizado por agrupados recorrentes de petéquias e máculas purpúricas grandes nos membros inferiores. Existem complexos circulantes de moléculas de IgG-anti-IgG e as exacerbações estão associadas a períodos longos na posição ereta ou caminhadas longas. Os pacientes podem apresentar uma doença autoimune subjacente do tecido conectivo (p. ex., síndrome de Sjögren).

As *púrpuras palpáveis* são subdivididas em vasculíticas e embólicas. No grupo dos distúrbios vasculíticos, a vasculite dos pequenos vasos cutâneos, também conhecida como *vasculite leucocitoclástica* (VLC), está associada mais comumente à púrpura palpável (Cap. 363). As etiologias subjacentes incluem fármacos (p. ex., antibióticos), infecções (p. ex., hepatite C) e doenças autoimunes do tecido conectivo (p. ex., artrite reumatoide, síndrome de Sjögren, lúpus). A *púrpura de Henoch-Schönlein* (PHS) é um subtipo de VLC aguda encontrada mais comumente nas crianças e nos adolescentes depois de infecções do trato respiratório superior. A maior parte das lesões é encontrada nos membros inferiores e nas nádegas. As manifestações sistêmicas incluem febre, artralgias (principalmente dos joelhos e tornozelos), dor abdominal, hemorragia gastrintestinal e nefrite. O exame de imunofluorescência direta mostra depósitos de IgA no interior das paredes de vasos sanguíneos dérmicos. A doença renal é particularmente preocupante nos adultos com vasculite por IgA.

Vários tipos de êmbolos infecciosos podem causar púrpura palpável. Em geral, essas lesões embólicas apresentam um contorno *irregular* em contraste com as lesões da VLC, que são *circulares*. O contorno irregular indica infarto cutâneo, e o tamanho corresponde à área da pele que recebia suprimento sanguíneo daquela arteríola ou artéria em particular. A púrpura palpável da VLC é circular porque os eritrócitos simplesmente saem uniformemente das vênulas pós-capilares em consequência da inflamação. Os êmbolos infecciosos são provocados com maior frequência por cocos Gram-negativos (meningococos, gonococos), bacilos Gram-negativos (enterobactérias) e cocos Gram-positivos (*Staphylococcus*). Outras causas incluem *Rickettsia* e, nos pacientes imunocomprometidos, *Aspergillus* e outros fungos oportunistas.

As lesões embólicas da *meningococemia aguda* são encontradas principalmente no tronco, nas pernas e nos locais de compressão, e uma coloração cinza-bronzeada muitas vezes aparece no seu interior. O tamanho varia de alguns milímetros até vários centímetros, e os microrganismos podem ser isolados das lesões. As anormalidades associadas incluem infecção precedente do trato respiratório superior; febre; meningite; CIVD; e, em alguns pacientes, deficiência dos componentes terminais do complemento. Na *infecção gonocócica disseminada* (síndrome de artrite-dermatite), um pequeno número de pápulas e vesicopústulas inflamatórias, geralmente com púrpura central ou necrose hemorrágica, é encontrado nas regiões distais dos membros. Outros sintomas incluem artralgias, tenossinovite e febre. Para estabelecer o diagnóstico, deve-se obter uma coloração de Gram dessas lesões. A *febre maculosa das Montanhas Rochosas* é uma doença transmitida por carrapatos provocada por *Rickettsia rickettsii*. A história clínica de alguns dias de febre, calafrios, cefaleia intensa e fotofobia precede o início da erupção cutânea. As lesões iniciais são máculas e pápulas eritematosas nos punhos, tornozelos, palmas e plantas. Com o tempo, as lesões se disseminam de modo centrípeto e tornam-se purpúricas.

As lesões de *ectima gangrenoso* começam com pápulas ou placas eritematosas e edematosas que, em seguida, desenvolvem púrpura central e necrose. Também ocorre a formação de bolhas nessas lesões, que são frequentemente encontradas na região da cintura. O microrganismo classicamente associado ao ectima gangrenoso é a *Pseudomonas aeruginosa*, mas outros bacilos Gram-negativos, como *Klebsiella*, *Escherichia coli* e *Serratia*, podem produzir lesões semelhantes. Nos pacientes imunocomprometidos, a relação de patógenos potenciais é mais ampla e inclui *Candida* e outros fungos oportunistas (p. ex., *Aspergillus*, *Fusarium*).

ÚLCERAS

A abordagem ao paciente que apresenta uma úlcera cutânea está descrita na Tabela 58-17. As doenças vasculares periféricas dos membros estão revisadas no Cap. 281, da mesma forma que o fenômeno de Raynaud.

A *vasculopatia livedoide* (vasculite livedoide; atrofia branca) representa uma combinação de vasculopatia com trombose intravascular. As lesões purpúricas e o livedo reticular são encontrados em associação com ulcerações *dolorosas* dos membros inferiores. Essas úlceras frequentemente demoram a cicatrizar, mas quando isto ocorre, formam-se cicatrizes brancas com contornos irregulares. A maioria dos casos é secundária à hipertensão venosa, mas doenças subjacentes possíveis incluem hipercoagulabilidade, por exemplo, síndrome antifosfolipídeo, fator V de Leiden (Caps. 117 e 357).

No *pioderma gangrenoso*, as bordas das úlceras ativas não tratadas têm aspecto típico evidenciado por margens violáceas necróticas solapadas e halo eritematoso periférico. As úlceras costumam iniciar como pústulas que expandem bastante rapidamente até cerca de 20 cm. Embora essas lesões sejam mais comumente encontradas nas extremidades inferiores, elas podem surgir em qualquer local da superfície do corpo, incluindo os locais de trauma (patergia). Algumas estimativas sugeriram que 30 a 50% dos casos sejam idiopáticos e os distúrbios associados mais comumente são colite ulcerativa e doença de Crohn. Menos comumente, o pioderma gangrenoso está associado à artrite reumatoide soropositiva, às leucemias mielocíticas aguda e crônica, à mielodisplasia, à gamopatia monoclonal (geralmente por IgA) e a um distúrbio autoinflamatório. Como a histologia do pioderma gangrenoso pode ser inespecífica (infiltrado dérmico de neutrófilos, quando o paciente não é tratado), o diagnóstico geralmente é definido em bases clínicas por meio da exclusão de causas menos comuns de úlceras semelhantes, como vasculite necrosante, úlcera de Meleney (infecção sinérgica em local de traumatismo ou cirurgia), infecções por fungos dimórficos, amebíase cutânea, picada de aranha e úlcera factícia. Nos distúrbios mieloproliferativos, as úlceras podem ser mais superficiais com borda pustulobolhosa, e essas lesões estabelecem uma conexão entre o pioderma gangrenoso clássico e a dermatose neutrofílica febril aguda (síndrome de Sweet).

FEBRE E EXANTEMA

As principais considerações em um paciente com febre e exantema são doenças inflamatórias *versus* doenças infecciosas. No ambiente hospitalar, o cenário mais comum é o de um paciente que apresenta farmacodermia além de febre secundária a uma infecção subjacente. Contudo, deve-se

TABELA 58-17 ■ Causas de úlceras mucocutâneas

I. Distúrbios cutâneos primários
  A. Doença vascular periférica (Cap. 281)
    1. Venosa
    2. Arterial[a]
  B. Vasculopatia livedoide com hipertensão venosa[b]
  C. Carcinoma escamoso (p. ex., em cicatrizes), carcinoma basocelular
  D. Infecções (p. ex., ectima estreptocócico) (Cap. 148)
  E. Fatores físicos (p. ex., traumatismo, pressão)
  F. Fármacos (p. ex., hidroxiureia)
II. Doenças sistêmicas
  A. Parte inferior das pernas
    1. Vasculite dos vasos de pequeno e médio calibres[c]
    2. Hemoglobinopatias (Cap. 98)
    3. Crioglobulinemia[c], criofibrinogenemia
    4. Êmbolos de colesterol[a,c]
    5. Necrobiose lipoídica[d]
    6. Síndrome antifosfolipídeo (Cap. 116)
    7. Neuropática[e] (Cap. 403)
    8. Paniculite
    9. Sarcoma de Kaposi, angiodermatite acral (pseudo-sarcoma de Kaposi)
    10. Angiomatose dérmica difusa
  B. Mãos e pés
    1. Fenômeno de Raynaud (Cap. 281)
    2. Doença de Buerger
  C. Generalizadas
    1. Pioderma gangrenoso, embora seja mais comum nas pernas
    2. Calcifilaxia (Cap. 410)
    3. Infecções (p. ex., fungos dimórficos, leishmaniose)
    4. Linfoma
  D. Face (principalmente perioral) e região anogenital
    1. Herpes simples crônico[f]
III. Mucosa
  A. Aftas
  B. Mucosite induzida por fármacos
  C. Síndrome de Behçet (Cap. 364)
  D. Eritema multiforme maior, síndrome de Stevens-Johnson, NET
  E. Distúrbios bolhosos primários (Cap. 59)
  F. Lúpus eritematoso, líquen plano, DECH liquenoide
  G. Doença inflamatória intestinal
  H. Infecção aguda pelo HIV
  I. Artrite reativa

[a]Aterosclerose coexistente. [b]Também associada aos distúrbios subjacentes que causam hipercoagulabilidade/trombofilia, p. ex., fator V de Leiden, deficiência/disfunção de proteína C, síndrome antifosfolipídeo. [c]Revisada na seção sobre Púrpuras. [d]Revisada na seção sobre Lesões cutâneas papulonodulares. [e]Acomete preferencialmente a superfície plantar do pé. [f]Sinal de imunossupressão.

Siglas: DECH, doença do enxerto contra o hospedeiro; HIV, vírus da imunodeficiência humana; NET, necrólise epidérmica tóxica.

enfatizar que a farmacodermia pode causar erupção cutânea e febre ("febre medicamentosa"), principalmente em presença da síndrome DRESS, PEGA ou reação do tipo doença do soro. Outras doenças inflamatórias frequentemente associadas à febre são psoríase pustulosa, eritrodermia e síndrome de Sweet. Doença de Lyme, sífilis secundária e exantemas virais e bacterianos (ver "Exantemas", anteriormente) são exemplos de doenças infecciosas que produzem exantema e febre. Por fim, é importante determinar se as lesões cutâneas representam ou não êmbolos sépticos (ver "Púrpura", anteriormente). Essas lesões geralmente apresentam evidências de isquemia em forma de púrpura, necrose ou necrose iminente (cor cinza-escuro). Contudo, no paciente com trombocitopenia, a púrpura pode estar associada às reações inflamatórias como farmacodermias morbiliformes e lesões infecciosas.

LEITURAS ADICIONAIS

Bolognia JL, Schaffer JV, Cerroni L (eds): *Dermatology*, 4th ed. Philadelphia, Elsevier, 2018.

Callen JP et al (eds): *Dermatological Signs of Systemic Disease*, 5th ed. Edinburgh, Elsevier, 2017.

Fazel N (ed): *Oral Signs of Systemic Disease*. Switzerland, Springer, 2019.

Kurtzman D: Rheumatologic dermatology. Clin Dermatol 36:439, 2018.

Taylor SC et al (eds): *Taylor and Kelly's Dermatology for Skin of Color*, 2nd ed. New York, McGraw-Hill, 2016.

59 Doenças de pele imunologicamente mediadas

Kim B. Yancey, Benjamin F. Chong, Thomas J. Lawley

Diversas doenças cutâneas imunologicamente mediadas e doenças sistêmicas imunologicamente mediadas com manifestações cutâneas são atualmente reconhecidas como entidades específicas que apresentam achados clínicos, histológicos e imunopatológicos consistentes. Clinicamente, esses distúrbios caracterizam-se por morbidade (dor, prurido, desfiguração) e, em alguns casos, resultam em morte (principalmente devido à perda da função de barreira da epiderme e/ou por infecção secundária). Neste capítulo, estão resumidas as principais características das doenças cutâneas imunologicamente mediadas mais comuns (Tab. 59-1) bem como os distúrbios sistêmicos autoimunes com manifestações cutâneas.

DOENÇAS CUTÂNEAS AUTOIMUNES

PÊNFIGO VULGAR

Pênfigo refere-se a um grupo de doenças bolhosas intraepidérmicas mediadas por autoanticorpos, caracterizadas pela perda de coesão entre as células epidérmicas (processo denominado *acantólise*). A pressão manual sobre a pele desses pacientes pode causar a separação da epiderme (*sinal de Nikolsky*). Esse achado, embora típico do pênfigo, não é específico desse grupo de distúrbios e pode ser observado na necrólise epidérmica tóxica, na síndrome de Stevens-Johnson e em algumas outras doenças cutâneas.

O pênfigo vulgar (PV) é uma doença mucocutânea bolhosa que ocorre predominantemente em pacientes com > 40 anos de idade. O PV começa nas superfícies das mucosas e frequentemente evolui envolvendo a pele. Essa doença é caracterizada por bolhas flácidas e frágeis que se rompem produzindo a desnudação extensa das membranas mucosas e da pele (Fig. 59-1). Costuma haver envolvimento de boca, couro cabeludo, face, regiões cervical e inguinais, axilas e tronco. Pode estar associado à dor intensa na pele; alguns pacientes também apresentam prurido. As lesões geralmente regridem sem formar cicatriz, exceto nos locais onde há complicação por infecção secundária ou lesões dérmicas mecanicamente induzidas. Costuma haver hiperpigmentação pós-inflamatória por algum tempo nos locais de lesões cicatrizadas.

As biópsias das lesões iniciais demonstram a formação intraepidérmica de vesículas secundária à perda da coesão entre as células epidérmicas (i.e., bolhas acantolíticas). As cavidades das bolhas contêm células epidérmicas acantolíticas que aparecem como células redondas homogêneas contendo núcleos hipercromáticos. Os queratinócitos basais permanecem ligados à membrana basal epidérmica, por isso a formação de bolhas ocorre na porção suprabasal da epiderme. A pele lesionada pode conter coleções focais de eosinófilos intraepidérmicos na cavidade das bolhas; as alterações da derme são discretas, muitas vezes limitadas a infiltrado leucocitário com predomínio de eosinófilos. A microscopia de imunofluorescência direta da pele lesada ou íntegra do paciente mostra depósitos de IgG na superfície dos queratinócitos; depósitos de componentes do complemento são encontrados na pele lesada, mas não na íntegra. Os depósitos de IgG nos queratinócitos são derivados de autoanticorpos circulantes dirigidos contra os autoantígenos da superfície celular. Tais autoanticorpos circulantes podem ser demonstrados, em 80 a 90% dos pacientes com PV, à microscopia por imunofluorescência indireta; o substrato ideal para esses exames é o esôfago de macacos. Os pacientes com PV têm autoanticorpos IgG contra as *desmogleínas* (Dsg), glicoproteínas desmossômicas transmembrana que pertencem à família da caderina de moléculas de adesão dependentes de cálcio. Esses autoanticorpos podem ser quantificados precisamente por meio do

TABELA 59-1 ■ Doenças bolhosas imunologicamente mediadas

Doença	Manifestações clínicas	Histologia	Imunopatologia	Autoantígenos[a]
Pênfigo vulgar	Bolhas flácidas, pele desnuda, lesões na mucosa oral	Bolha acantolítica formada na camada suprabasal da epiderme	Depósitos de IgG na superfície celular dos queratinócitos	Dsg3 (mais Dsg1 em pacientes com envolvimento cutâneo)
Pênfigo foliáceo	Crostas e erosões rasas no couro cabeludo, região central da face, região superior do tórax e costas	Bolha acantolítica formada na camada superficial da epiderme	Depósitos de IgG na superfície celular dos queratinócitos	Dsg1
Pênfigo paraneoplásico	Estomatite dolorosa com erupções papuloescamosas ou liquenoides que podem progredir para bolhas	Acantólise, necrose de queratinócito e dermatite da interface vacuolar	Depósitos de IgG e C3 na superfície celular dos queratinócitos e imunorreagentes (variavelmente) semelhantes na ZMB epidérmica	Membros da família da proteína plaquina e caderinas desmossômicas (ver texto para detalhes)
Penfigoide bolhoso	Bolhas grandes tensas nas superfícies flexoras e tronco	Bolha subepidérmica com infiltrados ricos em eosinófilos	Faixa linear de IgG e/ou C3 na ZMB epidérmica	AgPB1, AgPB2
Penfigoide gestacional	Placas urticariformes, pruriginosas, margeadas por vesículas e bolhas no tronco e nos membros	Bolhas subepidérmicas em forma de lágrima nas papilas dérmicas; infiltrado rico em eosinófilos	Faixa linear de C3 na ZMB epidérmica	AgPB2 (mais AgPB1 em alguns pacientes)
Dermatite herpetiforme	Pequenas pápulas extremamente pruriginosas e vesículas nos cotovelos, joelhos, nádegas e nuca	Bolha subepidérmica com neutrófilos nas papilas dérmicas	Depósitos granulares de IgA nas papilas dérmicas	Transglutaminase epidérmica
Dermatose da IgA linear	Pequenas pápulas pruriginosas nas superfícies extensoras; ocasionalmente, bolhas maiores arciformes	Bolha subepidérmica com infiltrado rico em neutrófilos	Faixa linear de IgA na ZMB epidérmica	AgPB2 (ver texto para detalhes específicos)
Epidermólise bolhosa adquirida	Bolhas, erosões, cicatrizes e milia nos locais expostos a traumatismos; bolhas tensas, inflamatórias e disseminadas podem ser observadas inicialmente	Bolha subepidérmica que pode ou não incluir um infiltrado leucocítico	Faixa linear de IgG e/ou C3 na ZMB epidérmica	Colágeno tipo VII
Penfigoide da membrana mucosa	Lesões erosivas e/ou bolhosas de membranas mucosas e possivelmente da pele; formação de cicatriz em alguns locais	Bolha subepidérmica que pode ou não incluir um infiltrado leucocitário	Faixa linear de IgG, IgA e/ou C3 na ZMB epidérmica	AgPB2, laminina 332 ou outros

[a]Autoantígenos ligados pelos autoanticorpos desses pacientes são definidos como se segue: Dsg1, desmogleína 1; Dsg3, desmogleína 3; AgPB1, antígeno penfigoide bolhoso 1; AgPB2, antígeno penfigoide bolhoso 2.

Sigla: ZMB, zona da membrana basal.

ensaio de imunoabsorvente ligada à enzima (ELISA). Os pacientes com PV inicial (i.e., doença das mucosas) têm autoanticorpos IgG anti-Dsg3; os pacientes com PV avançado (i.e., doença mucocutânea) apresentam autoanticorpos IgG contra Dsg3 e Dsg1. Estudos experimentais mostraram que os autoanticorpos de pacientes com PV são patogênicos (i.e., responsáveis por formação de bolhas) e que sua titulação corresponde à atividade da doença. Estudos recentes mostraram que o perfil sorológico de autoanticorpos anti-Dsg desses pacientes e a distribuição tecidual de Dsg3 e Dsg1 determinam os locais de formação de bolhas nos pacientes com PV. A coexpressão de Dsg3 e Dsg1 por meio de células epidérmicas protege contra anticorpos IgG patogênicos contra qualquer uma dessas caderinas, mas não contra autoanticorpos patogênicos contra ambas.

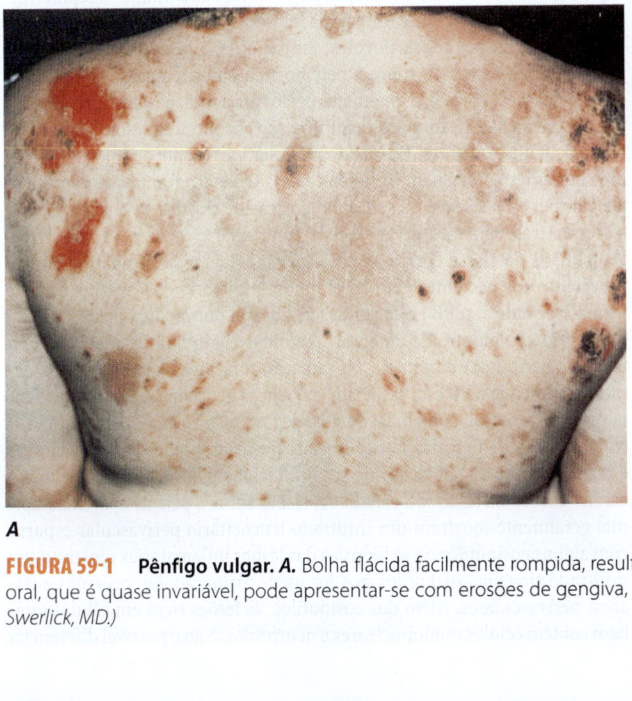

A

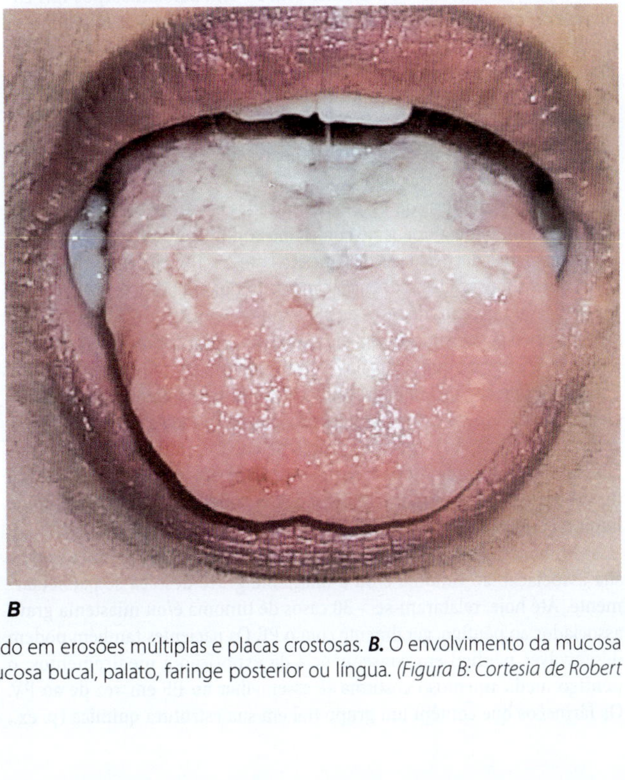

B

FIGURA 59-1 Pênfigo vulgar. ***A.*** Bolha flácida facilmente rompida, resultando em erosões múltiplas e placas crostosas. ***B.*** O envolvimento da mucosa oral, que é quase invariável, pode apresentar-se com erosões de gengiva, mucosa bucal, palato, faringe posterior ou língua. *(Figura B: Cortesia de Robert Swerlick, MD.)*

O PV pode ameaçar a vida. Antes da disponibilidade dos glicocorticoides, a taxa de mortalidade variava de 60 a 90%; a mortalidade atual é de aproximadamente 5%. As causas comuns de morbidade e mortalidade são infecção e complicações do tratamento. Os fatores prognósticos ruins incluem idade avançada, acometimento disseminado e necessidade de altas doses de glicocorticoides (com ou sem agentes imunossupressores) para o controle da doença. A evolução do PV em cada paciente é variável e difícil de predizer. Alguns pacientes alcançam remissão embora outros possam requerer tratamentos de longo prazo ou sucumbir a complicações da doença ou do tratamento. A base do tratamento são os glicocorticoides sistêmicos isoladamente ou em combinação com outros agentes imunossupressivos. Os pacientes com PV moderado a grave geralmente começam com prednisona em doses ≤ 1 mg/kg/dia (dose única pela manhã). Se novas lesões continuarem a aparecer após 1-2 semanas de tratamento, a dose de prednisona pode precisar ser aumentada e/ou combinada com outro agente imunossupressor. Entre estes, o rituximabe em combinação com a prednisona costuma alcançar a remissão (embora possa haver necessidade de terapia de manutenção para evita recaídas). Outros agentes imunossupressores algumas vezes combinados com prednisona para tratar o PV incluem azatioprina, micofenolato de mofetila ou ciclofosfamida. Os pacientes com doença grave resistente ao tratamento podem beneficiar-se de plasmaférese (seis trocas de alto volume [i.e., 2-3 L por troca] durante aproximadamente 2 semanas), e/ou imunoglobulina IV (IgIV). É importante controlar rapidamente a doença grave ou progressiva a fim de diminuir a gravidade e/ou a duração da doença. Cada vez mais, o rituximabe e os glicocorticoides diários são usados precocemente em pacientes com PV para evitar o desenvolvimento de doença avançada e/ou resistente ao tratamento.

PÊNFIGO FOLIÁCEO

O pênfigo foliáceo (PF) é diferente do PV em vários aspectos. No PF, as bolhas acantolíticas localizam-se na porção mais alta da epiderme, geralmente logo abaixo do estrato córneo. Assim, o PF é uma doença bolhosa mais superficial que o PV. A distribuição das lesões nos dois distúrbios é bem semelhante, exceto que, no PF, as mucosas quase sempre são poupadas. Os pacientes com PF raramente apresentam bolhas intactas, exibindo, em vez disso, erosões superficiais associadas a eritema, descamação e formação de crostas. Os casos leves de PF podem se assemelhar à dermatite seborreica grave; o PF grave pode provocar esfoliação extensa. A exposição ao sol (radiação ultravioleta – UV) pode ser um fator agravante.

O PF tem características imunopatológicas em comum com o PV. Especificamente, a microscopia de imunofluorescência direta da pele perilesional demonstra a presença de IgG na superfície dos queratinócitos. De maneira semelhante, os pacientes com PF têm autoanticorpos IgG circulantes contra a superfície dos queratinócitos. No PF, os autoanticorpos são dirigidos contra a Dsg1, uma caderina desmossômica de 160 kDa. Esses autoanticorpos podem ser quantificados por ELISA. Como observado no PV, o perfil de autoanticorpos dos pacientes com PF (i.e., IgG anti-Dsg1) e a distribuição tecidual desse autoantígeno (i.e., expressão na mucosa oral compensada pela coexpressão de Dsg3) parecem ser responsáveis pela distribuição das lesões nessa doença.

Formas endêmicas do PF são encontradas em áreas rurais do centro-sul do Brasil, onde a doença é conhecida como *fogo selvagem* (FS), bem como em alguns outros locais da América Latina e Tunísia. O PF endêmico, como outras formas dessa doença, é mediado por autoanticorpos IgG contra Dsg1. Aglomerados de casos de FS se sobrepõem àqueles de leishmaniose, uma doença transmitida por picada do mosquito *Lutzomyia longipalis*. Estudos mostraram que antígenos salivares do mosquito (especificamente a proteína salivar LJM11) são reconhecidos por autoanticorpos IgG de pacientes com FS (bem como por anticorpos monoclonais contra Dsg1 derivada desses pacientes). A demonstração de que camundongos imunizados com LJM11 produzem anticorpos contra Dsg1 sugere que as picadas de inseto podem transmitir antígenos salivares, iniciar uma resposta imune humoral cruzada e levar a FS nas pessoas geneticamente suscetíveis.

Embora o pênfigo tenha sido associado a doenças autoimunes graves, sua associação ao timoma e/ou à miastenia grave destaca-se particularmente. Até hoje, relataram-se > 30 casos de timoma e/ou miastenia grave associados ao pênfigo, geralmente com o PF. Os pacientes também podem desenvolver pênfigo em consequência da exposição a medicamentos; o pênfigo medicamentoso costuma se assemelhar ao PF em vez de ao PV. Os fármacos que contêm um grupo tiol em sua estrutura química (p. ex., penicilamina, captopril, enalapril) são mais comumente associados ao pênfigo induzido por fármaco. Os fármacos não tiol ligados ao pênfigo incluem as penicilinas, cefalosporinas e piroxicam. Alguns casos de pênfigo medicamentoso são duradouros, requerendo tratamento com glicocorticoides sistêmicos e/ou imunossupressores.

O PF costuma ser uma doença menos grave que o PV, apresentando melhor prognóstico. A doença localizada pode, algumas vezes, ser tratada com glicocorticoide tópico ou intralesional; os casos mais ativos em geral podem ser controlados com glicocorticoides sistêmicos isoladamente ou em combinação com outros agentes imunossupressivos. Os pacientes com doença grave, resistente ao tratamento, podem requerer intervenções mais vigorosas, como descrito anteriormente para os pacientes com PV.

PÊNFIGO PARANEOPLÁSICO

O pênfigo paraneoplásico (PPN) é uma doença acantolítica mucocutânea autoimune associada à neoplasia oculta ou confirmada. Os pacientes com PPN geralmente apresentam estomatite dolorosa associada a erupções papuloescamosas e/ou liquenoides que muitas vezes evoluem para bolhas. O acometimento palmoplantar é comum nesses pacientes e levanta a possibilidade de que os relatos anteriores de eritema polimorfo associado a neoplasias indiquem casos não identificados de PPN. As biópsias da pele lesionada desses pacientes mostram combinações variadas de acantólise, necrose dos queratinócitos e dermatite de interface vacuolar. A microscopia de imunofluorescência direta da pele dos pacientes mostra depósitos de IgG e complemento na superfície dos queratinócitos, bem como imunorreagentes (variavelmente) semelhantes na zona da membrana basal epidérmica. Os pacientes com PPN têm autoanticorpos IgG contra as proteínas citoplasmáticas da família das plaquinas (p. ex., desmoplaquinas I e II, antígeno do penfigoide bolhoso [AgPB] 1, envoplaquina, periplaquina e plectina), além de proteínas das superfícies celulares da família das caderinas (p. ex., Dsg1 e Dsg3). Os estudos de transferência passiva mostraram que os autoanticorpos dos pacientes com PPN são patogênicos em modelos animais.

As neoplasias predominantemente associadas ao PPN são o linfoma não Hodgkin, a leucemia linfocítica crônica, o timoma, os tumores das células fusiformes, a macroglobulinemia de Waldenström e a doença de Castleman; a última neoplasia citada é particularmente comum em crianças com PPN. Foram relatados casos raros de PPN soronegativo em pacientes com neoplasias malignas de célula B previamente tratados com rituximabe. Além das lesões cutâneas graves, muitos pacientes com PPN desenvolvem bronquiolite obliterante potencialmente fatal. O PPN geralmente é resistente a terapias convencionais (i.e., as usadas para tratar o PV); raramente, a doença pode melhorar (ou mesmo sofrer remissão) após ablação ou remoção das neoplasias subjacentes.

PENFIGOIDE BOLHOSO

O penfigoide bolhoso (PB) é uma doença bolhosa autoimune subepidérmica polimórfica, geralmente observada em idosos. As lesões iniciais podem consistir em placas urticariformes; em seguida, a maioria dos pacientes apresenta bolhas tensas sobre a pele normal ou eritematosa (Fig. 59-2). Em geral, as lesões se distribuem na região inferior do abdome, nas regiões inguinais e na face flexora dos membros; são encontradas lesões na mucosa oral em alguns pacientes. O prurido pode ser inexistente ou intenso. À medida que as lesões evoluem, as bolhas tensas tendem a romper-se e ser substituídas por erosões com ou sem sobreposição de crostas. As bolhas que não sofreram traumatismos desaparecem sem deixar cicatrizes. O alelo HLA-DQβ1*0301 da classe II do complexo principal de histocompatibilidade é prevalente nos pacientes com PB. Embora a maioria dos casos ocorra de forma esporádica, o PB pode ser desencadeado por medicamentos (p. ex., furosemida, inibidores da dipeptidil-peptidase-4, inibidores do *checkpoint* imunológico), luz ultravioleta ou radiação ionizante. Vários estudos demonstraram que o PB está associado a doenças neurológicas (p. ex., acidente vascular cerebral, demência, doença de Parkinson e esclerose múltipla).

Biópsias de pele das lesões iniciais mostram bolhas subepidérmicas e características histológicas que se correlacionam, grosseiramente, com o caráter clínico da lesão sob estudo. As lesões sobre a pele de aparência normal geralmente mostram um infiltrado leucocitário perivascular esparso com alguns eosinófilos; já as biópsias das lesões inflamatórias mostram um infiltrado rico em eosinófilos nos locais de formação das vesículas e nas áreas perivasculares. Além dos eosinófilos, as lesões ricas em células também contêm células mononucleares e neutrófilos. Não é possível diferenciar

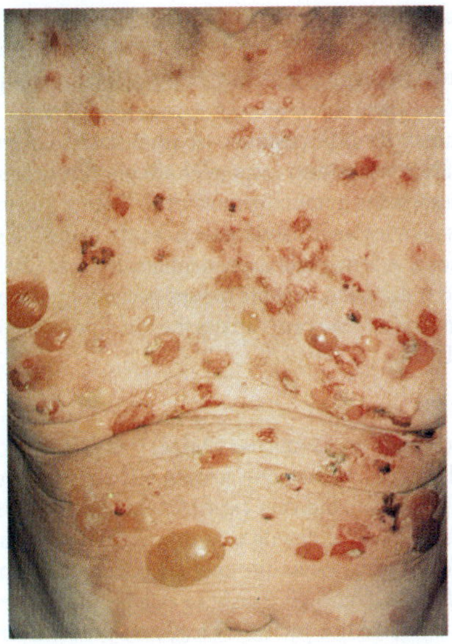

FIGURA 59-2 **Penfigoide bolhoso** com vesículas tensas e bolhas sobre bases eritematosas, urticariformes. *(Cortesia de Yale Resident's Slide Collection; com permissão.)*

o PB de outras doenças bolhosas subepidérmicas apenas por exames histológicos rotineiros.

A microscopia de imunofluorescência direta da pele perilesional de aparência normal dos pacientes com PB mostra depósitos lineares de IgG e/ou C3 na membrana basal epidérmica. O soro de aproximadamente 70% desses pacientes contém autoanticorpos circulantes IgG que se ligam à membrana basal epidérmica da pele humana normal à microscopia de imunofluorescência indireta. A IgG de um percentual ainda maior de pacientes reage com o lado epidérmico da pele separada com NaCl 1 *M* (exame alternativo de microscopia de imunofluorescência do substrato utilizado para diferenciar autoanticorpos antimembrana basal IgG circulantes nos pacientes com PB dos pacientes com doenças bolhosas subdérmicas semelhantes, porém diferentes [ver adiante]). No PB, os autoanticorpos circulantes reconhecem as proteínas associadas aos hemidesmossomos de 230 e 180 kDa nos queratinócitos basais (i.e., AgPB1 e AgPB2, respectivamente). Acredita-se que autoanticorpos contra AgPB2 se depositam *in situ*, ativam o complemento, produzem degranulação dos mastócitos dérmicos e geram infiltrados granulocitários que provocam dano tecidual e formação de bolhas.

O PB pode persistir durante meses ou anos, com exacerbações ou remissões. O acometimento extenso pode resultar em erosões disseminadas e comprometer a integridade cutânea; pacientes idosos e/ou debilitados podem morrer por causa da doença. A doença local ou mínima pode, às vezes, ser controlada apenas com glicocorticoides tópicos potentes; os pacientes com lesões mais extensas geralmente respondem aos glicocorticoides sistêmicos sozinhos ou associados a outros agentes. Os adjuntos aos glicocorticoides sistêmicos incluem doxiciclina, azatioprina, micofenolato de mofetila e rituximabe.

PENFIGOIDE GESTACIONAL

O penfigoide gestacional (PG), também conhecido como *herpes gestacional*, é uma doença bolhosa rara, subepidérmica, não virótica, da gestação e do puerpério. Pode surgir em qualquer trimestre da gestação ou logo após o parto. As lesões em geral se distribuem pelo abdome, tronco e membros; lesões de mucosas são raras. As lesões cutâneas nessas pacientes podem ser bastante polimorfas, consistindo em pápulas e placas eritematosas urticariformes, vesicopápulas e/ou bolhas francas. As lesões são quase sempre extremamente pruriginosas. As exacerbações graves do PG frequentemente ocorrem após o parto, geralmente dentro de 24 a 48 horas. O PG tende a recorrer em gestações subsequentes, em geral começando mais cedo durante essas gestações. Breves surtos da doença podem ocorrer no reinício das menstruações e desenvolver-se nas pacientes posteriormente expostas a contraceptivos orais. Às vezes, os recém-nascidos de mães acometidas têm lesões cutâneas transitórias.

As biópsias da pele das lesões iniciais mostram vesículas subepidérmicas em forma de lágrima nas papilas dérmicas, associadas a infiltrado leucocitário rico em eosinófilos. A diferenciação do PG de outras doenças bolhosas subepidérmicas à microscopia óptica é difícil. Porém, a microscopia com imunofluorescência direta da pele perilesional de pacientes com PG revela a característica imunopatológica desse distúrbio: depósitos lineares de C3 na membrana basal epidérmica. Esses depósitos se desenvolvem em consequência da ativação do complemento produzida por títulos baixos de autoanticorpos IgG contra a membrana basal dirigidos contra AgPB2, a mesma proteína associada a hemidesmossomos que é alvo de autoanticorpos em pacientes com PB – uma doença bolhosa subepidérmica que lembra clinicamente, histologicamente e imunopatologicamente o PG.

Os objetivos do tratamento nos pacientes com PG são prevenir o desenvolvimento de novas lesões, aliviar o prurido intenso e tratar as erosões nos locais de formação de bolhas. Muitos pacientes requerem tratamento com doses moderadas de glicocorticoides diários (i.e., 20-40 mg de prednisona) em algum momento da evolução. Os casos leves (ou exacerbações breves) podem ser controlados pelo uso intenso de potentes glicocorticoides tópicos. Os bebês de mães com PG parecem estar sob risco aumentado de serem ligeiramente prematuros ou pequenos para a idade gestacional. Evidências atuais sugerem que não há diferença na incidência de nascidos vivos sem complicações entre as pacientes com PG tratadas com glicocorticoides sistêmicos e as tratadas de modo mais conservador. Se houver administração de glicocorticoides sistêmicos, os recém-nascidos correm risco de desenvolver insuficiência suprarrenal reversível.

DERMATITE HERPETIFORME

A dermatite herpetiforme (DH) é uma doença cutânea papulovesicular intensamente pruriginosa que se caracteriza por lesões de distribuição simétrica nas faces extensoras (i.e., cotovelos, joelhos, região glútea, dorso, couro cabeludo e nuca) (ver Fig. 56-8). As lesões primárias nesse distúrbio consistem em pápulas, papulovesículas ou placas urticariformes. Como o prurido predomina, os pacientes podem apresentar escoriações e pápulas crostosas, mas sem lesões primárias visíveis. Os pacientes às vezes queixam-se de que seu prurido tem um componente em queimação ou urticante diferente; o início desses sintomas locais anuncia com segurança o desenvolvimento de lesões clinicamente características em 12 a 24 horas. Quase todos os pacientes com DH têm associação com enteropatia sensível ao glúten, geralmente subclínica (Cap. 325), e > 90% expressam os haplótipos HLA-B8/DRw3 e HLA-DQw2. A DH pode surgir em qualquer idade, inclusive na infância; o início na segunda ou quarta décadas de vida é mais comum. A doença costuma ser crônica.

A biópsia da pele das lesões iniciais revela infiltrados ricos em neutrófilos nas papilas dérmicas. A presença de neutrófilos, fibrina, edema e formação de microvesículas nesses locais é típica da doença inicial. As lesões mais antigas podem apresentar características inespecíficas de bolha subepidérmica ou pápula escoriada. Como as características clínicas e histológicas dessa doença podem ser variadas e se assemelhar a outros distúrbios bolhosos subepidérmicos, o diagnóstico é confirmado pela microscopia de imunofluorescência direta da pele perilesional de aparência normal. Tais exames evidenciam depósitos granulares de IgA (com ou sem componentes do complemento) na derme papilar e ao longo da zona da membrana basal epidérmica. Os depósitos de IgA na pele não são alterados pelo controle medicamentoso da doença; no entanto esses imunorreagentes podem diminuir de intensidade ou desaparecer nos pacientes mantidos durante muito tempo em uma dieta rigorosa isenta de glúten (ver adiante). Os pacientes com DH têm depósitos granulares de IgA na zona da membrana basal epidérmica, devendo ser diferenciados daqueles com depósitos lineares de IgA nesse local (ver adiante).

Embora a maioria dos pacientes com DH não relate sintomas gastrintestinais francos nem apresente evidências laboratoriais de má absorção, as biópsias de intestino delgado geralmente revelam apagamento das vilosidades intestinais e infiltrado linfocitário na lâmina própria. Como ocorre nos pacientes com doença celíaca, tal anomalia gastrintestinal pode ser revertida por uma dieta sem glúten. Além disso, a manutenção dessa dieta pode, sozinha, controlar a doença cutânea e resultar na remoção dos depósitos de IgA na zona da membrana basal epidérmica dos referidos pacientes. A exposição subsequente ao glúten em tais pacientes altera a morfologia do intestino delgado, promove uma exacerbação de doença cutânea e está associada ao ressurgimento de IgA na zona da membrana basal epidérmica. Assim como em pacientes com doença celíaca, a sensibilidade ao glúten alimentar em pacientes com DH está associada a autoanticorpos IgA antiendomísio que visam à transglutaminase tecidual. Estudos indicam que os pacientes com DH também possuem autoanticorpos IgA de alta atividade contra a transglutaminase epidérmica, e que os últimos se colocalizam com os depósitos granulares de IgA na derme papilar dos pacientes com DH. Os pacientes com DH também têm maior incidência de anormalidades da tireoide, acloridria, gastrite atrófica e autoanticorpos contra as células parietais gástricas. Essas associações provavelmente estão correlacionadas com a alta frequência do haplótipo HLA-B8/DRw3 nesses pacientes, uma vez que tal marcador geralmente está ligado às doenças autoimunes. A base do tratamento da DH é a dapsona, uma sulfona. Os pacientes respondem rapidamente (entre 24 e 48 horas) à dapsona, mas requerem avaliação rigorosa pré-tratamento (p. ex., triagem para deficiência de glicose-6-fosfato desidrogenase) e acompanhamento próximo, de modo a garantir a prevenção e o controle das complicações. Todos os pacientes em uso de > 100 mg/dia de dapsona irão apresentar algum grau de hemólise e metemoglobinemia, que são efeitos colaterais esperados desse fármaco. A restrição do glúten pode controlar a DH e diminuir as exigências decorrentes do uso de dapsona; a dieta deve excluir completamente o glúten para obter benefício máximo. Podem ser necessários vários meses de restrição alimentar antes de se alcançar um bom resultado. É fundamental haver uma boa orientação alimentar por um nutricionista treinado.

DERMATOSE DA IgA LINEAR

A dermatose da IgA linear, anteriormente considerada uma forma variante da DH, na verdade é uma entidade distinta e característica. Clinicamente, os pacientes com dermatose da IgA linear podem se assemelhar a indivíduos com DH, PB ou outras doenças bolhosas subepidérmicas. As lesões consistem em papulovesículas, bolhas e/ou placas urticariformes que predominam nas regiões centrais ou flexoras. Há o acometimento da mucosa oral em alguns pacientes. O intenso prurido se assemelha ao observado nos pacientes com DH. Os pacientes com dermatose da IgA linear não apresentam aumento da frequência do haplótipo HLA-B8/DRw3 ou enteropatia associada, não sendo, portanto, candidatos ao tratamento com dieta isenta de glúten.

As alterações histológicas nas lesões iniciais podem ser praticamente indistinguíveis daquelas da DH. No entanto, a microscopia de imunofluorescência direta da pele perilesional de aparência normal revela faixas lineares de IgA (e muitas vezes de C3) na zona da membrana basal epidérmica. A maioria dos pacientes com dermatose da IgA linear apresenta autoanticorpos IgA antimembrana basal circulantes contra neoepítopos no domínio extracelular proteoliticamente processado da AgPB2. Esses pacientes geralmente respondem ao tratamento com dapsona (50-200 mg/dia) isoladamente ou em combinação com baixas doses diárias de prednisona.

EPIDERMÓLISE BOLHOSA ADQUIRIDA

A epidermólise bolhosa adquirida (EBA) é uma doença bolhosa subepidérmica rara, não hereditária, polimorfa e crônica. (A forma hereditária é discutida no Cap. 413.) Os pacientes com EBA clássica ou não inflamatória apresentam bolhas na pele não inflamada, cicatrizes atróficas, milia, distrofia ungueal, perda de pelos e lesões orais. Como as lesões ocorrem geralmente nos locais expostos a pequenos traumatismos, a EBA clássica é considerada uma doença bolhosa mecânica. Outros pacientes com EBA apresentam lesões bolhosas inflamatórias e cicatriciais disseminadas que se assemelham ao PB grave. A EBA inflamatória pode evoluir para a forma não inflamatória clássica dessa doença. Raros pacientes apresentam-se com lesões predominantes nas mucosas. O haplótipo HLA-DR2 é encontrado com maior frequência nesses pacientes. Estudos sugerem que a EBA algumas vezes está associada à doença inflamatória intestinal (especialmente a doença de Crohn).

A histologia da pele lesada varia conforme o caráter da lesão estudada. As bolhas não inflamatórias são subepidérmicas com infiltrado leucocitário esparso e se assemelham às dos pacientes com porfiria cutânea tarda. As lesões inflamatórias consistem em bolhas subepidérmicas ricas em neutrófilos. Os pacientes com EBA têm depósitos contínuos de IgG (e frequentemente C3) em um padrão linear na zona da membrana basal epidérmica. Em termos ultraestruturais, esses imunorreagentes são encontrados na região da sublâmina densa, associados a fibrilas de ancoragem. Aproximadamente 50% dos pacientes com EBA têm autoanticorpos IgG circulantes antimembrana basal demonstráveis dirigidos contra o colágeno tipo VII – a espécie de colágeno que forma as fibrilas de ancoragem. Tais autoanticorpos IgG ligam-se ao lado dérmico da pele separada em NaCl 1 *M* (ao contrário dos autoanticorpos IgG nos pacientes com PB). Estudos mostraram que a transferência passiva de IgG experimental ou clínica contra o colágeno do tipo VII pode produzir lesões em camundongos que são clínica, histologica e imunopatologicamente semelhantes às observadas nos pacientes com EBA inflamatória.

O tratamento da EBA costuma ser insatisfatório. Alguns pacientes com EBA inflamatória podem responder aos glicocorticoides sistêmicos, sozinhos ou associados a imunossupressores. Outros pacientes (especialmente aqueles com lesões inflamatórias ricas em neutrófilos) podem responder à dapsona. A forma crônica não inflamatória da EBA é amplamente resistente ao tratamento, embora alguns pacientes possam responder à prednisona em combinação com rituximabe, ciclosporina, micofenolato de mofetila ou IgIV.

PENFIGOIDE DA MEMBRANA MUCOSA

O penfigoide da membrana mucosa (PMM) é uma doença imunobolhosa subepitelial rara, adquirida, que se caracteriza por lesões erosivas das mucosas e da pele, resultando em cicatrizes em alguns locais acometidos. Os locais comuns de acometimento são a mucosa oral (especialmente a gengiva) e conjuntiva; outros locais que também podem ser acometidos são as mucosas nasofaríngea, laríngea, esofágica e anogenital. As lesões cutâneas (presentes em um terço dos pacientes) tendem a predominar no couro cabeludo, na face e na parte superior do tronco, consistindo geralmente em poucas erosões dispersas ou bolhas tensas sobre uma base eritematosa ou urticariforme. O PMM é normalmente um distúrbio crônico e progressivo. Podem ocorrer complicações graves consequentes de lesões oculares, laríngeas, esofágicas ou anogenitais. A conjuntivite erosiva pode levar a diminuições do fórnice, simbléfaro, anciloblefaro, entrópio, opacidades das córneas e (nos casos graves) cegueira. Do mesmo modo, as lesões erosivas da laringe podem provocar rouquidão, dor e perda tecidual que, se não forem reconhecidas e tratadas, podem causar destruição total da via aérea. As lesões esofágicas podem ocasionar estenoses e/ou estreitamentos que colocam o paciente em risco de broncoaspiração. O envolvimento anogenital também pode ser complicado pelas estenoses.

A biópsia dos tecidos lesados geralmente mostra vesiculobolhas subepiteliais e infiltrado leucocitário mononuclear. Podem-se observar neutrófilos e eosinófilos nas biópsias das lesões iniciais; as lesões mais antigas podem apresentar infiltrado leucocitário mínimo e fibrose. A microscopia de imunofluorescência direta do tecido perilesional revela depósitos de IgG, IgA e/ou C3 na membrana basal epidérmica. Como muitos dos pacientes com PMM não têm evidências de autoanticorpos antimembrana basal circulantes, o exame da pele perilesional é importante para o diagnóstico. Embora o PMM tenha sido considerado uma entidade nosológica única, atualmente é considerado um fenótipo patológico que pode desenvolver-se em consequência de reação autoimune contra diversas moléculas na membrana basal epidérmica (p. ex., AgPB2, laminina 332, colágeno tipo VII, $\alpha_6\beta_4$ integrina) e outros antígenos ainda não inteiramente definidos. Estudos sugerem que os pacientes com PMM e autoanticorpos contra a laminina 332 têm aumento no risco relativo de câncer. O tratamento do PMM depende em grande parte dos locais de acometimento. Devido à gravidade das complicações em potencial, os pacientes com acometimento ocular, laríngeo, esofágico e/ou anogenital requerem tratamento sistêmico vigoroso com dapsona, prednisona ou essa última associada a um imunossupressor (p. ex., rituximabe, azatioprina, micofenolato de mofetila ou ciclofosfamida) ou IgIV. As apresentações menos ameaçadoras da doença podem ser tratadas com glicocorticoides tópicos ou intralesionais.

DOENÇAS SISTÊMICAS AUTOIMUNES COM ACHADOS CUTÂNEOS PROEMINENTES

DERMATOMIOSITE

As manifestações cutâneas da dermatomiosite (Cap. 365) costumam ser características, mas algumas vezes podem lembrar aquelas do lúpus eritematoso sistêmico (LES) (Cap. 356), esclerodermia (Cap. 360) ou outras doenças sobrepostas do tecido conectivo (Cap. 360). A extensão e a gravidade da doença cutânea podem correlacionar-se ou não com a extensão e a gravidade da miosite. As manifestações cutâneas da dermatomiosite são semelhantes, quer a doença apareça em crianças, quer em idosos, exceto pela calcificação do tecido subcutâneo, uma sequela tardia comum da dermatomiosite infantil. A dermatomiosite pode estar associada com doença pulmonar intersticial ou câncer.

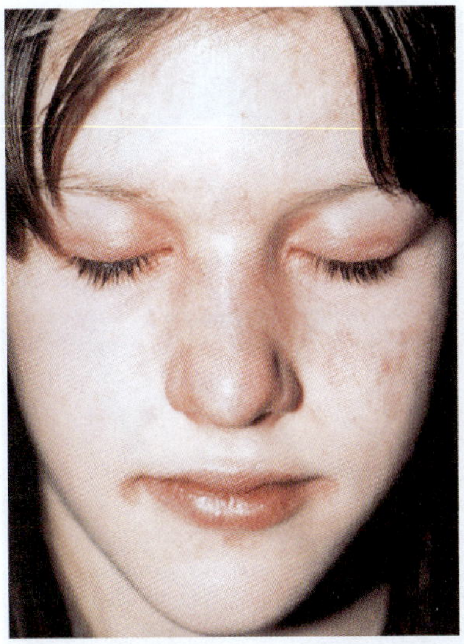

FIGURA 59-3 **Dermatomiosite.** O eritema violáceo periorbital caracteriza o exantema heliotrópico clássico. *(Cortesia de James Krell, MD; com permissão.)*

Os sinais cutâneos de dermatomiosite podem preceder ou suceder o desenvolvimento da miosite em meses ou anos. Também foram relatados casos sem acometimento muscular (i.e., *dermatomiosite sem miosite* ou *dermatomiosite amiopática*). A manifestação mais comum é uma coloração vermelho-violácea das pálpebras superiores, às vezes associada a descamação (eritema "heliotrópico"; Fig. 59-3) e edema periorbitário. O eritema nas bochechas e no nariz em distribuição em "asa de borboleta" pode assemelhar-se à erupção malar do LES. Placas eritematosas ou violáceas finas e descamativas são comuns na parte superior do tronco e pescoço (sinal do xale), couro cabeludo, áreas laterais das coxas (sinal do coldre) e superfícies extensoras dos antebraços e mãos (estrias tendíneas). Cerca de um terço dos pacientes apresentam pápulas violáceas achatadas sobre a face dorsal das articulações interfalângicas, patognomônicas de dermatomiosite (pápulas de Gottron) (Fig. 59-4). Pápulas e placas violáceas finas nos cotovelos e joelhos de pacientes com dermatomiosite são chamadas de *sinal de Gottron*. Essas lesões podem ser confrontadas com o eritema e a descamação no dorso dos dedos que preserva a pele sobre as articulações interfalângicas de alguns pacientes com LES. As telangiectasias e edema periungueais podem ser proeminentes em pacientes com dermatomiosite. Outros pacientes, particularmente aqueles com doença de longa evolução, desenvolvem áreas de hipopigmentação, hiperpigmentação, atrofia leve e telangiectasias conhecidas como *poiquilodermia*. A poiquilodermia é rara no LES e no esclerodermia e, assim, pode servir como sinal clínico que diferencia a dermatomiosite dessas duas doenças. As alterações cutâneas podem ser semelhantes na dermatomiosite e em várias síndromes de sobreposição, onde podem ser vistos o espessamento e endurecimento da pele das mãos (*esclerodactilia*), assim como o fenômeno de Raynaud. No entanto, a presença de doença muscular grave, pápulas de Gottron, eritema heliotrópico e poiquilodermia serve para diferenciar os pacientes com dermatomiosite. A biópsia cutânea das lesões eritematosas e descamativas da dermatomiosite pode revelar apenas inflamação inespecífica leve, mas, às vezes, mostra alterações indistinguíveis das encontradas no lúpus eritematoso (LE) cutâneo, consistindo em atrofia da epiderme, degeneração hidrópica dos queratinócitos basais e alterações dérmicas com deposição intersticial de mucina e leve infiltrado perivascular de células mononucleares. A microscopia de imunofluorescência direta da pele das lesões é geralmente negativa, embora já tenham sido descritos, em alguns pacientes, depósitos granulares de imunoglobulina(s) e complemento na zona da membrana basal da epiderme. O tratamento deve ser estratificado com base na gravidade relativa da doença. Os tratamentos tópicos incluem glicocorticoides, filtros solares e medidas fotoprotetoras vigorosas. O tratamento da doença sistêmica inclui antimaláricos (embora alguns pacientes possam desenvolver uma erupção medicamentosa com o início da terapia) e glicocorticoides sistêmicos em conjunto com metotrexato, micofenolato de mofetila, azatioprina, rituximabe e IgIV.

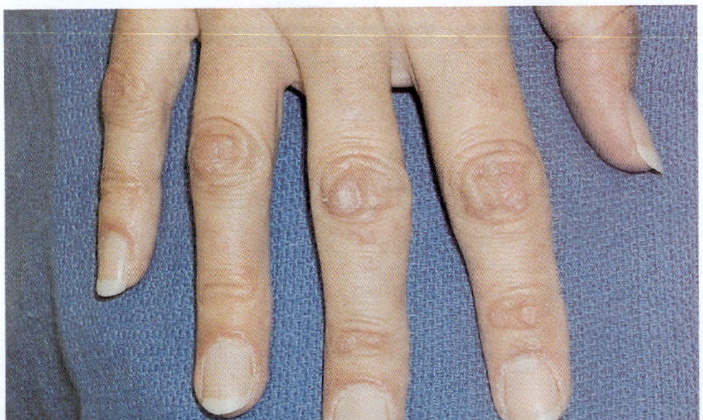

FIGURA 59-4 **Pápulas de Gottron.** A dermatomiosite frequentemente envolve as mãos com pápulas eritematosas achatadas sobre os nós dos dedos. Também são evidentes as telangiectasias periungueais.

LÚPUS ERITEMATOSO

As manifestações cutâneas do LE (Cap. 356) podem ser divididas em formas agudas, subagudas e crônicas ou discoides. O *LE cutâneo agudo* caracteriza-se por eritema no nariz e nas proeminências malares, com distribuição em "asa de borboleta" (Fig. 59-5*A*). O eritema muitas vezes é de início súbito,

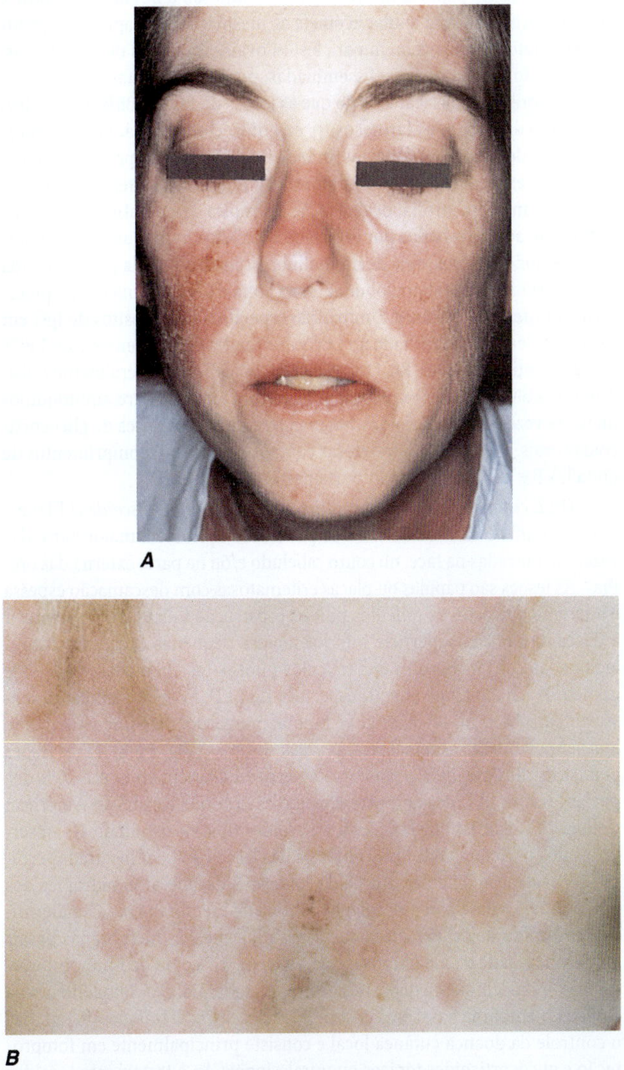

FIGURA 59-5 **Lúpus eritematoso (LE) cutâneo agudo.** ***A.*** LE cutâneo agudo na face que mostra eritema malar proeminente, escamoso. O envolvimento de outros locais expostos ao sol também é comum. ***B.*** LE cutâneo agudo na região superior do tórax que demonstra pápulas e placas eritematosas brilhantes e ligeiramente edematosas. *(Fonte: B, cortesia de Robert Swerlick, MD; com permissão.)*

 acompanhado por edema e descamação fina, e correlacionado com o acometimento sistêmico. Os pacientes podem apresentar acometimento disseminado da face, assim como eritema e descamação nas faces extensoras dos membros e da região superior do tórax (Fig. 59-5*B*). Essas lesões agudas, às vezes passageiras, geralmente duram dias e, em muitos casos, estão associadas a exacerbações da doença sistêmica. A biópsia cutânea de lesões agudas tipicamente mostra degeneração hidrópica de queratinócitos basais, edema dérmico e (em alguns casos) um infiltrado perivascular esparso de células mononucleares na derme superior, além de mucina dérmica. A microscopia de imunofluorescência direta da pele lesionada frequentemente revela depósitos de imunoglobulina(s) e complemento na zona da membrana basal epidérmica. O tratamento da doença cutânea inclui glicocorticoides tópicos, fotoproteção intensiva, antimaláricos e controle da doença sistêmica. O tratamento da doença sistêmica associada ao LE cutâneo agudo inclui glicocorticoides sistêmicos em conjunto com outros agentes imunossupressores.

O *lúpus eritematoso cutâneo subagudo* (LECS) caracteriza-se por erupção disseminada com fotossensibilidade, sem formação de cicatrizes. Na maioria dos pacientes, o envolvimento renal e do sistema nervoso central é leve ou ausente. O LECS pode se apresentar como erupção papuloescamosa semelhante à psoríase ou como lesões anulares policíclicas. Na forma papuloescamosa, surgem pápulas eritematosas características no dorso, tórax, ombros, faces extensoras dos braços e dorso das mãos; as lesões são incomuns na região central da face, superfícies flexoras dos braços e abaixo da cintura. Essas pápulas discretamente escamosas tendem a se fundir e formar placas. A forma anular acomete as mesmas áreas e apresenta pápulas eritematosas que evoluem para lesões ovais, circulares ou policíclicas. As lesões do LECS são mais disseminadas, porém apresentam menor tendência à formação de cicatrizes do que as lesões do LE discoide. Em muitos pacientes com LECS, os fármacos (p. ex., hidroclorotiazida, bloqueadores dos canais de cálcio, antifúngicos, inibidores da bomba de prótons) podem induzir ou exacerbar a doença. A biópsia cutânea revela alterações epidérmicas que incluem atrofia, degeneração hidrópica de queratinócitos basais e apoptose acompanhados por infiltrado de células mononucleares na derme superior. A microscopia de imunofluorescência direta da pele lesionada revela depósitos de imunoglobulina(s) na zona da membrana basal epidérmica em metade dos casos. Um padrão específico de depósitos de IgG em toda a epiderme foi associado ao LECS. A maioria dos pacientes com LECS tem autoanticorpos anti-Ro. O tratamento tópico isolado geralmente falha. A maioria dos pacientes requer tratamento com antimaláricos aminoquinolinas. Às vezes é necessário um tratamento com baixas doses de glicocorticoides orais. Medidas fotoprotetoras contra os raios com comprimentos de onda UVB e UVA são muito importantes.

O *LE cutâneo crônico* tem múltiplos subtipos; o *LE discoide* (LED) é o mais comum. O LED caracteriza-se por lesões típicas, na maior parte das vezes encontradas na face, no couro cabeludo e/ou na parte externa das orelhas. As lesões são pápulas ou placas eritematosas com descamação espessa e aderente que oclui os folículos pilosos (obstrução folicular). Ao remover a descamação, sua superfície inferior mostra pequenas excrescências relacionadas com a abertura dos folículos pilosos (as chamadas "tachas de carpete"), achado relativamente específico do LED. As lesões antigas desenvolvem atrofia central, cicatrizes e hipopigmentação, mas frequentemente apresentam bordas eritematosas, às vezes elevadas (Fig. 59-6). Essas lesões persistem durante anos e tendem a se expandir lentamente. Até 20% dos pacientes com LED acabam preenchendo os critérios de LES do American College of Rheumatology. As lesões discoides típicas costumam ser observadas nos pacientes com LES. A biópsia das lesões do LED mostra hiperceratose, obstrução folicular, atrofia da epiderme, degeneração hidrópica dos queratinócitos basais, espessamento da zona da membrana basal epidérmica e infiltrado de células mononucleares adjacentes às membranas basais epidérmicas, anexiais e microvasculares. A microscopia de imunofluorescência direta demonstra depósitos de imunoglobulina(s) e complemento na zona da membrana basal em cerca de 90% dos casos. O tratamento enfatiza o controle da doença cutânea local e consiste principalmente em fotoproteção e glicocorticoides tópicos ou intralesionais. Se o tratamento local for ineficaz, pode ser indicado o uso de antimaláricos aminoquinolinas.

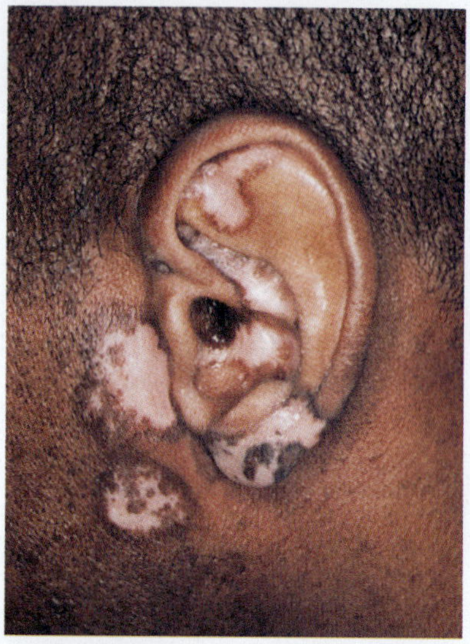

FIGURA 59-6 Lúpus eritematoso discoide (LED). Placas atrófica violáceas e hiperpigmentadas, obstrução folicular e fibrose são características do LED.

ESCLERODERMIA E MORFEIA

As alterações cutâneas da esclerodermia (Cap. 360) podem ser limitadas ou difusas. Em ambos os casos, a doença geralmente surge nos dedos das mãos, nas mãos, nos dedos dos pés, nos pés e na face, com episódios de edema recorrente sem cacifo. A esclerose da pele começa na extremidade distal dos dedos (esclerodactilia) e se propaga em direção proximal, geralmente acompanhada por reabsorção óssea das pontas dos dedos das mãos, que podem apresentar úlceras em saca-bocado, cicatrizes estreladas ou áreas de hemorragia (Fig. 59-7). Os dedos podem encolher e adquirir forma de salsicha, e as unhas, como não são acometidas, podem se curvar sobre a extremidade dos dedos. Geralmente há telangiectasia periungueal, mas o eritema periungueal é raro. Na doença difusa, as extremidades mostram contraturas e calcinose da pele; o envolvimento da face inclui uma fronte lisa e sem rugas, pele retesada sobre o nariz, encolhimento do tecido em volta da boca e sulcos radiais periorais (Fig. 59-8). Muitas vezes, há telangiectasias estriadas, particularmente na face e nas mãos. A pele acometida fica endurecida, lisa e aderida às estruturas subjacentes; muitas vezes também há hiper e hipopigmentação. O *fenômeno de Raynaud* (palidez, cianose e hiperemia reativa induzidas pelo frio) é documentado em quase todos os pacientes e pode preceder, em muitos anos, o desenvolvimento da esclerodermia. A associação de calcinose cutânea, fenômeno de Raynaud, dismotilidade esofágica, esclerodactilia e telangiectasia denomina-se *síndrome CREST*. Foram relatados autoanticorpos anticentrômeros em um percentual muito alto de pacientes com a síndrome CREST, mas em pequena minoria dos pacientes com esclerodermia. A biópsia cutânea revela espessamento da derme, homogeneização dos feixes de colágeno, atrofia de glândulas pilossebáceas e écrinas e um infiltrado mononuclear esparso na derme e gordura subcutânea. A microscopia com imunofluorescência direta da pele lesionada costuma ser negativa. Os tratamentos para a doença cutânea incluem umectantes, antipruriginosos e fototerapia (UVA1

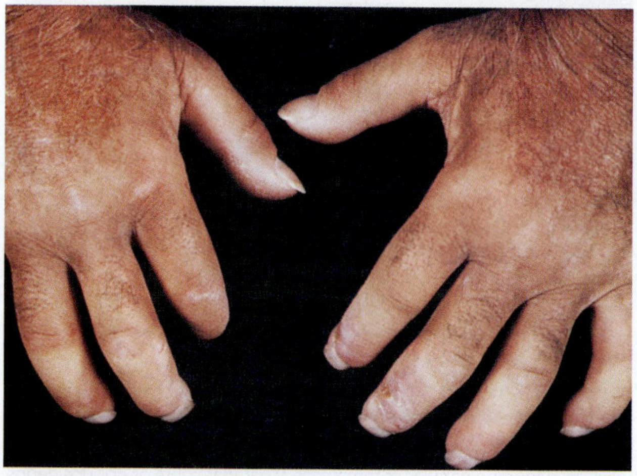

FIGURA 59-7 Esclerodermia mostrando esclerose acral e úlceras digitais focais.

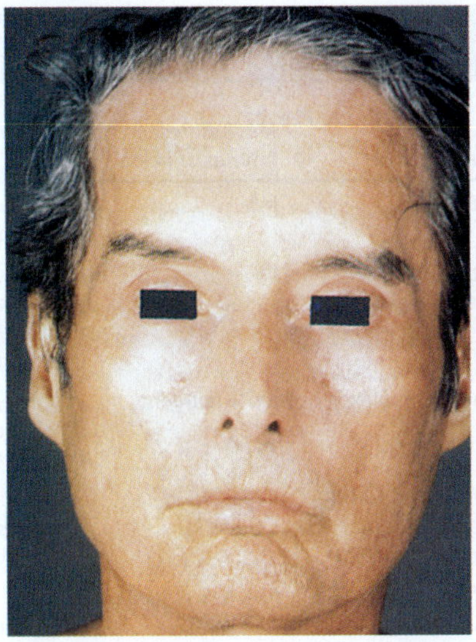

FIGURA 59-8 A esclerodermia frequentemente resulta em desenvolvimento de fácies sem expressão, semelhante a uma máscara.

[irradiação com ultravioleta A1] ou PUVA [psoralenos + irradiação com ultravioleta A]). O tratamento da doença sistêmica inclui agentes modificadores vasculares, imunossupressores e antifibróticos.

A morfeia é caracterizada por espessamento e esclerose localizados da pele, predominando no tronco. Esse distúrbio pode acometer crianças ou adultos. Começa com placas eritematosas ou róseas que se tornam escleróticas, desenvolvem hipopigmentação central e apresentam uma borda eritematosa. Na maioria dos casos, os pacientes têm apenas uma ou poucas lesões, e a doença é denominada *morfeia circunscrita*. Em alguns pacientes, há disseminação cutânea das lesões sem acometimento sistêmico (*morfeia generalizada*). Muitos adultos com morfeia generalizada apresentam distúrbios reumáticos concomitantes ou outros distúrbios autoimunes. A biópsia cutânea da morfeia é geralmente indistinguível daquela da esclerodermia. A esclerodermia e a morfeia são geralmente muito resistentes ao tratamento. Por isso, utiliza-se a fisioterapia como auxílio para evitar as contraturas articulares e manter a função. As opções de tratamento para doença inicial rapidamente progressiva incluem fototerapia (UVA1 ou PUVA) ou metotrexato isoladamente ou em combinação com glicocorticoides diários.

A *fascite difusa com eosinofilia* é uma entidade clínica que às vezes pode ser confundida com esclerodermia. Há geralmente início súbito de tumefação, endurecimento e eritema dos membros, frequentemente após grande esforço físico, início de hemodiálise, exposição a determinados medicamentos ou outros desencadeantes. As partes proximais dos membros (parte superior dos braços, antebraços, coxas e panturrilhas) são acometidas com maior frequência do que as mãos e os pés. Apesar de a pele ser endurecida, ela costuma mostrar aspecto lenhoso, encovado ou de "pseudocelulite" em vez da rigidez da esclerodermia; pode haver contraturas precoces secundárias ao envolvimento da fáscia. Esse último também pode causar a separação de grupos musculares e fazer as veias parecerem deprimidas (i.e., "sinal do sulco"). Tais achados cutâneos são acompanhados de eosinofilia no sangue periférico, aumento da velocidade de hemossedimentação e, às vezes, hipergamaglobulinemia. A biópsia de áreas profundas da pele acometida revela inflamação e espessamento da fáscia profunda que recobre o músculo. Em geral, encontra-se um infiltrado inflamatório composto de eosinófilos e células mononucleares. Os pacientes com fascite eosinofílica parecem correr maior risco de desenvolver insuficiência da medula óssea ou outras anomalias hematológicas. Embora a evolução final da fascite eosinofílica seja variável, a maioria dos pacientes responde favoravelmente ao tratamento com prednisona. Podem ocorrer recaídas que exigem tratamento com prednisona em combinação com outros imunossupressores ou imunomoduladores.

A *síndrome da eosinofilia-mialgia* – um distúrbio com números epidêmicos de casos relatados em 1989, associado à ingestão de L-triptofano fabricado por uma única companhia japonesa – é um distúrbio multissistêmico que se caracteriza por mialgias debilitantes e eosinofilia absoluta, associado a várias combinações de artralgias, sintomas pulmonares e edema periférico. Em uma fase subsequente (3-6 meses após os sintomas iniciais), esses pacientes frequentemente apresentam alterações cutâneas esclerodérmicas localizadas, perda ponderal e/ou neuropatia (Cap. 360).

LEITURAS ADICIONAIS

Bolognia JL et al (eds): *Dermatology*, 4th ed. Philadelphia, Elsevier, 2018.

Hammers CM, Stanley JR: Mechanisms of disease: Pemphigus and bullous pemphigoid. Annu Rev Pathol 11:175, 2016.

Kang S et al (eds): *Fitzpatrick's Dermatology in General Medicine*, 9th ed. New York, McGraw-Hill, 2019.

Schmidt E, Zillikens D: Pemphigoid diseases. Lancet 381:320, 2013.

60 Farmacodermias

Robert G. Micheletti, Misha Rosenbach, Bruce U. Wintroub, Kanade Shinkai

As reações cutâneas são as reações adversas mais frequentes dos medicamentos, representando 10-15% das reações adversas medicamentosas relatadas. A maioria é benigna, mas algumas podem ser potencialmente fatais. O reconhecimento imediato de reações graves, a suspensão do medicamento e as intervenções terapêuticas apropriadas podem minimizar a toxicidade. Este capítulo enfoca as farmacodermias causadas por medicamentos de uso sistêmico; abrange a incidência, as características e a patogênese, bem como fornece algumas diretrizes sobre o tratamento, determinação da etiologia e futura utilização dos fármacos.

USO DE FÁRMACOS VENDIDOS COM PRESCRIÇÃO NOS ESTADOS UNIDOS

Nos Estados Unidos, mais de 4 bilhões de prescrições para mais de 60 mil produtos farmacêuticos são dispensadas anualmente. Somente os pacientes internados em hospitais recebem anualmente cerca de 120 milhões de intervenções com terapia medicamentosa, e metade dos estadounidenses adultos recebem fármacos prescritos regularmente em atendimentos ambulatoriais. Os efeitos adversos de um medicamento prescrito podem resultar em 4,5 milhões de consultas de urgência ou emergência e mais de 7.000 mortes anualmente nos Estados Unidos. Muitos pacientes usam medicamentos isentos de prescrição que podem causar reações cutâneas adversas.

INCIDÊNCIA DE REAÇÕES CUTÂNEAS

Vários estudos prospectivos recentes relataram que as reações cutâneas agudas aos medicamentos afetam entre 2,2 e 10 a cada 1.000 pacientes hospitalizados. As reações costumam ocorrer de alguns dias até 4 semanas após o início da terapia.

Em uma série de 48.005 pacientes internados em um período de 20 anos, a erupção morbiliforme (91%) e a urticária (6%) foram as reações cutâneas mais frequentes, sendo os antimicrobianos, contrastes radiológicos e anti-inflamatórios não esteroides (AINEs) as associações medicamentosas mais comuns. As reações de hipersensibilidade graves aos medicamentos têm sido relatadas em cerca de 1 por 1.000 até 2 por milhão de usuários, dependendo do tipo de reação. Embora raras, as reações cutâneas graves aos fármacos têm impacto importante sobre a saúde devido às sequelas significativas; além disso, elas podem exigir hospitalização, aumentar a duração da permanência hospitalar ou serem potencialmente fatais. Algumas populações têm risco aumentado de farmacodermias, incluindo idosos, pacientes com doenças autoimunes, receptores de transplante de células-tronco hematopoiéticas e aqueles com infecção aguda pelos vírus Epstein-Barr (EBV) ou vírus da imunodeficiência humana (HIV). A fisiopatologia subjacente a essa associação não é conhecida, mas pode estar relacionada a uma desregulação imune. As pessoas com doença avançada pelo HIV (p. ex., contagem de linfócitos T CD4+ < 200 células/μL) têm risco 40 a 50 vezes maior de reações adversas ao sulfametoxazol (Cap. 202) e risco aumentado de reações graves de hipersensibilidade.

Além das erupções agudas, uma variedade de doenças cutâneas pode ser induzida ou exacerbada pela utilização prolongada de fármacos (p. ex., prurido, pigmentação, distúrbios ungueais ou nos cabelos, psoríase, penfigoide bolhoso, fotossensibilidade e até neoplasias cutâneas). Essas reações medicamentosas não são frequentes, mas nem sua incidência nem seu impacto na saúde pública foram avaliados.

PATOGÊNESE DAS FARMACODERMIAS

As respostas cutâneas adversas a fármacos podem surgir como resultado de mecanismos imunológicos e não imunológicos.

REAÇÕES MEDICAMENTOSAS NÃO IMUNOLÓGICAS

Exemplos de reações medicamentosas não imunológicas são as alterações pigmentares relacionadas ao acúmulo na derme de medicamentos ou de seus metabólitos; alteração dos folículos pilosos por antimetabólitos e inibidores da sinalização; e lipodistrofia associada a efeitos metabólicos de medicamentos anti-HIV. Esses efeitos colaterais são previsíveis e, algumas vezes, podem ser evitados.

REAÇÕES MEDICAMENTOSAS IMUNOLÓGICAS

As evidências sugerem uma base imunológica para a maioria das erupções medicamentosas agudas. As reações medicamentosas podem resultar da liberação imediata de mediadores pré-formados (p. ex., urticária, anafilaxia), reações mediadas por anticorpos, deposição de complexos imunes e respostas específicas a antígenos. Clones de células T CD4+ e CD8+ fármaco-específicos podem originar-se do sangue ou de lesões cutâneas de pacientes com uma variedade de alergias medicamentosas, sugerindo fortemente que essas células T medeiam a alergia medicamentosa de uma maneira antígeno-específica. A apresentação de fármacos a células T é restrita ao complexo de histocompatibilidade principal (MHC) e provavelmente envolve o reconhecimento de complexos fármaco-peptídeo por receptores de células T (TCRs) específicos.

Após o fármaco induzir uma resposta imune, o fenótipo final da reação é determinado pela natureza dos efetores: células T citotóxicas (CD8+) em reações bolhosas e em determinadas reações de hipersensibilidade; quimiocinas para reações mediadas por neutrófilos ou eosinófilos; e colaboração com células B para a produção de anticorpos específicos para as reações urticariformes. As reações imunológicas foram recentemente classificadas em outros subtipos, fornecendo um modelo útil para a designação de reações medicamentosas adversas com base no envolvimento de vias imunes específicas (Tab. 60-1).

Reações imediatas As reações imediatas dependem da liberação de mediadores da inflamação pelos mastócitos do tecido ou pelos basófilos circulantes. Esses mediadores consistem em histamina, leucotrienos, prostaglandinas, bradicininas, fator de ativação das plaquetas, enzimas e proteoglicanas. Os fármacos podem desencadear a liberação do mediador diretamente (reação "anafilactoide") ou por meio de anticorpos IgE-específicos. Essas reações em geral manifestam-se na pele e nos sistemas gastrintestinal, respiratório e cardiovascular (Cap. 353). Os sinais e sintomas primários incluem prurido, urticária, náuseas, vômitos, cólicas abdominais, broncospasmo, edema laríngeo e, ocasionalmente, choque anafilático com hipotensão e morte. Eles ocorrem em um período de minutos após a exposição ao fármaco. Os AINEs, inclusive o ácido acetilsalicílico, e os meios de contraste, são causas frequentes de degranulação direta de mastócitos ou de reações anafilactoides que podem ocorrer na primeira exposição. As penicilinas e os relaxantes musculares usados na anestesia geral são as causas mais frequentes de reações medicamentosas dependentes da IgE que requerem sensibilização prévia. A liberação dos mediadores é desencadeada quando conjugados proteicos de fármacos polivalentes fazem ligação cruzada com as moléculas de IgE fixadas nas células sensibilizadas. Determinadas vias de administração favorecem padrões clínicos diferentes (p. ex., efeitos gastrintestinais por via oral, efeitos circulatórios por via intravenosa).

Reações dependentes de imunocomplexo A doença do soro é causada por depósitos teciduais de imunocomplexos circulantes com consumo de complemento. Caracteriza-se por febre, artrite, nefrite, neurite, edema e um exantema urticariforme, papular ou purpúrico (Cap. 363). Foi descrita pela primeira vez após a administração de soro não humano, atualmente ocorre com o uso anticorpos monoclonais e outros medicamentos semelhantes. Na doença do soro clássica, os sintomas desenvolvem-se 6 dias ou mais após a exposição ao fármaco, com o período latente representando o tempo necessário para sintetizar o anticorpo. As vasculites, complicações medicamentosas relativamente raras, também podem ser resultado do depósito de imunocomplexos (Cap. 363). Penicilina, cefaclor, amoxicilina, sulfametoxazol-trimetoprima e anticorpos monoclonais, como infliximabe, rituximabe e omalizumabe, podem estar associados a reações clinicamente semelhantes às reações tipo doença do soro (RTDS). O mecanismo dessa reação é desconhecido, mas não está relacionado com a formação de imunocomplexos ou a ativação do complemento, e o envolvimento sistêmico é raro. Enquanto a doença do soro ocorre mais comumente em adultos, as RTDS são mais frequentemente observadas em crianças.

TABELA 60-1 ■ Classificação das reações medicamentosas adversas de acordo com a via imune

Tipo	Via principal	Mediadores imunes principais	Tipo de reação medicamentosa adversa
Tipo I	IgE	IgE	Urticária, angioedema, anafilaxia
Tipo II	Citotoxicidade mediada por IgG	IgG	Hemólise induzida por fármacos, trombocitopenia (p. ex., penicilina)
Tipo III	Imunocomplexos	IgG + antígeno	Vasculite, doença do soro, lúpus induzido por fármacos
Tipo IVa	Inflamação com macrófagos mediada por linfócitos T	IFN-γ, TNF-α Células T_H1	Teste cutâneo com tuberculina, dermatite de contato
Tipo IVb	Inflamação com eosinófilos mediada por linfócitos T	IL-4, IL-5, IL-13 Células T_H2 Eosinófilos	DIHS Erupção morbiliforme
Tipo IVc	Inflamação com linfócitos T citotóxicos mediada por linfócitos T	Linfócitos T citotóxicos Granzima Perforina Granulisina (SSJ/NET apenas)	SSJ/NET Erupção morbiliforme
Tipo IVd	Inflamação com neutrófilos mediada por linfócitos T	CXCL8, IL-17, GM-CSF Neutrófilos	PEGA

Siglas: DIHS, síndrome de hipersensibilidade induzida por fármacos; GM-CSF, fator estimulante de colônias de granulócitos-macrófagos; IFN, interferon; IL, interleucina; NET, necrólise epidérmica tóxica; PEGA, pustulose exantemática generalizada aguda; SSJ, síndrome de Stevens-Johnson; TNF, fator de necrose tumoral.

Hipersensibilidade tardia Apesar de não ser completamente compreendida, a hipersensibilidade tardia causada por células T específicas para fármacos é um mecanismo importante para as erupções medicamentosas mais comuns (i.e., erupções morbiliformes) e também formas raras e graves como a síndrome de hipersensibilidade induzida por fármacos (DIHS, de *drug-induced hypersensitivity syndrome*) (também conhecida como reação medicamentosa com eosinofilia e sintomas sistêmicos [DRESS, de *drug rash with eosinophilia and systemic symptoms*]), pustulose exantemática generalizada aguda (PEGA), síndrome de Stevens-Johnson (SSJ) e necrólise epidérmica tóxica (NET) (Tab. 60-1). As células T fármaco-específicas foram detectadas nesses tipos de erupções medicamentosas. Na NET, as lesões cutâneas contêm linfócitos T reativos a linfócitos e queratinócitos autólogos em uma via fármaco-específica, restrita ao antígeno leucocitário humano (HLA) e mediada pela perforina/granzima. No caso da carbamazepina, estudos identificaram linfócitos T citotóxicos (LTCs) reativos a esse fármaco que utilizam repertórios TCR V-alfa e V-beta altamente restritos em pacientes com hipersensibilidade à carbamazepina e que não são encontrados em pessoas tolerantes a ela.

Não se sabe qual(is) o(s) mecanismo(s) responsável(is) pela ativação de células T. Há duas hipóteses principais: primeiro, que os antígenos responsáveis por essas reações possam ser o próprio fármaco nativo ou componentes do fármaco que formam complexos covalentes com proteínas endógenas, apresentadas em associação com moléculas HLA às células T por meio da via clássica de apresentação de antígenos; ou, de modo alternativo, por meio de interação direta do fármaco/metabólito com o TCR ou HLA carregada com peptídeo (p. ex., a interação farmacológica de fármacos com receptores imunes ou hipótese p-i). Dados recentes de cristalografia de raios X caracterizando a ligação entre moléculas HLA específicas e fármacos que sabidamente causam reações de hipersensibilidade demonstram alterações exclusivas no sulco de ligação do peptídeo MHC, sugerindo uma base molecular para a ativação de células T e o desenvolvimento de reações de hipersensibilidade.

FATORES GENÉTICOS E FARMACODERMIAS

Determinantes genéticos podem predispor um indivíduo a reações medicamentosas graves por afetar o metabolismo do fármaco ou as respostas imunológicas aos fármacos. Polimorfismos em enzimas do citocromo P450, metilação e acetilação de fármacos (como a atividade da tiopurina-metiltransferase e da azatioprina) e outras formas de metabolismo (como a glicose-6-fosfato-desidrogenase e dapsona) podem aumentar a suscetibilidade à toxicidade farmacológica ou à subdose e aumentar o risco de interações medicamentosas, salientando o papel de efeitos farmacocinéticos ou farmacodinâmicos diferenciais. O valor do rastreamento de rotina de enzimas P450 para prever as reações cutâneas não foi determinado, embora sua relação custo-efetividade em determinadas populações (p. ex., pacientes com distúrbios convulsivos, depressão), além dos pacientes que estejam considerando terapias específicas (p. ex., tamoxifeno, varfarina) tenha sido sugerida.

Associações entre hipersensibilidades medicamentosas e haplótipos HLA sugerem um papel importante para os mecanismos imunes, especialmente aqueles que levam ao envolvimento cutâneo. A hipersensibilidade ao medicamento anti-HIV abacavir está fortemente associada ao HLA B*57:01 (Cap. 202). Em Taiwan, em uma população homogênea de chineses Han, observou-se uma associação forte entre SSJ/NET (mas não DIHS) relacionada com a carbamazepina e com o HLA B*15:02. Na mesma população, outra associação forte foi encontrada entre HLA-B*58:01 e SSJ, NET ou DIHS com alopurinol. Essas associações são específicas para fármaco e fenótipo; isto é, a estimulação de células T HLA-específicas por medicamentos leva a reações diferentes. Porém, embora essa associação genética seja forte,ela não é suficiente para causar reações graves de hipersensibilidade aos fármacos.

CONSIDERAÇÕES GLOBAIS

O reconhecimento das associações do HLA com hipersensibilidade a fármacos resultou em recomendações para o rastreamento em populações de alto risco. O rastreamento genético para o HLA-B*57:01 para evitar a hipersensibilidade ao abacavir, que tem um valor preditivo negativo de 100% quando confirmado por teste cutâneo e 55% de valor preditivo positivo generalizável entre as etnias, está se tornando o padrão de cuidados clínicos no mundo todo (número necessário para tratar = 13). A Food and Drug Administration recomendou o rastreamento para o HLA-B*15:02 em indivíduos asiáticos antes de receber uma nova prescrição de carbamazepina. O American College of Rheumatology recomendou o rastreamento para o HLA-B*58:01 de pacientes chineses Han que recebem alopurinol. Até o momento, o rastreamento para um único HLA (mas não para múltiplos haplótipos de HLA) em populações específicas se mostrou custo-efetivo (p. ex., rastreamento para HLA-B*1301 em pacientes chineses com hanseníase tratados com dapsona). A testagem genética para haplótipos HLA específicos e o rastreamento funcional para o repertório TCR para a identificação de pacientes em risco está se tornando mais amplamente disponível e antecipa a era da medicina personalizada e farmacogenômica.

APRESENTAÇÃO CLÍNICA DAS FARMACODERMIAS

REAÇÕES CUTÂNEAS NÃO IMUNES

Exacerbação ou indução de doenças dermatológicas Uma variedade de agentes pode exacerbar doenças preexistentes ou induzir – ou revelar – uma doença que pode ou não desaparecer após a suspensão do medicamento indutor. Por exemplo, AINEs, lítio, betabloqueadores, antagonistas do fator de necrose tumoral (TNF), interferon (IFN) α e inibidores da enzima conversora da angiotensina (IECAs) podem exacerbar a psoríase em placas, enquanto os antimaláricos e a suspensão dos glicocorticoides sistêmicos podem piorar a psoríase pustular. A situação dos inibidores do TNF-α é incomum, pois essa classe de medicamentos é usada para tratar a psoríase; porém, elas podem induzir a psoríase (especialmente palmoplantar) em pacientes tratados para outras doenças. A acne pode ser induzida por glicocorticoides, androgênios, lítio e antidepressivos. Erupções foliculares papulares ou pustulares de face e tronco, algumas vezes simulando a acne, frequentemente ocorrem com os antagonistas do receptor do fator de crescimento epidérmico (EGFR), os inibidores da proteína-cinase ativada por mitógenos (MEK) e outros inibidores direcionados. No caso dos antagonistas de EGFR, a gravidade da erupção se correlaciona com um melhor efeito antineoplásico. Essa erupção costuma responder e ser prevenida por antibióticos tipo tetraciclina.

Vários medicamentos induzem ou exacerbam doença autoimune. Os inibidores do *checkpoint* induzem a uma ampla gama de reações autoimunes sistêmicas, incluindo aquelas cutâneas. A interleucina (IL) 2, o IFN-α e o anti-TNF-α estão associados a lúpus eritematoso sistêmico (LES) de início recente. O lúpus induzido por fármacos é classicamente marcado por fatores antinucleares e anti-histona e, em alguns casos, anti-DNA de fita dupla (D-penicilamina, anti-TNF-α) ou anticorpos anticitoplasma de neutrófilos perinucleares (p-ANCA) (minociclina). O lúpus eritematoso cutâneo subagudo (LECS) pode ser induzido por uma lista crescente de fármacos, incluindo diuréticos tiazídicos, inibidores da bomba de prótons, inibidores de TNF, terbinafina e minociclina. A dermatomiosite induzida por fármacos pode raramente ocorrer com os inibidores de TNF ou a capecitabina; a hidroxiureia pode induzir aos achados cutâneos da dermatomiosite. IFN e inibidores de TNF, além dos inibidores do *checkpoint*, podem induzir a doença granulomatosa e sarcoidose. Doenças bolhosas autoimunes também podem ser induzidas por fármacos: pênfigo por D-penicilamina e IECAs; penfigoide bolhoso por inibidores de DPP4, furosemida e inibidor da PD-1; e dermatose linear bolhosa por IgA por vancomicina. Outros medicamentos podem causar reações cutâneas altamente específicas. O agente de contraste gadolínio foi associado a fibrose sistêmica nefrogênica, uma condição de esclerose da pele com raro envolvimento de órgãos internos; o comprometimento renal avançado pode ser um fator de risco importante. Fator estimulante de colônias de granulócitos, azacitidina, ácido all-*trans*-retinoico, a classe de fármacos inibidores de *FLT3* e, raramente, a cocaína contaminada por levamisol, podem induzir a dermatoses neutrofílicas. Nesses casos, a hipótese de que um fármaco pode ser o responsável deve sempre ser considerada, mesmo após o tratamento estar completo. Além disso, podem surgir reações em casos de terapia medicamentosa por longo prazo devido a alterações na dose ou no metabolismo do hospedeiro. A resolução da reação cutânea pode ser lenta após a suspensão do medicamento.

Erupções por fotossensibilidade As erupções por fotossensibilidade em geral são mais acentuadas nas áreas expostas ao sol, mas podem estender-se para as áreas protegidas do sol. O mecanismo é quase sempre fototóxico. As reações fototóxicas são semelhantes às queimaduras solares e podem ocorrer junto a primeira exposição ao fármaco. Pode haver formação de bolhas na pseudoporfiria relacionada a fármacos, mais comumente com AINEs. A gravidade das reações depende do nível de fármaco no tecido, de sua eficiência como fotossensibilizador e da extensão da exposição aos comprimentos de onda de luz ultravioleta (UV) (Cap. 61).

Fármacos orais fotossensibilizantes comumente administrados incluem fluoroquinolonas, tetraciclina e sulfametoxazol-trimetoprima. Outros fármacos menos frequentemente implicados são clorpromazina, tiazídicos, AINEs e inibidores de BRAF. O voriconazol pode resultar em fotossensibilidade grave, fotoenvelhecimento acelerado e carcinogênese cutânea.

Pelo fato de a UVA e de a luz visível, que desencadeiam essas reações, não serem facilmente absorvidas por filtros solares não opacos e serem propagadas através do vidro da janela, as reações por fotossensibilidade podem ser difíceis de serem bloqueadas. As reações de fotossensibilidade diminuem com a suspensão do fármaco ou da radiação UV, uso de filtros solares que bloqueiam a luz UVA e tratamento da reação como se fosse uma queimadura solar. Raramente, os indivíduos desenvolvem reatividade persistente à luz, e precisam evitar, por um longo tempo, a exposição à luz solar. Alguns agentes quimioterápicos, como o metotrexato, podem induzir uma reação de reativação UV caracterizada por erupção eritematosa discretamente descamativa em locais de exposição solar prévia intensa.

Alterações na pigmentação Fármacos sistêmicos ou tópicos podem causar uma variedade de alterações pigmentares na pele ao desencadear a produção de melanina por melanócitos (como no caso de contraceptivos orais causando melasma) ou devido à sua deposição ou de seus metabólitos. O uso por longo período de minociclina e amiodarona pode causar uma pigmentação cinza-azulada. Fenotiazina, ouro e bismuto resultam em pigmentação marrom-acinzentada das áreas expostas ao sol. Inúmeros agentes quimioterápicos contra o câncer podem ser associados a padrões

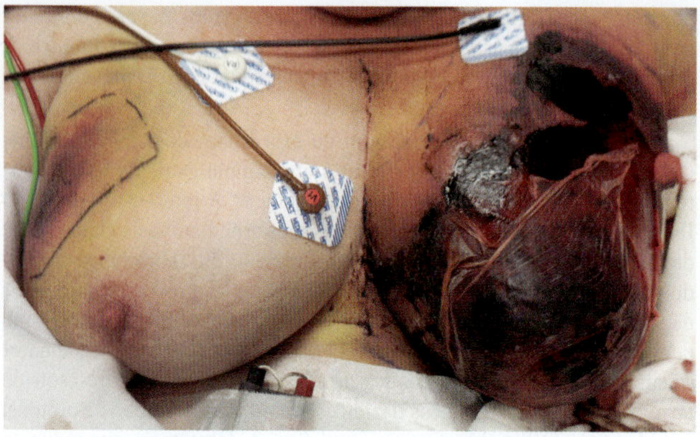

FIGURA 60-1 **Necrose por varfarina** envolvendo as mamas.

característicos de pigmentação (p. ex., bleomicina, bussulfano, daunorrubicina, ciclofosfamida, hidroxiureia, fluoruracila e metotrexato). A clofazimina causa uma lipofuscinose induzida por fármacos com coloração característica vermelho-amarronzada. A hiperpigmentação da face, membranas mucosas e regiões pré-tibiais e subungueais ocorre com os antimaláricos. A quinacrina causa descoloração generalizada amarelada. As alterações de pigmentação também podem ocorrer em mucosas (bussulfano, bismuto), conjuntivas (clorpromazina, tioridazina, imipramina, clomipramina), unhas (zidovudina, doxorrubicina, ciclofosfamida, bleomicina, fluoruracila, hidroxiureia), pelos e dentes (tetraciclinas).

Necrose cutânea devido à varfarina Essa reação rara (0,01-0,1%) normalmente ocorre entre o terceiro e o décimo dia de terapia com varfarina, em geral nas mulheres. Os locais comuns são os seios, as coxas e as nádegas (Fig. 60-1). As lesões são nitidamente demarcadas, eritematosas ou purpúricas, podendo progredir, formando bolhas grandes e hemorrágicas com necrose e formação de escaras.

A anticoagulação com varfarina na deficiência de proteína C ou S causa uma queda adicional nos níveis circulantes de anticoagulantes endógenos que já estão reduzidos, permitindo hipercoagulabilidade e trombose na microvasculatura cutânea, com consequentes áreas de necrose. A necrose induzida pela heparina pode apresentar aspectos clinicamente semelhantes, mas provavelmente é causada pela agregação de plaquetas induzida pela heparina com a subsequente oclusão dos vasos sanguíneos; pode afetar áreas adjacentes ao local da injeção ou locais mais distantes se infundida. A cocaína contaminada com levamisol (e, mais recentemente, a heroína) pode induzir a uma necrose cutânea semelhante; porém, a distribuição tende a envolver as orelhas e bochechas predominantemente, com púrpuras estreladas ou retiformes. Os pacientes podem apresentar contagens anormais de leucócitos e podem ter positividade dupla para p-ANCA e c-ANCA.

Distúrbios de cabelos induzidos por fármacos • **PERDA DE CABELOS INDUZIDA POR FÁRMACOS** As medicações podem afetar os folículos pilosos em duas fases diferentes de seu ciclo de crescimento: anágeno (crescimento) e telógeno (repouso). O *eflúvio anágeno* ocorre em um período de dias após a administração do fármaco, especialmente com antimetabólitos ou outros fármacos quimioterápicos. Em contrapartida, no *eflúvio telógeno*, o atraso é de 2 a 4 meses após o início de uma nova medicação. Ambos se apresentam como alopecia não cicatricial difusa, mais comumente reversível após a suspensão do agente responsável.

Um número considerável de fármacos foram associados com a perda de cabelos. Isso inclui agentes antineoplásicos (agentes alquilantes, bleomicina, alcaloides da vinca, compostos de platina), anticonvulsivantes (carbamazepina, valproato), betabloqueadores, antidepressivos, fármacos antitireoidianos, IFNs, contraceptivos orais e agentes redutores do colesterol.

CRESCIMENTO DE CABELOS INDUZIDO POR FÁRMACOS Os medicamentos também podem causar crescimento de cabelos. Hirsutismo é um crescimento excessivo de pelos terminais em padrão masculino em uma mulher, mais comumente na face e no tronco, devido à estimulação androgênica de folículos pilosos sensíveis a hormônios (esteroides anabolizantes, contraceptivos orais, testosterona, corticotropina). A hipertricose é um padrão distinto de crescimento dos pelos, de padrão não masculino, geralmente localizado na fronte e regiões temporais da face. Os fármacos responsáveis pela hipertricose consistem em anti-inflamatórios, glicocorticoides, vasodilatadores (diazóxido, minoxidil), diuréticos (acetazolamida), anticonvulsivantes (fenitoína), agentes imunossupressores (ciclosporina A), psoralenos e zidovudina.

As alterações na cor ou na estrutura dos cabelos são efeitos adversos incomuns de medicamentos. A descoloração dos cabelos pode ocorrer com a cloroquina, IFN-α, agentes quimioterápicos e inibidores da tirosina-cinase. As alterações na estrutura capilar foram observadas em pacientes que receberam inibidores do EGFR, inibidores de BRAF, inibidores da tirosina-cinase e acitretina.

Distúrbios de unhas induzidos por fármacos Os distúrbios ungueais relacionados com fármacos em geral envolvem as 20 unhas e precisam de meses para desaparecer após a suspensão do medicamento. A patogênese é mais frequentemente tóxica. As alterações ungueais induzidas por fármacos incluem linhas de Beau (depressão transversal da lâmina ungueal), onicólise (descolamento da parte distal da lâmina ungueal), onicomadese (descolamento da parte proximal da lâmina ungueal), pigmentação e paroníquia (inflamação da pele periungueal).

ONICÓLISE A onicólise ocorre com tetraciclinas, fluoroquinolonas, retinoides, AINEs e outros, incluindo muitos agentes quimioterápicos, podendo ser desencadeada pela exposição à luz do sol.

ONICOMADESE É causada por parada temporária da atividade mitótica da matriz ungueal. Entre os fármacos comuns relatados como indutores de onicomadese estão a carbamazepina, o lítio, os retinoides e os agentes quimioterápicos como os taxanos.

PARONÍQUIA A paroníquia e granulomas piogênicos múltiplos com abscessos periungueais progressivos e dolorosos dos dedos das mãos e dos pés são um efeito colateral dos retinoides sistêmicos, lamivudina, indinavir e anticorpos monoclonais anti-EGFR.

MUDANÇA DE COR DAS UNHAS Alguns fármacos, como antraciclinas, taxanos, fluoruracila, psoralenos e zidovudina, podem induzir à hiperpigmentação do leito ungueal por meio da estimulação dos melanócitos. Isso parece ser reversível e dependente da dose.

Eritema tóxico e outras reações decorrentes da quimioterapia Como muitos agentes usados na quimioterapia contra o câncer inibem a divisão celular, os elementos da pele que se proliferam rapidamente, como cabelos, membranas mucosas e apêndices, são sensíveis a seus efeitos. Um amplo espectro de toxicidades cutâneas relacionadas à quimioterapia foi relatado, incluindo hidradenite écrina neutrofílica, celulite estéril, dermatite esfoliativa e eritema flexural; a nomenclatura recente classifica essas alterações sob o diagnóstico único de eritema tóxico da quimioterapia (TEC, de *toxic erythema of chemotherapy*) (Fig. 60-2). O eritema acral é marcado por disestesia e uma erupção eritematosa e edematosa das palmas e plantas. Causas comuns incluem citarabina, doxorrubicina, metotrexato, hidroxiureia, fluorouracila e capecitabina.

A recente introdução de muitos novos anticorpos monoclonais e pequenos inibidores da sinalização molecular para o tratamento do câncer foi acompanhada por inúmeros relatos de toxicidade na pele e nos cabelos; apenas os casos mais comuns são relatados nesse texto. Os antagonistas do EGFR induzem erupções foliculares e toxicidade ungueal após um intervalo médio de 10 dias na maioria dos pacientes. Xerose, erupções eczematosas, erupções acneiformes e prurido são comuns. O erlotinibe está associado a alterações marcantes na textura dos cabelos. O sorafenibe, um inibidor da tirosina-cinase, pode resultar em erupções foliculares e erupções bolhosas focais em regiões palmoplantares, flexurais ou de pressão por fricção. Os inibidores de BRAF estão associados a fotossensibilidade, hiperceratose palmoplantar, encaracolamento de pelos, erupção disceratótica (tipo Grover), neoplasias cutâneas benignas hiperceratóticas e carcinomas escamosos tipo ceratoacantomas. Erupção, prurido e descoloração tipo vitiligo foram relatados em associação com o tratamento com ipilimumabe (anti-CTLA4). Até 50% dos pacientes experimentam erupções cutâneas imunomediadas, incluindo reações granulomatosas, dermatomiosite, paniculite e vasculite. A classe dos fármacos inibidores do *checkpoint* (incluindo os agentes anti-CTLA4, anti-PD-1 e anti-PD-L1) pode induzir a uma ampla gama de erupções cutâneas além do vitiligo, incluindo as erupções liquenoides, eczematosas, granulomatosas, papuloescamosas e de paniculite.

REAÇÕES CUTÂNEAS IMUNES COMUNS

Erupções maculopapulares As erupções morbiliformes ou maculopapulares (Fig. 60-3) são as mais comuns entre todas as reações induzidas por

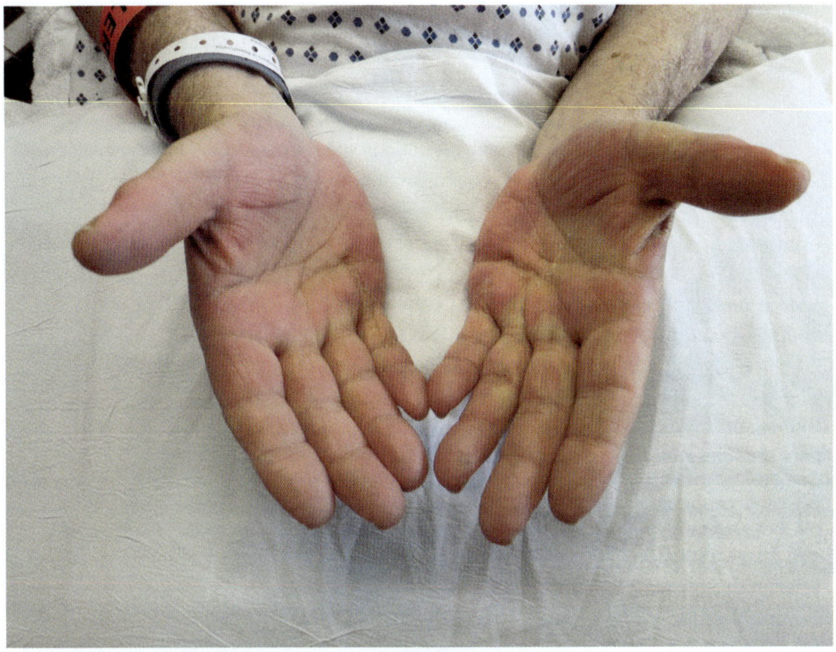

FIGURA 60-2 Eritema tóxico da quimioterapia.

fármacos. Frequentemente começam no tronco ou em áreas intertriginosas e consistem em máculas e pápulas eritematosas simétricas e confluentes que empalidecem à compressão. Máculas que não empalidecem à compressão, de cor escura ou vermelho-vivo, além do envolvimento de mucosas, devem levar a uma suspeita de reação mais grave. O envolvimento facial nas erupções morbiliformes também é incomum, e a presença de lesões faciais extensas com edema facial sugere DIHS. O diagnóstico de erupções morbiliformes raramente é auxiliado por exames laboratoriais ou biópsia de pele.

As erupções morbiliformes podem estar associadas a prurido moderado a intenso e febre. Um exantema viral é outra suspeita diagnóstica diferencial, especialmente em crianças, e doença do enxerto contra o hospedeiro também é uma hipótese no contexto clínico adequado. A ausência de enantemas, de sintomas nas orelhas, nariz, garganta, bem como no trato respiratório superior, e o polimorfismo das lesões cutâneas sustentam o diagnóstico de erupção medicamentosa em detrimento da viral. Agentes causadores comuns incluem aminopenicilinas, cefalosporinas, sulfonamidas antibacterianas, alopurinol ou antiepilépticos. Betabloqueadores, bloqueadores dos canais de cálcio e IECAs raramente são os culpados; porém, qualquer fármaco pode causar um exantema morbiliforme. Alguns medicamentos têm taxas muito altas de erupção morbiliforme, incluindo nevirapina e lamotrigina, mesmo na ausência de reações de DIHS. A erupção morbiliforme da lamotrigina está associada a doses iniciais mais elevadas, aumento rápido da dose, uso concomitante de valproato (o que aumenta os níveis e a meia-vida da lamotrigina) e o uso em crianças.

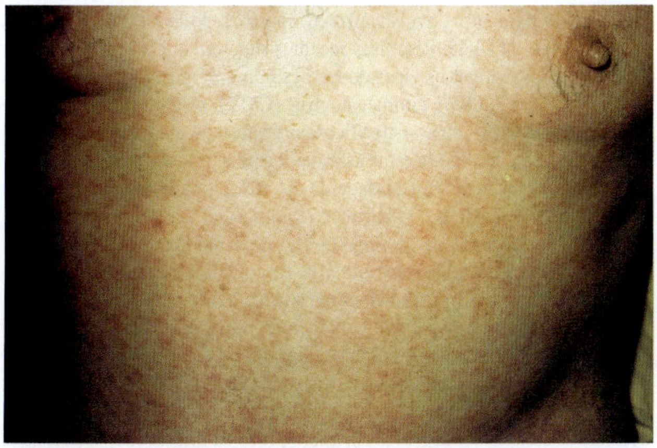

FIGURA 60-3 Erupção medicamentosa morbiliforme.

As reações maculopapulares em geral desenvolvem-se em um período de 1 semana a partir do início da terapia e duram menos de 2 semanas. Ocasionalmente, essas erupções melhoram mesmo com o uso contínuo do fármaco responsável. Como a erupção pode também piorar, o medicamento suspeito deve ser suspenso a menos que seja essencial. É importante observar que a erupção pode continuar a progredir por alguns dias até 1 semana após a suspensão do fármaco. Anti-histamínicos orais e os emolientes podem ajudar a aliviar o prurido. Cursos curtos de glicocorticoides tópicos potentes podem reduzir a inflamação e os sintomas. O tratamento com glicocorticoides sistêmicos raramente é indicado.

Prurido O prurido está associado a quase todas as erupções medicamentosas e, em alguns casos, pode representar o único sintoma da reação cutânea adversa. Ele pode ser aliviado por anti-histamínicos, como hidroxizina ou difenidramina. O prurido decorrente de determinados medicamentos pode necessitar de tratamento diferenciado, como antagonistas seletivos de opioides para o prurido relacionado a opioides.

Urticária/angioedema/anafilaxia A urticária, o segundo tipo mais frequente de reação cutânea a fármacos, se caracteriza por vergões pruriginosos vermelhos de tamanho variável que raramente duram mais de 24 horas. Ela foi observada em associação com quase todos os fármacos, mais frequentemente IECAs, ácido acetilsalicílico, AINEs, penicilina e derivados de sangue. Entretanto, a alergia medicamentosa explica não mais que 10 a 20% dos casos de urticária aguda. O edema profundo nos tecidos dérmicos e subcutâneos é conhecido como angioedema, que pode envolver as membranas mucosas respiratórias e gastrintestinais. A urticária e o angioedema podem ser parte de uma reação anafilática potencialmente fatal.

A urticária induzida por fármacos pode ser causada por três mecanismos: por um mecanismo dependente de IgE, por imunocomplexos circulantes (doença do soro), e pela ativação não imunológica das vias efetoras. As urticárias dependentes de IgE em geral ocorrem dentro de 36 horas a partir da exposição ao fármaco, mas podem ocorrer dentro de minutos. A urticária induzida por imunocomplexos associada a reações tipo doença do soro em geral ocorre 6 a 12 dias após a primeira exposição. Nessa síndrome, a erupção urticariforme (normalmente com placas policíclicas sobre articulações distais) pode ser acompanhada de febre, hematúria, artralgias, disfunção hepática e sintomas neurológicos. Determinados fármacos, como os AINEs, IECAs, antagonistas da angiotensina II, contrastes radiográficos e opioides podem induzir a urticária, angioedema e anafilaxia na ausência de anticorpo fármaco-específico por meio de degranulação direta de mastócitos.

Os agentes de contraste radiológicos são uma causa comum de urticária e, em casos raros, podem causar anafilaxia. Os meios de radiocontraste de alta osmolalidade apresentam uma probabilidade cerca de cinco vezes maior de induzir urticária (1%) ou anafilaxia do que os meios de contraste mais modernos com baixa osmolalidade. Cerca de um terço daqueles com reações leves à exposição anterior reagem novamente na reexposição. O pré-tratamento com prednisona e difenidramina reduz as taxas de reação.

O tratamento da urticária ou do angioedema depende da gravidade da reação. Em casos graves com comprometimento respiratório ou cardiovascular, a epinefrina e os glicocorticoides intravenosos são a base da terapia. Para pacientes com urticária sem sintomas de angioedema ou anafilaxia, a suspensão do medicamento e o uso de anti-histamínicos orais costumam ser suficientes. É recomendado evitar a reexposição ao fármaco; a retestagem, especialmente em pessoas com reações graves, só deve ser feita em ambiente de cuidados intensivos.

Reações anafilactoides A vancomicina está associada à síndrome do "homem vermelho", uma reação anafilactoide relacionada à histamina e caracterizada por rubor, erupção maculopapular difusa e hipotensão. Em casos raros, pode haver parada cardíaca em associação com a infusão intravenosa (IV) rápida do medicamento.

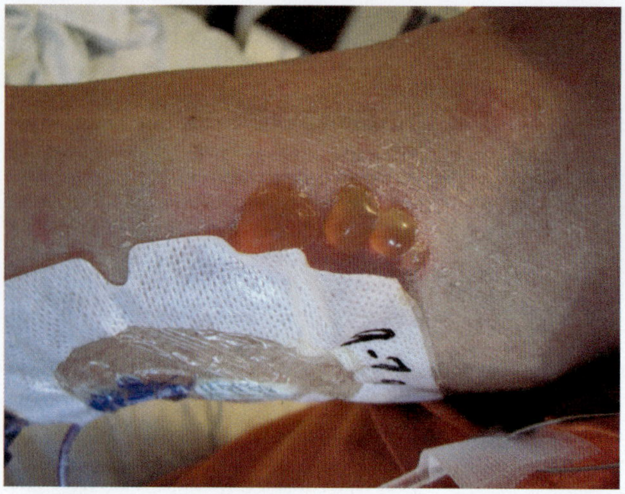

FIGURA 60-4 Dermatite de contato alérgica (bolhosa) por esparadrapo.

Dermatite de contato por irritante/alérgica Os pacientes que usam medicamentos tópicos podem desenvolver uma dermatite de contato alérgica ou por irritante ao medicamento, a um conservante ou a outro componente da fórmula. São comuns as reações a sulfato de neomicina, bacitracina e polimixina B. A dermatite de contato pode ser induzida por esparadrapos, levando a irritação ou bolhas ao redor de cateteres e acessos IV (Fig. 60-4). Soluções mais agressivas para desinfecção da pele podem levar a dermatite localizada irritativa.

Eritema pigmentado fixo Essas reações menos comuns se caracterizam por uma ou mais lesões bem demarcadas vermelhas ou marrons, algumas vezes com eritema violáceo escuro e bolha central (Fig. 60-5). A hiperpigmentação frequentemente ocorre após a resolução da inflamação aguda. Com um novo desafio, o processo recorre na mesma localização (fixa), mas pode se espalhar também para outras áreas. As lesões frequentemente envolvem lábios, mãos, pernas, face, genitália e mucosa oral, causando uma sensação de queimação. A maioria dos pacientes apresenta múltiplas lesões. O eritema pigmentado fixo foi associado à pseudoefedrina (frequentemente uma reação não pigmentada), fenolftaleína (em laxantes), sulfonamidas, tetraciclinas, AINEs, barbitúricos e outros.

REAÇÕES CUTÂNEAS IMUNES RARAS E GRAVES

Síndrome de hipersensibilidade induzida por fármacos A síndrome de hipersensibilidade induzida por fármacos (DIHS) é uma reação medicamentosa sistêmica também conhecida como DRESS (reação medicamentosa com eosinofilia e sintomas sistêmicos); como a eosinofilia nem sempre está presente, o termo DIHS é preferido. Clinicamente, a DIHS se apresenta com um pródromo de febre e sintomas gripais por vários dias, seguidos pelo surgimento de uma erupção morbiliforme difusa, geralmente envolvendo a face (Fig. 60-6). Edema de face e de mãos/pés costuma estar presente. As manifestações sistêmicas incluem linfadenopatia, febre e leucocitose (geralmente com eosinofilia ou linfocitose atípica), bem como hepatite, nefrite, pneumonite, miosite e gastrenterite, em ordem descendente. Podem existir padrões distintos de momento de início e envolvimento dos órgãos. Por exemplo, o alopurinol classicamente induz DIHS com envolvimento renal; os envolvimentos cardíaco e pulmonar são mais comuns com a minociclina; o envolvimento gastrintestinal é visto quase exclusivamente com o abacavir; e alguns medicamentos tipicamente não induzem eosinofilia (abacavir, dapsona, lamotrigina). A reação cutânea em geral começa 2 a 8 semanas após o fármaco ser iniciado e persiste após a sua suspensão. Os sinais e sintomas podem persistir durante várias semanas, especialmente aqueles associados à hepatite. A erupção recorre com a readministração, e as reações cruzadas entre os anticonvulsivantes aromáticos, como a fenitoína, carbamazepina e fenobarbital, são comuns. Outros fármacos que causam DIHS incluem sulfonamidas e outros antibióticos. A hipersensibilidade a metabólitos reativos de fármacos, hidroxilamina para sulfametoxazol e areno-óxido para anticonvulsivantes aromáticos, podem estar envolvidos na patogênese da DIHS. Pesquisas recentes sugerem que agentes farmacológicos podem reativar os vírus do herpes humano quiescentes, incluindo herpes-vírus 6 e 7, EBV e citomegalovírus (CMV), resultando na expansão de linfócitos T CD8+ vírus-específicos com subsequente dano a órgãos-alvo. A reativação viral pode estar associada a pior prognóstico clínico. Têm sido relatadas taxas de mortalidade de até 10%, com a maioria resultante de insuficiência hepática. Os glicocorticoides sistêmicos (1,5-2 mg/kg/dia equivalente de prednisona) devem ser iniciados e reduzidos lentamente ao longo de 8 a 12 semanas, acompanhando-se cuidadosamente os sintomas e exames laboratoriais (incluindo hemograma com diferencial, painel bioquímico básico e função hepática). Um agente poupador de esteroides, como micofenolato de mofetila, imunoglobulina IV ou ciclosporina, pode estar indicado em casos de rápida recorrência com a redução do esteroide. Em todos os casos, a imediata suspensão do fármaco suspeito é necessária. Considerando as complicações graves em longo prazo da miocardite, os pacientes devem ser submetidos a uma avaliação cardíaca nos casos de DIHS grave ou

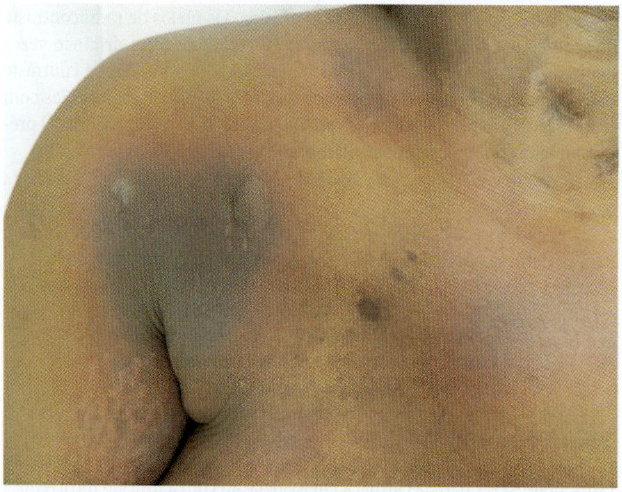

FIGURA 60-5 Eritema pigmentado fixo.

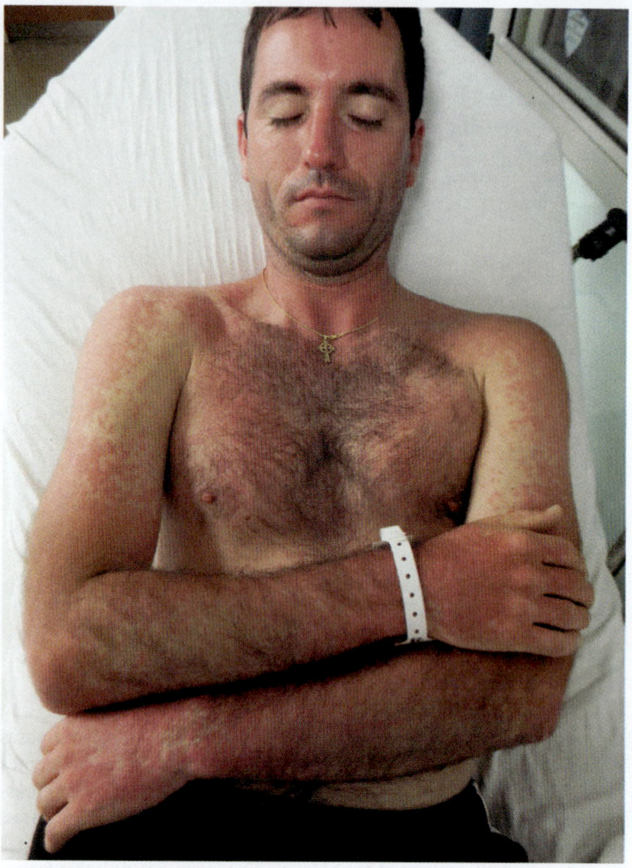

FIGURA 60-6 Síndrome de hipersensibilidade induzida por fármacos/reação medicamentosa com eosinofilia e sintomas sistêmicos (DIHS/DRESS). *(Cortesia de Gildo Micheletti, MD.)*

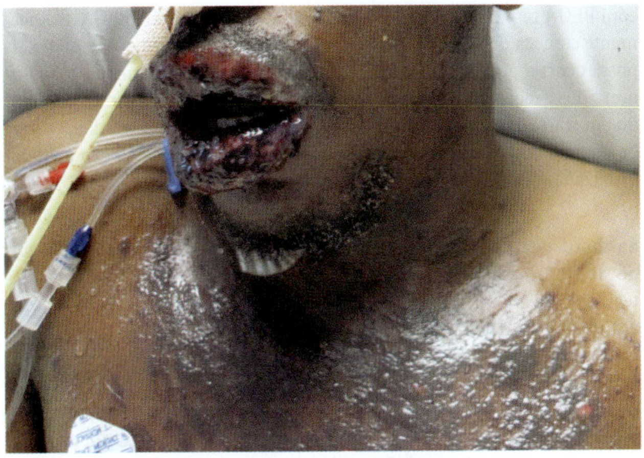

FIGURA 60-7 Síndrome de Stevens-Johnson (SSJ).

se o envolvimento do coração for suspeitado por hipotensão ou arritmias. Os pacientes devem ser rigorosamente monitorados para desaparecimento da disfunção orgânica e para o desenvolvimento de tireoidite autoimune de início tardio e diabetes (até 6 meses).

Síndrome de Stevens-Johnson e necrólise epidérmica tóxica *SSJ* e *NET* são caracterizadas por bolhas e descolamento de mucosas/epiderme resultante de necrose de toda a espessura epidérmica na ausência de inflamação dérmica substancial. O termo *síndrome de Stevens-Johnson* (SSJ) descreve casos em que a área total de superfície corporal com bolhas e posterior descolamento é < 10% (Fig. 60-7). O termo *sobreposição de síndrome de Stevens-Johnson/necrólise epidérmica tóxica* (SSJ/NET) é usado para descrever os casos com 10 a 30% de descolamento (Fig. 60-8), e o termo *necrólise epidérmica tóxica* (NET) para descrever os casos com > 30% de descolamento (Figs. 60-9 e 60-10).

Outras erupções bolhosas com mucosite concomitante podem ser confundidas com SSJ/NET. Eritema multiforme (EM) associado ao vírus do herpes simples se caracteriza por lesões mucosas dolorosas e lesões em alvo, geralmente com distribuição mais acral e com descolamento limitado da pele. A infecção por *Mycoplasma* e outras infecções respiratórias em crianças causa uma apresentação clínica distinta com mucosite proeminente e envolvimento cutâneo limitado. O nome *erupção mucocutânea infecciosa reativa* (RIME, de *reactive infectious mucocutaneous eruption*) foi proposto para ajudar a diferenciar essa entidade clínica, a qual alguns acreditam que possa ser a síndrome originalmente descrita por Stevens e Johnson.

Os pacientes com SSJ/NET inicialmente apresentam febre > 39°C; dor de garganta; conjuntivite; e início agudo de lesões escuras, dolorosas e atípicas em forma de alvo (Fig. 60-11). O envolvimento do trato intestinal e respiratório superior está associado a um mau prognóstico, da mesma forma que idade avançada e maior extensão do descolamento epidérmico. Pelo menos 10% dos pacientes com SSJ e 30% daqueles com NET morrem em função da doença. Os fármacos que mais comumente causam SSJ/NET são sulfonamidas, alopurinol, antiepilépticos (p. ex., lamotrigina, fenitoína, carbamazepina), AINEs do tipo oxicam, β-lactâmicos e outros antibióticos e nevirapina. A biópsia cutânea de congelação pode ajudar no diagnóstico rápido.

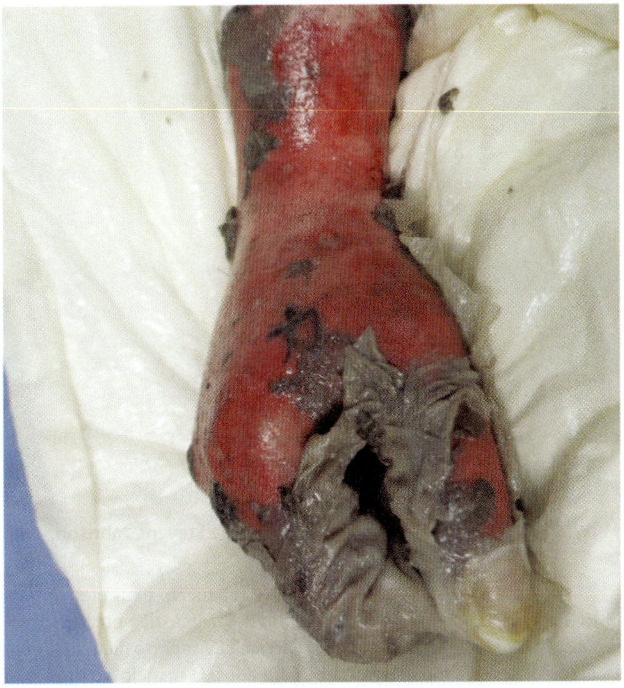

FIGURA 60-9 Necrólise epidérmica tóxica afetando a mão.

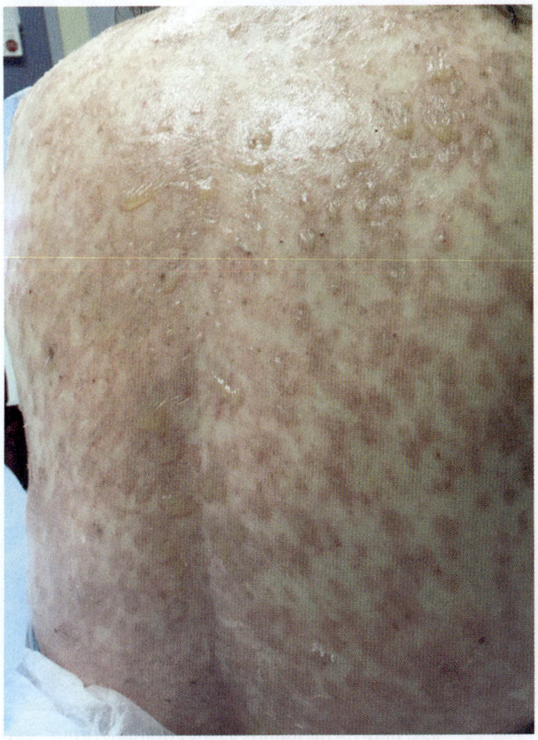

FIGURA 60-8 Sobreposição de SSJ/NET.

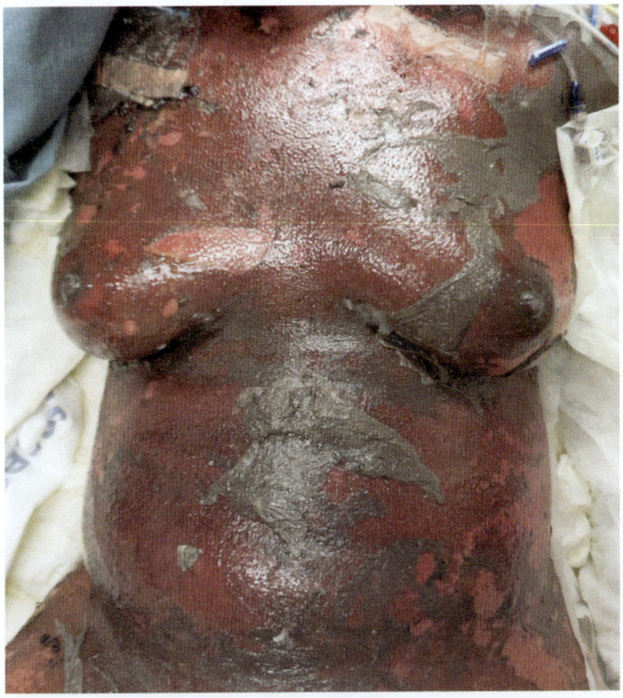

FIGURA 60-10 Necrólise epidérmica tóxica.

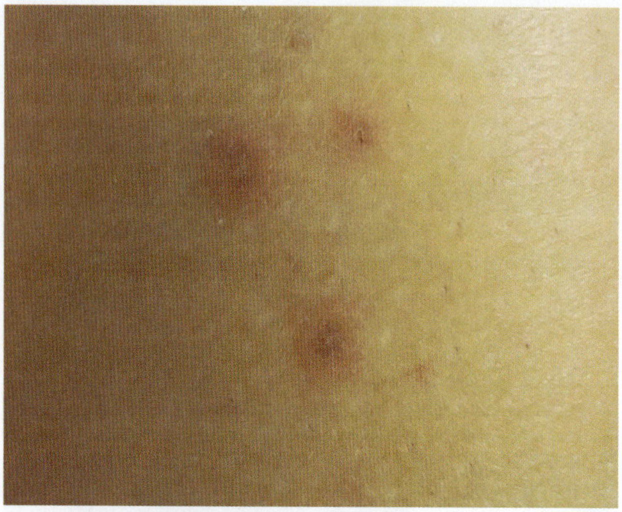

FIGURA 60-11 Lesões em alvo da síndrome de Stevens-Johnson.

Atualmente não há consenso sobre o tratamento mais efetivo para SSJ/NET. Os melhores desfechos derivam de diagnóstico precoce, imediata suspensão do fármaco suspeito e terapia de suporte meticulosa em unidade de terapia intensiva ou de queimados. O manejo de fluidos, o cuidado atraumático de feridas, a prevenção e tratamento de infecções e o suporte oftalmológico e respiratório são fundamentais. A administração precoce de glicocorticoides sistêmicos, imunoglobulina intravenosa, ciclosporina ou etanercepte pode melhorar os desfechos da doença, mas inexistem estudos randomizados avaliando as possíveis terapias são difíceis de realizar.

Erupções pustulares PEGA é um padrão raro de reação que afeta 3 a 5 pessoas por milhão de habitantes anualmente. Acredita-se que ela seja secundária a exposição a medicamentos em > 90% dos casos (Fig. 60-12). Os pacientes tipicamente apresentam eritema difuso ou eritrodermia, bem como picos febris e leucocitose com neutrofilia. Um a dois dias depois há o desenvolvimento de inúmeras pústulas puntiformes sobre o eritema. As pústulas são mais pronunciadas em áreas de dobras corporais; porém, elas podem ficar generalizadas e, quando coalescem, podem causar erosão superficial. Em tais casos, a diferenciação com a erupção da SSJ em seus estágios iniciais pode ser difícil; na PEGA, quaisquer erosões tendem a ser mais superficiais, não havendo envolvimento proeminente de mucosas. A biópsia cutânea mostra coleções de neutrófilos e queratinócitos necróticos esparsos na parte superior da epiderme, diferentemente da necrose epidérmica em toda a espessura que caracteriza a SSJ. Antes do aparecimento das pústulas, a PEGA também pode simular a DIHS devido a febre proeminente e eritrodermia.

O principal diagnóstico diferencial da PEGA é a psoríase pustular aguda, a qual tem aspectos clínico e histológico idênticos. Muitos pacientes com PEGA têm história pessoal ou familiar de psoríase. A PEGA classicamente começa dentro de 24-48 horas da exposição ao fármaco, embora ela possa ocorrer até 1-2 semanas depois. Antibióticos β-lactâmicos, bloqueadores dos canais de cálcio, macrolídeos e outros agentes incitantes (incluindo contrastes radiológicos e dialisatos) também foram relatados. O teste de contato com o fármaco responsável resulta em uma erupção pustular localizada.

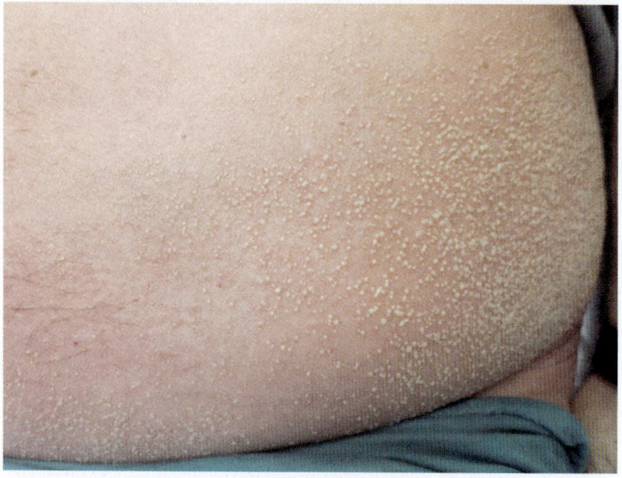

FIGURA 60-12 Pustulose exantematosa generalizada aguda.

Síndromes de hipersensibilidade sobrepostas Um importante conceito na abordagem clínica para erupções medicamentosas graves é a presença de síndromes de sobreposição, mais notavelmente de DIHS com características de NET, DIHS com erupção pustular (tipo PEGA) e PEGA com achados tipo NET. Em diversas séries de casos de PEGA, 50% dos casos tinham características tipo NET ou DRESS e 20% dos casos tinham envolvimento de mucosas lembrando SSJ/NET. Em um estudo, até 20% de todas as erupções medicamentosas graves tinham características sobrepostas, sugerindo que PEGA, DIHS e SSJ/NET representam um espectro clínico com mecanismos fisiopatológicos comuns. A designação de um único diagnóstico com base no envolvimento cutâneo e extracutâneo pode nem sempre ser possível em casos de hipersensibilidade; nessas situações, o tratamento deve ser direcionado às características clínicas dominantes. O momento de início da erupção em relação à administração do fármaco, o que costuma tardar mais na DIHS, e a presença de manifestações sistêmicas como hepatite são indicadores úteis para esse diagnóstico.

Vasculite A vasculite de pequenos vasos cutâneos (VPVC) tipicamente se apresenta com pápulas e máculas purpúricas envolvendo as extremidades inferiores e outras áreas dependentes (Fig. 60-13) (Cap. 363). Vesículas pustulares e hemorrágicas, bem como úlceras arredondadas, também ocorrem. É importante observar que a vasculite pode envolver qualquer órgão, incluindo os rins, articulações, trato gastrintestinal e pulmões, exigindo uma avaliação clínica abrangente para o envolvimento sistêmico. Os fármacos constituem uma causa em cerca de 15% de todos os casos de vasculite de pequenos vasos. Antibióticos, particularmente os β-lactâmicos, são comumente implicados; porém, quase qualquer fármaco pode causar

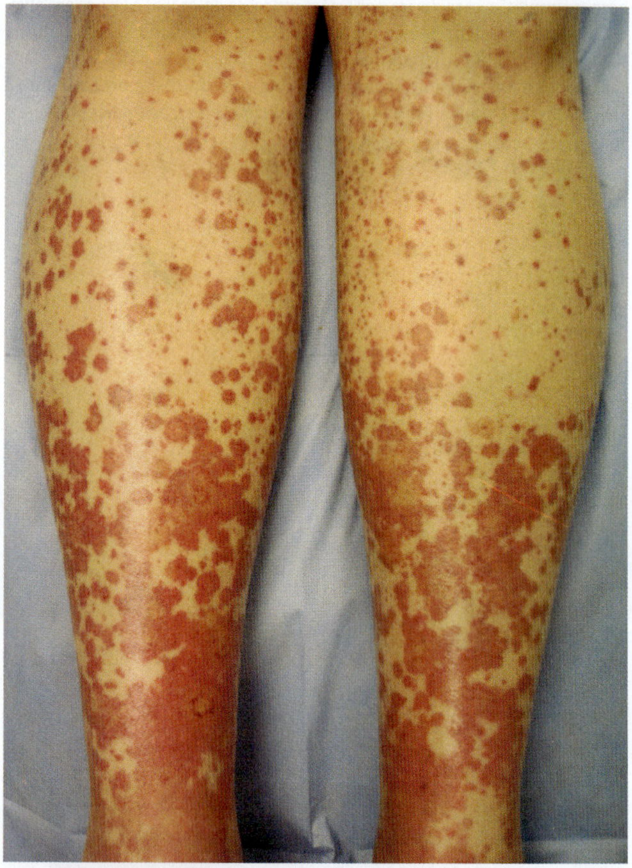

FIGURA 60-13 Vasculite de pequenos vasos cutâneos (VPVC, vasculite leucocitoclástica).

PARTE 2

Principais manifestações e apresentações das doenças

vasculite. A vasculite pode também ser idiopática ou causada por infecção, doença do tecido conectivo ou (raramente) câncer subjacentes.

Tipos raros, mas importantes, de vasculite induzida por fármacos incluem a vasculite por ANCA induzida por fármacos. Esses pacientes apresentam manifestações cutâneas, mas podem desenvolver toda a gama de sintomas associados com a vasculite por ANCA, incluindo glomerulonefrite crescêntica e hemorragia alveolar. Propiltiouracila, metimazol e hidralazina são fármacos comumente envolvidos. A poliarterite nodosa induzida por fármacos tem sido associada com a exposição por longo prazo à minociclina. A presença de eosinófilos perivasculares na biópsia de pele pode ser um indício de possível etiologia medicamentosa.

MANEJO DO PACIENTE COM SUSPEITA DE ERUPÇÃO MEDICAMENTOSA

Há quatro perguntas principais a serem respondidas no que diz respeito a uma possível erupção medicamentosa:

1. A erupção observada é causada por um medicamento?
2. A reação é grave ou está evoluindo com envolvimento sistêmico?
3. Qual(is) os fármaco(s) suspeito(s), e deve haver a suspensão dele(s)?
4. Que recomendação pode ser feita para o uso futuro de medicamentos?

DIAGNÓSTICO PRECOCE DE ERUPÇÕES GRAVES

O rápido reconhecimento de reações potencialmente graves ou que ameacem a vida é de fundamental importância. Nesse aspecto, é melhor definir inicialmente uma suspeita de erupção medicamentosa pelo que ela não é (p. ex., SSJ/NET, DIHS). A Tabela 60-2 lista as manifestações clínicas e laboratoriais que, se presentes, sugerem uma reação grave. A Tabela 60-3 lista as mais importantes entre essas reações, junto com os achados principais e os medicamentos comumente associados. Qualquer dúvida em relação a uma reação grave deve levar a uma consulta imediata com um dermatologista e/ou o encaminhamento do paciente a um centro especializado.

CONFIRMAÇÃO DE REAÇÃO MEDICAMENTOSA

A probabilidade de etiologia medicamentosa varia de acordo com o padrão de reação. Apenas a erupção pigmentada fixa é sempre induzida por fármacos. As erupções morbiliformes em geral são virais em crianças e induzidas por fármacos em adultos. Entre as reações graves, os fármacos são responsáveis por 10 a 20% da anafilaxia e vasculite e entre 70 e 90% da PEGA, DIHS, SSJ e NET. A biópsia cutânea ajuda a caracterizar a reação, mas não indica o agente etiológico medicamentoso. Hemogramas e testes das funções renal e hepática são importantes para a avaliação do envolvimento orgânico. A associação de elevação discreta das enzimas hepáticas e contagem eosinofílica alta é frequente, mas não específica para uma reação medicamentosa. Os exames sanguíneos que podem identificar uma causa alternativa, exames de anticorpo anti-histona (para descartar lúpus induzido por fármacos) e sorologia ou reação em cadeia da polimerase para infecções podem ter grande importância para a determinação da etiologia.

TABELA 60-2 ■ Achados clínicos e laboratoriais sugestivos de farmacodermia grave

Cutâneos
Eritema generalizado
Edema facial
Dor na pele
Púrpura palpável
Lesões escuras ou em alvo
Necrose cutânea
Bolhas ou descolamento epidérmico
Sinal de Nikolsky positivo
Erosões nas membranas mucosas
Edema de lábios ou língua
Gerais
Febre alta
Aumento dos linfonodos
Artralgias ou artrite
Falta de ar, rouquidão, sibilância e hipotensão
Resultados laboratoriais
Contagem dos eosinófilos > 1.000/μL
Linfocitose com linfócitos atípicos
Provas de função hepática ou renal anormais

Fonte: De JC Roujeau, RS Stern: Severe adverse cutaneous reactions to drugs. N Engl J Med 331:1272, 1994. Copyright © 1994 Massachusetts Medical Society. Reimpressa com permissão de Massachusetts Medical Society.

QUAIS FÁRMACOS SUSPEITAR E QUAIS FÁRMACOS SUSPENDER

A maioria dos casos de erupções medicamentosas ocorre durante o primeiro curso do tratamento com um novo medicamento. Uma exceção notável é a urticária e anafilaxia mediadas pela IgE que precisam de pré-sensibilização e desenvolvem-se de minutos a horas após a readministração. Os prazos característicos para o início de uma reação medicamentosa após a administração são os seguintes: 4 a 14 dias para erupções morbiliformes, 2 a 4 dias para PEGA, 5 a 28 dias para SSJ/NET e 14 a 48 dias para DIHS. Uma relação dos fármacos, compilando informações de todos os medicamentos/suplementos atuais ou prévios e o momento da administração em relação à erupção, é uma ferramenta diagnóstica importante para identificar o fármaco responsável. Os medicamentos introduzidos pela primeira vez no período relevante são os primeiros suspeitos. Dois outros elementos importantes para suspeição da causa nesse estágio são (1) a experiência anterior com o fármaco (ou membros relacionados na mesma classe farmacológica) e (2) os candidatos etiológicos alternativos.

A decisão de continuar ou descontinuar qualquer medicamento depende da gravidade da reação, da gravidade da doença primária sendo tratada, do grau de suspeição da causalidade e da viabilidade de um tratamento alternativo mais seguro. Em qualquer reação medicamentosa potencialmente fatal, deve-se tentar eliminar imediatamente todos os possíveis fármacos ou medicamentos desnecessários. Alguns exantemas podem melhorar com o "tratamento" para uma erupção benigna relacionada a fármacos. Contudo, a decisão de tratar uma erupção sem interrupção do agente etiológico farmacológico deve continuar sendo a exceção, e a suspensão de qualquer medicamento suspeito deve ser a regra geral. Por outro lado, os fármacos não suspeitos e importantes para o paciente (p. ex., agentes anti-hipertensivos) geralmente não devem ser suspensos rapidamente. Essa abordagem pode permitir o uso judicioso desses agentes no futuro.

RECOMENDAÇÃO PARA O USO FUTURO DE FÁRMACOS

Os objetivos são (1) evitar a recorrência da erupção medicamentosa e (2) não comprometer futuros tratamentos ao contraindicar de forma inacurada medicamentos que de outra forma seriam úteis.

Uma avaliação abrangente da causalidade de fármacos se baseia no momento da reação, na avaliação de outras causas possíveis e no efeito da retirada ou manutenção do fármaco. O grupo RegiSCAR propôs o Algorithm of Drug Causality for Epidermal Necrolysis (ALDEN) para classificar a probabilidade da causalidade de fármacos na SSJ/NET; a validação deste e de outros instrumentos, como a escala Naranjo de probabilidade de reação medicamentosa adversa, é limitada. Um fármaco com uma causalidade "definitiva" ou "provável" deve ser contraindicado, o paciente deve usar um cartão de alerta ou outro tipo de alerta médico (p. ex., pulseira) e os fármacos devem ser listados no prontuário do paciente como alergênicos.

SENSIBILIDADE CRUZADA

Devido à possibilidade de sensibilidade cruzada entre fármacos quimicamente relacionados, muitos médicos recomendam evitar não apenas o medicamento que induziu a reação, mas também todos os fármacos da mesma classe farmacológica.

Há dois tipos de sensibilidade cruzada. As reações que dependem de uma interação farmacológica podem ocorrer com todos os fármacos que têm como alvo a mesma via, sejam elas estruturalmente semelhantes ou não. Esse é o caso do angioedema causado por AINEs e IECAs. Em tal situação, o risco de recorrência varia de fármaco para fármaco em uma determinada classe; entretanto, geralmente se recomenda evitar todos os fármacos dessa classe. O reconhecimento imunológico de fármacos estruturalmente relacionados é o segundo mecanismo pelo qual ocorre a sensibilidade cruzada. Um exemplo clássico é a hipersensibilidade a antiepilépticos aromáticos (barbitúricos, fenitoína, carbamazepina), com até 50% de reação a um segundo fármaco em pacientes que reagiram a um. Para outros fármacos, dados *in vitro* e *in vivo* sugeriram que a reatividade cruzada existe apenas entre compostos com estruturas químicas muito semelhantes. Os linfócitos

TABELA 60-3 ■ Manifestações clínicas de reações medicamentosas cutâneas graves

Diagnóstico	Lesões de mucosas	Lesões cutâneas típicas	Sinais e sintomas frequentes	Fármacos mais comumente implicados
Síndrome de Stevens--Johnson (SSJ)	Erosões geralmente em dois ou mais locais	Pequenas bolhas em máculas escuras ou alvos atípicos; áreas raras de confluência; descolamento ≤ 10% da área de superfície corporal	A maioria dos casos envolve febre	Sulfonamidas, anticonvulsivantes, alopurinol, anti-inflamatórios não esteroides (AINEs)
Necrólise epidérmica tóxica (NET)[a]	Erosões geralmente em dois ou mais locais	Lesões individuais como aquelas vistas na SSJ; eritema escuro confluente; grandes lâminas de epiderme necrótica; descolamento total de > 30% da área de superfície corporal	Quase todos os casos envolvem febre, "insuficiência cutânea aguda", leucopenia	Os mesmos que para SSJ
Síndrome de hipersensibilidade induzida por fármacos/erupção medicamentosa com eosinofilia e sintomas sistêmicos (DIHS/DRESS)	Mucosite relatada em até 30%	Erupção morbiliforme difusa vermelho profundo com envolvimento facial; edema facial e acral	Febre, linfadenopatia, hepatite, nefrite, miocardite, eosinofilia, linfocitose atípica	Anticonvulsivantes, sulfonamidas, alopurinol, minociclina
Pustulose exantemática generalizada aguda (PEGA)	Erosões orais em talvez 20%	Inúmeras pústulas puntiformes sobre erupção eritematosa difusa; pode desenvolver erosões superficiais	Febre alta, leucocitose (neutrofilia), hipocalcemia	Antibióticos β-lactâmicos, bloqueadores dos canais de cálcio, macrolídeos
Doença do soro ou reação tipo doença do soro	Ausentes	Erupção urticariforme serpiginosa ou policíclica; erupção purpúrica nas laterais dos pés e mãos é característica	Febre, artralgias	Globulina antitimócito, cefalosporinas, anticorpos monoclonais
Necrose induzida por anticoagulantes	Infrequentes	Púrpura e necrose, especialmente de áreas gordurosas centrais	Dor nas áreas afetadas	Varfarina, heparina
Angioedema	Geralmente envolvidas	Urticária ou edema da parte central da face, outras áreas	Insuficiência respiratória, colapso cardiovascular	Inibidores da enzima conversora da angiotensina (IECAs), AINEs, contraste radiológico

[a]Sobreposição da SSJ e NET com manifestações de ambas e descolamento de 10-30% da área de superfície corporal podem ocorrer.
Fonte: De JC Roujeau, RS Stern: Severe adverse cutaneous reactions to drugs. N Engl J Med 331:1272, 1994. Copyright © 1994 Massachusetts Medical Society. Reimpressa com permissão de Massachusetts Medical Society.

específicos de sulfametoxazol podem ser ativados por outras sulfonamidas antibacterianas, mas não por diuréticos, fármacos antidiabéticos ou AINEs anti-COX-2 que contenham um grupo sulfonamida. Embora tenha sido previamente relatado que 10% dos pacientes com alergias a penicilinas também irão desenvolver reações alérgicas aos antibióticos da classe das cefalosporinas, a reatividade cruzada é provavelmente muito menor. Da mesma forma, a incidência de alergia verdadeira à penicilina e as reações graves são muito raras.

Dados recentes sugerem que, embora o risco de desenvolver erupção medicamentosa devido a outro fármaco seja aumentado em pessoas com reação anterior, a "sensibilidade cruzada" provavelmente não é uma explicação. Como exemplo, aqueles com história de reação alérgica à penicilina apresentam maior risco de desenvolver uma reação às sulfonamidas antibacterianas do que às cefalosporinas.

Esses dados sugerem que a lista de fármacos a serem evitados após uma reação medicamentosa deve ser limitada ao medicamento causador e a poucos outros muito semelhantes.

Devido às crescentes evidências de que algumas reações cutâneas graves aos fármacos estão associadas a genes HLA, recomenda-se que os membros da família de primeiro grau dos pacientes com reações cutâneas graves também evitem esses agentes causadores. Isso pode ser mais relevante para sulfonamidas e antiepilépticos.

PAPEL DOS TESTES DE CAUSALIDADE E READMINISTRAÇÃO DE FÁRMACOS

A utilidade de exames laboratoriais, testes cutâneos de punção ou testes de contato para determinar a causalidade é motivo de debate, e eles podem ter pouco valor na prática clínica. Muitos ensaios imunológicos *in vitro* foram desenvolvidos para uso em pesquisas, mas o valor preditivo de tais testes não foi validado em nenhuma série numerosa de pacientes acometidos. Em alguns casos, pode ser apropriado repetir o desafio diagnóstico, mesmo com fármacos com altas taxas de reações adversas.

O teste de punção cutânea tem valor clínico em situações específicas. Nos pacientes com história sugestiva de reações imediatas mediadas pela IgE à penicilina, o teste cutâneo por puntura com penicilinas ou cefalosporinas provou ser útil para identificar os pacientes em risco de reações anafiláticas a esses agentes. Testes cutâneos negativos não descartam totalmente a reatividade mediada por IgE, mas o risco de anafilaxia em resposta à administração de penicilina em pacientes com testes cutâneos negativos é de cerca de 1%. Por outro lado, dois terços dos pacientes com teste cutâneo positivo experimentam uma resposta alérgica com a reexposição. Os testes cutâneos em si carregam um risco pequeno de anafilaxia.

Nos pacientes com hipersensibilidade tardia, a utilidade clínica dos testes cutâneos permanece questionável. Pelo menos um de uma combinação de vários testes (por puntura, contato e intradérmico) é positivo em 50 a 70% dos pacientes com uma reação "definitivamente" atribuída a um único medicamento. Essa baixa sensibilidade corresponde à observação de que a readministração de fármacos com teste cutâneo negativo resultou em erupções em 17% dos casos.

A dessensibilização pode ser considerada naqueles com história de reação a um medicamento que precisa ser novamente utilizado. A eficácia de tais procedimentos foi demonstrada em casos de reação imediata à penicilina e testes cutâneos positivos, reações anafiláticas à quimioterapia com platina e reações tardias a sulfonamidas em pacientes com Aids. A dessensibilização frequentemente é bem-sucedida nos pacientes infectados por HIV com erupções morbiliformes causadas por sulfonamidas, mas não recomendada àqueles que desenvolveram eritrodermia ou reação bolhosa em resposta à exposição anterior à sulfonamida. Vários protocolos estão disponíveis, incluindo as abordagens oral e parenteral. A dessensibilização oral parece ter um risco mais baixo de reações anafiláticas graves. A dessensibilização carrega o risco de anafilaxia, independentemente de como é realizada e deve ser feita em locais clínicos com monitorização como uma unidade de terapia intensiva. Após a dessensibilização, muitos pacientes experimentam reações menos graves durante a terapia com o fármaco implicado.

NOTIFICAÇÃO

Qualquer reação grave a fármacos deve ser relatada para uma agência reguladora ou a empresas farmacêuticas. Pelo fato de reações graves serem demasiadamente raras para serem detectadas nos experimentos clínicos pré-comercialização, os relatos espontâneos são de importância crucial para a detecção precoce de eventos ameaçadores da vida inesperados. Para ser útil, a notificação deve conter detalhes suficientes para permitir que se determine a gravidade e a causalidade do fármaco.

Agradecimento *Somos gratos à contribuição dos Drs. Jean-Claude Roujeau e Robert S. Stern a este capítulo em edições anteriores.*

LEITURAS ADICIONAIS

Alfirevic A et al: Genetic testing for prevention of severe drug-induced skin rash. Cochrane Database Syst Rev 7:CD010891, 2019.

Cornejo-Garcia JA et al: The genetics of drug hypersensitivity reactions. J Investig Allergol Clin Immunol 26:222, 2016.

Duong TA et al: Severe cutaneous adverse reactions to drugs. Lancet 390:1996, 2017.

Ko TM et al: Use of HLA-B*5801 genotyping to prevent allopurinol induced severe cutaneous adverse reactions in Taiwan: National prospective cohort study. BMJ 351:h4848, 2015.

Lee S et al: Association of dipeptidyl peptidase 4 inhibitor use with risk of bullous pemphigoid in patients with diabetes. JAMA Dermatol 155:172, 2018.

Mayorga C et al: In vitro tests for drug hypersensitivity reactions: An ENDA/EAACI Drug Allergy Interest Group position paper. Allergy 71:1103, 2016.

Oussalah A et al: Genetic variants associated with drug-induced immediate hypersensitivity reactions: A PRISMA-compliant systematic review. Allergy 71:443, 2016.

Peter JG et al: Severe delayed cutaneous and systemic reactions to drugs: A global perspective on the science and art of current practice. J Allergy Clin Immunol Pract 5:547, 2017.

Petrelli F et al: Antibiotic prophylaxis for skin toxicity induced by antiepidermal growth factor receptor agents: A systematic review and meta-analysis. Br J Dermatol 175:1166, 2016.

Sassolas B et al: ALDEN, an algorithm for assessment of drug causality in Stevens-Johnson syndrome and toxic epidermal necrolysis: Comparison with case-control analysis. Clin Pharmacol Ther 88:60, 2010.

Seminario-Vidal L et al: Society of Dermatology Hospitalists supportive care guidelines for the management of Stevens-Johnson syndrome/toxic epidermal necrolysis in adults. J Am Acad Dermatol 82:1553, 2020.

Simonsen A et al: Cutaneous adverse reactions to anti-PD-1 treatment: A systematic review. J Am Acad Dermatol 83:1415, 2020.

Zimmermann S et al: Systemic immunomodulating therapies for Stevens-Johnson syndrome and toxic epidermal necrolysis: A systematic review and meta-analysis. JAMA Dermatol 153:514, 2017.

61 Fotossensibilidade e outras reações à luz solar

Alexander G. Marneros, David R. Bickers

RADIAÇÃO SOLAR

A luz solar é a mais visível e evidente fonte de conforto no ambiente. O sol proporciona os efeitos benéficos de calor e de síntese de vitamina D. Contudo, a exposição aguda e crônica ao sol também tem consequências patológicas. A exposição da pele à luz do sol é uma importante causa de câncer de pele em humanos e também pode ter efeitos imunossupressores.

A energia solar que alcança a superfície da Terra está limitada aos componentes do espectro ultravioleta (UV), do espectro visível e porções do espectro infravermelho. O ponto de corte na extremidade curta do UV é de aproximadamente 290 nm, basicamente devido ao ozônio estratosférico, formado por radiação ionizante altamente energética, impedindo a penetração na superfície da Terra dos comprimentos de onda menores da radiação solar, mais energéticos e potencialmente mais lesivos. De fato, a preocupação com a destruição da camada de ozônio por clorofluorocarbonos liberados na atmosfera levou à assinatura de acordos internacionais a fim de reduzir a produção dessas substâncias químicas.

As medições do fluxo solar mostraram uma variação regional de 20 vezes na quantidade de energia a 300 nm que alcança a superfície da Terra. Essa variabilidade relaciona-se com efeitos sazonais; com o trajeto que a luz solar percorre através do ozônio e do ar; e com a altitude (aumento de 4% para cada 300 metros de elevação), a latitude (crescente intensidade com a diminuição da latitude) e a quantidade de cobertura de nuvens, nevoeiro e poluição.

Os principais componentes do espectro de ação fotobiológica capazes de afetar a pele humana são o UV e os comprimentos de onda visíveis entre 290 e 700 nm. Além disso, os comprimentos de onda além de 700 nm no espectro infravermelho basicamente emitem calor e, em certas circunstâncias, podem exacerbar os efeitos patológicos da energia nos espectros UV e visível.

O espectro UV que alcança a Terra representa < 10% da energia solar incidente total e divide-se arbitrariamente em dois segmentos principais: UVB e UVA, constituindo os comprimentos de onda entre 290 e 400 nm. A radiação UVB consiste em comprimentos de onda entre 290 e 320 nm. Essa parte do espectro de ação fotobiológica é associada a vermelhidão e eritema na pele humana, e por isso algumas vezes é conhecida como "espectro da queimadura solar". A UVA inclui os comprimentos de onda entre 320 e 400 nm e é aproximadamente mil vezes menos potente na produção de vermelhidão cutânea do que a UVB.

Os comprimentos de onda entre 400 e 700 nm são visíveis ao olho humano. A energia de fótons no espectro visível não é capaz de lesionar a pele humana se não houver uma substância química fotossensibilizante. Sem a absorção de energia por uma molécula, não há fotossensibilidade. Assim, o *espectro de absorção* de uma molécula é definido como a amplitude dos comprimentos de onda absorvidos por ela, e o *espectro de ação* para um efeito de radiação incidente é definido como a amplitude dos comprimentos de onda que suscitam a resposta.

Ocorre fotossensibilidade quando uma substância química que absorve fóton (*cromóforo*) presente na pele absorve energia incidente, torna-se excitada e transfere a energia absorvida para diferentes estruturas ou para o oxigênio.

RADIAÇÃO UV (RUV) E ESTRUTURA E FUNÇÃO DA PELE

A pele consiste em dois compartimentos principais: a epiderme externa, que é um epitélio escamoso estratificado, e a derme subjacente, que é rica em proteínas matriciais, como o colágeno e a elastina. Os dois compartimentos são suscetíveis à lesão provocada pela exposição ao sol. A epiderme e a derme contêm vários cromóforos capazes de absorver energia solar incidente, incluindo ácidos nucleicos, proteínas e lipídeos. A camada epidérmica mais externa, o estrato córneo, é um absorvedor importante de UVB, e < 10% dos comprimentos de onda UVB incidentes penetram através da epiderme, chegando à derme. Aproximadamente 3% da radiação abaixo de 300 nm, 20% da radiação abaixo de 360 nm e 33% da radiação visível curta alcançam a camada de células basais na pele humana não bronzeada. A UVA penetra facilmente na derme, sendo capaz de alterar as proteínas estruturais e matriciais, contribuindo para o fotoenvelhecimento da pele exposta ao sol de forma crônica, particularmente em pessoas de pele clara. Dessa forma, comprimentos de onda mais longos podem penetrar mais profundamente na pele.

Alvos moleculares para os efeitos cutâneos induzidos pela RUV O DNA epidérmico, predominantemente em queratinócitos e nas células de Langerhans, que são células dendríticas apresentadoras de antígeno, absorve UVB e sofre alterações estruturais entre as bases de pirimidina adjacentes (timina ou citosina), incluindo a formação de dímeros de ciclobutano e 6,4-fotoprodutos. Essas mudanças estruturais são potencialmente mutagênicas e são encontradas em cânceres de pele não melanoma (CPNM), incluindo carcinomas basocelulares (CBCs), carcinomas de células escamosas (CCEs) e carcinomas de células de Merkel (CCMs). Elas podem ser reparadas por mecanismos celulares que resultam no seu reconhecimento e excisão, bem como na restauração das sequências de bases normais. O reparo eficiente dessas aberrações estruturais é crucial, já que os indivíduos com reparo defeituoso de DNA estão sob alto risco de câncer cutâneo. Por exemplo, os pacientes com xeroderma pigmentoso, um distúrbio autossômico recessivo, caracterizam-se por reparo variavelmente deficiente de fotoprodutos induzidos por UV. A pele desses pacientes muitas vezes tem aspecto ressecado, coriáceo, de pele fotoenvelhecida prematuramente; esses pacientes têm uma frequência aumentada de câncer de pele já nas primeiras duas décadas de vida. Estudos em camundongos transgênicos verificaram a importância dos genes funcionais que regulam essas vias de reparo na prevenção do desenvolvimento do câncer de pele induzido por UV. A lesão do DNA nas células de Langerhans também pode contribuir para os conhecidos efeitos imunossupressores da UVB (ver "Fotoimunologia" adiante).

Além do DNA, o oxigênio molecular é um alvo para RUV solar incidente, levando à geração de espécies reativas de oxigênio (ROS). Essas ROS podem danificar componentes da pele através de dano oxidativo do DNA, oxidação de ácidos graxos poliinsaturados em lipídeos (peroxidação lipídica), oxidação de aminoácidos em proteínas, ou podem levar à desativação oxidativa de enzimas específicas. A RUV também pode promover aumento da reticulação (*cross-linking*) e degradação de proteínas matriciais na derme e acúmulo de elastina dérmica anormal que leva a alterações de fotoenvelhecimento, conhecidas como *elastose solar*.

Óptica cutânea e cromóforos Os *cromóforos* são componentes químicos endógenos ou exógenos que podem absorver energia física. Os cromóforos endógenos são de dois tipos: (1) componentes normais da pele, incluindo ácidos nucleicos, proteínas, lipídeos e 7-desidrocolesterol, o precursor da vitamina D, e (2) componentes que são sintetizados em outro local no corpo e que circulam na corrente sanguínea e se difundem para a pele, como as porfirinas. Normalmente, encontram-se apenas traços de porfirinas na pele, mas, em algumas doenças conhecidas como *porfirias* (Cap. 416), quantidades aumentadas de porfirina são liberadas na circulação, oriundas da medula óssea e/ou do fígado, sendo transportadas para a pele, onde absorvem energia incidente tanto na faixa de Soret (cerca de 400 nm; visível curta), quanto em menor grau, na porção vermelha do espectro visível (580-660 nm). Essa absorção de energia resulta na geração de ROS, que podem mediar lesão estrutural da pele, manifestada como eritema, edema, urticária ou formação de bolhas. É interessante que as porfirinas fotoexcitadas são atualmente usadas no tratamento de CBC e CCE e de suas lesões precursoras, ceratoses actínicas. Conhecida como *terapia fotodinâmica* (PDT, de *photodynamic therapy*), essa modalidade gera ROS na pele, levando à morte celular. Fotossensibilizadores tópicos usados na PDT são os precursores porfirínicos do ácido 5-aminolevulínico e metil aminolevulinato, que são prontamente convertidos em porfirinas na pele. Acredita-se que a PDT atinja células tumorais mais seletivamente para destruição do que atinge as células não neoplásicas adjacentes. A eficácia da PDT requer a sincronia apropriada da aplicação de metil aminolevulinato ou de ácido 5-aminolevulínico para a pele afetada seguida pela exposição a fontes artificiais de luz visível. A luz azul de intensidade alta tem sido usada com sucesso para a PDT de ceratoses actínicas finas. A PDT com luz vermelha penetra mais profundamente na pele, sendo mais benéfica no tratamento de CBCs superficiais.

Efeitos agudos da exposição ao sol Os efeitos agudos da exposição cutânea à luz solar consistem em queimadura solar e síntese da vitamina D.

QUEIMADURA SOLAR Essa condição cutânea dolorosa é uma resposta inflamatória aguda da pele principalmente à UVB. Em termos gerais, a capacidade de um indivíduo de tolerar a luz solar é proporcional ao grau de pigmentação melânica desse indivíduo. A melanina, um polímero complexo de derivados da tirosina, é sintetizada em células dendríticas epidérmicas especializadas conhecidas como *melanócitos* e depositada nos *melanossomos*, transferidos por meio de processos dendríticos aos *queratinócitos*, promovendo, dessa forma, a fotoproteção (dissipando a grande maior parte da RUV absorvida na pele) e simultaneamente escurecendo a pele. A melanogênese induzida pelo sol é uma consequência da atividade aumentada de tirosinase nos melanócitos. Central à resposta de bronzeamento solar está o receptor de melanocortina-1 (*MC1R*), e as mutações nesse gene são responsáveis pela grande variação na cor da pele humana e dos cabelos; indivíduos com cabelos ruivos e pele clara normalmente têm baixa atividade de MC1R. Na pele há dois tipos principais de melanina: eumelanina (fornecendo pigmentação marrom a negra associada com alta atividade de MC1R) e feomelanina (fornecendo pigmentação vermelha associada com baixa atividade de MC1R). A feomelanina é um polímero vermelho de unidades de benzotiazina o qual contém cisteína, tendo capacidade de proteção muito menor contra a RUV em comparação com a eumelanina. Isso pode explicar o porquê de indivíduos com maior proporção de feomelanina (cabelo vermelho/pele clara) terem risco aumentado de formação de melanoma. Além disso, a feomelanina também pode promover a formação de melanoma através da indução de dano oxidativo ao amplificar as ROS induzidas por UVA, mas também por meio de mecanismos independentes da RUV.

O gene *MC1R* humano codifica um receptor acoplado à proteína G que liga o hormônio estimulador do α-melanócito (α-MSH), que é secretado na pele principalmente pelos queratinócitos em resposta à RUV. A expressão desse hormônio induzida por UV é controlada pelo supressor tumoral p53, e a ausência de p53 funcional atenua a resposta de bronzeamento. A ativação do receptor da melanocortina leva a um aumento intracelular de 5'-monofosfato de adenosina cíclico (AMPc) e ativação da proteína-cinase A, que resulta em um aumento do fator de transcrição associado à microftalmia (MITF), que estimula a melanogênese. Visto que o precursor do α-MSH, a pró-opiomelanocortina produzida por ceratinócitos, também é o precursor de β-endorfina, a RUV pode resultar não apenas em aumento da pigmentação, mas também no aumento da produção de β-endorfina na pele, um efeito que hipoteticamente estimularia uma busca maior de exposição ao sol pelas pessoas, podendo mesmo causar adição ao bronzeamento.

A classificação de Fitzpatrick da pele humana é baseada na eficiência da unidade epiderme-melanina e, em geral, pode ser determinada fazendo duas perguntas ao paciente: (1) Você se queima após exposição ao sol? (2) Você se bronzeia após exposição ao sol? As respostas a essas perguntas permitem a divisão da população em seis tipos cutâneos, que variam do tipo I (sempre se queima, jamais se bronzeia) até o tipo VI (jamais se queima, sempre se bronzeia) (Tab. 61-1).

O eritema da queimadura solar é provocado pela vasodilatação dos vasos sanguíneos dérmicos. Há uma lacuna de tempo (geralmente 4-12 horas) entre a exposição da pele à luz solar e o desenvolvimento de vermelhidão visível. O espectro de ação para o eritema da queimadura solar consiste na UVB e na UVA, embora a UVB seja mais eficiente do que a UVA para provocar a resposta. Contudo, a UVA pode contribuir para o eritema de queimadura solar ao meio-dia, quando existe quantidade muito maior de UVA do que UVB no espectro solar. O eritema que acompanha a resposta inflamatória induzida pela RUV resulta da liberação orquestrada de citocinas junto com os fatores de crescimento e a geração de ROS. Além disso, a ativação induzida pela UV da transcrição gênica dependente do fator nuclear-kB pode aumentar a liberação de diversas citocinas pró-inflamatórias de mediadores vasoativos. O acúmulo local dessas citocinas e desses mediadores ocorre na pele queimada pelo sol, fornecendo fatores quimiotáticos que atraem neutrófilos, macrófagos e linfócitos T, que promovem a resposta inflamatória. A RUV também estimula a infiltração de células inflamatórias por meio da expressão induzida de moléculas de adesão como a E-seletina e a molécula de adesão intercelular-1 nas células endoteliais e nos queratinócitos. A RUV também mostrou ativar a fosfolipase A_2, resultando em aumento de eicosanoides, como a prostaglandina E_2, que é conhecida por ser um potente indutor de eritema da queimadura solar. O papel dos eicosanoides nessa reação foi verificado por estudos que mostram que os anti-inflamatórios não esteroides (AINEs) podem reduzir o eritema da queimadura solar.

As mudanças epidérmicas na queimadura solar incluem a indução de "células da queimadura solar", que são queratinócitos que sofrem apoptose dependente do p53 como uma defesa para eliminação de células que abrigam o DNA estrutural danificado induzido por UVB.

SÍNTESE E FOTOQUÍMICA DA VITAMINA D A exposição cutânea à UVB provoca a fotólise do 7-desidrocolesterol epidérmico, convertendo-o em pré-vitamina D_3, que, em seguida, sofre isomerização dependente da temperatura, formando o hormônio estável vitamina D_3. Esse composto se difunde para a vasculatura dérmica e circula para o fígado e os rins, onde é convertido no hormônio funcional di-hidroxilado 1,25-di-hidroxivitamina D_3. Os metabólitos da vitamina D oriundos da circulação e aqueles produzidos na própria pele podem aumentar a sinalização de diferenciação na epiderme e inibem a proliferação de queratinócitos. Esses efeitos sobre os queratinócitos são usados terapeuticamente na psoríase com a aplicação tópica de análogos sintéticos da vitamina D. Além disso, a vitamina D é cada vez mais reconhecida como tendo efeitos benéficos em várias outras condições inflamatórias e há alguma evidência sugerindo que ela está associada a risco reduzido para várias doenças malignas internas, além de seus efeitos fisiológicos clássicos

TABELA 61-1 ■ Tipo de pele e sensibilidade à queimadura solar (Classificação de Fitzpatrick)

Tipo	Descrição
I	Sempre se queima, nunca se bronzeia
II	Sempre se queima, às vezes se bronzeia
III	Algumas vezes se queima, às vezes se bronzeia
IV	Às vezes se queima, sempre se bronzeia
V	Nunca se queima, às vezes se bronzeia
VI	Nunca se queima, sempre se bronzeia

sobre o metabolismo do cálcio e a homeostase óssea. Há controvérsia em relação ao risco/benefício da exposição solar para a homeostase da vitamina D. Atualmente, é importante enfatizar que não há evidências claras que sugiram que o uso de filtros solares diminuam de maneira substancial os níveis de vitamina D. Como o envelhecimento também diminui de maneira substancial a capacidade da pele humana produzir de forma fotocatalítica a vitamina D_3, o uso disseminado de filtros solares que evitam o UVB levou a preocupações de que os idosos poderiam estar indevidamente suscetíveis à deficiência de vitamina D. Contudo, a quantidade de luz solar necessária para produzir vitamina D suficiente é pequena e não justifica os riscos de câncer de pele e de outros tipos de fotolesão relacionados ao aumento da exposição solar ou o comportamento de bronzeamento. A suplementação nutricional de vitamina D é uma estratégia preferida para pacientes com deficiência de vitamina D.

Efeitos crônicos da exposição ao sol: não malignos Os aspectos clínicos do fotoenvelhecimento (*dermatoeliose*) consistem em enrugamento, manchas e telangiectasias, bem como um aspecto coriáceo irregular e rugoso, "curtido pelo tempo".

A RUV é importante na patogênese do fotoenvelhecimento na pele humana, e a ROS provavelmente está envolvida. A derme e sua matriz de tecido conectivo são os principais locais da lesão crônica associada ao sol, manifestada como elastose solar, um aumento volumoso nas massas irregulares espessadas de fibras elásticas de aparência anormal. As fibras de colágeno também se encontram aglomeradas anormalmente, na derme mais profunda, nos casos de pele lesionada pelo sol. Os cromóforos, espectros de ação e eventos bioquímicos específicos que orquestram essas alterações são conhecidos apenas parcialmente, embora a UVA, que penetra mais profundamente na derme, pareça estar primariamente envolvida. A pele envelhecida cronologicamente e protegida do sol, assim como a pele fotoenvelhecida compartilham aspectos moleculares importantes, como o dano do tecido conectivo e metaloproteinases matriciais (MPMs) elevadas. As MPMs são enzimas envolvidas na degradação da matriz extracelular. A UVA induz a expressão de algumas MPMs, incluindo MPM-1 e MPM-3, levando a um aumento da degradação do colágeno. Além disso, a UVA reduz a expressão do RNA mensageiro (mRNA) do pró-colágeno tipo I. Assim, a RUV crônica altera a estrutura e a função do colágeno dérmico ao inibir sua síntese e ao aumentar sua degradação. Com base nessas observações, não é surpreendente que a fototerapia de alta dose de UVA pode ter efeitos benéficos em alguns pacientes com doenças fibróticas localizadas da pele, como a esclerodermia localizada.

Efeitos crônicos da exposição ao sol: malignos Uma das principais consequências conhecidas da exposição crônica excessiva à luz solar é o CPNM, incluindo CCEs, CBCs e CCMs (Cap. 76). O modelo para indução de câncer de pele envolve três etapas principais: iniciação, promoção e progressão. A exposição da pele humana à luz solar resulta em *iniciação*, uma etapa pela qual alterações estruturais (mutagênicas) no DNA provocam uma alteração irreversível na célula-alvo (queratinócito) que desencadeia o processo tumorigênico. Acredita-se que a exposição a um iniciador tumoral, como a UVB, seja uma etapa necessária, porém não suficiente, no processo maligno, já que as células cutâneas iniciadas não expostas a promotores tumorais geralmente não desenvolvem tumores. O segundo estágio do desenvolvimento tumoral é a *promoção*, um processo de múltiplos estágios pelo qual a exposição crônica à luz solar provoca alterações adicionais que culminam na expansão clonal das células iniciadas e provoca o desenvolvimento de crescimentos pré-malignos, conhecidos como *ceratoses actínicas*, que podem progredir, formando os CCEs. Como resultado de extensos estudos, parece claro que a UVB é um *carcinógeno completo*, significando que pode agir tanto como iniciador quanto como promotor tumoral. A terceira e última etapa no processo maligno é a *conversão maligna* de precursores benignos em cânceres, um processo que, acredita-se, aumenta a instabilidade genética.

Em nível molecular, a carcinogênese cutânea resulta do acúmulo de mutações genéticas que causam a inativação de supressores tumorais, a ativação de oncogenes ou a reativação de vias de sinalização celular que normalmente são expressas somente durante o desenvolvimento embriológico da epiderme e que desencadeiam a proliferação celular. É interessante observar que um grande número de mutações desencadeadoras de oncogênese induzidas por UV que estão presentes em CCEs já podem ser encontradas na pele normal envelhecida exposta ao sol, levando a uma vantagem de crescimento e a inúmeros clones pré-cancerosos portadores de mutações causadoras de câncer. Essas mutações ocorrem com frequência particular em genes que afetam a proliferação de células-tronco epidérmicas (p. ex., genes receptores NOTCH). O padrão de mutações de genes oncogênicos na pele envelhecida exposta ao sol mostra considerável sobreposição com as mutações identificadas em CCEs, embora haja pouca sobreposição com as mutações identificadas em CBCs ou melanomas. Por exemplo, cerca de 20% das células da pele envelhecida normal exposta ao sol e cerca de 60% dos CCEs são portadores de mutações desencadeadoras em *NOTCH1*. Além disso, o acúmulo de mutações no gene de supressão tumoral *p53* pode também promover a carcinogênese cutânea. De fato, os cânceres de pele humanos e murinos, induzidos pelo UV, apresentam mutações características induzidas pela RUV no *p53* (transições C → T e CC → TT). Estudos em camundongos mostraram que os filtros solares podem reduzir substancialmente a frequência de tais mutações típicas no *p53* e inibir abruptamente a indução de tumores. A comparação de mutações gênicas induzidas por RUV entre a pele normal envelhecida exposta ao sol e CCEs sustenta a hipótese de um acúmulo progressivo de mutações oncogênicas adicionais que acabam levando a uma transição de clones celulares pré-cancerosos para CCEs. Foi estimado que os CCEs abrigam cerca de 10 vezes mais mutações desencadeadoras de oncogênese por célula que as células da pele normal envelhecida exposta ao sol. Além disso, embora a pele envelhecida exposta ao sol e os CCEs contenham mutações semelhantes induzidas por RUV em receptores *p53* ou NOTCH, mutações oncogênicas em outros genes (p. ex., *CDKN2A*) foram encontradas principalmente em CCEs e não na pele normal exposta ao sol, as quais provavelmente sejam importantes na progressão maligna.

Em comparação com os CCEs, os CBCs contêm um perfil distinto de mutações em genes específicos. Os CBCs demonstram mutações inativadoras principalmente no gene supressor tumoral conhecido como *patched*, ou mutações ativadoras no oncogene *smoothened*, o que resulta na ativação constitutiva da via de sinalização de *hedgehog* e proliferação celular aumentada. Há também evidências ligando alterações na via de sinalização Wnt/β-catenina, conhecida como crucial para o desenvolvimento do folículo piloso, ao câncer de pele. Assim, as interações entre essa via e a via de sinalização *hedgehog* parecem estar envolvidas na carcinogênese cutânea e no desenvolvimento embriológico da pele e dos folículos pilosos.

A análise clonal em modelos murinos de CBC revelou que as células tumorais surgem de células-tronco da epiderme interfolicular e do infundíbulo superior do folículo piloso. Essas células iniciadoras de CBC são reprogramadas para lembrar progenitores de folículo piloso embriônico, cuja habilidade de iniciação tumoral depende da ativação da via de sinalização Wnt/β-catenina.

A iniciação de CCE ocorre tanto na epiderme folicular quanto nas populações de células-tronco do bulbo piloso. Em modelos murinos, a combinação de K-Ras mutante e p53 é suficiente para induzir CCEs invasivos a partir dessas populações de células.

O fator de transcrição Myc é importante para a manutenção das células-tronco na pele, e a ativação oncogênica da Myc esteve implicada no desenvolvimento de CBCs e CCEs.

O terceiro CPNM é o CCM, que leva este nome devido à sua semelhança com as células de Merkel na pele. A incidência de CCM tem aumentado nos últimos anos por razões desconhecidas. A incidência global ajustada por idade é de cerca de 1 para 100.000. Como no caso do CCE e do CBC, os pacientes com CCM costumam ser homens de pele clara na sexta a oitava décadas de vida que moram em regiões geográficas com maior RUV solar. Esses tumores ocorrem predominantemente na cabeça e pescoço em pessoas mais velhas e no tronco em pessoas mais jovens. Os CCMs também têm uma maior incidência entre pacientes imunocomprometidos. Os CCMs são carcinomas neuroendócrinos pouco diferenciados agressivos e potencialmente fatais. A sobrevida global em 5 anos é de cerca de 50% para a doença local, de 35% para a doença nodal e de 15% para a doença metastática. Embora a maioria dos CCMs se apresente localmente, as doenças nodal e metastática podem ocorrer simultaneamente. A patogênese dos CCMs é bastante conectada com o poliomavírus da célula de Merkel (MCPyV). É atualmente reconhecido que os CCMs podem ser positivos ou negativos para MCPyV. Os CCMs MCPyV-negativos manifestam altos níveis de mutações clássicas induzidas por UV (C para T ou CC para TT) e inativação de genes supressores tumorais, o que poderia explicar o crescimento dessas lesões vírus-negativas. Acredita-se que os tumores MCPyV-positivos cresçam secundariamente à integração viral ao genoma do hospedeiro e à aquisição de uma mutação truncada do antígeno T grande, resultando na produção de oncoproteínas virais. O crescimento dos tumores MCPyV-positivos podem ainda ser promovidos pela imunossupressão local induzida por RUV. Ambas as formas de CCM são imunogênicas, e o CCM metastático tem sido tratado em alguns pacientes com sucesso por meio de inibidores do *checkpoint* imunológico PD-1/PD-L1.

Em resumo, o CPNM envolve mutações e alterações em múltiplos genes e vias que ocorrem como resultado do acúmulo crônico dessas alterações promovidas pela exposição a fatores ambientais, como a RUV solar.

Estudos epidemiológicos associaram a exposição solar excessiva a um risco aumentado de CPNM e melanoma; as evidências são muito mais diretas para CPNM (CBC, CCE e CCM) do que para melanoma. Aproximadamente 80% dos CPNMs desenvolvem-se em áreas do corpo expostas ao sol, o que inclui a face, a região cervical e as mãos. Os principais fatores de risco são sexo masculino, exposição solar na infância, idade avançada, pele clara e residência em latitudes mais próximas do Equador. As pessoas com pele mais escura apresentam um risco mais baixo de desenvolver câncer de pele do que as pessoas de pele clara. Mais de 2 milhões de pessoas nos Estados Unidos apresentam CPNM anualmente, e o risco de um indivíduo de pele clara desenvolver durante a vida tal neoplasia é estimado em aproximadamente 15%. A incidência de CPNM na população está aumentando a uma taxa de 2-3% ao ano, provavelmente devido à detecção mais precoce e a mais oportunidades para as atividades em ambientes externos.

A relação entre exposição solar e desenvolvimento de melanoma é menos direta, porém fortes evidências apoiam uma associação. Os fatores de risco mais prováveis para o melanoma incluem uma história familiar positiva para melanoma, múltiplos nevos displásicos e melanoma prévio. Os melanomas podem ocorrer na adolescência, indicando que o período latente para o crescimento do tumor é inferior ao do CPNM. Por razões pouco compreendidas, os melanomas estão entre os cânceres humanos com crescimento mais rápido (Cap. 76). Uma potencial explicação é o uso disseminado de bronzeamento artificial. Estima-se que 30 milhões de pessoas façam bronzeamento artificial nos Estados Unidos, anualmente, incluindo > 2 milhões de adolescentes. Além disso, estudos epidemiológicos sugerem que a vida em um clima ensolarado desde o nascimento ou no início da infância aumenta o risco de melanoma. Em geral, o risco não se correlaciona com a exposição cumulativa ao sol, mas pode estar relacionado com a duração e extensão da exposição na infância.

Porém, em contraste com o CPNM, o melanoma frequentemente se desenvolve em áreas de pele não expostas ao sol, e as mutações oncogênicas no melanoma também podem não ser mutações características da RUV. Essas observações sugerem que fatores independentes da RUV podem contribuir para a gênese do melanoma, o que é consistente com achados em modelos murinos mostrando que a feomelanina é menos eficiente na proteção contra melanoma que a eumelanina, podendo prmover o melanoma através de mecanismos independentes da RUV.

É importante observar que as mutações em BRAF e NRAS que levam à ativação de uma cascata de sinalização promotora de crescimento são frequentemente encontradas no melanoma (mas não em CCEs ou CBCs), o que levou ao desenvolvimento de inibidores específicos dessa via para o tratamento de melanoma com mutação BRAF. Porém, uma elevada carga mutacional no melanoma pode não equivaler a um prognóstico mais desfavorável. As mutações *missense* específicas do tumor em melanomas podem resultar em neoantígenos que facilitam uma resposta imune à célula tumoral. Um grande avanço no tratamento do melanoma, o chamado bloqueio do *checkpoint* imunológico, tem como alvo os inibidores da função efetora de células T citotóxicas. Por exemplo, a interação de PD-1/PD-L1 inibe a apoptose de células tumorais, promove a exaustão de células T efetoras periféricas e induz à conversão de células T efetoras em células T reguladoras. O tratamento com inibidores de *checkpoint* (p. ex., com anticorpos que inibem PD-1 ou PD-L1) perturbam essa interação e tem resultado em destruição imune durável e potente das células do melanoma em um subgrupo de pacientes, levando à sobrevida prolongada de pacientes com melanomas localmente avançado ou metastático. Recentemente foi demonstrado que uma elevada carga mutacional em melanomas se relacionava com melhores desfechos terapêuticos com o bloqueio do *checkpoint* imunológico, o que é consistente com a hipótese de que mutações *missense* adquiridas nas células tumorais levam a neoantígenos que aumentam a vulnerabilidade dessas células do melanoma ao ataque de células T ativadas.

CONSIDERAÇÕES GLOBAIS A frequência do câncer de pele mostra forte variação geográfica, dependendo do fototipo cutâneo da maioria da população nessas áreas geográficas, mas também dependendo da intensidade da RUV. Por exemplo, tanto melanoma quanto CPNM são particularmente comuns na Austrália.

Fotoimunologia A exposição à radiação solar causa tanto imunossupressão local como sistêmica, e envolve os sistemas imunes inato e adaptativo. A imunossupressão local é definida como a inibição de respostas imunes a antígenos aplicados no local irradiado, enquanto a imunossupressão sistêmica é definida como a inibição de respostas imunes a antígenos aplicados em locais remotos não irradiados. Um exemplo de imunossupressão local é que a pele humana exposta a doses modestas de UVB pode diminuir as células que apresentam o antígeno epidérmico, conhecidas como células de Langerhans, reduzindo, desse modo, o grau de sensibilização alérgica ao dinitroclorobenzeno de contato no local irradiado. Um exemplo dos efeitos imunossupressores sistêmicos de doses mais altas de RUV é a resposta imunológica diminuída aos antígenos introduzidos de forma epicutânea ou intracutânea em locais remotos do local irradiado.

Os principais cromóforos da epiderme superior que iniciam a imunossupressão mediada por UV incluem DNA, ácido *trans*-urocânico e componentes de membrana. O espectro de ação para a imunossupressão induzida pela UV mimetiza estreitamente o espectro de absorção do DNA. Os dímeros de ciclobutano pirimidina induzidos por RUV nas células de Langerhans podem inibir a apresentação de antígeno. O espectro de absorção do ácido urocânico epidérmico mimetiza rigorosamente o espectro de ação para a imunossupressão induzida pela UVB. O ácido urocânico é um produto metabólito do aminoácido histidina e se acumula na epiderme superior por meio da ruptura da proteína rica em histidina, a filagrina, devido à ausência de sua enzima de catabolização nos queratinócitos. O ácido urocânico é sintetizado como um isômero *trans*, e a isomerização *trans-cis* induzida por UV de ácido urocânico no estrato córneo acarreta seus efeitos imunossupressores. O ácido *cis*-urocânico pode exercer seus efeitos imunossupressores por meio de uma variedade de mecanismos, incluindo inibição de apresentação de antígeno por células de Langerhans.

Vários fatores de imunomodulação adicionais e citocinas estão implicados na imunossupressão sistêmica induzida por RUV, incluindo fator de necrose tumoral α, interleucina 4 (IL-4), interleucina 10 (IL-10) e eicosanoides. Os queratinócitos podem liberar múltiplos imunomoduladores em resposta ao dano celular induzido por RUV, resultando em um ambiente imunossupressivo. A indução de células T *natural killer* produtoras de IL-4 e de células B e T reguladoras tem sido ligada à imunossupressão celular e humoral como consequência do dano à pele pela RUV. Além disso, a formação de padrões moleculares associadas a lesão (DAMPs, de *damage-associated molecular patterns*) em queratinócitos necróticos pode levar a uma resposta imune inata de interferon tipo I através da ativação de sinalização do receptor semelhante ao Toll.

Uma consequência importante da exposição crônica ao sol e da concomitante imunossupressão é o risco aumentado de câncer de pele. Em parte, a UVB ativa as células T reguladoras que suprimem as respostas imunes antitumorais via expressão da IL-10, ao passo que, na ausência de grande exposição à UVB, as células que apresentam antígenos epidérmicos mostram antígenos associados a tumores e induzem à imunidade protetora, inibindo, assim, a tumorigênese cutânea. O dano ao DNA induzido por UV é o principal deflagrador molecular desse efeito imunossupressor.

Talvez a demonstração mais evidente do papel da imunossupressão de longo prazo no aumento do risco de CPNM venha de estudos com pacientes que são receptores de transplante de órgão que são tratados cronicamente com esquemas antirrejeição com imunossupressores. Mais de 50% dos pacientes transplantados desenvolvem CBC e CCE, sendo tais cânceres de pele as neoplasias malignas mais comuns que surgem nesses pacientes. O importante papel contribuidor da RUV para a formação desses cânceres de pele em pessoas imunossuprimidas é salientado pela observação de que os receptores de transplante não brancos desenvolvem esses cânceres de pele com muito menos frequência que os receptores de transplante brancos. As taxas de CBC e CCE aumentam com a duração e o grau de imunossupressão. Os receptores de transplantes precisam de monitoração periódica atenta e fotoproteção rigorosa por meio do uso de filtros solares, roupas protetoras e devem evitar a exposição ao sol. É importante observar que os fármacos imunossupressivos que têm como alvo a via mTOR, como sirolimo e everolimo, podem reduzir o risco de CPNM em receptores de transplante de órgãos em comparação com o uso de inibidores da calcineurina (ciclosporina e tacrolimo). Este último pode contribuir para a formação de CPNM não apenas através de seus efeitos imunossupressivos, mas também através da supressão das vias de senescência de células cancerosas dependentes de p53 independentes da imunidade do hospedeiro.

Além de os efeitos imunossupressivos da RUV contribuírem para o câncer de pele, a RUV também pode exacerbar doenças autoimunes e inflamatórias da pele, incluindo o lúpus eritematoso sistêmico (LES). Foi proposto que no LES o dano ao DNA induzido pela RUV possa promover a formação de autoanticorpos.

DOENÇAS DE FOTOSSENSIBILIDADE

O diagnóstico de fotossensibilidade requer uma cuidadosa anamnese para definir a duração dos sinais e sintomas, o intervalo de tempo entre a exposição ao sol e o desenvolvimento de sintomas subjetivos e as alterações visíveis na pele. A idade de início também pode ser um indicador diagnóstico útil. Por exemplo, a fotossensibilidade aguda da protoporfiria eritropoiética (PPE) quase sempre começa em lactentes ou crianças pequenas, enquanto a fotossensibilidade crônica da porfiria cutânea tarda (PCT) tipicamente começa na quarta e quinta décadas de vida. A história de exposição a fármacos tópicos e sistêmicos, bem como a substâncias químicas pode fornecer indícios diagnósticos importantes. Muitas classes de fármacos podem causar fotossensibilidade devido à fototoxicidade ou à fotoalergia.

O exame da pele pode oferecer indícios importantes. As áreas anatômicas naturalmente protegidas da luz solar direta, como o couro cabeludo piloso, as pálpebras superiores, as regiões retroauriculares, além das regiões infranasais e submentonianas, podem não estar acometidas, porém as áreas expostas mostram aspectos típicos do processo patológico. Esses padrões de localização anatômica frequentemente são úteis, mas não infalíveis, na determinação do diagnóstico. Por exemplo, os sensibilizantes de contato transportados pelo ar que atingem a pele podem produzir dermatite difícil de ser diferenciada da fotossensibilidade, embora tal material possa desencadear reatividade cutânea em áreas protegidas da luz solar direta.

Muitas afecções dermatológicas podem ser causadas ou agravadas pela luz solar (Tab. 61-2). O papel da luz no desencadeamento dessas respostas pode depender de anormalidades genéticas que variam desde defeitos bem descritos no reparo do DNA que ocorrem no xeroderma pigmentoso até anormalidades hereditárias na síntese do heme que caracterizam as porfirias.

Erupção polimorfa à luz O tipo mais comum de doença de fotossensibilidade é a *erupção polimorfa à luz* (EPL). Muitas pessoas acometidas podem jamais procurar orientação médica porque a alteração frequentemente é transitória, tornando-se manifesta a cada primavera com as primeiras exposições ao sol, mas depois cedendo espontaneamente com a manutenção da exposição, um fenômeno conhecido como tolerância. As principais manifestações da EPL são as pápulas eritematosas pruriginosas (frequentemente, prurido intenso) que podem coalescer formando placas que se distribuem de forma irregular nas áreas expostas do tronco e dos antebraços. Em geral, a face é menos envolvida. Enquanto os achados morfológicos da pele permanecem semelhantes para cada paciente com recidivas subsequentes, as variações interindividuais significativas nos achados da pele são características (por isso o termo *polimorfo*).

O diagnóstico pode ser confirmado por biópsia da pele e por meio de procedimentos de fototestagem nos quais a pele é exposta a múltiplas doses de UVA e UVB capazes de provocar eritema. O espectro de ação para EPL costuma estar dentro dessas faixas do espectro solar.

Enquanto o tratamento de um surto agudo de EPL pode precisar de glicocorticoides tópicos ou sistêmicos, as abordagens para prevenir EPL são importantes e incluem o uso de filtros solares de amplo espectro e elevado FPS, além de indução da tolerância por meio de administração artificial cautelosa de radiação UVB (de banda larga ou de banda estreita) e/ou radiação UVA ou o uso de psolareno mais fotoquimioterapia de UVA (PUVA) durante cerca de 4 semanas antes da exposição inicial ao sol. Tal fototerapia profilática ou fotoquimioterapia no início da primavera pode prevenir a ocorrência de EPL durante todo o verão.

TABELA 61-2 ■ Classificação das doenças de fotossensibilidade

Tipo	Doença
Genéticas	Porfiria eritropoiética
	Protoporfiria eritropoiética
	Porfiria cutânea tarda familiar
	Porfiria variegada
	Porfiria hepatoeritropoiética
	Albinismo
	Xeroderma pigmentoso
	Síndrome de Rothmund-Thomson
	Síndrome de Bloom
	Síndrome de Cockayne
	Síndrome de Kindler
	Fenilcetonúria
Metabólicas	Porfiria cutânea tarda – esporádica
	Doença de Hartnup
	Kwashiorkor
	Pelagra
	Síndrome carcinoide
Fototóxicas	
Internas	Fármacos
Externas	Fármacos, plantas, alimentos
Fotoalérgicas	
Imediatas	Urticária solar
Tardias	Fotoalergia ao fármaco
	Reação persistente à luz/dermatite actínica crônica
Neoplásicas e degenerativas	Fotoenvelhecimento
	Ceratose actínica
	Câncer de pele melanoma e não melanoma
Idiopáticas	Erupção polimorfa à luz
	Hidroa estival
	Prurigo actínico
Fotoagravadas	Lúpus eritematoso
	Sistêmico
	Cutâneo subagudo
	Discoide
	Dermatomiosite
	Herpes simples
	Líquen plano actínico
	Acne vulgar (estival)

O *prurigo actínico* é uma erupção pruriginosa fotoinduzida que compartilha semelhanças com a EPL e que costuma ocorrer na primavera; porém, ela pode persistir ao longo do verão e se estender até os meses de inverno.

Fototoxicidade e fotoalergia Esses distúrbios de fotossensibilidade estão relacionados com a administração tópica ou sistêmica de fármacos e de outras substâncias químicas que podem agir como cromóforos. As duas reações precisam da absorção de energia por um fármaco ou por uma substância química, resultando na produção de um fotossensibilizante estimulado que pode transferir sua energia absorvida para uma molécula próxima ou ao oxigênio molecular, gerando, assim, estruturas químicas destruidoras de tecido, incluindo ROS.

A *fototoxicidade* é uma reação não imunológica que pode ser causada por fármacos e por ampla gama de substâncias químicas, alguns dos quais citados na Tabela 61-3. As manifestações clínicas comuns são o eritema semelhante à reação por queimadura solar que descama rapidamente ou

TABELA 61-3 ■ Fármacos que podem causar uma reação fototóxica

Fármacos	Tópicos	Sistêmicos
Amiodarona		+
Dacarbazina		+
Fluoroquinolonas		+
5-fluoruracila	+	+
Furosemida		+
Ácido nalidíxico		+
Fenotiazinas		+
Psoralenos	+	+
Retinoides	+/–	+
Sulfonamidas		+
Sulfonilureias		+
Tetraciclinas		+
Tiazídicos		+
Vimblastina		+

"descasca" no período de alguns dias. Além disso, também podem ocorrer edema, vesículas e bolhas. Uma reação fototóxica comum que ocorre após o contato com fotocumarínicos derivados de plantas e a exposição à radiação UVA é chamada de fitofotodermatite.

A *fotoalergia* é muito menos comum e se distingue por ser um processo imunopatológico. O fotossensibilizante estimulado pode criar radicais livres do tipo hapteno bastante instáveis que se ligam, de modo covalente, a macromoléculas, formando um antígeno funcional (fotoalérgeno) capaz de provocar uma resposta de hipersensibilidade tardia. A maioria das reações fotoalérgicas é iniciada por exposição a UVA em vez de UVB. Alguns dos fármacos e substâncias químicas que produzem fotoalergias são citados na Tabela 61-4. As manifestações clínicas diferem daquelas da fototoxicidade, porque ocorre uma dermatite eczematosa intensamente pruriginosa que tende a predominar e evoluir para alterações coriáceas, espessadas e liquenificadas nas áreas expostas ao sol. Um pequeno subgrupo (talvez 5-10%) de pacientes com fotoalergia pode desenvolver extraordinária hipersensibilidade persistente à luz mesmo quando o fármaco ou a substância química agressora são identificados e eliminados, alteração conhecida como *reação persistente à luz*.

Um tipo incomum de fotossensibilidade persistente é conhecido como *dermatite actínica crônica*. Os pacientes afetados são tipicamente homens idosos com uma longa história de dermatite por contato alérgica preexistente ou fotossensibilidade. Os fotoalérgenos comumente associados a essa condição são os ingredientes de filtros solares e os fotoalérgenos de plantas. Em geral são bastante sensíveis à UVB, UVA e comprimentos de onda visíveis.

A confirmação diagnóstica da fototoxicidade e fotoalergia frequentemente pode ser obtida empregando-se procedimentos de fototeste. Nos pacientes suspeitos de fototoxicidade, a determinação da dose eritematosa mínima (DEM), enquanto o paciente é exposto a um agente suspeito, e depois a repetição da DEM, após a descontinuação do agente, podem fornecer uma indicação do fármaco ou da substância química causal. O fototeste de contato pode ser realizado para confirmar o diagnóstico de fotoalergia. Essa é uma variante simples do teste de contato comum, no qual uma série de fotoalérgenos conhecidos é aplicada na pele em duplicata e um conjunto é irradiado com uma dose suberitematosa de UVA. O desenvolvimento de alterações eczematosas nos lugares expostos ao sensibilizante e à luz é um resultado positivo. A anormalidade característica nos pacientes com reação persistente à luz é um limiar diminuído para a formação de eritema desencadeado pela UVB. Os pacientes com dermatite actínica crônica geralmente manifestam amplo espectro de hiper-responsividade ao UV e precisam de meticulosa fotoproteção, incluindo evitar a exposição ao sol, filtros com fator de proteção solar (FPS) alto (> 30) e, em casos graves, imunossupressão sistêmica, preferivelmente com azatioprina.

TABELA 61-4 ■ Fármacos que podem causar uma reação fotoalérgica

Fármaco	Tópicos	Sistêmicos
6-metilcumarina	+	
Ácido aminobenzoico e ésteres	+	
Bitionol	+	
Clorpromazina		+
Diclofenaco		+
Fluoroquinolonas		+
Salicilanilidas halogenadas	+	
Hipericina (erva-de-são-joão)	+	+
Almíscar	+	
Piroxicam		+
Prometazina		+
Sulfonamidas		+
Sulfonilureias		+

O tratamento da fotossensibilidade medicamentosa envolve, em primeiro lugar, e principalmente, a eliminação da exposição aos agentes químicos responsáveis pela reação e minimização da exposição ao sol. Os sintomas agudos de fototoxicidade podem ser aliviados por compressas frias e úmidas, glicocorticoides tópicos e AINEs administrados por via sistêmica. Nos pacientes gravemente afetados, um ciclo de glicocorticoides sistêmicos com redução gradual pode ser útil. O uso criterioso de analgésicos pode ser necessário.

As reações fotoalérgicas exigem uma abordagem terapêutica semelhante. Além disso, os pacientes com reação persistente à luz e dermatite actínica crônica devem ser protegidos cuidadosamente contra a exposição à luz. Em alguns pacientes nos quais doses altas permanentes de glicocorticoides por via sistêmica acarretam riscos inaceitáveis, pode ser necessário o emprego de um fármaco imunossupressor, como a azatioprina, ciclofosfamida, ciclosporina ou micofenolato mofetila.

Porfirias As porfirias (Cap. 416) são um grupo de doenças que têm em comum desarranjos hereditários ou adquiridos na síntese da heme. Heme é um tetrapirrol quelado com ferro ou porfirina, sendo que apenas as porfirinas queladas não metálicas são fotossensibilizantes potentes que absorvem intensamente a luz nos comprimentos de onda curtos (400-410 nm) e longos (580-650 nm) do espectro visível.

O heme não pode ser reutilizado, devendo ser sintetizado continuamente. Os dois compartimentos corporais com a maior capacidade para tal produção são a medula óssea e o fígado. Em consequência, as porfirias originam-se em um desses dois órgãos, com o resultado final da produção endógena excessiva de porfirinas fotossensibilizantes potentes. As porfirinas circulam na corrente sanguínea e se difundem para a pele, onde absorvem energia solar, tornam-se fotoativadas, geram ROS e desencadeiam fotossensibilidade cutânea. Sabe-se que o mecanismo de fotossensibilização da porfirina é fotodinâmico, ou oxigênio-dependente, e mediado por ROS, como o oxigênio singleto e ânions superóxido.

O grupo de porfirias cutâneas pode ser classificado como causando (1) fotossensibilidade bolhosa crônica ou (2) fotossensibilidade não bolhosa aguda. As porfirias cutâneas crônicas incluem a porfiria cutânea tarda (PCT), a porfiria eritropoiética congênita (PEC), a porfiria hepatoeritropoiética (PHE), a coproporfiria hereditária (CPH) e a porfiria variegada (PV). PEC, PHE e PCT manifestam apenas sintomas cutâneos, enquanto a CPH e a PV têm sintomas neuroviscerais agudos além da fotossensibilidade cutânea. As porfirias cutâneas não bolhosas agudas incluem a protoporfiria eritropoiética (PPE) e a protoporfiria ligada ao X (PLX). Exemplos representativos de porfirias cutâneas crônicas e agudas são discutidos adiante.

A *porfiria cutânea tarda* (PCT) é o tipo mais comum de porfiria e está associada à diminuição da atividade da enzima uroporfirinogênio-descarboxilase (UROD) da via heme para < 20% do normal. Aumento de ferro e vários fatores adquiridos (p. ex., consumo de álcool, estrogênios, tabagismo, hepatite C ou infecção por HIV) podem reduzir a atividade da UROD. Existem dois tipos básicos de PCT: (1) o tipo esporádico ou adquirido, geralmente visto em pessoas que ingerem etanol ou recebem estrogênios; e (2) o tipo hereditário, no qual há transmissão autossômica dominante de deficiência na atividade da enzima (resultando em heterozigose para UROD com redução para 50% da atividade enzimática da UROD e, assim, predispondo a pessoa à PCT). As duas formas estão associadas a aumento das reservas hepáticas de ferro.

Nos dois tipos de PCT, o aspecto predominante é o de fotossensibilidade crônica, caracterizada por maior fragilidade da pele exposta ao sol, particularmente nas áreas sujeitas a traumatismo repetido, como o dorso das mãos, os antebraços, a face e as orelhas. As lesões cutâneas predominantes são vesículas e bolhas que se rompem, produzindo erosões úmidas, frequentemente com base hemorrágica, que cicatrizam lentamente com a formação de crostas e coloração arroxeada da pele afetada. Hipertricose, alteração pigmentar moteada e endurecimento semelhante à esclerodermia são manifestações associadas. A confirmação bioquímica do diagnóstico pode ser obtida pela determinação da excreção urinária de porfirina, pelo teste da porfirina plasmática e pelo teste de UROD eritrocitária e/ou hepática. Múltiplas mutações do gene *UROD* foram identificadas em populações humanas. Alguns pacientes com PCT apresentam mutações associadas no gene *HFE*, que é ligado à hemocromatose e aumenta a absorção de ferro ao reduzir a expressão da hepcidina; essas mutações podem contribuir para a sobrecarga de ferro precipitando a PCT, embora o estado do ferro, quando medido por ferritina sérica, níveis de ferro e saturação de transferrina, não seja diferente do exibido por pacientes com PCT sem mutações no *HFE*.

O tratamento da PCT consiste em flebotomias repetidas, com o intuito de diminuir os depósitos hepáticos excessivos de ferro, e/ou doses baixas intermitentes (2 vezes por semana) de hidroxicloroquina por via oral. Este tratamento é altamente efetivo para a PCT, mas não é adequado para outras porfirias. A remissão prolongada da doença pode geralmente ser alcançada se o paciente eliminar a exposição aos agentes porfirinogênicos, como etanol ou estrogênios, e evitar a exposição ao sol.

A *protoporfiria eritropoiética* (PPE) é uma porfiria cutânea não bolhosa aguda que se origina na medula óssea e se deve a mutações genéticas que, na maioria dos casos, diminuem a atividade da enzima mitocondrial ferroquelatase. A principal manifestação clínica consiste em fotossensibilidade aguda, caracterizada por queimação e ardência dolorosa da pele exposta, que frequentemente surgem durante ou logo após a exposição ao sol. Pode haver edema cutâneo concomitante e, após episódios repetidos, cicatrizes ceráceas.

A detecção de protoporfirina (PROTO) plasmática elevada ajuda a diferenciar entre a PPE e a intoxicação por chumbo ou a anemia ferropriva, porque, nos dois casos, os níveis de PROTO eritrocitária elevados ocorrem na ausência de fotossensibilidade cutânea. Isso pode ser explicado pelo fato de que a PROTO quelada por metal não é um fotossensibilizante.

A proteção rigorosa contra a luz do sol é fundamental no manejo da PPE. É importante observar que a Food and Drug Administration (FDA) aprovou um peptídeo sintético análogo de α-MSH, afamelanotida, para pacientes com PPE. Este fármaco aumenta a pigmentação cutânea através da melanogênese, e os pacientes que o recebem toleram a exposição ao sol sem dor por maiores períodos de tempo e têm melhora na qualidade de vida em comparação com os pacientes não tratados. É interessante observar que os estudos iniciais sugerem que a afamelanotida pode também ser benéfica em combinação com UVB de banda estreita no tratamento de pacientes com vitiligo (em pacientes com fototipos cutâneos IV-VI). Alguns estudos relatam que os pacientes com PPE apresentaram aumento moderado na tolerância à luz do sol após usarem o β-caroteno oral, o qual pode fornecer este efeito por meio do combate aos radicais livres de oxigênio.

A Figura 61-1 apresenta um algoritmo para o manejo dos pacientes com fotossensibilidade.

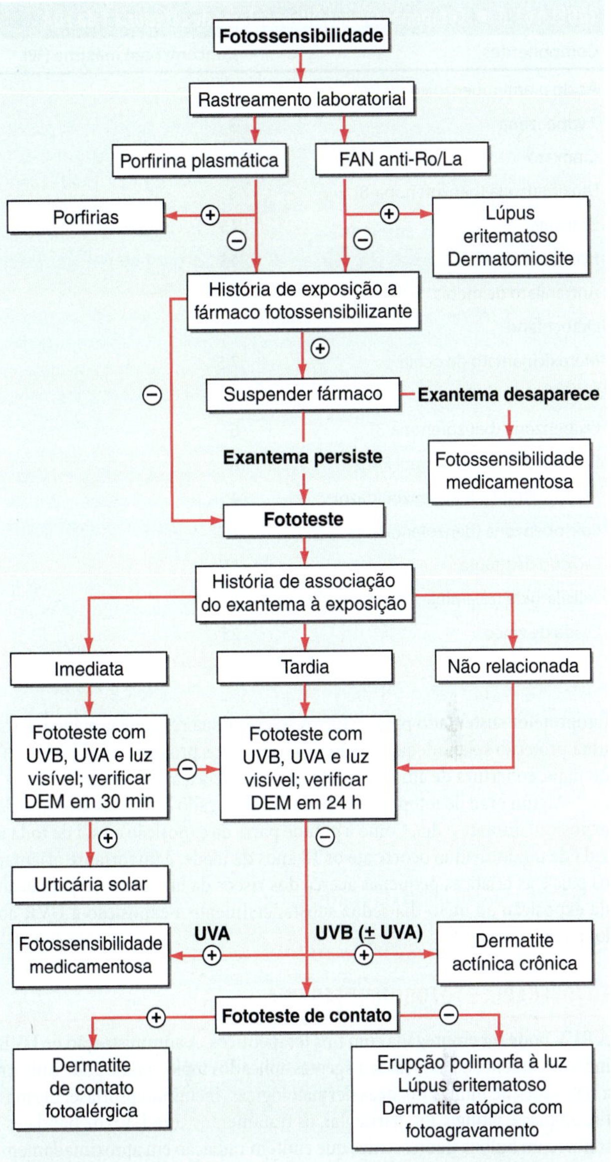

FIGURA 61-1 Algoritmo para o diagnóstico de um paciente com fotossensibilidade. DEM, dose eritematosa mínima; FAN, fator antinuclear; UVA e UVB, segmentos do espectro ultravioleta que incluem comprimentos de onda de 320-400 nm e 290-320 nm, respectivamente.

FOTOPROTEÇÃO

Como a fotossensibilidade da pele resulta da exposição à luz solar, logicamente a exclusão absoluta do sol deverá eliminar esses distúrbios. Porém, os estilos de vida contemporâneos tornam essa abordagem impraticável para a maioria das pessoas. Assim, foram buscadas abordagens melhores para a fotoproteção. A fotoproteção natural é proporcionada por proteínas estruturais da epiderme, particularmente queratina e melanina. A quantidade de melanina e sua distribuição nas células são reguladas geneticamente, e os indivíduos com pele mais escura (pele tipos IV a VI) encontram-se sob menor risco de queimadura solar aguda e câncer de pele. As roupas e os filtros solares são outras formas de fotoproteção. As roupas feitas de tecidos de trama fechada que protegem contra o sol, independentemente da cor, conferem substancial proteção. Os chapéus de abas largas, as mangas compridas e as calças compridas reduzem a exposição direta.

Atualmente, os filtros solares são fármacos de venda livre (sem prescrição), e os ingredientes da categoria 1 são reconhecidos pela FDA como seguros e efetivos. Esses ingredientes são mencionados na Tabela 61-5. Os filtros solares são classificados pelo seu efeito fotoprotetor de acordo com seu fator de proteção solar (FPS). O FPS é simplesmente uma relação do tempo necessário para o aparecimento de um eritema de queimadura solar com e sem a aplicação do filtro solar. O FPS dos filtros solares em sua maioria reflete principalmente a proteção de UVB, mas não a de UVA. A FDA estipula que os filtros solares devem ser classificados em uma escala que varia desde proteção mínima (FPS ≥ 2 e < 12), moderada (FPS ≥ 12 e < 30) até alta (FPS ≥ 30, representado como 30+).

Os filtros solares de amplo espectro contêm substâncias que absorvem tanto UVB como UVA (filtros orgânicos). Essas substâncias químicas absorvem RUV e transferem a energia absorvida para as células adjacentes. Entre os componentes desses filtros solares, cinamatos, derivados de PABA e salicilatos absorvem UVB. As benzofenonas e ecansule (ácido tereftalilideno dicânfora sulfônico) oferecem proteção contra UVB e UVA2, enquanto a avobenzona protege principalmente contra UVA1. Por outro lado, os bloqueadores UV físicos (óxido de zinco e dióxido de titânio) absorvem ou refletem a RUV e oferecem proteção de amplo espectro contra UVB e UVA. Além da absorção de luz, um determinante fundamental para o efeito

TABELA 61-5 ■ Componentes dos filtros solares de categoria 1 da FDA

Componentes	Concentração máxima (%)
Ácido *p*-aminobenzoico (PABA)	15
Avobenzona	3
Cinoxato	3
Dioxibenzona (benzofenona-8)	3
Ecansule	15
Homossalato	15
Antranilato de metila	5
Octocrileno	10
Metoxicinamato de octila	7,5
Salicilato de octila	5
Oxibenzona (benzofenona-3)	6
Padimato O (octila dimetil PABA)	8
Ácido sulfônico fenilbenzimidazol	4
Sulisobenzona (benzofenona-4)	10
Dióxido de titânio	25
Salicilato de trolamina	12
Óxido de zinco	25

fotoprotetor sustentado para os filtros solares é sua resistência à água. Para uma proteção solar adequada, são recomendados produtos com FPS de 30 ou mais, cobertura de amplo espectro e resistência à água ou suor.

Algum grau de fotoproteção pode ser alcançado limitando o tempo de exposição durante o dia. Como a grande parte da exposição ao sol de toda a vida de um indivíduo ocorre até os 18 anos de idade, é importante orientar os pais e as crianças pequenas acerca dos riscos da luz solar. A eliminação da exposição ao meio-dia reduz substancialmente a exposição à UVR ao longo da vida.

FOTOTERAPIA E FOTOQUIMIOTERAPIA

A RUV pode ser empregada com fins terapêuticos. A administração de UVB individualmente ou associada a agentes aplicados topicamente pode induzir a remissões de muitas doenças dermatológicas, incluindo psoríase, dermatite atópica e vitiligo. Em particular, os tratamentos com UVB de banda estreita (com bulbos fluorescentes que emitem radiação em aproximadamente 311 nm) têm maior eficiência comparados com a UVB de banda larga no tratamento da psoríase.

A fotoquimioterapia em que psoralenos aplicados topicamente ou por via sistêmica são associados ao UVA (PUVA) também é eficaz no tratamento da psoríase assim como nos estágios iniciais do linfoma de células T cutâneo e no vitiligo. Os psoralenos são furocumarinas tricíclicas que, quando intercaladas no DNA e expostas à UVA, formam combinações com bases de pirimidina e acabam estabelecendo ligações cruzadas no DNA. Acredita-se que essas mudanças estruturais diminuam a síntese do DNA e se relacionem com a melhora que ocorre na psoríase. A razão pela qual a fotoquimioterapia com PUVA é eficaz no linfoma de células T cutâneo ainda não está clara, mas ela mostrou a indução de apoptose de populações de linfócitos T atípicos na pele. Consequentemente, o tratamento direto de linfócitos atípicos circulantes por fotoquimioterapia extracorpórea (fotoféreses) tem sido usado na síndrome de Sézary bem como em outras doenças sistêmicas graves com linfócitos atípicos circulantes, como a doença do enxerto contra o hospedeiro.

Além dos seus efeitos sobre o DNA, a fotoquimioterapia com PUVA estimula o espessamento epidérmico e a síntese de melanina; essa última em conjunto com os seus efeitos anti-inflamatórios proporciona a base racional para o seu uso na doença que provoca despigmentação, o vitiligo. O 8-metoxipsoraleno VO e a UVA parecem ser mais eficazes nesse aspecto, mas podem ser necessárias até cem sessões de tratamento durante 12 a 18 meses para que ocorra repigmentação satisfatória.

Não surpreende o fato de os principais efeitos colaterais da fototerapia com UVB prolongada e a fotoquimioterapia com PUVA simularem aqueles verificados em indivíduos com exposição crônica ao sol. Apesar de tais riscos, o índice terapêutico dessas modalidades continua a ser excelente. É importante escolher a abordagem fototerapêutica mais apropriada para uma doença dermatológica específica. Por exemplo, a UVB de banda estreita foi relatada em vários estudos como tão efetiva quanto a fotoquimioterapia PUVA no tratamento da psoríase, mas tem um risco menor de desenvolvimento de câncer de pele que a PUVA.

LEITURAS ADICIONAIS

Bernard JJ et al: Photoimmunology: How ultraviolet radiation affects the immune system. Nat Rev Immunol 11:688, 2019.

Fell GL et al: Skin beta-endorphin mediates addiction to UV light. Cell 157:1527, 2014.

Harms PW et al: The biology and treatment of Merkel cell carcinoma: Current understanding and research priorities. Nat Rev Clin Oncol 15:763, 2018.

Jansen R et al: Photoprotection: Part II. Sunscreen: Development, efficacy, and controversies. J Am Acad Dermatol 69:867, 2013.

Lo JA et al: The melanoma revolution: From UV carcinogenesis to a new era in therapeutics. Science 346:945, 2014.

Martincorena I et al: Tumor evolution. High burden and pervasive positive selection of somatic mutations in normal human skin. Science 348:880, 2015.

Sanchez-Danes A et al: Defining the clonal dynamics leading to mouse skin tumour initiation. Nature 536:298, 2016.

Seção 9 Alterações hematológicas

62 Interpretando esfregaços de sangue periférico

Dan L. Longo

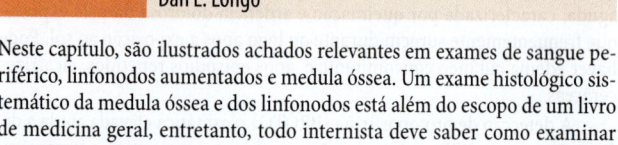

Neste capítulo, são ilustrados achados relevantes em exames de sangue periférico, linfonodos aumentados e medula óssea. Um exame histológico sistemático da medula óssea e dos linfonodos está além do escopo de um livro de medicina geral, entretanto, todo internista deve saber como examinar um esfregaço de sangue periférico.

A análise de um esfregaço de sangue periférico é um dos exercícios mais informativos que um médico pode realizar. Embora os avanços na tecnologia automatizada tenham feito tal exame parecer menos importante, a tecnologia não substitui, de maneira satisfatória, o profissional de saúde treinado e que conhece a história clínica do paciente, a história familiar e social, e os achados físicos. Portanto, é útil solicitar ao laboratório um esfregaço de sangue periférico com coloração de Wright e examiná-lo.

O melhor local para examinar a morfologia das células sanguíneas é a borda fina do esfregaço, onde os eritrócitos encontram-se em uma única camada, lado a lado, apenas ligeiramente em contato uns com os outros, sem sobreposição. A abordagem sugerida é, inicialmente, procurar os menores elementos, as plaquetas, seguindo em ordem crescente de tamanho para os eritrócitos e, após, para os leucócitos.

Usando uma lente objetiva de imersão em óleo, que amplia as células em 100 vezes, conta-se as plaquetas em 5 a 6 campos, calcula-se a média do número de plaquetas por campo e multiplica-se esse valor por 20 mil para se obter uma estimativa da contagem total de plaquetas. Essas costumam ter um diâmetro de cerca de 1 a 2 μm, com uma aparência granulada e azulada, havendo, em geral, 1 plaqueta para cerca de 20 eritrócitos. O contador automatizado é muito mais preciso, mas disparidades grosseiras entre as contagens automatizadas e manuais devem ser avaliadas. A presença de plaquetas grandes pode indicar uma renovação plaquetária rápida, visto que as plaquetas jovens são geralmente maiores que as mais velhas; porém, algumas síndromes hereditárias raras também podem produzir plaquetas grandes. Se a contagem de plaquetas for baixa, a ausência de plaquetas grandes (jovens) pode ser um indicador de problemas de produção da medula. A presença de aglomerados plaquetários visíveis no esfregaço pode estar associada a contagens automatizadas falsamente baixas. Aglomerados também podem ser causados por anticoagulantes utilizados na amostra de sangue coletada. De forma semelhante, a fragmentação de neutrófilos pode ser uma causa de contagens automatizadas falsamente elevadas do número de plaquetas. A ausência de grânulos de plaquetas pode decorrer de um artefato no manuseio do sangue, mas também pode indicar uma doença medular ou síndrome da plaqueta cinzenta, uma anomalia congênita rara.

Contagens de plaquetas elevadas geralmente sugerem um distúrbio mieloproliferativo ou uma reação a um quadro inflamatório sistêmico.

A seguir, são examinados os eritrócitos. Pode-se medir o seu tamanho comparando-o com o núcleo de um linfócito pequeno; ambos medem cerca de 8 μm de largura. Os eritrócitos menores do que o núcleo de um pequeno linfócito podem ser microcíticos, enquanto os maiores podem ser macrocíticos. As células macrocíticas também tendem a ser mais ovais do que esféricas e, algumas vezes, são denominadas macro-ovalócitos. O volume corpuscular médio (VCM) automatizado pode auxiliar na classificação das alterações. Entretanto, alguns pacientes podem apresentar deficiências tanto de ferro quanto de vitamina B_{12}, produzindo um VCM com valores normais, mas com grande variação no tamanho dos eritrócitos. Quando os eritrócitos variam muito em tamanho, temos a *anisocitose*. Porém, quando encontramos uma grande variação na forma, atribuímos o termo *poiquilocitose*. O contador de células eletrônico fornece um valor independente da variabilidade no tamanho dos eritrócitos. Ele mede a variação no volume dos eritrócitos e reporta os resultados como "índice de anisocitose eritrocitária" (RDW, de *red cell distribution width*). Esse valor é calculado a partir do VCM; por conseguinte, o que está sendo medido não é a largura, mas o volume da célula. O termo deriva da curva que representa a frequência de células em cada volume, também denominada distribuição. A largura da curva de distribuição de volume dos eritrócitos determina o RDW, que é calculado da seguinte maneira: RDW = (desvio-padrão do VCM ÷ VCM médio) × 100. Na presença de anisocitose morfológica, o RDW (normalmente 11-14%) aumenta para 15 a 18%. Esse exame mostra-se útil em pelo menos dois contextos clínicos. Em pacientes com anemia microcítica, os diagnósticos diferenciais são principalmente a deficiência de ferro e a talassemia. Na talassemia, os eritrócitos pequenos apresentam, em geral, um tamanho uniforme, com valor baixo de RDW. Já na deficiência de ferro, a variabilidade do tamanho e o RDW são elevados. Além disso, um RDW elevado pode sugerir uma anemia dimórfica, como quando uma gastrite atrófica crônica ocasiona má absorção de vitamina B_{12}, levando à anemia macrocítica e à perda de sangue, e produzindo, por consequência, deficiência de ferro. Nessas situações, o RDW também está elevado. Em estudos populacionais, um RDW elevado também foi relatado como fator de risco para mortalidade por todas as causas, um achado que ainda permanece inexplicado.

Depois de avaliar o tamanho dos eritrócitos, examina-se o conteúdo de hemoglobina das células. Os eritrócitos podem ter coloração normal (*normocrômicos*) ou pálida (*hipocrômicos*). Nunca serão "hipercrômicos". Se houver uma quantidade de hemoglobina maior do que a normal, as células ficam mais volumosas – mas não se tornam mais escuras. Além do conteúdo de hemoglobina, os eritrócitos são examinados quanto à presença de inclusões. As inclusões encontradas nos eritrócitos são:

1. *Pontilhado basofílico* – pontos azuis finos ou grosseiros distribuídos difusamente nos eritrócitos, representando geralmente resíduos de RNA – particularmente comuns na intoxicação por chumbo.
2. *Corpúsculos de Howell-Jolly* – inclusões circulares azuis e densas que representam remanescentes nucleares – a sua presença indica deficiência na função do baço.
3. *Núcleos* – os eritrócitos podem ser liberados ou expulsos prematuramente da medula óssea, antes da extrusão do núcleo – a sua presença frequentemente implica um processo mieloftísico ou uma resposta intensa da medula à anemia, normalmente anemia hemolítica.
4. *Parasitas* – parasitas eritrocitários incluem os da malária e da babesiose (Cap. A6).
5. *Policromatofilia* – o citoplasma eritrocitário possui uma tonalidade azulada, que reflete a persistência de ribossomos que ainda sintetizam ativamente a hemoglobina em um eritrócito jovem.

É necessária coloração supravital para visualização da hemoglobina precipitada, denominada *corpúsculos de Heinz*.

Os eritrócitos podem assumir formas diversas. Todos os eritrócitos com formato anormal são denominados *poiquilócitos*. Os eritrócitos pequenos que não apresentam a palidez central são denominados *esferócitos*; podem ser encontrados na esferocitose hereditária, em anemias hemolíticas de outras etiologias e na sepse por *Clostridium*. Os *dacriócitos* são células em formato de lágrima, que podem ser visualizados nas anemias hemolíticas, na deficiência grave de ferro, nas talassemias, na mielofibrose e nas síndromes mielodisplásicas. Os *esquistócitos* são células em formato de capacete que refletem anemia hemolítica microangiopática ou fragmentação em uma válvula cardíaca artificial. Os *equinócitos* são eritrócitos espiculados, com espículas regularmente espaçadas; podem representar um artefato causado pelo ressecamento anormal do esfregaço ou alterações do sangue armazenado. Além disso, eles podem ser observados em quadros de insuficiência renal e desnutrição e, com frequência, são reversíveis. Os *acantócitos* são eritrócitos espiculados, porém, as espículas estão distribuídas de modo irregular. Esse processo tende a ser irreversível e reflete a presença de doença renal subjacente, abetalipoproteinemia ou esplenectomia. Os *eliptócitos* são eritrócitos em formato de elipse cuja presença pode indicar um defeito hereditário da membrana celular; entretanto, são também observados na deficiência de ferro, nas síndromes mielodisplásicas, na anemia megaloblástica e nas talassemias. Os *estomatócitos* são eritrócitos cuja área de palidez central assume a morfologia de uma fenda, em vez de o formato redondo habitual. Podem indicar um defeito hereditário da membrana celular do eritrócito, sendo também observados no alcoolismo. As *células-alvo* possuem uma área de palidez central que contém um centro denso ou "olho de boi". Essas células são classicamente observadas na talassemia, mas também podem estar presentes na deficiência de ferro, na doença hepática colestática e em algumas hemoglobinopatias. Além disso, podem ser produzidas como artefato quando a lâmina é preparada de modo inadequado.

O último aspecto dos eritrócitos a ser examinado antes de passar para os leucócitos é a sua distribuição no esfregaço. Na maioria dos indivíduos, as células distribuem-se em uma única camada, lado a lado. Alguns pacientes apresentam grumos de eritrócitos (*aglutinação*), em que as células se empilham umas sobre as outras; é visto em certas paraproteinemias e anemias hemolíticas autoimunes. Outra distribuição anormal envolve a formação de fileiras, com um eritrócito sobre o outro, semelhante a moedas empilhadas. Isso é chamado de *formação de rouleaux* e reflete níveis anormais de proteínas séricas.

Por fim, são examinados os leucócitos. Verifica-se a presença de três tipos de granulócitos: os neutrófilos, os eosinófilos e os basófilos, em frequência decrescente. Em geral, os neutrófilos são os leucócitos mais abundantes. São redondos, têm 10 a 14 μm de largura e contêm um núcleo lobulado, com 2 a 5 lobos conectados por um fino filamento de cromatina. Os bastões são neutrófilos imaturos, que não completaram a condensação nuclear e que possuem um núcleo em formato de U. A presença de bastões reflete um desvio da maturação dos neutrófilos para a esquerda, em uma tentativa de produzir células mais rapidamente. Os neutrófilos fornecem indícios para uma série de condições. Os neutrófilos vacuolados podem constituir um sinal de sepse bacteriana. A presença de inclusões citoplasmáticas azuis de 1 a 2 μm, denominadas *corpúsculos de Döhle*, pode refletir quadros infecciosos, queimaduras ou outros estados inflamatórios. Quando os grânulos dos neutrófilos são maiores que o normal e adquirem uma coloração azul mais intensa, são chamados de "granulações tóxicas" e também podem indicar uma inflamação sistêmica. A presença de neutrófilos com mais de cinco lobos nucleares sugere anemia megaloblástica. Grânulos grandes e de formato anormal podem refletir a síndrome de Chédiak-Higashi congênita.

Os eosinófilos são ligeiramente maiores do que os neutrófilos, possuem núcleos bilobulados e contêm grandes grânulos vermelhos. As doenças dos eosinófilos estão associadas a um aumento de sua contagem, e não a alterações morfológicas ou qualitativas. Normalmente, representam menos de 3% do número de neutrófilos. Os basófilos são ainda mais raros do que os eosinófilos. Apresentam grandes grânulos azul-escuros, e podem estar aumentados como manifestação da leucemia mielocítica crônica.

Os linfócitos podem estar presentes em diversas morfologias. Nos indivíduos saudáveis, os mais comuns consistem em pequenos linfócitos com um pequeno núcleo escuro e citoplasma escasso. Na presença de infecções virais, grande parte dos linfócitos são de maior tamanho, aproximando-se das dimensões dos neutrófilos, com citoplasma abundante e cromatina nuclear menos condensada. Essas células são denominadas *linfócitos reativos*. Cerca de 1% dos linfócitos são maiores e contêm grânulos azuis em um citoplasma azul-claro; esses são denominados *grandes linfócitos granulares*. Na leucemia linfocítica crônica, os pequenos linfócitos estão aumentados em número, e muitos sofrem ruptura durante a preparação do esfregaço sanguíneo, deixando restos de material nuclear sem citoplasma circundante ou membrana celular; estes constituem as chamadas *sombras celulares* e são raras na ausência de leucemia linfocítica crônica.

Os monócitos são os maiores leucócitos, com diâmetro variando de 15 a 22 μm. O núcleo pode assumir uma variedade de formatos, porém, geralmente parece estar dobrado; o citoplasma é cinza.

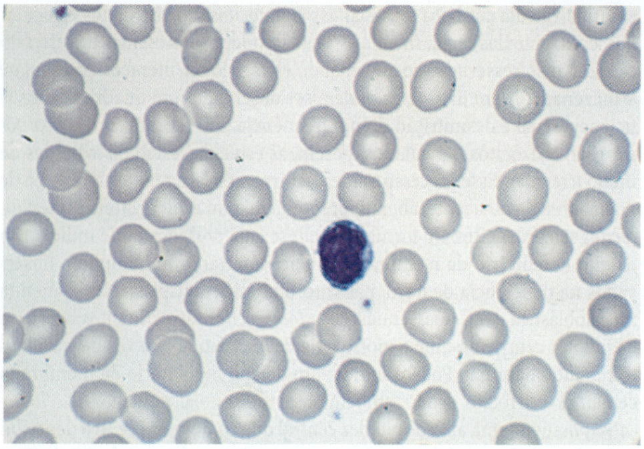

FIGURA 62-1 Esfregaço de sangue periférico normal. Pequeno linfócito no centro do campo. Observa-se que o diâmetro do eritrócito é semelhante ao diâmetro do núcleo do linfócito. *(Fonte: De M Lichtman et al (eds): Williams Hematology, 7th ed. New York, McGraw-Hill, 2005; RS Hillman, KA Ault: Hematology in General Practice, 4th ed. New York, McGraw-Hill, 2005.)*

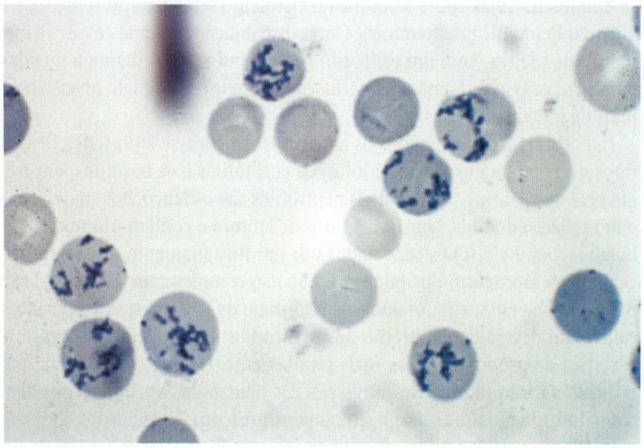

FIGURA 62-2 Preparação para contagem de reticulócitos. Este novo esfregaço sanguíneo onde se utilizou azul de metileno mostra um grande número de reticulócitos densamente corados (as células que contêm precipitados de RNA de coloração azul-escura). *(Fonte: De M Lichtman et al (eds): Williams Hematology, 7th ed. New York, McGraw-Hill, 2005; RS Hillman, KA Ault: Hematology in General Practice, 4th ed., New York, McGraw-Hill, 2005.)*

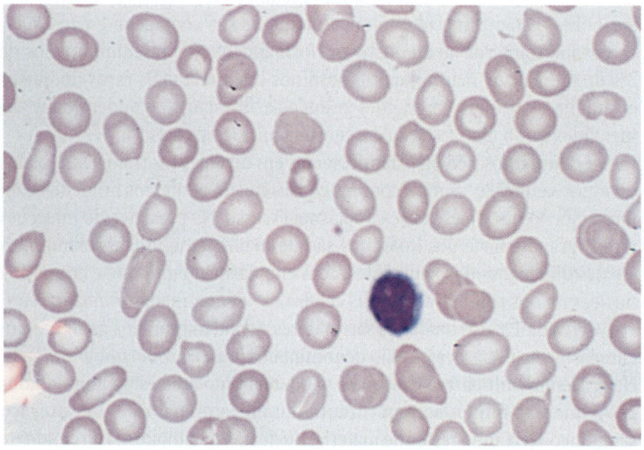

FIGURA 62-3 Anemia microcítica hipocrômica por deficiência de ferro. O pequeno linfócito no campo ajuda a estimar o tamanho dos eritrócitos. *(Fonte: De M Lichtman et al (eds): Williams Hematology, 7th ed. New York, McGraw-Hill, 2005; RS Hillman, KA Ault: Hematology in General Practice, 4th ed. New York, McGraw-Hill, 2005.)*

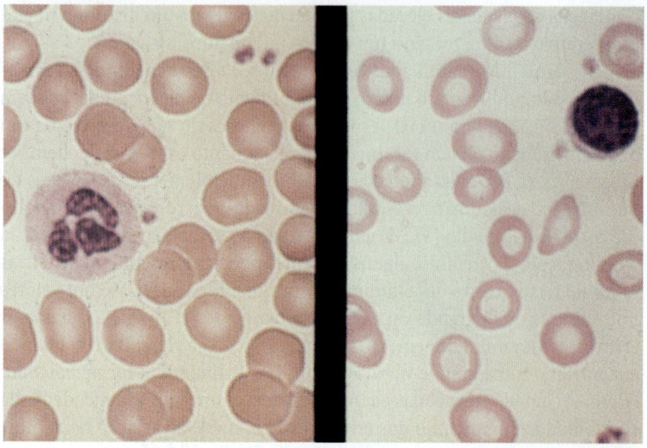

FIGURA 62-4 Eritrócitos na anemia ferropriva comparados com eritrócitos normais. Os micrócitos (*à direita*) são menores do que os eritrócitos normais (diâmetro celular < 7 μm) e podem ou não ser pouco hemoglobinizados (hipocrômicos). *(Fonte: De M Lichtman et al (eds): Williams Hematology, 7th ed. New York, McGraw-Hill, 2005; RS Hillman, KA Ault: Hematology in General Practice, 4th ed. New York, McGraw-Hill, 2005.)*

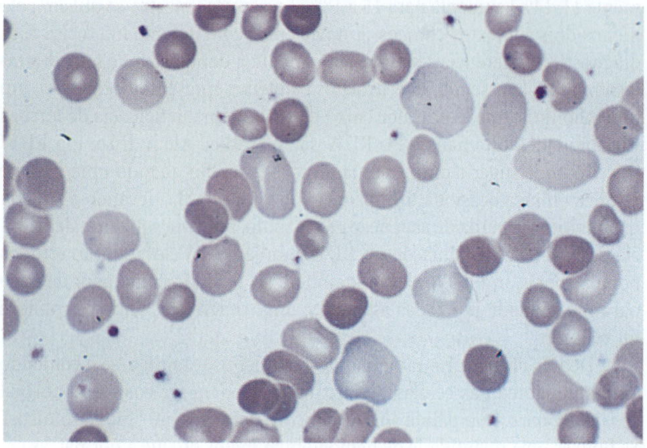

FIGURA 62-5 Policromatofilia. Observam-se grandes eritrócitos com coloração púrpura-clara. *(Fonte: De M Lichtman et al (eds): Williams Hematology, 7th ed. New York, McGraw-Hill, 2005; RS Hillman, KA Ault: Hematology in General Practice, 4th ed., New York, McGraw-Hill, 2005.)*

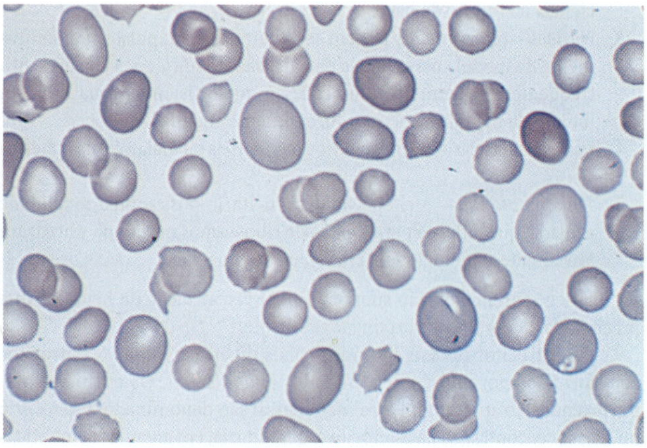

FIGURA 62-6 Macrocitose. Estas células são maiores (volume corpuscular médio > 100) do que o normal e exibem um formato ligeiramente oval. Alguns morfologistas dão a elas o nome de macro-ovalócitos. *(Fonte: De M Lichtman et al (eds): Williams Hematology, 7th ed. New York, McGraw-Hill, 2005; RS Hillman, KA Ault: Hematology in General Practice, 4th ed., New York, McGraw-Hill, 2005.)*

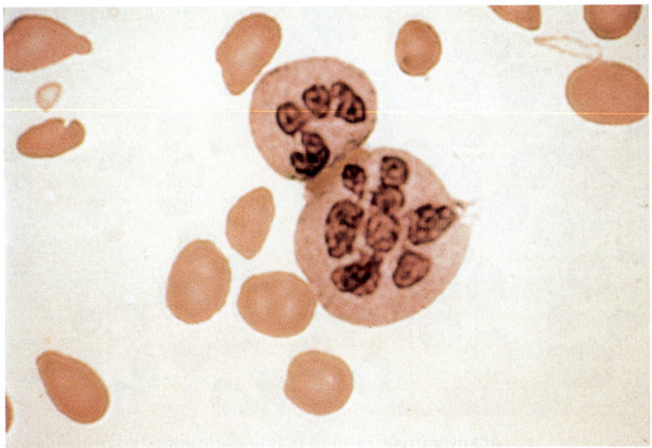

FIGURA 62-7 **Neutrófilos hipersegmentados.** Os neutrófilos hipersegmentados (leucócitos polimorfonucleares multilobados) são maiores do que os neutrófilos normais, com cinco ou mais lobos nucleares segmentados. São encontrados comumente nas deficiências de ácido fólico ou de vitamina B_{12}. *(Fonte: De M Lichtman et al (eds): Williams Hematology, 7th ed. New York, McGraw-Hill, 2005; RS Hillman, KA Ault: Hematology in General Practice, 4th ed., New York, McGraw-Hill, 2005.)*

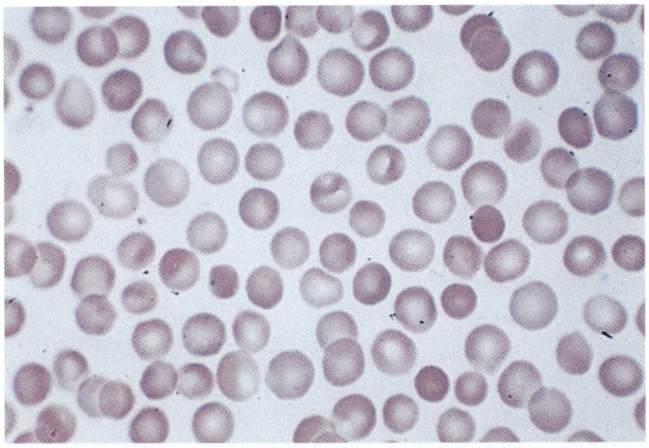

FIGURA 62-8 **Esferocitose.** Observam-se células hipercromáticas pequenas, sem a palidez central habitual. *(Fonte: De M Lichtman et al (eds): Williams Hematology, 7th ed. New York, McGraw-Hill, 2005; RS Hillman, KA Ault: Hematology in General Practice, 4th ed., New York, McGraw-Hill, 2005.)*

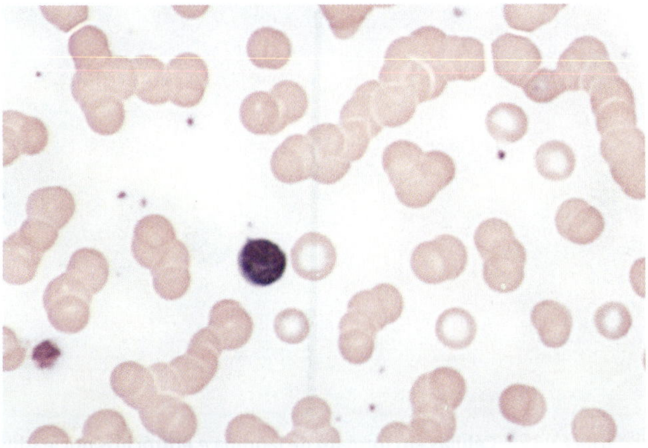

FIGURA 62-9 **Formação de Rouleaux.** Pequeno linfócito no centro do campo. Esses eritrócitos alinham-se em pilhas e estão relacionados a níveis séricos elevados de proteína. *(Fonte: De M Lichtman et al (eds): Williams Hematology, 7th ed. New York, McGraw-Hill, 2005; RS Hillman, KA Ault: Hematology in General Practice, 4th ed., New York, McGraw-Hill, 2005.)*

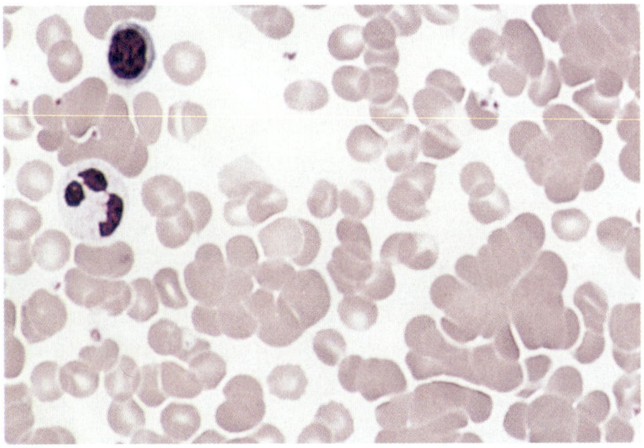

FIGURA 62-10 **Aglutinação dos eritrócitos.** Pequeno linfócito e neutrófilo segmentado na parte superior, à esquerda. Observam-se agrupamentos irregulares de eritrócitos. *(Fonte: De M Lichtman et al (eds): Williams Hematology, 7th ed. New York, McGraw-Hill, 2005; RS Hillman, KA Ault: Hematology in General Practice, 4th ed., New York, McGraw-Hill, 2005.)*

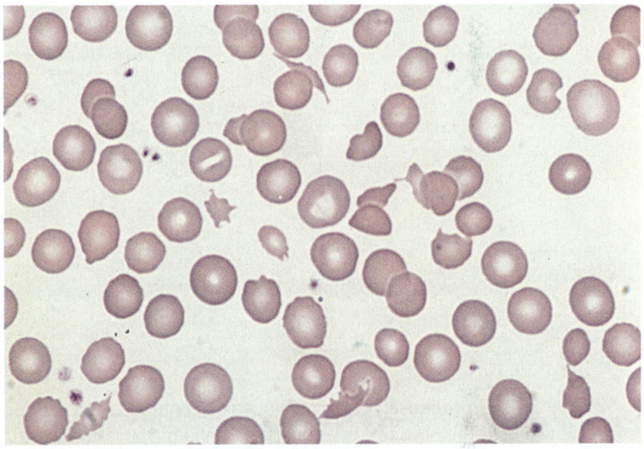

FIGURA 62-11 **Eritrócitos fragmentados.** Hemólise por valva cardíaca. *(Fonte: De M Lichtman et al (eds): Williams Hematology, 7th ed. New York, McGraw-Hill, 2005; RS Hillman, KA Ault: Hematology in General Practice, 4th ed., New York, McGraw-Hill, 2005.)*

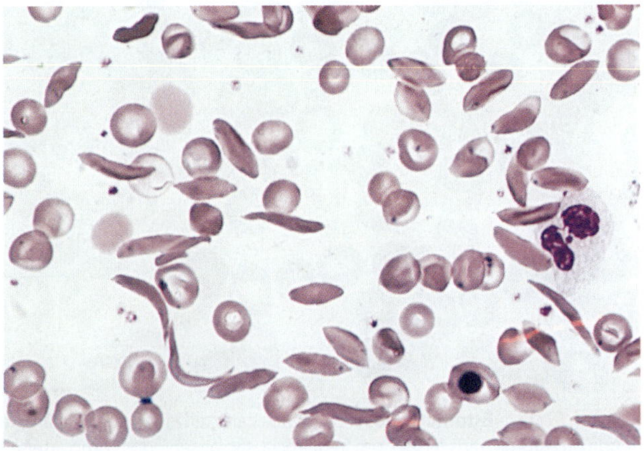

FIGURA 62-12 **Células falciformes.** Doença falciforme homozigota. Um neutrófilo e um eritrócito nucleado também são visualizados no campo. *(Fonte: De M Lichtman et al (eds): Williams Hematology, 7th ed. New York, McGraw-Hill, 2005; RS Hillman, KA Ault: Hematology in General Practice, 4th ed., New York, McGraw-Hill, 2005.)*

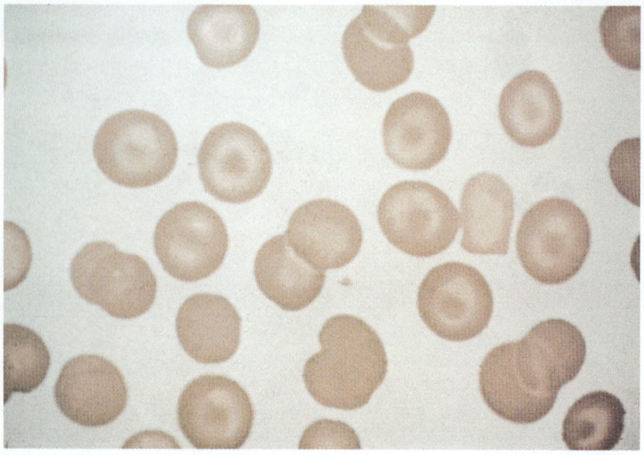

FIGURA 62-13 Células-alvo. As células-alvo são reconhecidas pelo seu aspecto em olho de boi. São observadas em pequeno número na doença hepática e na talassemia. A presença de números maiores é típica da doença da hemoglobina C. *(Fonte: De M Lichtman et al (eds): Williams Hematology, 7th ed. New York, McGraw-Hill, 2005; RS Hillman, KA Ault: Hematology in General Practice, 4th ed., New York, McGraw-Hill, 2005.)*

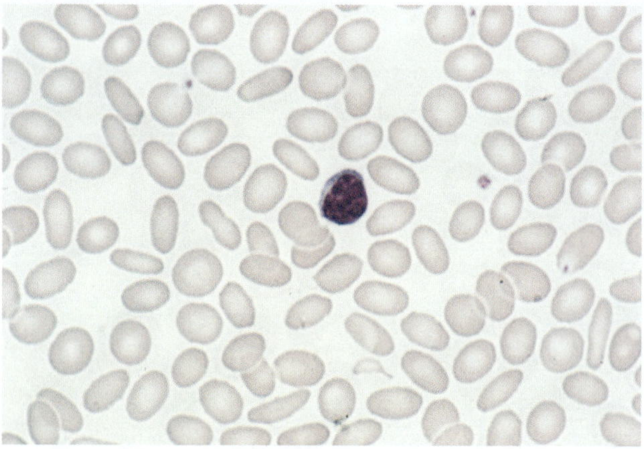

FIGURA 62-14 Eliptocitose. Pequeno linfócito no centro do campo. O formato elíptico dos eritrócitos está relacionado ao enfraquecimento da estrutura da membrana, normalmente devido a mutações na espectrina. *(Fonte: De M Lichtman et al (eds): Williams Hematology, 7th ed. New York, McGraw-Hill, 2005; RS Hillman, KA Ault: Hematology in General Practice, 4th ed., New York, McGraw-Hill, 2005.)*

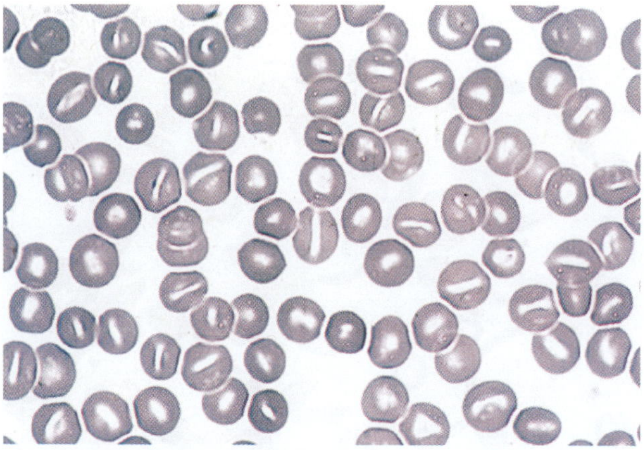

FIGURA 62-15 Estomatocitose. Eritrócitos caracterizados por uma ampla fenda ou estoma transversal. Com frequência, são observados como artefato em um esfregaço sanguíneo desidratado. Podem ser identificados nas anemias hemolíticas e em condições nas quais os eritrócitos estão excessivamente hidratados ou desidratados. *(Fonte: De M Lichtman et al (eds): Williams Hematology, 7th ed. New York, McGraw-Hill, 2005; RS Hillman, KA Ault: Hematology in General Practice, 4th ed., New York, McGraw-Hill, 2005.)*

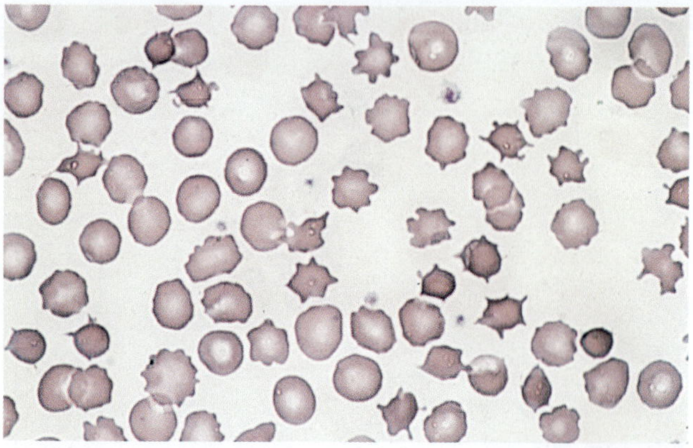

FIGURA 62-16 Acantocitose. Existem dois tipos de eritrócitos espiculados: os *acantócitos* são células densas contraídas, com projeções irregulares da membrana, que variam quanto ao comprimento e à largura; os *equinócitos* possuem pequenas projeções da membrana, uniformes e de distribuição regular. Os acantócitos estão presentes na doença hepática grave, em pacientes com abetalipoproteinemia e nos raros pacientes com grupo sanguíneo de McLeod. Os equinócitos são encontrados em pacientes com uremia grave, em defeitos das enzimas glicolíticas dos eritrócitos e na anemia hemolítica microangiopática. *(Fonte: De M Lichtman et al (eds): Williams Hematology, 7th ed. New York, McGraw-Hill, 2005; RS Hillman, KA Ault: Hematology in General Practice, 4th ed., New York, McGraw-Hill, 2005.)*

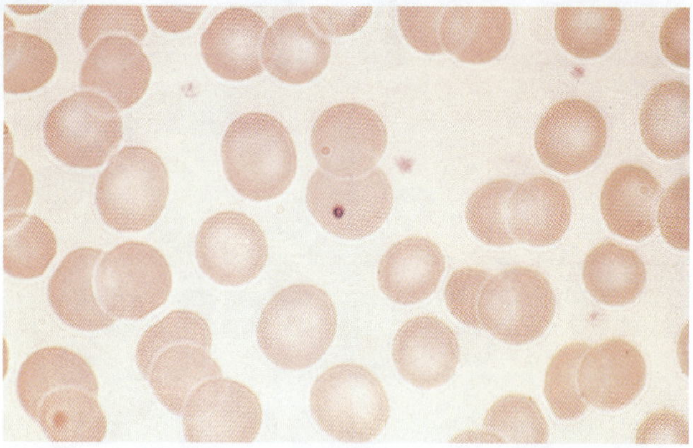

FIGURA 62-17 Corpúsculos de Howell-Jolly. Os corpúsculos de Howell-Jolly consistem em remanescentes nucleares minúsculos, que normalmente são removidos pelo baço. Aparecem no sangue após esplenectomia (defeito na remoção) e na presença de distúrbios displásicos/de maturação (produção excessiva). *(Fonte: De M Lichtman et al (eds): Williams Hematology, 7th ed. New York, McGraw-Hill, 2005; RS Hillman, KA Ault: Hematology in General Practice, 4th ed., New York, McGraw-Hill, 2005.)*

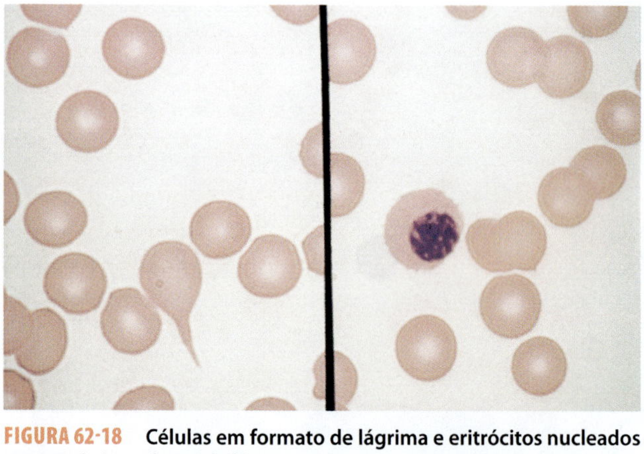

FIGURA 62-18 Células em formato de lágrima e eritrócitos nucleados característicos da mielofibrose. Um eritrócito em formato de lágrima (*à esquerda*) e um eritrócito nucleado (*à direita*) observados na mielofibrose e na hematopoiese extramedular. *(Fonte: De M Lichtman et al (eds): Williams Hematology, 7th ed. New York, McGraw-Hill, 2005; RS Hillman, KA Ault: Hematology in General Practice, 4th ed., New York, McGraw-Hill, 2005.)*

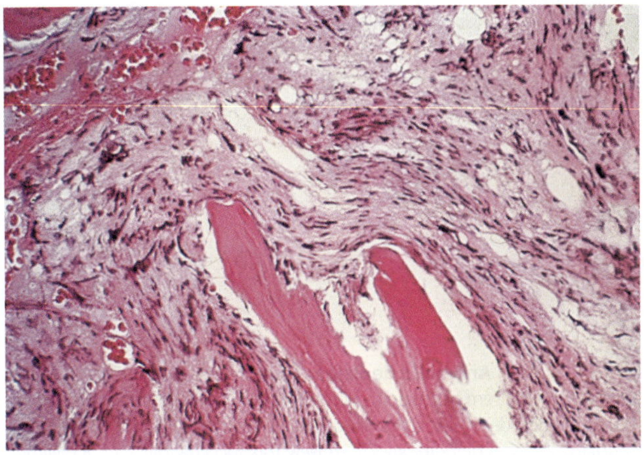

FIGURA 62-19 Mielofibrose na medula óssea. Substituição total dos precursores da medula óssea e dos adipócitos por um infiltrado denso de fibras de reticulina e colágeno (coloração por hematoxilina e eosina). *(Fonte: De M Lichtman et al (eds): Williams Hematology, 7th ed. New York, McGraw-Hill, 2005; RS Hillman, KA Ault: Hematology in General Practice, 4th ed., New York, McGraw-Hill, 2005.)*

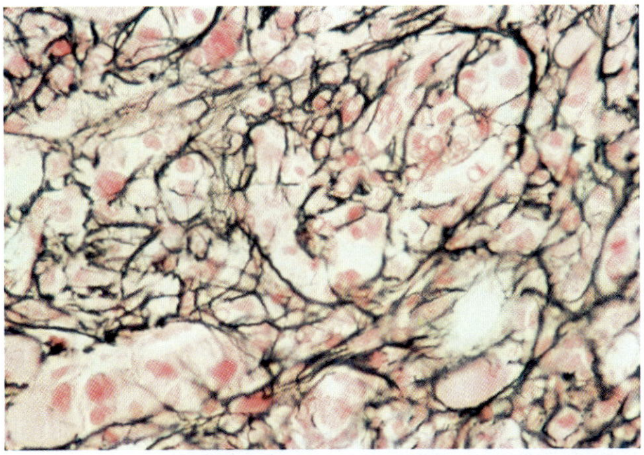

FIGURA 62-20 Coloração para reticulina na mielofibrose da medula óssea. A coloração de uma medula mielofibrótica pela prata mostra aumento das fibras de reticulina (filamentos corados em preto). *(Fonte: De M Lichtman et al (eds): Williams Hematology, 7th ed. New York, McGraw-Hill, 2005; RS Hillman, KA Ault: Hematology in General Practice, 4th ed., New York, McGraw-Hill, 2005.)*

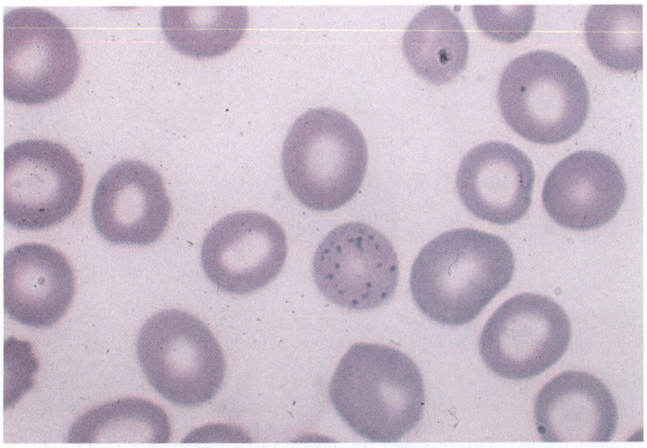

FIGURA 62-21 Eritrócito pontilhado na intoxicação por chumbo. Hipocromia leve. Eritrócito com pontilhado grosseiro. *(Fonte: De M Lichtman et al (eds): Williams Hematology, 7th ed. New York, McGraw-Hill, 2005; RS Hillman, KA Ault: Hematology in General Practice, 4th ed. New York, McGraw-Hill, 2005.)*

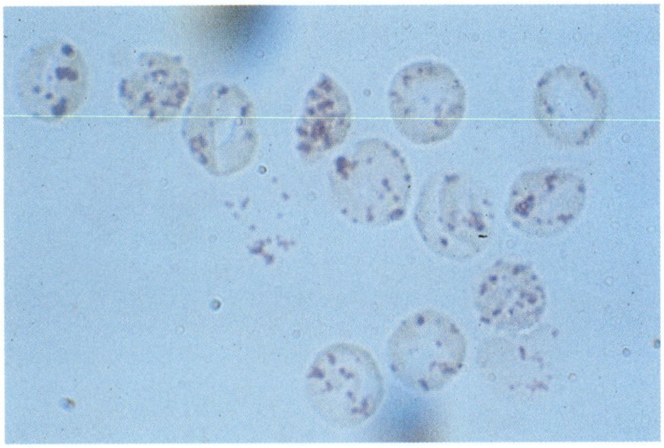

FIGURA 62-22 Corpúsculos de Heinz. Sangue misturado com solução hipotônica de cristal violeta. O material corado consiste em precipitados de hemoglobina desnaturada dentro das células. *(Fonte: De M Lichtman et al (eds): Williams Hematology, 7th ed. New York, McGraw-Hill, 2005; RS Hillman, KA Ault: Hematology in General Practice, 4th ed., New York, McGraw-Hill, 2005.)*

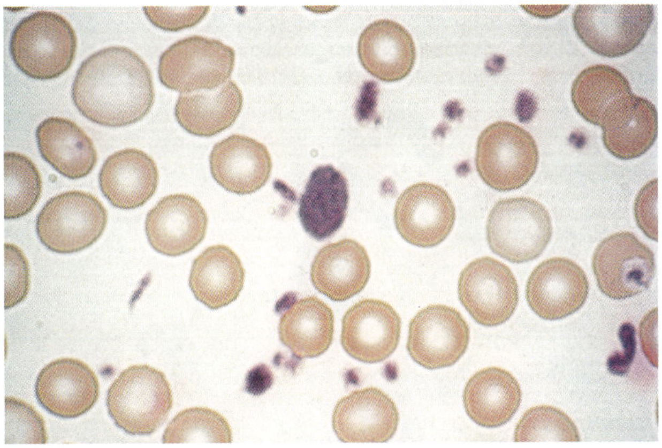

FIGURA 62-23 Plaquetas gigantes. As plaquetas gigantes, juntamente com aumento acentuado da contagem plaquetária, são encontradas nos distúrbios mieloproliferativos, particularmente na trombocitemia primária. *(Fonte: De M Lichtman et al (eds): Williams Hematology, 7th ed. New York, McGraw-Hill, 2005; RS Hillman, KA Ault: Hematology in General Practice, 4th ed., New York, McGraw-Hill, 2005.)*

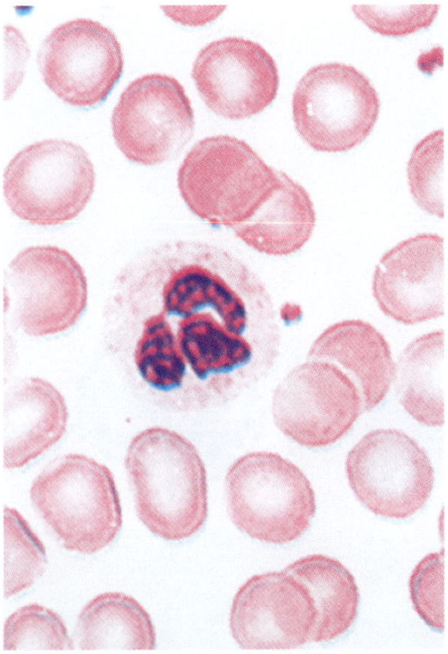

FIGURA 62-24 Granulócitos normais. O granulócito normal possui um núcleo segmentado, com cromatina densa e aglomerada; os grânulos neutrofílicos finos estão dispersos por todo o citoplasma. *(Fonte: De M Lichtman et al (eds): Williams Hematology, 7th ed. New York, McGraw-Hill, 2005; RS Hillman, KA Ault: Hematology in General Practice, 4th ed., New York, McGraw-Hill, 2005.)*

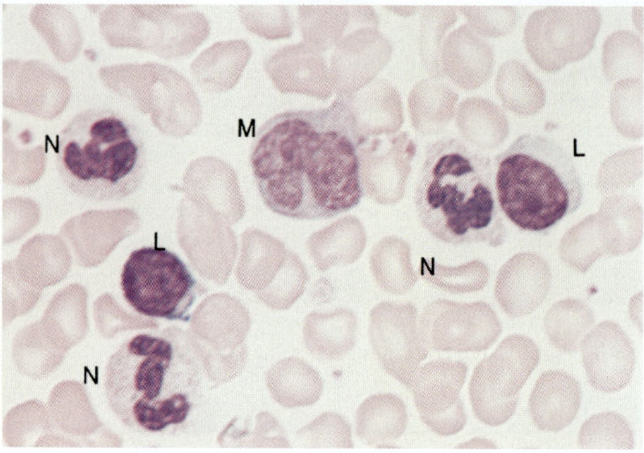

FIGURA 62-25 **Monócitos normais.** O esfregaço foi preparado a partir da camada leucoplaquetária do sangue de um doador normal. L, linfócito; M, monócito; N, neutrófilo. *(Fonte: De M Lichtman et al (eds): Williams Hematology, 7th ed. New York, McGraw-Hill, 2005; RS Hillman, KA Ault: Hematology in General Practice, 4th ed., New York, McGraw-Hill, 2005.)*

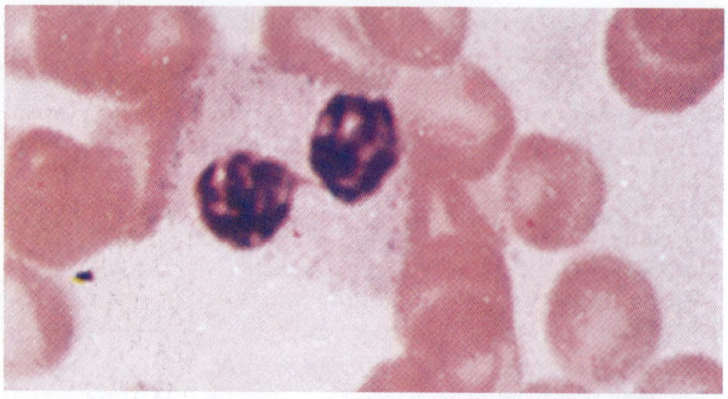

FIGURA 62-28 **Anomalia de Pelger-Hüet.** Nesse distúrbio benigno, os granulócitos são, em sua maioria, bilobados. Com frequência, o núcleo possui uma aparência de óculos, ou configuração em pincenê. *(Fonte: De M Lichtman et al (eds): Williams Hematology, 7th ed. New York, McGraw-Hill, 2005; RS Hillman, KA Ault: Hematology in General Practice, 4th ed. New York, McGraw-Hill, 2005.)*

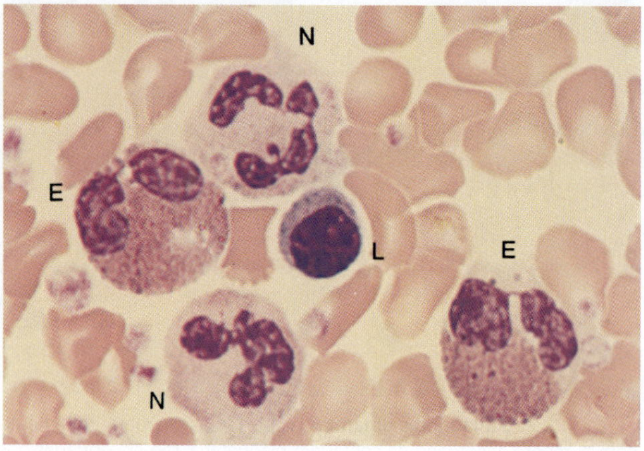

FIGURA 62-26 **Eosinófilos normais.** O esfregaço foi preparado a partir da camada leucoplaquetária do sangue de um doador normal. E, eosinófilo; L, linfócito; N, neutrófilo. *(Fonte: De M Lichtman et al (eds): Williams Hematology, 7th ed. New York, McGraw-Hill, 2005; RS Hillman, KA Ault: Hematology in General Practice, 4th ed. New York, McGraw-Hill, 2005.)*

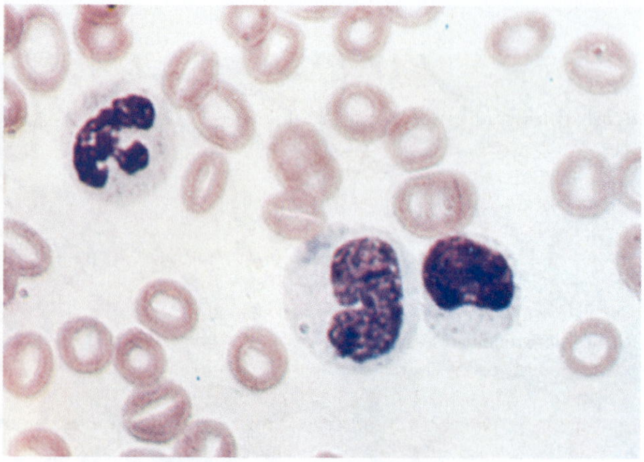

FIGURA 62-29 **Corpúsculo de Döhle.** Neutrófilo com corpúsculo de Döhle. O neutrófilo com núcleo em formato de salsicha no centro do campo é um bastão. Os corpúsculos de Döhle consistem em áreas não granulares distintas, de coloração azul, encontradas na periferia do citoplasma dos neutrófilos nas infecções e em outros estados tóxicos. Representam agregados de retículo endoplasmático rugoso. *(Fonte: De M Lichtman et al (eds): Williams Hematology, 7th ed. New York, McGraw-Hill, 2005; RS Hillman, KA Ault: Hematology in General Practice, 4th ed., New York, McGraw-Hill, 2005.)*

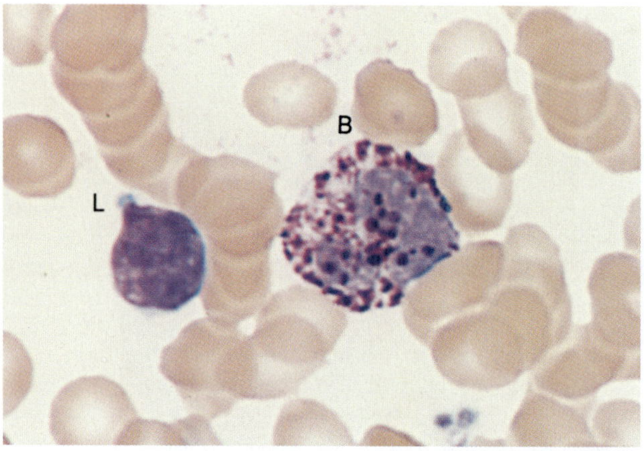

FIGURA 62-27 **Basófilo normal.** O esfregaço foi preparado a partir da camada leucoplaquetária do sangue de um doador normal. B, basófilo; L, linfócito. *(Fonte: De M Lichtman et al (eds): Williams Hematology, 7th ed. New York, McGraw-Hill, 2005; RS Hillman, KA Ault: Hematology in General Practice, 4th ed., New York, McGraw-Hill, 2005.)*

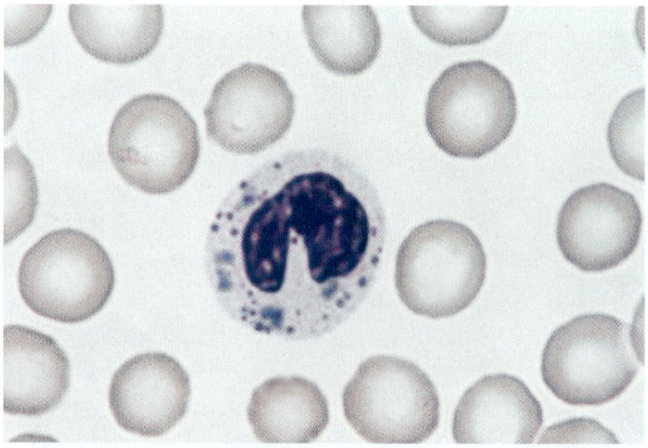

FIGURA 62-30 **Doença de Chédiak-Higashi.** Observam-se grânulos gigantes no neutrófilo. *(Fonte: De M Lichtman et al (eds): Williams Hematology, 7th ed. New York, McGraw-Hill, 2005; RS Hillman, KA Ault: Hematology in General Practice, 4th ed., New York, McGraw-Hill, 2005.)*

Células anormais podem aparecer no sangue. Na maioria das vezes, essas se originam de neoplasias de células derivadas da medula óssea, incluindo células linfoides, células mieloides e, ocasionalmente, eritrócitos. Mais raramente, outros tipos de neoplasias podem ter acesso à corrente sanguínea, identificando-se a presença de raras células malignas epiteliais. A probabilidade de visualizar essas células anormais aumenta se forem examinados esfregaços sanguíneos preparados a partir da camada leucoplaquetária – a camada de células visível na parte superior dos eritrócitos sedimentados quando se deixa o sangue em repouso no tubo de ensaio por 1 hora. Os esfregaços preparados a partir de punção digital podem incluir células endoteliais raras.

Agradecimento *As figuras deste capítulo foram retiradas de Williams Hematology, 7th edition, M Lichtman et al (eds): New York, McGraw-Hill, 2005; Hematology in General Practice, 4th edition, RS Hillman, KA Ault. New York, McGraw-Hill, 2005.*

63 Anemia e policitemia

John W. Adamson, Dan L. Longo

HEMATOPOIESE E A BASE FISIOLÓGICA DA PRODUÇÃO DE ERITRÓCITOS

A *hematopoiese* é o processo de produção dos elementos figurados do sangue, regulado por meio de uma série de etapas que começa com a célula-tronco hematopoiética. As células-tronco têm a capacidade de produzir eritrócitos, granulócitos de todas as classes, monócitos, plaquetas e células do sistema imune. O mecanismo molecular preciso pelo qual as células-tronco se diferenciam em uma determinada linhagem não está completamente definido. Entretanto, experimentos em camundongos sugerem que as células eritroides se originam de um progenitor eritroide/megacariocítico comum, que não se desenvolve na ausência da expressão dos fatores de transcrição de GATA-1 e FOG-1 (de *friend of GATA-1*) (Cap. 96). Após a diferenciação em determinada linhagem, as células progenitoras e precursoras hematopoiéticas ficam cada vez mais sob a influência reguladora dos fatores de crescimento e hormônios. A eritropoietina (EPO) é o principal hormônio regulador envolvido na produção dos eritrócitos. A EPO é necessária para a manutenção das células progenitoras eritroides que, na ausência do hormônio, sofrem morte celular programada (*apoptose*). O processo regulado de produção dos eritrócitos é denominado *eritropoiese*, e seus elementos-chave estão ilustrados na Fig. 63-1.

Na medula óssea, o pronormoblasto é o primeiro precursor eritroide morfologicamente identificável. Essa célula pode sofrer 4 a 5 divisões celulares, que resultam na produção de 16 a 32 eritrócitos maduros. Quando há aumento na produção de EPO ou administração de EPO como fármaco, ocorre amplificação do número de células progenitoras precoces e, consequentemente, uma maior produção de eritrócitos. A regulação da própria produção de EPO está ligada à oxigenação tecidual.

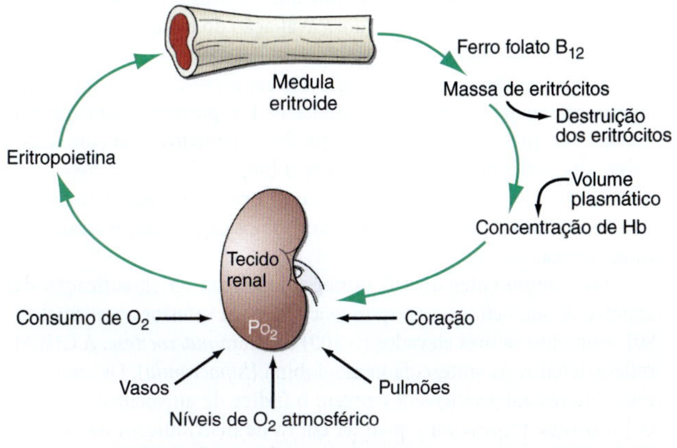

FIGURA 63-1 Regulação fisiológica da produção dos eritrócitos pela pressão de oxigênio tecidual. Hb, hemoglobina.

Nos mamíferos, o O_2 é transportado até os tecidos ligado à hemoglobina contida no interior dos eritrócitos circulantes. O eritrócito maduro tem 8 μm de diâmetro, é anucleado, de formato discoide e extremamente flexível para atravessar a microcirculação. A integridade de sua membrana é mantida pela geração intracelular de ATP. A produção normal dos eritrócitos permite a reposição diária de 0,8 a 1% dos eritrócitos circulantes no corpo, sendo a sua sobrevida média de 100 a 120 dias. O órgão responsável pela produção dos eritrócitos é denominado *éritron*. Trata-se de um órgão dinâmico, constituído por um reservatório de células precursoras eritroides medulares de rápida proliferação e por uma grande massa de eritrócitos circulantes maduros. O tamanho da massa eritrocitária reflete o equilíbrio entre a produção e a destruição dos eritrócitos. A base fisiológica da produção e destruição dos eritrócitos nos permite compreender os mecanismos que podem levar à anemia.

O regulador fisiológico da produção dos eritrócitos, o hormônio glicoproteico EPO, é sintetizado e liberado por células de revestimento dos capilares peritubulares dos rins. Essas células são do tipo epitelial e altamente especializadas. Os hepatócitos sintetizam uma pequena quantidade de EPO. O estímulo fundamental para a produção de EPO é a disponibilidade de O_2 para a demanda metabólica dos tecidos. O fator induzível por hipoxia (HIF)-1α representa um elemento essencial na regulação do gene da EPO. Na presença de O_2, o HIF-1α é hidroxilado em uma prolina-chave, que possibilita a ubiquitinação e degradação do HIF-1α por meio do proteassoma. Quando o O_2 é limitado,, essa etapa de hidroxilação crítica não ocorre, permitindo ao HIF-1α unir-se a outras proteínas, ser transportado até o núcleo e suprarregular o gene da EPO, entre outros.

Um aporte deficiente de O_2 para os rins pode resultar de uma diminuição da massa eritrocitária (*anemia*), da ligação deficiente do O_2 à molécula de hemoglobina ou de hemoglobina mutante de alta afinidade pelo O_2 (*hipoxemia*) ou, raramente, de um fluxo sanguíneo deficiente para os rins (p. ex., estenose da artéria renal). A EPO regula a produção diária dos eritrócitos, e os níveis desse hormônio podem ser medidos no plasma por meio de imunoensaios sensíveis – o nível normal de EPO é de 10 a 25 U/L. Quando a concentração de hemoglobina cai abaixo de 100 a 120 g/L (10-12 g/dL), os níveis plasmáticos de EPO aumentam proporcionalmente à gravidade da anemia (Fig. 63-2). Na circulação, a EPO tem meia-vida de 6 a 9 horas e atua mediante sua ligação a receptores específicos na superfície dos precursores eritroides medulares, induzindo sua proliferação e maturação. Sob o estímulo da EPO, a produção de eritrócitos pode aumentar 4 a 5 vezes em um período de 1-2 semanas, porém, apenas na presença de nutrientes adequados, particularmente o ferro. Por conseguinte, a capacidade funcional do éritron exige uma produção renal normal de EPO, medula eritroide funcionante e um suprimento adequado de substratos para a síntese de hemoglobina. A ocorrência de um defeito em qualquer um desses componentes-chave pode levar à anemia. Laboratorialmente, a anemia é identificada quando os níveis de hemoglobina ou o hematócrito estão abaixo de um

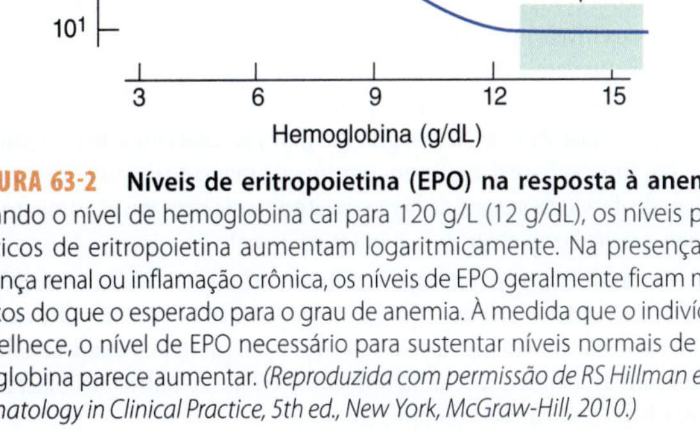

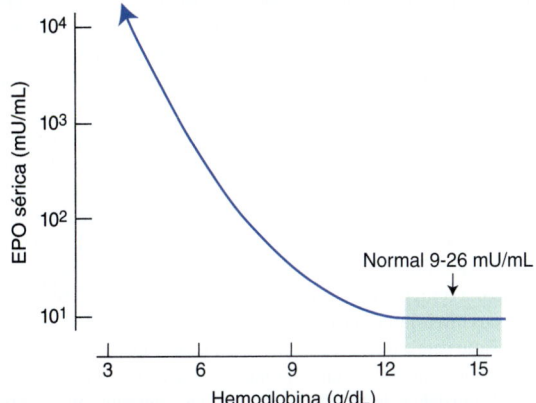

FIGURA 63-2 Níveis de eritropoietina (EPO) na resposta à anemia. Quando o nível de hemoglobina cai para 120 g/L (12 g/dL), os níveis plasmáticos de eritropoietina aumentam logaritmicamente. Na presença de doença renal ou inflamação crônica, os níveis de EPO geralmente ficam mais baixos do que o esperado para o grau de anemia. À medida que o indivíduo envelhece, o nível de EPO necessário para sustentar níveis normais de hemoglobina parece aumentar. *(Reproduzida com permissão de RS Hillman et al: Hematology in Clinical Practice, 5th ed., New York, McGraw-Hill, 2010.)*

valor esperado (faixa normal). A probabilidade e intensidade da anemia são definidas com base no desvio dos níveis de hemoglobina/hematócrito do paciente em relação aos valores esperados para os indivíduos normais da mesma idade e sexo. No adulto, a concentração de hemoglobina exibe uma distribuição gaussiana. A faixa normal de valores de hemoglobina para homens adultos é de 13,5 a 17,5 g/dL (135 a 175 g/L) e para mulheres adultas é de 12 a 15 g/dL (120 a 150 g/L). A Organização Mundial da Saúde (OMS) define a anemia como um nível de hemoglobina < 13 g/dL (130 g/L) nos homens e < 12 g/dL (120 g/L) nas mulheres. O hematócrito tem menos utilidade do que os níveis de hemoglobina na avaliação da anemia, visto que ele é calculado e não medido diretamente. Valores baixos suspeitos de hemoglobina ou de hematócrito serão interpretados mais facilmente se valores anteriores do mesmo paciente forem conhecidos.

Os elementos essenciais da eritropoiese – produção de EPO, disponibilidade de ferro, capacidade de proliferação da medula óssea e maturação efetiva dos precursores eritroides – são utilizados para a classificação inicial da anemia (ver adiante).

ANEMIA

MANIFESTAÇÕES CLÍNICAS DA ANEMIA

Sinais e sintomas A anemia é mais frequentemente diagnosticada em exames laboratoriais de rastreamento. Anemia avançada, com seus sinais e sintomas associados, é uma forma menos comum de apresentação anemia aguda causada por perda de sangue ou hemólise. Se a perda de sangue for leve, ocorrerá aumento da liberação de O_2 por meio de alterações na curva de dissociação da O_2-hemoglobina, mediadas por uma redução do pH ou aumento do CO_2 (*efeito Bohr*). Em caso de sangramento agudo, o quadro clínico é caracterizado por hipovolemia, e os níveis de hematócrito e hemoglobina não refletem o volume de sangue perdido. Sinais de instabilidade hemodinâmica surgem com perdas agudas de 10-15% do volume sanguíneo total. Nesses pacientes, o problema não é a anemia, mas a hipotensão e a redução da perfusão dos órgãos. Quando ocorre perda súbita de > 30% do volume sanguíneo, o paciente é incapaz de compensar com os mecanismos habituais de vasoconstrição e alterações do fluxo sanguíneo regional. O paciente prefere permanecer deitado, apresentando hipotensão postural e taquicardia. Se a perda de volume sanguíneo for > 40% (i.e., > 2 L no adulto de porte médio), aparecerão sinais de choque hipovolêmico, como confusão, dispneia, sudorese, hipotensão e taquicardia (Cap. 101). Esses pacientes apresentam déficit significativo na perfusão dos órgãos vitais e necessitam de reposição volêmica imediata.

Na hemólise aguda, os sinais e sintomas dependem do mecanismo que leva à destruição dos eritrócitos. A hemólise intravascular com liberação de hemoglobina livre pode estar associada à dor lombar aguda, hemoglobina livre no plasma e na urina, e insuficiência renal. Os sintomas associados à anemia crônica ou gradual dependem da idade do paciente e do suprimento sanguíneo adequado para órgãos vitais. A anemia moderada pode se apresentar com fadiga, perda da energia, dispneia e taquicardia (particularmente com esforço físico). Todavia, em virtude dos mecanismos compensatórios intrínsecos que influenciam a curva de dissociação da O_2-hemoglobina, o início gradual da anemia – particularmente em pacientes jovens – pode não ser acompanhado de sinais ou sintomas, até que a anemia se torne grave (nível de hemoglobina < 70-80 g/L [7-8 g/dL]). Quando a anemia se desenvolve no decorrer de dias ou semanas, o volume sanguíneo total apresenta-se normal ou ligeiramente aumentado, e as alterações no débito cardíaco e no fluxo sanguíneo regional ajudam a compensar a perda global da capacidade de transporte de O_2. As alterações da curva de dissociação da O_2-hemoglobina são responsáveis por parte da resposta compensatória à anemia. Na anemia crônica, verifica-se uma elevação dos níveis intracelulares de 2,3-difosfoglicerato, deslocando a curva de dissociação para a direita e facilitando a liberação de O_2. Esse mecanismo compensatório pode manter um suprimento normal de O_2 para os tecidos na vigência de um déficit de 20 a 30 g/L (2-3 g/dL) na concentração da hemoglobina. Por fim, pode-se garantir um suprimento maior de O_2 para órgãos vitais através do desvio de sangue de órgãos relativamente ricos em suprimento sanguíneo, particularmente os rins, o intestino e a pele.

Certas doenças encontram-se comumente associados à anemia. Os estados inflamatórios crônicos (p. ex., infecção, artrite reumatoide, câncer) estão associados à anemia leve a moderada, enquanto os distúrbios linfoproliferativos, como a leucemia linfocítica crônica e outras neoplasias das células B, podem causar hemólise autoimune.

ABORDAGEM AO PACIENTE

Anemia

A avaliação do paciente com anemia exige anamnese e exame físico minuciosos. Convém sempre avaliar a história nutricional, o uso de fármacos e o consumo de álcool, assim como a história familiar de anemia. Certas regiões geográficas e origens étnicas estão associadas a uma maior probabilidade de distúrbio hereditário da hemoglobina ou do metabolismo intermediário. A deficiência de glicose-6-fosfato-desidrogenase (G6PD) e certas hemoglobinopatias são observadas mais frequentemente em indivíduos de origem africana ou do Oriente Médio. Outras informações que podem ser úteis incluem a exposição a determinados agentes tóxicos e sintomas relacionados a outros distúrbios que costumam estar associados à anemia. Esses sinais e sintomas incluem sangramento, fadiga, mal-estar, febre, perda de peso, sudorese noturna, entre outros sintomas sistêmicos. Indícios dos mecanismos da anemia podem ser encontrados no exame físico pelo achado de sinais sugestivos de infecção, sangue nas fezes, linfadenopatia, esplenomegalia ou petéquias. A esplenomegalia e a linfadenopatia sugerem doença linfoproliferativa subjacente, enquanto a presença de petéquias indica alguma disfunção plaquetária. Os resultados de exames laboratoriais anteriores são úteis para estabelecer a época de início.

No paciente com anemia, o exame físico pode revelar batimentos cardíacos vigorosos, pulsos periféricos fortes e sopro sistólico. Palidez de pele e mucosas pode ocorrer quando o nível de hemoglobina for < 8-10 g/dL (80-100 g/L). Avaliam-se áreas em que os vasos estão perto da superfície, como as mucosas, os leitos ungueais e as pregas palmares. Se a coloração das pregas palmares for mais clara que a pele circundante com a mão em hiperextensão, o nível estimado de hemoglobina é habitualmente < 8 g/dL (80 g/L).

AVALIAÇÃO LABORATORIAL

A Tabela 63-1 fornece uma lista dos exames utilizados na investigação inicial da anemia. O hemograma completo (HC) de rotina é necessário como parte da avaliação e inclui o nível de hemoglobina, o hematócrito e os índices eritrocitários: volume corpuscular médio (VCM), expresso em fentolitros; hemoglobina corpuscular média (HCM), em picogramas por célula; e concentração de hemoglobina corpuscular média (CHCM) por volume de eritrócitos, em gramas por litro. O HCM é o índice menos útil; ele tende a acompanhar o VCM. Os índices eritrocitários são calculados como mostra a Tabela 63-2, e as variações normais da hemoglobina e do hematócrito com a idade são apresentadas na Tabela 63-3. Diversos fatores fisiológicos afetam o hemograma, como idade, sexo, gravidez, tabagismo e altitude. Podem-se observar valores normais altos da hemoglobina em homens e mulheres que vivem em grandes altitudes ou que são fumantes pesados. As elevações da hemoglobina em decorrência do tabagismo refletem uma compensação normal devido ao deslocamento do O_2 pelo CO na ligação à hemoglobina. Outras informações importantes são a contagem dos reticulócitos e estoques de ferro, incluindo o *ferro sérico*, a *capacidade total de ligação do ferro* (TIBC; medida indireta do nível de transferrina) e a *ferritina sérica*. Alterações acentuadas nos índices eritrocitários geralmente indicam distúrbios da maturação ou deficiência de ferro. Uma cuidadosa avaliação do esfregaço de sangue periférico é importante, e os laboratórios clínicos frequentemente fornecem uma descrição da morfologia dos eritrócitos e leucócitos, contagem diferencial e contagem plaquetária. Em pacientes com anemia grave e anormalidades na morfologia dos eritrócitos e/ou contagens baixas dos reticulócitos, o aspirado ou a biópsia de medula óssea podem ajudar a estabelecer o diagnóstico. Outros testes para o diagnóstico de anemias específicas são discutidos nos capítulos que tratam de cada doença.

Os componentes do HC também auxiliam na classificação da anemia. A *microcitose* corresponde a um VCM inferior ao normal (< 80), enquanto valores elevados (> 100) indicam *macrocitose*. A CHCM reflete defeitos na síntese da hemoglobina (*hipocromia*). Os contadores celulares automáticos descrevem o índice de anisocitose (RDW). O VCM (que representa o pico da curva de distribuição) não é sensível ao aparecimento de pequenas populações de macrócitos ou micrócitos. Um técnico de laboratório experiente é capaz de identificar

TABELA 63-1 ■ Exames laboratoriais no diagnóstico de anemia

I. Hemograma completo (HC)
  A. Contagem eritrocitária
    1. Hemoglobina
    2. Hematócrito
    3. Contagem de reticulócitos
  B. Índices eritrocitários
    1. Volume corpuscular médio (VCM)
    2. Hemoglobina corpuscular média (HCM)
    3. Concentração de hemoglobina corpuscular média (CHCM)
    4. Índice de anisocitose eritrocitária (RDW)
  C. Leucograma
    1. Contagem diferencial
    2. Segmentação nuclear dos neutrófilos
  D. Contagem de plaquetas
  E. Morfologia celular
    1. Tamanho da célula
    2. Conteúdo de hemoglobina
    3. Anisocitose
    4. Poiquilocitose
    5. Policromasia
II. Estoques de ferro
  A. Ferro sérico
  B. Capacidade ferropéxica
  C. Ferritina sérica
III. Exame da medula óssea
  A. Aspirado
    1. Razão M/E[a]
    2. Morfologia celular
    3. Coloração para o ferro
  B. Biópsia
    1. Celularidade
    2. Morfologia

[a]Razão M/E, razão entre os precursores mieloides e eritroides.

TABELA 63-2 ■ Índices eritrocitários

Índice	Valor normal
Volume corpuscular médio (VCM) = (hematócrito × 10)/(contagem de eritrócitos × 10^6)	90 ± 8 fL
Hemoglobina corpuscular média (HCM) = (hemoglobina × 10)/(contagem de eritrócitos × 10^6)	30 ± 3 pg
Concentração de hemoglobina corpuscular média = (hemoglobina × 10)/hematócrito ou HCM/VCM	33 ± 2%

TABELA 63-3 ■ Alterações nos valores normais de hemoglobina/hematócrito conforme a idade, o sexo e a gravidez

Idade/gênero	Hemoglobina, g/dL	Hematócrito, %
Ao nascimento	17	52
Infância	12	36
Adolescência	13	40
Homem adulto	16 (±2)	47 (±6)
Mulher adulta (menstruando)	13 (±2)	40 (±6)
Mulher adulta (pós-menopausa)	14 (±2)	42 (±6)
Durante a gravidez	12 (±2)	37 (±6)

Fonte: De RS Hillman et al: *Hematology in Clinical Practice*, 5th ed. New York, McGraw-Hill, 2010.

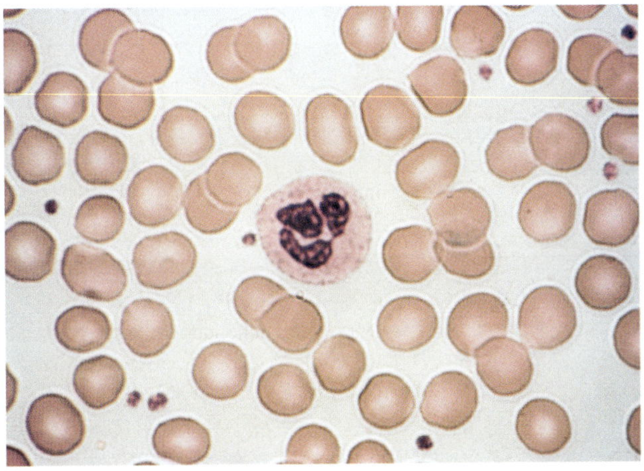

FIGURA 63-3 Esfregaço sanguíneo normal (coloração de Wright). Campo de grande aumento mostrando eritrócitos normais, um neutrófilo e algumas plaquetas. *(De RS Hillman et al.: Hematology in Clinical Practice, 5th ed., New York, McGraw-Hill, 2010.)*

pequenas populações de células grandes ou pequenas, ou de células hipocrômicas no esfregaço de sangue periférico antes do aparecimento de alteração nos índices eritrocitários.

Esfregaço de sangue periférico O esfregaço de sangue periférico fornece informações importantes sobre defeitos na produção dos eritrócitos (Cap. 62). Como complemento dos índices eritrocitários, esse exame também revela a presença de variações no tamanho (*anisocitose*) e na forma (*poiquilocitose*) das células. O grau de anisocitose correlaciona-se a um aumento no RDW ou na faixa de tamanho das células. A poiquilocitose sugere um defeito na maturação dos precursores eritroides na medula óssea ou a ocorrência de fragmentação dos eritrócitos circulantes. O esfregaço de sangue periférico também pode revelar a existência de *policromasia* – eritrócitos ligeiramente maiores do que o normal e que exibem uma cor azul-acinzentada à coloração de Wright-Giemsa. Essas células consistem em reticulócitos liberados prematuramente da medula óssea, e a sua cor revela a presença de quantidades residuais de RNA ribossômico. Aparecem na circulação em resposta ao estímulo da EPO ou a alguma lesão estrutural da medula óssea (fibrose, infiltração medular por células malignas, etc.), resultando em sua liberação desordenada pela medula. O aparecimento de eritrócitos nucleados, corpúsculos de Howell-Jolly, células em alvo, células falciformes e outras alterações anormais pode fornecer indícios sobre distúrbios específicos (Figs. 63-3 a 63-11).

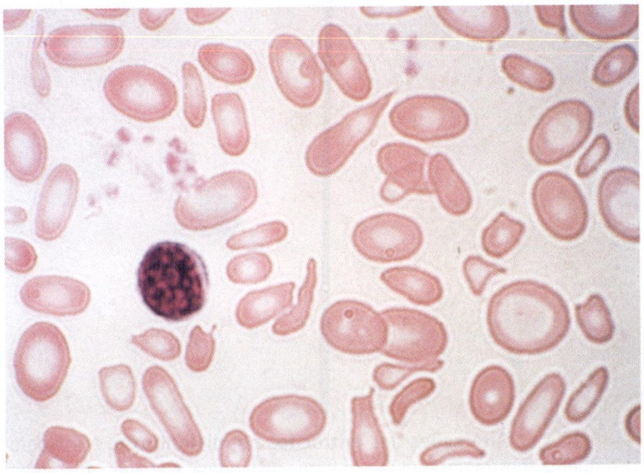

FIGURA 63-4 Anemia ferropriva grave. Eritrócitos microcíticos e hipocrômicos menores do que o núcleo de um linfócito associados a uma acentuada variação de tamanho (anisocitose) e forma (poiquilocitose). *(De RS Hillman et al.: Hematology in Clinical Practice, 5th ed., New York, McGraw-Hill, 2010.)*

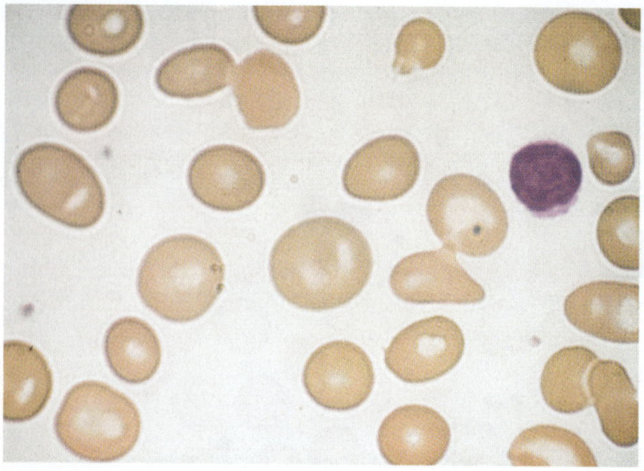

FIGURA 63-5 **Macrocitose.** Os eritrócitos são maiores do que um linfócito pequeno e têm conteúdo normal de hemoglobina. Com frequência, os macrócitos exibem uma forma ovalada (macro-ovalócitos). *(De RS Hillman et al.: Hematology in Clinical Practice, 5th ed., New York, McGraw-Hill, 2010.)*

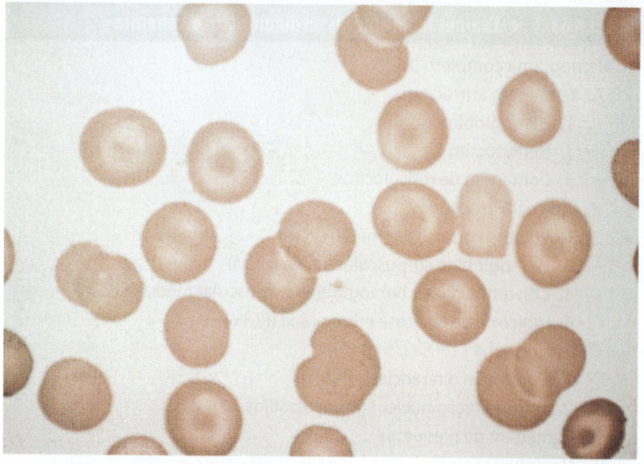

FIGURA 63-8 **Células-alvo.** Essas células apresentam um aspecto em olho de boi e são observadas na talassemia e na doença hepática. *(De M Lichtman et al (eds): Williams Hematology, 7th ed. New York, McGraw-Hill, 2005; RS Hillman, KA Ault: Hematology in General Practice, 4th ed., New York, McGraw-Hill, 2005.)*

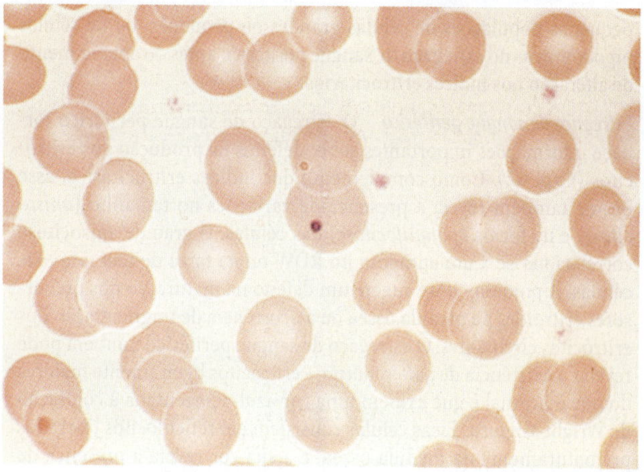

FIGURA 63-6 **Corpúsculos de Howell-Jolly.** Na ausência de um baço funcional, os remanescentes nucleares não são removidos dos eritrócitos e continuam como pequenas inclusões de cor azul homogênea pela coloração de Wright. *(De M Lichtman et al (eds): Williams Hematology, 7th ed. New York, McGraw-Hill, 2005; RS Hillman, KA Ault: Hematology in General Practice, 4th ed., New York, McGraw-Hill, 2005.)*

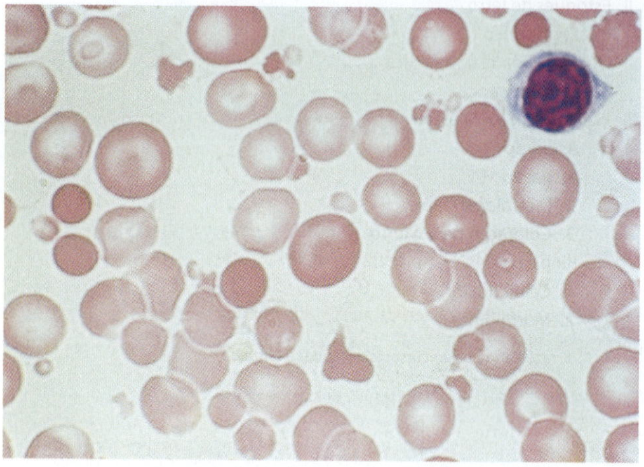

FIGURA 63-9 **Fragmentação de eritrócitos.** Os eritrócitos podem se tornar fragmentados na presença de corpos estranhos na circulação sanguínea, como valvas cardíacas mecânicas, ou em caso de lesão térmica. *(De RS Hillman et al.: Hematology in Clinical Practice, 5th ed., New York, McGraw-Hill, 2010.)*

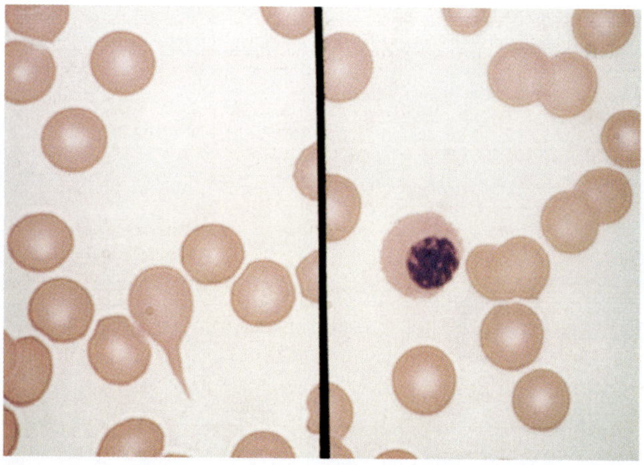

FIGURA 63-7 **Alterações dos eritrócitos na mielofibrose.** A imagem da esquerda mostra uma célula em forma de lágrima. A imagem da direita mostra um eritrócito nucleado. Essas alterações podem ser observadas na mielofibrose. *(De RS Hillman et al.: Hematology in Clinical Practice, 5th ed., New York, McGraw-Hill, 2010.)*

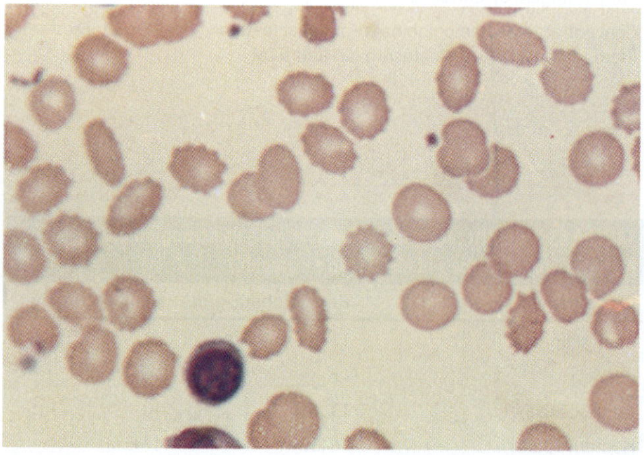

FIGURA 63-10 **Uremia.** Os eritrócitos podem adquirir projeções em forma de espinhos, pequenas e regularmente espaçadas. Essas células, chamadas de células espiculadas ou equinócitos, são facilmente distinguíveis dos acantócitos, que apresentam espículas irregulares, como mostrado na **Figura 63-11**. *(De RS Hillman et al.: Hematology in Clinical Practice, 5th ed., New York, McGraw-Hill, 2010.)*

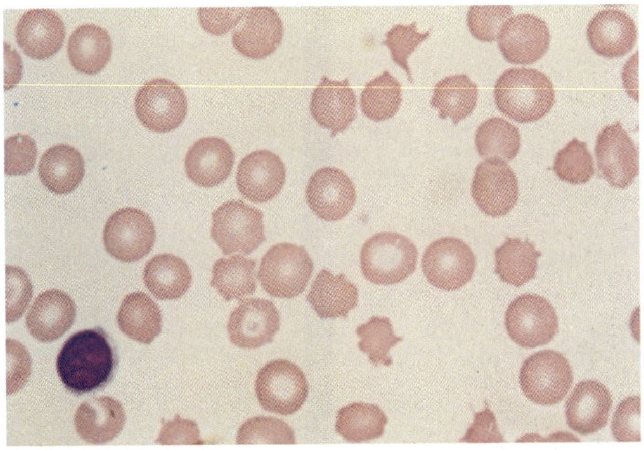

FIGURA 63-11 **Células espiculadas.** Observam-se eritrócitos deformados que contêm projeções semelhantes a espinhos, irregularmente distribuídas. As células com essa anormalidade morfológica também são chamadas de acantócitos. *(De RS Hillman et al.: Hematology in Clinical Practice, 5th ed., New York, McGraw-Hill, 2010.)*

Contagem de reticulócitos A contagem precisa dos reticulócitos é essencial para a classificação inicial da anemia. Os reticulócitos são eritrócitos que foram recentemente liberados da medula óssea. São identificados pela sua coloração com corante supravital, que precipita o RNA ribossômico (Fig. 63-12). Esses precipitados aparecem como manchas puntiformes azuis ou pretas e podem ser contados manualmente ou pela emissão fluorescente de corantes que se ligam ao RNA. Esse RNA residual é metabolizado nas primeiras 24 a 36 horas de vida do reticulócito na circulação. Em condições normais, a contagem de reticulócitos varia de 1 a 2% e reflete a reposição diária de 0,8 a 1,0% da população circulante de eritrócitos. O percentual corrigido de reticulócitos ou o número absoluto de reticulócitos fornece uma medida confiável da produção efetiva de eritrócitos.

Na classificação inicial da anemia, a contagem de reticulócitos é comparada com a resposta esperada dessas células. Em geral, se as respostas da EPO e da medula eritroide à anemia moderada (hemoglobina < 100 g/L [10 g/dL]) estiverem intactas, a taxa de produção dos eritrócitos aumentará 2 a 3 vezes o normal dentro de 10 dias após o início da anemia. Diante de uma anemia estabelecida, uma resposta dos reticulócitos inferior a 2 a 3 vezes o normal indica uma resposta inadequada da medula óssea.

Para se utilizar a contagem de reticulócitos como estimativa da resposta da medula óssea, é necessário fazer duas correções. A primeira delas ajusta a contagem de reticulócitos ao número reduzido de eritrócitos circulantes. Na anemia, a porcentagem de reticulócitos pode estar aumentada, enquanto o número absoluto permanece inalterado.

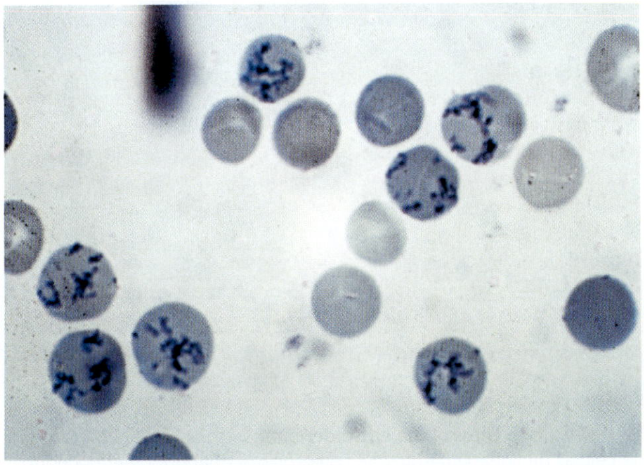

FIGURA 63-12 **Reticulócitos.** A coloração com azul de metileno demonstra a presença de RNA residual nos eritrócitos recentemente formados. *(De RS Hillman et al.: Hematology in Clinical Practice, 5th ed., New York, McGraw-Hill, 2010.)*

TABELA 63-4 ■ Cálculo do índice de produção de reticulócitos

Correção 1 para a anemia:
Esta correção resulta na contagem de reticulócitos corrigida.
Em uma pessoa cuja contagem dos reticulócitos é de 9%, a hemoglobina, de 7,5 g/dL, e o hematócrito, de 23%, a contagem absoluta dos reticulócitos = 9 × (7,5/15) (ou × [23/45]) = 4,5%
Nota: Essa correção não é efetuada se a contagem de reticulócitos for expressa em números absolutos (p. ex., 50.000/μL de sangue)
Correção 2 para a sobrevida mais longa dos reticulócitos prematuramente liberados no sangue:
Essa correção resulta no índice de produção de reticulócitos.
Em uma pessoa cuja contagem de reticulócitos é de 9%, a hemoglobina, de 7,5 g/dL, e o hematócrito, de 23%, o índice de produção de reticulócitos é
$= 9 \times \frac{(7{,}5/15)(\text{correção da hemoglobina})}{2(\text{correção do tempo de maturação})} = 2{,}25$

Para corrigir esse efeito, multiplica-se a porcentagem de reticulócitos pela razão entre a hemoglobina ou o hematócrito do paciente e o valor esperado da hemoglobina/hematócrito para a idade e o sexo correspondentes (Tab. 63-4). O valor obtido fornece uma estimativa da contagem de reticulócitos corrigida para a presença de anemia. Para converter a contagem de reticulócitos corrigida em índice de produção medular, é necessário efetuar outra correção, dependendo da liberação prematura de reticulócitos na circulação. Para tal, examina-se o esfregaço de sangue periférico à procura de macrócitos policromatófilos.

Essas células, que representam reticulócitos liberados prematuramente, são descritas como "desvio", e a relação entre o grau de desvio e a necessidade do fator de correção de desvio é mostrada na Fig. 63-13. A correção é necessária, visto que essas células liberadas prematuramente sobrevivem como reticulócitos durante > 1 dia, fornecendo, assim, uma estimativa falsamente elevada da produção diária dos eritrócitos. Se houver aumento da policromasia, a contagem de reticulócitos, já corrigida para a anemia, deverá ser novamente corrigida por 2, para considerar o tempo de maturação prolongado dos reticulócitos. O segundo fator de correção varia de 1 a 3, dependendo da gravidade da anemia. Para simplificar as coisas, uma correção de 2 é usada. A Tabela 63-4 apresenta uma correção apropriada. Na ausência de células policromatófilas no

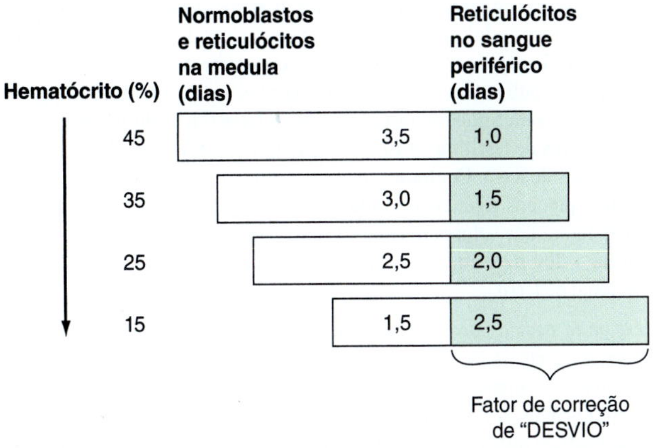

FIGURA 63-13 **Correção da contagem de reticulócitos.** Com o objetivo de se utilizar a contagem de reticulócitos como um indicador da produção efetiva de eritrócitos, o número de reticulócitos precisa ser corrigido com base no nível de anemia e no tempo de sobrevida dos reticulócitos na circulação. As células eritroides levam aproximadamente 4,5 dias para amadurecer. Com níveis normais de hemoglobina, os reticulócitos são liberados na circulação e permanecem nesse estágio por cerca de 1 dia. Entretanto, com diferentes níveis de anemia, os reticulócitos (e até mesmo células eritroides mais imaturas) podem ser liberados prematuramente da medula. A maioria dos pacientes procura atendimento médico com níveis de hematócrito em torno de 25%, e, por conseguinte, utiliza-se comumente um fator de correção 2, visto que os reticulócitos observados permanecerão por 2 dias na circulação antes de perderem seu RNA.

TABELA 63-5 ■ Resposta normal da medula à anemia

Hemoglobina	Índice de produção	Contagem de reticulócitos
15 g/dL	1	50.000/μL
11 g/dL	2,0-2,5	100.000-150.000/μL
8 g/dL	3,0-4,0	300.000-400.000/μL

esfregaço periférico, a segunda correção não é indicada. A contagem de reticulócitos duplamente corrigida constitui o *índice de produção de reticulócitos*, que fornece uma estimativa da produção medular em relação ao normal esperado. Em muitos laboratórios hospitalares, a contagem de reticulócitos é expressa não apenas como porcentagem, mas também em valor absoluto. Nesse caso, não há necessidade de correção para a diluição. A Tabela 63-5 fornece um resumo da resposta apropriada da medula óssea a graus variáveis de anemia.

A liberação prematura dos reticulócitos normalmente decorre de aumento da estimulação pela EPO. Entretanto, se houver perda da integridade do processo de liberação da medula óssea em consequência de infiltração tumoral, fibrose ou outros distúrbios, o aparecimento de eritrócitos nucleados ou de macrócitos policromatófilos ainda exigirá a segunda correção dos reticulócitos. A correção do desvio deve ser sempre aplicada a pacientes com anemia e uma contagem muito elevada de reticulócitos, a fim de se obter um índice verdadeiro da produção efetiva dos eritrócitos. Os pacientes com anemia hemolítica crônica grave podem aumentar a sua produção de eritrócitos até 6 a 7 vezes. Essa medida por si só confirma uma resposta apropriada à EPO, funcionamento normal da medula óssea e disponibilidade de ferro e para suprir as demandas da formação de novos eritrócitos. Se o índice de produção de reticulócitos for < 2 na presença de anemia estabelecida, isso indicará a existência de um defeito na proliferação medular ou na maturação das células eritroides.

Testes de suprimento e armazenamento de ferro Os exames laboratoriais que refletem a disponibilidade de ferro para a síntese da hemoglobina incluem o ferro sérico, a TIBC e a saturação da transferrina. A porcentagem de saturação da transferrina é obtida ao se dividir o nível sérico de ferro (× 100) pela TIBC. Os valores normais de ferro variam de 9 a 27 μmol/L (50-150 μg/dL), e da TIBC, de 54 a 64 μmol/L (300-360 μg/dL). A saturação da transferrina varia normalmente de 25 a 50%. Uma variação diurna nos níveis séricos de ferro resulta também na variação na porcentagem de saturação da transferrina. Utiliza-se o nível sérico de ferritina para avaliar as reservas corporais totais de ferro. Homens adultos apresentam níveis séricos de ferritina de cerca de 100 μg/L, o que corresponde a reservas de ferro de cerca de 1 grama. Mulheres adultas têm níveis séricos mais baixos de ferritina, 30 μg/L em média, refletindo menores reservas de ferro (cerca de 300 mg). Níveis séricos de ferritina de 10 a 15 μg/L indicam depleção das reservas corporais de ferro. Contudo, a ferritina também é um reagente de fase aguda que, em vigência de inflamação aguda ou crônica, pode estar bem acima dos valores normais. Como regra, um nível sérico de ferritina > 200 μg/L indica a existência de pelo menos alguma reserva tecidual de ferro.

Exame da medula óssea O aspirado ou a biópsia da medula óssea podem ser úteis na avaliação de alguns pacientes com anemia. Nos pacientes com anemia hipoproliferativa, com função renal e reserva de ferro normais, o exame da medula óssea é indicado. Esse exame pode diagnosticar distúrbios primários da medula, como mielofibrose, defeitos na maturação dos eritrócitos ou doença infiltrativa (Figs. 63-14 a 63-16). Aumento ou diminuição de uma linhagem celular em comparação a outra (mieloide *versus* eritroide) são detectados pela contagem diferencial das células nucleadas em esfregaços da medula óssea (razão mieloide/eritroide [M/E]). Um paciente com anemia hipoproliferativa (ver adiante) e índice de produção de reticulócitos < 2 apresentará uma razão M/E de 2 ou 3:1. Em contrapartida, pacientes com doença hemolítica e índice de produção de reticulócitos > 3 terão uma razão M/E de pelo menos 1:1. Os distúrbios de maturação são identificados a partir da discrepância entre a razão M/E e o índice de produção de reticulócitos (ver adiante). O esfregaço e a biópsia da medula óssea podem ser corados para se verificar a presença de ferro ou de reservas desse

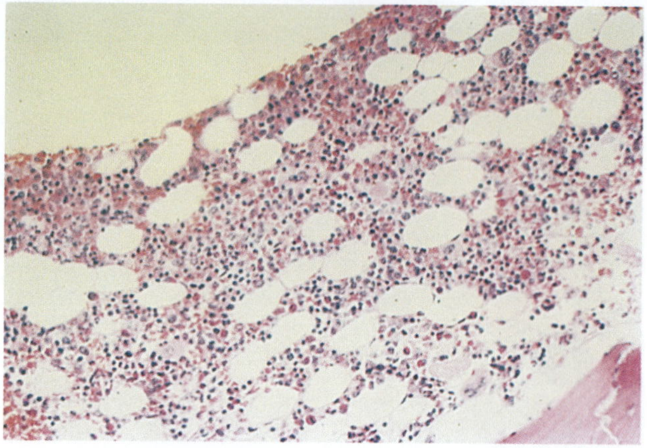

FIGURA 63-14 Medula óssea normal. Visão em pequeno aumento de uma secção de biópsia de medula óssea normal corada por hematoxilina e eosina (H&E). Observa-se que os elementos celulares nucleados correspondem a cerca de 40-50% da área total, enquanto que a gordura (áreas claras) responde por cerca de 50-60%. *(De RS Hillman et al.: Hematology in Clinical Practice, 5th ed., New York, McGraw-Hill, 2010.)*

nos eritrócitos em desenvolvimento. O ferro armazenado encontra-se na forma de ferritina ou *hemossiderina*. Nos esfregaços de medula óssea adequadamente preparados, quando em imersão em óleo, pode-se observar pequenos grânulos de ferritina em 20 a 40% dos eritroblastos em desenvolvimento. Essas células denominam-se *sideroblastos*.

OUTRAS MEDIDAS LABORATORIAIS

Outros exames laboratoriais podem ser necessários para a confirmação de diagnósticos específicos. **Ver os detalhes desses exames e suas aplicações em distúrbios específicos nos Caps. 97 a 101.**

DEFINIÇÃO E CLASSIFICAÇÃO DA ANEMIA

Classificação inicial da anemia A classificação funcional da anemia tem três categorias principais: (1) defeitos na produção medular (*hipoproliferação*), (2) defeitos na maturação dos eritrócitos (*eritropoiese ineficaz*) e (3) diminuição da sobrevida dos eritrócitos (*perda de sangue/hemólise*). Essa classificação é apresentada na Fig. 63-17. Tipicamente, a anemia hipoproliferativa está associada a um baixo índice de produção de reticulócitos, com pouca ou nenhuma alteração na morfologia dos eritrócitos (anemia normocítica normocrômica) **(Cap. 97)**. Os distúrbios da maturação geralmente exibem um aumento discreto a moderado do índice de produção de reticulócitos, acompanhados de índices eritrocitários macrocíticos **(Cap. 99)** ou microcíticos **(Caps. 97 e 98)** vermelhos. O aumento da destruição dos

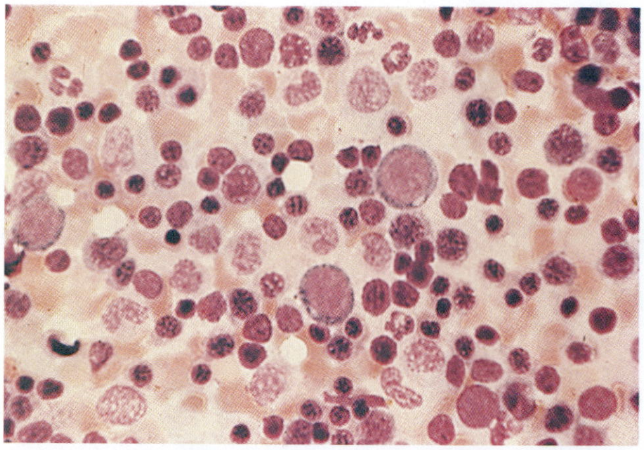

FIGURA 63-15 Hiperplasia eritroide. Observa-se um aumento na fração de células da linhagem eritroide, como ocorre quando a medula normal compensa a perda de sangue aguda ou a hemólise. A razão mieloide/eritroide (M/E) é de cerca de 1:1. *(De RS Hillman et al.: Hematology in Clinical Practice, 5th ed., New York, McGraw-Hill, 2010.)*

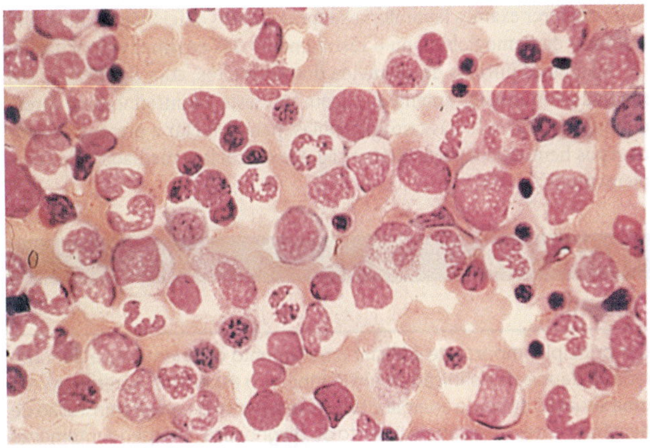

FIGURA 63-16 Hiperplasia mieloide. Observa-se um aumento na fração de células da linhagem mieloide ou granulocítica, como ocorre na resposta medular à infecção. A razão mieloide/eritroide (M/E) é > 3:1. *(De RS Hillman et al.: Hematology in Clinical Practice, 5th ed., New York, McGraw-Hill, 2010.)*

eritrócitos secundário à hemólise resulta na elevação de pelo menos 3 vezes o normal do índice de produção de reticulócitos (Cap. 100), desde que haja ferro suficiente disponível. Em geral, a anemia por sangramento não resulta em índices de produção maiores que 2 a 2,5 vezes o normal, devido às limitações à expansão da medula eritroide pela disponibilidade do ferro (Cap. 101).

No primeiro ramo do algoritmo de classificação da anemia, um índice de produção de reticulócitos > 2,5 indica uma maior probabilidade de hemólise. Já um índice < 2 está associado à anemia hipoproliferativa ou distúrbio da maturação. Essas duas últimas possibilidades podem ser diferenciadas pelos índices eritrocitários, avaliação do esfregaço de sangue periférico ou exame da medula óssea. Se os índices eritrocitários estiverem normais, a anemia será quase certamente de natureza hipoproliferativa. Os distúrbios da maturação caracterizam-se pela produção ineficaz dos eritrócitos e baixo índice de produção de reticulócitos. No esfregaço de sangue periférico, observam-se eritrócitos com

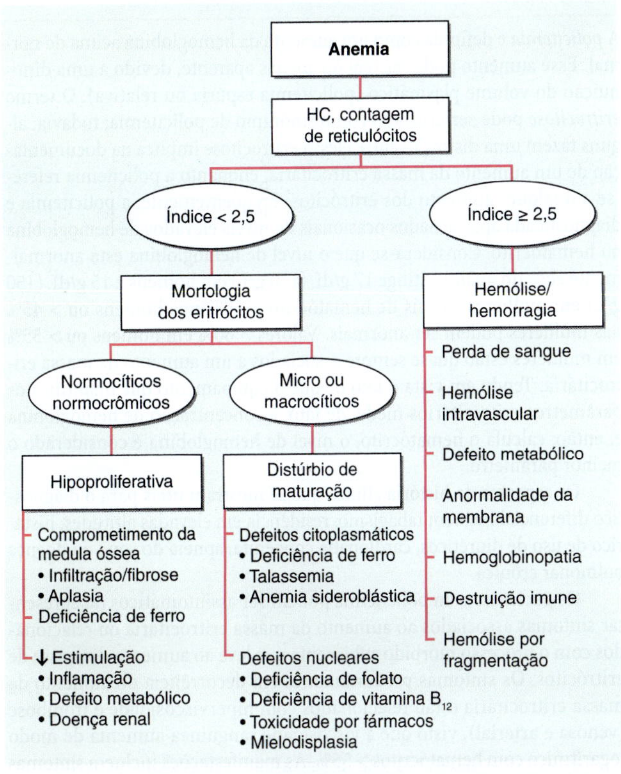

FIGURA 63-17 Classificação fisiológica da anemia. HC, hemograma completo.

morfologia bizarra – micrócitos hipocrômicos ou macrócitos. Na anemia hipoproliferativa, não há hiperplasia eritroide na medula óssea, diferentemente dos casos de produção ineficaz dos eritrócitos que cursam com hiperplasia eritroide e razão M/E < 1:1.

Anemias hipoproliferativas Pelo menos 75% dos casos de anemia são de natureza hipoproliferativa. A anemia hipoproliferativa reflete insuficiência medular absoluta ou relativa, quando não há proliferação adequada da medula eritroide para o grau de anemia. A maioria das anemias hipoproliferativas é causada por deficiência leve a moderada de ferro ou inflamação. A anemia hipoproliferativa pode resultar de dano à medula óssea, deficiência de ferro ou estimulação inadequada pela EPO. Essa última pode indicar disfunção renal, supressão da síntese de EPO por citocinas inflamatórias, como a interleucina 1, ou redução da demanda tecidual de O_2 em consequência de doenças metabólicas, como o hipotireoidismo. Apenas em certas ocasiões é que a medula óssea se mostra incapaz de produzir eritrócitos em uma taxa normal, e essa situação é mais prevalente em pacientes com insuficiência renal. No diabetes melito e no mieloma, a deficiência de EPO pode ser mais acentuada do que o esperado pelo grau de insuficiência renal. Em geral, as anemias hipoproliferativas caracterizam-se pela existência de eritrócitos normocíticos e normocrômicos, embora possam ser observadas células microcíticas e hipocrômicas nos casos de deficiência leve de ferro ou doença inflamatória crônica de longa duração. Os exames laboratoriais essenciais para distinguir as várias formas de anemia hipoproliferativa incluem níveis séricos de ferro e a capacidade ferropéxica; funções renal e tireoidiana; biópsia ou aspirado de medula óssea para investigação de lesão medular ou doença infiltrativa; e ferritina sérica para avaliação das reservas de ferro. A coloração da medula óssea para ferro determinará o padrão de distribuição desse. Pacientes com anemia relacionada à inflamação aguda ou crônica exibem um padrão distinto de ferro sérico (valores baixos), TIBC (normal ou baixa), porcentagem de saturação da transferrina (baixa) e ferritina sérica (normal ou elevada). Essas alterações no perfil do ferro surgem devido à hepcidina, o hormônio regulador do ferro que é produzido pelo fígado e que está aumentado nos quadros inflamatórios (Cap. 97). Observa-se um padrão distinto de resultados na deficiência de ferro leve a moderada (baixos níveis séricos de ferro, TIBC elevada, baixa porcentagem de saturação da transferrina e níveis séricos baixos de ferritina) (Cap. 97). A lesão da medula óssea por fármacos, a doença infiltrativa, como leucemia ou linfoma, e a aplasia medular são diagnosticadas com base na morfologia das células no sangue periférico e na medula óssea. Em caso de doença infiltrativa ou fibrose, é necessária uma biópsia da medula óssea.

Distúrbio de maturação A presença de anemia com índice de produção de reticulócitos inapropriadamente baixo, macro ou microcitose no esfregaço e índices eritrocitários anormais sugere um distúrbio de maturação. Esses dividem-se em duas categorias: defeitos da maturação nuclear, associados à macrocitose; e defeitos da maturação citoplasmática, associados à microcitose e hipocromia, principalmente em decorrência de defeitos na síntese da hemoglobina. O índice de produção de reticulócitos inapropriadamente baixo reflete a eritropoiese ineficaz que ocorre em consequência da destruição dos eritroblastos em desenvolvimento no interior da medula óssea. O exame da medula óssea revela hiperplasia eritroide.

Os defeitos da maturação nuclear resultam de deficiência de vitamina B_{12} ou de ácido fólico, lesão por fármacos ou mielodisplasia. Os fármacos que interferem na síntese do DNA celular, como o metotrexato ou os agentes alquilantes, podem provocar um defeito na maturação nuclear. O álcool isoladamente também é capaz de produzir macrocitose ou grau variável de anemia; contudo essa situação geralmente está associada à deficiência de ácido fólico. As medidas laboratoriais do ácido fólico e da vitamina B_{12} são fundamentais não apenas para identificar a deficiência, mas também pelo fato de refletirem diferentes mecanismos patogênicos (Cap. 99).

Os defeitos da maturação citoplasmática resultam da deficiência grave de ferro ou de anormalidades na síntese da globina ou do heme. A deficiência de ferro ocupa uma posição incomum na classificação das anemias. Se a anemia ferropriva for leve a moderada, a proliferação medular eritroide é atenuada, e a anemia é então classificada como hipoproliferativa. Já no caso de a anemia ser grave e prolongada, a medula eritroide se tornará hiperplásica apesar do suprimento inadequado de ferro, sendo a anemia classificada como decorrente de eritropoiese ineficaz com defeito da maturação citoplasmática. Em ambos os casos, um índice de produção de reticulócitos inapropriadamente baixo, a microcitose e a observação de um padrão clássico nos valores do ferro facilitam o diagnóstico e permitem diferenciar a deficiência de ferro de outros defeitos da maturação citoplasmática, como as talassemias. Os defeitos na síntese do heme, diferentemente da síntese da globina, são menos comuns e podem ser adquiridos ou hereditários (Cap. 416). As anormalidades adquiridas são geralmente associadas à mielodisplasia, podendo resultar em anemia macrocítica ou microcítica e, com frequência, estão associadas à sobrecarga mitocondrial de ferro. Nesses casos, o ferro é retido pelas mitocôndrias das células eritroides em desenvolvimento, mas não incorporado ao heme. As mitocôndrias incrustadas com ferro circundam o núcleo da célula eritroide, formando um anel. Utilizando-se a coloração para ferro no exame da medula óssea, a identificação dos chamados sideroblastos em anel estabelece o diagnóstico de anemia sideroblástica – refletindo quase sempre mielodisplasia. Novamente, os exames dos parâmetros de ferro são úteis no diagnóstico diferencial desses pacientes.

Perda de sangue/anemia hemolítica Diferentemente das anemias associadas a um índice de produção de reticulócitos de produção de reticulócitos inapropriadamente baixo, a hemólise está associada a índices de produção de eritrócitos ≥ 2,5 vezes o normal. O estímulo da eritropoiese pode ser percebido no esfregaço periférico pelo aparecimento de um maior número de macrócitos policromatófilos. Raramente, será indicado o exame da medula óssea se houver um aumento apropriado no índice de produção de reticulócitos. Os índices eritrocitários são geralmente normocíticos ou ligeiramente macrocíticos, refletindo o aumento do número de reticulócitos. O sangramento agudo não aumenta o índice de produção de reticulócitos, devido ao tempo necessário para estimular a produção de EPO e, subsequentemente, a proliferação medular (Cap. 101). A perda subaguda de sangue pode estar associada à reticulocitose moderada. A anemia do sangramento crônico manifesta-se mais frequentemente como deficiência de ferro do que com aumento na produção de eritrócitos.

A avaliação da anemia por perda de sangue não costuma ser difícil. A maioria dos problemas surge quando o paciente apresenta aumento no índice de produção dos eritrócitos em decorrência de um episódio de perda aguda de sangue que não foi reconhecido. A causa da anemia e do aumento na produção de eritrócitos pode não ser óbvia. A recuperação pode durar cerca de 2-3 semanas, quando a concentração de hemoglobina deverá aumentar, com queda no índice de produção de reticulócitos (Cap. 101).

A doença hemolítica, embora dramática, está entre as formas menos comuns de anemia. O elevado índice de produção de reticulócitos reflete a capacidade da medula eritroide de compensar a hemólise e, no caso da hemólise extravascular, a reciclagem eficiente do ferro dos eritrócitos destruídos e manter a produção de eritrócitos. Na hemólise intravascular, como na hemoglobinúria paroxística noturna, a perda de ferro pode limitar a resposta da medula, que também depende depende da gravidade da anemia e da natureza da doença subjacente.

As hemoglobinopatias, como a anemia falciforme e as talassemias, exibem um quadro misto. O índice de produção de reticulócitos pode estar elevado, porém é inapropriadamente baixo para o grau de hiperplasia eritroide medular (Cap. 98).

As anemias hemolíticas manifestam-se de diferentes maneiras. Algumas surgem como um episódio agudo e autolimitado de hemólise intra ou extravascular, padrão esse frequentemente observado em pacientes com hemólise autoimune ou com defeitos hereditários da via de Embden-Meyerhof ou da glutationa-redutase. Os pacientes com distúrbios hereditários da hemoglobina ou da membrana dos eritrócitos geralmente apresentam história clínica típica ao longo da vida. Na doença hemolítica crônica, como a esferocitose hereditária, pode não haver anemia, mas sim complicações decorrentes da destruição prolongada dos eritrócitos, como cálculos biliares sintomáticos ou esplenomegalia. Os pacientes com hemólise crônica também são suscetíveis a crises aplásicas se um processo infeccioso interromper a produção de eritrócitos.

O diagnóstico diferencial de um episódio agudo ou crônico de hemólise exige avaliação da história familiar, do padrão de apresentação clínica e – não importando se a doença for congênita ou adquirida – um exame cuidadoso do esfregaço de sangue periférico. O diagnóstico preciso pode requerer exames laboratoriais especializados adicionais, como a eletroforese da hemoglobina ou o rastreamento das enzimas eritrocitárias. Os defeitos adquiridos da sobrevida dos eritrócitos, com frequência, são mediados imunologicamente e exigem um teste de antiglobulina direto ou indireto, ou título das crioaglutininas, para detectar a presença de anticorpos hemolíticos ou de destruição dos eritrócitos mediada pelo complemento (Cap. 100).

TRATAMENTO
Anemia

Um princípio importante é iniciar o tratamento da anemia leve a moderada só depois da definição de um diagnóstico específico. Raramente, em uma situação aguda, a anemia é tão grave a ponto de exigir transfusão de hemácias antes do estabelecimento do diagnóstico. Independentemente do início agudo ou gradual, a escolha do tratamento apropriado é determinada pela(s) causa(s) documentada(s) da anemia. Com frequência, a etiologia é multifatorial. Por exemplo, um paciente com artrite reumatoide grave que utilizou anti-inflamatórios pode apresentar anemia hipoproliferativa associada à inflamação crônica, bem como perda crônica de sangue devido à ocorrência de hemorragia digestiva intermitente. Em todas as circunstâncias, é importante avaliar por completo o perfil de ferro do paciente antes e no decorrer do tratamento de qualquer anemia. A transfusão é discutida no **Cap. 113**; o tratamento com ferro é discutido no **Cap. 97**; o tratamento da anemia megaloblástica é discutido no **Cap. 99**; o tratamento de outras entidades é discutido em seus respectivos capítulos (anemia falciforme, **Cap. 98**; anemia hemolítica, **Cap. 99**; anemia hemolítica, **Cap. 100**; anemia aplásica e mielodisplasia, **Cap. 102**).

As opções terapêuticas para o tratamento das anemias aumentaram notavelmente nos últimos 30 anos. A terapia com hemocomponentes está disponível e é segura. A EPO recombinante como adjuvante do tratamento da anemia transformou a vida dos pacientes com insuficiência renal crônica submetidos à diálise e reduziu as necessidades de transfusão dos pacientes anêmicos portadores de câncer que estão recebendo quimioterapia. Por fim, os pacientes com distúrbios hereditários da síntese de globina ou mutações no gene da globina, como a anemia falciforme, poderão se beneficiar da introdução da terapia genética-alvo. **(Cap. 470)**.

POLICITEMIA

A *policitemia* é definida como um aumento da hemoglobina acima do normal. Esse aumento pode ser real ou apenas aparente, devido a uma diminuição do volume plasmático (policitemia espúria ou relativa). O termo *eritrocitose* pode ser utilizado como sinônimo de policitemia; todavia, alguns fazem uma distinção entre eles: a eritrocitose implica na documentação de um aumento da massa eritrocitária, enquanto a policitemia refere-se a qualquer aumento dos eritrócitos. Frequentemente, a policitemia é diagnosticada após achados ocasionais de níveis elevados de hemoglobina ou hematócrito. Considera-se que o nível de hemoglobina está anormalmente elevado quando atinge 17 g/dL (170 g/L) em homens e 15 g/dL (150 g/L) em mulheres. Níveis de hematócrito > 50% nos homens ou > 45% nas mulheres podem ser anormais. Valores > 60% em homens ou > 55% em mulheres estão quase sempre associados a um aumento da massa eritrocitária. Tendo em vista o fato de que o equipamento que quantifica os parâmetros eritrocitários mede, de fato, a concentração de hemoglobina e, então, calcula o hematócrito, o nível de hemoglobina é considerado o melhor parâmetro.

Os aspectos da história clínica que se mostram úteis para o diagnóstico diferencial incluem tabagismo, residência em elevadas altitudes, histórico de uso de diuréticos, cardiopatia congênita, apneia do sono ou doença pulmonar crônica.

Os pacientes com policitemia podem ser assintomáticos ou apresentar sintomas associados ao aumento da massa eritrocitária ou relacionados com o processo mórbido subjacente que leva ao aumento da massa de eritrócitos. Os sintomas predominantes em decorrência do aumento da massa eritrocitária estão relacionados com hiperviscosidade e trombose (venosa e arterial), visto que a viscosidade sanguínea aumenta de modo logarítmico com hematócritos > 55%. As manifestações incluem sintomas neurológicos, como vertigem, zumbido, cefaleia e perturbações visuais. Com frequência, há hipertensão. Pacientes com *policitemia vera* podem apresentar prurido aquagênico, sintomas relacionados a hepatoesplenomegalia, e maior susceptibilidade a equimose, epistaxe ou sangramento gastrintestinal. Também é comum a ocorrência de úlcera péptica. Outras manifestações incluem isquemia digital, síndrome de Budd-Chiari ou trombose venosa hepática ou esplênica/mesentérica. Os pacientes com hipoxemia podem apresentar cianose aos mínimos esforços, cefaleia, redução da acuidade mental e fadiga.

O exame físico revela uma aparência pletórica. A presença de esplenomegalia torna mais provável o diagnóstico de policitemia vera (Cap. 103). A presença de cianose ou evidências de shunt direita-esquerda sugerem uma cardiopatia congênita que se manifesta no adulto, particularmente a tetralogia de Fallot ou síndrome de Eisenmenger (Cap. 269). O aumento da viscosidade sanguínea eleva a pressão arterial pulmonar; a hipoxemia pode resultar em aumento da resistência vascular pulmonar. Em conjunto, esses fatores podem levar ao *cor pulmonale.*

A policitemia pode ser espúria (relacionada à diminuição do volume plasmático; síndrome de Gaisbock), de origem primária ou secundária. As causas secundárias são todas mediadas pela EPO: nível apropriado e fisiologicamente adaptado, baseado na hipoxia tecidual (doença pulmonar, grandes altitudes, intoxicação por CO, hemoglobinopatia de alta afinidade); ou superprodução anormal (cistos renais, estenose da artéria renal, tumores com produção ectópica de EPO). Uma forma familiar rara de policitemia está associada a níveis normais de EPO, porém com receptores de EPO hiper-responsivos devido a mutações.

ABORDAGEM AO PACIENTE

Policitemia

Como mostra a Figura 63-18, a primeira etapa é documentar a presença do aumento da massa eritrocitária utilizando o princípio da diluição isotópica, mediante a administração de hemácias autólogas marcadas com ^{51}Cr, e determinar a radioatividade do sangue em 2 horas. Se a massa eritrocitária estiver normal (< 36 mL/kg em homens; < 32 mL/kg em mulheres), pode-se estabelecer o diagnóstico de policitemia espúria ou relativa. Se elevada (> 36 mL/kg em homens; > 32 mL/kg em mulheres), será necessário determinar os níveis séricos de EPO. Deve-se reconhecer que a medição da massa eritrocitária é uma abordagem fisiológica para distinguir a policitemia e, devido ao uso de eritrócitos marcados com radioisótopos, essa medição raramente é utilizada. Em um indivíduo com nível elevado de hemoglobina ou hematócrito é mais comum mensurar os níveis de EPO. Se estiverem baixos ou indetectáveis, será mais provável o diagnóstico de policitemia vera. Uma mutação em *JAK2* (Val617Phe), um membro essencial da via de sinalização intracelular de citocinas, pode ser encontrada em 90 a 95% dos pacientes com policitemia vera. Muitos daqueles sem essa mutação *JAK2* em particular têm mutações no éxon 12. Se os níveis de EPO estiverem baixos, deve-se verificar a(s) mutação(ões) em *JAK2* e realizar uma ultrassonografia abdominal para avaliar o tamanho do baço. Os exames que corroboram o diagnóstico de policitemia vera incluem contagem elevada de leucócitos, contagem absoluta elevada de basófilos e trombocitose. Na prática, muitos médicos solicitam níveis de EPO e avaliação para mutações *JAK2* simultaneamente.

Se os níveis séricos de EPO estiverem elevados, é necessário distinguir se a elevação representa uma resposta fisiológica à hipoxia ou se está relacionada à produção autônoma de EPO. Nos pacientes com baixa saturação de O_2 arterial (< 92%), deve-se efetuar uma avaliação adicional para cardiopatias ou doenças pulmonares, exceto se estiverem residindo em elevadas altitudes. Tabagistas com saturação normal de O_2 podem apresentar níveis elevados de EPO, devido ao deslocamento do O_2 pelo CO. Se os níveis de carboxiemoglobina (COHb) estiverem elevados, trata-se da "policitemia do fumante". Esses pacientes devem ser aconselhados a abandonar o tabagismo. Os que não conseguem fazê-lo necessitarão de flebotomia para controlar a policitemia. Os pacientes com saturação normal de O_2 que não fumam ou que apresentam hemoglobina anormal, que não libera O_2 para os tecidos (avaliada pelo achado de hemoglobina de alta afinidade pelo O_2), ou possuem uma fonte de produção de EPO que não responde à inibição normal por *feedback*. A avaliação adicional deve focar no diagnóstico diferencial de neoplasias produtoras de EPO. Hepatocarcinomas, leiomiomas uterinos e neoplasias ou cistos renais são detectados na tomografia computadorizada abdominopélvica. Os hemangioblastomas cerebelares podem produzir EPO, porém cursam com sinais e sintomas neurológicos não relacionados à policitemia.

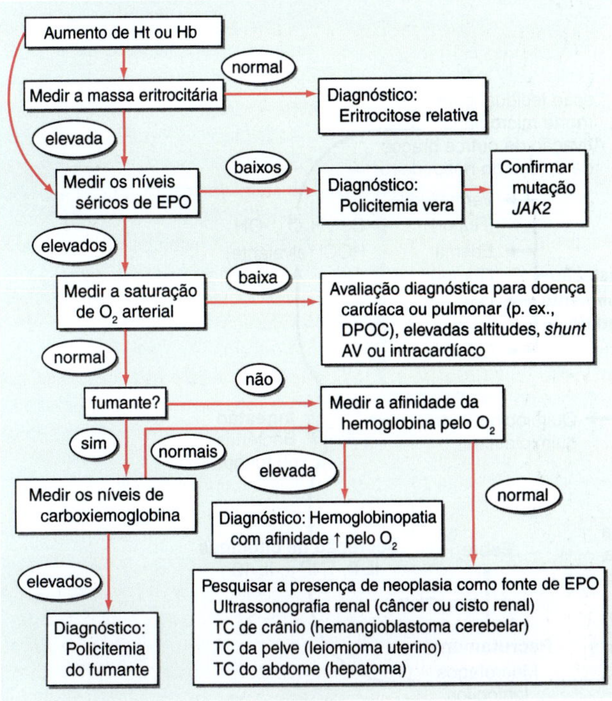

FIGURA 63-18 Abordagem ao diagnóstico diferencial de pacientes com hemoglobina elevada (possível policitemia). AV, atrioventricular; DPOC, doença pulmonar obstrutiva crônica; TC, tomografia computadorizada; EPO, eritropoietina; Ht, hematócrito; Hb, hemoglobina.

LEITURAS ADICIONAIS

Hillman RS et al: *Hematology in Clinical Practice*, 5th ed. New York, McGraw-Hill, 2010.

McMullin MF et al: Guidelines for the diagnosis, investigation and management of polycythaemia/erythrocytosis. Br J Haematol 130:174, 2005.

Sankaran VG, Weiss MJ: Anemia: progress in molecular mechanisms and therapies. Nat Med 21:221, 2015.

Spivak JL: How I manage polycythemia vera. Blood 134:341, 2019.

64 Distúrbios de granulócitos e monócitos

Steven M. Holland, John I. Gallin

Os leucócitos são as principais células que compõem as respostas inflamatórias e imunes, e incluem neutrófilos, linfócitos T e B, células *natural killer* (NK), monócitos, eosinófilos e basófilos. Essas células desempenham funções específicas, como a produção de anticorpos pelos linfócitos B ou a destruição de bactérias pelos neutrófilos; porém, em nenhuma doença infecciosa foi possível estabelecer o seu papel exato. Assim, embora os neutrófilos sejam classicamente considerados fundamentais na defesa do hospedeiro contra bactérias, eles também podem desempenhar um importante papel na defesa contra infecções virais.

O sangue distribui os leucócitos para os tecidos a partir da medula óssea, onde são produzidos. As contagens normais de leucócitos no sangue circulante são de 4,3-10,8 × 10^9/L, com os neutrófilos representando 45 a 74% do total; as células em bastão, 0 a 4%; os linfócitos, 16 a 45%; os monócitos, 4 a 10%; os eosinófilos, 0 a 7%; e os basófilos, 0 a 2%. Existem variações individuais e étnicas significativas, com menor contagem de leucócitos em determinados grupos étnicos negros. Contagens menores de granulócitos em afro-americanos geralmente estão na faixa de 1.500 a 2.000/μL e geralmente não apresentam sequelas. Essa condição é chamada neutropenia étnica benigna. O menor número de granulócitos está associado à expressão nula do gene do receptor do antígeno Duffy para citocinas (*DARC*), um receptor para parasitas da malária, cuja ausência transmite resistência à malária. Os diferentes leucócitos originam-se de uma célula-tronco comum na medula óssea. Cerca de 75% das células nucleadas da medula óssea estão envolvidas na produção de leucócitos. A maturação desses é regulada por diversos fatores, conhecidos como fatores estimuladores de colônias (CSFs) e interleucinas (ILs). Como uma alteração no número e no tipo de leucócitos está frequentemente associada a doenças, a contagem total dos leucócitos (células por μL) e as contagens diferenciais fornecem informações importantes. Este capítulo trata dos neutrófilos, dos monócitos e dos eosinófilos. **Linfócitos e basófilos são discutidos nos Caps. 349 e 353, respectivamente.**

NEUTRÓFILOS

MATURAÇÃO

A Fig. 64-1 fornece um resumo dos eventos importantes na vida dos neutrófilos. Nos humanos normais, os neutrófilos são produzidos apenas na medula óssea. Estima-se que o número mínimo de células-tronco necessário para manter a hematopoiese seja de 400 a 500. Os monócitos do sangue circulante, os macrófagos teciduais e as células do estroma produzem CSFs, hormônios essenciais para o crescimento dos monócitos e dos neutrófilos na medula óssea. O sistema hematopoiético não apenas produz neutrófilos em número suficiente para desempenhar funções fisiológicas (cerca de $1,3 \times 10^{11}$ células/dia em um indivíduo com 80 kg), como também dispõe de uma grande reserva na medula óssea que pode ser mobilizada em resposta à inflamação ou infecção. Um aumento do número de neutrófilos no sangue circulante é denominado *neutrofilia*, enquanto a presença de células imaturas é designada como *desvio para a esquerda*. A redução do número de neutrófilos no sangue circulante é chamada de *neutropenia*.

Os neutrófilos e monócitos derivam de células-tronco pluripotentes, sob a influência de citocinas e CSFs (Fig. 64-2). A fase de proliferação até o estágio de metamielócito leva cerca de 1 semana, enquanto a de maturação do metamielócito até o neutrófilo maduro requer outra semana. O mieloblasto é o primeiro precursor celular reconhecível, seguido pelo *promielócito*. Esse último evolui quando são produzidos os grânulos lisossômicos clássicos, chamados *grânulos primários* ou *azurófilos*. Os grânulos primários contêm hidrolases, elastase, mieloperoxidase, catepsina G e proteínas catiônicas, além de proteínas bactericidas e de aumento da permeabilidade, importantes para a destruição de bactérias Gram-negativas. Os grânulos azurófilos também contêm *defensinas*, uma família de polipeptídeos ricos em cisteína, com ampla atividade antimicrobiana contra bactérias, fungos e certos vírus envelopados. O promielócito divide-se para produzir o *mielócito*, célula responsável pela síntese dos *grânulos específicos* ou *secundários*. Esses possuem constituintes específicos, como lactoferrina, proteína de ligação à vitamina B_{12}, componentes de membrana da nicotinamida adenina dinucleotídeo fosfato reduzido (NADPH) oxidase, necessária à produção de peróxido de hidrogênio, histaminase, receptores de certos quimiotáticos e fatores promotores de aderência (CR3), e receptores do componente da membrana basal, a laminina. Os grânulos secundários não contêm hidrolases ácidas e, por isso, não são lisossomos clássicos. O acondicionamento do conteúdo dos grânulos secundários durante a mielopoiese é controlado por CCAAT/proteína intensificadora de ligação ε. O conteúdo dos grânulos secundários é prontamente liberado no meio extracelular, e sua mobilização é importante na modulação da inflamação. Durante os estágios finais da maturação, não ocorre mais divisão celular; a célula passa pelo estágio de metamielócito e, a seguir, para neutrófilo em bastão, com núcleo em formato de salsicha (Fig. 64-3). Quando a célula em bastão amadurece, o núcleo assume configuração lobulada. Em condições normais, o núcleo do neutrófilo possui até quatro segmentos (Fig. 64-4). A segmentação excessiva (> 5 lóbulos nucleares) pode ser uma manifestação de deficiência de folato ou de vitamina B_{12}, ou da síndrome de WHIM, uma neutropenia congênita caracterizada por surgimento de verrugas, hipogamaglobulinemia, infecções e mielocatexia. A anomalia de Pelger-Hüet (Fig. 64-5), traço hereditário dominante, benigno e incomum, causado por mutações heterozigóticas no receptor da lamina B, resulta em neutrófilos com núcleos bilobulados distintos que devem ser diferenciados das formas em bastão. Os núcleos bilobulados adquiridos, pseudoanomalia de Pelger-Hüet, podem ocorrer em infecções agudas ou em síndromes mielodisplásicas. O papel fisiológico do núcleo multilobulado normal dos neutrófilos é desconhecido, entretanto, acredita-se que ele favoreça a deformação da célula durante a sua migração dos tecidos para os locais de inflamação.

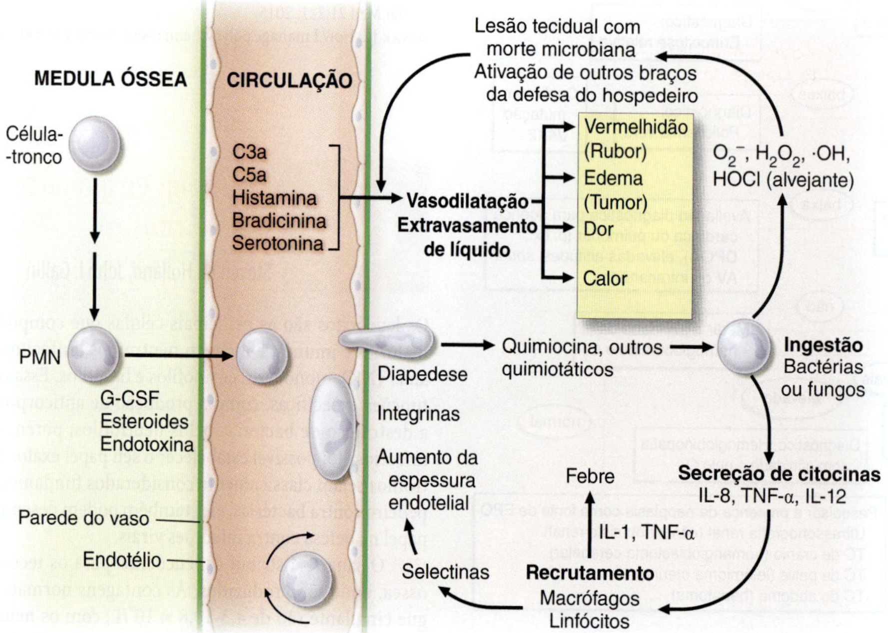

FIGURA 64-1 Diagrama dos eventos na produção e recrutamento de neutrófilos e na inflamação. Os quatro sinais principais da inflamação (rubor, tumor, calor e dor) estão indicados, assim como as interações dos neutrófilos com outras células e citocinas. G-CSF, fator estimulador de colônias de granulócitos; IL, interleucina; PMN, neutrófilos polimorfonucleares (leucócitos); TNF-α, fator de necrose tumoral α.

Célula	Estágio	Marcadores de superfície[a]	Características
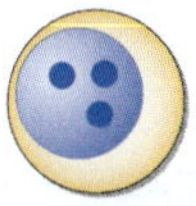	MIELOBLASTO	CD33, CD13, CD15	Nucléolos proeminentes
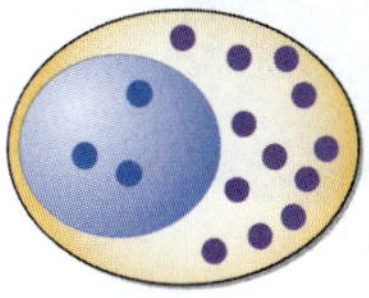	PROMIELÓCITO	CD33, CD13, CD15	Célula grande Aparecimento de grânulos primários
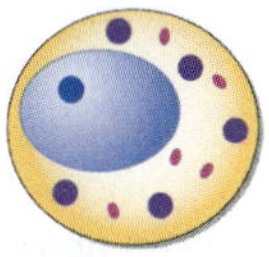	MIELÓCITO	CD33, CD13, CD15, CD14, CD11b	Aparecimento de grânulos secundários
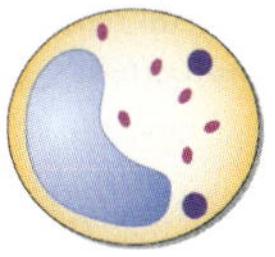	METAMIELÓCITO	CD33, CD13, CD15, CD14, CD11b	Núcleo em formato de feijão
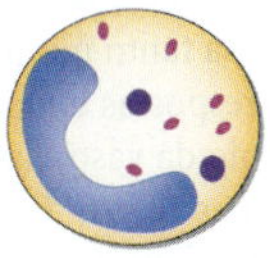	FORMA EM BASTÃO	CD33, CD13, CD15, CD14, CD11b CD10, CD16	Núcleo condensado em formato de bastão
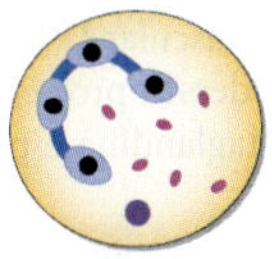	NEUTRÓFILO	CD33, CD13, CD15, CD14, CD11b CD10, CD16	Núcleo condensado multilobulado

[a]CD = *Cluster* de diferenciação; ● Nucléolo; ● Grânulo primário; • Grânulo secundário.

FIGURA 64-2 Estágios de desenvolvimento do neutrófilo. O fator estimulador de colônias de granulócitos (G-CSF) e o fator estimulador de colônias de granulócitos-macrófagos (GM-CSF) são cruciais para esse processo. As características celulares de identificação e os marcadores de superfície celular específicos estão listados para cada estágio de maturação.

Na infecção bacteriana aguda grave, ocasionalmente se observa grânulos citoplasmáticos proeminentes nos neutrófilos, as *granulações tóxicas*, que consistem em grânulos azurófilos imaturos ou de coloração anormal. Podem-se observar inclusões citoplasmáticas denominadas *corpúsculos de Döhle* (Fig. 64-3), aparecem durante infecções e são fragmentos de retículo endoplasmático rico em ribossomos. Grandes vacúolos de neutrófilos estão frequentemente presentes na infecção bacteriana aguda e em algumas infecções virais, como Covid-19, provavelmente formados por membrana pinocitada (internalizada) (Fig. 64-6).

Os neutrófilos exercem funções heterogêneas. Foram desenvolvidos anticorpos monoclonais que reconhecem apenas um subgrupo de neutrófilos maduros. O significado da heterogeneidade dos neutrófilos permanece desconhecido.

A morfologia dos eosinófilos e basófilos é mostrada na Fig. 64-7.

LIBERAÇÃO MEDULAR E COMPARTIMENTOS CIRCULANTES

Fatores específicos, incluindo IL-1, fator de necrose tumoral α (TNF-α), CSFs, fragmentos de complemento e quimiocinas, mobilizam os leucócitos da medula óssea, liberando-os no sangue em um estado não estimulado. Em condições normais, cerca de 90% do reservatório de neutrófilos encontra-se na medula óssea, enquanto 2-3% estão na circulação, e o restante nos tecidos (Fig. 64-8).

O reservatório circulante está em dois compartimentos dinâmicos: um compartimento de fluxo livre e outro marginado. O reservatório de fluxo livre contém cerca de metade dos neutrófilos no estado basal e é constituído pelas células que estão no sangue e não estabelecem contato com o endotélio. Já os leucócitos marginados são os que estão em estreito contato com o endotélio (Fig. 64-9). Na circulação pulmonar, onde existe um extenso leito capilar (cerca de 1.000 capilares por alvéolo), ocorre marginação, visto que os capilares têm aproximadamente o mesmo tamanho de um neutrófilo maduro. Portanto, a fluidez e a deformabilidade dos neutrófilos são imprescindíveis para o trânsito dessas células através do leito pulmonar. Maior rigidez e menor deformabilidade resultam em aumento da retenção e marginação dos neutrófilos nos pulmões. Em contrapartida, nas vênulas pós-capilares sistêmicas, a marginação é mediada pela interação de moléculas de superfície específicas, as *selectinas*. Tratam-se

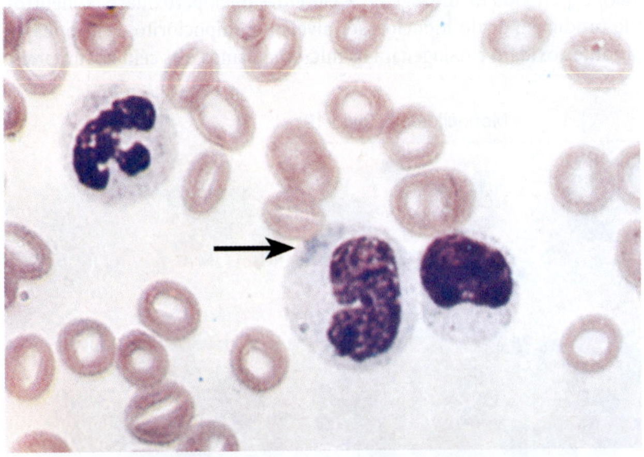

FIGURA 64-3 Neutrófilo em bastão com corpúsculo de Döhle. O neutrófilo com núcleo em formato de salsicha no centro do campo é um bastão. Os corpúsculos de Döhle são áreas não granulares, de coloração azul, encontradas na periferia do citoplasma dos neutrófilos em infecções e outros estados tóxicos. Representam agregados de retículo endoplasmático rugoso.

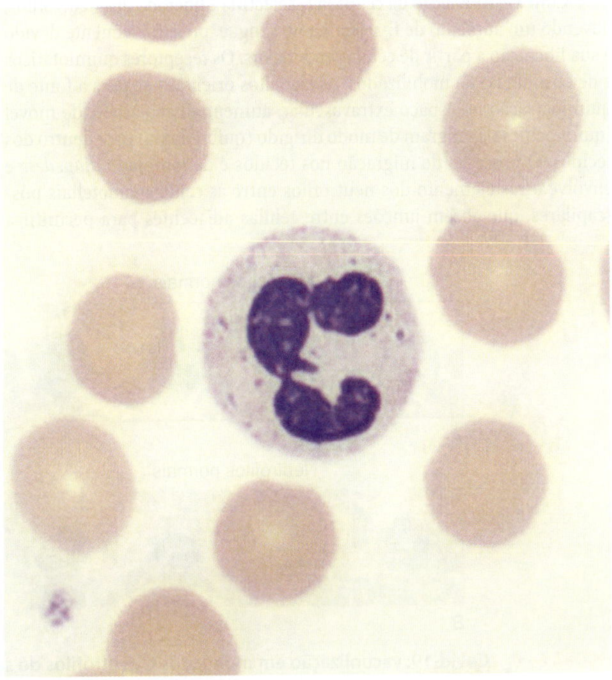

FIGURA 64-4 Granulócito normal. O granulócito normal possui um núcleo segmentado, com cromatina densa e aglomerada; os grânulos neutrofílicos finos estão dispersos por todo o citoplasma.

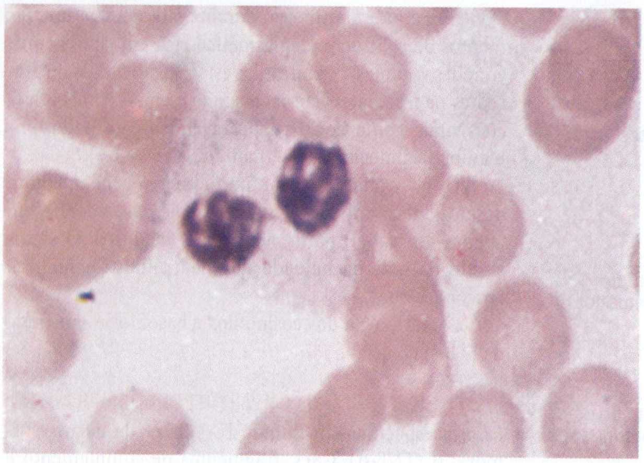

FIGURA 64-5 Anomalia de Pelger-Hüet. Nessa anomalia benigna, os granulócitos são, em sua maioria, bilobulados, podendo o núcleo ter uma aparência de óculos, ou configuração em pince-nez. *(De M Lichtman et al (eds): Williams Hematology, 7th ed. New York, McGrawHill, 2005; RS Hillman, KA Ault: Hematology in General Practice, 4th ed. New York, McGraw Hill, 2005.)*

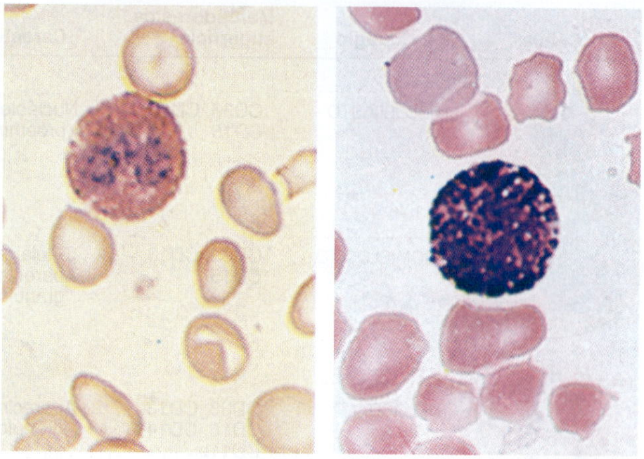

FIGURA 64-7 Eosinófilo (*à esquerda*) e basófilo (*à direita*) normais. O eosinófilo contém grandes grânulos de cor-de-laranja e, geralmente um núcleo bilobulado. O basófilo possui grandes grânulos pretos/roxos, que preenchem a célula e ocultam o núcleo.

de glicoproteínas expressas nos neutrófilos e nas células endoteliais, que causam uma interação de baixa afinidade, resultando em "rolagem" do neutrófilo ao longo da superfície endotelial. Nos neutrófilos, a molécula de L-selectina (*cluster* de diferenciação [CD] 62L) liga-se a proteínas glicosiladas sobre as células endoteliais (p. ex., molécula de adesão celular dependente da glicosilação [GlyCAM-1] e CD34). As glicoproteínas nos neutrófilos, dentre as quais a mais importante é a Sialyl-Lewis^x (SLe^x, CD15s), são alvos para a ligação de selectinas expressas nas células endoteliais (E-selectina [CD62E] e P-selectina [CD62P]) e outros leucócitos. Em resposta a estímulos quimiotáticos provenientes dos tecidos lesionados (p. ex., o produto do complemento C5a, leucotrieno B_4, IL-8) ou a produtos bacterianos (p. ex., *N*-formilmetionil-leucilfenilalanina [f-metleufe]), a aderência dos neutrófilos aumenta, e as células "grudam" no endotélio por intermédio das *integrinas*. Essas são glicoproteínas leucocitárias existentes na forma de complexos de uma cadeia β comum de CD18 com CD11a (LFA-1), CD11b (denominada Mac-1, CR3 ou receptor de C3bi) e CD11c (denominada p150,95 ou CR4). As moléculas CD11a/CD18 e CD11b/CD18 ligam-se a receptores endoteliais específicos (moléculas de adesão intercelular [ICAMs] 1 e 2).

Com a estimulação da célula, a L-selectina é liberada dos neutrófilos, havendo um aumento de E-selectina no sangue, presumivelmente devido à sua liberação a partir de células endoteliais. Os receptores quimiotáticos e de opsoninas são mobilizados; os fagócitos orientam-se para a fonte de quimioatração no espaço extravascular, aumentam sua atividade móvel (quimiocinese) e migram de modo dirigido (quimiotaxia) para dentro dos tecidos. O processo de migração nos tecidos é denominado *diapedese* e envolve o rastejamento dos neutrófilos entre as células endoteliais pós-capilares, que abrem junções entre células adjacentes para permitir a passagem dos leucócitos. A diapedese envolve a molécula de adesão de plaquetas/células endoteliais (PECAM) 1 (CD31), expressa tanto nos leucócitos migratórios, quanto nas células endoteliais. As respostas endoteliais (aumento do fluxo sanguíneo em virtude do aumento da vasodilatação e da permeabilidade) são mediadas por anafilatoxinas (p. ex., C3a e C5a), bem como por vasodilatadores, como histamina, bradicinina, serotonina, óxido nítrico, fator de crescimento do endotélio vascular (VEGF) e prostaglandinas E e I. As citocinas regulam alguns desses processos (p. ex., indução do VEGF pelo TNF-α, inibição da prostaglandina E pela γ-interferon [IFN]).

No adulto sadio, a maioria dos neutrófilos deixa o corpo por migração através da mucosa do trato gastrintestinal. Normalmente, os neutrófilos permanecem por curto tempo na circulação (meia-vida de 6-7 horas). Os neutrófilos senescentes são eliminados da circulação pelos macrófagos no pulmão e no baço. Uma vez no interior dos tecidos, os neutrófilos liberam enzimas, como a colagenase e a elastase, que podem ajudar a formar abscessos cavitários. Os neutrófilos ingerem materiais patogênicos que foram opsonizados pela IgG e C3b. A fibronectina e o tetrapeptídeo tuftsina também facilitam a fagocitose.

A fagocitose é acompanhada de um pico de consumo de oxigênio e ativação do *shunt* da hexose-monofosfato. Uma NADPH-oxidase associada à membrana, que consiste em componentes da membrana e do citosol, catalisa a redução monovalente do oxigênio a ânion superóxido, que é então convertido pela superóxido-dismutase em peróxido de hidrogênio e outros produtos tóxicos de oxigênio (p. ex., radical hidroxila). O peróxido de hidrogênio + cloreto + mieloperoxidase do neutrófilo produzem ácido hipocloroso (alvejante), hipoclorito e cloro. Esses produtos oxidam e halogenam os microrganismos e as células tumorais,

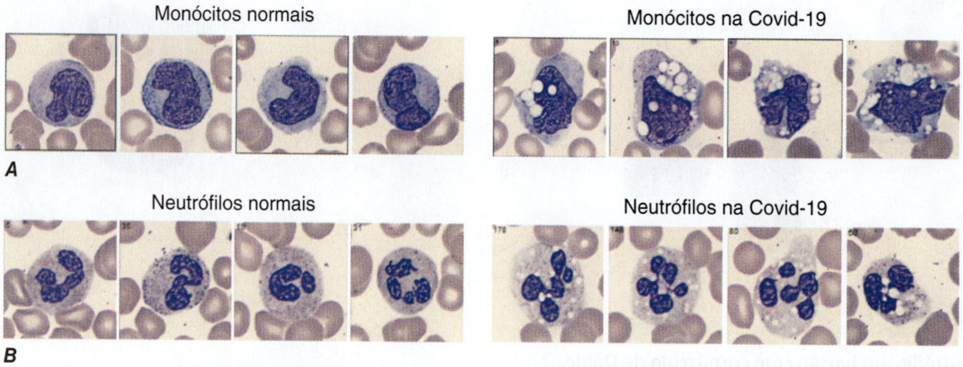

FIGURA 64-6 Covid-19: vacuolização em monócitos e neutrófilos do sangue periférico de pacientes com Covid-19. Esfregaço de sangue periférico mostrando vacuolização em ***(A)*** monócitos e ***(B)*** neutrófilos de pacientes com Covid-19, hipoxêmicos e hospitalizados, comparados a voluntários saudáveis. O aumento de vacúolos foi observado em ~80% dos monócitos e ~50% dos neutrófilos, nos pacientes com Covid-19, durante toda a hospitalização.

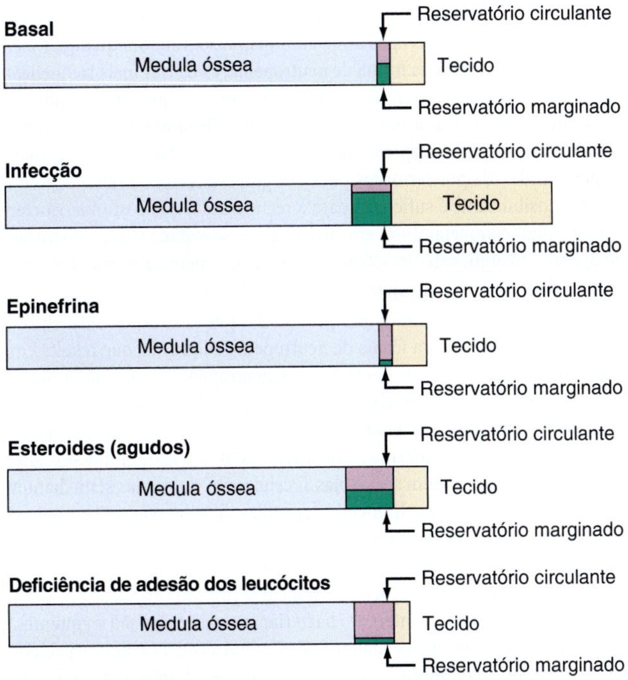

FIGURA 64-8 Distribuição esquemática dos neutrófilos e a sua cinética entre os diferentes reservatórios anatômicos e funcionais.

podendo, quando descontrolados, lesionar o tecido do hospedeiro. Proteínas fortemente catiônicas, defensinas, elastase, catepsinas e, provavelmente, óxido nítrico também participam da destruição microbiana. A lactoferrina quela o ferro, um fator de crescimento importante para os microrganismos, especialmente os fungos. Outras enzimas, como a lisozima e as proteases ácidas, ajudam a digerir restos microbianos. Depois de 1 a 4 dias nos tecidos, os neutrófilos morrem. A apoptose dos neutrófilos também é regulada por citocinas; o fator estimulador de colônias de granulócitos (G-CSF) e a IFN-γ prolongam sua vida. Armadilhas extracelulares de neutrófilos (NETs), que consistem em uma estrutura de DNA ornada com proteínas derivadas de grânulos de neutrófilos, como proteases enzimaticamente ativas e peptídeos antimicrobianos, foram recentemente descritas como um mecanismo de defesa para imobilizar microrganismos invasores. Em certas condições, como na hipersensibilidade tardia, ocorre acúmulo de monócitos 6 a 12 horas após o início da inflamação. O exsudato inflamatório, conhecido como pus, é constituído por neutrófilos, monócitos, microrganismos em vários estágios de degradação e células teciduais locais alteradas. A mieloperoxidase confere ao pus sua coloração esverdeada típica e pode participar na resolução do processo inflamatório ao inativar os quimiotáticos e imobilizar as células fagocíticas.

Os neutrófilos respondem a determinadas citocinas (IFN-γ, fator estimulador de colônias de granulócitos-macrófagos [GM-CSF] e IL-8) e produzem citocinas e sinais quimiotáticos (TNF-α, IL-8, proteína inflamatória dos macrófagos [MIP] 1) que modulam a resposta inflamatória. Na presença de fibrinogênio, de f-met-leu-phe ou de leucotrieno B_4 ocorre a indução da produção de IL-8 pelos neutrófilos, proporcionando uma amplificação autócrina da inflamação. As *quimiocinas* (citocinas *quimio*táticas) são pequenas proteínas produzidas por diferentes tipos de células, como as células endoteliais e epiteliais, fibroblastos, neutrófilos e monócitos, e que regulam o recrutamento e a ativação desses dois últimos, além de eosinófilos e linfócitos. As quimiocinas transduzem seus sinais através de receptores heterotriméricos ligados à proteína G, que possuem sete domínios que atravessam a membrana celular, constituindo o mesmo tipo de receptor de superfície celular que medeia a resposta aos quimiotáticos clássicos, f-metleufe e C5a. São reconhecidos quatro grupos principais de quimiocinas com base na estrutura da cisteína próximo à extremidade N-terminal: C, CC, CXC e CXXXC. As citocinas CXC, como a IL-8, atraem principalmente os neutrófilos; as quimiocinas CC, como a MIP-1, atraem os linfócitos, monócitos, eosinófilos e basófilos; a quimiocina C, linfotactina, é trópica para as células T; e a CXXXC, fractalcina, atrai neutrófilos, monócitos e células T. Essas moléculas e seus receptores não apenas regulam o trânsito e a ativação das células inflamatórias, como também receptores de quimiocina específicas servem de correceptores para a infecção pelo HIV (Cap. 202), enquanto alguns têm papéis em outras infecções virais (p. ex., vírus do Nilo Ocidental), na suscetibilidade e resposta à *Candida* e na aterogênese.

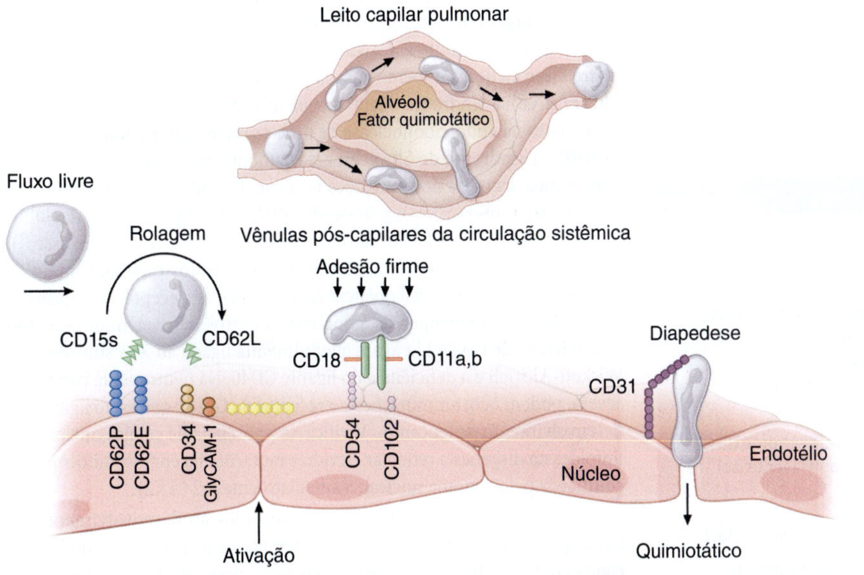

FIGURA 64-9 O trânsito do neutrófilo através dos capilares pulmonares depende de sua deformabilidade. A rigidez do neutrófilo (p. ex., causada por C5a) aumenta o seu aprisionamento pulmonar e a sua resposta a patógenos de forma a não depender tanto dos receptores de superfície celular. Os fatores quimiotáticos intra-alveolares, como os causados por determinadas bactérias (p. ex., *Streptococcus pneumoniae*), levam à diapedese dos neutrófilos a partir dos capilares pulmonares para o espaço alveolar. A interação dos neutrófilos com o endotélio das vênulas pós-capilares sistêmicas depende de moléculas de fixação. O neutrófilo "rola" ao longo do endotélio, usando selectinas: a CD15s do neutrófilo (Sialyl-Lewis^x) liga-se à CD62E (E-selectina) e à CD62P (P-selectina) sobre as células endoteliais; a CD62L (L-selectina) dos neutrófilos liga-se à CD34 e a outras moléculas (p. ex., GlyCAM-1) expressas no endotélio. As quimiocinas ou outros fatores de ativação estimulam uma "adesão firme", mediada pela integrina: CD11a/CD18 (LFA-1) e CD11b/CD18 (Mac-1, CR3) ligam-se a CD54 (ICAM-1) e CD102 (ICAM-2) no endotélio. Ocorre diapedese entre as células endoteliais: a CD31 (PECAM-1), expressa pelo neutrófilo em migração, interage com CD31 expressa na junção célula-célula endotelial. CD, determinante de grupo; GlyCAM, molécula de adesão celular dependente de glicosilação; ICAM, molécula de adesão intercelular; PECAM, molécula de adesão de plaquetas/células endoteliais.

ANORMALIDADES DOS NEUTRÓFILOS

A ocorrência de um defeito no ciclo biológico do neutrófilo pode resultar em disfunção e comprometimento das defesas do hospedeiro. Quando a resposta inflamatória está severamente deprimida, infecções bacterianas e fúngicas se tornam recorrentes e graves. As úlceras aftosas das mucosas (úlceras cinzentas sem pus), bem como a ocorrência de gengivite e doença periodontal, sugerem um distúrbio das células fagocíticas. Os pacientes com defeitos congênitos dos fagócitos podem apresentar infecções nos primeiros dias de vida. Infecções da pele, das orelhas, das vias aéreas superiores e inferiores e dos ossos são comuns. Sepse e meningite são raras. Em alguns distúrbios, a frequência de infecção é variável, e os pacientes podem passar meses ou anos sem infecções significativas. O manejo agressivo dessas doenças congênitas, incluindo transplante de células-tronco hematopoiéticas e terapia gênica, estende a expectativa de vida dos pacientes até a idade adulta.

Neutropenia As consequências da ausência de neutrófilos são graves. A suscetibilidade a doenças infecciosas aumenta acentuadamente quando as contagens dos neutrófilos caem abaixo de 1.000 células/μL. Quando ocorre queda da contagem absoluta dos neutrófilos (CAN; soma das formas em bastão e dos neutrófilos maduros) para < 500 células/μL, verifica-se um comprometimento no controle da microbiota endógena (p. ex., boca e intestino). Quando a CAN é < 200/μL, não há processo inflamatório local. A neutropenia pode ser causada por produção diminuída, aumento da destruição periférica ou acúmulo periférico excessivo. A queda da contagem dos neutrófilos abaixo dos níveis de equilíbrio dinâmico, associada à incapacidade de aumentar essas contagens em situações de infecção ou outra estimulação, exigem investigação. A neutropenia aguda, como a causada por quimioterapia, tende a apresentar um risco maior de infecção do que a neutropenia crônica (meses a anos) que reverte em resposta à infecção ou administração cuidadosamente controlada de endotoxina (ver "Diagnóstico laboratorial e tratamento", adiante).

Algumas causas de neutropenia hereditária e adquirida estão listadas na Tabela 64-1. As neutropenias mais comuns são as iatrogênicas e resultam do uso de terapia citotóxica ou imunossupressora para o câncer ou para o controle de doenças autoimunes. Esses fármacos causam neutropenia ao reduzir a produção das células progenitoras (células-tronco) de crescimento rápido na medula óssea. Certos antibióticos, como cloranfenicol, sulfametoxazol-trimetoprima, flucitosina, vidarabina, e o agente antirretroviral zidovudina podem causar neutropenia ao inibir a proliferação dos precursores mieloides. A azatioprina e a 6-mercaptopurina são metabolizadas pela enzima tiopurina-metiltransferase (TPMT), cujos polimorfismos hipofuncionais são encontrados em 11% dos indivíduos brancos, podendo levar ao acúmulo de 6-tioguanina, com toxicidade profunda da medula óssea. Em geral, a supressão da medula óssea está relacionada à dose e à administração contínua do fármaco. A interrupção do agente agressor e o G-CSF humano recombinante normalmente revertem essas formas de neutropenia.

Outro mecanismo importante para a neutropenia iatrogênica é o efeito dos fármacos que atuam como haptenos imunes e sensibilizam os neutrófilos ou seus precursores para uma destruição periférica imunologicamente mediada. Essa forma de neutropenia induzida por fármacos pode ser observada em até 7 dias após a exposição ao agente. Quando há exposição prévia ao fármaco, o que resulta na formação prévia de anticorpos, a neutropenia pode surgir poucas horas após a sua administração. Embora qualquer fármaco possa provocar essa forma de neutropenia, as causas mais frequentes são os antibióticos de uso comum, como os compostos que contêm sulfa, as penicilinas e as cefalosporinas. A febre e a eosinofilia também estão associadas a reações medicamentosas, mas frequentemente estão ausentes. A neutropenia induzida por fármacos pode ser grave, porém, a interrupção do agente sensibilizante é suficiente para a recuperação, que costuma ocorrer em 5 a 7 dias, completando-se em 10 dias. Deve-se evitar a readministração do agente sensibilizante devido ao risco de neutropenia abrupta. Por esse motivo, deve-se evitar qualquer desafio diagnóstico.

As neutropenias autoimunes provocadas por anticorpos antineutrófilos circulantes são outra forma de neutropenia adquirida, que resulta em aumento da destruição dos neutrófilos. A neutropenia adquirida também pode ser observada em infecções virais, como pelo HIV. Pode ser de natureza cíclica, ocorrendo em intervalos de várias semanas. A neutropenia cíclica ou estável pode estar associada a uma expansão dos grandes linfócitos granulares (GLG), que podem ser células T, células NK ou células semelhantes às NK. Os pacientes com linfocitose granular de células grandes podem apresentar linfocitose sanguínea e medular moderada, neutropenia, hipergamaglobulinemia policlonal, esplenomegalia, artrite reumatoide e ausência de linfadenopatia. Esses pacientes podem seguir uma evolução crônica e relativamente estável. As infecções bacterianas recorrentes são frequentes. Ocorrem formas benignas e malignas dessa síndrome. Em alguns pacientes, houve regressão espontânea, mesmo depois de 11 anos, sugerindo um defeito da imunorregulação como uma das prováveis etiologias. Glicocorticoides, ciclosporina, metotrexato e anticorpos monoclonais são comumente utilizados para tratamento dessas citopenias.

TABELA 64-1 ■ Causas de neutropenia

Produção diminuída
Induzida por fármacos – agentes alquilantes (mostarda nitrogenada, bussulfano, clorambucila, ciclofosfamida); antimetabólitos (metotrexato, 6-mercaptopurina, 5-flucitosina); agentes não citotóxicos (antibióticos [cloranfenicol, penicilinas, sulfonamidas], fenotiazinas, tranquilizantes [meprobamato], anticonvulsivantes [carbamazepina], antipsicóticos [clozapina], alguns diuréticos, agentes anti-inflamatórios, fármacos antitireoidianos, entre outros)
Doenças hematológicas – neutropenia cíclica idiopática, síndrome de Chédiak-Higashi, anemia aplásica, distúrbios genéticos infantis (ver texto)
Invasão tumoral, mielofibrose
Deficiência nutricional – vitamina B_{12}, folato (especialmente alcoolistas)
Infecção – tuberculose, febre tifoide, brucelose, tularemia, sarampo, mononucleose infecciosa, malária, hepatite viral, leishmaniose, Aids
Destruição periférica
Anticorpos antineutrófilos e/ou sequestro esplênico ou pulmonar
Distúrbios autoimunes – síndrome de Felty, artrite reumatoide, lúpus eritematoso
Fármacos como haptenos – aminopirina, α-metildopa, fenilbutazona, diuréticos mercuriais, algumas fenotiazinas
Granulomatose com poliangeíte (de Wegener)
Acúmulo periférico (neutropenia transitória)
Infecção bacteriana grave (endotoxemia aguda)
Hemodiálise
Bypass cardiopulmonar

Neutropenias hereditárias São raras, podendo se manifestar no início da infância, na forma de neutropenia profunda constante ou agranulocitose. As formas congênitas de neutropenia incluem a síndrome de Kostmann (contagem de neutrófilos < 100/μL), que frequentemente é fatal e se deve a mutações no gene *HAX-1* de antiapoptose; a neutropenia crônica grave (contagem de neutrófilos de 300-1.500/μL), causada por mutações na elastase do neutrófilo (*ELANE*); a neutropenia cíclica hereditária ou hematopoiese cíclica, também causada por mutações na elastase do neutrófilo (*ELANE*); a síndrome de hipoplasia da cartilagem e dos pelos, devido a mutações na endorribonuclease de processamento do RNA mitocondrial (*RMRP*); a síndrome de Shwachman-Diamond, associada à insuficiência pancreática, causada por mutações no gene da síndrome de Shwachman-Bodian-Diamond (*SBDS*); a síndrome VHIM (*v*errugas, *h*ipogamaglobulinemia, *i*nfecções, *m*ielocatexia [retenção de leucócitos na medula óssea]), caracterizada por hipersegmentação dos neutrófilos e parada mieloide da medula óssea em consequência de mutações no receptor das quimiocinas *CXCR4*; e neutropenias associadas a outros defeitos imunes, como a deficiência de GATA2, a agamaglobulinemia ligada ao X, a síndrome de Wiskott-Aldrich e a deficiência do ligante CD40. Na neutropenia congênita severa, podem ocorrer mutações no receptor de G-CSF que estão ligadas ao desenvolvimento de leucemia. Verifica-se a ausência de células mieloides e linfoides na disgenesia reticular, devido a mutações na enzima mitocondrial codificada pelo genoma nuclear, a adenilato-cinase 2 (*AK2*).

Fatores maternos podem estar associados ao desenvolvimento de neutropenia no recém-nascido. A transferência transplacentária de IgG dirigida contra antígenos dos neutrófilos fetais pode resultar em destruição periférica. Certos fármacos (p. ex., tiazídicos) ingeridos durante a gravidez podem causar neutropenia no recém-nascido devido à produção diminuída ou destruição periférica.

Na síndrome de Felty – a tríade de artrite reumatoide, esplenomegalia e neutropenia (Cap. 358) –, os anticorpos produzidos pelo baço podem encurtar a vida dos neutrófilos, enquanto os grandes linfócitos granulares podem atacar os precursores dos neutrófilos na medula óssea. A esplenectomia pode aumentar a contagem dos neutrófilos e reduzir a IgG sérica ligada aos neutrófilos. Alguns pacientes com síndrome de Felty também têm autoanticorpos anti-G-CSF, enquanto outros têm número aumentado de GLG. Observa-se também a ocorrência de esplenomegalia com retenção periférica e destruição dos neutrófilos nas doenças de depósito dos lisossomos e, geralmente, na hipertensão portal.

TABELA 64-2 ■ Causas de neutrofilia

Produção aumentada
Idiopática
Induzida por fármacos – glicocorticoides, G-CSF
Infecção – bacteriana, fúngica, às vezes viral
Inflamação – lesão térmica, necrose tecidual, infarto do miocárdio e pulmonar, estados de hipersensibilidade, colagenoses
Doenças mieloproliferativas – leucemia mieloide, metaplasia mieloide, policitemia vera
Aumento da liberação pela medula óssea
Glicocorticoides
Infecção aguda (endotoxina)
Inflamação – lesão térmica
Redução ou defeito de marginação
Fármacos – epinefrina, glicocorticoides, anti-inflamatórios não esteroides
Estresse, agitação, exercício vigoroso
Deficiência de adesão dos leucócitos tipo 1 (CD18); deficiência de adesão dos leucócitos tipo 2 (ligante da selectina, CD15s); deficiência de adesão dos leucócitos tipo 3 (FERMT3)
Diversas
Distúrbios metabólicos – cetoacidose, insuficiência renal aguda, eclâmpsia, intoxicação aguda
Fármacos – lítio
Outros – carcinoma metastático, hemorragia aguda ou hemólise

Sigla: G-CSF, fator estimulador de colônias de granulócitos.

Neutrofilia A neutrofilia resulta do aumento na produção de neutrófilos, liberação aumentada pela medula óssea ou marginação defeituosa (Tab. 64-2). As infecções constituem a causa aguda mais importante de neutrofilia, a qual decorre de um aumento tanto na produção quanto na liberação pela medula óssea. A produção aumentada também está associada à inflamação crônica e a certas doenças mieloproliferativas. Os glicocorticoides induzem o aumento da liberação pela medula óssea e a mobilização dos leucócitos marginados. A liberação de epinefrina, como ocorre no exercício físico vigoroso, excitação ou estresse, desmargina os neutrófilos do baço e dos pulmões e duplica sua contagem em questão de minutos. O tabagismo pode elevar a contagem de neutrófilos acima da faixa normal. Ocorre leucocitose, com contagens de 10.000 a 25.000/μL, em resposta à infecção e a outras formas de inflamação aguda; a presença de leucocitose resulta da liberação de leucócitos marginados, bem como da mobilização das reservas medulares. A neutrofilia persistente com contagens ≥ 30.000 a 50.000/μL é denominada *reação leucemoide* – uma expressão frequentemente utilizada para diferenciar esse grau de neutrofilia da leucemia. Na reação leucemoide, os neutrófilos circulantes, em geral, são maduros e não de origem clonal.

Função anormal dos neutrófilos As anormalidades hereditárias e adquiridas da função fagocítica são citadas na Tabela 64-3. As doenças resultantes são consideradas em termos de defeitos funcionais na adesão, quimiotaxia e atividade microbicida. As características que diferenciam os distúrbios hereditários importantes e a função dos fagócitos são apresentadas na Tabela 64-4.

DISTÚRBIOS DA ADESÃO Foram descritos três tipos principais de deficiência de adesão dos leucócitos (DAL). Todos são herdados de modo autossômico recessivo e resultam na incapacidade dos neutrófilos em abandonar a circulação e migrar para locais de infecção, ocasionando leucocitose e aumento da suscetibilidade à infecção (Fig. 64-9). Os pacientes com DAL 1 apresentam mutações no *CD18*, o componente comum das integrinas LFA-1, Mac-1 e p150,95, levando a um defeito na adesão entre os neutrófilos e o endotélio. O heterodímero formado por CD18/CD11b (Mac-1) também é o receptor da opsonina derivada do complemento, C3bi (CR3). O gene *CD18* localiza-se na parte distal do cromossomo 21q. A intensidade do defeito determina a gravidade da doença clínica. A ausência completa de expressão das integrinas leucocitárias resulta em um fenótipo grave, em que os estímulos inflamatórios não aumentam a expressão das integrinas leucocitárias nos neutrófilos ou nas células T e B ativadas. Os neutrófilos (e monócitos) dos pacientes com DAL 1 aderem precariamente às células endoteliais e superfícies recobertas por proteínas, exibindo deficiência em sua propagação, agregação e quimiotaxia. A incapacidade dos neutrófilos de saírem dos vasos sanguíneos para o tecido impede os macrófagos teciduais da ingestão esperada de neutrófilos, levando à produção de IL-23 pelos macrófagos, que, por sua vez, induz a produção de IL-17 pelas células uma potente citocina pró-inflamatória. Esses processos acabam impedindo a inflamação na DAL 1. Os pacientes com DAL 1 apresentam infecções bacterianas recorrentes que acometem a pele, as mucosas oral e genital, tratos respiratório e intestinal. Também ocorre leucocitose persistente (contagens dos neutrófilos em condições basais de 15.000-20.000/μL), visto que as células não sofrem marginação, e, nos casos graves, queda tardia do coto umbilical. As infecções, particularmente da pele, podem se tornar necróticas com o aumento progressivo das bordas, cicatrização lenta e formação de cicatrizes displásicas. As bactérias mais comuns incluem *Staphylococcus aureus* e bactérias Gram-negativas entéricas. A DAL 2 é causada por anormalidade da fucosilação de SLe^x (CD15s), o ligante dos neutrófilos que interage com as selectinas nas células endoteliais e é responsável pelo rolamento dos neutrófilos ao longo do endotélio. A suscetibilidade à infecção na DAL 2 parece ser menos grave do que na DAL 1. A DAL 2 também é conhecida como *distúrbio congênito da glicosilação IIc* (CDGIIc), devido a uma mutação em um transportador de GDP-fucose (*SLC35C1*). A DAL 3 caracteriza-se por suscetibilidade à infecção, leucocitose e hemorragia petequial, em consequência do comprometimento da ativação da integrina causado por mutações no gene *FERMT3*.

DISTÚRBIOS DOS GRÂNULOS DOS NEUTRÓFILOS O defeito mais comum dos neutrófilos é a deficiência de mieloperoxidase, um distúrbio dos grânulos primários herdado de modo autossômico recessivo, com incidência de cerca de 1 em 2 mil indivíduos. A deficiência isolada de mieloperoxidase não está

TABELA 64-3 ■ Tipos de distúrbios dos granulócitos e monócitos

	Causa da disfunção indicada		
Função	**Induzidos por fármacos**	**Adquiridos**	**Hereditários**
Adesão-agregação	Ácido acetilsalicílico, colchicina, álcool, glicocorticoides, ibuprofeno, piroxicam	Condições neonatais, hemodiálise	Deficiência de adesão dos leucócitos tipos 1, 2 e 3
Deformabilidade		Leucemia, condições neonatais, diabetes melito, neutrófilos imaturos	
Quimiocinesia – quimiotaxia	Glicocorticoides (dose alta), auranofina, colchicina (efeito fraco), fenilbutazona, naproxeno, indometacina, interleucina 2	Lesão térmica, neoplasia maligna, desnutrição, doença periodontal, condições neonatais, lúpus eritematoso sistêmico, artrite reumatoide, diabetes melito, sepse, infecção pelo vírus influenza, infecção por herpes-vírus simples, acrodermatite enteropática, Aids	Síndrome de Chédiak-Higashi, deficiência de grânulos específicos dos neutrófilos, síndrome da hiper-IgE-infecção recorrente (síndrome de Job) (em alguns pacientes), síndrome de Down, deficiência de α-manosidase, deficiências de adesão dos leucócitos, síndrome de Wiskott-Aldrich
Atividade microbicida	Colchicina, ciclofosfamida, glicocorticoides (dose alta), anticorpos bloqueadores do TNF-α	Leucemia, anemia aplásica, determinadas neutropenias, deficiência de tuftsina, lesão térmica, sepse, condições neonatais, diabetes melito, desnutrição, Aids	Síndrome de Chédiak-Higashi, deficiência de grânulos específicos dos neutrófilos, doença granulomatosa crônica, defeitos do eixo IFN-γ/IL-12

Siglas: IFN-γ, interferon γ; IL, interleucina; TNF-α, fator de necrose tumoral α.

TABELA 64-4 ■ Distúrbios hereditários da função fagocítica: características diferenciais

Manifestações clínicas	Defeitos celulares ou moleculares	Diagnóstico
Doenças granulomatosas crônicas (70% ligadas ao X, 30% autossômicas recessivas)		
Infecções graves de pele, orelhas, pulmões, ossos e fígado por microrganismos catalase-positivos, como *Staphylococcus aureus*, *Burkholderia cepacia*, *Aspergillus* spp., *Chromobacterium violaceum*; microrganismos muitas vezes difíceis de cultivar; inflamação com granulomas, supuração frequente de linfonodos; granulomas que podem causar obstrução dos tratos GI ou GU; gengivite, úlceras aftosas, dermatite seborreica	Ausência de explosão respiratória, devido à falta de 1 das 5 subunidades de NADPH-oxidase nos neutrófilos, monócitos e eosinófilos	Teste de NBT ou DHR; ausência de produção de superóxido e H_2O_2 pelos neutrófilos; imunoensaio (*imunoblot*) para os componentes da NADPH-oxidase; detecção genética
Síndrome de Chédiak-Higashi (autossômica recessiva)		
Infecções piogênicas recorrentes, especialmente por *S. aureus*; muitos pacientes apresentam doença semelhante ao linfoma na adolescência; doença periodontal; albinismo oculocutâneo parcial, nistagmo, neuropatia periférica progressiva, déficit cognitivo	Redução da quimiotaxia e fusão do fagolisossomo, aumento do estresse oxidativo, saída deficiente da medula, janela cutânea anormal; defeito em *CHS1*	Grânulos primários gigantes nos neutrófilos e outras células que possuem grânulos (coloração de Wright); detecção genética
Deficiência de grânulos específicos (autossômica recessiva e dominante)		
Infecções recorrentes da pele, orelhas e trato sinopulmonar; cicatrização tardia de feridas; redução da inflamação; diátese hemorrágica	Quimiotaxia anormal, comprometimento do estresse oxidativo e destruição bacteriana, falha na suprarregulação dos receptores quimiotáticos e de adesão; defeito na transcrição das proteínas dos grânulos; defeito em *CEBPE* ou *SMARCD2*	Ausência de grânulos secundários (específicos) nos neutrófilos (coloração de Wright), ausência de conteúdo nos grânulos específicos dos neutrófilos (i.e., lactoferrina), ausência de defensinas, anormalidade dos grânulos α das plaquetas; detecção genética
Deficiência de mieloperoxidase (autossômica recessiva)		
Clinicamente normal, exceto em pacientes com doença subjacente, como diabetes melito; candidíase ou outras infecções fúngicas	Ausência de mieloperoxidase devido a defeitos pré e pós-tradução na deficiência de mieloperoxidase	Ausência de peroxidase nos neutrófilos; detecção genética
Deficiência na adesão dos leucócitos		
Tipo 1: separação tardia do cordão umbilical, neutrofilia duradoura, infecções recorrentes de pele e mucosa, gengivite, doença periodontal	Comprometimento da adesão dos fagócitos, agregação, disseminação, quimiotaxia, fagocitose das partículas revestidas por C3bi; defeito na produção da subunidade CD18 comum às integrinas dos leucócitos	Expressão reduzida da superfície dos fagócitos das integrinas que contêm CD18 com anticorpos monoclonais contra LFA-1 (CD18/CD11a), Mac-1 ou CR3 (CD18/CD11b), p150,95 (CD18/CD11c); detecção genética
Tipo 2: comprometimento cognitivo, baixa estatura, fenótipo sanguíneo de Bombay (hh), infecções recorrentes, neutrofilia	Comprometimento do rolamento dos fagócitos ao longo do endotélio, defeitos no transportador de fucose	Expressão reduzida de Sialyl-Lewis^x na superfície dos fagócitos, com anticorpos monoclonais contra CD15s; detecção genética
Tipo 3: hemorragia petequial, infecções recorrentes	Redução da sinalização para ativação das integrinas, resultando em comprometimento da adesão devido à mutação em *FERMT3*	Redução da sinalização para adesão através das integrinas; detecção genética
Defeitos de ativação do fagócito (ligados ao x e autossômicos recessivos)		
Deficiência de NEMO: displasia ectodérmica hipo-hidrótica leve; amplo defeito de base imunológica: infecções por bactérias piogênicas e encapsuladas, vírus, *Pneumocystis*, micobactérias; ligada ao X	Comprometimento da ativação dos fagócitos por IL-1, IL-18, TLR, CD40L, TNF-α, resultando em distúrbios de inflamação e produção de anticorpos	Resposta *in vitro* precária à endotoxina; comprometimento da ativação de NF-κB; detecção genética
Deficiência de IRAK4 e MyD88: suscetibilidade a bactérias piogênicas, como estafilococos, estreptococos, clostrídeos; resistência à *Candida*; autossômica recessiva	Comprometimento da ativação dos fagócitos pela endotoxina através de TLR e outras vias; sinalização do TNF-α preservada	Resposta *in vitro* precária à endotoxina; ausência de ativação de NF-κB pela endotoxina; detecção genética
Síndrome de hiper-IgE (autossômica dominante) (síndrome de Job)		
Dermatite eczematoide ou pruriginosa, abscessos cutâneos "frios", pneumonias recorrentes por *S. aureus* com fístulas broncopleurais e formação de cistos, eosinofilia leve, candidíase mucocutânea, fácies típica, doença pulmonar restritiva, escoliose, queda tardia da dentição primária	Quimiotaxia reduzida em alguns pacientes, redução das células B e T de memória, mutação em *STAT3*	Manifestações somáticas e imunes envolvendo os pulmões, o esqueleto e o sistema imune; IgE sérica > 2.000 UI/mL; teste genético
Deficiência de DOCK8 (autossômica recessiva), eczema grave, dermatite atópica, abscessos cutâneos, HSV, HPV e infecções por molusco, alergias graves, neoplasia	Comprometimento da proliferação de células T a mitógenos; mutação em *DOCK8*	Alergias graves, infecções virais, IgE elevada, eosinofilia, IgM baixa, linfopenia progressiva, detecção genética
Suscetibilidade micobacteriana (formas autossômicas dominante e recessiva)		
Infecções extrapulmonares ou disseminadas graves pelo bacilo de Calmette-Guérin (BCG), micobactérias não tuberculosas, salmonelose, histoplasmose, coccidioidomicose, formação deficiente de granulomas	Incapacidade de destruir microrganismos intracelulares, devido à baixa produção ou resposta de IFN-γ; mutações nos receptores de IFN-γ, receptor de IL-12, IL-12 p40, *STAT1*, *NEMO*, *ISG15*, *GATA2*	Níveis anormalmente baixos ou muito elevados do receptor 1 da IFN-γ; ensaios funcionais de produção e resposta de citocinas; detecção genética
Deficiência de GATA2 (autossômica dominante)		
Verrugas persistentes e disseminadas; doença micobacteriana disseminada; contagens baixas de monócitos, células NK, células B; mielodisplasia hipoplásica, leucemia, anormalidades citogenéticas; proteinose alveolar pulmonar	Comprometimento da atividade dos macrófagos, citopenias; mutações de *GATA2*	Monocitopenia circulante importante, citopenias de células NK e B; detecção genética

Siglas: C/EBP-ε, CCAAT/proteína de ligação intensificadora ε; DHR, di-hidrorrodamina (teste de oxidação); DOCK8, dedicador de citocinese 8; GI, gastrintestinal; GU, geniturinário; HPV, papilomavírus humano; HSV, herpes-vírus simples; IFN, interferon; IL, interleucina; IRAK4, cinase 4 associada ao receptor de IL-1; LFA-1, antígeno 1 associado à função leucocitária; MyD88, gene 88 da resposta primária de diferenciação mieloide; NADPH, nicotinamida adenina dinucleotídeo fosfato; NBT, tetrazólio nitroazul (teste do corante); NEMO, modulador essencial de NF-κB; NF-κB, fator nuclear κB; NK, *natural killer*; STAT1-3, transdutor de sinal e ativador da transcrição 1-3; TLR, receptor semelhante ao Toll; TNF, fator de necrose tumoral.

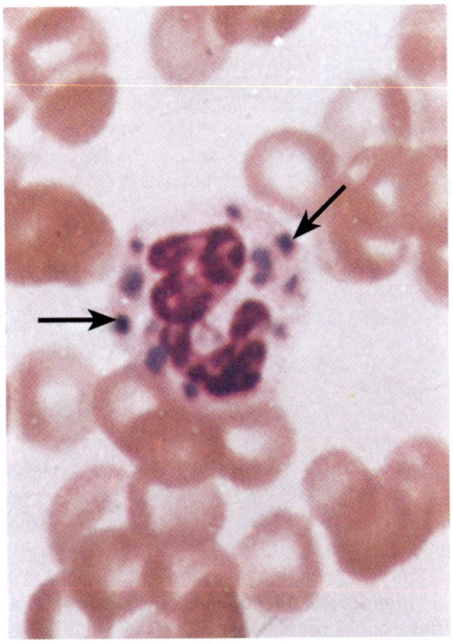

FIGURA 64-10 Síndrome de Chédiak-Higashi. Os granulócitos contêm grânulos citoplasmáticos grandes formados a partir da agregação e fusão de grânulos azurófilos e grânulos específicos. Tais grânulos anormais são encontrados também em outras células.

associada a comprometimento clínico das defesas, presumivelmente devido à amplificação de outros sistemas de defesa do hospedeiro, como a geração de peróxido de hidrogênio. A atividade microbicida dos neutrófilos encontra-se retardada, mas não ausente. A deficiência de mieloperoxidase pode tornar outros defeitos adquiridos das defesas do hospedeiro mais graves, e, quando associada a diabetes melito, aumenta a ocorrência de infecções por *Candida*. Uma forma adquirida de deficiência de mieloperoxidase ocorre na leucemia mielomonocítica e na leucemia mieloide aguda.

A síndrome de Chédiak-Higashi (SCH) é uma doença rara de herança autossômica recessiva, causada por defeitos na proteína de transporte lisossômica LYST, codificada pelo gene *CHS1* em 1q42. Essa proteína é necessária para o acondicionamento e liberação normais dos grânulos. Os neutrófilos (e todas as células que contêm lisossomos) de pacientes com SCH apresentam grânulos grandes (Fig. 64-10), tornando-a uma doença sistêmica. Esses pacientes são acometidos por nistagmo, albinismo oculocutâneo parcial e diversas infecções bacterianas. Alguns desenvolvem uma "fase acelerada" na infância, com síndrome hemofagocítica e linfoma agressivo, necessitando de transplante de medula óssea. Os neutrófilos e monócitos da SCH exibem quimiotaxia comprometida e taxas anormais de destruição microbiana devido à velocidade lenta de fusão dos grânulos lisossômicos com os fagossomos. A função das células NK também é comprometida. Pacientes com SCH podem desenvolver neuropatia periférica grave e debilitante na vida adulta.

A deficiência de grânulos específicos é uma doença autossômica recessiva rara, em que a produção de grânulos secundários e seu conteúdo, bem como a das defensinas dos grânulos primários, são deficientes. O defeito na destruição das bactérias resulta em infecções bacterianas graves. Um tipo de deficiência de grânulos específicos é causado por mutação da CCAAT/proteína de ligação intensificadora ε, um regulador da expressão dos componentes dos grânulos. Foi também descrita uma mutação dominante em *C/EBP-ε*, além de outra forma causada por mutações em *SMARCD2*.

DOENÇA GRANULOMATOSA CRÔNICA Doença granulomatosa crônica (DGC) é um grupo de distúrbios do metabolismo oxidativo de granulócitos e monócitos, devido a um defeito na enzima NADPH-oxidase também chamada NOX2. Apesar de rara, com incidência de cerca de 1 em 200 mil indivíduos, a DGC fornece um importante modelo de deficiência do metabolismo oxidativo dos neutrófilos. Em cerca de dois terços dos pacientes, a DGC é herdada como traço recessivo ligado ao X; o restante segue padrões autossômicos recessivos. Mutações nos genes das seis proteínas que permitem a montagem do NOX2 na membrana plasmática são responsáveis pela DGC. Duas proteínas (uma proteína de 91 kDa anormal na DGC ligada ao X, e uma proteína de 22 kDa ausente em uma forma de DGC autossômica recessiva) formam o citocromo heterodimérico b-558 na membrana plasmática. A proteína essencial para sinalização oxidativa reativa (EROS) é codificada por *CYBC1*, que é necessária para transportar as proteínas de 91 e 22 kDa para o retículo endoplasmático. Três outras proteínas (40, 47 e 67 kDa, anormais nas outras formas autossômicas recessivas de DGC) são de origem citoplasmática e interagem com o citocromo após ativação celular, formando a NADPH-oxidase, necessária à produção de peróxido de hidrogênio. Os leucócitos dos pacientes com DGC apresentam acentuada redução na produção de peróxido de hidrogênio. Os genes envolvidos em cada um dos defeitos foram clonados, com identificação de sua sequência e localização cromossômica. Geralmente, os pacientes com DGC apresentam um maior número de infecções por microrganismos catalase-positivos (que destroem seu próprio peróxido de hidrogênio), como *S. aureus*, *Serratia marsescens*, complexo *Burkholderia cepacia*, espécies de *Nocardia* e *Aspergillus*. Nas infecções, as reações inflamatórias são extensas, e é comum haver supuração a despeito do tratamento antibiótico adequado. Em muitos casos, observam-se úlceras aftosas e inflamação crônica das narinas. Os granulomas são frequentes, podendo causar obstrução do trato gastrintestinal ou do geniturinário. A inflamação excessiva resulta da incapacidade de infrarregular a resposta inflamatória, refletindo também uma incapacidade de inibir a síntese e a degradação das ILs ou dos quimiotáticos, ou a resposta a eles, levando à reação mieloide persistente. A destruição prejudicada dos microrganismos intracelulares pelos macrófagos pode resultar em ativação imune celular persistente e formação de granulomas. Na DGC, há também um aumento de complicações autoimunes, como púrpura trombocitopênica imune e artrite idiopática juvenil. Além disso, por razões ainda desconhecidas, o lúpus discoide é mais comum naqueles com doença ligada ao X. Complicações tardias, incluindo hiperplasia regenerativa nodular e hipertensão portal, são cada vez mais comuns em pacientes adolescentes e adultos com DGC. Curiosamente, a DGC tem se mostrado um fator protetor para aterosclerose, sugerindo um importante papel da NADPH-oxidase (NOX2) na patogênese da doença arterial.

DISTÚRBIOS DA ATIVAÇÃO DOS FAGÓCITOS Os fagócitos dependem da estimulação de sua superfície celular para induzir sinais capazes de desencadear múltiplos níveis da resposta inflamatória, como a síntese das citocinas, quimiotaxia e apresentação de antígenos. Detectaram-se mutações que afetam a principal via de sinalização por meio do NF-κB em pacientes com diversas síndromes de suscetibilidade a infecções. Se os defeitos estiverem localizados em um estágio muito avançado da transdução de sinais, na proteína fundamental à ativação de NF-κB, conhecida como modulador essencial de NF-κB (NEMO), os indivíduos do sexo masculino acometidos apresentarão displasia ectodérmica e imunodeficiência grave, com suscetibilidade a infecções por bactérias, fungos, micobactérias e vírus. Se os defeitos na ativação de NF-κB estiverem mais próximos dos receptores de superfície celular, nas proteínas que traduzem os sinais dos receptores Toll-like, na cinase 4 associada ao receptor de IL-1 (IRAK4) e no gene 88 de resposta primária da diferenciação mieloide (MyD88), as crianças exibirão uma acentuada suscetibilidade às infecções piogênicas no início da vida; no entanto, posteriormente, desenvolverão resistência à infecção.

FAGÓCITOS MONONUCLEARES

O sistema mononuclear fagocitário é composto de monoblastos, pró-monócitos e monócitos, além de macrófagos teciduais de estrutura variada que compõem o anteriormente chamado sistema reticuloendotelial. Os macrófagos são células fagocíticas de vida longa, capazes de desempenhar muitas das funções dos neutrófilos. Além disso, são células secretoras que participam em muitos processos imunológicos e inflamatórios distintos daqueles dos neutrófilos. Os monócitos abandonam a circulação por diapedese mais lentamente que os neutrófilos e apresentam meia-vida no sangue de 12 a 24 horas.

Muitos macrófagos ("grandes comedores") teciduais surgem antes mesmo da hematopoiese e passam a residir nos tecidos. Também existem macrófagos derivados de monócitos, que podem desempenhar funções específicas em diferentes localizações anatômicas. São particularmente abundantes nas paredes capilares dos pulmões, baço, fígado e medula óssea, onde sua função é remover microrganismos e outros elementos nocivos do sangue. Os macrófagos alveolares, esplênicos, peritoneais, linfáticos, dendríticos e da medula óssea, assim como as células de Kupffer do fígado e as células microgliais do cérebro, possuem funções especializadas. Os produtos secretados pelos macrófagos incluem lisozima, proteases neutras, hidrolases ácidas, arginase, componentes do complemento, inibidores enzimáticos (plasmina, α_2-macroglobulina), proteínas de ligação (transferrina, fibronectina e transcobalamina II), nucleosídeos e citocinas (TNF-α; IL-1, 8, 12 e 18). A IL-1 (Caps. 18 e 349) exerce muitas funções, como o desencadeamento da febre no hipotálamo, a mobilização dos leucócitos da medula óssea e a ativação dos linfócitos e neutrófilos. O TNF-α é um pirógeno que duplica muitas das ações da IL-1 e desempenha importante papel na patogênese do choque por microrganismos Gram-negativos (Cap. 304). O TNF-α estimula a produção de peróxido de hidrogênio e espécies tóxicas de oxigênio pelos macrófagos e neutrófilos. Além disso, induz alterações catabólicas que contribuem para a profunda debilidade (caquexia) associada a muitas doenças crônicas.

Outros produtos secretados pelos macrófagos incluem espécies reativas de oxigênio e metabólitos do nitrogênio, lipídeos bioativos (metabólitos do ácido araquidônico e fatores ativadores de plaquetas), quimiocinas, CSFs e fatores estimuladores da proliferação dos fibroblastos e vasos sanguíneos. Os macrófagos ajudam a regular a replicação dos linfócitos e participam da destruição de tumores, vírus e certas bactérias (*Mycobacterium tuberculosis* e *Listeria monocytogenes*). Os macrófagos são células efetoras essenciais na eliminação dos microrganismos intracelulares. Sua capacidade de fusão para formar células gigantes que coalescem em granulomas em resposta a alguns estímulos inflamatórios é importante na eliminação de microrganismos intracelulares e está sob o controle da IFN-γ. O óxido nítrico induzido pela IFN-γ é um importante efetor contra patógenos intracelulares, como *Mycobacterium tuberculosis* e *Leishmania*.

Os macrófagos desempenham um importante papel na resposta imune (Cap. 349). Processam e apresentam antígenos aos linfócitos e secretam citocinas que modulam e dirigem o desenvolvimento e a função desses. Os macrófagos participam dos fenômenos autoimunes ao remover imunocomplexos e outras substâncias da circulação. Os polimorfismos nos receptores dos macrófagos para imunoglobulina (FcγRII) determinam a suscetibilidade a algumas infecções e doenças autoimunes. No processo de cicatrização de feridas, os macrófagos eliminam células senescentes e contribuem para o desenvolvimento de ateromas. A elastase dos macrófagos medeia o desenvolvimento do enfisema causado pelo tabagismo.

DISTÚRBIOS DO SISTEMA DOS FAGÓCITOS MONONUCLEARES Muitos distúrbios dos neutrófilos estendem-se aos fagócitos mononucleares. A monocitose está associada à tuberculose, brucelose, endocardite bacteriana subaguda, febre maculosa das Montanhas Rochosas, malária e leishmaniose visceral (calazar). Também ocorre em neoplasias malignas, leucemias, síndromes mieloproliferativas, anemias hemolíticas, neutropenias idiopáticas crônicas e doenças granulomatosas, como sarcoidose, enterite regional e algumas doenças vasculares do colágeno. Os pacientes com DAL, síndrome da hiperimunoglobulina E-infecção recorrente (síndrome de Job), SCH e DGC apresentam defeitos no sistema de fagócitos mononucleares.

A produção de citocinas pelos monócitos ou a sua resposta podem estar afetadas em alguns pacientes com infecção micobacteriana não tuberculosa disseminada e que não estão infectados pelo HIV. Os defeitos genéticos nas vias reguladas por IFN-γ e IL-12 levam a uma destruição prejudicada de bactérias intracelulares, micobactérias, salmonelas e certos vírus (Fig. 64-11).

Algumas infecções virais comprometem a função dos fagócitos mononucleares. Por exemplo, a infecção pelo vírus da influenza provoca quimiotaxia anormal dos monócitos. Os fagócitos mononucleares podem ser infectados pelo HIV ao utilizar o CCR5, o receptor das quimiocinas que atua como correceptor com o CD4 para o HIV. Os linfócitos T produzem IFN-γ, que induz a expressão do FcR e a fagocitose, assim como estimula a produção de peróxido de hidrogênio por fagócitos mononucleares e neutrófilos. Em certas doenças, como a Aids, a produção de IFN-γ pode estar deficiente, enquanto em outras, como os linfomas de células T, a liberação excessiva de IFN-γ pode estar associada à eritrofagocitose por macrófagos esplênicos.

As doenças autoinflamatórias são caracterizadas por regulação anormal das citocinas, levando à resposta inflamatória excessiva na ausência de infecção. Essas doenças podem mimetizar as síndromes infecciosas ou de

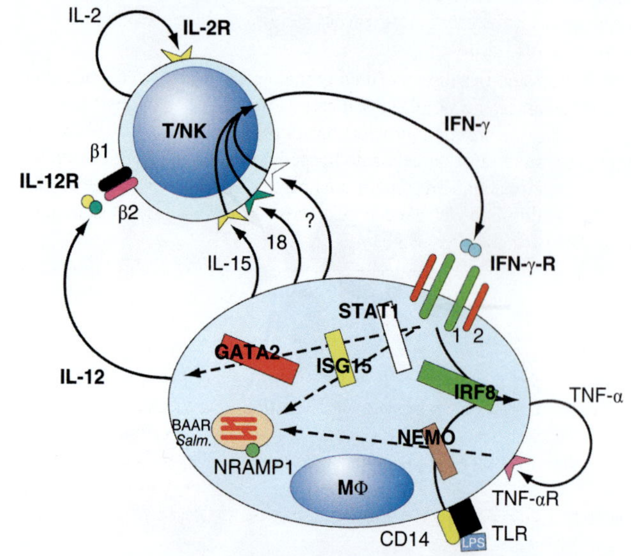

FIGURA 64-11 Interações linfócito-macrófago subjacentes à resistência a micobactérias e outros patógenos intracelulares, como *Salmonella*, *Histoplasma* e *Coccidioides*. As micobactérias (e outros microrganismos) infectam os macrófagos, levando à produção de IL-12, que ativa as células T ou NK por meio de seu receptor e estimula a produção de IL-2 e IFN-γ. A IFN-γ age por meio de seu receptor nos macrófagos para suprarregular o TNF-α e a IL-12, bem como, para destruir os patógenos intracelulares. Outras moléculas de interação com importância clínica incluem transdutor de sinais e ativador da transcrição 1 (STAT1), fator regulador do interferon 8 (IFR8), GATA2 e ISG15. As formas mutantes das citocinas e receptores mostrados em *negrito* foram encontradas em casos graves de infecção micobacteriana não tuberculosa, salmonelose, entre outras. BAAR, bacilo álcool-ácido-resistente; IFN, interferon; IL, interleucina; NEMO, modulador essencial do fator nuclear-κB; NK, *natural killer*; TLR, receptor semelhante ao Toll; TNF, fator de necrose tumoral.

imunodeficiência. As mutações com ganho de função no receptor do TNF-α causam síndrome periódica associada ao receptor TNF-α (TRAPS), caracterizada por febre recorrente na ausência de infecção, devido à estimulação persistente do receptor do TNF-α (Cap. 369). As doenças com regulação anormal de IL-1 que provocam febre incluem a febre familiar do Mediterrâneo, causada por mutações na *PYRIN*. As mutações na *síndrome autoinflamatória induzida por frio 1* (*CIAS1*) causam doença autoinflamatória multissistêmica de início neonatal, urticária familiar provocada pelo frio e síndrome de Muckle-Wells. A síndrome de pioderma gangrenosa, acne e artrite piogênica estéril (síndrome PAPA) é causada por mutações em *PSTPIP1*. Diferentemente dessas síndromes de hiperexpressão de citocinas pró-inflamatórias, o bloqueio do TNF-α pelos antagonistas infliximabe, adalimumabe, certolizumabe, golimumabe ou etanercepte tem sido associado a infecções graves, devido a tuberculose, micobactérias não tuberculosas e fungos (Cap. 369).

Ocorre monocitopenia na presença de infecções agudas, estresse e após tratamento com glicocorticoides. Os fármacos que suprimem a produção de neutrófilos na medula óssea podem causar monocitopenia. A monocitopenia circulante grave persistente é observada na deficiência de GATA2, embora macrófagos sejam encontrados nos locais de inflamação. A monocitopenia também ocorre na anemia aplásica, na leucemia das células pilosas, na leucemia mieloide aguda e como resultado direto de agentes mielotóxicos.

EOSINÓFILOS

Os eosinófilos e neutrófilos compartilham morfologia semelhante, numerosos constituintes lisossômicos, capacidade de fagocitose e metabolismo oxidativo. Os eosinófilos expressam um receptor quimiotático específico e respondem a uma quimiocina específica, a eotaxina, porém, sabe-se pouco a respeito do papel que desempenham. Essas células apresentam uma sobrevida muito mais longa que a dos neutrófilos, e, ao contrário desses, os eosinófilos teciduais podem recircular. Os eosinófilos não parecem importantes na maioria das infecções. Entretanto, nas invasões helmínticas, como ancilostomose, esquistossomose, estrongiloidíase, toxocaríase, triquinelose, filariose, equinococose e cisticercose, essas células desempenham um papel fundamental na defesa do hospedeiro. Os eosinófilos também estão associados a asma brônquica, reações alérgicas cutâneas e outros estados de hipersensibilidade.

A característica diferencial do grânulo eosinofílico de coloração vermelha (coloração de Wright) é seu cerne cristalino, que consiste em uma proteína rica em arginina (proteína básica principal) com atividade de histaminase, importante na defesa do hospedeiro contra parasitas. Os grânulos eosinofílicos também contêm uma peroxidase eosinofílica que catalisa a oxidação de muitas substâncias pelo peróxido de hidrogênio, facilitando a destruição dos microrganismos.

A peroxidase eosinofílica, na presença de peróxido de hidrogênio e hálide, desencadeia a secreção *in vitro* dos mastócitos e, dessa maneira, promove a inflamação. Os eosinófilos contêm proteínas catiônicas, algumas das quais se ligam à heparina e reduzem sua atividade anticoagulante. A neurotoxina derivada dos eosinófilos e a proteína catiônica eosinofílica são ribonucleases com a capacidade de destruir o vírus sincicial respiratório. O citoplasma dos eosinófilos contém a proteína do cristal de Charcot-Leyden, um cristal bipiramidal hexagonal observado pela primeira vez em um paciente com leucemia e, após, no escarro de pacientes com asma. Essa proteína é a lisofosfolipase e pode atuar na desintoxicação de determinados lisofosfolipídeos.

Diversos fatores potencializam a função dos eosinófilos na defesa do hospedeiro. Os fatores derivados das células T aumentam a capacidade dos eosinófilos de destruir parasitas. O fator quimiotático eosinofílico da anafilaxia (ECF-A), oriundo dos mastócitos, aumenta o número de receptores de complemento dos eosinófilos e potencializa a destruição dos parasitas. Os CSF dos eosinófilos (p. ex., IL-5), produzidos por macrófagos, aumentam a produção de eosinófilos na medula óssea e os ativam para que destruam os parasitas.

EOSINOFILIA

Refere-se à presença de > 500 eosinófilos/μL de sangue. É comum em muitos contextos, além das parasitoses. Pode ocorrer eosinofilia tecidual significativa sem elevação da contagem das células sanguíneas. A causa mais comum de eosinofilia são as reações alérgicas a fármacos (iodetos, ácido acetilsalicílico, sulfonamidas, nitrofurantoína, penicilinas e cefalosporinas). As alergias, como rinite alérgica, asma, eczema, doença do soro, vasculite alérgica e pênfigo, estão associadas à eosinofilia. Também ocorre em doenças vasculares do colágeno (p. ex., artrite reumatoide, fascite eosinofílica, angeíte alérgica e periarterite nodosa), em neoplasias malignas (p. ex., doença de Hodgkin, micose fungoide, leucemia mieloide crônica e neoplasias de pulmão, estômago, pâncreas, ovário ou útero), na síndrome de Job, na deficiência de DOCK8 (ver adiante) e na DGC. É comum observar a ocorrência de eosinofilia nas helmintíases. A administração terapêutica das citocinas IL-2 e GM-CSF resulta frequentemente em eosinofilia transitória. As síndromes hipereosinofílicas mais graves são a de Loeffler, a eosinofilia pulmonar tropical, a endocardite de Loeffler, a leucemia eosinofílica e a síndrome de hipereosinofilia idiopática (50.000-100.000/μL). A IL-5 é o fator de crescimento dominante dos eosinófilos e pode ser especificamente inibida pelo anticorpo monoclonal, o mepolizumabe.

As síndromes de hipereosinofilia idiopática são um grupo heterogêneo de doenças que apresentam eosinofilia prolongada de causa desconhecida e disfunção de sistemas orgânicos, como coração, sistema nervoso central, rins, pulmões, trato gastrintestinal e pele. A medula óssea é afetada em todos os casos, porém as complicações mais graves são observadas no coração e no sistema nervoso central. As manifestações clínicas e a disfunção orgânica são muito variáveis. Os eosinófilos são encontrados nos tecidos acometidos e tendem a causar lesão tecidual em virtude do depósito local de proteínas eosinofílicas tóxicas, como a proteína catiônica eosinofílica e a proteína básica principal. No coração, as alterações patológicas acarretam trombose, fibrose endocárdica e endomiocardiopatia restritiva. A lesão dos tecidos em outros sistemas ocorre de modo semelhante. Alguns casos resultam de mutações envolvendo o receptor do fator de crescimento derivado de plaquetas, e esses pacientes são extremamente sensíveis ao inibidor da tirosina-cinase imatinibe. Os glicocorticoides, a hidroxiureia e a IFN-α têm sido usados com sucesso, assim como os anticorpos terapêuticos contra a IL-5. As complicações cardiovasculares devem ser tratadas de maneira agressiva.

A *síndrome de eosinofilia-mialgia* é uma doença multissistêmica com manifestações cutâneas, hematológicas e viscerais, que pode evoluir de forma crônica e, às vezes, é fatal. Caracteriza-se por eosinofilia (contagem dos eosinófilos > 1.000/μL) e mialgia incapacitante generalizada, sem outras causas reconhecidas. Podem ocorrer fascite, pneumonite e miocardite eosinofílicas; neuropatia, que culmina em insuficiência respiratória; e encefalopatia. A doença é causada pela ingestão de contaminantes presentes em produtos que contêm L-triptofano. Verifica-se o acúmulo de eosinófilos, linfócitos, macrófagos e fibroblastos nos tecidos acometidos; mas seu papel na patogênese ainda não foi bem elucidado. A ativação dos eosinófilos e dos fibroblastos, e o depósito de proteínas tóxicas derivadas dos eosinófilos nos tecidos acometidos, podem contribuir para o processo. A IL-5 e o fator de crescimento transformador β são tidos como mediadores potenciais. O tratamento consiste em suspender os produtos que contenham L-triptofano e administrar glicocorticoides. A maioria dos pacientes recupera-se por completo, permanece estável ou apresenta recuperação lenta; todavia a doença pode ser fatal em até 5% dos casos.

As neoplasias eosinofílicas são discutidas no Cap. 110.

EOSINOPENIA

Ocorre em situações de estresse, como infecção bacteriana aguda e após tratamento com glicocorticoides. O mecanismo da eosinopenia na infecção bacteriana aguda é desconhecido, porém independem dos glicocorticoides endógenos, visto que ocorre em animais após adrenalectomia total. A eosinopenia não exerce qualquer manifestação conhecida.

SÍNDROME DA HIPERIMUNOGLOBULINA E-INFECÇÃO RECORRENTE

A síndrome da hiperimunoglobulina E-infecção recorrente ou síndrome de Job é uma doença multissistêmica rara, na qual os sistemas imune e somático são acometidos, incluindo neutrófilos, monócitos, células T, células B e osteoclastos. A ocorrência de mutações autossômicas *dominantes* no transdutor de sinal e ativador da transcrição 3 (STAT3) leva à inibição da sinalização normal do STAT, com efeitos abrangentes e profundos. Os pacientes apresentam uma fácies típica com o nariz largo, cifoescoliose e eczema. Os dentes decíduos nascem normalmente, mas não caem, o que exige frequentemente a sua extração. Ocorrem infecções sinopulmonares e cutâneas recorrentes, que tendem a apresentar muito menos inflamação do que o esperado para o grau de infecção, sendo designadas "abscessos frios". Normalmente, há cavitação da pneumonia, resultando em pneumatocele. Os aneurismas das artérias coronárias são comuns, assim como o aparecimento de placas cerebrais desmielinizadas, que se acumulam com a idade. Um aspecto importante é o fato de que as células T produtoras de IL-17, que se acredita serem responsáveis pela proteção contra infecções extracelulares e das mucosas, estão bastante reduzidas na síndrome de Job. Mesmo com níveis muito elevados de IgE, esses pacientes têm graus leves de alergia. Uma síndrome importante exibindo sobreposição clínica com a deficiência de STAT3 negativa dominante se deve a defeitos autossômicos recessivos no dedicador de citocinese 8 (DOCK8). Na deficiência de DOCK8, a elevação da IgE está associada a alergia grave, suscetibilidade viral e aumento da taxa de neoplasia. Mutações de *ganho de função* autossômicas dominantes em STAT3 levam a uma doença caracterizada por início na infância de linfadenopatia, citopenias autoimunes, automunidade multiorgânica, infecções e doença pulmonar intersticial.

DIAGNÓSTICO LABORATORIAL E TRATAMENTO

Estudos dos leucócitos e seus diferenciais são essenciais, e o exame cuidadoso dos neutrófilos em esfregaços de sangue periférico pode diagnosticar a síndrome de Chediak-Higashi e sugerir outras anormalidades dos grânulos de neutrófilos, como a deficiência específica. Além do exame de medula óssea e sorologias, podem ser necessários um painel de genes ou sequenciamento completo do exoma nos casos de suspeita de defeitos genéticos. Funcionalmente, a avaliação das reservas da medula óssea (teste de provocação com esteróides), do conjunto de células marginadas circulantes (teste de provocação com epinefrina) e da capacidade de marginação (teste de provocação com endotoxina) (Fig. 64-8) também são factíveis. É possível avaliar a inflamação *in vivo* com o teste da janela cutânea de Rebuck ou um ensaio de formação de vesículas cutâneas *in vivo*, que medem a capacidade de acúmulo dos leucócitos e mediadores inflamatórios na pele. Os testes *in vitro* de agregação, adesão, quimiotaxia, fagocitose, desgranulação e atividade microbicida (contra o *S. aureus*) dos fagócitos podem ajudar a identificar as lesões celulares ou humorais. As deficiências do metabolismo oxidativo são detectadas pelo teste do corante tetrazólio nitroazul (NBT) ou pelo de oxidação da di-hidrorrodamina (DHR). Esses testes baseiam-se na capacidade dos produtos do metabolismo oxidativo de alterar os estados de oxidação das moléculas propagadoras, de modo que possam ser detectadas ao microscópio (NBT) ou por citometria de fluxo (DHR). Os estudos qualitativos da produção de superóxido e peróxido de hidrogênio podem definir melhor a função oxidativa dos neutrófilos.

Os pacientes com leucopenias ou disfunção leucocitária frequentemente apresentam respostas inflamatórias tardias. Por conseguinte, as manifestações clínicas de uma infecção grave podem ser mínimas, devendo-se sempre suspeitar da possibilidade de infecções incomuns. Aos primeiros sinais de infecção, deve-se realizar ampla e imediata cultura dos microrganismos, uso de antibióticos e drenagem dos abscessos. Frequentemente, é necessário um ciclo prolongado de antibióticos. Nos pacientes com DGC, os antibióticos (sulfametoxazol-trimetoprima) e os agentes antifúngicos (itraconazol) profiláticos diminuem acentuadamente a frequência de infecções potencialmente fatais. Os glicocorticoides podem aliviar a obstrução do trato gastrintestinal ou geniturinário por granulomas em pacientes com DGC. Embora os agentes bloqueadores do TNF-α possam melhorar os sintomas intestinais, é preciso ter extrema cautela no seu uso em pacientes portadores de DGC com doença inflamatória intestinal, visto que esses fármacos aumentam significativamente a suscetibilidade já elevada à infecção. A IFN-γ recombinante humana, que estimula inespecificamente a função das células fagocíticas, reduz em 70% a frequência de infecções em pacientes com DGC, diminuindo também a gravidade delas. Esse efeito da IFN-γ na DGC é aditivo ao dos antibióticos profiláticos. A dose recomendada é de 50 $\mu g/m^2$ via subcutânea, 3 vezes por semana. A IFN-γ também foi utilizada com sucesso no tratamento de hanseníase, infecções micobacterianas não tuberculosas e leishmaniose visceral.

A higiene oral rigorosa diminui (mas não elimina) o desconforto ocasionado pela gengivite, doença periodontal e úlceras aftosas; o antisséptico clorexidina e a escovação dos dentes com pasta que contenha peróxido de hidrogênio-bicarbonato de sódio também são úteis. Os antifúngicos orais (fluconazol, itraconazol, voriconazol, posaconazol) reduziram a candidíase mucocutânea em pacientes com síndrome de Job. Androgênios, glicocorticoides, lítio e terapia imunossupressora têm sido utilizados para restaurar a mielopoiese em pacientes com neutropenia causada por redução da produção. O G-CSF recombinante mostra-se útil no tratamento de certas formas de neutropenia secundária à produção diminuída de neutrófilos, em particular as relacionadas à quimioterapia do câncer. Os pacientes com neutropenia crônica e evidências de boa reserva medular não precisam receber antibióticos profiláticos. Já os que possuem contagens de neutrófilos crônicas ou cíclicas < 500/μL podem se beneficiar dos antibióticos profiláticos e G-CSF durante os períodos de neutropenia. A administração oral de sulfametoxazol-trimetoprima (800/160 mg), 2 vezes ao dia, pode evitar infecções. Não é observado aumento de infecções fúngicas em pacientes com DGC em uso desse esquema profilático. As quinolonas orais, como levofloxacino e ciprofloxacino, são alternativas.

Dentro do contexto da quimioterapia citotóxica com disfunção grave e persistente dos linfócitos, o sulfametoxazol-trimetoprima previne a pneumonia por *Pneumocystis jiroveci*. Esses pacientes, bem como os com disfunção das células fagocíticas, devem evitar exposição excessiva a solo, poeira ou material em decomposição transportado pelo ar (estrume, adubo), que são frequentemente ricos em *Nocardia*, esporos de *Aspergillus* e outros fungos. A restrição das atividades ou do contato social não tem papel comprovado na redução do risco de infecção para os defeitos dos fagócitos.

Embora o tratamento clínico agressivo para muitos pacientes com distúrbios dos fagócitos possa lhes permitir uma sobrevida durante anos sem qualquer infecção potencialmente fatal, eles ainda podem apresentar efeitos tardios do uso prolongado de antimicrobianos e outras complicações inflamatórias. A cura da maioria dos defeitos congênitos dos fagócitos é possível com transplante de medula óssea, e as taxas de sucesso estão melhorando **(Cap. 114)**. A identificação de defeitos gênicos específicos em pacientes com DAL 1, DGC e outras imunodeficiências levou a ensaios de terapia gênica em vários distúrbios genéticos dos leucócitos.

LEITURAS ADICIONAIS

Boeltz S et al: To NET or not to NET: Current opinions and state of the science regarding the formation of neutrophil extracellular traps. Cell Death Differ 26:395, 2019.

Bousfiha A et al: Human inborn errors of immunity: 2019 update of the IUIS phenotypical classification. J Clin Immunol 40:66, 2020.

Dinauer MC: Inflammatory consequences of inherited disorders affecting neutrophil function. Blood 133:2130, 2019.

Klion AD et al: Contributions of eosinophils to human health and disease. Annu Rev Pathol 15:179, 2020.

Kuhns DB: Diagnostic testing for chronic granulomatous disease. Methods Mol Biol 1982:543, 2019.

Ochoa S et al: Genetic susceptibility to fungal infection in children. Curr Opin Pediatr 32:780, 2020.

Peiseler M, Kubes P: More friend than foe: the emerging role of neutrophils in tissue repair. J Clin Invest 129:2629, 2019.

Tangye SG et al: Human inborn errors of immunity: 2019 Update on the classification from the International Union of Immunological Societies Expert Committee. J Clin Immunol 40:24, 2020.

Wu UI, Holland SM: Host susceptibility to non-tuberculous mycobacterial infections. Lancet Infect Dis 15:968, 2015.

65 Sangramento e trombose

Barbara A. Konkle

O sistema hemostático humano proporciona um equilíbrio entre forças procoagulantes e anticoagulantes. Adesão e agregação plaquetárias e formação de coágulos de fibrina compõem as forças procoagulantes, enquanto as forças anticoagulantes incluem os inibidores naturais da coagulação e a fibrinólise. Em condições normais, a hemostasia é regulada para promover o fluxo sanguíneo, porém está também preparada para coagular o sangue rapidamente a fim de evitar uma exsanguinação. Após estancar o sangramento, o sistema remodela o vaso lesionado para restaurar o fluxo sanguíneo normal. Os principais componentes do sistema hemostático, que funcionam em consonância, são (1) plaquetas e outros elementos figurados do sangue, como monócitos e eritrócitos; (2) proteínas plasmáticas (os fatores e inibidores fibrinolíticos e da coagulação); e (3) a parede do vaso.

ETAPAS DA HEMOSTASIA NORMAL

FORMAÇÃO DO TAMPÃO PLAQUETÁRIO

Quando ocorre lesão de um vaso sanguíneo, as plaquetas aderem ao endotélio vascular lesado, em um processo mediado principalmente pelo fator de von Willebrand (FvW), uma proteína multimérica grande, presente tanto no plasma quanto na matriz extracelular da parede subendotelial do vaso. Ele atua como "cola molecular" primária, fornecendo às plaquetas força suficiente para suportar os altos níveis de estresse de cisalhamento que tenderiam a separá-las com o fluxo sanguíneo. A adesão plaquetária também é facilitada pela ligação direta ao colágeno subendotelial por meio de receptores específicos de colágeno da membrana plaquetária.

A adesão resulta em ativação e agregação plaquetárias subsequentes. Esse processo é intensificado e amplificado por mediadores humorais no plasma (p. ex., epinefrina, trombina); por mediadores liberados pelas plaquetas ativadas (p. ex., difosfato de adenosina, serotonina); e por constituintes da matriz extracelular da parede dos vasos, que entram em contato com as plaquetas aderentes (p. ex., colágeno, FvW). As plaquetas ativadas passam por reação de liberação, durante a qual secretam o conteúdo que depois promove a agregação, e inibem os fatores anticoagulantes naturais das células endoteliais. Durante a agregação plaquetária (interação plaqueta-plaqueta), as plaquetas adicionais são recrutadas a partir da circulação para o local da lesão vascular, levando à formação de um trombo plaquetário oclusivo. O tampão é ancorado e estabilizado pela malha de fibrina em desenvolvimento.

O complexo da glicoproteína plaquetária (Gp) IIb/IIIa ($\alpha_{IIb}\beta_3$) é o receptor mais abundante na superfície das plaquetas. A ativação da plaqueta converte o receptor Gp IIb/IIIa, normalmente inativo, em um receptor ativo, possibilitando a ligação ao fibrinogênio e FvW. A superfície de cada plaqueta tem cerca de 50 mil sítios de ligação de Gp IIb/IIIa, o que faz as plaquetas ativadas recrutadas para o local da lesão vascular formarem rapidamente um agregado oclusivo com uma densa rede de pontes de fibrinogênio intercelular.

FORMAÇÃO DO COÁGULO DE FIBRINA

As proteínas plasmáticas da coagulação (*fatores de coagulação*) normalmente circulam no plasma nas suas formas inativas. A sequência de reações que culminam na formação da fibrina foi originalmente descrita como uma *cachoeira* ou *cascata*. Duas vias de coagulação sanguínea foram descritas previamente: a via extrínseca ou de fator tecidual e a via intrínseca ou de ativação de contato. Hoje se sabe que a coagulação normalmente é iniciada pela exposição e ativação do fator tecidual (TF, de *tissue factor*) por meio da *via extrínseca* clássica, mas com importante amplificação por elementos da *via intrínseca*, como ilustrado na Figura 65-1. Essas reações ocorrem nas superfícies fosfolipídicas da plaqueta ativada. O teste de coagulação realizado em laboratório pode refletir outras influências devido à natureza artificial dos sistemas *in vitro* (ver adiante).

O gatilho imediato para a coagulação é a lesão vascular que expõe o sangue ao TF expresso nas superfícies dos componentes celulares subendoteliais da parede do vaso, como as células musculares lisas e os fibroblastos. O TF também está presente nas micropartículas circulantes, presumivelmente oriundas de células como os monócitos e as plaquetas. O TF liga a serina-protease fator VIIa, e esse complexo ativa o fator X em fator Xa. Alternativamente, o complexo pode ativar indiretamente o fator X convertendo o fator IX em fator IXa, que, em seguida, ativa o fator X. A participação do fator XI na hemostasia não depende de sua ativação pelo fator XIIa, mas, sim, de sua ativação pela trombina por *feedback* positivo. Assim, o fator XIa age na propagação e amplificação, e não no início da cascata de coagulação. O papel do fator XIIa na ativação do fator XI não está completamente elucidado, mas estudos sugerem que possa se tratar de um mecanismo para promover trombose.

O fator Xa pode ser formado por meio de ações do complexo TF/fator VIIa ou fator IXa (tendo o fator VIIIa como cofator), e converte a protrombina em trombina, a protease essencial do sistema de coagulação. O cofator fundamental para essa reação é o fator Va. Assim como o fator VIIIa homólogo, o fator Va é produzido pela proteólise limitada induzida pela trombina do fator V. A trombina é uma enzima multifuncional que converte o fibrinogênio plasmático solúvel em uma matriz de fibrina insolúvel. A polimerização da fibrina envolve um processo ordenado de associações intermoleculares (Fig. 65-2). A trombina também ativa o fator XIII (fator de estabilização da fibrina) em fator XIIIa, que faz uma ligação cruzada covalente e, portanto, estabiliza o coágulo de fibrina.

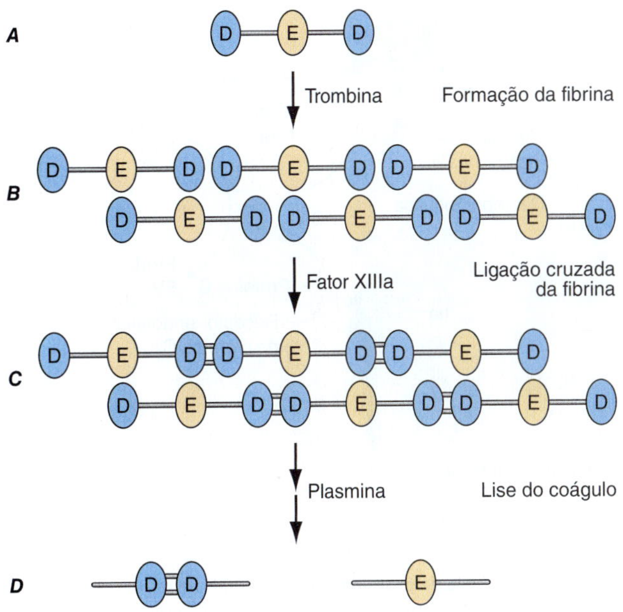

FIGURA 65-2 Formação e dissolução de fibrina. ***(A)*** O fibrinogênio é uma estrutura trinodular, que consiste em dois domínios D e um domínio E. A ativação da trombina resulta em uma montagem lateral ordenada de protofibrilas ***(B)*** com associações não covalentes. O fator XIIIa estabelece uma ligação cruzada com os domínios D nas moléculas adjacentes ***(C)***. A lise da fibrina e do fibrinogênio (não mostrados) pela plasmina ocorre em locais distintos e resulta em produtos de degradação intermediários da fibrina (fibrinogênio) (não mostrados). Os dímeros D são o produto da lise completa da fibrina ***(D)***, mantendo os domínios D com ligação cruzada.

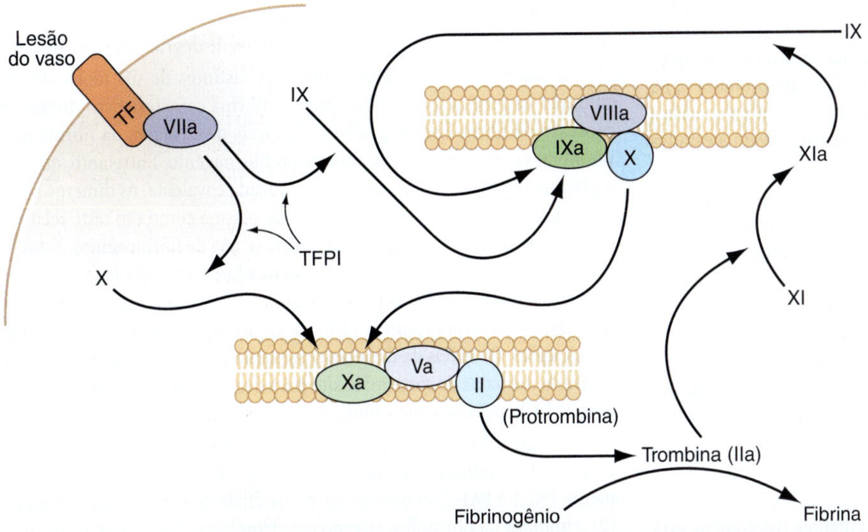

FIGURA 65-1 A coagulação é iniciada pela exposição do fator tecidual (TF), que, juntamente com o fator (F) VIIa, ativa o FIX e o FX. Esse último tem o FVIII e o FV como cofatores, os quais levam à formação de trombina e à conversão subsequente do fibrinogênio em fibrina, respectivamente. A trombina ativa o FXI, o FVIII e o FV, amplificando o sinal de coagulação. Uma vez formado o complexo TF/FVIIa/FXa, o inibidor da via do fator tecidual (TFPI) inibe a via TF/FVIIa, tornando a coagulação dependente da alça de amplificação de FIX/FVIII. A coagulação requer cálcio (não mostrado) e ocorre nas superfícies fosfolipídicas, geralmente, a membrana da plaqueta ativada.

O conjunto dos fatores de coagulação nas superfícies da membrana celular ativada acelera significativamente suas taxas de reação, servindo também para a localização nos sítios de lesão vascular. Componentes fundamentais da membrana celular, os fosfolipídeos ácidos não são expostos nas superfícies da membrana celular íntegra. Entretanto, quando plaquetas, monócitos e células endoteliais são ativados pela lesão vascular ou por estímulos inflamatórios, os principais grupos procoagulantes dos fosfolipídeos aniônicos da membrana são translocados para as superfícies dessas células ou liberados como parte de micropartículas, tornando-os disponíveis para sustentar e promover as reações de coagulação plasmática.

MECANISMOS ANTITROMBÓTICOS

Vários mecanismos antitrombóticos fisiológicos agem em consonância para evitar a coagulação em circunstâncias normais. Esses mecanismos operam para preservar a fluidez do sangue e para limitar a coagulação sanguínea a locais específicos da lesão vascular. As células endoteliais exercem muitos efeitos antitrombóticos. Produzem prostaciclina, óxido nítrico e ectoADPase/CD39, que inibem a ligação, secreção e agregação das plaquetas, além de fatores anticoagulantes, como as proteoglicanas de heparana, um inibidor da via do TF e trombomodulina. Também ativam mecanismos fibrinolíticos por meio da produção do ativador do plasminogênio tecidual 1, uroquinase, inibidores do ativador de plasminogênio e anexina 2.

A antitrombina é o principal inibidor da protease plasmática da trombina e de outros fatores da coagulação. Ela os neutraliza, formando um complexo entre o seu centro reativo e o local ativo da enzima. A taxa de formação desses complexos de inativação aumenta milhares de vezes na presença de

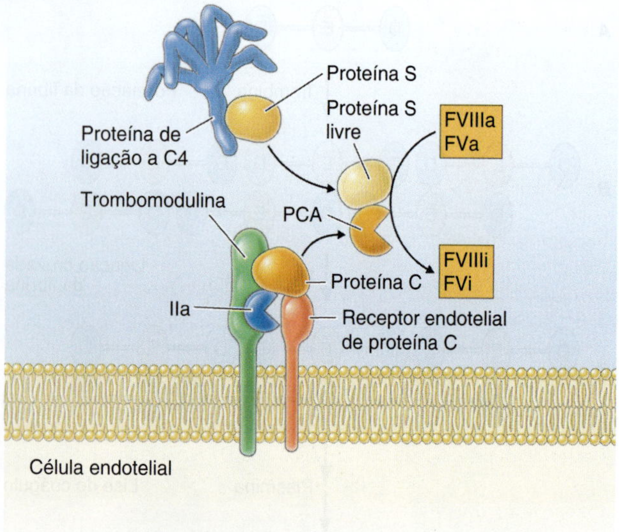

FIGURA 65-3 A via da proteína C ativada (PCA) na regulação da trombose. A geração de trombina resulta em ativação da proteína C por interação com trombomodulina e ligação ao receptor endotelial de proteína C (EPCR). A proteína C ativada (PCA) associada à proteína S livre converte fatores ativados (F) VIII e V em formas inativadas, reduzindo assim a geração de trombina. C4BP, proteína ligadora de C4; CE, célula endotelial; F, fator; IIa, trombina; PC, proteína C; PS, proteína S; TM, trombomodulina.

heparina. A inativação da trombina e de outros fatores da coagulação pela antitrombina ocorre fisiologicamente nas superfícies vasculares, onde os glicosaminoglicanos, incluindo os sulfatos de heparana, estão presentes para catalisar essas reações. As deficiências hereditárias quantitativas e qualitativas da antitrombina levam a uma predisposição ao tromboembolismo venoso durante a vida.

A proteína C é uma glicoproteína plasmática que se torna um anticoagulante quando ativada pela trombina. A ativação da proteína C induzida pela trombina ocorre fisiologicamente na trombomodulina, um sítio de ligação para a trombina, formado por proteoglicanas transmembranas na superfície das células endoteliais. A ligação da proteína C a seu receptor nas células endoteliais a coloca em proximidade com o complexo trombina-trombomodulina, aumentando sua eficiência de ativação. (Ver Fig. 65-3.) A proteína C ativada age como um anticoagulante clivando e inativando os fatores V e VIII ativados. Essa reação é acelerada por um cofator, a proteína S, que, à semelhança da proteína C, é uma glicoproteína que sofre modificação pós-tradução dependente da vitamina K. As deficiências quantitativas ou qualitativas da proteína C ou da proteína S, ou a resistência à ação da proteína C ativada por uma variante específica em seu sítio de clivagem no fator Va (fator V de Leiden), levam a estados hipercoaguláveis.

O inibidor da via do fator tecidual (TFPI) é um inibidor da protease plasmática que regula a via extrínseca da coagulação induzida pelo TF. O TFPI inibe o complexo TF/fator VIIa/fator Xa, desligando a iniciação da coagulação pelo TF/fator VIIa, a qual se torna, então, dependente da "alça de amplificação" através da ativação do fator XI e do fator VIII pela trombina. O TFPI é ligado à lipoproteína e também pode ser liberado pela heparina das células endoteliais, onde é ligado a glicosaminoglicanos, e das plaquetas. A liberação mediada pela heparina pode desempenhar um papel no efeito anticoagulante das heparinas de baixo peso molecular não fracionadas.

SISTEMA FIBRINOLÍTICO

A trombina não inibida pelos sistemas anticoagulantes fisiológicos está disponível para converter o fibrinogênio em fibrina. Em resposta, o sistema fibrinolítico endógeno é ativado para descartar a fibrina intravascular e, assim, manter ou restabelecer o fluxo sanguíneo. Assim como a trombina é a enzima protease essencial do sistema de coagulação, a plasmina é a principal enzima protease do sistema fibrinolítico, atuando na degradação da fibrina. O esquema geral de fibrinólise e seu controle são mostrados na Figura 65-4.

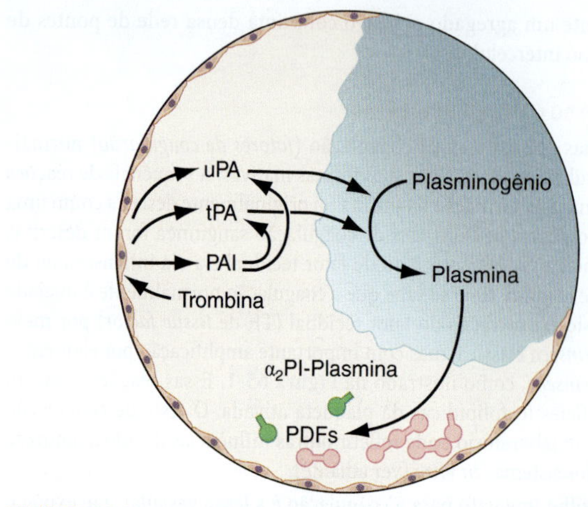

FIGURA 65-4 Diagrama esquemático do sistema fibrinolítico. O ativador do plasminogênio tecidual (tPA) é liberado pelas células endoteliais, liga-se ao coágulo de fibrina e ativa o plasminogênio em plasmina. A liberação de inibidores do ativador do plasminogênio (PAI-1 e PAI-2) inibe o tPA e o ativador do plasminogênio do tipo uroquinase (uPA). O excesso de fibrina é degradado pela plasmina em produtos de degradação distintos [PDFs (dímeros D)]. Qualquer plasmina livre forma um complexo com a α_2-antiplasmina (α_2PI). PAI, inibidor do ativador do plasminogênio; uPA, ativador do plasminogênio do tipo uroquinase.

O ativador do plasminogênio tecidual (tPA) e o ativador do plasminogênio do tipo uroquinase (uPA) clivam a ligação Arg560-Val561 do plasminogênio, gerando a plasmina enzimática ativa. Os locais de ligação à lisina na plasmina (e plasminogênio) permitem que ela se ligue à fibrina, de forma que a fibrinólise fisiológica seja específica dessa. Tanto o plasminogênio (por meio de locais de ligação à lisina) como o tPA possuem afinidade específica para a fibrina e, portanto, ligam-se seletivamente aos coágulos. A montagem de um complexo ternário, que consiste em fibrina, plasminogênio e tPA, promove a interação localizada entre plasminogênio e tPA, acelerando a taxa de ativação do plasminogênio em plasmina. Além disso, a degradação parcial da fibrina pela plasmina expõe novos sítios de ligação do plasminogênio e tPA presentes nos resíduos de lisina carboxiterminal dos fragmentos de fibrina, intensificando essas reações. Isso cria um mecanismo altamente eficiente para gerar plasmina localmente (no coágulo de fibrina), que passa então a constituir o substrato de plasmina para digestão em produtos de degradação da fibrina.

A plasmina cliva a fibrina em locais distintos de sua molécula, resultando na produção de fragmentos de fibrina característicos durante o processo da fibrinólise (Fig. 65-2). Os locais de clivagem da fibrina pela plasmina são os mesmos que aqueles no fibrinogênio. Entretanto, quando a plasmina age na fibrina com ligação cruzada covalente, os dímeros D são liberados e, assim, podem ser dosados no plasma como um teste relativamente específico de degradação da fibrina (e não de fibrinogênio). Estudos de dímeros D podem ser usados como marcadores sensíveis de formação de coágulos e foram validados para uso clínico, visando excluir o diagnóstico de trombose venosa profunda (TVP) e embolia pulmonar em populações selecionadas. Os níveis de dímeros D aumentam com a idade, já tendo sido proposto um valor de corte mais alto para descartar tromboembolismo venoso (TEV) em idosos, algo ainda controverso.

A regulação fisiológica da fibrinólise ocorre primariamente em três níveis: (1) os inibidores do ativador do plasminogênio (PAI), especificamente PAI-1 e PAI-2, inibem os ativadores fisiológicos do plasminogênio; (2) o inibidor da fibrinólise ativado pela trombina (TAFI) limita a fibrinólise; e (3) a α_2-antiplasmina inibe a plasmina. O PAI-1 é o principal inibidor do tPA e do uPA no plasma. O TAFI cliva os resíduos de lisina N-terminais da fibrina, que auxiliam na localização da atividade da plasmina. A α_2-antiplasmina é o principal inibidor de plasmina no plasma humano, inativando qualquer plasmina associada a coágulo sem fibrina.

ABORDAGEM AO PACIENTE

Sangramento e trombose

MANIFESTAÇÕES CLÍNICAS

Os distúrbios da hemostasia podem ser hereditários ou adquiridos. Uma investigação minuciosa da história pessoal e familiar é a chave para determinar a cronicidade dos sintomas, fornecendo indícios de condições subjacentes que contribuíram para o sangramento ou estado trombótico. Além disso, a anamnese pode indicar a etiologia ao determinar (1) o local do sangramento (mucosa e/ou articulação) ou trombose (arterial e/ou venosa) e (2) uma tendência subjacente a sangramentos ou tromboses que possa ter sido desencadeada por outro distúrbio clínico ou pela introdução de medicamentos ou suplementos dietéticos.

História do sangramento A história de sangramento é o preditor mais importante do risco de novo evento. Diante de um distúrbio hemorrágico, devem-se avaliar situações de risco prévias, como o desfecho de procedimentos cirúrgicos, assim como história de sangramentos espontâneos ou induzidos por traumatismo. As hemartroses espontâneas são uma importante característica da deficiência moderada e grave dos fatores VIII e IX e, em raras circunstâncias, de outras deficiências de fatores de coagulação. Sangramentos da mucosa são mais sugestivos de distúrbios plaquetários ou doença de von Willebrand (DvW), denominados *distúrbios de hemostasia primária ou de formação de tampão plaquetário*. Os distúrbios que afetam a hemostasia primária são mostrados na Tabela 65-1.

Um escore de sangramento foi validado como instrumento para predizer pacientes com maior tendência a apresentar DvW do tipo 1 (International Society on Thrombosis and Haemostasis Bleeding Assessment Tool [*www.isth.org/resource/resmgr/ssc/isth-ssc_bleeding_assessment.pdf*]), utilizando um formulário autoadministrado. Essa é a ferramenta mais útil para excluir o diagnóstico de um distúrbio hemorrágico, evitando-se testes desnecessários, sendo recomendada pelas diretrizes de 2021 para triagem de DvW na atenção primária. Os sintomas mais comuns em pacientes com distúrbios hemorrágicos incluem sangramento prolongado em cirurgias, procedimentos odontológicos e traumatismos; sangramento menstrual intenso ou hemorragia pós-parto; e grandes equimoses e/ou hematomas.

Hematomas de fácil ocorrência e sangramento menstrual intenso são queixas comuns em pacientes com e sem distúrbios hemorrágicos. A formação fácil de hematomas pode ser um sinal de distúrbios clínicos nos quais não há coagulopatia identificável, como os causados por anormalidades dos vasos sanguíneos ou de seus tecidos conectivos de suporte. Na síndrome de Ehlers-Danlos, além da hiperextensibilidade articular, podem ocorrer sangramentos pós-traumáticos. A síndrome de Cushing, o uso crônico de esteroides e o envelhecimento resultam em mudanças na pele e tecido subcutâneo, podendo ocorrer sangramentos subcutâneos em resposta a traumatismos menores. A isso se dá o nome de *púrpura senil*.

A epistaxe é um sintoma comum, particularmente em crianças e em lugares de clima seco, e pode não refletir um distúrbio hemorrágico subjacente. Entretanto, é o sintoma mais comum na telangiectasia hemorrágica hereditária e em meninos com DvW. Os indícios de que a epistaxe é um sintoma de distúrbio hemorrágico são ausência de variação sazonal e sangramento que requer avaliação clínica ou tratamento, como cauterização. Observa-se sangramento com a erupção dos dentes primários em crianças com distúrbios hemorrágicos mais severos, como hemofilia moderada ou grave, sendo incomum em crianças com distúrbios hemorrágicos leves. Os pacientes com defeitos de hemostasia primária (adesão plaquetária) podem apresentar aumento do sangramento após higiene dentária e outros procedimentos que envolvam manipulação da gengiva.

Sangramento menstrual intenso é definido quantitativamente como uma perda de > 80 mL de sangue por ciclo, com base na perda sanguínea necessária para produzir anemia ferropriva. Uma queixa de menstruação intensa é subjetiva e tem pouca correlação com perda excessiva de sangue. Os preditores de fluxo menstrual intenso consistem em sangramento resultando em anemia ferropriva ou necessidade de transfusão sanguínea, eliminação de coágulos de > 2,5 cm de diâmetro, e troca de absorvente a intervalos de menos de 1 hora. O sangramento menstrual intenso é um sintoma comum em mulheres com distúrbios hemorrágicos subjacentes e é relatado pela maioria das pacientes com DvW, deficiência de fator XI, distúrbios da função plaquetária e hemofilia, incluindo portadoras genéticas com níveis de fator próximos do normal. Mulheres com distúrbios hemorrágicos são mais propensas a outros sangramentos, como após extrações dentárias e em pós-operatório e pós-parto, além de apresentarem sangramento menstrual intenso desde a menarca. O sangramento menstrual intenso pode resultar em deficiência de ferro e impacto significativo na qualidade de vida.

A hemorragia pós-parto também é um sintoma comum em mulheres com distúrbios hemorrágicos. Em mulheres com DvW do tipo 1 ou hemofilia A, cujos níveis de FvW e de fator VIII normalizam habitualmente durante a gravidez, a hemorragia pós-parto pode ser tardia. Para aquelas com evento prévio, há um alto risco de recidiva em gestações subsequentes. Mulheres com distúrbios hemorrágicos apresentam também risco de outros sangramentos do trato reprodutivo, incluindo ruptura de cistos ovarianos com hemorragia intra-abdominal.

A tonsilectomia é um importante desafio hemostático, pois os mecanismos de hemostasia íntegros são essenciais para evitar sangramento excessivo do leito tonsilar. O sangramento pode ocorrer logo após a cirurgia ou aproximadamente 7 dias após, por perda da crosta no local cirúrgico. Sangramento tardio também pode ser observado após ressecção de pólipo colônico. A hemorragia gastrintestinal (GI) e a hematúria geralmente são causadas por patologia subjacente, devendo-se identificar e tratar o local do sangramento mesmo em pacientes com distúrbios hemorrágicos conhecidos. A DvW, particularmente tipos 2 e 3, está associada à angiodisplasia do intestino e hemorragia digestiva.

As hemartroses e os hematomas musculares espontâneos são característicos de deficiência congênita moderada ou grave do fator VIII ou IX. Também podem ser observados em deficiências moderadas e graves de fibrinogênio, protrombina, e fatores V, VII e X. As hemartroses espontâneas raramente ocorrem em outros distúrbios hemorrágicos, exceto na

TABELA 65-1 ■ Distúrbios da hemostasia primária (adesão plaquetária)

Defeitos da adesão plaquetária
Doença de von Willebrand
Síndrome de Bernard-Soulier (ausência ou disfunção da Gp Ib-IX-V plaquetária)
Defeitos da agregação plaquetária
Trombastenia de Glanzmann (ausência ou disfunção da Gp IIb/IIIa plaquetária)
Afibrinogenemia
Defeitos da secreção plaquetária
Redução da atividade da cicloxigenase
Induzida por fármacos (ácido acetilsalicílico, anti-inflamatórios não esteroides, tienopiridinas)
Hereditários
Defeitos no armazenamento de grânulos
Hereditários
Adquiridos
Defeitos secretores hereditários inespecíficos
Efeitos medicamentosos inespecíficos
Uremia
Revestimento plaquetário (p. ex., paraproteína, penicilina)
Defeito da atividade coagulante plaquetária
Síndrome de Scott

DvW grave, com níveis de fator VIII associados < 5%. O sangramento muscular ou de tecidos moles também é comum na deficiência de fator VIII adquirida. A hemorragia articular resulta em dor e edema, assim como perda da função, mas raramente está associada à hematoma. Os locais de sangramento com potencial risco de vida incluem a orofaringe, devido à possibilidade de obstrução da via aérea, o sistema nervoso central e o retroperitônio. Em pacientes com deficiências congênitas graves de fator, o sangramento de sistema nervoso central apresenta a maior mortalidade dentre as causas hemorrágicas.

Efeitos pró-hemorrágicos dos medicamentos e suplementos dietéticos O ácido acetilsalicílico e outros fármacos anti-inflamatórios não esteroides (AINEs) que inibem a cicloxigenase 1 prejudicam a hemostasia primária, podendo exacerbar um sangramento por outra causa ou mesmo revelar um distúrbio hemorrágico previamente oculto, como DvW. Todos os AINEs podem precipitar hemorragia digestiva, que pode ser mais grave em pacientes com doenças subjacentes. O efeito do ácido acetilsalicílico sobre a função plaquetária persiste pelo tempo de vida da plaqueta, embora, em indivíduos com renovação plaquetária típica, o defeito funcional retorne próximo ao normal em um período de 2-3 dias após a última dose. Já o efeito inibidor de outros AINEs é revertido quando o fármaco é suspenso. Inibidores do receptor $P2Y_{12}$ de ADP (clopidogrel, prasugrel e ticagrelor) inibem a agregação plaquetária mediada pela adenosina difosfato (ADP) e, à semelhança dos AINEs, podem precipitar ou exacerbar sintomas hemorrágicos. O risco de sangramento com esses fármacos é maior do que com AINEs.

Muitos suplementos fitoterápicos podem prejudicar a função hemostática (Tab. 65-2), estando alguns mais associados a risco de sangramento do que outros. O óleo de peixe ou suplementos concentrados de ácido graxo ômega-3 prejudicam a função plaquetária. Eles alteram a bioquímica das plaquetas, produzindo mais PGI3, um inibidor plaquetário mais potente que a prostaciclina (PGI2), e mais tromboxano A_3, um ativador plaquetário menos potente que o tromboxano A_2. As dietas naturalmente ricas em ácidos graxos ômega-3 podem resultar em um tempo de sangramento prolongado e exames de agregação plaquetária anormais, porém, o real risco de sangramento associado é incerto. A vitamina E parece inibir a agregação plaquetária mediada pela proteína-cinase C e produção de óxido nítrico. Nos pacientes com hematoma ou sangramento inexplicados, é importante revisar quaisquer novas medicações ou suplementos que possam estar associados e descontinuá-los.

Doenças sistêmicas subjacentes que causam ou exacerbam uma tendência a sangramento Os distúrbios hemorrágicos adquiridos são geralmente secundários ou associados a doenças sistêmicas. Por isso, a avaliação clínica deve incluir uma investigação abrangente para evidências de doença subjacente. Hematomas ou sangramento de mucosa podem ser a primeira queixa na doença hepática, insuficiência renal grave, hipotireoidismo, paraproteinemias, amiloidose, além de distúrbios que causam insuficiência da medula óssea. Todos os fatores de coagulação são sintetizados no fígado, e a insuficiência hepática resulta em deficiência combinada de fatores. Isso é muitas vezes agravado por trombocitopenia e hipertensão portal. Os fatores de coagulação II, VII, IX, X e as proteínas C, S e Z são dependentes da vitamina K para modificação pós-traducional. Embora a vitamina K seja necessária nos processos procoagulantes e anticoagulantes, a deficiência dela, assim como o efeito da varfarina, é o sangramento.

A contagem normal de plaquetas varia de 150.000 a 450.000/μL. A trombocitopenia resulta de redução da produção e/ou aumento da destruição e/ou sequestro. Embora o risco de sangramento varie conforme a causa da trombocitopenia, raramente ocorre sangramento na trombocitopenia isolada com contagens > 50.000/μL e, em geral, não antes de < 10.000 a 20.000/μL. As coagulopatias coexistentes, conforme observado na insuficiência hepática ou coagulação intravascular disseminada, a infecção, os fármacos inibidores de plaquetas, e os distúrbios clínicos subjacentes, podem aumentar o risco de sangramento no paciente trombocitopênico. A maior parte dos procedimentos pode ser realizada em pacientes com uma contagem plaquetária de 50.000/μL ou mais.

HISTÓRIA DE TROMBOSE

O risco de trombose, assim como o de sangramento, é influenciado pela genética e por fatores ambientais. O principal fator de risco para trombose arterial é a aterosclerose, enquanto para trombose venosa são imobilidade, cirurgia, doenças subjacentes (p. ex., neoplasias malignas), medicações (p. ex.,terapia hormonal), obesidade e predisposições genéticas. A Tabela 65-3 apresenta os fatores que aumentam o risco para trombose venosa e arterial.

O aspecto mais importante em uma história de trombose venosa é determinar se o evento trombótico foi idiopático (sem um fator precipitante evidente) ou se houve um evento causal. Nos pacientes sem neoplasia maligna, a ocorrência de um evento idiopático é um forte preditor de recidiva de TEV. Uma história de tratamento com varfarina ou com outros anticoagulantes também pode sugerir TVP prévia. A idade é um fator de risco importante para trombose venosa – o risco de TVP aumenta a cada década, com uma incidência aproximada de 1/100.000 por ano no início da infância até 1/200 por ano

TABELA 65-2 ■ Suplementos fitoterápicos associados ao aumento do risco de sangramento

Ervas com potencial de atividade antiplaquetária
Ginkgo (*Ginkgo biloba L.*)
Alho (*Allium sativum*)
Mirtilo (*Vaccinium myrtillus*)
Gengibre (*Gingiber officinale*)
Dong quai (*Angelica sinensis*)
Tanaceto (*Tanacetum parthenium*)
Ginseng asiático (*Panax ginseng*)
Ginseng americano (*Panax quinquefolius*)
Ginseng siberiano/eleuthero (*Eleutherococcus senticosus*)
Cúrcuma (*Curcuma longa*)
Ulmeira/filipêndula (*Filipendula ulmaria*)
Salgueiro (*Salix spp.*)
Ervas que contêm cumarina
Agripalma (*Leonurus cardiaca*)
Camomila (*Matricaria recutita, Chamaemelum mobile*)
Castanha-da-índia (*Aesculus hippocastanum*)
Trevo-vermelho (*Trifolium pratense*)
Feno-grego (*Trigonella foenum-graecum*)

TABELA 65-3 ■ Fatores de risco para trombose

Venosa	Venosa e arterial
Hereditários	**Hereditários**
Fator V de Leiden	Homocistinúria
Protrombina G20210A	Disfibrinogenemia
Deficiência de antitrombina	**Adquiridos**
Deficiência de proteína C	Neoplasia maligna
Deficiência de proteína S	Síndrome antifosfolipídeo
Adquiridos	Terapia hormonal
Idade	Policitemia vera
Trombose prévia	Trombocitopenia essencial
Imobilização	Hemoglobinúria paroxística noturna
Cirurgia de grande porte	Púrpura trombocitopênica trombótica
Gravidez e puerpério	Trombocitopenia induzida por heparina
Hospitalização	Coagulação intravascular disseminada
Obesidade	**Desconhecido**[a]
Infecção	Fatores II, VIII, IX, XI elevados
Tabagismo	Níveis de TAFI elevados
	Níveis de TFPI reduzidos

[a]Não se sabe se o risco é hereditário ou adquirido.

Siglas: PCA, proteína C ativada; TAFI, inibidor da fibrinólise ativado pela trombina; TFPI, inibidor da via do fator tecidual.

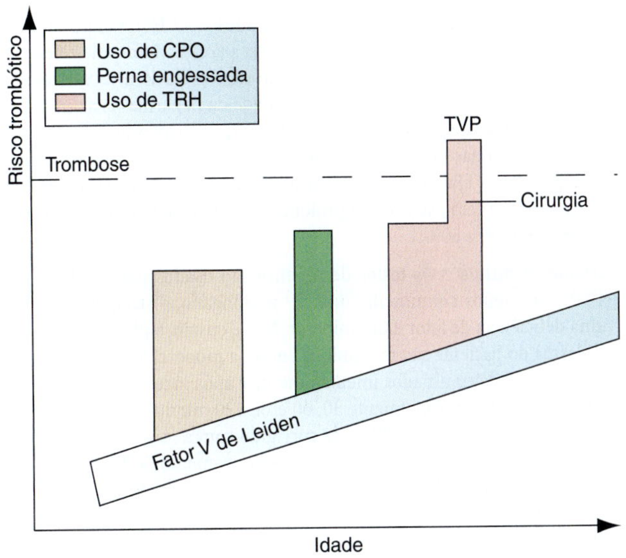

FIGURA 65-5 Risco trombótico com o passar do tempo. Esta figura mostra de modo esquemático o risco trombótico de um indivíduo com o passar do tempo. A ocorrência de uma variante do fator V de Leiden está associada a um maior risco "teoricamente" constante. O risco trombótico aumenta com a idade e, de modo intermitente, com o uso de contraceptivos orais (CPO) ou terapia de reposição hormonal (TRH); outros eventos, como grandes cirurgias ou doenças, podem aumentar ainda mais o risco. Em algum ponto, o risco cumulativo pode aumentar até o limiar para trombose, resultando em trombose venosa profunda (TVP). Nota: A magnitude e a duração do risco mostradas na figura são usadas apenas como exemplo e podem não refletir precisamente o risco relativo determinado pelo estudo clínico. *(Fontes: De BA Konkle, A Schafer, in DP Zipes et al [eds]: Braunwald's Heart Disease, 7th ed. Philadelphia, Saunders, 2005; from FR Rosendaal: Venous thrombosis: A multicausal disease. Lancet 353: 1167, 1999.)*

entre octogenários. A história familiar mostra-se útil para determinar se há predisposição genética e qual parece ser o grau dessa. Uma trombofilia genética que confira um pequeno aumento de risco, como ser heterozigoto para a protrombina G20210A ou mutação do fator V de Leiden, é um determinante menor de risco em indivíduos idosos que passam por procedimentos cirúrgicos. Conforme ilustrado na Fig. 65-5, um evento trombótico normalmente apresenta mais de um fator contribuinte. Os fatores predisponentes precisam ser cuidadosamente avaliados para se determinar o risco de trombose recorrente e, considerando-se o risco de sangramento do paciente, estabelecer a duração da anticoagulação. Exames para trombofilias hereditárias em adultos devem se limitar a casos em que os resultados mudariam os cuidados clínicos. Tais exemplos são raros.

AVALIAÇÃO LABORATORIAL

A anamnese e o exame físico cuidadosos são componentes essenciais na avaliação do sangramento e risco trombótico. O uso de exames laboratoriais de coagulação complementa, mas não substitui, a avaliação clínica. Não existe nenhum exame que forneça uma avaliação global da hemostasia. O tempo de sangramento tem sido usado para avaliar o risco de um evento hemorrágico, entretanto, ele não prevê o risco cirúrgico e tampouco é recomendado para essa indicação. O PFA-100, um instrumento que mede a coagulação dependente das plaquetas em condições de fluxo, é mais sensível e específico para a DvW do que o tempo de sangramento, porém, não é sensível o suficiente para excluir a possibilidade de distúrbios hemorrágicos leves. Os tempos de fechamento do PFA-100 são prolongados em pacientes com alguns distúrbios plaquetários hereditários, mas não todos eles. Além disso, sua utilidade para prever o risco de sangramento não foi determinada. A tromboelastografia pode ser útil na orientação da transfusão intraoperatória e está sendo explorada em outras situações, mas não é amplamente aplicável para o diagnóstico de distúrbios de hemostasia e trombose.

Para exames pré-operatórios e pré-procedimentos de rotina, um tempo de protrombina (TP) anormal pode indicar doença hepática ou deficiência de vitamina K não identificadas previamente. Estudos não confirmaram a utilidade do tempo de tromboplastina parcial ativada (TTPa) nas avaliações pré-operatórias de pacientes sem história de sangramento. Exames de coagulação devem ser usados para confirmar a presença e o tipo de distúrbio hemorrágico em um paciente com história clínica suspeita.

Devido à natureza dos exames de coagulação, a aquisição e o manuseio adequados da amostra são cruciais para se obterem resultados válidos. Nos pacientes sem história de sangramento e com exames anormais, a repetição desses frequentemente resulta em valores normais. A maioria dos exames de coagulação é realizada em plasma anticoagulado com citrato de sódio recalcificado para o exame. Pelo fato de o anticoagulante estar em uma solução líquida e precisar ser adicionado ao sangue proporcionalmente ao volume plasmático, tubos de coleta incorretamente preenchidos ou inadequadamente misturados podem apresentar resultados errados. Os tubos Vacutainer devem ser preenchidos para > 90% do recomendado, o que em geral é denotado por uma linha no tubo. Um hematócrito elevado (> 55%) pode resultar em um falso valor devido a uma razão reduzida entre plasma e anticoagulante.

Exames de Rastreamento Os exames de rastreamento mais comumente usados são o TP, o TTPa e a contagem de plaquetas. O TP avalia os fatores I (fibrinogênio), II (protrombina), V, VII e X (Fig. 65-6). Nesse exame, é medido o tempo para a formação de coágulo no plasma citrado, após recalcificação e adição de tromboplastina, uma mistura de TF e fosfolipídeos. A sensibilidade do exame varia de acordo com a fonte de tromboplastina. A relação entre os defeitos na hemostasia secundária (formação de fibrina) e as anormalidades dos testes de coagulação é mostrada na Tabela 65-4. Para ajustar essa variabilidade, a sensibilidade geral das diferentes tromboplastinas para a redução dos fatores de coagulação II, VII, IX e X dependentes da vitamina K nos pacientes anticoagulados é expressa como o Índice de Sensibilidade Internacional (ISI). A razão normalizada internacional (INR) é determinada com base na fórmula: $INR = (TP_{paciente}/TP_{média\ normal})^{ISI}$.

A INR foi desenvolvida para avaliar a estabilidade da anticoagulação causada pela redução dos fatores de coagulação dependentes da vitamina K; e é comumente utilizada na avaliação de pacientes com

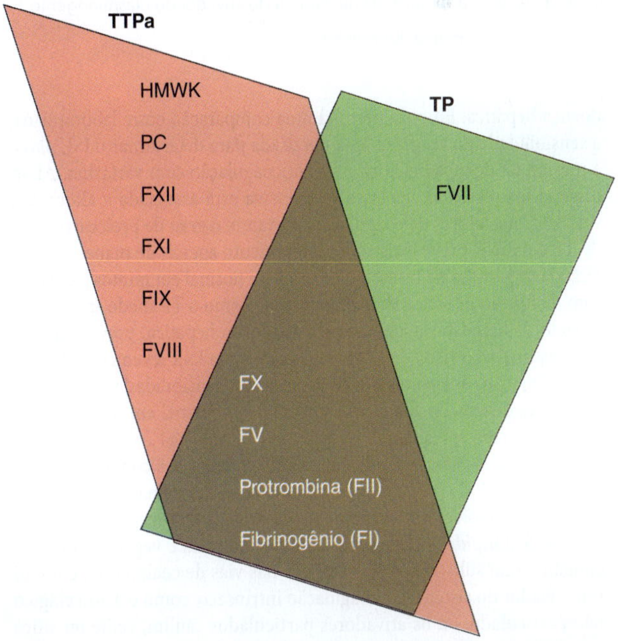

FIGURA 65-6 Atividade do fator de coagulação testada no tempo de tromboplastina parcial ativada (TTPa) em vermelho, e tempo de protrombina (TP) em verde, ou ambos. F, fator; HMWK, cininogênio de alto peso molecular; PC, pré-calicreína.

TABELA 65-4 ■ Distúrbios hemostáticos e anormalidades dos testes de coagulação

Tempo de tromboplastina parcial ativada (TTPa) prolongado
Nenhum sangramento clínico – ↓ fator XII, cininogênio de alto peso molecular, pré-calicreína
Sangramento variável, porém, habitualmente leve – ↓ fator XI, leve ↓ fator VIII e fator IX
Sangramento grave, frequente – deficiências graves dos fatores VIII e IX
Heparina e inibidores diretos da trombina
Tempo de protrombina (TP) prolongado
Deficiência de fator VII
Deficiência de vitamina K – precoce
Anticoagulação com varfarina
Inibidores diretos de Xa (rivaroxabana, edoxabana, apixabana – observar que o TP pode estar normal)
TTPa e TP prolongados
Deficiência de fator II, V, X ou fibrinogênio
Deficiência de vitamina K – tardia
Inibidores diretos da trombina
Tempo de trombina prolongado
Heparina ou inibidores semelhantes à heparina
Inibidores diretos da trombina (p. ex., dabigatrana, argatrobana, bivalirudina)
Sangramento leve ou ausente – disfibrinogenemia
Sangramento grave, frequente – afibrinogenemia
TP prolongado e/ou TTPa não corrigido com mistura de plasma normal
Sangramento – inibidor de fator específico
Ausência de sintoma ou formação de coágulo e/ou perda de gestação – anticoagulante lúpico
Coagulação intravascular disseminada
Heparina ou inibidor direto da trombina
Solubilidade anormal do coágulo
Deficiência de fator XIII
Inibidores ou ligação cruzada defeituosa
Lise rápida do coágulo
Deficiência de α_2-antiplasmina ou inibidor do ativador do plasminogênio 1
Tratamento com terapia fibrinolítica

doença hepática. Embora permita uma comparação entre laboratórios, a sensibilidade do reagente, quando usada para determinar o ISI, não é a mesma na doença hepática e na anticoagulação com varfarina. Além disso, a insuficiência hepática progressiva está associada a alterações variáveis nos fatores de coagulação; portanto, o grau de prolongamento do TP e da INR prevê o risco de sangramento apenas de maneira aproximada. A geração de trombina mostrou-se normal em muitos pacientes com disfunção hepática leve a moderada. Como o TP mede apenas um aspecto da hemostasia afetada pela disfunção hepática, provavelmente superestima-se o risco de sangramento de uma INR levemente elevada nessa situação. Reagentes de TP apresentam sensibilidade variada aos inibidores diretos do Xa, e o TP costuma ser normal em pacientes em tratamento com apixabana.

O TTPa avalia as vias de coagulação intrínseca e comum; os fatores XI, IX, VIII, X, V e II; o fibrinogênio; a pré-calicreína; o cininogênio de alto peso molecular; e o fator XII (Fig. 65-6). O reagente de TTPa contém fosfolipídeos derivados de fontes animais e vegetais que funcionam como substitutos plaquetários nas vias de coagulação, e inclui um ativador do sistema de coagulação intrínseco, como o ácido elágico não particulado, ou os ativadores particulados caulim, celite ou sílica micronizada.

A composição fosfolipídica dos reagentes do TTPa é variável, o que influencia individualmente a sensibilidade dos reagentes às deficiências do fator de coagulação e aos inibidores, como a heparina e os anticoagulantes lúpicos. Assim, os resultados do TTPa variam de um laboratório para outro, devendo-se atentar para os valores de referência de cada local. É possível que o laboratório correlacione os valores de TTPa com mensurações diretas da atividade da heparina (ensaios anti-Xa ou titulação da protamina) em amostras de pacientes heparinizados, embora a correlação entre esses ensaios frequentemente seja precária. O reagente do TTPa irá variar em sensibilidade para deficiências isoladas de fator e, em geral, se tornará prolongado com as deficiências de fator na ordem de 30 a 50%.

Estudos de mistura Os testes de mistura são usados para avaliar um TTPa ou, menos comumente, um TP prolongado, distinguindo entre uma deficiência de fator e um inibidor. Nesse ensaio, o plasma normal e o plasma do paciente são misturados em uma proporção de 1:1, sendo o TTPa e o TP determinados imediatamente e após incubação a 37°C por tempos variados, normalmente 30, 60 e/ou 120 minutos. Com deficiências de fator isoladas, o TTPa será corrigido com a mistura e permanecerá corrigido após incubação. Com o prolongamento de TTPa causado por anticoagulante lúpico, a mistura e a incubação não apresentarão correção. Nos anticorpos neutralizantes de fator adquiridos, como um inibidor do fator VIII adquirido, o exame inicial pode ou não ser imediatamente corrigido após a mistura, mas se prolongará ou continuará prolongado com a incubação a 37°C. A falha em corrigir com a mistura pode também ser causada pela presença de outros inibidores ou substâncias de interferência, como a heparina, produtos da degradação da fibrina e paraproteínas.

Ensaios de fatores específicos A decisão de realizar ensaios específicos de fator de coagulação dependerá das condições clínicas e dos resultados dos testes de rastreamento de coagulação. O diagnóstico e o tratamento das deficiências de coagulação hereditárias e adquiridas necessitam de quantificação dos fatores relevantes. Quando o sangramento é grave, tal necessidade se torna urgente. Os ensaios de fator isolado são realizados como modificações do teste de mistura, em que o plasma do paciente é misturado com plasma deficiente no fator que está sendo estudado. Isso corrigirá todas as deficiências de fator em > 50%, tornando, assim, o prolongamento da formação do coágulo dependente do fator ausente no plasma adicionado.

Teste de anticorpos antifosfolipídeos Os anticorpos dirigidos contra fosfolipídeos (cardiolipina) ou proteínas de ligação aos fosfolipídeos (β_2-microglobulina e outras) são detectados pelo ensaio imunoenzimático (ELISA). Quando esses anticorpos interferem nos testes de coagulação dependentes de fosfolipídeos, são chamados de *anticoagulantes lúpicos*. O TTPa exibe uma variabilidade quanto à sensibilidade aos anticoagulantes lúpicos, dependendo, em parte, dos reagentes de TTPa usados. Um ensaio que utiliza um reagente sensível foi denominado *LA-PTT*. O teste do veneno de víbora de Russel diluído (TVVRD) é uma modificação do teste padrão com o reagente fosfolipídico diminuído, aumentando, assim, a sensibilidade aos anticorpos que interferem no componente fosfolipídico. Esses testes, no entanto, não são específicos para anticoagulantes lúpicos, pois as deficiências de fator ou outros inibidores também resultarão em prolongamento. A documentação de um anticoagulante lúpico requer não apenas o prolongamento de um teste de coagulação dependente de fosfolipídeo, mas também a ausência de correção quando misturado com plasma normal, e a correção com a adição de membranas plaquetárias ativadas ou determinados fosfolipídeos (p. ex., fase hexagonal).

Outros testes de coagulação O tempo de trombina e o de reptilase medem a conversão do fibrinogênio em fibrina, estando prolongados quando o nível de fibrinogênio é baixo (em geral, < 80-100 mg/dL) ou qualitativamente anormal, como observado em disfibrinogenemias hereditárias ou adquiridas; ou quando há interferência dos produtos de degradação da fibrina/fibrinogênio. O tempo de trombina, mas não o de reptilase, está prolongado na presença de heparina e acentuadamente prolongado na presença do inibidor direto da trombina, a dabigatrana. Pode-se utilizar um tempo de trombina diluída para avaliar a atividade do fármaco. A atividade inibitória plasmática do antifator Xa é um teste frequentemente usado para avaliar os níveis de heparina de baixo peso molecular (HBPM), ou como mensuração direta da atividade da heparina não fracionada (HNF), possibilitando também avaliar a atividade dos inibidores diretos do fator Xa, rivaroxabana, apixabana e edoxabana. O fármaco na amostra do paciente inibe a conversão enzimática de um substrato cromogênico específico do fator Xa em produto colorido pelo fator Xa. São criadas curvas-padrão usando múltiplas concentrações do fármaco, curvas essas usadas para calcular a concentração de atividade anti-Xa no plasma do paciente.

Exames laboratoriais para trombofilia Os ensaios laboratoriais para detectar estados trombofílicos incluem diagnóstico molecular e ensaios imunológicos e funcionais. Esses variam quanto à sua sensibilidade e especificidade para o distúrbio que está sendo testado. Além disso, trombose aguda, doenças agudas, distúrbios inflamatórios, gravidez e determinados medicamentos afetam os níveis de muitos fatores de coagulação e seus inibidores. A antitrombina é reduzida pela heparina e na trombose aguda. Os níveis das proteínas C e S podem ser elevados em caso de trombose aguda, sendo reduzidos pela varfarina. Com frequência, os anticorpos antifosfolipídicos são transitoriamente positivos na doença aguda. Em geral, os testes para as trombofilias genéticas só devem ser realizados se houver uma forte história familiar de trombose e quando os resultados obtidos afetarem a tomada de decisão clínica.

Como as avaliações de trombofilia são habitualmente realizadas para avaliar a necessidade de estender a anticoagulação, o teste, se indicado, deve ser realizado em estado de equilíbrio e longe do evento agudo. Ensaios funcionais, mas não ensaios genéticos, serão afetados por anticoagulantes, incluindo varfarina (para proteínas dependentes de vitamina K) e inibidores de trombina e de Xa, e não podem ser interpretados em pacientes em uso desses medicamentos. Na maioria dos casos, quando a descontinuação da anticoagulação está sendo considerada, os medicamentos podem ser interrompidos após os 3 a 6 meses iniciais de tratamento e os testes realizados pelo menos 3 semanas depois.

Medidas da função plaquetária O tempo de sangramento foi previamente usado para avaliar o risco de evento hemorrágico, porém não há comprovação de que preveja o risco em procedimentos cirúrgicos, não sendo indicado para esse fim. O PFA-100 e instrumentos semelhantes que medem a coagulação dependente das plaquetas em condições de fluxo são geralmente mais sensíveis e específicos para os distúrbios plaquetários e a DvW do que o tempo de sangramento; todavia os dados são insuficientes para sustentar o uso desses exames na previsão do risco de sangramento ou para monitorar a resposta ao tratamento, e são obtidos resultados normais em alguns pacientes com distúrbios plaquetários e DvW leve. Quando usados na avaliação de um paciente com sintomas de sangramento, os resultados anormais requerem testes específicos, como ensaios de DvW e/ou estudos de agregação plaquetária. Como todos esses ensaios de "rastreamento" podem não identificar distúrbios hemorrágicos leves, estudos adicionais são necessários para definir seu papel na avaliação da hemostasia.

Para o teste de agregação plaquetária clássica, são adicionados vários agonistas ao sangue total ou plasma rico em plaquetas do paciente, e a agregação plaquetária é medida. Os testes de secreção plaquetária em resposta aos agonistas também podem ser feitos. Esses continuam a ser o padrão-ouro para o diagnóstico de distúrbios da função plaquetária. No entanto, eles são afetados por muitos fatores, incluindo vários medicamentos, e a associação entre pequenos defeitos nesses ensaios e risco de sangramento não está claramente estabelecida.

LEITURAS ADICIONAIS

Chapin JC, Hajjar KA: Fibrinolysis and the control of blood coagulation. Blood Rev 29:17, 2015.

Connors JM: Thrombophilia testing and venous thrombosis. N Engl J Med 377:12, 2017.

Connors JM: Testing and monitoring direct oral anticoagulants. Blood 132:2009, 2018.

Darzi AJ et al: Prognostic factors for VTE and bleeding in hospitalized medical patients: A systematic review and meta-analysis. Blood 135:1788, 2020.

Devreese KMJ et al: Guidance from the Scientific and Standardization Committee for lupus anticoagulant/antiphospholipid antibodies of the International Society on Thrombosis and Haemostasis Update of the guidelines for lupus anticoagulant detection and interpretation. J Thromb Haemost 18:2828, 2020.

Elbaz C, Sholzberg M: An illustrated review of bleeding assessment tools and common coagulation tests. Res Pract Thromb Haemost 4:761, 2020.

James PD et al: ASH ISTH NHF WFH 2021 guidelines on the diagnosis of von Willebrand disease. Blood Adv 5:280, 2021.

Kaufman RM et al: Platelet transfusion: A clinical practice guideline from the AABB. Ann Intern Med 162:205, 2020.

Mackie I et al: Guidelines on the laboratory aspect of assays used in haemostasis and thrombosis. Int J Lab Hem 35:1, 2013.

Moran J, Bauer KA: Managing thromboembolic risk in patients with hereditary and acquired thrombophilias. Blood 135:344, 2020.

Wagenman BL et al: The laboratory approach to inherited and acquired coagulation factor deficiencies. Clin Lab Med 29:229, 2009.

Yau JW et al: Endothelial cell control of thrombosis. BMC Cardiovasc Disord 15:130, 2015.

66 Linfadenopatia e esplenomegalia

Dan L. Longo

Este capítulo é um guia para a avaliação de pacientes que apresentam aumento dos linfonodos (*linfadenopatia*) ou do baço (*esplenomegalia*). A linfadenopatia é um achado clínico bastante comum nas instituições de atenção primária, enquanto a esplenomegalia palpável é menos frequente.

LINFADENOPATIA

A linfadenopatia pode ser um achado incidental em pacientes que estão sendo examinados por vários motivos, ou pode representar um sinal ou sintoma inicial da doença do paciente. O médico precisará decidir se a linfadenopatia representa um achado normal ou se exige exames adicionais, incluindo até mesmo uma biópsia. Os linfonodos submandibulares lisos e macios (< 1 cm) são frequentemente palpáveis em crianças e adultos jovens sadios; os adultos sadios podem ter linfonodos inguinais palpáveis de até 2 cm, considerados normais. Não há necessidade de avaliação adicional desses linfonodos normais. Por outro lado, se o médico acreditar que o(s) linfonodo(s) está(ão) anormal(is), será preciso estabelecer um diagnóstico mais preciso.

ABORDAGEM AO PACIENTE

Linfadenopatia

A linfadenopatia pode ser uma manifestação primária ou secundária de inúmeros distúrbios, como mostra a Tabela 66-1. Muitos desses distúrbios são causas infrequentes de linfadenopatia. Na atenção primária, mais de dois terços dos pacientes com linfadenopatia apresentam causas inespecíficas ou doenças das vias aéreas superiores (virais ou bacterianas), enquanto < 1% possuem uma neoplasia maligna. Em um estudo, 84% dos pacientes encaminhados para avaliação da linfadenopatia tiveram um diagnóstico "benigno". Os 16% restantes apresentavam uma neoplasia maligna (linfoma ou adenocarcinoma metastático). Dos pacientes com linfadenopatia benigna, 63% apresentavam uma etiologia inespecífica ou reativa (não foi encontrado agente causal), enquanto o restante apresentou uma causa específica demonstrada, mais comumente mononucleose infecciosa, toxoplasmose ou tuberculose. Assim, a grande maioria dos pacientes com linfadenopatia apresenta uma etiologia inespecífica, exigindo a realização de alguns exames complementares.

AVALIAÇÃO CLÍNICA

A obtenção de uma cuidadosa história clínica, o exame físico, a realização de exames laboratoriais selecionados e, talvez, uma biópsia excisional do linfonodo auxiliarão o médico na busca de uma explicação para a linfadenopatia.

O *histórico clínico* deve revelar o contexto em que a linfadenopatia está ocorrendo. Devem-se investigar sintomas como dor de garganta, tosse, febre, sudorese noturna, fadiga, perda de peso ou dor nos linfonodos. Outros aspectos importantes da anamnese são idade, sexo, ocupação, exposição a animais domésticos, comportamento sexual e uso de fármacos, como a difenil-hidantoína. Por exemplo, crianças e adultos jovens

TABELA 66-1 ■ Doenças associadas à linfadenopatia

1. Doenças infecciosas
   a. Virais – síndromes de mononucleose infecciosa (EBV, CMV), hepatite infecciosa, herpes simples, herpes-vírus-6, vírus varicela-zóster, rubéola, sarampo, adenovírus, HIV, ceratoconjuntivite epidêmica, vacínia, herpes-vírus-8
   b. Bacterianas – estreptococos, estafilococos, doença da arranhadura do gato, brucelose, tularemia, peste, cancroide, melioidose, mormo, tuberculose, infecção micobacteriana atípica, sífilis primária e secundária, difteria, hanseníase, bartonela
   c. Fúngicas – histoplasmose, coccidioidomicose, paracoccidioidomicose
   d. Por clamídias – linfogranuloma venéreo, tracoma
   e. Parasitárias – toxoplasmose, leishmaniose, tripanossomíase, filariose
   f. Riquetsioses – tifo rural, riquetsiose variceliforme, febre Q
2. Doenças imunológicas
   a. Artrite reumatoide
   b. Artrite reumatoide juvenil
   c. Doença mista do tecido conectivo
   d. Lúpus eritematoso sistêmico
   e. Dermatomiosite
   f. Síndrome de Sjögren
   g. Doença do soro
   h. Hipersensibilidade a fármacos – difenil-hidantoína, hidralazina, alopurinol, primidona, ouro, carbamazepina, etc.
   i. Linfadenopatia angioimunoblástica
   j. Cirrose biliar primária
   k. Doença do enxerto contra o hospedeiro
   l. Associadas ao silicone
   m. Síndrome linfoproliferativa autoimune
   n. Doença relacionada com IgG4
   o. Síndrome inflamatória de reconstituição imune (SIRI)
3. Doenças malignas
   a. Hematológicas – doença de Hodgkin, linfomas não Hodgkin, leucemia linfocítica aguda ou crônica, leucemia de células pilosas, histiocitose maligna, amiloidose
   b. Metastáticas – de inúmeros locais primários
4. Doenças de depósito de lipídeos – Gaucher, Niemann-Pick, Fabry, Tangier
5. Doenças endócrinas – hipertireoidismo
6. Outros distúrbios
   a. Doença de Castleman (hiperplasia linfonodal gigante)
   b. Sarcoidose
   c. Linfadenite dermatopática
   d. Granulomatose linfomatoide
   e. Linfadenite necrosante histiocítica (doença de Kikuchi)
   f. Histiocitose sinusal com linfadenopatia maciça (doença de Rosai-Dorfman)
   g. Síndrome do linfonodo mucocutâneo (doença de Kawasaki)
   h. Histiocitose X
   i. Febre familiar do Mediterrâneo
   j. Hipertrigliceridemia grave
   k. Transformação vascular dos seios linfonodais
   l. Pseudotumor inflamatório de linfonodos
   m. Insuficiência cardíaca congestiva

Siglas: CMV, citomegalovírus; EBV, vírus Epstein-Barr; HIV, vírus da imunodeficiência humana.

geralmente apresentam distúrbios benignos sendo responsáveis pela linfadenopatia observada, como infecções virais ou bacterianas das vias aéreas superiores, mononucleose infecciosa, toxoplasmose e, em alguns países, tuberculose. Em contrapartida, depois dos 50 anos de idade, a incidência de distúrbios malignos aumenta, enquanto a dos distúrbios benignos diminui.

O *exame físico* pode fornecer indícios úteis, como extensão da linfadenopatia (localizada ou generalizada), tamanho, textura, presença ou ausência de dor à palpação e sinais de inflamação nos linfonodos, lesões cutâneas e esplenomegalia. Indica-se o exame dos ouvidos, nariz e garganta em pacientes adultos com adenopatia cervical e história de tabagismo. A adenopatia localizada ou regional implica o comprometimento de uma única área anatômica. A adenopatia generalizada foi definida como o comprometimento de três ou mais áreas de linfonodos não contíguas. Muitas das causas da linfadenopatia (Tab. 66-1) podem produzir adenopatia localizada *ou* generalizada, então essa diferenciação tem utilidade limitada no diagnóstico diferencial. Contudo, a linfadenopatia generalizada está frequentemente associada a distúrbios não malignos, como a mononucleose infecciosa (por vírus Epstein-Barr [EBV] ou citomegalovírus [CMV]), toxoplasmose, Aids, outras infecções virais, lúpus eritematoso sistêmico (LES) e doença mista do tecido conectivo. As leucemias linfocíticas aguda e crônica, bem como os linfomas malignos, também provocam adenopatia generalizada em adultos.

A região anatômica da adenopatia localizada ou regional pode fornecer um indício útil sobre a causa. Com frequência, a adenopatia occipital reflete uma infecção do couro cabeludo, enquanto a adenopatia pré-auricular acompanha infecções das conjuntivas e a doença da arranhadura do gato. O local mais frequente da adenopatia regional é o pescoço, e a maioria das causas é benigna – infecções das vias aéreas superiores, lesões orais e dentárias, mononucleose infecciosa ou outras doenças virais. As principais causas malignas incluem cânceres metastáticos de cabeça e pescoço, mama, pulmão e tireoide. O aumento dos linfonodos supraclaviculares e escalenos sempre é anormal. Como tais linfonodos drenam regiões do pulmão e do espaço retroperitoneal, podem refletir a presença de linfomas, outros tipos de câncer ou processos infecciosos que surgem nessas áreas. O nódulo de Virchow é um linfonodo supraclavicular esquerdo aumentado, infiltrado por câncer metastático proveniente de sítio gastrintestinal primário. Ocorrem também metástases para os linfonodos supraclaviculares a partir de câncer de pulmão, mama, testículos ou ovários. Tuberculose, sarcoidose e toxoplasmose são causas não neoplásicas da adenopatia supraclavicular. Em geral, a adenopatia axilar se deve a lesões ou infecções localizadas no membro superior ipsilateral. As causas malignas incluem melanoma ou linfoma e, em mulheres, câncer de mama. A linfadenopatia inguinal é geralmente secundária a infecções ou a traumatismo dos membros inferiores e pode acompanhar infecções sexualmente transmissíveis, como linfogranuloma venéreo, sífilis primária, herpes genital ou cancroide. Esses linfonodos também podem ser acometidos por linfomas ou câncer metastático proveniente de lesões primárias do reto, da genitália ou dos membros inferiores (melanoma).

O tamanho e a textura do(s) linfonodo(s) e a presença de dor constituem parâmetros úteis na avaliação do paciente com linfadenopatia. Linfonodos com área $< 1{,}0\ cm^2$ (1,0 cm × 1,0 cm ou menos) são quase sempre secundários a causas reativas inespecíficas e benignas. Em uma análise retrospectiva de pacientes mais jovens (9-25 anos de idade) submetidos a biópsia de linfonodo, o diâmetro maior com > 2 cm serviu como discriminante para predizer que a biópsia poderia revelar a existência de doença maligna ou granulomatosa. Outro estudo mostrou que um linfonodo com tamanho de $2{,}25\ cm^2$ (1,5 cm × 1,5 cm) era o melhor limite de tamanho para diferenciar a linfadenopatia maligna ou granulomatosa das outras causas da linfadenopatia. Os pacientes com linfonodo(s) $\leq 1{,}0\ cm^2$ devem ser observados após a exclusão de mononucleose infecciosa e/ou toxoplasmose, a menos que existam sinais e sintomas de doença sistêmica subjacente.

A textura dos linfonodos pode ser descrita como macia, firme, elástica, dura, isolada, agrupada, hipersensível, móvel ou fixa. Ocorre hipersensibilidade quando a cápsula é distendida durante um aumento rápido, em geral secundariamente a algum processo inflamatório. Certas doenças malignas, como a leucemia aguda, podem provocar aumento rápido e dor nos linfonodos. Quando acometidos por linfoma tendem a ser grandes, distintos, simétricos, elásticos, firmes, móveis e indolores. Os linfonodos envolvidos por câncer metastático com frequência são duros, indolores e imóveis, em virtude de fixação aos tecidos circundantes. A coexistência de esplenomegalia no paciente com linfadenopatia indica doença sistêmica, como mononucleose infecciosa, linfoma, leucemia aguda ou crônica, LES, sarcoidose, toxoplasmose, doença da arranhadura do gato ou outros distúrbios hematológicos menos comuns. A história do paciente deve fornecer indícios úteis sobre a doença sistêmica subjacente.

Uma apresentação não superficial (torácica ou abdominal) da adenopatia é normalmente detectada em decorrência de avaliação diagnóstica orientada para os sintomas. A adenopatia torácica pode ser detectada pela radiografia de tórax de rotina ou durante uma avaliação para adenopatia superficial. Também pode ser encontrada porque o paciente se queixa de tosse ou sibilos em decorrência de compressão das vias aéreas; rouquidão por comprometimento do nervo laríngeo recorrente; disfagia por compressão do esôfago; ou edema do pescoço, da face ou dos braços secundário à compressão da veia cava superior ou da veia subclávia. O diagnóstico diferencial de adenopatia mediastinal e hilar inclui distúrbios pulmonares primários e doenças sistêmicas que normalmente acometem os linfonodos mediastinais ou hilares. No indivíduo jovem, a adenopatia mediastinal está associada à mononucleose infecciosa e à sarcoidose. Nas regiões endêmicas, a histoplasmose pode causar comprometimento unilateral dos linfonodos paratraqueais, simulando um linfoma. A tuberculose também pode provocar adenopatia unilateral. Nos pacientes de mais idade, o diagnóstico diferencial inclui câncer primário de pulmão (sobretudo entre fumantes), linfomas, carcinoma metastático (geralmente do pulmão), tuberculose, micose e sarcoidose.

O aumento dos linfonodos intra-abdominais ou retroperitoneais em geral é maligno. Embora a tuberculose possa manifestar-se como linfadenite mesentérica, essas massas geralmente devem-se a linfomas e, em homens jovens, tumores de células germinativas.

INVESTIGAÇÃO LABORATORIAL

A investigação laboratorial de pacientes com linfadenopatia deve ser individualizada para elucidar a etiologia suspeita com base na história clínica e nos achados físicos do paciente. Um estudo realizado em ambulatório de medicina de família avaliou 249 pacientes mais jovens com "linfonodos aumentados de causa não infecciosa" ou "linfadenite". Não foram feitos exames laboratoriais em 51% dos pacientes. Quando realizados, os mais comuns foram hemograma completo (HC) (33%), cultura de material da orofaringe (16%), radiografia de tórax (12%) ou anticorpos heterófilos para mononucleose infecciosa (10%). Apenas 8 pacientes (3%) foram submetidos à biópsia de linfonodo, e metade dos linfonodos biopsiados era normal ou reativa. O HC pode fornecer dados úteis para o diagnóstico de leucemia aguda ou crônica, mononucleose por EBV ou CMV, linfoma com componente leucêmico, infecções piogênicas ou citopenias imunes em doenças como o LES. Os exames sorológicos podem demonstrar anticorpos específicos contra componentes do EBV, CMV, HIV e de outros vírus; *Toxoplasma gondii*; *Brucella*; etc. Se houver suspeita de LES, justifica-se a realização de pesquisa para fator antinuclear e anticorpos anti-DNA.

A radiografia de tórax geralmente é negativa, porém a presença de infiltrado pulmonar ou de linfadenopatia mediastinal deve sugerir a existência de tuberculose, histoplasmose, sarcoidose, linfoma, câncer de pulmão primário ou câncer metastático, exigindo investigação adicional.

Diversas técnicas de imagem (tomografia computadorizada [TC], ressonância magnética [RM], ultrassom, ultrassonografia com Doppler colorido) têm sido utilizadas para diferenciar os linfonodos benignos dos malignos, particularmente em pacientes com câncer de cabeça e pescoço. A TC e a RM são de acurácia comparável (65-90%) no diagnóstico de metástases para os linfonodos cervicais. A ultrassonografia tem sido usada para determinar o eixo maior, o eixo menor e a razão entre os eixos maior e menor nos linfonodos cervicais. Uma razão eixo maior/eixo menor < 2,0 tem uma sensibilidade e especificidade de 95% para diferenciar linfonodos benignos de malignos em pacientes com tumores de cabeça e pescoço. Essa razão tem maior especificidade e sensibilidade do que a palpação ou medição do eixo maior ou do eixo menor isoladamente.

As indicações para biópsia de linfonodos são imprecisas, porém ela é um valioso instrumento de diagnóstico. A decisão quanto à realização de biópsia pode ser tomada no início da avaliação do paciente ou adiada por até 2 semanas. Deve ser feita uma biópsia imediatamente se a anamnese e o exame físico do paciente sugerirem neoplasia maligna; são exemplos o linfonodo cervical solitário, duro e indolor em um paciente de idade mais avançada que seja fumante crônico; adenopatia supraclavicular; e adenopatia solitária ou generalizada de consistência firme, móvel e sugestiva de linfoma. Se houver suspeita de câncer primário de cabeça e pescoço com base em um linfonodo cervical duro e solitário, deverá ser realizado um cuidadoso exame otorrinolaringológico. Toda lesão em mucosas que gera suspeita de processo neoplásico primário deve ser inicialmente submetida à biópsia. Se não for detectada lesão alguma na mucosa, deve ser feita uma biópsia excisional do maior linfonodo. A aspiração com agulha fina não deve ser realizada como primeiro procedimento diagnóstico. Na maioria dos casos, o diagnóstico exige mais tecido que a aspiração pode fornecer e, com frequência, retarda o diagnóstico definitivo. A aspiração com agulha fina deve ser reservada para nódulos da tireoide e confirmação de recidiva em pacientes cujo diagnóstico primário é conhecido. Se o médico de cuidados primários tiver dúvida quanto à realização de biópsia, poderá ser útil consultar um hematologista ou oncologista clínico. Nos ambulatórios de assistência primária, < 5% dos pacientes com linfadenopatia necessitam de biópsia. Essa porcentagem é consideravelmente maior em clínicas especializadas, ou seja, hematologia, oncologia ou otorrinolaringologia.

Dois grupos apresentaram algoritmos que, segundo eles, devem identificar de maneira precisa quais pacientes com linfadenopatia devem ser submetidos à biópsia. Ambos os estudos foram análises retrospectivas em clínicas de referência. O primeiro incluiu pacientes de 9 a 25 anos de idade que foram submetidos a uma biópsia de linfonodos. Identificaram-se três variáveis que indicam quais pacientes jovens com linfadenopatia periférica devem ser submetidos à biópsia. Linfonodos com diâmetro > 2 cm e radiografias de tórax anormais tiveram valor preditivo positivo, enquanto sintomas otorrinolaringológicos recentes apresentaram valores preditivos negativos. No segundo estudo, foram avaliados 220 pacientes com linfadenopatia em um centro de hematologia e identificadas cinco variáveis (tamanho do linfonodo, localização [supraclavicular ou outro sítio] idade [> 40 anos ou < 40 anos], textura (amolecido ou duro) e dor à palpação) que foram utilizadas em um modelo matemático para identificar os pacientes que necessitam de biópsia. Encontrou-se um valor preditivo positivo para idade > 40 anos, localização supraclavicular, linfonodo com tamanho > 2,25 cm^2, consistência dura e ausência de dor ou de hipersensibilidade à palpação. Um valor preditivo negativo foi evidente para uma idade < 40 anos, linfonodo < 1,0 cm^2, consistência amolecida e linfonodos hipersensíveis ou dolorosos. Cerca de 91% dos pacientes que necessitaram de biópsia foram corretamente classificados por esse modelo. Como ambos os estudos foram análises retrospectivas e um deles limitou-se a pacientes jovens, desconhece-se a utilidade desses modelos quando aplicados prospectivamente em uma instalação de atenção primária.

A maioria dos pacientes com linfadenopatia não necessita de biópsia e pelo menos metade não precisa de exames laboratoriais. Se a anamnese e os achados físicos do paciente indicarem uma causa benigna da linfadenopatia, poderá ser efetuado um cuidadoso acompanhamento após um intervalo de 2 a 4 semanas. O paciente deverá ser instruído a retornar para reavaliação se houver aumento no tamanho dos linfonodos. Os antibióticos não são indicados para o tratamento da linfadenopatia, a menos que tenham fortes evidências de infecção bacteriana. Os glicocorticoides não devem ser usados no tratamento da linfadenopatia, visto que seu efeito linfolítico obscurece alguns diagnósticos (linfoma, leucemia, doença de Castleman), e esses fármacos contribuem para a resolução tardia ou ativação de infecções subjacentes. Uma exceção é a obstrução faríngea potencialmente fatal por tecido linfoide aumentado no anel de Waldeyer, às vezes observada na mononucleose infecciosa.

ESPLENOMEGALIA

ESTRUTURA E FUNÇÃO DO BAÇO

O baço é um órgão reticuloendotelial que tem a sua origem embriológica no mesogástrio dorsal em torno de 5 semanas de gestação. Surge em uma série de proeminências, migra para sua localização normal no adulto, no quadrante superior esquerdo (QSE), e une-se ao estômago por meio do ligamento gastresplênico e ao rim pelo ligamento esplenorrenal. Quando as proeminências não se unem em uma única massa de tecido, surgem baços acessórios em cerca de 20% dos indivíduos. A função do baço é elusiva. Galeno acreditava que o baço era a fonte da "bile negra" ou melancolia, e a palavra *hipocondria* (literalmente, "embaixo das costelas") contribui para a crença de que o baço tinha uma importante influência na psique e nas emoções. Nos humanos, suas funções fisiológicas normais parecem ser as seguintes:

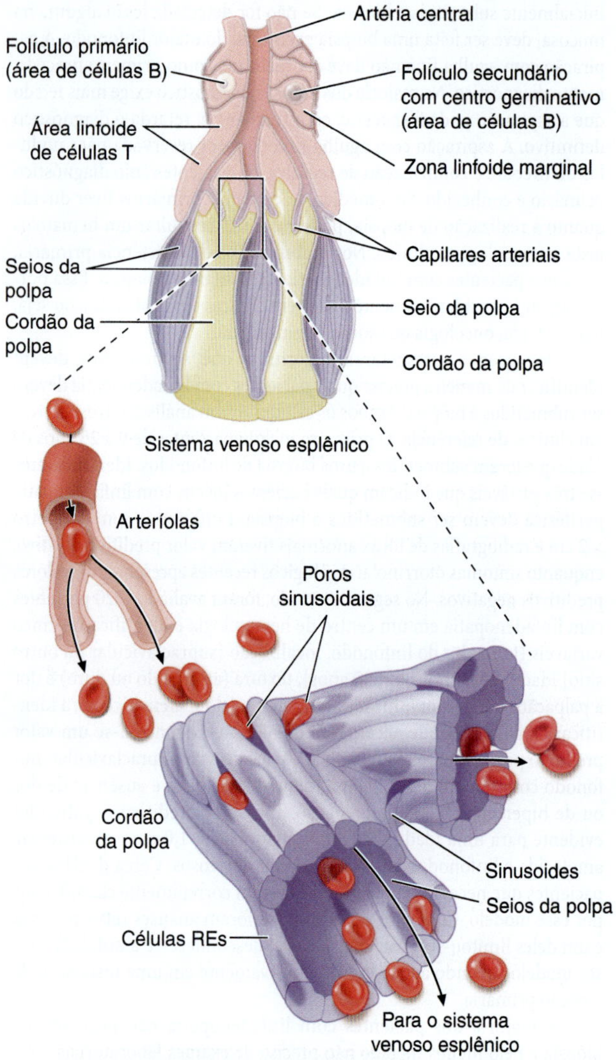

FIGURA 66-1 Estrutura esquemática do baço. O baço é composto de muitas unidades de polpas vermelha e branca centralizadas ao redor de pequenos ramos da artéria esplênica, chamados *artérias centrais*. A polpa branca é de natureza linfoide e contém folículos de células B, uma zona marginal ao redor dos folículos e áreas ricas em células T, formando uma bainha ao redor das arteríolas. As áreas de polpa vermelha consistem nos seios da polpa e cordões da polpa. Os cordões são terminações em fundo cego. Para ter novamente acesso à circulação, os eritrócitos precisam atravessar minúsculas aberturas no revestimento sinusoidal. Os eritrócitos rígidos, lesionados ou senescentes não conseguem entrar nos seios. RE, reticuloendotelial *(Parte inferior da figura reproduzida com permissão de RS Hillman, KA Ault: Hematology in Clinical Practice, 4th ed., New York, McGraw-Hill, 2005.)*

1. Manutenção do controle de qualidade dos eritrócitos na polpa vermelha pela remoção dos eritrócitos senescentes e defeituosos. O baço realiza essa função em virtude da organização singular de seu parênquima e vascularização (Fig. 66-1).
2. Síntese dos anticorpos na polpa branca.
3. Remoção das bactérias revestidas por anticorpos e das células sanguíneas também revestidas por anticorpos circulantes.

Um aumento dessas funções normais pode resultar em esplenomegalia.

O baço é formado pela *polpa vermelha* e *polpa branca*, termos utilizados por Malpighi para referir-se aos seios repletos de eritrócitos e cordões revestidos por células reticuloendoteliais, bem como por folículos linfoides brancos dispostos na matriz da polpa vermelha. O baço encontra-se na circulação portal. O motivo disso é desconhecido, mas pode estar relacionado ao fato de que a pressão arterial mais baixa permite um fluxo mais lento e minimiza a lesão dos eritrócitos normais. O sangue flui para o baço a uma taxa aproximada de 150 mL/min através da artéria esplênica, que finalmente se ramifica em arteríolas centrais. Parte do sangue flui das arteríolas para os capilares e, a seguir, para as veias esplênicas, saindo do baço, enquanto a maior parte do sangue proveniente das arteríolas centrais flui para os seios e cordões revestidos por macrófagos. O sangue que penetra nos seios entra novamente na circulação através das vênulas esplênicas, enquanto o sangue que penetra nos cordões está sujeito a uma espécie de inspeção. Para retornar à circulação, as células sanguíneas nos cordões precisam espremer-se por meio de fendas nos revestimentos dos cordões para penetrar nos seios que levam às vênulas. Os eritrócitos senescentes e lesionados deformam-se menos e, por isso, são retidos nos cordões, onde são destruídos, enquanto seus componentes são reciclados. Corpúsculos de inclusão dos eritrócitos, como parasitas (Caps. 224, 225 e A2), resíduos nucleares (corpúsculos de Howell-Jolly, ver Fig. 63-6), ou hemoglobina desnaturada (corpúsculos de Heinz) são removidos no processo de passagem através das fendas, um processo denominado *pitting* (retirada seletiva de inclusões intraeritrocitárias). A seleção das células mortas e lesionadas, bem como a retirada seletiva de das inclusões intraeritrocitárias parecem ocorrer sem demora significativa, visto que o tempo de trânsito do sangue através do baço é apenas um pouco mais lento que em outros órgãos.

O baço também é capaz de auxiliar o hospedeiro a adaptar-se ao ambiente hostil. Desempenha pelo menos três funções de adaptação: (1) depuração das bactérias e partículas no sangue, (2) geração de respostas imunes a determinados patógenos e (3) produção de componentes celulares do sangue em circunstâncias nas quais a medula óssea é incapaz de suprir as necessidades (p. ex., hematopoiese extramedular). A última adaptação representa uma recapitulação da função hematopoiética desempenhada pelo baço durante a gestação. Em alguns animais, o baço também desempenha um papel na adaptação vascular ao estresse, visto que armazena eritrócitos (frequentemente hemoconcentrado com hematócritos mais altos que o normal) em circunstâncias normais e sofre contração sob a influência da estimulação β-adrenérgica para fornecer ao animal uma autotransfusão e melhorar a capacidade de transporte de oxigênio. Entretanto, o baço humano normal não sequestra nem armazena eritrócitos, tampouco sofre contração em resposta a estímulos simpáticos. O baço humano normal contém aproximadamente um terço das plaquetas corporais totais, bem como um número significativo de neutrófilos marginados. Essas células sequestradas estarão disponíveis quando for necessário responder a sangramento ou infecção.

ABORDAGEM AO PACIENTE

Esplenomegalia

AVALIAÇÃO CLÍNICA

Os *sintomas* mais comuns produzidos por doenças que acometem o baço são a dor e sensação de peso no QSE. A esplenomegalia maciça pode causar saciedade precoce. A dor pode resultar do aumento de volume agudo do baço por estiramento, infarto ou inflamação da cápsula. Durante muitos anos, acreditou-se que o infarto esplênico era clinicamente silencioso, o que, às vezes, é verdadeiro. Entretanto, Soma Weiss, em seu clássico relato de 1942 sobre auto-observações feitas por um estudante de medicina de Harvard a respeito da evolução clínica da endocardite bacteriana subaguda, documentou que a dor intensa no QSE e a dor torácica pleurítica podem acompanhar a oclusão tromboembólica do fluxo sanguíneo esplênico. A oclusão vascular, com infarto e dor, é comumente observada em crianças com crises de anemia falciforme. A ruptura do baço, seja por traumatismo, seja por doença infiltrativa que desintegra a cápsula, pode resultar em sangramento intraperitoneal, choque e morte. A ruptura propriamente dita pode ser indolor.

Um baço palpável é o principal *sinal físico* produzido por doenças que afetam o baço e sugere seu aumento. O baço normal pesa < 250 g, diminui de tamanho com a idade, situa-se, em condições normais, totalmente dentro da caixa torácica, possui um diâmetro cefalocaudal máximo de 13 cm na ultrassonografia, ou comprimento máximo de 12 cm e/ou largura de 7 cm na cintilografia com radionuclídeo, sendo geralmente impalpável. Entretanto, foi encontrado um baço palpável em 3% de 2.200 estudantes universitários calouros assintomáticos do sexo masculino. O acompanhamento realizado durante um período de 3 anos revelou que 30% desses estudantes ainda tinha baço palpável sem qualquer aumento na prevalência de doenças. Um acompanhamento de 10 anos não revelou nenhuma evidência de processos malignos linfoides. Além disso, em alguns países tropicais (p. ex., Nova Guiné), a incidência de esplenomegalia pode atingir 60%. Por conseguinte, o fato de um baço ser palpável nem sempre significa que há doença. Ainda que exista alguma doença, a esplenomegalia pode não refletir a doença primária, mas sim uma reação a ela. Por exemplo, em pacientes com doença de Hodgkin, apenas dois terços dos baços palpáveis exibem comprometimento pelo câncer.

No exame físico do baço, utilizam-se basicamente as técnicas de palpação e percussão. A inspeção pode revelar ocupação no QSE, que desce com a inspiração, achado associado a um baço maciçamente aumentado. A ausculta pode revelar um zumbido venoso ou ruído de atrito.

A *palpação* pode ser efetuada por palpação bimanual, rechaço e palpação a partir de cima (manobra de Middleton). Na palpação bimanual, tão confiável quanto as outras técnicas, o paciente deve ficar em decúbito dorsal com os joelhos fletidos. O médico coloca a mão esquerda sobre a parte inferior da caixa torácica e puxa a pele em direção à margem costal, permitindo que as pontas dos dedos da mão direita percebam a ponta do baço à medida que ele desce enquanto o paciente inspira de forma lenta, suave e profunda. A palpação é iniciada com a mão direita no quadrante inferior esquerdo, com movimento gradual em direção à margem costal esquerda, identificando, assim, a borda inferior de um baço com aumento maciço. Quando a ponta do baço é percebida, o achado é registrado em centímetros abaixo da margem costal esquerda em algum ponto arbitrário, isto é, 10 a 15 cm a partir do ponto médio do umbigo ou da junção xifoesternal. Isso permite que outros examinadores possam comparar os achados, ou que o examinador inicial determine a ocorrência de alterações no tamanho com o passar do tempo. A palpação bimanual com o paciente em decúbito lateral direito nada acrescenta ao exame em decúbito dorsal.

A *percussão* para macicez esplênica é realizada por meio de qualquer uma das três técnicas descritas por Nixon, Castell ou Barkun:

1. *Método de Nixon:* o paciente é colocado sobre o lado direito, de modo que o baço fique acima do cólon e do estômago. A percussão começa no nível inferior do som timpânico pulmonar, na linha axilar posterior, e prossegue diagonalmente ao longo de uma linha perpendicular em direção à margem costal anterior média. A borda superior da macicez fica normalmente 6 a 8 cm acima da margem costal. Presume-se que uma macicez > 8 cm em adulto indique esplenomegalia.
2. *Método de Castell:* com o paciente em decúbito dorsal, a percussão no espaço intercostal mais inferior, na linha axilar anterior (oitavo ou nono espaços) produz um som ressonante se o baço tiver tamanho normal. Isso ocorre durante a expiração ou a inspiração total. Um som maciço na percussão à inspiração completa sugere esplenomegalia.
3. *Percussão do espaço semilunar de Traube:* as bordas do espaço de Traube são a sexta costela superiormente, a linha axilar média esquerda lateralmente e a margem costal esquerda inferiormente. O paciente é colocado em decúbito dorsal com o braço esquerdo em leve abdução. Durante a respiração normal, efetua-se a percussão desse espaço da margem medial para a lateral, obtendo um som timpânico normal. Macicez à percussão sugere esplenomegalia.

Os estudos realizados que compararam os métodos de percussão e palpação com um padrão de ultrassonografia ou cintilografia revelaram sensibilidade de 56 a 71% para a palpação e de 59 a 82% para a percussão. A reprodutibilidade entre os examinadores é melhor para a palpação do que para a percussão. Ambas as técnicas são menos confiáveis em pacientes obesos ou nos que acabaram de alimentar-se. Por conseguinte, as técnicas de exame físico de palpação e percussão são imprecisas. Foi sugerido que o médico realize primeiro a percussão e, se positiva, proceda à palpação; se o baço for palpável, poderá ser afirmada, razoavelmente, a existência de esplenomegalia. Contudo, nem todas as massas no QSE são baços aumentados; tumores do estômago ou cólon, e cistos pancreáticos ou renais podem assemelhar-se à esplenomegalia.

A presença de um baço aumentado pode ser determinada mais precisamente, se necessário, por cintilografia hepatoesplênica com radionuclídeo, TC, RM ou ultrassonografia. Esta última constitui o procedimento de escolha atual para a avaliação de rotina do tamanho do baço (normal = diâmetro cefalocaudal máximo de 13 cm), visto que tem alta sensibilidade e especificidade, sendo um procedimento seguro, não invasivo, rápido, móvel e de menor custo. Os avanços dos equipamentos permitem que a ultrassonografia seja realizada à beira do leito com excelente sensibilidade e especificidade. As cintilografias nucleares são acuradas, sensíveis e confiáveis, porém de elevado custo; além disso, exigem maior tempo para fornecer os resultados e utilizam um equipamento fixo. Têm a vantagem de mostrar a presença de tecido esplênico acessório. A TC e RM fornecem uma determinação precisa das dimensões do baço, porém o equipamento é fixo e os procedimentos são de custo elevado. A RM não parece oferecer vantagem alguma sobre a TC. As alterações na estrutura do baço, como lesões expansivas, infartos, infiltrados heterogêneos e cistos, são mais facilmente avaliadas pela TC, RM ou ultrassonografia. Nenhuma dessas técnicas é muito confiável na detecção de infiltração irregular (p. ex., doença de Hodgkin).

DIAGNÓSTICO DIFERENCIAL

Muitas das doenças associadas à esplenomegalia estão listadas na Tabela 66-2. São classificadas de acordo com presumíveis mecanismos básicos responsáveis pelo aumento de tamanho do órgão:

1. Hiperplasia ou hipertrofia relacionadas com determinada função esplênica, como a hiperplasia reticuloendotelial (hipertrofia funcional) em doenças como a esferocitose hereditária ou as síndromes talassêmicas que exigem a remoção de grande número de eritrócitos defeituosos; hiperplasia imune em resposta a infecção sistêmica (mononucleose infecciosa, endocardite bacteriana subaguda) ou a doenças imunológicas (trombocitopenia imune, LES, síndrome de Felty).
2. Congestão passiva decorrente da redução do fluxo sanguíneo proveniente do baço em distúrbios que provocam hipertensão portal (cirrose, síndrome de Budd-Chiari, insuficiência cardíaca congestiva).
3. Doenças infiltrativas do baço (linfomas, câncer metastático, amiloidose, doença de Gaucher, distúrbios mieloproliferativos com hematopoiese extramedular).

As possibilidades de diagnóstico diferencial tornam-se muito menores quando o baço está "maciçamente aumentado" > 8 cm abaixo da margem costal esquerda ou apresenta um peso drenado de ≥ 1.000 g (Tab. 66-3). A grande maioria desses pacientes apresenta linfoma não Hodgkin, leucemia linfocítica crônica, leucemia das células pilosas, leucemia mieloide crônica, mielofibrose com metaplasia mieloide ou policitemia vera.

AVALIAÇÃO LABORATORIAL

As principais anormalidades laboratoriais que acompanham a esplenomegalia são determinadas pela doença sistêmica subjacente. A contagem de eritrócitos pode estar normal, diminuída (síndromes de talassemia maior, LES, cirrose com hipertensão portal) ou aumentada (policitemia vera). A contagem de granulócitos pode se mostrar normal, diminuída (síndrome de Felty, esplenomegalia congestiva, leucemias) ou aumentada (infecções ou doença inflamatória, distúrbios mieloproliferativos). De modo semelhante, a contagem plaquetária pode ser normal, reduzida quando houver aumento do sequestro ou da destruição das plaquetas no baço aumentado (esplenomegalia congestiva, doença de Gaucher, trombocitopenia imune) ou elevada nos distúrbios mieloproliferativos, como a policitemia vera.

O HC pode revelar citopenia de um ou mais tipos de células sanguíneas, sugerindo *hiperesplenismo*. Essa condição caracteriza-se por esplenomegalia, citopenia(s), medula óssea normal ou hiperplásica. A resposta à esplenectomia é menos precisa, visto que a reversão da citopenia, sobretudo da granulocitopenia, às vezes não persiste após a esplenectomia. As citopenias resultam de destruição aumentada dos elementos celulares em consequência de uma redução do fluxo sanguíneo através dos cordões aumentados e congestos (esplenomegalia congestiva) ou devido a mecanismos imunomediados. No hiperesplenismo, vários tipos celulares geralmente exibem uma morfologia normal no esfregaço de sangue periférico, embora os eritrócitos possam ser esferocíticos devido à perda da área de superfície durante o seu trânsito mais prolongado através do baço aumentado. O aumento na produção de eritrócitos pela medula deve ser refletido como um aumento no índice reticulocítico, embora o valor possa ser inferior ao esperado devido ao sequestro aumentado dos reticulócitos no baço.

A necessidade de outros exames laboratoriais é determinada pelo diagnóstico diferencial da doença subjacente da qual a esplenomegalia é uma das manifestações.

TABELA 66-2 ■ Doenças associadas à esplenomegalia agrupadas por mecanismo patogênico

Aumento causado por demanda aumentada da função esplênica	
Hiperplasia do sistema reticuloendotelial (para a remoção dos eritrócitos defeituosos)	Leishmaniose
Esferocitose	Tripanossomíase
Anemia falciforme precoce	Erliquiose
Ovalocitose	Imunorregulação comprometida
Talassemia maior	Linfo-histiocitose hemofagocítica (HLF)
Hemoglobinopatias	Artrite reumatoide (síndrome de Felty)
Hemoglobinúria paroxística noturna	Lúpus eritematoso sistêmico
Anemia perniciosa	Doenças vasculares do colágeno
Hiperplasia imune	Doença do soro
Resposta à infecção (viral, bacteriana, fúngica, parasitária)	Anemias hemolíticas imunes
Mononucleose infecciosa	Trombocitopenias imunes
Aids	Neutropenias imunes
Hepatite viral	Reações medicamentosas
Infecção pelo citomegalovírus	Linfadenopatia angioimunoblástica
Endocardite bacteriana subaguda	Sarcoidose
Sepse bacteriana	Tireotoxicose (hipertrofia linfoide benigna)
Sífilis congênita	Terapia com interleucina 2
Abscesso esplênico	Hematopoiese extramedular
Tuberculose	Mielofibrose
Histoplasmose	Lesão da medula por toxinas, radiação, estrôncio
Malária	Infiltração da medula por tumores, leucemias, doença de Gaucher
Aumento causado por fluxo sanguíneo esplênico ou portal anormal	
Cirrose	Aneurisma da artéria esplênica
Obstrução da veia hepática	Esquistossomose hepática
Obstrução da veia porta, intra-hepática ou extra-hepática	Insuficiência cardíaca congestiva
Transformação cavernosa da veia porta	Equinococose hepática
Obstrução da veia esplênica	Hipertensão portal (qualquer causa, incluindo as anteriores): "Doença de Banti"
Infiltração do baço	
Depósitos intracelulares ou extracelulares	Doença de Hodgkin
Amiloidose	Síndromes mieloproliferativas (p. ex., policitemia vera, trombocitose essencial)
Doença de Gaucher	Angiossarcomas
Doença de Niemann-Pick	Tumores metastáticos (o melanoma é o mais comum)
Doença de Tangier	Granuloma eosinofílico
Síndrome de Hurler e outras mucopolissacaridoses	Histiocitose X
Hiperlipidemias	Hamartomas
Infiltrações celulares benignas e malignas	Hemangiomas, fibromas, linfangiomas
Leucemias (aguda, crônica, linfoide, mieloide, monocítica)	Cistos esplênicos
Linfomas	
Etiologia desconhecida	
Esplenomegalia idiopática	Anemia ferropriva
Beriliose	

ESPLENECTOMIA

A esplenectomia é raramente realizada para fins diagnósticos, sobretudo na ausência de doença clínica ou de outros exames complementares que sugiram doença subjacente. Com mais frequência, a esplenectomia é feita para o controle dos sintomas em pacientes com esplenomegalia maciça, para o controle da doença em pacientes com ruptura traumática do baço ou para a correção das citopenias em pacientes com hiperesplenismo ou destruição imunomediada de um ou mais elementos celulares do sangue. A esplenectomia é necessária para o estadiamento dos pacientes com doença de Hodgkin apenas naqueles com doença clínica nos estágios I ou II, para os quais se planeja instituir radioterapia isolada. O estadiamento não invasivo do baço na doença de Hodgkin não fornece uma base confiável o suficiente para a tomada de decisões terapêuticas, visto que um terço dos baços com dimensões normais estão acometidos pela doença de Hodgkin e um terço dos baços aumentados não apresentam tumor. A prática generalizada da terapia sistêmica para tratar todos os estágios da doença de Hodgkin tornou desnecessária a laparotomia de estadiamento com esplenectomia. Apesar de a esplenectomia na leucemia mielocítica crônica (LMC) não afetar a história natural da doença, a remoção do baço maciço em geral faz o paciente sentir-se mais confortável e simplifica o tratamento ao reduzir significativamente as necessidades de transfusão. Os avanços na terapia da

TABELA 66-3 ■ Doenças associadas à esplenomegalia maciça[a]

Leucemia mieloide crônica	Doença de Gaucher
Linfomas	Leucemia linfocítica crônica
Leucemia de células pilosas	Sarcoidose
Mielofibrose com metaplasia mieloide	Anemia hemolítica autoimune
Policitemia vera	Hemangiomatose esplênica difusa

[a]O baço estende-se > 8 cm abaixo da margem costal esquerda e/ou pesa > 1.000 g.

LMC reduziram a necessidade de esplenectomia para o controle dos sintomas. A esplenectomia é um tratamento secundário ou terciário efetivo para duas leucemias crônicas de células B, a leucemia de células pilosas e a leucemia prolinfocítica, bem como para o raríssimo linfoma da zona marginal ou de células do manto esplênico. Nessas doenças, a esplenectomia pode estar associada a uma regressão significativa do tumor na medula óssea e em outros locais da doença. Foram observadas regressões semelhantes da doença sistêmica após irradiação do baço em alguns tipos de tumores linfoides, particularmente a leucemia linfocítica crônica e a leucemia pró-linfocítica. Esse processo foi denominado *efeito abscopal*. Essas respostas tumorais sistêmicas à terapia local direcionada para o baço sugerem que algum hormônio ou fator de crescimento produzido pelo baço possa afetar a proliferação das células tumorais, mas tal suposição ainda não foi comprovada. Uma indicação terapêutica comum para esplenectomia é ruptura esplênica traumática ou iatrogênica. Em uma fração de pacientes com ruptura esplênica, a implantação peritoneal de fragmentos esplênicos pode resultar em *esplenose* – presença de múltiplos restos de tecido esplênico sem conexão com a circulação portal. Esse tecido esplênico ectópico pode provocar dor ou obstrução gastrintestinal, como na endometriose. Inúmeras causas hematológicas, imunológicas e congestivas de esplenomegalia podem levar à destruição de um ou mais elementos celulares do sangue. Na maioria desses casos, a esplenectomia pode corrigir as citopenias, sobretudo a anemia e trombocitopenia. Em uma grande série de pacientes assistidos em dois hospitais de cuidados terciários, a indicação da esplenectomia foi diagnóstica em 10% dos pacientes, terapêutica em 44%, estadiamento da doença de Hodgkin em 20% e incidental a outro procedimento em 26%. Talvez a única contraindicação à esplenectomia seja a presença de insuficiência medular, na qual o baço aumentado é a única fonte de tecido hematopoiético.

Frequentemente, a esplenectomia é feita de forma laparoscópica, o que está associado a uma permanência hospitalar mais curta e recuperação mais rápida do que na cirurgia aberta; porém, há preocupação de que a abordagem laparoscópica esteja associada a um risco maior de trombose venosa sistêmica portal pós-operatória e síndrome de Budd-Chiari.

A ausência do baço tem efeitos mínimos em longo prazo sobre o perfil hematológico. No período pós-esplenectomia imediato, pode haver desenvolvimento de leucocitose (até 25.000/μL) e de trombocitose (até 1×10^6/μL); todavia, dentro de 2 a 3 semanas, o hemograma e a sobrevida de cada linhagem celular costumam estar normais. As manifestações crônicas da esplenectomia consistem em variação acentuada no tamanho e na forma dos eritrócitos (anisocitose, poiquilocitose), bem como presença de corpúsculos de Howell-Jolly (remanescentes nucleares), corpúsculos de Heinz (hemoglobina desnaturada), pontilhado basofílico e eritrócitos nucleados eventuais no sangue periférico. Quando essas anormalidades eritrocitárias aparecem em um paciente cujo baço não foi removido, deve-se suspeitar de infiltração esplênica por tumor, interferindo em suas funções normais de seleção e remoção.

A consequência mais grave da esplenectomia é um aumento da suscetibilidade a infecções bacterianas, em particular as causadas por microrganismos encapsulados, como *Streptococcus pneumoniae*, *Haemophilus influenzae* e alguns microrganismos entéricos Gram-negativos. Os pacientes < 20 anos de idade são particularmente suscetíveis à sepse maciça por *S. pneumoniae*, e o risco atuarial global de sepse em pacientes submetidos à esplenectomia é de cerca de 7% em 10 anos. A taxa de casos/letalidade da sepse pneumocócica em pacientes esplenectomizados é de 50 a 80%. Cerca de 25% dos pacientes esplenectomizados desenvolvem infecção grave em algum momento de suas vidas. A frequência é maior nos primeiros 3 anos após a esplenectomia. Cerca de 15% das infecções são polimicrobianas, e os locais mais comuns de acometimento incluem os pulmões, a pele e o sangue. Não se observou maior risco de infecção viral em pacientes submetidos à esplenectomia. A suscetibilidade a infecções bacterianas está relacionada com a incapacidade de remover as bactérias opsonizadas da corrente sanguínea e ao defeito na produção de anticorpos contra antígenos independentes das células T, como os componentes polissacarídicos das cápsulas bacterianas. Deve-se administrar vacina pneumocócica a todos os pacientes 2 semanas antes da esplenectomia eletiva. O Advisory Committee on Immunization Practices recomenda que esses pacientes recebam vacina de reforço 5 anos após a esplenectomia. A eficácia ainda não foi comprovada para esse grupo, e a recomendação não leva em conta a possibilidade de que a administração da vacina possa, na verdade, baixar os títulos de anticorpos antipneumocócicos específicos. Atualmente, há disponibilidade de uma vacina pneumocócica conjugada mais efetiva que envolve as células T na resposta (PCV13). A vacina contra a *Neisseria meningitidis* também deve ser administrada a pacientes para os quais se planeja uma esplenectomia eletiva. Embora os dados de eficácia para a vacina contra o *Haemophilus influenzae* tipo B não estejam disponíveis para crianças mais velhas ou em adultos, ela pode ser administrada em pacientes que sofreram esplenectomia.

Os pacientes esplenectomizados devem ser orientados a considerar qualquer febre inexplicada como emergência médica. O atendimento médico imediato com avaliação e tratamento de bacteremia suspeita pode salvar a vida do paciente. A quimioprofilaxia de rotina com penicilina oral pode resultar no aparecimento de cepas resistentes a fármacos, não sendo recomendada.

Além da maior suscetibilidade a infecções bacterianas, os pacientes submetidos à esplenectomia também são mais propensos à doença parasitária babesiose. O paciente esplenectomizado deve evitar áreas onde o parasita *Babesia* seja endêmico.

A remoção cirúrgica do baço é uma causa óbvia de hipoesplenismo. Os pacientes com anemia falciforme muitas vezes sofrem autoesplenectomia em consequência da destruição do baço pelos vários infartos associados às crises falciformes durante a infância. Com efeito, a presença de baço palpável em um paciente com anemia falciforme depois dos 5 anos de idade sugere uma hemoglobinopatia concomitante, por exemplo, talassemia ou hemoglobina C. Além disso, os pacientes submetidos a irradiação esplênica para uma doença neoplásica ou autoimune também são funcionalmente hipoesplênicos. O termo *hipoesplenismo* é preferido a *asplenismo* para referir-se às consequências fisiológicas da esplenectomia, por ser a asplenia a anormalidade congênita rara, específica e fatal que se caracteriza por ausência de desenvolvimento normal do lado esquerdo da cavidade celômica (que inclui o primórdio esplênico). Os lactentes com asplenia não têm baço, embora esse seja o menor de seus problemas. O lado direito do embrião em desenvolvimento mostra-se duplicado no lado esquerdo, de modo que o fígado se encontra no local onde deveria estar o baço, existem dois pulmões direitos, e o coração é composto por dois átrios direitos, assim como por dois ventrículos direitos.

Agradecimento *Patrick H. Henry, MD, amigo e mentor agora falecido, contribuiu significativamente para o capítulo em edições anteriores, e muito de seu trabalho permanece neste capítulo.*

LEITURAS ADICIONAIS

Barkun AN et al: The bedside assessment of splenic enlargement. Am J Med 91:512, 1991.

Cessford T et al: Comparing physical examination with sonographic versions of the same examination techniques for splenomegaly. J Ultrasound Med 37:1621, 2018.

Facchetti F: Tumors of the spleen. Int J Surg Pathol 18:136S, 2010.

Girard E et al: Management of splenic and pancreatic trauma. J Visc Surg 153(suppl 4):45, 2016.

Graves SA et al: Does this patient have splenomegaly? JAMA 270:2218, 1993.

Kim DK et al: Advisory committee on immunization practices reocommended immunization schedule for adults aged 19 years or older—United States, 2017. MMWR 66:136, 2017.

Kraus MD et al: The spleen as a diagnostic specimen: A review of ten years' experience at two tertiary care institutions. Cancer 91:2001, 2001.

McIntyre OR, Ebaugh FG Jr: Palpable spleens: Ten-year follow-up. Ann Intern Med 90:130, 1979.

Pangalis GA et al: Clinical approach to lymphadenopathy. Semin Oncol 20:570, 1993.

Williamson HA Jr: Lymphadenopathy in a family practice: A descriptive study of 240 cases. J Fam Pract 20:449, 1985.

67 Princípios de farmacologia clínica

Dan M. Roden

Os fármacos são o fundamento da terapêutica moderna. No entanto, é reconhecido entre os profissionais de saúde e a comunidade leiga que o resultado da terapia medicamentosa varia muito entre os indivíduos. Embora essa variabilidade seja frequentemente percebida como um aspecto imprevisível e, portanto, inevitável da farmacoterapia, este não é o caso.

Os fármacos interagem com moléculas-alvo específicas, produzindo efeitos benéficos e adversos. A cadeia de eventos entre a administração de um fármaco e a produção desses efeitos no organismo pode ser dividida em dois componentes, ambos contribuindo para a variabilidade das ações do fármaco. O primeiro componente abrange os processos que determinam o transporte do fármaco até alvos moleculares e a sua remoção desses alvos. A descrição que resulta da relação entre a concentração do fármaco e o tempo denomina-se *farmacocinética*. O segundo componente da variabilidade na ação do fármaco compreende os processos que determinam a variabilidade independente da inconstância na entrega do fármaco aos locais efetores farmacológicos. Essa descrição da relação entre a concentração e o efeito do fármaco é denominada *farmacodinâmica*. Conforme discutido adiante, a variabilidade farmacodinâmica pode resultar de variação na função da própria molécula-alvo ou do contexto biológico geral em que a interação fármaco-alvo ocorre, de modo a atingir os efeitos do fármaco. Os princípios descritos abaixo foram desenvolvidos pelo estudo de moléculas de fármacos pequenas, mas são igualmente úteis na descrição dos efeitos de moléculas muito grandes, como os anticorpos terapêuticos cada vez mais usados em doenças autoimunes e no câncer.

A farmacologia clínica possui dois objetivos importantes: (1) fornecer uma descrição das condições nas quais as ações dos fármacos variam entre seres humanos e (2) determinar os mecanismos subjacentes dessa variabilidade, com a finalidade de melhorar a terapia com os fármacos disponíveis, bem como apontar mecanismos que podem ser efetivos como alvos para novos fármacos no tratamento de doenças humanas. O processo de desenvolvimento de fármacos é descrito de maneira sucinta no final deste capítulo.

Os primeiros passos na disciplina de farmacologia clínica foram descrições empíricas da influência da doença nas ações dos medicamentos e de indivíduos ou famílias com sensibilidade incomum a reações adversas a fármacos (RAFs). Esses importantes achados descritivos estão atualmente sendo substituídos por uma compreensão dos mecanismos moleculares que dão origem à variabilidade nas ações dos fármacos. Muitas vezes, é a interação pessoal do paciente com o médico ou outro profissional de saúde que primeiro identifica uma variabilidade incomum nas ações dos fármacos; a constante vigilância a respostas incomuns aos fármacos continua sendo uma medida crucial para melhorar a sua segurança.

Uma abordagem unificadora útil é considerar que os efeitos da doença, a coadministração de fármacos ou fatores familiares na modulação da ação dos fármacos refletem a variabilidade de expressão e função de genes específicos, cujos produtos determinam a farmacocinética e a farmacodinâmica. Essa ideia forma a base da ciência da farmacogenômica. Alguns exemplos são citados neste capítulo, e mais detalhes são fornecidos no Capítulo 68.

CONSIDERAÇÕES GLOBAIS

Em todas as culturas e doenças, determinados fatores, como adesão ao tratamento, variantes genéticas que afetam a farmacocinética ou a farmacodinâmica (que variam elas próprias pela ascendência) e interações medicamentosas, contribuem para as respostas aos fármacos. Questões relacionadas com custos ou fatores culturais podem determinar a probabilidade de que fármacos específicos, combinações de fármacos ou medicamentos de venda livre sejam prescritos. Os princípios amplos da farmacologia clínica enunciados aqui podem ser usados para analisar os mecanismos subjacentes a uma terapia bem-sucedida ou não com qualquer fármaco.

INDICAÇÕES DA TERAPIA FARMACOLÓGICA: RISCO *VERSUS* BENEFÍCIO

É óbvio que os benefícios da terapia farmacológica devem sobrepujar os riscos. Os benefícios se enquadram em categorias amplas: alívio dos sintomas, prevenção da progressão da doença ou de suas complicações e prolongamento da vida. No entanto, estabelecer o equilíbrio entre risco e benefício para um paciente individual nem sempre é simples. Além da variabilidade observada mesmo em ensaios clínicos altamente controlados, os pacientes tratados clinicamente podem apresentar respostas que não foram observadas nos ensaios, às vezes devido a comorbidades que foram critérios de exclusão no ensaio. Além disso, terapias que oferecem benefícios sintomáticos, mas que abreviam a vida, poderiam ser oportunas em pacientes com doenças graves e altamente sintomáticas, como insuficiência cardíaca ou câncer. Essas considerações ilustram a natureza altamente pessoal da relação entre médico e paciente.

Efeitos adversos Alguns efeitos adversos são tão comuns e tão claramente associados à terapia farmacológica que são identificados muito precocemente durante o uso clínico de um fármaco. Por outro lado, RAFs graves podem ser suficientemente incomuns de modo que escapam da detecção por muitos anos após o início do amplo uso do fármaco. A questão de como identificar efeitos adversos raros, porém graves (os quais podem afetar profundamente a percepção de risco/benefício em um determinado paciente), não está resolvida de maneira satisfatória. As soluções potenciais abrangem desde uma maior compreensão das bases moleculares e genéticas da variabilidade nas ações dos fármacos até a expansão dos mecanismos de vigilância pós-comercialização. Nenhuma dessas opções foi plenamente eficaz; por isso, os médicos precisam manter contínua vigilância quanto à possibilidade de que sintomas incomuns estejam relacionados com determinados fármacos ou combinações de fármacos usados por seus pacientes.

Índice terapêutico As reações benéficas e adversas à terapia farmacológica podem ser descritas por uma série de relações de dose-resposta (Fig. 67-1). Os fármacos bem-tolerados apresentam uma margem ampla, denominada *razão terapêutica*, *índice terapêutico* ou *janela terapêutica*, entre as doses necessárias para produzir um efeito terapêutico e as que provocam toxicidade. Nos casos em que há relação semelhante entre a concentração plasmática do fármaco e seus efeitos, o monitoramento das concentrações plasmáticas pode ser um recurso altamente eficaz no controle da farmacoterapia, permitindo que se mantenham concentrações acima do mínimo necessário para produzir o efeito desejado e abaixo dos níveis que tendem a produzir toxicidade. Esse monitoramento tem sido amplamente adotado com fármacos específicos, tais como certos antiarrítmicos, anticonvulsivantes e antibióticos. Muitos dos princípios da farmacologia

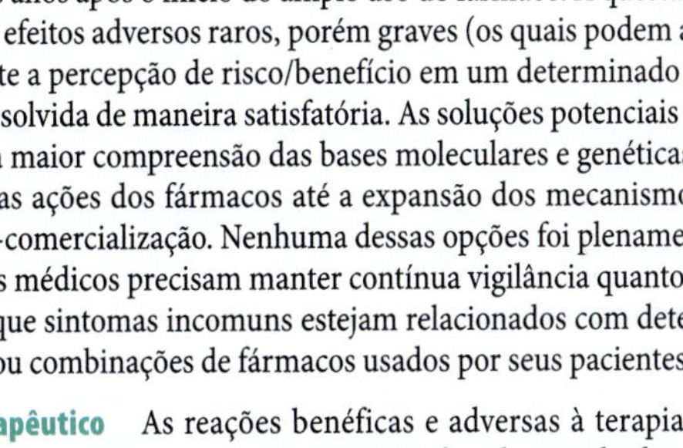

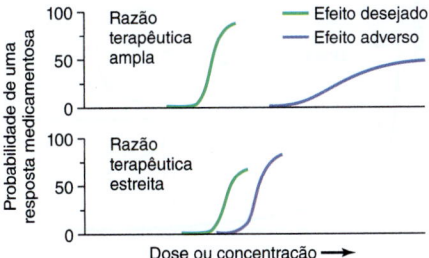

FIGURA 67-1 Conceito de razão terapêutica. Os gráficos ilustram a relação entre o aumento da dose e a probabilidade cumulativa de um efeito medicamentoso desejado ou adverso. ***Parte superior.*** Fármaco com razão terapêutica ampla, isto é, uma ampla separação das duas curvas. ***Parte inferior.*** Fármaco com razão terapêutica estreita; aqui, a probabilidade de efeitos adversos com doses terapêuticas é maior porque as curvas não estão distantes uma da outra. Além disso, uma curva dose-resposta íngreme para efeitos adversos é especialmente indesejável, pois indica que mesmo pequenos aumentos da dosagem podem levar a uma probabilidade de toxicidade drasticamente maior. Quando há uma relação definível entre concentração do fármaco (em geral medida no plasma) e curvas de efeitos desejáveis e adversos, a concentração pode ser substituída na abscissa. Observa-se que nem todos os pacientes necessariamente apresentam resposta terapêutica (ou efeito adverso) com qualquer dose e que alguns efeitos (principalmente alguns efeitos adversos) podem ocorrer de maneira independente da dose.

 clínica e exemplos citados adiante – amplamente aplicáveis à terapêutica – foram desenvolvidos em tais áreas do conhecimento.

PRINCÍPIOS DE FARMACOCINÉTICA

Os processos de absorção, distribuição, metabolismo e excreção – denominados coletivamente *farmacocinética* – determinam a concentração de um fármaco liberado até as moléculas-alvo efetoras.

ABSORÇÃO E BIODISPONIBILIDADE

Quando se administra um fármaco por via oral, subcutânea, intramuscular, retal, sublingual ou diretamente nos locais de ação desejados, a quantidade do fármaco que de fato chega à circulação sistêmica pode ser menor que a quantidade que chega por via intravenosa (Fig. 67-2*A*). A fração do fármaco disponível na circulação sistêmica pelas outras vias denomina-se *biodisponibilidade.* A biodisponibilidade pode ser < 100% por duas razões principais: (1) absorção incompleta ou (2) metabolismo ou eliminação antes de entrar na circulação sistêmica.

Em comparação com a mesma dose administrada por via intravenosa, uma dose não intravenosa terá um pico de concentração plasmática tardio e mais baixo (Fig. 67-2). A absorção do fármaco pode ser reduzida quando ele é liberado de forma incompleta de sua forma farmacêutica, sofre destruição no local de administração ou possui determinadas propriedades físico-químicas, como insolubilidade, que impedem a absorção completa de seu local de administração. Velocidades lentas de absorção são propositais nas apresentações farmacológicas de "liberação lenta" ou "liberação continuada", a fim de minorar a variação das concentrações plasmáticas durante o intervalo entre as doses. Anticorpos terapêuticos administrados por via subcutânea podem levar dias para atingir a circulação sistêmica.

Efeito de "primeira passagem" Quando é administrado por via oral, o fármaco deve atravessar o epitélio intestinal, o sistema venoso portal e o fígado antes de alcançar a circulação sistêmica (Fig. 67-3). Depois de adentrar o enterócito, o fármaco pode ser metabolizado, transportado para a veia porta ou excretado de volta para o lúmen intestinal. Tanto a excreção no lúmen intestinal como o metabolismo diminuem a biodisponibilidade. Depois que transpõe a barreira do enterócito, o fármaco pode ser captado pelo hepatócito, no qual a biodisponibilidade ainda pode ser limitada por metabolismo

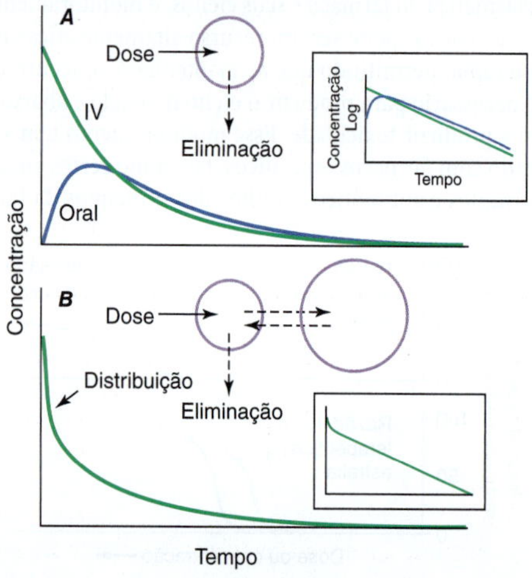

FIGURA 67-2 Curvas idealizadas de tempo-concentração plasmática após uma única dose do fármaco. *A.* Apresentação do curso de tempo de concentração do fármaco após um *bolus* intravenoso (IV) instantâneo ou uma dose oral no modelo de compartimento único. A área sob a curva de tempo-concentração é claramente menor para o fármaco oral do que para o IV, indicando biodisponibilidade incompleta. Observe que, apesar dessa biodisponibilidade incompleta, a concentração após a dose oral pode ser mais alta do que após a dose IV em alguns pontos do tempo. O detalhe mostra que o declínio das concentrações com o tempo é linear em um gráfico log-linear, típico da eliminação de primeira ordem, e que o fármaco oral ou IV tem o mesmo curso de tempo de eliminação (paralelo). ***B.*** Declínio da concentração no compartimento central quando o fármaco é distribuído para um compartimento periférico, e a partir dele, e eliminado a partir do compartimento central. O rápido declínio inicial da concentração não reflete a eliminação do fármaco, mas a sua distribuição.

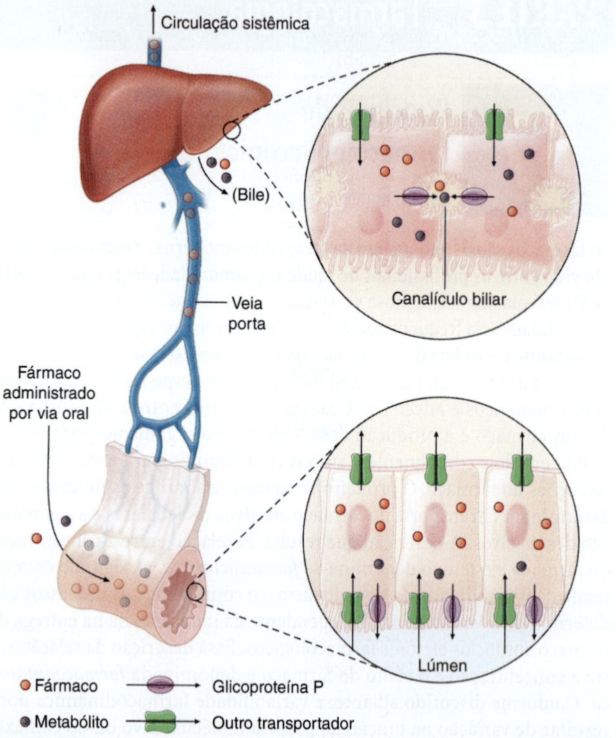

FIGURA 67-3 Mecanismo de eliminação pré-sistêmica. Após o fármaco entrar no enterócito, pode sofrer metabolismo, excreção para o lúmen intestinal ou transporte para a veia porta. De modo semelhante, o hepatócito pode realizar o metabolismo e a excreção biliar antes da entrada do fármaco e dos metabólitos na circulação sistêmica. *(Adaptada com autorização de DM Roden, in DP Zipes, J Jalife [eds]: Cardiac Electrophysiology: From Cell to Bedside, 4th ed., Philadelphia, Saunders, 2003. Copyright 2003 com autorização de Elsevier.)*

ou excreção biliar. Essa eliminação no intestino e no fígado, que reduz a quantidade de fármaco distribuído para a circulação sistêmica, é chamada *eliminação pré-sistêmica, extração pré-sistêmica* ou *eliminação de primeira passagem.*

TRANSPORTE DO FÁRMACO

O movimento do fármaco através da membrana de qualquer célula, incluindo enterócitos e hepatócitos, é uma combinação de difusão passiva e transporte ativo, mediados por moléculas específicas de captação do fármaco e de efluxo. Uma molécula transportadora amplamente estudada é uma bomba de efluxo de fármacos, a glicoproteína P, que é produto do gene *ABCB1* (ou *MDR1*). A glicoproteína P é expressa no aspecto apical do enterócito e no aspecto canalicular do hepatócito (Fig. 67-3). Em ambos os locais, ela serve como bomba de efluxo, limitando a disponibilidade do fármaco na circulação sistêmica. O efluxo mediado pela glicoproteína P em capilares cerebrais limita a penetração de fármacos no encéfalo e é um componente importante da barreira hematencefálica. Outros transportadores medeiam a captação de fármacos e substratos endógenos, como vitaminas ou nutrientes, para o interior das células.

METABOLISMO DO FÁRMACO

O metabolismo dos fármacos gera compostos geralmente mais polares e, portanto, mais imediatamente excretados do que os fármacos precursores. O metabolismo ocorre predominantemente no fígado, mas também pode ocorrer em outros locais, como rins, epitélio intestinal, pulmão e plasma. O metabolismo de fase I envolve modificação química, mais frequentemente oxidação realizada por membros da superfamília de monoxigenases do citocromo P450 (CYP). As CYPs e outras moléculas que são particularmente importantes para o metabolismo dos fármacos são apresentadas na Tabela 67-1, e cada fármaco pode ser um substrato para uma ou mais dessas enzimas. O metabolismo de fase II envolve a conjugação de compostos endógenos específicos aos fármacos ou aos seus metabólitos. As enzimas implicadas nas reações da fase II incluem glicuronil, acetil, sulfo e metiltransferases. Os metabólitos dos fármacos podem exercer atividade farmacológica importante, conforme será descrito adiante. Os anticorpos terapêuticos são eliminados

TABELA 67-1 ■ Vias moleculares mediadoras da disposição do fármaco

Enzima	Substratos[a]	Inibidores[a]
CYP3A	Bloqueadores dos canais de cálcio	Amiodarona
	Antiarrítmicos (lidocaína, quinidina, mexiletina)	Cetoconazol, itraconazol
	Inibidores da HMG-CoA-redutase ("estatinas"; ver texto)	Eritromicina, claritromicina
	Ciclosporina, tacrolimo	Ritonavir
	Indinavir, saquinavir, ritonavir	Genfibrozila e outros fibratos
CYP2D6[b]	Timolol, metoprolol, carvedilol	Quinidina (mesmo em doses ultrabaixas)
	Propafenona, flecainida	Antidepressivos tricíclicos
	Antidepressivos tricíclicos	Fluoxetina, paroxetina
	Fluoxetina, paroxetina	
CYP2C9[b]	Varfarina	Amiodarona
	Fenitoína	Fluconazol
	Glipizida	Fenitoína
	Losartana	
CYP2C19[b]	Omeprazol	Omeprazol
	Mefenitoína	
	Clopidogrel	
CYP2B6[b]	Efavirenz	
Tiopurina-S-metiltransferase[b]	6-mercaptopurina, azatioprina	
N-acetiltransferase[b]	Isoniazida	
	Procainamida	
	Hidralazina	
	Algumas sulfonamidas	
UGT1A1[b]	Irinotecano	
Pseudocolinesterase[b]	Succinilcolina (suxametônio)	
Transportador	**Substratos[a]**	**Inibidores[a]**
Glicoproteína P	Digoxina	Quinidina
	Inibidores da protease do HIV	Amiodarona
	Muitos substratos de CYP3A	Verapamil
		Ciclosporina
		Itraconazol
		Eritromicina
SLCO1B1[b]	Sinvastatina e outras estatinas	

[a]Inibidores afetam a via molecular e, portanto, podem diminuir o metabolismo do substrato. [b]Variantes genéticas clinicamente importantes descritas; ver **Capítulo 68**.

Nota: Uma lista de substratos, inibidores e indutores de CYP pode ser consultada em *http://medicine.iupui.edu/clinpharm/ddis/main-table.*

muito lentamente (permitindo doses menos frequentes, como em aplicações mensais), provavelmente por absorção e degradação lisossômica.

Implicações clínicas da biodisponibilidade alterada Alguns fármacos sofrem metabolismo pré-sistêmico quase total, não podendo, desse modo, ser administrados por via oral. A nitroglicerina não deve ser usada oralmente, porque é totalmente extraída antes de chegar à circulação sistêmica. Por conseguinte, esse fármaco é utilizado pelas vias sublingual, transdérmica ou intravascular, as quais evitam o metabolismo pré-sistêmico.

Alguns fármacos com metabolismo pré-sistêmico muito extenso ainda podem ser administrados por via oral, utilizando doses bem mais altas do que as que se empregam intravenosamente. Assim, uma dose intravenosa típica de verapamil é de 1 a 5 mg, em comparação com a dose oral habitual de 40 a 120 mg. A administração de uma dose baixa de ácido acetilsalicílico pode resultar em exposição ao fármaco da cicloxigenase plaquetária presente na veia porta, mas a circulação sistêmica é poupada devido à desacetilação do ácido acetilsalicílico na primeira passagem pelo fígado. Esse é um exemplo de exploração do metabolismo pré-sistêmico para obter-se vantagem terapêutica.

MEIA-VIDA PLASMÁTICA

A maioria dos processos farmacocinéticos, como a eliminação, é de primeira ordem, ou seja, a velocidade do processo depende da quantidade de fármaco presente. A eliminação pode ocasionalmente ser de ordem zero (quantidade fixa eliminada por unidade de tempo), e isso pode ser clinicamente importante (ver "Princípios de seleção da dose", mais adiante neste capítulo). No modelo farmacocinético mais simples (Fig. 67-2*A*), um *bolus* do fármaco (F) é administrado instantaneamente a um compartimento central, a partir do qual a eliminação do fármaco ocorre como um processo de primeira ordem. Ocasionalmente, o compartimento central e outros compartimentos correspondem aos espaços fisiológicos (p. ex., volume plasmático), enquanto em outros casos eles são simplesmente funções matemáticas usadas para descrever a disposição do fármaco. A natureza de primeira ordem da eliminação do fármaco leva diretamente à relação que descreve a concentração (C) do fármaco em qualquer tempo (*t*) após o *bolus*:

$$C = \frac{F}{V_c} \bullet e^{(-0{,}69t/t_{1/2})}$$

em que V_c é o volume do compartimento ao qual o fármaco é fornecido, e $t_{1/2}$ é a meia-vida de eliminação. Em consequência dessa relação, o gráfico do logaritmo da concentração *versus* tempo é uma linha reta (Fig. 67-2*A*, no detalhe). *Meia-vida* é o tempo necessário para que 50% de um processo de primeira ordem se complete. Assim, 50% da eliminação do fármaco é atingida após uma meia-vida de eliminação do fármaco; 75%, após duas meias-vidas; 87,5%, após três e assim por diante. Na prática, os processos de primeira ordem, como a eliminação, estão quase completos após 4 a 5 meias-vidas.

Em alguns casos, o fármaco é removido do compartimento central não apenas por eliminação, mas também por distribuição para os compartimentos periféricos. Nesse caso, o gráfico da concentração plasmática *versus* o tempo após uma dose em *bolus* pode apresentar dois (ou mais) componentes exponenciais (Fig. 67-2*B*). Em geral, a rápida queda inicial da concentração do fármaco não representa a eliminação, mas sim a distribuição do fármaco entrando e saindo dos tecidos periféricos (também processos de primeira ordem), enquanto o componente mais lento representa a eliminação do fármaco; o declínio abrupto inicial geralmente é evidente com a administração intravenosa, mas não por outras vias. As concentrações do fármaco em locais periféricos são determinadas por um equilíbrio entre a distribuição do fármaco para os tecidos periféricos e a redistribuição a partir deles, bem como pela eliminação. Depois que a distribuição está quase completa (4 a 5 meias-vidas de distribuição), as concentrações plasmáticas e teciduais declinam paralelamente.

Implicações clínicas das medições da meia-vida A meia-vida de eliminação determina o tempo necessário para que as concentrações do fármaco caiam a níveis quase imensuráveis após uma dose única, e também é o único determinante do tempo necessário até serem alcançadas concentrações plasmáticas em estabilidade dinâmica após uma alteração na dose do fármaco (Fig. 67-4). Isso se aplica à iniciação da terapia farmacológica crônica (seja por múltiplas doses orais ou por infusão intravenosa contínua), à alteração na dose crônica de um fármaco ou no intervalo entre as doses, ou à suspensão do fármaco.

A *estabilidade dinâmica* descreve a situação durante a administração crônica de um fármaco em que a quantidade de fármaco administrado por unidade de tempo é igual à de fármaco eliminado por unidade de tempo. Com uma infusão intravenosa contínua, as concentrações plasmáticas em estabilidade dinâmica são estáveis, enquanto na administração oral crônica de um fármaco, as concentrações plasmáticas variam durante o intervalo entre as doses, mas o perfil de tempo-concentração entre os intervalos permanece estável (Fig. 67-4).

DISTRIBUIÇÃO DO FÁRMACO

Em uma pessoa típica de 70 kg, o volume plasmático é de aproximadamente 3 L, o volume sanguíneo, de aproximadamente 5,5 L, e a água extracelular fora da vasculatura, de cerca de 20 L. O volume de distribuição de fármacos extensamente ligados às proteínas plasmáticas, mas não aos componentes teciduais, aproxima-se do volume plasmático; a varfarina é um exemplo. Por outro lado, nos casos de fármacos altamente ligados a tecidos, o volume de distribuição pode ser bem maior do que qualquer espaço fisiológico.

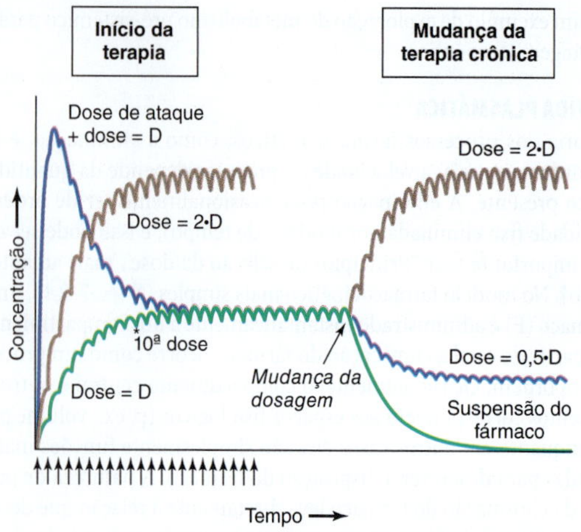

FIGURA 67-4 Acúmulo de fármaco até a estabilidade dinâmica. Nesta simulação, o fármaco foi administrado (setas) em intervalos = 50% da meia-vida de eliminação. A estabilidade dinâmica é atingida durante o início da terapia após aproximadamente 5 meias-vidas de eliminação ou 10 doses. Uma dose de ataque não alterou a estabilidade dinâmica subsequente atingida. Uma duplicação da dose resultou em duplicação da estabilidade dinâmica, mas no mesmo curso de tempo de acúmulo. Quando se atinge a estabilidade dinâmica, uma mudança na dose (aumento, redução ou suspensão do fármaco) resulta em nova estabilidade dinâmica em aproximadamente 5 meias-vidas de eliminação. *(Adaptada com autorização de DM Roden, in DP Zipes, J Jalife [eds]: Cardiac Electrophysiology: From Cell to Bedside, 4th ed., Philadelphia, Saunders, 2003. Copyright 2003 com autorização de Elsevier.)*

O volume de distribuição da digoxina e dos antidepressivos tricíclicos, por exemplo, é de centenas de litros, obviamente excedendo o volume corporal total. Esses fármacos não são prontamente removidos por diálise – uma consideração importante na superdosagem.

Implicações clínicas da distribuição do fármaco Em alguns casos, os efeitos farmacológicos requerem a distribuição do fármaco para locais periféricos. Nesse caso, o curso de tempo de distribuição do fármaco para esses locais e de sua remoção determina o curso de tempo dos efeitos do fármaco; a captação de anestésicos pelo sistema nervoso central (SNC) é um exemplo.

DOSES DE ATAQUE Para alguns fármacos, a indicação pode ser tão urgente que é necessária a administração de dosagens "de ataque" para se atingir elevações rápidas da concentração do fármaco e efeitos terapêuticos mais cedo do que com a terapia de manutenção crônica (Fig. 67-4). Não obstante, o tempo necessário até a estabilidade dinâmica verdadeira ser alcançada ainda é determinado apenas pela meia-vida de eliminação.

TAXA DE ADMINISTRAÇÃO INTRAVENOSA DE FÁRMACOS Embora as simulações na Figura 67-2 utilizem uma única dose intravenosa em *bolus*, na prática isso é geralmente inapropriado, porque podem sobrevir efeitos colaterais relacionados com as concentrações transitoriamente muito altas. De preferência, os fármacos são administrados por via oral ou como uma infusão intravenosa mais lenta. Alguns fármacos são previsivelmente letais quando infundidos de maneira rápida demais, então devem-se tomar precauções especiais para evitar infusões rápidas acidentais. Por exemplo, as soluções de potássio para administração intravenosa > 20 mEq/L devem ser evitadas com exceção de circunstâncias muito excepcionais e cuidadosamente monitoradas. Isso minimiza a possibilidade de parada cardíaca por elevação acidental nas taxas de infusão de soluções mais concentradas.

Concentrações transitoriamente elevadas de fármacos após administração intravenosa rápida podem, algumas vezes, ser usadas como vantagem. O uso de midazolam para sedação intravenosa, por exemplo, depende da sua rápida captação pelo cérebro durante a fase de distribuição para produzir sedação rapidamente, com subsequente saída do cérebro durante a redistribuição do fármaco, quando o equilíbrio é alcançado.

De modo semelhante, deve-se administrar a adenosina como um *bolus* rápido no tratamento das taquicardias supraventriculares reentrantes (Cap. 246) para evitar a eliminação pela captação muito rápida nas hemácias e nas células endoteliais ($t_{1/2}$ de segundos), antes que o fármaco chegue ao seu local de ação clínica, o nó atrioventricular.

Implicações clínicas da ligação com proteína alterada Muitos fármacos circulam no plasma parcialmente ligados às proteínas plasmáticas. Como apenas o fármaco não ligado (livre) se distribui para os locais de ação farmacológica, a resposta ao fármaco está relacionada com a sua concentração plasmática circulante total. Na doença crônica renal ou hepática, a ligação às proteínas pode estar reduzida e, assim, as ações farmacológicas são aumentadas. Em algumas situações (infarto agudo do miocárdio, infecção, cirurgia), ocorre aumento transitório da ligação de alguns fármacos às proteínas plasmáticas e, portanto, a diminuição da sua eficácia. Essas mudanças têm maior importância clínica para fármacos com alta ligação a proteínas, pois mesmo uma pequena mudança na ligação proteica pode resultar em grandes variações no fármaco livre; por exemplo, uma redução na ligação de 99 para 98% duplica a concentração de fármaco livre de 1 para 2%. Com alguns fármacos (p. ex., fenitoína), pode ser útil fazer o monitoramento das concentrações livres em vez da concentração total.

ELIMINAÇÃO DO FÁRMACO

A eliminação do fármaco reduz a sua quantidade no organismo ao longo do tempo. Uma abordagem importante na quantificação desse declínio é considerar que as concentrações do fármaco no início e no fim de um intervalo de tempo estão inalteradas, e que um volume específico do organismo foi "depurado" do fármaco durante esse intervalo. Isso define a depuração como volume/tempo. A depuração inclui o metabolismo e a excreção do agente.

Implicações clínicas da depuração alterada Embora a meia-vida de eliminação determine o tempo necessário para alcançar concentrações plasmáticas em estabilidade dinâmica (C_{ed}), a *magnitude* dessa estabilidade é determinada apenas pela depuração (*D*) e pela dose. Para um fármaco administrado como infusão intravenosa, essa relação é:

$$C_{ed} = \text{frequência de doses}/D \text{ ou frequência de doses} = D \bullet C_{ed}$$

Quando o medicamento é administrado por via oral, a concentração plasmática média dentro de um intervalo entre doses ($C_{méd,ed}$) substitui a C_{ed}, e a dosagem (dose por unidade de tempo) deve ser aumentada se a biodisponibilidade (*F*) for menor que 100%:

$$\text{Dose/tempo} = D \bullet C_{méd,ed}/F$$

Variantes genéticas, interações medicamentosas ou doenças que reduzem a atividade das enzimas metabolizadoras de fármacos ou mecanismos excretores podem levar à depuração reduzida e, assim, à necessidade de diminuir a dose para prevenir toxicidade. Por outro lado, algumas interações medicamentosas e variantes genéticas aumentam a função das vias de eliminação do fármaco e, por isso, pode ser necessário aumentar a dose do fármaco para manter um efeito terapêutico.

METABÓLITOS ATIVOS DOS FÁRMACOS

Os metabólitos podem produzir efeitos semelhantes, sobrepostos ou diferentes daqueles do fármaco original. O acúmulo do principal metabólito da procainamida, a *N*-acetilprocainamida (NAPA), provavelmente é responsável pelo acentuado prolongamento do intervalo QT e pela taquicardia ventricular tipo *torsades des pointes* (Cap. 252) durante a terapia com procainamida. A neurotoxicidade durante a terapia com o analgésico opioide meperidina provavelmente se deve ao acúmulo de normeperidina, especialmente na doença renal.

Profármacos são compostos inativos que exigem metabolismo para gerar substâncias ativas que medeiam os efeitos farmacológicos. São exemplos muitos inibidores da enzima conversora de angiotensina (IECAs); o bloqueador do receptor da angiotensina losartana; o antineoplásico irinotecano; o antiestrogênio tamoxifeno; o analgésico codeína (cujo metabólito ativo morfina provavelmente ocasiona o efeito opioide durante a administração de codeína), além do fármaco antiplaquetário clopidogrel. O metabolismo de fármacos também está relacionado com a bioativação de procarcinogênicos e na geração de metabólitos reativos que medeiam certas RAFs (p. ex., hepatotoxicidade do paracetamol, discutida adiante).

CONCEITO DE FARMACOCINÉTICA DE ALTO RISCO

Quando as concentrações plasmáticas do fármaco ativo dependem exclusivamente de uma única via metabólica, qualquer condição que iniba essa via (seja relacionada com doença, genética ou devido a uma interação medicamentosa) pode levar a mudanças enormes nas concentrações do fármaco e variabilidade acentuada na ação do medicamento. Dois mecanismos podem gerar concentrações e efeitos altamente variáveis do fármaco por meio dessa "farmacocinética de alto risco". *Primeiro*, a variabilidade na bioativação de um profármaco pode levar a uma variabilidade notável na ação do fármaco; exemplos incluem a redução da atividade de CYP2D6, que evita analgesia pela codeína, e a redução da atividade de CYP2C19, que reduz os efeitos antiplaquetários do clopidogrel. O *segundo* contexto é a eliminação do fármaco que depende de uma única via. Nesse caso, a inibição da eliminação por variantes genéticas ou pela administração de fármacos inibitórios leva a elevações acentuadas na concentração do fármaco e, em fármacos com uma janela terapêutica estreita, a uma probabilidade maior de toxicidade relacionada com a dose. O enantiômero S ativo do anticoagulante varfarina é eliminado pela CYP2C9, e a coadministração de amiodarona ou fenitoína, que são inibidores da CYP2C9, pode aumentar o risco de sangramento, a não ser que a dose seja reduzida. Quando os fármacos passam por eliminação por metabolismo de múltiplos fármacos ou vias excretoras, é muito menos provável que a ausência de uma via (devido a uma variante genética ou interação medicamentosa) tenha um grande impacto nas concentrações dos fármacos ou em suas ações.

PRINCÍPIOS DE FARMACODINÂMICA

Curso temporal da ação dos fármacos Os parâmetros farmacocinéticos, como meia-vida e depuração, explicam as concentrações do fármaco ao longo do tempo, mas o entendimento da ação de um fármaco ao longo do tempo (farmacodinâmica) geralmente requer o conhecimento preciso de seu mecanismo de ação. Os fármacos agem por meio de interações com alvos farmacológicos, muitas vezes em tecidos específicos e com uma cascata de consequências a jusante. Para medicamentos usados no tratamento urgente de sintomas agudos, pouco ou nenhum atraso é esperado (ou desejado) entre a administração do medicamento, a interação medicamento-alvo e o desenvolvimento de um efeito clínico. São exemplos dessas situações agudas a trombose vascular, o choque e o estado de mal epiléptico.

Em muitas condições, no entanto, a indicação de terapia é menos urgente, e um atraso no início da ação é clinicamente aceitável. O atraso pode ocorrer por mecanismos farmacocinéticos, como eliminação lenta (resultando em acúmulo lento até o estado de equilíbrio), absorção lenta no tecido-alvo ou acúmulo lento de metabólitos ativos. Uma explicação farmacodinâmica comum para tal atraso é o mecanismo biológico de ação. Por exemplo, o glicocorticoide prednisolona tem uma meia-vida plasmática de cerca de 60 min. O mecanismo de ação, no entanto, envolve a ligação do receptor de glicocorticoide, translocação para o núcleo da célula e alterações na transcrição gênica. Esses efeitos a jusante alteram a função imunológica por um período de tempo muito maior, como evidenciado pela meia-vida biológica de 24 a 36 horas. Outros exemplos incluem inibidores da bomba de prótons, que se ligam irreversivelmente à enzima adenosina-trifosfatase de hidrogênio/potássio e, assim, afetam a secreção ácida durante a vida útil dessa enzima e os medicamentos antiplaquetários irreversíveis, que exercem efeitos durante a vida útil da plaqueta.

Os efeitos do fármaco podem ser específicos para a doença Um fármaco pode produzir uma ação nula ou um diferente espectro de ações nos indivíduos sadios em comparação a pacientes com doença subjacente. Além disso, a comorbidade pode complicar a interpretação da resposta à terapia medicamentosa, especialmente RAFs. Por exemplo, doses altas de anticonvulsivantes, como a fenitoína, podem causar sintomas neurológicos, que podem ser confundidos com a doença neurológica subjacente. De maneira semelhante, a piora da dispneia em um paciente com doença pulmonar crônica que está recebendo amiodarona pode ser decorrente do fármaco, da doença subjacente ou de um problema cardiopulmonar intercorrente. Como resultado, terapias antiarrítmicas alternativas podem ser preferíveis em pacientes com doença pulmonar crônica.

Embora os fármacos interajam com receptores moleculares específicos, os efeitos farmacológicos podem variar ao longo do tempo, ainda que se mantenham concentrações estáveis do fármaco e de seus metabólitos. A interação fármaco-receptor ocorre em um meio biológico complexo que pode variar, modificando o efeito do fármaco. Por exemplo, o bloqueio de canais iônicos por fármacos, um efeito importante dos anticonvulsivantes e antiarrítmicos, muitas vezes é modulado pelo potencial de membrana, que, por sua vez, é uma função de fatores como o potássio extracelular ou a isquemia local. Os receptores podem ser regulados positiva ou negativamente pela doença ou pelo próprio fármaco. Por exemplo, os bloqueadores β-adrenérgicos suprarregulam a densidade de β-receptores durante a terapia crônica. Embora geralmente não acarrete resistência ao efeito terapêutico dos fármacos, esse efeito pode produzir efeitos graves mediados por agonistas (como hipertensão ou taquicardia) se o agente bloqueador for suspenso abruptamente.

À medida que os mecanismos moleculares de uma doença se tornam mais bem definidos, fármacos que visam esses mecanismos estão sendo introduzidos na prática. Agentes antineoplásicos direcionados a cinases mutantes superexpressas em cânceres (p. ex., *BRAF* V600E em melanoma, leucemia de células pilosas e outras malignidades) estão revolucionando o tratamento do câncer. O ivacaftor foi originalmente desenvolvido e comercializado para pacientes com fibrose cística (FC) portadores da mutação G551D no gene *CFTR* da doença (Cap. 291). Enquanto as mutações mais comuns de *CFTR* que causam FC geram canais de cloreto normais que não são transportados corretamente para a superfície da célula, os canais G551D são transportados normalmente, mas não conduzem o cloreto corretamente, e o ivacaftor corrige esse defeito de "fechamento". Após a comercialização inicial apenas para pacientes G551D (5% de todos os pacientes com FC), a Food and Drug Administration (FDA) aprovou o ivacaftor para uso em pacientes portadores de outras mutações em *CFTR* que conferem defeitos de fechamento que foram corrigidos pelo ivacaftor *in vitro*.

PRINCÍPIOS DE SELEÇÃO DA DOSE

O objetivo desejado da terapia com qualquer medicamento é aumentar a probabilidade de um efeito benéfico ao mesmo tempo em que miniminiza o risco de RAFs. A experiência anterior com o medicamento, em ensaios clínicos controlados ou no uso pós-comercialização, define as relações entre dose ou concentração plasmática e esses efeitos duplos (Fig. 67-1) e tem implicações importantes no início da terapia medicamentosa:

1. *O efeito farmacológico pretendido deve ser definido quando o tratamento medicamentoso for instituído.* Com alguns fármacos, é difícil medir objetivamente o efeito desejado, ou o início da eficácia pode demorar semanas ou meses; os fármacos usados no tratamento do câncer e dos transtornos psiquiátricos são exemplos. Algumas vezes, um fármaco é usado para tratar um sintoma, como dor ou palpitações, e, nesse caso, será o paciente quem dirá se a dose selecionada foi eficaz. Em outras situações, como a anticoagulação ou a hipertensão arterial, a resposta desejada pode ser repetida e objetivamente avaliada por exames clínicos ou laboratoriais simples.
2. *A natureza da toxicidade prevista frequentemente determina a dose inicial.* Se os efeitos colaterais forem leves, pode ser aceitável começar a terapia crônica com uma dose com alta probabilidade de ser eficaz e reduzi-la caso surjam efeitos colaterais. Contudo, essa conduta raramente será justificada se a toxicidade prevista for grave ou trazer risco à vida; nessa circunstância, será mais apropriado começar a terapia pela menor dose que possa produzir um efeito desejado. Na quimioterapia do câncer, é prática comum usar as doses máximas toleradas.
3. *As considerações anteriores não se aplicam se essas relações entre dose e efeitos não puderem ser definidas.* Isso é especialmente relevante para algumas RAFs (discutidas mais adiante) cujo desenvolvimento não é diretamente relacionado com a dose do medicamento.
4. *Se uma dose do fármaco não atingir o efeito desejado, o aumento da dose será justificado apenas se não houver toxicidade e se a probabilidade de toxicidade grave for pequena.*

Diminuição da eficácia Mesmo supondo que o diagnóstico esteja correto e que o medicamento e a dose correta tenham sido prescritos, os medicamentos podem não ser eficazes porque não se espera 100% de eficácia. Geralmente não ocorre uma resposta terapêutica completa com medicamentos anti-hipertensivos ou antidepressivos, e um grande desafio na terapêutica contemporânea é identificar preditores de resposta paciente-específicos a determinados medicamentos. Outras explicações para a diminuição da eficácia incluem interações medicamentosas, falta de adesão pelo paciente ou concentração inesperadamente baixa do medicamento devido à administração de medicamento degradado. Nessas situações, a medição das concentrações plasmáticas do fármaco, se estiver disponível, será especialmente proveitosa. A baixa adesão, quando o paciente não segue a terapia prescrita, é um problema especialmente frequente no tratamento em longo prazo de doenças, como a hipertensão e a epilepsia, ocorrendo em ≥ 25% dos pacientes nos ambientes terapêuticos em que não se faz qualquer esforço especial para convencê-los da sua responsabilidade sobre a sua própria saúde. Os esquemas com múltiplas doses de vários fármacos por dia são particularmente propensos à baixa adesão.

O monitoramento da resposta à terapia, por meio de medidas fisiológicas ou por determinação das concentrações plasmáticas, exige a compreensão das relações entre a concentração plasmática e os efeitos previstos. Por exemplo, são realizadas medidas do intervalo QT durante o tratamento com sotalol ou dofetilida para evitar o prolongamento acentuado do intervalo QT, o que poderia desencadear arritmias graves. Nesse cenário, é mais apropriado avaliar o eletrocardiograma no momento previsto para o pico da concentração plasmática e do efeito (p. ex., 1 a 2 horas após a dose no estado de equilíbrio). A manutenção de níveis elevados de vancomicina leva a risco de nefrotoxicidade, então as dosagens devem ser ajustadas com base nas concentrações plasmáticas medidas imediatamente antes da próxima dose ser administrada (pré-dose). Da mesma forma, durante o ajuste da dose de outros fármacos (p. ex., anticonvulsivantes), deve-se medir a concentração em seus valores mínimos durante o intervalo entre as doses, logo antes da dose seguinte em estabilidade dinâmica (Fig. 67-4), a fim de garantir a manutenção do efeito terapêutico.

Concentração plasmática do fármaco como guia do tratamento Fatores como interações com outros agentes, alterações na eliminação e na distribuição induzidas por doenças e variação genética na destinação do fármaco combinam-se para produzir uma ampla faixa de níveis plasmáticos em pacientes tratados com dose idêntica. Assim, caso se estabeleça uma relação previsível entre a concentração plasmática do fármaco e os efeitos benéficos ou adversos, a medição dos níveis plasmáticos constitui um recurso valioso para orientar a seleção de uma dose ideal, especialmente quando há uma faixa estreita entre os níveis plasmáticos que produzem efeitos terapêuticos e adversos. Esse monitoramento terapêutico de fármacos é usado frequentemente com certos tipos de medicamentos, incluindo muitos anticonvulsivantes, agentes imunossupressores, antiarrítmicos e antibióticos. Por outro lado, se não for possível estabelecer uma relação como essa (p. ex., se o acesso do fármaco a locais importantes de ação fora do plasma for altamente variável), o monitoramento da concentração plasmática pode não fornecer uma orientação precisa para a terapia (Fig. 67-5).

A situação comum de eliminação de primeira ordem significa que, em estabilidade dinâmica, as concentrações médias, máximas e mínimas possuem uma relação linear com a dose. Desse modo, pode-se ajustar a dose de manutenção com base na razão entre as concentrações desejadas e as medidas em estabilidade dinâmica; por exemplo, caso se deseje dobrar a concentração plasmática em estabilidade dinâmica, deve-se dobrar a dose. Isso não se aplica a fármacos eliminados por cinética de ordem zero (quantidade fixa por unidade de tempo), onde pequenos aumentos de dosagem produzirão aumentos desproporcionais na concentração plasmática; exemplos incluem fenitoína e teofilina.

Se for necessário um aumento na dosagem, geralmente é melhor aumentar a dose do fármaco e manter o intervalo de dosagem constante (p. ex., administrando-se 200 mg a cada 8 horas em vez de 100 mg a cada 8 horas). No entanto, essa abordagem é aceitável apenas se a concentração máxima resultante não for tóxica e se o nível mínimo não ficar abaixo da concentração efetiva mínima por um período de tempo indesejável. Como alternativa, pode-se modificar a estabilidade dinâmica ao alterar a frequência das doses intermitentes em vez de aumentar o tamanho de cada dose. Nesse caso, a magnitude das flutuações em torno do nível médio em estabilidade dinâmica mudará – quanto menor o intervalo entre as doses, menor a diferença entre os níveis máximo e mínimo.

EFEITOS DA DOENÇA NA CONCENTRAÇÃO E NA RESPOSTA AO FÁRMACO

DOENÇA RENAL

A excreção renal do fármaco e seus metabólitos geralmente é realizada por filtração glomerular e por transportadores específicos. Se um fármaco ou seus metabólitos forem excretados principalmente pelos rins, e se os níveis elevados do fármaco estiverem associados a RAFs (um exemplo de "farmacocinética de alto risco", descrita anteriormente), é preciso reduzir as doses do medicamento em pacientes que apresentam disfunção renal, de modo a evitar a toxicidade. Os antiarrítmicos dofetilida e sotalol sofrem excreção renal predominantemente e apresentam risco de prolongamento do intervalo QT se as doses não forem reduzidas nas doenças renais. Na doença renal em estágio terminal, o sotalol é administrado em uma dose de 40 mg após a diálise (a cada segundo dia), em comparação com a dose diária habitual, de 80 a 120 mg a cada 12 horas. Nas doses aprovadas, o anticoagulante edoxabana parece ser um pouco mais efetivo em indivíduos com disfunção renal leve, refletindo, possivelmente, níveis mais elevados do fármaco. O analgésico narcótico meperidina sofre extenso metabolismo hepático, de modo que a presença de insuficiência renal tem pouco efeito na sua concentração plasmática. Contudo, seu metabólito, a normeperidina, sofre excreção renal, acumula-se na insuficiência renal e provavelmente responde por sinais de excitação do SNC, como irritabilidade, espasmos e crises convulsivas, que aparecem quando várias doses de meperidina são administradas a pacientes com doença renal. A ligação à proteínas de alguns fármacos (p. ex., fenitoína) pode estar alterada na uremia, por isso a medição da concentração do fármaco livre pode ser desejável.

Na doença renal em estágio não terminal, as alterações da depuração renal dos fármacos geralmente são proporcionais às da depuração de creatinina, a qual pode ser medida diretamente ou estimada a partir da creatinina sérica. Essa estimativa, combinada com o conhecimento da proporção do fármaco excretado por via renal *versus* não renal, possibilita deduzir o ajuste de dose necessário. Na prática, a maioria das decisões acerca do ajuste da dose em pacientes que têm insuficiência renal utiliza recomendações publicadas sobre a dose ou sobre seu intervalo de acordo com a intensidade da disfunção renal indicada pela depuração da creatinina. Qualquer modificação da dose é uma aproximação inicial, devendo ser seguida por dados das concentrações plasmáticas (se disponíveis) e observação clínica, para otimizar o tratamento de cada paciente.

DOENÇA HEPÁTICA

As provas de função hepática habituais não ajudam no ajuste das doses em doenças como hepatite ou cirrose. O metabolismo de primeira passagem pode diminuir, levando a um aumento da biodisponibilidade oral como consequência de disfunção dos hepatócitos, alteração da arquitetura hepática e derivações portocavas. A biodisponibilidade oral dos fármacos que sofrem alto metabolismo de primeira passagem, tais como morfina, meperidina, midazolam e nifedipino, quase dobra nos pacientes cirróticos em comparação com os que têm função hepática normal. Por isso, em tal contexto, deve-se reduzir a dose oral dos referidos fármacos.

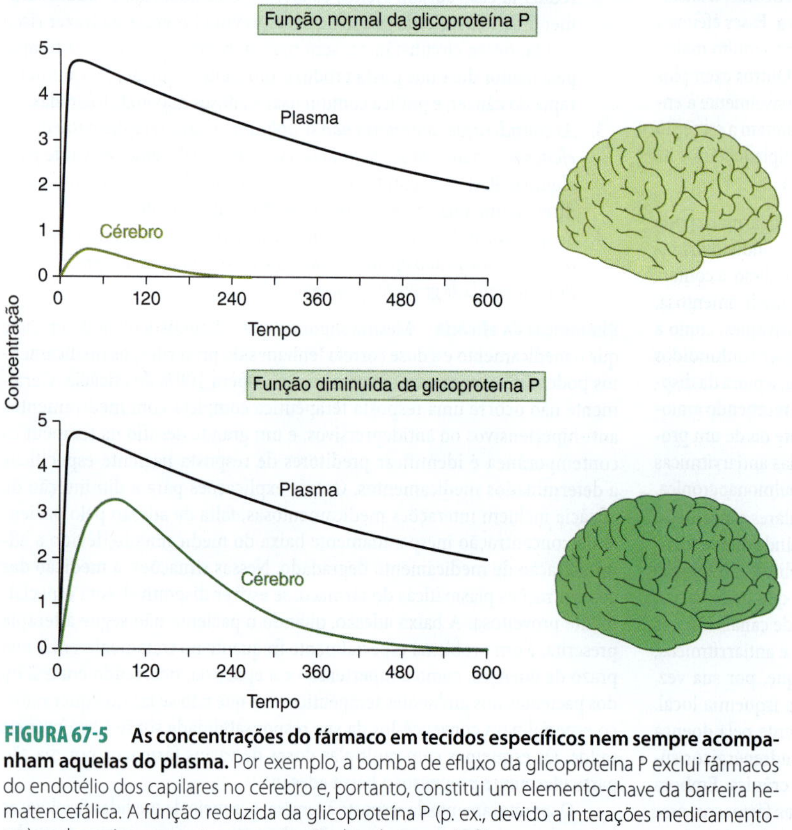

FIGURA 67-5 **As concentrações do fármaco em tecidos específicos nem sempre acompanham aquelas do plasma.** Por exemplo, a bomba de efluxo da glicoproteína P exclui fármacos do endotélio dos capilares no cérebro e, portanto, constitui um elemento-chave da barreira hematencefálica. A função reduzida da glicoproteína P (p. ex., devido a interações medicamentosas) pode, assim, aumentar a penetração de substratos de fármacos no cérebro, mesmo quando as concentrações plasmáticas não são alteradas.

INSUFICIÊNCIA CARDÍACA E CHOQUE

Em condições de hipoperfusão tecidual, o débito cardíaco se redistribui para preservar o fluxo sanguíneo do coração e do encéfalo à custa dos outros tecidos (Cap. 257). Em consequência, os fármacos podem ser distribuídos para um volume de distribuição menor, concentrações mais altas do fármaco estarão presentes no plasma, e os tecidos mais bem perfundidos (o encéfalo e o coração) serão expostos a concentrações mais altas, resultando em aumento de efeitos cardíacos e do SNC. Além disso, a diminuição da perfusão do rim e do fígado pode prejudicar a depuração do fármaco. Outra consequência da insuficiência cardíaca grave é a redução da perfusão intestinal, que pode reduzir a absorção do fármaco e, portanto, levar a uma redução ou ausência de efeito nas terapias administradas por via oral.

USO DE FÁRMACOS EM IDOSOS

Nos idosos, múltiplas patologias e medicamentos usados para tratamento resultam em mais interações medicamentosas e RAFs. O envelhecimento também modifica a função dos órgãos, especialmente dos envolvidos na distribuição dos fármacos. Doses iniciais devem ser menores do que a dosagem habitual para adultos, devendo ser aumentadas lentamente. O número de medicações e as doses diárias devem ser mantidos o mais baixo possível.

Mesmo na ausência de doença renal, a depuração renal diminui em 35 a 50% nos pacientes idosos. As doses devem ser ajustadas com base na depuração da creatinina. O envelhecimento também reduz o tamanho do fígado, o fluxo sanguíneo hepático e, possivelmente, a atividade das enzimas hepáticas metabolizadoras dos fármacos; desse modo, a depuração hepática de alguns fármacos é diminuída no idoso. Tal como acontece com a doença hepática (citado anteriormente), essas alterações não são facilmente previstas.

Os pacientes idosos podem exibir alteração da sensibilidade aos fármacos. São exemplos o aumento dos efeitos analgésicos dos opioides, o aumento da sedação pelos benzodiazepínicos e outros depressores do SNC, bem como o aumento do risco de sangramento durante a terapia anticoagulante, ainda que os parâmetros da coagulação sejam bem controlados. Respostas exacerbadas aos fármacos cardiovasculares também são comuns em virtude da menor responsividade dos mecanismos homeostáticos normais. Por outro lado, o idoso mostra uma sensibilidade reduzida aos bloqueadores dos receptores β-adrenérgicos.

As RAFs são especialmente comuns em idosos devido à farmacocinética e farmacodinâmica alteradas, ao uso frequente de esquemas multimedicamentosos e à doença concomitante. Por exemplo, o uso de benzodiazepínicos de meia-vida longa está associado à ocorrência de fraturas do quadril em pacientes idosos, o que talvez reflita o risco de quedas com o uso desses fármacos (devido ao aumento da sedação) e a incidência aumentada de osteoporose em pacientes idosos. Em pesquisas populacionais de idosos não institucionalizados, cerca de 10% tiveram pelo menos uma RAF no ano anterior.

USO DE FÁRMACOS EM CRIANÇAS

Embora existam poucos medicamentos específicos para uso pediátrico, há muitas indicações (p. ex., imunoglobulina intravenosa e ácido acetilsalicílico para doença de Kawasaki) e RAFs (p. ex., estenose pilórica após exposição à eritromicina em bebês) que são específicas para a pediatria. O metabolismo dos fármacos e as vias de resposta aos medicamentos amadurecem em taxas diferentes após o nascimento, e o tamanho relativo de vários compartimentos do corpo e a função de vários órgãos mudam durante o desenvolvimento. Há uma maior motivação para evitar a toxicidade de órgãos, dada a longa expectativa de vida pós-exposição ao medicamento. Existem poucos estudos que fornecem evidências empíricas para orientar a dosagem pediátrica. Na prática, as doses são ajustadas pelo tamanho (peso ou área de superfície corporal) como uma primeira aproximação, a menos que dados específicos por idade estejam disponíveis. Como em adultos, as doses mais baixas previstas para alcançar o benefício clínico são geralmente prescritas, potencialmente seguidas pelo ajuste da dosagem.

INTERAÇÕES ENTRE FÁRMACOS

As interações medicamentosas podem complicar a terapia aumentando ou diminuindo a ação de um medicamento; as interações podem ser baseadas em mudanças na disposição do medicamento ou na resposta ao medicamento na ausência de alterações nos níveis do medicamento (Tab. 67-2). *As interações devem ser levadas em conta no diagnóstico diferencial de qualquer resposta incomum durante a terapia farmacológica.* Os médicos devem ter em mente que muitos pacientes os procuram com um legado de

TABELA 67-2 ■ Interações medicamentosas

Mecanismo	Exemplo
Interações farmacocinéticas causando diminuição do efeito do medicamento	
Absorção diminuída devido à ligação do fármaco no intestino	Antiácidos ou sequestradores de ácidos biliares diminuem a absorção de muitos medicamentos: Antiácidos/tetraciclinas Colestiramina/digoxina
Diminuição da solubilidade devido ao pH gástrico alterado	Bloqueadores do receptor H_2 ou inibidores da bomba de prótons diminuem a solubilidade e a absorção de bases fracas: Omeprazol/cetoconazol
Indução do metabolismo do fármaco e/ou transporte do fármaco: Rifampicina Carbamazepina Fenitoína Erva-de-são-joão Glutetimida (também tabagismo, exposição a inseticidas clorados e ingestão crônica de álcool)	Concentrações e efeitos diminuídos de: Varfarina Quinidina Ciclosporina Losartana Contraceptivos orais Metadona Dabigatrana
Diminuição da bioativação de profármacos	Inibidores da bomba de prótons podem diminuir a bioativação do clopidogrel Inibidores da CYP2D6 (fluoxetina, paroxetina, quinidina e outros) podem reduzir a bioativação da codeína
Entrega reduzida do fármaco aos locais ativos de ação	Os tricíclicos impedem a captação de clonidina em neurônios adrenérgicos, prevenindo efeitos anti-hipertensivos
Interações farmacocinéticas causando aumento do efeito do medicamento	
Inibição do metabolismo de fármacos	Cimetidina (inibe muitas CYPs): Varfarina Teofilina Fenitoína Inibidores de CYP2D6[a]/β-bloqueadores Inibidores de CYP3A[a]: Inibidores da HMG-CoA-redutase Colchicina (risco de toxicidade) Necessidade de redução da dose de ciclosporina
Transporte de fármacos inibido	Amiodarona (inibe muitas CYPs e glicoproteína P): Varfarina Digoxina Dabigatrana
Inibição do metabolismo de fármacos causando acúmulo de metabólitos tóxicos	Alopurinol (inibidor da xantinoxidase) inibe uma via alternativa de eliminação de azatioprina e 6-mercaptopurina, aumentando o risco de toxicidade
Diminuição da eliminação devido à função renal alterada	Inibidores do transporte tubular renal (fenilbutazona, probenecida, salicilatos) aumentam a toxicidade do metotrexato
Interações medicamentosas farmacodinâmicas	
Efeitos combinados no mesmo processo biológico	Sangramento excessivo com combinações de antiplaquetários, anticoagulantes e AINEs Arritmias relacionadas ao intervalo QT longo com antiarrítmicos que prolongam QT mais diuréticos Hiperpotassemia com inibidores da ECA mais potássio Hipotensão com nitratos mais sildenafila
Efeitos antagônicos no mesmo processo biológico	Perda do efeito de fármacos anti-hipertensivos com AINEs

[a]Ver Tabela 67-1.

Siglas: ECA, enzima conversora de angiotensina; CYP, citocromo P; AINE, anti-inflamatório não esteroide.

fármacos adquirido durante experiências clínicas prévias, muitas vezes com vários médicos que nem sempre tinham conhecimento de todos os medicamentos usados pelo paciente. Um histórico farmacológico meticuloso deve listar todos os medicamentos, incluindo agentes que não são frequentemente mencionados durante o interrogatório, como medicamentos de venda livre, suplementos alimentares e agentes tópicos, como colírios. Listas de interações estão disponíveis em várias fontes eletrônicas. Embora não seja realista esperar que o médico memorize todas as possíveis interações, certos medicamentos possuem risco potencial de gerar interações, muitas vezes inibindo ou induzindo vias específicas de eliminação de medicamentos; estes incluem inibidores de CYP2D6, CYP3A e glicoproteína P (Tab. 67-1) e indutores de CYP3A/glicoproteína P (Tab. 67-2). Consequentemente, quando o uso desses fármacos é introduzido ou suspenso, o médico deve ficar especialmente alerta à possibilidade de interações.

REAÇÕES ADVERSAS A FÁRMACOS

Os efeitos benéficos dos fármacos são acompanhados do risco inevitável de efeitos indesejados. A morbidade e a mortalidade dessas RAFs muitas vezes levam a problemas de diagnóstico, pois elas podem acometer qualquer órgão e sistema corporal, podendo ser confundidas com sinais de doença subjacente. Além disso, algumas pesquisas sugerem que a terapia medicamentosa para uma série de condições crônicas, como doenças psiquiátricas ou hipertensão, não atinge o objetivo desejado em até metade dos pacientes tratados; assim, o efeito "adverso" mais comum da droga pode ser a falha de eficácia.

As RAFs podem ser classificadas em dois grandes grupos. As reações do tipo A resultam do exagero de uma ação farmacológica esperada do fármaco, como aumento do sangramento com anticoagulantes ou supressão da medula óssea com alguns antineoplásicos, e tendem a ser dose-dependentes. As reações do tipo B resultam de efeitos tóxicos não relacionados com as ações farmacológicas pretendidas. Estes últimos efeitos muitas vezes não são previstos (particularmente com novos fármacos) e, com frequência, são graves e podem resultar de mecanismos reconhecidos (especialmente imunológicos) bem como de mecanismos previamente não descritos. As reações do tipo B podem ocorrer em baixas dosagens e são frequentemente denominadas dose-independentes.

Os medicamentos podem aumentar a frequência de um evento comum na população geral, e isso pode ser especialmente difícil de reconhecer; um exemplo é o aumento de infartos do miocárdio que foi observado com o inibidor da COX-2 rofecoxibe. Os medicamentos também podem causar RAFs raras e graves, como anormalidades hematológicas, arritmias, reações cutâneas graves ou disfunção hepática ou renal. Antes da aprovação regulatória e comercialização, novos medicamentos são testados em relativamente poucos pacientes que tendem a ficar menos doentes e a ter menos doenças concomitantes do que aqueles pacientes que posteriormente recebem o medicamento terapeuticamente. Devido ao número relativamente pequeno de pacientes estudados em ensaios clínicos e à natureza seletiva desses pacientes, as RAFs raras geralmente não são detectadas antes da aprovação de um fármaco; na verdade, se elas forem detectadas, os novos fármacos geralmente não são aprovados. Portanto, os médicos precisam ser cautelosos na prescrição de novos medicamentos e alertar quanto ao aparecimento de RAFs ainda não identificadas.

A elucidação dos mecanismos subjacentes às RAFs pode auxiliar no desenvolvimento de compostos mais seguros ou permitir que um subgrupo de pacientes com risco especialmente alto seja excluído da exposição ao medicamento. Os sistemas nacionais de notificação de reações adversas, tais como os operados pela FDA nos Estados Unidos e pelo Committee on Safety of Medicines na Grã-Bretanha, podem ser úteis. A publicação ou notificação de uma RAF recentemente reconhecida pode, em pouco tempo, estimular muitos relatos semelhantes de reações que anteriormente não eram reconhecidas.

Em algumas situações, os efeitos "adversos" são explorados para criar uma indicação inteiramente nova do fármaco. O crescimento indesejado de pelos durante o tratamento com minoxidil em pacientes gravemente hipertensos levou ao desenvolvimento do fármaco para o crescimento de cabelos. A sildenafila foi inicialmente desenvolvida como um antianginoso, mas seu efeito sobre a disfunção erétil não apenas levou a uma nova indicação farmacológica, como também aumentou a compreensão do papel da fosfodiesterase tipo 5 no tecido erétil. Tais exemplos reforçam o conceito de que os médicos devem permanecer atentos quanto à possibilidade de que sintomas incomuns reflitam efeitos desconhecidos dos fármacos.

Cerca de 25 a 50% dos pacientes cometem erros na autoadministração de medicamentos prescritos, e esses erros podem ser responsáveis por RAFs. De modo semelhante, os pacientes cometem erros no uso de medicamentos de venda livre por não ler ou seguir as instruções da bula. Os profissionais de saúde deve reconhecer que fornecer instruções com a prescrição nem sempre garante a adesão.

Nos hospitais, os fármacos são administrados em ambiente controlado, e, em geral, a adesão do paciente é garantida. Entretanto, podem ocorrer erros – o fármaco ou a dose errados podem ser administrados, ou o fármaco pode ser fornecido ao paciente errado –, e uma melhoria nos sistemas de distribuição e de administração dos fármacos deve ajudar a solucionar esse problema.

ESCOPO DO PROBLEMA

Uma estimativa no Reino Unido foi que 6,5% de todas as internações hospitalares decorrem de RAFs e que 2,3% desses pacientes (0,15%) morreram como resultado. Os medicamentos mais comumente responsáveis foram ácido acetilsalicílico, anti-inflamatórios não esteroides, diuréticos, varfarina, inibidores da ECA, antidepressivos, opiáceos, digoxina, esteroides e clopidogrel. Um estudo no final da década de 1990 sugeriu que as RAFs foram responsáveis por mais de 100 mil mortes hospitalares nos Estados Unidos, tornando-as a quarta a sexta causa mais comum de morte hospitalar. Outro estudo realizado 10 anos depois não demonstrou qualquer mudança nessa tendência.

Nos hospitais, os pacientes recebem, em média, 10 fármacos diferentes durante cada internação. Quanto mais doente o paciente, mais medicamentos são administrados e há um aumento correspondente na probabilidade de RAFs. Quando < 6 fármacos diferentes são fornecidos a pacientes hospitalizados, a probabilidade de ocorrer uma RAF é de aproximadamente 5%, mas se > 15 fármacos forem administrados, a probabilidade será > 40%. As RAFs graves também são bem reconhecidas com fitoterápicos e medicamentos de venda livre; exemplos incluem hepatotoxicidade associada a *kava*, eosinofilia-mialgia associada ao L-triptofano e acidente vascular cerebral associado a fenilpropanolamina; todas essas reações causaram fatalidades.

TOXICIDADE NÃO RELACIONADA COM A ATIVIDADE FARMACOLÓGICA PRIMÁRIA DE UM FÁRMACO

Fármacos ou, mais comumente, metabólitos reativos gerados pelas CYPs podem ligar-se covalentemente a macromoléculas teciduais (como as proteínas ou o DNA), causando toxicidade. Em virtude da natureza reativa desses metabólitos, a ligação covalente muitas vezes ocorre próximo ao local de produção, geralmente no fígado.

Paracetamol A causa mais comum da hepatotoxicidade medicamentosa é a superdosagem de paracetamol (Cap. 340). Normalmente, os metabólitos reativos são eliminados por combinação com a glutationa hepática. Quando há depleção da glutationa, os metabólitos passam a ligar-se às proteínas hepáticas, com a resultante lesão dos hepatócitos. A necrose hepática produzida pela ingestão de paracetamol pode ser evitada, ou ao menos atenuada, pela administração de substâncias como a *N*-acetilcisteína, que reduz a ligação dos metabólitos eletrofílicos às proteínas hepáticas. O risco de necrose hepática relacionada com o paracetamol é aumentado nos pacientes que recebem fármacos como fenobarbital ou fenitoína, os quais aumentam a taxa de metabolismo dos fármacos, ou etanol, que deteriora as reservas de glutationa. Essa toxicidade ocorre mesmo em doses terapêuticas; por isso, os pacientes em risco por causa de tais mecanismos devem ser alertados.

Reações imunológicas A maioria dos agentes farmacológicos consiste em haptenos, pequenas moléculas com pesos moleculares baixos (< 2.000) que, portanto, são imunógenos fracos. Por isso, a geração de resposta imune a um fármaco geralmente requer a ativação *in vivo* e a ligação covalente a uma proteína, um carboidrato ou um ácido nucleico.

A estimulação farmacológica da produção de anticorpos pode mediar lesões teciduais por diversos mecanismos. O anticorpo pode atacar o fármaco quando este se encontra ligado covalentemente a uma célula, destruindo-a desse modo. Isso ocorre na anemia hemolítica induzida pela penicilina. Os complexos anticorpo-fármaco-antígeno podem ser adsorvidos passivamente por uma célula espectadora, que é depois destruída por ativação do complemento; isso ocorre na trombocitopenia induzida por quinina e quinidina. A trombocitopenia induzida por heparina tem origem quando anticorpos contra complexos do peptídeo do fator 4 plaquetário e heparina geram imunocomplexos que ativam as plaquetas; assim, a trombocitopenia é acompanhada de trombose "paradoxal" e é tratada com inibidores de trombina. Os fármacos ou seus metabólitos reativos podem alterar um tecido do hospedeiro, tornando-o antigênico e suscitando autoanticorpos. Por exemplo, a hidralazina e a procainamida (ou seus metabólitos reativos) podem alterar quimicamente o material nuclear, estimulando a formação de fatores antinucleares e, às vezes, causando lúpus eritematoso. A aplasia eritroide pura induzida por fármaco (Cap. 102) advém de reação adversa de origem imune.

A doença do soro (Cap. 352) resulta do depósito de complexos fármaco-anticorpo circulantes nas superfícies endoteliais. Ocorre ativação do complemento, fatores quimiotáticos são gerados localmente e surge uma resposta inflamatória no local de retenção dos complexos. Podem sobrevir artralgias, urticária, linfadenopatia, glomerulonefrite ou encefalite. As proteínas estranhas (vacinas, estreptocinase, anticorpos terapêuticos) e os antibióticos são causas comuns. Muitos fármacos, em particular os antimicrobianos, os inibidores da ECA e o ácido acetilsalicílico, podem desencadear anafilaxia com a produção de IgE, que se liga às membranas dos mastócitos. O contato com um antígeno do fármaco desencadeia uma série de eventos bioquímicos no mastócito e resulta na liberação de mediadores que acarretam tipicamente urticária, sibilos, rubor, rinorreia e (às vezes) hipotensão.

Os fármacos também podem suscitar respostas imunes celulares. Uma reação grave é a síndrome de Stevens-Johnson/necrólise epidérmica tóxica (SSJ/NET), que pode levar à morte em consequência de descamação cutânea maciça mediada por células T. Outra provável reação medicamentosa imunomediada é a síndrome DRESS (reação medicamentosa com eosinofilia e sintomas sistêmicos), uma RAF rara com curso recidivante crônico, muitas vezes desencadeada por medicamentos anticonvulsivantes e possivelmente decorrente da reativação do herpes-vírus. Conforme descrito no Capítulo 68, variantes genéticas específicas parecem necessárias, mas não são suficientes para causar SSJ/NET ou DRESS.

Embora o uso de anticorpos direcionados a pontos de controle imunológicos esteja melhorando drasticamente o prognóstico em muitos cânceres, esses agentes também foram associados ao desenvolvimento imprevisível de muitas RAFs aparentemente relacionadas ao sistema imunológico. Algumas, como colite ou tireoidite, podem ser autolimitadas ou manejáveis com medicamentos, enquanto outras, principalmente a miocardite, são mais raras, mas podem ser rapidamente fatais.

DIAGNÓSTICO E TRATAMENTO DAS REAÇÕES ADVERSAS A FÁRMACOS

As manifestações das doenças induzidas por fármacos frequentemente se assemelham a outras enfermidades, e um determinado conjunto de manifestações pode ser produzido por fármacos distintos. O reconhecimento do papel de um ou mais fármacos em uma doença depende da consideração das possíveis RAFs em qualquer doença, da identificação da relação temporal entre a administração do fármaco e o aparecimento da doença, bem como da familiaridade com as manifestações comuns dos fármacos.

Uma suspeita de RAF que se desenvolve após a introdução de um novo medicamento implica, naturalmente, tal medicamento; no entanto, também é importante lembrar que uma interação medicamentosa pode ser responsável. Assim, por exemplo, um paciente em tratamento com uma dose de varfarina estável contínua pode desenvolver uma complicação hemorrágica após a introdução de amiodarona; isso não reflete uma reação direta à amiodarona, mas sim seu efeito inibitório do metabolismo da varfarina. Muitas correlações entre determinados medicamentos e reações específicas foram descritas, mas sempre há uma "primeira vez" para uma nova associação, e qualquer medicamento deve ser suspeito de causar uma RAF se o quadro clínico for apropriado.

O efeito adverso relacionado com a ação farmacológica desejada de um agente muitas vezes é reconhecido com maior facilidade do que o efeito adverso atribuído à resposta imune ou a outros mecanismos.

Por exemplo, efeitos colaterais como arritmias cardíacas em pacientes que estão fazendo uso de digitálicos, hipoglicemia em pacientes que estão recebendo insulina ou sangramento em pacientes submetidos à terapia com anticoagulantes são mais facilmente correlacionados com um fármaco do que sintomas como febre ou exantema, os quais podem ser causados por muitos agentes ou por outros fatores. A febre medicamentosa frequentemente escapa ao diagnóstico inicial, visto que a febre constitui uma manifestação comum de doença.

As listagens eletrônicas de RAFs podem ser úteis. Porém, compilações enormes frequentemente oferecem pouco senso de perspectiva em termos da frequência e gravidade, que variam sobremodo entre os pacientes.

A obtenção da história de uso de fármacos de cada paciente é importante para o diagnóstico. Deve-se dar atenção aos fármacos de venda livre e aos fitoterápicos, assim como aos fármacos prescritos. Todos podem ser responsáveis por RAFs, e podem ocorrer interações adversas entre medicamentos de venda livre e medicamentos prescritos. A perda de eficácia de contraceptivos orais ou ciclosporina com o uso concomitante de erva-de-são-joão (um indutor de glicoproteína P) é um exemplo (Tab. 67-2). Além disso, é comum que os pacientes sejam assistidos por vários médicos e, por isso, eles podem receber fármacos duplicados, aditivos, antagonistas ou sinérgicos caso os médicos não atentem para o histórico de fármacos do paciente. Os prontuários eletrônicos podem ajudar a mitigar esse problema, mas somente se todos os médicos usarem o mesmo sistema eletrônico. Os medicamentos suspensos por ineficácia ou efeitos adversos devem ser documentados para evitar a reexposição desnecessária e potencialmente perigosa. Uma fonte frequentemente menosprezada de exposição a agentes adicionais é a terapia tópica; por exemplo, um paciente que se queixa de broncospasmo pode não mencionar que está usando um betabloqueador oftálmico, a menos que seja inquirido especificamente. Um histórico de RAFs anteriores em pacientes é comum. Como esses pacientes mostraram predisposição a doenças induzidas por fármacos, uma história positiva deve aumentar a cautela ao prescrever novos fármacos.

Os exames laboratoriais podem incluir a demonstração de anticorpos séricos em algumas pessoas que têm alergia a fármacos envolvendo os elementos celulares do sangue, como agranulocitose, anemia hemolítica e trombocitopenia. Por exemplo, a quinina e a quinidina podem produzir aglutinação plaquetária *in vitro* na presença de complemento e soro de um paciente que tenha apresentado trombocitopenia após o uso desses fármacos. Anormalidades bioquímicas, como deficiência de G6PD, nível sérico de pseudocolinesterase ou genotipagem, também podem ser úteis no diagnóstico, especialmente após a ocorrência de uma RAF no paciente ou em um membro da família (Cap. 68).

Quando há suspeita de reação adversa, a suspensão do uso do fármaco suspeito seguida do desaparecimento da reação é evidência presuntiva de reação induzida por fármaco. Podem-se tentar obter evidências confirmadoras com a reintrodução cautelosa do agente e observação de reaparecimento da reação. No entanto, isso deve ser feito apenas se a confirmação for útil no manejo futuro do paciente. Como a reexposição traz riscos, geralmente é evitada, a menos que o medicamento suspeito seja fundamental para o cuidado do paciente. Quando a reação é considerada imunológica, o desafio geralmente é evitado. Com RAFs dependentes de concentração, a redução da dosagem pode fazer com que a reação desapareça, e o seu aumento pode fazer com que a reação reapareça. As RAFs graves mediadas imunologicamente são tratadas com esteroides em altas doses; outros agentes imunossupressores, como rituximabe, infliximabe ou micofenolato de mofetila; ou plasmaférese.

Se o paciente estiver recebendo muitos fármacos quando se suspeita de reação adversa, os medicamentos com maior probabilidade de serem responsáveis geralmente podem ser identificados; devem ser incluídos os potenciais agentes culpados e os fármacos que alteram sua eliminação. Todos os fármacos podem ser descontinuados de uma vez ou, se não for possível, um de cada vez, começando pelos que despertam maior suspeita, com atenção aos sinais de melhora do paciente. O tempo necessário para que um efeito adverso dependente da concentração desapareça deriva do tempo decorrido até que a concentração caia abaixo da faixa associada ao efeito adverso, que, por sua vez, depende do nível sanguíneo inicial e da taxa de eliminação ou metabolismo do fármaco. Os efeitos adversos de fármacos que têm meia-vida longa ou aqueles não diretamente relacionados com a concentração sérica podem levar um tempo considerável para desaparecer.

PROCESSO DE DESENVOLVIMENTO DE FÁRMACOS

Farmacoterapia é antiga na cultura humana. Os primeiros tratamentos eram extratos de plantas descobertos empiricamente para indicações como febre, dor ou dispneia. Essa abordagem empírica baseada em sintomas para o desenvolvimento de fármacos foi suplantada no século XX pela identificação de compostos direcionados para processos biológicos mais fundamentais, como o crescimento bacteriano ou a pressão arterial elevada. O termo "bala mágica" (*magic bullet*), criado por Paul Ehrlich para descrever a pesquisa de compostos efetivos para a sífilis, capta a essência da esperança de que a compreensão dos processos biológicos básicos deverá levar ao desenvolvimento de novas terapias altamente efetivas.

Um ponto de partida comum para o desenvolvimento de muitas terapias modernas amplamente utilizadas tem sido descobertas biológicas básicas que implicam moléculas-alvo potenciais: exemplos dessas moléculas-alvo incluem a HMG-CoA-redutase, uma etapa essencial na biossíntese do colesterol, ou a mutação V600E em *BRAF*, que parece promover o desenvolvimento de alguns melanomas malignos e outros tumores. O desenvolvimento de compostos dirigidos a essas moléculas não apenas revolucionou o tratamento de doenças como a hipercolesterolemia e o melanoma maligno, mas também revelou novas características biológicas de doenças. Assim, por exemplo, o sucesso inicial espetacular com o vemurafenibe (dirigido contra V600E *BRAF*) foi seguido por recidiva quase universal dos tumores, sugerindo fortemente que a inibição dessa via isoladamente não seria suficiente para o controle do tumor. Esse raciocínio, por sua vez, sustenta uma visão de que muitas doenças complexas não se deixarão curar apenas com uma "bala mágica"; em vez disso, fármacos isolados ou em combinação deverão atacar múltiplas vias cujas perturbações resultam em doença. O uso de terapia combinada em situações como hipertensão, tuberculose, infecção por HIV e muitos tipos de câncer ressalta o potencial dessa visão de "biologia de sistemas" para a terapia farmacológica.

Uma abordagem comum no desenvolvimento atual de fármacos é iniciar com um procedimento de rastreamento de alto desempenho para identificar substâncias químicas "condutoras" capazes de modular atividades de um alvo farmacológico potencial. O próximo passo é a aplicação de uma modificação baseada na química clínica, cada vez mais sofisticada, da substância "condutora" para desenvolver compostos com especificidade para o alvo escolhido, ausência de efeitos "fora do alvo" e propriedades farmacocinéticas adequadas para uso humano (p. ex., biodisponibilidade consistente, meia-vida de eliminação longa e ausência de características farmacocinéticas de alto risco). A avaliação de medicamentos em seres humanos prossegue da segurança e tolerância inicial (fase 1) para a determinação da dose (fase 2) e depois para grandes ensaios de eficácia (fase 3). Trata-se de um processo muito oneroso, e a grande maioria dos compostos falha em algum ponto. Por essa razão, são necessárias novas abordagens para a identificação precoce de prováveis sucessos e fracassos. Uma ideia, descrita de modo mais pormenorizado no Capítulo 68, é utilizar a genômica ou outras abordagens de caracterização de alto desempenho não apenas para a identificação de novos alvos para fármacos, mas também para o reconhecimento de subtipos de doenças para os quais fármacos aprovados para outras indicações podem ser "redirecionados", evitando, assim, o processo de desenvolvimento oneroso.

RESUMO

A farmacologia clínica moderna busca substituir o empirismo no uso dos fármacos pela terapia baseada no conhecimento profundo dos fatores que determinam a resposta do indivíduo à terapia farmacológica. A farmacologia molecular, a farmacocinética, a genética, os ensaios clínicos e o treinamento do médico contribuem para esse processo. Nenhuma resposta farmacológica deve ser denominada *idiossincrásica*; todas as respostas têm um mecanismo cuja compreensão ajudará a orientar a terapia futura com aquele fármaco ou seus sucessores. A rápida expansão do conhecimento da variabilidade nas ações dos fármacos torna o processo de prescrever fármacos um desafio cada vez maior para o médico. Contudo, certos princípios fundamentais devem nortear o processo:

- Os benefícios da terapia farmacológica, embora definidos, sempre devem superar o risco.
- Deve-se usar a menor dose necessária para produzir o efeito desejado.
- Deve-se reduzir ao mínimo o número de medicamentos e de doses por dia.
- Embora a literatura esteja se expandindo rapidamente, o acesso a ela está se tornando mais fácil; instrumentos eletrônicos para consulta de bancos de dados da literatura e opiniões imparciais se tornarão cada vez mais comuns.
- A genética exerce um papel na determinação da variabilidade na resposta aos fármacos, podendo tornar-se parte da prática clínica.
- Os sistemas farmacêuticos e de prontuário eletrônico incorporarão cada vez mais conselhos de prescrição, tais como medicamentos indicados não usados; prescrição de medicamentos não indicados; e potenciais erros de dosagem, interações medicamentosas ou respostas medicamentosas geneticamente determinadas.
- Os prescritores devem ser particularmente cautelosos ao adicionar ou interromper medicamentos específicos que são especialmente propensos a provocar interações e reações adversas a fármacos.
- Os médicos devem usar um número limitado de fármacos, com os quais estejam plenamente familiarizados.

LEITURAS ADICIONAIS

Barrett JS et al: Challenges and opportunities in the development of medical therapies for pediatric populations and the role of extrapolation. Clin Pharmacol Ther 103:419, 2018.

Holford N: Pharmacodynamic principles and the time course of immediate drug effects. Transl Clin Pharmacol 25:157, 2017.

MacRae CA et al: The future of cardiovascular therapeutics. Circulation 133:2610, 2016.

Mueller KT et al: The role of clinical pharmacology across novel treatment modalities. Clin Pharmacol Ther 108:413, 2020.

Sultana J et al: Clinical and economic burden of adverse drug reactions. J Pharmacol Pharmacother 4:S73, 2013.

Zamek-Gliszczynski MJ et al: Transporters in drug development: 2018 ITC recommendations for transporters of emerging clinical importance. Clin Pharmacol Ther 104:890, 2018.

68 Farmacogenômica

Dan M. Roden

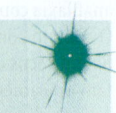

O capítulo anterior discutiu os mecanismos subjacentes à variabilidade nas ações dos fármacos, destacando as vias farmacocinéticas e farmacodinâmicas que levam aos efeitos benéficos e adversos dos fármacos. O trabalho realizado nessas últimas décadas definiu como a variação genética pode desempenhar um papel proeminente na modulação dessas vias. Os estudos iniciais descreveram a ocorrência de respostas incomuns a fármacos devido à existência de variantes genéticas isoladas em indivíduos, definindo, assim, o campo da farmacogenética. Uma visão mais recente amplia essa ideia para aplicá-la a múltiplas variantes genéticas em populações, e, com frequência, emprega-se o termo "farmacogenômica". A compreensão do papel desempenhado pela variação genética na resposta aos fármacos poderia melhorar o uso dos medicamentos atuais, evitar a sua administração a indivíduos com risco aumentado de reações adversas a fármacos (RAFs), orientar o desenvolvimento de novos agentes e até mesmo ser utilizada como uma lente através da qual seria possível entender os mecanismos das próprias doenças. Este capítulo delineará os princípios da farmacogenômica, as evidências atualmente disponíveis de que os fatores genéticos desempenham um papel nas ações variáveis dos medicamentos e as áreas de controvérsia e de trabalho em andamento.

PRINCÍPIOS DA VARIAÇÃO GENÉTICA E DA RESPOSTA AOS FÁRMACOS (VER TAMBÉM CAPS. 466 E 467)

Um objetivo da genética mendeliana tradicional é identificar variantes de DNA associadas a um fenótipo distinto em vários membros da família relacionados (Cap. 467). Porém, não é comum que um fenótipo de resposta aos fármacos seja acuradamente mensurado em mais do que um membro da família, menos ainda em toda a família. Alguns estudos clínicos examinaram características da eliminação de fármacos (como a excreção urinária de um medicamento após uma dose de teste) em gêmeos e, em alguns casos, constataram uma maior concordância em gêmeos monozigóticos do que dizigóticos, corroborando uma contribuição genética para o traço em estudo. Todavia, em geral, abordagens não baseadas em famílias são geralmente utilizadas para identificar e validar variantes de DNA que contribuem para ações variáveis dos medicamentos. Foram usados genes candidatos e estudos de associação genômica ampla e, como em qualquer estudo genômico, os resultados requerem replicação para serem validados.

Tipos de variantes genéticas que influenciam a resposta aos fármacos (Tab. 68-1) O tipo mais comum de variante genética é um polimorfismo de nucleotídeo único (SNP), e os SNPs não sinônimos (isto é, aqueles que alteram a sequência de aminoácidos primária codificada por um gene) são uma causa comum de função variante em genes que regulam as respostas aos fármacos, muitas vezes denominados *farmacogenes*. Pequenas inserções e deleções podem alterar a função da proteína ou resultar em variação no processamento funcionalmente importante. Exemplos de variantes de região de codificação sinônimas que alteram a função dos farmacogenes também foram descritos, e o mecanismo postulado consiste em uma alteração na taxa de tradução do RNA e, portanto, no enovelamento da proteína nascente. Foi descrita a ocorrência de variação nos promotores farmacogênicos, além de variação no número de cópias (deleção gênica ou múltiplas cópias do mesmo gene).

A Tabela 68-1 fornece uma lista de exemplos de tipos individuais de variação genômica e o impacto que podem ter na função de farmacogenes. Múltiplas abordagens de genotipagem podem ser necessárias para detectar

TABELA 68-1 ■ Exemplos de variação genética e ancestralidade

	Exemplo			Frequência alélica menor (%)[a]		
Variante estrutural	**Nome comum**	**dbSNP**	**Efeito funcional**	**Europa**	**África**	**Leste asiático**
Polimorfismo de nucleotídeo único (SNP) (ou variante de nucleotídeo único [SNV])	CYP2C9*2	rs1799853	R144C: redução da função	12,7	2,4	[b]
	CYP2C9*3	rs1057910	I359L: perda da função	6,9	1,3	3,4
	CYP2C9*8	rs7900194	R150H: redução da função	[b]	5,6	[b]
	CYP2C19*2	rs4244285	Defeito no processamento: perda da função	14,8	18,1	31,0
	CYP2C19*3	rs4986893	Interrupção prematura: perda da função	[b]	[b]	6,7
	CYP2C19*17	rs12248560	Ganho de função	45	45	< 5
	CYP2D6*4[c]	rs3892097	Defeito no processamento: perda da função	23,1	11,9	0,4
	CYP2D6*10[c]	Múltiplos SNPs definem CYP2D6*10 (redução da função do alelo):				
		rs1065852	P34S	24,9	15,1	59,1
		rs1135840	S486T			
	CYP3A5*3	rs776746	Defeito no processamento: perda da função	90	33	85
	VKORC1*2	rs9923231	Variante promotora associada a uma diminuição da dose de varfarina	39	11	91
	VKORC1	rs61742245	D36Y: redução de função, associada a um aumento da dose de varfarina	5% na África Oriental, Oriente Médio, Oceania; rara em outras partes do mundo		
	ABCB1	rs1045642	Variante sinônimo; pode afetar a estabilidade do mRNA e enovelamento da proteína	47,2	79,8	62,5
Inserção/deleção	UGT1A1*28		Redução da função da variante promotora (7 repetições TA *vs.* 6 repetições no alelo de referência); os homozigotos apresentam síndrome de Gilbert	31,6	39,1	14,8
Múltiplas variantes constituindo haplótipos específicos	HLA-B*15:01		Predispõem a reações adversas aos medicamentos imunologicamente mediadas	[b]	[b]	5
	HLA-B*57:01			6,8	1,0	1,6
Deleção gênica	CYP2D6*5		Perda da função	2,7	6	5,6
Duplicação gênica	CYP2D6*1xN	Duplicação de alelo normal	Fenótipo de metabolizador ultrarrápido	0,8	1,5	0,3
				Até 3% na África Setentrional e Oriente Médio		
	CYP2D6*4xN	Duplicação de alelo de perda de função	Fenótipo de metabolizador extensor ou fraco, dependendo do alelo oposto	0,3	1,4	[b]

Nota: Frequências alélicas em *https://gnomad.broadinstitute.org/* and *https://cpicpgx.org/*.
[a]Inclui heterozigotos e homozigotos. [b]Frequência alélica < 0,05%. [c]*CYP2D6* é altamente polimórfico, e vários SNPs podem ser necessários para definir uma variante específica. Por exemplo, rs1065852 está presente nas variantes *4 e *10. Ver *https://www.pharmvar.org/*.
Siglas: dbSNP, banco de dados de SNP; mRNA, RNA mensageiro; TA, taquicardia atrial.

variantes importantes; por exemplo, os ensaios de SNP podem falhar na detecção de grandes duplicações de genes, e as regiões altamente polimórficas (como o *locus* de histocompatibilidade principal no cromossomo 6 que inclui vários genes da família do antígeno leucocitário humano [HLA]) são atualmente melhor avaliadas por sequenciamento.

A Tabela 68-1 também destaca o fato de que a frequência de variações importantes nos farmacogenes pode variar notavelmente de acordo com a ancestralidade. O resultado é que determinados grupos étnicos podem correr risco inusitadamente alto de exibir uma resposta variante a medicamentos específicos.

Abordagens com genes candidatos A maioria dos estudos até o momento usa uma compreensão dos mecanismos moleculares que modula a ação do fármaco para identificar genes candidatos nos quais as variantes poderiam explicar respostas farmacológicas variáveis. Uma ocorrência muito comum é que as ações de fármacos variáveis podem ser atribuídas à variabilidade nas concentrações plasmáticas do fármaco. Quando as concentrações plasmáticas do fármaco variam muito (p. ex., mais de uma ordem de magnitude), especialmente se a sua distribuição for não unimodal, como na Figura 68-1, variantes em genes individuais que controlam concentrações do fármaco muitas vezes contribuem. Nesse caso, os genes candidatos mais óbvios são aqueles responsáveis pelo metabolismo e eliminação dos fármacos. Outros genes candidatos são os que codificam as moléculas-alvo com as quais os fármacos interagem, produzindo os seus efeitos, ou moléculas que modulam essa resposta, incluindo aquelas envolvidas na patogênese da doença.

Estudos de associação genômica ampla Essa área também obteve algum sucesso com abordagens "não tendenciosas", como a associação genômica ampla (GWA, de *genome-wide association*) (Cap. 466), particularmente na identificação de variantes únicas associadas ao alto risco de certas formas de toxicidade dos fármacos e na validação dos resultados de estudos de genes candidatos. Os estudos de GWA identificaram variantes no *locus* HLA-B que estão associadas a um alto risco de exantemas cutâneos graves durante o tratamento com o anticonvulsivante carbamazepina e de hepatotoxicidade com flucloxacilina, um antibiótico que nunca foi comercializado nos Estados Unidos. Um estudo de GWA sobre a miopatia associada à sinvastatina identificou um único SNP não codificador em *SLCO1B1*, codificando OATP1B1, um transportador de fármaco que modula a captação da sinvastatina pelo fígado, que é responsável por 60% do risco de miopatia. Sabe-se que indivíduos negros necessitam de doses mais elevadas para obter anticoagulação estável com varfarina, devido em parte a variações em *CYP2C9* e *VKORC1*, discutidas adiante. Além disso, um estudo de GWA identificou novos SNPs próximos a *CYP2C9* que contribuem para esse efeito nos negros.

VARIANTES GENÉTICAS QUE AFETAM A FARMACOCINÉTICA

Variantes genéticas clinicamente importantes foram descritas em múltiplas vias moleculares de eliminação de fármacos (Tab. 68-2). Uma distribuição multimodal de eliminação de fármacos (como mostrado na Fig. 68-1) fortalece a ideia de efeito predominante de variantes em um único gene no metabolismo daquele substrato. Os indivíduos com dois alelos (variantes) que codificam uma proteína não funcional constituem um grupo, frequentemente designados *metabolizadores fracos* (fenótipo MF). Na maioria dos genes, muitas variantes podem produzir uma perda de função, e a avaliação para determinar se estão nos mesmos alelos ou em alelos diferentes (isto é, *diplotipo*) pode complicar o uso da genotipagem na prática clínica. Além disso, algumas variantes produzem apenas perda parcial da função, e pode ser necessária a presença de mais de uma variante para definir um alelo específico. Os indivíduos que possuem um alelo funcional ou redução de função de múltiplos alelos constituem um segundo grupo (*metabolizadores intermediários*) e podem ou não ser diferenciados dos que apresentam dois alelos funcionais (metabolizadores normais, frequentemente designados

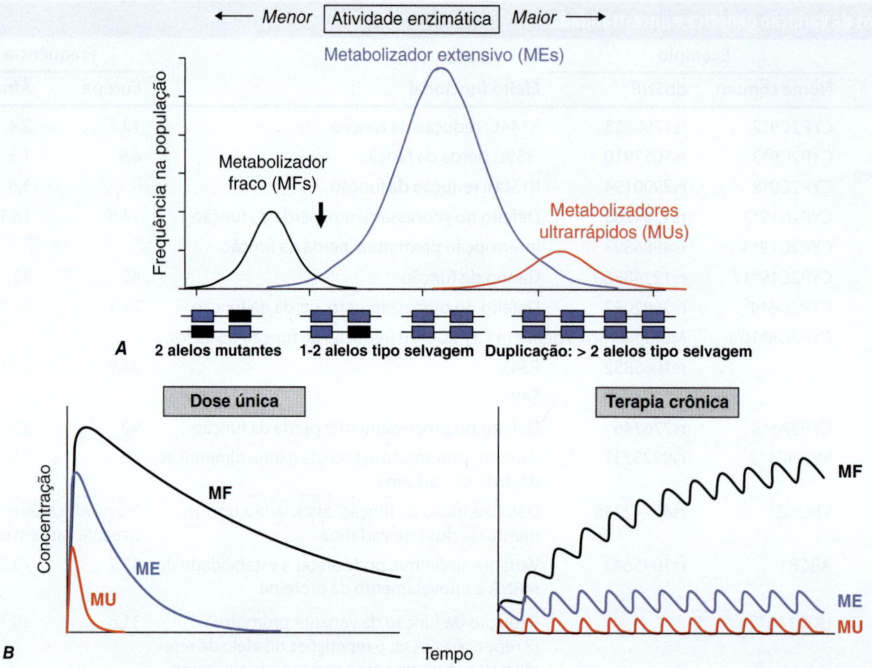

FIGURA 68-1 ***A.*** Distribuição da atividade metabólica de CYP2D6 em uma população. A seta espessa indica um antimodo, separando os indivíduos metabolizadores fracos (MFs, em preto), com dois alelos CYP2D6 com perda de função (em preto), indicados pelas estruturas íntron-éxon abaixo do gráfico. Os indivíduos com um ou dois alelos funcionais são agrupados como metabolizadores extensivos (MEs, em azul). São também mostrados os metabolizadores ultrarrápidos (MUs, em vermelho), com 2 a 12 cópias funcionais do gene, exibindo a maior atividade enzimática. *(Adaptada de M-L Dahl et al: J Pharmacol Exp Ther 274:516, 1995.)* ***B.*** Essas simulações mostram os efeitos previstos do genótipo CYP2D6 na eliminação de um fármaco substrato. Com uma única dose (à esquerda), há uma relação inversa "gene-dose" entre o número de alelos ativos e as áreas sob as curvas de tempo-concentração (a menor nos indivíduos MU, a maior nos indivíduos MF), o que indica que a depuração é maior nos indivíduos MU. Além disso, a meia-vida de eliminação é mais longa nos indivíduos MF. O painel da direita mostra que essas diferenças com dose única são exageradas durante a terapia crônica: a concentração de estabilidade dinâmica é muito mais alta nos sujeitos MF (depuração reduzida), assim como o tempo necessário para atingir a estabilidade dinâmica (meia-vida de eliminação mais longa).

TABELA 68-2 ■ Variantes genéticas e respostas aos fármacos

Gene	Fármacos	Efeito das variantes gênicas[a]
Variantes nas vias de metabolismo de fármacos		
CYP2C9	Losartana	Redução da bioativação e efeitos (MFs)
	Varfarina	Redução das doses necessárias; possível aumento de risco de sangramento (MFs)
	Fenitoína	Redução das doses necessárias (MFs)
CYP2C19	Omeprazol, voriconazol	Efeito reduzido nos MEs
	Celecoxibe	Efeito exagerado nos MFs
	Clopidogrel	Efeito reduzido nos MFs e MIs
		Considerar um fármaco alternativo nos MFs e fármaco alternativo ou aumento da dose nos MIs
		Possível aumento do risco de sangramento em portadores de variantes com ganho de função
	Citalopram, escitalopram	Escolher um fármaco alternativo nos MUs; reduzir a dose nos MFs
CYP2D6	Codeína, tamoxifeno	Redução da bioativação e efeitos do fármaco em MFs
	Codeína	Depressão respiratória nos MUs
	Antidepressivos tricíclicos[b]	Efeitos adversos aumentados nos MFs: considerar redução de dose
		Efeito reduzido nos MUs: considerar um fármaco alternativo
	Metoprolol, carvedilol, timolol, propafenona	Aumento de betabloqueio em MFs
	Fluvoxamina	Reduzir a dose ou escolher um fármaco alternativo em MFs
CYP3A5	Tacrolimo, vincristina	Diminuição das concentrações e do efeito dos fármacos (portadores de CYP3A5*3)
Di-hidropirimidina-desidrogenase (*DPYD*)	Capecitabina, 5-fluoruracila, tegafur	Possível toxicidade grave (MFs)
NAT2	Rifampicina, isoniazida, pirazinamida, hidralazina, procainamida	Aumento do risco de toxicidade em MFs
Tiopurina-*S*-metiltransferase (*TPMT*)	Azatioprina, 6-mercaptopurina, tioguanina	MFs: risco aumentado de aplasia da medula óssea MEs: possível redução da ação dos fármacos nas doses habituais
Uridina-difosfato-glicuronosiltransferase (*UGT1A1*)	Irinotecano	Homozigotos MF: risco aumentado de efeitos adversos graves (diarreia, aplasia da medula óssea)
	Atazanavir	Alto risco de hiperbilirrubinemia durante o tratamento; pode levar à suspensão do fármaco
Pseudocolinesterase (*BCHE*)	Suxametônio e outros relaxantes musculares	Paralisia prolongada (autossômico recessivo); diagnóstico estabelecido por genotipagem ou pela determinação da atividade da colinesterase sérica

(Continua)

TABELA 68-2 ■ Variantes genéticas e respostas aos fármacos *(Continuação)*

Gene	Fármacos	Efeito das variantes gênicas[a]
Variantes em outros genes		
Glicose-6-fosfato-desidrogenase (*G6PD*)	Rasburicase, primaquina, cloroquina	Aumento do risco de anemia hemolítica em indivíduos deficientes em G6PD
HLA-B*15:02	Carbamazepina	Portadores (1 ou 2 alelos) com risco aumentado de SSJ/NET (principalmente indivíduos asiáticos)
HLA-B*31:01	Carbamazepina	Portadores (1 ou 2 alelos) com risco aumentado de SSJ/NET e toxicidade cutânea mais leve (indivíduos brancos e asiáticos)
HLA-B*15:02	Fenitoína	Portadores (1 ou 2 alelos) com risco aumentado de SSJ/NET
HLA-B*57:01	Abacavir	Portadores (1 ou 2 alelos) com risco aumentado de SSJ/NET
HLA-B*58:01	Alopurinol	Portadores (1 ou 2 alelos) com risco aumentado de SSJ/NET
IFNL3 (IL28B)	Interferona	Resposta variável na terapia para hepatite C
SLCO1B1	Sinvastatina	Codifica um transportador de absorção de fármacos; polimorfismo de nucleotídeo único não sinônimo variante aumenta o risco de miopatia, especialmente em dosagens mais altas
VKORC1	Varfarina	Redução da dose necessária com haplótipo de promotor de variante Necessidade de dose aumentada em indivíduos com variantes não sinônimas de perda de função
ITPA	Ribavirina	Variantes modulam o risco de anemia hemolítica
RYR1	Anestésicos gerais	As variantes predispõem à hipertermia maligna
CFTR	Ivacaftor, lumacaftor	As terapias direcionadas para alvos para a fibrose cística estão indicadas apenas em determinados genótipos
Variantes em outros genomas (agentes infecciosos, tumores)		
Receptor de quimiocina C-C (CCR5)	Maraviroque	Fármaco eficaz apenas em cepas de HIV com CCR5 detectável
C-KIT	Imatinibe	Em tumores do estroma gastrintestinal, fármaco indicado apenas para casos positivos para c-kit
ALK (cinase do linfoma anaplásico)	Crizotinibe	Indicado para pacientes com câncer de pulmão de não pequenas células e mutações ALK
Superexpressão de Her2/neu	Trastuzumabe, lapatinibe	Fármacos indicados apenas com superexpressão do tumor
Mutação K-ras	Panitumumabe, cetuximabe	Ausência de eficácia com mutação de *KRAS*
Cromossomo Philadelphia	Dasatinibe, nilotinibe, imatinibe	Redução da eficácia na leucemia mielocítica crônica negativa para cromossomo Philadelphia

[a]Efeito do fármaco em homozigotos, a menos que especificado de outra forma. [b]Muitos antidepressivos tricíclicos e inibidores seletivos da captação de serotonina são metabolizados por CYP2D6, CYP2C19 ou ambos, e alguns metabólitos têm atividade farmacológica. Ver *https://www.pharmgkb.org/view/dosing-guidelines.do.*

Siglas: ME, metabolizador extensivo (atividade enzimática normal); MI, metabolizador intermediário (heterozigoto para o alelo de perda de função); MF, metabolizador fraco (homozigoto para o alelo de função reduzida ou com perda de função); SSJ/NET, síndrome de Stevens-Johnson/necrólise epidérmica tóxica; MU, metabolizador ultrarrápido (atividade enzimática muito maior que o normal, p. ex., com duplicação de genes, Fig. 68-1) HIV, vírus da imunodeficiência humana; ALK, cinase do linfoma anaplásico.

Dados adicionais em:

U.S. Food and Drug Administration: *http://www.fda.gov/Drugs/ScienceResearch/ResearchAreas/Pharmacogenetics/ucm083378.htm*

Pharmacogenetics Research Network/Knowledge Base: *http://www.pharmgkb.org*

Consórcio de Implementação de Farmacogenômica Clínica: *https://www.pharmgkb.org/page/cpic*

Dutch Pharmacogenetics Working Group: *https://www.knmp.nl/patientenzorg/medicatiebewaking/farmacogenetica/pharmacogenetics-1/pharmacogenetics*

metabolizadores extensivos, MEs). *Metabolizadores ultrarrápidos* (MUs) com atividade enzimática particularmente alta (em certas ocasiões, devido a uma duplicação do gene; Tab. 68-1 e Fig. 68-1) também foram descritos para alguns traços. Muitos medicamentos de uso disseminado podem inibir vias específicas de eliminação de fármacos (ver Cap. 67, Tab. 67-1), de modo que os indivíduos ME que recebem esses inibidores podem responder como pacientes MF (*fenocópia*). Os polimorfismos nos genes que codificam a captação do fármaco ou os transportadores de efluxo do fármaco podem ser outros contribuintes para a variabilidade na distribuição do fármaco para locais-alvo e, portanto, para os efeitos farmacológicos.

CYP3A Membros da família CYP3A (*CYP3A4*, *CYP3A5*) metabolizam o maior número de fármacos de uso terapêutico. A atividade da CYP3A4 é altamente variável (até uma ordem de magnitude) entre os indivíduos, porém os polimorfismos de regiões de codificação não sinônimos (os que modificam o aminoácido codificado) são raros. Por conseguinte, o mecanismo subjacente provavelmente reflete a variação genética nas regiões reguladoras.

A maioria dos indivíduos de origem europeia ou asiática exibe um polimorfismo que interfere no processamento no gene *CYP3A5* estreitamente relacionado. Em consequência, esses indivíduos apresentam uma redução da atividade da CYP3A5, enquanto a atividade dessa enzima tende a ser maior nos indivíduos de origem africana. A redução da eficácia do agente antirrejeição tacrolimo em indivíduos de origem africana foi atribuída a uma eliminação mais rápida mediada por CYP3A5, e foi relatado um menor risco de neuropatia associada à vincristina nos indivíduos que expressam CYP3A5.

CYP2D6 Depois da CYP3A4, a CYP2D6 é a enzima que metaboliza mais dos fármacos comumente usados. A atividade de CYP2D6 é polimorficamente distribuída, e 5 a 10% das populações derivadas de europeus e africanos (mas poucos asiáticos) exibem o fenótipo MF (Fig. 68-1). Foram descritas dezenas de variantes com perda de função de *CYP2D6*; o fenótipo MF surge em indivíduos com dois desses alelos. Além disso, MUs com várias cópias funcionais de *CYP2D6* foram identificados especialmente na África Oriental, no Oriente Médio e na Oceania. Os MFs exibem taxas de eliminação mais lentas e depuração também mais lenta de fármacos substratos; em consequência (Fig. 68-1*B*), as concentrações no estado de equilíbrio dinâmico são mais altas, e o tempo necessário para alcançar esse estado é mais longo do que nos MEs (Cap. 67). Por outro lado, os MUs apresentam concentrações do fármaco original muito baixas no estado de equilíbrio dinâmico e um tempo abreviado para alcançar esse estado.

A codeína é biotransformada pela CYP2D6 em morfina, um metabólito ativo potente, de modo que seus efeitos são atenuados nos MFs e exagerados nos MUs. Mortes devido à depressão respiratória em crianças que receberam codeína após amigdalectomia foram atribuídas ao traço MU, e a Food and Drug Administration (FDA) revisou a bula para incluir um aviso proeminente em "tarja preta" contra seu uso nesse cenário, proibindo seu uso em menores de 12 anos. No caso de medicamentos com propriedades betabloqueadoras metabolizados por CYP2D6, foram relatados maiores sinais de betabloqueio (p. ex., broncospasmo, bradicardia) em indivíduos MF do que em MEs. Isso pode ser observado não apenas com betabloqueadores administrados por via oral, como metoprolol e carvedilol, mas também com o agente oftálmico timolol e com o antiarrítmico bloqueador de canais de sódio propafenona, um substrato de CYP2D6 com propriedades betabloqueadoras. Os MUs podem exigir doses muito altas de nortriptilina e outros antidepressivos tricíclicos para obter um efeito terapêutico. O tamoxifeno sofre biotransformação mediada por CYP2D6 para um metabólito ativo, de modo que a sua eficácia pode estar em parte relacionada com esse polimorfismo. Além disso, o uso disseminado de inibidores seletivos da recaptação da serotonina (ISRSs) para tratar as ondas de calor relacionadas com o tamoxifeno também pode alterar os efeitos do fármaco, pois muitos ISRSs, principalmente fluoxetina e paroxetina, também são inibidores de CYP2D6 (Tab. 67-2).

CYP2C19 O fenótipo MF para CYP2C19 é comum (20%) entre asiáticos e mais raro (2-3%) em outras populações; a frequência do traço MF é especialmente alta (> 50%) na Oceania. O impacto do metabolismo polimórfico mediado por CYP2C19 foi demonstrado com o inibidor da bomba de prótons omeprazol, em que as taxas de cura de úlceras com dosagens "padrão" foram acentuadamente mais baixas nos pacientes ME (29%) do que nos pacientes MF (100%). Assim, compreender a importância desse polimorfismo teria sido importante no desenvolvimento do fármaco, e conhecer o genótipo *CYP2C19* do paciente melhoraria a terapia. A CYP2C19 é responsável pela bioativação do medicamento antiplaquetário clopidogrel, e vários grandes estudos retrospectivos e, mais recentemente, prospectivos documentaram a diminuição da eficácia (p. ex., aumento do infarto do miocárdio após a colocação de *stents* coronários ou aumento de acidente vascular cerebral ou ataques isquêmicos transitórios) entre indivíduos com uma ou duas reduções de alelos de função. Além disso, alguns estudos sugerem que o omeprazol e, possivelmente, outros inibidores da bomba de prótons possam fenocopiar esse efeito por meio da inibição da CYP2C19.

CYP2C9 Existem variantes comuns do gene *CYP2C9* que codificam proteínas com redução ou perda da função catalítica. Esses alelos variantes estão associados ao aumento das taxas de complicações neurológicas com fenitoína, hipoglicemia com glipizida e redução da dose de varfarina necessária para manter uma anticoagulação estável. Raros pacientes homozigotos para alelos de perda de função podem exigir doses muito baixas de varfarina. Até 50% da variabilidade na dose necessária de varfarina no estado estacionário é atribuível a polimorfismos em *CYP2C9* e no promotor de *VKORC1*, que codifica o alvo de varfarina com menores contribuições de genes como *CYP4F2* que controlam o metabolismo da vitamina K. O bloqueador do receptor da angiotensina losartana é um profármaco bioativado pela CYP2C9; consequentemente, os MFs e os que recebem fármacos inibidores podem apresentar pouca resposta à terapia.

DPYD Os indivíduos homozigotos para alelos de perda de função da di-hidropirimidina-desidrogenase, codificada por *DPYD*, correm alto risco de grave toxicidade quando expostos ao fármaco substrato antineoplásico 5-fluoruracila (5-FU), bem como à capecitabina e ao tegafur, que são metabolizados em 5-FU. Foram recomendadas reduções das doses nos metabolizadores intermediários.

Variantes da transferase A tiopurina-*S*-metiltransferase (TPMT) bioinativa o fármaco antileucêmico 6-mercaptopurina (6-MP). O próprio 6-MP é um metabólito ativo do imunossupressor azatioprina. Os homozigotos para alelos que codificam a TPMT inativa (1/300 indivíduos) exibem, de modo previsível, pancitopenia grave e potencialmente fatal com doses-padrão de azatioprina ou 6-MP. Por outro lado, os homozigotos para alelos totalmente funcionais podem apresentar um menor efeito anti-inflamatório ou antileucêmico com doses-padrão dos fármacos. Estudos de GWA também identificaram variantes de perda de função no gene *NUDT15* que reduzem a degradação de metabólitos de tiopurina e, assim, também aumentam o risco de mielossupressão excessiva.

A *N*-acetilação é catalisada pela *N*-acetiltransferase (NAT) hepática, que representa a atividade de dois genes, *NAT1* e *NAT2*. Ambas as enzimas transferem um grupo acetila da acetilcoenzima A para o fármaco; acredita-se que os polimorfismos em *NAT2* resultem em diferenças individuais na taxa de acetilação dos fármacos, definindo, assim, os "acetiladores rápidos" e os "acetiladores lentos". Os acetiladores lentos representam cerca de 50% das populações de origem europeia e africana, porém são menos comuns entre a população da Ásia Oriental. Os acetiladores lentos apresentam uma incidência aumentada da síndrome lúpica medicamentosa durante a terapia com procainamida e hidralazina, bem como de hepatite com a isoniazida.

Os indivíduos homozigotos para um polimorfismo de promotor comum que reduz a transcrição da uridina-difosfato-glicuronosiltransferase (*UGT1A1*) apresentam hiperbilirrubinemia benigna (síndrome de Gilbert; Cap. 337). Tal variante também está associada à diarreia e à maior depressão da medula óssea com o profármaco antineoplásico irinotecano, cujo metabólito ativo é normalmente desintoxicado por glicuronidação mediada pela UGT1A1. O antirretroviral atazanavir é um inibidor de UGT1A1, e indivíduos com a variante de Gilbert desenvolvem maiores níveis de bilirrubina durante o tratamento. Embora seja benigna, a hiperbilirrubinemia pode complicar o tratamento clínico, visto que pode levantar a questão da possível coexistência de lesão hepática.

Variantes de transportadores O risco de miotoxicidade com a sinvastatina e, possivelmente, com outras estatinas parece estar aumentado com variantes de *SLCO1B1*. Variantes de *ABCB1*, que codifica o transportador de efluxo de fármacos glicoproteína P, podem aumentar a toxicidade da digoxina. Foi relatado que variantes nos transportadores de captação *MATE1* e *MATE2* modulam a atividade hipoglicemiante da metformina.

VARIANTES GENÉTICAS QUE AFETAM A FARMACODINÂMICA

Uma variante no promotor *VKORC1*, que é particularmente comum em indivíduos asiáticos (Tab. 68-1), reduz a atividade transcricional e a necessidade de doses de varfarina. Múltiplos polimorfismos identificados no receptor β_2-adrenérgico parecem estar ligados a respostas medicamentosas específicas na asma e na insuficiência cardíaca congestiva, doenças nas quais espera-se que a função do receptor β_2 pode determinar a resposta ao medicamento. Os polimorfismos do gene do receptor β_2 também estiveram associados à resposta a agonistas do receptor β_2 inalados, enquanto os do gene do receptor β_1-adrenérgico estiveram associados à variabilidade na redução da frequência cardíaca e da pressão arterial. Além disso, na insuficiência cardíaca, o alelo de arginina no polimorfismo comum do gene do receptor β_1-adrenérgico, R389G, foi associado a uma redução da mortalidade e da incidência de fibrilação atrial durante o tratamento com um betabloqueador em investigação, o bucindolol.

Os fármacos também podem interagir com as vias genéticas das doenças, suscitando ou exacerbando sintomas dos distúrbios subjacentes. Nas porfirias, acredita-se que os indutores das CYPs aumentem a atividade das enzimas proximais à enzima deficiente, exacerbando ou desencadeando os episódios (Cap. 416). A deficiência de glicose-6-fosfato-desidrogenase (G6PD), mais comum em indivíduos de origem africana, mediterrânea ou sul-asiática, aumenta o risco de anemia hemolítica em resposta ao antimalárico primaquina (Cap. 100) e ao agente de redução do ácido úrico rasburicase, que não provoca hemólise em pacientes com quantidades normais da enzima. Os pacientes com mutações em *RYR1* que codifica a liberação do cálcio intracelular do músculo esquelético (também denominado receptor de rianodina tipo 1) são assintomáticos até serem expostos a determinados anestésicos gerais, que podem desencadear a rara síndrome de hipertermia maligna. Certos antiarrítmicos e outros fármacos podem produzir prolongamento acentuado do QT e *torsades des pointes* (Cap. 246), e, em uma minoria de pacientes afetados, esse efeito adverso representa o desmascaramento da síndrome do QT longo congênita previamente subclínica.

Reações farmacológicas imunologicamente mediadas A síndrome de Stevens-Johnson/necrólise epidérmica tóxica (SSJ/NET) é uma reação cutânea e sistêmica potencialmente fatal agora cada vez mais reconhecida por estar ligada a alelos HLA específicos (Tab. 68-2). Casos de hepatotoxicidade induzida por fármaco e de síndrome de eosinofilia e sintomas sistêmicos (DRESS) também foram associados a variantes nessa região. A frequência dos alelos de risco geralmente varia com a ancestralidade (Tab. 68-1). Os alelos de risco HLA parecem ser necessários, porém não são suficientes para induzir essas reações. Por exemplo, HLA-B*57:01 é um alelo de risco para a SSJ/NET relacionada ao abacavir e para a hepatotoxicidade relacionada com a flucloxacilina. Entretanto, enquanto 55% dos indivíduos expostos ao abacavir irão desenvolver uma reação, apenas 1/10.000 indivíduos expostos à flucloxacilina apresenta hepatotoxicidade. Por conseguinte, parece haver necessidade de um terceiro fator, cuja natureza ainda não foi estabelecida.

Genomas de tumores e agentes infecciosos A ação dos fármacos usados para tratar infecções ou doenças neoplásicas pode ser modulada por variantes nesses genomas não humanos de linhagem germinativa. A genotipagem dos tumores é uma abordagem de rápida evolução para terapias direcionadas para alvos em mecanismos subjacentes e para evitar a terapia potencialmente tóxica em pacientes que não teriam nenhum benefício (Cap. 71). O trastuzumabe, que potencializa a cardiotoxicidade relacionada com a antraciclina, é ineficaz em cânceres de mama que não expressam o receptor de herceptina. O imatinibe tem como alvo uma tirosina-cinase específica, BCR-Abl1, que é gerada pela translocação que cria o cromossomo Philadelphia típico da leucemia mielocítica crônica (LMC). O imatinibe também é um inibidor de outra cinase, c-kit, e o medicamento é notavelmente eficaz no câncer induzido por c-kit, como tumores estromais gastrintestinais (Cap. 71). O vemurafenibe não inibe o *BRAF* tipo selvagem, mas é ativo contra a forma mutante V600E da cinase. O crizotinibe é altamente efetivo nos cânceres de pulmão de células não pequenas que apresentam mutações da cinase do linfoma anaplásico (ALK).

INCORPORAÇÃO DAS INFORMAÇÕES FARMACOGENÉTICAS NA PRÁTICA CLÍNICA

A descoberta de alelos variantes comuns com efeitos relativamente significativos na resposta aos fármacos sugere a probabilidade de que essas variantes possam ser usadas para guiar a terapia. O desfecho desejado seria fazer melhores decisões quanto a fármacos e dosagens efetivos ou poder evitar fármacos que provavelmente produzem eventos adversos graves ou são ineficazes em sujeitos individuais. Com efeito, a Food and Drug Administration (FDA) incorpora atualmente dados farmacogenéticos nas bulas com a finalidade de guiar a prescrição. A decisão de adotar uma dosagem farmacogeneticamente orientada para determinado fármaco depende de múltiplos fatores. Os mais importantes são a magnitude e a importância clínica do efeito genético e a força da evidência que liga a variação genética aos efeitos farmacológicos variáveis (p. ex., casuística *vs.* análise *post-hoc* de dados de ensaios clínicos *vs.* ensaio controlado randomizado [ECR]). A evidência pode ser reforçada se argumentos estatísticos de dados de ensaios clínicos forem complementados por uma compreensão dos mecanismos fisiológicos subjacentes. O custo *versus* o benefício esperado também pode ser um fator.

Abordagem no local de cuidados *versus* abordagem preventiva Duas abordagens para a implementação farmacogenética foram usadas em instituições pioneiras e estão sendo atualmente avaliadas. Na primeira delas, ensaios de variantes específicas são solicitados por ocasião da prescrição dos fármacos e entregues rapidamente (frequentemente dentro de 1 ou 2 horas), e os resultados são utilizados para guiar a terapia com esse fármaco específico. A alternativa para essa abordagem "no local de cuidados" é uma conduta "preventiva", em que são realizados testes farmacogenéticos para grande número de variantes potenciais para muitos fármacos antes da prescrição de qualquer um desses fármacos. Os dados ficam disponíveis em sistemas de prontuário eletrônico (PE) e acoplados a um suporte à decisão clínica em tempo real. Quando se prescreve um fármaco cujos efeitos são reconhecidamente influenciados por variantes farmacogenéticas, o sistema de PE busca se existem variantes que provavelmente afetarão a resposta; caso estejam presentes, o suporte à decisão clínica alerta os profissionais de saúde sobre a possível necessidade de outro fármaco ou de uma dose diferente.

Desafios Existem múltiplos desafios na implementação de qualquer um desses sistemas. A validade e reprodutibilidade dos ensaios foram um problema no passado, porém hoje são menos prováveis. Consórcios nacionais estão sendo estabelecidos para desenvolver atualmente padrões para o suporte na decisão clínica em farmacogenética. As variantes comuns em genes, como aquelas listadas na Tabela 68-1, foram claramente associadas a respostas variáveis a fármacos, mas efeito de variantes raras, que agora podem ser facilmente descobertas por meio de sequenciamento em larga escala, não é conhecido. O grau de ajuste de uma dose que pode ser recomendado pode variar, dependendo da ausência ou da presença de um ou dois alelos variantes e dependendo dessas variantes consistirem em redução, perda ou ganho da função. O Consórcio de Implementação de Farmacogenética Clínica (CPIC) e o Grupo de Trabalho Holandês de Farmacogenética (DPWG) desenvolveram e publicaram diretrizes para vários pares de genes-medicamentos com foco na questão do que pode ser um ajuste de dose adequado do medicamento, dada a disponibilidade de dados genéticos. Esses recursos não abordam diretamente a questão de quando ou como esses testes genéticos devem ser realizados.

Evidências de que os testes farmacogenéticos alteram os resultados dos fármacos Uma importante questão é saber se o teste farmacogenético irá afetar importantes resultados da resposta a fármacos. Quando as evidências são convincentes, não há disponibilidade de terapias alternativas e existe uma clara recomendação para o ajuste da dose em indivíduos com variantes, há um forte argumento para o uso de testes genéticos como guia para a prescrição; o teste HLA-B*57:01 para o abacavir é um exemplo descrito adiante. Em outras situações, os argumentos são menos convincentes: a magnitude do efeito genético pode ser menor, as consequências podem ser menos graves, terapias alternativas podem estar disponíveis ou o efeito do fármaco pode ser passível de monitoramento por outras abordagens.

Uma escola argumenta que a fisiologia e a farmacologia são conhecidas e que, portanto, os ECRs são desnecessários (e possivelmente antiéticos). Algumas vezes, uma analogia é feita com o ajuste bem-reconhecido das doses dos fármacos de excreção renal na presença de disfunção renal. Nesse caso, não foram conduzidos ECRs, e a ideia desse ajuste nas doses é bem aceita pela comunidade médica e recomendada nas bulas dos medicamentos aprovados pela FDA. Outros argumentam que o efeito das variantes genéticas é, em geral, modesto, e que a variabilidade nas ações dos fármacos tem muitas fontes não genéticas, de modo que a realização de um teste genético poderia, na melhor das hipóteses, fornecer um benefício marginal.

Os esforços para demonstrar o valor do teste farmacogenético obtiveram resultados mistos. Um ECR demonstrou claramente que o teste HLA-B*57:01 elimina a ocorrência de SSJ/NET em consequência do uso de abacavir. Da mesma forma, as autoridades regulatórias em alguns países do Sudeste Asiático começaram a exigir o teste de HLA-B*15:02 antes do início da carbamazepina; no entanto, nesse caso, um resultado infeliz em algumas jurisdições foi que os prescritores pararam de usar carbamazepina, muitas vezes substituindo-a por fenitoína (outro medicamento associado à SSJ/NET), de modo que a incidência de RAF grave permaneceu inalterada.

Os ECRs que avaliaram o efeito do uso da terapia farmacogeneticamente guiada para otimizar o tratamento com varfarina não demonstraram qualquer efeito ou mostraram um benefício modesto da incorporação da informação genética na prescrição do fármaco. Os ECRs iniciais focaram no tempo, no intervalo terapêutico entre as primeiras 4 a 12 semanas de tratamento, enquanto um estudo mais recente demonstrou que a terapia guiada por genótipo poderia reduzir a frequência de anticoagulação excessiva. Análises retrospectivas de casos de sangramento *versus* controles sem sangramento em PEs e bancos de dados administrativos sugeriram um papel para CYP2C9*3 ou para a variante V433M em *CYP4F2* na mediação desse risco.

Dois grandes estudos randomizaram pacientes com síndromes coronarianas agudas para terapias antiplaquetárias mais recentes (ticagrelor ou prasugrel) ou para clopidogrel se variantes do gene *CYP2C19* estavam ausentes; em um dos estudos, o clopidogrel foi superior e, no segundo, observou-se uma tendência na mesma direção, que não atingiu o desfecho pré-especificado.

Surgiram novas terapias alternativas efetivas para a varfarina e o clopidogrel, que parecem carecer de variantes farmacogenéticas importantes. Uma abordagem para a terapia, portanto, consiste em utilizar o teste farmacogenético para identificar indivíduos nos quais não há variantes e para os quais doses-padrão dos fármacos convencionais e baratos serão provavelmente efetivas, reservando as terapias alternativas e de maior custo para indivíduos que provavelmente terão respostas variantes à varfarina ou ao clopidogrel.

GENÉTICA E DESENVOLVIMENTO DE FÁRMACOS

Os instrumentos genéticos estão sendo cada vez mais utilizados para identificar ou validar novos alvos farmacológicos. Estudos iniciais sugerem que um novo programa de desenvolvimento de medicamentos tem mais chances de sucesso se a evidência da genética humana apoiar o papel de um possível alvo do fármaco na patogênese da doença e sugerir que o risco de toxicidade devido à farmacocinética de alto risco ou outros mecanismos é pequeno. Além disso, estudos das relações entre variantes em genes que codificam moléculas-alvo de fármacos e uma variedade de fenótipos (como aqueles em PEs) estão sendo usados para "reutilização" de medicamentos, identificando novas indicações para fármacos existentes.

A descoberta de alelos protetores pode identificar alvos farmacológicos Um exemplo do uso da genética para a identificação de um novo alvo farmacológico começou com a descoberta de que as variantes de ganho de função muito raras em *PCSK9* constituem uma causa rara de hipercolesterolemia familiar. Subsequentemente, estudos de populações mostraram que os portadores de SNPs de perda de função (2,5% dos indivíduos negros) apresentam diminuição das lipoproteínas de baixa densidade, incidência diminuída de doença arterial coronariana e ausência de consequências deletérias em outros sistemas de órgãos. Esses dados levaram ao desenvolvimento de anticorpos monoclonais anti-PCSK9, que foram comercializados menos de 10 anos após os estudos populacionais iniciais. Outros alvos, determinados por estudos genéticos populacionais semelhantes, incluem HSD17B13 para prevenção de doença hepática crônica, SLC30A8 para prevenção de diabetes tipo 2 e APOC3 para hipertrigliceridemia. Descobrir alelos protetores raros pode exigir conjuntos de dados muito grandes (> 100.000), como sistemas de PE acoplados a bancos biológicos de DNA ou *coortes* epidemiológicas como o UK Biobank.

Câncer Nos cânceres, o sequenciamento de tumor identificou novos alvos para o desenvolvimento de fármacos, em geral cinases constitutivamente ativas. Um problema nessa área tem sido o rápido aparecimento de resistência a fármacos, frequentemente após respostas iniciais notáveis. Por exemplo, 40% dos melanomas parecem ser orientados pela forma mutante V600E do gene *BRAF*, e o inibidor específico, o vemurafenibe, pode produzir remissões clinicamente espetaculares. Entretanto, as respostas duradouras são raras, e, atualmente, é evidente que a terapia de combinação, em geral com inibidores da via MEK, pode proporcionar um melhor tratamento. Outra abordagem que está rapidamente adquirindo ampla aceitação no câncer é o uso de fármacos que revertem a inibição do sistema imune (Cap. 73). Em alguns pacientes, a liberação desse "freio" pode proporcionar remissões duráveis, ao passo que, em outros, foi relatada a ocorrência de efeitos adversos graves, incluindo colite, pneumonite e miocardite. A compreensão dos mecanismos que formam a base da variabilidade a essas terapias representa um grande e novo desafio nesse campo.

Utilização de múltiplos tipos de dados O desenvolvimento de métodos para entender as associações em vários grandes conjuntos de dados é outra abordagem que está sendo explorada no desenvolvimento de medicamentos. Por exemplo, um estudo de GWA sobre o risco de artrite reumatoide identificou múltiplos *loci* de risco, muitos dos quais codificam proteínas que representam alvos estabelecidos para intervenção na doença. Curiosamente, outros codificam proteínas que constituem alvos para fármacos utilizados em outras condições, como determinados tipos de câncer, levantando a questão da possibilidade de "redirecionamento" desses fármacos para a artrite reumatoide.

Embora o campo tenha, até o momento, focado em variantes individuais de alto tamanho de efeito (que geralmente são comuns em uma população), abordagens mais recentes que combinam muitas variantes comuns (dezenas a milhões) em pontuações de risco poligênicas para prever respostas a medicamentos também estão sendo exploradas. Uma extensão dessa abordagem é a questão mais ampla da farmacologia de sistemas, em que múltiplas fontes de dados são utilizadas para identificar moléculas ou vias potenciais passíveis de responder ao tratamento por meio de novos fármacos ou medicamentos já existentes, utilizando a análise de dados de genômica, transcriptômica, proteômica e outros grandes conjuntos de dados. Abordagens semelhantes estão sendo desenvolvidas para prever a toxicidade esperada quando se utilizam como alvos genes ou vias de doenças específicos.

RESUMO

A ciência da farmacogenômica desenvolveu-se a partir de exemplos isolados de raras ações adversas de fármacos para uma visão mais abrangente do papel da variação genética na mediação dos efeitos da maioria dos fármacos. Os princípios atuais incluem:

- As variantes genéticas com um efeito importante sobre as ações dos fármacos podem ser comuns, e a sua frequência muitas vezes varia de acordo com a ancestralidade.
- Um mecanismo comum é a modulação das concentrações dos fármacos.
- Não se pode esperar que um profissional de saúde memorize todas as variantes importantes para todos os fármacos. Atualmente, sistemas eletrônicos de dados podem ser acessados para descrever essa informação. Em última análise, essas informações serão usadas vinculando dados farmacogenéticos individuais a sistemas de PE inteligentes.
- A incorporação das abordagens genéticas nos projetos de desenvolvimento de fármacos promete desenvolvimento mais rápido de terapias seguras e efetivas direcionadas para alvos.

LEITURAS ADICIONAIS

Chenoweth MJ et al: Global pharmacogenomics within precision medicine: Challenges and opportunities. Clin Pharmacol Ther 107:57, 2020.

Diogo D et al: Phenome-wide association studies across large population cohorts support drug target validation. Nat Commun 9:4285, 2018.

Luzum JA et al: The Pharmacogenomics Research Network Translational Pharmacogenetics Program: Outcomes and metrics of pharmacogenetic implementations across diverse healthcare systems. Clin Pharmacol Ther 102:502, 2017.

Osanlou O et al: Pharmacogenetics of adverse drug reactions. Adv Pharmacol 83:155, 2018.

Relling MV et al: The clinical pharmacogenetics implementation consortium: 10 years later. Clin Pharmacol Ther 107:171, 2020.

Roden DM et al: Pharmacogenomics. Lancet 394:521, 2019.

Seção 1 Distúrbios neoplásicos

69 Abordagem ao paciente com câncer

Dan L. Longo

A aplicação das técnicas atuais de tratamento (cirurgia, radioterapia, quimioterapia e terapia biológica) resulta na cura de aproximadamente 2 a cada 3 pacientes diagnosticados com câncer. Ainda assim, os pacientes recebem o diagnóstico de câncer como um dos acontecimentos mais traumáticos e revolucionários de suas vidas. Independentemente do prognóstico, o diagnóstico traz consigo uma alteração da autoimagem e do papel que o indivíduo exerce em casa e no trabalho. O prognóstico de alguém que acabou de descobrir que tem câncer de pâncreas é idêntico ao do indivíduo com estenose aórtica que desenvolve os primeiros sintomas de insuficiência cardíaca congestiva (sobrevida média de cerca de 8 meses). Todavia, o paciente com cardiopatia pode permanecer ativo e ver-se como uma pessoa totalmente normal, com apenas uma disfunção em parte do corpo, ou seja, com um órgão enfermo ("coração fraco"). Já o paciente com câncer de pâncreas sofre uma alteração total de sua autoimagem e passa a ser visto de modo diferente pela família e por qualquer pessoa que tenha conhecimento do diagnóstico. A pessoa com câncer está sendo atacada e invadida por uma doença capaz de se localizar em qualquer parte do corpo. Qualquer dor ou desconforto passa a ter um significado terrível. O câncer é uma exceção à interação coordenada entre células e órgãos. Em geral, as células de um organismo multicelular são programadas para a colaboração. Muitas doenças ocorrem porque as células especializadas deixam de executar a tarefa que lhes é atribuída. O câncer leva essa disfunção a um novo estágio. A célula cancerosa é incapaz de manter sua função especializada, e também ataca a si mesma; a célula cancerosa compete para sobreviver, utilizando a mutabilidade natural e a seleção natural para ter vantagem sobre as células normais, em uma recapitulação da evolução. Uma consequência desse comportamento traiçoeiro das células cancerosas é que o indivíduo se sente traído pelo próprio corpo. O paciente com câncer sente que ele como um todo, e não apenas parte de seu corpo, está enfermo.

MAGNITUDE DO PROBLEMA

Não existe um cadastro nacional da ocorrência de câncer nos Estados Unidos. Por conseguinte, a incidência de câncer é estimada com base nos dados do National Cancer Institute's Surveillance, Epidemiology, and End Results (SEER), que cataloga a incidência e a mortalidade da doença a partir de 13 localidades, que correspondem a cerca de 10% da população estadunidense, bem como a partir dos dados populacionais do U.S. Census Bureau. Em 2021, foram diagnosticados cerca de 1,898 milhão de novos casos de câncer invasivo (970.250 em homens e 927.910 em mulheres), e 608.570 indivíduos (319.420 homens e 289.150 mulheres) morreram de câncer. A distribuição percentual dos novos casos de câncer e das mortes causadas por essa doença em homens e mulheres é apresentada na Tabela 69-1. Desde 1992, a incidência de câncer vem declinando em cerca de 2% a cada ano. Uma em cada quatro mortes nos Estados Unidos é causada por câncer.

O fator de risco mais significativo para o câncer em geral é a idade; dois terços de todos os casos ocorrem em indivíduos > 65 anos. A incidência de câncer aumenta segundo a idade do indivíduo elevada à terceira,

TABELA 69-1 ■ Distribuição da incidência e das mortes por câncer em 2021

Homens			Mulheres		
Locais	**%**	**Número**	**Locais**	**%**	**Número**
Incidência de câncer					
Próstata	26	248.530	Mama	30	281.550
Pulmões	12	119.100	Pulmões	13	116.660
Colorretal	8	79.520	Colorretal	8	69.980
Bexiga	7	64.280	Endometrial	7	66.570
Melanoma	6	62.260	Melanoma	5	43.850
Rins	5	48.780	Linfoma	4	35.930
Linfoma	5	45.630	Tireoide	3	32.130
Cavidade oral	4	38.800	Pâncreas	3	28.480
Leucemia	4	35.530	Rins	3	27.300
Pâncreas	3	31.950	Leucemia	3	25.560
Todos os outros	20	195.870	Todos os outros	21	199.900
Todos os locais	100	970.250	Todos os locais	100	927.910
Mortes por câncer					
Pulmões	22	69.410	Pulmões	22	62.470
Próstata	11	34.130	Mama	15	43,600
Colorretal	9	28.520	Colorretal	8	24.460
Pâncreas	8	25.270	Pâncreas	8	22.950
Fígado	6	20.300	Ovário	5	14.460
Leucemia	4	13.900	Endometrial	4	12.940
Esôfago	4	12.410	Fígado	3	9.930
Bexiga	4	12.260	Leucemia	3	9.760
Linfoma	4	12.170	Linfoma	3	8.550
SNC	3	10.500	SNC	3	8.100
Todos os outros	25	80.550	Todos os outros	25	71.930
Todos os locais	100	319.420	Todos os locais	100	289.150

Fonte: De Cancer Statistics 2021, Rl Seigel et al, © 2021 CA Cancer J Clin. Reproduzida com permissão de John Wiley & Sons Ltd.

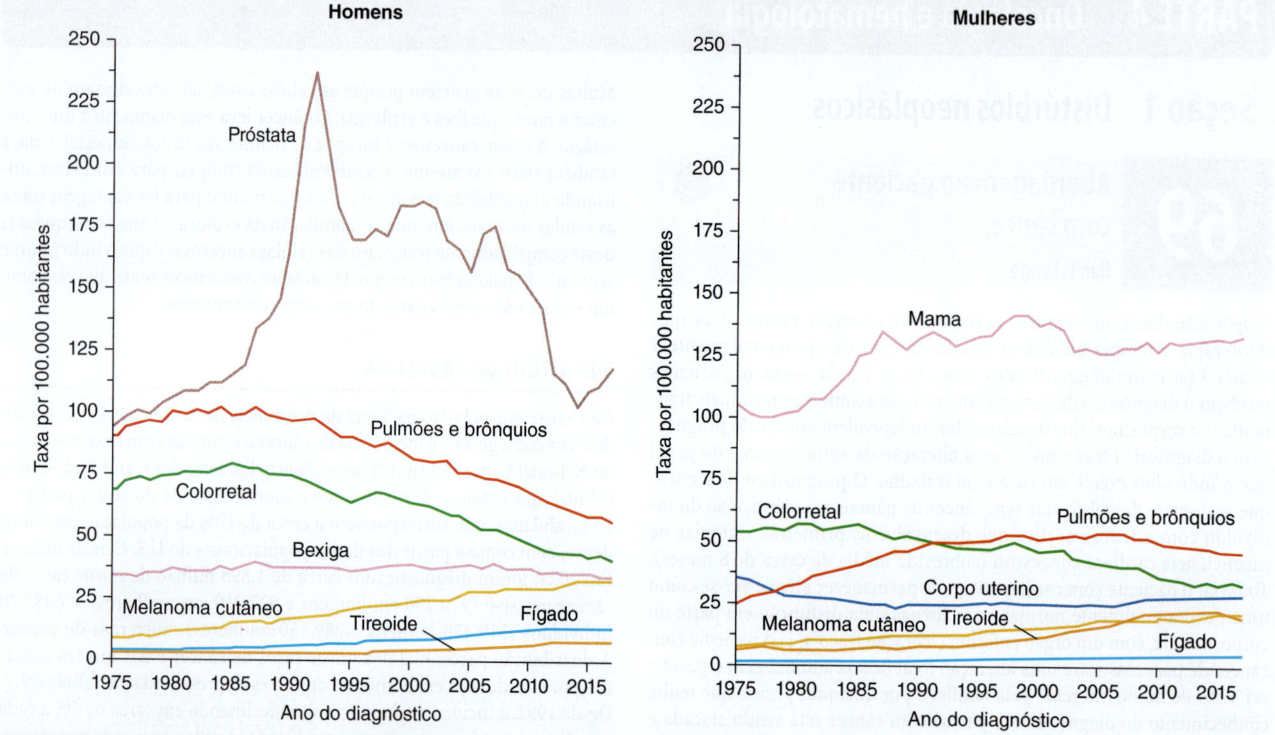

FIGURA 69-1 Tendências na incidência de câncer, 1975-2017. *(De Cancer Statistics 2021, RI Seigel et al, © 2021 CA Cancer J Clin. Reproduzida com permissão de John Wiley & Sons Ltd.)*

quarta ou quinta potência em diferentes locais. Entre o nascimento e os 49 anos de idade, 1 em cada 29 homens e 1 em cada 19 mulheres apresentarão câncer; entre 50 e 59 anos, 1 em cada 15 homens e 1 em cada 17 mulheres terão câncer; entre 60 e 69 anos, o câncer acometerá 1 em cada 6 homens e 1 em cada 10 mulheres, e entre os indivíduos com 70 anos ou mais, 1 em cada 3 homens e 1 em cada 4 mulheres desenvolverão câncer. De modo geral, os homens apresentam um risco de 40,5% de desenvolver câncer em algum momento de suas vidas; nas mulheres, o risco é equivalente a 38,9%.

O câncer é a segunda causa principal de morte, perdendo apenas para as cardiopatias. Nos Estados Unidos, as mortes decorrentes de cardiopatias declinaram 45% desde 1950 e continuam a diminuir. O câncer superou as cardiopatias, se tornando a causa principal de morte nas pessoas < 85 anos. As tendências nas incidências ao longo do tempo são mostradas na Figura 69-1. Depois de um período de 70 anos de aumento na incidência, as mortes por câncer começaram a declinar entre 1990 e 1991 (Fig. 69-2). Entre 1990 e 2010, as mortes causadas por câncer foram reduzidas em 21% nos homens e em 12,3% nas mulheres. A incidência tem se mantido estável desde 2013. O grau de declínio é ilustrado na Figura 69-3. A Tabela 69-2 mostra as cinco principais causas de morte por câncer em várias populações. A sobrevida em 5 anos para pacientes brancos foi de 39% no período de 1960 a 1963 e de 68% entre 2010 e 2016. Os cânceres são mais frequentemente fatais em negros; a taxa de sobrevida em 5 anos foi de 63% para o período de 2010 a 2016. Contudo, as diferenças raciais estão sendo reduzidas ao longo do tempo. A incidência e a mortalidade variam entre diferentes grupos raciais e étnicos (Tab. 69-3). A origem dessas diferenças não foi esclarecida.

Os avanços na prevenção, no diagnóstico e no tratamento do câncer desde o início da década de 1990 evitaram milhões de mortes por câncer com base em projeções a partir das inclinações das curvas de mortalidade até essa década (Fig. 69-4).

O CÂNCER NO MUNDO

Em 2018, houve 17 milhões de novos casos de câncer e 9,5 milhões de mortes por câncer em todo o mundo, segundo as estimativas do GLOBOCAN 2018, desenvolvido pela International Agency for Research on Cancer (IARC). As taxas estão aumentando em todo o mundo. Após a estratificação por região do mundo, cerca de 45% dos casos ocorreram na Ásia (que tem 59,5% da população mundial), 26% na Europa (9,8% da população mundial), 14,5% na América do Norte, 7,1% nas Américas Central e do Sul (as Américas, do Norte e do Sul, respondem por 13,3% da população mundial), 6% na África (16,9% da população mundial) e 1% na Austrália/Nova Zelândia (0,5% da população mundial) (Fig. 69-5). O câncer de pulmão é o mais comum e a principal causa de morte por câncer no mundo. Sua incidência é muito variável, atingindo apenas 2 em cada 100 mil mulheres africanas, mas até 61 em cada 100 mil homens norte-americanos. O câncer de mama é o segundo mais comum em todo o mundo; entretanto, situa-se em quarto lugar como causa de morte, ficando atrás dos cânceres de pulmão, estômago e fígado. Entre as oito formas mais comuns, são mais comuns nos países desenvolvidos do que naqueles menos desenvolvidos os cânceres de pulmão (2 vezes mais), mama (3 vezes), próstata (2,5 vezes) e colorretal (3 vezes). Em contrapartida, são mais comuns nos países menos desenvolvidos os cânceres de fígado (2 vezes mais), de colo de útero (2 vezes) e de esôfago (2 a 3 vezes). A incidência do câncer de estômago é semelhante nos países mais e menos desenvolvidos, mas ele é muito mais comum na Ásia do que na América do Norte ou na África. Os cânceres mais comuns na África são o de colo de útero, de mama e de fígado. Estima-se que há nove fatores de risco modificáveis responsáveis por mais de um terço dos cânceres ao redor do mundo. Esses fatores incluem tabagismo, consumo de bebidas alcoólicas, obesidade, inatividade física, baixo consumo de frutas e vegetais, sexo sem proteção, poluição do ar, fumaça em ambientes fechados produzida por combustíveis caseiros e injeções contaminadas.

MANEJO DO PACIENTE

Informações importantes são obtidas a partir da anamnese e do exame físico de rotina. A duração dos sintomas revela a cronicidade da doença. A história pregressa e os antecedentes do paciente podem alertar o médico para a presença de doenças subjacentes, que podem influenciar a escolha da terapia ou os efeitos colaterais do tratamento. A história social pode revelar exposição ocupacional a carcinógenos, ou hábitos, como tabagismo ou consumo de álcool, capazes de influenciar a evolução da doença e seu tratamento. A história familiar pode sugerir uma predisposição familiar subjacente ao câncer e apontar para a necessidade de propor medidas de vigilância ou outra terapia preventiva nos irmãos do paciente que não sejam portadores da doença. A revisão dos sistemas pode indicar a presença de sintomas iniciais de doença metastática ou uma síndrome paraneoplásica.

DIAGNÓSTICO

O diagnóstico de câncer deve ser feito com base em biópsia tecidual invasiva e nunca deve ser firmado sem que se tenha obtido uma amostra tecidual; nenhum exame diagnóstico não invasivo é suficiente para definir

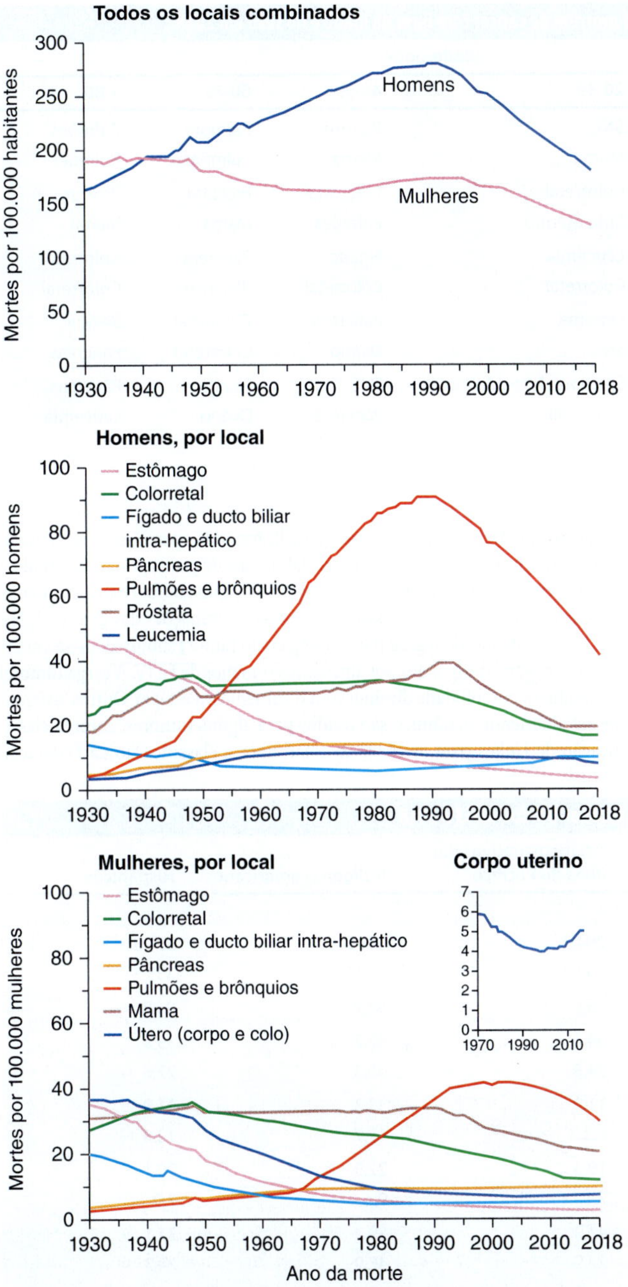

FIGURA 69-2 Tendências nas taxas de mortalidade por câncer em homens e mulheres, 1930-2018. *(De Cancer Statistics 2021, RI Seigel et al, © 2021 CA Cancer J Clin. Reproduzida com permissão de John Wiley & Sons Ltd.)*

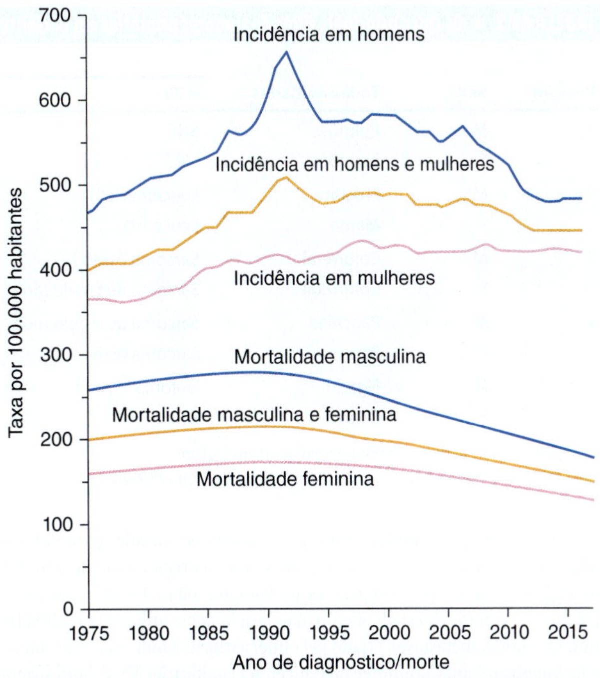

FIGURA 69-3 Tendências na incidência e nas taxas de morte por câncer. *(De Cancer Statistics 2021, RI Seigel et al, © 2021 CA Cancer J Clin. Reproduzida com permissão de John Wiley & Sons Ltd.)*

um processo patológico como o câncer. A aspiração com agulha fina é um procedimento diagnóstico aceitável em alguns raros contextos clínicos (p. ex., nódulos da tireoide), mas o diagnóstico geralmente depende da obtenção de uma amostra adequada de tecido, para permitir uma cuidadosa avaliação da histologia do tumor, do seu grau e da sua invasividade, bem como para obter informações moleculares diagnósticas adicionais, como a expressão de marcadores da superfície celular ou proteínas intracelulares capazes de caracterizar determinados tipos de câncer ou a presença de um marcador molecular específico, como a translocação t(8;14), característica do linfoma de Burkitt. Há cada vez mais evidências associando a expressão de certos genes ao prognóstico e à resposta ao tratamento (Caps. 71 e 72).

Ocasionalmente, um paciente apresenta-se com uma doença metastática que, pela biópsia, é definida como câncer, mas sem que se possa definir a princípio o sítio primário. É necessário envidar todos os esforços para definir o sítio primário, com base em faixa etária, sexo, locais comprometidos, histologia e marcadores tumorais, bem como história pessoal e familiar. Deve-se especialmente excluir as causas mais tratáveis (Cap. 92).

Uma vez firmado o diagnóstico de câncer, o manejo do paciente é mais bem realizado em um contexto de colaboração multidisciplinar entre médico de atenção primária, oncologistas clínicos e cirúrgicos, radioterapeutas, enfermeiros especializados em oncologia, farmacêuticos, assistentes sociais, especialistas em reabilitação e vários outros profissionais consultores trabalhando em estreita colaboração uns com os outros, com o paciente e com sua família.

DEFININDO A EXTENSÃO DA DOENÇA E O PROGNÓSTICO

A prioridade na assistência tão logo o diagnóstico de câncer tenha sido estabelecido e informado ao paciente é determinar a extensão da doença. A curabilidade de um tumor costuma ser inversamente proporcional à carga tumoral. O ideal é diagnosticar o tumor antes do aparecimento dos sintomas ou como consequência de procedimentos de rastreamento (Cap. 70). Uma grande proporção desses pacientes pode ser curada. Entretanto, a maioria dos casos de câncer já se apresenta com sintomas relacionados com a doença, causados pelo efeito de massa do tumor ou por alterações associadas à produção de citocinas ou de hormônios pelo tumor.

Na maioria dos cânceres, avalia-se a extensão da doença por meio de uma variedade de exames e procedimentos diagnósticos não invasivos e invasivos. Esse processo é denominado *estadiamento*. Há dois tipos de estadiamento: o *estadiamento clínico*, feito com base em exame físico, radiografias, cintilografias, tomografia computadorizada (TC) e outros exames de imagem; e o *estadiamento patológico*, que leva em consideração as informações obtidas durante um procedimento cirúrgico, podendo incluir palpação intraoperatória, ressecção de linfonodos regionais e/ou de tecido adjacente ao tumor e inspeção e biópsia de órgãos que costumam ser acometidos no processo de disseminação da doença. O estadiamento patológico inclui o exame histológico de todos os tecidos removidos durante o procedimento cirúrgico. Os procedimentos cirúrgicos realizados podem incluir biópsia simples de linfonodos ou outros procedimentos mais extensos, como toracotomia, mediastinoscopia ou laparotomia. O estadiamento cirúrgico, por sua vez, pode ser efetuado como um procedimento separado ou durante a ressecção cirúrgica definitiva do tumor primário. Um subgrupo do estadiamento patológico é o exame do tecido obtido na cirurgia inicial que ocorre após a aplicação de algum tratamento, denominado terapia neoadjuvante. O estágio da doença determinado após a terapia neoadjuvante é designado com o prefixo y.

O conhecimento sobre a tendência de determinados tumores a disseminarem-se para órgãos adjacentes ou distantes ajuda a orientar a investigação para o estadiamento.

TABELA 69-2 ■ Os cinco principais sítios de tumores primários em pacientes que morrem de câncer com base na idade e no sexo em 2018

Posição	Sexo	Todas as idades	Idade, anos: < 20	20-39	40-59	60-79	> 80
1	M	Pulmões	SNC	SNC	Pulmões	Pulmões	Pulmões
	F	Pulmões	SNC	Mama	Mama	Pulmões	Pulmões
2	M	Próstata	Leucemia	Colorretal	Colorretal	Próstata	Próstata
	F	Mama	Leucemia	Colo uterino	Pulmões	Mama	Mama
3	M	Colorretal	Sarcoma ósseo	Leucemia	Fígado	Pâncreas	Colorretal
	F	Colorretal	Sarcoma de tecido mole	Colorretal	Colorretal	Pâncreas	Colorretal
4	M	Pâncreas	Sarcoma de tecido mole	Linfoma	Pâncreas	Colorretal	Bexiga
	F	Pâncreas	Sarcoma ósseo	SNC	Ovário	Colorretal	Pâncreas
5	M	Fígado	Linfoma	Sarcoma de tecido mole	SNC	Fígado	Pâncreas
	F	Ovário	Rins	Leucemia	Pâncreas	Ovário	Leucemia

Siglas: SNC, sistema nervoso central; F, feminino; M, masculino.
Fonte: De RL Siegel et al: Cancer statistics, 2021. CA Cancer J Clin 71:7, 2021.

As informações obtidas com o estadiamento são usadas para definir a extensão da doença como localizada, disseminada regionalmente para fora do órgão de origem, mas não para locais distantes, ou metastática para locais distantes. O sistema de estadiamento mais amplamente utilizado é o TNM (tumor, linfonodo, metástase), criado pela International Union Against Cancer e pelo American Joint Committee on Cancer. A classificação TNM é um sistema de base anatômica que classifica a doença de acordo com o tamanho da lesão tumoral primária (de T1 a T4, em que números maiores indicam tumores maiores), o comprometimento de linfonodos (em geral, N0 e N1, indicando, respectivamente, ausência e presença de linfonodos acometidos, embora alguns tumores tenham sistemas mais elaborados de gradação de linfonodos) e a presença de doença metastática (M0 e M1, indicando, respectivamente, ausência e presença de metástases). As várias combinações dos escores T, N e M (às vezes incluindo o grau [G] histológico do tumor) subdividem-se em estágios, em geral designados por algarismos romanos de I a IV. A carga tumoral aumenta e a curabilidade diminui com o aumento do estágio. Outros sistemas de estadiamento anatômico são usados para alguns tumores, como a classificação de Dukes para os cânceres colorretais, a classificação da Federação

TABELA 69-3 ■ Incidência e mortalidade por câncer em grupos raciais e étnicos, Estados Unidos, 2013 a 2018

Local	Sexo	Brancos	Negros	Asiáticos/nativos das ilhas do Pacífico	Indígenas americanos[a]	Hispânicos
Incidência por 100.000 habitantes						
Todos	M	501,4	534,0	294,3	399,8	371,3
	F	442,2	406,6	292,6	388,8	335,5
Mama	F	131,6	127,3	95,6	94,9	94,8
Colorretal	M	42,6	51,6	34,6	47,2	39,9
	F	31,8	37,9	24,8	38,3	27,6
Rins	M	23,1	26,1	11,2	31,3	21,9
	F	11,7	13,3	5,3	17,7	12,4
Fígado	M	10,7	18,0	19,3	22,9	20,1
	F	3,8	5,5	7,1	9,4	7,9
Pulmões	M	70,8	79,8	43,2	59,2	37,1
	F	56,4	47,9	27,9	47,9	24,3
Próstata		97,7	171,6	53,8	67,7	85,6
Colo uterino		7,2	9,0	6,1	8,8	9,5
Mortes por 100.000 habitantes						
Todos	M	190,2	227,2	114,6	169,3	134,0
	F	137,8	154,9	84,6	120,1	94,6
Mama	F	20,1	28,2	11,7	14,8	13,8
Colorretal	M	16,1	23,2	11,2	18,5	14,0
	F	11,5	15,3	7,9	12,4	8,6
Rins	M	5,5	5,5	2,5	8,3	4,9
	F	2,3	2,3	1,1	3,2	2,2
Fígado	M	8,4	13,4	13,1	14,8	13,3
	F	3,6	4,9	5,4	7,0	6,0
Pulmões	M	49,4	57,0	28,0	38,4	23,0
	F	35,6	30,6	16,3	27,4	12,3
Próstata		17,9	38,3	8,8	18,5	15,6
Colo uterino		2,0	3,4	1,7	2,4	2,6

[a]Com base nas áreas de atendimento do Indian Health Service.
Siglas: F, feminino; M, masculino.
Fonte: De Cancer Statistics 2021, Rl Seigel et al, © 2021 CA Cancer J Clin. Reproduzida com permissão de John Wiley & Sons Ltd.

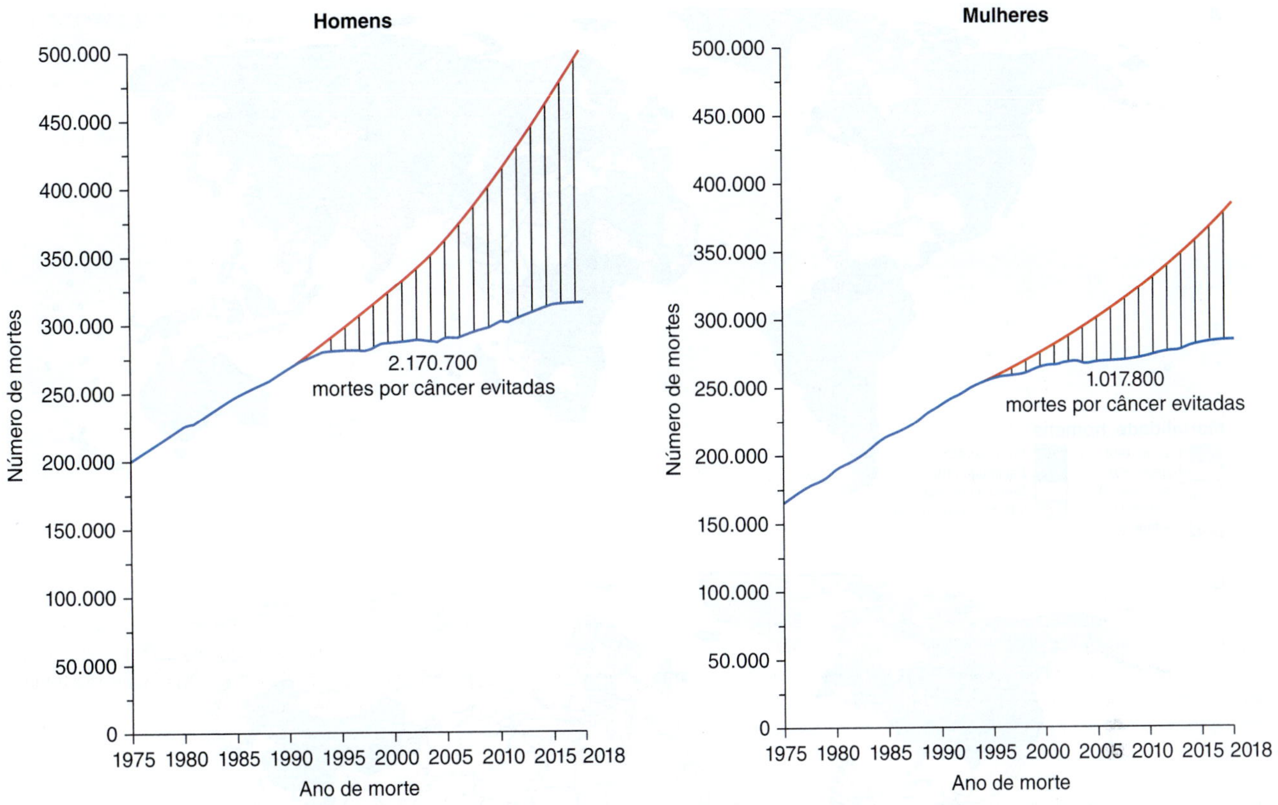

FIGURA 69-4 Mortes por câncer evitadas em homens e mulheres desde o início da década de 1990. *(De Cancer Statistics 2021, Rl Seigel et al, © 2021 CA Cancer J Clin. Reproduzida com permissão de John Wiley & Sons Ltd.)*

Internacional de Ginecologia e Obstetrícia (FIGO) para os cânceres ginecológicos e a classificação de Ann Arbor para a doença de Hodgkin.

Certos tumores não podem ser classificados com base nos aspectos anatômicos. Assim, por exemplo, os tumores hematopoiéticos, como a leucemia, o mieloma e o linfoma, em geral já estão disseminados quando o paciente é examinado pela primeira vez e não se propagam como os tumores sólidos. Para esses tumores, foram identificados outros fatores prognósticos (Caps. 104-111).

Além da carga tumoral, um segundo determinante importante para o resultado do tratamento é a reserva fisiológica do paciente. Os pacientes acamados antes do desenvolvimento do câncer tendem a apresentar uma evolução mais grave em cada estágio em comparação aos totalmente ativos. A reserva fisiológica é um determinante que indica como um paciente provavelmente enfrentará os estresses fisiológicos impostos pelo câncer e pelo seu tratamento. É difícil avaliar diretamente esse fator. Em vez disso, empregam-se marcadores substitutos para a reserva fisiológica, como a idade do paciente ou o índice de desempenho de Karnofsky (Tab. 69-4), ou o índice de desempenho do Eastern Cooperative Oncology Group (ECOG) (Tab. 69-5). Os pacientes com idade mais avançada e aqueles com índice de desempenho de Karnofsky < 70 ou com índice de desempenho do ECOG ≥ 3 apresentam um prognóstico ruim, a menos que o baixo desempenho seja uma consequência reversível do tumor.

Cada vez mais, as características biológicas do tumor estão sendo relacionadas com o prognóstico. Constatou-se que a expressão de determinados oncogenes, genes de resistência a fármacos, genes relacionados à apoptose e genes envolvidos em metástases influencia a resposta à terapia e o prognóstico. A presença de anormalidades citogenéticas específicas pode influenciar a sobrevida. Os tumores com taxas de crescimento mais altas, conforme avaliado pela expressão de marcadores relacionados com a proliferação, como o antígeno nuclear de proliferação celular, comportam-se de modo mais agressivo que aqueles com taxas de crescimento menores. As informações obtidas a partir do estudo do próprio tumor estão sendo cada vez mais utilizadas para influenciar as decisões relativas ao tratamento. Os genes do paciente envolvidos com o metabolismo de fármacos podem influenciar a segurança e a eficácia de determinados tratamentos.

Observou-se uma imensa heterogeneidade ao se estudarem os tumores; descobrimos que, a partir da morfologia, não é possível distinguir determinados subtipos de pacientes, cujos tumores apresentem conjuntos diferentes de anormalidades. Tumores que parecem iguais à microscopia óptica podem ser, na verdade, muito diferentes. De forma semelhante, tumores com aspecto histológico bastante diferente uns dos outros podem compartilhar mutações genéticas preditoras da resposta aos tratamentos. Além disso, células tumorais variam muito em um mesmo paciente, mesmo quando têm uma origem comum.

ELABORAÇÃO DO PLANO DE TRATAMENTO

Com base nas informações sobre a extensão da doença e o prognóstico, e levando-se em consideração o desejo do paciente, é possível determinar se a abordagem terapêutica será curativa ou paliativa. A cooperação entre os vários profissionais envolvidos no tratamento é de suma importância no planejamento. Para alguns cânceres, a quimioterapia ou a quimioterapia associada à radioterapia instituídas antes do tratamento cirúrgico definitivo (a chamada terapia neoadjuvante) podem melhorar o desfecho, como parece ser o caso do câncer de mama localmente avançado e dos cânceres de cabeça e pescoço. Em certas situações nas quais se pretenda instituir uma terapia de modalidade combinada, a coordenação entre o oncologista clínico, o radioterapeuta e o cirurgião é fundamental para que sejam obtidos os melhores resultados. Algumas vezes, é preciso realizar quimioterapia e radioterapia de modo sequencial e, outras vezes, concomitantemente. Os procedimentos cirúrgicos podem preceder outras abordagens terapêuticas ou sucedê-las. É melhor que o plano terapêutico siga um protocolo-padrão com precisão ou faça parte de um protocolo de pesquisa clínica em andamento para a avaliação de novos tratamentos. Modificações *ad hoc* dos protocolos-padrão provavelmente comprometerão os resultados do tratamento.

Antigamente, a escolha das abordagens terapêuticas era determinada pela cultura local, tanto no ambiente universitário quanto na clínica particular. Hoje, entretanto, é possível ter acesso *online* a protocolos padronizados e a todos os estudos de pesquisa clínica aprovados na América do Norte por meio de um computador pessoal com acesso à internet.[1]

[1]O National Cancer Institute mantém um banco de dados denominado PDQ (Physician Data Query), acessível *online* no endereço *https://www.cancer.gov/publications/pdq*. O controle de qualidade das informações fornecidas por esse serviço é rigoroso.

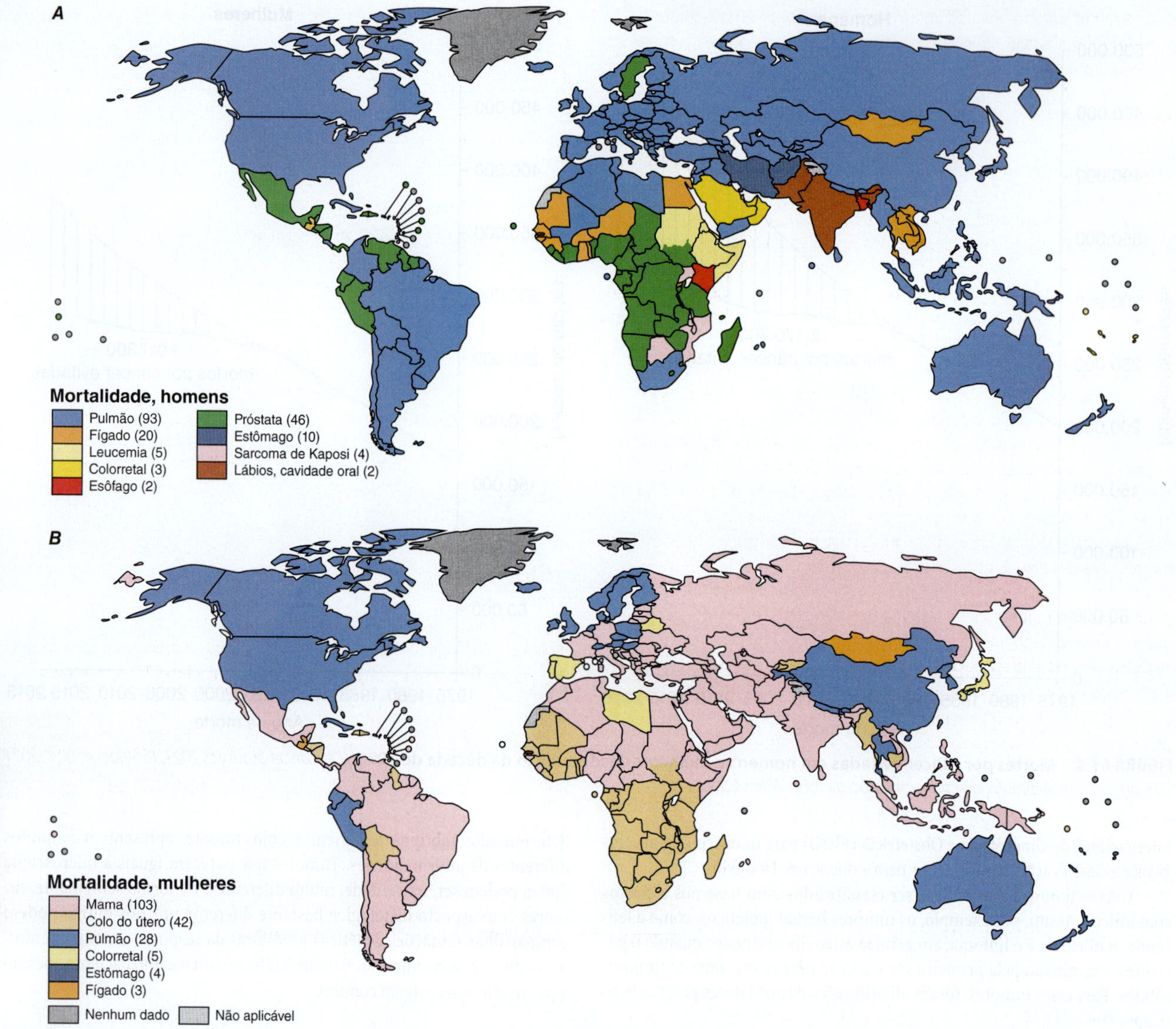

FIGURA 69-5 **Mapas globais mostrando a causa mais comum de mortalidade por câncer por país em 2018 entre (*A*) homens e (*B*) mulheres.** *(Reproduzida com permissão de F Bray et al: Global cancer statistics 2018: GLOBOCAN estimates of incidence and mortality worldwide for 36 cancers in 185 countries. CA Cancer J Clin 68:394, 2018. Fonte dos dados: Globocan 2018. Elaboração do mapa: IARC. World Health Organization. © WHO 2018. Todos os direitos reservados.)*

TABELA 69-4 ▪ Índice de desempenho de Karnofsky

Nível de desempenho	Capacidade funcional do paciente
100	Normal; nenhuma queixa; nenhuma evidência da doença
90	Capaz de manter as atividades normais; sinais ou sintomas mínimos da doença
80	Atividades normais com esforço; alguns sinais ou sintomas da doença
70	Cuida de si; incapaz de manter as atividades normais ou de trabalhar ativamente
60	Necessita de assistência ocasional, mas é capaz de atender à maioria das necessidades
50	Necessita de assistência considerável e de cuidados médicos com frequência
40	Incapacitado; necessita de cuidados e assistência especiais
30	Gravemente incapacitado; hospitalização indicada ainda que a morte não seja iminente
20	Muito enfermo; necessita de hospitalização; necessita de tratamento de suporte ativo
10	Agonizante, progredindo rapidamente para a morte
0	Morto

O médico habilitado também tem muito a oferecer ao paciente para o qual a terapia curativa não é mais uma opção. Com frequência, uma combinação de sentimento de culpa e frustração diante da incapacidade de curar o paciente, além da pressão de uma agenda cheia, limitam sobremaneira o tempo que o médico dedica aos pacientes que só estejam recebendo tratamentos paliativos. É preciso evitar essa situação. Além dos medicamentos administrados

TABELA 69-5 ▪ Índice de desempenho do Eastern Cooperative Oncology Group (ECOG)

ECOG grau 0: plenamente ativo, capaz de desempenhar sem restrição todas as atividades praticadas antes da doença
ECOG grau 1: restrição para atividades físicas extenuantes, mas mantendo a capacidade deambulatória e de realizar trabalhos leves ou sedentários (p. ex., tarefas domésticas leves, trabalho de escritório)
ECOG grau 2: mantém a capacidade deambulatória e de autocuidado, mas é incapaz de realizar qualquer atividade laborativa; ativo em mais de 50% do período de vigília
ECOG grau 3: limitação na capacidade de autocuidado, confinado ao leito ou à poltrona em > 50% do período de vigília
ECOG grau 4: completamente incapacitado; não consegue realizar tarefas de autocuidado; totalmente confinado à cadeira ou à cama
ECOG grau 5: morto

Fonte: Reproduzida com permissão de MM Oken et al: Toxicity and response criteria of the Eastern Cooperative Oncology Group. Am J Clin Oncol 5:649, 1982.

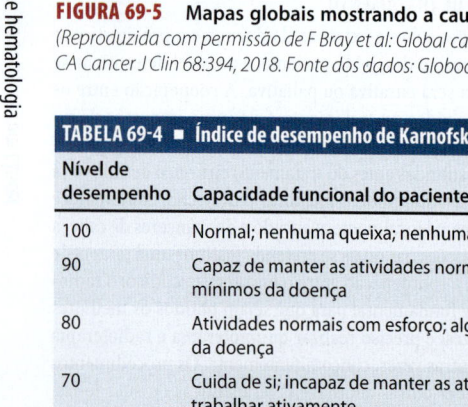

para aliviar os sintomas (ver adiante), é importante considerar o conforto que pode ser proporcionado por gestos como segurar a mão do paciente, seguir examinando-o regularmente ou, simplesmente, conversar com ele.

MANEJO DA DOENÇA E DE SUAS COMPLICAÇÕES

Como as terapias para câncer são tóxicas (Cap. 73), o manejo do paciente envolve a abordagem das possíveis complicações tanto da doença quanto de seu tratamento, incluindo os complexos problemas psicossociais associados. Em curto prazo no curso de uma terapia com fins curativos, o estado funcional do paciente pode se deteriorar. A toxicidade induzida pelo tratamento é menos aceitável se o objetivo da terapia for paliativo. Os efeitos colaterais mais comuns do tratamento são náuseas e vômitos (ver adiante), neutropenia febril (Cap. 74) e mielossupressão (Cap. 73). No entanto, já há recursos terapêuticos para minimizar a toxicidade aguda do tratamento do câncer.

Os novos sintomas que eventualmente surjam no decorrer do tratamento do câncer devem ser sempre considerados reversíveis até que seja provado o contrário. Considerar de forma fatalista que a anorexia, a perda ponderal e a icterícia ocorrem devido à recorrência ou à progressão de um tumor pode resultar na morte do paciente por uma colecistite intercorrente reversível. Uma obstrução intestinal tem maior chance de ser causada por aderências reversíveis do que por um tumor progressivo. As infecções sistêmicas, às vezes causadas por patógenos incomuns, podem ser consequência da imunossupressão associada à terapia do câncer. Alguns fármacos utilizados no tratamento do câncer ou de suas complicações (p. ex., náuseas) podem provocar sintomas do sistema nervoso central que se assemelham àqueles da doença metastática ou podem simular síndromes paraneoplásicas, como a síndrome de secreção inapropriada de hormônio antidiurético. Deve-se buscar o diagnóstico definitivo, o que pode exigir biópsias repetidas.

Um componente crítico para o controle do câncer é a avaliação da resposta ao tratamento. Além do exame físico minucioso, a partir do qual todos os locais comprometidos pela doença devem ser avaliados e fisicamente mensurados com registro em um fluxograma de acordo com a data, a avaliação da resposta requer a repetição periódica dos exames de imagem que tenham sido anormais na época do estadiamento. Se esses exames de imagem se tornam normais, deve-se repetir a biópsia do tecido previamente acometido para documentar a resposta completa por critérios patológicos. Em geral, não há necessidade de biópsias se houver doença residual macroscópica. A *resposta completa* é definida pelo desaparecimento de todas as evidências da doença, ao passo que a *resposta parcial* se refere a uma redução > 50% na soma dos produtos dos diâmetros perpendiculares de todas as lesões mensuráveis. A determinação de uma resposta parcial também pode ser baseada na redução de 30% na soma dos maiores diâmetros das lesões (Response Evaluation Criteria in Solid Tumors [RECIST]). A *doença progressiva* é definida pelo aparecimento de qualquer lesão nova ou pelo aumento > 25% na soma dos produtos dos diâmetros perpendiculares de todas as lesões mensuráveis (ou pelo aumento de 20% nas somas dos maiores diâmetros, de acordo com os RECIST). A classificação *doença estável* descreve as situações em que a redução ou o crescimento do tumor não preenchem qualquer um desses critérios. Alguns locais de comprometimento (p. ex., osso) ou padrões de comprometimento (p. ex., infiltrados pulmonares linfangíticos ou difusos) são considerados imensuráveis. Nenhuma resposta é completa sem documentação da resolução por biópsia, porém as respostas parciais podem excluir sua avaliação, a menos que tenha ocorrido progressão objetiva e bem definida.

Para algumas neoplasias hematológicas, a citometria de fluxo e ensaios genéticos podem determinar a presença de células tumorais residuais que escapam da detecção microscópica. Em geral, essas técnicas podem detectar confiavelmente até 1 célula tumoral entre 10 mil células. Se esses testes não detectarem células tumorais, diz-se que o paciente tem negatividade da doença residual mínima, um achado geralmente associado a remissões mais duráveis. Acumulam-se dados que definem intervenções em pacientes com positividade da doença residual mínima que podem estender a duração da remissão e a sobrevida.

Os marcadores tumorais podem ser úteis no tratamento de determinados tumores. Pode haver dificuldade para avaliar com precisão a resposta à terapia. Entretanto, alguns tumores induzem ou desencadeiam a produção de marcadores passíveis de medição no soro ou na urina e, em um dado paciente, a elevação e a redução dos níveis do marcador em geral estão associadas, respectivamente, ao aumento e à diminuição da carga tumoral. Alguns marcadores tumorais clinicamente úteis são apresentados na Tabela 69-6. Apenas os marcadores tumorais não são específicos o suficiente para permitir o estabelecimento de um diagnóstico de câncer. Entretanto, uma vez diagnosticada uma neoplasia que esteja comprovadamente associada a níveis elevados de um marcador tumoral, ele pode ser utilizado para avaliar a resposta ao tratamento.

TABELA 69-6 ■ Marcadores tumorais

Marcadores tumorais	Câncer	Condições não neoplásicas
Hormônios		
Gonadotrofina coriônica humana	Doença trofoblástica gestacional, tumor gonadal de células germinativas	Gestação
Calcitonina	Câncer medular da tireoide	
Catecolaminas	Feocromocitoma	
Antígenos oncofetais		
α-fetoproteína	Carcinoma hepatocelular, tumor gonadal de células germinativas	Cirrose, hepatite
Antígeno carcinoembrionário	Adenocarcinomas de cólon, pâncreas, pulmão, mama, ovário	Pancreatite, hepatite, doença inflamatória intestinal, tabagismo
Enzimas		
Fosfatase ácida prostática	Câncer de próstata	Prostatite, hipertrofia prostática
Enolase neurônio-específica	Câncer pulmonar de pequenas células, neuroblastoma	
Lactato-desidrogenase	Linfoma, sarcoma de Ewing	Hepatite, anemia hemolítica, muitas outras
Proteínas associadas a tumor		
Antígeno prostático específico	Câncer de próstata	Prostatite, hipertrofia prostática
Imunoglobulina monoclonal	Mieloma	Infecção, MGUS
CA-125	Câncer ovariano, alguns linfomas	Menstruação, peritonite, gravidez
CA19-9	Câncer de cólon, pâncreas e mama	Pancreatite, colite ulcerativa
CD30	Doença de Hodgkin, linfoma anaplásico de grandes células	–
CD25	Leucemia de células pilosas, leucemia/linfoma de células T do adulto	Linfo-histiocitose hemofagocítica

Sigla: MGUS, gamopatia monoclonal de significado indeterminado.

O reconhecimento e o tratamento da depressão são componentes importantes nos cuidados ao paciente. A incidência global de depressão em indivíduos com câncer é de cerca de 25%, podendo ser maior naqueles muito debilitados. Esse diagnóstico pode ser considerado provável nos pacientes com humor deprimido (disforia) e/ou perda de interesse ou prazer (anedonia) durante pelo menos 2 semanas. Além disso, três ou mais dos seguintes sintomas costumam estar presentes: alteração do apetite, problemas com o sono, retardo ou agitação psicomotores, fadiga, sentimento de culpa ou de inutilidade, incapacidade de concentração e ideação suicida. Os pacientes com esses sintomas devem ser tratados. A terapia medicamentosa com um inibidor da recaptação de serotonina, como fluoxetina (10-20 mg/dia), sertralina (50-150 mg/dia) ou paroxetina (10-20 mg/dia), ou um antidepressivo tricíclico, como amitriptilina (50-100 mg/dia) ou desipramina (75-150 mg/dia), deve ser tentada, com espera de 4 a 6 semanas pela resposta. A terapia efetiva deve ser mantida durante pelo menos 6 meses após o desaparecimento dos sintomas. Se a terapia não for bem-sucedida, pode-se usar outras classes de antidepressivos. Além da medicação, as intervenções psicossociais podem ser benéficas, como grupos de apoio, psicoterapia e imaginação guiada.

Muitos pacientes optam por abordagens terapêuticas não aprovadas ou infundadas quando a medicina convencional aparentemente tem pouca probabilidade de ser curativa. Aqueles que procuram essas alternativas com frequência são pessoas instruídas e podem estar no início da evolução da doença. Em geral, as abordagens infundadas são apregoadas com base em fatos observados sem critério e, além de não ajudarem o paciente, podem ser prejudiciais. O médico deve esforçar-se para manter uma comunicação aberta e sem preconceitos, de modo que os pacientes possam discutir com ele o que estão realmente fazendo. O aparecimento de toxicidade inesperada pode ser uma indicação de que o paciente esteja fazendo uso de alguma terapia suplementar.[2]

ACOMPANHAMENTO DE LONGO PRAZO/COMPLICAÇÕES TARDIAS

Ao final do tratamento, deverão ser reavaliados os locais originalmente acometidos pelo tumor, em geral por meio de radiografias ou outras técnicas de aquisição de imagem, devendo-se proceder à biópsia de qualquer anormalidade persistente. Se a doença persistir, a equipe multiprofissional discutirá um novo plano de tratamento. Se o paciente ficou livre da doença com o tratamento original, inicia-se um acompanhamento regular para detectar qualquer recidiva. Não há diretrizes consideradas ideais para o acompanhamento desses pacientes. Durante muitos anos, adotou-se a rotina de acompanhar o paciente com consultas mensais durante 6 a 12 meses, seguidas de consultas em meses alternados durante 1 ano; a cada 3 meses, no ano seguinte; a cada 4 meses, no ano subsequente; a cada 6 meses por mais 1 ano e, por fim, anualmente. Em cada consulta, era solicitada uma bateria de exames laboratoriais, radiográficos e de imagem, partindo-se do princípio de que seria melhor detectar uma doença recorrente antes que ela se tornasse sintomática. Entretanto, quando essa estruturação de acompanhamento foi avaliada, constatou-se que o pressuposto não era válido. Os estudos realizados com pacientes portadores de câncer de mama, melanoma, câncer pulmonar, câncer de cólon e linfoma não confirmaram a noção de que as recidivas assintomáticas seriam mais facilmente curadas pela terapia de resgate do que as recidivas sintomáticas. Tendo em vista o enorme custo de uma bateria completa de exames diagnósticos e a ausência de qualquer efeito na sobrevida do paciente, novas diretrizes têm surgido, propondo consultas de acompanhamento menos frequentes, durante as quais a anamnese e o exame físico são os principais métodos de investigação.

À medida que o tempo passa, a probabilidade de recidiva do câncer primário diminui. Para muitos tipos de câncer, uma sobrevida de 5 anos sem recidiva equivale à cura. Entretanto, podem ocorrer problemas clínicos importantes durante o tratamento do câncer e tais problemas devem ser abordados (Cap. 95). Alguns surgem em função da doença, e outros, em consequência do tratamento. A compreensão desses problemas relacionados à doença e ao tratamento pode ajudar em sua detecção e em seu controle.

Apesar dessas preocupações, a maioria dos pacientes que têm o câncer curado retornam a uma vida normal.

MEDIDAS DE SUPORTE

Em muitos aspectos, o sucesso da terapia do câncer depende do êxito do tratamento de apoio. A incapacidade de controlar os sintomas do câncer e do seu tratamento pode levar o paciente a abandonar a terapia curativa. De igual importância, o tratamento de apoio é um dos principais determinantes da qualidade de vida. Mesmo quando não é possível prolongar a vida, o médico deve lutar para preservar a qualidade de vida do paciente. Os parâmetros da qualidade de vida tornaram-se indicadores comuns para os desfechos esperados nas pesquisas clínicas. Além disso, o tratamento paliativo demonstrou ser custo-efetivo quando abordado de forma organizada. Um axioma da oncologia poderia ser: curar às vezes, prolongar a vida com frequência e confortar sempre.

Dor A dor ocorre com frequência variável no paciente com câncer: 25 a 50% dos pacientes apresentam-se com dor na ocasião do diagnóstico, 33% têm dor associada ao tratamento, e em 75% dos casos ela surge com a progressão da doença. A dor pode ter várias causas. Em cerca de 70% dos casos, ela é causada pelo próprio tumor – por invasão de ossos, nervos, vasos sanguíneos ou mucosas, ou por obstrução de uma víscera oca ou de um ducto. Em cerca de 20% dos casos, a dor está relacionada com procedimento cirúrgico ou clínico invasivo, ou com lesão decorrente da irradiação (mucosite, enterite ou lesão de um plexo ou da medula espinal) ou da quimioterapia (mucosite, neuropatia periférica, flebite, necrose asséptica da cabeça femoral induzida por esteroides). Em 10% dos pacientes, a dor não está relacionada com o câncer ou com seu tratamento.

A avaliação da dor exige investigação metódica de sua história, localização, caráter, além de aspectos temporais, fatores desencadeantes e atenuantes e intensidade (Caps. 12 e 13); requer, ainda, revisão das histórias oncológica e clínica pregressas, bem como da história pessoal e social, e exame físico completo. Deve-se fornecer ao paciente uma escala analógica visual com 10 divisões para que ele indique a intensidade da dor. O estado clínico costuma ser dinâmico, exigindo reavaliações frequentes do paciente. A terapia da dor não deve ser adiada enquanto sua causa estiver sendo investigada.

Atualmente, dispomos de uma variedade de recursos para aliviar a dor do câncer. Cerca de 85% dos pacientes obtêm alívio com a intervenção farmacológica. Todavia, outras modalidades, incluindo terapia antitumoral (como alívio cirúrgico de obstrução, radioterapia e tratamento com estrôncio-89 e samário-153 para a dor óssea), técnicas de neuroestimulação, analgesia regional ou procedimentos neuroablativos, são eficazes em mais 12% dos casos. Por conseguinte, se forem instituídas medidas apropriadas, pouquíssimos pacientes não terão alívio adequado da dor. **Para uma abordagem mais específica ao alívio da dor, ver Cap. 12.**

Náuseas Em geral, os vômitos no paciente com câncer são causados pela quimioterapia (Cap. 73). Sua intensidade pode ser prevista com base nos fármacos a serem empregados no tratamento. São reconhecidas três formas de vômitos, classificadas de acordo com o momento em que ocorrem em relação ao estímulo nocivo. A *êmese aguda*, a apresentação mais comum, ocorre nas primeiras 24 horas após o tratamento. A *êmese tardia* surge de 1 a 7 dias após o tratamento; é rara, mas, quando presente, geralmente ocorre seguindo-se à administração de cisplatina. A *êmese antecipatória* ocorre antes da administração da quimioterapia, representando uma resposta condicionada a estímulos visuais e olfatórios previamente associados à administração de quimioterápicos.

A êmese aguda é a forma mais bem compreendida. Os estímulos que ativam os sinais na zona de gatilho quimiorreceptora no bulbo, no córtex cerebral e, perifericamente, no intestino resultam na estimulação do centro de vômitos do bulbo, o centro motor responsável pela coordenação da atividade secretora e de contração muscular que resulta na êmese. Diversos tipos de receptores participam do processo, incluindo receptores de dopamina, serotonina, histamina, opioides e acetilcolina. Os antagonistas do receptor de serotonina ondansetrona e granisetrona são fármacos efetivos contra agentes altamente emetogênicos, assim como os antagonistas do receptor de neurocinina, como aprepitanto e fosaprepitanto (ver Cap. 73).

A exemplo da escala de analgesia, a terapia dos vômitos deve ser individualizada, adaptando-se a cada situação. Para os agentes leve e moderadamente emetogênicos, a administração de proclorperazina, 5 a 10 mg VO ou 25 mg VR, é efetiva. Pode-se aumentar sua eficácia administrando-a antes da quimioterapia. A dexametasona, 10 a 20 mg IV, também é efetiva e pode aumentar a eficácia da proclorperazina. Para agentes altamente emetogênicos, como cisplatina, mecloretamina, dacarbazina e estreptozocina, a combinação de agentes funciona melhor, e a administração deve iniciar de 6 a 24 horas antes do tratamento. A ondansetrona, 8 mg VO a cada 6 horas no dia anterior à terapia e IV no dia da terapia, mais dexametasona, 20 mg IV antes do tratamento, é um esquema efetivo. O acréscimo de aprepitanto oral (antagonista do receptor da substância P/neurocinina 1) a esse esquema (125 mg no dia 1, 80 mg nos dias 2 e 3) reduz ainda mais o risco de êmese aguda e tardia. A exemplo da dor, é mais fácil prevenir a êmese do que aliviá-la.

A êmese tardia pode estar relacionada com a presença de inflamação intestinal decorrente da terapia, podendo ser controlada com dexametasona oral e metoclopramida oral, um antagonista do receptor de dopamina que, em altas doses, também bloqueia os receptores de serotonina. A melhor estratégia para prevenir a êmese antecipatória consiste em controlá-la nos primeiros ciclos da quimioterapia, a fim de evitar que ocorra condicionamento. Se essa medida não tiver sucesso, o uso de antieméticos profiláticos no dia anterior ao tratamento pode ser útil. Estudos experimentais estão avaliando terapias comportamentais.

Efusões Pode haver acúmulo anormal de líquido na cavidade pleural, no pericárdio ou no peritônio. As efusões malignas assintomáticas podem não requerer tratamento. As efusões sintomáticas que acompanham tumores

[2]Informações sobre métodos falaciosos podem ser obtidas junto ao National Council Against Health Fraud ou junto ao Center for Medical Consumers and Health Care Information.

que respondem à terapia sistêmica em geral não necessitam de tratamento local, pois também respondem ao tratamento do tumor subjacente. As efusões sintomáticas que ocorrem com tumores que não respondem à terapia sistêmica podem exigir tratamento local em pacientes que tenham expectativa de vida de no mínimo 6 meses.

As efusões pleurais causadas por tumores podem ou não conter células malignas. Os cânceres de pulmão e de mama e os linfomas são responsáveis por cerca de 75% das efusões pleurais malignas. Sua natureza exsudativa costuma ser determinada pela constatação de uma razão das proteínas da efusão/soro $\geq 0,5$ ou por uma razão de lactato-desidrogenase da efusão/soro $\geq 0,6$. Quando o distúrbio é sintomático, em geral realiza-se a toracocentese em primeiro lugar. Na maioria dos casos, verifica-se uma melhora sintomática que perdura menos de 1 mês. É necessário recorrer à drenagem torácica com tubo se houver recidiva dos sintomas em 2 semanas. O líquido é aspirado até que o fluxo seja < 100 mL em 24 horas. A seguir, são infundidas 60 unidades de bleomicina ou 1 g de doxiciclina no dreno torácico em 50 mL de soro glicosado a 5%; o dreno é pinçado; o paciente é rotado nas quatro posições, sendo deixado 15 minutos em cada uma delas; após 1 a 2 horas, o dreno é novamente colocado em aspiração por mais 24 horas. A seguir, o tubo é desconectado da aspiração e deixado para drenagem pela gravidade. Se houver < 100 mL de drenagem nas 24 horas seguintes, o tubo é retirado e uma radiografia é realizada em 24 horas. Se o tubo torácico continuar drenando líquido a uma taxa inaceitavelmente alta, pode-se repetir a esclerose. A bleomicina pode ser um pouco mais efetiva do que a doxiciclina, porém seu custo é mais elevado. Em geral, a doxiciclina é o fármaco de primeira escolha. Se nem a doxiciclina nem a bleomicina forem efetivas, pode-se usar talco.

Os derrames pericárdicos sintomáticos costumam ser tratados criando-se uma janela pericárdica ou por descolamento da membrana. Se o estado do paciente não permitir a realização de procedimento cirúrgico, pode-se tentar pericardiodese com doxiciclina e/ou bleomicina.

A ascite maligna em geral é tratada com paracenteses repetidas de pequenos volumes de líquido. Se a neoplasia maligna subjacente não responder à terapia sistêmica, podem-se instalar *shunts* peritoneovenosos. Embora haja temor de disseminação de células tumorais para a circulação, as metástases disseminadas são uma complicação incomum. As principais complicações são oclusão, extravasamento e sobrecarga de líquido. Os pacientes com hepatopatia grave podem evoluir com coagulação intravascular disseminada.

Nutrição O câncer e seu tratamento podem resultar na diminuição da ingestão de nutrientes, a ponto de provocar perda ponderal e alteração do metabolismo intermediário. É difícil estimar a prevalência desse problema em razão das diversas definições para a caquexia decorrente do câncer; entretanto, a maioria dos pacientes com doença avançada apresenta perda de peso e diminuição do apetite. Diversos fatores derivados do tumor (p. ex., bombesina, hormônio adrenocorticotrófico) e do hospedeiro (p. ex., fator de necrose tumoral, interleucinas 1 e 6, hormônio do crescimento) contribuem para a alteração do metabolismo, com estabelecimento de um círculo vicioso, em que o catabolismo proteico, a intolerância à glicose e a lipólise não podem ser revertidos pelo suprimento de calorias.

Há controvérsias sobre a melhor maneira de avaliar o estado nutricional e sobre quando e como intervir. Os esforços envidados para tornar essa avaliação objetiva incluíram o uso de um índice nutricional prognóstico com base nos níveis de albumina, na espessura da prega cutânea tricipital, nos níveis de transferrina e no teste cutâneo de hipersensibilidade de tipo tardio. Entretanto, uma abordagem mais simples tem sido definir o limiar de intervenção nutricional como perda inexplicável de peso corporal acima de 10%, níveis séricos de transferrina inferiores a 1.500 mg/L (150 mg/dL) e albumina sérica abaixo de 34 g/L (3,4 g/dL).

A decisão é importante, pois parece que a terapia do câncer é significativamente mais tóxica e menos efetiva na presença de desnutrição. Entretanto, ainda não está bem definido se a intervenção nutricional pode alterar a história natural. A menos que exista alguma patologia afetando a função de absorção do trato gastrintestinal, dá-se preferência à nutrição enteral administrada por via oral ou por sonda à suplementação parenteral. Entretanto, os riscos associados à sonda podem ultrapassar os benefícios. O acetato de megestrol, um agente progestacional, tem sido recomendado como forma de intervenção farmacológica para melhorar o estado nutricional. As pesquisas nessa área poderão fornecer mais recursos no futuro, à medida que forem elucidados os mecanismos mediados por citocinas.

Apoio psicossocial As necessidades psicossociais dos pacientes variam de acordo com sua situação. Os pacientes submetidos a tratamento sentem medo, ansiedade e depressão. Frequentemente, a autoimagem está seriamente comprometida, em decorrência de cirurgias deformantes e de queda dos cabelos. As mulheres que têm acesso a um aconselhamento estético que as ajude a ter uma aparência melhor também se sentem melhor. A perda do controle sobre o próprio tempo pode contribuir para uma sensação de vulnerabilidade. As exigências do trabalho e da família associadas àquelas do tratamento podem criar um grande estresse. A disfunção sexual é altamente prevalente e precisa ser discutida abertamente com o paciente. Uma equipe de saúde empática e sensível às necessidades individuais de cada paciente permite que haja negociação e flexibilização da conduta, desde que não se comprometa a evolução do tratamento.

Os sobreviventes de câncer têm outros tipos de dificuldade. Os pacientes podem ter medo associado ao término de um tratamento ao qual conjugam sua sobrevivência. É necessário que se adaptem às perdas físicas e às incapacidades, sejam elas reais ou percebidas. Os pacientes podem se preocupar com problemas físicos insignificantes. Percebem um declínio em sua atividade ocupacional e passam a se considerar profissionais menos requisitados. É possível que haja discriminação no trabalho e/ou pelos planos de saúde. Eles talvez tenham dificuldades em voltar à sua vida anterior. Podem sentir-se culpados por terem sobrevivido e ficar com uma sensação de vulnerabilidade a resfriados e outras doenças. Talvez a preocupação mais profunda e ameaçadora seja o medo constante de recidiva (síndrome de Dâmocles).

Os pacientes que não tiveram sucesso com a terapia apresentam outros problemas relacionados com o final de suas vidas.

A morte e o processo de morrer As causas mais comuns de morte em pacientes com câncer incluem infecção (resultando em insuficiência circulatória) e as insuficiências respiratória, hepática e renal. A obstrução intestinal pode resultar em inanição e desnutrição. A doença no sistema nervoso central pode causar convulsões, coma e hipoventilação central. Cerca de 70% dos pacientes desenvolvem dispneia na fase pré-terminal. Entretanto, em geral, decorrem muitos meses entre o diagnóstico de câncer e o aparecimento dessas complicações, e, durante esse período, o paciente é gravemente afetado pela possibilidade de morte. O caminho do fracasso no tratamento do câncer geralmente ocorre em três fases. Primeiro, há otimismo com a esperança de cura; depois, quando o tumor sofre recidiva, o paciente reconhece que a doença é incurável, e a terapia paliativa é acolhida na esperança de conseguir conviver com a doença; e, por fim, ao vislumbrar a morte iminente, ocorre outro ajuste na percepção da realidade. O paciente imagina o pior, preparando-se para o fim de sua vida, e pode passar por vários estágios de adaptação ao diagnóstico. Essas fases incluem negação, isolamento, raiva, barganha, depressão, aceitação e esperança. Obviamente, nem todos passam por todos os estágios ou seguem a mesma sequência ou ritmo. Contudo, no acompanhamento dos casos, é importante tentar compreender como cada paciente foi afetado pelo diagnóstico e como está lidando com a situação.

É sempre melhor falar francamente com o paciente e sua família sobre a provável evolução da doença. Essas conversas podem ser difíceis tanto para o médico quanto para o paciente e sua família. O mais importante nessa relação é assegurar a eles que tudo o que lhes proporcionar conforto será feito. Eles não serão abandonados. Muitos pacientes preferem receber cuidados em casa ou em uma instituição, em vez de em um hospital. O American College of Physicians publicou um livro intitulado *Home Care Guide for Cancer: How to Care for Family and Friends at Home*, que ensina abordagens para solucionar os problemas que surgem na assistência domiciliar. Com um planejamento apropriado, é possível fornecer ao paciente a assistência médica necessária, bem como apoio psicológico e espiritual, para evitar o sentimento de isolamento e a sensação de despersonalização que podem acompanhar a morte em um hospital.

A assistência a pacientes terminais pode representar um ônus para o médico. Foi descrita uma síndrome de "*burnout*", caracterizada por fadiga, afastamento dos pacientes e colegas e perda da capacidade de autossatisfação. Os esforços para diminuir o estresse, manter uma vida equilibrada e estabelecer metas realistas podem combater esse distúrbio.

Decisões de final de vida Infelizmente, nem sempre é possível uma transição suave de um tratamento curativo para outro que seja apenas paliativo em razão do aparecimento de complicações graves relacionadas com o tratamento ou a progressão rápida da doença. Entende-se que é justificável fornecer um suporte médico vigoroso e invasivo para uma doença ou para complicações reversíveis do tratamento. Entretanto, se houver dúvida quanto à reversibilidade da situação, os desejos do paciente é que determinarão o nível de assistência médica. Esses desejos devem ser discutidos antes da fase terminal da doença e reavaliados periodicamente. Podem-se obter informações sobre instruções antecipadas na American Association of Retired Persons ou no Choice in Dying. Nos Estados Unidos, alguns estados permitem que os médicos deem assistência aos pacientes que optem por terminar sua vida. Essa questão é difícil dos pontos de vista ético e médico. As discussões sobre decisões de final de vida devem ser francas e envolver questões como consentimento informado, previsão do tempo de espera, necessidade de segundas opiniões e documentação. **Para uma abordagem mais completa sobre assistência ao doente terminal, ver Cap. 12.**

LEITURAS ADICIONAIS

Bray F et al: Global cancer statistics 2018: GLOBOCAN estimates of incidence and mortality worldwide for 36 cancers in 185 countries. CA Cancer J Clin 68:394, 2018.

Hesketh PJ et al: Antiemetics: ASCO guideline update. J Clin Oncol 38:2782, 2020.

Kelley AS, Morrison RS: Palliative care for the seriously ill. N Engl J Med 373:747, 2015.

Samala RV et al: Frequently asked questions about managing cancer pain: An update. Cleve Clin Med J 88:183, 2021.

Siegel RL et al: Cancer statistics, 2021. CA Cancer J Clin 71:7, 2021.

70 Prevenção e detecção precoce do câncer

Jennifer M. Croswell, Otis W. Brawley, Barnett S. Kramer

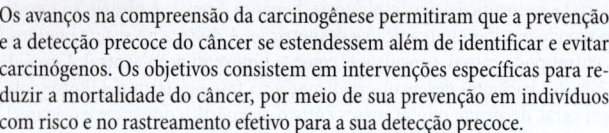

Os avanços na compreensão da carcinogênese permitiram que a prevenção e a detecção precoce do câncer se estendessem além de identificar e evitar carcinógenos. Os objetivos consistem em intervenções específicas para reduzir a mortalidade do câncer, por meio de sua prevenção em indivíduos com risco e no rastreamento efetivo para a sua detecção precoce.

A carcinogênese é um processo que costuma estender-se durante anos, um *continuum* de alterações celulares e teciduais distintas ao longo do tempo, resultando em processos fisiológicos aberrantes. A prevenção trata da identificação e da manipulação dos fatores biológicos, ambientais, sociais e genéticos na etiologia do câncer. O exame dos padrões epidemiológicos nacionais pode fornecer indicadores das contribuições relativas dos avanços na prevenção, no rastreamento e na terapia em andamento contra o câncer, porém os ensaios clínicos randomizados fornecem as melhores evidências para orientar a assistência, particularmente na população geral saudável.

EDUCAÇÃO E HÁBITOS SAUDÁVEIS

A educação do público com o objetivo de evitar os fatores de risco identificados para o câncer e o estímulo de hábitos saudáveis contribui para a prevenção do câncer. O médico é um mensageiro poderoso nesse processo. O contato entre o paciente e o médico é uma oportunidade para orientar os pacientes sobre os riscos do tabagismo, a importância de um estilo de vida saudável e de evitar exposições, além de oferecer métodos de rastreamento comprovados para o câncer.

CESSAÇÃO DO TABAGISMO

O tabagismo é um fator de risco importante e modificável associado às doenças cardiovasculares, às doenças pulmonares e ao câncer. Os tabagistas apresentam um risco de morte prematura aproximado de 1:3 durante a vida devido a câncer relacionado com o tabaco, doença cardiovascular ou doença pulmonar. O tabagismo causa um maior número de mortes por doença cardiovascular do que por câncer. O câncer de pulmão e os cânceres de laringe, orofaringe, esôfago, rins, bexiga, cólon, pâncreas, estômago e colo do útero estão todos relacionados com o tabaco.

O número de cigarros consumidos por dia e o montante de inalação da fumaça do cigarro correlacionam-se com o risco de mortalidade por câncer de pulmão. Os cigarros com baixo teor de alcatrão não são mais seguros, pois os tabagistas tendem a inalá-los com maior frequência e mais profundamente.

Os indivíduos que deixam de fumar apresentam uma taxa de mortalidade por câncer pulmonar em 10 anos 30 a 50% menor do que os que continuam a fumar, apesar de que algumas mutações genéticas induzidas por carcinógenos persistam durante anos após a cessação do tabagismo. O abandono e a prevenção do tabagismo salvariam mais vidas do que qualquer outra atividade de saúde pública.

O risco do tabagismo não está restrito ao tabagista. A fumaça de tabaco no ambiente, conhecida como fumo passivo, é carcinogênica e está associada a uma variedade de doenças respiratórias em crianças expostas.

A prevenção do uso do tabaco é uma questão pediátrica. Mais de 80% dos tabagistas norte-americanos adultos começaram a fumar antes dos 18 anos de idade. O tabagismo tem diminuído nos últimos anos; todavia, em pesquisas recentes, cerca de 8% dos estudantes de ensino médio relataram ter fumado no mês anterior. Por outro lado, o uso de cigarros eletrônicos está aumentando rapidamente: cerca de 28% dos alunos de ensino médio e 11% dos alunos de ensino fundamental são usuários atuais de cigarros eletrônicos. O aconselhamento de adolescentes e adultos jovens é fundamental na prevenção de todas as formas de tabagismo. Um simples conselho do médico poderá ser benéfico. Os profissionais devem questionar seus pacientes sobre o uso do tabaco e oferecer aos tabagistas assistência para deixar de fumar.

As abordagens atuais para interromper o tabagismo reconhecem a nicotina no tabaco como causadora de dependência **(Cap. 454)**. O tabagista que está deixando de fumar passa por estágios identificáveis, que incluem a consideração de deixar o cigarro, uma fase de ação, em que o tabagista efetivamente deixa o cigarro, e uma fase de manutenção. Os tabagistas que abandonam o cigarro por completo possuem maior probabilidade de ter sucesso do que os que reduzem gradualmente o número de cigarros consumidos ou passam a fumar cigarros com teor mais baixo de alcatrão ou nicotina. Programas organizados de cessação do tabagismo podem complementar os esforços individuais. Os tabagistas pesados podem necessitar de um programa intensivo e amplo de cessação do tabagismo, que inclui aconselhamento, estratégias comportamentais e adjuvantes farmacológicos, como reposição de nicotina (gomas de mascar, adesivos, *sprays*, pastilhas e inaladores), bupropiona e/ou vareniclina. Os cigarros eletrônicos têm sido preconizados como ferramenta para o abandono do tabagismo em adultos, porém não se sabe qual é a sua eficácia para esse propósito. Os efeitos totais do cigarro eletrônico sobre a saúde são pouco conhecidos. A ausência de controles rigorosos de fabricação do material dos cigarros eletrônicos tem produzido lesões graves.

Os riscos dos charutos à saúde são semelhantes aos dos cigarros. Fumar 1 ou 2 charutos por dia dobra o risco de cânceres de boca e esôfago; fumar 3 ou 4 charutos por dia aumenta o risco de câncer oral em mais de 8 vezes e o de câncer de esôfago em 4 vezes. Os riscos do consumo eventual são desconhecidos.

O tabaco que não emite fumaça também representa um risco substancial para a saúde. O fumo de mascar é um carcinógeno associado a cáries dentárias, gengivite, leucoplasia oral e câncer de boca. Os efeitos sistêmicos do tabaco sem fumaça (incluindo o rapé) podem aumentar os riscos de outros cânceres. O câncer de esôfago está ligado aos carcinógenos do tabaco dissolvidos na saliva e deglutidos. Os efeitos totais do cigarro eletrônico sobre a saúde são pouco conhecidos.

ATIVIDADE FÍSICA

A atividade física está associada a uma redução do risco de cânceres de cólon e de mama. Vários mecanismos foram propostos. Todavia, tais estudos tendem a apresentar fatores confundidores, como vieses de memória, associação do exercício a outras práticas relacionadas com a saúde e efeitos de cânceres pré-clínicos no hábito da prática de exercícios (causalidade reversa).

MODIFICAÇÃO DA DIETA

Estudos epidemiológicos internacionais sugerem que as dietas ricas em gordura estão associadas a um aumento do risco de cânceres de mama, cólon, próstata e endométrio. Apesar das correlações, não se demonstrou que a gordura alimentar cause câncer. Os estudos epidemiológicos de caso-controle e de coortes fornecem resultados conflitantes. A dieta representa uma exposição altamente complexa a numerosos nutrientes e substâncias químicas. As dietas com baixo teor de gordura estão associadas a muitas alterações nutricionais além da simples subtração da gordura. Outros fatores no estilo de vida também estão associados à adesão a uma dieta com baixo teor de gordura.

Em alguns estudos observacionais, as fibras alimentares foram associadas a um menor risco de desenvolvimento de pólipos colônicos e câncer invasivo do cólon. No entanto, dois estudos prospectivos de coorte de grande porte com > 100 mil profissionais de saúde não mostraram qualquer associação entre a ingestão de frutas e vegetais e o risco de câncer. Os efeitos protetores contra o câncer provocados pelo aumento das fibras e pela redução da gordura alimentar não foram identificados no contexto de um estudo clínico prospectivo. O Polyp Prevention Trial submeteu aleatoriamente 2 mil indivíduos idosos que tiveram pólipos removidos a uma dieta rica em fibras e pobre em gordura *versus* uma dieta rotineira durante 4 anos. Não se observou qualquer diferença na formação de pólipos.

A pesquisa Women's Health Initiative do National Institutes of Health, iniciada em 1994, foi um estudo clínico de longo prazo que incluiu > 100 mil mulheres entre 45 e 69 anos de idade. As participantes foram distribuídas em 22 grupos de intervenção. Elas receberam suplementos de cálcio e vitamina D, terapia de reposição hormonal e aconselhamento para aumentar a atividade física, ingerir uma dieta pobre em gordura, com consumo aumentado de frutas, vegetais e fibras, e parar de fumar. O estudo mostrou que, embora a ingestão de gordura alimentar fosse mais baixa no grupo de intervenção da dieta, os cânceres de mama invasivos não foram reduzidos durante um período de acompanhamento de 8 anos quando comparado ao grupo-controle. Além disso, não foi observada redução na incidência de câncer colorretal no grupo que sofreu intervenção alimentar. Em seu conjunto, estudos de coorte e ensaios clínicos randomizados sugeriram que a redução do consumo de carne vermelha ou de carne processada tem um pequeno efeito (se houver) na incidência e na mortalidade por câncer, embora a base de evidências gerais seja fraca. Evidências atuais não estabeleceram o valor anticarcinogênico dos suplementos vitamínicos, minerais ou nutricionais em quantidades superiores às fornecidas por uma dieta balanceada.

EQUILÍBRIO ENERGÉTICO

O risco de determinados tipos de câncer parece aumentar modestamente (o risco relativo situa-se, em geral, na faixa de 1,0-2,0) à medida que o índice de massa corporal (IMC) aumenta e ultrapassa 25 kg/m^2. Um estudo de coortes de > 5 milhões de adultos incluídos no U.K. Clinical Practice Research Datalink (uma base de dados de cuidados de atenção primária) constatou que cada aumento de 5 kg/m^2 no IMC estava linearmente associado ao desenvolvimento de cânceres de útero, vesícula biliar, rim, colo do útero, tireoide e leucemia. Um IMC elevado parece ter uma associação inversa com os cânceres de próstata e de mama na pré-menopausa.

RESGUARDO DO SOL

Os cânceres de pele não melanoma (basocelulares e de células escamosas) são induzidos por exposição cumulativa à radiação ultravioleta (UV). As queimaduras solares, sobretudo na infância e na adolescência, podem estar associadas a um aumento do risco de melanoma na idade adulta. A redução da exposição ao sol mediante o uso de roupas protetoras e mudanças nos padrões de atividades ao ar livre pode diminuir o risco de câncer de pele. Os filtros solares diminuem o risco de ceratose actínica, o precursor do câncer de pele de células escamosas, mas o risco de melanoma pode não ser reduzido. Os filtros solares previnem a queimadura, porém podem estimular uma exposição mais prolongada ao sol e não filtrar os comprimentos de onda de energia que causam o melanoma.

As intervenções comportamentais focadas na aparência em mulheres jovens podem diminuir o uso de bronzeamento artificial e outras exposições à luz UV e podem ser mais efetivas do que mensagens sobre os riscos de câncer em longo prazo. As pessoas que reconhecem que estão correndo risco tendem a aderir mais às recomendações para evitar a exposição ao sol. Os fatores de risco para o melanoma incluem propensão a queimaduras solares, grande número de nevos melanocíticos benignos e nevos atípicos.

QUIMIOPREVENÇÃO DO CÂNCER

A quimioprevenção envolve o uso de agentes químicos específicos naturais ou sintéticos para reverter, suprimir ou prevenir a carcinogênese antes do desenvolvimento de neoplasia maligna invasiva.

O câncer desenvolve-se em consequência do acúmulo de anormalidades teciduais associadas às alterações genéticas e epigenéticas e às vias reguladoras do crescimento que representam possíveis pontos de intervenção na prevenção do câncer. As alterações iniciais são denominadas *iniciação*. A alteração pode ser herdada ou adquirida pela ação de carcinógenos físicos, infecciosos ou químicos. Assim como a maioria das doenças humanas, o câncer surge de uma interação entre genética e exposições ambientais (Tab. 70-1). As influências que estimulam a célula iniciadora e seu microambiente tecidual circunjacente a progredir no processo carcinogênico e a ter seu fenótipo alterado são chamadas *promotores*. Os promotores incluem hormônios como androgênios, ligados ao câncer de próstata, e estrogênio, ligado aos cânceres de mama e endométrio. A distinção entre um iniciador e um promotor nem sempre pode ser feita; alguns componentes da fumaça de cigarro são "carcinógenos completos", atuando tanto como iniciadores quanto como promotores. O câncer pode ser prevenido ou controlado pela interferência nos fatores que causam sua iniciação, promoção ou progressão. Os compostos de interesse na quimioprevenção frequentemente possuem atividade antimutagênica, moduladora de hormônios, anti-inflamatória, antiproliferativa ou pró-apoptótica (ou uma combinação delas).

TABELA 70-1 ■ Carcinógenos suspeitos

Carcinógenos[a]	Câncer ou neoplasia associados
Agentes alquilantes	Leucemia mieloide aguda, câncer de bexiga
Androgênios	Câncer de próstata
Aminas aromáticas (corantes)	Câncer de bexiga
Arsênio	Cânceres de pulmão, pele
Asbesto	Cânceres de pulmão, pleura, peritônio
Benzeno	Leucemia mielocítica aguda
Cromo	Câncer de pulmão
Dietilestilbestrol (pré-natal)	Câncer de vagina (célula clara)
Vírus Epstein-Barr	Linfoma de Burkitt, linfoma nasal de células T
Estrogênios	Cânceres de endométrio, fígado, mama
Álcool etílico	Cânceres de mama, fígado, esôfago, cabeça e pescoço
Helicobacter pylori	Câncer de estômago, linfoma gástrico de tecido linfoide associado à mucosa (MALT)
Vírus das hepatites B ou C	Câncer de fígado
Vírus da imunodeficiência humana (HIV)	Linfoma não Hodgkin, sarcoma de Kaposi, carcinomas escamosos (principalmente do trato urogenital)
Papilomavírus humano (HPV)	Cânceres de colo do útero, ânus, orofaringe
Vírus linfotrópico de células T humanas tipo 1 (HTLV-1)	Leucemia/linfoma de células T do adulto
Agentes imunossupressores (azatioprina, ciclosporina, glicocorticoides)	Linfoma não Hodgkin
Radiação ionizante (terapêutica ou diagnóstica)	Mama, bexiga, tireoide, tecidos moles, osso, hematopoiético e muitos outros
Gás de mostarda nitrogenada	Cânceres de pulmão, cabeça e pescoço, seios nasais
Poeira de níquel	Cânceres de pulmão, seios nasais
Escapamento de diesel	Câncer de pulmão (mineiros)
Fenacetina	Câncer da pelve renal e bexiga
Hidrocarbonetos policíclicos	Cânceres de pulmão, pele (principalmente carcinoma escamoso da pele escrotal)
Gás radônio	Câncer de pulmão
Esquistossomose	Câncer de bexiga (escamoso)
Luz solar (ultravioleta)	Câncer de pele (escamoso e melanoma)
Tabaco (incluindo o que não exala fumaça)	Cânceres do trato aerodigestivo superior, bexiga
Cloreto de vinila	Câncer de fígado (angiossarcoma)

[a]Agentes que supostamente atuam como iniciadores e/ou promotores do câncer.

QUIMIOPREVENÇÃO DE CÂNCERES DO TRATO AERODIGESTIVO SUPERIOR

O tabagismo provoca lesão epitelial difusa na cavidade oral, no pescoço, no esôfago e no pulmão. Os pacientes curados dos cânceres escamosos de pulmão, esôfago, cavidade oral e pescoço correm risco (de até 5% por ano) de desenvolver um segundo câncer do trato aerodigestivo superior. A cessação do tabagismo não diminui acentuadamente o risco de uma segunda neoplasia maligna no paciente curado de câncer, embora reduza o risco de câncer naqueles que nunca desenvolveram uma neoplasia. A cessação do tabagismo pode interromper os estágios iniciais do processo carcinogênico (como a metaplasia), mas pode não ter efeito algum sobre os estágios avançados da carcinogênese. Essa hipótese de "carcinogênese de campo" para o câncer do trato aerodigestivo superior fez os pacientes "curados" se tornarem uma importante população para a quimioprevenção de segundas neoplasias.

A infecção oral persistente pelo papilomavírus humano (HPV, do inglês *human papillomavirus*), em particular pelo HPV-16, aumenta o risco de cânceres da orofaringe. Essa associação existe mesmo na ausência de outros fatores de risco, como o tabagismo ou o uso de álcool (embora a magnitude do risco elevado pareça mais do que aditiva quando tanto a infecção por HPV como o tabagismo estão presentes). A infecção oral por HPV é, em grande parte, sexualmente adquirida. Embora as evidências não sejam definitivas, o uso da vacina contra HPV está associado a uma redução na prevalência das taxas de infecção orofaríngea e pode, por fim, reduzir as taxas de câncer da orofaringe (diferentemente dos cânceres de colo do útero, nenhuma lesão precursora é conhecida para os tumores orofaríngeos).

A leucoplasia oral, uma lesão pré-maligna comumente encontrada em tabagistas, tem sido utilizada como marcador intermediário da atividade quimiopreventiva em estudos clínicos de menor porte e de duração mais curta, randomizados e controlados por placebo. Embora a terapia com doses altas e relativamente tóxicas de isotretinoína (ácido 13-*cis*-retinoico) produza a regressão da leucoplasia oral, doses mais toleráveis do fármaco não demonstraram nenhum benefício na prevenção do câncer de cabeça e pescoço.

Diversos ensaios clínicos em larga escala avaliaram os agentes utilizados na quimioprevenção do câncer de pulmão em pacientes de alto risco. No α-tocopherol/β-carotene (ATBC) Lung Cancer Prevention Trial, os participantes eram homens tabagistas, com 50 a 69 anos de idade à admissão. Eles haviam fumado, em média, 1 maço de cigarros por dia durante quase 36 anos. Os participantes receberam α-tocoferol, β-caroteno e/ou placebo em um esquema fatorial dois por dois randomizado. Depois de um acompanhamento mediano de 6 anos, constatou-se um aumento estatisticamente significativo na incidência e na taxa de mortalidade por câncer de pulmão nos que estavam recebendo β-caroteno. O α-tocoferol não teve efeito sobre a taxa de mortalidade por câncer de pulmão. Entretanto, os pacientes que receberam α-tocoferol tiveram maior incidência de acidente vascular cerebral (AVC) hemorrágico.

O β-Carotene and Retinol Efficacy Trial (CARET) abrangeu 17 mil tabagistas norte-americanos e trabalhadores expostos ao asbesto. Os participantes foram distribuídos ao acaso a um dos quatro grupos e receberam β-caroteno, retinol e/ou placebo em um esquema fatorial dois por dois. Esse estudo clínico também demonstrou um efeito prejudicial do β-caroteno: uma taxa de câncer pulmonar de 5 a cada 1.000 indivíduos por ano entre os indivíduos que receberam placebo e 6 a cada 1.000 por ano nos que tomaram β-caroteno.

Os resultados do ATBC e do CARET mostram a importância de testar as hipóteses de quimioprevenção criteriosamente antes de sua ampla implementação, visto que os resultados contradizem diversos estudos observacionais.

QUIMIOPREVENÇÃO DO CÂNCER DE CÓLON

Muitos estudos clínicos sobre a prevenção do câncer de cólon se baseiam na premissa de que a maioria dos cânceres colorretais se desenvolve a partir de pólipos adenomatosos. Esses ensaios clínicos utilizam a recidiva ou o desaparecimento do adenoma como desfecho substituto (ainda não validado) para a prevenção do câncer de cólon. Os resultados desses estudos clínicos sugerem que os anti-inflamatórios não esteroides (AINEs), como o piroxicam, o sulindaco e o ácido acetilsalicílico, podem evitar a formação de adenoma ou causar a regressão de pólipos adenomatosos. No entanto, o mecanismo de ação dos AINEs é desconhecido, mas se presume que esses fármacos possam atuar pela via da cicloxigenase. Uma metanálise de quatro ensaios clínicos controlados e randomizados (embora primariamente projetados para examinar os efeitos do ácido acetilsalicílico sobre os eventos cardiovasculares) constatou que o ácido acetilsalicílico em doses de pelo menos 75 mg/dia levou a uma redução relativa de 33% na incidência de câncer colorretal depois de 20 anos, sem aumento claro da eficácia com doses mais altas. Com base em uma revisão sistemática das evidências de ensaios clínicos randomizados para a prevenção primária da doença cardiovascular, a U.S. Preventive Services Task Force concluiu que o equilíbrio entre benefício e prejuízo favorecia a instituição do ácido acetilsalicílico em dose baixa para a prevenção do câncer colorretal e doença cardiovascular em adultos de 50 a 59 anos de idade quando apresentavam um risco de doença cardiovascular em 10 anos de 10% ou mais. Entretanto, o ácido acetilsalicílico em baixas doses não parece beneficiar os indivíduos idosos. O ensaio clínico ASPREE, que comparou uma dose de 100 mg de ácido acetilsalicílico ao dia com placebo para melhorar o desfecho combinado de morte, demência ou sobrevida em indivíduos idosos saudáveis, foi interrompido devido à falta de benefícios, incluindo para o câncer. Os inibidores da cicloxigenase-2 (COX-2) foram considerados para prevenção de câncer colorretal e de pólipos. Experimentos com inibidores da COX-2 foram iniciados, porém foi observado um risco aumentado de eventos cardiovasculares naqueles que estavam recebendo esses compostos, sugerindo que esses agentes não são adequados para quimioprevenção na população geral.

O estudo Women's Health Initiative demonstrou que as mulheres na pós-menopausa que receberam estrogênio e progestina apresentaram um risco 44% menor de câncer colorretal quando comparadas com as mulheres que tomaram placebo. Nas > 16.600 mulheres randomizadas e acompanhadas por um período mediano de 5,6 anos, ocorreram 43 cânceres colorretais invasivos no grupo tratado com hormônios e 72 no grupo-placebo. O efeito positivo sobre o câncer de cólon é atenuado pelo modesto aumento dos riscos cardiovasculares e de câncer de mama associados à terapia combinada de estrogênio e progestina.

A maioria dos estudos de caso-controle e de coortes não confirmou os relatos iniciais de uma associação entre o uso regular de estatinas e uma redução do risco de câncer colorretal. Nenhum ensaio controlado randomizado estudou essa hipótese. Uma metanálise sobre o uso da estatina não mostrou qualquer efeito protetor desse fármaco sobre a incidência geral de câncer ou a ocorrência do óbito.

QUIMIOPREVENÇÃO DO CÂNCER DE MAMA

O tamoxifeno é um antiestrogênio com atividade agonista estrogênica parcial em alguns tecidos, como o endométrio e o osso. Uma de suas ações é a suprarregulação do fator de crescimento transformador β (TGF-β, do inglês *transforming growth factor* β), que diminui a proliferação das células mamárias. Em um ensaio de prevenção randomizado controlado por placebo envolvendo mais de 13 mil mulheres pré e pós-menopausa de alto risco, o tamoxifeno diminuiu o risco de desenvolvimento de câncer de mama em 49% (de 43,4 para 22 a cada 1.000 mulheres) após um acompanhamento médio de aproximadamente 6 anos. O tamoxifeno também reduziu as fraturas ósseas; constatou-se um pequeno aumento no risco de câncer endometrial, AVC, embolia pulmonar e trombose venosa profunda. O International Breast Cancer Intervention Study (IBIS-I) e o Italian Randomizer Tamoxifen Prevention Trial também demonstraram uma redução na incidência de câncer de mama com o seu uso. Em um ensaio clínico que comparou o tamoxifeno com outro modulador seletivo do receptor de estrogênios, o raloxifeno, realizado em mulheres na pós-menopausa, foi constatado que o raloxifeno é comparável ao tamoxifeno na prevenção do câncer, porém sem o risco de câncer endometrial. O raloxifeno foi associado a uma menor redução em cânceres de mama invasivos e a uma tendência para cânceres de mama não invasivos, porém a um menor número de eventos tromboembólicos que o tamoxifeno; os fármacos apresentam riscos semelhantes para outros cânceres, fraturas, doença cardíaca isquêmica e AVC. Tanto o tamoxifeno quanto o raloxifeno (o último apenas para mulheres no período pós-menopausa) foram aprovados nos Estados Unidos pela Food and Drug Administration (FDA) para a redução do câncer de mama em mulheres com alto risco para a doença (risco de 1,66% em 5 anos com base no modelo de risco de Gail: *http://www.cancer.gov/bcrisktool/*).

Pelo fato de os inibidores de aromatases serem ainda mais efetivos do que o tamoxifeno na terapia adjuvante do câncer de mama, existe a hipótese de que isso também seja verdade em relação à prevenção do câncer de mama. Um ensaio clínico randomizado controlado por placebo do exemestano mostrou uma redução relativa de 65% (de 5,5 para 1,9 a cada 1.000 mulheres) na incidência de câncer de mama invasivo em mulheres com risco elevado após um acompanhamento médio de aproximadamente 3 anos. Os efeitos adversos comuns foram artralgias, ondas de calor, fadiga e insônia. Nenhum ensaio comparou diretamente inibidores da aromatase com moduladores seletivos do receptor de estrogênio para a quimioprevenção do câncer de mama.

QUIMIOPREVENÇÃO DO CÂNCER DE PRÓSTATA

A finasterida e a dutasterida são inibidores da 5α-redutase. Elas inibem a conversão da testosterona em di-hidrotestosterona (DHT), um potente estimulador da proliferação de células da próstata. O Prostate Cancer Prevention Trial (PCPT) atribuiu aleatoriamente homens com 55 anos ou mais com um risco médio de câncer de próstata para tomar finasterida ou placebo. Todos os homens participantes do ensaio estavam sendo regularmente avaliados quanto a seus níveis de antígeno prostático específico (PSA, do inglês *prostate-specific antigen*) e com exames de toque retal. Após 7 anos de terapia, a incidência do câncer de próstata foi de 18,4% no grupo que recebeu finasterida comparados com 24,4% no grupo-placebo, uma diferença estatisticamente significativa. Entretanto, o grupo que recebeu finasterida apresentou mais pacientes com tumores com escore de Gleason de 7 ou mais quando comparados com os do grupo-placebo (6,4 vs. 5,1%). O acompanhamento prolongado (10-15 anos) não revelou quaisquer diferenças estatisticamente significativas na mortalidade global ou específica de câncer de próstata entre todos os homens nos grupos tratados com finasterida e placebo ou nos homens diagnosticados com câncer de próstata, porém o poder de detectar uma diferença foi limitado.

A dutasterida também foi avaliada como um agente preventivo para o câncer de próstata. O Reduction by Dutasteride of Prostate Cancer Events (REDUCE) foi um ensaio clínico randomizado duplo-cego no qual aproximadamente 8.200 homens que apresentavam PSA elevado (2,5-10 ng/mL para homens entre 50-60 anos e 3-10 ng/mL para homens com 60 anos ou mais) e uma biópsia de próstata negativa no ato da inclusão receberam doses diárias de 0,5 mg de dutasterida ou placebo. O ensaio clínico mostrou uma redução significativa do risco relativo de 23% na incidência do câncer de próstata detectado por biópsia, no grupo que recebeu dutasterida por 4 anos (659 casos vs. 858 casos, respectivamente). Em geral, no decorrer dos anos 1 a 4, não foram observadas diferenças entre os grupos no número de tumores com um escore de Gleason de 7 a 10; entretanto, durante os anos 3 e 4, houve uma diferença estatisticamente significativa em tumores com um escore de Gleason de 8 a 10 no grupo da dutasterida (12 tumores vs. 1 tumor, respectivamente).

A importância clínica da incidência aparentemente aumentada dos tumores de grau mais elevado nos grupos tratados com inibidor da 5α-redutase desses ensaios clínicos provavelmente representa um aumento da sensibilidade do PSA e do exame de toque retal para tumores de alto grau em homens tratados com esses agentes, devido a uma diminuição do volume da próstata. Embora a FDA reconheça que o viés de detecção possa ter sido responsável pelo achado, não foi possível descartar, de modo conclusivo, um papel etiológico para os inibidores da 5α-redutase. Esses agentes não são, portanto, aprovados pela FDA para a prevenção do câncer de próstata.

Como todos os homens nos ensaios clínicos PCPT e REDUCE foram submetidos a rastreamento, e como o rastreamento duplica aproximadamente a taxa de câncer de próstata, não se sabe se a finasterida ou a dutasterida diminuem o risco de câncer de próstata em homens que não estão sendo submetidos a rastreamento ou se esses fármacos simplesmente reduzem o risco de cânceres não potencialmente fatais detectáveis por rastreamento.

Diversos estudos experimentais e laboratoriais favoráveis levaram à avaliação formal do selênio e do α-tocoferol (vitamina E) como potenciais agentes preventivos do câncer de próstata. O Selenium and Vitamin E Cancer Prevention Trial (SELECT) envolveu 35.533 homens que receberam 200 μg/dia de selênio, 400 UI/dia de α-tocoferol, selênio mais vitamina E, ou placebo. Após um acompanhamento médio de 7 anos, foi observada uma tendência de risco aumentado para os homens recebendo vitamina E isolada quando comparados aos do grupo-placebo (razão de risco de 1,17; intervalo de confiança de 95%, 1,004-1,36).

VACINAS E PREVENÇÃO DO CÂNCER

Diversos agentes infecciosos causam câncer. As hepatites B e C estão ligadas ao câncer de fígado; alguns tipos de HPV estão ligados aos cânceres de colo do útero, ânus e de cabeça e pescoço; e o *Helicobacter pylori* está associado ao adenocarcinoma gástrico e ao linfoma gástrico. As vacinas que protegem contra esses agentes podem reduzir o risco de cânceres associados.

A vacina contra hepatite B é eficaz na prevenção da hepatite e de hepatomas devidos à infecção crônica pelo vírus da hepatite B.

Dispõe-se de uma vacina nonavalente (com cobertura para cepas 6, 11, 16, 18, 31, 33, 45, 52 e 58 do HPV) para uso nos Estados Unidos. Os subtipos de HPV 6 e 11 causam papilomas genitais. Os tipos remanescentes de HPV causam cânceres de colo do útero e ânus; a redução do HPV dos tipos 16 e 18 poderia evitar > 70% dos cânceres de colo do útero no mundo inteiro. No caso de indivíduos que não foram previamente infectados por essas cepas de HPV, a vacina demonstra alta eficácia na prevenção de infecções persistentes por cepas específicas de HPV. Os estudos realizados também confirmam a capacidade da vacina de prevenir lesões pré-neoplásicas (neoplasia intraepitelial cervical ou anal [NIC/NIA] I, II e III). A durabilidade da resposta imune além de 10 a 12 anos não é atualmente conhecida. A vacina não parece ter impacto sobre infecções preexistentes. Atualmente, nos Estados Unidos, recomenda-se um esquema em 2 doses para crianças de 9 a 14 anos de idade; para adolescentes e adultos jovens que começam a série entre 15 e 26 anos de idade, recomenda-se a administração de 3 doses da vacina. Entretanto, estudos observacionais sugerem eficácia semelhante com uma dose única em meninas, e um ensaio clínico randomizado de grande porte está atualmente comparando 1 a 2 doses.

PREVENÇÃO CIRÚRGICA DO CÂNCER

Certos órgãos em alguns indivíduos estão sob risco tão elevado de câncer que se pode considerar a sua remoção. As mulheres com displasia grave do colo do útero são tratadas com *laser* ou excisão eletrocirúrgica com alça ou conização. A colectomia pode ser usada para prevenir o câncer de cólon em pacientes com polipose familiar ou com colite ulcerativa.

A mastectomia bilateral profilática pode ser escolhida para a prevenção do câncer de mama entre mulheres com predisposição genética para esse tipo de câncer. Em uma série prospectiva de 139 mulheres com mutações em *BRCA1* e *BRCA2*, 76 escolheram submeter-se à mastectomia profilática e 63, a uma vigilância rigorosa. Em 3 anos, nenhum caso de câncer de mama foi diagnosticado naquelas que optaram pela cirurgia, porém 8 pacientes pertencentes ao grupo de vigilância desenvolveram câncer de mama. Um estudo retrospectivo realizado em uma coorte de maior porte (n = 639) relatou que 3 pacientes desenvolveram câncer de mama após mastectomia profilática, em comparação com uma incidência esperada de 30 a 53 casos. Os óbitos relacionados com o câncer de mama pós-mastectomia foram 81 a 94% mais baixos nas mulheres de alto risco quando comparadas às irmãs como controles, e 100% mais baixos nas mulheres com risco moderado quando comparadas às taxas esperadas.

A salpingo-ooforectomia profilática também pode ser empregada na prevenção dos cânceres de ovário e mama entre as mulheres em alto risco. Um estudo prospectivo de coorte que avaliou os resultados de portadores da mutação *BRCA* demonstrou uma associação estatisticamente significativa entre a salpingo-oforectomia profilática e uma menor incidência de câncer ovariano ou peritoneal primário (redução do risco relativo em 36%, ou uma diferença absoluta de 4,5%). Estudos de ooforectomia profilática para prevenção do câncer de mama em mulheres com mutações genéticas mostraram riscos relativos de aproximadamente 0,50; a redução do risco pode ser maior em mulheres que passam pelo procedimento em idades menos avançadas (i.e., < 50 anos). A observação de que a maioria dos "cânceres de ovário" serosos de alto grau origina-se, de fato, nas fímbrias da tuba uterina sugere a possibilidade de que esse subtipo letal possa ser prevenido por meio de salpingectomia com preservação do ovário.

Todas as evidências em relação ao uso de mastectomia e salpingo-ooforectomia profiláticas para a prevenção de cânceres de mama e de ovário em mulheres com alto risco são de natureza observacional; tais estudos estão sujeitos a diversos vieses, incluindo o viés da seleção de casos, as relações familiares entre pacientes e indivíduos-controle e informação inadequada sobre o uso de hormônio. Portanto, eles podem superestimar a magnitude do benefício.

RASTREAMENTO DO CÂNCER

O rastreamento é uma forma de detecção precoce em indivíduos assintomáticos, com o objetivo de diminuir a morbidade e a mortalidade. Embora o rastreamento tenha o potencial de reduzir os óbitos especificamente causados pela doença, o que já foi comprovado no caso dos cânceres de colo do útero, cólon, pulmão e mama, ele também está sujeito a vieses que podem sugerir um benefício que, na verdade, não existe. Os vieses podem, inclusive, encobrir danos significativos. A detecção precoce não traz, em si, benefício. A mortalidade de etiologia específica, mais que a sobrevida após o diagnóstico, é o desfecho preferido (ver adiante).

Como é efetuado em indivíduos sadios e assintomáticos, o rastreamento deve oferecer uma probabilidade substancial de trazer um benefício maior que o dano. Os testes de rastreamento e seu uso apropriado devem ser cuidadosamente avaliados antes de incentivar amplamente o seu uso em programas de rastreamento.

Um grande e crescente número de mutações genéticas e polimorfismos de nucleotídeos foi associado a um risco aumentado de câncer. O rastreamento dessas mutações genéticas poderia, em teoria, definir uma população de alto risco. Entretanto, a maioria das mutações identificadas apresenta uma penetrância muito baixa e fornece individualmente uma precisão preventiva mínima. A capacidade de prever o desenvolvimento de determinado câncer poderá, algum dia, proporcionar opções terapêuticas, bem como dilemas éticos. Isso, por fim, irá possibilitar a intervenção precoce para prevenir um câncer ou limitar sua gravidade. Os indivíduos de alto risco podem ser candidatos ideais à quimioprevenção e ao rastreamento. Entretanto, é necessário investigar a eficácia dessas intervenções na população de alto risco. Atualmente, os indivíduos em alto risco para determinado câncer podem participar de um rastreamento intensivo. Embora esse caminho seja clinicamente racional, não se sabe se ele reduz a mortalidade nessas populações.

A acurácia do rastreamento A acurácia de um teste de rastreamento ou sua capacidade de discriminar doença é descrita por quatro índices: sensibilidade, especificidade, valor preditivo positivo e valor preditivo negativo (Tab. 70-2).

TABELA 70-2 ■ Avaliação do valor de um teste diagnóstico[a]

	Condição presente	Condição ausente
Teste positivo	*a*	*b*
Teste negativo	*c*	*d*
a = verdadeiro-positivo		
b = falso-positivo		
c = falso-negativo		
d = verdadeiro-negativo		
Sensibilidade	Proporção de indivíduos com a condição que apresentam resultado positivo: $a/(a + c)$	
Especificidade	Proporção de indivíduos sem a condição que apresentam resultado negativo: $d/(b + d)$	
Valor preditivo positivo (VPP)	Proporção de indivíduos com a condição com um exame positivo: $a/(a + b)$	
Valor preditivo negativo	Proporção de indivíduos sem a condição com um exame negativo: $d/(c + d)$	

A prevalência, a sensibilidade e a especificidade determinam o VPP

$$\text{VPP} = \frac{\text{prevalência} \times \text{sensibilidade}}{(\text{prevalência} \times \text{sensibilidade}) + (1 - \text{prevalência})(1 - \text{especificidade})}$$

[a]Para doenças de baixa prevalência, como o câncer, a especificidade baixa apresenta um efeito adverso significativo sobre o VPP, de modo que apenas uma pequena fração de testes positivos é de verdadeiros-positivos.

A *sensibilidade*, também chamada de taxa de verdadeiros-positivos, refere-se à proporção de indivíduos que apresenta a doença e acusa teste positivo no rastreamento (i.e., refere-se à capacidade do teste de detectar uma doença quando ela está presente). A *especificidade*, ou 1 menos a taxa de falsos-positivos, refere-se à proporção de indivíduos que não apresenta a doença e acusa resultado negativo no teste de rastreamento (i.e., a capacidade de um teste de identificar corretamente que a doença não está presente). O *valor preditivo positivo* é a proporção de indivíduos com teste positivo que realmente apresentam a doença. Da mesma forma, o *valor preditivo negativo* refere-se à proporção de indivíduos com teste negativo que não apresentam a doença. A sensibilidade e a especificidade de um teste são independentes da prevalência (ou risco) básica da doença na população submetida ao rastreamento, mas os valores preditivos dependem fortemente da prevalência da doença.

O rastreamento é mais benéfico, eficiente e econômico quando a doença-alvo é comum na população que está sendo examinada. A especificidade é pelo menos tão importante para a viabilidade e o sucesso finais de um teste de rastreamento quanto a sensibilidade.

Vieses potenciais dos testes de rastreamento Os vieses comuns do rastreamento incluem tempo de antecipação, amostragem com viés de duração e seleção. Esses vieses podem fazer um teste de rastreamento parecer benéfico quando, na verdade, não é (podendo até mesmo causar efeito prejudicial). Benéfico ou não, o rastreamento poderá criar a falsa impressão de uma epidemia por aumentar o número de cânceres diagnosticados. Ele também pode produzir uma mudança na *proporção* de pacientes diagnosticados em um estágio inicial (até mesmo sem uma redução na incidência absoluta de doença em estágio avançado) e aumentar as estatísticas de sobrevida, sem reduzir a mortalidade (i.e., o número de mortes decorrentes de determinado câncer em relação ao número de indivíduos que correm risco de desenvolvê-lo). Nesse caso, a duração *aparente* da sobrevida (medida a partir da data do diagnóstico) aumenta, sem que vidas sejam salvas ou que haja mudança na expectativa de vida.

O *viés do tempo de antecipação* ocorre independentemente se um teste influencia ou não a história natural da doença; o paciente é apenas diagnosticado mais cedo. A sobrevida *parece* aumentar, mesmo que a vida não seja prolongada. O teste de rastreamento apenas prolonga o tempo durante o qual o indivíduo tem conhecimento da doença e passa a ser considerado como um paciente com câncer.

A *amostragem com viés de duração* ocorre porque os testes de rastreamento podem, em geral, detectar mais facilmente os cânceres menos agressivos e de crescimento lento quando comparados aos de crescimento rápido. Os cânceres diagnosticados devido ao aparecimento de sintomas entre rastreamentos programados são, em média, mais agressivos, e os resultados do tratamento não são favoráveis. Uma forma extrema de viés de duração é denominada *sobrediagnóstico*, a detecção de "pseudodoença". O grupo de alguns tumores de crescimento lento não detectados é grande. Muitos desses tumores preenchem os critérios histológicos de câncer, porém nunca se tornarão clinicamente significativos ou causarão morte durante o tempo de vida remanescente do paciente. Esse problema é complicado pelo fato de que os cânceres mais comuns aparecem mais frequentemente em idades em que causas concorrentes de morte são mais frequentes.

O *viés de seleção* ocorre porque a população que mais provavelmente procura o rastreamento costuma diferir da população geral à qual o teste de rastreamento deveria ser aplicado. Em geral, os voluntários para estudos têm mais consciência da importância da saúde e tendem a apresentar melhor prognóstico ou menor taxa de mortalidade independentemente do resultado do rastreamento. Esse processo é denominado *efeito do voluntário sadio*.

Desvantagens potenciais do rastreamento Os riscos associados ao rastreamento incluem o dano causado pela própria intervenção do rastreamento, o dano devido à investigação posterior de indivíduos com testes positivos (tanto os verdadeiros-positivos quanto os falsos-positivos) e o dano do tratamento dos indivíduos que apresentam um resultado verdadeiro-positivo, tendo ou não sua vida prolongada pelo tratamento (p. ex., mesmo que um teste de rastreamento reduza a mortalidade relativa a uma causa específica em 15-30%, 70-85% daqueles diagnosticados ainda chegarão ao óbito devido ao câncer avaliado). O diagnóstico e o tratamento de cânceres que nunca teriam causado problemas clínicos podem estar associados ao prejuízo de um tratamento desnecessário e à geração de ansiedade nos pacientes diante de um diagnóstico de câncer. O impacto psicossocial do rastreamento do câncer também pode ser significativo quando aplicado à população geral.

Avaliação dos testes de rastreamento Um bom planejamento para o estudo clínico pode evitar alguns vieses de rastreamento e demonstrar os riscos e os benefícios relativos a um teste de rastreamento. Um estudo clínico de rastreamento randomizado e controlado em que o desfecho é a mortalidade por causa específica proporciona o suporte mais consistente para uma intervenção de rastreamento. A mortalidade global também deve ser relatada para detectar um efeito adverso do rastreamento e do tratamento sobre outros desfechos das doenças (p. ex., doença cardiovascular, cânceres induzidos por tratamento). Em um estudo clínico randomizado, duas populações semelhantes são recrutadas aleatoriamente. Uma delas recebe assistência-padrão normal (que pode não envolver rastreamento algum) e a outra recebe a intervenção do rastreamento que está sendo avaliado. A eficácia para a população estudada é estabelecida quando o grupo submetido ao teste de rastreamento apresenta uma melhor taxa de mortalidade por causa específica do que a do grupo-controle. Os estudos que mostram redução na incidência de doença em estágio avançado, aumento da sobrevida ou mudança de estágio constituem evidências mais fracas (e possivelmente enganosas) de benefícios. Estes últimos critérios são indicadores precoces, porém insuficientes, para estabelecer o valor de um teste de rastreamento.

Embora um estudo clínico de rastreamento randomizado e controlado forneça evidências mais consistentes para confirmar um teste de rastreamento, ele não é perfeito. A menos que o ensaio seja de base populacional, ele não elimina a questão da generalização da população-alvo. Os estudos clínicos de rastreamento geralmente envolvem milhares de indivíduos e têm duração de vários anos. Por conseguinte, com frequência são utilizados delineamentos de estudo menos definitivos para estimar a eficácia das práticas de rastreamento. Entretanto, todo delineamento de estudo não randomizado está sujeito a fortes confundidores. Em ordem decrescente de importância, também é possível obter evidências a partir de: achados de estudos clínicos controlados internamente que utilizam métodos de alocação para intervenções que não a randomização (p. ex., alocação por data de nascimento, por data da consulta); achados de estudos observacionais analíticos; ou resultados de múltiplos estudos de séries temporais com ou sem intervenção.

Rastreamento de cânceres específicos O rastreamento dos cânceres de colo do útero, de cólon e de mama tem o potencial de ser benéfico para determinadas faixas etárias. Dependendo da idade e do histórico de tabagismo, o rastreamento de câncer de pulmão também poderá ser benéfico em situações específicas. A vigilância especial daqueles com alto risco para um câncer específico devido à história familiar ou um fator de risco genético pode ser prudente, mas poucos estudos avaliaram sua influência na mortalidade. Diversas organizações consideraram a possibilidade de apoiar ou não o uso rotineiro de certos testes de rastreamento. Devido à variação dos critérios, chegaram a recomendações diferentes. A American Cancer Society (ACS) e a U.S. Preventive Services Task Force (USPSTF) publicaram diretrizes de rastreamento (Tab. 70-3); a American Academy of Family Practitioners (AAFP) geralmente segue/endossa as recomendações

TABELA 70-3 ■ Recomendações de rastreamento para indivíduos assintomáticos que não apresentam risco aumentado para a condição-alvo[a]

Tipo de câncer	Teste ou procedimento	USPSTF	ACS
Mama	Autoexame	"D"[b] (não incluído nas recomendações atuais; de 2009)	Mulheres, todas as idades: nenhuma recomendação específica
	Exame clínico	Mulheres ≥ 40 anos: "I" (isoladamente, sem mamografia) (não incluído nas recomendações atuais; de 2009)	Mulheres, todas as idades: não recomendado
	Mamografia	Mulheres de 40-49 anos: a decisão quanto a iniciar a mamografia de rastreamento em mulheres antes dos 50 anos de idade deve ser individual; as mulheres que atribuem um maior valor ao benefício potencial do que aos prejuízos potenciais podem decidir iniciar o rastreamento a cada 2 anos entre 40-49 anos; ("C") Mulheres de 50-74 anos: a cada 2 anos ("B") Mulheres ≥ 75 anos: "I"	Mulheres de 40-44 anos: fornecer oportunidade de iniciar o rastreamento anual Mulheres de 45-54 anos: rastreamento anual Mulheres ≥ 55 anos: transição para o rastreamento a cada 2 anos ou oportunidade de continuar o rastreamento anualmente Mulheres ≥ 40 anos devem continuar a realizar a mamografia de rastreamento enquanto o estado de saúde geral for bom e tiverem uma expectativa de vida de 10 anos ou mais
	Ressonância magnética (RM)	"I" (não está incluída nas recomendações atuais; de 2009)	Mulheres com > 20% de risco de câncer de mama durante a vida: rastreamento com RM mais mamografia anualmente Mulheres com 15-20% de risco de câncer de mama durante a vida: discutir a opção de RM mais mamografia anualmente Mulheres com < 15% de risco de câncer de mama durante a vida: não realizar rastreamento com RM anualmente
	Tomossíntese	Mulheres, todas as idades: "I"	Nenhuma recomendação específica
Colo do útero	Exame citopatológico (preventivo)	Mulheres < 21 anos: "D" Mulheres de 21-29 anos: rastreamento com citologia apenas a cada 3 anos ("A") Mulheres de 30-65 anos: rastreamento com citologia apenas a cada 3 anos ou com coteste (teste de HPV + citologia) a cada 5 anos (duas das três opções, ver "Teste de HPV", abaixo) ("A") Mulheres > 65 anos, com exames citopatológicos anteriores normais adequados: "D" Mulheres após histerectomia total por causas não neoplásicas: "D"	Mulheres < 21 anos: não realizar rastreamento Mulheres de 21-29 anos: rastreamento a cada 3 anos Mulheres de 30-65 anos: rastreamento com coteste (teste de HPV + citologia) a cada 5 anos ou citologia apenas, a cada 3 anos (ver "Teste de HPV", abaixo) Mulheres > 65 anos: não realizar o rastreamento após resultado negativo adequado anterior Mulheres após histerectomia total por causas não neoplásicas: não realizar o rastreamento
	Teste de HPV	Mulheres < 30 anos: não utilizar o teste de HPV para rastreamento do câncer de colo do útero Mulheres de 30-65 anos: rastreamento com teste de HPV isoladamente ou em combinação com citologia a cada 5 anos (duas das três opções, ver "Exame citopatológico", acima) ("A") Mulheres > 65 anos, com exames citopatológicos anteriores normais adequados: "D" Mulheres após histerectomia total por causas não neoplásicas: "D"	Mulheres < 30 anos: não utilizar o teste de HPV para rastreamento do câncer de colo do útero Mulheres de 30-65 anos: abordagem preferida para rastreamento com teste de HPV e citologia a cada 5 anos (ver "Exame citopatológico", acima) Mulheres > 65 anos: não realizar o rastreamento após resultado negativo adequado anterior Mulheres após histerectomia total por causas não neoplásicas: não realizar o rastreamento
Colorretal	Geral	Adultos de 50-75 anos: "A" – realizar o rastreamento para câncer colorretal; os riscos e os benefícios dos diferentes métodos de rastreamento variam Adultos de 76-85 anos: "C" – a decisão quanto ao rastreamento deve ser individual, levando em consideração o estado de saúde geral do paciente e a história pregressa de rastreamento	Adultos ≥ 45-75 anos: rastreamento para câncer colorretal com teste de alta sensibilidade em amostra de fezes ou exame estrutural (visual) (≥ 45 anos, recomendação qualificada; ≥ 50 anos, forte recomendação) Adultos de 76-85 anos: individualizar o rastreamento com base nas preferências do paciente, na expectativa de vida, no estado de saúde e na história de rastreamento prévio (recomendação qualificada) Adultos > 85 anos: desencorajar o rastreamento (recomendação qualificada) A cada 5 anos
	Sigmoidoscopia	A cada 5 anos; a amostragem sugere um melhor benefício quando o exame é realizado a cada 10 anos, em combinação com FIT anual	Adultos ≥ 45 anos: a cada 5 anos
	Pesquisa de sangue oculto nas fezes (PSOF)	Anualmente	Adultos ≥ 45 anos: anualmente
	Colonoscopia	A cada 10 anos	Adultos ≥ 45 anos: a cada 10 anos
	Teste de DNA fecal	Pelo menos a cada 3 anos	Adultos ≥ 45 anos: a cada 3 anos
	Teste imunoquímico fecal (FIT)	Anualmente	Adultos ≥ 45 anos: anualmente
	Colonografia por tomografia computadorizada (TC)	A cada 5 anos	Adultos ≥ 45 anos: a cada 5 anos

(Continua)

TABELA 70-3 ■ Recomendações de rastreamento para indivíduos assintomáticos que não apresentam risco aumentado para a condição-alvo[a] (Continuação)

Tipo de câncer	Teste ou procedimento	USPSTF	ACS
Pulmão	TC em baixa dose	Adultos de 55-80 anos, com histórico de tabagismo ≥ 30 maços-ano, ainda tabagistas ou que abandonaram nos últimos 15 anos; "B" Interromper se o indivíduo não tiver fumado nos últimos 15 anos ou desenvolver um problema de saúde que limite substancialmente a expectativa de vida ou a capacidade de se submeter a uma cirurgia reparadora do pulmão	Homens e mulheres, de 55-74 anos, com histórico de tabagismo ≥ 30 maços-ano, ainda tabagistas ou que tenham abandonado nos últimos 15 anos: discutir os benefícios, as limitações e os danos potenciais do rastreamento; oferecer aconselhamento para abandono do tabagismo, quando relevante; realizar o rastreamento apenas em centros de rastreamento e tratamento do câncer de pulmão de alto volume e alta qualidade
Ovário	CA-125 Ultrassom transvaginal	Mulheres, todas as idades: "D" Mulheres com alto risco de síndrome de câncer hereditária: nenhuma recomendação	Atualmente, não se dispõe de nenhum teste de rastreamento confiável para a detecção precoce do câncer de ovário; para mulheres com alto risco de câncer de ovário, não foi comprovado que o uso do ultrassom transvaginal ou do CA-125 no soro diminui a probabilidade de morrer por câncer de ovário
Próstata	Antígeno prostático específico (PSA)	Homens de 55-69 anos: a decisão quanto à realização de rastreamento periódico baseado no PSA deve ser individual; os homens devem ter a oportunidade de discutir os potenciais benefícios e prejuízos do rastreamento com o seu médico; os médicos não devem efetuar o rastreamento em homens que não expressam preferência pela realização ("C") Homens ≥ 70 anos: "D"	A partir dos 50 anos de idade, os homens com risco médio e com expectativa de vida ≥ 10 anos devem conversar com um médico sobre as incertezas, os riscos e os benefícios potenciais do rastreamento; no caso de negros que tenham um pai ou irmão que tenha tido câncer de próstata antes dos 65 anos, eles deverão ter essa conversa aos 45 anos; para homens com mais de um parente de primeiro grau com câncer de próstata diagnosticado antes dos 65 anos, convém iniciar essa conversa aos 40 anos; a frequência com que são submetidos a rastreamento dependerá do nível de PSA
	Exame de toque retal (TR)	Nenhuma recomendação individual	Semelhante ao PSA; se os homens decidirem ser testados, deverão se submeter ao exame de sangue para o PSA, acompanhado ou não de um exame retal
Pele	Exame completo da pele pelo médico ou paciente	Adultos, todas as idades: "I"	Nenhuma diretriz

[a]Resumo dos procedimentos de rastreamento recomendados para a população geral pela USPSTF e pela ACS. Essas recomendações se referem aos indivíduos assintomáticos em que não foram detectados fatores de risco para a condição-alvo, além de idade e sexo. [b]As recomendações por letras da USPSTF são definidas como se segue: "A": a USPSTF recomenda o procedimento, pois existe grande certeza de que o benefício total é substancial; "B": a USPSTF recomenda o procedimento, pois existe grande certeza de que o benefício total é moderado ou uma certeza moderada de que o benefício total é moderado a substancial; "C": a USPSTF recomenda seletivamente o oferecimento ou o fornecimento desse procedimento para pacientes individuais, com base no julgamento profissional e nas preferências do paciente; existe pelo menos uma certeza moderada de que o benefício total seja pequeno; "D": a USPSTF não recomenda o procedimento, pois existe certeza grande ou moderada de que o procedimento não trará benefícios finais ou de que os danos serão maiores que os benefícios; "I": o USPSTF conclui que as evidências atuais são insuficientes para avaliar o equilíbrio de benefícios e danos do procedimento.

Siglas: ACS, American Cancer Society; USPSTF, U.S. Preventive Services Task Force.

da USPSTF, e o American College of Physicians (ACP) desenvolve recomendações com base nas revisões estruturadas das diretrizes de outras organizações.

CÂNCER DE MAMA O autoexame da mama, o exame clínico da mama por um cuidador, a mamografia e a ressonância magnética (RM) vêm sendo variavelmente defendidos como ferramentas úteis de rastreamento.

Vários estudos clínicos sugeriram que o rastreamento anual ou bianual com mamografia em mulheres de risco normal com mais de 50 anos reduz a mortalidade por câncer de mama. Todos os estudos foram criticados por falhas nos delineamentos. Na maioria dos ensaios clínicos, a taxa de mortalidade relacionada ao câncer de mama diminuiu 15 a 30%. Os especialistas discordam a respeito do rastreamento regular de mulheres entre 40 e 49 anos com risco médio (Tab. 70-3). O U.K. Age Trial, o único ensaio clínico randomizado de rastreamento de câncer de mama para avaliar especificamente o impacto da mamografia em mulheres com idade entre 40 e 49 anos, não observou diferenças estatisticamente significativas na mortalidade do câncer de mama entre as mulheres submetidas ao procedimento e aquelas do grupo-controle após aproximadamente 11 anos de acompanhamento (risco relativo de 0,83; intervalo de confiança de 95%, 0,66-1,04); entretanto, < 70% das mulheres do grupo de intervenção se submeteram ao rastreamento, diluindo potencialmente o efeito observado. Uma metanálise de 9 grandes estudos randomizados mostrou redução relativa de 8% na mortalidade (risco relativo de 0,92; intervalo de confiança de 95%, 0,75-1,02) pelo uso da mamografia em mulheres entre 39 e 49 anos, após 11 a 20 anos de acompanhamento. Isso equivale à prevenção de 3 mortes por câncer de mama a cada 10 mil mulheres em mais de 10 anos (embora o resultado não seja estatisticamente significativo). Ao mesmo tempo, quase metade das mulheres entre 40 e 49 anos submetidas anualmente ao rastreamento apresentarão mamografias falso-positivas, exigindo posterior avaliação, incluindo, ocasionalmente, uma biópsia. As estimativas de sobrediagnósticos vão de 10 a 50% dos cânceres invasivos diagnosticados. Nos Estados Unidos, a ampla disseminação do rastreamento durante as décadas anteriores não foi acompanhada por uma redução na incidência de câncer de mama metastático, apesar de um grande aumento na doença em estágio inicial, sugerindo uma quantidade substancial de sobrediagnósticos em nível populacional. Além disso, os progressos substanciais realizados na terapia sistêmica provavelmente diminuíram o impacto da mamografia e da detecção precoce na queda das taxas de mortalidade por câncer de mama.

A tomossíntese mamária digital é um novo método de rastreamento de câncer de mama, o qual reconstrói múltiplas imagens radiográficas da mama em finas imagens sobrepostas "tridimensionais". Embora se disponha de algumas evidências a respeito das características dessa modalidade, não existem atualmente dados sobre seus efeitos no resultado da saúde, como taxas de morbidade, mortalidade ou sobrediagnóstico relacionadas com o câncer de mama. Um ensaio clínico randomizado de grande porte comparando a mamografia digital padrão com a tomossíntese está em andamento.

Nenhum estudo de autoexame das mamas demonstrou redução da mortalidade. Um estudo controlado randomizado de aproximadamente 266 mil mulheres chinesas não encontrou diferenças na mortalidade por câncer de mama entre um grupo que recebeu instruções detalhadas e reforços/lembretes para o autoexame de mama e o grupo-controle, em 10 anos de acompanhamento. Entretanto, um número maior de lesões benignas de mama foi descoberto, e foi realizada uma maior quantidade de biópsias de mama no grupo que fez autoexame.

O rastreamento genético para as mutações em *BRCA1* e *BRCA2* e outros marcadores de risco de câncer de mama identificou um grupo de mulheres sob alto risco de câncer de mama. Infelizmente, não foram definidos o momento inicial e a frequência ideal do rastreamento. A mamografia é menos sensível na detecção do câncer de mama nas mulheres com mutações em *BRCA1* e *BRCA2*, possivelmente porque esses cânceres acometem mulheres mais jovens, nas quais se sabe que a mamografia é menos sensível.

O rastreamento por RM pode ser mais sensível do que a mamografia em mulheres com alto risco devido à predisposição genética ou em mulheres com mamas densas, porém a especificidade poderá ser inferior. Um aumento no sobrediagnóstico poderá acompanhar a maior sensibilidade. O impacto da RM na mortalidade por câncer de mama com ou sem o uso concomitante de mamografia não foi avaliado em um ensaio controlado randomizado.

CÂNCER DE COLO DO ÚTERO O rastreamento com esfregaço de Papanicolaou (exame citopatológico preventivo) diminui a mortalidade por câncer de colo do útero. A taxa de mortalidade por esse câncer diminuiu substancialmente desde o uso do teste de Papanicolaou. Com o início da atividade sexual, surge o risco de transmissão sexual do HPV, o fator etiológico fundamental do câncer de colo do útero. As normas de rastreamento recomendam o teste de Papanicolaou regular para todas as mulheres a partir dos 21 anos (antes dessa faixa etária, mesmo em indivíduos que já iniciaram atividade sexual, o rastreamento poderá causar mais danos do que benefícios). O intervalo recomendado para o rastreamento por Papanicolaou é de 3 anos. Em todos os casos, o rastreamento realizado com maior frequência acrescenta poucos benefícios, porém leva a importantes danos, incluindo procedimentos desnecessários e tratamento excessivo de lesões transitórias. Começando aos 30 anos de idade, as diretrizes também incluem teste de HPV, com ou sem esfregaço de Papanicolaou. O intervalo de rastreamento para mulheres que apresentam testes normais usando essa estratégia poderá ser estendido a 5 anos.

Não se sabe se há uma idade limite máxima em que o rastreamento deixe de ser efetivo, porém as mulheres com 65 anos que não apresentaram resultados anormais nos últimos 10 anos podem optar por interrompê-lo. O rastreamento deve ser interrompido em mulheres submetidas à histerectomia com excisão cervical por razões não ligadas ao câncer.

Embora a eficácia do teste de Papanicolaou em reduzir a mortalidade por câncer de colo do útero nunca tenha sido confirmada diretamente em um estudo controlado e randomizado, um ensaio randomizado em grupo avaliou, na Índia, o impacto de um único exame visual do colo do útero seguido por colposcopia, biópsia e/ou crioterapia (quando indicado) comparado com o aconselhamento sobre os óbitos por câncer de colo do útero de mulheres entre 30 e 59 anos de idade. Após 7 anos de acompanhamento, a taxa de morte devido ao câncer de colo do útero, padronizada pela faixa etária, foi de 39,6 a cada 100 mil mulheres do grupo de intervenção *versus* 56,7 a cada 100 mil do grupo-controle.

CÂNCER COLORRETAL A pesquisa de sangue oculto nas fezes (PSOF), o toque retal (TR), a sigmoidoscopia rígida e flexível, a colonoscopia e a colonografia por tomografia computadorizada (TC) têm sido utilizados no rastreamento para o câncer colorretal. Uma metanálise de cinco ensaios clínicos controlados randomizados demonstrou redução relativa de 22% na mortalidade decorrente de câncer colorretal depois de 2 a 9 ciclos de PSOF a cada 2 anos, em 30 anos de acompanhamento; em um único ensaio clínico, foi constatado que o rastreamento anual resultou em maior redução da mortalidade por câncer colorretal (redução relativa de 32%). No entanto, apenas 2 a 10% dos que apresentam sangue oculto nas fezes têm câncer. A elevada taxa de resultados falso-positivos na PSOF aumenta sobremaneira o número de colonoscopias efetuadas.

Os testes imunoquímicos fecais (FITs, do inglês *fecal immunochemical tests*) têm maior sensibilidade para o câncer colorretal que os testes de PSOF. Evidências observacionais limitadas sugerem que os FITs podem ter menor capacidade de detectar tumores colônicos proximais *versus* distais. O teste de DNA fecal com múltiplos alvos combina o FIT com pesquisa de biomarcadores de DNA alterados em células que se desprendem para dentro das fezes. Embora as evidências limitadas demonstrem maior sensibilidade como teste único para o câncer colorretal do que o teste imunoquímico fecal isolado, a sua especificidade é mais baixa, resultando em maior número de testes falso-positivos e colonoscopias de acompanhamento. Não foi realizado nenhum estudo para avaliar os seus efeitos sobre a incidência, a morbidade e a mortalidade do câncer colorretal.

Dispõe-se de um teste sanguíneo para o gene *SEPT9* metilado associado ao câncer colorretal. Entretanto, a sua sensibilidade é baixa, não foram obtidos quaisquer dados longitudinais sobre o seu desempenho ou a sua eficácia e a sua realização não é recomendada como teste de rastreamento de primeira linha.

Duas metanálises de cinco ensaios controlados randomizados de sigmoidoscopia mostraram redução relativa de 18% na incidência de câncer colorretal e redução relativa de 28% na mortalidade por câncer colorretal. A faixa etária dos participantes oscilou de 50 a 74 anos, com o acompanhamento tendo sido realizado por 6 a 13 anos. O diagnóstico de pólipos adenomatosos por sigmoidoscopia deve levar à avaliação de todo o cólon por colonoscopia. O intervalo mais eficiente para o rastreamento com sigmoidoscopia não é conhecido, mas frequentemente se recomenda um intervalo de 5 anos. Os estudos de caso-controle sugerem que intervalos de até 15 anos podem conferir benefícios: o ensaio randomizado no Reino Unido demonstrou reduções da mortalidade por câncer colorretal com rastreamento único.

A colonoscopia única detecta cerca de 25% mais lesões avançadas (pólipos > 10 mm, adenomas vilosos, pólipos adenomatosos com displasia de alto grau, câncer invasivo) do que uma PSOF com sigmoidoscopia; o desempenho comparativo *programático* das duas modalidades ao longo do tempo não é conhecido. As taxas de perfuração encontram-se em torno de 4/10.000 para a colonoscopia e de 1/10.000 para a sigmoidoscopia. A discussão continua a respeito da colonoscopia, se é muito cara e invasiva e se existe capacidade provedora suficiente para que seja recomendada como a principal ferramenta de rastreamento em populações de risco-padrão. Alguns estudos observacionais sugerem que a eficácia da colonoscopia em reduzir a mortalidade por câncer colorretal é primariamente limitada ao lado esquerdo do cólon.

A colonografia por TC, se realizada em centros especializados, parece apresentar sensibilidade para pólipos ≥ 6 mm, comparável à colonoscopia. Entretanto, a taxa de achados extracolônicos de anormalidades de significado incerto que deverão ser, de alguma forma, resolvidas é alta (cerca de 5-37%); o risco cumulativo de radiação em longo prazo de repetidos testes de colonografia também é uma preocupação.

CÂNCER DE PULMÃO A radiografia de tórax e a citologia do escarro foram avaliadas em diversos estudos de rastreamento randomizados para o câncer de pulmão. O maior e mais recente (n = 154.901), um subestudo do ensaio de rastreamento de câncer de próstata, pulmão, colorretal e de ovário (PLCO, do inglês *prostate, lung, colorectal, and ovarian*), demonstrou que, comparada ao tratamento normal, a radiografia de tórax anual não reduziu o risco de morte por câncer de pulmão (risco relativo de 0,99; intervalo de confiança de 95%, 0,87-1,22) após 13 anos. Entretanto, mostrou evidências de sobrediagnóstico associado à radiografia de tórax. A TC de baixa dose também tem sido avaliada em diversos ensaios randomizados. O maior e mais longo deles, o National Lung Screening Trial (NLST), foi um ensaio clínico controlado randomizado de rastreamento para câncer de pulmão em aproximadamente 53 mil indivíduos de 55 a 74 anos com histórico de tabagismo de 30 maços-ano ou mais. Esse estudo demonstrou uma redução estatisticamente significativa de cerca de 3 mortes a menos a cada 1.000 indivíduos submetidos a rastreamento com TC, em comparação com a radiografia de tórax, depois de 12 anos. Entretanto, as desvantagens incluem os riscos potenciais da radiação associada aos múltiplos exames, o descobrimento de achados incidentais de significado indeterminado e uma taxa elevada de resultados falso-positivos dos testes. Tanto os achados incidentais quanto os testes falso-positivos poderão levar a procedimentos diagnósticos invasivos associados a ansiedade, custos e complicações (p. ex., pneumo ou hemotórax após biópsia de pulmão). O NLST foi realizado em centros de rastreamento especializados, e o equilíbrio entre os benefícios e os danos poderá diferir na comunidade de centros menos especializados.

CÂNCER DE OVÁRIO A palpação anexial, o ultrassom transvaginal (USTV) e a determinação do CA-125 sérico foram utilizados no rastreamento do câncer de ovário. Um ensaio clínico controlado e randomizado de grande porte mostrou que um programa anual de rastreamento de USTV e de CA-125 em mulheres de risco médio não reduziu os óbitos por câncer de ovário (risco relativo de 1,21; intervalo de confiança de 95%, 0,99-1,48). A palpação anexial foi descartada no início do estudo por não ter detectado qualquer câncer de ovário que não tenha sido detectado pela USTV ou pelo CA-125. Foi realizado um segundo ensaio clínico randomizado de grande porte, que utilizou um método de rastreamento em dois estágios, incorporando um algoritmo para risco de câncer de ovário, que determinou se havia necessidade de teste adicional com CA-125 ou USTV. Depois de 14 anos de acompanhamento, não foi constatada nenhuma redução estatisticamente significativa na mortalidade decorrente de câncer de ovário. Os riscos e os custos associados ao alto número de resultados falso-positivos representam impedimentos ao uso rotineiro dessas modalidades de rastreamento. No ensaio clínico de PLCO, 10% dos participantes apresentaram um resultado falso-positivo por USTV ou CA-125, e um terço dessas mulheres passou por um procedimento cirúrgico importante; a proporção de cirurgias em relação ao câncer de ovário detectado por rastreamento foi de aproximadamente 20:1. Em setembro de 2016, a FDA divulgou uma comunicação sobre segurança, recomendando que não seja utilizado nenhum teste de rastreamento, incluindo o algoritmo para risco de câncer de ovário, para o câncer de ovário.

CÂNCER DE PRÓSTATA As modalidades de rastreamento mais comuns do câncer de próstata são o toque retal (TR) e o exame do PSA no soro. A ênfase no rastreamento do PSA fez o câncer de próstata se tornar o câncer não cutâneo mais comumente diagnosticado em homens norte-americanos. Essa doença tende a apresentar viés de tempo de antecipação, viés de duração e sobrediagnóstico, e há um debate contínuo entre especialistas sobre se o rastreamento deveria ser oferecido, a menos que o paciente peça especificamente para ser submetido a ele. Praticamente todas as organizações ressaltam a importância de informar aos homens sobre a incerteza relativa à eficácia do rastreamento e os prejuízos associados. O rastreamento do câncer de próstata detecta diversos cânceres assintomáticos, porém a capacidade de distinguir tumores que são letais e ainda curáveis daqueles que oferecem pouca ou nenhuma ameaça à saúde é limitada; e ensaios randomizados indicam que o efeito do rastreamento do PSA na mortalidade causada pelo câncer de próstata em uma população é, na melhor das hipóteses, pequeno. Os homens com mais de 50 anos de idade apresentam alta prevalência de cânceres da próstata indolentes e clinicamente insignificantes (cerca de 30-50% dos homens, aumentando com a idade).

Foram publicados dois ensaios clínicos controlados e randomizados de grande porte sobre o impacto do rastreamento com PSA na taxa de mortalidade por câncer de próstata. O PLCO Cancer Screening Trial foi um ensaio norte-americano multicêntrico que atribuiu aleatoriamente quase 77 mil homens com idades entre 55 e 74 anos para serem submetidos anualmente ao teste do PSA durante 6 anos ou ao tratamento comum. Em 13 anos de acompanhamento, não foram observadas diferenças estatisticamente significativas no número de óbitos por câncer de próstata entre os dois grupos (razão de taxa 1,09; intervalo de confiança de 95%, 0,87-1,36). Mais da metade dos homens no grupo-controle realizaram pelo menos um teste de PSA durante o ensaio clínico, o que pode ter diluído um efeito pequeno.

O European Randomized Study of Screening for Prostate Cancer (ERSPC) foi um estudo multinacional que randomizou aproximadamente 182 mil homens entre as idades de 50 e 74 anos (com um grupo "central" de rastreamento pré-definido de homens entre 55-69 anos) para terem ou não o seu PSA testado. Os procedimentos de recrutamento e randomização, assim como a frequência real dos testes de PSA, variaram de um país para outro. Após um acompanhamento médio de 15,5 anos, foi observada uma redução relativa de 20% no risco de morte por câncer de próstata no grupo de rastreamento "central". O ensaio clínico constatou que 570 homens (intervalo de confiança de 95% de 380-1.137 homens) precisariam ser convidados a participar do rastreamento, e 18 casos de câncer de próstata deveriam ser detectados, de modo a evitar a ocorrência de 1 morte por câncer de próstata. Foi observado um desequilíbrio inexplicado no tratamento entre os dois grupos estudados, com uma maior proporção de homens com câncer clinicamente localizado recebendo prostatectomia radical no grupo do rastreamento e realizando o procedimento em centros de referência especializados.

O rastreamento precisa estar ligado a uma terapia efetiva para ter algum benefício. Dois ensaios clínicos conduzidos após o início do teste de PSA generalizado não encontraram nenhuma redução substancial das mortes por câncer de próstata nos grupos-controle de "conduta expectante" ou "monitoramento" (i.e., sem tratamento curativo), em comparação com a prostatectomia radical ou radioterapia. A sobrevida específica para o câncer de próstata foi muito satisfatória (cerca de 99%) e quase idêntica em um acompanhamento mediano de 10 anos. Os tratamentos para o câncer de próstata de baixo estágio, como a cirurgia ou a radioterapia, podem causar morbidade significativa, incluindo impotência e incontinência urinária.

CÂNCER DE PELE A inspeção visual de toda a superfície cutânea pelo paciente ou por um profissional de saúde é utilizada no rastreamento dos cânceres basocelulares e escamosos, assim como do melanoma. Não foi feito qualquer estudo prospectivo randomizado para investigar redução na taxa de mortalidade. Infelizmente, o rastreamento está associado a uma taxa substancial de sobrediagnóstico.

LEITURAS ADICIONAIS

Fenton JJ et al: Prostate-specific antigen-based screening for prostate cancer: Evidence report and systematic review for the U.S. Preventive Services Task Force. JAMA 319:1914, 2018.

Kramer BS, Croswell JM: Cancer screening: The clash of science and intuition. Annu Rev Med 60:125, 2009.

Manson JE et al: Vitamin D supplements and prevention of cancer and cardiovascular disease. N Engl J Med 380:33, 2019.

McNeil JJ et al: Effect of aspirin on all-cause mortality in the healthy elderly. N Engl J Med 379:1519, 2018.

Melnikow J et al: Screening for cervical cancer with high-risk human papillomavirus testing: Updated evidence report and systematic review for the US Preventive Services Task Force. JAMA 320:687, 2018.

National Lung Screening Trial Research Team: Lung cancer incidence and mortality with extended follow-up in the National Lung Screening Trial. J Thorac Oncol 14:1732, 2019.

Nelson HD: Effectiveness of breast cancer screening: Systematic review and meta-analysis to update the 2009 U.S. Preventive Services Task Force recommendation. Ann Intern Med 164:244, 2016.

US Preventive Services Task Force et al: Screening for colorectal cancer: US Preventive Services Task Force recommendation. JAMA 325:1965, 2021.

Welch HG et al: Epidemiologic signatures in cancer. N Engl J Med 384:14, 2019.

Zeraatkar D et al: Effect of lower versus high red meat intake on cardiometabolic and cancer outcomes: A systematic review of randomized trials. Ann Intern Med 171:721, 2019.

71 Genética do câncer

Fred Bunz, Bert Vogelstein

O CÂNCER É UMA DOENÇA GENÉTICA

O câncer surge através de uma série de alterações somáticas no DNA que levam à proliferação celular desenfreada. A maioria dessas alterações envolve modificações sutis na sequência do DNA (i.e., mutações). As mutações somáticas podem originar-se em consequência de erros aleatórios na replicação ou de exposição a carcinógenos (p. ex., radiação) e podem ser exacerbadas por processos defeituosos no reparo do DNA. Embora a maioria dos cânceres ocorra de modo esporádico, são observados agrupamentos de cânceres em famílias portadoras de uma mutação na linhagem germinativa em um gene de câncer.

PERSPECTIVA HISTÓRICA

A ideia de que a progressão do câncer é conduzida por mutações somáticas sequenciais só ganhou aceitação geral nos últimos 30 anos. Antes do advento do microscópio, acreditava-se que o câncer fosse composto por agregados de muco ou outros materiais acelulares. Só em meados do século XIX ficou claro que os tumores são massas de células e que tais células se originam a partir de células teciduais normais. No entanto, a base molecular da proliferação descontrolada das células cancerosas ainda seria um mistério por mais um século, e, durante esse período, foram propostas várias teorias para a origem do câncer. O bioquímico Otto Warburg propôs a teoria da combustão do câncer, a qual postulava que o câncer ocorria devido a um metabolismo anormal do oxigênio. Outros acreditavam que todos os cânceres eram causados por vírus e que o câncer era, de fato, uma doença contagiosa.

Por fim, observações de ocorrência de câncer em homens que trabalhavam na limpeza de chaminés, estudos radiológicos e inúmeros dados demonstrando que a fumaça de cigarro é um agente causador de câncer de pulmão, juntamente com o trabalho de Ames sobre a mutagênese química foram consistentes com a ideia de que o câncer se originava por meio de alterações no DNA. Entretanto, foi somente após a identificação das mutações somáticas responsáveis pelo câncer em nível molecular que a base genética do câncer foi estabelecida de modo definitivo. Embora a teoria viral do câncer não tenha se mostrado universalmente correta (com exceções como o papilomavírus humano, que pode levar ao câncer do colo do útero em seres humanos), o estudo dos retrovírus levou à descoberta dos primeiros *oncogenes* humanos no final da década de 1970. Os oncogenes constituem uma das duas principais classes de genes associadas ao desenvolvimento de câncer. O estudo de famílias com predisposição genética ao câncer foi fundamental para a descoberta de outra classe de genes associados ao desenvolvimento de câncer, denominados *genes supressores de tumor*. As tecnologias atuais possibilitam o sequenciamento de genomas completos de diferentes cânceres e fornecem uma visão abrangente das alterações genéticas que levam ao processo de malignização tumoral. O campo que estuda os vários tipos de mutação, bem como suas consequências nas células tumorais, é atualmente conhecido como *genética do câncer*.

A ORIGEM CLONAL E A NATUREZA ESCALONADA DO CÂNCER

Quase todos os cânceres se originam de uma única célula; essa origem clonal é uma característica vital para a distinção entre neoplasia e hiperplasia. A progressão de um tumor do fenótipo normal para o totalmente maligno

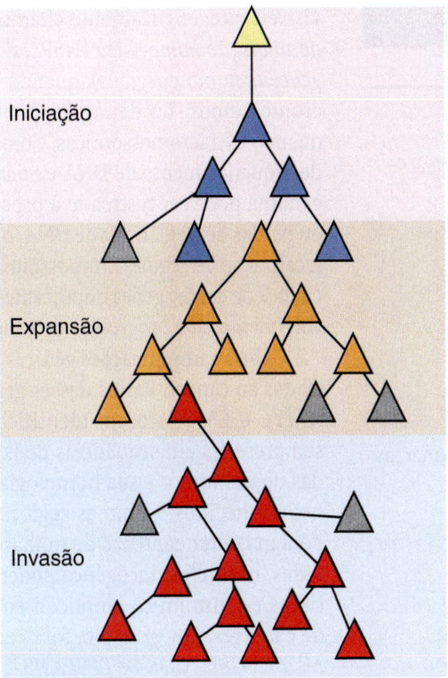

FIGURA 71-1 Desenvolvimento clonal da neoplasia em múltiplas etapas. Neste diagrama, uma série de três mutações cumulativas, cada uma com uma vantagem modesta de crescimento atuando de modo isolado, leva finalmente a um tumor maligno. Convém observar que nem todas essas alterações resultam em progressão. O número efetivo de mutações cumulativas necessário para a transformação do estado normal em maligno foi estimado em três para vários dos tipos mais comuns de câncer. *(Adaptada e modificada de PC Nowell: The clonal evolution of tumor cell populations. Science 194:23, 1976.)*

exige invariavelmente o acúmulo de múltiplas mutações. O processo pode ser considerado uma microevolução darwiniana, em que, a cada etapa sucessiva, as células mutantes adquirem uma vantagem na capacidade de crescimento, resultando na expansão de um clone neoplásico (Fig. 71-1). Com base em observações de que a frequência do câncer aumenta com o envelhecimento, os epidemiologistas Armitage e Doll e Nordling propuseram, independentemente, que ele resulta de três alterações celulares distintas. De maneira notável, esse modelo inicial foi validado por sequenciamento extenso de genomas de neoplasias. Esses estudos revelaram que são necessárias apenas três mutações causais para o desenvolvimento de vários dos cânceres mais comuns. De modo global, acredita-se hoje que os tumores sólidos mais comuns requerem no mínimo três mutações em oncogenes ou genes supressores de tumor para o seu desenvolvimento. Uma ou duas mutações são suficientes para a tumorigênese benigna, mas não para a capacidade de invasão que distingue os tumores benignos dos malignos. Os tumores menos comuns, como tumores líquidos (leucemias ou linfomas), sarcomas e tumores infantis, parecem necessitar de apenas duas mutações em oncogenes ou genes supressores de tumor para sua malignização. Observa-se que um oncogene ou um gene supressor de tumor é mais bem definido como um gene contendo uma mutação que aumenta a vantagem de crescimento seletivo da célula que o contém. Normalmente, o nascimento e a morte das células estão em perfeito equilíbrio; toda vez que uma célula nasce, outra célula da mesma linhagem morre. As mutações em genes indutores de câncer alteram esse equilíbrio, de modo que há um maior número de células que nascem em relação ao número de células que morrem. Com frequência, o desequilíbrio é pequeno, de modo que a diferença entre nascimento e morte das células pode ser menor que 1%. Isso explica, juntamente com a baixa taxa de mutação, por que a tumorigênese – o processo de transformação de uma célula normal em um tumor sólido maligno típico – frequentemente leva várias décadas.

Conhecemos, agora, a natureza de muitas das alterações genéticas responsáveis por quase todas as neoplasias malignas, e estamos começando a compreender como essas alterações promovem os diferentes estágios de crescimento dos tumores. O exemplo prototípico é o câncer de cólon, em que análises dos genomas de todos os tumores que compõem o espectro de crescimento neoplásico – desde o epitélio normal do cólon, passando pelo adenoma, até o carcinoma – identificaram mutações altamente características de cada tipo de lesão (Fig. 71-2).

DOIS TIPOS DE GENES DO CÂNCER: ONCOGENES E GENES SUPRESSORES DE TUMOR

Os oncogenes e os genes supressores de tumor exercem seus efeitos sobre o crescimento dos tumores em virtude de sua capacidade de determinar o destino das células, influenciar a sobrevida celular e contribuir para a manutenção do genoma. Os mecanismos moleculares subjacentes podem ser extremamente complexos. Embora sejam rigorosamente regulados nas células normais, quando os oncogenes adquirem mutações, eles perdem esse controle, o que acarreta um aumento na formação dos produtos gênicos. Esse evento mutacional ativador ocorre em um único alelo. Por outro lado, a função normal dos genes supressores de tumor geralmente é de restringir o crescimento celular – função perdida nos cânceres. Em virtude da natureza diploide das células dos mamíferos, ambos os alelos precisam ser inativados para que uma célula possa perder por completo a função de um gene supressor de tumor. Por conseguinte, são necessárias duas mutações para inativar um gene supressor de tumor, ao passo que apenas uma é necessária para ativar um oncogene.

Um subgrupo de genes supressores de tumor controla a capacidade da célula de manter a integridade de seu genoma. As células com uma deficiência nesses genes adquirem um número aumentado de mutações em todo o seu genoma, inclusive nos oncogenes e nos genes supressores de tumor. Esse fenótipo "mutante" foi proposto inicialmente por Loeb para explicar como os vários eventos mutacionais necessários à tumorigênese podem ocorrer durante a vida de um indivíduo. Existe um fenótipo mutante subjacente a várias formas de câncer, como aqueles associados a deficiências no reparo de pareamento impróprio do DNA. Entretanto, a maioria dos cânceres não origina deficiências no reparo do DNA, e sua taxa de mutação é semelhante à observada nas células normais. No entanto, muitos deles apresentam um tipo diferente de instabilidade genética que leva à perda ou ao ganho de cromossomos inteiros ou de grandes segmentos deles (como será explicado a seguir em mais detalhes).

ONCOGENES EM CÂNCERES HUMANOS

Um trabalho de Peyton Rous no início dos anos 1900 revelou que um sarcoma de galinha poderia ser transmitido de um animal para outro em extratos acelulares, sugerindo que o câncer poderia ser induzido por um agente que atuasse positivamente para promover a formação do tumor. O agente responsável pela transmissão do câncer foi um retrovírus (vírus do sarcoma de Rous [RSV, do inglês *Rous sarcoma virus*]), e o oncogene responsável foi identificado 75 anos mais tarde como *V-SRC*. Outros oncogenes também foram descobertos por meio de sua presença nos genomas de retrovírus capazes de causar câncer em galinhas, camundongos e ratos. Os homólogos celulares sem mutação desses genes virais são denominados proto-oncogenes e, com frequência, são alvos de mutação ou regulação aberrante no câncer humano. Enquanto muitos oncogenes foram descobertos em consequência de sua presença em retrovírus, outros oncogenes, particularmente aqueles

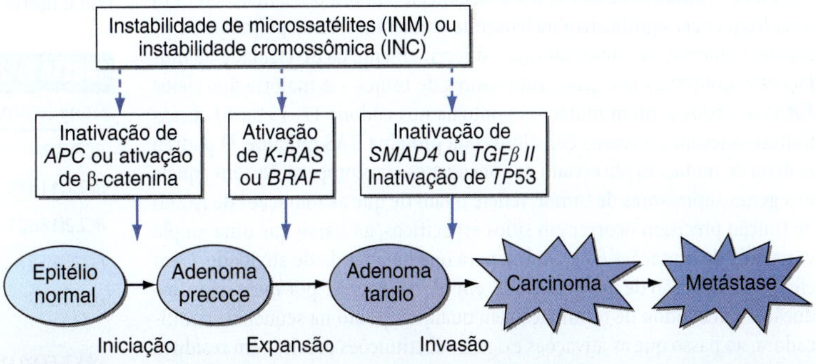

FIGURA 71-2 Etapas progressivas de mutações somáticas no desenvolvimento do carcinoma de cólon. O acúmulo de alterações em vários genes diferentes leva à progressão do epitélio normal através do adenoma até o carcinoma metastático. A instabilidade genética (de microssatélites ou cromossômica) acelera a progressão, aumentando a probabilidade de mutação em cada etapa. Os pacientes com polipose familiar já se encontram na primeira etapa desse processo, pois herdam uma alteração na linhagem germinativa do gene *APC*. TGF, fator de crescimento transformador.

TABELA 71-1 ■ Oncogenes geralmente alterados nos cânceres humanos

Oncogene	Função	Alteração no câncer	Neoplasia
AKT1	Serina/treonina-cinase	Mutação pontual	Pele
BRAF	Serina/treonina-cinase	Mutação pontual	Melanoma, tireoide, colorretal
CCND1	Progressão do ciclo celular	Amplificação gênica	Esôfago, cabeça e pescoço
CTNNB1	Transdução de sinal	Mutação pontual	Cólon, fígado, útero, melanoma
EGFR	Transdução de sinal	Mutação pontual	Pulmões
FLT3	Transdução de sinal	Mutação pontual	Leucemia mieloide aguda
IDH1	Modificação da cromatina	Mutação pontual	Glioma
MDM2	Inibidor da p53	Amplificação gênica	Sarcoma, glioma
MDM4	Inibidor da p53	Amplificação gênica	Mama
MYC	Fator de transcrição	Amplificação gênica	Próstata, ovário, mama, fígado, pâncreas
MYCL1	Fator de transcrição	Amplificação gênica	Ovário, bexiga
MYCN	Fator de transcrição	Amplificação gênica	Neuroblastoma
PIK3CA	Fosfoinositol-3-cinase	Mutação pontual	Cânceres múltiplos
KRAS	GTPase	Mutação pontual	Pâncreas, colorretal, pulmão
NRAS	GTPase	Mutação pontual	Melanoma

envolvidos em translocações características de determinadas leucemias e linfomas, foram identificados por meio de abordagens genômicas. Os pesquisadores clonaram as sequências em torno das translocações cromossômicas observadas citogeneticamente e identificaram os genes que eram ativados nos pontos de quebra (ver adiante). Alguns deles eram oncogenes anteriormente identificados em retrovírus (como o *ABL*, envolvido na leucemia mieloide crônica [LMC]), ao passo que outros eram novos (como *BCL2*, envolvido no linfoma de células B). No ambiente celular normal, os proto-oncogenes desempenham papéis cruciais na proliferação e na diferenciação celular. A Tabela 71-1 traz uma lista parcial de oncogenes sabidamente envolvidos no câncer humano.

O crescimento e a diferenciação normais das células são controlados por fatores de crescimento que se ligam a receptores presentes na superfície da célula. Os sinais gerados pelos receptores de membrana são transmitidos ao interior da célula por cascatas de sinalização envolvendo cinases, proteínas G e outras proteínas reguladoras. Por fim, esses sinais afetam a atividade dos fatores de transcrição no núcleo, regulando, assim, a expressão de genes cruciais na proliferação, na diferenciação e na morte celular. Os produtos oncogênicos funcionam em etapas críticas dessas vias de sinalização (Cap. 72). A ativação inapropriada dessas vias pode levar à tumorigênese.

MECANISMOS DE ATIVAÇÃO DOS ONCOGENES

MUTAÇÕES PONTUAIS

A mutação pontual (também conhecida como substituição de um único nucleotídeo) é um mecanismo comum de ativação dos oncogenes. Por exemplo, observa-se a presença de mutações em *KRAS* em > 95% dos cânceres de pâncreas e em 40% dos cânceres de cólon. As mutações de *KRAS* ativadoras são menos comuns em outros tipos de câncer, embora possam ocorrer em uma frequência significativa na leucemia e nos cânceres de pulmão e de tireoide. É interessante observar que – diferentemente da diversidade de mutações encontradas nos genes supressores de tumor – a maioria dos alelos *KRAS* ativados contém mutações pontuais nos códons 12, 13 ou 61. Essas mutações levam à ativação constitutiva da proteína RAS mutante. O padrão restrito de mutações observado nos oncogenes, em comparação com aquele dos genes supressores de tumor, reflete o fato de que as mutações de ganho de função precisam ocorrer em sítios específicos, ao passo que uma ampla variedade de mutações é necessária para que haja perda de atividade. Com efeito, a inativação de um gene pode, em teoria, ocorrer por meio da introdução de um códon de terminação em qualquer ponto na sequência codificadora, ao passo que as ativações exigem substituições precisas em resíduos que podem levar, em determinadas circunstâncias, a um aumento da atividade da proteína modificada dentro da célula.

AMPLIFICAÇÃO DO DNA

O segundo mecanismo de ativação dos oncogenes é a amplificação de sequências de DNA, levando à superexpressão do produto gênico. Esse aumento no número de cópias de DNA pode causar alterações cromossômicas visíveis citogeneticamente chamadas de *regiões de coloração homogênea* (HSRs, do inglês *homogeneous staining regions*), quando integradas aos cromossomos, ou de *duplos-diminutos* (DMs), quando extracromossômicas. Com as tecnologias de sequenciamento de DNA e *microarray*, todo o genoma pode ser rastreado à procura de ganhos ou perdas de sequências de DNA, o que viabiliza a localização de regiões cromossômicas com maior chance de conter genes importantes para o desenvolvimento ou a progressão do câncer.

Várias amplificações gênicas já foram associadas ao câncer. Vários desses genes, incluindo *NMYC* e *LMYC*, foram identificados devido à sua presença em sequências de DNA amplificadas de um tumor e sua homologia com oncogenes conhecidos. Como as regiões amplificadas podem conter centenas de milhares de pares de bases, múltiplos oncogenes podem ser amplificados em um único amplicon em alguns tipos de cânceres. Por exemplo, foi demonstrado que *MDM2*, *GLI1*, *CDK4* e *TPSPAN31*, de localização cromossômica 12q13-15, são simultaneamente amplificados em vários tipos de sarcomas e outros tumores; definir quais desses genes desempenham um papel etiológico no processo neoplásico continua sendo uma área de pesquisa ativa. A amplificação de um gene celular costuma ser um indicador de mau prognóstico; por exemplo, os genes *ERBB2/HER2* e *NMYC* estão frequentemente amplificados nos cânceres de mama agressivos e no neuroblastoma, respectivamente.

REARRANJOS CROMOSSÔMICOS

As alterações cromossômicas fornecem importantes indícios das alterações genéticas ocorridas no câncer. As alterações cromossômicas em tumores sólidos humanos, como os carcinomas, são heterogêneas e complexas, ocorrendo como resultado da frequente instabilidade cromossômica observada nesses tumores (ver adiante). Em contrapartida, as alterações cromossômicas em tumores mieloides e linfoides costumam ser translocações simples, ou seja, transferências recíprocas de segmentos cromossômicos de um cromossomo para outro. Os pontos de quebra das anormalidades cromossômicas recorrentes costumam ocorrer nos *loci* de oncogenes celulares. A Tabela 71-2 lista exemplos importantes de alterações cromossômicas recorrentes no câncer e o(s) gene(s) envolvido(s) no rearranjo dos cromossomos. As translocações são observadas em tumores líquidos em geral e são particularmente comuns em tumores linfoides, talvez pelo fato de que esses tipos celulares são capazes de proceder ao rearranjo de seu DNA para gerar receptores de antígenos. De fato, os genes que codificam receptores de antígeno normalmente estão envolvidos nas translocações, sugerindo que uma regulação anormal desses genes em decorrência do rearranjo poderá estar envolvida na patogênese. Além dos fatores de transcrição e das moléculas transdutoras de sinais, a translocação pode levar à superexpressão de proteínas reguladoras do ciclo celular, como as ciclinas e as proteínas que regulam a morte celular. Mais recentemente, foram identificadas translocações

TABELA 71-2 ■ Oncogenes representativos nas translocações cromossômicas

Gene (cromossomo)	Translocação	Neoplasia maligna
BCR-ABL	(9;22)(q34;q11)	Leucemia mieloide crônica
BCL1(11q13.3)–*IgH*(14q32)	(11;14)(q13;q32)	Linfoma de células do manto
BCL2(18q21.3)–*IgH*(14q32)	(14;18)(q32;q21)	Linfoma folicular
FLI-EWSR1	(11;22)(q24;q12)	Sarcoma de Ewing
LCK-TCRB	(1;7)(p34;q35)	Leucemia linfocítica aguda de célula T
PAX3-FOXO1	(2;13)(q35;q14)	Rabdomiossarcoma
PAX8-PPARG	(2;3)(q13;p25)	Tireoide
IL21R-BCL6	(3;16)(q27;p11)	Linfoma não Hodgkin
TAL1-TCTA	(1;3)(p34;p21)	Leucemia de células T aguda
TMPRSS2-ERG	Rearranjo em Chr21q22	Próstata

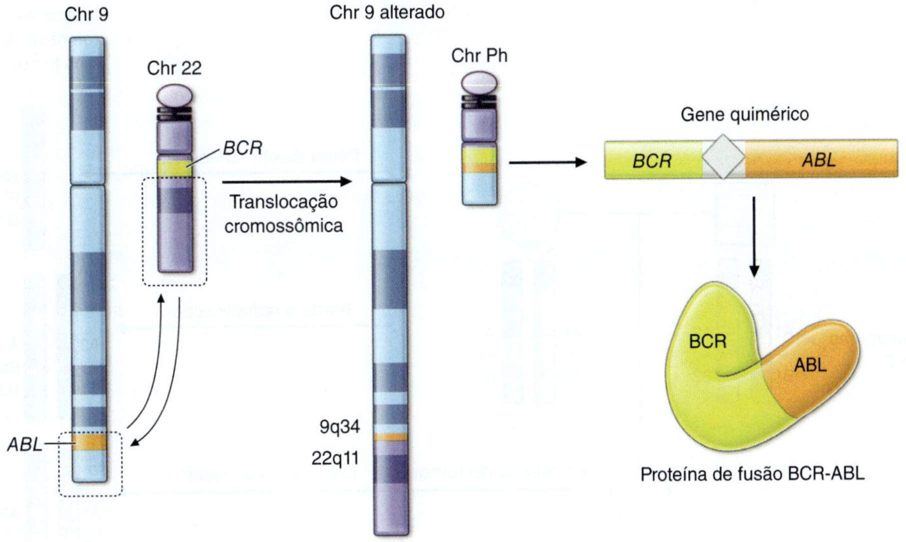

FIGURA 71-3 Translocação específica observada na leucemia mieloide crônica (LMC). O cromossomo (Chr) Philadelphia (Ph) deriva de uma translocação recíproca entre os cromossomos 9 e 22, com o ponto de quebra unindo as sequências do oncogene *ABL* e do gene *BCR*. A fusão dessas sequências de DNA possibilita a geração de uma proteína de fusão completamente nova, com função modificada.

recorrentes em tumores sólidos, como cânceres de próstata. Por exemplo, as fusões entre os genes *TMPRSS2* e *ERG*, que estão normalmente localizados em *tandem* no cromossomo 21, contribuem para mais de um terço de todos os cânceres de próstata.

A primeira anormalidade cromossômica passível de reprodução a ser encontrada em um câncer humano foi o cromossomo Philadelphia, detectado na LMC. Essa anormalidade citogenética é gerada a partir de uma translocação recíproca que envolve o oncogene *ABL* no cromossomo 9, que codifica uma tirosina-cinase, posicionada próximo ao gene *BCR* (região do grupo de quebra [do inglês *breakpoint cluster region*]) no cromossomo 22. A Figura 71-3 ilustra a gênese da translocação e de seu produto proteico. A consequência da expressão do produto do gene *BCR-ABL* é a ativação das vias de transdução de sinais, o que leva ao crescimento celular independente dos sinais externos normais. O imatinibe, um fármaco que bloqueia especificamente a atividade da tirosina-cinase Abl, apresentou notável eficácia com pouca toxicidade em pacientes com LMC. O direcionamento bem-sucedido para o *BCR-ABL* pelo imatinibe é o paradigma das terapias antineoplásicas direcionadas para alvos moleculares.

INSTABILIDADE CROMOSSÔMICA EM TUMORES SÓLIDOS

Em geral, os tumores sólidos contêm um número anormal de cromossomos, um estado conhecido como aneuploidia. Os cromossomos dos tumores aneuploides exibem alterações estruturais, como translocações, deleções e amplificações. Essas anormalidades refletem um efeito subjacente das células neoplásicas, conhecido como instabilidade cromossômica. Enquanto a aneuploidia é um fenótipo celular notável, a instabilidade cromossômica manifesta-se apenas como um pequeno aumento na tendência das células a adquirir, perder ou formar rearranjos cromossômicos durante qualquer ciclo celular. Essa taxa intrinsecamente baixa de anormalidades cromossômicas implica que as células neoplásicas só se tornam aneuploides depois de muitas gerações de expansão clonal. A base molecular da aneuploidia ainda não está totalmente elucidada. Acredita-se que defeitos nos *checkpoints* – mecanismos de controle de qualidade que interrompem o ciclo celular se houver alteração ou alinhamento incorreto dos cromossomos – possam contribuir para a instabilidade cromossômica. Essa hipótese surgiu de observações experimentais nas quais o gene supressor de tumor p53 controla os *checkpoints* que regulam a iniciação da replicação do DNA e o início da mitose. Por conseguinte, esses mecanismos estão deficientes em muitas células neoplásicas. O *checkpoint* do fuso mitótico, que garante a fixação adequada dos cromossomos antes de realizar a separação das cromátides-irmãs, também está alterado em alguns cânceres, independentemente do estado do gene p53. A relação precisa entre a deficiência dos *checkpoints*, o gene p53 e a instabilidade cromossômica ainda não está bem esclarecida, porém acredita-se que até mesmo uma alteração sutil do processo altamente coordenado na divisão celular tenha impacto na capacidade de replicação precisa de uma célula e na segregação dos seus cromossomos. Do ponto de vista terapêutico, as alterações nos *checkpoints* que são frequentes em cânceres foram sugeridas como possíveis pontos de vulnerabilidade, que podem ser explorados por novos agentes e estratégias combinadas.

Diferentemente das alterações citogenéticas amplas que constituem indicações típicas de instabilidade cromossômica subjacente, foram detectados, de maneira repetida, padrões focais de rearranjo cromossômico em vários tipos de câncer. Um fenômeno curioso, conhecido como *cromotripsia*, causa dezenas de *checkpoints* distintos, que estão localizados em um ou vários cromossomos. Essas alterações estruturais notáveis podem refletir um único evento, em que um cromossomo é fragmentado e, em seguida, reunido de modo impreciso. Embora o processo exato subjacente à cromotripsia permaneça obscuro e seus efeitos sobre os genes condutores ainda não estejam bem definidos, existe um período transitório de extrema instabilidade em contrapartida à perda, ao ganho e ao rearranjo graduais dos cromossomos que normalmente são observados em culturas seriadas de células neoplásicas.

INATIVAÇÃO DE GENES SUPRESSORES DE TUMOR NO CÂNCER

A primeira evidência funcional da existência de genes supressores de tumor veio de experimentos que mostraram que a fusão de células neoplásicas murinas com fibroblastos murinos normais levava a um fenótipo não tumorigênico nas células fundidas. O papel normal dos genes supressores de tumor é restringir o crescimento celular, e essa função é inativada no câncer. Os três tipos principais de lesões somáticas observados nos genes supressores de tumor durante o desenvolvimento dos cânceres são as *mutações pontuais*, pequenas inserções e/ou deleções, conhecidas como *indels*, e *grandes deleções*. As mutações pontuais, ou *indels*, na região codificadora dos genes supressores de tumor levam, frequentemente, à formação de produtos proteicos truncados ou à perda da expressão do RNA específica de alelos pelo processo de *decomposição mediada por mutação nonsense*. Diferentemente das mutações pontuais altamente recorrentes, que são encontradas em posições críticas de oncogenes ativados, conhecidas como pontos ativos (*hotspots*) mutacionais, as mutações pontuais que provocam inativação dos genes supressores de tumor tendem a se distribuir por toda a fase de leitura aberta. De maneira semelhante, as deleções levam à falta de um produto funcional e, algumas vezes, envolvem o gene inteiro ou até todo o braço de um cromossomo, levando à perda de heterozigosidade (PDH) no DNA tumoral, quando comparado com o DNA do tecido normal correspondente (Fig. 71-4). A PDH no DNA tumoral frequentemente indica a presença de um gene supressor de tumor em uma determinada localização cromossômica, e os estudos de PDH têm sido úteis na clonagem posicional de muitos genes supressores de tumor. A taxa de PDH aumenta na presença de instabilidade cromossômica, uma relação que poderia explicar as forças seletivas que levam à alta frequência de aneuploidias em cânceres de estágio tardio.

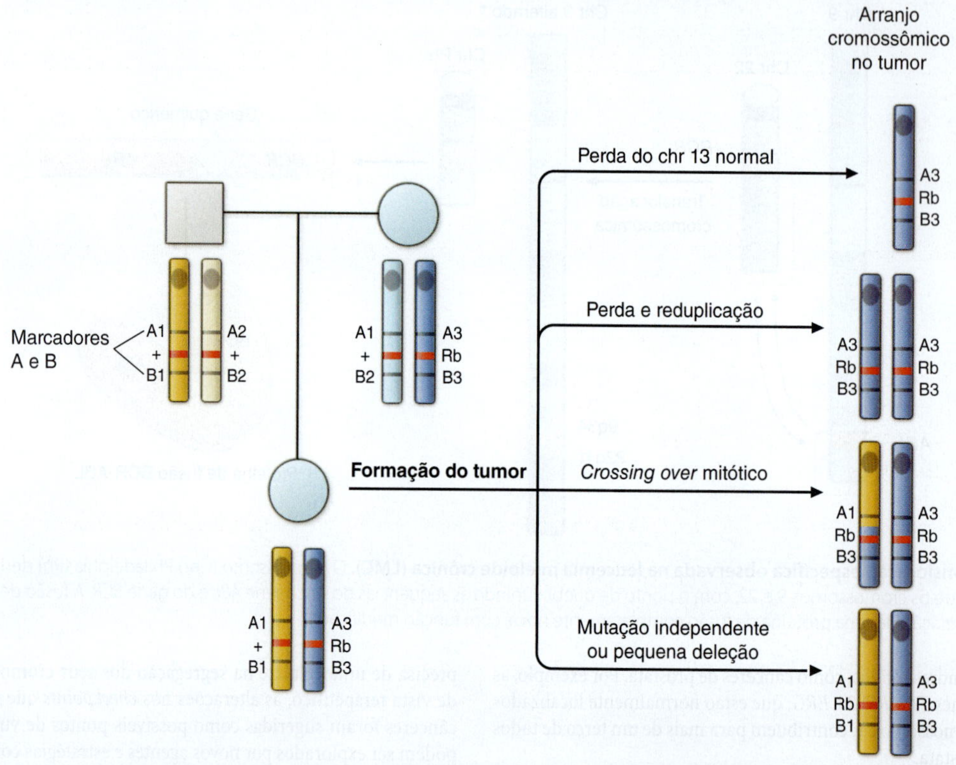

FIGURA 71-4 Diagrama dos possíveis mecanismos para o desenvolvimento de tumores em um indivíduo com retinoblastoma hereditário (familiar). À esquerda, apresenta-se o heredograma de um indivíduo afetado que herdou o alelo anormal (Rb) de sua mãe afetada. O alelo normal está mostrado com um (+). Os quatro cromossomos de seus dois genitores estão desenhados para indicar sua origem. Adjacentes ao *locus* do retinoblastoma, encontram-se os marcadores de microssatélites (A e B), também analisados nessa família. Os marcadores A3 e B3 estão no cromossomo portador do gene da doença do retinoblastoma. O desenvolvimento de tumor ocorre quando o alelo normal, que este paciente herdou de seu pai, é mutado. À direita, são mostradas quatro vias possíveis pelas quais isso poderia ocorrer. Em cada caso, é mostrado o arranjo resultante do cromossomo 13. Deve-se observar que, nas três primeiras situações, o alelo normal (B1) foi perdido no tecido tumoral, o que se chama de perda de heterozigosidade (PDH) nesse *locus*.

O silenciamento do gene, uma alteração epigenética que leva à perda da expressão gênica, ocorre em conjunto com a hipermetilação do promotor e a desacetilação da histona e constitui outro mecanismo de inativação dos genes supressores de tumor. Uma *modificação epigenética* refere-se a uma alteração covalente da cromatina, herdada pela progênie celular, que pode envolver o DNA, mas não uma anormalidade na sua sequência. A inativação do segundo cromossomo X das células femininas é um exemplo fisiológico de silenciamento epigenético que impede a expressão gênica do cromossomo inativado. Regiões genômicas de DNA hiper e hipometiladas podem ser detectadas por técnicas especializadas, e um subgrupo dessas modificações regionais leva a consequências no comportamento da célula.

SÍNDROMES DE CÂNCER FAMILIAR

Uma pequena fração de cânceres ocorre em pacientes com predisposição genética. Com base em estudos de formas herdadas e esporádicas de retinoblastoma, Knudson e colaboradores formularam uma hipótese que explica as diferenças entre as formas esporádica e herdada do mesmo tipo de tumor. Nas formas herdadas do câncer, denominadas *síndromes de predisposição ao desenvolvimento de câncer*, um alelo de um determinado gene supressor de tumor é herdado em uma forma mutante. Entretanto, essa mutação de linhagem germinativa não é suficiente para iniciar o desenvolvimento de um tumor; o outro alelo, herdado do genitor não afetado, precisa sofrer uma inativação somática em uma célula-tronco normal para que seja iniciada a tumorigênese. Nas formas esporádicas (não herdadas) da mesma doença, todas as células no corpo já começam com duas cópias normais do gene supressor de tumor. Em seguida, uma única célula precisa adquirir sequencialmente mutações em ambos os alelos do gene supressor de tumor para iniciar o desenvolvimento de um câncer. Por conseguinte, são necessárias mutações bialélicas do mesmo gene supressor de tumor tanto na forma herdada quanto na forma não herdada da doença; a única diferença reside no fato de que os indivíduos com a forma herdada têm uma "vantagem inicial": eles já possuem um alelo mutante desde a concepção e só necessitam de uma mutação adicional para iniciar o processo (Fig. 71-4).

Essa distinção explica por que indivíduos com formas herdadas da doença desenvolvem mais cânceres em uma idade mais jovem do que a população geral. Explica também por que, embora cada célula em um indivíduo com síndrome de predisposição ao desenvolvimento de câncer tenha um gene mutante, apenas um número relativamente pequeno de tumores surge ao longo da vida. A razão é que a grande maioria das células nesses indivíduos são funcionalmente normais, visto que um dos dois alelos do gene supressor de tumor é normal. As mutações são eventos incomuns, e apenas as raras células que sofrem mutação do alelo normal remanescente exibirão proliferação descontrolada. O mesmo princípio se aplica a praticamente todos os tipos de síndromes de predisposição ao desenvolvimento de câncer, embora os genes específicos sejam diferentes. Por exemplo, mutações herdadas em *RB1*, *WT1*, *VHL*, *APC* e *BRCA1* levam a uma predisposição a retinoblastomas, tumores de Wilms, carcinomas de células renais, carcinomas colorretais e carcinomas de mama, respectivamente (Tab. 71-3). Convém destacar também que a inativação bialélica de qualquer um desses genes não é suficiente para o desenvolvimento de câncer; são necessárias outras alterações somáticas em outros genes para que as células iniciais possam evoluir para neoplasia maligna, conforme assinalado anteriormente.

Foram descritas, até o momento, aproximadamente 100 síndromes de câncer familiar, e a grande maioria é muito rara. A maioria dessas síndromes exibe um padrão autossômico dominante de herança, embora algumas das síndromes associadas a anormalidades no reparo do DNA (xeroderma pigmentoso, anemia de Fanconi, ataxia-telangiectasia) sejam herdadas de modo autossômico recessivo. A Tabela 71-3 mostra uma série de síndromes de predisposição ao desenvolvimento de câncer e os genes responsáveis por elas.

A próxima seção examinará, de modo detalhado, as predisposições ao câncer de cólon hereditário, visto que foram obtidas várias lições de importância global a partir do estudo dessas síndromes.

A polipose adenomatosa familiar (PAF) é uma síndrome de predisposição ao desenvolvimento de câncer de cólon autossômica dominante causada por mutações na linhagem germinativa do gene supressor de tumor da polipose adenomatosa do cólon (*APC*), localizado no cromossomo 5. Os indivíduos afetados desenvolvem centenas a milhares de adenomas no cólon.

TABELA 71-3 ■ Síndromes de predisposição ao desenvolvimento de câncer e genes associados

Síndrome	Gene	Cromossomo	Herança	Tumores
Ataxia-telangiectasia	*ATM*	11q22-q23	AR	Mama
Síndrome linfoproliferativa autoimune	*FAS* *FASL*	10q24 1q23	AD	Linfomas
Síndrome de Bloom	*BLM*	15q26.1	AR	Vários
Síndrome de Cowden	*PTEN*	10q23	AD	Mama, tireoide
Polipose adenomatosa familiar	*APC* *MUTYH*	5q21 1p34.1	AD AR	Colorretal (início precoce)
Melanoma familiar	*CDKN2A*	9p21	AD	Melanoma, pancreático
Tumor de Wilms familiar	*WT1*	11p13	AD	Renal (pediátrico)
Câncer de mama/ovário hereditário	*BRCA1* *BRCA2*	17q21 13q12.3	AD	Mama, ovário, próstata
Câncer gástrico difuso hereditário	*CDH1*	16q22	AD	Estômago
Exostoses múltiplas hereditárias	*EXT1* *EXT2*	8q24 11p11-12	AD	Exostoses, condrossarcoma
Retinoblastoma hereditário	*RB1*	13q14.2	AD	Retinoblastoma, osteossarcoma
Câncer de cólon hereditário sem polipose (HNPCC)	*MSH2* *MLH1* *MSH6* *PMS2*	2p16 3p21.3 2p16 7p22	AD	Carcinomas de cólon, endométrio, ovário, estômago, intestino delgado, ureter
Carcinoma papilar renal hereditário	*MET*	7q31	AD	Tumor papilar renal
Síndrome de polipose juvenil	*SMAD4* *BMPR1A*	18q21	AD	Gastrintestinal, pancreático
Síndrome de Li-Fraumeni	*TP53*	17p13.1	AD	Sarcoma, mama
Neoplasia endócrina múltipla tipo 1	*MEN1*	11q13	AD	Paratireóideo, endócrino, pâncreas e hipófise
Neoplasia endócrina múltipla tipo 2a	*RET*	10q11.2	AD	Carcinoma medular da tireoide, feocromocitoma
Neurofibromatose tipo 1	*NF1*	17q11.2	AD	Neurofibroma, neurofibrossarcoma, tumor cerebral
Neurofibromatose tipo 2	*NF2*	22q12.2	AD	Schwanoma vestibular, meningioma, coluna
Síndrome do carcinoma basocelular nevoide (síndrome de Gorlin)	*PTCH1*	9q22.3	AD	Carcinoma basocelular, meduloblastoma, cistos mandibulares
Esclerose tuberosa	*TSC1* *TSC2*	9q34 16p13.3	AD	Angiofibroma, angiomiolipoma renal
Doença de von Hippel-Lindau	*VHL*	3p25-26	AD	Rins, cerebelo, feocromocitoma

Siglas: AD, autossômica dominante; AR, autossômica recessiva.

Em cada um desses adenomas, o alelo *APC* herdado foi inativado devido a uma mutação somática (Fig. 71-2). Essa inativação ocorre geralmente por meio de uma alteração cromossômica maior, resultando em perda de todo o braço longo do cromossomo 5 ou de uma grande parte dele, onde reside o gene *APC*. Em outros casos, o alelo remanescente é inativado por meio de uma pequena mutação intragênica do *APC*, que apresenta uma única substituição de base, resultando em códon *nonsense*. As perdas cromossômicas significativas ocorrem com mais frequência do que as mutações pontuais nas células normais, explicando por que a perda cromossômica, e não a mutação pontual, é o mecanismo predominante subjacente à inativação do alelo normal de *APC*. Isso também é válido para síndromes de predisposição ao câncer causadas por outras mutações herdadas de genes supressores de tumor; em geral, as alterações cromossômicas maiores são responsáveis pela inativação do alelo do gene supressor de tumor herdado do genitor não afetado. Ocorre formação de milhares de adenomas em pacientes com PAF, e um pequeno subgrupo das milhões de células no interior de um tumor adquirirá uma segunda mutação, resultando em sua progressão, isto é, no desenvolvimento de um adenoma maior. Uma terceira mutação nesse adenoma maior pode convertê-lo em carcinoma. Sem tratamento (por colectomia), pelo menos um dos adenomas progredirá para câncer quando o paciente tiver aproximadamente 40 anos de idade. O *APC* pode ser considerado como guardião da tumorigênese do cólon, no sentido de que, na ausência de mutação desse guardião (ou de atuação de um gene pertencente à mesma via), simplesmente não pode haver formação de tumor colorretal. A Figura 71-5 mostra as mutações da linhagem germinativa e somática encontradas no gene *APC*. A proteína APC, uma reguladora negativa de uma via de sinalização que determina o destino celular durante o desenvolvimento, fornece sinais de diferenciação e de apoptose às células epiteliais do cólon, à medida que migram na cripta. Defeitos nesse processo podem levar ao acúmulo anormal de células que, de outro modo, se diferenciariam e finalmente sofreriam apoptose.

Diferentemente dos pacientes com PAF, os pacientes com câncer de cólon hereditário sem polipose (HNPCC [do inglês *hereditary nonpolyposis colon cancer*] ou síndrome de Lynch) não desenvolvem polipose múltipla, mas apresentam apenas um ou um pequeno número de adenomas que evoluem rapidamente para um câncer. O HNPCC é causado por mutações herdadas em um dos quatro genes de reparo do mau pareamento do DNA (Tab. 71-3), que são componentes de um sistema de reparo responsável pela correção de erros no DNA recém-replicado. Mutações de linhagem germinativa em *MSH2* e *MLH1* respondem por mais de 90% dos casos de HNPCC, ao passo que as mutações em *MSH6* e *PMS2* são responsáveis pelo restante. Quando uma mutação somática inativa o alelo selvagem remanescente de um gene de reparo de mau pareamento, a célula desenvolve um fenótipo hipermutável, caracterizado por instabilidade genômica profunda, que é mais facilmente aparente em sequências repetidas curtas, denominadas *microssatélites*, e algumas vezes denominada instabilidade de microssatélites (IMS). A alta taxa de mutação nessas células tem impacto em todos os genes, incluindo oncogenes e genes supressores de tumor, acelerando, assim, a ativação dos primeiros e a inativação dos últimos (Fig. 71-2). O HNPCC pode ser considerado uma doença de progressão tumoral; uma vez iniciados (por uma mutação inativadora do gene *APC* ou por algum outro gene na via do APC), os tumores progridem rapidamente, devido à alta taxa de mutação. A progressão de um adenoma muito pequeno em carcinoma leva apenas alguns anos em pacientes com HNPCC, e 2 ou 3 décadas em pacientes com PAF (ou em pacientes com tumores colorretais esporádicos). Cerca de 50% dos pacientes com HNPCC desenvolvem cânceres colorretais até a metade da quinta década de vida – à semelhança dos

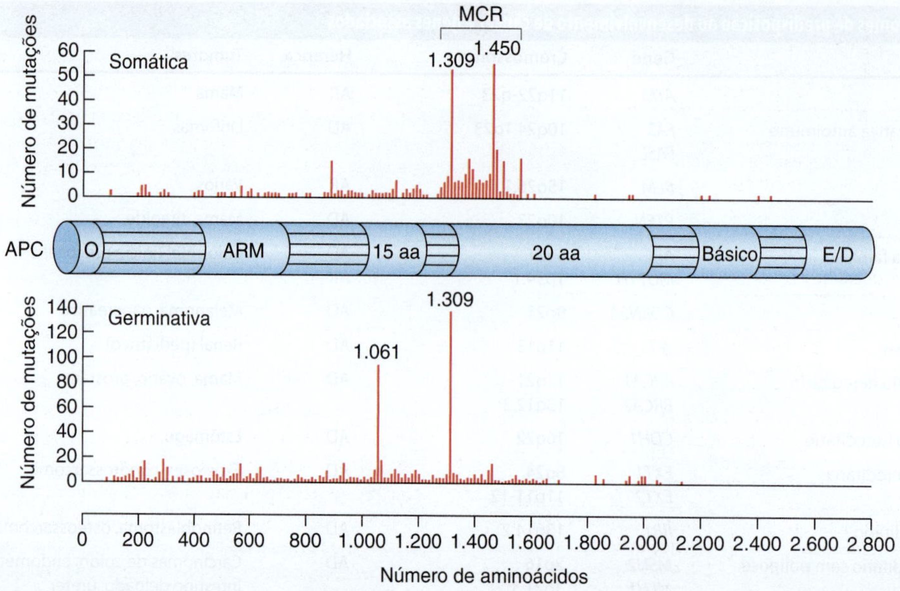

FIGURA 71-5 Mutações de linhagens germinativa e somáticas no gene supressor de tumor da polipose adenomatosa do cólon (*APC*). O *APC* codifica uma proteína de 2.843 aminoácidos com seis domínios principais: região de oligomerização (O), repetições Armadillo (ARM), repetições de 15 aminoácidos (15 aa), repetições de 20 aminoácidos (20 aa), região básica, domínio envolvido na ligação de EB1 e o grande homólogo do gene dos discos de *Drosophila* (E/D). São mostradas 650 mutações somáticas e 826 mutações de linhagem germinativa representativas das que ocorrem no gene *APC* (da base de dados do *APC* em *www.umd.be/APC*). Todas as mutações patogênicas conhecidas do *APC* resultam na formação de uma proteína truncada. Descobriu-se que as mutações da linhagem germinativa são distribuídas de maneira relativamente uniforme no códon 1.600, exceto para duas mutações que ocorrem nos pontos ativos (*hotspots*) relacionados aos aminoácidos 1.061 e 1.309, que, juntos, são responsáveis por um terço das mutações encontradas em famílias com polipose adenomatosa familiar (PAF).

pacientes com PAF. Essa coincidência na idade de início ressalta o fato de que tanto a iniciação (anormal em pacientes com PAF) quanto a progressão (anormal em pacientes com HNPCC) do tumor constituem os dois pilares do desenvolvimento do câncer e são igualmente importantes nesse processo de desenvolvimento.

Outro princípio geral se torna evidente com a comparação entre pacientes com PAF e HNPCC. À semelhança dos pacientes sem predisposição hereditária a cânceres, os tumores em pacientes com PAF apresentam instabilidade cromossômica em vez de IMS. A IMS e a instabilidade cromossômica tendem a ser mutuamente exclusivas dos cânceres de cólon, sugerindo que representam mecanismos alternativos para a geração de instabilidade genômica (Fig. 71-2). Outros tipos de câncer raramente exibem IMS. A instabilidade cromossômica é muito mais frequente do que a IMS em todos os tipos de câncer, explicando, talvez, o motivo pelo qual quase todos os tumores são aneuploides.

Embora a maioria das síndromes de predisposição ao câncer de herança autossômica dominante seja causada por mutações em genes supressores de tumor (Tab. 71-3), existem algumas exceções interessantes. A neoplasia endócrina múltipla tipo 2, uma condição dominante caracterizada por adenomas hipofisários, carcinoma medular da tireoide e (em algumas famílias) feocromocitomas, é causada por mutações de ganho de função no proto-oncogene *RET*, localizado no cromossomo 10. Da mesma forma, mutações de ganho de função no domínio tirosina-cinase do oncogene *MET* levam ao carcinoma papilar renal hereditário. É interessante assinalar que as mutações de perda de função no gene *RET* provocam uma doença totalmente diferente, a doença de Hirschsprung (megacólon agangliônico [Caps. 328 e 388]).

Embora as formas hereditárias de câncer tenham nos ensinado muito sobre os mecanismos de controle do crescimento, a maioria das formas de câncer não segue padrões mendelianos simples de herança. A maioria surge de maneira esporádica, exclusivamente em consequência de mutação somática e na ausência de quaisquer anormalidades nos genes de predisposição ao câncer na linhagem germinativa.

TESTES GENÉTICOS PARA CÂNCER FAMILIAR

A descoberta dos genes de suscetibilidade ao câncer levantou a possibilidade de testar o DNA para prever o risco de câncer em indivíduos de famílias afetadas. A Figura 71-6 mostra um algoritmo de avaliação do risco de câncer e de tomada de decisões em famílias de alto risco. Quando se descobre uma mutação em uma família, a avaliação subsequente de membros assintomáticos da família pode vir a ser crucial no tratamento do paciente. Um teste genético negativo nesses indivíduos poderá poupar anos de ansiedade, ganhando conforto por saberem que seu risco de câncer não é maior que o da população geral. Por outro lado, um teste positivo poderá alterar a conduta clínica, levando, por exemplo, ao aumento da frequência do rastreamento do câncer e, quando viável e apropriado, à indicação de cirurgia profilática. Possíveis consequências negativas de um teste positivo incluem o desconforto psicológico (ansiedade, depressão) e a discriminação, embora o Genetic Information Nondiscrimination Act (GINA) torne-o ilegal como informação genética para ser usada de forma discriminatória em casos de planos de saúde ou empregos. Por conseguinte, não se devem efetuar testes sem aconselhar o paciente antes e durante a administração do teste, bem como após o fornecimento dos resultados.

Hoje, é possível obter uma sequência de alta qualidade de todas as sequências de DNA codificadoras de proteína e até mesmo de todo o genoma em um determinado indivíduo. Nesses estudos, numerosas variantes nas sequências de DNA serão inevitavelmente identificadas em todos os indivíduos, porém o significado da grande maioria desses achados de sequências de DNA não estará bem esclarecido. É difícil interpretar até mesmo mutações em genes supressores de tumor, a não ser que haja uma implicação funcional óbvia, como truncamento da fase de leitura aberta, ou que determinada mutação tenha sido previamente correlacionada a um câncer em outros indivíduos. As mutações de linhagem germinativa associadas à predisposição ao câncer são incomuns em indivíduos sem história familiar de câncer, embora elas ocorram. Muito mais comuns são as *variantes de significado indeterminado* (*VUSs*, do inglês *variants of unknown significance*). As VUSs encontradas durante um teste genético não podem ser usadas para avaliar o risco relativo de câncer; no entanto, podem causar ansiedade, visto que representam uma alteração do alelo de referência estabelecido como "normal". Devido ao baixo rendimento das mutações informativas que modificam o risco de câncer e à frequente identificação de VUSs, geralmente não é adequado usar o sequenciamento do DNA para avaliar o risco de câncer em indivíduos sem história familiar de câncer. Entretanto, há exceções: *os testes podem ser adequados em algumas subpopulações com risco elevado conhecido, mesmo sem história familiar pessoal.* Por exemplo, duas mutações no gene de suscetibilidade ao câncer de mama *BRCA1*, a 185delAG e a 5382insC, exibem frequência alta o suficiente na população de judeus asquenazi para justificar o teste genético baseado apenas na etnia.

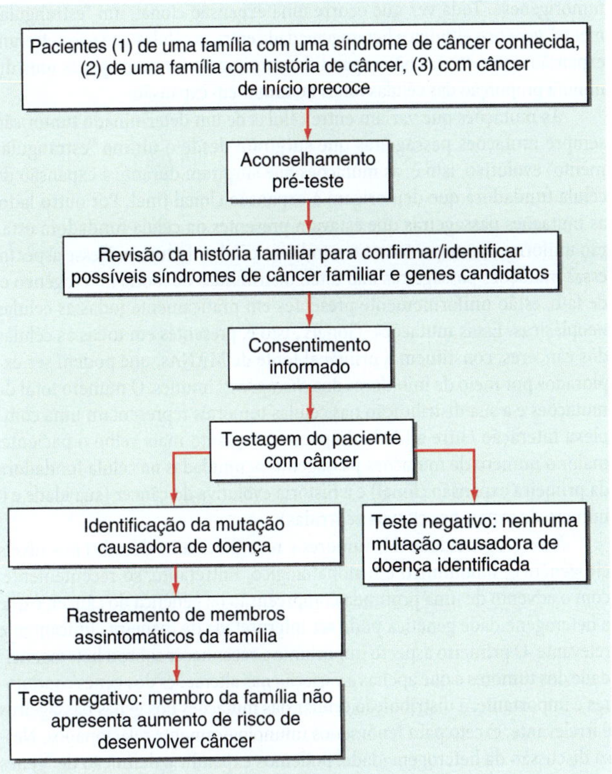

FIGURA 71-6 Algoritmo para testagem genética em uma família com predisposição ao desenvolvimento de câncer. A etapa essencial é a identificação de uma mutação em um paciente com câncer, o que constitui uma indicação para a testagem dos familiares assintomáticos. Os familiares assintomáticos com resultado positivo podem necessitar de maior rastreamento ou de cirurgia, ao passo que aqueles com resultado negativo não correm maior risco de desenvolver câncer do que a população geral. Deve-se ressaltar que nenhum ensaio molecular para esse tipo de teste tem sensibilidade de 100%; os resultados negativos precisam ser interpretados com essa ressalva em mente.

É importante que os resultados dos testes genéticos sejam comunicados às famílias por profissionais treinados em aconselhamento genético. Os testes genéticos devem ser sempre *precedidos* de aconselhamento, para que os pacientes entendam claramente as vantagens e as desvantagens e o impacto que o resultado pode ter no tratamento da doença e no seu estado mental. A comunicação dos resultados dos testes genéticos aos familiares exige significativa habilidade.

VÍRUS NOS CÂNCERES HUMANOS

Várias neoplasias malignas humanas estão associadas a vírus. Exemplos incluem linfoma de Burkitt (no caso, o vírus Epstein-Barr; Cap. 194), carcinoma hepatocelular (vírus da hepatite), câncer de colo do útero (papilomavírus humano [HPV]; Cap. 198) e leucemia de células T (retrovírus; Cap. 201). Existem vários tipos de HPV, incluindo os tipos 16 e 18 de alto risco, que estão fortemente associados ao desenvolvimento de câncer de colo do útero, vulva, vagina, pênis, ânus e orofaringe. Os mecanismos de ação de todos esses vírus envolvem a inativação de genes supressores de tumor. Por exemplo, as proteínas E6 e E7 do HPV ligam-se e inativam, respectivamente, os genes supressores de tumor p53 e pRB. Esta é a razão pela qual o HPV é um potente iniciador do câncer: a infecção por um vírus equivale a ter 2 dos 3 genes condutores mutantes necessários para o desenvolvimento de câncer, isto é, um oncogene viral inativa o p53, enquanto o outro inativa o Rb. Quando esses dois produtos gênicos inativados iniciam a tumorigênese, apenas um gene mutante adicional é necessário para que ocorra progressão desses tumores para uma neoplasia maligna.

GENOMAS DO CÂNCER

O advento de tecnologia de custo relativamente baixo para o sequenciamento rápido e de alto rendimento do DNA facilitou a análise abrangente de numerosos genomas de muitos tipos de tumores. Essa visão sem precedentes da natureza genética do câncer forneceu notáveis conhecimentos. A maioria dos cânceres não surge no contexto de uma mutação, e, portanto, o número de mutações, até mesmo nos cânceres mais avançados, é relativamente modesto. Os tumores sólidos comuns abrigam 30 a 70 mutações sutis não sinônimas (i.e., que resultam em uma alteração de aminoácido na proteína codificada). Os tumores líquidos, como as leucemias, bem como os tumores pediátricos, normalmente apresentam menos de 20 mutações. A grande maioria das mutações detectadas em tumores não é significativa do ponto de vista funcional; elas simplesmente surgem por acaso em uma única célula que deu origem a um clone em expansão. Essas mutações, que não proporcionam nenhuma vantagem seletiva para a célula que as contém, são conhecidas como mutações *passageiras*. Conforme mencionado anteriormente, apenas um número muito pequeno de mutações confere uma vantagem de crescimento seletiva, promovendo, assim, a tumorigênese. Essas mutações funcionais são conhecidas como mutações *condutoras*, e os genes nas quais ocorrem são denominados genes condutores.

A frequência e a distribuição das mutações condutoras dentro de um tipo de tumor específico podem ser representadas por meio de um gráfico. O quadro que emerge desses estudos revela que a maioria dos genes mutantes em tumores sofre mutação em frequência relativamente baixa, como seria de esperar de genes passageiros, ao passo que um pequeno número de genes (os genes condutores) sofre mutação em uma grande proporção de tumores. Aparentemente, há apenas um total de cerca de 120 genes condutores genuínos que contribuem para o desenvolvimento de todos os tipos de tumores sólidos, embora outros genes condutores que desempenham um papel em uma pequena fração de cânceres ainda estejam sendo descobertos. A maioria das mutações nos genes condutores fornece uma vantagem de crescimento seletiva direta, alterando as vias de sinalização que medeiam a sobrevida das células ou a determinação de seu destino. As mutações dos genes condutores remanescentes fornecem indiretamente uma vantagem de crescimento seletiva, visto que aceleram a taxa de mutação de proto-oncogenes e genes supressores de tumor. O fato de os mesmos genes condutores desempenharem um papel em vários tipos de câncer era inesperado antes de sua descoberta e tem implicações importantes para o desenvolvimento de novas abordagens diagnósticas e terapêuticas "tumor-agnósticas". Além disso, as funções de todos esses genes condutores podem ser organizadas em uma pequena quantidade de vias de sinalização, conforme ilustrado na Tabela 71-4.

Em consequência das mutações que abrigam, as células cancerosas invariavelmente expressam proteínas mutantes que só raramente são encontradas em células normais. Algumas dessas proteínas mutantes são processadas e exibidas na superfície celular no contexto de complexos de histocompatibilidade principal, um processo que normalmente facilitaria o seu reconhecimento pelo sistema imune adaptativo. Assim, todos os cânceres têm o potencial teórico de ser reconhecidos como estranhos ou "não próprios" por meio da exibição desses antígenos específicos do tumor, conhecidos como neoantígenos associados à mutação (MANAs, do inglês *mutation-associated neoantigens*). De fato, os tumores estabelecidos invariavelmente impedem a ativação de células T locais ao induzir um mecanismo supressor

TABELA 71-4 ■ Vias de sinalização alteradas no câncer

Processo	Via	Genes condutores representativos
Sobrevida das células	Regulação do ciclo celular/apoptose	*RB1, BCL2*
	RAS	*KRAS, BRAF*
	PIK3CA	*PTEN, PIK3CA*
	JAK/STAT	*JAK2, FLT3*
	MAPK	*MAP3K, ERK*
	TGF-β	*BMPR1A, SMAD4*
Destino das células	Notch	*NOTCH1, FBWX7*
	Hedgehog	*PTCH1, SMO*
	WNT/APC	*APC, CTNNB1*
	Modificação da cromatina	*DNMT1, IDH1*
	Regulação transcricional	*AR, KLF4*
Manutenção do genoma	Sinalização e reparo de alteração do DNA	*ATM, BRCA1*

intercelular conhecido como *checkpoint imune*. As abordagens terapêuticas para explorar essa vulnerabilidade potencial ao bloquear *checkpoints* imunes têm produzido respostas notáveis em pacientes com vários tipos de câncer.

Foi aventada a hipótese de que a imunogenicidade potencial de um tumor deve estar relacionada com o número total de neoantígenos distintos que ele pode expressar, o que, por sua vez, é diretamente determinado pelo número total de mutações no genoma do câncer. Isso parece ser verdade. Os cânceres colorretais que se desenvolvem como resultado de deficiência de reparo de mau pareamento e os cânceres de pulmão relacionados com tabagismo – ambos dos quais abrigam caracteristicamente um grande número de mutações – exibem respostas mais robustas ao bloqueio terapêutico dos *checkpoints* imunes do que a maioria dos outros tipos de câncer. Notavelmente, as mutações condutoras, bem como as mutações passageiras que resultam na expressão de proteínas mutantes, podem contribuir para a exibição de neoantígenos imunogênicos. Assim, o número total de mutações codificadoras, uma métrica conhecida como *carga mutacional*, constitui um dos determinantes da imunogenicidade potencial.

HETEROGENEIDADE DOS TUMORES

As células mutantes que compõem um tumor não são geneticamente idênticas. Na verdade, células obtidas de diferentes locais de um tumor vão conter mutações comuns, bem como mutações que são exclusivas de cada amostra. A heterogeneidade genética resulta da aquisição contínua de mutações durante o crescimento do tumor. Toda vez que ocorre replicação de um genoma, existe uma probabilidade pequena, porém quantificável, de que uma mutação surja espontaneamente em consequência de um erro de replicação e seja transmitida à progênie celular. Isso é válido para as células normais ou para as células tumorais. Qualquer célula aleatoriamente escolhida da pele de um indivíduo conterá centenas de alterações genéticas que a distinguem de uma célula cutânea diferente também escolhida de modo aleatório, e isso também se aplica a todos os órgãos de tecidos com autorrenovação. Os tumores são, na verdade, *menos* geneticamente heterogêneos do que os tecidos normais; duas células aleatoriamente selecionadas de um tumor de um indivíduo exibirão menos diferenças do que duas células escolhidas de modo aleatório a partir dos tecidos normais desse indivíduo. A razão dessa diminuição de heterogeneidade é a expansão clonal, que constitui a característica fundamental da tumorigênese. Toda vez que ocorre uma expansão clonal, um "estrangulamento" genético elimina a heterogeneidade entre as células que não sofreram expansão; essas células não expandidas morrem ou formam apenas uma diminuta proporção das células totais no tumor em expansão.

As mutações que variam entre células de um determinado tumor são sempre mutações passageiras que surgiram desde o último "estrangulamento" evolutivo, isto é, as mutações que surgiram durante a expansão da célula fundadora que deu origem à expansão clonal final. Por outro lado, as mutações passageiras que estavam presentes na célula fundadora estarão uniformemente presentes em todas as células do tumor. Nesse aspecto, essas mutações passageiras não estão distribuídas de modo heterogêneo e, de fato, estão uniformemente presentes em praticamente todas as células neoplásicas. Essas mutações "clonais", isto é, presentes em todas as células dos cânceres, constituem a principal fonte de MANAs, que podem ser explorados por meio de inibidores dos *checkpoints* imunes. O número total de mutações e a sua distribuição nas células tumorais representam uma complexa interação entre a idade do paciente (quanto mais velho o paciente, maior o número de mutações passageiras acumuladas na célula fundadora da primeira expansão clonal) e a história evolutiva do câncer (sua idade e o número de expansões clonais ocorridas).

A heterogeneidade dos tumores é reconhecida há décadas nos níveis citogenético, bioquímico e histopatológico. Entretanto, só recentemente, com o advento de uma profunda compreensão da genética do câncer, é que a heterogeneidade genética pôde ser interpretada de maneira clinicamente relevante. O primeiro aspecto importante a reconhecer sobre a heterogeneidade dos tumores é que apenas a variação nas alterações dos genes condutores é importante; a distribuição celular das mutações dos genes passageiros é irrelevante, exceto para fenômenos imunologicamente relacionados. Nessa discussão da heterogeneidade, podemos expandir a definição de "genes condutores" para incluir os que fornecem uma vantagem de crescimento seletiva na presença de terapia, além daqueles que proporcionam uma vantagem de crescimento seletiva durante a evolução do tumor, antes do tratamento.

A heterogeneidade tipo I refere-se àquela que ocorre entre tumores do mesmo tipo em diferentes pacientes (Fig. 71-7). Embora os adenocarcinomas de pulmão geralmente contenham mutações em três ou mais genes condutores, os genes diferem entre os pacientes, e as mutações precisas dentro

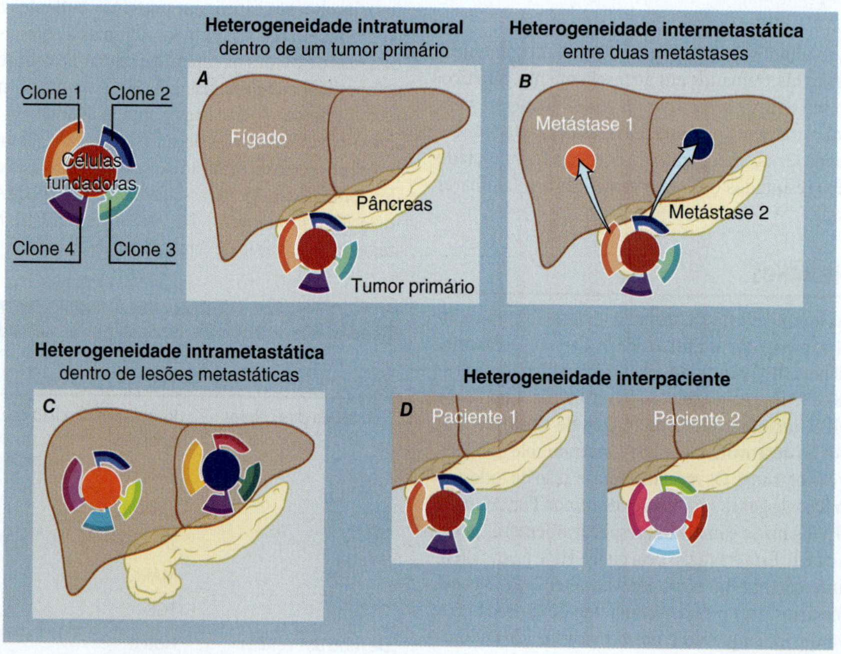

FIGURA 71-7 Quatro tipos de heterogeneidade dos tumores. A heterogeneidade de um tumor é o resultado inevitável da proliferação celular à medida que são introduzidas novas mutações durante a expansão clonal. Em um tumor típico (*parte superior, à esquerda*), as células fundadoras que abrigam uma grande fração das mutações totais dão origem a subclones, que continuam a evoluir de maneira independente. Os tumores das populações fundadoras são mostrados no meio de cada ciclo; os subclones distintos são mostrados na periferia. ***A.*** A heterogeneidade entre as células de um tumor primário é conhecida como heterogeneidade intratumoral. ***B.*** A heterogeneidade entre as células fundadoras de lesões metastáticas distintas (indicadas com 1 e 2) que surgem no mesmo paciente é conhecida como heterogeneidade intermetastática. ***C.*** A heterogeneidade entre as células de cada tumor metastático é conhecida como heterogeneidade intrametastática. ***D.*** Heterogeneidade interpaciente. As mutações nos tumores de dois pacientes são quase totalmente distintas. *(De B Vogelstein et al: Cancer genome landscapes. Science. 339:1546, 2013. Reimpressa, com permissão, de AAAS.)*

do mesmo gene podem variar de modo considerável. A heterogeneidade tipo I é a base da medicina de precisão, cuja meta é tratar pacientes com fármacos direcionados para as proteínas codificadas por alterações genéticas dentro de tumores específicos. A heterogeneidade tipo II refere-se à heterogeneidade genética entre diferentes células do mesmo tumor primário. Os tumores continuam evoluindo à medida que crescem, e diferentes células do mesmo câncer, em seu sítio original (p. ex., pâncreas), podem adquirir outras mutações gênicas condutoras, que não são compartilhadas com as outras células do tumor. Essa mutação pode resultar em pequena expansão clonal, que pode ou não ser biologicamente importante. Nos casos em que o tumor primário pode ser cirurgicamente excisado, essas mutações não são importantes, a não ser que produzam heterogeneidade tipo III (descrita adiante). A razão de eles não serem importantes é o fato de que todas as células tumorais primárias, sejam elas homogêneas ou não, são removidas pelo procedimento cirúrgico. Nos tumores primários que não podem ser excisados por completo (como no caso da maioria dos tumores cerebrais avançados e de muitos adenocarcinomas de ducto pancreático), a heterogeneidade é importante do ponto de vista biomédico, visto que ela pode dar origem à resistência a fármacos, de modo análogo ao descrito para a heterogeneidade tipo IV (ver adiante). A heterogeneidade tipo III refere-se às diferenças genéticas entre as células fundadoras das lesões metastáticas no mesmo paciente. Por exemplo, um paciente portador de melanoma pode ter 100 metástases diferentes distribuídas por vários órgãos. Somente se um mutante *BRAF* estiver presente em cada célula fundadora de cada metástase é que o paciente tem a probabilidade de ter uma resposta completa a um inibidor de *BRAF*. Existem vários estudos detalhados recentes das metástases de vários tipos tumorais. Felizmente, esses estudos sugerem que há pouca ou nenhuma heterogeneidade tipo III entre os genes condutores, um pré-requisito necessário para a implementação bem-sucedida de terapias atuais e futuras direcionadas para alvos específicos. Por fim, a heterogeneidade tipo IV refere-se àquela observada entre células de lesões metastáticas individuais. À medida que a célula fundadora de cada metástase se expande para se tornar detectável, ela adquire mutações, as quais, em um pequeno número, podem atuar como *drivers* (condutores) quando o paciente é exposto a agentes terapêuticos. Esse tipo de heterogeneidade é de grande importância clínica, visto que foi constatado ser responsável pelo desenvolvimento de resistência a praticamente todas as terapias direcionadas para alvos específicos. O desenvolvimento dessa resistência é fato consumado, baseando-se simplesmente nas taxas de mutações e nos mecanismos de resistência genética. A única maneira de evitar a resistência adquirida é tratar os tumores metastáticos mais precocemente (i.e., no contexto adjuvante, antes da ocorrência de expansão acentuada do tumor) ou efetuar um tratamento com combinações de fármacos para as quais a resistência cruzada é geneticamente impossível.

DETECÇÃO E TRATAMENTO PERSONALIZADO DO CÂNCER

O sequenciamento do DNA de alto rendimento, conhecido também como sequenciamento de nova geração, levou a um entendimento sem precedentes do câncer em nível molecular. Um perfil mutacional abrangente fornece uma história molecular de determinado tumor, bem como indicações sobre como ele surgiu. Como as células e o DNA tumorais se desprendem no sangue e nos demais líquidos corporais, as mutações condutoras comuns podem ser usadas como biomarcadores altamente específicos para a detecção precoce. No caso de tumores diagnosticados, as mutações tumor-específicas podem ser usadas para estimar a carga do tumor, avaliar a resposta ao tratamento e detectar a ocorrência de recidiva.

Em alguns casos, a informação a respeito de genes e vias específicos que estão alterados fornece ao paciente e ao médico opções para a terapia personalizada. Algumas vezes, essa abordagem geral é designada como *medicina de precisão*. Como o comportamento do tumor é altamente variável, até mesmo dentro de um mesmo tipo de câncer, a medicina personalizada baseada em informações pode suplementar e, talvez, suplantar finalmente a avaliação do tumor baseada na histologia, particularmente no caso de tumores resistentes às abordagens terapêuticas convencionais. Por outro lado, a nosologia molecular revelou semelhanças em tumores de histotipo diverso. O sucesso da medicina de precisão como abordagem em qualquer paciente depende da presença de alterações genéticas associadas ao tumor passíveis de serem modificadas (i.e., que podem constituir o alvo de um fármaco específico). Exemplos de alterações atualmente passíveis de modificação incluem mutações em *BRAF* (alvo do fármaco vemurafenibe), *RET* (alvo do sunitinibe e do sorafenibe), rearranjos de *ALK* (alvos do crizotinibe) e genes de reparo de pareamento impróprio (alvos dos inibidores de *checkpoints* imunes). Atualmente, a proporção de tumores que podem ser tratados por meio de abordagens de medicina de precisão é relativamente pequena, porém espera-se que o desenvolvimento terapêutico futuro possa modificar essa situação. O desenvolvimento de novos agentes direcionados para alvos é atualmente dificultado pelo fato de que a maioria deles só pode ser dirigida contra oncogenes ativados, ao passo que a grande maioria das alterações genéticas nos tumores sólidos comuns consiste em anormalidades que inativam os genes supressores de tumor. Como todos os fármacos, sejam eles usados em oncologia ou para qualquer outra finalidade, só podem inibir ações proteicas, eles não podem ser direcionados diretamente para as proteínas codificadas por genes supressores de tumor inativados, porque essas proteínas já estão inativas. Mais informações sobre as vias pelas quais os genes supressores de tumor atuam podem fornecer uma maneira de superar esse obstáculo. Por exemplo, quando um gene supressor de tumor é inativado, algum componente distal da via tende a ser ativado, representando, assim, um alvo realista. Um exemplo é fornecido pelos inibidores de PARP-1, que foram utilizados com sucesso no tratamento de pacientes cujos tumores apresentam mutações inativadoras de genes envolvidos em processos de reparo do DNA, como o *BRCA1*. Padrões de expressão gênica global podem ser utilizados para ajudar a desvendar essas vias, e já estão sendo usados para prever a sensibilidade dos fármacos e fornecer informações prognósticas, além daquelas fornecidas pelo sequenciamento do DNA. A avaliação dos padrões de proteômica e metabolômica também pode ser útil para esse propósito.

FUTURO

Houve uma revolução na genética do câncer nos últimos 30 anos. Hoje, os tipos de câncer são compreendidos, em sua maior parte, em nível da sequência de seu DNA, e essa conquista levou a um entendimento cada vez mais refinado da tumorigênese. As mutações de genes do câncer demonstraram ser biomarcadores confiáveis para a detecção e o monitoramento do câncer, bem como para a geração de informações que auxiliam na terapia por meio de abordagens da medicina de precisão. Testes baseados em genes já constituem o padrão de tratamento de pacientes com certos tipos de tumores, como o melanoma e os cânceres colorretais e de pulmão, e, sem dúvida alguma, a utilidade desses testes se expandirá nos próximos anos, com o desenvolvimento de novas terapias e novas maneiras de antecipar a resposta às terapias. Embora o tratamento efetivo dos cânceres avançados permaneça difícil, apesar da promessa inicial mostrada pelas terapias de base imune, espera-se que os avanços nessas áreas continuem e possam ser aplicados a um número cada vez maior de cânceres. Além disso, com os avanços esperados no diagnóstico, particularmente na detecção mais precoce, pode-se esperar que as novas e as antigas terapias tenham um impacto muito maior na redução da mortalidade por câncer.

Agradecimentos *Os autores agradecem pelas contribuições de Pat J. Morin, Jeff Trent e Francis Collins nas versões anteriores deste capítulo.*

LEITURAS ADICIONAIS

Bunz F: *Principles of Cancer Genetics*, 2nd ed. Dordrecht, Springer, 2016.

Le DT et al: PD-1 Blockade in tumors with mismatch-repair deficiency. N Engl J Med 372:2509, 2015.

Vogelstein B et al: Cancer genome landscapes. Science 339:1546, 2013.

Vogelstein B, Kinzler KW: The path to cancer—three strikes and you're out. N Engl J Med 373:1895, 2015.

72 Biologia celular do câncer

Jeffrey W. Clark, Dan L. Longo

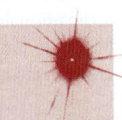

Os cânceres caracterizam-se por divisão celular desregulada, evasão da morte celular, invasão tecidual e capacidade de se espalhar para outras áreas do corpo (metastatizar). As neoplasias são *benignas* quando crescem de forma desregulada, mas não invadem os tecidos ou metastatizam. A presença de crescimento desregulado, invasão tecidual e capacidade de metastatizar caracteriza as neoplasias *malignas*. Os cânceres são designados com base na sua origem: os que se originam do tecido epitelial são denominados *carcinomas*, os que surgem a partir de tecidos mesenquimais são *sarcomas*, e aqueles derivados do tecido hematopoiético consistem em *leucemias, linfomas* e *discrasias de plasmócitos* (incluindo o *mieloma múltiplo*).

Os cânceres quase sempre surgem como consequência de alterações genéticas, a maioria delas em uma única célula, tendo, assim, origem monoclonal. No entanto, como a ampla maioria das alterações genéticas e epigenéticas pode ocorrer em células diferentes dentro de tumores malignos ao longo do tempo, a maioria dos cânceres se caracteriza por heterogeneidade acentuada na população de células. Além disso, os fatores extrínsecos no ambiente do câncer (p. ex., o estroma, células infiltrantes, várias interações intercelulares, orientação espacial, fatores secretados e disponibilidade de oxigênio e de nutrientes) variam em diferentes áreas dentro do tumor e em diferentes metástases. Assim, essa heterogeneidade é agravada, o que dificulta o tratamento da maioria dos cânceres, pois é provável que haja subtipos de células resistentes à terapia por motivos variados e que irão sobreviver e proliferar mesmo quando a maioria das células for morta.

Alguns cânceres parecem, pelo menos inicialmente, ser causados por uma alteração em um gene dominante que possibilite a proliferação celular desregulada. Destacam-se como exemplos a leucemia mieloide crônica (*abl*), cerca da metade dos melanomas (*braf*), o linfoma de Burkitt (*c-myc*) e subgrupos de adenocarcinomas de pulmão (*egfr, alk, ros1, met, ret, braf* e *ntrk*). Os genes que podem promover a proliferação celular quando alterados em geral são conhecidos como *oncogenes*. Esses genes foram identificados inicialmente como elementos essenciais dos vírus que causam tumores nos animais; subsequentemente, observou-se que os genes virais tinham correspondentes normais com funções celulares importantes, que tinham sido capturados e transformados pelos vírus à medida que passaram de um hospedeiro para outro.

Entretanto, a maioria dos cânceres humanos caracteriza-se por um processo em múltiplas etapas que envolve inúmeras anormalidades genéticas, as quais contribuem, cada uma delas, para a perda de controle da proliferação e diferenciação celulares e a aquisição de novas capacidades, como invasão dos tecidos, metastatização e angiogênese (desenvolvimento de novos vasos sanguíneos necessários para o crescimento do tumor). Essas propriedades não são encontradas nas células adultas normais das quais se originou o tumor. Na verdade, as células normais dispõem de vários recursos de proteção contra o dano ao DNA (incluindo diversos mecanismos de reparo do DNA e resposta à lesão extensa do DNA), a proliferação desregulada e a invasão. Muitos cânceres passam por etapas bem-definidas de fenótipos progressivamente mais anormais: hiperplasia, adenoma, displasia, carcinoma *in situ* e câncer invasivo com capacidade de metastatizar (Tab. 72-1). Na maioria dos cânceres, essas alterações ocorrem ao longo de um período prolongado, geralmente de muitos anos.

Em muitos órgãos, apenas as células não diferenciadas primitivas são capazes de proliferar, e as células perdem essa capacidade à medida que se diferenciam e adquirem suas capacidades funcionais. A expansão das células primitivas (células-tronco) está relacionada com alguma necessidade funcional do hospedeiro e depende da ativação dos receptores que recebem sinais do ambiente local ou das influências hormonais e de outras influências trazidas pela irrigação sanguínea. Na ausência desses sinais, as células ficam em repouso. Os sinais que mantêm a célula primitiva em repouso não são totalmente compreendidos. É possível que esses sinais sejam ambientais, tendo como base as observações de que o fígado em regeneração para de crescer quando consegue substituir a parte que foi removida cirurgicamente após hepatectomia parcial e de que a medula óssea em regeneração para de proliferar quando as contagens do sangue periférico voltam ao normal. Evidentemente, as células cancerosas perderam a sua capacidade de responder a esses controles e não os reconhecem quando o crescimento ultrapassa o nicho normalmente ocupado pelo órgão do qual se originam. Ainda estamos buscando uma melhor compreensão desses mecanismos de regulação do crescimento no contexto de homeostasia dos órgãos.

CÂNCER COMO UM ÓRGÃO QUE IGNORA O SEU NICHO

Os defeitos celulares fundamentais que produzem uma neoplasia maligna atuam em nível celular, e algumas dessas células são autonômicas. Contudo, o problema não é apenas esse. Os cânceres consistem em células malignas, bem como em outras células, vasos sanguíneos, matriz extracelular, moléculas de sinalização e outras moléculas no microambiente do câncer. Eles comportam-se como órgãos que perderam a sua função especializada e deixaram de responder a sinais que limitariam o seu crescimento na homeostasia regulada dos tecidos normais. Em geral, a maioria dos cânceres humanos torna-se detectável clinicamente quando o tumor primário mede aproximadamente 1 cm de diâmetro – essa massa consiste em cerca de 10^9 células. Com frequência, os pacientes apresentam tumores constituídos de aproximadamente 10^{10} células. Embora isso varie de acordo com o tipo de câncer e a localização do tumor primário e das metástases, uma carga tumoral letal é habitualmente de cerca de 10^{12} a 10^{13} células. Se todas as células

TABELA 72-1 ■ Características fenotípicas das células malignas

Proliferação celular desregulada: perda da função dos reguladores negativos da proliferação (genes supressores de tumor, como *Rb, p53*) e aumento da atividade dos reguladores positivos (oncogenes, como *Ras, Myc*). Isso leva às anormalidades do controle do ciclo celular e inclui a perda das respostas normais dos pontos de checagem (*checkpoints*).

Falha de diferenciação: bloqueio em um estágio anterior à diferenciação completa. Pode conservar algumas propriedades das células-tronco. (Observada comumente nas leucemias em razão da repressão transcricional dos programas de desenvolvimento pelos produtos gênicos das translocações cromossômicas.)

Perda das vias normais da apoptose: inativação da p53, aumento dos membros da família Bcl-2 (antiapoptóticos). Essa anormalidade prolonga a sobrevivência das células com mutações oncogênicas e instabilidade genética, bem como permite a expansão e a diversificação clonais dentro do tumor, sem ativação dos mecanismos fisiológicos de morte celular.

Instabilidade genética: defeitos nas vias de reparo do DNA, resultando em mutações de um único nucleotídeo ou de oligonucleotídeos (conforme observado na instabilidade de microssatélites [INM]) ou, mais comumente, em instabilidade cromossômica (INC) com consequente aneuploidia (número anormal de cromossomos em uma célula). Causada pela perda de função de diversas proteínas, incluindo p53, BRCA1/2, genes de reparo de mau pareamento, enzimas de reparo do DNA e *checkpoint* do fuso mitótico. Leva ao acúmulo de uma variedade de mutações em diferentes células dentro do tumor e à heterogeneidade.

Perda da senescência replicativa: *in vitro*, as células normais param de se dividir depois de 25 a 50 duplicações. A interrupção é mediada pelas vias de Rb, $p16^{INK4a}$ e p53. Enquanto a maioria das células permanece detida, alterações genéticas e epigenéticas em um subgrupo de células possibilitam uma replicação adicional, resultando em perda do telômero, com consequente morte de muitas células. As células que sobrevivem frequentemente exibem anormalidades cromossômicas grosseiras e têm a capacidade de continuar proliferando. Essas células expressam a telomerase, que mantém os telômeros e cuja presença é importante para o crescimento continuado dessas células. A relevância desse mecanismo no câncer humano *in vivo* ainda não foi definida. Muitos cânceres humanos expressam telomerases.

Ausência de responsividade a sinais externos de inibição do crescimento: as células neoplásicas perderam sua capacidade de responder a esses sinais normalmente presentes para interromper a proliferação quando ultrapassam o nicho geralmente ocupado pelo órgão do qual se originam. Nosso conhecimento acerca desse mecanismo de regulação do crescimento permanece limitado.

Aumento da angiogênese: atribuído ao aumento da expressão dos genes dos fatores pró-angiogênicos (VEGF, FGF, IL-8, angiopoietina), pelas células tumorais ou do estroma, ou à perda dos reguladores negativos (endostatina, tunstatina, trombospondina).

Invasão: mobilidade celular e capacidade de mover-se através da matriz extracelular e em outros tecidos ou órgãos. Perda dos contatos intercelulares (junções comunicantes, caderinas) e maior produção de metaloproteinases matriciais (MPMs). Em geral, assume a forma de transição epitelial para mesenquimal (TEM), na qual as células epiteliais ancoradas ficam mais semelhantes aos fibroblastos móveis.

Metástases: disseminação das células tumorais aos linfonodos ou aos tecidos distantes. Limitadas pela capacidade das células tumorais de migrar de seu sítio inicial e sobreviver em um ambiente estranho, incluindo evasão do sistema imune (ver abaixo).

Evasão do sistema imune: infrarregulação das moléculas do MHC de classes I e II; indução de tolerância pelas células T; inibição das funções normais das células dendríticas e/ou dos linfócitos T; variantes com perda antigênica e heterogeneidade clonal; aumento das células T reguladoras.

Desvios no metabolismo celular: mudanças complexas incluindo alterações devido ao estresse do tumor, como hipoxia e desvios na geração de energia da fosforilação oxidativa para a glicólise aeróbica, geram blocos de construção para a produção e a proliferação de células malignas.

Siglas: FGF, fator de crescimento do fibroblasto; IL, interleucina; MHC, complexo de histocompatibilidade principal; VEGF, fator de crescimento do endotélio vascular.

do tumor estivessem em divisão sem nenhuma morte celular por ocasião do diagnóstico, os pacientes alcançariam uma carga tumoral letal em pouquíssimo tempo. Entretanto, os tumores humanos crescem de acordo com a cinética gompertziana – isto é, nem todas as células-filhas produzidas por uma divisão celular encontram-se ativamente em divisão. Além disso, a taxa de crescimento global de um tumor depende de diferenças entre as taxas de crescimento das diferentes células dentro do tumor e da taxa de perda celular. A fração de crescimento de um tumor declina com o tempo, devido, em grande parte, a fatores do microambiente. A fração de crescimento da primeira célula maligna é de 100%, e, por ocasião em que um paciente procura atendimento médico, a fração de crescimento é estimada em < 10%, embora a fração varie entre diferentes tipos de câncer e até mesmo em diferentes cânceres do mesmo tipo em indivíduos distintos. Muitas vezes, essa fração é semelhante à fração de crescimento da medula óssea e do epitélio intestinal normais, os tecidos normais que mais proliferam no corpo humano; esse fato pode explicar os efeitos tóxicos dose-limitantes a esses tecidos dos agentes quimioterápicos que atuam nas células em divisão.

A implicação desses dados é que o tumor cresce lentamente ao longo do tempo. Como isso ocorre? As células tumorais contêm vários danos genéticos que tendem a estimular sua proliferação, ainda que, quando o tumor é detectável clinicamente, sua capacidade de proliferação tenha diminuído. Uma melhor compreensão de como o tumor diminui a sua própria velocidade de crescimento forneceria indícios importantes para um melhor tratamento do câncer. Sabe-se que diversos fatores, incluindo aqueles no microambiente do tumor, contribuem para a proliferação diminuída das células tumorais *in vivo*. Algumas células ficam hipoxêmicas e têm um suprimento insuficiente de nutrientes e energia. Outras apresentam tantos danos genéticos que impedem a conclusão do ciclo celular, mas perdem a capacidade de entrar em apoptose e, dessa forma, sobrevivem sem proliferar. Entretanto, um subgrupo importante não sofre divisão ativa, porém retém a capacidade de se dividir e pode, mais uma vez, começar a se dividir em determinadas condições, como aquelas observadas quando a massa tumoral é reduzida por tratamentos, levando a uma melhor condição do microambiente do tumor, favorável para a proliferação celular. Assim como a medula óssea aumenta sua taxa de proliferação em resposta aos agentes que causam danos à medula óssea, o tumor também parece perceber quando as contagens de células tumorais diminuírem e pode responder aumentando sua taxa de crescimento. Todavia, a diferença fundamental é que a medula óssea para de crescer quando alcança seu objetivo de produção, enquanto os tumores não fazem isso.

A estrutura e a organização de um órgão baseiam-se em diferentes fatores, incluindo crescimento, migração, eliminação e morte de várias células; comunicação entre as células para estabelecer a arquitetura correta; competição entre células; e composição da matriz celular que é produzida. Além da interrupção da proliferação das células normais em um órgão quando apropriado, os tecidos normais possuem vários mecanismos para eliminar células tanto no processo de desenvolvimento quanto na homeostasia contínua de um órgão. São processos mecânicos baseados em diversos fatores, como tamanho e formato das células e topologia entre células, que podem determinar o destino das células, bem como um processo ativo de extrusão celular, que desempenha um importante papel na eliminação tanto das células que não são mais necessárias ao órgão quanto das células que estão danificadas e são potencialmente perigosas (como as que apresentam mutações que podem ser precursores de neoplasia maligna). O processo de extrusão celular pode depender da parada do ciclo celular na fase S; a ocorrência de aberrações nesse processo pode contribuir para o processo metastático. Diversos processos, incluindo alterações importantes no controle do ciclo celular, apoptose e outros mecanismos de morte celular, e sinalização celular descontrolada contribuem para defeitos na extrusão apropriada de células, promovendo o desenvolvimento de câncer.

É provável que sejam descobertos outros pontos fracos das células tumorais quando entendermos melhor como as células normais respondem aos sinais de "parada" presentes em seu ambiente e por que e como as células tumorais e tecidos não conseguem perceber esses sinais.

CHECKPOINTS DO CICLO CELULAR

O ciclo de divisão celular consiste em quatro fases: G_1 (crescimento e preparação para a síntese de DNA), S (síntese de DNA), G_2 (preparação para a divisão) e M (mitose, divisão celular). As células também podem sair do ciclo celular e permanecer quiescentes (G_0). A progressão de uma célula ao longo do ciclo celular é rigorosamente regulada em vários *checkpoints* (pontos de checagem) (particularmente nos limites G_1/S, nos limites G_2/M e durante M [*checkpoint* do fuso mitótico]) por um conjunto de genes que constituem alvos de alterações genéticas específicas no câncer. As proteínas fundamentais nesses processos de controle e que frequentemente sofrem mutação ou são inativadas nos cânceres são chamadas de genes supressores de tumor. Exemplos incluem p53 e Rb (discutidos adiante). Na primeira fase, G_1, a célula faz os preparativos para replicar o material genético. A célula interrompe esse processo antes de entrar na fase de síntese do DNA, ou fase S, para fazer um inventário. Estamos prontos para replicar nosso DNA? O mecanismo de reparo do DNA está a postos para corrigir quaisquer mutações detectadas? As enzimas de replicação do DNA estão disponíveis? Há suprimento adequado de nucleotídeos? Há uma quantidade de energia suficiente para prosseguir? A proteína do retinoblastoma, Rb, desempenha um papel central ao travar o processo até que a célula esteja pronta. Quando a célula determina que está preparada para ir adiante, a ativação sequencial das cinases dependentes de ciclinas (CDKs, do inglês *cyclin-dependent kinases*) resulta na inativação desse controle (Rb) por fosforilação. A Rb fosforilada libera o fator de transcrição regulador da fase S, E2F/DP1, e os genes necessários à progressão da fase S são expressos. Quando a célula define que não está pronta para iniciar a replicação do DNA, alguns inibidores conseguem bloquear as ações das CDKs, inclusive a p21Cip2/Waf1, a p16Ink4a e a p27Kip1. Quase todos os cânceres apresentam um ou mais defeitos no *checkpoint* G_1, que permitem a progressão para a fase S apesar de anormalidades no mecanismo de reparo do DNA ou de outras deficiências passíveis de afetar a síntese normal do DNA.

No fim da fase G_2 e antes da fase M, quando a célula duplicou exatamente o seu conteúdo de DNA, ocorre um segundo inventário no ponto de checagem G_2. Todos os cromossomos foram completamente duplicados? Todos os segmentos de DNA foram copiados apenas uma vez? Houve reparo de todo o DNA danificado? Dispomos do número exato de cromossomos e da quantidade certa de DNA? Em caso afirmativo, a célula passa a se preparar para a divisão, sintetizando o fuso mitótico e outras proteínas necessárias à formação das duas células-filhas. Se a célula detecta algum dano ao DNA, a via da p53 é ativada normalmente. Conhecida como guardiã do genoma, a p53 é um fator de transcrição presente normalmente na célula em níveis muito baixos. Em geral, o nível desse fator é regulado pela sua rápida renovação. Geralmente, a p53 está ligada à mdm2, uma ubiquitina-ligase que inibe a ativação transcricional da p53 e direciona a p53 para degradação no proteassoma. Quando se detecta alguma lesão no DNA, a via da ATM (ataxia-telangiectasia mutante) é ativada; a ATM fosforila a mdm2, liberando-a de sua ligação inibitória da p53, que, então, interrompe a progressão do ciclo celular, dirige a síntese das enzimas de reparo ou, se a lesão for muito extensa, inicia a apoptose (morte celular programada), para evitar a propagação de uma célula danificada (Fig. 72-1).

Um segundo método de ativação da p53 envolve a indução de p14ARF por sinais hiperproliferativos de oncogenes. A p14ARF compete com p53 pela sua ligação a mdm2, o que permite que p53 escape dos efeitos de mdm2 e acumule-se na célula. Em seguida, p53 interrompe a progressão do ciclo celular ao ativar inibidores da CDK, como p21, e/ou ao iniciar a via da apoptose. De maneira não surpreendente, tendo em vista o seu papel fundamental no controle da progressão do ciclo celular, as mutações no gene da p53 no cromossomo 17p estão entre as mutações mais frequentes nos cânceres humanos, embora as porcentagens variem entre diferentes cânceres. Com frequência, essas mutações são adquiridas no tecido maligno em um alelo, ao passo que o segundo alelo é inativado (por deleção ou silenciamento epigenético), deixando a célula desprotegida dos agentes causadores de lesão do DNA ou oncogenes ativados. Algumas exposições ambientais produzem mutações de assinatura na p53; por exemplo, a exposição à aflatoxina causa substituição da arginina por serina no códon 249 e estimula o desenvolvimento do carcinoma hepatocelular. Em casos raros, as mutações da p53 afetam a linhagem de células germinativas (síndrome de Li-Fraumeni) e geram uma síndrome neoplásica familiar. Outro mecanismo de inativação da p53 nas células malignas decorre de alterações em reguladores, como hiperexpressão da proteína mdm2 inibitória. Seja por inativação por mutação ou inibição por fatores regulatórios, a ausência da função normal de p53 causa instabilidade cromossômica e acúmulo de danos ao DNA, inclusive a aquisição de propriedades que conferem vantagens proliferativas e de sobrevivência à célula anormal. Assim como ocorre com a disfunção da Rb, a maioria dos cânceres tem mecanismos que incapacitam a via da p53. Na verdade, a importância da p53

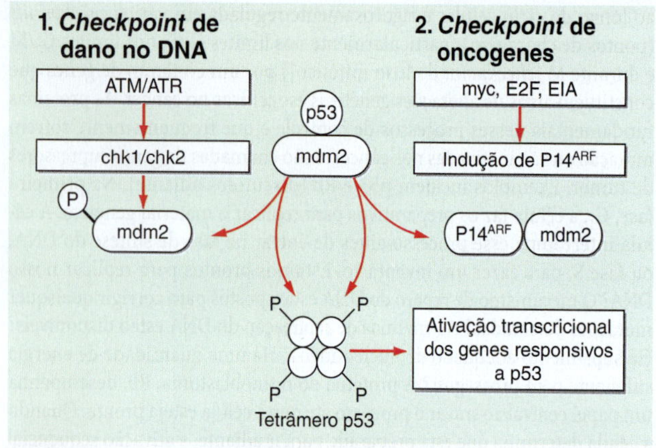

FIGURA 72-1 Indução da p53 pelos danos ao DNA e pontos de checagem (*checkpoints*) dos oncogenes. Em resposta a estímulos deletérios, a p53 e a mdm2 são fosforiladas pela cinase da ataxia-telangiectasia mutante (ATM) e pela serina/treonina-cinase ATR relacionada, assim como pelas cinases dos *checkpoints* distais imediatos (Chk1 e Chk2). Isso acarreta a dissociação da p53 da mdm2, resultando no aumento dos níveis da proteína p53 e na transcrição dos genes que levam ao bloqueio do ciclo celular ($p21^{Cip1/Waf1}$) ou à apoptose (p. ex., membros pró-apoptóticos da família Bcl-2, como Noxa e Puma). Entre os indutores da p53 estão a hipoxemia, os danos ao DNA (causados por radiação ultravioleta, irradiação gama ou quimioterapia), a escassez de ribonucleotídeos e o encurtamento dos telômeros. Um segundo mecanismo de indução da p53 é a ativação por oncogenes como *Myc*, o qual promove a transição aberrante G_1/S. Essa via é regulada por um segundo produto do *locus* Ink4a, $p14^{ARF}$ (p19 nos camundongos), que é codificado por uma fase de leitura alternativa (ARF) do mesmo segmento de DNA que codifica $p16^{Ink4a}$. Os níveis da ARF são suprarregulados por *Myc* e E2F, e a ARF liga-se à mdm2 e livra a p53 de seus efeitos inibitórios. Esse *checkpoint mediado por oncogene* leva à morte ou à senescência (bloqueio irreversível em G_1 do ciclo celular) das células renegadas que tentam entrar na fase S sem os sinais fisiológicos apropriados. As células senescentes foram identificadas nos pacientes cujas lesões pré-malignas possuem oncogenes ativados, por exemplo, nevos displásicos, que codificam uma versão ativada do BRAF (ver adiante), demonstrando que a indução da senescência é um mecanismo protetor atuante nos seres humanos para evitar a proliferação descontrolada das células neoplásicas.

e da Rb no desenvolvimento dos cânceres é ressaltada pelo mecanismo de transformação neoplásica dos papilomavírus humanos. Esses vírus têm dois oncogenes principais – E6 e E7. O oncogene E6 aumenta a rápida renovação da p53, ao passo que o E7 inibe a função da Rb; a inibição desses dois alvos é necessária para a transformação de células epiteliais.

Existe outro *checkpoint* do ciclo celular quando a célula entra em processo de divisão (fase M): é o *checkpoint* do fuso mitótico, que atua para assegurar a fixação correta dos cromossomos ao fuso mitótico antes que possa ocorrer progressão no ciclo celular. Se o fuso mitótico não alinhar adequadamente os cromossomos para a divisão, se o número de cromossomos estiver anormal (i.e., maior ou menor que $4n$) ou se os centrômeros não estiverem corretamente pareados com seus correspondentes duplicados, a célula inicia um processo de morte celular, a fim de evitar a produção de descendentes aneuploides (com um número alterado de cromossomos). Anormalidades no *checkpoint* do fuso mitótico facilitam o desenvolvimento de aneuploidia, o que é frequentemente observado nos cânceres. Em alguns tumores, a aneuploidia é um componente genético predominante.

Em outros tumores, a lesão genética primária consiste em um defeito na capacidade celular de reparo de erros no DNA, como aqueles decorrentes de mutações nos genes que codificam proteínas fundamentais para o reparo de pareamento incompatível do DNA. As células cancerosas podem ter defeitos em qualquer uma das diversas vias de reparo do DNA, além do reparo de mau pareamento, incluindo ligação cruzada deficiente entre fitas, quebras de fitas duplas (recombinação homóloga ou reparo de junção de extremidades não homólogas), quebras de fitas simples, excisão de bases, excisão de nucleotídeos e síntese translesional.

Em geral, os tumores apresentam defeitos no número de cromossomos ou vias defeituosas de reparo do DNA, porém não ambos. Os defeitos que levam ao desenvolvimento de câncer incluem *checkpoints* anormais do ciclo celular, reparo inadequado do DNA e incapacidade de preservar a integridade do genoma, levando à lesão do DNA. Esses defeitos e o estresse da lesão resultante e aumentada do DNA tornam as células cancerosas mais vulneráveis a um dano adicional ao DNA, e isso pode ser explorado pela quimioterapia, pela radioterapia, pela terapia-alvo e pela imunoterapia – principais abordagens terapêuticas sistêmicas efetivas contra o câncer.

Por outro lado, pesquisas estão sendo conduzidas em uma tentativa de restaurar terapeuticamente os defeitos na regulação do ciclo celular e na reparação do DNA que caracterizam o câncer, embora isso continue sendo um desafio, pois é muito mais difícil restaurar a função biológica normal do que inibir a função anormal de proteínas que estimulam a proliferação celular, como os oncogenes. Novas abordagens para a edição de genes (p. ex., repetições palindrômicas curtas agrupadas interespaçadas regularmente [CRISPR, do inglês *clustered regularly interspaced short palindromic repeats*]) e modificações subsequentes dessa abordagem devem tornar esse objetivo mais viável.

SENESCÊNCIA CELULAR

A cessação irreversível do crescimento das células normais enquanto permanecem viáveis foi denominada senescência celular. Inicialmente, isso foi identificado pelo fato de que quando as células normais são cultivadas *in vitro*, a maioria não consegue manter seu crescimento. Elas rapidamente alcançam um ponto em que sofrem morte celular, devido ao dano excessivo do DNA ou a outros fatores, ou tornam-se senescentes. Os fibroblastos são exceções à regra. Quando são cultivados, podem dividir-se de 30 a 50 vezes e, em seguida, entram no que se conhece como "crise", durante a qual a maioria das células para de se dividir (em geral, em consequência do aumento da expressão da p21, um inibidor das CDKs). Essa forma de senescência é denominada senescência replicativa. Muitas outras células morrem, e uma porcentagem pequena adquire alterações genéticas que lhes permitem manter a proliferação descontrolada.

Entre as alterações celulares durante a propagação *in vitro* está o encurtamento dos telômeros. A DNA-polimerase não é capaz de replicar as pontas dos cromossomos, resultando na perda do DNA situado nas extremidades especializadas dos cromossomos (conhecidas como *telômeros*) a cada ciclo de replicação. Ao nascer, os telômeros humanos medem 15 a 20 kb de comprimento e são formados por repetições paralelas de uma sequência de seis nucleotídeos (TTAGGG), que se combinam com proteínas especializadas de ligação dos telômeros para formar uma estrutura de alça em T que impede que as extremidades dos cromossomos sejam reconhecidas erroneamente como fragmentos danificados. A perda das repetições teloméricas a cada ciclo de divisão celular provoca o encurtamento progressivo dos telômeros e resulta na suspensão do crescimento quando um ou mais telômeros criticamente encurtados desencadeiam uma resposta do *checkpoint* de dano ao DNA regulada pela p53. Em geral, ocorre morte celular quando as extremidades desprotegidas dos cromossomos levam a fusões cromossômicas ou a outros rearranjos catastróficos do DNA. As células com determinadas anormalidades, como aquelas com pRb e p53 não funcionais, podem evitar essa parada de crescimento. *A capacidade de escapar das limitações da proliferação dependentes dos telômeros parece ser uma etapa fundamental da evolução da maioria das neoplasias malignas.* Isso ocorre por reativação da expressão da telomerase nas células cancerosas. A telomerase é uma enzima que acrescenta repetições TTAGGG nas extremidades 3′ dos cromossomos. Essa enzima possui uma subunidade catalítica com atividade de transcriptase reversa (hTERT) e um componente de RNA que fornece o molde para a ampliação do telômero. A maioria das células somáticas normais não expressa telomerase suficiente para evitar o desgaste dos telômeros a cada divisão celular. As exceções são as células-tronco (como as que estão presentes nos tecidos hematopoiéticos, nos epitélios intestinal e cutâneo, bem como nas células germinativas), que necessitam de divisões celulares frequentes para manter a homeostasia dos tecidos. Mais de 90% dos cânceres humanos expressam níveis altos de telomerase, que impedem o encurtamento crítico dos telômeros e permitem a proliferação celular inesgotável. Experiências *in vitro* indicaram que a inibição da atividade da telomerase promove a apoptose das células tumorais. Esforços estão em andamento para desenvolver métodos capazes de inibir a atividade da telomerase em células neoplásicas. Por exemplo, o componente proteico da telomerase (hTERT) pode atuar como um dos antígenos mais amplamente expressos associados ao tumor e pode ser usado como alvo para as abordagens de vacina antitumoral. Entretanto, uma ressalva para marcar a telomerase como alvo de tratamento antineoplásico é o potencial de inibir a sua atividade em certas células normais (como as células-tronco), que são necessárias para manter o estado fisiológico normal.

Embora a maioria das funções da telomerase esteja relacionada com a divisão celular, ela também exerce vários outros efeitos, incluindo interferência nas funções diferenciadas de pelo menos algumas células-tronco. Entretanto, o impacto na função diferenciada das não células-tronco normais está menos claro. O quadro é ainda mais complicado pelo fato de que a ocorrência de defeitos genéticos raros na enzima telomerase parece causar disceratose congênita (caracterizada por anormalidades em várias células de rápida divisão no corpo, incluindo células da pele, unhas, mucosa oral, cabelos e medula óssea, com aumento do risco de leucemia e alguns outros tipos de câncer). Isso pode estar associado a várias outras anormalidades, como fibrose pulmonar, insuficiência da medula óssea (anemia aplásica) ou fibrose hepática. Por outro lado, não são observados defeitos na absorção de nutrientes pelo trato gastrintestinal, um local que deveria ser altamente sensível à proliferação celular defeituosa. Ainda é necessário aprender muito sobre o encurtamento e a conservação dos telômeros no que se refere às doenças humanas em geral e ao câncer em particular.

Vários outros tipos de estresse sobre as células (tanto ambientais quanto intrínsecos, como radiação, quimioterapia, espécies reativas de oxigênio e mutações oncogênicas) também podem levar à senescência, principalmente os que induzem dano ao DNA semelhante ao observado em células com telômeros encurtados. Esse processo é denominado *senescência replicativa*.

VIAS DE TRANSDUÇÃO DE SINAIS NAS CÉLULAS CANCEROSAS

Os sinais que regulam o comportamento celular provêm das células adjacentes, do estroma no qual as células estão localizadas, dos sinais hormonais originados a distância e das próprias células (sinalização autócrina). Em geral, esses sinais exercem sua influência na célula receptora por meio da ativação das vias de transdução de sinais, que tem como resultado a indução dos fatores de transcrição ativados; esses fatores medeiam uma alteração da função ou do comportamento da célula, ou a aquisição dos mecanismos efetores necessários à realização de uma tarefa nova. Embora as vias de transdução de sinais possam causar vários efeitos, muitas dessas vias dependem das cascatas de sinais, que ativam sequencialmente diferentes proteínas ou glicoproteínas e lipídeos ou glicolipídeos; em geral, as etapas de ativação envolvem o acréscimo ou a remoção de um ou mais grupos fosfato em uma estrutura distal. Outras alterações químicas podem resultar das vias de transdução de sinais, mas a fosforilação reversível e a desfosforilação desempenham uma função fundamental. As proteínas que adicionam grupos fosfato a outras moléculas (proteínas, lipídeos ou ácidos nucleicos) são denominadas cinases. Duas importantes classes de cinases envolvidas em vias de transdução de sinal importantes para as células cancerosas são as tirosinas-cinase, que fosforilam a tirosina, e as serinas/treoninas-cinase, que fosforilam a serina/treonina direta ou indiretamente. Entretanto, algumas cinases são capazes de fosforilar ambas, como as MEKs-cinase, que são capazes de fosforilar tanto a treonina quanto a tirosina. As fosfatases (proteína tirosina-fosfatase e proteína serina/treonina-fosfatase) removem os grupos fosfato para reverter a atividade da cinase.

Várias cinases desempenham papéis fundamentais em vias de transdução de sinais importantes para as células malignas. Elas incluem diversas tirosinas-cinase receptoras (RTKs), bem como várias proteínas-cinase (tanto a tirosina quanto a serinas/treoninas-cinase) a jusante de receptores que transmitem os sinais dentro da célula (Fig. 72-2). Duas importantes vias de sinalização são a via RAS-RAF-MEK-ERK e a via da fosfatidilinositol-3--cinase (PI3K) (Fig. 72-2). Embora as vias sejam descritas como distintas, existem interações complexas entre as vias dentro das células.

Normalmente, a atividade das cinases tem curta duração e é revertida pelas proteínas fosfatases. Entretanto, em alguns cânceres humanos, as RTKs ou os componentes de seus processos distais são ativados por mutação, amplificação dos genes ou translocações cromossômicas para ter atividade intensificada e/ou prolongada. Como essas vias são importantes para regularem a proliferação, a sobrevivência, a migração e a angiogênese, elas foram reconhecidas como alvos importantes dos agentes antineoplásicos.

A inibição da atividade das cinases é eficaz no tratamento de algumas neoplasias. Os cânceres de pulmão com mutações do receptor do fator de crescimento epidérmico são altamente sensíveis ao osimertinibe e a outros inibidores (Tab. 72-2). Foram desenvolvidos inibidores para o tratamento dos cânceres de pulmão com outras mutações ativadoras de tirosina-cinase (incluindo cinase do linfoma anaplásico [ALK], ROS1, NTRK, MET e RET). Os inibidores de BRAF (uma serina/treonina-cinase) são altamente efetivos nos melanomas e no câncer de tireoide e também são usados em combinação com outros agentes para os cânceres de pulmão e de cólon nos quais o BRAF está mutado. O uso da proteína MEK (que fosforila resíduos de treonina e de tirosina) como alvo a jusante do BRAF também possui atividade contra melanomas mutantes de BRAF, e a inibição combinada de BRAF e de MEK é mais efetiva do que a inibição isolada com atividade que se estende para o câncer de pulmão BRAF mutante. Os inibidores das Janus-cinase (JAKs) são eficazes nas síndromes mieloproliferativas, nas quais a ativação da JAK2 é um componente patogenético. O imatinibe (que tem como alvo várias tirosinas-cinase) é um agente efetivo em tumores que apresentam translocações do gene c-Abl e BCR (como leucemia mieloide crônica), c-Kit mutante (tumores de células estromais gastrintestinais) ou receptor mutante do fator de crescimento derivado das plaquetas (PDGFRα; tumores estromais gastrintestinais). Os inibidores de segunda geração de BCR-Abl, dasatinibe e nilotinibe, são ainda mais efetivos, enquanto o agente de terceira geração, bosutinibe, possui atividade em alguns pacientes que progrediram com o uso de outros inibidores; o agente de terceira geração ponatinibe possui atividade contra a mutação T315I, que é resistente aos outros agentes. Embora quase todos os inibidores da tirosina-cinase não sejam totalmente seletivos para determinada proteína, alguns inibidores possuem atividade significativa contra um amplo número de proteínas. Esses inibidores incluem o sorafenibe, o regorafenibe, o cabozantinibe, o sunitinibe e o lenvatinibe. Esses agentes demonstraram ter atividade antitumoral em diversas neoplasias malignas, incluindo câncer de células renais (CCR) (sorafenibe, sunitinibe, cabozantinibe, lenvatinibe), carcinoma hepatocelular (sorafenibe, regorafenibe, lenvatinibe), tumor de células estromais gastrintestinais (GIST, do inglês *gastrointestinal stromal tumor*) (sunitinibe, regorafenibe), câncer de tireoide (sorafenibe, cabozantinibe, lenvatinibe), câncer colorretal (regorafenibe) e tumores pancreáticos neuroendócrinos (sunitinibe).

Os inibidores da via PI3K também foram aprovados para a terapia do câncer. A família PI3K abrange três classes e várias isoformas dentro de cada classe. Os inibidores contra diferentes isoformas provaram ser efetivos contra diferentes tipos de neoplasias malignas; os inibidores da isoforma delta (especificamente ou também com inibição de outras isoformas; p. ex., idelalisibe) possuem atividade contra neoplasias malignas linfoides, enquanto o inibidor específico de uma mutação na isoforma alfa (alpelisibe) apresenta atividade contra o câncer de mama com essa mutação. Os inibidores do alvo da rapamicina em mamíferos (mTOR, do inglês *mammalian target of rapamycin*; que está a jusante de PI3K; p. ex., everolimo, tensirolimo) são ativos no CCR, em tumores neuroendócrinos pancreáticos e no câncer de mama. Estão sendo avaliados outros inibidores da via PI3K e de outras vias de sinalização de fosfolipídeos, como a via da fosfolipase C-gama, que estão envolvidas em grande número de processos celulares importantes no desenvolvimento e na progressão do câncer.

A lista de agentes ativos e indicações terapêuticas está aumentando rapidamente (Tab. 72-2). Esses fármacos iniciaram uma nova era de terapia personalizada. A cada dia que passa, torna-se mais comum avaliar biópsias de tumores quanto a alterações moleculares específicas, capazes de prever a resposta e orientar as decisões terapêuticas com base nesses resultados. Essa abordagem constitui, atualmente, um importante componente da terapia-padrão para os cânceres metastáticos de pulmão, gastresofágico, melanoma, de mama e colorretal, bem como da terapia adjuvante para o câncer de mama.

Uma abordagem alternativa para examinar amostras diretamente de tumores é pesquisar, em amostras de sangue, a presença de mutações ou amplificação no DNA tumoral circulante, que tem a grande vantagem de ser não invasiva. À medida que o câncer cresce, algumas das células morrem e se decompõem, com liberação do conteúdo celular na circulação, incluindo DNA. Foram desenvolvidos métodos sensíveis para detectar esse DNA e para identificar mutações e outras alterações do DNA nas células malignas. Essa abordagem tem a vantagem potencial sobre as biópsias de tumor de fazer uma amostragem de todo o tumor, sem se limitar a determinado local, que pode não ser representativo da heterogeneidade geral do tumor. Além de identificar possíveis alterações capazes de atuar como alvos da terapia, existe também o potencial de monitorar a resposta do paciente à terapia, de identificar mais precocemente mecanismos de resistência à terapia, detectar a recorrência da doença antes que possa ser detectada por marcadores ou cintilografias do tumor, monitorar os líquidos corporais além do sangue e, possivelmente, fornecer um meio de detecção inicial mais precoce do câncer se for possível desenvolver métodos de detecção suficientemente específicos e sensíveis.

Entretanto, nenhuma dessas terapias-alvo demonstrou ser curativa para qualquer tipo de neoplasia maligna, embora com frequência ocorram

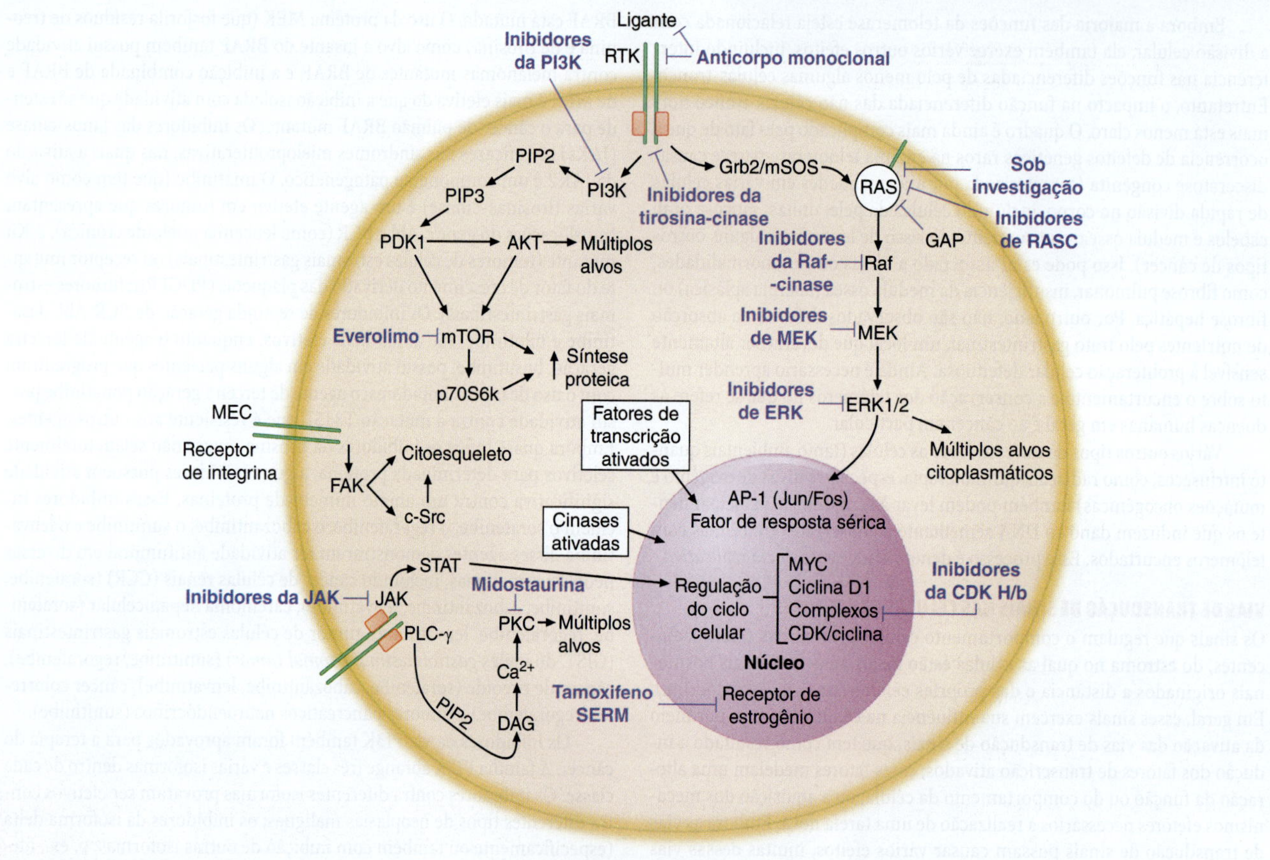

FIGURA 72-2 Ação terapêutica direcionada contra as vias de transdução de sinais das células cancerosas. Três vias de transdução de sinais principais são ativadas pelas tirosinas-cinase receptoras (RTKs). ***1.*** O proto-oncogene Ras é ativado pelo fator de troca de nucleotídeos guanina Grb2/mSOS, que induz a combinação com o Raf e a ativação das cinases subsequentes (MEK e ERK1/2). ***2.*** A PI3K ativada fosforila o PIP_2 da membrana e produz PIP_3, que atua como ponto de encaixe à membrana para algumas proteínas celulares, inclusive as serinas/treoninas-cinase PDK1 e Akt. A PDK1 tem vários alvos celulares, inclusive a Akt e o mTOR. A Akt fosforila as proteínas-alvo que promovem a resistência à apoptose e aceleram a progressão do ciclo celular, ao passo que o mTOR e seu alvo p70S6K suprarregulam a síntese proteica e estimulam a proliferação celular. ***3.*** A ativação da PLC-γ resulta na formação do diacilglicerol (DAG) e aumenta o nível intracelular do cálcio, com ativação de várias isoformas da PKC e outras enzimas reguladas pelo sistema de cálcio/calmodulina. Outras vias de sinalização importantes envolvem as tirosinas-cinase não receptoras (não RTKs), ativadas pelos receptores de citocina ou integrina. As Janus-cinase (JAKs) fosforilam os fatores de transcrição STAT (transdutor de sinais e ativador da transcrição), que se transferem ao núcleo e ativam os genes-alvo. Os receptores de integrina medeiam as interações celulares com a matriz extracelular (MEC), estimulando a ativação da FAK (cinase de adesão focal) e do c-Src, que ativam várias vias subsequentes, inclusive a modulação do citoesqueleto celular. Muitas cinases e fatores de transcrição ativados migram ao núcleo, onde regulam a transcrição dos genes e, desse modo, completam o processo iniciado pelos sinais extracelulares, como fatores de crescimento, de modo a alterar o fenótipo celular, como indução da diferenciação ou proliferação da célula. Os alvos nucleares desses processos incluem os fatores de transcrição (p. ex., Myc, proteína ativadora 1 [AP-1] e fator de resposta sérico) e o maquinário do ciclo celular (cinases dependentes da ciclina [CDKs] e ciclinas). Foram desenvolvidos inibidores de muitas dessas vias, os quais são utilizados para o tratamento dos cânceres humanos. Exemplos de inibidores que foram aprovados ou que atualmente estão sendo avaliados em ensaios clínicos são mostrados na cor púrpura. SERM, modulador seletivo do receptor de estrogênio.

períodos prolongados de controle da doença, de muitos anos de duração, na leucemia mieloide crônica (LMC), incluindo taxa de sobrevida em 10 anos de > 80%. As razões para a ausência de cura não foram completamente definidas, embora a resistência ao tratamento acabe ocorrendo na maioria dos pacientes. Com alguns tumores, a resistência aos inibidores de cinase está relacionada a uma proliferação de células com uma mutação da cinase-alvo, que impede a ligação ao fármaco. Muitos desses inibidores de cinase atuam como inibidores competitivos do bolsão de ligação do ATP. O ATP é o doador de fosfato dessas reações de fosforilação. Por exemplo, a mutação na cinase BCR-ABL crítica no bolsão de ligação do ATP (p. ex., a substituição de treonina por isoleucina no códon 315 [T315I]) pode impedir a ligação do imatinibe. Outros mecanismos de resistência incluem alterações em outras vias de transdução de sinais, de modo a prescindir da via inibida. À medida que os mecanismos de resistência continuam sendo mais bem definidos, estão surgindo estratégias racionais para superar essa resistência. Além disso, muitos inibidores de cinase são menos específicos para um alvo oncogênico do que se esperava, e os efeitos tóxicos relacionados à inibição de outras cinases limitam sua utilização em doses que poderiam inibir de forma ideal a cinase importante para as células neoplásicas.

Anticorpos contra alvos proteicos, que são mais altamente expressos em células malignas do que em células normais, também podem ser usados para fornecer compostos altamente tóxicos, porém relativamente específicos contra as células cancerosas. Exemplos de alvos proteicos para conjugados de anticorpo-fármaco atualmente aprovados incluem CD30 para os linfomas de Hodgkin e anaplásicos; HER2 no câncer de mama; CD33 nas leucemias mieloides agudas; CD22 nas leucemias linfocítica aguda de células B e de células pilosas; e CD79b nos linfomas difusos de grandes células B.

Outra estratégia utilizada para ampliar os efeitos antitumorais dos agentes-alvo consiste em usá-los em combinações racionais entre si e com agentes quimioterápicos ou imunoterápicos, que destroem as células por mecanismos diferentes daqueles dos agentes direcionados para proteínas mutantes ou hiperexpressas mutantes. As combinações de trastuzumabe (um anticorpo monoclonal direcionado para o receptor HER2 [membro da família EGFR]) com quimioterapia têm atividade significativa contra os cânceres de mama e de estômago que apresentam altos níveis de expressão da proteína HER2. A atividade de trastuzumabe e da quimioterapia pode ser aumentada ainda mais pela combinação com outro anticorpo monoclonal direcionado (pertuzumabe), o qual impede a dimerização do receptor HER2 com outros membros da família HER, incluindo HER3.

Embora as terapias-alvo ainda não tenham produzido curas quando utilizadas isoladamente, sua utilização como agentes coadjuvantes e em combinação com outros tratamentos eficazes aumentou expressivamente a porcentagem dos pacientes curados. Por exemplo, o acréscimo do rituximabe, um anticorpo anti-CD20, à poliquimioterapia para pacientes com

TABELA 72-2 ■ Alguns agentes direcionados para alvos moleculares aprovados pela FDA para tratamento do câncer

Fármaco	Alvo molecular	Doença	Mecanismo de ação
Ácido todo-*trans*-retinoico	Oncogene PML-RARα	Leucemia promielocítica aguda LMA M3 t(15;17)	Inibe a repressão transcricional pelo PML-RARα
Imatinibe	Bcr-Abl, c-Abl, c-Kit, PDGFR-α/β	Leucemia mieloide crônica, GIST	Bloqueia a ligação do ATP ao sítio ativo da tirosina-cinase
Ripretinibe	c-Kit, PDGFR-α	GIST	Inibe a atividade da tirosina-cinase
Dasatinibe, nilotinibe, ponatinibe, bosutinibe	Bcr-Abl (primariamente)	Leucemia mieloide crônica	Bloqueia a ligação do ATP ao sítio ativo da tirosina-cinase
Sunitinibe	c-Kit, VEGFR-2, PDGFR-β, Flt-3	GIST, CCR, TNEP	Inibe o c-Kit ativado e o PDGFR no GIST; inibe o VEGFR no CCR e, provavelmente, no TNEP
Sorafenibe	RAF, VEGFR-2, PDGFR-α/β, Flt-3, c-Kit	CCR, carcinoma hepatocelular (CHC), câncer de tireoide diferenciado, desmoide	Tem como alvo as vias do VEGFR no CCR e CHC; possível atividade contra BRAF no câncer de tireoide
Regorafenibe	VEGFR1-3,TIE-2, FGFR1, KIT, RET, PDGFR	Câncer colorretal, GIST, CHC	Inibidor competitivo do sítio de ligação de ATP de múltiplas cinases do domínio tirosina-cinase, incluindo VEGFR
Larotrectinibe, entrectinibe	NTRK	Cânceres com mutação de NTRK	Inibidores competitivos do sítio de ligação de ATP do domínio de tirosina-cinase de NTRK
Axitinibe	VEGFR1-3	CCR	Inibidor competitivo de locais de ligação do ATP de receptores VEGF do domínio das tirosinas-cinase
Erlotinibe	EGFR	CPNPC, câncer de pâncreas	Inibidor competitivo do sítio de ligação do ATP do EGFR
Afitinibe	EGFR (e outra família HER)	CPNPC	Inibidor irreversível do sítio de ligação do ATP de membros da família HER
Osimertinibe	EGFR (T790M)	CPNPC	Inibe as mutações de EGFR, incluindo CPNPC mutante T790M
Dacomitinibe	EGFR	CPNPC (deleção do éxon 19/éxon 21 L858R)	Inibe o câncer de pulmão EGFR mutante
Erdafitinibe, pemigatinibe	FGFR2, FGFR3	Urotelial (erdafitinibe), colangiocarcinoma (pemigatinibe)	Inibe a tirosina-cinase do FGFR
Lapatinibe, tucatinibe	HER2/neu	Câncer de mama	Inibidor competitivo do sítio de ligação do ATP de HER2
Crizotinibe, ceritinibe, alectinibe, brigatinibe, lorlatinibe	ALK	CPNPC	Inibidor da ALK tirosina-cinase
Crizotinibe, entrectinibe	ROS1	CPNPC	Inibidor da ROS1 tirosina-cinase
Palbociclibe, ribociclibe, abemaciclibe	CDK4/6	Mama	Inibidor de CDK4/6
Bortezomibe, carfilzomibe, ixazomibe	Proteassoma	Mieloma múltiplo	Inibe a degradação proteolítica de várias proteínas celulares
Vemurafenibe, dabrafenibe	BRAF	Melanoma	Inibe o domínio de serina/treonina-cinase de V600E mutante de BRAF
Encorafenibe	MEK	CRC	Inibe a mutação BRAFV600E; usado em combinação com cetuximabe
Trametinibe, cobimetinibe	MEK	Melanoma	Inibe o domínio de serina-treonina-cinase de MEK
Cabozantinibe	RET, MET, VEGFR	CMT, CCR	Inibidor competitivo do sítio de ligação de ATP de múltiplas cinases do domínio tirosina-cinase, incluindo VEGFR2 e RET
Capmatinibe	MET	CPNPC com deleções do éxon 14 de MET	
Vandetanibe	RET, VEGFR, EGFR	CMT	Inibidor competitivo do sítio de ligação de ATP de múltiplas cinases do domínio tirosina-cinase, incluindo RET
Selpercatinibe	RET	CPNPC, CMT, câncer de tireoide com fusão RET	Inibidor da ALK, VEGFR1, ROS1 tirosinas-cinase
Tensirolimo	mTOR	CCR	Inibidor competitivo de mTOR serina/treonina-cinase
Everolimo	mTOR	CCR, TNEP	Liga-se à proteína 12 ligadora da imunofilina FK, que forma um complexo que inibe a mTOR-cinase
Vorinostate, romidepsina, belinostate	HDAC	LCTC/LTP	Inibidor de HDAC, modulação epigenética
Panobinostate	HDAC	MM	Inibidor de HDAC, modulação epigenética
Ruxolitinibe	JAK-1, 2	Mielofibrose	Inibidor competitivo da tirosina-cinase
Vismodegibe	Via de sinalização hedgehog	Carcinoma basocelular (pele)	Inibe smoothened na via hedgehog
Lenvatinibe	Inibidor de múltiplas cinases (VEGFR, FGFR, PGFR-α, outros)	CCR, câncer de tireoide, CHC	Inibidor competitivo do sítio de ligação do ATP de múltiplas cinases do domínio das tirosinas-cinase
Olaparibe, rucaparibe, niraparibe, talazoparibe	PARP	Câncer de ovário BRCA mutante, de mama, próstata, pâncreas; nem todos os agentes aprovados para todos os cânceres	Inibe a PARP e o reparo de DNA

(Continua)

TABELA 72-2 ■ Alguns agentes direcionados para alvos moleculares aprovados pela FDA para tratamento do câncer *(Continuação)*

Fármaco	Alvo molecular	Doença	Mecanismo de ação
Venetoclax	BCL-2	LLC (com deleção 17p)	Inibe BCL-2 e intensifica a apoptose
Ibrutinibe, acalabrutinibe	Tirosina-cinase de Bruton (BTK)	LLC, LCM, LZM, LPL, MW	Inibidor da BTK
Ivosidenibe	IDH1	LMA	Inibidor de IDH1
Gilteritinibe	FLT3	LMA	Inibidor de FLT3
Idelalisibe	PI3K-delta	LLC, LPL, LF	Inibe PI3k-delta, impedindo a proliferação e induzindo a apoptose
Alpelisibe	PIK3CA	Câncer de mama com mutação PIK3CA	Inibe PIK3CA
Anticorpos monoclonais isolados			
Trastuzumabe	HER2/neu (ERBB2)	Câncer de mama, câncer gástrico	Liga-se ao HER2 na superfície da célula tumoral e induz a internalização do receptor
Pertuzumabe	HER2/neu (ERBB2)	Câncer de mama	Liga-se ao HER2 na superfície da célula tumoral em locais diferentes do trastuzumabe e evita a ligação a outros receptores
Cetuximabe	EGFR	Câncer de cólon, carcinoma de células escamosas da cabeça e do pescoço	Liga-se ao domínio extracelular do EGFR e bloqueia a ligação do EGF e do TGF-α; induz a internalização do receptor;. potencializa a eficácia da quimioterapia e da radioterapia
Panitumumabe	EGFR	Câncer colorretal	Semelhante ao cetuximabe, mas totalmente humanizado, em vez de quimérico
Necitumumabe	EGFR	CPNPC escamoso	Liga-se ao EGFR
Rituximabe	CD20	Linfomas de células B e leucemias que expressam CD20	Vários mecanismos potenciais, como indução direta da apoptose das células tumorais e mecanismos imunes
Alentuzumabe	CD52	Leucemia linfocítica crônica e tumores linfoides que expressam CD52	Mecanismos imunes
Bevacizumabe	VEGF	Câncer colorretal, câncer de pulmão, CCR, glioblastoma	Inibe a angiogênese por ligação de alta afinidade ao VEGF
Ziv-aflibercepte	VEGFA, VEGFB, PLGF	Câncer colorretal	Inibe a angiogênese por meio de ligação de alta afinidade a VEGFA, VEGFB e PLGF
Ramucirumabe	VEGFR	Cânceres gástrico, colorretal, de pulmão	Inibe a angiogênese por meio de ligação ao VEGFR
Ipilimumabe	CTLA-4	Melanoma, CHC, câncer colorretal com alta IMS	Bloqueia CTLA-4, impedindo a interação com CD80/86 e a inibição de células T
Nivolumabe, pembrolizumabe	PD-1	Melanoma, câncer de cabeça e pescoço, CPNPC, doença de Hodgkin, câncer urotelial, CCR, CHC, câncer gástrico, cânceres com alta IMS, câncer de endométrio	Bloqueia PD-1, impedindo a interação com PD-L1 e a inibição de células T
Atezolizumabe, durvalumabe, avelumabe	PD-L1	CPNPC, câncer urotelial, CPPC (durvalumabe), CHC (atezolizumabe), câncer de células de Merkel (avelumabe)	Bloqueia PD-L1, impedindo a interação com PD-1 e a inibição de células T
Denosumabe	Ligante Rank	Mama, próstata	Inibe o ligante de Rank, sinal primário para remoção óssea
Dinutuximabe	Glicolipídeo GD2	Neuroblastoma (pediátrico)	Ataque imunomediado das células que expressam GD2
Daratumumabe	CD38	MM	Liga-se a CD38 nas células MM, causando apoptose por citotoxicidade dependente de anticorpo ou mediada por complemento
Elotuzumabe	SLAMF7	MM	Ativação das células NK para destruir células MM
Olaratumabe	PDGFRα	Sarcomas de tecidos moles	Bloqueia a atividade do PDGFRα
Blinatumomabe	CD19 e CD3	LLA de células B precursoras com recidiva de Ph	Liga-se a CD19 nas células da LLA e a CD3 nas células T; ataque imune das células que expressam CD19
Conjugados anticorpos-quimioterapia			
Brentuximabe-vedotina	CD30	Doença de Hodgkin, linfoma anaplásico	Liberação do agente quimioterápico (MMAE) às células tumorais com expressão de CD30
Ado-trastuzumabe entansina	HER2	Câncer de mama	Liberação do agente quimioterápico entansina nas células do câncer de mama com expressão de HER2
Fam-trastuzumabe	HER2	Câncer de mama, câncer gástrico	Fornecimento do agente quimioterápico deruxtecana às células do câncer de mama que expressam HER2
Células CAR-T			
Tisagenlecleucel, axicabtageno ciloleucel	CD19	LLA (tisagenlecleucel), LDGCB/LCB de alto grau (axicabtageno ciloleucel)	Têm como alvo células T para proteína na superfície das células malignas

Siglas: LLA, leucemia linfocítica aguda; LMA, leucemia mieloide aguda; LCB, linfoma de células B; CAR-T, células T com receptor de antígeno quimérico; LLC, leucemia linfocítica crônica; CCR, câncer colorretal; LCTC, linfoma de células T cutâneo; LDGCB, linfoma difuso de grandes células B; EGFR, receptor do fator de crescimento epidérmico; FDA, Food and Drug Administration; FGFR, receptor do fator de crescimento do fibroblasto; LF, linfoma folicular; Flt-3, tirosina-cinase 3 tipo fms; GIST, tumor de células estromais gastrintestinais; HDAC, histona-desacetilase; LCM, linfoma de células do manto; MM, mieloma múltiplo; IMS, instabilidade de microssatélites; CMT, câncer medular de tireoide; mTOR, alvo da rapamicina em mamífero; LZM, linfoma de zona do manto; NK, *natural killer*; CPNPC, câncer de pulmão não pequenas células; PARP, poli-ADP-ribose-polimerase; PDGFR, receptor do fator de crescimento derivado das plaquetas; PLGF, fator de crescimento da placenta; PML-RARα, receptor do ácido retinoico da leucemia pró-mielocítica alfa; TNEP, tumores neuroendócrinos pancreáticos; LPT, linfoma de células T periférico; CCR, câncer de células renais; t(15;17), translocação entre os cromossomos 15 e 17; CPPC, câncer de pulmão de pequenas células; LPL, linfoma de pequenos linfócitos; TGF-α, fator de crescimento transformador alfa; VEGFR, receptor do fator de crescimento do endotélio vascular; MW, macroglobulinemia de Waldenström.

linfoma difuso de grandes células B aumenta a taxa de cura em cerca de 15%. O acréscimo do trastuzumabe, um anticorpo contra HER2, à poliquimioterapia no tratamento adjuvante do câncer de mama HER2-positivo melhora significativamente a sobrevida global.

Há um esforço contínuo para desenvolver terapias-alvo para mutações na família de genes *ras*, que desempenham um papel fundamental na transmissão de sinais por meio de diversas vias de sinalização a jusante, incluindo as vias de MAP (proteína ativada por mitógeno) cinase e PI3K. As mutações em *ras* constituem as mutações mais comuns em oncogenes nos cânceres (particularmente *kras*), porém demonstraram ser alvos muito difíceis por várias razões relacionadas com a estrutura das proteínas RAS, bem como mecanismos de ativação e inativação (ativos quando ligados ao trifosfato de guanosina [GTP] e inativos quando ligados ao difosfato de guanosina [GDP]). As proteínas RAS não são cinases, porém ligam-se diretamente à BRAF serina/treonina-cinase, com ligação preferencial quando RAS encontra-se no estado ativo ligado ao GTP. Evidências preliminares indicam uma atividade antitumoral dos agentes que têm como alvo uma das formas mutantes de KRAS (12C), que é encontrada em um subgrupo de cânceres. A inibição indireta da função de RAS pela inibição da farnesil-transferase, que é importante do RAS à membrana e necessária para a ativação, demonstrou ser promissora contra cânceres de cabeça e pescoço HRAS-mutantes. As terapias-alvo contra um subgrupo de proteínas distalmente a RAS na via de sinalização (incluindo BRAF e MAP-cinase) demonstraram ter atividade antitumoral significativa contra o melanoma mutante V600E *BRAF*, com aumento de sua eficácia quando utilizadas em combinação. Entretanto, não se observa uma atividade semelhante contra tumores mutantes *ras*. Outras terapias-alvo contra outras proteínas distalmente a RAS (incluindo ERK ou combinações de inibidores da MAP-cinase e imunoterapia) estão sendo estudadas, tanto individualmente quanto em combinação. Todavia, neste momento não existe nenhuma abordagem clinicamente aprovada para inibir tumores mutantes RAS.

Uma das estratégias usadas para desenvolver fármacos novos é aproveitar a denominada adição oncogênica. Essa situação (Fig. 72-3) é criada quando uma célula tumoral desenvolve uma mutação ativadora em um oncogene que se torna uma via dominante para a sobrevida e o crescimento, com contribuições reduzidas de outras vias, mesmo podendo haver anormalidades. Essa dependência de uma única via resulta na formação de uma célula vulnerável aos inibidores da via do oncogene. Por exemplo, as células com mutações em *BRAF* são muito sensíveis aos inibidores de MEK que inibem a sinalização posterior à via BRAF.

As proteínas de importância crucial para a transcrição de outras proteínas essenciais para a sobrevida ou a proliferação das células malignas fornecem outro alvo potencial para o tratamento dos cânceres. O fator nuclear de transcrição (NF)-κB é um heterodímero composto pelas subunidades p65 e p50, que se associam a um inibidor, IκB, no citoplasma da célula. Em resposta a um fator de crescimento ou aos sinais das citocinas, uma cinase de múltiplas unidades conhecida como IKK (IκB-cinase) fosforila o IκB e dirige sua degradação pelo sistema de ubiquitina/proteassoma. Depois de ser liberado de seu inibidor, o NF-κB é transferido ao núcleo e ativa os genes-alvo, entre os quais muitos promovem a sobrevivência das células tumorais. Um dos mecanismos pelos quais se acredita que novos fármacos, denominados *inibidores do proteassoma*, produzam um efeito antineoplásico consiste no bloqueio da proteólise de IκB, impedindo, assim, a ativação dos NF-κB. Por razões que ainda não foram totalmente elucidadas, esse fármaco exerce um efeito tóxico diferencial sobre as células tumorais em comparação com as células normais. Embora esse mecanismo pareça constituir um importante aspecto dos efeitos antitumorais dos inibidores de proteassoma, existem outros efeitos envolvendo a inibição da degradação de múltiplas proteínas celulares importantes na sobrevida ou na proliferação das células malignas. Os inibidores de proteassoma (bortezomibe, carfilzomibe, ixazomibe) têm atividade em pacientes com mieloma múltiplo, incluindo remissões parciais e completas. Os inibidores de IKK também estão em processo de desenvolvimento, e espera-se que produzam bloqueio mais seletivo da decomposição de IκB e, desse modo, "prendam" o NF-κB em um complexo inibitório, tornando as células cancerosas mais suscetíveis aos compostos que induzem a apoptose. Muitos outros fatores de transcrição são ativados por fosforilação, o que pode ser evitado por inibidores da tirosina-cinase ou por inibidores da serina/treonina-cinase, vários dos quais já estão em testes clínicos.

Os receptores de estrogênio (ERs, do inglês *estrogen receptors*) e os receptores de androgênio (ARs, do inglês *androgen receptors*), que fazem parte da família de receptores nucleares dos hormônios esteroides, são alvos de inibição pelos fármacos usados para tratar os cânceres de mama e próstata, respectivamente. Foram desenvolvidos moduladores seletivos dos receptores de estrogênio (SERMs, do inglês *selective estrogen receptor modulators*) como abordagem terapêutica para o câncer de mama ER-positivo. O tamoxifeno, um agonista parcial e antagonista da função do ER, é frequentemente utilizado no câncer de mama e pode mediar a regressão do tumor no câncer de mama metastático, podendo evitar a recorrência da doença como agente coadjuvante. O tamoxifeno liga-se ao ER e modula a sua atividade transcricional, inibindo a atividade na mama, porém promovendo a atividade no osso e, infelizmente, também no epitélio uterino, resultando em pequeno aumento no risco de câncer uterino. Foram feitas tentativas para desenvolver SERMs que teriam efeitos antiestrogênicos tanto na mama

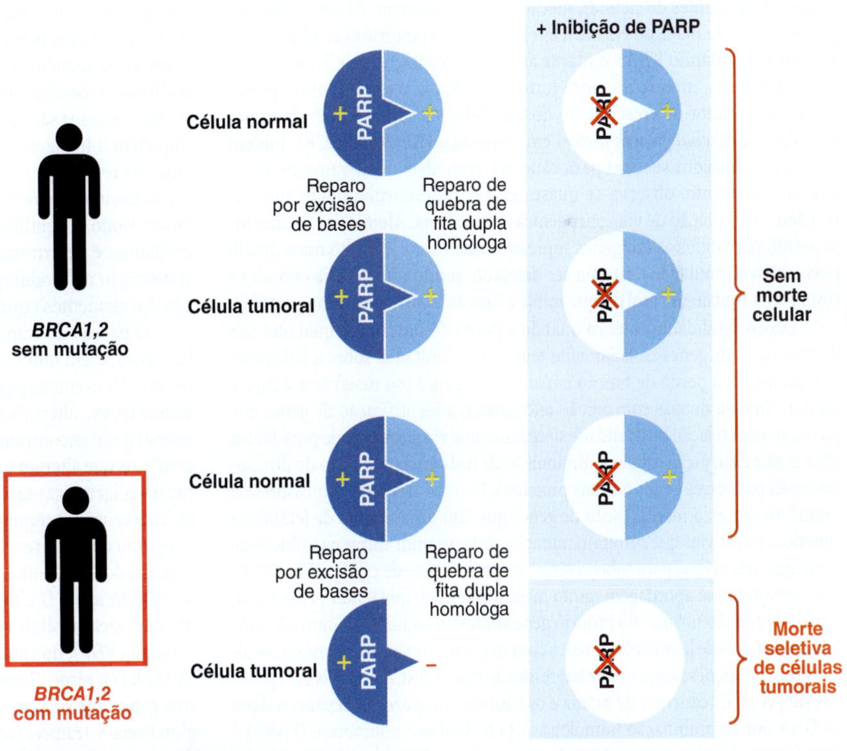

FIGURA 72-3 Letalidade sintética. Alguns autores afirmam que os genes estabelecem uma relação letal sintética quando a mutação de apenas um gene é tolerada pela célula, mas as mutações dos dois genes são fatais, conforme foi originalmente observado por Bridges e mais tarde nomeado por Dobzhansky. Desse modo, o *gene a* e o *gene b* mutantes estabelecem uma relação letal sintética, isto é, a perda de um gene torna a célula dependente da função do outro gene. Nas células malignas, a perda de função de um gene de reparo do DNA, como o *BRCA1*, que repara quebras na fita dupla, torna a célula dependente do reparo por excisão de bases mediado, em parte, por *PARP*. Se o produto do gene PARP for inibido, a célula tenta reparar a quebra usando o método de junção de extremidade não homóloga propenso ao erro, o que resulta na morte da célula tumoral. Hoje, podem ser realizados rastreamentos de alto desempenho utilizando pares de linhagens celulares isogênicas, nas quais uma linhagem celular tem uma falha definida em uma via de reparo do DNA. Desse modo, é possível identificar compostos que destroem seletivamente a linhagem de células mutantes; os alvos desses compostos mantêm uma relação letal sintética com a via de reparo e são alvos potencialmente importantes para abordagens terapêuticas futuras.

quando no útero, porém mantendo os efeitos protetores nos ossos. Todavia, nenhum desses agentes, até o momento, demonstrou ser superior ao tamoxifeno. Os inibidores da aromatase, que bloqueiam a conversão dos androgênios em estrogênios nos tecidos adiposos da mama e subcutâneos, demonstraram maior eficácia clínica em comparação com o tamoxifeno em mulheres na pós-menopausa e, com frequência, são utilizados como terapia de primeira linha em pacientes na pós-menopausa com tumores positivos para ER. Em certas ocasiões, esses fármacos são utilizados em pacientes na pré-menopausa com doença ER-positiva, em associação com abordagens de supressão ovariana, como agonistas do hormônio liberador do hormônio luteinizante (LHRH, do inglês *luteinizing hormone-releasing hormone*). Foram desenvolvidas várias abordagens para bloquear a estimulação androgênica no câncer de próstata, incluindo diminuição da produção pelos testículos (p. ex., orquiectomia, agonistas ou antagonistas do LHRH), bloqueio direto das ações do androgênio (foram desenvolvidos diversos agentes para essa finalidade) ou bloqueio da produção por meio de inibição da enzima CYP17, que tem importância central na produção de androgênios a partir do colesterol (Cap. 79).

ALTERAÇÕES GENÉTICAS ESPECÍFICAS DO CÂNCER E LETALIDADE SINTÉTICA

Os conceitos de vício oncogênico e de letalidade sintética impulsionaram o desenvolvimento de novos fármacos direcionados contra vias oncogênicas e vias supressoras tumorais. Conforme discutido anteriormente e descrito na Figura 72-3, as células cancerosas podem tornar-se dependentes de vias de sinalização contendo oncogenes ativados. Isso pode afetar a proliferação (i.e., mutação de KRAS, BRAF, hiperexpressão de MYC ou ativação de tirosinas-cinase). Outras alterações genéticas nas células malignas ou aspectos singulares de tumores, incluindo defeitos no reparo do DNA (p. ex., perda da função dos genes *BRCA1* ou *BRCA2*), modificações no controle do ciclo celular (p. ex., alterações nos níveis de proteínas ou mutações em ciclinas e cinases dependentes de ciclina), mecanismos de aumento da sobrevida (hiperexpressão de Bcl-2 ou NF-κB), alteração do metabolismo celular (como a que ocorre quando KRAS mutante aumenta a captação de glicose e a glicólise aeróbica), interações entre tumor e estroma, e angiogênese (p. ex., produção do fator de crescimento do endotélio vascular [VEGF, do inglês *vascular endothelial growth factor*] em resposta a HIF-2α no CCR), podem ser explorados com sucesso para cânceres com alvos relativamente específicos. Entretanto, observa-se quase sempre o desenvolvimento final de resistência à inibição de vias oncogênicas específicas. Além disso, o direcionamento para defeitos em genes supressores de tumor é muito mais difícil, pois o alvo da mutação costuma ser deletado, sendo muito mais complexo restaurar a função normal do que inibir a função anormal de uma proteína.

Ocorre letalidade sintética quando a perda de função em qualquer um de dois ou mais genes isoladamente tem efeitos limitados sobre a sobrevida celular, porém a perda de função em ambos os genes (ou mais) leva à morte celular. No caso de vias com adição oncogênica, a identificação de genes que possuem uma relação de letalidade sintética com a via ativada pode possibilitar uma maior destruição celular e diminuição da resistência por meio de direcionamento para esses genes ou suas proteínas. No caso de genes supressores de tumor mutantes, a identificação de genes que têm uma relação de letalidade sintética com as vias que sofreram mutação pode permitir mirar na inibição de proteínas necessárias para sobrevivência ou proliferação de células (Fig. 72-3). Isso constitui uma abordagem muito mais acessível do que tentar proceder ao reparo da função normal do próprio gene supressor mutante. Foram identificados exemplos de letalidade sintética com impacto clínico. Por exemplo, as células com mutações nos genes de supressão de tumor *BRCA1* ou *BRCA2* (p. ex., um subgrupo de cânceres de mama e ovário) são incapazes de reparar o dano ao DNA por recombinação homóloga. A poli-A-ribose-polimerase (PARP) é uma família de proteínas importante para o reparo de quebra de fita simples (QFS) do DNA. A inibição da PARP resulta em morte seletiva das células cancerosas que perderam a função de *BRCA1* ou *BRCA2*. Vários inibidores de PARP foram aprovados para o tratamento dos cânceres de ovário, mama, próstata e pâncreas que possuem mutações nos genes BRCA, bem como para terapia de manutenção do câncer de ovário, e é provável que esses fármacos tenham atividade contra outros tumores com mecanismos de reparo de DNA defeituosos. O conceito de letalidade sintética é uma base para o rastreamento genético com a finalidade de identificar outras combinações letais sintéticas que envolvem genes supressores de tumor conhecidos e desenvolver agentes terapêuticos novos para bloquear as vias dependentes. Outros aspectos singulares dos tumores malignos, incluindo aqueles descritos em outras partes deste capítulo, também podem ser vulneráveis a interações de letalidade sintética.

INFLUÊNCIAS EPIGENÉTICAS NA TRANSCRIÇÃO DOS GENES DO CÂNCER

A estrutura da cromatina regula a ordem hierárquica da transcrição sequencial dos genes que determinam a diferenciação e a homeostasia dos tecidos. A alteração no remodelamento da cromatina (o processo de modificação da estrutura da cromatina para controlar a exposição de genes específicos a proteínas de transcrição, controlando, assim, a expressão desses genes) leva à expressão de genes aberrantes, o que pode alterar significativamente a biologia das células, incluindo a indução da proliferação ou da migração das células. Alterações *epigenéticas* consistem em alterações que modificam o padrão de expressão dos genes e persistem ao longo de, pelo menos, uma divisão celular, mas não são causadas por alterações no código do DNA. Essas alterações incluem modificações da estrutura da cromatina mediadas por metilação de resíduos de citosina do DNA (principalmente na presença de dinucleotídeos CpG nas células somáticas), modificação das histonas por meio de alteração da acetilação ou metilação, ou alterações na estrutura cromossômica de ordem superior (Fig. 72-4). O controle apropriado da metilação do DNA é essencial para a função e o desenvolvimento normais das células, e ocorrem tanto metilação alterada quanto hipometilação nos cânceres. A hipermetilação das regiões promotoras do DNA constitui um mecanismo comum pelo qual os *loci* supressores de tumor são epigeneticamente silenciados nas células neoplásicas. Por conseguinte, um alelo de um gene supressor de tumor pode ser inativado por mutação ou deleção, ao passo que a expressão do outro alelo é epigeneticamente silenciada, em geral por metilação, levando à perda da função gênica. A hipometilação aberrante também é observada com frequência em diversos tipos de câncer, compatível com o padrão desregulado da transcrição gênica, que constitui uma característica fundamental das células malignas, com inativação inapropriada de alguns genes, ao passo que outros são inapropriadamente ativados.

A acetilação da região aminoterminal das histonas centrais H3 e H4 induz uma conformação aberta da cromatina, que promove a iniciação da transcrição. As histonas-acetilase são componentes dos complexos coativadores recrutados pelas regiões promotoras/amplificadoras pelos fatores de transcrição sequência-específicos durante a ativação dos genes (Fig. 72-4). As histonas-desacetilase (HDACs; múltiplas HDACs são codificadas no genoma humano) são recrutadas para genes por repressores da transcrição e impedem a iniciação da transcrição gênica. Os resíduos de citosina metilada das regiões promotoras combinam-se com as proteínas de ligação da metilcitosina, que recrutam complexos proteicos com atividade de HDAC. Desse modo, o equilíbrio entre as conformações permissiva e inibitória da cromatina é determinado, em grande parte, pela atividade dos fatores de transcrição na modulação do "código das histonas" e no estado de metilação dos elementos reguladores genéticos dos genes.

O padrão de transcrição dos genes é aberrante em todos os cânceres humanos, e, em muitos casos, os responsáveis por isso são os eventos epigenéticos. Os eventos epigenéticos desempenham um papel crucial na carcinogênese (p. ex., alterações de longa duração na metilação induzidas pelo tabagismo) e são encontrados em lesões pré-malignas. Ao contrário dos eventos genéticos que alteram a estrutura primária do DNA (p. ex., deleções), as alterações epigenéticas são potencialmente reversíveis e parecem ser suscetíveis às intervenções terapêuticas. Em alguns cânceres humanos, incluindo um subgrupo de cânceres de pâncreas e mieloma múltiplo, o promotor $p16^{Ink4a}$ é inativado por metilação, possibilitando, assim, a atividade descontrolada da CDK4/ciclina D e tornando pRb não funcional. Nas formas esporádicas dos cânceres de células renais, de mama e de cólon, os genes de von Hippel-Lindau (*VHL*), do câncer de mama 1 (*BRCA1*) e da serina/treonina-cinase 11 (*STK11*), respectivamente, podem ser epigeneticamente silenciados. Outros genes que servem de alvos incluem os do inibidor de $p15^{Ink4b}$ CDK, da glutationa-S-transferase (que destoxifica espécies reativas de oxigênio [ROS, de *reactive oxygen species*]) e a molécula de E-caderina (importante para a formação de junções entre as células epiteliais). O silenciamento epigenético pode afetar genes envolvidos no reparo do DNA, predispondo-os, assim, a danos genéticos adicionais. Entre os exemplos, destacam-se o MLH1 (homólogo mutL nos cânceres de cólon esporádicos que apresentam instabilidade de microssatélites) e o MSH2 em um subgrupo de pacientes com câncer de cólon hereditário sem polipose, que apresentam uma mutação na extremidade 3′ da molécula de adesão das células epiteliais (EPCAM, do inglês *epitelial cell adhesion molecule*). Trata-se de genes de importância crítica, envolvidos no reparo de bases com pareamento incompatível que ocorrem durante a síntese de DNA, cujo silenciamento pode levar a mutações no DNA.

Com frequência, as leucemias humanas apresentam translocações cromossômicas, que codificam novas proteínas de fusão com atividades

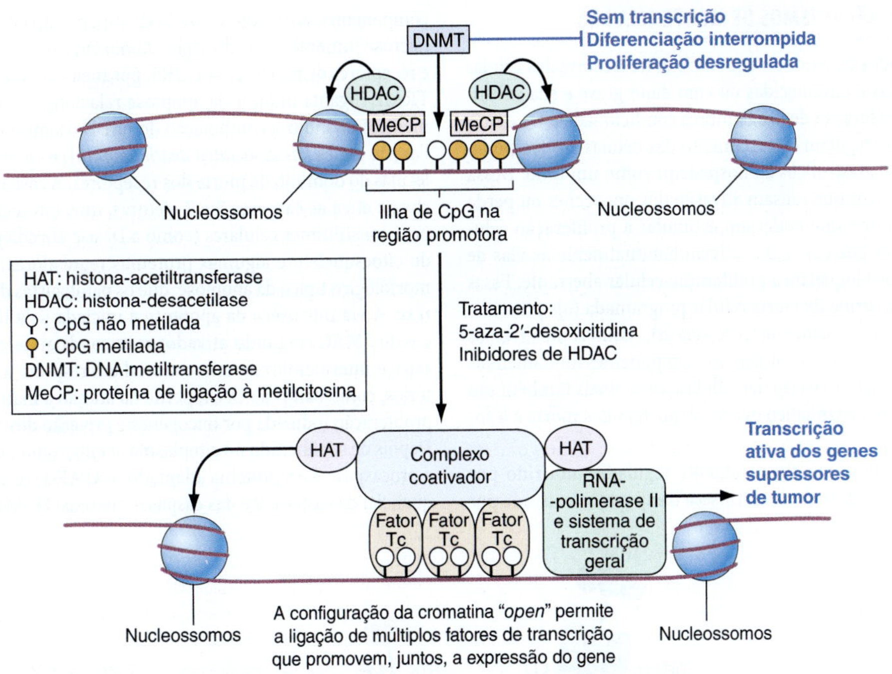

FIGURA 72-4 **Regulação epigenética da expressão gênica nas células cancerosas.** Em geral, os genes supressores de tumor estão epigeneticamente silenciados nas células cancerosas. Na parte superior da figura, uma ilha de CpG dentro das regiões promotora e amplificadora do gene está metilada, resultando no recrutamento das proteínas de ligação à metilcitosina (MeCP) e de complexos com atividade de histona-desacetilase (HDAC). A cromatina encontra-se em uma conformação condensada não permissiva que inibe a transcrição. Ensaios clínicos em andamento utilizam a combinação de agentes desmetilantes, como 5-aza-2′-desoxicitidina, com inibidores da HDAC, os quais, juntos, conferem uma estrutura aberta permissiva à cromatina (*parte inferior*). Os fatores de transcrição ligam-se às sequências específicas do DNA das regiões promotoras e, por meio de interações entre proteínas, recrutam complexos coativadores que possuem atividade de histona-acetiltransferase (HAT). Isso promove a iniciação da transcrição pela RNA-polimerase II e dos fatores de transcrição em geral. A expressão do gene supressor de tumor começa com as alterações fenotípicas, que podem incluir suspensão do crescimento, diferenciação ou apoptose.

que alteram a estrutura da cromatina por meio de interação com HDACs ou histonas-acetiltransferase (HATs). Por exemplo, a proteína de fusão leucemia promielocítica-receptor de ácido retinoico α (LPM-RARα), que é gerada pela translocação t(15;17), observada na maioria dos casos de leucemia promielocítica aguda (LPA), liga-se a promotores contendo elementos de resposta do ácido retinoico e recruta HDACs para esses promotores, inibindo efetivamente a expressão gênica. Isso bloqueia a diferenciação no estágio de promielócito e promove a proliferação e a sobrevivência das células tumorais. O tratamento com doses farmacológicas do ácido todo-*trans*-retinoico (ATRA), o ligante para o RARα, resulta na liberação da atividade das HDACs e no recrutamento dos coativadores que suprimem o bloqueio da diferenciação. Essa diferenciação induzida das células da LPA melhorou o tratamento desses pacientes, mas também causa um efeito tóxico inédito quando as células tumorais recém-diferenciadas infiltram os pulmões. Contudo, o ATRA representa um paradigma terapêutico de reversão das alterações epigenéticas do câncer. Outras proteínas de fusão associadas à leucemia, como leucemia mielocítica aguda-Tel (LMA1), a proteína oito-vinte-um (ETO, do inglês *eight-twenty-one*) da LMA1 e as proteínas de fusão MLL observadas na leucemia mieloide aguda (LMA) e na leucemia linfocítica aguda, também levam à repressão por meio do complexo HDAC. Por essa razão, pesquisadores esforçam-se para determinar as bases estruturais das interações entre as proteínas de fusão da translocação e as proteínas de remodelação da cromatina, utilizando essas informações para desenvolver racionalmente moléculas pequenas que possam bloquear interações proteicas específicas, embora isso seja tecnicamente difícil. Vários fármacos que bloqueiam a atividade enzimática das HDACs (inibidores da HDAC [HDACis]) foram aprovados para o tratamento do câncer, e outros estão sendo testados. Os HDACis demonstraram uma atividade antitumoral suficiente contra o linfoma de células T cutâneo (vorinostate, romidepsina), o linfoma de células T periféricas (romidepsina, belinostate) e o mieloma múltiplo (panobinostate) para serem aprovados pela Food and Drug Administration (FDA).

Os HDACis também apresentaram atividade antitumoral em estudos clínicos contra alguns tumores sólidos, e existem outros estudos em andamento. Os HDACis podem ser direcionados para células malignas por meio de vários mecanismos, incluindo modulação epigenética por meio de acetilação das histonas e efeitos sobre outras proteínas que são acetiladas. Os efeitos pleiotrópicos dos HDACis incluem: aumento da apoptose em consequência da suprarregulação de diversas proteínas que intensificam a apoptose, incluindo receptores de morte (DR4/5, FAS e seus ligantes), e infrarregulação das proteínas que inibem a apoptose (p. ex., inibidor da apoptose ligado ao X [XIAP, do inglês *X-linked inhibitor of apoptosis*]); suprarregulação de proteínas que inibem a progressão do ciclo celular (p. ex., p21Cip1/Waf1); inibição do reparo do DNA e geração de ROS, resultando em aumento do dano ao DNA; e perda da integridade da proteína chaperona HSP90.

Esforços também estão sendo feitos para modular outros processos epigenéticos, como reversão da hipermetilação de ilhas de CpG, que caracteriza muitas neoplasias malignas. Os fármacos que induzem a desmetilação do DNA, como a 5-aza-2′-desoxicitidina, podem resultar na recuperação da expressão dos genes silenciados das células neoplásicas, com restabelecimento de sua função, e a 5-aza-2′-desoxicitidina está aprovada para uso na síndrome mielodisplásica. Entretanto, a 5-aza-2′-desoxicitidina apresenta solubilidade aquosa limitada e provoca mielossupressão, limitando a sua utilidade. Outros inibidores das DNA-metiltransferases estão em processo de desenvolvimento. Nos ensaios clínicos em andamento, os inibidores da metilação do DNA estão sendo combinados com inibidores das HDACs, com a ideia de que a reversão das alterações epigenéticas coexistentes reverterá os padrões desregulados de transcrição dos genes nas células neoplásicas.

A regulação epigenética de genes também pode ocorrer por meio de micro-RNAs ou RNAs longos não codificantes (lncRNAs, do inglês *long non-coding RNAs*). Os micro-RNAs (miRNAs) são moléculas curtas de RNA (em média, com 22 nucleotídeos de comprimento) que silenciam a expressão dos genes depois da transcrição por ligação e inibição da tradução, ou promoção da decomposição dos transcritos de mRNA. Estima-se que > 1.000 miRNAs sejam codificados no genoma humano. Cada tecido possui um repertório singular de expressão dos miRNAs, e esse padrão é alterado por mecanismos específicos para cada tipo de câncer. Correlações específicas entre a expressão de miRNAs e a biologia e o comportamento clínico do tumor continuam a surgir. Atualmente, ainda não se dispõe de terapias-alvo para miRNAs; todavia, elas representam uma área contínua de desenvolvimento de tratamento. Os lncRNAs têm mais de 200 nucleotídeos e compõem o maior grupo de RNAs não codificantes. Foi demonstrado que alguns deles são importantes na regulação gênica. O potencial de alteração desses RNAs para o benefício terapêutico constitui uma área de investigação ativa.

A homeostasia dos tecidos depende do equilíbrio entre a morte das células totalmente diferenciadas e envelhecidas ou com dano grave e sua substituição por meio da proliferação de progenitores condicionados. Os danos genéticos aos genes que regulam o crescimento das células-tronco poderiam causar resultados catastróficos ao hospedeiro como um todo. Dessa forma, os eventos genéticos que causam ativação dos oncogenes ou perda dos supressores de tumor e que poderiam estimular a proliferação celular desregulada a menos que corrigidos ativam habitualmente as vias de transdução de sinais que bloqueiam a proliferação celular aberrante. Essas vias podem levar a uma forma de morte celular programada (*apoptose*) ou à suspensão irreversível do crescimento (*senescência*). Assim como diversos sinais intracelulares e extracelulares atuam nos componentes fundamentais do ciclo celular para regular a divisão das células, esses sinais também são transmitidos a um sistema enzimático essencial que regula a morte e a sobrevivência das células.

A apoptose é um processo rigorosamente regulado, induzido por duas vias principais (Fig. 72-5). A via extrínseca da apoptose é ativada por componentes de ligação cruzada da superfamília de receptores do fator de necrose tumoral (TNF, do inglês *tumor necrosis factor*), como CD95 (Fas), e receptores de morte, DR4 e DR5, por meio dos seus ligantes, como Fas ou TRAIL (ligante indutor da apoptose relacionado com o TNF), respectivamente. Isso induz a combinação do FADD (domínio de morte associado ao Fas [do inglês *Fas-associated death domain*]) e da procaspase 8 com as moléculas do domínio de morte dos receptores. A caspase 8 é ativada e, depois, cliva e ativa as caspases 3 e 7 efetoras, que, em seguida, são direcionadas para constituintes celulares (como a DNase ativada pela caspase, proteínas do citoesqueleto e algumas proteínas reguladoras), induzindo o aspecto morfológico típico da apoptose, que os patologistas descrevem como *cariorrexe*. A via intrínseca da apoptose é iniciada pela liberação do citocromo c e do SMAC (segundo ativador mitocondrial de caspases) presentes no espaço intermembrana mitocondrial em resposta a vários estímulos deletérios, como danos ao DNA, perda da adesão à matriz extracelular (MEC), proliferação induzida por oncogenes e privação dos fatores de crescimento. Depois de ser liberado no citoplasma, o citocromo c combina-se com dATP, a procaspase 9 e a proteína adaptadora APAF-1, resultando na ativação sequencial da caspase 9 e das caspases efetoras. O SMAC liga-se e bloqueia a

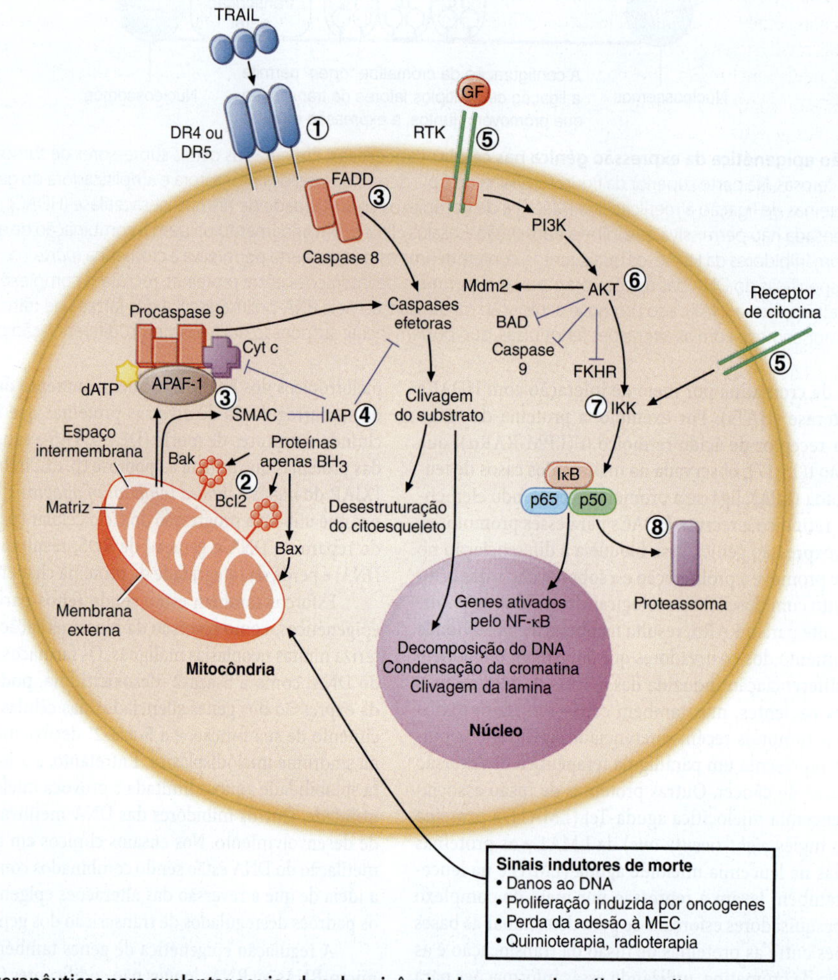

FIGURA 72-5 Estratégias terapêuticas para suplantar as vias de sobrevivência aberrantes das células malignas. ***1.*** A via extrínseca da apoptose pode ser induzida seletivamente nas células neoplásicas malignas pelo TRAIL (ligante dos receptores de morte 4 e 5) ou por anticorpos monoclonais agonistas. ***2.*** A inibição dos membros antiapoptóticos da família de Bcl-2 com oligonucleotídeos *antisense* ou inibidores do sítio de ligação BH3 estimula a formação de poros induzidos por Bak ou Bax na membrana externa das mitocôndrias. ***3.*** O silenciamento epigenético do APAF-1, da caspase 8 e de outras proteínas pode ser revertido pela utilização dos agentes desmetilantes e inibidores das histonas-desacetilase. ***4.*** As proteínas inibitórias da apoptose (IAPs) bloqueiam a ativação das caspases; os inibidores de baixo peso molecular da função da IAP (simulando a ação do ativador mitocondrial secundário das caspases [SMAC]) devem reduzir o limiar para a apoptose. ***5.*** As vias de transdução de sinais desencadeadas pela ativação dos receptores com atividade tirosina-cinase (RTKs) ou pelos receptores citocina promovem a sobrevivência das células malignas por vários mecanismos. A inibição da função do receptor por anticorpos monoclonais, como o trastuzumabe ou o cetuximabe, ou a inibição da atividade das cinases por inibidores moleculares pequenos pode bloquear essa via. ***6.*** A cinase Akt fosforila muitos reguladores da apoptose para promover a sobrevivência celular; os inibidores da Akt podem tornar as células tumorais mais suscetíveis aos sinais que induzem a apoptose; contudo, a possibilidade de ocorrerem efeitos tóxicos nas células normais pode limitar a utilidade terapêutica desses fármacos. ***7*** e ***8.*** A ativação do fator de transcrição NF-κB (composto pelas subunidades p65 e p50) ocorre quando seu inibidor (IκB) é fosforilado pela IκB-cinase (IKK), com a subsequente decomposição do IκB pelo proteassoma. A inibição da atividade da IKK deve bloquear seletivamente a ativação dos genes-alvo do NF-κB, entre os quais alguns promovem a sobrevivência das células. Os inibidores do proteassoma são aprovados pela FDA e podem funcionar parcialmente, evitando a destruição de IκB e bloqueando, assim, a localização nuclear de NF-κB. Provavelmente, o NF-κB não é o único alvo dos inibidores de proteassoma.

função das proteínas inibitórias da apoptose (IAPs, do inglês *inhibitor of apoptosis proteins*), que são reguladores negativos da ativação das caspases.

A liberação das proteínas indutoras da apoptose pelas mitocôndrias é regulada pelos componentes pró-apoptóticos e antiapoptóticos da família Bcl-2. Os componentes antiapoptóticos (p. ex., Bcl-2, Bcl-XL e Mcl-1) combinam-se com a membrana externa das mitocôndrias por meio de suas terminações carboxílicas, expondo ao citoplasma um sítio de ligação hidrofóbico composto pelos domínios homólogos 1, 2 e 3 do Bcl-2 (BH), que são cruciais à sua atividade. Perturbações dos processos fisiológicos normais em compartimentos celulares específicos levam à ativação de membros da família pró-apoptótica apenas de BH3 (p. ex., Bad, Bim, Bid, Puma, Noxa, entre outros), podendo alterar a conformação das proteínas da membrana externa, Bax e Bak, que, em seguida, sofrem oligomerização para formar poros na membrana externa da mitocôndria, resultando em liberação do citocromo c. Se as proteínas constituídas apenas por domínios BH3 forem sequestradas por Bcl-2, Bcl-XL ou Mcl-1, não haverá formação de poros, e as proteínas de indução da apoptose não serão liberadas das mitocôndrias. A razão entre os níveis dos membros antiapoptóticos da família Bcl-2 e os níveis das proteínas pró-apoptóticas apenas com BH3 na membrana da mitocôndria determina o estado de ativação da via intrínseca. Por essa razão, a mitocôndria deve ser entendida não apenas como uma organela que desempenha funções vitais no metabolismo intermediário e na fosforilação oxidativa, mas também como uma estrutura reguladora fundamental do processo apoptótico.

A evolução das células tumorais a um fenótipo mais maligno depende da aquisição de alterações genéticas que alteram as vias da apoptose e promovem a sobrevivência e a resistência das células neoplásicas aos tratamentos antitumorais. Entretanto, as células malignas podem ser mais vulneráveis que as células normais às intervenções terapêuticas que têm como alvo as vias da apoptose, das quais as células malignas dependem. Por exemplo, a hiperexpressão de Bcl-2, em consequência da translocação de t(14;18), contribui para o linfoma folicular e está altamente expressa em muitas neoplasias linfoides, incluindo leucemia linfocítica crônica (LLC). A suprarregulação da expressão de Bcl-2 também é observada em outros cânceres, incluindo cânceres de próstata, de mama e de pulmão, bem como melanoma. A ação seletiva nos componentes antiapoptóticos da família Bcl-2 foi alcançada com a identificação de vários compostos de baixo peso molecular, que se ligam aos sítios hidrofóbicos do Bcl-2 ou Bcl-XL e bloqueiam a sua capacidade de se combinar com as proteínas pró-apoptóticas que têm apenas BH3. Um inibidor mimético BH3 oral de BCL-2, o venetoclax, foi aprovado para uso em pacientes com LLC refratária com deleção de 17p e demonstrou ter atividade na leucemia mieloide aguda.

Estudos pré-clínicos dirigidos aos receptores de morte DR4 e DR5 demonstraram que o TRAIL humano recombinante solúvel ou os anticorpos monoclonais humanizados com atividade agonista contra esses receptores podem induzir a apoptose das células tumorais, ao mesmo tempo em que preservam as células normais. Os mecanismos dessa seletividade podem incluir a expressão de receptores "chamariz", ou níveis elevados de inibidores intracelulares (como a FLIP, que compete com a caspase 8 pelo FADD) pelas células normais, mas não pelas células tumorais. Em alguns estudos pré-clínicos, foi demonstrado um sinergismo entre a apoptose induzida por TRAIL e agentes quimioterápicos. No entanto, os estudos clínicos ainda não demonstraram atividade significativa de abordagens direcionadas para a via TRAIL.

Muitas das vias de transdução de sinais alteradas no câncer facilitam a sobrevivência das células tumorais (Fig. 72-5). Isso inclui a ativação da via PI3K/Akt, níveis aumentados do fator de transcrição NF-κB e silenciamento epigenético de genes, como *APAF-1* (fator de ativação de protease da apoptose 1 envolvido na ativação da caspase 9 e essencial para a apoptose) e *caspase 8*. Todas essas vias constituem alvos de agentes terapêuticos que, além de afetar a proliferação ou a expressão dos genes das células malignas, podem torná-las mais suscetíveis à apoptose e, desse modo, promover o sinergismo quando combinados com outros agentes quimioterápicos.

Algumas células tumorais resistem à apoptose induzida por fármacos indiretamente pela eliminação do estímulo nocivo indutor da apoptose por meio da expressão de um ou mais membros da família ABC (proteínas de ligação ao cassete de ATP) das bombas de efluxo dependentes de ATP, que medeiam o fenótipo de resistência a múltiplos fármacos (MDR, do inglês *multidrug-resistance*). O protótipo dessa família, a glicoproteína P (PGP) atravessa 12 vezes a membrana plasmática e apresenta dois sítios de ligação do ATP. Os fármacos hidrofóbicos (p. ex., antraciclinas e alcaloides da vinca) são reconhecidos pela PGP à medida que entram nas células e são bombeados para fora. Diversos estudos clínicos não conseguiram demonstrar que a resistência aos fármacos pode ser superada pela utilização dos inibidores da PGP. Entretanto, os transportadores ABC têm diferentes especificidades de substratos, e a inibição de um único componente dessa família pode não ser suficiente para suplantar o fenótipo de MDR. Os esforços para reverter a resistência terapêutica mediada pela PGP continuam.

As células, incluindo as do câncer, também podem sofrer outros mecanismos de morte celular, incluindo *autofagia* (degradação de proteínas e organelas por proteases lisossômicas) e *necrose* (digestão de componentes celulares e ruptura da membrana celular). A necrose costuma ocorrer em resposta a forças externas que resultam em liberação de componentes celulares, levando à inflamação e a dano aos tecidos circundantes. Embora se acreditasse que a necrose não era programada, as evidências atuais sugerem que pelo menos alguns aspectos podem ser programados. O papel exato da necrose na morte de células tumorais em várias situações ainda não foi determinado. Além de seu papel na morte celular, a autofagia pode servir como mecanismo homeostático para promover a sobrevida celular por meio da reciclagem de componentes celulares para fornecimento da energia necessária. Os mecanismos que controlam o equilíbrio entre melhorar a sobrevivência *versus* levar à morte celular ainda não foram completamente compreendidos. A autofagia parece ter papéis conflitantes no desenvolvimento e na sobrevivência do câncer. No início da carcinogênese, ela pode agir como supressor de tumor por impedir que a célula acumule proteínas e organelas anormais. No entanto, em tumores estabelecidos, ela pode servir como mecanismo de sobrevivência para as células neoplásicas quando elas estiverem estressadas por danos, como a quimioterapia. Estudos pré-clínicos indicaram que a inibição desse processo pode aumentar a sensibilidade das células cancerosas à quimioterapia ou à radioterapia, e ensaios clínicos em andamento estão avaliando inibidores da autofagia em combinação com quimio e/ou radioterapia. É necessária uma melhor compreensão dos fatores que controlam a promoção de sobrevida *versus* a indução de morte pela autofagia para saber como manipular seu benefício terapêutico.

METÁSTASES

O processo metastático é responsável pela grande maioria das mortes por tumores sólidos, de modo que é fundamental ter uma compreensão desse processo para melhorar a sobrevida de pacientes com câncer. A biologia das metástases é complexa e necessita de múltiplas etapas. A etapa inicial envolve a migração e a invasão das células através da MEC. Os três componentes principais da invasão dos tecidos são a adesão das células à membrana basal, a proteólise localizada da membrana e a passagem da célula pela fenda da membrana e pela MEC. As células que perdem contato com a MEC normalmente sofrem morte celular programada (anoikis-apoptose induzida pela perda de contato), e esse processo precisa ser suprimido nas células que metastatizam. Outro processo importante para a ocorrência de metástase de muitas células de câncer epitelial, mas não necessariamente todas, é a transição epitelial para mesenquimal (TEM). Esse é um processo pelo qual as células perdem suas propriedades epiteliais e ganham propriedades mesenquimais. Isso normalmente ocorre durante o processo de desenvolvimento em embriões, permitindo que as células migrem para seus destinos apropriados no embrião. Isso também ocorre na cicatrização de feridas, na regeneração tecidual e nas reações fibróticas, porém, em todos esses processos, as células param de proliferar quando estes estão completos. As células malignas que metastatizam sofrem TEM como uma etapa importante no processo, mas permanecem com a capacidade de proliferação desregulada. Entretanto, há evidências de que nem todas as células neoplásicas que metastatizam exigem TEM, e o papel exato da TEM em diferentes células neoplásicas que metastatizam ainda deve ser elucidado. As células malignas que conseguem ter acesso à circulação precisam repetir esses passos em um local mais distante, encontrar um nicho hospitaleiro em um tecido estranho, evitar a sua detecção e eliminação pelas defesas do hospedeiro, incluindo o sistema imune, e induzir o crescimento de novos vasos sanguíneos. Algumas células metastáticas ocorrem na forma de aglomerados oligoclonais, que parecem ser mais potentes no estabelecimento de metástases do que células isoladas, talvez, em parte, devido a efeitos diferenciais e cooperativos na evasão das defesas do hospedeiro. A etapa limitante de velocidade para as metástases é a capacidade de sobrevivência e expansão das células tumorais no novo microambiente do foco metastático, e uma variedade de interações entre hospedeiro e tumor determina o resultado final (Fig. 72-6). Poucos fármacos foram desenvolvidos visando diretamente ao processo de metástase, em parte porque os detalhes das etapas fundamentais

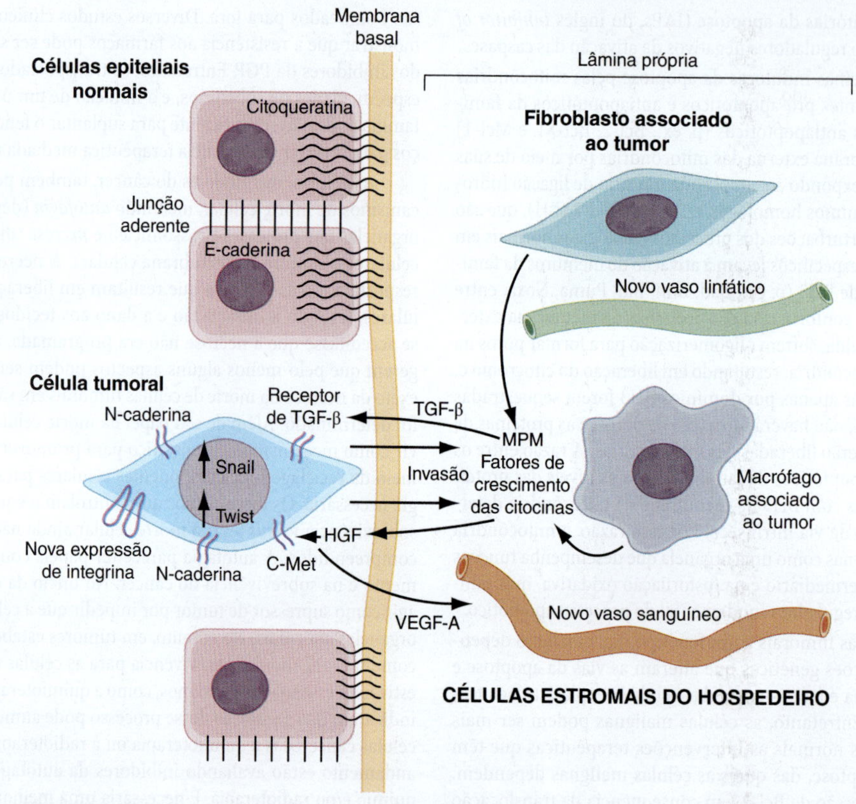

FIGURA 72-6 Vias de sinalização de oncogenes são ativadas durante a progressão tumoral e promovem o potencial metastático. Esta figura mostra uma célula metastática que sofreu transição epitelial para mesenquimal (TEM) sob influência de diversos sinais ambientais. Os componentes fundamentais são as vias do fator de crescimento transformador β (TGF-β) ativado e do fator de crescimento dos hepatócitos (HGF)/c-Met, além das alterações da expressão das moléculas de adesão que medeiam as interações entre as células e entre elas e a matriz extracelular. As alterações importantes da expressão gênica são mediadas pela família Snail e Twist de repressores transcricionais (cuja expressão é induzida pelas vias oncogênicas), resultando na expressão reduzida da E-caderina, um componente essencial das junções aderentes entre as células epiteliais. Isso, somado à suprarregulação da N-caderina, a uma alteração do padrão de expressão das integrinas (que medeiam as inter-relações entre células e matriz celular, que são importantes para a mobilidade das células) e ao desvio na expressão dos filamentos intermediários da citoqueratina para a vimentina, resulta na alteração fenotípica das células epiteliais aderentes e altamente organizadas para células móveis e invasivas com morfologia de fibroblastos ou mesenquimal. A TEM parece ser uma etapa importante que leva às metástases em alguns cânceres humanos. As células estromais do hospedeiro, inclusive os fibroblastos e os macrófagos associados ao tumor, desempenham um papel importante na modulação do comportamento das células tumorais em razão da secreção de fatores de crescimento, bem como de citocinas pró-angiogênicas e metaloproteinases matriciais (MPM) que degradam a membrana basal. Os VEGFs A, C e D são produzidos pelas células tumorais e estromais em resposta à hipoxemia ou aos sinais oncogênicos e induzem a formação de novos vasos sanguíneos e linfáticos, por meio dos quais as células tumorais produzem metástases para linfonodos ou outros tecidos. VEGF, fator de crescimento do endotélio vascular.

do processo que seriam bons alvos para os fármacos ainda não foram identificados. No entanto, vários alvos potenciais são conhecidos. O HER2 pode aumentar o potencial metastático das células do câncer de mama e, conforme discutido anteriormente, o anticorpo monoclonal trastuzumabe, direcionado para o HER2, melhora a sobrevida como adjuvante em pacientes com câncer de mama HER2-positivo. Vários outros alvos potenciais que aumentam o potencial metastático das células em estudos pré-clínicos incluem HIF-1 e 2, fatores de transcrição induzidos por hipoxia dentro dos tumores, fatores de crescimento (p. ex., cMET e VEGFR), oncogenes (p. ex., SRC), moléculas de adesão (p. ex., cinase de adesão focal [FAK, do inglês *focal adhesion kinase*]), proteínas da MEC (p. ex., metaloproteinases matriciais 1 e 2) e moléculas inflamatórias (p. ex., COX-2).

O fenótipo metastático provavelmente se limita a uma porcentagem das células tumorais (Fig. 72-6). Diversas alterações genéticas e epigenéticas são necessárias para que as células neoplásicas sejam capazes de metastatizar, incluindo ativação de genes promotores de metástases e a inibição de genes que suprimem a capacidade de metastatizar. Tendo em vista o papel dos micro-RNAs no controle da expressão gênica (ver seção sobre epigenética), incluindo aqueles fundamentais para o processo metastático, esforços estão sendo feitos para modulá-los, de modo a tentar inibir as metástases. As células com capacidade metastática frequentemente expressam receptores de quimiocinas, que parecem ser importantes no processo metastático. Vários candidatos a genes supressores de metástases foram identificados, incluindo genes que codificam proteínas que aumentam a apoptose, suprimem a divisão celular, estão envolvidos nas interações celulares entre si ou na MEC ou suprimem a migração celular. A perda de função desses genes aumenta o potencial metastático. O perfil de expressão gênica está sendo utilizado para estudar o processo metastático e outras propriedades das células tumorais que podem prever sua suscetibilidade.

Um exemplo da capacidade das células malignas de sobreviver e crescer em um microambiente novo é o das metástases ósseas. As metástases ósseas são extremamente dolorosas, provocam fraturas dos ossos que sustentam peso, podem causar hipercalcemia e estão entre as principais causas de morbidade de pacientes com câncer. Os osteoclastos e seus precursores derivados dos monócitos expressam o receptor de superfície RANK (ativador do receptor do NF-κB), que é necessário à diferenciação terminal e à ativação dos osteoclastos. Os osteoblastos e outras células estromais expressam o ligante de RANK (RANKL), tanto em sua forma ligada à membrana quanto como citocina solúvel. A osteoprotegerina (OPG), um receptor solúvel para o RANKL produzido pelas células estromais, funciona como receptor "chamariz", levando à inibição da ativação de RANK. O equilíbrio relativo entre o RANKL e a OPG determina o estado de ativação do RANK nos osteoclastos. Muitos tumores aumentam a atividade osteoclástica por meio da secreção de substâncias, como o paratormônio (PTH), o peptídeo relacionado com o PTH, a interleucina (IL) 1 ou o Mip1, que alteram o equilíbrio homeostático da remodelação óssea e aumentam a sinalização do RANK. Um exemplo é o mieloma múltiplo, no qual as interações entre as células tumorais e estromais ativam os osteoclastos e inibem os osteoblastos, resultando no desenvolvimento de várias lesões osteolíticas. A inibição do RANKL por um anticorpo (denosumabe) pode impedir ainda mais a destruição óssea. Os bisfosfonatos também são inibidores eficazes da função osteoclástica e são utilizados no tratamento dos pacientes com câncer e metástases ósseas.

CÉLULAS-TRONCO MALIGNAS

Os tecidos normais possuem células-tronco com capacidade de autorrenovação e reparo do tecido danificado, mas a maioria das células nos tecidos normais carece dessa capacidade. De modo semelhante, apenas uma porcentagem pequena das células tumorais é capaz de iniciar colônias *in vitro* ou formar tumores com grande eficiência, quando injetadas em camundongos NOD/SCID imunocomprometidos. Por exemplo, LMA e LMC possuem uma pequena população de células (estimada em < 1%) que exibem as propriedades das células-tronco, como autorrenovação ilimitada e capacidade de causar leucemia quando transplantadas de maneira seriada em camundongos. Essas células possuem um fenótipo indiferenciado (Thy1–CD34+CD38– e não expressam outros marcadores da diferenciação) e assemelham-se às células-tronco normais em muitos aspectos, porém não estão mais sob controle homeostático (Fig. 72-7). Tumores sólidos também podem conter algumas células-tronco. Ainda não se sabe com que frequência podem surgir cânceres dentro de uma população de células-tronco. Assim como ocorre com seus correspondentes normais, as células-tronco malignas têm capacidade proliferativa ilimitada e, paradoxalmente, realizam o ciclo celular em uma taxa muito lenta; o crescimento do câncer é atribuído principalmente à expansão do *pool* de células-tronco, à proliferação desregulada de uma população em crescimento e à falha das vias da apoptose (Fig. 72-7). A progressão lenta do ciclo celular e os níveis altos de expressão dos membros antiapoptóticos da família Bcl-2 e das bombas de efluxo dos fármacos da família MDR tornam as células-tronco menos suscetíveis à quimioterapia ou à radioterapia antineoplásica. De acordo com essa hipótese das células-tronco do câncer, está implícita a noção de que a incapacidade de curar muitos cânceres humanos é decorrente do fato de que os agentes terapêuticos atuais não destroem essas células. A identificação e o isolamento de células-tronco neoplásicas possibilitarão a determinação das vias de sinalização aberrantes que diferenciam essas células das células-tronco dos tecidos normais. Essas células devem servir de alvos terapêuticos potenciais. As evidências de que células com propriedades de células-tronco podem surgir de outras células epiteliais dentro do câncer por processos como a TEM também implicam que é essencial o tratamento de todas as células malignas, e não apenas daquelas que já têm propriedades semelhantes às células-tronco, de modo a eliminar a população autorregenerativa de células malignas. A natureza exata das células-tronco malignas continua sendo uma área de investigação. Uma das questões sem resposta é a origem exata das células-tronco malignas dos diferentes tipos de câncer.

PLASTICIDADE E RESISTÊNCIA

As células malignas e, especialmente, as células-tronco têm capacidade de plasticidade significativa, permitindo que elas alterem múltiplos aspectos da biologia celular em resposta a fatores externos (p. ex., quimioterapia, radioterapia, inflamação, resposta imune). Além disso, a heterogeneidade entre os diferentes clones de células dentro da população tumoral e suas interações entre si e o microambiente tumoral fornecem ao tumor uma capacidade de plasticidade significativa para lidar com estresses internos e externos. Assim, o principal problema na terapia do câncer é que as neoplasias têm um amplo espectro de mecanismos de resistência inicial e adaptativa aos tratamentos. Esses mecanismos incluem inibição do fornecimento de fármacos às células neoplásicas, bloqueio da captação dos fármacos e sua retenção, aumento do metabolismo dos fármacos, alteração dos níveis das proteínas-alvo, tornando-as menos sensíveis aos fármacos, aquisição de mutações em proteínas-alvo, levando à perda de sua sensibilidade ao

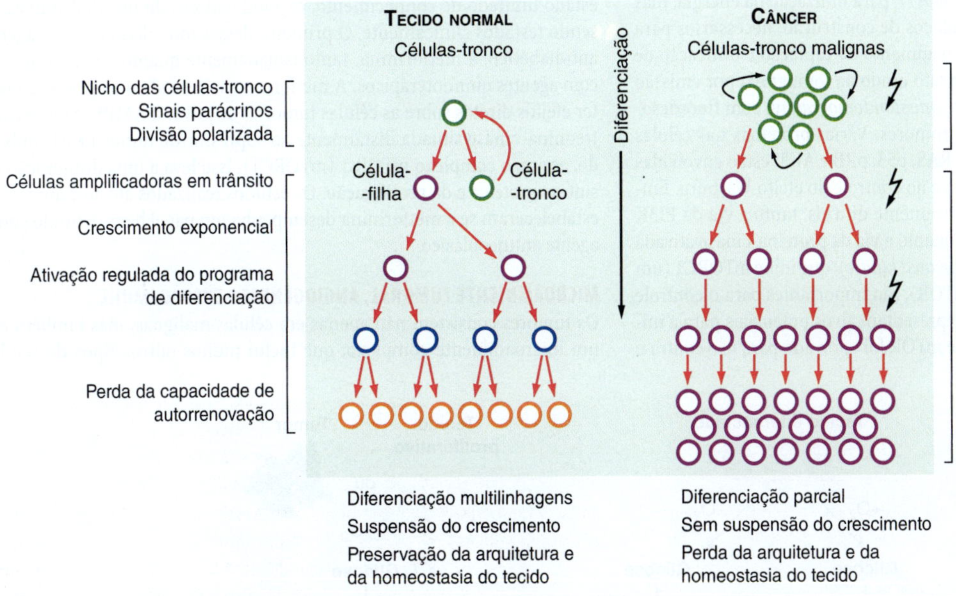

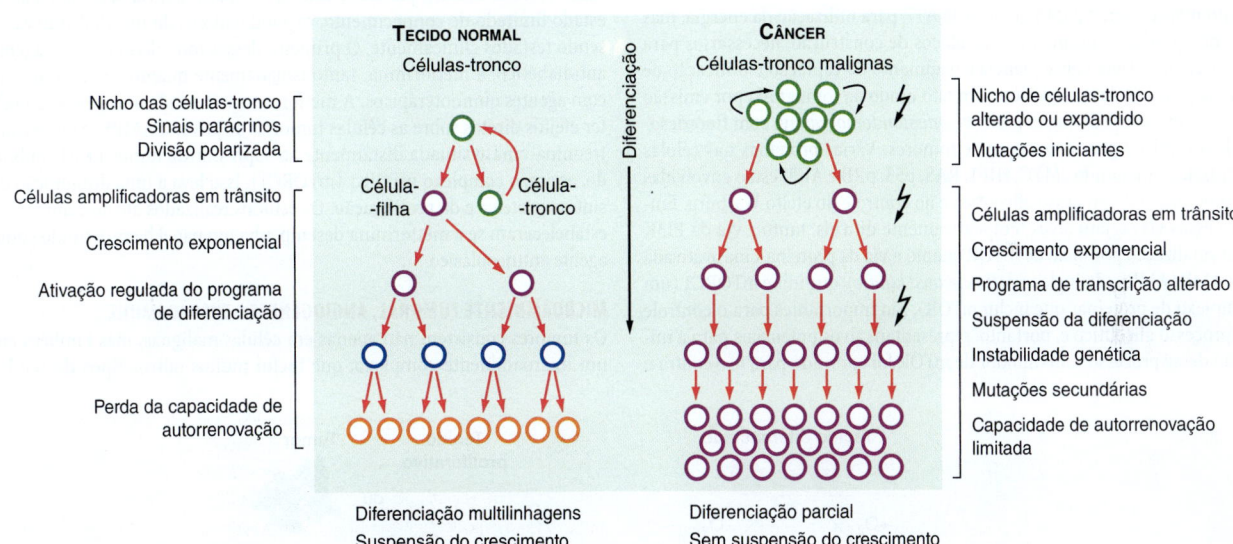

FIGURA 72-7 As células-tronco malignas desempenham funções fundamentais na iniciação, na progressão e na resistência ao tratamento das neoplasias malignas. Nos tecidos normais (*à esquerda*), a homeostasia é mantida pela divisão assimétrica das células-tronco, que resulta em uma célula que se diferencia e outra que mantém o reservatório de células-tronco. Isso ocorre dentro de nichos altamente específicos para cada tecido, como na aposição direta com os osteoblastos da medula óssea, ou na base das criptas do cólon. Nesse caso, os sinais parácrinos emitidos pelas células estromais, como os ligantes sonic hedgehog ou Notch, e a suprarregulação da catenina β e da telomerase ajudam a manter as características das células-tronco de autorrenovação ilimitada, ao mesmo tempo em que impedem a diferenciação ou a morte celular. Isso é atribuído, em parte, à suprarregulação do repressor transcricional Bmi-1 e à inibição das vias do p16^{Ink4a}/ARF e da p53. As células-filhas deixam o nicho da célula-tronco e entram em uma fase proliferativa (conhecida como *amplificadora transitória*) por um número determinado de divisões celulares, durante as quais um programa de desenvolvimento é ativado e, por fim, formam-se células totalmente diferenciadas sem potencial de proliferação. A renovação do reservatório celular é igual ao número de células mortas, de modo que a homeostasia é mantida. Nesse sistema hierárquico, apenas as células-tronco têm vida longa. A hipótese é de que os cânceres possuam células-tronco que representam uma fração pequena (i.e., 0,001-1%) do total de células malignas. Essas células compartilham várias características das células-tronco normais, como o fenótipo indiferenciado, o potencial de autorrenovação ilimitado e uma capacidade de desenvolver algum grau de diferenciação; contudo, em razão das mutações iniciadoras (as mutações estão assinaladas pelas setas em formato de raio), elas deixam de ser reguladas pelos estímulos ambientais. O reservatório de células-tronco malignas é ampliado, e as células descendentes em proliferação rápida, em razão de mutações adicionais, podem adquirir as propriedades das células-tronco, embora a maior parte dessa população pareça ter uma capacidade proliferativa limitada. Os programas de diferenciação são disfuncionais em razão da reprogramação do padrão de transcrição gênica pelas vias de sinalização dos oncogenes. Entre a população de células malignas amplificadoras transitórias, a instabilidade genômica gera aneuploidia e heterogeneidade clonal à medida que as células adquirem um fenótipo totalmente maligno com potencial metastático. Essa hipótese das células-tronco malignas originou o conceito de que os tratamentos antineoplásicos atuais podem ser efetivos na destruição da maior parte das células tumorais, mas não das células-tronco malignas, resultando em recidiva do tumor ou na progressão da doença. Hoje, existem estudos em andamento visando identificar as características moleculares singulares das células-tronco malignas que possam permitir seu bloqueio por novos agentes terapêuticos.

fármaco, modificação do metabolismo e das vias de sinalização celular, uso de vias alternativas de sinalização, ajuste do processo de replicação celular, incluindo mecanismos pelos quais a célula lida com o dano ao DNA, inibição da apoptose e evasão do sistema imune. Assim, a maioria dos cânceres metastáticos (exceto aqueles curáveis com quimioterapias, como os tumores de células germinativas) acaba se tornando resistente à terapia usada. Vencer essa resistência é uma importante área de pesquisa.

METABOLISMO DO CÂNCER

Uma das características que diferenciam as células neoplásicas é que elas apresentam um metabolismo alterado, em comparação com as células normais, para sustentar a sua sobrevivência, as suas altas taxas de proliferação e a sua capacidade de metastatizar. Os estudos que avaliam as diferenças metabólicas entre células normais e malignas são complicados pela existência de uma heterogeneidade no metabolismo entre as diferentes células que compõem um câncer. As células malignas devem concentrar uma fração significativa de seus recursos energéticos na síntese de proteínas e outras moléculas (blocos de construção necessários para a produção de novas células), enquanto mantêm ainda uma produção de ATP suficiente para a sua sobrevivência e crescimento. Embora as células normais em proliferação também tenham necessidades semelhantes, existem diferenças na maneira como as células malignas metabolizam a glicose e vários outros compostos, incluindo o aminoácido glutamina, em parte devido a alterações genéticas e epigenéticas dentro das células neoplásicas, mas também provavelmente devido a diferenças no ambiente das células neoplásicas e das células normais. Muitas células neoplásicas utilizam a glicólise aeróbica (o efeito Warburg) (Fig. 72-8) para metabolizar a glicose, resultando em aumento na produção de ácido láctico, ao passo que as células normais usam a fosforilação oxidativa nas mitocôndrias em condições aeróbicas, um processo muito mais eficiente para a geração de ATP para utilização da energia, mas que não produz o mesmo nível de blocos de construção, necessários para novas células. Uma consequência é o aumento da captação e utilização de glicose pelas células neoplásicas, um fato usado na tomografia por emissão de pósitrons (PET, do inglês *positron emission tomography*) com fluordesoxiglicose (FDG) para a detecção de tumores. Várias proteínas nas células neoplásicas, incluindo cMYC, HIF1, RAS, p53, pRB e AKT, estão envolvidas na modulação do processo glicolítico e no controle do efeito Warburg. Embora essas vias sejam alvos terapeuticamente difíceis, tanto a via da PI3K com sinalização por meio de mTOR quanto a via da proteína-cinase ativada por AMP (AMPK, do inglês *AMP-activated kinase*), que inibe mTORC1 (um complexo de proteínas que inclui mTOR), são importantes para o controle do processo glicolítico e, portanto, representam alvos potenciais para a inibição desse processo. Um inibidor de mTOR foi aprovado para uso contra o CCR (tensirolimo), ao passo que outro inibidor (everolimo) apresenta atividade contra os cânceres de mama e neuroendócrino e CCR. Outros inibidores de mTOR estão em fase de ensaios clínicos, e moduladores da AMPK estão sendo investigados. A utilização ineficiente da glicose pelas células malignas também leva a uma necessidade de vias metabólicas alternativas para outros compostos – um deles é a glutamina. Da mesma forma que a glicose, isso fornece uma fonte para moléculas estruturais e produção de energia. À semelhança da glicose, a glutamina também é usada de modo ineficiente pelas células neoplásicas. As células malignas também podem captar nutrientes liberados pelas células e tecidos adjacentes, aumentando a complexidade da inibição terapêutica bem-sucedida do metabolismo no câncer.

Ocorrem mutações em genes envolvidos no processo metastático em vários cânceres. Entre as mais frequentemente encontradas estão mutações nos isocitratos-desidrogenase 1 e 2 (IDH1 e IDH2). São mais comumente observadas em gliomas, nas LMAs e nos colangiocarcinomas intra-hepáticos. Essas mutações levam à produção de um oncometabólito (2-hidroxiglutarato [2HG]), em vez do produto normal α-cetoglutarato. Apesar de os mecanismos exatos da oncogênese pelo 2HG ainda estarem sendo elucidados, o α-cetoglutarato é um cofator importante para diversas dioxigenases envolvidas no controle da metilação do DNA. O 2HG pode agir como inibidor competitivo do α-cetoglutarato, levando a alterações no estado de metilação (primariamente hipermetilação) de genes (resultando em alterações epigenéticas) que podem ter efeitos profundos em vários processos celulares, incluindo a diferenciação. Inibidores de IDH1 e IDH2 mutantes foram aprovados para o tratamento da LMA mutante IDH e estão em fase de ensaios clínicos para glioblastomas e colangiocarcinomas.

Há muito a ser aprendido sobre as diferenças específicas no metabolismo entre células neoplásicas e células normais; todavia, mesmo no atual estado limitado de conhecimento, os moduladores do metabolismo estão sendo testados clinicamente. O primeiro desses moduladores é um agente antidiabético, a metformina, tanto isoladamente quanto em combinação com agentes quimioterápicos. A metformina inibe a gliconeogênese e pode ter efeitos diretos sobre as células tumorais ao ativar a AMPK, uma serina/treonina-cinase situada distalmente ao supressor de tumor LKB1, inibindo, assim, o complexo mTOR 1 (mTORC1). Isso leva a uma diminuição da síntese proteica e da proliferação. Os estudos realizados até hoje ainda não estabeleceram se a metformina desempenha um papel bem-definido como agente antineoplásico.

MICROAMBIENTE TUMORAL, ANGIOGÊNESE E EVASÃO IMUNE

Os tumores consistem não apenas em células malignas, mas também em um microambiente complexo, que inclui muitos outros tipos de células

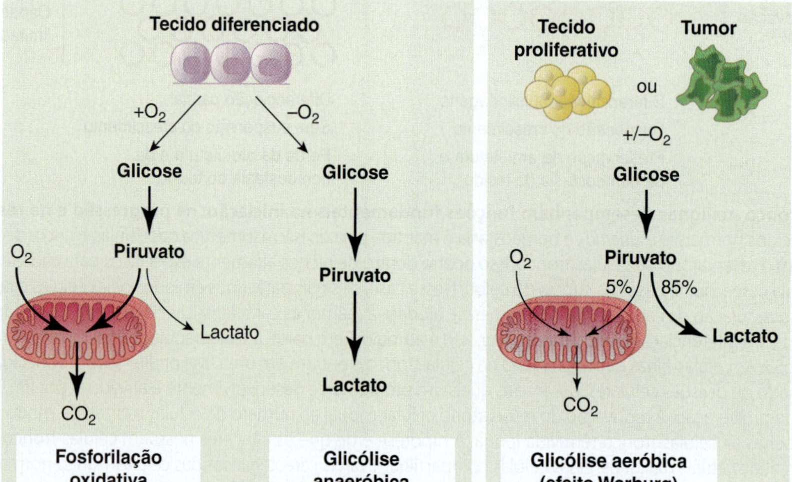

FIGURA 72-8 **Efeito Warburg *versus* fosforilação oxidativa.** Em grande parte dos tecidos normais, a vasta maioria das células é diferenciada e dedicada a uma função particular dentro do órgão em que se encontra. As necessidades metabólicas são principalmente de energia, e não a construção de partes de novas células. Nesses tecidos, o ATP é gerado por fosforilação oxidativa, que gera, de maneira eficiente, cerca de 36 moléculas de ATP para cada molécula de glicose metabolizada. Por outro lado, os tecidos tumorais proliferativos, principalmente em situações de hipoxia, uma condição típica dentro de tumores, usam a glicólise aeróbica para gerar energia para a sobrevivência celular e produção de blocos de construção para novas células.

(incluindo linfócitos, macrófagos, células mieloides, outras células inflamatórias, fibroblastos e células adiposas), MEC, fatores secretados (incluindo fatores de crescimento e hormônios), espécies reativas de oxigênio e nitrogênio, fatores mecânicos, vasos sanguíneos e linfáticos. Esse microambiente não é estático; ele é dinâmico e está em evolução constante. A complexidade e a natureza dinâmica do microambiente aumentam a dificuldade para tratar tumores. O microambiente pode contribuir para a resistência às terapias antineoplásicas por meio de vários mecanismos.

OBESIDADE E CÂNCER

Evidências significativas ligam a obesidade e o aumento do risco de desenvolver certos tipos de câncer, como cânceres de mama pós-menopausa, colorretais, de ovário, endométrio, esôfago, vesícula biliar, tireoide e rim, entre outros. Os mecanismos responsáveis por esse risco são menos certos. Conforme assinalado anteriormente, o câncer surge em um ambiente com múltiplos fatores, muitos dos quais podem estimular a proliferação celular. A obesidade afeta uma variedade de fatores, incluindo fatores hormonais, alteração do metabolismo (particularmente do metabolismo adiposo) e mediadores da resposta inflamatória, que podem ter impacto no desenvolvimento de neoplasia maligna. A obesidade está associada a uma série de alterações hormonais, como níveis elevados de insulina, glucagon e leptina, que podem estimular o crescimento das células. Isso também leva à resistência à insulina, o que pode contribuir para o desenvolvimento de células cancerosas, em parte pelo aumento dos níveis de fator de crescimento semelhante à insulina 1 (IGF-1, do inglês *insulin-like growth factor-1*). A obesidade também leva a alterações do tecido adiposo, incluindo metabolismo de ácidos graxos, com produção de compostos importantes para o metabolismo energético, bem como para a função da membrana nas células que podem contribuir para o processo carcinogênico. A obesidade contribui para um ambiente inflamatório de diversas maneiras, incluindo níveis aumentados de proteínas inflamatórias, como IL-6 e TNF-α. Em termos de impacto na sobrevida do indivíduo com câncer, dados obtidos principalmente do câncer de mama sugerem que a obesidade está associada a uma diminuição da sobrevida, devido, pelo menos em parte, ao impacto da obesidade sobre fatores hormonais no desenvolvimento de certos tipos de câncer de mama, embora isso possa ser limitado a determinados subgrupos de pacientes com câncer de mama. Alguns estudos sugeriram, paradoxalmente, que a obesidade pode estar associada a uma melhora da sobrevida em alguns pacientes, como aqueles com câncer colorretal em estágio avançado. Evidentemente, a biologia da associação entre obesidade e câncer e o seu impacto no desfecho da doença é complexa, e são necessários estudos adicionais para definir melhor os mecanismos envolvidos.

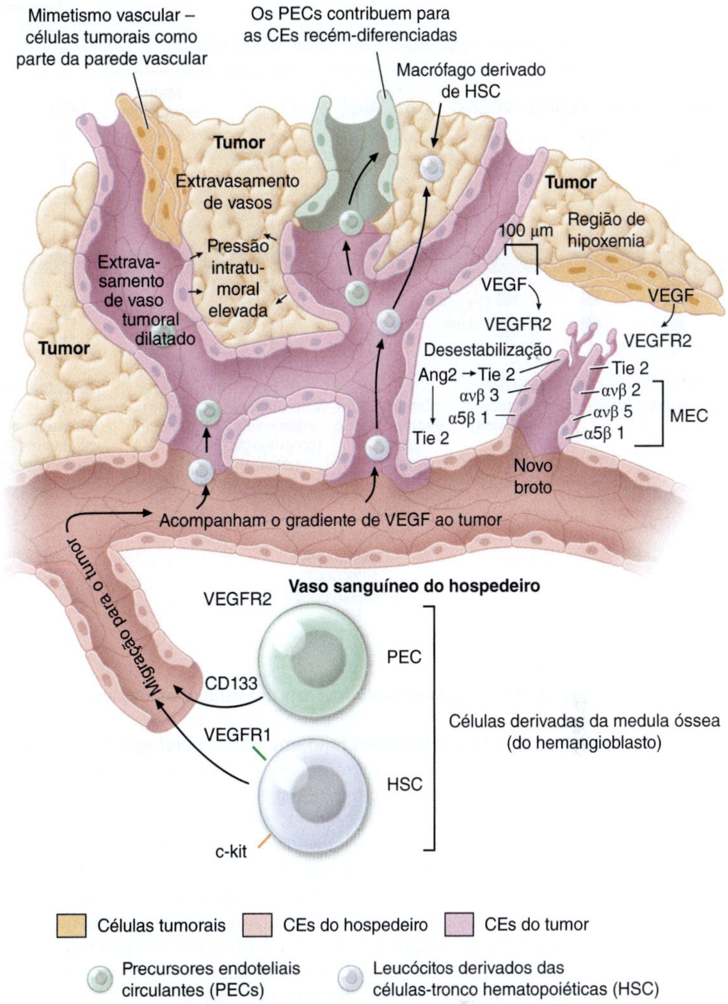

FIGURA 72-9 A angiogênese tumoral é um processo complexo que envolve vários tipos celulares que precisam proliferar, migrar, invadir e se diferenciar em resposta aos sinais produzidos no microambiente do tumor. As células endoteliais (CEs) brotam dos vasos sanguíneos do hospedeiro em resposta ao fator de crescimento do endotélio vascular (VEGF), ao fator de crescimento fibroblástico básico (bFGF), à angiopoietina 2 (Ang2) e a outros estímulos pró-angiogênicos. O brotamento é estimulado por interações VEGF/VEGFR2, Ang2/Tie-2 e integrina/matriz extracelular (MEC). Os precursores endoteliais circulantes (PECs) derivados da medula óssea migram para o tumor em resposta ao VEGF e diferenciam-se em CEs, ao passo que as células-tronco hematopoiéticas se diferenciam em leucócitos, inclusive macrófagos associados ao tumor, que secretam fatores de crescimento angiogênicos e produzem metaloproteinases matriciais (MPMs), que remodelam a MEC e liberam fatores de crescimento associados. As próprias células tumorais podem formar diretamente algumas partes dos canais vasculares intratumorais. O padrão de formação vascular é aleatório: os vasos são tortuosos, dilatados, permeáveis e ramificados em várias configurações. Isso leva à irrigação sanguínea desigual dentro do tumor, com áreas de acidose e hipoxemia, que estimulam a liberação dos fatores angiogênicos, e pressões intratumorais altas, que dificultam o acesso dos agentes antineoplásicos.

MECANISMOS DA FORMAÇÃO DOS VASOS TUMORAIS

Um dos elementos fundamentais da proliferação de células tumorais é o fornecimento de oxigênio, nutrientes e fatores circulantes importantes para o crescimento e a sobrevivência. Assim, um elemento crítico no crescimento de tumores primários e na formação de sítios metastáticos é o *acionador angiogênico*: a capacidade do tumor de promover a formação de novos vasos sanguíneos, incluindo o recrutamento de células endoteliais (CEs) vasculares. A alternância angiogênica é uma fase do desenvolvimento tumoral na qual o equilíbrio dinâmico entre os fatores pró-angiogênicos e antiangiogênicos está desviado para a formação vascular, em virtude dos efeitos do tumor sobre o seu ambiente imediato. Entre os estímulos para a angiogênese tumoral estão a hipoxemia, a inflamação e as lesões genéticas dos oncogenes ou supressores de tumor, que alteram a expressão dos genes das células malignas. A angiogênese consiste em várias etapas, como a estimulação das CEs pelos fatores de crescimento, a decomposição da MEC pelas proteases, a proliferação e a migração de CEs para dentro do tumor e, por fim, a formação dos novos tubos capilares.

Os tumores utilizam alguns mecanismos para desenvolver sua vascularização e subverter os processos angiogênicos normais para atender às suas necessidades (Fig. 72-9). Em alguns casos, as células tumorais primárias ou metastáticas desenvolvem-se nas proximidades dos vasos sanguíneos do hospedeiro e proliferam ao redor deles, parasitando os nutrientes por cooptação da irrigação sanguínea local. Entretanto, a maioria dos vasos sanguíneos tumorais origina-se pelo processo de brotamento, em que os tumores secretam moléculas angiogênicas tróficas, das quais as mais potentes são os VEGFs, que induzem a proliferação e a migração das CEs do hospedeiro para dentro do tumor. O brotamento na angiogênese normal e patogênica é regulado por três famílias de RTKs transmembrana expressas nas CEs e seus ligantes (VEGFs, angiopoietinas, efrinas; Fig. 72-10), que são produzidos pelas células tumorais, pelas células inflamatórias ou pelas células do estroma no microambiente do tumor.

Os fatores induzíveis por hipoxia (HIFs, do inglês *hypoxia-inducible factors*; particularmente 1 e 2) desempenham um papel central na resposta

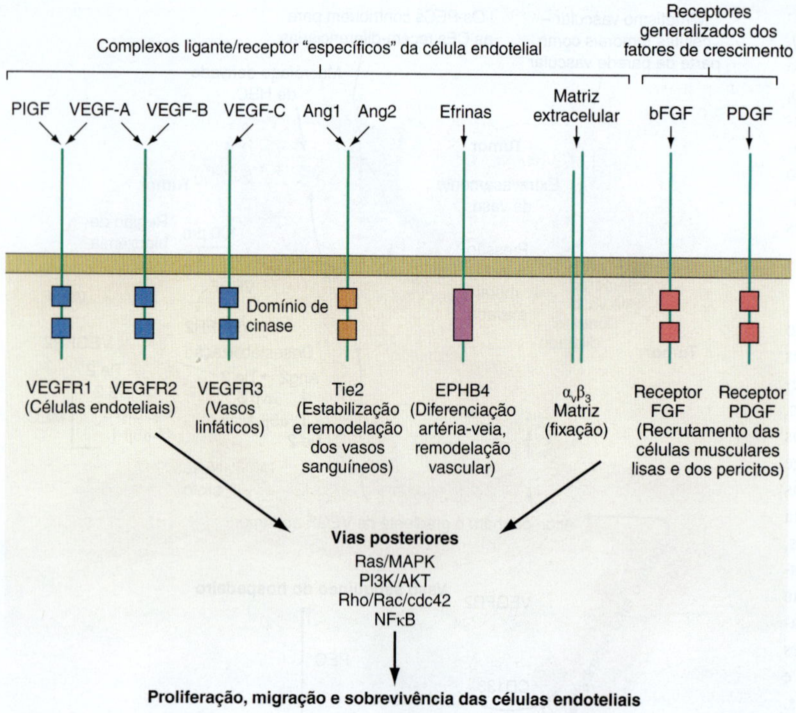

FIGURA 72-10 Determinantes moleculares fundamentais da biologia das células endoteliais. O endotélio angiogênico expressa alguns receptores que não são encontrados no endotélio em repouso. Isso inclui tirosinas-cinase receptoras (RTKs) e integrinas que se ligam à matriz extracelular e medeiam a adesão, a migração e a invasão das células endoteliais (CEs). As CEs também expressam RTKs (i.e., receptores para o fator de crescimento dos fibroblastos [FGF] e do fator de crescimento derivado das plaquetas [PDGF]), presentes em muitos outros tipos de células. As funções essenciais mediadas pelas RTKs ativadas incluem a proliferação, a migração e o prolongamento da sobrevida das CEs, bem como a regulação do recrutamento das células perivasculares, dos precursores endoteliais circulantes no sangue e das células-tronco hematopoiéticas para o tumor. A sinalização intracelular por meio das RTKs específicas das CEs utiliza componentes moleculares que, no futuro, poderão ser usados como alvos dos agentes antiangiogênicos.

angiogênica. Trata-se de fatores de transcrição que, em resposta à hipoxia, normalmente estimulam a transcrição de um grande número de genes responsivos à hipoxia, incluindo genes envolvidos no metabolismo, bem como na angiogênese. O HIF1 desempenha um papel maior na estimulação do metabolismo (glicogênese), enquanto o HIF2 desempenha um papel mais importante na angiogênese. A função proteína do HIF também pode ser potencializada de várias maneiras no câncer sem envolver a hipoxia, incluindo mutações no gene supressor de tumor de von Hippel-Lindau (uma E3 ubiquitina-ligase que controla os níveis de HIF ao direcioná-lo para degradação), como ocorre em alguns CCRs. Entre os genes estimulados pelo HIF destacam-se o VEGF e receptores de VEGF. Os VEGFs e seus receptores são necessários para a vasculogênese embrionária (desenvolvimento de novos vasos sanguíneos na ausência de vasos preexistentes) e angiogênese normal (cicatrização de feridas, formação do corpo lúteo) e patológica (angiogênese tumoral, distúrbios inflamatórios, como artrite reumatoide). O VEGF-A é uma glicoproteína de ligação à heparina e tem, no mínimo, quatro isoformas (variantes de entrelaçamento), que regulam a formação dos vasos sanguíneos por meio da ligação às RTKs conhecidas como VEGFR1 e VEGFR2, que estão expressas em todas as CEs e em um subgrupo de células hematopoiéticas (Fig. 72-9). O VEGFR2 desempenha um papel mais direto na regulação da proliferação, da migração e da sobrevivência das CEs, enquanto o VEGFR1 parece ter funções mais diferenciadas, com papel menos direto na estimulação dos processos das CEs no adulto normal (atuando até mesmo como proteína de atração para VEGFA para diminuir a ligação do VEGFR2), porém com importantes efeitos durante a embriogênese e a angiogênese tumoral. Os vasos tumorais podem ser mais dependentes dos sinais do VEGFR para seu crescimento e sua sobrevivência do que as CEs normais.

Embora a sinalização do VEGF seja um iniciador fundamental da angiogênese, trata-se de um processo complexo, regulado por outras vias de sinalização (Fig. 72-10). A angiopoietina (Ang1) produzida pelas células estromais liga-se à RTK Tie2 das CEs e promove a interação dessas células com a MEC e as células perivasculares, como os pericitos e as células musculares lisas, para formar vasos sanguíneos impermeáveis e compactos. O PDGF e o fator de crescimento fibroblástico básico (bFGF, do inglês *basic fibroblast growth factor*) ajudam a recrutar essas células perivasculares. A Ang1 é necessária para a manutenção da inatividade e da estabilidade dos vasos sanguíneos maduros e impede a permeabilidade vascular normalmente induzida pelo VEGF e pelas citocinas inflamatórias.

Para que o VEGF secretado pelas células tumorais inicie o processo de brotamento dos vasos sanguíneos do hospedeiro, a estabilidade conferida pela via Ang1/Tie2 deve ser alterada; isso ocorre após a secreção da Ang2 pelas células endoteliais em processo de remodelação ativa. A Ang2 liga-se à Tie2 e é um inibidor competitivo da ação da Ang1: sob a influência da Ang2, os vasos sanguíneos preexistentes tornam-se mais sensíveis aos sinais de remodelação, com menos adesão das CEs ao estroma e às células perivasculares associadas e mais reatividade ao VEGF. Por essa razão, a Ang2 é necessária nos estágios iniciais da angiogênese tumoral para a desestabilização dos vasos sanguíneos, tornando as CEs do hospedeiro mais sensíveis aos sinais angiogênicos. Na presença de Ang2, não há estabilização pela interação Ang1/Tie2, os vasos sanguíneos tumorais são permeáveis e hemorrágicos, e as CEs têm pouca associação com o estroma subjacente. As CEs tumorais em processo de brotamento expressam níveis altos da proteína transmembrana efrina B2 e seu receptor, RTK EPH, cuja sinalização parece se somar aos sinais das angiopoietinas durante a remodelação vascular. Durante a embriogênese, os receptores da EPH estão expressos no endotélio dos vasos venosos primordiais, ao passo que o ligante transmembrana efrina B2 está expresso nas células das artérias primitivas; a expressão recíproca pode regular a diferenciação e o padrão de vascularização.

Algumas moléculas adicionais de expressão universal no hospedeiro desempenham funções fundamentais na angiogênese normal e patológica. As citocinas, as quimiocinas e os fatores de crescimento pró-angiogênicos secretados pelas células estromais ou inflamatórias têm contribuições importantes para a neovascularização, inclusive o bFGF, o fator de crescimento transformador β (TGF-β, do inglês *transforming growth factor*-β), o TNF-α e a IL-8. Ao contrário do endotélio normal, o endotélio angiogênico expressa exageradamente componentes específicos da família das integrinas e das proteínas de ligação da MEC, que são responsáveis pela adesão, pela migração e pela sobrevivência das CEs. De modo mais específico, a expressão das integrinas αvβ3, αvβ5 e α5β1 medeia a disseminação e a migração das CEs e é necessária para a angiogênese induzida pelo VEGF e bFGF, que, por sua vez, podem suprarregular a expressão das integrinas das CEs. A integrina αvβ3 combina-se fisicamente com o VEGFR2 na membrana plasmática e promove a transdução dos sinais de cada receptor para estimular a proliferação (via cinase de adesão focal, src, PI3K e outras vias) e a sobrevivência (por inibição da p53 e aumento da razão entre as expressões de Bcl-2/Bax) das CEs. Além disso, αvβ3 forma complexos de superfície celular com metaloproteinases matriciais (MPMs), proteases que necessitam de zinco para clivar proteínas da MEC, resultando em aumento da migração das CEs e liberação de fatores de crescimento de ligação da heparina, incluindo VEGF e bFGF. As moléculas de adesão das CEs podem ser suprarreguladas (i.e., por VEGF e TNF-α) ou infrarreguladas (por TGF-β); somado ao fluxo sanguíneo caótico, isso explica as interações frágeis entre os leucócitos e o endotélio dos vasos sanguíneos tumorais e pode ajudar as células malignas a escapar da vigilância imune.

Os vasos sanguíneos tumorais não são normais, pois têm arquitetura e irrigação sanguínea irregulares. Em razão do desequilíbrio dos reguladores da angiogênese, como os VEGFs e as angiopoietinas (ver adiante), os vasos tumorais são tortuosos e dilatados com diâmetros variáveis, ramificação excessiva e desvios. O fluxo sanguíneo dos tumores é variável, com áreas de hipoxemia e acidose que levam à seleção das variantes resistentes à apoptose induzida pela hipoxemia (geralmente envolvendo a perda da expressão da p53). As paredes dos vasos tumorais têm inúmeros orifícios,

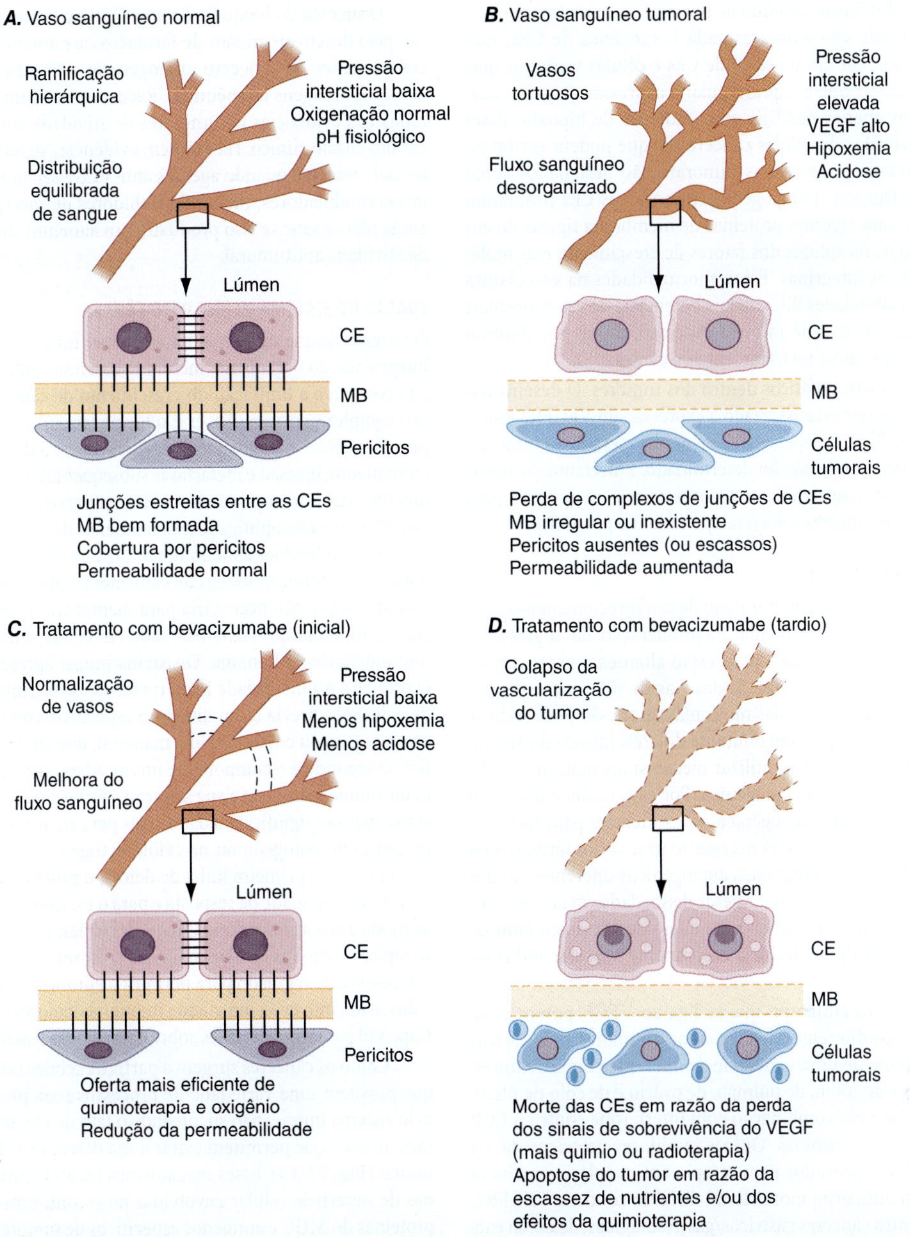

FIGURA 72-11 Normalização dos vasos sanguíneos tumorais por meio da inibição dos sinais do fator de crescimento do endotélio vascular (VEGF). ***A.*** Os vasos sanguíneos dos tecidos normais demonstram um padrão de ramificação hierárquica regular, que fornece sangue aos tecidos de forma espacial e temporalmente eficiente para atender às demandas metabólicas dos tecidos (*parte superior*). No nível microscópico, existem junções estreitas entre as células endoteliais (CEs), que estão aderidas à membrana basal (MB) espessa e uniformemente distribuída. Os pericitos formam uma camada circundante que fornece os sinais tróficos às CEs e que ajuda a manter o tônus apropriado dos vasos sanguíneos. A permeabilidade vascular é controlada, a pressão do líquido intersticial é baixa e a pressão do oxigênio e o pH situam-se nas faixas fisiológicas. ***B.*** Os tumores têm vasos sanguíneos anormais com ramificação tortuosa e ramos intercomunicantes tortuosos e irregulares, que são responsáveis pelo fluxo sanguíneo desigual com áreas de hipoxemia e acidose. Esse ambiente inóspito seleciona os eventos genéticos, que resultam em variantes tumorais resistentes, como a perda da expressão da p53. Os níveis altos do VEGF (secretado pelas células tumorais) interrompem a comunicação pelas junções comunicantes, as junções estreitas e as junções aderentes entre as CEs, em razão da fosforilação, mediada pela src, de proteínas como conexina 43, junção ocludente 1, caderina VE e cateninas α/β. Os vasos tumorais têm MBs finas e irregulares, e os pericitos são esparsos ou estão ausentes. Em conjunto, essas anormalidades moleculares resultam em vasos sanguíneos permeáveis às macromoléculas séricas, resultando em aumento da pressão intersticial intratumoral, o que pode dificultar o acesso dos fármacos às células tumorais. Isso é agravado pela ligação e pela ativação das plaquetas às áreas de MB exposta, com liberação do VEGF armazenado e formação de trombos microvasculares, que agravam as anormalidades do fluxo sanguíneo e formam regiões de hipoxemia. ***C.*** Nos modelos experimentais, o tratamento com bevacizumabe ou anticorpos bloqueadores do VEGFR2 provoca alterações da vascularização tumoral, descritas como *normalização vascular*. Durante a primeira semana de tratamento, os vasos anormais são eliminados ou podados (linhas tracejadas), resultando em um padrão de ramificação mais normal. As CEs recuperam parcialmente as características como junções intercelulares, adesão a uma MB mais normal e cobertura por pericitos. Essas alterações diminuem a permeabilidade vascular, reduzem a pressão intersticial e causam elevação transitória do fluxo sanguíneo dentro do tumor. É importante salientar que, nos modelos murinos, esse período de normalização dura apenas cerca de 5 a 6 dias. ***D.*** Depois do tratamento contínuo com anti-VEGF/VEGFR (geralmente combinado com radio ou quimioterapia), as CEs morrem, resultando na destruição das células tumorais (em razão de efeitos diretos da quimioterapia ou da escassez de irrigação sanguínea).

junções interendoteliais alargadas e membrana basal descontínua ou ausente. Isso contribui para a permeabilidade vascular exagerada desses vasos e, em combinação com a inexistência de vasos linfáticos intratumorais funcionantes, aumenta a pressão intersticial dentro dos tecidos tumorais (o que também interfere no acesso dos agentes terapêuticos ao tumor; Figs. 72-9, 72-10 e 72-11). Os vasos sanguíneos dos tumores têm um déficit de células perivasculares, como pericitos e células musculares lisas, que normalmente controlam o fluxo em resposta às demandas metabólicas dos tecidos.

Diferentemente dos vasos sanguíneos normais, o revestimento vascular dos vasos tumorais não é uma camada homogênea de CEs, mas frequentemente consiste em um mosaico de CEs e células tumorais que, devido à sua plasticidade, podem suprarregular a expressão de genes normalmente observados apenas nas CEs em condições de hipoxia. Esses canais vasculares derivados de células cancerosas, que podem ser revestidos pela MEC secretada pelas células tumorais, são designados como *mimetismo vascular*. Durante a angiogênese tumoral, as CEs proliferam intensamente e expressam algumas proteínas de membrana típicas do endotélio ativado, como os receptores dos fatores de crescimento e as moléculas de adesão, como as integrinas. Essas anormalidades na vasculatura tumoral fornecem sensibilidades diferenciais potenciais de vasos normais para abordagens com objetivo de inibir o processo, o que possibilita o uso de agentes antiangiogênicos no tratamento do câncer.

Também existem vasos linfáticos dentro dos tumores. O desenvolvimento de linfáticos tumorais está associado à expressão do VEGFR3 e seus ligantes, VEGF-C e VEGF-D. O papel desses vasos nas metástases tumorais para linfonodos regionais ainda não foi determinado. Entretanto, os níveis do VEGF-C correlacionam-se significativamente com as metástases para linfonodos regionais nos cânceres colorretal, pulmonar e prostático.

TRATAMENTO ANTIANGIOGÊNICO

Os inibidores da angiogênese atuam por meio de seu direcionamento para vias moleculares fundamentais envolvidas na proliferação, na migração e/ou na sobrevida das CEs, muitas das quais estão altamente expressas no endotélio ativado dos tumores. A inibição das vias de sinalização dependentes dos fatores de crescimento e das moléculas de adesão pode induzir a apoptose das CEs com inibição concomitante do crescimento do tumor. Os diversos tipos de tumores podem utilizar mecanismos moleculares diferentes para ativar a alternância angiogênica. Por essa razão, é duvidoso que uma única abordagem antiangiogênica seja suficiente para todos os cânceres humanos; pelo contrário, será necessário usar vários fármacos ou combinações, dependendo dos programas angiogênicos diferentes usados pelos diversos tipos de câncer humano. Apesar disso, dados experimentais indicam que, em alguns tipos de tumor, o bloqueio de um único fator de crescimento (p. ex., VEGF) pode inibir o crescimento vascular induzido pelo tumor.

O bevacizumabe, um anticorpo que se liga ao VEGF, potencializa os efeitos de vários tipos diferentes de esquemas quimioterápicos ativos usados para o tratamento de uma variedade de diferentes tipos de tumores, incluindo cânceres de cólon, de pulmão, de ovário e de colo de útero. Possui também atividade em combinação com interferona contra o CCR e, isoladamente, para glioblastomas. Outros inibidores proteicos da via de sinalização do VEGF aprovados para terapia antineoplásica incluem o ramucirumabe (um anticorpo monoclonal dirigido contra o VEGFR2, aprovado para uso contra cânceres gástricos/gastresofágicos, de cólon e de pulmão) e ziv-aflibercepte (um inibidor proteico recombinante do VEGF, aprovado para o câncer colorretal). A hipertensão é o efeito colateral mais comum dos inibidores do VEGF (ou de seus receptores), mas pode ser tratada com agentes anti-hipertensivos e raramente necessita de suspensão da terapia. Os riscos potenciais raros, porém graves, incluem eventos tromboembólicos arteriais, incluindo acidente vascular cerebral e infarto agudo do miocárdio, hemorragia, perfuração intestinal e inibição da cicatrização de feridas.

Vários inibidores de pequenas moléculas (IPMs) que são direcionados contra a atividade da TK do VEGFR, mas que também são inibidores de outras cinases, foram aprovados para o tratamento de determinados cânceres. O sunitinibe (ver anteriormente e Tab. 72-2) possui atividade dirigida contra receptores c-Kit mutantes (aprovado para GIST), mas também tem como alvos o VEGFR e o PDGFR; apresenta atividade antitumoral contra o carcinoma neuroendócrino do pâncreas e CCR metastático, presumivelmente em virtude de sua atividade antiangiogênica. De modo semelhante, o sorafenibe, originalmente desenvolvido como inibidor da Raf-cinase, porém com potente atividade contra o VEGFR e o PDGFR, exibe atividade contra o CCR, os cânceres de tireoide e hepatocelular diferenciados, e contra tumores desmoides. Uma molécula estreitamente relacionada com o sorafenibe, o regorafenibe, possui atividade contra o câncer colorretal, o GIST e o câncer hepatocelular. Outros inibidores da via do VEGF aprovados para o tratamento de vários tipos de câncer incluem o axitinibe, o pazopanibe, o lenvatinibe e o cabozantinibe.

O sucesso do bloqueio da angiogênese tumoral aumentou o entusiasmo pelo desenvolvimento de fármacos que atuam diretamente em outros componentes do processo angiogênico; a Figura 72-12 ilustra algumas dessas abordagens terapêuticas. Recentemente, um inibidor de HIF2-α demonstrou evidências preliminares de atividade antitumoral contra o CCR em um ensaio clínico. Há também evidências sugerindo uma atividade potencial crescente quando agentes anti-VEGF são usados em associação com imunomoduladores, incluindo inibidores de *checkpoint* imunes. Todavia, ainda não se sabe se isso produzirá um aumento clinicamente significativo da atividade antitumoral.

EVASÃO DO SISTEMA IMUNE PELO CÂNCER

O sistema imune desempenha um papel fundamental na manutenção da integridade do organismo, incluindo a defesa contra patógenos, bem como a prevenção e a limitação do crescimento de cânceres. Existe uma interação complexa entre o câncer e o hospedeiro, desde o desenvolvimento da primeira célula maligna até o estabelecimento de um câncer clínico e seu crescimento, invasão e metástases subsequentes. O sistema imune desempenha um papel de importância crítica na prevenção do desenvolvimento do câncer. Isso é exemplificado pelo aumento do risco de desenvolvimento de câncer em indivíduos com imunossupressão significativa, como a que ocorre por defeitos hereditários em mecanismos importantes para a função imune, a imunossupressão necessária para manter transplantes de órgãos alogênicos e a imunossupressão observada em certas infecções, como o vírus da imunodeficiência humana. O sistema imune apresenta dois componentes. O primeiro é a imunidade inata (presente no organismo e que não depende de exposição prévia a um antígeno específico, como aqueles presentes em um patógeno ou em uma célula maligna), que tende a ser geral e não específica. O segundo é o componente imune adaptativo, que depende do componente imune inato para a sua ativação e fornece a especificidade da resposta, com expansão significativa das células para atuar sobre antígenos específicos presentes no patógeno ou na célula maligna. Assim, enquanto o processo inato fornece a primeira linha de defesa, o processo adaptativo é necessário para a especificidade da resposta e para o estabelecimento de uma memória, de modo a atacar mais rapidamente as células, caso a infecção pelo patógeno se repita ou caso as células malignas cresçam. O sistema imune precisa ser rigorosamente regulado para permitir a eliminação dos antígenos não desejados, enquanto evita um ataque imunomediado ao próprio organismo. (Ver Cap. 349 para mais detalhes sobre a função do sistema imune.)

Como os cânceres surgem a partir de células normais dentro do corpo, que possuem uma variedade de processos para prevenir a sua destruição pelo sistema imune, não surpreende o fato de eles terem uma variedade de mecanismos que permitem evitar a sua detecção e eliminação pelo sistema imune (Fig. 72-13). Esses mecanismos incluem infrarregulação de proteínas de superfície celular envolvidas no reconhecimento imune (incluindo proteínas do MHC e antígenos específicos de tumores), expressão de outras proteínas de superfície celular que inibem a função imune (incluindo membros da família B7 de proteínas, como PD-L1), secreção de proteínas e de outras moléculas que são imunossupressoras, recrutamento e expansão de células imunossupressoras, como células T reguladoras (que são importantes para manter a tolerância contra autoantígenos), indução de tolerância das células T e infrarregulação dos receptores de morte (Fig. 72-14). Devido à acentuada heterogeneidade das células dentro de um câncer, vários mecanismos imunossupressores estão continuamente ocorrendo e mudando. Além disso, os efeitos inflamatórios de algumas das células imunomediadoras no microambiente tumoral (particularmente macrófagos teciduais e células supressoras de origem mieloide) podem suprimir as respostas das células T ao tumor, bem como estimular a inflamação, que pode aumentar o crescimento do tumor.

Existem diferenças marcantes na maneira como as diferentes neoplasias malignas respondem às abordagens imunoterapêuticas atuais. Por exemplo, os melanomas, o CCR, os carcinomas de células de Merkel, os cânceres com defeitos no reparo do DNA associados à instabilidade de microssatélites com acúmulo de mutações gênicas e os linfomas respondem de modo satisfatório às abordagens imunoterapêuticas atuais, o que não ocorre com os cânceres de pâncreas e de cólon com microssatélites estáveis. Embora não se tenha uma compreensão completa da razão pela qual essas diferenças existem, e haja inúmeros fatores tanto dentro das células cancerosas quanto no microambiente que desempenham um papel, foram identificados vários fatores que parecem ser importantes. Esses fatores

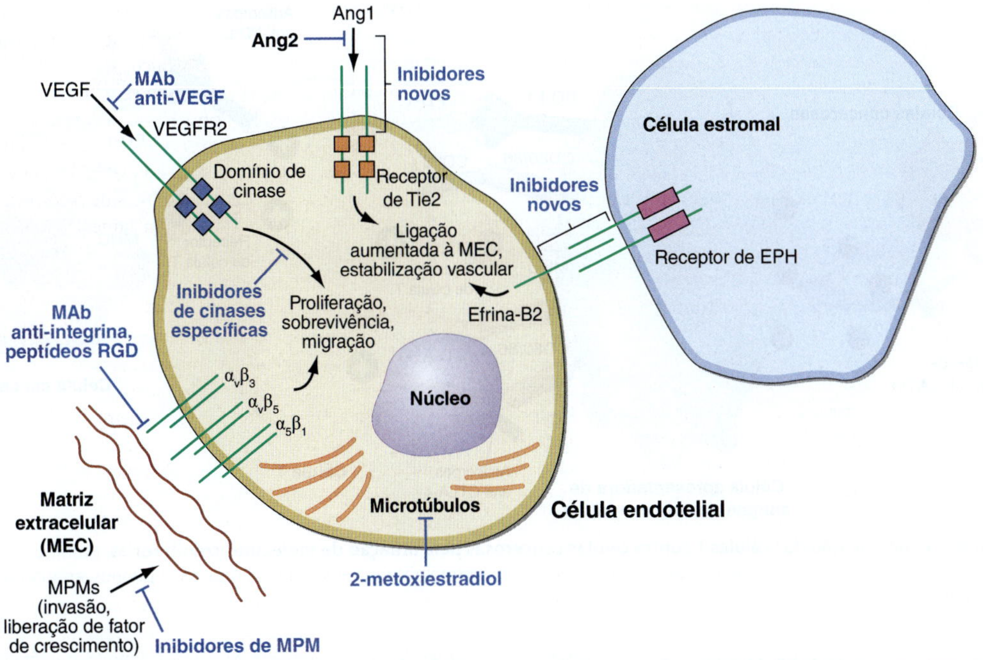

FIGURA 72-12 O entendimento dos eventos moleculares que regulam a angiogênese tumoral resultou em algumas estratégias terapêuticas para bloquear a formação dos vasos sanguíneos. O sucesso terapêutico utilizando como alvos o fator de crescimento do endotélio vascular (VEGF) e seu receptor VEGFR é descrito no texto. Outras vias de tirosinas-cinase receptoras específicas da célula endotelial (CE) (p. ex., angiopoietina/Tie2 e efrina/EPH) são alvos prováveis de fármacos a serem desenvolvidos. A ligação da integrina $\alpha_v\beta_3$ é necessária para a sobrevivência das CEs. As integrinas também são necessárias para a migração das CEs e são reguladores importantes da atividade das metaloproteinases matriciais (MPMs), o que modula o transporte das CEs pela MEC, assim como a liberação dos fatores de crescimento acoplados. O uso das integrinas como alvos inclui o desenvolvimento de anticorpos bloqueadores, inibidores peptídicos pequenos da sinalização das integrinas e peptídeos que contêm arg-gly-asp, que impedem a ligação das integrinas à MEC. Os peptídeos originados das proteínas normais por clivagem proteolítica, como a endostatina e a tunstatina, inibem a angiogênese por mecanismos que incluem a interferência na função das integrinas. As vias de transdução de sinais, que estão desreguladas nas células tumorais, controlam indiretamente a função das CEs. A inibição dos receptores da família do EGF, cuja atividade de sinalização está suprarregulada em alguns cânceres humanos (p. ex., cânceres de mama, de cólon e de pulmão), provoca infrarregulação do VEGF e da IL-8, ao mesmo tempo que aumenta a expressão da proteína antiangiogênica, a trombospondina 1. As vias das cinases Ras/MAPK, PI3K/Akt e Src constituem alvos antitumorais importantes, uma vez que também regulam a proliferação e a sobrevivência das CEs derivadas do tumor. A descoberta de que as CEs dos tecidos normais expressam "adressinas vasculares" histoespecíficas em sua superfície celular sugere que o bloqueio dos subgrupos específicos de CE possa ser exequível. MAb, anticorpo monoclonal.

incluem o número de mutações presentes no tumor (carga mutacional do tumor), presença de novos antígenos ou neoantígenos, expressão de proteínas de *checkpoint* imunes (p. ex., PD-L1 para terapia anti-PD-1 ou anti-PD-L1), densidade dos linfócitos que infiltram o tumor e fatores genéticos do hospedeiro. Um desses fatores (expressão de PD-L1 pelo tumor) tem valor preditivo suficiente para determinados tumores (p. ex., câncer de pulmão não pequenas células) para ser usado na tomada de decisões do tratamento em relação ao uso de anticorpos dirigidos contra PD-1 ou

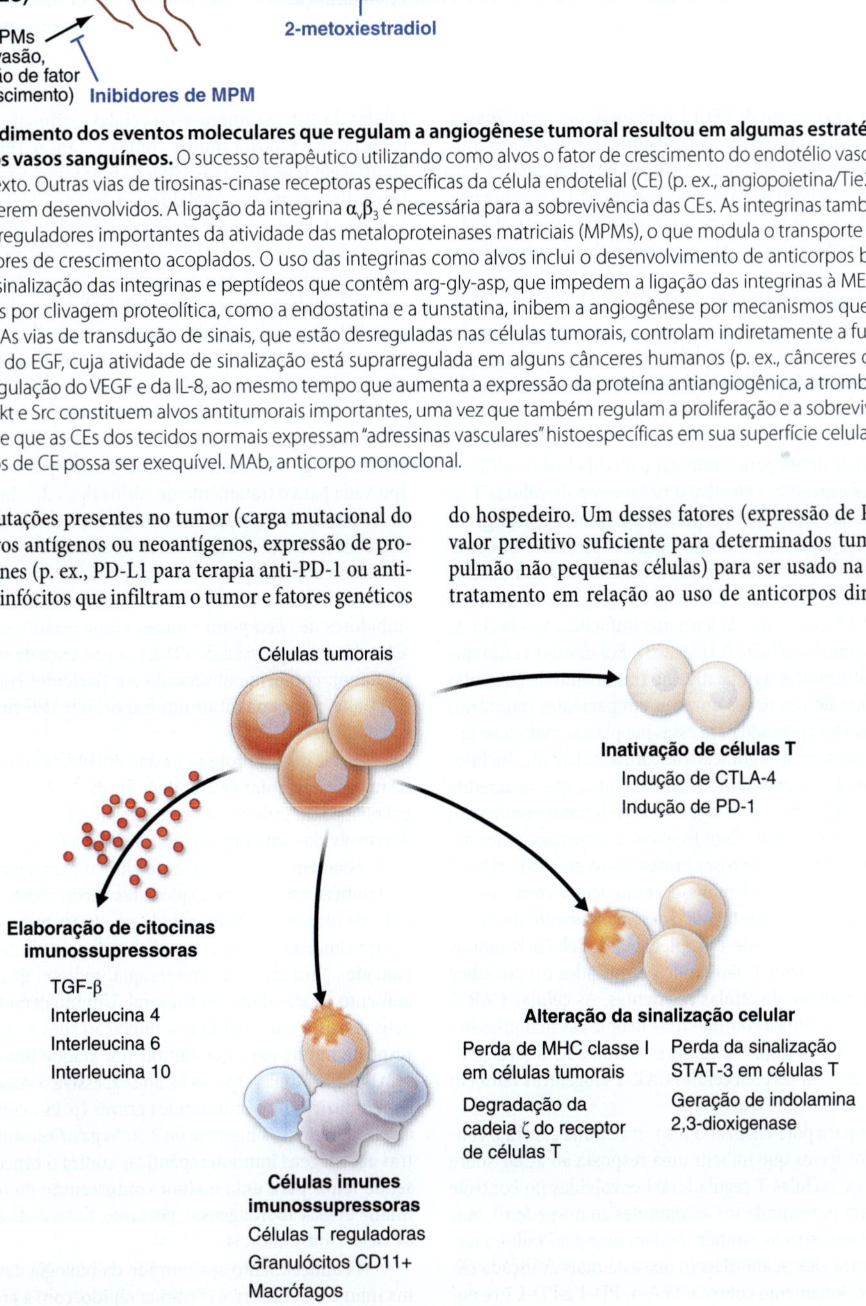

FIGURA 72-13 Interações tumor-hospedeiro que suprimem a resposta imune ao tumor.

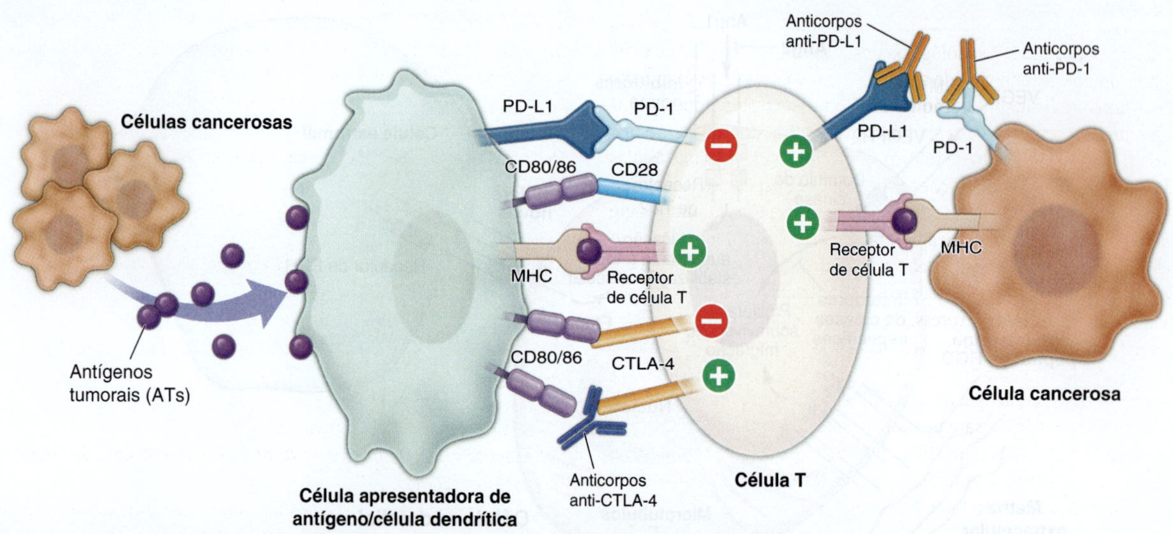

FIGURA 72-14 **Inibição da ativação das células T contra células cancerosas pela atuação de moléculas coinibitórias,** incluindo PD-1, PD-L1 e CTLA-4, e reversão dessa inibição por anticorpos contra essas proteínas. Os círculos vermelhos na célula T indicam sinais inibitórios, enquanto os círculos verdes indicam sinais estimuladores.

PD-L1. Entretanto, nem a expressão de PD-L1 nem qualquer outro marcador podem prever a capacidade de resposta da maioria dos tumores à imunoterapia. Há uma extrema necessidade de melhores biomarcadores para definir a responsividade potencial de cânceres específicos à imunoterapia. Uma importante área de pesquisa consiste em tentar identificar abordagens capazes de converter cânceres que não respondem à imunoterapia em cânceres responsivos.

As abordagens de imunoterapia para o tratamento do câncer podem ser divididas em abordagens destinadas a ativar a resposta imune e aquelas desenvolvidas para liberar os freios que impedem uma resposta imune efetiva contra os tumores. As abordagens para ativar a resposta imune contra o câncer, incluindo o uso de moléculas imunoestimuladoras, como interferonas, IL-2 e, especialmente, anticorpos monoclonais, tiveram algum sucesso.

Uma abordagem mais direta para aumentar a atividade das células T dirigidas contra tumores específicos envolve o isolamento de células T de pacientes e reengenharia das células para expressar receptores de antígenos quiméricos (células CAR-T), que reconhecem antígenos presentes nas células do tumor do indivíduo. Até o momento, a abordagem mais comumente usada tem sido a engenharia das células para expressar receptores que têm como alvo o antígeno CD19 nas células da leucemia linfocítica aguda (LLA) e do linfoma difuso de grandes células B (LDGCB). Foi demonstrado que apresentam atividade antitumoral significativa no tratamento de pacientes com LLA e LDGCB, incluindo remissões duráveis em pacientes refratários à terapia-padrão, e seu uso foi aprovado para essas neoplasias malignas. Entretanto, houve também problemas significativos com a toxicidade, incluindo síndrome de liberação de citocinas, toxicidade orgânica, que se acredita ser causada pelo ataque inadvertido de antígenos considerados como alvos presentes no órgão, e neurotoxicidade. Com frequência, esses pacientes necessitam de cuidado de suporte agressivo por profissionais com experiência na administração de células T-CAR. Além disso, como ocorre com a maioria das terapias antineoplásicas, foi constatado o desenvolvimento de mecanismos de resistência, mais comumente a proliferação de células tumorais que não expressam mais o antígeno. Estão sendo pesquisados mecanismos para impedir o desenvolvimento de células resistentes. As células CAR-T estão em fase de investigação clínica contra outras neoplasias malignas hematológicas (p. ex., mieloma múltiplo) e tumores sólidos. As abordagens para o desenvolvimento de terapias com células CAR-T alogênicas também estão sendo exploradas.

A outra abordagem para potencializar a resposta imune contra o câncer consiste em liberar os freios que inibem uma resposta ao atuar sobre proteínas ou células (p. ex., células T reguladoras) envolvidas no controle homeostático normal para prevenir danos autoimunes ao hospedeiro, mas que as células malignas e seu estroma também podem usar para inibir a resposta imune dirigida contra eles. A abordagem que está mais avançada clinicamente envolve o direcionamento contra CTLA-4, PD-1 e PD-L1 (e outras), moléculas coinibidoras expressas na superfície de células neoplásicas, células do sistema imune e/ou células estromais e que estão envolvidas na inibição da resposta imune contra o câncer (Figs. 72-13 e 72-14). Essa abordagem teve atividade clínica contra uma variedade de tipos de câncer. Um anticorpo monoclonal dirigido contra CTLA-4 foi aprovado para o tratamento do melanoma, e anticorpos dirigidos contra PD-1 ou PD-L1 foram aprovados para uso contra muitos cânceres, incluindo melanoma, CCR, câncer de pulmão (tanto de câncer de pulmão não pequenas células quanto câncer de pulmão de pequenas células), câncer de cabeça e pescoço, câncer urotelial, câncer de colo do útero, carcinoma hepatocelular, câncer gástrico, câncer de esôfago, cânceres com alta instabilidade de microssatélites (IMS), cânceres com alta carga mutacional do tumor (CMT), câncer de células de Merkel, linfoma mediastinal de células B primário e linfoma de Hodgkin. Esses anticorpos também continuam sendo avaliados contra outras neoplasias malignas. A combinação de anticorpos anti-CTLA-4 e anti-PD-1 foi aprovada para o tratamento de vários tipos de câncer, incluindo melanoma, CCR, câncer de pulmão, mesotelioma pleural e câncer colorretal metastático com IMS alta. Os inibidores de *checkpoint* imunes estão sendo usados isoladamente, em pares e em associação com quimioterapia em muitos ensaios clínicos em andamento. Determinantes específicos da resposta a inibidores de *checkpoint* imunes ainda estão sendo definidos; entretanto, além da alta expressão de PD-L1, a presença de neoantígenos aumentados no tumor, conforme observado em pacientes com cânceres de IMS alta e CMT alta, pode constituir um importante determinante de respostas mais satisfatórias.

Várias outras proteínas estão envolvidas no controle da resposta imune (as que aumentam a atividade [p. ex., CD27 e CD40], bem como aquelas envolvidas na inibição da resposta [p. ex., LAG3, TIM-3, TIGIT]). Foram desenvolvidos anticorpos para modular a função dessas proteínas, e muitos deles estão em desenvolvimento clínico para a terapia do câncer. Além disso, também estão sendo exploradas várias combinações direcionadas para mais de uma proteína envolvida no aumento potencial da resposta imune contra cânceres ou com outras abordagens contra o câncer (agentes direcionados para alvos, quimioterapia, radioterapia) que podem levar a um aumento da atividade antitumoral. Um importante aspecto dessas abordagens consiste em equilibrar a liberação suficiente do controle negativo da resposta imune para possibilitar um ataque imunomediado aos tumores, sem permitir uma resposta imune excessiva contra os tecidos normais e, assim, induzir efeitos autoimunes graves (p. ex., contra os pulmões, o fígado, a pele, a tireoide, a hipófise ou o trato gastrintestinal). À semelhança de outras abordagens imunoterapêuticas contra o câncer, grandes esforços estão sendo feitos para uma melhor compreensão do mecanismo de toxicidade imune dessas abordagens e, portanto, formas de controlar isso sem anular os efeitos antitumorais.

O conhecimento aprimorado da biologia das interações entre o sistema imune e os cânceres continua rápido, com a promessa de avanços significativos no uso da imunoterapia no tratamento do câncer.

RESUMO

Embora cada um dos aspectos biológicos dos cânceres e exemplos de direcionamento contra eles tenham sido analisados individualmente, é evidente que existe uma complicada interação cruzada que ocorre em todos os cânceres e que precisa ser mais bem elucidada para o tratamento ótimo dos diferentes cânceres. A profusão de informações sobre a biologia das células tumorais, as metástases e as interações entre tumor e hospedeiro (incluindo angiogênese, outras interações entre tumor e estroma e evasão imune pelo tumor) iniciou uma nova era de terapia-alvo antineoplásica racional. Além disso, ficou evidente que fatores moleculares característicos detectados em determinados tumores (mutações de genes específicos, perfis de expressão gênica, expressão de miRNAs, expressão excessiva de proteínas específicas) podem ser usados para desenvolver tratamentos específicos e ampliar os efeitos antitumorais. O maior impacto na redução das mortes por câncer, a melhor compreensão da biologia do desenvolvimento precoce do câncer e o desenvolvimento tecnológico para melhorar a sensibilidade e a especificidade na detecção de moléculas específicas do câncer (p. ex., genes mutantes) fornecem, potencialmente, a esperança de que poderão ser desenvolvidas abordagens para uma detecção mais precoce do câncer.

Agradecimento *Robert G. Fenton contribuiu para este capítulo em edições anteriores, e os materiais pertinentes desses capítulos foram incluídos aqui.*

LEITURAS ADICIONAIS

Boussiotis VA: Molecular and biochemical aspects of the PD-1 checkpoint pathway. N Engl J Med 375:1767, 2016.

De Palma M et al: Microenvironmental regulation of tumour angiogenesis. Nat Rev Cancer 17:457, 2017.

Du W, Elemento O: Cancer systems biology: Embracing complexity to develop better anticancer therapeutic strategies. Oncogene 34:3215, 2015.

Fleuren ED et al: The kinome "at large" in cancer. Nat Rev Cancer 16:83, 2016.

He S, Sharpless NE: Senescence in health and disease. Cell 169:1000, 2017.

Lambert AW et al: Emerging biological principles of metastasis. Cell 168:670, 2017.

Otto T, Sicinski P: Cell cycle proteins as promising targets in cancer therapy. Nat Rev Cancer 17:93, 2017.

Tomasetti C et al: Stem cell divisions, somatic mutations, cancer etiology and cancer prevention. Science 355:1330, 2017.

Vander Heiden MG, DeBerardinis RJ: Understanding the intersections between metabolism and cancer biology. Cell 168:657, 2017.

Vogelstein B et al: Cancer genome landscapes. Science 339:1546, 2013.

73 Princípios do tratamento do câncer

Edward A. Sausville, Dan L. Longo

APRESENTAÇÃO DO CÂNCER

O câncer localizado ou sistêmico costuma ser incluído no diagnóstico diferencial de uma variedade de queixas comuns. O estabelecimento do diagnóstico de câncer no estágio inicial de sua história natural é de grande utilidade para que se possa oferecer ao paciente uma maior oportunidade de cura ou um prolongamento significativo de sua vida. O espectro das possíveis intervenções relacionadas com o câncer para que a cura seja possível é apresentado na Tabela 73-1.

DETECÇÃO DE UM CÂNCER

O termo *câncer*, conforme utilizado aqui, é sinônimo do termo *tumor*, cuja derivação original do latim significa simplesmente "intumescimento", quando não especificado de outra forma. O intumescimento reflete uma elevação da pressão do líquido intersticial e aumento da massa celular e estromal, em comparação com tecido normal. As leucemias, um câncer dos tecidos formadores de sangue, apresentam-se de forma disseminada, frequentemente sem massas tumorais. Os tumores também podem se manifestar por meio de disfunção de órgãos, como dispneia ao esforço devido à anemia causada pela leucemia que substitui a medula óssea normal, a tosse nos cânceres de pulmão, a icterícia causada por tumores que bloqueiam os ductos biliares ou sinais neurológicos provenientes de gliomas. Com frequência, a hemorragia resulta do comprometimento de vísceras ocas, mas também pode refletir uma alteração no número de plaquetas ou na coagulação sanguínea.

TABELA 73-1 ■ Espectro de intervenções relacionadas com o câncer

Rastreamento em paciente assintomático (para câncer de mama, colo do útero, cólon, alguns tipos de câncer de pulmão)
Consideração de câncer em diagnóstico diferencial
Exame físico, técnicas de imagem ou endoscopia para definir possível tumor
Flebotomia para testes moleculares e caracterização de células tumorais circulantes
Diagnóstico de câncer por biópsia ou remoção:
Histologia de rotina
Histologia especializada: imuno-histoquímica
Estudos moleculares
Estudos citogenéticos
Estadiamento do câncer: onde ocorreu disseminação?
Tratamento
Localizado (a remoção cirúrgica, com ou sem radioterapia local e/ou terapia tópica, pode ser curativa)
Sistêmico (prevenção ou reversão do comprometimento de órgãos)
Medidas de suporte
Durante o tratamento: relacionadas com os efeitos do tumor no paciente
Durante o tratamento: para neutralizar efeitos colaterais
Após o tratamento: para diminuir os efeitos adversos do tratamento
Paliativo e do final da vida
Quando os tratamentos eficazes não são possíveis ou desejáveis

Os tumores também podem se manifestar na forma de uma "síndrome paraneoplásica", devido aos efeitos das substâncias que eles secretam. Embora, do ponto de vista estatístico, a fração de pacientes que apresentam câncer subjacente a determinado sinal ou sintoma de apresentação possa ser baixa, as implicações de não identificar um tumor em estágio inicial exigem vigilância, devendo-se considerar a possibilidade de câncer como causa dos sinais ou sintomas persistentes.

Evidências da existência de um tumor podem surgir a partir de um exame físico minucioso, como linfonodos aumentados nos linfomas ou massa palpável em uma mama ou em um sítio de tecido mole. Uma massa também poderá ser detectada ou confirmada por uma técnica de imagem, como abordagens por radiografia simples, tomografia computadorizada (TC), ultrassonografia, tomografia por emissão de pósitrons (PET, do inglês *positron emission tomography*) ou ressonância magnética. A endoscopia pode possibilitar a visualização direta de um tumor.

ESTABELECIMENTO DE UM DIAGNÓSTICO DE CÂNCER

Uma vez definido um tumor em potencial, o próximo passo no espectro de intervenção consiste no estabelecimento do diagnóstico. Isso requer uma biópsia na maioria das circunstâncias e a confirmação patológica da presença de câncer; muito raramente, nos casos em que a biópsia seria definitivamente prejudicial e as modalidades de imagem são inequívocas, como no caso de um provável glioma do tronco encefálico, o tratamento pode ser razoavelmente considerado com base nas evidências clínicas e dos exames de imagem, sem necessidade de biópsia. Além da microscopia óptica, o tecido biopsiado também permite definir anormalidades genéticas e padrões de expressão de proteínas (Tab. 73-2).

A extensão dos testes especializados precisa ser adaptada a cada paciente individualmente. O sequenciamento de DNA global dos genes expressos em tumores não demonstrou ter vantagem conclusiva em termos de sobrevida. Entretanto, a "carga mutacional" agregada presente nos tumores e a integridade dos genes de reparo do DNA (p. ex., genes de suscetibilidade ao câncer de mama 1 e 2 [*BRCA1/2*], instabilidade de microssatélites, genes associados à via de recombinação homóloga) podem sugerir ciclos de tratamento relevantes em tumores sem potencial curativo. Os testes para determinadas anormalidades na Tabela 73-2 podem fornecer a base para o uso de agentes terapêuticos específicos aprovados pela Food and Drug Administration (FDA).

Em condições ideais, efetua-se uma *biópsia excisional*, em que toda a massa tumoral é removida com uma margem de tecido normal em torno dela. Caso não seja possível realizar uma biópsia excisional, a *biópsia incisional* é o procedimento de segunda escolha: retira-se uma cunha de tecido, procurando incluir a maior parte do diâmetro transversal, de modo a minimizar erros de amostragem. As técnicas de biópsia que envolvem cortes dentro do tumor têm o risco de facilitar a sua disseminação, e uma

TABELA 73-2 ■ Biópsia diagnóstica: estudos moleculares e especiais padrão a serem considerados

- Todos os tumores sólidos:
  - Carga mutacional do tumor
  - Integridade das vias de reparo de DNA de instabilidade de microssatélites
  - Integridade das vias de reparo de DNA de recombinação homóloga
- Câncer de mama: primário e com suspeita de metástase
  - Mutações dos genes de suscetibilidade do câncer de mama 1 e 2 (*BRCA1/2*)
    - Expressão dos receptores de hormônios: estrogênio, progesterona
  - Oncoproteína HER2/neu
  - Estado de mutação de *PI3KA*
- Câncer de pulmão: primário e com suspeita de metástase
  - Se for não pequenas células e não escamoso:
  - Mutação do receptor do fator de crescimento epidérmico (*EGFR*)
  - Fusão do gene *ALK*
  - Mutação *BRAF* V600E
  - Expressão do ligante de morte celular programada 1 (PD-L1)
- Câncer de cólon: suspeita de metástase
  - Mutação de *KRAS*
  - Mutação de *BRAF* V600E
- Tumor de células estromais gastrintestinais (GIST)
  - Mutação de *KIT*
- Melanoma
  - Mutação de *BRAF*
  - Expressão de c-kit e mutação de *KIT*, quando presente
- Câncer de pâncreas
  - Mutação de *BRCA1/2*
- Câncer de próstata
  - Mutação de *BRCA1/2*
- Câncer de tireoide
  - Alterações do gene *RET* (mutações, translocações, amplificação)
- Gliomas
  - Codeleção 1p/19q
  - Metilação do promotor de alquilguanina-alquiltransferase
  - Mutação de isocitrato-desidrogenase 1 e 2
- Leucemia (células mononucleares do sangue periférico e/ou da medula óssea)
  - Citogenética
  - Citometria de fluxo
  - Translocações/mutações cromossômicas que definem o tratamento
    - Proteína de fusão Bcr-Abl
    - t(15;17)
    - Inversão 16
    - t(8;21)
  - Mutação de tirosina-cinase associada a FMS (*FLT3*)
  - Estado mutacional do gene da nucleofosmina
  - Mutação de isocitrato-desidrogenase 1 e 2
- Linfoma
  - Imuno-histoquímica para CD20, CD30, marcadores da célula T
  - Translocações cromossômicas que definem o tratamento:
    - t(14;18)
    - t(8;14)
  - Translocações envolvendo o gene *ALK*

discussão com um cirurgião sobre a possibilidade de a biópsia ser uma preliminar de uma cirurgia curativa no caso de possíveis diagnósticos poderá fornecer melhores informações sobre a abordagem a ser decidida. A *biópsia por agulha grossa*, em geral, obtém uma quantidade consideravelmente menor de tecido, porém fornece informações para o planejamento de um tratamento. Em geral, a *biópsia por agulha fina* fornece uma suspensão de células a partir da massa. No caso de positivo para câncer, esse procedimento poderá permitir a instituição de tratamento sistêmico ou fornecer uma base para planejar um procedimento cirúrgico mais extenso. Não é confiável como único método diagnóstico para estabelecer um diagnóstico de câncer na maioria dos casos. Uma aspiração por agulha fina "negativa" não pode ser considerada como evidência definitiva de ausência de tumor. Em alguns casos, as características do diagnóstico por imagem são suficientes para estabelecer um diagnóstico confiável sem a obtenção de tecido, geralmente com a presença de um marcador diagnóstico circulante associado ao tumor, por exemplo, a alfafetoproteína no carcinoma hepatocelular.

ESTADIAMENTO DO CÂNCER

Um componente essencial do tratamento correto de um paciente em muitos tipos de câncer é a definição da extensão da doença para determinar se deverão ser considerados inicialmente tratamentos localizados, abordagens de "modalidades combinadas" ou tratamentos sistêmicos. Exames radiológicos e outros exames de imagem podem ser úteis para definir o *estágio clínico*; o *estágio patológico* documenta a presença histológica do tumor em biópsias de tecido obtido por meio de procedimento cirúrgico. As amostras de linfonodos no câncer de mama, no melanoma, nos cânceres de pulmão, cabeça e pescoço, cólon e outros cânceres intra-abdominais podem fornecer informações cruciais.

Sistemas de estadiamento evoluíram no sentido de definir um componente "T" relacionado com o tamanho do tumor ou com sua invasão em estruturas locais, um componente "N" relacionado com o número e a natureza de grupos de linfonodos adjacentes ao tumor com evidências de disseminação tumoral, e um componente "M", com base na presença de metástases locais ou a distância. Os diversos componentes TNM são, então, agregados em estágios, geralmente estágio I a III ou IV, dependendo do sítio anatômico. Os estágios numéricos refletem prognósticos semelhantes de sobrevida em longo prazo dos agrupamentos TNM em um estágio numérico após o tratamento adequado ao estágio. Em geral, tumores de estágio I são T1 (refletindo tamanho pequeno), N0 ou N1 (refletindo disseminação ausente ou mínima do linfonodo) e M0 (ausência de metástases). Esses tumores de estágios iniciais costumam ser sensíveis às abordagens curativas com tratamentos locais. Por outro lado, tumores em estágio IV apresentam metástases a distância ou invasão local de vísceras, de forma que não é possível proceder à ressecção. São tratados com intenção paliativa, exceto para as doenças com sensibilidade excepcional a tratamentos sistêmicos, como quimioterapia ou imunoterapia. Além disso, o sistema de estadiamento TNM não é útil no caso de doenças como a leucemia, em que a infiltração da medula óssea nunca é localizada, ou nos tumores do sistema nervoso central (SNC), em que a histologia do tumor e a extensão da ressecção possível são mais importantes na orientação do prognóstico.

TRATAMENTO DO CÂNCER

O objetivo principal do tratamento do câncer é erradicá-lo. Caso isso não seja possível, os objetivos passam a ser paliação, melhora dos sintomas e preservação da qualidade de vida, em um esforço para prolongá-la. Quando a cura do câncer é possível, os tratamentos podem ser instituídos apesar da certeza de toxicidades graves, e eles eventualmente podem resultar em toxicidade sem benefício. Por outro lado, quando o objetivo é o tratamento paliativo, a atenção cuidadosa para reduzir ao máximo a toxicidade dos tratamentos passa a constituir uma meta significativa.

Os tratamentos para o câncer são divididos em dois tipos principais: *locais* e *sistêmicos*. Os tratamentos locais consistem em cirurgia, radioterapia (incluindo terapia fotodinâmica) e abordagens ablativas (incluindo radiofrequência e estratégias criocirúrgicas ou térmicas). Os tratamentos sistêmicos são a quimioterapia (incluindo terapia hormonal e terapia-alvo molecular) e a terapia biológica (incluindo imunoterapia). As modalidades são frequentemente usadas em combinação. A *oncologia*, o estudo dos tumores incluindo estratégias de tratamento, é um esforço multidisciplinar que envolve a especialidade oncológica das áreas de cirurgia, radiação e medicina interna.

Os órgãos normais e os cânceres compartilham a propriedade de ter uma população de células que progridem ativamente ao longo do ciclo celular, cuja divisão proporciona a base para o crescimento tumoral ou de órgão, e uma população de células que não se encontra no ciclo. Essa segunda população inclui as *células-tronco*, cujas propriedades estão sendo elucidadas. As células-tronco do câncer servem de base para iniciar o tumor ou para a repopulação de células. Os tumores seguem uma curva de crescimento gompertziana (Fig. 73-1), com a fração de crescimento de uma neoplasia sendo alta enquanto a carga tumoral é pequena e vai diminuindo até que, no momento do diagnóstico, com uma carga tumoral de 1 a 5 × 10^9 células tumorais, a fração de crescimento geralmente é de 1 a 4% para diversos tumores sólidos. Por essa perspectiva, a taxa mais rápida de crescimento tumoral ocorre antes que o tumor seja detectado. Uma explicação alternativa para essas propriedades de crescimento pode vir também da capacidade dos tumores em sítios metastáticos de recrutar células tumorais circulantes a partir do tumor primário ou de outras metástases. As principais características do crescimento tumoral são a capacidade de estimular um novo estroma de sustentação por meio de angiogênese e crescimento interno de fibroblastos e células imunes (Cap. 72).

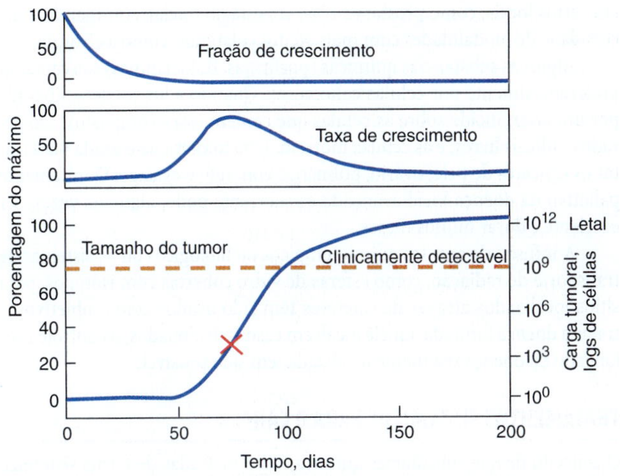

FIGURA 73-1 Crescimento tumoral gompertziano. A fração de crescimento de um tumor declina de modo exponencial ao longo do tempo (*parte superior*), alcançando um pico antes de ser clinicamente detectável (*meio*). O tamanho do tumor aumenta lentamente, passa por uma fase exponencial e mais uma vez diminui à medida que o tumor sofre limitação de nutrientes ou ocorrem influências regulatórias do hospedeiro. A taxa de crescimento máximo ocorre em 1/e, o ponto em que o tumor tem aproximadamente 37% de seu tamanho máximo (*assinalado com um X*). O tumor torna-se detectável com uma carga de cerca de 10^9 (1 cm^3) células e mata o paciente com uma carga de células tumorais de cerca de 10^{12} (1 kg).

TRATAMENTOS LOCALIZADOS PARA O CÂNCER

CIRURGIA

A cirurgia é inquestionavelmente o meio mais efetivo de tratar o câncer. Pelo menos 40% dos pacientes com câncer são curados por cirurgia. Infelizmente, um grande número de pacientes com tumores sólidos apresenta doença metastática que não pode ser removida. Mesmo quando o câncer não é curável apenas com cirurgia, a remoção do tumor pode permitir o seu controle local, preservar a função do órgão, obter uma citorredução de modo a permitir uma terapia subsequente mais efetiva e possibilitar um estadiamento mais detalhado. A cirurgia do câncer visando à cura em geral é planejada para excisar o tumor por completo, com uma margem adequada de tecido normal (a margem varia de acordo com o tumor e com a anatomia), tocando o tumor o menos possível para evitar a sua disseminação vascular e linfática e minimizando o risco cirúrgico. Esse tipo de ressecção é definido como R0. Por outro lado, as ressecções R1 e R2 são definidas patologicamente de forma imprecisa pela presença de tumor microscópico ou macroscópico, respectivamente, nas margens da ressecção. Esses resultados podem ser a base para uma reoperação, de modo a obter margens ideais, se isso for viável e provavelmente de utilidade clínica. A extensão do procedimento para a ressecção dos linfonodos de drenagem fornece informações sobre o prognóstico e pode melhorar a sobrevida em certas localizações anatômicas.

As abordagens laparoscópicas estão sendo usadas para tumores abdominais e pélvicos primários, embora, no caso de certos tumores (p. ex., de útero e colo do útero), exista controvérsia quanto à conveniência da remoção laparoscópica de tecido. Pode-se avaliar a disseminação para linfonodos usando a abordagem do linfonodo-sentinela, na qual é definido o primeiro linfonodo drenante injetando-se um corante azul ou um radioisótopo no sítio do tumor em questão e, em seguida, extraindo-se o primeiro linfonodo que capte o corante ou o marcador. A avaliação do linfonodo-sentinela parece fornecer informações sem os riscos associados à ressecção de todos os linfonodos regionais (linfedema, linfangiossarcoma). Avanços na quimioterapia adjuvante (quimioterapia administrada sistemicamente após remoção de toda a doença por cirurgia e sem evidências de doença metastática ativa) e na radioterapia após cirurgia permitiram uma redução substancial na extensão de cirurgia primária necessária para a obtenção de melhores resultados. Por isso, a mastectomia segmentar com radioterapia é tão efetiva quanto a mastectomia radical modificada para o câncer de mama. Da mesma forma, no caso dos rabdomiossarcomas e osteossarcomas da infância, a cirurgia que poupa o membro, precedida ou sucedida por quimioterapia e por radioterapia, substituiu amputações. A cirurgia mais limitada preserva a função de órgãos, como nos casos dos cânceres de laringe e de bexiga. Em alguns casos (p. ex., no câncer volumoso do testículo ou no câncer de mama em estágio III), a cirurgia não é a primeira modalidade de tratamento utilizada. Após uma biópsia diagnóstica, instituem-se a quimioterapia e/ou radioterapia, seguidas de procedimento cirúrgico para a remoção de massas residuais; esse procedimento é denominado *terapia neoadjuvante*. A coordenação entre o cirurgião oncológico, o radioterapeuta e o oncologista clínico é essencial.

A cirurgia pode ser curativa em uma subpopulação de pacientes com doença metastática. Os pacientes que apresentam metástases pulmonares limitadas de osteossarcomas podem se curar com a ressecção dessas lesões. Em pacientes com câncer de cólon com menos de cinco metástases hepáticas restritas a um lobo e sem metástases extra-hepáticas, a lobectomia hepática pode proporcionar uma sobrevida prolongada livre da doença em 25% de pacientes selecionados. No caso de tumores responsivos a hormônios, a ooforectomia pode eliminar a produção de estrogênio, ao passo que a orquiectomia pode reduzir a produção de androgênio, hormônios que atuam sobre cânceres de mama metastáticos e sobre todos os de próstata, respectivamente. Ao escolher um cirurgião ou centro para tratamento de um câncer primário, é preciso considerar o número de cirurgias de câncer feitas no local. Estudos realizados em uma variedade de cânceres mostraram que um número maior de procedimentos anuais parece ter correlação com os desfechos. A cirurgia é usada de várias formas para tratamento paliativo ou de apoio ao paciente com câncer. Isso inclui a inserção e a manutenção de cateteres venosos centrais, o controle de derrames pleurais e pericárdicos e ascite, o controle, por meio de abordagens pela veia cava, de êmbolos pulmonares recorrentes, a estabilização de ossos de sustentação de peso/carga comprometidos pelo câncer, o controle de hemorragia, entre outros. O *bypass* cirúrgico do trato gastrintestinal e urinário ou da obstrução da árvore biliar pode aliviar sintomas e prolongar a sobrevida. Os procedimentos cirúrgicos podem aliviar a dor ou a disfunção neurológica (descompressão medular). A esplenectomia pode aliviar sintomas e reverter o hiperesplenismo. A terapia intratecal ou intra-hepática depende da colocação cirúrgica de dispositivos apropriados para infusão. A cirurgia pode corrigir outras toxicidades relacionadas com o tratamento, como aderências ou estenoses. A cirurgia plástica e reconstrutora pode corrigir os efeitos de um tratamento primário desfigurante. A cirurgia também é uma ferramenta importante na prevenção de cânceres em populações de alto risco. A mastectomia, a colectomia, a ooforectomia e a tireoidectomia profiláticas representam os pilares da prevenção de síndromes genéticas de câncer.

RADIAÇÃO

Medicina e biologia da radiação A radiação terapêutica é ionizante, causando quebras do DNA e geração de radicais livres a partir da água celular, que causam dano às membranas, proteínas e organelas das células cancerosas. O dano causado pela radiação é intensificado pelo oxigênio; as células hipóxicas são mais resistentes.

$$\text{Radiação ionizante} + H_2O \rightarrow H_2O^+ + e^-$$
$$H_2O^+ + H_2O \longrightarrow H_3O^+ + OH^\bullet$$
$$OH^\bullet \longrightarrow \text{dano à célula}$$

Os fótons dos raios X e dos raios gama constituem as formas de radiação ionizada mais usadas para o tratamento do câncer. A radiação ionizante particulada usando prótons também se tornou disponível.

A dose de radiação é quantificada com base na quantidade de energia absorvida pelo tumor, e não na radiação gerada pelo aparelho. A unidade do Sistema Internacional (SI) para a dose de radiação é o Gray (Gy): 1 Gy refere-se a 1 J/kg de tecido; 1 Gy equivale a 100 centigrays (cGy) de dose absorvida. Uma unidade historicamente utilizada na literatura oncológica, o *rad* (do inglês *radiation absorbed dose* [dose de radiação absorvida]), é definida como 100 ergs de energia absorvida por grama de tecido e é equivalente a 1 cGy. A dose de radiação é medida por meio de detectores colocados na superfície do corpo ou em fantasmas de radiação, que lembram a forma e a substância humanas. As características que tornam uma célula em particular mais ou menos sensível à radiação envolvem proteínas de reparo do DNA que, em seu papel fisiológico, protegem contra a lesão do DNA relacionada com o ambiente.

Radioterapia localizada O efeito da radiação é influenciado por três determinantes: a dose total absorvida, o número de frações e o tempo de tratamento. Um programa típico de radioterapia poderia ser descrito como a aplicação de 4.500 cGy a determinado alvo (p. ex., mediastino) durante 5 semanas em frações de 180 cGy. Esquemas radioterápicos mais curativos são administrados 1 ×/dia, 5 dias por semana, em frações de 150 a 200 cGy. As células que não se dividem são mais resistentes do que as células que sofrem divisão; a aplicação de radiação entre frações repetidas é feita para expor um número maior de células tumorais que entraram no ciclo de divisão. A energia da radiação determina sua capacidade de penetrar nos tecidos. Os raios X de baixa energia (150-400 kV) se dispersam quando incidem no corpo, resultando em mais dano aos tecidos normais adjacentes e menor liberação de radiação para o tumor. A radiação de megavoltagem (> 1 MeV) tem dispersão lateral muito baixa; esse fato resulta em um efeito poupador da pele, em distribuição mais homogênea da energia da radiação e em maior deposição de energia no tumor, ou *volume-alvo*. O *volume de trânsito* inclui os tecidos que o feixe atravessa para alcançar o volume-alvo. Estratégias computacionais e a emissão de diversos feixes que convergem para um volume-alvo representam a base para a radiocirurgia por *gamma knife* e estratégias relacionadas para liberar altas doses para o tumor, poupando o tecido normal.

A irradiação terapêutica é liberada de três maneiras: (1) *teleterapia*, com os feixes de radiação focados gerados a uma distância e direcionados para o tumor no interior do paciente; (2) *braquiterapia*, com fontes de radiação encapsuladas implantadas diretamente nos tecidos tumorais ou adjacentes a eles; e (3) *terapia sistêmica*, com os radionuclídeos administrados, por exemplo, por via intravenosa, porém talvez direcionados de alguma forma para o local do tumor. A teleterapia com fótons de raios X ou de raios gama é a forma mais utilizada de radioterapia e também libera formas particuladas de radiação, como feixes de prótons. A diferença entre prótons e fótons refere-se ao volume de maior liberação de energia: os prótons apresentam uma estreita faixa de deposição de energia. Os feixes de elétrons são uma forma particulada de radiação e, em contraste aos fótons e prótons, apresentam uma penetrância muito baixa nos tecidos e são usados para tratar tumores cutâneos. Certos fármacos usados no tratamento do câncer também podem atuar como sensibilizadores à radiação. Por exemplo, compostos que se incorporam no DNA (p. ex., pirimidinas halogenadas, cisplatina) aumentam os efeitos da radiação em regiões localizadas e são importantes adjuntos na irradiação de certos tumores, como cânceres de células escamosas de cabeça e pescoço, e cânceres do colo do útero e do reto.

Toxicidade da radioterapia Embora a radioterapia seja administrada mais frequentemente em uma região delimitada, podem ocorrer efeitos sistêmicos, como fadiga, anorexia, náuseas e vômitos, em parte relacionados com o volume de tumor irradiado, o fracionamento da dose, os campos de irradiação e a suscetibilidade individual. Os tecidos lesionados liberam citocinas, que atuam de forma sistêmica para produzir esses efeitos. O osso está entre os órgãos mais radiorresistentes, com os efeitos da radiação se manifestando principalmente em crianças, mediante a fusão prematura da placa de crescimento epifisária. Por outro lado, os testículos, os ovários e a medula óssea são os órgãos mais sensíveis. Qualquer medula óssea situada em um campo de radiação será erradicada pela irradiação terapêutica. Os órgãos com menor necessidade de renovação celular, como o coração, a musculatura esquelética e os nervos, são mais resistentes aos efeitos imediatos da radiação. Nesses órgãos, o endotélio vascular é o componente mais sensível. As toxicidades agudas consistem em mucosite, eritema cutâneo (ulceração nos casos graves) e toxicidade na medula óssea. Em geral, essas toxicidades podem ser aliviadas pela interrupção periódica do tratamento.

As toxicidades crônicas são mais graves. A irradiação da região da cabeça e do pescoço produz insuficiência tireoidiana. A catarata e o dano à retina podem levar à cegueira. As glândulas salivares deixam de produzir saliva, o que acarreta cáries dentárias e má dentição. A irradiação do mediastino aumenta a doença vascular miocárdica. Outros efeitos vasculares tardios incluem pericardite constritiva crônica, fibrose pulmonar, estenose de víscera, transecção da medula espinal e cistite ou enterite causadas pela radiação.

Uma toxicidade tardia grave é o desenvolvimento de segundos tumores sólidos nos campos irradiados ou em suas proximidades. Esses tumores podem se desenvolver em qualquer órgão ou tecido e ocorrem em uma taxa de cerca de 1% ao ano, começando na segunda década após o tratamento.

OUTROS TRATAMENTOS LOCALIZADOS PARA O CÂNCER

A endoscopia permite a colocação de *stents* para desobstruir vísceras por meios mecânicos, atenuando, por exemplo, obstruções gastrintestinais ou biliares. A ablação por radiofrequência (ARF) refere-se ao uso de radiação não ionizante de micro-ondas focalizadas para induzir lesão térmica dentro de um volume de tecido. A ARF pode ser útil no controle de lesões metastáticas, particularmente no fígado, que podem comprometer a drenagem biliar (p. ex.,, em pacientes com doenças que, de outra forma, não poderiam sofrer ressecção). A criocirurgia usa o frio extremo para esterilizar lesões em certos locais, como próstata e rins, em estágio inicial, eliminando a necessidade de modalidades com mais efeitos colaterais, como a cirurgia.

Algumas substâncias químicas (porfirinas, ftalocianinas) são captadas preferencialmente por células cancerosas. Quando a luz intensa, liberada por um *laser*, incide sobre as células que contêm esses compostos, são gerados radicais livres, e as células morrem. Essa fototerapia é usada para tratar os cânceres de pele, ovário, pulmão, cólon, reto e esôfago. O tratamento paliativo da doença local avançada e recorrente pode, algumas vezes, ser excelente e durar muitos meses.

A infusão de agentes quimioterápicos ou biológicos ou os sistemas de transporte de radiação, como esferas de vidro cobertas com isótopos, para sítios localizados através de cateteres têm sido usados com o objetivo de tratar a doença limitada àquele local; em casos selecionados, o controle prolongado da doença realmente localizada tem sido possível.

TRATAMENTOS SISTÊMICOS PARA O CÂNCER

O conceito de que substâncias químicas administradas de forma sistêmica podem ter um efeito benéfico sobre os cânceres originou-se, historicamente, de três conjuntos de observações. Paul Ehrlich, no século XIX, observou que diferentes corantes reagiam com diferentes células e componentes teciduais. Ele formulou a hipótese da existência de "balas mágicas", que poderiam se ligar a tumores, devido à afinidade do agente pelo tumor. Uma observação dos efeitos tóxicos de certos derivados do gás mostarda na medula óssea, durante a Primeira Guerra Mundial, indicou que doses menores desses agentes poderiam ser usadas para tratar tumores de células derivadas da medula. Por fim, a constatação de que certos tumores de tecidos responsivos a hormônios, por exemplo, tumores de mama, poderiam diminuir de tamanho após ooforectomia levou à ideia de que substâncias endógenas ou exógenas podem modular o crescimento do tumor ao alterar a sua biologia reguladora. As substâncias químicas que alcançam cada um desses objetivos são atualmente usadas como agentes quimioterápicos contra o câncer.

Relatos informais de regressão de tumores após injeção intratumoral de extratos bacterianos levantaram a possibilidade de regressão tumoral mediada pelo sistema imune. A soroterapia de doenças infecciosas na era pré-antibióticos incentivou esforços análogos para desenvolver tratamentos baseados em vacinas e em anticorpos para o câncer. A administração de células imunes autólogas obtidas por procedimentos de aférese de um paciente ou purificadas a partir de um tumor removido de um paciente, ativadas por citocinas *ex vivo*, proporcionou um controle durável da doença em uma pequena fração de pacientes. Essas observações forneceram as justificativas para esforços mais modernos tendo como objetivo o tratamento de tumores com imunidade mediada por células.

Os tratamentos sistêmicos do câncer consistem em três tipos amplos. Os *agentes quimioterápicos citotóxicos* são "pequenas moléculas" (em geral, com massa molecular < 1.500 Da) que causam acentuada regressão de tumores experimentais que crescem em animais. Esses agentes são direcionados principalmente para a estrutura do DNA ou para a segregação de cromossomos na mitose. As *terapias-alvo moleculares para o câncer* referem-se a pequenas moléculas projetadas e desenvolvidas para interagir com uma macromolécula definida importante na manutenção do estado de malignidade. Conforme descrito no Capítulo 72, os tumores bem-sucedidos possuem vias bioquímicas ativadas que levam à proliferação descontrolada por meio da ação de proteínas receptoras de hormônios, produtos oncogênicos, perda de inibidores do ciclo celular ou perda da regulação da morte celular; além disso, adquiriram a capacidade de replicar indefinidamente os cromossomos, invadir, metastatizar e escapar do sistema imune. As *terapias biológicas do câncer* são, com mais frequência, macromoléculas, células ou extratos celulares que possuem determinado alvo (p. ex., anticorpos antirreceptor de fator de crescimento, citocinas ou imunomoduladores) ou que podem ter a capacidade de induzir uma resposta imune do hospedeiro para matar as células tumorais. As contribuições mais recentes às terapias biológicas contra o câncer incluem células geneticamente modificadas, que atacam diretamente células tumorais, e vírus que infectam tumores e que são capazes de matar células tumorais, além de induzir respostas imunes antitumorais do hospedeiro.

TERAPIA SISTÊMICA DO CÂNCER: VISÃO GERAL

Princípios gerais O *índice terapêutico* de qualquer fármaco é o grau de separação entre doses tóxicas e terapêuticas. Os fármacos realmente úteis apresentam amplos índices terapêuticos, o que, em geral, ocorre quando o alvo do fármaco é expresso no compartimento causador da doença, em vez de estar no compartimento normal. Os agentes quimioterápicos citotóxicos têm a infeliz propriedade de ter seus principais alvos, o DNA e os microtúbulos, presentes em tecidos tanto normais quanto tumorais. Portanto, eles apresentam índices terapêuticos relativamente estreitos. A terapia-alvo também pode causar efeitos em seus alvos nos tecidos normais ou efeitos "fora do alvo" em pontos não relacionados presentes em órgãos que sofrem dano. As terapias biológicas podem induzir respostas imunes inadequadamente direcionadas contra a função normal dos órgãos. Uma atividade fundamental no desenvolvimento de fármacos em oncologia é procurar administrar uma dose de um agente que possa trazer benefício com perfil de efeitos colaterais mínimo ou tolerável.

A Figura 73-2 ilustra as etapas no desenvolvimento de fármacos para o câncer. Após a demonstração de atividade antitumoral em modelos animais, os agentes anticancerígenos potencialmente úteis são avaliados para definir um esquema ideal de administração e uma formulação do fármaco apropriada. Testes de segurança em duas espécies animais em uma programação análoga de administração definem a dose inicial para um ensaio clínico de fase 1 em seres humanos, em geral, porém nem sempre em pacientes com câncer que esgotaram os tratamentos "padrão" (já aprovados). A dose inicial costuma ser de um sexto a um décimo da dose, o que induz uma toxicidade facilmente reversível nas espécies animais mais sensíveis. Se o agente não for intrinsecamente tóxico, são estudadas doses do fármaco que alcancem frações da concentração útil a partir de sistemas-modelo. Em seguida, são administradas doses escalonadas do fármaco durante o ensaio clínico de fase 1 em seres humanos até a observação de toxicidade reversível ou até alcançar a concentração desejada do fármaco. A toxicidade limitante da dose (TLD) define uma dose que provoca toxicidade maior do que a aceitável na prática rotineira, permitindo definir a menor dose máxima tolerada (DMT). Se possível, correlaciona-se a ocorrência de toxicidade com as concentrações plasmáticas do fármaco. A DMT, ou uma dose logo abaixo dela, em geral é a adequada para ensaios de fase 2, em que se administra uma dose fixa a um conjunto relativamente homogêneo de pacientes com um tipo específico de tumor. Se nenhuma toxicidade emergir nos ensaios clínicos de fase 1, administra-se a dose biológica ideal para alcançar concentrações efetivas do fármaco. Historicamente, uma resposta parcial (RP) foi definida como uma diminuição de pelo menos 50% na área bidimensional de um tumor obtida por imagem. Critérios mais recentes de resposta (p. ex., Response Evaluation Criteria in Solid Tumors [RECIST]) podem usar uma redução de 30% em áreas unidimensionais agregadas das lesões-alvo. Os critérios de resposta para agentes imunologicamente direcionados podem permitir um aumento transitório substancial no volume do tumor, contanto que o estado clínico do paciente seja estável, visto que esses agentes podem induzir respostas inflamatórias nos tumores, com subsequente redução de tamanho ou estabilização das lesões. Uma resposta completa (RC) implica o desaparecimento do tumor; a progressão da doença significa um aumento de tamanho das lesões existentes em > 25% da referência inicial ou da melhor resposta, ou o desenvolvimento de novas lesões; a doença estável não se encaixa em nenhuma das categorias supracitadas.

Em um ensaio clínico de fase 3, procuram-se evidências de melhora da sobrevida global ou de melhora no tempo para progressão da doença pelo novo fármaco, em comparação com uma população-controle apropriada. Dados de todo o processo formam a base para a solicitação a uma agência reguladora para aprovar o novo agente para *marketing* comercial.

Os ensaios clínicos com fármacos antineoplásicos convencionalmente usam uma escala gradativa em que as toxicidades de grau 1 não requerem tratamento, as toxicidades de grau 2 poderão necessitar de tratamento sintomático, mas não são ameaçadoras à vida, as toxicidades de grau 3 são potencialmente ameaçadoras à vida quando não tratadas, as toxicidades de grau 4 são verdadeiramente ameaçadoras à vida e as toxicidades de grau 5 são aquelas que levam o paciente ao óbito. Esforços ativos para quantificar os efeitos de agentes anticancerígenos na qualidade de vida também são frequentemente envidados no desenvolvimento inicial de medicamentos oncológicos.

O desenvolvimento de terapias-alvo pode prosseguir de maneira diferente. Enquanto os ensaios clínicos de fases 1 a 3 ainda estão sendo conduzidos, o foco em determinado tipo de tumor, mesmo na fase 1, pode ser atingido através da análise molecular para definir a expressão-alvo no tumor de um paciente necessária ou relevante para a ação do fármaco. Em condições ideais, os estudos farmacodinâmicos também devem avaliar se o órgão foi atingido.

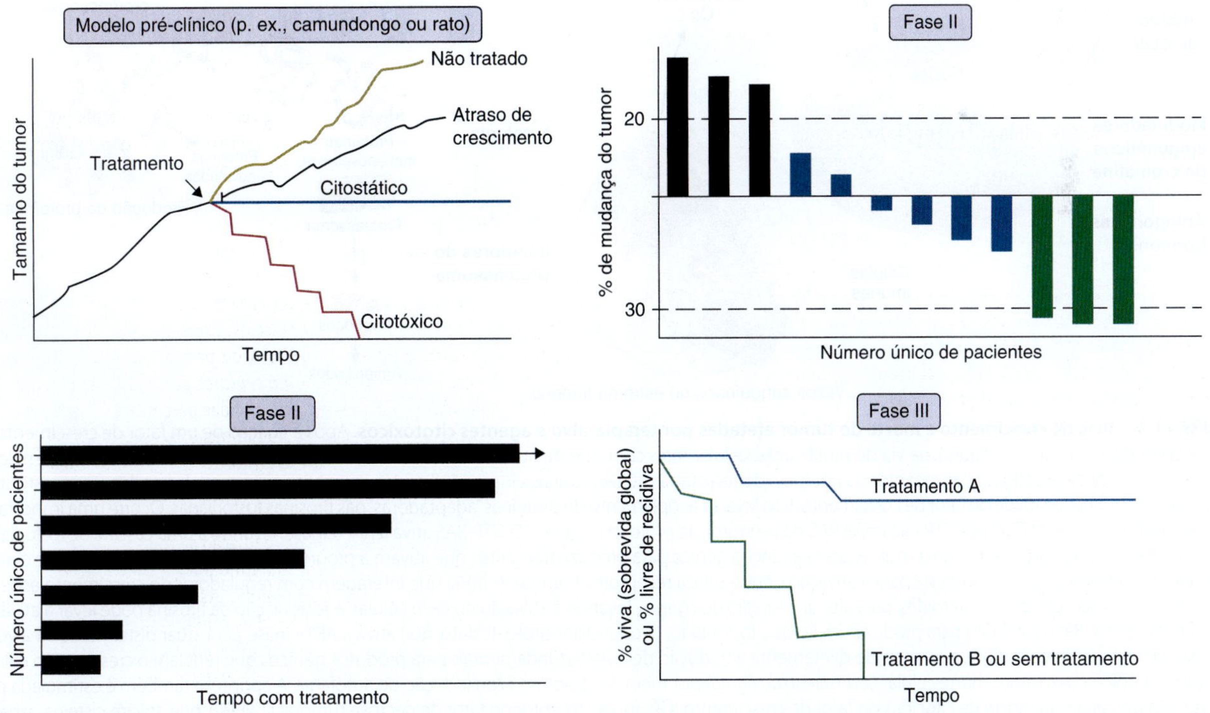

FIGURA 73-2 Etapas na descoberta e no desenvolvimento dos fármacos utilizados para o tratamento de câncer. A atividade pré-clínica (*parte superior à esquerda*) em modelos animais de câncer pode ser usada como evidência para apoiar a entrada do fármaco candidato nos ensaios de fase 1 em seres humanos, de modo a definir uma dose correta e observar qualquer efeito clínico antitumoral. O fármaco poderá, então, avançar para os ensaios de fase 2, direcionados para determinado tipo de tumor, com rigorosa quantificação dos efeitos antitumorais. Os *gráficos em cascata* são uma representação-padrão de como os tamanhos dos tumores dos pacientes mudam em relação ao tratamento, com pontos de corte predefinidos para estipular a progressão da doença (aumento de 20% no tamanho) ou resposta parcial (diminuição de 30% no tamanho), que servem como referência do potencial efeito valioso (*parte superior à direita*). Os *gráficos de nadador* (*parte inferior à esquerda*) permitem o delineamento de pacientes com tempos de tratamento particularmente longos (ou curtos), mesmo sem resposta, outra base no caso anterior para o potencial benefício clínico percebido do tratamento. Os *gráficos de Kaplan-Meier* (*parte inferior à direita*) dos índices de sobrevida em ensaios clínicos comparativos de fase 3 podem permitir a definição da superioridade, da inferioridade ou da ausência de diferença do efeito do tratamento, em comparação com tratamento-padrão ou sem tratamento.

O fracasso de uma terapia-alvo pode ser causado pelo fármaco que não atingiu o alvo, ou que atingiu um alvo que não era fundamental para o crescimento e a sobrevida do tumor. Nessa última década, foram aprovados agentes para uso clínico não em relação a um órgão de origem da doença, mas em relação a todos os tipos de órgãos que apresentam certas características moleculares ou biológicas.

As estratégias terapêuticas antineoplásicas vantajosas usando agentes quimioterápicos convencionais, terapias-alvo, tratamentos hormonais ou biológicos apresentam um de dois desfechos benéficos. Elas podem induzir a morte de células cancerosas, levando à redução do tumor, com benefício clínico correspondente evidenciado por uma melhora da sobrevida do paciente, ou aumento do tempo até que a doença progrida. Outro desfecho possível é a indução da *diferenciação* ou *dormência* das células cancerosas, com perda do potencial de replicação da célula tumoral e reaquisição de propriedades fenotípicas que lembram as células normais. A interação de um agente quimioterápico com seu alvo induz uma "cascata" de outras etapas de sinalização. Esses sinais, em última análise, levam à morte celular ao desencadear uma "fase de execução", na qual são ativadas proteases, nucleases e reguladores endógenos da via de morte celular (Fig. 73-3) ou uma diferenciação pela alteração da função do genoma do câncer.

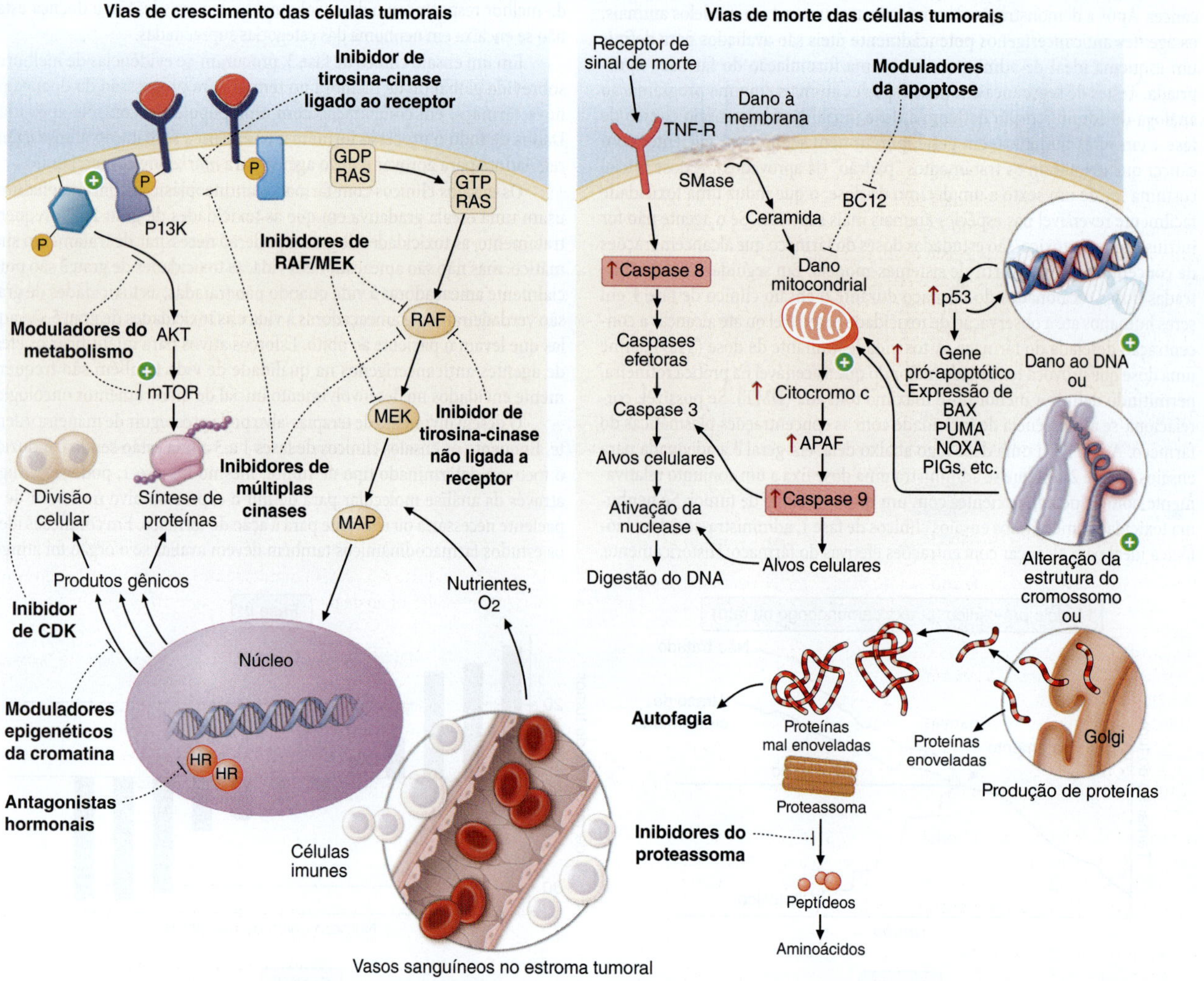

FIGURA 73-3 Vias de crescimento e morte do tumor afetadas por terapia-alvo e agentes citotóxicos. Após a ligação de um fator de crescimento ao seu receptor (*lado esquerdo da figura*), na via de proliferação celular mais comumente ativada, ocorre aumento da atividade da tirosina-cinase por meio de autofosforilação de cinases ligadas ao receptor ou por meio do recrutamento de tirosinas-cinase não ligadas ao receptor, que também podem ser constitutivamente ativas, sem necessidade de fator de crescimento. Isso leva ao acoplamento de proteínas "adaptadoras" nas tirosinas fosforiladas. Ocorre uma importante via ativada após a troca de GDP por GTP na família RAS de produtos de proto-oncogenes. O GTP-RAS ativa a RAF-cinase, levando a uma cascata de fosforilação de MEK e MAP-cinases, o que, em última análise, altera a função gênica para produzir transcritos que ativam a progressão do ciclo celular por meio de cinases dependentes de ciclina (CDKs). Outra via para a ativação gênica utiliza receptores hormonais (RHs) que interagem com reguladores do crescimento específicos do tecido, como hormônios esteroides, para alterar a função dos genes, levando à ativação do ciclo celular. A fosforilação da tirosina pode levar à ativação da fosfatidilinositol-3-cinase (PI3K) para produzir um lipídeo fosforilado, o fosfatidilinositol-3-fosfato, que ativa a AKT-cinase para atuar distalmente ao alvo da rapamicina em mamíferos (mTOR), aumentando diretamente a tradução de mRNAs fundamentais para produtos gênicos que regulam o crescimento celular. Os agentes citotóxicos causam morte celular (*lado direito da figura*) por meio de apoptose e/ou indução de autofagia. A apoptose também é estimulada pela interrupção dos sinais de morte de citocinas do fator de crescimento (GF) (p. ex., receptor do fator de necrose tumoral [TNF-R]), que ativam cisteína-aspartil-proteases (caspases) de localização proximal para digerirem diretamente as proteínas citoplasmáticas e nucleares, resultando em ativação de caspases distalmente; esses eventos ativam as nucleases para provocar a fragmentação do DNA, uma marca característica da apoptose. Os agentes quimioterápicos que criam lesões no DNA ou que alteram a função do fuso mitótico ativam a função dos genes para alterar a integridade mitocondrial. A proteína antiapoptótica BCL2 atenua a toxicidade mitocondrial, ao passo que produtos de genes pró-apoptóticos, como BAX, PUMA, etc., antagonizam a ação da BCL2. As mitocôndrias danificadas liberam citocromo C e fator ativador da apoptose (APAF), que ativam a caspase 9 para provocar fragmentação do DNA. Além disso, o dano à membrana com ativação de esfingomielinases resulta na produção de ceramidas, que podem causar dano direto às mitocôndrias. A tradução das proteínas é seguida do processo de enovelamento no complexo de Golgi. As proteínas mal enoveladas são processadas pelo proteassoma para clivagem por protease e reciclagem dos aminoácidos. A ruptura desse processo pode contribuir para a autofagia, em que a célula fica privada de nutrientes críticos, ou para indução dela própria a apoptose através de uma via distinta ativada pelo acúmulo de proteínas mal enoveladas. Os agentes antiangiogênicos e as terapias imunes atuam no estroma tumoral (*parte inferior à esquerda*) sobre elementos de sustentação, incluindo vasos sanguíneos, e células inflamatórias do hospedeiro.

As terapias-alvo diferem dos agentes quimioterápicos, pois regulam a ação de macromoléculas em vez de, indiscriminadamente, causar danos a elas. Os tumores foram descritos como "dependentes" da função dessas macromoléculas, uma vez que, sem a ação continuada dessa via, a célula é incapaz de sobreviver. Dessa forma, as terapias-alvo, como moléculas "condutoras oncogênicas", podem alterar o limiar para que tumores induzidos por essas moléculas sofram morte celular.

Estratégias no manejo sistêmico do câncer Os últimos 30 anos testemunharam uma notável evolução no tratamento sistêmico do câncer incapaz de ser curado por tratamentos aplicados localmente. Os agentes citotóxicos inespecíficos de eficácia limitada para a maioria dos pacientes, porém altamente ativos e curativos em uma minoria de tipos de doença, foram acompanhados pelas terapias-alvo e terapias biológicas. A Tabela 73-3, A lista os tumores considerados curáveis por agentes quimioterápicos convencionais disponíveis, mesmo quando disseminados ou metastáticos. Se um tumor estiver realmente localizado em um único sítio, deve-se considerar também cirurgia ou radioterapia primária. A quimioterapia pode ser usada como parte de abordagens multimodais para oferecer tratamento primário a um tumor clinicamente localizado (Tab. 73-3, B). A quimioterapia pode ser administrada como *adjuvante*, isto é, em conjunto com cirurgia ou radioterapia (Tab. 73-3, C), mesmo após a retirada de toda a doença clinicamente aparente. Esse emprego da quimioterapia apresenta potencial curativo, por exemplo, nas neoplasias de pulmão e de mama e nos cânceres colorretais, visto que elimina um tumor clinicamente não detectável, mas que já pode ter se disseminado. A quimioterapia *neoadjuvante* refere-se à administração de quimioterapia anterior a qualquer cirurgia ou radiação a um tumor local com a intenção de potencializar o efeito do tratamento local subsequente.

TABELA 73-3 ■ Impacto clínico da quimioterapia citotóxica nos cânceres

A. Cânceres avançados passíveis de cura
- Leucemias linfoide e mieloide agudas (infantil/em adultos)
- Doença de Hodgkin (infantil/em adultos)
- Linfomas – certos tipos (infantil/em adultos)
- Neoplasias de células germinativas
  - Carcinoma embrionário
  - Teratocarcinoma
  - Seminoma ou disgerminoma
  - Coriocarcinoma
- Neoplasia trofoblástica gestacional
- Neoplasias pediátricas
  - Tumor de Wilms
  - Rabdomiossarcoma embrionário
  - Sarcoma de Ewing
  - Neuroepitelioma periférico
  - Neuroblastoma
- Carcinoma de pulmão de pequenas células
- Carcinoma de ovário

B. Cânceres avançados passíveis de cura por quimio e radioterapia
- Carcinoma escamoso (de cabeça e pescoço)
- Carcinoma escamoso (anal)
- Carcinoma de mama
- Carcinoma de colo do útero
- Carcinoma de pulmão não pequenas células (estágio III)
- Carcinoma de pulmão de pequenas células

C. Cânceres passíveis de cura por quimioterapia como adjuvante de cirurgia
- Carcinoma de mama
- Carcinoma colorretal[a]
- Sarcoma osteogênico
- Sarcoma de tecidos moles

D. Cânceres passíveis de cura por quimioterapia em alta dose com suporte de células-tronco
- Leucemias linfoide e mieloide recorrentes
- Linfomas recorrentes, de Hodgkin e não Hodgkin
- Leucemia mieloide crônica
- Mieloma múltiplo

E. Cânceres responsivos à quimioterapia paliativa, porém sem cura
- Carcinoma de bexiga
- Leucemia mieloide crônica
- Leucemia de células pilosas
- Leucemia linfocítica crônica
- Linfoma – certos tipos
- Mieloma múltiplo
- Carcinoma gástrico
- Carcinoma de colo do útero
- Carcinoma de endométrio
- Sarcoma de tecidos moles
- Câncer de cabeça e pescoço
- Carcinoma adrenocortical
- Neoplasias das células das ilhotas
- Carcinoma de mama
- Carcinoma colorretal
- Carcinoma renal

F. Tumores em estágios avançados com resposta insatisfatória à quimioterapia
- Carcinoma de pâncreas
- Neoplasias do trato biliar
- Carcinoma de tireoide
- Carcinoma de vulva
- Câncer de pulmão não pequenas células
- Carcinoma de próstata
- Melanoma (subgrupos)
- Carcinoma hepatocelular
- Câncer de glândula salivar

[a]O reto também recebe radioterapia.

A quimioterapia é rotineiramente utilizada em doses que produzem efeitos colaterais agudos reversíveis, que consistem primariamente em mielossupressão transitória, com ou sem toxicidade gastrintestinal (em geral, náusea). Esquemas quimioterápicos de "alta dose" podem intensificar o efeito terapêutico de maneira acentuada, embora à custa de complicações potencialmente fatais que necessitem de suporte intensivo, em geral na forma de células-tronco hematopoiéticas do próprio paciente (*autólogas*) ou de doadores compatíveis com os *loci* de histocompatibilidade (*alogênicas*), ou estratégias de "recuperação" farmacológica para bloquear o efeito da quimioterapia de alta dose nos tecidos normais. Os esquemas em altas doses possuem potencial curativo definitivo em situações clínicas específicas (Tab. 73-3, D).

Se a cura não for possível, a quimioterapia poderá ser instituída com o objetivo de atenuar o efeito do tumor sobre o hospedeiro (Tab. 73-3, E). Nesse caso, o valor é percebido pela demonstração de melhora no alívio dos sintomas, na sobrevida livre de progressão ou na sobrevida global. Os dados resultam de um protocolo de pesquisa clínica usado como base para aprovação pela FDA para o uso comercial do agente. Pacientes tratados paliativamente deverão estar cientes de seu diagnóstico e das limitações dos tratamentos propostos, ter acesso ao tratamento de apoio e apresentar uma capacidade funcional aceitável, de acordo com algoritmos de avaliação, como o desenvolvido por Karnofsky (ver Tab. 69-4) ou pelo Eastern Cooperative Oncology Group (ECOG) (ver Tab. 69-5). Os pacientes classificados no estado de desempenho (PS, de *performance status*) 0 do ECOG não apresentam sintomas; os pacientes PS1 são ambulatoriais, porém têm restrições em atividades físicas extenuantes; os pacientes PS2 são ambulatoriais e ativos durante 50% ou mais do tempo, porém são incapazes de trabalhar; os pacientes PS3 são capazes de realizar cuidados pessoais limitados, porém são ativos < 50% do tempo; e os pacientes PS4 são totalmente confinados ao leito ou à cadeira e são incapazes de realizar cuidados pessoais. Somente os pacientes nos estágios PS0, PS1 e PS2, em geral, são considerados apropriados para o tratamento paliativo (não curativo). Se houver potencial curativo, mesmo os pacientes com baixa capacidade funcional podem ser tratados (particularmente quando os sintomas estão diretamente relacionados com um câncer passível de responder ao tratamento), porém o seu prognóstico é habitualmente inferior ao de pacientes com boa capacidade funcional tratados com esquemas semelhantes. A avaliação da reserva fisiológica com o uso da ferramenta de avaliação geriátrica pode ser útil, porém nenhuma medida de comorbidades ou de reserva fisiológica é considerada padrão.

A virada do milênio marcou a chegada de estratégias alternativas para o tratamento do câncer. Entre elas, destacam-se a *terapia biológica do câncer*, que aproveita o uso de reagentes ou estratégias derivados do sistema imune, e as *terapias-alvo do câncer*, que são direcionadas para alvos moleculares específicos expressos diferencialmente em tecidos malignos, em oposição aos tecidos normais.

TERAPIA BIOLÓGICA DO CÂNCER

A Figura 73-4 apresenta o panorama dos agentes e ações da terapia biológica do câncer. O objetivo da terapia biológica é manipular a interação do hospedeiro com o tumor em favor do hospedeiro, potencialmente em uma dose biológica ótima, que poderá ser diferente da DMT. Como classe, as terapias biológicas podem ser diferenciadas dos agentes citotóxicos e dos agentes-alvo moleculares por exigirem resposta ativa (p. ex., expressão ou internalização de antígenos) por parte das células tumorais ou do hospedeiro (p. ex., atuação das células T ou elaboração de citocinas) para permitir o efeito terapêutico.

Abordagens terapêuticas mediadas por anticorpos A Figura 73-4 ilustra as estratégias atuais baseadas em anticorpos no tratamento do câncer. A capacidade de desenvolver quantidades muito grandes de anticorpos monoclonais de alta afinidade dirigidos contra antígenos tumorais específicos produzidos por animais permite o enxerto de sequências de combinação de antígenos derivadas de animais em genes de imunoglobulinas humanas (produtos quimerizados ou humanizados) ou derivados *de novo* de camundongos portadores de *loci* dos genes da imunoglobulina humana. Foram criadas quatro abordagens gerais para o uso de anticorpos. Os *anticorpos anticélulas tumorais* têm as células tumorais como alvo direto, para inibir funções intracelulares ou para atrair células imunes ou estromais. Os *anticorpos biespecíficos engajadores de tumor* (*BiTe*, do inglês *bispecific tumor-engaging*) ligam-se diretamente a uma célula tumoral e a uma célula imune do hospedeiro. Os *anticorpos imunorreguladores* são dirigidos contra antígenos expressos nas células imunes do hospedeiro para reforçar a resposta imune do hospedeiro ao tumor. Por fim, os *imunoconjugados* ligam o

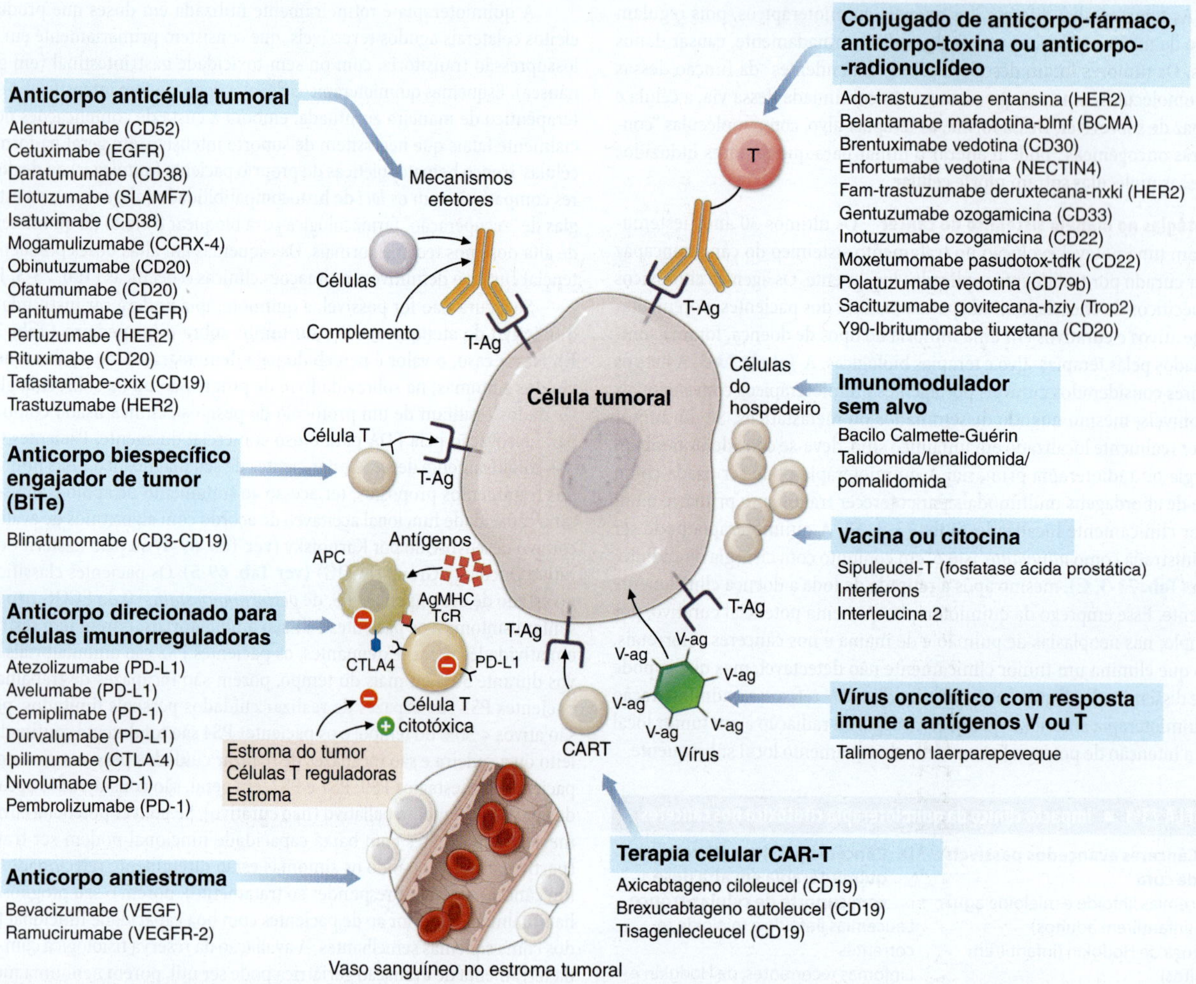

FIGURA 73-4 Tratamentos imunológicos para o câncer. Anticorpos anticélulas tumorais direcionados para antígenos (T-Ag) expressos nas células tumorais e indicados para cada anticorpo ou construto derivado de anticorpo (*parte superior à esquerda*) podem interferir diretamente na função da célula tumoral, por exemplo, por meio de inibição de vias promotoras do crescimento, ou recrutar ativamente células efetoras imunes do hospedeiro (particularmente por meio de estratégias de *biespecíficos engajadores de tumor* [*BiTe*]), receptores Fc, ou mecanismos citotóxicos, como complemento. Prosseguindo *no sentido horário* na figura, os *conjugados de anticorpos* também podem ser projetados para liberar fármacos citotóxicos, toxinas derivadas de bactérias ou radioisótopos (T) às T-Ags (*parte superior à direita*). Comparativamente, os *imunomoduladores inespecíficos* incluem vacinas instiladas diretamente no estroma do tumor, agentes como "imidas" que alteram a produção de citocinas das células tumorais e estromais, e citocinas, como o interferon ou a interleucina 2 (IL-2), que podem afetar a função dos linfócitos que infiltram o tumor ou que podem ter efeitos antitumorais diretos. As *vacinas* direcionadas para antígenos de células tumorais ou os *vírus oncolíticos* atenuados vivos injetados em tumores podem causar lise das células tumorais, com indução de uma resposta imune antitumoral proeminente do hospedeiro contra os Ags do vírus e T-Ags. Na *parte inferior esquerda* da figura, as estratégias direcionadas para as células estromais e imunes incluem a derivação de células T autólogas, que são então infectadas por um lentivírus ou outro construto que tem como alvo os antígenos (T-Ags) expressos nas células tumorais (*células T com receptor de antígeno quimérico* [*CAR*]), com o antígeno-alvo entre parênteses. Como alternativa, as células T endógenas podem ser ativadas por *anticorpos direcionados para células imunomoduladoras*. Especificamente, antígenos derivados de células tumorais são captados por células apresentadoras de antígenos (APCs), também no estroma. Os antígenos são processados pelas APCs em peptídeos apresentados pelo complexo principal de histocompatibilidade (MHC) aos receptores de antígenos de células T (TcRs), fornecendo, assim, um sinal de ativação positivo (+) para que as células tumorais citotóxicas matem as células tumorais portadoras desse antígeno. Os sinais negativos (–) que inibem a ação das células T citotóxicas incluem o receptor CTLA-4 (nas células T), que interage com a família B7 de sinais reguladores negativos de APCs, e o receptor de PD (nas células T), que interagem com o ligante de PD 1 (PD-L1), em que o sinal (–) provém das células tumorais que expressam o PD-L1. As estratégias que inibem a função de CTLA-4 e PD-1 são um meio de estimular a atividade das células T citotóxicas para eliminar as células tumorais. Os *anticorpos dirigidos contra o estroma tumoral* causam estratégias antiangiogênicas mediadas por antifator de crescimento de células endoteliais vasculares (VEGF) e estratégias moduladoras da pressão intersticial do tumor.

anticorpo a fármacos, toxinas ou radioisótopos para direcionar essas "ogivas" contra o tumor. Estes serão considerados como agentes citotóxicos. Atualmente, dispõe-se de *anticorpos dirigidos contra o estroma* da vasculatura de sustentação do tumor.

ANTICORPOS ANTICÉLULAS TUMORAIS (FIG. 73-4) Anticorpos humanizados contra a molécula CD20 expressa nos linfomas de células B (rituximabe e ofatumumabe) são exemplos de anticorpos que afetam tanto os eventos de sinalização que modulam a linfomagênese quanto as respostas imunes ativadas contra neoplasias da célula B. Eles são usados como agentes isolados e em combinação com quimioterapia e radioterapia no tratamento de neoplasias da célula B. O obinutuzumabe é um anticorpo com glicosilação alterada, que aumenta a sua capacidade de ativar células *killer*; é também dirigido contra CD20 e possui valor no tratamento da leucemia linfocítica crônica.

Os efeitos colaterais indesejados de qualquer anticorpo incluem reações de hipersensibilidade relacionadas com a infusão, habitualmente limitadas à primeira infusão, que podem ser controladas por meio de profilaxia com glicocorticoides e/ou anti-histamínico, bem como por estratégias de infusão prolongada.

Os anticorpos dirigidos contra células B podem ter o efeito colateral de exacerbar a imunossupressão, com surgimento de infecções oportunistas. Pode ocorrer também reativação de infecções latentes; convencionalmente, efetua-se uma avaliação do estado de hepatites B e C do paciente antes do tratamento. O uso concomitante de antivirais contra hepatite pode estar indicado. Pacientes com HIV e linfoma precisam de antivirais otimizados para minimizar a interação com tratamentos antilinfoma; justifica-se uma consulta com especialistas em doenças infecciosas. Os anticorpos anticélulas tumorais também incluem abordagens para ativar o complemento e são exemplificados pelo alentuzumabe dirigido contra CD52; é ativo na leucemia linfocítica crônica e em neoplasias malignas de células T. A profilaxia da síndrome de lise tumoral pode ser justificada.

Os anticorpos dirigidos contra o receptor do fator de crescimento epidérmico (EGFR, do inglês *epidermal growth factor receptor*) (p. ex., cetuximabe e panitumumabe) têm atividade no câncer colorretal refratário à quimioterapia, particularmente quando usados para aumentar a atividade de um programa de quimioterapia adicional, bem como no tratamento primário de cânceres de cabeça e pescoço com radioterapia. Efeitos diretos sobre o tumor podem mediar um efeito antiproliferativo, bem como estimular a participação de mecanismos do hospedeiro que envolvem as respostas imune celular ou mediada pelo complemento ao anticorpo ligado à célula tumoral. Os anticorpos anti-EGFR podem causar exantema acneiforme, que exige tratamento tópico com creme de antibiótico e glicocorticoide, e também fotossensibilidade.

O receptor HER2/neu superexpresso nos cânceres de células epiteliais, particularmente no câncer de mama e em certos cânceres gastrintestinais, foi alvo inicial do trastuzumabe, com atividade na potencialização da quimioterapia no câncer de mama, bem como com evidências de atividade como agente isolado. O trastuzumabe parece interromper os sinais intracelulares derivados de HER2/neu e estimular mecanismos imunológicos contra as células tumorais. O pertuzumabe, anticorpo anti-HER2, dirigido especificamente contra o domínio de HER2/neu, responsável pela dimerização com outros membros da família HER2, é direcionado mais especificamente contra a sinalização de HER2 e aumenta a ação do trastuzumabe. Tanto o trastuzumabe quanto o pertuzumabe podem prejudicar a função cardíaca, particularmente em pacientes com exposição prévia às antraciclinas, e a função ventricular esquerda deve ser verificada antes do tratamento e monitorada no seu decorrer.

O blinatumomabe, anticorpo BiTe, foi desenvolvido para ter um sítio de combinação de antígeno anti-CD19 dirigido contra uma célula cancerosa como uma valência, e um sítio de ligação anti-CD3 como outra valência. Esse anticorpo pode aproximar as células T (com sua atividade anti-CD3) das células B neoplásicas portadoras do determinante CD19. O blinatumomabe atua em neoplasias de células B, como a leucemia linfocítica aguda. As toxicidades próprias incluem síndrome de liberação de citocinas (febre, hipotensão, taquicardia) e deterioração neurológica que se manifesta inicialmente por prejuízo na precisão da escrita que pode progredir para uma disfunção cortical mais florida, sugerindo a necessidade de pausa na dose e/ou no uso de glicocorticoides.

ANTICORPOS DIRIGIDOS CONTRA O ESTROMA (FIG. 73-4) Um anticorpo antifator de crescimento do endotélio vascular (VEGF, do inglês *vascular endothelial growth factor*), o bevacizumabe, mostra alguma evidência de valor nos cânceres renais, nos quais a ativação da sinalização do VEGF ocorre como parte da deficiente sinalização induzida por hipoxia nas células tumorais. Quando combinado com agentes quimioterápicos, pode aumentar as respostas nos cânceres colorretal e de pulmão não escamoso. O mecanismo para esse efeito pode estar relacionado com uma melhora na liberação e na captação tumoral do agente quimioterápico ativo, devido à diminuição da pressão intersticial do tumor. O VEGF foi originalmente isolado como "fator de permeabilidade do tumor" causando extravasamento dos vasos sanguíneos da neoplasia. Quando usado em gliomas, pode, por meio de redução da permeabilidade vascular, permitir a substituição de esteroides para diminuir a pressão intracraniana. O bevacizumabe é dirigido contra o VEGF, que normalmente é um produto secretado e não ligado às células tumorais. O bevacizumabe apresenta diversos efeitos colaterais, incluindo hipertensão, trombose, proteinúria, hemorragia e perfurações gastrintestinais na presença ou não de cirurgias anteriores; esses eventos adversos também ocorrem com fármacos de pequenas moléculas que modulam a função do VEGFR.

ANTICORPOS IMUNORREGULADORES (FIG. 73-4) Anticorpos essencialmente imunorreguladores estimulam respostas imunes para mediar a citotoxicidade dirigida ao tumor. Uma compreensão da interface tumor-hospedeiro mostrou que as células T citotóxicas dirigidas ao tumor são frequentemente inibidas por ligantes suprarregulados nas células tumorais. O ligante da morte programada 1 (PD-L1, do inglês *programmed death ligand 1*; também conhecido como B7-homólogo 1) foi inicialmente reconhecido como indutor da morte de células T por meio de um receptor presente nessas células, denominado receptor de morte programada (PD, do inglês *programmed death*), que regula fisiologicamente a intensidade da resposta imune a qualquer antígeno. A família PD de ligantes e receptores também regula a função dos macrófagos, presentes no estroma tumoral. Essas ações levantaram a hipótese de que anticorpos dirigidos contra o eixo de sinalização PD (tanto anti-PD-L1 quanto anti-PD) podem ser úteis no tratamento do câncer por permitir a reativação da resposta imune antitumoral.

O ipilimumabe, um anticorpo dirigido contra o anti-CTLA-4 (antígeno 4 do linfócito T citotóxico), que é expresso nas células T (e não nas células tumorais), responde a sinais das células apresentadoras de antígenos (Fig. 73-4) e também infrarregula a intensidade da resposta proliferativa das células T a antígenos derivados das células tumorais. De fato, a manipulação do eixo CTLA-4 foi a primeira demonstração de que as estratégias de anticorpos puramente imunorreguladores dirigidos contra a fisiologia das células T podem ser seguras e efetivas no tratamento do câncer. O ipilimumabe, isoladamente ou em combinação com anticorpos dirigidos para PD-1, está aprovado para o tratamento do melanoma metastático e do câncer de pulmão.

O nivolumabe, dirigido contra o receptor de PD-1, ou o atezolizumabe (anti-PD-L1) são exemplos de anticorpos imunorreguladores anti-PD-1, que possuem benefícios clínicos em muitos cânceres (Tab. 73-4). O pembrolizumabe foi aprovado para o tratamento de primeira linha de cânceres de pulmão não pequenas células metastáticos que expressam o ligante PD-L1. Esse avanço representou um marco histórico na terapia do câncer, substituindo a quimioterapia nesse grupo de pacientes.

É importante ressaltar que a observação clínica de que tumores mais passíveis de tratamento com anticorpos imunorreguladores encontravam-se em locais (pulmão, pele, trato geniturinário) expostos a carcinógenos ambientais ou ocorriam em pacientes com mutações conhecidas nas vias de reparo do DNA estimulou pesquisas específicas sobre a possibilidade ou não da "carga mutacional" dos tumores prever o valor das estratégias anti-PD. Até o momento, os resultados confirmam essa hipótese e levaram às primeiras aprovações regulamentares de anticorpos imunomoduladores de uma maneira "agnóstica de tecido". Especificamente, a detecção de deficiências em um sistema de reparo de mau pareamento de DNA tumoral ou com evidência de aumento da carga mutacional do tumor é uma indicação específica para o uso de certos agentes imunorreguladores, independentemente do local de origem da doença. Acredita-se que a maior eficácia no contexto de uma maior carga mutacional se deva à presença de mais proteínas no tumor estruturalmente alteradas por mutação, que podem ser reconhecidas como estranhas pelo sistema imune.

Podem ocorrer eventos adversos autoimunes hepáticos, endócrinos, cutâneos, neurológicos e gastrintestinais proeminentes com o uso do ipilimumabe, bem como com anticorpos dirigidos para PD-1. Pode haver necessidade de uso emergencial de glicocorticoides para atenuar as toxicidades graves. Embora, teoricamente, esse uso dos glicocorticoides possa atenuar o efeito antitumoral, as taxas de resposta não parecem ser comprometidas pelo seu uso para anular a toxicidade orgânica grave. Para o clínico geral, é importante ressaltar que as toxicidades imunológicas podem ocorrer tardiamente após exposição aos moduladores da ação de PD e CTLA-4, mesmo quando o paciente pode estar com controle sustentado do crescimento do tumor.

Imunomoduladores sem alvo (Fig. 73-4) No contexto dos cânceres de bexiga pré-invasivos, o bacilo Calmette-Guérin, um produto micobacteriano morto, induz uma resposta imune útil quando instilado localmente na bexiga. As "imidas" talidomida, lenalidomida e pomalidomida alteram a elaboração de citocinas no microambiente tumoral e possuem ações antiangiogênicas. Elas constituem um dos pilares no tratamento do mieloma múltiplo. Em consequência de seu uso, podem ocorrer tromboses (justificando a consideração de anticoagulação profilática), eventos adversos gastrintestinais e neuropáticos e teratogenicidade proeminente.

Citocinas Apenas o interferon α (IFN-α) e a interleucina 2 (IL-2) são de uso clínico de rotina. A IFN não é curativa para nenhum tumor, mas pode induzir respostas parciais no linfoma folicular, na leucemia de células pilosas, na leucemia mieloide crônica, no melanoma e no sarcoma de Kaposi. Ela provoca febre, fadiga, síndrome gripal, mal-estar, mielossupressão, depressão e pode induzir doença autoimune clinicamente significativa.

A IL-2 exerce seus efeitos antitumorais indiretamente mediante acentuação da função imune. Sua atividade biológica consiste em promover o crescimento e a atividade das células T e das células *natural killer* (NK). A IL-2 em altas doses pode induzir regressão do tumor em certos pacientes com melanoma metastático e câncer de células renais. Cerca de 2 a 5% dos pacientes podem apresentar remissões completas e duradouras. Os pacientes podem necessitar de suporte hemodinâmico e terapia intensiva para lidar

TABELA 73-4 ■ Impacto clínico de células modificadas de linfócitos T do hospedeiro[a] ou de anticorpos imunorreguladores dirigidos para linfócitos T do hospedeiro[c]

A. Cânceres avançados com efeito positivo (pelo menos 25% dos pacientes tratados têm doença estável ou sobrevida livre de progressão de ≥ 27 semanas) ou com resposta prolongada frequente ou inesperada (a eficácia pode limitar-se a subtipos dependentes de expressão CD ou que expressam o ligante de PD-1)

Leucemia linfoide aguda[b]
Carcinoma adrenocortical[c]
Câncer de mama, negativo para receptor hormonal, HER2-negativo (com quimioterapia)[c]
Câncer colorretal (alta instabilidade de microssatélites [IMS-A] ou com deficiência de reparo de mau pareamento, após tratamento com fluoropirimidina, oxaliplatina e irinotecano)[c]
Carcinoma de colo do útero escamoso[c]
Carcinoma cutâneo escamoso[c]
Linfoma não Hodgkin difuso de grandes células B, sem outra especificação[a]
Linfoma não Hodgkin difuso de grandes células B, subtipo mediastinal primário[b]
Carcinoma endometrial (com lenvatinibe, se apresentar instabilidade de microssatélites estável [IMS-E] ou reparo de mau pareamento tipo selvagem)[c]
Carcinoma escamoso de esôfago
Adenocarcinoma gástrico/gastresofágico[c]
Carcinoma escamoso de cabeça e pescoço[c]
Câncer hepatocelular (após sorafenibe)[c]
Doença de Hodgkin[c]
Linfoma de células do manto[a]
Melanoma[c]
Carcinoma de células de Merkel[c]
Tumores sólidos com IMS-A ou deficiência de reparo de mau pareamento, sem alternativa satisfatória[c]
Micose fungoide[c]
Mieloma múltiplo[a]
Câncer de pulmão não pequenas células[c]
Paraganglioma/feocromocitoma[c]
Carcinoma de células renais[c]
Carcinoma de pulmão de pequenas células[c]
Tumores sólidos com alta carga mutacional tumoral (CMT) (≥ 10 mutações/megabase) que progrediram após terapia anterior, sem tratamento alternativo satisfatório[c]
Carcinoma de tireoide[c]
Carcinoma urotelial[c] (incluindo de bexiga, ureter)

B. Cânceres avançados com dados insuficientes para sustentar o uso de anticorpos contra linfócitos T do hospedeiro ou imunorreguladores

Leucemia mieloide aguda
Carcinoma escamoso de ânus
Câncer de mama, positivo para receptor hormonal
Câncer de mama, negativo para receptor hormonal, HER2-positivo
Cânceres do trato biliar (se apresentar IMS-E ou reparo de mau pareamento tipo selvagem)
Leucemia linfocítica crônica
Leucemia mieloide crônica
Carcinoma gastrintestinal neuroendócrino/de células das ilhotas
Glioma, todos os graus, incluindo glioblastoma
Neoplasias de células germinativas
Câncer de ovário
Sarcoma osteogênico
Adenocarcinoma de pâncreas
Tumores pediátricos (de Wilms, rabdomiossarcoma, de Ewing, neuroblastoma, osteossarcoma)
Adenocarcinoma de próstata
Carcinoma de glândula salivar
Sarcoma de tecidos moles
Linfoma não Hodgkin de células T (exceto micose fungoide)
Carcinoma escamoso de vulva

[a]Células T autólogas modificadas com receptor de antígeno quimérico (CAR) em casos recidivados ou refratários. [b]Tanto células T autólogas modificadas por CAR quanto anticorpo imunorregulador. [c]Estratégias de anticorpos imunorreguladores dirigidos para células T, incluindo anticorpos anti-PD1 e/ou anti-PD-L1; ou anticorpos BiTe contra determinado antígeno de célula tumoral.

com os efeitos tóxicos. Todavia, uma vez interrompida a administração do agente, a maioria dos efeitos tóxicos reverte por completo em 3 a 6 dias.

Terapias mediadas por células T A evidência mais definitiva de que o sistema imune tem a capacidade de exercer efeitos antitumorais clinicamente significativos provém do transplante de medula óssea alogênico. As células T do doador transferidas e adotadas sofrem expansão no hospedeiro portador do tumor, reconhecem o tumor como estranho e podem mediar efeitos antitumorais importantes (efeitos do enxerto vs. tumor). Três tipos de tratamentos atualmente usados para o câncer tiram proveito da capacidade das células T de matar as células tumorais.

1. *Transferência de células T alogênicas.* Realizada em três contextos principais: no transplante de medula óssea alogênico; como transfusões de linfócitos purificados, uma vez recuperada a medula óssea após o seu transplante alogênico; e como transfusões de linfócitos puros, após a terapia imunossupressora (não mieloablativa, também denominados minitransplantes). Em todos esses casos, as células efetoras são células T do doador que reconhecem o tumor como estranho, provavelmente por pequenas diferenças de histocompatibilidade. O principal risco dessa forma de tratamento é o aparecimento da doença do enxerto contra o hospedeiro, devido à diferença mínima entre o câncer e as células normais do hospedeiro. Essa abordagem tem sido altamente eficaz em certos cânceres hematológicos refratários às estratégias quimioterápicas.
2. *Transferência de células T autólogas.* Nessa abordagem, as próprias células T do paciente são removidas do hospedeiro portador de tumor, manipuladas de diversas maneiras *in vitro* e devolvidas ao paciente. Células T específicas para antígenos tumorais podem ser desenvolvidas após transdução retroviral do receptor de antígeno da célula T desejado e expandidas, alcançando grandes números ao longo de muitas semanas *ex vivo* antes de sua administração. Essas células T com receptor de antígeno quimérico (CAR, do inglês *chimeric antigen receptor*) (Fig. 73-4) têm evidências de valor sustentado em pacientes com neoplasias hematopoiéticas refratárias, como linfoma difuso de grandes células B e linfomas de células do manto. Os efeitos adversos proeminentes incluem liberação de citocinas (febre, taquicardia, hipotensão) e manifestações neurológicas. As pesquisas clínicas estão procurando desenvolver estratégias de CAR direcionadas para antígenos de tumores sólidos, bem como utilizar diferentes populações de células imunes, como células NK, para fornecer o construto do receptor de antígenos em formas que possam permitir produtos "de estoques existentes" que não exijam manipulação e purificação de células autólogas dos pacientes.

   Uma segunda estratégia de células autólogas utiliza a ativação das células T do paciente por estimuladores policlonais, como anti-CD3 e anti-CD28, após um curto período *ex vivo* e, em seguida, amplificação no hospedeiro após transferência, através da estimulação com IL-2. Um curto período após a sua remoção do paciente permite que as células superem os defeitos das células T induzidos pelo tumor. Essas células transitam e se estabelecem nos locais de doença mais adequadamente que as células em culturas durante muitas semanas.
3. *Vacinas tumorais com o objetivo de reforçar a imunidade das células T.* Dois tipos de abordagens com vacinas estão atualmente aprovados. Células apresentadoras de antígenos autólogos purificadas podem ser pulsadas pelo tumor, suas membranas ou determinados antígenos tumorais e administradas como uma vacina. Os adjuvantes de vacinas, como o fator estimulador das colônias de granulócitos-macrófagos (GM-CSF, do inglês *granulocyte-macrophage colony-stimulating factor*), podem ser coadministrados. Uma dessas vacinas, a sipuleucel-T (Fig. 73-4), está aprovada para uso em pacientes com câncer de próstata independente de hormônio. Nessa estratégia, o paciente é submetido à leucaférese, quando células mononucleares (que incluem células apresentadoras de antígeno) são removidas de seu sangue. As células são pulsadas em laboratório com uma proteína de fusão antigênica composta por uma proteína expressa, com frequência, pelas células de câncer de próstata, a fosfatase ácida da próstata, fundida ao GM-CSF e amadurecida para aumentar sua capacidade apresentadora de antígenos para as células imunes efetoras. As células são, então, devolvidas ao paciente, em um procedimento bem-tolerado. Embora não tenha sido observada em ensaios clínicos nenhuma resposta tumoral objetiva, a sobrevida média foi aumentada em aproximadamente 4 meses.

   Outra importante abordagem da vacina é dirigida para agentes infecciosos cuja ação está relacionada, em última análise, com o desenvolvimento de câncer em seres humanos. A vacina contra a hepatite B, no sentido epidemiológico, previne o carcinoma hepatocelular, e uma vacina tetravalente contra o papilomavírus humano previne a infecção por tipos de vírus que, atualmente, são responsáveis por 70% dos casos de câncer de colo do útero. Infelizmente, essas vacinas são ineficazes para tratar os pacientes que tenham desenvolvido um câncer induzido por vírus.

Vírus oncolíticos (Fig. 73-4) Estudos laboratoriais em animais utilizaram vírus para destruir tumores, visto que as células tumorais carecem de mecanismos endógenos de hospedeiro, como elaboração de IFN ou estratégias de reconhecimento de ácidos nucleicos virais, que limitam a disseminação do vírus. A infecção viral de tumores também pode estimular uma resposta proeminente de hospedeiro a antígenos de células virais e tumorais, resultando em efeitos imunes contra as células tumorais locais. Talimogeno laerparepeveque é um herpes-vírus atenuado clinicamente aprovado, que atua para estimular respostas imunes quando instilado localmente no interior de depósitos de melanoma. Os efeitos sistêmicos são mínimos com essa aplicação. Essa estratégia geral está sendo considerada particularmente em tumores que não são sensíveis aos efeitos úteis de anticorpos imunorreguladores atualmente aprovados ou em terapia combinada com eles.

TERAPIA CITOTÓXICA DO CÂNCER

A Tabela 73-5 relaciona os agentes quimioterápicos antineoplásicos citotóxicos mais utilizados e os aspectos clínicos pertinentes ao seu uso, com particular referência aos efeitos adversos que podem ser encontrados pelo médico clínico geral no tratamento de pacientes. Os fármacos foram inicialmente descobertos por meio de triagem de substâncias químicas e extratos de produtos naturais para definir evidências de atividade antitumoral em animais ou foram projetados com o conhecimento de vias bioquímicas que afetam a síntese de ácidos nucleicos. Podem ser habitualmente agrupados em duas categorias gerais: agentes que afetam o DNA e os que afetam os microtúbulos.

Conforme ilustrado na Figura 73-3, a ruptura do DNA ou da integridade dos microtúbulos constitui um importante gatilho das vias de apoptose celular. Outro fator no efeito dos fármacos decorre das recentes observações de que as células tumorais possuem maior tolerância a tipos específicos de dano ao DNA devido a defeitos nas vias de reparo do DNA. Acredita-se que esse fator facilite a sobrevivência do clone neoplásico, visto que ele sofre mutações do DNA durante o curso da carcinogênese. Os agentes citotóxicos direcionados para o DNA podem interagir com certas mutações de reparo do DNA de uma maneira "letal sintética": a mutação de reparo do DNA aumenta a letalidade do agente quimioterápico. Exemplos de um potencial "efeito letal sintético" relacionados com as aplicações clínicas serão descritos mais adiante.

Agentes de interação com o DNA Ocorre replicação do DNA durante a fase S ou de síntese do ciclo celular, ao passo que a segregação dos cromossomos constituídos do DNA replicado é observada na fase M, ou de mitose. As "fases de intervalo" G_1 e G_2 precedem as fases S e M, respectivamente. Os agentes quimioterápicos foram divididos em "fase-inespecíficos", que podem atuar em qualquer fase do ciclo celular, e "fase-específicos", que precisam que a célula esteja em determinada fase do ciclo celular para exercer seu efeito máximo.

Os agentes alquilantes (Tab. 73-5) pertencem à classe dos agentes inespecíficos da fase do ciclo celular. São degradados, espontaneamente ou após o metabolismo orgânico normal ou pela célula tumoral, a intermediários reativos que modificam as bases do DNA de forma covalente. Esse fato leva à ligação cruzada das fitas de DNA ou à ocorrência de quebras no DNA como resultado dos esforços de reparo. O DNA danificado é incapaz de completar a divisão celular normal; além disso, ele ativa a apoptose. Os agentes alquilantes compartilham toxicidades semelhantes, como mielossupressão, alopecia, disfunção gonadal, mucosite e fibrose pulmonar. Eles também compartilham a capacidade de causar "segundas" neoplasias, particularmente leucemia, anos após a sua administração, sobretudo quando utilizados em baixas doses durante períodos prolongados.

A ciclofosfamida é inativa, a menos que seja metabolizada pelo fígado a 4-hidroxiciclofosfamida, que se decompõe em uma espécie alquilante, bem como a cloroacetaldeído e acroleína. Esta última causa cistite química; daí a necessidade de manter uma hidratação otimizada durante o uso da ciclofosfamida. Se for grave, a cistite pode ser atenuada ou prevenida por completo – quando essa situação é esperada com base na dose de ciclofosfamida a ser administrada – com o uso de mesna (2-*m*ercapto*e*tano*s*sulfo*na*to). A doença hepática compromete a ativação da ciclofosfamida. A pneumonia intersticial esporádica, que acarreta fibrose pulmonar, pode acompanhar o uso de ciclofosfamida, e as altas doses utilizadas em esquemas de condicionamento para transplante de medula óssea podem causar disfunção cardíaca. A ifosfamida é um análogo da ciclofosfamida também ativado no fígado, porém mais lentamente, o que requer a coadministração de mesna para evitar lesão da bexiga. O uso da ifosfamida pode ser seguido de efeitos sobre o SNC, como sonolência, confusão e psicose; a incidência parece estar relacionada com uma baixa área de superfície corporal ou uma diminuição na depuração da creatinina.

Vários agentes alquilantes são utilizados com menos frequência. A bendamustina possui atividade na leucemia linfocítica crônica e em certos linfomas. O bussulfano pode causar mielossupressão profunda, alopecia e toxicidade pulmonar, porém é um agente relativamente "poupador de linfócitos". É usado em esquemas de preparação para transplante. A melfalana apresenta biodisponibilidade oral variável e sofre extensa ligação à albumina e à α_1-glicoproteína ácida. A mucosite parece ocorrer com mais frequência; contudo, o fármaco tem atividade importante no mieloma múltiplo.

As nitrosureias decompõem-se em espécies carbamilantes, que não apenas provocam um padrão distinto de reatividade direcionada aos pares de bases do DNA, mas também podem modificar proteínas de forma covalente. Elas compartilham a característica de causar mielotoxicidade relativamente tardia, que pode ser acumulativa e de longa duração. A procarbazina é metabolizada no fígado e, possivelmente, nas células tumorais, produzindo uma variedade de radicais livres e espécies alquilantes. Além da mielossupressão, ela exerce efeitos hipnóticos e outros efeitos sobre o SNC, como pesadelos vívidos. Pode causar uma síndrome semelhante à induzida pelo dissulfiram com a ingestão de etanol. A dacarbazina (DTIC) é ativada no fígado para gerar o cátion metil diazônio altamente reativo. Provoca apenas mielossupressão leve 21 a 25 dias após a administração de uma dose, porém é responsável por náusea importante no primeiro dia. A temozolomida apresenta relação estrutural com a dacarbazina, porém é ativada por hidrólise não enzimática em tumores e possui biodisponibilidade oral. Os tumores cerebrais com deficiência de alquilguanina-alquiltransferase são seletivamente sensíveis à temozolomida, que alquila a posição O^6 da guanina.

A cisplatina foi descoberta casualmente graças à observação de que as bactérias presentes em soluções de eletrólise mediada por eletrodos de platina não podiam se dividir. Apenas a configuração *cis* diamina é ativa como agente antitumoral. Nas células tumorais, ocorre perda de um cloreto de cada posição. A espécie de carga positiva resultante é uma substância eficiente que interage com o DNA, formando ligações cruzadas com base na Pt. A administração de cisplastina requer hidratação abundante associada, incluindo diurese forçada com manitol para prevenir uma lesão renal; mesmo com o uso de hidratação, é comum haver redução gradual da função renal, além de anemia acentuada. Com frequência, o uso de cisplatina é acompanhado de hipomagnesemia, que poderá levar à hipocalcemia e à tetania. Outros efeitos tóxicos comuns incluem neurotoxicidade com neuropatia sensitivomotora em meias e luva. Ocorre perda auditiva em 50% dos pacientes tratados com doses convencionais. A cisplatina é intensamente emetogênica, exigindo o uso profilático de antieméticos. A mielossupressão é menos evidente que com o uso de outros agentes alquilantes. A toxicidade vascular crônica (fenômeno de Raynaud, doença arterial coronariana) é um efeito tóxico menos comum. A carboplatina apresenta menos nefro, oto e neurotoxicidade. Todavia, a mielossupressão é mais frequente e, como o fármaco é eliminado exclusivamente pelos rins, o ajuste da dose de acordo com a depuração da creatinina deve ser feito mediante o uso de nomogramas posológicos. A oxaliplatina é um análogo da platina com atividade importante nos cânceres de cólon refratários a outros tratamentos. Ela é fortemente neurotóxica.

A trabectedina liga-se ao DNA por meio do seu "sulco menor" com interação covalente com a posição N2 de certas guaninas. De forma exclusiva entre as substâncias que interagem com o DNA, isso pode levar à interrupção da ação seletiva do fator de transcrição FUS-CHOP, que é importante na patogênese de certos lipossarcomas. Pode ocorrer alteração transitória da função hepática, bem como citopenias. A lurbinectedina é um análogo da trabectedina, que também altera a função da RNA-polimerase após ligação ao sulco menor do DNA, porém apresenta perfil farmacológico distinto.

Antibióticos antitumorais e venenos de topoisomerase Os antibióticos antitumorais são substâncias produzidas por bactérias que proporcionam uma defesa química contra microrganismos hostis. Ligam-se diretamente ao DNA e, com frequência, podem sofrer reações de transferência de elétrons para gerar radicais livres em estreita proximidade com o DNA, o que resulta em dano à molécula na forma de quebras de fita simples ou ligações cruzadas.

TABELA 73-5 ■ Agentes quimioterápicos citotóxicos[a]

Fármaco	Toxicidade	Interações, questões
Agentes que interagem diretamente com o DNA[a]		
Alquilante		
Bendamustina	Contraindicada com sensibilidade prévia ao polietilenoglicol 400, propilenoglicol ou monotioglicerol; citopenias, infecções, erupções cutâneas, hepatotoxicidade	Monitorar para síndrome da lise tumoral, extravasamento, anafilaxia e reações à infusão
Carboplatina	Medular: plaquetas > leucócitos; náusea, renal (alta dose)	Reduzir a dose de acordo com a CrCl: para a AUC de 5-7 mg/mL por minuto (AUC = dose/[CrCl + 25])
Carmustina (BCNU)	Mieloide (nadir tardio), GI, hepática (alta dose), renal	Toxicidade pulmonar, particularmente após dose cumulativa > 1.400 mg/m^2; pode ser de aparecimento tardio
Cisplatina	Náusea, neuropatia, auditiva, medular: plaquetas > leucócitos; renal, ↓Mg^{2+}, ↓Ca^{2+}	Manter um fluxo urinário alto; diurese osmótica, monitorar a ingestão/débito, K^+, Mg^{2+}; emetogênica – necessidade de profilaxia; dose total se CrCl > 60 mL/min e tolerar reposição volêmica
Clorambucila	Agente alquilante comum[b]	
Ciclofosfamida	Medular (preservação relativa das plaquetas), cistite, alquilante comum,[b] sintomas gripais, cardíaca (alta dose)	Metabolismo hepático necessário para ativação a mostarda de fosforamida + acroleína; a mesna protege contra o dano vesical de "altas doses"
Dacarbazina (DTIC)	Agente mielossupressor, cistite, neurológica, acidose metabólica	Ativação metabólica
Ifosfamida	Medular, vesical, SNC	Análogo da ciclofosfamida, deve-se usar mesna concomitante
Lomustina (CCNU)	Medular (nadir tardio)	
Lurbinectedina	Medular, hepatotoxicidade, náusea, vômitos	CYP3A4
Melfalana	Medular (nadir tardio), GI (alta dose)	A função renal diminuída retarda a depuração
Oxaliplatina	Náusea, anemia	Neurotoxicidade aguda reversível; neurotoxicidade sensitiva crônica cumulativa com a dose; espasmo laringofaríngeo reversível
Procarbazina	Medular, náusea, neurológica, alquilante comum[b]	Metabolismo hepático e tecidual necessário, efeito tipo dissulfiram com álcool, atua como IMAO; hipertensão arterial após alimentos ricos em tirosinase
Temozolomida	Náusea, vômitos, cefaleia, fadiga, constipação intestinal	Mielossupressão
Trabectedina	Neutropenia, risco de febre; trombocitopenia; rabdomiólise, hepatotoxicidade reversível, porém reduzir a dose no comprometimento hepático	Risco incomum de extravasamento capilar; CYP3A4
Antibióticos antitumorais e venenos de topoisomerase		
Bleomicina	Pulmonar, cutânea, Raynaud, hipersensibilidade	Monitorar a D_{CO} durante o tratamento (inativada pela bleomicina-hidrolase; diminuída no pulmão/pele); o O_2 aumenta a toxicidade pulmonar; diminuição da CrCl induzida pela cisplatina pode aumentar a toxicidade cutânea/pulmonar; reduzir a dose se CrCl < 60 mL/min
Dactinomicina	Medular, náusea, mucosite, vesicante, alopecia	*Radiation recall*
Doxorrubicina e daunorrubicina	Medular, mucosite, alopecia, cardíaca aguda/crônica, vesicante	Agregado de heparina; a coadministração aumenta a depuração; paracetamol, BCNU aumentam a hepatotoxicidade; *radiation recall*; reduzir a dose com aumento da bilirrubina
Epirrubicina	Medular, mucosite, alopecia, cardíaca aguda/crônica, vesicante	Reduzir a dose com aumento da bilirrubina, diminuição da CrCl
Etoposídeo (VP16-213)	Medular (leucócitos > plaquetas), alopecia, hipotensão, hipersensibilidade com administração IV rápida, náusea, mucosite	Metabolismo hepático e excreção renal (30%); reduzir as doses na insuficiência hepática e renal; acentua a ação de antimetabólitos
Idarrubicina	Medular, mucosite, alopecia, cardíaca aguda/crônica, vesicante	Reduzir a dose com aumento da bilirrubina, diminuição da CrCl
Irinotecano	Diarreia: "início precoce" com cólica, rubor, vômitos; "início tardio" após várias doses; medular, alopecia, náusea, vômitos, pulmonar	O profármaco exige depuração enzimática para ativar o fármaco SN-38; diarreia precoce devido à liberação de acetilcolina, pode ser neutralizada com atropina; diarreia tardia, usar 4 mg de loperamida na primeira evacuação, em seguida 2 mg a cada 2 h até 12 h sem evacuação até 16 mg/24 h
Mitoxantrona	Medular, cardíaca (menor do que a doxorrubicina), vesicante; urina, unhas e escleras azuladas	Interage com a heparina; menos alopecia e náusea do que com a doxorrubicina; *radiation recall*
Topotecana	Medular, mucosite, náusea, alopecia	Reduzir a dose na insuficiência renal; pneumonite intersticial rara
Agentes que interagem indiretamente com o DNA		
Antimetabólitos		
Asparaginase	Diminuição da síntese de proteínas; inibição indireta da síntese de DNA devido à síntese diminuída de histonas; fatores da coagulação; glicose; hipersensibilidade à albumina; SNC; pancreatite; hepática	Bloqueia a ação do metotrexato
Capecitabina	Diarreia, síndrome da mão-pé	Profármaco da 5-fluoruracila devido ao metabolismo intratumoral
2-Clorodesoxiadenosina	Medular, renal, febre	Uso importante na leucemia de células pilosas
Citosina-arabinosídeo	Medular, mucosite, neurológica (alta dose), conjuntivite (alta dose; usar soluções oftálmicas de esteroides até 72 h depois da última dose), edema pulmonar não cardiogênico	Metabolizado nos tecidos pela desaminação, porém excreção renal importante em doses > 500 mg; portanto, redução da dose em esquemas de "alta dose" em pacientes com CrCl reduzida
Fosfato de fludarabina	Medular, neurológica, pulmonar	Redução da dose na insuficiência renal; metabolizado a F-ara, convertido em F-ara ATP nas células pela desoxicitidina-cinase
5-Fluoruracila	Medular, mucosite, neurológica, alterações cutâneas	Toxicidade aumentada pela leucovorina por meio do aumento do "complexo ternário" com a timidilato-sintase; a deficiência de di-hidropirimidina-desidrogenase aumenta a toxicidade; metabolismo no tecido

(Continua)

TABELA 73-5 ■ Agentes quimioterápicos citotóxicos[a] *(Continuação)*

Fármaco	Toxicidade	Interações, questões
Gencitabina	Medular, náusea, hepática, febre/"síndrome gripal"	Síndrome pulmonar/de extravasamento capilar rara; síndrome hemolítico-urêmica rara; síndrome da encefalopatia reversível posterior rara; radiossensibilização
Hidroxiureia	Medular, náusea, mucosite, cutânea, renal rara, hepática, pulmonar, SNC	Reduzir a dose na insuficiência renal; aumenta o efeito antimetabólito
6-Mercaptopurina (6-MP)	Medular, hepática, náusea	Biodisponibilidade variável, metabolizada pela xantinoxidase, diminuir a dose com alopurinol; toxicidade aumentada com deficiência de tiopurina-metiltransferase
Metotrexato	Medular, hepática, pulmonar, tubular renal, mucosite	Toxicidade reduzida por "resgate" com leucovorina; excretado na urina; reduzir a dose na insuficiência renal; AINEs aumentam a toxicidade renal
Pemetrexede	Anemia; neutropenia	Suplementar com folato/B_{12} Cautela na insuficiência renal
Pralatrexato	Trombocitopenia, mielossupressão, mucosite	Ativo no linfoma de células T periférico
6-Tioguanina	Medular, hepática, náusea	Biodisponibilidade variável; toxicidade aumentada com deficiência de tiopurina-metiltransferase
Trifluridina/tipiracila	Medular, mucosite, náusea, vômitos, síndrome mão-pé incomum	A trifluridina inibe diretamente a timidilato-sintase e é incorporada no DNA; a tipiracila inibe a timidina-fosforilase, que degrada a trifluridina
Agentes antimitóticos		
Docetaxel	Hipersensibilidade ao veículo; síndrome de retenção hídrica; medular; dermatológica; neuropatia periférica; náusea infrequente; alguma estomatite	Premedicar com esteroides, bloqueadores H_1 e H_2; pode exigir infusões prolongadas para evitar a hipersensibilidade
Eribulina	Medular; neuropatia periférica; prolongamento do QT	Modificar a dose no comprometimento hepático e renal
Ixabepilona	Mielossupressão, neuropatia, hipersensibilidade à infusão	Premedicar com esteroides, bloqueadores H_1 e H_2; pode exigir infusões prolongadas para evitar a hipersensibilidade; modificação da dose para comprometimento hepático; CYP3A4
Nab-paclitaxel (ligado à proteína)	Neuropatia, anemia, medular	Ajustar a dose na disfunção hepática; cautela com inibidores ou indutores de CYP2C8 ou CYP3A4
Paclitaxel	Hipersensibilidade ao veículo; medular; alopecia, mucosite, neuropatia periférica, condução CV, náusea infrequente	Premedicar com esteroides, bloqueadores H_1 e H_2; depuração hepática com redução da dose com aumento da bilirrubina; cautela com inibidores ou indutores de CYP2C8 ou CYP3A4
Vimblastina	Vesicante; medular; neuropatia periférica (menos comum, porém com espectro semelhante a outras vincas); hipertensão, Raynaud, íleo/constipação intestinal (usar profilaxia com emolientes do bolo fecal)	Depuração hepática; redução da dose para bilirrubina > 1,5 mg/dL
Vincristina	Vesicante, medular (menos do que a vimblastina), neurológica, GI; íleo/constipação intestinal (usar profilaxia com emolientes do bolo fecal); SIADH; CV rara	Depuração hepática; redução da dose para bilirrubina > 1,5 mg/dL
Vinorelbina	Vesicante, medular, broncospasmo alérgico (imediato), dispneia/tosse (subaguda), neuropática (espectro menos proeminente porém semelhante a outras vincas)	Depuração hepática; redução da dose para bilirrubina > 1,5 mg/dL

[a]Todos os agentes nessa categoria devem ser considerados como potencialmente fetotóxicos e o seu uso durante a gravidez está contraindicado ou pode ser realizado com uma clara compreensão do risco de dano ao feto; da mesma forma, seu uso não é recomendado durante a lactação. [b]Agente alquilante comum: alopecia, pulmonar, infertilidade, mais teratogênese.
Siglas: AINE, anti-inflamatório não esteroide; AUC, área sob a curva; CrCl, depuração da creatinina; CV, cardiovascular; CYP3A4, evitar o uso concomitante de inibidores fortes de CYP3A e evitar o uso concomitante de indutores fortes de CYP3A; D_{CO}, capacidade de difusão do monóxido de carbono; F-ara, fludarabina; GI, gastrintestinal; IMAO, inibidor da monoaminoxidase; SIADH, síndrome de secreção inapropriada de hormônio antidiurético; SNC, sistema nervoso central.

Os venenos de topoisomerase incluem produtos naturais ou derivados semissintéticos que modificam as enzimas que possibilitam a desespiralização do DNA durante a replicação ou a transcrição. Incluem a topoisomerase I, que produz quebras de fita simples que, em seguida, religam-se após a passagem da outra fita de DNA através da quebra. A topoisomerase II cria quebras na fita dupla, através das quais outro segmento de DNA duplex passa antes de se religar. Devido ao papel da topoisomerase I na forquilha de replicação, os venenos de topoisomerase I serão letais se ocorrerem lesões pelo fármaco na fase S.

A doxorrubicina intercala-se no DNA, alterando, assim, sua estrutura, replicação e a função da topoisomerase II. Pode também sofrer reações de redução em seu sistema de anel de quinona, com reoxidação para formar radicais reativos de oxigênio. Causa mielossupressão, alopecia, náuseas e mucosite previsíveis. Além disso, induz cardiotoxicidade aguda na forma de arritmias atriais e ventriculares, porém estas raramente apresentam importância clínica. Por outro lado, doses cumulativas > 550 mg/m^2 estão associadas a uma incidência de 10% de miocardiopatia crônica. A incidência de miocardiopatia parece estar relacionada com o pico da concentração sérica, sendo o tratamento com doses baixas e frequentes ou com infusões contínuas mais bem tolerado do que exposições intermitentes a altas doses. A cardiotoxicidade tem sido relacionada com a oxidação e a redução da doxorrubicina catalisadas pelo ferro no coração. O dexrazoxano é um agente quelante intracelular que atua como cardioprotetor. A cardiotoxicidade da doxorrubicina aumenta quando administrada juntamente com o trastuzumabe, um anticorpo anti-HER2/neu. É comum a ocorrência de *radiation recall* ou de interação com a radioterapia administrada concomitantemente, causando complicações locais. A doxorrubicina é um vesicante potente, e a necrose tecidual evidencia-se 4 a 7 dias após um extravasamento; portanto, deve ser administrada por um acesso intravenoso de fluxo rápido. O dexrazoxano também pode reduzir esse extravasamento. A doxorrubicina é metabolizada pelo fígado, de modo que as doses devem ser reduzidas em 50 a 75% na presença de disfunção hepática. A daunorrubicina está estreitamente relacionada com a doxorrubicina e é preferível a esta última, devido à ocorrência menos frequente mucosite e dano colônico com as altas doses usadas no tratamento curativo da leucemia. A idarrubicina também é usada no tratamento da leucemia e pode ter menos cardiotoxicidade. A encapsulação da daunorrubicina em uma formulação lipossomal atenuou sua cardiotoxicidade, mantendo sua atividade antitumoral no sarcoma de Kaposi, em outros sarcomas, no mieloma múltiplo e no câncer de ovário.

A mitoxantrona é um agente sintético direcionado para a topoisomerase II, com mecanismos semelhantes às antraciclinas, porém com menor cardiotoxicidade, comparando a razão entre doses cardiotóxicas e efetivas; todavia, ainda está associada a uma incidência de 10% de cardiotoxicidade com doses cumulativas > 150 mg/m^2. O etoposídeo liga-se diretamente à topoisomerase II e ao DNA, formando um complexo ternário reversível. Ele estabiliza o intermediário covalente na ação da enzima, quando esta se liga de forma covalente ao DNA. Os efeitos clínicos importantes consistem em mielossupressão, náuseas e hipotensão transitória relacionada com a velocidade de administração do fármaco. O etoposídeo é um vesicante leve, porém relativamente desprovido de outros efeitos tóxicos em órgãos maiores.

As camptotecinas têm como alvo a topoisomerase I. A topotecana é um derivado da camptotecina que foi aprovada para uso em tumores ginecológicos e câncer de pulmão de pequenas células. A toxicidade restringe-se à mielossupressão e à mucosite. O irinotecano é uma camptotecina que apresenta evidências de atividade no carcinoma de cólon. É um profármaco metabolizado no fígado a SN-38, o seu metabólito ativo. Os níveis de SN-38 são particularmente altos no contexto da doença de Gilbert, caracterizada por deficiência de difosfato de uridina-glicuronosiltransferase (UGT) 1A1 e hiperbilirrubinemia indireta, uma condição que afeta cerca de 10% da população branca nos Estados Unidos. Além disso, a mielossupressão causada pelo irinotecano é claramente influenciada pelo genótipo do paciente para UGT1As. Ele provoca diarreia secretora tardia (48-72 horas) relacionada com a toxicidade do SN-38. A diarreia pode ser tratada efetivamente com loperamida ou octreotida; a diarreia imediata, quando ocorre, responde à atropina.

O fam-trastuzumabe deruxtecana e o sacituzumabe govitecana são conjugados de anticorpo-fármaco (Fig. 73-4) que permitem o direcionamento específico da camptotecina e SN-38, respectivamente, para o câncer de mama HER2-positivo e o triplo-negativo, respectivamente. Os eventos adversos são causados por efeitos fora do alvo do agente quimioterápico. Esses efeitos consistem em citopenia, náusea, vômitos e, no caso do fam-trastuzumabe deruxtecana, pneumonite intersticial grave.

A bleomicina forma complexos com o Fe^{2+}, enquanto também se liga ao DNA. Ela continua sendo um componente importante de esquemas de cura para a doença de Hodgkin e neoplasias de células germinativas. A oxidação do Fe^{2+} dá origem aos radicais superóxido e hidroxila, causando danos ao DNA. O fármaco causa pouca ou nenhuma mielossupressão. A bleomicina sofre rápida depuração; porém, o aumento da toxicidade cutânea e pulmonar na presença de insuficiência renal exige uma redução da dose. A bleomicina não é vesicante e pode ser administrada pelas vias intravenosa, intramuscular ou subcutânea. Os efeitos colaterais comuns consistem em febre, calafrios, rubor facial e fenômeno de Raynaud. A complicação mais temida do tratamento com esse fármaco é a fibrose pulmonar, cuja incidência aumenta com a administração cumulativa de > 300 unidades e cuja resposta ao tratamento (p. ex., glicocorticoides) é mínima. O indicador mais precoce de um efeito adverso em geral é um declínio na capacidade de difusão do monóxido de carbono (D_{CO}) ou tosse, embora a interrupção imediata da administração do fármaco após a documentação de uma redução na D_{CO} possa não impedir o declínio subsequente da função pulmonar. A bleomicina é inativada pela bleomicina-hidrolase, cuja concentração é menor na pele e nos pulmões. Como o transporte de elétrons dependente da bleomicina necessita de O_2, a sua toxicidade pode se manifestar após exposição transitória a uma fração de oxigênio no ar inspirado (FiO_2) muito alta, mesmo que tardiamente ao tratamento. Portanto, durante procedimentos cirúrgicos, os pacientes com exposição prévia à bleomicina deverão ser mantidos com a menor FiO_2 compatível com a manutenção de uma oxigenação tecidual adequada.

A dactinomicina interage diretamente com o DNA para inibir a transcrição do RNA. É importante no tratamento curativo de neoplasias pediátricas, algumas das quais também ocorrem em adultos jovens. A mielossupressão proeminente, a mucosite, a alopecia, o *radiation recall* e a náusea exigem tratamento.

As caliqueamicinas são antibióticos antitumorais de interação com o DNA muito tóxicos para uso clínico; entretanto, quando usados como conjugados de anticorpo-fármaco, podem ser úteis no tratamento da leucemia mieloide aguda CD33+ (gentuzumabe ozogamicina) e da leucemia linfocítica aguda CD22+ (inotuzumabe ozogamicina). Os pacientes precisam ser monitorados quanto a reações de hipersensibilidade e hepatotoxicidade, devido à doença veno-oclusiva das veias hepáticas, como resultado da liberação da caliqueamicina ou dos seus metabólitos no fígado.

Antimetabólitos Uma definição abrangente dos antimetabólitos deveria incluir compostos que interferem na síntese de purinas ou pirimidinas. Alguns antimetabólitos também causam dano ao DNA indiretamente, por meio de sua incorporação incorreta no DNA. Eles tendem a induzir maior toxicidade nas células em fase S, e o grau de toxicidade aumenta de acordo com a duração da exposição. Manifestações tóxicas comuns incluem estomatite, diarreia e mielossupressão.

O metotrexato inibe a di-hidrofolato-redutase, que regenera os folatos reduzidos a partir dos folatos oxidados produzidos quando o monofosfato de timidina é originado a partir do monofosfato de desoxiuridina. Na ausência de folatos reduzidos, as células morrem em virtude de carência de timina. O *N*5-tetra-hidrofolato ou o *N*5-formiltetra-hidrofolato (leucovorina) podem contornar esse bloqueio e resgatar as células do metotrexato, que é retido nas células por poliglutamilação. O metotrexato é transportado para o interior das células pelo carreador de membrana, e concentrações elevadas do fármaco poderão se desviar desse carreador e permitir sua difusão direta nas células. Essas propriedades sugeriram a elaboração de esquemas de metotrexato em "altas doses", com resgate da medula e da mucosa normais pela leucovorina, como parte adjuvante de abordagens curativas para o osteossarcoma e para neoplasias hematopoiéticas em crianças e adultos. O metotrexato é depurado pelos rins tanto por filtração glomerular quanto por secreção tubular, e sua toxicidade aumenta na presença de disfunção renal e de fármacos como salicilatos, probenecida e anti-inflamatórios não esteroides, que sofrem secreção tubular. Na presença de função renal normal, 15 mg/m^2 de leucovorina resgatarão 10^{-8} a 10^{-6} *M* de metotrexato em 3 a 4 doses. Entretanto, no caso de redução da depuração da creatinina, doses de 50 a 100 mg/m^2 são continuadas até que os níveis de metotrexato estejam $< 5 \times 10^{-8}$ *M*. Além da supressão da medula óssea e da irritação da mucosa, o metotrexato pode, isoladamente, induzir disfunção renal quando utilizado em altas doses, devido à cristalização nos túbulos renais; portanto, os esquemas em alta dose necessitam de alcalinização da urina, com aumento do fluxo urinário por meio de hidratação. O metotrexato pode ser sequestrado em um terceiro espaço e retornar à circulação geral, causando mielossupressão prolongada. Efeitos adversos menos frequentes incluem elevação reversível das transaminases e síndrome pulmonar semelhante à hipersensibilidade. O uso crônico de metotrexato em doses baixas pode causar fibrose hepática. Quando administrado no espaço intratecal, o metotrexato pode provocar aracnoidite química e disfunção do SNC.

O pemetrexede é um antimetabólito direcionado para o folato, que inibe a atividade de várias enzimas, incluindo a timidilato-sintetase (TS), a di-hidrofolato-redutase e a glicinamida-ribonucleotídeo-formiltransferase. Para evitar a toxicidade para os tecidos normais, o pemetrexede é administrado com suplementação de folato e vitamina B_{12} em baixas doses. O pemetrexede apresenta importante atividade contra certos cânceres pulmonares e, quando combinado com a cisplatina, também atua contra os mesoteliomas.

A 5-fluoruracila (5-FU) representa um exemplo inicial da elaboração "racional" de fármacos, visto que as células tumorais incorporam uracila radiomarcada com mais eficiência no DNA que as células normais. A 5-FU é metabolizada nas células a 5'FdUMP, que inibe a TS. Além disso, a incorporação incorreta pode levar a quebras de fitas simples, e o RNA pode incorporar o FUMP de modo aberrante. A 5-FU é metabolizada pela di-hidropirimidina-desidrogenase, cuja deficiência pode acarretar toxicidade excessiva da 5-FU. A biodisponibilidade oral varia de modo não confiável, porém foram desenvolvidos profármacos, como a capecitabina, que possibilitam uma atividade pelo menos equivalente a abordagens parenterais à base de 5-FU. A administração intravenosa de 5-FU resulta em mielossupressão após infusões de curta duração e em estomatite após infusões prolongadas. A leucovorina aumenta a atividade da 5-FU ao promover a formação do complexo covalente ternário de 5-FU, o folato reduzido e a TS. Efeitos tóxicos menos frequentes incluem disfunção do SNC, com sinais cerebelares importantes, e toxicidade endotelial, que se manifesta na forma de trombose, incluindo embolia pulmonar e infarto agudo do miocárdio. A trifluridina é uma pirimidina fluorada cujo trifosfato é diretamente incorporado no DNA, causando dano ao DNA, e cujo monofosfato pode inibir a TS. É administrada como combinação de dose fixa com tipiracila, um inibidor da degradação da trifluridina pela timidina-fosforilase.

A citosina-arabinosídeo (ara-C) é incorporada no DNA após formação de ara-CTP, levando à toxicidade relacionada com a fase S. Os esquemas de infusão contínua permitem máxima eficiência, com captação máxima em 5 a 7 μM. A ara-C pode ser administrada por via intratecal. Os efeitos adversos são náuseas, diarreia, estomatite, conjuntivite química e ataxia cerebelar. A gencitabina é um derivado da citosina que se assemelha à ara-C por sua incorporação ao DNA após anabolismo em trifosfato, tornando o DNA suscetível à quebra e à síntese para o seu reparo, o que difere da ara-C, visto que as lesões induzidas pela gencitabina são removidas de modo muito ineficiente. Diferentemente da ara-C, a gencitabina parece ter atividade adequada em uma variedade de tumores sólidos, com efeitos tóxicos não mielossupressores limitados.

A 6-tioguanina e a 6-mercaptopurina (6MP) são utilizadas no tratamento da leucemia linfoide aguda. Mesmo administradas por via oral, ambas apresentam biodisponibilidade variável. A 6MP é metabolizada pela xantinoxidase, sendo, por isso, necessário reduzir a dose quando administrada com alopurinol. A 6MP também é metabolizada pela tiopurina-metiltransferase; a deficiência genética dessa enzima leva à toxicidade excessiva.

O fosfato de fludarabina é um profármaco do F-adenina-arabinosídeo (F-ara-A), que, por sua vez, foi planejado para diminuir a suscetibilidade da ara-A à adenosina-desaminase. O F-ara-A é incorporado no DNA e pode causar citotoxicidade tardia mesmo em células com baixa fração de crescimento, incluindo leucemia linfocítica crônica e linfoma folicular de células B. Além da mielossupressão, podem ocorrer disfunção do SNC e dos nervos periféricos e depleção de células T, levando a infecções oportunistas. A 2-clorodesoxiadenosina é um composto semelhante, ativo na leucemia de células pilosas. A hidroxiureia inibe a ribonucleotídeo-redutase, levando ao bloqueio da fase S. Apresenta biodisponibilidade oral e mostra-se útil no tratamento dos estados mieloproliferativos.

A asparaginase é uma enzima bacteriana que degrada a asparagina extracelular necessária à síntese de proteínas em determinadas células leucêmicas. Esse efeito interrompe, de maneira eficiente, a síntese de DNA na célula tumoral, já que requer síntese proteica contínua. Portanto, o resultado da ação da asparaginase é muito semelhante ao resultado dos antimetabólitos de moléculas pequenas. Como a asparaginase é uma proteína estranha, as reações de hipersensibilidade são comuns, assim como os efeitos sobre os órgãos, como o pâncreas e o fígado, que normalmente necessitam de síntese proteica contínua. Esse fato pode levar à diminuição da secreção de insulina com hiperglicemia, com ou sem hiperamilasemia e distúrbios de coagulação. Uma monitoração estrita das provas de coagulação deve acompanhar o uso da asparaginase. Paradoxalmente, devido à depleção dos fatores anticoagulantes de rápida renovação, também podem ocorrer tromboses que afetam particularmente o SNC.

Inibidores do fuso mitótico Os microtúbulos formam o fuso mitótico e, nas células em interfase, são responsáveis pelo "arcabouço" celular ao longo do qual ocorrem diversos processos de migração e secreção. Os microtúbulos são constituídos de heterodímeros repetitivos de isoformas α e β da proteína tubulina. A vincristina liga-se ao heterodímero da tubulina, causando a desagregação dos microtúbulos. Isso resulta no bloqueio das células em crescimento na fase M, onde um aparelho do fuso mitótico estruturalmente desorganizado representa um poderoso sinal pró-apoptótico (Fig. 73-3). A vincristina é metabolizada pelo fígado, sendo necessário ajustar a dose na presença de disfunção hepática. Trata-se de um vesicante poderoso, e a infiltração pode ser tratada com calor local e infiltração de hialuronidase. Nas doses intravenosas usadas na prática clínica, é frequente a ocorrência de neurotoxicidade sob a forma de neuropatia em "meia e luva". Os efeitos neuropáticos agudos consistem em dor na mandíbula, íleo paralítico, retenção urinária e síndrome de secreção inapropriada de hormônio antidiurético. Não se observa a ocorrência de mielossupressão nas doses convencionais. A vimblastina assemelha-se à vincristina, exceto por sua maior tendência à mielotoxicidade, com trombocitopenia mais frequente, bem como mucosite e estomatite. A vinorelbina é um alcaloide da vinca que parece ter diferenças nos padrões de resistência, em comparação com a vincristina e a vimblastina; ela pode ser administrada por via oral.

Os taxanos incluem o paclitaxel e o docetaxel. Esses agentes diferem dos alcaloides da vinca pela capacidade de estabilizar os microtúbulos contra a despolimerização. Os microtúbulos "estabilizados" funcionam de modo anormal, sendo incapazes de sofrer as alterações dinâmicas estruturais e funcionais normais necessárias para completar o ciclo celular. Os taxanos estão entre os agentes antineoplásicos mais amplamente ativos para uso em tumores sólidos, com evidências de atividade nos cânceres de ovário e mama, sarcoma de Kaposi e tumores pulmonares. São administrados por via intravenosa, e seus veículos causam reações de hipersensibilidade. A pré-medicação com dexametasona (8-16 mg, por via oral ou intravenosa, 12 e 6 horas antes do tratamento) e difenidramina (50 mg) e cimetidina (300 mg), ambas 30 minutos antes do tratamento, diminui o risco de reações de hipersensibilidade ao veículo do paclitaxel. Uma formulação de paclitaxel ligado à proteína (denominada *nab-paclitaxel*) apresenta atividade antineoplásica pelo menos equivalente e risco reduzido de reações de hipersensibilidade. O paclitaxel também pode causar mielossupressão, neurotoxicidade sob a forma de dormência em "meia e luva" e parestesia. O docetaxel causa graus comparáveis de mielossupressão e neuropatia. O docetaxel usa um veículo diferente, que pode causar retenção hídrica, além de reações de hipersensibilidade; com frequência, utiliza-se também a pré-medicação com dexametasona, com ou sem anti-histamínicos. O cabazitaxel é um taxano que apresenta atividade de certa forma melhor sobre os cânceres de próstata do que os taxanos de gerações anteriores, talvez devido à sua melhor liberação nos locais de doença.

As epotilonas representam uma classe de agentes estabilizadores de microtúbulos melhorados para a atividade em tumores resistentes aos taxanos. A ixabepilona apresenta claras evidências de atividade sobre tumores de mama resistentes aos taxanos e às antraciclinas, como a doxorrubicina. Os efeitos colaterais incluem mielossupressão e neuropatia sensitiva periférica. A eribulina é um agente dirigido para os microtúbulos, com atividade em pacientes cuja doença progrediu com o uso de taxanos. A eribulina altera a dinâmica do remodelamento dos microtúbulos nas células.

O ado-trastuzumabe entansina é um conjugado de anticorpo do trastuzumabe dirigido para o HER2/neu e um fármaco direcionado para microtúbulos (entansina), que, isoladamente, é demasiado tóxico para uso humano. O conjugado anticorpo-fármaco possui atividade valiosa em pacientes com câncer de mama que desenvolveram resistência ao anticorpo "desnudo". O brentuximabe vedotina é um conjugado de anticorpo anti-CD30-fármaco com um veneno de microtúbulos distinto, a dolastatina, com atividade em certas neoplasias, como linfoma de Hodgkin, em que as células tumorais frequentemente expressam CD30. O polatuzumabe vedotina tem como alvo análogo o CD79a em linfomas de células B. O enfortumabe vedotina usa um anticorpo para NECTIN4, para que a "ogiva" de vedotina seja direcionada para neoplasias uroteliais que expressam esse alvo. O belantamabe mafodotina tem como alvo o BCMA (maturação de células B) expresso no mieloma, mas que utiliza uma toxina distinta de microtúbulos, a auristatina. A toxicidade desses agentes é causada por efeitos fora do alvo do agente microtubular e incluem mielossupressão e neuropatia, porém o belantamabe mafodotina pode causar ceratopatia ocular, que exige monitoramento.

TERAPIA-ALVO MOLECULAR PARA O CÂNCER

Os agentes dessa classe compartilham a característica de serem direcionados para alvos moleculares específicos de células cancerosas importantes na proliferação de tumores. Embora esses agentes possam, em última análise, levar à morte das células tumorais, isso ocorre pela alteração da regulação de uma via bioquímica específica que afeta a suscetibilidade das células tumorais à apoptose ou à interrupção do crescimento (Fig. 73-3).

Terapia direcionada para receptores hormonais As moléculas relacionadas com os receptores de hormônios esteroides foram, indiscutivelmente, as primeiras classes de "alvos moleculares" de fármacos anticâncer. Quando fixados a seus ligantes, esses receptores podem alterar a transcrição gênica em tecidos que respondem a hormônios. Enquanto em alguns casos, como no câncer de mama, a demonstração do receptor hormonal alvo é necessária para seu uso, em outros casos, como no câncer de próstata (receptor de androgênios) e nas neoplasias linfoides (receptor de glicocorticoides), o receptor em questão está sempre presente no tumor.

Em geral, os glicocorticoides são administrados "em pulsos" de altas doses nas leucemias e nos linfomas, onde induzem morte celular das células tumorais. A síndrome de Cushing e a supressão inadvertida das glândulas suprarrenais, com a interrupção dos glicocorticoides em altas doses, podem ser complicações significativas, além das infecções comuns em pacientes imunossuprimidos, em particular pneumonia por *Pneumocystis*, que classicamente surge poucos dias após o término de um ciclo de glicocorticoides em altas doses.

O tamoxifeno é um antagonista parcial dos receptores de estrogênio; atua como antagonista nos tumores de mama, espelhando seu efeito no tecido mamário. Entretanto, devido às atividades agonistas nos tecidos vascular e uterino, os efeitos colaterais incluem aumento do risco de fenômenos tromboembólicos e um pequeno aumento na incidência de carcinoma endometrial, que aparece após o seu uso crônico (habitualmente > 5 anos). Os agentes progestacionais – incluindo o acetato de medroxiprogesterona, os androgênios, como a fluoximesterona, e, paradoxalmente, os estrogênios – exibem aproximadamente o mesmo grau de atividade no tratamento hormonal primário dos cânceres de mama com expressão elevada da proteína receptora de estrogênio. O próprio estrogênio não é utilizado com frequência, em virtude de seus efeitos cardiovasculares e uterotrópicos importantes.

A *aromatase* refere-se a uma família de enzimas que catalisam a formação de estrogênio em vários tecidos, como o ovário e o tecido adiposo periférico, bem como algumas células tumorais. Os inibidores da aromatase são de dois tipos: os análogos de esteroides irreversíveis, como o exemestano, e os inibidores reversíveis, como o anastrozol e o letrozol. O anastrozol é superior ao tamoxifeno no tratamento adjuvante do câncer de mama, em pacientes pós-menopausa com tumores positivos para receptor de estrogênio. O tratamento com letrozol oferece benefícios após o tratamento com tamoxifeno. Os efeitos adversos dos inibidores da aromatase podem incluir aumento do risco de osteoporose, fadiga e alteração dos lipídeos séricos.

O câncer de próstata metastático é tratado principalmente com privação androgênica. A orquiectomia produz respostas em 80% dos pacientes. Caso o paciente não aceite a orquiectomia, a supressão do androgênio testicular também pode ser induzida por agonistas do hormônio liberador do hormônio luteinizante (LHRH) como a leuprorrelina e a gosserrelina. Esses agentes causam estimulação tônica do receptor de LHRH, com perda da ativação pulsátil normal, resultando em diminuição efetiva da produção de hormônio luteinizante (LH) pela adeno-hipófise. Por conseguinte, como manipulação hormonal primária no câncer de próstata, pode-se escolher a orquiectomia ou um agonista de LHRH, mas não ambos. Essa via também pode ser bloqueada pelo relugolix, um antagonista oral do hormônio liberador de gonadotrofinas.

O acréscimo de bloqueadores dos receptores de androgênio, incluindo flutamida ou bicalutamida, tem benefício adicional incerto no prolongamento da duração da resposta global, embora o tratamento prévio com esses agentes antes da administração de agonistas do LHRH seja importante, de modo a evitar um pico de testosterona após a liberação inicial de LH. A enzalutamida também se liga ao receptor de androgênio e antagoniza a ação do androgênio de uma forma mecanicamente distinta. De modo um tanto análogo aos inibidores da aromatase, foram desenvolvidos agentes que inibem a síntese de testosterona e de outros androgênios nos testículos, nas glândulas suprarrenais e no tecido da próstata. A abiraterona inibe a 17α-hidroxilase/C17,20-liase (CYP17A1) e demonstrou ser ativa em pacientes com câncer de próstata apresentando progressão, apesar do bloqueio de androgênio.

Os tumores que respondem a uma manipulação hormonal primária podem frequentemente responder a uma segunda e a uma terceira manipulação hormonal. Assim, os tumores de mama que responderam previamente ao tamoxifeno têm, em caso de recidiva, índices notáveis de resposta à suspensão do próprio tamoxifeno ou ao acréscimo subsequente de um inibidor da aromatase ou da progestina. De modo semelhante, o tratamento inicial de cânceres de próstata com leuprorrelina mais flutamida pode ser seguido, após a progressão da doença, por resposta à interrupção da administração de flutamida. Essas respostas podem resultar da remoção de antagonistas dos receptores mutantes dos hormônios esteroides, que passaram a depender da presença do antagonista como influência promotora do crescimento.

Antagonistas das tirosinas-cinase não ligadas a receptor A Tabela 73-6 fornece uma lista dos agentes quimioterápicos de alvo molecular direcionados para vias de receptores não hormonais atualmente aprovados, com características importantes de seu uso para o clínico geral, particularmente no reconhecimento das potenciais morbidades induzidas por esses fármacos e interações com outras classes de medicamentos. A descoberta desse tipo de fármacos teve como base o conhecimento anterior de vias guiadas por oncogenes que promovem o crescimento de tumores (Fig. 73-3). Na maioria dos casos, as tirosinas-cinase não receptoras ativam, em última análise, a sinalização por meio da cascata de RAF/MEK/MAP-cinases, em comum com as tirosinas-cinase ligadas a receptores. A demonstração diagnóstica de uma tirosina-cinase não receptora ativa pode orientar a seleção de um agente. Uma observação pré-clínica e clínica repetida em uma variedade de tipos de tumores é o fato de que a ativação mutacional do alvo da tirosina-cinase induz um estado de "dependência de oncogene" por parte do tumor. Esta é, portanto, a base para um efeito "letal sintético" do inibidor de cinase em relação à viabilidade do tumor.

Em tumores hematológicos, o agente prototípico desse tipo é o imatinibe, que tem como alvo o sítio de ligação do ATP na proteína tirosina-cinase p210$^{bcr\text{-}abl}$, que é formada como resultado da translocação cromossômica 9;22, originando o cromossomo Philadelphia na leucemia mieloide crônica (LMC). Ele apresenta menor atividade na fase blástica da LMC, em que as células podem ter adquirido mutações adicionais na própria p210$^{bcr\text{-}abl}$ ou outras lesões genéticas. Seus efeitos colaterais são relativamente toleráveis na maioria dos pacientes e consistem em disfunção hepática, diarreia e retenção hídrica. Raramente, os pacientes que recebem o imatinibe têm redução da função cardíaca, que poderá persistir após interromper a administração do fármaco. A qualidade da resposta ao imatinibe influencia a decisão sobre quando encaminhar os pacientes com LMC para a consideração de elegibilidade para transplante de células-tronco. O nilotinibe é um inibidor da proteína tirosina-cinase com atividade contra p210$^{bcr\text{-}abl}$, porém com potência aumentada e, talvez, melhor tolerância em alguns pacientes. O dasatinibe, outro inibidor das oncoproteínas p210$^{bcr\text{-}abl}$, também possui atividade contra certas variantes mutantes de p210$^{bcr\text{-}abl}$, que são refratárias ao imatinibe e surgem durante as terapias ou estão presentes *de novo*. O dasatinibe também tem ação inibitória contra cinases que pertencem à família da proteína tirosina-cinase src, e essa atividade pode contribuir para seus efeitos. O mutante T315I de p210$^{bcr\text{-}abl}$ é resistente ao imatinibe, ao nilotinibe, ao bosutinibe e ao dasatinibe. O ponatinibe é ativo em pacientes com essa variante de T315Ip210$^{bcr\text{-}abl}$, porém apresenta como evento adverso significativo o tromboembolismo. O uso dessa classe de terapias-alvo é, portanto, orientado de forma determinante não apenas pela presença da tirosina-cinase p210$^{bcr\text{-}abl}$, mas também pela presença de mutações específicas no sítio de ligação de ATP.

As Janus-cinases (JAKs) 1 e 2 são mutadas em certos estados mieloproliferativos; as citopenias e as arritmias infrequentes raramente complicam o uso do ruxolitinibe, o protótipo do inibidor de JAK. A tirosina-cinase de Bruton (BTK) é um componente intrínseco da sinalização do receptor de antígenos das células B e, portanto, é ativada em muitos tipos de células B em proliferação. Os inibidores de BTK, incluindo ibrutinibe, acalabrutinibe e zanubritinibe, têm notável atividade em certos linfomas. Podem ocorrer citopenias e arritmias cardíacas, juntamente com propensão à infecção (na verdade, a BTK foi descoberta pela sua deficiência na hipogamaglobulinemia congênita, e se manifesta com infecções repetidas na infância). O uso inicial dos inibidores de BTK requer a consideração de profilaxia contra a síndrome da lise tumoral em caso de efeito linfocítico acentuado do agente.

Antagonistas de tirosinas-cinase ligadas a receptores O *EGFR* mutado induz uma fração significativa de cânceres de pulmão não pequenas células (CPNPCs). O erlotinibe e o gefitinibe são os protótipos dos agonistas do EGFR que, nos ensaios clínicos iniciais, mostraram evidências de respostas em uma pequena fração de pacientes com CPNPC. Estudos subsequentes realizados por oncologistas clínicos, em um esforço para compreender a base dessas excelentes respostas, descobriram que a probabilidade de resposta aos agentes era acentuadamente aumentada em pacientes com mutação ativadora de *EGFR*, e a prática atual investiga rotineiramente o perfil de pacientes com CPNPC para a presença de mutações sensibilizadoras do *EGFR*. Os efeitos colaterais foram, de modo geral, aceitáveis e consistiram principalmente em exantema acneiforme (tratado com cremes de glicocorticoides e clindamicina gel) e diarreia. Pacientes com mutações ativadoras que inicialmente responderam ao gefitinibe ou ao erlotinibe mas que subsequentemente tiveram progressão da doença adquiriram mutações adicionais na enzima, análogas às variantes mutacionais responsáveis pela resistência ao imatinibe na LMC. As gerações subsequentes de antagonistas do EGFR possuem atividade contra mutantes mais incomuns (osimertinibe) ou um mecanismo bioquimicamente reversível (dacomitinibe).

A cinase do linfoma anaplásico (*ALK*) mutada e o oncogene *RET* também estimulam frações distintas de CPNPCs. O crizotinibe, o alectinibe e o lorlatinibe têm como alvo a ALK, porém apresentam importantes efeitos adversos cardíacos, metabólicos e, no caso do lorlatinibe, pulmonares. O selpercatinibe tem como alvo o RET nos CPNPCs (e cânceres de tireoide), mas também com probabilidade de toxicidade cardíaca e hepática.

O fator *steel*, um fator de crescimento da medula óssea relacionado com os precursores das células sanguíneas, utiliza a tirosina-cinase do receptor KIT. O KIT e variantes do receptor do fator de crescimento derivado das plaquetas (PDGFR) são expressos no sarcoma de células estromais gastrintestinais (GIST). Além da atividade anti-p210$^{bcr\text{-}abl}$ cinase, o imatinibe também inibe mutantes de KIT e PDGFR. O imatinibe mostrou utilidade clínica no GIST, um tumor previamente conhecido pela sua resistência às abordagens quimioterápicas. O grau de atividade do imatinibe altera-se de acordo com a variante mutacional específica de KIT ou PDGFR presente no tumor de determinado paciente.

Os cânceres de mama induzidos por HER2 podem ser tratados vantajosamente com lapatinibe; podem ocorrer diarreia e disfunção cardíaca. O neratinibe ou o tucatinibe também podem ser úteis nos cânceres de mama HER2-positivos após o trastuzumabe ter deixado de ter valor; a diarreia e a hepatotoxicidade também exigem monitoramento e controle.

TABELA 73-6 ■ Terapias-alvo moleculares[a]

Fármaco	Alvo/indicação	Eventos adversos	Observações
Antagonistas de tirosina-cinase não receptora			
Acalabrutinibe	Tirosina-cinase de Bruton; linfoma de células do manto após 1 tratamento prévio; LLC/LLPC	Citopenias, infecções oportunistas, fibrilação/*flutter* atrial	CYP3A4, evitar inibidores da bomba de prótons (IBPs); escalonar a administração com bloqueadores H_2
Bosutinibe	Proteína de fusão Bcr-Abl (LMC); tipo selvagem e resistente ao imatinibe	Mielossupressão, hepático, prolongamento de QTc	CYP3A4; evitar IBPs; escalonar a administração com bloqueadores H_2
Dasatinibe	Proteína de fusão Bcr-Abl (LMC/LLA); mutantes do tipo selvagem e resistentes ao imatinibe	Mielossupressão (sangramento, infecção); hipertensão pulmonar, ICC, retenção hídrica; prolongamento de QTc; cautela com comprometimento hepático	CYP3A4; evitar IBPs; escalonar a administração com bloqueadores H_2
Ibrutinibe	Tirosina-cinase de Bruton; LLC/LLPC; linfoma de células do manto após terapia direcionada para CD20; Waldenström	Náusea, anemia, neutropenia, trombocitopenia, fadiga, dor musculoesquelética, estomatite, hipertensão, arritmias cardíacas, síndrome da lise tumoral	CYP3A4
Imatinibe	Proteína de fusão Bcr-Abl (LMC/LLA); mutantes de c-kit, variantes de PDGFR (tumor de células estromais gastrintestinais [GIST]; síndromes eosinofílicas)	Náusea, edema periorbitário, ICC raramente, prolongamento de QTc, hipotireoidismo	Mielossupressão não frequente nas indicações para tumores sólidos; a coadministração com indutores/inibidores de CYP3A4 pode exigir ajuste da dose; se houver necessidade de anticoagulação, não usar varfarina; preferência por heparinoides
Nilotinibe	Proteína de fusão Bcr-Abl (LMC) e algumas variantes resistentes ao imatinibe	ICC, anormalidades hepáticas, de QTc, eletrolíticas, aumento da lipase, hipotireoidismo	Interação com fármacos metabolizados por CYP3A4; também CYP2C8, CYP2C9, CYP2D6 e CYP2B6; evitar a ingestão de alimento 2 horas antes e 1 hora após uma dose
Ponatinibe	Mutação T315I da proteína de fusão Bcr-Abl (LMC)	Anormalidades da coagulação, hepáticas, ICC, pancreatite, neuropatia, exantema, arritmia, lise tumoral, leucoencefalopatia posterior reversível, alteração da cicatrização de feridas	CYP3A4
Ruxolitinibe	Janus-cinase 1,2; mielofibrose de risco intermediário ou alto, incluindo mielofibrose primária, mielofibrose pós-policitemia vera e mielofibrose pós-trombocitemia essencial	Trombocitopenia, anemia, tontura, cefaleia	Ajustar a dose no comprometimento renal e hepático, fortes inibidores de CYP3A4, ou com fluconazol em doses > 200 mg, exceto com DECH
Zanubritinibe	Tirosina-cinase de Bruton; linfoma de células do manto após 1 terapia prévia	Citopenia, arritmia cardíaca	Evitar com agentes que interagem com CYP3A4
Antagonistas da tirosina-cinase ligada a receptores			
Afatinibe	Tratamento de primeira linha do CPNPC com mutação do sítio de ATP não resistente de *EGFR*	Diarreia; exantema; ceratite ocular; doença pulmonar intersticial; insuficiência hepática	Ajuste da dose com inibidores de Pgp
Alectinibe	CPNPC metastático positivo para cinase do linfoma anaplásico (ALK)	Hepatotoxicidade; doença pulmonar intersticial; comprometimento renal; bradicardia	Mialgia e elevações da CPK com dor muscular, hipersensibilidade, fraqueza
Avapritinibe	GIST não ressecável ou metastático com mutação do éxon 18 de *PDGFRA*, incluindo mutações *PDGFRA* D842V	Edema, náusea, fadiga, efeitos do SNC (incluindo alteração da cognição), transtornos do sono e do humor, alucinações	Monitoramento para hemorragia intracraniana; evitar indutor/inibidor de CYP3A4
Ceritinibe	CPNPC ALK-positivo: avançado ou metastático	Reações adversas GI, podem exigir ajuste da dose; hepatotoxicidade, hiperglicemia, doença pulmonar intersticial (interromper permanentemente); prolongamento do intervalo QT (monitorar com fármacos concomitantes que prolongam o QT)	CYP3A, CYP2C9
Crizotinibe	CPNPC ALK-positivo: avançado ou metastático	Pneumonite intersticial; hepático; prolongamento do QTc; bradicardia; perda visual	Evitar indutor/inibidor de CYP3A4
Dacomitinibe	CPNPC avançado ou metastático com deleção do éxon 19 do receptor do fator de crescimento epidérmico (EGFR) ou éxon 21 do L858R por meio de mecanismo irreversível	Diarreia, efeitos cutâneos: suspender e/ou reduzir a dose; doença pulmonar intersticial (interromper permanentemente)	Evitar com IBPs; usar antiácidos de ação local ou antagonista do receptor H_2 e administrar pelo menos 6 h antes ou 10 h depois do uso de antagonista do receptor H_2; CYP2D6
Erdafitinibe	Dirigido contra o FGFR; câncer urotelial avançado ou metastático com alteração de FGFR3 ou FGFR2 que progrediu além das terapias tradicionais à base de platina	Estomatite, fadiga, alterações cutâneas, diarreia; retinopatia serosa central incomum; descolamento da retina; por esse motivo, monitorar com exames oftalmológicos durante o tratamento; hiperfosfatemia, um efeito farmacodinâmico devido à ruptura da sinalização de FGF23/Klotho	Agentes que interagem com CYP2C9, CYP3A4; substratos de OCT2; dosagem separada com intervalo de pelo menos 6 h antes e depois da administração de substratos de Pgp
Erlotinibe	Tratamento de primeira linha do CPNPC com mutação no sítio de ATP do EGFR; tratamento de segunda linha do CPNPC com EGFR de tipo selvagem; câncer de pâncreas com gencitabina	Exantema, diarreia, insuficiência renal, pneumonite intersticial, hepático	Administrar pelo menos 1 h antes ou 2 h depois das refeições; CYP3A4; evitar com IBPs e estabelecer um espaço entre as doses com antiácidos; pode alterar o efeito da varfarina; raramente anemia hemolítica microangiopática, particularmente no câncer de pâncreas
Gefitinibe	Tratamento de primeira linha do CPNPC com mutação no sítio de ATP de EGFR	Exantema, diarreia, raramente pneumonite intersticial, ceratite ocular, perfuração GI	CYP3A4; evitar com IBPs; monitorar o efeito da varfarina com gefitinibe. Nos Estados Unidos, apenas com benefício documentado prévio no tratamento de segunda linha do CPNPC se não houver EGFR mutado

(Continua)

TABELA 73-6 ▪ Terapias-alvo moleculares[a] *(Continuação)*

Fármaco	Alvo/indicação	Eventos adversos	Observações
Gilteritinibe	LMA recidivada ou refratária com mutação *FLT3*	Hepatotoxicidade, mialgia/artralgia, fadiga/mal-estar, mucosite, edema, exantema, diarreia não infecciosa, dispneia, náusea, tosse, constipação intestinal, distúrbios oculares, hipotensão, vômitos e comprometimento renal	Inibe também AXL; síndrome de diferenciação da LMA incomum, exigindo corticosteroides e consideração de hidroxiureia; síndrome da encefalopatia reversível posterior possível (interromper); prolongamento do intervalo QT: interromper e/ou reduzir a dose com QTcF > 500 ms (corrigir a hipopotassemia ou a hipomagnesemia antes e durante a administração); pancreatite: interromper e/ou reduzir a dose; substrato de Pgp; CYP3A
Lapatinibe	Câncer de mama: com capecitabina no câncer avançado/metastático HER2/neu após administração de trastuzumabe e quimioterapia; com inibição da aromatase se for ER-positivo, HER2/neu-positivo	↓FEVE; hepático; exantema, náusea; diarreia, eritrodisestesia palmar-plantar	Doença pulmonar intersticial e pneumonite (interromper se for grave); QTc: monitorar o ECG e eletrólitos, CYP3A4, CYP2C8, interações com substrato Pgp
Larotrectinibe	Tem como alvo as proteínas de fusão TRKA, TRKB e TRKC; indicado para qualquer tumor sólido do adulto ou pediátrico com gene de fusão do receptor de tirosina-cinase neurotrófico (NTRK), sem mutação de resistência adquirida conhecida, sem tratamento alternativo satisfatório ou que progrediu após tratamento	Neurotoxicidade com comprometimento cognitivo potencial; hepatotoxicidade, modificar a dose ou suspender, dependendo da gravidade	CYP3A4
Lorlatinibe	CPNPC: CPNPC metastático ALK-positivo, que progrediu com crizotinibe e pelo menos outro inibidor de ALK; ou com progressão com o uso de alectinibe ou ceritinibe como primeira terapia com inibidor de ALK para doença metastática	Hiperlipidemia: iniciar ou aumentar a dose de agentes hipolipemiantes, interrompendo a terapia-alvo com posterior retomada, ou reduzir a dose da terapia-alvo com base na gravidade; bloqueio AV: interromper e retomar ou modificar a dose; efeito no SNC, incluindo convulsões, alucinações, alteração da função cognitiva, alteração do humor, ideação suicida, alteração da fala, estado mental e sono	Direcionado para ALK, bem como atividade anti-ROS, porém limitado pela FDA para indicações de ALK; indutores de CYP3A4 (hepatotoxicidade grave NB com indutores fortes de CYP3A; interromper indutores fortes de CYP3A para 3 meias-vidas plasmáticas antes do uso); doença pulmonar intersticial (DPI): suspender imediatamente e considerar a interrupção com suspeita de DPI/pneumonite
Neratinibe	Câncer de mama: com capecitabina na doença metastática avançada HER2/neu após dois agentes HER2/neu administrados anteriormente; tratamento adjuvante estendido após trastuzumabe adjuvante em estágio inicial	Diarreia; náusea; vômitos; dor abdominal; aumento de ALT/AST	Profilaxia agressiva da diarreia com loperamida; evitar o uso concomitante de antiácidos IBP; separar da administração de outros antiácidos; evitar medicações concomitantes de CYP3A4
Osimertinibe	Tratamento de primeira linha do CPNPC com deleções do éxon 19 do *EGFR* ou mutações do éxon 21 L858R; CPNPC positivo para mutação *EGFR* T790M, que progrediu durante ou após terapia com TKI EGFR	Doença pulmonar intersticial, prolongamento de QTc, miocardiopatia, ceratite ocular	Evitar ou ajustar a dose com indutores fortes de CYP3A4
Pemigatinibe	Colangiocarcinoma: localmente avançado ou metastático previamente tratado, não ressecável, com fusão do receptor do fator de crescimento do fibroblasto 2 (FGFR2) ou outro rearranjo	Hiperfosfatemia como efeito farmacodinâmico: ajustar a dose, se necessário; estomatite, náusea, diarreia	Descolamento da retina: efetuar um exame oftalmológico com tomografia de coerência óptica antes do tratamento e a cada 2-3 meses durante; CYP3A4
Selpercatinibe	CPNPC: avançado ou metastático e positivo para fusão de *RET*; carcinoma medular de tireoide: câncer medular de tireoide *RET*-mutante avançado ou metastático; câncer de tireoide avançado ou metastático positivo para fusão *RET* que exige terapia sistêmica e que é refratário ao iodo radioativo (se apropriado)	Hepatotoxicidade: monitorar a função hepática a cada 2 semanas durante os primeiros 3 meses, em seguida mensalmente; hipertensão, efeitos sobre a cicatrização de feridas: suspender 1 semana antes da cirurgia e pelo menos 2 semanas depois; hemorragia	Prolongamento do intervalo QT: avaliar QTc em condição basal, manter os eletrólitos; evitar com fármacos que prolongam o QTc, evitar com antiácidos; entretanto, se não for possível evitar o seu uso, tomar com alimentos (em vigência de IBP) ou modificar o horário de administração (em vigência de antagonista do receptor H_2 ou antiácido de ação local); interação CYP3A, CYP2C8
Tucatinibe	Câncer de mama: com trastuzumabe e capecitabina após um ou mais esquemas HER2/neu no câncer metastático	Diarreia, hepatotoxicidade	Interação CYP3A4, CYP2C8
Inibidores de RAF/MEK			
Binimetinibe	Em combinação com encorafenibe, para o tratamento de pacientes com melanoma não ressecável ou metastático com mutação de *BRAF* V600E ou V600K	Miocardiopatia, tromboembolismo venoso; ocular, doença pulmonar intersticial, hepatotoxicidade, rabdomiólise	Direcionado para MEK; modificar a dose na presença de doença hepática
Cobimetinibe	Em combinação com vemurafenibe para melanoma não ressecável ou metastático com mutação de *BRAF* V600E ou V600K	Novas neoplasias malignas primárias, cutâneas e não cutâneas; hemorragia, oclusão da veia retiniana, miocardiopatia: avaliar a FEVE antes e durante o tratamento, reações dermatológicas graves, rabdomiólise, hepatotoxicidade, fotossensibilidade	Interação de CYP3A

(Continua)

TABELA 73-6 ■ Terapias-alvo moleculares[a] *(Continuação)*

Fármaco	Alvo/indicação	Eventos adversos	Observações
Dabrafenibe	*BRAF* V600E no melanoma; isoladamente ou em combinação com trametinibe; pode ser útil em outros tumores com *BRAF* V600E	Como agente único: hiperceratose, cefaleia, febre, artralgia, papiloma, alopecia e síndrome da eritrodisestesia palmar-plantar; em combinação com trametinibe: febre, calafrios, fadiga, exantema, náusea, vômitos, diarreia, dor abdominal, edema periférico, tosse, cefaleia, artralgia, sudorese noturna, diminuição do apetite, constipação intestinal e mialgia	Novas neoplasias malignas cutâneas primárias; eventos hemorrágicos como agente único; interações CYP3A4, CYP2C8, CYP2C19 e CYP2B6
Encorafenibe	*BRAF* V600E no melanoma (em combinação com binimetinibe)	Uveíte, hemorragia, prolongamento do QTc, fadiga, náusea, vômitos	Interações CYP3A4; evitar com contraceptivos hormonais
Trametinibe	*BRAF* V600E no melanoma (como agente isolado ou em combinação com dabrafenibe)	Exantema, diarreia, linfedema, miocardiopatia, toxicidade ocular (incluindo oclusão da veia retiniana), doença pulmonar intersticial, febre, hemorragia, tromboembolismo venoso, hiperglicemia	Em combinação com dabrafenibe: segundas neoplasias, hemorragia, trombose venosa, ICC, ocular, hiperglicemia; evitar o uso de fármacos que interagem com CYP3A4, CYP2C8, CYP2C9, CYP2C19 ou CYP2B6
Vemurafenibe	*BRAF* V600E no melanoma; isoladamente ou em combinação com cobimetinibe; pode ser útil em outros tumores com *BRAF* V600E	Carcinoma cutâneo de células escamosas, exantema grave (incluindo Stevens-Johnson), hipersensibilidade alérgica, prolongamento do QTc, hepático, ocular, fotossensibilidade	Geralmente combinado com cobimetinibe no melanoma; interações com CYP3A4, CYP1A2 e CYP2D6
Modulação da apoptose			
Venetoclax	Tem como alvo a BCL2; indicado na LLC/LLBC; LMA: em combinação com azacitidina ou decitabina ou citarabina em baixa dose no tratamento da LMA recém-diagnosticada em adultos com 75 anos ou mais ou que apresentam comorbidades que impedem o uso de quimioterapia de indução intensiva	Neutropenia; infecção: interromper para grau 3 ou mais	Síndrome da lise tumoral (SLT): antecipar a ocorrência de SLT, avaliar o risco em todos os pacientes; pré-medicar com anti-hiperuricêmicos e assegurar uma hidratação adequada, com medidas mais agressivas (hidratação intravenosa, monitoramento frequente, hospitalização) com o aumento do risco global; imunização: não administrar vacinas atenuadas vivas antes, durante ou após o tratamento com venetoclax; interação com CYP3A, Pgp; tomar substratos de Pgp pelo menos 6 h antes do venetoclax
Inibidores de múltiplas cinases			
Axitinibe	Carcinoma de células renais, segunda linha	Hipertensão, hemorragia/coagulação, diarreia, outros efeitos GI (incluindo perfuração GI), fadiga, síndrome mão-pé, hipotireoidismo, leucoencefalopatia posterior reversível, proteinúria	Tem como alvos VEGFR, PDGFR, KIT; interação com CYP3A4/5
Brigatinibe	CPNPC ALK-positivo avançado ou metastático que progrediu com crizotinibe ou é intolerante a ele	Doença pulmonar intersticial, bradicardia, hipertensão, distúrbios visuais, hiperglicemia, elevações da creatina-fosfocinase	Tem como alvos ALK e EGFR; interação com CYP3A; os contraceptivos hormonais podem ser ineficazes, devido à exposição diminuída como substratos de CYP3A4
Cabozantinibe	Câncer medular de tireoide; câncer de células renais; carcinoma hepatocelular após sorafenibe	Hipertensão, eventos trombóticos, diarreia, fístula/perfuração GI/cicatrização de feridas, leucoencefalopatia posterior reversível, hemorragia, eritrodisestesia palmar-plantar	Tem como alvos VEGFR2, MET, AXL, RET; modificar a dose com agentes que interagem com CYP3A4
Capmatinibe	CPNPC com salto do éxon 14 de MET	Doença pulmonar intersticial, hepático, fotossensibilidade	Tem como alvo MET; evitar com agentes que interagem com CYP3A4
Entrectinibe	CPNPC: avançado e/ou ROS1-positivo; qualquer tumor sólido com fusão do gene *NTRK* sem mutação de resistência adquirida conhecida, com metástase ou cuja ressecção cirúrgica tem probabilidade de resultar em grave morbidade, ou em tumores com progressão após tratamento ou sem terapia alternativa satisfatória	ICC, efeito do SNC, fraturas ósseas; hepatotoxicidade: monitoramento das provas de função hepática, incluindo ALT e AST, a cada 2 semanas durante o primeiro mês de tratamento, em seguida mensalmente; suspender ou interromper permanentemente com base na gravidade; hiperuricemia: avaliar os níveis séricos de ácido úrico antes do início e periodicamente durante o tratamento	Tem como alvo proteínas de fusão do gene *NTRK*; prolongamento do QT: avaliar com eletrólitos em condições basais e durante o tratamento; distúrbios visuais: suspender em caso de novas alterações visuais e considerar uma avaliação oftalmológica; interação com CYP3A4: pacientes com ASC > 1,5 m^2, reduzir a dose de entrectinibe em caso de coadministração de inibidores moderados ou fortes de CYP3A e se ASC ≤ 1,5 m^2, evitar o entrectinibe; evitar com indutores moderados e fortes de CYP3A
Fedratinibe	Mielofibrose primária ou secundária intermediária 2 ou de alto risco (pós-policitemia vera ou pós-trombocitemia essencial)	Anemia, trombocitopenia, náusea, vômitos, diarreia, hepático, amilase/lipase, encefalopatia: verificar os níveis de tiamina previamente, reposição se estiver deficiente	Tem como alvo Janus-cinase 2 e FLT3, RET; interação com CYP3A4, CYP2C19
Lenvatinibe	Câncer de tireoide diferenciado refratário ao iodo; com everolimo para carcinoma de células renais após uso prévio de antiangiogênico; carcinoma hepatocelular; com pembrolizumabe, para o tratamento do carcinoma endometrial avançado que não é IMS-A ou dMMR e progressão da doença após terapia sistêmica prévia; candidatos à cirurgia curativa	Hipertensão, disfunção cardíaca, tromboembolismo arterial, hepático, renal, proteinúria, diarreia, fístula/perfuração GI/cicatrização de feridas, prolongamento do QTc, hipocalcemia, leucoencefalopatia posterior reversível, hemorragia, alteração da tireoide	Tem como alvos VEGFR1/2/3, FGFR1/2/3/4, PDGFRα, KIT e RET

(Continua)

TABELA 73-6 ■ Terapias-alvo moleculares[a] (*Continuação*)

Fármaco	Alvo/indicação	Eventos adversos	Observações
Midostaurina	LMA com mutação *FLT3* recém-diagnosticada durante a quimioterapia de indução, consolidação, com daunorrubicina/à base de citarabina; mastocitose sistêmica agressiva, leucemia de mastócitos; mastocitose sistêmica associada a neoplasia maligna hematológica	Doença pulmonar intersticial; náusea; diarreia	Tem como alvos *FLT3* mutante, proteína-cinase C e muitas outras proteínas-cinase
Pazopanibe	Carcinoma de células renais, sarcoma de tecidos moles (não GIST ou adipocítico)	Fadiga, diarreia/GI, hipertensão; trombose arterial e venosa com embolia, hemorragia; hepatotoxicidade: potencialmente grave/fatal; medir a bioquímica hepática antes e durante o tratamento; perfuração ou fístula GI; proteinúria: monitorar a proteína urinária e interromper o tratamento com proteína ≥ 3 g na urina de 24 h e suspender para episódios repetidos, apesar da redução da dose; infecção: infecções graves (com ou sem neutropenia); hipotireoidismo	Tem como alvos VEGFRs, KIT, PDGFR e FGFR; ICC ± prolongamento do intervalo QT e *torsades des pointes*: monitorar a FEVE, o ECG e os eletrólitos em condições basais e durante o tratamento; síndrome da leucoencefalopatia posterior reversível, doença pulmonar intersticial/pneumonite, microangiopatia trombótica, incluindo púrpura trombocitopênica trombótica e síndrome hemolítico-urêmica (interromper permanentemente); interação com CYP3A4, CYP22D6, CYP2C8; o uso com sinvastatina aumenta o risco de elevações da ALT e deve ser feito com cautela; evitar com fármacos que elevam o pH gástrico; considerar antiácidos de ação curta em vez de IBPs e antagonistas do receptor H_2; separar as doses de antiácido e pazopanibe com intervalo de várias horas
Pexidartinibe	Indicado para tumor de células gigantes tenossinovial (TCGT) associado a grave morbidade ou limitações funcionais e não passível de melhora com cirurgia	Administrar 1 h antes ou 2 h depois do alimento; pode causar lesão hepática grave e potencialmente fatal; monitorar as provas de função hepáticas antes e durante o tratamento e suspender, reduzir a dose ou interromper permanentemente	Tem como alvo o receptor do fator estimulador de colônias 1, KIT, FLT3; evitar com agentes que provocam hepatotoxicidade; interação com CYP3A, UGT; evitar com uso de IBPs; usar antagonistas do receptor H_2 ou antiácidos, se necessário
Regorafenibe	Segunda linha para câncer colorretal; GIST	Hipertensão, hemorragia, síndrome mão-pé e outras toxicidades dermatológicas, tromboses, perfuração GI com fístula, retardo da cicatrização de feridas	Tem como alvo VEGFR, isquemia cardíaca com infarto, síndrome da leucoencefalopatia posterior reversível; interação com CYP3A4
Sorafenibe	Carcinomas de células renais, hepatocelular, diferenciado da tireoide	Diarreia, hemorragia, síndrome mão-pé, outros exantemas, hipertensão, ICC, prolongamento de QTc, hepatotoxicidade, perfuração GI	Tem como alvo c-RAF mais seletivamente do que B-RAF; VEGFR; muitas outras cinases; comprometimento da supressão de TSH no câncer de tireoide; interação com CYP3A4
Sunitinibe	Carcinoma de células renais, avançado ou como adjuvante; tumor neuroendócrino pancreático; GIST após imatinibe	Hipertensão, eventos hemorrágicos, perfuração GI, proteinúria levando à insuficiência renal: interromper o tratamento para proteína ≥ 3 g na urina de 24 h; suspender para episódios repetidos, apesar da redução da dose; disfunção da tireoide, hipoglicemia: verificar os níveis de glicemia e considerar a modificação das doses dos antidiabéticos; osteonecrose da mandíbula: considerar avaliação odontológica preventiva antes do tratamento e evitar procedimentos dentários invasivos, particularmente em pacientes que recebem terapia com bisfosfonatos por via intravenosa; comprometimento da cicatrização de feridas: interrupção temporária antes de procedimentos cirúrgicos de grande porte; eritrodisestesia palmar-plantar	Tem como alvo VEGFRs; PDGFR, RET, KIT; outras proteínas-cinase; raramente prolongamento do intervalo QT e *torsades des pointes*: monitorar em condições basais e durante o tratamento; manter os níveis de K, Mg; rara síndrome da lise tumoral relatada principalmente em pacientes com CCR e GIST com alta carga tumoral; microangiopatia trombótica rara, incluindo púrpura trombocitopênica trombótica e síndrome hemolítico-urêmica (suspender); fascite necrosante rara; eventos adversos cutâneos graves, incluindo eritema multiforme, síndrome de, Stevens-Johnson (SSJ) e necrólise epidérmica tóxica (NET); suspender na presença desses eventos; interação com CYP3A4
Vandetanibe	Câncer medular de tireoide	Diarreia, exantema, hipertensão, prolongamento de QTc, trombose, fístulas, osteonecrose, proteinúria	Tem como alvos VEGFR, RET, EGFR; interação com CYP3A4
Inibidores de cinases dependentes de ciclinas (CDKs)			
Abemaciclibe	Câncer de mama: com inibidor da aromatase como terapia inicial de base endócrina para tratamento do câncer de mama HR+, HER2– avançado ou metastático na pós-menopausa; ou com fulvestranto para tratamento de mulheres com câncer de mama HR+, HER2– avançado ou metastático com progressão da doença após terapia endócrina; como monoterapia para tratamento de pacientes adultas com câncer de mama HR+, HER2– avançado ou metastático com progressão da doença após terapia endócrina e quimioterapia prévia	Diarreia, neutropenia, trombocitopenia, hepatotoxicidade, tromboembolismo venoso	Tem como alvo CDK4/6; evitar o uso concomitante de cetoconazol; interação com CYP3A4

(*Continua*)

PARTE 4 Oncologia e hematologia

TABELA 73-6 ■ Terapias-alvo moleculares[a] *(Continuação)*

Fármaco	Alvo/indicação	Eventos adversos	Observações
Palbociclibe	Câncer de mama: câncer de mama HR+, HER2– avançado ou metastático em combinação com inibidor da aromatase como terapia de base endócrina inicial em mulheres na pós-menopausa; ou fulvestranto em mulheres com progressão da doença após terapia endócrina	Neutropenia, anemia, trombocitopenia, estomatite, diarreia, fadiga	Tem como alvo CDK4/6; interação com CYP3A
Ribociclibe	Câncer de mama: com letrozol como terapia de base endócrina inicial para o tratamento de mulheres na pós-menopausa com câncer de mama HR+, HER2– avançado ou metastático	Hepatotoxicidade; neutropenia	Tem como alvo CDK4/6; incomumente prolongamento do intervalo QT; os fármacos que prolongam o intervalo QT devem ser evitados, como antiarrítmicos; interação com CYP3A
Moduladores da homeostasia das proteínas			
Bortezomibe	Mieloma múltiplo, linfoma de células do manto, segunda linha	Neuropatia, trombocitopenia, neutropenia, náusea, diarreia, hipotensão, síndrome da lise tumoral com alta carga tumoral; hepáticos: monitorar as enzimas hepáticas durante o tratamento, considerar a interrupção	Inibidor do proteassoma; doença pulmonar infiltrativa, síndrome da leucoencefalopatia posterior reversível: considerar RM para início de sintomas visuais ou neurológicos e suspender se houver suspeita; microangiopatia trombótica; interação com CYP3A4
Carfilzomibe	Mieloma múltiplo: com dexametasona ou com lenalidomida mais dexametasona em pacientes com mieloma múltiplo recidivado ou refratário que receberam 1 a 3 linhas de terapia e como agente único para o tratamento de pacientes com mieloma múltiplo recidivado ou refratário que receberam uma ou mais linhas de terapia	Reação à infusão: pré-medicar com dexametasona; trombocitopenia; síndrome da lise tumoral, com necessidade de hidratação, monitoramento dos parâmetros metabólicos	Inibidor do proteassoma; cardiotoxicidades: incluindo insuficiência ou isquemia, suspender e avaliar; insuficiência renal aguda: monitorar regularmente a creatinina sérica; toxicidade pulmonar, incluindo hipertensão pulmonar, desconforto/insuficiência respiratória aguda e doença pulmonar infiltrativa difusa: suspender e avaliar imediatamente; ajustar a dose com comprometimento hepático; administrar após procedimento de hemodiálise
Ixazomibe	Mieloma múltiplo: com lenalidomida e dexametasona depois de pelo menos uma terapia prévia	Trombocitopenia, náusea, diarreia, neuropatia periférica, edema, hepatotoxicidade	Inibidor do proteassoma; evitar com indutores fortes de CYP3A4; ajustar a dose com comprometimento hepático ou renal
Selinexor	Mieloma múltiplo (refratário): com dexametasona após pelo menos quatro terapias prévias e refratário a pelo menos dois inibidores do proteassoma, dois agentes imunomoduladores e um anticorpo monoclonal anti-CD38; LDGCB (recidivado ou refratário) ou que surge a partir de LF depois de pelo menos duas linhas de terapia sistêmica	Trombocitopenia, neutropenia, náusea, diarreia, hiponatremia, neurotoxicidade	Tem como alvo a exportina 1 e, portanto, diminui o transporte eficiente de proteínas do núcleo para o citoplasma, resultando em parada do ciclo celular
Moduladores epigenéticos modificadores de cromatina			
Agentes hipometilantes do DNA			
Azacitidina e decitabina	LMA/síndrome mielodisplásica	Medular, náusea, hepático, neurológico, mialgia	Inibição "suicida" do DNA; metiltransferase após incorporação no DNA
Inibidores da histona-desacetilase			
Belinostate	Linfoma de células T periféricas, recidivado ou refratário	Trombocitopenia, neutropenia, linfopenia, anemia, infecção, hepatotoxicidade	Monitoramento da síndrome da lise tumoral
Panobinostate	Mieloma múltiplo em combinação com bortezomibe e dexametasona, em pacientes com mieloma múltiplo que receberam pelo menos dois esquemas anteriores, incluindo bortezomibe e um agente imunomodulador	Diarreia, potencialmente grave, exigindo profilaxia; eventos isquêmicos cardíacos, arritmias, hemorragia, hepatotoxicidade, citopenias	Interações com CYP3A4, CYP2D6; evitar antiarrítmicos concomitantes/fármacos que prolongam QT
Romidepsina	Linfoma cutâneo de células T, segunda linha	Prolongamento de QT, náusea, vômitos, citopenias	Monitorar o QT em condições basais e durante o tratamento; monitorar o TP, INR com derivados da varfarina; interação com CYP3A4
Vorinostate	Linfoma cutâneo de células T, segunda linha	Fadiga, diarreia, hiperglicemia, trombocitopenia, embolia, sangramento GI, prolongamento do QT	Monitorar o QT em condições basais e durante o tratamento; monitorar o TP, INR com derivados da varfarina
Inibidores da histona-metiltransferase			
Tazemetostate	Sarcoma epitelioide: avançado ou metastático não elegível para ressecção cirúrgica; LF com mutação *EZH2* após duas terapias anteriores ou qualquer LF que tenha recidivado ou seja refratário a terapias alternativas	Fadiga, náusea, constipação intestinal	Evitar indutores/inibidores de CYP3A4; monitorar para a ocorrência de síndrome mielodisplásica, leucemia

(Continua)

TABELA 73-6 ■ Terapias-alvo moleculares[a] *(Continuação)*

Fármaco	Alvo/indicação	Eventos adversos	Observações
Moduladores do metabolismo: inibidores do mTOR/inibidores da PI3-cinase/inibidores da IDH			
Alpelisibe	Câncer de mama: com fulvestranto para mulheres na pós-menopausa e homens, com câncer de mama avançado ou metastático HR+, HER2–, *PIK3CA*-mutado após progressão durante ou após tratamento endócrino	Hiperglicemia: segurança não estabelecida no diabetes melito tipo 1 ou tipo 2 não controlado; monitorar os níveis de glicemia e de hemoglobina A_{1c}; otimizar os hipoglicemiantes orais, se necessário; pneumonite intersticial: interromper; diarreia ≤ grau 2 é frequente	Tem como alvo a isoforma PI3Kα; hipersensibilidade grave: interromper permanentemente e iniciar o tratamento apropriado; reações cutâneas graves, incluindo SSJ, eritema multiforme (EM) e NET: considerar uma consulta com dermatologista; interromper permanentemente em caso de confirmação de SSJ, EM ou NET; CYP3A4, CYP2C9; evitar com inibidores da BCRP
Copanlisibe	Pacientes com LF recidivado que receberam pelo menos duas terapias sistêmicas anteriores; ensaio clínico confirmatório pendente	Infecção, hiperglicemia, hipertensão, pneumonite não infecciosa, neutropenia, reações cutâneas	Tem como alvo isoformas PI3Kα/δ; CYP3A4
Duvelisibe	Para LLC/LLPC ou LF recidivados ou refratários; designação de medicamento-órfão para linfoma de células T periféricas	Neutropenia, hepatotoxicidade, infecções graves, diarreia/colite podem exigir interrupção; reações cutâneas graves ou pneumonite em 5%	Tem como alvo isoformas PI3Kγ/δ; CYP3A
Enasidenibe	LMA recidivada ou refratária com mutação *IDH2*	Náusea, vômitos, diarreia, bilirrubina elevada e anorexia	Tem como alvo a enzima mutante *IDH2*; "síndrome de diferenciação" incomum, refletindo a resposta da leucemia ao fármaco, porém potencialmente fatal se não for tratada; usar terapia com corticosteroides, monitoramento hemodinâmico, considerar a hidroxiureia até a resolução dos sintomas
Everolimo	CCR avançado; esclerose tuberosa associada a angiomiolipoma renal e/ou astrocitoma subependimário de células gigantes; câncer de mama HR+, resistente ao anastrozol ou letrozol, em combinação com exemestano; tumor neuroendócrino, pancreático, pulmonar ou GI, NÃO carcinoide funcional	Fadiga, pneumonite não infecciosa, infecções, reações de hipersensibilidade graves, comprometimento renal, deficiência na cicatrização de feridas, hiperglicemia e hiperlipidemia, mielossupressão	Tem como alvo o mTOR; possível risco aumentado de angioedema em pacientes em uso concomitante de inibidores da ECA; estomatite: considerar colutório de dexametasona sem álcool quando iniciar o tratamento; risco de eficácia reduzida de vacinação; inibidores de Pgp e fortes de CYP3A4: evitar o uso concomitante; inibidores de Pgp e moderados de CYP3A4: reduzir a dose; indutores de Pgp e fortes de CYP3A4: aumentar a dose; pacientes geriátricos: monitorar e ajustar a dose para reações adversas
Idelalisibe	LLC recidivada com rituximabe; LLPC, LF recidivado após duas terapias anteriores	Hepatotoxicidade, diarreia ou colite, pneumonite: monitorar para sintomas pulmonares e infiltrados intersticiais bilaterais, se necessário, interromper ou suspender; perfuração intestinal: suspender em caso de suspeita	Tem como alvo a isoforma PI3Kδ; CYP3A4
Ivosidenibe	LMA: recidivada ou refratária com mutação *IDH1*; nos Estados Unidos, LMA recém-diagnosticada com mutação *IDH1* suscetível, em pacientes com pelo menos 75 anos de idade ou que têm comorbidades que impedem o uso de quimioterapia de indução intensiva	Fadiga, leucocitose, artralgia, diarreia, dispneia, edema, náusea, mucosite, prolongamento do QT no ECG, exantema, febre, tosse e constipação intestinal	Tem como alvo o mutante *IDH1*; prolongamento de QT incomum (verificar os eletrólitos e suspender ou reduzir a dose); síndrome de Guillain-Barré (suspender permanentemente); CYP3A4; monitorar/evitar com fármacos que causam aumento de QTc
Tensirolimo	CCR, segunda linha ou prognóstico desfavorável	Hipersensibilidade, hepática (ajustar a dose na disfunção hepática), infecção, doença pulmonar intersticial, estomatite, trombocitopenia, náusea, anorexia, fadiga, hiperglicemia, hiperlipidemia, cicatrização deficiente de feridas, perfuração GI, comprometimento renal: verificar antes do tratamento e periodicamente	Tem como alvo o mTOR; interações com CYP3A4/5; evitar vacinas vivas ou exposição a indivíduos recentemente vacinados com vacinas vivas
Inibidores da poli-ADP-ribose-polimerase (PARP)			
Niraparibe	Tratamento de manutenção de pacientes adultos com câncer de ovário epitelial recorrente, tuba uterina ou peritoneal primário que têm resposta completa ou parcial à quimioterapia à base de platina	Citopenias, náusea, diarreia, fadiga	Síndrome mielodisplásica

(Continua)

TABELA 73-6 ■ Terapias-alvo moleculares[a] *(Continuação)*

Fármaco	Alvo/indicação	Eventos adversos	Observações
Olaparibe	Câncer de ovário: após duas ou mais quimioterapias com mutação *BRCA* deletéria (de linhagem germinativa e/ou somática); terapia de manutenção quando em resposta completa ou parcial à quimioterapia à base de platina Câncer de mama: para tratamento de pacientes adultas com câncer de mama gBRCAm deletério ou deletério suspeito, HER2– metastático, que foram tratadas com quimioterapia no contexto neoadjuvante, adjuvante ou metastático; se for HR+, após terapia endócrina prévia ou inapropriada para terapia endócrina Câncer de pâncreas: tratamento de manutenção de pacientes adultos com adenocarcinoma de pâncreas metastático gBRCAm deletério ou suspeito deletério, cuja doença não progrediu durante pelo menos 16 semanas de esquema de quimioterapia de primeira linha à base de platina	Náusea, fadiga, anemia, trombocitopenia, neutropenia, estomatite, anormalidades da função hepática	Síndrome mielodisplásica; pneumonite intersticial rara
Rucaparibe	Câncer de ovário/tuba uterina/ peritoneal primário: iguais ao olaparibe	Náusea, fadiga, anemia, trombocitopenia, neutropenia, estomatite, anormalidades da função hepática	Grave toxicidade do heme com emergência da síndrome mielodisplásica
Talazoparibe	Câncer de ovário/tuba uterina/peritoneal primário: iguais ao olaparibe	Náusea, fadiga (incluindo astenia), vômitos, dor abdominal, anemia, diarreia, neutropenia, leucopenia, diminuição do apetite, constipação intestinal, estomatite, dispneia e trombocitopenia	Monitorar para emergência de mielodisplasia; a pneumonite intersticial rara deve levar à interrupção; evitar com inibidores fortes ou moderados de CYP3A, porém se não for possível evitar o uso concomitante, reduzir a dose; evitar com indutores fortes ou moderados de CYP3A
Outros			
Trióxido de arsênio	LPA (direcionado para LMP-RARα e homeostasia redox)	↑QT_c; hipersensibilidade com sintomas vasomotores	Síndrome de diferenciação da LPA (ver abaixo, em "Tretinoína")
Glasdegibe	LMA: em combinação com citarabina em baixa dose, para tratamento da LMA recém-diagnosticada em pacientes com ≥ 75 anos ou que apresentam comorbidades que impedem o uso de quimioterapia de indução intensiva	Monitorar o ECG e os eletrólitos para prolongamento de QTc e interromper o tratamento caso isso ocorra	Alvo do receptor smoothened na via hedgehog; CYP3A4; evitar com fármacos que prolongam QTc, mas se não for possível evitar a coadministração monitorar para aumento do QTc
Sonidegibe	Carcinoma basocelular metastático	Espasmo muscular, fadiga, transmissão por meio do sêmen	Alvo do receptor smoothened na via hedgehog; CYP3A4
Tagraxofuspe-erzs	Neoplasia de células dendríticas plasmocitoides blásticas	Reações de hipersensibilidade (exige pré-medicação com esteroides, anti-histamínicos); hepatotoxicidade, síndrome de extravasamento capilar	Tem como alvo CD123 (receptor de IL-3) para liberar um fragmento da toxina diftérica
Tretinoína	LPA, t(15;17) positiva	Cutâneos, incluindo queilite, ressecamento da pele; aumento da pressão intracraniana; hiperlipidemia, provas anormais de função hepática, habitualmente com resolução	Tem como alvo LMP-RARα; síndrome da diferenciação de LPA: disfunção/infiltrado pulmonar, derrame pleural/pericárdico, febre
Vismodegibe	Carcinoma basocelular metastático	GI, queda dos cabelos, fadiga, espasmo muscular, disgeusia; evitar doação sangue por 7 meses após a última dose	Tem como alvo o receptor smoothened na via hedgehog
Ziv-aflibercepte	Câncer colorretal metastático em combinação com 5-fluoruracila, leucovorina, irinotecano; resistência ou progressão após esquema contendo oxaliplatina	Formação de fístula, perfuração GI, hemorragia, trombose, tromboembolismo arterial, proteinúria, leucoencefalopatia posterior reversível	Tem como alvo o VEGF por um mecanismo de retenção de receptor solubilizado

[a]Todos os agentes desta categoria devem ser considerados como potencialmente fetotóxicos e o seu uso durante a gravidez está contraindicado ou é realizado com a clara compreensão do risco de prejuízo fetal; de forma semelhante, o seu uso não é recomendado durante a lactação.

Siglas: ALT, alanina-aminotransferase; ASC, área de superfície corporal; AST, aspartato-aminotransferase AV, atrioventricular; BRCP, proteína de resistência do câncer de mama, transportador de fármaco; CCR, carcinoma de células renais; CPK, creatina-fosfocinase; CPNPC, câncer de pulmão não pequenas células; CYP, interações do citocromo p450 com fármacos metabolizados pela isoforma indicada; DECH, doença do enxerto contra o hospedeiro; dMMR, reparo do mau pareamento deficiente; ECA, enzima conversora de angiotensina; ECG, eletrocardiograma; EGFR, receptor do fator de crescimento epidérmico; ER, receptor de estrogênio; FDA, Food and Drug Administration; FEVE, fração de ejeção ventricular esquerda; gBRCAm, proteína associada ao câncer de mama mutado de linhagem germinativa; GI, gastrintestinal; HER2, receptor do fator de crescimento epidérmico humano 2; HR, receptor hormonal; ICC, insuficiência cardíaca congestiva; IDH, isocitrato-desidrogenase; INM-A, alta instabilidade de microssatélites; INR, razão normalizada internacional; LDGCB, linfoma difuso de grandes células B; LF, linfoma folicular; LLA, leucemia linfocítica aguda; LLC, leucemia linfocítica crônica; LLPC, linfoma linfocítico de pequenas células; LMA, leucemia mieloide aguda; LMC, leucemia mieloide crônica; LPA, leucemia promielocítica aguda; MEK, proteína-cinase ativada por mitógeno; mTOR, alvo da rapamicina em mamíferos; PDGFR, receptor do fator de crescimento derivado de plaquetas; Pgp, glicoproteína P; QTcF, QT corrigido pela fórmula de Frederika; SNC, sistema nervoso central; TKI, inibidor da tirosina-cinase; TP, tempo de protrombina; TSH, hormônio tireoestimulante; UGT, difosfato de uridina-glicuronosiltransferase; VEGFR, receptor do fator de crescimento do endotélio vascular.

A alteração da sinalização do fator de crescimento do fibroblasto (FGF, do inglês *fibroblast growth factor*) pode contribuir para o crescimento de carcinomas uroteliais e colangiocarcinomas. O erdafitinibe e o pemigatinibe, respectivamente, podem ser úteis com atenção cuidadosa para a toxicidade ocular e a hiperfosfatemia; esta última é uma toxicidade "dentro do alvo" de ruptura da sinalização do receptor de FGF nos rins. De forma semelhante, o gilteritinibe é ativo contra a tirosina-cinase tipo FMS 3 (FLT3, do inglês *FMS-like tyrosine kinase-3*) mutada em uma fração de leucemias mieloides agudas (LMAs) de prognóstico sombrio (tratadas com quimioterapia convencional). Podem ocorrer eventos adversos cardíacos, hepáticos, gastrintestinais e neurológicos, ao longo da "diferenciação" das células da LMA, com elaboração de citocinas e efeitos colaterais pulmonares, exigindo manejo com esteroides e, potencialmente, hidroxiureia.

O receptor de tirosina-cinase neurotrópico (NRTK, do inglês *neurotropic tyrosine kinase receptor*) sofre translocação, com fusão a uma variedade de diferentes parceiros, produzindo uma família de proteínas quiméricas em uma pequena fração de uma variedade de tumores sólidos. O larotrectinibe e o entrectinibe podem ser muito úteis no manejo desses tumores; de fato, esses fármacos são exemplos de agentes "agnósticos histológicos", em que a sua utilidade não está vinculada a um diagnóstico histológico específico, mas à existência de uma alteração específica no gene *NRTK*. A neurotoxicidade, a meia-vida longa dos agentes e os eventos adversos hepatotóxicos são motivo de preocupação. Além disso, pode ser um desafio logístico e econômico assegurar que os tumores sólidos tenham sido submetidos a rastreamento adequado para a existência dessas mutações sensibilizantes.

Antagonistas de RAS/RAF/MEK A mutação *BRAF* V600E impulsiona uma fração substancial de melanomas e certos CPNPCs e foi detectada em certos tumores da tireoide, tumores colorretais, leucemias de células pilosas e gliomas incomuns. Os inibidores de BRAF, como dabrafenibe, vemurafenibe e encorafenibe, possuem atividade como agentes isolados em muitos desses tumores, porém habitualmente são mais ativos quando coadministrados como "duplas" com os inibidores de MEK trametinibe, cobimetinibe e binimetinibe, respectivamente, para promover o "desligamento" da sinalização RAF/MEK em mais de um componente da via. Podem ocorrer eventos adversos cutâneos, incluindo segundas neoplasias cutâneas geralmente indolentes e toxicidade cardíaca e ocular, além de eventos tromboembólicos.

O sotorasibe é o primeiro inibidor de uma classe de sinalização de *KRAS* G12C que, em relatórios clínicos iniciais, demonstrou evidências de manter doença estável em pacientes com diferentes histologias neoplásicas portadoras dessa mutação, com menos respostas reais. Seu perfil de segurança inicial muito favorável encoraja a realização de mais pesquisas clínicas, isoladamente e em combinação com outros agentes.

Inibidores de múltiplas cinases Os agentes dessa classe também têm como alvo macromoléculas específicas que promovem a viabilidade das células tumorais. Eles consistem em pequenas moléculas de antagonistas direcionados para o sítio do ATP, que inibem mais de uma proteína-cinase e mostram efeito no tratamento de diversos tumores sólidos. Os fármacos desse tipo com atuação importante contra a tirosina-cinase do VEGFR apresentam atividade no carcinoma de células renais. O sorafenibe é um antagonista do VEGFR que também conta com atividade contra a proteína serina-treonina-cinase RAF, ao passo que o regorafenibe é um fármaco estreitamente relacionado, com valor no câncer de cólon avançado recidivado. O pazopanibe também é dirigido principalmente para o VEGFR e atua no carcinoma renal e em sarcomas de tecidos moles. O sunitinibe apresenta atividades anti-VEGFR, anti-PDGFR e anti-KIT. Ele induz respostas importantes e estabiliza a doença em cânceres das células renais e nos GISTs. Os efeitos colaterais dos agentes que apresentam atividade anti-VEGFR, semelhantes aos do anticorpo anti-VEGF, bevacizumabe, incluem proeminentemente hipertensão, proteinúria e, mais raramente, distúrbios hemorrágicos e da coagulação, perfuração de lesões gastrintestinais cicatrizadas e leucoencefalopatia posterior, refletindo, provavelmente, o dano vascular do SNC. Também foram observados os sintomas de fadiga, diarreia e síndrome da mão-pé, com eritema e descamação das extremidades distais, que, em alguns casos, requer a modificação da dose, particularmente com sorafenibe.

Outros agentes dessa classe incluem o brigatinibe (atividade clínica no CPNPC dependente de ALK, mas também com ação anti-EGFR), o entrectinibe (atividade clínica em doenças com proteína de fusão NTRK, mas também no CPNPC com mutação de *ROS*) e o fedratinibe (atividade clínica em neoplasias mieloproliferativas, mas também com atividade RET, além do antagonismo de JAK2 e FLT3).

Inibidores de cinases dependentes de ciclina As cinases dependentes de ciclina (CDKs) são ativadas como resultado da atividade da via oncogênica, e CDK4 e CDK6 fosforilam o gene supressor de tumor do retinoblastoma (RB) para permitir a entrada na fase S. O palbociclibe, o abemaciclibe e o ribociclibe, que são inibidores seletivos de CDK4 e CDK6, têm atividade notável nos cânceres de mama avançados que também expressam o receptor de estrogênio, geralmente em conjunto com esforços contínuos para suprimir a sinalização do receptor de estrogênio e, com frequência, juntamente com inibidores de mTOR. Pesquisas clínicas adicionais em outros tumores de RB intactos poderão ampliar o seu papel.

Moduladores da homeostasia de proteínas O proteassoma é um complexo macromolecular que degrada proteínas mal enoveladas marcadas para remoção por ubiquitinas-ligase. Inibidores do proteassoma foram originalmente desenvolvidos como potenciais agentes anti-inflamatórios, devido à atividade do proteassoma na produção de citocinas inflamatórias, porém apresentaram atividade antiproliferativa inesperada em uma variedade de tipos de células. Os inibidores do proteassoma possuem utilidade clínica no mieloma e no linfoma, nos quais a síntese desequilibrada de componentes de imunoglobulinas pode se acumular após tratamento com esses agentes e induzir apoptose ou privar as células de aminoácidos, induzindo autofagia. Os inibidores do proteassoma do ácido borônico, incluindo bortezomibe e ixazomibe, causam trombocitopenia, disfunção gastrintestinal e neuropatia. O carfilzomibe é um quimiotipo distinto, com neuropatia atenuada, porém com maior incidência de reações à infusão e liberação de citocinas, com risco concomitante de eventos adversos cardiopulmonares.

A exportina 1 é uma proteína de transporte da membrana nuclear, que é responsável pela saída e entrada normais de uma variedade de proteínas nucleares. O selinexor é um inibidor da ação da exportina, resultando em acúmulo nuclear anormal de, por exemplo, produtos de genes supressores de tumor ou em exportação necessária de outros produtos, por exemplo, produtos oncogênicos. Foi observada uma atividade clínica útil no mieloma e em linfomas difusos de grandes células B, incluindo os que surgem a partir de linfomas indolentes previamente tratados. As citopenias, o desconforto gastrintestinal e a hiponatremia são características de seu uso clínico.

Agentes modificadores da cromatina A função gênica é alterada não apenas por mutação da estrutura do DNA, mas também por mecanismos "epigenéticos" que alteram a capacidade de transcrição do DNA ou de sua interação com proteínas reguladoras no núcleo, incluindo fatores de transcrição. As abordagens epigenéticas iniciais para modular a expressão gênica estenderam-se a partir da observação de que a baixa concentração de certos nucleosídeos (5′-azacitidina e decitabina) causava perda da citosina metilada do DNA, associada ao silenciamento gênico, e tinha atividade clínica, causando diferenciação das células da LMA, com toxicidade notavelmente menor do que em concentrações mais altas. A 5′-azacitidina e a decitabina são incorporadas incorretamente no DNA e, em seguida, eliminam a DNA-metiltransferase para desativar a metilação do DNA de genes promotores de tumor e, assim, alterar a sua transcrição.

Os inibidores da histona-desacetilase alteram a densidade de "empacotamento" da proteína histona da cromatina e induzem alterações globais na expressão das proteínas reguladoras do ciclo celular. O vorinostate, o belinostate e a romidepsina são úteis nos linfomas cutâneos e periféricos de células T; o panobinostate possui atividade no mieloma múltiplo. Em geral, os agentes são bem tolerados, porém com potencial de causar citopenias. O tazemetostate, um inibidor da histona-metiltransferase, é o primeiro dessa classe farmacológica, com atividade única no sarcoma epitelioide, devido à modulação dos mecanismos de transcrição exclusivos desse tumor e, recentemente, em certos linfomas foliculares.

Moduladores do metabolismo das células cancerosas A transformação oncogênica causa "reconexão" do metabolismo celular longe da fosforilação oxidativa para a glicólise (historicamente definida como "efeito Warburg" da glicólise aeróbica em tumores animais e humanos), com consequente tolerância à hipoxia e produção de metabólitos importantes para sustentar a proliferação celular. Estudos clínicos recentes definiram o valor clínico dos inibidores da fosfoinositídeo-3 (PI3)-cinase localizada na membrana lipídica da célula e do alvo da rapamicina em mamíferos (mTOR, do inglês *mammalian target of rapamycin*) (este último é uma cinase cuja inibição foi originalmente descoberta como mecanismo pelo qual o imunossupressor rapamicina, isolado de uma bactéria do solo, diminuiu a proliferação de células T). A PI3-cinase é ativada por diversas tirosinas-cinases oncogênicas para, em última análise, desencadear uma cascata de alterações metabólicas, incluindo aumento da captação de glicose e ativação de isoformas do mTOR, que aumentam seletivamente a eficiência de tradução de reguladores fundamentais da progressão do ciclo celular e capacidade de síntese de proteínas.

O tensirolimo e o everolimo são inibidores do mTOR, com atividade em cânceres renais. Produzem estomatite e fadiga; certo grau de hiperlipidemia (10%) e mielossupressão (10%); e, raramente, toxicidade pulmonar e imunossupressão em esquemas usados clinicamente. O everolimo também é útil em pacientes com cânceres de mama positivos para receptores hormonais, que demonstram resistência à inibição hormonal, bem como em certos tumores neuroendócrinos e cerebrais; estes últimos aparecem em pacientes com mutações esporádicas ou herdadas na via de ativação do mTOR. Os inibidores da PI3-cinase específicos de isoforma são de importância crescente nos cânceres de mama com mutação de *PI3Kα* (alpelisibe; podem ocorrer hiperglicemia e exantema cutâneo) ou devido ao uso seletivo de PI3Kδ pelos tecidos linfoides em linfomas (idelalisibe, copanlisibe e duvelisibe).

Os inibidores da isocitrato-desidrogenase (IDH) (ivosidenibe específico para IDH1 e enasidenibe específico para IDH2) possuem atividade em tumores com mutação de IDH (LMA, colangiocarcinomas) que geram o "oncometabólito" 2-hidroxiglutarato, que altera a atividade do DNA e da histona-metiltransferase. Por conseguinte, os fármacos atuam indiretamente como agentes moduladores da cromatina epigenética por meio de efeitos sobre o metabolismo celular.

Moduladores das vias de reparo do DNA Os sistemas de reparo do DNA atuam fisiologicamente para diminuir o impacto dos agentes ambientais que danificam o genoma e influenciam a suscetibilidade a determinados agentes quimioterápicos. Mutações de enzimas de reparo do DNA constituem a base de síndromes de suscetibilidade ao câncer herdado, como cânceres de mama e de ovário associados ao gene supressor de tumor *BRCA* mutado, entre outros.

As pesquisas laboratoriais revelaram que a poli-(ADP-ribose)-polimerase (PARP) atua como gene letal sintético, com mutações na via de reparo de recombinação homóloga, incluindo o gene *BRCA*. A PARP responde à detecção de lesões do DNA pela produção de cadeias de poli-ADP, que servem como arcabouços para a localização de proteínas de reparo do DNA ainda ativas, mesmo com isoformas de *BRCA* mutadas. Entretanto, na ausência de atividade da PARP, não pode haver formação de arcabouços, e o dano ao DNA torna-se letal. Essa observação sugeriu imediatamente a utilidade potencial de inibidores da PARP (p. ex., olaparibe) como tratamentos potencialmente úteis de tumores induzidos por *BRCA*. Recentemente, a utilidade dos inibidores da PARP estendeu-se para tumores que não abrigam mutações de *BRCA*, mas que forneceram evidências de resposta a fármacos de platina, como forma de estender o efeito útil do tratamento quimioterápico. Esse achado ressalta a probabilidade de que a sensibilidade a fármacos citotóxicos direcionados ao DNA por parte de um tumor esteja, pelo menos em parte, relacionada com a capacidade desses fármacos de aproveitar um efeito sensibilizador da capacidade de reparo endógeno do DNA de um tumor.

Outras terapias-alvo A translocação cromossômica t(15;17) é diagnóstica da leucemia promielocítica aguda (LPA), um subgrupo da LMA. A translocação produz uma proteína de fusão quimérica, unindo o receptor de ácido retinoico (RAR) α ao fator de transcrição PML. A proteína anormal, que codifica PML-RARα, bloqueia a diferenciação das células cancerosas. O ácido todo-*trans*-retinoico (ATRA) liga-se à proteína quimérica, liberando o bloqueio da resposta indutora de diferenciação na LPA, com menos complicações de citopenias e distúrbios da coagulação observados com agentes citotóxicos. Seu uso pode ser acompanhado de uma "síndrome de diferenciação", caracterizada pela liberação de citocinas e infiltração do órgão pelas células tumorais. A função pulmonar pode ser gravemente comprometida, porém, em geral, responde aos glicocorticoides. Pode ocorrer aumento da pressão intracraniana devido ao ATRA, e a cefaleia deve levar à realização de fundoscopia.

Foi constatado empiricamente o valor do trióxido de arsênio no tratamento da LPA, e estudos adicionais revelaram que ele também modula os níveis de PML-RARα, além de diminuir a tolerância das células da LPA ao dano de radicais livres, induzindo apoptose. A combinação de trióxido de arsênio com ATRA produz taxas muito altas de remissão completa na LPA. O trióxido de arsênio pode causar prolongamento do intervalo QT, e é necessária uma cuidadosa atenção para medicamentos concomitantes. Durante o tratamento, devem ser monitorados Mg^{2+}, Ca^{2+} ionizado e K^+ séricos.

A via do fator de transcrição sonic hedgehog é regulada pelos ligantes WNT, que são ativos durante a vida embrionária e fetal e em certas neoplasias. Os inibidores de sonic hedgehog sonidegibe e glasdegibe são úteis em carcinomas basocelulares cutâneos não tratáveis cirurgicamente e em certas LMAs, respectivamente, em que a via está ativa.

A ligação de alta afinidade a receptores nas células tumorais pode fornecer toxinas às células tumorais, o que é exemplificado pela proteína de fusão IL-3-toxina diftérica, tagraxofusp-erzs, que tem como alvo o receptor de IL-3 (CD123), e mostra-se útil em neoplasias de células dendríticas plasmocitoides blásticas. A síndrome do extravasamento capilar induzida pelo componente da toxina exige cuidadoso monitoramento do equilíbrio hídrico para evitar especialmente a disfunção pulmonar. Receptores específicos para citocinas e fatores de crescimento também podem atuar como "armadilhas" para sequestrar os fatores de crescimento necessários. O ziv-aflibercepte não é um anticorpo, mas sim um domínio de ligação do VEGF do receptor de VEGF solubilizado, de modo que pode apresentar um mecanismo de ação distinto do bevacizumabe, porém com efeitos colaterais comparáveis.

RADIOTERAPIA SISTÊMICA

Os isótopos de iodeto de administração sistêmica desempenham um importante papel no tratamento de neoplasias da tireoide, em virtude da suprarregulação seletiva do transportador de iodeto no compartimento das células tumorais. De modo semelhante, foi constatada a utilidade dos isótopos de samário e de rádio no tratamento paliativo de metástases ósseas do câncer de próstata, devido à sua deposição seletiva na interface tumor-matriz óssea. Complexos de anticorpo-radioisótipo, como Y^{90}-ibritumomabe-tiuxetana direcionados ao CD20, são úteis no tratamento do linfoma; um isótipo pode ser complexado a um ligante para o qual o tumor possui alta afinidade. Essa última estratégia é empregada pelo Lu^{177}-dotatate, em que um análogo da somatostatina aproxima um isótopo de lutécio de certos tumores, como tumores neuroendócrinos gastroenteropancreáticos positivos para o receptor de somatostatina.

RESISTÊNCIA AOS TRATAMENTOS DO CÂNCER

Os mecanismos de resistência aos agentes citotóxicos convencionais foram inicialmente caracterizados no fim do século XX como distúrbios na absorção, no metabolismo ou na eliminação de um fármaco pelas células tumorais. O gene de *resistência a múltiplos fármacos* (*MDR*, do inglês *multidrug resistance*), que codifica a glicoproteína P (Pgp), é o protótipo de proteínas de transporte que excretam muitos fármacos das células tumorais de maneira eficiente; ainda não apareceu nenhum modulador clinicamente útil desse processo. Enzimas envolvidas no metabolismo de fármacos, como a citidina-desaminase, estão suprarreguladas nas células tumorais resistentes, sendo a base dos denominados esquemas de "citarabina em altas doses" no tratamento da leucemia. Outro mecanismo de resistência definido durante essa era envolveu o aumento da expressão de um fármaco, exemplificado pela amplificação do gene da di-hidrofolato-redutase em pacientes que perderam a capacidade de responder ao metotrexato, ou pela mutação da topoisomerase II em tumores que recidivaram após tratamento modulador com essa enzima.

Uma segunda classe de mecanismos de resistência envolve a perda do mecanismo de apoptose celular ativado após a captação do alvo de um fármaco pelo próprio fármaco. Isso ocorre de uma forma que é altamente influenciada pela biologia do tipo específico de tumor. Por exemplo, a expressão diminuída da alquilguanina-alquiltransferase define um subgrupo de pacientes portadores de glioblastoma com a perspectiva de maior benefício do tratamento com temozolomida, porém não tem nenhum valor preditivo quanto ao benefício desse fármaco nas neoplasias epiteliais. De modo semelhante, cânceres de ovário resistentes aos derivados da platina apresentam expressão reduzida do gene pró-apoptótico *BAX*.

Uma classe relacionada de mecanismos de resistência emergiu do sequenciamento dos alvos de agentes dirigidos para cinases oncogênicas, revelando alvos mutados, conforme descrito anteriormente. Isso está relacionado com o fenômeno de heterogeneidade tumoral. Os tumores abrigam populações distintas de subclones, que surgem durante o processo da carcinogênese, compartilhando, em graus variáveis, mutações que podem promover o crescimento de alguns subclones, mas que estão ausentes ou não são mais relevantes para o crescimento de outros. As terapias-alvo realmente úteis abordam um alvo presente em todos os subclones e que é necessário para o crescimento tumoral de todos os subclones do tumor.

Por fim, outros mecanismos de resistência aos agentes-alvo incluem a suprarregulação de meios alternativos de ativação da via-alvo do agente. Assim, melanomas que inicialmente respondem a antagonistas de *BRAF* V600E, como o vemurafenibe, podem reativar a sinalização de RAF ao empregar isoformas variantes que podem evitar o fármaco. De forma semelhante, a inibição da sinalização de HER2/neu em células do câncer de mama pode levar ao surgimento de variantes com maneiras distintas de ativar efetores distais, como PI3-cinase.

TRATAMENTO DE APOIO DURANTE A TERAPIA DO CÂNCER

MIELOSSUPRESSÃO

Os agentes quimioterápicos citotóxicos quase sempre afetam a função da medula óssea. A titulação desse efeito estabelece a dose tolerada do agente em determinado esquema. Os leucócitos polimorfonucleares (PMNs; $t_{1/2}$ = 6-8 horas), as plaquetas ($t_{1/2}$ = 5-7 dias) e as hemácias ($t_{1/2}$ = 120 dias) apresentam maior, menor e muito menor suscetibilidade, respectivamente, aos agentes citotóxicos usualmente administrados. O nadir de cada tipo celular, em resposta às classes de fármacos, é típico. Ocorre neutropenia máxima 6 a 14 dias após doses convencionais de antraciclinas, antifolatos e antimetabólitos. Os agentes alquilantes diferem entre si quanto ao momento de ocorrência das citopenias. Nitrosoureias, DTIC e procarbazina podem exibir toxicidade medular tardia, que aparece pela primeira vez até 6 semanas após a administração da dose.

As complicações da mielossupressão resultam das sequelas previsíveis da função das células ausentes. A *neutropenia febril* refere-se à manifestação clínica de febre e < 1.500 granulócitos/μL. O tratamento da neutropenia febril é considerado no Capítulo 74. A transfusão de granulócitos não desempenha qualquer papel no tratamento da neutropenia febril em virtude de sua meia-vida extremamente curta, da fragilidade mecânica e de síndromes clínicas de comprometimento pulmonar com leucostase após seu uso. Em seu lugar, os fatores estimuladores das colônias (CSFs, do inglês *colony-stimulating factors*) são empregados para aumentar a produção de PMNs pela medula óssea. A American Society of Clinical Oncology desenvolveu diretrizes práticas para o uso do CSF de granulócitos (G-CSF) e do GM-CSF (Tab. 73-7).

A trombocitopenia em níveis perigosos não é uma complicação frequente do tratamento de pacientes com tumores sólidos submetidos à quimioterapia citotóxica (com a possível exceção de certos esquemas que contêm carboplatina), mas é frequente nos pacientes com certas neoplasias hematológicas, em que ocorre infiltração tumoral da medula óssea. Sangramento grave relacionado com a trombocitopenia ocorre com maior frequência na presença de contagens de plaquetas < 20.000/μL em pacientes com leucemia aguda e < 10.000/μL em pacientes com tumores sólidos e é prevalente com contagens < 5.000/μL.

O momento preciso do "gatilho", no qual os pacientes devem receber transfusão, tem sido considerado como uma contagem de plaquetas igual ou inferior a 10.000/μL em pacientes que não apresentam comorbidades clínicas que possam aumentar o risco de hemorragia. Essa questão é importante não apenas devido aos custos de transfusões frequentes, mas também pelo fato de que as transfusões desnecessárias de plaquetas expõem o paciente aos riscos de alossensibilização e perda do valor de transfusões subsequentes, bem como aos riscos de infecção e hipersensibilidade inerentes a qualquer transfusão. As transfusões profiláticas para manter a contagem de plaquetas > 20.000/μL são razoáveis em pacientes com leucemia que sofrem estresse devido à febre ou a condições clínicas concomitantes. A revisão minuciosa das listas de medicamentos, para evitar exposição a anti-inflamatórios não esteroides, e a manutenção de níveis adequados dos fatores de coagulação, para garantir um resultado quase normal no tempo de protrombina e no tempo parcial de tromboplastina, são importantes para minimizar o risco de sangramento em um paciente trombocitopênico.

A anemia associada à quimioterapia pode ser controlada pela transfusão de concentrados de hemácias. A transfusão não é realizada até que o nível de hemoglobina caia para < 80 g/L (8 g/dL), haja um comprometimento da função de órgãos-alvo, ou se alguma condição de base (p. ex., doença arterial coronariana) exigir a manutenção da hemoglobina > 90 g/L (9 g/dL). Ensaios clínicos randomizados em certos tumores aventaram a possibilidade de que o uso de eritropoietina (EPO) possa promover a sobrevivência das células tumorais.

NÁUSEAS E VÔMITOS

O efeito colateral mais comum da administração da quimioterapia é a náusea, com ou sem vômitos. As náuseas podem ser agudas (até 24 horas após

TABELA 73-7 ■ Indicações para o uso clínico de G-CSF ou GM-CSF

Usos preventivos
Com o primeiro ciclo de quimioterapia (chamado de *administração primária de CSF*)
Desnecessário como prática de rotina
Usar se a probabilidade de neutropenia febril for ≥ 20%
Usar se o paciente tiver neutropenia preexistente ou infecção ativa
Idade > 65 anos e tratado para linfoma com intenção curativa ou outro tumor tratado por esquemas semelhantes
Baixa capacidade funcional
Quimioterapia extensa prévia
Esquemas de dose densa em um ensaio clínico ou com forte evidência de benefício
Com ciclos subsequentes se já tiver ocorrido neutropenia febril (chamado de *administração secundária de CSF*)
Desnecessário após neutropenia de curta duração sem febre
Usar se o paciente teve neutropenia febril com ciclo prévio
Usar se a neutropenia prolongada (mesmo sem febre) retardar a terapia
Usos terapêuticos
Pacientes neutropênicos afebris
Sem evidência de benefício
Pacientes neutropênicos febris
Sem evidência de benefício
Pode compelir a usar devido à deterioração clínica decorrente de sepse, pneumonia ou infecção fúngica, mas o benefício é incerto
No transplante de medula óssea ou de células-tronco do sangue periférico
Usar para mobilizar células-tronco da medula
Usar para acelerar a recuperação mieloide
Na leucemia mieloide aguda
G-CSF tem benefício mínimo ou nenhum
GM-CSF não tem benefício e pode ser prejudicial
Nas síndromes mielodisplásicas
Não tem benefício na prática de rotina
Usar de forma intermitente em subpopulação com neutropenia e infecção recorrente
Qual dose e esquema usar?
G-CSF: 5 mg/kg por dia por via subcutânea
GM-CSF: 250 mg/m² por dia por via subcutânea
Pegfilgrastim: 1 dose de 6 mg 24 h após a quimioterapia
Quando começar e terminar a terapia?
Quando indicado, começar 24-72 h após a quimioterapia
Continuar até que a contagem absoluta de neutrófilos seja de 10.000/μL
Não usar simultaneamente com quimioterapia ou radioterapia

Siglas: CSF, fator estimulador de colônias; G-CSF, fator estimulador das colônias de granulócitos; GM-CSF, fator estimulador das colônias de granulócitos-macrófagos.
Fonte: De American Society of Clinical Oncology: J Clin Oncol 24:3187, 2006.

a quimioterapia), tardias (> 24 horas depois) ou antecipatórias à administração da quimioterapia. Os fármacos altamente emetogênicos (risco de vômitos > 90%) incluem DTIC, ciclofosfamida > 1.500 mg/m² e cisplatina; os fármacos moderadamente emetogênicos (risco de 30-90%) incluem carboplatina, citosina-arabinosídeo (> 1 g/m²), ifosfamida, ciclofosfamida em doses convencionais e antraciclinas; os agentes de baixo risco (10-30%) incluem 5-FU, taxanos, etoposídeo e bortezomibe, enquanto se observa risco mínimo (< 10%) no tratamento com anticorpos, bleomicina, bussulfano, fludarabina e alcaloides da vinca.

Os antagonistas da serotonina (5-HT_3) e do receptor de neurocinina 1 (NK1) são úteis nos esquemas quimioterápicos de "alto risco". A combinação age tanto em sítios gastrintestinais periféricos quanto do SNC, que controlam as náuseas e os vômitos. Por exemplo, o bloqueador de 5-HT_3, dolasetrona, 100 mg por via intravenosa ou oral; a dexametasona, 12 mg; e o antagonista de NK1, aprepitanto, 125 mg por via oral, são combinados no dia da administração de regimes gravemente emetogênicos, com a repetição da dexametasona (8 mg) e do aprepitanto (80 mg) nos dias 2 e 3 em casos de náusea tardia. Antagonistas alternativos de 5-HT_3 incluem ondansetrona, 3 doses de 0,15 mg/kg administradas por via intravenosa imediatamente antes e 4 e 8 horas após a quimioterapia; palonosetrona,

0,25 mg durante 30 segundos, 30 minutos antes da quimioterapia; e granisetrona, administrada em dose única de 0,01 mg/kg imediatamente antes da quimioterapia. A êmese de esquemas quimioterápicos moderadamente eméticos pode ser prevenida com um antagonista de 5-HT_3 e dexametasona isoladamente para pacientes que não estejam sendo tratados com combinações de doxorrubicina e ciclofosfamida; essa última exige o uso de 5-HT_3/dexametasona/aprepitanto no dia 1, porém apenas de aprepitanto nos dias 2 e 3. A êmese decorrente de esquemas com baixo risco emético pode ser prevenida com 8 mg de dexametasona isoladamente ou combinada com os não antagonistas da 5-HT_3 e da NK1, incluindo as que se seguem.

As fenotiazinas antidopaminérgicas atuam diretamente na zona de gatilho quimiorreceptora (CTZ, do inglês *chemoreceptor trigger zone*) no bulbo do tronco encefálico e incluem a proclorperazina, 10 mg por via intramuscular ou intravenosa, 10-25 mg por via oral ou 25 mg pela via retal, a cada 4 a 6 horas, até 4 doses; e a tietilperazina, 10 mg por todas as vias de administração anteriores, a cada 6 horas. O haloperidol é uma butirofenona antagonista da dopamina, administrado na dose de 1 mg por via intramuscular ou oral, a cada 8 horas. A metoclopramida atua sobre os receptores periféricos de dopamina para aumentar o esvaziamento gástrico e é utilizada em altas doses para esquemas altamente emetogênicos (1-2 mg/kg por via intravenosa, 30 minutos antes da quimioterapia, e a cada 2 horas por até 3 doses adicionais, quando necessário); são administradas doses intravenosas de 10 a 20 mg a cada 4 a 6 horas, quando necessário, ou 50 mg por via oral 4 horas antes e 8 e 12 horas após a quimioterapia para esquemas moderadamente emetogênicos. O 5-9-tetra-hidrocanabinol é um antiemético bastante fraco em comparação com outros fármacos disponíveis, mas pode ser útil em casos de náuseas persistentes, sendo administrado na dose de 10 mg por via oral a cada 3 a 4 horas, conforme necessário. A olanzapina, um "antipsicótico atípico" que atua em múltiplos receptores de neurotransmissores, pode ter valor, mais claramente nos casos refratários às medidas descritas anteriormente. Algumas diretrizes de prática endossaram o seu uso mais precoce em adultos submetidos a esquemas de quimioterapia altamente emetogênicos em combinação com um antagonista de NK1 mais um antagonista de HT3 mais dexametasona.

DIARREIA

Como nas síndromes de vômitos, a diarreia induzida pela quimioterapia pode ser imediata ou ocorrer de forma tardia em até 48 a 72 horas após o uso dos fármacos. Convém dispensar uma atenção cuidadosa para manter a hidratação e a reposição de eletrólitos, por via intravenosa, se necessário, juntamente com tratamento antimotilidade, como a loperamida em "alta dose" (4 mg na primeira ocorrência de diarreia, com dose de 2 mg repetida a cada 2 horas até 12 horas sem fezes amolecidas, sem ultrapassar uma dose diária total de 16 mg). A octreotida (100-150 μg), um análogo da somatostatina, ou preparações à base de opioides de ação intraluminal podem ser consideradas para pacientes que não respondem à loperamida.

MUCOSITE

A irritação e a inflamação das membranas mucosas (mucosite), que afetam especialmente as mucosas oral e anal, mas que apresentam o potencial de acometer todo o trato gastrintestinal, podem acompanhar a quimioterapia citotóxica. Terapias tópicas, incluindo os anestésicos e as preparações que criam barreiras, podem proporcionar alívio sintomático nos casos leves. A palifermina, um fator de crescimento dos queratinócitos e membro da família dos fatores de crescimento dos fibroblastos, é efetiva na prevenção da mucosite grave no contexto da quimioterapia em altas doses com transplante de células-tronco para neoplasias hematológicas. Também pode prevenir ou melhorar a mucosite decorrente da irradiação.

ALOPECIA

Os agentes quimioterápicos variam amplamente em sua capacidade de induzir alopecia, com as antraciclinas, os agentes alquilantes e os inibidores da topoisomerase causando seguramente alopecia quase total quando administrados em doses terapêuticas. Os antimetabólitos estão associados à produção de alopecia de maneira mais variável. Devem-se incentivar o apoio psicológico e o uso de recursos estéticos. As "toucas para quimioterapia", que reduzem a temperatura do couro cabeludo para diminuir o grau de alopécia, são controversas para uso durante o tratamento de neoplasias com propósito curativo, como a leucemia ou o linfoma, ou na terapia adjuvante do câncer de mama. Não há dúvida de que o couro cabeludo, com sua alta vascularização, pode certamente abrigar doença micrometastática ou disseminada.

DISFUNÇÃO GONADAL E GRAVIDEZ

Todos os tratamentos para câncer descritos neste capítulo devem ser considerados como capazes de causar lesão potencial ao feto em desenvolvimento e aos recém-nascidos por meio da lactação. Entretanto, existem graduações no grau de dano reprodutivo. Todos os fármacos tendem a estar associados a um risco aumentado de consequências adversas quando administrados durante o primeiro trimestre de gestação, devendo-se considerar estratégias para adiar a quimioterapia, se possível, até depois desse período, se a gravidez for levada a termo. As pacientes em seu segundo ou terceiro trimestre podem ser tratadas com a maioria dos esquemas para neoplasias comuns que acometem mulheres em idade fértil, com exceção dos antimetabólitos, em particular os antifolatos, que exercem efeitos teratogênicos ou fetotóxicos significativos durante toda a gestação. A necessidade de quimioterapia antineoplásica raramente é motivo claro para recomendar a interrupção de uma gestação concomitante, embora, nessa circunstância, cada estratégia de tratamento deva ser individualizada de acordo com as necessidades da paciente.

A cessação da ovulação e a azoospermia certamente resultam de esquemas que contêm agentes alquilantes e veneno de topoisomerase. A duração desses efeitos varia de acordo com a idade e o sexo. Pode-se considerar o uso do banco de esperma antes do tratamento. As mulheres apresentam amenorreia com anovulação após o tratamento com agentes alquilantes; pode-se considerar a preservação dos óvulos, porém isso pode retardar o início do tratamento urgente. A recuperação do ciclo menstrual normal é frequente se o tratamento for concluído antes dos 30 anos, porém é improvável depois dos 35 anos. Mesmo aquelas que voltam a ter um ciclo menstrual geralmente apresentam menopausa precoce. Como pode ser difícil prever a magnitude e a extensão da diminuição da fertilidade, as pacientes devem ser aconselhadas a manter uma contracepção efetiva, de preferência por barreiras mecânicas, durante e após o tratamento. O reinício da tentativa de concepção deverá ser considerado no contexto do prognóstico provável da paciente. Deve-se instituir uma terapia de reposição hormonal para as mulheres que não apresentam tumor responsivo a hormônios. Para as pacientes que tiveram um tumor sensível a hormônios, primariamente tratado por alguma modalidade local, a prática convencional é desaconselhar a reposição hormonal, embora essa questão ainda seja objeto de investigação clínica atual.

CUIDADOS PALIATIVOS E DE SUPORTE

Uma perspectiva importante que o médico de assistência primária pode dar aos pacientes e às famílias que se deparam com um câncer incurável é que, diante do valor limitado das abordagens quimioterápicas em algum ponto na história natural da maioria dos cânceres metastáticos, as abordagens de *tratamento paliativo*, com atenção meticulosa e constante para o alívio dos sintomas e apoio psicológico, espiritual e familiar, devem receber o máximo de atenção como forma de um plano terapêutico (Caps. 12 e 69). A melhora da qualidade de vida, mais que seu prolongamento, passa a ser uma intervenção inestimável. Os pacientes que enfrentam a progressão inexorável de uma doença potencialmente fatal frequentemente aceitam submeter-se a tratamentos tóxicos de pouco ou nenhum valor concreto. O apoio proporcionado pelo médico de atenção primária ao avaliar as opções paliativas, em contrapartida ao fato de receber tratamentos tóxicos e ineficazes, pode ser fundamental para que os pacientes tenham uma base para tomar decisões sensatas.

Os efeitos tardios do câncer e de seu tratamento são revistos no Capítulo 95.

LEITURAS ADICIONAIS

Brown N et al: Precision medicine in non-small cell lung cancer: Current standards in pathology and biomarker interpretation. Am Soc Clin Oncol Educ Book 38:708, 2018.

Chan TA et al: Development of tumor mutation burden as an immunotherapy biomarker: Utility for the oncology clinic. Ann Oncol 30:44, 2019.

Forde PM et al: Neoadjuvant PD-1 blockade in resectable lung cancer. N Engl J Med 378:1976, 2018.

Hesketh PJ et al: Antiemetics: American Society of Clinical Oncology clinical practice update. J Clin Oncol 35:3240, 2017.

Neelapu SS et al: Chimeric antigen receptor T-cell therapy: Assessment and management of toxicities. Nat Rev Clin Oncol 15:47, 2018.

Puzanov I et al: Managing toxicities associated with immune checkpoint inhibitors: Consensus recommendations from the Society for Immunotherapy of Cancer (SITC) Toxicity Management Working Group. J Immunother Cancer 5:95, 2017.

Ribas A, Wolchok JD: Cancer immunotherapy using checkpoint blockade. Science 359:1350, 2018.

Yap TA et al: The DNA damaging revolution: PARP inhibitors and beyond. Am Soc Clin Oncol Educ Book 39:185, 2019.

74 Infecções em pacientes com câncer

Robert W. Finberg*

As infecções constituem uma causa comum de morte e uma causa ainda mais comum de morbidade em pacientes que apresentam ampla variedade de neoplasias malignas. As infecções em pacientes com câncer podem resultar diretamente da invasão tecidual por células cancerosas (por substituição de células da medula óssea do hospedeiro saudável ou por oclusão de um canal) (Tabela 74-1) ou do tratamento. Na era da quimioterapia citotóxica, a neutropenia em decorrência da quimioterapia foi a principal causa de complicações infecciosas. O uso rotineiro de citocinas estimuladoras de granulócitos reduziu, na maioria dos casos, a duração da neutropenia, e o uso crescente de inibidores do *checkpoint* e de células T com receptor de antígeno quimérico (CAR) mudou o campo da oncologia e levou a melhores resultados. Infelizmente, os inibidores do *checkpoint* e os imunomoduladores também estão associados a um risco aumentado de infecções – particularmente por patógenos intracelulares. A evolução da abordagem na prevenção e no tratamento das complicações infecciosas do câncer tem diminuído as taxas de mortalidade associadas às infecções e provavelmente continuará a fazê-lo. Esse entendimento resulta de três importantes aspectos:

1. *Tratamento precoce:* em pacientes com leucemia que apresentavam bacteremia, o uso precoce de antibióticos empíricos reduziu as taxas de mortalidade de 84% em 1965 para 44% em 1972. A taxa de mortalidade devido à infecção em pacientes neutropênicos febris caiu para < 10% em 2013. Essa melhora é atribuída à intervenção precoce com terapia antimicrobiana apropriada.
2. *Tratamento empírico:* a terapia antifúngica "empírica" também diminuiu a incidência de infecção fúngica disseminada, com redução significativa nas taxas de mortalidade. Administra-se um agente antifúngico – considerando-se a probabilidade de infecção fúngica – a pacientes neutropênicos que, após 4 a 7 dias de antibioticoterapia, permanecem febris, porém sem cultura positiva.
3. *Profilaxia:* o uso de antibióticos em pacientes neutropênicos sem febre como profilaxia de amplo espectro contra infecções reduziu ainda mais as taxas de mortalidade e morbidade. A estratégia atual para pacientes com neutropenia grave (p. ex., aqueles recebendo quimioterapia de alta dose para leucemia ou linfomas de alto grau) tem como base o início de terapia profilática no surgimento da neutropenia. Subsequentemente, com base nos achados físicos (na maioria das vezes, febre isolada), inicia-se terapia antibacteriana "empírica", tendo como alvo os organismos mais prováveis. Por fim, após 4 a 7 dias de terapia antibiótica de amplo espectro, é iniciada terapia antifúngica "empírica", já que uma infecção fúngica irá se tornar grave após esse período.

Uma predisposição física à infecção em pacientes oncológicos (Tab. 74-1) pode resultar da produção de uma solução de continuidade na pele pela neoplasia. Por exemplo, o carcinoma de células escamosas pode causar invasão local da epiderme, permitindo o acesso de bactérias ao tecido subcutâneo e o desenvolvimento de celulite. O fechamento de um canal normalmente aberto também pode predispor à infecção; por exemplo, a obstrução de um ureter por um tumor pode causar infecção do trato urinário, e a obstrução do ducto biliar pode levar à colangite. Parte da defesa normal do hospedeiro contra infecções depende do esvaziamento contínuo de uma víscera; sem isso, algumas poucas bactérias presentes devido à bacteremia ou ao trânsito local podem se multiplicar e causar doença.

Um problema semelhante pode afetar pacientes cuja integridade dos linfonodos foi comprometida por cirurgia radical, particularmente aqueles submetidos a dissecções radicais dos linfonodos. Um problema clínico comum após mastectomia radical é o aparecimento de celulite (em geral causada por estreptococos ou estafilococos), devido ao linfedema e/ou à drenagem linfática inadequada. Na maioria dos casos, esse problema pode ser solucionado por meio de medidas locais destinadas a impedir o acúmulo de fluido e soluções de continuidade da pele; todavia, a profilaxia com antibióticos é necessária nos casos refratários.

Um problema potencialmente fatal comum a muitos pacientes com câncer é a perda da capacidade reticuloendotelial de remover os microrganismos após esplenectomia, que pode ser efetuada como parte do tratamento da leucemia de células pilosas, leucemia linfocítica crônica (LLC) e leucemia mieloide crônica (LMC), bem como na doença de Hodgkin. No entanto, mesmo após o tratamento curativo da doença básica, a ausência do baço predispõe esses pacientes a infecções rapidamente fatais. A perda do baço em consequência de traumatismo também predispõe o hospedeiro normal a infecções graves durante toda a vida. O paciente esplenectomizado deve ser aconselhado sobre os riscos de infecção por determinados organismos, como o protozoário *Babesia* (Cap. 225) e *Capnocytophaga canimorsus*, uma bactéria presente na boca de animais (Caps. 141 e 158). Como as bactérias encapsuladas (*Streptococcus pneumoniae*, *Haemophilus influenzae* e *Neisseria meningitidis*) são os microrganismos mais associados à sepse pós-esplenectomia, indivíduos esplenectomizados devem ser vacinados (e revacinados; Tab. 74-2 e Cap.123) contra os polissacarídeos da cápsula desses microrganismos. Muitos médicos recomendam administrar um pequeno suprimento de antibióticos aos pacientes esplenectomizados,

TABELA 74-1 ■ Ruptura de barreiras normais que pode predispor pacientes com câncer a infecções

Tipo de defesa	Lesão ou deficiência específica	Células envolvidas	Microrganismo	Câncer associado	Doença
Barreira física	Soluções de continuidade da pele	Células epiteliais cutâneas	Estafilococos, estreptococos	Carcinoma de células escamosas de cabeça e pescoço	Celulite, infecção cutânea extensa
Esvaziamento de coleções líquidas	Oclusão de canais: ureteres, ducto biliar, cólon	Células epiteliais luminais	Bacilos Gram-negativos	Renal, ovariano, de vias biliares, metástases de diversas neoplasias	Bacteremia rápida e agressiva; infecção do trato urinário
Função linfática	Dissecção de linfonodos	Linfonodos	Estafilococos, estreptococos	Cirurgia do câncer de mama	Celulite
Depuração esplênica de microrganismos	Esplenectomia	Células reticuloendoteliais esplênicas	*Streptococcus pneumoniae, Haemophilus influenzae, Neisseria meningitidis, Babesia, Capnocytophaga canimorsus*	Doença de Hodgkin, leucemia	Sepse rápida e agressiva
Fagocitose	Ausência de granulócitos	Granulócitos (neutrófilos)	Estafilococos, estreptococos, microrganismos entéricos, fungos	Leucemias mieloide aguda e linfocítica aguda, leucemia de células pilosas	Bacteremia
Imunidade humoral	Ausência de anticorpos	Células B	*S. pneumoniae, H. influenzae, N. meningitidis*	Leucemia linfocítica crônica, mieloma múltiplo	Infecções por microrganismos encapsulados, sinusite, pneumonia
Imunidade celular	Ausência de células T	Células T e macrófagos	*Mycobacterium tuberculosis, Listeria*, herpes-vírus, fungos, parasitas intracelulares	Doença de Hodgkin, leucemia, linfoma de células T	Infecções por bactérias intracelulares, fungos, parasitas; reativação viral

*Falecido.

TABELA 74-2 ■ Vacinação de pacientes com câncer recebendo quimioterapia[a]

Vacina	Uso em pacientes indicados		
	Quimioterapia intensiva	**Doença de Hodgkin**	**TCTH**
Difteria-tétano-pertússis[b]	Série primária e reforços, quando necessário	Nenhuma recomendação especial	3 doses administradas 6-12 meses após o transplante
Poliomielite[c]	Série primária e reforços	Nenhuma recomendação especial	3 doses administradas 6-12 meses após o transplante
Conjugado *Haemophilus influenzae* tipo b	Série primária e reforço para crianças	Dose única para adultos	3 doses administradas 6-12 meses após o transplante (separadas por 1 mês)
Papilomavírus humano (HPV)	A vacina contra o HPV está aprovada para homens e mulheres de 9-26 anos. Verificar recomendações atualizadas no *site* do CDC (*www.cdc.gov/vaccines*)	A vacina contra o HPV está aprovada para homens e mulheres de 9-26 anos. Verificar recomendações atualizadas no *site* do CDC (*www.cdc.gov/vaccines*)	A vacina contra o HPV está aprovada para homens e mulheres de 9-26 anos. Verificar recomendações atualizadas no *site* do CDC (*www.cdc.gov/vaccines*).
Hepatite A	Conforme indicado para hospedeiros normais, com base na ocupação e no estilo de vida	Conforme indicado para hospedeiros normais, com base na ocupação e no estilo de vida	Conforme indicado para hospedeiros normais, com base na ocupação e no estilo de vida
Hepatite B	Conforme indicado para hospedeiros normais	Conforme indicado para hospedeiros normais, com base na ocupação e no estilo de vida	3 doses administradas 6-12 meses após o transplante
Vacina pneumocócica conjugada (PCV13) Vacina pneumocócica polissacarídica (PPSV23)[d]	Finalizar a série antes da quimioterapia, quando possível	Pacientes esplenectomizados devem receber tanto PCV13 quanto PPSV23	Três doses de PCV13, começando 3-6 meses após o transplante, seguidas de uma dose de PPSV23 pelo menos 8 semanas depois. Pode-se administrar uma segunda dose de PPSV23 5 anos depois.
Vacina meningocócica tetravalente[e]	Deve ser administrada a pacientes esplenectomizados e aos que vivem em áreas endêmicas, incluindo os estudantes universitários que vivem em dormitórios	Deve ser administrada a pacientes esplenectomizados e aos que vivem em áreas endêmicas, incluindo os estudantes universitários que vivem em dormitórios. Uma dose adicional pode ser administrada depois de 5 anos.	Deve ser administrada a pacientes esplenectomizados e aos que vivem em áreas endêmicas, incluindo os estudantes universitários que vivem em dormitórios. Uma dose adicional pode ser administrada 5 anos depois.
Vacina meningocócica B	Ver acima	Ver acima	Ver acima (ver *www.cdc.gov/vaccines* para recomendações atualizadas)
Influenza	Imunização sazonal	Imunização sazonal	Imunização sazonal (uma dose sazonal é recomendada e pode ser administrada a partir de 4 meses após o transplante; se for administrada < 6 meses após o transplante, recomenda-se uma dose adicional).
Sarampo/caxumba/rubéola	Contraindicada	Contraindicada durante a quimioterapia	Após 24 meses em pacientes sem doença do enxerto contra o hospedeiro
Vírus varicela-zóster[f]	Vacina herpes-zóster recombinante	Vacina herpes-zóster recombinante	Recomendação de 2 doses de vacina herpes-zóster recombinante

[a]As últimas recomendações do Advisory Committee on Immunization Practices e as diretrizes do Centers for Disease Control and Prevention (CDC) podem ser encontradas em *www.cdc.gov/vaccines*. [b]Recomenda-se uma única dose de dTap (difteria-tétano-pertússis acelular), seguida por uma dose de reforço de dT (difteria-tétano) a cada 10 anos. [c]A vacina de vírus vivo é contraindicada; deve-se utilizar vacina de vírus inativados. [d]Dois tipos de vacinas são usados para prevenir a doença pneumocócica. Uma vacina conjugada ativa contra 13 sorotipos (vacina pneumocócica 13-valente conjugada ou PCV13) é atualmente administrada em três doses separadas a todas as crianças. Uma vacina polissacarídica ativa contra 23 sorotipos (vacina pneumocócica polissacarídica 23-valente ou PPSV23) induz títulos de anticorpos inferiores aos alcançados com a vacina conjugada, e a imunidade pode cair mais rapidamente. Como a quimioterapia ablativa administrada aos receptores de transplante de células-tronco hematopoiéticas (TCTH) erradica a memória imunológica, recomenda-se a revacinação para todos esses pacientes. A vacinação é muito mais eficaz uma vez ocorrida a reconstituição imunológica; entretanto, devido à necessidade de se prevenir doenças graves, a vacina pneumocócica deverá ser administrada 6 a 12 meses após o transplante, na maioria dos casos. Como a PPSV23 inclui sorotipos que não estão presente na PCV13, os receptores de TCTH devem receber uma dose de PPSV23 pelo menos 8 semanas após a última dose de PCV13. Embora os títulos de anticorpos a partir de PPSV23 decaiam a experiência com múltiplas doses de PPSV23 é limitada, assim como os dados sobre segurança, toxicidade ou eficácia. Por esse motivo, o CDC recomenda atualmente a administração de uma dose adicional de PPSV23 pelo menos 5 anos após a última dose a pacientes imunocomprometidos, incluindo transplantados, pacientes com doença de Hodgkin, mieloma múltiplo, linfoma ou outras neoplasias generalizadas. Além dessa dose adicional única, não são recomendadas doses posteriores. [e]Recomenda-se a vacina meningocócica conjugada (MenACWY) para adultos ≤ 55 anos, enquanto a vacina meningocócica polissacarídica (MPSV4) é recomendada para aqueles ≥ 56 anos. [f]A vacina contra varicela é recomendada para crianças, enquanto a vacina contra herpes-zóster recombinante é recomendada para adultos. [g]Entrar em contato com o fabricante para mais informações sobre o uso em crianças com leucemia linfocítica aguda.

eficazes contra *S. pneumoniae*, *N. meningitidis* e *H. influenzae*, para evitar a sepse rápida e agressiva, caso não possam comparecer ao atendimento logo após o aparecimento da febre e de outros sinais ou sintomas de infecção bacteriana. Amoxicilina/ácido clavulânico ou levofloxacino, caso sejam localmente prevalentes cepas resistentes de *S. pneumoniae*, representam uma escolha racional para esse propósito.

O nível de suspeita de infecções por certos organismos dependerá do tipo de câncer diagnosticado (Tab. 74-3). O diagnóstico de mieloma múltiplo ou de LLC deve alertar o médico quanto à possibilidade de hipogamaglobulinemia. Embora a terapia de reposição com imunoglobulinas possa ser efetiva, os antibióticos profiláticos são, na maioria dos casos, de menor custo, constituindo um método mais conveniente para prevenir as infecções bacterianas em pacientes com LLC com hipogamaglobulinemia. Pacientes com leucemia linfocítica aguda (LLA) ou linfoma não Hodgkin, e todos os pacientes oncológicos tratados com glicocorticoides em altas doses (ou esquemas quimioterápicos contendo glicocorticoides), deverão receber tratamento antibiótico profilático para infecção por *Pneumocystis* (Tab. 74-3) durante a realização de sua quimioterapia. Além de exibirem suscetibilidade a infecções por certos microrganismos, os pacientes com câncer tendem a manifestar as infecções de formas características. Por exemplo, em pacientes neutropênicos, assim como em indivíduos saudáveis, a febre é um indicador confiável de processos infecciosos. Em contrapartida, pacientes recebendo glicocorticoides e agentes que prejudiquem a função das células T e a secreção de citocinas poderão apresentar infecções graves na ausência de febre. De forma semelhante, pacientes neutropênicos podem apresentar celulite sem purulência e pneumonia sem secreção respiratória ou achados radiográficos (ver adiante).

O uso de anticorpos monoclonais contra células B e T, bem como de fármacos que interferem em eventos de transdução de sinal de linfócitos, está associado à reativação de infecções latentes. O uso de infliximabe e de outros anticorpos antifator de necrose tumoral (TNF) pode levar à reativação de tuberculose. De modo semelhante, o anticorpo anticélulas B retuximabe está associado à reativação de hepatite B e outros vírus latentes. Os inibidores de *checkpoint* também predispõem os indivíduos à reativação de patógenos

TABELA 74-3 ■ Infecções associadas a tipos específicos de câncer

Câncer	Anormalidade imunológica subjacente	Microrganismo(s) causador(es) de infecção
Mieloma múltiplo	Hipogamaglobulinemia	*Streptococcus pneumoniae, Haemophilus influenzae, Neisseria meningitidis*
Leucemia linfocítica crônica	Hipogamaglobulinemia	*S. pneumoniae, H. influenzae, N. meningitidis*
Leucemia mieloide ou linfocítica aguda	Granulocitopenia, lesões cutâneas e das membranas mucosas	Bactérias Gram-positivas e Gram-negativas extracelulares, fungos
Doença de Hodgkin	Função anormal das células T	Patógenos intracelulares (*Mycobacterium tuberculosis, Listeria, Salmonella, Cryptococcus, Mycobacterium avium*); herpes-vírus
Linfoma não Hodgkin e leucemia linfocítica aguda	Quimioterapia com glicocorticoides, disfunção das células T e B	*Pneumocystis*
Tumores de cólon e reto	Anormalidades locais[a]	*Streptococcus bovis* biotipo 1 (bacteremia)
Leucemia de células pilosas	Função anormal das células T	Patógenos intracelulares (*M. tuberculosis, Listeria, Cryptococcus, M. avium*)

[a]O motivo dessa associação ainda não foi bem definido.

intracelulares, e os médicos devem reconhecer quais vírus e outros microrganismos intracelulares (micobactérias, fungos etc.) podem surgir e representar uma ameaça para os pacientes que recebem essas terapias. À semelhança dos receptores de transplante de órgãos (Cap. 143), os pacientes com infecções bacterianas latentes (como tuberculose) e infecções virais latentes (como herpes simples ou zóster) devem ser cuidadosamente monitorados em relação à reativação da doença.

SÍNDROMES DE SISTEMAS ESPECÍFICOS

SÍNDROMES ESPECÍFICAS DA PELE

As lesões cutâneas são comuns em pacientes oncológicos, e o seu aspecto pode permitir o estabelecimento do diagnóstico de infecção bacteriana ou fúngica sistêmica. A celulite causada por microrganismos cutâneos como *Streptococcus* ou *Staphylococcus* é comum, mas em pacientes neutropênicos – ou seja, aqueles com < 500 leucócitos polimorfonucleares funcionais (PMNs)/μL – e em pacientes com comprometimento da drenagem sanguínea ou linfática, podem ocorrer infecções por microrganismos incomuns. Máculas ou pápulas de aspecto inocente podem representar o primeiro sinal de sepse bacteriana ou fúngica em pacientes imunocomprometidos (Fig. 74-1). No hospedeiro neutropênico, uma mácula progride rapidamente para ectima gangrenoso (ver Fig. A1-34), uma lesão necrótica, arredondada, normalmente indolor e constituída por uma escara central preta ou preto-acinzentada com eritema circundante. O ectima gangrenoso, localizado em áreas que não sofrem pressão (diferentemente das lesões necróticas associadas à falta de circulação), em geral está associado à bacteremia por *Pseudomonas aeruginosa* (Cap. 164), porém pode ser causado por outras bactérias.

A candidemia (Cap. 216) também está associada a uma variedade de condições cutâneas (ver Fig. A1-37) e geralmente se apresenta como um exantema maculopapular. A biópsia cutânea por *punch* pode constituir o melhor método para o estabelecimento do diagnóstico.

A *celulite*, uma inflamação aguda da pele, é mais frequentemente causada pela infecção por *Streptococcus* do grupo A ou *Staphylococcus aureus*, microrganismos virulentos normalmente encontrados na pele (Cap. 129). Em indivíduos saudáveis, a celulite tende a ser circunscrita, porém, em vigência de neutropenia, pode sofrer rápida disseminação. Uma diminuta solução de continuidade na pele pode levar à disseminação da celulite, que se caracteriza por dor e eritema; nos pacientes acometidos, os sinais de infecção (p. ex., purulência) com frequência estão ausentes. O que seria um furúnculo no hospedeiro normal pode levar à amputação devido à infecção descontrolada em um paciente que apresenta leucemia. Uma resposta pronunciada à infecção, que poderia ser banal no hospedeiro normal, pode

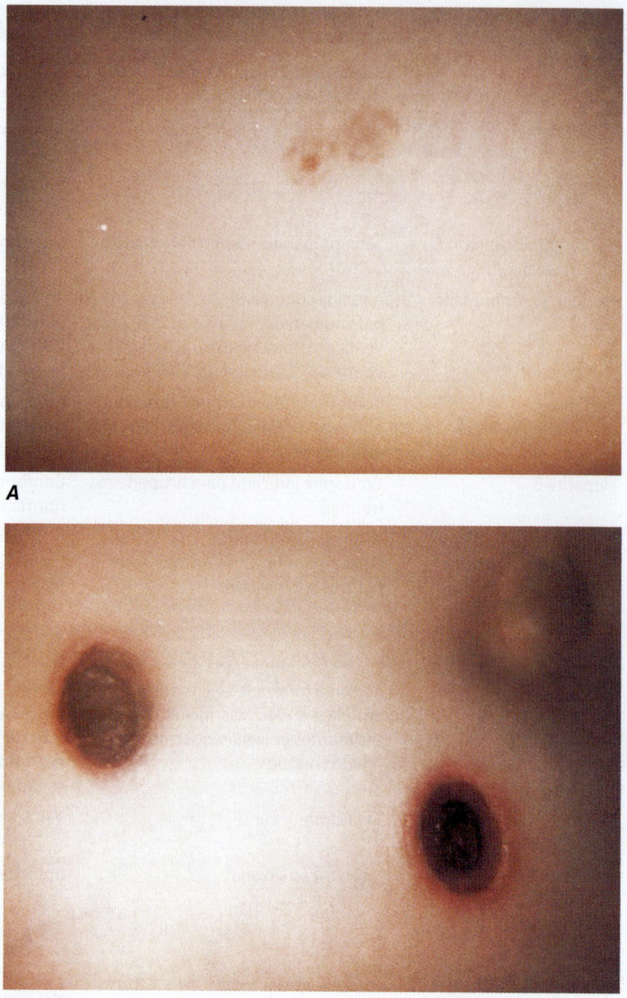

FIGURA 74-1 ***A.*** Pápulas relacionadas com bacteremia por *Escherichia coli* em um paciente com leucemia linfocítica aguda. ***B.*** As mesmas lesões no dia seguinte.

constituir o primeiro sinal de leucemia. Os pacientes granulocitopênicos tendem a ser infectados por determinados tipos de microrganismos (Tab. 74-4), facilitando, assim, a escolha do esquema antibiótico (ver "Terapia antibacteriana", adiante). É fundamental reconhecer precocemente a celulite e tratá-la de modo agressivo. Os pacientes neutropênicos ou que receberam previamente antibióticos por outras razões poderão desenvolver celulite

TABELA 74-4 ■ Microrganismos que tendem a causar infecções em pacientes com granulocitopenia

Cocos Gram-positivos	
Staphylococcus epidermidis[a]	*Staphylococcus aureus*
Streptococcus viridans	*Enterococcus faecalis*
Streptococcus pneumoniae	
Bacilos Gram-negativos	
Escherichia coli	*Serratia* spp.
Klebsiella spp.	*Acinetobacter* spp.[a]
Pseudomonas aeruginosa	*Stenotrophomonas* spp.
Enterobacter spp.	*Citrobacter* spp.
Pseudomonas não *aeruginosa* spp.[a]	
Bacilos Gram-positivos	
Difteroides	Bacilos JK[a]
Fungos	
Candida spp.	*Mucor/Rhizopus*
Aspergillus spp.	

[a]Frequentemente associados a cateteres intravenosos.

por microrganismos incomuns (p. ex., *Escherichia coli, Pseudomonas* ou fungos). O tratamento precoce, mesmo das lesões com aspecto inocente, é essencial para evitar a necrose e a perda de tecido. Algumas vezes, torna-se necessária a realização do desbridamento para impedir a disseminação durante o curso da doença, porém isso poderá ser efetuado após a quimioterapia, quando a contagem dos PMNs aumenta.

A *síndrome de Sweet*, ou *dermatose neutrofílica febril*, foi originalmente descrita em mulheres com contagens elevadas de leucócitos. A doença caracteriza-se pela presença de leucócitos na parte profunda da derme, com edema do corpo papilar. Ironicamente, hoje essa doença é geralmente observada em pacientes neutropênicos com câncer, mais frequentemente em associação com a leucemia mieloide aguda (LMA), mas também associada a uma variedade de outras neoplasias malignas. Em geral, a síndrome de Sweet manifesta-se na forma de nódulos ou pápulas vermelhas ou vermelho-azuladas que podem coalescer, formando placas com bordas bem delimitadas (ver Fig. A1-40). O edema pode sugerir a presença de vesículas, porém as lesões apresentam-se sólidas à palpação, e, provavelmente, nunca aparecem vesículas nessa doença. As localizações mais comuns são face, pescoço e braços. Nas pernas, podem ser confundidas com eritema nodoso (ver Fig. A1-39). O desenvolvimento das lesões com frequência é acompanhado de febre alta e aumento da velocidade de hemossedimentação. Tanto as lesões quanto a febre respondem à administração de glicocorticoides. O tratamento é iniciado com altas doses de glicocorticoides (prednisona, 60 mg/dia), seguidas de redução gradual das doses no decorrer das próximas 2 a 3 semanas.

Os dados indicam que o *eritema multiforme* (ver Fig. A1-24) com comprometimento das mucosas frequentemente está associado à infecção pelo herpes-vírus simples (HSV), sendo distinto da síndrome de Stevens-Johnson, que está associada ao uso de fármacos e tende a apresentar uma distribuição mais disseminada. Como os pacientes oncológicos são imunossuprimidos (e, portanto, suscetíveis às infecções pelo herpes) e são submetidos a tratamento farmacológico intensivo (o que os torna sujeitos à síndrome de Stevens-Johnson [ver Fig. A3-4]), ambas as condições são comuns nessa população.

As *citocinas*, utilizadas como adjuvantes ou como tratamento primário do câncer, podem, por si só, causar exantemas típicos, complicando posteriormente o diagnóstico diferencial. Esse fenômeno representa um problema particular para os receptores de transplante de medula óssea (células-tronco) (Cap. 143), que, além de apresentarem os usuais exantemas induzidos por quimioterapia, antibióticos e citocinas, são acometidos pela doença do enxerto contra o hospedeiro.

INFECÇÕES RELACIONADAS COM O CATETER

Como os cateteres intravenosos normalmente são utilizados na quimioterapia do câncer e estão propensos a causar infecção (Cap. 142), eles representam um problema importante no cuidado de pacientes com câncer. Algumas infecções associadas ao uso de cateteres podem ser tratadas com antibióticos, enquanto outras exigem a remoção do dispositivo (Tab. 74-5). Se o paciente estiver com um cateter "tunelizado" (que consiste em um local de entrada, um túnel subcutâneo e um local de saída), o aparecimento de uma estria vermelha sobre a parte subcutânea do cateter (o túnel) indica a necessidade de remoção imediata do dispositivo. Nessas circunstâncias, a não remoção dos cateteres pode resultar em extensa celulite e necrose tecidual.

Mais comuns do que as infecções do túnel do cateter são as infecções do local de saída, frequentemente caracterizadas por eritema em torno da área onde o cateter atravessa a pele. A maioria dos especialistas (Cap. 147) recomenda o tratamento (em geral com vancomicina) para a infecção do local de saída causada por *Staphylococcus* coagulase-negativo. O tratamento da infecção por *Staphylococcus* coagulase-positivo está associado a um desfecho menos favorável, sendo aconselhável a remoção do cateter, quando possível. De modo semelhante, a maioria dos médicos remove os cateteres nas infecções por *P. aeruginosa* e espécies de *Candida*, pois tais infecções são de difícil tratamento e as infecções da corrente sanguínea por esses microrganismos tendem a ser fatais. As infecções de cateter causadas por *Burkholderia cepacia*, espécies de *Stenotrophomonas*, espécies de *Agrobacterium*, *Acinetobacter baumannii*, espécies de *Pseudomonas* não *aeruginosa* e Enterobacteriaceae resistentes aos carbapenêmicos tendem a ser de erradicação muito difícil com o uso de antibióticos isoladamente. De modo semelhante, a identificação de *Bacillus, Corynebacterium* e espécies de *Mycobacterium* também exige a retirada do cateter.

SÍNDROMES ESPECÍFICAS DO TRATO GASTRINTESTINAL

Doença do trato gastrintestinal superior • INFECÇÕES DA BOCA A cavidade oral é rica em bactérias aeróbias e anaeróbias (Cap. 177), que normalmente vivem em uma relação comensal com o hospedeiro. Os efeitos antimetabólicos da quimioterapia causam um colapso das defesas das mucosas do hospedeiro, levando à ulceração da boca e à invasão potencial por bactérias residentes. As ulcerações da boca acometem a maioria dos pacientes submetidos à quimioterapia citotóxica e foram associadas à bacteremia por *Streptococcus viridans*. As infecções da cavidade oral por *Candida* são muito comuns. O fluconazol mostra-se claramente efetivo no tratamento das infecções locais (candidíase oral) e das infecções sistêmicas (esofagite) por *Candida albicans*. Outros azóis (p. ex., o voriconazol), bem como as equinocandinas, oferecem eficácia semelhante, além de atividade contra os microrganismos resistentes ao fluconazol associados ao tratamento crônico com fluconazol (Cap. 216).

A *noma* (*cancro oral*), comumente observada em crianças desnutridas, é uma doença penetrante dos tecidos moles e duros da boca e das áreas adjacentes, com consequente necrose e gangrena. Também ocorre em pacientes imunocomprometidos, causada pela invasão dos tecidos por *Bacteroides*, *Fusobacterium* e outros microrganismos presentes na boca. A noma está associada à debilidade, higiene oral precária e imunossupressão.

TABELA 74-5 ■ Abordagem às infecções relacionadas com o cateter em pacientes imunocomprometidos

Apresentação clínica ou patógeno isolado	Remoção do cateter	Antibióticos	Comentários
Evidências de infecção, hemoculturas negativas			
Eritema no local de saída	Não é necessária se a infecção responder ao tratamento antibiótico.	Iniciar o tratamento para cocos Gram-positivos	Os estafilococos coagulase-negativos são mais comuns.
Eritema no local do túnel	Necessária	Tratar para cocos Gram-positivos enquanto espera-se o resultado da cultura	A não remoção do cateter pode levar à necrose da área envolvida, necessitando de enxertos cutâneos futuramente.
Infecções com hemoculturas positivas			
Estafilococos coagulase-negativos	A remoção do cateter é ideal, mas pode não ser necessária se o paciente estiver clinicamente estável e responder aos antibióticos	Iniciar o tratamento com vancomicina. Linezolida, quinupristina/dalfopristina e daptomicina são agentes alternativos	Se não houver contraindicação à remoção do cateter, essa conduta será ideal. Se o cateter for removido, pode não haver necessidade de antibióticos.
Outros cocos Gram-positivos (p. ex., *Staphylococcus aureus, Enterococcus*); bacilos Gram-positivos (*Bacillus, Corynebacterium* spp.)	Recomendada	Tratar com antibióticos conforme a sensibilidade, sendo a duração do tratamento baseada no quadro clínico	A incidência de infecções metastáticas após infecção por *S. aureus* e a dificuldade de tratar a infecção enterocócica fazem a remoção do cateter ser recomendada. Além disso, os bacilos Gram-positivos não respondem prontamente ao uso de antibióticos isolados.
Bactérias Gram-negativas	Recomendada	Tratar com antibióticos conforme a sensibilidade	Microrganismos como *Stenotrophomonas*, *Pseudomonas* e *Burkholderia* são sabidamente de difícil tratamento, assim como os microrganismos resistentes a carbapenêmicos.
Fungos	Recomendada	–	É extremamente difícil tratar as infecções fúngicas de cateteres.

Os vírus, particularmente o HSV, constituem uma causa proeminente de morbidade em pacientes imunocomprometidos, nos quais estão associados à mucosite grave. O uso de aciclovir, seja profilático ou terapêutico, é essencial.

INFECÇÕES ESOFÁGICAS O diagnóstico diferencial de esofagite (que, em geral, se manifesta na forma de dor torácica subesternal à deglutição) inclui herpes simples e candidíase, ambos facilmente tratáveis.

Doença do trato gastrintestinal inferior A candidíase hepática (Cap. 216) resulta de disseminação para o fígado (geralmente a partir de uma fonte gastrintestinal) em pacientes neutropênicos. Ela é mais comum entre pacientes em tratamento para a LMA e, em geral, manifesta-se sintomaticamente por ocasião da resolução da neutropenia. O quadro clínico característico é o de febre persistente, refratária aos antibióticos, dor e hipersensibilidade abdominal ou náuseas e níveis séricos elevados de fosfatase alcalina em pacientes com neoplasia maligna hematológica que recentemente se recuperaram da neutropenia. O diagnóstico dessa doença (que pode se manifestar de modo indolente e persistir por vários meses) baseia-se no achado de leveduras ou pseudo-hifas em lesões granulomatosas. O ultrassom ou a tomografia computadorizada (TC) do fígado podem revelar lesões em olho de boi. A ressonância magnética (RM) revela pequenas lesões não visíveis em outras modalidades de imagem. A patologia (uma resposta granulomatosa) e o momento de seu aparecimento (com a resolução da neutropenia e a elevação da contagem dos granulócitos) sugerem que a resposta do hospedeiro à *Candida* é um importante componente das manifestações da doença. Em muitos casos, embora os microrganismos sejam visíveis, as culturas do material obtido por biópsia podem ser negativas. Por acometer frequentemente rins e outros tecidos, a expressão *candidíase crônica disseminada* é mais adequada que *candidíase hepática* ou *candidíase hepatoesplênica*. Devido ao risco de sangramento com a biópsia hepática, o diagnóstico baseia-se, com frequência, nos exames de imagem (RM, TC). O tratamento deve ser dirigido para o agente etiológico (geralmente *C. albicans*, mas às vezes *Candida tropicalis* ou outra espécie menos comum de *Candida*).

Tiflite A *tiflite* (também designada colite necrosante, colite neutropênica, enteropatia necrosante, síndrome ileocecal e cecite) é uma síndrome clínica de febre e hipersensibilidade no quadrante inferior direito (ou abdominal generalizada) em um hospedeiro imunossuprimido. Classicamente, é observada em pacientes neutropênicos após quimioterapia com agentes citotóxicos. Ela pode ser mais comum em crianças do que em adultos e parece ser muito mais frequente em pacientes com LMA ou LLA do que entre aqueles com outros tipos de câncer. O exame físico revela hipersensibilidade no quadrante inferior direito, com ou sem dor à descompressão. É comum haver diarreia associada (frequentemente sanguinolenta), e o diagnóstico pode ser confirmado pelo achado de espessamento da parede do ceco na TC, na RM ou na ultrassonografia. As radiografias simples podem revelar uma massa no quadrante inferior direito, porém a TC com contraste ou a RM são métodos muito mais sensíveis para o diagnóstico. Embora se recorra algumas vezes à cirurgia para evitar a perfuração por isquemia, a maioria dos casos regride apenas com tratamento clínico. A doença algumas vezes está associada a hemoculturas positivas (em geral para bacilos Gram-negativos aeróbios), e recomenda-se o tratamento para um amplo espectro de bactérias, incluindo bacilos Gram-negativos encontrados na flora intestinal.

Diarreia induzida por *Clostridium difficile* Os pacientes com câncer têm predisposição à diarreia por *C. difficile* (Cap. 134), em consequência da quimioterapia isolada. Portanto, eles podem apresentar testes positivos para *C. difficile* mesmo sem receber antibióticos. Obviamente, esses pacientes também estão sujeitos à diarreia induzida por *C. difficile* devido à pressão exercida pelos antibióticos. *C. difficile* deve sempre ser considerado como causa de diarreia em pacientes com câncer que receberam tratamento com antibióticos ou quimioterápicos. Por meio de novas abordagens para tratar a diarreia induzida por *C. difficile* e prevenir a expansão desse microrganismo como parte da microbiota intestinal, será possível que essa doença se torne um problema menor no futuro.

SÍNDROMES ESPECÍFICAS DO SISTEMA NERVOSO CENTRAL

Meningite O quadro clínico de meningite em pacientes com linfoma ou LLC e em pacientes submetidos à quimioterapia para tumores sólidos (em particular com glicocorticoides) sugere infecção criptocócica ou por *Listeria*. Conforme assinalado anteriormente, os pacientes esplenectomizados mostram-se suscetíveis à infecção rápida e agressiva por bactérias encapsuladas (incluindo *S. pneumoniae*, *H. influenzae* e *N. meningitidis*). De forma semelhante, os pacientes que apresentam deficiência de anticorpos (p. ex., aqueles com LLC, aqueles que receberam quimioterapia intensiva ou aqueles submetidos ao transplante de medula óssea [células-tronco]) tendem a apresentar infecções causadas por essas bactérias. Pacientes com outras neoplasias, que apresentam deficiência da imunidade celular, tendem a ser infectados por outros patógenos (Tab. 74-3). A tuberculose do sistema nervoso central (SNC) deverá ser considerada, sobretudo em países onde a doença é altamente prevalente.

Encefalite Pacientes imunocomprometidos têm espectro maior de doenças resultantes de encefalites virais. Uma predisposição às infecções por microrganismos intracelulares semelhante à encontrada em pacientes com Aids (Cap. 202) é observada em pacientes oncológicos que recebem (1) quimioterapia citotóxica em altas doses, (2) quimioterapia capaz de afetar a função das células T (p. ex., fludarabina) ou (3) anticorpos que eliminam as células T (p. ex., anti-CD3, alentuzumabe, anti-CD52) ou a atividade das citocinas (agentes antifator de necrose tumoral ou antagonistas do receptor de interleucina 1). A infecção pelo vírus varicela-zóster (VZV) tem sido associada à encefalite, que pode ser causada por vasculite relacionada com o VZV. As infecções virais crônicas também podem se manifestar com demência e apresentações encefalíticas. Deve-se considerar o diagnóstico de leucoencefalopatia multifocal progressiva (Cap. 138) quando um paciente que recebeu quimioterapia (em particular, rituximabe) apresenta-se com demência (Tab. 74-6). Outras anormalidades do SNC que podem ser confundidas com infecção são a hidrocefalia de pressão normal e a vasculite em consequência de irradiação do SNC. Tais distúrbios podem ser diferenciados por RM.

Lesões expansivas cerebrais As lesões expansivas do cérebro manifestam-se mais frequentemente na forma de cefaleia, com ou sem febre ou anormalidades neurológicas. As infecções associadas a lesões expansivas podem ser causadas por bactérias (particularmente *Nocardia*), fungos (particularmente *Cryptococcus* ou *Aspergillus*) ou parasitas (*Toxoplasma*). O linfoma associado ao vírus Epstein-Barr (EBV) pode se apresentar com lesões expansivas isoladas – ou algumas vezes múltiplas – no cérebro. Pode ser necessária a biópsia para o diagnóstico definitivo.

INFECÇÕES PULMONARES

A pneumonia (Cap. 126) pode ser de difícil diagnóstico em pacientes imunocomprometidos, uma vez que os métodos convencionais de diagnóstico dependem da presença de neutrófilos. A pneumonia bacteriana em pacientes neutropênicos pode não apresentar secreção brônquica purulenta – ou, na verdade, pode não apresentar qualquer tipo de escarro – e não fornecer achados físicos sugestivos de consolidação torácica (estertores ou egofonia).

Em pacientes granulocitopênicos que apresentam febre persistente ou recorrente, a radiografia de tórax pode ajudar a localizar uma infecção e, portanto, indicar a necessidade de investigação adicional e as opções terapêuticas a serem consideradas (Tab. 74-7). Nesse caso, uma radiografia simples de tórax é uma ferramenta de rastreamento. Como a resposta comprometida do hospedeiro torna menos evidentes consolidações e infiltrados, a TC de alta resolução é recomendada para o diagnóstico de infecções pulmonares. As dificuldades encontradas no manejo dos infiltrados pulmonares estão relacionadas, em parte, com limitações para a realização de procedimentos diagnósticos. Se a contagem de plaquetas estiver adequada

TABELA 74-6 ■ Diagnóstico diferencial de infecções do sistema nervoso central em pacientes com câncer

Achados em TC ou RM	Predisposição subjacente	
	Neutropenia prolongada	Distúrbios da imunidade celular[a]
Lesões expansivas	Abscesso cerebral por *Aspergillus*, *Nocardia* ou *Cryptococcus*	Toxoplasmose, linfoma associado ao vírus Epstein-Barr (raro)
Encefalite difusa	Leucoencefalopatia multifocal progressiva (vírus JC)	Infecção por vírus varicela-zóster, citomegalovírus, herpes-vírus simples, herpes-vírus humano do tipo 6, vírus JC, *Listeria*

[a]Terapia com altas doses de glicocorticoides, quimioterapia citotóxica.

TABELA 74-7 ■ Diagnóstico diferencial de infiltrados pulmonares em pacientes imunocomprometidos

	Causa do infiltrado	
Infiltrado	**Infecciosa**	**Não infecciosa**
Localizado	Bactérias (incluindo *Legionella*, micobactérias)	Hemorragia ou embolia local, tumor
Nodular	Fungos (p. ex., *Aspergillus* ou *Mucor*), *Nocardia*	Tumor recorrente
Difuso	Vírus (especialmente citomegalovírus), *Chlamydia*, *Pneumocystis*, *Toxoplasma gondii*, micobactérias	Insuficiência cardíaca congestiva, pneumonite por irradiação, lesão pulmonar induzida por fármacos, disseminação linfática do câncer

ou puder ser corrigida por meio de transfusão, a avaliação microscópica e microbiológica do líquido obtido pelo lavado brônquico endoscópico frequentemente é diagnóstica. Deve-se efetuar uma cultura do líquido do lavado para *Mycoplasma*, *Chlamydia*, *Legionella*, *Nocardia* (os patógenos bacterianos mais comuns), fungos e vírus. A possibilidade de pneumonia por *Pneumocystis* também deve ser considerada, particularmente em pacientes com LLA ou linfoma que não tenham recebido profilaxia com sulfametoxazol-trimetoprima (SMX-TMP). As características do infiltrado pulmonar podem auxiliar no diagnóstico e na escolha terapêutica. Os infiltrados nodulares sugerem pneumonia fúngica (p. ex., causada por *Aspergillus* ou *Mucor*). Os procedimentos de biópsia com visualização podem constituir a melhor abordagem para essas lesões. É importante observar que, enquanto as pneumonias bacterianas classicamente se apresentam como infiltrados lobares em hospedeiros normais, em hospedeiros granulocitopênicos, elas se apresentam com escassez de sinais, sintomas ou anormalidades radiográficas; portanto, o diagnóstico torna-se difícil.

As espécies de *Aspergillus* (Cap. 217) podem colonizar a pele e o trato respiratório ou causar doença sistêmica fatal. Embora esse fungo possa formar aspergilomas em uma cavidade previamente existente ou desenvolver doença broncopulmonar alérgica em alguns pacientes, a doença invasiva é a principal forma de envolvimento em pacientes neutropênicos, principalmente decorrente de *Aspergillus fumigatus* ou ao *Aspergillus flavus*. Após a colonização do trato respiratório, esses microrganismos invadem os vasos sanguíneos, podendo se manifestar através de episódios tromboembólicos. O risco de infecção por *Aspergillus* se correlaciona diretamente com a duração da neutropenia. Na neutropenia prolongada, as culturas de vigilância positivas para colonização nasofaríngea por *Aspergillus* podem prever o desenvolvimento da doença.

Pacientes com infecção por *Aspergillus* frequentemente apresentam dor pleurítica e febre, algumas vezes acompanhadas de tosse. A hemoptise é um sinal desfavorável. As radiografias de tórax podem revelar novos infiltrados focais ou nódulos. A TC de tórax pode mostrar um halo característico, constituído por infiltrado semelhante a uma massa, circundado por área de baixa atenuação. A presença de um "sinal em crescente" na radiografia ou na TC de tórax, que representa a progressão da massa para uma cavitação central, é típica de infecção invasiva por *Aspergillus*, podendo também aparecer quando as lesões progredirem para a resolução.

Além de causar doença pulmonar, o *Aspergillus* pode invadir o nariz ou o palato, com penetração profunda nos seios paranasais. O aparecimento de área despigmentada nas vias nasais ou no palato duro deve suscitar a pesquisa de invasão por *Aspergillus*. Essa situação provavelmente exigirá desbridamento cirúrgico. As infecções de cateter com *Aspergillus* costumam exigir remoção do cateter e tratamento antifúngico. A profilaxia antifúngica levou à emergência de espécies de *Aspergillus* não *fumigatus*, *Mucorales* e *Scedosporium*/*Lomentospora* spp. (Caps. 217-219).

Os infiltrados intersticiais difusos sugerem pneumonia viral, parasitária ou por *Pneumocystis*. Se o paciente tiver um padrão intersticial difuso na radiografia de tórax, pode ser razoável, enquanto se consideram procedimentos diagnósticos invasivos, instituir um tratamento empírico para *Pneumocystis* com SMX-TMP, bem como para *Chlamydia*, *Mycoplasma* e *Legionella* com quinolona ou azitromicina. Os procedimentos não invasivos poderão ser úteis, como a coloração de esfregaços de escarro induzido para *Pneumocystis*, os testes séricos de antígeno criptocócico e o teste urinário para o antígeno da *Legionella*. A realização de testes séricos para galactomanana e o β-D-glucano poderão ser úteis no diagnóstico de aspergilose, porém sua utilidade é limitada em virtude de baixas sensibilidade e especificidade. A presença de um nível elevado de β-D-glucano no soro de um paciente que está sendo tratado para câncer e que não está recebendo tratamento profilático contra o *Pneumocystis* sugere o diagnóstico de pneumonia por *Pneumocystis*. As infecções por vírus que provocam apenas sintomas de vias aéreas superiores em hospedeiros imunocompetentes, como o vírus sincicial respiratório (VSR), os vírus da influenza e da parainfluenza, podem estar associadas à pneumonite fatal no hospedeiro imunocomprometido. Ocorre reativação do CMV em pacientes que recebem quimioterapia, porém a pneumonia por CMV é mais comum entre receptores de transplante de células-tronco hematopoiéticas (TCTH) (Cap. 143). O teste de reação em cadeia da polimerase (PCR, de *polymerase chain reaction*) permite atualmente o rápido diagnóstico de pneumonia viral, que poderá levar ao tratamento em alguns casos (p. ex., influenza). Estudos de painéis virais que detectam uma ampla variedade de vírus no pulmão e no trato respiratório superior estão atualmente disponíveis e podem levar a diagnósticos específicos de pneumonias virais.

A bleomicina é a causa mais comum de doença pulmonar induzida por quimioterapia. Outras causas incluem agentes alquilantes (como ciclofosfamida, clorambucila e melfalana), nitrosoureias (carmustina [BCNU], lomustina [CCNU] e metil-CCNU), bussulfano, procarbazina, metotrexato e hidroxiureia. Tanto a pneumonite infecciosa quanto a não infecciosa (induzida por fármacos e/ou irradiação) podem causar febre e anormalidades na radiografia de tórax; portanto, o diagnóstico diferencial de infiltrado pulmonar em pacientes submetidos à quimioterapia abrange ampla variedade de condições (Tab. 74-7). O tratamento da pneumonite por irradiação (que pode responder notavelmente aos glicocorticoides) ou da pneumonite induzida por fármacos é diferente daquele utilizado na pneumonia infecciosa, e a biópsia pode ser necessária para o diagnóstico. Infelizmente, não se pode estabelecer o diagnóstico definitivo em cerca de 30% dos casos, mesmo após broncoscopia.

A biópsia pulmonar a céu aberto é o "padrão-ouro" das técnicas diagnósticas. A biópsia por toracostomia com visualização pode substituir, em muitos casos, o procedimento a céu aberto. Quando tais procedimentos não são viáveis, pode-se instituir o tratamento empírico; uma quinolona ou um derivado da eritromicina (azitromicina) e o SMX-TMP são usados na presença de infiltrados difusos, e um agente antifúngico é administrado no caso de infiltrados nodulares. Contudo, os riscos deverão ser cuidadosamente avaliados nesses casos. Se forem administrados fármacos inadequados, o tratamento empírico poderá ser tóxico ou ineficaz; qualquer um desses desfechos poderá representar um risco maior do que a biópsia.

INFECÇÕES CARDIOVASCULARES

Os pacientes com a doença de Hodgkin estão propensos a infecções persistentes por *Salmonella*, afetando, algumas vezes (com maior frequência, o paciente idoso), um sítio vascular. O uso de cateteres intravenosos (IV) deliberadamente alojados no átrio direito está associado à uma incidência elevada de endocardite bacteriana, presumivelmente relacionada com lesão valvar, seguida de bacteremia. A endocardite trombótica não bacteriana (endocardite marântica) foi descrita em associação a uma variedade de neoplasias malignas (mais frequentemente, tumores sólidos) e pode ocorrer após transplante de medula óssea (células-tronco). A ocorrência de evento embólico com sopro cardíaco novo sugere tal diagnóstico. As hemoculturas são negativas nessa doença de patogênese desconhecida. A endocardite infecciosa pode ser uma complicação do tratamento do câncer, devido ao uso de cateteres IV que predispõem à infecção bacteriana. Além disso, os pacientes podem desenvolver endocardite infecciosa como apresentação inicial do câncer, particularmente em caso de patologias gastrintestinais ou geniturinárias.

SÍNDROMES ENDÓCRINAS

Foram descritas infecções do sistema endócrino em pacientes imunocomprometidos. A infecção da tireoide por *Candida* pode ser de difícil diagnóstico durante o período neutropênico. Ela pode ser diagnosticada por cintilografia com leucócitos marcados com índio ou cintilografia com gálio após o aumento das contagens de neutrófilos. A infecção por CMV pode causar adrenalite com ou sem insuficiência suprarrenal resultante. O súbito aparecimento de uma anomalia endócrina em um paciente imunocomprometido pode constituir um sinal de infecção do órgão-alvo envolvido.

A infecção que é consequência de comprometimento vascular, resultando em gangrena, pode ocorrer quando um tumor restringe o suprimento sanguíneo para os músculos, os ossos ou as articulações. O processo de diagnóstico e tratamento desse tipo de infecção assemelha-se ao do hospedeiro imunocompetente, com as seguintes ressalvas:

1. *Em termos de diagnóstico*, a ausência de achados físicos em consequência da falta de granulócitos no paciente granulocitopênico deve levar o médico a uma conduta mais agressiva na obtenção de amostras de tecido, em vez de se basear nos sinais físicos.
2. *Em termos de terapia*, o desbridamento agressivo de tecidos infectados poderá ser necessário. Porém, deve-se considerar a dificuldade de submeter pacientes em quimioterapia recente à procedimentos cirúrgicos, devido à redução de plaquetas (resultando em complicações hemorrágicas) e de leucócitos (podendo levar a infecções secundárias). Uma hemocultura positiva para *Clostridium perfringens* – um microrganismo comumente associado à gangrena gasosa – pode ter diversos significados (Cap. 154). A bacteremia por *Clostridium septicum* está associada à presença de malignidade subjacente. Infecções da corrente sanguínea por microrganismos intestinais, como o *Streptococcus bovis* do biotipo 1 e o *C. perfringens*, podem surgir espontaneamente a partir de lesões gastrintestinais inferiores (tumores ou pólipos). É preciso considerar o contexto clínico, a fim de definir o tratamento apropriado para cada caso.

INFECÇÕES DOS RINS E DOS URETERES

As infecções do trato urinário são comuns em pacientes cuja excreção ureteral está comprometida (Tab. 74-1). *Candida*, que tem predileção pelo rim, pode invadi-lo a partir da corrente sanguínea ou de modo retrógrado (a partir dos ureteres ou da bexiga) nos pacientes imunocomprometidos. A presença de bolas fúngicas ou de candidúria persistente sugere doença invasiva. A persistência de fungos na urina (*Aspergillus* ou *Candida*) deve sugerir uma pesquisa imediata de foco infeccioso renal.

Certos vírus em geral são observados apenas em pacientes imunossuprimidos. O vírus BK (poliomavírus humano 1) tem sido documentado na urina dos receptores de transplante de medula óssea e, a exemplo do adenovírus, pode estar associado à cistite hemorrágica.

ANORMALIDADES QUE PREDISPÕEM ÀS INFECÇÕES (TAB. 74-1)

SISTEMA LINFOIDE

A descrição detalhada de como todas as anormalidades imunológicas que resultam do câncer ou da quimioterapia levam a infecções (Tab. 74-1) está além do objetivo deste capítulo. Os distúrbios do sistema imune são discutidos em outras seções deste livro. Conforme assinalado anteriormente, os pacientes com deficiência de anticorpos estão predispostos a infecções graves por bactérias encapsuladas (como *S. pneumoniae*, *H. influenzae* e *N. meningitidis*). Infecções que resultam da falta de um sistema imune celular funcional são descritas no Capítulo 202. Não obstante, convém mencionar que os pacientes submetidos à quimioterapia intensiva para qualquer tipo de câncer apresentarão não apenas defeitos em consequência da granulocitopenia, mas também por disfunção linfocitária, que poderá ser profunda. Assim, esses pacientes – em particular os que recebem esquemas com glicocorticoides ou fármacos que inibem a ativação das células T (inibidores da calcineurina ou fármacos como a fludarabina, que afetam a função dos linfócitos) ou que inibem a indução de citocinas – devem receber profilaxia contra a pneumonia por *Pneumocystis*.

Pacientes recebendo tratamento que elimina as células B (p. ex., com anticorpos anti-CD20 ou rituximabe) estão especialmente vulneráveis às infecções virais. A incidência de leucoencefalopatia multifocal progressiva (causada pelo vírus JC) é elevada nesses pacientes.

SISTEMA HEMATOPOIÉTICO

Estudos realizados na década de 1960 revelaram um notável aumento na incidência de infecções (fatais e não fatais) entre os pacientes com câncer e contagens de leucócitos < 500/μL. O uso de antibióticos profiláticos reduziu o número de infecções bacterianas, porém 35 a 78% dos pacientes neutropênicos febris em tratamento para neoplasias malignas hematológicas desenvolvem infecções em algum momento durante a quimioterapia. Patógenos aeróbios (Gram-positivos e Gram-negativos) predominam em todas as séries, porém os organismos exatos isolados variam de acordo com o centro. Infecções causadas por microrganismos anaeróbios são raras. Os padrões geográficos afetam os tipos de fungos isolados. A tuberculose e a malária são causas comuns de febre nos países em desenvolvimento, podendo também ocorrer no contexto de imunossupressão.

Pacientes neutropênicos são suscetíveis a infecções por ampla variedade de bactérias; dessa forma, deve-se instituir a antibioticoterapia imediata para a cobertura dos prováveis patógenos se houver suspeita de infecção. De fato, o início precoce do uso de agentes antibacterianos é obrigatório para evitar a morte. Como a maioria dos pacientes imunocomprometidos, os pacientes neutropênicos são ameaçados por sua própria flora microbiana, que inclui microrganismos Gram-positivos e Gram-negativos comumente encontrados na pele, nas membranas mucosas e no intestino (Tab. 74-4). Como o tratamento com antibióticos de espectro estreito permite infecções por microrganismos não cobertos, o regime inicial deverá ser orientado para todos os patógenos que possam causar infecção bacteriana em hospedeiros neutropênicos. Estudos realizados na década de 1970 sugeriram que a administração de agentes antimicrobianos deve ser mantida até resolução da neutropenia – isto é, quando a contagem de granulócitos estiver acima de 500/μL durante pelo menos 2 dias. Estudos recentes indicaram que é razoável interromper os antibióticos em pacientes afebris e estáveis após 72 horas de tratamento (Fig. 74-2). A febre pode não ceder antes da recuperação dos granulócitos. Nos casos em que a febre persiste a despeito da resolução da neutropenia, o risco de morte súbita por bacteremia maciça é bastante reduzido, e os seguintes diagnósticos deverão ser seriamente considerados: (1) infecção fúngica, (2) abscessos bacterianos ou focos de infecção não drenados e (3) febre por fármacos (incluindo reações a agentes antimicrobianos, à quimioterapia e às citocinas). No contexto adequado, a infecção viral e a doença do enxerto contra o hospedeiro deverão ser consideradas. Na prática clínica, a terapia antibacteriana normalmente é interrompida quando o paciente não estiver mais neutropênico e todas as evidências de infecções bacterianas tiverem sido eliminadas. Os agentes antifúngicos são, então, descontinuados, se não houver mais evidências de doença fúngica. Se o paciente continuar febril, é feita uma pesquisa para doenças virais ou patógenos raros, enquanto as citocinas e outros fármacos desnecessários são suspensos do tratamento.

TRATAMENTO

Infecções em pacientes com câncer

TERAPIA ANTIBACTERIANA

Foram testados centenas de esquemas antibacterianos para pacientes oncológicos. O principal risco de infecção está relacionado com o grau de neutropenia observado em consequência da doença ou do tratamento. Muitos dos estudos relevantes envolveram pequenas populações, nas quais os desfechos em geral foram satisfatórios, e a maioria não apresentou poder estatístico para detectar diferenças entre os esquemas estudados. Cada paciente neutropênico febril deve ser abordado individualmente, dedicando-se particular atenção a infecções prévias e exposições recentes a antibióticos. Várias diretrizes gerais são úteis para o tratamento inicial dos pacientes com neutropenia febril (Fig. 74-2):

1. No esquema inicial, é necessário utilizar antibióticos ativos contra bactérias Gram-negativas e Gram-positivas (Tab. 74-4).
2. A monoterapia com aminoglicosídeo ou com antibiótico que não tenha boa atividade contra microrganismos Gram-positivos (p. ex., ciprofloxacino ou aztreonam) não é adequada nessa situação.
3. A escolha do tratamento deve levar em conta a epidemiologia e o padrão de resistência aos antibióticos do hospital.
4. Se o padrão de resistência justificar seu uso, uma única cefalosporina de terceira geração constitui um esquema inicial apropriado em muitos hospitais.
5. A maioria dos esquemas convencionais destina-se aos pacientes que não receberam profilaxia prévia com antibióticos. O aparecimento de febre em um paciente com uso prévio de antibióticos impacta na escolha do tratamento subsequente, que deverá ser dirigido contra os microrganismos resistentes e os que reconhecidamente causam infecções em pacientes tratados com os antibióticos já administrados.

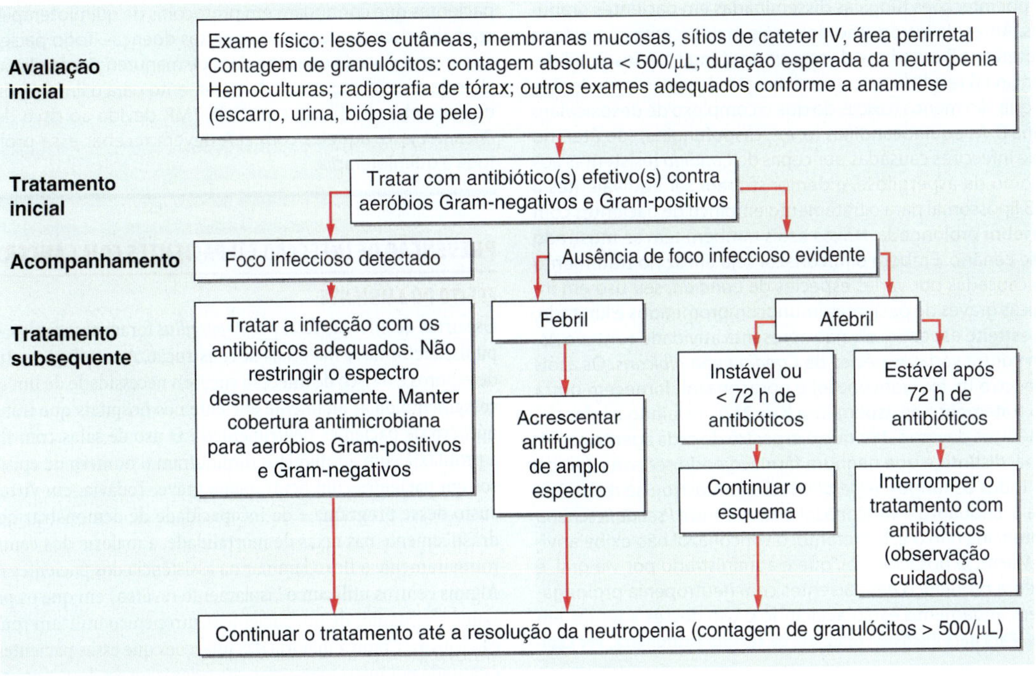

FIGURA 74-2 **Algoritmo para o diagnóstico e o tratamento da febre e da neutropenia.**

6. Estudos clínicos randomizados mostraram a segurança no uso de antibióticos orais no tratamento dos pacientes de "baixo risco" que apresentam febre e neutropenia. Os pacientes ambulatoriais que se espera que permaneçam neutropênicos por < 10 dias e que não apresentam problemas clínicos concomitantes (hipotensão, comprometimento pulmonar, dor abdominal) podem ser classificados como de baixo risco e tratados com esquema oral de amplo espectro.
7. Vários estudos em grande escala indicam que a profilaxia com fluorquinolona (ciprofloxacino ou levofloxacino) diminui as taxas de morbidade e mortalidade entre pacientes afebris nos quais se espera neutropenia de longa duração.

Os esquemas antibióticos normalmente utilizados para o tratamento de pacientes febris nos quais se espera uma neutropenia de longa duração (> 7 dias) incluem (1) ceftazidima ou cefepima, (2) piperacilina/tazobactam, ou (3) imipeném/cilastatina ou meropeném. Todos os três esquemas apresentaram eficácia semelhante em ensaios clínicos de grande porte. Todos os três são ativos contra *P. aeruginosa* e um amplo espectro de microrganismos aeróbios Gram-positivos e Gram-negativos. A combinação imipeném/cilastatina foi associada a uma elevada taxa de diarreia causada pelo *C. difficile*, e muitos centros reservam os carbapenêmicos para o tratamento de bactérias Gram-negativas que produzem β-lactamases de espectro estendido. Essas limitações tornam os carbapenêmicos menos atraentes como esquema inicial. Apesar do frequente envolvimento de estafilococos coagulase-negativos, o uso inicial de vancomicina ou sua adição automática ao esquema inicial não resultou em melhores desfechos, além de causar importantes efeitos tóxicos. Por essas razões, recomenda-se o uso criterioso de vancomicina – por exemplo, quando houver uma boa razão para se suspeitar do envolvimento de estafilococos coagulase-negativos (p. ex., presença de eritema no local de saída do cateter ou cultura positiva para *S. aureus* resistente à meticilina ou para estafilococos coagulase-negativos). Como existe variabilidade dos perfis de sensibilidade aos antibióticos entre os diferentes hospitais, os médicos são aconselhados a monitorar a sensibilidade local e estar cientes de que os padrões de resistência podem mudar rapidamente, ajustando a abordagem terapêutica dos pacientes com neutropenia febril conforme a necessidade. Da mesma forma, os serviços de controle de infecção devem monitorar a resistência aos antibióticos e a ocorrência de infecções fúngicas. O surgimento de um grande número de infecções por *Aspergillus* sugere a possibilidade de uma fonte ambiental que requer investigação e resolução.

O esquema antibacteriano inicial deve ser ajustado com base nos resultados de cultura **(Fig. 74-2)**. As hemoculturas são fundamentais para a seleção do tratamento, enquanto as culturas de superfície da pele e das mucosas podem ser enganosas. No caso de bacteremia ou outras infecções por Gram-positivos, é importante que o antibiótico seja adequado para o microrganismo isolado. Uma vez iniciado o tratamento com antibióticos de amplo espectro, não é desejável interromper todos os antibióticos, devido ao risco de deixar de se tratar uma infecção bacteriana potencialmente fatal. Também, a adição de múltiplos agentes antibacterianos ao esquema não é apropriada, a menos que exista uma razão clínica ou microbiológica para tal. A terapia progressiva planejada (a adição seriada e empírica de um fármaco após o outro, sem dados de cultura) não é eficaz na maioria das situações, podendo ter consequências desastrosas. O simples acréscimo de outro antibiótico pelo medo da presença de infecção por microrganismos Gram-negativos é uma prática duvidosa. O sinergismo exibido pelos β-lactâmicos e aminoglicosídeos contra certos microrganismos Gram-negativos (particularmente *P. aeruginosa*) fornece a base racional para o uso de dois antibióticos nesse contexto, porém estudos recentes sugerem que a eficácia não aumenta com a adição de aminoglicosídeos, ao passo que toxicidade pode ser aumentada. Uma simples "cobertura dupla", com acréscimo de uma quinolona ou de outro antibiótico que provavelmente não exibe sinergismo, não demonstrou ser benéfica, podendo aumentar os efeitos adversos. As cefalosporinas podem causar mielossupressão, e a vancomicina está associada à neutropenia em alguns indivíduos sadios. Além disso, a adição de várias cefalosporinas pode induzir a produção de β-lactamase por alguns microrganismos; as cefalosporinas e duplas associações de β-lactâmicos provavelmente devem ser evitadas em infecções por *Enterobacter*.

TRATAMENTO ANTIFÚNGICO

As infecções fúngicas em pacientes oncológicos estão mais frequentemente associadas à neutropenia. Os pacientes neutropênicos estão predispostos ao desenvolvimento de infecções fúngicas invasivas, mais comumente causadas por espécies de *Candida* e *Aspergillus*, e, em certas ocasiões, por *Mucor*, *Rhizopus*, *Fusarium*, *Trichosporon*, *Bipolaris*, entre outras espécies. A doença invasiva por *Candida* é habitualmente causada por *C. albicans* ou *C. tropicalis*, mas também pode ser causada por *C. krusei*, *C. parapsilosis* e *C. glabrata*. A disseminação mundial de *C. auris*, uma espécie resistente ao fluconazol e, frequentemente, à anfotericina B, complicou ainda mais o manejo das infecções invasivas por *Candida* **(Capítulo 216)**.

Durante décadas, o acréscimo de anfotericina B a esquemas antibacterianos tem sido uma prática clínica comum quando há persistência de febre no paciente neutropênico, apesar de receber 4 a 7 dias de tratamento com agentes antibacterianos. A base racional para esse acréscimo empírico reside na dificuldade de se obter culturas de fungos antes que causem doença disseminada e nas elevadas taxas de mortalidade por infecções fúngicas disseminadas em pacientes granulocitopênicos. Antes da introdução dos azóis mais recentes na prática clínica, a anfotericina B era a base da terapia antifúngica. A insolubilidade da anfotericina B resultou na comercialização de várias formulações lipossomais, que são menos tóxicas do que o complexo de desoxicolato de anfotericina B. As equinocandinas (p. ex., caspofungina) são úteis no tratamento de infecções causadas por cepas de *Candida* resistentes aos azóis, bem como da aspergilose, e demonstraram ser equivalentes à anfotericina B lipossomal para o tratamento empírico de pacientes com neutropenia febril prolongada. Novos azóis também têm se mostrado eficazes nesse cenário. Embora o fluconazol seja eficaz no tratamento de infecções causadas por várias espécies de *Candida*, seu uso em infecções fúngicas graves de pacientes imunocomprometidos é limitado, devido a seu estreito espectro: ele não apresenta atividade contra o *Aspergillus* nem contra várias espécies de *Candida* não *albicans*. Os azóis de amplo espectro (p. ex., voriconazol e posaconazol) fornecem outra opção para o tratamento de aspergilose **(Cap. 217)**, incluindo a infecção do SNC. Os médicos devem saber que o espectro de cada agente azol é, de certa forma, distinto e que nenhum fármaco pode ser considerado eficaz contra todos os fungos. *Aspergillus terreus* mostrou-se resistente à anfotericina B. Enquanto o voriconazol é ativo contra *Pseudallescheria boydii*, a anfotericina não o é; entretanto, o voriconazol não exibe atividade contra *Mucor*. O posaconazol, que é administrado por via oral, é útil como agente profilático em pacientes com neutropenia prolongada. Estudos em andamento estão avaliando o uso desses agentes em combinações. **Para uma discussão completa da terapia antifúngica, ver Capítulo 211.**

TERAPIA ANTIVIRAL

A disponibilidade de uma variedade de agentes com atividade contra os vírus do grupo herpes, incluindo alguns agentes recentes que apresentam espectro de atividade mais amplo, levou a um maior enfoque no tratamento das infecções virais, que representam um sério problema no paciente com câncer. As doenças virais causadas pelo grupo dos herpes-vírus são importantes. As infecções graves (e, algumas vezes, fatais) causadas por HSV e VZV são bem documentadas em pacientes submetidos à quimioterapia. O CMV também pode causar doença grave, e a mortalidade associada é maior em receptores de transplante de células-tronco hematopoiéticas. Os papéis dos herpes-vírus humanos (HHV) HHV-6, HHV-7 e HHV-8 (herpes-vírus associado ao sarcoma de Kaposi) em pacientes oncológicos estão ainda sendo definidos **(Cap. 195)**. A doença linfoproliferativa (DLP) causada por EBV pode ocorrer em pacientes recebendo quimioterapia, porém é muito mais comum entre receptores de transplantes **(Cap. 143)**. Embora haja maior experiência clínica com o aciclovir, que pode ser utilizado como terapia ou profilaxia, diversos fármacos derivados oferecem certas vantagens em comparação com esse agente **(Cap. 191)**.

Além dos vírus do grupo herpes, diversos vírus respiratórios (particularmente o VSR) podem causar doença grave em pacientes oncológicos. Embora se recomende a vacinação contra a influenza (ver adiante), tal conduta pode ser ineficaz nessa população de pacientes. A disponibilidade de agentes antivirais que exibem atividade contra os vírus da influenza fornece opções adicionais para a profilaxia e o tratamento desses pacientes **(Caps. 191 e 200)**.

A pandemia de Covid-19 afetou desproporcionalmente os pacientes oncológicos. As análises iniciais sugerem que os pacientes com câncer de pulmão, em particular, são mais vulneráveis à infecção grave pelo SARS-CoV-2.

OUTRAS MODALIDADES TERAPÊUTICAS

Diversas citocinas, incluindo o fator estimulador das colônias de granulócitos e o fator estimulador das colônias de granulócitos-macrófagos, aceleram a recuperação dos granulócitos após a quimioterapia e, em consequência, encurtam o período de vulnerabilidade máxima às infecções fatais. A maioria das autoridades recomenda o seu uso apenas quando a neutropenia é grave e prolongada, e só devem ser usadas no contexto apropriado (i.e., quando as células-tronco demonstram estar responsivas), e não como um adjuvante dos agentes antimicrobianos. As próprias citocinas podem apresentar efeitos adversos, como febre, hipoxemia e derrames pleurais ou outras serosites **(Cap. 349)**.

Uma vez resolvida a neutropenia, o risco de infecção diminui drasticamente. Entretanto, dependendo dos fármacos administrados, os pacientes que continuam em protocolos de quimioterapia permanecem com alto risco de desenvolver certas doenças. Todo paciente ao qual se administra mais do que uma dose de manutenção de glicocorticoides (incluindo muitos esquemas de tratamento para o linfoma difuso) também deve receber profilaxia com SMX-TMP, devido ao risco de infecção por *Pneumocystis*; aqueles com LLA devem receber essa profilaxia durante toda a quimioterapia.

PREVENÇÃO DE INFECÇÃO EM PACIENTES COM CÂNCER

EFEITO DO AMBIENTE

Os surtos de infecção fatal por *Aspergillus* foram associados, em vários hospitais, a reformas e materiais de construção. A correlação entre as contagens de esporos e o risco de infecção sugere a necessidade de um sistema de processamento do ar altamente eficiente nos hospitais que tratam um grande número de pacientes neutropênicos. O uso de salas com fluxo laminar e a profilaxia com antibióticos diminuíram o número de episódios infecciosos em pacientes com neutropenia grave. Todavia, em virtude do elevado custo desse programa e da incapacidade de demonstrar que ele impacta drasticamente nas taxas de mortalidade, a maioria dos centros não utiliza rotineiramente o fluxo laminar na assistência dos pacientes neutropênicos. Alguns centros utilizam o "isolamento reverso", em que os profissionais de saúde e visitantes de um paciente neutropênico utilizam roupa com proteção e luvas. Como a maioria das infecções que esses pacientes desenvolvem é causada por microrganismos que colonizam a pele e o intestino do próprio paciente, a validade de tais esquemas é duvidosa, e os dados clínicos limitados não corroboram seu uso. A lavagem das mãos por todos os profissionais de saúde que tratam dos pacientes neutropênicos é indispensável, a fim de se evitar a disseminação dos microrganismos resistentes.

A presença de grande número de bactérias (particularmente *P. aeruginosa*) em certos alimentos, sobretudo vegetais frescos, levou à recomendação de dietas especiais com "baixo teor de bactérias". Uma dieta constituída de alimentos cozidos e enlatados é satisfatória para a maioria dos pacientes neutropênicos e não envolve protocolos elaborados de desinfecção ou esterilização. Contudo, não existem estudos conduzidos para sustentar esse tipo de restrição alimentar. Deve-se aconselhar os pacientes a evitar sobras de alimentos importados, carne inadequadamente cozida e produtos lácteos não pasteurizados, visto que esses alimentos foram associados a surtos de infecção por *Listeria*.

MEDIDAS FÍSICAS

Embora poucos estudos tratem dessa questão, os pacientes oncológicos são predispostos a infecções em consequência de sequelas anatômicas (p. ex., linfedema em decorrência de dissecção de linfonodos após mastectomia radical). Os cirurgiões especialistas em cirurgia oncológica podem fornecer diretrizes específicas para os cuidados desses pacientes, que se beneficiam dos conselhos de senso comum sobre como prevenir infecções em áreas vulneráveis

REPOSIÇÃO DE IMUNOGLOBULINA

Muitos pacientes com mieloma múltiplo ou LLC apresentam deficiência de imunoglobulinas em consequência de sua doença, e todos os receptores de transplante de medula óssea alogênica têm hipogamaglobulinemia por um período após o transplante. Entretanto, as recomendações atuais reservam a terapia de reposição com imunoglobulina intravenosa para pacientes que apresentam hipogamaglobulinemia prolongada (< 400 mg da IgG/dL total) e história de infecções recorrentes. Foi constatado que a profilaxia com antibióticos tem custo mais baixo e é mais eficaz na prevenção de infecções na maioria dos pacientes com LLC com hipogamaglobulinemia. Não se recomenda o uso rotineiro de reposição com imunoglobulina.

PRÁTICAS SEXUAIS

Recomenda-se o uso de preservativos para os pacientes que apresentam imunocomprometimento grave. Toda prática sexual que resulte em exposição oral a fezes não é recomendada. Deve-se aconselhar os pacientes neutropênicos a evitar qualquer prática passível de traumatismo, visto que mesmo cortes microscópicos podem resultar em invasão bacteriana e sepse fatal.

PROFILAXIA COM ANTIBIÓTICOS

Diversos estudos indicam que o uso de fluorquinolonas orais impede a infecção e diminui a taxa de mortalidade entre os pacientes com neutropenia grave. A profilaxia para *Pneumocystis* é obrigatória para os pacientes com LLA e para todos que são submetidos a esquemas quimioterápicos com glicocorticoides.

VACINAÇÃO DE PACIENTES COM CÂNCER

Em geral, os pacientes submetidos à quimioterapia respondem de modo menos satisfatório às vacinas do que os indivíduos saudáveis. Por conseguinte, sua maior necessidade de imunização leva a um dilema em seu tratamento. As vacinas de proteínas purificadas e inativadas quase nunca estão contraindicadas, devendo ser administradas mesmo durante a quimioterapia. Por exemplo, todos os adultos devem receber reforços de toxoide diftérico-tetânico nos períodos indicados, bem como a vacina sazonal contra a influenza. Todavia, se possível, a vacinação não deverá ser efetuada ao mesmo tempo que a quimioterapia citotóxica. Se os pacientes tiverem que receber quimioterapia durante vários meses, e a vacinação estiver indicada (p. ex., vacinação contra a influenza no outono), o imunizante deverá ser administrado no meio do ciclo – o mais longe possível dos agentes antimetabólicos que impedirão uma resposta imune. As vacinas de polissacarídeos meningocócicos e pneumocócicos devem ser administradas aos pacientes antes da esplenectomia, se possível. A vacina conjugada para *H. influenzae* tipo b é recomendada a todos os pacientes esplenectomizados.

As vacinas de vírus vivos (ou de bactérias vivas) não devem ser administradas durante a quimioterapia intensiva, devido ao risco de infecção disseminada. A Tabela 74-2 fornece um resumo das recomendações sobre vacinação (ver *https://www.cdc.gov/vaccines/hcp/index.html* para recomendações atualizadas).

IN MEMORIAM

O Dr. Robert W. Finberg, Richard M. Haidack Distinguished Professor and Chair of Medicine, University of Massachusetts Chan Medical School (2000-2020), Professor of Medicine and Chair of Infectious Diseases, Dana Farber Cancer Institute (1996-1999), faleceu em 30 de agosto de 2021. Além deste capítulo, ele redigiu o Capítulo 143, "Infecções em pacientes transplantados." O Dr. Finberg foi um cientista e médico de renome internacional e líder acadêmico, cuja carreira se estendeu por quatro décadas. Além de brilhante e talentoso pesquisador especializado na patogênese viral, ele também foi um consagrado médico, que atendia os pacientes à beira do leito em toda sua carreira. O Dr. Finberg desempenhou um importante papel na pandemia de Covid-19 ao liderar ensaios clínicos para vacinas e tratamento do SARS-CoV-2. Acolhedor e generoso, com inteligência aguçada, ele era um homem de família, colega e amigo amado. Como educador e mentor, realmente se preocupava em treinar a próxima geração, conforme evidenciado pelo legado de um grande número de estagiários que deixa para trás. Somos extremamente gratos ao Dr. Finberg por suas notáveis contribuições em nove edições de *Medicina interna de Harrison* e por suas contribuições consideráveis e significativas no campo da saúde humana.

LEITURAS ADICIONAIS

Fernández-Cruz A et al: Infective endocarditis in patients with cancer: A consequence of invasive procedures or a harbinger of neoplasm? A prospective, multicenter cohort. Medicine 96:e7913, 2017.

Friedman DZP, Schwartz IS: Emerging fungal infections: New patients, new patterns, and new pathogens. J Fungi 5:67, 2019.

Maschmeyer G et al: Infections associated with immunotherapeutic and molecular targeted agents in hematology and oncology. A position paper by the European Conference on Infections in Leukemia (ECIL). Leukemia 33:844, 2019.

Pizzo PA: Management of patients with fever and neutropenia through the arc of time. Ann Intern Med 170:389, 2019.

Zhang L et al: Clinical characteristics of COVID-19-infected cancer patients: A retrospective case study in three hospitals within Wuhan, China. Ann Oncol 31:894, 2020.

SITE

Prevention and Treatment of Cancer-Related Infections; National Comprehensive Cancer Network Clinical Practice Guidelines in Oncology Version 2.2020 (*https://www.nccn.org*).

75 Emergências oncológicas

Rasim Gucalp, Janice P. Dutcher

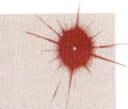

As emergências em pacientes com câncer podem ser classificadas em três grupos: pressão ou obstrução causada por lesão expansiva, problemas metabólicos ou hormonais (síndromes paraneoplásicas, Cap. 93) e complicações relaciona com o tratamento.

EMERGÊNCIAS ONCOLÓGICAS ESTRUTURAL-OBSTRUTIVAS

SÍNDROME DA VEIA CAVA SUPERIOR

A síndrome da veia cava superior (SVCS) é a manifestação clínica da obstrução da veia cava superior (VCS), com redução importante do retorno venoso da cabeça, do pescoço e dos membros superiores. A maioria dos casos dessa síndrome é causada por tumores malignos, como câncer de pulmão, linfoma e tumores metastáticos. Com a crescente utilização de dispositivos intravasculares (p. ex., cateteres de acesso venoso central permanente, eletrodos de marca-passo/desfibrilador), a prevalência de causas benignas de SVCS tem aumentado, e hoje esses dispositivos são responsáveis por, no mínimo, 40% dos casos. As neoplasias de pulmão, principalmente os tipos histológicos de pequenas células e células escamosas, correspondem a cerca de 85% de todos os casos de etiologia maligna. Nos adultos jovens, o linfoma é a principal causa da SVCS. O linfoma de Hodgkin costuma invadir mais o mediastino que os outros tipos de linfoma, mas raramente causa essa síndrome. Quando a SVCS é diagnosticada em um homem jovem com massa mediastinal, o diagnóstico diferencial deve incluir linfoma e tumor mediastinal primário de células germinativas. As neoplasias metastáticas para linfonodos mediastinais, como os carcinomas de testículo e mama, são responsáveis por uma pequena parcela de casos. Outras etiologias incluem tumores benignos, aneurisma da aorta, aumento da tireoide, trombose e mediastinite fibrosante secundária à irradiação prévia, histoplasmose e síndrome de Behçet. A SVCS como manifestação inicial da síndrome de Behçet pode ser decorrente de inflamação da VCS associada à trombose.

Em geral, os pacientes com SVCS apresentam edema de face (principalmente na região periorbital) e pescoço, dispneia e tosse. Outros sinais e sintomas são rouquidão, edema da língua, cefaleia, congestão nasal, epistaxe, hemoptise, disfagia, dor, tontura, síncope e letargia. A inclinação do corpo para a frente ou a posição de decúbito podem agravar os sintomas. Os achados característicos no exame físico são veias cervicais dilatadas, aumento do número de veias colaterais na parede torácica anterior, cianose e edema de face, braços e tórax. O edema facial e a pletora são normalmente exacerbados quando o paciente está na posição supina. Os casos mais graves incluem proptose, edema da língua e laringe, bem como obnubilação. O quadro clínico é mais leve quando a obstrução se localiza acima da veia ázigo. Em geral, os sintomas são progressivos, mas, em alguns casos, podem melhorar com o desenvolvimento de circulação colateral.

Embora sejam raros, sinais e sintomas sugestivos de edema cerebral e/ou laríngeo estão associados a um prognóstico desfavorável e exigem avaliação urgente. As convulsões estão mais relacionadas com metástases cerebrais do que com edema cerebral secundário à obstrução venosa. Os pacientes com câncer de pulmão de pequenas células e SVCS apresentam uma maior incidência de metástases cerebrais do que os pacientes sem a síndrome.

Sintomas cardiorrespiratórios em repouso, principalmente com alterações posturais, sugerem obstrução significativa das vias aéreas e da circulação sanguínea e reserva fisiológica limitada. Pode ocorrer parada cardíaca ou insuficiência respiratória, sobretudo quando são administrados sedativos ou anestésicos.

Em raros casos, pode haver desenvolvimento de varizes esofágicas, particularmente no contexto da síndrome da VCS associada ao cateter de hemodiálise. Essas varizes são "descendentes", ou seja, a direção do fluxo sanguíneo é céfalo-caudal (ao contrário das varizes "ascendentes" da hipertensão portal, que têm direção caudal-cefálica). Quando a obstrução da VCS é proximal à veia ázigo, as varizes formam-se no terço superior do esôfago. Quando a obstrução afeta a veia ázigo ou se localiza distalmente à ela, as varizes afetam toda a extensão do esôfago. O sangramento das varizes pode ser uma complicação tardia de SVCS crônica.

A obstrução da VCS pode resultar em edema e aumento bilateral das mamas. O aumento unilateral pode ser observado como consequência do bloqueio axilar ou subclávio.

O diagnóstico da SVCS é essencialmente clínico. O achado mais significativo nas radiografias de tórax é o alargamento do mediastino superior, mais comum do lado direito. O derrame pleural ocorre em apenas 25% dos casos e, em geral, está mais localizado à direita. A maioria desses derrames é exsudativa e, em alguns casos, pode ser quiloso. Apesar desses achados, a SVCS também pode se apresentar com uma radiografia de tórax normal. A tomografia computadorizada (TC) fornece uma visão mais confiável da anatomia do mediastino. O diagnóstico da SVCS requer redução ou ausência da opacificação das estruturas venosas centrais, com circulação venosa colateral proeminente. A ressonância magnética (RM) está sendo cada vez mais utilizada para diagnosticar a obstrução da VCS, com sensibilidade e especificidade de 100%, porém os pacientes com SVCS que apresentam dispneia podem não tolerar o decúbito durante todo o exame. Os procedimentos invasivos, como broncoscopia, biópsia por agulha percutânea, mediastinoscopia e, até mesmo, toracotomia, podem ser realizados por médicos experientes, sem risco expressivo de sangramento. A aspiração com agulha da árvore brônquica ou do esôfago guiada por ultrassonografia pode estabelecer o diagnóstico com segurança. Para os pacientes com diagnóstico prévio de câncer, uma investigação detalhada costuma não ser necessária, e o tratamento apropriado pode ser iniciado após a TC de tórax. Para os pacientes sem história de doença maligna, uma avaliação cuidadosa é essencial para descartar causas benignas e determinar um diagnóstico específico para direcionar a terapia adequada.

TRATAMENTO

Síndrome da veia cava superior

A única complicação potencialmente fatal de uma massa localizada no mediastino superior é a obstrução da traqueia, a qual requer tratamento de emergência. Diuréticos com dieta hipossódica, elevação da cabeceira e oxigênio podem oferecer alívio temporário dos sintomas. Os glicocorticoides desempenham um papel limitado, exceto na presença de linfoma.

A radioterapia é o principal tratamento para a SVCS causada por neoplasias pulmonares de não pequenas células e outros tumores sólidos metastáticos. A quimioterapia é efetiva nos casos de carcinoma pulmonar de pequenas células, linfoma ou tumor de células germinativas. A SVCS é recorrente em 10 a 30% dos casos e pode ser tratada paliativamente pela colocação de *stents* intravasculares autoexpansíveis **(Fig. 75-1)**. A terapia endovascular costuma ser utilizada no início do quadro para proporcionar rápido alívio dos sintomas e redução das complicações. A colocação imediata de *stents* pode ser necessária nos pacientes com sintomas graves, porém o aumento súbito do retorno venoso após o procedimento pode desencadear insuficiência cardíaca e edema pulmonar. Outras complicações da colocação de *stents* incluem hematoma no local de inserção, perfuração da VCS, migração do *stent* para o ventrículo direito, fratura do *stent* e embolia pulmonar.

A maioria dos pacientes apresenta melhora clínica, embora isso possa ser atribuído ao desenvolvimento de circulação colateral adequada. A mortalidade associada à SVCS não se relaciona à obstrução da veia, mas sim às causas subjacentes.

SVCS E CATETERES VENOSOS CENTRAIS EM ADULTOS

O uso de cateteres venosos centrais de longo prazo tornou-se uma prática comum em pacientes com câncer. Pode ocorrer trombose dos principais vasos e, nesses casos, a remoção do cateter deve ser combinada ao tratamento anticoagulante para evitar embolia. Se diagnosticada imediatamente, a SVCS poderá ser tratada com agentes fibrinolíticos, sem a perda do cateter. No tratamento de pacientes com SVCS relacionada com derivação transvenosa, a anticoagulação, a terapia trombolítica local e sistêmica e a intervenção cirúrgica podem constituir um tratamento efetivo em determinados pacientes. O uso de *stent* endovascular também demonstrou ser seguro e promissor, com mínimas complicações clínicas ou associadas ao procedimento. O papel da anticoagulação após a colocação de *stent* na VCS é controverso.

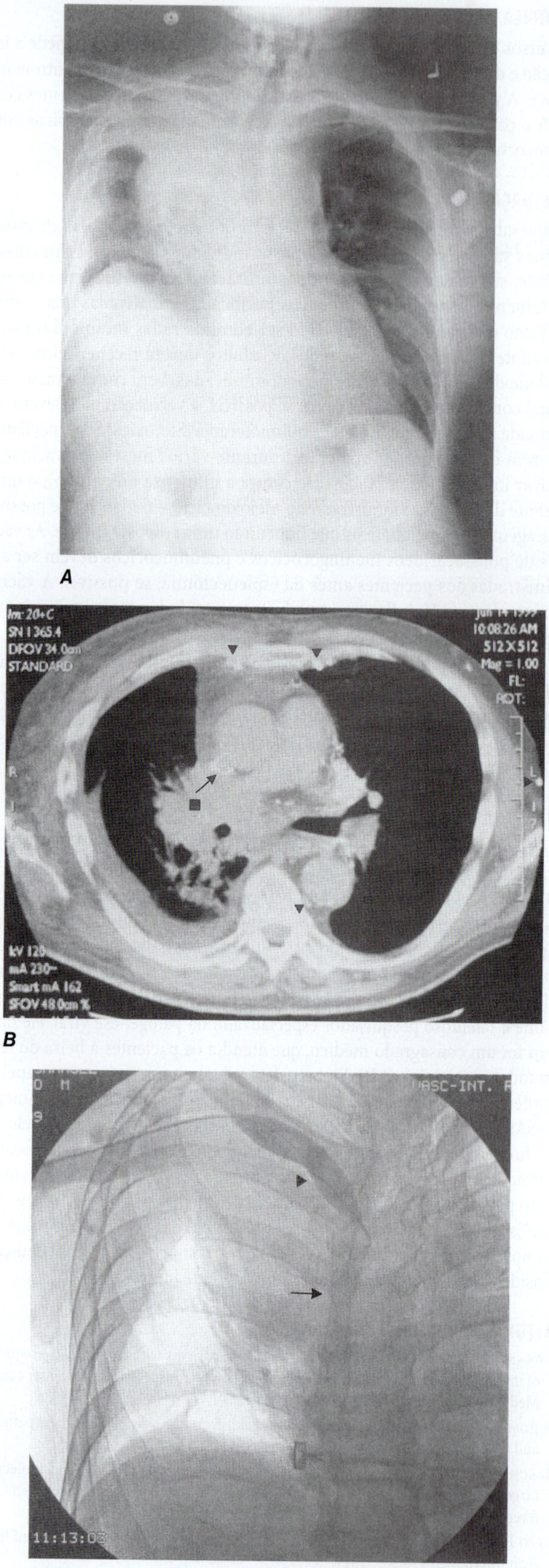

FIGURA 75-1 Síndrome da veia cava superior (SVCS). ***A.*** Radiografia de tórax de um homem de 59 anos com SVCS recidivante causada por carcinoma pulmonar de não pequenas células, demonstrando massa paratraqueal e derrame pleural, à direita. ***B.*** Tomografia computadorizada do mesmo paciente, mostrando obstrução da veia cava superior com trombose (*seta*) pelo câncer de pulmão (*quadrado*) e veias colaterais (*pontas de seta*). ***C.*** Balão de angioplastia (*ponta de seta*) com Wallstent (*seta*) no mesmo paciente.

DERRAME/TAMPONAMENTO PERICÁRDICO

A doença pericárdica maligna é detectada à necrópsia em 5 a 10% dos pacientes com câncer, principalmente carcinomas de pulmão e mama, leucemias e linfomas. O tamponamento cardíaco como apresentação inicial de uma neoplasia maligna extratorácica é raro. A etiologia não é maligna em cerca de 50% dos pacientes oncológicos que apresentam doença pericárdica sintomática, mas pode estar relacionada com radioterapia, pericardite induzida por fármacos, incluindo agentes quimioterápicos, como ácido todo-trans-retinoico, trióxido de arsênio, imatinibe e outros inibidores da abl-cinase, hipotireoidismo, pericardite idiopática, infecção ou doenças autoimunes. A doença pericárdica foi associada a inibidores de *checkpoints* imunes, especificamente em pacientes com câncer de pulmão não pequenas células avançado. São observados dois tipos de pericardite por radiação: derrame pericárdico inflamatório agudo, que ocorre em meses após a irradiação, e derrame pericárdico crônico, que pode surgir em até 20 anos após a radioterapia e é acompanhado de espessamento pericárdico.

A maioria dos pacientes com metástases pericárdicas é assintomática. Entretanto, os sinais e sintomas comuns são dispneia, tosse, dor torácica, ortopneia e fraqueza. Ao exame físico, detecta-se derrame pleural, taquicardia sinusal, distensão das veias jugulares, hepatomegalia, edema periférico e cianose. Os achados diagnósticos relativamente específicos, como pulso paradoxal, bulhas cardíacas abafadas, pulso alternante (as ondas do pulso se alternam entre grandes e pequenas amplitudes a cada batimento cardíaco) e atrito pericárdico, são menos comuns que na doença pericárdica benigna. As radiografias de tórax e o eletrocardiograma (ECG) revelam anormalidades em 90% dos casos, mas a metade delas é inespecífica. A ecocardiografia é o exame diagnóstico mais útil. O líquido pericárdico pode ser seroso, serossanguinolento ou hemorrágico, e o exame citológico estabelece o diagnóstico na maioria dos casos. A determinação de marcadores tumorais no líquido pericárdico não é útil no diagnóstico de derrame pericárdico maligno. A pericardioscopia com biópsia pericárdica e epicárdica pode diferenciar entre doença pericárdica neoplásica e benigna. Dessa forma, uma combinação de citologia, biópsia pericárdica e epicárdica e pericardioscopia guiada fornece o melhor diagnóstico. A TC do tórax também pode revelar a presença de neoplasia torácica concomitante. Pacientes com câncer com derrame pericárdico contendo células malignas na citologia apresentam uma pior sobrevida, em torno de 7 semanas.

TRATAMENTO

Derrame/tamponamento pericárdico

As opções terapêuticas eficazes incluem pericardiocentese com ou sem instilação de agentes esclerosantes, criação de uma janela pericárdica, ressecção completa do pericárdio, irradiação do coração ou quimioterapia sistêmica. O tamponamento pericárdico agudo, com instabilidade hemodinâmica potencialmente fatal, exige drenagem imediata do líquido, que pode ser rapidamente realizada por pericardiocentese. A taxa de recidiva após drenagem com cateter percutâneo é de cerca de 20%. A escleroterapia (instilação pericárdica de bleomicina, mitomicina C ou tetraciclina) pode reduzir as taxas de recidiva. Como alternativa, pode-se realizar pericardiotomia subxifoidiana em 45 graus com anestesia local. A fenestração pericárdica por meio da toracoscopia pode ser utilizada em causas benignas; em contrapartida, 60% dos derrames pericárdicos malignos recorrem após esse procedimento. Em alguns pacientes, a drenagem do derrame pericárdico é paradoxalmente seguida por piora da instabilidade hemodinâmica. Esse fenômeno é chamado de "síndrome de baixo débito cardíaco pós-operatório" e pode ocorrer em até 10% dos pacientes submetidos à drenagem cirúrgica, com sobrevida baixa em curto prazo.

OBSTRUÇÃO INTESTINAL

A obstrução intestinal e suas recidivas são problemas comuns nos pacientes com câncer avançado, principalmente carcinomas colorretais ou ovarianos. Outras neoplasias, como o carcinoma de pulmão ou de mama e o melanoma, podem produzir metástases intra-abdominais com obstrução intestinal secundária. A doença metastática dos cânceres colorretal, ovariano, pancreático, gástrico e, por vezes, de mama pode levar à carcinomatose peritoneal, com infiltração do omento e da superfície peritoneal, limitando, assim, a motilidade intestinal. Nesses pacientes, a obstrução geralmente ocorre em vários segmentos. O melanoma tende a acometer o intestino delgado e, como as metástases podem ser isoladas, a ressecção pode permitir maior sobrevida. A pseudo-obstrução intestinal é causada por infiltração do mesentério ou da musculatura intestinal pelo tumor, por acometimento do plexo celíaco ou por neuropatia paraneoplásica nos pacientes com carcinoma pulmonar de pequenas células. A neuropatia paraneoplásica está associada aos anticorpos IgG reativos aos neurônios dos plexos mioentérico e submucoso do jejuno e do estômago. O câncer de ovário pode levar à obstrução verdadeira do lúmen intestinal ou à pseudo-obstrução, que ocorre quando a invasão circunferencial do segmento intestinal impede a progressão das contrações peristálticas.

O início da obstrução, em geral, é insidioso. A queixa mais comum é dor, que costuma ser em cólica. A dor também pode ser causada por distensão abdominal, massas tumorais ou hepatomegalia. Os vômitos podem ser intermitentes ou contínuos. Os pacientes com obstrução completa comumente apresentam constipação. O exame físico pode detectar distensão abdominal com hipertimpanismo, ascite, peristalse visível, ruídos peristálticos agudos e massas tumorais. As radiografias simples do abdome, com o paciente em posição ereta, podem mostrar vários níveis hidroaéreos e dilatação dos intestinos delgado e grosso. A dilatação cecal aguda > 12 a 14 cm é considerada uma emergência cirúrgica devido ao alto risco de ruptura. A TC é útil para definir a extensão da doença e a natureza exata da obstrução e para diferenciar uma causa benigna de uma maligna em pacientes já submetidos à cirurgia oncológica. A obstrução maligna é sugerida por uma massa localizada na área da obstrução ou de uma intervenção cirúrgica pregressa, linfadenopatia ou uma zona de transição abrupta e espessamento irregular das paredes intestinais da área obstruída. A obstrução benigna é mais provável quando a TC evidencia alterações dos vasos mesentéricos, ascite muito volumosa ou uma zona de transição suave e espessamento homogêneo das paredes intestinais da região obstruída. Em pacientes com sintomas obstrutivos difíceis de serem definidos, principalmente na obstrução do intestino delgado (OID) de baixo grau, a enteróclise com TC pode, com frequência, ajudar a estabelecer o diagnóstico ao provocar distensão das alças intestinais. Nessa técnica, o contraste hidrossolúvel é infundido através de uma sonda nasoentérica no duodeno ou no intestino delgado proximal, seguido pela obtenção de imagens de TC. O prognóstico de pacientes com câncer e obstrução intestinal é desfavorável, e a sobrevida média é de 3 a 4 meses. Cerca de 25 a 30% dos pacientes apresentam obstruções intestinais secundárias a outras etiologias. As aderências causadas por intervenções cirúrgicas prévias são comuns. O íleo induzido por alcaloides da vinca, narcóticos e outras substâncias constitui outra causa reversível.

TRATAMENTO

Obstrução intestinal

O tratamento da obstrução intestinal em pacientes com doença maligna avançada depende da extensão da neoplasia subjacente, de opções de terapias antineoplásicas, da expectativa de vida, do estado funcional dos principais órgãos e da extensão da obstrução em si. A abordagem inicial deve incluir uma avaliação cirúrgica. A intervenção cirúrgica nem sempre é bem-sucedida e pode acarretar outras complicações com taxas de mortalidade significativas (10-20%). A laparoscopia pode diagnosticar e tratar as obstruções intestinais malignas em alguns casos. Os *stents* metálicos autoexpansíveis colocados na saída do estômago, no duodeno, no jejuno proximal, no cólon ou no reto podem ser um tratamento paliativo para os sintomas causados pelas obstruções situadas nesses segmentos, evitando maiores intervenções cirúrgicas. Os pacientes com neoplasias malignas intra-abdominais avançadas devem receber cuidados paliativos conservadores de longo prazo, inclusive descompressão nasogástrica. A realização de gastrostomia por abordagem endoscópica percutânea ou cirúrgica é uma opção paliativa para náuseas e vômitos (a chamada "gastrostomia descompressiva"). O tratamento com antieméticos, antiespasmódicos e analgésicos permite o tratamento domiciliar, sem necessidade de internação hospitalar. A octreotida pode aliviar os sintomas obstrutivos, devido ao seu efeito inibitório na secreção gastrintestinal. Os glicocorticoides, pela sua ação anti-inflamatória, podem auxiliar na resolução da obstrução, além de apresentarem efeito antiemético.

OBSTRUÇÃO URINÁRIA

A obstrução urinária pode ocorrer em pacientes com neoplasias malignas prostáticas ou ginecológicas, principalmente carcinoma de colo do útero; doença metastática originada de outros tumores, como carcinomas de mama, estômago, pulmão, cólon e pâncreas; ou linfomas. A radioterapia dos tumores pélvicos pode causar fibrose e obstrução ureteral subsequente. A obstrução da via de saída da bexiga, em geral, é secundária ao câncer de próstata ou de colo do útero e pode levar à hidronefrose bilateral e à disfunção renal.

Dor no flanco é o sintoma mais comum. Nos pacientes com câncer, infecção urinária persistente, proteinúria crônica ou hematúria sugerem obstrução ureteral. Em alguns casos, pode haver anúria persistente e/ou anúria alternada com poliúria. A elevação lenta e progressiva do nível sérico da creatinina deve ser avaliada imediatamente. A ultrassonografia renal é o método mais seguro e menos dispendioso para diagnosticar hidronefrose. A função do rim obstruído pode ser avaliada por cintilografia. A TC pode revelar o ponto da obstrução e identificar massas retroperitoneais ou linfadenopatias.

TRATAMENTO
Obstrução urinária

Obstrução associada a dor no flanco, sepse ou formação de fístulas é indicação para derivação urinária paliativa imediata. Os *stents* ureterais internos podem ser inseridos com anestesia local. A nefrostomia percutânea é uma abordagem alternativa para assegurar a drenagem, porém está associada a uma taxa significativa de pielonefrite. Quando há obstrução da via de saída da bexiga por doença maligna, uma cistostomia suprapúbica pode ser utilizada para a drenagem da urina. Uma intervenção mais invasiva deve ser ponderada, considerando-se a probabilidade de resposta ao tratamento oncológico e a capacidade de reversão da disfunção renal.

OBSTRUÇÃO BILIAR MALIGNA

Esse problema clínico comum pode ser causado por carcinomas primários de pâncreas, ampola de Vater, ducto biliar ou fígado, ou, também, por doença metastática dos linfonodos periductais ou do parênquima hepático. Os tumores metastáticos que mais causam obstrução biliar originam-se do estômago, do cólon, da mama e dos pulmões. Os sinais e sintomas incluem icterícia, acolia, colúria, prurido e emagrecimento devido à má absorção. Dor e infecção secundária não são comuns. Ultrassonografia, TC, colangiografia percutânea trans-hepática ou colangiopancreatografia retrógrada endoscópica (CPRE) identificarão o local e a causa da obstrução biliar.

TRATAMENTO
Obstrução biliar maligna

A intervenção paliativa está indicada apenas para os pacientes com prurido intolerável refratário ao tratamento clínico, má absorção grave ou infecção. A escolha do tratamento deve considerar a localização da obstrução (proximal ou distal), o tipo de tumor (sensível à radioterapia, à quimioterapia ou a nenhuma das duas modalidades) e as condições gerais do paciente. A colocação de *stents* com controle radiográfico ou endoscópico, o *bypass* cirúrgico ou a radioterapia, com ou sem quimioterapia, podem aliviar a obstrução. A terapia fotodinâmica e a ablação por radiofrequência são terapias endoscópicas promissoras para a obstrução biliar maligna.

A drenagem biliar guiada por ultrassonografia endoscópica é um método em evolução de drenagem biliar usado em pacientes com obstrução biliar maligna, particularmente naqueles em que a CPRE falhou.

COMPRESSÃO DA MEDULA ESPINAL

A compressão maligna da medula espinal (CMME) é definida como a compressão da medula espinal e/ou da cauda equina por um tumor extradural. Radiologicamente, a edentação da teca no nível correspondente às manifestações clínicas é a primeira a aparecer. A compressão da medula espinal (CME) ocorre em 5 a 10% dos pacientes oncológicos e, em cerca de 10% dos casos, o tumor epidural é a primeira manifestação da neoplasia maligna. O câncer subjacente costuma ser identificado durante a avaliação inicial; o câncer de pulmão é a causa mais comum de CMME.

Os tumores metastáticos envolvem a coluna vertebral com mais frequência que qualquer outra estrutura do esqueleto ósseo. Os cânceres de pulmão, mama e próstata são as causas mais comuns. O mieloma múltiplo também está associado à elevada incidência de envolvimento da coluna. Linfomas, melanoma, carcinoma de células renais e carcinomas urogenitais também podem levar à compressão da medula. A coluna torácica é o segmento mais afetado (70%), seguida da lombossacra (20%) e da cervical (10%). O acometimento de vários segmentos é mais comum nos pacientes com carcinomas de mama e próstata. A lesão medular ocorre quando as metástases para os corpos ou pedículos vertebrais comprimem a dura-máter subjacente. Outra forma de compressão medular é por extensão direta de uma lesão paravertebral pelo forame intervertebral. Em geral, esses casos são secundários a linfoma, mieloma múltiplo ou neoplasias malignas pediátricas. As metástases no parênquima da medula espinal originadas por disseminação hematogênica são raras. As metástases intramedulares podem ser observadas no câncer de pulmão, mama e rim, melanoma e linfomas e estão frequentemente associadas a metástases cerebrais e envolvimento das leptomeninges.

Os tumores extradurais expansivos causam lesão medular por diversos mecanismos. Esses tumores provocam lesão mecânica dos axônios e da mielina. A compressão compromete o fluxo sanguíneo, resultando em isquemia e/ou infarto.

Os sintomas iniciais mais comuns da CME são dor e hipersensibilidade na região dorsal, secundárias ao acometimento das vértebras pelo tumor. Em geral, a dor está presente por vários dias ou meses antes do aparecimento de outros sintomas neurológicos. É agravada pelo movimento e pela tosse ou por espirros. Esse sintoma pode ser diferenciado da dor associada à doença discal por piorar ao decúbito. A dor radicular é menos frequente que a dor localizada na coluna e, em geral, aparece em uma fase mais adiantada. A dor radicular nas regiões cervical ou lombossacra pode ser unilateral ou bilateral; já a dor radicular associada às raízes torácicas costuma ser bilateral e descrita pelos pacientes como sensação de aperto ou constrição em faixa ao redor do tórax ou do abdome. A dor radicular cervical típica irradia-se ao longo dos braços, enquanto que, na região lombar, a irradiação se dá para os membros inferiores. O *sinal de Lhermitte*, que consiste em formigamento ou sensação de choque elétrico que percorre o dorso e os membros superiores e inferiores durante flexão ou extensão do pescoço, pode ser um sinal inicial de compressão medular. A perda do controle vesical ou intestinal pode ser o sintoma de apresentação, mas costuma ocorrer em fases mais adiantadas. Alguns pacientes apresentam ataxia da marcha sem déficits sensitivos e motores, o que é atribuído ao comprometimento do trato espinocerebelar.

Ao exame físico, a dor provocada pela elevação da perna estendida, pela flexão do pescoço ou pela percussão vertebral pode ajudar a determinar o nível de compressão medular. Os pacientes também podem apresentar dormência e parestesias nos membros ou no tronco. A perda da sensibilidade às picadas de agulha é tão comum quanto à perda da sensibilidade vibratória ou da propriocepção. O limite superior da zona de perda sensitiva geralmente se localiza uma ou duas vértebras abaixo do local da compressão. As anormalidades motoras consistem em fraqueza, espasticidade e alongamento muscular anormal. Um reflexo extensor plantar sugere compressão significativa, e reflexos tendíneos profundos podem estar presentes. Em geral, os déficits motores e sensitivos precedem a perda de controle esfincteriano. Os pacientes com disfunção autonômica podem apresentar tônus anal e sensibilidade perineal reduzidos, além de distensão da bexiga. Um volume urinário residual pós-miccional > 150 mL sugere disfunção vesical. A ausência do reflexo de contração anal ou do reflexo bulbocavernoso confirma o envolvimento medular. A disfunção autonômica sugere prognóstico desfavorável. Os pacientes com sintomas neurológicos progressivos devem ser submetidos a avaliações neurológicas frequentes e à intervenção terapêutica imediata. Outras doenças que podem simular uma compressão medular maligna incluem colapso vertebral osteoporótico, doença discal, abscesso piogênico ou tuberculose vertebral, mielopatia por radiação, leptomeningite neoplásica, tumores benignos, hematoma epidural e lipomatose espinal.

A *síndrome da cauda equina* caracteriza-se por dor lombar; redução da sensibilidade nas nádegas, superfícies posterossuperiores das coxas e região perineal (anestesia em sela); disfunções retal e vesical; impotência

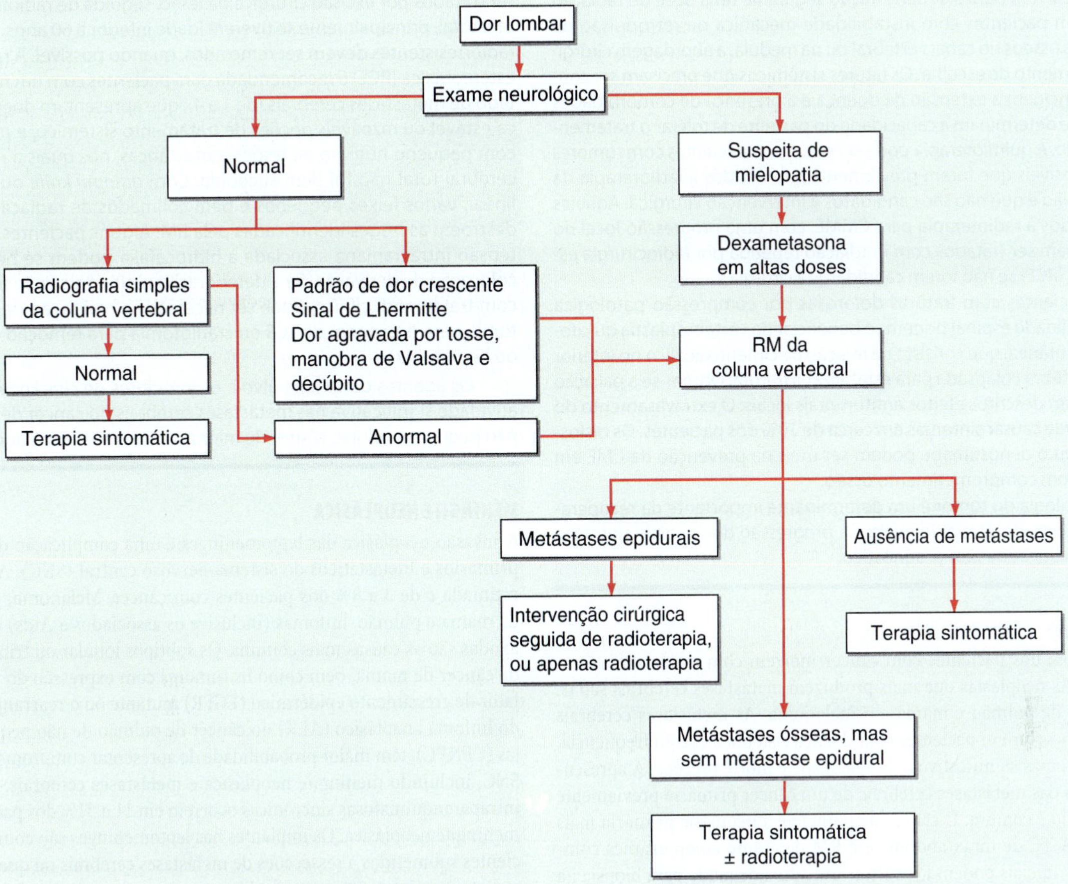

FIGURA 75-2 **Manejo dos pacientes oncológicos com dor lombar.**

sexual; supressão dos reflexos bulbocavernoso, patelar e aquileu; e perda de força em membros inferiores. Ocorre por compressão das raízes nervosas que formam a cauda equina após deixarem a medula espinal. A maioria dos tumores da cauda equina consiste em tumores primários da glia ou da bainha nervosa; as metástases são muito raras.

Os pacientes com câncer que apresentam dor lombar devem ser avaliados quanto à possibilidade de CME o mais rápido possível (Fig. 75-2). Aqueles que ainda conservam funções autonômicas no momento do início do tratamento costumam apresentar maior sucesso terapêutico. Para diagnóstico, deve-se realizar exame neurológico e radiografias simples de coluna vertebral. Aqueles com exame físico sugestivo de compressão medular devem ser tratados imediatamente com dexametasona e submetidos a RM.

A erosão dos pedículos vertebrais (sinal da "coruja piscando") constitui o achado radiológico mais precoce de tumor vertebral em radiografias simples, porém, tal exame apresenta baixa sensibilidade. Outros achados incluem alargamento da distância entre os pedículos, destruição vertebral, lesões líticas ou escleróticas, corpos vertebrais convexos ou colapsados. O colapso vertebral não é um indicador exclusivo de neoplasia, já que cerca de 20% dos casos, principalmente em idosos e mulheres na pós-menopausa, são causados por osteoporose. Além disso, as radiografias normais da coluna vertebral não excluem o diagnóstico de câncer. O papel da cintilografia óssea na detecção da compressão medular não está bem estabelecido; esse método é sensível, porém menos específico que a radiografia espinal.

O exame de imagem de escolha é a RM de toda a extensão da medula espinal. Metástases epidurais múltiplas são encontradas em 25% dos pacientes com compressão medular, e sua detecção influencia o plano de tratamento. Nas imagens em T1, observa-se contraste adequado entre a medula, o líquido cerebrospinal (LCS) e as lesões extradurais. Em virtude da sua sensibilidade para evidenciar a substituição da medula óssea pelo tumor, a RM pode indicar quais partes das vértebras estão acometidas. Além disso, pode revelar massas extradurais intraespinais que comprimem a medula. As imagens em T2 são as mais adequadas para definir a patologia intramedular. A RM contrastada por gadolínio pode ajudar a demonstrar a doença intramedular. A RM é tão ou mais eficaz que a mielotomografia computadorizada para detectar doença epidural metastática com compressão medular. A mielografia deve ser reservada aos pacientes com poucos sinais na RM ou que não possam ser submetidos à RM imediatamente. A TC, em conjunto com a mielografia, aumenta a detecção de pequenas áreas de destruição espinal.

Nos pacientes com compressão medular e tumor primário desconhecido, uma investigação básica com radiografias de tórax, mamografia, dosagem do antígeno prostático específico e TC de abdome geralmente identifica o câncer subjacente.

TRATAMENTO

Compressão da medula espinal

O tratamento dos pacientes com CME consiste no alívio da dor e na restauração/preservação da função neurológica (Fig. 75-2). O tratamento da CMME requer uma abordagem multidisciplinar.

Radioterapia e glicocorticoides, em geral, são os tratamentos de escolha para a maioria dos pacientes com CME. A decisão terapêutica envolve uma avaliação dos fatores neurológicos (N), oncológicos (O), mecânicos (M) e sistêmicos (S). A avaliação NOMS foi desenvolvida por pesquisadores do Memorial Sloan Kettering Cancer Center (MSKCC) para a elaboração de um algoritmo para o tratamento da CME. A avaliação neurológica baseia-se no grau de CME epidural, mielopatia e/ou radiculopatia funcional. A avaliação oncológica envolve a radiossensibilidade da neoplasia. Para tumores radiorresistentes, a radioterapia estereotáxica corporal (SBRT, de *stereotactic body radiotherapy*) é a abordagem preferencial. A administração segura da SBRT exige uma margem de 2 a 3 mm de distância a partir da medula espinal. A cirurgia de separação seguida de SBRT é necessária em pacientes com CME de alto grau, devido a tumores radiorresistentes. A cirurgia de separação consiste na excisão circunferencial do tumor epidural para reconstituir o saco dural e fornecer uma margem de 2 mm para a administração segura de uma dose de radiação ablativa. Em pacientes com instabilidade mecânica ou retropulsão de fragmentos ósseos no canal vertebral ou na medula, a abordagem cirúrgica é o tratamento de escolha. Os fatores sistêmicos que precisam ser considerados incluem a extensão da doença e a presença de comorbidades clínicas, que determinam a capacidade do paciente de tolerar o tratamento planejado. A quimioterapia pode ser eficaz nos pacientes com tumores quimiossensíveis que foram previamente submetidos à radioterapia da mesma região e que não são candidatos à intervenção cirúrgica. Aqueles já submetidos à radioterapia para CMME, com uma progressão local do tumor, podem ser tratados com irradiação repetida por radiocirurgia estereotáxica (RCE) se não forem candidatos à cirurgia.

Os pacientes com fraturas dolorosas por compressão patológica sem instabilidade espinal podem se beneficiar da vertebroplastia ou cifoplastia percutânea, que consiste na injeção de cimento acrílico no interior de uma vértebra colapsada para estabilizar a fratura. Obtém-se a paliação da dor; foram descritos efeitos antitumorais locais. O extravasamento do cimento pode causar sintomas em cerca de 10% dos pacientes. Os bisfosfonatos e/ou o denosumabe podem ser úteis na prevenção da CME em pacientes com comprometimento ósseo.

A histologia do tumor é um determinante importante da recuperação e da sobrevida. O rápido início e a progressão dos sinais e sintomas são características de pior prognóstico.

HIPERTENSÃO INTRACRANIANA

Cerca de 25% dos pacientes com câncer morrem com metástases intracranianas. As neoplasias que mais produzem metástases cerebrais são os carcinomas de pulmão e mama e o melanoma. As metástases cerebrais costumam ocorrer em pacientes com doença sistêmica e, com frequência, causam sintomas significativos, incapacidade e morte precoce. A apresentação inicial das metástases cerebrais de um câncer primário previamente desconhecido é comum. O câncer de pulmão é a neoplasia primária mais frequente. A TC de tórax/abdome e a RM de crânio como exames complementares iniciais podem identificar um sítio adequado para biópsia na maioria dos pacientes.

Os sinais e os sintomas de um tumor cerebral metastático são semelhantes aos das outras lesões expansivas intracranianas: cefaleia, náuseas, vômitos, alterações comportamentais, convulsões e alterações neurológicas focais e progressivas. Em alguns casos, o início é súbito e semelhante a um acidente vascular cerebral (AVC), com aparecimento repentino de cefaleia, náuseas, vômitos e déficits neurológicos. Em geral, esse quadro é secundário à hemorragia no interior da metástase. Melanoma, tumores de células germinativas e neoplasias de células renais estão associados à incidência elevada de hemorragia intracraniana. A massa tumoral e o edema circundante podem causar obstrução da circulação do LCS, com consequente hidrocefalia. Os pacientes com hipertensão intracraniana podem apresentar papiledema, anormalidades visuais e rigidez de nuca. À medida que a lesão aumenta, o tecido cerebral pode ser deslocado pelas aberturas fixas do cérebro, produzindo várias síndromes de herniação.

A RM com gadolínio é mais sensível que a TC, revelando comprometimento das meninges e pequenas lesões, principalmente no tronco encefálico e no cerebelo. Na RM, as metástases cerebrais se apresentam como múltiplas lesões de tamanhos variados, com áreas circundantes de edema de baixa densidade.

Também foi relatada a ocorrência de hipertensão intracraniana ("pseudotumor cerebral") em consequência de terapia com tretinoína para a leucemia promielocítica aguda.

TRATAMENTO

Hipertensão intracraniana

Dexametasona é o melhor tratamento inicial para todos os pacientes sintomáticos com metástases cerebrais. O sucesso atual da imunoterapia para tumores cerebrais primários e metastáticos pode suprimir ou limitar o uso de glicocorticoides, visto que esses podem diminuir a resposta antitumoral. Deve-se considerar o uso do bevacizumabe em pacientes corticoide-dependentes, bem como em pacientes que apresentam edema cerebral sintomático em vigência de imunoterapia. Na presença de lesões múltiplas, está indicada a radioterapia cerebral total. Indivíduos com metástase cerebral única e doença extracraniana controlada podem ser tratados por excisão cirúrgica da lesão, seguida de radioterapia cerebral total, principalmente se tiverem idade inferior a 60 anos. Os tumores radiorresistentes devem ser removidos, quando possível. A radiocirurgia estereotáxica (RCE) é recomendada para pacientes com um número limitado de metástases cerebrais (de 1 a 4), que apresentam doença sistêmica estável ou razoáveis opções de tratamento sistêmico, e para aqueles com pequeno número de lesões metastáticas, nos quais a radioterapia cerebral total não foi bem-sucedida. Com *gamma knife* ou acelerador linear, vários feixes pequenos e bem colimados de radiação ionizante destroem as lesões identificadas pela RM. Alguns pacientes com hipertensão intracraniana associada à hidrocefalia podem se beneficiar da colocação de derivação. Se a deterioração neurológica não for revertida com tratamento clínico, pode ser necessária a realização de ventriculotomia para drenagem do LCS ou craniotomia para remoção de tumores ou hematomas.

Os agentes de terapia-alvo e os inibidores de *checkpoint* possuem atividade significativa nas metástases cerebrais do câncer de pulmão de não pequenas células, câncer de mama, câncer renal e melanoma.

MENINGITE NEOPLÁSICA

A invasão neoplásica das leptomeninges é uma complicação dos tumores primários e metastáticos do sistema nervoso central (SNC). A incidência estimada é de 3 a 8% dos pacientes com câncer. Melanoma, carcinomas de mama e pulmão, linfomas (inclusive os associados à Aids) e leucemias agudas são as causas mais comuns. Os subtipos lobular ou triplo-negativo de câncer de mama, bem como os tumores com expressão do receptor do fator de crescimento epidérmico (EGFR) mutante ou o rearranjo da cinase do linfoma anaplásico (ALK) no câncer de pulmão de não pequenas células (CPNPC), têm maior probabilidade de apresentar comprometimento do SNC, incluindo meningite neoplásica e metástases cerebrais. Metástases intraparenquimatosas sincrônicas ocorrem em 11 a 31% dos pacientes com meningite neoplásica. Os implantes nas leptomeninges são comuns em pacientes submetidos a ressecções de metástases cerebrais ou que receberam radioterapia estereotáxica para elas.

Em geral, os pacientes apresentam sinais e sintomas neurológicos multifocais, como cefaleia, anormalidade da marcha, alterações mentais, náuseas e vômitos, convulsões, dor lombar ou radicular e fraqueza dos membros. Os sinais incluem paralisia de nervos cranianos, fraqueza de extremidades, parestesias e diminuição dos reflexos tendíneos profundos.

O diagnóstico é feito pela demonstração de células malignas; contudo, até 40% dos pacientes podem ter citologia falso-negativa. Quase sempre, há níveis elevados de proteínas no LCS (exceto na leucemia de células T do adulto associada ao HTLV-1). Nos pacientes com sinais e sintomas neurológicos compatíveis com meningite neoplásica, cuja citologia do LCS é negativa, a punção lombar deve ser repetida pelo menos mais uma vez para citologia. Os achados da RM que sugerem meningite neoplásica incluem realce leptomeníngeo, subependimal, dural ou de nervos cranianos; lesões cerebrais superficiais; nódulos intradurais; e hidrocefalia comunicante. A RM de medula espinal é necessária para a avaliação das meningites neoplásicas não leucêmicas, uma vez que cerca de 20% dos pacientes têm anormalidades medulares, incluindo nódulos com realce intradural típicos do acometimento das leptomeninges. O envolvimento da cauda equina é comum, mas lesões também podem ser encontradas em qualquer nível do canal medular. O valor da RM para o diagnóstico de doença leptomeníngea é limitado em pacientes com doença maligna hematopoiética. Os exames do fluxo de LCS marcado radioativamente são anormais em até 70% dos pacientes com meningite neoplásica. Obstrução da via de saída ventricular, fluxo anormal no canal medular e redução do fluxo nas convexidades cerebrais podem alterar a distribuição dos agentes quimioterápicos intratecais, reduzindo sua eficácia ou acentuando seus efeitos tóxicos. A radioterapia pode corrigir as anormalidades do fluxo de LCS antes da administração da quimioterapia intratecal. A meningite neoplásica também pode provocar hipertensão intracraniana e hidrocefalia. A colocação de uma derivação ventriculoperitoneal pode aliviar efetivamente os sintomas nesses pacientes.

O desenvolvimento de meningite neoplásica geralmente ocorre quando a doença extracraniana não está controlada; portanto, o prognóstico é desfavorável (sobrevida mediana de 10-12 semanas). Entretanto, o tratamento da meningite neoplásica pode aliviar os sintomas e controlar a disseminação para o SNC.

TRATAMENTO
Meningite neoplásica

A quimioterapia intratecal ou sistêmica é usada para controlar a doença leptomeníngea em todo o neuroeixo. A quimioterapia intratecal, em geral metotrexato, citarabina ou tiotepa, é administrada por punção lombar ou por reservatório intraventricular (de Ommaya). Entre os tumores sólidos, o câncer de mama tem melhor resposta ao tratamento. A radioterapia focal pode desempenhar um papel na doença volumosa e nas lesões sintomáticas ou obstrutivas. A terapia-alvo, como a administração sistêmica de inibidores de tirosina-cinase (TKIs) de EGFR no câncer de pulmão de não pequenas células, pode levar a uma melhora em alguns pacientes com disseminação leptomeníngea. Para pacientes com meningite neoplásica por leucemia aguda ou linfoma, o tratamento da neoplasia de base pode resolver também a doença no SNC.

CONVULSÕES

As convulsões que ocorrem nos pacientes com câncer podem ser causadas pelo próprio tumor, por distúrbios metabólicos, danos causados pela radioterapia, infartos cerebrais, encefalopatias relacionadas à quimioterapia ou infecções do SNC. A doença metastática para o SNC é a causa mais comum das convulsões nos pacientes com câncer. Entretanto, as convulsões são mais comuns com tumores cerebrais primários do que com lesões cerebrais metastáticas. Em 6 a 29% dos casos, a convulsão é a primeira manifestação das metástases do SNC. Cerca de 10% dos pacientes com metástases no SNC acabam desenvolvendo convulsões. Os tumores que afetam os lobos frontal, temporal e parietal estão mais comumente associados às convulsões do que as lesões occipitais. O quadro também não é comum nas lesões da fossa posterior e da sela turca. As convulsões são comuns nas metástases de melanoma para o SNC e em tumores cerebrais primários de grau baixo. Muito raramente, agentes citotóxicos, como etoposídeo, bussulfano, ifosfamida e clorambucila, podem provocar convulsões. O tratamento com anticorpos biespecíficos e com células T com receptor de antígeno quimérico (CAR) também pode causar toxicidade no SNC, incluindo convulsões e encefalopatia. Outra causa de convulsões relacionadas com o tratamento antineoplásico é a síndrome da leucoencefalopatia posterior reversível (SLPR). A quimioterapia, a terapia-alvo e a imunoterapia foram associadas ao desenvolvimento de SLPR. A SLPR ocorre em pacientes submetidos a transplante de medula óssea alogênica ou a transplante de órgãos sólidos. Caracteriza-se por cefaleia, alteração da consciência, crises convulsivas generalizadas, distúrbios visuais, hipertensão e edema vasogênico simétrico da substância branca posterior na TC/RM. As convulsões podem ser inicialmente focais, mas em geral são generalizadas.

TRATAMENTO
Convulsões

Pacientes com convulsões devido a metástases do SNC devem receber tratamento anticonvulsivante com fenitoína ou levetiracetam. Se esses medicamentos não forem eficazes, o ácido valproico pode ser adicionado. A terapia anticonvulsivante profilática não é recomendada. Em pacientes pós-craniotomia, o tratamento profilático pode ser retirado na primeira semana após a cirurgia. A maioria desses medicamentos, incluindo a fenitoína, induz o citocromo P450 (CYP450), que altera o metabolismo de muitos agentes antitumorais, incluindo o irinotecano, os taxanos e o etoposídeo, bem como agentes-alvo moleculares, incluindo imatinibe, gefitinibe, erlotinibe, tipifarnibe, sorafenibe, sunitinibe, tensirolimo, everolimo e vemurafenibe. O levetiracetam e o topiramato são agentes anticonvulsivantes que não são metabolizados pelo sistema hepático de CYP450, não afetando o metabolismo de outras medicações, sendo, portanto, o tratamento preferencial. A ressecção cirúrgica e outros tratamentos antitumorais, como a radioterapia e a quimioterapia, podem melhorar o controle das convulsões.

LEUCOSTASE PULMONAR E INTRACEREBRAL

A síndrome de leucostase associada à hiperleucocitose é uma complicação potencialmente fatal da leucemia aguda (principalmente da leucemia mieloide), que pode ocorrer quando a contagem de blastos periféricos for > 100.000/mL. A incidência da hiperleucocitose varia de 5 a 13% na leucemia mieloide aguda (LMA) e de 10 a 30% na leucemia linfoide aguda (LLA); contudo, a leucostase é rara na leucemia linfoide. As contagens elevadas de blastos aumentam a viscosidade do sangue e, consequentemente, reduzem o fluxo, permitindo que os agregados de células leucêmicas mieloides primitivas invadam o endotélio, provocando hemorragia. O cérebro e os pulmões são os órgãos mais afetados. Os pacientes com leucostase cerebral podem apresentar estupor, cefaleia, tontura, zumbido, distúrbios visuais, ataxia, confusão, coma ou morte súbita. Ao exame físico, podem estar presentes papiledema, dilatação/ingurgitamento da veia da retina, hemorragias retinianas e déficit focal. A leucostase pulmonar pode se apresentar como angústia respiratória e hipoxemia, progredindo para insuficiência respiratória. As radiografias de tórax podem ser normais, porém, em geral, mostram infiltrados intersticiais ou alveolares. A hiperleucocitose, raramente, causa isquemia aguda dos membros inferiores, trombose da veia renal, isquemia miocárdica, infarto intestinal e priapismo. Os resultados da gasometria arterial devem ser interpretados com cautela. O consumo rápido do oxigênio plasmático pelo elevado número de leucócitos presentes na amostra pode produzir níveis artificialmente baixos de oxigênio arterial e, portanto, a oximetria de pulso é um método mais confiável para avaliar a oxigenação desses pacientes. A hidroxiureia pode reduzir rapidamente os níveis de células blásticas, enquanto a avaliação diagnostica está sendo realizada. Uma vez estabelecido o diagnóstico, é necessário o início imediato de quimioterapia de indução efetiva. Deve-se utilizar a leucaférese em pacientes com sintomas de hiperleucocitose, os quais apresentam também maior risco de coagulação intravascular disseminada e síndrome de lise tumoral. A monitorização dessas complicações é essencial durante a terapia de indução e medidas preventivas e terapêuticas devem ser realizadas. A depleção do volume intravascular e as transfusões sanguíneas desnecessárias podem aumentar a viscosidade sanguínea e agravar a síndrome de leucostase. A leucostase é raramente um sinal da hiperleucocitose associada à leucemia linfoide crônica ou à leucemia mieloide crônica.

Quando a leucemia promielocítica aguda é tratada com agentes que estimulam a diferenciação celular, como a tretinoína e o trióxido de arsênio, a leucostase cerebral ou pulmonar pode ocorrer à medida que as células tumorais se diferenciam em neutrófilos maduros. Essa complicação pode ser evitada pelo uso de quimioterapia citotóxica, juntamente com os agentes de diferenciação.

HEMOPTISE

A hemoptise pode ser causada por condições benignas, mas o câncer de pulmão é responsável por uma porcentagem expressiva dos casos. Até 20% dos pacientes com câncer de pulmão têm hemoptise em alguma fase de sua evolução. Outras causas incluem metástases endobrônquicas dos tumores carcinoides, das neoplasias de mama e cólon, do carcinoma renal e do melanoma. Em geral, é difícil avaliar o volume do sangramento. A hemoptise maciça é definida por perdas > 200 a 600 mL de sangue em 24 horas. Contudo, qualquer sangramento deve ser considerado maciço se colocar em risco a vida do paciente. Quando há dificuldade respiratória, a hemoptise deve ser tratada como emergência. As prioridades devem consistir em manter a via aérea, otimizar a oxigenação e estabilizar o estado hemodinâmico. Se o lado do sangramento for conhecido, o paciente deve ser colocado na posição de decúbito lateral, com o lado do sangramento para baixo, a fim de se evitar a aspiração para o pulmão não afetado, e deve ser oferecido suporte de oxigênio. Se o sangramento volumoso persistir ou se houver comprometimento das vias aéreas, deve-se realizar intubação orotraqueal e broncoscopia de emergência. Se for detectado o local do sangramento, o paciente deve ser submetido a um procedimento cirúrgico definitivo ou a lesão deve ser tratada com *laser* de neodímio:ítrio-alumínio-garnet (Nd:YAG), coagulação por plasma de argônio ou eletrocauterização. Em pacientes estáveis, a angiotomografia computadorizada por multidetectores mapeia as artérias brônquicas e sistêmicas, identificando a fonte do sangramento e a patologia subjacente com alta sensibilidade. A hemoptise maciça geralmente se origina da circulação brônquica de alta pressão. A embolização da artéria brônquica é considerada o procedimento definitivo de primeira linha para o tratamento da hemoptise, podendo controlar o sangramento ativo em 75 a 90% dos pacientes e possibilitando a realização do procedimento cirúrgico definitivo com mais segurança, quando indicado.

A embolização sem intervenção cirúrgica definitiva está associada à recidiva do sangramento em 20 a 50% dos casos. Em geral, a hemoptise recidivante responde a uma segunda embolização. Alguns pacientes podem desenvolver uma síndrome pós-embolização, caracterizada por dor pleurítica, febre, disfagia e leucocitose, que persistem por 5 a 7 dias e regridem com tratamento sintomático. A necrose da parede brônquica ou esofágica, o infarto agudo do miocárdio e o infarto da medula espinal são complicações raras. A cirurgia, como uma estratégia de salvamento, é indicada após a falha da embolização e está associada a uma melhor sobrevida quando realizada de modo eletivo.

Nas neoplasias hematológicas, a hemorragia pulmonar, com ou sem hemoptise, costuma estar associada às infecções fúngicas, principalmente por espécies de *Aspergillus*. Após a reversão da granulocitopenia, os infiltrados pulmonares da aspergilose podem formar cavidades e causar hemoptise maciça. A trombocitopenia e os distúrbios da coagulação devem ser corrigidos, quando possível. A avaliação cirúrgica é recomendada em pacientes com lesões cavitárias associadas à aspergilose.

O bevacizumabe, um anticorpo dirigido contra o fator de crescimento do endotélio vascular (VEGF), inibe a angiogênese e foi associado à hemoptise potencialmente fatal nos pacientes com câncer pulmonar de não pequenas células, principalmente os de células escamosas. Nesses pacientes, lesões cavitárias ou hemoptise ($\geq$ 2,5 mL) nos últimos 3 meses aumentam o risco de hemorragia pulmonar.

OBSTRUÇÃO DAS VIAS AÉREAS

O termo *obstrução das vias aéreas* refere-se ao bloqueio no nível dos brônquios principais ou acima deles. Essa condição pode ser causada pelo crescimento intraluminal do tumor ou pela compressão extrínseca das vias aéreas. A etiologia maligna mais comum de obstrução das vias aéreas é a invasão por um tumor primário adjacente, mais comumente o câncer de pulmão, seguido pelo câncer de esôfago, câncer de tireoide e doenças malignas do mediastino, incluindo os linfomas. Os tumores primários extratorácicos, como as neoplasias de rim, cólon ou mama, podem causar obstrução da via aérea através de invasão metastática endobrônquica e/ou de linfonodos mediastinais. As manifestações clínicas incluem dispneia, hemoptise, estridor, sibilos, tosse intratável, pneumonia pós-obstrutiva e rouquidão. Em geral, as radiografias de tórax revelam lesões obstrutivas, enquanto a TC determina a extensão do tumor. Oxigênio umidificado frio, glicocorticoides e ventilação com um composto de hélio e oxigênio (Heliox) podem proporcionar alívio transitório. Quando a obstrução for proximal à laringe, a traqueostomia pode salvar a vida do paciente. Para obstruções mais distais, em particular lesões intrínsecas com obstrução incompleta da via aérea, certos tratamentos podem produzir alívio imediato dos sintomas, como a broncoscopia com citorredução mecânica e dilatação; tratamentos de ablação, incluindo *laser*, terapia fotodinâmica, coagulação com plasma de argônio e a eletrocauterização; ou a colocação de um *stent* (Fig. 75-3). A radioterapia (irradiação externa ou braquiterapia) associada ao uso de glicocorticoides também pode desobstruir as vias aéreas. A compressão extrínseca sintomática pode ser tratada paliativamente com a colocação de *stents*. Pacientes com tumores primários das vias aéreas, como carcinoma escamoso, tumor carcinoide, carcinoma adenocístico ou câncer de pulmão de não pequenas células devem ser submetidos à cirurgia, quando possível.

EMERGÊNCIAS METABÓLICAS

HIPERCALCEMIA

A hipercalcemia é a síndrome paraneoplásica mais comum. A sua patogênese e tratamento são discutidos nos Capítulos 93 e 410.

SÍNDROME DE SECREÇÃO INAPROPRIADA DE HORMÔNIO ANTIDIURÉTICO

A hiponatremia é uma anormalidade eletrolítica comum em pacientes com câncer, e a síndrome de secreção inapropriada de hormônio antidiurético (SIADH) é a causa mais comum entre esses pacientes. A SIADH é discutida de modo detalhado nos Capítulos 93 e 381.

ACIDOSE LÁCTICA

A acidose láctica é uma complicação metabólica rara e potencialmente fatal do câncer. Quando associada com sepse e falência circulatória, é um evento pré-terminal comum em muitas neoplasias; pode surgir em pacientes com leucemia, linfoma ou tumores sólidos, mesmo na ausência de hipoxemia.

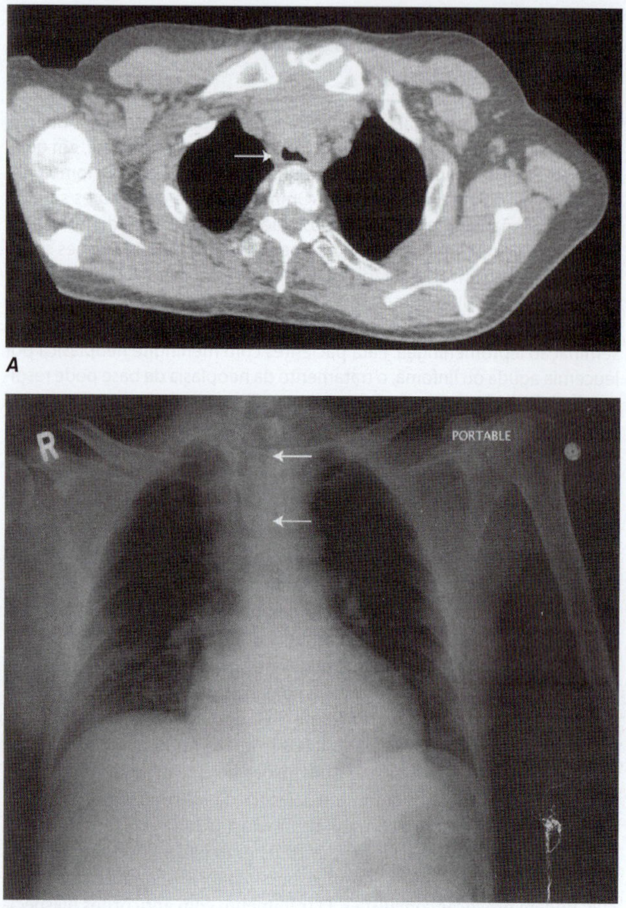

A

B

FIGURA 75-3 Obstrução das vias aéreas. *A.* Tomografia computadorizada de um homem de 62 anos de idade com obstrução traqueal causada por carcinoma renal, mostrando uma massa paratraqueal com invasão/obstrução da traqueia (*seta*). ***B.*** Radiografia de tórax do mesmo paciente após colocação de *stent* (*setas*).

Em alguns casos, a hipoglicemia também está presente. O acometimento extenso do fígado pelo tumor com frequência está presente. Na maioria dos casos, a redução do metabolismo e o aumento da produção de lactato pelo tumor contribuem para a sua acumulação. O aumento na expressão de enzimas glicolíticas e a disfunção mitocondrial das células tumorais podem contribuir para a produção aumentada de lactato. Portadores do vírus da imunodeficiência humana (HIV) apresentam um maior risco de desenvolver linfoma agressivo e, nesses casos, a acidose láctica pode estar relacionada ao rápido crescimento do tumor ou aos efeitos tóxicos dos inibidores nucleosídeos da transcriptase reversa. Os sinais e sintomas da acidose láctica são taquipneia, taquicardia, alterações do estado mental e hepatomegalia. O nível sérico do ácido láctico pode alcançar 10 a 20 mmol/L (90-180 mg/dL). Deve-se priorizar o tratamento da doença subjacente. *O risco da acidose láctica é decorrente da acidose, e não do lactato.* O bicarbonato de sódio deve ser administrado se a acidose for muito grave ou se a produção de íons hidrogênio for muito rápida ou descontrolada. Outras opções de tratamento incluem terapia renal substitutiva, como a hemodiálise, e reposição de tiamina. O prognóstico é desfavorável, apesar do tratamento.

HIPOGLICEMIA

A hipoglicemia persistente pode estar associada, a outros tumores sólidos, além do câncer de células das ilhotas pancreáticas. Em geral, esses tumores são volumosos; neoplasias de origem mesenquimal, hepatomas e tumores adrenocorticais são exemplos. Os tumores mesenquimais costumam se localizar no retroperitônio ou no tórax. Obnubilação, confusão mental e alterações comportamentais ocorrem no período pós-absortivo e podem estar presentes antes do diagnóstico do tumor. Esses tumores frequentemente secretam o fator de crescimento semelhante à insulina II (IGF-II) parcialmente processado, um hormônio capaz de ativar os receptores de insulina e causar hipoglicemia. Os tumores que secretam IGF-II de alto peso molecular não completamente processado caracterizam-se pelo aumento da razão entre IGF-II e IGF-I, níveis suprimidos de insulina e peptídeo C, bem como concentrações inapropriadamente baixas do hormônio do crescimento e do β-hidroxibutirato. Raramente, a hipoglicemia é secundária à secreção de insulina por um carcinoma que não seja de células das ilhotas pancreáticas. A disfunção hepática causada pelas metástases do fígado e o consumo acelerado de glicose pelo tumor podem contribuir para a hipoglicemia. Se a ressecção do tumor não for possível, os sintomas de hipoglicemia podem ser aliviados com administração de glicose, glicocorticoides, hormônio do crescimento recombinante ou glucagon.

A hipoglicemia pode ser artificial; hiperleucocitose da leucemia, doença mieloproliferativa, reações leucemoides e tratamento com fator estimulador de colônias podem aumentar o consumo de glicose na amostra de sangue coletada, levando à pseudo-hipoglicemia.

INSUFICIÊNCIA SUPRARRENAL

Nos pacientes com câncer, a insuficiência suprarrenal pode passar despercebida, uma vez que os sinais e sintomas como náuseas, vômitos, anorexia e hipotensão postural são inespecíficos e podem ser atribuídos erroneamente à progressão do câncer ou ao seu tratamento. A insuficiência suprarrenal primária pode ser causada pela invasão das glândulas por lesões metastáticas (neoplasias de pulmão, mama, cólon ou rim; linfoma), pela ressecção cirúrgica bilateral das suprarrenais ou pela necrose hemorrágica associada à sepse ou à anticoagulação. A redução da síntese dos esteroides suprarrenais pode ocorrer nos pacientes em tratamento com mitotano, cetoconazol ou aminoglutetimida, ou nos quais o tratamento com glicocorticoides é rapidamente reduzido. O acetato de megestrol, utilizado para tratar a caquexia associada ao câncer e ao HIV, pode suprimir os níveis plasmáticos do cortisol e do hormônio adrenocorticotrófico (ACTH). Os pacientes em uso desse fármaco podem desenvolver insuficiência suprarrenal, e mesmo os indivíduos com disfunção suprarrenal assintomática podem ter reservas suprarrenais insuficientes caso desenvolvam uma doença aguda. Paradoxalmente, alguns pacientes podem desenvolver síndrome de Cushing e/ou hiperglicemia em consequência da atividade glicocorticoide do acetato de megestrol. O ipilimumabe, um anticorpo anti-CTLA-4 utilizado para o tratamento de melanoma, pode causar comprometimento autoimune, incluindo enterocolite, hipofisite (resultando em insuficiência suprarrenal secundária), hepatite e, raramente, insuficiência suprarrenal primária. A hipofisite autoimune pode se apresentar com cefaleia, defeitos do campo visual e deficiências de hormônios hipofisários (hipopituitarismo), que levam à insuficiência suprarrenal (incluindo a crise suprarrenal) ou hipotireoidismo. Os sintomas da hipofisite associada ao ipilimumabe ocorrem dentro de 6 a 12 semanas após o início da terapia. A RM revela realce homogêneo da hipófise. O tratamento inicial consiste em administração precoce de glicocorticoides e reposição hormonal. O papel dos glicocorticoides em altas doses no tratamento da hipofisite não está bem esclarecido, já que podem não contribuir para a recuperação da função hipofisária. Pode-se observar também a ocorrência de adrenalite autoimune com o uso do anticorpo anti-CTLA-4. Geralmente, a disfunção hipofisária é permanente, exigindo terapia de reposição hormonal em longo prazo. Outros inibidores de *checkpoints*, como anticorpos monoclonais dirigidos contra a proteína de morte celular programada 1 (PD-1) – um receptor inibitório expresso por células T ou um de seus ligantes (PD-L1) – raramente causam hipofisite (cerca de 1% dos casos). A adrenalite autoimune é mais frequente com o uso de PD-1/PD-L1 do que com inibidores do CTLA-4, porém a incidência ainda assim é baixa. Em crianças, a irradiação do crânio para tumores cerebrais pode afetar o eixo hipotálamo-hipófise-suprarrenal, resultando em insuficiência suprarrenal secundária. Em casos raros, a invasão metastática causa insuficiência suprarrenal primária como primeira manifestação de neoplasia maligna oculta. Metástases hipofisárias ou hipotalâmicas foram detectadas na necrópsia de até 5% dos pacientes com câncer, porém a insuficiência suprarrenal secundária a elas é rara.

A insuficiência suprarrenal aguda é potencialmente fatal. O tratamento de uma suspeita de crise suprarrenal deve ser iniciado logo após a coleta de uma amostra de soro para níveis de cortisol e ACTH (Cap. 386).

EMERGÊNCIAS RELACIONADAS AO TRATAMENTO

SÍNDROME DE LISE TUMORAL

A síndrome de lise tumoral (SLT) caracteriza-se por hiperuricemia, hiperpotassemia, hiperfosfatemia e hipocalcemia, e é causada pela destruição de um grande número de células neoplásicas que estão em rápida proliferação. Acidose e lesão renal aguda também podem estar presentes.

A SLT costuma estar associada ao tratamento do linfoma de Burkitt, da leucemia linfoblástica aguda e de outros linfomas de proliferação rápida, mas também pode ocorrer nas leucemias crônicas e, raramente, nos tumores sólidos. Essa síndrome tem sido observada em pacientes com leucemia linfocítica crônica após tratamento com nucleosídeos, como a fludarabina, e a sua frequência está aumentada em neoplasias linfoides tratadas com venetoclax, um antagonista de Bcl-2. A SLT também foi associada ao tratamento com glicocorticoides; agentes hormonais, como letrozol e tamoxifeno; e anticorpos monoclonais, como rituximabe, obinutuzumabe, ofatumumabe e gentuzumabe. Em geral, ocorre durante ou logo após (1 a 5 dias) a quimioterapia. Raramente, a necrose espontânea da neoplasia maligna pode causar SLT.

A hiperuricemia pode ocorrer durante a quimioterapia. O tratamento efetivo destrói as células malignas e aumenta os níveis séricos do ácido úrico derivado da renovação dos ácidos nucleicos. Em razão do ambiente ácido local, o ácido úrico pode precipitar nos túbulos, na medula e nos ductos coletores dos rins, causando insuficiência renal. A acidose láctica e a desidratação podem contribuir para essa precipitação. A presença de cristais de ácido úrico na urina é uma forte evidência de nefropatia uricêmica. A razão entre o ácido úrico e a creatinina urinária é > 1 em pacientes com nefropatia hiperuricêmica aguda e < 1 na lesão renal por outras causas. Outros eventos podem levar à insuficiência renal na SLT. O fosfato de cálcio também precipita no interstício e na microvasculatura renal, provocando nefrocalcinose. Ambos os tipos de cristais são tóxicos para o epitélio tubular e induzem respostas inflamatórias e pró-oxidativas locais ativas. O ácido úrico solúvel pode causar alterações hemodinâmicas, com diminuição do fluxo sanguíneo renal devido à vasoconstrição, e comprometimento da autorregulação (via independente de cristais).

A hiperfosfatemia, que pode ser causada pela liberação das reservas intracelulares de fosfato em consequência da lise tumoral, provoca redução proporcional do cálcio sérico, causando irritabilidade neuromuscular grave e tetania. A deposição do fosfato de cálcio nos rins e a hiperfosfatemia podem causar insuficiência renal. O potássio é o principal cátion intracelular, e a destruição maciça das células malignas pode causar hiperpotassemia. A hiperpotassemia em pacientes com insuficiência renal pode, rapidamente, se tornar potencialmente fatal, por provocar arritmias ventriculares e morte súbita.

A probabilidade de SLT nos pacientes com linfoma de Burkitt está relacionada com o volume tumoral e a função renal. A hiperuricemia e os níveis séricos elevados de lactato-desidrogenase (LDH > 1.500 U/L), ambos relacionados com o volume total do tumor, também contribuem para o risco de desenvolver SLT. Nesses casos, os exames recomendados antes do tratamento incluem hemograma completo, dosagens bioquímicas séricas e exame comum de urina. As contagens elevadas de leucócitos e plaquetas podem aumentar artificialmente os níveis de potássio ("pseudo-hiperpotassemia"), devido à lise que ocorre na amostra de sangue coletada. Nesses casos, deve-se dosar o potássio plasmático, em vez do seu nível sérico. Na pseudo-hiperpotassemia, não há anormalidades eletrocardiográficas. Nos pacientes com função renal basal alterada, os rins e a região retroperitoneal devem ser avaliados por ultrassonografia e/ou TC para excluir a existência de uropatia obstrutiva. O débito urinário deve ser monitorizado.

TRATAMENTO

Síndrome de lise tumoral

A identificação dos pacientes em risco e a prevenção são as medidas mais importantes no controle dessa síndrome (Fig. 75-4). A abordagem preventiva consiste no uso de alopurinol e hidratação vigorosa. A alcalinização da urina com bicarbonato de sódio não é mais recomendada, uma vez que aumenta a solubilidade do ácido úrico, porém reduz a solubilidade de xantina, hipoxantina e fosfato de cálcio, com potencial de cristalização intratubular. O alopurinol intravenoso pode ser administrado aos pacientes que não toleram o tratamento oral. O febuxostate, um potente inibidor não purínico seletivo da xantinoxidase, é indicado para o tratamento de hiperuricemia. O seu uso está associado a menor risco de hipersensibilidade quando comparado ao alopurinol. Também não exige ajuste da dose em pacientes com comprometimento renal leve a moderado.

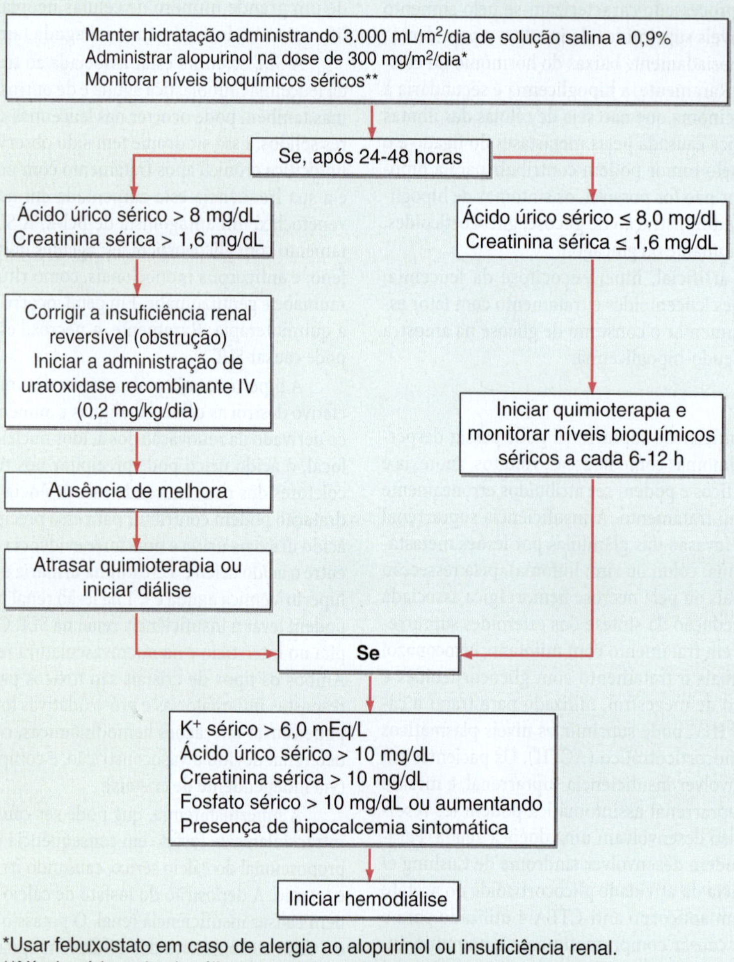

*Usar febuxostato em caso de alergia ao alopurinol ou insuficiência renal.
**Níveis séricos de eletrólitos, creatinina, cálcio, fosfato e ácido úrico.

FIGURA 75-4 **Manejo de pacientes com alto risco de síndrome de lise tumoral.**

O febuxostate possibilita um melhor controle dos níveis séricos de ácido úrico em comparação com o alopurinol em pacientes que apresentam neoplasias malignas hematológicas com risco de SLT intermediário a alto. Nos casos em que as medidas preventivas são insuficientes, a rasburicase (uratoxidase recombinante) pode ser eficaz, sobretudo na presença de insuficência renal. A uratoxidase, inexistente nos primatas, catalisa a conversão do ácido úrico (pouco solúvel) em alantoína (facilmente solúvel). A rasburicase atua rapidamente, reduzindo os níveis de ácido úrico em algumas horas; contudo, pode causar reações de hipersensibilidade, como broncospasmo, hipoxemia e hipotensão. Em pacientes de alto risco, o fármaco deve ser administrado como profilaxia da SLT. Está contraindicado para pacientes com deficiência de glicose-6-fosfato, os quais são incapazes de hidrolisar o peróxido de hidrogênio, um produto final da reação da uratoxidase. A rasburicase causa degradação enzimática *ex vivo* do ácido úrico em tubo de ensaio na temperatura ambiente, resultando em níveis de ácido úrico falsamente baixos durante o monitoramento laboratorial do paciente com SLT. Portanto, as amostras devem ser resfriadas imediatamente para desativar a uratoxidase. Apesar da profilaxia intensiva, SLT e/ou insuficiência renal oligúrica ou anúrica podem ocorrer. Frequentemente, a terapia renal substitutiva se faz necessária e deve ser considerada precocemente no curso. A hemodiálise é preferível. A hemofiltração é uma técnica que permite a remoção contínua e gradativa dos subprodutos celulares e de líquidos.

REAÇÕES À INFUSÃO DE ANTICORPOS HUMANOS

A infusão inicial de anticorpos humanos ou humanizados (p. ex., rituximabe, gentuzumabe, trastuzumabe, alentuzumabe, panitumumabe, brentuximabe vedotina, blinatumomabe) está associada a febre, náuseas, astenia e cefaleia em até metade dos pacientes. Broncospasmo e hipotensão ocorrem em 1% dos casos. As manifestações graves, como infiltrados pulmonares, síndrome da angústia respiratória aguda (SARA) e choque cardiogênico, ocorrem raramente. As anormalidades laboratoriais incluem níveis séricos elevados das aminotransferases hepáticas, trombocitopenia e prolongamento do tempo de protrombina. Acredita-se que a patogênese envolva a ativação de processos efetores imunes (células e complemento) e liberação de citocinas inflamatórias, como o fator de necrose tumoral α, o interferon γ, a interleucina (IL) 6 e a IL-10 (síndrome da liberação de citocinas [SLC]). Embora suas origens não sejam totalmente compreendidas, acredita-se que a SLC seja causada pela ativação de diversas células, incluindo monócitos/macrófagos e linfócitos T e B. Pode haver desenvolvimento de linfo-histiocitose hemofagocítica (LHH)/síndrome de ativação macrofágica (SAM) como parte da SLC, ambas manifestações graves.

A SLC grave pode exigir suporte intensivo para SARA e para hipotensão resistente. Demonstrou-se que o tocilizumabe é um tratamento efetivo para a SLC grave ou potencialmente fatal. Esse agente impede a ligação de IL-6 aos seus receptores, tanto solúveis quanto associados a células e, portanto, inibe a sinalização clássica e trans-IL-6. Foram usadas outras terapias direcionadas para citocinas, como o siltuximabe, um anticorpo monoclonal quimérico anti-IL-6, e a anacinra, um antagonista do receptor de IL-1.

A transferência adotiva de células T com receptor de antígeno quimérico CAR, constitui uma terapia promissora para os cânceres. A toxicidade aguda mais comum das células T CAR é a SLC, que pode estar associada à disfunção cardíaca e à neurotoxicidade. O tratamento consiste em cuidados de suporte e administração de tocilizumabe.

Ocorreram reações graves relacionadas com o rituximabe, na presença de números elevados ($> 50 \times 10^9$ linfócitos) de células circulantes com o antígeno-alvo (CD20). Isso leva à rápida queda das células tumorais circulantes, evidências eletrolíticas de SLT e, muito raramente, à morte. Também pode ocorrer aumento de enzimas hepáticas, dímeros-D e LDH, além de prolongamento do tempo de protrombina. A difenidramina, a hidrocortisona e o paracetamol frequentemente conseguem evitar ou suprimir os sintomas associados às infusões. Quando esses sintomas ocorrem, a infusão deve ser interrompida e reiniciada com a metade da velocidade inicial, após regressão dos sintomas.

SÍNDROME HEMOLÍTICO-URÊMICA

A síndrome hemolítico-urêmica (SHU) e, menos comumente, a púrpura trombocitopênica trombótica (PTT) (Cap. 317) raramente podem ocorrer após tratamento com fármacos antineoplásicos, como mitomicina, gencitabina, cisplatina, bleomicina, inibidores do proteassoma e inibidores do VEGF. Os dois primeiros são os agentes agressores mais comuns. Diferentemente da mitomicina, não existe nenhuma relação bem definida entre a dose cumulativa de gencitabina e o risco de SHU. Isso costuma ocorrer nos pacientes com carcinomas gástricos, pulmonares, colorretais, pancreáticos e mamários. Em um estudo, 35% dos pacientes não apresentaram evidências de câncer no início da síndrome. Também foi relatada a ocorrência de SHU/PTT secundária como complicação rara, porém às vezes fatal, do transplante de medula óssea.

Em geral, a SHU se instala 4 a 8 semanas após o último ciclo de quimioterapia, mas não é raro detectar sua ocorrência vários meses após o tratamento. Essa síndrome caracteriza-se por anemia hemolítica microangiopática, trombocitopenia e insuficiência renal. Outros sinais e sintomas comuns são dispneia, fraqueza, fadiga, oligúria e púrpura. É comum ocorrer hipertensão sistêmica e edema pulmonar. Hipertensão grave, edema pulmonar e rápido agravamento da hemólise com deterioração da função renal podem ocorrer após transfusão de sangue ou de hemocomponentes. Entre as anormalidades cardíacas estão arritmias atriais, atrito pericárdico e derrame pericárdico. O fenômeno de Raynaud é parte da síndrome em pacientes tratados com bleomicina.

As alterações laboratoriais incluem anemia moderada a grave associada à fragmentação das hemácias e contagens elevadas de esquizócitos no sangue periférico. Reticulocitose, níveis baixos de haptoglobina plasmática e elevados de LDH comprovam a hemólise. O nível sérico de bilirrubina costuma ser normal ou ligeiramente aumentado. O teste de Coombs é negativo. A contagem de leucócitos é normal e, quase sempre, há trombocitopenia ($< 100.000/\mu L$). A maioria dos pacientes apresenta um perfil de coagulação normal, embora alguns possam apresentar elevações discretas do tempo de trombina e dos produtos de degradação da fibrina. A concentração sérica de creatinina está elevada desde o início do quadro e mostra um padrão de agravamento subagudo depois de algumas semanas do início da azotemia. O exame comum de urina revela hematúria, proteinúria e cilindros granulosos ou hialinos; podem estar presentes imunocomplexos circulantes.

A lesão patológica fundamental parece ser a deposição de fibrina nas paredes dos capilares e das arteríolas; esses depósitos são semelhantes aos que se formam na SHU por outras etiologias. Essas anormalidades da microcirculação afetam principalmente os rins e poucas vezes ocorrem em outros órgãos. A patogênese da SHU relacionada ao tratamento do câncer não é completamente compreendida, porém, o fator mais importante é o dano endotelial. As formas primárias de SHU/PTT estão relacionadas à diminuição do processamento do fator de von Willebrand por uma protease chamada ADAMTS13.

A taxa de mortalidade é alta, com a maioria dos óbitos ocorrendo em alguns meses. Há controvérsia quanto ao tratamento ideal da SHU induzida por quimioterapia. A remoção de imunocomplexos por plasmaférese, troca de plasma, imunoadsorção ou exsanguineotransfusão, as terapias com agentes antiplaquetários e anticoagulantes e a imunossupressão foram todas usadas com graus variáveis de sucesso.

O desfecho com a plasmaférese, em geral, não é satisfatório, assim como em muitos casos de PTT secundária. O rituximabe é utilizado com sucesso em pacientes com SHU induzida pela quimioterapia, bem como na PTT por deficiência de ADAMTS13. O eculizumabe, um inibidor do complemento, está aprovado pela Food and Drug Administration (FDA) e é considerado tratamento de primeira linha da SHU atípica. A vacinação contra *Neisseria meningitis* é obrigatória antes da administração do eculizumabe.

NEUTROPENIA E INFECÇÃO

Essas ainda são as complicações graves mais comuns do tratamento antineoplásico. Ambas são descritas de modo detalhado no Capítulo 74.

INFILTRADOS PULMONARES

Os pacientes com câncer podem apresentar dispneia associada a infiltrados intersticiais difusos nas radiografias de tórax. Esses infiltrados podem ser atribuídos à progressão do câncer preexistente, aos efeitos tóxicos do tratamento e/ou a outras doenças. A etiologia pode ser multifatorial, mas a maioria dos casos é atribuída ao tratamento. O infiltrado pulmonar pela neoplasia maligna foi descrito em pacientes com leucemia, linfoma, carcinoma de mama e outros tumores sólidos. Os vasos linfáticos pulmonares podem ser envolvidos difusamente pela neoplasia (linfangite carcinomatosa pulmonar), resultando na acentuação difusa das tramas intersticiais evidenciadas na radiografia de tórax. O paciente apresenta dispneia leve nas fases iniciais, podendo evoluir para insuficiência respiratória após algumas semanas. Em alguns casos, a dispneia precede as anormalidades detectáveis nas radiografias de tórax e é acompanhada por tosse seca. Essa síndrome é típica dos tumores sólidos. Nos pacientes com leucemia, é comum observar infiltrados neoplásicos peribrônquicos e peribronquiolares microscópicos difusos, embora possam ser assintomáticos. Entretanto, alguns pacientes apresentam infiltrados intersticiais difusos, síndrome de bloqueio alveolocapilar e angústia respiratória. O espessamento dos feixes broncovasculares e a proeminência das artérias periféricas são achados da TC sugestivos de infiltração leucêmica. Nessas situações, os glicocorticoides podem aliviar os sintomas, porém, a quimioterapia específica deve sempre ser iniciada imediatamente.

Vários agentes citotóxicos, como bleomicina, metotrexato, bussulfano, nitrosoureias, gencitabina, mitomicina, vinorelbina, docetaxel, paclitaxel, fludarabina, pentostatina e ifosfamida, podem causar lesões pulmonares. As apresentações clínicas mais comuns são de pneumonite intersticial, alveolite e fibrose pulmonar. Alguns agentes citotóxicos, como o metotrexato e a procarbazina, podem causar reações de hipersensibilidade aguda. A citosina-arabinosídeo foi associada a edema pulmonar não cardiogênico. O uso de múltiplos agentes citotóxicos, a radioterapia, as doenças pulmonares preexistentes e a administração de oxigênio suplementar podem potencializar os efeitos tóxicos pulmonares. Os pacientes devem ser sempre tratados com a menor FIO_2 possível, o suficiente para manter a saturação de hemoglobina.

O início dos sintomas pode ser insidioso, e as manifestações clínicas incluem dispneia, tosse seca e taquicardia. Ao exame físico, estão presentes estertores crepitantes basais bilaterais, estertores ao final da inspiração, febre e cianose. Em geral, as radiografias de tórax mostram um padrão intersticial ou, às vezes, intra-alveolar, mais evidente nas bases pulmonares, podendo ser simétrico. Alguns pacientes apresentam derrames pleurais pequenos. Sempre há hipoxemia com redução da capacidade de difusão do monóxido de carbono. Os glicocorticoides podem ser eficazes nos pacientes com toxicidade pulmonar associada à radioterapia ou à quimioterapia. De outro modo, o tratamento é de suporte.

Os agentes direcionados para alvos moleculares – imatinibe, erlotinibe e gefitinibe – são potentes inibidores das tirosinas-cinase. Esses medicamentos podem levar à doença pulmonar intersticial (DPI). No caso do gefitinibe, os fatores de risco independentes são fibrose preexistente, baixa capacidade funcional e radioterapia torácica prévia, com alta taxa de mortalidade. No Japão, a incidência de DPI associada ao gefitinibe foi de cerca de 4,5% em comparação a 0,5% nos Estados Unidos. O tensirolimo e o everolimo, ambos ésteres da rapamicina (sirolimo), são agentes que bloqueiam os efeitos do alvo da rapamicina em mamíferos (mTOR), uma enzima que desempenha um importante papel na regulação da síntese de proteínas que controlam a divisão celular. Esses agentes podem causar opacidades em vidro fosco (OVF) nos pulmões, com ou sem doença intersticial difusa ou consolidação parenquimatosa pulmonar. Os pacientes podem ser assintomáticos, com apenas achados radiológicos, ou podem ser sintomáticos. As manifestações clínicas incluem tosse, dispneia e/ou hipoxemia, e, eventualmente, sintomas sistêmicos, como febre e fadiga. A incidência de DPI induzida pelo everolimo também parece ser maior em pacientes japoneses. O tratamento inclui redução da dose ou retirada do medicamento e, em alguns casos, adição de glicocorticoides.

Os inibidores de *checkpoints* imunes (ICIs) da via de PD-1 e PD-L1 aprovados pela FDA, includindo nivolumabe, pembrolizumabe, durvalumabe, avelumabe, atezolizumabe e cemiplimabe, aumentam a atividade antitumoral ao bloquear os reguladores negativos da função das células T. A pneumonite imunomediada é rara (10%), porém pode representar uma complicação potencialmente fatal desses fármacos. Os sintomas de pneumonite consistem em tosse, dispneia e febre e, com frequência, envolvem apenas alterações radiográficas assintomáticas. A pneumonite caracteriza-se por lesões esparsas em vidro fosco e/ou infiltrados nodulares disseminados, predominantemente nos lobos inferiores. A identificação da causa exata de pneumonite em um paciente tratado com ICIs pode ser um desafio durante a pandemia de Covid-19 (Fig. 75-5*A*). As manifestações da Covid-19 na TC de tórax incluem um padrão de imagem de OVF pura, consolidações, nódulos, faixas fibrosas e padrões mistos, com distribuição levemente predominante nos lobos inferiores e em áreas periféricas do pulmão. O tratamento da pneumonite imunomediada inclui a suspensão temporária ou permanente do fármaco e a adição de glicocorticoides em altas doses (Fig. 75-5*B*).

A pneumonite por radiação e/ou a fibrose são efeitos colaterais relativamente frequentes da radioterapia do tórax. Pode ser aguda ou crônica. A toxicidade pulmonar induzida pela radiação depende do volume pulmonar irradiado, da dose por fração e da dose total de radiação. Quanto maior a área pulmonar irradiada, maior o risco de pneumonite associada. A quimioterapia concomitante, sobretudo esquemas incluindo paclitaxel, aumenta a toxicidade pulmonar. A pneumonite por radiação geralmente se desenvolve 2 a 6 meses após o término da radioterapia. O quadro clínico apresenta gravidade variável e consiste em dispneia, tosse com expectoração escassa, febre baixa e infiltrado discreto inicial nas radiografias de tórax. O infiltrado e as lesões teciduais, em geral, se restringem ao campo irradiado. A TC pode revelar OVF, consolidações, fibrose, cicatrização atelectásica, perda do volume pleural ou espessamento pleural. Os pacientes podem desenvolver infiltrados alveolares irregulares e broncogramas aéreos, os quais podem evoluir para insuficiência respiratória aguda que pode ser fatal em alguns casos. A biópsia de pulmão pode ser necessária para confirmar o diagnóstico. Os infiltrados assintomáticos detectados incidentalmente após a radioterapia não precisam ser tratados. Contudo, a prednisona deve ser administrada aos pacientes com febre ou outros sintomas, e a dose deve ser reduzida lentamente depois da resolução do quadro, tendo em vista que a interrupção repentina do corticoide pode levar à exacerbação da pneumonite. A fibrose tardia pós-irradiação pode ocorrer anos depois da radioterapia e caracteriza-se por dispneia aos esforços. A fibrose costuma ser leve, mas pode progredir para insuficiência respiratória crônica. O tratamento é de suporte.

A pneumonite pós-irradiação clássica que causa fibrose pulmonar é atribuída à produção local de citocinas induzida pela radiação, como o fator de crescimento derivado das plaquetas β (PDGF-β), fator de necrose tumoral (TNF), interleucinas e fator de crescimento transformador β (TGF-β).

A radioterapia esterotáxica corporal (SBRT) é um método terapêutico que tem sido aplicado ao tratamento de cânceres de pulmão de estágio I em pacientes inoperáveis. A SBRT fornece com precisão uma alta dose de irradiação a uma massa pulmonar definida por imagem em uma ou algumas sessões de tratamento. A maioria das alterações agudas após a SBRT ocorre dentro de mais de 3 meses após o tratamento, e o formato da lesão induzida pela SBRT corresponde ao tumor.

A pneumonia representa um problema comum em pacientes que recebem tratamento para câncer (Cap. 74). Em pacientes com infiltrados

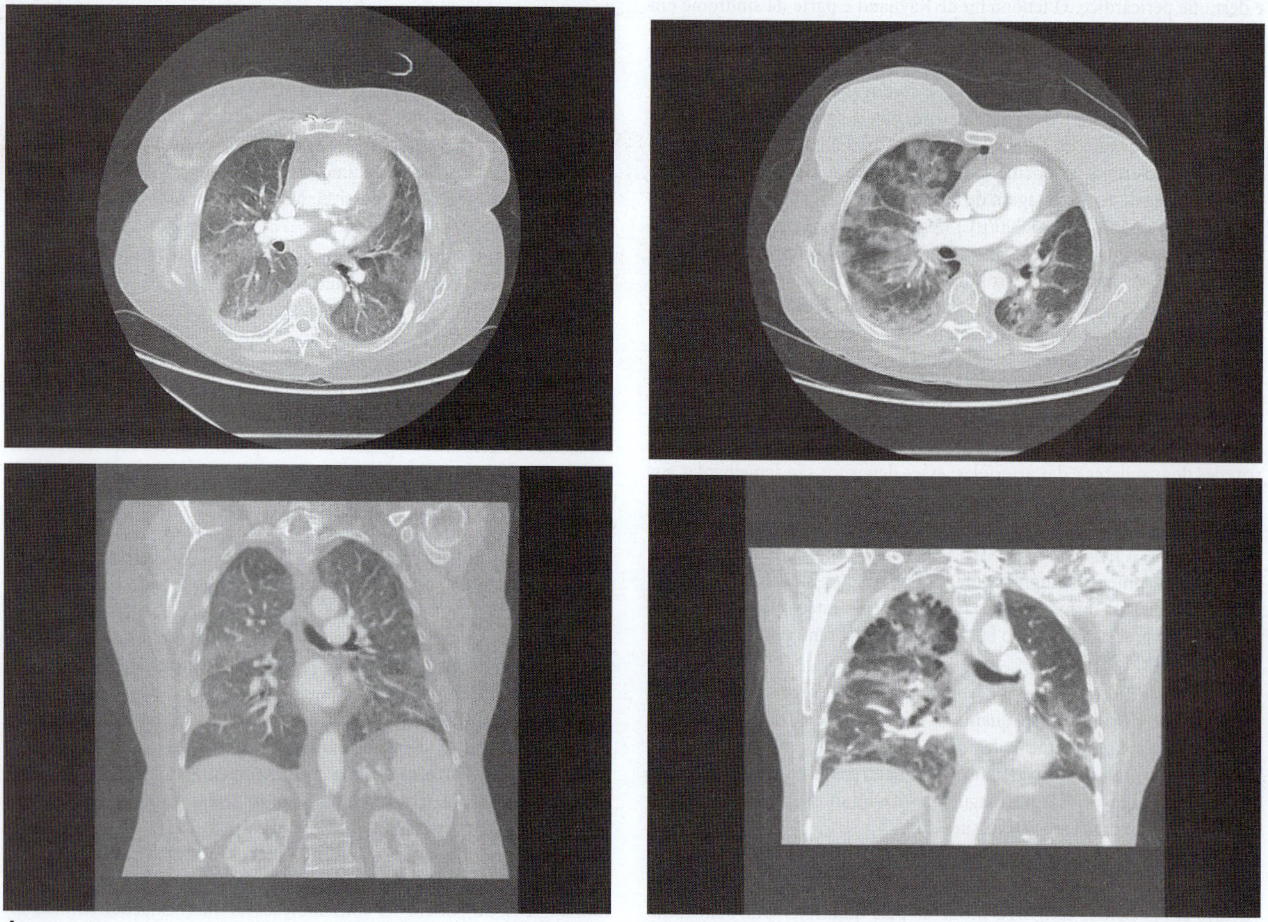

A *B*

FIGURA 75-5 ***A.*** Tomografia computadorizada de uma mulher de 63 anos de idade com adenocarcinoma metastático tratada com nivolumabe, apresentando pneumonia induzida por inibidor do *checkpoint* imune. O exame mostra espessamento septal interlobular e opacidades em vidro fosco difusas. ***B.*** Tomografia computadorizada de uma mulher de 68 anos de idade com adenocarcinoma de pulmão ressecado e pneumonia por Covid-19, mostrando opacidades em vidro fosco difusas, predominantemente periféricas e basais, e opacidade consolidativa, compatível com pneumonia por Covid multifocal.

pulmonares e sem febre, a insuficiência cardíaca e as embolias pulmonares são os principais diagnósticos diferenciais.

ENTEROCOLITE NEUTROPÊNICA

A *enterocolite neutropênica* (tiflite) é uma complicação possível do tratamento da leucemia aguda, caracterizada por inflamação e necrose do ceco e dos tecidos circunjacentes. No entanto, a enterocolite pode afetar qualquer segmento do trato gastrintestinal, inclusive intestino delgado, apêndice e cólon. Também é observada em pacientes com outras formas de câncer tratados com taxanos, 5-fluoruracila, irinotecano, vinorelbina, cisplatina, carboplatina e quimioterapia em altas doses (Fig. 75-6). Foi também relatada em pacientes com Aids, anemia aplásica, neutropenia cíclica, e reações idiossincrásicas a medicamentos envolvendo antibióticos e terapias imunossupressoras. O paciente apresenta dor no quadrante inferior direito do abdome, em geral com hipersensibilidade de rebote, e abdome tenso e distendido em vigência de febre e neutropenia. Diarreia líquida (geralmente com mucosa desprendida) e bacteremia são comuns, podendo ocorrer sangramento. As radiografias simples de abdome apresentam pouco valor diagnóstico. A TC pode evidenciar acentuado espessamento intestinal, em particular no ceco, com edema da parede intestinal, encarceramento mesentérico e ascite, e pode ajudar a diferenciar a enterocolite neutropênica de outras condições abdominais, como apendicite, diverticulite e colite associada ao *Clostridium difficile*, nessa população de alto risco. Pacientes que apresentam espessura da parede intestinal > 10 mm à ultrassonografia apresentam taxas elevadas de mortalidade. Entretanto, o espessamento da parede intestinal é muito mais marcante nos pacientes com colite por *C. difficile*. A pneumatose intestinal é o achado mais específico, encontrado apenas nos pacientes com enterocolite neutropênica e isquemia. O acometimento simultâneo dos intestinos delgado e grosso também sugere o diagnóstico de enterocolite neutropênica. Início precoce de antibióticos de amplo espectro, repouso intestinal e aspiração nasogástrica podem reverter o processo. O uso de fatores de crescimento mieloide melhora significativamente o desfecho. A intervenção cirúrgica é reservada para casos graves de enterocolite neutropênica, com evidências de perfuração, peritonite, gangrena intestinal ou hemorragia gastrintestinal, apesar da correção de coagulopatia.

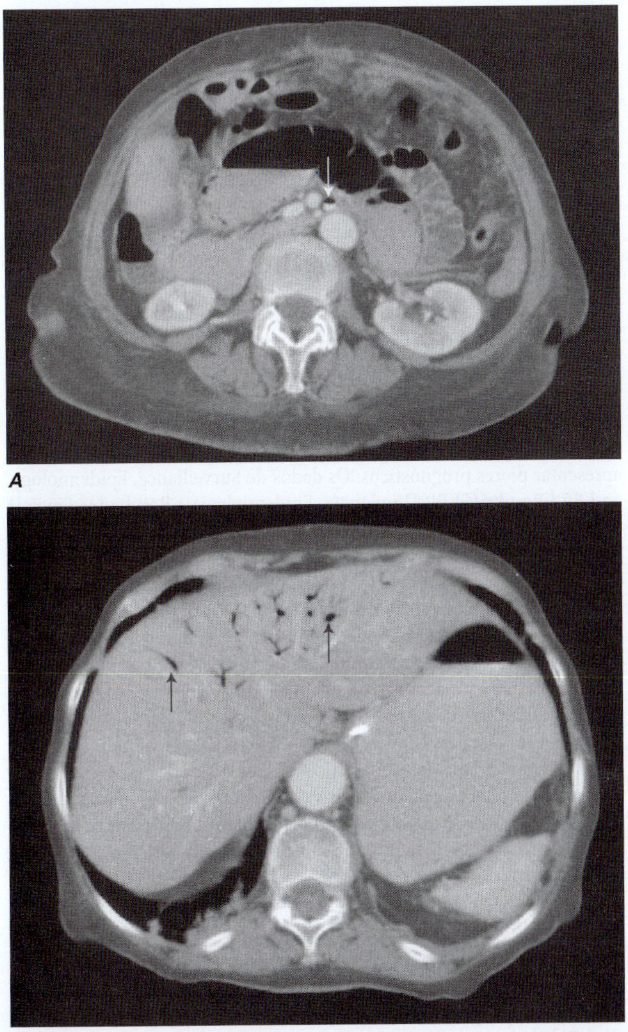

A

B

FIGURA 75-6 **Tomografia computadorizada (TC) abdominal de uma mulher de 72 anos de idade com enterocolite neutropênica secundária à quimioterapia. *A.*** Ar na veia mesentérica inferior (*seta*) e parede intestinal com pneumatose intestinal. ***B.*** TC do abdome superior, mostrando ar na veia porta (*setas*).

A incidência da colite por *C. difficile* vem aumentando progressivamente. As cepas mais novas do *C. difficile* produzem cerca de 20 vezes mais toxinas A e B quando comparadas às anteriores. O risco de infecção por essa bactéria também aumenta com a quimioterapia. Se não for possível a exclusão de colite pseudomembranosa, cobertura antibiótica adequada deve ser adicionada.

CISTITE HEMORRÁGICA

A cistite hemorrágica caracteriza-se por sangramento difuso da mucosa vesical, secundário à quimioterapia (principalmente com ciclofosfamida ou ifosfamida), radioterapia, transplante de medula óssea (TMO) e/ou infecções oportunistas. Tanto a ciclofosfamida quanto a ifosfamida são metabolizadas em acroleína, um forte irritante químico excretado na urina. O contato prolongado ou as concentrações elevadas podem causar irritação e hemorragia vesicais. Os sinais e sintomas incluem hematúria macroscópica, polaciúria, disúria, ardência, urgência, incontinência e noctúria. A melhor conduta é a prevenção dessa complicação. A manutenção de alto débito urinário reduz a exposição. Além disso, o 2-mercaptoetanossulfonato (mesna) inativa esses metabólitos e pode ser utilizado simultaneamente aos fármacos causadores dessa condição. O mesna deve ser administrado três vezes ao dia durante o tratamento com ifosfamida, cada dose correspondendo a 20% da dose total desse fármaco. Se o paciente desenvolver cistite hemorrágica, a manutenção do débito urinário alto poderá ser suficiente como medida de suporte. Se o tratamento conservador não for eficaz, a irrigação da bexiga com solução de formalina a 0,37-0,74% por 10 minutos suprime o sangramento na maioria dos casos. A *N*-acetilcisteína também pode ser eficaz quando utilizada na irrigação. A prostaglandina (carboprosta) pode inibir o processo. Em casos extremos, ligação das artérias hipogástricas, derivação urinária ou cistectomia podem ser necessárias.

No contexto do TMO, a cistite hemorrágica de início precoce está relacionada com os fármacos administrados (p. ex., ciclofosfamida), enquanto a apresentação tardia do quadro, geralmente se deve à infecção pelo poliomavírus BKV ou adenovírus tipo 11. A carga viral do BKV na urina, isoladamente ou em combinação com a doença do enxerto contra o hospedeiro aguda, correlaciona-se com a ocorrência de cistite hemorrágica. As etiologias virais são detectadas por exames de reação em cadeia da polimerase (PCR). O tratamento da cistite hemorrágica viral consiste basicamente em medidas de suporte, com redução das doses dos agentes imunossupressores, se possível. Nenhuma terapia antiviral foi aprovada, embora o cidofovir tenha se mostrado efetivo em pequenos estudos. A oxigenoterapia hiperbárica foi utilizada com sucesso em pacientes com cistite hemorrágica associada ao BKV ou induzida por ciclofosfamida durante transplante de células-tronco, assim como na cistite hemorrágica actínica que ocorre em até 5% dos pacientes após radiação pélvica.

REAÇÕES DE HIPERSENSIBILIDADE A MEDICAMENTOS ANTINEOPLÁSICOS

Muitos medicamentos antineoplásicos podem provocar reações de hipersensibilidade. Essas reações são imprevisíveis e potencialmente fatais. A maioria ocorre durante ou algumas horas após a administração do fármaco por via parenteral. Taxanos, compostos de platina, asparaginase, etoposídeo, procarbazina e agentes biológicos, incluindo rituximabe, bevacizumabe, trastuzumabe, gentuzumabe, cetuximabe e alentuzumabe estão mais comumente associados ao quadro. As reações de hipersensibilidade aguda a alguns fármacos (p. ex., taxanos) ocorrem durante a primeira ou a segunda dose administrada. Já a hipersensibilidade aos compostos de platina se dá após exposição prolongada. Os testes cutâneos podem identificar os pacientes com alto risco para hipersensibilidade após exposição à carboplatina. A pré-medicação com antagonistas dos receptores de histamina H_1 e H_2 e glicocorticoides pode reduzir a incidência das reações aos taxanos, em particular o paclitaxel. Apesar da pré-medicação, as reações de hipersensibilidade ainda podem ocorrer. Quando ocorrem, a dessensibilização rápida em unidades de terapia intensiva ou o retratamento podem ser utilizados com cautela, mas pode ser necessária troca para agentes alternativos. Utiliza-se o teste cutâneo para avaliar a participação da IgE na reação. Os níveis de triptase medidos em vigência do quadro ajudam a explicar o seu mecanismo e a sua gravidade. Níveis elevados de triptase indicam ativação dos mastócitos. Pacientes candidatos à dessensibilização incluem aqueles que apresentaram hipersensibilidade tipo I leve a grave, com reações mediadas por mastócitos e dependentes de IgE, as quais ocorrem durante a infusão da quimioterapia ou logo após.

LEITURAS ADICIONAIS

Azizi AH et al: Superior vena cava syndrome. JACC Cardiovasc Interv 13:2896, 2020.

Castells M et al: Hypersensitivity to antineoplastic agents: Mechanisms and treatment with rapid desensitization. Cancer Immunol Immunother 61:1575, 2012.

Castinetti F et al: Endocrine side-effects of new anticancer therapies: Overall monitoring and conclusions. Ann Endocrinol (Paris) 79:591, 2018.

Durani U, Hogan WJ: Emergencies in haematology: Tumour lysis syndrome. Br J Haematol 188:494, 2020.

Fajgenbaum DC, June CH: Cytokine storm. N Engl J Med 383:2255, 2020.

Gonzalez Castro LN, Milligan TA: Seizures in patients with cancer. Cancer 126:1379, 2020.

Lawton AJ et al: Assessment and management of patients with metastatic spinal cord compression: A multidisciplinary review. J Clin Oncol 37:61, 2019.

Lin AL, Avila EK: Neurologic emergencies in the patients with cancer. J Intensive Care Med 32:99, 2017.

Pellerino A et al: Neoplastic meningitis in solid tumors: From diagnosis to personalized treatments. Ther Adv Neurol Disord 11:1756286418759618, 2018.

Riaz A et al: Percutaneous management of malignant biliary disease. J Surg Oncol 120:45, 2019.

Schusler R, Meyerson SL: Pericardial disease associated with malignancy. Curr Cardiol Rep 20:92, 2018.

Thomas MR, Scully M: How I treat microangiopathic hemolytic anemia in patients with cancer. Blood 137:1310, 2021.

76 Câncer de pele

Brendan D. Curti, John T. Vetto, Sancy A. Leachman

MELANOMA

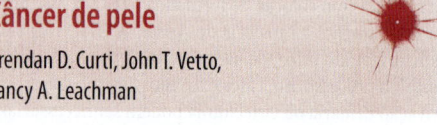

As lesões pigmentadas estão entre os achados mais comuns do exame da pele. O desafio diagnóstico é distinguir lesões benignas de melanomas e cânceres de pele não melanoma (CPNMs). Tanto o melanoma quanto o CPNM estão aumentando em frequência, e o melanoma é responsável por mais da metade das mortes por câncer de pele. O melanoma é uma neoplasia maligna agressiva dos melanócitos, células produtoras de pigmento, que se originam na crista neural e migram para a pele, meninges, mucosas, esôfago superior e olhos. Em cada um desses locais, os melanócitos têm o potencial de transformação maligna, porém a grande maioria dos melanomas surge na pele, possibilitando a detecção precoce e o tratamento curativo. O melanoma cutâneo pode ocorrer em todos os grupos etários e raciais. A Figura 76-1 fornece exemplos de melanoma de pele, mucosa, olho e unha.

FATORES DE RISCO E EPIDEMIOLOGIA

Os padrões epidemiológicos observados no melanoma refletem as características genéticas e biológicas dos melanócitos e a sua resposta à radiação ultravioleta (UV) ambiental. Aspectos clínicos que conferem maior risco de melanoma incluem: (1) vulnerabilidade a danos causados pelo sol (coloração clara/ruiva da pele, cabelos ou olhos; pele fotoenvelhecida; história de exposição à radiação UV natural ou artificial; história pregressa de qualquer tipo de câncer de pele); (2) crescimento anormal de melanócitos (aumento do número e do tamanho dos nevos ou presença de sinais com características atípicas, como múltiplas cores, manchas ou formas); e (3) imunossupressão (inata, funcional ou induzida por fármacos). A Tabela 76-1 fornece um resumo dos fatores de risco do melanoma e o risco relativo associado.

As taxas de incidência e de mortalidade são fortemente influenciadas por fatores étnicos e geográficos/ambientais, que se sobrepõem a uma variabilidade substancial nas taxas de melanoma. A incidência de melanoma é de 1/100.000 por ano em populações com alto teor de eumelanina na pele e de até 27/100.000 por ano em populações com baixo teor de eumelanina na pele. Os homens são ligeiramente mais afetados do que as mulheres (1,3:1), e a idade mediana de diagnóstico é na parte final da sexta década de vida. O melanoma é um dos poucos tipos de câncer com incidência crescente nos Estados Unidos e, atualmente, é o 5º principal câncer em homens (60.190 novos casos estimados em 2020; probabilidade 1:28) e o 6º em mulheres (40.160 novos casos estimados em 2020; probabilidade 1:41). Embora essas classificações sejam baseadas no número total de novos casos de melanoma invasivo (100.350 em 2020), espera-se que ocorram 95.710 casos adicionais de melanoma *in situ* nesse mesmo ano. Tendo em vista a mortalidade estável ou decrescente (ver adiante), é provável que esses novos casos incluam alguns que representam sobrediagnóstico de neoplasias que não progrediriam para uma doença fatal.

As taxas de mortalidade começam a se elevar aos 55 anos, sendo o maior índice observado nos homens com > 65 anos. Diferentemente da incidência crescente, as taxas de mortalidade por melanoma estão diminuindo, porém essa tendência parece ser menos acentuada fora dos Estados Unidos. Os motivos para a diminuição não foram totalmente esclarecidos, sendo atribuídos, em parte, ao recente sucesso da terapia na sobrevida. Após a aprovação do ipilimumabe e do vemurafenibe pela Food and Drug Administration (FDA), em 2011, a taxa de sobrevida relativa em 1 ano aumentou de 42% (2008-2010) para 55% (2013-2015). A taxa de mortalidade de 2013 a 2017 apresentou uma redução anual de 7% nos pacientes entre 20 e 64 anos de idade e de 5 a 6% em indivíduos com ≥ 65 anos.

CONSIDERAÇÕES GLOBAIS

A incidência de câncer de pele, tanto não melanoma quanto melanoma, está aumentando no mundo todo. A cada ano, 2 a 3 milhões de indivíduos desenvolvem CPNM, e, em 2018, houve 300 mil casos de melanoma. Um número desproporcional de casos e mortes ocorre na América do Norte, na Europa, na Austrália e na Nova Zelândia. As taxas de incidência variáveis do melanoma em diferentes populações devem-se à interação entre fatores de risco, incluindo aspectos genéticos, e fatores ambientais, que distribuem o risco de forma desigual entre essas populações e respondem pelo risco absoluto em diferentes grupos étnicos e áreas geográficas.

A população de pele mais escura (como os indianos e os porto-riquenhos), os negros e os habitantes do Leste Asiático também desenvolvem melanoma, porém em taxas 10 a 20 vezes inferiores às dos brancos. Nas populações de pele escura, os melanomas cutâneos são diagnosticados, frequentemente, em um estágio mais avançado, e os pacientes tendem a apresentar piores prognósticos. Os dados de Surveillance, Epidemiology, and End Results (SEER [Vigilância, Epidemiologia e Resultados Finais]) (2000-2004) revelam que as populações brancas têm a maior incidência de melanoma (27,2/100.000), com declínio substancial em hispânicos (4,5/100.000), nativos americanos (4,1/100.000), asiáticos/residentes das ilhas do Pacífico (1,7/100.000) e negros (1,1/100.000). Em populações não brancas, a frequência de melanomas acrais (subungueais, plantares, palmares) e de mucosa é muito maior; a incidência de melanoma nessas populações não está associada à exposição ultravioleta (UV). Na China, cerca de 20 mil novos casos são relatados a cada ano, e, ao contrário do que ocorre nos Estados Unidos, a mortalidade está aumentando. Isso pode ser devido ao fato de que, em asiáticos e populações de pele escura, mais melanomas surgem a partir de áreas acrais e mucosas, os quais possuem biologia diferente e apresentam prognóstico mais sombrio que os melanomas cutâneos. Pouco se sabe ainda sobre os efeitos da etnia mista no risco de melanoma.

SUSCETIBILIDADE GENÉTICA AO MELANOMA

Cerca de 20 a 40% dos melanomas hereditários (0,2-2% de todos os melanomas) se devem a mutações de linhagem germinativa no gene regulador do ciclo celular, que codifica o inibidor de cinase dependente de ciclina 2A (*CDKN2A*, do inglês *cyclin-dependent kinase inhibitor 2A*). Na verdade, 70% de todos os melanomas cutâneos apresentam mutações ou deleções que afetam o *locus CDKN2A* no cromossomo 9p21. Esse *locus* codifica duas proteínas supressoras de tumor distintas a partir de fases de leitura alternadas: p16 e ARF ($p14^{ARF}$). A proteína p16 inibe a fosforilação mediada por CDK4/6 e a inativação da proteína do retinoblastoma

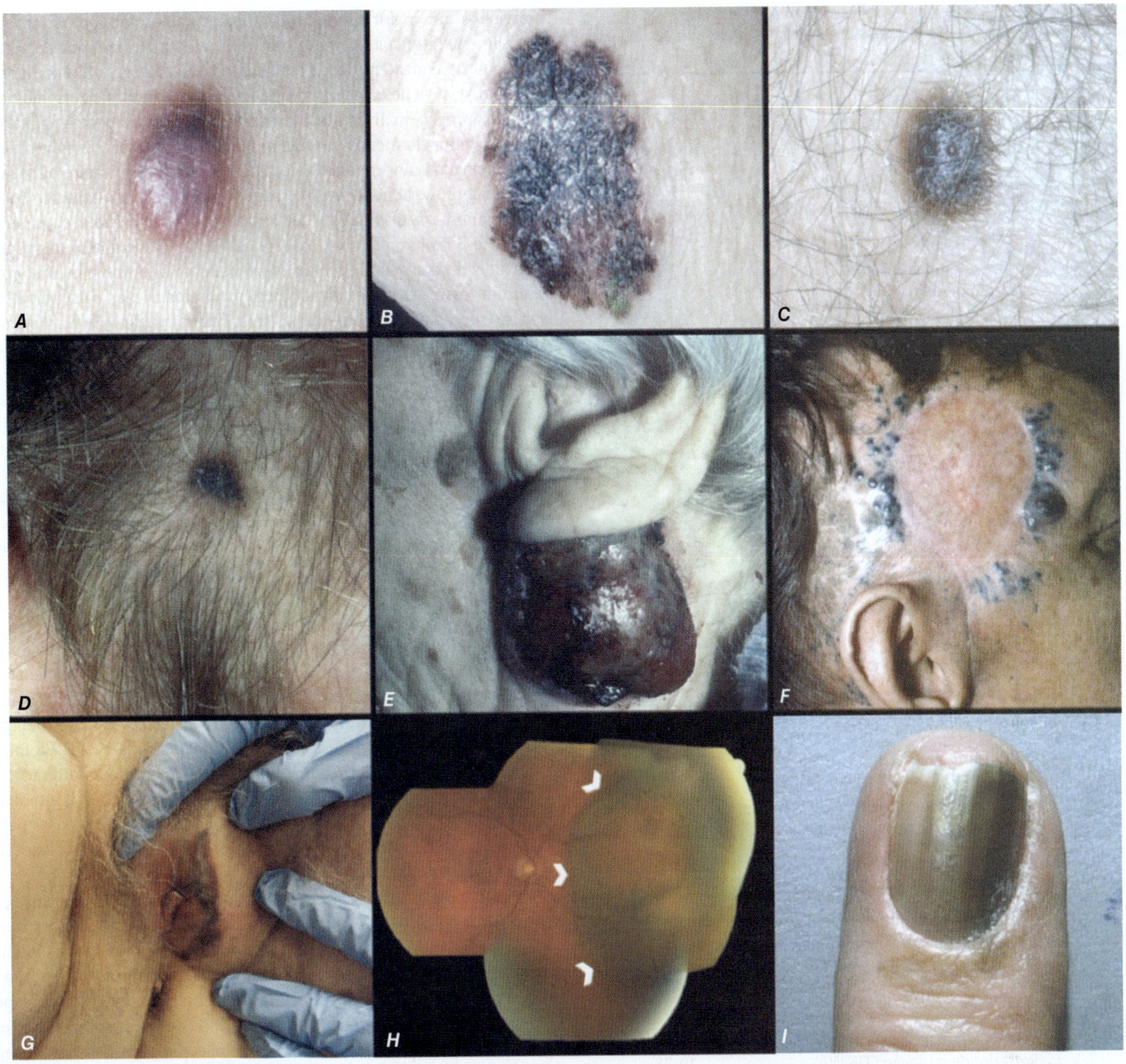

FIGURA 76-1 Tipos de melanoma. ***A.*** Melanoma hipomelanótico. ***B.*** Melanoma extensivo superficial. ***C.*** Melanoma que surge em um nevo. ***D.*** Melanoma que surge em um nevo. ***E.*** Melanoma nodular. ***F.*** Metástases de melanoma cutâneo em margem cirúrgica (também conhecidas como melanoma-satélite quando < 2 cm a partir do tumor primário, e melanoma em trânsito quando > 2 cm). ***G.*** Melanoma da mucosa vulvar. ***H.*** Melanoma de coroide com margens tumorais marcadas por pontas de seta, fotografia de fundo de olho colorida. ***I.*** Melanoma acral com sinal de Hutchinson na prega ungueal proximal.

(RB), enquanto a ARF inibe a degradação de p53 mediada pela ubiquitina MDM2. A perda de *CDKN2A* resulta na inativação de duas vias supressoras de tumor fundamentais, RB e p53, que controlam a entrada das células no ciclo celular. Diversos estudos mostraram risco aumentado de câncer pancreático em famílias propensas ao melanoma com mutações em *CDKN2A*. Um segundo *locus* de alto risco para suscetibilidade ao melanoma, *CDK4*, está localizado no cromossomo 12q13 e codifica a cinase dependente de ciclina inibida por p16. Mutações em *CDK4*, que também inativam a via RB, são mais raras que as que ocorrem em *CDKN2A*. Mutações de linhagem germinativa no oncogene do melanoma de linhagem específica, o fator de transcrição associado à microftalmia (*MITF*, do inglês *microphthalmia-associated transcription factor*), na proteína 1 associada a BRCA1 (*BAP-1*), na proteína de proteção dos telômeros 1 (*POT-1*) e na transcriptase reversa da telomerase (*TERT*) também predispõem ao melanoma familiar, com alta penetrância ainda não quantificada.

O gene do receptor de melanocortina 1 (*MC1R*, do inglês *melanocortin-1 receptor*) é um fator de risco moderado para a suscetibilidade ao melanoma hereditário. A radiação UV estimula a produção de melanocortina (hormônio estimulador dos melanócitos α [α-MSH, do inglês *α-melanocyte-stimulating hormone*]), o ligante de *MC1R*, que é um receptor acoplado à proteína G que sinaliza a via do AMP cíclico e regula a quantidade e o tipo de pigmento produzido pelos melanócitos. O *MC1R* é altamente polimórfico, e muitas de suas 80 variantes resultam em perda parcial ou total da sinalização, levando à produção de feomelaninas vermelhas/amarelas, que não são fotoprotetoras, em vez das eumelaninas marrons/pretas, que são fotoprotetoras. O fenótipo de cor de cabelo ruivo (RHC, do inglês *red hair color*), produzido por mutações *MC1R*, inclui, além de cabelos ruivos, pele clara, sardas, sensibilidade aumentada ao sol e risco aumentado de melanoma. Além de sua fraca capacidade de proteção à luz UV em relação à eumelanina, a produção aumentada de feomelaninas em pacientes com polimorfismos inativadores de *MC1R* também proporciona uma contribuição carcinogênica UV-independente para a gênese do melanoma, por meio de lesão oxidativa e redução do reparo de dano ao DNA.

Outros polimorfismos de baixa penetrância mais comuns em genes relacionados com pigmentação, contagem de nevos, respostas imunes, reparo do DNA, metabolismo e receptor de vitamina D, causam pequenos efeitos na suscetibilidade ao melanoma. Em suma, 50 a 60% do risco genético para melanoma hereditário podem ser atribuídos a genes de predisposição ao melanoma, com cerca de 40% do risco genético conhecido atribuível ao *CDKN2A*. Os outros componentes do risco herdado são mais provavelmente associados à presença de genes modificadores adicionais e/ou exposições ambientais compartilhadas do hospedeiro.

TABELA 76-1 ■ Fatores de risco de melanoma e risco relativo

Nível de risco	Fator de risco	Risco relativo
Elevado	1 nevo atípico *versus* 0	1,5
	Total de nevos comuns, 16+ *versus* < 15	1,5
	Olhos azuis *versus* castanho-escuros	1,5
	Olhos castanho-claros *versus* castanho-escuros	1,5
	Olhos verdes *versus* castanho-escuros	1,6
	Cabelo castanho-claro *versus* escuro	1,6
	Bronzeamento artificial em qualquer sexo *versus* nunca feito	1,7
	Fitzpatrick II *versus* IV	1,8
	Fitzpatrick III *versus* IV	1,8
	História de queimadura solar *versus* sem queimadura solar	2,0
	Cabelo louro *versus* escuro	2,0
	2 nevos atípicos *versus* 0	2,1
	Fitzpatrick I *versus* IV	2,1
	Alta densidade de sardas *versus* nenhuma	2,1
	Total de nevos comuns 41-60 *versus* < 15	2,2
Moderadamente elevado	História familiar de melanoma em 1 ou mais parentes de primeiro grau	1,7-3,0
	3 nevos atípicos *versus* 0	3,0
	Total de nevos comuns 61-80 *versus* < 15	3,3
	Cabelo ruivo *versus* escuro	3,6
	Leucemia linfocítica crônica	3,9
	História de ceratoses actínicas e/ou carcinoma de queratinócitos *versus* nenhum	4,3
	Bronzeamento artificial em mulheres de 30-39 anos de idade *versus* nunca feito	4,3
	4 nevos atípicos *versus* 0	4,4
Alto	Receptor de transplante *versus* não	2,2-4,6
	Bronzeamento artificial em mulheres < 30 anos de idade *versus* nunca feito	6,0
	5 nevos atípicos *versus* 0	6,4
	Total de nevos comuns 81-120 *versus* < 15	6,9
	História pessoal de melanoma	8,2-13,4
	Portador de mutação *CDK2NA*	14-28

PREVENÇÃO E DETECÇÃO PRECOCE

A prevenção primária do melanoma e do CPNM baseia-se na proteção solar. Iniciativas de saúde pública, como o programa SunSmart, que teve início na Austrália e se difundiu para Europa e Estados Unidos, demonstraram que a mudança de comportamento pode reduzir a incidência de CPNM e de melanoma. Apesar de o câncer de pele se apresentar tardiamente, as medidas preventivas devem ser instituídas logo nos primeiros anos de vida. Episódios precoces de queimaduras solares podem representar maior risco do que a exposição crônica ao sol. Alguns indivíduos se bronzeiam de modo compulsivo. Há uma maior compreensão da adição ao bronzeamento e das conexões cutâneo-neurais que podem dar origem a esse comportamento. Os indivíduos com essa compulsão exibem diferenças na ligação e na reatividade da dopamina nas vias de recompensa do cérebro, como o corpo estriado, resultando na secreção cutânea de β-endorfinas após exposição à luz UV. A identificação desse distúrbio também constitui uma medida de prevenção. O uso regular de filtros solares de amplo espectro que bloqueiam raios UVA e UVB com um fator de proteção solar (FPS) de pelo menos 30 e de roupas protetoras deve ser encorajado. Os bloqueadores físicos, como o óxido de zinco e o dióxido de titânio, sofrem menor absorção e causam menos reações alérgicas quando comparados aos filtros solares químicos. Recomenda-se evitar as queimaduras solares, o bronzeamento artificial e a exposição ao sol ao meio-dia.

A prevenção secundária abrange medidas educativas e rastreamento com o objetivo de detecção precoce, podendo ser individualizada conforme os fatores de risco. É necessário um exame de pele do corpo inteiro em indivíduos com maior risco de melanoma, como os que apresentam sinais clinicamente atípicos (nevos displásicos) e/ou história pessoal de melanoma. A vigilância em pacientes de alto risco deve ser efetuada por um dermatologista e deve incluir fotografia de corpo inteiro e dermatoscopia, quando apropriado. Indivíduos com três ou mais melanomas primários e famílias com pelo menos um melanoma invasivo e dois ou mais casos de melanoma e/ou câncer pancreático entre parentes de primeiro ou segundo grau, poderão se beneficiar do teste genético. Os nevos altamente atípicos e o melanoma *in situ* devem ser removidos. A detecção precoce de pequenas lesões possibilita o uso de modalidades terapêuticas mais simples, com altas taxas de cura e menor morbidade. O autoexame mensal potencializa o rastreamento realizado pelo profissional, e os pacientes devem ser instruídos para reconhecer as manifestações clínicas do melanoma e aconselhados a relatar qualquer alteração em uma lesão pigmentada. Há evidências de que campanhas de mídia reduzem a mortalidade por câncer de pulmão; os resultados de campanhas contra o câncer de pele na Austrália demonstraram mudanças no comportamento e redução da incidência de melanoma. A análise de custo/benefício mostrou um retorno de 3,85 dólares para cada dólar investido. Embora a U.S. Preventive Services Task Force afirme que não há evidências suficientes para recomendar o rastreamento da pele para a população em geral, pesquisas adicionais devem ainda evidenciar melhores práticas para a detecção e a prevenção do câncer de pele.

DIAGNÓSTICO

O objetivo é identificar o melanoma antes que se torne invasivo ou metastático. Para detecção precoce, aplica-se a regra ABCDE: *a*ssimetria (as lesões benignas em geral são simétricas); *b*ordas irregulares (a maioria dos nevos apresenta bordas nítidas); *c*ores variadas (as lesões benignas apresentam pigmento claro ou escuro uniforme); *d*iâmetro > 6 mm (o tamanho de uma borracha de lápis); e *e*volução (qualquer alteração em tamanho, forma, cor ou elevação, ou novos sintomas, como sangramento, prurido e formação de crostas). Além disso, qualquer nevo com aparência atípica e diferente dos demais ("patinho feio") deve ser considerado suspeito.

Toda a superfície cutânea, incluindo o couro cabeludo e as membranas mucosas, assim como as unhas, deve ser examinada. É essencial a iluminação adequada do ambiente, e uma lupa de mão ou dermatoscópio podem ser úteis para avaliar a variação no padrão do pigmento. Quaisquer lesões suspeitas deverão ser submetidas à biópsia, avaliadas por um especialista, ou registradas por diagrama e/ou fotografia para acompanhamento. A dermatoscopia permite a visualização ampliada da pele com luz polarizada ou interface de água, conferindo uma avaliação mais precisa dos padrões de pigmentação do que a olho nu (Fig. 76-2).

Biópsia Qualquer lesão cutânea pigmentada que tenha sofrido alterações de tamanho ou forma ou com outras características sugestivas de melanoma é candidata à biópsia. Sugere-se a realização de uma biópsia excisional com margens de 1 a 3 mm (excisão de margem estreita). Isso facilita a avaliação histológica da lesão, permite a medição exata de sua espessura, se a lesão for melanoma, e constitui um tratamento definitivo, se a lesão for benigna. Para lesões grandes ou em locais anatômicos onde a biópsia excisional é inviável (como face, mãos e pés), é aceitável efetuar uma biópsia incisional (parcial) através da área mais nodular ou mais escura da lesão. Tal procedimento não parece facilitar a disseminação do melanoma. No caso de lesões suspeitas, deve-se preservar o acesso às margens profundas e periféricas e realizar a imuno-histoquímica. As biópsias com raspagem, saucerização ou *punch* são alternativas aceitáveis, particularmente se a suspeita de neoplasia maligna for baixa. Devem ser profundas o suficiente para incluir o componente mais profundo de toda a lesão, e qualquer pigmento na base da lesão deve ser removido e incluído na amostra de biópsia. É mais provável que biópsias por *punch* obtenham margens profundas livres, porém têm mais tendência a serem positivas nas margens radiais; o oposto ocorre com as biópsias de raspagem. A escolha do tipo de biópsia deve ser guiada pela maior probabilidade de remoção total da lesão para avaliação histológica.

A amostra deve ser examinada por um patologista experiente em lesões pigmentadas, e o laudo deve incluir índice de espessura de Breslow, taxa de mitose, presença ou ausência de ulceração, invasão linfática, regressão, microssatelitoses e estado das margens periféricas e profundas.

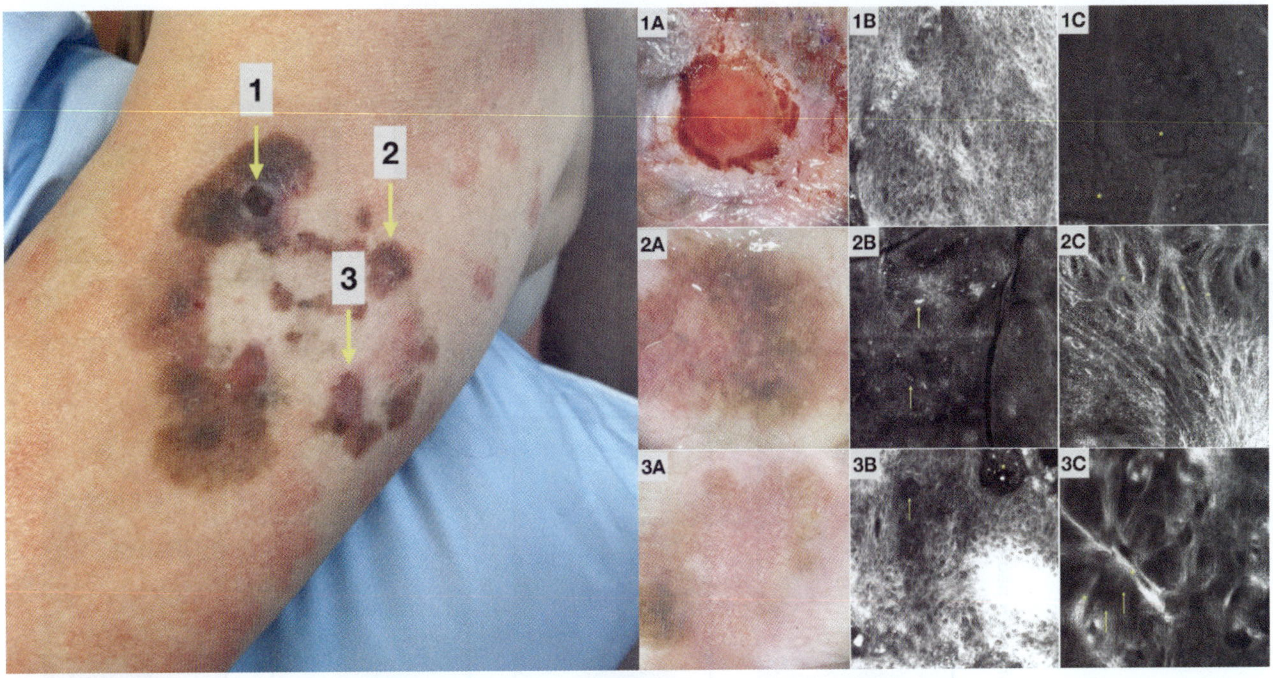

FIGURA 76-2 Achados diagnósticos clínicos e microscópicos do melanoma. ***Painel à esquerda:*** Imagem de um grande melanoma em uma mulher de 60 anos de idade utilizada para ilustrar as características clínicas do melanoma nodular (1), melanoma extensivo superficial (2) e melanoma amelanótico (3). Os painéis ***1A***, ***2A*** e ***3A*** correspondem às imagens de dermatoscopia obtidas nos locais 1, 2 e 3, respectivamente (Sklip Dermatoscope, Sklip LLC, Las Vegas, NV). Os painéis ***1B***, ***1C***, ***2B***, ***2C***, ***3B*** e ***3C*** são imagens de microscopia confocal de reflectância da epiderme e derme superior obtidas nos locais 1, 2 e 3, respectivamente (Vivascope 1500 Gen 4, Caliber I.D., Rochester, NY). ***1A.*** A dermatoscopia do local 1 mostra um nódulo róseo com vasos polimórficos e ulceração com sangramento ativo, compatível com neoplasia maligna. ***1B.*** A microscopia confocal de reflectância do local 1 da epiderme mostra um padrão atípico em favo de mel frequentemente observado no melanoma. ***1C.*** A microscopia confocal de reflectância do local 1 da derme superior mostra ninhos cerebriformes (*) observados no melanoma nodular. ***2A.*** A dermatoscopia do local 2 mostra uma área pigmentada com rede espessa atípica, estruturas azul-acinzentadas e vasos polimórficos. ***2B.*** A microscopia confocal de reflectância do local 2 da epiderme mostra um padrão irregular em favo de mel e células pagetoides com núcleos (↑), normalmente observadas em um melanoma extensivo superficial. ***2C.*** A microscopia confocal de reflectância do local 2 da junção dermoepidérmica mostra ninhos juncionais espessados com células dendríticas lineares refletivas brilhantes (*). ***3A.*** A dermatoscopia do local 3 mostra uma área amelanótica dentro do melanoma, com áreas vermelho-leitosas, vasos polimórficos, rede atípica e estruturas azul-acinzentadas clássicas de um melanoma amelanótico. ***3B.*** A microscopia confocal de reflectância do local 3 da epiderme mostra um padrão em favo de mel irregular, ninhos dérmicos que se projetam para cima na epiderme (↑), e artefatos (*). ***3C.*** A microscopia confocal de reflectância do local 3 da junção dermoepidérmica mostra feixes de colágeno espessados (*) com vasos polimórficos atípicos (↑).

O índice de Breslow é a maior espessura de um melanoma cutâneo primário medida na lâmina, da parte superior do estrato granuloso da epiderme ou da base da úlcera à parte inferior do tumor. Para distinguir os melanomas dos nervos benignos em casos duvidosos, a hibridização por fluorescência *in situ* com múltiplas sondas e a hibridização genômica comparativa podem ser úteis. Foram desenvolvidos ensaios de perfil de expressão gênica (PEG) para determinar o prognóstico, e esses ensaios estão disponíveis comercialmente.

CLASSIFICAÇÃO E PATOGÊNESE

Clínica Cinco tipos principais de melanoma cutâneo são descritos na Tabela 76-2. Nos *melanomas extensivo superficial*, *lentigo-maligno* e *acrolentiginoso*, a lesão apresenta um período de crescimento superficial (radial), durante o qual ela aumenta em sua área de superfície, porém sem penetração profunda, tendo maior probabilidade de cura por excisão cirúrgica. Os melanomas em fase de crescimento radial caracterizam-se por margens irregulares, às vezes entalhadas, e por variação no padrão da

TABELA 76-2 ■ Principais subtipos histológicos de melanoma

Tipo	Local	Aspecto	Mutações associadas
Lentigo-maligno	Superfícies expostas ao sol, particularmente a região malar e as têmporas	Nas partes planas, predominam as cores marrom e castanha, podendo também se observar uma coloração branco-acinzentada; os nódulos apresentam tonalidades de marrom-avermelhado, cinza-azulado, negro-azulado	*BRAF* 28% *NRAS* 15%
Extensivo superficial	Qualquer (mais comum na parte superior do dorso e, em mulheres, nas pernas)	Coloração marrom misturada com vermelho-azulada, negro-azulada, marrom-avermelhada e, com frequência, rosa-esbranquiçada; a margem da lesão é frequentemente visível e/ou elevada à palpação	*BRAF* 57% *NRAS* 18%
Nodular	Qualquer	Azul-avermelhado, roxo ou preto-azulado; pode ser uniforme ou misturado com marrom e preto	*BRAF* 47% *NRAS* 33%
Acrolentiginoso	Palmas das mãos, plantas dos pés, leito ungueal, mucosas	Nas partes planas, aspecto marrom-escuro; nas lesões elevadas (placas), aspecto marrom-enegrecido ou negro-azulado	*NRAS* 25% *c-KIT* 5-10% *BRAF* 10%
Desmoplásico	Qualquer (mais comum na cabeça e no pescoço)	Altamente variável; frequentemente sem pigmentação; pode mimetizar o carcinoma basocelular nodular	*MAPK* e *PI3K* 73% Alta carga mutacional do tumor, *BRAF* e *NRAS* incomuns

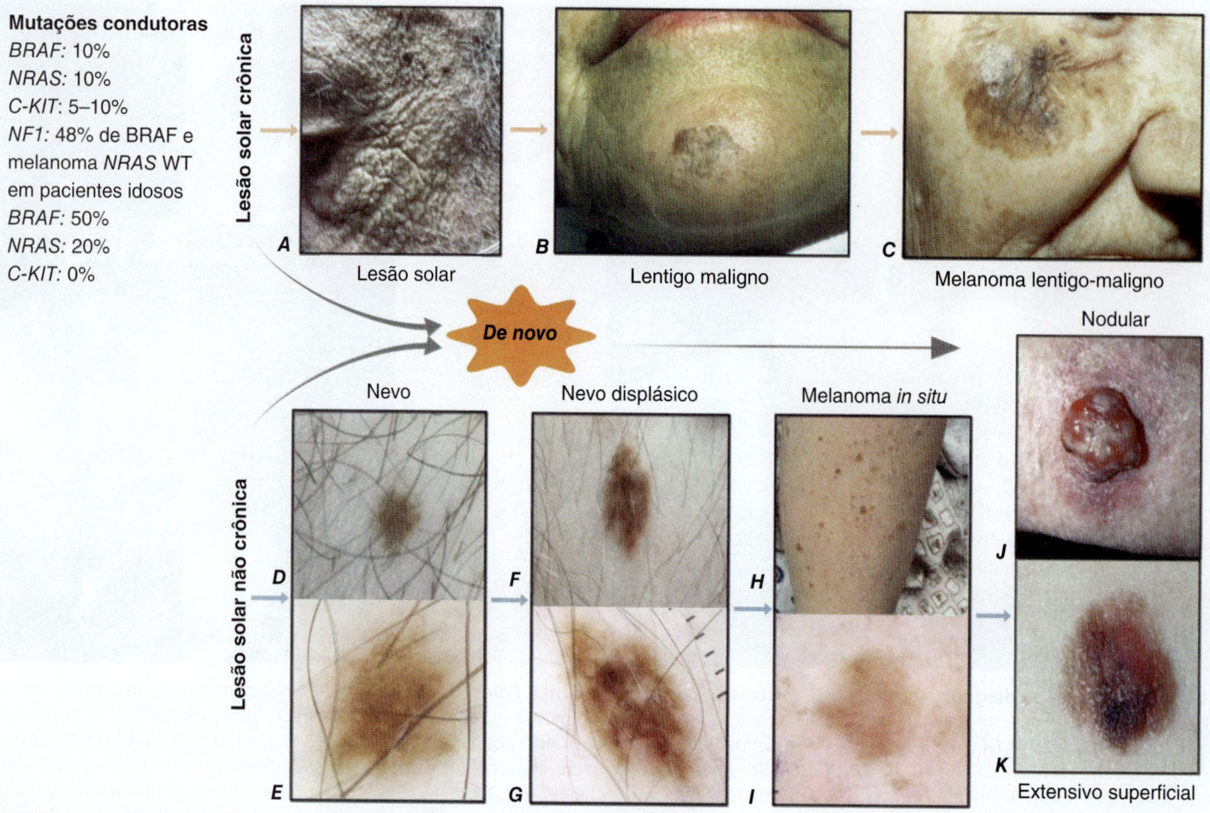

FIGURA 76-3 Desenvolvimento de melanoma cutâneo e mutações condutoras associadas. A lesão solar crônica (***A***) predispõe a um lentigo maligno (*in situ*) (***B***), que pode evoluir para melanoma lentigo-maligno (invasivo) (***C***). De forma semelhante, a lesão solar não crônica pode resultar em melanoma *de novo* ou em nevomelanócitos, em que podem ser observadas atipias clínicas e histológicas antes da transformação completa. Os nevos (***D***, ***E***) podem evoluir para lesões atípicas (***F***, ***G***), melanoma *in situ* (***H***, ***I***) e, por fim, melanomas nodulares invasivos (***J***) ou extensivos superficiais (***K***).

pigmentação e da cor. O *melanoma nodular* não tem uma fase de crescimento radial, porém apresenta-se habitualmente com penetração profunda na pele (fase de crescimento vertical). O *melanoma desmoplásico* está associado a uma resposta fibrótica ao tumor, invasão neural e maior tendência à recorrência local. Em certas ocasiões, os melanomas surgem clinicamente amelanóticos (não pigmentados), sendo o diagnóstico estabelecido microscopicamente após a obtenção de biópsia.

Embora esses subtipos sejam distintos clinicamente, eles são principalmente de interesse histórico, visto que essa classificação tem valor prognóstico mínimo e não faz parte do estadiamento do American Joint Committee on Cancer (AJCC). A caracterização dos perfis genômico e mutacional do melanoma tornou-se cada vez mais comum. Esses têm valor prognóstico, refletem os mecanismos da tumorigênese e podem influenciar as estratégias de vigilância e o tratamento.

Genômica O advento do sequenciamento de nova geração permitiu o sequenciamento completo do exoma de centenas de melanomas cutâneos derivados da pele não glabra. Isso revelou mudanças genômicas complexas, resultantes tanto da linhagem germinativa (ver "Suscetibilidade genética ao melanoma", anteriormente) quanto de mutações somáticas. Os melanomas cutâneos têm uma das maiores taxas de mutação somática (> 10 mutações/Mb) entre todos os cânceres; e a maioria (76% dos tumores primários e 84% dos melanomas metastáticos) apresenta mutações indicativas de exposição à radiação UV. A taxa de mutação varia de acordo com o local do corpo; os melanomas que surgem na pele com lesão solar crônica abrigam um número substancialmente maior de mutações do que os melanomas que se originam da pele sem lesão solar crônica.

Os melanomas podem abrigar milhares de mutações, porém apenas algumas são mutações "condutoras", que promovem a proliferação celular ou inibem vias normais de apoptose ou de reparo do DNA, favorecendo o crescimento das células neoplásicas. Algumas dessas mutações estão representadas na Figura 76-3, juntamente com a evolução clínica das lesões do melanoma. Com frequência, são encontradas mutações condutoras em combinação com mutações em genes de suscetibilidade da linhagem germinativa, como *p16*, o qual afeta a parada do ciclo celular, e *ARF*, que resulta em respostas apoptóticas defeituosas ao dano genotóxico. Os melanócitos alterados acumulam danos no DNA e desenvolvem o fenótipo maligno, caracterizado por invasão, metástase e angiogênese.

Foi proposta uma classificação genômica do melanoma cutâneo com base no padrão dos genes mutantes mais prevalentes, *BRAF*, *RAS* e *NF1*, juntamente com um tipo selvagem (WT, do inglês *wild-type*) triplo, no qual não se encontra mutação nesses três genes. O padrão de mutações pode variar de acordo com o local de origem e é independente do subtipo histológico do tumor. Um aspecto importante dessa classificação é que o perfil mutacional pode orientar a terapia. As vias proliferativas afetadas pelas mutações incluem as vias da proteína-cinase ativada por mitógeno (MAP, do inglês *mitogen-activated protein*) e da fosfatidilinositol-3′-cinase/AKT. *RAS* e *BRAF*, membros da via da MAP-cinase, que modula a transcrição de genes envolvidos na proliferação e na sobrevivência celular, sofrem mutação somática no melanoma e, portanto, geram alvos terapêuticos potenciais. *NRAS* é mutante em cerca de 20% dos melanomas, e são encontradas mutações ativadoras somáticas em *BRAF* na maioria dos nevos benignos e em 40 a 50% dos melanomas cutâneos. Mutações isoladas não parecem suficientes para causar melanoma, sendo frequentemente acompanhadas de outras mutações, como *TERT*. A mutação em *BRAF* é mais comumente uma mutação pontual T→A que resulta na substituição do aminoácido valina por glutamato (V600E). Essas mutações são mais comuns em pacientes jovens e estão presentes na maioria dos melanomas que surgem em locais com exposição intermitente à luz solar, sendo menos frequentes na pele com lesão crônica pelo sol (i.e., em pacientes idosos).

Os melanomas podem apresentar mutações em *AKT* (principalmente em *AKT3*) e *PTEN* (homólogo da fosfatase e tensina). *AKT* pode sofrer amplificação e *PTEN* pode ser deletada ou passar por silenciamento epigenético, que leva à ativação constitutiva da via PI3K/AKT e ao aumento da sobrevivência celular pelo antagonismo da via intrínseca da apoptose. Uma mutação com perda de função em *NF1*, que pode afetar as vias tanto da MAP quanto da PI3K/AKT, foi descrita em 10 a 15% dos melanomas. Nesses, as duas vias de sinalização (MAP-cinase e PI3K/AKT) ativam a tumorigênese, a quimiorresistência, a migração e a desregulação do ciclo celular.

FATORES PROGNÓSTICOS

Os fatores prognósticos de maior importância para um paciente recém-diagnosticado estão incluídos na classificação do estadiamento. O melhor preditor de recorrência é o índice de Breslow, seguido de ulceração, que juntos compõem o estágio T do sistema AJCC para melanoma. O sítio anatômico do tumor primário também possui valor prognóstico; os sítios favoráveis são antebraço e perna, e os sítios desfavoráveis incluem couro cabeludo, mãos, pés e mucosas. As mulheres com a doença no estágio I ou II apresentam melhor sobrevida do que os homens, provavelmente devido ao diagnóstico mais precoce. Mulheres apresentam frequentemente melanomas na parte inferior da perna, onde a lesão é de mais fácil reconhecimento e melhor desfecho.

Indivíduos idosos, particularmente homens com > 60 anos, têm uma tendência ao diagnóstico tardio (e, portanto, tumores mais espessos), apresentam mais melanomas de cabeça e pescoço e acrais (que tendem a ter crescimento vertical mais precoce e metástases a distância) e são mais propensos a desenvolver melanomas na pele cronicamente danificada por radiação UV (frequentemente do tipo selvagem *BRAF*, com menos opções terapêuticas). Outros fatores adversos importantes incluem alta taxa de mitose, evidência microscópica de regressão e invasão linfática/vascular. Características clínicas, como lesões em microssatélites e/ou metástases em trânsito, envolvimento linfonodal, nível sérico elevado de lactato-desidrogenase (LDH) e presença e local de metástases a distância, prenunciam um estágio mais avançado e prognóstico mais sombrio.

Os PEGs e algoritmos de aprendizado de máquina, que associam alterações genômicas a resultados clínicos, têm sido utilizados para estimar o prognóstico do melanoma. Comercialmente, dispõe-se de um PEG de 31 genes, que fornece uma previsão de recidiva em todos os locais (particularmente distantes) e que incorpora o aumento ou a diminuição de expressão, bem como desregulação dos genes envolvidos em muitos dos processos celulares que levam à progressão do melanoma. Embora esse PEG possa estimar a probabilidade de recidiva a distância, ele não suplantou as estimativas prognósticas derivadas do estadiamento cirúrgico. Prevê-se que os PEGs sejam incorporados em futuras diretrizes de manejo do melanoma cutâneo, como já aconteceu com o melanoma uveal e outras neoplasias malignas, como de mama e tireoide.

ESTADIAMENTO

Uma vez estabelecido o diagnóstico de melanoma, deve-se realizar o estadiamento do tumor para fins prognósticos e terapêuticos. Os critérios atuais de estadiamento e a sobrevida estimada em 10 anos por estágio estão mostrados na Tabela 76-3. O estágio clínico é determinado após avaliação microscópica da lesão cutânea e avaliação clínica e radiológica. O estágio patológico também inclui o exame microscópico dos linfonodos regionais, sejam eles clinicamente negativos obtidos pela biópsia de linfonodo sentinela (BLNS), ou quaisquer linfonodos aumentados identificados no exame clínico ou de imagem; além de lesões sugestivas de metástases que sejam passíveis de biópsia aberta ou guiada por imagem.

Deve-se obter uma anamnese completa, com atenção aos sintomas que sugiram doença metastática, como massas palpáveis, mal-estar, perda de peso, cefaleia, alterações visuais ou de hábito intestinal, hemoptise e dor. Deve-se investigar a presença de doença residual no local da biópsia, nódulos dérmicos ou subcutâneos que possam representar metástases-satélites ou metástases em trânsito e linfadenopatia. Sugere-se também a realização de hemograma completo, painel metabólico e dosagem de LDH. Embora esses exames raramente auxiliem no diagnóstico de doença metastática oculta, a presença de anemia microcítica deve levantar a possibilidade de metástases intestinais. As provas de função hepática elevadas podem sugerir metástases hepáticas, e a LDH faz parte do sistema AJCC para doença em estágio IV. Resultados alterados devem suscitar uma avaliação mais extensa, incluindo tomografia computadorizada (TC) ou tomografia por emissão de pósitrons (PET, do inglês *positron emission tomography*) (ou TC/PET combinadas).

Apesar de todas as considerações anteriores, > 80% dos pacientes terão doença restrita à pele no momento da apresentação e história e exame físico negativos, não havendo indicação para exames de imagem. Apesar de controversa, pode-se fazer uma exceção para neoplasias primárias de risco muito alto (p. ex., > 4 mm com ulceração), nas quais a probabilidade de metástases ocultas a distância é maior do que para uma BLNS positiva.

TABELA 76-3 ■ Estadiamento e sobrevida

Estágio	TNM	Estimativa de sobrevida em 10 anos específica do melanoma
0	TisN0M0	> 99%
IA	T1aN0M0, T1bN0M0	96-98%
IB	T2aN0M0	92%
IIA	T2b-T3aN0M0	88%
IIB	T3b-T4aN0M0	81-83%
IIC	T4bN0M0	75%
IIIA	T1a-T2aN1a-N2aM0	88%
IIIB	T2b-T3aN1a-N2bM0	77%
IIIC	T3b-T4bN1a-N3cM0	60%
IIID	T4bN3a-N3cM0	24%
IV M1a	Qualquer T, qualquer N, pele, tecidos moles ou linfonodos distantes	50% em 5 anos
IV M1b	Qualquer T, qualquer N, pulmão + quaisquer locais M1a	35-50% em 5 anos
IV M1c	Qualquer T, qualquer N, pele, doença visceral não SNC, quaisquer locais M1a ou M1b	Cerca de 25% em 5 anos
IV M1d	Qualquer T, qualquer N, metástase para o SNC + quaisquer locais M1a,b,c	< 5% em 5 anos

Siglas: SNC, sistema nervoso central; TNM, tumor-linfonodo-metástase.

TRATAMENTO

Melanoma

TRATAMENTO DE MELANOMA CLINICAMENTE LOCALIZADO (ESTÁGIO I, II)

Para um melanoma cutâneo recém-diagnosticado, é necessária ampla excisão cirúrgica da lesão com uma margem de pele normal, a fim de se remover todas as células malignas e minimizar a probabilidade de recorrência local. A National Comprehensive Cancer Network (NCCN), com base em dados de seis ensaios clínicos randomizados, recomenda as seguintes margens radiais para um melanoma primário: *in situ*, 0,5 a 1 cm; invasivo até 1 mm de espessura, 1 cm; > 1,01 a 2 mm, 1 a 2 cm; e > 2 mm, 2 cm. Margens menores podem ser realizadas em locais especiais, como a face, as mãos, os pés e os órgãos genitais, devido à maior morbidade associada. Em todos os casos, a inclusão da gordura subcutânea na amostra cirúrgica facilita a mensuração adequada da espessura e a determinação das margens cirúrgicas pelo patologista. Quando viável, a excisão deve alcançar a fáscia, com ressecção fascial para as lesões espessas (T4). O imiquimode tópico pode ser utilizado para tratar o lentigo-maligno em locais esteticamente sensíveis, com margens de ressecção estreitas, promovendo uma resposta imune local que resulta em menor recorrência.

A BLNS é uma ferramenta valiosa para estadiamento, que permite identificar pacientes com alto risco de recidiva, que podem ser candidatos à terapia adjuvante. Os primeiros linfonodos de drenagem do sítio primário (sentinela) são identificados por um corante azul e um radioisótopo em torno do sítio primário. Os linfonodos sentinelas são identificados por um detector gama portátil colocado de forma estéril no campo operatório. O cirurgião efetua uma incisão na área de captação e procura os linfonodos "quentes" corados de azul, que são removidos e submetidos à análise histopatológica com cortes seriados corados por hematoxilina e eosina e por corantes imuno-histoquímicos (p. ex., S100, HMB45, MART-1 e MelanA) para identificar os melanócitos.

As diretrizes da NCCN recomendam a BLNS para pacientes com 10% ou mais de probabilidade de apresentarem metástase linfonodal. Isso inclui tumores > 1 mm de espessura (T2) ou tumores T1 que apresentam ulceração (T1b). Pacientes com risco de 5 a 10% de linfonodos positivos, como aqueles cujos tumores medem entre 0,75 e 1 mm, tumores seccionados ou regredidos ou invasão linfovascular, também são elegíveis para BLNS. A NCCN não recomenda a BLNS para pacientes com risco de linfonodo sentinela positivo ≤ 5%, como os que apresentam melanomas ≤ 0,75 mm de espessura, sem características de alto risco. Nesses casos, a excisão ampla isolada constitui a terapia definitiva habitual.

Os pacientes com BLNS negativa podem ser acompanhados ou considerados para inclusão em ensaio clínico se a lesão primária for de alto risco (i.e., estágios IIB e IIC). Pacientes com linfonodo-sentinela positivo devem ser submetidos a exames de imagem (TC ou PET) para descartar doença metastática distante, e, caso não seja encontrada (i.e., estágio III), deve-se oferecer terapia adjuvante dentro ou fora de um estudo clínico (ver próxima seção). A linfadenectomia completa quando se identifica um linfonodo sentinela positivo demonstrou melhorar a sobrevida livre de recidiva, mas não a sobrevida global, e, portanto, não é indicada rotineiramente, evitando-se a morbidade associada ao procedimento. Entretanto, os pacientes que não são submetidos à dissecção linfonodal completa imediata devem realizar vigilância do leito linfonodal por meio de exame físico e ultrassonografia em intervalos de 4 a 6 meses durante aproximadamente 3 anos, de modo a descartar a possibilidade de progressão do leito linfonodal isolado. Dessa forma, a dissecção linfonodal completa ainda é oferecida aos pacientes que não podem aderir a um acompanhamento e/ou que dispensam a terapia adjuvante.

TRATAMENTO DE MELANOMA METASTÁTICO REGIONAL (ESTÁGIO III)

Considera-se doença em estágio III em pacientes com linfonodo-sentinela positivo, macrometástases de linfonodos regionais ressecados ou doença locorregional ressecada (p. ex., recorrência em sítio de excisão ampla, em até 2 cm do local ["metástases-satélites"] ou > 2 cm do local ["metástases em trânsito"]). Mesmo após ressecção completa da doença em estágio III, o risco de progressão para metástases a distância (estágio IV) pode ser alto, e deve-se oferecer a terapia sistêmica adjuvante. Os melanomas podem recorrer na margem da incisão ou do enxerto, na forma de metástases-satélites, metástases em trânsito ou disseminação regional para uma cadeia linfonodal/linfática. Essas apresentações são tratadas cirurgicamente e, cada vez mais, com imunoterapia ou terapia-alvo adjuvante pós-operatória, as quais aumentam a sobrevida livre de doença em longo prazo. O tratamento tópico com imiquimode tem sido útil para pacientes com lesões dérmicas de pequeno volume. O talimogeno laerparepeveque é um herpes-vírus simples oncolítico tipo 1 desenvolvido por engenharia, que foi aprovado pela FDA para injeção de melanomas primários ou recorrentes, incluindo lesões cutâneas e subcutâneas ou depósitos de linfonodos que não podem ser removidos por completo por meio de cirurgia.

Os pacientes em estágio III que ficam livres da doença após a cirurgia correm risco de recorrência local ou a distância e devem ser considerados para terapia adjuvante. A radioterapia pode reduzir o risco de recorrência local após linfadenectomia, porém não influencia na sobrevida global. Pacientes que apresentam linfonodos grandes (> 3-4 cm), quatro ou mais linfonodos acometidos ou disseminação extranodal ao exame microscópico são elegíveis para radioterapia. A terapia adjuvante sistêmica é indicada primariamente para doença em estágio III, porém pacientes de alto risco e com linfonodos negativos (lesões com espessura > 4 mm ou ulceradas), ou com doença em estágio IV completamente ressecada também podem se beneficiar.

As opções atuais de terapia adjuvante incluem anti-PD-1 (nivolumabe ou pembrolizumabe) e terapia-alvo para melanomas que expressam mutação V600 de *BRAF*. Ambas demonstraram benefícios de sobrevida livre de doença e global para melanomas em estágio III e IV (ver adiante discussão detalhada). Outros agentes, como ipilimumabe e interferona-α 2b (IFN-α2b), têm sido utilizados como adjuvantes; entretanto, devido a uma frequência maior de efeitos colaterais imunomediados no caso do ipilimumabe, e à eficácia limitada da interferona, esses tratamento foram suplantados por melhores alternativas. Ensaios clínicos em andamento comparam a terapia sistêmica antes da cirurgia (neoadjuvante) ao tratamento adjuvante, a sequência ideal de imunoterapia e terapias-alvo e a utilidade do anti-PD-1 no melanoma em estágio II de alto risco. O PEG pode ajudar a identificar pacientes com melanoma em estágio II ou III que apresentam menor risco de recorrência, podendo-se evitar a toxicidade e os custos da terapia adjuvante.

TRATAMENTO

Doença metastática

No momento do diagnóstico, 84% dos pacientes com melanoma terão doença em estágio I ou II, enquanto 4% apresentarão metástases. Muitos desenvolverão metástases após terapia inicial para a doença locorregional. A probabilidade de recidiva está relacionada ao estágio inicial, e varia de < 5% no estágio IA até > 90% para subgrupos de pacientes com doença no estágio IIID. Indivíduos com história de melanoma, que desenvolvem sinais ou sintomas sugestivos de doença recorrente, devem ser submetidos a novo estadiamento, conforme descrito anteriormente. As metástases a distância (estágio IV) afetam a pele e os linfonodos, assim como as vísceras, os ossos e o cérebro. O prognóstico é melhor para metástases cutâneas e subcutâneas (M1a) do que para os pulmões (M1b), e mais sombrio para os que apresentam metástases ósseas, em outros órgãos viscerais (M1c) ou no cérebro (M1d). Um nível sérico elevado de LDH é um fator prognóstico ruim, correspondendo ao estágio M1c, independentemente do local das metástases. A sobrevida em 15 anos de pacientes com melanoma era < 10% até 2010. Entretanto, o desenvolvimento da terapia-alvo e da imunoterapia melhorou a sobrevida livre de doença e global, particularmente para doença M1a e M1b, e, atualmente, a sobrevida em 15 anos ultrapassa 25%. Mesmo os pacientes com doença M1c podem ter sobrevida prolongada. Aqueles com sobrevida livre de progressão por > 2 anos após imunoterapia ou terapia-alvo têm alta probabilidade de viver > 5 anos a partir do início da metástase.

Os agentes aprovados pela FDA desde 2011 incluem três inibidores do *checkpoint* de células T imunes (ipilimumabe, nivolumabe e pembrolizumabe), imunoterapia combinada (ipilimumabe mais nivolumabe), seis agentes orais direcionados à via da MAP-cinase (os inibidores de BRAF vemurafenibe, dabrafenibe e encorafenibe, e os inibidores de MEK trametinibe, cobimetinibe e binimetinibe) e o vírus oncolítico talimogeno laerparepeveque (**Tab. 76-4**).

As modalidades locais, como cirurgia (metastasectomia) e radiocirurgia estereotáxica (p. ex., radiação ablativa de alta dose por fração), devem ser consideradas para pacientes com doença oligometastática, visto que podem apresentar uma sobrevida livre de doença em longo prazo. Os pacientes com metástases solitárias são os melhores candidatos, porém as modalidades locais também podem ser usadas para metástases múltiplas, caso seja possível a ressecção completa ou o tratamento de todos os locais acometidos sem efeitos adversos importantes. Os pacientes que ficam livres de doença podem ser considerados para terapia adjuvante ou a participação em um ensaio clínico, pois o risco de metástases adicionais permanece elevado. A cirurgia também pode ser usada como adjuvante da terapia sistêmica quando, por exemplo, algumas das muitas lesões metastáticas demonstram ser resistentes à imunoterapia; além disso, pode ser útil obter uma amostra do tumor para estabelecer o perfil mutacional do melanoma recorrente.

IMUNOTERAPIA

Bloqueio dos checkpoints As imunoterapias baseiam-se no conhecimento dos mecanismos de controle da resposta imune normal. Durante a interação entre uma célula T e a célula apresentadora de antígeno, no

TABELA 76-4 ■ Opções de tratamento para o melanoma metastático

Imunoterapia
Bloqueio do *checkpoint* imune
Anti-PD-1: pembrolizumabe ou nivolumabe
Anti-CTLA-4: ipilimumabe
Combinação de ipilimumabe e nivolumabe
Imunoterapia baseada em citocinas
Interleucina 2 em alta dose
Vírus oncolítico
Talimogeno laerparepeveque
Terapias-alvo
Inibidores de BRAF: vemurafenibe, dabrafenibe, encorafenibe
Inibidores de MEK: trametinibe, cobimetinibe, binimetinibe
Modalidades locais
Tratamento cirúrgico
Radiocirurgia estereotáxica

contexto das moléculas HLA de classe I ou II, os receptores inibitórios ou *checkpoints*, incluindo o CTLA-4 e o PD-1, são suprarregulados nas células T após ocupação do receptor pelo antígeno tumoral respectivo. Os *checkpoints* imunes são um requisito absoluto para assegurar a regulação adequada de uma resposta imune normal; entretanto, a expressão contínua de receptores inibitórios durante a infecção crônica (hepatite, HIV) e no câncer leva à exaustão das células T, com potencial limitado de proliferação, produção de citocinas e citotoxicidade. O bloqueio *checkpoint* com um anticorpo monoclonal antagonista resulta em melhora da função das células T e erradicação das células tumorais em modelos animais pré-clínicos. O ipilimumabe, um anticorpo IgG1 totalmente humano que se liga ao CTLA-4 e bloqueia sinais inibitórios, foi o primeiro fármaco que demonstrou melhorar a sobrevida de pacientes com melanoma metastático em um ensaio clínico randomizado. Embora as taxas de resposta sejam baixas (cerca de 10%), observou-se uma melhora da sobrevida global. A monoterapia com anti-CTLA-4 foi suplantada pela combinação de anti-CTLA-4 e anti-PD-1 ou pela monoterapia com anti-PD-1, devido ao aumento da sobrevida e, no caso da monoterapia com anti-PD-1, melhor tolerância do paciente, conforme descrito adiante de maneira detalhada.

A ativação crônica das células T também leva à indução da PD-1 na sua superfície. A expressão de um de seus ligantes, o PD-L1, nas células tumorais pode protegê-las da destruição imune. O bloqueio do eixo PD-1:PD-L1 pela administração intravenosa (IV) de anti-PD-1 ou anti-PD-L1 apresenta atividade clínica substancial, incluindo cura, em alguns pacientes com melanoma avançado e outros tumores sólidos, com toxicidade significativamente menor do que o ipilimumabe. Os bloqueadores da PD-1 nivolumabe e pembrolizumabe foram aprovados para o tratamento de pacientes com melanoma avançado. A terapia combinada de inibidores de *checkpoints* das células T, bloqueando ambas as vias inibitórias com ipilimumabe e nivolumabe, resulta em atividade antitumoral superior comparada ao uso de apenas um dos agentes. A terapia combinada com ipilimumabe IV e nivolumabe é administrada ambulatorialmente a cada 3 semanas para 4 doses (indução), seguida de nivolumabe a cada 2 a 4 semanas (manutenção) por até 1 ano, e está associada a uma taxa de resposta objetiva de 56% e aumento da sobrevida em comparação com a monoterapia com ipilimumabe. Subgrupos de pacientes que apresentam > 5% de expressão de PD-1 nas células T obtêm benefício clínico semelhante com a monoterapia com nivolumabe, embora o uso da expressão de PD-1 para selecionar a terapia seja controverso, visto que alguns pacientes sem expressão detectável ainda podem responder à imunoterapia.

Os anticorpos dirigidos contra *checkpoints* de células T também podem interferir nos mecanismos reguladores imunológicos normais, podendo produzir um novo espectro de efeitos colaterais. Os efeitos adversos mais comuns relacionados com o sistema imune foram exantemas cutâneos e diarreia (algumas vezes, colite grave e potencialmente fatal), porém a toxicidade pode acometer qualquer órgão (p. ex., tireoidite, hipofisite, hepatite, nefrite, pneumonite, miocardite, neurite). A gravidade e a frequência de tais efeitos são maiores com a terapia de combinação com anticorpo contra o *checkpoint* da célula T, seguida de monoterapia com anti-CTLA-4 e anti-PD-1. A observação, a interrupção do tratamento e a intervenção precoce com esteroides ou outros agentes imunossupressores, como anticorpos antifator de necrose tumoral ou micofenolato de mofetila, podem diminuir a toxicidade e evitar a lesão orgânica permanente. O manejo da toxicidade do tratamento com agentes imunossupressores não parece interferir na atividade antitumoral, mesmo em pacientes que precisam interromper a imunoterapia. O uso de anticorpos contra o *checkpoint* de células T para o melanoma metastático é bem consolidado; porém, há controvérsias sobre a necessidade do uso combinado de anti-CTLA-4 e anti-PD-1 para todos os pacientes, sobre o uso de biomarcadores para determinados pacientes que podem obter benefício do uso isolado de anti-PD-1 e sobre a melhor sequência de terapia-alvo e imunoterapia na presença de mutação de *BRAF*. Há também um impacto econômico significativo com qualquer terapia antineoplásica que precisa ser considerado.

TERAPIA-ALVO

A via RAS-RAF-MEK-ERK distribui sinais de proliferação e sobrevida da superfície celular para o citoplasma e o núcleo, e apresenta mutação em cerca de 50% dos melanomas. Os inibidores de BRAF e MEK podem induzir regressão dos melanomas que abrigam mutação de *BRAF*. Três inibidores do BRAF, o vemurafenibe, o dabrafenibe e o encorafenibe, foram aprovados para o tratamento de pacientes cujos melanomas no estágio IV apresentam mutação na posição 600 do *BRAF*. A monoterapia com inibidores do BRAF foi suplantada pela inibição combinada de BRAF e MEK, a fim de impedir a rápida adaptação da maioria dos melanomas que utilizam a reativação da via da MAPK para facilitar o crescimento quando há inibição do BRAF. A terapia combinada com inibidores de BRAF e MEK (dabrafenibe e trametinibe, vemurafenibe com cobimetinibe, ou encorafenibe e binimetinibe) melhorou a sobrevida livre de progressão e a sobrevida global em comparação com a monoterapia com um inibidor de BRAF. Os resultados em longo prazo da inibição da via da MAP-cinase confirmam que alguns pacientes obtêm longos intervalos de controle da doença; contudo, a principal limitação, tanto da monoterapia quanto da terapia combinada, parece ser a aquisição de resistência, com a maioria dos pacientes apresentando recidiva da doença. Os mecanismos de resistência são diversos e refletem a heterogeneidade genômica do melanoma. A maioria dos casos envolve a reativação da via da MAPK, frequentemente por meio de mutações de *RAS* ou amplificação de *BRAF* mutante. Os pacientes que desenvolvem resistência à inibição do BRAF e da MEK são candidatos à imunoterapia ou a ensaios clínicos.

A terapia-alvo é acompanhada de efeitos colaterais passíveis de controle, que diferem daqueles apresentados durante a imunoterapia ou a quimioterapia. Um efeito específico de classe da monoterapia com inibidor de BRAF é o desenvolvimento de lesões cutâneas hiperproliferativas, como o câncer de células escamosas (CCEs) bem-diferenciado, que ocorre em até 25% dos pacientes. Ocorre ativação paradoxal da via da MAP-cinase a partir de alterações mediadas por inibidores de BRAF nas células de tipo selvagem *BRAF*, sendo tal ativação bloqueada pelo inibidor de MEK, o que explica por que essas lesões ocorrem com muito menos frequência durante a terapia combinada. Não foram relatadas metástases dos CCEs induzidas por tratamento, e os inibidores do BRAF e da MEK podem ser continuados com segurança após excisão simples dos CCEs. As toxicidades cardíaca e ocular, apesar de infrequentes, podem ocorrer com inibidores de BRAF e MEK e exigem avaliação médica, manejo e, em geral, interrupção da terapia-alvo.

As mutações ativadoras no receptor c-kit da tirosina-cinase são observadas em uma minoria de melanomas de lesões crônicas causadas pelo sol, porém são mais comuns nos melanomas de mucosas e acrolentiginoso. A prevalência de mutações de *c-kit* é baixa; entretanto, quando presentes, são semelhantes às encontradas em tumores de células estromais gastrintestinais e melanomas com mutações *c-kit* ativadoras, e podem apresentar respostas clinicamente significativas ao imatinibe. A probabilidade de tal resposta é de 29%. Ocorrem mutações de *N-RAS* em 15 a 20% dos melanomas. Na atualidade, não se dispõe de nenhuma terapia-alvo para esses pacientes apesar de ensaios clínicos em andamento.

Outras terapias sistêmicas usadas no tratamento de pacientes com melanoma em estágio IV incluem interleucina 2 em altas doses, que também está associada a remissões duradouras em alguns pacientes. A quimioterapia com dacarbazina ou taxanos é raramente usada, e os ensaios clínicos continuam sendo uma importante opção para pacientes com melanoma avançado.

ABORDAGEM INICIAL AO PACIENTE COM DOENÇA METASTÁTICA

Uma vez estabelecido o diagnóstico de doença em estágio IV, uma amostra do tumor deve ser submetida a teste molecular para determinar a presença de mutação *BRAF* ou *c-kit*. Quando possível, a biópsia de lesão metastática é preferível, porém qualquer amostra é suficiente, visto que existe pouca discordância entre lesões primárias e metastáticas. Os algoritmos de tratamento se iniciam com a determinação da mutação de *BRAF*. Para tumores com *BRAF* de tipo selvagem, recomenda-se a imunoterapia. Para tumores que apresentam tal mutação, a terapia inicial com combinação de inibidores de BRAF e MEK ou imunoterapia é aceitável. A terapia combinada com inibidores de BRAF e MEK é recomendada para doença sintomática e de rápido crescimento, quando existe uma mutação do *BRAF*. A sequência ideal de imunoterapia e terapia-alvo capaz de proporcionar o maior benefício de sobrevida nos pacientes com melanoma minimamente sintomático ainda não é conhecida, porém, ensaios clínicos randomizados de fase III deverão responder a essa importante questão. Apesar dos avanços no tratamento, a maioria dos pacientes com melanoma metastático não obterá a cura, devendo-se considerar a inclusão em ensaios clínicos, até mesmo para pacientes previamente não tratados.

Ensaios clínicos devem ser considerados para pacientes com doença em estágio IV que apresentam progressão do tumor a despeito do tratamento. Nos casos de doença extensa, baixo desempenho clínico ou presença de comorbidades, a integração dos cuidados paliativos é uma importante abordagem.

ACOMPANHAMENTO

O exame da pele e a vigilância são recomendados pelo menos 1 vez por ano para todos os pacientes com melanoma. Não está indicada a realização de exames laboratoriais ou de imagem para seguimento da doença nos estágios IA-IIA, exceto se houver sintomas. Pode-se considerar exames de imagem para acompanhamento em pacientes com doença de alto risco em estágio III; porém, esse é reservado principalmente para pacientes com sinais ou sintomas de doença recorrente ou para acompanhamento da resposta terapêutica. Para recomendações específicas de cada estágio, consultar as diretrizes da NCCN (ver "Leituras adicionais").

CÂNCER DE PELE NÃO MELANOMA

Os CPNMs (principalmente CCEs e câncer basocelular [CBC]) são os cânceres mais comuns nos Estados Unidos. Embora os registros não reúnam rotineiramente dados sobre a incidência dos CPNMs, estima-se que a incidência anual seja superior a 5,3 milhões de casos nos Estados Unidos; os CCEs e os CBCs são responsáveis por 80 e 18% dos casos, respectivamente. Embora menos comum, a incidência do carcinoma de células de Merkel (CCM) triplicou nos últimos 20 anos, com uma estimativa atual de 1.600 casos por ano e aumento anual de 8% na incidência. Todas as formas de CPNMs podem sofrer metástase, porém o CCM é o mais associado a elas, com taxas de positividade do linfonodo-sentinela de 25% (em comparação com 12-19% para o melanoma) e mortalidade que se aproxima de 33% em 3 anos. Os CCEs, particularmente aqueles com características de alto risco, também podem sofrer metástases e responder por 2.400 mortes por ano.

FISIOPATOLOGIA E ETIOLOGIA

À semelhança do melanoma, a causa mais significativa de CPNM é a radiação UV, com uma relação de dose-resposta entre o uso de bronzeamento artificial e a incidência do câncer. Estima-se que 4 visitas por ano conferem um aumento de 15% no CBC e de 11% no CCE. O risco de CCE labial ou oral aumenta com o tabagismo e, assim como o CCE da orelha, apresenta prognóstico mais sombrio do que aquele observado em outros locais do corpo. O papilomavírus humano e a radiação UV podem atuar como cocarcinógenos. Os distúrbios hereditários de reparo do DNA, como o xeroderma pigmentado, estão associados a uma incidência significativamente aumentada de câncer de pele e ajudam a estabelecer a ligação entre a lesão do DNA induzida por UV, o reparo inadequado do DNA e o câncer de pele.

Os genes mais comumente danificados pela UV no CCE incluem *p53* e *N-RAS*, enquanto o CBC está associado a danos nos genes da via de sinalização hedgehog (Hh), que levam à proliferação de células basais. Isso é habitualmente o resultado da perda de função do homólogo *patched* supressor de tumor 1 (*PTCH1*), que normalmente inibe a sinalização da proteína homóloga *smoothened* (*SMO*). Dois inibidores orais do SMO, o vismodegibe e o sonidegibe, foram aprovados pela FDA para o tratamento do CBC avançado inoperável ou metastático e do CBC localmente avançado com recidiva após cirurgia ou radioterapia, respectivamente. O vismodegibe também reduz a incidência de CBC em pacientes com síndrome do nevo basocelular que apresentam mutações em *PTCH1*, reiterando a importância de Hh no surgimento de CBC.

A imunossupressão também foi associada ao desenvolvimento de CPNM; os receptores de transplante de órgãos sólidos com imunossupressão crônica têm um aumento de 65 vezes no risco de CCE e de 10 vezes no CBC. A frequência de câncer de pele é proporcional ao nível e à duração da imunossupressão, à extensão da exposição ao sol antes e depois do transplante. Os CCEs nessa população são especialmente agressivos, apresentando taxas mais elevadas de recorrência local, metástase e mortalidade. O tratamento da doença inflamatória intestinal e de doenças autoimunes, como a artrite reumatoide e a artrite psoriásica, com antagonistas do fator de necrose tumoral (TNF, do inglês *tumor necrosis factor*) também pode conferir um risco aumentado de CPNM.

Outros fatores de risco para CPNMs incluem infecção pelo HIV, radiação ionizante, cicatrizes de queimaduras térmicas, monoterapia com inibidor de *BRAF* e ulcerações crônicas. O albinismo, o xeroderma pigmentar, a síndrome de Muir-Torre, a síndrome de Rombo, a síndrome de Bazex-Dupré-Christol, a disceratose congênita e a síndrome do nevo basocelular (síndrome de Gorlin) também aumentam a incidência de CPNM.

Embora o CCM também esteja relacionado à exposição à radiação UV, à idade e à imunossupressão, essa neoplasia derivada da crista neural também parece ter uma etiologia viral; constata-se a presença de um poliomavírus de células de Merkel oncogênico (MCPyV) em 80% dos tumores. Em pacientes com tumores MCPyV-positivos, ocorre inativação dos genes supressores de tumor, especificamente o fator de transcrição *p53* e a proteína do retinoblastoma (*Rb*). Além disso, o grande antígeno T viral é expresso nas células tumorais, e muitos pacientes apresentam respostas imunes celulares ou humorais às proteínas do poliomavírus, embora essa resposta imune não seja suficiente para erradicar a neoplasia maligna.

APRESENTAÇÃO CLÍNICA

Carcinoma basocelular O CBC tem sua origem nas células basais epidérmicas. O menos invasivo dos subtipos, o CBC superficial, consiste em placas descamativas eritematosas sutis, que crescem lentamente e são mais comumente encontradas no tronco e nas extremidades proximais **(Fig. 76-4)**. Esse subtipo pode ser confundido com dermatoses inflamatórias benignas, particularmente o eczema numular e a psoríase, ou com ceratoses actínicas pré-malignas. O CBC também pode se apresentar como um pequeno nódulo perolado de crescimento lento, com vasos telangiectásicos tortuosos em sua superfície, bordas enroladas e uma crosta central (CBC nodular). A presença ocasional de melanina nessa variante de CBC nodular (CBC pigmentado) pode ser confundida com o melanoma. Os CBCs morfeiforme (fibrosante), infiltrante e micronodular, que são os subtipos mais invasivos, manifestam-se como placas solitárias, planas ou levemente deprimidas, endurecidas, esbranquiçadas, amareladas ou róseas, semelhantes a cicatrizes. Em geral, as bordas são indistintas, e as lesões podem ser sutis; portanto, o atraso no tratamento é comum, e os tumores poderão ser mais extensos do que esperado clinicamente. Um nome antigo para esse tumor é "úlcera roedora".

Carcinoma de células escamosas O *CCE cutâneo* primário é uma neoplasia maligna das células epidérmicas queratinizentes, que apresenta uma evolução clínica variável, desde um crescimento indolente a rápido, e potencial metastático locorregional e distante. Normalmente, o CCE apresenta-se como um nódulo eritematoso ulcerado ou uma erosão superficial na pele exposta ao sol da cabeça, do pescoço, do tronco e das extremidades **(Fig. 76-5)**. Ele pode surgir como uma pápula banal, firme e de formato curvo, ou uma placa de textura áspera. Com frequência, é confundido com uma verruga ou calosidade, quando a resposta inflamatória à lesão é mínima. Vasos pontilhados e enrolados são uma característica do CCE quando visto por dermatoscópio. As margens desse tumor podem ser mal definidas, podendo ocorrer fixação às estruturas subjacentes ("ancoragem").

Uma forma de CCE de baixo grau que cresce muito rapidamente, chamado de ceratoacantoma (CA), apresenta-se como uma grande pápula em formato de abóbada com uma cratera ceratótica central. Alguns CAs regridem espontaneamente sem tratamento; no entanto, como já se observou progressão ao CCE metastático, os CAs devem ser tratados da mesma forma que outros tipos de CCEs cutâneos. As CAs ocorrem em 15 a 25% dos pacientes que recebem monoterapia com inibidor do BRAF.

As *ceratoses actínicas* e a *queilite* (ceratoses actínicas que ocorrem nos lábios), ambas formas pré-malignas do CCE, apresentam-se como pápulas hiperceratóticas sobre as áreas expostas ao sol. Ocorre transformação maligna em 0,25 a 20% das lesões não tratadas. O CCE *in situ*, também chamado de *doença de Bowen*, é a forma intraepidérmica do CCE e apresenta-se como uma placa eritematosa descamativa. Surge mais comumente na pele lesionada pelo sol, mas também pode ser observado em qualquer parte do corpo. A doença de Bowen secundária à infecção pelo papilomavírus humano pode surgir na pele minimamente exposta ou não exposta ao sol, como as nádegas ou a região posterior da coxa. O tratamento das lesões pré-malignas e *in situ* reduz o risco de doença invasiva.

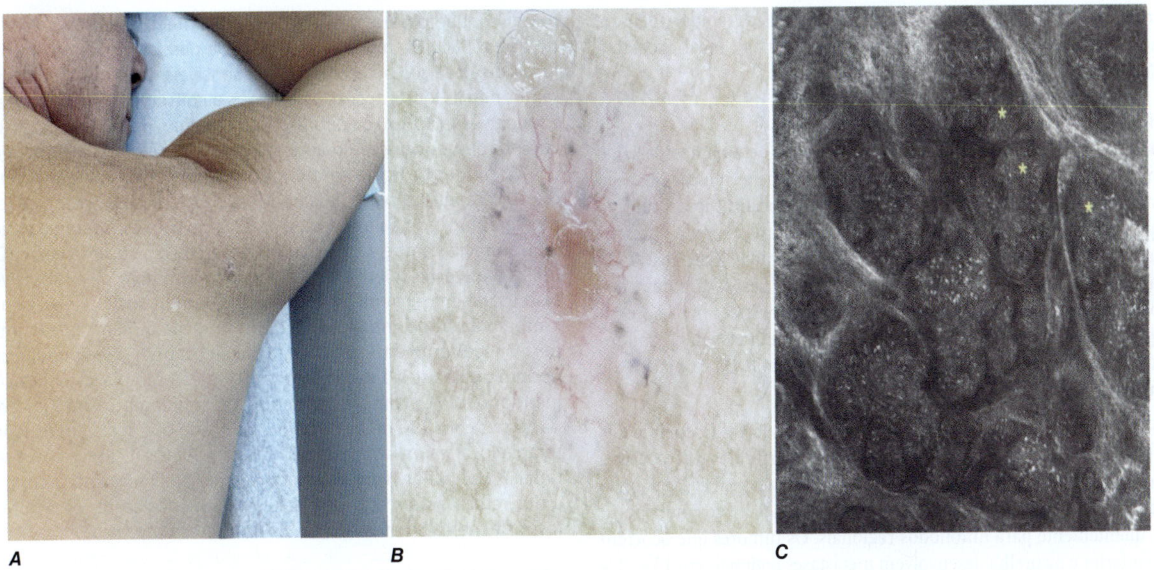

FIGURA 76-4 Achados diagnósticos clínicos e confocais no carcinoma basocelular. ***A.*** Carcinoma basocelular típico com margens levemente translúcidas da cor da pele e pequena erosão central na pele cronicamente danificada pelo sol da parte lateral posterior do ombro. ***B.*** Imagem dermatoscópica da mesma lesão do painel ***A***, revelando a erosão central e as estruturas globulares não reticulares cinzentas e clássicas dos melanófagos que caracterizam o CBC. ***C.*** Microscopia confocal de reflectância *in vivo* da mesma lesão do painel ***A***, mostrando ninhos típicos de células basaloides dérmicas (*), com formação em fenda clássica ao redor dos ninhos.

Carcinoma de células de Merkel O CCM, também conhecido como apudoma cutâneo, carcinoma neuroendócrino primário da pele, carcinoma primário de pequenas células da pele e carcinoma trabecular da pele, surge a partir das células de Merkel, que são células neuroendócrinas da pele que atuam como receptores de pressão. À semelhança de outros tipos de câncer de pele, os CCMs surgem como lesões cutâneas visíveis, habitualmente como nódulos ou massas da cor da pele; podem ter cor vermelha ou azul, variar quanto ao tamanho (de 0,5 a > 5 cm de diâmetro), e aumentar rapidamente. Embora os CCMs possam surgir em quase qualquer parte do corpo, são mais comumente encontrados em áreas expostas ao sol, como cabeça, pescoço ou extremidades. Também podem ocorrer na região perianal e nas pálpebras. As características clínicas do CCM são resumidas

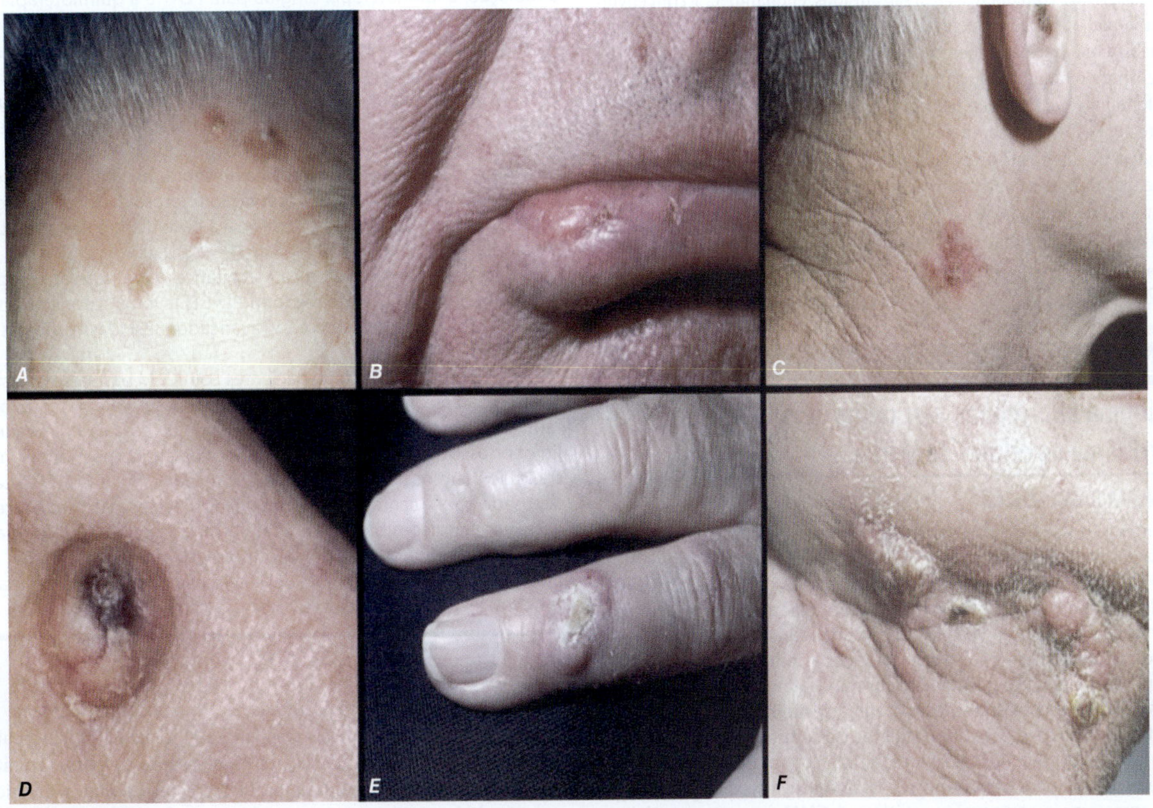

FIGURA 76-5 Progressão do carcinoma de células escamosas (CCE). ***A.*** Ceratoses actínicas (CEs). ***B.*** Queilite actínica (CE do lábio). ***C.*** Doença de Bowen (CCE *in situ*). ***D.*** Ceratoacantoma (CCE bem-diferenciado). ***E.*** CCE. ***F.*** CCE metastático.

pelo acrônimo AEIIU: *a*ssintomático/não hipersensível, de rápida *e*xpansão, associado à *i*munossupressão, *i*dade superior a 50 anos e local exposto à radiação *u*ltravioleta.

HISTÓRIA NATURAL

Carcinoma basocelular A história natural do CBC é de uma neoplasia de crescimento lento, com invasão local. O grau de destruição local e o risco de recorrência variam com o tamanho, a duração, a localização e o subtipo histológico do tumor. Lesões em face, orelhas ou couro cabeludo apresentam maior risco. Os pequenos CBCs nodulares, pigmentados, císticos ou superficiais respondem bem à maioria dos tratamentos. Lesões grandes e dos subtipos micronodular, infiltrante e morfeiforme podem ser mais agressivas. O potencial metastático do CBC é baixo (0,1%) em pacientes imunocompetentes, porém o risco de recorrência ou de novo CPNM primário é de aproximadamente 40% em 5 anos.

Carcinoma de células escamosas A história natural do CCE depende das características do tumor e do paciente. Os tumores oriundos de lesões solares têm um potencial metastático menor do que aqueles em áreas não expostas ao sol. O CCE cutâneo sofre metástases em 0,3 a 5,2% dos indivíduos, mais frequentemente para linfonodos regionais. Os tumores que ocorrem no lábio inferior e na orelha desenvolvem metástases regionais em 13 e 11% dos pacientes, respectivamente, ao passo que o potencial metastático do CCE que aparece nas cicatrizes, ulcerações crônicas e superfícies genitais ou mucosas é maior. O CCE recorrente tem uma probabilidade de 30% de disseminação metastática. Os grandes tumores profundos pouco diferenciados com invasão perineural ou linfática, os tumores multifocais e os que surgem nos pacientes imunossuprimidos têm comportamento agressivo.

Carcinoma de células de Merkel Os CCMs têm características clínicas tanto de câncer de pele quanto de tumores neuroendócrinos (particularmente câncer de pulmão de pequenas células [CPPC]); assim, podem surgir localmente e sofrer disseminação para linfonodos e locais distantes. Os marcadores moleculares de origem neuroendócrina, como sinaptofisina ou cromogranina A, são úteis para o diagnóstico de CCM. Diferentemente de outros tumores neuroendócrinos, os CCMs não estão associados à secreção de hormônio mensurável ou a síndromes endócrinas.

A sobrevida de pacientes com CCM depende da extensão da doença: 90% dos pacientes com doença local são curados, enquanto 52% com envolvimento nodal e 10% com doença a distância sobrevivem. O CCM tem seu próprio sistema de estadiamento de tumor-linfonodo-metástase (TNM), que incorpora o tamanho do tumor (< 2 cm vs. > 2 cm), o acometimento dos linfonodos (que pode ser determinado por BLNS para linfonodos clinicamente negativos) e presença de metástases a distância.

Independentemente do estágio, o prognóstico do CCM é melhor quando as células tumorais contêm vírus, expressão da proteína RB e infiltração intratumoral de linfócitos T CD8+. A expressão de p63, o padrão infiltrativo linfovascular e a presença de imunossupressão (p. ex., transplante de órgãos, infecção pelo HIV, certos tipos de câncer) indicam um prognóstico mais sombrio.

TRATAMENTO

Carcinoma basocelular, carcinoma de células escamosas e carcinoma de células de Merkel

CARCINOMA BASOCELULAR

O tratamento do CBC compreende eletrodissecção e curetagem (ED&C), excisão, criocirurgia, radioterapia (RT), terapia a *laser*, cirurgia micrográfica de Mohs (CMM), 5-fluoruracila tópica, terapia fotodinâmica (PDT, do inglês *photodynamic therapy*) e imunomoduladores tópicos, como o imiquimode. A escolha da terapia depende das características do tumor, incluindo profundidade e localização, idade, estado clínico e preferência do paciente. A ED&C permanece como o tratamento mais utilizado para os CBCs nodulares superficiais minimamente invasivos e os tumores de baixo risco (p. ex., pequeno tumor de subtipo menos agressivo, em um sítio favorável). A excisão local ampla com margens-padrão, em geral, é escolhida para os subtipos de tumores invasivos, mal-definidos e mais agressivos, ou por razões estéticas. A CMM, um tipo especializado de excisão cirúrgica que oferece o melhor método para remoção do tumor enquanto preserva o tecido não acometido, está associada a taxas de cura > 98%. É a modalidade preferida para as lesões recorrentes, em locais de alto risco ou esteticamente sensíveis (incluindo tumores recorrentes nessas localizações), e nos quais a conservação máxima de tecido é fundamental (p. ex., pálpebras, lábios, orelhas, nariz e dedos). A RT pode curar pacientes não considerados candidatos à cirurgia, e pode ser usada como adjunto cirúrgico em tumores de alto risco. O imiquimode é uma opção terapêutica para CBCs nodulares superficiais e menores, embora não seja aprovado pela FDA para os CBCs nodulares. A terapia tópica com 5-fluoruracila também deve ser limitada ao CBC superficial. A PDT, que utiliza a ativação seletiva de um fármaco fotoativo pela luz visível, tem sido usada em pacientes com tumores numerosos. Pode-se considerar também a terapia intralesional (5-fluoruracila ou IFN), que, como a RT, permanece como uma opção para pacientes bem-selecionados que não podem ou não serão submetidos à cirurgia. A terapia sistêmica com um inibidor de SMO, como vismodegibe ou sonidegibe, está indicada para pacientes com CBC metastático ou avançado que sofreram recidiva após terapia local, ou para os que não são candidatos à cirurgia ou à radioterapia. A terapia-alvo com antagonistas de SMO não leva à cura, porém induz regressão em aproximadamente 50% dos casos, com duração de resposta mediana > 9 meses.

CARCINOMA DE CÉLULAS ESCAMOSAS

Os princípios para o tratamento cirúrgico do CCE são os mesmos do CBC. Anteriormente, a doença avançada era tratada com quimioterapia contendo cisplatina, 5-fluoruracila intralesional e cetuximabe. Esses esquemas terapêuticos foram suplantados pelo cemiplimabe, um anticorpo monoclonal direcionado para PD-1, que leva à regressão do tumor em 47% dos pacientes com doença avançada. O CCE e os ceratoacantomas que se desenvolvem em pacientes que recebem terapia direcionada para BRAF devem ser excisados, e, após o procedimento, a terapia com BRAF pode ser continuada.

CARCINOMA DE CÉLULAS DE MERKEL

A epidemiologia, as características clínicas e os tratamentos do CCM sobrepõem-se aos do melanoma e do CPNM. Os CCMs em estágio inicial podem ser curados com ampla excisão local do tumor primário e estadiamento nodal com BLNS. À semelhança dos CPPCs, o CCM é sensível à radiação, à imunoterapia dirigida para PD-1 e à quimioterapia à base de platina. A RT é frequentemente usada como terapia adjuvante pós-operatória, tanto na excisão primária quanto nos sítios de BLNS, embora possa não ser usada em áreas sensíveis, como pálpebras e mãos, e após BLNS negativa. Para áreas não sensíveis, a RT pode permitir margens de excisão primária menores do que as margens radiais tradicionalmente recomendadas de 2 cm. À semelhança do melanoma, a dissecção completa dos linfonodos é raramente usada na presença de um linfonodo-sentinela positivo. A RT adjuvante, a observação rigorosa e inclusão em ensaios clínicos que pesquisam a imunoterapia à base de agentes anti-PD-1 são preferidos.

Para pacientes com doença metastática, a imunoterapia suplantou a quimioterapia. O avelumabe (anti-PD-L1) levou a respostas objetivas em 33% dos pacientes com CCM avançado; 82% das respostas foram duráveis.

O acompanhamento de pacientes com CCM baseia-se no estágio e no risco. São recomendados exames de pele de rotina por dermatologista familiarizado com o CCM, bem como exames regulares das cadeias de linfonodos. Deve-se obter um título sérico de anticorpo monoclonal contra MCPyV em pacientes recém-diagnosticados com CCM. O teste pode ser usado para o acompanhamento de recidiva, caso seu título esteja elevado em condições basais e tenha retornado ao seu valor normal após o tratamento. Por outro lado, se o título estiver elevado, porém não se normalizar após o tratamento, deve-se realizar um exame de imagem à procura de metástases ocultas.

PREVENÇÃO

Os princípios da profilaxia são aqueles descritos anteriormente para o melanoma. Estratégias únicas para o CPNM incluem vigilância ativa de pacientes que recebem medicações imunossupressoras ou terapia direcionada para o BRAF. A quimioprofilaxia com retinoides sintéticos e a redução da imunossupressão, quando possível, podem ser úteis no controle de novas lesões e no tratamento de pacientes com tumores múltiplos.

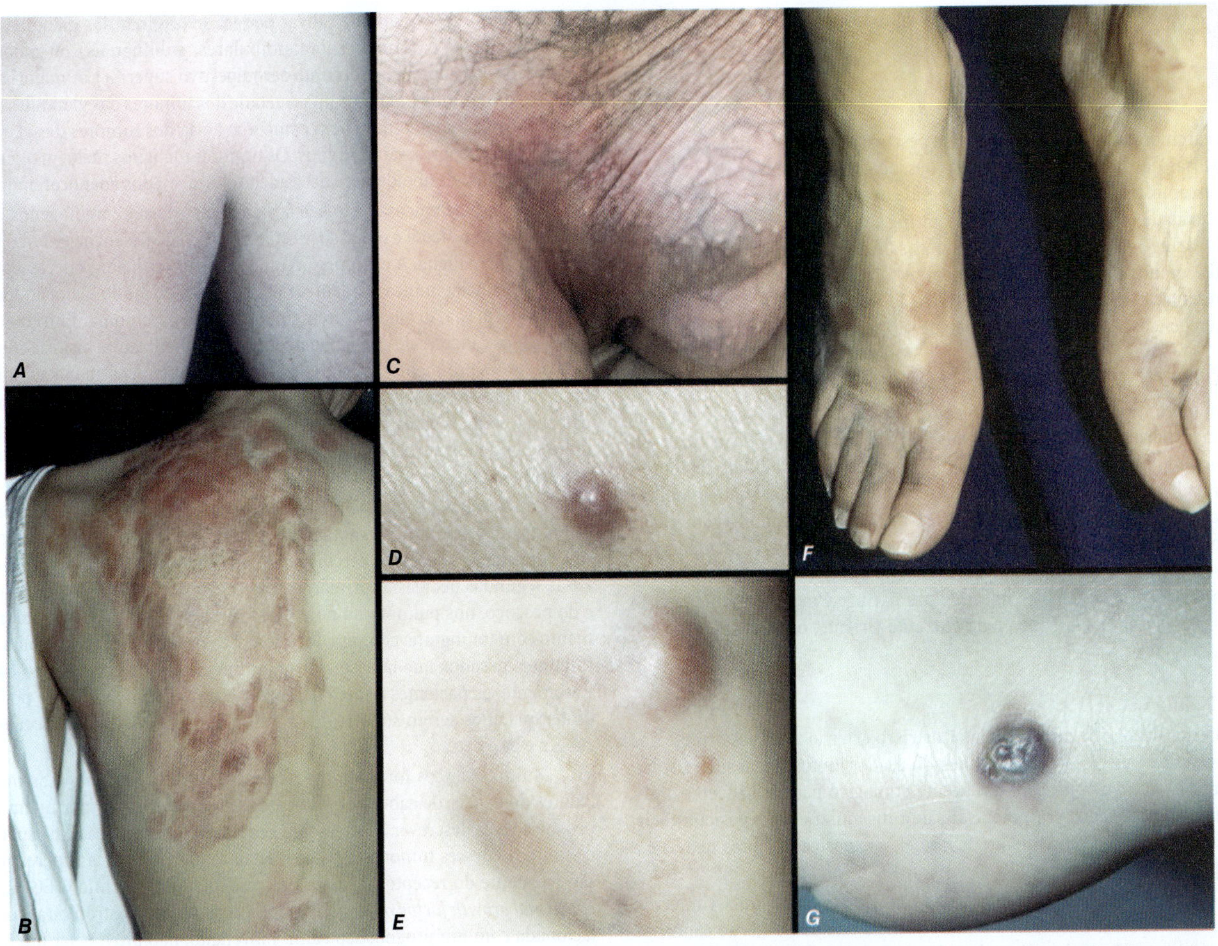

FIGURA 76-6 **Outros tumores cutâneos malignos.** ***A.*** Micose fungoide em estágio em placas (variante do linfoma cutâneo de células T). ***B.*** Micose fungoide em estágio de tumor. ***C.*** Doença de Paget extramamária. ***D.*** Carcinoma de células de Merkel. ***E.*** Dermatofibrossarcoma protuberante. ***F.*** Sarcoma de Kaposi. ***G.*** Sarcoma de Kaposi.

A terapia de campo com 5-fluoruracila tópica, mebutato de ingenol ou imiquimode pode reduzir a transformação em CCE em pacientes com grave lesão da pele devido à luz solar e diversas ceratoses actínicas pré-malignas. Os pacientes idosos imunossuprimidos devem ser tratados com as menores doses possíveis de imunossupressor e incentivados a manter o cuidado para minimizar a exposição aos raios UV. A biópsia precoce de lesões cutâneas de aparência anormal pode levar a um melhor controle das lesões agressivas.

OUTROS CÂNCERES CUTÂNEOS NÃO MELANOMA

As neoplasias de anexos cutâneos e sarcomas de tecidos fibrosos, mesenquimatosos, gordurosos e vasculares constituem 1 a 2% restantes dos CPNMs (Fig. 76-6). Os linfomas de células B ou T também podem se manifestar na pele e podem mimetizar condições benignas, como psoríase e eczema.

A *doença de Paget extramamária* é uma neoplasia maligna apócrina rara, que se origina nas células-tronco da epiderme, e é caracterizada histologicamente pela presença de células de Paget. Esses tumores se apresentam como placas eritematosas úmidas na pele anogenital ou axilar de idosos.

Os resultados geralmente são satisfatórios com a cirurgia, e a sobrevida em 5 anos é de 95% na presença de doença localizada. A idade avançada e a doença extensa no momento da apresentação conferem um prognóstico desfavorável. A RT ou o uso tópico de imiquimode poderão ser considerados para a doença mais extensa. O tratamento local pode ser desafiador, uma vez que esses tumores costumam ir além das margens clínicas; a excisão cirúrgica com CMM apresenta as mais elevadas taxas de cura. Da mesma forma, a CMM representa o tratamento de escolha nos casos de outros tumores cutâneos raros com ampla extensão subclínica, como o *dermatofibrossarcoma protuberante*.

O *sarcoma de Kaposi* (SK) é um sarcoma de tecidos moles de origem vascular, induzido pelo herpes-vírus 8 humano. A incidência de SK aumentou significativamente durante a epidemia de Aids, tendo apresentado uma redução de 10 vezes com a instituição da terapia antirretroviral altamente ativa.

Agradecimentos *Walter Urba, MD, PhD, forneceu um* feedback *valioso e sugeriu melhorias para este capítulo. As fotografias clínicas foram generosamente fornecidas pela por OHSU Swinyer Collection (Leonard Swinyer, MD) e pelos Drs. Elizabeth Berry, Alexander Witkowski, Joanna Ludzik, Debbie Miller, Alison Skalet e Justin Leitenberger. As imagens dermatoscópicas foram fornecidas por Elizabeth Berry, Alexander Witkowski, Joanna Ludzik e Debbie Miller. As imagens de microscopia confocal de reflectância foram fornecidas pelos Drs. Alexander Witkowski e Joanna Ludzik.*

LEITURAS ADICIONAIS

Faries MD et al: Completion dissection or observation for sentinel-node metastasis in melanoma. N Engl J Med 376:2211, 2017.

Harms PW et al: The biology and treatment of Merkel cell carcinoma: Current understanding and research priorities. Nat Rev Clin Oncol 15:763, 2018.

Larkin J et al: Combined nivolumab and ipilimumab or monotherapy in untreated melanoma. N Engl J Med 373:23, 2015.

National Comprehensive Cancer Network: NCCN clinical practice guidelines in oncology (NCCN guidelines): Melanoma. Available from *https://www.nccn.org/professionals/physician_gls/pdf/melanoma.pdf*. Accessed May 29, 2020.

Robert C et al: Improved overall survival in melanoma with combined dabrafenib and trametinib. N Engl J Med 372:30, 2015.

Shain AH, Bastian BC: From melanocytes to melanomas. Nat Rev Cancer 16:345, 2016.

Wu YP et al: A systematic review of interventions to improve adherence to melanoma preventive behaviors for individuals at elevated risk. Prev Med 88:153, 2016.

77 Câncer de cabeça e pescoço

Everett E. Vokes

Os carcinomas epiteliais de cabeça e pescoço originam-se das superfícies mucosas das regiões da cabeça e do pescoço, tendo como origem as células escamosas. Essa categoria compreende os tumores dos seios paranasais, da cavidade oral, bem como da nasofaringe, da orofaringe, da hipofaringe e da laringe. Os tumores das glândulas salivares diferem dos carcinomas mais comuns de cabeça e pescoço em termos de etiologia, histopatologia, apresentação clínica e tratamento. Eles são raros e histologicamente muito heterogêneos. As neoplasias da tireoide são descritas no Capítulo 385.

INCIDÊNCIA E EPIDEMIOLOGIA

O número de novos casos de câncer de cabeça e pescoço (cavidade oral, faringe e laringe) nos Estados Unidos foi estimado em 65.630 em 2020, respondendo por cerca de 4% das neoplasias malignas em adultos; as mortes estimadas foram de 14.500. A incidência mundial ultrapassa meio milhão de casos por ano. Na América do Norte e na Europa, os tumores geralmente se originam da cavidade oral, da orofaringe ou da laringe. A incidência de câncer de orofaringe está aumentando nesses últimos anos, particularmente nos países ocidentais. O câncer de nasofaringe é mais comumente visto nos países do Mediterrâneo e do Extremo Oriente, onde é endêmico em algumas áreas.

ETIOLOGIA E GENÉTICA

O uso de álcool e de tabaco é o fator de risco externo mais importante dos cânceres de cabeça e pescoço, e, quando usados juntos, agem sinergisticamente. O fumo de mascar é um agente etiológico para os cânceres orais. Outros carcinógenos em potencial são a maconha e as exposições ocupacionais, como o refinamento de níquel, a exposição a fibras têxteis e a carpintaria.

Alguns cânceres de cabeça e pescoço têm etiologia viral. A infecção pelo vírus Epstein-Barr (EBV) com frequência está associada ao câncer de nasofaringe, sobretudo em áreas endêmicas do Mediterrâneo e no Extremo Oriente. Os títulos de anticorpos anti-EBV podem ser determinados para rastreamento de populações de alto risco e estão em fase de investigação para monitoramento da resposta ao tratamento. O câncer de nasofaringe também está associado ao consumo de peixes salgados e à poluição domiciliar.

Nos países ocidentais, o papilomavírus humano (HPV) está associado com uma incidência crescente de tumores que surgem na orofaringe, isto é, o leito amigdaliano e a base da língua. Mais de 50% dos tumores de orofaringe nos Estados Unidos são causados pelo HPV, e, em muitos centros urbanos, essa proporção é maior. O HPV 16 é o subtipo viral dominante, embora o HPV 18 e outros subtipos oncogênicos também sejam vistos. Os cânceres relacionados ao uso de álcool e tabaco, por outro lado, tiveram a incidência reduzida. O câncer orofaríngeo relacionado ao HPV ocorre com frequência em uma população mais jovem e está associado ao maior númerode parceiros sexuais e de práticas de sexo oral. Ele está associado com um prognóstico melhor, sobretudo em não fumantes. A vacinação com a vacina HPV nonavalente pode prevenir a doença em populações de alto risco.

Fatores dietéticos podem contribuir. A incidência do câncer de cabeça e pescoço é maior entre as pessoas que consomem menos frutas e vegetais. Certas vitaminas, como os carotenoides, podem ser protetoras, se incluídas em uma dieta balanceada. Os suplementos de retinoides, como o ácido *cis*-retinoico, não têm mostrado evitar os cânceres de cabeça e pescoço (ou câncer de pulmão) e podem aumentar o risco em fumantes ativos. Não foram identificados fatores de risco específicos ou carcinógenos ambientais para os tumores das glândulas salivares.

HISTOPATOLOGIA, CARCINOGÊNESE E BIOLOGIA MOLECULAR

Os cânceres de células escamosas de cabeça e pescoço dividem-se nas categorias bem-diferenciado, moderadamente diferenciado e pouco diferenciado. Os tumores pouco diferenciados têm um prognóstico mais reservado que os bem-diferenciados. Para os cânceres de nasofaringe, o carcinoma de células escamosas diferenciado menos comum distingue-se do carcinoma não queratinizado e indiferenciado (linfoepitelioma), que contém infiltrados linfocíticos e está comumente associado ao EBV.

Os tumores da glândula salivar podem se originar das glândulas salivares maiores (parótidas, submandibulares, sublinguais) ou menores (localizadas na submucosa do trato aerodigestivo superior). A maioria dos tumores de parótida é benigna, mas metade dos tumores das glândulas submandibulares e sublinguais, bem como a maioria dos tumores das glândulas salivares menores, são malignos. Os tumores malignos incluem os carcinomas mucoepidermoides e císticos adenoides, além dos adenocarcinomas.

A superfície mucosa de toda a faringe é exposta aos carcinógenos relacionados com o álcool e o tabaco, e estão em risco de desenvolver lesão pré-maligna ou maligna. A eritroplasia (uma mancha vermelha) ou a leucoplasia (uma mancha branca) podem ser classificadas de modo histopatológico como hiperplasia, displasia, carcinoma *in situ* ou carcinoma. Entretanto, a maioria dos cânceres de cabeça e pescoço não apresenta uma história conhecida de lesões pré-malignas. Múltiplos cânceres sincrônicos ou metacrônicos também podem ser observados. Na realidade, com o decorrer do tempo, os pacientes com cânceres de cabeça e pescoço ligados ao álcool e tabaco, tratados em estágios iniciais, apresentam maior risco de morrer devido a uma segunda neoplasia maligna do que pela recidiva da doença primária.

As segundas neoplasias malignas de cabeça e pescoço, em geral, não são induzidas pelo tratamento; refletem a exposição da mucosa aerodigestiva superior aos mesmos carcinógenos que causaram o primeiro câncer. Essas segundas neoplasias primárias se desenvolvem nas regiões da cabeça e do pescoço, nos pulmões ou no esôfago. Assim, recomenda-se o rastreamento com tomografia computadorizada (TC) para o câncer de pulmão em fumantes pesados que já desenvolveram um câncer de cabeça e pescoço. Raramente, os pacientes podem desenvolver um sarcoma induzido por radioterapia após serem submetidos à radioterapia prévia para cânceres de cabeça e pescoço.

Muitos avanços foram feitos na descrição das características moleculares do câncer de cabeça e pescoço. Essas características permitem aos pesquisadores descrever as alterações genéticas e epigenéticas e o espectro de mutação desses tumores. Relatos iniciais demonstraram a superexpressão frequente do receptor do fator de crescimento epidérmico (EGFR, de *epidermal growth factor receptor*). A superexpressão se mostrou estar correlacionada com um prognóstico ruim. Entretanto, não provou ser um bom preditor da resposta tumoral aos inibidores do EGFR, que são ativos em apenas cerca de 10 a 15% dos pacientes como agentes isolados. Análises genéticas complexas têm sido realizadas, incluindo as do projeto The Cancer Genome Atlas. Com frequência, são encontradas mutações de *p53* com outras vias condutoras oncogênicas importantes afetadas, incluindo as vias de sinalização mitótica, as vias de Notch e a regulação do ciclo celular em tumores HPV-negativos. Os oncogenes HPV atuam por meio da inibição direta dos genes supressores de tumor *p53* e *RB*, iniciando, assim, o processo carcinogênico. *HRAS* parece estar surgindo como uma mutação de alvo potencial em um pequeno grupo de pacientes. Embora as taxas globais de mutação sejam semelhantes em tumores HPV-positivos e aqueles induzidos por carcinógenos, a assinatura mutacional específica dos tumores HPV-positivos difere, com alteração frequente da via PI3K e mutações ocasionais de *KRAS*. Em geral, essas alterações afetam a sinalização mitogênica, a estabilidade genética, a proliferação e a diferenciação celular.

APRESENTAÇÃO CLÍNICA E DIAGNÓSTICO DIFERENCIAL

A maioria dos cânceres de cabeça e pescoço relacionados ao tabaco ocorre em pacientes com mais de 60 anos. As neoplasias malignas relacionadas ao HPV costumam ser diagnosticadas em pacientes mais jovens, em geral com cerca de 40 ou 50 anos, ao passo que o câncer nasofaríngeo relacionado ao EBV ocorre em todas as idades, incluindo em adolescentes. As manifestações variam conforme o estágio e o sítio primário do tumor. Os pacientes com sinais e sintomas inespecíficos nas regiões de cabeça e pescoço devem ser avaliados por um exame otolaringológico completo, particularmente se os sintomas persistirem por mais de 2 a 4 semanas. Os cânceres de cabeça e pescoço, incluindo tumores HPV-positivos, afetam os homens com mais frequência do que as mulheres.

O câncer de nasofaringe normalmente não causa sintomas precoces. No entanto, pode causar otite média serosa unilateral por obstrução da tuba auditiva, obstrução nasal uni ou bilateral ou epistaxe. O carcinoma nasofaríngeo avançado causa neuropatia de nervos cranianos devido ao envolvimento da base do crânio.

Os carcinomas da cavidade oral apresentam-se como úlceras que não cicatrizam, alterações no ajuste das dentaduras ou lesões e massas dolorosas.

Os tumores da base da língua ou da orofaringe podem causar diminuição da mobilidade da língua e alterações na fala. Os cânceres de orofaringe ou hipofaringe raramente causam sintomas precoces, mas podem causar dor de garganta e/ou otalgia. Os tumores relacionados ao HPV frequentemente apresentam-se com linfadenopatia do pescoço como primeiro sinal.

A rouquidão pode ser um sintoma inicial do câncer de laringe, e a rouquidão persistente requer o encaminhamento a um especialista para laringoscopia indireta e/ou exames radiológicos. Se uma lesão de cabeça e pescoço tratada inicialmente com antibióticos não se resolver em um curto período, é indicada avaliação diagnóstica mais detalhada, pois simplesmente continuar o tratamento antibiótico pode significar desperdiçar a oportunidade de fazer o diagnóstico precoce de neoplasia maligna.

Os cânceres avançados de cabeça e pescoço em qualquer local podem causar dor intensa, otalgia, obstrução das vias aéreas, neuropatias cranianas, trismo, odinofagia, disfagia, diminuição da mobilidade da língua, fístulas, acometimento da pele e linfadenopatia cervical maciça, a qual pode ser uni ou bilateral. Alguns pacientes apresentam linfonodos aumentados mesmo sem lesão primária detectável por endoscopia ou biópsia; esses pacientes são considerados como tendo carcinoma de sítio primário desconhecido (Fig. 77-1). A amidalectomia e as biópsias direcionadas da base da língua frequentemente conseguem identificar um pequeno tumor primário, que, em geral, estará relacionado com o HPV. Se os linfonodos aumentados estiverem na região cervical superior e as células tumorais forem escamosas, a neoplasia provavelmente se originou em superfície mucosa da cabeça ou do pescoço. Células tumorais nos linfonodos supraclaviculares também podem se originar de um local primário no tórax ou no abdome.

O exame físico deve incluir a inspeção de todas as superfícies mucosas visíveis e a palpação do assoalho da boca, da língua e do pescoço. Além dos próprios tumores, podem-se observar leucoplasia (mancha branca na mucosa) ou eritroplasia (mancha vermelha na mucosa); essas lesões pré-malignas podem representar hiperplasia, displasia ou carcinoma *in situ* e requerem biópsia. Os exames adicionais devem ser executados pelo especialista. Os procedimentos adicionais de estadiamento incluem TC ou RM da cabeça e do pescoço para identificar a extensão da doença. Nos pacientes com acometimento dos linfonodos, deve ser feita uma TC de tórax e abdome superior para rastrear metástases a distância. Nos fumantes pesados, o exame por TC do tórax também pode servir como ferramenta de rastreamento para eliminar um segundo tumor primário de origem pulmonar. Uma tomografia por emissão de pósitrons (PET) pode ajudar a identificar ou excluir metástases a distância. A TC e a PET também podem ser úteis na avaliação da resposta à terapia. O procedimento definitivo de estadiamento é a endoscopia sob anestesia, que pode incluir laringoscopia, esofagoscopia e broncoscopia; durante esse procedimento, devem ser obtidas múltiplas amostras de biópsia, para estabelecer o diagnóstico primário, definir a extensão da doença primária e identificar quaisquer outras lesões pré-malignas ou segundas neoplasias primárias.

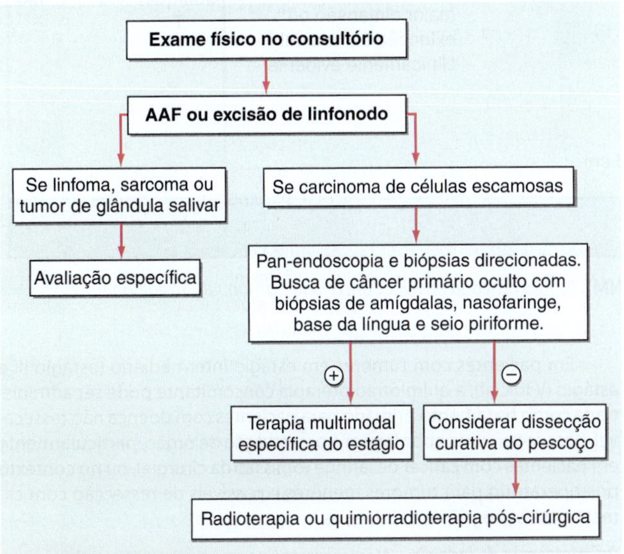

FIGURA 77-1 **Avaliação de um paciente com adenopatia cervical** sem lesão primária de mucosa; exame diagnóstico. AAF, aspiração por agulha fina.

Os tumores da cabeça e do pescoço são classificados de acordo com o sistema de tumor-linfonodo-metástase (TNM) do American Joint Committee on Cancer (AJCC) (Fig. 77-2). Essa classificação varia de acordo com o subsítio anatômico específico. Em geral, os tumores primários são classificados como T1 a T3 pelo tamanho crescente, ao passo que T4 geralmente representa invasão de outra estrutura, como osso, músculo ou assoalho da língua. Os linfonodos são estadiados por seu tamanho, número e localização (ipsilateral vs. contralateral ao primário). Metástases a distância são encontradas em < 10% dos pacientes no momento do diagnóstico inicial e são mais comuns em pacientes com envolvimento de linfonodos em estágio avançado; o acometimento microscópico dos pulmões, dos ossos ou do fígado é mais comum, em particular nos pacientes com doença avançada nos linfonodos cervicais. No futuro, as técnicas de imagem modernas podem aumentar o número de pacientes com metástases a distância clinicamente detectáveis. As neoplasias malignas da orofaringe relacionadas com o HPV demonstraram consistentemente ter um prognóstico mais satisfatório, e, na 8ª edição do manual de estadiamento do AJCC, será incluído um sistema de estadiamento separado, que leva em consideração o panorama mais favorável para esses pacientes. De acordo com esse sistema, pacientes com estágio nodal avançado ainda podem ser considerados como estando em um estágio inicial global (e associado a um bom prognóstico), particularmente quando o indivíduo não é fumante ou teve uma exposição limitada ao tabaco durante a vida.

Em pacientes com acometimento dos linfonodos e sem lesão primária visível, o diagnóstico deve ser feito por excisão do linfonodo (Fig. 77-1). Se os resultados indicarem carcinoma de células escamosas, deverá ser efetuada uma panendoscopia, com biópsia de todas as áreas de aparência suspeita e biópsias dirigidas dos locais primários comuns, como a nasofaringe, as amígdalas, a base da língua e o seio piriforme. Os tumores HPV-positivos podem ter, em particular, pequenos tumores primários que se alastram precocemente para os linfonodos locorregionais.

TRATAMENTO

Câncer de cabeça e pescoço

Os pacientes com cânceres de cabeça e pescoço podem ser categorizados macroscopicamente em três grupos clínicos: aqueles com doença localizada, aqueles com doença local ou regionalmente avançada e aqueles com doença recorrente e/ou metastática abaixo do pescoço. As comorbidades associadas ao abuso de álcool e tabaco podem afetar os resultados do tratamento e definir riscos em longo prazo para os pacientes curados da doença.

DOENÇA LOCALIZADA

Cerca de um terço dos pacientes têm doença localizada, ou seja, lesões T1 ou T2 (estágio I ou II) sem acometimento detectável dos linfonodos nem metástases a distância. Esses pacientes são tratados com intenção curativa por cirurgia ou radioterapia. A escolha da modalidade difere conforme a localização anatômica e o nível de especialização institucional. A radioterapia muitas vezes é preferida para o câncer de laringe, a fim de preservar a função vocal, e a cirurgia é preferida para as pequenas lesões na cavidade oral, para evitar as complicações da radiação em longo prazo, como xerostomia, osteorradionecrose e cárie dentária. Dados randomizados mostram que uma dissecção profilática do pescoço para estadiamento deve constituir parte do procedimento cirúrgico para a eliminação de doença metastática nodal oculta. A sobrevida global após 5 anos é de 60 a 90%. Ocorrem mais recidivas nos dois primeiros anos após o diagnóstico, sendo geralmente locais.

DOENÇA LOCAL OU REGIONALMENTE AVANÇADA

A doença local ou regionalmente avançada – isto é, doença com um grande tumor primário e/ou metástase para os linfonodos – é o estágio de apresentação em mais de 50% dos pacientes. Tais pacientes também podem ser tratados com intenção curativa, mas não costumam ser tratados com cirurgia ou radioterapia isoladas. A terapia de modalidade combinada, incluindo cirurgia e/ou radioterapia e quimioterapia, é mais bem-sucedida. A quimioterapia pode ser administrada como quimioterapia de indução (quimioterapia antes da cirurgia e/ou da radioterapia) ou como quimioterapia e radioterapia concomitantes (simultâneas). Esta última modalidade é, hoje, mais comumente usada e sustentada

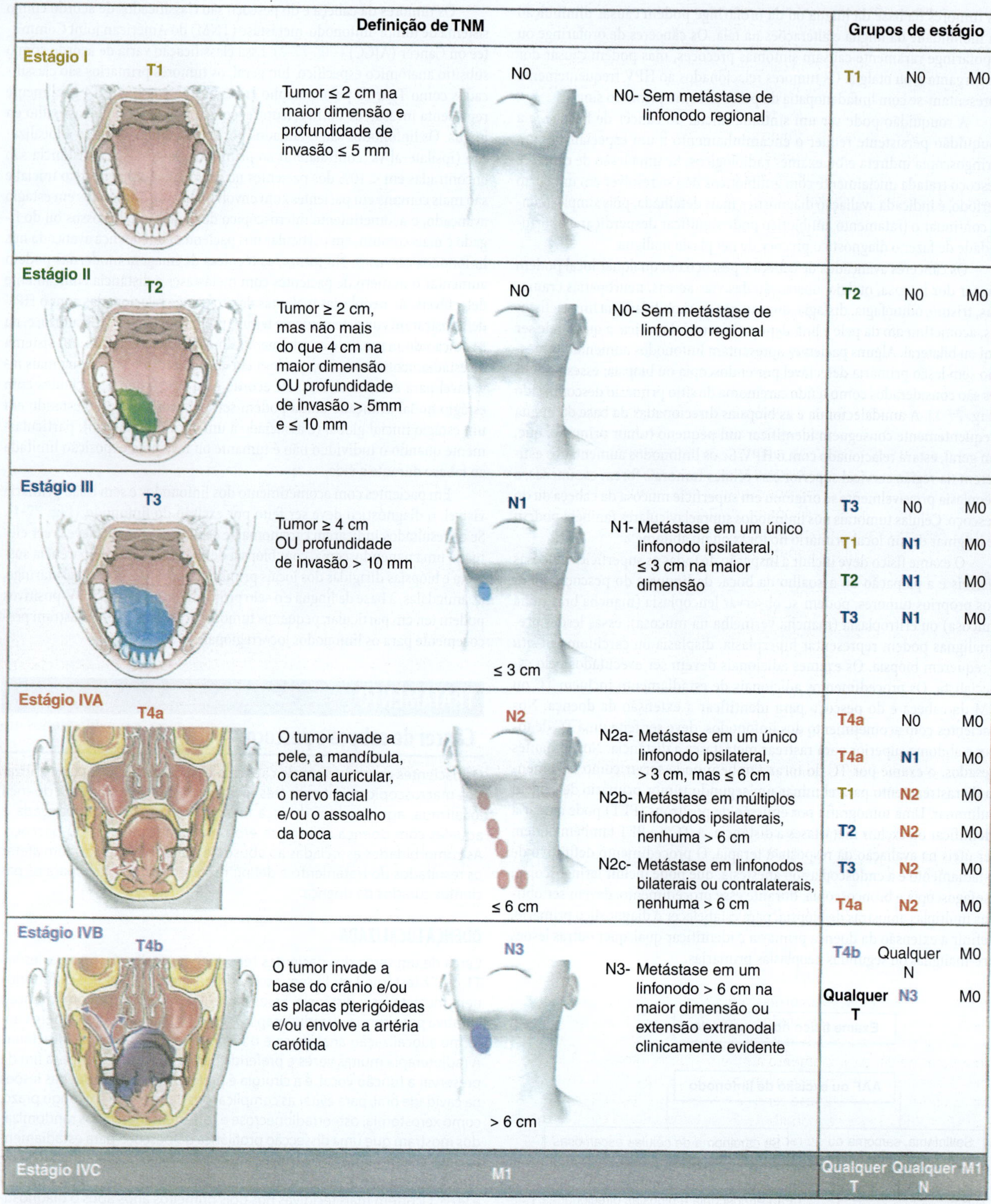

FIGURA 77-2 Sistema de estadiamento de tumor-linfonodo-metástase (TNM). *(Figura baseada no AJCCCancerStaging Manual, 8th edition.)*

pelas melhores evidências. As taxas de sobrevida em 5 anos excederam 50% em muitos ensaios clínicos, mas parte desse aumento na sobrevida pode ser devido ao aumento na fração das populações de estudo com tumores relacionados ao HPV que apresentam um prognóstico melhor. O teste para HPV de tumores recém-diagnosticados deve ser realizado para pacientes com tumores de orofaringe por ocasião do diagnóstico. Os ensaios clínicos para tumores relacionados ao HPV concentram-se na exploração da redução da intensidade do tratamento, particularmente na dose de radiação, de modo a melhorar as toxicidades em longo prazo (fibrose, disfunção da deglutição).

Em pacientes com tumores em estágio intermediário (estágio III e estágio IV inicial), a quimiorradioterapia concomitante pode ser administrada como tratamento primário para pacientes com doença não ressecável, para seguir uma abordagem e preservação de órgão, particularmente em pacientes com câncer de laringe (omissão da cirurgia), ou no contexto pós-operatório para tumores menores e passíveis de ressecção com características prognósticas adversas.

Quimioterapia de indução Nessa estratégia, os pacientes recebem quimioterapia (o padrão atual consiste em um esquema tríplice com docetaxel, cisplatina e fluoruracila [5-FU]) antes da cirurgia e da radioterapia.

A maioria dos pacientes que recebe esses três ciclos mostra uma redução tumoral, e a resposta é clinicamente "completa" em até 50% dos pacientes. Essa multimodalidade "sequencial" de tratamento possibilita a preservação do órgão nos pacientes com cânceres de laringe e hipofaringe e resulta em taxas mais altas de cura, se comparada com a radioterapia isolada.

Quimiorradioterapia concomitante Na estratégia concomitante, a quimioterapia e a radioterapia são administradas de forma simultânea, em vez de sequencial. As recidivas tumorais de cânceres de cabeça e pescoço desenvolvem-se mais comumente de forma local ou regional (nas regiões do tumor primário na cabeça e no pescoço e nos linfonodos drenantes). A abordagem concomitante tem como objetivo aumentar a destruição das células tumorais pela radioterapia na presença de quimioterapia (aprimoramento da radiação), sendo uma abordagem conceitualmente atraente para tumores volumosos. Os efeitos tóxicos (em particular mucosite, grau 3 ou 4, em 70 a 80%) são exacerbados com a quimiorradioterapia concomitante. No entanto, metanálises de estudos randomizados documentam uma melhora na sobrevida em 5 anos de 8% com o tratamento concomitante de quimioterapia e radioterapia. A cisplatina é administrada de preferência semanalmente durante a radioterapia diária ao longo de um período de 6 a 7 semanas. Além disso, a quimiorradioterapia concomitante produz maior sobrevida livre de laringectomia (preservação do órgão) do que a radioterapia isolada em pacientes com câncer de laringe avançado. O uso da radioterapia em conjunto com a cisplatina produz melhora na sobrevida dos pacientes com câncer avançado de nasofaringe. O prognóstico dos cânceres relacionados ao HPV parece ser particularmente favorável após quimiorradioterapia com base em cisplatina. Ensaios clínicos que substituíram a cisplatina por um inibidor do EGFR, o cetuximabe, nessa população de pacientes demonstraram uma sobrevida inferior.

O sucesso da quimiorradioterapia concomitante nos pacientes com doença irressecável levou à testagem de abordagens semelhantes para os pacientes com doença ressecável de estágio intermediário como terapia pós-operatória. A quimiorradioterapia concomitante produz melhora significativa sobre a radioterapia pós-operatória isolada em pacientes cujos tumores demonstram características de maior risco, como disseminação extracapsular além dos linfonodos envolvidos, envolvimento de múltiplos linfonodos ou margens positivas no local primário após cirurgia.

Um anticorpo monoclonal contra o EGFR (cetuximabe) aumenta as taxas de sobrevida quando administrado durante a radioterapia. O bloqueio do EGFR resulta em sensibilização à radiação e apresenta efeitos colaterais sistêmicos mais leves do que os agentes quimioterápicos tradicionais, embora um exantema acneiforme seja comumente observado. Entretanto, o acréscimo do cetuximabe aos esquemas padrões atuais de quimiorradioterapia não conseguiu demonstrar qualquer melhora adicional na sobrevida, e o seu uso não é recomendado.

ABORDAGENS TERAPÊUTICAS PARA OS CÂNCERES DE CABEÇA E PESCOÇO RELACIONADOS COM O HPV

Tendo em vista observações consistentes de altas taxas de sobrevida para pacientes com tumores de orofaringe avançados relacionados com o HPV que utilizaram estratégias de tratamento de modalidade combinada, os protocolos de desescalonamento atraíram grande interesse. O objetivo, aqui, é diminuir a morbidade em longo prazo que resulta da radioterapia em alta dose, incluindo fibrose cervical extensa, problemas de deglutição e osteorradionecrose da mandíbula. Estudos atuais estão pesquisando o uso de doses menores de radiação, a administração de quimioterapia de indução e a omissão de sessões subsequentes ou administração de doses de quimiorradioterapia significativamente menores em pacientes com resposta satisfatória, entre outras estratégias. Além disso, houve um aumento de interesse por abordagens cirúrgicas que utilizam a cirurgia robótica, a qual possibilita uma melhor visualização da base da língua e das amígdalas. Embora seja tecnicamente viável, essa abordagem continua sendo investigacional, visto que um grande número de pacientes com doença envolvendo múltiplos linfonodos ainda necessitará de quimiorradioterapia pós-operatória, invalidando, assim, o objetivo de desescalonamento do tratamento. Espera-se que, nos próximos anos, sejam definidas diretrizes de tratamento distintas dos tumores induzidos por carcinógenos.

DOENÇA RECORRENTE E/OU METASTÁTICA

Cinco a 10% dos pacientes apresentam-se com doença metastática, e 30 a 50% dos pacientes com doença avançada locorregional apresentam recidiva, com frequência fora da região da cabeça e do pescoço. Os pacientes com doença recorrente e/ou metastática são, com poucas exceções, tratados com intenção paliativa. Alguns pacientes podem necessitar de radioterapia local ou regional para o controle da dor, porém a maioria recebe terapia sistêmica.

A quimioterapia de combinação foi, anteriormente, a abordagem terapêutica sistêmica de primeira linha para pacientes com doença recorrente após cirurgia prévia e/ou quimiorradioterapia com intenção curativa, ou para os que inicialmente apresentam doença metastática. Em particular, uma combinação de cisplatina com 5-FU e cetuximabe (o esquema EXTREME) foi usada com frequência.

Entretanto, as imunoterapias demonstraram utilidade nesse contexto. Em particular, os inibidores da via do receptor de superfície dos linfócitos imunossupressores (PD-1) demonstraram ter atividade nos cânceres de células escamosas de cabeça e pescoço. Em um ensaio clínico randomizado que avaliou um inibidor do PD-1, o nivolumabe, *versus* quimioterapia tradicional no tratamento de segunda linha de pacientes com doença recorrente ou metastática, foi demonstrado um aumento significativo nas taxas de sobrevida em 1 ano, com menos efeitos tóxicos graves associados ao tratamento. Além disso, algumas respostas foram de longa duração, permitindo uma sobrevida de uma coorte de pacientes além do tempo mediano histórico de <1 ano. O inibidor do PD-1 pembrolizumabe também demonstrou ter atividade em um ensaio clínico randomizado de desenho semelhante.

Após o estabelecimento de sua atividade de segunda linha, o pembrolizumabe foi comparado em monoterapia ou em combinação com cisplatina e 5-FU, com quimioterapia isolada previamente padrão (cisplatina, 5-FU e cetuximabe). Nesse ensaio clínico, a sobrevida global teve uma melhora com pembrolizumabe *versus* quimioterapia, bem como com a combinação de quimioterapia mais pembrolizumabe. Não foi observado nenhum impacto estatisticamente significativo na sobrevida livre de progressão. Além disso, a expressão de PD-L1 no tecido tumoral demonstrou ser importante. Pacientes com tumores com alta expressão (escore de PD-L1 >20%; i.e., expressão de PD-L1 em 20% das células tumorais) tiveram um acentuado benefício de sobrevida com pembrolizumabe como agente isolado, enquanto pacientes com menor expressão de PD-L1 tiveram um benefício de sobrevida menos notável, porém ainda estatisticamente significativo. Entretanto, no grupo com baixa expressão de PD-L1, a combinação de pembrolizumabe com quimioterapia demonstrou ter um benefício mais substancial. Por conseguinte, o tratamento padrão atual consiste frequentemente em quimioimunoterapia de combinação para pacientes com baixa pontuação positiva combinada (CPS, de *combined positive score*; a fração de células tumorais que expressam PD-L1), enquanto aqueles com pontuações mais altas de CPS podem ser tratados com imunoterapia apenas, particularmente se a carga tumoral global for limitada. Os pacientes que apresentam progressão após quimioimunoterapia de primeira linha ou imunoterapia podem ser tratados com quimioterapia adicional com um único agente ou em combinação.

As terapias orientadas para o EGFR, como anticorpos monoclonais (p. ex., cetuximabe) e inibidores da tirosina-cinase (TKIs, de *tyrosine kinase inhibitors*) da via de sinalização do EGFR (p. ex., erlotinibe ou gefitinibe), têm atividade como agente isolado em aproximadamente 10%. Os efeitos colaterais em geral são restritos a um exantema acneiforme e diarreia (para os TKIs). O acréscimo de cetuximabe à quimioterapia de combinação padrão com cisplatina ou carboplatina e 5-FU resulta em um aumento significativo na sobrevida mediana. Os fármacos direcionados para mutações específicas estão em fase de pesquisa, e os pacientes com mutações *HRAS* apresentam uma redução do tumor com o inibidor da farnesil-transferase tipifarnibe.

COMPLICAÇÕES

As complicações do tratamento dos cânceres de cabeça e pescoço geralmente estão relacionadas com a extensão da cirurgia e a exposição de estruturas teciduais normais à radiação. Atualmente, a extensão da cirurgia é limitada ou completamente substituída por quimioterapia e radioterapia como abordagem primária. As complicações agudas da radiação são mucosite e disfagia. As complicações em longo prazo são xerostomia, perda do paladar, diminuição da mobilidade da língua, segundas neoplasias, disfagia e fibrose cervical. As complicações da quimioterapia variam de acordo com o esquema usado, mas, em geral, compreendem mielossupressão, mucosite, náuseas, vômitos e nefrotoxicidade (com a cisplatina).

Os efeitos colaterais da terapia nas mucosas podem levar à desnutrição e à desidratação. Muitos centros tratam condições dentárias antes de começarem o tratamento, e alguns indicam sondas alimentares para assegurar o controle da hidratação e da nutrição. Cerca de 50% dos pacientes desenvolvem hipotireoidismo devido ao tratamento; por isso, a função da tireoide deve ser monitorada.

TUMORES DAS GLÂNDULAS SALIVARES

A maioria dos tumores benignos das glândulas salivares é tratada por excisão cirúrgica, e os pacientes com tumores invasivos das glândulas salivares devem ser tratados com cirurgia e radioterapia. Esses tumores podem apresentar recidiva regional; o carcinoma cístico adenoide tende a recorrer ao longo do trajeto dos nervos. As metástases a distância podem ocorrer até 10 ou 20 anos depois do diagnóstico inicial. Para a doença metastática, o tratamento é administrado com intenção paliativa, geralmente quimioterapia com doxorrubicina e/ou cisplatina. A identificação de novos agentes com atividade nesses tumores é de alta prioridade. Espera-se que a caracterização genômica abrangente desses raros tumores possa facilitar esses esforços.

LEITURAS ADICIONAIS

Agrawal N et al: Exome sequencing of head and neck squamous cell carcinoma reveals inactivating mutations in NOTCH1. Science 333:1154, 2011.

Burtness B et al: Pembrolizumab alone or with chemotherapy versus cetuximab with chemotherapy for recurrent or metastatic squamous cell carcinoma of the head and neck (KEYNOTE-048): A randomized, open-label, phase 3 study. Lancet 394:1915, 2019.

Chow LQM: Head and neck cancer. N Engl J Med 382:60, 2020.

D'Cruz AK et al: Elective versus therapeutic neck dissection in node-negative oral cancer. N Engl J Med 373:521, 2015.

Ferris RL et al: Nivolumab for recurrent squamous-cell carcinoma of the head and neck. N Engl J Med 375:1856, 2016.

Gillison ML et al: Distinct risk factor profiles for human papillomavirus type 16-positive and human papillomavirus type 16-negative head and neck cancers. J Natl Cancer Inst 100:407, 2008.

Kang H et al: Whole-exome sequencing of salivary gland mucoepidermoid carcinoma. Clin Cancer Res 23:283, 2017.

Mehanna H et al: De-escalation after DE-ESCALATE and RTOG 1016: A Head and Neck Cancer Intergroup framework for future de-escalation studies. J Clin Oncol 38:2552, 2020.

Sabatini ME et al: Human papillomavirus as a driver of head and neck cancers. Br J Cancer 122:306, 2020.

Tota JE et al: Evolution of the oropharynx cancer epidemic in the United States: Moderation of increasing incidence in younger individuals and shift in the burden to older individuals. J Clin Oncol 37:1538, 2019.

78 Câncer de pulmão

Leora Horn; Wade T. Iams

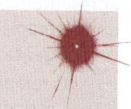

O câncer de pulmão, que, antes de 1900, era raro, com menos de 400 casos descritos na literatura médica, é considerado uma doença do homem moderno, matando mais de três vezes mais homens do que o câncer de próstata e quase duas vezes mais mulheres do que o câncer de mama. Embora o câncer de pulmão continue sendo a maior causa de morte relacionada às neoplasias malignas, foi constatado um declínio no número de mortes por esse câncer, atribuído a avanços no desenvolvimento de testes e estratégias terapêuticas e ao declínio do tabagismo. O consumo de tabaco é a principal causa de câncer de pulmão, um fato estabelecido em meados do século XX e confirmado com o lançamento do relatório de 1964 da U.S. Surgeon General sobre os efeitos do tabagismo sobre a saúde. Após o relatório, o uso do cigarro começou a diminuir na América do Norte e em partes da Europa, e, com isso, houve uma redução da incidência de câncer de pulmão. Embora o tabagismo continue sendo a principal causa de câncer de pulmão em todo o mundo, aproximadamente 60% dos novos cânceres de pulmão nos Estados Unidos ocorrem em ex-tabagistas (fumaram ≥ 100 cigarros na vida, pararam há 1 ano ou mais), muitos dos quais deixaram de fumar há décadas, ou naqueles que nunca fumaram (fumaram < 100 cigarros na vida). Além disso, 1 em cada 5 mulheres e 1 em cada 12 homens diagnosticados com câncer de pulmão nunca fumaram.

EPIDEMIOLOGIA

O câncer de pulmão é a causa mais comum de morte por câncer entre homens e mulheres nascidos nos Estados Unidos. Mais de 228 mil indivíduos foram diagnosticados com câncer de pulmão nos Estados Unidos em 2020, e mais de 135 mil indivíduos morrerão dessa doença. O câncer de pulmão é raro em pessoas com menos de 40 anos, e as taxas aumentam até a idade de 80 anos; após essa idade, a taxa diminui gradualmente. A probabilidade esperada de desenvolver câncer de pulmão durante a vida é estimada em cerca de 8% entre os homens e em cerca de 6% entre as mulheres. A incidência de câncer de pulmão varia por grupo racial e étnico, com a maior taxa de incidência ajustada para a idade entre negros. O excesso nas taxas ajustadas por idade em negros ocorre apenas nos homens, mas avaliações de taxas específicas para a idade mostram que, abaixo de 50 anos, a mortalidade por câncer de pulmão é > 25% maior em mulheres negras do que nas brancas. As taxas de incidência e mortalidade em hispânicos e norte-americanos indígenas e asiáticos são de aproximadamente 40 a 50% das dos brancos.

FATORES DE RISCO

Os tabagistas apresentam um aumento de dez vezes ou mais no risco de desenvolver câncer de pulmão em comparação com aqueles que nunca fumaram. Um estudo genômico em grande escala sugeriu que uma mutação genética é induzida para cada 15 cigarros fumados. O risco de câncer de pulmão é menor entre os indivíduos que param de fumar do que entre aqueles que continuam a fumar. Essa redução aumenta conforme o tempo que a pessoa parou de fumar, embora ex-tabagistas de longo prazo tenham maiores riscos do que aqueles que nunca fumaram. Foi constatado que o tabagismo aumenta o risco de todos os principais tipos de câncer de pulmão. A fumaça de tabaco ambiental (FTA) ou fumo passivo também é uma causa comprovada. O risco da FTA é inferior ao do tabagismo ativo, com aumento de 20 a 30% de câncer de pulmão entre os que nunca fumaram, mas que residem por muitos anos com tabagistas, em comparação com o aumento de 2.000% entre tabagistas ativos contínuos. O impacto no desenvolvimento de câncer de pulmão entre usuários de dispositivos alternativos de fornecimento de nicotina (cigarros eletrônicos ou *vaping*) não está definido. Enquanto um estudo randomizado de grande porte demonstrou a superioridade dos cigarros eletrônicos em comparação com a terapia tradicional de reposição de nicotina no auxílio à cessação do tabagismo, a lesão pulmonar associada ao cigarro eletrônico ou *vaping* (EVALI, *e-cigarette or vaping-associated lung injury*) é um fenômeno emergente que apresenta riscos que podem contrabalançar o benefício potencial de ajudar na redução do consumo tradicional de cigarros e do risco de câncer de pulmão.

Embora o cigarro seja a causa da maioria dos cânceres de pulmão, vários outros fatores de risco foram identificados, incluindo exposição ocupacional a amianto, arsênico, bis-cloro-metil-éter, cromo hexavalente, gás mostarda, níquel (como em determinados processos de refinamento de níquel) e hidrocarbonetos aromáticos policíclicos.

A radiação ionizante é também um carcinógeno pulmonar estabelecido, mais convincentemente demonstrada a partir de estudos que mostram taxas aumentadas de câncer de pulmão entre os sobreviventes das bombas atômicas lançadas sobre Hiroshima e Nagasaki e a incidência substancialmente elevada entre os trabalhadores expostos à radiação alfa do radônio na mineração subterrânea de urânio. A exposição prolongada a um nível baixo de radônio em residências pode conferir um risco de câncer de pulmão igual ou maior que aquele decorrente de FTA. Doenças pulmonares prévias, como bronquite crônica, enfisema e tuberculose, também foram associadas a aumento do risco de câncer de pulmão. O risco também parece maior entre os indivíduos com baixa ingestão de frutas e vegetais durante a vida adulta. Essa observação levou à hipótese de que nutrientes específicos, em particular os retinoides e os carotenoides, podem ter efeitos quimiopreventivos para o câncer de pulmão. No entanto, ensaios clínicos randomizados não validaram essa hipótese.

Cessação do tabagismo Dada a ligação inegável entre tabagismo e câncer de pulmão, os médicos devem promover a abstinência do tabaco. Cessar o uso do tabaco antes da meia-idade evita mais de 90% do risco de câncer de pulmão atribuível ao tabaco. É importante ressaltar que a cessação do tabagismo pode ser benéfica até mesmo para indivíduos com diagnóstico estabelecido de câncer de pulmão, pois está associada a uma melhor sobrevida, menos efeitos colaterais da terapia e uma melhoria global da qualidade de vida. Consequentemente, é importante promover a cessação do tabagismo mesmo após o diagnóstico de câncer de pulmão ter sido estabelecido.

Os médicos precisam compreender os elementos essenciais da terapia de cessação do tabagismo. O indivíduo deve querer parar de fumar e estar disposto a se esforçar ao máximo para atingir a meta de abstinência. Estratégias de autoajuda isoladas afetam apenas marginalmente as taxas de abandono, ao passo que farmacoterapias isoladas e combinadas em associação a aconselhamento podem aumentar significativamente as taxas de cessação. O tratamento com antidepressivo (p. ex., bupropiona) e a terapia de substituição da nicotina (vareniclina, um agonista parcial do receptor de acetilcolina nicotínico $\alpha_4\beta_2$) são aprovados pela Food and Drug Administration (FDA) como tratamentos de primeira linha para dependência de nicotina. Em um ensaio clínico randomizado, a vareniclina foi mais eficaz do que a bupropiona ou o placebo. O uso prolongado de vareniclina além da fase de indução inicial mostrou-se útil na manutenção da abstinência tabágica. Clonidina e nortriptilina são recomendadas como tratamentos de segunda linha. O papel dos cigarros eletrônicos ainda não foi definitivamente estabelecido (Cap. 454).

Predisposição hereditária ao câncer de pulmão A exposição a carcinógenos ambientais, como os encontrados na fumaça do tabaco, induz ou facilita a transformação de células broncoepiteliais em fenótipo maligno. A contribuição dos carcinógenos para a transformação é modulada por variações polimórficas em genes que afetam os aspectos do metabolismo carcinogênico. Determinados polimorfismos genéticos do sistema da enzima P450, especificamente CYP1A1, e fragilidade cromossômica estão associados ao desenvolvimento de câncer de pulmão. Essas variações genéticas ocorrem em frequência relativamente elevada na população, mas sua contribuição para o risco de câncer de pulmão de um indivíduo geralmente é baixa. No entanto, devido à sua frequência na população, o impacto global poderia ser alto.

Parentes de primeiro grau de portadores de câncer de pulmão têm risco 2 a 3 vezes maior de desenvolver câncer de pulmão e outros cânceres, muitos dos quais não estão relacionados com o tabagismo. Esses dados sugerem que genes específicos e/ou variantes genéticas podem contribuir para a suscetibilidade ao câncer de pulmão. No entanto, pouquíssimos desses genes já foram identificados. Indivíduos com mutações hereditárias nos genes *RB* (pacientes com retinoblastoma que vivem até a idade adulta) e *p53* (síndrome de Li-Fraumeni) podem desenvolver câncer de pulmão. Nas variantes gênicas comuns envolvidas no câncer de pulmão, foram identificados três *loci* separados (5p15, 6p21 e 15q25) e que incluem genes que regulam os receptores nicotínicos de acetilcolina e a produção de telomerase. Uma rara mutação germinativa (T790M) envolvendo o receptor do fator de crescimento epidérmico (EGFR, de *epidermal growth factor receptor*) talvez esteja ligada à suscetibilidade ao câncer de pulmão em quem nunca fumou. De modo semelhante, um *locus* de suscetibilidade no cromossomo 6q aumenta significativamente o risco em tabagistas leves e não tabagistas. Apesar dos progressos realizados, ainda são necessários diversos estudos para identificar fatores de risco hereditários para o câncer de pulmão. Atualmente, nenhum critério molecular é adequado para selecionar pacientes para programas de rastreamento mais intensos ou para estratégias quimiopreventivas específicas.

PATOLOGIA

A Organização Mundial da Saúde (OMS) define o câncer de pulmão como tumores que surgem do epitélio respiratório (brônquios, bronquíolos e alvéolos). O sistema de classificação da OMS divide os cânceres de pulmão epiteliais em quatro tipos principais de células: câncer de pulmão de pequenas células (CPPC), adenocarcinoma, carcinoma escamoso e carcinoma de grandes células; os três últimos são coletivamente conhecidos como carcinomas de pulmão de não pequenas células (CPNPCs) (Fig. 78-1). Os carcinomas de pequenas células consistem em células pequenas com citoplasma escasso, bordas celulares mal definidas, cromatina nuclear finamente granular, nucléolos ausentes ou imperceptíveis e uma contagem mitótica alta. O CPPC pode ser distinguido do CPNPC pela presença de marcadores neuroendócrinos, que incluem CD56, molécula de adesão celular neural (MACN), sinaptofisina e cromogranina. Os adenocarcinomas possuem diferenciação glandular ou produção de mucina e podem apresentar características acinares, papilares, lepídicas ou sólidas ou uma mistura desses padrões. Os carcinomas escamosos do pulmão são morfologicamente idênticos aos carcinomas escamosos extrapulmonares e não podem ser distinguidos apenas por imuno-histoquímica. Tumores escamosos apresentam queratinização e/ou pontes intercelulares que se formam no epitélio brônquico. O tumor consististe em lâminas de células, e não em grupos tridimensionais de células típicas de adenocarcinomas. Os carcinomas de grandes células representam menos de 10% dos carcinomas de pulmão. Esses tumores não possuem características citológicas e de arquitetura de carcinoma de pequenas células e nem diferenciação glandular ou escamosa. Juntos, esses quatro tipos histológicos são responsáveis por aproximadamente 90% de todos os cânceres de pulmão epiteliais.

Todos os tipos histológicos de câncer de pulmão podem se desenvolver em tabagistas atuais e ex-tabagistas, embora os carcinomas escamosos e de pequenas células sejam mais associados ao uso de tabaco. Com o declínio do consumo de cigarros, o adenocarcinoma tornou-se o subtipo histológico mais frequente de câncer de pulmão nos Estados Unidos. Nos não tabagistas ou ex-tabagistas leves (história de < 10 maços-ano), em mulheres e adultos mais jovens (< 60 anos) durante a vida, o adenocarcinoma tende a ser a forma mais comum de câncer de pulmão.

Além da distinção entre CPPC e CPNPC, visto que esses tumores apresentam histórias naturais e abordagens terapêuticas muito diferentes (ver adiante), é necessário classificar o CPNPC em escamoso ou não escamoso. O sistema de classificação, desenvolvido em conjunto pela International Association for the Study of Lung Cancer, pela American Thoracic Society e pela European Respiratory Society, fornece uma abordagem integrada para a classificação de adenocarcinomas de pulmão, a qual inclui informações clínicas, moleculares, radiográficas e patológicas.

Sabe-se que a maioria dos cânceres de pulmão se apresenta em um estágio avançado, e, com frequência, eles são diagnosticados com base em biópsias ou amostras citológicas pequenas, o que dificulta ou impossibilita a distinção histológica com clareza. Nesses casos, particularmente em pacientes com doença em estágio avançado, recomenda-se repetir a biópsia para obter uma amostra adicional de tecido para maior esclarecimento. A distinção entre câncer de pulmão escamoso e não escamoso é reconhecida como fundamental para uma adequada tomada de decisão terapêutica; o diagnóstico de *carcinoma de não pequenas células sem outra especificação* não é mais considerado aceitável. Essa distinção pode ser feita com o uso de um único marcador para adenocarcinoma (fator de transcrição da tireoide 1 ou napsina A) mais um marcador escamoso (p40 ou p63) e/ou colorações de mucina. Se a amostra de tecido for limitada, e houver evidência de um padrão morfológico claro, pode-se estabelecer um diagnóstico sem imuno-histoquímica. Além de determinar o subtipo histológico, recomenda-se a preservação de material de amostra suficiente para testes moleculares apropriados e teste de PD-L1 necessários para ajudar a orientar a tomada de decisão terapêutica (ver adiante).

Os termos *adenocarcinoma in situ* e *adenocarcinoma minimamente invasivo* são atualmente recomendados para adenocarcinomas solitários

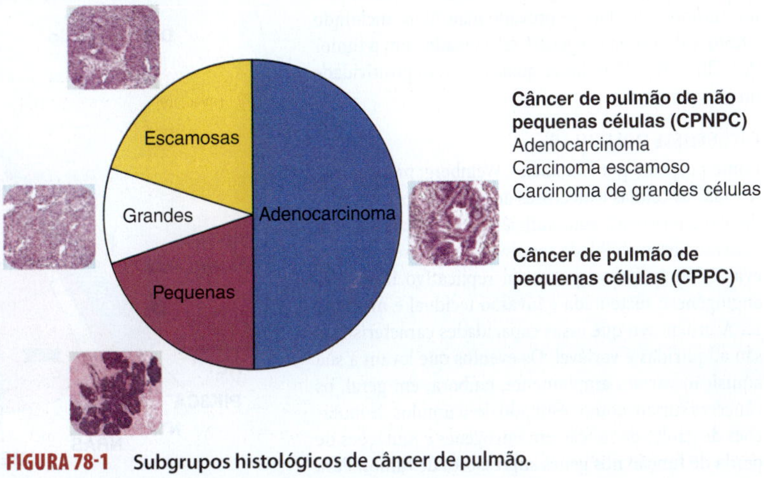

FIGURA 78-1 Subgrupos histológicos de câncer de pulmão.

 pequenos (≤ 3 cm) com crescimento lepídico puro (termo usado para descrever crescimento em camada única de células cuboidais atípicas que revestem as paredes alveolares) ou crescimento lepídico predominante com invasão ≤ 5 mm. Com a ressecção completa do tumor, os indivíduos com essas condições apresentam sobrevida em 5 anos de livre de doença de 100% ou quase 100%. *Os adenocarcinomas invasivos*, que representam mais de 70 a 90% dos adenocarcinomas de pulmão cirurgicamente ressecados, são agora classificados por seu padrão predominante: padrões lepídico, acinar, papilar e sólido. O subtipo lepídico predominante tem prognóstico favorável, o acinar e o papilar têm prognóstico intermediário, e o sólido predominante tem mau prognóstico. Os termos *anel de sinete* e *adenocarcinoma de célula clara* foram eliminados das variantes do adenocarcinoma pulmonar invasivo, ao passo que o termo *micropapilar*, um subtipo com prognóstico particularmente desfavorável, foi adicionado. Devido às implicações prognósticas, foi também efetuada uma modificação no carcinoma escamoso, que passou a consistir em queratinizante, não queratinizante, e basaloide, de modo análogo aos cânceres de cabeça e pescoço.

IMUNO-HISTOQUÍMICA

O diagnóstico de câncer de pulmão baseia-se mais frequentemente nas características morfológicas ou citológicas correlacionadas com achados clínicos e radiográficos. A imuno-histoquímica pode ser usada para verificar a diferenciação neuroendócrina dentro do tumor, com marcadores como enolase neurônio-específica (ENE), CD56 ou MACN, sinaptofisina, cromogranina e Leu7. A imuno-histoquímica também é útil na diferenciação entre adenocarcinomas primários e metastáticos; o fator de transcrição da tireoide 1 (TTF-1, de *thyroid transcription factor-1*), identificado em tumores de origem tireóidea e pulmonar, é positivo em mais de 70% dos adenocarcinomas pulmonares, sendo um indicador confiável de câncer primário de pulmão desde que um primário da tireoide tenha sido excluído. Um TTF-1 negativo, no entanto, não exclui a possibilidade de um primário do pulmão. O TTF-1 também é positivo em tumores neuroendócrinos de origem pulmonar e extrapulmonar. A napsina A (Nap-A) é uma protease aspártica que desempenha um papel importante na maturação de surfactante B7 e é expressa no citoplasma de pneumócitos tipo II. Em vários estudos, a Nap-A foi relatada em > 90% dos adenocarcinomas primários de pulmão. Assim, a combinação de Nap-A e TTF-1 é útil na distinção entre adenocarcinoma primário de pulmão (positivo para Nap-A, positivo para TTF-1), carcinoma pulmonar escamoso primário (negativo para Nap-A, positivo para TTF-1) e CPPC primário (negativo para Nap-A, negativo para TTF-1). As citoqueratinas 7 e 20 utilizadas em combinação podem ajudar a refinar o diagnóstico diferencial; o CPNPC não escamoso, o CPPC e o mesotelioma podem ter resultados positivos para CK7 e negativos para CK20, ao passo que o câncer de pulmão escamoso frequentemente será negativo tanto para CK7 como para CK20. O p63 é um marcador útil para a detecção de CPNPC com diferenciação escamosa quando usado nas amostras de citologia pulmonar. O mesotelioma pode ser facilmente identificado de maneira ultraestrutural, mas é historicamente difícil diferenciá-lo do adenocarcinoma por meio de morfologia e coloração imuno-histoquímica. Diversos marcadores nos últimos anos têm se provado mais úteis, incluindo CK5/6, calretinina e o gene 1 relacionado com o tumor de Wilms (*WT-1*), todos os quais mostram positividade no mesotelioma.

PATOGÊNESE MOLECULAR

Como proposto por Hanahan e Weinberg, praticamente todas as células cancerosas adquirem seis capacidades características: autossuficiência em sinais de crescimento, insensibilidade aos sinais de anticrescimento, evasão de apoptose, potencial replicativo ilimitado, angiogênese sustentada e invasão tecidual e metástase. A ordem em que essas capacidades características são adquiridas é variável. Os eventos que levam à sua aquisição variam amplamente, embora, em geral, os cânceres surjam como resultado de acúmulos de mutações de ganho de função em oncogenes e mutações de perda de função nos genes supressores de tumor. Para complicar ainda mais o estudo do câncer de pulmão, a sequência de eventos que levam à doença é claramente diferente entre as diversas entidades histopatológicas.

Para cânceres em geral, uma teoria afirma que um subgrupo pequeno das células dentro do tumor (i.e., "células-tronco") é responsável por todo o comportamento maligno do tumor. Como parte desse conceito, o grande volume de células em um câncer é a "prole" dessas células-tronco cancerosas. Embora tenha uma relação clonal com a subpopulação de células-tronco cancerosas, a maioria das células por si só não podem regenerar todo o fenótipo maligno. O conceito de célula-tronco pode explicar a falha das terapias clínicas padrão em erradicar cânceres de pulmão, mesmo quando há uma resposta clínica completa. A doença sofre recidiva, pois as terapias não eliminam o componente de células-tronco, que pode ser mais resistente à terapia. As células-tronco específicas do câncer de pulmão humano ainda não foram identificadas.

Entre as histologias do câncer de pulmão, os adenocarcinomas foram os mais extensamente catalogados para ganhos e perdas genômicas recorrentes, bem como para mutações somáticas (Fig. 78-2, Tab. 78-1). Embora vários tipos diferentes de aberrações tenham sido identificadas, uma classe importante envolve as "mutações condutoras", que são mutações que ocorrem em genes que codificam proteínas de sinalização que, quando aberrantes, conduzem à iniciação e à manutenção de células tumorais. É importante ressaltar que mutações condutoras podem servir como um potencial calcanhar de Aquiles para os tumores se seus produtos gênicos puderem ser apropriadamente atingidos. Esses genes codificam receptores de superfície celular que consistem em um domínio extracelular de fixação ao ligante, uma estrutura transmembrana e um domínio intracelular da tirosina-cinase (TK, de *tyrosine kinase*). A fixação do ligante ao receptor ativa a dimerização do receptor e a autofosforilação de TK, iniciando uma cascata de eventos intracelulares e levando a aumento da proliferação celular, angiogênese, metástase e redução da apoptose. Podem surgir adenocarcinomas de pulmão quando células alveolares de tipo II normais desenvolvem mutações em *EGFR*, *BRAF*, *MET*, *KRAS* e *PIK3CA*. Esses mesmos tumores apresentam alta sensibilidade aos inibidores de TK (TKIs, de *TK inhibitors*) de pequenas moléculas. Foram identificados outros subgrupos de adenocarcinoma de pulmão, definidos pela presença de rearranjos cromossômicos específicos, que resultam na ativação aberrante das TKs *ALK*, *ROS1*, *NTRK* e *RET*. Notavelmente, a maioria das mutações condutoras no câncer de pulmão parece ser mutuamente exclusiva, sugerindo que a aquisição de uma dessas mutações é suficiente para promover a tumorigênese. Embora as mutações condutoras tenham sido encontradas, em sua maioria, em adenocarcinomas,

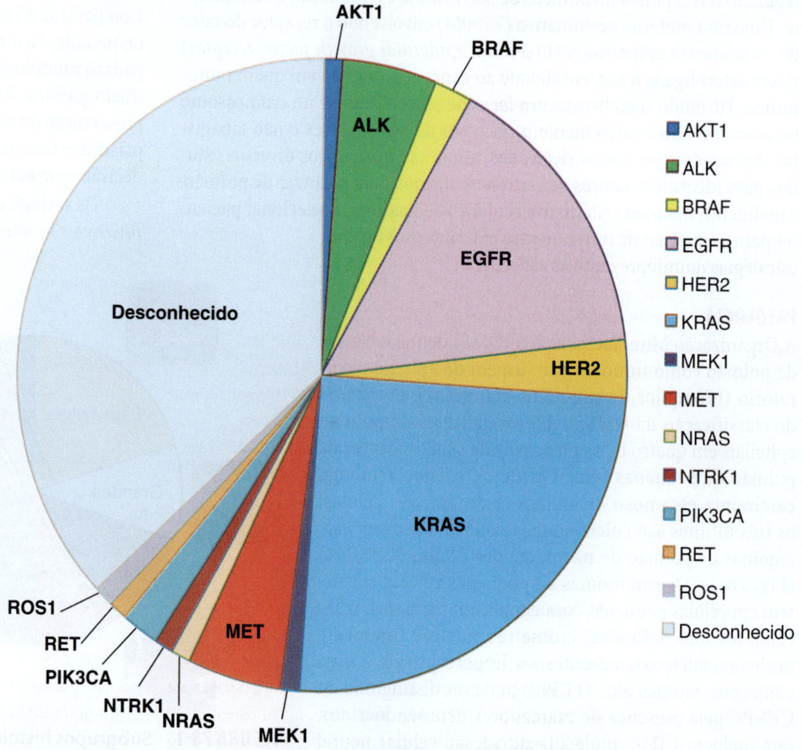

FIGURA 78-2 Mutações condutoras em adenocarcinomas de pulmão.

TABELA 78-1 ■ Mutações condutoras no câncer de pulmão de não pequenas células (CPNPC)			
Gene	**Alteração**	**Frequência em CPNPCs**	**Histologia típica**
AKT1	Mutação	1%	Adenocarcinoma, escamoso
ALK	Rearranjo	3-7%	Adenocarcinoma
BRAF	Mutação	1-3%	Adenocarcinoma
DDR2	Mutação	Cerca de 4%	Escamoso
EGFR	Mutação	10-35%	Adenocarcinoma
FGFR1	Amplificação	Cerca de 20%	Escamoso
HER2	Mutação	2-4%	Adenocarcinoma
KRAS	Mutação	15-25%	Adenocarcinoma
MEK1	Mutação	1%	Adenocarcinoma
MET	Amplificação	2-4%	Adenocarcinoma
NRAS	Mutação	1%	Adenocarcinoma
NTRK	Rearranjo	1-2%	Adenocarcinoma
PIK3CA	Mutação	1-3%	Escamoso
PTEN	Mutação	4-8%	Escamoso
ROS1	Rearranjo	1-2%	Adenocarcinoma

foram identificados três alvos moleculares potenciais em carcinomas de pulmão escamosos: amplificação de *FGFR1*, mutações de *DDR2* e mutações de *PIK3CA*/perda de *PTEN*, bem como de *BRAF* e *MET* (Tab. 78-1).

Foi também identificado um grande número de genes supressores de tumor que são inativados durante a patogênese do câncer de pulmão. Estes incluem *TP53*, *RB1*, *RASSF1A*, *CDKN2A/B*, *LKB1* (*STK11*) e *FHIT*. Quase 90% dos CPPCs abrigam mutações em *TP53* e *RB1*. Vários genes supressores de tumor codificados no cromossomo 3p parecem estar envolvidos em quase todos os cânceres de pulmão. A perda de alelos nessa região ocorre muito cedo na patogênese do câncer de pulmão, inclusive no epitélio pulmonar histologicamente normal não lesionado pelo cigarro.

DETECÇÃO PRECOCE E RASTREAMENTO

No câncer de pulmão, o desfecho clínico está relacionado com o estágio ao diagnóstico e, portanto, supõe-se que a detecção precoce dos tumores ocultos leve a uma maior sobrevida. A detecção precoce é um processo que envolve testes de rastreamento, vigilância, diagnóstico e tratamento precoce. O rastreamento refere-se ao uso de exames em uma população saudável para identificar indivíduos portadores de doença assintomática. Para que um programa de rastreamento seja bem-sucedido, a população-alvo precisa ter uma alta carga de doença; o exame precisa ser sensível, específico, acessível e custo-efetivo, e deve-se dispor de tratamento capaz de reduzir a mortalidade. Com qualquer procedimento de rastreamento, é importante considerar a possível influência de *viés de tempo de antecipação* (detectar o câncer mais precocemente sem um efeito na sobrevida), *viés de tempo de duração* (cânceres indolentes são detectados no rastreamento e podem não afetar a sobrevida, ao passo que cânceres agressivos têm propensão a causar sintomas mais precocemente em pacientes e são menos propensos a serem detectados) e *sobrediagnóstico* (diagnosticar cânceres de crescimento tão lento que eles provavelmente não causariam a morte do paciente).

Como a maioria dos pacientes com câncer de pulmão apresenta doença avançada sem possibilidade de ressecção cirúrgica, o valor do rastreamento nessa condição é controverso. De fato, ensaios controlados randomizados conduzidos nas décadas de 1960 a 1980 usando radiografia de tórax (RXT) para rastreamento, com ou sem citologia do escarro, não relataram qualquer impacto na mortalidade específica em pacientes caracterizados como de alto risco (homens com idade ≥ 45 anos com história de tabagismo). Esses estudos foram criticados por seu delineamento, análises estatísticas e modalidades de imagem desatualizadas. Ao contrário da RXT, a tomografia computadorizada de baixa dose (TCBD) de tórax espiral com cortes finos sem contraste surgiu como uma ferramenta eficaz para o rastreamento de câncer de pulmão. Em estudos não randomizados conduzidos na década de 1990, demonstrou-se que exames de TCBD detectam mais nódulos e cânceres de pulmão do que a RXT-padrão em determinadas populações de alto risco (p. ex., idade ≥ 60 anos e história de tabagismo de ≥ 10 maços-ano). Notavelmente, até 85% dos cânceres de pulmão descobertos nesses ensaios foram classificados como doença de estágio I e, portanto, são considerados potencialmente curáveis com ressecção cirúrgica.

Esses dados levaram o National Cancer Institute (NCI) a iniciar o National Lung Screening Trial (NLST), um estudo randomizado projetado para determinar se o rastreamento por TCBD poderia reduzir a mortalidade por câncer de pulmão em populações de alto risco quando comparado com a RXT posteroanterior padrão. Pacientes de alto risco foram definidos como indivíduos entre 55 e 74 anos, com uma história de tabagismo de ≥ 30 maços-ano; ex-tabagistas deveriam ter deixado de fumar dentro dos últimos 15 anos. Foram excluídos do ensaio os indivíduos com diagnóstico anterior de câncer de pulmão, história de hemoptise, perda de peso inexplicada > 7 kg no ano anterior ou TC de tórax nos 18 meses anteriores à inscrição. Um total de 53.454 pessoas foram inscritas e randomizadas para rastreamento anual durante 3 anos (rastreamento por TCBD, n = 26.722; rastreamento por RXT, n = 26.732). Qualquer nódulo não calcificado medindo ≥ 4 mm em qualquer diâmetro encontrado nas imagens de TCBD e RXT com qualquer nódulo ou massa não calcificada foi classificado como "positivo". Os radiologistas participantes tiveram a opção de não indicar um rastreamento final como positivo se um nódulo não calcificado se apresentasse estável nos três exames de rastreamento. No geral, 39,1% dos participantes no grupo da TCBD e 16% no grupo da RXT tiveram pelo menos um resultado de rastreamento positivo. Daqueles que foram positivos no rastreamento, a taxa de falso-positivos foi de 96,4% no grupo de TCBD e 94,5% no grupo da RXT. Isso foi consistente em todas as três etapas. No grupo de TCBD, foram identificados 1.060 cânceres, em comparação com 941 cânceres no grupo da RXT (645 vs. 572 por 100.000 pessoas-ano; risco relativo [RR], 1,13; intervalo de confiança [IC] de 95%, 1,03-1,23). Quase duas vezes mais cânceres de estágio IA foram detectados no grupo de TCBD em comparação com o grupo da RXT (40 vs. 21%). As taxas gerais de morte por câncer de pulmão foram de 247 e 309 mortes por 100 mil participantes nos grupos de TCBD e RXT, respectivamente, representando uma redução de 20% na mortalidade por câncer de pulmão na população com rastreamento por TCBD (IC de 95%, 6,8-26,7%; $p = 0{,}004$). Comparado com o grupo de RXT, a taxa de morte no grupo de TCBD por *qualquer* causa foi reduzida em 6,7% (IC de 95%, 1,2-13,6%; $p = 0{,}02$). O número necessário para rastrear (NNPR) para evitar uma morte por câncer de pulmão foi calculado como 320.

O estudo Nelson foi um segundo ensaio clínico randomizado que comparou a não realização de rastreamento por TC inicial e com 1, 3 e 5,5 anos em 13.195 homens e 2.594 mulheres. Os participantes tinham 50 a 75 anos de idade e eram tabagistas e ex-tabagistas com 10 anos ou menos de cessação, que fumaram > 15 cigarros por dia por > 25 anos ou > 10 cigarros por dia por > 30 anos. Os participantes foram selecionados de quatro regiões nos Países Baixos ou na Bélgica e foram excluídos caso apresentassem um autorrelato de saúde moderada a ruim, se não conseguissem subir dois lances de escada, se tivessem um peso corporal > 140 kg, TC de tórax realizada no ano anterior, história de câncer de pulmão de < 5 anos, ou ainda se estivessem em tratamento ou tivessem carcinoma de células renais, melanoma ou câncer de mama atuais ou anteriores. A razão de risco para mortalidade por câncer de pulmão em 10 anos foi de 0,74 (IC de 95%, 0,60-0,91; $p = 0{,}003$) e 0,61 (IC de 95%, 0,35-1,04; $p = 0{,}0543$) em homens e mulheres, respectivamente. Esses dois ensaios clínicos validaram o uso de TC anual para a detecção precoce do câncer de pulmão em populações de alto risco.

O rastreamento por TCBD para câncer de pulmão apresenta riscos conhecidos, como alta taxa de resultados falso-positivos, resultados falso-negativos, acompanhamento potencialmente desnecessário, exposição à radiação, sobrediagnóstico, alterações nos níveis de ansiedade e na qualidade de vida e custos financeiros substanciais. De longe, o maior desafio a enfrentar no uso do rastreamento por TC é a alta taxa de falso-positivos. Os falso-positivos podem ter um impacto substancial nos pacientes por conta do custo e do risco de uma avaliação adicional desnecessária e estresse emocional. O manejo desses pacientes geralmente consiste em exames de TC em série ao longo do tempo para verificar se os nódulos crescem, tentativas de aspiração com agulha fina ou ressecção cirúrgica. A 300 dólares por exame (custo estimado do NCI), o gasto para TCBD inicial isolado poderia chegar a bilhões de dólares anualmente, uma despesa que apenas aumenta mais quando se calculam as várias despesas posteriores a que um indivíduo pode incorrer na avaliação de achados positivos. Uma análise formal de custo-efetividade do NLST demonstrou diferenças entre sexo, idade e atual estado de tabagismo e o método de acompanhamento. Apesar de algumas

TABELA 78-2 ■ Benefícios e danos do rastreamento por TCBD para câncer de pulmão com base em dados do NLST

	TCBD	RXT
Benefícios: como os exames de TC ajudaram em comparação com a RXT?		
4 em 1.000 a menos morreram de câncer de pulmão	13 em 1.000	17 em 1.000
5 em 1.000 a menos morreram de todas as causas	70 em 1.000	75 em 1.000
Danos: que problemas os exames de TC causaram em comparação com a RXT?		
223 em 1.000 tiveram pelo menos 1 alarme falso	365 em 1.000	142 em 1.000
18 em 1.000 tiveram um alarme falso que levou a um procedimento invasivo	25 em 1.000	7 em 1.000
2 em 1.000 tiveram uma complicação maior devido a um procedimento invasivo	3 em 1.000	1 em 1.000

Siglas: RXT, radiografia de tórax; TCBD, tomografia computadorizada em baixa dose; NLST, National Lung Screening Trial.

Fonte: De S Woloshin: Cancer screening campaigns getting past uninformative persuasion. N Engl J Med 367:1167, 2012. Copyright © (2012) Massachusetts Medical Society. Reproduzida, com permissão, de Massachusetts Medical Society.

questões, o rastreamento por TCBD tem sido recomendado para todos os pacientes que preenchem critérios para ingresso no NLST. Ao discutir a opção de rastreamento por TCBD, o uso de riscos absolutos e não relativos é útil, uma vez que os estudos indicam que o público pode processar a terminologia absoluta de maneira mais eficaz do que as projeções de risco relativo. Um guia útil foi desenvolvido pelo NCI para ajudar os pacientes e os médicos a avaliar os benefícios e os danos do rastreamento por TCBD para câncer de pulmão (Tab. 78-2).

MANIFESTAÇÕES CLÍNICAS

Mais da metade de todos os pacientes diagnosticados com câncer de pulmão apresenta doença avançada localizada ou metastática no momento do diagnóstico. A maioria dos pacientes apresenta sinais, sintomas ou anormalidades laboratoriais, que podem ser atribuídos a lesão primária, crescimento local do tumor, invasão ou obstrução de estruturas adjacentes, crescimento em locais metastáticos distantes ou síndrome paraneoplásica (Tabs. 78-3 e 78-4). O paciente com câncer de pulmão típico é tabagista atual ou ex-tabagista de qualquer sexo, geralmente na sétima década de vida. Uma história de tosse crônica com ou sem hemoptise em um tabagista atual ou ex-tabagista com doença pulmonar obstrutiva crônica (DPOC) com idade de 40 anos ou superior deve sugerir investigação completa, mesmo com uma radiografia de tórax normal. Pneumonia persistente sem sintomas constitucionais e refratária a cursos repetidos de antibióticos também deve levar a uma avaliação de sua causa subjacente. O câncer de pulmão que surge em alguém que nunca fumou na vida é mais comum em mulheres e indivíduos do Leste Asiático. Esses pacientes também tendem a ser mais jovens do que suas contrapartes tabagistas no momento do diagnóstico. A apresentação clínica do câncer de pulmão em não tabagistas tende a ser similar à de tabagistas atuais e ex-tabagistas.

TABELA 78-3 ■ Sinais e sintomas de apresentação do câncer de pulmão

Sinais e sintomas	Frequência
Tosse	8-75%
Perda de peso	0-68%
Dispneia	3-60%
Dor torácica	20-49%
Hemoptise	6-35%
Dor óssea	6-25%
Baqueteamento digital	0-20%
Febre	0-20%
Fraqueza	0-10%
Obstrução da veia cava superior	0-4%
Disfagia	0-2%
Sibilo e estridor	0-2%

Fonte: Reproduzida, com permissão, de MA Beckles: Initial evaluation of the patient with lung cancer. Symptoms, sign, laboratory tests, and paraneoplastic syndromes. Chest 123:97, 2003.

TABELA 78-4 ■ Achados clínicos sugestivos de doença metastática

Sintomas descobertos na anamnese	• Constitucionais: perda de peso > 4,5 kg • Musculoesqueléticos: dor • Neurológicos: cefaleias, síncope, convulsões, fraqueza de extremidade, alteração recente do estado mental
Sinais encontrados no exame físico	• Linfadenopatia (> 1 cm) • Rouquidão, síndrome da veia cava superior • Sensibilidade óssea • Hepatomegalia (faixa de > 13 cm) • Sinais neurológicos focais, papiledema • Massas em tecido mole
Exames laboratoriais de rotina	• Hematócrito, < 40% em homens; < 35% em mulheres • Níveis elevados de fosfatase alcalina, GGT, TGO e cálcio

Siglas: GGT, gama-glutamiltransferase; TGO, transaminase glutâmica-oxaloacética.

Fonte: Reproduzida, com permissão, de GA Silvestri et al.: The noninvasive staging of non-small cell lung cancer. Chest 123:147S, 2003.

Pacientes com crescimento central ou endobrônquico do tumor primário podem apresentar tosse, hemoptise, sibilos e estridor, dispneia e pneumonia pós-obstrutiva. O crescimento periférico do tumor primário pode causar dor devido ao comprometimento pleural ou da parede torácica, dispneia restritiva e sintomas de abscesso pulmonar resultante da cavitação tumoral. A disseminação regional do tumor no tórax (por crescimento contíguo ou metástases para linfonodos regionais) pode causar obstrução traqueal, compressão esofágica com disfagia, paralisia do nervo laríngeo recorrente com rouquidão, paralisia do nervo frênico com elevação do hemidiafragma e dispneia, bem como paralisia de nervo simpático com síndrome de Horner (enoftalmia, ptose, miose e anidrose). Derrames pleurais malignos podem causar dor, dispneia ou tosse. As síndromes de Pancoast (ou tumor do sulco superior) resultam da extensão local de um tumor em crescimento no ápice do pulmão, com acometimento do oitavo nervo cervical e do primeiro e do segundo nervos torácicos, e apresentam dor no ombro, que costuma se irradiar na distribuição ulnar do braço, frequentemente com destruição radiológica da primeira e da segunda costelas. As síndromes de Horner e de Pancoast costumam coexistir. Outros problemas da disseminação regional incluem síndrome da veia cava superior decorrente de obstrução vascular, extensões pericárdica e cardíaca com tamponamento resultante, arritmia ou insuficiência cardíaca, obstrução linfática com resultante derrame pleural e linfangite disseminada pelos pulmões com hipoxemia e dispneia. Além disso, o câncer de pulmão pode se disseminar em direção transbrônquica, induzindo o crescimento tumoral ao longo de múltiplas superfícies alveolares, com comprometimento da troca gasosa, insuficiência respiratória, dispneia, hipoxemia e produção de escarro. Os sintomas constitucionais podem incluir anorexia, perda de peso, fraqueza, febre e sudorese noturna. Além da brevidade da duração dos sintomas, esses parâmetros falham em distinguir claramente o CPPC do CPNPC, ou mesmo de neoplasias metastáticas para os pulmões.

Observa-se doença metastática extratorácica à necrópsia em mais de 50% dos pacientes com carcinoma escamoso, 80% daqueles com adenocarcinoma e carcinoma de grandes células, e mais de 95% dos portadores de CPPC. Aproximadamente um terço dos pacientes apresenta sintomas como resultado de metástases a distância. Podem ocorrer metástases de câncer de pulmão em praticamente qualquer sistema orgânico, e o local de envolvimento metastático determina amplamente outros sintomas. Os pacientes com metástases cerebrais podem apresentar cefaleia, náuseas e vômitos, convulsões ou déficits neurológicos. Os pacientes com metástases ósseas podem apresentar dor, fraturas patológicas ou compressão da medula espinal. Esta última também pode ocorrer com metástase epidural. Indivíduos com invasão da medula óssea podem apresentar citopenias ou leucoeritroblastose. Aqueles com metástases hepáticas podem apresentar hepatomegalia, dor no quadrante superior direito, anorexia e perda de peso. Disfunção hepática e obstrução biliar são raras. São comuns metástases suprarrenais, mas raras vezes causam dor ou insuficiência suprarrenal, a menos que sejam extensas.

As síndromes paraneoplásicas são comuns em pacientes com câncer de pulmão, sobretudo aqueles com CPPC, e podem ser o achado à apresentação ou o primeiro sinal de recorrência. Além disso, as síndromes paraneoplásicas podem simular doença metastática e, a menos que sejam detectadas, levam inadequadamente a um tratamento paliativo, em vez de curativo. Geralmente, a síndrome paraneoplásica pode ser aliviada com o tratamento bem-sucedido do tumor. Em alguns casos, a fisiopatologia da síndrome paraneoplásica é conhecida, em particular quando o tumor secreta um hormônio com atividade biológica. No entanto, em muitos casos, a fisiopatologia é desconhecida. Sintomas sistêmicos de anorexia, caquexia, perda de peso (observada em 30% dos pacientes), febre e imunossupressão são síndromes paraneoplásicas de etiologia desconhecida ou pelo menos não bem definida. A perda de peso maior que 10% do peso corporal total é considerada um sinal de mau prognóstico. As síndromes endócrinas são observadas em 12% dos pacientes; a hipercalcemia resultante de produção ectópica de paratormônio (PTH) ou, mais comumente, do peptídeo relacionado com o PTH é a complicação metabólica potencialmente fatal mais comum de neoplasias malignas, ocorrendo principalmente com carcinomas escamosos do pulmão. Os sintomas clínicos incluem náuseas, vômitos, dor abdominal, constipação, poliúria, sede e alteração do estado mental.

A hiponatremia pode ser causada pela síndrome da secreção inapropriada de hormônio antidiurético (SIADH, de *syndrome of inappropriate secretion of antidiuretic hormone*) ou, possivelmente, peptídeo natriurético atrial (ANP, de *atrial natriuretic peptide*) **(Cap. 93)**. A SIADH desaparece nas primeiras 1 a 4 semanas após o início da quimioterapia na grande maioria dos casos. Durante esse período, o sódio sérico pode ser controlado e mantido acima de 128 mEq/L por meio de restrição hídrica. A demeclociclina pode ser uma medida adjuvante útil quando apenas a restrição de líquidos é insuficiente. Os antagonistas do receptor de vasopressina, como a tolvaptana, também são utilizados no tratamento da SIADH. No entanto, há limitações significativas para o uso de tolvaptana, incluindo lesão hepática e correção excessivamente rápida de hiponatremia, o que pode levar à lesão neurológica irreversível. Da mesma forma, o custo do tolvaptana pode ser proibitivo (até 300 dólares por comprimido em alguns lugares). É importante salientar que os pacientes com secreção ectópica de ANP podem ter piora da hiponatremia se a ingestão de sódio não for concomitantemente aumentada. Assim, se a hiponatremia não melhorar ou piorar após 3 a 4 dias de restrição hídrica adequada, os níveis plasmáticos de ANP devem ser medidos para determinar a síndrome causadora.

A secreção ectópica de hormônio adrenocorticotrófico (ACTH) por CPPC e carcinoides pulmonares em geral resulta em outros distúrbios eletrolíticos, em particular hipopotassemia, em vez das alterações na constituição corporal que ocorrem na síndrome de Cushing em decorrência de um adenoma hipofisário **(Cap. 93)**. O tratamento com medicamentos padrão, como metirapona e cetoconazol, é amplamente ineficaz, devido a níveis de cortisol extremamente altos. A estratégia mais eficaz para o tratamento da síndrome de Cushing é o tratamento efetivo do CPPC subjacente. A adrenalectomia bilateral pode ser considerada em casos extremos.

As síndromes esqueléticas e do tecido conectivo incluem baqueteamento digital em 30% dos casos (em geral, CPNPC) e osteoartropatia primária hipertrófica em 1 a 10% dos casos (em geral, adenocarcinomas). Os pacientes podem desenvolver periostite, que causa dor, sensibilidade e edema sobre os ossos acometidos, bem como cintilografia óssea positiva. As síndromes neurológicas-miopáticas ocorrem em apenas 1% dos pacientes, mas são muito graves e incluem a síndrome de Eaton-Lambert miastênica e a cegueira retiniana que acompanham CPPC, ao passo que as neuropatias periféricas, a degeneração cerebelar subaguda, a degeneração cortical e a polimiosite são observadas com todos os tipos de câncer de pulmão. Muitas dessas condições são causadas por respostas autoimunes, como o desenvolvimento de anticorpos contra o canal de cálcio dependente de voltagem na síndrome de Eaton-Lambert. Os pacientes com esse distúrbio apresentam fraqueza muscular proximal, geralmente nas extremidades inferiores, disfunção autonômica ocasional e, raramente, sintomas de nervos cranianos ou envolvimento dos músculos bulbares ou respiratórios. Frequentemente, há depressão dos reflexos tendíneos. Diferentemente da miastenia grave, a força aumenta com um esforço seriado. Alguns pacientes que respondem à quimioterapia apresentarão resolução das anormalidades neurológicas. Assim, a quimioterapia é o tratamento inicial de escolha. Encefalomielite paraneoplásica e neuropatias sensitivas, degeneração cerebelar, encefalite límbica e encefalite do tronco encefálico ocorrem no CPPC em associação a uma variedade de anticorpos antineuronais, como anti-Hu, anti-CRMP5 e ANNA-3. A degeneração cerebelar paraneoplásica pode estar associada a anti-Hu e anti-Yo, ou autoanticorpos contra canal de cálcio P/Q. Ocorrem manifestações hematológicas, como coagulopatia, trombose ou outras, em 1 a 8% dos pacientes e incluem tromboflebite venosa migratória (síndrome de Trousseau), endocardite trombótica não bacteriana (marântica) com êmbolos arteriais e coagulação intravascular disseminada (com hemorragia), anemia, granulocitose e leucoeritroblastose. Doença trombótica como complicação de câncer costuma ser um mau prognóstico. Manifestações cutâneas, como dermatomiosite e acantose nigricante, são incomuns (1%), bem como manifestações renais de síndrome nefrótica e glomerulonefrite (1% ou menos).

DIAGNÓSTICO DE CÂNCER DE PULMÃO

É necessária uma amostra de tecido para confirmar um diagnóstico em todos os pacientes com suspeita de câncer de pulmão. Em pacientes com suspeita de doença metastática, prefere-se uma biópsia de um local distante da doença para confirmação tecidual. Devido à maior ênfase colocada em testes moleculares e de PD-L1 para pacientes com CPNPC, uma biópsia com agulha grossa é preferida para garantir tecido adequado para análise. O tecido tumoral pode ser obtido por técnicas minimamente invasivas, como a biópsia brônquica ou transbrônquica durante broncoscopia por fibra óptica, por aspiração por agulha fina (AAF) ou biópsia percutânea com orientação por imagem, ou por biópsia guiada por ultrassonografia endobrônquica (USEB). Dependendo da localização, a amostra de linfonodo pode ser realizada por biópsia guiada por ultrassonografia endoscópica (USE) transesofágica, biópsia guiada por USEB ou às cegas. Em pacientes com suspeita de doença metastática, o diagnóstico pode ser confirmado por broncoscopia, biópsia percutânea de uma massa de tecido mole, lesão óssea lítica, biópsia de medula óssea, lesão pleural ou do fígado, ou citologia obtida a partir de um derrame pleural maligno. Em pacientes com suspeita de derrame pleural maligno, se a toracocentese inicial for negativa, recomenda-se repetir o procedimento. Embora a maioria dos derrames pleurais seja causada por doença maligna, principalmente se forem exsudativos ou sanguinolentos, alguns podem ser parapneumônicos. Na ausência de doença distante, esses pacientes devem ser considerados para possível tratamento curativo.

O valor diagnóstico de qualquer biópsia depende de vários fatores, como localização (acessibilidade) do tumor, tamanho do tumor, tipo de tumor e aspectos técnicos do procedimento de diagnóstico, incluindo o nível de experiência do broncoscopista e do patologista. Em geral, lesões centrais, como carcinomas escamosos, carcinomas de pequenas células ou lesões endobrônquicas, tais como tumores carcinoides, são mais facilmente diagnosticados por exame broncoscópico, ao passo que lesões periféricas, tais como adenocarcinomas e carcinomas de grandes células, são mais elegíveis para biópsia transtorácica.

A citologia do escarro apresenta baixo custo e não é invasiva, mas tem um rendimento abaixo dos outros tipos de amostras, devido à preservação ruim das células e à grande variabilidade na aquisição de uma amostra de boa qualidade. O rendimento da citologia do escarro é maior para tumores localizados maiores e com localização central, como a histologia do carcinoma escamoso e do carcinoma de pequenas células. A especificidade para citologia do escarro atinge uma média de 100%, embora a sensibilidade, em geral, seja inferior a 70%. A precisão da citologia do escarro melhora com o aumento do número de amostras analisadas. Consequentemente, recomenda-se a análise de pelo menos três amostras de escarro. Entretanto, a qualidade da amostra pode não ser adequada para subclassificação histológica e teste de PD-L1 e molecular.

ESTADIAMENTO DO CÂNCER DE PULMÃO

O estadiamento do câncer de pulmão consiste em duas partes: a primeira é determinar a localização do tumor e possíveis sítios metastáticos (estadiamento anatômico), e a segunda, avaliar a capacidade do paciente de resistir a vários tratamentos antitumorais (estadiamento fisiológico). Todos os pacientes devem passar por anamnese e exame físico completos, com avaliação de todos os outros problemas clínicos, determinação da capacidade funcional e da história de perda de peso. O estadiamento relativo a uma potencial ressecção cirúrgica é principalmente aplicável ao CPNPC.

ESTADIAMENTO ANATÔMICO DE PACIENTES COM CÂNCER DE PULMÃO

O estadiamento preciso de pacientes com CPNPC é essencial para determinar o tratamento adequado em pacientes com doença ressecável e evitar procedimentos cirúrgicos desnecessários em pacientes com doença avançada. Todos os pacientes com CPNPC devem ser submetidos a imagem inicial com TC, tomografia por emissão de pósitrons (PET, de *positron emission tomography*) ou, de preferência, PET-TC. O exame PET visa a identificar os locais de malignidade com base no metabolismo da glicose pela medição da absorção de ^{18}F-fluordesoxiglicose (FDG). Células de divisão rápida, presumivelmente nos tumores de pulmão, em geral irão captar ^{18}F-FDG e aparecer como uma "zona quente". Até o momento, a PET tem sido usada principalmente para estadiamento e detecção de metástases do câncer de pulmão e na detecção de nódulos > 15 mm de diâmetro. Demonstrou-se que a imagem combinada de ^{18}F-FDG e PET-TC melhora a precisão do estadiamento no CPNPC em comparação com a correlação visual entre PET e TC ou com cada exame isoladamente. A PET-TC demonstrou ser superior na identificação de linfonodos mediastinais patologicamente aumentados e de metástases extratorácicas. Um valor padronizado de captação (SUV, de *standardized uptake value*) de > 2,5 na PET é altamente suspeito de malignidade. Falso-negativos podem ser observados no diabetes, em lesões menores que 8 mm e em tumores de crescimento lento (p. ex., tumores carcinoides ou adenocarcinoma bem diferenciado). Os falso-positivos podem ser observados nas infecções e na doença granulomatosa (p. ex., tuberculose). Assim, a PET nunca deve ser utilizada isoladamente para diagnosticar câncer de pulmão, envolvimento mediastinal ou metástases. É necessária a confirmação com biópsia. Para metástases cerebrais, a ressonância magnética (RM) é o método mais eficaz. A RM também pode ser útil em determinadas circunstâncias, como tumores de sulco superior, para descartar o envolvimento do plexo braquial, mas, em geral, não desempenha um papel importante no estadiamento do CPNPC.

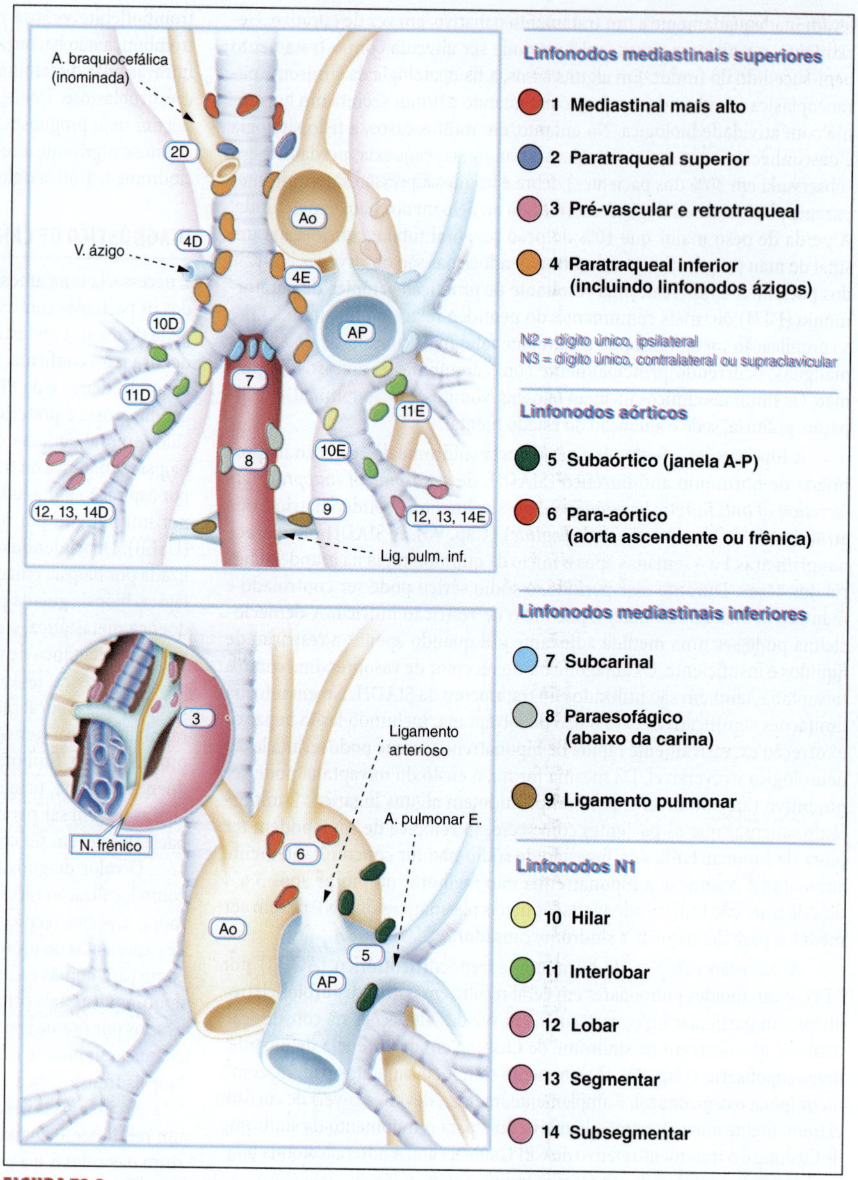

FIGURA 78-3 Estações linfonodais a serem pesquisadas no estadiamento do câncer de pulmão de não pequenas células. Mapa de linfonodos da International Association for the Study of Lung Cancer (IASLC), que inclui o agrupamento proposto de estações linfonodais em "zonas" para fins de análises prognósticas. A., artéria; Ao, aorta; Lig. pulm. inf., ligamento pulmonar inferior; N., nervo; AP, artéria pulmonar; V., veia; E., esquerda.

Em pacientes com CPNPC, as contraindicações para ressecção potencialmente curativa são: metástases extratorácicas, síndrome da veia cava superior, paralisia das pregas vocais e, na maioria dos casos, paralisia do nervo frênico, derrame pleural maligno, tamponamento cardíaco, tumor a 2 cm da carina (potencialmente curável com combinação de quimiorradioterapia), metástases no pulmão contralateral, metástase para linfonodos supraclaviculares, metástase para linfonodo mediastinal contralateral (potencialmente curável com quimiorradioterapia combinada) e envolvimento da artéria pulmonar principal. Nas situações em que farão diferença no tratamento, os achados anormais de exame requerem confirmação tecidual de malignidade para que os pacientes não sejam impedidos de ser submetidos a terapias potencialmente curativas.

O melhor preditor de doença metastática continua sendo anamnese detalhada e exame físico. Se os sinais, os sintomas ou os achados de exame físico sugerirem a presença de malignidade, em seguida deve-se realizar imagens sequenciais começando com o estudo mais adequado. Se os resultados da avaliação clínica forem negativos, então estudos de imagem além de PET-TC são desnecessários, e a pesquisa para a doença metastática é concluída. Em pacientes nos quais a doença metastática a distância tenha sido descartada, a situação dos linfonodos deve ser avaliada por técnicas minimamente invasivas, como as mencionadas anteriormente, e/ou técnicas invasivas, como mediastinoscopia, mediastinotomia, toracoscopia ou toracotomia. Cerca de um quarto até metade dos pacientes diagnosticados com CPNPC terão metástase de linfonodo mediastinal no momento do diagnóstico. Uma amostragem de linfonodos é recomendada em todos os pacientes com linfonodos aumentados detectados por TC ou PET e em pacientes com tumores grandes ou tumores que ocupam o terço interno do pulmão. A extensão do envolvimento ganglionar mediastinal é importante na determinação da estratégia de tratamento apropriada: ressecção cirúrgica seguida de quimioterapia adjuvante versus quimiorradioterapia seguida de imunoterapia (durvalumabe) (ver adiante). Uma nomenclatura-padrão para se referir à localização dos linfonodos envolvidos no câncer de pulmão tem evoluído (Fig. 78-3).

Em pacientes com CPPC, as recomendações atuais de estadiamento incluem PET-TC e RM do crânio (positiva em 10% dos pacientes assintomáticos). Biópsias de medula óssea e aspirações raramente são realizadas, dada a baixa incidência de metástases isoladas para a medula óssea. Pode-se conseguir confirmação de doença metastática, nódulos pulmonares ipsilaterais ou contralaterais ou metástases além do mediastino por meio das mesmas modalidades recomendadas anteriormente para pacientes com CPNPC.

Se um paciente tem sinais ou sintomas de compressão da medula espinal (dor, fraqueza, paralisia, retenção urinária), deve-se realizar uma TC ou RM da coluna. Se houver evidências de metástases na imagem, um neurocirurgião deve ser consultado para possível ressecção cirúrgica paliativa e/ou um radio-oncologista deve ser consultado para radioterapia paliativa no local da compressão. Se os sinais ou sintomas de doença leptomeníngea se desenvolverem em qualquer momento em um paciente com câncer de pulmão, uma RM do crânio e da coluna deve ser realizada, bem como punção lombar para detecção de células malignas. Se a punção lombar for negativa, deve-se considerar repetir o exame. Não existe atualmente qualquer terapia aprovada para tratamento de doença leptomeníngea.

SISTEMA DE ESTADIAMENTO PARA CÂNCER DE PULMÃO DE NÃO PEQUENAS CÉLULAS

O sistema internacional de estadiamento TNM (*t*umor, linfo*n*odo, *m*etástase) fornece informações prognósticas úteis, sendo usado para estadiar todos os pacientes com CPNPC. Os vários estágios de T (tamanho do tumor), N (acometimento de linfonodos regionais) e M (presença ou ausência de metástases a distância) são combinados para formar grupos de estágios diferentes (Tabs. 74-5 e 74-6). A 8ª edição do sistema de estadiamento TNM entrou em vigor em 2018. Os tumores T1 são divididos em tumores de tamanho ≤ 1 cm (T1a), > 1 cm e ≤ 2 cm (T1b) e > 2 cm e ≤ 3 cm (T1c). Os tumores T2 são aqueles que apresentam > 3 cm, porém ≤ 5 cm, acometem a pleura visceral ou o brônquio principal ou estão associados a atelectasia. Os tumores T2a medem > 3 cm e ≤ 4 cm, e os tumores T2b, > 4 cm e ≤ 5 cm. Os tumores T3 têm > 5 cm e ≤ 7 cm. Os tumores T3 também incluem tumores com invasão de estruturas locais, como parede torácica e diafragma e nódulos adicionais no mesmo lobo. Os tumores T4 incluem tumores > 7 cm ou tumores de qualquer tamanho com invasão no mediastino, coração, grandes vasos, traqueia, esôfago ou coluna vertebral ou com múltiplos nódulos no pulmão ipsilateral. O estadiamento dos linfonodos depende da presença de metástase no pulmão ipsilateral ou linfonodos hilares (N1), linfonodos mediastinais ou subcarinais (N2) ou linfonodos mediastinais, hilares ou supraclaviculares contralaterais (N3). Os pacientes com metástases podem ser classificados em M1a (derrame pleural ou pericárdico maligno, nódulos pleurais ou nódulos no pulmão contralateral), M1b (única metástase a distância para um único órgão; p. ex., metástase para osso, fígado, glândula suprarrenal ou cérebro) ou M1c (múltiplas metástases para um único órgão ou metástases para múltiplos órgãos). O efeito do estágio na sobrevida está ilustrado na Fig. 78-4. Cerca de 15% dos pacientes apresentam doença localizada, que pode ser tratada com tentativa de cura (cirurgia ou radioterapia), cerca de 25% têm doença local ou regional, que pode ou não ser passível de tentativa de cura, e 50% têm doença metastática por ocasião do diagnóstico. Em 10% dos casos, a extensão da doença não é definida.

TABELA 78-5 ■ Sistema de estadiamento TNM para câncer de pulmão (8ª edição)

Tumor primário (T)	
T1	Tumor ≤ 3 cm de diâmetro, circundado por pulmão ou pleura visceral, sem invasão mais proximal que brônquio lobar
T1mi	Adenocarcinoma minimamente invasivo (padrão lepídico puro, < 3 cm em sua maior dimensão e invasão de < 5 mm) – T1a (tamanho < 1 cm) – T1b (1 cm < tamanho < 2 cm) – T1c (2 cm < tamanho < 3 cm)
T2	Tumor > 3 cm, porém ≤ 7 cm, ou tumor com qualquer dos seguintes:
	Envolve brônquio principal, ≥ 2 cm distal à carina
	Invade pleura visceral
	Associado a atelectasia ou pneumonite obstrutiva que se estende até região hilar, mas sem envolver todo o pulmão
T2a	Tumor > 3 cm, porém ≤ 5 cm
T2b	Tumor > 5 cm, porém ≤ 7 cm
T3	Tumor > 7 cm ou qualquer dos seguintes:
	Invade diretamente qualquer dos seguintes: parede torácica, diafragma, nervo frênico, pleura mediastinal, pericárdio parietal, brônquio principal < 2 cm da carina (sem envolvimento da carina)
	Atelectasia ou pneumonite obstrutiva de todo o pulmão
	Nódulos tumorais separados no mesmo lobo
T4	Tumor de qualquer tamanho que invade mediastino, coração, grandes vasos, traqueia, nervo laríngeo recorrente, esôfago, corpo vertebral ou carina, ou com nódulos tumorais separados em um lobo ipsilateral diferente
Linfonodos (N)	
N0	Sem metástases nos linfonodos regionais
N1	Metástase em linfonodos peribrônquicos ipsilaterais e/ou hilares ipsilaterais e linfonodos intrapulmonares, incluindo envolvimento por extensão direta
N2	Metástase em linfonodo mediastinal ipsilateral e/ou subcarinal
N3	Metástase em linfonodo mediastinal contralateral, hilar contralateral, escaleno ipsilateral ou contralateral ou supraclavicular
Metástases (M)	
M0	Ausência de metástase a distância
M1	Metástase a distância
M1a	Nódulo(s) tumoral(is) separado(s) em lobo contralateral; tumor com nódulos pleurais ou derrame pleural ou pericárdico maligno
M1b	Metástase a distância (em órgãos extratorácicos)[a]
M1c	

[a]M1b, metástase a distância em um único órgão fora do tórax; M1c, múltiplas metástases extratorácicas para um ou mais órgãos.

TABELA 78-6 ■ Grupos de estágios do sistema TNM, 8ª edição

Estágio IA1	T1a	N0	M0
Estágio IA2	T1b	N0	M0
Estágio IA3	T1c	N0	M0
Estágio IB	T2a	N0	M0
Estágio IIA	T2b	N0	M0
Estágio IIB	T1a-T2b	N1	M0
	T3	N0	M0
Estágio IIIA	T1-2b	N2	M0
	T3	N1	M0
	T4	N0/N1	M0
Estágio IIIB	T1-2b	N3	M0
	T3/T4	N0/N1	M0
	T3/T4	N3	M0
Estágio IVA	Qualquer T	Qualquer N	M1a/M1b
Estágio IV B	Qualquer T	Qualquer N	M1c

SISTEMA DE ESTADIAMENTO PARA CÂNCER DE PULMÃO DE PEQUENAS CÉLULAS

Em pacientes com CPPC, atualmente recomenda-se que tanto o sistema do Veterans Administration como a 8ª edição do sistema do American Joint Committee on Cancer/International Union Against Cancer (TNM) sejam usados para classificar o estágio do tumor. O sistema do Veterans Administration é um sistema distinto de dois estágios que divide os pacientes naqueles com doença de estágio limitado ou extenso. Os pacientes com doença em estágio limitado (DL) têm câncer que está restrito ao hemitórax ipsilateral e podem ser enquadrados em um campo tolerável de radiação. Dessa forma, o acometimento de linfonodos supraclaviculares contralaterais e do nervo laríngeo recorrente e a obstrução da veia cava superior podem todos fazer parte da DL. Os pacientes com doença extensa (DE) apresentam doença metastática evidente em imagem ou exame físico. Tamponamento cardíaco, derrame pleural maligno e acometimento bilateral do parênquima pulmonar em geral classificam a doença como no estágio DE, uma vez que os órgãos envolvidos não podem ser enquadrados de maneira segura ou eficaz no campo de única radioterapia. Em 60 a 70% dos casos, os pacientes são diagnosticados com DE à apresentação. O sistema de estadiamento TNM é preferido no paciente raro com CPPC que se apresenta com o que parece ser a doença clínica de estágio I (ver anteriormente).

ESTADIAMENTO FISIOLÓGICO

Os pacientes com câncer de pulmão, em geral, têm outras condições comórbidas relacionadas com tabagismo, como doença cardiovascular e DPOC. Para melhorar sua condição pré-operatória, os problemas passíveis de correção (p. ex., anemia, distúrbios hidreletrolíticos, infecções, doença cardíaca e arritmias) devem ser abordados, a fisioterapia respiratória apropriada deve ser instituída, e os pacientes devem ser incentivados a parar de fumar. Os pacientes com volume expiratório forçado em 1 segundo (VEF_1) de mais de 2 L ou mais que 80% do previsto podem tolerar uma pneumonectomia, e aqueles com VEF_1 maior que 1,5 L têm reserva adequada para uma lobectomia. Em pacientes com função pulmonar limítrofe, porém com tumor ressecável, o teste de esforço cardiopulmonar pode ser realizado como parte

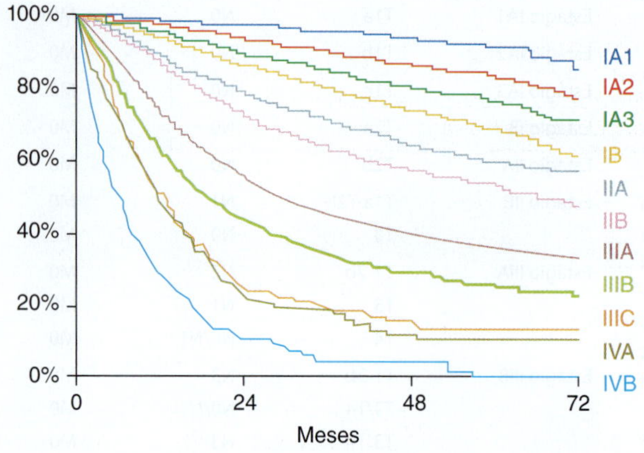

Estágio	24 meses	60 meses
IA1	97%	92%
IA2	94%	83%
IA3	90%	77%
IB	87%	68%
IIA	79%	60%
IIB	72%	53%
IIIA	55%	36%
IIIB	44%	26%
IIIC	24%	13%
IVA	23%	10%
IVB	10%	0%

FIGURA 78-4 **Influência do estágio do câncer de pulmão não de células pequenas na sobrevida.**

da avaliação fisiológica. Esse teste possibilita uma estimativa do consumo máximo de oxigênio ($VO_{2máx}$). Um $VO_{2máx}$ < 15 mL/(kg.min) prediz maior risco de complicações pós-operatórias. Os pacientes considerados incapazes de tolerar lobectomia ou pneumonectomia a partir da avaliação funcional pulmonar podem ser candidatos a ressecções mais limitadas, como a ressecção segmentar em cunha ou anatômica, embora esses procedimentos estejam associados a taxas significativamente mais altas de recorrência local e a uma tendência à redução da sobrevida global. Todos os pacientes devem ser avaliados para risco cardiovascular usando as diretrizes do American College of Cardiology e da American Heart Association. Um infarto agudo do miocárdio nos últimos 3 meses constitui uma contraindicação para a cirurgia torácica, uma vez que 20% dos pacientes morrerão devido a um novo infarto. Um infarto nos últimos 6 meses é uma contraindicação relativa. Outras contraindicações importantes incluem arritmias não controladas, VEF_1 de menos de 1 L, retenção de CO_2 (PCO_2 em repouso > 45 mmHg), D_{CO} < 40% e hipertensão pulmonar grave.

TRATAMENTO

Câncer de pulmão de não pequenas células

A abordagem terapêutica global para pacientes com CPNPC é mostrada na **Figura 78-5**.

CARCINOMAS OCULTOS E DE ESTÁGIO 0

Os pacientes com atipia grave na citologia do escarro têm risco aumentado de desenvolvimento de câncer de pulmão se comparados com aqueles sem atipia. Na circunstância incomum em que células malignas são identificadas em uma amostra de escarro ou lavado brônquico, mas a imagem do tórax parece normal (tumor no estágio TX), a lesão precisa ser localizada. É possível localizar mais de 90% dos tumores mediante um exame meticuloso da árvore brônquica com um broncoscópio de fibra óptica sob anestesia geral e coleta de uma série de escovados diferenciais e biópsias. A ressecção cirúrgica após a localização broncoscópica mostrou melhorar a sobrevida em comparação ao não tratamento. O acompanhamento cuidadoso desses pacientes é indicado devido à elevada incidência de segundos cânceres de pulmão primários (5% por paciente por ano).

NÓDULO PULMONAR SOLITÁRIO E OPACIDADES EM "VIDRO FOSCO"

Um nódulo pulmonar solitário é definido como densidade aos raios X completamente circundada por pulmão aerado normal com margens circunscritas, de qualquer formato, em geral com 1 a 6 cm no seu maior diâmetro. A abordagem a um paciente com nódulo pulmonar solitário se baseia em uma estimativa da probabilidade de câncer, determinada de acordo com a história de tabagismo do paciente, sua idade e as características no exame de imagem **(Tab. 78-7)**. As RXTs e TC antigas devem ser obtidas, se disponíveis, para comparação. Um exame de PET pode ser útil se a lesão tiver mais de 7 a 8 mm de diâmetro. Caso o diagnóstico não seja evidente, os pesquisadores da Mayo Clinic identificaram que características clínicas (idade, estado de tabagismo e diagnóstico anterior de câncer) e três características radiológicas (diâmetro do nódulo, espiculação e localização no lobo superior) são preditores independentes de malignidade. Até o momento, apenas dois critérios radiográficos são considerados preditores da natureza benigna de um nódulo pulmonar solitário: ausência de crescimento em um período maior que 2 anos e determinados padrões característicos de calcificação. A calcificação, isoladamente, não exclui malignidade; um nicho central denso, múltiplos focos pontilhados e calcificações em forma de "olho de touro" (granuloma) e "pipoca" (hamartoma) são altamente sugestivos de lesão benigna. Em contrapartida, uma lesão relativamente grande, calcificação ausente ou assimétrica, sintomas torácicos, atelectasia associada, pneumonite ou crescimento da lesão revelados por comparação com uma radiografia ou TC antigas ou exame PET positivo podem ser sugestivos de processo maligno e justificam mais tentativas de se estabelecer um diagnóstico histológico. Na **Figura 78-6**, há um algoritmo para avaliação dessas lesões.

Desde o advento do rastreamento com TC, pequenas opacidades em "vidro fosco" (OVFs) são observadas com frequência, em particular à medida que a maior sensibilidade da TC possibilita a detecção de lesões cada vez menores. Muitas dessas OVFs, quando submetidas à biópsia, mostram ser hiperplasia adenomatosa atípica (HAA), adenocarcinoma *in situ* (AIS) ou adenocarcinoma minimamente invasivo (AMI). A HAA, em geral, é um nódulo < 5 mm e minimamente nebuloso, também chamado de não sólido ou em vidro fosco (i.e., atenuação nebulosa ligeiramente aumentada, sem componente sólido e preservação das margens brônquicas e vasculares). Na TC de cortes finos, o AIS, em geral, é um nódulo não sólido e tende a ser ligeiramente mais opaco que a HAA. O AMI é predominantemente sólido, em geral com um componente sólido central pequeno (< 5 mm). No entanto, existe sobreposição entre as características de imagens das lesões pré-invasivas e minimamente invasivas no espectro do adenocarcinoma de pulmão. Adenocarcinomas lepídicos geralmente são sólidos, mas podem não ser. Da mesma maneira, os adenocarcinomas invasivos pequenos geralmente são sólidos, mas podem exibir um pequeno componente não sólido.

MANEJO DO CPNPC NOS ESTÁGIOS I E II

Ressecção cirúrgica do CPNPC nos estágios I e II A ressecção cirúrgica, preferencialmente realizada por um cirurgião experiente, é o tratamento de escolha para pacientes com CPNPC de estágio clínico I e II que são capazes de tolerar o procedimento. As taxas de mortalidade cirúrgica de pacientes submetidos à ressecção por cirurgiões torácicos ou cardiotorácicos são menores se comparadas com as taxas de procedimentos realizados por cirurgiões gerais. Além disso, as taxas de sobrevida são maiores em pacientes que são submetidos à ressecção em centros com alto volume de cirurgias em comparação com aqueles que realizam menos de 70 procedimentos por ano, embora centros de maior volume com frequência tratem populações mais velhas e de menor condição socioeconômica. A melhora na sobrevida é mais evidente no período pós-operatório. Em pacientes com CPNPC de estágio I, a lobectomia é superior à ressecção em cunha com relação às taxas de recorrência local. Há também uma tendência em direção à melhora na sobrevida geral. Em pacientes com comorbidades, reserva pulmonar comprometida e lesões periféricas pequenas, uma ressecção limitada, ressecção em cunha

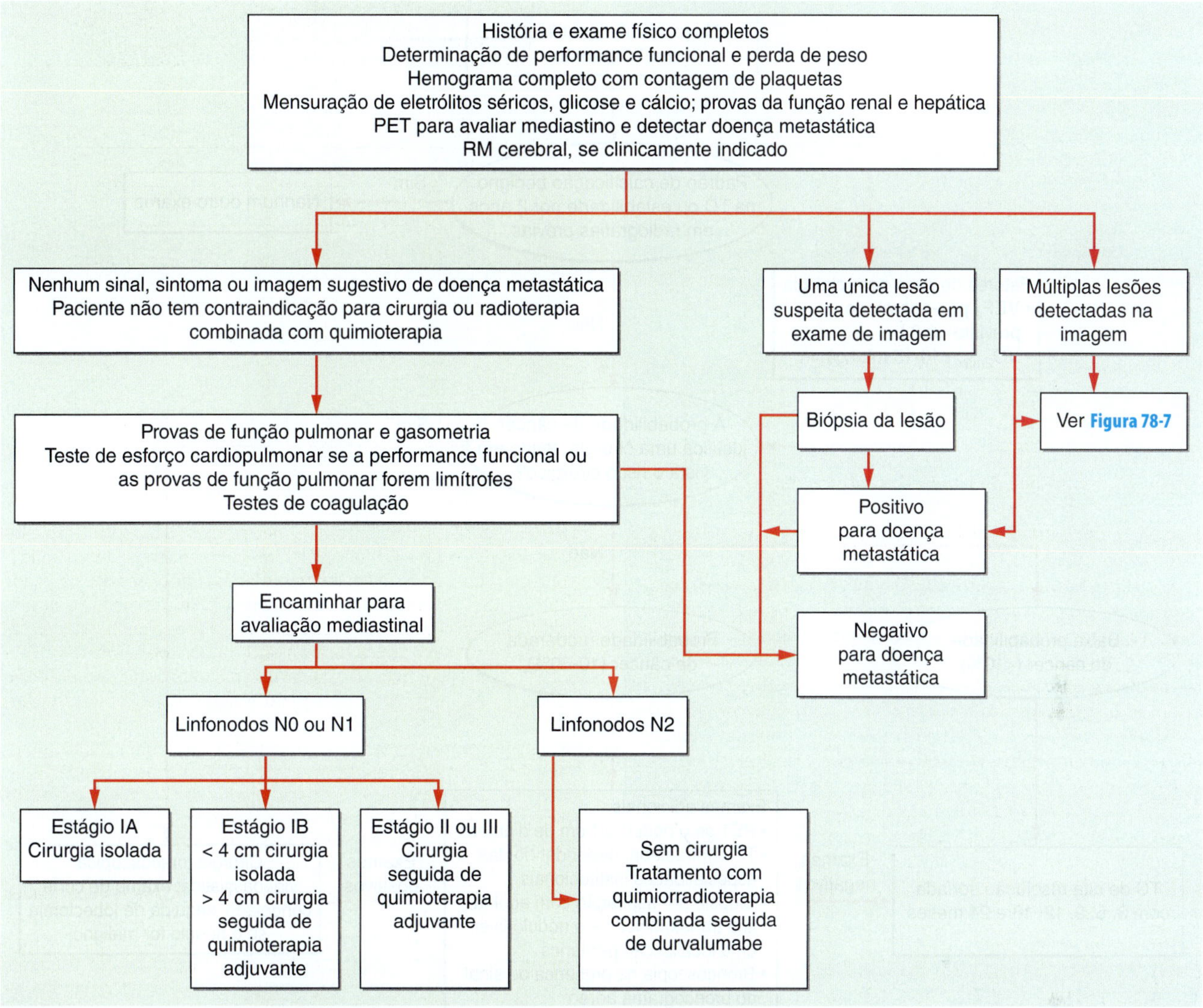

FIGURA 78-5 **Algoritmo para tratamento de câncer de pulmão de não pequenas células.** RM, ressonância magnética; PET, tomografia por emissão de pósitrons.

ou segmentectomia (potencialmente por cirurgia toracoscópica videoassistida) podem ser opções cirúrgicas razoáveis. A pneumonectomia é reservada aos pacientes com tumores centrais, só devendo ser feita em pacientes com excelente reserva pulmonar. As taxas de sobrevida em 5 anos são de 68 a 92% para pacientes com CPNPC de estágio I e de 53 a 60% para o estágio II.

O estadiamento patológico preciso requer amostras adequadas de linfonodos segmentar, hilar e mediastinal. Idealmente, isso inclui dissecção de linfonodo mediastinal. No lado direito, as estações mediastinais 2D, 4D, 7, 8D e 9D devem ser dissecadas; no lado esquerdo, as estações 5, 6, 7, 8E e 9E devem ser dissecadas. Linfonodos hilares são normalmente ressecados e enviados para revisão patológica, embora seja útil dissecar especificamente e definir os linfonodos de nível 10, quando possível. No lado esquerdo, os linfonodos de nível 2 e, por vezes, os de nível 4 em geral são encobertos pela aorta. Embora o benefício terapêutico de dissecção linfonodal *versus* amostragem linfonodal seja controverso, uma análise agrupada de três ensaios envolvendo pacientes com CPNPC de estágios I a IIIA demonstrou uma sobrevida de 4 anos superior em pacientes submetidos a ressecção e uma dissecção completa de linfonodo mediastinal em comparação com uma amostra de linfonodo. Além disso, a linfadenectomia mediastinal completa adiciona pouca morbidade à ressecção pulmonar para câncer de pulmão quando realizada por um cirurgião torácico experiente.

TABELA 78-7 ■ Avaliação do risco de câncer em pacientes com nódulos pulmonares solitários

	Risco		
Variável	**Baixo**	**Intermediário**	**Alto**
Diâmetro (cm)	< 1,5	1,5-2,2	≤ 2,3
Idade (anos)	< 45	45-60	> 60
Estado de tabagismo	Nunca fumou	Tabagista atual (< 20 cigarros/dia)	Tabagista atual (> 20 cigarros/dia)
Estado de cessação do tabagismo	Parou ≥ 7 anos atrás ou nunca fumou	Parou < 7 anos atrás	Nunca parou
Características das margens do nódulo	Lisa	Recortada	Coroa radiada ou espiculada

Fonte: De Ost et al: The solitary pulmonary nodule. N Engl J Med 348:2535, 2003. Copyright © (2003) Massachusetts Medical Society. Reproduzida, com permissão, de Massachusetts Medical Society.

Radioterapia do CPNPC nos estágios I e II Atualmente, a radioterapia pós-operatória não desempenha nenhum papel em pacientes após ressecção de CPNPC de estágio I ou II com margens negativas. No entanto, os pacientes nesses estágios que recusam a cirurgia ou não são candidatos adequados para cirurgia devem ser considerados para radioterapia com intenção curativa. A radioterapia estereotáxica corporal (SBRT) é uma técnica relativamente nova usada para tratar pacientes com nódulos pulmonares isolados (≤ 5 cm) que não são candidatos à ressecção cirúrgica ou que a recusam. O tratamento costuma ser administrado em 3 a 5 frações durante 1 a 2 semanas. Em estudos não controlados, as taxas de controle da doença são > 90%, e taxas de sobrevida de 5 anos de até 60% foram relatadas com a SBRT. Comparativamente, as taxas de sobrevida, em geral, variam de 13 a 39% em pacientes com CPNPC de estágio I ou II tratados

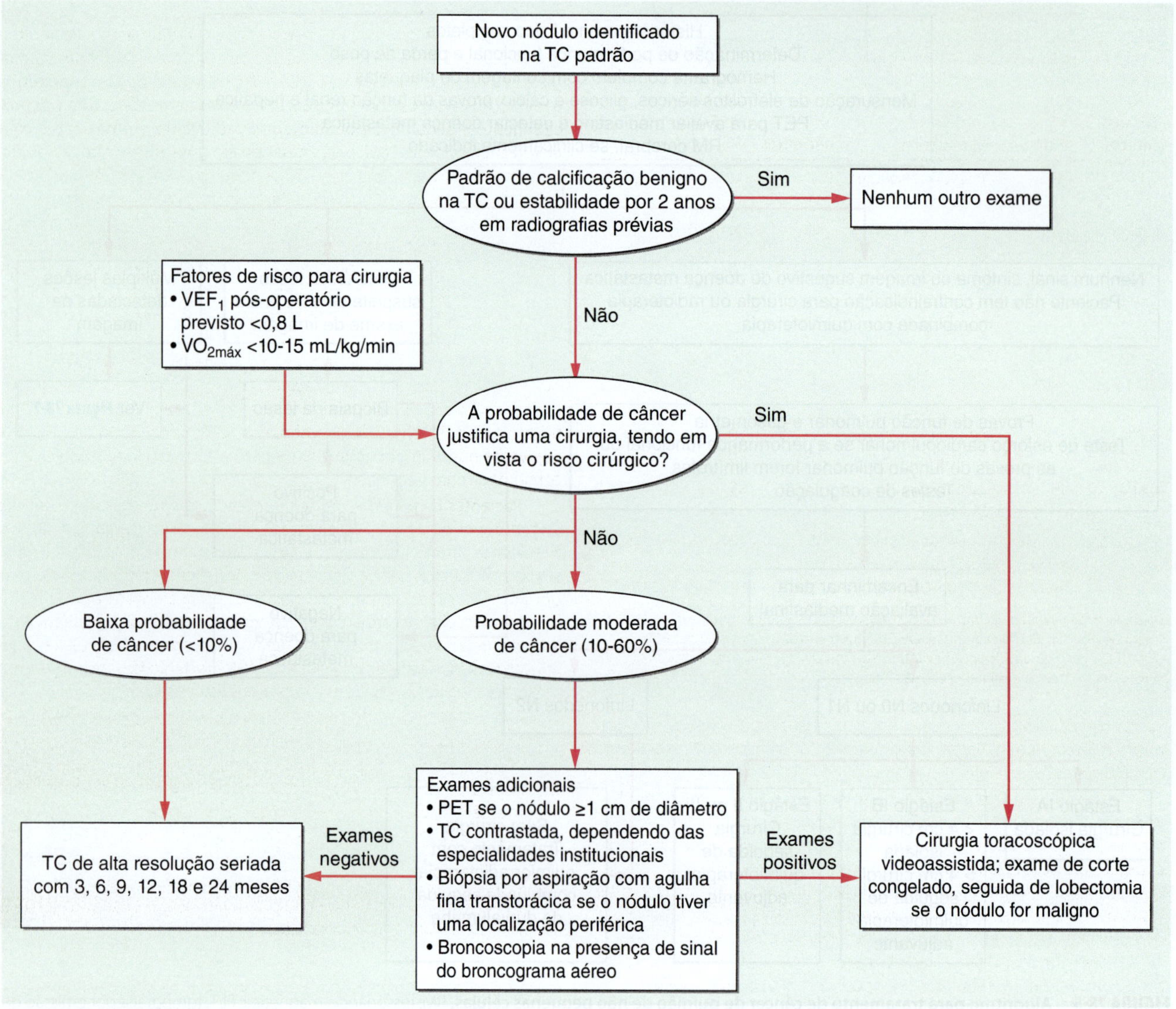

FIGURA 78-6 Abordagem ao nódulo pulmonar solitário. VEF$_1$, volume expiratório forçado em 1 s; PET, tomografia por emissão de pósitrons.

com radioterapia de feixe externo padrão. A crioablação é outra técnica ocasionalmente usada para tratar tumores isolados pequenos (i.e., ≤ 3 cm). No entanto, há poucos dados sobre desfechos em longo prazo com essa técnica.

Quimioterapia do CPNPC nos estágios I e II Embora uma metanálise de referência de ensaios clínicos de quimioterapia adjuvante à base de cisplatina em pacientes com CPNPC de estágios I a IIIA ressecado (Estudo Lung Adjuvant Cisplatin Evaluation [LACE]) tenha demonstrado uma melhora de 5,4% na sobrevida de 5 anos para quimioterapia adjuvante comparada com cirurgia isolada, esse benefício foi aparentemente restrito a pacientes com doença de estágio II ou III **(Tab. 78-8)**. Em contrapartida, a sobrevida, na verdade, piorou em pacientes de estágio IA com aplicação de terapia adjuvante. No estágio IB, houve uma melhora modesta da sobrevida de importância clínica questionável. A quimioterapia adjuvante também foi prejudicial em pacientes com baixa capacidade funcional (classe funcional do Eastern Cooperative Oncology Group [ECOG] = 2). Esses dados sugerem que a quimioterapia adjuvante é mais bem aplicada a pacientes com CPNPC de estágio II ou III ressecado. Aparentemente, não há um papel para a quimioterapia adjuvante em pacientes com CPNPC de estágio IA ou IB ressecado. Uma possível exceção à contraindicação da terapia adjuvante nesse contexto é o paciente em estágio IB com lesão ressecada ≥ 4 cm. O osimertinibe, um TKI de EGFR, demonstrou melhorar a sobrevida livre de doença em pacientes com CPNPC positivo para mutação *EGFR* (deleção do éxon 19 ou L858R) tratados durante 3 anos após quimioterapia. Entretanto, o efeito na sobrevida global não é conhecido.

Assim como com qualquer recomendação de tratamento, os riscos e os benefícios da quimioterapia adjuvante devem ser considerados individualmente em cada caso. Se for tomada uma decisão de prosseguir com a quimioterapia adjuvante, em geral o tratamento deve ser iniciado 6 a 12 semanas após a cirurgia, supondo que o paciente esteja completamente recuperado, e deve ser administrado por não mais que quatro ciclos. Embora a quimioterapia à base de cisplatina seja o esquema de tratamento preferido, a carboplatina pode substituir a cisplatina em pacientes que provavelmente não tolerariam a cisplatina por razões como função renal alterada, neuropatia ou déficit auditivo. Um ensaio clínico de grupo cooperativo de grande porte comparou a quimioterapia à base de cisplatina com vinorelbina, pemetrexede, gencitabina ou docetaxel, com ou sem terapia antiangiogênica. Embora a adição de terapia antiangiogênica à quimioterapia à base de platina não tenha oferecido nenhum benefício, o ensaio clínico também demonstrou não haver nenhuma diferença na sobrevida entre os quatro esquemas de quimioterapia. Por conseguinte, nenhum esquema de terapia específico é considerado superior nesse contexto, e a seleção do tratamento pode ser baseada no custo e nas comorbidades do paciente.

A quimioterapia *neoadjuvante*, que é a aplicação de quimioterapia administrada antes de uma tentativa de ressecção cirúrgica, tem sido defendida por alguns especialistas com a suposição de que essa abordagem elimina de maneira mais eficaz as micrometástases ocultas em comparação com a quimioterapia pós-operatória. Além disso, acredita-se que a quimioterapia pré-operatória possa tornar ressecável uma lesão inoperável. Uma metanálise de 15 ensaios controlados randomizados que envolveram mais de 2.300 pacientes com CPNPC de estágios I a III sugeriu que pode haver um benefício de sobrevida modesto de 5 anos (i.e., cerca de 5%) que é praticamente idêntico ao benefício de sobrevida alcançado com a quimioterapia pós-operatória. Assim, a terapia neoadjuvante pode

TABELA 78-8 ▪ Ensaios clínicos de quimioterapia adjuvante no câncer de pulmão de não pequenas células

Ensaio clínico	Estágio	Tratamento	nº de pacientes	Taxa de sobrevida em 5 anos (%)	*p*
IALT	I-III	À base de cisplatina	932	44,5	< 0,03
		Controle	835	40,4	
BR10	IB-II	Cisplatina + vinorelbina	242	69	0,03
		Controle	240	54	
ANITA	IB-IIIA	Cisplatina + vinorelbina	407	60	0,017
		Controle	433	58	
ALPI	I-III	MVP	548	50	0,49
		Controle	540	45	
BLT	I-III	À base de cisplatina	192	60	0,90
		Controle	189	58	
CALGB	IB	Carboplatina + paclitaxel	173	59	0,10
			171	57	
ECOG1505	IB > 4c – IIIA	À base de cisplatina	749	NR	0,90
		À base de cisplatina + bevacizumabe	752	NR	

Siglas: ALPI, Adjuvant Lung Cancer Project Italy; ANITA, Adjuvant Navelbine International Trialist Association; BLT, Big Lung Trial; CALGB, Cancer and Lung Cancer Group B; ECOG, Eastern Cooperative Oncology Group; IALT, International Adjuvant Lung Cancer Trial; MVP, mitomicina, vindesina e cisplatina; NR, não relatado.

se mostrar útil em casos selecionados (ver adiante). Uma decisão de usar quimioterapia neoadjuvante deve sempre ser feita consultando-se um cirurgião experiente.

Todos os pacientes com CPNPC submetidos à ressecção correm alto risco de desenvolver um segundo câncer de pulmão primário ou de sofrer recorrência, sendo que a maior parte ocorre nos primeiros 18-24 meses de cirurgia. Por isso, é razoável acompanhar esses pacientes com imagens periódicas. Tendo em vista os resultados do NLST, TCs periódicas parecem ser a modalidade de rastreamento mais adequada. Com base no momento de ocorrência da maior parte das recidivas, algumas diretrizes recomendam TC de tórax com contraste a cada 6 meses nos três primeiros anos após a cirurgia, seguida por TCs anuais do tórax sem contraste nos seguintes.

TRATAMENTO DO CPNPC DE ESTÁGIO III

O tratamento de pacientes com CPNPC de estágio III em geral requer uma abordagem de modalidades combinadas. Os pacientes com doença de estágio IIIA comumente são estratificados naqueles com doença de linfonodo mediastinal (N2) "não volumosa" ou "volumosa". Embora a definição de doença N2 "volumosa" varie um pouco na literatura, os critérios usuais incluem o tamanho de um linfonodo dominante (i.e., > 2-3 cm de diâmetro do menor eixo conforme medido por TC), os agrupamentos de múltiplos linfonodos menores, a evidência de envolvimento linfonodal extracapsular ou o envolvimento de mais de duas cadeias de linfonodos. A distinção entre doença de estágio IIIA volumosa e não volumosa é principalmente usada para selecionar potenciais candidatos para ressecção cirúrgica *inicial* ou para ressecção após terapia neoadjuvante. Muitos aspectos da terapia de pacientes com CPNPC de estágio III continuam controversos, e a estratégia ideal de tratamento ainda não foi claramente definida. Ademais, como a doença de estágio III é altamente heterogênea, nenhuma abordagem isolada de tratamento pode ser recomendada para todos os pacientes. Fatores importantes para orientar as escolhas de tratamento incluem a combinação particular de tumor (T) e doença linfonodal (N), a capacidade de atingir uma ressecção cirúrgica completa, se indicado, e a condição física geral e as preferências do paciente. Por exemplo, em pacientes cuidadosamente selecionados com doença limitada de estágio IIIA em que os linfonodos mediastinais envolvidos podem ser completamente ressecados, a cirurgia inicial acompanhada de quimioterapia pós-operatória (com ou sem radioterapia) pode ser indicada. Em contrapartida, para pacientes com comprometimento clinicamente evidente de linfonodo mediastinal volumoso, a abordagem padrão consiste em quimiorradioterapia concomitante, seguida de 1 ano de imunoterapia com durvalumabe ou outro anticorpo dirigido contra PD-L1.

Doença com linfonodos mediastinais ausentes ou não volumosos (N2, N3) Para o subgrupo de pacientes com estágio IIIA que, inicialmente, se acreditou que tivessem doença clínica de estágio I ou II (i.e., o envolvimento patológico de linfonodos mediastinais [N2] *não* é detectado no pré-operatório), a ressecção cirúrgica com frequência é o tratamento de escolha. O procedimento é seguido de quimioterapia adjuvante em pacientes com envolvimento microscópico de linfonodo em uma amostra de ressecção. A radioterapia pós-operatória (RTPO) pode também ter um papel para aqueles com margens cirúrgicas exíguas ou positivas. Os pacientes com tumores maiores que 7 cm de tamanho ou envolvendo a parede torácica ou as vias aéreas proximais a 2 cm da carina com envolvimento de linfonodo hilar (mas não doença N2) são classificados como tendo doença T3N1 de estágio IIIA. Esse grupo também é melhor tratado com ressecção cirúrgica, se tecnicamente viável, seguida de quimioterapia adjuvante se o tumor for completamente ressecado. Os pacientes com doença T3N0 ou T3N1 devido à presença de nódulos satélites dentro do mesmo lobo que o tumor primário também são candidatos à cirurgia, assim como pacientes com nódulos ipsilaterais em outro lobo e linfonodos mediastinais negativos (IIIA, T4N0 ou T4N1). Embora os dados relativos à quimioterapia adjuvante nos últimos subgrupos de pacientes sejam limitados, ela é recomendada com frequência.

Pacientes com T4N0-1 podem ter envolvimento da carina, da veia cava superior ou de um corpo vertebral e ainda assim serem candidatos à ressecção cirúrgica em determinadas circunstâncias. A decisão de prosseguir com uma tentativa de ressecção deve ser feita em consulta com um cirurgião torácico experiente, com frequência em associação com um cirurgião vascular ou cardíaco e um cirurgião ortopédico, dependendo do local do tumor. No entanto, se uma ressecção incompleta for inevitável ou se houver evidências de envolvimento de N2 (estágio IIIB), a cirurgia para doença T4 é contraindicada. A maioria das lesões T4 é mais bem tratada com quimiorradioterapia concomitante seguida de durvalumabe.

O papel da RTPO em pacientes com CPNPC de estágio III completamente ressecado é controverso. Em grande medida, o uso de RTPO é ditado pela presença ou a ausência de envolvimento de N2 e, em menor extensão, pelos vieses do médico que está conduzindo o tratamento. Usando a base de dados de Surveillance, Epidemiology and End Results (SEER), uma metanálise recente da RTPO identificou um aumento significativo na sobrevida em pacientes com doença N2, mas não em pacientes com doença N0 ou N1. Uma análise prévia pelo PORT Meta-analysis Trialist Group que usou uma base de dados mais antiga produziu resultados semelhantes.

Doença com linfonodos mediastinais positivos (N2, N3) Quando o envolvimento patológico de linfonodos mediastinais é documentado no pré-operatório, uma abordagem de modalidade combinada é recomendada, supondo-se que o paciente seja candidato a tratamento com intenção curativa. Esses pacientes estão sob alto risco de recorrência local e a distância se tratados com ressecção apenas. Para pacientes com doença de estágio III que não são candidatos à ressecção cirúrgica inicial, a quimiorradioterapia *concomitante* é mais comumente usada como o tratamento inicial seguida de durvalumabe. Demonstrou-se que a quimiorradioterapia concomitante produz sobrevida superior em comparação com a quimiorradioterapia *sequencial*; entretanto, também está associada a maiores toxicidades (incluindo fadiga, esofagite e neutropenia). Portanto, para pacientes com boa capacidade funcional, a quimiorradioterapia concomitante é a abordagem de tratamento preferida, ao passo que a quimiorradioterapia sequencial pode ser mais adequada para pacientes com uma classe funcional menor. Para pacientes que não são candidatos a uma abordagem de tratamento com modalidade combinada, em geral devido a uma baixa classe funcional ou uma comorbidade que torna a quimioterapia inviável, a radioterapia isoladamente pode fornecer um benefício de sobrevida modesto, além de paliação dos sintomas.

Para pacientes com doença N2 potencialmente ressecável, não se sabe se a cirurgia após a quimiorradioterapia neoadjuvante melhora a sobrevida. Em um ensaio randomizado pelo Intergroup patrocinado pelo NCI que comparou quimiorradioterapia concomitante isolada com quimiorradioterapia seguida por tentativa de ressecção cirúrgica, não se observou benefício de sobrevida no braço de terapia trimodal comparada com bimodal. Na verdade, os pacientes submetidos à pneumonectomia tiveram um desfecho de sobrevida pior. Em contrapartida, aqueles tratados com uma lobectomia pareceram ter uma vantagem de sobrevida com base em uma análise de subgrupo retrospectiva. Assim, em pacientes saudáveis em outros aspectos, cuidadosamente selecionados, com envolvimento não volumoso de linfonodo mediastinal, a cirurgia pode ser uma opção razoável se o tumor primário puder ser completamente ressecado com uma lobectomia. Este não é o caso se uma pneumonectomia for necessária para a ressecção completa.

Tumores de sulco superior (tumores de Pancoast) Tumores de sulco superior representam um subgrupo distinto de doença de estágio III. Esses tumores surgem no ápice do pulmão e podem invadir a segunda e a terceira costelas, o plexo braquial, os vasos subclávios, o gânglio estrelado e os corpos vertebrais adjacentes. Eles também podem estar associados à síndrome de Pancoast, caracterizada por dor que pode surgir no ombro ou na parede torácica ou irradiar para o pescoço. A dor irradia caracteristicamente para a superfície ulnar da mão. A síndrome de Horner (enoftalmia, ptose, miose e anidrose), devido à invasão da cadeia simpática paravertebral, também pode estar presente. Os pacientes com esses tumores devem se submeter aos mesmos procedimentos de estadiamento que todos os outros pacientes com CPNPC de estágio II ou III. A quimioterapia neoadjuvante ou a quimiorradioterapia combinada seguida de cirurgia é reservada para aqueles sem envolvimento de N2. Essa abordagem produz desfechos de sobrevida excelentes (> 50% de sobrevida de 5 anos em pacientes com ressecção R0). Os pacientes com doença N2 são menos propensos a se beneficiar da cirurgia e podem ser tratados apenas com quimiorradioterapia seguida de durvalumabe. Os pacientes que apresentam doença metastática podem ser tratados com radioterapia (com ou sem quimioterapia) para paliação dos sintomas.

TRATAMENTO DO CPNPC METASTÁTICO

Aproximadamente 40% dos pacientes com CPNPC apresentam doença de estágio IV avançada no momento do diagnóstico. Além disso, um número significativo de pacientes que apresentam CPNPC em estágio inicial irão recidivar com doença a distância. Os pacientes que apresentam doença recorrente têm um melhor prognóstico do que aqueles que apresentam doença metastática no momento do diagnóstico. O tratamento clínico padrão, a administração criteriosa de medicamentos para alívio da dor e o uso apropriado de radioterapia e terapia sistêmica – que pode consistir em terapia-alvo, imunoterapia e/ou quimioterapia citotóxica tradicional, dependendo do diagnóstico específico, do escore de proporção tumoral (EPT) de PD-L1 e do subtipo molecular –, formam a base do tratamento. A terapia sistêmica atenua os sintomas e melhora a qualidade de vida e a sobrevida em pacientes com CPNPC metastático, particularmente naqueles com capacidade funcional satisfatória. É importante assinalar que a aplicação precoce de cuidados paliativos em conjunto com quimioterapia em pacientes com CPNPC avançado está associada a uma melhora da sobrevida e da qualidade de vida.

Terapias-alvo direcionadas para coortes moleculares selecionadas do CPNPC Para uma coorte de pacientes com CPNPC, a presença de uma mutação condutora oncogênica possibilita o uso de terapias orais com atividade antitumoral significativa e melhora da sobrevida em comparação com a quimioterapia citotóxica. Essas mutações condutoras ocorrem em genes que codificam proteínas de sinalização que, quando aberrantes, promovem o crescimento descontrolado e a produção de metástases de células tumorais. É importante ressaltar que mutações condutoras podem servir como calcanhares de Aquiles para os tumores se seus produtos gênicos puderem ser alvo de terapias com pequenas moléculas inibidoras. Todos os pacientes com CPNPC avançado devem ser submetidos a testes moleculares, com técnicas baseadas em painéis amplos, como sequenciamento de última geração (NGS), à procura de mutações condutoras oncogênicas. Foram relatadas mutações, fusões e deleções em diversos genes, incluindo *EGFR*, *ALK*, *ROS1*, *BRAF*, *RET*, *MET*, *NTRK*, *KRAS*, *PIK3CA*, *NRAS*, *AKT1* e *MEK1* (*MAP2K1*); entretanto, não há disponibilidade de ações direcionadas a todos eles neste momento. Com a expansão de nosso arsenal terapêutico, o conhecimento dessas mutações é de importância crítica para a seleção da terapia apropriada.

Mutações de *EGFR* foram detectadas em 10 a 15% dos pacientes dos Estados Unidos diagnosticados com CPNPC. As mutações de *EGFR* estão associadas a idade menor, tabagistas leves (< 10 maços-ano) e não tabagistas e histologia de adenocarcinoma. Cerca de 90% dessas mutações são deleções de éxon 19 ou mutações pontuais de éxon 21 L858R, ambas dentro do domínio de TK de EGFR, resultando em hiperativação tanto da atividade de EGFR-cinase como da sinalização distal. Os tumores de pulmão que abrigam mutações de ativação dentro do domínio de EGFR-cinase demonstram uma alta sensibilidade a pequenas moléculas de TKIs do EGFR. O osimertinibe, o erlotinibe, o gefitinibe, o afatinibe e o dacomitinibe são pequenas moléculas de TKIs de uso oral, aprovadas pela FDA, que inibem o EGFR. Vários estudos internacionais de fase 3 de grande porte demonstraram melhores taxas de resposta e sobrevida livre de progressão em pacientes com CPNPC positivo para a mutação *EGFR* tratados com um TKI de EGFR em comparação com esquemas padrão de quimioterapia de primeira linha (Tab. 78-9). Em um ensaio clínico randomizado de fase 3, o osimertinibe demonstrou ter uma sobrevida livre de progressão e sobrevida global superiores em pacientes com CPNPC *EGFR*-mutante em comparação com TKIs de EGFR de geração anterior (erlotinibe ou gefitinibe) e com a quimioterapia.

Encontraram-se rearranjos cromossômicos envolvendo o gene de cinase do linfoma anaplásico (ALK, de *anaplastic lymphoma kinase*) no cromossomo 2 em cerca de 3 a 7% dos pacientes com CPNPC. Os rearranjos de *ALK* levam à hiperativação do domínio TK de ALK. De maneira semelhante ao EGFR, os rearranjos de *ALK* são geralmente (mas não exclusivamente) associados a idade mais jovem, tabagistas leves (<10 maços-ano) e não tabagistas e histologia de adenocarcinoma. O crizotinibe é um TKI de ALK de primeira geração, enquanto alectinibe, brigatinibe e ceritinibe são TKIs de ALK de segunda geração, aprovados como opções de tratamento de primeira linha para pacientes com tumores de pulmão que abrigam rearranjos de *ALK*. Foi constatado que tanto o alectinibe quanto o brigatinibe apresentam uma sobrevida livre de progressão superior ao crizotinibe, enquanto o lorlatinibe, um TKI de ALK de terceira geração, foi aprovado para pacientes com progridem com um TKI de ALK de segunda geração (Tab. 78-10). O teste para *ALK* pode ser realizado por meio de hibridização por fluorescência *in situ* (FISH, de *fluorescence in situ hybridization*), imuno-histoquímica (IHQ) ou sequenciamento de nova geração (NGS, de *new-generation sequencing*).

Foram identificadas fusões de *ROS1*, detectadas por FISH ou NGS, em cerca de 1% dos pacientes com CPNPC, e, à semelhança de mutações de *EGFR* e fusões de *ALK*, os rearranjos de *ROS1* normalmente estão associados a uma idade mais jovem e a tabagismo leve ou indivíduos que nunca fumaram. O crizotinibe e o lorlatinibe, que inibem ambas as cinases ALK e ROS1, e o entrectinibe foram recentemente aprovados pela FDA para pacientes cujos tumores abrigam uma fusão de *ROS1*.

Fusões de *NTRK* ocorrem em membros da família de genes *NTRK* (*NTRK1*, *NTRK2*, *NTRK3*) e resultam em ativação constitutiva da proteína cinase. As fusões *NTRK* são raras e ocorrem em < 1% dos pacientes com

TABELA 78-9 ■ Ensaios clínicos de fase 3 de TKIs de EGFR no câncer de pulmão não de células pequenas EGFR-positivo

Ensaio clínico	Terapia	nº de pacientes	TRG (%)	SLP (meses)
IPASS	CbP	129	47	6,3
	Gefitinibe	132	71	9,3
EURTAC	CG	87	15	5,2
	Erlotinibe	86	58	9,7
OPTIMAL	CG	72	36	4,6
	Erlotinibe	82	83	13,1
NEJOO2	CG	114	31	5,4
	Gefitinibe	114	74	10,8
WJTOG3405	CD	89	31	6,3
	Gefitinibe	88	62	9,2
LUX LUNG 3	CP	115	23	6,9
	Afatinibe	230	56	11,1
LUX LUNG 6	CG	122	23	5,6
	Afatinibe	242	67	11,0
LUX LUNG 7	Erlotinibe	159	58	10,9
	Afatinibe	160	73	11,0
ARCHER 1050	Gefitinibe	225	72	9,2
	Dacomitinibe	227	75	14,7
FLAURA	Erlotinibe ou gefitinibe	277	76	8,5
	Osimertinibe	279	80	17,2

Siglas: CbP, carboplatina e paclitaxel; CD, cisplatina e docetaxel; CG, cisplatina e gencitabina; CP, cisplatina e paclitaxel; TRG, taxa de resposta global; SLP, sobrevida livre de progressão.

TABELA 78-10 ■ Resultados de ensaios clínicos de fase 3 comparando inibidores de ALK de primeira linha no CPNPC *ALK*-positivo

Ensaio clínico	Terapia	n° de pacientes	TRG (%)	SLP (meses)
Profile 1014	Crizotinibe	172	74	10,9
	Quimioterapia à base de platina	171	45	7,0
ALEX	Alectinibe	152	82,9	25,7
	Crizotinibe	151	75,5	10,4
J-ALEX	Alectinibe	103	92	34,1
	Crizotinibe	104	79	10,2
ALTA1L	Brigatinibe	137	71	67% em 1 ano
	Crizotinibe	138	60	43% em 1 ano

Siglas: CPNPC, câncer de pulmão não de pequenas células; TRG, taxa de resposta global; SLP, sobrevida livre de progressão.

CPNPC. À semelhança das mutações anteriores, elas ocorrem mais comumente em indivíduos que nunca fumaram; entretanto, pacientes com fusões *NTRK* frequentemente são indivíduos de mais idade, em comparação com aqueles que apresentam alterações *ROS1* e *ALK*. O entrectinibe e o larotrectinibe demonstraram ter eficácia antitumoral duradoura e estão atualmente aprovados para o CPNPC *NTRK*-positivo.

Foram também identificadas mutações de salto do éxon 14 de *MET* em cerca de 3-5% dos pacientes com CPNPC. Diferentemente das mutações anteriormente mencionadas, as mutações de salto de éxon 14 de *MET* ocorre em pacientes com CPNPC tanto escamoso quanto não escamoso e naqueles com história de tabagismo. A inibição farmacológica da via MET hiperativa com capmatinibe ou tepotinibe resultou em taxas de resposta > 70%, particularmente em pacientes com CPNPC virgens de tratamento.

Mutações oncogênicas no *BRAF* foram observadas em cerca de 2% dos pacientes com CPNPC e, à semelhança do *MET*, ocorrem no CPNPC tanto escamoso quanto não escamoso e com prevalência igual em pacientes com história de tabagismo. Normalmente, essa mutação pode ser mais utilizada como alvo quando ocorre no 600ª aminoácido valina (V600). A inibição combinada com um inibidor de BRAF e MEK, o dabrafenibe mais trametinibe, é uma opção terapêutica de primeira linha ou mais tardia em pacientes com CPNPC com mutação *BRAF* V600 e parece ser superior à inibição isolada de BRAF ou de MET.

Normalmente, ocorrem alterações do *RET* como rearranjos cromossômicos, resultando em ativação constitutiva de TKI. Os rearranjos *RET* podem ser detectados por FISH ou NGS em cerca de 1% dos pacientes com CPNPC. De forma análoga ao capmatinibe, o selpercatinibe demonstrou ter uma excelente taxa de resposta; até 85% dos pacientes com CPNPC virgens de tratamento com alterações do *RET* apresentaram resposta. Todas as mutações condutoras oncogênicas passíveis de atuar como alvos e opções terapêuticas potenciais sustentadas pela National Comprehensive Cancer Network estão resumidas na **Figura 78-7**.

Mutações na GTPase de *KRAS* são encontradas em cerca de 20% dos adenocarcinomas pulmonares. Agentes direcionados para *KRAS* G12C estão em fase de desenvolvimento. Cada uma das outras mutações condutoras ocorre em menos de 1 a 3% dos adenocarcinomas de pulmão. A grande maioria das mutações condutoras é mutuamente exclusiva. A maioria dos tipos de câncer tem apenas um condutor principal. A definição dos mecanismos de resistência adquirida a pequenas moléculas inibidoras constitui uma alta prioridade das pesquisas.

Imunoterapia Os inibidores de *checkpoint* imune melhoraram significativamente a qualidade de vida e a sobrevida de um grupo de pacientes com CPNPC localmente avançado e metastático. Esses agentes são usados principalmente em pacientes cujos tumores não expressam uma lesão genética passível de atuar como alvo **(Fig. 78-8)**. Os inibidores de *checkpoint* imune atuam por meio de bloqueio das interações entre células T e células apresentadoras de antígenos (APCs, de *antigen presenting cells*) ou células tumorais que levam à inativação das células T. Com a inibição dessa interação, o sistema imune é efetivamente suprarregulado, e as células T tornam-se ativadas contra as células tumorais. Vários estudos randomizados demonstraram uma sobrevida global superior em pacientes tratados com monoterapia com pembrolizumabe ou atezolizumabe ou imunoterapia combinada com nivolumabe mais ipilimumabe, em comparação com quimioterapia em pacientes com CPNPC metastático com expressão de PD-L1 em ≥ 50% das células tumorais (Keynote 024, IMPOWER 110) e ≥ 1% das células tumorais (Keynote 042, CheckMate 227) **(Tab. 78-11)**. As evidências que sustentam o uso da imunoterapia com um único agente em pacientes com tumor PD-L1 < 50% permanecem incertas; as recomendações atuais sugerem o uso de quimioterapia mais imunoterapia ou combinações de imunoterapia como estratégia de tratamento de primeira linha em pacientes com CPNPC metastático com tumor PD-L1 < 50%. Conforme discutido adiante, os esquemas específicos variam de acordo com a histologia do tumor (adenocarcinoma vs. carcinoma de células escamosas). Apesar do PD-L1 ter sido identificado como biomarcador passível de prever a resposta aos inibidores de *checkpoint* imune, são observadas respostas em pacientes que não parecem expressar o biomarcador, e nem todos os pacientes positivos para PD-L1 respondem à inibição de *checkpoint*. É importante ressaltar que os pacientes com mutações condutoras, como *EGFR* e *ALK*, parecem obter maior benefício da terapia-alvo do que da imunoterapia e devem ser tratados com um TKI, mesmo na presença de alta expressão de PD-L1. Mais avaliações desses agentes no contexto neoadjuvante e em combinação com quimiorradioterapia estão em andamento.

Quimioterapia citotóxica para o CPNPC metastático ou recorrente Normalmente, a quimioterapia citotóxica é usada em combinação com imunoterapia como tratamento inicial em pacientes com CPNPC metastático ou recorrente apenas quando não há contraindicação para

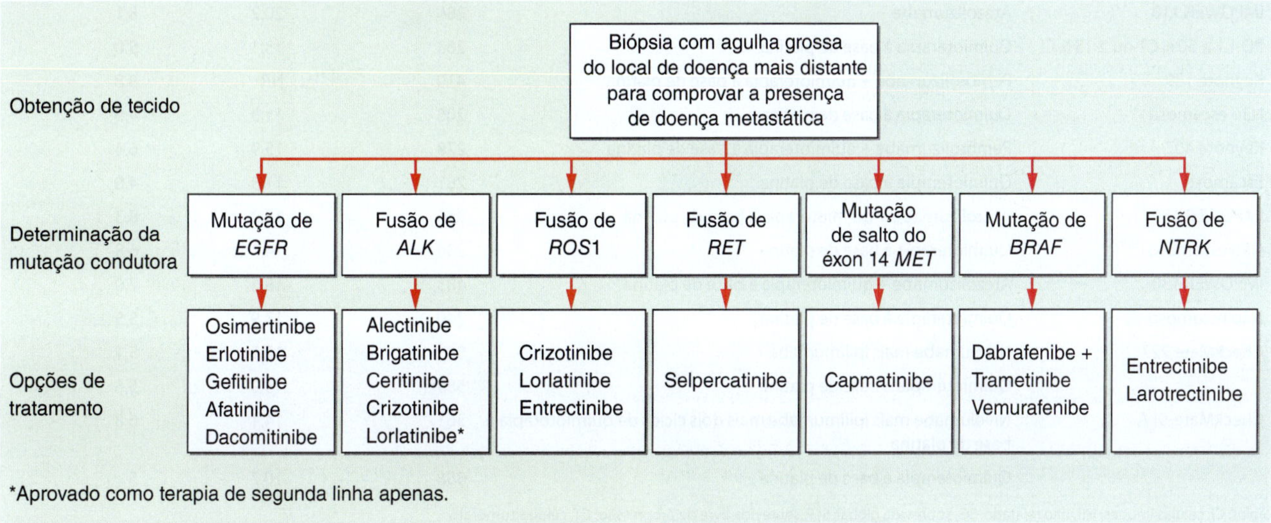

FIGURA 78-7 **Abordagem à terapia-alvo em um câncer de pulmão de não pequenas células (CPNPC).**

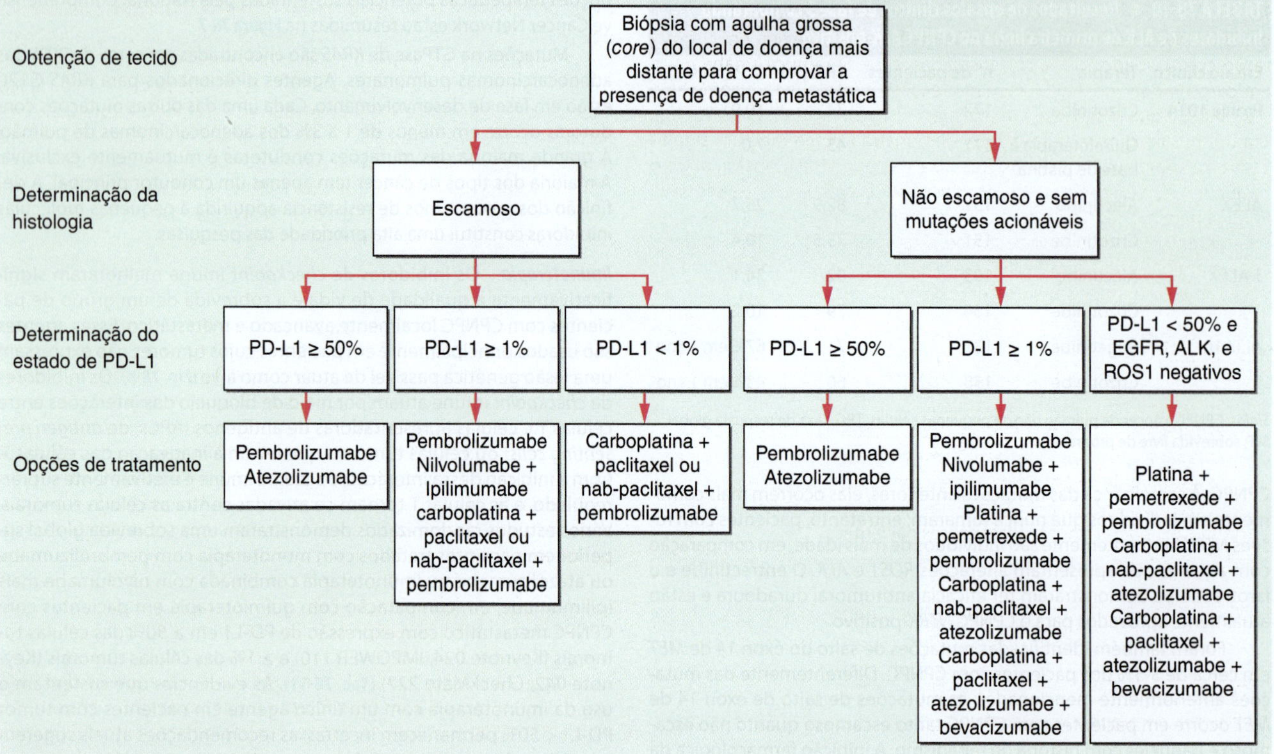

FIGURA 78-8 Abordagem à terapia de primeira linha em paciente com câncer de pulmão não de pequenas células (CPNPC) em estágio IV negativo para mutações condutoras.

a imunoterapia. Agentes quimioterápicos selecionados atuam de maneira bastante diferente nos carcinomas escamosos *versus* adenocarcinomas. Pacientes com CPNPC não escamoso têm melhora na sobrevida quando tratados com cisplatina e pemetrexede, se comparados com cisplatina e gencitabina. Em contrapartida, os pacientes com carcinoma escamoso têm sobrevida melhorada quando tratados com cisplatina e gencitabina. Acredita-se que essa diferença de sobrevida esteja relacionada com a expressão diferencial entre tipos tumorais de timidilato-sintase (TS). Cânceres escamosos têm uma expressão muito maior de TS se comparados com adenocarcinomas, o que é responsável por sua menor responsividade ao pemetrexede. Em contrapartida, a atividade de gencitabina não sofre impacto dos níveis de TS.

TABELA 78-11 ■ Resultados de ensaios clínicos de fase 3 comparando a imunoterapia de primeira linha com ou sem quimioterapia *versus* quimioterapia isoladamente em pacientes com CPNPC

Estudo	Terapia	n° de pacientes	SG (meses)	SLP (meses)
Keynote 024	Pembrolizumabe	154	30,0	7,9
PD-L1 ≥ 50%	Quimioterapia à base de platina	151	14,2	3,5
Keynote 042	Pembrolizumabe	637	16,7	5,4
PD-L1 ≥ 1%	Quimioterapia à base de platina	637	12,1	6,5
IMPOWER 110	Atezolizumabe	286	20,2	8,1
PD-L1 ≥ 50% CT ou ≥ 15% CI	Quimioterapia à base de platina	263	13,1	5,0
Keynote 189	Pembrolizumabe + quimioterapia à base de platina	410	NR	8,8
Não escamoso	Quimioterapia à base de platina	206	11,3	4,9
Keynote 407	Pembrolizumabe + quimioterapia à base de platina	278	15,9	6,4
Escamoso	Quimioterapia à base de platina	281	11,3	4,8
IMPOWER 150	Atezolizumabe + quimioterapia à base de platina	356	19,2	8,3
Não escamoso	Quimioterapia à base de platina	336	14,7	6,8
IMPOWER 130	Atezolizumabe + quimioterapia à base de platina	483	18,6	7,0
Não escamoso	Quimioterapia à base de platina	240	13,9	5,5
CheckMate 227	Nivolumabe mais ipilimumabe	583	17,1	5,1
	Quimioterapia à base de platina	583	13,9	5,6
CheckMate-9LA	Nivolumabe mais ipilimumabe mais dois ciclos de quimioterapia à base de platina	361	14,1	6,8
	Quimioterapia à base de platina	358	10,7	5

Siglas: CI, células imunes; NR, não relatado; SG, sobrevida global; SLP, sobrevida livre de progressão; CT, células tumorais.
Nota: A quimioterapia à base de platina refere-se à quimioterapia dupla ou tripla com platina de primeira linha.

Terapia de segunda linha e outras terapias A terapia de segunda linha para o CPNPC baseia-se no docetaxel, que melhora a sobrevida em comparação com cuidados de suporte isoladamente. O ramucirumabe é um anticorpo monoclonal IgG1 humano recombinante que tem como alvo o VEGFR-2 e que bloqueia a interação entre ligantes de VEGF e VEGFR-2. Em um ensaio clínico de fase 3, foi demonstrada uma melhora significativa da sobrevida livre de progressão e da sobrevida global quando o ramucirumabe foi combinado com docetaxel como terapia de segunda linha para pacientes que progrediram com quimioterapia à base de platina. Diferentemente do bevacizumabe, o ramucirumabe demonstrou ser seguro em pacientes com CPNPC tanto escamoso quanto não escamoso e está aprovado, independentemente da histologia.

Medidas de suporte Nenhuma discussão sobre as estratégias de tratamento para pacientes com câncer de pulmão avançado seria completa sem uma menção aos cuidados de suporte. Concomitantemente com os avanços na quimioterapia e na terapia-alvo, foi realizado um importante estudo que demonstrou que a integração precoce de cuidados paliativos com estratégias de tratamento padrão melhora tanto a qualidade de vida quanto a sobrevida global de pacientes com CPNPC em estágio IV (**Caps. 12 e 69**). O controle agressivo da dor e dos sintomas são componentes importantes para o tratamento ideal desses pacientes.

TRATAMENTO

Câncer de pulmão de pequenas células

A abordagem terapêutica global para pacientes com CPPC é mostrada na **Figura 78-9**.

CIRURGIA PARA CÂNCER DE PULMÃO DE PEQUENAS CÉLULAS COM DOENÇA LIMITADA

O CPPC é uma doença altamente agressiva, caracterizada por seu rápido tempo de duplicação, fração de crescimento elevada, desenvolvimento precoce de doença disseminada e resposta intensa à quimioterapia e à radiação de primeira linha. Em geral, a ressecção cirúrgica *não* é rotineiramente recomendada para os pacientes, pois mesmo aqueles com CPPC-DL ainda têm micrometástases ocultas. No entanto, as diretrizes de prática clínica baseadas em evidências do American College of Chest Physicians recomendam ressecção cirúrgica em detrimento de tratamento não cirúrgico em pacientes com CPPC com doença de estágio clínico I após avaliação completa para metástases a distância e estadiamento mediastinal invasivo (grau 2C). Após a ressecção, esses pacientes devem receber quimioterapia adjuvante à base de platina (grau 1C). Se o diagnóstico histológico de CPPC for feito em pacientes em revisão de uma amostra cirúrgica que foi ressecada, tais pacientes também devem receber quimioterapia-padrão para CPPC.

QUIMIOTERAPIA

Em pacientes com CPPC de estágio limitado, a quimiorradioterapia concomitante com cisplatina-etoposídeo por quatro ciclos permaneceu como padrão de tratamento durante mais de quatro décadas. Dois ensaios clínicos randomizados de fase 3 demonstraram que a quimioterapia com cisplatina ou carboplatina mais etoposídeo e um inibidor de PD-L1, o atezolizumabe (IMPOWER 133) ou o durvalumabe (CASPIAN), proporciona uma sobrevida global e livre de progressão superior em comparação com a quimioterapia isolada, tornando a terapia combinada a escolha preferida em pacientes adequados. Apesar de taxas de resposta à terapia de primeira linha de até 80%, a sobrevida média varia de 12 a 20 meses para pacientes com DL e de aproximadamente 12 meses para pacientes com DE. Independentemente da extensão da doença, a maioria dos pacientes apresenta recidiva e desenvolve *doença resistente à quimioterapia*. O prognóstico é especialmente ruim para os pacientes que apresentam recidiva nos primeiros 3 meses de terapia; esses pacientes são definidos como portadores de doença resistente à quimioterapia. Considera-se que os pacientes tenham uma doença sensível se apresentarem recidiva além dos 3 meses após sua terapia inicial e acredita-se que tenham uma sobrevida global um pouco melhor. Esses pacientes também são considerados com o maior benefício potencial de quimioterapia de segunda linha. A topotecana e a lurbinectedina são agentes aprovados pela FDA para tratamento de segunda linha em pacientes com CPPC. A topotecana possui atividade apenas modesta e pode ser administrada por via intravenosa ou oral; parece ter mais eficácia em pacientes com doença sensível à quimioterapia. A lurbinectedina tem uma taxa de resposta de 35% e sobrevida livre de progressão de 3,5 meses, com maior benefício em

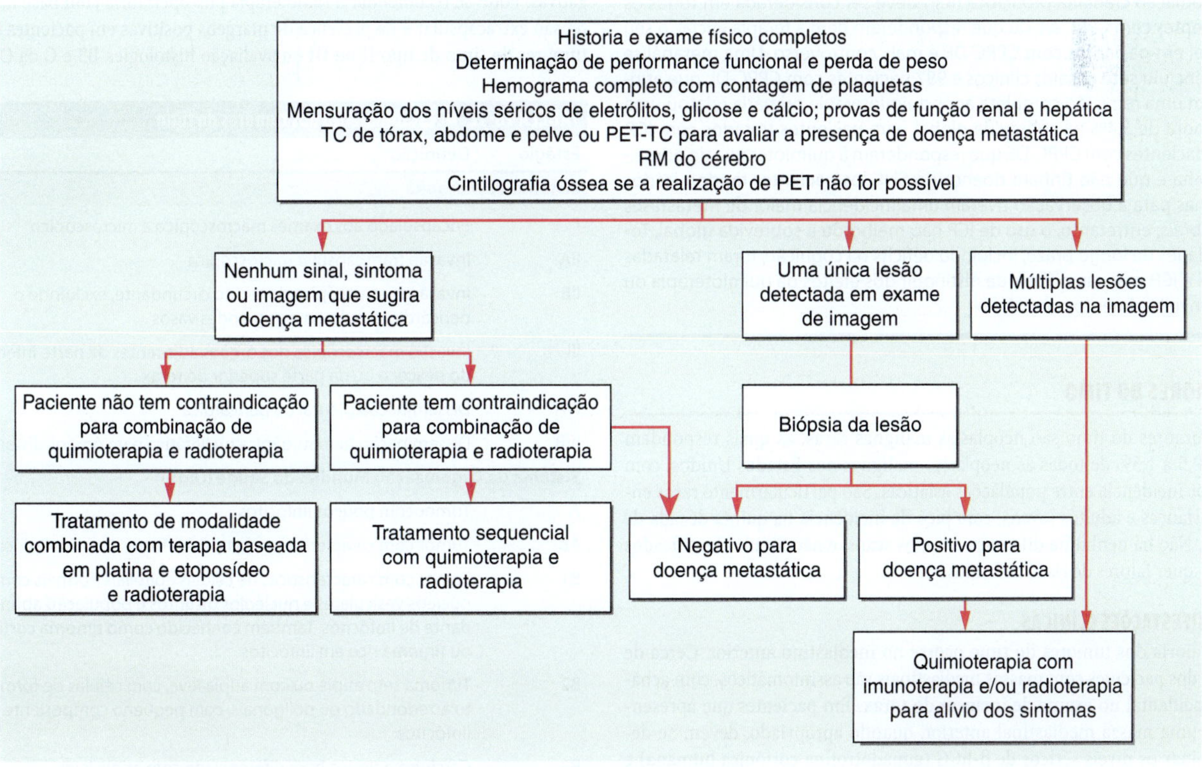

FIGURA 78-9 Algoritmo para o tratamento de câncer de pulmão de pequenas células. RM, ressonância magnética; PET, tomografia por emissão de pósitrons; TC, tomografia computadorizada.

pacientes com doença sensível à quimioterapia. Outros agentes com níveis semelhantemente baixos de atividade no contexto de segunda linha incluem irinotecano, paclitaxel, docetaxel, vinorelbina, etoposídeo oral e gencitabina.

RADIOTERAPIA TORÁCICA

A radioterapia torácica (RTT) é um componente-padrão de terapia de indução para pacientes com boa classe funcional e com CPPC de estágio limitado. Metanálises indicam que a quimioterapia combinada com a irradiação do tórax melhora a sobrevida em 3 anos em cerca de 5% em comparação com quimioterapia isolada. A taxa de sobrevida em 5 anos, no entanto, continua sendo decepcionantemente baixa, de cerca de 10 a 15%. Mais comumente, a RTT é combinada com quimioterapia com cisplatina e etoposídeo, devido ao seu perfil superior de toxicidade em comparação com esquemas de quimioterapia contendo antraciclina. Como observado no CPNPC localmente avançado, a quimiorradioterapia *concomitante* é mais eficaz do que a quimiorradiação *sequencial*, mas está associada a significativamente mais esofagite e toxicidade hematológica. Idealmente, a RTT deve ser administrada com os dois primeiros ciclos de quimioterapia uma vez que a aplicação tardia parece ligeiramente menos eficaz. Se, por razões de condição clínica ou disponibilidade, esse esquema não puder ser oferecido, a RTT deve seguir a quimioterapia de indução. Com relação ao fracionamento da RTT, a radioterapia fracionada duas vezes ao dia com 1,5 Gy mostrou melhorar a sobrevida em pacientes com CPPC-DL, mas está associada a maiores taxas de esofagite de grau 3 e toxicidade pulmonar. Embora seja viável administrar doses de radioterapia de até 70 Gy concomitantemente com quimioterapia à base de cisplatina, não há dados para dar suporte à equivalência dessa abordagem em comparação com a dose de radioterapia duas vezes ao dia de 45 Gy. Portanto, o esquema-padrão atual de dose de 45 Gy administrado em frações de 1,5 Gy duas vezes ao dia por 30 dias está sendo comparado com esquemas de doses mais altas em dois ensaios de fase 3, um nos Estados Unidos e outro na Europa. Os pacientes devem ser cuidadosamente selecionados para a quimiorradiação concomitante com base na boa classe funcional e na reserva pulmonar adequada. O papel da radioterapia em CPPC-DE é bastante restrito à paliação dos sintomas relacionados com o tumor, como dor óssea e obstrução brônquica.

IRRADIAÇÃO CRANIANA PROFILÁTICA

A irradiação craniana profilática (ICP) deve ser considerada em todos os pacientes com CPPC-DL ou que responderam bem à terapia inicial; o seu papel em pacientes com CPPC-DE é mais controverso. Uma metanálise que incluiu sete ensaios clínicos e 987 pacientes com CPPC-DL que atingiram uma remissão completa após quimioterapia primária relatou uma melhora de 5,4% na sobrevida global para pacientes tratados com ICP. Em pacientes com CPPC-DE que responderam à quimioterapia de primeira linha e que não tinham doença do SNC, os pacientes randomizados apenas para a observação tiveram uma incidência maior de metástases cerebrais; entretanto, o uso de ICP não melhorou a sobrevida global. Toxicidades de longo prazo, incluindo déficits na cognição, foram relatadas após a ICP, mas são difíceis de distinguir dos efeitos da quimioterapia ou do envelhecimento normal.

TUMORES DO TIMO

Os tumores do timo são neoplasias malignas raras, as quais respondem por 0,5 a 1,5% de todas as neoplasias malignas nos Estados Unidos, com maior incidência entre populações asiáticas. São particularmente raros entre crianças e adultos jovens, com pico de incidência na quinta década de vida. Não há nenhuma diferença entre os sexos, e não foram identificados quaisquer fatores de risco definidos.

MANIFESTAÇÕES CLÍNICAS

A maioria dos tumores do timo ocorre no mediastino anterior. Cerca de 40% dos pacientes com massas mediastinais são assintomáticos, com achado incidental no exame de imagem do tórax. Em pacientes que apresentam uma massa mediastinal anterior, quando apropriado, devem-se determinar os níveis séricos de β-hCG (gonadotrofina coriônica humana) e de α-fetoproteína (AFP), de modo a descartar a possibilidade de tumor de células germinativas. O paciente com sinais ou sintomas de timoma ou de carcinoma tímico pode apresentar dor torácica, dispneia, tosse ou síndrome da veia cava superior em consequência dos efeitos em órgãos adjacentes, ou síndrome paraneoplásica, mais comumente miastenia grave, aplasia eritroide de pura ou hipogamaglobulinemia. Síndromes paraneoplásicas mais raras incluem encefalite límbica, anemia aplásica, anemia hemolítica e doença autoimune, como síndrome de Sjögren, polimiosite, artrite reumatoide e colite ulcerativa, entre outras.

ESTADIAMENTO

Tendo em vista a raridade do tumor, os pacientes com suspeita de timoma devem ser avaliados por uma equipe multidisciplinar, incluindo um cirurgião, um oncologista clínico e um radio-oncologista, e um patologista com experiência no tratamento da doença. Recomenda-se uma TC contrastada de tórax para determinar a ressecabilidade da massa, com base na sua relação com as estruturas adjacentes. Pode-se realizar uma RM contrastada, quando clinicamente indicado. Uma PET pode ser útil na avaliação dos tumores do timo, embora possa ser menos útil no estadiamento do timoma em comparação com o carcinoma tímico. Uma biópsia com agulha grossa é considerada o padrão ideal para a obtenção de um diagnóstico histológico de tumor mediastinal anterior. Pode ser obtida por meio de TC ou ultrassonografia. Todavia, em algumas circunstâncias, pode haver necessidade de mediastinoscopia ou biópsia aberta.

O estadiamento dos timomas é comumente realizado com o sistema Masaoka ou o sistema de estadiamento da Organização Mundial da Saúde (OMS), conforme descrito na Tabela 78-12. Os tipos A, AB e B1 da OMS tendem a ser mais diferenciados, ao passo que os tipos B2 e B3 são moderadamente diferenciados, e o tipo C é pouco diferenciado.

TRATAMENTO

A ressecção cirúrgica constitui a base do tratamento para pacientes com tumores do timo de tipo I e II do sistema de Masaoka. Em pacientes com tumores dos tipos III e IV, que são potencialmente ressecáveis, pode-se administrar quimioterapia neoadjuvante para diminuir o tamanho do tumor e possibilitar uma ressecção com margens negativas. A cirurgia continua sendo controversa e desempenha um papel limitado no tratamento da doença nos estágios III e IV. Pode não haver necessidade de terapia adicional em pacientes com tumor do tipo I que apresentam ressecção com margens negativas. Pode-se recomendar a radioterapia pós-operatória com base na extensão extracapsular e na presença de margens positivas em pacientes com tumores do timo de tipo II ou III ou avaliação histológica B3 e C da OMS.

TABELA 78-12 ■ Estadiamento dos tumores do timo

Estágio	Definição
Sistema de Masaoka	
I	Encapsulado aos exames macroscópico e microscópico
IIA	Invasão transcapsular microscópica
IIB	Invasão macroscópica do tecido circundante, excluindo o pericárdio, o pulmão e os grandes vasos
III	Invasão macroscópica dos órgãos adjacentes da parte inferior do pescoço ou da parte superior do tórax
IVA	Disseminação pleural ou pericárdica
IVB	Disseminação hematogênica ou linfática para órgãos distais
Sistema da Organização Mundial da Saúde (OMS)	
A	Tumor com poucos linfócitos
AB	Tumor com características do tipo A e focos ricos em linfócitos
B1	Tumor com características de células epiteliais normais com núcleos vesiculares e nucléolos distintos e população abundante de linfócitos. Também conhecido como timoma cortical ou timoma rico em linfócitos
B2	Timoma sem atipia ou com atipia leve, com células de formato arredondado ou poligonais, com pequeno componente de linfócitos
B3	Carcinoma tímico bem diferenciado com atipia leve
C	Carcinoma tímico com alta atipia

A radioterapia pode ser benéfica em pacientes com doença localmente avançada (tipo III ou IV) ou naqueles com sintomas secundários à compressão das estruturas adjacentes. A quimioterapia com cisplatina, doxorrubicina e ciclofosfamida (CAP) continua sendo a base da terapia em situações neoadjuvante e adjuvante, bem como a terapia de primeira linha em pacientes com timoma metastático, ao passo que a carboplatina e o paclitaxel são frequentemente utilizados em pacientes com carcinoma tímico. São recomendados agentes adicionais limitados com base em ensaios clínicos de fase 2 de pequeno porte como terapia de segunda linha e outras terapias.

COVID-19 E CÂNCER DE PULMÃO

A Covid-19, uma infecção do trato respiratório causada pelo SARS-CoV-2, surgiu em Wuhan, China, no final de 2019. A rápida disseminação global levou a OMS a declarar uma pandemia no início de março de 2020. Grandes conjuntos de dados retrospectivos mostraram que os pacientes com câncer e, em particular, aqueles com câncer de pulmão correm maior risco de morbidade e mortalidade por Covid-19. O dilema de distinguir os sintomas de Covid-19 dos de câncer de pulmão e o diagnóstico radiográfico de pneumonia ou pneumonite por radioterapia ou imunoterapia *versus* pneumonia por Covid-19 representou um desafio particular aos profissionais de saúde. Foram relatadas taxas de mortalidade de até 35% em pacientes com câncer de pulmão infectados por SARS-CoV-2. Os pacientes idosos (≥ 65 anos de idade), os pacientes com índice de desempenho pior (índice de desempenho ≥ 1 do Eastern Cooperative Oncology Group), os pacientes em uso de glicocorticoides (≥ 10 mg de prednisona) e submetidos a anticoagulação e os pacientes em quimioterapia por 3 meses antes do diagnóstico parecem apresentar um risco de mortalidade particularmente alto se forem infectados. O impacto em longo prazo sobre a mortalidade por câncer de pulmão devido a atrasos no rastreamento, diagnóstico e tratamento provavelmente será sentido nos próximos anos.

RESUMO

O tratamento do CPPC e do CPNPC sofreu importantes mudanças nessa última década, resultando em diminuição da mortalidade por câncer de pulmão. Para pacientes com doença de estágio inicial, os avanços na radioterapia e nos procedimentos cirúrgicos, bem como novas terapias sistêmicas, melhoraram muito o prognóstico de ambas as doenças. Para pacientes com câncer de pulmão avançado, os progressos na compreensão da genética e da imunologia dos tumores levaram ao desenvolvimento de alvos racionais e inibidores específicos, que possuem eficácia documentada em subgrupos específicos de CPNPC. Além disso, uma melhor compreensão de como ativar o sistema imune para impulsionar a imunidade antitumoral provou ser uma estratégia terapêutica bem-sucedida em um subgrupo de pacientes com câncer de pulmão avançado. Entretanto, apenas um pequeno subgrupo de pacientes responde a inibidores de *checkpoint* imune, e a maioria dos pacientes tratados com terapias-alvo ou quimioterapia acaba desenvolvendo resistência, fornecendo uma forte motivação para mais pesquisas e o ingresso de pacientes em ensaios clínicos nessa área em rápido desenvolvimento.

Agradecimento *David Johnson e Christine Lovly foram autores deste capítulo na edição anterior, e parte de seu material foi mantida aqui.*

LEITURAS ADICIONAIS

Drillon et al: Selpercatinib. Available at *https://www.nejm.org/doi/full/10.1056/NEJMoa2005653.*

Drilon et al: Entrectinib. Available at *https://www.thelancet.com/journals/lanonc/article/PIIS1470-2045(19)30690-4/fulltext*

Drilon et al: Larotrectinib. Available at *https://www.nejm.org/doi/full/10.1056/NEJMoa1714448.*

Ghandi L et al: Pembrolizumab plus chemotherapy in metastatic nonsmall cell lung cancer. N Engl J Med 378:2078, 2018.

Goldstraw et al: The IASLC Lung Cancer Staging Project: Proposals for Revision of the TNM Stage Groupings in the Forthcoming (Eighth) Edition of the TNM Classification for Lung Cancer. JTO 11:39, 2016.

Hellmann MD et al: Nivolumab plus ipilimumab in advanced non small cell lung cancer. N Engl J Med 381:2220, 2019.

Garasino et al: COVID. Available at *https://www.sciencedirect.com/science/article/pii/S1470204520303144?via%3Dihub.*

Horn L et al: First line atezolizumab plus chemotherapy in extensive stage small-cell lung cancer. N Engl J Med 379:2220, 2018.

Li et al: Trastuzumab-Deruxtecan. Available at *https://www.nejm.org/doi/full/10.1056/NEJMoa2005653.*

Paz-Ares L et al: Pembrolizumab plus chemotherapy for squamous non-small cell lung cancer. N Engl J Med 379:2040, 2018.

Paz-Ares L et al: Durvalumab plus platinum-etoposide versus platinume toposide in first line treatment of extensive-stage small-cell lung cancer (CASPIAN): A randomised, controlled, open-label, phase 3 trial. Lancet 394:1929, 2019.

Peters S et al: Alectinib versus crizotinib in untreated ALK-positive non-small cell lung cancer. N Engl J Med 377:829, 2017.

Reck M et al: Pembrolizumab versus chemotherapy for PD-L1 positive non-small cell lung cancer. N Engl J Med 375:1823, 2016.

Soria JC et al: Osimertinib in untreated EGFR-mutated advanced nonsmall cell lung cancer. N Engl J Med 378:113, 2018.

Wolf et al: Capmatinib. Available at *https://www.nejm.org/doi/full/10.1056/NEJMoa2005653.*

79 Câncer de mama

Daniel F. Hayes, Marc E. Lippman

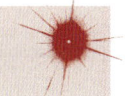

INTRODUÇÃO E CONSIDERAÇÕES BÁSICAS

QUESTÕES CONCEITUAIS E BIOLÓGICAS DO CÂNCER DE MAMA

O câncer de mama é uma proliferação de células epiteliais malignas que revestem os ductos ou lóbulos da mama. Em 2020, nos Estados Unidos, foram diagnosticados aproximadamente 250 mil casos de câncer de mama invasivo e 61 mil casos de câncer de mama *in situ*, com quase 41 mil mortes. As neoplasias epiteliais da mama são a causa mais comum de câncer em mulheres (excluindo o câncer de pele), sendo responsáveis por cerca de um terço de todas as neoplasias. Como resultado da detecção mais precoce e do aprimoramento dos tratamentos, a taxa de mortalidade por câncer de mama diminuiu em mais de um terço nas últimas três décadas em países de alta e média renda. Este capítulo não considera as neoplasias malignas raras que afetam as mamas, como sarcomas e linfomas, tendo como foco os cânceres epiteliais.

O câncer de mama tem servido de paradigma para diversos princípios oncológicos relacionados com tumores sólidos. Ele abrange um espectro de condições para as quais é preciso analisar diferentes considerações clínicas, incluindo avaliação de risco, prevenção, rastreamento, avaliação de anormalidades das mamas, tratamentos locais e sistêmicos adjuvantes, terapias metastáticas e questões de sobrevivência (Fig. 79-1).

A biologia única do câncer de mama possibilita que ele seja acessível a uma variedade de estratégias de "terapias-alvo", com base no reconhecimento de diferenças nos subtipos que refletem a necessidade de diferenças na avaliação e no tratamento. Esses subtipos incluem a expressão do receptor de estrogênio (ER, do inglês *estrogen receptor*) e do receptor do fator de crescimento epidérmico humano tipo 2 (HER2, do inglês *human epidermal growth factor receptor type 2*), bem como mutações de linhagem germinativa ou somática em genes supressores de tumor herdados, como *BRCA1* e *BRCA2*. Mutações somáticas passíveis de identificação em genes que parecem induzir o câncer, incluindo o alvo de rapamicina em mamíferos (*mTOR*, do inglês *mammalian target of rapamycin*), a cinase dependente de ciclina 4 e 6 (*CDK4/6*, do inglês *cyclin-dependent kinase 4 and 6*) e a subunidade catalítica alfa da S-fosfatidilinositol-4,5-bisfosfato-3-cinase (*PIK3CA*, do inglês *S-phosphatidylinositol-4,5-bisphosphate 3-kinase catalytic subunit alpha*) o tornam suscetível a intervenções terapêuticas específicas direcionadas contra cada um desses alvos (Tab. 79-1). Além disso, a inibição do *checkpoint* imune é aplicada a tipos específicos de câncer de mama.

EPIDEMIOLOGIA E FATORES DE RISCO

FATORES DE RISCO CLÍNICOS E HORMONAIS E OUTROS FATORES DE RISCO NÃO GENÉTICOS

Cerca de 75% de todos os cânceres de mama ocorrem em mulheres com > 50 anos de idade, porém o câncer de mama não é incomum em mulheres na faixa dos 40 anos e pode ocorrer em mulheres na faixa dos 30 e até mesmo 20 anos e, muito raramente, na adolescência.

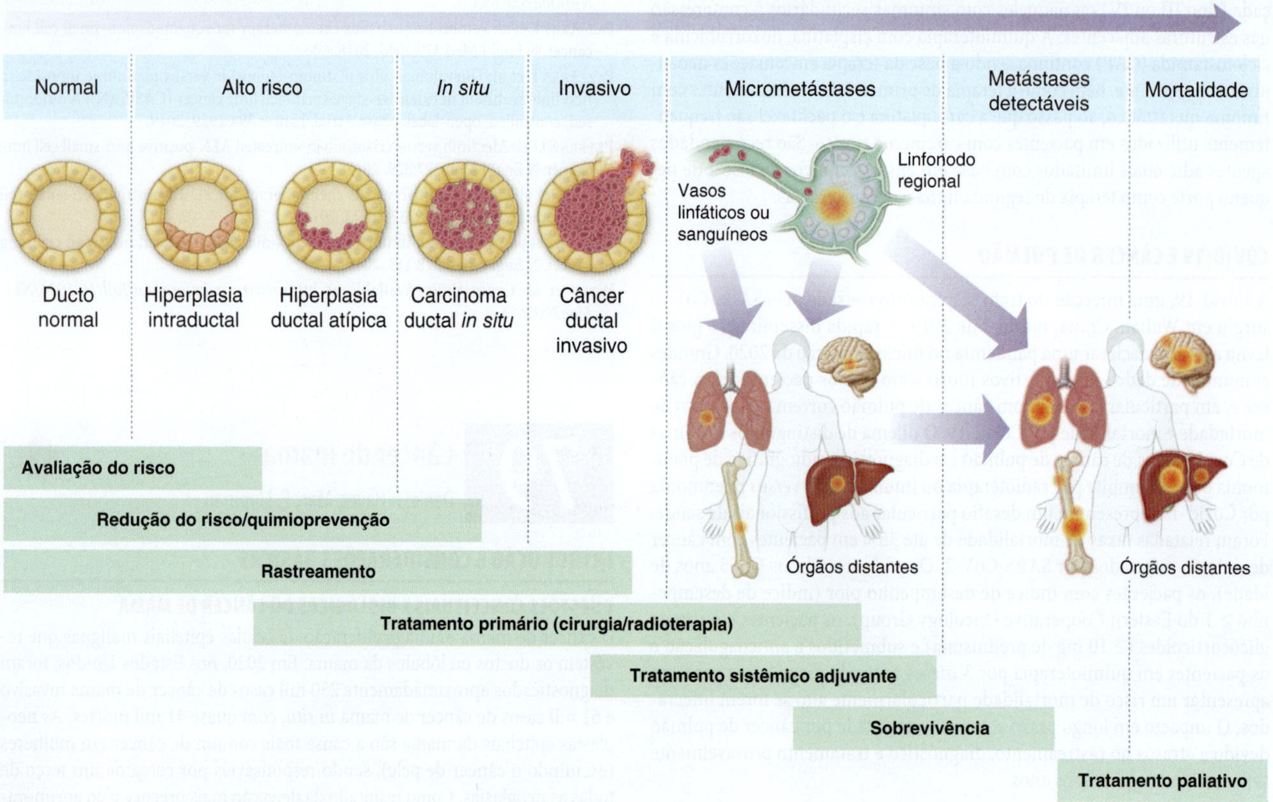

FIGURA 79-1 Modelo conceitual de *continuum* do câncer de mama. A maioria dos cânceres de mama começa nas células epiteliais dentro dos lóbulos ou ductos. Prosseguem através de um *continuum* de atipia e hiperplasia, passando pela neoplasia maligna *in situ* até invasão de tecidos normais circundantes, seguida de intravasamento nos vasos linfáticos e sanguíneos para linfonodos locais e órgãos distantes, culminando em metástases a distância. Trata-se de um modelo conceitual. Nem todos os cânceres de mama metastáticos progridem por esses estágios, e muitas lesões não progridem para a próxima.

O câncer de mama é principalmente uma doença dependente de hormônios sexuais por meio da atividade aumentada do ER e seus ligantes, o estradiol e a estrona (Fig. 79-1, Tab. 79-1). De fato, a razão entre mulheres e homens é de cerca de 150:1. A exposição relativa tanto a estrogênios endógenos quanto exógenos aumenta o risco de câncer de mama. O risco de desenvolver câncer de mama é maior em mulheres com menarca precoce (< 12 anos) e primeira gravidez a termo tardia (> 35 anos de idade) e é aumentado pela terapia de reposição hormonal exógena. As mulheres sem ovários funcionantes que apresentam menopausa precoce ou que nunca receberam terapia de reposição com estrogênio/progesterona têm muito menos tendência a desenvolver câncer de mama do que as que apresentam uma história menstrual normal. Além disso, a duração do aleitamento materno relaciona-se à redução do risco substancial independentemente da paridade ou da idade da primeira gravidez a termo.

A história menstrual e reprodutiva é responsável por 70 a 80% da variação na frequência do câncer de mama em diferentes países, fornecendo informações sobre a carcinogênese hormonal. Uma mulher que vive até os 80 anos na América do Norte tem 1 chance em 9 de apresentar câncer de mama invasivo. Tradicionalmente, mulheres que vivem em sociedades agrárias, especialmente na Ásia, têm apenas 1/5 a 1/10 do risco de câncer de mama das mulheres da América do Norte ou da Europa Ocidental. Entretanto, as mulheres asiáticas que migram para a América do Norte ou países da Europa na pré-adolescência ou na adolescência têm o mesmo risco do que mulheres nascidas nesses países. Além disso, com as trocas de sistemas econômicos agrários para sistemas industrializados, a incidência de câncer de mama aumentou drasticamente na Ásia, aproximando-se daquela observada nos países ocidentais.

O uso exógeno de hormônios femininos também desempenha um papel na incidência do câncer de mama. O aumento do risco relacionado com o uso de contraceptivos orais é bastante modesto, se presente. Mesmo assim, esse risco é mais do que compensado ao evitar uma gravidez indesejada e ao proporcionar um efeito protetor substancial contra os cânceres de ovário epitelial e de endométrio.

A terapia de reposição hormonal (TRH) com estrogênios equinos conjugados mais progestinas aumenta o risco de câncer de mama; uma TRH de 6 a 7 anos de duração quase duplica o risco de câncer de mama e também aumenta a incidência de eventos cardiovasculares adversos. Entretanto, diminui o risco de fraturas ósseas e de câncer colorretal. Em geral, a TRH está associada a mais eventos negativos do que positivos. A administração de estrogênios conjugados é habitualmente combinada com progesterona para anular o risco aumentado de câncer de endométrio com uso isolado de estrogênio. Todavia, a terapia de reposição com estrogênio como único agente em mulheres submetidas à histerectomia não produz aumento significativo na incidência de câncer de mama e pode até reduzir o risco. Por conseguinte, existe uma séria preocupação sobre a TRH em longo prazo, particularmente em associação com progestinas, em relação à doença cardiovascular e ao câncer de mama. Não se dispõe de dados comparáveis de segurança para outras formas menos potentes de reposição estrogênica, como o estrogênio bioequivalente, encontrado na soja, porém essas formas não devem ser usadas rotineiramente como substitutas. Estudos epidemiológicos demonstraram uma rápida diminuição na alta incidência de câncer de mama coincidente com a interrupção da TRH.

A TRH em mulheres com diagnóstico prévio de câncer de mama, particularmente do subtipo que expressa ERs, anula grande parte da eficácia das terapias endócrinas antineoplásicas e é contraindicada. Embora a terapia intravaginal com estrogênio tenha sido usada na vaginite atrófica associada a terapias endócrinas antiestrogênicas, ela resulta em alguma absorção e efeitos estrogênicos sistêmicos e, em geral, deve ser evitada.

Além de sexo, idade e exposição hormonal, foram identificadas outras características de risco para o câncer de mama, porém nenhuma delas com o tipo de risco relativo, atribuível ou absoluto associado a esses três fatores. Várias diferenças na dieta (incluindo economia agrária vs. moderna na Ásia) foram implicadas como fatores de risco, embora o papel da dieta na etiologia do câncer de mama seja controverso. Existem ligações associativas entre o risco de câncer de mama e a ingestão de gordura e ingestão calórica

TABELA 79-1 ■ Características moleculares do câncer de mama e terapias-alvo associadas

Molécula	Gene que codifica a molécula	Anormalidade	Classe de terapias-alvo	Terapias específicas
Receptor de estrogênio (ER)	*ESR1*	Superexpressão da proteína celular	Terapias endócrinas	
			Ablação de estrogênio (cirúrgica, química)	***Pré-menopausa*** Ooforectomia Agonistas do hormônio de liberação do hormônio luteinizante (LHRH) (gosserrelina, leuprorrelina) ou antagonista do LHRH (triptorrelina) ***Pós-menopausa*** Inibidores da aromatase (IAs) (anastrozol, letrozol, exemestano)
			Antagonistas do ER	Moduladores seletivos dos receptores de estrogênio (SERMs) (tamoxifeno, toremifeno, raloxifeno) Infrarreguladores seletivos dos receptores de estrogênio (SERDs) (fulvestranto)
Receptor do fator de crescimento epidérmico humano tipo 2 (HER2)	*c-neu/erbB2*	Superexpressão da proteína de superfície celular	Anticorpos contra HER2	Trastuzumabe, pertuzumabe, margetuximabe
			Conjugados anticorpo--fármaco contra HER2	Ado-trastuzumabe entansina, fam-trastuzumabe deruxtecana-nxki
			Inibidores da tirosina--cinase	Lapatinibe, neratinibe, tucatinibe
		Mutações	Inibidores da tirosina--cinase	Neratinibe *(indicação não aprovada pela FDA)*
Alvo da rapamicina em mamíferos (mTOR)	*MTOR*	Perda da proteína supressora da via mTOR, homólogo da fosfatase e tensina (*PTEN*)	Inibidor da tirosina--cinase	Everolimo
Cinase dependente de ciclina 4 e 6 (CDK4/6)	*CDK4, CDK6*	Perda da proteína supressora da via CDK4/6, retinoblastoma (*RB1*)	Inibição da atividade enzimática de CDK4/6	Palbociclibe, ribociclibe, abemociclibe
Subunidade catalítica alfa da fosfatidilinositol-4,5--bisfosfato-3-cinase (PIK3CA)	*PIK3CA*	Mutações	Inibição enzimática da proteína PIK3CA mutada/ativada	Alpelisibe
BRCA1/2	*BRCA1, BRCA2*	Perda da atividade supressora de tumor de BRCA1/2	Inibição da atividade da poli (ADP-ribose) polimerase (PARP) e letalidade sintética	Inibidores de PARP (olaparibe, talazoparibe)
TROP-2	*TACSTD2*	Superexpressão da proteína de superfície celular TROP-2	Conjugado anticorpo--fármaco contra TROP-2	Sacituzumabe govitecana
Checkpoints imunes	NA	Supressão das células efetoras imunes por ligante da morte programada 1 (PD-L1)	Inibição da supressão das células efetoras imunes por PD-L1/PD-1	Atezolizumabe

Siglas: FDA, Food and Drug Administration; NA, não aplicável.

total ou até mesmo tipos específicos de ingestão calórica, porém o papel exato da gordura na dieta não foi provado e, na verdade, pode cruzar com a história menstrual e a exposição estrogênica.

A obesidade central, a síndrome metabólica e o diabetes melito tipo 2 são fatores de risco para a ocorrência e a recorrência do câncer de mama. Uma ingestão moderada de álcool também eleva o risco por um mecanismo ainda desconhecido. A suplementação com ácido fólico parece modificar o risco em mulheres que consomem álcool, mas não é uma proteção adicional nas abstêmias. As recomendações em favor da abstinência de álcool devem ser avaliadas em conjunto com outras pressões sociais e o possível efeito cardioprotetor do consumo moderado de álcool. A depressão também pode estar associada tanto à ocorrência quanto à recorrência de câncer de mama.

Certos achados patológicos benignos da mama, como hiperplasia atípica e cicatrizes radiais, estão associados a um maior risco de câncer de mama subsequente. A exposição prévia à radiação é um fator de risco, porém principalmente quando administrada na adolescência ou nos primeiros anos de fertilidade. As mulheres que foram expostas à radiação antes dos 30 anos, na forma de fluoroscopias múltiplas (200-300 cGy) ou para tratamento da doença de Hodgkin (> 3.600 cGy), exibem um aumento significativo no risco de câncer de mama, ao passo que a exposição à radiação após os 30 anos parece exercer um efeito carcinogênico mínimo sobre a mama. A terapia com iodo radioativo para a doença da tireoide não está associada a um aumento do risco de câncer de mama, e a radiação mediastinal em mulheres mais jovens para linfoma constitui um poderoso fator de risco dentro do campo irradiado.

FATORES DE SUSCETIBILIDADE HERDADOS DE LINHAGEM GERMINATIVA

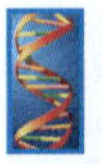

A história familiar é reconhecida, há muito tempo, como fator de risco para o câncer de mama. Uma mulher com história de parente de primeiro grau (mãe ou irmã) com câncer de mama tem um risco relativo aumentado de cerca de 30 a 50% em relação a uma mulher sem história familiar. Entretanto, a história familiar responde apenas por 10 a 15% de todos os cânceres de mama. A maioria das mulheres que desenvolvem câncer de mama não tem uma história familiar forte. Nas mulheres sem anormalidade genética herdada identificável, não está claro se o aumento do risco associado à história familiar se deve a causas ambientais ou a anormalidades genéticas ainda não identificadas.

A genética do câncer de mama exige uma compreensão da distinção entre diferenças genéticas de linhagem germinativa hereditárias entre indivíduos e alterações genéticas somáticas adquiridas nos cânceres. Com frequência, as primeiras são denominadas mutações, porém são mais adequadamente designadas como *polimorfismos de nucleotídeo único* (SNPs, do inglês *single nucleotide polymorphisms*). Alguns SNPs são sinônimos, o que significa que não alteram o aminoácido codificado no produto proteico afetado e, portanto, não têm significado clínico. Alguns SNPs não são sinônimos, mas podem levar a uma substituição de aminoácido que não altera a função da proteína, e também são clinicamente insignificantes. Entretanto, se um SNP levar a uma substituição de aminoácido capaz de alterar a função proteica ou resultar em cessação completa da transcrição ou da tradução (um códon de "parada"), é considerado deletério e leva a uma maior suscetibilidade ao desenvolvimento de câncer. Em alguns casos, o significado do SNP é desconhecido, e esses casos são designados como *variantes de significado indeterminado* (VUS, do inglês *variants of undetermined significance*).

Os genes de interesse servem, na célula normal, para suprimir a expansão de um clone potencialmente maligno, por meio de reparo a jusante de anormalidades genéticas somáticas de ocorrência aleatória ou, se possível, por meio de indução de morte celular programada ou apoptose. As alterações genéticas somáticas que não são herdadas, incluindo mutações, amplificações, inserções, deleções, translocações e outras, são responsáveis pelo comportamento maligno de um câncer, incluindo proliferação descontrolada, bem como disseminação de um sítio e migração com estabelecimento de metástases para outro sítio. Conforme discutido adiante, algumas mutações de linhagem germinativa e somáticas podem ser exploradas terapeuticamente (Tab. 79-1).

Na maioria das mulheres, o aumento do risco associado a um membro da família que teve câncer de mama parece estar relacionado a uma suscetibilidade de linhagem germinativa fraca e provavelmente multigênica e à exposição semelhante a fatores de risco ambientais/de estilo de vida. Apenas cerca de 10% dos cânceres de mama humanos podem ser ligados diretamente a um único SNP de linhagem germinativa herdado. Entretanto, na presença de um deles, os riscos relativos e absoluto para desenvolvimento de câncer de mama e de outros tipos de câncer na vida dessa mulher são extraordinários.

Os genes *BRCA1* e *BRCA2*, localizados nos *loci* cromossômicos 17q21 e 13q12, respectivamente, são os genes de suscetibilidade ao câncer de mama mais bem caracterizados, que têm a maior importância clínica na avaliação do risco genético para câncer de mama. As mulheres que herdam alelos mutantes desses genes de um dos pais apresentam probabilidade de pelo menos 60 a 80% de desenvolver câncer de mama e de cerca de 33% de desenvolver câncer de ovário. Os cânceres que surgem em uma paciente com mutação de *BRCA1* são quase exclusivamente negativos para ER, para o receptor de progesterona (PgR, do inglês *progesterone receptor*) e para HER2 (as três condições negativas são chamadas de câncer de mama "triplo-negativo"). Os homens que possuem um alelo mutante do gene têm maior incidência de câncer de mama, bem como de câncer de próstata, embora o risco absoluto de câncer de mama em homens com SNPs germinativos de *BRCA2* seja muito menor que o das mulheres que os abrigam.

Em geral, < 1% da população geral e < 5% de todos os pacientes com câncer de mama abrigam SNPs deletérios em *BRCA1* ou *BRCA2*. Certos subgrupos de mulheres têm mais tendência a apresentar mutações de *BRCA1/2*. A incidência é de cerca de 2% em mulheres de ascendência asquenazi, da Europa Oriental. Aproximadamente 20% das mulheres com câncer de mama triplo-negativo serão positivas para SNPs *BRCA1* de linhagem germinativa deletérios, e é necessária a realização de um teste genético na maioria das pacientes com câncer de mama triplo-negativo, mesmo sem história familiar.

Diferentemente dos cânceres que surgem em portadoras de *BRCA1*, os que surgem na presença de *BRCA2* têm mais tendência a ser ER-positivos. A incidência de mutações de *BRCA2* é muito maior que a de *BRCA1* em homens que desenvolvem câncer de mama. No entanto, a maioria dos casos de câncer de mama masculino não ocorre em homens com mutação de *BRCA1/2*, e o risco de câncer de mama em homens portadores da mutação *BRCA2* é menor que o de mulheres com essa anormalidade genética. Muitas outras mutações hereditárias de linhagem germinativa em genes supressores de tumor conhecidos ou supostos, como *p53* (que também responde, em parte, pela síndrome do câncer familiar de Li-Fraumeni), *PTEN* (que é responsável pela síndrome de Cowden) e *PALB1*, foram agora identificadas como importantes genes supressores de tumor com implicações clínicas.

As mutações de linhagem germinativa hereditárias são prontamente detectadas em exames de sangue de leucócitos circulantes normais por meio dos denominados "painéis", que atualmente fornecem resultados de 30 a 45 genes de linhagem germinativa diferentes. Entretanto, como a taxa de SNPs de linhagem germinativa deletérios nesses genes da população geral é muito baixa (bem inferior a 1%), não se recomenda o teste genético em painel de linhagem germinativa de toda a população de mulheres. Além disso, os resultados são confundidos pela presença de VUS em genes supressores de tumor conhecidos, como *BRCA1* e *BRCA2*, ou variantes deletérias ou VUS em genes que são genes supressores de tumor supostos, mas não comprovados. Esses resultados levam à confusão, à ansiedade e ao uso de estratégias preventivas inadequadas, como cirurgia profilática, em indivíduos que, na verdade, podem não apresentar maior risco.

As diretrizes de consenso sobre quem deve ser testado incluem qualquer mulher com familiar que tenha sido testado e que tenha um SNP deletério em um gene supressor de tumor da linhagem germinativa. O teste está indicado para qualquer paciente com câncer de mama triplo-negativo, que tenha < 40 anos de idade, que tenha câncer de mama contralateral sincrônico ou metacrônico, que tenha história pessoal de câncer de ovário ou que tenha um parente de primeiro grau (mãe, pai ou irmã) com câncer de mama ou de ovário. Todos os homens com câncer de mama devem ser testados. Algumas diretrizes sugerem a realização de teste em toda paciente com câncer de mama de ascendência asquenazi. As pacientes com essas mutações devem receber aconselhamento apropriado.

Alguns especialistas recomendaram a realização de teste em qualquer paciente com diagnóstico de câncer de mama, tanto para aconselhamento genético como também devido ao advento de terapias efetivas direcionadas para cânceres que possuem mutações de *BRCA1/2* deletérias (Tab. 79-1), embora essa estratégia permaneça controversa. Independentemente, qualquer paciente que tenha herdado SNPs deletérios de linhagem germinativa deve efetuar um teste genético formal e receber aconselhamento sobre rastreamento especial e medidas de prevenção passíveis de serem tomadas.

PREVENÇÃO DO CÂNCER DE MAMA

Uma das principais razões para determinar o risco seria a aplicação eficiente de estratégias de prevenção e/ou rastreamento, se qualquer uma delas demonstrar ser efetiva para a doença em questão. Na atualidade, embora a dieta e a atividade física sejam, certamente, abordagens recomendadas para uma vida saudável, nenhuma delas demonstrou diminuir especificamente o risco de câncer de mama em mulheres. Evitar a TRH combinada com estrogênio/progestina reduz o risco aumentado associado de câncer de mama ao de uma mulher média que não faz uso de TRH.

A remoção profilática das mamas constitui uma estratégia preventiva drástica, porém eficaz. As mastectomias profiláticas bilaterais reduzem o risco de incidência de câncer de mama e de mortalidade em > 95%. Como as mamas não são órgãos encapsulados, permanece sempre algum tecido mamário normal, de modo que as mulheres que decidem fazer mastectomias profiláticas devem ser aconselhadas sobre o fato de que ainda existe algum risco de desenvolver câncer de mama. A mastectomia profilática é mais frequentemente escolhida por mulheres com risco genético germinativo, nas quais há evidência de redução da mortalidade. Para mulheres com riscos médios ou apenas levemente elevados, como diagnóstico de câncer de mama unilateral, a sobrevida não é aumentada pela mastectomia profilática, e, devido a seu efeito adverso óbvio para a sexualidade, a estética e a amamentação, essa abordagem não é considerada apropriada.

A denominada "quimioprevenção" para diminuir o risco de câncer de mama pode ser obtida por meio de terapias direcionadas para a via de sinalização de ER/estrogênio (Tab. 79-1). Elas incluem moduladores seletivos do receptor de estrogênio (SERMs, do inglês *selective estrogen receptor modulators*), bem como inibição da aromatase. Esta última só deve ser usada em mulheres na pós-menopausa, visto que a inibição da aromatase pode resultar em aumento paradoxal dos níveis circulantes de estrogênio em mulheres com ovários funcionais. A quimioprevenção com SERMs ou inibição da aromatase reduz o risco de câncer de mama ER-positivo em aproximadamente metade, embora não tenha nenhum efeito no câncer de mama ER-negativo, mais letal. É interessante ressaltar o fato de que a ooforectomia bilateral profilática e a salpingooforectomia, que, frequentemente, são realizadas em mulheres com alto risco genético (como as que apresentam SNPs deletérios de *BRCA1/2* hereditários), também reduzem o risco de câncer de mama, além do risco de câncer de ovário.

RASTREAMENTO DO CÂNCER DE MAMA (FIG. 79-2)

A mamografia de rastreamento possibilita um diagnóstico mais precoce e subsequente terapia local e sistêmica. Uma revisão de nove ensaios clínicos randomizados prospectivos demonstrou que a mamografia de rastreamento reduz a mortalidade por câncer de mama em um quinto a um quarto em mulheres com ≥ 50 anos de idade. A redução relativa na mortalidade por câncer de mama em mulheres entre 40 e 50 anos de idade é semelhante, embora o número absoluto de mulheres que se beneficiam nessa faixa etária seja menor, visto que a incidência de câncer de mama é muito menor em mulheres mais jovens. Além de reduzir a mortalidade do câncer de mama, o rastreamento com mamografia e a detecção precoce têm mais tendência a identificar tumores em um estágio mais apropriado para terapia local conservadora. A melhor tecnologia, incluindo a mamografia digital, a tomossíntese, o uso rotineiro de visualizações ampliadas e a maior habilidade na interpretação das mamografias, melhorou a acurácia do exame. A espectroscopia por ressonância magnética tem maior sensibilidade, porém menor especificidade, do que a mamografia. Como nenhuma dessas tecnologias mais recentes demonstrou ser superior à mamografia em termos de redução da mortalidade, não se recomenda o rastreamento de mulheres com risco-padrão por qualquer técnica que não seja a mamografia.

A questão do exame de imagem de mama de qualquer tipo como rastreamento é controversa. Embora os ensaios clínicos randomizados prospectivos demonstrem redução tardia na mortalidade por câncer de mama, eles não mostraram melhora na sobrevida global. Além disso, muitos autores mostraram uma preocupação quanto ao diagnóstico de cânceres que podem ser biologicamente insignificantes, ampliando o espectro do sobrediagnóstico e do sobretratamento. Além disso, avanços substanciais tanto nas terapias locais quanto sistêmicas para o câncer de mama podem ter reduzido o benefício do diagnóstico mais precoce proporcionado pelo rastreamento. Em contrapartida, nos países que adotaram programas de rastreamento disseminados, os estudos epidemiológicos não randomizados demonstraram reduções de magnitude ainda maior na mortalidade por câncer de mama, em comparação com aquelas observadas nos ensaios clínicos randomizados. Em conjunto, esses dados levaram a maioria dos órgãos de orientação a recomendar o rastreamento anual para mulheres de 50 a 70 anos de idade. Muitos também recomendaram o rastreamento para mulheres na faixa de 40 a 50 anos. Para mulheres em idade mais avançada, deve-se usar o julgamento do cuidador e da paciente, levando em consideração as comorbidades.

Recomenda-se a ressonância magnética (RM) para mulheres com mamas particularmente densas, mulheres cujo primeiro câncer não foi detectado por mamografia, mulheres com apresentação de câncer de mama axilar, porém sem massa mamária definível no exame físico ou na mamografia, e aquelas com alto risco genético, como portadoras de *BRCA1* ou *BRCA2* ou aquelas com síndromes de Li-Fraumeni, Cowden ou Bannayan-Riley-Ruvalcaba. A RM também pode ser considerada para mulheres entre 10 e 30 anos de idade com história de radioterapia do tórax. Nessas mulheres, o valor preditivo positivo da RM é mais alto, devido à maior incidência

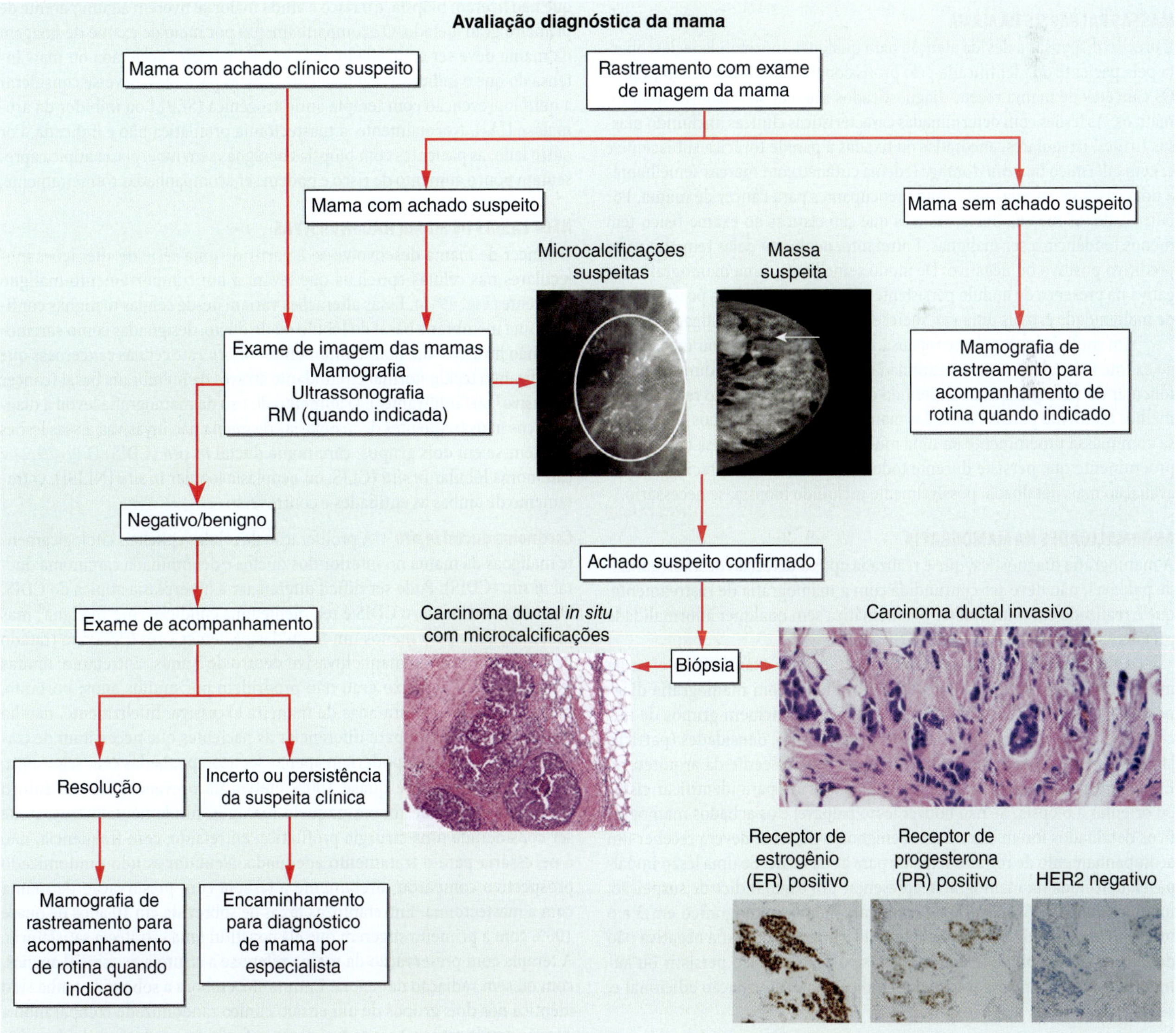

FIGURA 79-2 Avaliação e investigação das lesões da mama. Para mais detalhes, consulte *https://www.nccn.org/professionals/physician_gls/pdf/breast-screening.pdf. (Imagens mamográficas com cortesia dos Drs. Mark Helvie e Colleen Neal, Department of Radiology, Michigan Medicine. Fotomicrografias com cortesia de Dra. Celina Kleer, Department of Pathology, Michigan Medicine.)*

de câncer, e, além disso, muitas delas estão considerando a mastectomia profilática como alternativa, de modo que a menor especificidade e o risco de um resultado falso-positivo têm sido considerados mais aceitáveis.

O autoexame ou o exame físico das mamas realizado por um profissional de saúde têm pouca sensibilidade e especificidade, e não se recomenda o autoexame regular das mamas. Contudo, todas as mulheres devem estar familiarizadas com a aparência normal de suas mamas e perceber e relatar imediatamente quaisquer alterações a um profissional de saúde. Como as mamas constituem um local comum de malignidade potencialmente fatal em mulheres, o exame da mama é uma parte importante do exame físico de rotina.

Não se recomenda o exame de imagem de rastreamento da mama para homens, visto que o câncer de mama é muito raro e facilmente detectado. É importante assinalar que as lesões unilaterais devem ser avaliadas da mesma forma que em mulheres com índice de suspeita apropriadamente alto.

AVALIAÇÃO DAS MASSAS MAMÁRIAS (FIG. 79-2)

Praticamente todas as neoplasias de mama são diagnosticadas por biópsia de uma alteração detectada em mamografia ou por palpação. A presença ou ausência de quaisquer fatores de risco, como idade, história familiar ou história menstrual, não podem ser usadas para excluir uma investigação mais cuidadosa e, quando indicado, uma biópsia. Qualquer mulher com anormalidade mamária persistente deve ser encaminhada a um especialista em diagnóstico de mama, de modo a evitar qualquer atraso no diagnóstico e na terapia.

MASSAS PALPÁVEIS DA MAMA

É preciso dispensar a devida atenção para qualquer anormalidade descoberta pela paciente ou identificada pelo profissional de saúde durante o exame. Os cânceres de mama recém-diagnosticados são, em sua maioria, assintomáticos. As lesões com determinadas características clínicas, incluindo massas firmes, irregulares, ancoradas ou fixadas à parede torácica subjacente e eritema dérmico ou *peau d'orange* (edema cutâneo com marcas semelhantes a uma casca de laranja) são muito preocupantes para câncer de mama. Por outro lado, as massas dolorosas e as que são císticas ao exame físico têm menos tendência a ser malignas. Entretanto, nenhuma delas tem alto valor preditivo positivo ou negativo. De modo semelhante, uma mamografia negativa na presença de nódulo persistente na mama não exclui a possibilidade de malignidade e, mais uma vez, merece uma cuidadosa investigação.

Em mulheres na pré-menopausa, as lesões duvidosas ou insuspeitas ao exame físico devem ser reexaminadas em 2 a 4 semanas, durante a fase folicular do ciclo menstrual. O período do 5º ao 7º dia do ciclo representa o melhor momento para o exame das mamas. Uma mulher na pós-menopausa com massa proeminente ou uma mulher na pré-menopausa com massa proeminente que persiste durante todo o ciclo menstrual precisa de uma avaliação mais detalhada, possivelmente incluindo biópsia, se necessário.

ANORMALIDADES NA MAMOGRAFIA

A mamografia diagnóstica, que é realizada após a detecção de anormalidade palpável, não deve ser confundida com a mamografia de rastreamento, que é realizada em uma mulher assintomática sem qualquer anormalidade previamente detectada.

As anormalidades inicialmente detectadas no exame físico e/ou na mamografia de rastreamento devem ser avaliadas com mamografia diagnóstica. Anormalidades suspeitas na mamografia incluem grupos de microcalcificações heterogêneas, lineares e ramificadas, densidades (particularmente se espiculadas) e deformação nova ou crescente da arquitetura. Em algumas lesões, a ultrassonografia pode ser útil para identificar cistos ou orientar a biópsia. Se não houver lesão palpável e os achados mamográficos detalhados forem claramente benignos, a paciente deverá receber um acompanhamento de rotina adequado para a sua idade. Se uma lesão impalpável, detectada na mamografia, apresentar um baixo índice de suspeição, uma conduta razoável será um acompanhamento mamográfico em 3 a 6 meses. A presença de um nódulo mamário e uma mamografia negativa não descartam a possibilidade de câncer, e, se o achado físico persistir ou aumentar durante o acompanhamento, indica-se uma avaliação adicional e, se apropriado, uma biópsia.

MASSAS MAMÁRIAS DURANTE A GRAVIDEZ OU A LACTAÇÃO

O câncer de mama surge em 1 a cada 3 a 4 mil gestações. Durante a gravidez, a mama cresce sob a influência dos hormônios estrogênio, progesterona, prolactina e lactogênio placentário humano. Após o parto e durante a lactação, o tecido mamário continua sob a influência da prolactina sem oposição. Por conseguinte, o exame das mamas durante esses períodos pode representar um desafio. Entretanto, o desenvolvimento de uma massa proeminente durante a gravidez ou a lactação não deve ser atribuído a alterações hormonais sem uma avaliação diagnóstica apropriada. Em todos os seus estágios, o câncer de mama nas gestantes não difere do que ocorre em mulheres não grávidas no período pré-menopausa. Contudo, as gestantes com frequência apresentam doença mais avançada, em função da estimulação dos hormônios endógenos e/ou porque a importância da massa mamária não foi plenamente considerada.

ACHADOS PATOLÓGICOS DA MAMA

HISTOPATOLOGIA BENIGNA DA MAMA

Apenas cerca de 1 a cada 5 a 10 biópsias de mama leva ao diagnóstico de câncer, embora a taxa de biópsias positivas varie em diferentes países e contextos clínicos, devido à interpretação variável, a considerações médico-legais e à disponibilidade de mamografias. A vasta maioria das massas mamárias benignas é causada por alterações fibrocísticas, expressão descritiva que se refere à presença de pequenos cistos cheios de líquido, bem como de hiperplasia moderada das células epiteliais e tecido fibroso. As mulheres com proliferação de células ductais ou lobulares (cerca de 30% das pacientes), particularmente a pequena fração (3%) com hiperplasia atípica, apresentam um risco quatro vezes maior de desenvolver câncer de mama do que as mulheres que não fizeram biópsia, e o risco é ainda maior se tiverem algum parente de primeiro grau afetado. O acompanhamento por meio de exame de imagem da mama deve ser continuado, mas não de maneira acelerada ou mais intensa do que o indicado regularmente. Nessas pacientes, deve-se considerar a quimioprevenção com terapia antiestrogênica (SERM ou inibidor da aromatase [IA]). Normalmente, a mastectomia profilática não é indicada. Por outro lado, as pacientes com biópsias benignas sem hiperplasia atípica apresentam pouco aumento de risco e podem ser acompanhadas rotineiramente.

NEOPLASIAS DE MAMA NÃO INVASIVAS

O câncer de mama desenvolve-se a partir de uma série de alterações moleculares nas células epiteliais que levam a um comportamento maligno crescente (Fig. 79-1). Essas alterações variam desde células malignas confinadas na membrana basal do lóbulo ou do ducto, designadas como carcinoma "não invasivo" ou, mais comumente, "*in situ*", até células cancerosas que invadiram o tecido normal circundante através da membrana basal (câncer "invasivo" ou "infiltrante"). O aumento do uso da mamografia levou a diagnósticos mais frequentes de neoplasias de mama não invasivas. Essas lesões dividem-se em dois grupos: carcinoma ductal *in situ* (CDIS) (Fig. 79-2) e carcinoma lobular *in situ* (CLIS; ou neoplasia lobular *in situ* [NLIS]). O tratamento de ambas as entidades é controverso.

Carcinoma ductal *in situ* A proliferação de células epiteliais citologicamente malignas da mama no interior dos ductos é denominada carcinoma ductal *in situ* (CDIS). Pode ser difícil diferenciar a hiperplasia atípica do CDIS. De muitas maneiras, o CDIS é realmente uma condição "pré-maligna", mas provavelmente pelo menos um terço das pacientes com CDIS não tratado desenvolve câncer de mama invasivo dentro de 5 anos. Entretanto, muitas lesões de CDIS de baixo grau não progridem por muitos anos; portanto, muitas pacientes são tratadas de maneira excessiva. Infelizmente, não há um método confiável para diferenciar as pacientes que necessitam de tratamento daquelas que poderiam apenas ser acompanhadas com segurança.

A mastectomia é quase 100% efetiva na prevenção de um futuro evento de câncer de mama naquela mama e, fundamentalmente, pode ser considerada uma cirurgia profilática; entretanto, com frequência, não é necessária para o tratamento adequado. Nenhum estudo randomizado prospectivo comparou diretamente a terapia com preservação da mama com a mastectomia. Entretanto, as taxas de sobrevida em 10 anos de quase 100% com a primeira sugerem que ela constitui uma estratégia satisfatória. A terapia com preservação da mama refere-se à cirurgia excisional apenas, com ou sem radiação da mama. Entretanto, embora a sobrevida tenha sido idêntica nos dois grupos de um ensaio clínico randomizado comparando a excisão ampla com ou sem radioterapia, esta última produziu redução substancial na taxa de recidiva local em comparação com a excisão ampla isolada. O acréscimo de tamoxifeno ou de um IA a qualquer esquema de tratamento cirúrgico/radioterapia para o CDIS melhora ainda mais o controle local. Entretanto, no ensaio clínico de maior porte que comparou os dois esquemas no CDIS, o anastrozol não melhorou a sobrevida livre de doença a distância ou a sobrevida global em comparação com o tamoxifeno.

Diversas características prognósticas podem ajudar a identificar pacientes com alto risco de recidiva local após lumpectomia isolada ou associada à radioterapia, podendo, assim, fornecer uma indicação para mastectomia. Elas incluem doença extensa na mama; idade < 40; e características citológicas como necrose, alto grau nuclear e subtipo comedo com superexpressão de *HER2*. Em resumo, é razoável recomendar a cirurgia conservadora com preservação da mama para pacientes que apresentam um foco localizado de CDIS com margens negativas, seguida de radioterapia da mama e tamoxifeno ou anastrozol. Recentemente, um ensaio de expressão gênica multifatorial mostrou predizer o risco de recorrência no CDIS tratado com cirurgia conservadora com preservação da mama apenas, porém não está bem claro se a taxa de recorrência de risco na mama em pacientes com baixos escores de recorrência é suficiente para evitar a radiação. A decisão sobre a irradiação nessas pacientes depende da aversão ao risco de recorrência na mama em comparação com o risco associado à irradiação da mama.

Para pacientes com CDIS unicêntrico pequeno, não há necessidade de dissecção dos linfonodos axilares. Entretanto, a avaliação do linfonodo-sentinela (LNS) axilar, que é discutida de modo mais detalhado adiante, pode estar indicada para o CDIS disseminado, maior ou de alto grau, ou se for identificada uma invasão microscópica em uma biópsia com agulha grossa (em inglês, *core biopsy*). Nesses casos, a excisão ou a mastectomia subsequentes podem demonstrar a presença de doença invasiva no espécime maior. Como o mapeamento do LNS está indicado nessas pacientes, a sua realização por ocasião da excisão ou da mastectomia evita um procedimento cirúrgico posterior.

Carcinoma (neoplasia) lobular *in situ* A presença de células malignas dentro dos lóbulos é denominada *carcinoma* (ou *neoplasia*) *lobular in situ* (CLIS). Em geral, o CLIS não produz massas palpáveis na mama, nem induz frequentemente achados suspeitos na mamografia. Por conseguinte, é descoberto como achado incidental durante o exame patológico de uma biópsia de mama realizada por algum outro motivo. Diferentemente do CDIS, que em geral está confinado a uma única área da mama, o CLIS frequentemente está espalhado por toda a mama e, muitas vezes, também é encontrado na mama contralateral.

Um diagnóstico de CLIS por si só não confere um maior risco de mortalidade por câncer de mama, porém aumenta o risco de câncer de mama subsequente. As mulheres com CLIS que não são submetidas à mastectomia profilática bilateral apresentam novo câncer invasivo em qualquer mama em uma taxa de cerca de 1% ao ano durante pelo menos os próximos 15 a 20 anos e, provavelmente, ao longo de toda a vida. Por conseguinte, o CLIS é ainda mais comumente considerado como condição pré-maligna do que o CDIS, e o tratamento local agressivo não parece ser razoável As opções de manejo incluem observação cuidadosa com mamografia de rotina e quimioprevenção com um SERM ou IA (para mulheres na pós-menopausa) durante 5 anos. Depois de 5 anos, essas pacientes devem ser acompanhadas com mamografia anual e exames físicos semestrais. A mastectomia profilática bilateral é uma opção alternativa, embora não seja mais efetiva no prolongamento da sobrevida do que a abordagem menos agressiva e está associada a substancial morbidade estética e, talvez, emocional.

CÂNCERES DE MAMA INVASIVOS

Os cânceres de mama invasivos são mais preocupantes do que as lesões *in situ*, visto que possuem a capacidade de sofrer metástase e causar morbidade e mortalidade substanciais (Fig. 79-1). Cerca de 85% dos cânceres de mama invasivos são de origem ductal (Fig. 79-2), 10% são lobulares ou ductais/lobulares mistos, e os outros 5% são compostos pelos denominados "tipos especiais", que incluem os cânceres mucinoso ou coloide (2,4%), tubular (1,5%), medular (1,2%) e papilar (1%). Embora não seja universalmente verdadeiro, o prognóstico para os tipos especiais tende a ser melhor que o dos cânceres ductais ou lobulares padrão.

CONSIDERAÇÕES SOBRE ESTADIAMENTO E DIAGNÓSTICO

O estadiamento do câncer tem sido tradicionalmente baseado no tamanho do tumor (T) e na presença ou ausência de linfonodos regionais (N) e metástases a distância. Mais recentemente, o grau e as características biológicas do tumor, como a expressão de ER e HER2, foram incorporados ao estadiamento, tornando o sistema bastante complexo. O estadiamento pode ser realizado clínica ou patologicamente, antes ou depois da terapia sistêmica adjuvante. Esses fatores são designados por um prefixo antes do estágio, como cTNM ou pTNM se o estadiamento for efetuado antes ou yTNM se for efetuado após terapia sistêmica (neoadjuvante). Embora o estadiamento seja uma importante parte do sistema de avaliação cirúrgica e relato patológico, os elementos específicos que fornecem ao médico informações sobre o prognóstico e a probabilidade de resposta a terapias específicas tornaram-se determinantes mais essenciais dos cuidados ao paciente do que uma simples designação de estágio. É importante ressaltar que não há necessidade de exame de imagem para a detecção de metástases a distância em uma paciente sem sinais ou sintomas de doença disseminada e que tenha um tumor T3 ou menor e menos de quatro linfonodos axilares envolvidos, visto que as chances de encontrar metástases a distância nessas pacientes são baixas, e o risco de resultados falso-positivos supera os achados verdadeiro-positivos. Embora o achado de micrometástases na medula óssea ou de células tumorais circulantes (cM0(i+)) tenha sido associado a um prognóstico mais sombrio, não foi determinado como integrar esses achados nos cuidados clínicos de rotina, e não se recomenda a sua avaliação em pacientes com doença em estágio inicial.

TRATAMENTO

Câncer de mama de estágio inicial

CONSIDERAÇÕES GERAIS

Objetivos da terapia A terapia para o câncer de mama em pacientes que não têm evidências óbvias de metástases a distância (o que significa fora da mama, da parede torácica e dos linfonodos regionais) tem por objetivo a cura ou, pelo menos, um prolongamento substancial da sobrevida. Para essas pacientes, as estratégias de tratamento são divididas em considerações primárias e sistêmicas. As terapias primárias consistem em tratamento cirúrgico e radioterapia direcionados para a mama e os linfonodos locorregionais. Essas abordagens são projetadas para minimizar as chances de recorrência locorregional, enquanto a qualidade de vida e a estética são mantidas o máximo possível por meio de excisão do câncer e esterilização do tecido mamário não afetado, quando apropriado. Os tratamentos sistêmicos adjuvantes, que consistem em terapia endócrina, anti-HER2 e/ou quimioterapia, são administrados para tratar micrometástases que já podem ter escapado para locais distantes, mas que ainda não são detectáveis.

Fatores prognósticos e preditivos Todos os tratamentos para o câncer de mama baseiam-se em fatores prognósticos e preditivos. Os fatores prognósticos fornecem uma indicação da futura probabilidade de recidiva de um câncer ocorrer localmente ou em órgãos distantes se uma paciente não receber os respectivos tratamentos. São utilizados fatores preditivos para determinar se um tratamento específico tem probabilidade ou não de funcionar, pressupondo-se que o prognóstico da paciente justifique o tratamento (ou tratamento adicional, no caso que essa paciente já tenha recebido algum tipo de tratamento).

As características prognósticas *anatômicas* incluem achados visuais e do exame físico de câncer de mama localmente avançado (lesões T4: eritema cutâneo ["inflamatório"] ou edema [*"peau d'orange"*], nódulos ou ulceração ou fixação do tumor na parede torácica). Em pacientes sem nenhum desses achados, as características prognósticas importantes continuam sendo o tamanho do tumor (T) e o estado dos linfonodos (N).

As características *biológicas*, como o grau histológico do tumor, bem como estado de ER, PgR e HER2, também são prognósticas. De fato, os padrões de expressão gênica, ou "assinaturas", demonstraram que o câncer de mama representa, na verdade, muitas doenças diferentes e que ele pode ser dividido em uma série de subtipos intrínsecos. Esses subtipos são induzidos principalmente pela expressão de ER e HER2 e suas respectivas vias associadas, bem como por medidas de proliferação celular e outras características biológicas menos importantes, porém ainda contributivas. Esses subtipos intrínsecos são clinicamente importantes, tanto por influenciar a história natural quanto no prognóstico e tomada de decisão terapêutica. São reconhecidos quatro subtipos intrínsecos diferentes: luminal, tipo HER2, basal e baixo em claudina. Alguns desses subtipos, se não todos, foram ainda divididos em subgrupos.

Os cânceres de mama *luminais* são quase sempre positivos para ER e negativos para amplificação HER2. Os tumores *luminais A* exibem os maiores níveis de ER e genes relacionados a jusante, são quase universalmente negativos ou com baixos níveis de HER2, são geralmente de baixo grau, apresentam baixo impulso proliferativo e têm um prognóstico geralmente favorável. Têm mais probabilidade de responder à terapia endócrina e podem parecer menos responsivos à quimioterapia. Os cânceres de mama *luminais B* tendem a ser PgR-negativos, podem expressar HER2 em baixos níveis, são geralmente de grau mais alto e têm maior atividade proliferativa do que os tumores luminais A. O prognóstico é ligeiramente mais reservado do que aquele para os cânceres luminais A, e, embora ainda não tenha sido comprovado, podem ser mais sensíveis à quimioterapia.

Os cânceres de mama *HER2-amplificados* exibem uma coamplificação e hiperexpressão de outros genes adjacentes a *HER2*. Historicamente, o prognóstico clínico desses tumores era sombrio, porém teve uma acentuada melhora com a introdução das terapias-alvo com anti-HER2.

Os cânceres de mama *basais* são, em sua maior parte, negativos para a expressão de ER/PgR e HER2. Com frequência, os tumores desse tipo são denominados neoplasias malignas "triplo-negativas", embora seja um termo genérico, e esses cânceres foram ainda divididos em subgrupos com base em outras anormalidades genéticas. Eles são, em geral, de alto grau e expressam as citoqueratinas 5/6 e 17, bem como vimentina, p63, CD10, α-actina do músculo liso e o receptor do fator de crescimento epidérmico (EGFR, do inglês *epidermal growth factor receptor*). Em geral, as pacientes com mutações de *BRCA1* de linhagem germinativa também são incluídas nesse subtipo molecular.

Os cânceres *semelhantes à mama normal* e com *baixos níveis de claudina* também foram caracterizados, porém atualmente essas designações deixaram de ter significado clínico.

Nesta última década, foram desenvolvidos vários testes multiparamétricos baseados na expressão gênica para determinar o prognóstico em pacientes que apresentam doença com linfonodos negativos, ER-positiva e HER2-negativa. Esses ensaios foram usados principalmente para orientar as decisões sobre o uso de quimioterapia adjuvante, conforme discutido adiante. Em geral, as características preditivas são utilizadas para orientar as terapias-alvo sistêmicas. Elas incluem ER para tratamentos endócrinos e HER2 para terapias anti-HER2, como trastuzumabe, e, mais recentemente, mutações de *BRCA1/2* e *PIK3CA* para inibidores da poli-(ADP-ribose)-polimerase (PARP) e inibidores de PIK3CA, respectivamente.

TRATAMENTOS LOCAIS (PRIMÁRIOS)

Na década de 1980, a mastectomia radical de Halsted foi substituída pela mastectomia radical modificada menos desfigurante, na qual os músculos da parede torácica são preservados, e remove-se apenas uma amostra dos linfonodos axilares. Subsequentemente, foi constatado que os tratamentos conservadores da mama, que consistem em excisão cirúrgica do tumor primário (lumpectomia, quadrantectomia ou mastectomia parcial), frequentemente seguidos de radiação locorregional, proporcionam resultados iguais, se não ligeiramente superiores aos associados à mastectomia. Para mulheres que serão tratadas com preservação da mama, a radioterapia pós-lumpectomia é geralmente indicada, embora possa ser menos necessária em mulheres idosas com câncer de mama ER-positivo e negativo para linfonodos, visto que o risco de recidiva subsequente na mama é muito baixo com cirurgia e terapia endócrina isoladas. Quando se efetua a lumpectomia, com margens tumorais negativas, e administra-se radioterapia adequadamente, a preservação da mama está associada a uma taxa de recidiva na mama de ≤ 5%.

Nem todas as pacientes são candidatas à terapia com preservação da mama. As contraindicações incluem grande proporção entre tumor e mama, incapacidade de obter margens negativas com estética adequada após cirurgia extensa, cânceres multifocais, CDIS extenso nos quatro quadrantes e impossibilidade de receber radioterapia. Este último problema é observado em mulheres com doença autoimune da derme (como lúpus eritematoso), irradiação prévia da área e/ou falta de disponibilidade de centros de radioterapia. Além disso, apesar de não estar contraindicada, a terapia conservadora com preservação da mama pode ser menos esteticamente aceitável do que a mastectomia com reconstrução se o complexo mamilo-areolar estiver afetado pelo câncer e for necessário sacrificá-lo. Essa é uma escolha pessoal, e algumas mulheres preferem a mastectomia, particularmente aquelas com alto risco genético de segundo câncer de mama.

Enigmaticamente, apesar dos dados de apoio, a lumpectomia é realizada em apenas cerca de um terço das mulheres nos Estados Unidos. Parece que muitas mulheres ainda se submetem a uma mastectomia que poderia ser evitada com segurança e, provavelmente, evitariam a sua realização se fossem adequadamente aconselhadas. A maioria das pacientes deve consultar um cirurgião de mama experiente e um radio-oncologista antes de tomar uma decisão final sobre a terapia local. Na verdade, a abordagem clínica multimodal, em que o cirurgião, o radioterapeuta, o oncologista clínico e outros profissionais de saúde cooperam para avaliar a paciente e planejar um tratamento, em geral é considerada uma importante vantagem para as pacientes.

Para pacientes submetidas à mastectomia, a mastectomia com preservação do complexo mamilo-areolar preserva a derme e a epiderme do mamilo, porém remove os principais ductos dentro do lúmen do mamilo e, com frequência, proporciona uma estética mais aceitável quando combinada com reconstrução. Essa abordagem constitui frequentemente uma opção preferível para pacientes submetidas à cirurgia profilática ou aquelas com câncer que são candidatas à reconstrução imediata. A mastectomia com preservação do mamilo está contraindicada na presença de câncer de mama inflamatório, comprometimento clínico do complexo mamilo-areolar, retração do mamilo, doença de Paget, secreção mamilar sanguinolenta ou multicentricidade. A segurança da mastectomia com preservação do mamilo baseia-se em séries de coortes retrospectivas não randomizadas. Em uma metanálise de 20 estudos (5.594 pacientes), a sobrevida global e livre de doença e as taxas de recorrência locorregional foram semelhantes às de pacientes submetidas à mastectomia radical modificada.

Após a mastectomia, a reconstrução da mama é uma opção aceitável. A reconstrução da mama pode ser obtida pela colocação de implante exógeno (geralmente de silicone) ou pela transferência de tecido autólogo de outro local, como abdome, músculo latíssimo do dorso ou área glútea, para a mama. É importante assinalar que as pacientes devem estar cientes de que uma mama reconstruída costuma ser insensível. Os riscos de reconstrução incluem complicações cirúrgicas, como infecção e hemorragia. A reconstrução não impede a detecção de recidivas futuras, e a reconstrução com implante de silicone não está associada a síndromes não relacionadas ao câncer, embora, em certas ocasiões, possa sofrer ruptura, tornando necessária a sua remoção. O linfoma anaplásico de grandes células associado ao implante mamário é uma complicação extraordinariamente rara dos implantes de silicone texturizados. Embora esteja associado ocasionalmente ao linfoma metastático, em geral é confinado localmente e altamente curável. A escolha ideal de reconstrução com implante deve ser feita com um cirurgião plástico de mama experiente.

A irradiação da parede torácica e dos linfonodos regionais pós-mastectomia diminui a recorrência locorregional e melhora a sobrevida. Está indicada para pacientes com alto risco de recorrência locorregional, como as que têm tumores ≥ 5 cm, quatro ou mais linfonodos axilares positivos ou margens positivas no pós-operatório. A irradiação pós-mastectomia não está indicada para mulheres com cânceres < 2 cm e margens e linfonodos negativos. A radioterapia deve ser considerada para mulheres que são classificadas nos grupos intermediários (câncer de 2-5 cm, 1-3 linfonodos positivos ou margens pequenas) e é geralmente recomendada se a paciente tiver 1 a 3 linfonodos axilares envolvidos. Muitos radio-oncologistas e cirurgiões plásticos preferem a radioterapia pós-mastectomia antes da reconstrução.

A sobrevida de pacientes que sofrem recorrência na mama após tratamento adequado (cirurgia e radioterapia adequadas, quando indicado) é ligeiramente pior do que a de mulheres que não apresentam recorrência na mama, porém é melhor do que as que sofrem recorrência locorregional após mastectomia. Por conseguinte, a recidiva locorregional é uma variável negativa do prognóstico para sobrevida em longo prazo, porém não é a *causa* de metástases a distância.

Avaliação e tratamento dos linfonodos axilares Em geral, o mapeamento e a biópsia de linfonodo-sentinela (BLNS) constituem o padrão de tratamento para mulheres com câncer de mama localizado e axila clinicamente negativa. Esse procedimento envolve a injeção de um corante ou marcador radioativo na mama envolvida e, algumas horas depois (4-24 horas), ressecção do linfonodo axilar que contém o corante ou marcador. Se esse linfonodo for negativo para tumor, não há necessidade de cirurgia axilar mais extensa, o que evita grande parte do risco de linfedema pós-dissecção. Mesmo na presença de comprometimento do linfonodo-sentinela, pode não haver necessidade de cirurgia axilar adicional em pacientes selecionadas, como mulheres idosas e mulheres portadoras de câncer ER-positivo.

TERAPIAS SISTÊMICAS ADJUVANTES

O uso de terapia sistêmica adjuvante baseia-se no conceito de que, com o crescente número de gerações de replicação celular, ocorre acúmulo de anormalidades genéticas. Essas mutações ocorrem aleatoriamente e podem levar a uma sensibilidade ou a uma resistência aos tratamentos, sendo esta última, com certeza, a maior preocupação. Quase todas as pacientes com câncer de mama metastático estão destinadas a morrer com o seu câncer ou em consequência dele. Todavia, o tratamento com as mesmas terapias administradas anteriormente, apenas no contexto de doença micrometastática, é mais efetivo do que aguardar a ocorrência de metástases sintomáticas e documentadas, e melhora substancialmente a sobrevida. Mais da metade das mulheres que, de outro modo, morreriam de câncer de mama metastático permanece livre de doença e tem uma sobrevida considerável quando tratada com um esquema sistêmico adjuvante adequado.

Variáveis prognósticas e preditivas As terapias sistêmicas adjuvantes são de três tipos: (1) quimioterapia; (2) terapia endócrina; e (3) terapia anti-HER2. A decisão de usar ou não a terapia sistêmica adjuvante e estabelecer o tipo depende das características prognósticas e preditivas, bem como do julgamento combinado do paciente e do cuidador.

Fatores prognósticos Conforme assinalado, os fatores prognósticos ajudam a definir as pacientes que mais provavelmente necessitam ou – talvez, o mais importante – que provavelmente não necessitam de terapia sistêmica adjuvante. Em contrapartida, os fatores preditivos ajudam a identificar quais terapias provavelmente funcionarão, independentemente do prognóstico **(Tab. 79-1)**. As variáveis prognósticas mais importantes são fornecidas pelo *estadiamento do tumor: tamanho do tumor (T), estado dos linfonodos (N) e metástases a distância detectáveis (M)* **(Tab. 79-2)**. A *classificação histológica* também é importante. Os tumores de alto grau nuclear (grau 3) apresentam maior risco de recorrência do que os tumores de baixo grau nuclear (grau 1). O câncer lobular infiltrante, que quase sempre é ER-positivo, tem aproximadamente o mesmo prognóstico do câncer ductal infiltrante ER-positivo, embora o subtipo lobular possa ser ligeiramente pior. Os cânceres lobulares são mais difíceis de detectar na mamografia e nos linfonodos axilares do que os cânceres ductais e, quando sofrem metástase, disseminam-se frequentemente para locais incomuns, como superfícies mesoteliais, ovários e órgãos gastrintestinais. Entre os tipos especiais de câncer de mama, os cânceres tubulares e mucinosos puros estão associados a um prognóstico muito favorável. Os cânceres medulares frequentemente são triplo-negativos, com alto grau nuclear; porém, paradoxalmente, possuem um componente linfocítico infiltrante maciço, e eles também têm prognóstico favorável. Entretanto, antes que o tratamento seja direcionado para esses tipos de câncer, a sua histologia deve ser confirmada por um patologista de mama experiente.

A terapia sistêmica adjuvante pode não ser necessária para pacientes com tumores muito pequenos (< 1 cm) e linfonodos negativos. Entretanto, toda paciente com câncer de mama invasivo tem algum risco de metástases a distância subsequentes. A maioria das pacientes tem mais tendência a aceitar a terapia endócrina com benefício potencial muito pequeno do que aceitar a quimioterapia para a mesma vantagem calculada, visto que a primeira está associada com muito menos frequência a toxicidades potencialmente fatais ou passíveis de alterar permanentemente a vida em comparação com a quimioterapia.

A maior controvérsia diz respeito à recomendação de *quimioterapia* adjuvante. Como nenhum fator estabelecido fornece uma previsão da sensibilidade ou resistência para essa classe de tratamento, a decisão precisa ser tomada apenas pelo prognóstico. No geral, a quimioterapia reduz o risco de recidiva em aproximadamente um terço durante o período de 10 anos após o diagnóstico primário. Para pacientes com câncer T4 ou muitos linfonodos positivos, o risco de recorrência a distância (e, portanto, ausência de cura) na década subsequente é de 50% ou mais.

TABELA 79-2 ▪ Taxa de sobrevida em 5 anos para o câncer de mama conforme o estágio

Estágio	Sobrevida em 5 anos, %
0	99
I	92
IIA	82
IIB	65
IIIA	47
IIIB	44
IV	14

Fonte: Modificada dos dados do National Cancer Institute: Surveillance, Epidemiology, and End Results (SEER).

Por conseguinte, uma redução de um terço de um risco de recorrência de 50% significa que pelo menos 15 a 20% (um terço × 50%) das mulheres que não teriam sido curadas na ausência de quimioterapia adjuvante serão curadas. As toxicidades potencialmente fatais ou passíveis de alterar permanentemente a vida da quimioterapia adjuvante são de cerca de 1 a 2%, de modo que quase todos os oncologistas recomendariam a quimioterapia adjuvante nesse contexto.

Em contrapartida, a quimioterapia adjuvante raramente é justificada na maioria das mulheres com tumores de tamanho < 1 cm cujos linfonodos axilares são negativos. Entretanto, essa decisão é muito mais influenciada pela expressão de ER e HER2. Por exemplo, o risco de recorrência de uma paciente com câncer de mama pequeno, negativo para linfonodos, porém triplo-negativo, nos 10 anos seguintes sem qualquer terapia adjuvante é de 15%. Se a quimioterapia reduzir esse risco em aproximadamente um terço ou mais, cerca de 5% ou mais dos pacientes que, de outra forma teriam morrido da doença, são curados. De forma semelhante, uma paciente com doença ER-negativa e PgR-negativa, porém HER2-*positiva*, tem um prognóstico ligeiramente mais grave, com risco de recorrência de aproximadamente 20% em 10 anos. Essa paciente se beneficiará não apenas da quimioterapia adjuvante, mas também da terapia com anti-HER2, de modo que o seu potencial benefício absoluto será ainda maior. Muitos médicos, se não todos, recomendariam a quimioterapia adjuvante para essas pacientes.

Por outro lado, as pacientes com doença ER-positiva apresentam melhor prognóstico do que as mulheres portadoras de câncer de mama ER-negativo, e a terapia endócrina adjuvante reduzirá a probabilidade de recidiva em aproximadamente 50%. Por exemplo, a mesma paciente do exemplo anterior (tumor < 1 cm, com linfonodos negativos), mas que apresenta câncer ER-positivo e HER2-negativo, tem risco inicial menor de recidiva (cerca de 10% ao longo de 10 anos). É muito provável que ela aceite a terapia endócrina adjuvante, reduzindo ainda mais o seu risco estimado de recorrência para cerca de 5%. Mesmo se a quimioterapia reduzir esse risco residual em aproximadamente um terço, não mais do que 1 a 2% (um terço × 5%) das pacientes se beneficiarão. Esse benefício potencial é aproximadamente o mesmo do que o número de pacientes que sofrerão toxicidades potencialmente fatais ou capazes de alterar permanentemente a vida advindas da quimioterapia. Por conseguinte, nesse caso, a maioria dos médicos recomendaria a terapia endócrina adjuvante, mas não a quimioterapia.

Ensaios multiparamétricos de expressão gênica melhoraram a determinação do prognóstico, particularmente em cânceres de mama negativos para linfonodos, ER-positivos e HER2-negativos. Esses testes incluem o Oncotype DX de 21 genes, o Endopredict de 12 genes, o ProSigna de 58 genes e o Índice de Câncer de Mama de 2 genes. Além disso, vários pesquisadores relataram que a análise de ER, PgR, HER2 e Ki67 por imuno-histoquímica (IHQ4) também fornece informações prognósticas nesse grupo, porém a validade analítica desse ensaio é bastante variável entre diferentes patologistas. Pressupondo uma terapia endócrina adjuvante adequada, o prognóstico dessas pacientes cujos tumores têm baixos escores de recorrência, o que geralmente identifica cânceres de tipo luminal A, com um desses ensaios é tão satisfatório que podem prescindir seguramente da quimioterapia adjuvante. De fato, isso também é válido para pacientes com escores de recorrência intermediários do Oncotype DX. Por outro lado, aquelas com escores elevados de recorrência (> 25) parecem apresentar câncer luminal B, e os benefícios da quimioterapia adjuvante superam claramente os riscos.

O maior conjunto de dados para direcionar os cuidados foi gerado com o uso do escore de recorrência de 21 genes. No entanto, apenas um desses testes deve ser solicitado para uma paciente individual, visto que eles nem sempre fornecem os mesmos resultados, e não se dispõem de dados para determinar qual deles poderia estar "correto" em caso de discordância. O uso desses ensaios para determinar o prognóstico em pacientes com estágio anatômico mais alto, como lesões T3b/T4 ou com múltiplos linfonodos positivos, particularmente se forem mais de três, ainda está em fase de investigação.

Várias *medidas da taxa de crescimento tumoral* correlacionam-se com a recidiva precoce, porém o seu uso é problemático, devido à variabilidade analítica. Entre elas, a avaliação que utiliza ensaios imuno-histoquímicos (IHQ) para o marcador de proliferação Ki67 é a mais disseminada. Entretanto, há uma variabilidade substancial entre laboratórios e desacordo quanto aos pontos de corte ideais. Atualmente, na prática-padrão fora de um laboratório altamente qualificado, a expressão de Ki67 não é usada para a tomada de decisões clínicas.

Fatores preditivos Os dois fatores preditivos mais importantes no câncer de mama são a expressão de ER e de HER2, que devem ser obtidos em todas as amostras de biópsia de câncer primário ou metastático **(Tab. 79-1)**. A terapia endócrina adjuvante diminui o risco de recorrência pela metade ou mais em pacientes com câncer rico em ER, enquanto não se observa nenhum benefício detectável em pacientes com cânceres pobres em ER ou ER-negativos. O ER é expresso como porcentagem de células positivas dentro do câncer após coloração IHQ. A terapia endócrina é recomendada para qualquer paciente com ≥ 10% de células positivas, porém não é recomendada para aquelas cujos cânceres têm uma coloração de apenas 0 a 1%. A evidência que sustenta o benefício em casos com expressão de 1 a 9% é fraca; entretanto, tendo em vista o benefício potencial e as toxicidades relativamente baixas da terapia endócrina, ela é recomendada para aqueles pacientes com baixo limiar para interrupção se os efeitos colaterais forem intoleráveis.

A proteína HER2 constitui o alvo das terapias anti-HER2. A terapia adjuvante com trastuzumabe reduz o risco de recorrência a distância e morte em pacientes com câncer de mama HER2-positivo em um terço ou mais, porém não tem efeito discernível nos cânceres HER2-negativos. O estado do HER2 é determinado por meio de coloração IHQ para hiperexpressão da proteína ou hibridização por fluorescência *in situ* (FISH, do inglês *fluorescent in situ hybridization*) para amplificação gênica. Uma coloração IHQ de 3+ (em uma escala de 0-3+) é considerada positiva, ao passo que um valor de 0 a 1+ é considerado negativo. Para os casos com coloração 2+, recomenda-se a análise por FISH reflexa. A FISH pode ser utilizada como avaliação inicial ou como avaliação adicional nos casos de IHQ de 2+. O *HER2* é considerado amplificado se a razão entre HER2 e o sinal do centrômero no cromossomo 17 for ≥ 2,0. Não há necessidade de FISH se a IHQ for 3+ ou 0 a 1+, e tampouco há razão para efetuar uma IHQ se FISH for ≥ 2,0.

Não existe nenhum fator preditivo confiável para a quimioterapia em geral nem para tipos específicos de quimioterapia. Foi formulada a hipótese de que a quimioterapia possa ser mais ativa nos cânceres ER--negativos e/ou HER2-positivos. Os cânceres luminais B podem ser mais sensíveis à quimioterapia, enquanto os cânceres luminais A são percebidos como relativamente resistentes à terapia. Atualmente, nenhum dos testes para subtipo intrínseco deve ser usado para decidir não administrar quimioterapia a pacientes com *prognóstico* anatômico reservado, como pacientes com T4 ou múltiplos linfonodos positivos, com base na *previsão* de resistência. As tentativas de identificar fatores preditivos confiáveis para classes individuais de agentes quimioterápicos (como as antraciclinas, os agentes alquilantes ou os taxanos) não tiveram sucesso. Os sais de platina (carboplatina, cisplatina) podem ter maior atividade em pacientes com câncer de mama triplo-negativo e, talvez, em pacientes com doença HER2-positiva. Os inibidores de PARP podem ser mais ativos em pacientes cujos tumores apresentam defeitos no reparo de DNA por recombinação homóloga, um grupo que inclui casos com mutações de *BRCA*.

Esquemas adjuvantes • **Terapia endócrina** A terapia endócrina adjuvante está indicada para quase todas as pacientes com diagnóstico de câncer de mama ER-positivo, porém nunca para aquelas com doença ER-negativa. Existem duas estratégias comprovadas de terapia endócrina adjuvante: o SERM tamoxifeno ou a ablação estrogênica. Além de ser efetivo na prevenção de novos cânceres e na redução do risco de recidivas locorregionais em pacientes com CDIS, o tamoxifeno diminui o risco de recidiva a distância e morte por câncer de mama invasivo em cerca de 40% durante a década após o estabelecimento do diagnóstico. Mostra-se igualmente efetivo em mulheres na pré e pós-menopausa, embora possa ser ligeiramente menos efetivo em pacientes muito jovens (< 40 anos). Como o tamoxifeno é um SERM, possui um padrão ER misto: antagonismo de ER (na mama e no cérebro) e agonismo de ER (no osso, no fígado e no útero). Por conseguinte, mostra-se ativo contra o câncer de mama na prevenção, como adjuvante e em casos metastáticos.

Os efeitos colaterais do tamoxifeno são previsíveis com base no antagonismo do ER, incluindo ondas de calor frequentes, bem como desconforto vaginal/disfunção sexual e mialgias e artralgias. O efeito agonista resulta em redução da osteopenia/osteoporose, particularmente em mulheres na pós-menopausa, porém aumenta o risco de trombose e o câncer endometrial, devido ao efeito no fígado e no útero, respectivamente.

A depleção de estrogênio pode ser obtida cirurgicamente em mulheres na pré-menopausa por meio de ooforectomia ou por supressão ovariana com um superagonista do hormônio liberador das gonadotrofinas (GnRH, do inglês *gonadotropin-releasing hormone*), como gosserrelina ou leuprorrelina, que provocam taquifilaxia, ou um antagonista do GnRH, como triptorrelina. Entretanto, as mulheres perda de função ovariana, seja induzida ou por menopausa natural, ainda produzem pequenas quantidades de estrogênio por meio de síntese suprarrenal de precursores do estrogênio (testosterona, desidroepiandrosterona [DHEA]). Esses precursores são convertidos em estradiol e estrona pela atividade da aromatase na gordura periférica e, possivelmente, nas células cancerosas. Em mulheres na pós-menopausa, o estrogênio circulante pode ser reduzido para níveis quase imperceptíveis com o uso de IAs por via oral: anastrozol, letrozol e exemestano. Os três IAs não diferem significativamente na sua atividade ou toxicidade. Todos são ligeiramente mais efetivos do que o tamoxifeno.

As toxicidades dos IAs são previsíveis com base nos níveis muito baixos de estrogênio. Consistem em ondas de calor, sintomas musculoesqueléticos e vaginite atrófica/disfunção sexual. Além disso, induzem ou agravam a osteoporose e fraturas, embora esse efeito possa ser anulado com agentes modificadores ósseos, como bisfosfonatos ou antagonistas do ligante de RANK (denosumabe).

Tanto para o tamoxifeno quanto para os IAs, os sintomas musculoesqueléticos que mimetizam a osteoartrite e artralgias podem ser tratados por meio de fisioterapia e anti-inflamatórios não esteroides. Depois de um breve período de *washout* após a sua interrupção, a mudança de um IA para outro alivia esse sintoma em cerca de um terço das pacientes. Esses sintomas também podem ser reduzidos com acupuntura ou com a administração do antidepressivo duloxetina. Se os IAs não forem tolerados, o tamoxifeno constitui uma terapia razoável, assumindo que não haja contraindicações, como história pregressa de trombose ou alto risco de doença cerebrovascular. As ondas de calor em decorrência de qualquer classe de medicamentos são aliviadas em cerca da metade das pacientes com o uso de um dos vários antidepressivos diferentes.

Para mulheres na pré-menopausa, o uso de terapia endócrina ideal depende do prognóstico e da escolha da paciente. A depleção completa dos estrogênios é ligeiramente mais efetiva do que o tamoxifeno como terapia isolada, mas também pode estar associada a efeitos colaterais mais desagradáveis, como ondas de calor, ressecamento da vagina e disfunção sexual. A depleção completa de estrogênio, que consiste em ooforectomia ou supressão química das gonadotrofinas associada a um IA, está indicada para mulheres com mau prognóstico, em particular com linfonodos positivos. Para aquelas com prognóstico mais favorável, o tamoxifeno isoladamente ou com supressão ovariana é adequado e produz uma melhor qualidade de vida. Os IAs não devem ser administrados a mulheres com ovários funcionais ou dormentes, visto que a retroalimentação negativa hipotálamo-hipofisária pode resultar em superprodução de rebote de estrogênios ovarianos.

A duração da terapia endócrina adjuvante não está bem definida. Anteriormente, a recomendação-padrão era pelo menos 5 anos de terapia, o que claramente reduz o risco de recorrência durante esse período e por alguns anos após a sua interrupção. Entretanto, o risco anual de recorrência a distância durante os 15 anos subsequentes é de 0,5 a 3%, dependendo do estado inicial de T e N. A terapia endócrina adjuvante estendida com tamoxifeno ou com um IA durante pelo menos mais 5 anos continua reduzindo esse risco tardio de recidiva. Por conseguinte, a decisão quanto a continuar ou não a terapia endócrina adjuvante depois de 5 anos precisa levar em consideração o risco inicial (T, N, grau), os efeitos colaterais atuais e toxicidades cumulativas potenciais e a percepção dos benefícios e riscos relativos e absolutos pela paciente.

Quimioterapia A quimioterapia adjuvante com múltiplos agentes é mais efetiva do que a monoterapia. Embora os agentes quimioterápicos sejam habitualmente administrados em combinação, a quimioterapia sequencial com um único agente é tão efetiva e pode ser um pouco menos tóxica, embora exija uma duração total mais longa para ser administrada. A administração de 4 a 6 ciclos de quimioterapia parece ser ideal; 1 ciclo é menos efetivo do que 6, porém a administração de mais de 6 ciclos está geralmente associada a uma toxicidade aumentada, sem eficácia adicional. É importante ressaltar que, embora a quimioterapia seja combinada com terapia anti-HER2 em pacientes com cânceres HER2-positivos, a terapia endócrina concomitante, em particular com tamoxifeno, é antagônica à quimioterapia. Por conseguinte, são administradas sequencialmente, com início da terapia endócrina após o término da quimioterapia.

Vários agentes quimioterápicos possuem atividade no contexto adjuvante. Incluem agentes alquilatentes (principalmente ciclofosfamida), antraciclinas (doxorrubicina, epirrubicina), antimetabólitos (5-fluoruracila [5-FU], capecitabina, metotrexato), taxanos (paclitaxel, docetaxel) e sais de platina (cisplatina, carboplatina). Dentro das classes específicas, ensaios clínicos randomizados não conseguiram demonstrar a superioridade de um agente em relação a outro (p. ex., doxorrubicina vs. epirrubicina, ou paclitaxel vs. docetaxel). O escalonamento acima de uma dose ideal não é mais efetivo. A vantagem antineoplásica de doses mais frequentes para a maioria dos agentes individuais foi demonstrada em uma metanálise. O paclitaxel semanal ou a cada 2 semanas é superior à infusão a cada 3 semanas, e, curiosamente, o oposto é verdadeiro para o docetaxel. Em conjunto, os dados sustentam a administração de quimioterapia adjuvante de forma densa.

O esquema de combinação mais antigo consiste em ciclofosfamida, metotrexato e 5-FU (CMF). O acréscimo de uma antraciclina ou a substituição dos antimetabólitos por uma antraciclina melhoram ligeiramente o resultado, embora com algum aumento no risco de insuficiência cardíaca e leucemia secundária. O acréscimo de um taxano a um esquema à base de antraciclina reduz modestamente ainda mais a probabilidade de recidiva distante e morte. De maneira semelhante, o acréscimo de uma antraciclina a um esquema à base de taxano também é modestamente mais efetivo do que um taxano mais ciclofosfamida isoladamente.

Para que o esquema seja adequado para determinada paciente, ele precisa ser individualizado com base no prognóstico, nas comorbidades e na perspectiva da paciente. Por exemplo, a melhora relativa modesta com a administração de antraciclina, ciclofosfamida e taxano (AC-T) pode não produzir uma melhora absoluta da sobrevida significativa o suficiente em uma paciente com tumor relativamente pequeno (T2) e linfonodos negativos, ao passo que essa mesma redução relativa da mortalidade pode representar um benefício absoluto grande o suficiente para uma paciente com mau prognóstico. Por conseguinte, a primeira paciente pode obter maior benefício com um esquema de taxano/ciclofosfamida (TC) isoladamente, ao passo que a segunda pode aceitar o risco adicional de insuficiência cardíaca congestiva e leucemia associado às antraciclinas.

Quimioterapia neoadjuvante O tratamento pré-operatório, ou "neoadjuvante", envolve a administração de terapia sistêmica adjuvante, mais comumente quimioterapia, antes da cirurgia definitiva e radioterapia. A terapia endócrina neoadjuvante para pacientes com doença ER-positiva geralmente é administrada no pré-operatório por 4 a 6 meses. Entretanto, ela costuma ser reservada para pacientes para as quais existe alguma razão de atraso cirúrgico, como comorbidades.

As taxas objetivas de resposta parcial e completa de pacientes com câncer de mama à quimioterapia neoadjuvante variam de 10 a 75%, dependendo do subtipo intrínseco do câncer e do esquema usado. Assim, em muitas pacientes, pode-se obter uma "redução de estágio" por meio de quimioterapia neoadjuvante. Nessa circunstância, as pacientes com cânceres localmente avançados e inoperáveis podem ser candidatas à cirurgia, e aproximadamente 15% das pacientes não consideradas elegíveis para cirurgia conservadora com preservação da mama podem tornar-se elegíveis, devido à redução do tamanho do câncer. Entretanto, a sobrevida global não aumentou com a utilização dessas abordagens se comparadas à administração dos mesmos medicamentos no pós-operatório.

As pacientes que obtêm uma remissão completa patológica (RCp) após quimioterapia neoadjuvante apresentam melhora substancial da sobrevida, em comparação com aquelas que não têm remissão. Não se sabe se essa observação implica uma ausência de benefício no segundo grupo ou se apenas indica um prognóstico inicial mais grave, porém adquirindo ainda algum benefício. A administração de mais terapia a pacientes que não apresentam RCp é atrativa. No entanto, é possível que essas pacientes tenham doença resistente à quimioterapia, de modo que a administração de mais quimioterapia pode não ter valor. Justifica-se o uso de estratégias claramente não quimioterápicas, como terapia endócrina adjuvante, se as pacientes tiverem câncer de mama ER-positivo, e terapia anti-HER2 adjuvante, se o câncer for HER2-positivo.

A adição ou a modificação de terapias sistêmicas podem beneficiar grupos selecionados de pacientes que não apresentam RCp. Cerca de 6 meses de uma fluorpirimidina oral pós-operatória, a capecitabina, reduzem as metástases a distância em pacientes com câncer de mama triplo-negativo que apresentam doença residual após quimioterapia neoadjuvante que não contém fluorpirimidina. De forma semelhante, a terapia pós-operatória com conjugado de anticorpo-fármaco, que consiste em trastuzumabe e a antitubulina entansina (ado-trastuzumabe entansina), é superior à continuação do trastuzumabe não conjugado em pacientes com câncer de mama HER2-positivo, que não obtiveram RCp com quimioterapia pré-operatória e trastuzumabe.

Toxicidades da quimioterapia A quimioterapia está associada a náusea, vômitos e alopecia em quase 100% das pacientes. A náusea e os vômitos em geral são bem controlados com antieméticos modernos. Estudos de pequeno porte, porém convincentes, sugeriram que a estratégia de constrição do fluxo sanguíneo para o couro cabeludo com vários meios de resfriamento é comumente eficaz para poupar a queda dos cabelos, sem evidência de aumento das metástases para o couro cabeludo.

Mais importante ainda é reconhecer que a quimioterapia causa toxicidades potencialmente fatais ou que provocam alterações na vida em 2 a 3% de todas as pacientes tratadas. Incluem-se neutropenia e febre, com risco de cerca de 1% de infecção, que pode ser prevenida com uso adequado do fator de crescimento filgrastim. Ocorrem mielodisplasia secundária e leucemia em cerca de 0,5 a 1% das pacientes tratadas com antraciclinas, bem como com doses cumulativas de ciclofosfamida, ocorrendo geralmente nos primeiros 2 a 5 anos de tratamento. As antraciclinas causam insuficiência cardíaca congestiva relacionada com a dose cumulativa, que ocorre em cerca de 1% das pacientes tratadas com padrão de 4 a 5 ciclos de 60 mg/m^2. A neuropatia periférica constitui a principal toxicidade dos taxanos, a qual limita a dose e interfere na vida das pacientes. Ocorre neuropatia durante o tratamento em cerca de 15 a 20% das pacientes, e a neuropatia crônica permanente persiste em 3 a 5%. Muitas pacientes queixam-se de disfunção cognitiva, a denominada "névoa cerebral". Embora sejam observados casos ocasionais de efeitos orgânicos tóxicos aparentes sobre a função cognitiva causados pelos quimioterápicos, grande parte dessa síndrome pode ser decorrente de ansiedade, depressão e fadiga causada pelo próprio diagnóstico ou tratamento. Embora nem sempre isso ocorra, o funcionamento cognitivo costuma retornar aos níveis basais ajustados para a idade vários meses após a interrupção da terapia.

Terapia com anti-HER2 O trastuzumabe, um anticorpo monoclonal anti-HER2 humanizado, diminui o risco de recorrência e de mortalidade no câncer de mama em estágio inicial. O trastuzumabe é preferencialmente administrado concomitantemente com a quimioterapia, em particular, associado a um taxano. O tratamento concomitante com uma antraciclina é geralmente evitado, visto que a principal toxicidade do trastuzumabe é a disfunção cardíaca, que aparece com mais frequência quando o agente é administrado simultaneamente com doxorrubicina. Em pacientes com prognóstico razoável favorável (T1 ou T2, com linfonodos negativos), o paclitaxel como agente único mais trastuzumabe é um esquema adequado. A adição de um segundo anticorpo monoclonal anti-HER2, o pertuzumabe, em combinação com o trastuzumabe, é modestamente superior ao trastuzumabe como único medicamento. Quando administrada no contexto neoadjuvante, essa combinação resulta em taxas mais altas de RCp do que o trastuzumabe como agente único. Pelo menos em pacientes com características de prognóstico sombrio, como linfonodos axilares positivos, a combinação reduz significativamente as metástases a distância e, talvez, a mortalidade. Conforme assinalado, os estudos neoadjuvantes demonstraram que a ado-trastuzumabe entansina no pós-operatório é superior ao trastuzumabe em pacientes que não obtiveram RCp.

O trastuzumabe é administrado por via intravenosa semanalmente ou a cada 3 semanas. A terapia com trastuzumabe de 12 meses de duração é ideal, sem qualquer benefício adicional depois de 12 meses. O tratamento durante 6 meses não é mais efetivo do que nenhuma terapia com trastuzumabe, porém é inferior à duração de 12 meses. Uma preparação de trastuzumabe para injeção subcutânea foi aprovada pela Food and Drug Administration (FDA) nos Estados Unidos.

Inibidores da tirosina-cinase anti-HER2 selecionados têm atividade contra o câncer de mama HER2-positivo, porém o seu benefício no contexto adjuvante é limitado. O lapatinibe não contribui para a terapia com o trastuzumabe, e o lapatinibe adjuvante como agente único é inferior ao trastuzumabe como agente único. Outro inibidor da tirosina-cinase anti-HER2, o neratinibe, é modestamente superior a nenhuma terapia anti-HER2. O neratinibe não foi comparado com o trastuzumabe como único agente ou em combinação.

Toxicidades das terapias adjuvantes anti-HER2 Em geral, as terapias anti-HER2 são seguras e efetivas. Em certas ocasiões, as pacientes apresentam reações alérgicas a um ciclo inicial de trastuzumabe, porém em geral não sofrem recorrência. O trastuzumabe pode causar disfunção do músculo cardíaco, porém é raro observar a ocorrência de insuficiência cardíaca congestiva sintomática em consequência do uso do trastuzumabe adjuvante. Indica-se um monitoramento ecocardiográfico basal e seriado. As pacientes com história pregressa de anormalidades cardíacas não devem receber trastuzumabe ou devem ser acompanhadas e tratadas por um cardiologista com experiência nessa condição. O pertuzumabe está associado à evacuação de fezes moles e diarreia, que geralmente podem ser tratadas com terapia antidiarreica, como loperamida. A carga da quimioterapia com ado-trastuzumabe entansina pode causar trombocitopenia e neuropatia periférica.

Agentes para fortalecimento ósseo Os agentes para fortalecimento ósseo, que são comumente usados no tratamento da osteoporose, especificamente os bisfosfonatos, possuem alguma atividade limitada na prevenção do câncer de mama recorrente para o osso, particularmente em mulheres na pós-menopausa. Além disso, a terapia com bisfosfonatos também reduziu a mortalidade por câncer de mama nesse subgrupo. O benefício não está significativamente associado a qualquer classe específica de bisfosfonatos, esquema de tratamento, estado do ER, estado dos linfonodos, grau do tumor ou quimioterapia concomitante. Como esperado, há redução das fraturas ósseas (risco relativo [RR] de 0,85; intervalo de confiança [IC] de 95%, 0,75-0,97; $2p = 0{,}02$). As diretrizes conjuntas da American Society of Clinical Oncology e do Cancer Care Ontario recomendam "que, quando disponível, o ácido zoledrônico (4 mg, por via intravenosa, a cada 6 meses) ou o clodronato (1.600 mg/dia, por via oral) sejam considerados como terapia adjuvante para pacientes na pós-menopausa com câncer de mama que são consideradas candidatas à terapia sistêmica adjuvante. São necessárias mais pesquisas para comparar diferentes agentes modificadores ósseos, doses, intervalos de dosagem e duração". O inibidor do ligante RANK, o denosumabe, não impede a recidiva no osso ou em outros locais, nem reduz a mortalidade.

Novos agentes sistêmicos adjuvantes Outras estratégias adjuvantes interessantes estão sendo testadas (**Tab. 79-1**), e incluem inibidores de PARP (olaparibe, talazoparibe) em pacientes com mutações *BRCA1* ou *BRCA2* de linhagem germinativa conhecidas ou naquelas com cânceres triplo-negativos, que compartilham defeitos semelhantes no reparo do DNA em sua etiologia. De forma semelhante, o inibidor de mTOR, o everolimo, e os inibidores de CDK4/6 (palbociclibe, ribociclibe, abemociclibe) estão sendo testados no contexto adjuvante, em combinação com terapia antiestrogênica. Os resultados notáveis de inibidores de *checkpoint* imune em outros cânceres levaram a estudos dessa abordagem nos contextos de quimioterapia metastática e pós-neoadjuvante. Sua atividade com a quimioterapia na doença triplo-negativa parece ser promissora.

CÂNCER DE MAMA DE ESTÁGIO III

Entre 10 e 25% das pacientes apresentam o chamado câncer de mama localmente avançado ou de estágio III por ocasião do diagnóstico. A maior parte dessas neoplasias é tecnicamente operável (T3), ao passo que outros tipos, sobretudo aqueles com comprometimento da parede torácica, câncer de mama inflamatório ou neoplasias com grandes linfonodos axilares emaranhados (T4 ou N2-3), não podem ser tratados inicialmente com cirurgia. O *downstaging* neoadjuvante facilita a terapia local. A radioterapia da parede torácica após mastectomia ou da mama após excisão do tumor é quase sempre recomendada, assim como o tratamento dos linfonodos regionais. As terapias adjuvantes anti-HER2 e endócrina também são utilizadas quando adequado. Essas pacientes devem ser tratadas em clínicas de multimodalidade para coordenar as terapias locais e sistêmicas. Esse tipo de abordagem pode levar a uma sobrevida livre de doença em cerca de 30 a 50% das pacientes.

NOVA LESÃO PRIMÁRIA SIMULTÂNEA COM METÁSTASES DETECTÁVEIS

Na era do rastreamento, apenas uma pequena fração das pacientes (cerca de 5%) apresenta uma nova lesão primária e metástases simultâneas, detectadas devido a sintomas de doença distante ou como resultado de exames para estadiamento devido à doença localmente avançada. Várias experiências retrospectivas de instituições individuais sugeriram que a terapia sistêmica neoadjuvante seguida de terapia local (cirurgia e radioterapia da mama) está associada a uma sobrevida prolongada. Entretanto, dois ensaios clínicos prospectivos randomizados não conseguiram demonstrar qualquer benefício de sobrevida. Atualmente, a terapia local para essas pacientes é considerada caso a caso, dependendo da resposta à terapia sistêmica e do estado geral de desempenho e desejos da paciente.

QUESTÕES RELATIVAS À SOBREVIVÊNCIA NO CÂNCER DE MAMA

As chances de sobreviver ao câncer de mama aumentaram acentuadamente nos últimos 35 anos, como resultado de uma combinação de detecção precoce e terapias mais efetivas. Sem esses avanços, > 60 mil mulheres norte-americanas teriam morrido por câncer de mama em 2020, e mais de 250 mil mulheres que estão vivas teriam tido o mesmo destino. Juntamente com as mulheres que teriam sido curadas até mesmo antes dos avanços impressionantes das últimas três décadas, milhões são sobreviventes de câncer de mama. Por essa razão, todos os médicos, e não apenas os oncologistas, precisam estar atentos para as questões de sobrevivência em pacientes com câncer de mama previamente diagnosticado e tratado.

Até o momento, não existe nenhum procedimento de acompanhamento especial, como a determinação seriada de biomarcadores tumorais circulantes ou exames de imagem radiológico ou cintilográfico sistêmicos, que seja indicado para uma paciente assintomática sem achados físicos de recidiva. Embora ensaios clínicos randomizados tenham demonstrado uma incidência ligeiramente maior de detecção de metástases com tempo de antecipação de 3 a 12 meses por meio de vigilância de pacientes assintomáticas, em comparação com a ausência de acompanhamento especial, nenhuma evidência sugere que a detecção mais precoce possa melhorar a sobrevida global. De qualquer modo, essa vigilância pode piorar a qualidade de vida, em consequência de maiores níveis de ansiedade associados à realização de exames e às toxicidades associadas ao tratamento mais precoce em pacientes que, de outro modo, estariam se sentindo bem naquele mesmo período.

Entretanto, embora seja baixo, o risco de metástases tardias em sobreviventes de câncer de mama é real, particularmente naquelas que tiveram doença ER-positiva. Essas pacientes permanecem com risco de recorrência a distância durante pelo menos 20 anos após o diagnóstico inicial e, provavelmente, por toda a vida. O risco anual é inexorável e varia de 0,5% por ano para pacientes com linfonodos inicialmente negativos e tumores de grau 1 < 1 cm, até 3% por ano para aquelas que inicialmente tiveram múltiplos linfonodos positivos. Portanto, particularmente em pacientes com câncer ER-positivo prévio, o médico precisa avaliar cuidadosamente os novos sintomas, considerando se podem ser decorrentes do câncer, do tratamento ou de uma condição não associada. É necessário ter discernimento para decidir a necessidade ou não de exames de sangue ou de imagem, de modo a não ignorar uma lesão cujo tratamento adequado melhoraria a qualidade de vida da paciente, mas também de modo a diminuir a realização de testes em excesso, com sua inconveniência, ansiedade, resultados falso-positivos e custos associados. Devem-se efetuar ecocardiografias a cada 3 meses para pacientes que recebem tratamento adjuvante com trastuzumabe, porém não após a interrupção do fármaco.

Várias observações sugerem que, talvez, possa ser necessário reconsiderar as recomendações de não efetuar uma vigilância intensiva em pacientes sem sinais ou sintomas de recorrência. Em primeiro lugar, a incidência anual inexorável de recorrência a distância em longo prazo para pacientes com doença ER-positiva demonstra que nenhuma dessas pacientes pode ser considerada livre de risco de metástases. Em segundo lugar, os exames complementares disponíveis tornaram-se substancialmente mais sofisticados nessa última década. Eles incluem o advento de biópsias líquidas além de marcadores de proteínas circulantes, como DNA tumoral circulante e células tumorais circulantes, bem como técnicas cintilográficas e de imagem mais sensíveis e específicas, como tomografia por emissão de pósitrons (PET, do inglês *positron emission tomography*). Por fim, a identificação de várias terapias-alvo altamente efetivas, incluindo novas terapias endócrinas, anti-HER2 e outras terapias, oferece oportunidades para administrar terapias mais benéficas e menos tóxicas do que os poucos agentes quimioterápicos e endócrinos que estavam disponíveis na época em que foram realizados ensaios clínicos randomizados mais antigos (**Tab. 79-1**). Os ensaios clínicos em andamento estão avaliando se a incorporação dessas novas tecnologias e tratamentos poderá melhorar a sobrevida, em vez de aguardar o aparecimento de sintomas para iniciar estratégias de tratamento adicionais. No momento, não há nenhuma resposta clara aparente.

De modo semelhante, não se justifica o monitoramento seriado para as toxicidades potencialmente fatais em longo prazo associadas à quimioterapia, como síndromes mielodisplásicas ou insuficiência cardíaca congestiva, visto que são muito raras e tendem a causar sintomas óbvios, exigindo uma avaliação apropriada quando ocorrem.

Para pacientes que recebem terapia endócrina, questões ligadas à qualidade de vida podem ser fundamentais, incluindo ondas de calor, dificuldades sexuais, queixas musculoesqueléticas e risco de osteoporose. Embora a terapia com estrogênio, administrada por via oral, transdérmica ou transvaginal, reduza efetivamente esses efeitos colaterais, deve-se considerar cuidadosamente a terapia de reposição de estrogênio para essas pacientes, visto que pode anular a eficácia da terapia endócrina. Com frequência, as terapias administradas localmente são muito efetivas e tendem a ser menos perigosas. Os tratamentos não hormonais, como antidepressivos selecionados para as ondas de calor e os sintomas musculoesqueléticos, e o aconselhamento e o uso de lubrificantes à base de água para problemas sexuais podem ser bastante úteis. Para pacientes tratadas com IA, é importante avaliar a densidade óssea com mais frequência do que o recomendado para mulheres na pós-menopausa, visto que a depleção total de estrogênio resulta em aumento do risco de osteoporose e de fratura. Todas as mulheres devem ser aconselhadas a tomar cálcio e vitamina D diariamente como reposição; na presença de osteoporose, ou se houver agravamento da osteopenia, devem-se administrar agentes para fortalecimento ósseo.

DOENÇA METASTÁTICA

Considerações diagnósticas **(Fig. 79-3)** Cerca de 15 a 20% das pacientes tratadas para câncer de mama localizado desenvolvem doença metastática na década subsequente ao diagnóstico. As metástases para tecidos moles, ossos e vísceras (pulmão e fígado) são responsáveis por cerca de um terço dos locais de recidivas iniciais. Todavia, por ocasião da morte, a maioria das pacientes apresenta comprometimento ósseo. Podem surgir recorrências a qualquer momento após a terapia primária, porém pelo menos metade ocorre > 5 anos após a terapia inicial, particularmente em pacientes com doença ER-positiva. Vários fatores individuais podem influenciar as taxas de recorrência, incluindo depressão e obesidade central, e essas doenças devem ser tratadas o mais agressivamente possível.

Para pacientes sem história pregressa de metástases, deve-se obter uma biópsia das lesões físicas ou radiográficas suspeitas para confirmar que a lesão de fato representa um câncer recorrente. Não se deve pressupor que uma anormalidade aparente seja uma metástase de câncer de mama. Muitas condições benignas, como tuberculose, cálculos biliares, sarcoidose, hiperparatireoidismo ou outras doenças não malignas, podem simular um câncer de mama recorrente e, naturalmente, devem ter um tratamento muito diferente. Além disso, se a biópsia for positiva para metástases, indica-se uma reavaliação de ER e HER2, visto que podem diferir entre as lesões primárias e metastáticas em até 15% dos casos. Deve-se efetuar uma análise para mutações *PIK3CA* se o câncer for ER-positivo. Os preditores de sensibilidade a inibidores do *checkpoint* imune, como expressão de PD-L1, devem ser determinados nos cânceres de mama metastáticos triplo-negativos **(Tab. 79-1)**. Muitos especialistas também recomendam alguma forma de sequenciamento de última geração de todos os cânceres metastáticos de qualquer local, embora essa recomendação seja controversa.

Uma vez estabelecida a presença de recorrência/metástase, deve-se efetuar algum tipo de exame de imagem corporal – cintilografia óssea e tomografia computadorizada (TC) de tórax e abdome ou PET/TC dependendo da preferência do médico. O exame do cérebro (TC ou RM) não está indicado na ausência de quaisquer sinais ou sintomas cognitivos ou neurológicos na maioria das pacientes. Entretanto, devido ao aumento do risco de metástases cerebrais no câncer de mama HER2-positivo, alguns especialistas recomendam um exame de imagem do sistema nervoso central (SNC) nessas pacientes, mesmo na ausência de indicações clínicas. Independentemente disso, as cintilografias ósseas fornecem uma perspectiva da extensão da doença, o que pode orientar as decisões terapêuticas, bem como a necessidade de tratamentos auxiliares, como agentes modificadores ósseos, se houver metástases esqueléticas.

Considerações sobre os objetivos da terapia Embora possa ser tratada, a doença metastática é raramente, ou nunca, curada. A sobrevida mediana para todas as pacientes com diagnóstico de câncer de mama metastático é < 3 anos, porém com acentuada variabilidade, dependendo do subtipo intrínseco e dos efeitos do tratamento. As pacientes com câncer de mama metastático triplo-negativo são as que têm menor sobrevida esperada, ao passo que pacientes com doença ER-positiva podem ter maior expectativa de vida. Inicialmente, foi constatado que positividade HER2 era um fator de prognóstico muito sombrio no câncer de mama metastático, porém a disponibilidade de vários tratamentos-alvo efetivos melhorou as taxas de sobrevida esperada para pelo menos aquelas alcançadas em pacientes com câncer ER-positivo, senão até melhores.

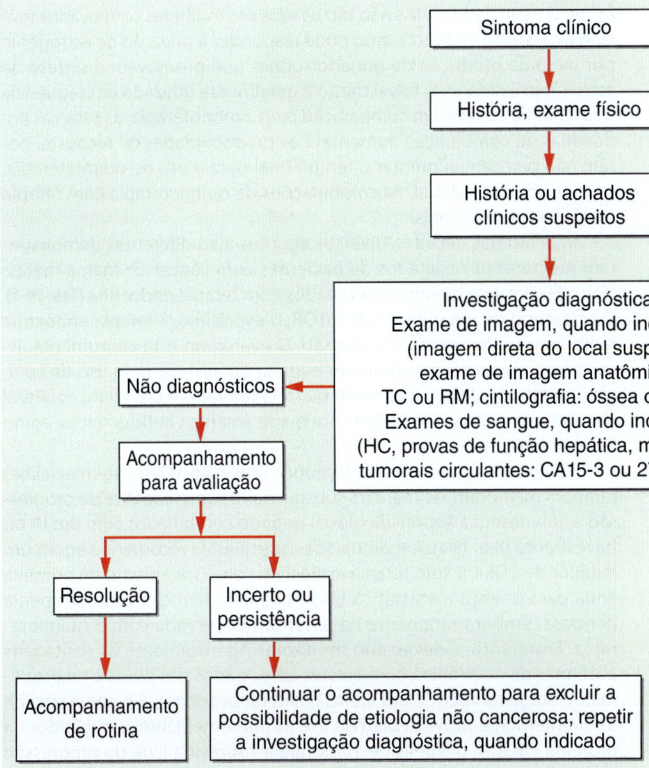

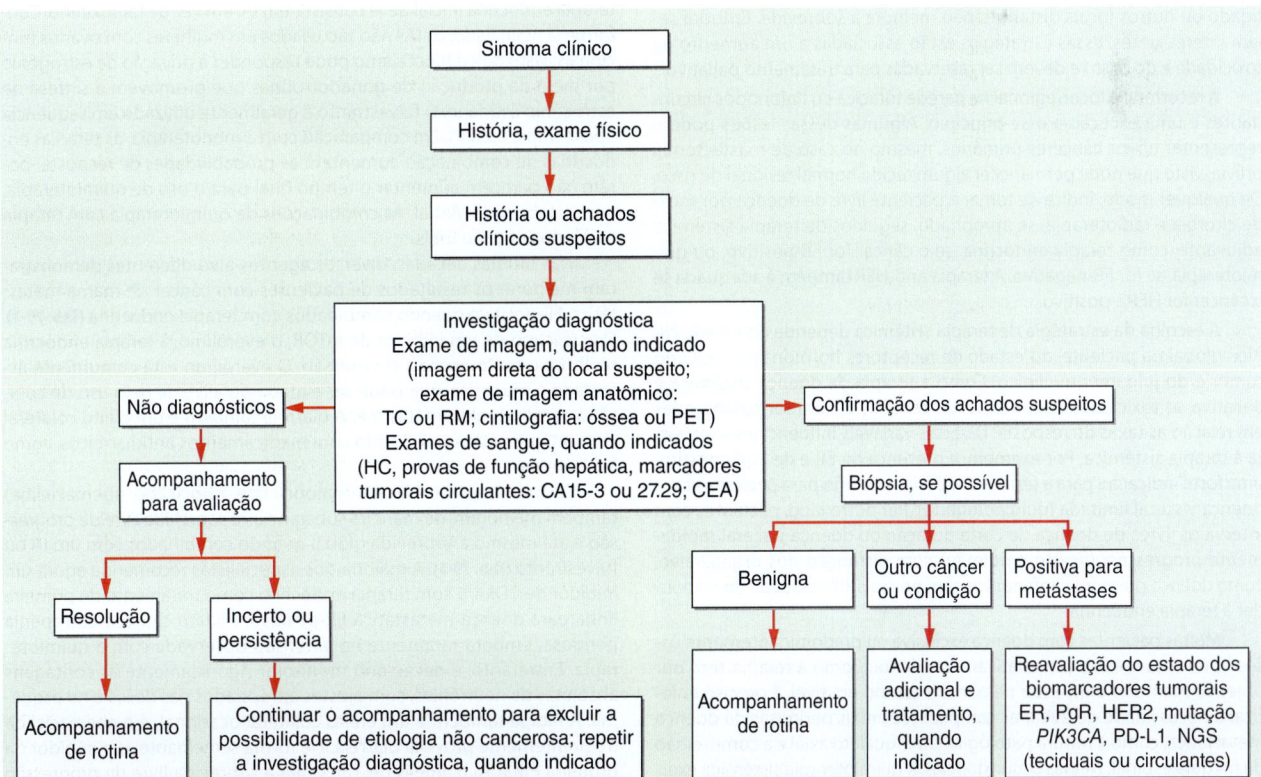

FIGURA 79-3 Avaliação de novos sinais ou sintomas em uma paciente com história pregressa de câncer de mama em estágio inicial. Ver o texto para mais detalhes. CEA, antígeno carcinoembrionário; ER, receptor de estrogênio; HC, hemograma completo; NGS, sequenciamento de última geração; PET, tomografia por emissão de pósitrons; PgR, receptor de progesterona.

O objetivo global do tratamento da doença metastática é paliativo – ou dito de maneira simples: "fazer a paciente se sentir tão bem quanto possível pelo maior tempo possível". Uma meta secundária é aumentar o tempo de sobrevida. Não foi obtida uma melhora da sobrevida geral com a recomendação de terapias mais agressivas ou tóxicas, como a quimioterapia em alta dose ou de combinação, mas sim com o uso de terapia mais seletiva e de base biológica, incluindo terapias endócrinas ou anti-HER2 em pacientes com cânceres de mama ER-positivos ou HER2-positivos, respectivamente.

Em geral, um novo tratamento é mantido até que ocorra progressão ou que haja evidências de toxicidades inaceitáveis. Ambas são avaliadas por meio de história e exames físicos seriados e avaliação sorológica periódica para anormalidades hematológicas ou hepáticas, bem como testes de biomarcadores tumorais circulantes (ensaios para MUC1 [CA15-3 ou CA27.29] e para o antígeno carcinoembrionário [CEA, do inglês *carcinoembryonic antigen*] e, em certas ocasiões, CA125). Quando todas essas avaliações não sugerem qualquer progressão, é pouco provável que o exame de imagem possa contribuir. Entretanto, se um ou mais deles sugerirem progressão, indica-se um exame de imagem corporal total com qualquer ou quaisquer modalidades usadas em condições basais.

A escolha da terapia requer uma avaliação das necessidades de terapia local, especificamente abordagens cirúrgicas para lesões particularmente importantes, como lesões líticas de ossos longos ou metástases isoladas do SNC. O aparecimento de nova dor lombar em pacientes com câncer de mama deve ser avaliado de forma emergencial, em geral com RM da coluna; aguardar a ocorrência de sintomas neurológicos é um erro potencialmente catastrófico. O comprometimento metastático de órgãos endócrinos pode causar profunda disfunção, como insuficiência suprarrenal e hipopituitarismo. De modo semelhante, a obstrução da árvore biliar ou outra disfunção orgânica podem ser tratadas de maneira mais adequada com terapia local do que com uma abordagem sistêmica. É importante considerar a radioterapia como adjuvante da cirurgia ou em seu lugar para a doença particularmente sintomática nos ossos longos ou nas vértebras, para recidivas locorregionais ou metástases para o SNC. Em muitos casos, pode-se suspender a terapia sistêmica enquanto a paciente estiver recebendo terapia local adequada.

O tratamento local agressivo, como excisão, radioterapia, ablação por radiofrequência ou crioterapia das metástases para os pulmões, o fígado ou outros locais distantes, não melhora a sobrevida. Embora sejam interessantes, essas estratégias estão associadas a um aumento da toxicidade e do custo e devem ser reservadas para tratamento paliativo.

A recorrência locorregional na parede torácica ou linfonodos circundantes é uma exceção a esse princípio. Algumas dessas lesões podem representar novos cânceres primários, mesmo no caso de mastectomia prévia, visto que pode permanecer algum tecido normal residual de risco. De qualquer modo, indica-se tornar a paciente livre de doença por meio de cirurgia e radioterapia, se apropriado, seguidos de terapia sistêmica adjuvante, como terapia endócrina, se o câncer for ER-positivo, ou quimioterapia, se for ER-negativo. A terapia anti-HER também é adequada se o câncer for HER2-positivo.

A escolha da estratégia de terapia sistêmica depende do estado clínico global da paciente, do estado de receptores hormonais e HER2 do tumor e do julgamento clínico. Como a terapia da doença sistêmica é paliativa, as toxicidades potenciais das terapias devem ser balanceadas em relação às taxas de resposta. Diversas variáveis influenciam a resposta à terapia sistêmica. Por exemplo, a presença de ER e de PgR constitui uma forte indicação para a terapia endócrina, mesmo para pacientes com doença visceral limitada (pulmão/fígado). Por outro lado, pacientes com intervalos livres de doença de curta duração ou doença visceral rapidamente progressiva (fígado e pulmão) com disfunção dos órgãos-alvo, como doença pulmonar linfangítica, têm pouca probabilidade de responder à terapia endócrina.

Muitas pacientes com doença exclusiva ou predominantemente óssea apresentam evolução relativamente lenta. Como a terapia tem por objetivo manter o bem-estar pelo maior tempo possível, é preciso enfatizar a necessidade de evitar as complicações mais perigosas da doença metastática, como a fratura patológica do esqueleto axial e a compressão da medula espinal. Nessas circunstâncias, a quimioterapia sistêmica exerce efeito moderado, ao passo que a radioterapia pode ser eficaz por longos períodos. As pacientes com comprometimento ósseo devem receber agentes fortalecedores do osso concomitantemente, como bisfosfonatos ou denosumabe, um anticorpo monoclonal humanizado antiligante de RANK. Essas terapias demonstraram reduzir a dor óssea, as fraturas e a hipercalcemia dos processos malignos.

Muitas pacientes são inadequadamente tratadas com esquemas tóxicos em seus últimos dias de vida. Muitas vezes, os oncologistas não estão dispostos a ter as conversas difíceis, mas necessárias, com pacientes que se aproximam do fim da vida, e, não raro, tanto as pacientes quanto seus familiares podem pressionar os médicos para tratamentos com muito pouco valor para a sobrevida. Embora a terapia sistêmica seja projetada para fornecer paliação, os cuidados paliativos formais e uma avaliação realista das expectativas do tratamento devem ser discutidos com as pacientes e seus familiares. Os autores incentivam considerar consultas de cuidados paliativos formais para pacientes que já receberam pelo menos duas linhas de terapia para doença metastática.

TRATAMENTOS SISTÊMICOS PARA O CÂNCER DE MAMA METASTÁTICO

***Terapia endócrina* (Tab. 79-1)** Cerca de 30 a 70% das pacientes com câncer de mama ER-positivo se beneficiarão da terapia endócrina. As terapias endócrinas em potencial estão resumidas na **Tabela 79-1**. As estratégias disponíveis incluem SERMs (tamoxifeno, toremifeno), IAs (anastrozol, letrozol, exemestano) e o infrarregulador seletivo dos receptores de estrogênio (SERD, do inglês *selective estrogen receptor downregulator*) fulvestranto. As terapias endócrinas aditivas, incluindo tratamento com progestinas e androgênios e, curiosamente, estrogênios em doses farmacológicas são todos ativos, porém podem estar associados a efeitos colaterais inaceitáveis em muitas mulheres e raramente são usados. A suspensão do tamoxifeno (bem como a suspensão de doses farmacológicas de estrogênios) induz respostas em cerca de 15% das pacientes; entretanto, com o advento de muitas outras terapias para doença metastática, essa estratégia também é raramente usada na oncologia moderna.

A sequência da terapia endócrina é variável. As pacientes que respondem a uma terapia endócrina apresentam probabilidade de pelo menos 50% de responder a uma segunda terapia endócrina. Não é raro que pacientes respondam a duas ou três terapias endócrinas sequenciais. Muitas mulheres com câncer de mama ER-positivo que sofrem recorrência o farão enquanto ainda estão em uso de terapia endócrina adjuvante ou após a sua interrupção recente (tamoxifeno ou IA). Na maioria das pacientes na pós-menopausa, nos casos em que nunca receberam um IA ou interromperam um IA adjuvante muitos anos antes da recorrência, a terapia endócrina inicial deve consistir em IA, em vez de tamoxifeno. Conforme já assinalado, os IAs não são usados em mulheres com ovários funcionais, visto que o hipotálamo pode responder à privação de estrogênio por meio da produção de gonadotrofinas que promovem a síntese de estrogênio ovariano. O fulvestranto é geralmente utilizado em sequência após terapia com IA. Em comparação com a monoterapia, as terapias endócrinas de combinação aumentam as probabilidades de resposta, porém não parecem aumentar o tempo final para o uso de quimioterapia, nem a sobrevida global. As combinações de quimioterapia com terapia endócrina não são úteis.

Nas últimas décadas, diversos agentes-alvo diferentes demonstraram melhorar os resultados de pacientes com câncer de mama metastático ER-positivo quando combinados com terapia endócrina **(Tab. 79-1)**. O acréscimo de um inibidor de mTOR, o everolimo, à terapia endócrina melhora o tempo para a progressão. O everolimo está comumente associado à mucosite, que pode ser evitada ou aliviada pelo uso de colutório contendo dexametasona. A diarreia também é um efeito colateral comum que pode ser reduzido com medicamentos antidiarreicos, como loperamida.

Os inibidores de CDK4/6 (palbociclibe, ribociclibe, abemaciclibe) também melhoram, de maneira substancial, a sobrevida livre de progressão e até mesmo a sobrevida global quando combinados com um IA ou fulvestranto **(Tab. 79-1)**. A maioria dos especialistas recomenda agora um inibidor de CDK4/6 com terapia endócrina como tratamento de primeira linha para doença metastática ER-positiva. Podem causar neutropenia perigosa, embora raramente na extensão observada com a quimioterapia. Entretanto, é necessário monitorar rigorosamente as contagens absolutas de neutrófilos, com ajustes apropriados nas doses e no esquema. A fadiga também é um efeito colateral ocasional, e o abemaciclibe frequentemente provoca diarreia. De forma semelhante, um inibidor da proteína PIK3CA, o alpelisibe, prolonga a sobrevida livre de progressão em pacientes cujos cânceres abrigam mutações ativadoras desse gene. À semelhante do everolimo, causa também feridas na boca e diarreia. Esses agentes-alvo não devem ser administrados simultaneamente, mas sim em sequência, quando apropriado.

Quimioterapia Diferentemente de muitas outras neoplasias malignas epiteliais, o câncer de mama responde a diversos agentes quimioterápicos, como antraciclinas, agentes alquilantes, taxanos e antimetabólitos. Constatou-se que o uso de múltiplas combinações desses agentes melhorou ligeiramente as taxas de resposta, mas teve pouco efeito na duração da resposta ou na sobrevida. A não ser que a paciente tenha metástases viscerais (pulmão, fígado) rapidamente progressivas, com disfunção de órgãos-alvo, é preferível a quimioterapia com agente único, utilizada em sequência, indo para o fármaco seguinte assim que um fármaco falhar. Dada a toxicidade significativa da maioria dos fármacos, o uso de monoterapia deve minimizá-la, evitando a exposição da paciente a outros fármacos que seriam de pouco valor. Nenhum método mostrou-se útil para a escolha dos fármacos mais eficazes para determinada paciente.

A maioria dos oncologistas utiliza capecitabina, uma antraciclina, ou taxano como quimioterapia de primeira linha em pacientes com doença ER-positiva que é refratária à terapia endócrina, ou em pacientes com câncer de mama ER-negativo. Dentro dessas classes gerais, um determinado agente não é mais preferível do que outro (como doxorrubicina vs. epirrubicina ou paclitaxel vs. docetaxel), e a escolha deve ser equilibrada com as necessidades individuais. Em pacientes previamente tratadas, podem-se observar também respostas objetivas com gencitabina, vinorelbina e etoposídeo oral, assim como uma classe mais nova de agentes, as epotilonas. Os agentes à base de platina estão se tornando cada vez mais utilizados na doença adjuvante e avançada em alguns tipos de câncer de mama, sobretudo no subtipo triplo-negativo.

***Terapia com anti-HER2* (Tab. 79-1)** O uso inicial de trastuzumabe, isoladamente ou com quimioterapia, melhora a taxa de resposta, a sobrevida livre de progressão e até mesmo a sobrevida global em mulheres com doença HER2-positiva. De fato, relatos sem base científica sugerem que, em certas ocasiões, algumas pacientes com câncer de mama metastático HER2-positivo podem ser curadas. A adição de pertuzumabe ao trastuzumabe é mais efetiva do que o trastuzumabe isoladamente. Um conjugado anticorpo-fármaco, o ado-trastuzumabe entansina, é efetivo após progressão com trastuzumabe. Outro conjugado anticorpo-fármaco, fam-trastuzumabe deruxtecana-nxki, demonstrou ser ativo até mesmo em pacientes que progrediram com várias outras terapias anti-HER2, incluindo ado-trastuzumabe entansina. Um anticorpo monoclonal, o margetuximabe, foi desenvolvido para aumentar especificamente a citotoxicidade mediada por células dependente de anticorpos contra células tumorais que hiperexpressam HER2. Em um ensaio clínico de fase 3, o margetuximabe mais quimioterapia melhorou a sobrevida global em 1,8 mês em comparação com o trastuzumabe mais quimioterapia.

Os inibidores do domínio de tirosina-cinase HER2 também têm atividade contra o câncer de mama HER2-positivo. O lapatinibe é efetivo quando acrescentado à quimioterapia após progressão das pacientes com trastuzumabe. Além disso, mesmo após progressão com trastuzumabe, a combinação de trastuzumabe e lapatinibe é superior ao lapatinibe isoladamente. Quando acrescentado à capecitabina oral, o neratinibe é mais efetivo do que o lapatinibe em pacientes que receberam dois ou mais esquemas anteriores à base de anti-HER2. Em pacientes com doença HER2-positiva fortemente pré-tratada, incluindo aquelas com metástases cerebrais, a adição de tucatinibe ao trastuzumabe e capecitabina resultou em melhores resultados de sobrevida livre de progressão e sobrevida global do que a adição de placebo. É interessante observar que 2 a 3% dos cânceres de mama que não amplificam ou superexpressam HER2 contêm mutações ativadoras no gene que o codifica. Modelos pré-clínicos e ensaios clínicos preliminares sugerem que o neratinibe é particularmente ativo contra essa mutação.

***Inibidores da PARP* (Tab. 79-1)** Os inibidores da PARP induzem letalidade sintética de células cancerosas com *BRCA1/2* inativos ou cânceres que apresentam biologia do tipo *BRCA*, devido a um mecanismo de reparo de DNA de recombinação homóloga ineficaz. Tanto o olaparibe quanto o tolaparibe foram aprovados para pacientes cujos cânceres se desenvolveram no contexto de mutações *BRCA1/2* de linhagem germinativa. Ambos os agentes, administrados como único medicamento, são tão efetivos quanto a quimioterapia-padrão, porém geralmente são menos tóxicos. Infelizmente, as respostas são relativamente curtas. Os inibidores da PARP estão sendo investigados em combinação com quimioterapia e com inibidores do *checkpoint* imune. Os inibidores da PARP podem causar náusea leve e vômitos ocasionais, bem como fadiga.

***Sacituzumabe govitecana* (Tab. 79-1)** Um conjugado anticorpo-fármaco, o sacituzumabe govitecana, demonstrou ter atividade em um ensaio clínico não randomizado de pacientes com câncer de mama metastático triplo-negativo. O sacituzumabe govitecana combina um anticorpo imunoglobulina G humanizado dirigido contra TROP-2SN-38 com o metabólito ativo do irinotecano. Em um ensaio clínico de fase 2 de braço único, esse agente produziu respostas em um terço dessas pacientes.

***Inibidores de checkpoint* imune (Tab. 79-1)** Essas terapias permitem que as células efetoras imunes reconheçam e eliminem as células cancerosas do hospedeiro, com base no reconhecimento da expressão de neoantígenos em células tumorais, devido à instabilidade cromossômica e a mutações acumuladas. O interesse pelos inibidores de *checkpoint* imune estendeu-se para o câncer de mama metastático, particularmente do subtipo triplo-negativo. O atezolizumabe em combinação com nab-paclitaxel melhora a sobrevida livre de progressão e, talvez, a sobrevida global, embora exclusivamente contra cânceres com infiltração de células imunes que expressam PD-L1 (Tab. 79-1). Os efeitos colaterais desses agentes podem ser potencialmente fatais e consistem na indução de respostas autoimunes inflamatórias em quase todos os órgãos imagináveis. Eles incluem tireoidite, pneumonite, miocardite e pericardite, esofagite, gastrite e colite, hepatite, pancreatite, hipofisite e dermatite. As toxicidades endócrinas tendem a ser irreversíveis. O manejo cuidadoso deve ser realizado por uma equipe experiente.

Agentes modificadores ósseos São recomendados agentes modificadores ósseos, como bisfosfonatos ou o anticorpo anti-RANK denosumabe, para todas as pacientes com metástases ósseas. Esses agentes reduzem, de maneira substancial, a incidência de eventos esqueléticos relacionados com o câncer, como dor óssea, fratura e hipercalcemia dos processos malignos. Os bisfosfonatos podem causar mialgias e dor esquelética com duração de algumas horas a dias após a infusão. Ambas as estratégias foram associadas à osteonecrose da mandíbula. A incidência dessa complicação é reduzida ao assegurar uma dentição adequada antes do tratamento e com a administração do tratamento a cada 3 meses, em vez de mensalmente. A primeira demonstrou ter a mesma eficácia.

CÂNCER DE MAMA NA GRAVIDEZ

Conforme já observado, o câncer de mama é incomum durante a gravidez, porém de fato ocorre. Devido às alterações físicas da mama relacionadas com a gravidez, o diagnóstico é frequentemente atrasado. A investigação é a mesma dos cânceres de mama não relacionados com a gravidez, exceto pelo fato de que o estadiamento radiográfico deve ser limitado ou evitado, particularmente do abdome. O prognóstico é semelhante em cada estágio ao de mulheres da mesma idade que não estão grávidas. Em geral, não há necessidade de interromper a gravidez. Entretanto, aconselha-se fortemente que a paciente seja encaminhada a um programa de gravidez de alto risco.

Notavelmente, a quimioterapia adjuvante, incluindo doxorrubicina e ciclofosfamida, pode ser administrada com segurança depois do primeiro trimestre. Os taxanos e os sais de platina podem ser administrados com segurança. Em contrapartida, as terapias com anticorpos anti-HER2 resultaram em malformações fetais inaceitáveis e complicações na gravidez e devem ser evitadas. De modo semelhante, as terapias endócrinas devem ser adiadas até depois do parto. Em geral, uma estratégia razoável é administrar quimioterapia neoadjuvante combinada com agentes únicos concomitantes ou sequenciais para possibilitar uma embriogênese suficiente seguida de parto e, então, terapia primária da mama (cirurgia/radioterapia). Outras terapias adjuvantes, incluindo quimioterapia adicional e/ou terapias anti-HER2 e endócrinas, podem ser administradas no pós-operatório. A amamentação é desencorajada, visto que esses agentes podem passar para o leite.

CÂNCER DE MAMA EM HOMENS

A frequência do câncer de mama nos homens é de cerca de 1/150 em comparação com as mulheres; nos Estados Unidos, cerca de 2 mil homens desenvolvem câncer de mama anualmente. Os fatores de risco incluem SNPs deletérios em *BRCA2*, bem como exposição aumentada ao estrogênio endógeno ou exógeno. Homens com síndrome de Klinefelter têm duas ou mais cópias do cromossomo X e apresentam níveis mais altos de estrogênio. Outras condições de hiperestrogenismo, como na insuficiência hepática e com uso de estrogênio exógeno em situações de transgênero, também estão associadas a um risco maior de câncer de mama em homens. Todavia, a grande maioria dos homens portadores de câncer de mama não apresenta nenhuma dessas condições.

Em geral, o câncer de mama ocorre nos homens como nódulo unilateral na mama e, com frequência, não é diagnosticado imediatamente. Devido à pequena quantidade de tecido mole e à natureza inesperada do problema, os casos localmente avançados são um pouco mais comuns. Embora a ginecomastia possa ser inicialmente unilateral ou assimétrica, qualquer massa unilateral em um homem com > 40 anos de idade deve ser submetida à biópsia. Em contrapartida, o desenvolvimento mamário simétrico bilateral raramente representa câncer de mama e quase sempre se deve a alguma doença endócrina ou efeito colateral farmacológico. Entretanto, o risco de câncer é muito maior em homens com ginecomastia, casos em que a observação de assimetria visível das mamas deve levantar a suspeita de câncer.

Cerca de 90% dos cânceres de mama masculinos contêm ERs e a doença se comporta de modo semelhante à da mulher na pós-menopausa. Quando comparado com o câncer de mama feminino com base na mesma idade e estágio, o prognóstico global é idêntico. O câncer de mama masculino é mais bem tratado por mastectomia e dissecção de linfonodos axilares ou BLNS, porém alguns homens preferem a terapia conservadora com preservação da mama. Os pacientes com doença localmente avançada ou com linfonodos positivos também devem ser tratados com radioterapia. Nenhum estudo randomizado avaliou a terapia adjuvante para o câncer de mama masculino, porém a extrapolação do tratamento com mulheres sugere a sua indicação. Se o câncer for ER-positivo, o que frequentemente é o caso, o tamoxifeno é, em geral, o agente de escolha. Os IAs também são efetivos em homens. Evidências sem base científica sustentam o uso de GnRHs, como leuprorrelina, em combinação com um IA, visto que a testosterona é um substrato para a enzima aromatase. Os locais de recidiva e o espectro de resposta aos quimioterápicos são praticamente idênticos no câncer de mama em ambos os sexos.

LEITURAS ADICIONAIS

Allison KH et al: Estrogen and Progesterone Receptor Testing in Breast Cancer: American Society of Clinical Oncology/College of American Pathologists Guideline Update. Arch Pathol Lab Med 2020.

Burstein HJ et al: Customizing local and systemic therapies for women with early breast cancer: the St. Gallen International Consensus Guidelines for treatment of early breast cancer 2021. Ann Oncol 32:1216, 2021.

Cardoso F et al: 3rd ESO-ESMO international consensus guidelines for Advanced Breast Cancer (ABC 3). Breast 31:244, 2017.

Dhesy-Thind S et al: Use of Adjuvant Bisphosphonates and Other Bone-Modifying Agents in Breast Cancer: A Cancer Care Ontario and American Society of Clinical Oncology Clinical Practice Guideline. J Clin Oncol 35:2062, 2017.

Harris LN et al: Use of Biomarkers to Guide Decisions on Adjuvant Systemic Therapy for Women With Early-Stage Invasive Breast Cancer: American Society of Clinical Oncology Clinical Practice Guideline. J Clin Oncol 34:1134, 2016.

Pan K et al: Breast cancer survivorship: state of the science. Breast Cancer Res Treat 168:593, 2018.

Qaseem A et al: Screening for Breast Cancer in Average-Risk Women: A Guidance Statement From the American College of Physicians. Ann Intern Med 170:547, 2019.

Samadder NJ et al: Hereditary Cancer Syndromes-A Primer on Diagnosis and Management: Part 1: Breast-Ovarian Cancer Syndromes. Mayo Clin Proc 94:1084, 2019.

Schmid P et al: Pembrolizumab for early triple-negative breast cancer. N Engl J Med 382:810, 2020.

Tutt ANJ et al: Adjuvant olaparib for patients with BRCA1- or BRCA2-mutated breast cancer. N Engl J Med 384:2394, 2021.

Visvanathan K et al: Use of Endocrine Therapy for Breast Cancer Risk Reduction: ASCO Clinical Practice Guideline Update. J Clin Oncol JCO1901472, 2019.

Wolff AC et al: Human Epidermal Growth Factor Receptor 2 Testing in Breast Cancer: American Society of Clinical Oncology/College of American Pathologists Clinical Practice Guideline Focused Update. J Clin Oncol 36:2105, 2018.

80 Neoplasias do trato gastrintestinal superior

David Kelsen

Os cânceres do trato gastrintestinal superior incluem neoplasias malignas do esôfago, do estômago e do intestino delgado. Os cânceres de esôfago, da junção gastresofágica e gástrico estão entre as neoplasias malignas humanas mais comuns, com 1,5 milhão de novos casos globais diagnosticados em 2018. Nos Estados Unidos, uma área de menor risco, estima-se que, em 2020, o câncer de esôfago tenha sido diagnosticado em 18.440 indivíduos, causando 16.170 mortes. Para o câncer gástrico, a estimativa é de 27.600 novos casos diagnosticados e 11.010 mortes. Os cânceres de intestino delgado são raros.

CÂNCER DE ESÔFAGO

INCIDÊNCIA E ETIOLOGIA

Duas formas distintas de câncer, com diferentes epidemiologias, fatores causais e perfis genômicos, surgem no esôfago: os cânceres de células escamosas, que ocorrem mais frequentemente na parte superior e média do esôfago, e os adenocarcinomas, que quase sempre estão localizados na parte inferior do esôfago e na junção esofagogástrica. A incidência de câncer de esôfago varia até 20 vezes, com base na sua distribuição geográfica: é relativamente incomum na América do Norte, porém tem alta incidência na Ásia (especialmente na China), na costa da Normandia na França e em países do Oriente Médio, como o Irã. Essa variação global acentuada provavelmente decorre de diferentes fatores etiológicos no desenvolvimento da neoplasia maligna, levando a dois tipos diferentes de câncer no mesmo tecido: os cânceres de células escamosas são mais comuns em áreas de alta incidência, geralmente com menores pontuações do Índice de Desenvolvimento Humano (IDH) (uma medida do desenvolvimento econômico, que inclui padrão de vida, saúde e educação). Em geral, foram diagnosticados cerca de 572 mil novos casos de câncer de esôfago globalmente em 2018; o câncer de esôfago foi a sétima causa mais comum de neoplasia maligna e a terceira causa mais comum de mortalidade relacionada ao câncer, com uma estimativa de 508 mil mortes.

Os fatores de alto risco mais evidentes para o subtipo de câncer de células escamosas nos países ocidentais são consumo excessivo de álcool e tabaco. O abuso concomitante de álcool e de tabaco aumenta ainda mais o risco. A ingestão de substâncias extremamente quentes (como chá no Irã e mate na América do Sul) foi proposta como fator de risco; na Índia, a mastigação da noz de areca (betel) aumenta o risco de câncer de células escamosas do esôfago. Os fatores de risco menos comuns incluem acalasia crônica, radioterapia (para o tratamento do linfoma de Hodgkin ou do câncer de mama), ingestão de soda cáustica e síndrome de Plummer-Vinson (Patterson-Kelly) (anemia ferropriva, glossite, queilite e desenvolvimento de membranas esofágicas) (Tab. 80-1). O adenocarcinoma da parte inferior do esôfago e da junção esofagogástrica tem sido o subtipo histológico predominante nos Estados Unidos e na Europa Ocidental há várias décadas, constituindo agora > 75% de todos os casos incidentes. Os fatores de risco para adenocarcinoma (Tab. 80-2) incluem esofagite de refluxo crônica, que leva a inflamação e ao desenvolvimento do esôfago de Barrett (achado de mucosa do tipo gástrico glandular que se estende para dentro do esôfago). Embora a obesidade aumente o risco de esofagite de refluxo, um número substancial de pacientes com adenocarcinoma de esôfago e da junção esofagogástrica recém-diagnosticado são mais jovens e com boa performance; o esôfago de Barrett pode ser encontrado nesses pacientes. Em pacientes com adenocarcinoma da parte inferior do esôfago, em que não há evidência de esôfago de Barrett, a doença pode surgir sem sua preexistência, ou um tumor extenso descoberto por ocasião do diagnóstico pode cobrir áreas anteriores de Barrett. Alterações genômicas podem ser identificadas mesmo antes do desenvolvimento de adenocarcinoma franco em pacientes com displasia associada ao esôfago de Barrett, incluindo mutações de *TP53*, um gene fundamental na regulação da divisão celular descontrolada, e aneuploidia em regiões displásicas. O risco de progressão do esôfago de Barrett para o câncer é de cerca de 0,4 a 0,5% por ano. O tratamento do esôfago de Barrett é discutido no Capítulo 323.

Diferentemente de outras neoplasias malignas gastrintestinais, como câncer colorretal, os genes de suscetibilidade ao câncer herdados raramente estão associados a cânceres de esôfago e da junção esofagogástrica. Uma exceção é o raro gene de suscetibilidade ao câncer hereditário que leva à tilose palmar e plantar; uma mutação no gene *RHBDF2* está associada a um risco aumentado de cânceres de células escamosas do esôfago. A síndrome de Lynch aumenta modestamente o risco de adenocarcinomas gástricos e potencialmente da junção esofagogástrica.

TABELA 80-1 ▪ Alguns fatores etiológicos associados ao carcinoma de células escamosas do esôfago
Consumo excessivo de álcool
Tabagismo
Outros carcinógenos ingeridos
Nitratos (convertidos em nitritos)
Opiáceos fumados
Toxinas fúngicas nos vegetais em conserva
Lesão da mucosa por agentes físicos
Chá quente
Ingestão de soda cáustica
Estreitamentos induzidos por irradiação
Acalasia crônica
Suscetibilidade do hospedeiro
Membrana esofágica com glossite e deficiência de ferro (i.e., síndrome de Plummer-Vinson ou Paterson-Kelly)
Hiperceratose congênita e liquenificação das palmas das mãos e das plantas dos pés (i.e., tiloses palmar e plantar)
? Deficiências nutricionais de selênio, molibdênio, zinco e vitamina A

RASTREAMENTO E VIGILÂNCIA DE GRUPOS DE MAIOR RISCO

Devido à sua baixa incidência na América do Norte e à ausência de biomarcadores comprovados no sangue para ensaios à procura de câncer de esôfago, o rastreamento da população geral assintomática com o uso da endoscopia alta, por exemplo, não é atualmente recomendado nos Estados Unidos. A endoscopia periódica é usada para vigilância de pacientes de maior risco, como aqueles com esôfago de Barrett e, em particular, aqueles com displasia, com base na opinião de especialista em diretrizes.

ALTERAÇÕES GENÔMICAS

Em um tecido, a subtipagem revelou diferenças genômicas substanciais entre adenocarcinomas e cânceres de células escamosas do esôfago. Uma análise integrada envolvendo várias plataformas genômicas diferentes, realizada por pesquisadores de The Cancer Genome Atlas (TCGA) Research Network, demonstrou que os cânceres de esôfago de células escamosas se assemelhavam mais estreitamente aos carcinomas escamosos de outros locais primários, como de cabeça e pescoço, do que aos adenocarcinomas que surgem no esôfago. Foram identificadas três subclasses moleculares de câncer de células escamosas (diferentemente do câncer de cabeça e pescoço, convém salientar que o papilomavírus humano não foi identificado em nenhum dos três subgrupos). Entre outras diferenças, o espectro de amplificações genômicas nos cânceres de células escamosas é substancialmente diferente daquele dos adenocarcinomas. Nos adenocarcinomas, o *ERBB2* (*HER2*) estava frequentemente amplificado, assim como *VEGFA* e *GATA4/6*. O perfil genômico para adenocarcinomas de esôfago e da junção esofagogástrica foi muito semelhante à variante cromossomicamente instável do adenocarcinoma gástrico, sugerindo que os tumores gástricos proximais e da junção esofagogástrica podem ter um fator condutor semelhante (ver adiante). Outros estudos que compararam transcriptomas de adenocarcinomas e de cânceres de células escamosas entre tecidos (i.e., a mesma histologia tumoral que surge em diferentes órgãos, como cânceres de células escamosas e adenocarcinomas de esôfago, pulmão e colo do útero) descobriram que as histologias entre os diferentes órgãos exibiram mais semelhança do que entre as diferentes histologias observadas no mesmo órgão. Além das implicações em relação aos fatores condutores na iniciação e na progressão do câncer, essas alterações genômicas são importantes para a tomada de decisões terapêuticas envolvendo agentes sistêmicos administrados no contexto neoadjuvante, adjuvante pós-operatório ou para doença metastática avançada. No caso do câncer de esôfago, as anormalidades genômicas que devem ser consideradas na prescrição de terapia farmacológica incluem a análise para amplificação de *HER2*, expressão de PD-L1 e tumores hipermutados/instabilidade de microssatélites (ver adiante).

TABELA 80-2 ▪ Alguns fatores etiológicos associados ao adenocarcinoma do esôfago
Refluxo gastresofágico crônico
Obesidade
Esôfago de Barrett
Sexo masculino
Tabagismo

CARACTERÍSTICAS CLÍNICAS

SINTOMAS DE APRESENTAÇÃO

Os sintomas mais comuns que levam à suspeita de câncer de esôfago consistem em disfagia ou odinofagia e, com menos frequência, hematêmese ou melena. Os sintomas mais sutis incluem anorexia e perda de peso, além de fadiga e dispneia na presença de anemia por hemorragia digestiva. Como os sintomas de disfagia ou odinofagia não costumam ser percebidos pelo paciente até que ocorra obstrução substancial do lúmen do esôfago, a grande maioria dos pacientes com câncer de esôfago é diagnosticada com doença localmente avançada, se não metastática. Pacientes com sintomas de disfagia e/ou odinofagia devem ser submetidos à endoscopia alta (em vez de exame contrastado com bário) para determinar a presença ou a ausência de neoplasia maligna; a biópsia deve ser realizada no mesmo contexto para determinar a histologia. Dependendo do estágio do tumor, devem-se efetuar um diagnóstico molecular ou a análise de sequenciamento de última geração (NGS, do inglês *next-generation sequencing*) para ajudar a definir as terapias potenciais. Esses exames devem ser realizados em todos os pacientes com doença metastática, pois devem orientar a terapia. O NGS exige uma celularidade tumoral adequada, o que é algumas vezes difícil de obter com biópsia endoscópica. Alguns centros de alto volume nos Estados Unidos realizam rotineiramente o NGS em todas as amostras, inclusive do tumor primário em pacientes sem doença metastática.

ESTADIAMENTO

A estratégia terapêutica baseia-se no estadiamento da doença com o uso de um sistema, como a 8ª edição do sistema de estadiamento de tumor-linfonodos-metástases (TNM) do American Joint Committee on Cancer (AJCC). O estágio T baseia-se no tamanho do tumor e na profundidade de penetração através da parede esofágica (que, na maior parte de sua extensão, não é coberta por serosa, de modo que a invasão através da túnica muscular leva diretamente aos tecidos periesofágicos) (Fig. 80-1). Pacientes com metástases para linfonodos regionais ainda são potencialmente curáveis. Em geral, a doença metastática é tratada com intenção paliativa, com raras exceções. Como a terapia neoadjuvante (pré-operatória) é amplamente usada no câncer de esôfago para melhorar os resultados cirúrgicos subsequentes, o sistema de estadiamento TNM do AJCC inclui avaliação clínica, patológica (para pacientes submetidos à cirurgia inicial como primeiro tratamento) e de estadiamento ypTNM para aqueles tratados com terapia pré-operatória. Consulte na Tabela 80-3 a classificação de estadiamento TNM para o câncer gástrico, que é semelhante ao câncer de esôfago.

A determinação da extensão do tumor inclui exame físico cuidadoso, que pode revelar linfadenopatia palpável ou hepatomegalia. Exames de imagem, incluindo tomografia computadorizada (TC) e tomografia por emissão de pósitrons (PET, do inglês *positron emission tomography*) com fluordesoxiglicose (FDG)/TC, são usados para avaliar a doença metastática. Se não for identificada nenhuma doença metastática, a ultrassonografia endoscópica (USE) é realizada para determinar de forma mais definitiva a profundidade de penetração do tumor primário (T) e o envolvimento dos linfonodos regionais. Para tumores das partes média e superior do esôfago (5% dos cânceres de esôfago estão localizados no terço superior do esôfago, 20% no terço médio e 75% no terço inferior), a broncoscopia pode ser realizada para descartar a possibilidade de invasão da árvore traqueobrônquica. O achado de invasão da traqueia ou do brônquio exclui uma intervenção cirúrgica com intenção curativa. Pode-se efetuar uma biópsia dos linfonodos regionais guiada pela USE. Se houver suspeita de doença metastática, deve-se efetuar uma biópsia para confirmar o estadiamento do tumor e obter tecido adequado para análise de alterações moleculares e genômicas. Se a terapia sistêmica for indicada como parte do tratamento (para a doença metastática ou para terapia pré-operatória no câncer localmente avançado),

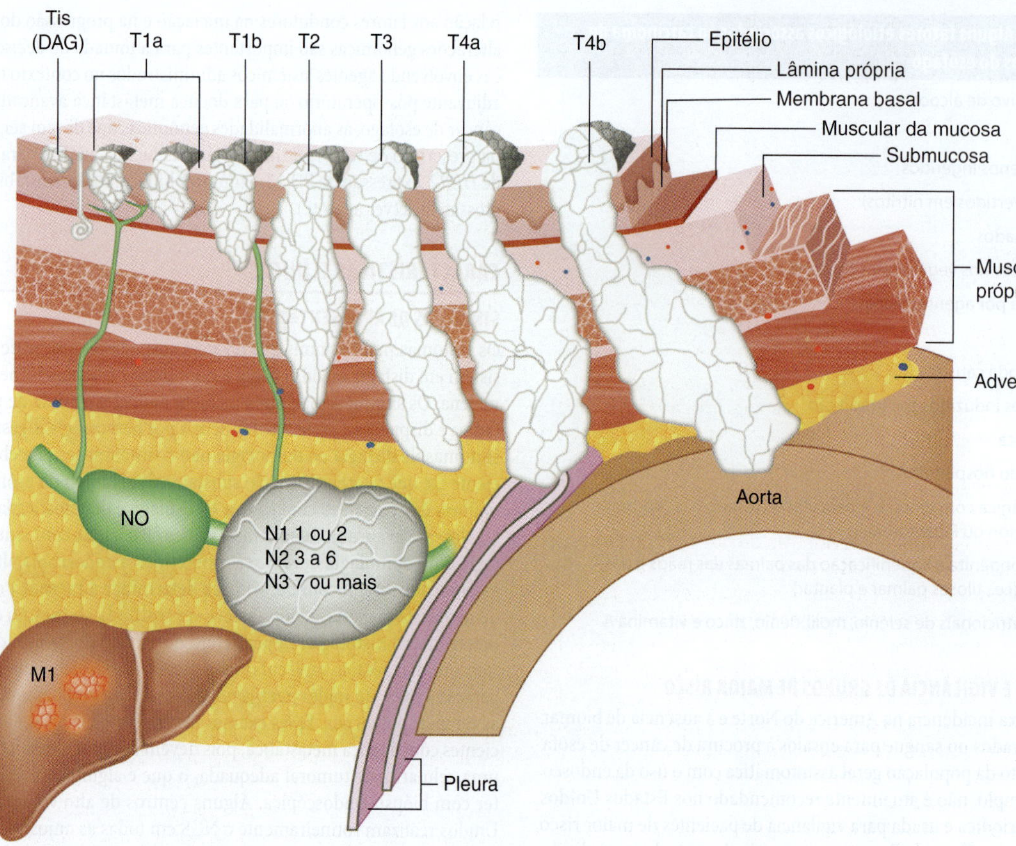

FIGURA 80-1 **Padrões de disseminação do câncer de esôfago e a base para o estadiamento anatômico.** DAG, displasia de alto grau. *(Reproduzida, com permissão, de TW Rice et al: Cancer of the esophagus and esophagogastric junction: An eighth edition staging primer. J Thorac Oncol 12:36, 2017.)*

TABELA 80-3 ■ Grupos de estágios prognósticos do AJCC para o câncer de esôfago utilizando cTNM (pré-tratamento)

			Taxa de sobrevida em 5 anos	
TNM	**Estágio clínico**	**Apresentação nesse estágio[a,b]**	**Escamoso**	**Adenocarcinoma**
cTis, N0, M0	0	1,2%	75%	82%
cT1-2, N0, M0	I	17%	75%	78%
cT1-2, N1-3, M0	IIA	7%	53%	50%
cT3-4a, N0, M0	IIB	13%	40%	40%
cT3-4a, N1-3, M0[c]	III	31%	25%	25%
cT4b, qualquer N, M0	IVA		17%	21%
c qualquer T, qualquer N, M1	IVB	5%	10%	18%
Sobrevida com base no estadiamento ypTNM após quimioterapia neoadjuvante				
		Estimativa da taxa de sobrevida em 5 anos		
TNM	**Estágio yp**	**Escamoso**	**Adenocarcinoma**	
T1-2, N0, M0 T1, N1, M0	I	46%	52%	
T3, N0-1, M0 T2, N1-2, M0 T1, N2-3, M0 T4a, N0, M0	II	34%	38%	
T4a, N1-3, M0 T4b, qualquer N, M0 T3, N2-3, M0 T2, N3, M0	III	22%	27%	
Qualquer T, qualquer N, M1	IV	10%	12%	

[a]Histologias combinadas de células escamosas e adenocarcinoma. [b]Séries cirúrgicas; subestimativa da incidência de doença M1 na apresentação. [c]A incidência inclui cT4b e cN qualquer MO.
Fontes: Adaptada de TW Rice et al: CA Cancer J Clin 67:304, 2017; TW Rice et al: Dis Esophagus 29:707, 2016; e TW Rice et al: personal communication.

FDG-PET/TC seriadas, utilizando a diminuição da afinidade de FDG como medida substituta de eficácia, estão sendo cada vez mais usadas para orientar se a terapia inicial deve ser continuada ou modificada.

TRATAMENTO

Câncer de esôfago

Embora o prognóstico de pacientes com câncer de esôfago (de todos os estágios) ainda seja sombrio, foi observada uma melhora lenta, porém contínua, na sobrevida em 5 anos. Como não existem métodos efetivos de detecção precoce, o número de pacientes diagnosticados com câncer em estágio muito inicial por ocasião do diagnóstico não aumentou de forma acentuada; a melhora modesta na sobrevida provavelmente é uma combinação de terapia sistêmica ligeiramente mais aprimorada com diminuição da morbidade e mortalidade operatórias quando a cirurgia é realizada por cirurgiões que realizam numerosas cirurgias em centros de alto volume, bem como melhora na administração de radioterapia de feixe externo.

Para pacientes sem qualquer evidência de doença metastática, o objetivo da terapia é a cura, utilizando terapias de modalidade combinada. Com exceção dos pacientes com câncer de esôfago em estágio inicial, que pode ser tratado por cirurgia apenas (ou para lesões em estágio muito inicial, por ressecção endomucosa apenas), a terapia farmacológica sistêmica associada à radioterapia de feixe externo constitui uma opção de tratamento-padrão dos cânceres de esôfago. Para pacientes selecionados com câncer gastresofágico, a terapia sistêmica isolada pode ser administrada antes da ressecção cirúrgica definitiva. Para pacientes com câncer de células escamosas das partes superior e média do esôfago, a quimioterapia combinada à radioterapia é uma opção de tratamento-padrão, sendo a cirurgia reservada para aqueles que não obtêm uma resposta radiográfica e endoscópica completa. A quimioterapia com radioterapia concomitante foi superior à radioterapia isolada em vários ensaios clínicos. Cada vez mais, toda terapia sistêmica administrada com intenção curativa é fornecida antes da cirurgia; porém, se a cirurgia for a terapia inicial e o paciente apresentar câncer localmente mais avançado na patologia (p. ex., metástase para linfonodos regionais), utiliza-se a terapia sistêmica pós-operatória no contexto adjuvante. A quimioterapia adjuvante é indicada, com mais frequência, para pacientes com adenocarcinoma do que para aqueles com câncer de células escamosas.

Para pacientes com doença metastática, o objetivo da terapia consiste em paliação dos sintomas e prolongamento da vida. Nenhum ensaio clínico randomizado de cuidados de suporte apenas *versus* terapia sistêmica associada aos melhores cuidados de suporte foi conduzido em pacientes com câncer de esôfago. Para o câncer gástrico (histologia semelhante aos tumores da parte distal do esôfago e da junção esofagogástrica, conforme já discutido), os ensaios clínicos realizados nas décadas de 1980 e 1990 indicaram melhora modesta na sobrevida em 1 e 2 anos quando a terapia sistêmica foi iniciada *versus* os melhores cuidados de suporte apenas. Embora os esquemas de quimioterapia citotóxica usados para paliação não tenham mudado drasticamente nos últimos 10 anos, foram identificados subgrupos de pacientes que se beneficiam de terapias-alvo para alterações genômicas específicas. Cerca de 20 a 25% dos pacientes com adenocarcinoma de esôfago ou da junção esofagogástrica apresentam amplificação ou hiperexpressão de *HER2*; o trastuzumabe associado a quimioterapia resulta em taxas mais altas de resposta e em maior sobrevida global e livre de progressão em comparação com a quimioterapia isolada. A terapia de imunomodulação com inibidores de PD-1 constitui uma terapia paliativa de segunda linha para pacientes que têm câncer de esôfago que expressa PD-L1 ou com genótipo hipermutado ou com instabilidade de microssatélites. Os exames de diagnóstico molecular ou análise de alterações genômicas para a identificação desses biomarcadores devem ser realizados rotineiramente em pacientes com câncer de esôfago para ajudar a orientar a terapia.

As medidas de suporte para melhorar a nutrição e a qualidade de vida incluem a colocação de *stent* endoluminal na presença de obstrução de alto grau; pode-se utilizar também a nutrição enteral com gastrostomia percutânea. A terapia fotodinâmica e a terapia com *laser* endoscópico têm sido utilizadas para tratamento da obstrução endoluminal.

TUMORES DO ESTÔMAGO

ADENOCARCINOMA DO ESTÔMAGO

Incidência e fatores etiológicos Há um século, os adenocarcinomas gástricos estavam entre as neoplasias malignas mais comuns nos Estados Unidos. Desde a década de 1920, a incidência de câncer gástrico tem diminuído constantemente; embora a razão para isso não tenha sido definitivamente identificada, coincidiu com o uso generalizado da refrigeração e com uma menor necessidade de conservantes de alimentos. Em 2020, a estimativa foi de 27.600 novos casos de câncer gástrico diagnosticados nos Estados Unidos; embora agora sejam observados com muito menos frequência, continua sendo uma doença letal, com 11.010 mortes. Globalmente, o câncer gástrico ainda é muito comum, com incidência global de 1,03 milhão de novos casos por ano e 780 mil mortes, tornando-o a terceira causa mais comum de mortalidade por câncer. As áreas de alta incidência, como é o caso dos cânceres de esôfago, incluem os grandes países asiáticos, como China, Coreia e Japão; países da América do Sul, como o Chile; e países do Leste Europeu.

Embora o número de novos casos de cânceres de corpo gástrico e gástricos distais tenha diminuído para isso nos países de alto IDH, a incidência de adenocarcinomas da junção esofagogástrica aumentou acentuadamente nas mesmas áreas nas últimas décadas. A ingestão de altas concentrações de nitratos encontrados em alimentos desidratados, defumados e salgados pode ser um fator contribuinte. Bactérias como *Helicobacter pylori* e a ingestão de alimentos parcialmente decompostos e contaminados por bactérias podem levar à geração de nitritos carcinogênicos a partir dos nitratos (Tab. 80-4). Suspeita-se que um fator causal seja a inflamação crônica devido ao refluxo do conteúdo gástrico para o esôfago, particularmente em pessoas obesas. A obesidade por si só não é a causa, visto que um número substancial desses pacientes apresenta uma boa performance e não tem sobrepeso. Os cânceres gástricos de início precoce (câncer gástrico que ocorre em pacientes com menos de 50 anos de idade), principalmente cânceres proximais ou da junção esofagogástrica, também aumentaram. Uma segunda causa de inflamação crônica, a infecção por *H. pylori*, é um fator conhecido em muitos casos de câncer gástrico. Embora *H. pylori* seja extremamente comum, ocorrendo em cerca de metade de todos os seres humanos, o câncer gástrico acomete apenas um pequeno subgrupo de indivíduos infectados. Um maior risco de câncer foi associado a determinadas cepas de *H. pylori*; ainda não foi identificada uma predisposição genética humana específica. As evidências que corroboram a infecção por *H. pylori* como um fator etiológico no desenvolvimento do câncer gástrico incluem estudos prospectivos que demonstram que o tratamento da infecção por *H. pylori* diminui o risco global de câncer gástrico. Por exemplo, pacientes com infecção por *H. pylori* que tinham pelo menos um parente de primeiro grau com história de câncer gástrico (aumentando o seu próprio risco de câncer de estômago) foram distribuídos de modo aleatório para placebo ou tratamento para *H. pylori*. O grupo submetido à erradicação de *H. pylori* demonstrou uma diminuição significativa na incidência de câncer gástrico (particularmente para aqueles em que houve erradicação bem-sucedida), em comparação com o grupo-controle. Estudos anteriores tinham demonstrado que o tratamento para *H. pylori* em pacientes coreanos que tinham câncer gástrico em estágio muito inicial diminuiu a incidência de um

TABELA 80-4 ■ Bactérias conversoras de nitrato como fator causal de carcinoma gástrico[a]

Fontes exógenas de bactérias conversoras de nitrato:
Alimentos contaminados por bactérias (comuns nas classes socioeconômicas mais baixas, que apresentam maior incidência da doença; diminuída por melhora da preservação e da refrigeração dos alimentos)
Infecção por *Helicobacter pylori*
Fatores endógenos que favorecem o crescimento de bactérias conversoras de nitrato no estômago:
Redução da acidez gástrica
Cirurgia gástrica anterior (antrectomia) (período de latência de 15-20 anos)
Gastrite atrófica e/ou anemia perniciosa
? Exposição prolongada a antagonistas dos receptores H_2 de histamina

[a]Hipótese: nitratos alimentares são convertidos em nitritos carcinogênicos por bactérias.

segundo câncer gástrico. Esses dados sugerem que o tratamento da infecção gástrica assintomática por *H. pylori* deve ser considerado para pacientes com um parente de primeiro grau que apresentou câncer gástrico ou com uma história pessoal pregressa de câncer gástrico em estágio inicial.

Além das condições inflamatórias crônicas, os genes de suscetibilidade ao câncer hereditário aumentam o risco de câncer gástrico. Eles incluem mutações de *CDH1*, que codifica o gene de coesão celular, e-caderina; as mutações de *CDH1* de linhagem germinativa aumentam acentuadamente o risco de câncer gástrico do subtipo de células difusas (células em sinete) (ver adiante para discussão dos subtipos histológicos). Pacientes com mutação de *CDH1* deletéria hereditária são considerados para gastrectomia profilática. As mutações de *CDH1* também aumentam o risco de câncer de mama lobular. Mutações germinativas na via de reparo de mau pareamento (síndrome de Lynch) aumentam ligeiramente o risco de câncer gástrico. Outras síndromes genéticas de suscetibilidade ao câncer hereditário que aumentam o seu risco incluem polipose adenomatosa familiar, polipose juvenil e síndrome de Peutz-Jeghers. Os genes de suscetibilidade ao câncer hereditário, como mutações de *BRCA*, podem não aumentar significativamente esse risco. Devem-se utilizar programas de vigilância para genes de suscetibilidade ao câncer de linhagem germinativa de maior risco.

As células-tronco do câncer gástrico que se originam na medula óssea podem desempenhar um importante papel no desenvolvimento do câncer gástrico. *Helicobacter pylori* pode ser um fator desencadeante para o recrutamento dessas células-tronco gástricas da medula óssea. Se essa hipótese for confirmada, poderá ter importantes implicações no tratamento.

Manifestações clínicas • ESTRATÉGIAS DE VIGILÂNCIA À semelhança do câncer de esôfago, a grande maioria dos pacientes ocidentais com câncer gástrico é sintomática por ocasião do diagnóstico. Os programas de detecção precoce no Japão e na Coreia, onde o câncer gástrico está entre as neoplasias malignas mais comuns (embora a sua incidência esteja diminuindo), incluem endoscopia alta e, no Japão, endoscopia alta e pepsinogênio sérico; esses programas aumentaram o número de pacientes diagnosticados com câncer gástrico precoce e diminuíram as taxas de mortalidade. Essa estratégia não é custo-efetiva em populações nas quais a incidência de câncer gástrico é muito menor, como nos Estados Unidos. Em áreas de alta incidência, o tratamento de *H. pylori* sintomático é uma medida preventiva. As exceções à vigilância de rotina nos Estados Unidos incluem pacientes assintomáticos com mutações *CDH1* (e outros genes de suscetibilidade ao câncer), que podem fazer parte de programas de detecção precoce e nos quais a gastrectomia profilática é uma opção de tratamento.

SINTOMAS DE APRESENTAÇÃO Os sintomas de apresentação são desconforto vago da parte superior do abdome, hematêmese ou melena, anorexia, saciedade precoce e perda de peso inexplicável. Para pacientes com câncer de junção esofagogástrica, a disfagia ou a odinofagia podem ser o sintoma de apresentação. Pode-se detectar a presença de anemia, devido a sangramento oculto. Esses sinais e sintomas levam à realização de endoscopia alta (e, se o local do sangramento for incerto, endoscopia baixa) e biópsia (há muito tempo, a endoscopia substituiu a radiografia contrastada com bário como um passo diagnóstico inicial). Em certas ocasiões, a TC realizada para avaliar os sintomas abdominais pode identificar um espessamento gástrico ou massa gástrica, levando à realização de endoscopia alta. O exame físico pode revelar adenopatia supraclavicular esquerda (nó de Virchow), massa periumbilical (nódulo da irmã Maria José), massa pélvica ao toque retal (prateleira de Blumer), ascite ou massa ovariana (tumor de Krukenberg). O exame físico não costuma ser revelador.

A endoscopia digestiva alta pode revelar uma úlcera ou massa ulcerada, cuja biópsia demonstra a presença de adenocarcinoma. Para o subtipo difuso de câncer gástrico, pode não haver uma massa ou ulceração, mas pode-se observar um espessamento das pregas gástricas. A biópsia inicial pode não revelar câncer gástrico difuso, quando localizado abaixo da superfície da mucosa. Nesses pacientes, a USE orienta a biópsia.

Classificação histopatológica dos adenocarcinomas gástricos primários A grande maioria (cerca de 85%) das neoplasias malignas gástricas consiste em adenocarcinomas ou subtipos de adenocarcinoma. Outras neoplasias malignas, discutidas adiante, incluem tumores neuroendócrinos (tumores carcinoides), linfomas gástricos primários, tumores do estroma gastrintestinal (GISTs, do inglês *gastrointestinal stromal tumors*) e outras neoplasias malignas raras. Com o uso da classificação de Lauren, os patologistas classificam os adenocarcinomas com base na histopatologia em subtipo intestinal (mais comum) ou difuso (cerca de 20%). Conforme descrito anteriormente, o subtipo difuso está associado a mutações *CDH1* herdadas; além disso, na análise genômica do TCGA de câncer gástrico, cerca de um terço dos casos de subtipo difuso tinham mutações *CDH1* somáticas. O subtipo intestinal está associado à infecção por *H. pylori* e à gastrite atrófica. O grau histológico também influencia a evolução clínica.

A análise genômica realizada por vários grupos levou às classificações moleculares do câncer gástrico, que poderão, no futuro, fornecer informações sobre sistemas de estadiamento, proporcionar uma melhor compreensão dos fatores precursores no seu desenvolvimento e fornecer informações importantes sobre as opções de tratamento (Fig. 80-2). Por exemplo, o grupo do TCGA relatou os resultados de uma análise de múltiplas plataformas de 295 pacientes com câncer gástrico previamente não tratados; na análise, foram incluídos pacientes ocidentais e pacientes asiáticos. Foram identificados quatro subtipos de câncer gástrico: alta carga viral de Epstein-Barr, instabilidade de microssatélites com hipermutação, estabilidade genômica (associado ao subtipo difuso) e instabilidade cromossômica. O Asian Cancer Research Group (ACRG), que estudou tumores primários de 300 pacientes coreanos, analisou os perfis de expressão gênica e identificou quatro subtipos: mesenquimal, instabilidade de microssatélites, estabilidade de microssatélites com expressão de *TP53* e instabilidade de microssatélites com *TP53* mutado. O resultado clínico foi correlacionado com o subtipo genômico em ambos os estudos, com melhor resultado dos tumores com instabilidade de microssatélites e pior resultado nos tipos com estabilidade genômica (TCGA) e mesenquimal (ACRG).

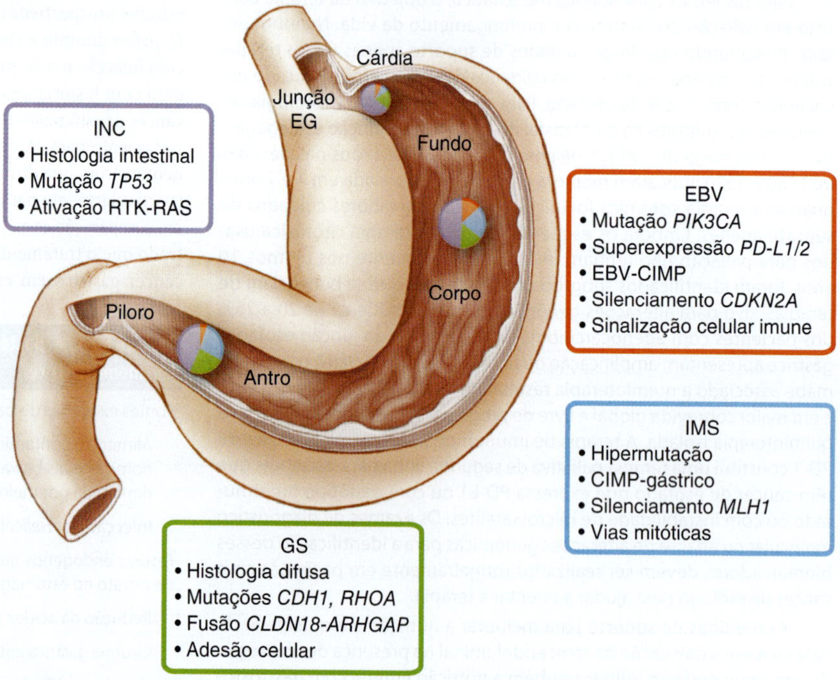

FIGURA 80-2 Caracterização molecular/genômica dos subtipos de carcinoma gástricos. CIMP, fenótipo metilador de ilhas CpG; EBV, associado ao vírus Epstein-Barr; EG, esofagogástrica; GS, estabilidade genômica; IMS, associado à instabilidade de microssatélites; INC, instabilidade cromossômica.

Além da histopatologia, o diagnóstico molecular (incluindo NGS) é uma importante parte da investigação patológica. Os subtipos moleculares têm implicações terapêuticas; por exemplo, cerca de 20% dos pacientes com câncer gástrico ou de junção esofagogástrica exibem superexpressão ou amplificação de *HER2*, o que levaria à adição de agentes como o trastuzumabe como parte do tratamento sistêmico da doença metastática. A terapia de imunomodulação pode ser usada em pacientes com tumores hipermutados, detectados por NGS ou pela reação em cadeia da polimerase (PCR, do inglês *polymerase chain reaction*) para instabilidade de microssatélites (IMS). Uma avaliação para a superexpressão ou amplificação de *HER2*, a quantificação de PD-L1 por imuno-histoquímica e a avaliação de IMS por PCR ou expressão da proteína de reparo de mau pareamento deficiente (dMMRP, do inglês *deficient mismatch repair protein*) devem fazer parte rotineira da investigação patológica de pacientes com câncer gástrico metastático. Há mais controvérsia sobre a necessidade ou não de também efetuar esses testes rotineiramente em pacientes com câncer gástrico passível de cirurgia, visto que a adição de trastuzumabe à quimioterapia neoadjuvante ainda não demonstrou modificar o desfecho. Em centros de grande volume, o NGS é rotineiramente realizado em biópsias obtidas antes do tratamento. Atualmente, o achado de vírus Epstein-Barr tumoral positivo (identificado em 8-10% dos pacientes com câncer gástrico) em análises patológicas não altera as opções terapêuticas.

Estadiamento Uma vez estabelecido o diagnóstico de adenocarcinoma gástrico primário, os algoritmos para avaliação clínica do estágio incluem exame físico e exames de imagem (Fig. 80-3; Tab. 80-5). Os biomarcadores relacionados ao tumor, como antígeno carcinoembrionário (CEA, do inglês *carcinoembryonic antigen*) ou CA19-9, podem estar elevados, porém são inespecíficos (podem estar elevados em vários outros tipos de câncer gastrintestinal e cânceres em outros locais). Deve-se efetuar uma TC diagnóstica do tórax, do abdome e da pelve. Se houver suspeita de doença metastática no exame de imagem, deve-se considerar fortemente uma biópsia de um

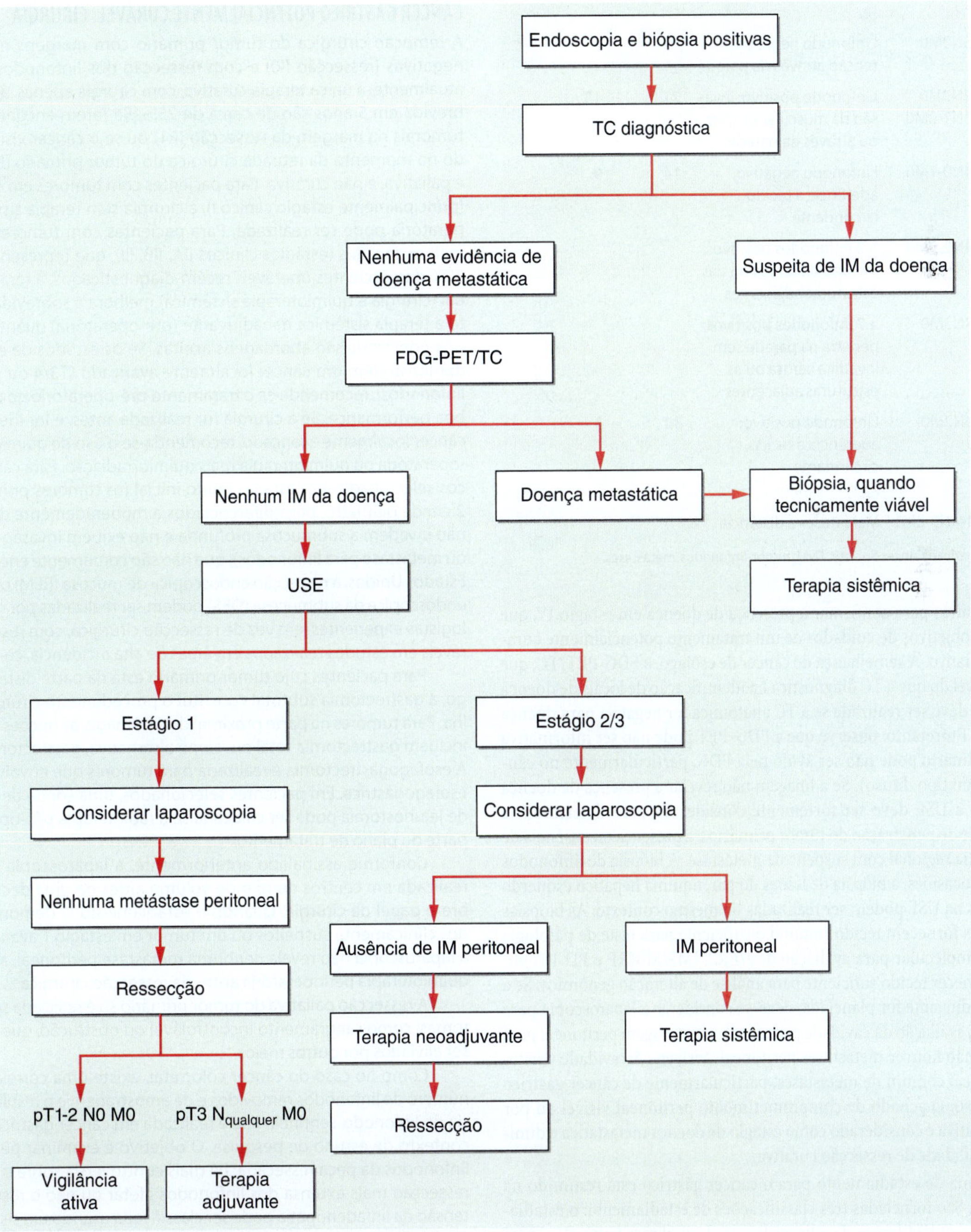

FIGURA 80-3 Estadiamento do adenocarcinoma gástrico. FDG-PET, tomografia por emissão de pósitrons com fluordesoxiglicose; IM, implante metastático; TC, tomografia computadorizada; USE, ultrassonografia endoscópica.

TABELA 80-5 ■ Sistema de estadiamento para o carcinoma gástrico

Estágio	TNM	Manifestações	Dados da ACS nos Estados Unidos: Nº de casos, %	Sobrevida em 5 anos, %
0	TisN0M0	Linfonodo negativo; limitado à mucosa	1	90
IA	T1N0M0	Linfonodo negativo; invasão da lâmina própria ou submucosa	7	59
IB	T2N0M0 T1N1M0	Linfonodo negativo; invasão da muscular própria	10	44
II	T1N2M0 T2N1M0	Linfonodo positivo; invasão além da mucosa, mas dentro da parede	17	29
		ou		
	T3N0M0	Linfonodo negativo; extensão através da parede		
IIIA	T2N2M0 T3N1-2M0	Linfonodo positivo; invasão da muscular própria ou através da parede	21	15
IIIB	T4N0-1M0	Linfonodo negativo; aderência a tecido circundante	14	9
IIIC	T4N2-3M0	> 3 linfonodos positivos; invasão da serosa ou das estruturas adjacentes		
	T3N3M0	≥ 7 linfonodos positivos; penetra na parede sem invadir a serosa ou as estruturas adjacentes		
IV	T4N2M0	Linfonodo positivo; aderência a tecido circundante	30	3
		ou		
	T1-4N0-2M1	Metástases a distância		

Siglas: ACS, American Cancer Society; TNM, tumor-linfonodos-metástases.

local metastático para confirmar a presença de doença em estágio IV, que modifica os objetivos de cuidados de um tratamento potencialmente curativo para paliativo. À semelhança do câncer de esôfago, a FDG-PET/TC, que é mais sensível do que a TC diagnóstica na identificação de locais de doença metastática, deve ser realizada se a TC anatômica for negativa para doença metastática. Entretanto, observe que a FDG-PET pode não ser informativa (o tumor primário pode não ser ávido pela FDG, particularmente no câncer gástrico do tipo difuso). Se a imagem não revelar a presença de doença metastática, a USE deve ser fortemente considerada para determinar a profundidade de penetração do tumor primário e a presença ou ausência de linfadenopatia regional com suspeita de metástase. A biópsia de linfonodos e, em certas ocasiões, a biópsia de lesões do parênquima hepático esquerdo identificadas na USE podem ser realizadas no mesmo contexto. As biópsias endoscópicas fornecem tecido tumoral o suficiente para teste de patologia diagnóstica molecular para avaliação de *HER2*, IMS/MMRP e PD-L1; podem não fornecer tecido suficiente para análise de alteração genômica. Se a terapia neoadjuvante for planejada, deve-se considerar a laparoscopia para possibilitar a avaliação da cavidade peritoneal, com lavagem peritoneal para citologia se não houver metástases peritoneais visíveis. A cavidade peritoneal é um local comum de metástases, particularmente de câncer gástrico do tipo difuso. O achado de comprometimento peritoneal visível ou por citologia positiva é considerado como estágio de doença metastática e diminui a probabilidade de ressecção curativa.

O sistema de estadiamento para o câncer gástrico está resumido na Tabela 80-5. São fornecidas três classificações de estadiamento: o estadiamento clínico cTNM (antes da administração de qualquer terapia), o estadiamento patológico pTNM (para pacientes que não estão sendo submetidos à terapia pré-operatória) e estadiamento de classificação pós-terapia neoadjuvante (ypTNM). Os três componentes levam em consideração o padrão atual de opções terapêuticas, em que os grupos de estágio prognóstico do AJCC, a partir do estadiamento clínico, orientam as decisões terapêuticas. Por exemplo, após avaliação clínica, verifica-se que uma grande porcentagem de pacientes recém-diagnosticados apresenta cânceres primários em estágio mais avançado (penetrando através da parede gástrica [T3 ou T4] ou com linfonodos positivos), e, neste caso, pode-se escolher a terapia sistêmica perioperatória (neoadjuvante). O exame patológico da peça ressecada para classificação do estágio prognóstico precisa levar em consideração a exposição a terapias pré-operatórias, que podem levar a uma redução do estágio (portanto, estadiamento ypTNM). Foram desenvolvidos nomogramas para prever o resultado em pacientes submetidos à cirurgia como tratamento inicial.

TRATAMENTO

Câncer gástrico

CÂNCER GÁSTRICO POTENCIALMENTE CURÁVEL: CIRURGIA

A remoção cirúrgica do tumor primário com margens microscópicas negativas (ressecção R0) e com ressecção dos linfonodos regionais é, atualmente, a única terapia curativa; com cirurgia apenas, as taxas de sobrevida em 5 anos são de cerca de 25%. Se forem encontradas células tumorais na margem da ressecção (R1) ou se o câncer visível for deixado no momento da retirada cirúrgica do tumor primário (R2), a cirurgia é paliativa, e não curativa. Para pacientes com tumores em estágio inicial (principalmente estágio clínico I), a cirurgia sem terapia sistêmica perioperatória pode ser realizada. Para pacientes com tumores localmente mais avançados (estágios clínicos IIA, IIB, III), que representam cerca de 70% dos pacientes operáveis recém-diagnosticados, a terapia multimodal (cirurgia e quimioterapia sistêmica) melhora a sobrevida global. Tanto a terapia sistêmica neoadjuvante (pré-operatória) quanto a sistêmica pós-operatória são abordagens aceitas. Se os estudos de estadiamento demonstrarem um câncer localmente avançado (T3/4 ou positivo para linfonodos), recomenda-se o tratamento pré-operatório no paciente com boa performance. Se a cirurgia for realizada antes, e for identificado um câncer localmente avançado, recomenda-se o uso de quimioterapia pós-operatória ou quimioterapia mais quimiorradiação. Para cânceres gástricos selecionados em estágio muito inicial (os tumores primários com ≤ 2 cm de diâmetro, bem-diferenciados a moderadamente diferenciados, não invadem a submucosa profunda e não exibem invasão linfovascular ou metástase para linfonodos), que não são comumente encontrados nos Estados Unidos, a ressecção endoscópica de mucosa (REM) ou a dissecção endoscópica da submucosa (DES) podem ser realizadas por gastroenterologistas experientes, em vez de ressecção cirúrgica, com resultados favoráveis em estudos realizados em áreas de alta incidência, como o Japão.

Para pacientes cujo tumor primário está na parte distal do estômago, a gastrectomia subtotal constitui o procedimento cirúrgico de escolha. Para tumores na parte proximal do estômago, as opções de ressecção incluem gastrectomia total ou, como alternativa, gastrectomia proximal. A esofagogastrectomia é realizada para tumores que envolvem a junção esofagogástrica. Em pacientes selecionados, uma sonda de alimentação de jejunostomia pode ser colocada se a radioterapia pós-operatória fizer parte do plano de tratamento.

Conforme assinalado anteriormente, a laparoscopia costuma ser realizada em centros de grande volume antes de uma decisão final sobre o papel da cirurgia. Quando o estadiamento já demonstra linfonodos clinicamente suspeitos ou um tumor em estágio T avançado, porém a laparoscopia não revela nenhuma metástase peritoneal, administra-se quimioterapia perioperatória antes da ressecção cirúrgica.

A ressecção paliativa do tumor primário só é realizada se houver sintomas, como sangramento incontrolável ou obstrução, que não possam ser aliviados por outros meios.

Como no caso do câncer colorretal, existe uma correlação entre o número de linfonodos removidos e de amostragem e o resultado. A biópsia do linfonodo-sentinela não é realizada em câncer gástrico fora de um contexto de estudo de pesquisa. O objetivo é examinar pelo menos 15 linfonodos da peça ressecada; há mais controvérsia sobre o fato de uma ressecção mais extensa dos linfonodos afetar ou não o resultado; a extensão da linfadenopatia pode ser classificada usando um sistema D0-D3, em que o número maior significa linfadenopatia mais extensa. Nos Estados Unidos, recomenda-se uma ressecção D2 (D1+) modificada preservando o baço e evitando a pancreatectomia; todavia, deve ser realizada por cirurgiões experientes em centros de grande volume. Pesquisadores japoneses e outros usaram dissecções muito extensas de linfonodos, porém os estudos não demonstraram qualquer vantagem para uma ressecção D3. A ressecção tanto do tumor primário quanto de seus linfonodos regionais pode ser realizada por laparoscopia em pacientes apropriados.

Nas mãos de cirurgiões experientes, a mortalidade operatória seria prevista em ≤ 2%.

TERAPIA NEOADJUVANTE E ADJUVANTE PÓS-OPERATÓRIA PARA O CÂNCER GÁSTRICO RESSECÁVEL

A grande maioria dos pacientes ocidentais com câncer gástrico passível de ressecção apresenta tumores localmente avançados (estágio cTNM IIA/B ou III). A terapia multimodal com quimioterapia sistêmica melhora as taxas de sobrevida em 5 anos em 10 a 15% em comparação com a cirurgia apenas. Um estudo amplamente citado, o ensaio clínico MAGIC, distribuiu aleatoriamente pacientes com doença potencialmente ressecável para receber quimioterapia perioperatória ou se submeter diretamente à cirurgia. A sobrevida global em 5 anos para pacientes submetidos à cirurgia isoladamente foi de 23%; para aqueles que receberam quimioterapia pré e pós-operatória, de 36%. Com base nesse estudo e em outros ensaios clínicos, para a maioria dos pacientes com boa performance portadores de câncer gástrico ressecável em estágios cTNM II e III, a quimioterapia sistêmica pré-operatória seguida de ressecção e, se tolerável, a quimioterapia pós-operatória constituem um tratamento-padrão. A quimiorradiação, conforme administrada no câncer de esôfago, é usada para tumores da junção esofagogástrica. A quimiorradiação pré-operatória ou isolada ou seguida de quimioirradiação pós-operatória para o câncer gástrico, em oposição aos cânceres de esôfago ou da junção esofagogástrica, foram estudadas, porém ainda são uma abordagem de investigação. Para pacientes tratados com terapia multimodal, é fundamental uma estreita interação entre o cirurgião, o oncologista clínico e o radio-oncologista.

Ensaios clínicos compararam diferentes esquemas de quimioterapia citotóxica, dos quais a maioria inclui um composto de platina – cisplatina ou oxaliplatina. Atualmente, a opção de tratamento-padrão consiste em um composto de platina mais uma pirimidina fluorada, como fluoruracila ou capecitabina, administrados por 3 a 4 ciclos antes da cirurgia. São preferidas combinações de fármacos; um exemplo é o FOLFOX, que consiste em fluoruracila, leucovorina e oxaliplatina. Para pacientes com performance muito boa, pode-se escolher uma combinação de fluoruracila, oxaliplatina e docetaxel (FLOT). A adição de trastuzumabe à quimioterapia não melhorou os resultados de pacientes com câncer HER2-positivo. É importante proceder a um cuidadoso monitoramento das toxicidades relacionadas à quimioterapia, com modificações apropriadas das doses. Vários ensaios clínicos incluíram terapia sistêmica pré e pós-operatória; um número substancial de pacientes deverá ter uma recuperação pós-operatória lenta e não receberá tratamento pós-operatório. Uma consideração importante é maximizar a capacidade de administrar quimioterapia pré-operatória. Para pacientes que recebem quimioterapia sistêmica pré-operatória e são submetidos a uma dissecção D2/D1+, a quimiorradioterapia pós-operatória não melhorou os resultados.

Para pacientes cujo tumor primário foi ressecado e que não receberam quimioterapia pré-operatória, que apresentam câncer em estágio II ou III ou que têm < 15 linfonodos na peça ressecada, a quimiorradiação pós-operatória constitui uma opção de tratamento. A quimiorradiação também pode ser administrada para cânceres não ressecáveis em pacientes selecionados.

TERAPIA PALIATIVA PARA O CÂNCER GÁSTRICO INCURÁVEL

Os pacientes com boa performance e câncer gástrico em estágio IV devem receber terapias farmacológicas sistêmicas. Ensaios clínicos de pequeno porte, realizados nas décadas de 1980 e 1990, mostraram um benefício de sobrevida com a terapia sistêmica, em comparação com os melhores cuidados de suporte apenas. Os esquemas de quimioterapia citotóxica mais comumente usados ainda se baseiam em um composto de platina e uma pirimidina fluorada (p. ex., FOLFOX, conforme usado no contexto perioperatório). Entretanto, foram identificados dois subgrupos de pacientes com câncer gástrico que se beneficiam da adição de agentes não citotóxicos. Os pacientes cujos tumores apresentam superexpressão ou amplificação de *HER2* devem receber terapia-alvo para HER2, como trastuzumabe mais quimioterapia citotóxica, visto que foi demonstrada uma vantagem modesta na sobrevida. A terapia adicional direcionada para HER2 com trastuzumabe-deruxtecana, um conjugado de anticorpo monoclonal-fármaco, possui atividade promissora em pacientes cujos tumores foram refratários ao trastuzumabe. Para pacientes com cânceres gástricos IMS/dMMRP, devem-se utilizar inibidores de PD-1, como pembrolizumabe (atualmente aprovados no contexto de segunda linha). A terapia de imunomodulação com inibidores de PD-1, como pembrolizumabe ou nivolumabe, também está aprovada para o câncer gástrico com amostras de tumor que apresentam ≥ 1% de expressão de PD-L1, com taxas de resposta modestas. O desenvolvimento de terapias imunes mais efetivas e a sua combinação com quimioterapia citotóxica (e em combinação com trastuzumabe mais quimioterapia em pacientes *HER2*-positivos) como tratamento inicial constituem áreas de pesquisa ativa.

Quando a doença progride após tratamento de primeira linha, outras terapias incluem a combinação de um agente direcionado para o receptor de VEGF, o ramucirumabe, isoladamente ou em combinação com paclitaxel. Conforme descrito anteriormente, a terapia de imunomodulação pode produzir remissões em pacientes cujos tumores têm pelo menos 1% de expressão de PD-L1. Os inibidores de PD-1 constituem a opção preferida para pacientes cujos tumores têm instabilidade de microssatélites. Vários outros agentes citotóxicos têm atividade no contexto paliativo, incluindo irinotecano e trifluridina-tipiracila. Os melhores resultados obtidos de ensaios clínicos indicam que a sobrevida global para pacientes tratados com doença em estágio IV ainda é de apenas 12 a 15 meses.

A radioterapia com esquemas mais curtos pode ser usada para diminuir o sangramento. Para pacientes com doença avançada incurável, outras medidas de suporte incluem a colocação de *stent* duodenal para aliviar a obstrução pilórica; em pacientes selecionados, podem ser realizados procedimentos cirúrgicos para tal obstrução. A radioterapia pode ser usada se não tiver sido administrada anteriormente. A alimentação enteral com sonda de jejunostomia pode suprir as necessidades nutricionais.

LINFOMAS GÁSTRICOS

Os linfomas de estômago constituem um subgrupo incomum (cerca de 3%), mas importante, de neoplasias malignas gástricas. Consistem em linfomas não Hodgkin (LNHs) extranodais. O trato gastrintestinal é o local mais comum de LNH extranodal, sendo o estômago o local mais comum. Os sintomas de apresentação assemelham-se aos do adenocarcinoma de estômago, muito mais comum, descrito anteriormente, incluindo dor, anorexia e sangramento. Ocorrem sintomas de febre e sudorese noturna em 10 a 15% dos pacientes. Como as opções de tratamento são muito diferentes, a obtenção de tecido adequado para o exame patológico definitivo é crucial no diagnóstico dos linfomas gástricos. Em certas ocasiões, isso pode representar um desafio, visto que, à semelhança do adenocarcinoma de subtipo difuso, os linfomas podem se desenvolver abaixo da superfície da mucosa. Podem ser necessárias múltiplas biópsias profundas e ressecção da mucosa para obter tecido suficiente para uma avaliação patológica definitiva.

As forças condutoras potenciais no desenvolvimento dos linfomas gástricos incluem infecção ativa ou prévia por *H. pylori*, que está associada a linfomas gástricos do subtipo de tecido linfoide associado à mucosa (MALT, do inglês *mucosa-associated lymphoid tissue*). Os linfomas MALT podem se desenvolver em praticamente qualquer órgão, porém o estômago é o local primário mais frequente, respondendo por cerca de 35% de todos os casos. A terapia antibacteriana dirigida contra *H. pylori* pode ser um tratamento altamente efetivo nesses pacientes. Outras formas de LNH podem envolver o estômago, como o linfoma gástrico primário, ou como local secundário de doença, incluindo linfomas tanto de células B (p. ex., linfoma de células do manto, linfoma de Burkitt e linfoma folicular) quanto de células T (p. ex., linfoma de células T associado à enteropatia, linfoma anaplásico de grandes células e linfoma de células T periférico).

O estadiamento é realizado de modo semelhante ao do adenocarcinoma gástrico, porém a classificação do estadiamento é diferente (ver adiante). Além da TC de qualidade diagnóstica e contrastada do tórax, do abdome e da pelve, a FDG-PET/TC pode ser útil. A USE pode ser utilizada para determinar a profundidade de invasão em pacientes nos quais não há nenhuma evidência de doença metastática. O exame do sangue periférico e o aspirado de medula óssea devem ser considerados como parte da investigação. Em todos os pacientes com linfoma gástrico, deve-se avaliar o estado de infecção por *H. pylori*. Se o teste de *H. pylori* for negativo no exame histopatológico, devem-se efetuar um teste não invasivo (teste de antígeno fecal ou teste respiratório de ureia). Se o rituximabe fizer parte do plano de tratamento (ver adiante), deve-se efetuar um teste para hepatite B.

ESTADIAMENTO

O sistema de estadiamento TNM não é usado para os linfomas gástricos. O sistema de estadiamento de Lugano para linfomas gastrintestinais (uma modificação do sistema de estadiamento de Ann Arbor) divide os grupos de pacientes em estágios I, II e IV. Os tumores em estágio I são limitados à parede gástrica; os tumores em estágio II apresentam envolvimento de linfonodos regionais ou invasão de estruturas locais; os tumores em estágio IV têm envolvimento mais extenso dos linfonodos ou metástases a distância, inclusive para a medula óssea ou outros locais extranodais.

CLASSIFICAÇÃO PATOLÓGICA

Os dois subtipos histológicos mais comuns de linfoma gástrico são os linfomas de células B da zona marginal (linfomas de células B da zona marginal gástrica ou MALT; cerca de 40% dos pacientes recém-diagnosticados) e os linfomas difusos de grandes células B (LDGCBs; cerca de 55%). A distinção é fundamental, visto que as opções terapêuticas são diferentes. Como parte da avaliação patológica, para pacientes com linfomas gástricos positivos para *H. pylori*, o achado da translocação t(11;18) identifica um subgrupo com menos probabilidade de responder à erradicação de *H. pylori*. Essa translocação pode ser detectada por PCR ou por hibridização por fluorescência *in situ* (FISH, do inglês *fluorescent in situ hybridization*); ela cria uma proteína quimérica composta pelo aminoterminal de *API1* (inibidor da apoptose) e carboxiterminal de *MALT1*, levando à ativação da sinalização do fator nuclear κB.

TRATAMENTO

Linfoma gástrico

Diferentemente do adenocarcinoma do estômago, a ressecção cirúrgica não desempenha nenhum papel no tratamento do linfoma gástrico primário na ausência de complicações da terapia, como perfuração ou sangramento incontrolável. A ressecção do linfoma gástrico não melhora o resultado.

Para pacientes com linfoma MALT, a erradicação de *H. pylori* com antibióticos é uma terapia altamente efetiva. Se os testes para *H. pylori* forem positivos e o ensaio para translocação de t(11;18) for negativo, a terapia inicial deve consistir em um dos esquemas antibióticos atualmente aceitos para o tratamento de *H. pylori*. A erradicação de *H. pylori* está associada a altas taxas de resposta, incluindo remissões completas na maioria dos pacientes. O tempo para a obtenção de remissão pode ser prolongado (15-16 meses, em média, em alguns estudos); por conseguinte, o monitoramento cuidadoso é importante antes de determinar se um tumor MALT não está respondendo à terapia anti-*H. pylori*. Para pacientes nos quais o ensaio de translocação t(11;18) é positivo, as opções de terapia incluem antibioticoterapia para *H. pylori* mais radioterapia de campo envolvido ou, se a radiação for contraindicada, uso de rituximabe como único agente, um anticorpo monoclonal dirigido contra CD20. Para pacientes negativos para *H. pylori*, o tratamento com radioterapia no local envolvido em dose moderada (24-30 Gy) ou rituximabe como agente único figuram dentre as opções terapêuticas. Para pacientes selecionados com MALT em estágio IV mais avançado, que não responderam ou que progrediram após receber antibioticoterapia para *H. pylori* e/ou rituximabe, pode-se considerar o uso de esquemas de quimioterapia citotóxica, como R-CHOP (rituximabe, ciclofosfamida, doxorrubicina, vincristina e prednisolona) ou rituximabe e lenalidomida.

O LDGCB pode resultar da transformação de um linfoma MALT mais indolente ou pode surgir *de novo*. Os tumores *de novo* têm mais tendência a ser BCL2 e CD10-positivos. Os linfomas MALT que sofreram transformação em LDGCB são mais frequentemente negativos para BCL2 e CD10.

Para pacientes com LDGCB, os tumores em estágios mais iniciais podem ser tratados com quimioterapia combinada apenas ou com quimioterapia associada a radioterapia de campo envolvido. Para LDGCBs gástricos mais avançados, a quimioterapia com esquemas R-CHOP ou R-EPOCH (rituximabe, etoposídeo, prednisolona, vincristina, ciclofosfamida e doxorrubicina) é o tratamento-padrão. Alguns relatos sugeriram que a erradicação de *H. pylori* é um tratamento eficaz para o LDGCB em estágio inicial.

TUMORES INCOMUNS DE ESÔFAGO E ESTÔMAGO

TUMORES NEUROENDÓCRINOS

Os tumores neuroendócrinos (TNEs) do esôfago são raros, representando < 1% dos TNEs gastrintestinais. Podem apresentar-se com disfagia e odinofagia semelhantes às que ocorrem em tumores mais comuns (neoplasia de células escamosas ou adenocarcinoma da parte distal do esôfago e da junção esofagogástrica) ou com sintomas mais inespecíficos, como desconforto subesternal ou sensação de queimação consistente com esofagite de refluxo. Um fator desencadeante potencial do TNE de maior grau é o tabagismo. A avaliação diagnóstica inicial inclui endoscopia alta e biópsia. A patologia pode revelar um TNE de grau 1 ou grau 2 bem-diferenciado, com baixo potencial metastático; na outra extremidade do espectro, estão os TNEs de pequenas células ou de grandes células, que são completamente malignos e que, com frequência, sofrem metástases. Em geral, efetua-se a USE para avaliar a profundidade de penetração e a presença ou ausência de metástases nos linfonodos regionais. Os exames de imagem incluem TC ou FDG-PET/TC para avaliar a doença metastática, particularmente em tumores de maior grau. Para tumores de grau menor, podem-se efetuar exames de imagem como análogos da somatostatina, como gálio-68 DOTATATE, se houver suspeita de doença metastática. Para tumores de baixo grau, pode-se proceder à ressecção endoscópica, incluindo REM ou DEM. Os TNEs de pequenas células ou de grandes células, que não são metastáticos, são geralmente tratados com quimioterapia mais radioterapia de feixe externo, usando esquemas de quimioterapia semelhantes aos empregados para cânceres neuroendócrinos de pulmão de pequenas e de grandes células (Cap. 84). A terapia sistêmica para TNEs esofagogástricos metastáticos de pequenas e de grandes células também é modelada na terapia para TNEs torácicos de pequenas e grandes células.

Os TNEs gástricos (também denominados tumores carcinoides gástricos) representam 7 a 9% dos TNEs gastrintestinais, porém < 1% das neoplasias gástricas. São divididos em três tipos (Cap. 84). Para todos os TNEs gástricos, a avaliação inicial inclui endoscopia alta e biópsia. A USE pode ser útil na avaliação da profundidade de invasão de tumores maiores e para avaliar metástases para linfonodos regionais nos tumores de tipo 3. O exame de imagem com análogo da somatostatina, utilizando PET/TC com gálio-68 DOTATATE, pode ser efetuado se houver suspeita de doença metastática. O achado de doença metastática irressecável que exibe avidez pelo gálio-68 DOTATATE não apenas fornece informações de estadiamento, mas também orienta o tratamento potencial utilizando a terapia direcionada para o receptor de somatostatina.

TRATAMENTO

Tumores neuroendócrinos gástricos

Os tumores tipo 1 são geralmente tratados por endoscopia, com polipectomia ou ressecção da endomucosa. Para tumores maiores (> 2 cm) ou tumores que invadem através da túnica muscular ou para linfonodos regionais, recomenda-se a ressecção cirúrgica. Os tumores tipo 2 apresentam maior risco de metástase para os linfonodos regionais e, em geral, são tratados cirurgicamente, embora pacientes selecionados possam ser submetidos a uma combinação de ressecção endoscópica e ressecção cirúrgica limitada. Os tumores tipo 3 não estão associados a níveis elevados de gastrina e têm maior propensão a sofrer metástases para linfonodos regionais e metástases a distância. A cirurgia é o tratamento de escolha para tumores tipo 3 localizados, embora a REM tenha sido usada em pacientes selecionados. O adenocarcinoma do estômago pode ser encontrado em 5 a 10% dos tumores tipo 3.

TUMORES ESTROMAIS GASTRINTESTINAIS

Os tumores estromais gastrintestinais (GISTs) são tumores raros do trato gastrintestinal associados a mutações somáticas nos genes *cKIT* (a maioria) ou *PDGFRA*, que são mutações condutoras e alvos para terapia sistêmica na doença metastática; em uma minoria de casos, não há mutação de nenhum gene. Os GISTs originam-se de células de Cajal, que fazem a ponte entre os nervos autonômicos e a túnica muscular do intestino. O estômago é o local primário mais frequente (cerca de 50%), seguido do intestino delgado em cerca de um terço dos casos. À medida que a endoscopia para outras indicações se tornou mais amplamente utilizada,

GISTs pequenos assintomáticos e, provavelmente, insignificantes do ponto de vista clínico passaram a ser identificados com mais frequência; não está claro se a verdadeira incidência aumentou substancialmente. Os sintomas associados aos GISTs incluem sangramento gastrintestinal agudo, que resulta em melena e/ou hematêmese. A anemia pode manifestar-se como fraqueza generalizada. Na presença de tumores maiores, distensão e dor abdominais podem constituir sintomas de apresentação. O achado mais frequente na endoscopia consiste em uma massa abaulada, lisa e inespecífica, coberta por mucosa normal. A biópsia inicial pode não revelar uma neoplasia epitelial. A USE pode ser útil para avaliar a extensão da neoplasia e para orientar a biópsia, de modo a obter uma amostra adequada de tecido para histologia e patologia molecular.

Histologicamente, a neoplasia de células fusiformes é o subtipo mais comum (cerca de 70%), enquanto as células epitelioides constituem 20%; 10% dos casos são de histologia mista. Em todos os pacientes, devem-se efetuar colorações imuno-histoquímicas para avaliar a expressão de c-kit ou CD34 e análise mutacional de *cKIT* e *PDGFRA*. Isso auxilia a distinguir entre GISTs e leiomioma. Para os GISTs primários não metastáticos, o tratamento de escolha é ressecção cirúrgica laparoscópica, quando viável; como as metástases para linfonodos são incomuns, prefere-se uma ressecção em cunha ou segmentar. A ressecção endoscópica tem sido usada em casos selecionados. Nem a histologia nem a presença de mutação *cKIT* ou *PDGFRA* distinguem os GISTs com fenótipo clinicamente maligno daqueles que apresentam evolução benigna. Os tumores de maior risco (tamanho maior, índice mitótico mais elevado) podem apresentar ou desenvolver doença metastática ou localmente irressecável. Para esses pacientes, o uso de um inibidor da tirosina-cinase c-kit, como o imatinibe, para tumores com mutações *cKIT* oferece uma paliação efetiva. O avapritinibe é usado para tumores com certas mutações de *PDGFRA*. Entretanto, esses tumores quase sempre apresentam resistência, e o desenvolvimento de novos agentes eficazes para tumores com mutações secundárias é de alta prioridade. Para GISTs de alto risco, a terapia adjuvante com imatinibe por 3 anos melhora a sobrevida global e livre de recidiva.

NEOPLASIAS MALIGNAS DO INTESTINO DELGADO

Embora o número de novos casos de neoplasias do intestino delgado seja substancialmente menor que o das neoplasias gástricas (em 2020, havia uma estimativa de 11.110 novos casos nos Estados Unidos, representando 3 a 4% das neoplasias malignas gastrintestinais), o espectro de tumores malignos do intestino delgado é semelhante e inclui TNEs (carcinoides), adenocarcinomas, linfomas e GISTs. Os cânceres neuroendócrinos são ligeiramente mais frequentes (40-45%) do que os adenocarcinomas (30-40%), e o restante consiste principalmente em linfomas e cerca de 8% de GISTs. O duodeno é a parte mais comum do intestino delgado onde ocorrem neoplasias malignas (cerca de 50%), com desenvolvimento de cerca de 30% no jejuno e 20% no íleo. Os TNEs são os tumores benignos e malignos mais comuns do íleo. Os fatores de risco para o desenvolvimento de adenocarcinoma incluem doença inflamatória intestinal (doença de Crohn) e síndromes de mutação da linhagem germinativa hereditárias, como síndrome de Lynch, polipose adenomatosa familiar (PAF) e síndrome de Peutz-Jeghers. A doença celíaca está associada a uma maior incidência de adenocarcinomas do intestino delgado e linfomas de células T.

Embora um adenocarcinoma primário de intestino delgado assintomático possa ser encontrado durante a vigilância em pacientes de alto risco (como paciente com PAF), os sintomas decorrentes de obstrução ou sangramento (que pode ser oculto) levam ao diagnóstico de tumor de intestino delgado em um número substancial de pacientes. Tanto o adenocarcinoma quanto os linfomas podem apresentar perfuração. O desenvolvimento de anemia ou a ocorrência de sintomas obstrutivos em um paciente com mutação de genes de suscetibilidade ao câncer da linhagem germinativa devem levar a um alto grau de suspeita de desenvolvimento de neoplasia maligna. A avaliação por TC diagnóstica pode revelar uma lesão obstrutiva. A enterografia por TC e/ou RM pode ser útil se a TC diagnóstica não for informativa. A endoscopia utilizando técnicas como enteroscopia com duplo balão ou endoscopia por cápsula possibilita (para a primeira) um diagnóstico histológico, bem como a localização do tumor. A endoscopia por cápsula está contraindicada na presença de obstrução. Para os TNEs, a cintilografia com gálio-68 DOTATATE pode identificar tanto o local primário quanto a doença metastática. Os biomarcadores tumorais no sangue são inespecíficos para o local primário (CEA ou CA19-9 para adenocarcinoma ou cromogranina sérica para TNE); esses testes são mais realizados para monitorar a resposta ou a progressão da doença, e não para o diagnóstico.

A incidência do adenocarcinoma do intestino delgado parece estar aumentando. A idade mediana para tumores esporádicos do intestino delgado é na sétima ou oitava década de vida; entretanto, os pacientes geneticamente predispostos e aqueles com doença inflamatória intestinal podem ser diagnosticados em uma idade muito mais precoce. Os afro-americanos têm uma incidência maior de câncer de intestino delgado do que os brancos. Embora as terapias sistêmicas sejam modeladas em agentes usados no tratamento do câncer colorretal, as análises genômicas indicaram que o adenocarcinoma do intestino delgado exibe alterações genéticas distintas, em comparação com os cânceres colorretal ou gástrico. Alterações genômicas menos frequentes no câncer de intestino delgado do que no câncer colorretal incluem mutações *TP53*, *BRAF* V600E e *APC*, enquanto a taxa de mutações *KRAS* assemelha-se àquela do câncer colorretal. No intestino delgado, a diferença mais notável é a maior taxa de alterações do *ERBB2* (das quais uma minoria consiste em amplificações) nos cânceres de duodeno. Como a síndrome de Lynch aumenta o risco de adenocarcinoma do intestino delgado, não surpreende que 15 a 20% desses tumores apresentem IMS alta ou deficiência no reparo de mau pareamento; o adenocarcinoma do intestino delgado associado à doença celíaca também pode ter uma taxa elevada de tumores com IMS alta. O estado IMS/MMRP deve ser avaliado em todos os pacientes com adenocarcinoma do intestino delgado. A análise genômica do tumor somático pode sugerir uma mutação germinativa, porém é necessário efetuar um teste genético apropriado para mutação condutora de linhagem germinativa em todos os pacientes com adenocarcinoma do intestino delgado.

O adenocarcinoma de intestino delgado tem a sua própria classificação de estadiamento na 8ª edição do AJCC.

TRATAMENTO

Adenocarcinomas do intestino delgado

A ressecção cirúrgica com margens microscópicas negativas (R0), como no caso de outros tumores gastrintestinais, proporciona a melhor chance de cura. Para adenocarcinomas duodenais, pode ser necessário um procedimento de Whipple; para cânceres de duodeno mais distais e adenocarcinomas jejunais, deve-se efetuar uma ressecção segmentar com margens adequadas. Os tumores ileais distais podem exigir hemicolectomia direita.

Com frequência, são encontrados cânceres de intestino delgado com doença localmente avançada por ocasião do diagnóstico. Se o tumor for ressecável, recomenda-se atualmente a terapia sistêmica adjuvante pós-operatória para pacientes com linfonodos positivos, com o uso de esquemas como capecitabina-oxaliplatina. O benefício da terapia adjuvante ainda não foi comprovado. Os cânceres de intestino delgado que se desenvolvem em pacientes com síndrome de Lynch provavelmente têm um prognóstico melhor; se o câncer colorretal for um modelo, a terapia adjuvante pós-operatória para pacientes com síndrome de Lynch deve consistir em quimioterapia combinada, e não em pirimidinas fluoradas como único agente. O valor da terapia de imunomodulação não está estabelecido. Para cânceres de duodeno, deve-se considerar a quimiorradiação se as margens de ressecção ainda forem positivas.

Para pacientes com doença metastática avançada, na ausência de síndrome de Lynch ou tumor hipermutado, esquemas citotóxicos semelhantes aos administrados para os cânceres gástricos ou de cólon são amplamente utilizados. Para tumores com IMS alta ou dMMPR, indica-se a imunoterapia; para tumores com amplificação de *HER2* ou mutação de *BRAF*, a terapia-alvo pode ser útil.

TUMORES ESTROMAIS GASTRINTESTINAIS DO INTESTINO DELGADO

À semelhança dos adenocarcinomas do intestino delgado, os GISTs do intestino delgado podem se apresentar com obstrução ou sangramento. As técnicas diagnósticas são aquelas empregadas para outras neoplasias do intestino delgado. Embora os critérios patológicos para potencial maligno sejam ligeiramente diferentes daqueles empregados para os GISTs gástricos, o manejo pós-operatório e o tratamento da doença metastática são os mesmos descritos anteriormente para o GIST gástrico.

Os tumores carcinoides são as neoplasias mais comuns do intestino delgado. Por razões ainda não identificadas, a incidência desses tumores aumentou acentuadamente nas últimas décadas. Embora os fatores de risco conhecidos incluam genes de suscetibilidade ao câncer genético herdado, como *MEN1* e neurofibromatose 1 (*NF1*), é improvável que sejam a causa do aumento (Cap. 84). Entretanto, embora a incidência tenha aumentado, os tumores carcinoides do intestino delgado ainda são incomuns, com incidência estimada de aproximadamente 9 casos a cada 1 milhão nos Estados Unidos; a doença é mais comum em negros do que em brancos.

Do ponto de vista anatômico, o íleo constitui a parte mais comum afetada do intestino delgado (cerca de 49%), seguido pelo duodeno e pelo jejuno. Como no caso dos tumores carcinoides gástricos, o grau baseia-se na taxa mitótica e/ou na imuno-histoquímica do Ki-67. A diferenciação histológica também usa os mesmos critérios dos tumores carcinoides gástricos.

Na ausência de doença metastática para o fígado no subgrupo de pacientes cujos tumores são funcionais (i.e., produzem um hormônio, geralmente serotonina; um TNE duodenal pode ser um gastrinoma), os sintomas de apresentação podem consistir em desconforto abdominal vago até ou a menos que ocorra obstrução do intestino delgado. Pode-se observar a presença de síndrome carcinoide em pacientes cujos tumores são diagnosticados com metástase hepática já estabelecida. Como o fígado é muito eficiente na eliminação da serotonina durante a primeira passagem, a síndrome carcinoide como resultado de tumores carcinoides do intestino delgado habitualmente não ocorre na ausência de metástase hepática.

A avaliação clínica inclui uma TC de qualidade diagnóstica ou RM do abdome e da pelve. Para tumores carcinoides duodenais, efetua-se também a endoscopia alta com USE e, para aqueles jejunais ou ileais, utiliza-se a colonoscopia. O exame de imagem do intestino delgado pode ser realizado por enterografia por TC; se houver suspeita de tumor obstrutivo, deve-se evitar a endoscopia por cápsula. Pode-se suspeitar do diagnóstico de TNE metastático pela aparência radiográfica na TC. O exame de imagem com análogos da somatostatina, utilizando gálio-68 DOTATATE, é útil para avaliar a extensão da doença em pacientes cujos tumores são ávidos por análogos da somatostatina, bem como para identificar pacientes que podem se beneficiar da terapia direcionada para o receptor de somatostatina. O manual de estadiamento do câncer da 8ª edição do AJCC apresenta uma classificação específica de estágio TNM dos TNEs do intestino delgado.

A maioria dos pacientes apresenta doença locorregional, e cerca de 40% têm metástases para linfonodos identificada. Cerca de 10 a 15% dos pacientes possuem doença metastática (em geral para o fígado) por ocasião do diagnóstico inicial.

O tratamento inicial deve consistir em ressecção cirúrgica com intenção curativa. Para pacientes com adenopatia extensa envolvendo a raiz do mesentério, pode ser necessária uma reconstrução vascular. Como os TNEs do intestino delgado podem envolver múltiplos tumores (15-30% dos pacientes), é necessário examinar cuidadosamente todo o intestino. Para pacientes com tumores carcinoides funcionais, a terapia com análogos da somatostatina, com agentes como octreotida, deve ser administrada antes da indução da anestesia para evitar uma crise carcinoide. Para pacientes com metástase hepática, a ressecção ou a terapia regional, incluindo ablação ou embolização da artéria hepática para tumores funcionais, podem proporcionar uma paliação eficaz. A síndrome carcinoide também pode ser controlada com terapia direcionada para o receptor de somatostatina nos pacientes com cintilografia com gálio-68 DOTATATE positiva (a maioria dos pacientes com síndrome carcinoide), incluindo agentes como octreotida ou lanreotida, ou com radioterapia direcionada para peptídeos utilizando lutécio-177. O everolimo, um inibidor da mTOR-cinase, possui atividade modesta nos tumores carcinoides metastáticos do intestino delgado.

NEOPLASIAS BENIGNAS DO INTESTINO DELGADO

À semelhança dos tumores malignos do intestino delgado, as neoplasias benignas do intestino delgado são raras. Além dos cânceres, os adenomas ou hamartomas, lesões precursoras (a partir dos quais os cânceres se desenvolvem), podem ser impulsionados por genes de suscetibilidade ao câncer hereditário (PAF, síndrome de Lynch, síndrome de Peutz-Jeghers, entre outros). Outras neoplasias benignas incluem lipomas, leiomiomas, neurofibromas e hiperplasia nodular linfoide benigna.

Os pacientes com neoplasias benignas do intestino delgado não associadas a um gene de suscetibilidade ao câncer hereditário (caso em que é possível encontrar um tumor benigno durante a vigilância) são geralmente assintomáticos. Pode-se observar a presença de massa em um exame de imagem (em geral, TC) solicitado por outro motivo. A investigação de sangramento oculto ou franco ou de intussuscepção do intestino pode levar à descoberta de uma neoplasia benigna do intestino delgado.

A avaliação diagnóstica pode incluir endoscopia por cápsula ou enteroscopia com duplo balão ou *push*. Em geral, as neoplasias benignas, quando descobertas durante a vigilância, são removidas por via endoscópica, quando tecnicamente viável, de modo a diminuir o risco de intussuscepção na síndrome de Peutz-Jeghers. A mucosectomia pode ser usada para o tratamento de hemangiomas hemorrágicos.

LEITURAS ADICIONAIS

Cancer Genome Atlas Research Network: Comprehensive molecular characterization of gastric adenocarcinoma. Nature 513:202, 2014.

Cancer Genome Atlas Research Network et al: Integrated genomic characterization of oesophageal carcinoma. Nature 541:169, 2017.

Choi IJ et al: *Helicobacter pylori* and prevention of gastric cancer. N Engl J Med 378:2244, 2018.

Choi IJ et al: Family history of gastric cancer and *Helicobacter pylori* treatment. N Engl J Med 382:427, 2020.

Cristescu R et al: Molecular analysis of gastric cancer identifies subtypes associated with distinct clinical outcomes. Nat Med 21:449, 2015.

Cunningham D et al: Perioperative chemotherapy versus surgery alone for resectable gastroesophageal cancer. N Engl J Med 355:11, 2006.

Goetze OT et al: Multimodal treatment in locally advanced gastric cancer. Updates Surg 70:173, 2018.

Pourmand K, Itzkowitz SH: Small bowel neoplasms and polyps. Curr Gastroenterol Rep 18:23, 2016.

Watanabe M et al: Recent progress in multidisciplinary treatment for patients with esophageal cancer. Surg Today 50:12, 2020.

81 Neoplasias do trato gastrintestinal inferior

Robert J. Mayer

As neoplasias do trato gastrintestinal inferior incluem os tumores malignos do cólon, do reto e do ânus.

CÂNCER COLORRETAL

INCIDÊNCIA

Nos Estados Unidos, só o câncer de pulmão mata mais que o câncer do intestino grosso. Em 2021, foram relatados 149.500 casos novos e 52.980 mortes por câncer de cólon. A taxa de incidência diminuiu de modo significativo nos últimos 30 anos em indivíduos com 50 anos de idade ou mais, provavelmente devido ao aprimoramento dos métodos de rastreamento e à sua maior adesão. Do mesmo modo, as taxas de mortalidade desse grupo etário nos Estados Unidos diminuíram em mais de 30%, como resultado, em grande parte, da detecção precoce e dos aperfeiçoamentos no tratamento. Entretanto, durante o mesmo período de tempo, a taxa de incidência de câncer colorretal em homens e mulheres < 50 anos de idade – sem aumento do fator de risco genético ou história familiar para a doença – teve uma elevação de 2% a cada ano. A presença de sintomas nessa faixa etária com frequência tem sido inicialmente atribuída a outras causas, resultando no diagnóstico da doença em um estágio mais avançado. Um aumento correspondente nas taxas de mortalidade por câncer colorretal nessa população de adultos jovens tornou-se agora evidente, enquanto, simultaneamente, continua a tendência a uma diminuição da taxa de mortalidade em indivíduos de idade mais avançada. Nenhum fator etiológico ou molecular distinto ou característica clínica foram identificados para explicar a incidência crescente de câncer colorretal em homens e mulheres mais jovens. Portanto, foi aventado como motivo a adoção de padrões de estilo de vida, como dieta e obesidade iniciando em uma idade mais precoce.

PÓLIPOS E PATOGÊNESE MOLECULAR

A maioria das neoplasias colorretais, independentemente de sua etiologia, surge de pólipos adenomatosos. O pólipo é uma protrusão visível da superfície da mucosa e pode ser classificado patologicamente como hamartoma não neoplásico (p. ex., *pólipo juvenil*), proliferação hiperplásica da mucosa (*pólipo hiperplásico*) ou pólipo adenomatoso. Apenas os adenomas são claramente pré-malignos, e apenas a menor parte dos pólipos adenomatosos evolui para o câncer. Os pólipos adenomatosos podem ser encontrados no cólon de cerca de 30% das pessoas de meia-idade e 50% dos idosos. No entanto, menos de 1% dessas lesões se tornam malignas. A maioria dos pólipos é assintomática e não provoca sinais clínicos. Menos de 5% dos pacientes com pólipos apresentam sangue oculto nas fezes.

Várias alterações moleculares são observadas nos pólipos adenomatosos e nas neoplasias colorretais. Elas parecem refletir um processo em múltiplas etapas da evolução da mucosa colônica normal até ao carcinoma invasivo potencialmente fatal. Algumas etapas desse processo de carcinogênese incluem: mutações pontuais no proto-oncogene K-*ras*; hipometilação do DNA, levando à ativação de genes; perda de DNA (*perda alélica*) no local de um gene supressor tumoral (o gene de polipose adenomatosa do cólon [*APC*, de *adenomatous polyposis coli*]), no braço longo do cromossomo 5 (5q21); perda alélica no local de um gene supressor tumoral localizado no cromossomo 18q (o gene deletado no câncer colorretal [*DCC*, de *deleted in colorectal cancer*]); e perda alélica no cromossomo 17p, associada a mutações do gene supressor tumoral *p53* (ver Fig. 71-2). Assim, as alterações do padrão proliferativo na mucosa colônica – que acarretam progressão para pólipo e, em seguida, para carcinoma – podem envolver a ativação mutacional de um oncogene, seguida e combinada à perda de genes que normalmente suprimem a tumorigênese. Ainda não se sabe se essas aberrações genéticas ocorrem sempre na mesma ordem. Com base nesse modelo, acredita-se que o câncer ocorra apenas nos pólipos onde a maior parte desses eventos mutacionais (se não todos eles) ocorre.

Clinicamente, a probabilidade de um pólipo adenomatoso evoluir para câncer depende de seu aspecto macroscópico, das características histológicas e do tamanho. Os pólipos podem ser pedunculados ou sésseis (com base plana), adenomatosos ou serrilhados. Os cânceres invasivos desenvolvem-se, com mais frequência, em pólipos sésseis e serrilhados (i.e., "planos"). À histologia, os pólipos adenomatosos podem ser tubulares, vilosos (i.e., papilares) ou tubulovilosos. Os adenomas vilosos, a maioria dos quais é séssil, apresentam três vezes mais chances de se tornarem malignos do que os adenomas tubulares. A probabilidade de uma lesão polipoide do intestino grosso conter um câncer invasivo está relacionada ao tamanho do pólipo, sendo diminuta (< 2%) em lesões com < 1,5 cm, intermediária (2-10%) em lesões com 1,5 a 2,5 cm e considerável (> 10%) em lesões com > 2,5 cm.

Após a detecção de um pólipo adenomatoso, todo o intestino grosso deve ser examinado na endoscopia, pois lesões sincrônicas são observadas em cerca de um terço dos casos. Posteriormente, deve-se repetir periodicamente a colonoscopia, mesmo na ausência de câncer previamente documentado, pois esses pacientes têm 30 a 50% de chance de desenvolver outro adenoma e um risco acima da média de desenvolver câncer colorretal. Os pólipos adenomatosos necessitam de mais de 5 anos para crescer antes de se tornarem clinicamente significativos; a colonoscopia não deve ser realizada com uma frequência inferior a 3 anos na grande maioria dos pacientes.

ETIOLOGIA E FATORES DE RISCO

Os fatores de risco para o desenvolvimento de câncer colorretal são listados na Tabela 81-1.

TABELA 81-1 ■ Fatores de risco para desenvolvimento de câncer colorretal

Dieta com gordura animal, obesidade
Síndromes hereditárias
Polipose adenomatosa colônica
Polipose associada a MYH
Síndromes não polipose (síndrome de Lynch)
Doença inflamatória intestinal
Bacteremia por *Streptococcus bovis*
Tabagismo

Dieta A etiologia da maioria dos casos de câncer de cólon parece estar relacionada com fatores ambientais. A doença é mais comum em populações de nível socioeconômico superior e que vivem em áreas urbanas. A mortalidade por câncer colorretal está diretamente relacionada com o consumo *per capita* de calorias, proteínas de carne, gorduras e óleo na dieta, bem como com elevações do colesterol sérico e da mortalidade por doença arterial coronariana. As variações geográficas na incidência não possuem relação com diferenças genéticas, pois grupos de imigrantes tendem a ter a mesma incidência de câncer de cólon dos países para onde imigraram. Além disso, em alguns grupos populacionais, como os mórmons ou os adventistas do sétimo dia, com estilo de vida e hábitos alimentares diferentes dos de seus vizinhos, a incidência e a mortalidade por câncer colorretal são significativamente menores do que as esperadas. A incidência de câncer colorretal aumentou no Japão a partir do momento em que o país começou a adotar uma dieta mais "ocidentalizada". Já foram propostas pelo menos três hipóteses para explicar a relação com a dieta, mas nenhuma é inteiramente satisfatória.

GORDURAS ANIMAIS Uma hipótese é de que a ingestão de gorduras animais encontradas em carnes vermelhas ou carnes processadas aumenta a proporção de bactérias anaeróbias na microflora intestinal (o "microbioma"), o que possibilita a conversão dos ácidos biliares normais em carcinógenos. Vários relatos de aumento na quantidade de bactérias anaeróbias (*Fusobacterium nucleatum*, *Bacteroides fragilis*) nas fezes de pacientes com câncer colorretal apoiam essa intrigante hipótese. As dietas ricas em gorduras animais (porém não em gorduras vegetais) também estão associadas a elevações do colesterol sérico, que, por sua vez, estão ligadas ao aumento do risco de adenomas e carcinomas colorretais.

RESISTÊNCIA À INSULINA O grande número de calorias nas dietas ocidentais, associado à inatividade física, está relacionado com uma prevalência maior de obesidade. Os indivíduos obesos desenvolvem resistência à insulina, com aumento dos níveis circulantes de insulina, resultando em concentrações circulantes mais elevadas do fator de crescimento semelhante à insulina tipo I (IGF-I, de *insulin-like growth factor type I*). Esse fator de crescimento parece estimular a proliferação da mucosa intestinal.

FIBRAS Contrariando crenças anteriores, os resultados de ensaios clínicos randomizados e de estudos de caso-controle *falharam* em demonstrar qualquer valor para as fibras alimentares ou dietas ricas em frutas e vegetais na prevenção da recorrência de adenomas colorretais ou no desenvolvimento de câncer colorretal.

No entanto, o conjunto das evidências epidemiológicas indica que a dieta é o principal fator etiológico do câncer colorretal, principalmente as dietas ricas em gorduras animais e calorias.

SÍNDROMES E FATORES HEREDITÁRIOS

Até 25% dos pacientes com câncer colorretal apresentam história familiar da doença, o que sugere predisposição hereditária. As neoplasias hereditárias do intestino grosso podem ser divididas em dois grupos principais: as síndromes de polipose raras, mas bastante estudadas, e as síndromes não polipose, mais comuns (Tab. 81-2).

Polipose adenomatosa colônica A polipose adenomatosa colônica (polipose familiar do cólon) é uma doença rara, caracterizada pelo surgimento de milhares de pólipos adenomatosos por todo o intestino grosso. A predisposição genética apresenta uma herança autossômica dominante; os pacientes eventuais que não têm história familiar provavelmente sofreram uma mutação espontânea que originou a doença. A polipose adenomatosa colônica está associada à supressão do braço longo do cromossomo 5 (incluindo o gene *APC*) nas células neoplásicas (mutação somática) e normais (mutação de linhagem germinativa). A perda desse material genético (perda alélica) resulta em ausência dos genes supressores de tumor, cujos produtos proteicos inibiriam, em condições normais, o crescimento neoplásico. A presença de pólipos colônicos associados a tumores dos tecidos moles e dos ossos, hipertrofia congênita do epitélio pigmentar retiniano, tumores desmoides no mesentério e neoplasias ampulares caracterizam um subconjunto das poliposes colônicas denominado *síndrome de Gardner*. O surgimento de tumores malignos do sistema nervoso central associados à polipose adenomatosa colônica define a *síndrome de Turcot*. Em todas essas doenças, os pólipos colônicos são raros antes da puberdade,

TABELA 81-2 ■ Síndromes de neoplasias gastrintestinais hereditárias (autossômicas dominantes)

Síndrome	Distribuição dos pólipos	Tipo histológico	Potencial de malignidade	Lesões associadas
Polipose adenomatosa familiar	Intestino grosso	Adenoma	Comum	Nenhuma
Síndrome de Gardner	Intestinos grosso e delgado	Adenoma	Comum	Osteomas, fibromas, lipomas, cistos epidermoides, cânceres ampulares, hipertrofia congênita do epitélio pigmentar da retina
Síndrome de Turcot	Intestino grosso	Adenoma	Comum	Tumores cerebrais
Polipose associada a MYH	Intestino grosso	Adenoma	Comum	Nenhuma
Síndrome de Lynch (síndrome não polipose)	Intestino grosso (frequentemente proximal)	Adenoma	Comum	Tumores de endométrio e ovário (mais frequentes), gástrico, urogenital, pancreático, neoplasias biliares (menos frequentes)
Síndrome de Peutz-Jeghers	Intestinos delgado e grosso, estômago	Hamartoma	Raro	Pigmentação mucocutânea; tumores de ovário, mama, pâncreas, endométrio
Polipose juvenil	Intestinos grosso e delgado, estômago	Hamartoma, raramente progredindo para adenoma	Raro	Várias anormalidades congênitas

mas geralmente estão presentes em indivíduos com 25 anos. Se a polipose não for tratada cirurgicamente, ocorrerá desenvolvimento de câncer colorretal em quase todos os pacientes com < 40 anos de idade. A polipose adenomatosa colônica se deve a um defeito na mucosa colônica que leva a um padrão proliferativo anormal e à deficiência dos mecanismos de reparo de DNA. Uma vez detectados pólipos múltiplos, os pacientes devem ser submetidos à colectomia total. O tratamento clínico com medicamentos anti-inflamatórios não esteroides (AINEs), como sulindaco, e com inibidores seletivos da cicloxigenase 2, como celecoxibe, pode diminuir o número e o tamanho dos pólipos. Entretanto, esse efeito é apenas temporário, e a utilização de AINEs não reduz o risco de câncer. A colectomia continua sendo o principal tratamento/profilaxia. Os descendentes de pacientes com polipose adenomatosa colônica, em geral pré-púberes quando o diagnóstico é feito no progenitor, apresentam 50% de chance de desenvolver essa doença pré-maligna, devendo ser cuidadosamente avaliados com sigmoidoscopia flexível anual até os 35 anos. A proctossigmoidoscopia é suficiente para o rastreamento, pois a distribuição dos pólipos tende a ser uniforme do ceco ao ânus, o que torna desnecessário o uso de técnicas mais caras e invasivas, como a colonoscopia ou o enema opaco. A pesquisa de sangue oculto nas fezes é inadequada para o rastreamento. Se for identificada uma mutação do *APC* de linhagem germinativa responsável em um membro afetado da família, um método alternativo para a identificação de portadores consiste em testar o DNA em células mononucleares do sangue periférico para a presença da mutação específica do *APC*. A detecção dessa mutação pode levar a um diagnóstico definitivo antes do desenvolvimento de pólipos.

Polipose associada a MYH A polipose associada a MYH (MAP, de *MYH-associated polyposis*) é uma síndrome autossômica recessiva rara causada por uma mutação bialélica no gene *MUT4H*. Ela pode ter várias apresentações clínicas, semelhantes à polipose adenomatosa colônica ou ao câncer colorretal que ocorre em indivíduos mais jovens sem polipose. As diretrizes para triagem e colectomia para essa síndrome não são tão bem definidas quanto para a polipose adenomatosa colônica, mas uma colonoscopia de vigilância anual ou bianual costuma ser recomendada, começando com a idade de 25 a 30 anos.

Síndrome de Lynch A síndrome de Lynch, anteriormente conhecida como câncer de cólon hereditário sem polipose, é outro traço autossômico dominante. Apresenta como característica a presença de três ou mais parentes com câncer colorretal confirmado histologicamente, sendo um deles parente de primeiro grau dos outros dois; um ou mais casos de câncer colorretal na família diagnosticados antes dos 50 anos; e câncer colorretal em pelo menos duas gerações. Diferentemente da polipose adenomatosa do cólon, a síndrome de Lynch está associada a uma frequência muito elevada de câncer que surge na parte proximal do intestino grosso. A idade mediana para o surgimento de um adenocarcinoma encontra-se antes dos 50 anos, 10 a 15 anos menos do que a idade mediana esperada para a ocorrência na população geral. Apesar de pouco diferenciados, com aparência histológica mucinosa, os tumores do cólon proximal que caracterizam a síndrome de Lynch apresentam melhor prognóstico do que os tumores esporádicos para pacientes de idades semelhantes. Famílias com a síndrome de Lynch em geral apresentam indivíduos com múltiplas neoplasias primárias. Em mulheres, é especialmente importante destacar a associação de câncer colorretal a carcinomas de ovário e endométrio. Já foi relatado o aparecimento de tumores gástricos, de intestino delgado, urogenitais, pancreatobiliares e de glândulas sebáceas cutâneas. Recomenda-se que os membros dessas famílias façam colonoscopia anual ou bianual a partir dos 25 anos, devendo-se oferecer ultrassonografia pélvica e biópsia do endométrio, realizadas de maneira intermitente, a mulheres em risco. Contudo, essa estratégia de rastreamento ainda não foi validada. A síndrome de Lynch está associada a mutações na linhagem germinativa de vários genes, em particular o *hMSH2* no cromossomo 2 e o *hMLH1* no cromossomo 3. Essas mutações levam a erros na replicação do DNA e resultam em sua instabilidade, pois o reparo defeituoso do pareamento do DNA leva a um crescimento celular anormal e ao desenvolvimento do tumor. A realização de testes em células tumorais por meio de análise molecular do DNA para "instabilidade de microssatélites" ou detecção imuno-histoquímica de deficiência de proteínas de reparo de mau pareamento em pacientes com câncer colorretal e história familiar positiva de câncer colorretal ou de endométrio pode identificar probandos com a síndrome de Lynch.

DOENÇA INFLAMATÓRIA INTESTINAL

(Cap. 326) Pacientes com doença inflamatória intestinal (DII) de longa duração apresentam um maior risco de câncer do intestino grosso. As neoplasias desenvolvem-se mais comumente em pacientes com retocolite ulcerativa do que naqueles com colite granulomatosa (i.e., doença de Crohn), mas essa impressão pode resultar, em parte, de dificuldades ocasionais para diferenciar essas duas condições. O risco de doença colorretal em um paciente com DII é relativamente baixo nos primeiros 10 anos da doença, mas, em seguida, parece aumentar em uma taxa de cerca de 0,5 a 1% ao ano. Após 25 anos de doença, 8 a 30% dos pacientes podem ter câncer. O risco é maior em pacientes jovens com pancolite.

As estratégias de vigilância em pacientes com DII são insatisfatórias. Sintomas como diarreia sanguinolenta, cólicas abdominais e obstrução, que podem indicar o surgimento de um tumor, são semelhantes às queixas provocadas por exacerbação da doença inflamatória de base. Nos pacientes com ≥ 15 anos de doença e que continuam a sofrer exacerbações, a colectomia pode reduzir bastante o risco de câncer, bem como eliminar o órgão-alvo da doença gastrintestinal crônica subjacente. O valor de técnicas de rastreamento, como a colonoscopia com biópsia da mucosa e escovados citológicos em indivíduos oligossintomáticos com DII, é incerto. A heterogeneidade nos critérios patológicos que caracterizam a displasia e a falta de dados de que essa vigilância reduz o aparecimento de neoplasias fatais geraram controvérsia em torno dessa dispendiosa rotina.

OUTRAS CONDIÇÕES DE ALTO RISCO

Bacteremia por *Streptococcus bovis* Por motivos desconhecidos, os indivíduos com endocardite ou sepse causada por essa bactéria fecal apresentam alta incidência de tumores colorretais ocultos e também, provavelmente, de neoplasias gastrintestinais altas. O rastreamento endoscópico ou radiológico parece aconselhável.

Tabagismo O fumo está associado ao surgimento de adenomas colorretais, principalmente após uso de tabaco por mais de 35 anos. Ainda não foi proposta uma explicação biológica para essa associação.

PREVENÇÃO PRIMÁRIA

Foi proposta a utilização de vários medicamentos de uso oral para inibir o câncer de cólon. Os mais eficazes na quimioprevenção são o ácido acetilsalicílico e outros AINEs. Acredita-se que eles inibam a proliferação celular ao bloquearem a síntese de prostaglandinas. O uso regular de ácido acetilsalicílico reduz o risco de adenomas e carcinomas de cólon, bem como de morte por câncer do intestino grosso. Seu uso parece diminuir também a possibilidade do surgimento de outros adenomas pré-malignos após o tratamento com sucesso de um carcinoma de cólon. Esse efeito do ácido acetilsalicílico na carcinogênese colônica aumenta de acordo com a duração do uso e a dosagem do medicamento. Dados recentes que associam a presença de níveis plasmáticos adequados de vitamina D a uma redução do risco de pólipos adenomatosos e câncer colorretal parecem ser promissores. O valor da vitamina D como forma de quimioprevenção ainda está sendo investigado. As vitaminas antioxidantes, como o ácido ascórbico, os tocoferóis e o β-caroteno, são ineficazes em reduzir a incidência de adenomas subsequentes em pacientes nos quais se removeu um adenoma colônico. A terapia de reposição de estrogênio foi associada a uma redução no risco de câncer colorretal em mulheres, provavelmente por seu efeito na síntese e na composição de ácidos biliares ou pela diminuição da síntese de IGF-I.

RASTREAMENTO

A justificativa para programas de rastreamento para o câncer colorretal baseia-se no fato de que a remoção de pólipos adenomatosos prevenirá o câncer colorretal e de que a detecção precoce de neoplasias superficiais e localizadas, em pacientes assintomáticos, aumentará a taxa de cura cirúrgica. Esses programas de rastreamento são particularmente importantes para indivíduos com uma história familiar de doença em parentes de primeiro grau. O risco relativo para o desenvolvimento de câncer colorretal aumenta para 1,75 nesses indivíduos e pode ser ainda maior se seu parente tiver sido afetado pela doença antes dos 60 anos. Anteriormente, o rastreamento era feito com a proctossigmoidoscopia rígida, uma vez que 60% das lesões precoces se localizavam no retossigmoide. No entanto, por motivos desconhecidos, a proporção de neoplasias do intestino grosso que surgem no reto tem diminuído nas últimas décadas, com um correspondente aumento da proporção de neoplasias no cólon descendente, mais proximal. Por isso, tem-se questionado se a proctossigmoidoscopia rígida é capaz de detectar um número suficiente de neoplasias ocultas para torná-la custo-efetiva.

As estratégias de rastreamento para o câncer colorretal utilizadas há várias décadas estão listadas na Tabela 81-3.

Muitos programas de detecção precoce do câncer colorretal consistiam no exame de toque retal e na pesquisa de sangue oculto nas fezes (i.e., guáiaco nas fezes). O toque retal deve ser parte do exame físico de rotina de qualquer adulto com mais de 40 anos. Ele serve para o rastreamento do câncer de próstata em homens e é parte do exame pélvico em mulheres, constituindo uma manobra de baixo custo para a detecção de massas retais. Entretanto, em função da migração proximal dos tumores colorretais, seu valor no rastreamento global do câncer colorretal tornou-se limitado. O desenvolvimento da pesquisa de sangue oculto nas fezes facilitou muito a detecção de sangue nas fezes. Infelizmente, mesmo quando realizada de modo adequado, a pesquisa de sangue oculto nas fezes apresenta limitações importantes como técnica de rastreamento. Cerca de 50% dos pacientes com câncer colorretal documentado apresentam um teste negativo, compatível com o padrão de sangramento intermitente desses tumores. Quando foram testadas coortes randômicas de pacientes assintomáticos, 2 a 4% dos pacientes apresentaram pesquisa positiva para sangue oculto nas fezes. Desses casos "positivos", < 10% tiveram câncer colorretal e outros 20 a 30% apresentaram pólipos benignos. Assim, a maioria dos indivíduos assintomáticos com sangue oculto nas fezes não apresenta neoplasia colorretal. No entanto, as pessoas identificadas com teste para sangue oculto nas fezes positivo acabam sendo encaminhadas, rotineiramente, para avaliação clínica adicional, incluindo sigmoidoscopia e/ou colonoscopia – procedimentos não apenas desconfortáveis e caros, mas também associados a um pequeno risco de complicações significativas. O custo adicional desses exames seria justificável se o pequeno número de pacientes identificados pelo rastreamento mostrassem um melhor prognóstico e aumento da sobrevida. Prospectivamente, os ensaios controlados têm mostrado uma redução estatisticamente significativa na taxa de mortalidade por câncer colorretal para os indivíduos submetidos ao rastreamento anual das fezes com guáiaco. No entanto, esse benefício só apareceu após mais de 13 anos de acompanhamento e sua obtenção foi caríssima, pois foi feita colonoscopia sempre que os testes foram positivos (sendo a maioria deles falso-positivos). Além disso, é provável que esses exames colonoscópicos ofereçam a oportunidade para prevenção do câncer pela remoção de pólipos adenomatosos potencialmente pré-malignos, pois o surgimento de novos tumores diminuiu 20% na coorte submetida ao rastreamento anual.

Com o reconhecimento de que o processo carcinogênico que leva à progressão da mucosa intestinal normal para a formação de um pólipo adenomatoso e, em seguida, para o câncer é o resultado de uma série de alterações moleculares, os pesquisadores examinaram o DNA fecal para a presença de mutações associadas a essas alterações moleculares como evidência da presença oculta de lesões pré-cancerosas ou verdadeiramente malignas. Essa estratégia foi utilizada em > 4 mil indivíduos assintomáticos, cujas fezes foram avaliadas para pesquisa de sangue oculto e para a presença de 21 possíveis mutações no DNA fecal; eles também foram submetidos à colonoscopia. Embora a estratégia de pesquisa de DNA fecal tenha demonstrado ser mais efetiva para sugerir a presença de mais adenomas e cânceres avançados do que a pesquisa de sangue oculto nas fezes, a sensibilidade global, utilizando os achados de colonoscopia como padrão, foi < 50%, o que diminuiu o entusiasmo para o prosseguimento da estratégia de rastreamento do DNA fecal.

A utilização de exames de imagem para rastreamento do câncer colorretal também foi avaliada. Enemas baritados com duplo contraste eram utilizados para identificar a fonte do sangramento oculto antes do advento da endoscopia com fibra óptica. O desconforto e a inconveniência do procedimento para os pacientes limitaram sua adoção mais abrangente. A introdução do exame de tomografia computadorizada (TC) levou ao desenvolvimento da colonografia virtual (i.e., por TC) como alternativa ao uso crescente das técnicas de rastreamento endoscópicas. A colonografia virtual foi proposta como sendo equivalente em sensibilidade à colonoscopia e está disponível de forma mais ampla, pois não exige o mesmo grau de especialização do operador como na videoendoscopia. Entretanto, ela necessita da mesma preparação com catárticos que limitou a aceitação generalizada da colonoscopia endoscópica. A colonografia virtual é diagnóstica, mas não terapêutica (i.e., os pacientes com lesões suspeitas devem ser submetidos a um procedimento endoscópico para polipectomia ou biópsia), e, na prática radiológica geral, parece ser uma técnica de rastreamento menos sensível quando comparada aos procedimentos endoscópicos.

Com o reconhecimento da inadequação dos testes isolados de sangue oculto nas fezes, as preocupações com a praticidade dos exames de imagem e uma maior adoção de exames endoscópicos pelos médicos de atenção primária, foram alteradas as estratégias para rastreamento de pacientes assintomáticos. Atualmente, a American Cancer Society, o American College of Gastroenterology e a National Comprehensive Cancer Network recomendam a pesquisa de sangue oculto nas fezes anualmente, acoplada à sigmoidoscopia flexível a cada 5 anos ou à colonoscopia a cada 10 anos, em indivíduos assintomáticos, sem história pessoal ou familiar de pólipos ou de câncer colorretal. Tendo em vista o aumento crescente na incidência de câncer colorretal em indivíduos < 50 anos de idade, as diretrizes publicadas por essas organizações recentemente reduziram a idade de início

TABELA 81-3 ■ Estratégias de rastreamento para o câncer colorretal

Exame de toque retal
Exame das fezes
• Sangue oculto
• DNA fecal
Exames de imagem
• Enema baritado com contraste
• Virtual (i.e., colonografia por tomografia computadorizada)
Endoscopia
• Sigmoidoscopia flexível
• Colonoscopia

desse rastreamento de 50 para 45 anos. A recomendação para inclusão da sigmoidoscopia flexível é fortemente apoiada nos resultados recentemente publicados de três ensaios randomizados, realizados nos Estados Unidos, no Reino Unido e na Itália, envolvendo mais de 350 mil indivíduos, que mostraram de modo consistente que os exames sigmoidoscópicos periódicos (mesmo isolados), após mais de uma década de acompanhamento médio, levaram a uma redução aproximada de 21% no desenvolvimento do câncer colorretal e uma redução acima de 25% na mortalidade por doença maligna. Menos de 20% dos participantes desses estudos se submeteram a uma nova colonoscopia. Em contraste à preparação catártica, necessária para procedimentos colonoscópicos, que só podem ser realizados por especialistas treinados, a sigmoidoscopia flexível necessita apenas de enema como preparação e pode ser realizada com precisão por médicos não especialistas. Estudos randomizados de rastreamento com sigmoidoscopia flexível levaram a estimativas de que cerca de 650 indivíduos deveriam ser submetidos a rastreamento para evitar 1 morte por câncer colorretal. Esse fato contrasta com os dados para mamografia, em que o número necessário de mulheres submetidas a rastreamento para evitar 1 morte por câncer de mama é de 2.500, reforçando a eficácia da vigilância endoscópica para rastreamento do câncer colorretal. Provavelmente, os benefícios do rastreamento sigmoidoscópico resultam da identificação e da remoção dos pólipos adenomatosos. É intrigante que esse benefício tenha sido alcançado utilizando uma técnica que não permite a visualização da metade proximal do intestino grosso.

Ainda não se sabe se a vigilância colonoscópica para rastreamento do câncer colorretal, que vem aumentando em popularidade nos Estados Unidos, provará ser mais eficaz do que a sigmoidoscopia flexível na redução de mortalidade da doença. Ensaios randomizados em andamento na Europa abordam essas questões. Embora a sigmoidoscopia flexível seja capaz de visualizar apenas a metade distal do intestino grosso, e assumindo-se que a colonoscopia representa uma abordagem com mais informações, parece que a colonoscopia é menos precisa para rastreamento do cólon proximal do que do cólon distal, talvez devido a considerações técnicas, mas também possivelmente em função de uma maior frequência de pólipos serrilhados (i.e., "planos") no cólon direito, que são mais difíceis de serem identificados. Além disso, a grande maioria dos cânceres colorretais que surgiram em adultos mais jovens desenvolveram-se no cólon esquerdo (i.e., distalmente à flexura esquerda do cólon), dentro da faixa visível da sigmoidoscopia flexível. No momento, a colonoscopia a cada 10 anos tem sido realizada em alternativa à pesquisa anual de sangue oculto nas fezes e sigmoidoscopia periódica (a cada 5 anos). A colonoscopia mostrou-se superior ao enema baritado com duplo contraste, sendo também mais sensível na detecção de adenomas vilosos ou displásicos ou neoplasias do que a estratégia com pesquisa de sangue oculto nas fezes e sigmoidoscopia flexível. Ainda não está determinado se a colonoscopia realizada a cada 10 anos, iniciando aos 45 anos, é clinicamente superior e economicamente equivalente à sigmoidoscopia flexível.

CARACTERÍSTICAS CLÍNICAS

Sintomas de apresentação Os sintomas variam de acordo com a localização anatômica do tumor. Como as fezes ainda estão relativamente líquidas ao passarem pela valva ileocecal e entrarem no cólon direito, os tumores do ceco e do cólon ascendente podem crescer bastante antes de causarem sintomas obstrutivos ou outras alterações nos hábitos intestinais. As lesões do cólon direito costumam ulcerar, causando perda sanguínea crônica e insidiosa, mas que não altera o aspecto das fezes. Portanto, os pacientes com tumores do cólon direito apresentam, muitas vezes, sintomas como fadiga, palpitação ou até angina de peito, além de anemia hipocrômica e microcítica, indicando deficiência de ferro. Como os cânceres podem apresentar um padrão de sangramento intermitente, uma pesquisa aleatória de sangue oculto nas fezes pode ser negativa. Assim, a presença inexplicada de anemia ferropriva em qualquer adulto (com a possível exceção de uma mulher multípara na pré-menopausa) exige uma avaliação endoscópica e/ou radiológica detalhada de todo o intestino grosso (Fig. 81-1).

Como as fezes são formadas ao passarem pelos cólons transverso e descendente, os tumores que surgem nessa região tendem a obstruir sua passagem, provocando cólicas abdominais, obstruções eventuais e até perfuração. As radiografias do abdome muitas vezes revelam lesões constritivas anulares (em "maçã mordida" ou em "anel de guardanapo") (Fig. 81-2).

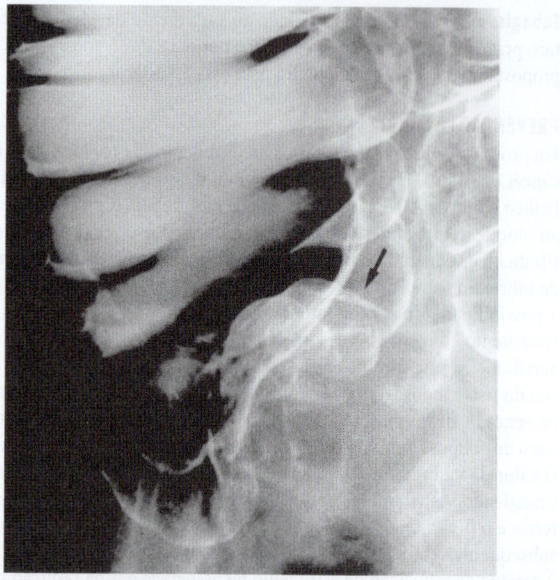

FIGURA 81-1 **Enema baritado com duplo contraste** revelando tumor séssil do ceco em um paciente com anemia ferropriva e pesquisa positiva de sangue oculto nas fezes. Na cirurgia, a lesão era um adenocarcinoma de estágio II.

As neoplasias que surgem no retossigmoide estão muitas vezes associadas a hematoquezia, tenesmo e diminuição do calibre das fezes. Anemia é um achado incomum. Tais sintomas podem levar o paciente ou o médico a suspeitar de hemorroidas, porém o surgimento de sangramento retal ou de alteração dos hábitos intestinais exige investigação imediata com toque retal e proctossigmoidoscopia.

Estadiamento, fatores prognósticos e padrões de disseminação O prognóstico dos pacientes com câncer colorretal depende da profundidade da invasão tumoral na parede intestinal, do acometimento dos linfonodos regionais e de metástases a distância. Essas variáveis são incorporadas em um método de classificação TNM, em que T representa a profundidade de penetração do tumor, N, a presença de comprometimento de linfonodos, e M, a presença ou ausência de metástases a distância (Fig. 81-3). As lesões superficiais que não envolvem os linfonodos regionais e não

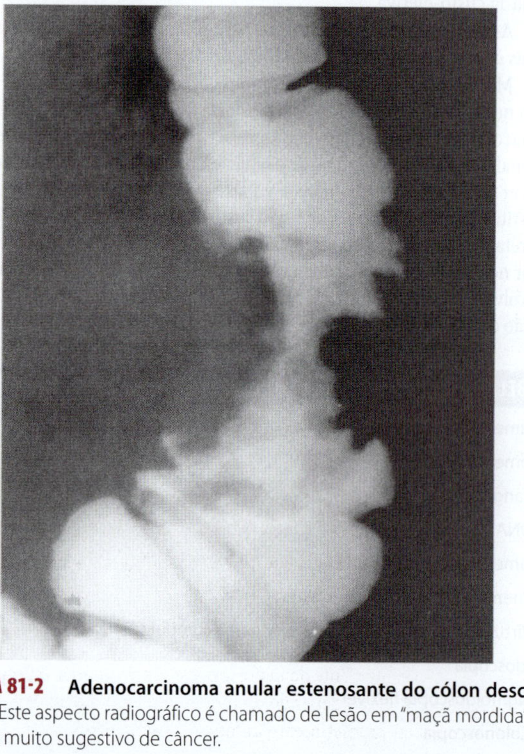

FIGURA 81-2 **Adenocarcinoma anular estenosante do cólon descendente.** Este aspecto radiográfico é chamado de lesão em "maçã mordida" e é sempre muito sugestivo de câncer.

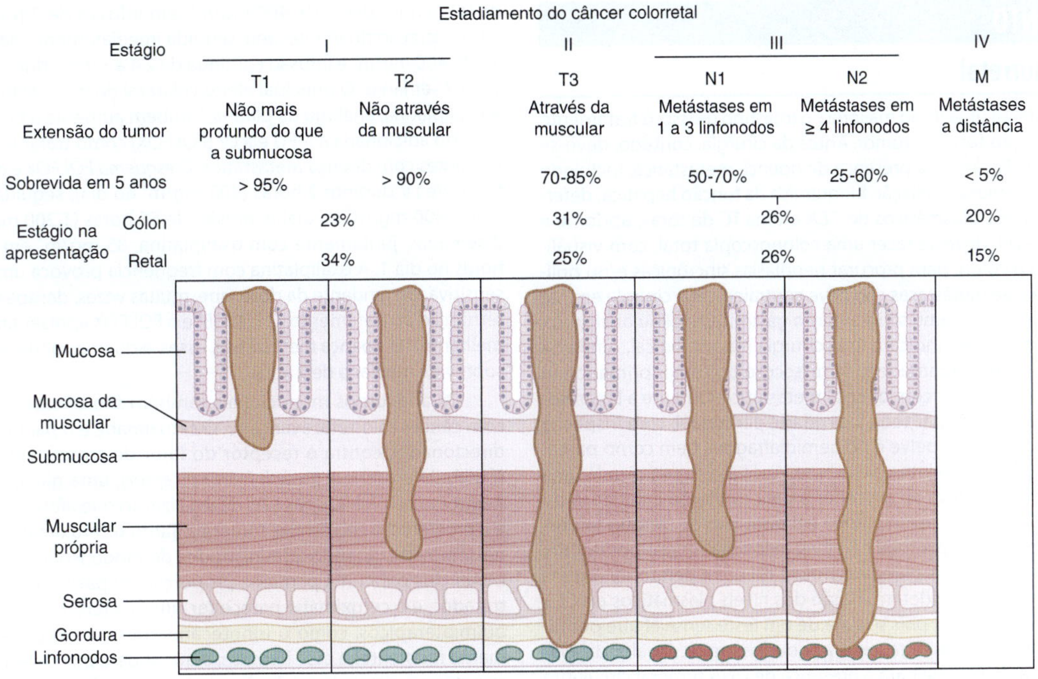

FIGURA 81-3 Estadiamento e prognóstico de pacientes com câncer colorretal.

penetram a submucosa (T1) ou a muscular (T2) são denominadas doença em *estágio I* (T1-2N0M0); os tumores que penetram a muscular, mas não se disseminam para os linfonodos, são chamados de doença em *estágio II* (T3-4N0M0); o envolvimento de linfonodos regionais define a doença em *estágio III* (TXN1-2M0); e a disseminação metastática para locais como fígado, pulmões ou ossos indica doença em *estágio IV* (TXNXM1). Não é possível determinar com precisão o estágio da doença antes da ressecção cirúrgica e do estudo histopatológico das peças cirúrgicas, exceto nos casos em que há doença metastática evidente.

A maioria das recidivas após a ressecção cirúrgica de um tumor do intestino grosso ocorre nos primeiros 4 anos, o que torna a sobrevida após 5 anos um indicador bastante confiável de cura. A probabilidade de sobrevida em 5 anos dos pacientes está associada ao estadiamento do tumor **(Fig. 81-3)** e melhorou durante as últimas décadas, quando foram comparados estágios cirúrgicos semelhantes. A explicação mais plausível para essa melhora é um estadiamento cirúrgico e patológico mais cuidadoso. Em especial, uma maior atenção aos detalhes patológicos revelou que o prognóstico após a ressecção de câncer colorretal não está associado apenas à presença ou à ausência de comprometimento de linfonodos regionais; em vez disso, o prognóstico pode ser mais preciso quando associado ao número de linfonodos comprometidos (1-3 linfonodos ["N1"] vs. 4 ou mais linfonodos ["N2"]) e ao número de linfonodos examinados. Um mínimo de 12 amostras de linfonodos é considerado necessário para definir com acurácia o estágio do tumor, e quanto maior o número de linfonodos examinados, melhor. Outros fatores que indicam um prognóstico ruim após a ressecção cirúrgica total são a penetração do tumor através da parede intestinal até a gordura pericólica, a histologia pouco diferenciada, a perfuração e/ou a aderência do tumor aos órgãos adjacentes (que aumenta o risco de recidiva anatomicamente adjacente), bem como a invasão venosa pelo tumor **(Tab. 81-4)**. Seja qual for o estágio clinicopatológico, títulos plasmáticos elevados do antígeno carcinoembrionário (CEA, de *carcinoembryonic antigen*) no pré-operatório indicam uma recidiva subsequente do tumor. A presença de aberrações cromossômicas específicas, particularmente uma mutação no gene *b-raf* nas células tumorais, parece prever um risco maior de disseminação metastática. Já a detecção de instabilidade de microssatélites em tecidos tumorais indica evolução mais favorável. Os tumores que surgem no cólon esquerdo estão associados a um melhor prognóstico do que aqueles que se desenvolvem cólon direito, provavelmente devido a diferenças nos padrões moleculares. Diferentemente da maioria dos outros tumores, o prognóstico do câncer colorretal não depende do tamanho da lesão primária, quando ajustado para o comprometimento linfonodal e a diferenciação histológica.

As neoplasias do intestino grosso em geral se disseminam para os linfonodos regionais ou para o fígado pela circulação da veia porta. O fígado é o sítio mais comum de metástase visceral. Cerca de um terço das recidivas a distância de tumores colorretais se iniciam no fígado. No momento da morte, mais de dois terços desses pacientes apresentam doença hepática. Em geral, o câncer colorretal raramente se dissemina para os pulmões, os linfonodos supraclaviculares, os ossos ou o cérebro sem antes ter se disseminado para o fígado. A maior exceção a essa regra ocorre em pacientes com tumores primários do reto distal, de onde as células tumorais podem se disseminar pelo plexo venoso paravertebral, escapando do sistema venoso portal e atingindo os pulmões ou os linfonodos supraclaviculares, sem acometer o fígado. A sobrevida mediana após a detecção de metástases a distância aumentou nesses últimos 30 anos, de 6 a 9 meses (hepatomegalia, bioquímica hepática anormal) para 27 a 30 meses (pequeno nódulo hepático identificado inicialmente por níveis elevados de CEA e depois por TC), com terapia sistêmica cada vez mais efetiva melhorando ainda mais esse prognóstico.

Os esforços para utilizar os perfis de expressão gênica na identificação de pacientes com risco de recorrência ou daqueles com particular tendência a se beneficiar da terapia adjuvante ainda não forneceram resultados para alterar a prática. Apesar da existência de ampla literatura examinando um conjunto de fatores prognósticos, o estágio patológico no momento do diagnóstico é o melhor preditor do prognóstico de longo prazo. Pacientes com invasão linfovascular e níveis pré-operatórios elevados de CEA tendem a apresentar uma evolução clínica mais agressiva.

TABELA 81-4 ■ Preditores de prognósticos mais reservados após ressecção cirúrgica total do câncer colorretal

Disseminação do tumor para linfonodos regionais
Número de linfonodos regionais envolvidos
Penetração de tumor através da parede intestinal
Histologia pouco diferenciada
Perfuração
Aderência do tumor a órgãos adjacentes
Invasão venosa
Títulos elevados de CEA no pré-operatório (> 5 ng/mL)
Supressão cromossômica específica (p. ex., mutação do gene *b-raf*)
Localização do tumor primário do lado direito

Sigla: CEA, antígeno carcinoembrionário.

TRATAMENTO

Câncer colorretal

Quando se detecta uma lesão maligna no intestino grosso, o tratamento ideal é a ressecção total do tumor. Antes da cirurgia, contudo, deve-se realizar uma avaliação para presença de doença metastática, incluindo exame físico completo, avaliação bioquímica da função hepática, determinação dos níveis plasmáticos do CEA e uma TC de tórax, abdome e pelve. Se possível, deve-se fazer uma colonoscopia total, com visualização de todo o cólon, para procurar neoplasias sincrônicas e/ou pólipos. A detecção de metástases não deve contraindicar a cirurgia em pacientes com sintomas como sangramento gastrintestinal ou obstrução, porém frequentemente indicam uma cirurgia menos radical. Ainda há controvérsias sobre a abordagem de ressecção do tumor primário em pacientes assintomáticos com doença metastática. Durante a laparotomia, é necessário examinar toda a cavidade peritoneal, com inspeção minuciosa do fígado, da pelve e do hemidiafragma, bem como palpação cuidadosa de todo o intestino grosso. Após a recuperação de uma ressecção completa, deve-se proceder a uma avaliação cuidadosa do paciente por 5 anos, com exame físico e bioquímica de sangue semestrais. Se uma colonoscopia total não tiver sido feita no pré-operatório, ela deve ser realizada nos primeiros meses do pós-operatório. Alguns especialistas defendem a determinação dos níveis plasmáticos de CEA em intervalos de 3 meses, pois se trata de um teste sensível que permite identificar recidiva não detectável por outros meios. O valor da avaliação periódica do plasma para a presença de DNA tumoral circulante como biomarcador de doença residual ou recorrente está em fase de estudo. Está indicada a reavaliação endoscópica subsequente do intestino grosso, provavelmente a cada 3 anos, pois os pacientes curados de um câncer colorretal apresentam 3 a 5% de chance de desenvolver outro câncer de cólon durante a vida e um risco de mais de 15% de surgimento de pólipos adenomatosos. As recidivas anastomóticas (na "linha de sutura") são incomuns em pacientes com câncer colorretal quando as margens da ressecção cirúrgica são adequadas e estão livres de tumor. A TC periódica de abdome à procura de um indicador assintomático precoce de recidiva tumoral, apesar de valor incerto, tem sido recomendada anualmente nos 3 primeiros anos do pós-operatório.

Recomenda-se a radioterapia da pelve em pacientes com câncer retal, uma vez que ela reduz em 20 a 25% a probabilidade de recidiva regional após ressecção cirúrgica completa de tumores nos estágios II ou III, principalmente se tiverem penetrado através da serosa. Acredita-se que a altíssima taxa de recidiva local se deva ao fato de que o espaço anatômico restrito na pelve limita a extensão da ressecção e porque a rica rede linfática da parede pélvica lateral pode facilitar a disseminação precoce de células malignas para áreas inacessíveis à cirurgia. Nas neoplasias do reto, o uso de dissecção cortante, em vez de divulsionamento (excisão mesorretal total), parece reduzir o risco de recidiva local para cerca de 10%. A radioterapia, administrada no pré ou no pós-operatório, reduz ainda mais a probabilidade de recorrência pélvica, porém não parece prolongar a sobrevida. A combinação de radioterapia e quimioterapia com 5-fluoruracila (5-FU), preferencialmente antes da ressecção cirúrgica, diminui as taxas de recorrência local e melhora a sobrevida geral. A radioterapia isoladamente não é eficaz como tratamento primário do câncer de cólon.

A terapia sistêmica para pacientes com câncer colorretal tornou-se mais eficaz. A 5-FU continua sendo a base do tratamento dessa doença. São obtidas respostas parciais em 15 a 20% dos pacientes. A probabilidade de resposta tumoral parece ser um pouco maior em pacientes com metástases hepáticas quando se infunde o quimioterápico diretamente na artéria hepática, mas o tratamento intra-arterial é tóxico e dispendioso, parecendo não prolongar de maneira notável a sobrevida. A administração simultânea de ácido folínico (leucovorina [LV]) melhora a eficácia da 5-FU em pacientes com câncer colorretal avançado. O provável mecanismo de ação é o aumento da afinidade da 5-FU pela sua enzima-alvo, a timidilato-sintase. A administração de 5-FU costuma ser intravenosa, mas também pode ser por via oral, na forma de capecitabina, com eficácia aparentemente semelhante.

O irinotecano (CPT-11), um inibidor da topoisomerase 1, foi acrescentado à 5-FU e LV (p. ex., FOLFIRI), resultando em melhora das taxas de respostas e sobrevida de pacientes com doença metastática. O esquema FOLFIRI é o seguinte: irinotecano, 180 mg/m^2 na forma de infusão de 90 min no dia 1; LV, 400 mg/m^2, em infusão de 2 horas durante a administração do irinotecano, seguida imediatamente de 5-FU, em *bolus* de 400 mg/m^2 e infusão contínua de 2,4 a 3 g/m^2 durante 46 horas, a cada 2 semanas. O principal efeito colateral do irinotecano é a diarreia. A oxaliplatina, análogo da platina, também aumenta a taxa de resposta quando adicionada à 5-FU e à LV (FOLFOX) como tratamento inicial em pacientes com doença metastática. O *esquema FOLFOX* é o seguinte: infusão de LV durante 2 horas (400 mg/m^2 ao dia), seguida de 5-FU em *bolus* (400 mg/m^2 ao dia) e infusão de 55 horas (1.200 mg/m^2), a cada 2 semanas, juntamente com oxaliplatina, 85 mg/m^2 em infusão de 2 horas no dia 1. A oxaliplatina com frequência provoca uma neuropatia sensitiva, dependente da dose, que, muitas vezes, desaparece com a interrupção do tratamento. O FOLFIRI e o FOLFOX apresentam eficácia semelhante. Na doença metastática, esses esquemas poderão levar a uma sobrevida mediana de 2 anos.

Os anticorpos monoclonais também são eficazes em pacientes com câncer colorretal avançado. O cetuximabe e o panitumumabe são direcionados contra o receptor do fator de crescimento epidérmico (EGFR, de *epidermal growth factor receptor*), uma glicoproteína transmembrana envolvida nas vias de sinalização que afetam o crescimento e a proliferação das células tumorais. Tanto o cetuximabe quanto o panitumumabe, quando administrados de modo isolado, apresentaram benefícios para uma pequena proporção de pacientes anteriormente tratados, e o cetuximabe parece ter sinergia terapêutica com agentes quimioterápicos, como o irinotecano, mesmo em pacientes previamente resistentes a esse fármaco, o que sugere que o cetuximabe pode reverter a resistência celular à quimioterapia citotóxica. Os anticorpos não são efetivos em cerca de 65% dos subgrupos de tumores do cólon que contêm mutações nos genes *ras* ou *b-raf* e parecem ter menos probabilidade de serem benéficos no tratamento de tumores que surgem no cólon direito, em vez do cólon esquerdo. O uso de cetuximabe e panitumumabe pode levar a um exantema semelhante à acne, sendo o desenvolvimento e a gravidade do exantema correlacionados à probabilidade da eficácia antitumoral. Os inibidores do EGFR tirosina-cinase, como o erlotinibe ou o sunitinibe, não parecem ser eficazes no câncer colorretal.

O bevacizumabe é um anticorpo monoclonal dirigido contra o fator de crescimento do endotélio vascular (VEGF, de *vascular endothelial growth factor*) e atua como um agente de antiangiogênese. A adição de bevacizumabe às combinações contendo irinotecano e ao FOLFOX parece melhorar de modo significativo os resultados observados com a quimioterapia isolada. O uso de bevacizumabe pode levar à hipertensão, a proteinúria e ao aumento da probabilidade de eventos tromboembólicos.

Os dados preliminares sugerem que o uso de inibidores de *checkpoint* (i.e., PD-1 e PD-2) como imunoterapia é mais efetivo do que a quimioterapia no subgrupo (15%) de pacientes com câncer colorretal metastático, cujos tumores apresentam deficiência da proteína de reparo de mau pareamento (i.e., instabilidade de microssatélites). Os pacientes com metástases hepáticas solitárias, sem evidências clínicas ou radiográficas de envolvimento adicional do tumor, devem ser considerados para ressecção parcial de fígado, uma vez que esses procedimentos estão associados a taxas de 25 a 30% de sobrevida em 5 anos quando realizados em indivíduos selecionados por cirurgiões experientes.

A administração de 5-FU e LV durante 6 meses após a ressecção do tumor em pacientes com doença em estágio III leva a 40% de redução das taxas de recidiva e 30% de melhora de sobrevida. A probabilidade de recorrência foi ainda mais reduzida quando a oxaliplatina foi combinada com 5-FU e LV (p. ex., FOLFOX). A redução da duração dessa terapia contendo oxaliplatina de 6 meses para 3 meses em pacientes com tumores menos invasivos ($T_{2-3}N_1$) demonstrou produzir um benefício terapêutico semelhante, com redução dos efeitos colaterais (i.e., neurotoxicidade), enquanto uma duração de 6 meses dessa terapia continua sendo recomendada para o tratamento ideal de pacientes com tumores em estágio III mais avançado (T_4 e/ou N_2). De modo inesperado, o acréscimo de irinotecano à 5-FU e à LV, bem como a adição de bevacizumabe ou cetuximabe ao esquema FOLFOX, não melhorou significativamente os resultados. Os pacientes com tumores em estágio II não parecem se beneficiar muito da terapia adjuvante, sendo o uso de tal tratamento em geral restrito aos que apresentam características biológicas (p. ex., tumores perfurantes, lesões em T4, invasão linfovascular) que os colocam em alto risco de recorrência.

No câncer retal, a administração de terapias pré ou pós-operatórias combinadas (5-FU ou capecitabina mais radioterapia) reduz o risco de recidiva e aumenta a chance de cura para pacientes com tumores em estágios II e III, sendo a abordagem pré-operatória mais bem tolerada.

NEOPLASIAS DO ÂNUS

Representam 1 a 2% dos tumores malignos do intestino grosso. A maioria dessas lesões surge no canal anal, a região anatômica que vai do anel anorretal até uma zona aproximadamente equidistante da linha pectínea (ou denteada) e da borda anal. Os carcinomas proximais à linha pectínea (a zona de transição entre a mucosa glandular do reto e o epitélio escamoso do ânus distal) são chamados de tumores *basaloides, cuboides* ou *cloacogênicos*. Cerca de um terço das neoplasia anais apresentam esse padrão histológico. Os tumores distais à linha pectínea possuem histologia escamosa, ulceram com mais frequência e constituem cerca de 55% das neoplasias anais. O prognóstico dos pacientes com neoplasias anais basaloides e escamosos é idêntico quando se faz a correção para o tamanho do tumor e para a presença ou a ausência de disseminação linfonodal.

O desenvolvimento de câncer anal está associado à infecção pelo papilomavírus humano (HPV), o mesmo microrganismo etiologicamente associado aos cânceres de colo do útero e orofaríngeos. O vírus é sexualmente transmissível. A infecção pode resultar em verrugas anais (condiloma acuminado), que podem progredir para neoplasia anal intraepitelial e, em seguida, para carcinoma de células escamosas. O risco de câncer anal aumenta em homossexuais masculinos, podendo-se presumir que isso se deva ao sexo anal. O risco de câncer anal aumenta tanto em homens quanto em mulheres com Aids. Uma explicação possível é que a diminuição da imunidade permite que uma infecção por HPV se agrave. A vacinação contra o HPV parece reduzir o risco eventual de câncer anal. As neoplasias do ânus são mais comuns em pessoas de meia-idade e mais frequentes em mulheres do que em homens. Ao diagnóstico, os pacientes podem apresentar sangramento, dor, sensação de massa perianal e prurido.

A cirurgia radical (ressecção abdominoperineal com retirada de linfonodos e colostomia permanente) já foi o tratamento-padrão para tumores desse tipo. A sobrevida em 5 anos após esse procedimento era de 55 a 70% quando não havia disseminação para linfonodos regionais, sendo de menos de 20% se houvesse metástases nodais. Uma abordagem terapêutica alternativa, combinando a radioterapia de feixe externo à quimioterapia simultânea (5-FU e mitomicina C), resultou em desaparecimento de todo o tumor, comprovado por biópsia, em > 80% dos pacientes cujas lesões iniciais eram < 3 cm. As recorrências do tumor ocorreram em < 10% dos pacientes, ou seja, cerca de 70% podem ser curados com tratamentos não cirúrgicos e sem a necessidade de colostomia. Assim, deve-se reservar a cirurgia para a minoria dos indivíduos que apresentam tumor residual após o tratamento inicial com uma combinação de radioterapia e quimioterapia. O uso da imunoterapia de *checkpoint* (i.e., inibição de PD-1) é benéfico em alguns pacientes com doença recorrente.

LEITURAS ADICIONAIS

André T et al: Pembrolizumab in microsatellite-instability-high advanced colorectal cancer. N Engl J Med 383:2207, 2020.

Colón-López V et al: Anal cancer risk among people with HIV infection in the United States. J Clin Oncol 36:68, 2018.

Dekker E et al: Colorectal cancer. Lancet 394:1467, 2019.

Grothey A et al: Duration of adjuvant chemotherapy for stage III colon cancer. N Engl J Med 378:1177, 2019.

Inadomi JM: Screening for colorectal neoplasia. N Engl J Med 376:149, 2017.

Martin D et al: Anal squamous cell carcinoma–state of the art management and future perspectives. Cancer Treat Rev 65:11, 2018.

Petrelli F et al: Prognostic survival associated with left-sided vs right-sided colon cancer. A systemic review and meta-analysis. JAMA Oncol 3:211, 2017.

Salem ME et al: Evaluation of the change of outcomes over a 10-year period in patients with stage III colon cancer: Pooled analysis of 6501 patients treated with fluorouracil, leucovorin, and oxaliplatin in the ACCENT database. Ann of Oncol 31:480, 2020.

Sclafani F et al: Systemic therapies for advanced squamous cell anal cancer. Curr Oncol Rep 20:53, 2018

Siegel RL et al: Colorectal cancer statistics 2020. CA Cancer J Clin 70:145, 2020.

82 Tumores do fígado e da árvore biliar

Josep M. Llovet

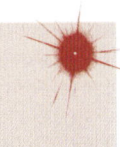

O câncer de fígado é o sexto câncer mais comum em todo o mundo, a quarta causa principal de mortes relacionadas ao câncer e a principal causa de morte entre pacientes cirróticos. O câncer de fígado compreende um grupo heterogêneo de tumores malignos, com diferentes características histológicas e prognóstico desfavorável, que incluem o carcinoma hepatocelular (CHC; 85-90% dos casos), o colangiocarcinoma intra-hepático (CCAi; 10%) e outras neoplasias malignas responsáveis por < 1% dos tumores, como CHC fibrolamelar, CHC-CCAi misto, hemangiotelioma epitelioide e o câncer pediátrico hepatoblastoma. A carga decorrente do câncer de fígado está aumentando em escala global, atingindo praticamente todos os países, e estima-se que deverá alcançar 1 milhão de casos em 2025.

CARCINOMA HEPATOCELULAR

EPIDEMIOLOGIA E FATORES DE RISCO

De modo global, o câncer de fígado responde por 7% de todos os tipos de câncer (cerca de 850 mil novos casos por ano), e o CHC representa 90% dos cânceres de fígado primários. As maiores taxas de incidência do CHC são observadas na Ásia e na África Subsaariana, devido à elevada prevalência da infecção pelo vírus da hepatite B (HBV, do inglês *hepatitis B virus*), com 20 a 35 casos a cada 100 mil habitantes. A Europa Meridional e a América do Norte apresentam taxas de incidência intermediárias (10 casos a cada 100 mil), ao passo que a Europa Setentrional e a Europa Ocidental têm baixas taxas de incidência, com menos de 5 casos a cada 100 mil habitantes. Nos Estados Unidos, o câncer de fígado ocupa o primeiro lugar em termos de aumento da mortalidade nas últimas duas décadas, com incidência anual de 35 mil casos **(Fig. 82-1)**. O CHC apresenta forte predomínio masculino, com relação entre homens e mulheres estimada em 2,5:1. A incidência aumenta com a idade, alcançando um pico entre os 65 e os 70 anos. Nos chineses e nas populações de negros africanos (em que ocorre transmissão vertical do HBV), a idade média é de 40 a 50 anos. Por outro lado, a idade média em homens no Japão é atualmente em torno de 75 anos.

Os fatores de risco para o CHC estão bem estabelecidos **(Fig. 82-1)**. O principal fator de risco é a cirrose – e a lesão hepática crônica associada, causada por inflamação e fibrose – de qualquer etiologia, que responde por 80% dos casos de CHC mundialmente e que resulta de infecção crônica pelo HBV ou de infecção pelo vírus da hepatite C (HCV, do inglês *hepatitis C virus*), abuso de álcool, síndrome metabólica e hemocromatose (associada a mutações de linhagem germinativa do gene *HFE1*). Os pacientes cirróticos representam 1% da população humana, e um terço deles desenvolve CHC durante a sua vida. Estudos de acompanhamento em longo prazo estabeleceram um risco anual de desenvolvimento de CHC de 3 a 8% em pacientes cirróticos infectados por HBV ou HCV. O CHC é menos comum (1-3% por ano) na cirrose associada ao álcool, esteato-hepatite não alcoólica (EHNA), deficiência de α_1-antitripsina, hepatite autoimune, doença de Wilson e distúrbios hepáticos colestáticos. Os preditores de desenvolvimento de câncer de fígado entre pacientes cirróticos têm sido associados à gravidade da doença hepática (contagem de plaquetas < 100.000/μL, presença de hipertensão portal), grau de rigidez hepática medida por elastografia transitória e assinaturas gênicas hepáticas capturando o *efeito de campo do câncer*.

Em termos de fração de risco atribuível, a infecção pelo HBV – um vírus de DNA que pode causar mutagênese insercional e que afeta 400 milhões de pessoas no mundo – responde por cerca de 60% dos casos de CHC na Ásia e na África, e por 20% no Ocidente. Entre pacientes com infecção pelo HBV, uma história familiar de CHC, a soropositividade para HBeAg, uma alta carga viral e o genótipo C são preditores independentes do desenvolvimento de CHC. Os tratamentos prolongados com terapia antiviral efetiva para o HBV são capazes de diminuir significativamente o risco de câncer. A infecção pelo HCV – um vírus de RNA que afeta 170 milhões de pessoas – é responsável por 30% dos casos e é a principal causa de CHC na Europa e na América do Norte. Entre pacientes com infecção pelo HCV, ocorre CHC quase

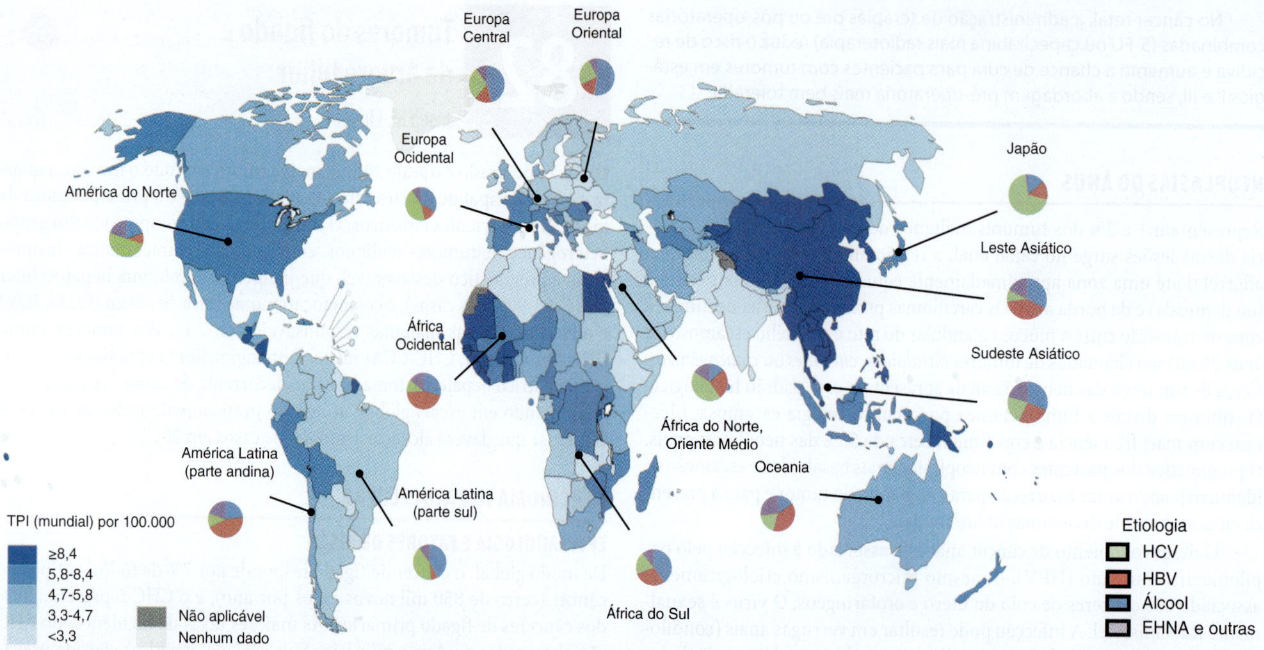

FIGURA 82-1 Distribuição da incidência de carcinoma hepatocelular de acordo com a área geográfica e a etiologia. EHNA, esteato-hepatite não alcoólica; HBV, vírus da hepatite B; HCV, vírus da hepatite C; TPI, taxa de incidência padronizada para a idade. *(Reproduzida, com permissão, de JM Llovet et al: Hepatocellular carcinoma. Nat Rev Disease Primers 6:7, 2021.)*

exclusivamente na presença de lesão hepática relevante (fibrose avançada – Metavir F3 [Metavir é um sistema de escore para a histologia hepática, que classifica a fibrose de 0 a 4, com pontuações mais altas indicando a presença de mais fibrose] – ou cirrose), particularmente quando associado ao genótipo 1b do HCV. Além disso, um polimorfismo que ativa *EGFR*, o receptor do fator de crescimento epidérmico, está associado ao CHC causado pelo HCV em vários estudos. As terapias antivirais com esquemas à base de interferona são capazes de impedir o desenvolvimento de cirrose e a ocorrência de CHC. Os agentes antivirais de ação direta (AADs) induzem uma resposta virológica sustentada, isto é, eliminação da infecção pelo HCV, na maioria dos casos, resultando em redução de 50 a 80% no risco de CHC.

O consumo de álcool e a síndrome metabólica devido ao diabetes melito e à obesidade são responsáveis por cerca de 30% dos casos. A EHNA está se tornando a principal causa de cirrose nos países desenvolvidos e, atualmente, representa cerca de 15 a 20% dos casos de CHC no Ocidente. A incidência anual de CHC na cirrose relacionada à EHNA (1-2%/ano) justifica a inclusão de pacientes em risco em programas de vigilância. Entretanto, deve-se levar em consideração que 25 a 30% dos casos de CHC associado à EHNA ocorre na ausência de cirrose. O polimorfismo de *PNPLA3* está fortemente associado a doenças hepáticas crônicas gordurosas e alcoólicas e à ocorrência de CHC. Outros cofatores que contribuem para o desenvolvimento de CHC são o tabaco e a aflatoxina B1, um carcinógeno fúngico presente em produtos alimentícios, que induz mutações em *TP53*. Por fim, a infecção pelo vírus adeno-associado 2 está vinculada ao CHC em indivíduos sem cirrose. Além das associações anteriormente descritas, os estudos de associação genômica ampla ainda não confirmaram polimorfismos que predispõem ao desenvolvimento do CHC.

PATOGÊNESE MOLECULAR

O desenvolvimento do CHC é um processo com múltiplas etapas, que começa com nódulos cirróticos pré-cancerosos, os denominados nódulos displásicos de baixo grau (NDBGs), que evoluem para nódulos displásicos de alto grau (NDAGs), que podem se transformar em CHC de estágio inicial. Estudos moleculares sustentam o papel central dos hepatócitos adultos como célula de origem, transformando-se diretamente em CHC ou sofrendo desdiferenciação em células precursoras dos hepatócitos. Como alternativa, as células progenitoras também dão origem ao CHC com marcadores progenitores.

A análise genômica forneceu um quadro bem-definido dos principais condutores (em inglês, *drivers*) responsáveis pela iniciação e pela progressão do CHC. Esse tumor resulta do acúmulo de cerca de 40 a 60 alterações genômicas somáticas por tumor, das quais 4 a 8 são consideradas genes condutores de câncer. O CHC é o protótipo do câncer associado à inflamação, em que o microambiente imune e o estresse oxidativo presente no fígado com lesão crônica desempenham um papel central na indução de mutações. Em NDAGs pré-neoplásicos, foram descritas mutações no gene da transcriptase reversa da telomerase (*TERT*, do inglês *telomere reverse transcriptase*) (20% dos casos) e ganhos em 8q. Ocorre transformação oncogênica com dois eventos genômicos adicionais, incluindo ativação da via Wnt/β-catenina, reexpressão de genes fetais, desregulação do mecanismo de enovelamento das proteínas e resposta ao estresse oxidativo. Estudos genômicos e de sequenciamento de última geração realizados durante a última década permitiram uma descrição do panorama das mutações, vias de sinalização e classificação molecular da doença. Entretanto, nenhum desses dados ainda se traduziu em benefícios clínicos reais para quaisquer subgrupos específicos de base molecular.

Condutores (*drivers*) moleculares O panorama das mutações condutoras no CHC identificadas por sequenciamento profundo do genoma é apresentado de modo detalhado na Tabela 82-1. As mutações mais comuns são observadas nos genes promotores da *TERT* (56%), bem como nos genes *TP53* (27%), *CTNNB1* (26%), *ARID2* (7%), *ARID1A* (6%) e *AXIN1* (5%). Esses genes mutados participam do controle do ciclo celular e da senescência (*TERT* e *TP53*), da diferenciação celular (*CTNNB1* e *AXIN1*) e do remodelamento da cromatina (*ARID2* e *ARID1A*). Os genes que geralmente são mutados em outros tumores sólidos, como *EGFR*, *HER2*, *PIK3CA*, *BRAF* ou *KRAS*, raramente apresentam mutação no CHC (< 5%). Em geral, apenas cerca de 20 a 25% dos CHCs têm pelo menos uma mutação acionável. Alguns fatores de risco foram associados a aberrações moleculares específicas. O HBV integra-se no genoma de genes condutores, como o promotor *TERT*, *MLL4* e ciclina E1 (*CCNE1*). O abuso de álcool e a infecção pelo HCV foram associados a mutações de *CTNNB1*. As mutações em *TP53* são as alterações mais frequentes com um ponto específico de mutação (R249S) em pacientes com exposição à aflatoxina B1.

Estudos que avaliaram alterações no número de cópias em CHCs identificaram consistentemente: (1) amplificações de alto nível, com prevalência de 5 a 10%, contendo oncogenes em 11q13 (*CCND1* e *FGF19*) e 6p21 (*VEGFA*), amplificação focal de *TERT* e deleção homozigota de *CDKN2A*; e (2) amplificações comuns contendo genes *MYC* (ganho de 8q) e *MET* (ganhos focais de 7q31). A ativação da via FGF19-FGFR4 mediada por mecanismos epigenéticos (cerca de 20%) ou amplificações de alto nível de 11q13 (6%) ou ganhos de *VEGFA* (ganhos de alto nível de 6p21) também constituem alvos terapêuticos potenciais.

TABELA 82-1 ■ Aberrações moleculares comuns no carcinoma hepatocelular (CHC)[a]		
Via	**Alvo**	**Prevalência (%)**
Mutações		
Estabilidade do telômero	Promotor *TERT*	56
p53/controle do ciclo celular	*TP53*	27
	ATM	3
	RB1	3
Sinalização de Wnt/β-catenina	*CTNNB1*	26
	AXIN1	5
Remodelamento da cromatina	*ARID1A*	6
	ARID2	7
	KMT2A	3
	KMT2C	3
Via Ras/PI3K/mTOR	*RPS6KA3*	3
	TSC1/TSC2	3
Estresse oxidativo	*NFE2L2*	3
	KEAP1	3
Amplificações focais de alto nível		
Sinalização de VEGF	*VEGFA*	3
Sinalização de FGF	*FGF19*	6
Controle do ciclo celular	Proteína CCND1	7
Alvo com deleção homozigota		
TP53/controle do ciclo celular	*CDKN2A*	5
	TP53	4
	Retinoblastoma 1	4
Sinalização de Wnt/β-catenina	*AXIN1*	3

[a]Mutações recorrentes, amplificações focais ou deleções homozigotas no CHC com base em análises do sequenciamento de nova geração.

Vias de sinalização Diversas vias de sinalização foram implicadas na progressão e na disseminação do CHC. A ativação dessas vias pode resultar de alterações estruturais (mutações e amplificações/perdas) ou de modificações epigenéticas. Em resumo, (1) ocorre hiperexpressão de TERT em 90% dos casos, particularmente relacionada com mutações ou amplificações do promotor *TERT*; (2) a inativação de p53 e as alterações do ciclo celular são defeitos importantes no CHC, particularmente nos casos relacionados com a infecção pelo HBV; (3) ocorre ativação da via de Wnt/β-catenina em 50% dos casos, em consequência da mutação da β-catenina ou da *AXIN1* ou da hiperexpressão de receptores Frizzled ou inativação da E-caderina; (4) a via PI3K/PTEN/Akt/mTOR é ativada em 40 a 50% dos casos de CHC, devido à mutação e à deleção focal dos genes (*TSC*)*1*/*TSC2* do complexo da esclerose tuberosa, *PTEN*, ou hiperexpressão de ligante de sinais a montante do EGF ou do fator de crescimento semelhante à insulina (IGF, do inglês *insulin-like growth factor*); (5) a sinalização Ras MAPK é ativada em metade dos CHCs precoces e em quase todos os CHCs avançados, e a ativação resulta de sinalização a montante por ativação de EGF, IGF e MET; (6) a sinalização do receptor do fator de crescimento semelhante à insulina (IGFR, do inglês *insulin-like growth factor receptor*) é ativada em 20% dos casos por meio da hiperexpressão do ligante oncogênico IGF2; (7) a desregulação do c-MET e do seu ligante HGF, fundamental na regeneração dos hepatócitos após lesão hepática, é um evento comum no CHC avançado (50%); (8) a sinalização do fator de crescimento do endotélio vascular (VEGF, do inglês *vascular endothelial growth factor*) constitui a base da angiogênese no CHC, juntamente com vias angiogênicas ativadas, como sinalização de Ang2 e FGF; e (9) os complexos de remodelamento da cromatina e os reguladores epigenéticos frequentemente estão alterados no CHC devido a mutações de *ARID1A* e *ARID2*.

Classes moleculares e imunes Os estudos genômicos revelaram duas subclasses moleculares de CHC, cada uma representando cerca de 50% dos pacientes. A subclasse proliferativa é enriquecida por ativação de Ras, mTOR e sinalização de IGF e amplificação de *FGF19* e está associada a etiologias associadas com o HBV, hiperexpressão da α-fetoproteína e resultados precários. Em contrapartida, a denominada subclasse não proliferativa contém um subtipo caracterizado por mutações em *CTNNB1* e melhor desfecho. Foi proposta outra classificação baseada no estado imunológico. Ela define uma classe de CHC imune em cerca de 25% dos casos, caracterizada por infiltrado imune com expressão de PD-1/PD-L1, enriquecimento da ativação das células T e melhor resultado e uma classe imune excluída com ativação de vias relacionadas ao escape imune (i.e., sinalização de Wnt) ou ausência de infiltrado de células T. Foi proposto que essa classe excluída está associada a uma resistência aos inibidores de *checkpoint* imune, embora a tradução direta de subclasses moleculares em tomada de decisão clínica ainda não tenha sido realizada.

PREVENÇÃO E DETECÇÃO PRECOCE

Prevenção A prevenção primária do CHC pode ser obtida por meio de vacinação contra o HBV e tratamento efetivo da infecção pelo HBV e pelo HCV. Estudos que avaliaram o impacto da vacinação universal contra a infecção pelo HBV relataram uma diminuição significativa na incidência de CHC. A vacina contra o HBV é recomendada para todos os recém-nascidos e grupos de alto risco, de acordo com as diretrizes da Organização Mundial da Saúde (OMS). A vacinação também é recomendada para pessoas com fatores de risco para aquisição da infecção pelo HBV, como profissionais de saúde, pessoas que viajam para áreas onde prevalece a infecção pelo HBV, usuários de drogas injetáveis e indivíduos com múltiplos parceiros sexuais.

Os tratamentos antivirais efetivos para pacientes com infecção crônica pelo HBV – com obtenção de títulos virais indetectáveis (DNA do HBV circulante) – reduzem o risco de desenvolvimento do CHC. A evidência desse efeito é sustentada por um ensaio clínico randomizado e por vários estudos de coorte. O tratamento do HCV progrediu enormemente com os novos AADs, que produzem taxas de resposta virológica sustentada (RVS) de > 90% após 12 semanas de tratamento. Esse efeito tem uma implicação direta na redução da incidência do CHC em pacientes com infecção por HCV crônica curada. Uma vez estabelecida a cirrose, a incidência de CHC é menor em pacientes com RVS do que naqueles com doença viral ativa, embora continuem a apresentar um risco persistente de CHC (> 1% por ano). Foram propostos outros supostos agentes quimiopreventivos para reduzir a incidência do CHC em populações de risco. O ácido acetilsalicílico foi associado a uma redução de 8 para 4% na incidência cumulativa de CHC em estudos de grande porte. De modo semelhante, estudos de coorte e de caso-controle convincentes demonstraram uma relação dependente da dose entre o consumo de café e a redução da incidência de CHC. Em consequência, recomenda-se o consumo de café como estratégia de quimioprevenção em pacientes com doença hepática crônica.

Vigilância A vigilância tem por objetivo a redução da mortalidade relacionada com a doença. Essa meta é geralmente alcançada pela detecção precoce, aumentando a aplicabilidade e a relação custo-efetividade das terapias curativas. As diretrizes dos Estados Unidos e da Europa recomendam a vigilância para pacientes com alto risco de CHC com base em análises de custo-efetividade. Como regra geral, as populações de alto risco são consideradas as que apresentam um ponto de corte de incidência > 1,5% para pacientes com cirrose e de 0,2% para pacientes com hepatite B crônica. Entretanto, a força das evidências que sustentam a vigilância é modesta e baseia-se em dois estudos randomizados conduzidos na China e em uma metanálise de estudos observacionais. De modo global, esses estudos concluíram que a vigilância identifica pacientes com tumores menores, que têm mais tendência a serem submetidos a procedimentos curativos. Devido ao viés do tempo de antecipação e ao viés do tempo de duração, não é possível concluir que a vigilância reduz, em última análise, a mortalidade relacionada com o CHC.

Recomenda-se a vigilância para pacientes cirróticos devido a qualquer causa, para aqueles com fibrose avançada relacionada ao HCV (escore Metavir F3) e para pacientes com infecção crônica pelo HBV se forem asiáticos com > 40 anos de idade, se forem africanos com > 20 anos de idade, se houver história familiar de CHC ou se o paciente tiver risco suficiente com base em escores de risco, como o PAGE-B. Em relação à disfunção hepática, a presença de cirrose avançada (classe C de Child-Pugh) impede o uso de terapias potencialmente curativas, de modo que a vigilância não é recomendada. Como exceção, pacientes na lista de espera de transplante de fígado, independentemente do estado da função hepática, devem ser submetidos a rastreamento para CHC, de modo a detectar a presença de tumores que ultrapassam os critérios convencionais e definir políticas de prioridade para transplante. Sistemas de escores complexos para identificar populações de risco ainda não são recomendados pelas diretrizes.

A ultrassonografia (US) a cada 6 meses, com ou sem determinação dos níveis séricos de α-fetoproteína (AFP), é o método recomendado de vigilância. Possui sensibilidade de 65 a 80% e especificidade > 90% para detecção precoce. Um intervalo de 3 meses não melhora os resultados, e a sobrevida é menor com intervalos de 12 meses, em comparação com um intervalo de 6 meses. Recomenda-se um intervalo de acompanhamento mais curto (a cada 3-4 meses) quando se detecta a presença de nódulo < 1 cm. A tomografia computadorizada (TC) e a ressonância magnética (RM) não são recomendadas como instrumentos de rastreamento devido à falta de dados sobre a acurácia desses métodos, ao elevado custo e ao possível dano (i.e., radiação com a TC). Em casos excepcionais, essas técnicas podem ser consideradas em pacientes com obesidade e esteatose hepática, nos quais a visualização com a US é difícil. É necessário desenvolver biomarcadores tumorais acurados para a detecção precoce. O uso dos níveis de AFP como método independente identifica pacientes com CHC com 60% de sensibilidade, porém com alto nível de resultados falso-positivos. Uma das principais limitações da AFP é que apenas uma pequena proporção de tumores em estágio inicial (cerca de 20%) apresenta níveis séricos anormais de AFP. A associação da AFP com a US pode aumentar a taxa de detecção do CHC de 8 para 30% em comparação com a US e, dependendo do desempenho do profissional experiente, como método independente. A acurácia de outros biomarcadores séricos propostos, como a des-γ-carboxiprotrombina (DCP) e a fração L3 da AFP (AFP-L3), na detecção precoce não é conhecida.

Embora a vigilância seja custo-efetiva no CHC, estima-se que a implementação global desses programas envolva cerca de 50% da população-alvo na Europa e cerca de 30% nos Estados Unidos. As políticas de saúde pública que estimulam a implementação desses programas devem levar a um aumento na detecção precoce de tumores.

Diagnóstico Em geral, o CHC é diagnosticado nos estágios iniciais ou intermediários nos países ocidentais, porém em estágios avançados na maioria dos países da Ásia (exceto Japão) e da África. Um programa de vigilância leva a um diagnóstico precoce em 70 a 80% dos casos. Nesses estágios, o tumor é assintomático, e o diagnóstico pode ser estabelecido por meio de abordagens não invasivas (radiológicas) ou invasivas (biópsia). Sem vigilância, o CHC é descoberto como achado radiológico ou em consequência de sintomas relacionados com o câncer. Na presença de sintomas, a doença já se encontra em estágio avançado, com expectativa de vida mediana < 1 ano. Os sintomas consistem em mal-estar, perda de peso, anorexia, desconforto abdominal ou sinais associados à disfunção hepática avançada.

DIAGNÓSTICO NÃO INVASIVO (RADIOLÓGICO) Os pacientes inscritos em um programa de vigilância são diagnosticados pela identificação de um nódulo hepático de aparecimento recente na US de abdome. Os critérios diagnósticos não invasivos só podem ser aplicados a pacientes cirróticos e baseiam-se em técnicas de imagem obtidas por TC com múltiplos detectores de quatro fases (as quatro fases são: sem realce, arterial, venosa e tardia) ou RM contrastada dinâmica. A Figura 82-2 fornece um fluxograma para diagnóstico e política de *recall* recomendados pelas diretrizes dos Estados Unidos e da Europa. O diagnóstico radiológico é estabelecido com alto grau de confiança se a lesão tiver ≥ 1 cm de diâmetro e exibir *características radiológicas típicas de CHC* por uma técnica de imagem. Com o uso de técnicas de imagem contrastadas, a característica típica do CHC consiste em captação vascular do nódulo na fase arterial com *washout* nas fases venosa portal ou tardia. Esse padrão radiológico captura a natureza hipervascular característica do CHC. Nessas circunstâncias, a especificidade diagnóstica alcança cerca de 95 a 100%, e não há necessidade de biópsia. Nódulos < 1 cm de tamanho provavelmente não representam CHC e seriam de diagnóstico muito difícil; por essa razão, recomenda-se o acompanhamento com US dentro de 3 a 4 meses. A RM com meios de contraste específico para o fígado é aceita como ferramenta de diagnóstico (Fig. 82-2). A US com contraste e a angiografia são menos acuradas para o diagnóstico de CHC. A tomografia computadorizada por emissão de pósitrons (PET, do inglês *positron emission tomography*) tem baixo desempenho para o diagnóstico precoce. Níveis

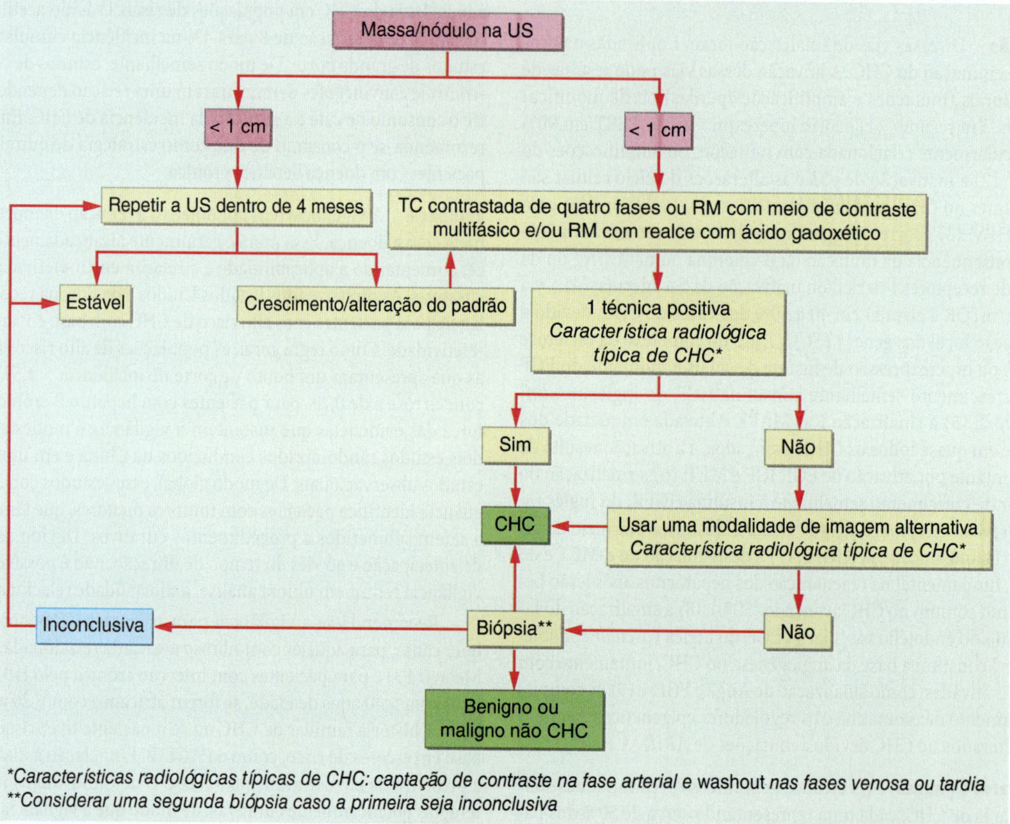

FIGURA 82-2 Cronograma de *recall* para diagnóstico de carcinoma hepatocelular (CHC) da European Association for the Study of Liver Disease (EASL). ***Cor-de-rosa:*** Tamanho do tumor na ocasião de sua detecção por ultrassonografia (US). ***Amarela:*** Se for detectado um nódulo < 1 cm, recomenda-se repetir a US dentro de 4 meses. Se for detectado um nódulo > 1 cm, será realizada uma TC ou RM. A presença de *características radiológicas típicas de CHC* por uma técnica de imagem será suficiente para o diagnóstico. Isso pode exigir o uso de uma ou duas técnicas de imagem. Se não for estabelecido nenhum diagnóstico, recomenda-se a biópsia de tecido. ***Verde:*** O diagnóstico final pode ser de CHC, tumor benigno ou tumor maligno não CHC. ***Azul:*** Se depois de duas biópsias não for estabelecido um diagnóstico conclusivo, considerar o acompanhamento com US em 4 meses. *(Reproduzida, com permissão, da European Association for the Study of the Liver: EASL Clinical Practice Guidelines: Management of hepatocellular carcinoma. J Hepatology 69:182-236, 2018.)*

de AFP ≥ 400 ng/dL estão associados a uma alta suspeita de CHC, porém não estabelecem o diagnóstico de acordo com as diretrizes.

O Liver Imaging Reporting and Data System (LI-RADS) foi proposto como maneira de classificar os achados radiológicos. Essencialmente, os nódulos > 10 mm visíveis em exames multifásicos recebem códigos de categoria, que refletem a sua probabilidade relativa de serem benignos, CHC ou outras neoplasias malignas hepáticas. As lesões LI-RADS-1 tem 0% de probabilidade de CHC, enquanto as lesões atribuídas à categoria LI-RADS-5 têm 96% de probabilidade de CHC. A categoria LI-RADS-M compreende lesões com características radiológicas malignas, porém não são neoplasias malignas de CHC em > 50% dos casos.

DIAGNÓSTICO PATOLÓGICO O diagnóstico patológico é necessário em duas circunstâncias: (1) em pacientes sem cirrose e (2) se a imagem não for típica em pelo menos uma de duas técnicas de imagem (TC e RM). Esses casos são observados principalmente na presença de lesões de CHC em estágio inicial. A biópsia não é usada como padrão de referência na prática clínica devido à variação introduzida pelas amostras e às complicações. Entretanto, com o advento das terapias moleculares e da oncologia de precisão, algumas diretrizes defendem a obtenção de amostras de tecido no contexto de todos os estudos de pesquisa em CHC, mesmo quando são preenchidos os critérios radiológicos. A sensibilidade da biópsia hepática varia entre 70 e 90% para tumores de todos os tamanhos, porém diminui para < 50% em tumores de 1 a 2 cm. O risco de complicações, como semeadura do tumor e sangramento após biópsia hepática, é de cerca de 3%. As biópsias devem ser examinadas por um hepatopatologista especialista. O uso de colorações especiais pode ajudar a resolver incertezas quanto ao diagnóstico. A coloração positiva em 2 de 4 marcadores (glipicana 3 [GPC3], glutamina-sintetase, proteína de choque térmico 70 [HSP70, do inglês *heat shock protein 70*] e cadeia pesada da clatrina) é altamente específica do CHC. Os padrões de expressão gênica (glipicana 3, LYVE1 e survivina) também são capazes de diferenciar os NDAGs do CHC de estágio inicial. Pode-se considerar o uso de coloração adicional para detectar características de células progenitoras (K19 e EpCAM) ou avaliar a neovascularização (CD34). Uma biópsia negativa não elimina o diagnóstico de CHC. Recomenda-se uma segunda biópsia em caso de achados inconclusivos ou se forem identificados crescimento ou alteração no padrão de realce durante o acompanhamento (Fig. 82-2).

TRATAMENTO

Visão geral O panorama do manejo do CHC mudou substancialmente durante a última década. Vários tratamentos foram adotados como padrão de cuidados, de acordo com as diretrizes de prática clínica. Para os estágios iniciais, a ressecção, o transplante de fígado e a ablação local melhoraram a expectativa de vida de modo substancial, com tempos de sobrevida global (SG) medianos de mais de 5 anos (Fig. 82-3). Para estágios intermediários, a quimioembolização transarterial (TACE, do inglês *transarterial chemoembolization*) melhorou a SG de 16 meses (história natural) para 20 a 30 meses. Por fim, os medicamentos sistêmicos para tumores avançados (atezolizumabe mais bevacizumabe, sorafenibe, lenvatinibe, regorafenibe, cabozantinibe e ramucirumabe) melhoraram os tempos de sobrevida medianos de 8 meses para 19 meses nos contextos de primeira linha e 10 meses em contextos de segunda linha. Atualmente, várias necessidades não atendidas, como terapias adjuvantes após ressecção ou ablação local e melhora dos resultados nos estágios intermediário/avançado com terapias combinadas, incluindo imunoterapias, estão sendo abordadas no contexto de pesquisas de fase 3 (Fig. 82-3).

Sistemas de estadiamento e opções de tratamento Os sistemas de estadiamento têm por objetivo estratificar os pacientes de acordo com os fatores prognósticos e o desfecho, alocando as melhores terapias disponíveis de acordo com as evidências. O sistema de estadiamento mais aceito é a classificação do Barcelona Clinic Liver Cancer (BCLC), que é endossado pelas diretrizes de prática clínica dos Estados Unidos e da Europa (Fig. 82-4). Esse sistema de estadiamento define cinco subclasses prognósticas e, para cada estágio, define tratamentos específicos. O sistema de estadiamento do BCLC foi externamente validado por diversos estudos. Trata-se de um sistema em evolução, que possibilita a incorporação de novas terapias e variáveis dependentes do tratamento à medida que surgem novas evidências.

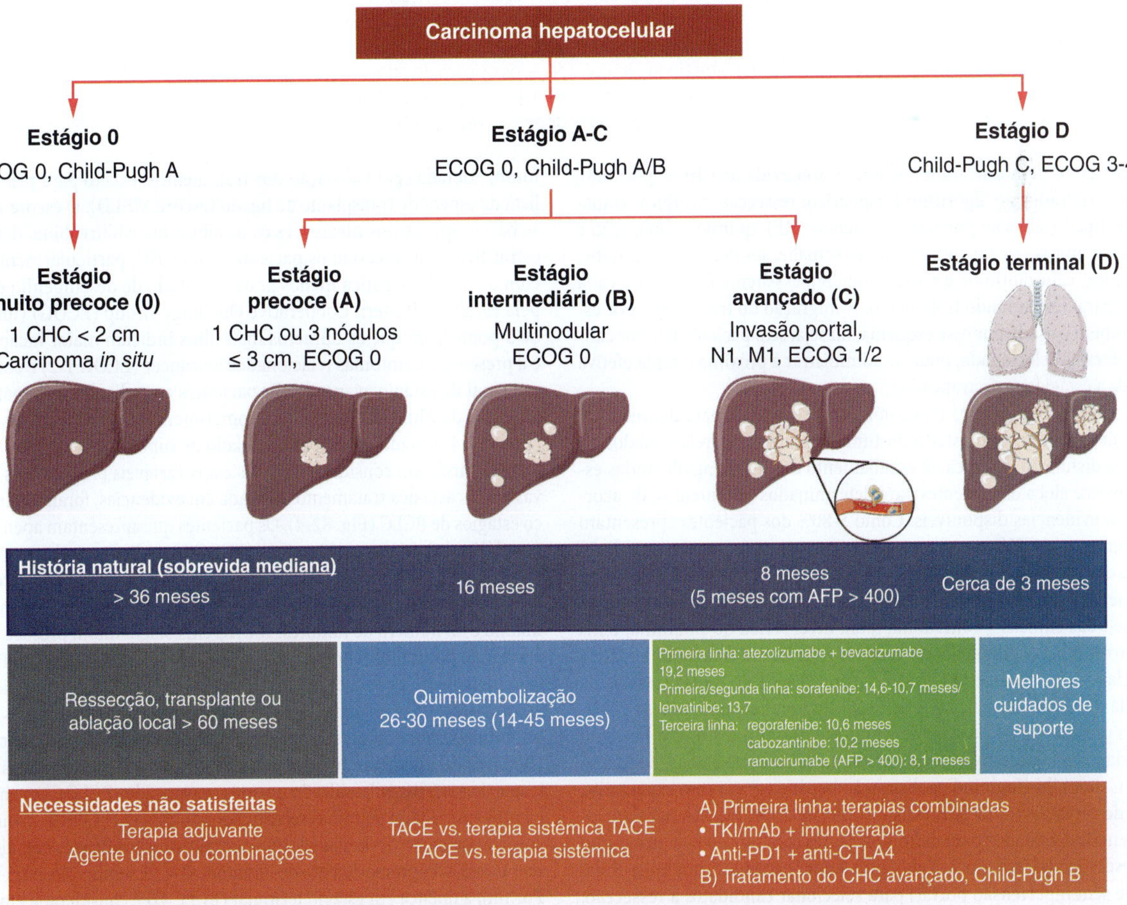

FIGURA 82-3 **História natural, impacto das terapias e necessidades não satisfeitas no carcinoma hepatocelular (CHC).** AFP, α-fetoproteína; ECOG, estado de desempenho do Eastern Cooperative Oncology Group; mAb, anticorpo monoclonal; TACE, quimioembolização transarterial; TKI, inibidor da tirosina-cinase.

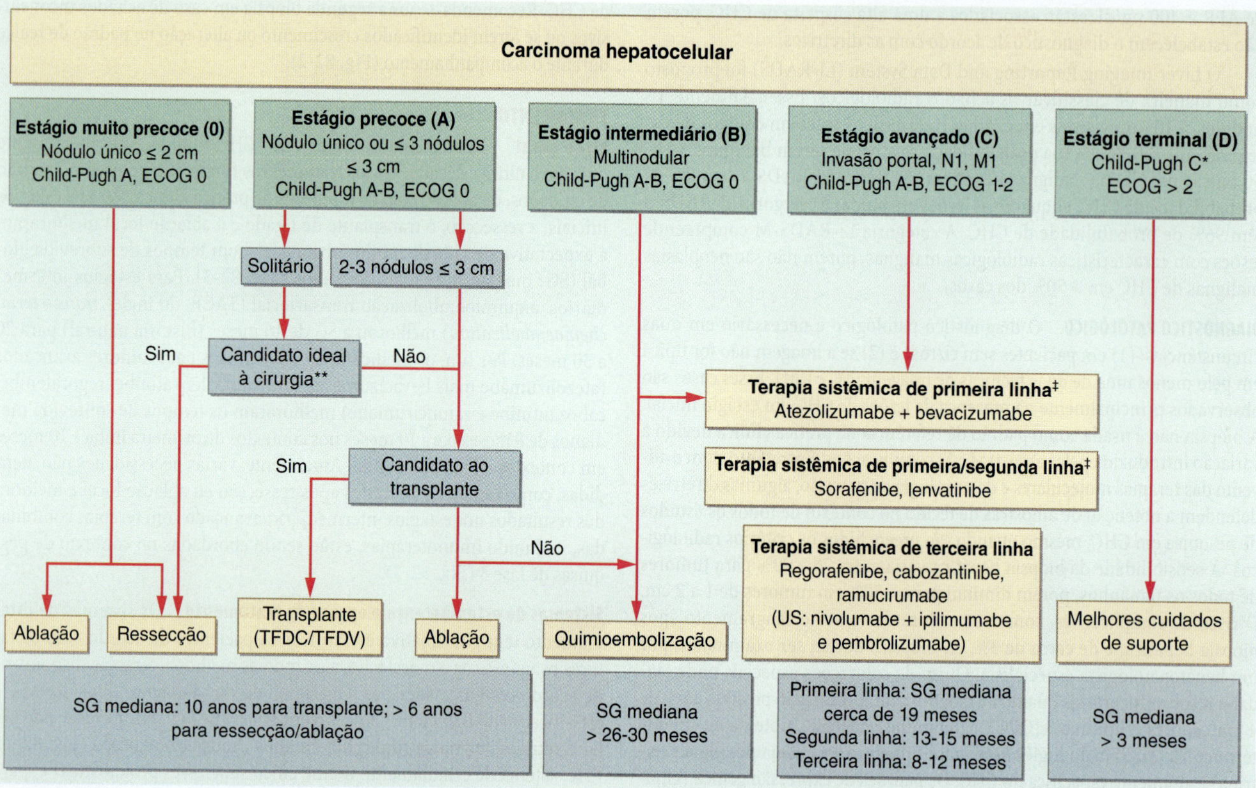

FIGURA 82-4 Sistema de estadiamento e estratégia terapêutica. A classificação do Barcelona Clinic Liver Cancer (BCLC) compreende cinco estágios, que selecionam os melhores candidatos para terapias, de acordo com dados baseados em evidências. Os pacientes com tumores assintomáticos de estágio precoce (estágios 0-A) são candidatos a terapias radicais (ressecção, transplante ou ablação local). Os pacientes assintomáticos com carcinoma hepatocelular (CHC) multinodular (estágio B) são apropriados para quimioembolização arterial transcateter (TACE), ao passo que pacientes com tumores avançados sintomáticos e/ou padrão tumoral invasivo (estágio C) são candidatos a terapias sistêmicas. A doença em estágio terminal (estágio D) inclui pacientes com mau prognóstico, que devem ser tratados com os melhores cuidados de suporte. *Pacientes com doença hepática terminal se forem da classe C de Child-Pugh devem ser inicialmente considerados para transplante de fígado. ‡O atezolizumabe mais bevacizumabe foi aprovado como novo tratamento de primeira linha para o CHC avançado. Entretanto, o sorafenibe e o lenvatinibe ainda são considerados opções de primeira linha quando há contraindicação para o tratamento combinado. ECOG, Eastern Cooperative Oncology Group; SG, sobrevida global; TFDC, transplante de fígado de doador cadáver; TFDV, transplante de fígado de doador vivo. *(Reproduzida, com permissão, de JM Llovet et al: Trial Design and Endpoints in Hepatocellular Carcinoma: AASLD Consensus Conference 73:158, 2021.)*

Dez tratamentos demonstraram melhorar a sobrevida no CHC e, portanto, foram incorporados ao algoritmo terapêutico: ressecção cirúrgica, transplante de fígado, ablação por radiofrequência (RF), quimioembolização e terapias sistêmicas (atezolizumabe-bevacizumabe, sorafenibe, lenvatinibe, regorafenibe, cabozantinibe e ramucirumabe). O sistema BCLC aloca cada paciente para determinado tratamento. A migração do tratamento por estágio também é usada por esse esquema; ou seja, se o paciente não for candidato à terapia selecionada, pode-se administrar a próxima terapia efetiva destinada a estágios mais avançados.

No CHC, são utilizados três parâmetros relevantes para definir a estratégia de tratamento: o estado do tumor, os sintomas relacionados ao câncer e a disfunção hepática. O estadiamento do BCLC engloba todas essas variáveis e aloca os pacientes para determinados tratamentos, de acordo com as evidências disponíveis. Como > 80% dos pacientes apresentam duas doenças – o CHC e a cirrose –, é importante efetuar uma medição definida da disfunção hepática. O prognóstico da doença hepática crônica é geralmente determinado por meio do escore de Child-Pugh, que utiliza cinco medidas clínicas – bilirrubina total, nível sérico de albumina, tempo de protrombina, gravidade da ascite e grau da encefalopatia hepática – para classificar os pacientes em três grupos (A-C) de taxas previstas de sobrevida. Em resumo, a classe A de Child-Pugh reflete uma função hepática bem preservada. A classe B de Child-Pugh indica disfunção hepática moderada, com expectativa de vida mediana de cerca de 3 anos, enquanto a classe C de Child-Pugh indica disfunção hepática grave com expectativa de vida de cerca de 1 ano. Nos estágios iniciais do BCLC, são necessários critérios mais detalhados para definir pacientes com função hepática muito bem preservada (classe hiper-A de Child-Pugh; pacientes com bilirrubina normal e sem hipertensão portal) para selecionar candidatos à ressecção. As modificações do escore de Child-Pugh ou do Modelo para Doença Hepática Terminal (MELD, do inglês *Model for End-Stage Liver Disease*) não foram adotadas para alocação dos tratamentos, exceto para prioridade na lista de espera de transplante de fígado (escore MELD). O escore ALBI, que se baseia apenas nos níveis séricos de albumina e bilirrubina, demonstrou estratificar com precisão os pacientes com CHC, particularmente aqueles com disfunção hepática menos grave. O estado de desempenho é avaliado pela escala do Eastern Cooperative Oncology Group (ECOG) (um sistema de 5 pontos, em que os números mais altos indicam maior incapacidade), e a presença de sintomas relacionados ao câncer (ECOG 1-2) é considerada um sinal de estágio avançado. Os pacientes com disfunção hepática grave (classe C de Child-Pugh) ou comprometimento do estado de desempenho (ECOG 3-4) são manejados com cuidado de suporte.

Levando em consideração todas essas variáveis prognósticas e preditivas e a eficácia dos tratamentos baseada em evidências, foram definidos cinco estágios de BCLC (Fig. 82-4). Os pacientes que apresentam apenas doença neoplásica hepática, sem sintomas (ECOG 0), e disfunção leve a moderada (Child-Pugh A-B) podem ser classificados nos estágios muito precoce (estágio 0), precoce (estágio A) ou intermediário (estágio B), dependendo do tamanho e do número de tumores. O CHC em estágio muito precoce (BCLC 0) é definido por tumores únicos ≤ 2 cm (se a patologia estiver disponível, esses tumores devem ser bem diferenciados, com ausência de invasão microvascular ou satélite). O CHC em estágio precoce (BCLC A) inclui tumores solitários ou, no máximo, 3 nódulos com diâmetro ≤ 3 cm. O estágio intermediário (BCLC B) é definido por todos os outros tumores somente hepáticos. Em contrapartida, o CHC é classificado no estágio avançado (BCLC C) quando os pacientes apresentam sintomas relacionados ao câncer (ECOG 1-2) ou tumores com invasão macrovascular (de qualquer tipo, incluindo veia hepática, portal ou ramos), comprometimento de linfonodos ou disseminação extra-hepática. Por fim, a doença em estágio terminal (BCLC D) é considerada em casos de grave comprometimento da qualidade de vida/sintomas relacionados ao câncer (ECOG 3-4) ou grave disfunção hepática (Child-Pugh C).

Cerca de 40% dos pacientes são diagnosticados com doença nos estágios 0 e A e, portanto, são elegíveis para terapias potencialmente curativas, ressecção, transplante ou ablação local. Esses tratamentos possibilitam taxas de sobrevida mediana de 60 meses ou mais, o que contrasta nitidamente com os resultados de 36 meses relatados em controles históricos (Fig. 82-3, Tab. 82-2). Não se recomenda nenhuma terapia adjuvante. Os pacientes no estágio intermediário (estágio B) com função hepática preservada apresentam história natural documentada de cerca de 16 meses. Esses pacientes beneficiam-se da TACE, conforme relatado em dois estudos randomizados e em uma metanálise, e a sobrevida estimada é de 25 a 30 meses. Nenhuma das terapias de combinação com TACE resultou em alguma vantagem nos resultados. Os pacientes que progridem com TACE ou que estão em estágio avançado (estágio C) beneficiam-se de tratamentos sistêmicos. O sorafenibe aumenta a sobrevida em cerca de 3 meses, em comparação com placebo (de 7,9 para 10,7 meses), enquanto o lenvatinibe mostrou uma não inferioridade em comparação com o sorafenibe (13,6 meses vs. 12,3 meses, respectivamente). O atezolizumabe (um anticorpo anti-PD-L1) mais bevacizumabe mostrou ter superioridade em comparação com o sorafenibe (sobrevida mediana de 19,2 meses vs. 13,4 meses). Três terapias-alvo adicionais mostraram uma melhor sobrevida em comparação com placebo em pacientes com CHC que progrediu com sorafenibe: regorafenibe, cabozantinibe e ramucirumabe (apenas em pacientes com AFP > 400 ng/mL). Por conseguinte, esses tratamentos foram adotados por diretrizes e incorporados ao algoritmo de tratamento. Para pacientes com doença em estágio terminal (BCLC D), deve-se considerar o suporte nutricional e psicológico e o controle adequado da dor.

Embora o BCLC estabeleça estágios validados e tratamentos de acordo com as evidências, a prática clínica nem sempre acompanha essa classificação. Em estudos de coorte e pesquisas de grande porte, apenas 50% dos pacientes (ou até menos, na Ásia) são tratados de acordo com essas diretrizes. Foram propostos sistemas alternativos de estadiamento ou escores, porém nenhum deles teve aceitação global. Diferentemente do BCLC, alguns sistemas propostos englobam o padrão de prática seguido na Ásia, como a classificação de Hong Kong ou o escore Japan Integrated Staging. Esses sistemas apresentam indicações estendidas para ressecção e TACE aplicadas na prática clínica na Ásia. Por fim, o sistema de estadiamento tumor-linfonodos-metástases (TNM) não é utilizado no CHC, visto que ele não incorpora as principais variáveis prognósticas relacionadas com a função hepática e a capacidade funcional.

Tendo em vista as complexidades do diagnóstico e do tratamento do CHC, recomenda-se que os pacientes sejam encaminhados a um centro de referência onde possa ser oferecido todo o arsenal de terapias. Em princípio, o tratamento e os resultados nos pacientes beneficiam-se de programas multidisciplinares para câncer hepático, que incluem hepatologistas, oncologistas, cirurgiões hepatobiliares e de transplante, radiologistas intervencionistas e na área de diagnóstico por imagem, hepatopatologistas e enfermeiros especializados.

TRATAMENTOS CIRÚRGICOS

Ressecção A ressecção cirúrgica é a opção de primeira linha para pacientes não cirróticos com CHC em estágio inicial (BCLC 0 ou A) com tumores solitários (Fig. 82-4). Em pacientes cirróticos, a ablação compete com a ressecção para tumores BCLC 0 (< 2 cm de diâmetro). Ainda não foi definido qual desses tratamentos é o melhor. As análises de custo-efetividade relatam um benefício para a ablação local com RF. Para tumores solitários > 2 cm (BCLC A), a ressecção continua sendo a base do tratamento para pacientes com classe hiper-A de Child-Pugh, isto é, para aqueles com nível normal de bilirrubina e ausência de hipertensão portal (a hipertensão portal é definida por um gradiente de pressão da veia hepática ≥ 10 mmHg). As medidas substitutas de hipertensão portal incluem a presença de varizes esofágicas ou contagens de plaquetas < 100.000/μL associadas com esplenomegalia. São recomendadas ressecções anatômicas que acompanham os segmentos funcionais do fígado, de modo a preservar o parênquima hepático não afetado e retirar os tumores-satélites. Os preditores de recidiva incluem tamanho e número de tumores e presença de microssatélites ou invasão microvascular na análise das amostras. Os resultados em candidatos abaixo do ideal levam a taxas de sobrevida em 5 anos de cerca de 35 a 55%, em oposição a 60 a 70% para candidatos ideais (Tab. 82-2). A invasão

TABELA 82-2 ■ Resumo dos principais resultados de estudos randomizados e de coorte no manejo do carcinoma hepatocelular

Tratamento para o CHC em estágio inicial e intermediário

Tratamentos	Estágio do CHC	Braços de tratamento	Resultados (SG)
Tratamento do CHC de estágio inicial			
Ressecção	Inicial	Ideal (nódulo único; sem hipertensão portal)	5 anos: 50-70%
		Subideal (multinodular ou hipertensão portal)	5 anos: 35-55%
Transplante de fígado	Inicial	Milão (1 nódulo < 5 cm, 2-3 nódulos ≤ 3 cm, sem IMV, sem DEH)	5 anos: 70-80%
	Inicial/intermediário	Redução do estágio (1 nódulo ≤ 6,5 cm, ≤ 3 nódulos ≤ 4,5 cm e diâmetro total ≤ 8 cm, sem IMV, sem DEH)	5 anos: 60-70%
Ablação	Inicial	ARF	Mediana: 50-60 meses
Tratamento do CHC em estágio intermediário			
Terapias transarteriais	Intermediário	TACE	Mediana: 20-32 meses

Tratamento do CHC em estágio avançado

Estudo	Tratamento	SG mediana, meses (RR, IC 95%)	SLP mediana, meses (RR, IC 95%)	TRG: MRECIST/RECIST
Terapias de primeira linha				
IMbrave150	Atezolizumabe-bevacizumabe	19,2 (RR 0,66, 0,52-0,85)	6,9 (RR 0,65, 0,53-0,81)	35,4%/29,8%
SHARP/REFLECT/CheckMate-459	Sorafenibe	10,7-14,6 (RR 0,69, 0,55-0,87)	3,7-3,8	2-9,2%/12,4%
REFLECT	Lenvatinibe	13,6 (RR 0,92, 0,79-1,06)	7,4 (RR 0,66, 0,57-0,77)	24,1%/18,8%
Terapias de segunda linha				
RESORCE	Regorafenibe	10,6 (RR 0,63, 0,5-0,79)	3,1 (RR 0,46, 0,37-0,56)	11%/7%
CELESTIAL	Cabozantinibe	10,2 (RR 0,76, 0,63–0,92)	5,2 (RR 0,44, 0,36–0,52)	ND/4%
REACH-2	Ramucirumabe	8,5 (RR 0,71, 0,53-0,95)	2,8 (RR 0,45, 0,34-0,6)	ND/5%

Siglas: ARF, ablação por radiofrequência; CHC, carcinoma hepatocelular; DEH, disseminação extra-hepática; IC, intervalo de confiança; IMV, invasão microvascular; MRECIST, Modified Response Evaluation Criteria in Solid Tumors; ND, não disponível; RECIST, Response Evaluation Criteria in Solid Tumors; RR, razão de risco; SG, sobrevida global; SLP, sobrevida livre de progressão; TACE, quimioembolização transarterial; TRG, taxa de resposta global.

macrovascular, o comprometimento extra-hepático e a disfunção hepática (Child-Pugh B-C) são contraindicações importantes para a ressecção.

TRATAMENTOS ADJUVANTES A recidiva do tumor representa a principal complicação da ressecção (e da ablação local) e ocorre em 70% dos casos em 5 anos. A maioria das recidivas são metástases intra-hepáticas, porém pelo menos um terço dos casos são considerados tumores *de novo*, com desenvolvimento de novos clones no campo carcinogênico cirrótico. O tipo de recidiva só pode ser definido por meio de estudos moleculares. Até o momento, nenhuma terapia adjuvante demonstrou melhorar os resultados ou prevenir a recidiva após ressecção/ablação. Ensaios clínicos randomizados que testaram o sorafenibe adjuvante, retinoides, quimioterapias ou quimioembolização foram negativos, de modo que não foi estabelecida nenhuma recomendação de terapia adjuvante para pacientes após ressecção ou ablação local.

Transplante de fígado O transplante de fígado é o primeiro tratamento de escolha para pacientes cirróticos com tumor isolado ≤ 5 cm e hipertensão portal (incluindo Child-Pugh B e C) ou com pequenos tumores multinodulares (≤ 3 nódulos, cada um com ≤ 3 cm) (Fig. 82-4). Esses critérios, denominados critérios de Milão, foram validados ao longo dos anos, e uma metanálise relatou taxas de sobrevida em 5 e 10 anos de cerca de 70 e 50%, respectivamente, semelhantes aos resultados alcançados em indicações de transplante sem CHC. As taxas de mortalidade perioperatória foram reduzidas para < 3%. O transplante cura simultaneamente o tumor e a cirrose subjacente e está associado a um baixo risco de recidiva, de cerca de 10 a 15% em 5 anos. Nenhum esquema imunossupressor ou terapia antitumoral após o transplante demonstrou ter qualquer efeito preventivo sobre a recidiva. Os critérios de Milão estão integrados na estratégia de tratamento (BCLC 0 e A) e foram adotados pela United Network for Organ Sharing (UNOS) no estadiamento pré-transplante para alocação de órgãos nos Estados Unidos (estágio T2). Além do tamanho e do número, as contraindicações convencionais para procedimentos de transplante de órgãos (p. ex., incompatibilidade ABO, comorbidades) são aplicadas nesse contexto.

O transplante de fígado tem dois fatores – o custo e a disponibilidade de doadores –, o que reduz esse procedimento a < 5% dos casos de CHC. A escassez de doadores representa um grande obstáculo para o transplante de fígado. Essa escassez varia geograficamente; a doação de fígado de cadáveres é quase nula em alguns países da Ásia. Devido à carência de doadores, o tempo médio de espera em programas ocidentais é de cerca de 6 a 12 meses, levando 20% dos candidatos a sair da lista em consequência da progressão do tumor antes de receber o transplante. Os preditores de abandono consistem em falha do tratamento neoadjuvante, nível basal de AFP > 400 ng/mL e aumento contínuo do nível de AFP > 15 ng/mL por mês. Várias estratégias foram propostas para superar essa limitação. A primeira delas consiste no uso de terapias neoadjuvantes para pacientes na lista de espera. Foram avaliados tratamentos neoadjuvantes, como TACE ou ablação por RF, em estudos de coorte e de custo-efetividade. Em princípio, recomenda-se o uso dessas terapias quando o tempo de espera ultrapassa 6 meses, embora o impacto sobre o resultado em longo prazo não esteja bem definido. Em segundo lugar, foi estabelecida uma política de prioridade para pacientes na lista. A UNOS implementou um sistema de escore baseado no risco de abandono.

Os critérios de Milão são universalmente usados como base para elegibilidade de pacientes para transplante, e a adesão a esses critérios proporciona uma sobrevida pós-transplante satisfatória. A expansão modesta dos critérios de Milão, aplicando os critérios *up-to-seven* (até 7) (i.e., os CHCs que têm o número 7 como soma do tamanho do maior tumor e número de tumores) em pacientes sem invasão microvascular, produz resultados competitivos. Esses critérios patologicamente definidos estão sendo usados na prática clínica para prever o resultado esperado após o transplante. De modo semelhante, o *downstaging para os critérios de Milão* é atualmente definido como a redução da carga do CHC por meio de tratamentos locorregionais, de modo a alcançar o estadiamento de Milão antes do transplante. Essa estratégia leva a taxas de sobrevida de 10 anos em longo prazo de cerca de 50%. Como as políticas para aumentar a doação de órgãos atingiram um limite nos últimos anos, surgiram alternativas para a doação. O transplante de fígado de doador vivo representa uma alternativa plausível, que responde por cerca de 5% do número total de transplantes realizados no mundo. Os resultados relatados são semelhantes aos obtidos com doadores cadáveres, e o transplante de fígado de doador vivo é recomendado como opção alternativa para pacientes que estão na lista de espera há mais de 6 meses. Os riscos e os benefícios desse procedimento devem levar em consideração tanto o doador (morte estimada em 0,3%) quanto o receptor, um conceito conhecido como *dupla equipotência*. Devido à complexidade desse tratamento, ele deve ser restrito a centros de excelência em cirurgia hepatobiliar e transplante.

TERAPIAS LOCORREGIONAIS

ABLAÇÃO LOCAL A ablação por RF é recomendada como técnica ablativa primária (Fig. 82-4). A energia gerada pela ablação por RF (aquecimento do tecido a 80-100 °C) induz necrose coagulativa do tumor, produzindo um *anel de segurança* no tecido peritumoral, podendo eliminar pequenas lesões-satélites não detectadas. O tratamento consiste em uma ou duas sessões realizadas por meio de abordagem percutânea; todavia, em alguns casos, é necessário realizar a ablação com laparoscopia. A ablação por RF é mais efetiva na taxa de resposta e no tempo levado para a recidiva em comparação com a injeção percutânea de etanol, antes convencional. Pacientes portadores de CHC tratados com ablação por RF apresentam taxa de sobrevida em 5 anos de cerca de 60% (Tab. 82-2). Em tumores < 2 cm, a ablação por RF proporciona respostas completas em > 90% dos casos com resultado em longo prazo satisfatório e compete com a ressecção em termos de custo-efetividade como opção de primeira linha. Para os casos de BCLC A, a ablação por RF é o tratamento de primeira linha para tumores únicos de 2 a 5 cm ou de até 3 nódulos, cada um com diâmetro ≤ 3 cm, que não são adequados para cirurgia.

A taxa de falha da ablação por RF aumenta em tumores > 3 cm em virtude da perda de calor pelo resfriamento tecidual mediado pela perfusão na área em que se realiza a ablação. Nos tumores de 3 a 5 cm de diâmetro, foi relatada uma necrose tumoral patológica completa < 50%. Em particular, cerca de 10 a 15% dos tumores com localizações de tratamento difícil, como localização subcapsular ou adjacente à vesícula biliar, exibem maior risco de ablação incompleta ou complicações significativas e podem ser tratados por meio de injeção de etanol. Foram sugeridas diversas abordagens para aumentar a atividade antitumoral da ablação por RF. A ablação por micro-ondas é a técnica local guiada por imagem mais amplamente usada como alternativa à RF. Teoricamente, fornece maior eficácia, porém com taxas mais altas de complicações em tumores > 3 cm. São necessários ensaios clínicos randomizados para comparar as duas técnicas. Outros tratamentos, como ultrassom focalizado de alta intensidade ou radioterapia estereotáxica corporal para tumores pequenos, foram estudados em ensaios clínicos iniciais e estão em fase de investigação.

Quimioembolização A TACE é o tratamento primário mais amplamente usado para o CHC não ressecável no mundo inteiro e é a indicação de primeira linha para pacientes com estágio B intermediário do BCLC (Fig. 82-4). A quimioembolização convencional (c-TACE) consiste na administração local de quimioterapia na artéria hepática (doxorrubicina, 50 mg/m^2, ou cisplatina) misturada com emulsão de lipiodol, seguida de obstrução da artéria responsável pela perfusão local com partículas de esponja. A c-TACE beneficia principalmente pacientes com apenas doença hepática, da classe A ou da classe B de Child-Pugh, sem ascite, com boa capacidade funcional (ECOG 0) e ausência de invasão vascular de ramos ou do tronco. A sobrevida mediana é de cerca de 20 meses (em comparação a 16 meses para os grupos-controle reunidos). As melhores pesquisas de fase 3 randomizadas forneceram uma sobrevida mediana com TACE de 20 a 30 meses em populações adequadamente selecionadas. As taxas de resposta objetiva medianas são de 50 a 70%. Em estudos randomizados, o tratamento é realizado em um esquema regular de 0, 2 e 6 meses (número mediano de sessões: 3) ou sob demanda de acordo com a resposta do tumor. A TACE deve ser interrompida em caso de progressão do tumor ou de qualquer outra contraindicação. De modo excepcional, o aparecimento de um novo nódulo pequeno não tratado como a única marca de progressão pode ser considerado para tratamento. Cerca de 50% dos pacientes apresentam síndrome pós-embolização limitada – febre e dor abdominal – relacionada com lesão isquêmica e liberação de citocinas. Menos de 5% dos pacientes apresentam complicações graves (abscesso hepático, colecistite isquêmica ou insuficiência hepática), e ocorre morte relacionada com o tratamento em < 2% dos casos.

A aplicabilidade da c-TACE em pacientes no estágio intermediário limita-se à metade dos casos, em grande parte devido à presença de insuficiência hepática (Child B ou ascite ou encefalopatia), contraindicações técnicas do procedimento (p. ex., comprometimento do fluxo sanguíneo da veia porta) ou carga tumoral infiltrativa/maciça (p. ex., em geral, tamanho do tumor principal > 10 cm). A TACE superseletiva minimiza a agressão isquêmica ao tecido não tumoral. De acordo com as diretrizes, a migração para outro estágio de tratamento possibilita a realização de TACE em pacientes em estágios iniciais para os quais não estão indicados o tratamento cirúrgico ou a terapia ablativa. Em estudos seletivos, foram relatados tempos de sobrevida mediana de 5 anos em pacientes com CHC isolado, tratados com TACE suprasseletiva. Por outro lado, a TACE realizada além das diretrizes, como prática convencional em pacientes com CHC avançado, produz resultados precários.

A quimioembolização com microesfera de eluição de fármacos (DEB-TACE, do inglês *drug-eluting bead chemoembolization*) difere da c-TACE pelo uso de microesferas embólicas padronizadas, de tamanho regular, carregadas de agente quimioterápico. Essa estratégia assegura a liberação do fármaco durante 1 semana, resultando em aumento da concentração do fármaco dentro do tumor. A DEB-TACE obtém uma atividade antitumoral semelhante (resposta objetiva de cerca de 60%) à c-TACE e está associada a menos efeitos citotóxicos sistêmicos e a uma melhor tolerância, porém sem diferença clara nos resultados clínicos. Estudos de fase 2 e de fase 3 compararam a DEB-TACE com a combinação de DEB-TACE mais sorafenibe, orantinibe ou brivanibe, que são inibidores do receptor de VEGF. A sobrevida mediana em ambos os grupos foi de 25 a 30 meses nesses ensaios clínicos internacionais.

Radioembolização e outras terapias intra-arteriais A radioembolização que utiliza microesferas revestidas de ítrio 90 (Y-90) – um isótopo que emite radiação β de amplitude curta – é a alternativa mais promissora da TACE. Vários estudos de fase II relataram a obtenção de respostas objetivas e resultado global com perfil de segurança. Devido à falta de ensaios clínicos de fase III, esse tratamento não é recomendado nas diretrizes atuais. Antes do procedimento, a radioembolização exige ações para identificar o risco de *shunt* pulmonar grave e radiação intestinal. Cerca de 20% dos pacientes apresentam toxicidade hepática, e ocorre morte relacionada com o tratamento em 3%. Devido ao efeito minimamente embólico das microesferas de Y-90, o tratamento pode ser administrado com segurança a pacientes com trombose da veia porta, um contexto em que os resultados de sobrevida em estudos de fase II foram alentadores. Entretanto, três ensaios clínicos controlados e randomizados, incluindo dois ensaios clínicos comparativos contra o sorafenibe e um ensaio clínico combinando a radioembolização com sorafenibe *versus* sorafenibe isoladamente, não mostraram superioridade do parâmetro de SG. Assim, esses tratamentos não estão indicados no contexto de estágio avançado.

A TACE deve ser distinguida de outras terapias intra-arteriais, como a quimiolipiodolização, que envolve a liberação de uma emulsão de quimioterapia misturada com lipiodol; a embolização arterial transcateter, em que não há liberação de nenhum agente quimioterápico; e a quimioterapia intra-arterial, em que não se realiza nenhuma embolização. Nenhuma dessas abordagens é recomendada, devido à falta de benefício em termos de sobrevida.

TERAPIAS SISTÊMICAS

A quimioterapia sistêmica convencional e a radioterapia não proporcionaram nenhuma vantagem quanto à sobrevida. Estudos randomizados também não conseguiram demonstrar qualquer benefício das terapias antiestrogênicas e derivados da vitamina D. A eficácia da radioterapia externa direcionada para o fígado (radioterapia estereotáxica corporal) está sendo atualmente testada com e sem sorafenibe em ensaios clínicos de fase 3. Em 2007, um ensaio clínico de fase III demonstrou benefício quanto à sobrevida em pacientes com doença em estágio avançado tratados com sorafenibe, e o lenvatinibe demonstrou efeitos semelhantes aos do sorafenibe no tratamento de primeira linha. Recentemente, a combinação de atezolizumabe com bevacizumabe demonstrou benefícios de sobrevida no contexto avançado quando comparada com o sorafenibe e agora tornou-se o tratamento-padrão de primeira linha. Três terapias adicionais, o regorafenibe, o cabozantinibe e o ramucirumabe (apenas em pacientes com AFP > 400 ng/mL), demonstraram beneficiar pacientes que progridem com sorafenibe (Fig. 82-5).

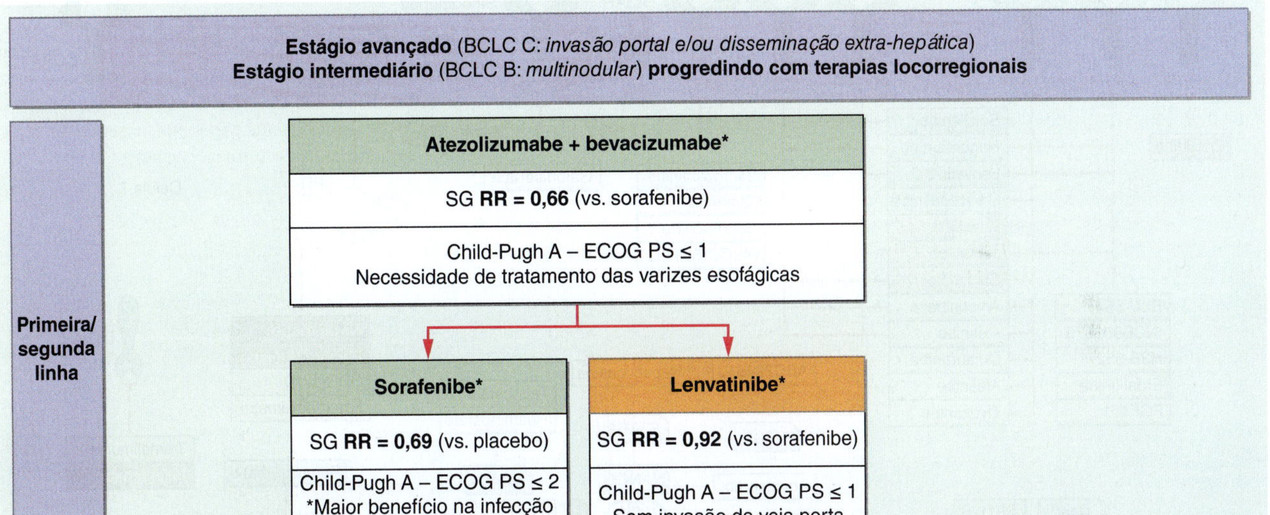

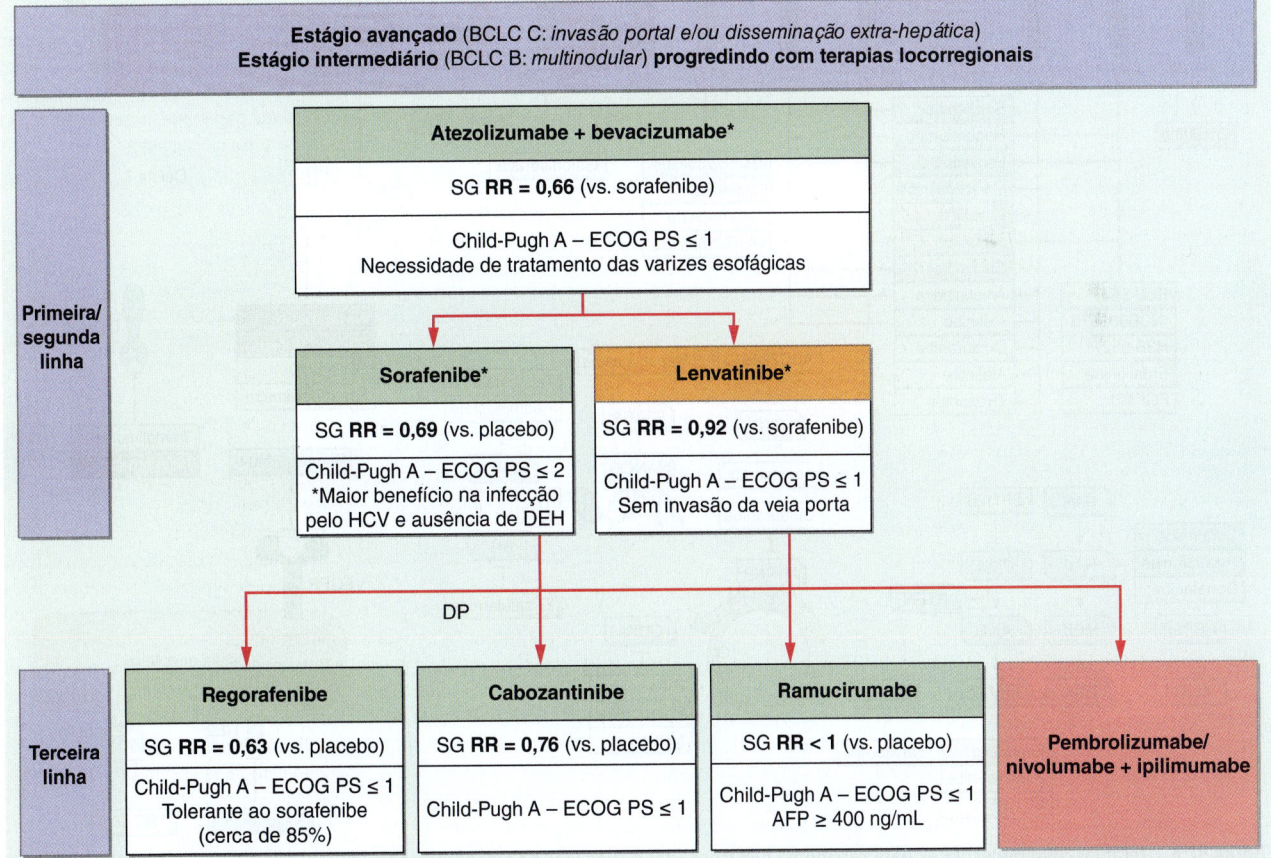

FIGURA 82-5 Estratégia de tratamento para o carcinoma hepatocelular avançado com terapias sistêmicas. Os fármacos na cor verde têm resultados positivos em ensaios clínicos de fase 3 com delineamento de superioridade (atezolizumabe mais bevacizumabe, sorafenibe, regorafenibe, cabozantinibe e ramucirumabe). Os fármacos na cor laranja têm resultados positivos em ensaios clínicos de fase 3 com desenho de não inferioridade (lenvatinibe vs. sorafenibe). Os fármacos na cor vermelha receberam aprovação acelerada da Food and Drug Administration (FDA) dos Estados Unidos, com base em resultados de eficácia promissores em ensaios clínicos de fase 2 no contexto de segunda linha (nivolumabe, pembrolizumabe, combinação nivolumabe + ipilimumabe). São fornecidos os detalhes importantes das populações de pacientes. *Cerca de 20% dos pacientes podem receber sorafenibe ou lenvatinibe em primeira linha, devido às contraindicações do atezolizumabe mais bevacizumabe. AFP, α-fetoproteína; BCLC, Barcelona Clinic Liver Cancer (classificação); DEH, disseminação extra-hepática; ECOG PS, estado de desempenho do Eastern Cooperative Oncology Group; HCV, vírus da hepatite C; mRECIST, Response Evaluation Criteria in Solid Tumors modificada; RR, razão de risco; SG, sobrevida global. *(Reproduzida, com permissão, de JM Llovet: Molecular therapies and precision medicine for hepatocellular carcinoma. Nat Rev Clin Oncol 15:599, 2018.)*

O atezolizumabe (inibidor de *checkpoint* anti-PD-L1) mais bevacizumabe (anticorpo contra VEGFA) tornou-se o padrão de cuidados no tratamento de primeira linha do CHC avançado como resultado de um ensaio clínico de fase 3 positivo, que indicou superioridade em relação ao sorafenibe em termos de sobrevida (Fig. 82-5). A sobrevida mediana com a combinação foi de 19,2 meses em comparação com 13,4 meses para o sorafenibe. O tratamento combinado também melhorou a sobrevida livre de progressão e os resultados de qualidade de vida relatados pelos pacientes. A resposta objetiva à combinação foi de 35,4 *versus* 13,9% para o sorafenibe. Os eventos adversos também favoreceram a combinação (eventos adversos de grau 3-4, 36 vs. 50% para o sorafenibe). Os efeitos colaterais mais comuns associados à combinação foram hipertensão, proteinúria e diarreia leve, e os eventos autoimunes foram raros. Os eventos adversos relacionados com o tratamento que levaram à interrupção desses dois fármacos foram de 15%. São necessárias endoscopias altas antes de iniciar a terapia combinada para a detecção e o tratamento de varizes, de modo a reduzir o risco de sangramento associado ao bevacizumabe. Assim, o rastreamento para varizes está se tornando padrão antes de iniciar a terapia de primeira linha no tratamento do CHC.

Como alternativa, o sorafenibe e o lenvatinibe estão indicados para o CHC em pacientes com função hepática bem preservada (classe A de Child-Pugh) e com tumores avançados como tratamento de primeira linha em pacientes com contraindicações ou com progressão com a terapia combinada (Fig. 82-5). Um estudo de fase III que comparou o sorafenibe *versus* placebo mostrou aumento da sobrevida de 7,9 meses para 10,7 meses (razão de risco [RR] 0,69; redução de 31% no risco de morte). Os pacientes com CHC relacionado ao HCV obtêm resultados significativamente melhores com o sorafenibe, com sobrevida mediana de 14 meses. Não foi identificado nenhum biomarcador preditivo de responsividade ao sorafenibe. A dose diária recomendada de sorafenibe é de 800 mg. A duração mediana do tratamento é de cerca de 6 meses. O tratamento está associado a efeitos adversos como diarreia, reações cutâneas da síndrome mão-pé, fadiga e hipertensão. Essas toxicidades levam à interrupção do tratamento em 15% dos pacientes e à redução da dose em até 50%. Essa forma de terapia não pode ser administrada a cerca de um terço dos pacientes devido à intolerância primária, à idade avançada ou à insuficiência hepática (ascite ou encefalopatia). A doença vascular ativa, seja coronariana ou periférica, é considerada uma contraindicação formal.

A eficácia do sorafenibe resulta provavelmente de um equilíbrio entre o efeito direcionado para as células cancerosas e o microambiente, bloqueando até 40 cinases, incluindo *drivers* antiangiogênicos (receptor do VEGF [VEGFR], receptor do fator de crescimento derivado das plaquetas [PDGFR]) e *drivers* antiproliferativos (serina/treonina-proteína-cinase B-raf [BRAF] e receptor do fator de crescimento dos mastócitos/células-tronco [c-Kit]) (Fig. 82-6). O tempo mediano para progressão com sorafenibe foi de 4 a 5 meses em ensaios clínicos de fase III.

Outra alternativa ao sorafenibe é o inibidor de multicinases lenvatinibe; ele demonstrou ser não inferior em uma investigação de fase 3 (13,6

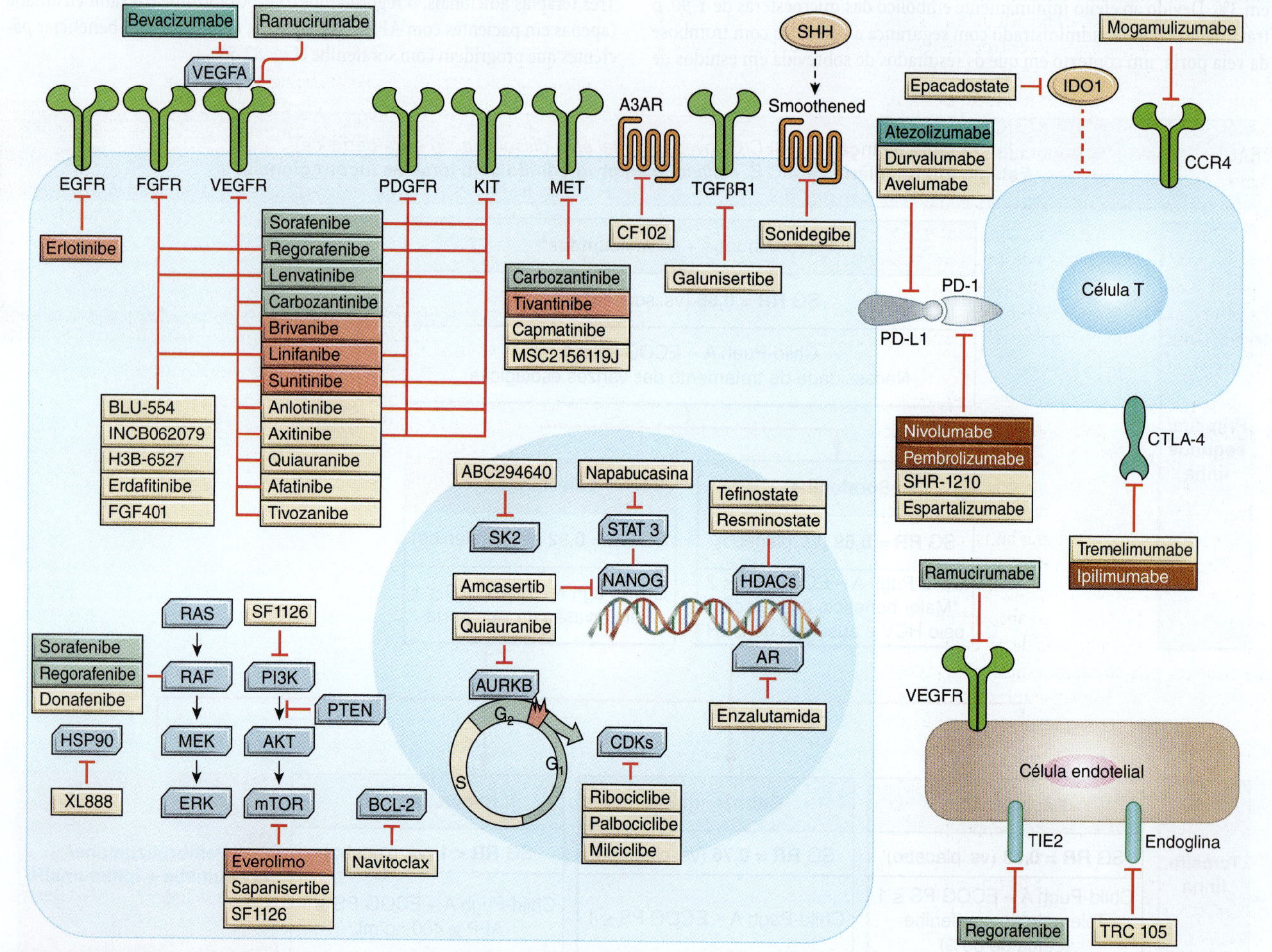

FIGURA 82-6 Terapias-alvo moleculares para carcinoma hepatocelular e suas vias de sinalização alvo. As caixas verdes indicam os fármacos com resultados positivos de ensaios clínicos de fase 3 (atezolizumabe + bevacizumabe, sorafenibe, lenvatinibe, regorafenibe, cabozantinibe e ramucirumabe). As caixas vermelhas indicam fármacos com resultados negativos de ensaios clínicos de fase 3 (everolimo, sunitinibe, linifanibe, erlotinibe, brivanibe e tivantinibe). Os fármacos nas caixas amarelas estão atualmente em desenvolvimento para o carcinoma hepatocelular em ensaios clínicos de fases 1, 2 ou 3. As caixas marrons indicam fármacos aprovados com base nos dados de ensaio clínico de fase 2 (pembrolizumabe, nivolumabe + ipilimumabe). As setas e linhas tracejadas indicam atividades indiretas. A3AR, receptor de adenosina A3; AR, receptor de androgênio; AURKB, aurora cinase B; BCL-2, regulador da apoptose BCL-2; CCR4, receptor de CC-quimiocina 4; CDKs, cinases dependentes de ciclina; CTLA-4, proteína 4 de linfócitos T citotóxicos; HDAC, histona-desacetilase; HSP90, proteína de choque térmico 90; IDO1, indolamina 2,3-dioxigenase 1; NANOG, proteína homeobox NANOG; PD-1, proteína da morte celular programada 1; PD-L1, ligante de morte celular programada 1; SHH, Sonic hedgehog; STAT3, transdutor de sinal e ativador da transcrição 3; TIE-2, receptor de angiopoietina 1. *(Reproduzida, com permissão, de JM Llovet: Molecular therapies and precision medicine for hepatocellular carcinoma. Nat Rev Clin Oncol 15:599, 2018.)*

meses vs. 12,3 meses; RR 0,92) (Fig. 82-5). O lenvatinibe induz respostas objetivas em 24% dos casos. Os principais efeitos colaterais são hipertensão, proteinúria, astenia, diarreia e perda de peso. Esse tratamento induziu eventos adversos relacionados aos fármacos de grau 3 a 4 em 55% dos pacientes, resultando em uma taxa de retirada de cerca de 15%.

Três fármacos (regorafenibe, cabozantinibe e ramucirumabe) mostraram benefícios de sobrevida *versus* placebo em pacientes que progrediram com sorafenibe, e dois tratamentos adicionais baseados no sistema imune foram aprovados pela Food and Drug Administration (FDA) dos Estados Unidos, com base em dados promissores de fase 2 (pembrolizumabe e nivolumabe mais ipilimumabe) (Fig. 82-5). A sobrevida mediana de pacientes que progrediram com o tratamento de primeira linha é de 8 meses (obtido de pacientes alocados no braço placebo).

Um estudo de fase III que comparou o regorafenibe (um inibidor de multicinases mais potente do que o sorafenibe direcionado para cinases semelhantes) *versus* placebo em pacientes que progrediram com sorafenibe relatou um benefício de sobrevida de 7,8 para 10,6 meses (RR 0,62; redução de 38% no risco de morte) (Fig. 82-5). A taxa de resposta foi de 10%. O tempo mediano de tratamento foi de 3,5 meses. A prevalência de toxicidade (síndrome mão-pé, fadiga e hipertensão) foi mais alta em comparação com a toxicidade relatada com sorafenibe, porém os efeitos adversos levaram à interrupção do tratamento em apenas 10% dos casos. O cabozantinibe, um inibidor de multicinases VEGFR com atividade contra AXL e c-MET (Fig. 82-6), melhora a sobrevida em comparação com placebo após progressão com sorafenibe (10,2 meses para o cabozantinibe vs. 8 meses no braço placebo; RR 0,76). Os eventos adversos de grau 3 a 4 mais comuns consistiram em eritrodesestesia palmar-plantar, hipertensão, aumento do nível de aspartato-aminotransferase, fadiga e diarreia. O ramucirumabe, um anticorpo monoclonal anti-VEGFR-2, é a única terapia guiada por biomarcador no CHC, com base nos níveis de AFP. O estudo REACH-2 de fase 3 randomizado e controlado por placebo selecionou pacientes com CHC avançado em segunda linha com nível basal de AFP ≥ 400 ng/dL. A sobrevida mediana para pacientes tratados com ramucirumabe foi de 8,1 meses, em comparação com 5 meses para pacientes que receberam placebo. Os eventos adversos de grau 3 a 4 mais comuns foram hipertensão, hiponatremia e aumento da aspartato-aminotransferase. Os pacientes que progrediram após terapia de segunda linha e pacientes em estágio BCLC D devem receber cuidados paliativos de suporte, incluindo controle da dor, nutrição e apoio psicológico.

Imunoterapia e combinações A combinação do anticorpo anti-PD-L1 atezolizumabe com o inibidor de VEGFA bevacizumabe é o primeiro esquema que melhora a sobrevida no contexto de primeira linha, em comparação com o sorafenibe. Além disso, dois esquemas de tratamento adicionais envolvendo imunoterapias foram aprovados pela FDA como terapia de segunda linha, com base em dados de fase 2. Os tratamentos com inibidores de *checkpoint* de agente único, como nivolumabe e pembrolizumabe, estão associados a respostas objetivas de 15 a 20%, que são duráveis, geralmente por mais de 12 meses. Menos de 30% dos pacientes apresentam eventos relacionados com o tratamento de grau 3 a 4. Nenhum dos esquemas atingiu o parâmetro primário de melhora da sobrevida em investigações de fase 3 em comparação com sorafenibe (nivolumabe) ou placebo (pembrolizumabe). A sobrevida mediana para o nivolumabe de 16,4 meses no tratamento de primeira linha não foi superior ao tempo de sobrevida de 14,7 meses para o sorafenibe. De forma semelhante, no contexto de segunda linha, a sobrevida mediana para o pembrolizumabe de 13,9 meses não foi superior à sobrevida mediana de 10,6 meses para o placebo. Esquemas emergentes mostraram sinais de eficácia, como lenvatinibe mais pembrolizumabe em pacientes de primeira linha com CHC avançado e a combinação de um anti-CTLA-4 (ipilimumabe) e anti-PD-1 (nivolumabe) em pacientes de segunda linha.

COLANGIOCARCINOMA

O colangiocarcinoma (CCA) é classificado de acordo com a sua localização anatômica em intra-hepático (CCAi; cerca de 20-30%), peri-hilar (CCAp; cerca de 50-60%) e distal (CCAd; cerca de 20-30%). Os últimos dois tipos são também conhecidos como colangiocarcinomas extra-hepáticos (CCAe), em que os ductos biliares de segunda ordem atuam como ponto de separação (Fig. 82-7). Essa classificação foi aprovada pela 8ª edição do *American Joint Committee on Cancer (AJCC) Staging Manual*. Além disso, o CCAi foi reconhecido como entidade distinta, com diretrizes de prática clínica *ad hoc* específicas. Além da cirurgia, as opções de tratamento são limitadas e poucas terapias-alvo moleculares foram aprovadas para o seu tratamento. Os três subtipos de CCA diferem na sua localização anatômica, epidemiologia e fatores de risco, célula de origem, patogênese e tratamento. O CCAi origina-se de colangiócitos adultos, da transdiferenciação de hepatócitos adultos e células progenitoras hepáticas (precursores dos colangiócitos) (Fig. 82-8), em contrapartida ao CHC, que se origina apenas de células progenitoras hepáticas ou de hepatócitos adultos. O CHC-CCAi misto origina-se de células progenitoras hepáticas, enquanto o CCAe surge do epitélio biliar e das glândulas peribiliares. Além disso, seus perfis mutacionais também diferem. Fusões de *FGFR2* e mutações de *IDH1/2* ocorrem principalmente no CCAi, enquanto as amplificações de *ERBB2/3* e aberrações de *SMAD4* são características do CCAe. Por conseguinte, o tratamento clínico e os ensaios clínicos para testar as terapias moleculares devem ser adaptados de acordo com cada subtipo biológico/anatômico de CCA, em oposição a uma abordagem comum para todos os cânceres do trato biliar.

EPIDEMIOLOGIA, FATORES DE RISCO E TRAÇOS MOLECULARES

O CCA constitui o segundo câncer de fígado mais comum após o CHC, com sobrevida em 5 anos de 10%. O CCAi apresenta incidência e taxas de mortalidade crescentes no mundo todo. A incidência do CCAi varia de acordo com a exposição a fatores de risco, variando de 1 a 2 casos a cada 100 mil habitantes na Europa e na América do Norte até a maior incidência observada em algumas áreas no Sudeste Asiático, particularmente na Tailândia (> 80 casos a cada 100 mil habitantes). A relação entre homens e mulheres é de 1:2. De modo global, a maioria dos casos ocorre sem fatores de risco conhecidos. Os fatores de risco clássicos para o desenvolvimento de CCA incluem colangite esclerosante primária (CEP), cistos dos ductos biliares, hepatolitíase e doença de Caroli (dilatação cística congênita da árvore biliar intra-hepática). A infestação biliar por trematódeos parasitas (p. ex., mais comumente *Opisthorchis viverrini* e *Clonorchis sinensis*) representa uma etiologia prevalente na Ásia, que pode ser evitada por meio de terapia com um anti-helmíntico (praziquantel). A CEP é um fator de risco bem-definido para o desenvolvimento de CCAi e CCAp, com incidência de 5 a

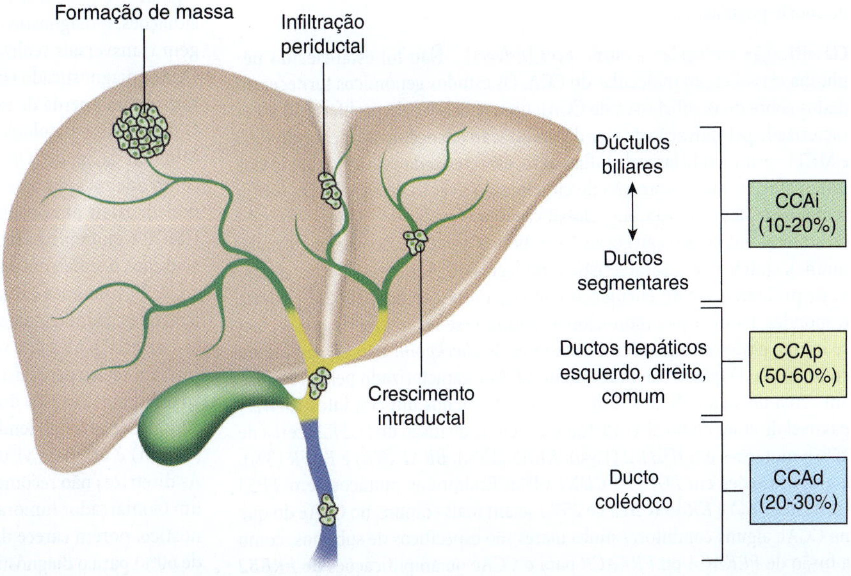

FIGURA 82-7 Classificação anatômica do colangiocarcinoma. O colangiocarcinoma (CCA) é classificado em intra-hepático (CCAi) e extra-hepático (CCAe). O CCAe pode ser subclassificado em peri-hilar (CCAp) e distal (CCAd). *(Reimpressa, com permissão, de JM Banales et al: Cholangiocarcinoma 2020: The next horizon in mechanisms and management. Nat Rev Gastroenterol Hepatol 17:557, 2020.)*

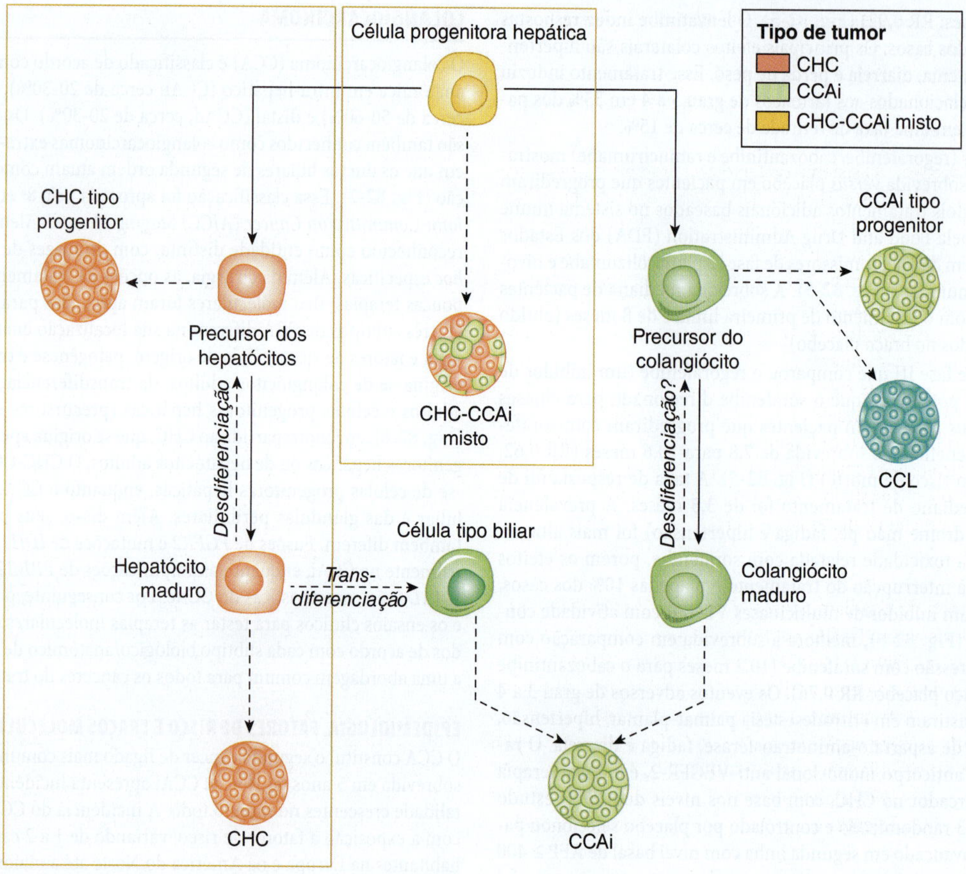

FIGURA 82-8 **Célula de origem do câncer de fígado.** O carcinoma hepatocelular (CHC) e o colangiocarcinoma intra-hepático (CCAi) podem se desenvolver a partir da transformação neoplásica de hepatócitos e colangiócitos maduros, respectivamente. Há evidências mostrando que as células progenitoras hepáticas (CPHs), seus estados intermediários ou hepatócitos desdiferenciados podem dar origem a cânceres de fígado com características de tipo progenitor, incluindo CHC-CCAi misto (p. ex., carcinoma colangiocelular [CCL]). Os hepatócitos maduros também podem ser reprogramados em células que se assemelham estritamente às células epiteliais biliares e induzem o aparecimento de CCAi. *(Impressa, com permissão, de ©Mount Sinai Health System.)*

10% durante a vida. Recomenda-se a vigilância de pacientes com CEP com técnicas de imagem e determinação dos níveis séricos de CA 19-9 anualmente. Os fatores de risco comuns para o CHC, como infecção pelo HBV e pelo HCV e cirrose, foram associados ao desenvolvimento de CCAi. Foi relatado que as bebidas adoçadas constituem um fator de risco adicional para o desenvolvimento do CCAe e carcinoma de vesícula biliar em um estudo de coorte populacional.

Classificação molecular e condutores (*drivers*) Não foi estabelecida nenhuma classificação molecular do CCA. Os estudos genômicos forneceram dados sobre duas subclasses de CCAi: uma subclasse de proliferação – caracterizada pela ativação de vias de sinalização oncogênicas (incluindo RAS e MET) – e uma subclasse de inflamação, caracterizada pela ativação de vias inflamatórias, hiperexpressão de citocinas e ativação de STAT3. De forma semelhante, foi proposta uma classificação molecular do CCAe, dividindo os tumores em quatro categorias (metabólico, proliferação, mesenquimal e imune), com base em características moleculares. A hipótese de que a classe de proliferação com enriquecimento de mutações de *ERBB2/3* poderia responder a anticorpos monoclonais contra esse receptor e de que a classe imune poderia responder a inibidores de *checkpoint* não foi testada ou confirmada. O quadro de mutação no CCAi é caracterizado pela presença, em cerca de 50 a 60% dos tumores, de pelo menos um condutor (*driver*) passível de atuar como alvo, incluindo eventos de fusão de *FGFR2* (cerca de 25%); mutações em *IDH1/2* (15%), *KRAS* (15%), *BRAF* (5%) e *EGFR* (3%); e amplificações em *FGF19/CCDN1* (4%). Embora as mutações em *TP53* (cerca de 30%) e *KRAS* (cerca de 25%) sejam mais comuns no CCAe do que no CCAi, alguns condutores moleculares são específicos de subtipos, como a fusão de *PRKACA* ou *PRKACB* para o CCAe ou amplificações de *ERBB2* (cerca de 20%) para o câncer de vesícula biliar. Os CCAs associados a trematódeo hepático têm maior incidência de mutações em *TP53* e *SMAD4*. Não foram estabelecidos polimorfismos genéticos do hospedeiro como fatores predisponentes para o CCA.

COLANGIOCARCINOMA INTRA-HEPÁTICO

Diagnóstico O diagnóstico de CCAi requer confirmação patológica. As diretrizes atuais não recomendam a vigilância para o diagnóstico precoce, visto que as populações de risco não estão bem definidas. Os pacientes cirróticos com risco de desenvolver CHC são incluídos em programas de vigilância e podem se beneficiar da detecção precoce de CCAi. Nas demais situações, o diagnóstico incidental é estabelecido devido a exames de imagem transversais realizados por outros motivos. Na maioria dos casos, o CCAi é diagnosticado em estágios avançados, quando já estão presentes sintomas como perda de peso, mal-estar, desconforto abdominal ou icterícia. O diagnóstico patológico do CCAi baseia-se nos critérios da Organização Mundial da Saúde (OMS). O diagnóstico diferencial deve ser estabelecido como adenocarcinoma metastático e tumores mistos de CCAi-CHC, que podem exigir uma avaliação de marcadores, como os de Hep-Par-1, GPC3, HSP70 e glutamina-sintetase. Os exames de imagem com TC/RM não são acurados o suficiente para estabelecer um diagnóstico de CCAi não invasivo. A TC dinâmica caracteriza 80% dos casos de CCAis como tumores hepáticos formando massa, com captação progressiva do meio de contraste da fase arterial para a fase venosa/tardia. As imagens de RM dinâmica também revelam realce periférico na fase arterial, seguido de enchimento progressivo do tumor. Em 10% dos casos, ocorre comportamento radiológico atípico, com realce arterial, lembrando o CHC. A colangiopancreatografia por RM (CPRM) é útil para visualizar o sistema ductal e as estruturas vasculares. As diretrizes não recomendam o uso de PET para o diagnóstico. O CA19-9, um biomarcador tumoral com nível de corte de 100 UI/mL, tem valor prognóstico, porém carece de acurácia (sensibilidade e especificidade de cerca de 60%) para o diagnóstico precoce.

Os critérios radiológicos são inadequados para o diagnóstico de CCAi em pacientes cirróticos. Entretanto, em pacientes não cirróticos, as diretrizes sustentam um diagnóstico presumido de CCAi (i.e., realce da fase venosa na TC dinâmica/RM), se for considerada a ressecção. A avaliação da extensão da doença (invasão venosa ou arterial e doença extra-hepática) e da ressecabilidade é mais bem efetuada com TC e/ou RM. A US com Doppler é acurada para definir a presença de invasão vascular. Antes da cirurgia, pode-se considerar a PET para descartar a possibilidade de local primário oculto ou metastático.

Sistema de estadiamento O sistema de estadiamento para casos de ressecção de CCAi baseia-se no estadiamento TNM de acordo com a 8ª edição do AJCC/International Union Against Cancer (UICC). Os tumores T1 são solitários, sem invasão vascular, e podem ser divididos em T1a ou T1b se o tamanho do tumor for ≤ 5 cm ou > 5 cm, respectivamente; a doença T2 inclui múltiplos tumores (p. ex., doença multifocal, satelitose, metástases intra-hepáticas) ou presença de invasão vascular (microvascular ou invasão dos principais vasos); os tumores T3 perfuram o peritônio visceral; e a doença T4 inclui tumores que envolvem estruturas extra-hepáticas locais por invasão direta. As metástases de linfonodos regionais hilares, periduodenais e peripancreáticos são consideradas como doença N1, ao passo que a disseminação a distância é considerada doença M1. Os estágios TNM IA, IB, II e IIIA se sobrepõem ao estado T, enquanto o estágio IIIB inclui doença T4N0 ou N1M0, e o estágio IV inclui doença M1.

TRATAMENTO

Após adotar o sistema de estadiamento TNM, as diretrizes da International Liver Cancer Association (ILCA) para o manejo do CCAi propuseram um algoritmo de tratamento (Fig. 82-9), adaptado e atualizado com as novas modalidades de tratamento aceitas. De modo geral, a maioria dos tratamentos aprovados tem um nível modesto de evidências. A ressecção cirúrgica representa a única opção de tratamento curativo em 30 a 40% dos pacientes, com sobrevida mediana de 51 meses em candidatos adequadamente selecionados. Nos indivíduos não cirróticos, os melhores candidatos à ressecção são pacientes em estágio TNM I ou II, ao passo que, nos pacientes com cirrose, a função hepática deve ser avaliada, conforme anteriormente descrito para o CHC. A avaliação pré-operatória da doença deve descartar a presença de invasão vascular, N1 e M1. Recomenda-se a linfadenectomia regional, tendo em vista o seu valor prognóstico. Os principais preditores de recidiva (cerca de 50-60% em 3 anos) e de sobrevida são identificados no exame patológico, incluindo presença de invasão vascular, metástases de linfonodos e pouca diferenciação. Um ensaio clínico de fase 3 (ensaio clínico BILCAP), incluindo todos os tipos de CCA em uma análise pré-especificada por protocolo, relatou melhora da sobrevida com terapia adjuvante (53 meses vs. 36 meses; RR ajustada 0,75). Com base nesse ensaio clínico, as diretrizes da American Society of Clinical Oncology recomendam a capecitabina adjuvante por um período de 6 meses. Outros esquemas adjuvantes, como monoterapia com gencitabina ou uma combinação de gencitabina e oxaliplatina, não melhoraram a SG. O transplante de fígado permanece controverso, e alguns estudos relataram resultados satisfatórios para tumores solitários ≤ 2 cm.

Os pacientes que não são candidatos à cirurgia têm baixa expectativa de vida. De modo geral, para pacientes no estágio III, podem-se considerar as terapias locorregionais, como quimioembolização ou radioembolização, porém o nível de evidência é baixo e baseia-se, em grande parte, em estudos de coorte. Uma metanálise de 14 ensaios clínicos que testaram terapias locorregionais relatou um tempo de sobrevida mediano de 15 meses. A radioterapia externa não é recomendada como terapia-padrão. Em estágios mais avançados (estágio IV) em pacientes com ECOG de 0 a 1, a quimioterapia sistêmica com combinação de gencitabina e cisplatina é considerada a prática-padrão, produzindo um tempo de sobrevida mediano de 11,7 meses em comparação com 8 meses para a gencitabina isoladamente. Essa recomendação de tratamento de primeira linha para tumores avançados baseia-se em uma análise de subgrupos de 80 pacientes com CCAi incluídos em um ensaio clínico de fase III randomizado de grande porte (n = 410, ABC-02 Trial) de pacientes com tumores do trato biliar em estágio

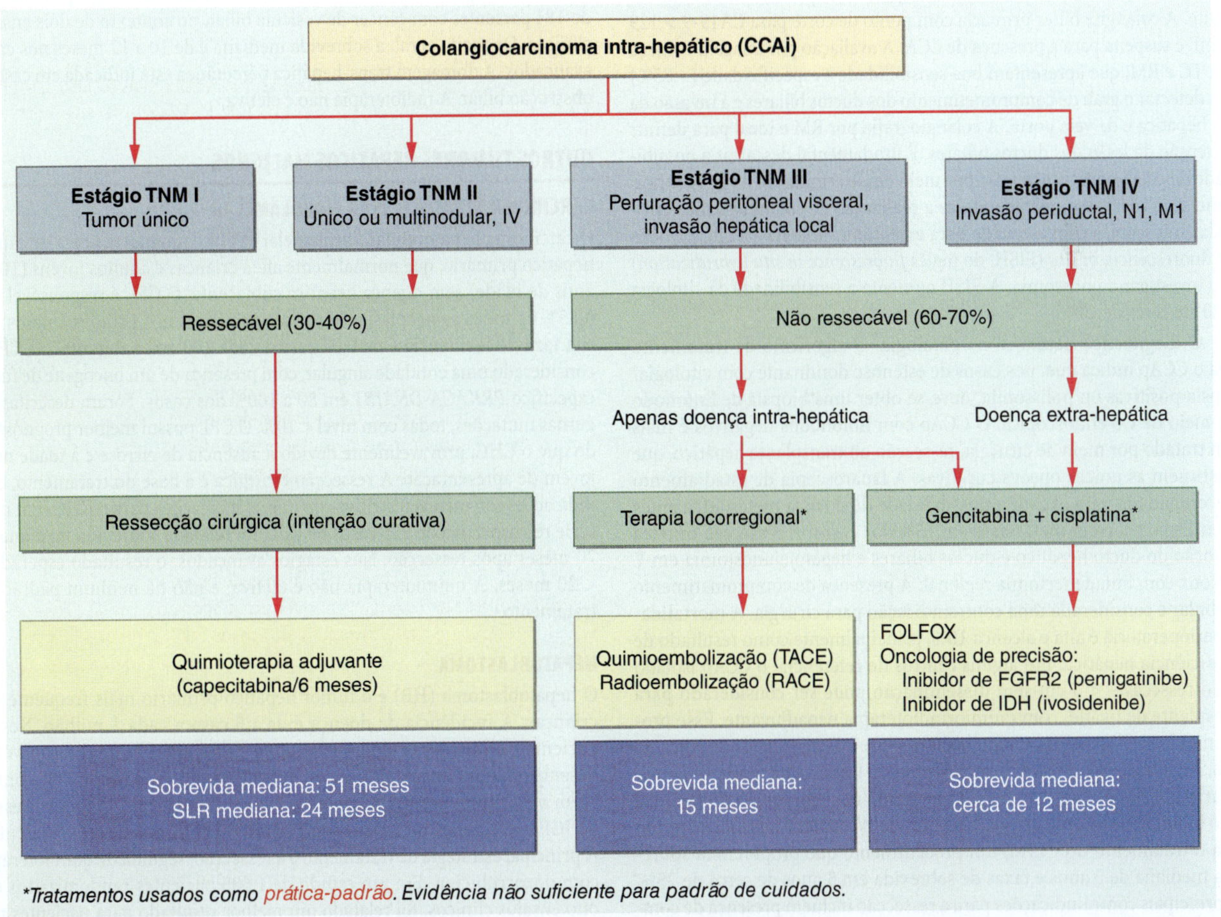

FIGURA 82-9 Estadiamento e esquema de tratamento para o colangiocarcinoma intra-hepático (CCAi) propostos pela International Liver Cancer Association. FOLFOX, leucovorina, fluoruracila e oxaliplatina; SLR, sobrevida livre de recorrência; TACE, quimioembolização arterial transcateter; TARE, radioembolização transarterial; TNM, tumor-linfonodo-metástase. *(Reproduzida, com permissão, de J Bridgewater et al: Guidelines for the diagnosis and management of intrahepatic cholangiocarcinoma. J Hepatol 60:1268, 2014.)*

avançado. No contexto de segunda linha, um estudo de fase 3 randomizou pacientes que progrediram com cisplatina e gencitabina para mFOLFOX (leucovorina, fluoruracila e oxaliplatina) *versus* melhores cuidados de suporte. O esquema de quimioterapia mostrou uma melhora da SG mediana para 6,2 meses (RR ajustada 0,69).

Duas terapias-alvo moleculares foram aprovadas no contexto de segunda linha em pacientes com CCAi com mutações de *IDH1/2* e aberrações de *FGFR2*. Um ensaio clínico de fase 3 comparou o ivosidenibe, um inibidor de IDH-1, *versus* placebo; o ivosidenibe melhorou a sobrevida livre de progressão (2,7 vs. 1,4 meses; RR 0,37) e a SG. Um estudo de fase 3 de braço único que avaliou o pemigatinibe (inibidor de FGFR2) em pacientes com CCAi com fusões de *FGFR2* mostrou sobrevida mediana de 21 meses e taxa de resposta objetiva de 35%.

O *CHC-CCAi misto* é uma neoplasia rara responsável por < 0,5% de todos os cânceres de fígado primários. O diagnóstico baseia-se na patologia. A classificação da OMS de 2010 definiu dois subtipos: o tipo clássico e o tipo com característica de células-tronco. Dados moleculares definiram uma terceira entidade singular, o carcinoma colangiocelular, com traços moleculares distintos e melhor prognóstico. Em virtude de sua baixa incidência, as características demográficas e o comportamento clínico desses tumores ainda não estão bem definidos. A sobrevida e o manejo são semelhantes aos do CCAi.

COLANGIOCARCINOMA EXTRA-HEPÁTICO

Colangiocarcinoma peri-hilar e distal A classificação pelo estadiamento TNM da 8ª edição de AJCC/UICC estabeleceu os CCAps como tumores que surgem entre os ductos biliares de segunda ordem até a inserção do ducto cístico, ao passo que os CCAds surgem a partir desse ponto até a ampola de Vater (Fig. 82-7). Por esse motivo, o CCAd pode ser difícil de distinguir do câncer pancreático em estágio inicial. Ambas as entidades apresentam uma abordagem diagnóstica semelhante. Ocorre início agudo de icterícia indolor em 90% dos pacientes com CCAp, e 10% apresentam-se com colangite. A colangite biliar primária com ponto de corte para CA19-9 > 129 UI/mL é suspeita para a presença de CCA. A avaliação por imagem começa com TC e RM, que apresentam boa sensibilidade e especificidade (> 85%) para detectar o grau de comprometimento dos ductos biliares e a invasão da veia hepática e da veia porta. A colangiografia por RM é ideal para definir a extensão da lesão dos ductos biliares. É fundamental descartar a possibilidade de colangiopatia por IgG4 por meio da determinação da IgG4 sérica. Como segundo passo, recomenda-se a realização de colangiografia retrógrada endoscópica com escovado para explorar a citologia e a hibridização por fluorescência *in situ* (FISH, do inglês *fluorescence in situ hybridization*) para investigar a polissomia. A FISH aumenta a sensibilidade da citologia de 20 até cerca de 40%.

O diagnóstico baseia-se na patologia. O algoritmo de tratamento para o CCAp indica que, nos casos de estenose dominante com citologia/biópsia positivas ou polissomia, deve-se obter uma biópsia de linfonodo por meio de US endoscópica. O CCAp com linfonodos negativos é mais bem tratado por meio de cirurgia, ressecção ou transplante hepático, que constituem as únicas opções curativas. A laparoscopia de estadiamento é recomendada para excluir a possibilidade de doença metastática antes da cirurgia; ocorrem metástases em 15% dos casos. A ressecção implica remoção do ducto hepático e ductos biliares e hepatojejunostomia em Y de Roux com linfadenectomia regional. A presença de comprometimento bilobular é considerada uma contraindicação para cirurgia. A mortalidade perioperatória é alta e alcança 10%, principalmente como resultado de insuficiência hepática. Em alguns centros de referência, o CCAp isolado e não ressecável < 3 cm sem disseminação pode ser considerado para transplante de fígado, com quimiorradioterapia neoadjuvante. Esse procedimento está associado a uma taxa de sobrevida em 5 anos de cerca de 70%. Na presença de comprometimento dos linfonodos, pode-se considerar a quimioterapia sistêmica, juntamente com colocação de *stent* no trato biliar. A ressecção cirúrgica (técnica de Whipple) é a principal opção para o tratamento do CCAd, um procedimento que proporciona sobrevida mediana de 2 anos e taxas de sobrevida em 5 anos de cerca de 25%. As principais contraindicações para a ressecção incluem presença de comprometimento de linfonodos distantes, metástases ou invasão vascular significativa. No exame patológico, os preditores de sobrevida consistem em invasão perineural, metástases para os linfonodos, ressecção R0 (ausência de tumor residual ao exame patológico) e diferenciação do tumor. A terapia adjuvante com capecitabina por 6 meses é aceita com base no estudo BILCAP. As declarações de consenso endossam estratégias de quimioterapia de primeira e de segunda linha para o CCAe não ressecável, à semelhança do CCAi. Não se dispõe de nenhuma terapia-alvo molecular para essas entidades.

CÂNCER DE VESÍCULA BILIAR

O câncer de vesícula biliar é o câncer mais comum do trato biliar no mundo todo. Nos Estados Unidos, em 2020, os casos estimados de câncer de vesícula biliar foram de 11.980, mais do que o número de CCA. A relação entre mulheres e homens é de 3:1. A colelitíase constitui o principal fator de risco, porém observa-se o desenvolvimento desse câncer em < 1% dos pacientes com colelitíase. Os pólipos da vesícula biliar com risco de transformação são os que apresentam diâmetro ≥ 10 mm. Os casos precoces são descobertos de modo incidental na colecistectomia de rotina. Os sintomas clínicos como icterícia, dor e perda de peso estão associados a estágios avançados. O estadiamento do câncer de vesícula biliar segue a classificação TNM. A técnica mais acurada para definir o estadiamento e a invasão vascular e do trato biliar é a CPRM. A TC e a PET também podem ser úteis para estadiamento pré-operatório.

O tratamento é principalmente cirúrgico, por colecistectomia simples ou radical (hepatectomia parcial e dissecção de linfonodos regionais) para a doença no estágio I ou II, respectivamente. Apenas cerca de 20% dos pacientes são candidatos à cirurgia com intenção curativa. As taxas de sobrevida estão próximas de 80 a 90% em 5 anos para a doença em estágio I e variam de 60 a 90% em 5 anos para a doença em estágio II. O estado dos linfonodos regionais e a profundidade de invasão do tumor (estado T) constituem os dois fatores prognósticos mais importantes. A terapia adjuvante com capecitabina é recomendada nos casos R0. Os cânceres de vesícula biliar nos estágios III e IV são considerados não ressecáveis. Para pacientes com ECOG de 0 a 1, a quimioterapia com gencitabina e cisplatina é o padrão de prática, com base em dados da análise de subgrupos, incluindo 181 pacientes com câncer de vesícula biliar, no contexto de dois ensaios clínicos. De modo geral, a sobrevida mediana é de 10 a 12 meses nos casos avançados. A drenagem trans-hepática percutânea está indicada em caso de obstrução biliar. A radioterapia não é efetiva.

OUTROS TUMORES HEPÁTICOS MALIGNOS

CARCINOMA HEPATOCELULAR FIBROLAMELAR

O carcinoma hepatocelular fibrolamelar (CFL) é uma forma rara de câncer hepático primário, que normalmente afeta crianças e adultos jovens (10-30 anos de idade) sem doença hepática subjacente. O CFL é responsável por 0,85% de todas as neoplasias hepáticas primárias nos Estados Unidos, e a sua taxa de incidência é de 0,02 caso a cada 100 mil habitantes. O CFL é considerado uma entidade singular, com presença de um oncogene de fusão específico *PRKACA-DNAJB1* em 80 a 100% dos casos. Foram descritas algumas mutações, todas com nível < 10%. O CFL possui melhor prognóstico do que o CHC, provavelmente devido à ausência de cirrose e à idade mais jovem de apresentação. A ressecção cirúrgica é a base do tratamento, e as indicações são menos restritivas do que as indicações para o CHC. Em uma série retrospectiva de 575 casos de CFL, foi relatada sobrevida mediana de 70 meses após ressecção. Nos estágios avançados, o resultado esperado é < 20 meses. A quimioterapia não é efetiva, e não há nenhum padrão de tratamento.

HEPATOBLASTOMA

O hepatoblastoma (HB) é o tumor hepático primário mais frequente em crianças. A incidência da doença é de 1,5 caso a cada 1 milhão. Nesses pacientes, é raro haver doença hepática subjacente. A sinalização WNT desempenha um importante papel, e mutações em *CTNNB1* (70%) constituem o evento molecular relatado com mais frequência. A hiperexpressão de IGF2 e os genes no *locus* 14q32 *DLK1/DIO3* também são prevalentes. A principal estratégia de tratamento é a ressecção, seguida de quimioterapia com doxorrubicina. Em um estudo de 1.605 pacientes randomizados em oito ensaios clínicos, foi relatado um melhor resultado para pacientes nos estágios I e II da classificação PRETEXT (Pretreatment Extent of Tumor) (entre quatro estágios), < 3 anos de idade, AFP > 1.000 ng/mL e ausência de metástases. Diferentemente do CHC, um baixo nível de AFP indica pior prognóstico. Os melhores candidatos (estágio I ou II com tumores pequenos, idade < 3 anos e AFP >100 ng/mL) alcançam uma sobrevida livre de doença em 5 anos após ressecção de 90%, em comparação com uma sobrevida livre de doença em 5 anos de 20 a 30% nos candidatos mais graves (doença metastática e AFP < 100 ng/mL).

TUMORES HEPÁTICOS BENIGNOS

Os tumores hepáticos benignos mais comuns são hemangiomas, hiperplasia nodular focal (HNF) e adenomas hepatocelulares (AHCs). Os tumores benignos são, em sua maioria, identificados de modo incidental por US do abdome ou outras técnicas de imagem. Verifica-se a presença de *hemangiomas* em cerca de 5% da população geral, que são diagnosticados por US, exceto em pacientes cirróticos ou oncológicos, nos quais é necessário um exame de imagem contrastado (US, TC ou RM com contraste). O tratamento conservador é apropriado, e não se recomenda o acompanhamento. Excepcionalmente, pode-se considerar a ressecção de lesões em crescimento que causam sintomas por compressão. A HNF é um tumor benigno observado em < 2% da população, que acomete principalmente mulheres de 40 a 50 anos de idade. A HNF é uma proliferação hepatocelular policlonal devido a uma malformação arterial. A RM possui maior acurácia diagnóstica, com especificidade de 100% na presença de características típicas nas imagens (realce homogêneo na fase arterial com cicatriz central). A HNF atípica exige biópsia para diagnóstico. O tratamento não é recomendado, visto que esses tumores não sofrem degeneração, nem causam complicações. Em casos excepcionais de lesões sintomáticas em expansão, a cirurgia constitui o tratamento de escolha.

Os *adenomas hepáticos* são proliferações benignas clonais, que resultam de mutações condutoras de um único gene. Os AHCs apresentam uma baixa prevalência de 0,001% da população e, com frequência, são diagnosticados em mulheres de 35 a 40 anos de idade. A relação entre mulheres e homens é de 10:1, e os principais fatores de risco são os contraceptivos orais nas mulheres e o uso de esteroides androgênicos anabolizantes em homens fisiculturistas. Os AHCs têm o potencial de hemorragia e desenvolvimento de CHC, particularmente quando têm > 5 cm. A classificação molecular do AHC é definida da seguinte maneira: (1) o AHC com mutações em *CTNNB1* (10-20%) corre risco de desenvolvimento de CHC e ocorre em homens tratados com androgênios; (2) os adenomas inflamatórios (50-60%) estão associados a mutações isoladas (*Gp130*: 65%) e são mais prevalentes em mulheres com obesidade ou diabetes; e (3) adenomas com *HNF1A* inativado. O diagnóstico baseia-se na RM, que se correlaciona com os subtipos moleculares em 80% dos casos (tipo inflamatório e HNF-1A). Para definir o AHC com mutações em *CTNNB1*, é necessário obter uma biópsia. Uma vez estabelecido o diagnóstico, recomenda-se a interrupção dos contraceptivos orais, bem como perda de peso. A ressecção está indicada para todos os adenomas > 5 cm ou para homens, ou para a presença de mutação em *CTNNB1*. Para o AHC < 5 cm, recomenda-se acompanhamento de 1 ano. Em caso de sangramento ativo do AHC, o tratamento de escolha é embolização seguida de ressecção. A presença de múltiplos AHCs é comum, e as diretrizes indicam o seu tratamento com base no tamanho do principal nódulo.

LEITURAS ADICIONAIS

Banales J et al: Cholangiocarcinoma 2020: The next horizon in mechanisms and management. Nat Rev Gastroenterol Hepatol 17:557, 2020.

Bridgewater J et al: Guidelines for the diagnosis and management of intrahepatic cholangiocarcinoma. J Hepatol 60:1268, 2014.

EASL-EORTC Clinical Practice Guidelines: Management of hepatocellular carcinoma. J Hepatol 69:182, 2018.

Finn RS et al: Atezolizumab plus bevacizumab in unresectable hepatocellular carcinoma. N Engl J Med 382:1894, 2020.

Llovet JM et al: Sorafenib in advanced hepatocellular carcinoma. N Engl J Med 359:378, 2008.

Llovet JM et al: Molecular therapies and precision medicine for hepatocellular carcinoma. Nat Rev Clin Oncol 15:599, 2018.

Llovet JM et al: Locoregional therapies in the era of molecular and immune treatments for hepatocellular carcinoma. Nat Rev Gastroenterol Hepatol 18:293, 2021.

Llovet JM et al: Hepatocellular carcinoma. Nat Rev Dis Primers 7:6, 2021.

Marrero J et al: Diagnosis, staging, and management of hepatocellular carcinoma: 2018 practice guidance by the American Association for the Study of Liver Diseases. Hepatology 68:723, 2018.

Mazzaferro V et al: Liver transplantation for the treatment of small hepatocellular carcinomas in patients with cirrhosis. N Engl J Med 334:693, 1996.

Rizvi S et al: Cholangiocarcinoma: Evolving concepts and therapeutic strategies. Nat Rev Clin Oncol 15:95, 2018.

Schulze K et al: Exome sequencing of hepatocellular carcinomas identifies new mutational signatures and potential therapeutic targets. Nat Genet 47:505, 2015.

Villanueva A: Hepatocellular carcinoma. N Engl J Med 380:1450, 2019.

Zucman-Rossi J et al: The genetic landscape and biomarkers of hepatocellular carcinoma. Gastroenterology 149:1226, 2015.

83 Câncer de pâncreas

Daniel D. Von Hoff

O câncer de pâncreas é a terceira causa principal de morte por câncer nos Estados Unidos, com > 57 mil norte-americanos diagnosticados e > 47 mil mortes pela doença a cada ano. Infelizmente, a projeção é a de que o câncer de pâncreas alcance a segunda causa principal de morte por câncer em 2030 nos Estados Unidos. Mundialmente, o câncer de pâncreas ocupa o 11º lugar entre os cânceres mais comuns, com 458 mil novos pacientes diagnosticados e > 432 mil mortes (sétima causa de morte por câncer). O câncer de pâncreas tem hoje a pior taxa de sobrevida de qualquer outro câncer, com sobrevida global em 5 anos (independentemente do estágio) de cerca de 8,2%. Entretanto, essa situação está mudando. Em particular, (1) o reconhecimento de subgrupos moleculares específicos da doença tornou-se crucial para o fornecimento da melhor assistência possível aos pacientes, e (2) a aplicação de tratamentos a pacientes com doença avançada após a cirurgia ou até mesmo mais precocemente na doença que melhoraram a sobrevida.

EPIDEMIOLOGIA

Nos Estados Unidos, o câncer de pâncreas representa 3,2% de todos os novos casos de câncer e é responsável por 7,8% de todas as mortes por câncer. O risco de desenvolver câncer de pâncreas ao longo da vida é de cerca de 1,7%. A incidência desse câncer tem aumentado cerca de 1,03% ao ano. O câncer de pâncreas é mais comum com o avanço da idade e nos homens do que nas mulheres. A taxa de sobrevida em 5 anos para todos os estágios aumentou de 3%, em 1975, para 9%, em 2015. De acordo com as informações mais recentes da base de dados Surveillance, Epidemiology, and End Results (SEER), a previsão é a de que a sobrevida em 5 anos para pacientes com câncer pancreático localizado seja de cerca de 37%, entre eles 12% com doença regional e 3,1% com doença metastática avançada. O câncer de pâncreas é mais comum nos países desenvolvidos (embora acompanhe geralmente a prevalência do tabagismo). A incidência é maior na Europa Ocidental e na América do Norte, seguidas de outras áreas na Europa, na Austrália, na Nova Zelândia, no Sul da Ásia e na Ásia Central. A população de maior risco são mulheres que residem em países escandinavos, ao passo que o menor risco é observado em mulheres da África Central.

FATORES DE RISCO

A idade é um dos maiores fatores de risco para o câncer de pâncreas, com idade mediana de 70 anos por ocasião do diagnóstico (a doença é diagnosticada, com mais frequência, na faixa etária de 65-79 anos; 65-69 para homens; 75-79 para mulheres). O número de novos casos por 100 mil indivíduos e o número de mortes por 100 mil indivíduos são maiores em homens e em negros de ambos os sexos. Tanto o número de casos novos quanto o número de mortes por 100 mil indivíduos são menores em nativos da América do Norte/Alasca e nativos das Ilhas do Pacífico da Ásia. Tanto o número de casos quanto o número de mortes são intermediários na população hispânica. As pessoas que têm um tipo sanguíneo diferente de O correm maior risco de desenvolver câncer de pâncreas.

Ambiente O maior fator de risco para o câncer de pâncreas é o tabagismo. O risco correlaciona-se com o maior número de cigarros fumados e persiste durante pelo menos 10 anos após a cessação do tabagismo. Cerca de 30% dos casos de câncer de pâncreas são causados pelo tabagismo. A exposição ao cádmio como parte do fumo de cigarros ou por meio de exposição à soldagem ou exposição alimentar foi fracamente associada a um risco aumentado de câncer pancreático.

Embora seja frequentemente difícil interpretar os fatores alimentares,, o consumo elevado de gordura ou de carne (particularmente carne bem passada de churrasco) é um fator de risco. Um alto consumo de frutas cítricas e vegetais está associado a uma redução do risco. Foi determinado que o café e o consumo baixo a moderado de álcool não estão associados a um risco aumentado de câncer de pâncreas, ao passo que o consumo de bebidas carbonatadas açucaradas foi associado a um risco aumentado.

Microbioma Até o momento, não há evidências sólidas de associação entre a infecção por *Helicobacter pylori* e o câncer de pâncreas. Alguns dados estabelecem uma ligação entre o microbioma oral associado a uma dentição precária e o câncer de pâncreas, porém a evidência é muito escassa.

Fatores hereditários/genética Os fatores hereditários podem responder por 10 a 16% de todos os cânceres de pâncreas. Os familiares de pacientes com câncer de pâncreas devem procurar participar de um programa de detecção precoce com aconselhamento genético, definição dos riscos e, quando apropriado, rastreamento periódico com RM do abdome, embora essa recomendação não seja ainda baseada em dados de pesquisa. Além disso, a identificação de quaisquer mutações de linhagem germinativa associadas ao câncer de pâncreas pode levar a novas terapias específicas e efetivas para pacientes com essas anormalidades em seus tumores. A Tabela 83-1 identifica as diversas mutações de linhagem germinativa, juntamente com as respectivas síndromes familiares de câncer, em que o risco aumentado de câncer de pâncreas está estabelecido.

Com a identificação de uma mutação de linhagem germinativa *BRCA2* ou *PALB2* ou de qualquer uma das mutações anteriormente citadas no paciente, deve-se não apenas encaminhar os parentes desse paciente para detecção precoce ou para uma clínica de avaliação de alto risco, como também reconhecer que, para portadores de uma mutação de linhagem germinativa *BRCA2/PALB2*, é preciso considerar o tratamento com um inibidor da poli-(ADP-ribose)-polimerase (PARP). Outras mutações de linhagem germinativa estão em fase de estudo para determinar o aumento no risco de câncer de pâncreas, incluindo *CFTR, PRSS2, CDK4, FANCC, PALLD, APC, ATM, BMPR1A, BRCA1, EPCAM, MEN1, MLH1, MSH2, MSH6, NF1, PMS2, SMAD4, TP53, TSC1, TSC2* e *VHL*. Algumas dessas mutações estão associadas a tumores de pâncreas neuroendócrinos (Cap. 84).

Além das síndromes genéticas reconhecidas, outros possíveis genes de câncer pancreático familiar ainda não foram descobertos. Por exemplo, uma história familiar de câncer de pâncreas está associada a um aumento de 13 vezes no risco de doença. Se o paciente tiver um parente de primeiro grau, o risco é aumentado em 4,6 vezes; se tiver dois parentes de primeiro grau, ele é aumentado em 6,4 vezes, e, por fim, três ou mais parentes de primeiro grau conferem um aumento de 32 vezes no risco. O risco também aumenta se um parente desenvolve câncer de pâncreas antes dos 55 anos de idade.

Outras considerações Em sua maioria, os pacientes com câncer de pâncreas relatam que apresentaram sintomas no decorrer dos últimos anos. Por conseguinte, a detecção precoce da doença é possível quando o índice de suspeita for alto.

TABELA 83-1 ■ Mutações de linhagem germinativa, respectivas síndromes familiares de câncer e aumento de risco de câncer de pâncreas

Mutação de linhagem germinativa	Síndrome de câncer familiar	Estimativa do risco aumentado de câncer de pâncreas
BRCA2[a]	Câncer de mama/ovário familiar	2-6 vezes
PALB2 (parceiro e localizador do *BRCA2*)	Câncer de mama familiar e outros	~ 6 vezes
p16/CDKN2A	Nevo-melanoma múltiplo atípico familiar (NMMAF)	15-18 vezes
STKII(LKB1)	Síndrome de Peutz-Jeghers	76-140 vezes
PRSS1 ou *SPIN11*[b]	Pancreatite hereditária (familiar)	53
ATM	Ataxia-telangiectasia	Ainda não estabelecido
MLH1, MSH2, MSH6, PMS2	Síndrome do câncer colorretal hereditário sem polipose ou síndrome de Lynchc	9-30 vezes

[a]Particularmente comum em indivíduos de ascendência judia asquenazi. [b]Probabilidade de 40% de câncer de pâncreas aos 70 anos de idade. [c]Muito importante, visto que está associada à instabilidade de satélites, que é um marcador para a resposta a um agente anti-PD-1/PD-L1.

Condições clínicas A pancreatite crônica não familiar também está associada a um risco aumentado de câncer de pâncreas (aumento de 2,3-16,5 vezes). O risco também está elevado em indivíduos com pancreatite crônica associada à fibrose cística ou à pancreatite tropical.

Existe uma associação definida entre o diabetes melito (tipo 1 e tipo 2) e o câncer de pâncreas. Ainda não foi esclarecido exatamente se isso representa uma associação causal ou se o diabetes é o resultado do câncer. O que fica bem claro é que, quando o indivíduo apresenta diabetes tipo 2 de início recente, deve-se considerar o risco de câncer de pâncreas. A insulina em excesso ou os fatores de crescimento semelhantes à insulina associados ao diabetes de início no adulto e à síndrome metabólica podem promover carcinogênese pancreática.

A obesidade é considerada um possível fator de risco para o câncer de pâncreas. Um índice de massa corporal (IMC) $\geq$ 30 está associado a uma duplicação no risco de câncer de pâncreas. Como a obesidade é um fator de risco para o diabetes, a sua contribuição isolada não está bem definida. Curiosamente, pacientes com obesidade grave submetidos a *bypass* gástrico apresentam uma redução em > 30% nos primeiros 3 anos (juntamente com uma acentuada redução nos níveis de hemoglobina A1c e de glicemia) na incidência de câncer gastrintestinal (GI), incluindo câncer pancreático. O sedentarismo também foi associado a um aumento do risco.

PATOLOGIA E CONSIDERAÇÕES MOLECULARES

Localização A localização posterior do pâncreas no abdome é, provavelmente, um dos fatores que levam a um diagnóstico tardio (Fig. 83-1*A*).

Patologia Os cânceres de pâncreas podem ser divididos em neoplasias do pâncreas endócrino (Cap. 84) e tumores do pâncreas exócrino. O adenocarcinoma ductal infiltrante do pâncreas é a neoplasia mais comum do pâncreas exócrino e a mais fatal. Esses tumores originam-se na cabeça, no corpo ou na cauda do pâncreas e caracterizam-se por reações desmoplásicas infiltrantes do estroma (Fig. 83-1*B*).

Outros subtipos de cânceres não neuroendócrinos de pâncreas incluem o carcinoma de células acinares (tumores das células exócrinas produtoras de enzimas), o carcinoma medular, o carcinoma adenoescamoso e outros subtipos raros. Cada um desses tipos difere no seu comportamento e nas suas características moleculares e, com frequência, exige um tipo específico de tratamento.

Características moleculares As características moleculares do adenocarcinoma ductal de pâncreas revelam quatro genes que, normalmente, apresentam mutação ou são inativados (algumas vezes designados como os "quatro cavaleiros"). O mais comum é o gene *KRAS* (geralmente no códon 12). É fundamental determinar a mutação específica em *KRAS*, visto que a ocorrência de mutações específicas pode indicar terapias específicas a serem consideradas. São observadas mutações de *KRAS* em praticamente 100% dos adenocarcinomas de pâncreas. De fato, com o sequenciamento atualmente disponível, se uma mutação *KRAS* não for detectada no tumor do paciente, deve-se considerar que provavelmente há uma origem diferente para o tumor (p. ex., intestino delgado, vesícula biliar ou colangiocarcinoma, e todos esses tumores podem necessitar de diferentes tratamentos). Verifica-se também a presença de *p16/CDKN2A* em > 90% dos adenocarcinomas invasivos de pâncreas. Ocorre mutação de *TP53* e *DPC4/MADH4* em cerca da metade desses tumores. Como referência, o gene *BRCA2*, mencionado na Tabela 83-1, sofre mutação em 7 a 10% dos adenocarcinomas pancreáticos.

Lesões precursoras Muitos adenocarcinomas de pâncreas parecem originar-se de lesões precursoras epiteliais não invasivas. A detecção dessas lesões poderia permitir um diagnóstico precoce de câncer de pâncreas. Essas neoplasias intraepiteliais pancreáticas (NIPan) apresentam graus variáveis de displasia, designados como NIPan 1 a 3 (e constituem um modelo de progressão para o câncer de pâncreas). As alterações genéticas tornam-se mais frequentes à medida que aumenta o grau de NIPan (p. ex., grau 3). Nem todas as lesões NIPan progridem para neoplasia maligna invasiva. As NIPans que medem $\geq$ 1 cm são denominadas neoplasias papilares intraductais e, em geral, não são invasivas. Se o tumor intraductal estiver localizado em um ducto secundário, ele geralmente não é invasivo; entretanto, se estiver localizado em um ducto principal e for grande e nodular, ele tem mais tendência a exibir um comportamento maligno.

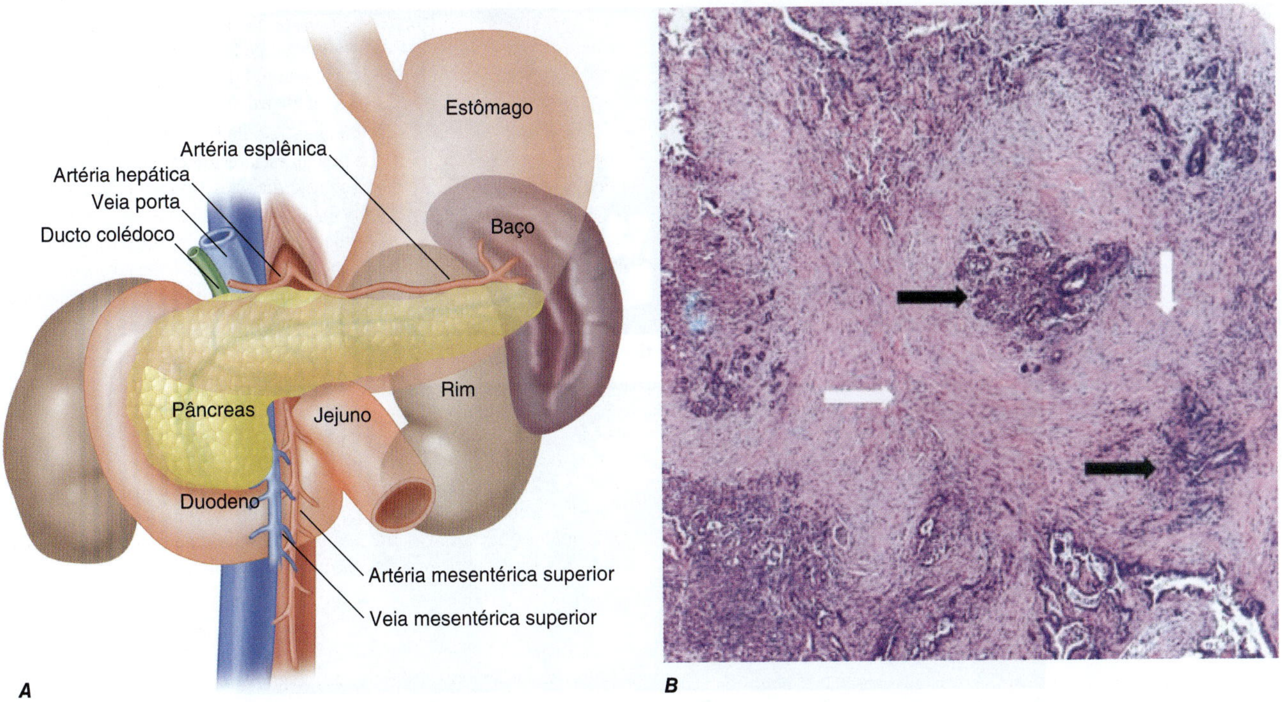

FIGURA 83-1 ***A.*** Observe a relação do pâncreas com os principais vasos do retroperitônio. ***B.*** Adenocarcinoma ductal do pâncreas (*setas pretas*), com intenso componente estromal (*setas brancas*). *(Parte A: cortesia de Mary Kay Washington, MD, PhD, Vanderbilt University. Parte B: cortesia de Haiyong Han, PhD, Translational Genomics Research Institute [TGen].)*

Outro tumor pancreático é a neoplasia cística mucinosa, que pode ser encontrada como achado incidental em cintilografias. Essas lesões têm menos tendência a ser invasivas (20%), a não ser que sejam volumosas e contenham nódulos.

MANIFESTAÇÕES CLÍNICAS

História e exame físico A apresentação clássica de um paciente com câncer de pâncreas consiste em dor abdominal com perda de peso, com ou sem icterícia. A dor é mesoepigástrica (algumas vezes descrita como dor "incômoda"). Com frequência, ocorre dor lombar (devido à invasão retroperitoneal do plexo nervoso esplâncnico). A dor pode ser exacerbada pela ingestão de alimento ou pela posição em decúbito. Outros aspectos relevantes na anamnese incluem a coloração clara das fezes, devido à ausência de bile (a esteatorreia também resulta em fezes fétidas) e o início de diabetes melito no ano anterior. A icterícia, detectada pela primeira vez com nível de bilirrubina de 2,5 a 3,0 mg/dL, está geralmente associada a tumor na cabeça do pâncreas. Em alguns casos, ocorre depressão (com maior número de suicídios subsequentes). Pode-se observar a ocorrência de prurido quando o nível de bilirrubina alcança 6 a 8 mg/dL.

Os sinais físicos consistem em icterícia, sinais de perda de peso, vesícula biliar palpável (sinal de Courvoisier), hepatomegalia, massa abdominal e até mesmo aumento de tamanho do baço (indicando, em geral, trombose da veia porta). Pode-se observar também a ocorrência de tromboflebite superficial migratória (síndrome de Trousseau). Os sinais de doença tardia incluem linfonodo palpável na fossa supraclavicular (geralmente do lado esquerdo, onde o ducto torácico entra na veia subclávia), clinicamente conhecido como nódulo de Virchow. Ocasionalmente, podem-se palpar metástases subcutâneas na área periumbilical, designadas como nódulos da Irmã Maria José – assim denominados em homenagem a uma das enfermeiras instrumentistas da Mayo Clinic Operative Team, que observou que, quando preparava essa área e sentia esses nódulos, o paciente frequentemente apresentava metástases peritoneais.

A história e os sintomas descritos anteriormente podem levar o indivíduo a procurar um médico; com frequência, a TC e a RM detectam a doença antes do aparecimento de sintomas de doença avançada.

INVESTIGAÇÃO DIAGNÓSTICA

Diagnóstico por imagem O diagnóstico por imagem desempenha um importante papel no diagnóstico do câncer de pâncreas e de outras doenças intra-abdominais. A melhor técnica consiste na realização de TC helicoidal contrastada de dupla fase, utilizando o protocolo para câncer de pâncreas, que possibilita um realce da fase arterial e da fase venosa portal. Esse protocolo especial pode fornecer um estadiamento prospectivo útil e uma avaliação quanto à ressecabilidade. A Figura 83-2 mostra esse tipo de TC (com comprometimento vascular), e a Figura 83-3 demonstra o uso da tomografia por emissão de pósitrons (PET) com 18F-glicose.

Diagnóstico histológico O diagnóstico histológico é essencial e deve ser obtido por meio de biópsia por agulha cortante (não uma agulha fina com citologia). O diagnóstico incorreto é mais comum quando baseado apenas em aspirados com agulha fina. A obtenção de um diagnóstico histológico proporciona não apenas acurácia, mas também um teste molecular para mutações *KRAS*, instabilidade de microssatélites e outras anormalidades moleculares importantes. A testagem dessas anormalidades moleculares e outras anormalidades será cada vez mais importante, já que está sendo desenvolvido um maior número de terapias-alvo para pacientes com câncer de pâncreas.

Pode-se obter uma biópsia com agulha grossa (calibre 16-18) por meio de técnica guiada por ultrassonografia endoscópica para um tumor localizado no pâncreas ou, na presença de lesões hepáticas ou nódulo de Virchow, por meio de biópsia percutânea realizada por radiologistas intervencionistas.

Marcadores séricos Antes do tratamento, deve-se obter uma amostra de soro para determinação dos níveis de CA19-9 e de antígeno carcinoembrionário (CEA, de *carcinoembryonic antigen*) ou, se ambos forem negativos, de CA125 (que pode ser positivo quando CA19-9 é negativo, pelo fato de o paciente não ser secretor do antígeno Lewis). Esses marcadores não são úteis para estadiamento, porém podem ajudar para acompanhar a evolução do câncer de pâncreas.

CONSIDERAÇÕES IMEDIATAS IMPORTANTES NOS CUIDADOS AO PACIENTE

Enquanto o paciente está sendo avaliado e submetido a estadiamento, é preciso estar atento para a ocorrência de obstrução do trato biliar (e risco associado de sepse a partir da árvore biliar). Pode-se inserir um *stent* (de plástico, se for temporário, ou de metal, quando a sua necessidade for mais prolongada), de modo a aliviar a icterícia e o prurido. Se a cirurgia estiver sendo considerada, convém efetuar uma consulta cirúrgica inicial, visto que alguns cirurgiões podem querer realizar o procedimento sem a colocação de *stent*. Essa abordagem cirúrgica imediata está se tornando menos comum, visto que muitas equipes multidisciplinares desejam considerar o uso

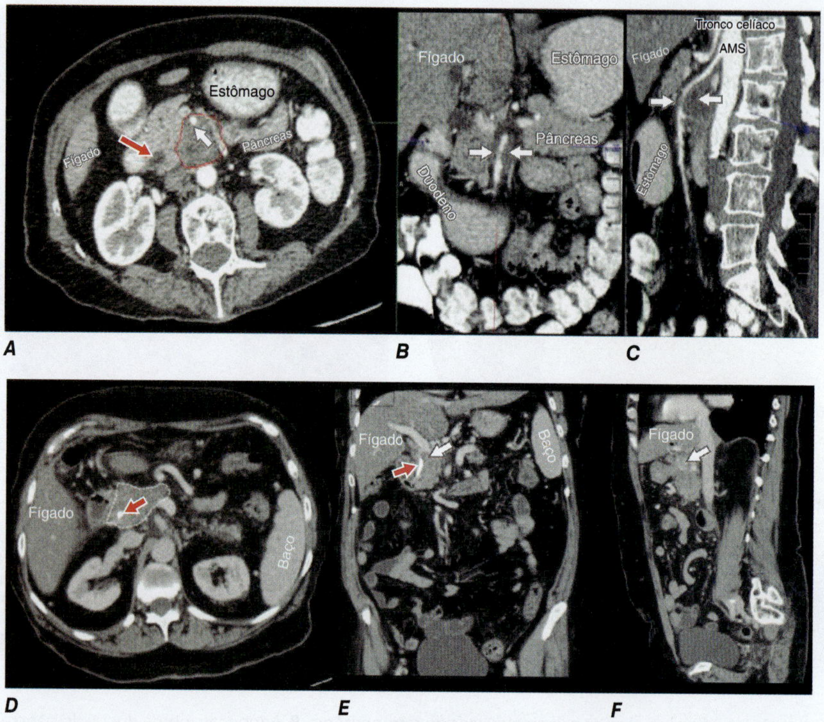

FIGURA 83-2 **Imagens selecionadas de TC contrastada em pacientes com adenocarcinoma de pâncreas localmente avançado.** É necessária uma TC contrastada de alta qualidade (fase arterial nos painéis ***A-C*** e fase venosa portal nos painéis ***D-F***) para o estadiamento ideal do câncer de pâncreas. O painel ***A*** mostra as características típicas do adenocarcinoma de pâncreas em TC axial de fase arterial (*contorno tracejado*) com encarceramento da artéria mesentérica superior pelo tumor (*seta branca*). Observe a dilatação do ducto colédoco (*seta vermelha*). Os painéis ***B*** (corte coronal aumentado) e C (sagital) mostram a reconstrução de imagens de TC em planos ortogonais adicionais com primorosos detalhes para confirmar a natureza não ressecável do tumor, devido ao encarceramento vascular. O painel ***D*** mostra as características típicas do adenocarcinoma de pâncreas em TC axial de fase venosa portal em outro indivíduo. A linha tracejada contorna uma lesão de câncer pancreático na cabeça do pâncreas, que está encarcerando a confluência esplênica portal (*contorno tracejado*). Os painéis ***E*** (*seta branca*) e ***F*** mostram a aparência comprimida da confluência esplênica portal pelo tumor e a invasão da veia mesentérica superior (*seta branca*) em vistas coronal e sagital. Observe a presença de um *stent* no ducto colédoco (*seta vermelha*) para ajudar a aliviar a obstrução biliar causada pelo tumor. AMS, artéria mesentérica superior.

de quimioterapia com ou sem radioterapia (denominada terapia neoadjuvante) antes de um paciente ser submetido à cirurgia.

Os pacientes com câncer de pâncreas geralmente apresentam hipercoagulabilidade e, com frequência, tromboflebite migratória (sinal de Trousseau), bem como trombose venosa profunda com embolia pulmonar (uma causa frequente de morte). É obrigatório realizar exames apropriados

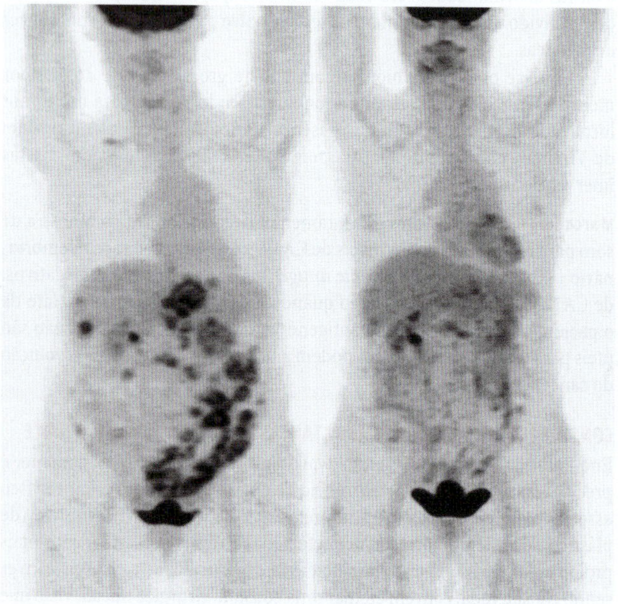

FIGURA 83-3 **PET demonstrando a presença de doença metastática** – em condição basal e após 6 semanas de quimioterapia, com alguma resolução das metástases hepáticas.

e estar alerta para a ocorrência de trombose na investigação de rotina, de modo que se possa implementar o tratamento adequado.

Deve-se buscar o controle da dor ou de qualquer sintoma, de modo a ajudar o paciente a se sentir o mais confortável possível na tomada de decisão. Algumas vezes, abordagens simples como o uso de uma enzima pancreática de reposição (em doses terapêuticas adequadas) podem aliviar a distensão, as cólicas e a diarreia. A participação precoce de uma equipe de cuidados paliativos pode melhorar a qualidade de vida do paciente e, às vezes, até mesmo o tempo de sobrevida.

ESTADIAMENTO CLÍNICO

O estadiamento clínico do câncer de pâncreas de acordo com a American Joint Comission é apresentado na Tabela 83-2.

A Tabela 83-3 fornece outra maneira clínica de avaliar a extensão da doença, bem como as abordagens terapêuticas (discutidas adiante).

Para um estadiamento adequado, alguns médicos acreditam que seja importante realizar uma laparoscopia antes ou no momento da cirurgia. Se for constatada a presença de doença metastática na laparoscopia, pode-se evitar uma cirurgia que não seria útil, visto que a doença já se encontra avançada.

TRATAMENTO

Doença ressecável

Mesmo para pacientes com doença ressecável, o paciente deve ser apresentado a uma conferência de múltiplas especialidades. Alguns médicos, consideram a cirurgia como a melhor abordagem para pacientes com doença ressecável (conforme definido na **Tabela 83-3**). Apenas uma pequena porcentagem de pacientes encontra-se nessa categoria (10-20%). Alguns médicos são da opinião de que deve-se administrar a terapia neoadjuvante antes da cirurgia (para controlar a doença micrometastática potencial e diminuir o tamanho do tumor

TABELA 83-2 ■ Definição de tumor primário (T)

Categoria T	Critérios T
TX	O tumor primário não pode ser avaliado
T0	Nenhuma evidência de tumor primário
Tis	Carcinoma *in situ* Isso inclui neoplasia intraepitelial pancreática de alto grau (NIPan-3), neoplasia mucinosa papilar intraductal com displasia de alto grau, neoplasia tubulopapilar intraductal com displasia de alto grau e neoplasia cística mucinosa com displasia de alto grau
T1 T1a T1b T1c	Tumor ≤ 2 cm em sua maior dimensão Tumor ≤ 0,5 cm em sua maior dimensão Tumor > 0,5-1 cm em sua maior dimensão Tumor > 1-2 cm em sua maior dimensão
T2	Tumor > 2-4 cm em sua maior dimensão
T3	Tumor > 4 cm em sua maior dimensão
T4	O tumor acomete o tronco celíaco, a artéria mesentérica superior e/ou a artéria hepática comum, independentemente do tamanho

Categoria M	Critérios M
M0	Ausência de metástases a distância
M1	Metástases a distância

Categoria N	Critérios N
NX	Os linfonodos regionais não podem ser avaliados
N0	Ausência de metástases em linfonodos regionais
N1	Metástases em 1-3 linfonodos regionais
N2	Metástases em ≥ 4 linfonodos regionais

Grupos de estágios prognósticos AJCC

Quando T é...	e N é...	e M é...	o grupo de estágio é...
Tis	N0	M0	0
T1	N0	M0	IA
T1	N1	M0	IIB
T1	N2	M0	III
T2	N0	M0	IB
T2	N1	M0	IIB
T2	N2	M0	III
T3	N0	M0	IIA
T3	N1	M0	IIB
T3	N2	M0	III
T4	Qualquer N	M0	III
Qualquer T	Qualquer N	M1	IV

Fonte: Usada com permissão da American College of Surgeons. MB Amin et al (eds): AJCC Cancer Staging Manual, 8th ed. Springer, 2017.

primário). A cirurgia para pacientes com tumores na cabeça ou no processo uncinado do pâncreas consiste normalmente em duodenopancreatectomia com preservação do piloro (procedimento modificado de Whipple). Para tumores no corpo ou na cauda do pâncreas, efetua-se geralmente uma pancreatectomia distal. Os achados clínicos e patológicos da ressecção são definidos como ressecção R0 (ausência de doença macroscópica ou microscópica após cirurgia) ou como ressecção R1, que se refere à probabilidade de doença residual. Os pacientes com tumores menores e linfonodos negativos apresentam uma melhor sobrevida (sobrevida mediana de cerca de 18 a 23 meses, com sobrevida em 5 anos de cerca de 20%).

TABELA 83-3 ■ Extensão da doença e abordagem terapêutica

Designação (sobrevida mediana)	Abordagens terapêuticas
1. Ressecável (localizada): (18-23 meses) • Sem encarceramento do tronco celíaco ou da artéria mesentérica superior (AMS) • Veia mesentérica superior (VMS) e veia porta pérvias • Ausência de doença extrapancreática	Opção cirúrgica (ou, inicialmente, terapia pré-operatória neoadjuvante) A cirurgia é seguida de terapia adjuvante pós-operatória • Atualmente mFOLFIRINOX[a]
2. Localmente avançada: (6-10 meses) • Encarceramento de artérias • Oclusão venosa (VMS ou veia porta) • Ausência de doença extrapancreática	Quimioterapia ou quimioterapia + radioterapia
3. Metastática: (8,3-12,8 meses)	Quimioterapia sistêmica

[a]*mFOLFIRINOX:* FOLFIRINOX modificado (ácido folínico, 5-fluoruracila, irinotecano e oxaliplatina. (*Fonte:* T Conroy et al: N Engl J Med 379:2395, 2018.)

Duas abordagens estão sendo exploradas para tentar melhorar os desfechos.

1. Terapia adjuvante pós-operatória. O tratamento padrão consiste em usar 24 semanas de terapia adjuvante com um esquema modificado de ácido folínico, 5-fluoruracila, irinotecano e oxaliplatina (FOLFIRINOX). No ensaio clínico definitivo, a sobrevida mediana foi de 54 meses para a combinação do FOLFIRINOX modificado *versus* 35 meses para a gencitabina isolada (razão de risco [RR] de 0,64; intervalo de confiança [IC] de 95% de 0,48-0,86; $p = 0,003$). As toxicidades foram passíveis de tratamento.
2. Uma abordagem mais nova consiste em utilizar quimioterapia neoadjuvante (quimioterapia administrada antes da cirurgia) para tentar reduzir o tamanho do tumor e normalizar o nível sérico de CA19-9 do paciente. Os dados disponíveis sugerem que os pacientes com doença ressecável limítrofe/localmente avançada podem

se beneficiar da terapia neoadjuvante. Existem estudos de quimioterapia neoadjuvante com ou sem radioterapia em andamento.

DOENÇA LOCALMENTE AVANÇADA (30% DOS PACIENTES)

Para pacientes com doença localmente avançada, a sobrevida mediana também é ruim (6-10 meses), visto que muitos deles morrem em consequência de problemas locais (p. ex., trombose da veia porta com varizes hemorrágicas, obstrução, sepse). A abordagem tem sido reduzir o tamanho da doença com o uso de radioterapia mais quimioterapia ou quimioterapia isoladamente, com o objetivo de que a doença se torne ressecável. Não existe nenhum acordo sobre a terapia-padrão, porém abordagens experimentais estão aplicando alguns dos tratamentos que demonstram ser promissores na doença metastática avançada.

DOENÇA METASTÁTICA AVANÇADA (60% DOS PACIENTES)

Apenas alguns dos diversos ensaios clínicos randomizados de fase 3 em pacientes com câncer de pâncreas avançado levaram a aumentos substanciais no tempo de sobrevida. Foi constatado que um esquema precisa produzir pelo menos uma melhora de 50% na sobrevida global ou uma melhora de 90% na sobrevida em 1 ano em um ensaio de fase 2 clínico piloto para prever qualquer grau de sucesso em ensaios clínicos randomizados de fase 3 de grande porte.

Os pacientes com maior probabilidade de obter benefício com o tratamento apresentam uma boa capacidade funcional (funcionalidade em torno de pelo menos 70% do dia), com nível de albumina razoável (≥ 3,0 g/dL) e relação neutrófilos/linfócitos ≤ 5,0.

A gencitabina como monoterapia produz uma sobrevida mediana de 6 meses, com taxa de sobrevida em 1 ano de 18%. A **Tabela 83-4** apresenta três esquemas de combinação que produziram uma melhora modesta da sobrevida. A sobrevida global mediana continua variando de 6 a 11 meses. Entretanto, a sobrevida em 1 ano está se aproximando atualmente de 35% com o uso desses esquemas de combinação, e alguns indivíduos têm uma sobrevida de 4 ou mais anos.

Conforme também assinalado na **Tabela 83-4**, o irinotecano lipossomal foi aprovado pela Food and Drug Administration (FDA) em combinação com 5-fluoruracila e leucovorina para pacientes cujos tumores progrediram com o uso da gencitabina (p. ex., terapia de segunda linha para doença em estágio IV), com base na melhora da sobrevida global.

TABELA 83-4 ■ Esquemas de quimioterapia de combinação que possuem impacto na sobrevida

Plano do estudo (autor/ref)	N° de pacientes	Sobrevida mediana (meses)
Gencitabina + erlotinibe vs. gencitabina (Moore et al: J Clin Oncol 26:1960, 2007)	569	6,24 vs. 5,91 (RR 0,82; IC de 95% 0,69-0,99; $p = 0{,}038$)
FOLFIRINOX (ácido folínico + 5-fluoruracila + irinotecano + oxaliplatina) vs. gencitabina (Conroy et al: N Engl J Med 364:1817, 2011)	342	11,1 vs. 6,8 (RR 0,57; IC de 95% 0,45-0,70; $p<0{,}001$)
Nap-paclitaxel + gencitabina vs. gencitabina (Von Hoff et al: N Eng J Med 369:1691, 2013.)	861	8,5 vs. 6,7 (RR 0,72; IC de 95% 0,62-0,83; $p< 0{,}001$)[a]
Irinotecano nanolipossomal + fluoruracila + ácido folínico vs. monoterapia com irinotecano nanolipossomal vs. fluoruracila + ácido folínico (Wang-Gillam et al: Lancet 387:545, 2015)	417	6,1 vs. 4,2 (RR 0,67; IC de 95% 0,49-0,92; $p = 0{,}012$[b])

[a]A taxa de sobrevida em 2 anos com esse esquema é de 9%, e a taxa de 3 ou mais anos é de 4%. Esses parâmetros não são descritos em outros estudos. [b]A RR é para irinotecano nanolipossomal + 5-fluoruracila + ácido folínico vs. 5-fluoruracila + ácido folínico.

Sigla: IC, intervalo de confiança; RR, razão de risco.

PARA PACIENTES COM PERFIL MOLECULAR ESPECÍFICO EM SEU TUMOR/LINHAGEM GERMINATIVA

Os inibidores da PARP exibem atividade clínica contra cânceres de pâncreas que apresentam mutações em *BRCA2, BRCA1* ou *PALB2* (i.e., proteínas de reparo do DNA deficientes). Os tumores podem ser mais sensíveis a combinações específicas de quimioterapia, como gencitabina mais cisplatina. Além disso, os tumores com instabilidade de microssatélites frequentemente possuem mais mutações, e esses tumores parecem ter uma maior taxa de resposta à imunoterapia com inibidores de *checkpoint*, e aos anticorpos anti-PD-1 (pembrolizumabe, nivolumabe) e anti-PD-L1.

TERAPIA DE MANUTENÇÃO PARA PACIENTES QUE RESPONDEM AO TRATAMENTO

Para pacientes com mutação de *BRCA1* ou *BRCA2* de linhagem germinativa, cuja doença não progrediu durante o esquema de primeira linha à base de platina, o inibidor de PARP olaparibe demonstrou melhorar a sobrevida livre de progressão (7,4 vs. 3,8 meses; RR 0,53; IC 95%, 0,35-0,82; $p = 0{,}004$), sem alteração na qualidade de vida.

OUTROS FATORES POTENCIAIS QUE INFLUENCIAM A SOBREVIDA

Estudos pré-clínicos sugeriram que a vitamina D pode inibir o desenvolvimento e o crescimento do câncer. Em modelos de câncer de pâncreas, análogos sintéticos da vitamina D tiveram um efeito tanto nas células tumorais quanto no microambiente do tumor. Os estudos clínicos são divergentes quanto aos níveis plasmáticos de 25-hidroxivitamina D (25[OH]D) que afetam a incidência de câncer pancreático. Entretanto, os pacientes com níveis de 25(OH)D que estão na faixa normal antes do diagnóstico apresentam uma sobrevida mais longa do que aqueles com níveis reduzidos (risco de morte 35% menor).

TENDÊNCIAS FUTURAS

A morte por câncer de pâncreas deve-se, com frequência, à inanição progressiva. As consequências metabólicas desse câncer estão sendo examinadas. O tumor pode ser fatal com nível modesto de carga tumoral, com base nos seus efeitos metabólicos profundos. Outras áreas promissoras de investigação incluem a reação estromal acentuada em torno das células tumorais (acredita-se que possa atuar como barreira física contra o aporte de fármacos e como santuário imune para as células tumorais). Melhorias nos resultados do câncer pâncreas devem acompanhar sua detecção mais precoce. Foi observada uma pequena redução na porcentagem de pacientes diagnosticados com câncer de pâncreas em estágio IV. A razão desse sinal encorajador é desconhecida. A sobrevida em 5 anos para pacientes em estágio mais precoce aumentou de 44,7% em 2004 para 83,7% in 2012. Há evidências emergentes de que a vigilância para detectar portadores da mutação *CDKN2A* pode detectar o câncer ductal pancreático em um estágio passível de ressecção.

Agradecimentos *Somos gratos a Nicole Harkey pela sua ajuda na preparação deste capítulo, bem como aos Drs. Elizabeth Washington, Ron Korn e Haiyong Han e ao American Joint Committee on Cancer pelo fornecimento das figuras e tabelas.*

LEITURAS ADICIONAIS

Conroy T et al: FOLFIRINOX versus gemcitabine for metastatic pancreatic cancer. N Engl J Med 364:1817, 2011.

Conroy T et al: FOLFIRINOX or gemcitabine as adjuvant therapy for pancreatic cancer. N Engl J Med 379:2395, 2018.

Golan T et al: Maintenance olaparib for germline BRCA-mutated metastatic pancreatic cancer. N Engl J Med 381:317, 2019.

Hruban RJ et al: Genetic progression in the pancreatic ducts. Am J Pathol 156:1821, 2000.

Rahib L et al: Evaluation of pancreatic cancer clinical trials and benchmarks for clinically meaningful future trials: A systemic review. JAMA Oncol 2:1209, 2016.

Rawla P et al: Epidemiology of pancreatic cancer: Global trends, etiology and risk factors. World J Oncol 10:10, 2019.

Solomon S et al: Inherited pancreatic cancer syndromes. Cancer J 18:485, 2012.

Von Hoff D et al: Increased survival in pancreatic cancer with nab-paclitaxel plus gemcitabine. N Engl J Med 369:1691, 2013.

84 Síndromes de tumores neuroendócrinos gastrintestinais

Matthew H. Kulke

Os tumores neuroendócrinos (TNEs) gastrintestinais (GI) podem ser amplamente agrupados, de acordo com seu local de origem, em TNEs extrapancreáticos – historicamente denominados tumores carcinoides – ou TNEs pancreáticos. Embora os TNEs possam exibir uma ampla variedade de comportamentos clínicos, eles classicamente seguem um curso que é mais indolente do que muitas outras neoplasias malignas. Os TNEs também têm a capacidade de sintetizar peptídeos, fatores de crescimento e aminas bioativas que podem ser secretadas ectopicamente, dando origem a uma série de síndromes clínicas características.

INCIDÊNCIA E PREVALÊNCIA

A incidência de TNEs diagnosticados tem aumentado constantemente nas últimas décadas (Fig. 84-1). Uma análise dos dados do programa Surveillance, Epidemiology, and End Results (SEER), composto por dados de base populacional nos Estados Unidos de 1973 a 2012, mostrou que a incidência aumentou 6,4 vezes nesse período e que a prevalência estimada dos pacientes que foram diagnosticados com TNE foi > 170 mil. Essa análise também constatou uma melhora significativa na duração de sobrevida global para pacientes com TNEs. A incidência crescente e a melhor duração de sobrevida provavelmente refletem avanços no diagnóstico e no tratamento, pelo menos em parte. Enquanto fatores ambientais ou outros fatores que levam a um aumento da incidência de TNEs não podem ser excluídos, fatores de risco comuns para câncer, como uso de tabaco ou álcool e padrões alimentares, não foram claramente associados ao desenvolvimento de TNE.

Uma minoria de TNEs desenvolve-se no contexto de síndromes genéticas hereditárias autossômicas associadas a mutações em genes supressores de tumor específicos. A mais comum delas é a neoplasia endócrina múltipla tipo 1 (NEM 1), devido à mutação e à perda de função do gene *menina*, localizado no cromossomo 11q13 (Cap. 388). Pacientes com NEM 1 correm risco de desenvolver TNEs pancreáticos, bem como hiperparatireoidismo e adenomas hipofisários; menos comumente, podem desenvolver TNEs brônquicos e tímicos. Outras síndromes hereditárias associadas aos TNEs incluem: a doença de von Hippel-Lindau (VHL), a doença de von Recklinghausen (neurofibromatose tipo 1) e a esclerose tuberosa (doença de Bourneville). Mutações herdadas no gene VHL, localizado no cromossomo 3p25, estão associadas ao desenvolvimento de hemangioblastomas cerebelares, câncer renal, feocromocitomas e, menos comumente, TNEs pancreáticos. Mutações na neurofibromina (*NF1*) estão associadas à neurofibromatose (doença de von Recklinghausen), e pacientes com neurofibromatose correm o risco de desenvolver TNEs pancreáticos e extrapancreáticos. A esclerose tuberosa é causada por mutações que alteram a hamartina (*TSC1*) ou a tuberina (*TSC2*). Tanto a hamartina quanto a tuberina atuam como inibidores da fosfatidilinositol-3-cinase e da cascata de sinalização do alvo mecanicista da rapamicina (mTOR, do inglês *mechanistic target of rapamycin*), e foram relatados TNEs pancreáticos nesses pacientes. Casos raros de TNEs familiares do intestino delgado também foram relatados, e, nesses casos, múltiplos tumores sincrônicos geralmente surgem no intestino delgado. Entretanto, não foi identificada nenhuma mutação característica herdada até o momento na maioria desses casos.

CLASSIFICAÇÃO HISTOLÓGICA E CARACTERÍSTICAS MOLECULARES

As características histológicas dos TNEs variam amplamente e constituem um dos determinantes mais importantes do comportamento clínico e do tratamento. Os TNEs são classificados com base no grau de diferenciação do tumor (bem ou pouco diferenciado), conforme avaliado por um patologista, e no grau do tumor (graus 1-3) (Tab. 84-1). O grau do tumor exibe uma estreita correlação com a contagem mitótica e o índice proliferativo Ki-67. Os TNEs clássicos e bem diferenciados são compostos por lâminas invariáveis de pequenas células redondas com núcleos uniformes e apenas raras mitoses. A coloração imunocitoquímica para cromograninas e sinaptofisina é típica. Em nível ultraestrutural, esses tumores contêm grânulos neurossecretores eletrodensos contendo peptídeos e aminas bioativas, que podem ser secretados ectopicamente, dando origem a uma série de síndromes clínicas. Esses TNEs clássicos bem diferenciados têm características de baixo grau e geralmente têm um índice mitótico de < 2 mitoses por 10 campos de grande aumento (CGA) e um índice proliferativo Ki-67 < 3%. Menos comumente, os TNEs bem diferenciados têm um grau histológico intermediário e seguem um curso clínico um pouco mais agressivo. Esses tumores de grau intermediário normalmente têm uma contagem mitótica de 2 a 20 por 10 CGA e um índice mitótico de 3 a 20%. Tumores de alto grau bem diferenciados são raros e têm contagens mitóticas que excedem 20 por 10 CGA e um índice proliferativo Ki-67 > 20%. Os tumores de alto grau pouco diferenciados formam a categoria clinicamente mais agressiva; o prognóstico e o tratamento para esses tumores diferem acentuadamente de seus equivalentes bem diferenciados.

O sequenciamento completo do exoma dos TNEs pancreáticos esporádicos revelou que o gene alterado com mais frequência foi *MEN1*, ocorrendo em 44% dos tumores. Além disso, 43% dos tumores apresentaram mutações em genes que codificam duas subunidades de um complexo de

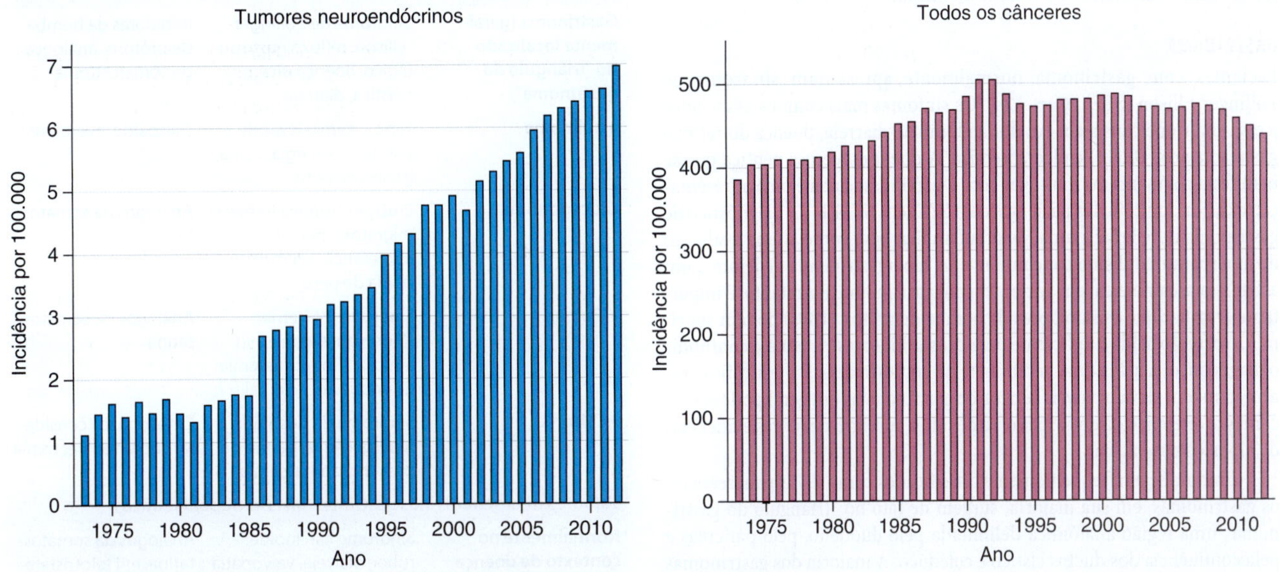

FIGURA 84-1 Incidência de tumores neuroendócrinos (TNEs). A incidência de TNEs tem aumentado nas últimas décadas, uma observação que tem sido atribuída, em parte, a uma melhora no diagnóstico e na classificação. *(Adaptada de A Dasari et al: Trends in the incidence, prevalence, and survival outcomes in patients with neuroendocrine tumors in the United States. JAMA Oncol 3:1335, 2017.)*

TABELA 84-1 ■ Classificação histológica dos tumores neuroendócrinos

Classificação	Diferenciação	Grau	Contagem mitótica	Ki-67
Tumor neuroendócrino	Bem diferenciado	Baixo grau (grau 1)	< 2 por 10 CGA	< 3%
Tumor neuroendócrino	Bem diferenciado	Grau intermediário (grau 2)	2-20 por 10 CGA	3-20%
Tumor neuroendócrino	Bem diferenciado	Alto grau (grau 3)	> 20 por 10 CGA	> 20%
Carcinoma neuroendócrino	Pouco diferenciado	Alto grau (grau 3)	> 20 por 10 CGA	> 20%

Sigla: CGA, campo de grande aumento.

transcrição/remodelamento da cromatina, que consiste em DAXX (proteína associada ao domínio da morte) e ATRX (α-talassemia/síndrome de deficiência intelectual ligada ao X). Foram identificadas mutações em genes associados à via do mTOR em 15% dos tumores. Em contrapartida, mutações recorrentes em TNEs extrapancreáticos parecem ser raras. Em um estudo que avaliou 180 TNEs do intestino delgado usando uma combinação de sequenciamento completo do exoma e análise de sequenciamento de genoma mais direcionada, foram observadas mutações recorrentes apenas no gene *CDKN1B* (inibidor de cinase dependente de ciclina 1B [$p27^{Kip1}$]) em 8% dos casos. A perda do cromossomo 18 é um achado comum nos TNEs do intestino delgado. Os carcinoides GI do intestino delgado geralmente apresentam alterações epigenéticas; entretanto, o significado clínico dessas alterações permanece incerto. Estudos iniciais sugeriram que os TNEs pancreáticos e extrapancreáticos bem-diferenciados expressam apenas baixos níveis dos marcadores de *checkpoints* imunes PD-1 e PD-L1.

APRESENTAÇÃO CLÍNICA E MANEJO DOS TNEs PANCREÁTICOS LOCALIZADOS

Os TNEs pancreáticos foram subcategorizados em "funcionais", isto é, associados a sintomas de secreção hormonal, ou não funcionais, caso em que podem ser clinicamente silenciosos até causarem sintomas anatômicos. A apresentação clínica dos TNEs pancreáticos funcionais depende do tipo de hormônio secretado e algumas vezes pode levar a apresentações clínicas dramáticas (Tab. 84-2). Os TNEs pancreáticos funcionais mais comuns são os insulinomas, seguidos, em sua incidência, pelos glucagonomas e gastrinomas. TNEs pancreáticos que secretam outros hormônios, incluindo somatostatina, peptídeo intestinal vasoativo (VIP, do inglês *vasoactive intestinal peptide*), hormônio adrenocorticotrófico (ACTH, do inglês *adrenocorticotropic hormone*) e paratormônio (PTH, do inglês *parathyroid hormone*) também foram descritos, porém são incomuns. Apenas cerca de 20% dos TNEs pancreáticos estão associados a sintomas de hipersecreção hormonal; a maioria dos TNEs pancreáticos consiste em tumores "não funcionais" que são diagnosticados de modo incidental ou após os pacientes apresentarem dor abdominal, perda de peso ou outros sintomas anatômicos relacionados ao volume do tumor.

GASTRINOMA

Pacientes com gastrinoma normalmente apresentam síndrome de Zollinger-Ellison (SZE) (Cap. 324). Os sintomas mais comuns associados a essa síndrome consistem em dor abdominal, diarreia, doença do refluxo gastresofágico (DRGE) e úlcera péptica. A doença ulcerosa péptica que se manifesta como úlceras múltiplas com diarreia associada é uma apresentação clássica. Até 25% dos pacientes com SZE têm NEM 1, e o diagnóstico de gastrinoma deve levar a uma história familiar, bem como a uma avaliação de hiperparatireoidismo concomitante. A hipergastrinemia de jejum é um achado quase universal em pacientes com gastrinoma. Entretanto, é importante ressaltar que os inibidores da bomba de próton (IBPs) podem suprimir a secreção ácida o suficiente para causar hipergastrinemia e confundir o diagnóstico. A acloridria, geralmente no contexto de gastrite atrófica crônica, também eleva os níveis séricos de gastrina, mas em geral pode ser facilmente diferenciada do gastrinoma devido à ausência de outras evidências de hipersecreção ácida.

Embora sejam frequentemente classificados como TNEs pancreáticos, os gastrinomas, em sua maioria, surgem de fato no "triângulo do gastrinoma", uma região anatômica delimitada pelo duodeno, pelo pâncreas e pela confluência dos ductos cístico e colédoco. A maioria dos gastrinomas (50-90%) na SZE esporádica surge no duodeno. São frequentemente pequenos e podem ser difíceis de localizar. Os exames de imagem geralmente incluem tomografia computadorizada (TC) ou ressonância magnética (RM); ultrassonografia endoscópica (USE) ou cintilografia com somatostatina também podem ser úteis.

Os IBPs são, em geral, altamente eficazes no tratamento dos sintomas relacionados ao gastrinoma e são considerados o tratamento inicial de escolha. A rápida resolução da dor abdominal e da diarreia relacionada à hipersecreção ácida é comum. Os análogos da somatostatina também podem ser úteis no controle dos sintomas em casos refratários. Uma vez controlados os sintomas, recomenda-se, em geral, a ressecção cirúrgica para pacientes com gastrinomas esporádicos, tanto para eliminar a causa da secreção de gastrina quanto para diminuir o risco de desenvolver doença metastática. A técnica utilizada para a ressecção depende, em grande parte, da localização precisa do tumor. Em alguns casos em que o exame de imagem pré-operatório não é bem-sucedido, mas há forte suspeita do diagnóstico, pode ser realizada uma laparotomia exploratória com ultrassonografia intraoperatória. Em pacientes com gastrinoma que apresentam NEM 1 subjacente, os tumores geralmente são pequenos e múltiplos; o papel da cirurgia de rotina nesse cenário permanece mais controverso, mas geralmente a sua realização ainda é recomendada em pacientes com tumores maiores que medem ≥ 1,5 a 2 cm de diâmetro.

INSULINOMA

Os pacientes com insulinoma geralmente apresentam sintomas de hipoglicemia, que podem incluir confusão, cefaleia, desorientação, dificuldades visuais, comportamento irracional e até coma. Em alguns casos, o diagnóstico de insulinoma pode não ser imediatamente evidente, e os pacientes podem ser diagnosticados com doenças psiquiátricas que, em retrospecto, eram sintomas de hipoglicemia. Em geral, o diagnóstico é confirmado com níveis elevados de insulina em jejum, juntamente com elevação da proinsulina

TABELA 84-2 ■ Apresentação clínica e manejo das síndromes secretoras associadas a tumores neuroendócrinos

	Sintomas e manifestações clínicas	Opções de tratamento para controle dos sintomas secretores
Tumores neuroendócrinos pancreáticos		
Gastrinoma (geralmente localizado no "triângulo do gastrinoma")	Síndrome de Zollinger-Ellison: refluxo gastresofágico, doença ulcerosa péptica, diarreia	Inibidores da bomba de prótons, análogos da somatostatina
Insulinoma	Hipoglicemia levando a confusão, letargia, coma; ganho de peso	Diazóxido, everolimo
Glucagonoma	Erupção cutânea (eritema migratório necrolítico), intolerância à glicose, perda de peso	Análogos da somatostatina
VIPoma	Síndrome de Verner-Morrison: diarreia aquosa, hipopotassemia, acloridria	Análogos da somatostatina
ACTHoma	Síndrome de Cushing: hiperglicemia, ganho de peso, hipopotassemia	Cetoconazol; considerar suprarrenalectomia
Tumores neuroendócrinos gastrintestinais extrapancreáticos		
Normalmente no contexto de doença avançada do intestino delgado ou tumores primários do apêndice	Síndrome carcinoide: rubor, diarreia, valvopatia do lado direito, fibrose mesentérica	Análogos da somatostatina, etil telotristate

e do peptídeo C. A hipoglicemia de jejum também pode ser causada por doença hepática grave, alcoolismo e deficiência nutricional. A hipoglicemia pós-prandial também pode ocorrer após cirurgia de *bypass* gástrico. Pode ser difícil diferenciar o uso factício e repetido de insulina ou de agentes hipoglicemiantes de um insulinoma. A avaliação dos níveis de proinsulina e peptídeo C, que devem estar normais em pacientes em uso de insulina exógena, e a medição dos níveis de sulfonilureia no soro ou no plasma são úteis nesses casos.

A hipoglicemia associada aos insulinomas pode ser grave e difícil de controlar. O diazóxido tem sido historicamente usado no manejo inicial de pacientes com insulinoma e resulta em inibição da liberação de insulina, embora também possa estar associado a efeitos colaterais, como retenção de sódio e náusea. O everolimo, além de seu efeito antitumoral (ver adiante), é altamente eficaz na melhora do controle glicêmico em pacientes com insulinoma. Os benefícios do everolimo nesse contexto podem estar relacionados tanto à indução da resistência à insulina quanto ao efeito antitumoral direto. Embora os análogos da somatostatina sejam geralmente eficazes no tratamento dos sintomas de hipersecreção hormonal associados a outros tipos de TNEs, eles devem ser usados com cautela em pacientes com insulinoma. Eles podem suprimir os hormônios contrarreguladores, como o hormônio do crescimento (GH, do inglês *growth hormone*), o glucagon e as catecolaminas, e piorar precipitadamente a hipoglicemia.

Os insulinomas podem ser difíceis de localizar, pois são menos consistentemente ávidos na cintilografia com somatostatina do que outros TNEs pancreáticos. Os insulinomas também são geralmente pequenos, e a maioria mede < 2 cm de diâmetro. Devido ao seu tamanho geralmente pequeno, são mais bem localizados por meio de USE. Na ausência de doença metastática, a ressecção cirúrgica é recomendada. O tratamento primário para insulinomas exofíticos ou periféricos consiste em enucleação. Se a enucleação não for possível, devido à invasão ou à localização do tumor dentro do pâncreas, podem-se considerar então a duodenopancreatectomia para tumores na cabeça do pâncreas ou a pancreatectomia distal com preservação do baço para tumores menores que não envolvem os vasos esplênicos.

GLUCAGONOMA

Os pacientes com glucagonoma apresentam mais comumente uma dermatite característica, denominada eritema migratório necrolítico (Fig. 84-2). A erupção geralmente envolve locais intertriginosos, em particular a virilha ou as nádegas, e pode aumentar e diminuir. Outros sintomas comuns de apresentação do glucagonoma incluem intolerância à glicose e perda de peso. O diagnóstico pode ser confirmado pela demonstração de um nível plasmático aumentado de glucagon, geralmente superior a 1.000 pg/mL. Em geral, os análogos da somatostatina são altamente efetivos como tratamento inicial para aliviar os sintomas e o exantema associados à hipersecreção de glucagon. Os glucagonomas são, em sua maioria, grandes na apresentação e surgem na cauda do pâncreas. Para pacientes com doença localizada, são recomendadas a pancreatectomia distal e a esplenectomia. Foi relatado um estado de hipercoagulabilidade em até 33% dos pacientes com glucagonoma, e deve-se geralmente usar anticoagulação perioperatória.

SOMATOSTATINOMA

Normalmente, os pacientes com somatostatinoma apresentam diabetes melito, doença da vesícula biliar, diarreia e esteatorreia. Os somatostatinomas ocorrem principalmente no pâncreas ou no duodeno, são geralmente grandes e costumam ser metastáticos na apresentação. Raramente estão associados à NEM 1. O diagnóstico de somatostatinoma baseia-se na demonstração de níveis plasmáticos elevados de somatostatina; os potenciais benefícios dos análogos da somatostatina como tratamento para pacientes com somatostatinoma são questionáveis. Recomenda-se a cirurgia para pacientes com doença localizada.

VIPoma

Os VIPomas estão associados a uma síndrome distinta que tem sido diversificadamente denominada síndrome de Verner-Morrison, cólera pancreática e síndrome WDHA (do inglês *watery diarrhea, hypokalemia, and achlorhydria* [diarreia aquosa, hipopotassemia e acloridria]). O VIP é um peptídeo de 28 aminoácidos que imita os efeitos da toxina do cólera ao estimular a secreção de cloreto no intestino delgado e aumentar a contratilidade do músculo liso, resultando em diarreia profunda. O tratamento da desidratação, da hipopotassemia e das perdas de eletrólitos com reposição

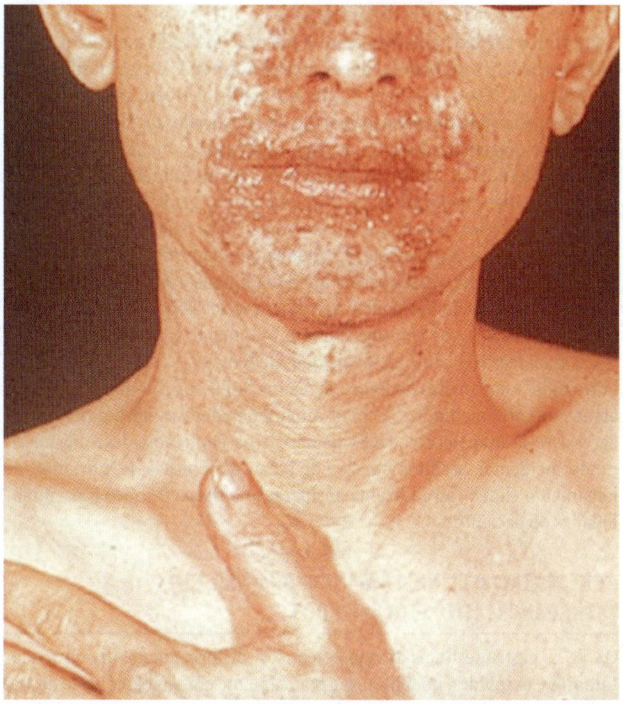

FIGURA 84-2 Síndrome do glucagonoma. Os pacientes com glucagonoma podem apresentar um exantema clássico, o eritema migratório necrolítico (mostrado aqui). Outros sintomas de apresentação incluem intolerância à glicose e perda de peso.

de líquidos e eletrólitos é o tratamento inicial mais crítico para pacientes com VIPoma. Em geral, os VIPomas são solitários e surgem na cauda do pâncreas. Os níveis plasmáticos elevados de VIP são típicos, mas não devem ser a única base para o diagnóstico de VIPomas, visto que podem ocorrer com alguns estados diarreicos, incluindo doença inflamatória intestinal, no contexto de ressecção do intestino delgado e na enterite por radiação. Pode ser particularmente difícil identificar clinicamente o uso factício e repetido de laxativos/diuréticos. Em geral, os análogos da somatostatina são altamente eficazes no controle da diarreia, e recomenda-se a ressecção cirúrgica para pacientes com doença localizada.

OUTROS TNEs PANCREÁTICOS SECRETORES

Foram também descritos TNEs pancreáticos que secretam fator liberador de GH (GRF, do inglês *GH-releasing factor*), calcitonina, ACTH e proteína relacionada ao PTH; também é possível que os TNEs pancreáticos secretem mais de um hormônio ou que os perfis de secreção evoluam ao longo do tempo. Os gastrinomas, em particular, podem evoluir e podem estar associados à secreção de ACTH, resultando em síndrome de Cushing ectópica. Os tumores que secretam esses hormônios podem não ser tão responsivos ao tratamento com análogos da somatostatina quanto os TNEs pancreáticos mais comuns, e os sintomas hormonais associados podem causar morbidade significativa. Assim como outros TNEs pancreáticos, os pacientes com doença localizada geralmente são tratados com ressecção cirúrgica. Em pacientes com tumores secretores de ACTH, os sintomas associados à síndrome de Cushing podem ser aliviados com suprarrenalectomia se a ressecção do tumor primário não for possível ou no contexto de doença metastática.

TNEs PANCREÁTICOS QUE SURGEM NA NEM 1

Os TNEs pancreáticos que ocorrem em pacientes com NEM 1 são normalmente múltiplos e, com frequência, seguem um curso relativamente indolente. Devido à alta probabilidade de múltiplos tumores, a ressecção cirúrgica de TNEs pancreáticos confirmados em pacientes com NEM 1 geralmente é realizada com cautela, tendo em vista a probabilidade de desenvolvimento de tumores no pâncreas remanescente se a pancreatectomia parcial for realizada, bem como as morbidades significativas associadas à pancreatectomia total. Entretanto, para tumores sintomáticos ou para tumores em crescimento com > 2 cm de tamanho, a ressecção cirúrgica ainda pode ser considerada.

TNEs PANCREÁTICOS NÃO FUNCIONAIS

Conforme assinalado anteriormente, a maioria dos TNEs pancreáticos não está associada a sintomas de hipersecreção hormonal, e esses tumores são considerados "não funcionais". Como resultado, eles com frequência permanecem clinicamente silenciosos e são diagnosticados de modo incidental ou não são diagnosticados até a ocorrência de doença metastática disseminada, resultando em sintomas anatômicos. Se, no momento do diagnóstico, forem tumores localizados, a recomendação geral de tratamento é a ressecção cirúrgica; entretanto, o manejo de TNEs pancreáticos pequenos e assintomáticos é controverso. Partindo do pressuposto de que os tumores sejam de baixo grau, descobertos incidentalmente e medindo < 1 cm de tamanho, esses pacientes podem ser monitorados com segurança. Outros estudos retrospectivos tem sugerido um tratamento não cirúrgico para os TNEs pancreáticos não funcionais que medem até 3 cm. Entretanto, por outro lado, uma análise do banco de dados SEER sugeriu que pelo menos alguns tumores medindo < 2 cm de tamanho podem seguir um curso mais agressivo. O manejo dos TNEs pancreáticos pequenos, descobertos de modo incidental, assintomáticos e de baixo grau baseia-se, portanto, no julgamento clínico, levando em consideração o risco cirúrgico e as comorbidades do paciente.

APRESENTAÇÃO CLÍNICA E MANEJO DOS TNEs-GIs EXTRAPANCREÁTICOS LOCALIZADOS

Os TNEs gastrintestinais extrapancreáticos, historicamente denominados tumores carcinoides, podem surgir praticamente em qualquer parte do trato GI e diferem de modo significativo quanto às suas características clínicas, dependendo de sua localização. Os locais mais comuns para TNEs extrapancreáticos são o estômago, a parte distal do intestino delgado, o apêndice e o reto.

TNEs GÁSTRICOS

Os TNEs gástricos podem ser categorizados em três grupos: tipo 1 (associado à gastrite atrófica crônica), tipo 2 (associado a gastrinomas e SZE) e tipo 3 (TNEs gástricos esporádicos). Os TNEs gástricos tipo 1 são os mais comuns. Neles, a gastrite atrófica crônica resulta em perda de secreção ácida, com consequente perda da alça de retroalimentação negativa nas células produtoras de gastrina do antro pilórico. A anemia perniciosa também está comumente associada a essa condição; os achados laboratoriais clássicos consistem em nível de gastrina acentuadamente elevado e baixos níveis de vitamina B_{12}. A secreção descontrolada de gastrina nesses pacientes resulta em hiperplasia das células endócrinas no fundo gástrico. Um achado típico na endoscopia é a hiperplasia difusa de células endócrinas com múltiplos tumores carcinoides gástricos (Fig. 84-3). Esses tumores geralmente seguem um curso benigno e podem ser monitorados com endoscopia seriada. Nos casos em que os tumores continuam crescendo ou tornam-se sintomáticos, a antrectomia para remover a fonte de produção de gastrina pode resultar na regressão do tumor. Os tumores tipo 2 são raros e geralmente ocorrem no contexto do gastrinoma. À semelhança dos TNEs gástricos tipo 1, os níveis elevados de gastrina resultam em hiperplasia neuroendócrina gástrica difusa e TNEs gástricos multifocais. A ressecção do gastrinoma, removendo a fonte de produção de gastrina, constitui o tratamento de escolha.

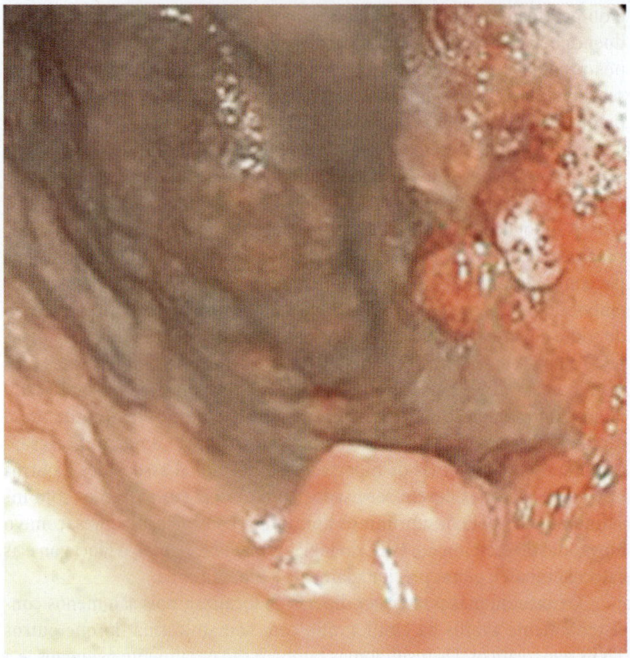

FIGURA 84-3 **Tumor neuroendócrino gástrico multifocal.** *(Cortesia de Christopher Huang MD, Boston Medical Center.)*

Diferentemente dos TNEs gástricos tipo 1 e tipo 2, os TNEs gástricos tipo 3 são geralmente solitários, surgem na presença de níveis normais de gastrina e podem seguir um curso muito mais agressivo. Para tumores menores em estágio inicial, a ressecção endoscópica ou em cunha pode ser realizada. Para tumores maiores, recomenda-se a gastrectomia parcial com linfadenectomia.

TNEs DO INTESTINO DELGADO

Os TNEs do intestino delgado ocorrem mais comumente no íleo terminal e são notoriamente difíceis de diagnosticar em um estágio inicial. Uma razão para isso é que eles surgem dentro da túnica muscular, e sua localização submucosa dificulta sua visualização durante a colonoscopia de rotina (Fig. 84-4A). Os TNEs do intestino delgado também costumam ser multifocais, que surgem de maneira independente em todo o intestino delgado, embora os mecanismos subjacentes a esse fenômeno permaneçam incertos.

Com frequência, os TNEs do intestino delgado estão associados à desmoplasia e à fibrose mesentérica, provavelmente como resultado da proliferação de fibroblastos estimulada pela secreção tumoral de serotonina. A fibrose mesentérica frequentemente resulta em obstrução intermitente do intestino delgado e, em alguns casos, isquemia intestinal devido ao comprometimento

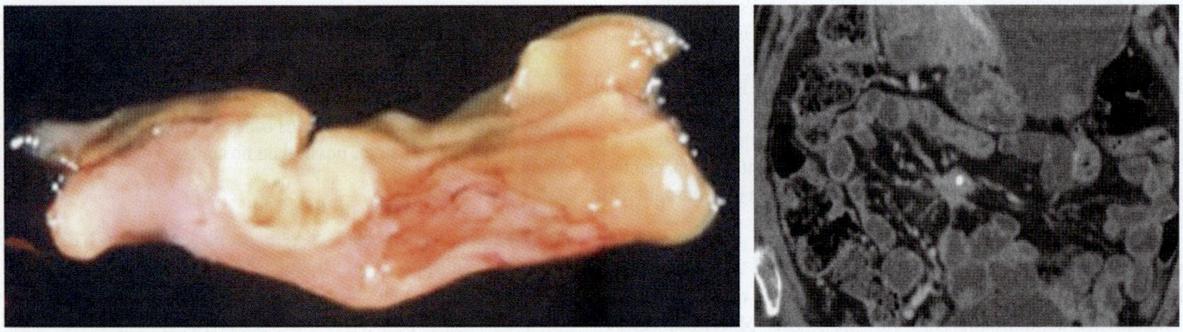

A B

FIGURA 84-4 **Tumor neuroendócrino do intestino delgado.** ***A.*** Tumores neuroendócrinos do intestino delgado que surgem na submucosa. A localização submucosa dos tumores neuroendócrinos do intestino delgado, juntamente com sua localização além da válvula ileocecal no íleo terminal, pode dificultar a detecção endoscópica. ***B.*** Aparência clássica de "raio e roda" da massa mesentérica calcificada associada a um tumor neuroendócrino primário de intestino delgado. A fibrose mesentérica geralmente causa sintomas obstrutivos intermitentes e também pode levar à isquemia quando a vasculatura mesentérica está envolvida. *(Fig. B: Cortesia de Christina LeBedis MD, Boston Medical Center.)*

dos vasos mesentéricos. Os pacientes podem apresentar sintomas de dor abdominal intermitente e diarreia associada, às vezes por meses ou anos antes do diagnóstico, que, em virtude da dificuldade em estabelecer o diagnóstico, são frequentemente atribuídos à síndrome do intestino irritável. Um achado clássico que pode auxiliar no diagnóstico é o fato de que as metástases de linfonodos associadas aos TNEs do intestino delgado são geralmente maiores do que o tumor primário e podem ser calcificadas, o que, juntamente com a fixação do intestino delgado causada pela fibrose associada, resulta em uma aparência clássica de "raio e roda" na TC (Fig. 84-4*B*).

A ressecção cirúrgica do tumor primário e das metástases associadas é recomendada, quando viável, e deve ser realizada com intenção curativa quando a doença metastática a distância ainda não está presente. A ressecção também deve ser considerada em pacientes com doença metastática que apresentam obstrução intermitente ou desconforto abdominal que se acredita estar relacionado ao tumor primário ou à doença mesentérica associada. Alguns também defendem a ressecção de rotina de tumores primários do intestino delgado assintomáticos em pacientes com doença metastática **a** distância, com a justificativa de que esta pode ser uma maneira de prevenir o futuro desenvolvimento de fibrose e obstrução e também evitar o desenvolvimento de doença irressecável devido ao comprometimento tumoral dos vasos mesentéricos. Entretanto, os dados disponíveis sobre os benefícios da ressecção de um tumor primário assintomático nesse contexto são conflitantes. Alguns estudos têm sugerido que essa prática resulta em um benefício de sobrevida global, mas a natureza retrospectiva desses estudos dificulta a interpretação dos dados, devido ao alto potencial de viés de seleção em pacientes submetidos à cirurgia, em comparação com aqueles que não foram. Outros estudos sugeriram que a ressecção profilática do tumor primário não confere benefício de sobrevida e que a cirurgia pode ser adiada com segurança até que seja indicada com base no desenvolvimento dos sintomas.

TNEs DE APÊNDICE

Os TNEs constituem um dos tumores mais comuns que surgem no apêndice. Normalmente, são descobertos de modo incidental em indivíduos mais jovens submetidos à apendicectomia por apendicite aguda e não raramente são identificados apenas no momento do exame patológico. Embora o diagnóstico inesperado de um TNE de apêndice nessas situações possa causar ansiedade considerável, o prognóstico é excelente na maioria dos casos. De fato, o comportamento clínico dos TNEs de apêndice foi inferido a partir de várias grandes séries cirúrgicas retrospectivas que sugerem que o risco de metástases para linfonodos ou a distância de TNEs do apêndice com histologia bem diferenciada e diâmetro do tumor < 2 cm é extremamente baixo. Nesses casos, a apendicectomia por si só é considerada um procedimento cirúrgico suficiente.

Em contrapartida, o risco de metástases para tumores que medem 2 a 3 cm é de cerca de 20 a 30% e é ainda maior para tumores > 3 cm. Para pacientes com tumores maiores, estudos de estadiamento mais formais com imagem de corte transversal ou cintilografia com somatostatina são geralmente recomendados para avaliar as metástases a distância, e realiza-se uma colectomia direita subsequente para remover os linfonodos regionais se não forem observadas metástases a distância. Ainda não está definitivamente certo se a colectomia direita deve ser realizada para tumores que medem < 2 cm com certas características, como invasão do mesoapêndice ou origem do tumor na base do apêndice, que em algumas séries sugeriram um prognóstico mais sombrio. Além disso, podem surgir tumores nos quais células neuroendócrinas estão misturadas com células produtoras de mucina ou células exibindo características de adenocarcinoma franco. Nesses tumores neuroendócrinos-adenocarcinoma mistos, algumas vezes denominados "adenocarcinoides", as recomendações de tratamento geralmente são determinadas pelo componente mais agressivo do tumor e alinham-se com as recomendações típicas para adenocarcinoma colorretal.

TNEs RETAIS

Com o aumento do uso da colonoscopia de rastreamento, o diagnóstico de TNE retal também se tornou mais comum. Por razões pouco claras, a incidência de tumores carcinoides retais exibe uma variação geográfica. Em estudos europeus, eles representam até 14% de todos os TNEs, enquanto em algumas séries asiáticas (Japão, China, Coreia), eles constituem até 90% de todos os TNEs. Os TNEs retais são, em sua maioria, pequenos, medindo < 1 cm de diâmetro e com histologia bem diferenciada. Esses tumores raramente sofrem metástase e, em geral, podem ser removidos endoscopicamente com segurança, com monitoramento endoscópico subsequente. Em contrapartida, até um terço dos TNEs retais entre 1 e 2 cm estão associados a metástases, e aqueles com > 2 cm, embora incomuns, sofrem metástase em > 70% dos pacientes. Quando identificados precocemente, esses tumores em geral exigem ressecção cirúrgica. Em contrapartida aos TNEs de apêndice e do intestino delgado, a secreção hormonal dos TNEs retais, mesmo quando metastáticos, é extremamente rara.

APRESENTAÇÃO CLÍNICA, DIAGNÓSTICO E AVALIAÇÃO DE PACIENTES COM TUMORES NEUROENDÓCRINOS METASTÁTICOS

Embora os pacientes submetidos à ressecção de TNEs localizados possam correr risco de recorrência tumoral ou doença metastática, o tratamento pós-operatório com terapia adjuvante sistêmica não demonstrou alterar o risco de recorrência e, portanto, não é recomendado após a ressecção de TNEs bem diferenciados, apesar de indicado para alguns outros cânceres. Ainda não há certeza sobre se a terapia sistêmica adjuvante pode ser benéfica após a ressecção de TNEs de alto grau, e, algumas vezes, considera-se uma abordagem de quimioterapia à base de platina com ou sem irradiação de feixe externo, análoga àquela usada no carcinoma de pequenas células.

A avaliação de pacientes com doença metastática conhecida ou suspeita geralmente inclui imagens de corte transversal padrão, como TC ou RM, e cintilografia com somatostatina. A cintilografia com somatostatina nesse contexto baseia-se no fato de que > 90% dos TNEs expressam receptores de somatostatina. O gálio-68 (^{68}GA) Dotatate, um radioligante ligado a um análogo da somatostatina, pode ser usado como marcador de medicina nuclear para PET e é altamente sensível na detecção de TNEs primários e metástases (Fig. 84-5). Devido à sensibilidade dessa abordagem, podem ser obtidos resultados falso-positivos, devido à expressão do receptor de somatostatina em outros tecidos. A captação fisiológica no processo uncinado do pâncreas é comum; pode haver captação também no contexto da sarcoidose, nos meningiomas e no bócio de tireoide ou tireoidite. As PETs com fluordesoxiglicose (FDG) são frequentemente negativas em TNEs bem diferenciados, devido à sua baixa atividade metabólica, mas podem mostrar captação em tumores de maior grau; por outro lado, as taxas de expressão de somatostatina tendem a ser mais baixas em tumores de alto grau, e as cintilografias com ^{68}GA Dotatate podem ser negativas nesse contexto.

A utilidade de marcadores tumorais no sangue é controversa nos TNEs. O marcador tumoral circulante cromogranina A é comumente usado como rastreamento para a presença de TNEs e também para monitorar a

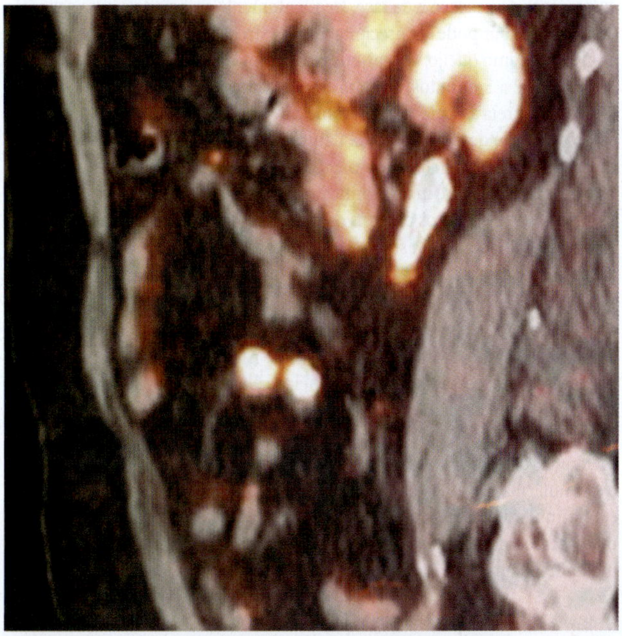

FIGURA 84-5 Tomografia por emissão de pósitrons (PET) com gálio-68 Dotatate demonstrando um tumor neuroendócrino do intestino delgado e massa mesentérica associada. *(Cortesia de Sara Meibom, MD, Boston Medical Center.)*

recorrência e a progressão da doença em pacientes com metástases conhecidas. Embora a cromogranina A esteja elevada em pacientes com TNEs metastáticos, ela não é particularmente sensível nem específica. Uma ampla variedade de diferentes ensaios para cromogranina A também apresentou desafios na interpretação dos resultados de maneira padronizada. A cromogranina A está frequentemente elevada em várias condições não malignas, inclusive em pacientes com função renal comprometida e em pacientes que estão tomando IBPs. Os valores elevados de cromogranina A devem ser interpretados com cautela em pacientes nos quais se considera a possibilidade de TNE, mas sem um diagnóstico estabelecido.

A sobrevida global para pacientes com TNEs metastáticos varia significativamente, dependendo da localização primária do tumor e do grau histológico. As medianas de sobrevida para pacientes com TNEs bem diferenciados aumentaram acentuadamente nos últimos anos, refletindo provavelmente um diagnóstico mais precoce e tratamentos aprimorados. Por exemplo, em análises iniciais do banco de dados SEER, a sobrevida mediana para pacientes com TNEs pancreáticos avançados era de cerca de 2 anos; essa duração aumentou para 4 anos em uma análise mais recente. Aumentos semelhantes foram observados em pacientes com TNEs de intestino delgado avançados, em que a sobrevida mediana para pacientes com TNEs de intestino delgado bem diferenciados ultrapassa 5 anos. A sobrevida algumas vezes prolongada de pacientes com TNEs pode tornar difícil determinar em que ponto iniciar o tratamento. Em pacientes com sintomas de secreção hormonal, as decisões de iniciar a terapia são claras. Em pacientes assintomáticos, por outro lado, a observação sem tratamento pode, algumas vezes, ser apropriada. Entretanto, o curso natural dos TNEs é, em última análise, progressivo e, se o tratamento não for iniciado, o monitoramento rigoroso é essencial para garantir que os pacientes tenham o máximo acesso às opções de tratamento disponíveis ao longo de sua doença.

TRATAMENTO DOS SINTOMAS DE HIPERSECREÇÃO HORMONAL E DA SÍNDROME CARCINOIDE

Pacientes com TNEs avançados podem, em alguns casos, apresentar mais sintomas de hipersecreção hormonal do que provenientes da massa tumoral. O manejo dos sintomas hormonais associados aos TNEs pancreáticos depende do hormônio que está sendo secretado (ver anteriormente). Pacientes com TNEs gastrintestinais, em particular aqueles com tumor primário de intestino delgado ou de apêndice, podem desenvolver síndrome carcinoide. O rubor e a diarreia constituem os dois sintomas mais comuns associados à síndrome carcinoide. O rubor característico é de início súbito; trata-se de um eritema vermelho-escuro ou violáceo da parte superior do corpo, particularmente do pescoço e da face, frequentemente associado a uma sensação de calor. O rubor pode ser precipitado por estresse, álcool, exercícios e certos alimentos, como queijo. Os episódios de rubor inicialmente são breves, com duração de 2 a 5 minutos, embora com a evolução da doença possam durar horas. A diarreia associada à síndrome carcinoide pode ou não estar associada ao rubor e é descrita como de natureza aquosa. A diarreia pode ser profusa, algumas vezes ocorrendo mais de 10 vezes ao dia, e constitui um dos sintomas que interfere mais significativamente nas atividades da vida diária. As manifestações menos comuns da síndrome carcinoide incluem sibilos ou sintomas semelhantes à asma. A função cognitiva prejudicada também foi descrita em casos particularmente avançados.

O principal produto de secreção implicado na síndrome carcinoide é a serotonina (5-HT). A serotonina é sintetizada a partir do triptofano pela enzima triptofano-hidroxilase (Fig. 84-6). Até 50% do triptofano da dieta pode ser usado nessa via de síntese pelas células tumorais, resultando em suprimentos inadequados para conversão em niacina; em consequência, alguns pacientes desenvolvem sintomas de deficiência de niacina e lesões semelhantes à pelagra. A serotonina tem diversos efeitos biológicos, incluindo a estimulação da secreção intestinal, aumentando a motilidade do intestino, e a estimulação do crescimento de fibroblastos. Acredita-se que outros produtos secretados que contribuem para os sintomas da síndrome carcinoide incluam histaminas e taquicininas, incluindo a substância P.

DIAGNÓSTICO E TRATAMENTO DA SÍNDROME CARCINOIDE

Embora a síndrome carcinoide possa se desenvolver em pacientes com TNEs de praticamente qualquer local, ela está mais comumente associada a TNEs de apêndice ou do intestino delgado. Nesses pacientes, a síndrome geralmente só se desenvolve após a ocorrência de metástases hepáticas ou

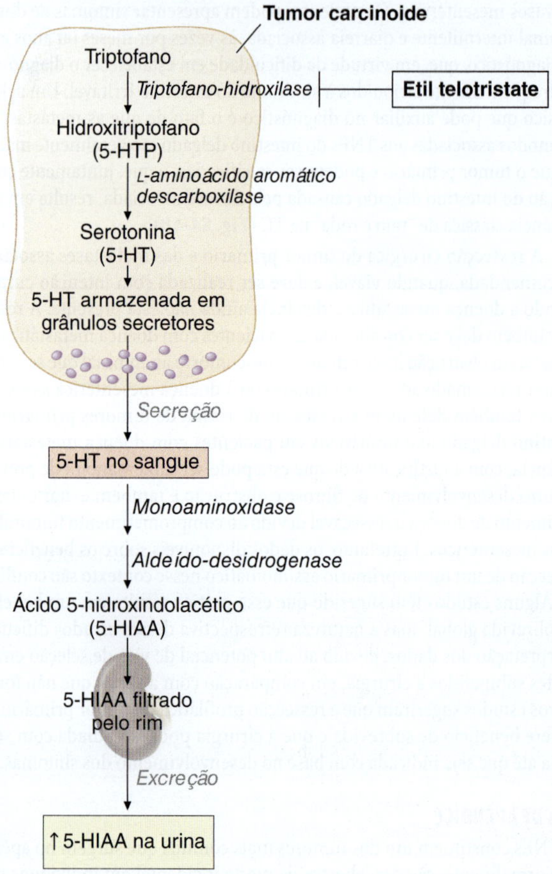

FIGURA 84-6 Síntese e secreção de serotonina em tumores neuroendócrinos. O triptofano é convertido em hidroxitriptofano pela triptofano-hidroxilase dentro da célula tumoral e, posteriormente, em serotonina (5-HT). A serotonina é subsequentemente convertida em ácido 5-hidroxindolacético (5-HIAA), que pode ser medido em uma coleta de urina de 24 horas e pode facilitar o diagnóstico de síndrome carcinoide. O etil telotristate inibe a triptofano-hidroxilase e pode ser usado como tratamento para a síndrome carcinoide.

lesões retroperitoneais, permitindo a entrada de serotonina e outras substâncias vasoativas na circulação sistêmica. Embora os níveis de serotonina possam ser medidos no plasma, essas medições são, com frequência, altamente variáveis. A evidência de secreção excessiva de serotonina pode ser confirmada de forma mais confiável pela medição dos níveis do metabólito da serotonina, o ácido 5-hidroxindolacético (5-HIAA), usando comumente uma coleta de urina de 24 horas. As coletas podem representar um desafio, e podem ocorrer elevações falso-positivas se o paciente estiver ingerindo alimentos ricos em serotonina (p. ex., salmão, ovos). Como resultado, os níveis elevados de 5-HIAA são sugestivos da síndrome carcinoide, mas não diagnósticos. Pacientes com TNEs também podem apresentar sintomas de síndrome carcinoide relacionados com outros produtos secretados, incluindo histamina, na ausência de evidência de secreção de serotonina. Por outro lado, pacientes sem TNEs também podem descrever sintomas análogos aos da síndrome carcinoide, porém devido a outras causas. Os sintomas associados à mastocitose sistêmica, em particular, podem ser facilmente confundidos com a síndrome carcinoide.

Os sintomas da síndrome carcinoide, incluindo diarreia, geralmente são refratários aos antidiarreicos de uso padrão ou a outros medicamentos tradicionais, porém muitas vezes podem ser bem controlados com análogos da somatostatina (Fig. 84-7). Cerca de 90% dos TNEs expressam receptores de somatostatina. A presença de receptores de somatostatina em TNEs pode ser facilmente confirmada com captação na cintilografia com somatostatina, como PET com ^{68}GA Dotatate; a captação na cintilografia com somatostatina é preditiva de resposta ao tratamento com análogos da somatostatina. A somatostatina é um peptídeo de 14 aminoácidos que inibe a secreção de uma ampla variedade de hormônios. Devido à sua meia-vida curta, a administração da somatostatina em si não é terapeuticamente prática. Análogos da somatostatina de ação mais longa, incluindo octreotida e

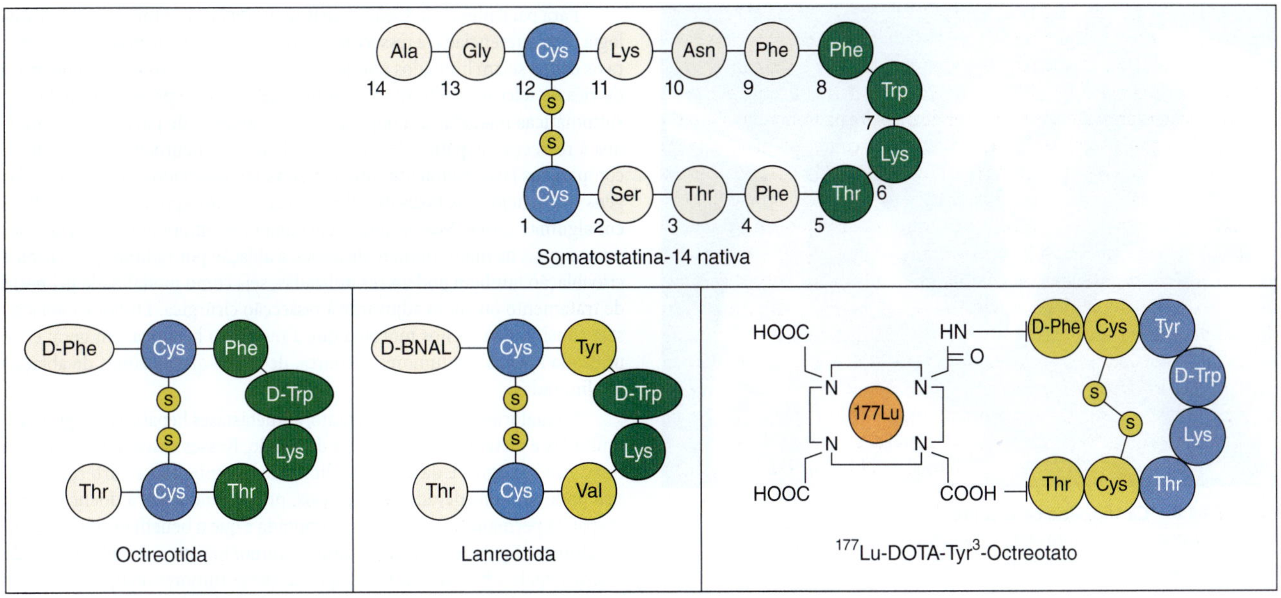

FIGURA 84-7 Análogos da somatostatina. Os análogos da somatostatina comumente usados incluem octreotida e lanreotida, que espelham a estrutura molecular da somatostatina humana e ligam-se aos receptores de somatostatina em tumores neuroendócrinos. Os análogos da somatostatina inibem a secreção hormonal tumoral e também têm efeito antiproliferativo. Análogos da somatostatina radiomarcados, como ^{177}Lu-DOTA-octreotato, mostrados na figura, compartilham uma estrutura molecular semelhante e são usados terapeuticamente.

lanreotida, compartilham um domínio de ligação de 8 aminoácidos com a somatostatina de ocorrência natural e ligam-se principalmente aos subtipos 2 e 5 do receptor de somatostatina. Ambos demonstraram ser eficazes no tratamento da síndrome carcinoide.

Em um estudo inicial, o tratamento de pacientes com octreotida, 150 µg por via subcutânea, 3 vezes ao dia, controlou os sintomas de rubor e diarreia em 88% dos pacientes. Uma preparação de depósito (octreotida de liberação de ação prolongada [LAR, do inglês *long-acting release*]), que pode ser administrada mensalmente, eliminou em grande parte a necessidade de injeções diárias de octreotida e agora é considerada uma abordagem padrão para o tratamento sintomático de TNEs avançados. A lanreotida, outro análogo da somatostatina de ação prolongada que também é administrado mensalmente, parece ter eficácia clínica semelhante à octreotida no tratamento de TNEs metastáticos e da síndrome carcinoide. Conforme descrito mais adiante, tanto a octreotida quanto a lanreotida também compartilham a capacidade de retardar o crescimento do tumor, proporcionando um benefício adicional aos pacientes.

Os efeitos colaterais do análogo da somatostatina são geralmente leves. Náuseas leves, desconforto abdominal, plenitude e fezes moles ocorrem em até um terço dos pacientes durante nos primeiros 1 ou 2 meses de tratamento, mas em geral desaparecem posteriormente. Pacientes com sintomas persistentes de plenitude ou fezes moles podem apresentar insuficiência pancreática associada ao uso de análogos da somatostatina; o uso de suplementos de enzimas pancreáticas pode melhorar esses sintomas. A intolerância leve à glicose também pode ocorrer devido à inibição da secreção de insulina. Um dos efeitos colaterais mais significativos associados aos análogos da somatostatina é o comprometimento da contratilidade da vesícula biliar, resultando em retardo no esvaziamento da vesícula biliar; a administração em longo prazo de análogos da somatostatina foi associada a um risco aumentado de colelitíase. Por essa razão, os pacientes com TNEs avançados nos quais a cirurgia está sendo planejada e para os quais a terapia com análogo da somatostatina está sendo considerada, geralmente devem ser também submetidos à colecistectomia profilática.

Com o tempo, por razões que permanecem incertas, os pacientes que recebem análogos da somatostatina para sintomas de secreção hormonal podem se tornar refratários ao tratamento. Não é incomum que esses pacientes apresentem exacerbação dos sintomas na última semana de cada ciclo de tratamento. Esses pacientes podem se beneficiar de uma maior frequência de administração (i.e., a cada 3 semanas) ou do uso adicional de octreotida de ação curta para sintomas pontuais.

A associação entre níveis elevados de serotonina circulante e sintomas da síndrome carcinoide também levou a uma estratégia visando inibir diretamente a síntese de serotonina (Fig. 84-6). Essa abordagem foi realizada pela primeira vez no final da década de 1960 com a para-clorofenilalanina; foi relatada uma redução dos sintomas da síndrome carcinoide, porém o fármaco também causou efeitos colaterais significativos no sistema nervoso central (SNC). O etil telotristate, um inibidor da triptofano-hidroxilase com penetração mínima no SNC, foi avaliado em um ensaio clínico randomizado que envolveu 135 pacientes com diarreia persistente relacionada à síndrome carcinoide enquanto recebiam análogos da somatostatina. O tratamento foi associado a uma redução na frequência de evacuações, bem como reduções significativas do 5-HIAA urinário, em comparação com o placebo. Assim, o telotristate é uma opção de tratamento para pacientes com síndrome carcinoide que apresentam diarreia persistente apesar do tratamento com análogos da somatostatina.

CRISE CARCINOIDE

A crise carcinoide foi descrita no contexto da manipulação do tumor durante a cirurgia e, menos comumente, após outras intervenções, como embolização da artéria hepática ou terapia com radionuclídeos. Pode ocorrer também como resultado da administração exógena de epinefrina ou durante a indução da anestesia. É mais comum em pacientes que já apresentam sintomas significativos da síndrome carcinoide, e acredita-se que seja causada por uma liberação repentina de compostos biologicamente ativos do tumor. A crise carcinoide pode ser potencialmente fatal e pode se manifestar como hipotensão grave ou hipertensão. Estudos prospectivos sobre prevenção e manejo da crise carcinoide são limitados; entretanto, os análogos da somatostatina devem estar prontamente disponíveis durante os procedimentos cirúrgicos e, em alguns casos, a administração intravenosa profilática contínua de análogos da somatostatina é utilizada como forma de reduzir o risco.

DOENÇA CARDÍACA CARCINOIDE

Ocorre cardiopatia carcinoide em aproximadamente dois terços dos pacientes com síndrome carcinoide. As lesões cardíacas carcinoides caracterizam-se por espessamento endocárdico fibroso em formato de placa, que acomete classicamente o lado direito do coração e, com frequência, causa retração e fixação dos folhetos das valvas tricúspide e pulmonar (Fig. 84-8). Acredita-se que a fibrose na doença cardíaca carcinoide esteja diretamente relacionada com a exposição dos fibroblastos das valvas cardíacas a altos níveis circulantes de serotonina. Lesões semelhantes àquelas que ocorrem na doença cardíaca carcinoide foram observadas em pacientes que receberam fenfluramina, um fármaco também conhecido pela sua capacidade de aumentar a sinalização da serotonina, bem como em pacientes que recebem agonistas dos receptores de dopamina contendo *ergot* para a doença de Parkinson. Os metabólitos da fenfluramina, assim como os agonistas dos receptores

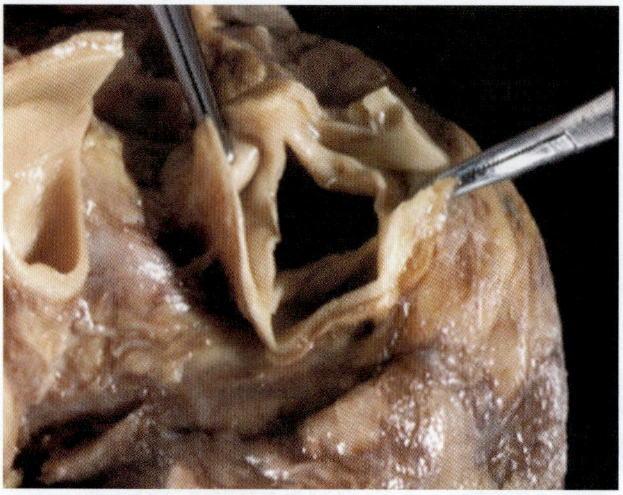

FIGURA 84-8 Cardiopatia carcinoide. A fibrose secundária a níveis elevados de serotonina circulante afeta classicamente a valva tricúspide, resultando em retração valvar e insuficiência tricúspide.

dopaminérgicos, possuem alta afinidade pelos receptores de serotonina do subtipo 5-HT_{2B}, cuja ativação é conhecida por causar mitogênese dos fibroblastos e que são normalmente expressos nos fibroblastos das valvas cardíacas. Essas observações sustentam a hipótese de que a superprodução de serotonina em pacientes com síndrome carcinoide medeia as alterações valvares pela ativação de receptores 5-HT_{2B} no endocárdio.

A insuficiência tricúspide é uma característica quase universal da cardiopatia carcinoide; além disso, podem ocorrer estenose tricúspide, regurgitação pulmonar e estenose pulmonar. A cardiopatia do lado esquerdo ocorre em < 10% dos pacientes e foi associada à presença de forame oval patente. A preponderância de lesões no coração direito está relacionada diretamente ao fato de a serotonina ser secretada por metástases hepáticas ou depósitos tumorais retroperitoneais na circulação venosa e, posteriormente, no átrio e no ventrículo direitos. Postula-se que a menor incidência de cardiopatia no coração esquerdo se deva ao fato de que a serotonina é metabolizada na vasculatura pulmonar antes de entrar no átrio e no ventrículo esquerdos. Entre pacientes com síndrome carcinoide, aqueles com doença cardíaca apresentam níveis mais elevados de serotonina sérica e excreção urinária de 5-HIAA do que pacientes sem doença cardíaca. O tratamento com análogos da somatostatina, que resulta em diminuição da secreção de serotonina, não leva à regressão das lesões cardíacas. A redução dos níveis de serotonina como resultado do tratamento com análogos da somatostatina ou com inibidor da triptofano-hidroxilase, etil telotristate, parece provavelmente retardar a progressão da cardiopatia carcinoide, mas não foi formalmente avaliada em ensaios clínicos.

A insuficiência cardíaca direita em pacientes com cardiopatia carcinoide pode levar a uma morbidade e mortalidade significativas. O desenvolvimento de vários novos tratamentos para melhorar o controle geral da doença em pacientes com TNEs avançados levou a um maior interesse na substituição valvar, o que pode resultar em benefício clínico significativo em pacientes adequadamente selecionados com cardiopatia carcinoide. O momento adequado da substituição valvar nesses pacientes pode representar um desafio, devido ao desejo concomitante de realizar a cirurgia antes do início da insuficiência cardíaca direita grave, o que pode aumentar a morbidade cirúrgica, e à necessidade de alcançar o controle geral adequado do tumor. Entretanto, técnicas avançadas e menos invasivas, incluindo a substituição valvar baseada em cateter, tornaram a substituição valvar uma opção cada vez mais atraente para pacientes com essa condição.

TERAPIA HEPÁTICA ESPECÍFICA PARA TNEs METASTÁTICOS

O fígado é um dos locais mais comuns de metástases em pacientes com TNEs e, em alguns casos, é o único local de doença metastática. As terapias direcionadas ao fígado frequentemente podem ser efetivas como meio de controlar as metástases (ou eliminá-las), particularmente em pacientes que têm tumores mais indolentes com histologia bem diferenciada. As abordagens comuns para esses pacientes incluem ressecção cirúrgica, ablação ou embolização e transplante ortotópico de fígado.

Para pacientes com doença hepática limitada cujos tumores têm histologia bem diferenciada, a ressecção cirúrgica é geralmente preferida. Embora os dados sejam limitados a séries retrospectivas com o consequente risco de viés de seleção, as durações de sobrevida em longo prazo e as melhorias sintomáticas relatadas em populações selecionadas de pacientes submetidos à ressecção hepática de metástases hepáticas neuroendócrinas foram comparadas favoravelmente com os resultados associados a outras abordagens de manejo, e as taxas de sobrevida em 5 anos aproximam-se de 90% em algumas séries. Nos pacientes cuja anatomia impossibilita a ressecção ou nos quais há maior número de lesões, a ablação por radiofrequência ou a crioablação também podem ser utilizadas, seja como modalidade primária de tratamento ou como adjuvante à ressecção cirúrgica. Embora a ablação seja considerada menos mórbida que a ressecção hepática, em geral ela é utilizada apenas em tumores menores, de modo que as zonas de ablação são limitadas.

Na maioria dos casos, entretanto, as metástases hepáticas são grandes, múltiplas e afetam ambos os lobos do fígado. Nesses casos, o benefício da ressecção cirúrgica e da ablação é limitado. A embolização arterial hepática pode ser considerada nesses casos, pressupondo que a doença extra-hepática permaneça relativamente limitada e que o benefício clínico possa ser alcançado pela redução do volume do tumor hepático. A embolização da artéria hepática baseia-se no princípio de que os tumores no fígado obtêm a maior parte de seu suprimento sanguíneo da artéria hepática, enquanto os hepatócitos saudáveis recebem a maior parte de seu suprimento sanguíneo da veia porta. Várias técnicas diferentes de embolização foram exploradas, desde a simples infusão de pó de espuma de gel na artéria hepática (embolização branda) até a administração de quimioterapia ou esferas eluídas de quimioterapia na artéria hepática (quimioembolização) ou a administração intra-arterial de microesferas marcadas com radioisótopo (radioembolização). Dados limitados sugerem uma abordagem ideal para embolização, e poucos estudos compararam diretamente essas abordagens. As taxas de resposta do tumor com todas essas abordagens geralmente ultrapassam 50%. As abordagens específicas são, portanto, frequentemente adaptadas ao paciente, levando em consideração a localização do tumor, a carga tumoral geral e as comorbidades. Por exemplo, a embolização branda pode estar associada a menos morbidade, enquanto a quimioembolização ou a radioembolização podem resultar em tempos de resposta mais longos.

O papel do transplante ortotópico de fígado para o tratamento de TNEs permanece incerto. Dados de séries institucionais disponíveis sugerem que um pequeno número de pacientes altamente selecionados pode alcançar uma sobrevida em longo prazo. Entretanto, as durações de sobrevida mediana global em 5 anos na maioria das séries são de cerca de 50%, e a maioria dos pacientes submetidos a transplante hepático sofre recorrência do tumor. Além disso, a ampla utilidade do transplante hepático é limitada pela disponibilidade de órgãos. A decisão sobre a realização de transplante em pacientes com TNEs avançados é, portanto, extremamente individualizada.

TRATAMENTO SISTÊMICO PARA CONTROLAR O CRESCIMENTO DO TUMOR

Embora as terapias dirigidas para o fígado possam ser efetivas no manejo de pacientes com doença hepática predominante, a maioria dos pacientes apresentará ou, em última análise, desenvolverá metástases mais disseminadas. Várias opções de tratamento sistêmico foram desenvolvidas e podem ser eficazes no tratamento desses pacientes. Essas opções incluem tratamento com análogos da somatostatina tradicionais, terapia com radioligantes de receptores peptídicos, quimioterapia citotóxica tradicional e uma série crescente de terapias-alvo moleculares, direcionadas para as vias do mTOR ou do fator de crescimento do endotélio vascular (VEGF, do inglês *vascular endothelial growth factor*) (Tab. 84-3). A escolha e a sequência da terapia dependem, em parte, do tipo de tumor, da extensão da doença e dos sintomas e das comorbidades do paciente.

ANÁLOGOS DA SOMATOSTATINA

Embora os análogos da somatostatina tenham sido originalmente desenvolvidos como tratamento para reduzir a secreção hormonal nos TNEs, eles também são eficazes na redução da velocidade do crescimento tumoral. Os mecanismos biológicos subjacentes a esse efeito permanecem incertos, mas os estudos clínicos são definitivos. O primeiro desses estudos, o PROMID, randomizou pacientes com TNE metastático de intestino delgado

TABELA 84-3 ■ Ensaios clínicos randomizados selecionados de agentes terapêuticos para o tratamento de tumores neuroendócrinos (TNEs) avançados

Tipo de tumor	Número de pacientes	Sobrevida livre de progressão
TNE pancreático e extrapancreático		
Lanreotida vs. placebo (CLARINET)	204	65 vs. 33% em 2 anos ($p < 0{,}001$)
TNE pancreático		
Everolimo vs. placebo (RADIANT 3)	410	11 meses vs. 4,6 meses ($p < 0{,}001$)
Sunitinibe vs. placebo	171	11,4 meses vs. 5,5 meses ($p < 0{,}001$)
Surufatinibe vs. placebo	264	10,9 meses vs. 3,7 meses ($p = 0{,}001$)
Temozolomida/capecitabina vs. temozolomida	144	22,7 meses vs. 14,4 meses ($p = 0{,}021$)
TNE extrapancreático		
Octreotida vs. placebo (PROMID)	85	14,3 meses vs. 6 meses[a]
Everolimo + octreotida vs. octreotida (RADIANT 2)	429	16,4 meses vs. 11,3 meses
Everolimo vs. placebo (RADIANT 4)	302	11 meses vs. 3,9 meses
Surufatinibe vs. placebo	198	9,2 meses vs. 3,8 meses ($p < 0{,}0001$)
Pazopanibe vs. placebo	171	11,6 meses vs. 8,5 meses ($p < 0{,}0005$)
177-Lutécio dotatate vs. Octreotida (NETTER 1)	230	65,2 vs. 10,8% em 20 meses ($p < 0{,}001$)

[a]Tempo para a progressão do tumor.

para receber octreotida LAR, na dose de 30 mg por mês, ou placebo. O tempo médio para a progressão do tumor em pacientes que receberam octreotida foi de 14 meses, em comparação com apenas 6 meses para os que receberam placebo. Como o estudo foi limitado a pacientes com TNE de intestino delgado, a generalização desses resultados para pacientes com TNEs de outras origens, incluindo pancreática, foi inicialmente incerta. Essa questão foi finalmente abordada pelo ensaio clínico de fase 3 CLARINET, que comparou a lanreotida, um análogo da somatostatina que é semelhante à octreotida em sua afinidade de ligação ao receptor de somatostatina, com placebo em 204 pacientes com uma variedade de TNEs gastrenteropancreáticos bem diferenciados ou moderadamente diferenciados e avançados. A sobrevida livre de progressão em 2 anos foi de 65% em pacientes que receberam lanreotida e de 33% naqueles que receberam placebo, uma diferença estatisticamente significativa. Um aspecto incomum dos estudos PROMID e CLARINET é a diferença nas durações de sobrevida livre de progressão nos grupos-placebo dos estudos, que foi atribuída a diferenças na seleção dos pacientes. Tanto a octreotida quanto a lanreotida são atualmente consideradas opções aceitáveis para o controle do crescimento tumoral em pacientes com TNEs avançados.

Não foi demonstrado se o tratamento com análogos da somatostatina também aumenta a sobrevida global de pacientes com TNEs avançados, embora tenha sido constatada uma correlação entre a sobrevida livre de progressão e a sobrevida global em pacientes com TNEs avançados tratados com monoterapia com um análogo da somatostatina. O momento de início dos análogos da somatostatina em pacientes com TNEs avançados permanece incerto. O curso clínico variável dos TNEs significa que os tumores podem permanecer indolentes por anos, mesmo sem tratamento. Para pacientes com doença assintomática de pequeno volume, a observação isoladamente pode ser uma opção inicial apropriada. Entretanto, para pacientes com maior carga de doença, evidência de progressão da doença ou doença sintomática, os análogos da somatostatina são geralmente usados como tratamento sistêmico inicial, devido à sua facilidade de uso e tolerabilidade.

TERAPIA COM RADIOLIGANTES DE RECEPTORES PEPTÍDICOS

A terapia com radioligantes de receptores peptídicos emprega a administração sistêmica de análogos de somatostatina radiomarcados e é uma opção de tratamento para pacientes que necessitam de tratamento mais agressivo, devido à progressão apesar do uso de análogos da somatostatina tradicionais ou outras terapias (Fig. 84-7). A terapia com radioligantes de receptores peptídicos também pode ser considerada como tratamento inicial em pacientes com sintomas ou carga tumoral significativos. Com essa abordagem, um radioligante é acoplado a um análogo da somatostatina, sendo este último usado para atingir o tumor. Quando ligado à célula tumoral, o radioligante é, então, internalizado, resultando em morte celular. Devido ao seu mecanismo de ação, a terapia com radioligantes de receptores peptídicos só é considerada em pacientes cujos tumores demonstrem captação na cintilografia com somatostatina.

Vários radioligantes diferentes foram avaliados, dos quais os mais bem-sucedidos são o ítrio (^{90}Y) e o lutécio (^{177}Lu). Esses dois ligantes diferem um do outro em termos de energia das partículas e penetração no tecido; dos dois, o ^{90}Y-DOTA-TOC emite partículas β de alta energia e tem penetração mais profunda nos tecidos. O ^{90}Y-DOTA-TOC (^{90}Y-dotatoc) foi avaliado em inúmeras séries com respostas tumorais globais relatadas em aproximadamente um terço dos pacientes. Entretanto, o entusiasmo por essa abordagem tem sido moderado devido a preocupações com os efeitos colaterais, incluindo toxicidades renal e hematológica.

O ^{177}Lu-DOTA-octreotato emite partículas β e partículas γ de menor energia e, na maioria dos estudos, foi associado a menos toxicidade do que o ^{90}Y-DOTA-TOC. Estudos iniciais de um único centro com ^{177}Lu-DOTA-octreotato mostraram atividade antitumoral promissora, e, com base nesses estudos, foi realizado um ensaio clínico randomizado de ^{177}Lu-dotatate em TNEs GIs do intestino médio. Nesse estudo (NETTER-1), 229 pacientes com TNEs inoperáveis e receptores de somatostatina positivos no intestino médio foram aleatoriamente selecionados para receber quatro doses de ^{177}Lu-dotatate administradas por via intravenosa, a cada 8 semanas, ou tratamento com alta dose de octreotida LAR (60 mg), a cada 4 semanas. O tratamento com ^{177}Lu-dotatate foi associado a respostas tumorais objetivas em 18% dos pacientes e também foi associado a uma melhora significativa na sobrevida livre de progressão: a sobrevida livre de progressão no mês 20 foi de 10,8% com octreotida LAR isoladamente e de 65,2% no grupo do ^{177}Lu-dotatate. Análises subsequentes também sugeriram uma melhora na sobrevida global associada ao tratamento com ^{177}Lu-dotatate, bem como melhorias na qualidade de vida em vários parâmetros, incluindo estado de saúde global, funcionamento físico geral, fadiga, dor e diarreia.

A depuração renal de radiopeptídeos, incluindo o ^{177}Lu-DOTA-octreotato, apresenta risco de toxicidade renal. A toxicidade renal pode ser atenuada com a coadministração de aminoácidos intravenosos durante o tratamento. O evento adverso mais comum entre os pacientes que receberam ^{177}Lu-dotatate no estudo NETTER-1 foi náusea, mais provavelmente relacionada às infusões de aminoácidos do que ao próprio radioisótopo. Foi também relatada a ocorrência de trombocitopenia leve e leucopenia.

Uma limitação do estudo NETTER-1 foi sua restrição a pacientes com TNEs de intestino delgado avançados. Entretanto, dados de segurança em longo prazo, bem como dados que apoiam a eficácia do ^{177}Lu-dotatate em uma ampla variedade de TNEs gastrenteropancreáticos, estão disponíveis em grandes séries institucionais que incluem > 1.000 pacientes. As toxicidades em longo prazo nessas séries incluíram casos raros de leucemia aguda e síndrome mielodisplásica, presumivelmente associadas à exposição à radiação. Entretanto, esses estudos geralmente sustentam tanto a eficácia quanto a segurança do ^{177}Lu-dotatate como tratamento para pacientes com uma variedade de TNEs positivos para receptores de somatostatina.

AGENTES ALQUILANTES

Embora a eficácia da quimioterapia citotóxica tradicional pareça ser mínima na maioria dos TNEs GIs extrapancreáticos, os agentes alquilantes desempenham um papel claro no tratamento de TNEs pancreáticos avançados. A terapia combinada à base de estreptozocina foi historicamente usada como padrão de tratamento nesses pacientes, porém foi em grande parte abandonada devido a preocupações com a sua toxicidade e ao uso de um esquema de administração complicado. A temozolomida é um agente alquilante administrado por via oral que substituiu amplamente a estreptozocina como base em esquemas de combinação usados para o tratamento de TNEs pancreáticos.

Estudos iniciais que avaliaram a temozolomida em combinação com uma variedade de diferentes agentes mostraram que a terapia combinada à base de temozolomida estava associada a respostas tumorais em 24 a 70% dos pacientes. Um dos esquemas de combinação mais ativos parece ser o uso de temozolomida e capecitabina. Essa combinação foi posteriormente comparada com a temozolomida isolada em um estudo prospectivo randomizado realizado pelo Eastern Cooperative Oncology Group, que recrutou 144 pacientes com TNEs pancreáticos avançados. As taxas gerais de resposta nos dois grupos foram relativamente semelhantes; 33% dos pacientes que receberam a combinação de temozolomida e capecitabina apresentaram respostas tumorais objetivas, em comparação com 28% dos pacientes que receberam temozolomida como agente único. Entretanto, a sobrevida livre de progressão foi significativamente maior no grupo de combinação (22,7 vs. 14,4 meses). Com base nesses resultados, a combinação de temozolomida e capecitabina é agora a quimioterapia combinada preferida para TNEs pancreáticos avançados.

A razão pela qual apenas alguns dos TNEs pancreáticos respondem a agentes alquilantes é incerta. Em pacientes com glioblastoma, a metilação da região promotora da metilguanina DNA-metiltransferase (MGMT) está associada a uma diminuição da expressão da proteína MGMT e está altamente associada à responsividade à temozolomida. A MGMT é uma enzima responsável pela reparação de danos ao DNA induzidos por agentes alquilantes. Níveis reduzidos de MGMT presumivelmente prejudicam a capacidade das células tumorais de reparar seu DNA em resposta ao tratamento e aumentam a citotoxicidade da temozolomida. Vários estudos retrospectivos sugeriram que a falta de expressão de MGMT no TNE pancreático pode estar associada a uma responsividade à terapia à base de temozolomida; entretanto, esse achado ainda não foi validado prospectivamente.

INIBIDORES DE TIROSINA-CINASE DE PEQUENAS MOLÉCULAS

A natureza altamente vascular dos TNEs combinada com observações em modelos pré-clínicos de que a interrupção das vias de sinalização associadas ao VEGF inibe o crescimento de células neuroendócrinas levou a uma série de ensaios clínicos para a avaliação de agentes terapêuticos que inibem a via do VEGF em TNEs pancreáticos e extrapancreáticos. A via do VEGF é ativada por meio da ligação do VEGF a seu receptor de superfície celular, que inicia uma cascata de sinalização intracelular que promove a angiogênese, bem como o crescimento, a proliferação e a sobrevivência celulares. Ensaios clínicos de inibidores da via do VEGF em TNEs incluíram vários inibidores de tirosina-cinase de pequenas moléculas que, embora possam diferir até certo ponto na sua especificidade, possuem em comum a propriedade de ter como alvo o VEGFR2, a isoforma do receptor mais fortemente implicada na promoção da angiogênese.

O sunitinibe, um inibidor de tirosina-cinase com múltiplos alvos que inibe uma variedade de receptores do fator de crescimento, incluindo o VEGFR2, foi um dos primeiros agentes dessa classe com atividade nos TNEs pancreáticos. Em um ensaio clínico inicial de fase 2, o sunitinibe foi administrado a 109 pacientes com TNE pancreático ou extrapancreático. Dos 61 pacientes com TNE pancreático inscritos no estudo, 11 apresentaram evidências de uma resposta tumoral objetiva. Com base nessas observações, o sunitinibe foi avaliado em um ensaio clínico randomizado internacional no qual a administração contínua de sunitinibe (37,5 mg por dia) foi comparada com placebo em 171 pacientes com TNE pancreático avançado e progressivo. A sobrevida mediana livre de progressão foi significativamente maior em pacientes tratados com sunitinibe, em comparação aos tratados com placebo (11,4 vs. 5,5 meses). Os efeitos colaterais comuns associados ao sunitinibe incluíram hipertensão, proteinúria e fadiga.

Um segundo inibidor de tirosina-cinase direcionado contra o VEGFR, o surufatinibe, foi avaliado em um ensaio clínico randomizado no qual 264 pacientes com TNEs pancreáticos avançados de 21 centros na China foram randomizados para receber surufatinibe, administrado na dose de 300 mg ao dia, ou placebo. Os pacientes que receberam surufatinibe tiveram duração mediana de sobrevida livre de progressão de 10,9 meses, em comparação com 3,7 meses nos que receberam placebo, refletindo estreitamente os resultados do estudo anterior com sunitinibe. Outros inibidores de tirosina-cinase de moléculas pequenas foram avaliados em estudos de menor porte de um único grupo e demonstraram ter atividade em TNEs pancreáticos, incluindo sorafenibe, cabozantinibe, pazopanibe e axitinibe.

Inibidores de tirosina-cinase de pequenas moléculas direcionados para a via do VEGF também foram avaliados em pacientes com TNE GI não pancreático avançado. Na maioria desses estudos, as taxas de resposta tumoral objetivas são mais baixas do que aquelas observadas no TNE pancreático, embora muitos desses estudos iniciais também tenham revelado baixas taxas de progressão tumoral e alentadora duração de sobrevida livre de progressão. sugerindo que esses agentes têm atividade antitumoral. O pazopanibe foi comparado ao placebo em um estudo randomizado realizado pelo grupo cooperativo ALLIANCE, que recrutou 171 pacientes com TNEs não pancreáticos. Os pacientes tratados com pazopanibe nesse estudo tiveram uma sobrevida livre de progressão superior em comparação com aqueles que receberam placebo (11,6 vs. 8,5 meses), uma diferença que foi estatisticamente significativa. O surufatinibe foi usado em um estudo randomizado de 198 pacientes com TNEs extrapancreáticos; a sobrevida mediana livre de progressão foi de 9,2 meses nos pacientes que receberam surufatinibe e de 3,8 meses naqueles que receberam placebo, uma diferença estatisticamente significativa. Esses estudos sugerem que os inibidores de tirosina-cinase direcionados para o VEGF têm atividade antitumoral nos TNEs extrapancreáticos e pancreáticos.

INIBIDORES DO mTOR

O mTOR é uma proteína-cinase intracelular que foi implicada na regulação de vários processos que controlam o crescimento celular em células normais e malignas. Funciona como um componente a jusante da via PI3-AKT-mTOR. Essa via é regulada negativamente pelo complexo da esclerose tuberosa, composto por TSC1 e TSC2. Uma associação entre o desenvolvimento de TNEs pancreáticos e mutações hereditárias em *TSC2* em pacientes com complexo de esclerose tuberosa foi um fator que contribuiu para o interesse inicial em explorar a inibição do mTOR como abordagem terapêutica nesse contexto.

Após a evidência inicial de atividade antitumoral associada ao everolimo (10 mg por dia) em um ensaio clínico internacional multicêntrico de fase 2 com 160 pacientes, a monoterapia com everolimo (10 mg ao dia) foi comparada com os melhores cuidados de suporte isolados no ensaio clínico RADIANT 3, que recrutou 410 pacientes com TNE pancreático avançado e progressivo. Embora as respostas objetivas gerais tenham sido incomuns, o tratamento com everolimo foi associado a um prolongamento significativo da sobrevida mediana livre de progressão (11,0 vs. 4,6 meses) em comparação com placebo, sustentando o seu uso como tratamento-padrão para controlar o crescimento tumoral em pacientes com TNE pancreático avançado. As toxicidades comuns associadas ao everolimo são geralmente leves e podem incluir estomatite e exantema; um efeito colateral mais grave, porém menos comum, é a pneumonite.

O everolimo também foi associado a uma atividade promissora em estudos iniciais de fase 2 envolvendo pacientes com TNE extrapancreático. O primeiro grande estudo randomizado que avaliou o everolimo foi o ensaio clínico RADIANT 2; 429 pacientes com TNEs GIs avançados foram aleatoriamente selecionados para receber octreotida LAR (30 mg por via intramuscular a cada 28 dias) com ou sem everolimo (10 mg ao dia). O tratamento com everolimo nesse estudo foi associado a uma melhora na sobrevida mediana livre de progressão (16,4 vs. 11,3 meses), porém a diferença nesse estudo foi de significância estatística apenas limítrofe. Um segundo estudo, o estudo RADIANT 4, recrutou 302 pacientes com TNEs avançados de origem GI (excluindo pancreático) ou pulmonar e os distribuiu para receber everolimo ou placebo. Nesse estudo, o tratamento com octreotida não foi necessário. Como no estudo RADIANT 3, as respostas objetivas do tumor foram incomuns; entretanto, a sobrevida mediana livre de progressão em pacientes que receberam everolimo foi significativamente maior do que naqueles que receberam placebo (11 vs. 3,9 meses). Com base nos resultados desse estudo, o everolimo é considerado um tratamento-padrão para controle do crescimento tumoral nos TNEs extrapancreáticos.

OUTROS TRATAMENTOS SISTÊMICOS PARA CONTROLE DO CRESCIMENTO TUMORAL

A α-interferona tem sido usada como tratamento para TNEs avançados há várias décadas. Com o desenvolvimento de novas abordagens, o seu uso rotineiro diminuiu. O uso da α-interferona era baseado principalmente em observações realizadas em grandes séries retrospectivas, nas quais foi relatado que esse fármaco em baixa dose reduz os sintomas de hipersecreção hormonal e também retarda a progressão do tumor. A interferona pode ser mielossupressora, exigindo ajuste da dose e, em alguns pacientes, pode induzir tanto fadiga quanto depressão. A atividade antitumoral também foi relatada com esquemas de quimioterapia à base de oxaliplatina. Uma análise combinada de dois ensaios clínicos de fase 2 que examinaram a quimioterapia com oxaliplatina-fluoropirimidina mais bevacizumabe em TNEs avançados sugeriu uma atividade antitumoral para esses regimes; o benefício pareceu ser maior em pacientes com tumores de grau intermediário do que nos tumores de baixo grau.

TERAPIA SISTÊMICA PARA CARCINOMA NEUROENDÓCRINO DE ALTO GRAU

Os TNEs de alto grau são relativamente incomuns; seu comportamento clínico é fundamentalmente diferente dos TNEs bem diferenciados, visto que esses tumores seguem um curso clínico agressivo. A quimioterapia sistêmica para o carcinoma neuroendócrino avançado de alto grau tem seguido historicamente um paradigma análogo ao utilizado para o carcinoma de pulmão de pequenas células, em que combinações de cisplatina ou carboplatina administradas em conjunto com etoposídeo são geralmente consideradas como a abordagem de primeira linha preferida. Um dos elementos mais importantes na determinação da abordagem quimioterápica ideal consiste em avaliar o índice proliferativo Ki-67. Uma grande série retrospectiva que avaliou 252 pacientes com carcinoma neuroendócrino de alto grau constatou que a atividade da terapia à base de platina foi maior em pacientes com índice proliferativo Ki-67 de 55% ou mais; nesses pacientes, a taxa de resposta global do tumor foi de 42%. Em contrapartida, a taxa de resposta global em pacientes nos quais o índice proliferativo Ki-67 foi < 55% foi de apenas 15%. Como no carcinoma de pulmão de pequenas células, os inibidores de *checkpoint* imune também parecem ter alguma atividade no carcinoma neuroendócrino de alto grau. Embora tenha sido observada uma atividade mínima em TNEs bem diferenciados, uma combinação de ipilimumabe e nivolumabe foi associada a uma taxa de resposta global do tumor de 42% em um ensaio clínico inicial de fase 2 envolvendo 19 pacientes com carcinoma neuroendócrino de alto grau.

Agradecimento *O Dr. Robert Jensen contribuiu com este capítulo em edições anteriores, e algum material de seu capítulo foi mantido aqui.*

LEITURAS ADICIONAIS

Caplin ME et al: Lanreotide in metastatic enteropancreatic neuroendocrine tumors. N Engl J Med 371:224, 2014.

Dasari A et al: Trends in the incidence, prevalence, and survival outcomes for patients with neuroendocrine tumors in the United States. JAMA Oncol 3:1336, 2017.

Kulke MH et al: Telotristat ethyl, a tryptophan hydroxylase inhibitor for the treatment of carcinoid syndrome. J Clin Oncol 35:14, 2017.

Raymond E et al: Sunitinib malate for the treatment of pancreatic neuroendocrine tumors. N Engl J Med 364:501, 2011.

Rindi G et al: A common classification framework for neuroendocrine neoplasms: An International Agency for Research on Cancer (IARC) and World Health Organization (WHO) expert consensus proposal. Mod Pathol 31:1770, 2018.

Scarpa A et al: Whole genome landscape of pancreatic neuroendocrine tumors. Nature 543:65, 2017.

Strosberg J et al: Phase 3 trial of 177 Lu-dotatate for midgut neuroendocrine tumors. N Engl J Med 376:125, 2017.

Yao JC et al: Everolimus for advanced pancreatic neuroendocrine tumors. N Engl J Med 364:514, 2011.

85 Carcinoma de células renais

Robert J. Motzer, Martin H. Voss

O carcinoma de células renais (CCR) responde por 90 a 95% das neoplasias malignas que se originam no rim. Apresentam características marcantes, como diagnóstico frequente na ausência de sintomas, resistência aos agentes citotóxicos, atividade robusta dos agentes-alvo da angiogênese, infiltração imune que comumente torna os tumores suscetíveis à imunoterapia dirigida para *checkpoints* e evolução clínica variável em pacientes com doença metastática, incluindo relatos anedóticos de regressão espontânea. A maioria dos 5 a 10% restantes de neoplasias malignas que surgem nos rins consiste em carcinomas de células transicionais (carcinomas uroteliais), que se originam a partir do revestimento da pelve renal. Ver Capítulo 86 para carcinomas de células transicionais.

EPIDEMIOLOGIA

A incidência de cânceres de rim e da pelve renal aumentou durante três décadas, alcançando um nível estável de cerca de 64 mil casos por ano nos Estados Unidos, entre 2012 e 2018; entretanto, desde então, houve um aumento de cerca de 76 mil casos por ano, resultando em quase 14 mil mortes por ano. Nos Estados Unidos, trata-se do oitavo câncer mais comum no geral, o sexto câncer mais comum nos homens, e o oitavo nas mulheres, com uma relação entre sexo masculino e feminino de 2:1. Embora essa neoplasia maligna possa ser diagnosticada em qualquer idade, ela é incomum em indivíduos com menos de 45 anos, e a incidência alcança um pico entre 55 e 75 anos. Muitos fatores foram investigados como possíveis causas contribuintes, e as associações incluem tabagismo, obesidade e hipertensão. O risco também é maior em pacientes portadores de doença renal policística que tenha sido complicada por insuficiência renal crônica.

A maioria dos casos de CCR é esporádica, embora tenham sido relatadas formas familiares (Tab. 85-1). Um exemplo bem-estabelecido inclui o CCR de células claras, que surge no contexto da síndrome de von Hippel-Lindau (VHL), um distúrbio autossômico dominante. Estudos genéticos identificaram o gene *VHL* no braço curto do cromossomo 3. Os indivíduos com síndrome de VHL apresentam um risco cumulativo estimado de cerca de 70% de desenvolver CCR de células claras. Outras neoplasias associadas ao *VHL* incluem hemangioma da retina, hemangioblastoma da medula espinal e do cerebelo, feocromocitoma e tumores e cistos neuroendócrinos. A síndrome de Birt-Hogg-Dubé é uma rara doença genética humana autossômica dominante, caracterizada por fibrofoliculomas (tumores benignos que surgem nos folículos pilosos), cistos pulmonares e CCRs de histologia variável, mais comumente do tipo cromófobo, que ocorrem em cerca de um terço dos pacientes. Esse distúrbio está associado a mutações no gene *FLCN*, que codifica a foliculina. Outras síndromes hereditárias estão resumidas na Tabela 85-1.

PATOLOGIA E GENÉTICA

As neoplasias malignas de células renais representam um grupo heterogêneo de tumores, com características histopatológicas, genéticas e clínicas distintas (Tab. 85-2). As categorias incluem carcinomas de células claras (70% dos casos), tumores papilares (10-15%), tumores cromófobos (≤ 5%), carcinoma medular renal (< 1%), carcinoma por translocação (< 5%) e outras variantes menos comuns. Os tumores papilares podem ser bilaterais e multifocais. Os tumores cromófobos tendem a ter uma evolução clínica mais indolente. O CCR associado a translocações, que é raro em pacientes adultos, constitui a histologia predominante em crianças. O carcinoma medular renal é raro, muito agressivo e associado ao traço falciforme. Os tumores que não preenchem os critérios para as variantes definidas são geralmente designados como "não classificados", com evoluções clínicas variáveis.

Os tumores de células claras, que constituem o tipo histológico predominante, são encontrados em > 80% dos pacientes que desenvolvem metástases e originam-se das células epiteliais dos túbulos proximais. A perda do cromossomo 3p é uniformemente observado como o primeiro evento no desenvolvimento desses cânceres. Isso leva à perda de heterozigosidade de certo número de genes 3p relevantes, incluindo *VHL*, *PBRM1*, *BAP1* e *SETD2*, que podem ser funcionalmente perdidos por meio de eventos secundários no alelo restante. O *VHL* codifica uma proteína supressora de tumor que está envolvida na regulação da transcrição do fator de crescimento do endotélio vascular (VEGF, do inglês *vascular endothelial growth factor*) e de vários outros efetores por meio de ubiquitinação de fatores induzíveis por hipoxia (HIFs, do inglês *hypoxia-inducible factors*). A inativação do *VHL*, por meio da suprarregulação da sinalização do VEGF, promove a angiogênese e o crescimento do tumor, de modo que, em última análise, as células do CCR de células claras tornam-se suscetíveis à terapia antiangiogênese.

Esforços de sequenciamento em grande escala ajudaram a elucidar padrões recorrentes de evolução genômica, que se correlacionam com fenótipos clínicos distintos, por exemplo, níveis variáveis de agressividade de padrões específicos de disseminação metastática. Por exemplo, a perda precoce do cromossomo 9p parece conferir um alto risco de disseminação metastática precoce e correlaciona-se com uma sobrevida específica do câncer precária.

Várias outras variantes de CCR estão bem definidas (ver exemplos na Tab. 85-2). Por exemplo, até 15% dos CCRs são do subtipo papilar, e vários subtipos podem ser distinguidos por meio de microscopia óptica ou genômica tumoral. Por exemplo, mutações ativadoras no oncogene *MET* ou ganho do cromossomo 7 (onde está localizado o *MET*) constituem eventos característicos do CCR papilar tipo 1 e são considerados acionáveis por meio de inibidores-alvo de MET. Os tumores do subtipo cromófobo, menos comuns, originam-se do néfron distal. Esses tumores são, em parte, impulsionados por alterações na função dos genes mitocondriais e normalmente são caracterizados por aneuploidia, com perda comum de toda uma cópia cromossômica para os cromossomos 1, 2, 6, 10, 13 e 17.

TABELA 85-1 ■ Tumores de células renais hereditários

Síndrome	Cromossomo(s)	Gene	Proteína	Tipo de tumor renal	Outros achados clínicos
Síndrome de von Hippel--Lindau	3p25	*VHL*	Proteína de von Hippel-Lindau	Células claras	Hemangioblastoma da retina e do sistema nervoso central; feocromocitoma; cistos pancreáticos e renais; tumores neuroendócrinos
CCR papilar hereditário	7p31	*MET*	MET	Papilar (tipo I)	Tumores renais bilaterais e multifocais
Leiomiomatose hereditária e CCR (síndrome de LHCCR)	1q42	*FH*	Fumarato--hidratase	Papilar (não tipo I)	Leiomioma; leiomioma uterino/leiomiossarcoma
Síndrome de Birt-Hogg--Dubé	17p11	*FLCN*	Foliculina	Cromófobo; oncocitoma	Fibrofoliculoma facial; cistos pulmonares
Esclerose tuberosa	9q34 16p13	*TSC1* *TSC2*	Hamartina Tuberina	Angiomiolipomas; linfangioleiomiomatose; CCR raro com variedade de aspectos histológicos	Angiofibroma, fibroma subungueal; rabdomioma cardíaco; pólipos adenomatosos do intestino delgado; cistos pulmonares e renais; tuberosidade cortical; astrocitomas de células gigantes subependimários
Síndrome de predisposição a tumores BAP1	3p21	*BAP1*	BAP1	Células claras	Tumores de Spitz atípicos; melanoma uveal; melanoma cutâneo; carcinoma basocelular; mesotelioma maligno

Sigla: CCR, carcinoma de células renais.

APRESENTAÇÃO CLÍNICA

Os sinais e sintomas na apresentação podem consistir em hematúria, dor no flanco ou abdominal e massa palpável. Outros sinais são febre, perda de peso, anemia e varicocele. No entanto, os tumores são normalmente detectados como achados incidentais em exames de imagem. O uso disseminado de exames de imagem transversal (tomografia computadorizada [TC], ressonância magnética [RM]) contribui para a detecção mais precoce de massas renais durante a avaliação de outras condições clínicas. O crescente número de tumores em estágio precoce descobertos incidentalmente contribuiu para um aumento da sobrevida em 5 anos em pacientes com CCR, bem como para uma maior utilização da cirurgia com preservação de néfrons (nefrectomia parcial). Um espectro de síndromes paraneoplásicas foi associado a essas neoplasias malignas, como eritrocitose, hipercalcemia, disfunção hepática não metastática (síndrome de Stauffer) e disfibrinogenemia adquirida. A eritrocitose é observada na apresentação em apenas cerca de 3% dos pacientes. A anemia, que é normalmente um sinal de doença mais avançada, é mais comum. Denominava-se o câncer renal de "tumor do internista", visto que era frequentemente descoberto devido à manifestação inicial de uma síndrome paraneoplásica. Isso era mais comum antes do avanço das técnicas de diagnóstico por imagem, assim como a apresentação inicial pela tríade clássica de hematúria, dor no flanco e massa abdominal palpável.

A avaliação-padrão dos pacientes com suspeita da presença de tumores renais inclui TC de abdome e pelve, radiografia de tórax e análise urinária. A TC de tórax é necessária se houver suspeita de doença metastática a partir da radiografia de tórax. A RM é útil na avaliação da veia cava inferior nos casos de suspeita de comprometimento tumoral ou invasão por trombo, ou quando a administração intravenosa de meio de contraste para TC está contraindicada devido ao comprometimento da função renal. Na prática clínica, qualquer massa renal sólida deve ser considerada maligna até que se prove o contrário, exigindo o estabelecimento do diagnóstico definitivo. Se não for demonstrada nenhuma metástase, indica-se a cirurgia, mesmo se houver invasão da veia renal ou da veia cava inferior. Nos tumores pequenos (particularmente os da variante de células claras), o risco de disseminação metastática iminente é menor, e a cirurgia pode ser potencialmente adiada. Nesse contexto, deve-se efetuar uma biópsia por agulha para confirmar a histologia subjacente, e indica-se uma vigilância radiográfica até o momento da cirurgia. O diagnóstico diferencial de massa renal inclui cistos, neoplasias benignas (adenoma, angiomiolipoma, oncocitoma), lesões inflamatórias (pielonefrites ou abscessos) e outras neoplasias malignas que se originam no rim, como carcinoma de células de transição da pelve renal, sarcoma, linfoma e tumor de Wilms ou metástases de cânceres que se originam em outros órgãos. Todas essas neoplasias são causas menos comuns de massas renais que o CCR. Os locais mais comuns de metástases a distância incluem pulmões, linfonodos, fígado, osso e cérebro. Esses tumores podem ter evolução clínica imprevisível e retardada.

ESTADIAMENTO E PROGNÓSTICO

O estadiamento baseia-se no sistema do American Joint Committee on Cancer (AJCC) (Fig. 85-1). Os tumores em estágio I medem ≤ 7 cm em seu maior diâmetro e são confinados ao rim; os tumores em estágio II medem > 7 cm e são restritos ao rim; os tumores em estágio III estendem-se através da cápsula renal, porém são limitados à fáscia de Gerota, infiltram macroscopicamente a veia renal ou comprometem linfonodos regionais (N1); a doença em estágio IV inclui tumores que já invadiram órgãos adjacentes ou acometem linfonodos não regionais ou apresentam metástases a distância. Cerca de 65% dos pacientes apresentam doença no estágio I ou II, 15 a 20%, doença no estágio III, e 15 a 20%, doença no estágio IV. A taxa de sobrevida em 5 anos é atualmente de 75% em todos os CCRs, porém varia muito de acordo com o estágio.

Os modelos de risco prognósticos são úteis para aconselhamento de pacientes com diagnóstico de doença metastática e para antecipar as taxas de sobrevida quando se planeja um ensaio clínico. Um modelo prognóstico amplamente utilizado para a doença avançada, o modelo de risco

TABELA 85-2 ■ Classificação de neoplasias epiteliais malignas originárias do rim

Tipo de carcinoma	Características do padrão de crescimento	Eventos cromossômicos	Genes com alterações somáticas recorrentes
Células claras	Acinar ou sarcomatoide	3p–, 5q+, 14q–, 9p–	*VHL, PBRM1, BAP1, SETD2*
Papilífero	Papilar ou sarcomatoide	+7, +17, 9p–	*MET, FH, CDKN2A* (deleções focais)
Cromófobo	Sólido, tubular ou sarcomatoide	Perda de braço inteiro (1, 2, 6, 10, 13, 17 e 21)	Promotor de *TP53, PTEN, TERT*
Carcinoma medular do rim	Padrões variáveis de crescimento, incluindo cribriforme, reticular, sarcomatoide, adenoide e microcístico	Translocações de +8q, 22q–, 22q	*SMARCB1* (deleções focais, mutações, fusões de genes), *SETD2*
Translocação de MITF[a]	Imita as variantes de células claras e papilar	Translocações de Xp11.2; translocações de t(6;11)	Fusões do gene *TFE3*, fusões do gene *TFEB*

[a]Família do gene do fator de transcrição associado à microftalmia.

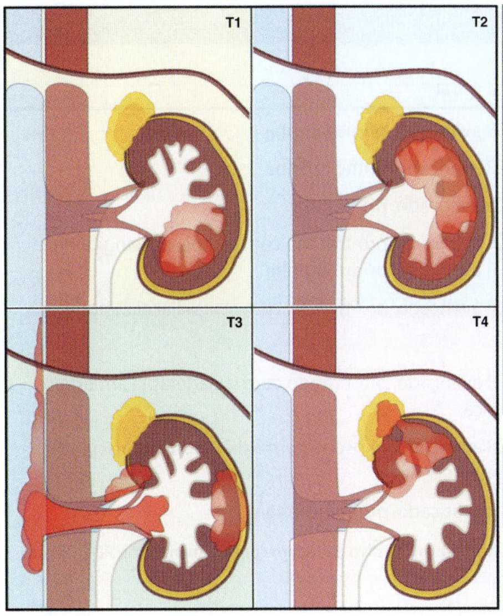

TNM	Comprometimento	Extensão da doença
T0	Primário sem comprometimento	
T1	≤ 7 cm	Limitada ao rim
T1a	≤ 4 cm	
T1b	≥ 4 cm	
T2	> 7 cm	Limitada ao rim
T2a	> 7 cm a ≤ 10 cm	
T2b	> 10 cm	
T3	Em veias de grande calibre ou tecidos perinéfricos	Não ultrapassa a fáscia de Gerota
T3a	Na veia renal ou gordura do seio renal ou sistema pielocalicial	Não ultrapassa a fáscia de Gerota
T3b	Na veia cava	Abaixo do diafragma
T3c	Na veia cava	Acima do diafragma
T4	Invasão além da fáscia de Gerota	Incluindo extensões contíguas e na glândula suprarrenal ipsilateral
Regional		
NX	Linfonodos regionais não avaliados	
N0	Nenhum comprometimento de linfonodos	
N1	Comprometimento de linfonodos regionais	
Metástases a distância		
M0	Ausência de metástases a distância	
M1	Metástases a distância	

Estágio anatômico/grupos de prognóstico			
I	T1	N0	M0
II	T2	N0	M0
III	T1 ou T2,	N1	M0
	T3	N0 ou N1	M0
IV	T4	Qualquer N	M0
	Qualquer T	Qualquer N	M1

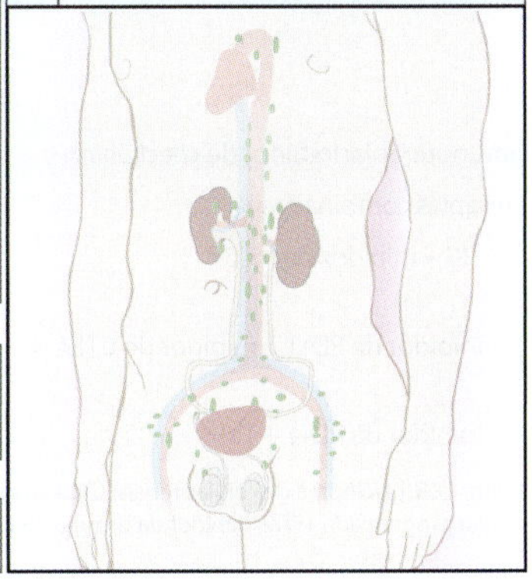

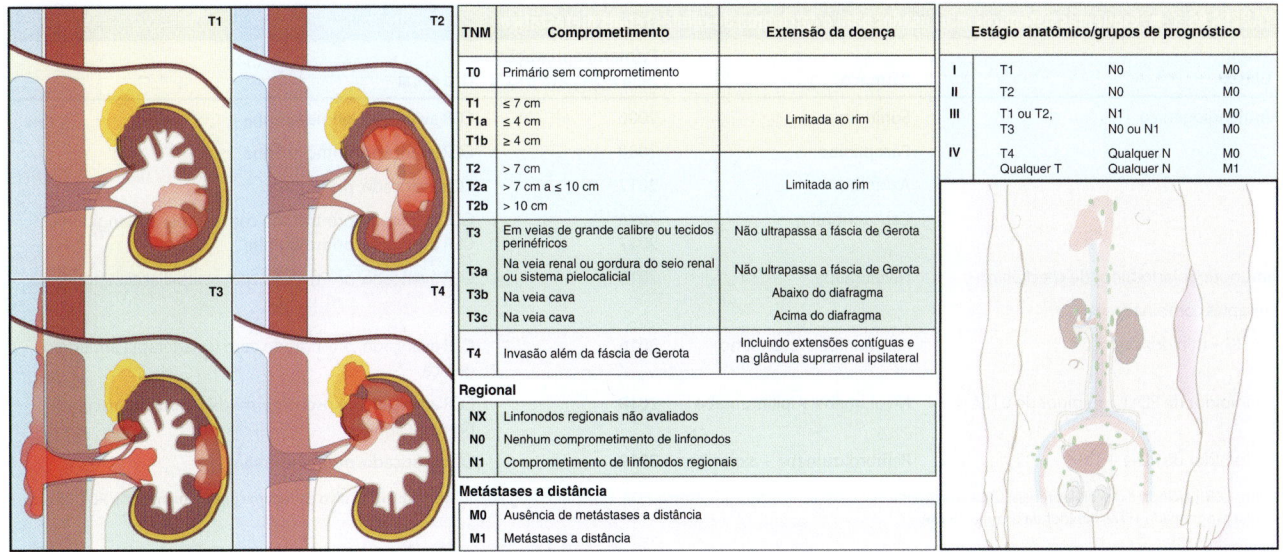

FIGURA 85-1 **Estadiamento do carcinoma de células renais.** TNM, tumor-linfonodos-metástases.

International Metastatic RCC Database Consortium (IMDC), incorpora seis fatores que demonstraram ter uma correlação com uma sobrevida pior: baixo índice de desempenho, baixa concentração de hemoglobina, nível sérico elevado de cálcio, contagem elevada de neutrófilos, contagem elevada de plaquetas e intervalo < 1 ano entre o diagnóstico e o tratamento sistêmico. Os pacientes sem nenhum fator de risco tiveram uma sobrevida mediana significativamente mais longa (43 meses) do que os que apresentaram um ou dois fatores de risco (22,5 meses) e aqueles com três a seis fatores de risco (8 meses) quando tratados com inibidores da angiogênese de primeira linha (ver adiante).

TRATAMENTO

Carcinoma de células renais

TUMOR LOCALIZADO

A conduta-padrão para os tumores de estágios I ou II e para casos selecionados de doença de estágio III é a nefrectomia radical ou parcial. A nefrectomia radical envolve remoção em bloco da fáscia de Gerota e seu conteúdo, incluindo o rim, comumente a glândula suprarrenal ipsilateral e os linfonodos regionais que aparecem anormais nos exames de imagem ou no intraoperatório. Podem ser utilizadas técnicas cirúrgicas abertas, laparoscópicas ou robóticas. O papel da linfadenectomia-padrão em pacientes sem linfadenopatia aparente é controverso. A extensão para a veia renal ou para a veia cava inferior (doença em estágio III) não impede a ressecção, que então deve incluir trombectomia.

As abordagens com preservação dos néfrons, isto é, nefrectomia parcial aberta ou laparoscópica, podem ser apropriadas, dependendo do tamanho e da localização do tumor. Essa abordagem é particularmente relevante para pacientes com rins solitários, tumores bilaterais ou insuficiência renal crônica, mas também pode ser aplicada de modo eletivo para a ressecção de pequenas massas em pacientes com função renal normal. A nefrectomia radical está associada a um maior risco de doença renal crônica e morbidade e mortalidade cardiovasculares.

As terapias sistêmicas adjuvantes, incluindo citocinas e agentes-alvo, foram estudadas em ensaios clínicos randomizados, em grande parte com resultados negativos, e o padrão de cuidados continua sendo uma vigilância ativa do paciente após nefrectomia.

DOENÇA METASTÁTICA

A cirurgia desempenha um papel limitado nos pacientes com doença metastática. Pode-se obter uma sobrevida em longo prazo em pacientes que sofrem recidiva após retirada de um local solitário (metastasectomia). A nefrectomia, apesar da presença de metástases (nefrectomia citorredutora), é considerada para pacientes cuidadosamente selecionados com doença em estágio IV. Uma indicação para essa abordagem pode ser o alívio da dor ou da hemorragia de um tumor primário.

A radioterapia é usada para tratamento paliativo das metástases ósseas ou cerebrais. O tipo de radioterapia usada mais comumente é a radioterapia externa, incluindo radiocirurgia estereotáxica e outras formas de radioterapia guiada por imagem.

A terapia sistêmica constitui a base do tratamento da doença metastática. O momento de iniciar esse tipo de tratamento deve ser cuidadosamente considerado; alguns pacientes são assintomáticos por ocasião do diagnóstico, e, com comportamento indolente, pode ser mais adequado documentar a progressão antes de iniciar o tratamento.

O CCR metastático é refratário à quimioterapia citotóxica. Os pacientes são tratados com agentes-alvo moleculares, incluindo imunoterapias-alvo. Os tratamentos são continuados com intenção não curativa enquanto forem tolerados e até a progressão da doença ser evidente em exames de imagem transversal. Os resultados para pacientes com doença metastática melhoraram quando uma maior compreensão da biologia subjacente levou ao desenvolvimento bem-sucedido de vários inibidores da tirosina-cinase (TKIs, do inglês *tyrosine kinase inhibitors*) direcionados para a sinalização pró-angiogênese por meio dos receptores de VEGF, bem como dos inibidores alostéricos da sinalização do alvo da rapamicina em mamíferos (mTOR, do inglês *mammalian target of rapamycin*). Ensaios clínicos seriados e randomizados em larga escala demonstraram que esses agentes, normalmente disponíveis por via oral, podem ser administrados de maneira sequencial ou em combinação. Delineamentos dos estudos principais definiram um espaço dedicado a cada esquema em pacientes virgens de tratamento ou pré-tratados **(Tab. 85-3)**.

As imunoterapias-alvo foram introduzidas após os agentes direcionados para VEGF e mTOR terem padrões estabelecidos de tratamento no contexto de primeira e segunda linha. O nivolumabe, um inibidor de *checkpoint* dirigido para PD-1, foi comparado com o everolimo, um inibidor de mTOR, em um ensaio clínico randomizado em pacientes que progrediram apesar da terapia anterior com TKI, desafiando a abordagem-padrão em pacientes pré-tratados. O nivolumabe demonstrou estar associado a uma sobrevida global superior, posicionando-o como novo agente de escolha de segunda linha. Posteriormente, esquemas de combinação de imunoterapia demonstraram ter eficácia em ensaios clínicos randomizados conduzidos em pacientes virgens de tratamento. Em estudos separados, duas duplas demonstraram ter um benefício de sobrevida em comparação com a terapia-padrão com sunitinibe e modificaram o padrão de tratamento para o CCR de células claras metastático não tratado: o nivolumabe em combinação com um inibidor de *checkpoint* direcionado para CTLA-4, o ipilimumabe, provou ser superior ao sunitinibe em pacientes com características de alto risco de acordo com o modelo IMDC, levando ao desaparecimento radiográfico completo do câncer em > 10% dos pacientes tratados com a combinação. Em um segundo ensaio clínico, a combinação do axitinibe, um TKI, com um inibidor de PD-1, o pembrolizumabe, foi superior ao sunitinibe isoladamente em todos os participantes com CCR metastático não tratado, mais uma vez com altas taxas de resposta em todos os grupos de risco

TABELA 85-3 ■ Esquemas sistêmicos mais usados para o carcinoma de células renais metastático

Classe	Fármaco	Primeira aprovação pela FDA para o CCR	Uso atual
Antiangiogênico: TKIs	Sunitinibe	2006	CCR avançado, primeira linha
	Pazopanibe	2009	CCR avançado, primeira linha
	Axitinibe	2012	CCR avançado, pré-tratado
	Cabozantinibe	2016 2017	CCR avançado, pré-tratado com terapia antiangioênica CCR avançado, primeira linha
Imunoterapia: inibidor de *checkpoint*	Nivolumabe	2015	CCR avançado, pré-tratado com terapia antiangiogênica
Terapias combinadas			
TKI + inibidor do mTOR	Lenvatinibe + everolimo	2016	CCR avançado, pré-tratado com uma terapia antiangiogênica
inibidor de PD-1 + inibidor de CTLA-4	Nivolumabe + ipilimumabe	2018	CCR avançado de risco intermediário ou alto risco, primeira linha
Inibidor de PD-1 + TKI	Pembrolizumabe + axitinibe	2019	CCR avançado, primeira linha

Siglas: CCR, carcinoma de células renais; CTLA-4, proteína associada ao linfócito T citotóxico; FDA, Food and Drug Administration; mTOR, alvo da rapamicina em mamíferos; PD-1, morte celular programada 1; TKI, inibidor da tirosina-cinase.

do IMDC. Em ambos os ensaios clínicos, as respostas foram duradouras, com melhor tempo de progressão da doença e sobrevida global mais longa para os esquemas de combinação. Ensaios clínicos adicionais estão em andamento para fortalecer o novo padrão de terapia combinada na primeira linha.

Com um número cada vez maior de opções aprovadas direcionadas para diferentes alvos moleculares, há uma necessidade urgente de biomarcadores para ajudar a individualizar as escolhas terapêuticas e obter informações para definir se os tratamentos estão funcionando e o mecanismo pelo qual atuam. Embora diversos candidatos a biomarcadores tenham sido investigados pelo seu valor preditivo CCR metastático, nenhum foi validado para uso clínico até o momento.

A sobrevida global projetada em pacientes que iniciam terapias sistêmicas para a doença metastática recém-diagnosticada triplicou nos últimos 15 a 20 anos; esse resultado pode ser atribuído, em grande parte, ao desenvolvimento bem-sucedido de fármacos discutidos aqui.

CONSIDERAÇÕES GLOBAIS

No mundo todo, mais de 400 mil pacientes são diagnosticados a cada ano com tumores malignos que se originam dos rins, resultando em > 175 mil mortes anualmente. O câncer renal constitui o 10º câncer mais comum nos homens e o 15º câncer mais comum em mulheres. Observa-se uma maior incidência nos países desenvolvidos, incluindo Estados Unidos, Canadá, Europa, Austrália, Nova Zelândia e Uruguai. São relatadas taxas relativamente baixas no Sudeste Asiático e na África. A incidência de câncer renal tem aumentado continuamente nas últimas quatro décadas. Houve uma estabilização na mortalidade na Europa e nos Estados Unidos, mas isso não foi observado nos países menos desenvolvidos, o que provavelmente está relacionado com diferenças no acesso às melhores terapias. As diretrizes para o tratamento do câncer renal tanto localizado quando metastático são semelhantes nas publicações dos Estados Unidos e da Europa, sendo dependentes de acesso a uma assistência à saúde adequada e à disponibilidade de terapias-alvo no tratamento das metástases.

LEITURAS ADICIONAIS

Choueiri TK, Motzer RJ: Systemic therapy for metastatic renal cell carcinoma. N Engl J Med 376:354, 2017.

Moch H et al: The 2016 WHO classification of tumours of the urinary system and male genital organs—Part A: renal, penile, and testicular tumours. Eur Urol 70:93, 2016.

Motzer RJ et al: Nivolumab plus ipilimumab versus sunitinib in advanced renal-cell carcinoma. N Engl J Med 378:1277, 2018.

Motzer RJ et al: Molecular subsets in renal cancer determine outcome to checkpoint and angiogenesis blockade. Cancer Cell 38:803, 2020.

Rini BI et al: Pembrolizumab plus axitinib versus sunitinib for advanced renal-cell carcinoma. N Engl J Med 380:1116, 2019.

Sanchez A et al: Current management of small renal masses, including patient selection, renal tumor biopsy, active surveillance, and thermal ablation. J Clin Oncol 36:3591, 2018.

Turajlic S et al: Tracking cancer evolution reveals constrained routes to metastases: TRACERx Renal. Cell 173:581, 2018.

Wong MCS et al: Incidence and mortality of kidney cancer: Temporal patterns and global trends in 39 countries. Sci Rep 7:15698, 2017.

86 Câncer de bexiga e do trato urinário

Noah M. Hahn

CONSIDERAÇÕES GLOBAIS

Nos Estados Unidos, os carcinomas uroteliais da bexiga e do trato urinário têm relação mais próxima com história de tabagismo. Entretanto, nos países em desenvolvimento, os suprimentos de água contaminados com arsênio ou com parasitas da esquistossomose também são fatores carcinogênicos contribuintes.

INTRODUÇÃO

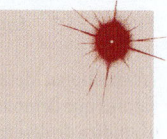

Os cânceres do trato urinário, incluindo bexiga, pelve renal, ureter e uretra, ocorrem com frequência e representam a segunda classe mais comum de cânceres urogenitais. Nos Estados Unidos, o câncer de bexiga isoladamente representa o sexto diagnóstico de câncer mais comum anualmente, com 81.400 novos casos e 17.980 mortes a cada ano. Como o câncer de pelve renal é frequentemente agrupado com os cânceres renais, a verdadeira incidência e a taxa de mortalidade dos cânceres do trato urinário, sem considerar o câncer de bexiga, são menos precisas. Apesar de ser menos frequente do que o câncer de bexiga, estima-se a sua ocorrência em 20 mil novos casos e 5 mil mortes por ano. Uma compreensão acelerada das bases moleculares da biologia do câncer de bexiga e do trato urinário levou a um aumento significativo dos ensaios clínicos sobre câncer urotelial, resultando na aprovação pela Food and Drug Administration (FDA) de vários novos agentes terapêuticos desde 2016, com a expectativa de que muitos outros sejam desenvolvidos. Este capítulo descreve as evidências estabelecidas, atuais e emergentes que servem de base para o rápido desenvolvimento de padrões de cuidados para pacientes portadores de câncer de bexiga e do trato urinário.

EPIDEMIOLOGIA CLÍNICA E FATORES DE RISCO

O câncer de bexiga afeta normalmente indivíduos idosos, com idade mediana de 73 anos por ocasião do diagnóstico. Os homens são afetados quatro vezes mais frequentemente do que as mulheres, e o câncer é mais comum em indivíduos brancos do que em asiáticos. Foram identificados fatores de risco genéticos de linhagem germinativa hereditários em até um sétimo dos pacientes com cânceres de bexiga ou do trato urinário. Entretanto, não foi observada nenhuma alteração genética de linhagem germinativa específica na maioria desses casos, e o impacto das alterações genéticas de linhagem germinativa sobre os familiares de pacientes com câncer urotelial é incerto. Os pacientes com defeitos nos genes de reparo de mau pareamento, levando à ocorrência de instabilidade de microssatélites (*MLH1, MSH2, MSH6*, etc.) como parte da síndrome de Lynch de câncer familiar, correm risco particular de desenvolver cânceres de pelve renal e ureter. Além disso, pacientes com doença de Cowden (mutações em *PTEN*) ou retinoblastoma (mutações em *RB1*) apresentam risco aumentado de desenvolver câncer de bexiga.

Historicamente, foi constatada uma associação entre exposições ambientais tóxicas e maiores taxas de desenvolvimento de câncer de bexiga. Os agentes carcinogênicos associados a um risco aumentado incluem as aminas aromáticas benzidina e beta-naftilamina, que podem ser encontradas em corantes industriais, bem como o arsênio, que pode estar presente em alguns abastecimentos de água potável em países em desenvolvimento. Outras substâncias químicas nas indústrias de couro, tinta, borracha, têxteis e gráfica foram associadas ao câncer de bexiga. Foram sugeridas associações com exposições a tinturas e *sprays* de cabelo em cabeleireiros. Além disso, há preocupação com o uso do medicamento antidiabético pioglitazona e o risco de câncer de bexiga. Revisões e metanálises extensas forneceram diferentes conclusões. Os dados sugerem um pequeno risco de câncer de bexiga com o uso em longo prazo da pioglitazona, o que levou à inclusão do risco de câncer de bexiga nas informações de prescrição desse medicamento. Nos países em desenvolvimento, existe claramente uma associação entre estados inflamatórios crônicos e o desenvolvimento de câncer de bexiga de células escamosas em pacientes com esquistossomose e em pacientes paraplégicos com cateteres de demora de uso crônico. Entretanto, apesar de todas essas associações, o tabagismo (cigarros, charutos, cachimbo, etc.) continua sendo o principal fator de risco. Entre os diagnósticos recentes de câncer de bexiga, 90% dos casos são observados em tabagistas atuais ou ex-tabagistas. Os toxicologistas estimaram que mais de 70 toxinas carcinogênicas confirmadas estão presentes na fumaça do tabaco. A estimativa é de que é possível prevenir um terço dos casos de câncer de bexiga por uma simples modificação nas escolhas de estilo de vida, em particular a cessação do tabagismo.

APRESENTAÇÃO CLÍNICA E INVESTIGAÇÃO DIAGNÓSTICA

Em certas ocasiões, os pacientes apresentam dor na região lombar associada a um câncer de pelve renal ou de ureter ou em consequência de hidronefrose provocada por um tumor de bexiga que culmina em obstrução ureteral dentro da bexiga. Somente em raros casos é que os pacientes apresentam caquexia significativa e doença metastática disseminada. Na maioria dos casos, a hematúria indolor (macro ou microscópica) representa a manifestação inicial de um câncer do trato urinário subjacente. Nas mulheres, a hematúria causada por neoplasia maligna frequentemente pode ser confundida com infecção do trato urinário ou sangramento menstrual. Embora o tratamento com antibióticos seja justificado na presença de infecção concomitante do trato urinário por ocasião do exame de urina inicial, a hematúria persistente exige uma investigação subsequente. Nos homens, a hematúria indolor é quase sempre anormal e deve ser investigada. As avaliações iniciais em pacientes de ambos os sexos devem incluir citologia da urina e exame visual da bexiga por cistoscopia. A citologia é bem-sucedida na identificação de câncer em apenas 50% dos indivíduos com câncer de bexiga de alto grau. Além da citologia urinária, deve-se proceder a uma avaliação radiográfica dos rins e do trato urinário superior por meio de urotomografia. Devido à maior sensibilidade e à redução da quantidade de contraste intravenoso, a urotomografia substituiu, em grande parte, a urografia excretora como modalidade de imagem preferida do trato urinário superior. A urotomografia pode ser substituída por urografia por ressonância magnética (RM) em pacientes com função renal precária. Outros exames complementares da urina usados para avaliar alterações cromossômicas associadas ao câncer por meio de hibridização por fluorescência *in situ,* níveis elevados de proteínas mitóticas nucleares, aumento dos antígenos associados ao tumor de bexiga ou níveis mais elevados de coloração das células descamadas da bexiga podem identificar alguns cânceres omitidos na citologia tradicional. Entretanto, esses exames também podem produzir resultados alterados em pacientes que não apresentam câncer. Atualmente, esses testes moleculares auxiliares são em geral utilizados para a detecção de recidivas em pacientes com diagnóstico prévio de câncer do trato urinário. Os tumores pequenos, particularmente os tumores planos não invasivos de bexiga, podem ser detectados mais frequentemente pelo uso tanto de cistoscopia de luz azul quanto de cistoscopia de imagens de banda estreita – ambas utilizadas hoje de modo rotineiro no monitoramento de pacientes com câncer de bexiga. Para pacientes sem anormalidades vesicais nos quais há suspeita de tumores do trato superior, deve-se obter uma visualização do trato urinário superior e da pelve renal por meio de ureteroscopia ou urografia retrógrada.

Em todos os pacientes com anormalidades na bexiga ou no trato urinário superior, deve-se proceder, quando possível, a uma ressecção endoscópica completa para diagnóstico histológico e estadiamento por meio de ressecção transuretral do tumor de bexiga (RTUTB) ou ressecção endoscópica de tumores do trato superior.

HISTOLOGIA

O carcinoma urotelial, no passado frequentemente denominado carcinoma de células transicionais, constitui a histologia mais comum do câncer do trato urinário, observada em cerca de 90% dos casos. Com frequência, variantes de células escamosas, glandulares, micropapilares, plasmocitoides, sarcomatoides e outras características podem ser encontradas em porções de carcinomas uroteliais; entretanto, as variantes histológicas puras são raras. A presença de algumas variantes histológicas, incluindo micropapilar e plamocitoide, foi associada a desfechos cirúrgicos piores em comparação com o carcinoma urotelial. As variantes histológicas não uroteliais, incluindo carcinoma de células escamosas, adenocarcinoma, carcinoma de pequenas células e carcinossarcoma, são responsáveis, em conjunto, por ≤ 10% dos tumores do trato urinário. A Figura 86-1 fornece exemplos de carcinoma urotelial tradicional e algumas das variantes histológicas.

BIOLOGIA MOLECULAR

Clinicamente, o carcinoma urotelial de bexiga exibe um fenótipo bifásico, caracterizado por (1) tumores papilares de baixo grau, que frequentemente sofrem recidiva, mas que raramente são invasivos ou apresentam metástases, e (2) tumores de alto grau, algumas vezes planos, com invasão precoce, resultando em doença metastática letal. Em ambos os fenótipos, a perda de partes dos cromossomos 9q e 9p por perda de heterozigose constitui um evento molecular precoce, cujo significado exato não está bem estabelecido. Os possíveis genes reguladores candidatos nessas regiões genômicas incluem o *CDNK2A,* um inibidor de cinase dependente de ciclina, e o *TSC1,* um gene que codifica a hamartina mutada na esclerose tuberosa. As investigações iniciais demonstraram que os tumores de baixo grau se caracterizam por alterações na via de sinalização *RAS/RAF,* com mutações ativadoras *FGFR3* ou fusões de genes em 60 a 80% dos pacientes. Por outro lado, o fenótipo invasivo de alto grau se deve a mutações deletérias precoces em *TP53* e *RB1,* alterações em *CDH1* (E-caderina) e expressão aumentada de *VEGFR2.* No carcinoma urotelial da pelve renal e do ureter, 10 a 20% dos casos podem estar associados a defeitos hereditários da síndrome de Lynch nos genes de reparo de mau pareamento *MLH1, MSH2* ou *MSH6,* resultando em instabilidade de microssatélites e mutações frequentes do DNA. Recomenda-se a realização de teste para mutações de linhagem germinativa desses genes em pacientes com carcinoma urotelial do trato urinário superior com menos de 60 anos de idade por ocasião do diagnóstico, com parente de primeiro grau diagnosticado com câncer associado à síndrome de Lynch com menos de 50 anos de idade ou com dois parentes de primeiro grau com câncer associado à síndrome de Lynch, independentemente de sua idade por ocasião do diagnóstico.

Com o aprimoramento das tecnologias de análise genômica, aumentou também o conhecimento da biologia molecular específica do carcinoma urotelial. Em 2017, foram publicados os resultados completos do projeto The Cancer Genome Atlas (TCGA) sobre câncer de bexiga. Esse empreendimento analisou detalhadamente as mutações gênicas, fusões, expressão, variações no número de cópias, metilação e micro-RNA no genoma de pacientes com carcinoma urotelial de bexiga tratado com cirurgia. Os achados fundamentais dessa pesquisa incluem (1) em 71% dos pacientes, alterações genômicas em genes (p. ex., *FGFR3, EGFR, ERBB2, ERBB3, PIK3CA, TSC1,* etc.) passíveis de serem usados como alvos para fármacos atualmente aprovados ou para fármacos em desenvolvimento; (2) na maioria dos pacientes, alterações genômicas em genes modificadores da cromatina (*KMT2D, KDM6A, KMT2C, EP300, CREBBP,* etc.); (3) em 25% dos pacientes, hipermetilação com silenciamento epigenético da expressão gênica; e (4) identificação por sequenciamento do RNA de cinco subtipos moleculares intrínsecos distintos (luminal papilar, luminal infiltrado, luminal, escamoso basal e neuronal), que se assemelham estreitamente às subclassificações de luminal e basal do câncer de mama. Esses achados do TCGA para a bexiga levaram ao planejamento de ensaios clínicos com benefícios aos pacientes com perfis de mutações gênicas específicos, bem como ao questionamento de biomarcadores, de acordo com os subtipos moleculares intrínsecos.

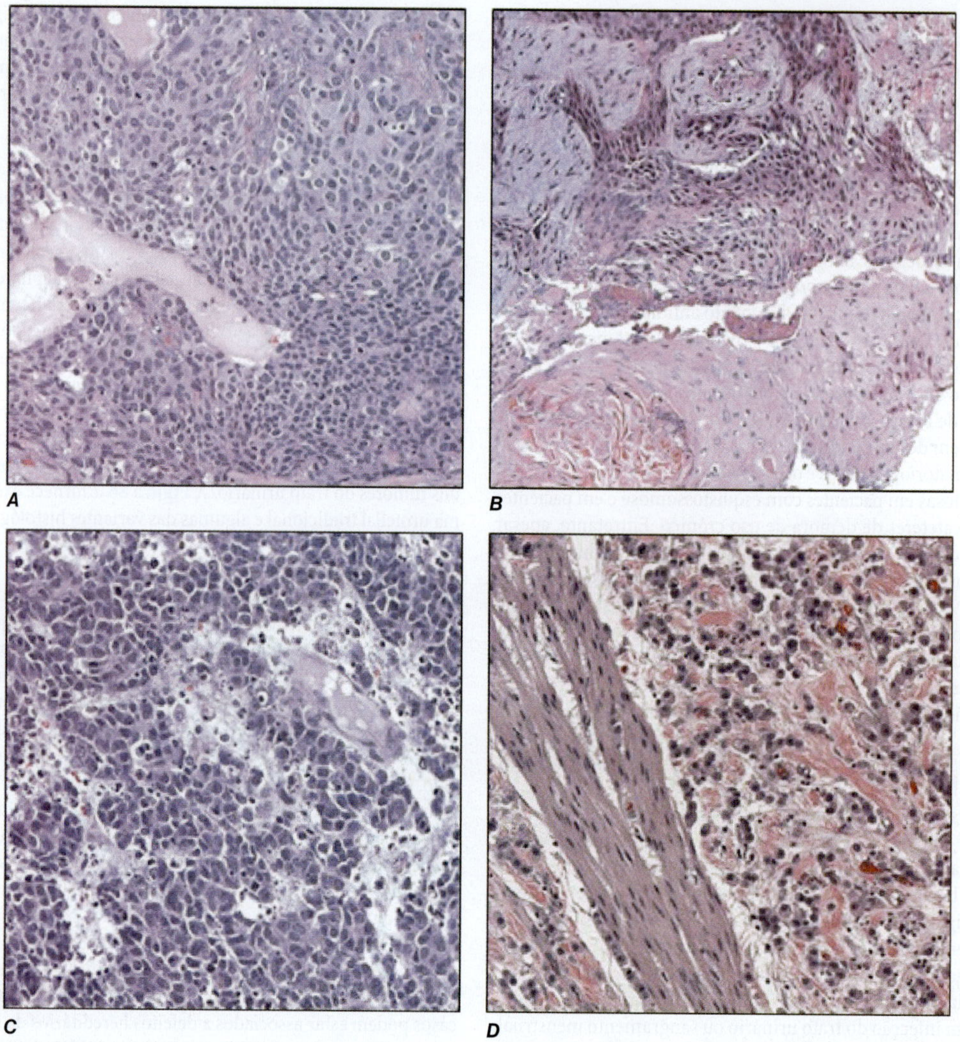

FIGURA 86-1 **Histologias dos cânceres de bexiga e do trato urinário.** ***A.*** Carcinoma urotelial. ***B.*** Carcinoma de células escamosas. ***C.*** Carcinoma de pequenas células. ***D.*** Variante plasmocitoide. *(Cortesia de Alex Baras, MD, PhD, Johns Hopkins University Department of Pathology.)*

ESTADIAMENTO E RESULTADOS COM BASE NO ESTÁGIO

O estadiamento do câncer de bexiga depende da profundidade de invasão do tumor na parede vesical, do comprometimento de linfonodos e de sua disseminação para órgãos adjacentes e distantes, como mostra a Figura 86-2. Cerca de 75% consistem em câncer de bexiga sem invasão muscular (CBSIM), 18% consistem em doença que invade a parede muscular da bexiga, e apenas 3% apresentam disseminação metastática para órgãos distantes. O CBSIM é definido por tumores que acometem apenas a camada epitelial imediata de células (carcinoma *in situ* [CIS] e Ta) ou que penetram apenas no tecido conectivo abaixo do urotélio (T1), mas que não invadem a camada muscular conhecida como *muscular própria*. O câncer de bexiga com invasão da muscular (CBCIM) é definido por tumores que invadem a muscular própria (T2), que atravessam a muscular própria para acometer a serosa adjacente (T3) ou que invadem órgãos pélvicos imediatamente adjacentes, como reto, próstata, vagina ou colo do útero (T4). O estadiamento dos linfonodos é classificado em comprometimento de um único linfonodo na pelve verdadeira (N1), de dois linfonodos na pelve verdadeira (N2) ou dos linfonodos ilíacos comuns (N3). Qualquer doença com disseminação além dos linfonodos ilíacos comuns é considerada metastática (M1). O estadiamento do câncer de bexiga é determinado principalmente pelo estágio T do tumor; os estágios 0a a II são definidos somente pelo estágio T na ausência de doença nodal ou metastática. O comprometimento dos linfonodos regionais na pelve verdadeira ou ao longo da artéria ilíaca comum qualifica o câncer como doença em estágio III, enquanto a ocorrência de quaisquer metástases a distância o qualifica como doença em estágio IV. Os resultados clínicos de pacientes com câncer de bexiga correlacionam-se diretamente com o estadiamento por ocasião do diagnóstico, com taxas de sobrevida global em 5 anos de 70-90% para a doença confinada à bexiga (estágios I-II), de 36-50% para doença que penetra através da bexiga ou que se disseminou para os linfonodos regionais (estágio III) e de apenas 5% para a doença que se estende até locais metastáticos (estágio IV).

ABORDAGENS DE TRATAMENTO

Doença de estágio inicial No caso do CBSIM, a retirada de todos os tumores visíveis por meio de RTUTB é considerada a base do tratamento cirúrgico. O risco de recidiva pode ser classificado em baixo, intermediário ou alto, dependendo da presença de características resumidas na Tabela 86-1. Para pacientes com doença de baixo risco, as metanálises demonstraram uma redução de 12% nas recidivas precoces, quando a quimioterapia isolada com mitomicina C, epirrubicina ou gencitabina foi instilada diretamente na bexiga (terapia intravesical) nas primeiras 24 horas após RTUTB. Para pacientes com tumores de risco intermediário ou alto, as instilações intravesicais semanais da cepa atenuada da micobactéria conhecida como *bacilo Calmette-Guérin* (BCG), por 6 semanas consecutivas, reduzem o risco de recidiva em 12 meses de 56 para 29%. Além disso, foi constatado que o tratamento com BCG diminui a taxa de progressão para CBCIM em 27%. O BCG intravesical é, em geral, bem tolerado. Os efeitos colaterais podem incluir disúria, polaciúria, espasmos vesicais, hematúria e, em raros casos (< 5%), uma resposta inflamatória sistêmica que pode simular a infecção disseminada pelo BCG. Depois de um esquema de indução de 6 semanas com BCG, outros tratamentos de manutenção com BCG, administrados de acordo com o esquema do Southwest Oncology Group, reduzem ainda mais o risco de CBSIM recidivante, em comparação com a indução com BCG isoladamente. Em pacientes com CBSIM que sofrem recidiva muito tempo após o tratamento inicial com BCG, pode-se considerar um novo ciclo de BCG. Para aqueles com recidiva depois de um segundo ciclo adequado de

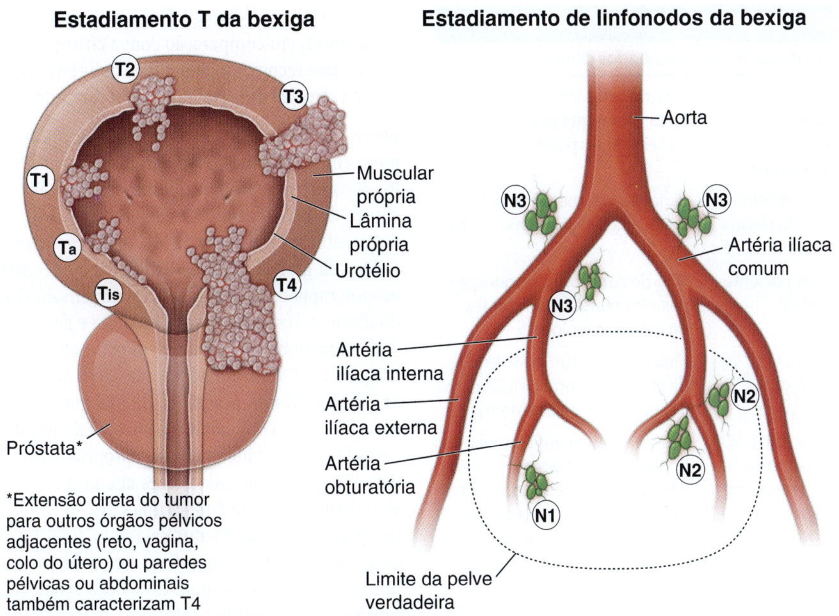

Prognóstico do câncer de bexiga conforme o estadiamento				
T	**N**	**M**	**Estágio**	**Sobrevida de 5 anos**
Tis/Ta	N0	M0	0is/0a	96%
T1	N0	M0	1	90%
T2	N0	M0	2	70%
T3	N0	M0	3	50%
T1-T4	N1-N3	M0	3	36%
Qualquer T	Qualquer N	M1	4	5%

N1 - Câncer em um único linfonodo na pelve verdadeira

N2 - Câncer em dois linfonodos na pelve verdadeira

N3 - Câncer em linfonodos ao longo da artéria ilíaca

FIGURA 86-2 Estadiamento e prognóstico do câncer de bexiga. TNM, tumor-linfonodos-metástases.

BCG ou com CBSIM nos primeiros 6 meses após exposição inicial ao BCG, recomenda-se a retirada cirúrgica de toda a bexiga por cistectomia, devido ao alto risco de progressão para CBCIM e doença potencialmente metastática. Para pacientes que não apresentam capacidade funcional suficiente ou que recusam a se submeter à cistectomia, a administração de agentes intravesicais alternativos distintos do BCG (mitomicina C, gencitabina, docetaxel, valrubicina) ou a administração sistêmica de agentes que inibem a via do *checkpoint* imune PD-1/PD-L1 (pembrolizumabe) podem produzir respostas duráveis do tumor em uma pequena fração de pacientes.

Doença do trato superior Em pacientes com carcinoma urotelial da pelve renal ou do ureter, a obtenção endoscópica de tecido e o estadiamento representam um maior desafio do que os tumores primários localizados na bexiga. Os tumores que apresentam todas as seguintes características são considerados de baixo risco: tumor solitário, baixo grau, tamanho < 1 cm e ausência de componente invasivo no exame de imagem. Os tumores de baixo risco podem ser tratados com sucesso por meio de ablação ureteroscópica a *laser* ou ressecção cirúrgica e reanastomose das extremidades ureterais remanescentes nos tumores que não podem ser erradicados endoscopicamente com sucesso.

TABELA 86-1 ■ Grupos de risco de recidiva do câncer de bexiga sem invasão da muscular

Grupo de risco	Características
Baixo risco	Tumor inicial, tumor solitário, baixo grau, < 3 cm, ausência de carcinoma *in situ*
Risco intermediário	Todos os tumores não definidos nas duas categorias adjacentes (entre as categorias de baixo risco e de alto risco)
Alto risco	Qualquer uma das seguintes características: • Tumor T1 • Alto grau • Carcinoma *in situ* • Múltiplos tumores de baixo grau Ta recorrentes e grandes (> 3 cm) (todas as condições precisam ser preenchidas nos tumores de baixo grau Ta)

Doença com invasão da muscular Em pacientes com carcinoma urotelial de bexiga, que invade ou atravessa a muscular própria, porém sem evidências de disseminação metastática, as opções de terapia mais agressiva, resumidas na Tabela 86-2, são necessárias para se obter uma cura. Em pacientes cuidadosamente selecionados sem evidência de CIS ou hidronefrose, a terapia de modalidade combinada de preservação da bexiga com quimioterapia e radioterapia concomitantes pode produzir cura em cerca de 65% dos pacientes. Vários esquemas de quimioterapia têm sido utilizados em associação com radioterapia, incluindo cisplatina, carboplatina, 5-fluoruracila, mitomicina C, paclitaxel e gencitabina. É importante assinalar que é necessária uma citorredução máxima de todo o tumor visível por RTUTB antes de iniciar a terapia de modalidade combinada. Em pacientes que demonstram uma resposta completa à terapia de modalidade combinada, o monitoramento cistoscópico regular da bexiga é necessário, e deve-se oferecer a cistectomia de resgate aos pacientes que desenvolvem CBCIM durante o acompanhamento.

De modo semelhante, pode-se realizar uma cistectomia parcial com preservação da bexiga em um subgrupo muito pequeno de pacientes com CBCIM. O paciente ideal para cistectomia parcial é um indivíduo com carcinoma urotelial T2 clínico solitário no ápice da bexiga. Nesses pacientes, é possível proceder à ressecção do tumor e do urotélio adjacente imediato, com reconstrução da bexiga remanescente para manter uma função urinária proxima à fisiológica.

Entretanto, na maioria dos pacientes, é necessária a ressecção de toda a bexiga. Nos homens, prefere-se uma cistoprostectomia, com retirada da bexiga, da próstata e dos linfonodos pélvicos, ao passo que, nas mulheres, realiza-se uma exenteração anterior, com retirada da bexiga, do útero, dos ovários, do colo do útero e dos linfonodos pélvicos. Com a remoção da bexiga, existem três opções para redirecionar o fluxo de urina. Em uma ileostomia, os ureteres bilaterais são conectados a uma parte do íleo, por meio de incisão na parede abdominal, de modo a criar um estoma que drena a urina fora do corpo, em uma bolsa fixada. Outra opção é um reservatório urinário continente ou "bolsa de indiana", onde os ureteres são conectados a uma porção do íleo, que foi separado, em ambas as extremidades, do resto

TABELA 86-2 ■ Abordagens de tratamento para pacientes com CBCIM

Tratamento	Seleção do paciente	Resultados clínicos
Quimiorradioterapia com preservação da bexiga	Ausência de CIS e de hidronefrose, necessidade de RTUTB máxima	65% de cura, 55% de bexiga intacta, altamente dependentes da seleção do paciente
Cistectomia parcial com preservação da bexiga	Os tumores solitários no ápice da bexiga são ideais	Variáveis, altamente dependentes da seleção do paciente
Cistectomia	Qualquer paciente com CBCIM	50% de cura com cirurgia apenas, altamente dependentes do estágio patológico
Quimioterapia neoadjuvante à base de cisplatina	Pacientes com CBCIM elegíveis para cisplatina	Melhora de 5-10% na sobrevida global em comparação com a cistectomia isoladamente
Quimioterapia adjuvante à base de cisplatina	Pacientes com CBCIM pós-cistectomia de alto risco, elegíveis para cisplatina (pT3-4, N+)	Melhora semelhante àquela do tratamento neoadjuvante, dados menos robustos, muitos pacientes não adequados para tratamento adjuvante

Siglas: CIS, carcinoma *in situ*; CBCIM, câncer de bexiga com invasão da muscular; RTUTB, ressecção transuretral de tumor de bexiga.

do trânsito do intestino delgado para formar um reservatório urinário. O intestino delgado remanescente é reanastomosado, e o reservatório urinário é colocado imediatamente abaixo do músculo da parede abdominal, com cateterismo do reservatório urinário várias vezes por dia através de um pequeno estoma. Por fim, o mesmo reservatório urinário descrito anteriormente é colocado na pelve e anastomosado com a uretra remanescente, oferecendo ao paciente a oportunidade de urinar pela uretra. A escolha do tipo de reconstrução urinária é afetada não apenas pela decisão do paciente, mas também por considerações anatômicas do tumor e pela experiência do urologista com cada um desses procedimentos. Independentemente do tipo de cirurgia realizada, todos os pacientes sofrem uma alteração catabólica significativa de seu metabolismo após a retirada da bexiga. Enquanto muitos pacientes com CBCIM são afetados por uma perda de peso pré-operatória, não é raro que pacientes pós-cistectomia tenham uma perda adicional de 4,5 a 7 kg no primeiro mês pós-operatório. Além disso, os pacientes podem apresentar alterações nutricionais em longo prazo, como baixos níveis de vitamina B_{12}, em consequência das alterações na fisiologia do intestino delgado, causadas por todas as opções de desvio urinário.

Apesar da cirurgia agressiva, apenas metade dos pacientes submetidos à cistectomia obtém uma cura com cirurgia apenas. Por essa razão, muitos ensaios clínicos investigaram o papel da quimioterapia sistêmica antes (neoadjuvante) ou depois (adjuvante) da cirurgia. As metanálises demonstraram uma vantagem de sobrevida global absoluta de 5 a 10% quando esquemas de quimioterapia de combinação à base de cisplatina foram utilizados antes da cirurgia. Obtém-se um benefício semelhante com essa quimioterapia de combinação à base de cisplatina quando administrada depois da cirurgia. Entretanto, os dados do tratamento adjuvante baseiam-se em ensaios clínicos mais antigos e de menor porte. Além disso, no período pós-operatório, alguns pacientes podem não se recuperar o suficiente da cirurgia dentro do período ideal para a administração da quimioterapia. É importante ressaltar que os esquemas de quimioterapia que não contêm cisplatina demonstraram ser inferiores. Por conseguinte, se o paciente não for um candidato adequado para a administração de cisplatina, devido a uma má capacidade funcional ou a comorbidades (p. ex., função renal deficiente), ele deve se submeter diretamente à cirurgia e não receber a terapia neoadjuvante.

Para pacientes com carcinoma urotelial de alto risco do trato urinário superior, prefere-se a ressecção do rim e do ureter (incluindo o manguito vesical) por nefroureterectomia. A ureterectomia segmentar pode ser adequada para pacientes com perda da função renal, em que os resultados com preservação de néfrons são fundamentais para evitar a necessidade de diálise. De modo semelhante, em pacientes com CIS, pode-se considerar a terapia com BCG por meio de cateter de nefrostomia para preservar a integridade da função renal. O uso da quimioterapia neoadjuvante à base de cisplatina está associado a uma resposta patológica completa de 14% com a cirurgia em pacientes com carcinoma urotelial do trato superior. De modo semelhante, no período pós-nefroureterectomia, a quimioterapia adjuvante à base de platina (carboplatina ou cisplatina) reduziu em 55% as taxas de recorrência, em comparação com a cirurgia apenas. As diretrizes nacionais atualmente recomendam o uso de quimioterapia perioperatória antes ou depois da cirurgia para pacientes com carcinoma urotelial do trato superior.

Doença metastática Para pacientes com carcinoma urotelial metastático, independentemente da origem do tumor primário, a quimioterapia sistêmica constitui o padrão de tratamento mais estabelecido. Em um ensaio clínico de fase III randomizado, a combinação de metotrexato, vimblastina, doxorrubicina e cisplatina (MVAC) demonstrou produzir uma melhora na sobrevida global mediana de 8,2 para 12,5 meses em comparação com a monoterapia com cisplatina. Em um ensaio clínico de fase III randomizado direto, a combinação de cisplatina e gencitabina (CG) demonstrou uma sobrevida global semelhante em comparação com o esquema MAVC, com um perfil de efeitos colaterais mais favorável. Desde 2000, o tratamento com MAVC ou CG tem permanecido um tratamento de primeira linha padrão para pacientes com carcinoma urotelial metastático com função renal preservada e capacidade funcional apropriada para terapia à base de cisplatina. Para pacientes com metástases apenas para linfonodos e capacidade funcional adequada, obtém-se uma cura em 15 a 20% dos casos. Infelizmente, apenas cerca de 5% dos pacientes com doença metastática preenchem ambos os critérios. Além disso, cerca de metade dos pacientes com carcinoma urotelial apresentam disfunção renal, comorbidades ou capacidade funcional prejudicada e, portanto, não são candidatos ao tratamento com cisplatina. Em pacientes não elegíveis para cisplatina, esquemas de quimioterapia à base de carboplatina têm sido historicamente usados, com taxas de sobrevida global medianas reduzidas para 9,3 meses. Os agentes inibidores das vias de *checkpoint* imune, a proteína de morte celular programada 1 (PD-1) e o ligante de morte programada 1 (PD-L1), tornaram-se opções padrão adicionais para pacientes com carcinoma urotelial metastático virgens de quimioterapia de primeira linha (atezolizumabe, pembrolizumabe), com manutenção de primeira linha (avelumabe) e de segunda linha pós-platina (pembrolizumabe, nivolumabe e avelumabe). Embora esses agentes apenas produzem respostas tumorais em 10-30% dos pacientes, eles foram aprovados em virtude de seu melhor perfil de segurança em comparação com as opções de quimioterapia tradicionais e a durabilidade prolongada de algumas respostas tumorais. Esses agentes têm por objetivo reativar o próprio sistema imune do paciente para reconhecer e eliminar o câncer. Dessa maneira, seu perfil de efeitos colaterais exclusivo caracteriza-se por toxicidades relacionadas com o sistema imune, que são raras, mas que podem ser graves e podem incluir colite, pneumonite, hepatite, nefrite, miocardite, exantema, hipotireoidismo, síndrome de Guillain-Barré, púrpura trombocitopênica idiopática e insuficiência suprarrenal.

Em pacientes com mutações ou fusões ativadoras do fator de crescimento de fibroblastos 2 ou 3 (*FGFR2/3*) do tumor, com doença progressiva após terapia à base de platina, o inibidor oral da FGFR tirosina cinase, o erdafitinibe, constitui outra opção padrão, que resulta em respostas tumorais em 32% dos pacientes, com duração mediana da resposta de 5,4 meses. Além disso, o conjugado anticorpo-fármaco direcionado para a nectina-4, enfortumabe vedotina, fornece uma opção adicional para pacientes com progressão após terapia à base de platina e terapia com inibidores de *checkpoint* imune (PD-1/PD-L1), independentemente do estado de mutação tumoral. São observadas respostas tumorais em 44% dos pacientes, incluindo aqueles com metástases hepáticas, com duração de resposta mediana de 7,6 meses. Novas terapias para o carcinoma urotelial estão em investigação.

LEITURAS ADICIONAIS

American Cancer Society: *Cancer Facts & Figures 2020*. Atlanta, GA: Available from *https://www.cancer.org/cancer/bladder-cancer/detection-diagnosis-staging/survival-rates.html*.

Carlo MI et al: Cancer susceptibility mutations in patients with urothelial malignancies. J Clin Oncol 38:5, 2020.

Howlader N et al: SEER Cancer Statistics Review, 1975-2017. Available from *https://seer.cancer.gov/csr/1975_2017/*. Based on November 2019 SEER data submission, posted to the SEER website, April 2020.

Kamat AM et al: Bladder cancer. Lancet 388:2796, 2016.

Knowles MA et al: Molecular biology of bladder cancer: New insights into pathogenesis and clinical diversity. Nat Rev Cancer 15:25, 2015.

Robertson AG et al: Comprehensive molecular characterization of muscle-invasive bladder cancer. Cell 171:3, 2017.

Santopietro AL et al: Advances in the management of urothelial carcinoma: is immunotherapy the answer? Expert Opin Pharmacother 22:1743, 2021.

Siegel RL et al: Cancer statistics, 2020. CA Cancer J Clin 70:1, 2020.

87 Doenças benignas e malignas da próstata

Howard I. Scher, James A. Eastham

As alterações benignas e malignas da próstata aumentam com a idade. As necrópsias de homens na oitava década de vida revelam alterações hiperplásicas em mais de 90% e alterações malignas em mais de 70% dos indivíduos. A alta prevalência dessas doenças entre idosos, que frequentemente apresentam causas concorrentes de morbidade e de mortalidade, exige uma abordagem ao diagnóstico e tratamento levando em consideração o risco. Isso pode ser obtido considerando essas doenças como uma série de estados. Cada estado representa um marco clínico distinto para o qual podem ser recomendados tratamentos com base na extensão da doença, nos sintomas atuais, no risco de desenvolvimento de sintomas ou no risco de morte por doença prostática, em relação à morte por outras causas dentro de determinado período. Nos distúrbios proliferativos benignos, os sintomas de obstrução da saída da bexiga e complicações potenciais, incluindo retenção urinária e infecção do trato urinário, são ponderados contra os efeitos colaterais e as complicações da intervenção clínica ou cirúrgica. No caso das neoplasias malignas de próstata, a probabilidade da presença de câncer clinicamente significativo na glândula e o risco concomitante de sintomas ou morte por câncer são avaliados em contraposição às morbidades dos tratamentos recomendados e às comorbidades preexistentes.

ANATOMIA E PATOLOGIA

A próstata localiza-se na pelve e é adjacente ao reto, à bexiga e aos plexos venosos periprostático e dorsal, aos feixes neurovasculares, que são responsáveis pela função erétil, e ao esfincter urinário, que é responsável pelo controle passivo da micção. A próstata é composta por glândulas tubuloalveolares ramificadas, dispostas em lóbulos e circundadas por estroma fibromuscular. Cada unidade acinar compreende um compartimento epitelial, constituído de células epiteliais, basais e neuroendócrinas, separado por uma membrana basal e um compartimento estromal, que contém fibroblastos e células musculares lisas. O antígeno prostático específico (PSA, do inglês *prostate-specific antigen*) e a fosfatase ácida prostática (PAP, do inglês *prostatic acid phosphatase*) são produzidos nas células epiteliais. Tanto as células epiteliais quanto as células do estroma da próstata expressam receptores de androgênio (ARs, do inglês *androgen receptors*) e dependem dos androgênios para seu crescimento. A testosterona, que é o principal androgênio circulante, é convertida na glândula em di-hidrotestosterona pela enzima 5α-redutase.

A parte periuretral da glândula aumenta de tamanho durante a puberdade e depois dos 55 anos, devido ao crescimento de células não malignas na zona de transição da próstata, que circunda a uretra. A maioria dos cânceres desenvolve-se na zona periférica, e o câncer nessa localização pode ser palpado durante o exame de toque retal (TR).

CÂNCER DE PRÓSTATA

As estimativas da American Cancer Society para o câncer de próstata nos Estados Unidos para 2021 são de cerca de 248.530 novos casos de câncer de próstata e cerca de 34.130 mortes por câncer de próstata. O número absoluto de mortes por câncer de próstata diminuiu nos últimos 10 anos, o que foi atribuído por alguns ao uso disseminado de estratégias de detecção baseadas no PSA. O paradoxo do tratamento é que, embora a doença seja diagnosticada em 1 a cada 8 homens e continue sendo a segunda causa de morte por câncer em homens, apenas 1 a cada 41 homens com câncer de próstata morrerá dessa doença.

EPIDEMIOLOGIA

Os estudos epidemiológicos mostram que o risco de diagnóstico de câncer de próstata aumenta em 2,5 vezes quando um parente de primeiro grau é acometido e em 5 vezes quando dois ou mais forem acometidos. Atualmente, estima-se que 40% dos cânceres de início precoce e 5 a 10% de todos os cânceres de próstata sejam hereditários. O câncer de próstata acomete diferentemente os grupos étnicos. Quando pareados para a idade, os homens negros apresentam maior incidência e encontram-se em um estágio mais avançado, com cânceres mais agressivos e de maior grau. Os estudos de associação genômica ampla (GWAS, do inglês *genome-wide association studies*) identificaram > 40 *loci* de suscetibilidade do câncer de próstata, e calcula-se que isso possa explicar até 25% do risco do câncer de próstata. Entre os genes implicados em variações na incidência e nos resultados, destacam-se polimorfismos de nucleotídeo único (SNPs, do inglês *single-nucleotide polymorphisms*) no receptor de vitamina D em negros e variantes no AR, CYP3A4, ambos envolvidos na desativação da testosterona, bem como CYP17, que atua na biossíntese de esteroides. Uma alteração inicial consiste na hipermetilação do promotor do gene GSTP1, que leva à perda de função de um gene que destoxifica carcinógenos. O achado de que muitos cânceres de próstata se desenvolvem em um local adjacente a uma lesão denominada *atrofia inflamatória proliferativa* (AIP) sugere um papel para a inflamação.

A prevalência de cânceres detectados na necrópsia é semelhante em todo o mundo, ao passo que a incidência da doença clínica varia. Por conseguinte, os fatores ambientais e nutricionais podem desempenhar um papel no crescimento e na evolução do câncer de próstata. Acredita-se que o consumo elevado de gorduras alimentares, como o ácido α-linoleico, ou dos hidrocarbonetos aromáticos policíclicos, que se formam durante o cozimento de carnes vermelhas, aumente o risco. À semelhança do câncer de mama em mulheres asiáticas, o risco de câncer de próstata em homens asiáticos aumenta quando estes se mudam para ambientes ocidentais. Os fatores protetores incluem o consumo do isoflavonoide genisteína (que inibe a 5α-redutase), vegetais crucíferos que contêm isotiocianato sulforafano, licopeno encontrado em tomates e inibidores da biossíntese de colesterol (p. ex., estatinas). Não fumar, praticar exercícios físicos regularmente e manter um peso corporal saudável são medidas que podem reduzir o risco de progressão.

DIAGNÓSTICO E TRATAMENTO COM BASE NO ESTADO CLÍNICO

O *continuum* do câncer de próstata – que se estende desde o aparecimento de uma lesão pré-neoplásica e invasiva, localizada na próstata, até uma lesão metastática, que provoca sintomas e, por fim, mortalidade – pode ter uma duração de várias décadas. Para limitar o sobrediagnóstico de cânceres clinicamente insignificantes e para o manejo da doença em geral, os riscos concorrentes são considerados no contexto de uma série de estados clínicos (Fig. 87-1). Esses estados são definidos de modo operacional, com base no estabelecimento ou não de diagnóstico de câncer, e, para aqueles com diagnóstico, no estado do tumor primário (tratado vs. não tratado), na existência ou não de metástases detectáveis nos exames de imagem e na medição dos níveis de testosterona no sangue. Com esse tipo de abordagem, o indivíduo é incluído em apenas um estado e nele permanece até a evolução da doença. A cada avaliação, a decisão de oferecer tratamento e sua forma específica baseiam-se na presença ou ausência de sintomas relacionados com o câncer e, caso ausentes, no risco imposto pelo câncer em relação às causas concorrentes de morbidade e mortalidade que possam estar presentes nesse indivíduo. Pode-se concluir que, quanto mais avançada a doença, maior a necessidade de tratamento.

Para os pacientes sem diagnóstico de câncer, a decisão de submetê-los a testes para detectar um câncer baseia-se na expectativa de vida estimada do indivíduo e, separadamente, na probabilidade da presença de câncer clinicamente significativo. Para aqueles com diagnóstico de câncer de próstata, o modelo de estados clínicos considera a probabilidade de o paciente desenvolver sintomas ou de morrer em consequência da doença. Por conseguinte, um paciente com um tumor localizado que foi cirurgicamente removido permanece no estado de doença localizada se o PSA continuar indetectável. O tempo de permanência em determinado estado torna-se uma medida da eficácia de uma intervenção, embora o efeito possa não ser passível de avaliação durante anos. Como muitos homens com câncer ativo não correm risco de desenvolver metástases e sintomas ou de morrer, o modelo de estados clínicos possibilita uma distinção entre *cura* – a eliminação de todas as células cancerosas, que constitui o principal objetivo terapêutico do tratamento da maioria dos cânceres – e *controle do câncer* – em que o ritmo de evolução da doença é acentuadamente reduzido ou alterado pelo tratamento a ponto de não haver probabilidade de causar sintomas, metastatizar ou reduzir a expectativa de vida do paciente. É importante ressaltar que, do ponto de vista do paciente, ambos os resultados podem ser considerados terapeuticamente equivalentes, assumindo-se que o paciente não tenha apresentado sintomas da doença, ou que não tenha havido necessidade de tratamento para controlá-la. Mesmo quando se documenta a ocorrência de recidiva, o tratamento imediato nem sempre é necessário. Com efeito, por ocasião do diagnóstico, a necessidade de intervenção baseia-se no ritmo de evolução da doença à medida que ela progride no indivíduo em relação à razão de risco-benefício do tratamento proposto.

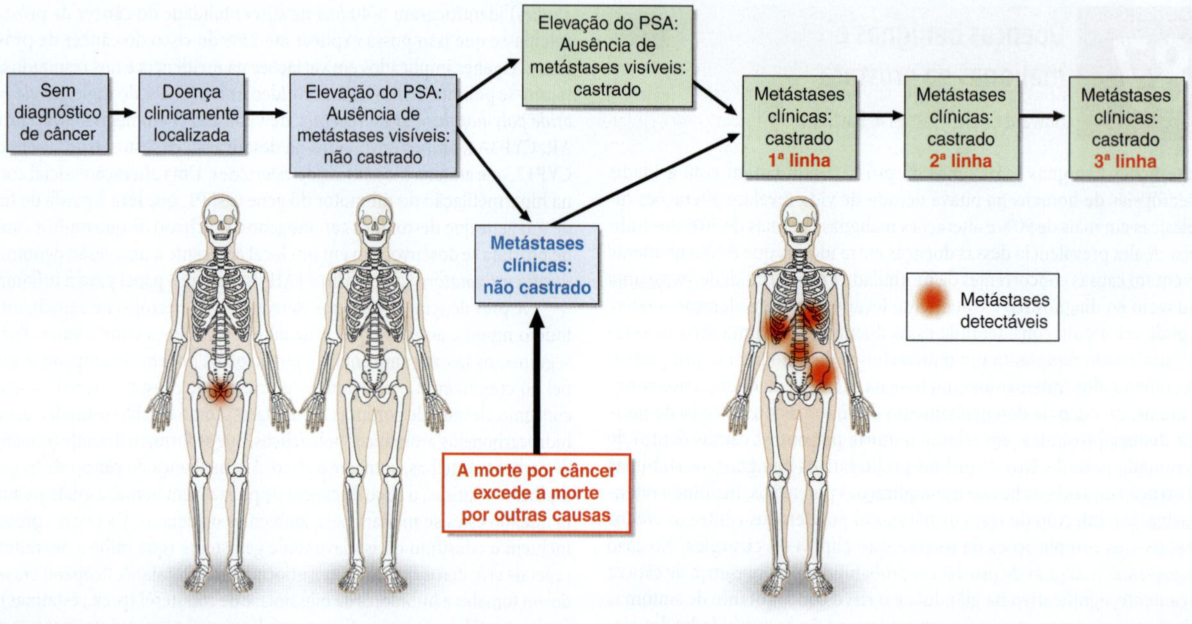

FIGURA 87-1 **Estados clínicos do câncer de próstata.** PSA, antígeno prostático específico.

SEM DIAGNÓSTICO DE CÂNCER

Profilaxia Nenhum agente é, atualmente, aprovado para a prevenção do câncer de próstata. Os resultados de vários ensaios clínicos de quimioprevenção duplo-cegos, randomizados e de grande porte estabeleceram os inibidores da 5α-redutase (5ARIs, do inglês *5α-redutase inhibitors*) como terapia predominante para reduzir o futuro risco de diagnóstico de câncer de próstata. O Prostate Cancer Prevention Trial (PCPT), em que homens > 55 anos de idade receberam placebo ou finasterida, um 5ARI que inibe a isoforma tipo 1, mostrou redução de 25% (intervalo de confiança de 95% de 19-31%) na incidência de câncer de próstata, de 24% com placebo para 18% com finasterida. No ensaio REDUCE (Reduction by Dutasteride of Prostate Cancer Events), foi constatada redução na incidência de 25% com placebo para 20% com dutasterida ($p = 0{,}001$). A dutasterida inibe as isoformas de 5ARI de ambos os tipos 1 e 2. Embora ambos os estudos tenham alcançado seus objetivos, houve preocupação quanto ao fato de a maioria dos cânceres que foram "prevenidos" serem de baixo risco. Nenhum desses fármacos foi aprovado para prevenção do câncer de próstata. Em comparação, o ensaio clínico Selenium and Vitamin E Cancer Prevention Trial (SELECT), que recrutou homens negros de ≥ 50 anos e outros com ≥ 55 anos, mostrou não haver qualquer diferença na incidência de câncer em pacientes tratados com vitamina E (4,6%) ou selênio (4,9%), isoladamente ou em combinação (4,6%), em comparação com placebo (4,4%). Uma ausência semelhante de benefício da vitamina E, da vitamina C e do selênio foi observada no Physicians Health Study II.

Detecção precoce e diagnóstico A decisão de investigar um diagnóstico de câncer de próstata precisa ponderar o efeito da detecção e do tratamento de cânceres clinicamente significativos que, quando não tratados, podem afetar adversamente a qualidade e a duração de vida dos pacientes, em contraposição à morbidade associada ao sobrediagnóstico e ao tratamento excessivo de cânceres clinicamente insignificantes, que são altamente prevalentes na população geral. Essa abordagem ponderada é realizada pela tomada de decisão compartilhada entre paciente e médico. As considerações que levam a investigar ou não um diagnóstico incluem sintomas, exame de TR anormal ou, de modo mais característico, uma alteração ou elevação dos níveis séricos de PSA. Deve-se considerar também um risco genético.

EXAME FÍSICO O TR avalia o tamanho da próstata, sua consistência e anormalidades em seu interior ou fora dela. Muitos cânceres ocorrem na região periférica e podem ser palpados pelo TR. Em geral, os carcinomas são duros, nodulares e irregulares, mas o endurecimento também pode ser devido à hipertrofia prostática benigna (HPB) ou a cálculos. De modo geral, 20 a 25% dos homens com TR anormal apresentam câncer de próstata.

ANTÍGENO PROSTÁTICO ESPECÍFICO O PSA (peptidase relacionada à calicreína 3; *KLK3*) é uma serina-protease relacionada com a calicreína, que provoca liquefação do coágulo seminal. É produzido por células epiteliais tanto não malignas quanto malignas e, portanto, é específico da próstata, mas não do câncer de próstata. Os níveis séricos de PSA podem aumentar devido à prostatite, à HPB ou ao câncer de próstata. Os níveis séricos não são afetados significativamente pelo TR. O PSA que circula no sangue é inativo e ocorre principalmente como complexo com o inibidor da protease, a α_1-antiquimiotripsina, e como formas de PSA livre (não ligado). A formação de complexos entre o PSA, a α_2-macroglobulina ou outros inibidores da protease é menos significativa. O PSA livre é rapidamente eliminado do sangue por filtração glomerular, com meia-vida estimada de 12 a 18 horas. A eliminação do PSA ligado à α_1-antiquimiotripsina é lenta (meia-vida estimada de 1-2 semanas), visto que o complexo é muito grande para ser depurado pelos rins. Os níveis devem ficar indetectáveis depois de cerca de 6 semanas se a próstata tiver sido removida por completo (prostatectomia radical).

O teste do PSA foi aprovado pela Food and Drug Administration (FDA) em 1994 para a detecção precoce do câncer de próstata, e o uso disseminado desse teste desempenhou um papel significativo na proporção de homens diagnosticados com câncer de estágio inicial: mais de 70 a 80% dos casos de câncer recém-diagnosticados estão confinados clinicamente à glândula. O nível de PSA no sangue está fortemente associado ao risco e ao prognóstico do câncer de próstata. Uma única medida do PSA aos 60 anos está associada (área sob a curva [AUC, do inglês *area under the curve*] de 0,90) a um risco vitalício de morte por câncer de próstata. A maior parte das mortes por câncer de próstata (90%) ocorre em homens com níveis de PSA no quartil superior (> 2 ng/mL), embora apenas uma minoria destes desenvolva câncer de próstata letal. Apesar dessa situação e das reduções da taxa de mortalidade relatadas em ensaios clínicos, randomizados e de grande porte de rastreamento de câncer de próstata, o uso rotineiro do teste continua controverso.

Em 2012, a United States Preventive Services Task Force (USPSTF) publicou uma revisão das evidências para rastreamento do câncer de próstata com base no PSA e fez uma recomendação clara contra esse tipo de rastreamento. Ao atribuir um grau "D" na formulação da recomendação com base nessa revisão, a USPSTF concluiu que "existe uma certeza moderada ou alta de que esse serviço oferecido ao paciente não tem qualquer benefício efetivo, ou de que os prejuízos superam os benefícios". Em 2013, a American Urological Association (AUA) atualizou a sua declaração de consenso sobre o rastreamento do câncer de próstata. Esses órgãos concluíram que a qualidade das evidências para os benefícios do rastreamento era moderada para homens de 55 a 69 anos de idade. Para homens fora dessa faixa etária, não havia evidências quanto aos benefícios, porém se mantinham os prejuízos do rastreamento, incluindo sobrediagnóstico e tratamento excessivo. Considerando o rastreamento com uso do PSA, a AUA recomenda uma tomada de decisão compartilhada para homens de 55 a 69 anos de idade, um grupo etário alvo para o qual os benefícios podem superar os prejuízos. Fora dessa faixa etária, o rastreamento com uso do PSA como rotina não foi recomendado. As diretrizes completas estão disponíveis em *http://www.auanet.org/guidelines/early-detection-of--prostate-cancer-(2013-reviewed-and-validity-confirmed-2015)*. Em 2017, a USPSTF publicou uma recomendação revisada com grau "C" para o rastreamento do câncer de próstata com uso de PSA para homens de 55 a 69 anos de idade. Atualmente, recomenda-se uma tomada de decisão compartilhada para homens entre 55 e 69 anos de idade e não se recomenda o rastreamento para aqueles com 70 ou mais, acompanhando as diretrizes da AUA de 2013. A USPSTF também ressalta que o maior uso de vigilância ativa (observação com tratamento tardio seletivo) para o câncer de próstata de baixo risco reduziu os riscos do rastreamento.

Acreditamos que a implementação das três diretrizes seguintes melhorará ainda mais os resultados de rastreamento com uso do PSA nos Estados Unidos e deverá ter maior impacto prático sobre a saúde dos homens do que as recomendações da USPSTF e da AUA, que se baseiam quase exclusivamente na idade. A primeira delas é evitar o teste do PSA em homens que têm pouco a ganhar com isso. Não existe nenhuma justificativa para recomendar rastreamento com PSA em homens assintomáticos com expectativa de vida curta. Por conseguinte, homens com mais de 75 anos de idade só devem realizar o teste em circunstâncias especiais, como níveis de PSA mais altos do que o valor mediano medidos antes dos 70 anos ou excelente estado de saúde geral. Além disso, como o valor basal do PSA constitui um forte preditor do risco futuro de câncer de próstata letal, homens com baixos níveis de PSA, por exemplo, < 1 ng/mL, podem realizar o teste com menos frequência, talvez a cada 5 anos, com término do rastreamento possivelmente aos 60, se o nível de PSA permanecer ≤ 1 ng/mL. Homens com níveis de PSA acima do valor mediano para a idade, porém abaixo dos limiares de biópsia, podem ser aconselhados sobre o seu risco elevado e ativamente incentivados a retornar para um rastreamento regular e uma avaliação mais detalhada dos riscos. A segunda orientação consiste em não tratar aqueles que não precisam de tratamento. Uma alta proporção de homens com câncer de próstata detectado por rastreamento não necessita de tratamento imediato, e o manejo pode consistir em vigilância ativa. A terceira orientação é encaminhar os homens que necessitam de tratamento para centros de referência. Embora não seja claramente viável restringir o tratamento exclusivamente a centros de referência, a mudança das tendências de tratamento, de modo que um maior número de pacientes seja tratado nesses centros, por profissionais especializados, deverá melhorar o controle do câncer e diminuir as complicações. O objetivo do rastreamento do câncer de próstata deve ser aumentar ao máximo os benefícios do teste do PSA e minimizar seus prejuízos. A adesão a essas três regras deve continuar melhorando a relação entre prejuízos e benefícios do rastreamento com PSA.

Os critérios para o PSA utilizados para recomendar uma biópsia prostática diagnóstica evoluíram com o passar do tempo. Entretanto, com base no ponto de corte comumente usado para biópsia de próstata (PSA total ≥ 4 ng/mL), a maioria dos homens com elevação do PSA não apresenta evidências histológicas de câncer de próstata na biópsia. Além disso, muitos homens com níveis de PSA abaixo desse ponto de corte abrigam células cancerosas na próstata. As informações do PCPT demonstram que não existe nenhum valor de PSA abaixo do qual o risco de câncer de próstata seja nulo. Por conseguinte, o nível de PSA estabelece a probabilidade de um homem apresentar câncer se for submetido a uma biópsia de próstata. A meta consiste em aumentar a sensibilidade do teste para homens mais jovens portadores de cânceres clinicamente significativos passíveis de causar sintomas e diminuir a sobrevida e em reduzir a frequência de detecção dos cânceres de baixo potencial maligno em homens idosos com maior tendência a morrer de outras causas. Os pacientes com prostatite bacteriana sintomática devem receber um ciclo de antibióticos antes da biópsia. Todavia, o uso rotineiro de antibióticos em homens assintomáticos com níveis elevados de PSA é fortemente desencorajado.

TESTES DE RASTREAMENTO DE SEGUNDA LINHA Foram desenvolvidos vários testes para uma melhor estratificação dos homens com resultado elevado do PSA de acordo com a maior ou menor probabilidade de apresentar câncer de próstata clinicamente significativo. O teste 4Kscore® (OPKO Lab, Nashville, TN) mede quatro calicreínas prostáticas específicas (PSA total, PSA livre, PSA intacto e calicreína humana 2). Os resultados são combinados com informações clínicas em um algoritmo que calcula um risco percentual de um indivíduo ter um câncer de próstata agressivo, caso opte pela realização de uma biópsia de próstata. Foi também constatado que o teste 4Kscore identifica a probabilidade de um indivíduo desenvolver câncer de próstata agressivo, definido como patologia de alto grau para câncer de próstata e/ou resultados clínicos precários do câncer de próstata no decorrer de 20 anos.

O Prostate Health Index (PHI™, Innovative Diagnostic Laboratory, Richmond, VA) é um exame de sangue que calcula o risco de apresentar câncer de próstata. O teste PHI consiste em uma combinação do PSA livre, do PSA total e da isoforma [-2]proPSA do PSA livre. Esses três testes são combinados em uma fórmula que calcula o escore do PHI. O escore PHI é um melhor preditor de câncer de próstata do que o teste do PSA total ou do PSA livre isoladamente. Dispõe-se também de um teste em amostra de urina para medir os exossomos (ExoDx Prostate Test) ou os níveis de mRNA dos genes relacionados ao câncer de próstata (SelectMDx).

BIÓPSIA DE PRÓSTATA O diagnóstico de câncer é estabelecido por meio de biópsia por agulha guiada por imagem. A visualização direta por ultrassonografia transretal (USTR), ressonância magnética (RM) ou fusão das imagens de ultrassonografia e RM assegura a obtenção de amostras de todas as áreas da glândula, incluindo as áreas suspeitas. Os esquemas atuais recomendam uma biópsia (*core*) de padrão estendido de 12 fragmentos, incluindo uma amostra da zona periférica, bem como biópsia dirigida a um nódulo palpável ou amostra suspeita guiada por imagem. Como a biópsia de próstata está sujeita a erros de amostragem, os homens com PSA anormal e biópsia negativa são frequentemente aconselhados a realizar um teste adicional, que pode incluir o teste 4Kscore, o PHI, a RM de próstata e/ou repetir a biópsia.

PATOLOGIA Cada fragmento da biópsia é examinado à procura de câncer, e o câncer é então quantificado com base no tamanho do tumor dentro da amostra e na porcentagem da amostra envolvida. Entre os cânceres identificados, > 95% consistem em adenocarcinomas; o restante inclui tumores de células escamosas ou transicionais ou, raramente, carcinossarcomas ou histologia de pequenas células. As metástases para a próstata são raras; todavia, em alguns casos, os cânceres de cólon ou os tumores de células transicionais da bexiga invadem a glândula por extensão direta.

Quando se estabelece o diagnóstico de câncer de próstata, atribui-se uma medida de agressividade histológica utilizando o *sistema de graduação de Gleason*, em que os padrões histológicos glandulares dominantes e secundários recebem pontuações de 1 (bem diferenciados) a 5 (indiferenciados), sendo a pontuação somada para obter um escore total de 2 a 10 para cada tumor. A área menos diferenciada do tumor (i.e., a área com maior grau histológico) frequentemente determina o comportamento biológico. A presença ou a ausência de invasão perineural e a disseminação extracapsular também é registrada.

Ao longo dos anos, o sistema de graduação de Gleason passou por várias mudanças. Atualmente, as pontuações totais de 2 a 5 de Gleason não são mais usadas, e, na prática, a pontuação total mais baixa é de 6, embora a escala continue sendo de 2 a 10. Isso leva ao pressuposto lógico, porém incorreto, por parte dos pacientes de que um câncer com pontuação 6 de Gleason encontra-se na parte intermediária da escala, provocando o medo de que o câncer seja grave e o pressuposto de necessidade de tratamento, embora o escore de Gleason de 6 represente um risco favorável. Para solucionar esses problemas, foi desenvolvido um novo sistema de grupos de graus 1 a 5:

Grupo de grau 1 (escore de Gleason ≤ 6)
Grupo de grau 2 (escore de Gleason 3 + 4 = 7)
Grupo de grau 3 (escore de Gleason 4 + 3 = 7)
Grupo de grau 4 (escore de Gleason 4 + 4 = 8)
Grupo de grau 5 (escores de Gleason 9 e 10)

O novo sistema simplifica a graduação do câncer de próstata, classificando apropriadamente o menor risco como grupo de grau 1 (em lugar do escore de Gleason 6), e fornece uma previsão acurada do prognóstico.

ESTADIAMENTO DO CÂNCER DE PRÓSTATA O sistema de estadiamento TNM (tumor, linfonodo, metástases) inclui categorias para cânceres identificados exclusivamente com base nos níveis anormais de PSA (T1c), aqueles palpáveis, porém clinicamente confinados à glândula (T2), e aqueles que se estenderam para fora da glândula (T3 e T4) (Tab. 87-1, Fig. 87-2). O TR isoladamente não é acurado para determinar a extensão da doença dentro da glândula, a presença ou ausência de invasão capsular, o comprometimento das vesículas seminais e a extensão da doença para os linfonodos. Devido à inadequação do TR para estadiamento, o sistema TNM foi modificado para incluir os resultados de imagem. Infelizmente, nenhum teste isolado demonstrou indicar com acurácia o estágio ou a presença de doença restrita ao órgão, o comprometimento das vesículas seminais ou a disseminação para linfonodos.

A USTR constitui a técnica de imagem mais frequentemente empregada para avaliação do tumor primário; entretanto, sua principal utilidade é

TABELA 87-1 ■ Classificação de tumor, linfonodo, metástases (TNM)

Sistema de estadiamento de TNM para o câncer de próstata[a]	
Tx	O tumor primário não pode ser avaliado
T0	Nenhuma evidência do tumor primário
Doença localizada	
T1	Tumor clinicamente inaparente, não palpável e não visualizado em imagem
T1a	Achado histológico incidental de tumor em ≤ 5% do tecido ressecado; não palpável
T1b	Achado histológico incidental de tumor em > 5% de tecido ressecado
T1c	Tumor identificado por biópsia por agulha (p. ex., devido ao nível elevado de PSA)
T2	Tumor confinado dentro da próstata[b]
T2a	Tumor que acomete metade de um lobo ou menos
T2b	Tumor que acomete mais da metade de um lobo, mas não ambos os lobos
T2c	Tumor que acomete ambos os lobos
Extensão local	
T3	Tumor que se estende através da cápsula prostática[c]
T3a	Extensão extracapsular (unilateral ou bilateral)
T3b	Tumor que invade as vesículas seminais
T4	Tumor fixo ou que invade estruturas adjacentes diferentes das vesículas seminais, como esfincter externo, reto, bexiga, músculos elevadores e/ou parede pélvica
Doença metastática	
N1	Linfonodos regionais positivos
M1	Metástases a distância

[a]Revisado de SB Edge et al.(eds): *AJCC Cancer Staging Manual*, 7th ed., New York, Springer, 2010. [b]Um tumor encontrado em um ou ambos os lobos por biópsia por agulha, porém não palpável ou visualizado de modo confiável por imagem, é classificado como T1c. [c]A invasão no ápice da próstata ou dentro da cápsula prostática (mas não fora dela) não é classificada como T3, mas como T2.
Sigla: PSA, antígeno prostático específico.

orientar as biópsias de próstata, e não o estadiamento. Nenhum achado na USTR indica consistentemente a presença de câncer. A tomografia computadorizada (TC) carece de sensibilidade e de especificidade para detectar qualquer extensão extraprostática e mostra-se inferior à RM na visualização dos linfonodos. Em geral, a RM é superior à TC para a detecção de câncer na próstata, para a avaliação da extensão da doença local e, combinada com a ultrassonografia, para guiar os locais de biópsia na glândula. A RM também é útil para o planejamento da cirurgia e da radioterapia.

As cintilografias ósseas com radionuclídeos são usadas para avaliar a disseminação para sítios ósseos. Esse exame é sensível, porém relativamente inespecífico, visto que ele não detecta o câncer em si, mas apenas a reação do osso à presença do câncer. Consequentemente, as áreas de maior captação nem sempre estão relacionadas com doença metastática. As fraturas em consolidação, a artrite, a doença de Paget e outras condições também causam uma captação anormal. As cintilografias ósseas verdadeiramente positivas são raras quando o nível de PSA é < 10 ng/mL, a não ser que o tumor seja de alto grau.

TRATAMENTO

Câncer de próstata

CÂNCER DE PRÓSTATA CLINICAMENTE LOCALIZADO

Os pacientes com doença clinicamente localizada são tratados com prostatectomia radical, radioterapia ou observação ativa. A escolha do tratamento requer a consideração de vários fatores: a presença de sintomas, a probabilidade de que o tumor não tratado possa afetar adversamente a qualidade ou a duração da sobrevida do paciente e, portanto, exigir tratamento, e a probabilidade de que o tumor possa ser curado com tratamento de modalidade única direcionado para a próstata ou exija tratamento tanto local quanto sistêmico para obter a cura.

Não há evidências claras da superioridade de qualquer tipo de terapia local em relação a outra. Isso se deve à falta de ensaios clínicos randomizados prospectivos, a vieses de referência e do médico, à variação na experiência das equipes de tratamento e a diferenças nos desfechos e nas definições de controle do câncer dos ensaios clínicos. Com frequência, a sobrevida sem recidiva do PSA é usada, visto que um efeito sobre a progressão metastática ou a sobrevida pode não se manifestar durante anos. Entretanto, para muitos pacientes, a recidiva do PSA não significa necessariamente que a doença causará sintomas ou encurtará a sobrevida. Após cirurgia radical para remover todo o tecido prostático, o PSA deve tornar-se indetectável no sangue dentro de 6 semanas. Se o PSA continuar ou se tornar detectável após a prostatectomia radical, deve-se considerar a presença de doença persistente ou recorrente. Em contrapartida, após radioterapia, o PSA não se torna indetectável, visto que os elementos não malignos remanescentes da glândula continuam produzindo PSA, mesmo que todas as células cancerosas tenham sido eliminadas. De forma semelhante, não está bem definido como avaliar o controle do câncer em um paciente submetido à observação ativa, visto que os níveis de PSA continuam aumentando na ausência de tratamento. Outros desfechos são o tempo para a progressão objetiva (local ou sistêmica), a sobrevida específica para o câncer e a sobrevida global; todavia, a avaliação desses desfechos pode levar anos.

Quanto mais extensa for a doença local, maior a probabilidade de comprometimento de linfonodos regionais (mesmo quando os exames de imagem são normais), menor a probabilidade de controle local e maior a probabilidade de recidiva e desenvolvimento de metástases. Mais importante é o fato de que, nas categorias de estágio clínico T1, T2 e T3, encontram-se tumores com uma variedade de prognósticos. Alguns tumores T3 são passíveis de cura com tratamento direcionado apenas para a próstata, e algumas lesões T1 apresentam alta probabilidade de recidiva sistêmica, exigindo a integração dos tratamentos locais e sistêmicos para a obtenção de cura. Para os tumores T1c, o estadiamento, por si só, não é adequado para prever os resultados e selecionar o tratamento; é necessário considerar outros fatores.

Para avaliar melhor os riscos e orientar a escolha do tratamento, muitos grupos desenvolveram modelos prognósticos ou nomogramas que utilizam uma combinação do estágio T clínico inicial, do escore de Gleason, do número de amostras de biópsia em que foi detectada a presença de câncer e do PSA basal. Alguns empregam pontos de corte distintos (PSA < 10 ou ≥ 10 ng/mL; escore de Gleason ≤ 6, 7 ou ≥ 8); outros empregam nomogramas que utilizam o PSA e o escore de Gleason como variáveis contínuas.

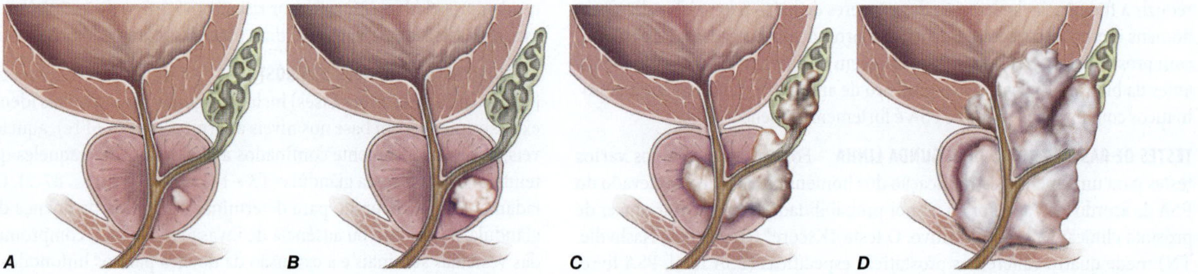

FIGURA 87-2 Estágios T do câncer de próstata. ***A.*** T1 – Tumor clinicamente inaparente, não palpável e não visualizado em imagem. ***B.*** T2 – Tumor confinado dentro da próstata. ***C.*** T3 – Tumor que se estende através da cápsula da próstata e pode invadir as glândulas seminais. ***D.*** T4 – Tumor fixo ou que invade estruturas adjacentes. Cerca de 80% dos pacientes apresentam doença local (T1 e T2), que está associada a uma taxa de sobrevida de até 100% após 5 anos. Um adicional de 12% dos pacientes apresentam doença regional (T3 e T4 sem metástases), que também está associada com uma taxa de sobrevida de 100% após 5 anos. Cerca de 4% dos pacientes apresentam doença a distância (T4 com metástases), que está associada a uma taxa de sobrevida de 30% após 5 anos. (Aproximadamente 3% dos pacientes não têm graduação.) *(Reproduzida, com permissão, de MSKCC, dados de AJCC, http://seer.cancer.gov/statfacts/html/prost.html. © 2010 Memorial Sloan-Kettering Cancer Center Medical Graphics.)*

Foram descritos mais de 100 nomogramas que fornecem uma previsão (1) da probabilidade da presença de câncer clinicamente significativo, (2) da extensão da doença (limitada ao órgão vs. não limitada ao órgão, com linfonodos negativos ou positivos) ou (3) da probabilidade de sucesso do tratamento para terapias locais específicas que utilizam variáveis pré-tratamento. Existe uma considerável controvérsia sobre o que constitui um "alto risco" com base em uma probabilidade antecipada de sucesso ou fracasso. Nessas situações, os nomogramas e modelos preditivos podem ser válidos apenas até certo ponto. Há controvérsias sobre exatamente que probabilidade de sucesso ou fracasso levaria um médico a recomendar e um paciente a procurar abordagens alternativas. Por exemplo, pode ser apropriado recomendar uma cirurgia radical para um paciente mais jovem com baixa probabilidade de cura. Os nomogramas são continuamente aprimorados para incorporar outros parâmetros clínicos, determinantes biológicos e ano de tratamento, que também podem afetar os resultados, tornando as decisões de tratamento um processo dinâmico.

Prostatectomia radical O objetivo da prostatectomia radical é remover o câncer por completo com uma margem livre de doença, manter a continência ao preservar o esfincter externo, bem como manter a potência sexual ao poupar os nervos autonômicos no feixe neurovascular. O procedimento é aconselhado para pacientes com expectativa de vida de 10 anos ou mais e é realizado por via retropúbica ou perineal ou por abordagem laparoscópica manual ou robótica minimamente invasiva. O prognóstico pode ser previsto com o uso de nomogramas pós-operatórios, que consideram os fatores existentes antes do tratamento e os achados patológicos na cirurgia. A falha na redução do PSA é geralmente definida como um valor > 0,1 ou 0,2 ng/mL. Faltam critérios específicos para orientar a escolha de uma abordagem em relação à outra. As abordagens minimamente invasivas oferecem a vantagem de um tempo mais curto de internação e menor perda de sangue. As taxas de controle do câncer, da recuperação da continência e da função erétil são comparáveis. O cirurgião, mais do que a abordagem cirúrgica utilizada, é o fator mais importante na determinação dos desfechos após a cirurgia.

O tratamento hormonal neoadjuvante com agonistas/antagonistas do hormônio liberador de gonadotrofinas (GnRH, do inglês *gonadotropin-releasing hormone*) isoladamente também foi explorado para melhorar os resultados da cirurgia para pacientes de alto risco, utilizando uma variedade de definições. Os resultados de vários ensaios clínicos de grande porte que testaram 3 ou 8 meses de depleção androgênica antes da cirurgia mostraram que os níveis séricos de PSA diminuíram em 96%, houve redução do volume da próstata de 34%, e as taxas de positividade das margens diminuíram de 41 para 17%. Infelizmente, esses achados não demonstraram melhorar a sobrevida livre de recidiva do PSA.

Os fatores associados à incontinência após a prostatectomia radical incluem idade avançada e comprimento da uretra, que afeta a capacidade de preservá-la além do ápice e do esfincter distal. A habilidade e a experiência do cirurgião também constituem fatores associados.

A probabilidade de recuperação da função erétil está associada a uma idade mais jovem, à qualidade das ereções antes da cirurgia e à ausência de lesão dos feixes neurovasculares. Em geral, a função erétil começa a retornar em cerca de 6 meses após a cirurgia, se o tecido neurovascular tiver sido preservado. A potência é reduzida pela metade se um dos feixes neurovasculares for sacrificado. De modo global, com a disponibilidade de fármacos como a sildenafila, o uso intrauretral de alprostadil e a injeção intracavernosa de vasodilatadores, muitos pacientes recuperam uma função sexual satisfatória.

Radioterapia A radioterapia é administrada com feixe externo, fontes radiativas implantadas na glândula ou combinação das duas técnicas.

Radioterapia externa A atual modalidade de radioterapia externa, a radioterapia de intensidade modulada (IMRT, do inglês *intensity-modulated radiation therapy*), possibilita o ajuste da dose e o fornecimento de doses mais altas na próstata, permitindo, ao mesmo tempo, uma acentuada redução da exposição dos tecidos normais, em comparação com o tratamento conformacional tridimensional apenas. Essas vantagens possibilitaram a administração segura de doses > 80 Gy e resultaram em maiores taxas de controle local e menos efeitos colaterais.

O controle do câncer após a radioterapia foi definido por diversos critérios, incluindo declínio do PSA para menos de 0,5 ou 1 ng/mL, valores "não ascendentes" de PSA e biópsia da próstata negativa dentro de 2 anos após o término do tratamento. A definição-padrão atual de falha bioquímica (a definição de Phoenix) consiste em elevação do PSA ≥ 2 ng/mL acima do menor valor obtido de PSA. A dose de radiação é de importância crítica para a erradicação do câncer de próstata. Em um estudo representativo, o nadir de PSA < 1,0 ng/mL foi obtido em 90% dos pacientes que receberam 81 Gy *versus* 76 e 56% dos que receberam 70,2 e 64,8 Gy, respectivamente. As taxas de biópsias positivas dentro de 2,5 anos foram de 4% para pacientes tratados com 81 Gy *versus* 27 e 36% para os que receberam 75,6 e 70,2 Gy, respectivamente.

Esquemas de hipofracionamento, utilizando um menor número de tratamentos com doses de radiação mais altas, foram avaliados e demonstraram proporcionar boas taxas de controle do câncer com base em biópsias realizadas após o tratamento que mostraram não haver nenhuma evidência de câncer, sem aumento aparente na morbidade relacionada com o tratamento. Os tratamentos hipofracionados podem variar desde apenas 5 tratamentos até 26, ambos representando uma redução substancial na duração do tratamento.

Múltiplos ensaios clínicos avaliaram o uso da terapia de privação androgênica (TPA) em combinação com radioterapia. Em pacientes com câncer de próstata de risco intermediário desfavorável, a TPA em ciclo curto (6 meses), quando combinada com radioterapia externa, demonstrou uma melhora significativa da sobrevida global. Em pacientes com doença de alto risco, a TPA em ciclos mais longos (18-36 meses) demonstrou ser superior a ciclos mais curtos e representa o padrão atual de tratamento quando combinada com radioterapia.

O ensaio clínico Prostate Testing for Cancer and Treatment (ProtecT) investigou os efeitos do monitoramento ativo, da prostatectomia radical e da radioterapia radical com hormônios sobre os resultados relatados por pacientes com diagnóstico de câncer de próstata de risco baixo e intermediário (cerca de 75% com câncer de escore de Gleason 6 ou grupo de grau 1). Foram comparados os resultados relatados por pacientes entre 1.643 homens que preencheram questionários antes do diagnóstico, depois de 6 e 12 meses e, em seguida, anualmente. Desses três tratamentos, a prostatectomia é o que teve maior efeito negativo na função sexual e na continência urinária, e, embora se tenha observado alguma recuperação, os resultados continuaram sendo piores no grupo da prostatectomia do que nos outros grupos durante todo o ensaio clínico. O efeito negativo da radioterapia na função sexual foi maior em 6 meses; todavia, em seguida, houve uma ligeira recuperação da função sexual, que se manteve estável; a radioterapia teve pouco efeito na continência urinária. As funções sexual e urinária declinaram gradualmente no grupo com monitoramento ativo. A função intestinal foi pior no grupo da radioterapia em 6 meses do que nos outros grupos. Todavia, houve, em seguida, uma ligeira recuperação, exceto pela frequência crescente de evacuação de fezes sanguinolentas; não houve nenhuma alteração da função intestinal nos outros grupos. A micção e a noctúria foram mais graves no grupo da radioterapia em 6 meses; todavia, recuperaram-se, em sua maior parte, e foram semelhantes às dos outros grupos depois de 12 meses. Os efeitos na qualidade de vida refletiram as alterações relatadas da função. Não foi observada nenhuma diferença significativa entre os grupos quanto às medidas de ansiedade, depressão ou qualidade de vida relacionada com o estado geral de saúde ou com o câncer.

Braquiterapia A braquiterapia refere-se à implantação direta de fontes radioativas (sementes) na próstata. Baseia-se no princípio de que o depósito de energia radioativa nos tecidos diminui em função do quadrado da distância da fonte (Cap. 73). O objetivo é fornecer uma irradiação intensa da próstata, minimizando a exposição dos tecidos adjacentes. A técnica-padrão atual obtém uma distribuição mais homogênea da dose, colocando as sementes de acordo com um modelo individualizado, com base na avaliação do câncer por exame de imagem e dosimetria computadorizada. O implante é realizado por via transperineal, como procedimento ambulatorial com obtenção de imagem em tempo real.

Os avanços nas técnicas de braquiterapia resultaram em menos complicações e redução acentuada nas taxas de recidiva local. Em uma série de 197 pacientes com acompanhamento durante um período mediano de 3 anos, a sobrevida atuarial de 5 anos livre de recidiva do PSA para pacientes com níveis de PSA de 0 a 4, de 4 a 10 e > 10 ng/mL antes do tratamento foi de 98, 90 e 89%, respectivamente. Em outro relato de 201 pacientes submetidos à biópsia após o tratamento, 80% foram negativos, 17%, indeterminados, e 3%, positivos. Esses resultados não mudaram com o acompanhamento mais prolongado. A braquiterapia é bem tolerada, embora a maioria dos pacientes apresente polaciúria e urgência, que podem persistir por vários meses. São observadas taxas mais altas de complicações em pacientes que previamente foram submetidos à ressecção transuretral da próstata (RTUP), ao passo que aqueles com sintomas obstrutivos em condições basais correm maior risco de retenção e persistência dos sintomas urinários. Foi relatada a ocorrência de proctite em menos de 2% dos pacientes.

 Vigilância ativa Com o advento do teste de PSA, muitos pacientes são diagnosticados com câncer de próstata de baixo risco, o que pode não representar uma ameaça para a duração ou a qualidade de vida do homem. A vigilância ativa, anteriormente descrita como *espera vigilante* ou *adiamento do tratamento*, foi desenvolvida a partir (1) de estudos que avaliaram predominantemente homens idosos portadores de tumores bem diferenciados que permaneceram sem tratamento e não demonstravam qualquer progressão clinicamente significativa por longos períodos, (2) do reconhecimento do contraste entre incidência e mortalidade pela doença específica, (3) da alta prevalência de cânceres na necrópsia e (4) do esforço em reduzir o tratamento excessivo e os efeitos colaterais relacionados com o tratamento. Na prática, a vigilância ativa é o tratamento recomendado para pacientes portadores de cânceres de baixa agressividade, que podem ser monitorados com segurança a intervalos fixos com TR, determinação dos níveis de PSA, exames de imagem (habitualmente RM da próstata) e biópsias repetidas de próstata, quando indicado, até que alterações histopatológicas ou sorológicas relacionadas com a progressão justifiquem um tratamento com intenção curativa.

A seleção dos casos é crítica, e a determinação dos parâmetros clínicos preditivos de agressividade do câncer que podem ser usados para selecionar, de modo confiável, os pacientes que mais provavelmente irão se beneficiar da vigilância ativa constitui uma área de intensa pesquisa. Um conjunto de critérios inclui homens com tumores T1c clínicos e grau 6 de Gleason na biópsia (grupo de grau 1), envolvendo três ou menos amostras, exibindo, cada uma delas, < 50% de comprometimento pelo tumor e densidade de PSA de < 0,15. Os nomogramas para ajudar a prever quais são os pacientes que podem ser submetidos a uma vigilância ativa com segurança continuam sendo aprimorados, e, à medida que sua acurácia preditiva melhora, pode-se esperar um número maior de pacientes candidatos.

ELEVAÇÃO DO PSA APÓS TERAPIA LOCAL DEFINITIVA

Os pacientes nesse estado incluem aqueles cuja única manifestação da doença consiste em elevação do PSA após cirurgia e/ou radioterapia. Não há evidências de doença no exame de imagem. Para esses pacientes, a questão central é saber se a elevação do PSA resulta de doença persistente no local primário, doença sistêmica ou ambas. Teoricamente, a doença no local primário ainda pode ser passível de cura com tratamento local adicional.

A decisão quanto à recomendação de radioterapia após prostatectomia é guiada pelos achados patológicos na cirurgia, pelo momento de falha do PSA e pelo nível de PSA por ocasião da falha. Os exames de imagem tradicionais (RM, TC e cintilografia óssea com radionuclídeos), particularmente com baixos níveis de PSA, normalmente não fornecem informações. Os novos marcadores de tomografia por emissão de pósitrons (PET, do inglês *positron emission tomography*), como C-11 colina, F-18 fluciclovina e F-18 ou Ga-68 antígeno de membrana prostático-específico (PSMA, do inglês *prostate-specific membrane antigen*), que fornecem diretamente uma imagem do câncer, são mais sensíveis e podem detectar a presença de doença de baixo volume no leito prostático ou em outros locais para fornecer uma melhor informação e, assim, ajudar na decisão sobre a recomendação de terapias locais adicionais. Todos foram aprovados pela FDA. As taxas de detecção, tanto dentro quanto fora do leito prostático, correlacionam-se com o nível absoluto do PSA. Os fatores preditivos de resposta à radioterapia de resgate incluem margem cirúrgica positiva, escore de Gleason mais baixo na amostra de prostatectomia radical, longo intervalo entre a cirurgia e a falha do PSA, tempo de duplicação lento do PSA e baixo nível do PSA (< 0,5 ng/mL) por ocasião da radioterapia. Para pacientes com elevação do PSA após a radioterapia, pode-se considerar a terapia local de resgate, se a doença era "curável" no início, se foi documentada a presença de doença persistente na biópsia de próstata, e se não foi observada qualquer doença fora do leito prostático ou linfonodos regionais por modalidade de imagem. Infelizmente, a seleção dos casos é pouco definida na maioria das séries, e a morbidade é significativa. As opções de resgate incluem prostatectomia radical, crioterapia, radioterapia e ultrassonografia focada de alta intensidade.

A elevação do PSA após a cirurgia ou a radioterapia pode indicar doença subclínica ou micrometastática, com ou sem recidiva local. Nesses casos, a necessidade de tratamento depende, em parte, da probabilidade estimada de que o paciente apresentará evidências de doença metastática em uma cintilografia e do momento em que isso deverá ocorrer. Foi constatado que a terapia imediata nem sempre é necessária em uma série em que pacientes que apresentaram elevação do PSA após prostatectomia radical não receberam nenhuma terapia sistêmica até a documentação de doença metastática. De modo global, o tempo mediano de progressão para metástases foi de 8 anos; 63% dos pacientes com valores crescentes de PSA permaneceram sem metástases dentro de 5 anos. Os fatores associados à progressão incluíram escore de Gleason da amostra de prostatectomia radical, tempo de recidiva após cirurgia e tempo de duplicação do PSA. Para pacientes com escore de Gleason ≥ 8, a probabilidade de progressão metastática foi de 37, 51 e 71% dentro de 3, 5 e 7 anos, respectivamente. Quando o tempo levado para a ocorrência de recidiva foi < 2 anos, e o tempo de duplicação do PSA foi longo (>10 meses), as proporções de pacientes com doença metastática nos mesmos intervalos foram de 23, 32 e 53% *versus* 47, 69 e 79% quando o tempo de duplicação foi curto (< 10 meses). Os tempos de duplicação do PSA também são prognósticos de sobrevida. Em uma série, todos os pacientes que morreram pela doença tiveram tempos de duplicação do PSA ≤ 3 meses. A maioria dos médicos aconselha o tratamento quando o tempo de duplicação do PSA é ≤ 12 meses. Uma dificuldade na previsão do risco de disseminação metastática, dos sintomas ou da morte pela doença no cenário de elevação do PSA é o fato de que a maioria dos pacientes recebe alguma forma de tratamento antes do desenvolvimento de metástases. Todavia, os modelos preditivos continuam sendo aprimorados.

DOENÇA METASTÁTICA: NÃO CASTRADOS

O estado de *doença metastática no indivíduo não castrado* inclui homens com metástases visíveis nos exames de imagem por ocasião do diagnóstico ou após terapia(s) local(is) que apresentam níveis de testosterona > 150 ng/dL. Os sintomas de doença metastática incluem dor em consequência da disseminação óssea, embora muitos pacientes sejam assintomáticos, apesar da disseminação extensa. Os sintomas relacionados com a infiltração da medula óssea pelo tumor (mieloftise), a coagulopatia ou a compressão da medula espinal são menos comuns. O tratamento-padrão consiste na depleção ou redução dos androgênios via TPA por meios clínicos ou cirúrgicos, sendo a cirurgia o tratamento menos aceitável pelos pacientes. Uma abordagem utilizada com menos frequência é o bloqueio da ligação dos androgênios ao AR com antiandrogênios. Mais de 90% dos hormônios masculinos originam-se nos testículos, e < 10% são sintetizados nas glândulas suprarrenais **(Fig. 87-3)**.

Agentes que reduzem os níveis de testosterona Os tratamentos clínicos que reduzem os níveis de testosterona incluem agonistas/antagonistas do GnRH, antagonistas puros do GnRH, inibidores da 17,20-liase, inibidores de CYP17 e estrogênios, como dietilestilbestrol (DES). Estes últimos são raramente utilizados, devido ao risco de complicações vasculares, como retenção hídrica, flebite, êmbolos e acidente vascular cerebral. Os agonistas/antagonistas do GnRH, como o acetato de leuprorrelina e o acetato de gosserrelina, produzem, inicialmente, uma elevação do hormônio luteinizante e do hormônio folículo-estimulante, seguida de infrarregulação dos receptores na hipófise, resultando em castração química. A aprovação regulamentar foi baseada em ensaios clínicos randomizados, que mostraram uma redução das toxicidades cardiovasculares em relação ao DES, com potência equivalente. A elevação inicial da testosterona pode resultar em exacerbação clínica da doença, e, portanto, esses fármacos estão relativamente contraindicados para homens com sintomas obstrutivos significativos, dor relacionada com o câncer ou comprometimento da medula espinal, eventos que não ocorrem com antagonistas do GnRH, como degarrelix, administrado por injeção, ou relugolix, administrado por via oral, que produzem rapidamente níveis de castração de testosterona. São também utilizados antagonistas do AR que bloqueiam a ligação da testosterona ao receptor para prevenir a ocorrência de exacerbação.

Os agentes que diminuem os níveis de testosterona estão associados a uma síndrome de privação de androgênio, que consiste em rubor, fraqueza, fadiga, perda da massa muscular, anemia, alterações de cognição e personalidade e depressão. Observa-se também a ocorrência de alterações dos lipídeos, obesidade, resistência à insulina e risco aumentado de diabetes melito e doença cardiovascular, além de diminuição da densidade óssea, que se agrava com o passar do tempo e resulta em risco aumentado de fraturas clínicas. Essa é uma preocupação particular em homens com osteopenia preexistente, que resulta do hipogonadismo e pode ser agravada com o uso de esteroides ou álcool e significativamente subestimada. O risco basal de fraturas pode ser avaliado pela escala FRAX, e, para reduzir ao máximo o risco de fraturas, os pacientes são aconselhados a tomar suplementos de cálcio e de vitamina D, juntamente com um bisfosfonato, um inibidor do ligante RANK (denosumabe) ou toremifeno.

Antiandrogênios Os antiandrogênios não esteroides de primeira geração, como a bicalutamida e a nilutamida, foram substituídos, em grande parte, pelos agentes de nova geração mais potentes (enzalutamida, apalutamida e darolutamida), que não reduzem os níveis séricos de androgênios

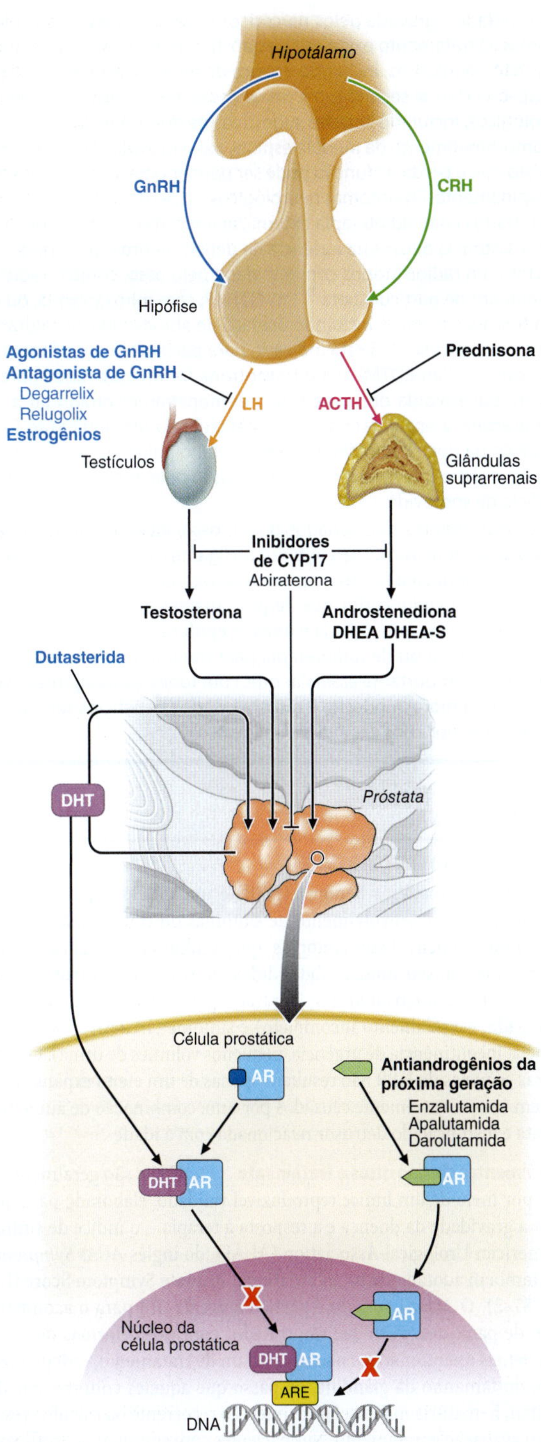

FIGURA 87-3 **Locais de ação das diferentes terapias hormonais.**

e resultam em menos rubor, menor efeito sobre a libido, menos perda da massa muscular, menos alterações da personalidade e menos perda óssea em relação às terapias que diminuem os níveis de testosterona. Entretanto, com o passar do tempo, os níveis de testosterona aumentam, e a testosterona é convertida em estrogênio, o que pode resultar em mastalgia e ginecomastia, que limitam o seu uso em longo prazo, mas que podem ser evitados, em parte, pelo tamoxifeno ou pela irradiação profilática das mamas.

A maioria dos ensaios clínicos randomizados relatados sugere que os resultados câncer-específicos são inferiores quando os antiandrogênios são usados isoladamente. A bicalutamida, mesmo em uma dose de 150 mg (3 vezes a dose aprovada para uso em combinação com agonistas do GnRH), resultou em um tempo de progressão mais curto e menor sobrevida em comparação com a castração cirúrgica em pacientes com doença metastática estabelecida.

A melhora dos resultados observada com TPA isoladamente foi um foco durante décadas. Uma das abordagens consistia em combinar um antiandrogênio de primeira geração (flutamida, bicalutamida ou nilutamida) com um análogo do GnRH ou orquiectomia cirúrgica; entretanto, essa abordagem não melhorou os resultados, e o seu uso atual limita-se, em grande parte, às primeiras 2 a 4 semanas de tratamento para proteger contra a exacerbação.

Os padrões de prática mudaram quando foi constatado uma melhora no tempo de progressão e na sobrevida global nos casos em que a TPA foi combinada com docetaxel, a primeira terapia sistêmica que demonstrou prolongar a vida no câncer de próstata resistente à castração metastático (CPRCm) aprovada em 2004, em comparação com a TPA isoladamente. O benefício máximo obtido foi observado em pacientes com doença de "grande volume", definida pela presença de ≥ 4 lesões na cintilografia óssea com radionuclídeos ou doença visceral. Com o uso do acetato de abiraterona e prednisona, foi observado benefício em vários estados da doença, desde doença localizada de alto risco até doença metastática. Foram observados tempos livres de progressão e de sobrevida global mais longos em ensaios clínicos de fase 3 separados, que compararam a TPA com abiraterona, um inibidor de CYP17 que bloqueia a síntese de androgênios, e TPA com os antagonistas do AR, a enzalutamida e a apalutamida, *versus* TPA-padrão, modificando ainda mais os padrões de cuidados.

Terapia de privação androgênica intermitente (TPAI) Uma maneira de reduzir os efeitos colaterais da depleção de androgênios consiste na administração intermitente de antiandrogênios. Essa abordagem foi proposta como maneira de prevenir a seleção de células resistentes a uma depleção androgênica. A hipótese aventada é a de que, ao permitir uma elevação dos níveis de testosterona endógena, as células que sobrevivem à depleção de androgênio induzirão uma via de diferenciação normal. Dessa maneira, as células que sobrevivem e que podem proliferar na presença de androgênio irão manter a sensibilidade à depleção androgênica subsequente. Na prática clínica, a depleção androgênica é mantida por 2 a 6 meses depois do ponto de resposta máxima. Uma vez interrompido o tratamento, os níveis de testosterona endógena aumentam, e os sintomas associados ao tratamento hormonal desaparecem. Os níveis de PSA também começam a aumentar, e, em determinado nível, o tratamento é reiniciado. Com essa abordagem, foram documentados múltiplos ciclos de regressão e de proliferação nos pacientes. Não se sabe se a abordagem intermitente aumenta, diminui ou não modifica a duração global da sensibilidade à depleção androgênica. A abordagem é segura, porém são necessários dados em longo prazo para avaliar a evolução em homens com baixos níveis de PSA. Um ensaio clínico que aborda essa questão está em andamento.

Resultados da privação androgênica Os efeitos das várias estratégias de depleção dos androgênios contra o câncer de próstata são semelhantes, e a evolução clínica é previsível: uma resposta inicial, um período de estabilidade durante o qual as células tumorais estão em estado latente e não proliferativas, seguido, após um período variável, de uma elevação do PSA e novo crescimento do tumor, que é visível em imagem como lesão resistente à castração. A depleção androgênica não é curativa, visto que as células que sobrevivem à castração já estão presentes quando a doença é diagnosticada pela primeira vez. Os níveis de PSA, considerados como manifestação da doença, normalizam-se em 60 a 70% dos pacientes, e ocorre regressão mensurável da doença em 50%; observa-se uma melhora na cintilografia óssea em 25% dos casos, porém a maioria permanece estável. A duração da sobrevida é inversamente proporcional à extensão da doença quando se inicia pela primeira vez a depleção de androgênio e com o nadir de PSA dentro de 6 meses. Os pacientes com nadir acima de determinado limiar apresentam um tempo de sobrevida acentuadamente inferior e devem ser considerados para abordagens alternativas.

Uma questão ainda não resolvida é saber o quão cedo as terapias sistêmicas devem ser oferecidas aos pacientes: no contexto adjuvante, após cirurgia ou radioterapia do tumor primário, quando se documenta uma recidiva do PSA, ou se é preciso aguardar até a manifestação da doença metastática ou sintomas da doença. Os ensaios clínicos que sustentam a terapia precoce, em sua maior parte, não foram totalmente validados em relação ao benefício relatado ou tiveram a sua metodologia criticada. Um ensaio clínico que demonstrou um benefício em termos de sobrevida para pacientes tratados com radioterapia e 3 anos de TPA, em relação à radioterapia apenas, foi criticado pelos resultados insatisfatórios do grupo-controle. Outro estudo mostrou um benefício em termos de sobrevida para pacientes com linfonodos positivos que foram randomizados para castração clínica ou cirúrgica imediata, em comparação com pacientes submetidos à observação ($p = 0,02$); entretanto, foi criticado devido à sobreposição dos intervalos de confiança de ambos os grupos nas distribuições de sobrevida de 5 e 8 anos.

DOENÇA METASTÁTICA: CASTRADOS

O câncer de próstata resistente à castração (CPRC), definido como uma doença que progride enquanto os níveis medidos de testosterona no sangue são de 50 ng/mL ou menos, pode provocar algumas das complicações mais temidas da doença e é letal para a maioria dos homens. A manifestação mais comum consiste em elevação do PSA, que ocorre frequentemente com progressão óssea. A disseminação para os linfonodos e/ou visceral é menos frequente. Pode ou não haver sintomas. O padrão dominante ósseo ou do PSA limita a capacidade de avaliar de modo confiável os efeitos do tratamento, visto que os exames de imagem tradicionais do osso não são acurados, e nenhum resultado baseado no PSA demonstrou ser um verdadeiro substituto para a sobrevida, e, portanto, podem-se utilizar alterações favoráveis de ambos para sustentar aprovações regulamentares. É fundamental para o tratamento que os objetivos terapêuticos sejam baseados nas manifestações da doença no paciente por ocasião em que se considera uma mudança na terapia. Assim, para o paciente com dor óssea sintomática, o alívio da dor pode ser mais clinicamente relevante do que a redução do nível de PSA. Naturalmente, para todos os pacientes, a meta central é retardar ou evitar a progressão da doença, os sintomas e a morte pela doença.

Até 2010, o docetaxel era a única terapia para prolongar a vida aprovada pela FDA para tratamento do CPRC. Desde então, nossa compreensão da biologia da doença aumentou significativamente, o que, por sua vez, levou a um avanço do tratamento. Em particular, sabe-se hoje que os CPRCms continuam, em sua maioria, expressando o AR, permanecendo dependentes da sinalização do AR, e que mais de 50% dos casos abrigam uma série de alterações oncogênicas, incluindo hiperexpressão, variantes *splice* que carecem do domínio de ligação do ligante e que estimulam o crescimento independente do ligante, e suprarregulação das enzimas na via de biossíntese dos androgênios, levando a um aumento dos androgênios intratumorais. Essas alterações oncogênicas foram usadas com sucesso como alvo de antiandrogênios de nova geração, a enzalutamida, a apalutamida e a darolutamida, e de um inibidor de CYP17, o acetato de abiraterona (administrado em combinação com prednisona), os quais demonstraram prolongar a vida e foram aprovados pela FDA para uso no CPRC antes e depois da quimioterapia.

Esforços para definir perfis moleculares em grande escala levaram a uma classificação da doença de base biológica, que continua evoluindo e demonstrou uma frequência acentuadamente mais alta do que o esperado de alterações do *BRCA2* de linhagem germinativa e somáticas, juntamente com outros genes na via de reparo do dano ao DNA, que têm sido usadas como alvo bem-sucedido de inibidores da poli-ADP-ribose-polimerase (PARP), dos quais dois, o olaparibe e o rucaparibe, foram aprovados pela FDA, e um deles, o niraparibe, obteve uma designação inovadora. Foi também aprovado um inibidor de *checkpoint*, o pembrolizumabe, para tumores com altos escores de instabilidade de microssatélites (IMS), uma alteração encontrada em 2 a 3% dos cânceres de próstata, para o qual um ensaio clínico de câncer de próstata exclusivo nunca teria sido conduzido.

Outras classes de fármacos aprovadas com base em benefícios demonstrados de sobrevida incluem o agente biológico sipuleucel-T, um taxano de segunda geração, cabazitaxel, e um radiofármaco emissor de partícula alfa direcionado para o osso, o rádio-223. A aprovação também está prevista para a terapia com radionuclídeos dirigida para o PSMA, com base no benefício de sobrevida do Lu-177 PSMA no ensaio clínico VISION de fase 3, em comparação com o melhor tratamento de suporte isolado. No geral, um intenso foco da pesquisa atual do CPRC é compreender a sequência ideal em que esses agentes devem ser utilizados para obter um benefício máximo em cada paciente. Esses agentes, em sua maioria, também estão sendo testados mais cedo no curso da doença, quando as cargas tumorais são menores, e a doença é menos heterogênea. O resultado é um aumento na frequência de tumores de estágio tardio, que sofreram uma transformação de linhagem de fenótipos epiteliais para neuroendócrinos e são altamente resistentes às terapias disponíveis.

Controle da dor A dor secundária a metástases ósseas representa a complicação mais temida da doença e constitui uma importante causa de morbidade, agravada pelos narcóticos necessários para controlar os sintomas. O tratamento exige um diagnóstico acurado, visto que as etiologias não neoplásicas, incluindo doença degenerativa, estenose espinal e colapso vertebral secundário à perda óssea, são comuns. Os sintomas neurológicos, incluindo aqueles sugestivos de doença da base do crânio ou comprometimento da medula espinal, exigem avaliação de emergência, visto que a perda de função pode ser permanente se não forem tratados rapidamente. Os sintomas neurológicos e a perda de função são mais bem tratados com radioterapia externa, assim como os sítios isolados de dor. Os sintomas difusos na ausência de déficits neurológicos podem ser tratados com radioisótopos com afinidade pelo osso, como o rádio-223 ou o emissor de partícula beta ^{153}Sm-EDTMP; com mitoxantrona; ou com outra terapia sistêmica, incluindo acetato de abiraterona, enzalutamida e docetaxel. O rádio-223 está indicado para pacientes com sintomas, ao passo que o ^{153}Sm-EDTMP e a mitoxantrona foram aprovados para tratamento paliativo da dor, porém não demonstraram prolongar a vida. A abiraterona, a enzalutamida e o docetaxel não têm indicação formal para alívio da dor, porém demonstraram efeito paliativo nos ensaios clínicos de registro que levaram à sua aprovação pela demonstração de um benefício de sobrevida.

Outros agentes direcionados para o osso, incluindo bisfosfonatos, como o ácido zoledrônico, e o inibidor do ligante RANK denosumabe, demonstraram reduzir a frequência e o desenvolvimento de complicações esqueléticas, incluindo dor que requer analgesia, comprometimento neurológico em decorrência da extensão epidural do tumor e/ou necessidade de cirurgia ou de radioterapia para tratamento da doença óssea sintomática. É importante assinalar que, com todos esses agentes, o efeito direto no tumor é modesto, e são observados benefícios sem declínio do PSA ou melhora nos exames de imagem.

DOENÇA BENIGNA

HIPERPLASIA PROSTÁTICA BENIGNA

A hiperplasia prostática benigna (HPB) é um processo patológico que contribui para o desenvolvimento de sintomas do trato urinário inferior (STUIs) nos homens. Esses sintomas, que resultam de disfunção do trato urinário inferior, são, ainda, subdivididos em sintomas obstrutivos (hesitação urinária, esforço ao urinar, jato fraco, gotejamento terminal, micção prolongada, esvaziamento incompleto) e sintomas irritativos (polaciúria, urgência, incontinência de urgência, pequenos volumes de urina). Os STUIs e outras sequelas da HPB não resultam apenas de um efeito expansivo, mas também são provavelmente causados por uma combinação de aumento da próstata e disfunção do detrusor relacionada com a idade.

Procedimentos diagnósticos e tratamento Os STUIs são geralmente medidos por meio de um índice reproduzível validado, elaborado para determinar a gravidade da doença e a resposta à terapia – o índice de sintomas da American Urological Association (AUASI, do inglês *AUA's Symptom Index*), também adotado como International Prostate Symptom Score (IPSS) (Tab. 87-2). O AUASI seriado é particularmente útil para o acompanhamento de pacientes, visto que são tratados com várias formas de terapia. Os pacientes assintomáticos não necessitam de tratamento, independentemente do tamanho da glândula, ao passo que aqueles com incapacidade de urinar, hematúria macroscópica, infecção recorrente ou cálculos vesicais exigem avaliação e tratamento. Nos pacientes com sintomas, a urofluxometria pode identificar aqueles com taxas de fluxo normais que têm pouca probabilidade de se beneficiar do tratamento, ao passo que a ultrassonografia da bexiga pode identificar aqueles com alto volume residual pós-miccional, que podem necessitar de intervenção. Os estudos de pressão e fluxo (urodinâmicos) detectam a presença de disfunção vesical primária. Recomenda-se a cistoscopia se a hematúria for documentada, bem como para avaliar o fluxo de saída urinária antes da cirurgia. Aconselha-se a realização de exames de imagem do trato urinário superior para pacientes com hematúria, história de cálculos ou problemas prévios do trato urinário.

O alívio sintomático é a razão mais comum pela qual os homens com HPB procuram tratamento, de modo que o alívio sintomático costuma ser o objetivo da terapia para a HPB. Acredita-se que os antagonistas dos receptores α-adrenérgicos tratem o aspecto dinâmico da HPB ao reduzir o tônus simpático da via de saída vesical, diminuindo, assim, a resistência e melhorando o fluxo urinário. Acredita-se que os 5ARIs tratem o aspecto

TABELA 87-2 ■ Índice de sintomas da American Urological Association (AUA)

	Escore de sintomas da AUA (circular um número em cada linha)					
Questões	Nunca	Menos de 1 vez em 5	Menos de metade do tempo	Cerca de metade do tempo	Mais de metade do tempo	Quase sempre
No último mês, com que frequência teve a sensação de não ter esvaziado completamente a bexiga depois de terminar de urinar?	0	1	2	3	4	5
No último mês, com que frequência teve de urinar novamente menos de 2 h após ter urinado?	0	1	2	3	4	5
No último mês, com que frequência achou que tinha acabado de urinar e voltou a fazê-lo várias vezes durante a micção?	0	1	2	3	4	5
No último mês, com que frequência achou difícil adiar a micção?	0	1	2	3	4	5
No último mês, com que frequência teve um jato urinário fraco?	0	1	2	3	4	5
No último mês, com que frequência precisou forçar a micção?	0	1	2	3	4	5
No último mês, quantas vezes precisou levantar-se em uma noite típica para urinar depois de se deitar até acordar de manhã?	(Nenhuma)	(1 vez)	(2 vezes)	(3 vezes)	(4 vezes)	(5 vezes)
Soma dos 7 números circulados (escore de sintomas da AUA): _____						

Fonte: Reproduzida, com permissão, de MJ Barry et al: The American Urological Association symptom index for benign prostatic hyperplasia. The Measurement Committee of the American Urological Association. J Urol 148:1549, 1992.

estático da HPB ao reduzir o volume da próstata, exercendo um efeito semelhante, embora tardio. Os 5ARIs também demonstraram ser benéficos na prevenção da evolução da HPB, conforme evidenciado pelo volume da próstata, risco de desenvolver retenção urinária aguda e risco de cirurgia relacionada com a HPB. O objetivo do uso de um antagonista dos receptores α-adrenérgicos e de um 5ARI como terapia de combinação é proporcionar alívio sintomático e, ao mesmo tempo, prevenir a progressão da HPB.

Outra classe de medicamentos que demonstrou melhorar os STUIs secundários à HPB é a dos inibidores da fosfodiesterase 5 (PDE5, do inglês *phosphodiesterase-5*), que atualmente são usados no tratamento da disfunção erétil. Todos os quatro inibidores da PDE5 disponíveis nos Estados Unidos – sildenafila, vardenafila, tadalafila e avanafila – parecem ser efetivos no tratamento dos STUIs decorrentes da HPB. Entretanto, existem controvérsias quanto ao uso dos inibidores da PDE5, tendo em vista o fato de que os inibidores da fosfodiesterase de ação curta, como a sildenafila, precisam ter sua dose oferecida separadamente dos alfabloqueadores, como a tansulosina, em virtude dos efeitos hipotensores potenciais.

Os sintomas associados à HPB frequentemente coexistem com sintomas causados pela bexiga hiperativa; os agentes farmacológicos mais comuns para o tratamento dos sintomas da bexiga hiperativa consistem em agentes anticolinérgicos. Isso levou à realização de múltiplos estudos para avaliar a eficácia dos agentes anticolinérgicos no tratamento dos STUIs causados pela HPB.

Hoje, o tratamento cirúrgico é considerado como tratamento de segunda linha e costuma ser reservado para pacientes após um curso de tratamento clínico. A meta do tratamento cirúrgico consiste em reduzir o tamanho da próstata, diminuindo efetivamente a resistência ao fluxo urinário. As abordagens cirúrgicas incluem RTUP, incisão transuretral ou remoção da glândula por via retropúbica, suprapúbica ou perineal. Também são utilizados prostatectomia transuretral induzida por *laser* guiada por ultrassom (TULIP, do inglês *transurethral ultrasound-guided laser-induced prostatectomy*), *stents* e hipertermia.

LEITURAS ADICIONAIS

Barry MJ, Simmons LH: Prevention of prostate cancer morbidity and mortality: Primary prevention and early detection. Med Clin North Am 101:787, 2017.

Battaglia A et al: Novel insights into the management of oligometastatic prostate cancer: A comprehensive review. Eur Urol Oncol 2:174, 2019.

Buyyounouski MK et al: Prostate cancer—major changes in the American Joint Committee on Cancer eighth edition cancer staging manual. CA Cancer J Clin 67:245, 2017.

Calais J et al: ^{18}F-fluciclovine PET-CT and ^{68}Ga-PSMA-11 PET-CT in patients with early biochemical recurrence after prostatectomy: A prospective, single-centre, single-arm, comparative imaging trial. Lancet Oncol 20:1286, 2019.

De Vries KC et al: Hypofractionated versus conventionally fractionated radiation therapy for patients with intermediate- or high-risk, localized, prostate cancer: 7-year outcomes from the randomized, multicenter, open-label, phase 3 HYPRO trial. Int J Radiat Oncol Biol Phys 106:108, 2020.

Hussain M et al: Survival with olaparib in metastatic castration-resistant prostate cancer. N Engl J Med 383:2345, 2020.

Jairath NK et al: A systematic review of the evidence for the decipher genomic classifier in prostate cancer. Eur Urol 79:374, 2021.

Merseburger AS et al: Genomic testing in patients with metastatic castration-resistant prostate cancer: A pragmatic guide for clinicians. Eur Urol 79:519, 2021.

Shore ND et al: Oral relugolix for androgen-deprivation therapy in advanced prostate cancer. N Engl J Med 382:2187, 2020.

Virgo KS et al: Initial management of noncastrate advanced, recurrent, or metastatic prostate cancer: ASCO guideline update. J Clin Oncol 39:1274, 2021.

Yamada Y et al: Clinical and biological features of neuroendocrine prostate cancer. Curr Oncol Rep 23:15, 2021.

88 Câncer de testículo

David J. Vaughn

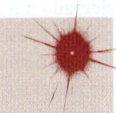

Os tumores de células germinativas (TCGs) do testículo representam 95% de todas as neoplasias testiculares. Os tumores de células não germinativas do testículo são muito menos comuns. Cerca de 5% dos TCGs surgem em locais extragonadais, como o mediastino, o retroperitônio e a glândula pineal. O tratamento dos TCGs do testículo é determinado pela patologia e pelo estágio. O desenvolvimento de quimioterapia efetiva para essa doença representa uma conquista em oncologia. Cerca de 95% dos pacientes com diagnóstico recente são curados. Por esse motivo, o câncer de testículo foi designado como "um modelo para a neoplasia curável".

INCIDÊNCIA

Para 2021, a estimativa era de cerca de 9.500 casos de TCGs testiculares diagnosticados nos Estados Unidos, com < 450 mortes. Esses tumores são diagnosticados mais comumente em homens entre 20 a 40 anos de idade. A incidência de TCGs está aumentando em homens com 50 anos de idade ou mais.

CONSIDERAÇÕES GLOBAIS

A incidência de TCGs do testículo parece estar aumentando no mundo todo. A doença tem a sua maior incidência na Escandinávia, na Europa Ocidental e na Austrália/Nova Zelândia. A África e a Ásia têm a menor incidência. Nos Estados Unidos e no Reino Unido, a incidência é intermediária. Embora não pareça haver uma biologia distinta relacionada com a geografia, foi relatada, em vários países, uma migração para a doença de estágio mais inicial, em parte como resultado da conscientização do público e do diagnóstico mais precoce.

EPIDEMIOLOGIA

Os TCGs são observados predominantemente em homens brancos jovens. A doença é muito menos comum em homens negros. Os TCGs testiculares apresentam uma hereditariedade estimada de quase 50%. É interessante assinalar que o risco de TCG é maior em irmãos do que na prole do paciente. Embora estudos epidemiológicos tenham sido realizados para identificar a existência de uma relação com exposição ambiental, não foi estabelecida nenhuma ligação causal conclusiva.

Fatores de risco Os fatores de risco mais fortes para o TCG do testículo incluem história pregressa da doença, criptorquidia e história de neoplasia de células germinativas *in situ* (NCGIS) do testículo. Pacientes com história pregressa de TCG do testículo têm um risco de 2% de desenvolver TCG contralateral. Esses tumores são mais metacrônicos do que sincrônicos. Homens com criptorquidia têm um aumento de cerca de 4 a 6 vezes no risco de desenvolver TCG do testículo. A orquidopexia antes da puberdade diminui esse risco, porém não o elimina. É interessante ressaltar que o testículo contralateral descido também corre risco dessa doença. Homens submetidos à avaliação para infertilidade, nos quais a biópsia testicular demonstra a presença de NCGIS, correm risco significativo de desenvolver TCG. Embora a ultrassonografia do escroto de pacientes com TCG do testículo possa demonstrar microcalcificações testiculares que podem estar relacionadas à NCGIS, o significado das microcalcificações na população geral não está bem esclarecido.

BIOLOGIA

A célula germinativa primordial é a célula de origem dos TCGs. A maioria dos TCGs origina-se de NCGIS. Os eventos moleculares que resultam no desenvolvimento de NCGIS e TCG maligno subsequente não foram totalmente definidos. Entretanto, a análise genética de TCGs demonstrou um excesso no número de cópias do isocromossomo 12p (i[12p]) na maioria dos casos. Vários estudos de associação genômica ampla identificaram múltiplos *loci* independentes associados ao risco de TCG do testículo. O mais forte deles é o *locus KITLG* (ligante KIT) no cromossomo 12. Esses *loci* contribuem significativamente para o risco hereditário dessa doença.

PATOLOGIA

Os TCGs são seminomas ou não seminomas. Para que um tumor seja considerado um seminoma, ele precisa ser 100% seminoma. Qualquer TCG misto é classificado como TCG não seminomatoso (TCGNS). Os seminomas representam cerca de 50% dos casos e surgem mais frequentemente em pacientes na quarta década de vida. Podem conter células sinciciotrofoblásticas, que podem secretar gonadotrofina coriônica humana β (hCG). Os seminomas não secretam α-fetoproteína (AFP) e são muito sensíveis à quimioterapia e à radioterapia. Os TCGNSs são mais diagnosticados na terceira década de vida. Os subtipos histológicos incluem carcinoma embrionário, tumor do saco vitelino, coriocarcinoma e teratoma. O carcinoma embrionário é o subtipo de TCGNS mais indiferenciado, com potencial de diferenciação nos outros subtipos. O carcinoma embrionário pode secretar AFP, hCG, ambos ou nenhum. Com frequência, o tumor do saco vitelino secreta AFP. O coriocarcinoma é um subtipo agressivo, que frequentemente secreta hCG em níveis muito altos. Todos esses subtipos de TCGNS são considerados sensíveis à quimioterapia. O teratoma é composto de tipos de células somáticas que derivam de duas ou mais camadas germinativas (endoderma, mesoderma e ectoderma). Os teratomas são classificados em maduros, em que os tipos celulares presentes se assemelham ao tecido somático normal do adulto; em imaturos, em que os tipos de células se assemelham ao tecido somático fetal; e malignos, em que os tipos de células sofreram transformação maligna no equivalente maligno do tecido somático. Os teratomas são resistentes à quimioterapia, e o seu tratamento precisa ser cirúrgico.

APRESENTAÇÃO INICIAL

Sinais e sintomas Embora uma massa testicular indolor seja patognomônica de TCG, a maioria dos pacientes apresenta edema, desconforto e consistência firme dos testículos, ou uma combinação desses sintomas. O diagnóstico diferencial pode incluir epididimite ou orquite, e pode-se considerar uma prova terapêutica com antibacterianos. Os pacientes com metástases retroperitoneais podem queixar-se de dor nas costas ou na lombar. Os pacientes podem ter tosse, dispneia ou hemoptise em consequência de metástases pulmonares. Nos pacientes com elevação da hCG sérica, pode haver ginecomastia. Uma demora no estabelecimento do diagnóstico não é rara e pode estar associada a um estágio mais avançado por ocasião do diagnóstico.

Exame físico Deve-se efetuar um exame cuidadoso do testículo afetado, bem como do testículo normal contralateral. Muitos tumores têm consistência dura à palpação. Alguns pacientes podem apresentar atrofia testicular. Deve-se efetuar uma avaliação à procura de linfadenopatia supraclavicular, ginecomastia e massa abdominal. A linfadenopatia inguinal é rara. A ausculta dos pulmões é normal na maioria dos pacientes com metástases pulmonares.

Testes diagnósticos Se for identificada uma massa testicular de consistência firme, deve-se efetuar uma ultrassonografia do escroto. Os pacientes com suspeita de epididimite ou orquite que não respondem aos antibióticos devem realizar uma ultrassonografia do escroto. Esse exame deve incluir ambos os testículos. No ultrassom, o TCG do testículo é hipoecoico e pode ser multifocal. Uma massa sólida identificada na ultrassonografia deve ser considerada maligna até que se prove o contrário. Aspiração ou biópsia transescrotal de uma massa testicular nunca devem ser realizadas. Essa violação do saco escrotal pode resultar em implantação do tumor no escroto ou nos linfonodos inguinais.

Marcadores tumorais séricos Os níveis séricos de AFP, hCG e lactato-desidrogenase (LDH) devem ser determinados em pacientes com suspeita de TCG testicular. A AFP está elevada em cerca de 60 a 70% dos pacientes com TCGNSs. Os seminomas nunca secretam AFP. No paciente com seminoma que apresenta elevação da AFP, deve-se considerar a presença de TCGNS. A meia-vida da AFP é de 5 a 7 dias. Pode-se observar uma elevação falsa da AFP em pacientes com doença hepática ou com uma condição denominada da persistência hereditária da AFP, em que os pacientes podem apresentar elevação discreta dos níveis basais de AFP. A hCG pode estar elevada tanto nos TCGNs quanto nos seminomas. Pacientes com coriocarcinoma podem apresentar níveis acentuadamente elevados de hCG. A meia-vida da hCG é de 24 a 36 horas. Pode-se observar uma elevação falso-positiva da hCG na presença de hipogonadismo, em caso de uso de maconha ou em consequência de substâncias que interferem nos resultados do ensaio. A LDH é um marcador inespecífico do TCG. É principalmente usada para ajudar a avaliar a classificação do risco de um paciente com doença metastática. Embora a elevação dos marcadores tumorais séricos sustente o diagnóstico de TCG do testículo, convém lembrar que a maioria dos pacientes com seminoma e até um terço dos pacientes com TCGNSs não apresentam níveis elevados. O micro-RNA (miR)-371a-3 sérico foi identificado como biomarcador promissor para o TCG, e há estudos de validação em andamento.

TRATAMENTO INICIAL

Orquiectomia inguinal O encaminhamento imediato ao urologista é fundamental se houver suspeita de TCG do testículo. O tratamento inicial para a maioria dos pacientes com suspeita de TCG do testículo consiste em orquiectomia inguinal radical, com remoção do testículo e do cordão espermático até o nível do anel inguinal interno. Em pacientes com doença metastática e nos quais o diagnóstico de TCG está estabelecido, a orquiectomia pode ser adiada até o término da quimioterapia. Embora algumas instituições realizem cirurgia com preservação do testículo em pacientes selecionados, o padrão-ouro continua sendo a orquiectomia inguinal radical. O exame patológico de todo o testículo é importante, visto que os TCGs testiculares podem ser multifocais. Tendo em vista a raridade desse tumor, o exame por um patologista experiente é essencial para uma classificação acurada do tumor. Os marcadores tumorais séricos devem ser coletados antes e depois da orquiectomia.

Estadiamento O estadiamento do TCG do testículo baseia-se na compreensão do padrão de disseminação. A disseminação ocorre, inicialmente, por via linfática até os linfonodos retroperitoneais. O TCG do testículo esquerdo dissemina-se inicialmente para a zona primária de linfonodos para-aórticos esquerdos, inferiormente aos vasos renais esquerdos. O TCG do testículo direito dissemina-se inicialmente para a zona primária dos linfonodos aortocavais inferiores aos vasos renais direitos. As metástases nodais podem estender-se na região ilíaca. Caso tenha ocorrido violação escrotal, podem-se observar metástases nos linfonodos inguinais. A disseminação linfática subsequente ocorre para os linfonodos retrocrurais, mediastinais e supraclaviculares. A disseminação hematogênica para o pulmão é o próximo local mais comum de metástase. As metástases para o fígado, o osso e o cérebro são observadas com menos frequência. Pacientes com diagnóstico recente de TCGs do testículo devem realizar uma tomografia computadorizada (TC) do abdome e da pelve e uma radiografia de tórax. A TC do tórax é realizada na presença de metástases retroperitoneais ou se forem identificados nódulos pulmonares na radiografia de tórax. A cintilografia óssea e a ressonância magnética (RM) do cérebro não são realizadas de modo rotineiro, a não ser que estejam clinicamente indicadas. A tomografia computadorizada por emissão de pósitrons (PET) não tem muita função no estadiamento inicial dos TCGs do testículo.

Utiliza-se a classificação para estadiamento tumor-linfonodos-metástases (TNM) da American Joint Committee on Cancer. Existem três estágios principais de TCG do testículo. O estágio I é limitado ao testículo; o estágio II envolve os linfonodos retroperitoneais; e o estágio III inclui comprometimento dos linfonodos além do retroperitônio e/ou doença metastática a distância.

MANEJO COM BASE NO ESTÁGIO

O tratamento do TCG do testículo baseia-se em dois fatores: (1) a classificação do tumor em seminoma ou TCGNS e (2) o estágio do paciente. O manejo baseado no estágio é resumido na Figura 88-1.

Estágio I • SEMINOMA Cerca de 70% dos pacientes recém-diagnosticados com seminoma apresentam doença em estágio I. O estágio I é definido pela ausência de doença metastática nos exames de imagem do tórax, do abdome e da pelve. Cerca de 15% dos pacientes com seminoma têm doença metastática em nível microscópico, em geral no retroperitônio. Historicamente, pacientes com seminoma em estágio I eram tratados com um ciclo de radioterapia adjuvante dos linfonodos para-aórticos. Embora continue sendo uma opção, essa abordagem normalmente não é realizada, devido a preocupações sobre a ocorrência subsequente de neoplasias secundárias induzidas por radiação. A vigilância ativa é a abordagem mais comum para esses pacientes após orquiectomia. Na vigilância ativa, são efetuados exames físicos e TC do abdome, em intervalos. Para os 15% dos pacientes que desenvolvem doença metastática durante a vigilância ativa, o tratamento com radioterapia ou quimioterapia definitivas é curativo em quase todos eles. Uma terceira opção para o seminoma em estágio I clínico é a quimioterapia adjuvante com carboplatina como monoterapia em 1 ou 2 ciclos. Embora seja efetiva na redução do risco de recidiva, convém lembrar que, na maioria dos casos, os pacientes são curados por meio de orquiectomia apenas, não havendo, portanto, necessidade de tratamento adicional. Além disso, não se dispõem de dados em longo prazo sobre a toxicidade desse tratamento.

TCGNSs Cerca de 40% dos pacientes recém-diagnosticados com TCGNSs apresentam doença em estágio I. Como esses tumores têm maior potencial de invasão e metástases, a disseminação para o retroperitônio e além dele é mais comum do que no seminoma. Se os marcadores tumorais séricos pré-orquiectomia estiverem elevados, precisam se normalizar após o procedimento para o tumor ser considerado em estágio I. Pacientes com elevação persistente ou níveis séricos crescentes de marcadores tumorais após a orquiectomia apresentam doença em estágio IS e devem ser tratados com quimioterapia à base de cisplatina. Se o tumor for limitado ao testículo sem invasão vascular e linfática, o risco de recidiva é de cerca de 20%. Entretanto, se o tumor tiver características de alto risco, incluindo invasão linfovascular, invasão do funículo espermático ou invasão do escroto, o risco de recidiva é de 50% ou mais. Historicamente, efetuava-se uma dissecção dos linfonodos retroperitoneais (DLNRP) profilática. Essa cirurgia não apenas é diagnóstica, como também terapêutica. De fato, a maioria dos pacientes submetidos à DLNRP profilática não necessita de quimioterapia. Embora continue sendo uma opção, essa abordagem submete muitos pacientes a uma cirurgia abdominal de grande porte desnecessária. A DLNRP também está associada a um pequeno risco de ejaculação retrógrada, devido à lesão nervosa; foram desenvolvidas técnicas com preservação dos nervos. Com frequência, efetua-se uma vigilância ativa, particularmente para pacientes sem invasão linfovascular. A maioria dos pacientes que sofrem recidiva é tratada com quimioterapia à base de cisplatina, e são obtidas taxas de cura de quase 100%. A vigilância ativa também pode ser utilizada para pacientes com característica de risco mais alto, embora a possibilidade de progressão seja significativamente maior. Por esse motivo, alguns defendem um ciclo de quimioterapia adjuvante à base de platina com BEP (bleomicina, etoposídeo, cisplatina). Outros centros preferem uma DLNRP profilática. Quase todos os pacientes que apresentam TCGNSs em estágio I obtêm uma cura.

Estágio II • SEMINOMA Cerca de 15 a 20% dos pacientes com diagnóstico recente de seminoma apresentam doença em estágio II. Esses pacientes são subdivididos em IIA, IIB ou IIC, com base no tamanho dos linfonodos retroperitoneais (≤ 2 cm, > 2-5 cm ou > 5 cm, respectivamente). Em geral, os pacientes com estágio IIA são tratados com radioterapia "*dogleg*" (para referir-se ao formato do campo de radiação), que inclui os linfonodos para-aórticos e ilíacos ipsilaterais. Pode-se considerar também a quimioterapia à base de cisplatina. A doença em estágio IIB é tratada com quimioterapia à base de cisplatina ou, em pacientes selecionados, radioterapia. Os pacientes tratados com radioterapia que sofrem recidiva são, em sua maioria, subsequentemente curados com quimioterapia à base de cisplatina, o mesmo tratamento indicado para pacientes com doença em estágio IIC.

TCGNSs Cerca de 15% dos pacientes recém-diagnosticados com TCGNSs apresentam doença em estágio I. Os pacientes com doença em estágio IIA podem ser tratados com DLNRP primária. Como alternativa, esses pacientes podem ser tratados com quimioterapia à base de cisplatina. Pacientes com doença em estágio IIB e IIC são inicialmente mais bem tratados com quimioterapia à base de cisplatina.

Estágio III Os pacientes que apresentam TCG (seminoma ou TCGNS) em estágio III são tratados com quimioterapia à base de cisplatina. Esses pacientes são classificados em categorias de risco baixo, risco intermediário ou risco alto, de acordo com o sistema International Germ Cell Consensus Classification, que se baseia em fatores clínicos, incluindo histologia, local do tumor primário, presença de doença metastática visceral não pulmonar e níveis séricos dos marcadores tumorais pós-orquiectomia (Tab. 88-1). A maioria dos pacientes com TCG em estágio III apresenta doença de risco baixo; > 90% são curados. O restante tem doença de risco intermediário ou de risco alto, associada a taxas de sobrevida em 5 anos de cerca de 80 e 50%, respectivamente. Em pacientes selecionados com doença metastática rapidamente progressiva e sintomas potencialmente fatais, como hemoptise, nos quais há uma alta suspeita clínica de TCG, deve-se iniciar um tratamento quimioterápico de emergência à base de cisplatina, mesmo sem diagnóstico histológico.

Quimioterapia O desenvolvimento da quimioterapia à base de cisplatina representa um importante avanço na medicina do câncer. Por meio de uma série de ensaios clínicos cuidadosamente conduzidos, com a meta de maximizar a cura e, ao mesmo tempo, minimizar a extensão do tratamento, a abordagem quimioterápica para o tratamento desses pacientes foi padronizada. Os pacientes com baixo risco de TCG metastático são tratados com três ciclos de BEP ou quatro ciclos de etoposídeo e cisplatina (EP). Pacientes com doença metastática de risco intermediário e alto são tratados com quatro ciclos de BEP ou quatro ciclos de etoposídeo, ifosfamida e cisplatina (VIP). A dose e o esquema de manutenção são importantes, visto que modificações e atrasos nas doses foram associados a resultados inferiores. Os marcadores tumorais séricos devem ser monitorados durante todo o tratamento e devem se normalizar durante ou após o tratamento. A quimioterapia à base de cisplatina está associada a mielossupressão, náuseas, vômitos e alopecia. A cisplatina pode resultar em nefrotoxicidade, ototoxicidade e neuropatia periférica. A bleomicina pode resultar em toxicidade pulmonar; os fatores de risco para isso incluem idade acima dos 40 anos, disfunção renal, uso de tabaco e dose cumulativa de bleomicina. Para pacientes com alto risco de pneumonia induzida pela bleomicina, podem ser administrados esquemas que não incluem esse quimioterápico, conforme assinalado anteriormente. A quimioterapia à base de cisplatina também está associada à esterilidade. Cerca de 30% dos pacientes recentemente diagnosticados com TCG do testículo têm oligospermia grave ou azoospermia. Para o restante de pacientes com espermatogênese basal normal que recebem esse esquema, todos apresentarão azoospermia no final da terapia. Cerca de 80% recuperarão a espermatogênese no decorrer de um período de vários anos. Por essa razão, deve-se oferecer o uso de banco de sêmen antes da quimioterapia a todos os pacientes tratados com essa modalidade.

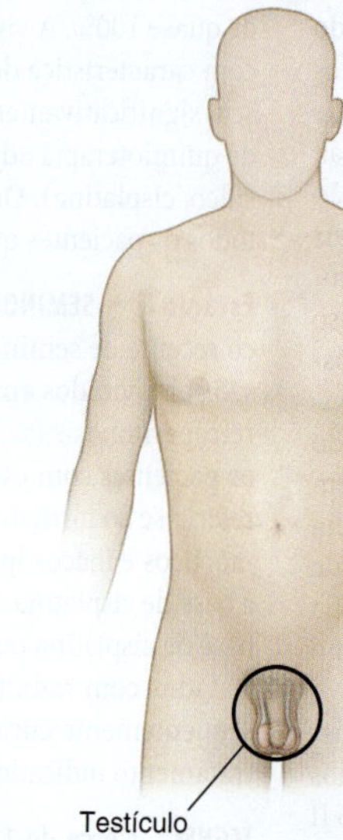

	Seminoma	TCGNS
Estágio IA Limitado ao testículo, sem invasão vascular/linfática	Vigilância ativa; ou Carboplatina adjuvante × 1 ciclo; ou RT para-aórtica adjuvante	Vigilância ativa; ou DLNRP com preservação dos nervos; ou BEP adjuvante × 1 ciclo
Estágio IB Limitado ao testículo, com invasão vascular/linfática ou extensão através da túnica albugínea para a túnica vaginal	Vigilância ativa; ou Carboplatina adjuvante × 1 ciclo; ou RT para-aórtica adjuvante	Vigilância ativa; ou BEP adjuvante × 1 ciclo; ou DLNRP com preservação dos nervos
Estágio IS Nível sérico elevado dos marcadores tumorais pós-orquiectomia	BEP × 3 ciclos; ou EP × 4 ciclos	BEP × 3 ciclos; ou EP × 4 ciclos

A

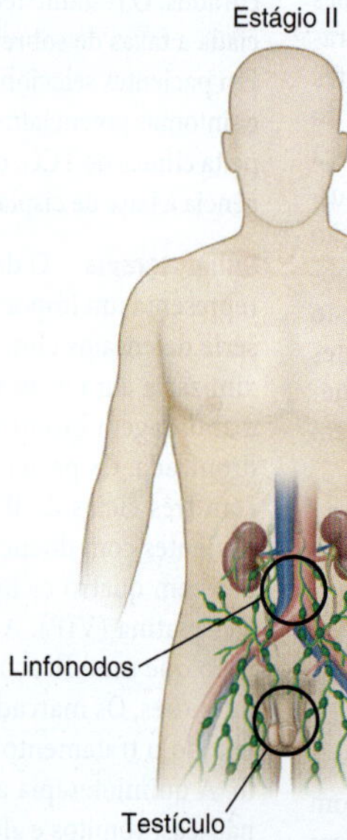

	Seminoma	TCGNS
Estágio IIA N1: linfonodos ≤ 2 cm	RT dos linfonodos para-aórticos e ilíacos ipsilaterais; ou BEP × 3 ciclos ou EP × 4 ciclos	DLNRP com preservação dos nervos; ou BEP × 3 ciclos ou EP × 4 ciclos
Estágio IIB N2: linfonodos > 2-5 cm	BEP × 3 ciclos ou EP × 4 ciclos; ou RT dos linfonodos para-aórticos e ilíacos ipsilaterais	BEP × 3 ciclos ou EP × 4 ciclos +/– DLNRP pós-quimioterapia
Estágio IIC N3: linfonodos > 5 cm	BEP × 3 ciclos ou EP × 4 ciclos	BEP × 3 ciclos ou EP × 4 ciclos +/– DLNRP pós-quimioterapia

B

FIGURA 88-1 Tratamento do tumor de células germinativas do testículo com base nos estágios. *Siglas:* BEP, bleomicina, etoposídeo, cisplatina; EP, etoposídeo, cisplatina; N/A, não aplicável; TCGNS, tumor de células germinativas não seminomatoso; DLNRP, dissecção dos linfonodos retroperitoneais; RT, radioterapia; VIP, etoposídeo, ifosfamida, cisplatina.

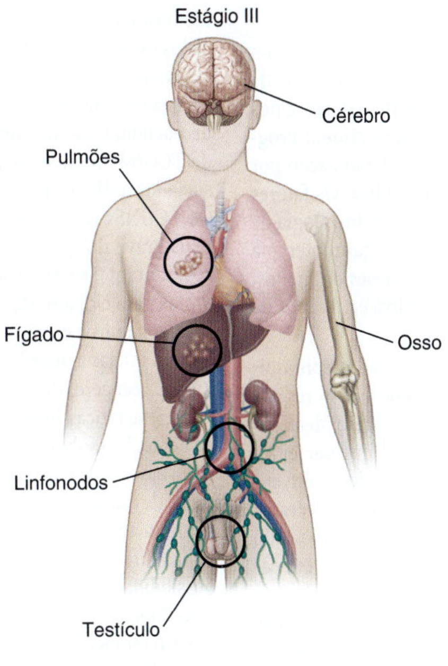

	Seminoma	TCGNS
Estágio IIIA (risco baixo)	BEP × 3 ciclos; ou EP × 4 ciclos	BEP × 3 ciclos; ou EP × 4 ciclos +/– Cirurgia pós-quimioterapia
Estágio IIIB (risco intermediário)	BEP × 4 ciclos; ou VIP × 4 ciclos	BEP × 4 ciclos; ou VIP × 4 ciclos +/– Cirurgia pós-quimioterapia
Estágio IIIC (risco alto)	N/A	BEP × 4 ciclos; ou VIP × 4 ciclos +/– Cirurgia pós-quimioterapia

C

FIGURA 88-1 *(Continuação) Siglas:* BEP, bleomicina, etoposídeo, cisplatina; EP, etoposídeo, cisplatina; N/A, não aplicável; TCGNS, tumor de células germinativas não seminomatoso; DLNRP, dissecção dos linfonodos retroperitoneais; RT, radioterapia; VIP, etoposídeo, ifosfamida, cisplatina.

TABELA 88-1 Classificação pelo International Germ Cell Consensus Classification System

Grupo de risco	Seminoma	TCGNS
Risco baixo	Qualquer sítio primário; AFP normal, qualquer hCG e LDH; e ausência de metástases viscerais não pulmonares	Primário gonadal ou retroperitoneal; E ausência de metástases viscerais não pulmonares; e AFP < 1.000 ng/mL; e hCG < 5.000 mUI/mL; e LDH < 1,5 × LSN
Risco intermediário	Qualquer sítio primário; AFP normal, qualquer hCG e LDH; e presença de metástases viscerais não pulmonares	Primário gonadal ou retroperitoneal; E ausência de metástases viscerais não pulmonares; e um dos seguintes: AFP 1.000-10.000 ng/mL hCG 5.000-50.000 mUI/mL LDH 1,5-10 × LSN
Risco alto	N/A	Primário no mediastino; OU presença de metástases viscerais não pulmonares; ou um dos seguintes AFP > 10.000 ng/mL hCG > 50.000 mUI/mL LDH > 10 × LSN

Siglas: AFP, α-fetoproteína; hCG, gonadotrofina coriônica humana; LDH, lactato-desidrogenase; N/A, não aplicável; TCGNS, tumor de células germinativas não seminomatoso; LSN, limite superior da normalidade. As metástases viscerais não pulmonares incluem fígado, osso e cérebro.

Fonte: Reproduzida, com permissão, do International Germ Cell Cancer Collaborative Group: International GermCell Consensus Classification: A prognostic factor based staging system for metastatic germ cell tumors. J Clin Oncol 15:594, 1997.

Cirurgia pós-quimioterapia Com o término da quimioterapia à base de cisplatina, muitos pacientes com níveis séricos normalizados de marcadores tumorais apresentarão evidências radiográficas de massas residuais. Em cerca da metade dos pacientes com TCGNS, a massa residual consiste em necrose e/ou fibrose. Cerca de 40% apresentarão teratoma residual, e apenas 10% terão TCG não teratomatoso viável residual. Infelizmente, as imagens não são capazes de diferenciar essas entidades de maneira acurada. Por essa razão, pacientes portadores de TCGNS com massas residuais após a quimioterapia são submetidos à ressecção de todos os locais de doença. Isso inclui mais comumente uma DLNRP pós-quimioterapia. Entretanto, alguns pacientes necessitam de toracotomia e dissecção de pescoço. Se for constatada a presença de necrose residual ou teratoma, não há necessidade de nenhuma terapia adicional. Entretanto, para aqueles com TCG não teratomatoso viável residual, administram-se, com frequência, dois ciclos adicionais de quimioterapia. Convém assinalar que, na maioria dos centros, os pacientes com tumores residuais mínimos, definidos pela presença de linfonodos retroperitoneais < 1 cm, serão submetidos à DLNRP pós-quimioterapia. Aqueles que exibem normalização dos marcadores tumorais séricos com a quimioterapia de primeira linha, mas que apresentam tumores que aumentam de tamanho, mais frequentemente massas císticas no retroperitônio, podem ter "síndrome de teratoma crescente". A melhor abordagem para esses casos é a cirurgia.

Para pacientes com seminoma metastático, as massas residuais são, em sua maioria, necróticas e não abrigam tumor viável. Os pacientes com massas residuais de 3 cm ou menos podem ser observados sem cirurgia. Para pacientes com massas residuais > 3 cm, pode-se utilizar a PET com fluordesoxiglicose (FDG) para diferenciar a necrose do seminoma viável e identificar pacientes que devem ser considerados para cirurgia pós-quimioterapia ou exame de imagem de curto intervalo.

RECIDIVA DA DOENÇA

Cerca de 20 a 30% dos pacientes com TCGs metastáticos tratados com quimioterapia à base de cisplatina não conseguem um controle durável da doença. A progressão da doença na maioria desses pacientes ocorrerá nos primeiros 2 anos após o término da quimioterapia. O International Prognostic Factors Study Group desenvolveu um sistema de classificação por estratificação de risco para pacientes em sua primeira recidiva. Os fatores que contribuem para o agravamento do prognóstico incluem histologia de TCGNS, sítio primário extragonadal, resposta incompleta à quimioterapia de primeira linha, tempo decorrido para a recidiva de 3 meses ou menos, nível sérico dos marcadores tumorais por ocasião da recidiva e presença de doença metastática visceral não pulmonar.

Os pacientes em sua primeira recidiva podem ser tratados com quimioterapia de resgate em doses convencionais ou em alta dose com resgate de células-tronco autólogas. Há controvérsia quanto à abordagem ideal. Algumas instituições defendem a estratificação por risco, em que pacientes com prognóstico mais favorável recebem quimioterapia em dose convencional, ao passo que aqueles com mau prognóstico recebem quimioterapia em alta dose. O esquema em dose convencional mais comumente usado inclui paclitaxel, ifosfamida e cisplatina (TIP). Em um estudo de TIP em pacientes com doença de risco mais favorável, cerca de dois terços tiveram sobrevida livre de progressão de 2 anos. A quimioterapia em alta dose consiste em terapia de resgate inicial, seguida de coleta de células-tronco e, a seguir, 2 ou 3 ciclos de carboplatina e etoposídeo (CE) em alta dose com resgate com células-tronco. A maior série de pacientes tratados com quimioterapia em alta dose foi relatada por pesquisadores na Indiana University, onde essa abordagem é considerada padrão para a maioria dos pacientes em primeira recidiva, independentemente de sua classificação com base no risco. No estudo desses pesquisadores, cerca de 70% dos pacientes em primeira recidiva obtiveram uma sobrevida livre de progressão durável. Em uma grande análise retrospectiva, a quimioterapia de resgate em doses convencionais foi comparada com altas doses em pacientes em sua primeira recidiva. Nesse estudo, foi relatado um resultado mais favorável com a quimioterapia de resgate em alta dose em quase todos os grupos de risco. Entretanto, tendo em vista a natureza retrospectiva desse estudo e as controvérsias sobre as abordagens ideais, está em processo um ensaio clínico randomizado internacional para comparar a quimioterapia em dose convencional (TIP) com a quimioterapia em alta dose com recuperação de células-tronco autólogas (TI-CE).

Alguns pacientes que sofrem progressão da doença após a quimioterapia de resgate em dose convencional podem ser tratados com sucesso por meio de quimioterapia de resgate em altas doses com recuperação de células-tronco autólogas. Os pacientes com progressão da doença após a quimioterapia de resgate em alta dose podem ser tratados com esquemas quimioterápicos subsequentes, incluindo gencitabina/oxaliplatina, gencitabina/paclitaxel, epirrubicina/cisplatina e etoposídeo oral. Embora esses pacientes possam se beneficiar da quimioterapia de terceira linha, poucos obterão um controle durável da doença. Determinados pacientes com doença recidivada, porém passível de ressecção, podem ser candidatos à cirurgia de resgate ou denominada "de desespero". Até o momento, os estudos de terapia-alvo dirigida para moléculas e de inibidores do *checkpoint* imune nessa população foram, em geral, decepcionantes. Nos pacientes que apresentam progressão da doença > 2 anos após a quimioterapia, deve-se considerar a ocorrência de "recidiva tardia". A recidiva tardia parece ter uma biologia diferente da recidiva precoce. Esses pacientes tendem a apresentar doença mais resistente à quimioterapia. Os pacientes com recidiva tardia geralmente têm TCGNS com elevação do nível sérico de AFP. Muitos desses pacientes têm recidiva no retroperitônio muitos anos depois da quimioterapia de primeira linha, e isso provavelmente representa uma doença retroperitoneal residual que não foi controlada após a terapia de primeira linha. A melhor abordagem para esses casos consiste em cirurgia de resgate.

TCGs EXTRAGONADAIS

Cerca de 5% dos pacientes que apresentam TCGs têm sítios primários extragonadais. Esses tumores originam-se principalmente no mediastino ou no retroperitônio. Pacientes com suspeita de TCG extragonadal devem realizar uma ultrassonografia do escroto para excluir um sítio primário gonadal. Os seminomas extragonadais têm um prognóstico excelente, semelhante a seus equivalentes gonadais, e a abordagem é a mesma. Os TCGNSs mediastinais são classificados como de alto risco e são tratados com quatro ciclos de BEP ou quatro ciclos de VIP. Com frequência, esses pacientes necessitam de cirurgia torácica pós-quimioterapia para a doença residual. Por essa razão, alguns defendem evitar o uso de bleomicina nessa população de pacientes. A síndrome de Klinefelter está associada a um risco maior de TCGNSs mediastinais. Raramente, os TCGNSs mediastinais estão associados a distúrbios hematológicos, incluindo leucemia mieloide aguda. Os TCGNSs que surgem no retroperitônio não apresentam prognóstico mais grave do que seus equivalentes gonadais. Em muitos pacientes que apresentam TCGs extragonadais, é necessária uma biópsia com agulha grossa para o diagnóstico. Entretanto, determinados pacientes com tumores extragonadais e elevação definitiva do nível sérico de marcadores tumorais podem iniciar a quimioterapia sem diagnóstico histológico.

Os cânceres de sítio primário desconhecido são definidos como neoplasias metastáticas histologicamente comprovadas, cujo sítio primário não é evidente. Um subgrupo de pacientes com câncer de sítio primário indeterminado apresenta TCGs ocultos. O gênero masculino, a idade < 65 anos, a presença de tumores na linha média e o não tabagismo aumentam a probabilidade dessa apresentação. A patologia pode demonstrar uma neoplasia maligna pouco diferenciada. A coloração imuno-histoquímica é usada para excluir a possibilidade de linfoma. O tumor pode ser analisado por hibridização *in situ* com fluorescência para i(12p), que confirma o diagnóstico. Mesmo se o diagnóstico for incerto, os pacientes devem ser tratados com quimioterapia à base de cisplatina, que curará até 20% dos pacientes desse grupo.

TUMORES DE CÉLULAS NÃO GERMINATIVAS DO TESTÍCULO

Raramente, pacientes podem desenvolver tumores de células não germinativas do testículo, que incluem: linfoma não Hodgkin, que ocorre mais comumente em homens com mais de 50 anos de idade; tumores estromais do cordão sexual, incluindo tumores de células de Leydig e de células de Sertoli; mesotelioma da túnica vaginal; e sarcoma paratesticular. A metástase para o testículo é rara e ocorre mais comumente em pacientes com câncer de próstata avançado e melanoma.

SOBREVIVÊNCIA E EFEITOS TARDIOS

Como a maioria dos pacientes com TCG do testículo tem uma sobrevida em longo prazo, os cuidados após o tratamento são importantes. Como muitos desses pacientes são acompanhados por médicos de assistência primária, é importante compreender os efeitos físicos, psicológicos e sociais tardios. Os efeitos tardios são definidos como problemas de saúde que ocorrem meses ou anos após o diagnóstico da doença ou após o término do tratamento. Esses efeitos podem estar relacionados com o câncer subjacente ou com o tratamento administrado ao paciente. Em sobreviventes em longo prazo do TCG do testículo, foi relatado um aumento do risco cardiovascular e de neoplasias malignas secundárias. Pacientes tratados com quimioterapia à base de cisplatina correm risco aumentado de hipertensão, dislipidemia, síndrome metabólica e eventos cardiovasculares. Os pacientes tratados com doses cumulativas altas de etoposídeo (p. ex., os que recebem quimioterapia-padrão, sofrem recidiva e, em seguida, recebem quimioterapia de resgate em alta dose) podem correr um risco de até 1 a 2% de desenvolver leucemia mieloide aguda, normalmente 2 a 3 anos após completar a terapia e em associação a uma translocação 11q23. Pacientes tratados com radioterapia, quimioterapia à base de cisplatina ou ambos correm risco aumentado de desenvolver neoplasias sólidas secundárias.

LEITURAS ADICIONAIS

Einhorn LH et al: High-dose chemotherapy and stem-cell rescue for metastatic germ cell tumors. N Engl J Med 357:340, 2007.

Feldman DR et al: Medical treatment of advanced testicular cancer. JAMA 299:272, 2008.

Fung C et al: Testicular cancer survivorship. J Natl Compr Canc Netw 17:1557, 2019.

Hanna NH, Einhorn LH: Testicular cancer-discoveries and updates. N Engl J Med 371:2005, 2014.

International Prognostic Factors Study Group et al: Prognostic factors in patients with metastatic germ cell tumors who experienced treatment failure with cisplatin-based first-line chemotherapy. J Clin Oncol 28:4906, 2010.

Kollmansberger C et al: Patterns of relapse in patients with clinical stage 1 testicular cancer managed with active surveillance. J Clin Oncol 33:51, 2015.

Lorch A et al: Conventional-dose versus high-dose chemotherapy as first salvage treatment in male patients with metastatic germ cell tumors: Evidence from a large international database. J Clin Oncol 29:2178, 2011.

Pluta J et al: Identification of 22 novel susceptibility loci associated with testicular germ cell tumors. Nat Commun 12:4487, 2021.

89 Cânceres ginecológicos

David Spriggs

CÂNCER DE OVÁRIO

INCIDÊNCIA E PATOLOGIA

O câncer de ovário continua sendo uma importante causa de morte por câncer em mulheres nos Estados Unidos, ficando atrás apenas dos cânceres de pulmão, mama, cólon e pâncreas. O ovário é responsável pela produção de hormônios e óvulos. Entre a menarca (11-13 anos de idade) e a menopausa (45-55 anos), o ovário é responsável pela maturação dos folículos e consequente maturação dos óvulos, pela ovulação e pela produção cíclica dos hormônios esteroides sexuais. Essas complexas funções biológicas estão ligadas às células do estroma e às células germinativas dentro do ovário. As células do ovário podem ser amplamente agrupadas em células estromais e células germinativas ovarianas, envolvidas por células epiteliais. As neoplasias malignas que surgem a partir de cada grupo incluem múltiplas variantes histológicas, cada uma com comportamentos neoplásicos próprios. Os tumores epiteliais são a variante histológica mais comum das neoplasias ovarianas, podendo ser benignos (50%), francamente malignos (33%) ou limítrofes de baixo potencial maligno (16%). Nas massas anexiais detectadas por meio de exames de imagem ou exame físico, a idade influencia o risco de neoplasia maligna; os tumores em mulheres mais jovens têm mais tendência a ser benignos. No grupo maligno, os tumores mais comuns são epiteliais. No grupo das neoplasias epiteliais ovarianas estão incluídos os tumores serosos (60-70%), os tumores mucinosos (10%), os tumores endometrioides (10-15%) e os de células claras (10-15%). A distribuição dos tipos histológicos varia em diferentes partes do mundo. Os tumores estromais, menos comuns, originam-se das células de sustentação auxiliares, como as células produtoras de hormônios esteroides, e exibem diferentes fenótipos e apresentações clínicas. Os tumores estromais, em sua maioria, não produzem estrogênio; entretanto, pode-se observar a produção de hormônio ectópico em alguns subtipos. Os tumores que se originam da linhagem de células germinativas ovarianas apresentam, em geral, uma biologia e um comportamento semelhantes aos dos tumores testiculares nos homens, embora a sua localização intraperitoneal possa alterar alguns comportamentos metastáticos (Cap. 88). O tecido ovariano também pode abrigar diversos tumores metastáticos que se originam de cânceres primários de mama, cólon, gástricos e de pâncreas. Massas ovarianas bilaterais oriundas de cânceres gastrintestinais metastáticos secretores de mucina são chamadas de tumores de Krukenberg. Em geral, é necessária uma pesquisa de outros tumores primários potenciais durante a investigação diagnóstica de massas ovarianas.

CÂNCER DE OVÁRIO DE ORIGEM EPITELIAL

Epidemiologia Nos Estados Unidos, uma mulher apresenta um risco aproximado de 1 em 72 (1,6%) de desenvolver câncer de ovário ao longo da vida; a maioria desenvolve tumores epiteliais. Em 2021, nos Estados Unidos, a estimativa era de que aproximadamente 21.500 casos de câncer de ovário seriam diagnosticados, com mais de 14.000 mortes. Os tumores de ovário epiteliais esporádicos (não familiares) apresentam um pico de incidência na sexta e na sétima décadas de vida, porém a idade na apresentação varia desde a terceira década até a nona e a décima décadas de idade. O risco de câncer de ovário foi associado a uma mistura de fatores epidemiológicos, ambientais e genéticos em interação. A nuliparidade, a obesidade, a dieta, os tratamentos para infertilidade e, possivelmente, a terapia de reposição hormonal foram todos associados ao aumento do risco. Os fatores protetores incluem o uso de contraceptivos orais, multiparidade, ligadura das tubas uterinas, uso de ácido acetilsalicílico e aleitamento. Outros fatores epidemiológicos, como uso histórico de talco perineal, continuam sendo controversos. Os mecanismos subjacentes aos vários fatores protetores são, em grande parte, desconhecidos, porém as teorias formuladas incluem supressão da ovulação, modulação das gonadotrofinas e progestinas e, talvez, redução da inflamação e lesão dos ovários associadas ao reparo do córtex ovariano provocado pela ovulação.

Genética e patogênese O câncer de ovário é dividido em câncer de tipo 1 e a variante tipo 2, mais agressiva. Os cânceres de tipo 1 caracterizam-se por histologia de baixo grau e comportamento geralmente indolente. Esses tumores incluem os tumores de baixo potencial maligno, as histologias endometrial e mucinosa de baixo grau e o câncer de células claras (que é mais agressivo). As alterações genéticas em cânceres de tipo 1 incluem mutações em *KRAS*, *BRAF*, *PTEN* e *PIK3CA*. Por outro lado, os estudos realizados implicaram alterações genéticas seriadas na tuba uterina como local efetivo de origem da maioria dos cânceres de ovário epiteliais serosos de alto grau do tipo 2. Esses tumores agressivos são mais comuns e estão ligados a perdas no *TP53* e ao reparo defeituoso do DNA. Foi identificada a ocorrência de carcinoma *in situ* no epitélio tubário, com perda precoce da função dos genes *TP53* e *BRCA1/BRCA2*, caracterizando os cânceres intraepiteliais tubários precoces. Após esses eventos genéticos precoces, a ocorrência de mutações adicionais nessas células transformadas leva a desprendimento das células tumorais, metástases e invasão. Essas células cancerosas serosas de tipo 2 pouco diferenciadas podem, então, se espalhar para os ovários e a cavidade peritoneal, auxiliadas pela afinidade das células do câncer de ovário pelas células que expressam mesotelina.

O câncer de ovário seroso tipo 2 é classicamente uma doença caracterizada por amplificações e deleções generalizadas, em vez de mutações pontuais de um único gene ou fusões de genes comuns. No Tumor Genoma Atlas, a perda da função do gene supressor de tumor *TP53* está presente em > 95% dos cânceres de ovário serosos. A lesão dos genes de reparo de DNA homólogo, especialmente *BRCA1* e *BRCA2*, também é comum nesses tumores. Foram observadas também mutações somáticas de baixa prevalência, porém estatisticamente recorrentes, em sete outros genes, incluindo *NF1*, *RB1* e *CDK12*. A anormalidade hereditária mais comum ligada ao câncer de ovário é uma mutação de linhagem germinativa em *BRCA1* (cromossomo 17q12-21) ou *BRCA2* (cromossomo 13q12-13). Esses genes constituem uma parte essencial da maquinaria de reparo de DNA homólogo para correção de quebras de DNA de fita dupla. As mulheres que herdam uma única cópia de um alelo mutante apresentam um risco aumentado de câncer de mama (46-87% para *BRCA1*; 38-84% para *BRCA2*) e câncer de ovário (39-63% para *BRCA1*; 16,5-27% para *BRCA2*) ao longo da vida. Muitas dessas mulheres têm uma história familiar que inclui múltiplos casos de câncer de mama e/ou de ovário em uma idade precoce. O câncer de mama masculino, o câncer de pâncreas e o câncer de próstata também estão ligados a mutações de *BRCA2* familiares. A neoplasia maligna mais comum em mulheres portadoras de mutações germinativas *BRCA1/2* é o carcinoma de mama, embora as mulheres portadoras de mutações germinativas *BRCA1* também tenham um risco aumentado de desenvolver neoplasias malignas ovarianas em seus quarenta e cinquenta anos. As mulheres que possuem uma mutação em *BRCA2* têm uma penetrância mais baixa de câncer de ovário, com início normalmente na sexta ou na sétima década de idade. Outras mutações de linhagem germinativa incomuns que afetam outros genes que codificam proteínas ligadas ao reparo de DNA homólogo (p. ex., *PALB2*) também podem contribuir para o risco de câncer, embora a frequência de mutação e a magnitude do aumento do risco sejam muito menores e não definidas com precisão. Estudos de rastreamento, mesmo nas famílias com mutação em *BRCA1/2*, sugerem que qualquer uma das técnicas de rastreamento disponíveis, incluindo avaliação estruturada e seriada do marcador sérico CA-125 e ultrassonografia transvaginal, são insuficientes para detectar com segurança o câncer de ovário em estágio inicial em testes prospectivos. Recomenda-se um teste para *BRCA1/2* de linha germinativa em *todos* os cânceres epiteliais de ovário incidentes para a detecção de probandos para intervenção terapêutica e identificação parentes em risco. As mulheres com essas mutações de linhagem germinativa de alto risco são aconselhadas a realizar a retirada profilática das tubas uterinas e dos ovários após completar a idade fértil, de preferência antes dos 40 anos de idade. A salpingo-ooforectomia profilática precoce é altamente protetora e também parece proteger essas mulheres do câncer de mama (redução do risco de 50%). A salpingectomia profilática constitui, quase certamente, uma parte fundamental de qualquer estratégia de profilaxia cirúrgica para prevenção do câncer de ovário, porém os benefícios da ooforectomia isolada para o risco de câncer de ovário ou de mama ainda não foram claramente definidos. Apesar de ser menos comum, o câncer de ovário também é outra forma de câncer (juntamente com os cânceres colorretal e endometrial) que pode se desenvolver em mulheres com síndrome de Lynch tipo II, causada por mutações em um dos genes de reparo de mau pareamento do DNA (*MSH2, MLH1, MLH6, PMS1, PMS2*). Nessa síndrome, o câncer de ovário pode surgir com menos de 50 anos de idade.

As neoplasias do ovário tendem a ser indolores, a menos que sofram torção. Os sintomas gastrintestinais inespecíficos, como distensão e saciedade precoce, são comuns na apresentação, provavelmente relacionados

TABELA 89-1 ■ Estadiamento e sobrevida nas neoplasias ginecológicas

Estágio	Ovário	Sobrevida em 5 anos, %	Endométrio	Sobrevida em 5 anos, %	Colo do útero	Sobrevida em 5 anos, %
0	–		–		Carcinoma *in situ*	100
I	Confinado ao ovário	88-95	Confinado ao corpo do útero	>90	Confinado ao útero	85
II	Confinado aos órgãos pélvicos	70-80	Envolve corpo e colo do útero	~75	Invasão além do útero, porém não na parede pélvica	65
III	Disseminação intra-abdominal para o omento, o diafragma ou os linfonodos	20-40	Estende-se para fora do útero, porém não para fora da pelve verdadeira	45-60	Estende-se à parede pélvica e/ou ao terço inferior da vagina, ou hidronefrose	35
IV	Disseminação fora da cavidade abdominal, disseminação parenquimatosa e citologia de derrame pleural	17	Estende-se para fora da pelve verdadeira ou envolve a bexiga ou o reto	~20	Invade a mucosa da bexiga ou o reto, ou estende-se além da pelve verdadeira	7

com a compressão de órgãos locais ou devido a sintomas de doença metastática. Mulheres com tumores de ovário podem apresentar outros sintomas, incluindo desconforto pélvico, distensão abdominal e prováveis alterações no hábito urinário ou intestinal. Infelizmente, todos esses sintomas são comuns na atenção primária e, com frequência, passam despercebidos pela mulher ou pela equipe de assistência à saúde até estágios mais avançados da doença. Os fatores patogênicos e o momento de ocorrência de disseminação a partir do ovário não foram bem elucidados. Os sintomas mais comuns na apresentação da doença avançada incluem um período de queixas progressivas de náusea, saciedade precoce, distensão, indigestão, constipação intestinal e dor abdominal. Os sinais incluem o rápido aumento da cintura abdominal devido ao acúmulo de ascite, o que alerta a paciente e seu médico para o fato de que os sintomas gastrintestinais observados estão provavelmente associados a uma patologia de natureza maligna. A avaliação radiológica normalmente demonstra uma massa anexial complexa com ascite, carcinomatose e adenopatia pélvica, para-aórtica e mesentérica na doença avançada. Em geral, não há necessidade de tomografia computadorizada por emissão de pósitrons (PET). A avaliação laboratorial frequentemente demonstra elevação acentuada de CA-125, um componente de mucina (MUC16) associado ao câncer de ovário, porém não específico dele. Os cânceres de ovário são divididos em quatro estágios, em que o estágio I abrange tumores confinados ao ovário, o estágio II consiste em neoplasias confinadas à pelve, ao passo que os tumores de estágio III estão confinados à cavidade peritoneal e aos linfonodos retroperitoneais (Tab. 89-1). Esses três estágios são subdivididos, e a apresentação mais comum, o estágio IIIC, é definida como tumores com doença intraperitoneal volumosa ou comprometimento de linfonodos. Cerca de 70% das mulheres se apresentam com a doença no estágio III. A doença no estágio IV inclui mulheres com metástases parenquimatosas (fígado, pulmão, baço) e doença pleural ou da parede abdominal. Os 30% das pacientes que não apresentam doença de estágio III estão aproximadamente distribuídos de modo uniforme entre os outros estágios.

Rastreamento O câncer de ovário é uma neoplasia altamente letal. É passível de cura nos estágios iniciais, porém raramente curável em estágios avançados; por essa razão, o rastreamento continua sendo de considerável interesse. Com frequência, os tumores em estágio inicial secretam quantidades excessivas de proteínas normais, que podem ser medidas no soro, como CA-125, mesotelina e HE-4. De qualquer forma, a incidência de câncer ovariano na população de meia-idade é muito baixa, com apenas cerca de 1 em cada 2 mil mulheres entre as idades de 50 e 60 anos sendo portadora de um tumor assintomático não detectado. Por conseguinte, as técnicas de rastreamento efetivas devem ser sensíveis e altamente específicas, de modo a minimizar o número de resultados falso-positivos. Painéis de marcadores séricos não tiveram qualquer melhora em relação ao CA-125 isoladamente. Também, as estratégias de avaliação de risco usando algoritmos com várias medições de CA-125 ao longo do tempo não tiveram resultados. Até o momento, nenhuma outra estratégia de rastreamento foi mais bem-sucedida. Alguns estudos de grande porte têm sugerido que o rastreamento de baixa especificidade pode até mesmo agravar a mortalidade na população submetida a rastreamento. Atualmente, não se recomenda o rastreamento para o câncer de ovário fora de um ensaio clínico. Ensaios clínicos de grande porte em andamento estão estudando a detecção algorítmica por estratégias de amostragem seriada.

TRATAMENTO

Câncer de ovário

O câncer epitelial de ovário pode ser dividido em "estados de doença" distintos com o propósito de seleção do tratamento, como mostra a Figura 89-1. A cirurgia por um oncologista ginecológico experiente continua sendo a terapia inicial preferível para o câncer de ovário. No entanto, a quantidade de câncer residual visível no final de uma cirurgia primária é fortemente preditiva do resultado, estando associada à histologia, ao grau e ao estágio para determinar o prognóstico e o tratamento. Em mulheres que apresentam massa ovariana localizada, a principal ação diagnóstica e terapêutica é a cirurgia abdominal para determinar a natureza benigna ou maligna do tumor. Se o tumor for maligno, o espécime cirúrgico indicará se o tumor se origina do ovário ou se representa um local de doença metastática. A doença metastática do ovário pode se originar de tumores primários do cólon, do apêndice, do estômago (tumores de Krukenberg) e da mama. A biópsia com agulha está contraindicada para evitar a contaminação maligna da cavidade peritoneal por células malignas. Normalmente, as mulheres são submetidas a avaliação laparoscópica e salpingo-ooforectomia unilateral para fins diagnósticos. Se a patologia revelar uma neoplasia ovariana primária ou a laparoscopia comprovar a presença de doença disseminada, o procedimento deve ser seguido de histerectomia total, retirada da tuba remanescente e do ovário, omentectomia e amostra de linfonodos pélvicos, juntamente com biópsias da cavidade peritoneal e do diafragma. Esse extenso procedimento cirúrgico é realizado porque cerca de 30% dos tumores que parecem visualmente estar confinados ao ovário já se disseminaram para a cavidade peritoneal e/ou para os linfonodos adjacentes. À semelhança da dissecção axilar no câncer de mama, a obtenção de amostra de linfonodo é diagnóstica, porém a linfadenectomia total parece fornecer pouca ou nenhuma vantagem terapêutica adicional sobre uma amostra de linfonodo. O resultado desejado da cirurgia para câncer de ovário é sempre uma ressecção R0, sem câncer residual visível. A "ressecção ótima" (nenhuma doença com tamanho acima de 1 cm) é ainda clinicamente útil, apesar de menos favorável, e o prognóstico dessas pacientes é muito melhor do que o das pacientes que permanecem com > 1 cm de doença no final da cirurgia. Essas pacientes com "citorredução subótima" obtêm pouco benefício da cirurgia. Se for antecipada uma citorredução subótima, a cirurgia deve ser adiada até depois de vários ciclos de quimioterapia neoadjuvante. Essa cirurgia de "citorredução de intervalo" alcança resultados semelhantes à cirurgia primária, com diminuição da morbidade cirúrgica e quimioterapia mais oportuna. Pacientes sem doença residual macroscópica após ressecção têm uma sobrevida mediana de mais de 60 meses, em comparação com 28-42 meses para aquelas que apresentam tumor macroscópico ou que são submetidas a citorredução de intervalo, independentemente da estratégia de tratamento.

Após tratamento cirúrgico adequado, a quimioterapia primária consiste em combinação de tratamento com paclitaxel e carboplatina. Pode ser administrada por via intravenosa ou, como alternativa, parte da terapia pode ser administrada diretamente na cavidade peritoneal por meio de cateter de demora. Alguns estudos randomizados demonstraram uma melhora da sobrevida com terapia intraperitoneal (IP). A abordagem IP é tecnicamente mais difícil e cada vez mais é substituída por carboplatina e paclitaxel, que parecem oferecer resultados semelhantes.

Com a cirurgia citorredutora ótima e a quimioterapia à base de platina (em geral, carboplatina em dose para uma área sob a curva [AUC] de

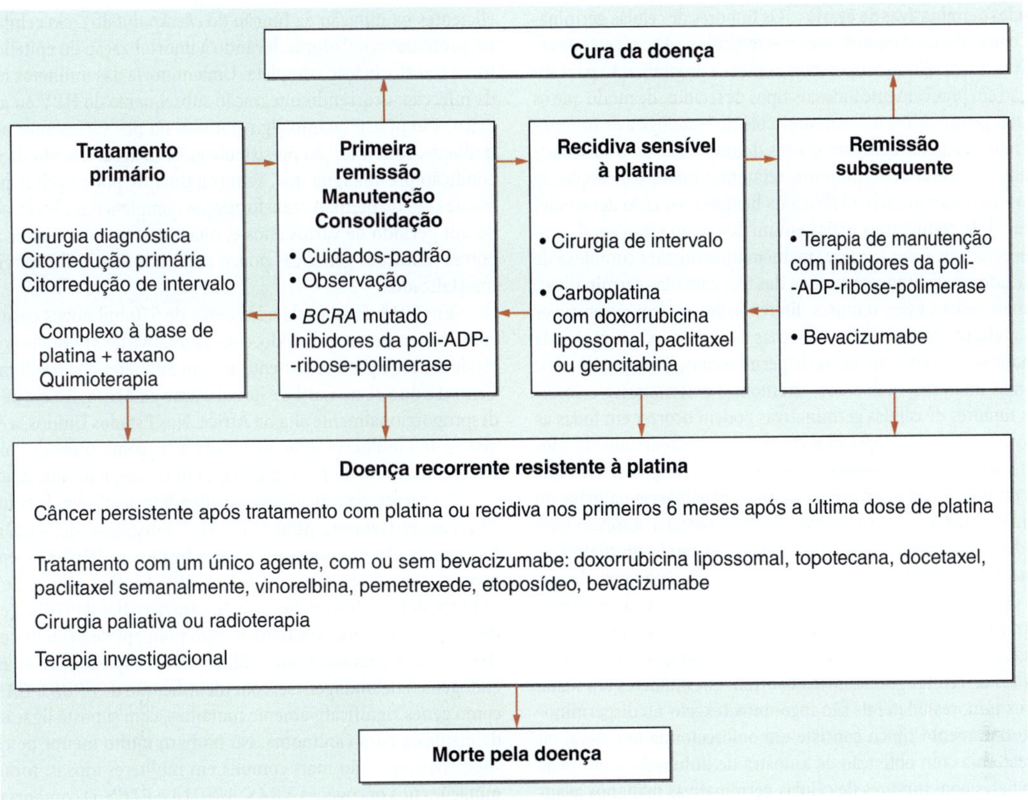

FIGURA 89-1 Modelo dos estados de doença para o câncer epitelial de ovário e seu tratamento. Cada quadro representa um grupo relativamente homogêneo de pacientes que compartilham uma cartela de escolhas de tratamentos potenciais e que apresentam prognóstico semelhante. As *setas* indicam que uma paciente pode passar de um estado para outro durante a evolução da doença e que a escolha dos tratamentos será diferente nesse novo estado de doença.

6,0 mais infusão de paclitaxel, 175 mg/m^2, por 3 horas em ciclos mensais), 70% das mulheres que apresentam tumores em estágios avançados apresentação redução do tumor, e 40 a 50% experimentam remissão completa com normalização dos níveis de CA-125, tomografia computadorizada (TC) e exame físico. Os inibidores da poli-ADP-ribose-polimerase (PARPi), como o niriparibe ou olaparibe, quando administrados no final da quimioterapia intravenosa, parecem retardar a recorrência de modo substancial e, provavelmente, também oferecem vantagens de sobrevida. Na maioria das pacientes, a doença sofre recidiva nos primeiros 1 a 4 anos após completar a terapia primária. Os níveis de CA-125 frequentemente aumentam como primeiro sinal de recidiva, e os achados na TC são confirmatórios. Com frequência, a doença recorrente é controlada com sucesso durante anos, com uma variedade de agentes quimioterápicos porém raramente curada. O tratamento cirúrgico adicional não parece estender a sobrevida em ensaios clínicos randomizados. Pacientes com intervalo sem tratamento frequentemente são tratadas com quimioterapia dupla à base de platina, que combinam carboplatina com doxorrubicina lipossomal, gencitabina ou um taxano. Por fim, todas as mulheres que sofrem recidiva desenvolvem doença refratária à quimioterapia. A ascite refratária, a motilidade intestinal deficiente e a obstrução ou intestino aperistáltico infiltrado por tumor constituem eventos pré-mórbidos comuns. A cirurgia limitada para aliviar a obstrução intestinal, a radioterapia localizada para aliviar a pressão ou a dor devido às massas ou a quimioterapia paliativa podem ser de grande ajuda. Os agentes associados a uma taxa de resposta > 15% incluem gencitabina, topotecana, doxorrubicina lipossomal e bevacizumabe. A sobrevida em 5 anos correlaciona-se com o estágio da doença: estágio I, 90 a 95%; estágio II, 70 a 80%; estágio III, 25 a 40%; estágio IV, 10 a 15% (Tab. 89-1). O prognóstico também é influenciado pelo grau histológico: a sobrevida em 5 anos alcança 88% nos tumores bem diferenciados, porém é de 58% para tumores moderadamente diferenciados e de 27% para os tumores pouco diferenciados. O tipo histológico tem menos influência no resultado.

TUMORES OVARIANOS INCOMUNS

Tumores de baixo potencial maligno (tumores limítrofes) Esses tumores de tipo 1 são encontrados em mulheres mais jovens (30-50 anos de idade) e têm comportamento indolente; poucas dessas pacientes morrem em consequência do tumor (a sobrevida em 10 anos pode aproximar-se de 98%), embora a recidiva não seja incomum. Determinadas características, como histologia micropapilar e microinvasão, estão ligadas a comportamento mais agressivo. Os tumores de baixo potencial maligno devem ser cuidadosamente diferenciados dos carcinomas serosos de grau 1. As pacientes com tumor limítrofe são tratadas principalmente por meio de cirurgia; a quimioterapia e a radioterapia não alteram substancialmente a sobrevida.

Tumores estromais Cerca de 7% das neoplasias ovarianas consistem em tumores estromais, com cerca de 1.800 casos esperados a cada ano nos Estados Unidos. Os tumores estromais de ovário ou tumores de cordão sexual são mais comuns em mulheres na sexta ou na sétima década, porém podem ocorrer em qualquer idade. Esses tumores originam-se dos componentes mesenquimais do ovário, incluindo células produtoras de esteroides e fibroblastos. Esses tumores são, em sua maioria, indolentes, com potencial metastático limitado, e manifestam-se como massas sólidas unilaterais. São principalmente descobertos pela detecção de uma massa abdominal, às vezes com dor abdominal devido a torção do ovário, hemorragia intratumoral ou ruptura. Raramente, os tumores estromais podem produzir estrogênio e manifestam-se na forma de hipersensibilidade das mamas, bem como puberdade precoce em crianças, distúrbios menstruais em mulheres de idade fértil ou sangramento pós-menopausa. Em algumas mulheres, neoplasias malignas secundárias associadas ao estrogênio, como câncer de mama ou de endométrio, podem se apresentar como neoplasias malignas sincrônicas. Com frequência, os tumores de células de Sertoli-Leydig manifestam-se na forma de hirsutismo e virilização, devido à produção aumentada de androgênios. Tumores inertes do ponto de vista hormonal incluem os fibromas, que se apresentam como massas solitárias normalmente associadas à ascite e, ocasionalmente, ao hidrotórax, também conhecido como síndrome de Meigs. Um subgrupo desses tumores ocorre em mulheres com uma variedade de distúrbios hereditários que as predispõem a neoplasias mesenquimais, incluindo doença de Ollier (tumores de células da granulosa juvenis) e síndrome de Peutz-Jeghers (tumores de cordão sexual do ovário). O tratamento desses tumores consiste, quase exclusivamente, em ressecção cirúrgica, sem quimioterapia adjuvante. Em geral, a quimioterapia com carboplatina e paclitaxel é reservada para tumores não ressecáveis ou com múltiplas recorrências.

Tumores de células germinativas do ovário Os tumores de células germinativas do ovário, como seus correspondentes nos testículos, são cânceres de células germinativas. Essas células totipotentes contêm a programação para sofrer diferenciação em praticamente todos os tipos de tecidos, de modo que os tumores de células germinativas incluem uma coleção histológica de tumores bizarros, incluindo teratomas benignos (cistos dermoides) e uma variedade de tumores malignos, como disgerminoma, teratomas imaturos, neoplasias do saco vitelino e coriocarcinomas. O teratoma benigno (ou cisto dermoide) é a neoplasia de célula germinativa mais comum no ovário e, em geral, aparece nas mulheres jovens. Esses tumores incluem uma mistura complexa de tecidos diferenciados que abrangem tecidos das três camadas germinativas. Em mulheres mais velhas, esses tumores diferenciados podem desenvolver transformação maligna, geralmente carcinomas escamosos. Os tumores de células germinativas malignos incluem disgerminomas, tumores do saco vitelino, teratomas imaturos, bem como carcinomas embrionários e coriocarcinomas. Os tumores de células germinativas podem ocorrer em todas as idades, porém o pico de idade de apresentação tende a ser observado em adolescentes. Normalmente, esses tumores transformam-se em grandes massas ovarianas, que no final, se apresentam como massas palpáveis na pelve ou no baixo abdome. Assim como os tumores de cordão sexual, a torção ou a hemorragia podem se apresentar como dor abdominal aguda em caráter de urgência ou emergência. Alguns tumores de células germinativas produzem níveis elevados de gonadotrofina coriônica humana (hCG) ou α-fetoproteína (AFP). Ao contrário do câncer epitelial ovariano, esses tumores apresentam uma maior tendência a metástases linfonodais ou hematogênicas. Normalmente, os tumores de células germinativas ocorrem em mulheres em idade fértil, e, como os tumores bilaterais são incomuns (exceto no disgerminoma, 10-15%), o tratamento típico consiste em ooforectomia unilateral ou salpingo-ooforectomia com obtenção de amostra de linfonodo. Com mais frequência, mulheres com tumores de células germinativas malignos avançados recebem quimioterapia com bleomicina, etoposídeo e cisplatina (BEP), de maneira análoga ao tratamento do câncer testicular. Na maioria das mulheres, mesmo naquelas com doença em estágio avançado, a cura é esperada. O disgerminoma, que é altamente curável, é o correspondente ovariano do seminoma testicular. Embora o tumor seja altamente sensível à radiação, esta causa infertilidade na maioria das pacientes. A quimioterapia com BEP é tão ou mais eficaz, sem causar infertilidade.

CÂNCER DE TUBA UTERINA

O transporte do óvulo para o útero ocorre pela tuba uterina, com as extremidades finais da tuba compostas de fímbrias que ficam em torno da superfície ovariana e capturam o óvulo quando ele emerge no córtex ovariano. Conforme descrito anteriormente, acredita-se que a maioria dos cânceres de ovário do tipo 2 tenha a sua origem no epitélio tubário. Como seria de esperar, as neoplasias das tubas uterinas normalmente possuem histologia serosa e compartilham a mesma biologia e o tratamento recomendado para o câncer de ovário seroso. Com frequência, esses tumores apresentam-se como massas anexiais clinicamente isoladas; todavia, à semelhança do câncer de ovário, esses tumores sofrem disseminação relativamente precoce por toda a cavidade peritoneal. Apresentam uma história natural e tratamento que são essencialmente idênticos aos do câncer de ovário (Tab. 89-1).

CÂNCER DE COLO DO ÚTERO

ETIOLOGIA E GENÉTICA

O câncer de colo do útero é a segunda neoplasia mais comum e a mais letal em mulheres no mundo inteiro. A infecção por cepas de alto risco de papilomavírus humano (HPV) é o evento primário desencadeador da neoplasia na grande maioria das mulheres com câncer de colo do útero invasivo. Esse vírus de DNA de fita dupla infecta o epitélio adjacente à zona de transformação do colo do útero, onde o epitélio colunar subjacente transforma-se em epitélio escamoso. Mais de 60 tipos de HPV são conhecidos, sendo que cerca de 20 tipos são capazes de gerar displasia de alto grau e malignidade. O HPV-16 e o HPV-18 são os tipos mais frequentemente associados à displasia de alto grau, mas os tipos 31, 33, 35, 52 e 58 são também considerados variantes de alto risco. A grande maioria dos adultos sexualmente ativos está exposta ao HPV, e a maioria das mulheres resolve a infecção sem intervenção específica. O genoma de 8 kb do HPV codifica sete genes precoces, em particular *E6* e *E7*, que se ligam a *RB* e *p53*, respectivamente. Tipos de HPV de alto risco codificam moléculas de *E6* e *E7* que são particularmente eficientes na inibição da função do *checkpoint* do ciclo celular normal dessas proteínas reguladoras, levando à imortalização do epitélio cervical, mas não à transformação completa. Uma minoria das mulheres não irá se livrar da infecção, ocorrendo integração subsequente do HPV ao genoma hospedeiro. Tão pouco quanto alguns meses ou por vários anos algumas dessas mulheres com infecção persistente exibem agravamento da displasia, uma condição pré-maligna que, sem tratamento, pode evoluir para o carcinoma de colo de útero. A transformação completa em câncer ocorre ao longo de um período de vários anos e, quase certamente, requer a aquisição de outras mutações genéticas pouco definidas dentro do epitélio infectado e imortalizado.

Em 2018, foram relatados cerca de 570 mil novos casos de câncer de colo do útero no mundo todo, com estimativa de 311 mil mortes. A incidência de câncer é particularmente alta em mulheres que residem nas Américas Central e do Sul, no Caribe e no sul e leste da África. A taxa de mortalidade é desproporcionalmente alta na África. Nos Estados Unidos, a estimativa é de que 14.480 mulheres serão diagnosticadas com câncer de colo do útero em 2021, com morte de 4.290 mulheres em consequência da doença.

Na caracterização genômica integrada do câncer de colo do útero pelo The Cancer Genome Atlas (TCGA), a integração de sequências do HPV foi encontrada em todos os cânceres ligados ao HPV-18 e em mais de três quartos dos cânceres associados ao HPV-16. Os tumores de colo do útero também demonstraram um padrão característico APOBEC (enzima editora do mRNA da apolipoproteína B, tipo polipeptídeo catalítico; uma família de citidina-desaminases que editam o DNA e que são enzimas mutagênicas endógenas) de mutagênese, com identificação de *ERBB3*, *CASP8* e *TGFRB2* como genes significativamente mutantes, com suposta ligação à progressão da displasia para carcinoma. No número muito menor de cânceres HPV-negativos, que são mais comuns em mulheres idosas, foram observadas mutações nos oncogenes *KRAS*, *ARID1A* e *PTEN*. O comportamento clínico desses cânceres provavelmente é diferente.

INFECÇÃO PELO HPV E PREVENÇÃO

O esfregaço de Papanicolaou é o principal método de detecção da displasia cervical pré-invasiva assintomática do revestimento epitelial escamoso durante um exame ginecológico. Como o tempo decorrido entre a displasia e o câncer de colo do útero manifesto é de anos, podem-se utilizar com sucesso estratégias de rastreamento e prevenção anuais (ou a intervalos maiores) para a detecção de displasia pré-cancerosa e carcinoma *in situ*. A raspagem cervical anual ou semestral para citologia (esfregaço de Papanicolau) é altamente efetiva para reduzir a incidência de câncer de colo do útero por meio de detecção precoce e tratamento cirúrgico subsequente da doença pré-maligna. A incorporação do teste do HPV por reação em cadeia da polimerase (PCR, de *polymerase chain reaction*) ou outras técnicas moleculares aumenta a sensibilidade de detecção de patologia cervical, porém à custa de uma menor sensibilidade, visto que são identificadas muitas mulheres com infecções transitórias que não necessitam de nenhuma intervenção médica específica. Infelizmente, tanto a obtenção de um esfregaço de Papanicolaou quanto a sua avaliação citológica exigem uma infraestrutura acima dos meios disponíveis de muitos países de média e baixa renda. São necessárias estratégias de prevenção de alta produtividade e baixa tecnologia, bem como testes no local de atendimento, para identificar e tratar mulheres com displasia cervical de alto risco, de modo a prevenir o desenvolvimento de câncer.

Uma estratégia de prevenção primária depende de vacinas contra o HPV. As vacinas atualmente aprovadas incluem as proteínas recombinantes das proteínas tardias, L1 e L2, do HPV-16 e HPV-18, bem como de outros isotipos menos comuns causadores de câncer – 11, 31, 33, 45, 52 e 58. A vacinação das meninas entre 11 e 13 anos de idade com duas injeções (a intervalo de um ano) antes de iniciar a atividade sexual reduz drasticamente a taxa de infecção por HPV de alto risco e desenvolvimento subsequente de displasia. A vacinação de meninos e meninas está sendo cada vez mais considerada para reduzir o risco de cânceres de faringe induzidos por HPV. Existe também uma proteção parcial contra outros tipos de HPV, embora as mulheres vacinadas ainda apresentem risco de infecção pelo vírus e ainda precisem realizar o rastreamento com Papanicolaou.

APRESENTAÇÃO CLÍNICA

Fatores de risco Os fatores de risco clínicos incluem muitas características associadas à infecção pelo HPV: alto número de parceiros sexuais, idade precoce da primeira relação sexual e história de doença venérea. O tabagismo é um cofator; tabagistas pesados apresentam um alto risco de displasia a partir da infecção por HPV. A infecção por HIV, sobretudo quando associada a baixas contagens de células T CD4+, está associada a uma taxa mais elevada de displasia de alto grau e, provavelmente, a um menor período de latência entre a infecção e a doença invasiva. Ao exame histológico, a maioria das neoplasias de colo do útero consiste em carcinomas escamosos associados ao HPV, porém os adenocarcinomas também estão relacionados ao HPV; ambos surgem na zona de transição do canal endocervical; as lesões do canal ou das glândulas cervicais podem não ser detectadas pela inspeção visual do colo do útero e podem passar despercebidas no rastreamento com esfregaço de Papanicolaou. As neoplasias malignas menos comuns, como câncer de vulva, câncer anal e câncer de faringe, também estão ligadas à infecção pelo HPV.

Diagnóstico de câncer do colo do útero O câncer de colo do útero precoce é assintomático, o que reforça as recomendações de cuidados ginecológicos de rotina. Os carcinomas invasivos de maior volume em geral apresentam sintomas ou sinais, incluindo perda de sangue pós-coito, sangramento entre os ciclos menstruais ou menometrorragia. Também pode estar presente secreção amarelada persistente ou de odor fétido. Sintomas como dor pélvica ou sacral sugerem extensão lateral no plexo do nervo pélvico pelo tumor primário ou por metástase de linfonodo pélvico e indicam uma doença em estágio avançado. Da mesma forma, dor nos flancos por hidronefrose devido à compressão ureteral ou trombose venosa profunda por compressão do vaso ilíaco sugere doença nodal extensa ou extensão direta do tumor primário para a parede lateral pélvica. O achado mais comum ao exame físico é um tumor visível no colo do útero, porém tumores mais profundos no óstio cervical e nas glândulas devem ser considerados. Tumores maiores podem ser identificados na inspeção, e pode-se obter uma biópsia diretamente. O estadiamento do câncer de colo do útero é realizado pelo exame clínico. Os tumores cervicais em estágio I são confinados ao colo uterino, ao passo que os tumores em estágio II se estendem para a vagina superior ou para os tecidos moles paracervicais (Fig. 89-2). Os tumores em estágio III estendem-se à vagina inferior ou às paredes laterais pélvicas, ao passo que os tumores em estágio IV invadem a bexiga ou o reto ou apresentam-se disseminados para sítios distantes. Embora as radiografias não constituam parte do estadiamento clínico formal do câncer de colo do útero, o planejamento do tratamento necessita de exames radiográficos para uma terapia adequada. A TC pode detectar hidronefrose indicativa de doença na parede lateral pélvica, porém não tem precisão para a avaliação de outras estruturas pélvicas. A ressonância magnética (RM) é mais acurada para estimar a extensão uterina e paracervical da doença nos tecidos moles normalmente ladeados pelos ligamentos largo do útero e transverso do colo do útero que sustentam o útero na pelve central. Os tumores de colo do útero muito pequenos em estágio I podem ser tratados com uma variedade de procedimentos cirúrgicos, porém a cirurgia minimamente invasiva tem um resultado inferior em comparação à histerectomia aberta padrão. Nas mulheres jovens que desejam manter a fertilidade, a traquelectomia radical remove o colo do útero, com anastomose subsequente da parte superior da vagina ao corpo do útero; entretanto, as gestações subsequentes podem ser problemáticas. Pacientes com tumores grandes de estágio I (4 cm) confinados ao colo do útero e todas as pacientes em estágio II a IV são tratadas por meio de radioterapia em combinação com quimioterapia à base de cisplatina. Esse tratamento de múltipla modalidade pode oferecer à paciente com doença de estágio avançado uma chance de cura de 40 a 80%, dependendo das circunstâncias clínicas. Os agentes à base de platina (cisplatina ou carboplatina) combinados com paclitaxel e bevacizumabe são, em geral, considerados a melhor escolha paliativa para pacientes com câncer de colo do útero metastático. A quimioterapia secundária proporciona uma melhora mínima na maioria das pacientes. A imunoterapia com inibidores de *checkpoint* imune ou terapias de células T adotivas são formas promissoras para a obtenção de melhores resultados em cânceres de colo do útero recorrentes e irressecáveis.

CÂNCER DE ÚTERO

EPIDEMIOLOGIA

Diversos tipos diferentes de tumores originam-se no corpo do útero. Em sua maioria, os tumores aparecem no revestimento glandular e são adenocarcinomas endometriais. Os tumores benignos (leiomiomas) e malignos (leiomiossarcomas) também podem surgir no músculo liso uterino e apresentam características clínicas muito diferentes. Nos Estados Unidos, a neoplasia ginecológica mais comum é o subtipo histológico endometrioide. Em 2021, a previsão da American Cancer Society era de 66.570 novos cânceres do corpo do útero, resultando em 12.940 mortes. O desenvolvimento desses tumores é um processo de múltiplas etapas, com o estrogênio desempenhando um papel precoce importante induzindo a proliferação das glândulas endometriais. A hiperexposição relativa a essa classe de hormônios é o principal fator de risco para o desenvolvimento subsequente de tumores endometrioides. Em contrapartida, as progestinas levam à maturação glandular e são protetoras. Portanto, mulheres com alta exposição endógena ou farmacológica aos estrogênios, em particular na ausência de progesterona, apresentam alto risco de desenvolver câncer endometrial. Mulheres obesas, tratadas com estrogênios pós-menopausa ou com tumores produtores de estrogênio correm maior risco de câncer endometrial. Além disso, o tratamento prolongado com tamoxifeno, que possui efeitos antiestrogênicos no tecido mamário, mas que pode exibir efeitos estrogênicos fracos no epitélio uterino, está associado a um risco aumentado de câncer endometrial.

Genética As mulheres com mutação de linhagem germinativa em uma das séries de genes de reparo de mau pareamento do DNA associada à síndrome de Lynch, também conhecida como câncer de cólon hereditário sem polipose (HNPCC), apresentam risco aumentado de carcinoma endometrial endometrioide. Essas pacientes apresentam mutações de linhagem germinativa em *MSH2*, *MLH1* e, em raros casos, *PMS1* e *PMS2*. Portadoras dessas mutações costumam apresentar uma história familiar de câncer e apresentam um risco muito elevado para o câncer de cólon e modestamente elevado para o câncer de ovário e uma variedade de outros tumores. Mulheres de meia-idade com HNPCC apresentam um risco anual de 4% para desenvolver o câncer endometrial e um risco total relativo de cerca de 200 vezes quando comparadas às mulheres de mesma faixa etária sem HNPCC. Nos cânceres esporádicos, eventos secundários, como a mutação do gene *PI3K* ou a perda do gene supressor de tumor *PTEN*, provavelmente atuam como "eventos" genéticos secundários na carcinogênese relacionada ao excesso estrogênico. Os eventos moleculares que estão na base de cânceres endometriais menos comuns, como tumores de células claras e serosos papilares do corpo do útero, não estão elucidados.

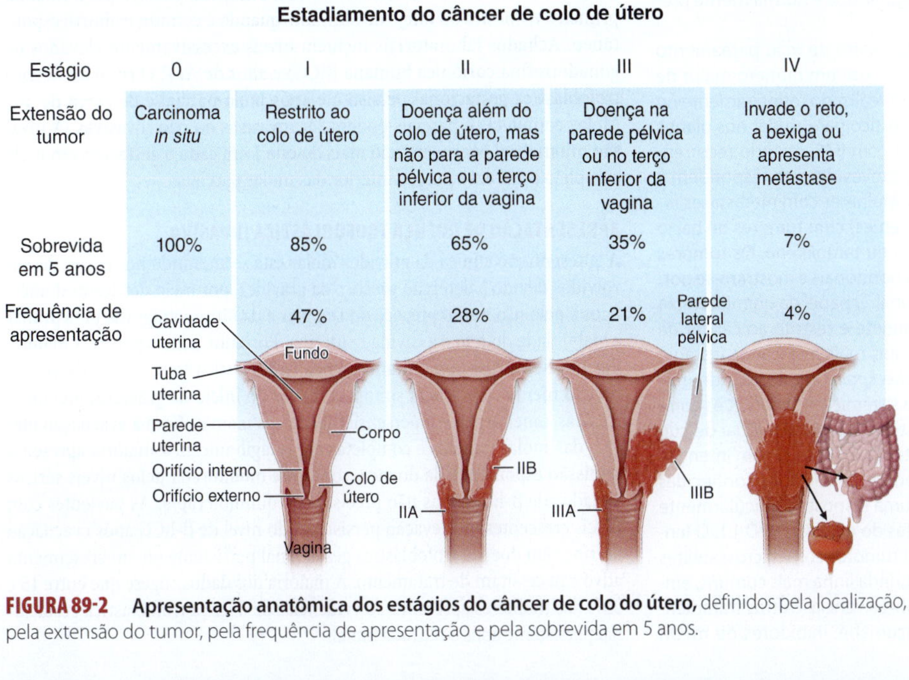

FIGURA 89-2 **Apresentação anatômica dos estágios do câncer de colo do útero,** definidos pela localização, pela extensão do tumor, pela frequência de apresentação e pela sobrevida em 5 anos.

Aproximadamente 75 a 80% dos cânceres endometriais são adenocarcinomas e foram caracterizados como cânceres endometriais de tipo 1 (ligados ao estrogênio) e de tipo 2, que exibem uma associação menos clara com os estrogênios (câncer de células claras, cânceres serosos e cânceres mucinosos). Os cânceres serosos endometriais exibem perda da função do *TP53* e comportam-se, clinicamente, de forma mais semelhante a um câncer de ovário, com alto risco de recorrência sistêmica. O prognóstico para o câncer endometrial depende do estágio, do grau histológico e da profundidade de invasão do miométrio.

APRESENTAÇÃO CLÍNICA

A maioria das mulheres com tumores do corpo do útero apresenta sangramento vaginal pós-menopausa, devido à eliminação do revestimento endometrial maligno. Aquelas em período de pré-menopausa, em geral, apresentam sangramento atípico entre os ciclos menstruais típicos. Esses sinais normalmente levam a mulher a procurar os cuidados de um profissional de saúde, e a maioria apresenta-se com doença de estágio inicial, com tumor confinado ao corpo do útero e, consequentemente, com taxa elevada de cura. O diagnóstico é estabelecido pela biópsia endometrial. Os tumores do tipo 1 podem se espalhar para os linfonodos pélvicos ou para-aórticos e, em geral, são avaliados com biópsia do linfonodo sentinela no momento da cirurgia primária. Os tumores serosos tendem a exibir padrões de disseminação que lembram muito o câncer de ovário, e as pacientes podem apresentar doença omental/peritoneal e, algumas vezes, ascite. Algumas mulheres com câncer endometrial têm história de endometriose. Algumas pacientes com sarcoma uterino irão se apresentar com dor pélvica. Sarcomas uterinos (carcinossarcomas e leiomiossarcomas) são comumente encontrados pela detecção de grandes massas pélvicas sintomáticas, que podem ou não estar associadas a sangramento disfuncional.

TRATAMENTO

Câncer de útero

A maioria das mulheres com câncer endometrial apresenta doença localizada no útero (75% no estágio I, **Tab. 89-1**), e o tratamento definitivo envolve uma histerectomia com remoção dos ovários e das tubas uterinas. A ressecção dos linfonodos não melhora o resultado, porém a ressecção do linfonodo sentinela aperfeiçoa o estadiamento e as informações de prognóstico. O comprometimento dos linfonodos define a doença de estágio IIIC. O grau do tumor e a profundidade da invasão são as duas variáveis prognósticas essenciais nos tumores de estágio inicial, e as mulheres com tumores de baixo grau e/ou minimamente invasivos (penetração miometrial < 50%) normalmente ficam em acompanhamento após o tratamento cirúrgico definitivo. As pacientes com tumores de alto grau ou tumores que são profundamente invasivos (estágio IB) correm maior risco de recidiva pélvica ou recidiva na cúpula vaginal, que é normalmente prevenida por meio de braquiterapia vaginal.

A perda de uma ou mais proteínas de reparo de mau pareamento resulta instabilidade de microssatélites (IMS), com um número maior de mutações no tumor. O teste para IMS deve ser realizado rotineiramente no câncer de endométrio por ocasião do diagnóstico para ajudar nos planos de tratamento atuais e futuros. Os cânceres com IMS, quando recorrentes ou presentes em um estágio avançado, provavelmente respondem à terapia de inibidores do *checkpoint* imunes. Mulheres com metástases regionais ou doença metastática (3% das pacientes) com tumores de baixo grau podem ser tratadas com progesterona ou tamoxifeno. Os tumores pouco diferenciados carecem de receptores hormonais e mostram-se normalmente resistentes à manipulação hormonal. O papel da quimioterapia adjuvante na doença em estágio I-II geralmente é restrito ao câncer de endométrio seroso. Para cânceres em estágios mais avançados (estágio III-IV), a quimioterapia e/ou o bloqueio de *checkpoint* imune são administrados, devido às taxas mais altas de doença sistêmica recorrente. As combinações de carboplatina e paclitaxel constituem o padrão atual de cuidados. A quimioterapia para doença metastática é utilizada com intenção paliativa. As pacientes com câncer avançado e deficiências conhecidas no reparo de mau pareamento podem ter uma resposta particularmente satisfatória à imunoterapia com antagonistas do eixo PD-1/PD-L1. O lenvatinibe e o pembrolizumabe (mesmo para tumores com microssatélites estáveis) tornaram-se os tratamentos de segunda linha mais comuns, embora ainda não se disponha de dados de sobrevivência. Outros tratamentos potencialmente ativos incluem bevacizumabe, inibidores de mTOR (p. ex., tensirolimo) e antraciclinas. Os carcinossarcomas do útero (também chamados de tumores müllerianos) contêm componentes tanto mesenquimais quanto epiteliais; entretanto, eles frequentemente respondem à terapia com paclitaxel e platina. Outros sarcomas uterinos exigem uma abordagem totalmente diferente e precisam de consideração histológica específica. Os mais comuns são os leiomiossarcomas do útero, que são tratados com docetaxel/gencitabina na recorrência, mas que não parecem se beneficiar da terapia adjuvante. A ifosfamida/doxorrubicina e trabectedina podem ter algum benefício na doença refratária.

TUMORES TROFOBLÁSTICOS GESTACIONAIS

As doenças trofoblásticas gestacionais representam um espectro de neoplasias que vão desde uma mola hidatiforme benigna até um coriocarcinoma, devido à doença trofoblástica persistente, mais comumente associada a gravidez molar, mas ocasionalmente observada após gestação normal. As apresentações mais comuns de tumores trofoblásticos são a gravidez molar parcial e completa, que representam cerca de 1 em 1.500 concepções nos países ocidentais desenvolvidos. A incidência mundial varia amplamente, com regiões do Sudeste Asiático apresentando uma maior incidência. As regiões com altas taxas de gravidez molar normalmente estão associadas a dietas pobres em caroteno e gorduras animais.

FATORES DE RISCO

Tumores trofoblásticos resultam do crescimento ou da persistência de tecido placentário. Eles se originam geralmente no útero, porém também podem aparecer em outros locais, como as tubas uterinas, devido à gravidez ectópica. Os fatores de risco incluem fatores ambientais e alimentares pouco definidos, bem como concepções realizadas em idades extremas da faixa etária de reprodução, com a incidência particularmente elevada em mulheres que concebem antes dos 16 anos ou depois dos 50 anos de idade. Em mulheres mais velhas, a incidência de gravidez molar pode ser tão alta quanto 1 em cada 3, provavelmente devido ao risco elevado de fertilização anormal do óvulo envelhecido. A maioria das neoplasias trofoblásticas está associada a molas completas, tumores diploides com todo o material genético oriundo do doador paterno (conhecido como dissomia uniparental). Acredita-se que esse fato ocorra quando um único espermatozoide fertiliza um óvulo enucleado, que, em seguida, duplica o DNA paterno. A proliferação trofoblástica ocorre com estroma viloso exuberante. Se a pseudogravidez se estender além da 12ª semana, o fluido se acumulará progressivamente no estroma, levando a "alterações hidrópicas". Não ocorre desenvolvimento fetal nas molas completas.

A mola parcial origina-se a partir da fertilização de um óvulo por dois espermatozoides; portanto, dois terços do material genético são de origem paterna nesses tumores triploides. Alterações hidrópicas são menos significativas, e o desenvolvimento fetal pode, em geral, ocorrer até o final do primeiro trimestre ou início do segundo, quando é comum o aborto espontâneo. Achados laboratoriais incluem níveis excessivamente elevados de gonadotrofina coriônica humana (hCG) e altos de AFP. O risco de doença trofoblástica gestacional persistente após mola parcial é de cerca de 5%. Molas completas e parciais podem ser invasivas ou não invasivas. A invasão miometrial ocorre em não mais do que 1 em cada 6 gestações em mola completa e em uma porção inferior das molas parciais.

APRESENTAÇÃO DE DOENÇA TROFOBLÁSTICA INVASIVA

A apresentação clínica da gravidez molar está se alterando nos países desenvolvidos devido à detecção precoce da gravidez, por meio dos testes domésticos e pelo uso muito precoce do Doppler e da ultrassonografia para avaliar a viabilidade do feto e a cavidade uterina. Portanto, nesses países, a maioria das mulheres que apresentam doença trofoblástica tem a mola detectada precocemente e apresenta sintomas típicos do início da gravidez, incluindo náuseas, amenorreia e hipersensibilidade das mamas. Com a evacuação uterina das molas parciais e completas em estágio inicial, a maioria apresenta remissão espontânea da doença, conforme monitorada pelos níveis séricos seriados de β-hCG. Elas não precisam de quimioterapia. As pacientes com níveis crescentes ou elevação persistente do nível de β-hCG após evacuação uterina têm doença trofoblástica gestacional persistente ou em crescimento ativo e necessitam de tratamento. A maioria dos dados sugere que entre 15 e 25% das mulheres apresentarão evidências de doença trofoblástica gestacional persistente após a retirada molar.

Em mulheres que não têm acesso ao cuidado pré-natal, os sintomas de apresentação podem ser potencialmente fatais, incluindo o desenvolvimento de pré-eclâmpsia ou mesmo eclâmpsia. O hipertireoidismo também pode ser observado com níveis muito altos de β-hCG. A evacuação de grandes molas pode estar associada a complicações fatais incluindo perfuração uterina, perda de volume sanguíneo, insuficiência cardíaca de alto débito e síndrome da angústia respiratória aguda (SARA).

Para mulheres com evidências de β-hCG em elevação ou confirmação radiológica de doença regional persistente ou metastática, o prognóstico pode ser estimado por uma variedade de algoritmos que identificam mulheres com risco baixo, intermediário e alto e requerem quimioterapia com múltiplos agentes. Em geral, as mulheres com extensa doença metastática não pulmonar, níveis muito elevados de β-hCG e gravidez a termo normal prévia são consideradas de alto risco e, normalmente, necessitam de quimioterapia com múltiplos agentes em um centro especializado para obter a cura. Até mesmo a doença trofoblástica gestacional muito avançada é quase sempre curável quando tratada por um especialista.

TRATAMENTO

Doença trofoblástica invasiva

O tratamento da doença trofoblástica invasiva deve ser 100% curativo, e as pacientes complexas devem ser tratadas por especialistas nessa doença. O tratamento dos níveis persistentes e crescentes de β-hCG após a evacuação de uma concepção molar consiste normalmente em quimioterapia, embora a cirurgia possa desempenhar um importante papel na doença isolada no útero resistente à quimioterapia (particularmente se a gravidez estiver completa) ou no controle da hemorragia. Para mulheres que desejam manter a fertilidade ou aquelas com doença metastática, o tratamento preferido é a quimioterapia. A doença trofoblástica é muito sensível à quimioterapia, e, quando esta é guiada pelos níveis séricos seriados de β-hCG, o tratamento bem-sucedido e curativo é regra. A monoterapia com dactinomicina ou metotrexato produz cura em 90% das mulheres com doença de baixo risco. As pacientes com doença de alto risco (níveis muito elevados de β-hCG, apresentação dentro de 4 ou mais meses após a gestação, metástases cerebrais ou hepáticas, ausência de resposta à terapia com metotrexato) são normalmente tratadas com poliquimioterapia (etoposídeo, metotrexato e dactinomicina, alternando com ciclofosfamida e vincristina [EMA-CO]), que normalmente é curativa, mesmo em mulheres com doença metastática extensa. O esquema de cisplatina e etoposídeo alternando com etoposídeo/metotrexato/dactinomicina é usado para pacientes de maior risco. Nas mulheres de mais alto risco, com metástases hepáticas, pulmonares e cerebrais, a hemorragia do tumor rico em vasos sanguíneos representa um grave risco no início da quimioterapia. As mulheres curadas poderão ficar grávidas novamente sem evidência do aumento de complicações fetais ou maternas.

LEITURAS ADICIONAIS

Green AK et al: A review of immune checkpoint blockade therapy in endometrial cancer. Am Soc Clin Oncol Educ Book 40:1, 2020.

Longo DL: Personalized medicine for primary treatment of serous ovarian cancer. N Engl J Med 381:2471, 2019.

Lu KH, Broaddus RR: Endometrial cancer. N Engl J Med 383:2053, 2020.

Menon U et al: Ovarian cancer population screening and mortality after long-term follow-up in the UK Collaborative Trial of Ovarian Cancer Screening (UKCTOCS): A randomised controlled trial. Lancet 397:2182, 2021.

Ramirez PT et al: Minimally invasive versus abdominal radical hysterectomy for cervical cancer. N Engl J Med 379:1895, 2018.

90 Tumores primários e metastáticos do sistema nervoso

Lisa M. DeAngelis, Patrick Y. Wen

Nos Estados Unidos, segundo estimativas, 87 mil pessoas são diagnosticadas anualmente com tumor cerebral primário. Pelo menos 25 mil desses tumores são malignos, e a maior parte consiste em gliomas. Os meningiomas são responsáveis por 35%, os schwanomas vestibulares, por 10%, e os linfomas do sistema nervoso central (SNC), por cerca de 2%. As metástases cerebrais são três vezes mais comuns do que todos os tumores cerebrais primários combinados e são diagnosticadas em cerca de 150 mil pessoas anualmente. As metástases para as leptomeninges e para o espaço epidural da medula espinal ocorrem, em cada um desses locais, em cerca de 3 a 5% dos pacientes com câncer sistêmico e constituem uma importante causa de incapacidade neurológica.

ABORDAGEM AO PACIENTE

Tumores primários e metastáticos do sistema nervoso

CARACTERÍSTICAS CLÍNICAS

Os tumores cerebrais, independentemente do tipo, podem se manifestar por uma variedade de sinais e sintomas classificados em duas categorias: gerais e focais; com frequência, os pacientes têm uma combinação de ambas as categorias (Tab. 90-1). Os sintomas gerais consistem em cefaleia, com ou sem náuseas ou vômitos, dificuldades cognitivas, alteração da personalidade e distúrbio da marcha. Esses sintomas surgem quando o tumor em crescimento e o edema circundante provocam aumento da pressão intracraniana ou compressão direta da circulação do líquido cerebrospinal (LCS), resultando em hidrocefalia. A cefaleia clássica associada ao tumor cerebral predomina pela manhã e melhora no decorrer do dia; entretanto, esse padrão só é observado em uma minoria dos pacientes. A cefaleia costuma ser holocraniana, porém pode ser ipsilateral a um tumor. Em certas ocasiões, a cefaleia apresenta características de uma migrânea típica, com dor latejante unilateral associada a escotoma visual. As alterações da personalidade podem incluir apatia e isolamento social, simulando uma depressão. Os achados focais ou de lateralização incluem hemiparesia, afasia ou defeito de campo visual. Normalmente, os sintomas de lateralização são subagudos e progressivos, e as dificuldades de linguagem podem ser interpretadas incorretamente como confusão. As convulsões são comuns, ocorrem em cerca de 25% dos pacientes com metástases cerebrais ou gliomas malignos e constituem o sintoma inicial em até 90% dos pacientes com glioma de baixo grau. Todas as convulsões que surgem em consequência de tumor cerebral têm um início focal, seja ele clinicamente aparente ou não.

EXAMES DE NEUROIMAGEM

A ressonância magnética (RM) de crânio é o exame complementar preferido para qualquer paciente com suspeita de tumor cerebral e deve ser realizada com a administração do contraste gadolínio. A tomografia computadorizada (TC) deve ser reservada para pacientes que não podem ser submetidos à RM. Os tumores cerebrais malignos – sejam eles primários ou metastáticos – normalmente captam o gadolínio, apresentam áreas centrais de necrose e são circundados por edema da substância branca adjacente. Os gliomas de baixo grau não costumam apresentar realce com gadolínio e são melhor visualizados na RM com sequência FLAIR (de *fluid-attenuated inversion recovery*). Os meningiomas exibem uma aparência característica na RM, visto que são tumores de base dural que impregnam ao contraste: apresentam cauda dural e comprimem o cérebro, mas sem invadi-lo. As metástases durais ou um linfoma dural podem ter uma aparência semelhante. A imagem é característica no caso de muitos tumores primários e metastáticos e, às vezes, é suficiente para estabelecer um diagnóstico quando a localização do tumor impede uma intervenção cirúrgica (p. ex., glioma do tronco encefálico). A RM funcional mostra-se útil no planejamento pré-cirúrgico para definir os córtices motor, sensitivo e de linguagem eloquentes. A tomografia por emissão de pósitrons (PET, de *positron emission tomography*) é útil para determinar a atividade metabólica das lesões observadas na RM; a perfusão e a espectroscopia por RM podem fornecer informações sobre o fluxo sanguíneo ou a composição tecidual. Essas técnicas podem ajudar a diferenciar a progressão do tumor da necrose tecidual, secundária ao tratamento com radioterapia e quimioterapia. O exame de neuroimagem é o único exame necessário para o diagnóstico de tumor cerebral. Os exames laboratoriais raramente são úteis, embora pacientes com doença metastática possam exibir elevação de um marcador tumoral sérico (p. ex., gonadotrofina coriônica humana β, [β-hCG] no câncer testicular). Outros exames, como angiografia cerebral, eletrencefalograma (EEG) ou punção lombar, raramente são indicados ou têm qualquer utilidade.

TABELA 90-1 ■ Sinais e sintomas de apresentação dos tumores cerebrais

	Glioma de alto grau (%)	Glioma de baixo grau (%)	Meningioma (%)	Metástases (%)
Generalizados				
Comprometimento cognitivo	50	10	30	60
Hemiparesia	40	10	36	60
Cefaleia	50	40	37	50
De lateralização				
Convulsões	20	70+	17	18
Afasia	20	< 5	–	18
Déficit de campo visual	–	–	–	7

TRATAMENTO

Tumores cerebrais

A terapia de qualquer neoplasia maligna intracraniana exige tratamento tanto sintomático quanto definitivo. O tratamento definitivo baseia-se no tipo específico de tumor e inclui cirurgia, radioterapia e quimioterapia. Entretanto, os tratamentos sintomáticos aplicam-se a qualquer tipo de tumor cerebral. As neoplasias malignas de alto grau são acompanhadas, em sua maioria, de edema circundante substancial, contribuindo para a incapacidade neurológica e a elevação da pressão intracraniana. Os glicocorticoides são altamente efetivos na redução do edema perilesional e na melhora da função neurológica, com frequência dentro de poucas horas após sua administração. A dexametasona tem sido o glicocorticoide de escolha, em virtude de sua atividade mineralocorticoide relativamente baixa. As doses iniciais são de 8 a 12 mg/dia. Os glicocorticoides melhoram rapidamente os sinais e sintomas, porém o seu uso em longo prazo provoca toxicidade substancial, incluindo insônia, ganho ponderal, diabetes melito, miopatia por esteroides e alterações da personalidade. Como consequência, indica-se uma redução gradual da dose assim que a terapia definitiva for administrada e o paciente melhorar.

Os pacientes com tumores cerebrais que se manifestam com convulsões necessitam de terapia com agentes antiepilépticos. Os antiepilépticos profiláticos são usados no contexto perioperatório, porém não desempenham nenhum papel para uso prolongado em pacientes que não tiveram convulsão. Os agentes de escolha consistem em fármacos que não induzem o sistema enzimático microssomal hepático, incluindo levetiracetam, topiramato, lamotrigina, ácido valproico ou lacosamida (Cap. 425). Outros fármacos, como a fenitoína e a carbamazepina, são usados com menos frequência, visto que são indutores enzimáticos potentes, os quais podem interferir no metabolismo dos glicocorticoides e dos agentes quimioterápicos. Ocorre doença tromboembólica venosa em 20 a 30% dos pacientes com gliomas de alto grau e metástases cerebrais. Devem-se utilizar anticoagulantes profiláticos durante a hospitalização e em pacientes que não estão caminhando. Os pacientes que tiveram trombose venosa profunda ou embolia pulmonar podem receber com segurança doses terapêuticas de anticoagulantes, sem aumentar o risco de hemorragia no tumor. Os filtros na veia cava inferior são reservados para pacientes com contraindicações absolutas para anticoagulação, como craniotomia recente.

TUMORES CEREBRAIS PRIMÁRIOS

EPIDEMIOLOGIA

Não foi identificada nenhuma etiologia para a maioria dos tumores cerebrais primários. Os únicos fatores de risco estabelecidos são exposição à radiação ionizante (meningiomas, gliomas e schwannomas) e imunossupressão (linfoma primário do SNC). Não há nenhuma evidência comprovada de qualquer associação à exposição a campos eletromagnéticos, incluindo uso de celulares, traumatismo cranioencefálico, alimentos contendo compostos *N*-nitrosos ou fatores de risco ocupacionais. Uma pequena minoria de pacientes apresenta uma história familiar de tumores cerebrais. Alguns desses casos familiares estão associados a síndromes genéticas (Tab. 90-2).

PATOGÊNESE MOLECULAR

Os tumores cerebrais, à semelhança de outras neoplasias, surgem como resultado de um processo de várias etapas, impulsionado pela aquisição sequencial de alterações genéticas. Essas alterações incluem perda de genes supressores de tumor (p. ex., *p53*, inibidor de cinase 2A e 2B dependente de ciclina [*CDKN2A/B*] e homólogo da fosfatase e tensina no cromossomo 10 [*PTEN*]) e amplificação e hiperexpressão de proto-oncogenes, como o receptor do fator de crescimento epidérmico (*EGFR*, de *epidermal growth factor receptor*) e o receptor do fator de crescimento derivado de plaquetas (*PDGFR*, de *platelet-derived growth factor receptors*). O acúmulo dessas anormalidades genéticas resulta em descontrole do crescimento celular e formação de tumor. Muitos tumores cerebrais, incluindo os glioblastomas, são caracterizados por uma heterogeneidade molecular significativa, o que contribui para a dificuldade em desenvolver terapias efetivas.

Foram realizados importantes progressos na compreensão da patogênese molecular de vários tipos de tumores cerebrais, incluindo glioblastoma e meduloblastoma, possibilitando a sua classificação em subtipos diferentes, com diferentes prognósticos. Isso levou a Organização Mundial da Saúde (OMS) a publicar, em 2016, uma atualização da classificação dos tumores do SNC que, pela primeira vez, passa a incorporar parâmetros moleculares, além da histologia tradicional, no diagnóstico de tumores cerebrais.

TUMORES "MALIGNOS" INTRÍNSECOS

GLIOMAS DIFUSOS

Os gliomas são o tipo mais comum de tumor cerebral primário maligno e, com base na sua suposta linhagem, são divididos em astrocitomas e oligodendrogliomas. Esses tumores são classificados com base em duas alterações moleculares altamente recorrentes, mutações da isocitrato-desidrogenase (*IDH*) e codeleção 1p/19q, além dos parâmetros histopatológicos mais convencionais. Os astrocitomas de baixo grau apresentam, em sua maioria, mutações no *IDH*, porém 1p/19q intacto, e, com frequência, mutações em *ATRX* e *p53*. Os oligodendrogliomas geralmente apresentam mutações no *IDH* e codeleção 1p/19q. Uma minoria de astrocitomas e oligodendrogliomas que não apresenta mutações em *IDH* (20-30%) tem um prognóstico mais sombrio.

Os gliomas difusos podem manifestar-se raramente como infiltração generalizada do tecido cerebral sem massa focal. Esses tumores geralmente se manifestam com problemas cognitivos, e a RM demonstra áreas confluentes de aumento de sinal na sequência FLAIR, tipicamente sem impregnação pelo contraste e sem efeito de massa significativo. Anteriormente conhecidas como gliomatose cerebral, essas lesões agora são categorizadas pela patologia identificada na biópsia, mas podem representar um desafio diagnóstico quando a natureza das anormalidades no exame de imagem não está clara. Com frequência, o diagnóstico é adiado até que o paciente desenvolva déficits que se agravam ou até que haja progressão evidente no exame de imagem. O tratamento é, então, determinado pela patologia.

ASTROCITOMAS

Os astrocitomas são tumores infiltrativos com suposta origem em células gliais. A OMS classifica os astrocitomas em quatro graus prognósticos, com base em suas características histológicas: grau I (astrocitoma pilocítico, astrocitoma subependimário de células gigantes); grau II (astrocitoma); grau III (astrocitoma anaplásico) e grau IV (glioblastoma). Os graus I e II são considerados astrocitomas de baixo grau, ao passo que os graus III e IV são considerados de alto grau.

Astrocitomas de baixo grau • ASTROCITOMAS DE GRAU I Os astrocitomas pilocíticos (grau I da OMS) constituem o tumor mais comum na infância. Em geral, ocorrem no cerebelo, mas também podem ser encontrados em outros locais no neuroeixo, incluindo nervos ópticos e tronco encefálico.

TABELA 90-2 ■ Síndromes genéticas associadas a tumores cerebrais primários

Síndrome	Herança	Gene/proteína	Tumores associados
Síndrome de Cowden	AD	Mutações no *PTEN* (cr10p23)	Gangliocitoma cerebelar displásico (doença de Lhermitte-Duclos), meningioma, astrocitoma Cânceres de mama, endometrial, de tireoide, triquilemoma
Schwannomatose familiar	Esporádica Hereditária	Mutações no *INI1/SNF5* (cr22q11)	Schwannomas, gliomas
Síndrome de Gardner	AD	Mutações no *APC* (cr5q21)	Meduloblastoma, glioblastoma, craniofaringioma Polipose familiar, osteomas múltiplos, tumores cutâneos e de tecidos moles
Síndrome de Gorlin (síndrome do nevo basocelular)	AD	Mutações no gene *Patched 1* (cr9q22.3)	Meduloblastomas Carcinoma basocelular
Síndrome de Li-Fraumeni	AD	Mutações no *p53* (cr17p13.1)	Gliomas, meduloblastomas Sarcomas, câncer de mama, leucemia, outros
Síndrome de Lynch	AD	Mutações em *MSH2, MSH1, MSH6, PMS2*	Glioblastoma e outros gliomas Cânceres gastrintestinais, endometriais e outros tipos de câncer
Neoplasia endócrina múltipla tipo 1 (síndrome de Werner)	AD	Mutações no *Menin* (cr11q13)	Adenoma hipofisário, schwannomas malignos Tumores de paratireoide e de células das ilhotas pancreáticas
NF1	AD	Mutações no NF1/neurofibromina (cr17q12-22)	Schwannomas, astrocitomas, gliomas de nervo óptico, meningiomas Neurofibromas, neurofibrossarcomas, outros
NF2	AD	Mutações no NF2/merlina (cr22q12)	Schwannomas vestibulares bilaterais, astrocitomas, meningiomas múltiplos, ependimomas
CET (doença de Bourneville)	AD	Mutações no *TSC1/TSC2* (cr9q34/16)	Astrocitoma subependimário de células gigantes, ependimomas, glioma, ganglioneuroma, hamartoma
Síndrome de Turcot	AD	Mutações no *APC*[a] (cr5)	Gliomas, meduloblastomas
	AR	hMLH1 (cr3p21)	Pólipos adenomatosos colônicos, adenocarcinoma
VHL	AD	Mutações no gene *VHL* (cr3p25)	Hemangioblastomas Angiomas da retina, carcinoma de células renais, feocromocitoma, tumores e cistos pancreáticos, tumores do saco endolinfático da orelha média

[a]Várias mutações em genes de reparo de mau pareamento do DNA podem causar um fenótipo clínico semelhante, também designado como síndrome de Turcot, em que ocorre predisposição ao câncer colônico sem polipose e tumores cerebrais.

Siglas: AD, autossômica dominante; APC, polipose adenomatosa do cólon; AR, autossômica recessiva; cr, cromossomo; NF, neurofibromatose; PTEN, homólogo da fosfatase e tensina; CET, complexo de esclerose tuberosa; VHL, von Hippel-Lindau.

Com frequência, aparecem como lesões císticas com nódulo mural contrastado. Apresentam fusões ou mutações de *BRAF* com frequência. São lesões bem demarcadas, que são potencialmente curáveis se puderem ser ressecadas por completo. Os astrocitomas subependimários de células gigantes em geral são encontrados na parede ventricular de pacientes com esclerose tuberosa. Com frequência, não exigem intervenção, mas podem ser tratados cirurgicamente ou com inibidores da proteína-alvo da rapamicina em mamíferos (mTOR, de *mammalian target of rapamycin*).

ASTROCITOMAS DE GRAU II São tumores infiltrativos que costumam se manifestar com convulsões em adultos jovens. Aparecem como tumores não contrastados, com sinal aumentado em T2/FLAIR (Fig. 90-1). Se possível, os pacientes devem ser submetidos à ressecção cirúrgica máxima, embora a ressecção completa raramente seja possível, em virtude da natureza invasiva do tumor. Em pacientes com maior risco de recidiva (ressecção subtotal ou indivíduos com mais de 40 anos de idade), há evidências de que a radioterapia (RT), seguida de quimioterapia PCV (procarbazina, ciclo-hexilcloroetil nitrosureia [CCNU] e vincristina), possa, talvez, ser benéfica. Na maioria dos pacientes, o tumor transforma-se em astrocitoma maligno, levando a uma sobrevida variável com mediana entre 5 e 10 anos.

Astrocitomas de alto grau • ASTROCITOMA DE GRAU III (ANAPLÁSICO) Esses tumores respondem por cerca de 15 a 20% dos astrocitomas de alto grau. Em geral, surgem na quarta e na quinta décadas de vida como tumores que impregnam de forma variável ao contraste. O tratamento é igual ao do glioblastoma e consiste em máxima ressecção cirúrgica segura, seguida de RT e temozolomida adjuvante isoladamente ou RT com temozolomida concomitante e adjuvante.

ASTROCITOMA DE GRAU IV (GLIOBLASTOMA) O glioblastoma responde pela maioria dos astrocitomas de alto grau. Cerca de 10% dos glioblastomas apresentam mutações no *IDH*. Tendem a se originar de tumores de grau mais baixo (glioblastomas secundários) e apresentam um melhor prognóstico. Na próxima atualização da classificação da OMS, o termo glioblastoma será restrito a tumores sem mutações de *IDH*. Os glioblastomas com mutações de *IDH* apresentam biologia diferente e melhor prognóstico e serão denominados astrocitomas *IDH* mutantes, de grau 4. Além disso, os astrocitomas sem as características histológicas clássicas do glioblastoma

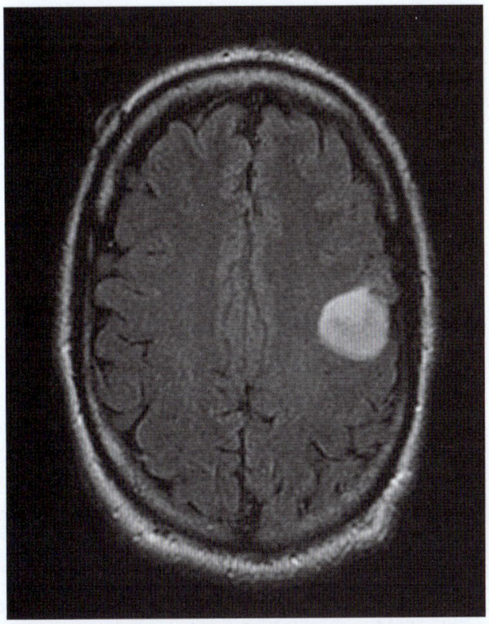

FIGURA 90-1 RM na sequência FLAIR de um astrocitoma frontal esquerdo de baixo grau. Esta lesão não impregnou pelo contraste.

(necrose e proliferação endotelial), porém com as características moleculares do glioblastoma (amplificação do fator de crescimento epidérmico, combinada com ganho de todo o cromossomo 7 e perda do 10, ou mutações do promotor da telomerase transcriptase reversa [*TERT*]), também serão considerados glioblastomas.

Os glioblastomas são o tipo de tumor cerebral primário maligno mais comum, com mais de 12 mil casos diagnosticados a cada ano nos Estados Unidos. Em geral, os pacientes desenvolvem glioblastoma na sexta e na sétima décadas de vida, com cefaleia, crises convulsivas ou déficits neurológicos focais. Os tumores apresentam-se como massas contrastadas em anel, com necrose central e edema circundante (Fig. 90-2). São tumores altamente infiltrativos, e as áreas de hipersinal T2/FLAIR circundando a massa tumoral principal contêm células tumorais invasoras. O tratamento consiste em ressecção cirúrgica máxima, seguida de RT com feixe externo de campo parcial (6.000 cGy em 30 frações de 200 cGy), com administração concomitante de temozolomida, seguida de 6 meses de terapia adjuvante com temozolomida. A sobrevida mediana com esse regime aumenta para 14,6 a 18 meses, em comparação com apenas 12 meses com RT isoladamente, e a sobrevida em 5 anos é de cerca de 10%. Esforços para aumentar a dose de RT localmente por meio de braquiterapia ou radiocirurgia estereotáxica (RCE) não conseguiram melhorar o resultado, e esses tratamentos não são usados. Os pacientes cujo tumor contém a enzima de reparo do DNA O^6-metilguanina-DNA-metiltransferase (MGMT) são relativamente resistentes à temozolomida e apresentam prognóstico mais grave, em comparação com aqueles cujos tumores contêm baixos níveis de MGMT, devido ao silenciamento do gene *MGMT* por hipermetilação do promotor. A implantação de polímeros biodegradáveis contendo o agente quimioterápico carmustina no leito tumoral após a ressecção do tumor, ou o acréscimo de campos de tratamento do tumor (eletrodos no couro cabeludo que liberam correntes elétricas de baixa intensidade) produz um aumento modesto da sobrevida.

Para pacientes idosos com > 65 a 70 anos de idade, um regime de RT hipofracionada de 40 Gy durante 3 semanas com temozolomida é bem tolerado e provavelmente leva a desfechos semelhantes aos do regime de RT padrão de 6 semanas.

Apesar do tratamento ideal, os glioblastomas sempre sofrem recidiva. As opções de tratamento para doença recorrente podem incluir reoperação, reirradiação combinada com bevacizumabe e esquemas quimioterápicos alternativos. O bevacizumabe, um anticorpo monoclonal humanizado contra o fator de crescimento do endotélio vascular (VEGF, de *vascular endothelial growth factor*), possui atividade no glioblastoma recorrente, aumentando a sobrevida livre de progressão, porém não a sobrevida global, e reduzindo o edema peritumoral e o uso de glicocorticoides (Fig. 90-3). Os inibidores do *checkpoint* imune têm sido bem sucedidos em uma variedade de tumores sólidos, porém não demonstraram atividade substancial no glioblastoma.

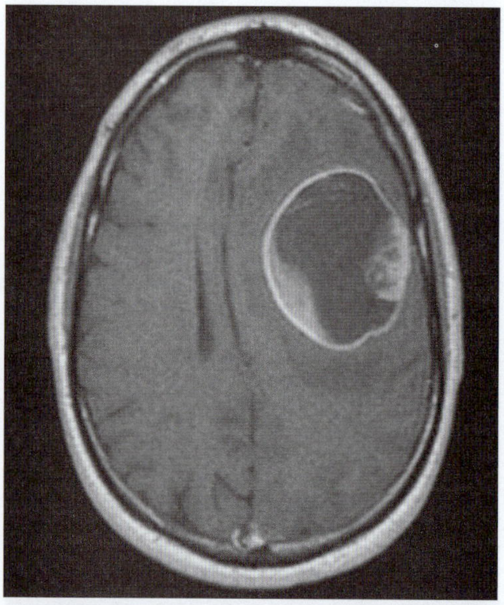

FIGURA 90-2 RM ponderada em T1 após a administração de gadolínio de um grande glioblastoma cístico frontal esquerdo.

Um ensaio clínico recente de fase III que comparou o bevacizumabe com o nivolumabe no glioblastoma recorrente constatou uma sobrevida global mediana idêntica de 9,8 a 10 meses nos dois braços do estudo, com toxicidades semelhantes. As decisões quanto ao tratamento de pacientes com glioblastoma recorrente devem ser individualizadas, levando em consideração fatores como tratamento prévio, tempo até a recidiva, capacidade funcional e qualidade de vida. Sempre que possível, os pacientes devem ser incluídos em ensaios clínicos. Novas terapias em fase de avaliação em pacientes com glioblastoma incluem agentes-alvo moleculares direcionados para receptores de tirosinas-cinase e vias de transdução de sinal; imunoterapia com uso de vacinas, novos inibidores de *checkpoint* ou células T com receptor de antígeno quimérico (CAR); vírus oncolíticos; agentes antiangiogênicos; agentes quimioterápicos que atravessam a barreira hematencefálica de forma mais efetiva do que os fármacos atualmente disponíveis; e infusão de fármacos radiomarcados e toxinas-alvo no tumor e em áreas adjacentes do cérebro por meio de "entrega aprimorada por convecção".

Os fatores prognósticos adversos mais importantes em pacientes com glioblastomas consistem em idade avançada, ausência de mutações no *IDH*, promotor de MGMT não metilado, desempenho de Karnofsky baixo e tumor não ressecável.

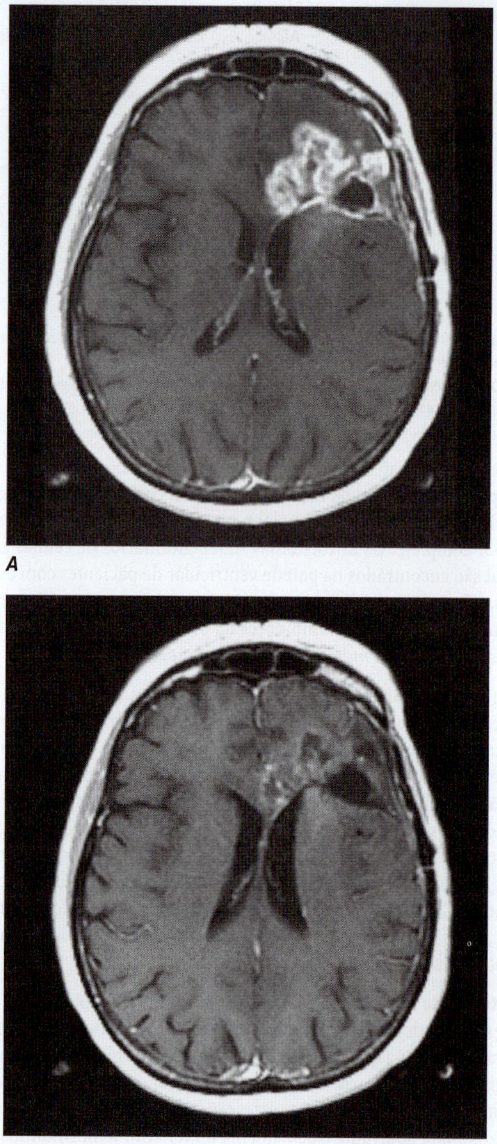

A

B

FIGURA 90-3 RM T1 pós-gadolínio de um glioblastoma recorrente antes (***A***) e depois (***B***) da administração de bevacizumabe. Observe a redução da impregnação e do efeito de massa.

Os gliossarcomas são uma variante do glioblastoma contendo um componente tanto astrocítico como sarcomatoso; são tratados da mesma forma que os glioblastomas.

OLIGODENDROGLIOMA

Os oligodendrogliomas respondem por cerca de 15 a 20% dos gliomas. Caracterizam-se pela codeleção de 1p/19q e apresentam mutações no *IDH*. São classificados pela OMS em oligodendrogliomas (grau II) ou oligodendrogliomas anaplásicos (OAs) (grau III). Os oligodendrogliomas possuem características patológicas distintas, como área perinuclear clara – produzindo uma aparência de "ovo frito" – e padrão reticular de crescimento dos vasos sanguíneos. Alguns tumores apresentam um componente oligodendroglial, bem como um componente astrocítico. Com o uso de testes moleculares, tornou-se evidente que quase todos esses tumores mistos (oligoastrocitomas) são geneticamente astrocitomas ou oligodendrogliomas. Em consequência, o diagnóstico de oligoastrocitoma é, hoje, raramente estabelecido, a não ser que não se disponha de teste molecular.

Em geral, os oligodendrogliomas de grau II são mais responsivos à terapia e apresentam um prognóstico mais satisfatório do que os tumores astrocíticos puros. Esses tumores têm uma apresentação semelhante à dos astrocitomas de grau II em adultos jovens. Os tumores não impregnam pelo contraste e, com frequência, são parcialmente calcificados. Devem ser tratados com cirurgia e, em pacientes com doença residual ou com > 40 anos de idade, com RT e quimioterapia. Os pacientes com oligodendrogliomas apresentam uma sobrevida mediana de mais de 10 anos.

Os OAs manifestam-se na quarta e na quinta décadas de vida como tumores com impregnação pelo contraste variável. São mais responsivos à terapia do que os astrocitomas de grau III. O tratamento envolve a ressecção máxima segura, seguida de RT e quimioterapia PCV ou com temozolomida. A sobrevida mediana de pacientes com OA ultrapassa 10 anos.

EPENDIMOMAS

Os ependimomas são tumores derivados das células ependimárias que revestem a superfície dos ventrículos. Representam cerca de 5% dos tumores na infância, frequentemente surgem na parede do quarto ventrículo, na fossa posterior, estão associados a fusões de *RELA* e são classificados como subtipos de ependimomas tipo A e B. Embora os adultos possam ter ependimomas intracranianos, eles ocorrem mais comumente na medula espinal, em particular no filamento terminal da medula espinal, onde exibem uma histologia mixopapilar. Os ependimomas que podem ser submetidos à ressecção completa são potencialmente curáveis. Os ependimomas parcialmente ressecados sofrem recidiva e exigem irradiação. O ependimoma anaplásico, menos comum, é mais agressivo e é tratado com ressecção e RT; a quimioterapia tem eficácia limitada. Os subependimomas são lesões benignas de crescimento lento que surgem na parede dos ventrículos e que, com frequência, não necessitam de tratamento.

OUTROS GLIOMAS MENOS COMUNS

Os gangliogliomas e os xantoastrocitomas pleomórficos ocorrem em adultos jovens. Comportam-se como formas mais indolentes de gliomas de grau I e são geralmente tratados com cirurgia. Com frequência, apresentam mutações *BRAF* V600E. Os gliomas do tronco encefálico geralmente ocorrem em crianças ou adultos jovens e, com frequência, apresentam mutações *H3K27M*. Apesar do tratamento com RT e quimioterapia, o prognóstico é ruim, com sobrevida mediana de apenas 1 ano.

LINFOMA PRIMÁRIO DO SISTEMA NERVOSO CENTRAL

O linfoma primário do sistema nervoso central (LPSNC) é um linfoma não Hodgkin raro que responde por < 3% dos tumores cerebrais primários. Por razões ainda não esclarecidas, a sua incidência está aumentando, particularmente em indivíduos idosos imunocompetentes.

O LPSNC em pacientes imunocompetentes é geralmente um linfoma difuso de grandes células B. Os pacientes imunocomprometidos, em particular aqueles infectados pelo vírus da imunodeficiência humana (HIV) ou receptores de transplante de órgãos, correm risco de LPSNC, que, em geral, é de células grandes, com características imunoblásticas e mais agressivas. O vírus Epstein-Barr (EBV) desempenha um importante papel na patogênese do LPSNC nessa população. Em geral, esses pacientes são gravemente imunocomprometidos, com contagens de células CD4 < 50/mL.

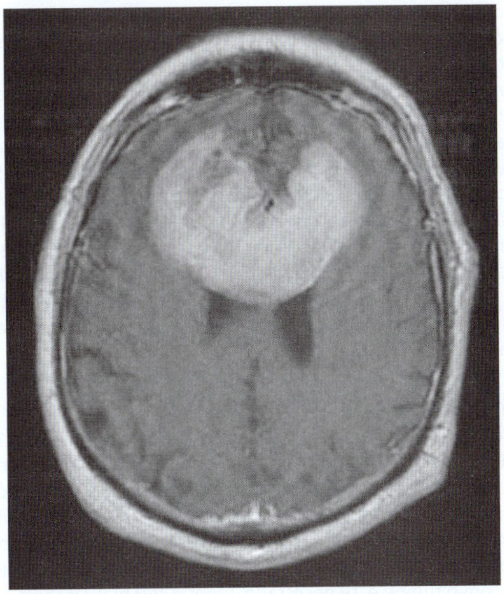

FIGURA 90-4 RM ponderada em T1 após a administração de gadolínio demonstrando um grande linfoma primário do sistema nervoso central (LPSNC) bifrontal. A localização periventricular e o padrão difuso de impregnação pelo contraste são característicos do linfoma.

Os pacientes imunocompetentes com LPSNC têm mais idade (mediana de 60 anos) do que os que apresentam LPSNC relacionado com o HIV (mediana de 31 anos). Em geral, o LPSNC manifesta-se como lesão expansiva, com sintomas neuropsiquiátricos, sinais de lateralização ou convulsões. Ocorre comprometimento ocular e leptomeníngeo em 15 a 20% dos pacientes, e o acometimento desses compartimentos pode ser assintomático. Raramente, pode apresentar-se como linfoma ocular isolado ou como linfoma leptomeníngeo primário. Quando restrito às leptomeninges, pode manifestar-se como meningite subaguda ou crônica que causa disfunção progressiva de nervos cranianos e espinais. O exame citológico do LCS ou a citometria de fluxo são necessários para estabelecer o diagnóstico.

Na RM contrastada, o LPSNC costuma aparecer como tumor densamente impregnado pelo contraste (Fig. 90-4). Os pacientes imunocompetentes apresentam lesões solitárias com mais frequência do que os pacientes imunossuprimidos. Frequentemente, há envolvimento de núcleos da base, corpo caloso ou região periventricular. A biópsia estereotáxica é necessária para estabelecer um diagnóstico histológico. Sempre que possível, deve-se suspender o uso de glicocorticoides até a obtenção da biópsia, visto que eles exercem um efeito citolítico sobre as células do linfoma, podendo levar à obtenção de tecido não diagnóstico. Além disso, os pacientes devem ser testados para o HIV, e a extensão da doença deve ser avaliada por PET ou TC do corpo, RM da coluna, análise do LCS e exame ocular com lâmpada de fenda. Em certas ocasiões, a biópsia da medula óssea e a ultrassonografia dos testículos são realizadas.

TRATAMENTO

Linfoma primário do sistema nervoso central

O LPSNC é mais sensível aos glicocorticoides, à quimioterapia e à RT do que outros tumores cerebrais primários. Esses tratamentos possibilitam a obtenção de respostas completas duráveis e sobrevida em longo prazo. O metotrexato, um antagonista do folato que interrompe a síntese de DNA, quando administrado em altas doses, produz uma taxa de resposta que varia de 35 a 80%, com sobrevida mediana de até 50 meses. A combinação do metotrexato com outros agentes quimioterápicos, como a citarabina, aumenta a taxa de resposta para 70 a 100%. A adição de RT cerebral total (RTCT) à quimioterapia à base de metotrexato prolonga a sobrevida livre de progressão, mas não a sobrevida global; entretanto, está associada à neurotoxicidade tardia, particularmente em pacientes com > 60 anos de idade. Em consequência, a RT em dose integral com frequência é omitida, porém pode haver algum papel para RT em dose reduzida. O anticorpo monoclonal anti-CD20 rituximabe é frequentemente incorporado ao esquema quimioterápico, embora existam estudos questionando seu benefício. Para alguns pacientes, a quimioterapia em altas doses com resgate de células-tronco autólogas pode oferecer a melhor chance de prevenir uma recidiva. Pelo menos 50% dos pacientes acabam desenvolvendo doença recorrente. As opções de tratamento incluem RT para pacientes que não se submeteram a irradiação prévia, retratamento com metotrexato, bem como outros agentes quimioterapêuticos, como temozolomida e pemetrexede. A quimioterapia em alta dose com resgate de células-tronco autólogas pode ser apropriada em pacientes selecionados com doença em recidiva. Os inibidores de tirosina-cinase de Bruton (BTK), como o ibrutinibe, fármacos imunomoduladores, como pomalidomida e lenalidomida, e inibidores *checkpoint* imune mostraram atividade preliminar promissora e estão sendo avaliados em ensaios clínicos, assim como as células T CAR.

LPSNCs EM PACIENTES IMUNOCOMPROMETIDOS

Com frequência, o LPSNC em pacientes imunocomprometidos produz múltiplas lesões contrastadas em anel, que podem ser difíceis de diferenciar de metástases e infecções, como toxoplasmose. O diagnóstico é geralmente estabelecido pelo exame citológico e de DNA do EBV no LCS; teste sorológico para toxoplasmose; PET do cérebro mostrando hipermetabolismo das lesões que, apesar de ser inespecífico, pode ser compatível com o tumor; e, se necessário, biópsia cerebral. Desde o advento dos agentes antirretrovirais altamente ativos, houve um declínio na incidência do LPSNC relacionado com o HIV. Esses pacientes são tratados, de preferência, com esquemas à base de metotrexato em alta dose e instituição de terapia antirretroviral altamente ativa. A RTCT é reservada para os que não conseguem tolerar a quimioterapia sistêmica. Nos receptores de transplante de órgãos, a redução da imunossupressão pode melhorar os resultados.

MEDULOBLASTOMAS

Os meduloblastomas constituem o tumor cerebral maligno mais comum na infância, respondendo por cerca de 20% de todos os tumores primários do SNC em crianças. Surgem a partir de progenitores das células granulares ou de progenitores multipotentes da zona ventricular. Cerca de 5% das crianças com meduloblastoma apresentam uma síndrome hereditária, como as síndromes de Gorlin, Turcot ou Li-Fraumeni, predispondo ao desenvolvimento de meduloblastoma. Do ponto de vista histológico, os meduloblastomas são tumores altamente celulares, com núcleos redondos abundantes, de coloração escura, e formação de rosetas (rosetas de Homer-Wright). Na classificação patológica da OMS de 2016, foram divididos em quatro subgrupos moleculares: (1) WNT-ativado (afeta principalmente crianças e apresenta os melhores prognósticos); (2) SHH-ativado (afeta adultos, lactentes e crianças; os pacientes mais jovens apresentam melhores prognósticos, ao passo que os adultos têm mau prognóstico); (3) não WNT/não SHH de grupo 3 (com frequência, apresenta doença disseminada no SNC por ocasião do diagnóstico e apresenta os piores prognósticos); e (4) não WNT/não SHH de grupo 4 (30% apresentam metástases por ocasião do diagnóstico, porém a sobrevida livre de progressão em 5 anos é de 95%). Independentemente do subtipo, os pacientes apresentam cefaleia, ataxia e sinais de comprometimento do tronco encefálico. Na RM, apresentam-se como tumores com impregnação densa pelo contraste na fossa posterior, às vezes associados à hidrocefalia. O tratamento consiste em ressecção cirúrgica máxima, irradiação cranioespinal e quimioterapia com agentes como cisplatina, lomustina, ciclofosfamida e vincristina. Cerca de 70% dos pacientes apresentam sobrevida de longo prazo, porém, em geral, à custa de comprometimento neurocognitivo significativo. Uma importante meta da pesquisa atual consiste em melhorar a sobrevida e, ao mesmo tempo, reduzir ao máximo as complicações em longo prazo; atualmente, ensaios clínicos estão sendo delineados para subgrupos moleculares específicos.

TUMORES DA REGIÃO PINEAL

Uma grande variedade de tumores podem surgir na região da glândula pineal. Em geral, esses tumores manifestam-se com cefaleia, sintomas visuais e hidrocefalia. Os pacientes podem apresentar síndrome de Parinaud, caracterizada por comprometimento do olhar para cima e da acomodação. Alguns tumores da região pineal, como os pineocitomas e os teratomas benignos, podem ser tratados apenas com ressecção cirúrgica. Os germinomas respondem à irradiação, ao passo que os pineoblastomas e os tumores de células germinativas não germinomatosos necessitam de radiação cranioespinal e quimioterapia.

TUMORES "BENIGNOS" EXTRÍNSECOS

MENINGIOMAS

Os meningiomas são diagnosticados com frequência cada vez maior à medida que mais pessoas realizam exames de neuroimagem para várias indicações. Na atualidade, constituem o tumor cerebral primário mais comum, sendo responsáveis por cerca de 35% do total. Sua incidência aumenta com a idade e tendem a ser mais comuns em mulheres e em pacientes com neurofibromatose tipo 2. Ocorrem também mais comumente em pacientes com história de irradiação craniana.

Os meningiomas surgem a partir da dura-máter e são compostos de células meningoteliais (cobertura aracnóidea) neoplásicas. Localizam-se mais comumente nas convexidades cerebrais, em particular adjacentes ao seio sagital, mas também podem ocorrer na base do crânio e ao longo do dorso da medula espinal. Os meningiomas são classificados pela OMS em três graus histológicos de agressividade crescente: grau I (benignos), grau II (atípicos) e grau III (malignos).

Muitos meningiomas são encontrados incidentalmente após exames de neuroimagem por razões não relacionadas. Também podem se manifestar com cefaleias, convulsões ou déficits neurológicos focais. Nos exames de imagem, apresentam uma aparência característica, que, normalmente, consiste em tumor extra-axial impregnando densamente pelo contraste e originando-se da dura-máter (Fig. 90-5). Normalmente, exibem uma cauda dural, constituída de dura-máter contrastada e espessada, que se estende como uma cauda a partir da massa. O principal diagnóstico diferencial do meningioma é uma metástase dural.

Se o meningioma for pequeno e assintomático, não há necessidade de qualquer intervenção, e a lesão pode ser acompanhada com RMs seriadas. Deve-se proceder à ressecção das lesões sintomáticas mais volumosas. Se for alcançada uma ressecção completa, o paciente é curado. Os tumores com ressecção incompleta tendem a recorrer, embora a taxa de recidiva possa ser muito lenta em tumores de grau I. Os tumores que não podem ser ressecados ou que só podem ser parcialmente removidos podem se beneficiar da RT externa ou de RCE. Esses tratamentos também podem ser úteis em pacientes cujos tumores sofreram recidiva após a cirurgia. A terapia hormonal e a quimioterapia atualmente não têm valor comprovado.

Os tumores mais raros que se assemelham aos meningiomas incluem os hemangiopericitomas e os tumores fibrosos solitários. Por compartilharem alterações moleculares semelhantes (fusão *NAB2-STAT6*), a classificação da OMS de 2016 introduziu o termo combinado *tumor fibroso solitário/hemangiopericitoma* para essa entidade. O tratamento consiste em cirurgia e RT, porém esses tumores têm mais propensão a sofrer recidiva local ou metástases sistêmicas.

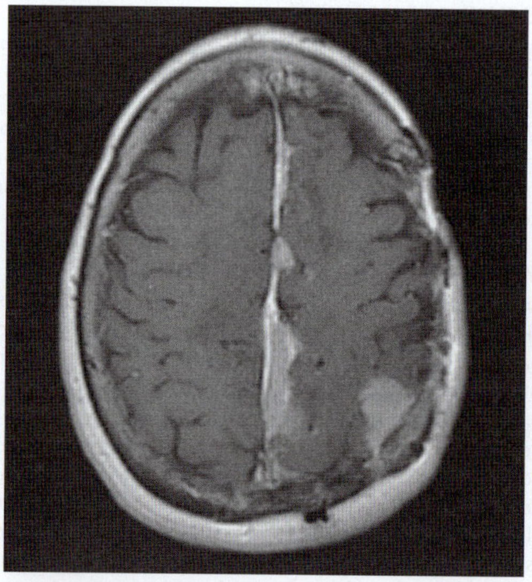

FIGURA 90-5 **RM ponderada em T1 após a administração de gadolínio demonstrando múltiplos meningiomas** ao longo da foice e do córtex parietal esquerdo.

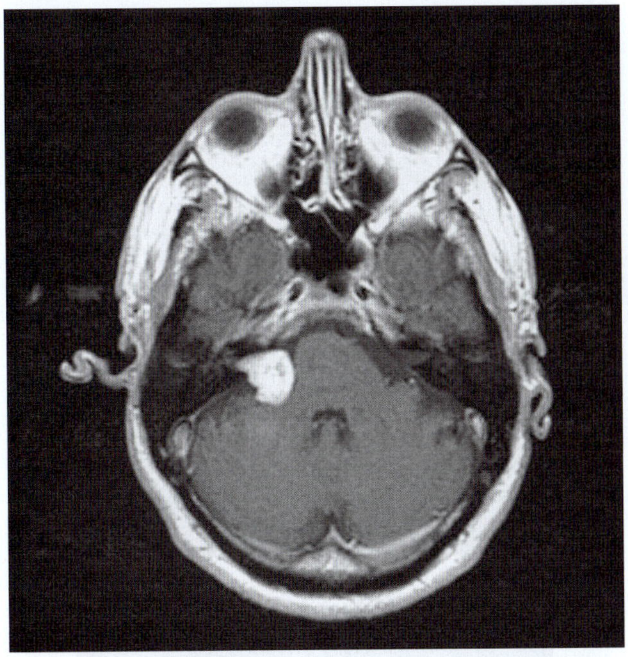

FIGURA 90-6 RM após a administração de gadolínio de um schwannoma vestibular direito. Pode-se observar que o tumor acomete o meato acústico interno.

SCHWANNOMAS

Em geral, são tumores benignos que se originam das células de Schwann das raízes nervosas cranianas e espinais. Os schwannomas mais comuns, denominados *schwannomas vestibulares* ou *neuromas do acústico*, surgem a partir da divisão vestibular do oitavo nervo craniano e são responsáveis por cerca de 9% dos tumores cerebrais primários. Os pacientes com NF2 apresentam uma alta incidência de schwannomas vestibulares, que são frequentemente bilaterais. Os schwannomas que se originam de outros nervos cranianos, como o nervo trigêmeo (nervo craniano V), ocorrem com muito menos frequência. A neurofibromatose tipo 1 (NF1) está associada a uma incidência aumentada de schwannomas das raízes dos nervos espinais.

Os schwannomas vestibulares podem ser detectados incidentalmente em exames de neuroimagem ou podem manifestar-se com perda auditiva unilateral progressiva, tontura, zumbido ou, menos comumente, sintomas que resultam da compressão do tronco encefálico e do cerebelo. Na RM, aparecem como lesões densamente contrastadas, alargando o meato acústico interno e estendendo-se, com frequência, ao ângulo pontocerebelar (Fig. 90-6). O diagnóstico diferencial inclui o meningioma. As lesões muito pequenas e assintomáticas podem ser observadas com RMs seriadas. Já as lesões maiores devem ser tratadas com cirurgia ou RCE. O tratamento ideal dependerá do tamanho do tumor, dos sintomas e da preferência do paciente. Em pacientes com schwannomas vestibulares pequenos e audição relativamente intacta, a intervenção cirúrgica precoce aumenta a probabilidade de preservar a audição.

TUMORES HIPOFISÁRIOS

Esses tumores são discutidos de modo detalhado no Capítulo 380.

CRANIOFARINGIOMAS

Os craniofaringiomas são tumores benignos raros, em geral suprasselares, parcialmente calcificados, sólidos ou mistos (sólido e cístico), que surgem a partir de remanescentes da bolsa de Rathke. Exibem distribuição bimodal, ocorrendo predominantemente em crianças, mas também em adultos entre 55 e 65 anos de idade. Manifestam-se com cefaleias, comprometimento visual e atraso do crescimento em crianças e por hipopituitarismo em adultos. O tratamento consiste em cirurgia, RT ou uma combinação de ambas. O subtipo papilar de craniofaringiomas geralmente apresenta mutações *BRAF* V600E e pode ser tratado com inibidores de RAF/MEK.

OUTROS TUMORES BENIGNOS

Tumores neuroepiteliais disembrioplásicos (TNDs) Trata-se de tumores supratentoriais benignos, geralmente localizados nos lobos temporais. Em geral, acometem crianças e adultos jovens com história de convulsões de longa duração. A ressecção cirúrgica é curativa.

Cistos epidermoides Consistem em epitélio escamoso que circunda um cisto repleto de queratina. Costumam ser encontrados no ângulo pontocerebelar e nas regiões intrasselar e suprasselar. Podem manifestar-se com cefaleias, anormalidades dos nervos cranianos, convulsões ou hidrocefalia. A RM revela uma lesão extra-axial com características que se assemelham ao LCS, porém com restrição à difusão. O tratamento consiste em ressecção cirúrgica.

Cistos dermoides À semelhança dos cistos epidermoides, os cistos dermoides originam-se de células epiteliais que são retidas durante o fechamento do tubo neural. Contêm estruturas tanto epidérmicas quanto dérmicas, como folículos pilosos, glândulas sudoríparas e glândulas sebáceas. Diferentemente dos cistos epidermoides, esses tumores localizam-se, em geral, na linha média. Ocorrem com mais frequência na fossa posterior, em particular no verme, no quarto ventrículo e na cisterna suprasselar. Na RM, os cistos dermoides assemelham-se a lipomas, demonstrando hiperintensidade T1 e sinal variável em T2. Os cistos dermoides sintomáticos podem ser tratados com cirurgia.

Cistos coloides Em geral, surgem na parte anterior do terceiro ventrículo e podem manifestar-se com cefaleias, hidrocefalia e, muito raramente, morte súbita. A ressecção cirúrgica é curativa, e uma ventriculostomia do terceiro ventrículo pode aliviar a hidrocefalia obstrutiva e ser suficiente como tratamento.

SÍNDROMES NEUROCUTÂNEAS (FACOMATOSES)

Vários distúrbios genéticos caracterizam-se por lesões cutâneas e risco aumentado de tumores cerebrais. A maioria desses distúrbios tem uma herança autossômica dominante, com penetrância variável.

NEUROFIBROMATOSE TIPO 1 (DOENÇA DE VON RECKLINGHAUSEN)

A NF1 é um distúrbio autossômico dominante, com penetrância variável e incidência de cerca de 1 em 2.600 a 3.000 indivíduos. Cerca de 50% dos casos são familiares, e o restante é causado por novas mutações que surgem em pacientes com genitores não afetados. O gene *NF1* está localizado no cromossomo 17q11.2 e codifica a neurofibromina, uma proteína de ativação da guanosina-trifosfatase (GTPase) (GAP) que é um regulador negativo da via de sinalização da cinase da proteína ativada por mitógeno (MAP) RAS, que inclui a cinase a jusante MEK. É um supressor tumoral clássico, e a perda bialélica pode resultar em uma variedade de tumores do sistema nervoso, incluindo neurofibromas, neurofibromas plexiformes, gliomas do nervo óptico, astrocitomas e meningiomas. Além dos neurofibromas, que se apresentam como múltiplos tumores cutâneos moles e de consistência elástica, outras manifestações cutâneas da NF1 incluem manchas café-com-leite e sardas axilares. A NF1 também está associada a hamartomas da íris, denominados nódulos de Lisch, feocromocitomas, pseudoartrose da tíbia, escoliose, epilepsia e deficiência intelectual. O inibidor de MEK selumetinibe tem atividade contra neurofibromas plexiformes inoperáveis e constitui a única terapia-alvo da via de sinalização desregulada.

NEUROFIBROMATOSE TIPO 2

A NF2 é menos comum do que a NF1, com incidência de 1 em 25.000 a 40.000 indivíduos. Trata-se de um distúrbio autossômico dominante, com penetrância completa. À semelhança da NF1, cerca de 50% dos casos surgem em consequência de novas mutações. O gene *NF2* no cromossomo 22q codifica a proteína citoesquelética merlina (proteína semelhante a moesina, ezrina, radixina), que atua como supressor de tumor. A NF2 caracteriza-se por schwannomas vestibulares bilaterais em mais de 90% dos pacientes, meningiomas múltiplos e ependimomas e astrocitomas espinais. O tratamento dos schwannomas vestibulares bilaterais pode representar um desafio, visto que a meta é preservar a audição pelo maior tempo possível. Esses pacientes também podem apresentar schwannomatose difusa, que pode acometer os nervos cranianos, espinais ou periféricos, além de opacidades lenticulares subcapsulares posteriores e hamartomas retinianos.

ESCLEROSE TUBEROSA (DOENÇA DE BOURNEVILLE)

Trata-se de um distúrbio autossômico dominante, com incidência de cerca de 1 em 5 mil a 10 mil nascimentos vivos. É causada por mutações no gene *TSC1* no cromossomo 9q34, que codifica uma proteína denominada hamartina, ou por mutações no gene *TSC2* no cromossomo 16p13.3, que codifica a proteína tuberina. A hamartina forma um complexo com a tuberina, que inibe a sinalização celular por meio do mTOR, atuando como regulador negativo do ciclo celular. Os pacientes com esclerose tuberosa podem apresentar convulsões, deficiência intelectual, adenoma sebáceo (angiofibromas faciais), placas de Shagreen, máculas hipomelanóticas, fibromas periungueais, angiomiolipomas renais e rabdomiomas cardíacos. Esses pacientes apresentam uma incidência aumentada de nódulos subependimários, tuberosidades corticais e astrocitomas subependimários de células gigantes (ASCGs). Com frequência, os pacientes necessitam de anticonvulsivantes para o tratamento das convulsões. Os ASCGs nem sempre necessitam de intervenção terapêutica, porém a terapia mais efetiva consiste nos inibidores do mTOR sirolimo ou everolimo, que, com frequência, diminuem as convulsões, bem como o tamanho desses astrocitomas.

TUMORES METASTÁTICOS PARA O CÉREBRO

As metástases cerebrais surgem em consequência de disseminação hematogênica e, com frequência, originam-se de um tumor pulmonar primário ou estão associadas a metástases pulmonares. A maioria das metástases desenvolve-se na junção da substância cinzenta com a substância branca nas zonas de fronteira vascular cerebral (*watershed*), onde as células tumorais intravasculares se alojam nas arteríolas terminais. A distribuição das metástases no cérebro aproxima-se da proporção do fluxo sanguíneo, de modo que cerca de 85% de todas as metástases são supratentoriais, ao passo que 15% ocorrem na fossa posterior. As fontes mais comuns de metástases cerebrais são os carcinomas de pulmão e de mama; o melanoma tem maior propensão a metastatizar para o cérebro, sendo encontrado em 80% dos pacientes na necrópsia (Tab. 90-3). Outros tipos de tumores, como os carcinomas ovariano e esofágico, raramente metastatizam para o cérebro. Os cânceres de próstata e de mama também têm propensão a metastatizar para a dura-máter, podendo simular um meningioma. As metástases leptomeníngeas são comuns e surgem a partir de neoplasias malignas hematológicas, bem como de cânceres de mama e de pulmão. A compressão da medula espinal ocorre principalmente em pacientes com cânceres de próstata e de mama, que são tumores com forte propensão a metastatizar para o esqueleto axial.

DIAGNÓSTICO DAS METÁSTASES

As metástases cerebrais são mais bem visualizadas na RM, onde costumam aparecer como lesões bem circunscritas (Fig. 90-7). A quantidade de edema perilesional pode ser altamente variável, em que grandes lesões causam edema mínimo, ao passo que, às vezes, lesões muito pequenas provocam edema extenso. A impregnação pelo contraste pode exibir um padrão em anel ou ser difusa. Em certas ocasiões, as metástases intracranianas sofrem hemorragia; o melanoma e os cânceres de tireoide e renal têm maior propensão a sofrer hemorragia, mas a causa mais comum de metástase hemorrágica é o câncer de pulmão, visto que este é responsável pela maioria das metástases cerebrais. O aspecto radiográfico da metástase cerebral é inespecífico, e podem ocorrer lesões de aspecto semelhante com infecções, incluindo abscessos cerebrais, lesões desmielinizantes, sarcoidose, necrose por radiação em paciente previamente tratado, ou tumor cerebral primário que pode constituir uma segunda neoplasia maligna em paciente com câncer sistêmico. A biópsia raramente é necessária para estabelecer o diagnóstico, visto que o exame de imagem, por si só, é geralmente suficiente na situação clínica apropriada. Todavia, em cerca de 10% dos pacientes, um câncer sistêmico pode apresentar-se como metástase cerebral, e, se não houver um local sistêmico de fácil acesso para biópsia, deve-se remover uma lesão cerebral para fins diagnósticos.

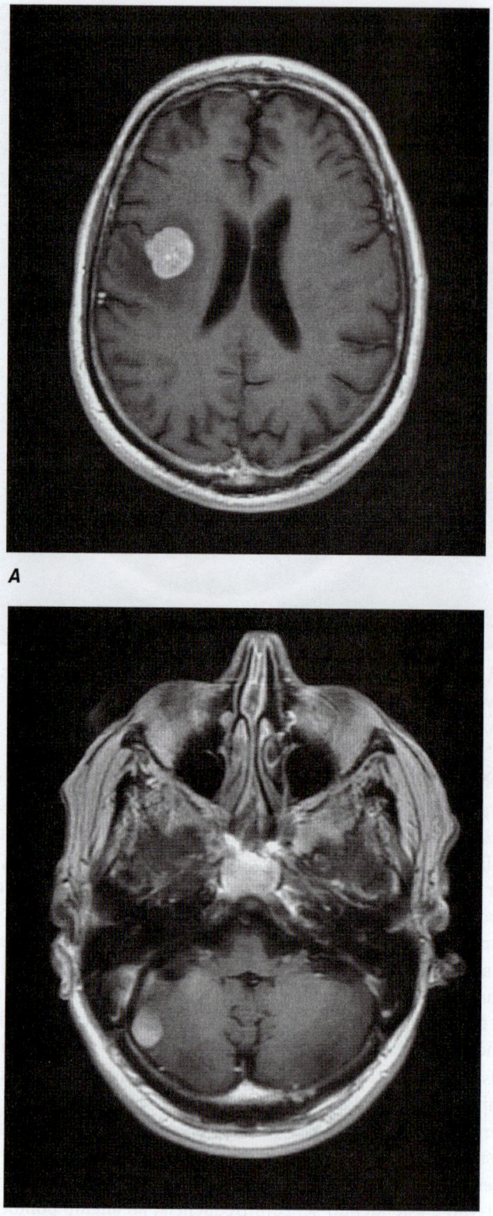

A

B

FIGURA 90-7 RM ponderada em T1 após a administração de gadolínio de múltiplas metástases cerebrais de câncer de pulmão não pequenas células acometendo os hemisférios frontal direito (***A***) e cerebelar direito (***B***). Observe o padrão difuso de impregnação pelo contraste e a ausência de necrose central.

TABELA 90-3 ■ Frequência de metástases do sistema nervoso por tumores primários comuns

	Cérebro (%)	ML (%)	CEME (%)
Pulmão	41	17	15
Mama	19	57	22
Melanoma	10	12	4
Próstata	1	1	10
TGI	7	–	5
Renal	3	2	7
Linfoma	< 1	10	10
Sarcoma	7	1	9
Outros	11	–	18

Siglas: CEME, compressão epidural da medula espinal; TGI, trato gastrintestinal; ML, metástases leptomeníngeas.

TRATAMENTO

Tumores metastáticos para o cérebro

TRATAMENTO DEFINITIVO

O número e a localização das metástases cerebrais com frequência determinam as opções terapêuticas. A condição global do paciente e o controle atual ou potencial da doença sistêmica também constituem importantes determinantes. As metástases cerebrais são solitárias em aproximadamente metade dos pacientes e múltiplas na outra metade.

RADIOTERAPIA

O tratamento-padrão para as metástases cerebrais tem sido a RTCT, em geral administrada em uma dose total de 3.000 cGy em 10 frações. Isso produz rápida paliação, e cerca de 80% dos pacientes melhoram com glicocorticoides e RT. Entretanto, ela não é curativa, está associada à toxicidade neurocognitiva e proporciona uma sobrevida mediana de apenas 4 a 6 meses. Dados recentes demonstram que a evitação do hipocampo durante a RTCT preserva a função cognitiva sem aumentar o risco de recidiva intracraniana. Quando viável, a RCE constitui a principal abordagem oncológica de radioterapia para metástases cerebrais. Pode ser realizada por meio de uma variedade de técnicas igualmente efetivas, incluindo *gamma knife*, acelerador linear, feixe de prótons ou *CyberKnife*, que podem fornecer doses altamente focadas de RT, normalmente em uma única fração. A RCE pode esterilizar efetivamente as lesões visíveis e proporcionar um controle da doença local em 80 a 90% dos pacientes. Alguns pacientes tiveram as metástases cerebrais curadas com RCE, ao passo que esse resultado é claramente raro com a RTCT. Tradicionalmente, a RCE era usada apenas para pacientes com 1 a 3 metástases, porém dados recentes sugerem que a RCE pode efetivamente tratar até 10 lesões. A adição de RTCT à RCE melhora o controle da doença no sistema nervoso, porém não prolonga a sobrevida e, portanto, é raramente usada.

CIRURGIA

Ensaios clínicos controlados e randomizados demonstraram que a extirpação cirúrgica de uma única metástase cerebral, seguida de RTCT, é superior à RTCT apenas. A remoção de duas lesões ou de uma única massa sintomática, em particular se estiver causando compressão do sistema ventricular, também pode ser útil. Essa conduta mostra-se particularmente útil para pacientes que apresentam lesões altamente radiorresistentes, como o carcinoma renal. A ressecção cirúrgica pode produzir uma rápida melhora dos sintomas, melhorar o controle do edema e resultar em sobrevida prolongada. A RTCT administrada após a ressecção completa de uma metástase cerebral melhora o controle da doença, mas não prolonga a sobrevida. Alguns centros administram RT focal ou mesmo RCE para uma cavidade ressecada, especialmente se houver preocupação de que exista tumor residual, porém costuma-se evitar a RTCT pós-operatória, devido a seus efeitos cognitivos.

QUIMIOTERAPIA

A quimioterapia está se tornando cada vez mais útil para as metástases cerebrais. As metástases de certos tipos de tumores que são altamente quimiossensíveis, como tumores de células germinativas ou câncer de pulmão de pequenas células, podem responder a esquemas quimioterápicos escolhidos de acordo com a neoplasia maligna subjacente. Cada vez mais, os dados demonstram a capacidade de resposta das metástases cerebrais à quimioterapia, incluindo terapias-alvo, como para pacientes com câncer de pulmão portadores de mutações de *EGFR* que os sensibilizam a inibidores do EGFR. A imunoterapia também é efetiva contra tumores primários que são sensíveis a essa abordagem, como o melanoma. Os agentes antiangiogênicos, como o bevacizumabe, são efetivos no tratamento das metástases do SNC de tumores primários para os quais foram aprovados.

METÁSTASES LEPTOMENÍNGEAS

As metástases leptomeníngeas também são descritas como meningite carcinomatosa, carcinomatose meníngea ou, no caso de tumores específicos, meningite leucêmica ou linfomatosa. Entre as neoplasias malignas hematológicas, as leucemias agudas metastatizam mais comumente para o espaço subaracnóideo, seguidas, em frequência, pelos linfomas difusos agressivos. Entre os tumores sólidos, os carcinomas de mama e de pulmão e o melanoma disseminam-se com mais frequência dessa maneira. As células tumorais alcançam o espaço subaracnóideo pela circulação arterial ou, em certas ocasiões, através do fluxo retrógrado em sistemas venosos que drenam as metástases ao longo da coluna vertebral ou do crânio. Além disso, podem surgir metástases leptomeníngeas como consequência direta de metástases cerebrais prévias; também podem desenvolver-se em quase 40% dos pacientes submetidos à ressecção de metástase do cerebelo.

CARACTERÍSTICAS CLÍNICAS

As metástases leptomeníngeas caracterizam-se por sinais e sintomas em múltiplos níveis ao longo do neuroeixo. Pode-se verificar a presença de combinações de radiculopatias lombares e cervicais, neuropatias cranianas, convulsões, confusão e encefalopatia por hidrocefalia ou elevação da pressão intracraniana. Os déficits focais, como hemiparesia ou afasia, raramente são causados por metástases leptomeníngeas, a não ser que haja infiltração cerebral direta. A ocorrência de dor nos membros de início recente em pacientes com câncer de mama, câncer de pulmão ou melanoma deve levar imediatamente em consideração a presença de disseminação leptomeníngea.

DIAGNÓSTICO LABORATORIAL E DE IMAGEM

As metástases leptomeníngeas representam um desafio particular para o diagnóstico, visto que a identificação de células tumorais no compartimento subaracnóideo pode ser difícil. A RM pode ser definitiva quando o paciente apresenta claramente nódulos tumorais aderidos à cauda equina ou à medula espinal, nervos cranianos impregnados pelo contraste ou impregnação subaracnóidea no exame de imagem cerebral (Fig. 90-8). O exame de imagem é diagnóstico em cerca de 75% dos pacientes e é mais frequentemente positivo em pacientes portadores de tumores sólidos. A demonstração de células tumorais no LCS é definitiva e, com frequência, é considerada como

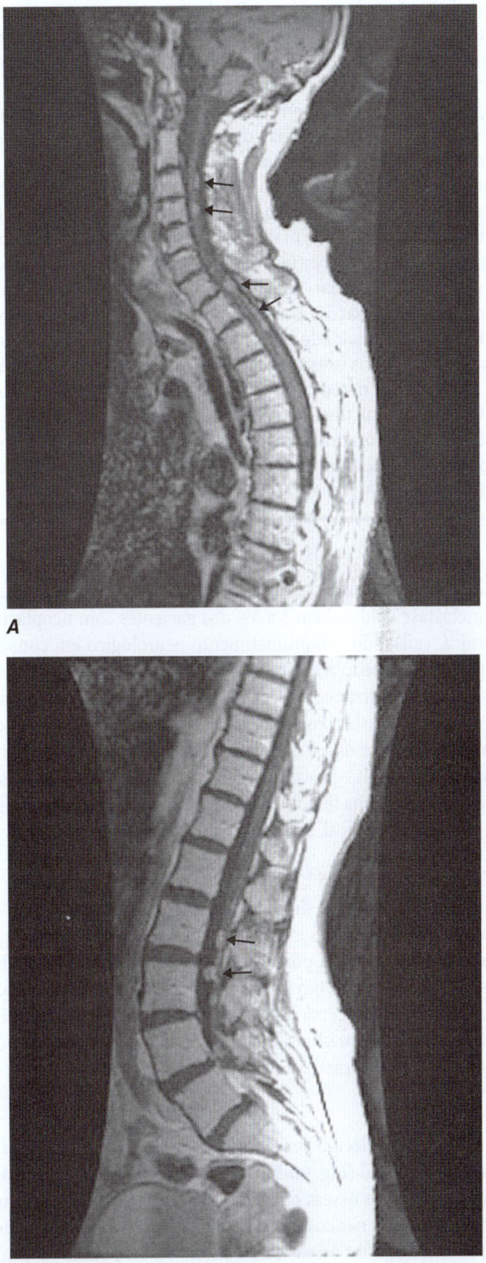

FIGURA 90-8 Imagens de RM após a administração de gadolínio, mostrando metástases leptomeníngeas extensas de câncer de mama. São observados nódulos ao longo da superfície dorsal da medula espinal (*A*) e da cauda equina (*B*).

padrão-ouro. Entretanto, o exame citológico do LCS é positivo em apenas 50% dos pacientes na primeira punção lombar e continua negativo em 10% dos casos após três amostras de LCS. Novas tecnologias, como a captura de células raras, melhoram a identificação de células tumorais no LCS; o perfil molecular do LCS também pode identificar mutações específicas do tumor, indicando neoplasia maligna nas leptomeninges. O exame citológico do LCS é mais útil nas neoplasias malignas hematológicas, particularmente quando combinado com citometria de fluxo para identificar uma população clonal. As anormalidades concomitantes do LCS incluem concentração elevada de proteína e aumento da contagem dos leucócitos. A hipoglicorraquia é observada em < 25% dos pacientes, porém é útil quando presente. A identificação de marcadores tumorais pode ser útil em alguns tumores sólidos.

TRATAMENTO
Metástases leptomeníngeas

O tratamento das metástases leptomeníngeas é paliativo, visto que não existe qualquer terapia curativa. A RT das áreas com comprometimento sintomático, como a base do crânio na neuropatia craniana, pode aliviar a dor e, algumas vezes, melhorar a função. A irradiação cranioespinal (ICS) é evitada, visto que possui toxicidade significativa com mielossupressão e irritação gastrintestinal, bem como eficácia limitada. Entretanto, dados recentes sobre a ICS de feixe de prótons sugerem melhor controle da doença, com menos toxicidades sistêmicas. A quimioterapia sistêmica, a terapia-alvo e a imunoterapia demonstraram eficácia no contexto apropriado. Como alternativa, a quimioterapia intratecal pode ser efetiva, em particular nas neoplasias malignas hematológicas. Sua administração ideal é por meio de cânula intraventricular (reservatório de Ommaya), em vez de por punção lombar. Poucos fármacos podem ser administrados com segurança no espaço subaracnóideo, e esses agentes exibem um espectro limitado de atividade antitumoral, explicando, talvez, a resposta relativamente precária a essa abordagem, principalmente em tumores sólidos. Além disso, o comprometimento da dinâmica do fluxo do LCS pode afetar a administração intratecal de fármacos. A cirurgia desempenha um papel limitado na metástase leptomeníngea. Um *shunt* ventriculoperitoneal pode aliviar a pressão intracraniana elevada; uma vez colocado, o medicamento intratecal não pode ser usado.

METÁSTASE EPIDURAL

Ocorre metástase epidural em 3 a 5% dos pacientes com neoplasia maligna sistêmica, causando comprometimento neurológico em consequência da compressão da medula espinal ou da cauda equina. Os cânceres mais comuns que metastatizam para o espaço epidural são as neoplasias que se disseminam para o osso, como as de mama e próstata. O linfoma pode causar comprometimento ósseo e compressão, mas também pode invadir os forames intervertebrais e provocar compressão da medula espinal sem destruição do osso. A coluna torácica é acometida mais comumente, seguida da lombar e, então, da cervical.

CARACTERÍSTICAS CLÍNICAS

A dor nas costas constitui o sintoma inicial da metástase epidural em praticamente todos os pacientes e pode preceder os achados neurológicos em várias semanas ou meses. A dor costuma ser exacerbada em decúbito; por outro lado, a dor artrítica com frequência é aliviada nessa posição. Ocorre fraqueza das pernas em cerca de 50% dos pacientes, bem como disfunção sensitiva. Verifica-se a presença de problemas esfincterianos em cerca de 25% dos pacientes por ocasião do diagnóstico.

DIAGNÓSTICO

O diagnóstico é estabelecido por exames de imagem, de preferência RM, de toda a coluna vertebral (Fig. 90-9). Não há necessidade de contraste para a identificação de lesões ósseas ou epidurais. Todo paciente com câncer que apresenta dor intensa nas costas deve ser submetido à RM. As radiografias simples, as cintilografias ósseas ou até mesmo a TC podem revelar metástases ósseas, porém apenas a RM pode delinear com segurança um tumor epidural. Para pacientes que não podem realizar uma RM, deve-se realizar uma mielografia por TC para delinear o espaço epidural. O diagnóstico diferencial de tumor epidural inclui abscesso epidural, hematomas agudos ou crônicos, lipomatose epidural e, raramente, hematopoiese extramedular.

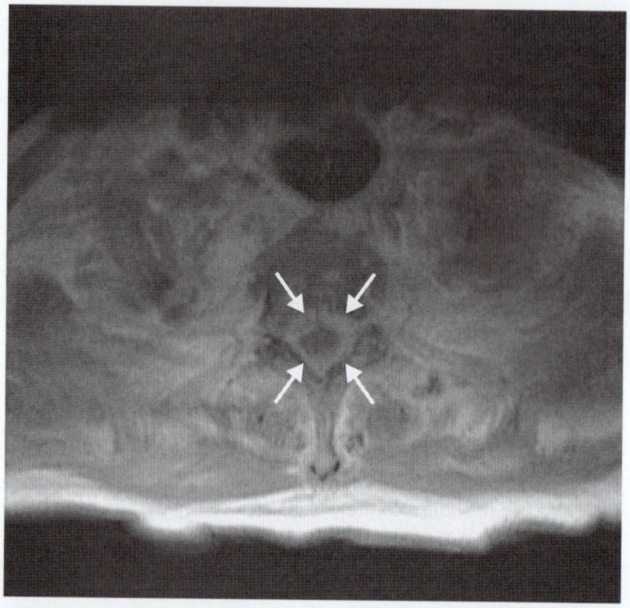

FIGURA 90-9 RM ponderada em T1 após a administração de gadolínio mostrando um tumor epidural circunferencial ao redor da medula espinal torácica, a partir de câncer esofágico.

TRATAMENTO
Metástase epidural

A metástase epidural requer tratamento imediato. Um ensaio clínico controlado e randomizado demonstrou a superioridade da ressecção cirúrgica seguida de RT, em comparação com a RT isoladamente. Entretanto, os pacientes devem ser capazes de tolerar a cirurgia, e o procedimento cirúrgico de escolha consiste na remoção completa da massa, que é normalmente anterior ao canal vertebral, exigindo abordagem e ressecção extensas. De outro modo, a RT constitui a base do tratamento e pode ser usada para pacientes com tumores radiossensíveis, como linfoma, ou para aqueles que não podem ser submetidos à cirurgia. A RCE está sendo cada vez mais usada, particularmente para tumores radiorresistentes ou para radiação repetida. A quimioterapia raramente é usada para a metástase epidural, a não ser que o paciente tenha déficit neurológico mínimo ou não tenha qualquer déficit e seja portador de tumor altamente quimiossensível, como linfoma ou germinoma. Em geral, os pacientes têm uma boa resposta se forem tratados antes da ocorrência de déficit neurológico grave. A recuperação após a paraparesia é melhor após a cirurgia do que com RT isoladamente, porém a sobrevida com frequência é curta devido ao tumor metastático disseminado.

TOXICIDADE NEUROLÓGICA DO TRATAMENTO

TOXICIDADE DA RADIOTERAPIA

A RT pode causar uma variedade de toxicidades no SNC. Essas toxicidades costumam ser descritas com base em sua relação temporal com a administração de RT: agudas (que ocorrem dentro de poucos dias após a RT), precoces (meses) ou tardias (anos). Em geral, as síndromes agudas e precoces regridem e não resultam em déficits persistentes, ao passo que as toxicidades tardias costumam ser permanentes e, às vezes, progressivas.

Toxicidade aguda Pode ocorrer toxicidade cerebral aguda durante a RT do cérebro. A RT pode causar ruptura transitória da barreira hematencefálica, resultando em edema e elevação da pressão intracraniana. As manifestações, em geral, consistem em cefaleia, letargia, náuseas e vômitos e podem ser prevenidas e tratadas com a administração de glicocorticoides. Não existe qualquer toxicidade aguda da RT que acomete a medula espinal.

Toxicidade precoce A toxicidade precoce em geral torna-se aparente dentro de várias semanas a meses após o término da irradiação craniana e, provavelmente, se deve à desmielinização focal. Do ponto de vista clínico, pode ser assintomática ou assumir a forma de agravamento ou reaparecimento de déficit neurológico preexistente. Algumas vezes, pode-se observar uma lesão contrastada na RM/TC, podendo simular o tumor para o qual o paciente foi submetido à RT. Para os pacientes portadores de glioma maligno, essa situação foi descrita como "pseudoprogressão", uma vez que simula a recidiva do tumor na RM, porém representa inflamação e restos necróticos decorrentes da terapia efetiva. Essa "pseudoprogressão" é observada com frequência aumentada quando se administra quimioterapia, em particular temozolomida, concomitantemente com a RT. A pseudoprogressão pode regredir de forma espontânea ou, se for muito sintomática, pode exigir glicocorticoides, ressecção ou bevacizumabe.

Na medula espinal, a toxicidade precoce da RT manifesta-se como sintoma de Lhermitte, com parestesias dos membros ou ao longo da coluna com a flexão do pescoço. Embora assustador, o sintoma é benigno, sofre resolução espontânea e não está associado a problemas mais graves.

Toxicidade tardia A toxicidade tardia é a mais grave de todas, visto que, com frequência, é irreversível e provoca déficits neurológicos graves. No cérebro, a toxicidade tardia pode assumir diversas formas, das quais as mais comuns são necrose por radiação e leucoencefalopatia. A necrose por radiação consiste em uma massa focal de tecido necrótico que capta contraste na TC/RM e que pode estar associada a edema significativo. Pode exibir um aspecto idêntico à pseudoprogressão, porém é observada dentro de vários meses a anos após a RT e é sempre sintomática. Os sinais e sintomas clínicos consistem em convulsões e achados correspondentes à localização da massa necrótica. A necrose é causada pelo efeito da RT na vasculatura cerebral, com necrose fibrinoide e oclusão dos vasos sanguíneos. Pode simular um tumor radiograficamente; todavia, ao contrário deste último, é geralmente hipometabólica na PET e apresenta redução da perfusão em sequências de RM de perfusão. Pode exigir ressecção para diagnóstico e tratamento, a não ser que possa ser tratada com glicocorticoides. Existem relatos de melhora com oxigênio hiperbárico ou bevacizumabe, porém a melhora radiográfica nem sempre é acompanhada de benefício sintomático.

A leucoencefalopatia é observada mais comumente após RTCT, em oposição à RT focal. Em sequências de RM em T2 ou FLAIR, há um sinal aumentado difusamente observado em toda substância branca do hemisfério, com frequência bilateral e simétrico. Existe uma tendência a um predomínio periventricular, que pode estar associado à atrofia e ao aumento dos ventrículos. Clinicamente, os pacientes desenvolvem comprometimento cognitivo, distúrbio da marcha e, posteriormente, incontinência urinária, os quais podem progredir com o passar do tempo. Esses sintomas simulam os da hidrocefalia de pressão normal, e a colocação de um *shunt* ventriculoperitoneal pode melhorar a função em alguns pacientes, mas não reverte os déficits por completo. O aumento da idade constitui um fator de risco para a leucoencefalopatia, mas não para a necrose por radiação. A necrose parece depender de uma predisposição não identificada.

Outras toxicidades neurológicas tardias incluem disfunção endócrina quando a hipófise ou o hipotálamo foram incluídos na RT. Pode ocorrer neoplasia induzida por radiação dentro de muitos anos após a RT terapêutica para um tumor prévio do SNC ou um câncer de cabeça e pescoço; o diagnóstico acurado exige ressecção cirúrgica ou biópsia. Além disso, a RT provoca aterosclerose acelerada, que pode causar acidente vascular cerebral em consequência de doença vascular intracraniana ou placa na carótida, devido à irradiação do pescoço.

O sistema nervoso periférico é relativamente resistente às toxicidades da RT. Os nervos periféricos raramente são afetados pela RT, porém os plexos são mais vulneráveis. A plexopatia desenvolve-se mais comumente na distribuição braquial do que na distribuição lombossacral. Precisa ser diferenciada da progressão do tumor no plexo, que é normalmente visualizado por TC/RM ou PET, demonstrando a infiltração de tumor na região. Do ponto de vista clínico, a progressão do tumor costuma ser dolorosa, ao passo que a plexopatia induzida por RT é indolor. A plexopatia por radiação também está mais comumente associada a linfedema e mioquimia do membro afetado. Em ambas, observa-se a ocorrência de perda sensitiva e fraqueza muscular.

TOXICIDADE DA QUIMIOTERAPIA

A neurotoxicidade é secundária à mielossupressão, como a toxicidade limitante da dose dos agentes quimioterápicos (Tab. 90-4). A quimioterapia provoca neuropatia periférica com vários dos agentes comumente usados, e o tipo de neuropatia pode diferir, dependendo do fármaco. A vincristina causa parestesias, porém pouca perda sensitiva, e está associada a disfunção motora, comprometimento autonômico (com frequência íleo) e, raramente,

TABELA 90-4 ■ Sinais neurológicos causados por agentes comumente utilizados em pacientes com câncer

Encefalopatia aguda (*delirium*)	Convulsões
Metotrexato (alta dose IV, IT)	Metotrexato
Cisplatina	Etoposídeo (alta dose)
Vincristina	Cisplatina
Asparaginase	Vincristina
Procarbazina	Asparaginase
5-Fluoruracila (± levamisol)	Mostarda nitrogenada
Citarabina (alta dose)	Carmustina
Nitrosoureias (alta dose ou arterial)	Dacarbazina (intra-arterial ou em alta dose)
Ifosfamida	Bussulfano (alta dose)
Etoposídeo (alta dose)	Mielopatia (fármacos IT)
Bevacizumabe (SEPR)	Metotrexato
Encefalopatia crônica (demência)	Citarabina
Metotrexato	Tiotepa
Carmustina	Neuropatia periférica
Citarabina	Alcaloides da vinca
Fludarabina	Cisplatina
Perda visual	Procarbazina
Tamoxifeno	Etoposídeo
Nitrato de gálio	Teniposídeo
Cisplatina	Citarabina
Fludarabina	Taxanos
Disfunção/ataxia cerebelar	Suramina
5-Fluoruracila (± levamisol)	Bortezomibe
Citarabina	
Procarbazina	

Siglas: IT, intratecal; IV, intravenosa; SEPR, síndrome de encefalopatia posterior reversível.

comprometimento de nervos cranianos. A cisplatina causa perda sensitiva de fibras grandes, resultando em ataxia sensitiva, porém com pouca perda sensitiva cutânea e ausência de fraqueza muscular. Os taxanos também provocam neuropatia predominantemente sensitiva. Agentes como o bortezomibe e a talidomida também causam neuropatia. Algumas vezes, uma neuropatia grave surge após o uso de vários agentes neurotóxicos juntos ou em sequência.

A encefalopatia e as convulsões são toxicidades comuns dos agentes quimioterápicos. A ifosfamida pode causar encefalopatia grave, que é reversível com a suspensão do fármaco e o uso de azul de metileno para os pacientes gravemente acometidos. A fludarabina também causa encefalopatia global grave, que pode ser permanente. O bevacizumabe e outros agentes anti-VEGF podem causar síndrome de encefalopatia posterior reversível. A cisplatina pode provocar perda auditiva e, com menos frequência, disfunção vestibular. A imunoterapia com anticorpos monoclonais, como ipilimumabe ou nivolumabe, pode causar hipofisite autoimune, síndrome de Guillain-Barré ou encefalite autoimune.

LEITURAS ADICIONAIS

Achrol AS et al: Brain metastases. Nat Rev Dis Primers 5:5, 2019.

Barzilai O et al: Predictors of quality of life improvement after surgery for metastatic tumors of the spine: Prospective cohort study. Spine J 18:1109, 2018.

Brown PD et al: Hippocampal avoidance during whole-brain radiotherapy plus memantine for patients with brain metastases: Phase III trial NRG oncology CC001. J Clin Oncol 38:1019, 2020.

Buckner JC et al: Radiation plus procarbazine, CCNU, and vincristine in low-grade glioma. N Engl J Med 374:1344, 2016.

Cancer Genome Atlas Research Network et al: Comprehensive, integrative genomic analysis of diffuse lower-grade gliomas. N Engl J Med 372:2481, 2015.

Cheng H, Perez-Soler R: Leptomeningeal metastases in non-small-cell lung cancer. Lancet Oncol 19:e43, 2018.

Grommes C et al: Comprehensive approach to diagnosis and treatment of newly diagnosed primary CNS lymphoma. Neuro Oncol 21:296, 2019.

Gross AM et al: Selumetinib in children with inoperable plexiform neurofibromas. N Engl J Med 382:1430, 2020.

Louis DN et al: The 2016 World Health Organization classification of tumors of the central nervous system: A summary. Acta Neuropathol 131:803, 2016.

McEwen AE et al: Beyond the hood: CSF-derived cfDNA for diagnosis and characterization of CNS tumors. Front Cell Dev Biol 8:45, 2020.

McGranahan T et al: Current state of immunotherapy for treatment of glioblastoma. Curr Treat Options Oncol 20:24, 2019.

Omuro A et al: R-MVP followed by high-dose chemotherapy with TBC and autologous stem-cell transplant for newly diagnosed primary CNS lymphoma. Blood 125:1403, 2015.

Ramaswamy V et al: Risk stratification of childhood medulloblastoma in the molecular era: The current consensus. Acta Neuropathol 131:821, 2016.

Reardon DA et al: Effect of nivolumab vs bevacizumab in patients with recurrent glioblastoma: The CheckMate 143 phase 3 randomized clinical trial. JAMA Oncol 6:1003, 2020.

Rishi A, Yu HHM: Current treatment of melanoma brain metastasis. Curr Treat Options Oncol 21:45, 2020.

Schiff D et al: Recent developments and future directions in adult lower-grade gliomas: Society for Neuro-Oncology (SNO) and European Association of Neuro-Oncology (EANO) consensus. Neuro Oncol 21:837, 2019.

Tsakonas G et al: Management of brain metastasized non-small cell lung cancer (NSCLC)—From local treatment to new systemic therapies. Cancer Treat Rev 54:122, 2017.

Wen PY et al: Glioblastoma in adults: A Society for Neuro-Oncology (SNO) and European Society of Neuro-Oncology (EANO) consensus review on current management and future directions. Neuro Oncol 22:1073, 2020.

Yamada Y et al: The impact of histology and delivered dose on local control of spinal metastases treated with stereotactic radiosurgery. Neurosurg Focus 42:E6, 2017.

91 Sarcomas ósseos e de tecidos moles e metástases ósseas

Shreyaskumar R. Patel

Os sarcomas são neoplasias mesenquimais raras (< 1% de todos os tipos de câncer) que surgem nos ossos e nos tecidos moles. Em geral, têm origem mesodérmica, embora alguns sejam derivados do neuroectoderma, e são biologicamente diferentes dos cânceres epiteliais mais comuns. Acometem todas as faixas etárias; 15% são encontrados em indivíduos com menos de 15 anos de idade, e 40% ocorrem após os 55 anos. Estão entre os tumores sólidos mais comuns na infância, sendo a quinta causa mais comum de morte por câncer em crianças. Os sarcomas podem ser divididos em dois grupos: os derivados dos ossos e os derivados de tecidos moles.

SARCOMAS DE TECIDOS MOLES

Os tecidos moles incluem músculos, tendões, gordura, tecidos fibroso e sinovial, vasos e nervos. Cerca de 60% dos sarcomas de tecidos moles surgem nos membros, sendo os inferiores acometidos três vezes mais que os superiores. Cerca de 30% surgem no tronco, dos quais 40% se encontram no retroperitônio. Os 10% restantes surgem na cabeça e no pescoço.

INCIDÊNCIA

Cerca de 13.130 novos casos de sarcomas de tecidos moles ocorreram nos Estados Unidos em 2020. A incidência anual ajustada à idade é de cerca de 3 por 100 mil habitantes, mas varia de acordo com a faixa etária. Constituem 0,7% de todos os cânceres na população geral e 6,5% dos cânceres em crianças.

EPIDEMIOLOGIA

A transformação maligna de um tumor benigno de tecidos moles é raríssima, exceto no caso dos tumores malignos das bainhas dos nervos periféricos (neurofibrossarcoma, schwannoma maligno), que podem surgir a partir dos neurofibromas nos pacientes com neurofibromatose. Vários fatores etiológicos estão envolvidos nos sarcomas de tecidos moles.

Fatores ambientais Traumatismo ou lesão prévia raramente estão envolvidos, mas os sarcomas podem surgir no tecido cicatricial de cirurgia anterior, queimadura, fratura ou implante de corpo estranho. Os carcinógenos químicos, como os hidrocarbonetos policíclicos, asbesto e dioxina, podem estar envolvidos na patogênese.

Fatores iatrogênicos Os sarcomas ósseos e os de tecidos moles podem ocorrer nos pacientes tratados com radioterapia. O tumor quase sempre se origina no campo irradiado. O risco aumenta com o tempo.

Vírus O sarcoma de Kaposi (SK) nos pacientes com HIV tipo 1, o SK clássico e o SK em homens homossexuais HIV-negativos são causados pelo herpes-vírus humano (HHV) 8 (Cap. 195). Os outros sarcomas não estão associados a quaisquer vírus.

Fatores imunológicos A imunodeficiência congênita ou adquirida, incluindo a imunossupressão terapêutica, eleva o risco de sarcoma.

CONSIDERAÇÕES GENÉTICAS

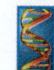

A síndrome de Li-Fraumeni é uma síndrome de câncer familiar na qual os indivíduos acometidos possuem anormalidades na linhagem germinativa do gene supressor de tumor *p53* e maior incidência de sarcomas de tecidos moles, bem como outras formas de câncer, como câncer de mama, osteossarcoma, tumor cerebral, leucemia e carcinoma suprarrenal (Cap. 71). A neurofibromatose 1 (NF1, forma periférica, doença de von Recklinghausen) caracteriza-se por neurofibromas múltiplos e manchas "café com leite". Os neurofibromas às vezes sofrem degeneração maligna, tornando-se tumores malignos das bainhas dos nervos periféricos. O gene da *NF1* está localizado na região pericentromérica do cromossomo 17 e codifica a neurofibromina, proteína supressora do tumor com atividade ativadora da 5′-trifosfato de guanosina (GTP)ase, que inibe a função RAS (Cap. 90). Nos pacientes com retinoblastoma hereditário, a mutação na linhagem germinativa do locus *RB1* (cromossomo 13q14) está associada ao desenvolvimento de osteossarcoma nos que sobrevivem ao retinoblastoma e de sarcomas de tecidos moles, não relacionados com radioterapia. Outros tumores de tecidos moles, como tumores desmoides, lipomas, leiomiomas, neuroblastomas e paragangliomas, às vezes apresentam predisposição familiar.

Cerca de 90% dos sarcomas sinoviais contêm uma translocação cromossômica característica t(X;18) (p11;q11) envolvendo um fator de transcrição nuclear no cromossomo 18, chamado *SYT*, e dois pontos de quebra no cromossomo X. Os pacientes com translocações no segundo ponto de quebra X (*SSX2*) podem ter sobrevida mais longa do que aqueles com translocações envolvendo o *SSX1*.

O fator de crescimento semelhante à insulina (IGF, de *insulin-like growth factor*) tipo II é produzido por alguns sarcomas e pode atuar como fator de crescimento autócrino e como fator de motilidade que promove a disseminação metastática. O IGF-II estimula o crescimento por meio dos receptores de IGF-I, mas seus efeitos na motilidade ocorrem por meio de receptores diferentes. Se secretado em grandes quantidades, o IGF-II pode causar hipoglicemia (Caps. 93 e 406). Um estudo de grande porte, o International Sarcoma Kindred Study, incluindo 1.162 pacientes e 6.545 controles brancos, revelou que cerca de metade dos pacientes portadores de sarcoma apresentam variação monogênica e poligênica supostamente patogênica em genes de câncer novos e previamente identificados, alguns dos quais representam alvos terapeuticamente acionáveis. Esses pacientes foram diagnosticados com sarcoma em uma idade mais jovem, em comparação com os controles.

CLASSIFICAÇÃO

Cerca de 20 grupos diferentes de sarcomas são reconhecidos com base nos padrões de diferenciação para o tecido normal. Por exemplo, o rabdomiossarcoma mostra evidências de fibras musculares esqueléticas estriadas; os leiomiossarcomas contêm fascículos entrelaçados de células fusiformes que se assemelham ao músculo liso, e os lipossarcomas contêm adipócitos. Quando não é possível realizar a caracterização exata do grupo, os tumores são chamados de *sarcomas não classificados*. Todos os sarcomas ósseos primários também podem se originar dos tecidos moles (p. ex., osteossarcoma extraesquelético). A entidade *histiocitoma fibroso maligno* (HFM) inclui muitos tumores previamente classificados como fibrossarcomas, ou como variantes pleomórficas de outros sarcomas, e se caracteriza por uma mistura de células fusiformes (fibrosas) e células redondas (histiocíticas) dispostas em um padrão semelhante ao de uma roda de carroça (estoriforme), com células gigantes frequentes e áreas de pleomorfismo. Como em uma parcela significativa desses pacientes é possível encontrar sinais imuno-histoquímicos de diferenciação, em particular de diferenciação miogênica, muitos desses tumores atualmente são classificados como leiomiossarcomas pouco diferenciados, e os termos HFM e HFM mixoide vêm sendo substituídos por *sarcoma pleomórfico indiferenciado* (SPI) e *mixofibrossarcoma*.

Para fins de tratamento, a maioria dos sarcomas de tecidos moles pode ser considerada conjuntamente. Entretanto, alguns tumores específicos possuem características singulares. Por exemplo, o *lipossarcoma* pode se comportar de diversas formas. Os lipossarcomas pleomórficos e os lipossarcomas desdiferenciados se comportam como outros sarcomas de alto grau; já os lipossarcomas bem diferenciados (mais apropriadamente denominados *tumores lipomatosos atípicos*) não possuem potencial metastático, e os lipossarcomas mixoides raramente sofrem metástases – mas, quando o fazem, têm predileção por sítios metastáticos incomuns contendo gordura, como o retroperitônio, o mediastino e o tecido subcutâneo. O rabdomiossarcoma, o sarcoma de Ewing e outros sarcomas de pequenas células tendem a ser mais agressivos e respondem melhor à quimioterapia do que os outros sarcomas de tecidos moles.

Os tumores estromais gastrintestinais (GISTs, de *gastrintestinal stromal tumors*), previamente classificados como leiomiossarcomas gastrintestinais, hoje são reconhecidos como uma entidade distinta dentro do grupo dos sarcomas de tecidos moles. Sua célula de origem assemelha-se à célula intersticial de Cajal, que controla a peristalse. A maioria dos GISTs malignos apresenta mutações ativadoras do gene *c-kit*, que induzem a fosforilação independente de ligantes e a consequente ativação enzimática do receptor KIT, um receptor de tirosina-cinase, levando à tumorigênese. Cerca de 5 a 10% dos tumores apresentam uma mutação no gene do receptor α do fator de crescimento derivado de plaquetas (*PDGFRA*, de *platelet-derived growth factor receptor* α). Os GISTs que são de tipo selvagem para as mutações *KIT* e *PDGFRA* podem apresentar mutações em *SDH* B, C ou D e podem ser guiados pela via do IGF-I.

DIAGNÓSTICO

A apresentação mais comum é uma massa assintomática. Podem estar presentes sintomas mecânicos referentes à pressão, à tração ou ao encarceramento de nervos ou músculos. Todas as massas novas, persistentes ou em crescimento devem ser submetidas à biópsia, seja por meio de incisão pequena ou punção (biópsia com agulha grossa) localizada de modo que possa incluir a excisão subsequente, sem comprometer uma ressecção definitiva. Ocorrem metástases para os linfonodos em 5% dos casos, exceto nos sarcomas sinoviais e epitelioides, nos sarcomas de células claras (melanoma de tecidos moles), no angiossarcoma e no rabdomiossarcoma, nos quais a disseminação linfonodal é observada em 17% dos casos. O parênquima pulmonar é o local mais comum de metástases. As exceções são os GISTs, que enviam metástases ao fígado; os lipossarcomas mixoides, que se dirigem para o tecido gorduroso; e os sarcomas de células claras, que podem gerar metástases ósseas. As metástases para o sistema nervoso central são raras, exceto no sarcoma alveolar de tecidos moles.

Avaliação radiográfica A avaliação do tumor primário por imagem é realizada com radiografias simples e ressonância magnética (RM) para os tumores de membros ou de cabeça e pescoço; e com tomografia computadorizada (TC) para os tumores de tórax, abdome ou cavidade retroperitoneal. Radiografia e TC de tórax são importantes para a detecção de metástases pulmonares. Outros exames de imagem podem ser indicados de acordo com os sintomas, os sinais ou a histologia.

ESTADIAMENTO E PROGNÓSTICO

O grau histológico e o tamanho do tumor primário são os fatores prognósticos mais importantes. O atual sistema de estadiamento do American Joint Committee on Cancer (AJCC) é apresentado na Tabela 91-1. O prognóstico está relacionado com o estágio. A cura é comum na ausência de doença metastática, mas um pequeno número de pacientes com metástases também pode ser curado. Historicamente, a maioria dos pacientes com doença no estágio IV morria nos primeiros 12 meses; todavia, com a disponibilidade de tratamentos de múltiplas linhas, a sobrevida mediana no tratamento de segunda linha e além varia de 13 a 14 meses, e alguns pacientes podem viver por muitos anos com doença estável ou lentamente progressiva.

TABELA 91-1 ■ Sistema de estadiamento dos sarcomas do American Joint Commission on Cancer, 8ª edição

T1	Tumor ≤ 5 cm em seu maior diâmetro
T2	Tumor > 5 cm e ≤ 10 cm em seu maior diâmetro
T3	Tumor > 10 cm e ≤ 15 cm em seu maior diâmetro
T4	Tumor > 15 cm em seu maior diâmetro
N0	Sem metástases nos linfonodos regionais ou estado desconhecido dos linfonodos
N1	Metástases nos linfonodos regionais
M0	Ausência de metástases a distância
M1	Metástases a distância
Grupos por estágio	
Estágio IA	T1; N0; M0; G1
Estágio IB	T2, T3, T4; N0; M0; G1
Estágio II	T1; N0; M0; G2/3
Estágio IIIA	T1A, T2; N0; M0; G2/3
Estágio IIIB	T3, T4; N0; M0; G2/3
Estágio IV	Qualquer T; N1; M0; qualquer G Qualquer T; qualquer N; M1; qualquer G

TRATAMENTO

Sarcomas de tecidos moles

Os pacientes com doença no estágio I segundo a classificação do AJCC são tratados apenas com cirurgia. Nos pacientes no estágio II, considera-se a possibilidade de radioterapia adjuvante. Os pacientes no estágio III podem ser beneficiados com quimioterapia neoadjuvante ou adjuvante. Os pacientes no estágio IV são tratados primariamente com terapia sistêmica, com ou sem outras modalidades.

CIRURGIA

Os sarcomas de tecidos moles tendem a crescer acompanhando os planos fasciais, comprimindo os tecidos moles circunjacentes, de modo a formar uma pseudocápsula, que confere ao sarcoma a aparência de lesão bem encapsulada. Tal impressão é invariavelmente falaciosa, uma vez que a "remoção em camadas" ou a excisão marginal dessas lesões resulta em probabilidade de 50 a 90% de recidiva local. O procedimento cirúrgico padrão para a doença local é uma excisão ampla com margem negativa incorporando o local de biópsia. A utilização de radioterapia e/ou quimioterapia adjuvantes melhora a taxa de controle local e permite a realização da cirurgia com preservação do membro, com taxa de controle local (85-90%) comparável à obtida por excisões radicais e amputações. As abordagens que preservam o membro são as indicadas, exceto quando não se podem obter margens negativas, quando os riscos da radioterapia são proibitivos ou quando as estruturas neurovasculares estão comprometidas, o que faria a ressecção provocar sérias consequências funcionais ao membro.

RADIOTERAPIA

A radioterapia externa é um tratamento adjuvante à cirurgia com preservação do membro, e sua finalidade é melhorar o controle local. A radioterapia pré-operatória permite o uso de campos e doses menores, mas resulta em maiores taxas de complicações da ferida cirúrgica. A radioterapia pós-operatória deve ser administrada em campos maiores, uma vez que há necessidade de englobar todo o leito cirúrgico, e são necessárias doses maiores para compensar a hipoxia no campo operado. Com isso, observa-se maior índice de complicações tardias. A braquiterapia ou terapia intersticial, na qual a fonte de radiação é inserida no leito tumoral, é comparável em termos de eficácia (exceto nas lesões de baixo grau), sendo mais rápida e de menor custo.

Com o advento da radioterapia estereotáxica corporal (SBRT, de *stereotactic body radiotherapy*), o papel da radioterapia na doença oligometastática em vários locais viscerais está sendo investigado e evoluindo.

QUIMIOTERAPIA ADJUVANTE

A quimioterapia constitui a base do tratamento dos sarcomas de Ewing/tumores neuroectodérmicos primitivos (PNETs, de *primitive neuroectodermal tumors*) e dos rabdomiossarcomas. Uma metanálise de 14 ensaios clínicos randomizados de sarcomas não células pequenas revelou uma melhora significativa no controle local e na sobrevida livre de doença em favor da quimioterapia à base de doxorrubicina. A melhora na sobrevida global foi de 4% para todas as localizações e de 7% para a doença localizada nos membros. Uma metanálise atualizada incluindo quatro ensaios clínicos adicionais avaliando a combinação de doxorrubicina e ifosfamida reportou um benefício favorável à quimioterapia de 6%, estatisticamente significativo na sobrevida. Um esquema de quimioterapia, incluindo uma antraciclina e ifosfamida com o auxílio de fator de crescimento, aumentou em 19% a sobrevida global para os sarcomas de tecidos moles de alto risco (alto grau, tumor primário ≥ 5 cm ou localmente recorrente) das extremidades. O acompanhamento em longo prazo de um ensaio clínico que avaliou o uso neoadjuvante da mesma combinação confirma uma vantagem quanto à sobrevida e relata uma sobrevida em 10 anos de 61%. Um ensaio clínico randomizado mais atual comparou a combinação padrão de antraciclina e ifosfamida com quimioterapia específica adaptada para a histologia como controle ativo e confirmou a superioridade do esquema padrão.

DOENÇA AVANÇADA

Os sarcomas metastáticos de tecidos moles são, em grande parte, incuráveis, mas até 20% dos pacientes que obtêm uma resposta completa sobrevivem a longo prazo. Por isso, o objetivo terapêutico é produzir remissão completa com quimioterapia (< 10%) e/ou cirurgia (30-40%). A ressecção cirúrgica das metástases, sempre que possível, é parte integrante do tratamento. Alguns pacientes se beneficiam com excisões cirúrgicas repetidas das metástases. Os dois quimioterápicos mais ativos são doxorrubicina e ifosfamida. Ambas apresentam uma acentuada relação dose-resposta nos sarcomas. A gencitabina, associada ou não ao docetaxel, firmou-se como esquema de segunda linha, sendo particularmente ativa nos pacientes com SPI e leiomiossarcoma. A dacarbazina também apresenta atividade moderada. Os taxanos têm atividade seletiva nos angiossarcomas, e a vincristina, o etoposídeo e o irinotecano são eficazes nos rabdomiossarcomas e nos sarcomas de Ewing. O pazopanibe, um inibidor do fator de crescimento do endotélio vascular, do fator de crescimento derivado de plaquetas (PDGF, de *platelet-derived growth factor*) e do c-kit, foi aprovado para tratamento de pacientes com sarcoma de tecidos moles em estágio avançado, exceto lipossarcomas, após falha da quimioterapia. Dois outros agentes quimioterápicos tiveram aprovação da Food and Drug Administration (FDA) dos Estados Unidos. A trabectedina foi comparada com a dacarbazina em um estudo randomizado de fase III de grande porte de leiomiossarcomas e lipossarcomas avançados após falha da terapia com antraciclina e resultou em melhora significativa da sobrevida sem progressão. A eribulina também foi testada em um ensaio clínico semelhante e demonstrou produzir uma melhora da sobrevida, predominantemente no subgrupo do lipossarcoma, de modo que está atualmente aprovada para esse subgrupo. O tazemetostate, um inibidor de EZH2, está agora aprovado para uso em sarcomas epitelioides metastáticos, caracterizados pela perda do gene supressor de tumor *INI1*, resultando em ativação da via EZH2. O imatinibe tem como alvo a atividade de tirosina-cinase para os receptores KIT e PDGF, sendo o tratamento-padrão dos GISTs avançados/metastáticos e do dermatofibrossarcoma protuberante. O imatinibe também está indicado como terapia adjuvante para GISTs primários que tenham sido totalmente removidos. A terapia adjuvante por 3 anos com imatinibe parece ser superior à terapia por um ano para GISTs de alto risco, embora a duração ideal do tratamento não tenha sido definida. O sunitinibe e o regorafenibe foram aprovados para uso de segunda e terceira linhas, respectivamente, no GIST metastático após falha da terapia com imatinibe ou intolerância ao fármaco. O ripretinibe, um inibidor de c-kit e do PDGFRA, foi aprovado para uso de quarta linha no GIST metastático, com base em um ensaio clínico randomizado controlado por placebo, relatando uma melhora da sobrevida mediana livre de progressão e sobrevida global. O avapritinibe também teve aprovação para uso no subgrupo molecular específico do GIST metastático com mutação *PDGFRA* D842V.

SARCOMAS ÓSSEOS

INCIDÊNCIA E EPIDEMIOLOGIA

Os sarcomas ósseos são mais raros que os sarcomas de tecidos moles, tendo sido responsáveis por apenas 0,2% de todos os casos novos de neoplasias malignas e por 3.600 novos casos nos Estados Unidos em 2020. Várias lesões ósseas benignas têm potencial para transformação maligna. Os encondromas e osteocondromas podem se transformar em condrossarcomas; a displasia fibrosa, os infartos ósseos e a doença de Paget óssea podem se transformar em SPI ou em osteossarcoma.

CLASSIFICAÇÃO

Tumores benignos Entre os tumores ósseos benignos comuns estão encondroma, osteocondroma, condroblastoma e fibroma condromixoide, todos de origem cartilaginosa; osteoma osteoide e osteoblastoma, de origem óssea; fibroma e fibroma desmoplásico, de origem no tecido fibroso; hemangioma de origem vascular; e tumor de células gigantes, de origem desconhecida.

Tumores malignos Os tumores ósseos malignos mais comuns são os tumores dos plasmócitos (Cap. 111). Os quatro tumores ósseos malignos não hematopoiéticos mais comuns são osteossarcoma, condrossarcoma, sarcoma de Ewing e SPI. Entre os tumores malignos raros estão cordoma (de origem na notocorda), tumor maligno de células gigantes e adamantinoma (de origem desconhecida) e hemangioendotelioma (de origem vascular).

Sistema de estadiamento da Musculoskeletal Tumor Society Os sarcomas ósseos são estadiados de acordo com o sistema da Musculoskeletal Tumor Society, com base no grau e na localização compartimental. Um algarismo romano reflete o grau do tumor: o estágio I é de baixo grau, o estágio II, de alto grau, e o estágio III inclui os tumores de qualquer grau que apresentem metástases para os linfonodos ou a distância. Além disso, o tumor recebe uma letra, que reflete sua localização compartimental. Os tumores designados por A são intracompartimentais (i.e., restritos ao mesmo compartimento dos tecidos moles do tumor inicial), e os tumores chamados de B são extracompartimentais (i.e., estendem-se ao compartimento dos tecidos moles adjacentes ou ao osso). A Tabela 91-2 apresenta o sistema de estadiamento de tumor, linfonodos, metástases (TNM).

TABELA 91-2 ■ Sistema de estadiamento para os sarcomas ósseos

Tumor primário (T)	TX	O tumor primário não pode ser avaliado
	T0	Nenhuma evidência do tumor primário
	T1	Tumor ≤ 8 cm em seu maior diâmetro
	T2	Tumor > 8 cm em seu maior diâmetro
	T3	Tumor descontínuo na localização óssea primária
Linfonodos regionais (N)	NX	Os linfonodos regionais não podem ser avaliados
	N0	Sem metástases nos linfonodos regionais
	N1	Metástases nos linfonodos regionais
Metástases a distância (M)	MX	As metástases a distância não podem ser avaliadas
	M0	Ausência de metástases a distância
	M1	Metástases a distância
	M1a	Pulmões
	M1b	Outros locais a distância
Grau histológico (G)	GX	O grau não pode ser avaliado
	G1	Bem diferenciado – baixo grau
	G2	Moderadamente diferenciado – baixo grau
	G3	Pouco diferenciado – alto grau
	G4	Indiferenciado – alto grau (o sarcoma de Ewing é sempre classificado como G4)

Grupamento por estágio

Estágio IA	T1	N0	M0	G1,2 baixo grau
Estágio IB	T2	N0	M0	G1,2 baixo grau
Estágio IIA	T1	N0	M0	G3,4 alto grau
Estágio IIB	T2	N0	M0	G3,4 alto grau
Estágio III	T3	N0	M0	Qualquer G
Estágio IVA	Qualquer T	N0	M1a	Qualquer G
Estágio IVB	Qualquer T	N1	Qualquer M	Qualquer G
	Qualquer T	Qualquer N	M1b	Qualquer G

OSTEOSSARCOMA

Responsável por quase 45% dos sarcomas ósseos, o osteossarcoma é uma neoplasia das células fusiformes que produz osteoide (osso não mineralizado) ou osso. Cerca de 60% dos osteossarcomas ocorrem em crianças e adolescentes na segunda década de vida, e cerca de 10% ocorrem na terceira década de vida. Os osteossarcomas na quinta e na sexta décadas de vida frequentemente são secundários à radioterapia ou à transformação de uma condição benigna preexistente, como a doença de Paget. Os homens são acometidos com frequência 1,5 a 2 vezes maior. O osteossarcoma tem predileção pelas metáfises dos ossos longos; os locais mais comuns de acometimento são o fêmur distal, a tíbia proximal e o úmero proximal. A classificação do osteossarcoma é complexa, mas 75% deles incidem na categoria "clássica", que inclui os osteossarcomas osteoblásticos, condroblásticos e fibroblásticos. Os 25% restantes são classificados como "variantes" com base (1) nas características clínicas, como no caso do osteossarcoma da mandíbula, o osteossarcoma pós-radioterapia ou o osteossarcoma de Paget; (2) nas características morfológicas, como no caso do osteossarcoma telangiectásico, o de pequenas células ou o epitelioide; ou (3) na localização, como o osteossarcoma paraosteal ou periosteal. O diagnóstico, em geral, requer a síntese das características clínicas, radiológicas e patológicas. Os pacientes apresentam-se com dor e edema da área acometida. A radiografia simples revela uma lesão destrutiva com aspecto de "roída por traças", reação periosteal espiculada (aspecto de raio de sol) e uma bainha de formação periosteal de osso novo na margem da massa dos tecidos moles (triângulo de Codman). A TC do tumor primário é o melhor meio para definir a destruição óssea e o padrão de calcificação, ao passo que a RM é melhor para definir a disseminação intramedular e para tecidos moles. A radiografia e a TC de tórax são utilizadas para detectar metástases pulmonares. Eventuais metástases para o esqueleto ósseo devem ser detectadas por meio de cintilografia óssea, ou por tomografia por emissão de pósitrons com fluordesoxiglicose (FDG-PET). Quase todos os osteossarcomas são hipervasculares e ávidos à PET. O diagnóstico patológico é estabelecido por meio de biópsia com agulha grossa, quando possível, ou por biópsia aberta com incisão adequadamente localizada que não comprometa uma futura ressecção com preservação do membro. A maioria dos osteossarcomas é de alto grau. O fator preditivo mais importante para a sobrevida em longo prazo é a resposta à quimioterapia. O tratamento-padrão é feito com quimioterapia pré-operatória seguida por cirurgia com preservação do membro (que pode ser feita em mais de 80% dos pacientes), seguida por quimioterapia pós-operatória. Os fármacos eficazes são a doxorrubicina, a ifosfamida, a cisplatina e o metotrexato em altas doses com esquema de resgate com leucovorina. As várias combinações desses agentes são igualmente bem-sucedidas. As taxas de sobrevida em longo prazo nos casos com osteossarcoma dos membros variam de 60 a 80%. O osteossarcoma é radiorresistente; a radioterapia não é utilizada no tratamento de rotina. O SPI é considerado parte do espectro do osteossarcoma e tratado de modo semelhante. Um ensaio clínico randomizado mostrou uma melhora da sobrevida livre de progressão com o uso do regorafenibe em comparação com placebo.

CONDROSSARCOMA

O condrossarcoma representa cerca de 20 a 25% dos sarcomas ósseos. É um tumor da idade adulta e da senilidade, com incidência máxima entre a quarta e a sexta décadas de vida. Ocorre preferencialmente nos ossos planos, em particular nas cinturas escapular e pélvica, mas também pode acometer a diáfise de ossos longos. Os condrossarcomas podem ser primários ou surgir como transformação maligna de um encondroma, ou, raramente, a partir da cobertura cartilaginosa de um osteocondroma. Eles têm história natural indolente, e os pacientes se apresentam com dor e tumefação. Radiologicamente, a lesão pode ter aparência lobular com calcificação mosqueada, pontilhada ou anular da matriz cartilaginosa. É difícil distinguir entre condrossarcoma de baixo grau e lesões benignas por meio de radiografias ou de exame histológico. Por isso, o diagnóstico é influenciado pela história clínica e pelo exame físico. Uma dor de início recente, sinais inflamatórios e aumento progressivo do tamanho da massa sugerem a presença de câncer. A classificação histológica é complexa, porém a maioria dos tumores se enquadra na categoria clássica. Como outros sarcomas ósseos, os condrossarcomas de alto grau disseminam-se para os pulmões. A maioria dos condrossarcomas é resistente à quimioterapia; a base do tratamento é a ressecção dos tumores primários ou recorrentes e das metástases pulmonares, com exceção de duas variantes histológicas. O condrossarcoma desdiferenciado tem um componente de osteossarcoma de alto grau ou de histiocitoma fibroso maligno que responde à quimioterapia. O condrossarcoma mesenquimal, uma variante rara composta de elementos celulares pequenos, também responde à quimioterapia sistêmica, sendo tratado como o sarcoma de Ewing.

SARCOMA DE EWING

O sarcoma de Ewing representa cerca de 10 a 15% dos sarcomas ósseos, é comum em adolescentes e tem incidência máxima na segunda década de vida. Acomete a diáfise de ossos longos e também tem afinidade por ossos planos. A radiografia simples pode revelar reação periosteal típica em "casca de cebola", com massa volumosa dos tecidos moles, mais bem definida com TC ou RM. Essa massa é composta de lâminas de pequenas células, redondas, azuis e uniformes, que podem ser confundidas com linfoma, rabdomiossarcoma embrionário e carcinoma de pequenas células. A presença de p30/32, o produto do gene *mic-2* (localizado na região pseudoautossômica dos cromossomos X e Y), é um marcador de superfície celular para o sarcoma de Ewing (e outros membros da família dos tumores de Ewing, previamente também denominados PNETs). A maioria dos PNETs se origina em tecidos moles, tais como o neuroepitelioma periférico, o tumor de Askin (parede torácica) e o estesioneuroblastoma. O citoplasma repleto de glicogênio detectado por meio da coloração com o ácido periódico de Schiff também é típico das células do sarcoma de Ewing. A anormalidade citogenética clássica associada a essa doença é uma translocação recíproca dos braços longos dos cromossomos 11 e 22, t(11;22), que gera um produto gênico quimérico de função desconhecida com componentes do gene *fli-1* no cromossomo 11 e *ews* no cromossomo 22. A doença é bastante agressiva e, por isso, considerada sistêmica. Os locais comuns de metástases são pulmões, ossos e medula óssea. A quimioterapia sistêmica é a base do tratamento, sendo frequentemente utilizada antes da cirurgia. Doxorrubicina, ciclofosfamida ou ifosfamida, etoposídeo, vincristina e dactinomicina são os fármacos ativos. Nos pacientes com recidiva, é frequente a utilização de topotecana ou irinotecano em associação a um agente alquilante. O tratamento local do tumor primário inclui ressecção cirúrgica, em geral com preservação do membro, ou radioterapia. Os pacientes com lesões abaixo do cotovelo ou da parte média da panturrilha têm uma taxa de sobrevida após 5 anos de 80% com o tratamento eficaz. O sarcoma de Ewing na primeira apresentação é um tumor curável, mesmo na presença de doença metastática evidente, em particular em crianças com menos de 11 anos.

TUMORES METASTÁTICOS PARA OS OSSOS

O osso é um local comum de metástases para os carcinomas de próstata, mama, pulmão, rim, bexiga, tireoide, bem como para linfomas e sarcomas. Os tumores primários de próstata, mama e pulmão são responsáveis por 80% das metástases ósseas. Os tumores metastáticos dos ossos são mais comuns que os tumores ósseos primários. Os tumores, em geral, disseminam-se para o osso por via hematogênica, mas também pode ocorrer invasão local a partir das massas de tecidos moles. Em ordem decrescente de frequência, os locais mais acometidos são vértebras, fêmur proximal, pelve, costelas, esterno, úmero proximal e crânio. As metástases ósseas podem ser assintomáticas ou causar dor, edema, compressão de raízes nervosas ou da medula espinal, fratura patológica ou mieloftise (invasão medular). Os sintomas de hipercalcemia podem ser observados nos casos de destruição óssea.

A dor é o sintoma mais frequente. Em geral, desenvolve-se gradualmente ao longo de várias semanas, costuma ter caráter localizado e geralmente é mais intensa à noite. Quando pacientes com dor lombar evoluem com sinais ou sintomas neurológicos, indica-se avaliação de emergência para pesquisar se há compressão da medula espinal (Cap. 75). As metástases ósseas produzem efeitos adversos importantes na qualidade de vida dos pacientes portadores de câncer.

O câncer nos ossos pode produzir osteólise, osteogênese ou ambas. As lesões osteolíticas surgem quando o tumor produz substâncias que induzem a reabsorção óssea diretamente (esteroides semelhantes à vitamina D, prostaglandinas ou peptídeo relacionado com o paratormônio) ou citocinas indutoras da formação dos osteoclastos (interleucina 1 e fator de necrose tumoral). As lesões osteoblásticas ocorrem quando o tumor produz citocinas que ativam osteoblastos. Em geral, as lesões puramente osteolíticas são detectadas com radiografias simples, mas podem se manter inaparentes até que tenham > 1 cm. Essas lesões comumente estão associadas à hipercalcemia e à excreção de peptídeos contendo hidroxiprolina, indicativos de destruição da matriz. Quando a atividade osteoblástica é significativa, as lesões podem ser prontamente detectadas utilizando cintilografia óssea com radioisótopo (sensível à neoformação óssea); a imagem radiográfica revela aumento da densidade óssea ou esclerose. As lesões osteoblásticas estão associadas a níveis séricos mais elevados de fosfatase alcalina e, se forem extensas, podem causar hipocalcemia. Embora alguns tumores produzam principalmente lesões osteolíticas (p. ex., o câncer de rim), e outros, principalmente lesões osteoblásticas (p. ex., o câncer de próstata), a maioria das lesões metastáticas produz ambos os tipos de lesão e pode passar por estágios com predomínio de uma ou outra.

Nos pacientes mais idosos, principalmente nas mulheres, pode ser necessário fazer distinção entre doença metastática da coluna vertebral e osteoporose. Na osteoporose, é possível que o osso cortical esteja preservado, ao passo que, no câncer metastático, geralmente há destruição do osso cortical.

TRATAMENTO

Doença óssea metastática

O tratamento da doença óssea metastática depende da neoplasia maligna subjacente e dos sintomas. Alguns tumores ósseos metastáticos são curáveis (linfoma, doença de Hodgkin), e outros são tratados com propósito paliativo. A dor pode ser aliviada com radioterapia local. Os tumores responsivos aos hormônios respondem à inibição hormonal (antiandrogênios para o câncer de próstata, antiestrogênios para o câncer de mama). O estrôncio-89, o samário-153 e o rádio-223 são radioisótopos de captação óssea que podem exercer efeitos antitumorais e aliviar os sintomas. O denosumabe, um anticorpo monoclonal que se liga ao ligante RANK, inibe a atividade osteoclástica e aumenta a densidade mineral óssea. Os bisfosfonatos, como o pamidronato, podem aliviar a dor e inibir a reabsorção óssea, mantendo, assim, a densidade mineral óssea e reduzindo o risco de fraturas nos pacientes com metástases osteolíticas de cânceres de mama e mieloma múltiplo. É recomendado o monitoramento cuidadoso de eletrólitos e creatinina séricos. Sua administração mensal previne os eventos clínicos esqueléticos pode reduzir a incidência de metástases ósseas em mulheres com câncer de mama. Quando a integridade de um osso de sustentação do peso é ameaçada pela expansão de lesão metastática refratária à radioterapia, é indicada a fixação interna profilática. A sobrevida, em geral, está relacionada com o prognóstico do tumor de base. A dor óssea ao fim da vida é particularmente comum, sendo necessário um esquema terapêutico adequado para seu alívio, incluindo quantidades suficientes de analgésicos narcóticos. O tratamento da hipercalcemia é discutido no Capítulo 410.

LEITURAS ADICIONAIS

Alvarez RA et al: Optimization of the therapeutic approach to patients with sarcoma: Delphi consensus. Sarcoma 2019:4351308, 2019.

Ballinger ML et al: Monogenic and polygenic determinants of sarcoma risk: An international genetic study. Lancet Oncol 17:1261, 2016.

Demetri GD et al: Efficacy and safety of Trabectedin or DTIC in patients with metastatic liposarcoma and leiomyosarcoma following failure of conventional chemotherapy: Results of a phase III randomized multicenter clinical trial. J Clin Oncol 34:786, 2016.

Gronchi A et al: Short, full-dose adjuvant chemotherapy (CT) in high-risk adult soft tissue sarcomas (STS): Long-term follow-up of a randomized clinical trial from the Italian Sarcoma Group and the Spanish Sarcoma Group. Ann Oncol 27:1, 2016.

Meyer M, Seetharam M: First-line therapy for metastatic soft tissue sarcoma. Curr Treat Options Oncol 20:6, 2019.

Pasquali S, Gronchi A: Neoadjuvant chemotherapy in soft tissue sarcomas: Latest evidence and clinical implications. Ther Adv Med Oncol 9:415, 2017.

Ratan R, Patel SR: Chemotherapy for soft tissue sarcoma. Cancer 122:2952, 2016.

Schoffski P et al: Eribulin versus dacarbazine in previously treated patients with advanced liposarcoma or leiomyosarcoma: A randomised, open-label, multicentre, phase 3 trial. Lancet 387:1629, 2016.

Wagner MJ et al: Chemotherapy for bone sarcoma in adults. J Oncol Pract 12:208, 2016.

92 Carcinoma de sítio primário desconhecido

Kanwal Raghav, James L. Abbruzzese, Gauri R. Varadhachary

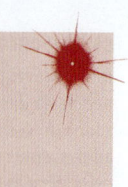

O carcinoma (ou câncer) de sítio primário desconhecido (CSPD) é uma neoplasia maligna comprovada por biópsia cujo local anatômico de origem permanece não identificado após avaliação diagnóstica detalhada padronizada. O CSPD é um dos 10 cânceres mais comumente diagnosticados em todo o mundo, e representa 3 a 5% de todas as neoplasias malignas. Os pesquisadores, em sua maior parte, limitam o CSPD aos cânceres epiteliais ou indiferenciados e não incluem os linfomas, os melanomas metastáticos e os sarcomas metastáticos, visto que esses tumores têm diretrizes de manejo específicas baseadas na histologia e no estágio, mesmo na ausência de sítio primário. O CSPD pode ocorrer em pacientes de todas as faixas etárias, inclusive adolescentes e adultos jovens.

O surgimento de exames de imagem sofisticados, da imuno-histoquímica (IHQ) desenvolvida e de ferramentas de genoma e proteoma desafiou a designação de "desconhecido". Além disso, as terapias-alvo efetivas em vários tipos de câncer e as terapias orientadas por biomarcadores agnósticos teciduais promoveram uma mudança de paradigma, passando do empirismo para uma abordagem personalizada no manejo do CSPD. A razão pela qual alguns tumores se apresentam como CSPD ainda é desconhecida. Uma hipótese é a de que o tumor primário tenha regredido depois da disseminação metastática ou continue muito pequeno para ser detectado. É possível que o CSPD faça parte de um *continuum* de apresentações de neoplasias malignas, em que o tumor primário foi contido ou eliminado pelas defesas naturais do organismo, incluindo sistema imunológico. Por outro lado, o CSPD pode constituir um fenômeno maligno específico que resulta em aumento da disseminação metastática ou da sobrevivência em comparação com o tumor primário. Ainda é necessário determinar se as metástases do CSPD definem realmente um clone genética e fenotipicamente ímpar para esse diagnóstico.

Como o fígado constitui um local comum de apresentação do CSPD, o colangiocarcinoma intra-hepático (CCI) pode ser diagnosticado incorretamente como CSPD com frequência. É importante assinalar que a incidência de CCI está aumentando ao mesmo tempo em que a do CSPD está diminuindo. Os avanços nas tecnologias de diagnóstico, incluindo sequenciamento de última geração e outras técnica moleculares, e o reconhecimento, entre os médicos, da necessidade de diferenciar os dois, possivelmente estão contribuindo para um maior reconhecimento e incidência do CCI.

BIOLOGIA DO CSPD

Os estudos que investigaram a existência de uma assinatura única nas anormalidades dos CSPDs não foram positivos. Foram relatadas anormalidades nos cromossomos 1 e 12, além de outras alterações citogenéticas complexas. A aneuploidia foi descrita em 70% dos pacientes com CSPD do tipo adenocarcinoma ou carcinoma indiferenciado metastáticos. A expressão exagerada de vários genes, inclusive *RAS*, *BCL2* (40%), *HER2* (11%) e *P53* (26-53%), foi demonstrada nas amostras de CSPD, mas essa alteração é encontrada em muitas outras neoplasias malignas e não parece afetar a resposta ao tratamento nem a sobrevida dos pacientes. Também foi avaliada a extensão da angiogênese no CSPD em comparação com as metástases dos tumores primários conhecidos, mas os resultados foram inconsistentes. Embora os esforços atuais de perfil genômico abrangente possam ajudar a identificar abordagens terapêuticas alvo para melhorar os resultados dessa doença, conforme discutido adiante, não conseguiram até agora revelar uma assinatura molecular distinta. São necessários esforços multiômicos mais abrangentes e integrados para fornecer informações sobre a biologia do CSPD por meio do reconhecimento de aberrações moleculares que impulsionam particularmente o crescimento metastático.

ABORDAGEM AO PACIENTE

Carcinoma (ou câncer) de sítio primário desconhecido

A avaliação inicial do CSPD tem dois objetivos: a busca do tumor primário com base na avaliação patológica das metástases e a determinação da extensão da doença. A avaliação focalizada direcionada por pistas clinocopatológicas permite o uso criterioso e eficiente de exames complementares. A história clínica detalhada dos pacientes com CSPD é fundamental, com ênfase especial para cirurgias pregressas, lesões removidas e história familiar, para avaliar a possibilidade de cânceres hereditários. O exame físico adequado com base na apresentação clínica também deve incluir toque retal nos homens e exames pélvico e das mamas nas mulheres. Por fim, todos os pacientes com CSPD, na ausência de contraindicação, precisam ser submetidos a uma tomografia computadorizada (TC) de tórax, abdome e pelve como parte de sua investigação.

PAPEL DOS MARCADORES TUMORAIS SÉRICOS E DA CITOGENÉTICA

Os marcadores tumorais, incluindo antígeno carcinoembrionário (CEA, do inglês *carcinoembryonic antigen*), CA-125, CA 19-9 e CA 15-3, quando elevados, são, em sua maioria, inespecíficos e não ajudam a determinar o sítio primário. Os homens que se apresentam com adenocarcinoma e metástases osteoblásticas predominantes devem fazer dosagem do antígeno prostático específico (PSA, do inglês *prostate-specific antigen*). Nos indivíduos com carcinoma indiferenciado ou pouco diferenciado (principalmente tumores da linha média), os níveis altos da gonadotrofina coriônica humana β (β-hCG, do inglês β-*human chorionic gonadotropin*) e da α-fetoproteína (AFP) sugerem a possibilidade de um tumor de células germinativas (testicular) extragonadal. Com a disponibilidade da imuno-histoquímica (IHQ) avançada, é raro haver necessidade de estudos citogenéticos.

PAPEL DOS EXAMES DE IMAGEM

Na ausência de contraindicações, uma tomografia computadorizada (TC) basal com contraste intravenoso (IV) de tórax, abdome e pelve é o padrão de cuidados. Isso ajuda na busca pelo tumor primário, avalia a extensão da doença e seleciona os melhores locais para biópsia. Com a obtenção de imagens e relatórios precisos, os cânceres primários latentes, definidos como o aparecimento de um novo câncer primário depois de um período latente de vários meses a anos, são incomuns e observados em ≤ 5% dos pacientes com CSPD, em geral aparecendo em indivíduos com apresentação muito indolente e/ou cânceres metastáticos com alta capacidade de resposta, possibilitando o surgimento (crescimento) de uma neoplasia primária latente com o passar do tempo.

A mamografia deve ser realizada por todas as mulheres que se apresentam com adenocarcinomas metastáticos, principalmente nas pacientes com linfadenopatia axilar isolada. A ressonância magnética (RM) das mamas pode ser considerada para mulheres com adenopatia axilar e suspeita de carcinoma mamário primário oculto quando a mamografia e a ultrassonografia (US) são negativas. Os resultados dessas modalidades de imagem podem influenciar o tratamento cirúrgico; uma RM de mama negativa prediz baixa carga tumoral na mastectomia.

A investigação tradicional para carcinoma de células escamosas (CCE) e CSPD cervical (linfadenopatia cervical sem tumor primário detectado) inclui TC ou RM e exames invasivos, como laringoscopias direta e indireta, broncoscopia e endoscopia do trato gastrintestinal alto. Tem sido recomendada a amidalectomia ipsilateral (ou bilateral) de estadiamento para esses pacientes. A tomografia por emissão de pósitrons com 18-fluordesoxiglicose (18-FDG-PET) é útil nesse subgrupo de pacientes e pode ajudar a orientar a biópsia, determinar a extensão da doença, facilitar o tratamento apropriado, inclusive planejar os campos a serem irradiados, e ajudar a acompanhar a evolução da doença. A redução do campo irradiado de forma a incluir a linfadenopatia metastática reduz o risco de desenvolver xerostomia crônica. Vários estudos avaliaram a utilidade da PET em pacientes com CSPD cervical escamoso, e tumores primários de cabeça e pescoço foram identificados em cerca de 21 a 30%.

A contribuição diagnóstica da PET na investigação de outros tipos de CSPD (além da linfadenopatia cervical) é controversa e não é recomendada como rotina. A PET-TC pode ser útil para pacientes com metástases ósseas e para aqueles considerados candidatos à terapia multimodal agressiva (intervenção cirúrgica/radioterapia), como pacientes com doença metastática solitária, visto que a identificação da doença além do sítio metastático solitário pode afetar o planejamento do tratamento.

Os exames invasivos, como endoscopia alta, colonoscopia e broncoscopia, devem ser limitados aos pacientes sintomáticos, ou aos casos em que anormalidades laboratoriais, de imagem ou histopatológicas sugerem que essas técnicas resultam em índices altos de detecção do tumor primário.

PAPEL DOS EXAMES PATOLÓGICOS

O exame histopatológico detalhado do tecido mais acessível à biópsia é fundamental na investigação dos pacientes com CSPD. Em geral, consiste em coloração com hematoxilina-eosina e técnicas IHQ. A importância da obtenção adequada de tecido não pode ser subestimada no CSPD. Além da avaliação patológica, o tecido também é necessário para testes de biomarcadores de agentes-alvo, imunoterapia e ensaios clínicos.

Avaliação por microscopia óptica Os espécimes apropriados obtidos preferencialmente por biópsia incisional ou *core needle* devem ser corados inicialmente com hematoxilina-eosina e examinados ao microscópio óptico. À microscopia óptica, 60 a 65% dos CSPDs são classificados como adenocarcinomas, e 5% são CCEs. As lesões restantes (30-35%) são adenocarcinomas ou carcinomas pouco diferenciados, ou neoplasia maligna pouco diferenciada. Uma porcentagem pequena das lesões é classificada como cânceres neuroendócrinos (2%), tumores mistos (carcinomas adenoescamosos ou sarcomatoides) ou neoplasias indiferenciadas (Tab. 92-1).

Papel das análises IHQ Os marcadores IHQ são anticorpos marcados com peroxidase e dirigidos contra antígenos tumorais específicos, que são utilizados para definir a linhagem das células tumorais. O número de marcadores IHQ disponíveis é cada vez maior. Entretanto, falta uma abordagem escalonada e uniforme para a avaliação tecidual na presença de CSPD. Nos pacientes com CSPD, ter mais não é necessariamente melhor, e os marcadores IHQ devem ser utilizados em combinação com a apresentação clínica e os exames de imagem do paciente para escolher o tratamento mais eficaz. A comunicação entre o clínico e o patologista é essencial. Nenhum marcador é 100% sensível ou específico, e deve-se evitar uma interpretação deficiente/excessiva. A pouca diferenciação, mesmo em tumores primários conhecidos, diminui a sensibilidade dos marcadores IHQ característicos. Os marcadores teciduais para PSA e tireoglobulina, que são positivos nos cânceres de próstata e tireoide, respectivamente, são os mais específicos do painel de marcadores disponíveis hoje. Contudo, esses cânceres raramente se evidenciam como CSPD, razão pela qual a positividade desses exames pode ser baixa. A Figura 92-1 delineia um algoritmo simples para os marcadores imuno-histoquímicos nos casos de CSPD. A Tabela 92-2 relaciona os exames que podem ser úteis para definir a linhagem das células tumorais com mais precisão. Um algoritmo mais abrangente pode melhorar a acurácia diagnóstica, mas também pode tornar o processo complexo e aumentar os custos. Com a utilização dos marcadores IHQ, a microscopia eletrônica (demorada e dispendiosa) raramente é necessária.

Existem > 20 subtipos de filamentos intermediários de citoqueratina (CK) com pesos moleculares diferentes e expressões diferenciadas nos vários tipos celulares e cânceres. Os anticorpos monoclonais para subtipos específicos de CK têm sido utilizados para ajudar a classificar os tumores de acordo com seu local de origem; os marcadores para CK utilizados mais comumente nos CSPDs com adenocarcinoma são dirigidos contra CK7 e CK20. CK7 está presente nos tumores de pulmão, ovário, endométrio, mama e trato gastrintestinal superior, incluindo o câncer pancreaticobiliar, ao passo que CK20 é expressa normalmente pelos epitélios gastrintestinal e urinário, bem como pelas células de Merkel. O fator de transcrição nuclear CDX-2, produto do gene homeobox necessário à organogênese intestinal, é utilizado comumente para facilitar o diagnóstico dos adenocarcinomas

TABELA 92-1 ■ Principais histologias no carcinoma de sítio primário desconhecido

Histologia	Proporção, %
Adenocarcinoma bem diferenciado ou moderadamente diferenciado	60
Carcinoma de células escamosas	5
Adenocarcinoma pouco diferenciado, carcinoma pouco diferenciado	30
Tumores neuroendócrinos	2
Neoplasia maligna indiferenciada	3

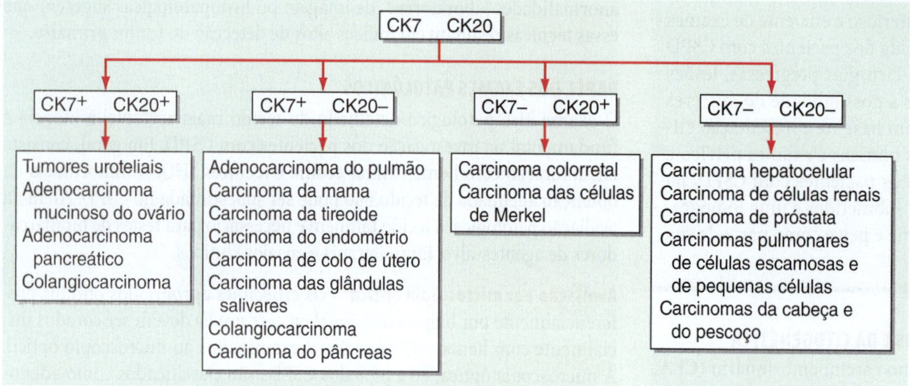

FIGURA 92-1 Abordagem para os marcadores de citoqueratinas (CK7 e CK20) usados no adenocarcinoma de sítio primário desconhecido.

gastrintestinais. Entretanto, a positividade de CDX-2 pode ser observada com a diferenciação entérica ou mucinosa em tumores de diversos sítios primários (p. ex., câncer de ovário mucinoso).

O marcador nuclear para o fator de transcrição da tireoide 1 (TTF-1, do inglês *thyroid transcription factor 1*) geralmente é positivo nos pacientes com cânceres de pulmão e de tireoide. Cerca de 68% dos adenocarcinomas e 25% dos tumores pulmonares escamosos têm coloração positiva para TTF-1, e isso ajuda a diferenciar entre um tumor primário e um adenocarcinoma metastático no derrame pleural, no mediastino ou no parênquima pulmonar.

A proteína do fluido da doença fibrose cística 15 (GCDFP-15), uma proteína monomérica de 15 kDa, é um marcador da diferenciação apócrina, que é detectada em 62 a 72% dos carcinomas de mama. O marcador GATA3

TABELA 92-2 ■ Marcadores imuno-histoquímicos selecionados úteis no diagnóstico de CSPD

Provável perfil primário	IHQ comumente considerada para auxiliar o diagnóstico diferencial do CSPD[a]
Mama	ER, GCDFP-15, mamaglobina, HER2/neu, GATA3
Ovariano/mülleriano	ER, TW1, CK7, PAX8, PAX2
Adenocarcinoma de pulmão	TTF-1; marcação nuclear, napsina A, SP-A1
Células germinativas	β-hCG, AFP, OCT3/4, CKIT, CD30 (embrionário), SALL4
Próstata	PSA, α-metilacil-CoA-racemase/P504S (AMACR/P504S), P501S (proteína), PSMA, NKX3-1
Intestinal	CK7, CK20, CDX-2, CEA
Tumores neuroendócrinos	Cromogranina, sinaptofisina, CD56
Sarcoma	Desmina (tumores desmoides), fator VIII (angiossarcomas), CD31, actina de músculo liso (leiomiossarcoma), MyoD1 (rabdomiossarcoma)
Renal	RCC, CD10, PAX8, CD10
Carcinoma hepatocelular	Hep Par-1, Arg-1, glipicana-3
Melanoma	S100, SOX-10, vimentina, HMB-45, tirosinase, melan-A
Urotelial	CK7, CK20, trombomodulina, uroplaquina III
Mesotelioma	Calretinina, TW1, D2-40, mesotelina
Linfoma	LCA, CD3, CD4, CD5, CD20, CD45
CCE	p63, p40 (CCE de pulmão), CK5/6

[a]Padrões que surgem de coexpressões de marcações são melhores que marcações individuais para sugerir o sítio primário provável. Mesmo com a otimização, nenhum painel de IHQ é 100% sensível ou específico (p. ex., o carcinoma mucinoso de ovário pode exibir positividade com marcadores intestinais).

Siglas: AFP, α-fetoproteína; Arg-1, arginase1; β-hCG, gonadotrofina coriônica humana β; CEA, antígeno carcinoembrionário; CCE, carcinoma de células escamosas; CSPD, carcinoma de sítio primário desconhecido; ER, receptor de estrogênio; GCDFP-15, proteína do fluido da doença fibrose cística 15; IHQ, imuno-histoquímica; LCA, antígeno comum leucocitário; PSA, antígeno prostático específico; PSMA, antígeno de membrana prostático específico; SP-A1, precursor da proteína do surfactante A; TTF, fator de transcrição da tireoide; TW, tumor de Wilms.

está sendo cada vez mais usado no contexto do CSPD, quando existe a possibilidade de câncer primário de mama; ele pode ser particularmente útil como marcador de carcinoma de mama metastático, especialmente em carcinomas triplo-negativos e metaplásicos, que carecem de marcadores endócrinos específicos de origem mamária. A UROIII, a citoqueratina de alto peso molecular, a trombomodulina e a CK20 são marcadores utilizados para diagnosticar os tumores originados do epitélio urinário.

A IHQ é mais útil quando usada em grupos que geram padrões fortemente indicativos de determinados perfis. Por exemplo, os fenótipos TTF-1/CK7+ e CK20+/CDX-2+/CK7– foram citados como muito sugestivos dos perfis de cânceres de pulmão e gastrintestinal inferior, respectivamente. Apesar de sua utilidade prática, esses padrões não foram validados de modo prospectivo em pacientes com CSPD. A IHQ tem suas limitações; diversos fatores afetam a antigenicidade dos tecidos (recuperação de antígenos, processamento de amostras e fixação), a interpretação dos marcadores no tumor (nuclear, citoplasmática, da membrana) *versus* tecido normal, a variabilidade inter e intraobservadores, o desempenho variável de diferentes anticorpos que supostamente reconhecem o mesmo antígeno e a heterogeneidade e a inadequação dos tecidos (tamanhos pequenos de biópsia). A comunicação com o patologista é fundamental para determinar se é benéfico obter mais tecido para a avaliação patológica. As características patológicas nem sempre devem suplantar os achados clínicos ou radiológicos quando se considera a realização de testes para biomarcadores de resposta terapêutica (p. ex., receptor do fator de crescimento epidérmico [EGFR], mutações *ALK*, receptor 2 do fator de crescimento epidérmico humano [HER-2]).

Papel do perfil molecular classificador de câncer Na ausência de sítio primário conhecido, é difícil desenvolver estratégias terapêuticas para os pacientes com CSPD. Hoje, a positividade diagnóstica dos exames de imagem e da análise imunoquímica varia entre 20 e 30% nos pacientes com esse tipo de tumor. Para reduzir a incerteza diagnóstica, foram aplicadas análises moleculares sofisticadas às amostras de CSPD. Para classificar o CSPD, essas amostras incluem expressão gênica, RNA mensageiro (mRNA), micro-RNA e perfil epigenético.

Os perfis de expressão gênica são obtidos mais comumente pela reação em cadeia da polimerase via transcriptase reversa quantitativa (RT-PCR, do inglês *reverse transcriptase polymerase chain reaction*) ou pelo *microarray* do DNA. Então, programas de redes neurais são usados para desenvolver algoritmos preditivos a partir dos perfis de expressão gênica. Em geral, utiliza-se um conjunto experimental de perfis gênicos obtidos dos cânceres conhecidos (preferencialmente de sítios metastáticos) para treinar o *software*. Amplos bancos de dados de expressão gênica, que se tornaram disponíveis para neoplasias malignas comuns, são então aplicados a amostras de CSPD, e o programa pode ser utilizado para predizer a suposta origem de uma amostra de CSPD.

Ensaios classificadores de câncer do tecido de origem com base no mRNA ou no micro-RNA também foram estudados em ensaios clínicos prospectivos e retrospectivos do CSPD. Mais recentemente, um classificador baseado em assinaturas de metilação do DNA por *microarray* foi estudado e validado em cânceres conhecidos. O perfil de metilação do DNA foi capaz de predizer um câncer primário em 87% dos 216 pacientes com CSPD.

Apesar da sofisticação dos ensaios moleculares classificadores de câncer, a maioria dos estudos de CSPD avaliou o *desempenho* do ensaio, embora o desafio na validação da acurácia de um ensaio para CSPD seja de que, por definição, o diagnóstico de câncer primário não seja conhecido. Por conseguinte, as estimativas atuais da acurácia do teste no tecido de origem dependem de medidas indiretas, incluindo comparação com patologia/IHQ, apresentação clínica, aparecimento das neoplasias primárias latentes e necrópsias. Com o uso dessas medidas, os exames sugerem um tumor primário plausível em cerca de 70 a 80% dos pacientes estudados. Foram realizados três estudos baseados em resultados. Primeiro, um estudo de braço único relatou uma sobrevida média de 12,5 meses para os pacientes que receberam terapia local específica conforme o resultado do exame. O segundo, um ensaio clínico de fase 2 de terapia específica para o sítio, incluindo terapia-alvo molecular, com base no sítio previsto do tumor a partir de um algoritmo que utilizou a expressão gênica e o perfil de alterações, mostrou sobrevida em 1 ano de 53,1%. Entretanto, um ensaio clínico randomizado que avaliou a terapia específica de sítio direcionada pelo perfil de expressão gênica *versus* quimioterapia empírica com paclitaxel e carboplatina não conseguiu demonstrar melhora significativa na sobrevida em 1 ano (44 vs. 55%, $p = 0,264$) com essa abordagem. Não é possível tirar conclusões firmes do impacto terapêutico a partir desses estudos, devido ao tamanho da amostra, ao delineamento, aos vieses estatísticos, às variáveis de confusão (incluindo o uso de linhas subsequentes de terapia [empírica]) e à heterogeneidade dos CSPDs. Há necessidade de mais estudos para uma compreensão aumentada do impacto clínico das ferramentas de análise do perfil do tecido de origem e da forma como esses exames complementam a IHQ e ajudam a guiar a terapia.

Papel do sequenciamento de nova geração Um esforço significativo está sendo realizado na medicina personalizada em todos os tipos de câncer, com a meta de identificar uma ou mais mutações condutoras em um paciente que pode ser tratado com terapia-alvo, independentemente do local de origem. Um estudo retrospectivo de 200 amostras de CSPD relatou a detecção de alterações genômicas utilizando o ensaio FoundationOne baseado em captura híbrida. Os autores relataram que, em um grande número de amostras de CSPD (85%), foi constatada a presença de pelo menos uma alteração genômica clinicamente relevante, com potencial de influenciar e personalizar a terapia. O número médio de alterações genômicas foi de 4,2 por tumor, e as mais comuns incluíram *TP53* (55%), *KRAS* (20%), *CDKN2A* (19%) e *ARID1A* (11%). Os tumores CSPD adenocarcinomas foram mais frequentemente induzidos por alterações genômicas na via de sinalização de receptor tirosina-cinase (RTK)/Ras/proteína-cinase ativada por mitógeno (MAPK, do inglês *mitogen-activated protein kinase*) do que os tumores CSPD não adenocarcinomas. Embora as lesões genéticas tratáveis por fármacos observadas no CSPD sejam comparáveis àquelas em grandes entidades definidas, ainda não foi constatado se as abordagens molecularmente estratificadas para o CSPD irão melhorar os resultados com sucesso, e são necessários ensaios clínicos. Em um estudo de fase 2 de um único braço de 97 pacientes com terapia-alvo molecular, foi constatado que 5 pacientes apresentaram mutações *EGFR* passíveis de serem alvos. Destes pacientes, 4 foram tratados com afatinibe, um medicamento anti-EGFR, e 2 pacientes obtiveram uma sobrevida livre de progressão de > 6 meses. O papel emergente de ensaios para células tumorais circulantes, as denominadas biópsias líquidas, dentro de tipos de tumores conhecidos despertou interesse na sua potencial utilidade no CSPD.

Ensaios clínicos prospectivos agnósticos de contexto histológico e celular em andamento estão estudando a presença de mutações acionáveis e oferecendo aos pacientes o fármaco direcionado correto. Se essa abordagem for adequadamente validada, o CSPD será uma escolha natural para a terapia-alvo baseada em alterações genômicas, independentemente do local do tumor. Os inibidores de *checkpoint* imune (pembrolizumabe) para tumores com alta instabilidade de microssatélites (IMS-A) ou reparo de pareamento incorreto deficiente e os inibidores de NTRK para tumores positivos para fusão de *NTRK* podem ajudar uma pequena minoria de pacientes com CSPD.

TRATAMENTO

Carcinoma (ou câncer) de sítio primário desconhecido

CONSIDERAÇÕES GERAIS

O tratamento dos pacientes com CSPD ainda se encontra em processo de aperfeiçoamento, embora a passos lentos. A sobrevida mediana da maioria dos pacientes com CSPD disseminado é de cerca de 6 a 10 meses. A quimioterapia sistêmica é a principal abordagem terapêutica utilizada na maioria dos casos de doença disseminada, mas a integração criteriosa da cirurgia, da radioterapia e mesmo dos períodos de acompanhamento é importante para o tratamento geral desses casos (Figs. 92-2 e 92-3). Os fatores prognósticos incluem o nível de desempenho funcional, a localização e o número de metástases, a resposta à quimioterapia e os níveis séricos da lactato-desidrogenase (LDH). Culine e colaboradores desenvolveram um modelo prognóstico que utiliza o nível de desempenho funcional e as concentrações séricas da LDH, possibilitando a classificação dos pacientes em dois subgrupos com evoluções divergentes. Raghav e colaboradores desenvolveram um nomograma prognóstico para fornecer estimativas de sobrevida individualizadas para pacientes com CSPD, com base no sexo, no nível de desempenho ECOG, na histologia, no número de locais metastáticos e na razão entre neutrófilos e linfócitos.

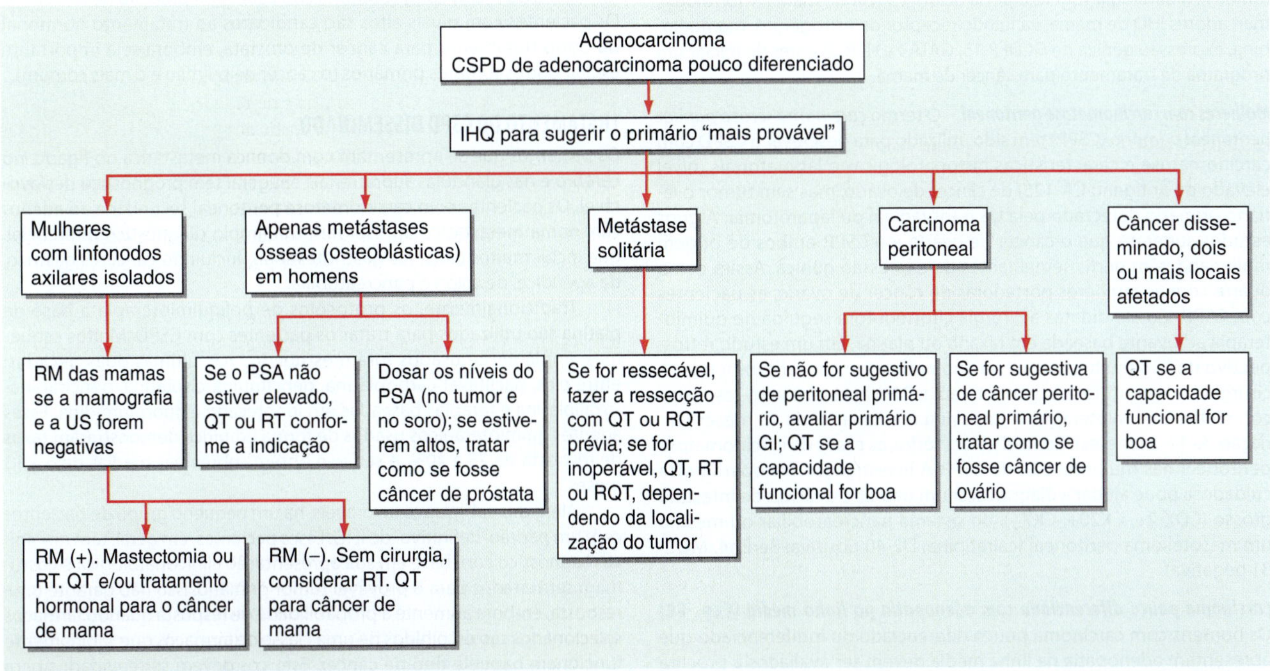

FIGURA 92-2 **Algoritmo de tratamento para adenocarcinoma e adenocarcinoma pouco diferenciado de sítio primário desconhecido (CSPD).** GI, gastrintestinal; IHQ, imuno-histoquímica; PSA, antígeno prostático específico; QT, quimioterapia; RM, ressonância magnética; RQT, radioquimioterapia; RT, radioterapia; US, ultrassonografia.

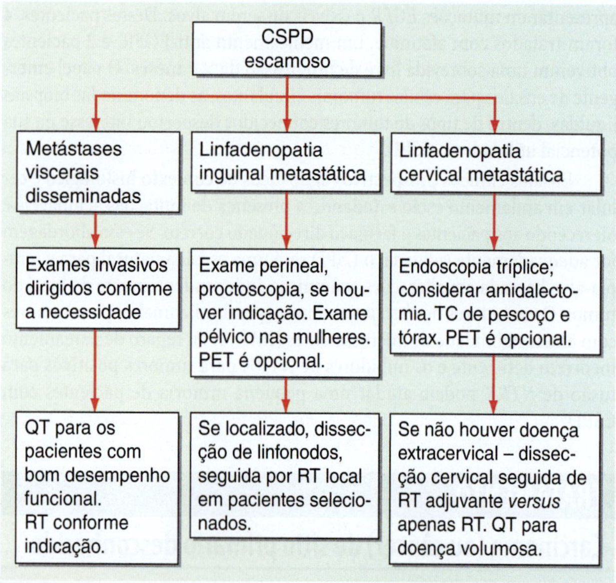

FIGURA 92-3 Algoritmo de tratamento para carcinoma de sítio primário desconhecido (CSPD) de células escamosas. PET, tomografia por emissão de pósitrons; QT, quimioterapia; RT, radioterapia; TC, tomografia computadorizada.

Será necessário realizar estudos prospectivos futuros com esse modelo prognóstico. Clinicamente, algumas etiologias do CSPD estão incluídas no grupo de prognóstico favorável. Outros pacientes, inclusive os portadores de CSPDs disseminados, têm prognóstico mais desfavorável.

TRATAMENTO DE SUBGRUPOS FAVORÁVEIS DE CSPD

Mulheres com adenopatia axilar isolada As mulheres com adenopatia axilar isolada com adenocarcinoma ou carcinoma em geral são tratadas como se tivessem câncer de mama no estágio II ou III, de acordo com os resultados da histopatologia. Essas pacientes devem ser submetidas à RM das mamas, caso a mamografia e a US sejam negativas. A radioterapia da mama ipsilateral está indicada se a RM da mama for positiva. A quimioterapia e/ou o tratamento hormonal são indicados de acordo com a idade da paciente (pré ou pós-menopausa), o volume da doença linfática e o padrão dos receptores hormonais e do HER2 **(Cap. 79)**. É importante confirmar se a patologia sugere o perfil de um câncer de mama (morfologia, marcadores IHQ de mama, incluindo receptor de estrogênios, mamoglobina, expressão gênica de GCDFP-15, GATA3 e HER-2) antes de iniciar um programa de tratamento para câncer de mama.

Mulheres com carcinomatose peritoneal O termo *carcinoma seroso papilar peritoneal primário* (CSPP) tem sido utilizado para descrever o CSPD com carcinomatose e características histopatológicas e laboratoriais (nível elevado do antígeno CA-125) de câncer de ovário, mas sem tumor ovariano primário detectado pela US transvaginal ou laparotomia. Alguns estudos sugerem que o câncer de ovário e o CSPP, ambos de origem mülleriana, têm perfis semelhantes de expressão gênica. Assim como ocorre com as mulheres portadoras de câncer de ovário, as pacientes com CSPP são candidatas à cirurgia citorredutora seguida de quimioterapia adjuvante baseada em taxano ou platina. Em um estudo retrospectivo de 258 mulheres com carcinomatose peritoneal submetidas à cirurgia citorredutora e à quimioterapia, 22% apresentaram respostas completas à quimioterapia; a sobrevida mediana foi de 18 meses (variação de 11-24 meses). Contudo, nem todos os casos de carcinomatose peritoneal nas mulheres são de CSPP. A investigação histopatológica cuidadosa pode ajudar a diagnosticar um padrão de câncer de intestino grosso (CDX-2+, CK20+, CK7–), do sistema pancreatobiliar ou mesmo um mesotelioma peritoneal (calretinina, D2-40 positiva; BerEp4, MOC-31 negativa).

***Carcinoma pouco diferenciado com adenopatia na linha média* (Cap. 88)** Os homens com carcinoma pouco diferenciado ou indiferenciado que apresentam adenopatia na linha média devem ser avaliados à procura de neoplasia maligna de células germinativas extragonadais. Quando são diagnosticados e tratados dessa forma, esses pacientes em geral têm respostas satisfatórias ao tratamento com poliquimioterapia à base de platina. Foram observadas taxas de resposta > 50% e taxas de sobrevida em longo prazo de 10 a 15%. Os pacientes idosos (principalmente tabagistas) com linfadenopatia mediastinal têm mais chances de apresentar o perfil de um câncer de pulmão ou de cabeça e pescoço.

***Câncer neuroendócrino* (Cap. 84)** O tumor neuroendócrino (TNE) de baixo grau frequentemente tem uma evolução indolente, e as decisões quanto ao tratamento baseiam-se nos sintomas e no volume do tumor. Os níveis urinários do 5-HIAA e séricos da cromogranina podem estar elevados e ser utilizados como marcadores. Em geral, o paciente é tratado apenas com análogos da somatostatina como forma de atenuar os sintomas causados pelos hormônios (diarreia, ruborização, náuseas). Os tratamentos locais específicos ou o tratamento sistêmico podem ser indicados apenas quando o paciente tem sintomas de dor localizada secundária ao crescimento significativo da metástase, ou quando as queixas relacionadas aos hormônios não podem ser controladas pelo tratamento endócrino. Novas opções de terapia demonstraram benefício em pacientes com TNE de baixo grau, incluindo sunitinibe (que tem como alvo a via do fator de crescimento do endotélio vascular), everolimo (que inibe o alvo da rapamicina em mamíferos) e lutécio-177 dotatate (um radioligante do receptor peptídeo da somatostatina). Os pacientes com TNE de alto grau são tratados com terapia dupla à base de platina; 20 a 25% exibem uma resposta completa, ao passo que até 10% dos pacientes com apresentação limitada/oligo sobrevivem por > 5 anos. Pode-se observar algum grau de diferenciação neuroendócrina em diversos carcinomas pouco diferenciados.

Carcinoma de células escamosas manifestado na forma de adenopatia cervical Os pacientes com CCEs em estágio inicial com envolvimento dos linfonodos cervicais são candidatos à dissecção ganglionar e à radioterapia, que podem resultar em sobrevida prolongada. O papel da quimioterapia para esses pacientes não está definido, embora a radioquimioterapia ou a quimioterapia de indução seja utilizada comumente e seja benéfica aos pacientes com doença linfática volumosa nos estágios N2/N3.

Sítios metastáticos solitários Os pacientes com metástases solitárias também podem obter resultados satisfatórios com o tratamento. Alguns pacientes que apresentam doença locorregional são candidatos ao tratamento tríplice agressivo (quimioterapia, radioterapia e cirurgia) –, com possibilidade de sobrevida prolongada livre de doença e, em certas ocasiões, cura.

***Homens com metástases esqueléticas blásticas e PSA elevado* (Cap. 87)** As metástases osteoblásticas isoladas constituem uma apresentação rara, e o nível sérico alto de PSA ou a marcação do tecido tumoral para PSA podem fornecer evidências comprobatórias do câncer de próstata nesses casos. Os pacientes com níveis altos são candidatos ao tratamento hormonal ou outro tratamento para câncer de próstata, embora seja importante excluir outros tumores primários (o câncer de pulmão é o mais comum).

TRATAMENTO DO CSPD DISSEMINADO

Os pacientes que se apresentam com doença metastática no fígado, no cérebro e nas glândulas suprarrenais em geral têm prognóstico desfavorável. Os pacientes com carcinomatose peritoneal secundária ao adenocarcinoma metastático apresentam um amplo diagnóstico diferencial, que inclui muitos cânceres gastrintestinais, incluindo cânceres gástrico, de apêndice, de cólon e pancreatobiliar.

Tradicionalmente, os protocolos de poliquimioterapia à base de platina são utilizados para tratar os pacientes com CSPD. Muitos esquemas amplamente usados foram estudados nas últimas duas décadas; entre eles, paclitaxel-carboplatina, gencitabina-cisplatina, gencitabina--oxaliplatina e terapias baseadas em irinotecano e fluorpirimidina. Esses agentes quimioterápicos usados de forma empírica demonstraram taxas de resposta de 25 a 40%, e seu uso obtém sobrevidas médias de 6 a 13 meses.

Além dos subgrupos favoráveis, há um pequeno grupo de pacientes com um padrão "definitivo" de IHQ. Esses pacientes, em geral, têm um único diagnóstico com base em sua apresentação clinicopatológica e costumam ser tratados para o provável tumor primário. Isso não garante uma resposta, embora aumente a probabilidade de resposta quando fármacos selecionados são escolhidos de uma classe de fármacos que sabidamente funcionam naquele tipo de câncer. Esforços devem ser envidados para a pesquisa de biomarcadores de resposta às terapias efetivas agnósticas de tumor, como imunoterapia para tumores IMS-A/dMMR. Os pacientes que não se encontram nessas categorias são candidatos para esquemas de amplo espectro com base em platina, para ensaios clínicos e para testes adicionais de genoma e proteoma experimentais. Atualmente, não há fármacos efetivos para diversos perfis de CSPD, e os tratamentos se sobrepõem em alguns casos. A imunoterapia é uma área de interesse ativo, devido às respostas robustas e duráveis em cânceres com sítios primários conhecidos, e demonstrou ter alguma atividade no CSPD. Entretanto, os biomarcadores da resposta e os subgrupos imunossensíveis precisam ser definidos no CSPD.

RESUMO

Os pacientes com CSPD devem passar por uma investigação diagnóstica dirigida para descobrir o tumor primário com base nos dados clínicos e histopatológicos. Alguns subgrupos de pacientes apresentam doença com prognóstico favorável, definido por critérios clínicos ou histológicos, e podem obter benefício substancial do tratamento agressivo, com a expectativa de sobrevida prolongada desses pacientes. Contudo, para a maioria dos pacientes que se apresentam com CSPD avançado, o prognóstico ainda é desfavorável, uma vez que há resistência rápida à terapia citotóxica disponível. O foco atual foi desviado dos ensaios clínicos de quimioterapia empírica para a compreensão do fenótipo metastático, do perfil do tecido de origem em pacientes selecionados e do sequenciamento de nova geração para identificar mutações acionáveis em pacientes com CSPD. À medida que novas terapias progridem para cânceres com sítios primários conhecidos, as investigações para avaliar o seu valor no CSPD provavelmente terão impacto no manejo de pacientes com CSPD.

LEITURAS ADICIONAIS

Fizazi K et al: Cancers of unknown primary site: ESMO Clinical Practice Guidelines for diagnosis, treatment and follow-up. Ann Oncol 26(Suppl 5):v133, 2015.

Gatalica Z et al: Comprehensive analysis of cancers of unknown primary for the biomarkers of response to immune checkpoint blockade therapy. Eur J Cancer 94:179, 2018.

Hayashi H et al: Randomized phase II trial comparing site-specific treatment based on gene expression profiling with carboplatin and paclitaxel for patients with cancer of unknown primary site. J Clin Oncol 37:570, 2019.

Hayashi H et al: Site-specific and targeted therapy based on molecular profiling by next-generation sequencing for cancer of unknown primary site: A nonrandomized phase 2 clinical trial. JAMA Oncol 6:1, 2020.

National Comprehensive Cancer Network: Occult Primary (Cancer of Unknown Primary) version 2.2017, October 2016. *http://www.nccn.org/professionals/physician_gls/pdf/occult.pdf.*

Raghav K et al: Cancer of unknown primary in adolescents and young adults: Clinicopathological features, prognostic factors and survival outcomes. PLoS One 11:e0154985, 2016.

Raghav K et al: Defining a distinct immunotherapy eligible subset of patients with cancer of unknown primary using gene expression profiling with the 92-gene assay. Oncologist 25:e1807, 2020.

Raghav K et al: Development and validation of a novel nomogram for individualized prediction of survival in cancer of unknown primary. Clin Cancer Res 27:3414, 2021.

Ross JS et al: Comprehensive genomic profiling of carcinoma of unknown primary site: New routes to targeted therapies. JAMA Oncol 1:40, 2015.

Varadhachary GR, Raber MN: Cancer of unknown primary site. N Engl J Med 371:757, 2014.

93 Síndromes paraneoplásicas endócrinas/hematológicas

J. Larry Jameson, Dan L. Longo

As células neoplásicas podem produzir uma variedade de substâncias capazes de alterar a fisiologia dos sistemas hormonal, hematológico, dermatológico, reumatológico, renal e neurológico. *Síndromes paraneoplásicas* indicam distúrbios que acompanham tumores benignos ou malignos, mas que não estão relacionados diretamente com o efeito de massa ou com a invasão do tumor primário. Os tumores de origem neuroendócrina, como o carcinoma de pulmão de pequenas células (CPPC) e os carcinoides, são causas comuns de síndromes paraneoplásicas, porém essas síndromes foram associadas a muitos tipos de tumores que produzem hormônios peptídicos, citocinas e fatores do crescimento e que induzem a produção de anticorpos. Estudos sobre a prevalência das síndromes paraneoplásicas indicaram que elas são mais comuns do que se supunha. Os sinais e sintomas e alterações metabólicas associados aos distúrbios paraneoplásicos facilmente passam despercebidos no contexto de um câncer e seu tratamento. Como consequência, manifestações clínicas atípicas em pacientes com câncer devem levantar suspeitas sobre uma possível síndrome paraneoplásica. As síndromes hormonais e hematológicas mais comuns associadas a neoplasias subjacentes serão discutidas neste capítulo.

SÍNDROMES PARANEOPLÁSICAS ENDÓCRINAS

Etiologia Os hormônios podem ser produzidos por fontes eutópicas ou ectópicas. O termo *eutópico* refere-se à expressão de um hormônio a partir de seu tecido normal de origem, ao passo que *ectópico* se refere à produção de hormônio a partir de uma fonte tecidual atípica. Por exemplo, o hormônio adrenocorticotrófico (ACTH, de *adrenocorticotropic hormone*) é expresso eutopicamente pelas células corticotróficas da adeno-hipófise, mas pode ser expresso ectopicamente no CPPC. Muitos hormônios são produzidos em baixos níveis a partir de tecidos, além de suas fontes endócrinas clássicas. Assim, a expressão ectópica refere-se, com frequência, a uma alteração quantitativa, e não a uma alteração absoluta na expressão tecidual. Entretanto, o termo *expressão ectópica* está firmemente arraigado e expressa uma fisiologia anormal associada à produção de hormônios por células neoplásicas. Além dos níveis elevados de hormônios, a expressão ectópica caracteriza-se, com frequência, pela regulação anormal da produção de hormônios (p. ex., defeito do controle por retroalimentação no ACTH ectópico) e do processamento de peptídeos (resultando em um grande peptídeo precursor não processado, como a pró-opiomelanocortina [POMC]).

Muitos mecanismos moleculares diferentes podem causar produção ectópica de hormônios. Em raros casos, a expressão hormonal aberrante é explicada por rearranjos genéticos. Por exemplo, a translocação do gene do paratormônio (*PTH*) pode resultar em níveis elevados de expressão de PTH em outros tecidos além da glândula paratireoide, uma vez que o rearranjo genético coloca o gene do *PTH* sob controle de elementos reguladores atípicos. Há um fenômeno relacionado bem documentado que ocorre em muitas formas de leucemia e linfoma, em que rearranjos genéticos somáticos produzem vantagem no crescimento e alteram a diferenciação e a função celulares. Embora rearranjos genéticos causem alguns casos de produção hormonal ectópica, esse mecanismo é provavelmente raro, uma vez que muitos tumores estão associados à produção excessiva de diversos peptídeos. A desdiferenciação celular provavelmente está por trás da maioria dos casos de produção hormonal ectópica. Muitos tipos de câncer são pouco diferenciados, e certos produtos tumorais, como gonadotrofina coriônica humana (hCG, de *human chorionic gonadotropin*), proteína relacionada com o paratormônio (PTHrP, de *parathyroid hormone-related protein*) e α-fetoproteína (AFP), são típicos da expressão gênica em estágios mais precoces do desenvolvimento. Por outro lado, a propensão que determinados cânceres têm de produzir hormônios específicos (p. ex., os carcinomas escamosos produzem PTHrP) sugere que a desdiferenciação é parcial ou que algumas vias seletivas estejam desreprimidas. Esses perfis de expressão provavelmente refletem modificações epigenéticas que alteram a repressão transcricional, a expressão de micro-RNA e outras vias que controlam a diferenciação celular.

No CPPC, a via de diferenciação foi relativamente bem definida. O fenótipo neuroendócrino é ditado, em parte, pelo fator de transcrição hélice-alça-hélice básico (bHLH, de *basic-helix-loop-helix*), homólogo humano de achaete-scute 1 (hASH1, de *human achaete-scute homologue 1*), expresso em níveis anormalmente altos no CPPC associado ao ACTH ectópico. A expressão anormal do hASH1 e de outros fatores de transcrição relacionados com o desenvolvimento parece fornecer um elo entre proliferação e diferenciação celulares.

A produção ectópica de hormônios poderia ser considerada apenas um epifenômeno associado ao câncer, se não provocasse manifestações clínicas. A produção excessiva e desregulada de hormônios, como ACTH, PTHrP ou vasopressina, pode gerar morbidade substancial e complicar o plano de tratamento oncológico. Além disso, as endocrinopatias paraneoplásicas às vezes são a manifestação de apresentação de câncer subjacente, e devem levar à investigação de tumor não diagnosticado.

Um grande número de síndromes endócrinas paraneoplásicas foi descrito, associando a produção excessiva de hormônios específicos a determinados tipos de tumores. Entretanto, certas síndromes recorrentes surgem a partir desse grupo (Tab. 93-1). Entre as síndromes endócrinas paraneoplásicas mais comuns, estão a hipercalcemia por produção excessiva de PTHrP e outros fatores, a hiponatremia em razão do excesso de vasopressina e a síndrome de Cushing causada pela produção ectópica de ACTH.

HIPERCALCEMIA CAUSADA POR PRODUÇÃO ECTÓPICA DE PTHrP

(Ver também Cap. 410.)

Etiologia A hipercalcemia humoral do câncer (HHC) ocorre em até 20% dos pacientes com câncer. A HHC é mais comum em cânceres de pulmão, cabeça e pescoço, pele, esôfago, mama e trato urogenital e no mieloma múltiplo e linfomas, bem como metástases associadas a esses tumores, e outros cânceres. Há diversas causas humorais distintas de HHC, mas o fenômeno está mais frequentemente associado à produção excessiva de PTHrP. Além de atuar como fator humoral circulante, as metástases ósseas (p. ex., de mama, do mieloma múltiplo) podem produzir PTHrP e outras quimiocinas, provocando osteólise local e hipercalcemia. A PTHrP também pode afetar o início e a progressão de tumores por meio de sua atuação em vias de pró-sobrevida e de quimiocinas.

A PTHrP está estruturalmente relacionada com o PTH e liga-se ao seu receptor, o que explica as características bioquímicas semelhantes entre a HHC e o hiperparatireoidismo. A PTHrP desempenha um papel fisiológico fundamental no desenvolvimento ósseo, além de regular a proliferação e a diferenciação celulares em outros tecidos, como pele, medula óssea, mama e folículos pilosos. O mecanismo de indução da PTHrP no câncer não é compreendido por completo; entretanto, os tecidos tumorais comumente associados à HHC normalmente produzem PTHrP durante o desenvolvimento ou a renovação celular. A expressão de PTHrP é estimulada pelas vias de sinalização hedgehog e por fatores de transcrição Gli que são ativos em muitos cânceres. O fator de crescimento transformador β (TGF-β), que é produzido por muitos tumores, também estimula a PTHrP. Mutações em determinados oncogenes, como o *Ras*, também podem ativar a expressão da PTHrP, assim como a perda do supressor de tumor p53. Além de seu papel na HHC, a via da PTHrP talvez seja um alvo potencial para intervenção terapêutica com o objetivo de impedir o crescimento do câncer.

Outra causa relativamente comum de HHC é a produção excessiva de 1,25-di-hidroxivitamina D. Assim como os distúrbios granulomatosos associados à hipercalcemia, os linfomas podem produzir uma enzima que converte a 25-hidroxivitamina D na forma mais ativa, 1,25-di-hidroxivitamina D, aumentando a absorção gastrintestinal de cálcio. Outras causas de HHC são a produção de citocinas osteolíticas e de mediadores inflamatórios mediada pelo tumor.

TABELA 93-1 ■ Síndromes paraneoplásicas causadas por produção ectópica de hormônios

Síndromes paraneoplásicas	Hormônio ectópico	Tipos tumorais característicos[a]
Comuns		
Hipercalcemia do câncer	Proteína relacionada com o paratormônio (PTHrP)	De células escamosas (cabeça e pescoço, pulmão, pele), mama, urogenital, gastrintestinal; metástases osteolíticas
	1,25-Di-hidroxivitamina D	Linfomas
	Paratormônio (PTH) (raro)	Pulmão, ovário
	Prostaglandina E_2 (PGE_2) (raro)	Renal, pulmonar
Síndrome da secreção inapropriada de hormônio antidiurético (SIADH)	Vasopressina	Pulmão (células escamosas, pequenas células), gastrintestinal, urogenital, ovário
Síndrome de Cushing	Hormônio adrenocorticotrófico (ACTH)	Pulmão (pequenas células, carcinoide brônquico, adenocarcinoma, células escamosas), timo, ilhotas pancreáticas, carcinoma medular da tireoide, feocromocitoma
	Hormônio liberador de corticotrofina (CRH) (raro)	Ilhotas pancreáticas, carcinoide, pulmão, próstata
	Expressão ectópica de peptídeo inibidor gástrico (GIP), hormônio luteinizante (LH)/gonadotrofina coriônica humana (hCG), outros receptores ligados à proteína G (raros)	Hiperplasia suprarrenal macronodular
Menos comuns		
Hipoglicemia não células das ilhotas	Fator de crescimento semelhante à insulina tipo II (IGF-II)	Tumores mesenquimais, sarcomas, suprarrenais, hepáticos, gastrintestinais, renais, prostáticos
	Insulina (raro)	Colo do útero (carcinoma de pequenas células)
Feminilização masculina	hCG[b]	Testículos (embrionário, seminomas), germinomas, coriocarcinoma, pulmão, fígado, ilhotas pancreáticas
Diarreia ou hipermotilidade intestinal	Calcitonina[c]	Pulmão, cólon, mama, carcinoma medular da tireoide
	Peptídeo intestinal vasoativo (VIP)	Pâncreas, feocromocitoma, esôfago
Raras		
Osteomalácia oncogênica	Fator de crescimento do fibroblasto 23 (FGF23) ou fosfatonina	Hemangiopericitomas, osteoblastomas, fibromas, sarcomas, tumores de células gigantes, próstata, pulmão
Acromegalia	Hormônio liberador do hormônio do crescimento (GHRH)	Ilhotas pancreáticas, carcinoides brônquicos e outros carcinoides
	Hormônio do crescimento (GH)	Pulmão, ilhotas pancreáticas
Hipertireoidismo	Hormônio estimulante da tireoide (TSH)	Mola hidatiforme, tumores embrionários, estroma ovariano
Hipertensão	Renina	Tumores justaglomerulares, rins, pulmão, pâncreas, ovário
Hipotireoidismo consumptivo	Desiodinase tipo 3	Hemangiomas hepáticos e outros hemangiomas

[a]Estão listados apenas os tipos tumorais mais comuns. Para a maioria das síndromes com hormônios ectópicos, há relatos com uma lista extensa de tumores capazes de produzir um ou mais hormônios. [b]A hCG é produzida de forma eutópica por tumores trofoblásticos. Determinados tumores produzem quantidades desproporcionais das subunidades α-hCG ou β-hCG. Níveis elevados de hCG raramente causam hipertireoidismo em razão da ligação fraca com os receptores do TSH. [c]A calcitonina é produzida de forma eutópica pelo carcinoma medular da tireoide, sendo usada como marcador tumoral.

Manifestações clínicas A apresentação típica da HHC é a de um paciente com diagnóstico de câncer em que a hipercalcemia é identificada em exames laboratoriais de rotina. Com menos frequência, a hipercalcemia é o sinal inicial de apresentação do câncer. Em particular, quando os níveis de cálcio se mostram acentuadamente aumentados (> 3,5 mmol/L [> 14 mg/dL]), os pacientes podem apresentar fadiga, alterações do estado mental, poliúria, desidratação ou sintomas de nefrolitíase. A hipercalcemia pode reduzir os segmentos ST e intervalos QT, bem como causar bloqueio de ramo e bradiarritmias.

Diagnóstico Entre as características que reforçam a hipótese de HHC, em oposição ao hiperparatireoidismo primário, estão a presença de câncer conhecido, hipercalcemia de início recente e níveis séricos de cálcio muito elevados. Assim como no hiperparatireoidismo, a hipercalcemia causada pela PTHrP é acompanhada por hipercalciúria e hipofosfatemia. Os pacientes com HHC caracteristicamente apresentam alcalose metabólica, e não a acidose hiperclorêmica encontrada no hiperparatireoidismo. A medição do PTH é útil para excluir hiperparatireoidismo primário; o nível de PTH deve estar suprimido na HHC. Um nível elevado de PTHrP confirma o diagnóstico, tendo sido constatado aumento em cerca de 80% dos pacientes hipercalcêmicos com câncer. Os níveis de 1,25-di-hidroxivitamina D podem estar aumentados nos pacientes com linfoma.

TRATAMENTO
Hipercalcemia humoral do câncer

O tratamento da HHC inicia-se com a retirada do excesso de cálcio da dieta, dos medicamentos ou das soluções intravenosas. Utiliza-se hidratação com soro fisiológico (normalmente 200-500 mL/h) para diluir o cálcio sérico e estimular a eliminação de cálcio na urina; é preciso cautela nos pacientes com insuficiência cardíaca, hepática ou renal. A diurese forçada com furosemida (20-80 mg IV em doses crescentes) ou outros diuréticos de alça pode aumentar a excreção de cálcio, mas tem relativamente pouco valor, exceto quando se entende que a hipercalcemia representa risco à vida. Os diuréticos de alça devem ser administrados apenas após reidratação completa e com monitoração cuidadosa do balanço hídrico. Deve-se administrar fósforo por via oral (p. ex., Neutra-Phos 250 mg 3-4 vezes/dia) até que seu nível sérico esteja > 1 mmol/L (> 3 mg/dL). Os bisfosfonatos, como o pamidronato (60-90 mg IV), o zoledronato (4-8 mg IV) e o etidronato (7,5 mg/kg/dia VO durante 3-7 dias consecutivos), podem reduzir o cálcio sérico em 1 a 2 dias e suprimir a liberação de cálcio por várias semanas. Infusões de bisfosfonatos podem ser repetidas, ou bisfosfonatos orais podem ser usados no tratamento crônico. O denosumabe (120 mg por via subcutânea semanalmente, por 4 semanas, e, em seguida, mensalmente) pode ser usado em pacientes que não respondem de modo adequado aos bisfosfonatos. Atua como receptor chamariz para o ligante RANK para diminuir a estimulação dos osteoclastos. O cinacalcete (30 mg VO, duas vezes ao dia, até 9 mg VO, quatro vezes ao dia) estimula os receptores sensores de cálcio para suprimir a secreção de PTH e, portanto, pode ser usado no carcinoma de paratireoide e em raros casos de tumores produtores de PTH ectópico. A hipercalcemia associada a linfomas, mieloma múltiplo ou leucemia pode responder ao tratamento com glicocorticoides (p. ex., 40-100 mg de prednisona VO fracionados em 4 doses). A possibilidade de diálise deve ser considerada nos casos com hipercalcemia grave quando a hidratação com solução salina e os tratamentos com bisfosfonatos não forem possíveis ou tenham resultados muito lentos. Os agentes usados antigamente, como a calcitonina e a mitramicina, têm pouca utilidade hoje após a introdução dos bisfosfonatos e de outros agentes.

VASOPRESSINA ECTÓPICA: SÍNDROME DA SECREÇÃO INAPROPRIADA DE HORMÔNIO ANTIDIURÉTICO ASSOCIADA A TUMOR

(Ver também Cap. 53.)

Etiologia A vasopressina é um hormônio antidiurético normalmente produzido pela neuro-hipófise. A produção ectópica de vasopressina por tumores é uma causa comum da síndrome da secreção inapropriada de hormônio antidiurético (SIADH, de *syndrome of inappropriate antidiuretic hormone secretion*), ocorrendo em pelo menos metade dos pacientes com CPPC. A SIADH também pode ser causada por diversas doenças não neoplásicas, incluindo traumatismo do sistema nervoso central (SNC), infecções e medicamentos (Cap. 381). As respostas compensatórias à SIADH, como diminuição da sede, podem reduzir o desenvolvimento de hiponatremia. Contudo, com a produção prolongada da vasopressina em excesso, é possível que o osmostato controlador da sede e a secreção de vasopressina hipotalâmica sejam reajustados. Além disso, é possível que a obtenção de água livre, por via oral ou intravenosa, rapidamente agrave a hiponatremia em razão da redução da diurese renal.

Os tumores com características neuroendócrinas, como o CPPC e os tumores carcinoides, são as fontes mais comuns de produção ectópica de vasopressina, mas também ocorrem em outras formas de câncer de pulmão e em lesões do SNC, nos cânceres de cabeça e pescoço, bem como em cânceres urogenitais, gastrintestinais e ovarianos. O mecanismo de ativação do gene da vasopressina em tais tumores é desconhecido, mas frequentemente envolve a expressão concomitante do gene da ocitocina adjacente, sugerindo a desrepressão desse *locus*.

Manifestações clínicas A maioria dos pacientes com secreção ectópica de vasopressina é assintomática e identificada em razão da presença de hiponatremia nos testes bioquímicos de rotina. Os sintomas podem incluir fraqueza, letargia, náuseas, confusão, depressão do estado mental e convulsões. A gravidade dos sintomas reflete a rapidez da instalação, assim como a intensidade da hiponatremia. A hiponatremia, em geral, evolui lentamente, mas pode ser exacerbada por hidratação intravenosa ou pela instituição de novos medicamentos.

Diagnóstico As características diagnósticas da produção ectópica de vasopressina são as mesmas de outras causas de SIADH (Caps. 53 e 381). Ocorrem hiponatremia e diminuição da osmolalidade sérica quando a osmolalidade urinária se encontra inapropriadamente normal ou aumentada. A excreção urinária de sódio estará normal ou aumentada a menos que haja depleção de volume. Devem ser afastadas outras causas de hiponatremia, como as disfunções renal, suprarrenal ou tireóidea. As fontes fisiológicas de estimulação da vasopressina (lesões do SNC, doença pulmonar, náuseas) e os mecanismos circulatórios adaptativos (hipotensão, insuficiência cardíaca, cirrose hepática), assim como fármacos, incluindo vários agentes quimioterápicos, também devem ser considerados como causas possíveis de hiponatremia. A dosagem da vasopressina, em geral, é desnecessária para definir o diagnóstico.

TRATAMENTO
Vasopressina ectópica: SIADH associada a tumor

A maioria dos pacientes com produção ectópica de vasopressina desenvolve hiponatremia ao longo de algumas semanas ou meses. O distúrbio deve ser corrigido gradualmente, a não ser que o estado mental se encontre alterado ou que haja risco de convulsões. A rápida correção pode causar desidratação cerebral e mielinólise pontina central. O tratamento do câncer subjacente pode reduzir a produção ectópica de vasopressina, mas essa resposta, caso ocorra, é lenta. A restrição hídrica para um volume inferior ao débito urinário, somado às perdas insensíveis, costuma ser suficiente para a correção parcial da hiponatremia. Entretanto, é necessário monitoramento rígido da quantidade e da qualidade dos líquidos consumidos ou administrados por via intravenosa para que a restrição hídrica seja eficaz. Comprimidos de sal e solução salina não são úteis, a não ser que haja depleção de volume. A demeclociclina (150-300 mg VO, 3-4 vezes/dia) pode ser usada para inibir a ação da vasopressina no túbulo distal renal, mas o início de ação é relativamente lento (1-2 semanas). As vaptanas como classe de fármacos atuam por meio da inibição dos receptores de vasopressina (V_{1A}, V_{1B}, V_2) nos ductos coletores renais. A conivaptana, um antagonista do receptor não peptídeo V_2, pode ser administrada pelas vias oral (20-120 mg, 2 vezes/dia) ou intravenosa (10-40 mg) e é particularmente efetiva quando usada em combinação com restrição hídrica na hiponatremia euvolêmica. A tolvaptana (15 mg VO diariamente) é outro antagonista da vasopressina. A dose pode ser aumentada para 30 a 60 mg/dia em função da resposta. A hiponatremia grave (Na < 115 mEq/L) ou os casos com alterações do estado mental podem exigir tratamento com solução salina hipertônica (a 3%) ou solução salina normal em conjunto com furosemida para aumentar a depuração de água livre. A taxa de correção de sódio deve ser lenta (0,5-1 mEq/L/h) para evitar alterações hídricas rápidas e a possível ocorrência de mielinólise pontina central.

SÍNDROME DE CUSHING CAUSADA POR PRODUÇÃO ECTÓPICA DE ACTH

(Ver também Cap. 386.)

Etiologia A produção ectópica de ACTH representa 10 a 20% dos casos de síndrome de Cushing. Essa síndrome é particularmente comum nos tumores neuroendócrinos. O CPPC é a causa mais comum de produção ectópica de ACTH, seguido pelos carcinoides brônquico e tímico, tumores de células das ilhotas, outros carcinoides e feocromocitoma. A produção ectópica de ACTH é causada por aumento da expressão do gene da pro-opiomelanocortina (*POMC*), que codifica o ACTH, em conjunto com hormônio estimulador dos melanócitos (MSH, de *melanocyte-stimulating hormone*), β-lipotropina e vários outros peptídeos. Em diversos tumores, há expressão abundante, porém aberrante, do gene *POMC* a partir de um promotor interno, proximal ao terceiro éxon, que codifica o ACTH. Entretanto, como esse produto não possui a sequência de sinalização necessária ao processamento da proteína, não é secretado. Já o aumento da produção de ACTH acontece com a expressão menos abundante, mas não regulada, de *POMC* a partir do mesmo sítio promotor usado na hipófise. No entanto, como os tumores não possuem várias das enzimas necessárias para processar o polipeptídeo POMC, este normalmente é liberado como múltiplos fragmentos grandes e biologicamente inativos em conjunto com quantidades relativamente pequenas de ACTH ativo e totalmente processado.

Raramente, o hormônio liberador de corticotrofina (CRH, de *corticotropin-releasing hormone*) é produzido por tumores das células das ilhotas pancreáticas, CPPC, câncer medular da tireoide, tumores carcinoides ou carcinoma da próstata. Quando seus níveis são suficientemente altos, o CRH pode causar hiperplasia da hipófise pela corticotrofina e síndrome de Cushing. Os tumores produtores de CRH às vezes também produzem ACTH, aumentando a possibilidade de um mecanismo parácrino para a produção de ACTH.

Um mecanismo distinto para a síndrome de Cushing independente do ACTH envolve a expressão ectópica de vários receptores acoplados à proteína G nos nódulos suprarrenais. A expressão ectópica do receptor do peptídeo inibidor gástrico (GIP, de *gastric inhibitory peptide*) é o exemplo mais bem caracterizado de tal mecanismo. Nesse caso, as refeições induzem a secreção de GIP, que, inapropriadamente, estimula o crescimento suprarrenal e a produção de glicocorticoides.

Manifestações clínicas As manifestações clínicas de hipercortisolemia são detectadas apenas em uma pequena fração dos pacientes com produção ectópica de ACTH comprovada. Os pacientes com síndrome de ACTH ectópico geralmente manifestam de forma menos evidente o ganho de peso e a redistribuição centrípeta da gordura, provavelmente porque a exposição aos glicocorticoides em excesso é relativamente breve e porque a caquexia reduz a propensão ao ganho de peso, bem como a deposição de gordura. A síndrome de ACTH ectópico está associada a várias manifestações clínicas que a distinguem de outras causas de síndrome de Cushing (p. ex., adenomas hipofisários, adenomas da suprarrenal, excesso iatrogênico de glicocorticoides). As manifestações metabólicas da síndrome de ACTH ectópico são caracterizadas por retenção hídrica e hipertensão arterial, hipopotassemia, alcalose metabólica, intolerância à glicose e, ocasionalmente, psicose causada por esteroides. Os níveis muito elevados de ACTH frequentemente provocam aumento da pigmentação, refletindo a atividade aumentada do MSH, derivado do peptídeo precursor POMC. Os níveis extraordinariamente altos de glicocorticoides em pacientes com fontes ectópicas de ACTH podem acarretar fragilidade cutânea acentuada e formação fácil de equimoses. Além disso, altos níveis de cortisol com frequência sobrepujam a enzima renal 11β-hidroxiesteroide-desidrogenase tipo II, que, normalmente, inativa o cortisol e o impede de se ligar aos receptores renais de mineralocorticoides. Em consequência, além do excesso de mineralocorticoides secundário à estimulação da glândula suprarrenal pelo ACTH, os altos níveis de cortisol exercem atividade por meio do receptor de mineralocorticoides, ocasionando hipopotassemia grave.

Diagnóstico O diagnóstico da síndrome de ACTH ectópico, em geral, não é difícil de ser feito no contexto de um câncer conhecido. Os níveis urinários de cortisol livre oscilam, mas normalmente estão 2 a 4 vezes acima do normal, e o nível plasmático de ACTH em geral é > 22 pmol/L (> 100 pg/mL). O achado de ACTH em níveis de supressão exclui o diagnóstico e indica uma causa independente do ACTH para a síndrome de Cushing (p. ex., glicocorticoide suprarrenal ou exógeno). Ao contrário do que ocorre com as fontes hipofisárias de ACTH, a maioria das fontes ectópicas desse hormônio não responde à supressão com glicocorticoides. Portanto, a administração de altas doses de dexametasona (8 mg VO) suprime o cortisol sérico às 8 horas (diminuição de 50% com relação ao valor basal) em cerca de 80% dos adenomas hipofisários produtores de ACTH, mas não suprime o ACTH ectópico em cerca de 90% dos casos. Os tumores carcinoides brônquicos e outros tumores carcinoides são exceções comprovadas para essas diretrizes gerais, uma vez que tais fontes ectópicas de ACTH podem apresentar regulação por *feedback* indistinguível da observada nos adenomas hipofisários, como a supressão por altas doses de dexametasona e a resposta do ACTH ao bloqueio suprarrenal com metirapona. Se necessário, o cateterismo do seio petroso pode ser usado para investigar um paciente com síndrome de Cushing dependente de ACTH quando a origem do ACTH não for evidente. Após a estimulação com CRH, uma relação de 3:1 entre o ACTH no seio petroso e o na periferia é altamente sugestiva de uma fonte hipofisária de ACTH. Os exames de imagem (tomografia computadorizada ou ressonância magnética) também são úteis na investigação em caso de suspeita de lesões carcinoides, permitindo a biópsia e a caracterização da produção hormonal usando corantes especiais. Se disponíveis, a tomografia por emissão de pósitrons e a cintilografia com octreotida podem identificar a origem da produção de ACTH.

TRATAMENTO

Síndrome de Cushing causada pela produção ectópica de ACTH

A morbidade associada à síndrome de ACTH ectópico pode ser substancial. É possível que os pacientes se apresentem com depressão ou alterações da personalidade em razão de níveis excessivos de cortisol. Os transtornos metabólicos, como o diabetes melito e a hipopotassemia, podem agravar a fadiga. A dificuldade de cicatrização e a predisposição às infecções podem complicar o tratamento cirúrgico dos tumores, e as infecções oportunistas, causadas por microrganismos como *Pneumocystis carinii* e micoses, muitas vezes são a causa da morte nos pacientes com produção ectópica de ACTH. Esses pacientes apresentam aumento do risco de tromboembolismo venoso, refletindo a combinação dos perfis característicos do quadro de câncer e da alteração dos fatores de coagulação. De acordo com o prognóstico e o planejamento do tratamento do câncer subjacente, com frequência indicam-se medidas para redução dos níveis de cortisol. O tratamento do câncer subjacente pode reduzir os níveis de ACTH, mas raramente de forma suficiente para normalizar o cortisol. A adrenalectomia não é uma medida prática para a maioria dos pacientes, mas deve ser considerada durante a cirurgia para tratamento do câncer ou se o tumor subjacente não for passível de ressecção e o prognóstico for, de resto, favorável (p. ex., tumor carcinoide). O tratamento clínico com cetoconazol (300-600 mg VO, duas vezes ao dia), metirapona (250-500 mg VO, a cada 6h), mitotano (3-6 g VO em quatro doses fracionadas, tituladas para manter uma baixa produção de cortisol), etomidato (0,1-0,3 mg/kg/h IV) ou outros agentes capazes de bloquear a síntese ou a ação dos esteroides constitui, com frequência, a estratégia mais prática para o tratamento do hipercortisolismo associado à produção ectópica de ACTH. A reposição de glicocorticoides deve ser realizada para evitar insuficiência suprarrenal **(Cap. 386)**. Infelizmente, em muitos pacientes, a doença evolui a despeito do bloqueio clínico. A mifepristona (200-1.000 mg VO ao dia) inibe os receptores tanto de glicocorticoides quanto de progesterona, possui rápido início de ação e melhora a intolerância à glicose e a hipertensão em um subgrupo de pacientes. Anticorpos neutralizantes de ACTH e bloqueadores dos receptores de ACTH estão em fase de investigação, bem como inibidores seletivos do receptor de glicocorticoides.

HIPOGLICEMIA INDUZIDA POR TUMOR CAUSADA PELA PRODUÇÃO EXCESSIVA DE IGF-II

(Ver também Cap. 406.) Tumores mesenquimais, hemangiopericitomas, tumores hepatocelulares, carcinomas suprarrenais e vários outros grandes tumores podem produzir quantidades excessivas do precursor do fator do crescimento semelhante à insulina tipo II (IGF-II, de *insulin-like growth factor type II*), que se liga fracamente aos receptores de insulina e

PARTE 4

Oncologia e hematologia

fortemente aos receptores de IGF-I, produzindo efeitos semelhantes aos da insulina. O gene que codifica o IGF-II reside no cromossomo 11p15, um *locus* normalmente impresso (i.e. a expressão ocorre exclusivamente a partir de um único alelo parental). A expressão bialélica do gene IGF-II ocorre em um subgrupo de tumores, sugerindo perda da metilação e da impressão como mecanismo de indução do gene. Além da produção aumentada de IGF-II, a biodisponibilidade de IGF-II mostra-se aumentada em razão de alterações complexas nas proteínas de ligação circulantes. O aumento de IGF-II suprime o hormônio do crescimento (GH, de *growth hormone*) e a insulina, resultando em redução da proteína 3 de ligação ao IGF (IGFBP-3, de *IGF binding protein 3*), de IGF-I e da subunidade acidolábil (SAL). A redução da SAL e IGFBP-3, que normalmente sequestram IGF-II, faz este último deslocar-se para um pequeno complexo circulante, o qual tem maior acesso aos tecidos-alvo da insulina. Por esse motivo, o nível circulante de IGF-II pode não estar muito elevado e, ainda assim, causar hipoglicemia. Além da hipoglicemia mediada por IGF-II, os tumores podem ocupar uma porção do fígado suficiente para causar diminuição da gliconeogênese.

Na maioria dos casos, o tumor causador de hipoglicemia é clinicamente evidente (em geral, com tamanho > 10 cm), e a hipoglicemia ocorre em jejum. Assim como outras causas de hipoglicemia, os pacientes podem apresentar sudorese, tremores, palpitações, confusão, convulsões ou coma. O diagnóstico é feito pela comprovação de baixos níveis glicêmicos com supressão dos níveis de insulina em associação a sintomas de hipoglicemia. Os níveis séricos de IGF-II podem não estar aumentados (os ensaios de IGF-II podem não detectar os precursores de IGF-II), porém a obtenção de uma razão IGF-II/IGF-I elevada, superior a 10:1, é sugestiva. Na maioria desses tumores, é encontrado aumento na expressão do mRNA do IGF-II. As medicações associadas à hipoglicemia devem ser eliminadas. Quando possível, o tratamento da neoplasia maligna subjacente pode reduzir a predisposição à hipoglicemia. Refeições frequentes e a administração de glicose IV, em particular durante o sono ou o jejum, com frequência são necessárias para prevenir hipoglicemia. Glucagon e glicocorticoides também foram utilizados para aumentar a produção de glicose. Anticorpos que inibem a ação do IGF-II estão em fase de desenvolvimento.

GONADOTROFINA CORIÔNICA HUMANA

A hCG é composta das subunidades α e β, podendo ser produzida como hormônio intacto e biologicamente ativo, ou como subunidades não combinadas biologicamente inertes. A produção ectópica de hCG intacta ocorre com mais frequência em associação a tumores embrionários de testículo, tumores de células germinativas, germinomas extragonadais, câncer de pulmão, hepatoma e tumores das ilhotas pancreáticas. A produção eutópica de hCG ocorre nas neoplasias malignas trofoblásticas. A produção da subunidade α da hCG é particularmente comum no câncer pulmonar e no câncer das ilhotas pancreáticas. Nos homens, níveis elevados de hCG estimulam a esteroidogênese e a atividade da aromatase nas células testiculares de Leydig, resultando em aumento da produção de estrogênio e desenvolvimento de ginecomastia. A puberdade precoce em meninos ou a ginecomastia em homens devem levar à medição da hCG e à consideração acerca da presença de tumor testicular ou outra fonte de produção ectópica de hCG. A maioria das mulheres é assintomática. A hCG é facilmente dosada. O tratamento deve ser direcionado para o câncer subjacente.

OSTEOMALÁCIA ONCOGÊNICA

A osteomalácia oncogênica hipofosfatêmica, também denominada osteomalácia induzida por tumor (OIT) é causada pela produção excessiva do fator de crescimento do fibroblasto 23 (FGF23), anteriormente designado como fosfatonina. Osteomalácia oncogênica induzida por tumor caracteriza-se por níveis de fósforo acentuadamente reduzidos e perda renal de fosfato, resultando em fraqueza muscular, dor óssea e osteomalácia. Os níveis séricos de cálcio e de PTH são normais. O FGF23 inibe a conversão renal de 25-hidroxivitamina D em 1,25-di-hidroxivitamina D, resultando em baixos níveis de 1,25-di-hidroxivitamina D. Em geral, a osteomalácia oncogênica é causada por tumores mesenquimais benignos, como os hemangiopericitomas, fibromas e tumores de células gigantes, frequentemente das extremidades esqueléticas ou da cabeça. Também foi descrita estando relacionada com sarcomas e nos pacientes com cânceres da próstata e do pulmão. A ressecção do tumor reverte o distúrbio, o que confirma sua base humoral. Os níveis de FGF23 mostram-se aumentados em alguns pacientes com osteomalácia osteogênica. O FGF23 forma um complexo ternário com a proteína klotho e os receptores FGF renais para reduzir a reabsorção renal de fosfato. O tratamento envolve remoção do tumor, se possível, e suplementação com fosfato e vitamina D. O tratamento com octreotida reduz a perda de fosfato em alguns pacientes com tumores que expressam o subtipo 2 do receptor de somatostatina. As cintilografias com octreotida também podem ser úteis para detectar esses tumores. O cinacalcete, um agonista do receptor sensor de cálcio, tem sido efetivo em alguns pacientes, aparentemente ao reduzir a fosfatúria mediada pelo PTH. Inibidores do receptor de FGF são promissores como futuras terapias direcionadas para vias que estimulam a produção de FGR23 (p. ex., FGFR1) ou que inibem a sua ação (p. ex., receptor de FGF23).

HIPOTIREOIDISMO CONSUMPTIVO

Os recém-nascidos com hemangiomas hepáticos podem desenvolver uma rara forma de hipotireoidismo, causada pela hiperexpressão da desiodinase 3 (D3), uma enzima que degrada e inativa a tiroxina (T_4) e a tri-iodotironina (T_3). A expressão muito elevada de D3 e o consumo de hormônios tireoidianos aparentemente ultrapassam a taxa de produção hormonal da glândula tireoide. O distúrbio caracteriza-se por baixos níveis de T_4 e T_3, nível elevado de TSH e acentuada elevação da T_3 reversa (rT_3), refletindo a degradação da T_4 em rT_3. Além do tratamento do hemangioma subjacente (e, raramente, de outros tipos de tumores), os pacientes são tratados mediante reposição de L-tiroxina, titulada para normalizar os níveis de TSH. Os esteroides e o propranolol podem oferecer benefício, talvez por meio da inibição das vias dos fatores de crescimento que se acredita que possam estimular a produção de D3.

SÍNDROMES HEMATOLÓGICAS

O aumento nas contagens de granulócitos, plaquetas e eosinófilos que ocorre na maioria dos pacientes com distúrbios mieloproliferativos é causado pela proliferação de elementos mieloides em razão da doença subjacente, não podendo ser considerado uma síndrome paraneoplásica. Nos pacientes com tumores sólidos, as síndromes paraneoplásicas hematológicas não estão tão bem caracterizadas quanto as síndromes endócrinas, uma vez que o(s) hormônio(s) ectópico(s) ou as citocinas responsáveis ainda não foram identificados na maioria desses tumores (Tab. 93-2). A extensão das síndromes paraneoplásicas acompanha a evolução do câncer. Com exceção muito rara, os números de eritrócitos, leucócitos ou plaquetas são autolimitados e não estão associados a anormalidades sintomáticas. Em algumas circunstâncias, a elevação das contagens de plaquetas pode constituir um marcador que influencia o prognóstico. Sem dúvida, a anormalidade hematológica de maior consequência em pacientes com câncer é a hipercoagulabilidade.

ERITROCITOSE

A produção ectópica de eritropoietina pelas células neoplásicas é a principal causa de eritrocitose paraneoplásica. A eritropoietina ectópica estimula

TABELA 93-2 ▪ Síndromes paraneoplásicas hematológicas

Síndrome	Proteínas	Cânceres caracteristicamente associados à síndrome
Eritrocitose	Eritropoietina	Cânceres renais, hepatocarcinoma, hemangioblastomas cerebelares
Granulocitose	G-CSF, GM-CSF, IL-6	Câncer de pulmão, câncer gastrintestinal, câncer de ovário, câncer urogenital, doença de Hodgkin
Trombocitose	IL-6	Câncer de pulmão, câncer gastrintestinal, câncer de mama, câncer de ovário, linfoma
Eosinofilia	IL-5	Linfoma, leucemia, câncer de pulmão
Tromboflebite	Desconhecidas	Câncer de pulmão, câncer pancreático, câncer gastrintestinal, câncer de mama, câncer urogenital, câncer de ovário, câncer de próstata, linfoma

Siglas: G-CSF, fator estimulador das colônias de granulócitos; GM-CSF, fator estimulador das colônias de granulócitos-macrófagos; IL, interleucina.

a produção de eritrócitos na medula óssea e eleva o hematócrito. Outras linfocinas e hormônios produzidos pelas células neoplásicas podem estimular a liberação de eritropoietina, mas não foi comprovado que causem eritrocitose.

A maioria dos pacientes com eritrocitose apresenta elevação do hematócrito (> 52% em homens, > 48% em mulheres) detectada durante um hemograma de rotina. Cerca de 3% dos pacientes com carcinoma de células renais, 10% daqueles com hepatoma e 15% dos pacientes com hemangioblastoma cerebelar apresentam eritrocitose. Na maioria dos casos, a eritrocitose é assintomática.

Os pacientes com eritrocitose causada por carcinoma renal, hepatoma ou câncer do SNC devem ter a massa eritrocitária medida. Se a massa eritrocitária estiver elevada, deverá ser determinado o nível sérico de eritropoietina. Os pacientes com câncer que foi associado a eritrocitose, níveis elevados de eritropoetina e sem outra explicação para a eritrocitose (p. ex., hemoglobinopatia que causa aumento da afinidade pelo O_2; Caps. 63 e 98) são portadores de síndrome paraneoplásica.

TRATAMENTO
Eritrocitose

A ressecção bem-sucedida do câncer, em geral, resolve a eritrocitose. Se o tumor não puder ser ressecado ou tratado de maneira eficaz com radioterapia ou quimioterapia, a flebotomia talvez possa controlar alguns sintomas ou riscos relacionados com a eritrocitose.

GRANULOCITOSE

Cerca de 30% dos pacientes com tumores sólidos apresentam granulocitose (contagem de granulócitos > 8.000/μL). Em cerca de metade dos pacientes com granulocitose e câncer, é possível identificar uma etiologia não paraneoplásica para a granulocitose (p. ex., infecção, necrose tumoral, administração de glicocorticoides). Nos demais, são identificadas proteínas na urina e no soro que estimulam o crescimento de células da medula óssea. Os tumores e as linhagens de células tumorais de pacientes com cânceres de pulmão, ovário e bexiga produzem o fator estimulador das colônias de granulócitos (G-CSF), o fator estimulador das colônias de granulócitos-macrófagos (GM-CSF) e/ou a interleucina 6 (IL-6). Entretanto, na maioria dos casos, a etiologia da granulocitose fica sem uma melhor caracterização.

Os pacientes com granulocitose são quase todos assintomáticos, e a contagem diferencial de leucócitos não mostra desvio para as formas imaturas de neutrófilos. Ocorre granulocitose em 40% dos pacientes com cânceres de pulmão e gastrintestinal, 20% das pacientes com câncer de mama, 30% dos pacientes com tumores cerebrais e câncer de ovário, 20% daqueles com doença de Hodgkin e 10% daqueles com carcinoma renal. Os pacientes com doença em estágio avançado são mais propensos à granulocitose que aqueles com doença incipiente.

A granulocitose paraneoplásica não requer tratamento. A granulocitose se resolve com o tratamento do câncer subjacente.

TROMBOCITOSE

Cerca de 35% dos pacientes com trombocitose (contagem plaquetária > 400.000/μL) têm algum câncer subjacente. A IL-6, molécula provavelmente implicada na etiologia da trombocitose paraneoplásica, estimula a produção de plaquetas *in vitro* e *in vivo*. Alguns pacientes com câncer e trombocitose apresentam níveis plasmáticos de IL-6 elevados. Outra molécula candidata é a trombopoietina, um hormônio peptídico que estimula a proliferação de megacariócitos e a produção de plaquetas. Na maioria dos casos, a etiologia da trombocitose não pode ser determinada.

Os pacientes com trombocitose são quase todos assintomáticos. Não se comprovou associação evidente entre trombocitose e trombose em pacientes com câncer. A contagem de plaquetas está aumentada em 40% dos pacientes com cânceres de pulmão e gastrintestinal, em 20% das mulheres com cânceres de mama, endométrio e ovário, bem como em 10% dos pacientes com linfoma. Os pacientes com trombocitose têm maior probabilidade de apresentar doença em estágio avançado e pior prognóstico do que aqueles sem trombocitose. Demonstrou-se que, no câncer de ovário, a IL-6 estimula diretamente o crescimento do tumor. A trombocitose paraneoplásica não requer tratamento além daquele voltado ao tumor subjacente.

EOSINOFILIA

A eosinofilia está presente em cerca de 1% dos pacientes com câncer. Os tumores e as linhagens celulares tumorais de pacientes com linfomas ou leucemias podem produzir IL-5, que estimula a produção de eosinófilos. A ativação da transcrição de IL-5 em linfomas e leucemias pode envolver a translocação do braço longo do cromossomo 5, no qual residem os genes da IL-5 e outras citocinas.

Os pacientes com eosinofilia são assintomáticos. A eosinofilia está presente em 10% dos pacientes com linfoma, 3% daqueles com câncer pulmonar e, esporadicamente, em pacientes com cânceres de colo do útero, gastrintestinal, renal e mamário. Os pacientes com contagens acentuadamente elevadas de eosinófilos (> 5.000/μL) podem manifestar dispneia e sibilos. A radiografia de tórax pode revelar infiltrados pulmonares difusos em razão da infiltração e ativação de eosinófilos nos pulmões.

TRATAMENTO
Eosinofilia

O tratamento definitivo é direcionado para o câncer subjacente. Os tumores devem ser removidos cirurgicamente ou tratados com radioterapia ou quimioterapia. Na maioria dos pacientes que apresentam dispneia relacionada com a eosinofilia, os sintomas desaparecem com o uso de glicocorticoides administrados por via oral ou inalatória. Há antagonistas da IL-5, mas não foram avaliados no cenário clínico.

TROMBOFLEBITE E TROMBOSE VENOSA PROFUNDA

A trombose venosa profunda e a embolia pulmonar são os distúrbios trombóticos mais comuns nos pacientes com câncer. A tromboflebite migratória ou recorrente pode ser a manifestação inicial do câncer. Quase 15% dos pacientes que apresentam trombose venosa profunda ou embolia pulmonar são diagnosticados com câncer (Cap. 117). A coexistência de trombose venosa superficial e carcinoma visceral, em particular o câncer pancreático, é denominada *síndrome de Trousseau*.

Patogênese Os pacientes com câncer estão predispostos a fenômenos tromboembólicos, uma vez que frequentemente estão acamados ou imobilizados, e os tumores podem obstruir ou reduzir o fluxo sanguíneo. A trombose venosa profunda pós-operatória é duas vezes mais frequente em pacientes com câncer. Os cateteres IV de longa permanência também predispõem à formação de coágulos. Além disso, coágulos também podem ser formados pela liberação de procoagulantes ou citocinas a partir de células tumorais ou células inflamatórias associadas, ou, ainda, pela aderência ou agregação plaquetária. As moléculas específicas promotoras de tromboembolismo ainda não foram identificadas.

Agentes quimioterápicos, em particular aqueles associados à lesão endotelial, podem induzir trombose venosa. O risco anual de trombose venosa em pacientes com câncer recebendo quimioterapia está em cerca de 11%, seis vezes maior que o risco na população geral. A bleomicina, a L-asparaginase, a mostarda nitrogenada, os análogos da talidomida, os esquemas à base de cisplatina e o uso de bussulfano e carmustina em altas doses estão todos associados a um risco aumentado.

Além do câncer e de seu tratamento serem causas de trombose secundária, a doença trombofílica primária também foi associada ao câncer. Por exemplo, a síndrome antifosfolipídeo foi associada a uma ampla gama de manifestações patológicas (Cap. 357). Cerca de 20% dos pacientes com essa síndrome são portadores de câncer. Entre os pacientes com câncer e anticorpos antifosfolipídeos, 35 a 45% desenvolvem trombose.

Manifestações clínicas Os pacientes com câncer que sofrem trombose venosa profunda em geral se apresentam com edema ou dor na perna, e o exame físico revela hipersensibilidade, aumento da temperatura local e rubor. Os pacientes com embolia pulmonar apresentam dispneia, dor torácica e síncope, e o exame físico revela taquicardia, cianose e hipotensão.

Cerca de 5% dos pacientes sem história de câncer e com diagnóstico de trombose venosa profunda ou embolia pulmonar terão câncer diagnosticado no prazo de 1 ano. Entre os cânceres mais comumente associados a episódios tromboembólicos estão o pulmonar, o pancreático, o gastrintestinal, o mamário, o ovariano, o urogenital, os linfomas e os tumores cerebrais. Os pacientes com câncer submetidos a procedimentos cirúrgicos com anestesia geral apresentam um risco de 20 a 30% de trombose venosa profunda.

Diagnóstico Nos pacientes com câncer, o diagnóstico de trombose venosa profunda é feito por meio de pletismografia de impedância ou ultrassonografia com compressão bilateral das veias da perna. Os pacientes com segmento venoso não compressível apresentam trombose venosa profunda. Se a ultrassonografia compressiva for normal e houver forte suspeita clínica de trombose venosa profunda, a flebografia deve ser realizada para pesquisar se há defeito de enchimento luminal. A elevação de D-dímeros não é tão preditiva de trombose venosa profunda nos pacientes com câncer como naqueles não portadores dessa doença; observam-se elevações em pacientes com mais de 65 anos sem evidências concomitantes de trombose, provavelmente como consequência do aumento no depósito de trombina e na renovação relacionada com o envelhecimento.

Os pacientes com sinais e sintomas sugestivos de embolia pulmonar devem ser avaliados com radiografia de tórax, eletrocardiograma, gasometria arterial e cintilografia de ventilação-perfusão.* Os pacientes com desigualdade na perfusão segmentar apresentam embolia pulmonar. Os que apresentam achados duvidosos na ventilação-perfusão devem ser investigados para trombose venosa profunda nas pernas, conforme descrito anteriormente. Caso seja detectada trombose venosa profunda, esses pacientes devem receber tratamento com anticoagulante. Se não for detectada trombose venosa profunda, deve-se considerar a realização de angiografia pulmonar.

Os pacientes sem diagnóstico de câncer e que se apresentam com episódio inicial de tromboflebite ou embolia pulmonar não necessitam de exames adicionais para a pesquisa de câncer, exceto a anamnese e o exame físico detalhados. Em razão dos vários sítios primários possíveis, os exames complementares em pacientes assintomáticos são desnecessários. Entretanto, se o coágulo for refratário ao tratamento-padrão, se apresentar localização incomum, ou se a tromboflebite for migratória ou recorrente, é indicada a investigação para detectar um câncer subjacente.

TRATAMENTO

Tromboflebite e trombose venosa profunda

Os pacientes com câncer e diagnóstico de trombose venosa profunda ou embolia pulmonar devem ser tratados inicialmente com heparina não fracionada ou heparina de baixo peso molecular intravenosa no mínimo por 5 dias, devendo a varfarina ser instituída em 1 ou 2 dias. A dose de varfarina deve ser ajustada para que a razão normalizada internacional (INR, de *international normalized ratio*) fique entre 2 e 3. Os pacientes com trombose venosa profunda proximal e contraindicação relativa para anticoagulação com heparina (metástases cerebrais hemorrágicas ou derrame pericárdico) devem ser considerados para a instalação de um filtro na veia cava inferior (filtro de Greenfield), com o objetivo de prevenir a embolia pulmonar. A varfarina deve ser administrada por 3 a 6 meses. Uma alternativa é o uso de heparina de baixo peso molecular por 6 meses. Os novos anticoagulantes orais (fator Xa e inibidores da trombina) são agentes preferíveis, visto que não exigem monitoramento rigoroso do tempo de protrombina e não são afetados por fatores alimentares. A apixabana oral (10 mg duas vezes ao dia por 7 dias, seguidos de 5 mg duas vezes ao dia por 6 meses) não é inferior à dalteparina no tratamento de pacientes com câncer que desenvolvem trombose venosa profunda ou embolia pulmonar. Os pacientes com câncer submetidos a um procedimento cirúrgico de grande porte devem ser considerados para o tratamento profilático com heparina ou uso de compressão pneumática. As pacientes com câncer de mama submetidas à quimioterapia e os pacientes com cateteres implantados devem ser considerados para profilaxia. As diretrizes recomendam que

TABELA 93-3 ■ Escore de risco de Khorana para tromboembolismo venoso em pacientes com câncer

Características do paciente		Pontuações de risco
Local do câncer		
Risco muito alto (estômago, pâncreas)		2
Risco alto (pulmão, linfoma, ginecológico, urogenital, excluindo a próstata)		1
Contagem de plaquetas antes da quimioterapia ≥ 350.000/μL		1
Nível de hemoglobina < 10 g/dL ou uso de fatores de crescimento dos eritrócitos		1
Contagem de leucócitos antes da quimioterapia > 11.000/μL		1
IMC ≥ 35 kg/m^2		1
Escore de risco (pontuação)	**Categoria de risco**	**Taxas de TEVs de acordo com os escores (%)**
0	Baixo	0,3-0,8
1-2	Intermediário	1,8-2,0
≥ 3	Alto	6,7-7,1

Siglas: IMC, índice de massa corporal; TEVs, tromboembolismo venoso sintomático.
Fonte: AJ Muñoz Martín et al: Clinical guide SEOM on venous thromboembolism in cancer patients. Clin Transl Oncol 16:1079, 2014.

os pacientes hospitalizados com câncer e os pacientes tratados com análogo de talidomida recebam profilaxia com heparina de baixo peso molecular ou com ácido acetilsalicílico em dose baixa. O uso de profilaxia de modo rotineiro durante a quimioterapia é controverso. O risco é afetado pelo tipo de câncer, tipo de terapia, contagens hematológicas e índice de massa corporal (todos levados em consideração no escore de risco de Khorana; Tab. 93-3). Estudos de pacientes com câncer que apresentam alto risco no escore de Khorana, utilizando rivaroxabana e apixabana como profilaxia contra trombose resultaram em uma redução de 50% do risco, com nível de sangramento de cerca de 5%. Entretanto, a profilaxia não é recomendada rotineiramente pela American Society of Clinical Oncology.

OUTROS EFEITOS A DISTÂNCIA DO CÂNCER

Pacientes com câncer podem desenvolver distúrbios autoimunes paraneoplásicos (p. ex., trombocitopenia) e disfunção de órgãos que não são diretamente invadidos nem acometidos pelo câncer (as anormalidades reumatológicas e renais estão entre as mais frequentes). A patogênese desses distúrbios não está definida; entretanto, com frequência, as condições revertem se o tumor for retirado ou tratado com sucesso.

As síndromes paraneoplásicas cutâneas são discutidas no **Capítulo 58**. As síndromes paraneoplásicas neurológicas são discutidas no **Capítulo 94**.

LEITURAS ADICIONAIS

Agnelli G et al: Apixaban for the treatment of venous thromboembolism associated with cancer. N Engl J Med 382:1599, 2020.

Asonitis N et al: Diagnosis, pathophysiology and management of hypercalcemia in malignancy: A review of the literature. Horm Metab Res 51:770, 2019.

Catani MV et al: The "Janus face" of platelets in cancer. Int J Mol Sci 21:788, 2020.

Dynkevich Y et al: Tumors, IGF-2, and hypoglycemia: insights from the clinic, the laboratory, and the historical archive. Endocr Rev 34:798, 2013.

Ellison DH, Berl T: The syndrome of inappropriate antidiuresis. N Engl J Med 356:2064, 2007.

Feelders RA et al: Advances in the medical treatment of Cushing's syndrome. Lancet Diabetes Endocrinol 7:300, 2019.

Hartley IR et al: Targeted FGFR blockade for the treatment of tumor-induced osteomalacia. N Engl J Med 383:14, 2020.

Isidori AM et al: The ectopic adrenocorticotropin syndrome: Clinical features, diagnosis, management and long-term follow-up. J Clin Endocrinol Metab 91:371, 2006.

Lin RJ et al: Paraneoplastic thrombocytosis: The secrets of tumor self-promotion. Blood 124:184, 2014.

Pelosof LC, Gerber DE: Paraneoplastic syndromes: An approach to diagnosis and treatment. Mayo Clin Proc 85:838, 2010.

Workeneh BT et al: Hyponatremia in the cancer patient. Kidney Int 98:870, 2020.

*N. de R.T. Para uma compreensão mais detalhada sobre diagnóstico e tratamento da embolia pulmonar, ver Capítulo 279.

94 Síndromes neurológicas paraneoplásicas e encefalites autoimunes

Josep Dalmau, Myrna R. Rosenfeld, Francesc Graus

Os distúrbios neurológicos paraneoplásicos (DNPs) são síndromes associadas a neoplasias que podem afetar qualquer parte do sistema nervoso (Tab. 94-1). São causados por outros mecanismos que não as metástases ou por qualquer uma das complicações do câncer, como coagulopatia, acidente vascular cerebral (AVC), distúrbios metabólicos e nutricionais, infecções e efeitos colaterais do tratamento do câncer. Em 60% dos pacientes, os sintomas neurológicos precedem o diagnóstico de câncer. DNPs incapacitantes ocorrem em 0,5 a 1% de todos os pacientes com câncer, porém afetam 2 a 3% daqueles com neuroblastoma ou câncer de pulmão de pequenas células (CPPC) e 30 a 50% dos pacientes com timoma.

PATOGÊNESE

A maioria dos DNPs é mediada por respostas imunes desencadeadas por proteínas neuronais expressas ectopicamente por tumores (p. ex., CPPC e outros tipos de câncer) ou como resultado da alteração das respostas imunológicas causada por alguns tipos de tumores, como timomas ou linfomas. Nos DNPs do sistema nervoso central (SNC), foram identificadas muitas respostas imunes associadas a anticorpos (Tab. 94-2). Esses anticorpos reagem com neurônios e com o tumor do paciente, e a sua detecção no soro ou no líquido cerebrospinal (LCS) geralmente indica presença de câncer. Quando os antígenos são intracelulares, a maioria das síndromes está associada a extensos infiltrados de células T CD4+ e CD8+, ativação microglial, gliose e perda neuronal variável. As células T infiltrantes com frequência estão em contato próximo com neurônios em degeneração, o que sugere um papel patogênico primário. A citotoxicidade mediada por células T pode contribuir diretamente para a morte celular nesses DNPs e, provavelmente, está na base da resistência de muitas dessas condições à terapia.

Diferentemente do papel predominante dos mecanismos das células T citotóxicas no DNP associado a anticorpos contra antígenos intracelulares, aqueles associados a anticorpos contra antígenos expressos na superfície das células neuronais do SNC ou na junção neuromuscular são mediados por efeitos diretos dos anticorpos sobre os antígenos-alvo e são mais responsivos à imunoterapia (Tab. 94-3, Fig. 94-1). Esses distúrbios ocorrem com e sem associação ao câncer e podem afetar crianças e adultos jovens. Alguns distúrbios são desencadeados por encefalite viral, como encefalite por herpes-vírus simples ou encefalite japonesa, levando à encefalite autoimune.

TABELA 94-1 ■ Síndromes paraneoplásicas do sistema nervoso

Síndromes clássicas: ocorrem geralmente associadas ao câncer	Síndromes não clássicas: podem ocorrer com ou sem associação ao câncer
Encefalomielite	Encefalite do tronco encefálico
Encefalite límbica	Síndrome da pessoa rígida
Degeneração cerebelar (adultos)	Encefalomielite progressiva com rigidez e mioclonia
Opsoclonia-mioclonia	Mielopatia necrosante
Neuronopatia sensitiva subaguda	Doença do neurônio motor
Paresia gastrintestinal ou pseudo-obstrução	Síndrome de Guillain-Barré
Dermatomiosite (adultos)	Neuropatias sensitivo-motoras mistas subagudas e crônicas
Síndrome miastênica de Lambert-Eaton	Neuropatia associada a discrasias de plasmócitos e linfoma
Retinopatia associada a câncer ou melanoma	Vasculite de nervo
	Neuropatia autonômica pura
	Miopatia necrosante aguda
	Polimiosite
	Neuropatia óptica
	PMUDB
	Hiperexcitabilidade dos nervos periféricos (neuromiotonia)
	Miastenia grave

Sigla: PMUDB, proliferação melanocítica uveal difusa bilateral.

TABELA 94-2 ■ Anticorpos contra antígenos intracelulares, síndromes e neoplasias associadas

Anticorpo	Síndrome(s) neurológica(s) associada(s)	Tumores
Anti-Hu (ANNA1)	Encefalomielite, neuronopatia sensitiva subaguda	CPPC
Anti-Yo (PCA1)	Degeneração cerebelar	Ovário, mama
Anti-Ri (ANNA2)	Degeneração cerebelar, opsoclonia, encefalite do tronco encefálico	Mama, ginecológico, CPPC
Anti-CRMP5 (CV2)	Encefalomielite, coreia, neurite óptica, uveíte, neuropatia periférica	CPPC, timoma, outros
Proteínas anti-Ma	Encefalites límbica, hipotalâmica e do tronco encefálico	Testicular (Ma2), outros (Ma)
Proteína tipo anti-Kelch-11	Encefalite do tronco encefálico, ataxia, perda da audição, diplopia	Seminoma, tumor de células germinativas, teratoma
Antianfifisina[a]	Síndrome da pessoa rígida, encefalomielite	Mama, CPPC
Recoverina, anticorpos anticélulas bipolares, outros[b]	Retinopatia associada ao câncer (RAC), retinopatia associada ao melanoma (RAM)	CPPC (RAC), melanoma (RAM)
Anti-GAD	Síndrome da pessoa rígida, síndrome cerebelar, encefalite límbica	Associação rara com tumores (timoma e vários cânceres)

[a]A anfifisina tende a ficar exposta na superfície celular durante a endocitose das vesículas sinápticas. [b]Foram identificados diversos antígenos-alvo.

Siglas: CRMP, proteína mediadora da resposta ao colapso; CPPC, câncer de pulmão de pequenas células.

Em pacientes com câncer, o uso de inibidores do *checkpoint* imune está associado, em raros casos, a eventos adversos relacionados com o sistema imune, acompanhados de anticorpos neuronais, que são indistinguíveis das síndromes neurológicas paraneoplásicas.

Outros DNPs provavelmente são mediados pelo sistema imune, porém seus antígenos são desconhecidos. O melhor exemplo é a síndrome de opsoclonia-mioclonia associada ao neuroblastoma ou ao CPPC. Em outros DNPs, as causas permanecem obscuras. Elas incluem, entre outras, diversas neuropatias que ocorrem nos estágios terminais do câncer e uma série de neuropatias associadas às discrasias de plasmócitos ou linfomas, sem evidências de infiltração de tumor ou depósitos de imunoglobulina, crioglobulina ou proteína amiloide.

ABORDAGEM AO PACIENTE

Distúrbios neurológicos paraneoplásicos

Três conceitos fundamentais são importantes para o diagnóstico e o tratamento dos DNPs. Em primeiro lugar, é comum que apareçam sintomas antes de um tumor ser identificado; segundo, a síndrome neurológica em geral evolui rapidamente, gerando graves déficits em curto período; e, em terceiro lugar, há evidências de que o controle rápido do tumor melhore o prognóstico neurológico. Portanto, a maior preocupação do médico é reconhecer prontamente o distúrbio como uma síndrome paraneoplásica para identificar e tratar o tumor.

DNP DO SISTEMA NERVOSO CENTRAL E DOS GÂNGLIOS DAS RAÍZES DORSAIS

Quando os sintomas acometem o cérebro, a medula espinal ou os gânglios das raízes dorsais, a suspeita de DNPs, em geral, baseia-se na combinação dos achados clínicos, radiológicos e do LCS. A presença de anticorpos antineuronais (Tabs. 94-2 e 94-3) pode auxiliar no diagnóstico, mas apenas 60 a 70% dos DNPs do SNC e < 20% daqueles que envolvem o sistema nervoso periférico apresentam anticorpos neuronais ou anticorpos da junção neuromuscular que podem ser utilizados como testes diagnósticos.

A ressonância magnética (RM) e o exame do LCS são importantes para descartar as complicações neurológicas por disseminação direta do

TABELA 94-3 ■ Anticorpos contra antígenos sinápticos ou da superfície celular, síndromes e tumores associados

Anticorpo	Síndrome neurológica	Tipo de tumor quando associado
Anti-NMDAR[a]	Encefalite anti-NMDAR	Teratoma em mulheres jovens (crianças e homens raramente apresentam tumores)
Anti-AMPAR	Encefalite límbica com recorrências	CPPC, timoma, mama, em cerca de 70% dos pacientes
Anti-GluK2[a]	Encefalite, ataxia cerebelar, cerebelite	Ausência de tumor, raramente teratoma
Anti-$GABA_AR$[a]	Encefalite com convulsões proeminentes e estado de mal epiléptico	Timoma em cerca de 30% dos pacientes
Anti-$GABA_BR$[b]	Encefalite límbica com convulsões precoces e proeminentes	CPPC em cerca de 50% dos pacientes
Receptor de glicina[a]	EPRM, síndrome da pessoa rígida	Raramente, timoma, linfoma de Hodgkin
Anti-mGluR5[a]	Encefalite autoimune sem características distintas	Linfoma de Hodgkin ou sem tumor
Antidopamina-2R[b]	Encefalite dos núcleos da base	Nenhuma associação com câncer
Anti-LGI1[a,c]	Encefalite límbica, hiponatremia, convulsões faciobraquiais-distônicas	Raramente, timoma
Anti-Caspr2[a,c]	Encefalite límbica, ataxia, hiperexcitabilidade dos nervos periféricos, neuropatia, síndrome de Morvan	Cerca de 20% dos timomas. Em casos de síndrome de Morvan: cerca de 40% dos timomas
Anti-DPPX[a]	Agitação, mioclonia, tremor, convulsões, hiperecplexia, encefalomielite com rigidez	Ausência de câncer, porém diarreia frequente ou caquexia, sugerindo paraneoplasia
Anti-neurexina 3α[b]	Encefalite autoimune sem características distintas	Nenhuma associação com câncer
IgLON5[a]	Transtorno do sono NREM e REM, disfunção do tronco encefálico, distúrbio do movimento, apneia obstrutiva do sono, estridor	Nenhuma associação com tumores
Anti-mGluR1[a]	Síndrome cerebelar	Linfoma de Hodgkin ou sem tumor
Anti-mGluR2	Síndrome cerebelar	Tumor neuroendócrino de pequenas células, rabdomiossarcoma
Anti-Tr (DNER)	Síndrome cerebelar	Linfoma de Hodgkin ou sem tumor
Anti-Sez6l2	Ataxia cerebelar, instabilidade postural, quedas frequentes, disartria, sintomas extrapiramidais	Nenhuma associação com câncer
Anti-MOG	EMDA, neurite óptica, mielite, encefalite cortical	Nenhuma associação com câncer
Anti-AChR (músculo)[a]	Miastenia grave	Timoma
Anti-AChR (neural)[a]	Ganglionopatia autonômica	CPPC
Anti-VGCC[a]	SMLE, degeneração cerebelar	CPPC

[a]Foi demonstrado um papel patogênico direto desses anticorpos em neurônios cultivados ou em modelos animais. [b]Há forte suspeita de que esses anticorpos sejam patogênicos. [c]Anteriormente denominados anticorpos contra os canais de potássio dependentes de voltagem (VGKC); atualmente incluídos no termo proteínas do complexo VGKC. É importante observar que o significado dos anticorpos contra proteínas do complexo VGKC, exceto LGI1 e Caspr2, ainda não foi esclarecido (os antígenos são desconhecidos, e a resposta à imunoterapia é variável)

Siglas: AChR, receptor de acetilcolina;, EMDA, encefalomielite disseminada aguda; AMPAR, receptor de ácido α-amino-3-hidróxi-5-metilisoxazole-4-propiônico; Caspr2, proteína associada à contactina 2; DNER, receptor relacionado ao fator de crescimento epidérmico delta/semelhante a *notch*; DPPX, proteína tipo dipeptidil-peptidase-6; $GABA_BR$, receptor do ácido γ-aminobutírico B; GAD, ácido glutâmico descarboxilase; GluK2, receptor de glutamanto ionotrópico cainato 2; mGluR, receptor de glutamato metabotrópico; SMLE, síndrome miastênica de Lambert-Eaton; LGI1, proteína 1 rica em leucina inativada por glioma; MOG, glicoproteína da mielina dos oligodendrócitos; NMDAR, receptor de *N*-metil-D-aspartato; NREM, sem movimento rápido dos olhos; EPRM, encefalomielite progressiva com rigidez e mioclonia; REM, movimento rápido dos olhos; CPPC, câncer de pulmão de pequenas células; Sez6l2, homólogo 6 relacionado à convulsão tipo 2; VGCC, canal de cálcio dependente de voltagem.

tumor, em particular a doença metastática e a leptomeníngea. Na maioria dos DNPs, os achados da RM são inespecíficos. A encefalite límbica paraneoplásica em geral está associada a anormalidades típicas na RM nos lobos temporais mesiais (ver adiante), porém achados semelhantes podem ocorrer em outras afecções (p. ex., encefalite límbica autoimune não paraneoplásica e encefalite pelo herpes-vírus humano 6 [HHV-6]) (Fig. 94-2*A*). O perfil do LCS de pacientes com DNP do SNC ou dos gânglios das raízes dorsais em geral consiste em pleocitose leve a moderada (< 200 células mononucleares, predominantemente linfócitos), um aumento na concentração de proteínas e a presença variável de bandas oligoclonais. Não existem testes eletrofisiológicos específicos de DNP. Além disso, em geral é difícil obter uma biópsia do tecido afetado, e, embora sejam úteis para afastar outros distúrbios (p. ex., metástases), os achados histopatológicos não são específicos de DNP.

DNP DE NERVOS E MÚSCULOS

Se os sintomas acometerem os nervos periféricos, a junção neuromuscular ou os músculos, o diagnóstico de um DNP específico em geral é estabelecido com base em critérios clínicos, eletrofisiológicos e patológicos. A história clínica, os sintomas associados (p. ex., anorexia, perda ponderal) e o tipo de síndrome determinam os exames e o grau dos esforços necessários para demonstrar uma neoplasia. Por exemplo, a associação frequente da síndrome miastênica de Lambert-Eaton (SMLE) ao CPPC deve suscitar uma tomografia computadorizada (TC) de tórax e abdome ou uma tomografia por emissão de pósitrons (PET, do inglês *positron emission tomography*) corporal e, se negativas, rastreamento tumoral periódico durante no mínimo 3 anos após o diagnóstico neurológico. Em contrapartida, a associação fraca da polimiosite ao câncer deixa em dúvida a necessidade de rastreamentos repetidos de câncer nessa situação. Os exames de imunofixação séricos e urinários devem ser considerados nos pacientes com neuropatia periférica de causa desconhecida; a detecção de gamopatia monoclonal sugere a necessidade de exames adicionais para descobrir uma neoplasia maligna de células B ou plasmócitos. Nas neuropatias paraneoplásicas, os anticorpos antineuronais úteis para o diagnóstico limitam-se ao anti-CRMP5 (CV2) e ao anti-Hu (ANNA1).

Para qualquer tipo de DNP, se os anticorpos antineuronais forem negativos, o diagnóstico baseia-se na demonstração do câncer e na exclusão de outros distúrbios neurológicos relacionados ou independentes do câncer. A combinação de TC e PET corporal com frequência revela tumores não detectados por outros exames. Para tumores de células da linhagem germinativa de testículos e teratomas de ovário, a ultrassonografia (testicular, transvaginal ou pélvica), a RM ou a TC de abdome e pelve podem revelar tumores não detectados por PET.

SÍNDROMES NEUROLÓGICAS PARANEOPLÁSICAS ESPECÍFICAS

ENCEFALOMIELITE PARANEOPLÁSICA E ENCEFALITE FOCAL COM ANTICORPOS CONTRA PROTEÍNAS NEURONAIS INTRACELULARES

O termo *encefalomielite* descreve um processo inflamatório com envolvimento multifocal do sistema nervoso, incluindo encéfalo, tronco encefálico, cerebelo e medula espinal. Com frequência, está associado à disfunção autonômica e dos gânglios das raízes dorsais. Em qualquer paciente, as manifestações clínicas são determinadas pelas áreas predominantemente afetadas, porém os estudos patológicos quase sempre revelam anormalidades além das regiões sintomáticas. Diversas síndromes clinicopatológicas podem ocorrer de maneira isolada ou associada: (1) *encefalite cortical*, que pode se apresentar como "epilepsia parcial contínua"; (2) *encefalite límbica*, caracterizada por confusão, depressão, agitação, ansiedade, déficit grave na formação de novas memórias ("déficit de memória de curto prazo") e convulsões do lobo temporal ou generalizadas (a RM mostra geralmente anormalidades uni ou bilaterais do lobo temporal medial, mais bem observadas com T2 e sequências FLAIR [de *fluid-attenuated inversion recovery*]); (3) *encefalite do tronco encefálico*, que resulta em distúrbios dos movimentos dos olhos (nistagmo, opsoclonia, paresia supranuclear ou nuclear), paresia de nervos cranianos, disartria, disfagia, marcha instável e disfunção autonômica central; (4) *marcha cerebelar e ataxia de membros*; (5) *mielite*, que pode causar sintomas dos neurônios motores superior ou inferior, mioclonia, rigidez

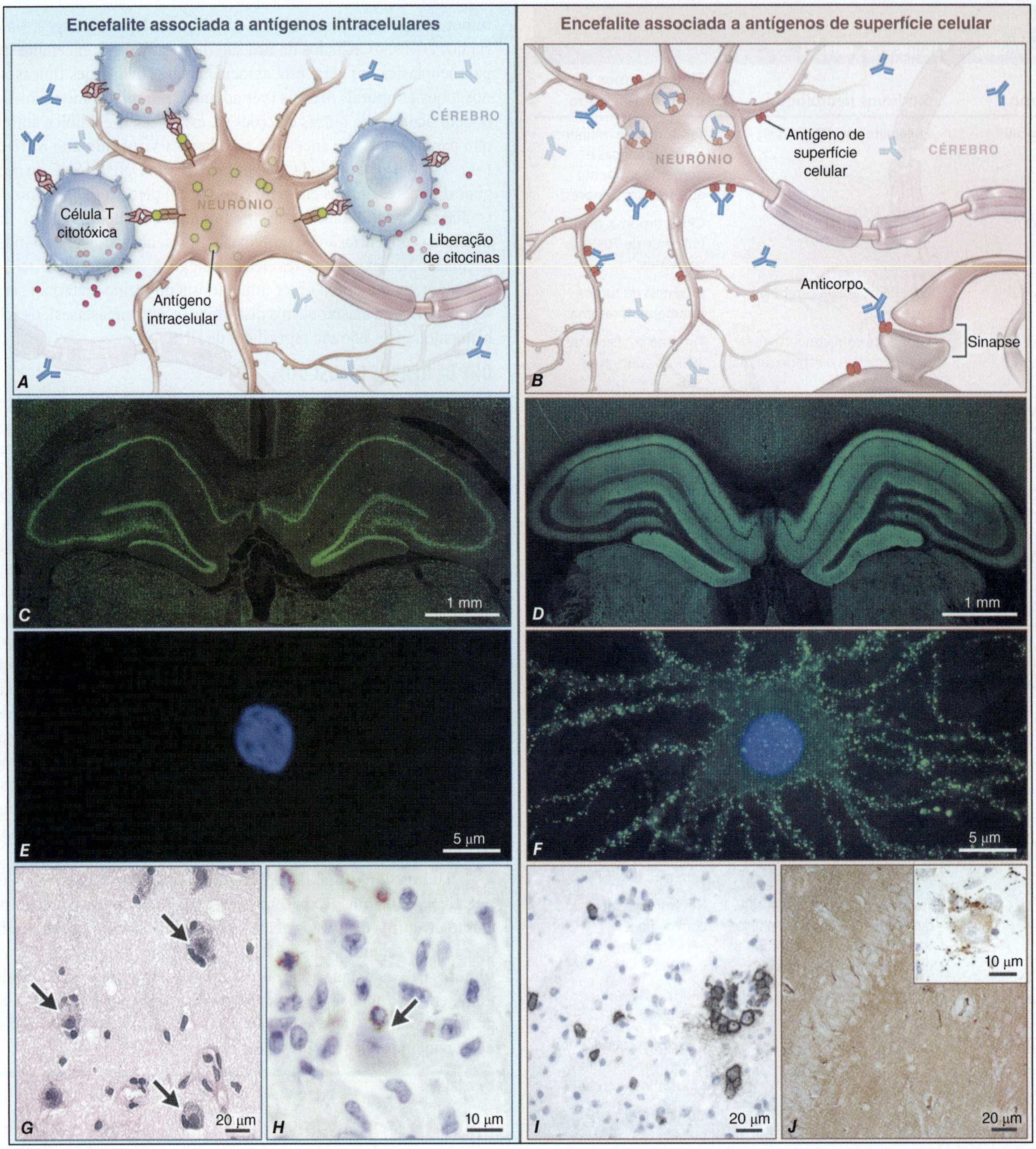

FIGURA 94-1 Reatividade dos anticorpos e achados patológicos em pacientes com anticorpos contra antígenos intracelulares em comparação com os pacientes com anticorpos dirigidos contra antígenos de superfície neuronal. Na encefalite associada a anticorpos contra antígenos intracelulares, os anticorpos não conseguem alcançar os epítopos intracelulares, e os mecanismos das células T citotóxicas estão predominantemente envolvidos (***A***), ao passo que, na encefalite com anticorpos contra antígenos de superfície, os anticorpos têm acesso aos epítopos e podem alterar potencialmente a estrutura e a função do antígeno (***B***). Os anticorpos anti-Hu (***C, E***) são mostrados aqui para exemplificar o grupo de anticorpos contra antígenos intracelulares, enquanto os anticorpos NMDAR (***D, F***) são mostrados para exemplificar o grupo de anticorpos contra antígenos de superfície celular. Na imunofluorescência do cérebro de roedores com tecido permeabilizado para permitir a entrada de anticorpos, os anticorpos Hu produzem um padrão distinto de imunomarcação celular (***C***), enquanto os anticorpos anti-NMDAR produzem um padrão de imunomarcação tipo neurópilo (***D***). Em contrapartida, com neurônios cultivados vivos, apenas os anticorpos anti-NMDAR têm acesso ao antígeno-alvo, mostrando intensa imunomarcação (***F***), enquanto os anticorpos anti-Hu não conseguem alcançar o antígeno intracelular, demonstrando ausência de imunomarcação (***E***). Em estudos de necrópsia, os pacientes com encefalite associada a anticorpos contra antígenos intracelulares (Hu ou outros) apresentam extensa perda neuronal e infiltrados inflamatórios (não mostrados); as células T exibem contato direto com neurônios (setas em ***G***), contribuindo provavelmente para a degeneração neuronal por meio de mecanismos de perforina e granzima (seta em ***H***). Em contrapartida, pacientes com anticorpos contra antígenos de superfície celular (NMDAR mostrado aqui e provavelmente aplicável a outros antígenos) apresentam infiltrados inflamatórios cerebrais moderados, juntamente com plasmócitos (células de cor marrom em ***I***), depósito de IgG (coloração marrom difusa em ***J***) e proliferação microglial (detalhe em ***J***), sem evidência de perda neuronal mediada por células T predominante (não mostrada). Todas as secções de tecido humano (***G-J***) foram obtidas do hipocampo. *(De J Dalmau: Antibody mediated encephalitis. N Engl J Med 378:840, 2018. Copyright © 2018 Massachusetts Medical Society. Reimpressa com permissão.)*

muscular, espasmos, déficits sensitivos e disfunção esfincteriana; e (6) *disfunção autonômica* como resultado do comprometimento do neuroeixo em múltiplos níveis, incluindo hipotálamo, tronco encefálico e nervos autonômicos (ver "Neuropatias periféricas paraneoplásicas", adiante). Arritmias cardíacas, hipotensão postural ou hipoventilação central podem ser a causa de morte em pacientes com encefalomielite.

A encefalomielite paraneoplásica e a encefalite focal costumam ser associadas ao CPPC, mas muitas outras neoplasias já foram implicadas. Os pacientes com CPPC e essas síndromes costumam ter anticorpos anti-Hu no soro e no LCS. Os anticorpos CRMP5 ocorrem com menos frequência; alguns desses pacientes manifestam coreia, uveíte ou neurite óptica. Os anticorpos contra proteínas Ma estão associados à encefalite límbica, hipotalâmica e do

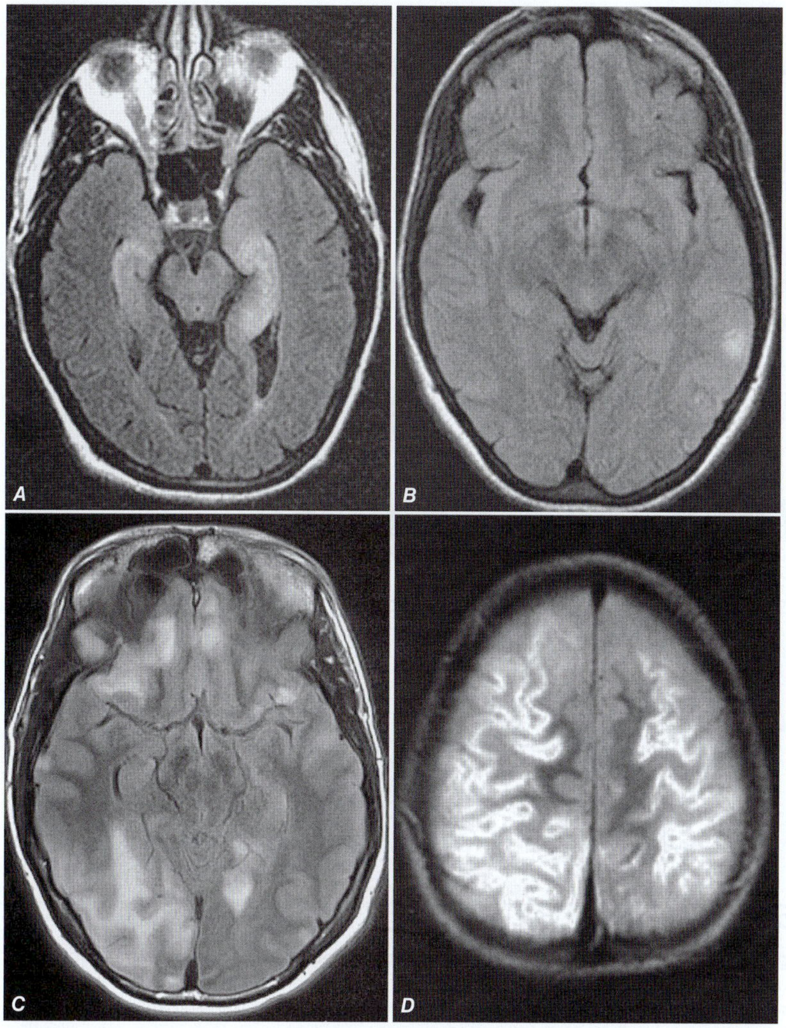

FIGURA 94-2 Achados de ressonância magnética (RM) do cérebro na encefalite paraneoplásica e autoimune. Exames de RM representativos de pacientes com vários tipos de encefalites autoimunes. ***A.*** A encefalite límbica (EL) pode resultar de várias respostas imunes diferentes (Hu, Ma2, AMPAR, $GABA_BR$, LGI1, Caspr2) e normalmente se manifesta com aumento do sinal FLAIR no lobo temporal medial unilateral ou bilateral. ***B.*** A encefalite com anti-NMDAR frequentemente ocorre com achados normais na RM ou anormalidades leves do sinal FLAIR. ***C.*** Em contrapartida, a encefalite com anti-$GABA_AR$ ocorre com múltiplas alterações corticais-subcorticais de sinal aumentado no FLAIR. ***D.*** Pode ocorrer encefalite cortical em pacientes com anticorpos contra a glicoproteína da mielina dos oligodendrócitos (MOG), como mostra essa RM ponderada em T2 de um menino de 3 anos de idade que apresentou anormalidades corticais extensas com leve realce (não mostrado aqui), sugerindo necrose cortical. *(Painéis A-C de J Dalmau: Antibody mediated encephalitis. N Engl J Med 378:840, 2018. Copyright © 2018 Massachusetts Medical Society. Reimpressa com permissão. Painel D de T Armangue: Associations of paediatric demyelinating and encephalitic syndromes with myelin oligodendrocyte glycoprotein antibodies: A multicentre observational study. Lancet Neurol 19:234, 2020.)*

tronco encefálico e, em certas ocasiões, há sintomas cerebelares; em alguns pacientes, observa-se o desenvolvimento de hipersonia, cataplexia e hipocinesia grave. Anormalidades na RM são frequentes, incluindo aquelas descritas na encefalite límbica e no comprometimento variável do hipotálamo, dos núcleos da base ou do tronco encefálico superior. Os anticorpos antiproteína 11 tipo Kelch estão predominantemente associados à encefalite do tronco encefálico e a seminomas, a tumores de células germinativas e a teratomas. Os anticorpos antianfifisina estão geralmente associados à síndrome paraneoplásica da pessoa rígida; entretanto, em alguns pacientes, podem ocorrer com encefalomielite paraneoplásica ou mielite isolada. A Tabela 94-2 mostra as associações oncológicas desses anticorpos.

A maioria dos tipos de encefalite e encefalomielite paraneoplásicas nas quais os antígenos são intracelulares responde ao tratamento de modo insatisfatório. Pode ocorrer estabilização dos sintomas ou melhora neurológica parcial, em particular se houver resposta satisfatória do tumor ao tratamento. Ainda não existem ensaios clínicos controlados sobre a terapia, porém muitos relatos, assim como a opinião de especialistas, sugerem que as terapias destinadas a remover os anticorpos contra antígenos intracelulares, como imunoglobulina intravenosa (IgIV) ou plasmaférese, geralmente não têm sucesso. A principal preocupação deve ser tratar o tumor e considerar imunoterapias dirigidas para as respostas das células T citotóxicas. Cerca de 30% dos pacientes com encefalite associada a anti-Ma2 respondem ao tratamento do tumor (em geral, neoplasia de células germinativas do testículo) e à imunoterapia.

ENCEFALITES COM ANTICORPOS CONTRA A SUPERFÍCIE CELULAR OU PROTEÍNAS SINÁPTICAS (TAB. 94-3)

Esses distúrbios são importantes por quatro razões: (1) podem ocorrer associados ou não a tumores; com menos frequência, desenvolvem-se após uma encefalite viral (herpes simples ou encefalite japonesa); (2) algumas síndromes predominam em indivíduos jovens e crianças; (3) apesar da gravidade dos sintomas, os pacientes costumam responder ao tratamento do tumor, se for encontrado, e à imunoterapia (p. ex., glicocorticoides, IgIV, plasmaférese, rituximabe ou ciclofosfamida); e (4) para muitos desses distúrbios, a patogenicidade dos anticorpos foi demonstrada em modelos que usam culturas de neurônios ou transferência passiva de anticorpos dos pacientes para animais (Fig. 94-3).

A *encefalite com anticorpos contra o receptor de N-metil-D-aspartato* (*NMDA*) em geral ocorre em mulheres jovens e crianças, porém homens e pacientes idosos de ambos os sexos também podem ser afetados. O distúrbio exige um padrão característico de progressão dos sintomas, que frequentemente inclui um pródromo, semelhante a um processo viral, seguido, em poucos dias, do aparecimento de sintomas psiquiátricos graves, disfunção do sono (geralmente insônia), redução da expressão verbal, perda da memória, convulsões, redução do nível de consciência, movimentos anormais (discinesias orofacial, dos membros e do tronco, posturas distônicas), instabilidade autonômica e hipoventilação frequente. Episódios monossintomáticos, como psicose isolada, ocorrem em cerca de 5% dos pacientes. Recidivas clínicas ocorrem em 12 a 24% dos pacientes (12% durante os primeiros 2 anos após a apresentação inicial). A maioria dos pacientes apresenta uma síntese intratecal de anticorpos, provavelmente por infiltração de plasmócitos no cérebro e nas meninges (Fig. 94-1*I*). Em cerca de 65% dos pacientes, a RM do cérebro é normal; nos outros 35%, mostra anormalidades FLAIR, que podem afetar as regiões corticais e subcorticais, geralmente leves e transitórias, e raramente a presença de realce pelo contraste (Fig. 94-2*B*). A síndrome pode ser diagnosticada erroneamente como encefalite viral ou idiopática, síndrome neuroléptica maligna ou encefalite letárgica, e alguns pacientes são avaliados inicialmente por psiquiatras com suspeita de psicose aguda como apresentação de uma doença psiquiátrica primária. A detecção de um teratoma associado depende da idade e do sexo: 46% das pacientes com 12 anos de idade ou mais apresentam teratomas ovarianos unilaterais ou bilaterais, ao passo que < 7% das meninas com menos de 12 anos apresentam teratomas (Fig. 94-4*A*). Em homens jovens, a detecção de um tumor é rara. Os pacientes com mais de 45 anos de idade são, com mais frequência, homens; cerca de 20% desses pacientes apresentam tumores (p. ex., câncer de mama, ovário ou pulmão). O diagnóstico e o tratamento imediatos com imunoterapia (e remoção do tumor, quando aplicável) melhoram o resultado. Em geral, 85 a 90% dos pacientes apresentam melhora neurológica substancial ou recuperação completa. Os déficits de atenção, memória e funções executivas podem se recuperar lentamente ao longo de muitos meses e, algumas vezes, em alguns anos.

Cerca de 25% dos pacientes com encefalite por herpes simples desenvolvem uma forma de encefalite autoimune, que geralmente está associada a movimentos anormais (coreoatetose após encefalite por herpes

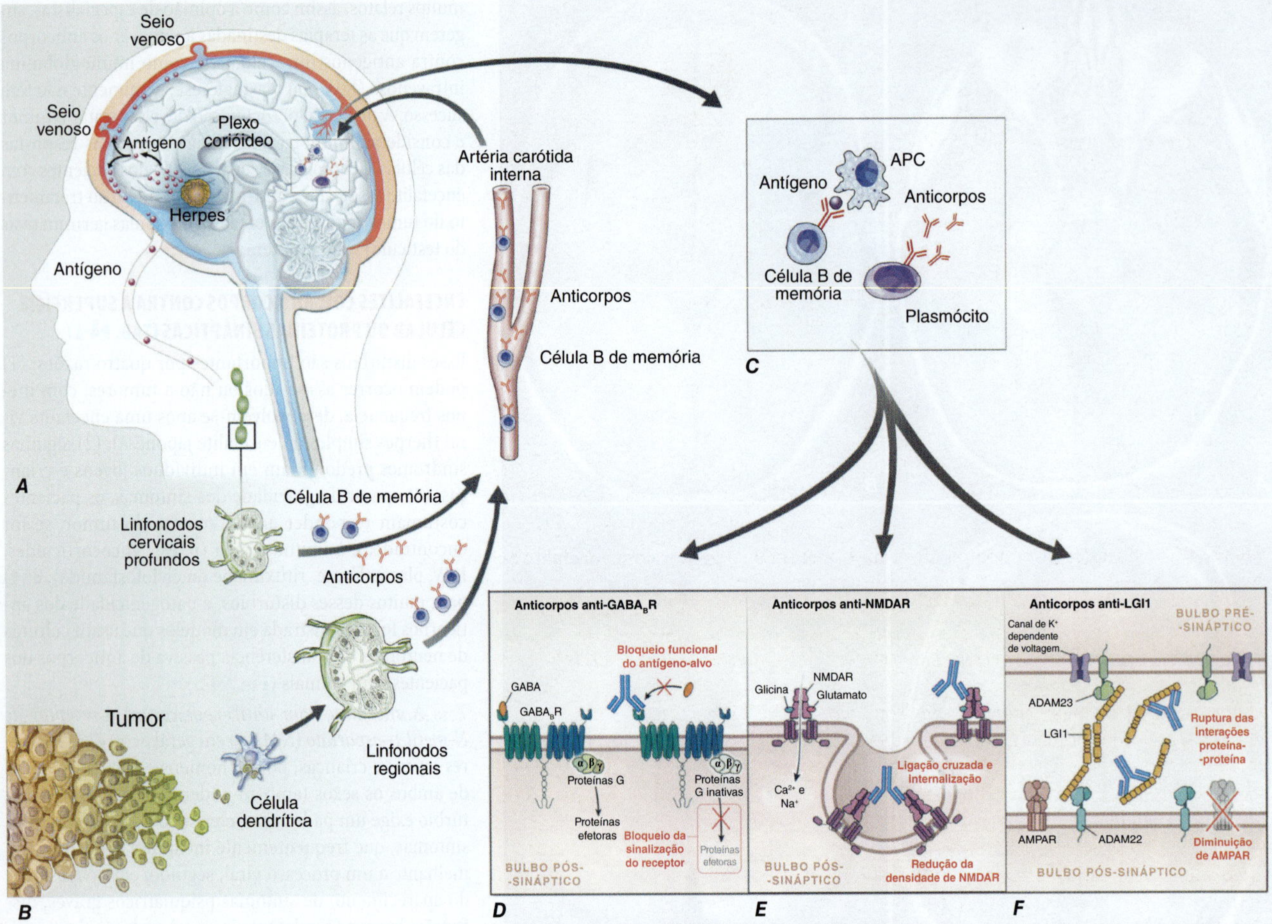

FIGURA 94-3 **Mecanismos propostos da doença e interações funcionais dos autoanticorpos com proteínas neuronais.** O gráfico mostra um processo em várias etapas, que resulta em disfunção neuronal mediada por anticorpos; alguns dos passos envolvidos foram demonstrados em estudos relatados, enquanto outros se baseiam em hipóteses propostas. São representados dois fatores desencadeantes bem-conhecidos das encefalites autoimunes: a encefalite por herpes simples (***A***) e os tumores sistêmicos (***B***); a suscetibilidade genética de algumas encefalites autoimunes e gatilhos imunológicos desconhecidos não são mostrados. Postula-se que os antígenos liberados pela destruição neuronal induzida por vírus ou das células tumorais apoptóticas sejam carregados em células apresentadoras de antígenos (APCs; células dendríticas) e transportados até os linfonodos regionais. Nos linfonodos, as células B virgens expostas aos antígenos processados, com a cooperação das células T CD4+, tornam-se experientes no antígeno e diferenciam-se em plasmócitos produtores de anticorpos. Após a sua entrada no cérebro, as células B sofrem reestimulação, maturação de afinidade induzida pelo antígeno, expansão clonal e diferenciação em plasmócitos produtores de anticorpos (***C***). A contribuição dos anticorpos produzidos sistemicamente para o reservatório de anticorpos presente no cérebro não está bem definida e pode depender dos títulos de anticorpos sistêmicos e da integridade da barreira hematencefálica. Com base em modelos experimentais com neurônios cultivados, a presença de anticorpos no cérebro pode levar à disfunção neuronal por diferentes mecanismos, incluindo bloqueio funcional do antígeno-alvo (anticorpos anti-GABA$_B$R; ***D***), ligação cruzada do receptor e internalização (anticorpos anti-NMDAR; ***E***) e ruptura da interação proteína-proteína, levando a efeitos a jusante nos receptores (LGI1 levando a uma diminuição dos canais de potássio Kv1 e AMPAR; ***F***). Esses mecanismos são influenciados pelo tipo de anticorpos; por exemplo, enquanto os anticorpos IgG1 com frequência atuam na ligação cruzada e na internalização do antígeno-alvo, os anticorpos IgG4 são menos efetivos na ligação cruzada do alvo e, com mais frequência, alteram as interações proteína-proteína. *(Painéis D-F de J Dalmau: Antibody mediated encephalitis. N Engl J Med 378:840, 2018. Copyright © 2018 Massachusetts Medical Society. Reimpressa com permissão.)*

simples) em crianças e a sintomas cognitivos e psiquiátricos em adultos. Esse distúrbio surge algumas semanas após a resolução da infecção viral, está associado à nova síntese de anticorpos contra o receptor de NMDA e outras proteínas de superfície das células neuronais e, em geral, é menos responsivo à imunoterapia do que a encefalite com anticorpo antirreceptor de NMDA (idiopática ou associada a teratoma).

A *encefalite com anticorpos contra o receptor de ácido α-amino-3-hidróxi-5-metilisoxazol-4-propiônico* (*AMPA*) afeta mulheres de meia-idade, que desenvolvem disfunção límbica aguda ou, com menos frequência, sintomas psiquiátricos proeminentes; 70% dos pacientes têm um tumor subjacente no pulmão, na mama ou no timo (Fig. 94-4*B*). Em cerca de 50% dos casos, a RM do cérebro mostra características típicas de encefalite límbica (semelhante à Fig. 94-2*A*). Poderão ocorrer recorrências neurológicas, que também respondem à imunoterapia e não estão necessariamente associadas à recorrência do tumor.

A *encefalite com anticorpos anti-GluK2* pode afetar crianças e adultos e está associada à encefalopatia rapidamente progressiva com ataxia cerebelar ou cerebelite. Os sintomas de encefalopatia podem incluir comprometimento da memória e do nível de consciência, bem como alterações motoras, como discinesias, coreoatetose, bradicinesia e paraparesia espástica. Alguns pacientes desenvolvem hipertensão intracraniana. Em um paciente, os sintomas foram associados ao teratoma.

A *encefalite com anticorpos antirreceptor de ácido γ-aminobutírico tipo A* (*GABA$_A$*) pode afetar crianças e adultos e está associada a convulsões proeminentes e estado de mal epiléptico, exigindo, com frequência, coma farmacologicamente induzido. Em cerca de 80% dos pacientes, a RM do cérebro revela anormalidades T2/FLAIR corticais-subcorticais multifocais assincrônicas, envolvendo predominantemente os lobos temporal e frontal, mas também os núcleos da base e outras regiões (Fig. 94-2*C*). Muitos pacientes não apresentam um tumor subjacente, mas alguns, geralmente de etnia japonesa, podem apresentar timoma.

A *encefalite com anticorpos antirreceptor do GABA$_B$* em geral está associada à encefalite límbica e a convulsões. Em > 50% dos casos, a RM revela aumento das alterações FLAIR do lobo temporal medial, que são características da encefalite límbica (semelhante à Fig. 94-2*A*). Em casos raros, pacientes desenvolvem sintomas cerebelares e opsoclonia. Cerca de 50% dos pacientes apresentam CPPC ou um tumor neuroendócrino do pulmão. Os pacientes podem ter outros anticorpos contra a descarboxilase do ácido

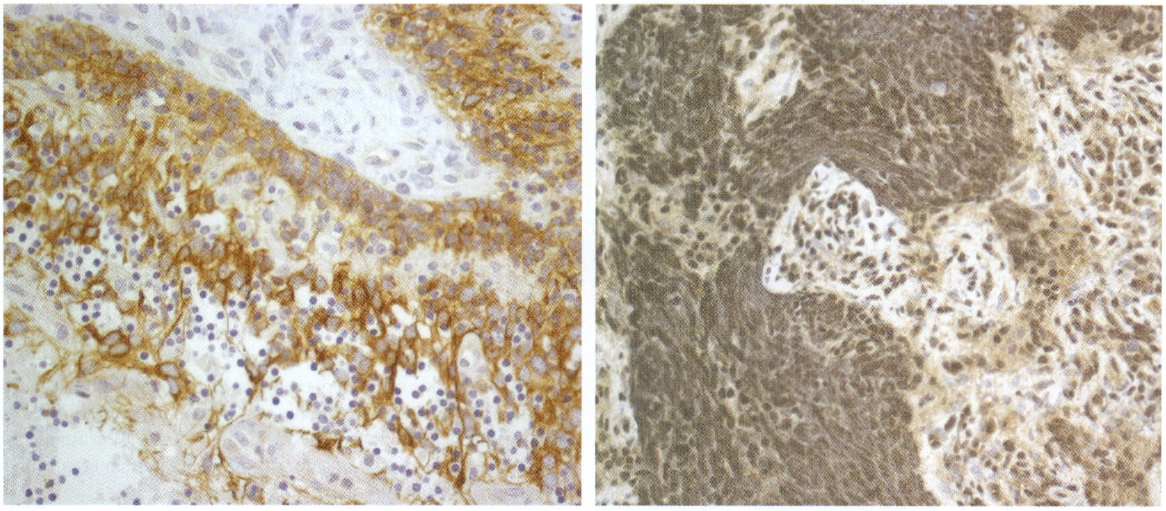

A B

FIGURA 94-4 Estudos imunopatológicos em tumores de pacientes com encefalite autoimune. ***A.*** Neurônios e processos neuronais (células de cor marrom; coradas com MAP2) no teratoma de um paciente com encefalite com anticorpo antirreceptor de NMDA; esses neurônios expressam receptores de NMDA (não mostrados). ***B.*** Câncer de pulmão de um paciente com encefalite com anticorpo antirreceptor de ácido α-amino-3-hidróxi-5-metilisoxazol-4-propiônico (AMPA), mostrando a expressão dos receptores AMPA pelas células neoplásicas (células de cor marrom). *(Painel B de M Lai et al: AMPA receptor antibodies in limbic encephalitis alter synaptic receptor location. Ann Neurol 65:424, 2009.)*

glutâmico (GAD, do inglês *glutamic acid decarboxylase*) que não apresentam um significado definido. Outros anticorpos contra proteínas não neuronais com frequência são encontrados nesses pacientes, bem como em pacientes com anticorpos antirreceptor AMPA, indicando uma tendência geral à autoimunidade.

A *encefalite com anticorpos antirreceptor de glicina* (*GlyR*) manifesta-se geralmente com uma síndrome caracterizada por encefalomielite progressiva com rigidez e mioclonia (EPRM) ou espectro de sintomas da síndrome da pessoa rígida. A doença ocorre mais frequentemente em adultos e raramente em crianças. Cerca de 20% dos pacientes adultos têm um tumor subjacente concomitante (timoma, linfoma de células B, câncer de mama ou de pulmão) ou história pregressa de câncer (timoma, mama, linfoma de Hodgkin, melanoma).

A *encefalite com anticorpos antirreceptor de glutamato metabotrópico 5* (*mGluR5*) caracteriza-se por manifestações clínicas inespecíficas de encefalite (confusão, agitação, perda da memória, delírios, ideação paranoide, alucinações, psicose ou convulsões), sem alterações distintas na RM e associação frequente ao linfoma de Hodgkin (síndrome de Ophelia). A encefalite é altamente responsiva à imunoterapia e ao tratamento do tumor.

A *encefalite com anticorpos contra o receptor de dopamina 2* foi relatada em crianças com encefalite dos núcleos da base, manifestada com movimentos anormais (tremor grosseiro, parkinsonismo, coreia, crises oculogíricas), juntamente com características psiquiátricas, letargia, sonolência, disfunção do tronco encefálico ou ataxia. O distúrbio é extremamente raro e não está associado a câncer.

A *encefalite com anticorpos contra a proteína 1 rica em leucina inativada por glioma* (*LGI1*) predomina em pacientes com mais de 50 anos (65% são homens) e, com frequência, apresenta-se com perda de memória recente e convulsões (encefalopatia límbica) associadas à hiponatremia e à disfunção do sono. Com frequência, a RM mostra aumento do sinal FLAIR em um ou ambos os lobos temporais mediais. Em cerca de 40% dos pacientes, esses sintomas são precedidos de crises distônicas faciobraquiais, que consistem em contrações musculares súbitas, de curta duração e principalmente distais envolvendo o braço, a face ou a perna. São unilaterais, mas podem afetar independentemente os dois lados e ocorrer várias vezes durante o dia ou a noite. Cerca de 15% dos pacientes apresentam declínio cognitivo rapidamente progressivo, que se assemelha a uma demência rapidamente progressiva. Menos de 5% dos pacientes apresentam timoma. Foi identificada uma associação com os haplótipos do antígeno leucocitário humano (HLA, do inglês *human leukocyte antigen*) DRB1*07:01, DQB1*02:02, DQA1*02:01 e DRB4 em casos não paraneoplásicos. Todos os sintomas, incluindo convulsões distônicas faciobraquiais, respondem à imunoterapia, embora cerca de dois terços dos pacientes fiquem com déficits de memória ou cognitivos.

A *encefalite com anticorpos antiproteína associada à contactina 2* (*Caspr2*) predomina em pacientes com mais de 50 anos de idade e está associada a uma forma de encefalite com três ou mais dos seguintes sintomas centrais: encefalopatia, sintomas cerebelares, hiperexcitabilidade do sistema nervoso periférico, disautonomia, insônia, dor neuropática e perda de peso. Pacientes com síndrome de Morvan, que inclui características clínicas de encefalite (confusão, alucinações, disfunção proeminente do sono ou "agripnia *excitata*"), alterações autonômicas e hiperexcitabilidade de nervos periféricos ou neuromiotonia, em geral têm anticorpos anti-Caspr2. Cerca de 20% dos pacientes com síndromes associadas ao anticorpo anti-Caspr2 apresentam timoma; essa porcentagem é mais alta (cerca de 40%) em pacientes com síndrome de Morvan. Foi relatada uma associação das síndromes associadas ao anticorpo anti-Caspr2 com HLA DRB1*11.01.

A *encefalite com anticorpos antiproteína 6 semelhante a dipeptidil-peptidase* (*DPPX*) é geralmente precedida ou desenvolve-se concomitantemente com diarreia, outros sintomas gastrintestinais e perda substancial de peso, que muitas vezes sugerem a presença de doença gastrintestinal. Os sintomas neurológicos incluem agitação, alucinações, delírios paranoides e características de hiperexcitabilidade do SNC, como tremor, mioclonia, nistagmo, convulsões ou hiperecplexia. Alguns pacientes desenvolvem um quadro clínico semelhante à encefalomielite progressiva, com rigidez e mioclonia. Todos os poucos pacientes relatados com tumor associado tiveram neoplasias de células B.

A *encefalite com anticorpos contra a neurexina 3 alfa* não apresenta manifestações clínicas distintas; a experiência é limitada, e o distúrbio não parece estar associado à presença de câncer.

A *doença anti-IgLON5* é uma encefalopatia crônica ou subaguda, que caracteristicamente está associada à parassonia de movimento rápido dos olhos (REM, do inglês *rapid eye movement*) e não REM (NREM), que pode ser precedida ou acompanhada de sintomas bulbares, anormalidades da marcha, distúrbios do movimento (coreia, mioclonia distal, tremor, distonia ou espasmos), disfunção oculomotora e, em menos da metade dos casos, declínio cognitivo. A idade mediana dos pacientes está no início da década dos 60 anos, e tanto homens quanto mulheres são igualmente afetados. O transtorno do sono caracteriza-se pelo início anormal do sono, com sono NREM indiferenciado associado a vocalizações frequentes e movimentos quase intencionais. O exame do LCS e a RM não são reveladores ou demonstram alterações mínimas de relevância clínica incerta. Essa doença não está associada à presença de câncer, porém exibe uma forte associação com HLA-DRB1*10:01 e HLA-DQB1*05:01. A resposta à imunoterapia é fraca. Os estudos neuropatológicos costumam revelar uma taupatia neuronal que acomete predominantemente o hipotálamo e o tegmento do tronco encefálico.

Com exceção dos pacientes portadores de doença anti-IgLON5, que raramente respondem ao tratamento, a maioria dos pacientes com encefalopatias autoimunes ou paraneoplásicas associadas a anticorpos dirigidos contra proteínas de superfície celular ou sinápticas responde à imunoterapia e ao tratamento do tumor (quando apropriado). Embora não haja nenhum protocolo de tratamento padronizado específico, a abordagem mais frequente consiste em escalonamento progressivo da imunoterapia, utilizando inicialmente uma combinação de glicocorticoides, IgIV e plasmaférese e, em seguida, se não houver nenhuma resposta, rituximabe ou ciclofosfamida.

A *encefalite com anticorpos antiglicoproteína da mielina dos oligodendrócitos* (*MOG*) pode se manifestar com um quadro clínico sugestivo de encefalite autoimune relacionada a anticorpos neuronais. Os pacientes com síndrome associada a anticorpos anti-MOG são, em sua maioria, crianças e adultos jovens que apresentam neurite óptica, mielite ou encefalomielite disseminada aguda (ADEM, de *acute disseminated encephalomyelitis*). Cerca de 85% dos pacientes com essas síndromes respondem à imunoterapia, embora ocorram recidivas em cerca de 30% dos casos. Além dessas síndromes, há um pequeno grupo de adultos e crianças que apresenta encefalite cortical unilateral ou bilateral, e sua resposta ao tratamento é variável. Em crianças, dois fenótipos de prognóstico sombrio incluem recidivas semelhantes à ADEM que progridem para características semelhantes à leucodistrofia e encefalite cortical extensa, que evolui para atrofia (Fig. 94-2D). Em geral, as síndromes com anticorpos anti-MOG não estão associadas a tumores.

DEGENERAÇÃO CEREBELAR PARANEOPLÁSICA

Esse distúrbio é, muitas vezes, precedido por pródromos que podem incluir tontura, oscilopsia, visão turva ou dupla, náuseas e vômitos. Após alguns dias ou semanas, os pacientes desenvolvem disartria, ataxia da marcha e dos membros e disfagia variável. O exame físico em geral revela nistagmo com batimentos descendentes e, raramente, opsoclonia. Podem ocorrer disfunção do tronco encefálico, extensão do hálux ou uma neuropatia leve. No início da evolução, a RM costuma ser normal; com o tempo, pode revelar atrofia cerebelar. O distúrbio resulta de degeneração extensa das células de Purkinje, com comprometimento variável de outros neurônios corticais cerebelares, núcleos cerebelares profundos e tratos espinocerebelares. Os tumores mais frequentemente envolvidos são o CPPC, as neoplasias de mama e ovário e o linfoma de Hodgkin.

Os anticorpos anti-Yo (PCA1) em pacientes com cânceres de mama ou ginecológicos estão normalmente associados a uma degeneração cerebelar pura ou proeminente. Um grau variável de disfunção cerebelar pode estar associado a qualquer um dos anticorpos das DNPs do SNC, conforme mostrado na Tabela 94-2. Diversos relatos de casos mostram melhora neurológica após remoção tumoral, plasmaférese, IgIV, ciclofosfamida, rituximabe ou glicocorticoides. Entretanto, a maioria dos pacientes com degeneração cerebelar paraneoplásica e qualquer um dos anticorpos listados na Tabela 94-2 não melhora com o tratamento.

Pode ocorrer também uma síndrome cerebelar com anticorpos dirigidos contra proteínas de superfície celular ou sinápticas, incluindo canais de cálcio dependentes de voltagem tipo P/Q (VGCC, do inglês *voltage-gated calcium channels*), Tr (receptor relacionado ao fator de crescimento epidérmico delta/semelhante a notch [DNER]), mGluR2 ou Sez6l2 (Tab. 94-3). A frequência e o tipo de associação tumoral variam de acordo com o tipo de anticorpo. A síndrome cerebelar de pacientes com anticorpos anti-mGluR1 é altamente responsiva ao tratamento do tumor e à imunoterapia, ao passo que a síndrome em pacientes com anticorpos anti-Tr ou anti-VGCC responde menos ao tratamento. A experiência com mGluR2 e Sez6l2 limita-se a alguns pacientes, porém os sintomas cerebelares associados a anticorpos anti-mGluR2 parecem ser altamente responsivos ao tratamento. Pacientes com anticorpos anti-GluK2 podem apresentar cerebelite e edema da fossa posterior, com compressão do 4º ventrículo; a síndrome é potencialmente tratável com imunoterapia.

SÍNDROME PARANEOPLÁSICA COM OPSOCLONIA-MIOCLONIA

A *opsoclonia* é um distúrbio dos movimentos oculares caracterizado por uma série de movimentos curtos, rápidos, involuntários e caóticos que ocorrem em todas as direções do olhar; com frequência, está associado à mioclonia e à ataxia. A opsoclonia-mioclonia pode estar relacionada ao câncer ou ser idiopática. Quando a causa é paraneoplásica, os tumores envolvidos, em geral, são as neoplasias de pulmão e mama em adultos, o neuroblastoma em crianças, e o teratoma ovariano em adolescentes e mulheres jovens. O substrato patológico da opsoclonia-mioclonia é obscuro, porém estudos sugerem que a desinibição do núcleo fastigial do cerebelo esteja envolvida. A maioria dos pacientes não apresenta anticorpos antineuronais. Um pequeno subgrupo de pacientes com ataxia, opsoclonia e outros distúrbios dos movimentos oculares desenvolve anticorpos anti-Ri; esses pacientes também podem desenvolver rigidez muscular, espasmos da laringe e disfunção autonômica. Os tumores mais frequentemente implicados nas síndromes associadas a anti-Ri são os cânceres de mama, de ovário e de pulmão. Se o tratamento do tumor não for bem-sucedido, a síndrome neurológica em adultos muitas vezes evolui para encefalopatia, coma e morte. Além do tratamento do tumor, os sintomas podem responder à imunoterapia (glicocorticoides, plasmaférese e/ou IgIV).

Pelo menos 50% das crianças com opsoclonia-mioclonia apresentam um neuroblastoma subjacente. Hipotonia, ataxia, alterações comportamentais e irritabilidade são sintomas adicionais frequentes. Com frequência, os sintomas neurológicos melhoram com o tratamento do tumor e com glicocorticoides, hormônio adrenocorticotrófico (ACTH), plasmaférese, IgIV, rituximabe ou ciclofosfamida. Muitos pacientes permanecem com retardo psicomotor e problemas do comportamento e do sono.

SÍNDROMES PARANEOPLÁSICAS DA MEDULA ESPINAL

O número de relatos de síndromes paraneoplásicas da medula espinal, como a *neuronopatia motora subaguda* e a *mielopatia necrosante aguda*, diminuiu nos últimos anos. Isso pode representar uma redução real da incidência, decorrente do aperfeiçoamento das intervenções oncológicas imediatas, ou da identificação de etiologias não paraneoplásicas. Alguns pacientes com câncer ou linfoma manifestam *disfunção do neurônio motor superior* ou *inferior* ou de ambos, simulando a esclerose lateral amiotrófica. Não foi esclarecido se esses distúrbios têm etiologia paraneoplásica ou apenas coincidem com a presença do tumor.

A *mielite paraneoplásica* apresenta sintomas do neurônio motor superior ou inferior, mioclonia segmentar, déficits sensitivos, disfunção esfincteriana ou prurido neurogênico e pode ser a primeira manifestação de encefalomielite. A RM da coluna geralmente mostra anormalidades do trato simétrico ou da substância cinzenta longitudinalmente extensas na medula espinal. Está associada principalmente a carcinomas de mama e de pulmão e a anticorpos anti-CRMP5 ou antianfifisina. O prognóstico é sombrio. A *neuromielite óptica* (*NMO*) *com anticorpos antiaquaporina 4* pode ocorrer, em casos raros, como uma manifestação paraneoplásica. A NMO é discutida no Capítulo 445.

SÍNDROME PARANEOPLÁSICA DA PESSOA RÍGIDA

Caracteriza-se por rigidez muscular progressiva, enrijecimento e espasmos dolorosos, desencadeados por estímulos auditivos, sensoriais ou emocionais. A rigidez envolve principalmente a parte inferior do tronco e as pernas, mas pode acometer os membros superiores e o pescoço. Algumas vezes, apenas uma extremidade é afetada (*síndrome do membro rígido*). Os sintomas melhoram com o sono e o uso de anestésicos gerais. Exames eletrofisiológicos revelam atividade contínua das unidades motoras. Os anticorpos associados são direcionados contra proteínas (GAD, anfifisina) inibidoras de sinapse que utilizam o ácido γ-aminobutírico (GABA) ou a glicina como neurotransmissor. A presença de anticorpos antianfifisina em geral indica uma etiologia paraneoplásica relacionada a CPPC ou câncer de mama. Por outro lado, os anticorpos anti-GAD podem ocorrer em alguns pacientes com câncer, mas são muito mais frequentes em distúrbios não paraneoplásicos. Podem ocorrer anticorpos anti-GlyR em alguns pacientes com síndrome da pessoa rígida; esses anticorpos são mais frequentemente detectados em pacientes com EPRM (Fig. 94-5).

O tratamento ideal da síndrome da pessoa rígida consiste em terapia do tumor subjacente, glicocorticoides e medicamentos sintomáticos que potencializam a transmissão GABAérgica (diazepam, baclofeno, valproato de sódio, tiagabina, vigabatrina). A IgIV e a plasmaférese são transitoriamente efetivas em alguns pacientes, e há relatos de resposta ao rituximabe em pacientes que não respondem a outros tratamentos.

NEUROPATIA SENSITIVA PARANEOPLÁSICA OU GANGLIOPATIA DA RAIZ DORSAL

Essa síndrome caracteriza-se por déficits sensitivos que podem ser simétricos ou assimétricos, disestesias dolorosas, dor radicular e reflexos reduzidos ou abolidos. Todas as modalidades de sensações e qualquer região corporal, incluindo a face e o tronco, podem ser afetadas. Sentidos especiais como

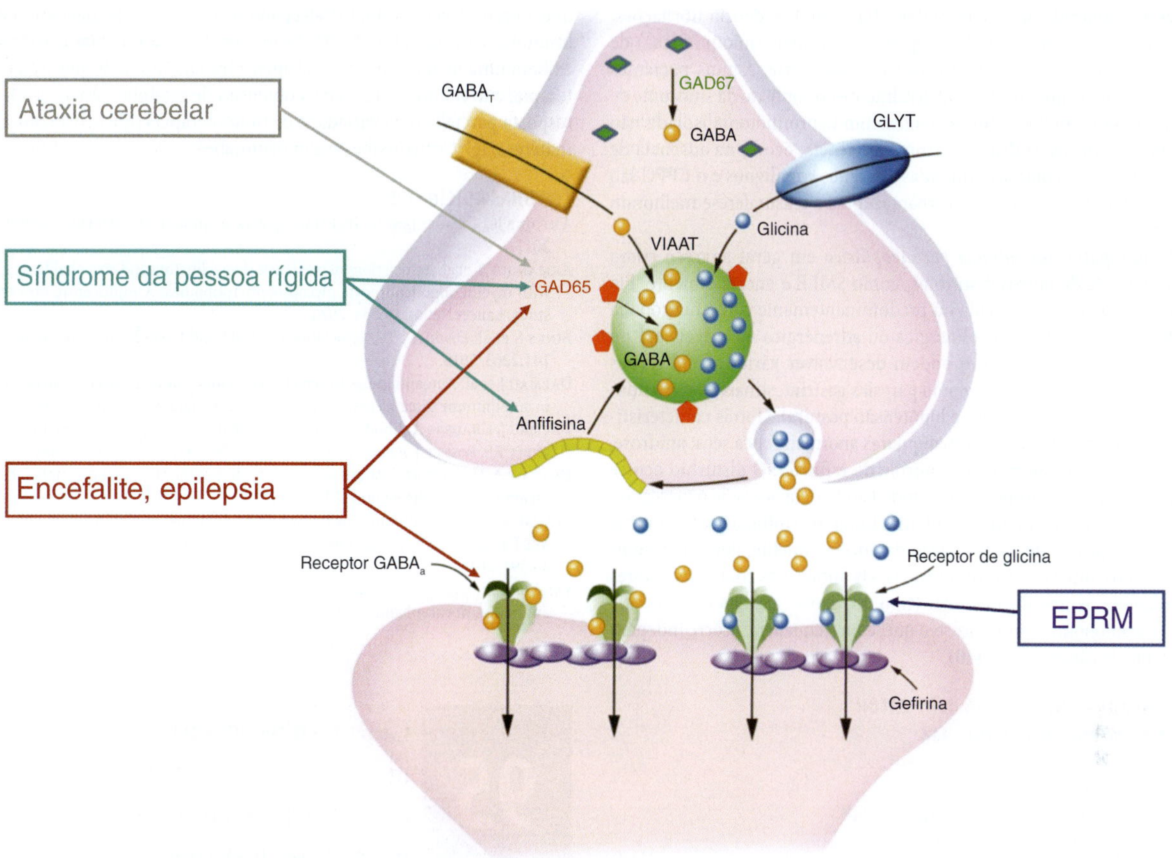

FIGURA 94-5 Representação esquemática de uma sinapse inibitória, mostrando os principais alvos autoimunes (GAD, anfifisina, receptor GABA ou receptor de glicina) e os distúrbios neurológicos correspondentes. Os anticorpos anti-GAD ocorrem predominantemente na síndrome da pessoa rígida (SPR), na ataxia cerebelar e na epilepsia, algumas vezes no contexto da encefalite. Os anticorpos contra a anfifisina são marcadores de SPR paraneoplásica e câncer de mama, os anticorpos anti-GlyR frequentemente estão associados à encefalomielite progressiva com rigidez e mioclonia (EPRM), e ocorrem anticorpos antirreceptor GABA$_A$ em uma forma de encefalite autoimune, que frequentemente está associada a convulsões refratárias e estado de mal epiléptico. *(Modificada de F Graus et al: Nat Rev Neurol 16:353, 2020.)*

o paladar e a audição tabém podem ser afetados. Exames eletrofisiológicos mostram redução ou ausência dos potenciais nervosos sensitivos, com velocidades normais ou quase normais de condução motora. Os sintomas resultam de um processo inflamatório, provavelmente imunomediado, direcionado para os gânglios das raízes dorsais, levando à perda neuronal e à degeneração secundária colunar dorsal da medula espinal. As raízes nervosas dorsais e, menos frequentemente, as anteriores e os nervos periféricos também podem ser atingidos. O distúrbio com frequência precede ou está associado à encefalomielite e à disfunção autonômica e possui as mesmas associações imunológicas e oncológicas (anticorpos anti-Hu, CPPC).

À semelhança da encefalomielite associada a anticorpos anti-Hu, a abordagem terapêutica tem por objetivo tratamento imediato do tumor e mecanismos mediados pelas células T citotóxicas. Os glicocorticoides, às vezes, produzem estabilização ou melhora clínica. Os benefícios da IgIV e da plasmaférese não foram comprovados.

NEUROPATIAS PERIFÉRICAS PARANEOPLÁSICAS

Esses distúrbios podem surgir a qualquer momento durante a evolução das doenças neoplásicas. As neuropatias que ocorrem nos estágios avançados de câncer ou linfoma em geral causam déficits sensitivomotores leves a moderados, decorrentes de degeneração axônica de etiologia obscura. Essas neuropatias com frequência são mascaradas por neurotoxicidade concomitante secundária à quimioterapia e a outras terapias do câncer. Em contrapartida, as neuropatias que se desenvolvem em estágios iniciais do câncer frequentemente apresentam rápida progressão, algumas vezes com evolução caracterizada por recidivas e remissões. Apresentam evidências de infiltrado inflamatório e perda axônica ou desmielinização. Nos casos em que predominam características de desmielinização (Caps. 446 e 447), a IgIV, a plasmaférese ou os glicocorticoides podem melhorar os sintomas. Ocasionalmente, os anticorpos CRMP5 estão presentes; a detecção de anti-Hu sugere ganglionite da raiz dorsal concomitante.

A *síndrome de Guillain-Barré* (Cap. 447) e a *plexopatia braquial* (Cap. 446) foram ocasionalmente relatadas em pacientes com linfoma de Hodgkin, porém não há evidência clara de uma associação paraneoplásica.

Doenças associadas às gamopatias monoclonais, como mieloma múltiplo, mieloma osteoesclerótico, crioglobulinemia, amiloidose, macroglobulinemia de Waldenström ou síndrome POEMS (polineuropatia, organomegalia, endocrinopatia, espícula de proteína M e manifestações cutâneas), entre outras, podem causar neuropatia por uma variedade de mecanismos, incluindo compressão de raízes e de plexos por metástases para os corpos vertebrais e a pelve, por depósitos de amiloide nos nervos periféricos e por meio de uma interação direta da imunoglobulina anormal com antígenos dos nervos periféricos. Em outros pacientes, os mecanismos subjacentes à neuropatia permanecem desconhecidos, e não foram excluídos mecanismos imunomediados paraneoplásicos. Com mais frequência, as neuropatias ocorrem com gamopatias IgM, seguidas de IgG e IgA. O fenótipo da neuropatia e a probabilidade de melhora com o tratamento bem-sucedido da gamopatia dependem do distúrbio hematológico subjacente (Cap. 447).

A *vasculite de nervos e músculos* produz neuropatia sensitivomotora axônica distal dolorosa, simétrica ou assimétrica, com fraqueza proximal variável. Afeta predominantemente homens idosos e está associada à velocidade de hemossedimentação elevada e ao aumento da concentração de proteína no LCS. CPPC e linfoma são os principais tumores implicados. Glicocorticoides e ciclofosfamida muitas vezes proporcionam melhora neurológica.

A *hiperexcitabilidade de nervos periféricos* (*neuromiotonia* ou *síndrome de Isaacs*) caracteriza-se por atividade espontânea e contínua das fibras musculares que se originam nos nervos periféricos. As manifestações clínicas abrangem cãibras, contrações musculares breves (fasciculações ou mioquimia), rigidez, relaxamento muscular retardado (pseudomiotonia) e espasmos carpais ou podálicos espontâneos ou provocados. Os músculos afetados podem ser hipertróficos, e alguns pacientes manifestam parestesias e hiperidrose. A eletromiografia (EMG) evidencia fibrilações, fasciculações e descargas duplas, triplas ou múltiplas (mioquímicas) de unidades isoladas com alta frequência em cada série. Alguns pacientes apresentam anticorpos anti-Caspr2 geralmente no contexto da síndrome de Morvan, porém a maioria dos pacientes com neuromiotonia isolada não apresenta anticorpos. O distúrbio, com frequência, ocorre na ausência de câncer; se for paraneoplásico, timomas benignos e malignos e o CPPC são os tumores habituais. Fenitoína, carbamazepina e plasmaférese melhoram os sintomas.

A *neuropatia autonômica paraneoplásica* em geral aparece como um componente de outros distúrbios, como SMLE e encefalomielite. Ela raramente pode ocorrer isolada ou predominantemente como neuropatia autonômica com disfunção colinérgica ou adrenérgica nos níveis pré ou pós-ganglionares. Os pacientes podem desenvolver várias complicações graves e potencialmente fatais, como paresias gastrintestinais com pseudo-obstrução, arritmias cardíacas e hipotensão postural. Outras características clínicas compreendem reações pupilares anormais, boca seca, anidrose, disfunção erétil e problemas no controle de esfincter. O distúrbio ocorre em associação a vários tumores, incluindo CPPC, neoplasias de pâncreas ou testículo, tumores carcinoides e linfoma. Como os sintomas autonômicos podem ser o quadro de apresentação da encefalomielite, deve-se pesquisar anticorpos anti-Hu e CRMP5 séricos. Os anticorpos contra receptores de acetilcolina neuronal ganglionar (tipo α3) são a causa da gangliopatia autoimune autonômica, um distúrbio que, com frequência, ocorre independentemente do câncer (Cap. 440).

SÍNDROME MIASTÊNICA DE LAMBERT-EATON

A SMLE é discutida no Capítulo 448.

MIASTENIA GRAVE

A miastenia grave é discutida no Capítulo 448.

POLIMIOSITE-DERMATOMIOSITE

A polimiosite e a dermatomiosite são discutidas de modo detalhado no Capítulo 365.

MIOPATIA NECROSANTE IMUNOMEDIADA

Os pacientes com essa síndrome apresentam mialgias e rápida progressão da fraqueza envolvendo as extremidades, o pescoço, os músculos faríngeos e respiratórios e, às vezes, o músculo cardíaco. As enzimas musculares séricas estão elevadas, e a biópsia muscular revela necrose extensa com inflamação mínima ou ausente e, em alguns casos, depósitos de complemento. O distúrbio pode ocorrer sem associação ao câncer (algumas vezes em consequência de exposição a estatinas, doença do tecido conectivo ou HIV) ou com associação ao câncer. Os pacientes com anticorpos dirigidos contra a 3-hidróxi-3-metilglutaril-coenzima A-redutase (HMGCR) e aqueles soronegativos têm mais tendência a apresentar câncer subjacente do que os pacientes que apresentam anticorpos contra uma partícula de reconhecimento de sinais. Não foi encontrado nenhum tipo específico predominante de câncer. O tratamento bem-sucedido do tumor e a imunoterapia agressiva (esteroides, IgIV e imunossupressores poupadores de esteroides) podem levar a uma recuperação completa ou substancial. A miopatia necrosante imunomediada é discutida no Capítulo 365.

SÍNDROMES PARANEOPLÁSICAS VISUAIS

Esse grupo de distúrbios envolve a retina e, com menos frequência, a úvea e os nervos ópticos. Utiliza-se o termo *retinopatia associada ao câncer* para descrever a disfunção paraneoplásica de cones e bastonetes caracterizada por fotossensibilidade, perda progressiva da visão e da percepção das cores, escotomas centrais ou anelares, cegueira noturna e atenuação das respostas fotópicas e escotópicas no eletrorretinograma (ERG). Geralmente, o tumor mais associado é o CPPC. A retinopatia associada ao melanoma afeta pacientes com melanoma cutâneo metastático. Os pacientes manifestam início agudo de cegueira noturna e fotopsias trêmulas, oscilantes ou pulsáteis que, frequentemente, evoluem para perda visual. O ERG mostra ondas b reduzidas, com ondas a normalmente adaptadas ao escuro. A neurite óptica e a uveíte paraneoplásicas podem ocorrer em associação à encefalomielite. Os pacientes com uveíte paraneoplásica e neurite óptica podem apresentar anticorpos anti-CRMP5.

Algumas retinopatias paraneoplásicas estão associadas a anticorpos séricos que reagem especificamente com o subgrupo de células retinianas que sofrem degeneração, fortalecendo o conceito de patogênese mediada imunologicamente (Tab. 94-2). As retinopatias paraneoplásicas raramente exibem uma melhora substancial após o tratamento do tumor e da imunoterapia; entretanto, foi relatada a obtenção de estabilização dos sintomas e resposta parcial a uma variedade de imunoterapias (glicocorticoides, plasmaférese, IgIV, rituximabe ou alentuzumabe).

LEITURAS ADICIONAIS

Antoine JC, Camdessanché JP: Paraneoplastic neuropathies. Curr Opin Neurol 30:513, 2017.

Armangue T et al: Associations of paediatric demyelinating and encephalitic syndromes with myelin oligodendrocyte glycoprotein antibodies: A multicentre observational study. Lancet Neurol 19:234, 2020.

Binks S et al: Distinct HLA associations of LGI1 and Caspr2-antibody diseases. Brain 141:2263, 2018.

Dalmau J et al: Autoantibodies to synaptic receptors and neuronal cell-surface proteins in autoimmune diseases of the central nervous system. Physiol Rev 97:839, 2017.

Dalmau J, Graus F: Antibody-mediated encephalitis. N Engl J Med 378:840, 2018.

Darnell RB, Posner J: *Paraneoplastic Syndromes*. New York, Oxford University Press, 2011.

Didelot A, Honnorat J: Paraneoplastic disorders of the central and peripheral nervous systems. Handb Clin Neurol 121:1159, 2014.

Flanagan EP et al: Autoimmune myelopathies. Continuum 17:776, 2011.

Graus F et al: Clinical approach to diagnosis of autoimmune encephalitis. Lancet Neurol 15:391, 2016.

van Sonderen A et al: The value of LGI1, Caspr2, and voltage-gated potassium channel antibodies in encephalitis. Nat Rev Neurol 13:290, 2017.

95 Câncer: sobrevivência e impacto de longo prazo da doença e de seu tratamento

Mark Roschewski, Dan L. Longo

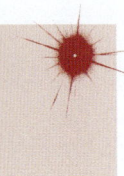

O impacto do câncer estende-se muito além de seu diagnóstico inicial. Os pacientes são significativamente afetados pelo câncer e pelas toxicidades relacionadas com o tratamento, muitas vezes estendendo-se além do período inicial de tratamento. Os adultos que sobreviveram ao câncer quando crianças, adolescentes ou jovens adultos enfrentam consequências específicas do tratamento do câncer para a saúde, relacionadas com o envelhecimento fisiológico prematuro e com a fragilidade. Mais de 40% desses pacientes apresentam uma condição grave, incapacitante ou que comporta risco de vida ou morrerão de uma condição crônica. Os efeitos em longo prazo incluem toxicidades que surgem durante a terapia e continuam além do tratamento, enquanto os efeitos tardios consistem em toxicidades que podem não se manifestar por meses ou anos após o tratamento. Avanços significativos nos tratamentos contra o câncer permitiram a sobrevida de mais pessoas a doenças antes fatais, levando a mais sobreviventes de câncer sujeitos ao impacto potencial e prolongado do tratamento do câncer (a Tab. 95-1 fornece uma lista dos potenciais efeitos em longo prazo e tardios da terapia do câncer com base no sistema de órgãos). A causalidade direta dos tratamentos emergentes pode não ser imediatamente evidente, e a farmacovigilância continua sendo fundamental após a aprovação inicial das terapias.

Nos Estados Unidos, o número de sobreviventes ao câncer pode aumentar de 17 milhões para quase 26 milhões até o ano de 2040, e estima-se que o número de pacientes que sobrevivem pelo menos 5 anos após o diagnóstico inicial aumente em 35% na próxima década. Os progressos realizados nos tratamentos do câncer em crianças e adolescentes levaram a taxas atuais de sobrevida em 5 anos de aproximadamente 80% ou mais. Apesar da magnitude do problema crescente, as questões centrais relacionadas com a sobrevivência ao câncer permanecem pouco estudadas, e as pesquisas frequentemente se concentram em tipos de câncer altamente prevalentes. Os estudos são, em sua maioria, observacionais e descritivos, com um menor número de estudos concentrados na prevenção e no tratamento das complicações. A sobrevivência ao câncer continua sendo uma área propícia para novas descobertas; é necessária uma compreensão mais profunda da base biológica e/ou da influência da genética na suscetibilidade do hospedeiro e dos efeitos em longo prazo da terapia do câncer.

Nossa compreensão básica do impacto do tratamento do câncer em longo prazo originou-se de sobreviventes de neoplasias malignas infantis, que frequentemente são curados após tratamento com uma combinação de

TABELA 95-1 ■ Sistemas de órgãos com risco de efeitos de longo prazo e tardios pelo tratamento do câncer		
Sistema de órgãos	**Efeitos de longo prazo**	**Efeitos tardios**
Cardiovascular	Insuficiência cardíaca congestiva	Insuficiência cardíaca congestiva
	Arritmias	Arritmias
	Doença pericárdica	Doença arterial coronariana
	Miocardite	Doença vascular periférica
	Hipertensão	Cardiopatia valvar
Pulmonar	Pneumonite	Fibrose pulmonar
		Pneumonite por radiação regressa
Imunológico	Infecções oportunistas	Segundas neoplasias
	Doença autoimune	Mielodisplasia
		Infecções recorrentes
		Doença autoimune
Endócrino	Fraturas	Disfunção das gônadas/infertilidade
	Hipopituitarismo	Insuficiência ovariana prematura
	Necrose avascular	Sarcopenia
	Diabetes insípido	Diabetes
		Osteoporose
		Doenças da tireoide
Neurológico	Neuropatia sensitivomotora periférica	Comprometimento cognitivo
	Mielopatia	
	Perda da audição	
Gastrintestinal	Má absorção	Diarreia crônica
	Colite	Obstrução do intestino delgado
	Doença hepática crônica	Estenose gastrintestinal
Geniturinário	Insuficiência renal crônica	Cistite hemorrágica
		Estenose ureteral
Psicológico	Ansiedade	Transtornos do humor
	Depressão	Transtorno de estresse pós-traumático
		Disfunção sexual
		Transtornos por uso de substâncias
		Dificuldade financeira
		Disfunção psicossocial

quimioterapia, radioterapia e cirurgia. Entretanto, os paradigmas dos tratamentos para o câncer evoluem continuamente, e tratamentos mais recentes, incluindo terapia-alvo e imunoterapia, introduziram efeitos únicos em longo prazo, particularmente quando esses agentes são administrados indefinidamente (a Tab. 95-2 fornece uma lista dos potenciais efeitos em longo prazo de tratamentos específicos para o câncer). As melhorias observadas na tolerabilidade da terapia do câncer e nos cuidados de suporte permitiram que um maior número de pacientes com comorbidades e idade avançada recebessem tratamento, o que aumentou a taxa de morbidade crônica. Cerca de 60% dos atuais sobreviventes ao câncer têm mais de 65 anos de idade. De fato, a mortalidade por causa específica após o tratamento inicial do linfoma de Hodgkin inclui quase 40% de mortes atribuídas a causas diferentes do linfoma. Com efeito, mais pacientes com diagnóstico de linfoma de Hodgkin morrem de toxicidade tardia relacionada com o tratamento do que de linfoma de Hodgkin. Nos indivíduos de 60 a 74 anos de idade, há um número desproporcionalmente excessivo de mortes relacionadas com doença cardíaca, doença pulmonar, infecções e efeitos adversos de medicamentos. As complexidades da sobrevivência ao câncer e a importância dos cuidados longitudinais de pacientes com câncer são reconhecidas como componentes vitais para o cuidado abrangente do câncer, e foram desenvolvidos sistemas de modelos especificamente para esse propósito. Mesmo assim, o principal objetivo da terapia do câncer continua sendo o controle da doença em longo prazo, e o médico assistente precisa manter uma perspectiva adequada ao considerar esses riscos relativos. O medo de complicações em longo prazo não deve impedir a aplicação de um tratamento efetivo para o câncer, particularmente quando realizado com intenção curativa. De certo modo, o manejo dos efeitos em longo prazo é um privilégio concedido apenas aos afortunados o suficiente para superar a ameaça inicial à vida representada pelo diagnóstico de câncer.

DISFUNÇÃO CARDIOVASCULAR

Os riscos excessivos de doença cardiovascular após quimioterapia com antraciclinas e radioterapia que envolvem o mediastino são bem caracterizados e consistem em arritmias, isquemia cardíaca, insuficiência cardíaca congestiva (ICC), doença pericárdica, miocardite e doença vascular periférica. Estima-se que 1 a cada 8 sobreviventes ao câncer infantil apresentará um evento cardiovascular que comporta risco de vida dentro de 30 anos após a exposição inicial, e a doença cardiovascular constitui a causa mais comum de morte não relacionada ao câncer nessa população. Novos agentes direcionados para alvos e imunoterapia introduziram riscos cardiovasculares adicionais, que também se estendem até populações de idade mais avançada. Uma nova disciplina de cardio-oncologia foi desenvolvida para caracterizar melhor os indivíduos com alto risco de cardiotoxicidades relacionadas com o tratamento, para desenvolver estratégias de vigilância e melhorar o manejo dos efeitos em longo prazo.

A radioterapia que envolve o coração pode causar fibrose miocárdica intersticial, pericardites aguda e crônica, doença valvar e doença arterial coronariana aterosclerótica prematura acelerada. As doses de radiação altas (> 6.000 cGy) ou repetidas estão associadas a um risco mais alto, assim como a exposição simultânea aos quimioterápicos cardiotóxicos. Os sintomas de pericardite aguda são mais comuns cerca de 9 meses depois do tratamento e incluem dispneia, dor torácica e febre. A pericardite constritiva crônica pode ocorrer 5 a 10 anos depois da radioterapia. A doença valvar cardíaca inclui insuficiência aórtica por fibrose ou disfunção dos músculos papilares, causando insuficiência mitral. Os campos de radiação extensos estão associados a doença arterial coronariana acelerada e doença vascular periférica e a um acentuado aumento no risco de infarto do miocárdio fatal ou acidente vascular cerebral (AVC) tromboembólico. Técnicas de radioterapia conformacional tridimensional e partículas mais recentes, incluindo feixes de prótons, podem atingir o tumor com mais precisão e poupar o tecido normal; todavia, essas técnicas não estão amplamente disponíveis, e o grau em que diminuirão os efeitos cardiovasculares em longo prazo é desconhecido. Tendo em vista os riscos da radiação, são realizados procedimentos de planejamento cuidadosos antes do tratamento projetado para limitar o campo de radiação o máximo possível.

A toxicidade miocárdica das antraciclinas é dependente da dose e está associada ao achado patognomônico de *dropout* miofibrilar na biópsia endomiocárdica. A cardiotoxicidade das antraciclinas ocorre por um mecanismo básico de lesão química induzida por radicais livres. Os complexos de Fe^{3+}-doxorrubicina danificam o DNA, as membranas nuclear e citoplasmática e as mitocôndrias. Esses efeitos cardiotóxicos também podem ser mediados pela topoisomerase IIB. Cerca de 5% dos pacientes que recebem uma dose total > 450 a 550 mg/m^2 de doxorrubicina desenvolverão ICC, embora esta também possa se desenvolver com doses substancialmente mais baixas em alguns pacientes. A ICC relacionada com a antraciclina é, com frequência, irreversível e está associada a uma alta taxa de mortalidade, tornando a prevenção crucial. Estudos de associação genômica ampla identificaram múltiplos polimorfismos genéticos associados a um maior risco de cardiotoxicidade, porém nossa capacidade de estratificação de risco é limitada. O risco de insuficiência cardíaca parece estar relacionado com a via de administração, e esquemas que utilizam infusão contínua de doxorrubicina ou de doxorrubicina encapsulada em lipossomas estão associados a uma menor cardiotoxicidade. A avaliação basal da função cardíaca com aquisição por múltiplos canais (MUGA, do inglês *multigated acquisition*) ou ecocardiogramas transtorácicos é comumente realizada, e um paciente que desenvolve sintomas sugestivos de ICC deve ser examinado imediatamente, enquanto se suspende a terapia. Com frequência, efetua-se um teste de vigilância periódico durante a terapia em pacientes assintomáticos com fatores de risco preexistentes.

TABELA 95-2 ■ Efeitos de longo prazo do tratamento do câncer de acordo com o tipo de terapia

Tipo de terapia	Efeitos de longo prazo
Radioterapia	Segundas neoplasias malignas Doença arterial coronariana Doença pericárdica Doença vascular periférica Cardiopatia valvar Comprometimento cognitivo Hipopituitarismo e infertilidade Hipotireoidismo e redução da densidade óssea Estenose gastrintestinal Doença veno-oclusiva hepática
Quimioterapia e agentes hormonais	
Antraciclinas, trastuzumabe, ciclofosfamida	Insuficiência cardíaca congestiva
Bleomicina, oxaliplatina, 5-fluoruracila	Fibrose pulmonar
Nitrosureias, metotrexato, fludarabina, brentuximabe	Pneumonite
Agentes alquilantes, antraciclinas, tamoxifeno, bendamustina, agentes de platina	Segundas neoplasias malignas/mielodisplasia
Bendamustina, agentes alquilantes, antraciclinas	Disfunção imune e infecções recorrentes
Agentes alquilantes	Infertilidade
Ciclofosfamida, ifosfamida	Cistite hemorrágica
Agentes de platina	Disfunção tubular renal
Alcaloides da vinca, taxanos, agentes de platina	Neuropatia
Citarabina	Ataxia
Inibidores da aromatase	Sintomas vasomotores
Antiandrogênios	Disfunção sexual
Agentes de imunoterapia	
Inibidores de *checkpoint* imune	Condições autoimunes/hepatite autoimune
Inibidores de *checkpoint* imune	Pericardite e miocardite fulminante
Terapia com CAR-T	Insuficiência cardíaca congestiva
Terapia com CAR-T	Arritmias
Terapia com CAR-T, anticorpos monoclonais biespecíficos, inibidores de *checkpoint* imune	Neuropatia periférica
Terapia com CAR-T, anticorpos monoclonais biespecíficos	Aplasia de células B
Agentes direcionados para alvos	
Agentes imunomoduladores	Segundos cânceres/leucemia
Inibidores do proteassoma	Neuropatia periférica
Agentes anti-CD20, agentes imunomoduladores	Neutropenia
Inibidores da BTK, inibidores de ALK	Arritmias atriais e ventriculares
Inibidores de PI3K, inibidores de CDK	Hepatite, colite
Gentuzumabe	Síndrome de obstrução sinusoidal
Inibidores do EGFR, agentes anti-VEGF, inibidores de BCR-ABL, inibidores de MEK, inibidores do proteassoma	Insuficiência cardíaca congestiva
Inibidores de BCR-ABL	Derrames pleurais, pancreatite
Inibidores de BCR-ABL, inibidores de PI3K, inibidores de BTK, agentes imunomoduladores, inibidores do EGFR	Diarreia crônica
Inibidores de BCR-ABL	Comprometimento do crescimento e da estatura
Agentes anti-VEGF, inibidores de BCR-ABL	Disfunção da tireoide
Inibidores de PI3K, inibidores de mTOR, inibidores de BRAF	Hiperglicemia
Inibidores de FLT3, agentes anti-VEGF, inibidores de PI3K	Hipertensão sistêmica
Agentes anti-VEGF, inibidores de BCR-ABL	Hipertensão pulmonar

Sigla: CAR-T, célula T com receptor de antígeno quimérico; EGFR, receptor do fator de crescimento epidérmico; mTOR, alvo da rapamicina em mamíferos; VEGF, fator de crescimento do endotélio vascular.

O trastuzumabe é um anticorpo monoclonal direcionado contra o receptor do fator de crescimento epidérmico humano 2 (HER2, do inglês *human epidermal growth factor receptor 2*), que também está associado à ICC. É usado em combinação com quimioterapia tanto como terapia adjuvante quanto como tratamento do câncer de mama metastático e, algumas vezes, é combinado com antraciclinas; acredita-se que essa combinação resulte em toxicidade aditiva ou, possivelmente, sinérgica. Ao contrário das antraciclinas, a cardiotoxicidade não é dose-dependente, em geral é reversível, não está associada às alterações patológicas das miofibrilas cardíacas e tem mecanismo bioquímico diferente, inibindo mecanismos intrínsecos de reparo cardíaco. O monitoramento da cardiotoxicidade é geralmente realizado a cada 3 ou 4 doses por meio de testes cardíacos funcionais, e o tratamento é interrompido quando as frações de ejeção declinam de maneira significativa a partir de seu valor basal. Outros agentes quimioterápicos potencialmente cardiotóxicos incluem as mostardas de fosforamida (ciclofosfamida) em altas doses e a ifosfamida.

As pequenas moléculas inibidoras, incluindo inibidores da tirosina--cinase, são novas classes de agentes antineoplásicos direcionados para alvos moleculares, que se tornaram rotineiramente aplicáveis em uma variedade de neoplasias malignas. Embora a tolerabilidade geral desses fármacos seja, com frequência, melhor que a da quimioterapia, muitas vezes eles são administrados indefinidamente, o que introduz novas noções de efeitos cumulativos em longo prazo. Esses agentes também apresentam riscos de toxicidade cardiovascular, incluindo ICC, arritmias atriais e ventriculares, prolongamento do intervalo QT e hipertensão pulmonar e sistêmica. Novos agentes neoplásicos frequentemente tornam-se disponíveis para uso como resultado de aprovações aceleradas antes que se obtenha uma compreensão completa de seu perfil de toxicidade em longo prazo. Dois exemplos para ilustrar isso são o lapatinibe e o ponatinibe, que tiveram suas aprovações atualizadas com advertências em tarja preta de sua toxicidade cardiovascular 4 anos após a aprovação inicial do medicamento. Outros inibidores de pequenas moléculas que foram associados à ICC incluem bosutinibe, dasatinibe, nilotinibe, pazopanibe, axitinibe, trametinibe, sunitinibe, carfilzomibe e sorafenibe. A hipertensão sistêmica está comumente associada a agentes direcionados para o fator de crescimento do endotélio vascular ou seus receptores (p. ex., bevacizumabe, cabozantinibe, lenvatinibe, nintedanibe), ponatinibe (um inibidor de Abl) e trametinibe (um inibidor de MEK), enquanto o dasatinibe (um inibidor de Abl) possui uma associação bem documentada com hipertensão pulmonar. O ibrutinibe (um inibidor de BTK) foi associado à fibrilação atrial, bem como a arritmias ventriculares. À medida que mais desses inibidores de pequenas moléculas são aprovados para uso, e suas indicações são ampliadas, é necessário incorporar um monitoramento adicional dos efeitos em longo prazo e tardios à vigilância de rotina dos oncologistas, cardiologistas e médicos de atenção primária.

Os agentes de imunoterapia também surgiram como terapias antineoplásicas efetivas que melhoraram de modo substancial os resultados clínicos em uma variedade de cânceres. Os inibidores de *checkpoint* imune foram associados a diversas toxicidades cardiovasculares importantes, incluindo doença pericárdica, vasculite e miocardite fulminante. O mecanismo dessas toxicidades é mediado por células T, e as toxicidades frequentemente respondem à instituição precoce de glicocorticoides, mas podem ser graves ou fatais se não forem reconhecidas prontamente. Combinações de múltiplos inibidores de *checkpoint* imune aumentam o risco dessas toxicidades imunológicas, e não surgiu nenhum padrão claro sobre quais pacientes são mais suscetíveis. As terapias com células T com receptor de antígeno quimérico (CAR-T, do inglês *chimeric antigen receptor T-cell*) estão associadas a síndromes de liberação de citocinas (SLC), que podem ser graves e podem estar associadas a arritmias ou insuficiência cardíaca descompensada. Os bloqueadores dos receptores da interleucina 6 podem diminuir esses riscos, e as diretrizes de cuidados de suporte recomendam a instituição precoce desses agentes na SLC grave.

O manejo da doença cardiovascular associada ao tratamento é essencialmente o mesmo que para a doença cardíaca não relacionada ao tratamento do câncer. A primeira medida é interromper a exposição ao agente desencadeante. Diuréticos, restrição de líquidos e sódio e antiarrítmicos em geral são úteis no tratamento dos sintomas agudos. A redução da pós-carga com inibidores da enzima conversora de angiotensina ou com bloqueadores β-adrenérgicos pode melhorar a função sistólica com o tempo, e os digitálicos podem melhorar os sintomas. O rastreamento de rotina para a disfunção sistólica assintomática é atualmente recomendado para sobreviventes com alto risco de miocardiopatia, incluindo aqueles com exposição à antraciclina ≥ 250 mg/m^2, ≥ 35 Gy de radiação do tórax ou terapia combinada com antraciclinas e radioterapia. A ecocardiografia é a modalidade de rastreamento recomendada, e a vigilância deve começar no máximo 2 anos após a exposição e deve ser repetida no mínimo a cada 5 anos em seguida.

DISFUNÇÃO PULMONAR

A lesão pulmonar induzida por radiação manifesta-se nas fases iniciais como pneumonite aguda nas primeiras 4 semanas após o tratamento, porém pode evoluir para fibrose pulmonar nas fases tardias. Os fatores de risco para pneumonite actínica incluem idade avançada, tabagismo, baixa capacidade funcional, disfunção pulmonar preexistente e volume e dose de radiação. Ocorre mais comumente em pacientes com câncer de pulmão, linfoma mediastinal e câncer de mama, e a incidência está diminuindo devido aos avanços nas técnicas de administração da radioterapia. O "limiar" da dose parece oscilar na faixa de 5 a 20 Gy. A hipoxemia e a dispneia aos esforços são características, e a gravidade dos sintomas pode ser desproporcional ao volume pulmonar irradiado. Estertores finos (estertores do tipo "Velcro") também podem ocorrer, e os pacientes com frequência têm febre, tosse e dor torácica pleurítica. A capacidade de difusão pulmonar de dióxido de carbono (D_{CO}) é o indicador mais sensível de disfunção pulmonar, e, em geral, os infiltrados "em vidro fosco" correspondem aos limites relativamente precisos da área irradiada, embora a pneumonite possa progredir além do campo irradiado e, em alguns casos, até mesmo envolver o pulmão contralateral que não exposto ao tratamento por radiação. O mecanismo de lesão pulmonar consiste em um efeito direto da radiação, que leva ao aumento da permeabilidade capilar e ao edema pulmonar. O dano aos pneumócitos tipo I e tipo II leva à perda de surfactante e à transudação das proteínas séricas para os alvéolos. As citocinas, incluindo o fator de necrose tumoral α, são liberadas das células pulmonares danificadas e atraem as células inflamatórias para os alvéolos e o espaço intersticial. As fases tardias da lesão são causadas por espécies reativas de oxigênio, que estimulam a produção de colágeno e levam à fibrose, porém não ocorrem em todos os casos. O fator de crescimento transformador β (TGF-β, do inglês *transforming growth factor* β) é particularmente importante na estimulação da síntese de colágeno e pode representar um alvo terapêutico para prevenir a fibrose pulmonar.

A bleomicina forma espécies reativas de oxigênio (radicais livres) e causa pneumonite associada a um padrão radiográfico de opacificação intersticial difusa (vidro fosco) em ambos os pulmões, em geral mais grave nos lobos inferiores. Uma tosse não produtiva com ou sem febre pode ser um sinal precoce. Essa toxicidade é dose-dependente e limita a dose utilizável. A D_{CO} é um marcador sensível para toxicidade e recuperação e, em geral, deve-se obter um valor basal para comparação futura antes de iniciar o tratamento com bleomicina. As doses são reduzidas ou interrompidas se a D_{CO} basal cair 25% ou mais. Os fatores de risco aditivos ou sinérgicos incluem idade, doença pulmonar prévia e exposição concomitante a outros quimioterápicos, irradiação dos pulmões e concentrações altas de oxigênio inspirado. Outros quimioterápicos que reconhecidamente causam toxicidade pulmonar incluem mitomicina, nitrosureias, doxorrubicina com radioterapia, gencitabina combinada com doses semanais de docetaxel, metotrexato e fludarabina. Os agentes alquilantes ciclofosfamida, ifosfamida e melfalana em doses altas são utilizados comumente em transplantes de células-tronco hematopoiéticas, em geral com irradiação de corpo inteiro. Esse tratamento pode causar fibrose pulmonar grave e/ou doença pulmonar veno-oclusiva.

A lesão pulmonar induzida por radiação e a pneumonite induzida por quimioterapia geralmente respondem aos glicocorticoides, exceto no caso das nitrosureias. A prednisona, na dose de 1 mg/kg, é frequentemente usada para controlar os sintomas agudos e prevenir a disfunção pulmonar, com redução gradual e lenta ao longo de 12 semanas. O tratamento prolongado com glicocorticoides deve ser acompanhado de proteção gastrintestinal com inibidores da bomba de prótons, manejo da hiperglicemia, tratamento rigoroso das infecções e prevenção ou tratamento da osteoporose induzida pelos esteroides. Antibióticos, broncodilatadores, oxigênio (apenas em doses mínimas necessárias) e diuréticos podem ser muito úteis no tratamento da pneumonite, e um pneumologista deve ser consultado rotineiramente. As recidivas, que podem ocorrer após uma resposta inicial aos glicocorticoides, podem responder a agentes como a azatioprina ou a ciclosporina. A amifostina é um sequestrador de radicais livres e agente radioprotetor, que reduz a taxa de pneumonite; entretanto, está associada a náusea e hipotensão graves, o que limita o seu uso. Não existe nenhuma terapia efetiva para fibrose pulmonar, e o tratamento é principalmente de suporte com oxigênio suplementar. Agentes anti-inflamatórios direcionados para alvos específicos estão sendo testados para reduzir a incidência de fibrose pulmonar, porém ainda são experimentais.

A toxicidade pulmonar que resulta de terapias-alvo antineoplásicas, incluindo inibidores de pequenas moléculas e agentes de imunoterapia, é incomum, mas pode ser potencialmente fatal e com frequência leva à interrupção do medicamento. A pneumonite não infecciosa está associada a tosse, dispneia e infiltrados nos exames de imagem do tórax, e foi relatada a sua associação ao uso de sunitinibe, sorafenibe, inibidores do receptor do fator de crescimento epidérmico (EGFR, do inglês *epidermal growth factor receptor*) (cetuximabe, afatinibe), crizotinibe (inibidor da ALK), inibidores da fosfoinositídeo 3-cinase (PI3K) (idelalisibe, copanlisibe) e inibidores do alvo da rapamicina em mamíferos (mTOR, do inglês *mammalian target of rapamycin*) (everolimo, tensirolimo). O conjugado anticorpo-fármaco brentuximabe vedotina também pode causar toxicidade pulmonar grave quando usado em combinação com outros agentes quimioterápicos, em particular a bleomicina. O início da pneumonite induzida por fármacos pode ser rápido, e o uso imediato de glicocorticoides é importante, uma vez excluídas as causas infecciosas. Normalmente, a pneumonite grave é uma razão para interromper permanentemente o fármaco agressor.

DISFUNÇÃO DO SISTEMA IMUNE

Um risco significativo da maioria dos tratamentos anticâncer é a toxicidade hematológica com efeitos cumulativos sobre o sistema imune do hospedeiro, levando a um maior risco de segundas neoplasias malignas e comprometimento da saúde imune em longo prazo. As segundas neoplasias malignas em sobreviventes de câncer constituem uma importante causa de morte, e os sobreviventes de cânceres infantis têm risco duas vezes maior de tumores sólidos depois dos 40 anos de idade, em comparação com a população em geral. A indução de segundas neoplasias malignas é controlada pela complexa interação de idade, sexo, exposições ambientais, suscetibilidade genética e tratamentos específicos para o câncer. Com frequência, os eventos que levaram ao câncer primário permanecem, elevando o risco de uma segunda neoplasia maligna. Os pacientes com história de câncer de pulmão continuam tendo risco aumentado de outros cânceres associados ao uso de tabaco, incluindo cânceres de esôfago, cabeça e pescoço, rim e bexiga. Pacientes com câncer de mama são mais suscetíveis a desenvolver a doença na mama contralateral. Os pacientes com linfoma de Hodgkin correm risco de outros linfomas não Hodgkin de células B. As síndromes neoplásicas genéticas (incluindo neoplasia endócrina múltipla ou síndromes de Li-Fraumeni, Lynch, Cowden e Gardner) são exemplos de alguns tipos específicos de segundas neoplasias malignas secundárias determinadas geneticamente. O tratamento do câncer por si só não parece ser responsável pelo risco de desenvolver essas neoplasias malignas secundárias. Os distúrbios genéticos que resultam em deficiências de reparo do DNA, incluindo ataxia-telangiectasia, síndrome de Bloom e anemia de Fanconi, aumentam acentuadamente o risco de câncer ao longo da vida, bem como os riscos associados a agentes que danificam o DNA. É importante salientar que o risco de desenvolver segundas neoplasias malignas associadas ao tratamento do câncer é, no mínimo, aditivo e, em geral, é sinérgico quando a quimioterapia é combinada com a radioterapia; por essa razão, quando se utilizam abordagens terapêuticas combinadas, é importante determinar a necessidade de cada componente no programa terapêutico. Esses pacientes exigem vigilância indefinida e cirurgia profilática em alguns casos.

Os pacientes submetidos à radioterapia têm riscos mais altos de desenvolver segundas neoplasias malignas ao longo de suas vidas – 1 a 2% ao ano na segunda década depois do tratamento, mas aumenta para > 25% depois de 25 anos. O risco de segundas neoplasias malignas por radiação é dependente da dose e geralmente ocorre dentro ou perto do campo de tratamento. Os tumores sólidos comuns relacionados com a radiação incluem cânceres do sistema nervoso central (SNC), de mama, de pulmão, de tireoide, de pele e ossos e sarcomas, que frequentemente são agressivos e apresentam prognóstico sombrio. Um exemplo de neoplasia maligna secundária induzida por radioterapia e dependente de órgão, idade e sexo é o câncer de mama, no qual o risco é pequeno com a irradiação em mulheres com mais de 30 anos, mas aumenta 20 vezes em relação ao basal nas mulheres com menos de 30 anos. Uma mulher de 25 anos tratada com radiação em manto para linfoma de Hodgkin tem risco atuarial de 29% de desenvolver câncer de mama com a idade de 55 anos.

A quimioterapia está associada significativamente a duas segundas neoplasias malignas fatais: leucemia aguda e síndromes mielodisplásicas. Foram descritos dois tipos de leucemia secundária; em pacientes tratados com agentes alquilantes crônicos (particularmente combinados com radioterapia), a leucemia mieloide aguda está associada a deleções nos cromossomos 5 ou 7 e a cariótipos complexos e, com frequência, é precedida de mielodisplasia. O risco de desenvolver a doença ao longo da vida é de cerca de 1 a 5%, e aumenta com a idade e quando se utiliza radioterapia. A incidência dessas leucemias alcança níveis máximos dentro de 5 a 8 anos, mas o risco retorna praticamente aos níveis basais depois de 10 anos. O outro tipo de leucemia mielocítica aguda está relacionado com a terapia com inibidores da topoisomerase, está associado a translocações do cromossomo 11q23, tem incidência < 1%, geralmente ocorre de 1,5 a 3 anos após o tratamento e raramente é precedido de mielodisplasia. As síndromes mielodisplásicas são mais frequentes depois da quimioterapia, e, em geral, esses casos estão associados à progressão leucêmica com prognóstico desfavorável. Uma fração da população desenvolve hematopoiese clonal não relacionada ao tratamento anterior do câncer, e a porcentagem aumenta com a idade. Nesses pacientes, as células-tronco hematopoiéticas carregam mutações que são associadas à neoplasia mieloide apesar de contagens sanguíneas normais. Acredita-se que a presença dessas lesões genéticas possa predispor os pacientes ao desenvolvimento de neoplasias malignas mieloides, porém há mais evidências de que a hematopoiese clonal aumente o risco de linfoma e doença cardíaca aterosclerótica.

Outros agentes citotóxicos estão associados a alterações em longo prazo na imunidade além do período inicial de tratamento e recuperação dos neutrófilos. A bendamustina tem efeitos significativos em subpopulações de células B e células T que podem persistir por anos, e estudos de longo prazo de pacientes com linfoma tratados com esquemas à base de bendamustina mostram taxas mais altas de morte por segundas neoplasias malignas em comparação com outros esquemas de quimioterapia. Análogos da purina, como a cladribina e a pentostatina, também produzem supressão das células T em longo prazo. O risco de tumores sólidos também aumenta após a quimioterapia, e os agentes alquilantes aumentam o risco de câncer de tireoide, pulmão, mama e bexiga, além de sarcomas. A ciclofosfamida aumenta o risco tanto de sarcoma quanto de câncer de mama de maneira dose-dependente. Outros agentes quimioterápicos, incluindo a procarbazina e agentes de platina, foram associados a neoplasias malignas gastrintestinais. O tratamento do câncer de mama com tamoxifeno por 5 anos ou mais está associado ao risco de 1 a 2% de desenvolver câncer de endométrio. Em geral, o acompanhamento clínico é suficiente para detectar esses cânceres em estágio precoce. O risco de mortalidade por câncer endometrial induzido pelo tamoxifeno é pequeno em comparação com os efeitos benéficos desse fármaco como tratamento adjuvante para o câncer de mama. O tratamento do mieloma múltiplo com o agente imunomodulador lenalidomida está associado a um risco significativamente aumentado de segundas neoplasias malignas hematológicas, incluindo linfomas e leucemias. Esses riscos são maiores após uso prévio do agente alquilante melfalana.

Tendo em vista o alto risco de segundas neoplasias malignas em sobreviventes de câncer, os pacientes necessitam de vigilância indefinida. As diretrizes para a vigilância do câncer de mama em sobreviventes expostas à radiação do tórax recomendam que as pacientes sejam submetidas a rastreamento com mamografias e/ou ressonância magnética (RM) de mama a partir dos 25 anos ou dentro de 8 anos após o tratamento, o que ocorrer mais tarde. Qualquer órgão no campo de tratamento é suscetível a desenvolver um câncer; por exemplo, a radioterapia do tórax pode aumentar o risco de câncer gástrico ou de esôfago. Pacientes expostos à radiação abdominal ou pélvica devem efetuar colonoscopias anuais a partir dos 35 anos de idade ou dentro de 10 anos após a exposição. Para pacientes tratados com radioterapia do pescoço, não se recomenda nenhuma vigilância formal, porém deve-se efetuar uma aspiração com agulha fina em qualquer nódulo palpável da tireoide, e os níveis de hormônio estimulante da tireoide (TSH) devem ser monitorados periodicamente.

A quimioterapia combinada também está associada a um comprometimento da saúde imune e aumento do risco de infecções oportunistas, complicações autoimunes e comprometimento da proteção do hospedeiro contra infecções. Os sobreviventes de linfoma têm risco elevado de desenvolver anemia hemolítica autoimune, pneumonias virais ou fúngicas, meningite ou outras infecções, e esses riscos permanecem altos durante décadas após o tratamento. Os agentes ou esquemas de tratamento que resultam em depleção significativa de células T, incluindo globulina antitimócito ou anticorpos dirigidos contra proteínas de superfície celular nas células T, aumentam o risco de distúrbios linfoproliferativos de células B associados ao vírus Epstein-Barr. A suspensão do tratamento imunossupressor em geral está associada à remissão completa da doença. Os anticorpos monoclonais anti-CD20, a terapia com CAR-T, os anticorpos monoclonais biespecíficos dirigidos contra células B e células T e os inibidores de *checkpoint* imune foram todos associados à aplasia das células B em longo prazo, o que frequentemente exige reposição de imunoglobulinas por via intravenosa e vigilância persistente para infecções sinopulmonares recorrentes. Tanto o rituximabe quanto os agentes imunomoduladores foram associados à neutropenia de início tardio, que pode ocorrer meses após a exposição ao fármaco e frequentemente exige suporte com fatores de crescimento. Tendo em vista esses riscos de comprometimento da função do sistema imune, todos os sobreviventes de câncer devem receber vacina contra influenza anualmente, e deve-se considerar a vacinação pneumocócica, dependendo da idade e do estado de saúde imunológica.

DISFUNÇÃO REPRODUTIVA E ENDÓCRINA

As complicações endócrinas são prevalentes em sobreviventes de câncer infantil. Quase metade de todos os sobreviventes terá pelo menos um distúrbio hormonal durante a vida, e esses distúrbios manifestam-se mais comumente como efeitos tardios. A radioterapia da cabeça, do pescoço ou da pelve está associada ao maior risco de disfunção endócrina. Os testículos e os ovários em pacientes pré-puberais são sensíveis ao dano da radiação de forma dose-dependente. A espermatogênese é afetada por baixas doses de radiação, e ocorre azoospermia completa com 600 a 700 cGy. Por outro lado, a disfunção das células de Leydig ocorre com doses < 2.000 cGy; por essa razão, a função endócrina é perdida após exposição a doses muito mais elevadas de radiação que a espermatogênese. A disfunção erétil ocorre em até 80% dos homens tratados com radioterapia externa para câncer de próstata. A sildenafila pode ajudar a reverter a disfunção erétil. A disfunção ovariana secundária à radioterapia depende da idade e ocorre com doses entre 150 e 500 cGy. Em geral, o tratamento de reposição hormonal está contraindicado (p. ex., no câncer de mama positivo para receptores de estrogênio). O médico deve tentar manter a massa óssea com suplementos de cálcio e vitamina D e com bisfosfonatos orais, e a monitoração deve ser baseada nas avaliações da densidade óssea. Paroxetina, clonidina, pregabalina e outros fármacos podem ajudar a controlar as ondas de calor. Os sobreviventes de longo prazo dos cânceres infantis tratados com irradiação do crânio podem desenvolver anormalidades da biologia da leptina e deficiência de hormônio do crescimento, que acarretam obesidade e reduções da força, da tolerância aos esforços e da densidade óssea. A radioterapia do pescoço pode causar hipotireoidismo, doença de Graves, tireoidite e tumores malignos da tireoide. O TSH é rotineiramente acompanhado nesses pacientes para evitar o hipotireoidismo e para a supressão de níveis persistentemente elevados de TSH, o que pode causar ou estimular o câncer de tireoide. A irradiação craniana também pode estar associada a várias anormalidades endócrinas com alteração da função normal do eixo hipotalâmico-hipofisário, e deve-se ter um alto índice de suspeita para identificar e tratar essa toxicidade. Os esforços para eliminar a radiação desnecessária, como a irradiação profilática do SNC, podem diminuir alguns dos efeitos endócrinos tardios. Os pacientes que receberam radiação abdominal devem efetuar um rastreamento anual para obesidade e diabetes melito, com medidas de altura e peso, juntamente com determinação da hemoglobina A_{1c} pelo menos a cada 2 anos.

Os agentes alquilantes e quimioterápicos estão associados às taxas mais altas de infertilidade masculina e feminina, que depende diretamente da idade, da dose e da duração do tratamento. A idade por ocasião do tratamento é um determinante importante da perda da fertilidade, sendo que os pacientes pré-púberes são mais tolerantes. A insuficiência ovariana está relacionada com a idade, e as mulheres que voltam a menstruar depois do tratamento ainda são mais suscetíveis à menopausa precoce. Em geral, os homens apresentam azoospermia reversível durante o tratamento, com agentes alquilantes em doses mais baixas, e a infertilidade tardia está associada a doses de ciclofosfamida > 9 g/m^2 e aos esquemas de intensidade alta, como os que são usados antes do transplante de células-tronco hematopoiéticas. Todos os pacientes devem ser aconselhados sobre o impacto potencial na reprodução futura, e, quando viável e apropriado, deve-se oferecer um encaminhamento oportuno para intervenções estabelecidas, como criopreservação de espermatozoides, preservação de ovócitos e preservação de embriões. As tecnologias de reprodução assistida podem ajudar os casais com infertilidade causada pela quimioterapia.

A quimioterapia combinada pode comprometer a saúde óssea, e os pacientes idosos podem ser mais suscetíveis a esses efeitos. Devido ao risco combinado da osteoporose relacionada com a idade e o efeito da terapia, o risco de fraturas em pacientes com mais de 70 anos de idade pode alcançar 5 a 10% dentro de alguns anos após o término da terapia. O risco de baixa densidade mineral óssea é maior em certos grupos de alto risco, incluindo sobreviventes de leucemia linfoblástica aguda pediátrica e tumores do SNC e aqueles que foram submetidos a transplante de células-tronco hematopoiéticas.

Os inibidores de *checkpoint* imune que têm como alvo CTLA-4 e PD-1 levaram a toxicidades crônicas graves, incluindo quebra da autotolerância e destruição autoimune de certos órgãos endócrinos, em particular a tireoide e a adeno-hipófise (hipófise anterior). A hipofisite é mais comumente relatada em associação a inibidores de CTLA-4, enquanto a disfunção da tireoide é mais comum com inibidores de PD-1. A maioria das toxicidades relacionadas com o sistema imune ocorre nas primeiras 8 a 12 semanas após o início do tratamento, porém podem ocorrer a qualquer momento durante o tratamento ou até mesmo após a interrupção da terapia. Os pacientes com tireoidite autoimune ou hipofisite necessitam de reposição hormonal durante toda a vida, e o reconhecimento precoce é importante.

Os inibidores da tirosina-cinase, como o imatinibe, foram associados a uma desaceleração do crescimento em crianças, particularmente quando o tratamento é iniciado antes da puberdade. Postula-se que o mecanismo esteja relacionado com uma ruptura na sinalização do hormônio do crescimento ou inibição do receptor do fator de crescimento semelhante à insulina 1 (IGFR-1, do inglês *insulin-like growth factor 1 receptor*). Outros inibidores de BCR-ABL, incluindo nilotinibe e dasatinibe, foram associados tanto ao hipertireoidismo quanto ao hipotireoidismo. Os efeitos endócrinos que foram relatados em associação a outros inibidores da tirosina-cinase incluem alterações na remodelação óssea, níveis reduzidos de cálcio e de vitamina D, disfunção da tireoide, disfunção gonadal, disfunção suprarrenal, alteração do metabolismo da glicose e hiperparatireoidismo secundário. As provas de função da tireoide devem ser monitoradas periodicamente enquanto os pacientes estiverem em uso desses agentes-alvo, e devem-se prescrever hormônios de reposição e/ou vitaminas, quando necessário.

DISFUNÇÃO NEUROLÓGICA

A disfunção neurológica em consequência do tratamento do câncer está aumentando na sua incidência e gravidade, devido aos melhores cuidados de suporte que permitem o uso de esquemas mais agressivos, maior número de pacientes idosos que recebem tratamento, duração prolongada da terapia e períodos mais longos de sobrevida ao câncer. Efeitos diretos na mielina, nas células gliais e nos neurônios foram implicados, e os mecanismos potenciais são alterações do citoesqueleto celular, do transporte axonal e do metabolismo celular. O encurtamento dos telômeros que ocorre com o envelhecimento normal pode ser acelerado pela radiação. Os sobreviventes de tumores do SNC correm maior risco de comprometimento neurocognitivo de início tardio, que inclui comprometimento da inteligência e velocidades de processamento mais lentas, juntamente com déficits na função executiva, na memória e na atenção. Essas toxicidades são relatadas após tratamento com radioterapia e quimioterapia em indivíduos que sobreviveram a tumores na infância.

A toxicidade aguda do SNC por radiação, que ocorre dentro de semanas, caracteriza-se por náusea, sonolência, hipersonia e ataxia, que normalmente se recuperam com o tempo. A toxicidade tardia inicial começa dentro de semanas até 3 meses depois do tratamento, causa sinais e sintomas semelhantes aos da toxicidade aguda e está associada patologicamente à desmielinização reversível. Ocorre lesão tardia crônica por radiação dentro de 9 meses até 10 anos após a terapia, e a disfunção aumenta com o tempo. A lesão da medula espinal causada pela radiação (mielopatia) é extremamente dose-dependente e raramente ocorre com os esquemas de radioterapia modernos. Uma forma autolimitada precoce evidenciada por choques elétricos ao longo da coluna vertebral com a flexão do pescoço (sinal de Lhermitte) ocorre dentro de 6 a 12 semanas depois do tratamento e, em geral, regride em algumas semanas. A toxicidade dos nervos periféricos é muito rara em razão de sua resistência relativa à radiação. A lesão difusa causada pela radiação está associada à disfunção global do SNC e a alterações difusas da substância branca na tomografia computadorizada (TC) ou na RM. Na patologia, mudanças nos vasos pequenos são proeminentes e necrose focal é comum. A encefalopatia necrosante é a forma mais grave de lesão causada pela radiação e quase sempre está associada ao uso concomitante da quimioterapia, principalmente com metotrexato. A irradiação craniana profilática em leucemias/linfomas, tanto na infância quanto em adultos, foi, em grande parte, abandonada, devido aos efeitos agudos e de longo prazo da terapia. Os glicocorticoides podem ser sintomaticamente úteis para as toxicidades agudas, porém não alteram a evolução. Os psicoestimulantes, como o metilfenidato, podem melhorar a atenção e a função executiva em indivíduos que sobreviveram a tumores na infância.

Em cânceres de crianças e adolescentes, a idade mais jovem, a maior dose de irradiação craniana, os maiores volumes cerebrais irradiados e tempos de tratamento mais longos estão associados a resultados neurocognitivos piores. Em cânceres de adultos, os pacientes com mais de 60 anos de idade que recebem radioterapia de cérebro inteiro correm alto risco de comprometimento neurocognitivo após a terapia. Polimorfismos genéticos podem estar associados a um risco aumentado de problemas neurocognitivos, e as evidências emergentes sugerem que os polimorfismos na via do folato, os genes de estresse oxidativo e as enzimas que regulam tanto as catecolaminas quanto a desaminação das aminas estão associados a um risco individual.

Os alcaloides da vinca causam uma neuropatia típica "em meia e luva" com parestesias (dormência e formigamento) progredindo para déficits motores diretamente relacionados com a dose utilizada. A polineuropatia sensitivomotora distal consiste predominantemente em perda dos reflexos tendíneos profundos, inicialmente com déficits de sensibilidade à dor e à temperatura e, em seguida, perda da sensibilidade proprioceptiva e vibratória. Isso requer uma cuidadosa anamnese do paciente e um exame físico feito por oncologistas experientes para decidir quando o medicamento precisa ser interrompido ou reduzido para evitar danos permanentes. A toxicidade mais leve com frequência sofre resolução lenta e completa após a interrupção do tratamento. Os alcaloides da vinca algumas vezes podem estar associados a claudicação da mandíbula, rouquidão, neuropatia autonômica, íleo, paralisia de nervos cranianos e, nos casos graves, encefalopatia, convulsões e coma. A cisplatina está associada à neuropatia sensitivomotora e à perda da audição, principalmente quando as doses são > 400 mg/m^2, razão pela qual os pacientes com disfunção auditiva preexistente devem fazer audiometria. Nesses casos, a cisplatina é substituída pela carboplatina, que produz efeitos mais leves na audição. Muitos dos agentes dirigidos contra enzimas cinase nas células tumorais e congêneres da 5-fluoruracila produzem disestesias e mãos e pés dolorosos, conhecidos como síndrome mãos-pés ou eritrodisestesia palmar-plantar. Os sintomas costumam melhorar quando o agente é suspenso. Isoladamente, o metotrexato pode causar leucoencefalopatia aguda evidenciada por sonolência e confusão, que, em geral, são reversíveis. A toxicidade aguda é dose-dependente, principalmente com doses > 3 g/m^2, e os pacientes mais jovens têm risco mais alto. A toxicidade subaguda pelo metotrexato ocorre semanas depois do tratamento e, em geral, é atenuada pelo tratamento com glicocorticoides. A toxicidade crônica pelo metotrexato (leucoencefalopatia) ocorre meses ou anos depois do tratamento e caracteriza-se clinicamente por perda progressiva da função cognitiva e sinais neurológicos focais, que são irreversíveis, promovidos pela radioterapia sincrônica ou metacrônica, e mais pronunciados nos pacientes mais jovens. O declínio neurocognitivo após quimioterapia isolada ocorre principalmente em pacientes com câncer de mama submetidas à quimioterapia adjuvante com antraciclinas, taxanos ou ciclofosfamida; essa condição é designada como "névoa cerebral" ou "cérebro de quimioterapia". As manifestações clínicas incluem déficits de memória, aprendizagem, atenção e velocidade de processamento das informações. Não há nenhuma explicação clara para a sua causa e nenhuma terapia claramente efetiva, porém o exercício regular está associado a uma melhora dos sintomas. A maioria dos sintomas melhora dentro de 1 ano de terapia, porém os sintomas podem persistir por longos períodos em 10 a 20% dos pacientes.

Os novos agentes direcionados para moléculas e a imunoterapia também foram associados à disfunção neurológica e podem exacerbar a neuropatia persistente de terapia anterior. Os inibidores do proteassoma estão associados à dor neuropática e à neuropatia motora, que podem ocorrer imediatamente ou que podem ter início tardio. O mecanismo proposto consiste em aumento do estresse oxidativo nas células neurais. A administração subcutânea desses agentes está associada a menos neuropatia periférica em relação às infusões intravenosas. Os agentes de imunoterapia, como as terapias com CAR-T e anticorpos monoclonais biespecíficos direcionados para as células T e as células B, estão associados a uma neurotoxicidade aguda significativa, incluindo confusão, encefalopatia, convulsões e sintomas cerebelares. Existe a hipótese de que esses sintomas estejam relacionados com a SLC associada a essas terapias e, com frequência, são limitados no tempo. Todavia, uma minoria de pacientes tratados com esses agentes apresentará disfunção central e neurológica persistente, para a qual o manejo é principalmente de suporte. Os glicocorticoides podem ser úteis em curto prazo, porém o tratamento com antagonistas do receptor de interleucina 6, que são efetivos para diminuir a gravidade da SLC, é, em grande parte, ineficaz na prevenção das toxicidades neurológicas. A leucoencefalopatia multifocal progressiva (LEMP) é uma infecção cerebral rara, porém grave, causada pelo vírus JC e que foi relatada como complicação rara do tratamento com rituximabe, ibrutinibe e inibidores de PI3K. A resposta inflamatória ao vírus manifesta-se como lesões hiperintensas unifocais ou multifocais envolvendo a substância branca subcortical, que são mais bem visualizadas em imagens ponderadas em T2/FLAIR (*fluid-attenuated inversion recovery*) na RM. O tratamento é de suporte e consiste na remoção do agente agressor. Outros agentes direcionados para alvos que podem estar associados à disfunção neurológica quando administrados por períodos prolongados de tratamento incluem o dasatinibe, a talidomida e a lenalidomida.

Os conjugados de anticorpo-fármaco (ADCs, do inglês *antibody-drug conjugates*) consistem em novas terapias em que um anticorpo monoclonal direcionado para um antígeno tumoral é ligado a um potente agente antineoplásico por meio de um ligante químico. Com frequência, esses agentes estão associados a neurotoxicidade central e periférica significativa, conforme descrito com agentes como o brentuximabe vedotina e o pertuzumabe. Essas neuropatias frequentemente surgem durante o tratamento, semelhantes às observadas com a quimioterapia, e são dose-dependentes. O reconhecimento precoce da neuropatia que surge durante o tratamento, induzida por ADCs, exige a interrupção da dose ou uma modificação para esquemas de dosagem menos frequentes, de modo que os pacientes continuem o tratamento. Os inibidores de *checkpoint* imune foram associados a complicações autoimunes e a manifestações neurológicas únicas, como neurite óptica, que pode ser reversível após o uso de glicocorticoides.

DISFUNÇÃO HEPÁTICA E GASTRINTESTINAL

A lesão hepática crônica causada pelos esquemas tradicionais de quimioterapia é rara. O uso prolongado de metotrexato ou a quimioterapia em doses altas, isoladamente ou em combinação com a radioterapia (p. ex., regimes preparatórios para transplante de medula óssea), podem causar doença hepática veno-oclusiva. Nos casos clássicos, essa complicação potencialmente fatal evidencia-se por ascite anictérica, níveis altos de fosfatase alcalina e hepatoesplenomegalia. Ao exame patológico, há congestão venosa, proliferação das células epiteliais e atrofia dos hepatócitos com progressão para fibrose franca. A monitoração frequente das provas de função hepática durante qualquer tipo de quimioterapia é necessária para evitar efeitos tóxicos esperados ou idiossincrásicos. Alguns fármacos nucleosídicos estão associados com disfunção hepática; porém, essa complicação é rara na oncologia. A lesão hepática causada pela radiação depende da dose, do volume, do fracionamento, da preexistência de doenças hepáticas e da quimioterapia sincrônica ou metacrônica. Em geral, doses de radiação hepática > 1.500 cGy podem causar disfunção hepática com curva abrupta de dose-resposta. A hepatopatia induzida pela radiação (HIR) é muito semelhante à doença veno-oclusiva hepática.

Novos agentes-alvo, incluindo agentes de imunoterapia, introduziram uma série de toxicidades gastrintestinais, que podem ocorrer no fim do tratamento, incluindo hepatite, colite, má absorção e diarreia crônica. Os primeiros sinais de lesão hepática grave devem levar à interrupção do agente agressor, visto que o efeito não parece estar relacionado com a dose, e as reduções da dose não diminuem a lesão hepática adicional de modo confiável. Os mecanismos envolvidos para a colite ou a hepatite associadas a esses agentes-alvo não estão totalmente elucidados, porém existe a hipótese de que sejam mediados por células T, e o risco é maior quando usados em combinações de agentes-alvo. A diarreia, com ou sem colite grave, pode estar associada a praticamente todos os agentes direcionados para alvos, incluindo inibidores da PI3K, inibidores de BCR-ABL, inibidores da BTK, inibidores do EGFR, inibidores de MEK, inibidores de CDK e agentes imunomoduladores. Mesmo que a diarreia não seja grave, o impacto associado ao tratamento indefinido interfere acentuadamente na qualidade de vida e, com frequência, leva à interrupção da terapia-alvo se não for tratada de forma efetiva. Os agentes imunomoduladores, incluindo a lenalidomida, estão associados ao início tardio de diarreia, que é causada pela má absorção de ácidos biliares e frequentemente responde aos sequestradores de ácidos biliares. Os inibidores de *checkpoint* imune estão associados à colite e à hepatite, que podem responder ao início imediato de glicocorticoides, e podem exigir uma redução gradual e prolongada para resolução.

DISFUNÇÃO RENAL E VESICAL

A cisplatina causa reduções reversíveis da função renal, mas também acarreta efeitos tóxicos graves e irreversíveis nos pacientes com doenças renais, podendo predispor à disfunção grave se ocorrerem lesões renais subsequentes. A ciclofosfamida e a ifosfamida são profármacos ativados predominantemente no fígado e têm produtos de clivagem (acroleína) que causam cistite hemorrágica. Isso pode ser evitado com o removedor de radicais livres sulfonato de 2-mercaptoetano (MESNA), que é necessário durante o tratamento com a ifosfamida. A cistite hemorrágica causada por esses agentes pode predispor ao câncer de bexiga.

Os agentes-alvo geralmente não apresentam riscos nefrotóxicos agudos significativos, porém vários fármacos, incluindo inibidores da PI3K, agentes anti-VEGF e inibidores de FLT3, estão associados à hipertensão sistêmica, o que pode levar a efeitos tardios ou a um declínio progressivo da função renal. A disfunção renal após imunoterapia é incomum, porém pode ocorrer nefrite intersticial. À semelhança de outras toxicidades relacionadas com o sistema imune, essa toxicidade aguda exige o uso imediato de glicocorticoides para evitar efeitos em longo prazo sobre a função renal.

DISFUNÇÃO PSICOLÓGICA E IMPACTO SOCIOECONÔMICO NOS SOBREVIVENTES

O diagnóstico e o tratamento do câncer podem introduzir efeitos psicológicos de longo prazo e tardios, que continuam durante toda a vida. Os sobreviventes de câncer correm maior risco de ansiedade, depressão, problemas de atenção e síndromes de estresse pós-traumático. Muitos pacientes com câncer vivenciam preocupações intrusivas ou debilitantes quanto à recidiva da neoplasia depois do tratamento bem-sucedido. Além disso, esses pacientes podem sofrer estressores socioeconômicos, que afetam o emprego, o seguro e os relacionamentos e levam a dificuldades financeiras e/ou sexuais. Os sobreviventes de câncer infantil têm menos probabilidade de se formar na faculdade ou de conseguir um emprego em tempo integral do que seus pares e são mais propensos a envolver-se em comportamentos de risco à saúde, como uso de substâncias e uso excessivo de álcool. Os efeitos psicossociais em longo prazo do tratamento são maiores em pacientes submetidos a terapias direcionadas para o SNC, incluindo esquemas de radioterapia e de quimioterapia combinada intensiva. Os médicos devem avaliar e abordar claramente esses problemas com os pacientes, referindo-os a sistemas apropriados de aconselhamento ou apoio. O risco global de ideação suicida e de suicídio é baixo, porém é maior em pacientes com câncer e sobreviventes do que em controles da mesma idade. A terapia cognitivo-comportamental personalizada pode melhorar a ansiedade e o estresse pós-traumático associados à sobrevivência ao câncer.

PLANOS DE CUIDADOS PARA A SOBREVIVÊNCIA AO CÂNCER

A sobrevivência começa no momento do diagnóstico e continua indefinidamente. Muitas diretrizes recomendam que cada paciente receba um plano de cuidados de sobrevivência exclusivo para sua situação, porém as evidências de que isso possa melhorar os resultados de saúde são limitadas, e, com frequência, faltam recursos suficientes para implementar as recomendações. Os planos de vigilância focados para efeitos tardios são fundamentais para a detecção e a implementação precoces de intervenções, mas também devem incluir uma estratificação de risco para evitar testes de vigilância desnecessários, que desperdiçam recursos e levam a um sobrediagnóstico e/ou sofrimento psicológico. Os cuidados de sobrevivência são tradicionalmente realizados por oncologistas, porém o escopo do tratamento exige que médicos de atenção primária, profissionais de saúde de nível médio e especialistas em medicina preventiva sejam treinados no acompanhamento de pacientes com câncer tratados em remissão. Todos os pacientes que tiveram câncer devem ser submetidos a uma vigilância para recorrência e segundas neoplasias malignas e devem ser monitorados para os efeitos do tratamento em longo prazo; entretanto, na prática, quase todas as recorrências são detectadas em decorrência da presença de sintomas. A promoção da saúde e a prevenção de doenças com exames de rastreamento de rotina específicos para a idade e o sexo (p. ex., colonoscopia, exames de Papanicolaou, mamografia, vacinação contra o papilomavírus humano, absorciometria de raios X de dupla energia) devem ser o foco dos cuidados de sobrevivência, juntamente com o bem-estar psicossocial. A mamografia anual deve começar no máximo 10 anos depois da radioterapia da área da mama. Os pacientes submetidos à radioterapia em áreas que englobam a tireoide devem fazer exames da glândula e dosagens de TSH periodicamente. Dor localizada ou anormalidade palpável em uma área irradiada no passado deve indicar uma avaliação radiográfica imediata. Os pacientes tratados com agentes alquilantes ou inibidores da topoisomerase devem fazer hemogramas completos a cada 6 a 12 meses; as citopenias, as células anormais do sangue periférico ou a macrocitose devem ser avaliadas por aspirado e biópsia da medula óssea e análise citogenética, citometria de fluxo ou hibridização por fluorescência *in situ* (FISH), conforme o caso.

À medida que a população de sobreviventes ao câncer aumenta, e os pacientes vivem por mais tempo, a sobrevivência ao câncer tornou-se cada vez mais importante, e o Institute of Medicine e o National Research Council publicaram uma monografia intitulada *From cancer patient to cancer survivor: lost in transition*. A monografia propõe um plano que informaria os médicos que cuidam de sobreviventes ao câncer sobre os detalhes completos dos tratamentos anteriores do paciente, consequentes complicações, sinais e sintomas de efeitos tardios e procedimentos de rastreamento e acompanhamento recomendados.

PERSPECTIVA

Os cuidados aos sobreviventes do câncer são um dos problemas mais desafiadores enfrentados atualmente pelos oncologistas. O desafio é desenvolver tratamentos para o câncer que utilizem a combinação mais efetiva de cirurgia, quimioterapia, radioterapia, agentes-alvo ou imunoterapia necessária para curar a doença ou obter um controle da doença em longo prazo com a menor quantidade de toxicidade. À medida que os tratamentos para o câncer continuam melhorando, a necessidade de cuidados com o câncer aumenta, devido ao maior número de sobreviventes de câncer com aumento da expectativa de vida. Claramente, ainda há muito trabalho para elucidar a fisiopatologia dos efeitos relacionados ao tratamento do câncer e a identificação das características dos pacientes associadas a uma maior vulnerabilidade aos efeitos adversos. São necessárias estratégias de manejo clínico concentradas no controle das toxicidades agudas e prevenção de efeitos em longo prazo após a terapia. Por fim, as iniciativas de pesquisa devem reconhecer que, à medida que os paradigmas de tratamento continuam evoluindo, a natureza e a base biológica das toxicidades mudarão. Os avanços na medicina genômica podem aprofundar nossa compreensão das toxicidades e permitir estratégias de vigilância mais personalizadas. É necessário um monitoramento longitudinal da saúde dos sobreviventes de câncer, visto que a incidência de efeitos tardios do tratamento não parece se estabilizar com o tempo.

Agradecimentos *Gostaríamos de agradecer a contribuição de Carl E. Freter, coautor de uma versão anterior deste capítulo; o material de seu capítulo foi mantido nesta versão.*

LEITURAS ADICIONAIS

Armenian SH et al: Cardiovascular disease in survivors of childhood cancer: Insights into epidemiology, pathophysiology, and prevention. J Clin Oncol 36:2135, 2018.

Brinkman TM et al: Psychological symptoms, social outcomes, socioeconomic attainment, and health behaviors among survivors of childhood cancer: Current state of the literature. J Clin Oncol 36:2190, 2018.

Chao C et al: Chronic comorbidities among survivors of adolescent and young adult cancer. J Clin Oncol 38:3161, 2020.

Chemaitilly W et al: Endocrine late effects in childhood cancer survivors. J Clin Oncol 36:2153, 2018.

Chow EJ et al: New agents, emerging late effects, and the development of precision durvivorship. J Clin Oncol 36:2231, 2018.

Rowland JH et al: Survivorship science at the NIH: Lessons learned from grants funded in fiscal year 2016. J Natl Cancer Inst 111:109, 2019.

Shapiro CL: Cancer survivorship. N Engl J Med 379:2438, 2018.

Shapiro CL et al: ReCAP: ASCO core curriculum for cancer survivorship education. J Oncol Pract 12:e08, 2016.

Shree T et al: Impaired immune health in survivors of diffuse large B-cell lymphoma. J Clin Oncol 38:1664, 2020.

Turcotte LM et al: Risk, risk factors, and surveillance of subsequent malignant neoplasms in survivors of childhood cancer: A review. J Clin Oncol 36:2145, 2018.

Seção 2 Distúrbios hematopoiéticos

96 Células-tronco hematopoiéticas

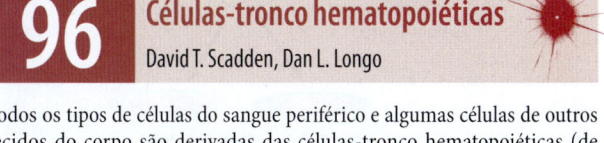

David T. Scadden, Dan L. Longo

Todos os tipos de células do sangue periférico e algumas células de outros tecidos do corpo são derivadas das células-tronco hematopoiéticas (de *hemo:* sangue; *poiesis:* criação). Se a célula-tronco hematopoiética sofresse lesão e não pudesse mais exercer sua função (p. ex., devido a um acidente nuclear), uma pessoa poderia sobreviver de 2 a 4 semanas na ausência de medidas de suporte extraordinárias. Com o uso clínico das células-tronco hematopoiéticas, dezenas de milhares de vidas são salvas a cada ano (Cap. 114). As células-tronco produzem centenas de bilhões de células sanguíneas diariamente a partir de um reservatório de células-tronco, que é estimado em apenas 100 mil. De que forma as células-tronco desempenham esse papel, como persistem por muitas décadas apesar das demandas de produção e qual a melhor maneira de usá-las no tratamento clínico são questões importantes na medicina.

O estudo da produção das células sanguíneas tornou-se um paradigma em relação a mecanismos pelos quais outros tecidos podem ser organizados e regulados. A pesquisa básica na hematopoiese inclui a definição de etapas das alterações moleculares que acompanham as alterações funcionais nas células em maturação, a agregação de células em subgrupos funcionais e a demonstração da regulação das células-tronco hematopoiéticas por um microambiente especializado; esses conceitos são abordados na hematologia e oferecem modelos para outros tecidos. Além disso, tais conceitos podem não estar restritos à função tecidual normal, estendendo-se às malignidades. As células-tronco são raras entre uma população heterogênea de tipos celulares, e seu comportamento é avaliado principalmente em modelos animais experimentais envolvendo a reconstituição da hematopoiese. Portanto, muito do que sabemos sobre as células-tronco é impreciso e baseia-se em inferências obtidas em animais geneticamente manipulados.

PRINCIPAIS FUNÇÕES DAS CÉLULAS-TRONCO HEMATOPOIÉTICAS

Todos os tipos de células-tronco têm duas funções principais: autorrenovação e diferenciação (Fig. 96-1). As células-tronco existem para gerar, manter e reparar os tecidos. Elas são bem-sucedidas quando podem substituir uma variedade de células maduras de vida curta por períodos prolongados. O processo de autorrenovação (ver adiante) assegura que uma população de células-tronco se mantenha ao longo do tempo. Sem a autorrenovação, o conjunto de células-tronco se esgotaria, e a manutenção do tecido não seria possível. O processo de diferenciação leva à produção de efetores da função tecidual: células maduras. A ausência de diferenciação apropriada dessas células maduras altera a integridade da função tecidual, podendo acarretar falência de órgãos ou neoplasias.

No sangue, as células maduras têm um tempo médio de vida variável, oscilando de algumas horas (no caso de neutrófilos maduros) a poucos meses (no caso de hemácias), até muitos anos (em se tratando dos linfócitos de memória). Contudo, o conjunto de células-tronco é a fonte durável central de todas as células do sangue e do sistema imune, mantendo a capacidade para produzir uma variedade de células a partir de um único clone celular, conservando, ainda, o próprio vigor por décadas de vida. À medida que uma célula-tronco individual se divide, possui a capacidade de dar origem a uma de três situações: duas células-tronco, duas células destinadas à diferenciação ou uma célula-tronco e uma célula para diferenciação. As duas primeiras situações resultam de divisão celular simétrica, ao passo que a última indica um destino diferente para as duas células-filhas, evento conhecido como divisão celular assimétrica. O equilíbrio relativo entre esses tipos de resultados pode mudar durante o desenvolvimento e de acordo com demandas específicas para o conjunto de células-tronco.

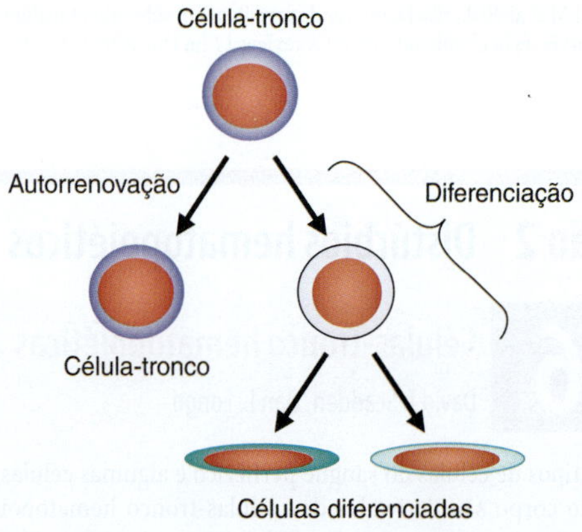

FIGURA 96-1 Características próprias das células-tronco. As células-tronco têm, essencialmente, duas características essenciais: a capacidade de diferenciação em uma variedade de tipos celulares maduros e a capacidade de autorrenovação. Os fatores intrínsecos associados à autorrenovação incluem a expressão de *Bmi-1*, *Gfi-1*, *PTEN*, *STAT5*, *Tel/Atv6*, *p21*, *p18*, *MCL-1*, *Mel-18*, *RAE28* e *HoxB4*. Os sinais extrínsecos para a autorrenovação incluem Notch, Wnt, SHH, angiogenina e Tie2/Ang-1. Com base principalmente em estudos feitos com camundongos, as células-tronco hematopoiéticas expressam as seguintes moléculas da superfície celular: CD34, Thy-1 (CD90), receptor de c-Kit (CD117), CD133, CD164 e c-Mpl (CD110, também conhecido como receptor de trombopoietina).

BIOLOGIA DO DESENVOLVIMENTO DAS CÉLULAS-TRONCO HEMATOPOIÉTICAS

Durante o desenvolvimento, as células sanguíneas são produzidas em locais diferentes. Inicialmente, o saco vitelino fornece eritrócitos que transportam oxigênio e muitas das células semelhantes a macrófagos teciduais: células como a micróglia, no cérebro. A placenta e vários locais de produção intraembrionária de células sanguíneas tornam-se envolvidos de modo sequencial. As células movem-se a partir da crista genital, de um local onde a aorta, o tecido gonádico e o mesonéfron estão emergindo, para o fígado fetal e, em seguida, no segundo trimestre, para a medula óssea e o baço. À medida que a localização das células-tronco se altera, as células por ela produzidas também se modificam. O saco vitelino fornece eritrócitos que expressam hemoglobinas embrionárias e macrófagos teciduais. Os locais intraembrionários de hematopoiese geram células-tronco, eritrócitos, plaquetas e células circulantes da imunidade inata. A produção das células da imunidade adaptativa ocorre em seguida e também torna-se robusta à medida que o timo se forma e a medula óssea é colonizada no segundo trimestre. A proliferação de células-tronco continua elevada, mesmo na medula óssea, até pouco depois do nascimento, quando parece cair de forma acentuada. Acredita-se que as células na medula óssea se originam por via hematogênica a partir de células do fígado fetal após o início da calcificação dos ossos longos. Entretanto, a presença de células-tronco na circulação não ocorre exclusivamente em um momento específico do desenvolvimento, visto que as células-tronco hematopoiéticas circulam durante toda a vida. O tempo que as células gastam circulando livremente parece curto (medido em minutos no camundongo), mas as células que circulam são funcionais e podem ser usadas para transplante. O número de células-tronco que circulam pode ser aumentado de diversas formas para facilitar a coleta e a transferência para o mesmo hospedeiro ou para outro diferente.

MOBILIDADE DAS CÉLULAS-TRONCO HEMATOPOIÉTICAS

As células que entram e saem da medula óssea o fazem mediante uma série de interações moleculares. As células-tronco circulantes (por intermédio de CD162 e CD44) ligam-se às lectinas (proteínas que se ligam aos carboidratos) P e E-selectinas na superfície do endotélio para desacelerar o movimento das células para um fenótipo variável. As integrinas da célula-tronco são, então, ativadas e garantem a forte adesão entre a célula-tronco e a parede vascular, com o VCAM-1 da célula-tronco desempenhando um papel particularmente importante ao se ligar ao VLA-4 endotelial. A quimiocina CXCL12 (SDF1) que interage com os receptores CXCR4 da célula-tronco e os canais iônicos que interagem com o receptor sensível ao cálcio parecem ser importantes no processo de trânsito das células-tronco da circulação para os locais onde se implantam na medula óssea. Esse fato é particularmente verdadeiro na transição das células-tronco do fígado fetal para a medula óssea durante o desenvolvimento.

No adulto, o papel do CXCR4 consiste em retenção das células-tronco na medula óssea, bem como no processo de adquiri-las. A interrupção desse processo de retenção por bloqueadores moleculares específicos da interação CXCR4/CXCL12, pela clivagem de CXCL12 ou pela infrarregulação do receptor CXCR4, pode resultar na liberação de células-tronco para a circulação. Esse processo é um aspecto cada vez mais importante da recuperação de células-tronco para uso terapêutico, pois permitiu que o processo de coleta seja feito por leucaférese, em vez de por punções da medula óssea em centros cirúrgicos. O fator estimulador de colônias de granulócitos e o plerixafor, um composto macrocíclico que pode bloquear a CXCR4, são ambos usados clinicamente para mobilizar as células-tronco hematopoiéticas para transplante. O aprimoramento do nosso conhecimento sobre como as células-tronco entram e saem da medula óssea pode melhorar nossa capacidade de obtê-las e torná-las mais eficientes, descobrindo seu caminho para locais específicos para a produção de células sanguíneas, o chamado nicho das células-tronco.

MICROAMBIENTE DA CÉLULA-TRONCO HEMATOPOIÉTICA

O conceito de um microambiente especializado, ou nicho das células-tronco, foi proposto pela primeira vez para explicar por que as células derivadas da medula óssea de um animal poderiam ser usadas no transplante e ser encontradas novamente na medula óssea do receptor. Entretanto, esse nicho constitui mais do que um local de residência para as células-tronco. Trata-se de uma localização anatômica onde são fornecidos sinais reguladores, que permitem que as células-tronco cresçam, sofram expansão, se necessário, e forneçam quantidades variáveis de células-filhas descendentes. Além disso, o crescimento desregulado de células-tronco pode ser problemático devido ao seu estado indiferenciado e sua capacidade de autorrenovação. Portanto, o nicho também precisa regular o número de células-tronco produzidas.

Dessa forma, ele tem a função dupla de servir como local de criação, porém impondo limites para as células-tronco: na verdade, agindo tanto como um ambiente nutritivo quanto limitante.

O nicho das células-tronco sanguíneas muda de acordo com o local de produção do sangue durante o desenvolvimento, mas na maior parte da vida humana está localizado na medula óssea. No interior da medula óssea, o espaço perivascular, particularmente em regiões de osso trabecular, funciona como um nicho. As células mesenquimatosas e endoteliais dos microvasos da medula produzem o ligante kit e CXCL12, ambos sabidamente importantes para as células-tronco hematopoiéticas. Foi demonstrado que outros tipos de células, como neurônios simpáticos, células de Schwann não mielinizadas, macrófagos, megacariócitos, osteoclastos e osteoblastos, regulam as células-tronco, algumas por meio de efeitos diretos, e outras por efeitos indiretos. As proteínas da matriz extracelular, como a osteopontina e os sulfatos de heparana, também afetam a função das células-tronco. A região do endósteo parece ser particularmente importante para as células transplantadas, em parte pelo fato de que muitas das células mesenquimais e dos vasos sanguíneos sinusoidais na parte central da medula são afetados pelos esquemas de condicionamento administrados a um paciente na preparação para transplante. O funcionamento do nicho como um suporte para as células-tronco é de importância óbvia para a manutenção da hematopoiese e no transplante. Uma área ativa de estudo envolve determinar se o nicho é alterado na doença, visto que modelos experimentais mostraram que a ocorrência de mutações em células do nicho pode levar a neoplasias malignas mieloides. É lógico deduzir que as funções do nicho podem constituir um alvo potencial de estratégia terapêutica para a hematopoiese tanto normal quando maligna.

CAPACIDADE EXCESSIVA DAS CÉLULAS-TRONCO HEMATOPOIÉTICAS

Na ausência de doença, as células-tronco hematopoiéticas não se esgotam. Na verdade, estudos seriados sobre transplantes em camundongos sugerem a presença de um número suficiente de células-tronco para reconstituir vários animais em sucessão, com produção normal de células sanguíneas em cada animal. O fato de que os receptores de transplante alogênico de células-tronco também terão suas células sanguíneas esgotadas durante a vida, que poderá se estender por décadas, confirma que mesmo o fornecimento de um número limitado de células-tronco é suficiente. Ainda não se sabe como as células-tronco respondem a condições diferentes para aumentar ou diminuir sua produção de células maduras. Sem dúvida, mecanismos de *feedback* negativo afetam o nível de produção da maioria das células, gerando contagens normais de células sanguíneas estritamente reguladas. No entanto, muitos dos mecanismos reguladores que governam a produção de mais células maduras progenitoras não se aplicam às células-tronco ou o fazem de modo diferente. Da mesma forma, a maioria das moléculas que mostrou ter capacidade de modificar o tamanho do conjunto de células-tronco tem pouco efeito sobre as células sanguíneas mais maduras. Por exemplo, o fator de crescimento eritropoietina, que estimula a produção de eritrócitos a partir de células precursoras, não exerce efeito sobre as células-tronco. De modo semelhante, o fator estimulador das colônias de granulócitos comanda a proliferação rápida de precursores de granulócitos, porém apresenta pouco ou nenhum efeito sobre o ciclo celular das células-tronco. Em vez disso, modifica a localização de células-tronco por meios indiretos, alterando moléculas como CXCL12 que prendem as células-tronco ao seu nicho. As moléculas que demonstram ser importantes na alteração da proliferação, autorrenovação ou sobrevida das células-tronco, como inibidores da cinase dependentes de ciclina, fatores de transcrição, como Bmi-1, enzimas de processamento de micro-RNA, como Dicer, ou até mesmo reguladores metabólicos, como isoformas da piruvato-cinase, exercem poucos efeitos ou efeitos diferentes sobre as células progenitoras. As células-tronco hematopoiéticas têm mecanismos determinantes diferentes daqueles operados pelas células que elas geram.

DIFERENCIAÇÃO DAS CÉLULAS-TRONCO HEMATOPOIÉTICAS

As células-tronco hematopoiéticas situam-se na base de uma hierarquia de células que culmina nos diversos tipos de células maduras que compõem o sangue e o sistema imune (Fig. 96-2). As etapas da maturação que, por fim, levam às células sanguíneas diferenciadas e funcionais ocorrem tanto como consequência de alterações intrínsecas na expressão gênica como de modificações nas células dirigidas pelo nicho e pelas citocinas. O nosso conhecimento dos detalhes ainda é incompleto. À medida que as células-tronco amadurecem, tornando-se progenitoras, precursoras e, finalmente, células efetoras maduras, sofrem uma série de alterações funcionais. Estas incluem a aquisição óbvia de funções que definem células sanguíneas maduras, como a capacidade de fagocitose ou a síntese de hemoglobina. Elas também incluem a perda progressiva de plasticidade (i.e., a capacidade de transformar-se em outros tipos celulares). Por exemplo, a progenitora mieloide pode originar todas as células da série mieloide, mas nenhuma da série linfoide. À medida que as progenitoras mieloides comuns amadurecem, tornam-se precursoras de monócitos e granulócitos ou eritrócitos e megacariócitos, mas não de ambas as linhagens. Pode haver alguma reversibilidade desse processo no início da cascata de diferenciação, mas que se perderá depois de certo estágio em condições fisiológicas normais. Nas intervenções genéticas, entretanto, as células sanguíneas, como outras células somáticas, podem ser reprogramadas para se tornarem uma variedade de tipos celulares.

À medida que as células se diferenciam, também podem perder a capacidade de proliferação (Fig. 96-3). Os granulócitos maduros são incapazes de se proliferar, e seu número só aumenta com o crescimento da produção a partir de precursores. As exceções a essa regra são alguns macrófagos residentes (teciduais), que parecem ser capazes de se proliferar, e as células linfoides. As células linfoides continuam a ter essa capacidade, mas sua proliferação está ligada ao reconhecimento de proteínas ou peptídeos particulares por receptores antigênicos específicos em sua superfície. Assim como muitos tecidos com células maduras de vida curta, como a pele e o intestino, a proliferação da célula sanguínea é amplamente realizada por uma população progenitora mais imatura. Em geral, as células do interior de um compartimento altamente proliferativo de células progenitoras também têm uma vida relativamente curta, seguindo seu caminho no processo de diferenciação em um programa molecular definido que envolve a ativação sequencial de conjuntos particulares de genes. É difícil acelerar o programa de diferenciação de qualquer tipo de célula. As progenitoras hematopoiéticas humanas levam cerca de 10 a 14 dias para se tornarem células maduras, o que se evidencia clinicamente pelo intervalo entre a quimioterapia citotóxica e a recuperação da contagem de células sanguíneas nos pacientes.

Embora geralmente se acredite que as células-tronco hematopoiéticas possuem a capacidade de originar todas as células sanguíneas, é evidente que células-tronco específicas podem não ser semelhantes em relação ao seu potencial de diferenciação. Ou seja, algumas células-tronco apresentam "tendências" a se tornarem células maduras de um tipo particular. Além disso, o conceito geral de células que apresentam uma escolha binária de diferenciação linfoide ou mieloide não está totalmente esclarecido. Uma população celular com potencial megacariocítico e eritroide ou mieloide (monócito e granulócito) e linfoide limitado é atualmente acrescentada às etapas de condicionamento pelas quais as células-tronco podem passar.

AUTORRENOVAÇÃO

A célula-tronco hematopoiética precisa equilibrar seus três destinos potenciais: apoptose, autorrenovação e diferenciação. A proliferação de células, em geral, não está associada à capacidade de sofrer uma divisão para autorrenovação, exceto entre as células de memória B e T e entre as células-tronco. A capacidade de autorrenovação geralmente é considerada como um caminho para a diferenciação como única opção após a divisão celular, quando as células deixam o compartimento de células-tronco, a não ser que se transformem em linfócitos de memória. Entretanto, dados recentes sugerem que alguns progenitores mieloides condicionados também podem ter potencial de autorrenovação *in vivo*, proporcionando uma produção de células em longo prazo. Todas as células-tronco possuem capacidade de autorrenovação por definição, e elas apresentam um aspecto adicional que caracteriza o seu mecanismo de proliferação. As células-tronco, em diversos tecidos adultos maduros, podem ser heterogêneas, com algumas sendo profundamente quiescentes, servindo como uma grande reserva, ao passo que outras são mais proliferativas e mantêm a população progenitora de vida curta. No sistema hematopoiético, as células progenitoras costumam ser resistentes às citocinas, permanecendo latentes mesmo quando citocinas estimulam progenitoras da medula óssea em taxas de proliferação medidas em horas. Por outro lado, acredita-se que as células-tronco se dividem em intervalos ainda mais longos, medidos em meses ou anos, no caso da maioria das células quiescentes. É difícil superar essa quiescência *in vitro*, o que limita a capacidade de expandir efetivamente as células-tronco hematopoiéticas humanas. O processo pode ser controlado por níveis particularmente elevados de inibidores de cinases dependentes de ciclina, como p57 ou CDKN1c, que restringem a entrada das células-tronco em seu ciclo celular, bloqueando a transição G_1-S. Os sinais exógenos do nicho também parecem reforçar a quiescência, incluindo a angiogenina, a interleucina 18 e, talvez, a angiopoietina 1.

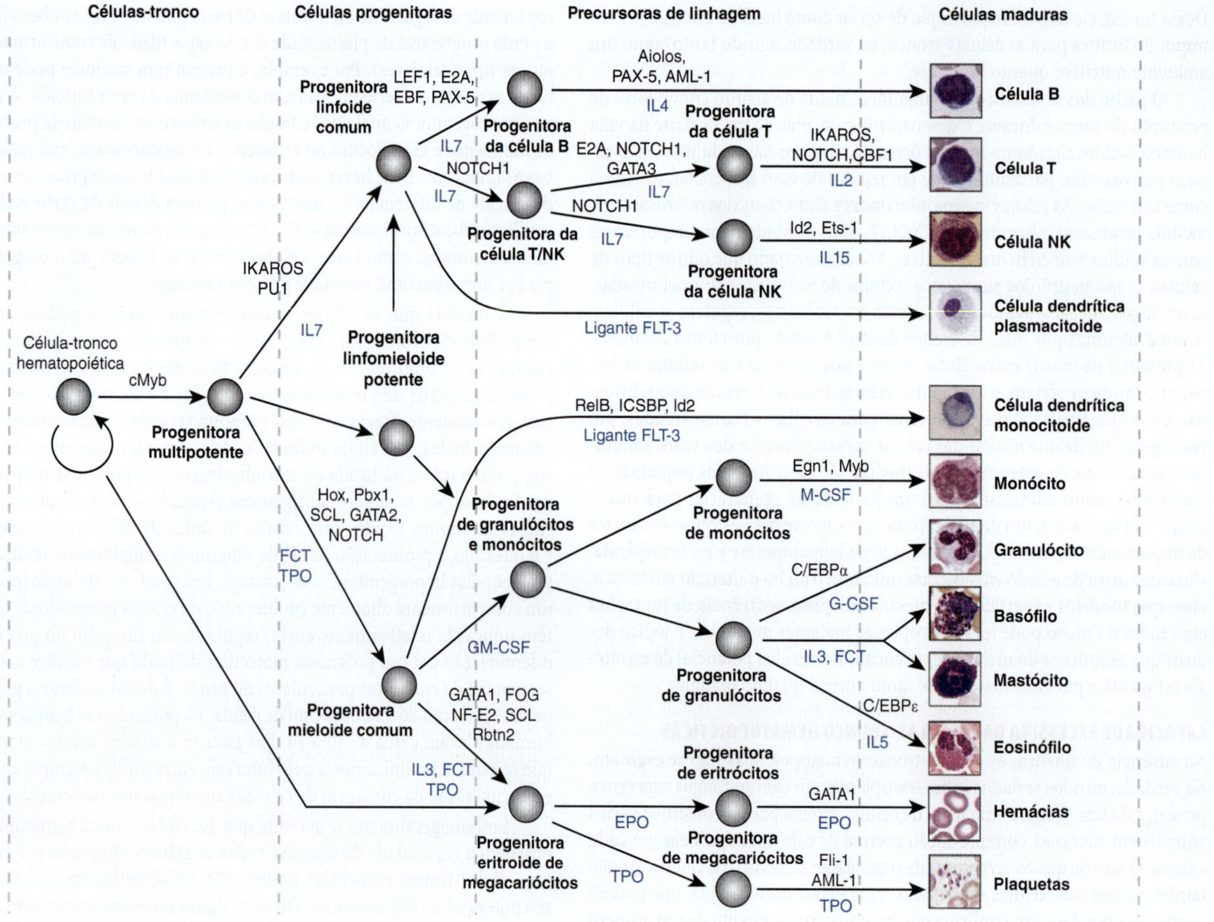

FIGURA 96-2 **Hierarquia da diferenciação hematopoiética.** As *células-tronco* são células multipotentes e fonte de todas as células descendentes, tendo a capacidade de comandar a produção celular em longo prazo (medido em anos) ou em curto prazo (medido em meses). As *células progenitoras* podem originar um espectro mais limitado de células e, em geral, constituem uma população altamente proliferativa de vida curta, também conhecida como células amplificadoras transitórias. As *células precursoras* estão comprometidas com uma única linhagem celular sanguínea, mas apresentam uma capacidade contínua de proliferação; elas não apresentam todas as características de uma célula completamente madura. As *células maduras* são o produto final diferenciado do processo de diferenciação e são células efetoras de atividades específicas do sangue e do sistema imune. Sua progressão ao longo das vias de sinalização é mediada por alterações na expressão gênica. A regulação da diferenciação por fatores solúveis e as comunicações célula a célula no interior do nicho da medula óssea ainda estão sendo definidas. Os fatores de transcrição que caracterizam transições celulares particulares estão ilustrados nas *setas*; os fatores solúveis que contribuem para o processo de diferenciação estão *em azul*. Esse esquema representa uma simplificação do processo. A pesquisa em andamento está revelando múltiplos tipos celulares distintos na maturação de células B e de células T e tem identificado células que apresentam tendência para uma ou outra linhagem (em vez da ausência de comprometimento) na sua diferenciação. EPO, eritropoietina; FCT, fator da célula-tronco; TPO, trombopoietina; IL, interleucina; NK, *natural killer*.

A regulação da proliferação das células-tronco também parece mudar com a idade. Tanto as características intrínsecas das células, como o inibidor de cinase dependente de ciclina p16INK4a, quanto as características do microambiente da medula óssea, como o declínio da inervação simpática, estão implicadas nas mudanças das células-tronco relacionadas com a idade. A redução da expressão de p16INK4a ou a estimulação dos receptores beta-3 adrenérgicos em animais idosos melhora a ciclagem das células-tronco e a capacidade de reconstituir a hematopoiese em hospedeiros adotivos, tornando-os semelhantes a animais mais jovens. O número de células maduras não é afetado. Portanto, os eventos moleculares que governam as funções específicas das células-tronco estão ficando cada vez mais nítidos e oferecem o potencial de novas abordagens terapêuticas para mudar as funções da célula-tronco. Uma função crítica da célula-tronco que continua pouco definida é a regulação molecular da autorrenovação.

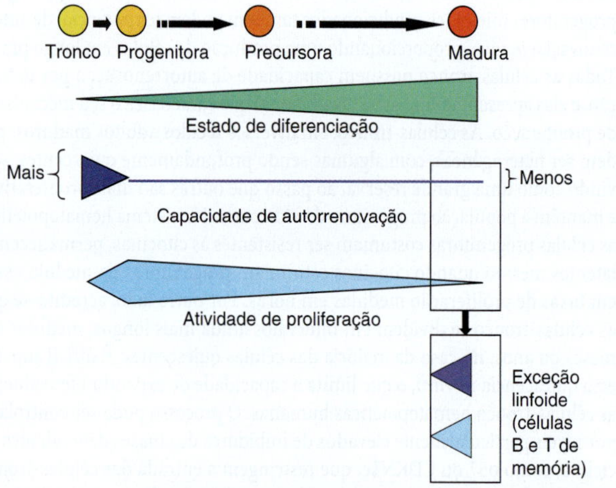

FIGURA 96-3 **Função relativa de células na hierarquia hematopoiética.** Os quadros representam aspectos funcionais distintos de células das linhagens mieloide (*quadro superior*) *versus* linfoide (*quadro inferior*).

Para a medicina, a autorrenovação representa provavelmente a função mais importante das células-tronco, por ser crítica na regulação do número de células progenitoras. O número de células-tronco é um parâmetro limitante fundamental para o seu transplante, tanto autólogo quanto alogênico. Se tivéssemos a capacidade de usar menos células-tronco ou de expandir números limitados dessas células *ex vivo*, poderíamos diminuir a morbidade e o custo de sua coleta, bem como possibilitar o uso de outras fontes de células-tronco e melhorar o potencial de transplante de células-tronco modificadas por genes. Por exemplo, o sangue do cordão umbilical é uma fonte rica em células-tronco, porém geralmente tem um número inadequado dessas células para usar no transplante de adultos. Essas células têm duas vantagens em relação a outras fontes de células-tronco: há uma menor incidência de doença do hospedeiro contra o enxerto, e os bancos de sangue do cordão umbilical têm reserva de populações sub-representadas em registros de doadores adultos. Entretanto, a reconstituição hematopoiética a partir do sangue do cordão umbilical é lenta, em parte devido ao número de células. A expansão poderia melhorar esse aspecto; entretanto, os avanços no transplante de células de doadores haploidênticos reduziram o uso de sangue do cordão umbilical.

As células-tronco modificadas por genes estão sendo cada vez mais testadas e mostraram ser muito promissoras para doenças genéticas do sangue, como imunodeficiências congênitas e hemoglobinopatias, como a doença falciforme. Entretanto, a complexidade e o custo de modificar um número suficiente de células-tronco para transplante são problemáticos. A expansão de um pequeno número de células-tronco modificadas por genes pode reduzir esse problema. Assim, a compreensão da autorrenovação oferece o potencial de facilitar o desenvolvimento de uma nova área importante da medicina baseada em células-tronco. Há uma compreensão limitada da autorrenovação, que, curiosamente, implica produtos gênicos associados ao estado da cromatina, uma organização de alta ordem do DNA cromossômico que influencia a transcrição. Estes incluem membros da família polycomb, um grupo de reguladores da transcrição que contêm a sequência "dedo de zinco" (*zinc finger*), a qual interage com a estrutura da cromatina, contribuindo para a acessibilidade de grupos de genes para transcrição. Um membro desse grupo, o Bmi-1, é importante para capacitar a autorrenovação das células-tronco hematopoiéticas mediante a modificação de reguladores do ciclo celular, como os inibidores da cinase dependentes de ciclina. Na ausência de Bmi-1 ou do regulador transcricional, Gfi-1, o número e a função das células-tronco hematopoiéticas diminuem. Por outro lado, a desregulação de Bmi-1 foi associada à leucemia; quando expresso em excesso, ele pode promover a autorrenovação de células-tronco leucêmicas. O mesmo é válido para o gene polycomb *Asxl1*, que sofre mutação na mielodisplasia e na leucemia. Outros reguladores da transcrição também foram associados à autorrenovação, em particular os genes homeobox ou "hox". Esses fatores de transcrição são denominados de acordo com sua capacidade de modular um grande número de genes, inclusive os que determinam o padrão corporal em invertebrados. O HoxB4 é capaz de induzir autorrenovação extensa de células-tronco por meio de seu domínio de ligação ao DNA. Observou-se que outros membros da família hox de genes afetam células-tronco normais, mas também estão associados à leucemia. Modificadores epigenéticos, como a DNA-metiltransferase DNMT3a ou a dioxigenase envolvida na desmetilação do DNA-Tet2 também desempenham um papel na regulação das células-tronco. À semelhança do *Asxl1*, as mutações desses genes estão associadas ao crescimento clonal de células-tronco portadoras de mutações. Essas mutações não são suficientes para uma neoplasia maligna, porém permitem que os clones que as contêm adquiram dominância e predisponham as células à transformação maligna. Com frequência, são designadas "mutações fundadoras", visto que as células mielodisplásicas e leucêmicas parecem evoluir a partir delas por análise de sequenciamento do DNA.

O CÂNCER É SEMELHANTE A UM ÓRGÃO COM CAPACIDADE DE AUTORRENOVAÇÃO

A relação das células-tronco com o câncer é uma área importante na biologia da célula-tronco adulta. O câncer pode compartilhar princípios de organização com tecidos normais. Células cancerosas são heterogêneas mesmo em um determinado paciente e poderão apresentar a mesma organização hierárquica de células com uma base semelhante às células-tronco, capazes de evidenciar as suas características: autorrenovação e diferenciação. Essas células semelhantes às células-tronco poderiam ser a base para a perpetuação do tumor e representam uma população rara em divisão lenta com mecanismos reguladores distintos, incluindo uma relação com um microambiente especializado. Uma subpopulação de células em autorrenovação foi definida para alguns tipos de câncer, incluindo leucemias mieloides, nas quais as mutações fundadoras parecem possibilitar a expansão de clones de células. Com outras mutações, podem servir como células iniciadoras ou células-tronco de um câncer, e pode ser necessário eliminá-las para curar o paciente. Compreender a organização hierárquica das células dentro dos cânceres e se a eliminação de equivalentes de células-tronco cancerosas poderia melhorar as taxas de cura é uma área de investigação ativa.

O conceito de células-tronco tumorais explica a origem celular do câncer? O fato de que algumas células em um câncer têm propriedades semelhantes às das células-tronco não significa necessariamente que o câncer surgiu na célula-tronco. Em vez disso, células mais maduras poderiam ter adquirido as características de autorrenovação das células-tronco. É improvável que qualquer evento genético isolado seja suficiente para capacitar a transformação completa de uma célula normal em uma francamente maligna. Na verdade, o câncer é um processo que ocorre em múltiplas etapas, e, para que haja acúmulo de múltiplas etapas, a célula de origem precisa ser capaz de persistir por períodos prolongados. Além disso, deve ter a capacidade de gerar grandes números de células-filhas. A célula-tronco normal possui tais propriedades e, em virtude de sua capacidade intrínseca de autorrenovação, pode se converter com mais facilidade em um fenótipo maligno. Tal hipótese foi testada experimentalmente no sistema hematopoiético. Aproveitando a característica dos marcadores de superfície celular que distinguem células hematopoiéticas em vários estágios de maturidade, podem ser isoladas células-tronco, progenitoras, precursoras e células maduras. Estruturas de transformação gênica poderosas foram colocadas nessas células, e descobriu-se que a célula com o maior potencial de originar uma neoplasia maligna dependia do gene transformador. Em alguns casos, a célula progenitora foi identificada, mas, em outros, atuou para iniciar e perpetuar o câncer. Esse fato mostra que as células podem adquirir propriedades semelhantes às células-tronco na malignidade.

O QUE MAIS AS CÉLULAS-TRONCO HEMATOPOIÉTICAS PODEM FAZER?

Alguns dados experimentais sugeriram que as células-tronco hematopoiéticas ou outras células da medula óssea são capazes de exercer um papel na cura da lesão vascular e tecidual associada ao acidente vascular cerebral e ao infarto agudo do miocárdio. Tais dados são polêmicos, e a aplicabilidade de uma abordagem com células-tronco a uma condição não hematopoiética continua experimental. Entretanto, a reprogramação da tecnologia oferece o potencial para que se utilizem as células hematopoiéticas recém-obtidas como uma fonte de células com outras capacidades. Áreas ativas de investigação incluem o uso de células reprogramadas para gerar células linfoides maduras para aplicações em imuno-oncologia ou eritrócitos e plaquetas para contornar a dependência de doadores de sangue.

CÉLULAS-TRONCO COMO ALVOS DE TERAPIA GÊNICA

Ferramentas para alterar a sequência, a expressão e a regulação de genes estão se tornando cada vez mais viáveis. A célula-tronco hematopoiética é um alvo para uma ampla variedade de intervenções. Vetores lentivirais, retrovirais e adenovirais estão sendo usados para substituir genes defeituosos (p. ex., em doenças de imunodeficiência primária). A tecnologia *antisense* está sendo aplicada para bloquear a expressão gênica (p. ex., para bloqueio da repressão Bcl11a da expressão da globina fetal na doença falciforme e na talassemia). A tecnologia CRISPR/Cas está sendo aplicada para reparo de sequências gênicas anormais. As manipulações genéticas de precisão estão se expandindo e, nesse aspecto, o sistema hematopoiético é fundamental.

Em suma, a célula-tronco tem uma enorme capacidade de cura e é essencial para a vida. Entretanto, quando desregulada, pode ameaçar a vida que ela própria mantém. Compreender como as células-tronco funcionam, os sinais que modificam o seu comportamento e os nichos teciduais que modulam as respostas das células-tronco a lesões e doenças é fundamental para o desenvolvimento mais efetivo de medicamentos baseados em células-tronco.

LEITURAS ADICIONAIS

Adelman ER, Figueroa ME: Human hematopoiesis: Aging and leukemogenic risk. Curr Opin Hematol 1:57, 2021.

Baryawno N et al: A cellular taxonomy of the bone marrow stroma in homeostasis and leukemia. Cell 7:1915, 2019.

Ito Y et al: Turbulence activates platelet biogenesis to enable clinical scale ex vivo production. Cell 3:636, 2018.

Rodriguez-Fraticelli AE, Camargo F: Systems analysis of hematopoiesis using single-cell lineage tracing. Curr Opin Hematol 1:18, 2021.

97 Anemia ferropriva e outras anemias hipoproliferativas

John W. Adamson

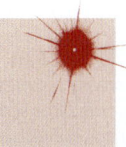

As anemias associadas a eritrócitos normocíticos e normocrômicos e a uma resposta inapropriadamente baixa dos reticulócitos (índice reticulocitário < 2-2,5) são *anemias hipoproliferativas*. Essa categoria abrange a deficiência de ferro em seu estágio inicial (antes do desenvolvimento dos eritrócitos

TABELA 97-1 ■ Distribuição do ferro corporal

	Conteúdo de ferro, mg	
	Homem adulto, 80 kg	**Mulher adulta, 60 kg**
Hemoglobina	2.500	1.700
Mioglobina/enzimas	500	300
Ferro da transferrina	3	3
Reservas de ferro	600-1.000	0-300

microcíticos hipocrômicos), a inflamação aguda e crônica (incluindo muitas neoplasias malignas), a doença renal, determinados estados hipometabólicos, como desnutrição proteica, e deficiências endócrinas, bem como anemias em decorrência de lesão da medula óssea. Os estados associados a dano na medula óssea são discutidos no Capítulo 102.

As anemias hipoproliferativas constituem as anemias mais comuns, e, na clínica, a anemia ferropriva é a mais frequente, seguida da anemia da inflamação. A anemia da inflamação, à semelhança da deficiência de ferro, está relacionada, em parte, com uma anormalidade do metabolismo do ferro. As anemias associadas a doenças renais, inflamação, câncer e estados hipometabólicos caracterizam-se por uma resposta anormal da eritropoietina à anemia.

METABOLISMO DO FERRO

O ferro é um elemento essencial na função de todas as células, porém a quantidade de ferro necessária para cada tecido em particular varia durante o desenvolvimento. Ao mesmo tempo, o organismo precisa se proteger do ferro livre, que é altamente tóxico, visto que participa em reações químicas que geram radicais livres, como O_2 singlete ou OH^-. Em consequência, foram desenvolvidos mecanismos complexos que permitem a disponibilidade do ferro para funções fisiológicas, mas que, ao mesmo tempo, conservam esse elemento e o processam de modo a evitar sua toxicidade.

O principal papel do ferro nos mamíferos consiste em transportar o O_2 como parte da hemoglobina. O O_2 também é ligado à mioglobina no músculo. O ferro também é um elemento fundamental nas enzimas que contêm esse elemento, incluindo o sistema do citocromo nas mitocôndrias. A distribuição do ferro no corpo é apresentada na Tabela 97-1. Na ausência de ferro, as células perdem a sua capacidade de transporte de elétrons e metabolismo energético. Nas células eritroides, ocorre comprometimento da síntese de hemoglobina, resultando em anemia e redução do suprimento de O_2 aos tecidos.

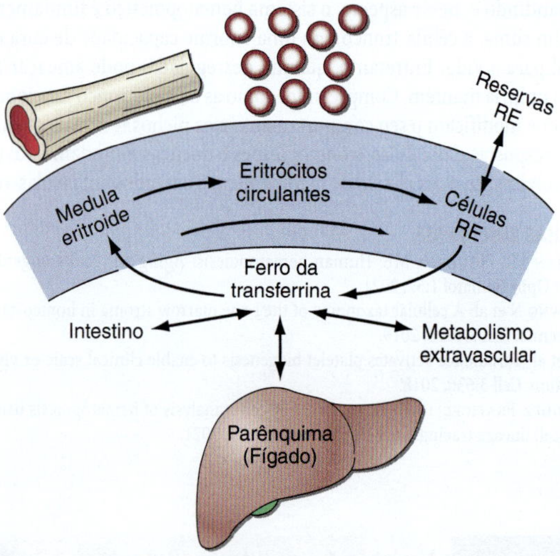

FIGURA 97-1 Troca interna de ferro. Normalmente, 80% do ferro que passa pelo reservatório de transferrina do plasma é reciclado a partir dos eritrócitos senescentes. A absorção de cerca de 1 mg/dia a partir de dieta nos homens e de 1,4 mg/dia nas mulheres é necessária para manter a homeostasia. Enquanto a saturação da transferrina for mantida entre 20 e 60% e não houver aumento da eritropoiese, o uso das reservas de ferro não se faz necessário. Contudo, no caso de perda de sangue, deficiência nutricional de ferro ou absorção inadequada do elemento, até 40 mg/dia de ferro podem ser mobilizados das reservas. RE, reticuloendoteliais.

CICLO DO FERRO NOS SERES HUMANOS

A Figura 97-1 fornece um esquema das principais vias do metabolismo do ferro nos seres humanos. O ferro absorvido da dieta ou liberado das reservas circula no plasma ligado à *transferrina*, a proteína de transporte do ferro, que é uma glicoproteína bilobada, com dois sítios de ligação do ferro. A transferrina que transporta o ferro ocorre em duas formas – *monoférrica* (um átomo de ferro) ou *diférrica* (dois átomos de ferro). A renovação (meia-vida de eliminação) do ferro ligado à transferrina é muito rápida – de 60 a 90 minutos. Como quase todo o ferro transportado pela transferrina é fornecido à medula óssea eritroide, o tempo de depuração do ferro ligado à transferrina da circulação é afetado principalmente pelo nível plasmático de ferro e pela atividade da medula eritroide. Quando a eritropoiese é acentuadamente estimulada, o número de células eritroides que necessitam de ferro aumenta, e o tempo de depuração do ferro da circulação diminui. A meia-vida de eliminação do ferro na presença de deficiência de ferro é curta, de apenas 10 a 15 minutos. Com a supressão da eritropoiese, os níveis plasmáticos de ferro aumentam, e pode ocorrer prolongamento da meia-vida de eliminação em até várias horas. Em condições normais, o ferro ligado à transferrina sofre renovação 6 a 8 vezes ao dia. Considerando-se um nível plasmático normal de ferro de 80 a 100 μg/dL, a quantidade de ferro que passa pela transferrina é de 20 a 24 mg/dia.

O complexo ferro-transferrina circula no plasma até interagir com *receptores de transferrina* específicos, presentes na superfície das células eritroides da medula óssea. A transferrina diférrica é a que possui maior afinidade pelos receptores de transferrina, ao passo que a apotransferrina (que não transporta ferro) tem pouquíssima afinidade. Embora os receptores de transferrina sejam encontrados nas células de muitos tecidos corporais – e todas as células, em algum período de seu desenvolvimento, expressam receptores de transferrina –, a célula que apresenta o maior número de receptores (300.000-400.000/célula) é o eritroblasto em desenvolvimento.

O complexo transferrina-ferro interage com seu receptor e, posteriormente, é internalizado através de cavidades recobertas por clatrina e transportado para um endossomo ácido, que libera o ferro sob pH baixo. A seguir, o ferro torna-se disponível para a síntese do heme, enquanto o complexo transferrina-receptor é reciclado para a superfície da célula, onde a maior parte da transferrina é liberada de volta à circulação, e o receptor de transferrina fixa-se novamente à membrana celular. Nesse estágio, certa quantidade da proteína receptora de transferrina pode ser liberada na circulação e mensurada como receptor solúvel da transferrina. No interior da célula eritroide, o ferro além da quantidade necessária para síntese da hemoglobina se liga a uma proteína de armazenamento, a *apoferritina*, formando a *ferritina*. Esse mecanismo de troca do ferro também ocorre em outras células corporais que expressam receptores de transferrina, em particular as células parenquimatosas hepáticas, em que o ferro pode ser incorporado a enzimas que contenham heme ou, então, armazenado. O ferro incorporado à hemoglobina entra na circulação com a liberação dos novos eritrócitos da medula óssea. Ele constitui, então, parte da massa eritrocitária e só irá se tornar disponível para reutilização quando houver a morte do eritrócito.

No indivíduo normal, o tempo médio de sobrevida do eritrócito é de 120 dias. Assim, ocorre substituição de 0,8 a 1% dos eritrócitos diariamente. No final de seu tempo de sobrevida, o eritrócito é reconhecido como senescente pelas células do *sistema reticuloendotelial* (*RE*) e sofre fagocitose. Uma vez dentro da célula RE, a hemoglobina ingerida é degradada, a globina e outras proteínas são devolvidas ao reservatório de aminoácidos, e o ferro é transportado de volta à superfície da célula RE, onde é apresentado à transferrina circulante através do canal de exportação de ferro, a ferroportina. A reciclagem eficiente e altamente conservadora do ferro dos eritrócitos senescentes é que mantém a eritropoiese no estado de equilíbrio dinâmico (mesmo em um estado acelerado).

Como cada mililitro de eritrócitos contém 1 mg de ferro elementar, a quantidade de ferro necessária para repor as células perdidas em consequência da senilidade atinge 20 mg/dia (considerando-se um adulto com massa eritrocitária de 2 L). Todo o ferro adicional necessário para a produção diária de eritrócitos provém da dieta. Normalmente, um homem adulto precisa absorver pelo menos 1 mg de ferro elementar por dia para suprir as necessidades, ao passo que as mulheres em idade reprodutiva necessitam de uma absorção média de 1,4 mg/dia. Todavia, para obter uma resposta proliferativa máxima da medula eritroide à anemia, uma quantidade adicional de ferro deve estar disponível. Com a eritropoiese acentuadamente estimulada, as demandas de ferro aumentam em até 6 a 8 vezes. Nas anemias hemolíticas extravasculares, ocorre aumento na velocidade de destruição dos eritrócitos, porém o ferro recuperado das células é reutilizado com eficiência para a síntese da hemoglobina. Por outro lado, na hemólise intravascular ou anemia da perda sanguínea, a velocidade de produção dos eritrócitos é limitada pela quantidade de ferro passível de ser mobilizada das reservas. A taxa de mobilização, nessas circunstâncias, não mantém a produção de eritrócitos em mais de 2,5 vezes o normal. Se o suprimento de ferro para a medula óssea estimulada estiver abaixo do ideal, a resposta proliferativa medular diminuirá e ocorrerá comprometimento na síntese da hemoglobina. O resultado será uma medula hipoproliferativa, acompanhada de anemia microcítica hipocrômica.

Enquanto a perda de sangue ou a hemólise impõem uma demanda no suprimento de ferro, as condições inflamatórias interferem na liberação do ferro de suas reservas e podem resultar em rápida diminuição do ferro sérico (ver adiante).

BALANÇO DO FERRO NUTRICIONAL

O equilíbrio do ferro nos seres humanos é rigorosamente controlado e destina-se a conservar o ferro para sua reutilização. Não existe qualquer via excretora regulada para o ferro, e os únicos mecanismos por meio dos quais ele é perdido são a perda sanguínea (por hemorragia digestiva, menstruação ou outras formas de sangramento) e a perda de células epiteliais da pele, do intestino e do trato urogenital. Normalmente, o único modo pelo qual o ferro penetra no organismo é mediante sua absorção a partir dos alimentos ou do ferro medicinal administrado por via oral. Ele também pode entrar no organismo por meio de transfusões de hemácias ou injeção de complexos de ferro. A margem entre a quantidade de ferro disponível para absorção e a necessidade do elemento em lactentes em crescimento e mulheres adultas é estreita; essa margem limitada é responsável pela grande prevalência da carência de ferro no mundo todo – atualmente estimada em mais de 1 bilhão de pessoas.

A quantidade de ferro necessária na dieta para repor as perdas é, em média, de cerca de 10% do conteúdo corporal de ferro por ano nos homens e de 15% nas mulheres em idade reprodutiva. O teor de ferro da dieta está estreitamente relacionado com a ingestão calórica total (cerca de 6 mg de ferro elementar por 1.000 calorias). Sua biodisponibilidade é afetada pela natureza do alimento, sendo o ferro do heme (p. ex., encontrado na carne vermelha) o mais rapidamente absorvido. Nos Estados Unidos, a ingestão média de ferro no homem adulto é de 15 mg/dia, com 6% de absorção; nas mulheres, em geral, a ingestão diária é de 11 mg/dia, com 12% de absorção. O indivíduo com deficiência de ferro pode aumentar a absorção do elemento em cerca de 20% do ferro presente em uma dieta que contenha carne, mas apenas 5 a 10% em uma dieta vegetariana. Por conseguinte, um terço da população feminina nos Estados Unidos praticamente não tem reserva de ferro. Os vegetarianos apresentam, ainda, uma desvantagem adicional, visto que certos alimentos, como os fitatos e os fosfatos, reduzem a absorção do ferro em cerca de 50%. Quando são administrados sais de ferro ionizáveis com o alimento, há uma redução na quantidade de ferro absorvida. Quando a porcentagem de ferro absorvido de alimentos isolados é comparada com a de uma quantidade equivalente de sal ferroso, a disponibilidade do ferro nos vegetais é de apenas cerca de 1/20; a do ferro contido nos ovos, de 1/8, a do ferro do fígado, de 1/2, e a do ferro hêmico, de 1/2 a 2/3.

Os lactentes, as crianças e os adolescentes podem ser incapazes de manter um balanço de ferro normal, em virtude das demandas do organismo em crescimento e de ingestão de ferro alimentar mais baixa. Durante os últimos dois trimestres de gravidez, as necessidades diárias de ferro aumentam para 5 a 6 mg, e recomenda-se fortemente o uso de suplementos de ferro em gestantes nos países desenvolvidos.

A absorção de ferro, que é um processo cuidadosamente regulado, ocorre, em grande parte, no duodeno e na região proximal do intestino delgado. Para ser absorvido, o ferro precisa ser captado pela célula luminal. Esse processo é facilitado pelo conteúdo ácido do estômago, que mantém o ferro em solução. Na borda em escova da célula absortiva, o ferro férrico é convertido na forma ferrosa por uma ferriredutase. O transporte através da membrana é efetuado pelo transportador de metal divalente tipo 1 (DMT-1, de *divalent metal transporter type 1*, também conhecido como proteína associada a macrófagos de resistência natural tipo 2 [Nramp 2, de *natural resistance macrophage-associated protein type 2*] ou DCT-1). O DMT-1 é um transportador geral de cátions. Uma vez no interior da célula intestinal, o ferro pode ser armazenado na forma de ferritina ou transportado através da célula, para ser liberado na superfície basolateral à transferrina plasmática por meio do exportador de ferro incorporado à membrana, a ferroportina. A função da ferroportina é negativamente regulada pela hepcidina, o principal hormônio regulador do ferro. No processo de liberação, o ferro interage com outra ferroxidase, a hefaestina, que oxida o ferro na forma férrica para ligação da transferrina. A hefaestina assemelha-se à ceruloplasmina, a proteína transportadora de cobre.

A absorção de ferro é influenciada por diversos estados fisiológicos. A hiperplasia eritroide estimula a absorção, mesmo na presença de reservas normais ou aumentadas do elemento, e os níveis de hepcidina são inapropriadamente baixos. Assim, pacientes com anemias associadas a altos níveis de eritropoiese ineficaz absorvem quantidades excessivas de ferro da dieta. O mecanismo molecular subjacente consiste na produção de eritroferrona (ERFE) pelos eritroblastos em desenvolvimento. A ERFE suprime a produção de hepcidina, e, com o decorrer do tempo, essa situação pode levar à sobrecarga de ferro e à lesão tecidual. Na deficiência de ferro, os níveis de hepcidina estão baixos, e o ferro é absorvido com muito mais eficiência, sendo o contrário verdadeiro nos estados de sobrecarga secundária de ferro. O indivíduo normal pode reduzir a absorção de ferro em situações de ingestão excessiva ou de uso de ferro medicinal; todavia, enquanto a porcentagem de ferro absorvido diminui, a quantidade absoluta aumenta. Esse processo é responsável pela toxicidade aguda do ferro observada, ocasionalmente, quando crianças ingerem grandes quantidades de comprimidos de ferro. Nessas circunstâncias, a quantidade absorvida excede a capacidade de ligação da transferrina no plasma, resultando em ferro livre que afeta órgãos críticos, como as células do miocárdio.

ANEMIA FERROPRIVA

A deficiência de ferro é uma das formas mais prevalentes de desnutrição. Globalmente, 50% dos casos de anemia são atribuíveis à deficiência de ferro e são responsáveis por aproximadamente quase 1 milhão de mortes a cada ano no mundo todo. A África e partes da Ásia respondem por 71% dos óbitos. Já a América do Norte representa apenas 1,4% da morbidade e da mortalidade associadas à deficiência de ferro.

ESTÁGIOS DA DEFICIÊNCIA DE FERRO

A evolução para a deficiência de ferro pode ser dividida em três estágios (Fig. 97-2). O primeiro estágio consiste em *balanço de ferro negativo*, em que as demandas (ou as perdas) de ferro excedem a capacidade do organismo de absorver o ferro da dieta. Essa fase resulta de diversos mecanismos fisiológicos, como perda de sangue, gravidez (em que as demandas de

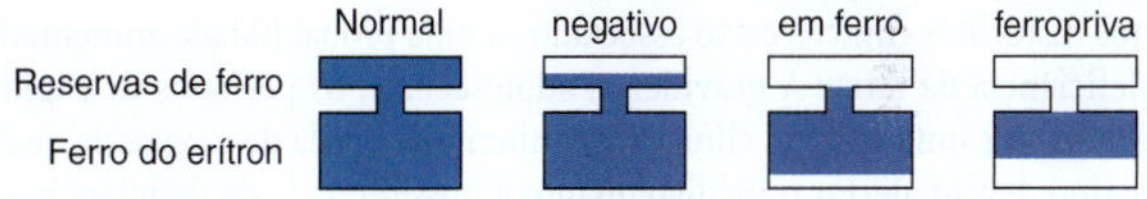

	Normal	Balanço do ferro negativo	Eritropoiese deficiente em ferro	Anemia ferropriva
Reservas de ferro da medula óssea	1-3+	0-1+	0	0
Ferritina sérica (μg/L)	50-200	< 20	< 15	< 15
TIBC (μg/dL)	300-360	> 360	> 380	> 400
FS (μg/dL)	50-150	NL	< 50	< 30
Saturação (%)	30-50	NL	< 20	< 10
Sideroblastos medulares (%)	40-60	NL	< 10	< 10
Protoporfirina eritrocitária (μg/dL)	30-50	NL	> 100	> 200
Morfologia dos eritrócitos	NL	NL	NL	Microcítica/ hipocrômica

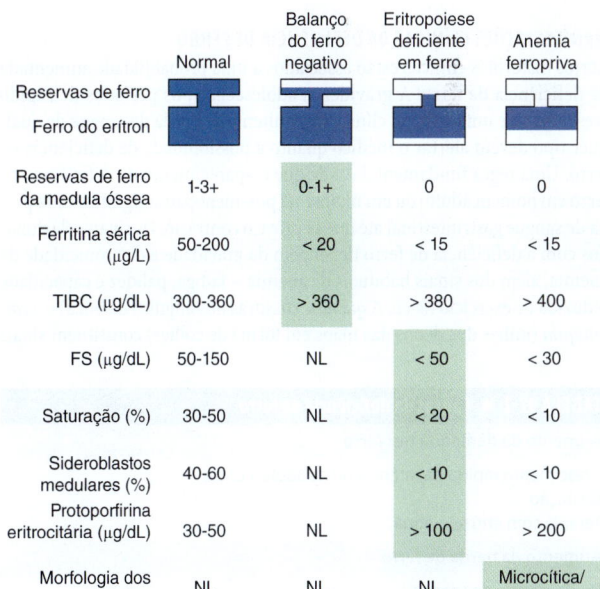

FIGURA 97-2 Exames laboratoriais na evolução da deficiência de ferro. As determinações das reservas de ferro medular, da ferritina sérica e da capacidade total de ligação ao ferro (TIBC) são sensíveis à depleção das reservas de ferro em seu estágio inicial. A eritropoiese com deficiência de ferro é reconhecida por anormalidades adicionais observadas no ferro sérico (FS), na porcentagem de saturação da transferrina, no padrão dos sideroblastos medulares e nos níveis de protoporfirina eritrocitária. Os pacientes com anemia ferropriva demonstram todas essas anormalidades, mais anemia microcítica hipocrômica. NL, normal. *(Baseada em RS Hillman, CA Finch: The Red Cell Manual, 7th ed. Philadelphia, F.A. Davis and Co, 1996.)*

produção de eritrócitos pelo feto superam a capacidade materna de suprimento do ferro), rápidos surtos de crescimento no adolescente ou ingestão inadequada de ferro alimentar. A ocorrência de uma perda de sangue de mais de 10 a 20 mL de eritrócitos por dia é superior à quantidade de ferro absorvível pelo intestino a partir de uma dieta normal. Em tais circunstâncias, o déficit de ferro deve ser compensado pela mobilização do ferro dos locais de armazenamento no RE. Durante esse período, as reservas de ferro – refletidas pelo nível sérico de ferritina ou pelo aparecimento de ferro corável em aspirados de medula óssea – diminuem. Enquanto houver reservas passíveis de mobilização, o ferro sérico, a capacidade total de ligação ao ferro (TIBC, de *total iron-binding capacity*) e os níveis de protoporfirina eritrocitária permanecerão dentro dos limites normais. Nesse estágio, a morfologia do eritrócito e os índices eritrocitários são normais.

Quando ocorre depleção das reservas de ferro, o nível sérico de ferro começa a diminuir. Gradualmente, a TIBC aumenta, assim como os níveis de protoporfirina eritrocitária. Por definição, as reservas de ferro medular estão ausentes quando o nível sérico de ferritina é < 15 μg/L. Contanto que o ferro sérico permaneça dentro da faixa normal, a síntese da hemoglobina não é afetada, a despeito da redução das reservas de ferro. Quando a saturação da transferrina cai para 15 a 20%, ocorre comprometimento na síntese de hemoglobina. Este é um período de *eritropoiese deficiente em ferro*. A cuidadosa avaliação do esfregaço de sangue periférico revela o primeiro aparecimento de células microcíticas, e, se houver disponibilidade de tecnologia laboratorial, pode-se detectar a presença de reticulócitos hipocrômicos na circulação. Gradualmente, a hemoglobina começa a diminuir, refletindo a *anemia ferropriva*. A saturação da transferrina nesse momento é < 10 a 15%.

Quando ocorre anemia moderada (hemoglobina de 10-13 g/dL), a medula óssea permanece hipoproliferativa. Na anemia mais grave (hemoglobina de 7-8 g/dL), a hipocromia e a microcitose tornam-se mais proeminentes, aparecem células em alvo e eritrócitos deformados (poiquilócitos) no esfregaço sanguíneo, com formas em charuto ou lápis, e a medula eritroide torna-se cada vez mais ineficaz. Em consequência, na anemia ferropriva prolongada e grave, ocorre hiperplasia eritroide da medula óssea, mais do que hipoproliferação.

CAUSAS DA DEFICIÊNCIA DE FERRO

As condições que aumentam a demanda de ferro ou sua perda ou que diminuem o aporte e a absorção do elemento podem provocar deficiência de ferro (Tab. 97-2).

MANIFESTAÇÕES CLÍNICAS DA DEFICIÊNCIA DE FERRO

Certos distúrbios clínicos estão associados a uma probabilidade aumentada de deficiência de ferro. A gravidez, a adolescência, os períodos de rápido crescimento e uma história clínica intermitente de perda de sangue de qualquer tipo devem alertar o médico quanto à possibilidade de deficiência de ferro. Uma regra fundamental é a de que o aparecimento de deficiência de ferro em homem adulto ou em mulher na pós-menopausa significa uma perda de sangue gastrintestinal até que se prove o contrário. Os sinais relacionados com a deficiência de ferro dependem da gravidade e da cronicidade da anemia, além dos sinais habituais de anemia – fadiga, palidez e capacidade reduzida de exercício físico. A *queilose* (fissuras nos ângulos da boca) e a *coiloniquia* (unhas dos dedos das mãos em forma de colher) constituem sinais

TABELA 97-2 ■ Causas da deficiência de ferro

Aumento da demanda por ferro
Crescimento rápido na infância ou na adolescência
Gestação
Terapia com eritropoietina
Aumento da perda de ferro
Perda crônica de sangue
Menstruação
Perda aguda de sangue
Doação de sangue
Flebotomia como tratamento para a policitemia vera
Redução da ingestão ou da absorção de ferro
Dieta inadequada
Má absorção devido à doença (doença celíaca, doença de Crohn)
Má absorção em consequência de cirurgia (gastrectomia e algumas formas de cirurgia bariátrica)
Inflamação aguda ou crônica

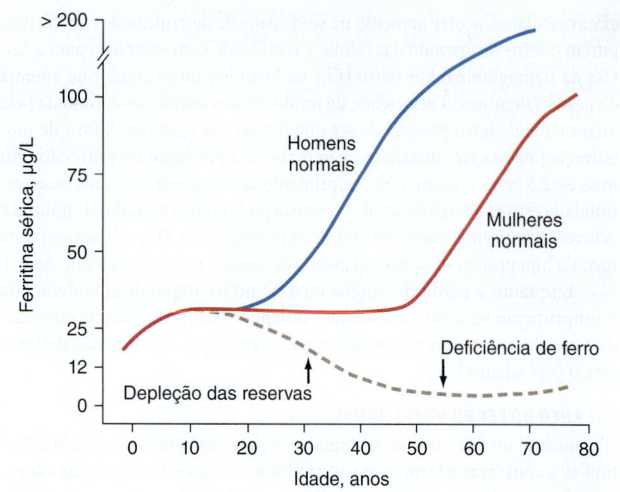

FIGURA 97-3 Níveis séricos de ferritina como função do sexo e da idade. A depleção das reservas de ferro e a deficiência de ferro são acompanhadas de uma diminuição do nível sérico de ferritina abaixo de 20 μg/L. *(Reproduzida, com permissão, de RS Hillman: Hematology in Clinical Practice, 5th ed. New York, McGraw-Hill, 2011.)*

de deficiência avançada de ferro tecidual. O diagnóstico de deficiência de ferro baseia-se tipicamente nos resultados dos exames laboratoriais.

EXAMES LABORATORIAIS DO FERRO

Ferro sérico e capacidade total de ligação ao ferro O nível sérico de ferro representa a quantidade de ferro circulante ligado à transferrina. A TIBC é uma medida indireta da transferrina circulante. A faixa normal do ferro sérico é de 50 a 150 μg/dL; a faixa normal da TIBC é de 300 a 360 μg/dL. A saturação da transferrina, normalmente de 25 a 50%, é obtida pela seguinte fórmula: ferro sérico × 100 ÷ TIBC. Os estados de deficiência de ferro estão associados a níveis de saturação < 20%. Existe uma variação diurna no nível de ferro sérico. Uma saturação de transferrina > 50% indica o suprimento de uma quantidade desproporcional de ferro ligado à transferrina em tecidos não eritroides. Se isso persistir por um período longo, poderá ocorrer sobrecarga de ferro tecidual.

Ferritina sérica O ferro livre é tóxico para as células, e o organismo estabeleceu um conjunto complexo de mecanismos protetores para a ligação do ferro em vários compartimentos teciduais. No interior das células, o ferro é armazenado ligado a proteínas, como a ferritina e a hemossiderina. A apoferritina liga-se ao ferro ferroso livre e o armazena no estado férrico. À medida que a ferritina se acumula no interior das células do sistema RE, formam-se agregados de proteína na forma de hemossiderina. O ferro na ferritina ou hemossiderina pode ser extraído para liberação pelas células RE, embora a hemossiderina seja menos prontamente disponível. Em condições de equilíbrio dinâmico, o nível sérico de ferritina correlaciona-se com as reservas corporais totais de ferro; logo, o nível sérico de ferritina é o teste laboratorial mais conveniente para estimar as reservas de ferro. O valor normal da ferritina varia de acordo com a idade e o sexo do indivíduo (Fig. 97-3). Os homens adultos apresentam níveis séricos de ferritina de 100 μg/L, em média, ao passo que as mulheres adultas apresentam níveis médios de 30 μg/L. Quando ocorre depleção das reservas de ferro, a ferritina sérica cai para < 15 μg/L. Esses níveis são diagnósticos de ausência de reservas corporais de ferro.

Avaliação das reservas de ferro da medula óssea Embora as reservas de ferro do sistema RE possam ser estimadas a partir da coloração de uma amostra de aspirado ou biópsia de medula óssea para ferro, a determinação do nível sérico de ferritina suplantou, em grande parte, esses procedimentos para a determinação das reservas de ferro (Tab. 97-3). O nível sérico de ferritina é um melhor indicador da sobrecarga de ferro do que a coloração do ferro medular. Todavia, além da reserva de ferro, a coloração do ferro medular fornece informações sobre o suprimento efetivo de ferro aos eritroblastos em desenvolvimento. Normalmente, quando o esfregaço de medula óssea é corado para ferro, 20 a 40% dos eritroblastos em desenvolvimento – denominados *sideroblastos* – exibem grânulos visíveis de ferritina no citoplasma. Esses grânulos representam o ferro além da quantidade necessária para a síntese da hemoglobina. Nos estados em que a liberação

TABELA 97-3 ■ Determinações das reservas de ferro

Reservas de ferro	Coloração do ferro medular, 0-4+	Ferritina sérica (μg/L)
0	0	< 15
1-300 mg	Traço a 1+	15-30
300-800 mg	2+	30-60
800-1.000 mg	3+	60-150
1-2 g	4+	> 150
Sobrecarga de ferro	–	> 500-1.000

do ferro dos locais de armazenamento é bloqueada, o ferro RE torna-se detectável, e haverá poucos ou nenhum sideroblasto. Nas síndromes mielodisplásicas, pode ocorrer disfunção mitocondrial, e o acúmulo de ferro nas mitocôndrias aparece como um colar ao redor do núcleo do eritroblasto. Essas células são descritas como *sideroblastos em anel*.

Níveis de protoporfirina eritrocitária A protoporfirina é um intermediário na via de síntese do heme. Em condições de comprometimento dessa síntese, a protoporfirina acumula-se no interior do eritrócito. Essa situação reflete um suprimento inadequado de ferro aos precursores eritroides para manter a síntese da hemoglobina. Os valores normais são < 30 μg/dL de eritrócitos. Na deficiência de ferro, são observados valores > 100 μg/dL. As causas mais comuns de aumento dos níveis de protoporfirina eritrocitária são deficiência absoluta ou relativa de ferro e intoxicação por chumbo.

Níveis séricos da proteína receptora de transferrina Como as células eritroides são as que apresentam, entre todas as outras células do corpo, o maior número de receptores de transferrina, e, como a proteína receptora de transferrina (TRP, de *transferrin receptor protein*) é liberada pelas células na circulação, os níveis séricos de TRP refletem a massa medular eritroide total. Outro estado em que os níveis de TRP estão elevados é a deficiência absoluta de ferro. Os valores normais são de 4 a 9 μg/L, determinados por imunoensaio. Esse exame laboratorial está se tornando cada vez mais disponível e, em conjunto com a ferritina sérica, foi proposto para distinguir entre deficiência de ferro e anemia da inflamação (ver adiante).

DIAGNÓSTICO DIFERENCIAL

Além da deficiência de ferro, apenas três condições precisam ser consideradas no diagnóstico diferencial da anemia microcítica hipocrômica (Tab. 97-4). O primeiro distúrbio é um defeito hereditário na síntese das cadeias de globina: as talassemias. As talassemias são mais facilmente diferenciadas da deficiência de ferro pelos níveis séricos de ferro; com efeito, elas se caracterizam por valores normais ou elevados do ferro sérico e de saturação da transferrina. Além disso, o índice de anisocitose (RDW, de *red blood cell distribution width*) costuma ser normal na talassemia, mas elevado na deficiência de ferro.

O segundo distúrbio é a anemia da inflamação (AI; também designada anemia da doença crônica), com suprimento inadequado de ferro para a medula eritroide. A distinção entre anemia ferropriva verdadeira e AI é um dos problemas diagnósticos mais comuns encontrados pelos médicos (ver adiante). Em geral, a AI é normocítica e normocrômica. O perfil do ferro costuma tornar o diagnóstico diferencial evidente, visto que o nível de ferritina se apresenta normal ou elevado, e a porcentagem de saturação da transferrina e a TIBC estão abaixo do normal.

Por fim, as síndromes mielodisplásicas compõem o terceiro e menos comum grupo. Em certas ocasiões, os pacientes com mielodisplasia apresentam síntese reduzida da hemoglobina com disfunção mitocondrial, resultando em comprometimento da incorporação do ferro no heme. Aqui, mais uma vez, valores do ferro revelam reservas normais e suprimento mais do que suficiente para a medula óssea, a despeito da microcitose e da hipocromia.

TABELA 97-5 ■ Preparações orais de ferro

Nome genérico	Comprimido (conteúdo de ferro), mg	Elixir (conteúdo de ferro), mg/5 mL
Sulfato ferroso	325 (65)	300 (60)
	195 (39)	90 (18)
Liberação prolongada	525 (105)	
Fumarato ferroso	325 (107)	
	195 (64)	100 (33)
Gliconato ferroso	325 (39)	300 (35)
Ferro polissacarídeo	150 (150)	100 (100)
	50 (50)	

TRATAMENTO

Anemia ferropriva

A gravidade e a causa da anemia ferropriva são os fatores que determinam a abordagem apropriada ao tratamento. Por exemplo, os pacientes idosos sintomáticos com anemia ferropriva grave e instabilidade cardiovascular podem necessitar de transfusão de hemácias. Os indivíduos mais jovens que estão compensados da anemia podem ser tratados de modo mais conservador mediante reposição do ferro. O principal aspecto nesses pacientes é a identificação precisa da causa da deficiência de ferro.

Na maioria dos casos de deficiência de ferro (gestantes, crianças e adolescentes em fase de crescimento, pacientes com episódios infrequentes de sangramento e indivíduos com ingestão inadequada de ferro na dieta), o tratamento com ferro oral é suficiente. Para os pacientes com perda de sangue mais acentuada ou má absorção, a realização de exames complementares específicos e a instituição do tratamento adequado são prioridade. Uma vez estabelecido o diagnóstico de anemia ferropriva e identificada a sua causa, há três abordagens principais para tratamento.

TRANSFUSÃO DE HEMÁCIAS

A terapia transfusional é reservada para os indivíduos que apresentam sintomas de anemia, instabilidade cardiovascular e perda contínua e excessiva de sangue de qualquer origem e para os que necessitam de intervenção imediata. O tratamento desses pacientes está menos relacionado com a deficiência de ferro do que com as consequências da anemia grave. As transfusões não apenas corrigem a anemia de forma aguda mas também as hemácias transfundidas proporcionam uma fonte de ferro para reutilização, desde que não sejam perdidas por meio de sangramento contínuo. A terapia transfusional estabiliza o paciente enquanto se consideram outras opções.

TERAPIA COM FERRO ORAL

No paciente assintomático com anemia ferropriva estabelecida e integridade do trato gastrintestinal, o tratamento com ferro oral é adequado. Incentivar a ingestão de alimentos ricos em ferro também é útil. Esses alimentos incluem ostras, feijão, fígado bovino, tofu, carne bovina (acém assado, carne moída magra), coxa de peru, pão integral, atum, ovos, camarão,

TABELA 97-4 ■ Diagnóstico da anemia microcítica

Exames	Deficiência de ferro	Inflamação	Talassemia	Anemia sideroblástica
Esfregaço	Micro/hipo	Normal micro/hipo	Micro/hipo com hemácias em alvo	Variável
Ferro sérico (μg/dL)	< 30	< 50	Normal a elevado	Normal a elevado
TIBC (μg/dL)	> 360	< 300	Normal	Normal
Porcentagem de saturação	< 10	10-20	30-80	30-80
Ferritina (μg/L)	< 15	30-200	50-300	50-300
Padrão da hemoglobina na eletroforese	Normal	Normal	Anormal na β-talassemia; pode ser normal na α-talassemia	Normal

Sigla: TIBC, capacidade total de ligação ao ferro.

manteiga de amendoim, pernil de cordeiro, arroz integral, farelo de passas (cereais enriquecidos com grãos integrais), lentilhas e feijões. Várias preparações de suplementos orais de ferro estão disponíveis, variando desde sais de ferro simples a compostos de ferro complexos projetados para liberação retardada em todo o intestino delgado (Tab. 97-5). Embora as diversas preparações disponíveis contenham quantidades diferentes de ferro, todas elas, em geral, são bem absorvidas e efetivas no tratamento. Algumas vêm com outros compostos, destinados a aumentar a absorção de ferro, como o ácido ascórbico. Não se sabe ao certo se os benefícios desses compostos justificam seu custo. Para a terapia de reposição de ferro, são administrados até 200 mg/dia de ferro elementar, em geral na forma de 3 ou 4 comprimidos de ferro (contendo cada um 50-65 mg de ferro elementar) administrados durante o dia. O ideal é tomar as preparações de ferro oral com o estômago vazio, visto que a presença de alimento pode inibir sua absorção. Alguns pacientes com doença gástrica ou cirurgia gástrica pregressa necessitam de tratamento especial com soluções de ferro, uma vez que a capacidade de retenção do estômago pode estar reduzida. A capacidade de retenção é necessária à dissolução da cápsula do comprimido de ferro antes da liberação do elemento. Uma dose de 200 mg/dia de ferro elementar deve resultar em uma absorção de até 50 mg/dia. Essa quantidade mantém um nível de produção de eritrócitos de 2 a 3 vezes o normal em um indivíduo com função normal da medula óssea e estímulo apropriado da eritropoietina (EPO). Entretanto, à medida que o nível de hemoglobina aumenta, a estimulação da EPO diminui, e verifica-se uma redução na quantidade de ferro absorvida. Nos indivíduos com anemia ferropriva, a terapia tem por objetivo não apenas corrigir a anemia, mas também fornecer reservas de pelo menos 0,5 a 1 g de ferro. Para isso, é necessário manter o tratamento por um período de 6 a 12 meses após a correção da anemia.

Entre as complicações da ferroterapia oral, o desconforto gastrintestinal é o mais proeminente, sendo observado em 15 a 20% dos pacientes. A ocorrência de dor abdominal, náuseas, vômitos ou constipação intestinal pode levar a uma falta de adesão ao tratamento. Embora o uso de pequenas doses de ferro ou de preparações de ferro com liberação prolongada possa fornecer algum benefício, os efeitos colaterais gastrintestinais representam um impedimento significativo para o tratamento eficaz de diversos pacientes.

A resposta ao tratamento com ferro varia de acordo com o estímulo da EPO e a taxa de absorção. Em geral, a contagem de reticulócitos deve começar a aumentar dentro de 4 a 7 dias após o início da terapia, atingindo um pico em 1 semana a 1 semana e meia. A ausência de resposta pode decorrer de absorção precária, falta de adesão do paciente ao tratamento (o que é comum) ou diagnóstico incorreto. Um exame útil na clínica para determinar a capacidade do paciente de absorver ferro é o teste de tolerância ao ferro. São administrados dois comprimidos de ferro ao paciente com estômago vazio, e efetua-se a determinação seriada do ferro sérico nas 2 a 3 horas seguintes. Uma absorção normal resultará em aumento do ferro sérico de pelo menos 100 μg/dL. Se a deficiência de ferro persistir, apesar do tratamento adequado, poderá ser necessário passar para a terapia parenteral.

FERROTERAPIA PARENTERAL

O ferro intravenoso pode ser administrado a pacientes que não toleram o ferro oral, àqueles cujas necessidades são relativamente agudas ou aos indivíduos que necessitam de ferro de modo contínuo, em geral devido à perda gastrintestinal persistente. O uso de ferro parenteral aumentou rapidamente nos últimos anos com o reconhecimento de que a terapia com EPO recombinante induz uma grande demanda de ferro – a qual, com frequência, não pode ser suprida por meio da liberação fisiológica de ferro das fontes RE ou da absorção oral de ferro. A segurança do ferro parenteral é uma preocupação, em grande parte devido à elevada taxa de reações adversas à ferrodextrana de alto peso molecular. Os complexos de ferro mais recentes disponíveis, como ferumoxitol, gliconato férrico de sódio, ferrossacarose, ferrodextrana de baixo peso molecular (BPM), derisomaltose férrica e carboximaltose férrica, têm taxas muito mais baixas de efeitos adversos. O ferumoxitol fornece 510 mg de ferro por infusão; o gliconato férrico, 125 mg por infusão; a ferrodextrana de BPM, até 1.500 mg por infusão; a carboximaltose férrica, 750 mg por infusão; a derisomaltose férrica, 1.000 mg por infusão; e a ferrossacarose, 200 mg por infusão.

O ferro parenteral é utilizado de duas maneiras: uma delas consiste em administrar a dose total de ferro necessária para corrigir o déficit de hemoglobina e fornecer ao paciente uma reserva de pelo menos 500 mg de ferro; a segunda consiste em administrar baixas doses repetidas de ferro parenteral durante um período prolongado. Esta última abordagem é comum nos centros de diálise, onde não é raro administrar 100 mg de ferro elementar por semana, durante 10 semanas, a fim de aumentar a resposta à terapia com EPO. A quantidade de ferro necessária para um paciente é calculada pela seguinte fórmula:

$$\text{Peso corporal (kg)} \times 2{,}3 \times (15 - \text{hemoglobina do paciente, g/dL}) + 500 \text{ ou } 1.000 \text{ mg (para reservas)}$$

Ao administrar qualquer preparação de ferro por via intravenosa, existe a preocupação de anafilaxia. Todavia, a anafilaxia é muito mais rara com as preparações mais recentes. Os fatores que foram correlacionados com uma reação do tipo anafilática incluem histórico de múltiplas alergias ou reação alérgica anterior a uma preparação de ferro. Os sintomas generalizados que aparecem vários dias após a infusão de uma dose alta de ferro podem incluir artralgias, exantema e febre baixa. Esses sintomas podem estar relacionados com a dose, mas não impedem o uso posterior de ferro parenteral pelo paciente. Os pacientes com sensibilidade a uma preparação de ferro têm sido tratados de modo seguro com outras preparações de ferro parenteral. Se houver necessidade de administrar uma dose alta de ferrodextrana (> 100 mg), a preparação de ferro deverá ser diluída em soro glicosado a 5% ou solução de NaCl a 0,9%. A seguir, a solução pode ser infundida durante um período de 60 a 90 minutos (para doses maiores) ou em uma velocidade conveniente para o enfermeiro ou o médico. Embora se recomende uma dose-teste (25 mg) de ferrodextrana parenteral, a infusão lenta de uma dose maior de solução de ferro parenteral irá, na realidade, fornecer o mesmo tipo de advertência precoce que uma dose teste injetada separadamente. Se, no início da infusão de ferro, houver dor torácica, sibilos, queda da pressão arterial ou outros sintomas sistêmicos, a infusão do ferro deverá ser interrompida imediatamente.

OUTRAS ANEMIAS HIPOPROLIFERATIVAS

Além da anemia ferropriva leve a moderada, as anemias hipoproliferativas podem ser divididas em quatro categorias: (1) inflamação crônica, (2) doença renal, (3) deficiências endócrinas e nutricionais (estados hipometabólicos) e (4) lesão da medula óssea (Cap. 102). Na presença de inflamação crônica, doença renal ou hipometabolismo, a produção da EPO endógena é inadequada para o grau de anemia observado. No caso da AI crônica, a medula eritroide também responde inadequadamente à estimulação, em parte devido à *reutilização de ferro* deficiente. Em consequência da falta de estimulação adequada da EPO, o exame do esfregaço de sangue periférico revelará reticulócitos policromatófilos ("desvio") ocasionais. Nos casos de deficiência do ferro ou de lesão medular, são observadas elevações apropriadas nos níveis endógenos de EPO, e reticulócitos policromatófilos estarão presentes no esfregaço sanguíneo.

ANEMIA DA INFLAMAÇÃO/INFECÇÃO AGUDA E CRÔNICA

A AI, que abrange inflamação, infecção, lesão tecidual e distúrbios (p. ex., o câncer) associados à liberação de citocinas pró-inflamatórias, é uma das formas mais comuns de anemia observada clinicamente. Trata-se da anemia mais importante a considerar no diagnóstico diferencial da deficiência de ferro, visto que muitas das características da anemia são produzidas pelo suprimento inadequado de ferro à medula óssea, a despeito da presença de reservas normais ou aumentadas de ferro. Isso se reflete por baixos níveis séricos de ferro, aumento da protoporfirina eritrocitária, medula óssea hipoproliferativa, saturação da transferrina na faixa de 15 a 20% e ferritina sérica normal ou aumentada. Com frequência, os valores da ferritina sérica constituem a característica diferencial entre a anemia ferropriva verdadeira e a eritropoiese por restrição de ferro associada à inflamação. Em geral, os níveis séricos de ferritina aumentam três vezes acima dos valores basais na presença de inflamação. Essas alterações decorrem dos efeitos das citocinas inflamatórias e da hepcidina, o principal hormônio regulador do ferro, que atuam em vários níveis da eritropoiese (Fig. 97-4).

A interleucina 1 (IL-1) diminui diretamente a produção de EPO em resposta à anemia. A IL-1, ao atuar por meio da liberação celular acessória de γ-interferona (γ-IFN), suprime a resposta da medula eritroide à EPO – um efeito que pode ser superado pela administração de EPO *in vitro* e *in vivo*. Além disso, o fator de necrose tumoral (TNF), ao atuar por meio da liberação de γ-IFN pelas células do estroma medular, também suprime a resposta à EPO. A hepcidina, que é sintetizada pelo fígado, apresenta-se aumentada na inflamação por meio de uma via mediada pela IL-6 e atua para suprimir a absorção de ferro e sua liberação dos locais de armazenamento. O resultado global é o desenvolvimento de anemia hipoproliferativa crônica com alterações clássicas no metabolismo do ferro. A anemia é, ainda, complicada por um encurtamento leve a moderado da sobrevida dos eritrócitos.

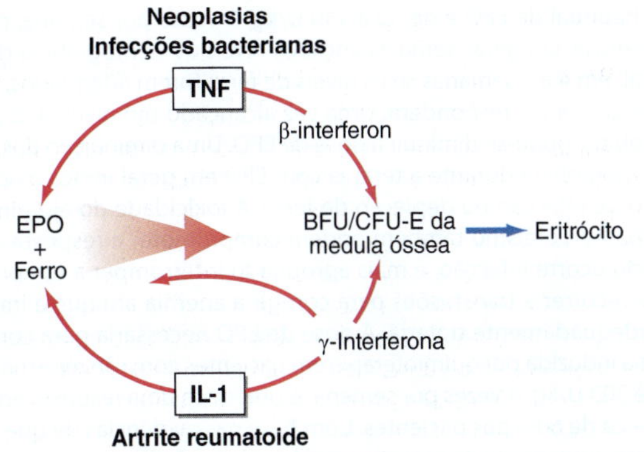

FIGURA 97-4 Supressão da eritropoiese por citocinas inflamatórias. Por meio da liberação do fator de necrose tumoral (TNF) e a β-interferon (β-IFN), as neoplasias e as infecções bacterianas suprimem a produção de eritropoietina (EPO) e a proliferação de progenitores eritroides (unidades formadoras de grupos de células eritroides e unidades formadoras de colônias eritroides [BFU/CFU-E]). Os mediadores em pacientes com vasculite e com artrite reumatoide incluem a interleucina 1 (IL-1) e a γ-IFN. As *setas vermelhas* indicam os locais dos efeitos inibitórios das citocinas inflamatórias.

Na inflamação crônica, a doença primária é que determinará a gravidade e as características da anemia. Por exemplo, muitos pacientes com câncer também apresentam anemia que, em geral, é normocítica e normocrômica. Já os pacientes com artrite reumatoide ativa de longa duração ou infecções crônicas, como tuberculose, apresentam anemia microcítica hipocrômica. Em ambos os casos, a medula óssea é hipoproliferativa, porém as diferenças nos índices eritrocitários refletem as diferenças na disponibilidade de ferro para a síntese da hemoglobina. Às vezes, os distúrbios associados à inflamação crônica também acarretam perda crônica de sangue. Nessas circunstâncias, a medição da proteína do receptor solúvel de transferrina pode ser necessária para descartar a deficiência absoluta de ferro. Todavia, a administração de ferro, nesse caso, corrigirá o componente de deficiência de ferro da anemia, e o componente inflamatório não será afetado.

A anemia associada à infecção ou inflamação aguda é leve, porém se torna mais pronunciada no decorrer do tempo. A infecção aguda pode produzir uma diminuição dos níveis de hemoglobina de 2 a 3 g/dL dentro de 1 ou 2 dias, que está relacionada, em grande parte, à hemólise dos eritrócitos próximo ao término de sua sobrevida natural. A febre e as citocinas liberadas exercem uma pressão seletiva contra os eritrócitos com capacidade mais limitada de manter a membrana celular. Na maioria dos indivíduos, a anemia leve é razoavelmente bem tolerada, e os sintomas, se presentes, estão associados à doença subjacente. Em alguns pacientes com cardiopatia preexistente, a anemia moderada (hemoglobina de 10-11 g/dL) pode estar associada a angina, intolerância ao exercício físico e dispneia. O perfil eritropoiético que distingue a AI das outras causas de anemias hipoproliferativas é apresentado na Tabela 97-6.

ANEMIA DA DOENÇA RENAL CRÔNICA

A doença renal crônica (DRC) progressiva costuma estar associada a uma anemia hipoproliferativa moderada a grave, sendo que o nível da anemia está correlacionado com o estágio da DRC. Os eritrócitos são normocíticos e normocrômicos, e os reticulócitos encontram-se diminuídos. A anemia é causada principalmente pela incapacidade de produção de EPO pelo rim doente e por uma redução da sobrevida dos eritrócitos. Em certas formas de insuficiência renal aguda, a correlação entre a anemia e a função renal é mais fraca. Os pacientes com síndrome hemolítico-urêmica aumentam a eritropoiese em resposta à hemólise, apesar da insuficiência renal. A doença renal policística também exibe um grau menor de deficiência de EPO para determinado nível de insuficiência renal. Já os pacientes com diabetes melito ou mieloma apresentam uma deficiência mais grave de EPO para determinado nível de insuficiência renal.

A avaliação do estado do ferro fornece informações para distinguir a anemia da DRC das outras formas de anemia hipoproliferativa (Tab. 97-6) e orienta o tratamento. Os pacientes com anemia da DRC em geral apresentam níveis normais do ferro sérico, TIBC e ferritina. Entretanto, os pacientes mantidos em hemodiálise crônica podem apresentar deficiência de ferro, em virtude da perda de sangue por meio do procedimento de diálise. É necessário repor o ferro nesses pacientes, a fim de garantir uma resposta adequada à terapia com EPO (ver adiante).

ANEMIA NOS ESTADOS HIPOMETABÓLICOS

Os pacientes em inanição, em particular a proteica, e aqueles com uma variedade de distúrbios endócrinos que produzem taxas mais baixas de metabolismo podem manifestar anemia hipoproliferativa leve a moderada. A liberação de EPO pelos rins é sensível à necessidade de O_2, e não apenas aos níveis de O_2. Assim, a produção de EPO é desencadeada por níveis mais baixos de conteúdo de O_2 do sangue em estados mórbidos (p. ex., hipotireoidismo e inanição), em que a atividade metabólica e, portanto, a demanda de O_2 estão diminuídas.

Estados de deficiência endócrina A diferença dos níveis de hemoglobina entre homens e mulheres está relacionada com os efeitos dos androgênios e estrogênios na eritropoiese. A testosterona e os esteroides anabolizantes aumentam a eritropoiese; a castração e a administração de estrogênios a indivíduos do sexo masculino a diminuem. Os pacientes hipotireóideos ou que apresentam deficiência de hormônios hipofisários também podem ter anemia leve. A patogênese pode ser complicada por outras carências nutricionais, visto que a absorção de ferro e de ácido fólico pode ser afetada por esses distúrbios. Em geral, a correção da deficiência hormonal reverte a anemia.

A anemia pode ser mais grave na doença de Addison, dependendo do nível de disfunção dos hormônios tireoidianos e androgênicos; todavia, ela pode ser mascarada pela redução do volume plasmático. Quando esses pacientes recebem cortisol e reposição de volume, o nível de hemoglobina pode cair rapidamente. A anemia leve que complica o hiperparatireoidismo pode ser causada por uma redução da produção de EPO em consequência dos efeitos renais da hipercalcemia ou do comprometimento da proliferação dos progenitores eritroides.

Desnutrição proteica A carência de proteínas na alimentação pode levar a uma anemia hipoproliferativa leve a moderada, a qual pode ser prevalente no idoso. A anemia pode ser mais grave em pacientes com maior grau de inanição. No marasmo, em que os pacientes apresentam deficiência de proteínas e calorias, a liberação de EPO encontra-se afetada de maneira proporcional à redução do metabolismo; todavia, o grau de anemia pode ser mascarado pela depleção de volume, tornando-se aparente após a realimentação. As deficiências de outros nutrientes (ferro, folato) também podem complicar o quadro clínico, embora possam não ser evidentes no momento do diagnóstico. As alterações nos índices eritrocitários com a realimentação devem levar a uma avaliação do estado do ferro, do folato e da vitamina B_{12}.

TABELA 97-6 ■ Diagnóstico das anemias hipoproliferativas

Exames	Deficiência de ferro	Inflamação	Doença renal	Estados hipometabólicos
Anemia	Leve a grave	Leve	Leve a grave	Leve
VCM (fL)	60-90	80-90	90	90
Morfologia	Normo-microcítica	Normocítica	Normocítica	Normocítica
FS (µg/dL)	< 30	< 50	Normal	Normal
TIBC (µg/dL)	> 360	< 300	Normal	Normal
Saturação (%)	< 10	10-20	Normal	Normal
Ferritina sérica (µg/L)	< 15	30-200	115-150	Normal
Reservas de ferro	0	2-4+	1-4+	Normal

Siglas: VCM, volume corpuscular médio; FS, ferro sérico; TIBC, capacidade total de ligação ao ferro.

Anemia na hepatopatia Uma anemia hipoproliferativa leve pode acometer pacientes com hepatopatias crônicas por quase todas as causas. O esfregaço de sangue periférico pode revelar células espiculadas e estomatócitos, devido ao acúmulo de colesterol na membrana em consequência de uma deficiência da lectina-colesterol-aciltransferase. A sobrevida dos eritrócitos mostra-se reduzida, e a produção de EPO é inadequada para o processo de compensação. Na doença hepática alcoólica, as deficiências nutricionais são comuns e complicam o tratamento. A deficiência de folato em decorrência da ingestão inadequada e a deficiência de ferro causada por perda de sangue e ingestão inadequada podem alterar os índices eritrocitários.

ANEMIA NO IDOSO

A anemia é comum em indivíduos com mais de 65 anos de idade. Foi estimado que ela acomete cerca de 11% dos idosos que vivem na comunidade e até 40% dos que residem em lares de idosos. Em pelo menos um terço dessas pessoas anêmicas, não é possível identificar a causa da anemia. Os pacientes idosos com anemia de causas inexplicáveis não apresentam deficiência nutricional nem disfunção renal, e, embora indivíduos idosos possam ter um aumento das citocinas inflamatórias sistêmicas (a inflamação do idoso), os níveis não são altos o suficiente para simular a anemia da inflamação crônica. Se os níveis de hepcidina estiverem aumentados, essa elevação é mínima.

Os pesquisadores que investigam a(s) causa(s) dessa forma de anemia observaram que os níveis de EPO estão, em geral, na faixa normal, isto é, estão inapropriadamente baixos para o nível de hemoglobina. Em geral, nos indivíduos idosos que mantêm um nível normal de hemoglobina, os níveis de EPO aumentam com a idade. Esse aumento compensatório para manter um fornecimento normal de oxigênio parece ser devido a uma resistência relativa à estimulação da EPO; estudos do tempo de sobrevida dos eritrócitos em indivíduos idosos não constataram qualquer redução do tempo de sobrevida dessas células. São necessários mais dados sobre o mecanismo envolvido.

A importância dessa anemia inexplicada no idoso reside no fato de que a presença de baixos níveis de hemoglobina está associada a aumentos na taxa de quedas, internações, desenvolvimento de debilidade e mortalidade. Ainda não foi definido se a reversão da anemia poderia influenciar esses riscos aumentados. Evidências empíricas sugerem que essa forma de anemia responde à EPO exógena.

TRATAMENTO

Anemias hipoproliferativas

Muitos pacientes com anemias hipoproliferativas apresentam uma recuperação dos níveis de hemoglobina quando a doença subjacente é tratada corretamente. Para aqueles em que a reversão do processo não é possível – como os pacientes com doença renal em estágio terminal, câncer e doenças inflamatórias crônicas –, a anemia sintomática exige tratamento. As duas principais modalidades de tratamento são as transfusões e a EPO.

TRANSFUSÕES

Os limiares para a transfusão devem ser determinados com base nos sintomas do paciente. Em geral, os pacientes sem doenças cardiovascular ou pulmonar subjacentes graves toleram níveis de hemoglobina acima de 7 a 8 g/dL e não necessitam de intervenção até que a hemoglobina caia abaixo desse nível. Os pacientes com maior comprometimento fisiológico podem necessitar de níveis de hemoglobina acima de 11 g/dL. Em geral, uma unidade de concentrado de hemácias aumenta o nível de hemoglobina em 1 g/dL. As transfusões estão associadas a certos riscos infecciosos **(Cap. 113)**, e as transfusões crônicas podem provocar sobrecarga de ferro. O uso liberal de sangue foi associado a aumento da morbidade e da mortalidade, em particular em pacientes sob cuidados intensivos. Portanto, na ausência de hipoxia tecidual documentada, é preferível uma abordagem conservadora para o uso da transfusão de hemácias.

ERITROPOIETINA

A EPO mostra-se particularmente útil nas anemias em que os níveis de EPO endógena estão inapropriadamente baixos, como DRC ou AI. É preciso avaliar o estado de ferro, devendo-se efetuar uma reposição do elemento para obter os efeitos ótimos da EPO. Em pacientes com DRC, a dose habitual de EPO é de 50 a 150 U/kg, 3 vezes por semana, por via intravenosa. Em geral, serão alcançados níveis de hemoglobina de 10 a 12 g/dL em 4 a 6 semanas se os níveis de ferro forem adequados, e 90% desses pacientes respondem. Uma vez alcançado um nível-alvo de hemoglobina, pode-se diminuir a dose de EPO. Uma diminuição dos níveis de hemoglobina durante a terapia com EPO em geral indica o aparecimento de infecção ou depleção de ferro. A toxicidade do alumínio e o hiperparatireoidismo também podem comprometer a resposta à EPO. Quando ocorre infecção, é mais apropriado interromper a terapia com EPO e recorrer a transfusões para corrigir a anemia até que a infecção seja adequadamente tratada. A dose de EPO necessária para corrigir a anemia induzida por quimioterapia em pacientes com câncer é mais alta, de até 300 U/kg, 3 vezes por semana, e obtém-se uma resposta em apenas cerca de 60% dos pacientes. Com base nas evidências de que existe um risco aumentado de complicações tromboembólicas e de progressão do tumor com a administração de EPO, é preciso avaliar cuidadosamente os riscos e os benefícios do uso da EPO nesses pacientes, e a hemoglobina-alvo deve ser aquela necessária para evitar a administração de transfusões.

As preparações de EPO de ação mais longa podem reduzir a frequência das injeções. A alfadarbepoietina, uma EPO molecularmente modificada com carboidrato adicional, tem uma meia-vida na circulação que é 3 a 4 vezes mais longa do que a EPO humana recombinante, possibilitando uma dosagem semanal ou em semanas alternadas.

Os produtos miméticos de EPO com biodisponibilidade oral, como o roxadustate (dose usual de 50 mg VO, 3 vezes por semana), que atuam para aumentar a meia-vida biológica do fator induzido por de hipoxia (HIF) ativo, estão demonstrando ter atividade para aumentar os níveis de hemoglobina em pacientes com doença renal crônica e outras condições.

LEITURAS ADICIONAIS

ANDREWS N: Forging a field. The golden age of iron biology. Blood 112:219, 2008.

AUERBACH M, ADAMSON J: How we diagnose and treat iron deficiency anemia. Am J Hematol 91:31, 2016.

DRÜEKE T, PARFREY P: Summary of the KDIGO guideline on anemia and comment: Reading between the (guide)line(s). Kidney Int 82:952, 2012.

GANZ T: Anemia of inflammation. N Engl J Med 381:1149, 2019.

KAUTZ L et al: Identification of erythroferrone as an erythroid regulator of iron metabolism. Nat Genet 46:678, 2014.

KRAYENBUEHL P-A et al: Intravenous iron for the treatment of fatigue in non-anemic, premenopausal woman with low serum ferritin concentration. Blood 118:3222, 2011.

PUNNONEN K et al: Serum transferrin receptor and its ratio to serum ferritin in the diagnosis of iron deficiency. Blood 89:1052; 1997.

98 Hemoglobinopatias

Martin H. Steinberg

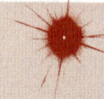

As hemoglobinopatias afetam a sequência de aminoácidos da globina; a talassemia é um distúrbio caracterizado pela redução na biossíntese de globina. Em conjunto, esses distúrbios da molécula de hemoglobina constituem as doenças genéticas mendelianas mais comuns, sendo responsáveis pela maioria dos casos de anemia hemolítica. A doença falciforme e as síndromes associadas à hemoglobina E (HbE) são as hemoglobinopatias mais prevalentes, enquanto as α e β-talassemias são as talassemias mais prevalentes. Além desses distúrbios mais comuns, mutações raras podem causar instabilidade da hemoglobina, aumento ou diminuição de sua afinidade pelo oxigênio (O_2) e redução do transporte de O_2 pela hemoglobina oxidada. O transporte de O_2 pela hemoglobina também pode ser reduzido pela exposição ao monóxido de carbono (CO) e a alguns agentes oxidantes **(Tab. 98-1)**.

A diversidade fenotípica entre as hemoglobinopatias é enorme. As mutações podem ser assintomáticas, por exemplo, em portadores heterozigotos da hemoglobina falciforme (HbS) e talassemia, ou podem causar morte intrauterina, como quando todos os genes da α-globina sofrem deleção. Avanços impressionantes na compreensão da base biológica das hemoglobinopatias e da talassemia levaram a novas terapias, com a promessa de melhores resultados para os pacientes.

TABELA 98-1 ■ Hemoglobinopatias

I. **Hemoglobinopatias** – variantes de hemoglobina com variantes de sequência dos aminoácidos que alteram as propriedades físicas, químicas ou funcionais da hemoglobina
   A. Variantes comuns com propriedades incomuns
      1. HbS – polimerização
      2. HbE – redução da biossíntese
      3. HbC – interação hemoglobina-membrana
   B. Alteração da afinidade pelo oxigênio
      1. Alta afinidade – eritrocitose
      2. Baixa afinidade – cianose, anemia
   C. Hemoglobinas que oxidam rapidamente
      1. Hemoglobinas instáveis – anemia hemolítica, icterícia
      2. Hemoglobinas M – metemoglobinemia, cianose

II. **Talassemias** – defeito na biossíntese das cadeias de globina
   A. α-Talassemias
   B. β-Talassemias
   C. Talassemias complexas

III. **Persistência hereditária da hemoglobina fetal** – persistência de níveis de HbF mais altos do que o normal na vida adulta
   A. Deleções dentro do *cluster HBB* – 15-30% da HbF em heterozigotos; pancelulares
   B. Mutações pontuais nos promotores *HBG2/1* – 5-30% da HbF em heterozigotos; pancelulares ou heterocelulares

IV. **Hemoglobinopatias adquiridas**
   A. Metemoglobina decorrente de exposições tóxicas
   B. Sulfemoglobina decorrente de exposições tóxicas
   C. Carboxiemoglobina
   D. HbH na eritroleucemia
   E. HbF elevada na mielodisplasia

HEMOGLOBINA

O fácil acesso aos eritrócitos para estudar a estrutura e a função da hemoglobina, aos reticulócitos para examinar a biossíntese da hemoglobina e ao DNA dos leucócitos para definir as mutações da hemoglobina e a disponibilidade de células-tronco hematopoiéticas e células progenitoras do sangue da medula óssea fizeram as hemoglobinopatias assumirem a vanguarda na medicina molecular. Uma revisão da biologia da hemoglobina fornece a base para a compreensão da fisiopatologia de seus inúmeros distúrbios genéticos e adquiridos e abordagens para o seu tratamento.

BIOLOGIA DO DESENVOLVIMENTO

Ondas sucessivas de eritropoiese que começam no saco vitelino, migram para o fígado e a medula óssea fetais e culminam na medula óssea adulta direcionam a síntese de diferentes moléculas de hemoglobina, que resultam da ativação sequencial e do silenciamento de genes da globina (Fig. 98-1). A hemoglobina é um tetrâmero de dois pares de cadeias polipeptídicas de globina diferentes, em que cada cadeia contém um grupo heme tetrapirrol. O O_2 liga-se ao heme à medida que os eritrócitos atravessam os pulmões e é liberado nos tecidos. O heme está localizado dentro de uma bolsa protetora de cada subunidade de globina.

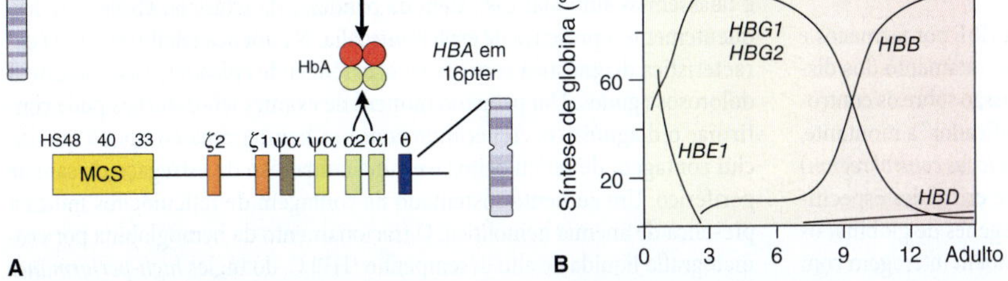

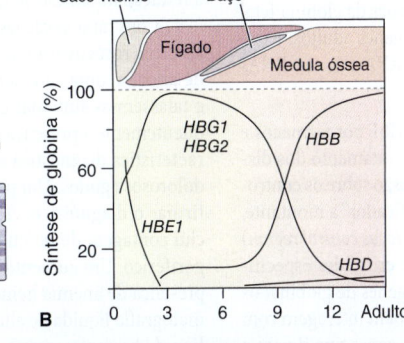

FIGURA 98-1 ***Clusters* de genes da globina e seus produtos de hemoglobina durante a gestação.** ***A.*** A ordem dos genes de globina nos agrupamentos dos genes de β e α-globina, juntamente com seus amplificadores a montante, a região de controle do *locus* (LCR) e as sequências conservadas de múltiplas espécies (MCS). Os tetrâmeros da hemoglobina normal contêm duas cadeias de α-globina e duas cadeias de não α-globina. No exemplo mostrado, a hemoglobina é a HbA do adulto. ***B.*** Locais de eritropoiese e síntese de hemoglobina a partir do saco vitelino e do embrião inicial (1-3 meses), do feto (3-9 meses), após o parto (9-12 meses) e daí em diante (adulto).

CLUSTERS DO GENE DE GLOBINA

A globina é codificada em dois *clusters* de genes não alélicos. O *cluster* de genes da β-globina está localizado no braço curto do cromossomo 11 (11p15.4); o *cluster* de genes da α-globina está no cromossomo 16 (16p13.3) (Fig. 98-1). O *cluster* de genes da β-globina contém um gene de ε-globina embrionário (*HBE*), dois genes de γ-globina fetais quase idênticos (*HBG2, HBG1*), um gene de β-globina do adulto maior (*HBB*) e um gene de δ-globina do adulto menor (*HBD*). O *cluster* de genes da α-globina contém um gene de ζ-globina embrionário (*HBZ*) e genes de α-globina duplicados (*HBA2, HBA1*) com proteínas idênticas. As hemoglobinas embrionárias incluem as hemoglobinas Gower I ($\zeta_2\varepsilon_2$), Gower II ($\alpha_2\varepsilon_2$), Portland I ($\zeta_2\gamma_2$) e Portland II ($\zeta_2\beta_2$). A produção de hemoglobina fetal (HbF, $\alpha_2\gamma_2$) começa com 6 a 8 semanas de gestação, alcança um pico durante a metade da gestação e, em seguida, cai para < 1% da hemoglobina total durante os primeiros 6 meses de vida extrauterina. A produção de hemoglobina A do adulto (HbA; $\alpha_2\beta_2$) segue um padrão recíproco ao da HbF. A composição da hemoglobina de adultos normais é > 95% de HbA, cerca de 1% de HbF e 2 a 3% de HbA_2 ($\alpha_2\delta_2$). Nos adultos, a HbF e a HbA_2 têm pouco significado funcional em virtude de suas baixas concentrações, embora possam ser importantes no diagnóstico. A hemoglobina também está sujeita a modificações pós-traducionais, das quais a mais importante é a glicosilação não enzimática da HbA que forma o aducto HbA_{1c}, que é de utilidade diagnóstica no controle do diabetes melito.

ESTRUTURA DA HEMOGLOBINA

Todos os polipeptídeos de globina possuem estruturas primárias semelhantes, mas não idênticas. As α-globinas contêm 141 aminoácidos, enquanto as globinas tipo β têm 146 aminoácidos. Essa estrutura primária determina, de acordo com as restrições de enovelamento das proteínas, a estrutura secundária da globina em secções α-helicoidais unidas por pequenos segmentos não helicoidais. Cada cadeia de globina se enovela em uma conformação terciária, conhecida como enovelamento da globina, em que os resíduos de aminoácidos com carga estão voltados para o exterior das moléculas, enquanto os resíduos sem carga estão voltados para o interior hidrofóbico. O heme tetrapirrol que contém ferro é protegido da oxidação e está localizado entre dois dos segmentos helicoidais; a carga e a liberação de O_2 ocorrem quando o ferro do heme está em sua forma ferrosa reduzida. Mutações nos genes de globina que afetam resíduos de aminoácidos essenciais para a ligação do heme permitem que o ferro seja oxidado, com formação de metemoglobina, que possui alta afinidade pelo O_2 e não o libera nos tecidos. Os dímeros de cadeias de α-globina e não α-globina se organizam reversivelmente em tetrâmeros, formando uma estrutura quaternária.

FUNÇÃO DA HEMOGLOBINA

A hemoglobina transporta o O_2 dos pulmões para os tecidos e o dióxido de carbono (CO_2) dos tecidos para os pulmões, e é uma nitrato-redutase que libera óxido nítrico (NO) do nitrito para promover a vasodilatação. A ligação do oxigênio é definida pela forma sigmoide da curva de dissociação da hemoglobina-O_2. P_{50} é um ponto nessa curva que indica a pressão parcial de O_2 quando metade da hemoglobina está saturada (Fig. 98-2). A P_{50} é influenciada pela ligação do 2,3-bisfosfoglicerato, um produto da glicólise, na cavidade central da hemoglobina, e pelo pH e temperatura. A P_{50} normal é de cerca de 26 mmHg; uma P_{50} baixa indica que a hemoglobina tem alta afinidade pelo O_2, diminuindo o fornecimento de O_2 aos tecidos; uma P_{50} alta indica que a hemoglobina tem baixa afinidade pelo O_2, com liberação de mais O_2 aos tecidos. A conformação da hemoglobina totalmente saturada com O_2 é conhecida como estado R (ou relaxado), enquanto a hemoglobina dessaturada está no estado T (ou tenso). A transição entre os estados T e R

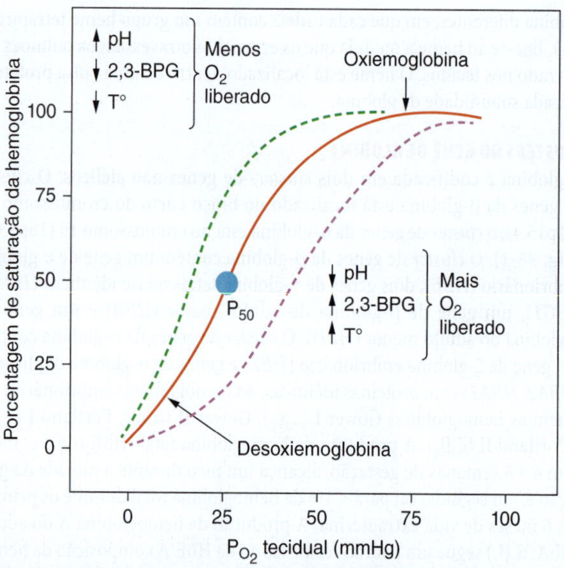

FIGURA 98-2 Curva de dissociação oxigênio-hemoglobina. O tetrâmero de hemoglobina pode ligar-se a 4 moléculas de oxigênio (O_2) nos sítios das moléculas de heme que contêm o ferro. Com a ligação do O_2, são expelidos o 2,3-bisfosfoglicerato (2,3-BPG) e o dióxido de carbono (CO_2). As pontes de sal rompem-se, e cada uma das moléculas de globina modifica sua conformação para facilitar a ligação do O_2. A liberação de O_2 para os tecidos é o processo inverso, com a formação de pontes de sal e ligação de 2,3-BPG e CO_2. A desoxiemoglobina não se liga ao O_2 com eficiência até que a célula retorne a condições de pH mais alto, que constitui o modulador mais importante da afinidade pelo O_2 (efeito Bohr). Quando há produção de ácido nos tecidos, a curva de dissociação desvia-se para a direita, facilitando a liberação de O_2 e a ligação de CO_2. A alcalose tem o efeito oposto, reduzindo a liberação de O_2.

ocorre com a ligação de 2 ou 3 moléculas de O_2. A cooperatividade descreve a ligação progressivamente mais rápida do O_2 após a ligação da primeira molécula. As variantes de hemoglobina que diminuem a P_{50} caracterizam-se por eritrocitose isolada como compensação da hipoxia; as variantes com aumento de P_{50} algumas vezes são acompanhadas de cianose e anemia, à medida que a hemoglobina se torna insaturada e a liberação de O_2 aumenta. As mutações de resíduos essenciais para a ligação do heme, as transições de R-T ou a estabilidade do tetrâmero causam hemoglobinopatias caracterizadas por anemia hemolítica, metemoglobinemia, eritrocitose e cianose.

SUBSTITUIÇÃO DOS GENES DE GLOBINA

A ativação e a inativação sequencial dos genes de globina durante o desenvolvimento, conforme mostrado na Figura 98-1, é denominada "substituição de hemoglobina". Os fatores de transcrição, juntamente com elementos epigenéticos como DNA-metiltransferases e desmetilases, interagem com amplificadores "a montante" do *cluster* de genes de β-globina que entram em contato com os promotores dos genes de globina, silenciando os genes embrionários e fetais. A ativação dos repressores dos genes da globina fetal durante o desenvolvimento possibilita a expressão dos genes adultos. Fatores de desenvolvimento como os fatores de ligação do RNA e micro-RNAs também afetam a substituição de hemoglobina.

Substituição nos genes de β-globina A reativação da HbF por fármacos e terapia gênica é um objetivo terapêutico primordial no tratamento dos distúrbios comuns da hemoglobina, merecendo uma discussão sobre os controles do silenciamento dos genes da HbF. Um "superamplificador" a montante, denominado região de controle do *locus* (LCR, do inglês *locus control region*) da β-globina, liga-se a fatores de transcrição ubíquos e eritroides específicos. A LCR interage diretamente com promotores dos genes de globina; os fatores de transcrição que silenciam e ativam genes também interagem com elementos dos genes de globina. A competição entre os genes tipo β para a LCR e o silenciamento autônomo dos genes de globina embrionária e fetal depende de fatores de transcrição. O silenciamento, em primeiro lugar de *HBE* e, em seguida, de *HBG2* e *HBG1*, favorece a interação da LCR com *HBB*. Quando *HBG2* ou *HBG1* são suprarregulados por mutações pontuais raras em seus promotores, ocorre infrarregulação da expressão do *HBB* ligado. Deleções do promotor *HBB* removem a competição pela LCR, aumentando a expressão de *HBG2*, *HBG1* e *HBD*. Os fatores de transcrição BCL11A (2p16) e ZBTB7A (19p13) silenciam os genes de HbF; BCL11A liga-se aos promotores dos genes de HbF, causando a sua repressão e o silenciamento da transcrição; ZBTB7A liga-se a montante de BCL11A, com efeitos repressores semelhantes. Isso explica a maior parte da mudança da HbF para a HbA. Mutações nesses sítios de ligação anulam o silenciamento normal dos genes da HbF, levando a um tipo de condição benigna denominada persistência hereditária da hemoglobina fetal (PHHF). A ruptura dos elementos reguladores de *BCL11A* ou dos sítios de ligação para BCL11A por edição de genes constitui um alvo terapêutico principal para a indução da HbF.

Susbstituição dos genes de α-globina Uma substituição menos complexa ocorre no *cluster* de genes da α-globina, onde um *locus* regulador de quatro elementos, denominados R1-R4, está presente em íntrons do gene *NPRL3*, que está a montante do *HBA2*. Com aproximadamente 6 semanas de gestação, ocorre uma substituição de desenvolvimento da expressão dos genes da ζ-globina embrionária para a α-globina adulta.

Modulação do nível de HbF Variações em três *loci* de traços quantitativos (QTL, do inglês *quantitative trait loci*), *BCL11A*, *MYB* (6q23) e um *locus* ligado ao *cluster HBB*, são responsáveis por uma importante parcela da variação da HbF entre indivíduos normais e pacientes com anemia falciforme e β-talassemia. A BCL11A, uma proteína com dedo de zinco que causa repressão dos genes da HbF, liga-se a motivos TGACCA, o mais importante na posição −115 no promotor de cada gene γ-globina. ZBTB7A liga-se a 85 nucleotídeos a montante desses sítios de ligação de BCL11A; a sua ligação também reprime a transcrição dos genes de γ-globina. Quando a ligação de BCL11A ou ZBTB7A é interrompida, o silenciamento de *HBG2* e *HBG1* é anulado. O impacto único das variantes de *BCL11A* sobre a HbF na anemia falciforme e na β-talassemia deve-se a seu grande efeito e à alta frequência do alelo variante associado ao aumento da HbF.

O gene *MYB* é essencial para a hematopoiese e a diferenciação eritroide. O *MYB* inibe a expressão da HbF diretamente por meio da ativação de *KLF1* e outros repressores e indiretamente pela alteração da cinética de diferenciação eritroide.

O terceiro QTL é marcado por uma variante comum de 158 nucleotídeos a montante do sítio de início da transcrição de *HBG2* e pode ser um sítio de ligação para um repressor de HbF não caracterizado. Foram identificados haplótipos associados ao *cluster HBB* por meio de polimorfismos de nucleotídeo único (SNPs, do inglês *single nucleotide polymorphisms*) entre esses genes. Pacientes com anemia falciforme com os haplótipos associados ao gene da HbS do Senegal e árabe-indiano apresentam níveis mais elevados de HbF do que pacientes com outros haplótipos. Esses dois haplótipos têm a variante −158 C-T comum no promotor *HBG2* .

DIAGNÓSTICO DAS HEMOGLOBINOPATIAS

As mutações nos genes da α-globina são expressas no embrião e no feto e persistem ao longo da vida. As mutações de HbF são expressas no feto e nos primeiros meses de vida, porém desaparecem posteriormente. As mutações nos genes de δ-globina são inócuas e, em geral, não são detectadas. As mutações nos genes de β-globina podem se tornar clinicamente aparentes após a redução da síntese de HbF para os níveis estáveis do adulto.

Com raras exceções, todas as hemoglobinopatias são distúrbios autossômicos recessivos ou codominantes; com frequência, há história familiar de anemia, uma característica comum da maioria das hemoglobinopatias e talassemias sintomáticas. Além da palidez e da icterícia, observa-se frequentemente a presença de esplenomegalia. Na doença falciforme, uma característica diagnóstica consiste na ocorrência de episódios vaso-oclusivos dolorosos agudos. Um pequeno número de exames laboratoriais pode confirmar o diagnóstico, começando com um hemograma completo que inclui contagem de reticulócitos e exame cuidadoso de esfregaço de sangue periférico. Um aumento sustentado na contagem de reticulócitos indica a presença de anemia hemolítica. O fracionamento da hemoglobina por cromatografia líquida de alto desempenho (HPLC, do inglês *high-performance liquid chromatography*) ou eletroforese capilar, particularmente quando, além do caso-índice, existem familiares para estudo, é frequentemente suficiente para confirmar um diagnóstico no nível do fenótipo de hemoglobina. O sequenciamento do DNA dos genes de globina deve permitir o diagnóstico definitivo. O diagnóstico baseado no DNA, que está prontamente disponível em laboratórios de referência, é um pré-requisito para a maioria dos casos de aconselhamento genético.

A doença falciforme e a β-talassemia têm algumas características em comum. São causadas por mutações no gene de β-globina; ambas são anemias hemolíticas crônicas, que compartilham complicações associadas à hemólise, como trombose venosa, úlceras de perna e hipertensão pulmonar; podem ser curadas por meio de transplante de células-tronco hematopoiéticas. As diferenças fundamentais são que apenas a HbS polimeriza e que a eritropoiese ineficaz é uma característica proeminente da β-talassemia e responsável pela anemia grave. Ambas as doenças podem ser curadas por meio de indução de níveis suficientemente altos de HbF; na doença falciforme, a HbF impede a polimerização da HbS; na β-talassemia, a presença de HbF em quantidade suficiente compensa o déficit de HbA.

DOENÇA FALCIFORME

A doença falciforme é um fenótipo clínico e hematológico causado por uma variedade de genótipos (Tab. 98-2). A anemia falciforme, definida como uma homozigosidade para a mutação da hemoglobina falciforme ($\alpha_2\beta^S_2$; ácido glutâmico [E] 7 valina [V] GAG-GTG), é o mais comum desses genótipos, seguida da doença da HbSC ou heterozigosidade composta para os genes da HbS e HbC ($\alpha_2\beta^C_2$; E 7 lisina [K] GAG-AAG). Muitas mutações diferentes de talassemia contribuem para as HbS-β-talassemias. Os genótipos heterozigotos compostos são menos comuns do que os homozigotos para HbS; via de regra, seus sintomas desenvolvem-se mais tarde na vida e são menos graves. A HbS também foi descrita com muitas outras hemoglobinas variantes. Alguns desses genótipos, além de $HbSO^{Arab}$, HbSE e $HbSD^{Punjab}$, são sintomáticos.

ORIGEM, DISSEMINAÇÃO E EPIDEMIOLOGIA

A HbS originou-se na África há 7 a 22 mil anos, e alcançou uma alta frequência devido à maior aptidão genética dos heterozigotos sob a pressão seletiva de *Plasmodium falciparum*. O gene da HbS tornou-se associado a cinco haplótipos comuns do gene de β-globina: Benin, Bantu, Senegal, Camarões e árabe-indiano. Esses haplótipos têm uma associação fraca com a gravidade da doença, visto que cada haplótipo tem um nível médio diferente de HbF. Em algumas regiões da África, da Índia e do Oriente Médio, quase metade da população tem o traço falciforme. Só na Nigéria há cerca de 150 mil nascidos por ano com anemia falciforme, cerca de um terço do total de nascidos do mundo inteiro; a maioria morre antes dos 5 anos de idade. Movimentos populacionais forçados e livres espalharam o gene da HbS por todo o mundo. A prevalência do estado de portador da HbS, ou traço falciforme, é de 2 a 15% em populações emigrantes; nos Estados Unidos, cerca de 100 mil pacientes têm doença falciforme; a ocorrência de morte na infância é rara, e a idade mediana de morte é na quinta ou sexta década.

FISIOPATOLOGIA

As características fisiopatológicas da doença falciforme estão resumidas na Figura 98-3. A HbS assemelha-se fisiologicamente à HbA na maioria dos aspectos, exceto pelo fato de que sofre polimerização quando desoxigenada. Os contatos entre um dos resíduos de valina β^7 da desóxi-HbS e resíduos de aminoácidos específicos da β e da α-globina culminam em fascículos de hemoglobina que causam lesão do eritrócito falciforme. Ocorre um atraso entre o início da polimerização e o acúmulo de polímero suficiente para danificar a célula. Ainda não foi esclarecida a quantidade necessária de polímero para provocar lesão celular, porém está claro que o polímero leva, direta e indiretamente, às múltiplas anormalidades do eritrócito falciforme que provocam a fisiopatologia da doença. Entre essas anormalidades, destacam-se a penetração do polímero de HbS na membrana, causando vesiculação com liberação de micropartículas da membrana; aumento da atividade dos canais de Gardos, cotransporte de K/Cl e $P_{falciforme}$, o que desidrata a célula, aumentando a concentração de hemoglobina falciforme corpuscular média (C[HbS]CM), reduzindo a deformabilidade celular e aumentando o potencial de polimerização da HbS; translocação de aminofosfolipídeos, como fosfatidilserina, para o folheto externo da membrana; e oxidação do conteúdo eritrocitário. Estas e outras anormalidades levam à formação de células irreversivelmente falcizadas (CIFs), que são eritrócitos falciformes deformados para sempre devido ao dano permanente à membrana, independentemente de a HbS permanecer polimerizada. Os eritrócitos falciformes danificados são responsáveis pelas características vaso-oclusivas, hemolíticas e inflamatórias da doença mostradas na Figura 98-3.

TABELA 98-2 ■ Hemoglobinopatias falciformes comuns

Genótipo	Anormalidades clínicas	Hemoglobina, g/L (g/dL)/VCM, fL	Frações de hemoglobina (%)
Traço falciforme (HbAS)	8% dos afro-americanos; hematúria, necrose papilar, hipostenúria, incidência aumentada de doença renal crônica; aumento de 2-4 vezes no risco de TEV; ? AVC; infarto esplênico em altitude; rabdomiólise	Normal	HbA: 60-70 HbS: 30-40 A porcentagem de HbS depende da presença ou da ausência de α-talassemia
Anemia falciforme (HbSS)	Relacionadas com vaso-oclusão: dor, síndrome torácica aguda, osteonecrose, infarto esplênico Relacionadas com hemólise: AVC, vasculopatia pulmonar e sistêmica, nefropatia, ulceração da perna, cálculos biliares, priapismo, úlceras de perna	70-100 (7-10)/80-100	HbS: > 75 HbF: 2-25 HbA_2: 3-4
HbS-β^0-talassemia	Taxa de complicações semelhante à da HbSS	80-100 (8-11)/60-85	HbS: > 75 HbF: 2-15 HbA_2: 5-6
HbS-β^+-talassemia	Taxa de complicações de cerca da metade da taxa de HbSS, dependendo da porcentagem de HbA	100-140 (10-14)/70-80	HbS: 60-90 HbA: 5-40 HbF: 1-10 HbA_2: 5-6
Doença da hemoglobina SC (HbSC)	Quase assintomática até doença grave; cerca da metade da taxa de complicações da HbSS; risco aumentado de retinopatia	100-140 (10-14)/70-100	HbS: 50 HbC: 50
HbSE	Assemelha-se clinicamente à HbS-β^+-talassemia; sintomas tardios; frequentemente de ascendência asiática/indiana	90-130 (9-13)/65-75	HbS: 65 HbE: 35 HbF: 1-5
HbSS-α-talassemia	Presente em 30% das HbSS; fenocópias HbS-β^0-talassemia; semelhante à HbSS, porém com menos AVCs e úlceras de perna e menos doença vascular pulmonar e renal	80-100 (8-10)/60-85	HbS: > 75 HbF: 2-15 HbA_2: 4-5
HbS-PHHF	Genótipo mais comum devido a grandes deleções de *HBB* e assintomático	110-140 (11-14)/70-80	HbS: 70 HbF: 20-30 HbA_2: 1-2

Nota: Os valores laboratoriais são valores médios em adultos não tratados.
Siglas: AVC, acidente vascular cerebral; PHHF, persistência hereditária da hemoglobina fetal; TEV, tromboembolismo venoso; VCM, volume corpuscular médio.

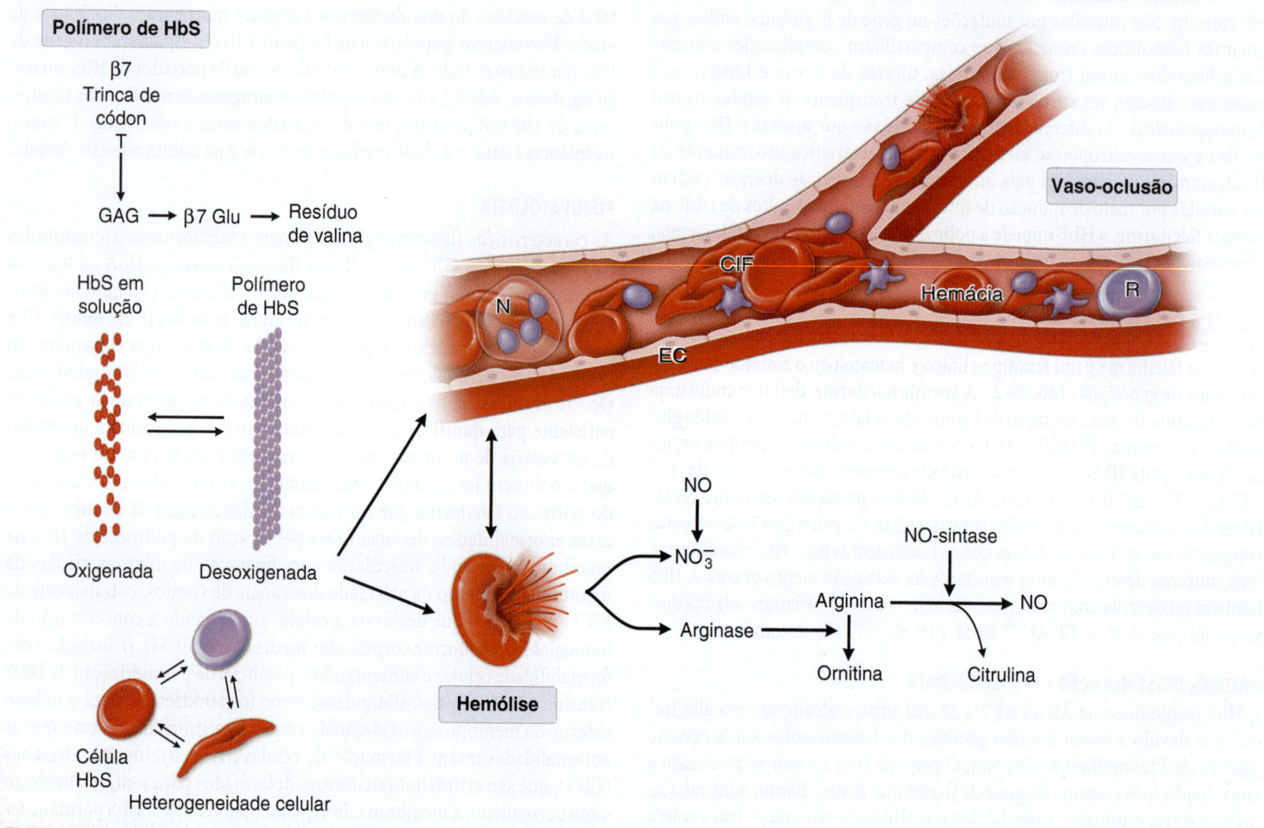

FIGURA 98-3 **Fisiopatologia da doença falciforme.** A HbS está em solução quando oxigenada, porém sofre polimerização reversível quando desoxigenada. A polimerização depende da 30ª potência da concentração de hemoglobina. Na célula falciforme, isso significa que pequenas mudanças na concentração de hemoglobina ou na hidratação celular podem ter grandes efeitos na polimerização. A polimerização começa segundos a minutos após a desoxigenação. A deformação dos eritrócitos, ou falcização, é inicialmente reversível; todavia, após um número indeterminado de eventos de falcização celular, a célula torna-se irreversivelmente deformada. Esses eritrócitos são conhecidos como células irreversivelmente falcizadas (CIFs). Sua membrana está permanentemente danificada, embora, dependendo do conteúdo de oxigênio (O_2), a HbS possa estar em solução. Os eritrócitos falciformes levam aos fenótipos clínicos e laboratoriais da doença. As células falciformes interagem com células endoteliais e outras células sanguíneas, ocluindo o fluxo em vasos de pequeno calibre e, algumas vezes, de grande calibre e causando as inúmeras complicações que se acredita serem o resultado da vaso-oclusão. As células falciformes também vivem < 20 dias (normal: cerca de 120 dias), sofrendo hemólise intravascular e extravascular. A hemólise intravascular causa depleção da haptoglobina e da hemopexina, enquanto libera heme, arginase e outros padrões moleculares associados à lesão (DAMPs) no sangue. Isso elimina o óxido nítrico (NO), ativa as plaquetas e o endotélio, reduz a atividade antioxidante, causa vasoconstrição e é pró-inflamatório.

DIAGNÓSTICO

Embora a doença falciforme possa aparecer em qualquer grupo étnico, ela ocorre com mais frequência em pessoas de ascendência africana, do Oriente Médio, do Mediterrâneo e da Índia. O principal sintoma de apresentação é a dor, que pode consistir em uma síndrome mão-pé semelhante à artrite em crianças pequenas ou que pode ser o típico episódio doloroso agudo em crianças de mais idade e adultos. Na doença da HbSC e na HbS-β^+-talassemia, os episódios vaso-oclusivos agudos ocorrem com menos frequência, e as complicações surgem mais tarde durante a vida; raramente, os pacientes com esses genótipos são assintomáticos. Os elementos-chave do diagnóstico laboratorial estão delineados na Tabela 98-2, que mostra os achados hematológicos típicos e frações de hemoglobina. A Figura 98-4 exibe perfis de HPLC e esfregaços sanguíneos em pacientes típicos com traço falciforme, anemia falciforme e doença da HbSC. O diagnóstico clínico e laboratorial básico é suficiente para o manejo e o aconselhamento geral, enquanto o aconselhamento genético e o planejamento familiar habitualmente exigem um diagnóstico baseado no DNA.

COMPLICAÇÕES

As complicações da doença falciforme podem ser agrupadas em complicações que provavelmente são uma consequência da vaso-oclusão falciforme e as que parecem ser desencadeadas por hemólise intravascular. Embora haja uma relação entre esses dois tipos de fisiopatologia, as complicações associadas à vasoclusão parecem responder melhor à indução da HbF. Algumas complicações da doença estão apresentadas na Tabela 98-3. O tratamento precoce e efetivo com hidroxiureia e integração no manejo de novos tratamentos discutidos adiante devem modificar esse perfil.

Episódios dolorosos agudos Os episódios dolorosos agudos são os eventos agudos mais comuns na doença falciforme e caracterizam-se por dor intensa não provocada nas extremidades ou no tronco, que frequentemente é simétrica e estereotipada para cada paciente, em geral exigindo tratamento com opioides fortes no serviço de emergência. São a principal causa de preocupação dos pacientes, cuja maioria os apresenta em algum momento de sua vida. A frequência dos episódios dolorosos agudos varia; a maioria dos pacientes apresenta um a dois episódios por ano; alguns raramente os têm; outros quase nunca estão livres deles. Os episódios dolorosos agudos duram vários dias a semanas. A dor na doença falciforme, que complica o diagnóstico e o manejo do episódio de dor aguda, pode ser crônica devido a complicações como osteonecrose, osteoporose ou úlceras de perna; a dor crônica e a dor aguda podem se sobrepor; e a dor também pode ser induzida pelo tratamento da dor com opioides. Acompanhamentos diários mostram que, na maioria das vezes, os pacientes apresentam algum grau de dor, que não alcança a intensidade do episódio agudo. A maioria dos pacientes utiliza analgésicos opioides orais para o controle dessa dor. Pacientes confiáveis podem receber um suprimento razoável de opioides orais por mês.

Nenhum exame complementar consegue confirmar ou refutar a presença de um episódio de dor aguda; com frequência, uma diminuição de 1 a 2 g/dL no nível de hemoglobina e um aumento modesto da contagem de leucócitos são observados durante o episódio doloroso. As reduções drásticas nos níveis de hemoglobina e contagem de plaquetas com leucocitose mais extrema podem predizer o desenvolvimento da síndrome torácica aguda grave ou falência de múltiplos órgãos. Os episódios dolorosos agudos têm pouca relação com a presença de CIFs no sangue ou com a contagem de reticulócitos. Os pacientes mais anêmicos parecem ter menos dor. É incomum que seja identificada uma

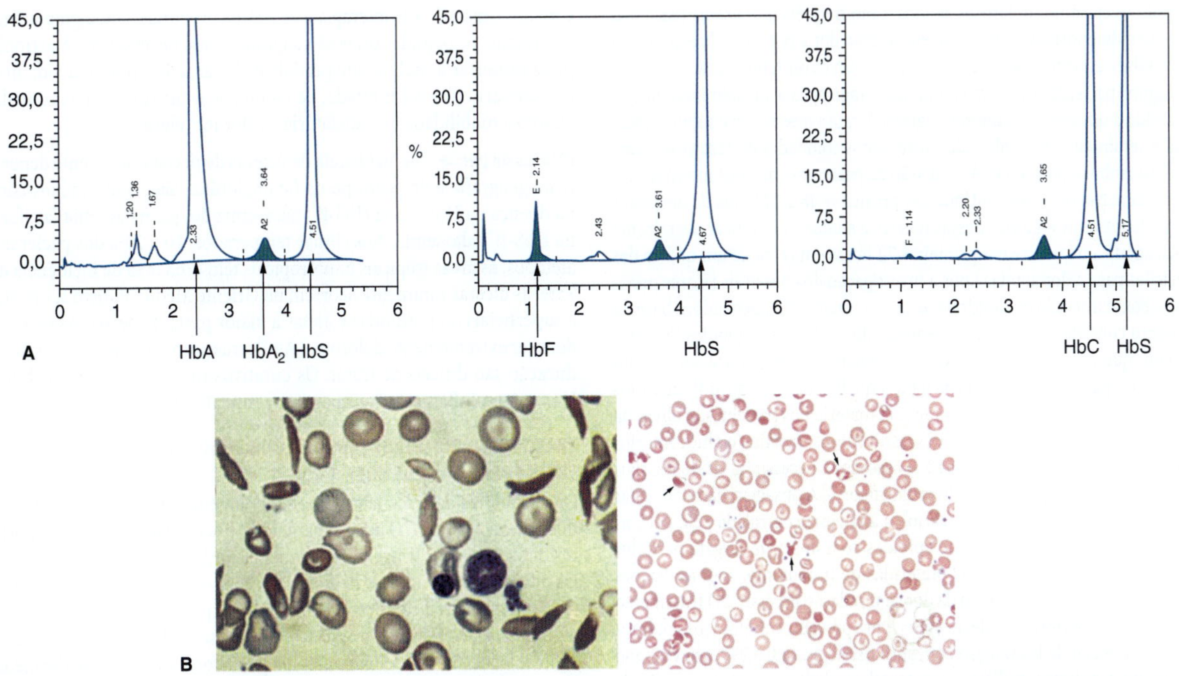

FIGURA 98-4 **Diagnóstico da doença falciforme.** ***A.*** *Da esquerda para a direita*, separação por cromatografia líquida de alto desempenho no traço falciforme, na anemia falciforme e na doença de HbSC. Abaixo de cada cromatograma, são identificados os picos de proteínas individuais. ***B.*** *À esquerda:* as células densas, alongadas e pontiagudas são as células irreversivelmente falcizadas características da anemia falciforme e da anemia falciforme-β^0-talassemia. Observa-se também a presença de células em alvo e hemácias nucleadas. *À direita:* células em alvo, células com bordas quadradas de cristais de HbC, células dobradas como tacos e microesferócitos contraídos são típicos da doença de HbSC. *(Fonte: B [à direita]: Reproduzida com permissão da American Society of Hematology.)*

TABELA 98-3 ■ Complicações da doença falciforme

Complicação	Incidência, diagnóstico e características	Tratamento
Priapismo	Cerca de 30% dos homens; pode ser episódico e de curta duração (*stuttering*); os episódios graves podem causar impotência; associado a marcadores de hemólise	Muitas terapias não comprovadas, incluindo agonistas α-adrenérgicos, estilbestrol; consulta urgente com um urologista para terapia
AVC e infarto silencioso	10-15% de todos os casos; infarto no início da infância até a idade adulta; hemorrágico em adultos; anormalidades neurocognitivas em adultos, mesmo sem AVC aparente; associado a marcadores de hemólise	Doppler transcraniano em crianças de 2-16 anos; transfusão para pacientes de risco; hidroxiureia
Cálculos biliares/cirurgia	Cerca de 40% dos pacientes; níveis de bilirrubina e cálculos relacionados com polimorfismos de *UGT1A*; na cirurgia que exige anestesia geral, recomenda-se uma transfusão pré-operatória simples para um nível de hemoglobina de 10 g/dL	Se forem assintomáticos, em geral não se recomenda nenhuma intervenção; caso contrário, colecistectomia laparoscópica
Doença hepática	> 80% dos pacientes têm hepatomegalia; a colestase intra-hepática pode apresentar bilirrubina de cerca de 100 mg/dL; hepatite viral, sobrecarga de ferro, sequestro dos eritrócitos, colestase extra-hepática também contribuem	Exsanguinotransfusão para colestase intra-hepática; transplante para insuficiência hepática terminal
Nefropatia	Cerca de 30% dos adultos com idade > 30 anos; hiperfiltração em crianças, insuficiência renal em adultos; albuminúria precoce, proteinúria tardia na faixa nefrótica; associada a marcadores de hemólise	Rastreamento para microalbuminúria aos 10 anos de idade; evitar o uso de AINEs; usar inibidores da ECA ou antagonistas dos receptores para albuminúria; eritropoietina para a anemia sintomática; diálise ou transplante para insuficiência renal
Pulmão/hipertensão pulmonar	Doença restritiva; asma comum; 5-10% têm hipertensão pulmonar por cateterismo cardíaco direito; 30% têm aumento da TRV, que pressagia um prognóstico sombrio; associada a marcadores de hemólise	Consultar um pneumologista especializado; rastreamento anual por ecocardiografia com medição da TRV
Retinopatia	30% dos casos na doença da HbSC, 3% na HbSS,[a] desenvolve-se na parte periférica da retina; a hemorragia vítrea e o descolamento de retina podem causar cegueira	Rastreamento anual a partir dos 10 anos de idade, lágrimas com angiografia com fluoresceína; fotocoagulação a *laser* para a doença proliferativa
Episódios de anemia aguda	Infecção por parvovírus B19, deficiência de ácido fólico, sequestro esplênico, reação transfusional hemolítica tardia com destruição das hemácias transfundidas e, algumas vezes, autólogas	Transfusão de hemácias se forem sintomáticos; esplenectomia se houver mais de um ou dois episódios de sequestro; IgM antiparvovírus positiva na infecção aguda; IgG na infecção prévia
Falência de múltiplos órgãos	Pode acompanhar a síndrome torácica aguda; frequentemente confundida com sepse e pode coexistir com sepse; comprometimento do SNC, do fígado, do músculo, do pulmão, do rim	Exsanguinotransfusão, suporte na UTI
Gravidez	O rastreamento de ambos os parceiros para hemoglobinopatias com aconselhamento de risco é um componente fundamental do planejamento familiar	Todas as gestações são de "alto risco"; transfusão se houver aumento dos eventos falciformes; se ocorreu aborto anterior, múltiplos fetos

[a]Anemia falciforme (HbSS).

Siglas: AINEs, anti-inflamatórios não esteroides; AVC, acidente vascular cerebral; ECA, enzima conversora de angiotensina; SNC, sistema nervoso central; TRV, velocidade do jato de regurgitação tricúspide; UTI, unidade de terapia intensiva.

causa para os episódios dolorosos agudos. Com frequência, o exame físico não é útil para o diagnóstico. Alguns pacientes terão dor à pressão sobre uma área afetada, talvez acompanhada de edema; é comum haver febre baixa.

Alguns pacientes morrem subitamente logo após a sua admissão hospitalar devido a um episódio doloroso agudo. A causa dessa morte súbita e inesperada é geralmente desconhecida; entre as possibilidades destacam-se as arritmias e a embolia pulmonar. A admissão de pacientes em leitos monitorados ou com oximetria de pulso contínua nas primeiras 48 a 72 horas de hospitalização pode prevenir algumas dessas mortes e ajudar a identificar a síndrome torácica aguda, que ocorre nas primeiras 72 horas em cerca de um quarto das internações para a dor aguda. Após a investigação dos possíveis fatores precipitantes, como infecção ou desidratação, e seu tratamento adequado, a base do tratamento consiste na dosagem adequada de analgésicos opioides. No momento em que procura o serviço de emergência ou uma clínica solicitando tratamento, o paciente geralmente já tentou medicamentos anti-inflamatórios não esteroides (AINEs) e opioides orais. Na maioria dos pacientes, o alívio da dor exige a administração dos opioides intravenosos, morfina ou hidromorfona. Muitos pacientes têm tolerância aos opioides e necessitam de doses mais altas do que as usuais para obter alívio satisfatório. A dosagem não deve estar em um esquema de "quando necessário"; a analgesia controlada pelo paciente ou uma dose fixa e frequente de opioides com doses de resgate para dor inesperada constituem as formas preferidas de tratamento, com avaliações frequentes para assegurar o alívio da dor sem sedação excessiva. O tratamento adjuvante inclui espirometria de incentivo para prevenir complicações pulmonares, manutenção da hidratação com soro fisiológico a 0,45%, com cuidado para não super-hidratar, profilaxia para tromboembolismo e administração de anti-histamínicos e laxantes para combater os efeitos colaterais esperados dos opioides; a não ser que haja hipoxia, não há necessidade de O_2 suplementar. O cetorolaco não deve ser usado, e os AINEs têm pouco valor em pacientes que recebem opioides intravenosos.

Síndrome torácica aguda Essa doença semelhante à pneumonia é o segundo evento mais frequente relacionado com a anemia falciforme aguda. Ocorre em > 50% dos pacientes, com frequência mais de uma vez. A síndrome torácica aguda pode ser leve, particularmente em crianças, nas quais pode resultar de infecção viral, ou pode ser devastadora, em que vários lobos do pulmão ficam afetados com hipoxia grave, falência de múltiplos órgãos e morte. Os principais critérios diagnósticos são dor torácica, tosse, febre, hipoxia e infiltrado pulmonar na radiografia de tórax. A etiologia inclui trombose *in situ*, êmbolos, infecção de qualquer tipo e hipoventilação pós-operatória. O manejo em adultos é determinado pela gravidade do episódio. Os pacientes que apresentam hipoxia e febre frequentemente são internados diretamente na UTI. Os antibióticos são quase sempre administrados a pacientes febris, embora a bactéria causadora frequentemente não seja cultivada. Administra-se O_2 suplementar quando há uma saturação de O_2 < 95%. A super-hidratação e o uso excessivo de opioides podem agravar a dispneia e a hipoxia. Os pacientes hipóxicos que apresentam febre com leucocitose e têm mais do que um infiltrado trivial na radiografia recebem transfusões. No paciente mais gravemente enfermo, a exsanguinotransfusão é a modalidade preferida. Quando o nível de hemoglobina ou os sintomas indicam a necessidade de transfusão no paciente gravemente enfermo, e são necessárias várias horas para dispor da exsanguinotransfusão, deve-se administrar inicialmente uma transfusão simples ou de reposição. As transfusões simples também são suficientes para os pacientes menos gravemente afetados. A maioria dos pacientes sobrevive à síndrome torácica aguda; todavia, nos casos mais graves, frequentemente causados por embolização da medula óssea necrótica, a morte pode ser rápida, mesmo com tratamento imediato e adequado. A trombocitopenia, as contagens de leucócitos acima de 20.000/dL e a anemia aguda de progressão rápida frequentemente pressagiam uma síndrome torácica aguda grave, com possibilidade de síndrome da angústia respiratória aguda e falência de múltiplos órgãos. Muitos adultos têm doença pulmonar crônica que pode ser uma sequela da síndrome torácica aguda, e a asma é muito comum em pacientes com doença falciforme.

Osteonecrose Essa complicação dolorosa e, por vezes, incapacitante, que afeta com mais frequência os quadris bilateralmente, ocorre em cerca da metade de todos os pacientes com anemia falciforme e também é comum na doença da HbSC; os ombros são menos frequentemente afetados. A perda da função, que começa com dor crônica que pode se tornar intensa, é frequentemente o estágio final, em particular nos quadris. A ressonância magnética (RM) pode detectar os estágios iniciais, enquanto a radiografia é menos sensível. A fisioterapia e os AINEs proporcionam algum alívio; infelizmente, os opioides orais são algumas vezes necessários. A artroplastia pode restaurar a mobilidade perdida e aliviar a dor, porém a vida útil das próteses articulares é limitada, de modo que a cirurgia deve ser adiada enquanto a mobilidade for satisfatória e a dor for tolerável.

Úlceras de perna A incidência de úlceras de perna é altamente dependente da geografia e do genótipo da hemoglobina. São muito menos comuns na doença da HbSC e na HbS-β^+-talassemia do que na anemia falciforme e na HbS-β^0-talassemia. Nos climas temperados, 10 a 20% dos pacientes são afetados; as áreas tropicais e subtropicais têm uma taxa de incidência de até 75%; as úlceras raramente ocorrem no Oriente Médio. Podem ser pequenas e superficiais ou profundas e afetar a maior parte da perna. As úlceras podem ser extremamente dolorosas. As úlceras grandes e recorrentes de longa duração são difíceis de tratar. Os curativos úmidos a secos e as botas de Unna são escolhas razoáveis para o tratamento inicial.

TRAÇO FALCIFORME (PORTADORES, OU HETEROZIGOSIDADE SIMPLES PARA O GENE HbS)

Os portadores do traço falciforme superam em número os pacientes com a doença em 25 para 1. O aconselhamento e o acompanhamento dos portadores detectados por triagem do sangue do cordão umbilical são imperfeitos. Os adolescentes e adultos podem não saber que eles têm traço falciforme. Geralmente é uma condição benigna com expectativa de vida normal, mas algumas características desse traço são apresentadas na Tabela 98-2. É essencial fornecer aconselhamento aos portadores do traço falciforme sobre os pequenos riscos de complicações e a sua probabilidade de ter filhos com doença falciforme. O aconselhamento antes da participação em esportes também é importante, devido ao risco, ainda que muito pequeno, de morte súbita por rabdomiólise de esforço relacionada ao calor. A hidratação ideal antes e durante o exercício pode prevenir a maioria dos episódios de doença relacionada ao calor.

TRATAMENTO, RASTREAMENTO, ACONSELHAMENTO E DIAGNÓSTICO PRÉ-NATAL

Os pacientes devem ser encaminhados, se possível, a um centro de referêcia de doença falciforme para consulta inicial, acompanhamento e instituição da terapia. A cooperação entre médicos de atenção primária, hematologistas e outros especialistas pode fornecer os melhores cuidados preventivos e manejo das complicações. A frequência das consultas do paciente depende de seu regime terapêutico.

Ocorreram mudanças notáveis no cenário do tratamento, com a promessa de benefícios ainda maiores de novas abordagens curativas baseadas na terapia gênica. A discussão a seguir concentra-se no tratamento para prevenir as complicações da doença.

Hidroxiureia A hidroxiureia é o padrão de cuidados para todos os pacientes com anemia falciforme e HbS-β^0-talassemia. É recomendada para pacientes de todas as idades, independentemente dos sintomas, e deve ser iniciada no primeiro ano de vida. O principal mecanismo de ação da hidroxiureia envolve a indução de altos níveis de HbF. A hidroxiureia aumenta a HbF de modo irregular na população de eritrócitos (de maneira heterocelular), de modo que algumas células adquirem maior proteção contra a polimerização da HbS do que outras. Embora seja frequentemente administrada a pacientes sintomáticos com doença da HbSC, seus benefícios nesse genótipo foram pouco estudados. Nos adultos, em que o nível médio de HbF é de cerca de 5%, o aumento da HbF é, com frequência, modesto. Entretanto, a dor e a síndrome torácica aguda são reduzidas em cerca da metade, a concentração de hemoglobina aumenta em cerca de 1 g/dL, e, depois de um acompanhamento de 17,5 anos, a taxa de mortalidade foi reduzida em 49%. Em contrapartida, todas as crianças respondem de maneira robusta à hidroxiureia. Quando iniciada com < 1 ano de idade, com uma dose de cerca de 27 mg/kg, os níveis de HbF foram de 33,3 ± 9,1% e a concentração de hemoglobina foi de 10,1 ± 1,3 g/dL. Os eventos agudos foram acentuadamente reduzidos, com pouca toxicidade. Com base nestes e em outros estudos conduzidos em países de baixo e de alto recurso, a menos que haja alguma contraindicação, a hidroxiureia é o padrão de tratamento para todos os pacientes, iniciando no primeiro ano de vida com uma dose de cerca de 20 mg/kg, que é ajustada até a dose máxima tolerada, com base nas contagens de neutrófilos e de plaquetas.

Voxelotor O voxelotor aumenta a afinidade da molécula de hemoglobina pelo O_2 (diminui a P_{50}). O voxelotor, em uma dose diária de 1.500 mg, foi associado a um aumento de 1 g/dL na concentração de hemoglobina em

59% dos pacientes, com redução nos biomarcadores de hemólise. Embora não tenha ocorrido uma redução significativa dos eventos vaso-oclusivos no relatório inicial de eficácia, análises posteriores, depois de um período de observação mais longo, sugeriram que os pacientes que alcançaram o nível mais alto de hemoglobina tiveram o menor número de eventos vaso-oclusivos agudos. O voxelotor aumenta a afinidade da hemoglobina pelo oxigênio em todos os eritrócitos (efeito pancelular), e isso deve produzir um incremento na inibição da polimerização além da hidroxiureia. Ainda há muitas questões sobre os efeitos do voxelotor em longo prazo. A ocorrência de menos hemólise diminui a propensão a AVC, nefropatia, hipertensão pulmonar, úlceras de perna e priapismo. O voxelotor será acompanhado desses efeitos em longo prazo? A alta afinidade de uma hemoglobina modificada pelo O_2 pode ser prejudicial para alguns pacientes? As respostas a essas importantes questões exigem estudos adicionais.

Crizanlizumabe Os efeitos a jusante da polimerização da HbS incluem interações adesivas entre células endoteliais, leucócitos, plaquetas e eritrócitos. A P-selectina é uma molécula envolvida nessas interações; o bloqueio das selectinas impede a adesão endotelial das células falciformes. Um anticorpo monoclonal bloqueador da P-selectina, administrado por via intravenosa a cada mês, reduziu os episódios dolorosos agudos em cerca de 45%, ou seja, uma redução semelhante àquela observada com a hidroxiureia. Não houve efeito sobre a hemólise.

L-Glutamina O mecanismo de ação desse agente, que se acredita ser a redução do estresse oxidativo nos eritrócitos falciformes, não está estabelecido. Em um ensaio clínico de fase 3, a L-glutamina, comparada com placebo, foi associada a uma redução de 25% nos episódios dolorosos e de 33% na hospitalização.

Há pouco consenso sobre como os medicamentos recentemente aprovados devem ser integrados ao tratamento com hidroxiureia. Os efeitos do voxelotor e do crizanlizumabe parecem ser aditivos aos da hidroxiureia. O voxelotor pode ser adicionado à hidroxiureia se os benefícios da hidroxiureia por si só forem insuficientes, como ocorre na maioria dos adultos. Se tanto a hidroxiureia quanto o voxelotor forem administrados em doses efetivas, e as complicações vaso-oclusivas agudas continuarem, pode-se acrescentar o crizanlizumabe. As taxas de abandono nos ensaios clínicos com crizanlizumabe e L-glutamina foram de cerca de 35%, de modo que a adesão a essas terapias pode ser problemática.

Transfusão Há uma superutilização das transfusões. As principais indicações para transfusão incluem anemia sintomática grave; tratamento e prevenção do AVC; aumento do nível de hemoglobina para cerca de 10 g/dL antes de cirurgia que exige anestesia geral; e síndrome torácica com hipoxia ou comprometimento de múltiplos lobos. Algumas vezes, são administradas transfusões durante a gravidez, quando há história de complicações ou perda fetal. Em geral, as transfusões devem ser evitadas nos episódios dolorosos agudos e para correção de anemia crônica estável. Existe uma preferência pela exsanguinotransfusão automatizada de hemácias no AVC agudo, na síndrome torácica aguda grave ou na falência de múltiplos órgãos, ou quando se planeja a administração de transfusões crônicas. Diretrizes recentes formuladas por especialistas recomendaram a definição de perfis de antígenos eritrocitários estendidos, se possível antes da primeira transfusão, e compatibilidade para antígenos Rh (C, E ou C/c, E/e) e K, além de ABO/RhD. As complicações da transfusão incluem hiperviscosidade, aloimunização (que ocorre em 18,6% dos pacientes transfundidos entre 1979 e 1984 e em 27,3% dos pacientes transfundidos entre 2001 e 2011), sobrecarga de ferro, reações transfusionais hemolíticas tardias e hiper-hemólise.

Transplante de células-tronco Tendo em vista os excelentes resultados dos transplantes de doadores aparentados idênticos para o antígeno leucocitário humano (HLA, do inglês *human leukocyte antigen*), que apresentam uma sobrevida livre de eventos de > 95%, foi possível aplicar essa opção a todos os pacientes com doador adequado. Infelizmente, apenas 15% dos pacientes têm um doador totalmente compatível. Novas abordagens para transplantes haploidênticos estão melhorando a sobrevida livre de eventos nesses pacientes.

Medidas preventivas e rastreamento O rastreamento do sangue do cordão umbilical para doença falciforme é realizado em muitos países e, nos Estados Unidos, em todos os 50 estados. Os pacientes afetados são encaminhados para clínicas que podem iniciar cuidados preventivos precoces. Na infância, o rastreamento com Doppler transcraniano, iniciado aos 2 anos de idade e repetido anualmente até os 16 anos, o uso de penicilina profilática (125 mg para crianças com menos de 3 anos; 250 mg para crianças acima de 3 anos), 2 ×/dia, até os 5 anos de idade, e a vacinação com vacinas pneumocócicas são as principais medidas de prevenção de AVC e infecção pneumocócica invasiva. Administra-se ácido fólico, 1 mg/dia, para prevenir a eritropoiese megaloblástica; o seu uso provavelmente não é necessário em indivíduos com dietas adequadas.

Todas as mulheres que planejam engravidar devem ser submetidas a rastreamento para hemoglobinopatias por meio de hemograma, índices eritrocitários e análise da hemoglobina por HPLC. Os indivíduos com traço HbS ou β-talassemia devem ter os seus parceiros testados. Somente dessa maneira é possível conhecer os riscos de um feto apresentar doença falciforme (Tab. 98-2). O diagnóstico pré-natal com amostragem de vilosidades coriônicas está amplamente disponível.

Tratamentos emergentes A terapia gênica tem potencial curativo e não exige doadores compatíveis nem imunossupressão. Células-tronco CD34+ hematopoiéticas autólogas são mobilizadas e modificadas *ex vivo* para produzir uma globina antifalciforme. Essas células são reinfundidas após condicionamento mieloablativo. Ensaios clínicos de fase 1/2 utilizaram a transdução por lentivírus de células CD34+ com uma β-globina antifalciforme ou interferiram nos efeitos supressores da HbF no BCL11A utilizando CRISPR/Cas, nucleases de dedo de zinco ou shRNA. Essas abordagens resultaram em níveis de hemoglobina HbF ou antifalciforme de quase 50%, hemólise reduzida, níveis de hemoglobina total > 11 g/dL e resolução dos eventos vaso-oclusivos agudos. É muito cedo para conhecer a sua segurança em longo prazo ou taxa de cura.

TALASSEMIA

A talassemia é causada pela redução do acúmulo de cadeias de α ou β-globina causando um excesso relativo da cadeia não afetada. A síntese desequilibrada de globina é a marca registrada da talassemia e a causa imediata de sua fisiopatologia; as cadeias de globina não pareadas provocam dano ao eritroblasto em desenvolvimento. À semelhança da mutação HbS e de muitos outros traços eritrocitários, a talassemia alcançou níveis polimórficos em populações tropicais e subtropicais, uma vez que os heterozigotos são protegidos da infecção por *Plasmodium falciparum*. De acordo com as estimativas, 1 a 5% da população mundial apresenta uma mutação de talassemia; em alguns locais, a maioria das pessoas tem uma mutação de talassemia. Essas mutações podem afetar qualquer gene da globina; todavia, clinicamente, a β e a α-talassemia são as mais importantes. Com quase 500 mutações únicas causadoras de talassemia (*www.globin.bx.psu.edu*), que podem interagir entre si e com as hemoglobinopatias, as síndromes de talassemia são notavelmente diversas. Nos locais onde há recursos e a mutação é conhecida, pode-se fornecer aconselhamento genético, e o diagnóstico pré-natal é possível.

A HbE (β^{27} glu-lys) é uma variante comum cuja biossíntese está reduzida, visto que o local da mutação altera o processamento de seu mRNA. Sua biossíntese reduzida leva a um déficit de cadeias de β^{E}-globina e às características da β-talassemia. A hemoglobina Constant Spring é causada por uma mutação do códon de terminação de *HBA2*, que leva à síntese de uma cadeia de α-globina alongada, a qual é instável e sintetizada de forma subótima. Por conseguinte, essa variante comporta-se como uma variante de α-talassemia.

β-TALASSEMIA

EPIDEMIOLOGIA

Anteriormente conhecida como anemia do Mediterrâneo, devido à concentração de casos na Itália, na Grécia e em outros países do Mar Mediterrâneo, ou como anemia de Cooley, em homenagem ao médico que descreveu pela primeira vez esses casos, a β-talassemia é comum na maioria das áreas do mundo onde a malária era endêmica. Programas efetivos de rastreamento, aconselhamento e diagnóstico pré-natal reduziram o surgimento de novos casos na região do Mediterrâneo. A maior parte dos novos pacientes é, agora, de origem asiática, do Oriente Médio e da Índia. Cerca de 40 mil pacientes com β-talassemia nascem anualmente. Nos Estados Unidos, existem cerca de 1.000 casos de β-talassemia grave.

CLASSIFICAÇÃO

As mutações de β^{0}-talassemia impedem totalmente o acúmulo de qualquer globina do gene afetado; as mutações de β^{+}-talassemia causam reduções menores ou extremas na síntese de β-globina. A β-talassemia *major* e a β-talassemia intermédia são agora classificadas como dependentes de transfusão e não dependentes de transfusão, com base no número e na frequência de transfusões necessárias para manter uma boa qualidade de vida.

Fisiopatologia As alterações de um único nucleotídeo são as mutações mais comuns da β-talassemia, porém ocorrem também deleções de genes. Uma lista parcial das classes de mutações que causam β-talassemia incluem mutações nos elementos promotores que afetam a transcrição dos genes, causando β^+-talassemia leve e, algumas vezes, silenciosa; mutações nas junções entre éxons e íntrons que afetam o processamento do mRNA, causando β^0 e β^+-talassemia; introdução de sítios de *splicing* alternativos em íntrons ou éxons, causando geralmente β^+-talassemia; mutações na sequência de processamento da extremidade 3′, o que impede a poliadenilação do RNA, resultando em β^+-talassemia leve ou silenciosa; mutações que impedem o início da tradução, causando β^0-talassemia; e introdução de códons de terminação, que terminam prematuramente a tradução (mutações sem sentido [em inglês, *nonsense*]), produzindo mudanças de quadro de leitura e resultando em mRNA de globina truncado e β^0-talassemia.

Na β-talassemia, o déficit na síntese de cadeias de β-globina permite o acúmulo excessivo de cadeias de α-globina. Sem um parceiro de cadeia não α-globina para a formação de dímeros e tetrâmeros, as cadeias de α-globina não pareadas são instáveis, não podem formar tetrâmeros e precipitam dentro do eritroblasto em desenvolvimento, causando oxidação dos lipídeos e dano à membrana. A causa predominante da anemia consiste na destruição intramedular dos precursores eritroides, conhecida como eritropoiese ineficaz. A deformabilidade reduzida e a exposição à fosfatidilserina também causam hemólise extravascular e intravascular desses eritrócitos que entram na circulação. Na β-talassemia inadequadamente tratada, a anemia grave leva à expansão da medula óssea; à hepatoesplenomegalia; ao acúmulo de ferro no fígado, no coração e nos órgãos endócrinos; à hipertensão pulmonar; e à doença tromboembólica.

A literatura é repleta de imagens assustadoras de crianças com β-talassemia grave. Esses exemplos de doença quase terminal devem ser relegados à história, visto que o tratamento com transfusão e quelação de ferro pode prevenir a sua ocorrência, e o transplante de células-tronco hematopoiéticas pode "curar" pacientes que têm doadores apropriados.

DIAGNÓSTICO

A β-talassemia heterozigótica, também conhecida como traço de β-talassemia e β-talassemia *minor*, apresenta anemia leve ou nenhuma anemia, porém eritrócitos microcíticos/hipocrômicos com aumento mínimo ou ausente na contagem de reticulócitos. Após o reconhecimento dessas anormalidades hematológicas e a exclusão da deficiência de ferro, o achado de níveis elevados de HbA_2 e, talvez, de HbF por HPLC é suficiente para estabelecer esse diagnóstico. As características hematológicas desse estado de portador heterozigoto estão listadas na Tabela 98-4. Algumas vezes, ocorre aumento do baço. Antes que o aconselhamento genético e o diagnóstico pré-natal sejam considerados após a identificação do portador pelos índices eritrocitários e quantificação da HbA_2, deve-se identificar a mutação causadora da talassemia. Esta é a chave para prevenir homozigotos ou heterozigotos compostos com talassemia dependente de transfusão.

As formas mais graves de β-talassemia são anemias hemolíticas com hipocromia, microcitose, reticulocitose, anisocitose acentuada e poiquilocitose, com número variável de eritrócitos nucleados circulantes (Fig. 98-5).

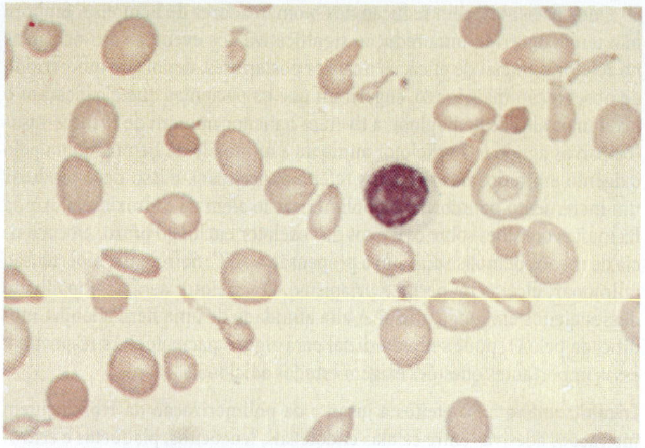

FIGURA 98-5 β-Talassemia intermédia. As células em alvo e a acentuada variação no tamanho e no formato das células, porém com hipocromia geral e microcitose, caracterizam o esfregaço de sangue. Um linfócito é mostrado para comparação de tamanho.

COMPLICAÇÕES

As complicações da β-talassemia grave são diversas, e representam a consequência da anemia hemolítica crônica, da transfusão crônica e da carga de ferro. O aumento na absorção de ferro é particularmente comum na talassemia não dependente de transfusão. A maioria das complicações, listadas na Tabela 98-5, desenvolve-se devido à transfusão de sangue inadequada e/ou à quelação de ferro insuficiente e à sobrecarga de ferro. Mesmo quando a quelação é otimizada, ocorrem algumas complicações atribuíveis à toxicidade do ferro. Muitas complicações têm etiologias complexas e multifatoriais. As reservas de ferro são estimadas pelos níveis séricos de ferritina; a RM é o método mais generalizado para a medição não invasiva do acúmulo de ferro no fígado e no coração.

TABELA 98-4 ■ β-Talassemias

Classificação	Hemoglobina, g/L (g/dL)/VCM, fL	Frações de hemoglobina (%)	Características clínicas
Traço β-talassêmico	100-140 (10-14)/60-80	HbA: 94 HbF: 1-2 HbA_2: 4-6	Heterozigosidade para mutações de β^+ ou β^0-talassemia, os portadores "silenciosos" podem ter HbA_2 e índices eritrocitários normais
β-Talassemia não dependente de transfusão (talassemia intermédia)	70-120 (7-12)/65-80	HbA: 60-90 HbF: 10-40 HbA_2: 4-6	Definida pela necessidade rara ou pela ausência de necessidade de transfusão; causada por muitos genótipos diferentes, incluindo homozigosidade para mutações β^+ "leves", combinações de β e α-talassemia, β-talassemia homozigota com alta capacidade de produção de HbF e muitas outras; sobrecarga de ferro, doença tromboembólica e hipertensão pulmonar são eventos clínicos importantes
β-Talassemia dependente de transfusão (talassemia *major*)	20-40 (2-4)/50-80	HbA: 0-5 HbF: 90-100 HbA_2: 2-5	Causada por muitos genótipos diferentes, incluindo homozigosidade e heterozigosidade composta para mutações β^0 e β^+, combinações de β e α-talassemia; transplante curativo; necessidade de quelação de ferro
HbE-β-talassemia	50-80 (5-8)/60-70	HbE: 50-70 HbF: 30-50	Comum em populações do Sudeste Asiático; em algumas partes do mundo, é a talassemia grave mais prevalente; na HbE-β^0-talassemia, apenas a HbE e a HbF são encontradas; na HbE-β^+-talassemia, a HbA está presente; a dependência de transfusão depende, em parte, da mutação da talassemia
δβ-Talassemia e hemoglobina Lepore	110-120 (11-12)/65-75	HbA: 70 HbF: 7-13 HbA_2: 2	Rara; deleções que removem os genes de δ e β-globina causam δβ-talassemia; as hemoglobinas Lepore são cadeias de globina de fusão; os valores são para heterozigotos; os homozigotos têm 100% de HbF, com hemoglobina de 10-11 g/dL
Deleção do gene da PHHF	120-140 (12-14)/75-85	HbA: 70 HbF: 15-30 HbA_2: 2	Rara; grandes deleções que removem os genes de δ e β-globina; os valores são para heterozigotos; os homozigotos, que são assintomáticos, têm 100% de HbF sem anemia

Nota: Os resultados laboratoriais são médias em adultos.
PHHF, persistência hereditária da hemoglobina fetal; VCM, volume corpuscular médio.

TABELA 98-5 ▪ Complicações da β-talassemia

Complicação	Incidência, diagnóstico e características
Retardo do crescimento	Com mais frequência, uma característica de transfusões tardias ou inadequadas, mas pode ocorrer em crianças bem-transfundidas
Puberdade tardia; amenorreia secundária	50 e 25%, respectivamente
Esplenomegalia	Pode reter 1-40% do volume de eritrocitose; aumenta o volume plasmático, agravando a insuficiência cardíaca; a esplenectomia está indicada quando aumenta a necessidade de transfusão para manter um nível de hemoglobina ideal; penicilina profilática após esplenectomia
Coração	Devido à anemia crônica, sensibilidade aumentada à toxicidade do ferro, hipertensão pulmonar tromboembólica, ou outras causas; progride por estágios para a insuficiência cardíaca congestiva e arritmias; avaliada por T2* na ressonância magnética; os agentes quelantes disponíveis podem ter efeitos diferenciais nas diferentes medidas da função cardíaca e podem ser usados em combinação
Úlceras de perna	Comuns na talassemia intermédia
Doença hepática	A fibrose que progride para cirrose está relacionada com a concentração hepática de ferro, que pode ser monitorada por ressonância magnética; a hepatite também desempenha um papel
Doença pulmonar/ hipertensão pulmonar	Fibrose, doença tromboembólica crônica, fisiopatologia restritiva, hemólise intravascular e redução da biodisponibilidade de óxido nítrico
Tromboembolismo	Etiologia multifatorial, incluindo ativação das plaquetas, interações dos eritrócitos com o endotélio, trombocitose; ativação endotelial; esplenectomia
Endocrinopatias	Diabetes melito, hipotireoidismo, hipoparatireoidismo, insuficiência suprarrenal; hipogonadismo; o eixo hipotálamo-hipófise pode ser particularmente sensível ao ferro
Doença óssea	Causada pela expansão da medula óssea, sobrecarga grave de ferro, hipogonadismo; osteoporose em cerca de 50% dos pacientes, mesmo naqueles bem tratados; as massas hematopoiéticas extramedulares são uma característica da talassemia intermédia
Infecções	Associadas à transfusão; ligadas à sobrecarga de ferro (*Yersinia*); malária

MANEJO, RASTREAMENTO, ACONSELHAMENTO E DIAGNÓSTICO PRÉ-NATAL

O rastreamento de heterozigotos e o aconselhamento de casais com risco de fetos afetados com diagnóstico pré-natal, se necessário, constituem uma abordagem preventiva eficaz. A talassemia grave deve ser tratada em centros especializados onde estes e outros serviços estejam disponíveis e sejam gerenciados por uma equipe liderada por um hematologista experiente nessa doença, com a ajuda de endocrinologistas, cardiologistas, especialistas em medicina transfusional e serviços sociais.

Transfusão e quelação do ferro A transfusão a cada 2 a 4 semanas com uma meta de concentração de hemoglobina pré-transfusão de 9 a 10,5 g/dL, juntamente com quelação do ferro oral para prevenir o acúmulo de excesso de ferro tóxico que acompanha a transfusão, evita o desenvolvimento de miocardiopatia e de endocrinopatias, ao mesmo tempo que estende a vida em pelo menos 50 anos. É necessária uma consulta com especialistas para definir quando iniciar as transfusões, determinar se a exsanguinotransfusão parcial é preferível à transfusão simples e determinar a escolha do hemocomponente. Para serem efetivas, as transfusões e a quelação do ferro devem ser iniciadas precocemente, devem ser ininterruptas e continuar durante toda a vida. Pacientes em idade mais avançada que não tiveram a vantagem de uma quelação efetiva têm mais tendência a desenvolver múltiplas morbidades relacionadas com a doença, como osteoporose, endocrinopatias, doença hepática e insuficiência renal. Dispõe-se de dois agentes quelantes efetivos por via oral, deferasirox e deferiprona, e um agente quelante intravenoso, a desferroxamina.

Transplante de células-tronco hematopoiéticas Há um consenso de que os pacientes com doadores disponíveis devem receber transplante, devido à dificuldade de transfusão e quelação durante toda a vida e à sua eficácia imperfeita. A qualidade de vida de pacientes transplantados com sucesso excede a dos pacientes tratados com transfusão e quelação. O transplante de doadores irmãos compatíveis é curativo em > 80% de todos os casos. Infelizmente, apenas um terço dos pacientes tem doadores compatíveis. Os melhores resultados são obtidos em pacientes mais jovens que foram efetivamente quelados e que receberam menos transfusões. As principais desvantagens desse procedimento incluem falha do enxerto, rejeição do enxerto, doença do enxerto contra o hospedeiro e mortalidade de 5 a 20%, dependendo dos fatores de risco. Os resultados de transplantes de doadores haploidênticos e não aparentados estão melhorando, porém ficam aquém daqueles de doadores de irmãos compatíveis.

Melhora da eritropoiese ineficaz O luspatercepte, uma proteína de fusão que contém o domínio extracelular do receptor de activina humana tipo IIB e o domínio Fc da IgG humana, foi recentemente aprovado para o tratamento da talassemia dependente de transfusão. O luspatercepte aumenta a eritropoiese em estágio avançado por meio da ligação aos ligantes da superfamília do fator de crescimento transformador β e redução da sinalização Smad2/3. Administrado em uma dose de 1 mg/kg por via subcutânea a cada 3 semanas, o luspatercepte foi associado a uma redução de 33% na necessidade de transfusão.

Terapia gênica A terapia gênica mediada por lentivírus, que usa células-tronco hematopoiéticas CD34+ autólogas, foi aprovada na Europa para alguns pacientes com talassemia dependente de transfusão que não possuem doador compatível. Em um ensaio clínico com acompanhamento mediano de 26 meses, em que os pacientes receberam células CD34+ autólogas transduzidas com vetor lentiviral contendo uma HbA modificada, as transfusões foram reduzidas ou eliminadas, e os níveis de hemoglobina foram estabilizados entre 8,2 e 13,7 g/dL. Entretanto, os resultados foram dependentes da mutação de β-talassemia e, embora tenha sido obtida uma independência da transfusão, algumas características da doença, como eritropoiese ineficaz, não foram eliminadas. Os resultados iniciais da edição de CRISPR/Cas para infrarregular *BCL11A* na β-talassemia eliminaram a necessidade de transfusão e normalizaram os níveis de hemoglobina (ver "Doença falciforme").

α-TALASSEMIA

A α-talassemia clinicamente consequente, que, em alguns aspectos, é o anverso da β-talassemia, é menos comum do que a β-talassemia grave. A α-talassemia é encontrada mais frequentemente em populações asiáticas e, em geral, é causada pela deleção dos genes de α-globina, em vez de mutações pontuais.

EPIDEMIOLOGIA

Portadores dos cromossomos de α-talassemia mais comuns (Tab. 98-6) são encontrados em 5 a 80% dos indivíduos em regiões tropicais e subtropicais da África, do Oriente Médio, da Índia, do sul da China e da Melanésia. Cerca de 30% dos afro-americanos carregam o cromossomo $-\alpha^{3,7}$ comum que contém um único gene de α-globina funcional. A doença da HbH, que é a principal α-talassemia clinicamente importante, é mais prevalente no sul da China e no Sudeste Asiático. De acordo com estimativas, na Tailândia cerca de 3.500 pacientes com α-talassemia grave nascem anualmente. As gestações afetadas pela hidropsia fetal com hemoglobina (Hb) Bart ocorrem principalmente no sul da China e no Sudeste Asiático.

CLASSIFICAÇÃO

Cada cromossomo 16 normal contém dois genes de α-globina; os indivíduos diploides normais têm quatro genes de α-globina. Uma classificação da α-talassemia hereditária, como aquela resumida na Tabela 98-6, baseia-se no número de genes de α-globina funcionais. Se um ou dois genes de α-globina estão ausentes ou inadequadamente expressos, esses indivíduos têm o traço α-talassêmico. Suas anormalidades hematológicas são quase sempre triviais. A doença da HbH é geralmente causada por deleção ou disfunção de três genes de α-globina. Os fetos com hidropsia fetal com Hb Bart não têm genes de α-globina normalmente funcionais. Centenas de deleções de diferentes tamanhos e mutações pontuais mais raras afetam a produção da α-globina e a magnitude da síntese desequilibrada de globina. Devido a essa complexidade mutacional, são encontradas muitas variações diferentes das síndromes α-talassêmicas comuns.

TABELA 98-6 ■ α-Talassemias

Classificação	Arranjo dos genes de α-globina	Hemoglobina, g/L (g/dL)/VCM, fL	Características clínicas
Traço de α-talassemia	−α/αα −α/−α − −/αα $\alpha^T\alpha$/αα	120-150 (12-15)/65-80	O cromossomo com um gene α deletado (−α/) é denominado α^+-talassemia (α-talassemia-2); o cromossomo com ambos os genes α deletados é α^0-talassemia (α-talassemia-1); as α-talassemias sem deleção gênica (α^T) frequentemente têm um fenótipo mais grave
Doença da hemoglobina H	− −/−α $\alpha^T\alpha$/− − $\alpha^T\alpha/\alpha^T\alpha$	50-120 (5-12)/60-70	Anemia leve a moderada, dependendo do genótipo; as formas sem deleção gênica da α-talassemia podem produzir doença da HbH grave
Hidropsia fetal com Hb Bart	− −/− −		Fatal *in utero* ou ao nascimento, com raros sobreviventes; a hidropsia também pode resultar de combinações de deleção gênica e α-talassemia sem deleção gênica
α-Talassemia/síndromes de deficiência intelectual (ATR-16) (ATR-X)	− −/αα ou − −/−α em ATR-16 αα/αα em ATR-X		ATR-16: grandes deleções e rearranjos em chr16p ATR-X: sem deleção ou mutação do gene de α-globina, mutações de *ATRX*, ligadas ao X
α-Talassemia com mielodisplasia (ATMDS)	αα/αα		Mutações em *ATRX*; notável predominância masculina; achados hematológicos de doença da HbH

Nota: Os valores laboratoriais são as médias em adultos. αα/ denota o cromossomo com dois genes de α-globina intactos; −α/ cromossomo com um gene de α-globina deletado; − −/ cromossomo com ambos os genes de α-globina deletados; α^T representa α-talassemia sem deleção gênica, causada por mutações pontuais. O cromossomo −α/, referido como α^+ ou α-talassemia-2, mais frequentemente tem uma deleção de 3,7 kb de DNA ($-\alpha^{3,7}$) ou 4,2 kb de DNA ($-\alpha^{4,2}$), que deixa apenas um único gene de α-globina intacto. O cromossomo onde ambos os genes de α-globina estão deletados (− −/) é denominado α^0-talassemia ou α-talassemia-1. Esses cromossomos são causados por deleções de diferentes tamanhos, geralmente designadas de acordo com suas regiões de maior frequência, como -SEA, -MED, -FI e -THAI.

Sigla: VCM, volume corpuscular médio.

FISIOPATOLOGIA

O acúmulo reduzido de α-globina faz as globinas não α não serem pareadas e serem incapazes de participar da formação de tetrâmeros de hemoglobinas funcionais. No feto, a síntese ausente ou reduzida de α-globina permite que as cadeias de γ-globina não pareadas, que geralmente fazem parte do tetrâmero da HbF, formem a γ_4 ou Hb Bart; nos adultos, quando a síntese de γ-globina é, em grande parte, silenciada, as cadeias de β-globina não pareadas, que carecem de um par adequado para formar a HbA, sofrem tetramerização como β_4 ou HbH. Tanto a Hb Bart quanto a HbH têm afinidade muito alta pelo O_2 e não o descarregam nos tecidos; a HbH também é instável. A anemia grave na hidropsia fetal com Hb Bart resulta da ausência de hemoglobina normal e da eritropoiese ineficaz; na doença da HbH, a HbH instável leva ao dano oxidativo da membrana, com hemólise extravascular no baço e eritropoiese ineficaz.

DIAGNÓSTICO

A microcitose/hipocromia com concentrações de hemoglobina quase normais, na ausência de deficiência de ferro e nível aumentado de HbA_2, que é diagnóstico da β-talassemia, é suficiente para um diagnóstico presuntivo de traço α-talassêmico. Quando há necessidade de aconselhamento genético, e o diagnóstico pré-natal é contemplado, é necessário ter uma base molecular da α-talassemia suspeita. A doença da HbH, que geralmente é causada pela heterozigosidade composta para um cromossomo com ambos os genes de α-globina deletados e um cromossomo com apenas um único gene de α-globina, é definida pelos achados hematológicos apresentados na Tabela 98-6, juntamente com níveis variáveis de reticulocitose. Ao nascimento, quando a hemoglobina é separada por HPLC, observa-se a presença de 20 a 30% de Hb Bart; em adultos, verifica-se a presença de traços a 40% de HbH, juntamente com Hb Bart residual em alguns casos. Inclusões de HbH podem ser induzidas em alguns eritrócitos após incubação e coloração com azul de cresil brilhante. A composição da hemoglobina na hidropsia fetal com Hb Bart consiste predominantemente em Hb Bart com certa quantidade de Hb Portland se a deleção que remove os genes de α-globina preservar o gene de ζ-globina.

COMPLICAÇÕES

A doença da HbH é muito heterogênea, devido às diferentes combinações de genótipos que podem causar esse fenótipo. Em geral, quando mutantes sem deleção gênica, como Hb Constant Spring, contribuem para o genótipo, a doença é mais grave. No genótipo − −/−α mais comum, o nível médio de hemoglobina em adultos é de cerca de 11 g/dL. Observa-se a ocorrência de hepatoesplenomegalia, icterícia, alterações ósseas talassêmicas na face e comprometimento do crescimento em 20 a 50% dos casos, dependendo do genótipo subjacente. A sobrecarga de ferro é observada, porém não constitui o problema grave que ocorre na β-talassemia. A gravidez nessas pacientes deve ser considerada de alto risco e tratada adequadamente. As mães de lactentes com hidropsia fetal com Hb Bart têm história de natimortos e desenvolvem pré-eclâmpsia, polidrâmnio e hemorragia pré-parto e apresentam trabalho de parto e parto difíceis. É possível efetuar uma transfusão intrauterina do feto.

MANEJO, RASTREAMENTO, ACONSELHAMENTO E DIAGNÓSTICO PRÉ-NATAL

No planejamento de famílias, os casais de regiões onde a α-talassemia é comum e que apresentam índices eritrocitários que sugerem a possibilidade de portador de um gene de α-talassemia devem receber aconselhamento genético com base na análise do DNA de seus genes de globina. Deve-se evitar o ferro em indivíduos sem deficiência de ferro com traço α-talassêmico e microcitose. Em geral, não há necessidade de transfusões na doença da HbH. Entretanto, dependendo do genótipo da doença, as transfusões podem ser necessárias, particularmente quando a anemia se torna mais grave, por exemplo, com episódios de anemia aguda ou em caso de gravidez. As reservas de ferro devem ser verificadas periodicamente pela medição do nível sérico de ferritina ou RM; a quelação não parece ser necessária.

A hidropsia fetal com Hb Bart é prevenida por meio de rastreamento dos casais de risco e diagnóstico pré-natal. A terapia intrauterina e os cuidados intensivos perinatais permitiram a sobrevivência de alguns lactentes com hidropsia fetal com Hb Bart. Como o retardo do crescimento afeta cerca de 40% e ocorre atraso do neurodesenvolvimento em 20% dos sobreviventes, a prevenção constitui a melhor abordagem.

OUTRAS HEMOGLOBINOPATIAS DE IMPORTÂNCIA CLÍNICA (TAB. 98-7)

Foram definidas 1.300 mutações que afetam a estrutura da hemoglobina (*www.globin.bx.psu.edu*). A maioria é clinicamente silenciosa. A HbC e a HbE são comuns. A HbC é encontrada em indivíduos de ascendência africana, enquanto a HbE ocorre no sul da China e no Sudeste Asiático. Os heterozigotos para HbC e HbE estão clinicamente bem. Mesmo os indivíduos homozigotos para essas mutações, em que a hemoglobina variante compreende > 90% do hemolisado, estão clinicamente bem, com anemia e microcitose muito leves. A maior importância dessas variantes é a interação da HbC com a HbS e da HbE com a β-talassemia, conforme descrito nas Tabelas 98-2 e 98-4. O diagnóstico definitivo de todas as variantes raras depende da análise do DNA.

Em certas ocasiões, observa-se uma inesperada baixa saturação de O_2 por oximetria de pulso (SpO_2), com saturação normal de O_2 do sangue arterial em variantes raras de hemoglobina com fenótipos clínicos. Os pacientes assintomáticos com SpO_2 inesperadamente baixa não devem ser submetidos a investigações cardiopulmonares desnecessárias na procura da causa da "hipoxemia" até que seja excluída a existência de uma variante de hemoglobina.

HEMOGLOBINAS M

As hemoglobinas M (met) caracterizam-se pela oxidação do ferro heme de sua forma ferrosa (Fe^{++}) para férrica (Fe^{+++}). A principal característica clínica desses distúrbios é a cianose, que é assintomática. Foram descritas

TABELA 98-7 ■ HbC, HbE e hemoglobinopatias raras

Classificação	Anormalidades clínicas	Hemoglobina, g/L (g/dL)/VCM, fL	Frações de hemoglobina (%)
Traço HbC	2% dos afro-americanos; células em alvo; sem doença	Normal	HbC: 30-40 HbA_2: 2-3
Doença da HbC	Células em alvo; cristais de HbC; reticulocitose leve; esplenomegalia	100-130 (10-13)/60-70	HbC: > 95 HbF: 2-4 HbA_2: 2-3
Traço HbE	Incidência de 50% em algumas populações asiáticas; algumas células em alvo; clinicamente normal	120-140 (12-14)/80-90	HbE: 27-31 HbF: 1 HbA_2: 3
Doença da HbE	Sem hemólise; 20-80% de células em alvo; sem esplenomegalia	100-120 (10-12)/65-75	HbE: 85-95 HbF: 3-7 HbA_2: 3
Hemoglobinas de alta afinidade pelo O_2	Eritrocitose isolada; frequentemente familiares; sem esplenomegalia; nenhuma mutação *JAK2*^{V617F}	150-200 (15-20)	Variantes nos genes de α e β-globina; pacientes heterozigotos; cerca de 25-50% variantes
Hemoglobinas de baixa afinidade pelo O_2	Anemia leve assintomática; cianose	100-140 (10-14)	Cerca de 50% variantes
Hemoglobinas instáveis	Pigmentúria; hemólise; reticulocitose; esplenomegalia	90-140 (9-14)/70-90	20-35% variantes; variantes hiperinstáveis raras podem ser indetectáveis e ter o fenótipo da talassemia
Hemoglobinas M	Algumas com hemólise leve; poucos sintomas	100-140 (10-14)/80-90	20-50% variantes, dependendo do gene afetado

Nota: Os valores laboratoriais são as médias em adultos. Conforme assinalado para HbAS, a quantidade de HbC e HbE em heterozigotos depende do número de genes de α-globina.

9 variantes de hemoglobina M. Em 7 delas, a mutação envolve resíduos de histidina que interagem com o heme. A pseudocianose cinza-ardósia/acastanhada assintomática constitui o principal achado clínico. O registro espectrofotométrico do espectro visível do hemolisado é diagnóstico. Para distinguir as hemoglobinas M da metemoglobinemia devido a substâncias ou deficiência de citocromo b5-redutase (*CYB5R3*), pode-se acrescentar cianeto de potássio (KCN) ao hemolisado; o sangue que contém metemoglobina ficará vermelho, enquanto o KCN não tem nenhum efeito sobre a hemoglobina M. Não há necessidade de tratamento.

HEMOGLOBINAS INSTÁVEIS

São algumas vezes referidas como anemias hemolíticas congênitas com corpúsculos de Heinz; algumas mutações resultam em um tetrâmero de hemoglobina que é instável e sofre precipitação intracelular. Essas variantes são raras e, com frequência, resultam de uma nova mutação que afeta a estrutura terciária ou quaternária da molécula. A classe mais comum de mutações introduz um resíduo de prolina na hélice α ou um aminoácido polar no interior da molécula. Os corpúsculos de Heinz são precipitados intraeritrocitários, que são detectados como agregados globulares escuros após coloração com um corante como azul de cresil brilhante. Três hemoglobinas instáveis são as mais comuns dessas variantes raras. A hemoglobina Köln (β^{99} val-met) foi encontrada em diversas famílias, a Hb Hasharon (α^{47} asp-his) é encontrada em judeus asquenaze, e a Hb Zurich (β^{63} his-arg) é suscetível à hemólise induzida por substâncias oxidantes. As variantes instáveis apresentam anemia hemolítica não esferocítica, porém a apresentação é altamente variável. A doença associada é habitualmente leve e não há necessidade de transfusão. O aquecimento do sangue a 50°C ou a incubação com isopropanol precipitam as hemoglobinas instáveis, porém isso deve ser realizado com controles cuidadosos. Algumas variantes podem ser detectadas por HPLC.

HEMOGLOBINAS COM ALTA E BAIXA AFINIDADE PELO OXIGÊNIO

Mutações raras em áreas envolvidas na transição R-T, em interfaces críticas entre as cadeias de globina do tetrâmero que reduzem a afinidade pelo 2,3-bisfosfoglicerato ou presentes na bolsa do heme são responsáveis pela maioria dessas variantes. As hemoglobinas com alta afinidade pelo O_2 superam as variantes com baixa afinidade pelo O_2 em uma relação de duas para uma. A eritrocitose isolada na ausência de esplenomegalia sugere a presença de hemoglobina com alta afinidade pelo O_2. As variantes de hemoglobina com alta afinidade pelo O_2 deslocam a curva de dissociação da hemoglobina-O_2 para a esquerda, causando um baixo valor de P_{50} e estimulando, portanto, a eritropoiese. Muitas dessas variantes resultam de novas mutações. A evolução clínica é benigna, e, em geral, não há necessidade de flebotomia devido à eritrocitose. O diagnóstico precoce é importante para evitar procedimentos diagnósticos e terapêuticos desnecessários, como cateterismo cardíaco para excluir a possibilidade de cardiopatia congênita ou tratamento para a policitemia vera. As variantes de baixa afinidade pelo O_2 frequentemente apresentam cianose. A curva de dissociação da hemoglobina-O_2 está deslocada para a direita, com P_{50} elevada. A HPLC pode revelar a presença de uma variante de hemoglobina. Com frequência, não há necessidade de tratamento.

HEMOGLOBINOPATIAS ADQUIRIDAS

O CO liga-se à hemoglobina com alta afinidade, formando carboxiemoglobina. Os níveis de carboxiemoglobina podem ser medidos de maneira acurada por cooximetria do sangue arterial. Os oxímetros de pulso padrão não podem realizar essa medida de modo acurado. Alguns oxímetros de pulso recém-desenvolvidos são capazes de medir tanto a carboxiemoglobina quanto a metemoglobina. O CO ligado inibe o transporte de O_2; a curva de ligação da hemoglobina-O_2 está deslocada para a esquerda. A intoxicação aguda e crônica por CO, causada por exposição ocupacional e por outras fontes de combustão incompleta de hidrocarbonetos, manifesta-se com cefaleia, alteração do estado mental e outros sintomas constitucionais. O O_2 de alto fluxo por máscara facial é o tratamento preferido; foram desenvolvidos critérios para orientar o uso de O_2 hiperbárico.

A metemoglobinemia adquirida e a metemoglobinemia devido à deficiência de *CYB5R3* são mais comuns do que as hemoglobinas M. *CYB5R3* é necessário para a redução da metemoglobina pelo NADH. Os indivíduos afetados com metemoglobinemia "tóxica" podem ser sintomáticos e apresentar cianose. Como no caso da carboxiemoglobinemia, o transporte de O_2 é reduzido e reflete-se pelo deslocamento para a esquerda da curva de ligação da hemoglobina-O_2. Em geral, a deficiência de *CYB5R3* afeta apenas os eritrócitos (tipo I), causando um distúrbio leve; quando todas as células são afetadas (tipo II), ocorre doença grave. O azul de metileno intravenoso é o tratamento preferido para pacientes sintomáticos com metemoglobina adquirida e 40 a 60% de metemoglobina. A dose usual é de 1 a 2 mg/kg. O tratamento alternativo com ácido ascórbico é preferível em indivíduos com deficiência de glicose-6-fosfato-desidrogenase. O azul de metileno interfere na cooximetria, reduzindo o seu valor no monitoramento do tratamento.

Muitos medicamentos e produtos químicos podem induzir metemoglobina na ausência de *CYB5R3*. A dapsona e os anestésicos tópicos, como a benzocaína, são os agentes agressores mais comuns.

LEITURAS ADICIONAIS

Chakravorty S, Dick MC: Antenatal screening for haemoglobinopathies: Current status, barriers and ethics. Br J Haematol 187:431, 2019.

Kato GL et al: Sickle cell disease. Nat Rev Dis Primers 4:18010, 2018.

Leonard A et al: Curative options for sickle cell disease: Haploidentical stem cell transplantation or gene therapy? Br J Haematol 189:408, 2020.

Markham A: Luspatercept: First approval. Drugs 80:85, 2020.

Nardo-Marino A et al: Emerging therapies in sickle cell disease. Br J Haematol 190:149, 2020.

Orkin SH, Bauer DE: Emerging genetic therapy for sickle cell disease. Annu Rev Med 70:257, 2019.

Pinto VM et al: Management of the aging beta-thalassemia transfusion-dependent population: The Italian experience. Blood Rev 38:100594, 2019.

Steinberg MH: Fetal hemoglobin in sickle cell anemia. Blood 136:2392, 2020.

Steinberg MH: Treating sickle cell anemia: A new era dawns. Am J Hematol 95:338, 2020.

Thein SL, Howard J: How I treat the older adult with sickle cell disease. Blood 132:1750, 2018.

Taher AT et al: Beta-thalassemia. N Engl J Med 384:727, 2021.

99 Anemias megaloblásticas

A. Victor Hoffbrand

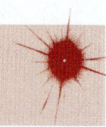

As anemias megaloblásticas são um grupo de distúrbios que se caracterizam pela presença de aspectos morfológicos característicos dos eritrócitos em desenvolvimento na medula óssea. A medula óssea costuma ser hipercelular, e a anemia tem como base a eritropoiese ineficaz. Em geral, a causa consiste em deficiência de cobalamina (vitamina B_{12}) ou de folato; todavia, pode ocorrer anemia megaloblástica devido a anormalidades genéticas ou adquiridas que afetam o metabolismo dessas vitaminas, ou devido a defeitos na síntese do DNA não relacionados com a cobalamina ou o folato (Tab. 99-1).

COBALAMINA

A cobalamina (vitamina B_{12}) existe em diferentes formas químicas. Todas as formas têm um átomo de cobalto no centro de um anel de corrina. Na natureza, a vitamina encontra-se principalmente na forma de 2-desoxiadenosil(ato), localizado nas mitocôndrias. É o cofator para a enzima metilmalonil-coenzima A-mutase. A outra principal cobalamina natural é a metilcobalamina, a forma encontrada no plasma humano e no citoplasma da célula. Trata-se do cofator para a metionina-sintase. Há também pequenas quantidades de hidroxocobalamina presentes, que são convertidas rapidamente em metil e adocobalamina pela exposição à luz.

FONTES ALIMENTARES E NECESSIDADES

A cobalamina é sintetizada unicamente por microrganismos. Os ruminantes a obtêm a partir do intestino proximal, porém a única fonte para os seres humanos são os alimentos de origem animal, como a carne, os peixes e os laticínios. Legumes, verduras, frutas e outros alimentos de origem não animal não contêm cobalamina, a menos que estejam contaminados por bactérias. Uma alimentação ocidental normal contém 5 a 30 μg de cobalamina por dia. As perdas diárias em adultos (principalmente na urina e nas fezes) são de 1 a 3 μg (cerca de 0,1% das reservas corporais) e, como o corpo não tem a capacidade de degradar a cobalamina, as necessidades diárias também são de cerca de 1 a 3 μg. As reservas corporais são da ordem de 2 a 3 mg, suficientes para 3 a 4 anos se o fornecimento for completamente abolido.

ABSORÇÃO

Existem dois mecanismos para a absorção da cobalamina. Um deles é passivo, ocorrendo igualmente nas mucosas bucal, duodenal e do íleo; é rápido, mas extremamente ineficiente, com absorção de < 1% de uma dose oral por esse processo. O mecanismo fisiológico normal é ativo, ocorre pelo íleo e mostra-se eficiente para pequenas doses orais (poucos microgramas) de cobalamina, sendo mediado pelo fator intrínseco (FI) gástrico. A cobalamina alimentar é liberada a partir de complexos proteicos por enzimas existentes no estômago, no duodeno e no jejuno, combinando-se rapidamente com uma glicoproteína salivar pertencente à família das proteínas que se ligam à cobalamina, conhecidas como haptocorrinas (HCs). No intestino, a HC é digerida pela tripsina pancreática, e a cobalamina é transferida para o FI.

O FI (gene localizado no cromossomo 11q13) é produzido nas células parietais gástricas do fundo e do corpo do estômago, e sua secreção acompanha paralelamente a do ácido clorídrico. Normalmente, existe um grande excesso de FI disponível. O complexo FI-cobalamina passa para o íleo, onde o FI se liga a um receptor específico (cubilina) na membrana da microvilosidade dos enterócitos. A cubilina também está presente no saco vitelino e no epitélio dos túbulos proximais renais. Ela parece transitar por uma proteína receptora endocítica sem âmnio (AMN, de *amnionless*), que dirige a sublocalização e a endocitose da cubilina com seu complexo ligante FI-cobalamina. O complexo cobalamina-FI entra na célula ileal, onde o FI é destruído. Depois de cerca de 6 horas, a cobalamina aparece no sangue portal ligada à transcobalamina (TC) II.

Entre 0,5 e 5 μg de cobalamina entram diariamente na bile. A cobalamina liga-se ao FI, e uma grande parte da cobalamina biliar normalmente é reabsorvida em conjunto com a cobalamina derivada das células intestinais descamadas. Devido à apreciável quantidade de cobalamina presente na circulação êntero-hepática, a deficiência de cobalamina desenvolve-se mais rapidamente em indivíduos com má absorção do que nos vegetarianos estritos (veganos), nos quais a reabsorção da cobalamina biliar se mantém intacta.

TRANSPORTE

Existem duas proteínas principais de transporte da cobalamina no plasma humano; ambas ligam-se à cobalamina – uma molécula para uma molécula. Uma HC, também conhecida como TC I, está estreitamente relacionada com outras HCs que se ligam à cobalamina no leite, no suco gástrico, na bile, na saliva e em outros líquidos. O gene *TCNL* está localizado no cromossomo 11q11-q12.3. Essas HCs diferem entre si apenas no componente de carboidrato da molécula. A TC I é derivada primariamente dos grânulos específicos em neutrófilos. Normalmente, tem cerca de 66% de saturação com a cobalamina, à qual se liga firmemente. A TC I não aumenta a entrada da cobalamina nos tecidos. Os receptores da glicoproteína nas células hepáticas estão envolvidos na remoção da TC I do plasma, e esta última pode desempenhar um papel no transporte de análogos da cobalamina (que se ligam mais efetivamente à TC I do que ao FI) para o fígado, de modo que sejam excretados na bile.

A outra proteína de transporte importante da cobalamina no plasma é a transcobalamina, também conhecida como TC II. O gene encontra-se no cromossomo 22q11-q13.1. À semelhança do FI e da HC, existem nove éxons. As três proteínas provavelmente têm origem ancestral comum. A TC II é sintetizada pelo fígado e por outros tecidos, como os macrófagos, o íleo e o endotélio vascular. Normalmente, transporta apenas 20 a 60 ng de cobalamina por litro de plasma e imediatamente fornece cobalamina para a medula óssea, a placenta e outros tecidos, onde ela entra por meio do processo de endocitose mediada por receptor, envolvendo o receptor de TC II e a megalina (codificada pelo gene *LRP-2*). O complexo TC II-cobalamina é internalizado por endocitose por meio de depressões recobertas por clatrina. O complexo é, então, degradado, porém o receptor é provavelmente reciclado para a membrana celular, como no caso da transferrina. A exportação de cobalamina "livre" ocorre pelo transportador de fármacos de ligação ao cassete de ATP, a proteína 1 de resistência a múltiplos fármacos.

FOLATO

FOLATO ALIMENTAR

O ácido fólico (pteroilglutâmico) é uma substância hidrossolúvel, amarela e cristalina. Trata-se do composto original de uma grande família de compostos de folato naturais, que diferem dele em três aspectos: (1) sofrem redução parcial ou completa a derivados di-hidrofolato (DHF) ou tetra-hidrofolato (THF), (2) contêm habitualmente uma única unidade de carbono (Tab. 99-2), e (3) 70 a 90% dos folatos naturais consistem em folato-poliglutamatos.

TABELA 99-1 ■ Causas da anemia megaloblástica

Deficiência de cobalamina ou anormalidades em seu metabolismo (ver Tabs. 99-3, 99-4)
Deficiência de folato ou anormalidades em seu metabolismo (ver Tab. 99-5)
Terapia com fármacos antifolato (p. ex., metotrexato)
Independentemente da deficiência de cobalamina ou de folato, ou da refratariedade à terapia com cobalamina ou folato:
Alguns casos de leucemia mieloide aguda, mielodisplasia
Terapia com fármacos que interferem na síntese do DNA (p. ex., citarabina, hidroxiureia, 6-mercaptopurina, zidovudina [AZT])
Acidúria orótica (responde à uridina)
Responsiva à tiamina

TABELA 99-2 ■ Reações bioquímicas das coenzimas do folato

Reação	Forma da coenzima do folato envolvida	Unidade de carbono único transferida	Importância
Ativação do formato	THF	–CHO	Geração de 10-formil-THF
Síntese da purina			
Formação da ribonucleotídeo glicinamida	5,10-metileno-THF	–CHO	Formação das purinas necessárias à síntese de DNA e RNA, porém as reações provavelmente não são limitadoras de velocidade
Formilação da aminoimidazol carboxamida ribonucleotídeo (AICAR)	10-formil (CHO)THF		
Síntese de pirimidinas			
Metilação do monofosfato de desoxiuridina (dUMP) a monofosfato de timidina (dTMP)	5,10-metileno-THF	$-CH_3$	Limitadora de velocidade na síntese do DNA Oxida o THF a DHF Alguma degradação do folato na ligação C-9–N-10
Interconversão de aminoácidos			
Interconversão de serina-glicina	THF	$=CH_2$	Entrada de unidades com um único carbono no compartimento ativo
Homocisteína em metionina	5-metil(M)THF	$-CH_3$	Desmetilação de 5-MTHF a THF; também requer cobalamina, dinucleotídeo flavina adenina, ATP e adenosilmetionina
Ácido forminoglutâmico em ácido glutâmico no catabolismo da histidina	THF	-HN-CH=	

A maioria dos alimentos contém algum folato. As maiores concentrações são encontradas no fígado, nas leveduras, no espinafre, em outras verduras e nas nozes (> 100 μg/100 g). O conteúdo total de folato de uma dieta ocidental média é de cerca de 250 μg diários, mas a quantidade varia muito de acordo com o tipo de alimento ingerido e o método de cozimento. O folato é facilmente destruído pelo calor, em particular em grandes volumes de água. A quantidade total de folato no corpo dos adultos é de cerca de 10 mg, estando a maior reserva no fígado. As necessidades diárias para os adultos são de cerca de 100 μg, de modo que as reservas são suficientes por apenas 3 a 4 meses nos adultos normais, que podem vir a ter deficiência grave rapidamente.

ABSORÇÃO

Os folatos são absorvidos rapidamente na parte superior do intestino delgado. A absorção dos folatos poliglutamatos é menos eficiente que a dos monoglutamatos; em média, são absorvidos cerca de 50% do folato contido nos alimentos. As formas poliglutamato são hidrolisadas em derivados monoglutamatos no lúmen ou na mucosa do intestino. Todos os folatos alimentares são convertidos em 5-metil-THF (5-MTHF) dentro da mucosa do intestino delgado antes de entrar no plasma portal. Os monoglutamatos são transportados ativamente através do enterócito por um transportador de folato acoplado a prótons (PCFT, SCL46A1). Esse transportador localiza-se na borda em escova apical e demonstra maior atividade em pH 5,5, que é aproximadamente o pH da superfície duodenal e jejunal. A ocorrência de mutações genéticas dessa proteína está na base da má absorção hereditária de folato (ver adiante). O ácido pteroilglutâmico em doses > 400 μg é absorvido praticamente inalterado e convertido em folatos naturais no fígado. Doses menores são convertidas em 5-MTHF durante a absorção pelo intestino.

Cerca de 60 a 90 μg de folato entram na bile a cada dia e são excretados no intestino delgado. A perda desse folato, em conjunto com o folato das células intestinais descamadas, acelera o surgimento de deficiência de folato em condições de má absorção.

TRANSPORTE

O folato é transportado no plasma; cerca de 33% ligam-se frouxamente à albumina, enquanto o restante não se liga. Em todos os líquidos corporais (plasma, líquido cerebrospinal, leite, bile), grande parte do folato, se não todo, é 5-MTHF na forma de monoglutamato. Três tipos de proteína de ligação do folato estão envolvidos. O transportador de folato reduzido (RFC, SLC19A1) é a principal via de aporte de folato plasmático (5-MTHF) às células. Dois receptores de folato, FR2 e FR3, fixados na membrana celular por uma âncora de glicosilfosfatidilinositol, transportam o folato dentro da célula por meio de endocitose mediada por receptor. A terceira proteína, o transportador de folato acoplado a prótons (PCFT), transporta o folato em pH baixo da vesícula para o citoplasma da célula. O transportador de folato reduzido também medeia a captação de metotrexato pelas células.

FUNÇÕES BIOQUÍMICAS

Os folatos (na forma dos derivados de poliglutamato intracelulares) atuam como coenzimas na transferência de unidades de carbono único (Fig. 99-1 e Tab. 99-2). Duas dessas reações estão envolvidas na síntese das purinas e uma na síntese das pirimidinas, necessárias à replicação do DNA e do RNA. O folato também é uma coenzima para a síntese da metionina, em que a metilcobalamina também está envolvida e o THF é regenerado. O THF é o aceptor das unidades de um único carbono que acabaram de entrar no compartimento ativo via conversão da serina em glicina. A metionina, o outro produto da reação da metionina-sintase, é o precursor da *S*-adenosilmetionina (SAM), o doador de metila universal envolvido em > 100 reações com a metiltransferase (Fig. 99-1).

Durante a síntese do timidilato, ocorre oxidação do 5,10-metileno-THF a DHF. A enzima DHF-redutase o converte em THF. Os fármacos metotrexato, pirimetamina e (principalmente em bactérias) trimetoprima inibem a DHF-redutase e, assim, impedem a formação de coenzimas THF ativas a partir do DHF. Uma pequena fração da coenzima folato não é reciclada durante a síntese do timidilato, porém é degradada na ligação C9-N10.

BASE BIOQUÍMICA DA ANEMIA MEGALOBLÁSTICA

A característica em comum de todas as anemias megaloblásticas é um defeito na síntese do DNA que afeta rapidamente as células em divisão na medula óssea. Todas as condições que dão origem a alterações megaloblásticas têm em comum uma disparidade na taxa de síntese ou na disponibilidade dos quatro precursores imediatos do DNA: os trifosfatos de desoxirribonucleotídeo (dNTPs) – dA(adenina)TP e dG(guanina)TP (purinas), dT(timina)TP e dC(citosina)TP (pirimidinas). Nas deficiências de folato ou cobalamina, ocorre falha na conversão do monofosfato de desoxiuridina (dUMP) em monofosfato de desoxitimidina (dTMP), o precursor do dTTP (Fig. 99-1). Isso ocorre porque o folato é necessário na forma da coenzima 5,10-metileno-THF poliglutamato para a conversão de dUMP em dTMP; a disponibilidade de 5,10-metileno-THF fica reduzida na deficiência de cobalamina ou de folato. A replicação do DNA a partir de múltiplas origens ao longo do cromossomo é mais lenta do que o normal durante a mitose, e há uma falha na junção dos replicons incompletos, resultando em quebras de DNA de fita simples. Uma teoria alternativa para a anemia megaloblástica na deficiência de cobalamina ou folato é a incorporação errônea da uracila no DNA em virtude do acúmulo de trifosfato de desoxiuridina (dUTP) na forquilha de replicação do DNA em consequência do bloqueio na conversão de dUMP em dTMP.

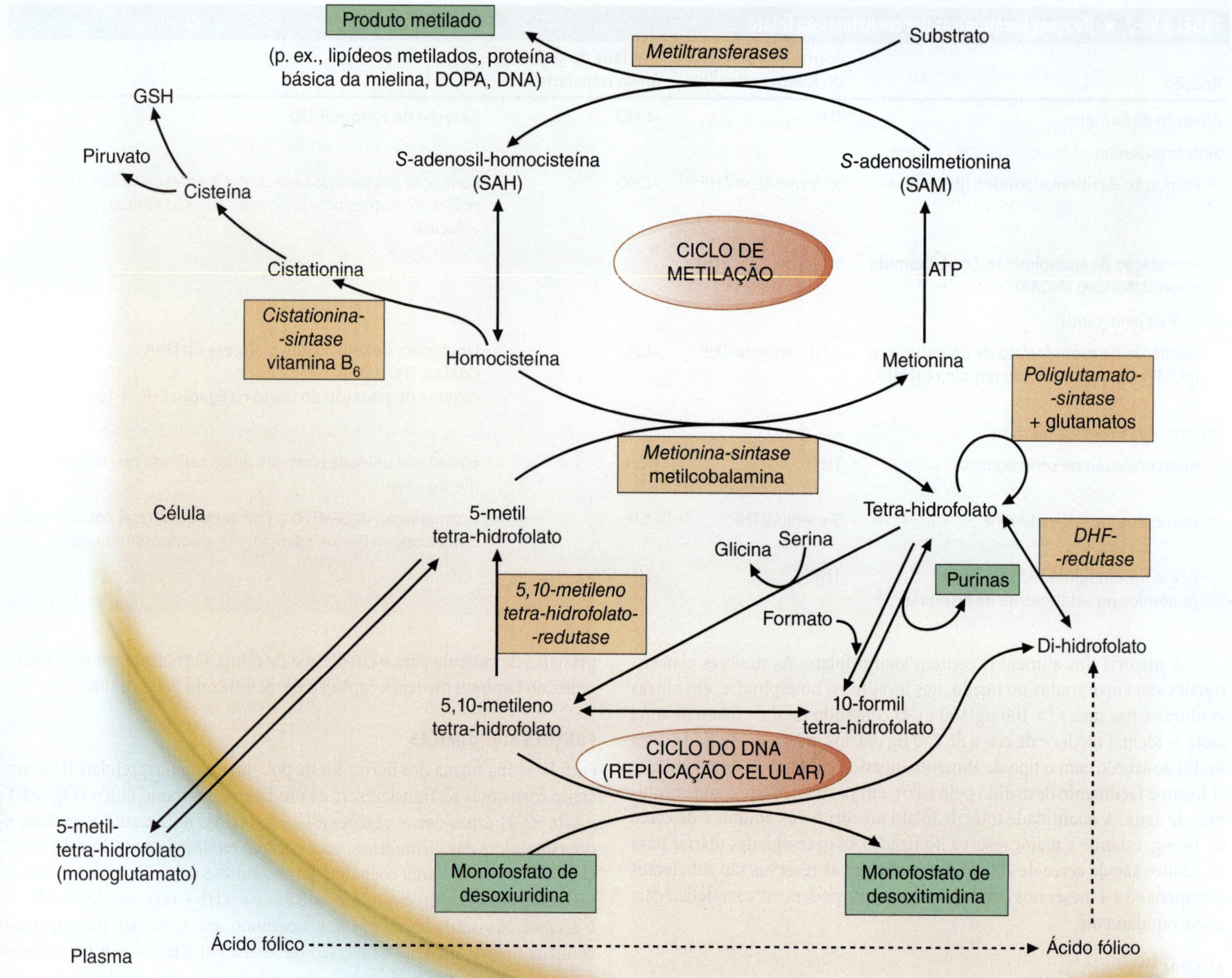

FIGURA 99-1 Papel dos folatos na síntese do DNA e na formação da *S*-adenosilmetionina (SAM), envolvida em diversas reações de metilação. DHF, di-hidrofolato; GSH, glutationa. *(Reproduzida, com permissão, de Hoffbrand et al [eds]: Postgraduate Haematology, 5th ed.Oxford, UK, Blackwell Publishing, 2005.)*

RELAÇÕES DA COBALAMINA COM O FOLATO

O folato é necessário para muitas reações nos tecidos dos mamíferos. Pelo que se sabe, apenas duas reações no corpo precisam de cobalamina. A isomerização da metilmalonil-coenzima A (CoA) requer adocobalamina, ao passo que a metilação da homocisteína em metionina exige tanto metilcobalamina quanto 5-MTHF (Fig. 99-1). Essa reação é a primeira etapa na via pela qual o 5-MTHF, que entra na medula óssea e em outras células a partir do plasma, é convertido em todas as coenzimas folato intracelulares. As coenzimas são todas ligadas a poliglutamatos (o tamanho maior ajuda a retê-las na célula), mas a enzima folato poliglutamato-sintase pode usar apenas o THF, não o MTHF, como substrato. Na deficiência de cobalamina, o MTHF acumula-se no plasma, e as concentrações intracelulares de folato caem, devido à falha na formação de THF, o substrato a partir do qual são elaborados os poliglutamatos de folato. Isso foi designado como *inanição de THF* ou *aprisionamento do metilfolato*.

Essa teoria explica as anormalidades no metabolismo do folato que ocorrem na deficiência de cobalamina (folato sérico alto, folato celular baixo, excreção do precursor de purina aminoimidazol carboxamida ribonucleotídeo [AICAR]; Tab. 99-2) e também a razão pela qual a anemia da deficiência de cobalamina responde a doses elevadas de ácido fólico.

MANIFESTAÇÕES CLÍNICAS

Muitos pacientes assintomáticos são descobertos pelo achado de um volume corpuscular médio (VCM) elevado em um hemograma de rotina. As principais manifestações clínicas nos casos mais graves são aquelas associadas à anemia. Em geral, a anorexia é acentuada, podendo haver perda de peso, diarreia ou constipação intestinal. Glossite, queilose angular, febre baixa nos pacientes com anemia mais grave, icterícia (não conjugada) e hiperpigmentação cutânea reversível também podem ocorrer nos casos de deficiência de folato ou de cobalamina. A trombocitopenia às vezes acarreta equimoses, o que pode ser agravado por deficiência de vitamina C ou pelo álcool em pacientes desnutridos. A anemia e uma leucometria baixa podem predispor a infecções, em particular dos tratos respiratório ou urinário. A deficiência de cobalamina também foi associada, em alguns estudos, ao comprometimento da função bactericida dos fagócitos e à osteoporose.

Manifestações neurológicas A vitamina B_{12} é necessária para a mielinização do sistema nervoso central. A sua deficiência pode causar uma neuropatia periférica bilateral ou degeneração (desmielinização) dos tratos cervicais e torácicos posteriores e laterais (piramidais) da medula espinal e, com menos frequência, dos nervos cranianos e da substância branca do cérebro. A atrofia óptica e os sintomas cerebrais, incluindo demência, depressão, sintomas psicóticos e comprometimento cognitivo, podem ser proeminentes. Além disso, podem ocorrer anosmia e perda do paladar. A RM pode revelar a degeneração "esponjosa" da medula espinal.

O paciente, com mais frequência do sexo masculino, apresenta normalmente parestesias, fraqueza muscular ou dificuldade na marcha, porém, às vezes pode ter demência, transtornos psicóticos ou comprometimento visual. Em geral, há perda da propriocepção e da sensação de vibração, com sinais de Romberg e Lhermitte positivos. A marcha pode ser atáxica, com espasticidade (hiper-reflexia). A disfunção do sistema nervoso autônomo pode resultar em hipotensão postural, impotência e incontinência.

A deficiência nutricional prolongada de cobalamina na infância prejudica o desenvolvimento cerebral e o intelectual. Na lactância, podem ocorrer dificuldades na alimentação, letargia e coma. Foi descrita a ocorrência de convulsões e mioclonia. Um problema clínico importante refere-se ao paciente não anêmico com anormalidades neurológicas ou psiquiátricas e nível sérico baixo ou limítrofe de cobalamina. Nesses pacientes, é necessário procurar estabelecer se existe uma deficiência significativa de cobalamina, por exemplo, por meio de cuidadoso exame do esfregaço de sangue, testes para anemia perniciosa (AP) por meio de determinação dos níveis séricos de gastrina e anticorpos dirigidos contra o FI ou contra as células parietais, juntamente com a obtenção do nível sérico de ácido metilmalônico (AMM), quando disponível. Uma tentativa terapêutica com cobalamina durante 3 meses, pelo menos, geralmente também é necessária para verificar se os sintomas melhoram.

A base bioquímica da neuropatia causada pela deficiência de cobalamina continua obscura. Sua ocorrência na ausência de acidúria metilmalônica, na deficiência de TC II, sugere que a neuropatia está relacionada com o defeito na conversão de homocisteína-metionina. Foi sugerido o acúmulo de *S*-adenosil-homocisteína no cérebro, que resulta na inibição das reações de transmetilação. Sugeriu-se que a deficiência de folato cause doença orgânica neurológica, mas isso é incerto, embora a injeção de metotrexato no líquido cerebrospinal possa causar dano ao cérebro ou à medula espinal.

Conforme já assinalado, é comum a ocorrência de transtorno psiquiátrico tanto na deficiência de folato quanto na de cobalamina. À semelhança da neuropatia, isso foi atribuído a uma falha na síntese de SAM, necessária à metilação das aminas biogênicas (p. ex., dopamina), bem como das proteínas, dos fosfolipídeos e dos neurotransmissores no cérebro (Fig. 99-1). Há relatos de associações entre níveis séricos baixos de folato ou cobalamina e níveis elevados de homocisteína e a acorrência de redução da função cognitiva e demência na doença de Alzheimer. Entretanto, uma metanálise de ensaios clínicos randomizados e controlados por placebo da suplementação de vitaminas B para redução da homocisteína em indivíduos com e sem comprometimento cognitivo mostrou que a suplementação de vitamina B_{12}, vitamina B_6 e ácido fólico, isoladamente ou em combinação, não melhorou a função cognitiva. Alguns estudos realizados na China sugerem alguma melhora cognitiva com suplementos de ambas as vitaminas. Não se sabe se o tratamento prolongado com essas vitaminas B poderia reduzir o risco de demência em um estágio mais avançado da vida.

EFEITOS GERAIS DAS DEFICIÊNCIAS DE COBALAMINA E DE FOLATO NOS TECIDOS

Superfícies epiteliais Depois da medula óssea, os próximos tecidos mais frequentemente acometidos são as células epiteliais da superfície da boca (com glossite), do estômago e do intestino delgado, bem como dos tratos respiratório, urinário e genital feminino. As células exibem macrocitose, com o aumento do número de células multinucleadas e mortas. As deficiências podem causar anormalidades no esfregaço cervical.

Complicações da gravidez As gônadas também são acometidas, e a infertilidade é comum tanto em homens quanto em mulheres com deficiência grave de ambas as vitaminas. A deficiência materna de folato foi implicada como causa de prematuridade, e tanto a deficiência de folato quanto a de cobalamina foram envolvidas na perda fetal recorrente e em defeitos do tubo neural, conforme discutido adiante.

Defeitos do tubo neural Suplementos de ácido fólico na época da concepção e nas primeiras 12 semanas de gravidez diminuem em cerca de 70% a incidência de defeitos do tubo neural (DTNs) (anencefalia, meningomielocele, encefalocele e espinha bífida) no feto. A maior parte desse efeito protetor pode ser obtida com uma dose diária de 0,4 mg de ácido fólico na época da concepção.

A incidência de fendas palatina e labial também pode ser reduzida pela profilaxia com ácido fólico. Não há uma relação linear e clara entre o nível materno de ácido fólico e essas anormalidades fetais, embora quanto mais baixo for o nível total de folato materno, maior será o risco para o feto. Os DTNs também podem ser causados por fármacos antifolato e antiepilépticos.

Uma anormalidade materna subjacente do metabolismo do folato também foi postulada. Identificou-se uma redução da atividade da enzima 5,10-metileno-THF-redutase (MTHFR) (Fig. 99-1), causada por um polimorfismo comum C677T no gene *MTHFR*. Em um estudo, foi constatada uma maior prevalência desse polimorfismo do que em controles nos pais de fetos com DTN e nos próprios fetos: foi detectada uma homozigose para a mutação TT em 13% dos casos, em comparação com 5% nos indivíduos-controle. O polimorfismo codifica uma forma termolábil de MTHFR. O estado homozigoto resulta em um níveis séricos e eritrocitários baixos de folato, em comparação com o dos indivíduos de controle, bem como níveis séricos significativamente maiores de homocisteína. Os testes para mutações em outras enzimas possivelmente associadas aos DTNs, como, por exemplo, a metionina-sintase e a serina-glicina-hidroximetilase, foram negativos. Os níveis séricos de vitamina B_{12} também estão mais baixos em mães de lactentes com DTN do que nos controles. Além disso, polimorfismos do receptor de TC II materno foram associados a um risco aumentado de nascimentos com DTN. Entretanto, não existem estudos que tenham demonstrado uma redução da incidência de DTNs com o enriquecimento da dieta com vitamina B_{12}.

Doença cardiovascular Crianças com homocistinúria grave (níveis sanguíneos $\geq$ 100 µmol/L) decorrente de deficiência de uma das três enzimas (metionina-sintase, MTHFR ou cistationina-sintase; Fig. 99-1) apresentam doença cardiovascular, como cardiopatia isquêmica, doença cerebrovascular ou embolia pulmonar na adolescência ou no início da idade adulta. Elevações menores da homocisteína sérica e concentrações séricas baixas de folato, bem como mutações herdadas homozigóticas de *MTHFR*, foram associadas a doenças cerebrovasculares, vasculares periféricas e coronarianas e à trombose venosa profunda. Entretanto, ensaios clínicos randomizados prospectivos da redução dos níveis de homocisteína por suplementos de ácido fólico, vitamina B_{12} e vitamina B_6, em comparação com placebo, no decorrer de um período de 5 anos, em pacientes com doença vascular ou diabetes melito não mostraram redução do primeiro infarto do miocárdio fatal ou não fatal e não diminuíram o risco de doença cardiovascular recorrente após infarto agudo do miocárdio. Uma metanálise mostrou uma redução de 18% nos casos de acidente vascular cerebral (AVC). O benefício da prevenção do AVC foi confirmado por um estudo prospectivo randomizado de grande porte (> 20.000 indivíduos) em indivíduos hipertensos na China. Esse estudo mostrou uma redução significativa na incidência de AVC em indivíduos tratados com enalapril e ácido fólico, em comparação com enalapril isoladamente. Esse efeito foi particularmente acentuado nos indivíduos que iniciaram o ensaio clínico prospectivo com os menores níveis séricos de folato. Foi relatado que a trombose venosa é mais frequente em indivíduos com deficiência de folato ou de vitamina B_{12} do que em controles, ocorrendo em locais incomuns, como seios venosos cerebrais. Essa tendência foi atribuída a níveis plasmáticos elevados de homocisteína na deficiência de folato ou de vitamina B_{12}.

Neoplasia maligna Em alguns estudos, mas não em todos eles, foi constatado que a profilaxia com ácido fólico durante a gravidez diminui a incidência subsequente de leucemia linfoblástica aguda (LLA) em crianças. Foi também encontrada uma associação negativa significativa entre o polimorfismo do *MTHFR* C677T e as leucemias com translocações de leucemia de linhagem mista (LLM), e uma associação positiva com hiperdiploidia em lactentes com LLA ou leucemia mieloide aguda ou com a LLA da infância. Um segundo polimorfismo no gene *MTHFR*, A1298C, também está fortemente associado à leucemia hiperdiploide. Várias associações positivas e negativas são observadas entre polimorfismos em enzimas dependentes de folato e a incidência de LLA em adultos. Acredita-se que o polimorfismo C677T leve a um aumento dos reservatórios de timidina e a uma "melhor qualidade" da síntese do DNA ao desviar os grupos de um carbono para a síntese da timidina e da purina. Talvez isso explique a associação ao menor risco de câncer colorretal. A maioria dos estudos, mas não todos, sugere que o ácido fólico profilático também pode proteger contra adenomas de colón. Outros tumores que foram associados aos níveis ou aos polimorfismos de folato incluem o linfoma folicular, o câncer de mama e o câncer gástrico. Uma metanálise de 50 mil indivíduos aos quais foram administrados ácido fólico (0,5-40 mg ao dia) ou placebo em ensaios clínicos de prevenção de adenoma cardiovascular ou de cólon constatou que a suplementação de ácido fólico não aumentou nem diminuiu significativamente a incidência global de câncer ou de qualquer câncer em locais específicos durante uma duração média ponderada de tratamento de 5,7 anos. Como o ácido fólico pode "nutrir" os tumores, ele provavelmente deve ser evitado em pacientes com tumores estabelecidos, a não ser que apresentem anemia megaloblástica grave devido à deficiência de folato.

ACHADOS HEMATOLÓGICOS

SANGUE PERIFÉRICO

Os macrócitos ovais, em geral com considerável anisocitose e poiquilocitose, são a principal característica (Fig. 99-2*A*). O VCM costuma ser > 100 fL, a menos que haja uma causa de microcitose (p. ex., deficiência de ferro ou traço talassêmico). Alguns neutrófilos são hipersegmentados (mais de cinco lobos nucleares). Pode haver leucopenia, devido a uma redução dos granulócitos e dos linfócitos, embora, em geral, seja > $1,5 \times 10^9$/L; pode ocorrer redução moderada da contagem de plaquetas, raramente para < 40×10^9/L. A gravidade dessas alterações é paralela à magnitude da anemia. Em um paciente não anêmico, a presença de poucos macrócitos e neutrófilos hipersegmentados no sangue periférico pode ser a única indicação do distúrbio subjacente.

MEDULA ÓSSEA

No paciente com anemia grave, a medula óssea é hipercelular, com acúmulo de células primitivas devido à morte seletiva por apoptose das formas mais maduras. O núcleo do eritroblasto mantém um aspecto primitivo apesar da maturação e da hemoglobinização do citoplasma. As células são maiores do que os normoblastos, podendo estar presente um número aumentado de células com núcleos lobulados excêntricos ou fragmentos nucleares (Fig. 99-2*B*). Metamielócitos gigantes e de formato anormal, assim como megacariócitos hiperdiploides aumentados, são característicos. Nos casos graves, o acúmulo de células primitivas pode simular a leucemia mieloide aguda, ao passo que, em pacientes menos anêmicos, pode ser difícil identificar as alterações existentes na medula óssea. Nesse último caso, os termos *intermediário*, *leve* e *precoce* já foram usados. O termo *megaloblastoide* não significa levemente megaloblástico. Esse termo é utilizado para descrever células com núcleos de aspecto imaturo e hemoglobinização deficiente, que, em geral, são observadas na mielodisplasia.

CROMOSSOMOS

As células da medula óssea, os linfócitos transformados e outras células em proliferação no corpo mostram uma variedade de alterações, que incluem quebras aleatórias, contração reduzida, dispersão do centrômero, bem como excesso de constrições cromossômicas secundárias e satélites muito proeminentes. Anormalidades semelhantes podem ser provocadas por fármacos que funcionam como antimetabólitos (p. ex., citosina-arabinosídeo, hidroxiureia e metotrexato), os quais interferem na replicação do DNA ou no metabolismo do folato e causam aspectos megaloblásticos.

HEMATOPOIESE INEFICAZ

Há um acúmulo de bilirrubina não conjugada no plasma devido à morte dos eritrócitos nucleados na medula óssea (eritropoiese ineficaz). Outra evidência disso consiste em aumento do urobilinogênio urinário, haptoglobinas reduzidas e hemossiderina positiva na urina, além de aumento da lactato-desidrogenase sérica. Um teste de antiglobulina direta fracamente positivo devido ao complemento pode levar a um diagnóstico falso de anemia hemolítica autoimune.

CAUSAS DE DEFICIÊNCIA DE COBALAMINA

Em geral, a deficiência de cobalamina deve-se à má absorção. A única outra causa é o consumo alimentar inadequado.

CONSUMO ALIMENTAR INADEQUADO

Adultos A deficiência alimentar de cobalamina surge em veganos, que não consomem carne, peixe, ovos, queijo e outros produtos de origem animal. O maior grupo no mundo é o dos hindus, sendo provável que muitos milhões de indianos estejam sob risco de deficiência nutricional de cobalamina. Níveis séricos subnormais de cobalamina são encontrados em até 50% de indianos veganos adultos jovens selecionados de forma aleatória, mas a deficiência, em geral, não progride para anemia megaloblástica, uma vez que a dieta da maioria desses veganos não apresenta ausência total de cobalamina, e a circulação êntero-hepática de cobalamina se mostra intacta. A deficiência alimentar de cobalamina também pode surgir raramente em indivíduos não vegetarianos que sobrevivem à base de dietas extremamente inadequadas devido à pobreza ou à presença de transtorno psiquiátrico.

Lactentes A deficiência de cobalamina foi descrita em lactentes de mães com deficiência grave de cobalamina. Esses lactentes desenvolvem anemia megaloblástica com cerca de 3 a 6 meses de idade, presumivelmente porque nascem com baixas reservas de cobalamina e são amamentados pela mãe com leite pobre em cobalamina. Os lactentes também mostraram atraso do crescimento, comprometimento do desenvolvimento psicomotor e outras sequelas neurológicas. A RM revela atraso da mielinização e atrofia.

CAUSAS GÁSTRICAS DE MÁ ABSORÇÃO DE COBALAMINA

Ver Tabelas 99-3 e 99-4.

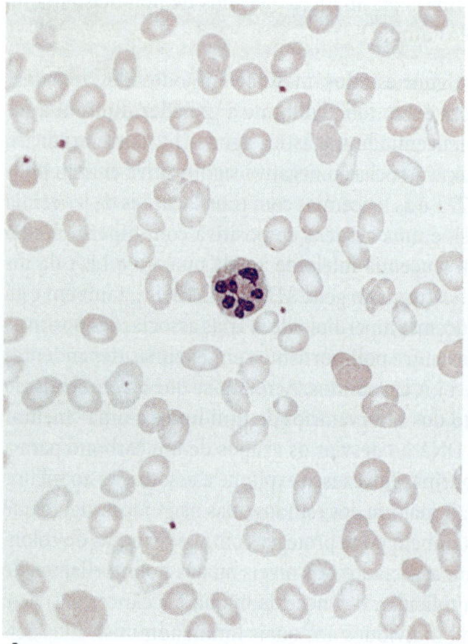
A

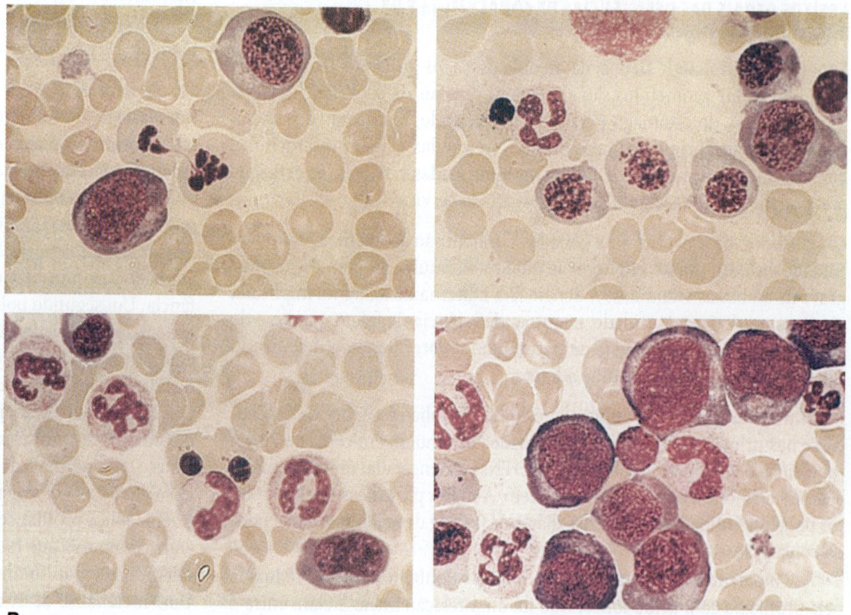
B

FIGURA 99-2 ***A.*** Sangue periférico na anemia megaloblástica grave. ***B.*** Medula óssea na anemia megaloblástica grave. *(Reimpressa de AV Hoffbrand et al. Postgraduate Haematology, 5th ed.Oxford, UK, Blackwell Publishing, 2005; com permissão.)*

TABELA 99-3 ■ Causas de deficiência de cobalamina grave o suficiente para causar anemia megaloblástica

Nutricionais	Veganos
Má absorção	Anemia perniciosa
Causas gástricas	Ausência congênita de fator intrínseco ou anormalidade funcional
	Gastrectomia total ou parcial
Causas intestinais	Síndrome da alça intestinal estagnada, diverticulose jejunal, fístula ileocólica, alça cega anatômica, estenose intestinal, etc.
	Ressecção ileal e doença de Crohn
	Má absorção seletiva com proteinúria
	Espru tropical
	Deficiência de transcobalamina II
	Tênia do peixe

Antigamente, a patogênese da má absorção de vitamina B_{12} podia ser distinguida com base nos resultados do teste de Schilling, em que uma forma radioativa de B_{12} era administrada por via oral, e o seu aparecimento na urina constituía um sinal de absorção. A vitamina B_{12} radioativa não está mais disponível, e o teste de Schilling não é mais realizado. Atualmente, são utilizadas outras abordagens para o diagnóstico diferencial da má absorção de vitamina B_{12}.

Anemia perniciosa A anemia perniciosa (AP) pode ser definida como uma ausência grave de FI em consequência de atrofia gástrica. É uma doença comum em europeus do norte, mas que ocorre em todos os países e grupos étnicos. A AP é mais frequente em pessoas de ancestralidade africana do que asiática. A incidência global é de cerca de 120 por 100.000 pessoas na população do Reino Unido. A razão de incidência em homens e mulheres brancos é de cerca de 1:1,6, e a idade mediana de início é de 70 a 80 anos, com apenas 10% dos pacientes tendo menos de 40 anos. Contudo, em alguns grupos étnicos, principalmente negros e latino-americanos, a AP costuma começar mais cedo. A doença ocorre mais comumente em parentes próximos e em indivíduos com outras doenças autoimunes de órgãos específicos, como doenças da tireoide, vitiligo, hipoparatireoidismo, diabetes tipo 1 e doença de Addison. A AP também está associada a hipogamaglobulinemia, surgimento precoce de cabelos grisalhos, olhos azuis e pessoas do grupo sanguíneo A. Há relatos de associação ao antígeno leucocitário humano (HLA) 3 em algumas das séries e, naqueles com doença endócrina, aos antígenos HLA-B8, B_{12} e BW15. A expectativa de vida é normal em mulheres assim que o tratamento regular tenha sido iniciado. Os homens têm uma expectativa de vida ligeiramente menor como resultado de uma maior incidência de carcinoma de estômago do que em controles normais; entretanto, não se dispõem de dados atuais sobre a sua expectativa de vida. A produção gástrica de ácido clorídrico, pepsina e FI fica seriamente reduzida. O nível sérico de gastrina mostra-se elevado, ao passo que os níveis séricos de pepsinogênio I estão baixos.

TABELA 99-4 ■ Condições em que pode ocorrer má absorção de cobalamina, que, em geral, não é grave nem prolongada o suficiente para causar anemia megaloblástica

Causas gástricas
- Gastrite atrófica simples (má absorção da cobalamina do alimento)
- Síndrome de Zollinger-Ellison
- Cirurgia de derivação gástrica ou bariátrica
- Uso de inibidores da bomba de prótons

Causas intestinais
- Enteropatia induzida por glúten
- Pancreatite grave
- Infecção pelo vírus da imunodeficiência humana (HIV)
- Radioterapia
- Doença do enxerto contra o hospedeiro

Deficiências de cobalamina, folato, proteína, ? riboflavina, ? ácido nicotínico

Terapia com colchicina, para-aminossalicilato, neomicina, cloreto de potássio de liberação lenta, anticonvulsivantes, metformina[a], agentes citotóxicos

Álcool

[a]Atualmente, acredita-se que a metformina possa diminuir os níveis séricos de vitamina B_{12} ao reduzir os níveis de transcobalamina I.

Biópsia gástrica Recomenda-se um exame endoscópico se for estabelecido o diagnóstico de AP. Em geral, a biópsia gástrica revela a atrofia de todas as camadas do corpo e do fundo do estômago, com a perda dos elementos glandulares, ausência de células parietais e principais, bem como substituição por células mucosas, um infiltrado de células inflamatórias mistas e, por fim, metaplasia intestinal. O infiltrado de plasmócitos e linfócitos contém um excesso de células CD4. Estas estão dirigidas contra a H/K-ATPase gástrica. A mucosa do antro costuma se manter bem preservada. A infecção por *Helicobacter pylori* ocorre com pouca frequência na AP, porém foi sugerido que a gastrite causada por esse microrganismo se desenvolve em uma fase inicial da gastrite atrófica e se manifesta em pacientes mais jovens na forma de anemia ferropriva, porém como AP em pacientes idosos. Foi sugerido que o *H. pylori* pode estimular um processo autoimune dirigido contra as células parietais, sendo a infecção causada por ele gradualmente substituída por esse processo em alguns indivíduos.

Anticorpos séricos Podem ser encontrados dois tipos de anticorpos do tipo IgG no soro dos pacientes com AP. O anticorpo "bloqueador", ou tipo I, impede a combinação do FI com a cobalamina, ao passo que o anticorpo "ligante", ou tipo II, impede a fixação do FI à mucosa ileal. O tipo I ocorre no soro de cerca de 55% dos pacientes, e o tipo II, em 35%. Os anticorpos anti-FI cruzam a placenta e podem causar deficiência temporária do FI no recém-nascido. Os pacientes com AP também exibem imunidade celular contra o FI. O anticorpo tipo I é detectado raramente no soro dos pacientes sem AP, mas com tireotoxicose, mixedema, doença de Hashimoto ou diabetes melito e em parentes dos pacientes com AP. Também foram detectados anticorpos anti-FI no suco gástrico em cerca de 80% dos pacientes com AP. Esses anticorpos gástricos podem diminuir a absorção da cobalamina alimentar ao combinar-se com pequenas quantidades de FI restante.

O anticorpo dirigido contra a célula parietal está presente no soro de quase 90% dos pacientes adultos com AP, mas também é comum em outros indivíduos. Assim, ocorre em até 16% de mulheres com > 60 anos selecionadas de forma aleatória. O anticorpo anticélula parietal é dirigido contra as subunidades α e β da bomba de prótons (H^+,K^+-ATPase) gástrica.

ANEMIA PERNICIOSA JUVENIL

Em geral, ocorre em crianças mais velhas e lembra a AP dos adultos. Atrofia gástrica, acloridria e anticorpos séricos do FI estão presentes, embora os anticorpos das células parietais em geral estejam ausentes. Cerca de metade desses pacientes apresenta endocrinopatia associada, como tireoidite autoimune, doença de Addison ou hipoparatireoidismo; em alguns casos, ocorre candidíase mucocutânea.

DEFICIÊNCIA OU ANORMALIDADE FUNCIONAL CONGÊNITAS DO FATOR INTRÍNSECO

Uma criança acometida costuma manifestar anemia megaloblástica no primeiro ao terceiro ano de vida; algumas só manifestarão a doença na segunda década de vida. A criança, em geral, não tem FI demonstrável, mas a mucosa gástrica e a secreção de ácido estão normais. A herança é autossômica recessiva. Não há anticorpos contra as células parietais nem contra o FI. Foram descritas variantes em que a criança nasce com FI, que pode ser detectado imunologicamente, mas que é instável ou carece de atividade funcional e é incapaz de se ligar à cobalamina ou facilitar sua captação pelos receptores ileais.

GASTRECTOMIA

Após a gastrectomia total, a deficiência de cobalamina é inevitável, devendo-se iniciar imediatamente a terapia profilática com cobalamina depois da cirurgia. Após a gastrectomia parcial, 10 a 15% dos pacientes também desenvolvem essa deficiência. A incidência exata e o momento em que ela começa são mais influenciados pelo tamanho da ressecção e pelas reservas preexistentes de cobalamina no corpo.

MÁ ABSORÇÃO DE COBALAMINA ALIMENTAR

Acredita-se que a falha em liberar a cobalamina das proteínas de ligação no alimento seja responsável por essa condição, que é mais comum no indivíduo idoso. Está associada a baixos níveis séricos de cobalamina, com ou sem aumento dos níveis séricos de AMM e homocisteína. Nesses pacientes, a absorção de cobalamina costuma ser normal, se medida com cobalamina cristalina, mas eles apresentam má absorção quando se usa um teste modificado com cobalamina ligada ao alimento. Isso se deve habitualmente a formas leves de gastrite atrófica ou terapia com inibidores da bomba de prótons. A cirurgia bariátrica tende a ser uma causa cada vez mais frequente dessa forma de má absorção e deficiência de vitamina B_{12}. A frequência da progressão para a deficiência grave de cobalamina e as razões dessa progressão ainda não foram esclarecidas.

CAUSAS INTESTINAIS DE MÁ ABSORÇÃO DE COBALAMINA

Síndrome da alça intestinal estagnada Ocorre má absorção de cobalamina em uma variedade de lesões intestinais em que há colonização da parte superior do intestino delgado por microrganismos fecais. Essa condição pode ser observada em pacientes com diverticulose jejunal, êntero-anastomose ou estenose ou fístula intestinal, ou com uma alça cega anatômica devido à doença de Crohn, tuberculose ou procedimento cirúrgico.

Ressecção ileal A remoção de ≥ 1,2 m do íleo terminal causa má absorção de cobalamina. Após a ressecção ileal em alguns pacientes, em particular se a valva ileocecal for incompetente, as bactérias do colón podem contribuir ainda mais para o início da deficiência de cobalamina.

Má absorção seletiva de cobalamina com proteinúria (síndrome de Imerslund; síndrome de Imerslund-Gräsbeck; má absorção congênita de cobalamina; anemia megaloblástica autossômica recessiva; AMG1) Essa doença autossômica recessiva constitui a causa mais comum da anemia megaloblástica decorrente da deficiência de cobalamina na infância em países ocidentais. Foram relatados mais de 200 casos, com grupos familiares na Finlândia, na Noruega, no Oriente Médio e no Norte da África. Os pacientes secretam quantidades normais de FI e ácido gástrico, mas são incapazes de absorver cobalamina. Na Finlândia, observa-se o comprometimento da síntese, do processamento ou da ligação da cubilina em decorrência de mutações hereditárias. Na Noruega, foi relatada mutação do gene para *AMN*. Outros testes de absorção intestinal são normais. Mais de 90% desses pacientes apresentam proteinúria inespecífica, mas a função renal se encontra normal nos demais aspectos, e a biópsia renal não revela qualquer defeito renal consistente. Alguns apresentam aminoacidúria e anormalidades renais congênitas, como duplicação da pelve renal.

Espru tropical Quase todos os pacientes com espru tropical agudo e subagudo têm má absorção de cobalamina, que pode persistir como a principal anormalidade na forma crônica da doença, quando o paciente pode manifestar anemia megaloblástica ou neuropatia devido à deficiência de cobalamina. A absorção em geral melhora após a antibioticoterapia e, nos estágios iniciais, com a terapia com ácido fólico.

Infestação pela tênia do peixe A tênia do peixe (*Diphyllobotrium latum*) vive no intestino delgado de seres humanos e acumula cobalamina a partir do alimento, tornando-a indisponível para absorção pelo hospedeiro. Os indivíduos adquirem o verme ao consumirem peixe cru ou parcialmente cozido. A infestação é comum em torno dos lagos da Escandinávia, da Alemanha, do Japão, da América do Norte e da Rússia. Anemia megaloblástica ou neuropatia causada por cobalamina só ocorrem naqueles com infestação disseminada.

Enteropatia induzida por glúten Ocorre má absorção de cobalamina em cerca de 30% dos pacientes que não recebem tratamento (presumivelmente aqueles em que a doença se estende para o íleo). A deficiência de cobalamina não é grave nesses pacientes, sendo corrigida com uma dieta sem glúten.

Pancreatite crônica grave Acredita-se que a falta de tripsina nessa doença faça a cobalamina alimentar ligada ao receptor (R) não FI gástrico ficar indisponível para absorção. Também foi proposto que, na pancreatite, a concentração de íons de cálcio no íleo caia abaixo do nível necessário para manter a absorção normal de cobalamina.

Infecção pelo HIV Os níveis séricos de cobalamina tendem a cair nos pacientes com infecção pelo HIV e mostram-se subnormais em 10 a 35% daqueles com Aids. Mostrou-se que a má absorção de cobalamina não é corrigida pelo FI em alguns pacientes com níveis séricos subnormais de cobalamina. A deficiência de cobalamina grave o suficiente para causar anemia megaloblástica ou neuropatia é rara.

Síndrome de Zollinger-Ellison Foi relatada a ocorrência de má absorção de cobalamina na síndrome de Zollinger-Ellison. Acredita-se que haja uma falha para liberar cobalamina a partir da proteína de ligação R, devido à inativação da tripsina pancreática devido à alta acidez, bem como interferência na ligação do FI à cobalamina.

Radioterapia Tanto a irradiação corporal total quanto a radioterapia local no íleo (p. ex., como complicação da radioterapia para o carcinoma do colo do útero) podem causar má absorção de cobalamina.

Doença do enxerto contra o hospedeiro Acomete comumente o intestino delgado. É comum haver má absorção de cobalamina, devido à flora intestinal anormal e à lesão da mucosa ileal.

Fármacos Os fármacos relatados como causadores de má absorção de cobalamina estão relacionados na Tabela 99-4. Todavia, a anemia megaloblástica causada por esses fármacos é rara. Foi sugerido que a metformina diminui os níveis séricos de vitamina B_{12} por meio de redução do nível de TC I, em vez de causar má absorção da vitamina.

ANORMALIDADES DO METABOLISMO DA COBALAMINA

Deficiência ou anormalidade congênita de transcobalamina II Lactentes com deficiência de TC II, em geral, manifestam anemia megaloblástica poucas semanas após o nascimento. Os níveis séricos de cobalamina e folato são normais, porém a anemia responde a injeções maciças (p. ex., 1 mg, 3×/semana) de cobalamina. Alguns casos apresentam complicações neurológicas. A proteína pode estar presente, porém é funcionalmente inerte. As anormalidades genéticas encontradas incluem mutações de um local de ligação intraexônico críptico, deleção extensa, deleção única de nucleotídeo, mutação *nonsense* e uma deficiência de edição do RNA. A má absorção de cobalamina ocorre em todos os casos, e as imunoglobulinas séricas, em geral, mostram-se reduzidas. A falta de terapia adequada com cobalamina ou ácido fólico pode levar a dano neurológico.

Acidemia e acidúria metilmalônica congênita Os lactentes com essa anormalidade já nascem doentes, com vômitos, atraso do crescimento, acidose metabólica grave, cetose e deficiência intelectual. A anemia, se presente, é normocítica e normoblástica. A condição pode ser proveniente de um defeito funcional na metilmalonil-CoA-mutase mitocondrial ou em seu cofator adocobalamina. As mutações na metilmalonil-CoA-mutase respondem mal ou não respondem ao tratamento com cobalamina. Uma proporção de lactentes com falha na síntese da adocobalamina responde a altas doses de cobalamina. Algumas crianças apresentam acidúria metilmalônica e homocistinúria combinadas, devido à formação deficiente de ambas as coenzimas da cobalamina. Em geral, isso se manifesta no primeiro ano de vida com dificuldade de alimentação, atraso no desenvolvimento, microcefalia, convulsões, hipotonia e anemia megaloblástica.

Anormalidade adquirida do metabolismo da cobalamina: inalação de óxido nitroso O óxido nitroso (N_2O) oxida irreversivelmente a metilcobalamina em um precursor inativo; isso resulta em inativação da metionina-sintase. Foi constatada a ocorrência de anemia megaloblástica em pacientes submetidos à anestesia prolongada com N_2O (p. ex., em unidades de terapia intensiva). Foi descrita uma neuropatia semelhante à da cobalamina em dentistas e anestesistas com exposições repetidas ao N_2O. Não ocorre acidúria metilmalônica, visto que adocobalamina não é inativada pelo N_2O.

CAUSAS DA DEFICIÊNCIA DE FOLATO

(Tabela 99-5.)

NUTRICIONAIS

A deficiência alimentar de folato é comum. Na verdade, na maioria dos pacientes com deficiência de folato há um elemento nutricional. Certos indivíduos são particularmente propensos a consumir dietas com quantidades inadequadas de folato (Tab. 99-5). Nos Estados Unidos e em outros países onde se adotou o enriquecimento dos alimentos com ácido fólico, a prevalência da deficiência de folato caiu acentuadamente e agora está quase restrita a grupos de alto risco com maior necessidade de folato. Ocorre deficiência nutricional de folato no *kwashiorkor* e no escorbuto, bem como em lactentes com infecções repetidas ou naqueles alimentados exclusivamente com leite de cabra, que tem baixo teor de folato.

TABELA 99-5 ■ Causas da deficiência de folato

Alimentares[a]
Particularmente em: idosos, crianças, pessoas muito pobres, alcoolistas, inválidos crônicos e pacientes com transtornos psiquiátricos; pode estar associada a escorbuto ou *kwashiorkor*
Má absorção
Causas maiores de deficiência
Espru tropical, enteropatia induzida pelo glúten em crianças e adultos e em associação à dermatite herpetiforme, má absorção específica de folato, megaloblastose intestinal causada por deficiência grave de cobalamina ou folato
Causas menores de deficiência
Ressecção jejunal extensa, doença de Crohn, gastrectomia parcial, insuficiência cardíaca congestiva, doença de Whipple, esclerodermia, amiloidose, enteropatia diabética, infecção bacteriana sistêmica, linfoma, sulfassalazina
Utilização ou perda excessivas
Fisiológicas
Gravidez e lactação, prematuridade
Patológicas
Doenças hematológicas: anemias hemolíticas crônicas, anemia falciforme, talassemia *major*, mielofibrose
Doenças malignas: carcinoma, linfoma, leucemia, mieloma
Doenças inflamatórias: tuberculose, doença de Crohn, psoríase, dermatite esfoliativa, malária
Doença metabólica: homocistinúria
Perda urinária excessiva: insuficiência cardíaca congestiva, doença hepática ativa
Hemodiálise, diálise peritoneal
Fármacos antifolato[b]
Anticonvulsivantes (fenitoína, primidona, barbitúricos), sulfassalazina
Nitrofurantoína, tetraciclina, agentes antituberculose (menos bem documentados)
Outras causas
Doenças hepáticas, alcoolismo, unidades de terapia intensiva

[a]Em pacientes com deficiência grave de folato e outras causas além das mencionadas no item Alimentares, o consumo alimentar deficiente costuma estar presente. [b]Os fármacos que inibem a di-hidrofolato-redutase são discutidos no texto.

MÁ ABSORÇÃO

Ocorre má absorção do folato alimentar no espru tropical e na enteropatia induzida pelo glúten. Na rara síndrome recessiva congênita da má absorção seletiva de folato, devido à mutação do PCFT, há um defeito associado do transporte de folato para o líquido cerebrospinal, e os pacientes exibem anemia megaloblástica que responde a doses fisiológicas de ácido fólico administradas por via parenteral, mas não por via oral. Também apresentam deficiência intelectual, convulsões e outras anormalidades do sistema nervoso central. Podem igualmente ocorrer graus menores de má absorção de folato após ressecção jejunal ou gastrectomia parcial na doença de Crohn e nas infecções sistêmicas, mas, nessas condições, a deficiência grave, quando ocorre, em geral deve-se à desnutrição. A má absorção também tem sido descrita em pacientes em uso de sulfassalazina, colestiramina e triantereno.

UTILIZAÇÃO OU PERDA EXCESSIVAS

Gestação As necessidades de folato aumentam em 200 a 300 μg a cerca de 400 μg por dia na gravidez normal, em parte devido à transferência da vitamina para o feto, mas principalmente pelo maior catabolismo devido à clivagem das coenzimas do folato nos tecidos em proliferação rápida. A anemia megaloblástica decorrente dessa deficiência é prevenida pela terapia profilática com ácido fólico. Ela costumava ocorrer em 0,5% das gestações no Reino Unido e em outros países ocidentais antes da profilaxia com ácido fólico, mas a incidência é muito maior nos países onde o estado nutricional é mais precário.

Prematuridade O recém-nascido, seja ele a termo ou prematuro, tem maiores concentrações séricas e eritrocitárias de folato do que um adulto. No entanto, a demanda de folato de um recém-nascido foi estimada em 10 vezes a dos adultos com base no peso, e o nível neonatal de folato cai rapidamente para valores inferiores com cerca de 6 semanas de idade. A queda é mais pronunciada e tende a atingir níveis subnormais em prematuros, dos quais alguns desenvolvem anemia megaloblástica que responde ao ácido fólico com cerca de 4 a 6 semanas de vida. Isso ocorre particularmente nos bebês menores (< 1.500 g de peso ao nascer) e naqueles com dificuldade de se alimentar ou com infecções ou que sofreram múltiplas exsanguinotransfusões. Deve-se administrar ácido fólico profilático a esses lactentes.

Distúrbios hematológicos Com frequência, ocorre deficiência de folato na anemia hemolítica crônica, em particular na doença falciforme, na anemia hemolítica autoimune e na esferocitose congênita. Nestas e em outras condições de maior renovação celular (p. ex., mielofibrose, neoplasias malignas), a deficiência de folato surge porque ele não é completamente reutilizado após exercer suas funções como coenzima.

Condições inflamatórias Doenças inflamatórias crônicas, como tuberculose, artrite reumatoide, doença de Crohn, psoríase, dermatite esfoliativa, endocardite bacteriana e infecções bacterianas crônicas, causam deficiência de folato, pois diminuem o apetite e aumentam a demanda por folato. Infecções sistêmicas também podem causar má absorção de folato. A deficiência grave restringe-se praticamente aos pacientes com a doença mais ativa e a alimentação mais precária.

Homocistinúria Trata-se de um defeito metabólico raro na conversão da homocisteína em cistationina. A deficiência de folato que ocorre na maioria desses pacientes pode resultar da utilização excessiva, em virtude do aumento compensatório da conversão da homocisteína em metionina.

Diálise prolongada Como a ligação do folato às proteínas plasmáticas é fraca, ele é facilmente removido do plasma pela diálise. Os pacientes com anorexia, vômitos, infecções e hemólise são particularmente propensos a sofrer depleção das reservas de folato. Hoje, emprega-se a profilaxia rotineira com folato para esses casos.

Insuficiência cardíaca congestiva e doença hepática Podem ocorrer perdas urinárias excessivas de folato > 100 μg/dia em alguns dos pacientes com esses problemas. A explicação parece ser a liberação do folato das células hepáticas lesadas.

FÁRMACOS ANTIFOLATO

Um grande número de epilépticos sob tratamento prolongado com fenitoína ou primidona, com ou sem barbitúricos, desenvolve níveis séricos e eritrocitários baixos de folato. O mecanismo exato é incerto. O álcool também pode ser um antagonista do folato, pois os pacientes que consomem bebidas destiladas podem desenvolver anemia megaloblástica que responde a quantidades normais de folato na alimentação ou a doses fisiológicas de ácido fólico caso se abstenham de ingerir bebidas alcoólicas. A macrocitose dos eritrócitos está associada ao consumo crônico de álcool mesmo quando os níveis de folato são normais. O consumo insuficiente de folato é o principal fator no desenvolvimento de deficiência nos alcoolistas usuários de bebidas destiladas. Em alguns países, a cerveja é relativamente rica em folato, dependendo da técnica empregada em sua fabricação.

Os fármacos que inibem a DHF-redutase incluem o metotrexato, a pirimetamina e a trimetoprima. O metotrexato é o que apresenta ação mais potente contra a enzima humana, ao passo que a trimetoprima é mais ativa contra a enzima bacteriana e só tende a causar anemia megaloblástica quando usada em conjunto com o sulfametoxazol em pacientes com deficiência preexistente de folato ou cobalamina. A atividade da pirimetamina é intermediária. O antídoto para esses fármacos é o ácido folínico (5-formil-THF).

ANORMALIDADES CONGÊNITAS DO METABOLISMO DO FOLATO

Alguns lactentes com defeitos congênitos nas enzimas do folato (p. ex., ciclo-hidrolase ou metionina-sintase) tiveram anemia megaloblástica.

DIAGNÓSTICO DAS DEFICIÊNCIAS DE COBALAMINA E DE FOLATO

Tradicionalmente, o diagnóstico de deficiência de cobalamina ou de folato depende do reconhecimento das anormalidades relevantes no sangue periférico e da análise dos níveis sanguíneos das vitaminas.

Cobalamina sérica É medida por ensaio imunoabsorvente ligado à enzima (ELISA) automático ou por ensaio de luminescência de ligação competitiva (CBLA). Os níveis séricos normais variam de 118 a 148 pmol/L (160-200 ng/L) até cerca de 738 pmol/L (1.000 ng/L). Em pacientes com anemia megaloblástica decorrente da deficiência de cobalamina, o nível costuma ser < 74 pmol/L (100 ng/L). Em geral, quanto mais grave a deficiência, mais baixo o nível sérico de cobalamina. Em pacientes com lesão da medula espinal decorrente dessa deficiência, os níveis são muito baixos, mesmo na ausência de anemia. Valores entre 74 e 148 pmol/L (100-200 ng/L) são considerados limítrofes. Podem ocorrer, por exemplo, na gravidez em pacientes com anemia megaloblástica devido à deficiência de folato. Esses valores também podem ser decorrentes de mutações heterozigóticas, homozigóticas ou heterozigóticas compostas do gene *TCN1*, que codifica a HC (TC I). Nesses casos, não existe nenhuma anormalidade clínica ou hematológica. A determinação do nível sérico de cobalamina é válida o suficiente, custo-efetiva e mais conveniente para excluir a deficiência de cobalamina na maioria dos pacientes com suspeita desse problema. Entretanto, surgiram problemas com os CBLAs comerciais envolvendo o FI em pacientes com AP e com anticorpos antifator intrínseco no soro. Esses anticorpos podem produzir níveis séricos de vitamina B_{12} falsamente normais em até 50% dos casos examinados. Quando há indicações clínicas seguras de AP, a obtenção de um nível sérico normal de vitamina B_{12} não afasta o diagnóstico. Os níveis séricos de AMM estão elevados na AP sem tratamento (ver adiante).

A deficiência de folato, a deficiência de TC I (HC), os contraceptivos orais e o mieloma múltiplo foram todos associados a baixos níveis séricos de B_{12}, que não indicam deficiência da vitamina. Por outro lado, níveis séricos elevados de vitamina B_{12} são habitualmente produzidos pela elevação dos níveis séricos de TC I e podem resultar da presença de doenças hepáticas, renais ou mieloproliferativas ou de câncer de mama, de cólon ou de fígado.

Níveis séricos de metilmalonato e de homocisteína Nos pacientes com deficiência de cobalamina suficiente para causar anemia ou neuropatia, o nível sérico de AMM está elevado. Foram criados e recomendados métodos sensíveis para medir o AMM e a homocisteína no soro destinados a estabelecer o diagnóstico precoce de deficiência de cobalamina mesmo na ausência de anormalidades hematológicas ou níveis séricos subnormais de cobalamina. No entanto, os níveis séricos de AMM flutuam nos pacientes com insuficiência renal. Ocorre a elevação discreta dos níveis séricos de AMM e/ou homocisteína em até 30% dos voluntários aparentemente saudáveis, com níveis séricos de cobalamina de até 258 pmol/L (350 ng/L) e níveis normais de folato; 15% dos indivíduos idosos, mesmo com níveis de cobalamina > 258 pmol/L (> 350 ng/L), apresentam esse padrão de elevação dos níveis de metabólitos. Tais achados levantam a questão dos pontos de corte exatos em que os níveis de AMM e homocisteína são normais. Também não está esclarecido, até o momento, se essa elevação discreta dos níveis de metabólitos tem consequências clínicas.

A homocisteína sérica fica elevada tanto no início da deficiência de cobalamina quanto na de folato, mas pode estar aumentada em outras condições, como na doença renal crônica, no alcoolismo, no tabagismo, na deficiência de piridoxina, no hipotireoidismo e na terapia com esteroides, ciclosporina e outros fármacos. Os níveis também são maiores no soro do que no plasma, em homens do que em mulheres antes da menopausa, em mulheres que fazem terapia de reposição hormonal ou nas usuárias de anticoncepcionais orais, bem como em idosos e pacientes com erros inatos graves do metabolismo que afetam as enzimas nas vias de transulfuração do metabolismo da homocisteína. Por conseguinte, os níveis de homocisteína precisam ser cuidadosamente interpretados para o diagnóstico de deficiência de cobalamina ou de folato.

Exames para identificação da causa da deficiência de cobalamina Apenas os veganos, isto é, vegetarianos estritos, ou as pessoas que consomem uma dieta totalmente inadequada desenvolvem deficiência de vitamina B_{12} devido a seu aporte inadequado. Os estudos de absorção da cobalamina já tiveram amplo uso, porém a dificuldade de obter cobalamina radioativa e garantir preparações de FI sem vírus tornaram esses testes obsoletos. Os exames para o diagnóstico de AP incluem nível sérico de gastrina, que está elevado; pepsinogênio I sérico, que está baixo na AP (90-92%), mas também em outras condições; e endoscopia gástrica. Os testes para anticorpos anti-FI e dirigidos contra as células parietais também são utilizados, assim como exames para doenças intestinais individuais.

Pacientes com gastrite atrófica também podem apresentar perda gastrintestinal de sangue oculto suficiente para ter deficiência de ferro, bem como deficiência de vitamina B_{12}. A deficiência de ferro pode atenuar o desenvolvimento de macrocitose quando coexistir com a deficiência de vitamina B_{12}. A deficiência de ferro é muito mais comum do que a de B_{12}, e, em indivíduos com mais de 60 anos, a deficiência de vitamina B_{12} pode acompanhar a deficiência de ferro em 15 a 20% dos casos. Assim, os níveis de vitamina B_{12} devem ser avaliados em pacientes com diagnóstico de anemia ferropriva, enquanto aqueles com diagnóstico de deficiência de B_{12} devem ter seu estado de ferro avaliado.

DEFICIÊNCIA DE FOLATO

Folato sérico Também é medido pela técnica ELISA. Na maioria dos laboratórios, os parâmetros normais são de 11 nmol/L (2 μg/L) a cerca de 82 nmol/L (15 μg/L). O nível sérico de folato está baixo em todos os pacientes com deficiência de folato. Reflete também a dieta recente. Por esse motivo, o nível sérico de folato pode estar baixo antes que apareçam evidências hematológicas ou bioquímicas de deficiência. Os níveis séricos de folato aumentam na deficiência grave de cobalamina, devido ao bloqueio na conversão do MTHF em THF dentro das células; foram também relatados níveis elevados na síndrome da alça intestinal estagnada, devido à absorção do folato sintetizado pelas bactérias.

Folato eritrocitário O teste do folato eritrocitário é valioso para determinar as reservas corporais de folato. É menos afetado do que o teste sérico pela dieta recente e por traços de hemólise. Em adultos normais, as concentrações variam de 880 a 3.520 μmol/L (160-640 μg/L). Ocorrem níveis subnormais em pacientes com anemia megaloblástica devido à deficiência de folato, mas também em cerca de 66% daqueles com deficiência grave de cobalamina. Poderão ocorrer resultados falsamente normais se o paciente com deficiência de folato tiver recebido uma transfusão de sangue recentemente ou sua contagem de reticulócitos estiver elevada. O ensaio sérico da homocisteína foi discutido anteriormente.

Exames para identificar a causa da deficiência de folato A história nutricional é importante. São realizados testes para anticorpos antitransglutaminase, a fim de confirmar ou excluir a doença celíaca. Se forem positivos, há necessidade de biópsia duodenal. Deve-se excluir também a possibilidade de doença subjacente como causa de degradação aumentada de folato.

TRATAMENTO

Deficiência de cobalamina e de folato

Em geral, é possível estabelecer qual das duas deficiências, de folato ou de cobalamina, é a causa da anemia e tratar apenas com a vitamina apropriada. Contudo, no caso dos pacientes hospitalizados gravemente enfermos, pode ser necessário o tratamento com ambas as vitaminas em grandes doses, após a coleta de amostras de sangue para dosagem da cobalamina e do folato e a biópsia da medula óssea (se considerada necessária). Transfusões não costumam ser necessárias nem aconselháveis. Se preciso, podem ser feitas lentamente, na forma de concentrado de hemácias, apenas 1 ou 2 unidades com o tratamento habitual para insuficiência cardíaca, se presente. Suplementos de potássio têm sido recomendados para evitar o risco de hipopotassemia, porém não são necessários. Em certas ocasiões, ocorre elevação excessiva das contagens de plaquetas depois de 1 a 2 semanas de tratamento. A terapia antiplaquetária, por exemplo, com ácido acetilsalicílico, deve ser considerada se houver aumento da contagem de plaquetas para > 800×10^9/L.

DEFICIÊNCIA DE COBALAMINA

Em geral, os pacientes com deficiência de cobalamina precisam ser tratados pelo resto da vida com injeções regulares de cobalamina. No Reino Unido, a forma usada é a hidroxicobalamina; nos Estados Unidos, é a cianocobalamina. Em algumas situações, a causa subjacente da deficiência de cobalamina pode ser corrigida de forma permanente, por exemplo, na infestação pela tênia do peixe, no espru tropical ou quando há uma alça intestinal estagnada passível de cirurgia. As indicações para começar a terapia com cobalamina são anemia megaloblástica ou outras anormalidades hematológicas bem documentadas e neuropatia em decorrência da deficiência. Pacientes com níveis séricos limítrofes de cobalamina, porém sem anormalidades hematológicas ou outras, devem receber acompanhamento, para assegurar que não haja progressão da deficiência (ver adiante). Entretanto, caso tenha sido demonstrada a ocorrência de má absorção de cobalamina ou de aumento dos níveis séricos de AMM, esses pacientes também devem receber terapia de manutenção níveis. Todos os pacientes submetidos a gastrectomia total ou ressecção ileal devem receber cobalamina como parte da rotina. Os pacientes submetidos à redução gástrica para controle da obesidade ou que tenham recebido tratamento prolongado com inibidores da bomba de prótons devem ser submetidos a rastreamento e, se necessário, receber reposição de cobalamina.

A reposição das reservas corporais deve ser completa com 6 injeções IM de 1.000 μg de hidroxicobalamina em intervalos de 3 a 7 dias. Em geral, o intervalo entre as doses deve ser mais curto em pacientes com neuropatia por deficiência de cobalamina, mas não há evidência de que isso produza uma resposta melhor. As reações alérgicas são raras e podem exigir dessensibilização ou cobertura com anti-histamínico ou glicocorticoide. Para o tratamento de manutenção, uma injeção IM de 1.000 μg de hidroxicobalamina a cada 3 meses é satisfatória. Devido à menor retenção da cianocobalamina, os protocolos de manutenção costumam empregar doses maiores e mais frequentes, como 1.000 μg IM, 1×/mês.

Como uma pequena fração da cobalamina pode sofrer absorção passiva através das mucosas, mesmo na presença de falha completa da absorção fisiológica dependente de FI, são utilizadas doses orais diárias altas (1.000-2.000 μg) de cianocobalamina na AP para reposição (particularmente no Canadá e na Suécia) e manutenção do estado normal da cobalamina, como, por exemplo, na má absorção alimentar de cobalamina. A terapia sublingual também foi proposta para aqueles em que é difícil aplicar as injeções em razão de tendência hemorrágica e que podem não tolerar o tratamento oral. Ao usar a última forma de terapia, é importante monitorar a adesão à prescrição, em particular no caso dos pacientes idosos, que costumam se esquecer de tomar seus medicamentos. O autor prefere a terapia parenteral para tratamento inicial, particularmente na anemia grave ou na presença de neuropatia, bem como para manutenção. A terapia com vitamina B_{12} oral, mesmo em doses baixas de 50 μg ao dia, pode desempenhar um maior papel no tratamento da má absorção alimentar de vitamina B_{12}.

Para o tratamento de pacientes que apresentam níveis séricos subnormais de vitamina B_{12}, com VCM normal e sem hipersegmentação dos neutrófilos, a obtenção de uma pesquisa negativa para anticorpos anti-FI na ausência de testes para a absorção de vitamina B_{12} é problemática. Alguns casos (talvez 15%) podem se dever à deficiência de TC I (HC). As determinações da homocisteína e/ou do AMM podem ser úteis; entretanto, na ausência desses exames e com uma função gastrintestinal normal sob os demais aspectos, a realização de novo ensaio para a vitamina B_{12} sérica depois de 6 a 12 meses pode ajudar na tomada de decisão quanto à necessidade de iniciar a terapia com cobalamina.

As injeções de vitamina B_{12} são utilizadas em uma ampla variedade de doenças, frequentemente neurológicas, apesar dos níveis séricos normais de vitamina B_{12} e de folato e da contagem hematológica normal, na ausência de ensaios clínicos duplo-cegos controlados e randomizados. Essas condições incluem a esclerose múltipla e a síndrome de fadiga crônica/encefalomielite miálgica (EM). É provável que qualquer benefício obtido seja devido ao efeito placebo de uma injeção geralmente indolor. Na EM, a terapia oral com vitamina B_{12}, apesar de fornecer quantidades igualmente grandes da vitamina, não demonstrou ser benéfica, sustentando o ponto de vista do efeito placebo das injeções.

DEFICIÊNCIA DE FOLATO

Doses orais diárias de 5 a 15 mg de ácido fólico são satisfatórias, pois mesmo em pacientes com má absorção grave ocorre absorção suficiente de folato com essas doses extremamente altas. A duração necessária do tratamento depende da doença subjacente. É costume manter o tratamento por 4 meses, quando todos os eritrócitos com deficiência de folato foram eliminados e substituídos por novas populações repletas da vitamina.

Antes de administrar doses elevadas de ácido fólico, é preciso excluir a deficiência de cobalamina ou corrigi-la, se estiver presente; do contrário, pode surgir neuropatia, ainda que a anemia da deficiência de cobalamina responda à terapia com folato. Todavia, estudos feitos nos Estados Unidos sugerem que não há aumento na proporção de indivíduos sem anemia com níveis séricos baixos de cobalamina desde que os alimentos sejam enriquecidos com ácido fólico, mas não se sabe se houve alteração na incidência da neuropatia causada por deficiência de cobalamina.

É necessária uma terapia prolongada com ácido fólico quando a causa subjacente da deficiência não puder ser corrigida e há probabilidade de recidiva da deficiência, por exemplo, na diálise crônica ou nas anemias hemolíticas. Também poderá ser necessária na enteropatia induzida pelo glúten que não responde a uma dieta sem glúten. Quando a deficiência de folato é leve, mas crônica, torna-se preferível estimular a melhora na dieta após corrigir a deficiência com um esquema curto de ácido fólico. Em qualquer paciente que esteja recebendo terapia prolongada com ácido fólico, é importante medir o nível sérico de cobalamina a intervalos regulares (p. ex., anualmente), para excluir o surgimento concomitante de deficiência de cobalamina.

Ácido folínico (5-formil-THF) Trata-se de uma forma estável do folato completamente reduzido. O ácido folínico é administrado por via oral ou parenteral para combater os efeitos tóxicos do metotrexato e de outros inibidores da DHF-redutase, como trimetoprima ou cotrimoxazol.

ÁCIDO FÓLICO PROFILÁTICO

O ácido fólico profilático é utilizado em pacientes submetidos à diálise crônica e na alimentação parenteral. É usado para reduzir os níveis de homocisteína, de modo a prevenir a doença cardiovascular, bem como para a função cognitiva no indivíduo idoso; todavia, não existem dados seguros que demonstrem qualquer benefício.

Gestação Em mais de 70 países (porém nenhum na Europa), alimentos são enriquecidos com ácido fólico (em cereais ou farinha) para reduzir o risco de DTN. Todavia, deve-se administrar ácido fólico, 400 μg ao dia, como suplementação antes e no decorrer da gestação para evitar a anemia megaloblástica e reduzir a incidência de DTN, mesmo nos países que têm como prática o enriquecimento do alimento. O enriquecimento fornece até 400 μg diariamente, em média, no Chile; todavia, na maioria dos países, o nível aproxima-se de 200 μg, de modo que ainda é necessário fornecer um suplemento de ácido fólico na periconcepção. A maior parte do ácido fólico (se não todo) usado no enriquecimento e ingerido nas três refeições diárias será convertida durante a absorção em metiltetra-hidrofolato. Esse composto não corrige a anemia na deficiência de vitamina B_{12}. Estudos realizados no início da gestação mostram uma falta significativa de adesão aos suplementos de ácido fólico, ressaltando o benefício do enriquecimento do alimento. Os suplementos de ácido fólico reduzem a incidência de defeitos congênitos em recém-nascidos de mães diabéticas. Nas mulheres que já tiveram um feto com DTN, recomenda-se uma dose diária de 5 mg quando contemplam uma gravidez e durante toda a gestação.

Lactentes e crianças A incidência de deficiência de folato é tão alta em bebês prematuros menores durante as primeiras 6 semanas de vida que o ácido fólico deve ser administrado de forma rotineira (p. ex., 1 mg/dia) a lactentes com peso < 1.500 g ao nascer e a prematuros maiores que precisem de exsanguinotransfusões ou tenham dificuldades alimentares, infecções ou vômitos e diarreia.

Atualmente, a Organização Mundial da Saúde recomenda a suplementação rotineira com ferro e ácido fólico para crianças em países onde a deficiência de ferro é comum e a mortalidade infantil é alta, decorrente em grande parte de doenças infecciosas. No entanto, alguns estudos sugerem que, em áreas onde a taxa de malária é alta, essa abordagem pode aumentar a incidência de doença grave e morte. Mesmo quando a malária é rara, parece não haver benefício em termos de sobrevida.

ANEMIA MEGALOBLÁSTICA NÃO DECORRENTE DE DEFICIÊNCIA DE COBALAMINA OU DE FOLATO OU DE UMA ALTERAÇÃO DO METABOLISMO

Essa situação pode ser observada com inúmeros fármacos antimetabólicos (p. ex., hidroxiureia, citosina-arabinosídeo, 6-mercaptopurina) que inibem a replicação do DNA. Os análogos dos nucleosídeos antivirais usados no tratamento da infecção pelo HIV também podem causar macrocitose e alterações megaloblásticas na medula óssea. Na rara doença acidúria orótica, duas enzimas consecutivas na síntese da purina mostram-se defeituosas. A condição responde à terapia com uridina, que supera o bloqueio. Na anemia megaloblástica responsiva à tiamina, observa-se um defeito genético no gene do transporte de tiamina de alta afinidade (*SLC19A2*). Esse defeito provoca síntese deficiente de ribose do RNA ao comprometer a atividade da transcetolase, uma enzima dependente de tiamina no ciclo da pentose. Isso leva a uma produção diminuída de ácido nucleico. O distúrbio pode estar associado a diabetes melito e surdez, bem como à presença de numerosos sideroblastos em anel na medula óssea. A explicação para as alterações megaloblásticas não é clara em alguns pacientes com leucemia mieloide aguda e mielodisplasia.

LEITURAS ADICIONAIS

Berry RJ: Lack of historical evidence to support folic acid exacerbation of the neuropathy caused by vitamin B12 deficiency. Am J Clin Nutr 110:554, 2019.

Bunn HF: Vitamin B12 and pernicious anemia: The dawn of molecular medicine. N Engl J Med 370:773, 2014.

Del Bo C et al: Effect of two different sublingual dosages of vitamin B12 on cobalamin nutritional status in vegans and vegetarians with a marginal deficiency: A randomized controlled trial. Clin Nutr 38:575, 2019.

Green R: Vitamin B12 deficiency from the perspective of a practicing hematologist. Blood 129:2603, 2017.

Green R et al: Vitamin B12 deficiency. Nat Rev Dis Primers 3:17040, 2017.

Hesdorffer CS, Longo DL: Drug-induced megaloblastic anemia. N Engl J Med 373:1649, 2015.

Ma F et al: Effects of folic acid and vitamin B12 lone and in combination on cognitive function and inflammatory factors in the elderly with mild cognitive impairment: A single blind experimental design. Curr Alzheimer Res 16: 622, 2019.

Miller JW: Proton pump inhibitors, H2-receptor antagonists, metformin, and vitamin B-12 deficiency: Clinical implications. Adv Nutr 9:511S, 2018.

O'Connor DMA et al: Plasma concentrations of vitamin B12 (B12) and folate and global cognitive function in an older population: cross-sectional findings from the Irish Longitudinal Study on Ageing (TILDA). Br J Nutr 124:602, 2020.

Rogers LM et al: Global folate status in women of reproductive age: A systematic review with emphasis on methodological issues. Ann N Y Acad Sci 1431:35, 2018.

Salinas M et al: High frequency of anti-parietal cell antibody (APCA) and intrinsic factor blocking antibody (IFBA) in individuals with severe vitamin B12 deficiency: An observational study in primary care patients. Clin Chem Lab Med 58:424, 2020.

Zaric BL et al: Homocysteine and hyperhomocysteinaemia. Curr Med Chem 26:2948, 2019.

100 Anemias hemolíticas

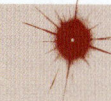

Lucio Luzzatto, Lucia De Franceschi

DEFINIÇÕES

Uma característica distinta dos eritrócitos é seu tempo de vida limitado. Por esse motivo, a classificação tradicional e lógica das anemias as divide em três grupos: (1) produção diminuída de eritrócitos, (2) aumento da destruição dos eritrócitos e (3) perda aguda de sangue. A produção diminuída é considerada nos **Capítulos 97, 98 e 102**, e a perda aguda de sangue é descrita no **Capítulo 101**; o aumento da destruição dos eritrócitos é discutido neste capítulo.

Todos os pacientes anêmicos em consequência do aumento na destruição dos eritrócitos ou da perda sanguínea aguda compartilham um importante elemento: a anemia resulta de um consumo excessivo de eritrócitos do sangue periférico, embora o suprimento de células da medula óssea seja normal (de fato, em geral está aumentado). Entretanto, com a perda de sangue, como na hemorragia aguda, ocorre perda física dos eritrócitos *do* próprio corpo; isso difere fundamentalmente da destruição dos eritrócitos *dentro* do corpo, como nas anemias hemolíticas (AHs).

Em relação à sua etiologia primária, as AHs podem ser *hereditárias* ou *adquiridas*. Do ponto de vista clínico, podem ser mais *agudas* ou mais *crônicas*, e podem variar de discretas a muito graves; o local de hemólise pode ser predominantemente *intravascular* ou *extravascular*. Com relação aos mecanismos envolvidos, as AHs podem ter causas *intracorpusculares* ou *extracorpusculares* (**Tab. 100-1**). Todavia, antes de rever cada tipo de AH, é conveniente considerar quais características gerais elas possuem em comum, em termos dos aspectos clínicos e da fisiopatologia.

MANIFESTAÇÕES CLÍNICAS E LABORATORIAIS GERAIS

A manifestação clínica de um paciente com anemia é muito influenciada primeiramente pelo fato de o início ser abrupto ou gradual, e a AH não é uma exceção. Um paciente com AH autoimune ou com favismo* pode representar uma emergência clínica, enquanto um paciente com esferocitose hereditária discreta ou com doença da crioaglutinina pode ser diagnosticado dentro de vários anos. Isso se deve, em grande parte, à capacidade notável do corpo de se adaptar à anemia quando lentamente progressiva (**Cap. 63**).

*N. de R.T. Anemia hemolítica desencadeada pela ingestão de grandes quantidades de feijão fava.

TABELA 100-1 ■ Classificação das anemias hemolíticas[a]

	Defeitos intracorpusculares	Fatores extracorpusculares
Hereditária	Hemoglobinopatias Enzimopatias Defeitos da membrana--citoesqueleto	Síndrome hemolítico-urêmica familiar (atípica)
Adquirida	Hemoglobinúria paroxística noturna (HPN)	Destruição mecânica (microangiopática) Agentes tóxicos Medicamentos e substâncias Infecciosos Doenças autoimunes

[a]As causas hereditárias correlacionam-se com defeitos intracorpusculares, visto que esses defeitos se devem a mutações herdadas. A única exceção é a HPN, em que o defeito se deve a uma mutação somática adquirida. Por outro lado, as causas adquiridas correlacionam-se com fatores extracorpusculares, visto que esses fatores são, em sua maior parte, exógenos. A única exceção é a síndrome hemolítico-urêmica (SHU; com frequência, designada como SHU atípica) familiar, visto que, neste caso, uma anormalidade hereditária permite que a ativação do complemento desencadeada por fatores exógenos se torne excessiva, com surtos de produção do completo de ataque à membrana, capaz de destruir os eritrócitos normais. Curiosamente, tanto na HPN quanto na SHUa, a hemólise é mediada pelo complemento.

O que diferencia as AHs de outras anemias é o fato de que o paciente apresenta sinais e sintomas decorrentes diretamente da hemólise (**Tab. 100-2**). No nível clínico, o principal sinal é a icterícia; além disso, o paciente pode referir alteração na cor da urina. Em muitos casos de AH, o baço está aumentado por ser o local preferencial de hemólise, e, em alguns casos, também pode haver hepatomegalia. Em todas as formas congênitas graves de AH, podem ocorrer também alterações esqueléticas devido à hiperatividade da medula óssea: nunca são tão graves quanto as da talassemia *major*, visto que eritropoiese ineficaz é menos frequente ou ausente.

Os aspectos laboratoriais da AH estão relacionados (i) com a hemólise em si e (ii) com a resposta eritropoiética da medula óssea. Na maioria dos casos, a hemólise é, em grande parte, extravascular e produz um aumento da bilirrubina não conjugada e da aspartato-aminotransferase (AST) no soro; o urobilinogênio está aumentado tanto na urina quanto nas fezes. Se a hemólise for principalmente intravascular, o sinal mais notável consiste em hemoglobinúria (com frequência associada à hemossiderinúria); no soro, ocorre aumento da hemoglobina livre circulante, a lactato-desidrogenase (LDH) está aumentada, e a haptoglobina está reduzida. Em contrapartida, o nível de bilirrubina pode estar normal ou apenas discretamente elevado. O principal sinal da resposta eritropoiética pela medula óssea é o aumento no número de reticulócitos (um exame negligenciado com demasiada frequência na avaliação inicial de um paciente com anemia). Em geral, o aumento reflete-se tanto na porcentagem de reticulócitos (o valor mais comumente estimado) como na contagem absoluta dessas células (o parâmetro mais definitivo). O aumento do número de reticulócitos está associado a um aumento no volume corpuscular médio (VCM) no hemograma. No esfregaço sanguíneo, isso se reflete na presença de macrócitos; também há policromasia, e algumas vezes são

TABELA 100-2 ■ Características comuns à maioria dos pacientes com distúrbio hemolítico

Exame geral	Icterícia, palidez
Outros achados físicos	O baço pode estar aumentado; abaulamento do crânio nos casos congênitos graves
Nível de hemoglobina	Normal a gravemente reduzido
VCM, HCM	Geralmente aumentados
Reticulócitos	Geralmente aumentados
Bilirrubina	Quase sempre aumentada (principalmente não conjugada)
LDH	Aumentada (até 10× o normal com hemólise intravascular)
Haptoglobina	Reduzida a ausente se a hemólise for, pelo menos em parte, intravascular

Siglas: HCM, hemoglobina corpuscular média; LDH, lactato-desidrogenase; VCM, volume corpuscular médio.

observados eritrócitos nucleados. Na maioria dos casos, um aspirado de medula óssea não é necessário para avaliação diagnóstica; quando realizado, mostra hiperplasia eritroide. Na prática, assim que houver suspeita de AH, costumam ser necessários testes característicos para o diagnóstico definitivo de um tipo específico de AH.

FISIOPATOLOGIA GERAL

O eritrócito maduro é o produto de uma via do desenvolvimento que leva o processo da diferenciação ao extremo. Uma sequência ordenada de eventos induz alterações sincrônicas por meio das quais o acúmulo gradual de uma quantidade enorme de hemoglobina no citoplasma (até um nível final de 340 g/L, i.e., cerca de 5 m*M*) acompanha passo a passo a perda gradual de organelas celulares e da capacidade de biossíntese. No fim, a célula eritroide sofre um processo com características de apoptose, incluindo picnose nuclear e perda real do núcleo. No entanto, o resultado é mais altruísta que suicida; o corpo citoplasmático, em vez de se desintegrar, passa a ser capaz de fornecer oxigênio a todas as células no organismo humano pelos 120 dias restantes do tempo de vida da célula.

Como resultado desse processo singular de diferenciação e maturação, o metabolismo intermediário é drasticamente restrito nos eritrócitos maduros (Fig. 100-1); por exemplo, a fosforilação oxidativa mediada por citocromo é perdida com a perda das mitocôndrias (por meio de um processo de autofagia fisiológica); por conseguinte, não há reserva para a glicólise anaeróbica, que, no eritrócito, é a única fonte de trifosfato de adenosina (ATP). Além disso, a capacidade de sintetizar proteína também é perdida com a perda dos ribossomos. Isso coloca o aparelho metabólico limitado da célula em risco, visto que, se houver deterioração de qualquer componente proteico, ele não pode ser substituído, como ocorreria na maioria das outras células, e, de fato, a atividade da maioria das enzimas diminui gradualmente à medida que os eritrócitos envelhecem. Ao mesmo tempo, durante o seu longo tempo de permanência na circulação, vários componentes eritrocitários acumulam danos, inevitavelmente, e tornam-se fisicamente mais densos. O trocador de ânions, conhecido como banda 3, é a proteína mais abundante na membrana eritrocitária (Fig. 100-2 e Tab. 100-3), com cerca de 1,2 milhão de moléculas por eritrócito. À medida que os eritrócitos envelhecem e tornam-se mais densos, aumenta a probabilidade de uma região da molécula da banda 3 ficar exposta na superfície da célula e contribuir para a criação de um sítio antigênico, que é reconhecível por anticorpos IgG antibanda 3 de ocorrência natural e baixa avidez. Esse processo pode ser potencializado pelo agrupamento de moléculas da banda 3 favorecido pelo próprio anticorpo e pela ligação de hemicromos que surgem em decorrência da degradação da hemoglobina. Assim, os eritrócitos senescentes tornam-se opsonizados, e este é o sinal para a fagocitose por macrófagos presentes no baço, no fígado e em outros locais. Esse processo pode se tornar acelerado de várias maneiras na AH.

Outra consequência da simplicidade relativa dos eritrócitos é que eles apresentam uma variedade limitada de maneiras para manifestar problemas em condições de estresse; em essência, qualquer tipo de falha metabólica acaba ocasionando dano estrutural à membrana ou falha da bomba de cátions. Qualquer que seja o caso, a vida do eritrócito diminui, o que é a definição de um distúrbio hemolítico. Se a taxa de destruição de eritrócitos superar a capacidade da medula óssea de produzir mais eritrócitos, o distúrbio hemolítico se manifestará como AH.

Por conseguinte, o processo fisiopatológico essencial comum a todas as AHs consiste em renovação aumentada dos eritrócitos; em muitas AHs, isso se deve, pelo menos em parte, a uma aceleração do processo de senescência, descrito anteriormente. O padrão de referência para comprovar a redução do tempo de vida dos eritrócitos (em comparação com o valor normal de cerca de 120 dias) é um estudo de *sobrevida dos eritrócitos*, que pode ser realizado marcando-os com ^{51}Cr e medindo a radioatividade residual depois de vários dias ou semanas (atualmente, esse teste clássico pode ser substituído por uma metodologia que emprega o isótopo não radioativo ^{15}N). Se o evento hemolítico for transitório, não causará consequências em longo prazo, exceto por um aumento nas necessidades de fatores eritropoiéticos, em particular ácido fólico. Entretanto, se a hemólise for recorrente ou persistente, o aumento na produção de bilirrubina favorece a formação de cálculos biliares. Caso ocorra hemólise considerável no baço, conforme costuma acontecer, a esplenomegalia pode tornar-se um achado frequente, podendo ocorrer hiperesplenismo, com consequente neutropenia e/ou trombocitopenia.

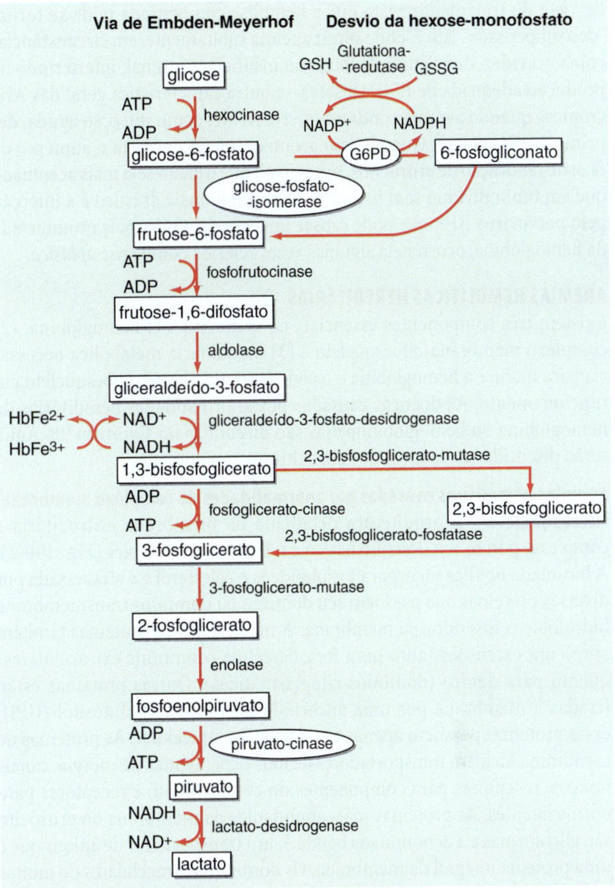

FIGURA 100-1 Metabolismo dos eritrócitos. A via de Embden-Meyerhof (glicólise) gera o ATP necessário para o transporte de cátions e para a manutenção da membrana. A geração de NADH mantém o ferro da hemoglobina em um estado reduzido. A derivação da hexose-monofosfato gera NADPH, que é utilizado para reduzir a glutationa, que protege o eritrócito contra o estresse oxidativo; o 6-fosfogliconato, após a descarboxilação, pode ser reciclado por meio das pentoses até a glicólise. A regulação do nível de 2,3-bisfosfoglicerato é um determinante crítico da afinidade da hemoglobina pelo oxigênio. Estados de deficiência enzimática em ordem de prevalência: glicose-6-fosfato-desidrogenase (G6PD) > piruvato-cinase > glicose-6-fosfato-isomerase > deficiências raras de outras enzimas na via. As deficiências enzimáticas mais comuns estão circuladas.

A maior renovação de eritrócitos tem consequências importantes. Em indivíduos normais, o ferro dos eritrócitos debilitados é reciclado de forma muito eficiente pelo corpo; contudo, com hemólise intravascular crônica, a hemoglobinúria persistente causa perda considerável de ferro, que requer reposição. Na hemólise extravascular crônica, o problema oposto, a sobrecarga de ferro, é mais comum, particularmente se o paciente necessitar de transfusões de sangue frequentes. Mesmo sem transfusões, quando há aumento maciço da eritropoiese, a regulação da eritroferrona das células eritroides suprime a hepcidina, causando aumento da absorção de ferro. Em longo prazo, na ausência de terapia de quelação do ferro, a sobrecarga de ferro provocará hemocromatose secundária; isso causará dano particularmente ao fígado, levando, por fim, ao desenvolvimento de cirrose, bem como ao músculo cardíaco, resultando em insuficiência cardíaca.

Hemólise compensada *versus* anemia hemolítica A destruição dos eritrócitos é um poderoso estímulo para a eritropoiese, que é mediada pela eritropoietina (EPO) produzida nos rins. Esse mecanismo é tão efetivo que, em muitos casos, o débito aumentado de eritrócitos provenientes da medula óssea pode equilibrar completamente a destruição aumentada dessas células. Nesses casos, diz-se que a hemólise é *compensada*. A fisiopatologia da hemólise compensada é semelhante à que acabamos de descrever, exceto pela ausência de anemia. Essa noção é importante do ponto de vista diagnóstico, visto que um paciente com condição hemolítica, mesmo quando hereditária, pode não apresentar anemia. É também importante do ponto de vista do tratamento, visto que a hemólise compensada pode se tornar "descompensada", isto é, pode surgir anemia subitamente, em circunstâncias como gravidez, deficiência de folato ou insuficiência renal, interferindo na produção adequada de EPO. Observa-se outra característica geral das AHs crônicas quando alguma condição intercorrente, como infecção aguda, deprime a eritropoiese. Quando isso acontece, tendo em vista o aumento da taxa de renovação de eritrócitos, é previsível que o efeito seja mais acentuado que em um indivíduo sem hemólise. O exemplo mais drástico é a infecção pelo parvovírus B19, que pode causar uma queda ainda mais pronunciada da hemoglobina, ocorrência algumas vezes referida como *crise aplásica*.

ANEMIAS HEMOLÍTICAS HEREDITÁRIAS

Existem três componentes essenciais no eritrócito: (1) hemoglobina, (2) complexo membrana-citoesqueleto e (3) maquinaria metabólica necessária para manter a hemoglobina e o complexo membrana-citoesqueleto em funcionamento. As doenças causadas por anormalidades hereditárias da hemoglobina ou hemoglobinopatias são discutidas no **Capítulo 98**. Aqui, serão discutidas as doenças dos dois últimos componentes.

Anemias hemolíticas causadas por anormalidades do complexo membrana--citoesqueleto A arquitetura detalhada da membrana eritrocitária é complexa, porém seu desenho básico é relativamente simples **(Fig. 100-2)**. A bicamada lipídica incorpora fosfolipídeos e colesterol e é atravessada por diversas proteínas que possuem seu domínio ou domínios transmembrana hidrofóbicos inseridos na membrana. A maioria dessas proteínas também apresenta extensões tanto para fora da célula (domínios extracelulares) quanto para dentro (domínios citoplasmáticos). Outras proteínas estão fixadas à membrana por uma âncora de glicosilfosfatidilinositol (GPI); essas proteínas possuem apenas um domínio extracelular. As proteínas de membrana incluem transportadores de íons dependentes de energia, canais iônicos, receptores para componentes do complemento e receptores para outros ligantes. As proteínas mais abundantes da membrana do eritrócito são glicoforinas e a denominada banda 3, um transportador de ânions que é uma proteína integral da membrana. Os domínios extracelulares de muitas dessas proteínas são fortemente glicosilados e apresentam determinantes antigênicos que correspondem aos grupos sanguíneos. Sob a membrana e tangencialmente a ela, encontra-se uma rede de outras proteínas que formam o citoesqueleto. A principal proteína do citoesqueleto é o tetrâmero de espectrina, que consiste em uma associação cabeça a cabeça de dois heterodímeros α-espectrina-β-espectrina. O citoesqueleto está ligado à membrana por meio do *complexo anquirina* (que também inclui a banda 4.2) e do *complexo juncional* (que inclui a aducina e a banda 4.1) **(Fig. 100-2)**. Esses complexos multiproteicos tornam a membrana e o citoesqueleto intimamente conectados entre si, sustentando, assim, a estabilidade da membrana e, ao mesmo tempo, fornecendo ao eritrócito a sua importante propriedade de deformabilidade.

O complexo membrana-citoesqueleto desempenha essencialmente três funções: atua como envelope para o citoplasma do eritrócito; mantém o formato normal da célula; e proporciona um meio de transporte através da membrana de eletrólitos e metabólitos, como glicose e aminoácidos. No complexo membrana-citoesqueleto, os componentes individuais estão tão estreitamente associados entre si que a ocorrência de uma anormalidade em quase qualquer um deles causará distúrbio ou ruptura, provocando instabilidade mecânica da membrana e/ou redução da deformabilidade do eritrócito, que acaba resultando em hemólise. Essas anormalidades são quase invariavelmente mutações herdadas, de modo que as doenças do complexo membrana-citoesqueleto pertencem à categoria das AHs hereditárias. Antes que os eritrócitos sofram lise, eles costumam exibir alterações mais ou menos específicas que mudam seu formato normal de disco bicôncavo. Por conseguinte, a maioria das doenças nesse grupo é conhecida há mais de um século como esferocitose hereditária (EsH) e eliptocitose hereditária (EH). Mais recentemente, uma terceira entidade morfológica pela qual, em um esfregaço de sangue, a palidez central arredondada do eritrócito é substituída por uma área pálida central de formato linear, recebeu o nome de *estomatocitose*: como essa forma anormal está relacionada a anormalidades das moléculas dos canais, os distúrbios subjacentes também são referidos como canalopatias. A partir da compreensão da base molecular desses distúrbios, foi deduzido **(Tab. 100-3)** que, embora esses distúrbios sejam predominantemente monogênicos, não existe nenhuma correlação direta entre determinado gene e determinado distúrbio. Com efeito, aquilo que foi considerado como distúrbio isolado (p. ex., EsH) pode surgir por meio de mutação de um de vários genes; por outro lado, aquilo que foi considerado como distúrbios diferentes pode surgir por meio de diferentes mutações do mesmo gene **(Fig. 100-3)**.

ESFEROCITOSE HEREDITÁRIA É mais comum entre esse grupo de AHs, com prevalência estimada de 1:2.000 a 1:5.000 em populações de ascendência europeia. Sua identificação é atribuída a Minkowksy e Chauffard, que, no final do século XIX, descreveram famílias que apresentavam esferócitos em seu sangue periférico **(Fig. 100-4A)**. Além disso, estudos *in vitro* revelaram que os eritrócitos eram anormalmente suscetíveis à lise em meios hipotônicos; na verdade, a presença de *fragilidade osmótica* tornou-se o principal teste diagnóstico para EsH. Hoje, sabemos que a EsH, assim definida, é geneticamente heterogênea, isto é, pode surgir de uma variedade de mutações em um de vários genes **(Tab. 100-3)**. Foi também constatado que a herança da EsH nem sempre é autossômica dominante (sendo o paciente heterozigoto); na verdade, algumas das formas mais graves são autossômicas recessivas (sendo o paciente homozigoto).

Manifestações clínicas e diagnóstico O espectro de gravidade clínica da EsH é amplo.

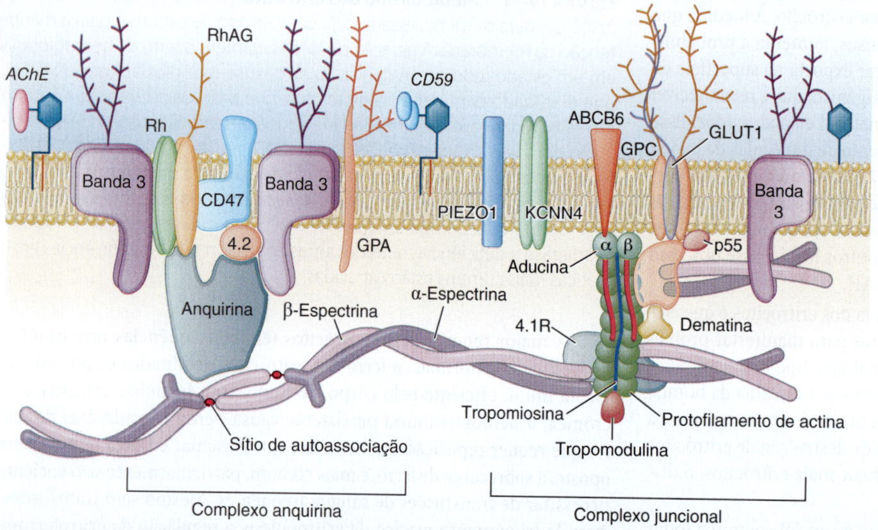

FIGURA 100-2 **Membrana e citoesqueleto do eritrócito.** Dentro da bicamada lipídica da membrana são mostradas várias proteínas integrais da membrana: a banda 3 (trocador de ânions 1 [AE1]) é a mais abundante. *PIEZO1* é um mecanorreceptor, *KCNN4* é um canal de K^+ ativado por Ca^{2+}, e *ABCB6* é um canal iônico: são importantes na regulação do volume eritrocitário. Outras proteínas, por exemplo, acetilcolinesterase (AChE) e as duas proteínas reguladoras do complemento, CD59 e CD55, são fixadas à membrana por meio da âncora de glicosilfosfatidilinositol (GPI); nesses casos, toda a cadeia polipeptídica é extracelular. Muitas das proteínas de membrana contêm antígenos eritrocitários peptídicos e/ou de carboidratos. Abaixo da membrana, os dímeros de espectrina α-β, que se associam cabeça a cabeça em tetrâmeros, juntamente com actina e outras proteínas, formam a maior parte do citoesqueleto. O *complexo anquirina*, que também envolve a proteína da banda 4.2, e o *complexo juncional*, que envolve a proteína 4.1 e a dematina, conectam a membrana ao citoesqueleto. O complexo anquirina fornece principalmente conexões radiais (também denominada verticais); o complexo juncional fornece principalmente conexões tangenciais (também denominadas horizontais): alterações patogênicas nas primeiras podem causar esferocitose, enquanto alterações patogênicas nas últimas podem causar eliptocitose; alterações patogênicas na espectrina podem causar ambas. As linhas ramificadas simbolizam o componente carboidrato das proteínas. As várias moléculas não foram evidentemente desenhadas na mesma escala. Outras explicações são encontradas no texto. *(Reproduzida, com permissão, de N Young et al: Clinical Hematology. Philadelphia, Elsevier, 2006.)*

TABELA 100-3 ■ Doenças hereditárias do complexo membrana-citoesqueleto do eritrócito

Gene	Localização cromossômica	Proteína produzida	Doença(s) com certas mutações (herança)	Comentários
SPTA1	1q22-q23	α-Espectrina	EsH (recessiva)	Rara
			EH (dominante)	As mutações desse gene são responsáveis por cerca de 65% dos casos de EH; as formas mais graves podem ser decorrentes da coexistência de um alelo mutante silencioso nos demais aspectos
SPTB	14q23-q24.1	β-Espectrina	EsH (dominante)	Rara
			EH (dominante)	As mutações desse gene são responsáveis por cerca de 30% dos casos de EH, inclusive algumas formas graves
ANK1	8p11.2	Anquirina	EsH (dominante)	Pode ser responsável pela maioria dos casos de EsH
SLC4A1	17q21	Banda 3; também conhecida como AE (trocador de ânions) ou AE1	EsH (dominante)	As mutações desse gene são responsáveis por cerca de 25% dos casos de EsH
			Ovalocitose do Sudeste Asiático (dominante)	Mutação polimórfica (deleção de nove aminoácidos); em heterozigotos, clinicamente assintomática e protetora contra *Plasmodium falciparum*
			Estomatocitose (crio-hidrocitose)	Certas mutações *missense* específicas desviam a função da proteína de um trocador de ânions para condutância de cátions
EPB41	1p33-p34.2	Banda 4.1	EH (dominante)	As mutações desse gene são responsáveis por cerca de 5% dos casos de EH; principalmente com morfologia proeminente, mas pouca/nenhuma hemólise em heterozigotos; hemólise grave em homozigotos
EPB42	15q15-q21	Banda 4.2	EsH (recessiva)	As mutações desse gene são responsáveis por cerca de 3% dos casos de EsH
RHAG	6p21.1-p11	Glicoproteína associada a Rhesus	Anemia hemolítica não esferocítica crônica (recessiva)	Muito rara; associada à perda total de todos os antígenos Rh Uma mutação específica nesse gene provoca perda de estomatina da membrana celular, causando estomatocitose super-hidratada
PIEZO1	16q23-q24	PIEZO1 (canal iônico mecanossensível, componente 1 do canal)	Estomatocitose hereditária desidratada (dominante)	Também conhecida como xerocitose com pseudo-hiperpotassemia; os pacientes podem apresentar edema perinatal
KCNN4	19q13.31	KCNN4 Proteína 4 do canal de potássio ativado pelo cálcio de condutância intermediária (canal de Gardos)	Estomatocitose hereditária desidratada (dominante)	Apresentação clínica semelhante à de mutantes *PIEZO1*
ABCB6	2q35-q36	Subfamília B membro 6 do cassete de ligação do ATP	Pseudo-hiperpotassemia familiar (dominante)	Aumento do extravasamento de potássio em condição de armazenamento no banco de sangue: isso pode causar hiperpotassemia no receptor; a mutação ABCB6 está presente em 0,3% dos doadores de sangue
SLC2A1	1p34.2	Transportador de glicose GLUT1	Estomatocitose hereditária hiper-hidratada	Associada a manifestações neurológicas graves

Nota: PIEZO1, KCNN4, ABCB6 e *GLUT1* são moléculas de canais; as condições associadas a mutações nos respectivos genes são apropriadamente denominadas canalopatias.
Siglas: EH, eliptocitose hereditária; EsH, esferocitose hereditária.

Podem ocorrer casos graves em lactentes com anemia importante, embora casos leves possam surgir em adultos jovens ou mesmo mais tarde na vida. Os principais achados clínicos são icterícia, esplenomegalia e, em geral, cálculos biliares; com efeito, é o achado de cálculos biliares em uma pessoa jovem que costuma levar à investigação diagnóstica.

A variabilidade de manifestações clínicas observada entre pacientes com EsH deve-se, em grande parte, a lesões moleculares subjacentes diferentes (Tab. 100-3). Não estão envolvidas apenas mutações de vários genes – até mesmo diferentes mutações do mesmo gene podem produzir manifestações clínicas muito diferentes. Nos casos mais leves, a hemólise com frequência está compensada (ver anteriormente); entretanto, podem-se observar alterações da expressão clínica até no mesmo paciente, visto que condições intercorrentes (p. ex., gravidez, infecção) podem causar descompensação. Em geral, a anemia é normocítica com a morfologia característica que deu à doença o seu nome. Um aumento na concentração de hemoglobina corpuscular média (CHCM > 34) e um aumento do índice de anisocitose eritrocitária (RDW > 14%) associados a um VCM normal ou ligeiramente diminuído em um hemograma comum devem levantar a suspeita de EsH. O baço desempenha um papel fundamental na EsH por meio de um duplo mecanismo. Por um lado, à semelhança de muitas outras AHs, o próprio baço é um importante local de destruição; por outro lado, como os eritrócitos na EsH são menos deformáveis, o trânsito pela circulação esplênica os torna mais propensos a formar vesículas, acelerando, assim, a sua morte.

Quando há uma história familiar, em geral é fácil estabelecer o diagnóstico com base nas manifestações da AH e na morfologia típica dos eritrócitos. Entretanto, a história familiar pode ser negativa devido a pelo menos dois motivos. Em primeiro lugar, o paciente pode ter uma mutação *de novo*, isto é, uma mutação que ocorreu em uma célula germinativa de um dos genitores ou logo após a formação do zigoto. Em segundo lugar, o paciente pode ter uma forma recessiva de EsH (Tab. 100-3). Nesses casos, são necessários exames laboratoriais mais detalhados, incluindo fragilidade osmótica, teste de lise com glicerol ácido, teste de ligação de eosina-5′-maleimida (EMA) e eletroforese em gel SDS das proteínas de membrana; esses exames, em geral, são realizados em laboratórios com experiência específica nessa área. Às vezes, um diagnóstico definitivo pode ser estabelecido apenas por meio de estudos moleculares, demonstrando uma mutação em um dos genes subjacentes à EsH (Tab. 100-3).

TRATAMENTO

Esferocitose hereditária

Não dispomos de tratamento para a causa da EsH; isto é, ainda não foi encontrada nenhuma maneira de corrigir o defeito básico na estrutura membrana-citoesqueleto. Tendo em vista o papel especial do baço na EsH (ver anteriormente), a esplenectomia é, com frequência, benéfica. As recomendações atuais são proceder com a esplenectomia aos 4 a 6

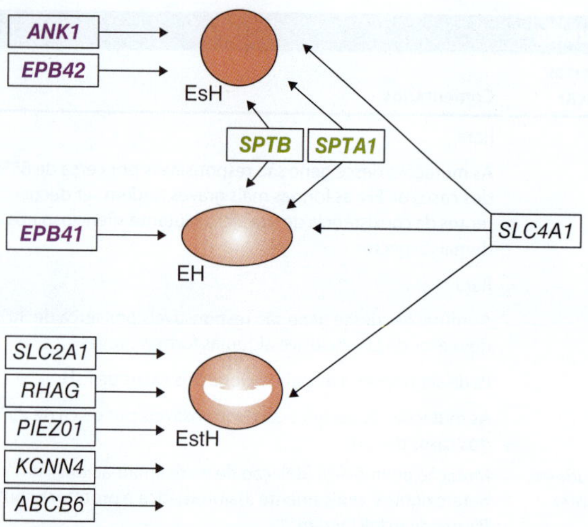

FIGURA 100-3 **A esferocitose hereditária (EsH), a eliptocitose hereditária (EH) e a estomatocitose hereditária (EstH)** são três formas morfologicamente distintas de anemia hemolítica congênita. Foi constatado que cada uma dessas formas pode se originar de uma mutação de um de vários genes, e que diferentes mutações do mesmo gene podem produzir uma ou outra forma. (**Ver também Tab. 100-3.**) Os genes que codificam as proteínas de membrana estão em *preto*; os genes que codificam proteínas do citoesqueleto estão em *verde*; e os que codificam proteínas nos complexos juncional e de anquirina estão em *roxo*.

anos de idade nos casos graves, retardar a esplenectomia até a puberdade nos casos moderados e evitá-la nos casos leves. Pode-se considerar uma esplenectomia parcial em certos casos, e é útil saber sobre o resultado da esplenectomia nos parentes afetados do paciente. Antes da esplenectomia, a vacinação contra bactérias encapsuladas (*Neisseria meningitidis* e *Streptococcus pneumonia*) é obrigatória; a profilaxia com penicilina após esplenectomia é controversa. Juntamente com a esplenectomia, a colecistectomia não deve ser considerada automaticamente; deve ser realizada, em geral, pela abordagem laparoscópica, sempre que clinicamente indicada.

ELIPTOCITOSE HEREDITÁRIA A EH é pelo menos tão heterogênea quanto a EsH, tanto em termos genéticos (Tab. 100-3, Fig. 100-3) quanto clínicos. A incidência global da EH é de 1:2.000 a 4.000 indivíduos. Novamente é o formato dos eritrócitos (Fig. 100-4*B*) que dá nome à condição, porém não existe qualquer correlação direta entre a morfologia eliptocítica e a gravidade clínica. De fato, alguns casos leves ou mesmo assintomáticos podem ter quase 100% de eliptócitos (ou ovalócitos). Com efeito, o diagnóstico de EH é geralmente incidental, visto que a hemólise pode ser compensada e pode não haver anemia, embora isso possa se tornar evidente no curso da infecção. Uma deleção específica de nove aminoácidos no gene *SLC4A1* que codifica a banda 3 está na base da denominada ovalocitose do Sudeste Asiático (OSA): não se trata de uma doença, mas sim de um polimorfismo com frequência de até 5 a 7% em certas populações (p. ex., Papua-Nova Guiné, Indonésia, Malásia, Filipinas), presumivelmente como resultado da seleção da malária; é assintomática em heterozigotos e provavelmente letal em homozigotos. Os casos de EH com a AH mais grave são aqueles com mutações bialélicas de um dos genes envolvidos (ver Fig. 100-3), e diz-se que eles apresentam piropoiquilocitose (PPH): aqui, a instabilidade da rede de proteínas do citoesqueleto pode resultar da diminuição de tetramerização dos dímeros de espectrina. O volume eritrocitário está diminuído (VCM: 50-60 fL), e são observados todos os tipos de poiquilócitos bizarros no esfregaço de sangue (Fig. 100-4*C*). Os pacientes com PPH têm esplenomegalia e, com frequência, beneficiam-se da esplenectomia.

Canalopatias Trata-se de condições raras (ver Fig. 100-3) caracterizadas por anormalidades no conteúdo de íons dos eritrócitos e alteração do volume eritrocitário. O extravasamento de cátions pode causar hiperpotassemia; em alguns casos, esse extravasamento é acelerado no frio (o consequente nível sérico de K^+ espuriamente alto é então referido como pseudo-hiperpotassemia). A forma menos rara, a estomatocitose desidratada (EDS; também referida como xerocitose), é um distúrbio hemolítico macrocítico (habitualmente compensado), com aumento da CHCM (em geral, superior a 36 g/dL), que está associada à icterícia leve. Mutações em *PIEZO1*, que codifica um canal iônico ativado por pressão (mecanorreceptor), ou em *KCCN4*, que codifica o canal de K^+ ativado por Ca^{2+} (canal de Gardos), foram reconhecidas como causa de EDS (ver Tab. 100-3).

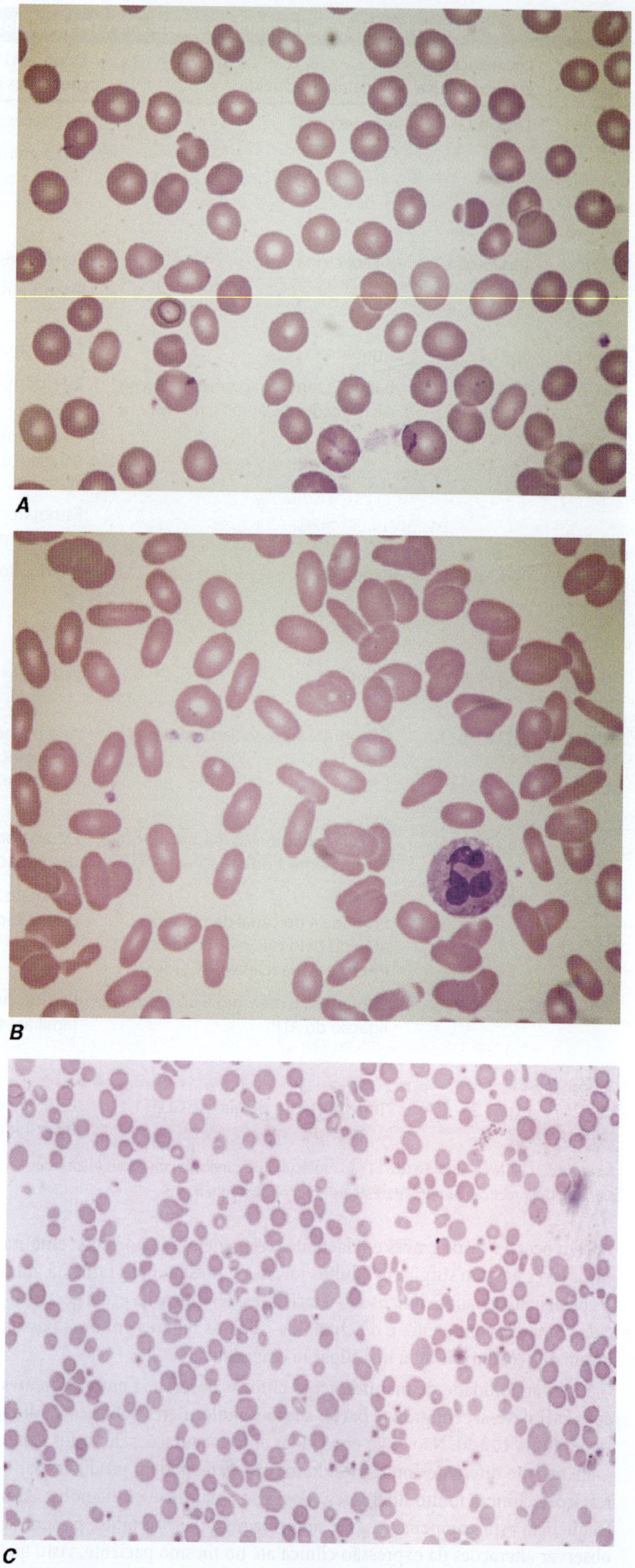

FIGURA 100-4 **Esfregaço de sangue periférico de pacientes com anormalidades do complexo membrana-citoesqueleto. *A.*** Esferocitose hereditária. ***B.*** Eliptocitose hereditária heterozigota. ***C.*** Piropoiquilocitose, com mutação em ambos os alelos do gene da α-espectrina.

Outra forma é a estomatocitose hiper-hidratada (EHI): é também macrocítica (VCM > 110 fL), porém a CMCH é baixa (< 30 g/dL). A mutação subjacente ocorre no gene Rhesus *RHAG*, que codifica um canal de amônia. Outros pacientes com estomatocitose (Tab. 100-3) têm mutações em *SLC4A1* (que codifica a banda 3) e em *SLC2A1* (que codifica o transportador de glicose GLUT1). Mutações neste último são responsáveis pela *crio-hidrocitose*, uma canalopatia em que os eritrócitos incham e explodem quando são resfriados. A hemólise *in vivo* pode variar de relativamente discreta a muito grave. Recentemente, a hiperpotassemia familiar foi associada a mutações em *ABCB6*, resultando em extravasamento anormal de cátions, com liberação extracelular de uma grande quantidade de K^+ (hiperpotassemia). Foram identificadas mutações em *ABCB6* em quase 0,3% dos doadores de sangue. Entretanto, a esplenectomia está contraindicada na estomatocitose, devido à proporção significativa de complicações tromboembólicas graves observadas em pacientes com EDS submetidos à esplenectomia.

A *ectacitometria* é uma técnica especializada para medir a deformabilidade eritrocitária por meio de análise de difração a *laser*; tem sido amplamente usada para a investigação de anormalidades do citoesqueleto da membrana. Para fins diagnósticos, o sequenciamento sistemático de um painel de genes no DNA dos pacientes constitui uma poderosa abordagem já utilizada e destinada a ser usada cada vez mais.

Anormalidades enzimáticas Quando existe um defeito importante em determinado componente do complexo membrana-citoesqueleto, a ocorrência de hemólise é uma consequência direta do comprometimento da estrutura do eritrócito. Por outro lado, quando uma das enzimas está deficiente, as consequências dependerão do papel exato da enzima no processo metabólico do eritrócito. Esse processo metabólico desempenha duas funções principais: (1) fornecer energia na forma de ATP e (2) evitar o dano oxidativo à hemoglobina e a outras proteínas, proporcionando um potencial redutor suficiente; a molécula-chave, nesse caso, é o NADPH.

ANORMALIDADES DA VIA GLICOLÍTICA Como os eritrócitos, no decorrer de sua diferenciação, sacrificaram não apenas o seu núcleo e os ribossomos, como também suas mitocôndrias, eles dependem exclusivamente da parte anaeróbica da via glicolítica para produzir ATP, cuja maior parte é necessária para que o eritrócito possa transportar os cátions contra um gradiente de concentração através da membrana. Se isso falhar devido a um defeito em qualquer uma das vias glicolíticas (Tab. 100-4), o resultado será uma doença hemolítica.

Deficiência de piruvato-cinase Todas as anormalidades da via glicolítica são hereditárias e raras. Entre elas, a deficiência de piruvato-cinase (PK) é a menos rara, com prevalência estimada de 1:10.000 na maioria das populações. Entretanto, recentemente, foi identificada uma mutação de PK polimórfica (E277K) em algumas populações africanas com frequência dos heterozigotos de 1 a 7%, sugerindo que isso possa representar outro polimorfismo relacionado com a malária. A AH secundária à deficiência de PK é uma doença autossômica recessiva (Fig. 100-5).

O quadro clínico de deficiência homozigótica (ou bialélica) de PK é de AH, que frequentemente se manifesta no recém-nascido com icterícia neonatal, exigindo quase sempre fototerapia e, com frequência, exsanguinotransfusão; a icterícia persiste e frequentemente está associada à reticulocitose. A gravidade da anemia é variável; algumas vezes, é grave a ponto de exigir tratamento com transfusões sanguíneas regulares, ao passo que outras vezes é discreta, limitada a um distúrbio hemolítico quase compensado. Em consequência, o diagnóstico pode ser tardio e, em alguns casos, é estabelecido, por exemplo, em uma mulher jovem durante a primeira gravidez, quando a anemia pode se agravar. O atraso no estabelecimento do diagnóstico também pode decorrer do fato de a anemia ser notavelmente

TABELA 100-4 ■ Anormalidades enzimáticas dos eritrócitos que causam hemólise

Enzima (sigla)	Sigla do gene; localização cromossômica	Prevalência da deficiência enzimática (frequência)	Manifestações clínicas extraeritrocitárias	Comentários
Via glicolítica				
Hexocinase (HK)	*HK1*; 10q22	Muito rara		A esplenectomia pode ser benéfica; TMO[c]
Glicose-6-fosfato-isomerase (G6PI)	*GPI*; 19q31.1	Rara (4); relatada em pelo menos 60 casos[a]	NM, SNC	A esplenectomia pode ser benéfica
Fosfofrutocinase (PFK)[b]	*PFKM*; 12q13	Muito rara	Miopatia; mioglobinúria	
Aldolase	*ALDOA*; 16q22-24	Muito rara	Miopatia	
Triose-fosfato-isomerase (TPI)	*TPI1*; 12p13.31	Muito rara	SNC (grave), NM	
Gliceraldeído-3-fosfato-desidrogenase (GAPD)	*GAPDH*; 12p13.31	Muito rara	Miopatia	
Bisfosfoglicerato-mutase (BPGM)	*BPGM*; 7q33	Muito rara		Eritrocitose, em vez de hemólise; algumas das mutações raras estão no sítio da enzima ativa
Fosfoglicerato-cinase (PGK)	*PGK1*; Xq21.1	Muito rara	SNC, NM	A esplenectomia pode ser benéfica; TMO[c]
Piruvato-cinase (PK)	*PKLR*; 1q22	Rara (2)[a]		A esplenectomia pode ser benéfica; TMO[c]
Redox				
Glicose-6-fosfato-desidrogenase (G6PD)	*G6PD*; Xq28	Comum (1)[a]	Muito raramente, granulócitos	Em quase todos os casos, apenas AHA por fatores desencadeantes exógenos
Glutationa-sintase	*GSS*; 20q11.22	Muito rara	SNC	
Glutationa-redutase	*GSR*;8p12	Muito rara	Catarata	AHA por fatores desencadeantes exógenos (favismo)
γ-glutamilcisteína-sintase	*GCLC*; 6p12.1	Muito rara	SNC	As mutações afetam a subunidade catalítica
Citocromo b5-redutase	*CYB5R3*; 22q13.2	Rara	SNC	Metemoglobinemia, em vez de hemólise
Metabolismo de nucleotídeos				
Adenilato-cinase (AK)	*AK1*; 9q34.11	Muito rara	SNC	A esplenectomia pode ser benéfica
Pirimidina-5'-nucleotidase (P5N)	*NTSC3A*; 7p14.3	Rara (3)[a]		A esplenectomia pode ser benéfica

[a]Os números de (1) a (4) indicam a ordem de frequência dessas enzimopatias. [b]A deficiência de PFK está associada a um aumento do glicogênio no músculo e é também conhecida como doença do depósito de glicogênio tipo VII ou doença de Tarui. [c]Relato ocasional de tratamento bem-sucedido das manifestações hematológicas por TMO.

Siglas: AHA, anemia hemolítica adquirida; NM, neuromuscular; SNC, sistema nervoso central; TMO, transplante de medula óssea.

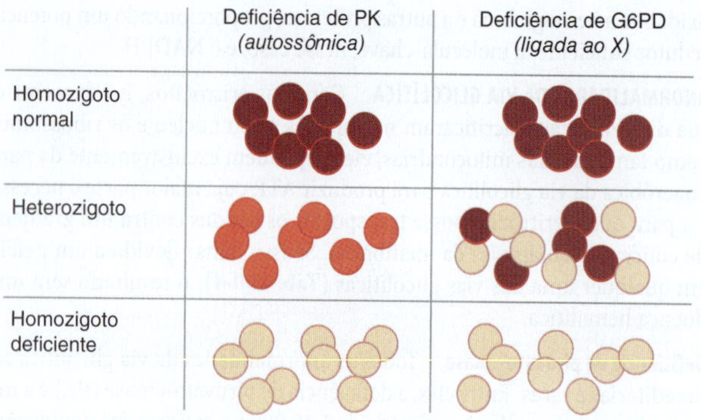

FIGURA 100-5 Diferentes fenótipos de heterozigotos para as enzimopatias eritrocitárias. Em um heterozigoto para deficiência de PK, codificada por um gene autossômico (ver Tab. 100-4), o nível da enzima é cerca da metade do normal em todos os eritrócitos. Como esse nível de enzima é suficiente, não há consequências clínicas, isto é, a deficiência de PK é recessiva. Em um heterozigoto para deficiência de G6PD, codificada por um gene ligado ao X, a situação é bem diferente: a inativação do cromossomo X gera mosaicismo dos eritrócitos, em que algumas das células são totalmente normais, enquanto outras são deficientes em G6PD. Por conseguinte, a deficiência de G6PD é expressa nos heterozigotos: não é recessiva.

bem tolerada, visto que o bloqueio metabólico na última etapa da glicólise provoca aumento do 2,3-bisfosfoglicerato (ou DPG; Fig. 100-1), um importante efetor da curva de dissociação de hemoglobina-oxigênio; em consequência, a liberação de oxigênio aos tecidos aumenta, constituindo uma notável façanha compensatória.

TRATAMENTO

Deficiência de piruvato-cinase

O tratamento da deficiência de PK é principalmente de suporte. Tendo em vista o aumento acentuado da renovação dos eritrócitos, devem ser fornecidos suplementos de ácido fólico constantemente. A transfusão de sangue deve ser realizada quando necessário, e pode haver necessidade de quelação do ferro até mesmo em alguns pacientes que, embora não tenham recebido transfusão sanguínea, podem desenvolver sobrecarga de ferro (ver "Fisiopatologia geral", anteriormente). Cerca de metade dos pacientes mais cedo ou mais tarde é submetida à esplenectomia, que habitualmente proporciona um aumento modesto, porém significativo, da hemoglobina (paradoxalmente, os reticulócitos com frequência também aumentam de modo considerável). A colecistectomia também pode ser necessária. Alguns pacientes com doença grave receberam transplante de medula óssea (TMO) de um irmão HLA-idêntico com PK normal. O diagnóstico pré-natal foi estabelecido em uma mãe que já tinha tido um filho afetado. Hoje, existe um ensaio clínico em andamento sobre uma pequena molécula que é um ligante específico de PK, que pode aumentar a estabilidade e/ou a eficiência catalítica da PK mutante. A recuperação da deficiência hereditária de PK por meio de transferência do gene da PK humano mediada por lentivírus foi bem-sucedida em camundongos. Uma molécula pequena de ativador alostérico oral de PK, denominada *mitapivate*, elevou os níveis de hemoglobina em cerca da metade dos pacientes com deficiência de PK em um estudo de fase 2 de pequeno porte.

Outras anormalidades das enzimas glicolíticas Todos esses defeitos são raros a muito raros (Tab. 100-4), e a maioria provoca AH, com graus variáveis de intensidade. Não é raro que a manifestação inicial consista em icterícia neonatal grave, podendo exigir transfusão sanguínea; se a anemia for menos grave, pode surgir mais tarde na vida, ou pode até mesmo permanecer assintomática e ser detectada de forma incidental em um hemograma solicitado por questões sem qualquer relação. O baço, em geral, está aumentado. Quando ocorrem outras manifestações sistêmicas, elas podem envolver o sistema nervoso central (acarretando, algumas vezes, deficiência intelectual grave, em particular no caso da deficiência de triose-fosfato-isomerase), o sistema neuromuscular ou ambos (ver Tab. 100-4). Isso não é surpreendente se considerarmos que esses genes são genes de manutenção, isto é, expressos em todos os tecidos. Em geral, o diagnóstico de AH não é difícil, em virtude da tríade de anemia normocítica a macrocítica, reticulocitose e hiperbilirrubinemia. As enzimopatias devem ser consideradas no diagnóstico diferencial de qualquer AH crônica Coombs-negativa. Diferentemente dos distúrbios da membrana, a maioria dos casos de enzimopatias glicolíticas é marcada pela ausência de anormalidades morfológicas. Um diagnóstico definitivo só pode ser estabelecido pela demonstração da deficiência de determinada enzima por ensaios quantitativos, que são realizados apenas em alguns laboratórios especializados. Se uma anormalidade molecular particular já foi identificada na família, pode-se solicitar um teste diretamente para o defeito em nível do DNA, evitando, assim, a necessidade de ensaios enzimáticos. Naturalmente, podemos estar mais próximos do momento em que um paciente já terá seu exoma sequenciado, de modo que será necessário se concentrar nos genes a serem procurados no arquivo. Os princípios para o tratamento desses distúrbios assemelham-se aos da deficiência de PK. Em casos isolados de anormalidades das enzimas glicolíticas, o TMO tem sido realizado com sucesso; todavia, infelizmente, as manifestações não hematológicas, quando presentes, não são revertidas.

ANORMALIDADES DO METABOLISMO REDOX • DEFICIÊNCIA DE GLICOSE-6-FOSFATO-DESIDROGENASE (G6PD) A G6PD é uma enzima de manutenção crítica no metabolismo redox de todas as células aeróbicas (Fig. 100-1). Nos eritrócitos, seu papel é ainda mais crítico, visto que constitui a única fonte de NADPH, que, diretamente e por meio da glutationa (GSH), defende essas células contra o estresse oxidativo (Fig. 100-6). A deficiência de G6PD é o principal exemplo de AH devido à interação entre uma causa intracorpuscular e uma extracorpuscular: na maioria dos casos, a hemólise é desencadeada por um agente exógeno. Embora a atividade da G6PD diminua na maioria dos tecidos de indivíduos com deficiência de G6PD, em outras células, a redução é menos pronunciada do que nos eritrócitos e não parece ter impacto na expressão clínica.

CONSIDERAÇÕES GENÉTICAS

O gene da G6PD é ligado ao X, o que tem implicações importantes. Primeiro, como os indivíduos do sexo masculino só têm um gene da G6PD (i.e., são hemizigotos para esse gene), devem ser normais ou ter deficiência de G6PD. Em contrapartida, os indivíduos do sexo feminino, que têm dois genes da G6PD, podem ser normais ou apresentar deficiência (homozigotos) ou um grau intermediário (heterozigotos). Como resultado do fenômeno de inativação do cromossomo X, pessoas do sexo feminino heterozigotas são mosaicos genéticos (ver Fig. 100-5), com uma proporção altamente variável de células normais e com deficiência de G6PD e um grau igualmente variável de expressão clínica; algumas heterozigotas podem não ser tão acometidas quanto os indivíduos do sexo masculino hemizigotos. A forma enzimaticamente ativa da G6PD é um dímero ou tetrâmero de uma única subunidade proteica de 514 aminoácidos. Em todos os indivíduos com deficiência de G6PD, foram encontradas mutações na região codificadora do gene da G6PD. Quase todas as 230 mutações diferentes conhecidas são mutações pontuais *nonsense* únicas, acarretando substituições de um único aminoácido na proteína G6PD. Na maioria dos casos, essas mutações causam deficiência de G6PD ao diminuírem a estabilidade da proteína *in vivo*; por conseguinte, a redução fisiológica na atividade da G6PD que ocorre com o envelhecimento dos eritrócitos é acentuadamente acelerada. Em alguns casos, a substituição de um aminoácido também pode afetar a função catalítica da enzima.

Entre essas mutações, aquelas subjacentes à anemia hemolítica não esferocítica crônica (AHNEC; ver adiante) constituem um subgrupo distinto. Esse fenótipo clínico muito mais grave pode ser atribuído, em alguns casos, a alterações qualitativas adversas (p. ex., menor afinidade pelo substrato glicose-6-fosfato) ou simplesmente ao fato de que o déficit enzimático é mais extremo, devido a uma instabilidade mais pronunciada da enzima. Por exemplo, uma série de mutações é mapeada na interface do dímero ou perto dela, e elas claramente comprometem a formação do dímero de maneira acentuada.

Epidemiologia A deficiência de G6PD está amplamente distribuída nas áreas tropicais e subtropicais do mundo (África, sul da Europa, Oriente Médio, Sudeste Asiático e Oceania) (Fig. 100-7) e para onde as pessoas dessas regiões migraram. Uma estimativa conservadora é a de que pelo menos 500 milhões de pessoas tenham um gene para deficiência de G6PD. Em várias dessas áreas, a frequência do gene pode ser tão alta quanto 20% ou mais. Seria bastante extraordinário um traço que causa patologia significativa se disseminar amplamente e alcançar altas frequências em muitas populações sem conferir alguma vantagem biológica. Na verdade, a G6PD é um dos exemplos mais característicos de polimorfismo genético na espécie

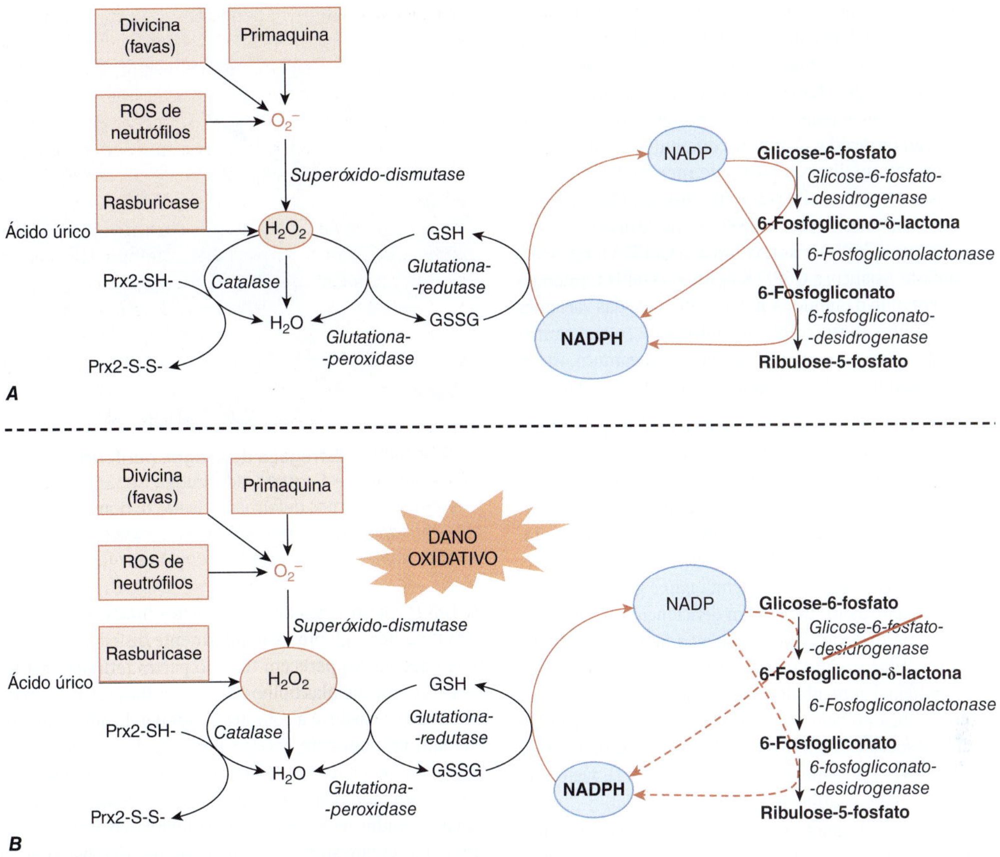

FIGURA 100-6 Papel da G6PD na proteção dos eritrócitos contra o dano oxidativo. ***A.*** Nos eritrócitos com G6PD normal, a G6PD e a 6-fosfogliconato-desidrogenase – duas das enzimas da via de pentose-fosfato – fornecem um amplo suprimento de NADPH, que, por sua vez, gera GSH quando esta é oxidada por espécies reativas do oxigênio (ROS, p. ex., O_2^- e H_2O_2). Assim, quando o O_2^- (que aqui representa a si mesmo e a outras ROSs é produzido por compostos pró-oxidantes, como primaquina, ou os glicosídeos em favas (divicina) ou o surto oxidativo dos neutrófilos, essas ROSs são rapidamente neutralizadas; de forma semelhante, quando a rasburicase administrada para degradar o ácido úrico produz uma quantidade equimolar de peróxido de hidrogênio, este é rapidamente degradado pela ação combinada da glutationa-peroxidase, catalase e Prx2 (peroxirredoxina-2: todos os três mecanismos são dependentes de NADPH). ***B.*** Nos eritrócitos com deficiência de G6PD, onde a atividade da enzima é reduzida, a produção de NADPH é limitada, e pode não ser suficiente para lidar com o excesso de ROS gerado por compostos pró-oxidantes e o consequente excesso de peróxido de hidrogênio. Esse diagrama também explica por que um defeito na glutationa-redutase tem consequências muito semelhantes às da deficiência de G6PD.

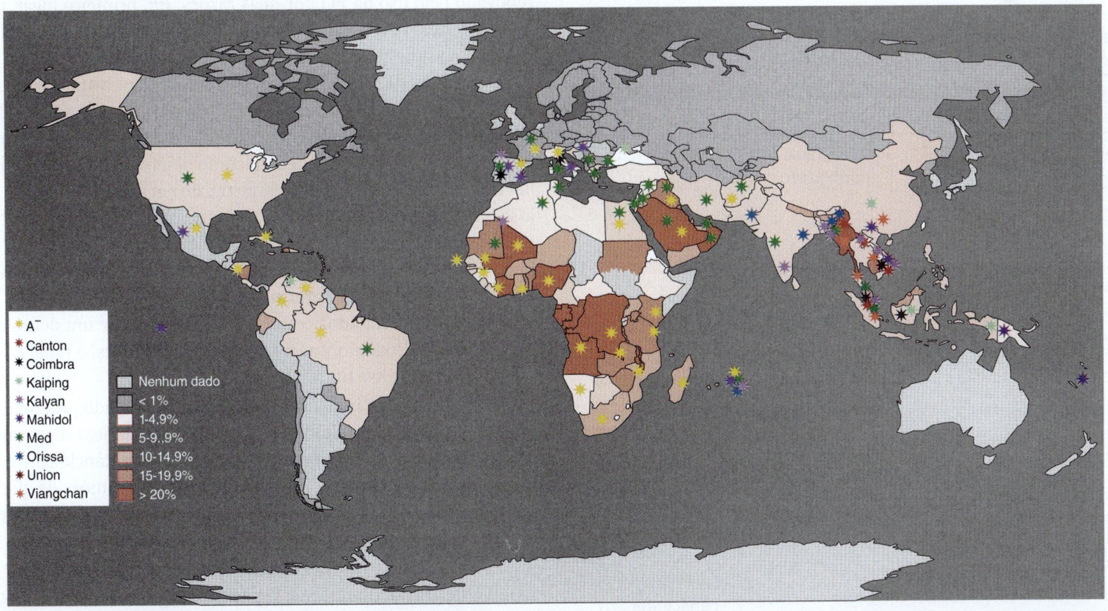

FIGURA 100-7 Epidemiologia da G6PD no mundo todo. Cada país no mapa é sombreado em uma cor, com base na melhor estimativa da frequência média do(s) alelo(s) de deficiência de G6PD naquele país (isso é o mesmo do que a frequência de homens com deficiência de G6PD). O pequeno painel à esquerda fornece a legenda para as tonalidades de cor que correspondem a cada país. O painel maior fornece uma lista codificada por cores de dez variantes comuns de G6PD associadas à deficiência de G6PD; os símbolos em formato de asterisco nas cores correspondentes são mostrados nos países onde essas variantes foram observadas (por motivos gráficos, não foi possível inserir os símbolos em todos os países). *(Republicada, com permissão, da American Society of Hematology, de Glucose-6-phosphate dehydrogenase deficiency, L Luzzatto et al. 136:1225, 2020 autorização obtida por meio do Copyright Clearance Center, Inc.)*

humana. Estudos clínicos de campo e experimentos *in vitro* confirmam firmemente a hipótese de que a deficiência de G6PD foi selecionada pelo *Plasmodium falciparum*, causador da malária, uma vez que confere resistência relativa contra essa infecção altamente letal. Como em outros casos de polimorfismo balanceado, são os heterozigotos – portanto, os indivíduos do sexo feminino – que são protegidos. Variantes diferentes de G6PD causam deficiência dessa enzima em diversas partes do mundo. Exemplos de variantes disseminadas são a G6PD mediterrânea na costa do Mar Mediterrâneo, no Oriente Médio e em outros locais; a G6PD A– na África, no Oriente Médio e no sul da Europa; a G6PD Orissa na Índia; a G6PD Viangchan e a G6PD Mahidol no Sudeste Asiático; a G6PD Kaiping e a G6PD Canton na China; e a G6PD Union em todo o mundo. A heterogeneidade das variantes polimórficas de G6PD comprova a sua origem independente, o que confirma ainda mais a noção de seleção por um agente ambiental comum, isto é, a malária, de acordo com o conceito de evolução convergente (Fig. 100-7).

Manifestações clínicas A maioria das pessoas com deficiência de G6PD permanece clinicamente assintomática por toda a vida; entretanto, todas apresentam alto risco de ter icterícia neonatal (INN) e anemia hemolítica aguda (AHA) quando expostas a diversos agentes oxidativos. A INN relacionada com a deficiência de G6PD está raramente presente ao nascimento; a incidência máxima de início clínico é observada entre o segundo e o terceiro dias de vida, e, na maioria dos casos, a anemia não é grave. Todavia, a INN pode ser muito grave em alguns bebês com deficiência de G6PD, em especial se associada à prematuridade, à infecção e/ou a fatores ambientais (como bolas de naftalina-cânfora usadas na cama e nas roupas de bebês), e o risco de INN grave também é aumentado pela coexistência de uma mutação monoalélica ou bialélica no gene da uridiltransferase (*UGT1A1*; as mesmas mutações estão associadas à síndrome de Gilbert). É fundamental controlar prontamente a INN associada à deficiência de G6PD, visto que pode produzir *kernicterus* e dano neurológico permanente.

A AHA pode surgir como resultado de três tipos de desencadeantes: (1) favas, (2) infecções e (3) fármacos (Tab. 100-5). Em geral, uma crise hemolítica inicia-se com mal-estar, fraqueza e dor abdominal ou lombar. Dentro de um período de várias horas a 2 a 3 dias, o paciente desenvolve icterícia e, com frequência, urina escura. O início pode ser extremamente abrupto, sobretudo em crianças com favismo. A anemia é moderada a extremamente grave, em geral normocítica e normocrômica e causada, em parte, pela hemólise intravascular. Por conseguinte, está associada a hemoglobinemia, hemoglobinúria, níveis elevados de LDH e haptoglobina plasmática baixa ou ausente. O esfregaço de sangue revela anisocitose, policromasia e esferócitos; além disso, a característica mais típica da deficiência

TABELA 100-5 ■ Fármacos que acarretam risco de hemólise clínica em indivíduos com deficiência de glicose-6-fosfato-desidrogenase

	Risco definido	Risco possível	Risco duvidoso
Antimaláricos	Primaquina	Cloroquina; hidroxicloroquina	Quinina
	Dapsona/ clorproguanil[a]		
Sulfonamidas/ sulfonas	Dapsona	Sulfametoxazol Sulfassalazina	Sulfissoxazol
		Sulfadimidina	Sulfadiazina
Antibacterianos/ antibióticos	Cotrimoxazol Ácido nalidíxico	Ciprofloxacino Norfloxacino	Cloranfenicol Ácido *p*-aminossalicílico
	Nitrofurantoína		
	Niridazol		
Antipiréticos/ analgésicos	Acetanilida	Ácido acetilsalicílico, dose alta (> 3 g/dia)	
	Fenazopiridina		Paracetamol
			Fenacetina
Outros	Rasburicase Naftaleno	Análogos da vitamina K	Doxorrubicina
	Azul de metileno	Ácido ascórbico (> 1 g)	Probenecida

[a]Comercializado como Lapdap de 2003 a 2008.

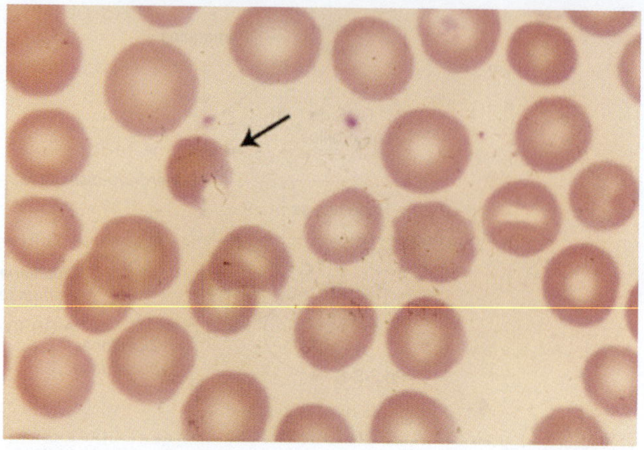

FIGURA 100-8 Esfregaço de sangue periférico de um menino com deficiência de glicose-6-fosfato-desidrogenase (G6PD) apresentando hemólise. Observe os eritrócitos deformados (seta), denominados células "mordidas". *(De MA Lichtman et al.: Lichtman's Atlas of Hematology: http://www.accessmedicine.com Copyright © The McGraw-Hill Companies, Inc. Todos os direitos reservados.)*

de G6PD é a presença de poiquilócitos bizarros, com eritrócitos que parecem ter a hemoglobina irregularmente distribuída ("hemifantasmas"), ao passo que outros parecem ter tido partes retiradas por mordidas ("células mordidas" ou "células bolhosas") (Fig. 100-8). Um exame clássico, que hoje raramente é usado, é a coloração supravital com metil violeta, que, quando efetuada prontamente, revela a presença de corpúsculos de Heinz (que consistem em precipitados de hemoglobina desnaturados e hemicromos), que são considerados como um sinal de dano oxidativo aos eritrócitos (também são observados na presença de hemoglobinas instáveis). Como há também um componente substancial de hemólise extravascular, a bilirrubina não conjugada está elevada e, com frequência, há icterícia clínica. A ameaça mais grave da AHA em adultos é o desenvolvimento de insuficiência renal aguda (o que é excepcionalmente raro em crianças). Assim que a ameaça de anemia aguda é superada, e na ausência de comorbidade, a recuperação completa da AHA associada à deficiência de G6PD é a regra.

Embora tenha sido a AHA induzida por primaquina (PQ) que levou à descoberta da deficiência de G6PD, esse fármaco não foi subsequentemente muito proeminente, visto que não é necessário para o tratamento da malária por *P. falciparum* potencialmente fatal. Hoje, há um interesse renovado pelo uso da PQ por duas razões. Em primeiro lugar, trata-se do único agente efetivo para eliminar os gametócitos de *P. falciparum* (impedindo, assim, qualquer transmissão adicional): é necessária uma dose única pequena (0,25 mg/kg) que é segura para indivíduos com deficiência de G6PD. Em segundo lugar, é necessário um curso de 14 dias de PQ para eliminar os hipnozoítos de *Plasmodium vivax* (impedindo, assim, a recidiva endógena). Nos países que têm como objetivo eliminar a malária, pode haver uma convocação para administração em massa de PQ; isso deve estar associado a um teste para G6PD. Na outra extremidade do espectro histórico, as últimas contribuições para a lista de fármacos potencialmente hemolíticos (Tab. 100-5) são a rasburicase e a pegloticase; mais uma vez, o teste para G6PD deve ser obrigatório antes de administrar um desses fármacos, visto que foram relatados casos fatais com o uso de um deles, que geram peróxido de hidrogênio, em recém-nascidos com lesão renal e em adultos com síndrome da lise tumoral.

Embora a AHA induzida por fármacos tenha sido proeminente no estudo da deficiência de G6PD, as manifestações clínicas mais comuns consistem, de fato, em INN e favismo, ambos de importância para a saúde pública em muitas populações. Contrariamente às opiniões de que ainda são disseminados, a inalação do pólen de favas não provoca favismo, e outros feijões são seguros.

Uma minoria de indivíduos com deficiência de G6PD apresenta AHNEC de gravidade variável. O paciente é quase sempre do sexo masculino, em geral com história de INN, que pode se manifestar com anemia, icterícia inexplicada ou cálculos biliares posteriormente na vida. O baço pode estar aumentado. A gravidade da anemia varia em diferentes pacientes, de limítrofe a dependente de transfusões. A anemia costuma ser normocítica a macrocítica, com reticulocitose. A bilirrubina e a LDH estão aumentadas. Embora a hemólise seja, por definição, crônica nesses pacientes, eles também são vulneráveis ao dano oxidativo agudo, e, por conseguinte, os mesmos agentes passíveis de causar AHA em indivíduos com o tipo comum de deficiência de G6PD provocarão exacerbações graves em indivíduos com AHNEC associada à deficiência de G6PD. Em alguns casos de AHNEC, a deficiência de G6PD é tão grave nos granulócitos que limita a sua capacidade de produzir um surto oxidativo, com consequente aumento da suscetibilidade a algumas infecções bacterianas.

Diagnóstico laboratorial A suspeita de deficiência de G6PD pode ser confirmada por métodos semiquantitativos, em geral designados como testes de rastreamento, que são adequados para estudos populacionais e são capazes de classificar corretamente indivíduos do sexo masculino, em estado de equilíbrio dinâmico, como normais ou portadores de deficiência de G6PD. Entretanto, na prática clínica, é habitualmente necessário um exame complementar quando o paciente teve uma crise hemolítica, em que os eritrócitos mais velhos e com mais deficiência de G6PD foram seletivamente destruídos, enquanto os eritrócitos jovens e com maior atividade de G6PD estão sendo liberados na circulação. Nessas condições, apenas um teste quantitativo pode dar um resultado definitivo. Nos homens, esse teste identifica hemizigotos normais e hemizigotos com deficiência de G6PD; entre mulheres, algumas heterozigotas passam despercebidas, mas aquelas sob maior risco de hemólise são identificadas. Naturalmente, a deficiência de G6PD também pode ser diagnosticada por meio do teste do DNA. Atualmente, testes realizados no local de assistência ("*point of care*") de aplicação fácil para a deficiência de G6PD estão se tornando disponíveis, voltados particularmente para a perspectiva de administração em massa de PK ou do derivado recém-introduzido, a tafenoquina.

TRATAMENTO

Deficiência de G6PD

A AHA da deficiência de G6PD é, em grande parte, passível de prevenção evitando-se a exposição dos indivíduos submetidos a rastreamento prévio aos fatores desencadeantes. É evidente que a praticidade e a efetividade com relação ao custo dependem da prevalência da deficiência de G6PD em cada comunidade. O favismo é totalmente evitável em indivíduos com deficiência de G6PD ao não se comer favas. A hemólise induzida por fármacos pode ser evitada ao pesquisar a deficiência de G6PD antes de sua prescrição; na maioria dos casos, podem-se utilizar fármacos alternativos. Quando a AHA se desenvolve, e tão logo a sua causa seja reconhecida, não há necessidade de nenhum tratamento específico na maioria dos casos. No entanto, se a anemia for grave, pode ser uma emergência clínica, em particular em crianças, exigindo ação imediata, que inclui transfusão. Este foi o caso com uma combinação de agentes antimaláricos contendo dapsona (denominada Lapdap, introduzida em 2003), que provocou graves episódios de hemólise aguda em crianças com malária em vários países da África; depois de alguns anos, esse fármaco foi retirado do mercado. Na presença de insuficiência renal aguda, pode ser necessária a hemodiálise; entretanto, se não houver doença renal prévia, a recuperação é a regra. O tratamento da INN associada à deficiência de G6PD não é diferente daquele da INN de outras etiologias.

Nos casos de AHNEC, se a anemia não for grave, suplementos regulares de ácido fólico e acompanhamento hematológico constante serão suficientes. É importante evitar a exposição a fármacos potencialmente hemolíticos, podendo estar indicada transfusão quando ocorrerem exacerbações, principalmente com infecções intercorrentes. Em raros pacientes, podem ser necessárias transfusões sanguíneas regulares; nesses casos, deve-se instituir uma quelação do ferro apropriada. Diferentemente da EsH, não há evidências de destruição seletiva dos eritrócitos no baço; todavia, na prática, a esplenectomia demonstrou ser benéfica nos casos graves.

Outras anormalidades do sistema redox Conforme assinalado anteriormente, a GSH é fundamental na defesa contra o estresse oxidativo. Os defeitos hereditários do metabolismo da GSH são extremamente raros, porém cada um deles pode desencadear AH crônica (Tab. 100-4). Uma AH rara, peculiar e grave, porém habitualmente autolimitada, que ocorre no primeiro mês de vida, denominada *poiquilocitose infantil*, pode estar associada à deficiência de glutationa-peroxidase (GSHPX), não devido a uma anormalidade hereditária, mas a uma deficiência nutricional transitória de selênio, um elemento essencial para a atividade da GSHPX.

DEFICIÊNCIA DE PIRIMIDINA-5′-NUCLEOTIDASE (P5N) A P5N é uma enzima indispensável no catabolismo dos nucleotídeos originários da degradação de ácidos nucleicos que ocorre nos estágios finais da maturação dos eritrócitos. Não se sabe ao certo como exatamente sua deficiência causa AH, mas um aspecto altamente distintivo dessa condição é uma anormalidade morfológica dos eritrócitos conhecida como *pontilhado basofílico*. Essa condição é rara, mas é provável que ocupe o terceiro lugar na frequência entre os defeitos enzimáticos dos eritrócitos (após a deficiência de G6PD e de PK). A anemia dura a vida toda, tem intensidade variável e pode beneficiar-se da esplenectomia.

Síndrome hemolítico-urêmica familiar (atípica) (SHUa) Esse termo é utilizado para designar um grupo de distúrbios raros, que acometem principalmente crianças, caracterizados por AH microangiopática com presença de eritrócitos fragmentados no esfregaço de sangue periférico, trombocitopenia (habitualmente leve) e insuficiência renal aguda. (A palavra *atípica* nessa expressão é associada a motivos históricos: foi originalmente introduzida para diferenciar essa condição da síndrome hemolítico-urêmica [SHU] causada pela infecção por *Escherichia coli* produtora da toxina Shiga, considerada *típica*.) A base genética da SHU atípica (SHUa) foi elucidada. Estudos realizados em > 100 famílias revelaram que os familiares que desenvolveram SHU tinham mutações em qualquer um de vários genes que codificam proteínas reguladoras do complemento: fator H do complemento (*CFH*), CD46 ou cofator proteico da membrana (*MCP*), fator I do complemento (*CFI*), componente C3 do complemento, fator B do complemento (*CFB*), trombomodulina e outros. Por conseguinte, enquanto todas as outras AHs hereditárias são causadas por anormalidades intrínsecas dos eritrócitos, esse grupo é singular, visto que a hemólise resulta de um defeito herdado não relacionado aos eritrócitos (Tab. 100-1). Como a regulação da cascata do complemento tem considerável redundância, qualquer uma das anormalidades anteriormente citadas pode ser tolerada no estado de equilíbrio dinâmico. Entretanto, quando uma infecção intercorrente ou algum outro fator desencadeante ativa acentuadamente o complemento, a deficiência de um dos reguladores do complemento torna-se crítica. As células endoteliais sofrem lesão, em particular nos rins; ao mesmo tempo, e em parte como resultado disso, ocorre hemólise franca (por conseguinte, a SHU relacionada com a toxina Shiga mais comum [Cap. 166] pode ser considerada como fenocópia da SHUa). A SHUa é uma doença grave, com taxa de mortalidade de até 15% na fase aguda, e até 50% dos casos evoluem para a doença renal em estágio terminal (DRET). Não raramente, a SHUa sofre remissão espontânea. Como se trata de uma anormalidade herdada, não é surpreendente que, com exposição repetida a um fator desencadeante, a síndrome tenha tendência a sofrer recorrência; quando isso ocorre, o prognóstico é sempre grave. O tratamento-padrão é a plasmaférese, que supre o regulador do complemento deficiente. Isso mudou quando foi constatado que a introdução do inibidor do complemento anti-C5 eculizumabe (ver "Hemoglobinúria paroxística noturna") melhora acentuadamente o quadro microangiopático, com melhora das contagens de plaquetas e da função renal, anulando, assim, a necessidade de plasmaférese, que nem sempre é efetiva e desprovida de complicações. Como a base da SHUa é genética, e a ocorrência de recidiva é sempre possível mesmo após uma remissão completa, existe uma justificativa para a continuação indefinida do tratamento com eculizumabe, particularmente para a prevenção da DRET. Pacientes que sofreram recidiva após a interrupção do eculizumabe responderam novamente. A suspensão do eculizumabe pode ser razoável, particularmente em pacientes heterozigotos para uma mutação MCP. Entretanto, não há nenhuma base de evidências, no momento, para analisar os prós e os contras do eculizumabe administrado durante toda a vida (um medicamento de custo muito elevado).

ANEMIA HEMOLÍTICA ADQUIRIDA

Destruição mecânica dos eritrócitos Embora os eritrócitos se caracterizem pela notável deformabilidade que possibilita a sua passagem através de capilares mais estreitos do que eles próprios por milhares de vezes durante seu tempo de vida, existem pelo menos duas situações em que eles sucumbem ao cisalhamento, senão ao uso e ao desgaste; o resultado consiste em hemólise intravascular, que leva à ocorrência de hemoglobinúria (Tab. 100-6). Uma situação, a *hemoglobinúria da marcha*, é aguda e autoinfligida. Não se sabe por que algumas vezes um maratonista tem essa complicação, ao passo que, em outras ocasiões, isso não ocorre (talvez seja preciso atentar para o calçado). Pode haver desenvolvimento de uma síndrome semelhante após dançar

TABELA 100-6 ■ Doenças e situações clínicas nas quais a hemólise é principalmente intravascular

	Início/tempo de evolução	Principal mecanismo	Procedimento diagnóstico apropriado	Comentários
Transfusão sanguínea incompatível	Abrupto	Quase sempre incompatibilidade ABO	Repetir a prova cruzada	
Hemoglobinúria paroxística noturna (HPN)	Crônico, com exacerbações agudas	Destruição mediada pelo complemento (C) de eritrócitos CD59(–)	Citometria de fluxo para exibir uma população de eritrócitos CD59(–)	Exacerbações devido à ativação do C em qualquer via
Hemoglobinúria paroxística a frio (HPF)	Agudo	Lise imune dos eritrócitos normais	Teste para anticorpo de Donath-Landsteiner	Frequentemente desencadeada por infecção viral
Sepse	Muito agudo	Exotoxinas produzidas por *Clostridium perfringens*	Hemoculturas	Outros microrganismos podem ser responsáveis
Microangiopática	Agudo ou crônico	Fragmentação dos eritrócitos	Morfologia dos eritrócitos em esfregaço sanguíneo	Causas diferentes que variam de lesão endotelial a hemangioma até prótese de valva cardíaca defeituosa
Hemoglobinúria da marcha	Abrupto	Destruição mecânica	Obter anamnese direcionada	Foi relatada após danças ritualísticas intensas
Favismo	Agudo	Destruição de fração antiga dos eritrócitos com deficiência de G6PD	Ensaio para G6PD	Desencadeada pela ingestão de grandes quantidades de feijão fava[a]

[a]O fator desencadeante da anemia hemolítica aguda, frequentemente com hemoglobinúria, pode consistir em infecção ou em determinado fármaco (ver Tab. 100-5) em lugar de favas. A hemoglobinúria pode ou não ser relatada pelo paciente; entretanto, é frequentemente macroscópica, isto é, reconhecível pela simples inspeção da urina.
Sigla: G6PD, glicose-6-fosfato-desidrogenase.

descalço em rituais ou tocar intensamente o tambor bongô por muito tempo. A outra situação é crônica e iatrogênica (foi denominada *anemia hemolítica microangiopática*). Ocorre em pacientes com próteses de valvas cardíacas, em particular na presença de regurgitação ao lado da prótese. Se a hemólise em consequência de traumatismo mecânico dos eritrócitos for discreta, e se o suprimento de ferro for adequado, a perda pode ser, em grande parte, compensada; se houver desenvolvimento de anemia mais do que leve, pode haver necessidade de nova intervenção para corrigir a regurgitação.

Infecção Sem dúvida alguma, a causa infecciosa mais frequente de AH em áreas endêmicas é a malária (Cap. 224). Em outras partes do mundo, a causa direta mais frequente é provavelmente a *E. coli* O157:H7 produtora de toxina Shiga, atualmente reconhecida como o principal agente etiológico da SHU, sendo mais comum em crianças do que em adultos (Cap. 161). Ocorre hemólise intravascular potencialmente fatal, devido a uma toxina com atividade de lecitinase, na sepse por *Clostridium perfringens*, em particular após feridas abertas, aborto séptico ou acidentalmente devido a uma unidade de sangue contaminada. Raramente, e nunca em crianças, a AH é observada com sepse ou endocardite causadas por uma variedade de microrganismos. Além disso, as infecções bacterianas virais podem causar AH por mecanismos indiretos (ver Tab. 100-6).

Anemias hemolíticas imunes Acredita-se que essas anemias sejam causadas por pelo menos dois mecanismos distintos. Em primeiro lugar, quando um anticorpo dirigido contra determinada molécula (p. ex., um fármaco) reage com ela, os eritrócitos podem ficar incluídos na reação (o denominado mecanismo de espectador inocente: ver, adiante, a seção "Anemia hemolítica por agentes tóxicos e fármacos"), sofrendo dano ou destruição. Em segundo lugar, e com mais frequência, um autoanticorpo verdadeiro é dirigido contra um antígeno eritrocitário, isto é, uma molécula presente na superfície dos eritrócitos. As anemias hemolíticas autoimunes foram originalmente classificadas em dois tipos, dependendo da amplitude térmica dos autoanticorpos envolvidos: essa classificação é válida, visto que os dois tipos têm características fisiopatológicas e clínicas diferentes.

ANEMIA HEMOLÍTICA AUTOIMUNE TIPO QUENTE (AHAIQ: PARA MAIOR SIMPLICIDADE, SERÁ USADA A SIGLA AHAI) Esse tipo apresenta uma incidência estimada nos Estados Unidos de cerca de 1 a 3:100.000 por ano e uma prevalência de 17:100.000. A AHAI pode ser grave, visto que, até mesmo com tratamento apropriado, a mortalidade é da ordem de 5 a 10%.

Características clínicas e diagnóstico O início, com frequência, é abrupto e pode ser dramático. O nível de hemoglobina pode cair, em questão de dias, até 4 g/dL; a remoção maciça de eritrócitos causa icterícia, e, algumas vezes, o baço aumenta. Na vigência dessa tríade, a suspeita de AHAI deve ser alta. Normalmente, a contagem de reticulócitos está elevada, exceto quando os precursores eritroides também são alvo do ataque de autoanticorpos. A LDH também pode estar elevada. Em alguns casos, a AHAI está associada, na primeira apresentação ou posteriormente, à trombocitopenia autoimune. Essa dupla condição autoimune, designada como síndrome de Evans, pode ser uma manifestação da imunodeficiência comum variável e, em crianças, pode sugerir uma das várias síndromes de imunodeficiência primária. A síndrome de Evans sinaliza uma doença de alto risco. Outros preditores do resultado e da probabilidade de recidiva da AHAI são anemia grave (Hb < 6 g/dL), certas características do anticorpo, insuficiência renal aguda e infecção.

Existem poucas situações em hematologia em que um exame laboratorial é tão esclarecedor quanto o teste da antiglobulina direto, desenvolvido em 1945 por R. R. A. Coombs, e conhecido, desde então, pelo seu nome. A versão atualmente recomendada desse teste utiliza, em primeira instância, um reagente de "amplo espectro", isto é, um reagente que detectará não apenas as imunoglobulinas (Ig), mas também componentes do complemento (C) (habitualmente fragmentos C3) ligados à superfície dos eritrócitos do paciente. Quando o teste é positivo (e salvo circunstâncias especiais, como transfusão sanguínea anterior), é praticamente diagnóstico de AHAI, e pode-se determinar, então, com o uso de reagentes específicos, se a Ig ou o C, ou ambos, estão implicados. A sensibilidade do teste Coombs varia, dependendo das técnicas usadas; em geral, o teste é positivo se houver, em média, pelo menos 400 moléculas de Ig e/ou C em cada eritrócito. Entretanto, com técnicas mais avançadas envolvendo análise por citometria de fluxo ou testes de radiomarcadores ligados a enzimas, possibilitando a detecção de cerca de 30 a 40 moléculas de anticorpo por eritrócito, a sensibilidade pode alcançar até 30 a 40 moléculas por eritrócito. Portanto, é desejável recorrer a um laboratório especializado; foi também desenvolvido um teste de antiglobulina direto duplo. No passado, o diagnóstico de "AHAI Coombs-negativa" era considerado como último recurso, porém é importante saber se um paciente com esse diagnóstico pode apresentar AHAI grave, visto que, se o anticorpo for potente (alta afinidade/avidez), algumas moléculas podem ser suficientes para a opsonização dos eritrócitos. Com base nos achados do teste de Coombs, bem como nas características térmicas e especificidades antigênicas dos autoanticorpos (Tab. 100-7), a AHAI foi classificada em subtipos.

Na AHAI, o anticorpo reage melhor a 37°C e, em geral, é específico para Rhesus (algumas vezes, especificamente anti-e). O principal mecanismo de hemólise na AHAI é que a porção Fc do anticorpo IgG ligado aos eritrócitos é reconhecida pelo receptor Fc dos macrófagos: isso desencadeia eritrofagocitose sempre que houver macrófagos em quantidades abundantes, isto é, no fígado, na medula óssea, porém particularmente na polpa vermelha do baço (ver Fig. 100-9), que, também devido à sua anatomia especial, é o local predominante de destruição dos eritrócitos.

A AHAI pode ser observada isoladamente (e, nesse caso, é denominada *idiopática*) ou secundária a outros distúrbios, como doenças autoimunes sistêmicas (lúpus eritematoso sistêmico [LES]: algumas vezes, a AHAI pode ser a primeira manifestação que leva ao diagnóstico de LES) ou distúrbios linfoproliferativos (Tab. 100-7). À semelhança de todas as doenças autoimunes, a AHAI origina-se de uma desregulação da imunidade. Por

TABELA 100-7 ■ Classificação das anemias hemolíticas imunes adquiridas

	Tipo de anticorpo	
Situação clínica	**Frio, principalmente IgM, temperatura ideal de 4-30°C**	**Quente, principalmente IgG, temperatura ideal de 37°C; ou misto**
Primária	DCA	AHAI (idiopática)
Secundária a infecção viral	EBV CMV Outros	Parvovírus B19 HIV HCV EBV Vacinas virais
Secundária a outra infecção	Infecção por *Mycoplasma*: hemoglobinúria paroxística a frio	*Babesia*
Secundária/ associada a outra doença	DCA em: Macroglobulinemia de Waldenström Linfoma	AHAI em: LES, esclerodermia, AR LLC Distúrbios linfoproliferativos Mieloma múltiplo Outras neoplasias malignas Distúrbios inflamatórios crônicos (p. ex., DII) Tireoidite (incluindo de Hashimoto) Após TCTH alogênico Imunodeficiência comum variável Após fármacos inibidores de *checkpoint* imune
Secundária a fármacos: anemia hemolítica imune induzida por fármaco	Pequena minoria (p. ex., com lenalidomida)	Maioria: os fármacos responsáveis atualmente mais comuns incluem cefotetana, ceftriaxona, piperacilina, metildopa, fludarabina
	Dependente de fármaco: o anticorpo só destrói os eritrócitos na presença do fármaco (p. ex., raramente penicilina)	
	Independente de fármaco: o anticorpo pode destruir os eritrócitos mesmo quando não há mais fármaco presente (p. ex., metildopa)	
Associada a	Gravidez	

Siglas: AHAI, anemia hemolítica autoimune; AR, artrite reumatoide; CMV, citomegalovírus; DCA, doença por crioaglutininas; DII, doença inflamatória intestinal; EBV, vírus Epstein-Barr; HCV, vírus da hepatite C; HIV, vírus da imunodeficiência humana; LES, lúpus eritematoso sistêmico; LLC, leucemia linfocítica crônica; TCTH, transplante de células-tronco hematopoiéticas.

conseguinte, não é surpreendente que ela esteja sendo cada vez mais reconhecida na leucemia linfocítica crônica (LLC), seja ela tratada ou não tratada; após a realização de TMO; e após transplante de órgãos sólidos associado a tratamento imunossupressor. Recentemente, a AHAI por anticorpos quentes também surgiu como efeito colateral do uso de inibidores de *checkpoints* imunes, como o nivolumabe, em pacientes portadores de vários tipos de câncer.

TRATAMENTO

Anemia hemolítica autoimune por anticorpos quentes

A AHAI aguda grave pode ser uma emergência clínica. O tratamento imediato quase sempre inclui transfusão de hemácias. Isso pode representar um problema particular, visto que muitas unidades de sangue tipadas (ou todas elas) podem ser incompatíveis. Nesses casos, é frequentemente correto, embora paradoxal, efetuar uma transfusão de sangue ABO tipado, porém incompatível, com a justificativa de que as hemácias transfundidas não serão destruídas menos – nem mais – do que as do próprio paciente, enquanto, nesse período, o paciente permanece vivo. Essa situação requer um estreito contato e compreensão entre a unidade clínica que está tratando o paciente e o banco de sangue. Quando a anemia não acarreta risco imediato à vida, a transfusão sanguínea deve ser interrompida (visto que os problemas de compatibilidade podem aumentar a cada unidade de sangue transfundido), e o tratamento clínico precisa ser iniciado imediatamente com prednisona (1 mg/kg/dia), que produzirá uma remissão imediata em pelo menos metade dos pacientes. O rituximabe (anti-CD20), anteriormente considerado como tratamento de segunda linha, está sendo cada vez mais utilizado em uma dose relativamente baixa (100 mg/semana × 4), em associação com prednisona como parte do tratamento de primeira linha. É particularmente alentador verificar que essa abordagem parece reduzir a taxa de recidiva, um evento comum na AHAI.

Para pacientes que sofrem recidiva ou que são refratários ao tratamento médico, dispõe-se agora de estratégias terapêuticas adicionais. A esplenectomia não cura a doença, mas pode proporcionar um benefício significativo, visto que remove um importante local de hemólise, com consequente melhora da anemia e/ou redução da necessidade de outras terapias (p. ex., dose de prednisona). Naturalmente, a esplenectomia não é desprovida de risco, visto que está associada a um risco aumentado de sepse e de trombose. A taxa de resposta à esplenectomia e ao rituximabe é semelhante. Desde a introdução do rituximabe, a azatioprina, a ciclofosfamida, a ciclosporina, o micofenolato e a imunoglobulina intravenosa tornaram-se agentes de segunda ou de terceira linha. Em casos refratários graves muito raros, pode ser necessário considerar uma alta dose de ciclofosfamida (50 mg/kg/dia por 4 dias), seguida de um agente mieloestimulante para sustentar a medula óssea ou do agente anti-CD52 alentuzumabe. Quando a anemia grave está associada à reticulocitopenia, o uso de eritropoietina pode ajudar a reduzir ou a evitar a necessidade de transfusão de hemácias.

HEMOGLOBINÚRIA PAROXÍSTICA A FRIO (HPF) A HPF é uma forma rara de AHAI que ocorre principalmente em crianças, habitualmente desencadeada por uma infecção viral, em geral autolimitada e caracterizada pelo anticorpo de Donath-Landsteiner. *In vitro*, esse anticorpo exibe características sorológicas singulares; geralmente possui especificidade anti-P e liga-se aos eritrócitos apenas em temperatura baixa (temperatura ideal de 4°C); entretanto, quando a temperatura alcança 37°C, ocorre lise dos eritrócitos na presença de complemento. Em consequência, há hemólise intravascular *in vivo*, que resulta em hemoglobinúria. Em termos clínicos, o diagnóstico diferencial precisa incluir outras causas de hemoglobinúria (Tab. 100-6), mas a presença do anticorpo de Donath-Landsteiner comprova a existência da HPF. O tratamento de suporte ativo, incluindo transfusão de sangue, pode ser necessário para controlar a anemia; subsequentemente, a recuperação é a regra.

DOENÇA POR CRIOAGLUTININAS Essa designação indica o outro tipo principal de AHAI, que possui características muito diferentes em comparação com a AHAIq. Em primeiro lugar, a doença por crioaglutininas (DCA) é uma condição crônica e mais frequentemente indolente – diferentemente do início abrupto da AHAI por anticorpo quente. Em segundo lugar, o prefixo *crio* refere-se ao fato de que o autoanticorpo envolvido reage pouco com os eritrócitos ou não o faz a 37°C, ao passo que apresenta uma reação intensa em temperaturas mais baixas. Em consequência, a hemólise é mais proeminente quanto mais o corpo for exposto ao frio. Em terceiro lugar, o anticorpo é produzido por um clone de linfócitos B autorreativos. Algumas vezes, a concentração sérica de anticorpos é alta o suficiente para exibir um pico na eletroforese das proteínas plasmáticas, qualificando a DCA como gamopatia monoclonal de IgM. Entretanto, difere da macroglobulinemia de Waldenström por não ter a mutação característica em *MYD88* (ver Cap. 111); em vez disso, há, no clone de células B da maioria dos pacientes com DCA, uma mutação somática no gene *KMT2D*, que codifica uma lisina-histona-metilase que parece favorecer a proliferação. O anticorpo produzido pelo clone de células B é IgM; em geral, tem especificidade anti-I (o antígeno I está presente nos eritrócitos de quase todas as pessoas) e pode apresentar um título muito alto (foram observados títulos de 1:100.000 ou mais). A IgM, quando ligada aos eritrócitos, é um poderoso ativador da cascata do complemento, com formação final do complexo de ataque à membrana (ver Fig. 100-9): isso provoca diretamente a destruição dos eritrócitos (*hemólise intravascular*: de fato, pacientes com DCA podem apresentar hemoglobinúria). Além disso, uma vez ativado, o complemento C3b liga-se aos eritrócitos que, opsonizados dessa maneira, são destruídos pelos macrófagos (*hemólise extravascular*); diferentemente da AHAI, não há predominância do baço nesse processo.

Nas formas leves de DCA, evitar a exposição ao frio pode ser tudo de que o paciente necessita para que tenha uma qualidade de vida razoavelmente confortável; contudo, nas formas mais graves, não é fácil tratar a DCA. A plasmaférese removerá os anticorpos e, portanto, é teoricamente uma abordagem racional nos casos graves. No entanto, o tratamento da DCA mudou significativamente com o advento do rituximabe, um anticorpo anti-CD20, visto que até 60% dos pacientes respondem a ele. Se a remissão for seguida de recidiva, um novo ciclo de rituximabe pode ser mais uma vez

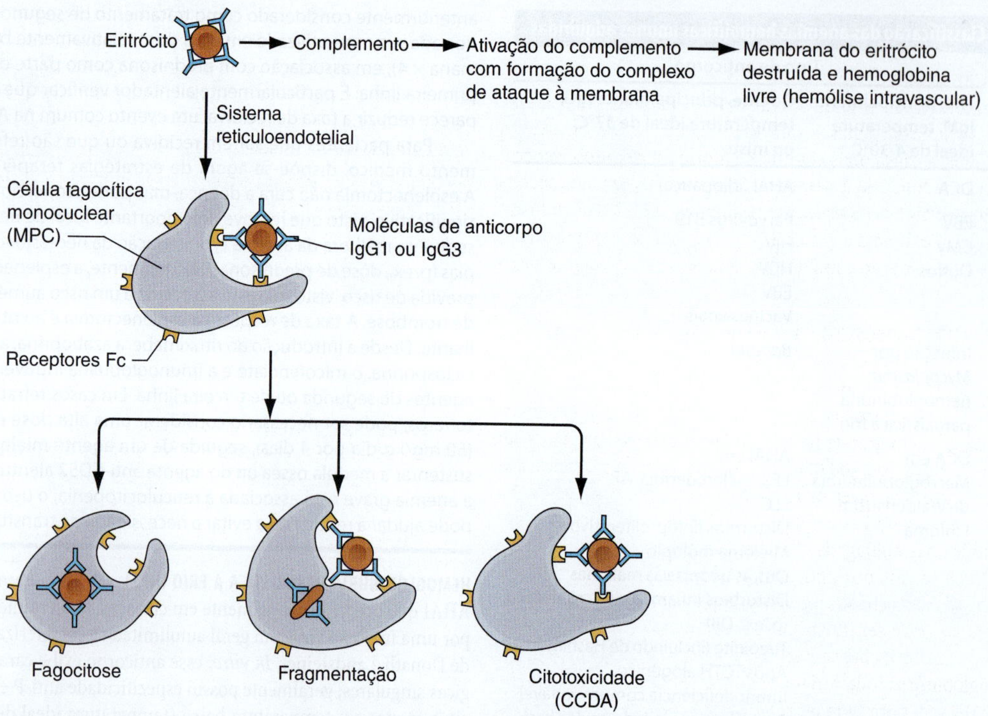

FIGURA 100-9 Mecanismo de destruição imune dos eritrócitos mediada por anticorpos. As três imagens da parte inferior ilustram três modalidades diferentes de hemólise extravascular. CCDA, citotoxicidade celular dependente de anticorpos. *(Reproduzida, com permissão, de N Young et al: Clinical Hematology. Philadelphia, Elsevier, 2006.)*

efetivo, e as remissões podem ser mais duráveis com uma combinação de rituximabe-fludarabina, em particular na DCA associada a distúrbios linfoproliferativos. Por conseguinte, mesmo na ausência de um ensaio clínico formal, o rituximabe tornou-se, de fato, o tratamento de primeira linha: particularmente já que os agentes imunossupressores/citotóxicos anteriormente usados, apesar de sua capacidade de reduzir os títulos de anticorpos, possuem eficácia clínica limitada, podendo seus efeitos colaterais ser inaceitáveis, tendo em vista a natureza crônica da DCA. Diferentemente da AHAI, a prednisona e a esplenectomia não são efetivas. No manejo da DCA em recidiva, os inibidores dos receptores de células B, venetoclax e ibrutinibe, desempenham um papel emergente, assim como o inibidor do proteassoma, o bortezomibe. Foi também explorada uma abordagem diferente direcionada para inibidores do complemento com o uso do eculizumabe (anti-C5) ou sutinlimabe (anti-C1s): uma limitação dessa abordagem é o fato de que a hemólise só será contida enquanto esses agentes forem administrados.

A transfusão de sangue como tratamento de suporte pode ser útil – apesar do fato de que as hemácias do doador, por serem I-positivas, não sobreviverão por mais tempo do que as do paciente: tanto a bolsa de sangue quanto os membros do paciente precisam ser mantidos aquecidos durante a transfusão.

Anemia hemolítica por agentes tóxicos e fármacos Vários produtos químicos com potencial oxidativo, sejam eles medicinais ou não, podem causar hemólise até mesmo em indivíduos sem deficiência de G6PD (ver anteriormente). Os exemplos são oxigênio hiperbárico (ou a 100%), nitratos, cloratos, azul de metileno, dapsona, cisplatina e diversos compostos aromáticos (cíclicos). Outras substâncias químicas podem ser hemolíticas por meio de mecanismos não oxidativos, porém, em grande parte, desconhecidos; os exemplos incluem arsina, estibina, cobre e chumbo. A AH causada por intoxicação pelo chumbo caracteriza-se por pontilhado basofílico; trata-se, de fato, de uma fenocópia daquela observada na deficiência de P5N (ver anteriormente), sugerindo que ela é mediada, pelo menos em parte, pela inibição dessa enzima pelo chumbo.

Nesses casos, a hemólise parece ser mediada por uma ação química direta sobre os eritrócitos. Todavia, os fármacos podem causar hemólise por meio de pelo menos outros dois mecanismos. (1) Um fármaco pode comportar-se como hapteno e induzir a produção de anticorpos; em raros indivíduos, isso ocorre, por exemplo, com a penicilina. Com uma exposição subsequente, os eritrócitos são incluídos como espectadores inocentes na reação entre a penicilina e os anticorpos antipenicilina. A hemólise diminui assim que se interrompe a administração de penicilina. (2) Um fármaco pode desencadear, talvez por mimetismo, a produção de um anticorpo contra um antígeno eritrocitário. O exemplo mais conhecido é a metildopa, um agente anti-hipertensivo fora de uso, que, em uma pequena fração dos pacientes, estimulava a produção do anticorpo Rhesus anti-e. Nos pacientes com esse antígeno, o anti-e é um verdadeiro autoanticorpo, que, então, provoca AH autoimune (ver adiante). Em geral, isso regride gradualmente com a interrupção da metildopa.

A hemólise intravascular grave pode ser causada pelo veneno de certas serpentes (cobras e víboras), podendo também ocorrer AH após picadas de aranha.

Hemoglobinúria paroxística noturna A hemoglobinúria paroxística noturna (HPN) é uma AH crônica adquirida, caracterizada por hemólise intravascular persistente, com exacerbações recorrentes ocasionais ou frequentes. Além de (i) hemólise, pode haver (ii) pancitopenia e (iii) uma tendência distinta à trombose venosa. Essa tríade faz a HPN ser uma condição clínica verdadeiramente singular. Entretanto, quando nem todas essas características se manifestam na apresentação, o diagnóstico costuma ser tardio, embora possa ser sempre estabelecido por exames laboratoriais apropriados (ver adiante).

A HPN é encontrada em todas as populações do mundo; entretanto, trata-se de uma doença rara, cuja prevalência estimada é de cerca de 5 a cada 1 milhão (pode ser ligeiramente menos rara no Sudeste Asiático e no Extremo Oriente). A HPN tem aproximadamente a mesma frequência em homens e mulheres. A HPN não é herdada e nunca foi relatada como doença congênita; entretanto, pode manifestar-se em crianças pequenas ou tardiamente na década dos 70 anos, embora a maioria dos pacientes seja de adultos jovens.

MANIFESTAÇÕES CLÍNICAS Quando procura assistência médica, o paciente pode relatar que, em uma manhã, "eliminou sangue em vez de urina". Esse evento angustiante ou assustador pode ser considerado a apresentação clássica; entretanto, com mais frequência, esse sintoma não é percebido ou não é relatado. Na verdade, o paciente, em geral, apresenta simplesmente um problema no diagnóstico diferencial de anemia, quer seja sintomática ou descoberta de forma incidental. Algumas vezes, a anemia está associada à neutropenia, à trombocitopenia ou a ambas, sinalizando, assim, um componente de insuficiência da medula óssea (ver adiante). Alguns pacientes podem apresentar episódios recorrentes de dor abdominal intensa; por fim, constata-se que está relacionada com trombose em veias abdominais ou pode ser atribuída à depleção de NO associada à hemólise intravascular.

Quando a trombose acomete a veia hepática, pode ocasionar hepatomegalia aguda e ascite, isto é, uma síndrome de Budd-Chiari franca que, na ausência de doença hepática, aumenta a suspeita de HPN.

A história natural da HPN pode estender-se por décadas. No passado, com tratamento de suporte apenas, a sobrevida mediana era estimada em cerca de 10 a 20 anos; a causa mais comum de morte é a trombose venosa, seguida de infecção secundária à neutropenia grave e hemorragia secundária à trombocitopenia grave. Raramente (estimativa de 1-2% de todos os casos), a HPN pode evoluir para a leucemia mieloide aguda. Por outro lado, foi documentada a recuperação completa espontânea da HPN, embora isso raramente ocorra.

EXAMES LABORATORIAIS E DIAGNÓSTICO O achado mais consistente no exame de sangue é a anemia, que pode variar de discreta a moderada até muito grave. A anemia é habitualmente normocítica a macrocítica, com morfologia do eritrócito sem aspectos notáveis. Se o VCM estiver elevado, esse achado geralmente é explicado, em grande parte, pela reticulocitose, que pode ser muito acentuada (até 20%, ou 400.000/μL). A anemia pode tornar-se microcítica se o paciente desenvolver deficiência de ferro em consequência da perda crônica de ferro devido à hemoglobinúria. Há elevação discreta a moderada da bilirrubina não conjugada. A elevação acentuada da LDH é típica (são comuns valores na casa dos milhares), e a haptoglobina não costuma ser detectável. Todos esses achados tornam o diagnóstico de AH convincente. A hemoglobinúria pode ser franca em uma amostra de urina aleatória; caso contrário, pode ser útil obter amostras de urina seriadas (Fig. 100-9), visto que a hemoglobinúria pode variar acentuadamente de um dia para outro e até mesmo de uma hora para outra. A medula óssea é habitualmente celular, com hiperplasia eritroide acentuada a maciça, frequentemente com características diseritropoiéticas leves a moderadas (que se sobrepõem com aquelas observadas nas síndromes mielodisplásicas; todavia, a HPN continua sendo uma entidade separada). Em algum estágio da doença, a medula pode ficar hipocelular ou mesmo francamente aplásica (ver adiante).

O diagnóstico definitivo de HPN deve se basear na demonstração de que uma proporção substancial dos eritrócitos do paciente tem maior suscetibilidade ao complemento (C), devido à deficiência de suas proteínas de superfície (em particular, CD59 e CD55), que protegem normalmente os eritrócitos contra o C ativado. O teste de hemólise com sacarose não é confiável; por outro lado, o teste de soro acidificado (Ham) é altamente confiável, porém só é realizado em poucos laboratórios. O padrão de referência atual é a citometria de fluxo, que pode ser realizada com granulócitos ou com eritrócitos, com sensibilidade muito alta. Na HPN, caracteristicamente, observa-se uma distribuição bimodal das células, com uma população distinta negativa para CD59 e CD55. Embora populações muito pequenas de células CD59(−) são de interesse em termos de fisiopatologia (particularmente anemia aplásica [AA]), nenhum paciente deve ser diagnosticado com HPN, a não ser que a proporção seja substancial: em uma primeira aproximação, de pelo menos 5% dos eritrócitos totais e pelo menos 20% dos granulócitos totais.

FISIOPATOLOGIA A hemólise na HPN é principalmente intravascular e deve-se a uma anormalidade intrínseca do eritrócito, que o torna extremamente sensível ao C ativado, seja ele ativado pela via alternativa ou por uma reação antígeno-anticorpo. O primeiro mecanismo é responsável principalmente pela hemólise crônica na HPN, ao passo que o segundo mecanismo explica por que a hemólise pode ser acentuadamente exacerbada na evolução de uma infecção viral ou bacteriana. A hipersensibilidade ao C deve-se à deficiência de várias proteínas protetoras da membrana eritrocitária (Fig. 100-10), entre as quais CD59 é a mais importante, visto que tem a capacidade de impedir a inserção de polímero C9 (o denominado complexo de ataque à membrana [MAC, do inglês *membrane attack complex*]) na membrana. A base molecular para a deficiência dessas proteínas não foi atribuída a um defeito em qualquer um dos genes respectivos, mas à escassez de uma molécula glicolipídica singular, o GPI (Fig. 100-2), que, por meio de uma ponte peptídica, ancora essas proteínas à superfície da membrana das células. Por sua vez, a escassez de GPI deve-se a uma mutação no gene ligado ao X, denominado *PIGA*, necessário para uma etapa inicial na biossíntese do GPI. Em consequência, a medula óssea do paciente é um mosaico de células mutantes e não mutantes, e o sangue periférico sempre contém tanto células GPI-negativas (HPN) quanto células GPI-positivas (não HPN): na maioria dos casos, prevalecem as primeiras. A trombose é uma das complicações potencialmente fatais de efeito mais imediato da HPN e ainda uma das menos entendidas na patogênese desse problema. Pode ser que a deficiência de CD59 na plaqueta da HPN cause ativação imprópria da plaqueta, mas é possível que haja outros mecanismos. Em casos muito raros, a HPN pode ser causada por mutações bialélicas do gene *PIGT*, na ausência de mutação *PIGA*. Nesses casos, como o GPI é produzido, mas não pode se ligar às proteínas, o quadro clínico é ainda mais complicado pela coexistência de um estado inflamatório crônico.

INSUFICIÊNCIA DA MEDULA ÓSSEA E RELAÇÃO ENTRE A HEMOGLOBINÚRIA PAROXÍSTICA NOTURNA E A ANEMIA APLÁSICA Não é raro que pacientes com HPN firmemente estabelecida tenham uma história pregressa de anemia aplásica (AA), algumas vezes bem documentada; de fato, a insuficiência da medula óssea (IMO) que precede a HPN franca é provavelmente mais a regra do que a exceção. Em contrapartida, às vezes um paciente com HPN torna-se menos hemolítico e mais pancitopênico, acabando por apresentar um quadro clínico de AA. A relação entre a HPN e a AA manifestada na evolução clínica de pacientes pode refletir uma estreita ligação na patogênese. Acredita-se que a AA seja uma doença autoimune específica de órgão, em que as células T provocam dano às células-tronco hematopoiéticas por meio de um alvo molecular ainda não identificado. Isso também pode ser válido para a HPN, cujo alvo poderia ser a própria molécula de GPI. Isso explicaria por que as células-tronco GPI-negativas (HPN) são poupadas; podem ser demonstradas mutações de *PIGA* nos indivíduos normais. Por conseguinte, a HPN resulta da ação combinada de dois fatores: falha da hematopoiese normal e expansão maciça de um clone de HPN. Há evidências, com base em modelos murinos, de que as células-tronco da HPN não se expandem por si só, e há evidências a partir de pacientes humanos de que a expansão esteja associada a uma seleção negativa contra células GPI-positivas por células T GPI-específicas. Por conseguinte, a HPN fornece um ótimo exemplo de uma doença clonal que não é maligna.

TRATAMENTO
Hemoglobinúria paroxística noturna

Até cerca de 15 anos atrás, havia essencialmente duas opções de tratamento para a HPN: o TMO alogênico, que proporciona uma cura definitiva, porém à custa de riscos não desprezíveis; ou tratamento de suporte continuado para aquilo que pode ser – diferentemente de outras AHs adquiridas – uma condição vitalícia. Um grande avanço foi a introdução, em 2007, de um anticorpo monoclonal humanizado, o eculizumabe, que se liga ao componente C5 do complemento próximo ao sítio, que, quando clivado, desencadeia a parte distal da cascata do complemento, levando à formação do MAC. Com o C5 bloqueado pelo anti-C5, o paciente é aliviado da hemólise intravascular e suas consequências, incluindo hemoglobinúria, com diminuição substancial na taxa de trombose. Na maioria dos pacientes que necessitam de transfusão sanguínea regular, a necessidade de transfusão é eliminada ou significativamente reduzida. Para muitos pacientes com HPN, o eculizumabe representou uma melhora efetiva na qualidade de vida, bem como uma redução das complicações, particularmente trombose. Ao mesmo tempo, é importante saber que, nos pacientes tratados com eculizumabe, os eritrócitos da HPN, agora protegidos da lise por meio do MAC, ainda se ligam a fragmentos C3 e, portanto, tornam-se opsonizados. Em consequência, a hemólise continua, porém ela agora é extravascular. A extensão com que isso ocorre depende, em parte, de um polimorfismo genético do receptor do complemento CR1. Os pacientes que, quando tratados com eculizumabe, ainda estão recebendo transfusão de sangue correm risco de sobrecarga de ferro. Com base em sua meia-vida, o eculizumabe precisa ser administrado por via intravenosa a cada 14 dias. O ravulizumabe, um derivado anti-C5 de longa vida do eculizumabe, é administrado a intervalos de 8 semanas, em vez de 2 semanas; isso proporciona benefício semelhante, com vantagem prática óbvia.

O eculizumabe e o ravulizumabe são muito caros e, por esse motivo, não são acessíveis aos pacientes em muitas partes do mundo. Por essa razão, o tratamento de suporte da HPN continua sendo muito importante. Os suplementos de ácido fólico (pelo menos 3 mg/dia) são obrigatórios; deve-se verificar o nível sérico de ferro periodicamente, e devem-se administrar suplementos de ferro, quando apropriado. A transfusão de hemácias livres de leucócitos deve ser usada sempre que necessário – o que, para alguns pacientes, significa com bastante frequência. Os glicocorticoides em longo prazo não estão indicados, visto que não há evidências de que possam exercer qualquer efeito sobre a hemólise crônica; na verdade, estão contraindicados, visto que seus efeitos colaterais são

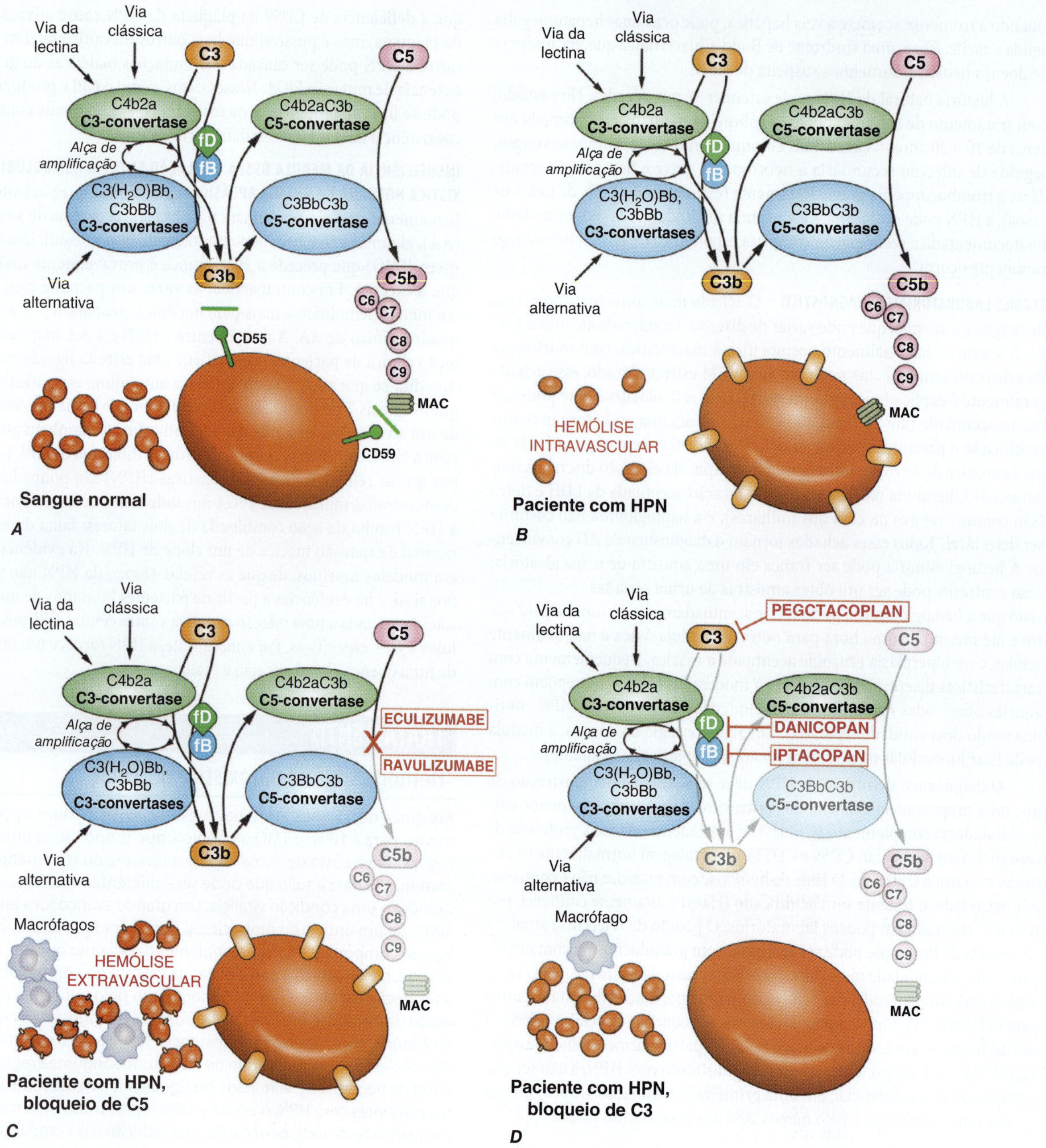

FIGURA 100-10 **Cascata do complemento e o destino dos eritrócitos.** ***A.*** No sangue normal, quando o complemento é ativado, os eritrócitos são protegidos de várias maneiras da lise: principalmente pelas 2 proteínas de superfície ligadas ao glicosilfosfatidilinositol (GPI), CD55 (que impede a ligação de fragmento C3) e CD59 (que impede a inserção do complexo de ataque à membrana [MAC] na membrana). ***B.*** Os eritrócitos da HPN são deficientes em CD55 e CD59, visto que a via de biossíntese do GPI é bloqueada em consequência de uma mutação PIGA; assim, os fragmentos C3, em particular C3d, ligam-se à sua superfície, e os eritrócitos são rapidamente lisados pela ação do MAC. ***C.*** Com fármacos (anticorpos monoclonais) que se ligam ao C5 e impedem a sua clivagem em C5a e C5b, toda a via distal de C5 em diante é bloqueada. Não há formação do MAC, e a hemólise intravascular é anulada. Entretanto, os eritrócitos opsonizados pelo C3d são destruídos no baço e em outros locais; essa hemólise extravascular induzida por fármacos varia quanto à sua gravidade entre os pacientes. O teste de Coombs, que é caracteristicamente negativo na HPN, torna-se positivo (contanto que seja utilizado um reagente de "amplo espectro" ou anticomplemento). ***D.*** Com um fármaco dirigido para C3, a formação de C3b é inibida, e a via distal não é desencadeada por C3b. Portanto, mais uma vez, não há formação de MAC (anulando a hemólise intravascular), e, ao mesmo tempo, a opsonização dos eritrócitos por C3d é evitada, de modo que a hemólise extravascular também é contida. Isso também é, em grande parte, válido para fármacos que têm como alvo o fator B ou fator D, embora C3b ainda possa ser formado pela via clássica. *(Reproduzida, com permissão, de L Luzzatto: Control of hemolysis in patients with PNH. Blood 138:1909, 2021.)*

consideráveis. Um ciclo de prednisona de curta duração pode ser útil quando a hemólise é exacerbada por um processo inflamatório. Qualquer paciente que tenha tido trombose venosa ou que possua um estado trombofílico geneticamente determinado além da HPN deve receber profilaxia regular com anticoagulante. Na presença de complicações trombóticas que não regridem, pode-se indicar o tratamento trombolítico com ativador do plasminogênio tecidual.

Nos locais onde a terapia anti-C5 está disponível, a proporção de pacientes submetidos a TMO diminuiu significativamente. Entretanto, quando se dispõe de um irmão HLA-idêntico, deve-se considerar o TMO para qualquer paciente jovem com HPN grave, bem como para aqueles com a síndrome de HPN-AA, visto que o eculizumabe não tem nenhum efeito sobre a IMO. Para esses pacientes, o tratamento imunossupressor com globulina antitimócito e ciclosporina A pode constituir uma alternativa e pode ser compatível com a administração concomitante de eculizumabe.

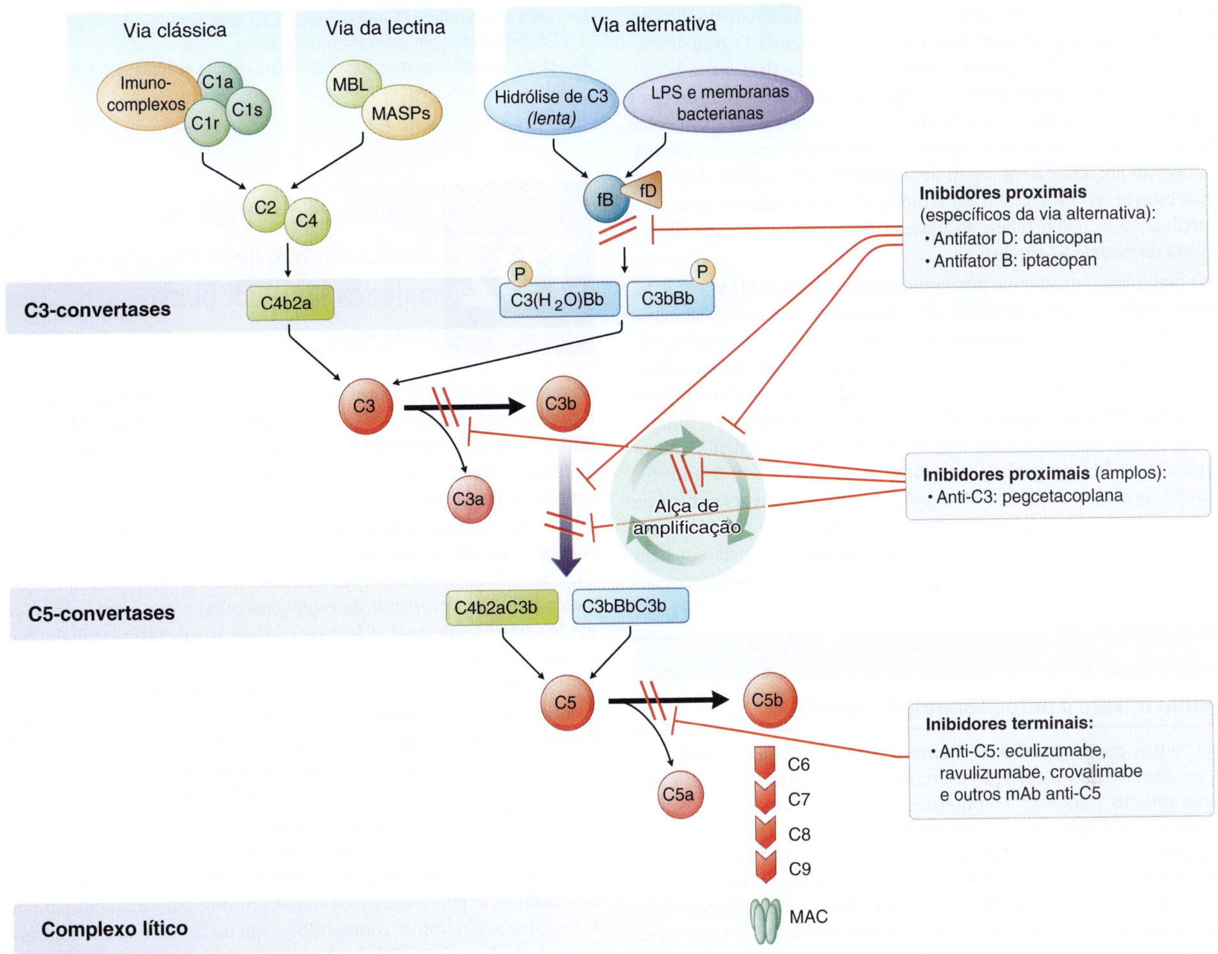

FIGURA 100-11 Anticorpos monoclonais e pequenas moléculas em uso ou em desenvolvimento para o manejo da HPN e de outros distúrbios relacionados com o complemento. Os componentes do complemento estão indicados por C, seguido de um número. MBL refere-se à lectina de ligação à manose; MASP1, à serina-protease 1 associada à lectina de ligação à manose. P é properdina. Entre os inibidores mostrados à direita, apenas o eculizumabe e o ravulizumabe, que se ligam ao C5 e, portanto, são inibidores da via distal, já são medicamentos licenciados: ambos anulam efetivamente a formação do MAC, porém não interferem na formação da C3-convertase ou da C5-convertase: em contrapartida, isso pode ser obtido com os inibidores a montante danicopan, iptacopan e pegcetacoplana.

Tendo em vista a hemólise intravascular persistente e, algumas vezes, a necessidade persistente de transfusão sanguínea em pacientes com HPN que recebem terapia de bloqueio de C5, houve grande estímulo no desenvolvimento de agentes passíveis de inibir a ativação do complemento mais a montante. Vários compostos que inibem a função convertase de C3 ou fatores plasmáticos necessários para essa função estão atualmente em fase de ensaios clínicos (ver Fig. 100-11).

LEITURAS ADICIONAIS

Barcellini W et al: The changing landscape of autoimmune hemolytic anemia. Front Immunol 11:1, 2020.

Brodsky RA: Warm autoimmune hemolytic anemia. N Engl J Med 381:647-654, 2019.

Dacie J: *The Haemolytic Anaemias*. London, Churchill Livingstone, volumes 1-5, 1985-1999.

De Franceschi L et al: Acute hemolysis by hydroxycloroquine was observed in G6PD-deficient patient with severe COVD-19 related lung injury. Eur J Intern Med 77:136, 2020.

Grace RF et al: Clinical spectrum of pyruvate kinase deficiency: Data from the Pyruvate Kinase Deficiency Natural History Study. Blood 131:2183, 2018.

Iolascon A et al: Advances in understanding the pathogenesis of red cell membrane disorders. Br J Haematol 187:13, 2019.

Loirat C et al: An international consensus approach to the management of atypical hemolytic uremic syndrome in children. Pediatr Nephrol 31:15, 2016.

Luzzatto L, Karadimitris A: Paroxysmal nocturnal haemoglobinuria (PNH): Novel therapies for an ancient disease. Br J Haematol 191:579, 2020.

Luzzatto L et al: Glucose-6-phosphate dehydrogenase deficiency. Blood 136:1225, 2020.

Uyoga S et al: Glucose-6-phosphate dehydrogenase deficiency and the risk of malaria and other diseases in children on the coast of Kenya: A case-control and a cohort study. Lancet Haematology 2:e437, 2015.

101 Anemia devido à perda sanguínea aguda

Dan L. Longo

A perda de sangue provoca anemia por dois mecanismos principais: (1) pela perda direta de eritrócitos e (2) quando a perda de sangue é prolongada, ela gradualmente esgota as reservas de ferro, resultando, por fim, em deficiência de ferro. Este último tipo de anemia é abordado no Capítulo 97. Aqui, discutimos o primeiro tipo, isto é, a *anemia pós-hemorrágica*, que segue a perda de sangue *aguda*. Essa perda pode ser *externa* (p. ex., após trauma ou hemorragia obstétrica) ou *interna* (p. ex., decorrente de sangramento no trato gastrintestinal, ruptura do baço, ruptura de gravidez ectópica, hemorragia subaracnóidea, extravasamento de aneurisma). Em qualquer dos casos, após a perda súbita de grande quantidade de sangue, há três estágios clínicos/fisiopatológicos. (1) Primeiro, a característica dominante é a hipovolemia, que é uma ameaça particular aos órgãos que normalmente recebem um grande aporte de sangue, como ocorre com o cérebro e os rins; portanto, a perda de consciência e a insuficiência renal aguda são ameaças importantes. É importante observar que, nesse estágio, um hemograma comum não mostra anemia, pois a concentração de hemoglobina não é afetada. No exame físico, pode-se observar a presença de taquicardia, taquipneia, diminuição da pressão de pulso, pele fria de aparência pálida e moteada e diminuição do débito urinário. (2) Segundo, como uma resposta emergencial, os barorreceptores e os receptores de estiramento causam liberação de vasopressina e outros peptídeos, e o corpo desvia fluidos do compartimento extravascular para o intravascular, causando hemodiluição; assim, a hipovolemia gradualmente se converte em anemia. O grau de anemia reflete a quantidade de perda sanguínea. Se depois de 3 dias a hemoglobina for de 7 g/dL, por exemplo, isso significa que houve perda de cerca da metade de todo o sangue. (3) Terceiro, contanto que o sangramento não continue, a resposta da medula óssea gradualmente diminuirá a anemia. Nessa fase do processo, a contagem de reticulócitos e os níveis de eritropoietina estarão elevados. O aumento fisiológico na produção de eritrócitos pela medula óssea, que se reflete no aumento de reticulócitos, é semelhante à resposta da medula à hemólise.

O diagnóstico de anemia pós-hemorrágica aguda (APHA) em geral é simples, embora alguns episódios de sangramento interno (p. ex., após lesão traumática), mesmo quando grandes, não sejam imediatamente evidentes. É necessário procurar achados físicos que possam ajudar a localizar o sangramento. O sinal de Grey Turner (equimose no flanco) pode refletir sangramento retroperitoneal. O sinal de Cullen (equimose umbilical) pode sugerir sangramento intraperitoneal ou retroperitoneal. A macicez à percussão do tórax pode sugerir sangramento intrapleural. Todavia, se houve uma queda abrupta da hemoglobina, qualquer que seja a história fornecida pelo paciente, deve-se suspeitar de APHA. Pode ser necessário obter uma história suplementar, fazendo perguntas apropriadas, bem como realizar exames adequados (p. ex., ultrassonografia ou endoscopia).

TRATAMENTO

Anemia devido à perda sanguínea aguda

Em pacientes com instabilidade hemodinâmica, a avaliação habitual das vias respiratórias, respiração e circulação é prioritária. Na presença de sangramento associado à hipotensão, o suporte farmacológico com vasopressores é fundamental. Quanto ao tratamento da anemia, uma abordagem dupla é indispensável. (1) Em muitos casos, é preciso repor o sangue perdido imediatamente. Diferentemente de muitas anemias crônicas, quando a identificação e a correção da causa da anemia são a prioridade máxima e pode ser que não haja necessidade de transfusão de sangue, pois o corpo está adaptado à anemia, o inverso é verdadeiro na perda sanguínea aguda; isto é, como o corpo não está adaptado à anemia, a transfusão de sangue passa a ser prioridade. (2) Enquanto a emergência está sendo enfrentada, é indispensável parar a hemorragia e eliminar sua fonte.

Em uma situação de hemorragia aguda, o plasma pode ser preferido à solução salina para expansão do volume, já que a diluição dos fatores de coagulação com solução cristaloide pode inferir com a hemostasia.

Um tipo especial de APHA é a perda de sangue durante e imediatamente após uma cirurgia, que pode ser substancial (p. ex., até 2 L, no caso de prostatectomia radical). Naturalmente, com procedimentos cirúrgicos eletivos, pode-se dispor do sangue armazenado do próprio paciente (por meio de doação pré-operatória de sangue autólogo), e, em todos os casos, a perda de sangue deve ser cuidadosamente monitorada/quantificada. Como essa perda é iatrogênica, os esforços para otimizar seu tratamento devem ser ainda maiores. Características especiais de medicações para transfusão são discutidas no **Capítulo 113**.

Há muito tempo, tem-se a ideia de um substituto do sangue como "Santo Graal" da emergência clínica, que seria universalmente disponível, apropriado para todos os pacientes, fácil de conservar e transportar, seguro e tão efetivo quanto o próprio sangue. Dois caminhos principais foram seguidos: (1) substâncias químicas sintéticas de fluorcarbono que se ligam de modo reversível ao oxigênio; e (2) hemoglobinas artificialmente modificadas, conhecidas como carreadores de oxigênio à base de hemoglobina (HBOCs, de *hemoglobin-based oxygen carriers*). Embora haja vários relatos informais sobre o uso de ambas as abordagens em seres humanos, e apesar de os HBOCs já terem alcançado o estágio de fase II-III dos estudos clínicos, ainda nenhum "substituto do sangue" se tornou o tratamento-padrão.

LEITURAS ADICIONAIS

Haldar R et al: Artificial blood: A futuristic dimension of modern day transfusion sciences. Cardiovasc Hematol Agents Med Chem 17:11, 2019.

Martini WZ: Coagulation complications following trauma. Mil Med Res 3:35, 2016.

Moradi S et al: Artificial blood substitutes: First steps on the long route to clinical utility. Clin Med Insights Blood Disord 9:33, 2016.

Mullier F et al: Facing coagulation disorders after acute trauma. B-ENT Suppl 26:67, 2016.

102 Síndromes de insuficiência da medula óssea, incluindo anemia aplásica e mielodisplasia

Neal S. Young

As doenças por insuficiência da medula óssea incluem a anemia aplásica, a síndrome mielodisplásica (SMD), a aplasia eritroide pura (AEP) e a mieloftise. A anemia hipoproliferativa é uma importante característica desses distúrbios, porém a *pancitopenia* é mais frequente: anemia, leucopenia e trombocitopenia. As baixas contagens sanguíneas na insuficiência da medula óssea resultam da deficiência da hematopoiese, distintas da queda na contagem das células sanguíneas devido à destruição periférica dos eritrócitos (anemias hemolíticas), das plaquetas (púrpura trombocitopênica idiopática [PTI] ou decorrente da esplenomegalia) e dos granulócitos (como nas leucopenias imunes). A lesão e a disfunção medulares também podem ser secundárias a infecção, inflamação ou câncer.

As síndromes de insuficiência hematopoiética são classificadas segundo as características morfológicas dominantes da medula óssea **(Tab. 102-1)**. Embora a distinção entre essas síndromes geralmente seja clara com base na patologia da medula óssea, alguns processos são tão estreitamente relacionados que o diagnóstico pode ser complexo. A separação entre anemia aplásica e SMD hipocelular pode ser particularmente difícil. As mutações em rastreamento genômico podem ser etiológicas ou interpretadas como fatores de risco. Alguns pacientes parecem sofrer simultaneamente de duas ou três doenças relacionadas, ou um diagnóstico parece evoluir para outro. Muitas dessas síndromes compartilham um mecanismo imunologicamente mediado de destruição medular, bem como algum elemento de instabilidade genômica, resultando em uma taxa mais elevada de transformação maligna.

É importante que o internista e o clínico geral reconheçam as síndromes de insuficiência da medula óssea porque a qualidade de vida e os seus prognósticos definitivos podem ser ruins caso o paciente não seja tratado; terapias eficazes, em geral, estão disponíveis, porém são tão complicadas quanto a sua escolha e aplicação que necessitam dos cuidados de um hematologista ou oncologista. Embora a identificação de mutações patogênicas no rastreamento genômico, frequentemente em testes solicitados pelo internista e pediatra, tenha revolucionado o diagnóstico das síndromes de insuficiência medular, esses resultados exigem, com frequência, a interpretação do hematologista e do oncologista.

ANEMIA APLÁSICA

DEFINIÇÃO

A anemia aplásica é uma pancitopenia com hipocelularidade da medula óssea. A anemia aplásica adquirida distingue-se da aplasia iatrogênica, da hipocelularidade medular após quimioterapia citotóxica intensiva para o câncer e de lesão física e química geralmente acidental, como intoxicação por irradiação. A anemia aplásica também pode ser constitucional. Doenças genéticas, como a anemia de Fanconi e a disceratose congênita, surgem geralmente no início da infância e apresentam anomalias físicas típicas. As doenças dos telômeros **(ver Cap. 469)** e as manifestações hematológicas de mutações em determinados genes, como *GATA2*, *RUNX1* e *MPL*, podem se manifestar como insuficiência da medula óssea em adultos de aparência normal. Com frequência, a anemia aplásica adquirida é estereotipada em suas manifestações, com início abrupto de contagens hematológicas baixas em adultos jovens previamente sadios; o início pode ser precedido de hepatite soronegativa ou de um ciclo de um fármaco determinado. Nessas circunstâncias, o diagnóstico não é complicado. Às vezes, a diminuição das contagens no hemograma é moderada ou incompleta, resultando em alguma combinação de anemia, leucopenia e trombocitopenia. A anemia aplásica está relacionada tanto com a

TABELA 102-1 ■ Diagnóstico diferencial de pancitopenia

Pancitopenia com medula óssea hipocelular	
Anemia aplásica adquirida	
Anemia aplásica constitucional (anemia de Fanconi, disceratose congênita e outras)	
Síndrome mielodisplásica hipocelular	
Leucemia aleucêmica rara	
Algumas leucemias linfoides agudas	
Linfomas raros da medula óssea	
Deficiência de cobre	
Pancitopenia com medula óssea normocelular	
Doenças primárias da medula óssea	Secundárias a doenças sistêmicas
Síndromes mielodisplásicas	Lúpus eritematoso sistêmico
Hemoglobinúria paroxística noturna (HPN)	Hiperesplenismo
Mielofibrose	Deficiência de folato e B_{12}
Leucemia aleucêmica	Deficiência de cobre
Mieloftise	Álcool
Linfoma da medula óssea	Infecção pelo HIV
Linfoma de células pilosas	Brucelose
	Sarcoidose
	Tuberculose
	Leishmaniose
	Sepse
Medula óssea hipocelular com ou sem pancitopenia	
Febre Q	
Legionelose	
Anorexia nervosa, inanição	
Mycobacterium	

hemoglobinúria paroxística noturna (HPN; Cap. 100) quanto com a SMD, e pode não ser possível efetuar uma distinção clara entre esses distúrbios.

EPIDEMIOLOGIA

A incidência da anemia aplásica adquirida na Europa e em Israel é de 2 casos por milhão de pessoas por ano. Na Tailândia e na China, encontraram-se taxas de 5 a 7 por milhão. Em geral, ambos os sexos são acometidos com igual frequência; entretanto, a distribuição etária é bifásica, sendo o maior pico na segunda e na terceira décadas de vida, ocorrendo uma segunda elevação em idosos.

ETIOLOGIA

As origens da anemia aplásica foram deduzidas de várias associações clínicas recorrentes (Tab. 102-2); infelizmente, tais relações não são confiáveis em um paciente individual e podem não ser etiológicas. Além disso, embora a maioria dos casos de anemia aplásica seja idiopática, poucos elementos além da história clínica separam os referidos casos daqueles com etiologia presumida, como uma exposição a fármacos.

Radiação A aplasia de medula óssea é a principal sequela aguda da radiação. A radiação causa lesões no DNA; os tecidos dependentes de mitose ativa são particularmente suscetíveis. Os acidentes nucleares envolvem não apenas os trabalhadores de usinas atômicas, mas também os funcionários de hospitais, laboratórios e indústria (esterilização de alimentos, radiografias metálicas, etc.), assim como inocentes expostos a fontes roubadas, deslocadas ou utilizadas de maneira imprópria. Embora a dose de radiação possa ser estimada aproximadamente a partir da taxa e do grau de declínio das contagens hematológicas, a dosimetria por reconstrução da exposição ajuda a estimar o prognóstico do paciente e a proteger os profissionais de saúde do contato com tecidos e excretas radioativos. A SMD e a leucemia são efeitos tardios da radiação (mas esse provavelmente não é o caso da anemia aplásica).

Substâncias químicas O benzeno é uma causa notória de insuficiência da medula óssea: dados epidemiológicos, clínicos e laboratoriais estabelecem uma ligação entre o benzeno e a anemia aplásica, a leucemia aguda e anormalidades sanguíneas e medulares. No caso da leucemia, a incidência correlaciona-se com a exposição cumulativa; todavia, a suscetibilidade também deve ser importante, visto que apenas uma minoria de trabalhadores submetidos à exposição maciça apresenta mielotoxicidade. A história

TABELA 102-2 ■ Classificação da anemia aplásica e das citopenias isoladas

Adquirida	Hereditária/constitucional
Anemia aplásica	
Secundária	Anemia de Fanconi
Radiação	Disceratose congênita/doença dos telômeros
Fármacos e produtos químicos	Síndrome de Shwachman-Diamond
Efeitos regulares	Anemia aplásica familiar/síndromes de predisposição à leucemia: *GATA2*, *RUNX1*, *CTLA4* e outros
Reações idiossincrásicas	
Vírus	
Vírus Epstein-Barr (mononucleose infecciosa)	Síndromes não hematológicas (de Down, de Dubowitz, de Seckel)
Hepatite (hepatite não A, não B, não C)	
Parvovírus B19 (crise aplásica transitória, aplasia eritroide pura [AEP])	
HIV-1 (Aids)	
Doenças imunes	
Fascite eosinofílica	
Hipoimunoglobulinemia	
Linfocitose de grandes linfócitos granulosos (GLGs)	
Timoma/carcinoma tímico	
Doença do enxerto contra o hospedeiro na imunodeficiência	
Hemoglobinúria paroxística noturna (HPN)	
Gestação	
Idiopática (imune)	
Citopenias	
AEP (ver Tab. 102-4)	AEP congênita (anemia de Diamond-Blackfan)
Neutropenia/agranulocitose	
Idiopática	Síndrome de Kostmann
Fármacos, toxinas	Síndromes de Shwachman-Diamond
Linfocitose de GLGs	Disgenesia reticular
Aplasia pura dos leucócitos (+/– timoma)	
Trombocitopenia	
Fármacos, toxinas	Trombocitopenia amegacariocítica
Trombocitopenia amegacariocítica adquirida	Trombocitopenia com ausência de rádio Outras mutações raras de linhagem germinativa

ocupacional é importante, em particular em indústrias onde o benzeno é utilizado para fins secundários, em geral como solvente. As doenças hematológicas relacionadas com o benzeno apresentaram declínio com a regulamentação da exposição industrial. Embora o benzeno, em geral, não esteja mais disponível como solvente doméstico, a exposição a seus metabólitos ocorre na dieta normal e no ambiente. A associação entre a insuficiência da medula óssea e outras substâncias químicas está menos documentada. Além disso, há evidências diretas escassas de insuficiência medular como efeito tardio da exposição, até mesmo ao benzeno.

Medicamentos (Tab. 102-3) Muitos agentes quimioterápicos causam supressão da medula óssea como principal toxicidade; os efeitos dependem da dose e ocorrem em todos os receptores. Por outro lado, as reações idiossincráticas a um grupo grande e diverso de fármacos podem levar ao desenvolvimento de anemia aplásica sem uma relação dose-resposta clara. Um estudo internacional de grande porte conduzido na Europa, na década de 1980, quantificou as relações farmacológicas, em particular analgésicos

TABELA 102-3 ■ Alguns fármacos e substâncias químicas associados à anemia aplásica

Agentes que produzem depressão da medula regularmente, como toxicidade principal, em doses normalmente usadas ou em exposições normais:

- Fármacos citotóxicos usados na quimioterapia do câncer: *agentes alquilantes, antimetabólitos, antimitóticos*, alguns antibióticos

Agentes que produzem aplasia da medula frequentemente, porém não sempre, decorrente de:

- *Benzeno*

Agentes associados à anemia aplásica, porém com probabilidade relativamente baixa:

- *Cloranfenicol*
- Inseticidas
- Antiprotozoários: *quinacrina* e cloroquina, mepacrina
- Anti-inflamatórios não esteroides (incluindo *fenilbutazona*, indometacina, ibuprofeno, sulindaco, ácido acetilsalicílico)
- Anticonvulsivantes (*hidantoínas*, *carbamazepina*, fenacemida, felbamato)
- Metais pesados (*ouro*, arsênico, bismuto, mercúrio)
- Sulfonamidas: alguns antibióticos, fármacos antitireoidianos (metimazol, metiltiouracila, propiltiouracila), fármacos antidiabéticos (tolbutamida, clorpropamida), inibidores da anidrase carbônica (acetazolamida e metazolamida)
- Anti-histamínicos (*cimetidina*, clorfeniramina)
- D-penicilamina
- Estrogênios (na gravidez e em altas doses em animais)

Agentes cuja associação à anemia aplásica é mais tênue:

- Outros antibióticos (estreptomicina, tetraciclina, meticilina, mebendazol, trimetoprima/sulfametoxazol, flucitosina)
- Sedativos e tranquilizantes (clorpromazina, proclorperazina, piperacetazina, clordiazepóxido, meprobamato, metiprilona)
- Alopurinol
- Metildopa
- Quinidina
- Lítio
- Guanidina
- Perclorato de potássio
- Tiocianato
- Carbimazol

Nota: os termos em itálico representam a associação mais consistente com a anemia aplásica.

não esteroides, sulfonamidas, agentes antitireoidianos, alguns psicotrópicos, penicilamina, alopurinol e ouro. A associação não significa casualidade: um fármaco pode ter sido utilizado para tratar os primeiros sintomas de insuficiência da medula óssea (antibióticos para febre ou doença viral precedente) ou ter provocado os primeiros sintomas de doença preexistente (petéquias por anti-inflamatórios não esteroides administrados a paciente com trombocitopenia). No contexto do uso de fármacos, as reações idiossincráticas, embora individualmente devastadoras, são eventos raros. As estimativas de risco, em geral, são inferiores quando determinadas em estudos populacionais. Além disso, o baixo risco absoluto também se torna mais óbvio: mesmo um aumento de 10 ou 20 vezes no risco se traduz em uma doença rara em apenas alguns casos de anemia aplásica induzida por fármaco entre centenas de milhares de pessoas expostas.

Infecções A ocorrência de uma discreta redução transitória das contagens hematológicas é frequente em muitas infecções virais e bacterianas. Raramente, a anemia aplásica sucede a mononucleose infecciosa. O parvovírus B19 não causa geralmente insuficiência da medula óssea generalizada.

Doenças imunológicas A aplasia representa importante consequência e causa inevitável de morte na *doença do enxerto contra o hospedeiro* (DECH) *associada à transfusão*, que pode ocorrer após a infusão de hemocomponentes não irradiados para um receptor imunodeficiente. A anemia aplásica está fortemente associada à rara síndrome vascular do colágeno, fascite eosinofílica, que se caracteriza por induração dolorosa dos tecidos subcutâneos (Cap. 360). O timoma e a hipoimunoglobulinemia representam associações ocasionais com a anemia aplásica. A pancitopenia com hipoplasia da medula óssea também pode ocorrer no lúpus eritematoso sistêmico (LES).

Hepatite A insuficiência da medula óssea pós-hepatite compreende cerca de 5% das etiologias na maioria das séries. Em geral, os pacientes são homens jovens que se recuperaram de um episódio de hepatite há 1 ou 2 meses; a pancitopenia subsequente é muito grave. A hepatite é soronegativa (não A, não B, não C); esforços laboratoriais intensivos, incluindo sequenciamento profundo, não revelaram qualquer agente infeccioso, e acredita-se que a hepatite seja imunomediada. A insuficiência hepática fulminante na infância pode acompanhar a hepatite soronegativa, e verifica-se elevada taxa de insuficiência medular nesses pacientes.

Gestação Muito raramente, a anemia aplásica pode ocorrer ou recorrer durante a gravidez, resolvendo-se com o parto ou aborto espontâneo ou induzido.

Hemoglobinúria paroxística noturna É necessária uma mutação adquirida no gene *PIG-A* em uma célula-tronco hematopoiética para o desenvolvimento de HPN, porém mutações em *PIG-A* provavelmente são comuns em indivíduos normais. Se a célula-tronco mutante para o gene PIG-A proliferar, o resultado será um clone de células deficientes em proteínas da superfície da membrana celular ligadas ao glicosilfosfatidilinositol (Cap. 100). É possível detectar pequenos clones de células deficientes por meio de testes sensíveis de citometria de fluxo em metade dos pacientes ou mais com anemia aplásica no momento da apresentação. Os estudos funcionais da medula óssea de pacientes com HPN, mesmo daqueles que apresentam manifestações principalmente hemolíticas, mostram evidências de hematopoiese ineficaz. Os pacientes com diagnóstico clínico inicial de HPN, sobretudo os mais jovens, podem, mais tarde, manifestar aplasia medular franca e pancitopenia; os pacientes com diagnóstico inicial de anemia aplásica podem apresentar HPN hemolítica em até vários anos após a recuperação das contagens hematológicas.

Síndromes constitucionais A anemia de Fanconi, um distúrbio autossômico recessivo, manifesta-se por anomalias congênitas do desenvolvimento, pancitopenia progressiva e risco aumentado de câncer. Os cromossomos na anemia de Fanconi são peculiarmente suscetíveis a agentes que efetuam a ligação cruzada do DNA, servindo de base para um ensaio diagnóstico. Os pacientes com anemia de Fanconi têm baixa estatura, manchas "café com leite" e anomalias que envolvem o polegar, o rádio e o trato urogenital. Pelo menos 17 defeitos genéticos diferentes (todos com um gene identificado, com uma única exceção) foram definidos; o mais comum, a anemia de Fanconi tipo A, decorre de uma mutação em *FANCA*. A maioria dos produtos gênicos da anemia de Fanconi forma um complexo proteico que ativa FANCD2 por monoubiquitinação, para desempenhar um papel na resposta celular à lesão do DNA e, especialmente, na ligação cruzada entre as fitas.

A anemia de Diamond-Blackfan (ver adiante) e a síndrome de Shwachman-Diamond são ribossomopatias, isto é, defeitos genéticos na montagem dos ribossomos que são específicos do tecido. Na síndrome de Shwachman-Diamond, a apresentação é precoce, com neutropenia, insuficiência pancreática e má-absorção; a maioria dos pacientes tem mutações heterozigotas compostas em *SBDS*.

Nas telomeropatias, defeitos genéticos hereditários alteram o reparo dos telômeros ou de um dos componentes proteicos de proteção do telômero. A síndrome pediátrica conhecida como disceratose congênita caracteriza-se pela tríade de leucoplasia das mucosas, unhas distróficas, hiperpigmentação reticular e desenvolvimento precoce de anemia aplásica (Cap. 469). A disceratose congênita é decorrente de mutações nos genes do complexo de reparo do telômero, que atua na manutenção de seu comprimento nas células em replicação: a variedade ligada ao X é causada por mutações no gene *DKC1* (*discerina*); o tipo autossômico dominante mais incomum resulta da mutação em *TERC*, que codifica um molde de RNA. Em casos raros, podem ocorrer também mutações em genes como *TNF2*, que codificam proteínas como a shelterina, que se ligam ao DNA telomérico.

As mutações em *TERC* e *TERT*, que codificam a telomerase transcriptase reversa catalítica, exercem efeitos sutis e mais leves sobre a função hematopoiética, e a apresentação em adultos não é habitual. Manifesta-se como anemia aplásica moderada, que pode ser crônica e não progressiva, e anemia macrocítica isolada ou trombocitopenia. Em geral, não são observadas anomalias físicas, porém o aparecimento precoce de cabelo grisalho constitui uma pista para o diagnóstico. A história pessoal e a familiar detalhadas podem revelar fibrose pulmonar e cirrose hepática. Penetrância variável significa que as mutações em *TERT* e *TERC* representam fatores de risco para a insuficiência da medula, já que membros de uma família que possuem as mesmas mutações podem ser normais ou apresentar apenas leves anormalidades hematológicas, embora com evidências mais sutis de insuficiência hematopoiética (compensada). A medição do comprimento dos telômeros de leucócitos do sangue periférico é um teste funcional comercialmente disponível.

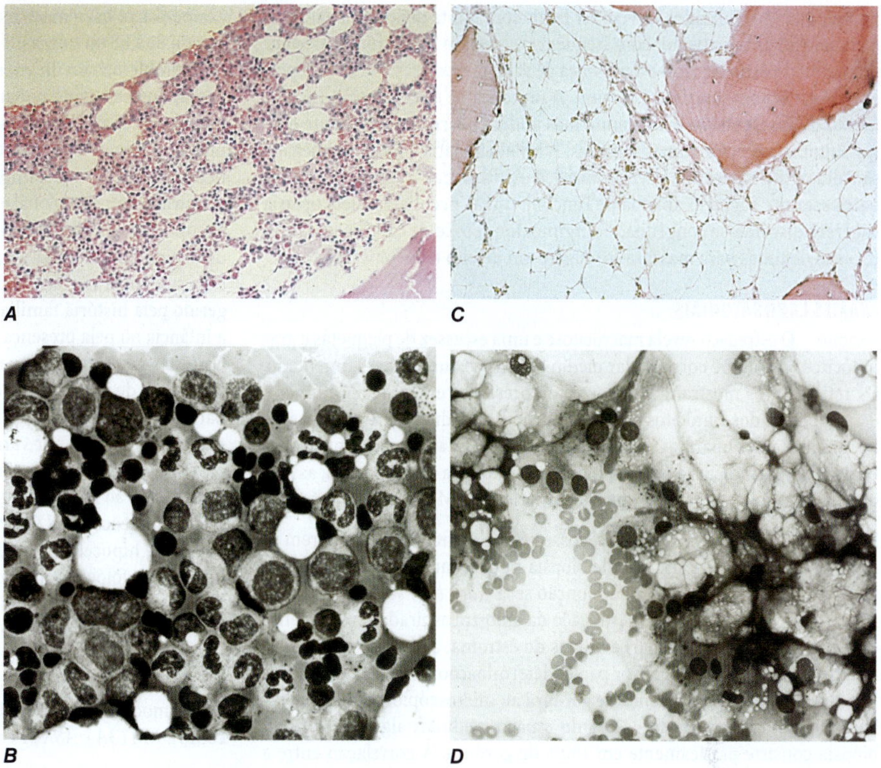

FIGURA 102-1 **Medula óssea normal e aplásica.** ***A.*** Biópsia de medula óssea normal. ***B.*** Esfregaço de aspirado de medula óssea normal. A medula apresenta normalmente celularidade de 30 a 70%, e observa-se mistura heterogênea de células mieloides, eritroides e linfoides. ***C.*** Biópsia de anemia aplásica. ***D.*** Esfregaço de medula na anemia aplásica. A medula mostra a substituição do tecido hematopoiético por gordura e apenas estroma residual e células linfoides.

FISIOPATOLOGIA

A insuficiência da medula óssea resulta de lesão grave do compartimento das células hematopoiéticas. Na anemia aplásica, a substituição da medula óssea por gordura é observada na morfologia das amostras de biópsia (Fig. 102-1) e na ressonância magnética (RM) da coluna vertebral. Observa-se acentuada redução do número de células que possuem o antígeno CD34, um marcador de células hematopoiéticas imaturas, e, em estudos funcionais, as células progenitoras primitivas e comprometidas estão praticamente ausentes; ensaios in vitro sugeriram que o reservatório de células-tronco se encontra reduzido para ≤ 1% do normal na doença grave no momento da apresentação.

Síndromes genéticas constitucionais Existe um defeito intrínseco das células-tronco nas anemias aplásicas constitucionais: em uma importante via de reparo do DNA na anemia de Fanconi, manifestado no laboratório como dano cromossômico e morte celular com exposição a certos agentes químicos. Nas telomeropatias, a incapacidade de reparo dos telômeros ou de proteger as extremidades dos cromossomos é o resultado de mutações em genes do complexo da telomerase ou nas proteínas de proteção; os defeitos nos telômeros limitam a capacidade de proliferação das células. Mutações nos genes *GATA* e *RUNX* afetam a transdução de sinal e a regulação da transcrição em redes de genes hematopoiéticos.

Lesão por substâncias químicas e fármacos Ocorre lesão extrínseca da medula óssea após agressões físicas ou químicas intensas, como altas doses de radiação e substâncias químicas tóxicas. A alteração do metabolismo do fármaco foi sugerida como provável mecanismo para as reações idiossincráticas mais comuns com doses baixas de medicamentos. As vias metabólicas de muitos fármacos e substâncias químicas, em particular se forem polares e apresentarem hidrossolubilidade limitada, envolvem a degradação enzimática de compostos eletrofílicos altamente reativos; esses intermediários são tóxicos, em virtude de sua propensão a ligar-se a macromoléculas celulares. Por exemplo, os derivados das hidroquinonas e quinolonas são responsáveis pela lesão tecidual induzida pelo benzeno. A geração excessiva de intermediários tóxicos ou a incapacidade de desintoxicar os intermediários podem ser geneticamente determinadas e apenas ocorrer no caso de desafios farmacológicos específicos; a complexidade e a especificidade das vias implicam múltiplos *loci* de suscetibilidade e forneceriam uma explicação para a raridade das reações medicamentosas idiossincráticas.

Destruição imunomediada de células-tronco A recuperação da função medular em alguns pacientes preparados para transplante de medula óssea com globulina antilinfocitária sugeriu, inicialmente, que a anemia aplásica poderia ser mediada pelo sistema imune. Dados laboratoriais, incluindo modelos animais, sustentam um importante papel para o sistema imune na anemia aplásica. As células no sangue e na medula óssea dos pacientes podem suprimir o crescimento normal das células progenitoras hematopoiéticas, e a remoção das células T da medula óssea de pacientes com anemia aplásica melhora a hematopoiese *in vitro*. Números elevados de clones de células T citotóxicas ativados geralmente são reduzidos com a terapia imunossupressora bem-sucedida; as citocinas do tipo 1 são implicadas, e a γ-interferona (γ-IFN) induz a expressão de Fas nas células CD34, levando à morte celular por apoptose. As células-tronco hematopoiéticas que perderam a expressão do antígeno leucocitário humano (HLA) podem ser expandidas seletivamente. A raridade da anemia aplásica, apesar de exposições comuns (medicamentos, hepatite soronegativa), sugere que características geneticamente determinadas da resposta imune podem converter uma resposta fisiológica normal em um processo autoimune anormal e sustentado, incluindo polimorfismos em antígenos de histocompatibilidade, genes de citocinas e genes que regulam a polarização das células T (maturação para os fenótipos de células auxiliares ou citotóxicas) e função efetora.

CARACTERÍSTICAS CLÍNICAS

História A anemia aplásica pode surgir abruptamente ou de maneira insidiosa. O sangramento é o sintoma inicial mais comum; o paciente queixa-se de fácil aparecimento de equimoses, sangramento das gengivas, epistaxe, fluxo menstrual intenso e, algumas vezes, petéquias de vários dias a semanas de duração. Na presença de trombocitopenia, a hemorragia maciça é incomum; entretanto, pequenos graus de sangramento no sistema nervoso central podem resultar em hemorragias intracraniana ou retiniana catastróficas. Os sintomas de anemia também são frequentes, como cansaço, fraqueza, dispneia e sensação pulsátil nas orelhas. A infecção é um sintoma inicial incomum na anemia aplásica (diferentemente da agranulocitose, na qual ocorre faringite precoce, infecção anorretal ou sepse franca). Com frequência, os pacientes sentem-se bem e têm aparência notavelmente boa, apesar da redução drástica das contagens hematológicas. As queixas sistêmicas e a perda de peso devem apontar para outras etiologias de pancitopenia. Com frequência, deve-se obter uma história de uso anterior de fármacos, exposição a substâncias químicas e doenças virais prévias por meio de perguntas diretas. Uma história familiar de doenças hematológicas ou anormalidades sanguíneas, de fibrose pulmonar ou hepática e do aparecimento precoce de cabelo grisalho indica uma telomeropatia, ao passo que uma história familiar de infecções e verrugas incomuns sugere deficiência de *GATA2*.

Exame físico As petéquias e as equimoses são típicas, e podem ocorrer hemorragias retinianas. Os exames pélvicos e retais podem ser evitados, porém, quando realizados, devem ser feitos com muita delicadeza para evitar qualquer traumatismo; com frequência, revelam a ocorrência de sangramento do óstio cervical e a presença de sangue nas fezes. Palidez da pele e das membranas mucosas é comum. A presença de uma infecção no momento da apresentação é incomum, mas poderá ocorrer se o paciente estiver sintomático por algumas semanas. A linfadenopatia e a esplenomegalia são altamente atípicas da anemia aplásica. As manchas "café com leite" e a baixa estatura sugerem anemia de Fanconi; unhas peculiares e leucoplasia sugerem disceratose congênita; o surgimento precoce de cabelos grisalhos (e o uso de tintas para mascará-lo) sugere um defeito na telomerase.

EXAMES LABORATORIAIS

Sangue O esfregaço revela macrocitose e uma escassez de plaquetas e granulócitos. O volume corpuscular médio (VCM) costuma estar aumentado. Os reticulócitos mostram-se ausentes ou presentes em pequeno número, e a contagem dos linfócitos pode ser normal ou reduzida. A presença de formas mieloides imaturas sugere leucemia ou SMD; as hemácias nucleadas (eritroblastos) indicam fibrose ou invasão tumoral da medula óssea; as plaquetas anormais sugerem destruição periférica ou SMD.

Medula óssea Em geral, a medula óssea é facilmente aspirada, porém se dilui no esfregaço, e a amostra de biópsia pode estar visivelmente pálida na retirada; por outro lado, uma "punção seca" (*dry tap*) sugere fibrose ou mieloftise. Na aplasia grave, o esfregaço da amostra aspirada revela apenas eritrócitos, linfócitos residuais e células do estroma; a biópsia (cujo tamanho deve ser > 1 cm) é superior para a determinação da celularidade e revela principalmente a presença de gordura ao microscópio, com as células hematopoiéticas ocupando < 25% do espaço medular; algumas vezes, a biópsia consiste praticamente em 100% de gordura. A correlação entre a celularidade medular e a gravidade da doença não é perfeita; os pacientes com doença moderada, com base nas contagens hematológicas, podem ter biópsias da crista ilíaca vazias, enquanto podem ser observados "pontos quentes" de hematopoiese nos casos graves. As células hematopoiéticas residuais devem exibir morfologia normal, à exceção da eritropoiese levemente megaloblástica; o número de megacariócitos quase sempre se mostra acentuadamente reduzido e, em geral, nulo. Os granulomas podem indicar uma etiologia infecciosa da insuficiência medular.

Estudos auxiliares Em crianças e adultos jovens, devem-se efetuar estudos de quebras cromossômicas no sangue periférico utilizando diepoxibutano ou mitomicina C para excluir a possibilidade de anemia de Fanconi. Os telômeros de comprimento muito curto sugerem fortemente a presença de uma mutação na telomerase ou na shelterina, que pode ser investigada por meio de estudos familiares e sequenciamento de nucleotídeos. Os estudos cromossômicos de células da medula óssea, com frequência, são reveladores na SMD, devendo ser negativos na anemia aplásica típica. A citometria de fluxo oferece um teste diagnóstico sensível para HPN. Os testes sorológicos podem fornecer evidências de infecção viral recente, tais como pelo vírus Epstein-Barr e HIV. A anemia aplásica pós-hepatite é soronegativa.

Genômica O sequenciamento de última geração permite que um grande número de genes seja testado quanto à presença de mutações patogênicas. Dispõe-se de painéis no comércio e em laboratórios acadêmicos certificados. Apesar de seu elevado custo, são muito úteis e, algumas vezes, de importância crítica no estabelecimento do diagnóstico correto. Painéis de genes de linhagem germinativa examinam 50 ou mais genes etiológicos na insuficiência medular constitucional, incluindo muitos para os quais não se dispõe de ensaios funcionais (descritos anteriormente). Deve-se considerar um painel de linhagem germinativa para todas as crianças e para os adultos com características clínicas ou história familiar sugestivas. São investigadas mutações somáticas quando há suspeita de SMD. Painéis de genes de neoplasia mieloide podem consultar cerca de 100 genes que sofrem mutação recorrente na SMD e na leucemia mieloide aguda (LMA). Mutações patogênicas em genes do spliceossomo e genes da família de coesão são frequentes na SMD e inesperadas na anemia aplásica.

DIAGNÓSTICO

O diagnóstico de anemia aplásica, em geral, é simples e baseia-se na associação de pancitopenia à medula óssea gordurosa. A anemia aplásica é uma doença de pessoas jovens, devendo constituir a hipótese principal no adolescente ou adulto jovem com pancitopenia. Quando a pancitopenia é secundária, o diagnóstico primário costuma ser óbvio a partir da anamnese ou do exame físico: baço maciço na cirrose alcoólica, história de câncer metastático ou de LES ou tuberculose miliar na radiografia de tórax (Tab. 102-1).

Problemas no diagnóstico das apresentações atípicas e entre doenças hematológicas afins podem ocorrer. Pacientes com hipocelularidade da medula óssea podem exibir depressão de apenas uma ou duas das três linhagens hematológicas, com progressão para a pancitopenia. Os diagnósticos diferenciais mais importantes devem ser feitos entre anemia aplásica adquirida e constitucional e entre anemia aplásica e SMD. A medula óssea na anemia aplásica constitucional é, em geral, morfologicamente indistinguível do aspirado na doença adquirida (uma exceção é a deficiência de *GATA2*, com sua atipia megacariocítica característica). O diagnóstico pode ser sugerido pela história familiar, por contagens hematológicas anormais desde a infância ou pela presença, por vezes sutil, de anomalias físicas associadas. Os testes genômicos para mutações patogênicas em genes etiológicos nas síndromes de insuficiência da medula óssea constitucional podem discriminar a anemia aplásica adquirida da hereditária (porém os resultados podem não ser fornecidos por várias semanas, o que representa um problema no paciente com pancitopenia grave). A LMA e a SMD em um heredograma devem levar ao rastreamento de uma síndrome de predisposição hereditária, como mutações RUNX1. Pode ser difícil diferenciar a anemia aplásica da variedade hipocelular da SMD: a SMD é sugerida pelo achado de anormalidades morfológicas, particularmente megacariócitos e células precursoras mieloides, e por anormalidades citogenéticas típicas e mutações somáticas no rastreamento genômico de genes de neoplasias mieloides (ver anteriormente). Continua havendo um limite incerto entre a anemia aplásica imune e a SMD de baixo risco: pacientes com deleção de 13q e 20q podem responder de modo satisfatório à imunossupressão, e ocorrem mutações em genes como *DNMT3A* e *ASXL1* em ambas as doenças.

PROGNÓSTICO

A história natural da anemia aplásica grave é a deterioração rápida e a morte. Historicamente, a transfusão inicial de hemácias e, posteriormente, de plaquetas e o uso de antibióticos eficazes proporcionaram algum benefício, mas poucos pacientes apresentam recuperação espontânea. O principal fator determinante do prognóstico é a contagem hematológica. A doença grave tem sido definida pela presença de dois dos três parâmetros seguintes: contagem absoluta dos neutrófilos < 500/μL, contagem plaquetária < 20.000/μL e contagem corrigida dos reticulócitos < 1% (ou contagem absoluta dos reticulócitos < 60.000/μL). Na era das eficientes terapias imunossupressoras, as quantidades absolutas de reticulócitos (> 25.000/μL) e linfócitos (> 1.000/μL) podem representar uma melhor previsão de resposta ao tratamento e desfecho em longo prazo.

Outros fatores prognósticos incluem a presença de um clone de HPN, telômeros curtos na apresentação e leucócitos com mutações somáticas. Até mesmo pequenos clones de HPN podem indicar uma fisiopatologia imune e responsividade às terapias imunossupressoras. Na maioria dos pacientes, o encurtamento dos telômeros provavelmente reflete a reserva de células-tronco, estresse regenerativo e suscetibilidade à instabilidade cromossômica. Coletivamente, a presença de mutações nos mesmos genes de neoplasia mieloide que estão mutados na hematopoiese clonal de potencial indeterminado (*ASXL1*, *DNMT3A*) está associada a um prognóstico mais sombrio e evolução clonal.

TRATAMENTO

Anemia aplásica

A anemia aplásica adquirida grave pode ser curada pela reposição das células hematopoiéticas ausentes (e do sistema imune) mediante transplante de células-tronco, ou melhorada com a supressão do sistema imune, para permitir a recuperação da função residual da medula óssea do paciente. Os glicocorticoides não são úteis como terapia primária. É preciso interromper a exposição a fármacos ou substâncias químicas suspeitas; todavia, é raro haver recuperação espontânea da queda acentuada das contagens hematológicas, e um período de espera antes de iniciar o tratamento pode não ser aconselhável, a menos que haja redução apenas discreta das contagens do hemograma.

TRANSPLANTE DE CÉLULAS-TRONCO HEMATOPOIÉTICAS

Esta é a primeira opção para o paciente mais jovem com um irmão doador totalmente histocompatível (Cap. 114). Deve-se solicitar a tipagem dos

HLAs tão logo se estabeleça o diagnóstico de anemia aplásica em uma criança ou adulto jovem. Nos candidatos ao transplante, deve-se evitar a transfusão de sangue em membros da família, de modo a prevenir a sensibilização a antígenos de histocompatibilidade. Em geral, um número limitado de hemocomponentes provavelmente não afeta de forma acentuada o resultado, em particular quando apresentam depleção de leucócitos. Para o transplante alogênico de irmãos totalmente compatíveis, as taxas de sobrevida em longo prazo para crianças atingem cerca de 90%. A morbidade e a mortalidade associadas ao transplante aumentam entre adultos, devido, principalmente, ao maior risco de DECH crônica e infecções. Entretanto, deve-se considerar o transplante precoce em todos os pacientes, exceto nos indivíduos mais idosos, inclusive de doadores alternativos.

A maioria dos pacientes não tem um irmão doador adequado. Em certas ocasiões, pode-se encontrar uma compatibilidade fenotípica completa na família, também apropriada. Doadores não aparentados compatíveis em grandes registros estão disponíveis para a maioria dos pacientes brancos. Com uma compatibilidade de alta resolução no HLA, os resultados assemelham-se aos de doadores irmãos, embora as complicações (principalmente DECH e infecção) sejam mais frequentes. O sangue do cordão umbilical também pode constituir uma fonte de células-tronco, particularmente para crianças. Os transplantes de doadores não aparentados compatíveis são frequentemente considerados como tratamento inicial em crianças e como terapia de resgate para adultos após falha da imunossupressão. O transplante de doador familiar HLA haploidêntico está se tornando cada vez mais popular, visto que quase sempre se dispõe rapidamente de um doador. Há uma grande experiência na China, onde a depleção de linfócitos costuma ser feita antes da infusão de células do doador. A ciclofosfamida pós-transplante parece ser efetiva na prevenção do DECH. Os protocolos atuais para transplante na insuficiência medular geralmente não incluem a irradiação, de modo a evitar a ocorrência tardia de câncer.

IMUNOSSUPRESSÃO

O regime-padrão de globulina antitimocitária (ATG, de *antithymocyte globulin*) em combinação com ciclosporina induz a recuperação hematológica (independência da transfusão e uma contagem dos leucócitos adequada para prevenir infecções) em 60 a 70% dos pacientes. As crianças reagem especialmente bem, enquanto os pacientes idosos costumam apresentar complicações devido à presença de comorbidades. Uma resposta hematológica robusta precoce correlaciona-se com a sobrevida em longo prazo. Em geral, a melhora na contagem dos granulócitos torna-se aparente em 2 meses de tratamento. A maioria dos pacientes recuperados continua a exibir alguma redução das contagens hematológicas, o VCM permanece elevado, e a celularidade da medula óssea retorna para níveis normais muito lentamente, quando o faz. A recidiva (pancitopenia recorrente) é frequente, e ocorre quando a ciclosporina é reduzida ou interrompida; a maioria dos pacientes responde à reinstituição da imunossupressão; entretanto, alguns dos pacientes que respondem tornam-se dependentes da administração contínua de ciclosporina. Em cerca de 15% dos pacientes tratados, ocorrem "evolução clonal", anormalidades cromossômicas isoladas ou desenvolvimento de SMD ao longo de uma década após o início da ATG, geralmente associados a um retorno da pancitopenia, com desenvolvimento de leucemia em alguns pacientes. Pode-se estabelecer um diagnóstico laboratorial de HPN no momento da apresentação da anemia aplásica por citometria de fluxo; os pacientes recuperados poderão apresentar hemólise franca se o clone de HPN se expandir. Deverão ser efetuados exames da medula óssea se houver alteração desfavorável nas contagens hematológicas.

A ATG equina é administrada na forma de infusões intravenosas e exige hospitalização. A ATG de coelho é muito menos efetiva, talvez pelo fato de reduzir, nos pacientes, o número de células T reguladoras. A doença do soro, uma doença semelhante à gripe com erupção cutânea típica e artralgia, pode se desenvolver em cerca de 10 dias após o início do tratamento. A metilprednisolona é administrada com a ATG para melhorar as consequências imunológicas da infusão de uma proteína heteróloga. (A terapia excessiva ou prolongada com glicocorticoides está associada à necrose avascular das articulações.) A ciclosporina é administrada por via oral em uma dose inicial alta, com ajuste subsequente de acordo com os níveis sanguíneos. Os efeitos colaterais mais importantes consistem em nefrotoxicidade, hipertensão e crises convulsivas.

A maioria dos pacientes com anemia aplásica não possui um doador de medula apropriado, de modo que a imunossupressão é o tratamento de escolha. A sobrevida global é equivalente entre o transplante e a imunossupressão. Entretanto, o transplante bem-sucedido cura a insuficiência medular, ao passo que os pacientes que recuperam uma contagem hematológica adequada após a imunossupressão continuam apresentando risco de recidiva e evolução maligna. O aumento da idade e a gravidade da neutropenia são os fatores importantes que pesam na decisão entre transplante e imunossupressão em adultos que têm um doador aparentado compatível: pacientes idosos lidam melhor com a ATG e a ciclosporina, enquanto o transplante será preferido se a neutropenia for grave.

ELTROMBOPAGUE

Os fatores de crescimento hematopoiéticos (HGFs, de *hematopoietic growth factors*), como a eritropoietina (EPO) e o fator estimulador de colônias de granulócitos (G-CSF, de *granulocyte colony-stimulating factor*), não são efetivos na anemia aplásica, provavelmente devido aos níveis sanguíneos endógenos nos pacientes, que são extremamente altos. A trombopoietina circulante também está elevada, porém uma substância mimética da trombopoietina demonstrou ter atividade inesperada na doença refratária, produzindo respostas hematológicas vigorosas das três linhagens habitualmente duráveis. Provavelmente, o mecanismo de ação da substância que imita a trombopoietina consiste em estimulação da célula-tronco hematopoiética, porém a quelação do ferro e o aumento das células T reguladoras também constituem efeitos possivelmente benéficos. O eltrombopague acrescentado à imunossupressão de primeira linha com ATG equina aumentou acentuadamente as taxas de resposta globais e completas para cerca de 80 e 50%, respectivamente. O eltrombopague está aprovado pela Food and Drug Administration (FDA) como monoterapia para a anemia aplásica refratária e em combinação com ATG equina e ciclosporina como terapia inicial.

O transplante de um doador adequado é preferido no paciente jovem, enquanto a imunossupressão é preferida no adulto de mais idade. Até mesmo pacientes submetidos a transfusões maciças e infectados nos quais a imunossupressão fracassou podem ser salvos por meio de realização posterior de transplante de células-tronco.

ANDROGÊNIOS

A eficácia dos androgênios não foi verificada em estudos clínicos controlados, porém alguns pacientes respondem ou mesmo demonstram uma contagem hematológica dependente do tratamento contínuo. Os hormônios sexuais regulam positivamente a atividade do gene que codifica a telomerase *in vitro*, que, possivelmente, também representa seu mecanismo de ação sobre a melhora da função da medula óssea. Para pacientes com doença moderada, particularmente na presença de um defeito nos genes teloméricos, uma prova terapêutica de 3 a 4 meses pode melhorar todas as contagens hematológicas **(Cap. 470)**.

MEDIDAS DE SUPORTE

É necessária atenção médica meticulosa para que o paciente possa sobreviver e se beneficiar da terapia definitiva ou, em caso de falha do tratamento, possa manter uma vida razoável na presença de pancitopenia. Em primeiro lugar, e o mais importante, a infecção na presença de neutropenia grave precisa ser tratada de modo agressivo por meio de instituição imediata de antibióticos parenterais de amplo espectro. O tratamento é empírico e não se deve aguardar os resultados de culturas, embora focos específicos de infecção, como abscessos orofaríngeos ou anorretais, pneumonia, rinossinusite e tiflite (colite necrosante), devam ser pesquisados ao exame físico e exames radiológicos. Quando cateteres permanentes se tornam contaminados, deve-se adicionar vancomicina. Uma febre persistente ou recrudescente indica a presença de doença fúngica – *Candida* e *Aspergillus* são comuns, em particular depois de vários ciclos de antibióticos. Uma razão importante para a melhora do prognóstico na anemia aplásica é o desenvolvimento de melhores fármacos antifúngicos e a instituição da terapia no momento adequado, quando surge a suspeita de infecção. As transfusões de granulócitos podem ser efetivas quando a infecção bacteriana ou fúngica é progressiva ou refratária aos antibióticos. A lavagem das mãos, o método mais eficaz de evitar a disseminação de infecções, continua sendo uma prática negligenciada. Os antibióticos não absorvidos para descontaminação intestinal são pouco tolerados e não têm valor comprovado, e tampouco o isolamento reverso diminui a mortalidade por infecções.

As contagens das plaquetas e de eritrócitos podem ser mantidas com transfusão. A aloimunização limitou historicamente a utilidade das transfusões plaquetárias e atualmente é minimizada por meio de diversas estratégias, como o uso de doadores únicos, para reduzir a exposição, e métodos físicos ou químicos, para diminuir os leucócitos no produto;

com frequência, as plaquetas HLA-compatíveis são eficazes em pacientes refratários a produtos de doadores randômicos. Não foi constatado que os inibidores da fibrinólise, como o ácido aminocaproico, diminuam o sangramento em mucosas; a eficácia dos glicocorticoides em baixa dose para induzir "estabilidade vascular" não foi comprovada, nem é recomendada. Com o uso de transfusões de plaquetas profiláticas, o objetivo é manter a contagem plaquetária > 10.000/µL (o sangramento intestinal aumenta acentuadamente com contagens < 5.000/µL). Deve-se suprimir a menstruação com estrogênios orais ou com antagonistas nasais dos hormônios folículo-estimulante/luteinizante. O ácido acetilsalicílico e outros anti-inflamatórios não esteroides devem ser evitados na presença de trombocitopenia.

Devem-se transfundir hemácias para que se mantenha um nível normal de atividade, em geral com um nível de hemoglobina de 70 g/L (90 g/L se houver cardiopatia ou doença pulmonar subjacente); um esquema de 2 bolsas a cada 2 semanas permite repor as perdas normais em pacientes sem medula óssea funcionante. Na anemia crônica, devem-se adicionar os quelantes de ferro desferroxamina e deferasirox por volta da 50ª transfusão, para evitar a hemocromatose secundária.

APLASIA ERITROIDE PURA

Ocorrem outras formas mais restritas de insuficiência da medula óssea, na qual apenas um tipo de célula circulante é afetado, e a medula óssea mostra a ausência correspondente ou um número diminuído de células precursoras específicas: anemia arregenerativa, como na AEP (ver adiante), trombocitopenia com amegacariocitose (Cap. 115) e neutropenia sem células mieloides medulares na agranulocitose (Cap. 64). Em geral, e diferentemente da anemia aplásica e da SMD, as linhagens não afetadas são normais em termos quantitativos e qualitativos. A agranulocitose, a mais frequente dessas síndromes, costuma resultar da complicação do uso de medicamentos por um mecanismo de toxicidade química direta ou destruição imunológica. A agranulocitose tem uma incidência semelhante à anemia aplásica (porém é geograficamente mais frequente na Europa do que na Ásia); diferentemente da anemia aplásica, a agranulocitose é mais prevalente em indivíduos idosos e em mulheres. A agranulocitose pode regredir com a interrupção da exposição, porém a mortalidade significativa é atribuída à neutropenia nos pacientes de mais idade e, com frequência, previamente debilitados. Tanto a aplasia leucocitária pura (agranulocitose sem exposição a fármacos) quanto a trombocitopenia amegacariocítica são extremamente raras e, à semelhança da AEP, parecem ser causadas por uma resposta imune destrutiva. Em todas as síndromes de insuficiência de uma única linhagem, a evolução para pancitopenia ou leucemia é incomum.

DEFINIÇÃO E DIAGNÓSTICO DIFERENCIAL

A AEP caracteriza-se por anemia, reticulocitopenia e ausência ou escassez de células precursoras eritroides na medula óssea. A classificação da AEP está mostrada na Tabela 102-4. Em adultos, a AEP é adquirida. Pode ocorrer uma síndrome idêntica de modo constitucional: a anemia de Diamond-Blackfan ou AEP congênita é diagnosticada por ocasião do nascimento ou no início da infância e, com frequência, responde ao tratamento com glicocorticoides; as mutações nos genes que codificam as proteínas ribossômicas são etiológicas. Ocorre uma falha temporária do eritrócito na crise aplásica transitória de anemias hemolíticas, devido à infecção aguda por parvovírus (Cap. 197), e na eritroblastopenia transitória da infância, que ocorre em crianças normais.

ASSOCIAÇÕES CLÍNICAS E ETIOLOGIA

A AEP possui associações importantes com doenças do sistema imune. Uma minoria de casos ocorre com timoma. Com maior frequência, a aplasia eritroide pode ser a principal manifestação da linfocitose granular ou ocorrer na leucemia linfocítica crônica. Alguns pacientes apresentam hipogamaglobulinemia. Um gene de proteína ribossômica está deletado na síndrome 5q–, de modo que a SMD pode se manifestar como aplasia eritroide adquirida. Em certas ocasiões (em comparação com a agranulocitose), a AEP pode ser causada por uma reação idiossincrática a fármacos. A administração subcutânea de EPO provocou AEP mediada por anticorpos neutralizantes dirigidos contra o hormônio. A AEP devido a anticorpos contra antígenos de grupos sanguíneos (isoaglutinas) é uma complicação do transplante de células-tronco alogênico. Para a maioria dos casos de AEP, a inibição das células T provavelmente constitui o mecanismo imune prevalente.

TABELA 102-4 ■ Classificação da aplasia eritroide pura

Autolimitada
Eritroblastopenia transitória da infância
Crise aplásica transitória com hemólise (infecção aguda pelo parvovírus B19)
Aplasia eritroide fetal
Hidropsia fetal não imune (infecção intrauterina pelo parvovírus B19)
Aplasia eritroide pura constitucional
Aplasia eritroide congênita (anemia de Diamond-Blackfan)
Aplasia eritroide pura adquirida
SMD (síndrome de 5q–)
Câncer
Timoma
Neoplasias linfoides (e mais raramente outras doenças hematológicas)
Paraneoplásico a tumores sólidos
Distúrbios do tecido conectivo com anormalidades imunológicas
Lúpus eritematoso sistêmico, artrite reumatoide juvenil, artrite reumatoide
Insuficiência múltipla de glândulas endócrinas
Vírus
Parvovírus B19 persistente, hepatite, vírus da leucemia de células T do adulto, vírus Epstein-Barr
Gestação
Medicamentos
Especialmente fenitoína, azatioprina, cloranfenicol, procainamida, isoniazida
Anticorpos antieritropoietina
Idiopática (imune)

INFECÇÃO PERSISTENTE PELO PARVOVÍRUS B19

A infecção crônica pelo parvovírus constitui uma causa de aplasia eritroide passível de tratamento. Esse vírus comum provoca um exantema benigno na infância (quinta moléstia) e uma síndrome de poliartralgia/artrite em adultos. Em pacientes com hemólise subjacente (ou qualquer distúrbio capaz de aumentar a demanda da produção de hemácias), a infecção pelo parvovírus pode causar crise aplásica transitória e agravamento abrupto, porém temporário, da anemia devido à eritropoiese insuficiente. Nos indivíduos normais, a infecção aguda é resolvida com a produção de anticorpos neutralizantes dirigidos contra o vírus; todavia, na presença de imunodeficiência congênita, adquirida ou iatrogênica, pode ocorrer infecção viral persistente. A medula óssea revela aplasia eritroide e a presença de pronormoblastos gigantes (Fig. 102-2), que representa o sinal citopático da infecção pelo parvovírus B19. O tropismo viral pelas células progenitoras eritroides humanas resulta do uso do antígeno P do eritrócito como receptor celular para a entrada do vírus. A citotoxicidade direta do vírus provocará anemia se a demanda de produção de eritrócitos for elevada; nos indivíduos normais, a interrupção temporária da produção de eritrócitos não é clinicamente aparente, e os sintomas cutâneos e articulares são mediados pelo depósito de imunocomplexos.

TRATAMENTO

Aplasia eritroide pura

A anamnese, o exame físico e a avaliação laboratorial de rotina podem revelar doença subjacente ou exposição a fármacos. Deve-se investigar a possível presença de timoma por meio de exames radiográficos; indica-se a excisão do tumor, porém a anemia não melhora necessariamente com a cirurgia. O diagnóstico de infecção por parvovírus exige a detecção de sequências do DNA viral no sangue (os anticorpos IgG e IgM normalmente estão ausentes). A presença de colônias eritroides é considerada indicadora de resposta ao tratamento imunossupressor na AEP idiopática.

A aplasia eritroide é compatível com sobrevida longa utilizando-se tratamento de apoio: uma combinação de transfusões de hemácias e agentes quelantes do ferro. Na infecção persistente pelo parvovírus B19, quase todos os pacientes respondem à terapia com imunoglobulina intravenosa. A maioria dos pacientes com AEP adquirida responde favoravelmente à imunossupressão: os glicocorticoides, a ciclosporina, a ATG, a azatioprina e a ciclofosfamida são efetivos.

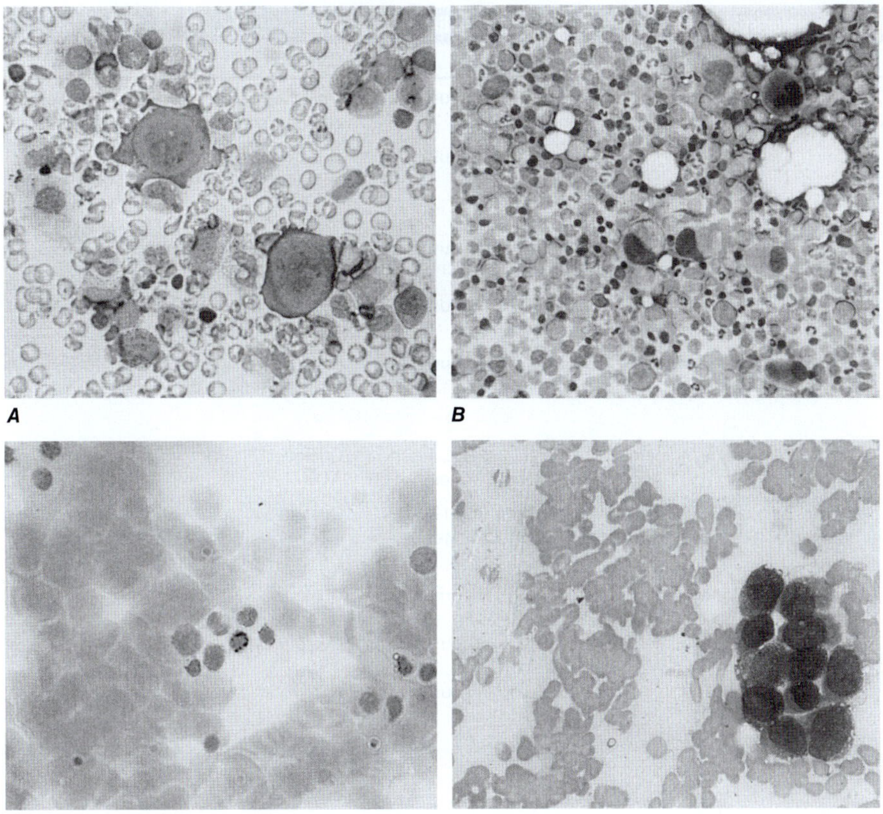

FIGURA 102-2 Células patognomônicas nas síndromes de insuficiência da medula. ***A.*** Pronormoblasto gigante, o efeito citopático da infecção por parvovírus B19 na célula progenitora eritroide. ***B.*** Megacariócito uninuclear e precursores eritroides microblásticos típicos da síndrome mielodisplásica 5q–. ***C.*** Sideroblasto em anel, mostrando grânulos de ferro perinucleares. ***D.*** Células tumorais em uma preparação feita a partir da biópsia de medula de paciente com carcinoma metastático.

SÍNDROMES MIELODISPLÁSICAS

DEFINIÇÃO

As SMDs constituem um grupo heterogêneo de distúrbios hematológicos caracterizados por (1) citopenias, devido à insuficiência da medula óssea, e (2) um risco elevado de desenvolvimento de LMA. A anemia devido à eritropoiese ineficaz, frequentemente com trombocitopenia e neutropenia, ocorre com medula óssea dismórfica (de aparência anormal) e habitualmente celular ou com anormalidades cromossômicas específicas ou mutações adquiridas. Em pacientes com SMD de "baixo risco", a insuficiência medular domina o curso clínico. Em outros pacientes, os mieloblastos estão presentes no diagnóstico, os cromossomos são anormais e o "alto risco" se deve à progressão leucêmica. A SMD pode ser fatal, mais frequentemente devido às complicações da pancitopenia ou à progressão para a leucemia; todavia, uma grande proporção de pacientes morrerá em consequência de doença concomitante, isto é, as comorbidades típicas de uma população idosa. Uma classificação clinicamente útil dessas entidades em geral confusas foi elaborada pela primeira vez pelo Grupo Franco-Americano-Britânico (French-American-British Cooperative Group), em 1983. Foram definidas cinco entidades: anemia refratária (AR), anemia refratária com sideroblastos em anel (ARSA), anemia refratária com excesso de blastos (AREB), anemia refratária com excesso de blastos em transformação (AREB-t) e leucemia mielomonocítica crônica (LMMC). A classificação de 2002 da Organização Mundial da Saúde (OMS) reconheceu que a distinção entre a AREB-t e a LMA era arbitrária e, assim, as agrupou como leucemia aguda, esclarecendo também que a LMMC se comporta como uma doença mieloproliferativa. A classificação atual da OMS de 2016 é mais aprimorada, mas também mais complicada (Tab. 102-5): a porcentagem de blastos continua sendo fundamental na definição das categorias de SMD; as leucemias com predomínio eritroide são atualmente consideradas, em grande, parte, como SMDs; as definições das anormalidades citogenéticas foram reafirmadas; e uma única mutação somática, em *SF3B1*, constitui agora uma característica das anemias sideroblásticas. A identificação de genes com mutação somática e a sua correlação com resultados clínicos serão cada vez mais importantes na definição da classificação, diagnóstico e terapia direcionada para alvos.

O diagnóstico de SMD pode representar um desafio, mesmo para o especialista, visto que, algumas vezes, é preciso distinguir características clínicas e patológicas sutis, e a categorização diagnóstica precisa exige um hematopatologista no esquema de classificação mais recente. Infelizmente, o consenso entre patologistas sobre as características morfológicas e a classificação não é perfeita; mudanças na aparência dos megacariócitos são mais confiáveis do que a perda dos grânulos em precursores dos neutrófilos ou diseritropoiese. Além disso, podem ser observadas alterações displásicas em indivíduos normais, que podem ocorrer na presença de deficiências vitamínicas e como efeitos de fármacos. O teste genômico está sendo cada vez mais rotineiro, e a sua interpretação pode ser difícil, assim como diferenças entre mutações somáticas e de linhagem germinativa, mutações patogênicas *versus* mutações de significado indeterminado (a hematopoiese clonal aumenta em frequência com a idade e envolve alterações genéticas, que podem ser clinicamente silenciosas ou transmitir um risco aumentado de neoplasia hematológica) e tamanho e mudanças do clone com o passar do tempo. Não obstante, é importante que o internista e o médico de cuidados primários estejam familiarizados o suficiente com a SMD para o encaminhamento a um hematologista, tanto porque atualmente estão disponíveis várias novas terapias para melhorar a função hematopoiética quanto porque o uso criterioso do tratamento de apoio poderá melhorar a qualidade de vida do paciente.

EPIDEMIOLOGIA

A SMD é uma doença do idoso; a idade média para sua manifestação é acima dos 70 anos. Há ligeiro predomínio masculino. A SMD é uma forma relativamente comum de insuficiência da medula óssea, com taxas de incidência de 35 a > 100 por milhão de pessoas na população geral e de 120 a > 500 por milhão na população idosa. Nos Estados Unidos, as estimativas de incidência variam de 30.000 a 40.000 novos casos por ano, com prevalência de 60.000 a 120.000 na população. As taxas de SMD aumentaram ao longo do tempo devido ao melhor reconhecimento da síndrome pelos médicos e ao envelhecimento da população.

A SMD é rara em crianças, nas quais ela frequentemente tem uma base genética constitucional, que pode ser identificada em rastreamento genômico de painéis de predisposição ao câncer mieloide.

A SMD secundária ou relacionada com a terapia, geralmente associada à exposição iatrogênica anterior a agentes alquilantes e outras quimioterapias, bem como à radiação, não está relacionada com a idade.

ETIOLOGIA E FISIOPATOLOGIA

A SMD está associada a exposições ambientais, como radiação e benzeno; outros fatores de risco foram relatados de modo inconsistente. A SMD secundária, relacionada com a terapia, ocorre como toxicidade tardia do tratamento do câncer, da radioterapia e dos agentes alquilantes radiomiméticos, como bussulfano, nitrosureia ou procarbazina (com período latente de 5-7 anos); ou inibidores da DNA-topoisomerase (2 anos de latência). A anemia aplásica adquirida, a anemia de Fanconi e outras doenças de insuficiência medular constitucionais podem evoluir para a SMD; em certas ocasiões, a SMD em adultos deve-se a mutações de linhagem germinativa *GATA2*, *RUNX1* ou a mutações dos telômeros. O paciente típico com SMD não apresenta um histórico sugestivo de exposição ambiental ou uma doença hematológica preexistente. A SMD é uma doença do envelhecimento, compatível

TABELA 102-5 ■ Classificação das neoplasias/síndromes mielodisplásicas (SMD) pela Organização Mundial da Saúde (OMS)

Nome	Sideroblastos em anel	Mieloblastos	Cariótipo
SMD com displasia de linhagem única (SMD-DLU)	< 15% (< 5%)[a]	MO < 5%, SP < 1%, ausência de bastonetes de Auer	Qualquer, a não ser preencha todos os critérios para SMD com del(5q) isolada
SMD com displasia multilinhagem (SMD-DML)	< 15% (< 5%)[a]	MO < 5%, SP < 1%, ausência de bastonetes de Auer	Qualquer, a não ser preencha todos os critérios para SMD com del(5q) isolada
SMD com sideroblastos em anel (SMD-SA)			
SMD-SA com displasia de linhagem única (SMD-SA-DLU)	≥ 15%/≥ 5%[a]	MO < 5%, SP < 1%, ausência de bastonetes de Auer	Qualquer, a não ser preencha todos os critérios para SMD com del(5q) isolada
SMD-SA com displasia multilinhagem (SMD-SA-DML)	≥ 15%/≥ 5%[a]	MO < 5%, SP < 1%, ausência de bastonetes de Auer	Qualquer, a não ser preencha todos os critérios para SMD com del(5q) isolada
SMD com del(5q) isolada	Ausentes ou qualquer número	MO < 5%, SP < 1%, ausência de bastonetes de Auer	del(5q) isoladamente ou com uma anormalidade adicional, exceto –7 ou del (7q)
SMD com blastos em excesso (SMD-BE)			
SMD-BE-1	Ausentes ou qualquer número	MO 5-9% ou SP 2-4%, ausência de bastonetes de Auer	Qualquer
SMD-BE-2	Ausentes ou qualquer número	MO 10-19% ou SP 5-19% ausência de bastonetes de Auer	Qualquer
SMD, não classificada			
• com 1% de blastos sanguíneos	Ausentes ou qualquer número	MO < 5%, SP = 1%, ausência de bastonetes de Auer	Qualquer
• com displasia de linhagem única e pancitopenia	Ausentes ou qualquer número	MO < 5%, SP = 1%, ausência de bastonetes de Auer	Qualquer
• baseada na definição de anormalidades citogenéticas	< 15%	MO < 5%, SP = 1%, ausência de bastonetes de Auer	Anormalidade de definição de SMD
Citopenia refratária da infância	Ausentes	MO < 5%, SP < 2%	Qualquer

[a]Se houver mutação *SF3B1*.

Siglas: MO, medula óssea; SP, sangue periférico.

com o acúmulo de mutações dentro de uma célula-tronco hematopoiética em um ambiente de medula envelhecida.

A SMD é um distúrbio clonal de células-tronco hematopoiéticas, caracterizada por proliferação celular desordenada, comprometimento da diferenciação e hematopoiese aberrante, resultando em citopenias e risco de progressão para a leucemia. Tanto a instabilidade cromossômica quanto a genética foram implicadas, e ambas estão relacionadas com o envelhecimento. Encontram-se anormalidades citogenéticas em cerca da metade dos pacientes, e algumas das mesmas lesões específicas também ocorrem na leucemia franca; a aneuploidia (perda ou ganho de cromossomos) é mais frequente que as translocações. O aumento do atrito do telômero pode desestabilizar o genoma na insuficiência medular e predispor à aquisição de lesões cromossômicas. As anormalidades citogenéticas não são aleatórias (perda de todo ou parte dos cromossomos 5, 7 e 20, trissomia do 8) e podem estar relacionadas com a etiologia (11q23 após os inibidores da topoisomerase II). O tipo e o número de anormalidades citogenéticas correlacionam-se fortemente com a probabilidade de transformação leucêmica e com a sobrevida.

A genômica elucidou o papel de mutações específicas e vias moleculares distintas na fisiopatologia da SMD. Mutações somáticas que estão presentes de forma recorrente em neoplasias mieloides e são adquiridas em cerca de 100 genes surgem nas células anormais na medula óssea (porém estão ausentes na linhagem germinativa). Muitos dos mesmos genes estão mutados na LMA e na SMD, enquanto outros são diferenciados em subtipos de SMD. Um exemplo proeminente é o *SF3B1*, cujas mutações estão fortemente associadas à anemia sideroblástica. Algumas mutações correlacionam-se com o prognóstico: os defeitos no spliceossomo (como *SF3B1*) correlacionam-se com um resultado favorável, enquanto as mutações em *EZH2, TP53, RUNX1* e *ASXL1* estão associadas a um resultado desfavorável. A correlação e a exclusão no padrão de mutações indicam uma arquitetura genômica funcional. Os genes condutores que sofrem mutação precoce são consistentes com contagens de células sanguíneas e morfologia medular normais, porém esses clones expandidos de células que os contêm são suscetíveis à transformação maligna com a aquisição de mutações adicionais. Os resultados de sequenciamento profundo em pacientes cuja SMD evoluiu para a LMA mostraram uma sucessão clonal, em que os clones fundadores adquiriram mutações adicionais para produzir dominância clonal. As mutações e as anormalidades citogenéticas não são independentes: as mutações em *TP53* estão associadas a anormalidades citogenéticas complexas, ao passo que mutações em *TET2* estão associadas a uma citogenética normal. A prevalência de células de morfologia anormal subestima o envolvimento da medula óssea por clones da SMD, assim como células de aparência normal são aparentemente derivadas dos clones anormais. As manifestações hematológicas de apresentação e as que evoluem resultam do acúmulo de múltiplas lesões genéticas: perda de genes supressores tumorais, oncogenes ativadores, vias epigenéticas que afetam o processamento e o estado de metilação do mRNA ou outras alterações prejudiciais. A fisiopatologia foi relacionada com mutações e anomalias cromossômicas em algumas SMDs específicas. A deleção de 5q– leva à perda heterozigótica de um gene de proteína ribossômica, que mimetiza a aplasia eritroide constitucional. Uma fisiopatologia imune pode ser importante na SMD de menor risco, visto que as citopenias podem responder à terapia imunossupressora administrada para a anemia aplásica. Na SMD, em geral, o papel do sistema imune e de suas citocinas, o papel do nicho das células-tronco hematopoiéticas, seu microambiente e suas interações célula a célula, o destino de células normais no competitivo ambiente darwiniano da medula displásica e como as células mutantes originam a insuficiência medular na SMD não são processos bem compreendidos.

CARACTERÍSTICAS CLÍNICAS

A anemia domina a evolução inicial. A maioria dos pacientes sintomáticos queixa-se de início gradual de fadiga e fraqueza, dispneia e palidez; entretanto, pelo menos metade dos pacientes é assintomática, e sua SMD é descoberta por acaso em hemogramas de rotina. A exposição prévia à quimioterapia ou à radioterapia é um dado importante da anamnese. A febre e a perda de peso são, com mais frequência, características de um processo mieloproliferativo, em vez de mielodisplásico. A SMD na infância é rara e, quando diagnosticada, implica uma doença genética subjacente. As crianças com síndrome de Down são suscetíveis à SMD, bem como à leucemia. Uma história familiar pode indicar uma forma hereditária de anemia sideroblástica, anemia de Fanconi ou telomeropatia. Mutações hereditárias em *GATA2*, como na síndrome MonoMAC (com aumento da suscetibilidade às infecções virais micobacterianas e fúngicas, bem como com número deficiente de monócitos, células *natural killer* e linfócitos B), predispõem à SMD. As mutações de linhagem germinativa em *RUNX1* também conferem um alto risco de SMD e leucemia, frequentemente precedidas por anos de trombocitopenia modesta. Uma história familiar é importante em todos os pacientes com SMD, visto que as mutações constitucionais podem não resultar em doença manifesta até a idade adulta.

O exame físico na SMD revela sinais de anemia; cerca de 20% dos pacientes apresentam esplenomegalia. Algumas lesões cutâneas incomuns, como a síndrome de Sweet (dermatose neutrofílica febril), ocorrem com SMD. As síndromes autoimunes concomitantes não são raras. No paciente mais jovem, anomalias estereotípicas apontam para uma síndrome constitucional (estatura baixa, polegares anormais na síndrome de Fanconi; cabelo grisalho precoce nas telomeropatias; verrugas cutâneas na deficiência em *GATA2*).

EXAMES LABORATORIAIS

Sangue Ocorre anemia na maioria dos casos, isoladamente ou como parte de bi ou pancitopenia; a neutropenia ou a trombocitopenia isoladas são incomuns. A macrocitose é comum, conforme observado na maioria das doenças de insuficiência medular. As plaquetas também são grandes e carecem de grânulos. Em estudos funcionais, podem exibir anormalidades acentuadas, podendo os pacientes apresentar sintomas de sangramento apesar de contagens aparentemente adequadas. Os neutrófilos são hipogranulados, apresentam núcleos hipossegmentados, em anel ou anormalmente segmentados; contêm corpúsculos de Döhle e podem se apresentar funcionalmente deficientes. Em geral, os mieloblastos circulantes correlacionam-se com o número de blastos medulares, e sua quantificação é importante para a classificação e o prognóstico. A contagem total dos leucócitos costuma ser normal ou baixa, exceto na LMMC. Como na anemia aplásica, a SMD pode estar associada à população clonal de células da HPN. Os testes genéticos encontram-se disponíveis comercialmente para as síndromes constitucionais.

Medula óssea Em geral, a medula óssea mostra-se normal ou hipercelular; todavia, em cerca de 20% dos casos, é hipocelular o suficiente para ser confundida com anemia aplásica. Nenhuma característica específica de morfologia da medula óssea distingue a SMD; entretanto, as seguintes características são comumente observadas: alterações diseritropoiéticas (em particular anormalidades nucleares) e sideroblastos em anel na linhagem eritroide; hipogranulação e hipossegmentação dos precursores granulocíticos com aumento dos mieloblastos; e megacariócitos em número reduzido ou com núcleos desorganizados. É comum observar a presença de núcleos megaloblásticos e hemoglobinização deficiente na linhagem eritroide. O prognóstico correlaciona-se fortemente com a proporção de blastos medulares, que devem ser contados manualmente no esfregaço de medula e por citometria de fluxo de um aspirado. A citometria de fluxo também pode revelar uma diferenciação hematopoiética caracteristicamente aberrante. A citogenética e a hibridização por fluorescência *in situ* podem identificar anomalias cromossômicas.

DIAGNÓSTICO DIFERENCIAL

As deficiências de vitamina B_{12} ou folato devem ser excluídas por meio de exames de sangue apropriados; a deficiência de vitamina B_6 poderá ser avaliada por um ensaio terapêutico com piridoxina se a medula óssea apresentar sideroblastos em anel. A deficiência de cobre pode levar a citopenias e medula displásica de celularidade variável. Pode-se observar displasia medular nas infecções virais agudas, nas reações medicamentosas ou na toxicidade química, porém deverá ser transitória. Mais difícil é a distinção entre a SMD hipocelular e a aplasia ou entre a AR com excesso de blastos e a leucemia aguda: a OMS considera a presença de 20% de blastos na medula óssea como critério para distinguir a LMA da SMD. Em pacientes jovens, deve-se considerar a possibilidade de doenças genéticas predisponentes subjacentes, devendo-se efetuar um teste genômico adequado (ver anteriormente).

PROGNÓSTICO

A sobrevida mediana varia acentuadamente – de vários anos para pacientes com 5q– ou anemia sideroblástica até alguns meses na AR com excesso de blastos ou na pancitopenia grave associada à monossomia do 7. O Sistema de Escore Prognóstico Internacional (IPSS, International Prognostic Scoring System), revisado em 2012 (Tab. 102-6), ajuda a fazer previsões. Mesmo a SMD de "menor risco" apresenta morbidade e mortalidade significativas. Sistemas de escore prognóstico mais aprimorados (e também mais complicados) podem separar pacientes com risco intermediário 1 que têm prognóstico relativamente sombrio. Foram desenvolvidos sistemas prognósticos com base na sobrevida a partir do estabelecimento do diagnóstico; entretanto, o prognóstico modifica-se com o passar do tempo, e as razões de probabilidade para a sobrevida e a transformação leucêmica convergem com o decorrer do tempo entre categorias de risco, de modo consistente com as alterações dinâmicas da arquitetura clonal.

A maioria dos pacientes morre em consequência das complicações da pancitopenia, e não devido à transformação leucêmica; talvez um terço morra de outras doenças não relacionadas com a SMD. O agravamento precipitado da pancitopenia, a aquisição de novas anormalidades cromossômicas na análise citogenética seriada, o aumento no número de blastos e a fibrose medular são indicadores de mau prognóstico. O prognóstico na SMD associada à terapia, independentemente do tipo, é extremamente ruim, com a maioria dos pacientes evoluindo, em alguns meses, para a LMA refratária.

TABELA 102-6 ■ Sistema de Escore Prognóstico Internacional Revisado (IPSS-R)

1. Novas categorias de blastos medulares
   ≤ 2%, > 2% a < 5%, 5 a 10%, > 10 a 30%
2. Anormalidades citogenéticas refinadas e grupos de risco
   16 anormalidades específicas (vs. 6), 5 subgrupos (vs. 3)[a]
3. Avaliação da gravidade das citopenias[b]
   Pontos de corte clínica e estatisticamente relevantes usados
4. Inclusão de características diferenciais
   Idade, estado de desempenho, ferritina sérica, LDH; β_2-microglobulina
5. Modelo prognóstico com 5 categorias de risco (vs. 4)
   Melhor poder preditivo

[a]Bom, normal, –Y, del(5q), del (–20q); sombrio, anormalidades complexo (≥ 3 anormalidades) ou do cromossomo 7; intermediário, todas as outras anormalidades. [b]Citopenias em condições basais, pontos de corte: hemoglobina < 80, 80 – < 100 ou ≥ 100 g/L; contagem de plaquetas < 50, 50-100 ou ≥ 100,000/μL e contagem absoluta de neutrófilos < 800 vs. ≥ 800/μL.
Sigla: LDH, lactato-desidrogenase.

TRATAMENTO

Mielodisplasia

Historicamente, a terapia da SMD tem sido insatisfatória; entretanto, vários fármacos podem não apenas melhorar as contagens hematológicas, como também retardar o início da leucemia e melhorar a sobrevida. A escolha da terapia para determinado paciente, a administração do tratamento e o controle das toxicidades são complicados e necessitam de especialistas em hematologia.

Apenas o transplante de células-tronco hematopoiéticas oferece cura para a SMD. A taxa de sobrevida em coortes de pacientes selecionados é de cerca de 50% em 3 anos, porém está melhorando. Os resultados que usam doadores compatíveis não aparentados são atualmente semelhantes aos obtidos com irmãos, e pacientes com 50 anos de idade ou mais têm sido transplantados com sucesso. No entanto, a mortalidade e a morbidade relacionadas com o tratamento aumentam com a idade do receptor. Um dilema quanto à realização de transplante é que o paciente de alto risco (pelo escore do IPSS e presença de cariótipo monossômico), para o qual o procedimento está mais obviamente indicado, tem uma alta probabilidade de resultado precário devido à mortalidade relacionada com o transplante ou a recidiva da doença, ao passo que o paciente de baixo risco, que tem mais tendência a tolerar o transplante, também pode permanecer bem durante anos com terapias menos agressivas. Na prática, apenas uma pequena proporção de pacientes com SMD é submetida a transplante.

A SMD é considerada particularmente refratária aos esquemas de quimioterapia citotóxica e, como ocorre na LMA no indivíduo idoso, a toxicidade medicamentosa é geralmente fatal, e as remissões, quando obtidas, são breves. Os agentes citotóxicos em baixas doses são administrados por seu potencial de "diferenciação", e, a partir dessa experiência, surgiram terapias com fármacos com base nos análogos da pirimidina. Esses fármacos são classificados como moduladores epigenéticos, e acredita-se que possam atuar por meio de um mecanismo de desmetilação para alterar a regulação gênica e permitir a diferenciação em células sanguíneas maduras a partir da célula-tronco anormal da SMD. Os agentes de hipometilação azacitidina e decitabina são frequentemente usados em centros de insuficiência da medula óssea. A azacitidina melhora as contagens sanguíneas e a sobrevida na SMD, comparada ao melhor tratamento de suporte. Ela normalmente é administrada por via subcutânea, diariamente durante 7 dias, em intervalos de 4 semanas por pelo menos 4 ciclos, antes que a resposta seja avaliada. No conjunto geral dos ensaios publicados, foram observadas melhores contagens sanguíneas com uma redução nas necessidades de transfusão em cerca de 50% dos pacientes. A resposta depende da administração contínua do fármaco, e a maioria dos pacientes acaba se tornando refratária à intervenção farmacológica, apresentando citopenias recorrentes ou progressão para a LMA. A decitabina está intimamente relacionada com a azacitidina; 30 a 50% dos pacientes melhoram as contagens hematológicas, com uma duração de resposta de quase 1 ano. A decitabina normalmente é administrada por infusão intravenosa contínua em esquemas de doses e durações variadas de 3 a 10 dias em ciclos repetidos. A principal toxicidade da azacitidina e da decitabina é a mielossupressão, levando à piora das contagens hematológicas. Os agentes hipometilantes frequentemente são usados no paciente de alto risco que não é candidato ao transplante de células-tronco. No paciente de baixo risco, eles também são eficazes, porém deverão ser consideradas terapias alternativas.

A lenalidomida, um derivado da talidomida com perfil de toxicidade mais favorável, é particularmente eficaz na reversão da anemia em pacientes de SMD com a síndrome de 5q−; a maior parte desses pacientes não apenas se torna independente de transfusões e apresenta níveis de hemoglobina normais ou próximos ao normal, como também passa a apresentar citogenética normal. O fármaco apresenta diversas atividades biológicas, e não se sabe qual delas é importante para sua eficácia clínica. A lenalidomida é administrada oralmente. A maior parte dos pacientes melhora em 3 meses a partir do início da terapia. As toxicidades incluem a mielossupressão (piora da trombocitopenia e da neutropenia, necessitando de monitoramento da contagem hematológica), bem como risco aumentado de trombose venosa profunda e embolia pulmonar.

A imunossupressão também pode levar a uma independência duradoura da transfusão e a uma melhora da sobrevida. A ATG, a ciclosporina e o anticorpo monoclonal anti-CD52 alentuzumabe são especialmente eficientes em pacientes mais jovens com SMD (< 60 anos), com escores mais favoráveis no IPSS. Em uma revisão retrospectiva de consórcio, cerca de 50% dos pacientes com anemia principalmente refratária responderam à ATG, em geral combinada com ciclosporina, particularmente pacientes com medula hipocelular.

Os HGFs podem melhorar o hemograma, mas, como na maioria dos outros estados de insuficiência da medula óssea são mais benéficos em pacientes com pancitopenia menos grave. A EPO, isoladamente ou em associação com G-CSF, pode melhorar os níveis de hemoglobina, particularmente em pacientes com baixos níveis séricos de EPO, que não têm necessidade ou tem necessidade apenas modesta de transfusão. É possível melhorar a sobrevida com EPO e melhora da anemia. O tratamento isolado com G-CSF não aumentou a sobrevida em um estudo clínico controlado. Os agentes que simulam a trombopoietina parecem melhorar a contagem de plaquetas em alguns pacientes com SMD, porém sem evidência clara de que possam aumentar a taxa de transformação leucêmica.

Novos medicamentos para a SMD estão sendo usados na clínica ou estão em fase final de desenvolvimento. O luspatercepte, que afeta a supressão da eritropoiese mediada pelo fator de crescimento transformador β, foi aprovado pela FDA para a anemia na SMD. Novas terapias-alvo em ensaios clínicos incluem inibidores do fator induzível por hipoxia e genes do spliceossomo, fármacos que atuam para restaurar a atividade de TP53, e venetoclax, um inibidor da proteína Bcl2, que aumenta a morte celular programada (e que está aprovado para uso ou empregado sem indicação formal para outras neoplasias malignas hematológicas).

Os mesmos princípios do tratamento de apoio descritos para a anemia aplásica aplicam-se à SMD. Muitos pacientes permanecem anêmicos durante anos. A transfusão de hemácias deve ser acompanhada da quelação do ferro, para prevenir hemocromatose secundária.

ANEMIAS MIELOFTÍSICAS

A fibrose da medula óssea (ver Fig. 100-2), em geral acompanhada de esfregaço sanguíneo típico de *leucoeritroblastose*, pode ocorrer como uma doença hematológica primária, denominada *mielofibrose* ou *metaplasia mieloide* (Cap. 103), e como processo secundário, denominado *mieloftise*. A mieloftise, ou mielofibrose secundária, é reativa. A fibrose pode ser uma resposta à invasão das células tumorais, em geral um tumor epitelial de mama, pulmão, de origem prostática ou neuroblastoma. A fibrose medular pode ocorrer com infecção por micobactérias (*Mycobacterium tuberculosis* e *M. avium*), fungos ou HIV e na sarcoidose. O depósito intracelular de lipídeos na doença de Gaucher e a obliteração do espaço medular, relacionada com a ausência de remodelamento pelos osteoclastos na osteopetrose congênita, também podem acarretar fibrose. A mielofibrose secundária é uma consequência tardia da radioterapia ou do tratamento com fármacos radiomiméticos. Em geral, os processos infecciosos ou malignos subjacentes são óbvios. A fibrose medular também resulta da manifestação de diversas síndromes hematológicas, em particular a leucemia mieloide crônica, o mieloma múltiplo, os linfomas, o mieloma e a leucemia de células pilosas.

A fisiopatologia apresenta três características distintas: a proliferação dos fibroblastos no espaço medular (mielofibrose); a extensão da hematopoiese nos ossos longos e em locais extramedulares, em geral baço, fígado e linfonodos (metaplasia mieloide), e a eritropoiese ineficaz. A etiologia da fibrose é desconhecida, porém provavelmente envolve a produção desregulada de fatores de crescimento: o fator de crescimento derivado de plaquetas e o fator de crescimento transformador β foram implicados. A regulação anormal das outras hematopoietinas levaria à localização das células hematopoiéticas em tecidos não hematopoiéticos e ao desacoplamento dos processos em geral equilibrados de proliferação e diferenciação das células-tronco. A mielofibrose é notável pela pancitopenia, apesar do número muito grande de células progenitoras hematopoiéticas circulantes.

A anemia é dominante na mielofibrose secundária, sendo, em geral, normocítica e normocrômica. O diagnóstico é sugerido pelo esfregaço leucoeritroblástico característico (ver Fig. 100-1). A morfologia dos eritrócitos é extremamente anormal, com glóbulos vermelhos nucleados circulantes, células em lágrima e formas distorcidas. Com frequência, a contagem dos leucócitos fica elevada, simulando, às vezes, uma reação leucemoide, com mielócitos, promielócitos e mieloblastos circulantes. As plaquetas podem ser abundantes e, em muitos casos, são de tamanho gigante. A incapacidade de aspirar a medula óssea, constituindo a característica "punção seca", permite um diagnóstico presuntivo no contexto apropriado antes de a biópsia ser descalcificada.

A evolução da mielofibrose secundária é determinada por sua etiologia, em geral um tumor metastático ou câncer hematológico avançado. É preciso excluir as causas tratáveis, em particular a tuberculose e os fungos. As transfusões podem aliviar os sintomas.

LEITURAS ADICIONAIS

Arber DA et al: The 2016 revision to the World Health Organization (WHO) classification of myeloid neoplasms and acute leukemia. Blood 127:2391, 2016.

Attalah E et al: Comparison of patient age groups in transplantation for myelodysplastic syndrome: The Medicare coverage with evidence development study. JAMA Oncol 6:486, 2020.

DeZern AE et al: Haplotidentical BMT for severe aplastic anemia with intensive GVHD prophylaxis including posttransplant cyclophosfamide. Blood Adv 4: 1770, 2020.

Greenberg PL et al: Revised international prognostic scoring system for myelodysplastic syndromes. Blood 120:2454, 2012.

Mustjoki S, Young NS: Somatic mutations in "benign" disease. N Engl J Med 384:2039, 2021.

Ogawa S: Genetics of MDS. Blood 133:1049, 2019.

Platzbecker U: Treatment of MDS. Blood 133:1096, 2019.

Sallman DA, List AF: The central role of inflammatory signaling in the pathogenesis of myelodysplastic syndromes. Blood 133:1039, 2019.

Townsley DM et al: Eltrombopag added to standard immunosuppression for aplastic anemia. N Engl J Med 376:1540, 2017.

Yoshizato T et al: Somatic mutations and clonal hematopoiesis in aplastic anemia. N Engl J Med 373:35, 2015.

Young NS: Aplastic anemia. N Engl J Med 379:1643, 2018.

103 Policitemia vera e outras neoplasias mieloproliferativas

Jerry L. Spivak

A classificação da Organização Mundial da Saúde (OMS) para as neoplasias mieloproliferativas (NMPs) crônicas inclui oito distúrbios, alguns dos quais são raros ou pouco caracterizados (Tab. 103-1), mas todos compartilhando uma origem a partir de uma célula hematopoiética, a superprodução de um ou mais elementos do sangue sem displasia importante e uma predileção por hematopoiese extramedular, mielofibrose e transformação, em taxas variadas, em leucemia aguda. Nessa ampla classificação, contudo, existe uma heterogeneidade fenotípica significativa. Algumas doenças, como a leucemia mielógena crônica (LMC), a leucemia neutrofílica crônica (LNC) e a leucemia eosinofílica crônica (LEC), expressam principalmente um fenótipo mieloide, ao passo que, em outras doenças, como a policitemia vera (PV), a mielofibrose primária (MFP) e a trombocitose essencial (TE), predomina a hiperplasia megacariocítica ou eritroide. Esses três últimos distúrbios, ao contrário dos três primeiros, também parecem capazes de se transformar uns nos outros.

TABELA 103-1 ■ Classificação das neoplasias mieloproliferativas crônicas de acordo com a Organização Mundial da Saúde

Leucemia mieloide crônica, *BCR-ABL*-positivo
Leucemia neutrofílica crônica
Leucemia eosinofílica crônica, sem outra especificação
Policitemia vera
Mielofibrose primária
Trombocitose essencial
Mastocitose
Neoplasias mieloproliferativas, não classificáveis

Essa heterogeneidade fenotípica tem uma base genética; a LMC é consequência da translocação equilibrada entre os cromossomos 9 e 22 (t[9;22][q34;11]); a LNC está associada à translocação t(15;19), e a LEC ocorre com deleção ou translocações equilibradas envolvendo o gene *PDGFRα*. Em contrapartida, a PV, a MFP e a TE caracterizam-se por mutações condutoras, que, direta ou indiretamente, ativam de modo constitutivo a JAK2, uma tirosina-cinase essencial para a função dos receptores de eritropoietina e trombopoietina, que também é utilizada pelo receptor do fator estimulador de colônias de granulócitos. Essa distinção importante reflete-se nas histórias naturais da LMC, da LNC e da LEC, que habitualmente são medidas em anos, com elevada taxa de transformação leucêmica. Por outro lado, as histórias naturais da PV, da MFP e da TE são geralmente medidas em décadas, e a transformação em leucemia aguda é incomum na ausência de quimioterapia. Este capítulo trata apenas da PV, da MFP e da TE, devido à sobreposição significativa das manifestações clínicas e mutações condutoras, embora a duração da doença varie.

As outras NMPs crônicas são discutidas nos Capítulos 105 e 110.

POLICITEMIA VERA

A PV é um distúrbio clonal de células-tronco hematopoiéticas, no qual ocorre acúmulo de eritrócitos, granulócitos e plaquetas fenotipicamente normais, na ausência de um estímulo fisiológico identificável. A mais comum das NMPs, a PV, ocorre em 2,5 por 100.000 pessoas, não poupando nenhum grupo da faixa etária adulta e aumentando com a idade para taxas >10/100.000. A transmissão familiar ocorre, mas não é frequente, e as mulheres com menos de 50 anos predominam nos casos esporádicos.

ETIOLOGIA

Ocorrem anormalidades cromossômicas não aleatórias, como deleção de 20q e 13q ou trissomia do 9, em até 30% dos pacientes com PV não tratados; contudo, diferentemente da LMC, nenhuma anormalidade citogenética consistente foi associada ao distúrbio. Entretanto, uma mutação no domínio de pseudocinase autoinibitório da tirosina-cinase JAK2, que substitui a valina por fenilalanina (V617F), causando ativação constitutiva da cinase, desempenha um papel central na patogênese da PV.

JAK2 é um membro de uma família de tirosina-cinases não receptoras evolutivamente bem conservada e serve como cognata à tirosina-cinase para os receptores da eritropoietina e trombopoietina. Ela também funciona como uma chaperona obrigatória para esses receptores no complexo de Golgi e é responsável por sua expressão na superfície da célula. A alteração da conformação induzida nos receptores de eritropoietina e trombopoietina após a ligação a seus respectivos ligantes cognatos, eritropoietina ou trombopoietina, leva à autofosforilação da JAK2, à fosforilação do receptor e à fosforilação das proteínas envolvidas na proliferação, na diferenciação e na resistência celular à apoptose. Os animais transgênicos que não têm *JAK2* morrem como embriões devido à anemia grave. A ativação constitutiva de JAK2, por outro lado, explica a hipersensibilidade da eritropoietina, a formação de colônias eritroides independentes de eritropoietina, a diferenciação terminal rápida, o aumento na expressão de Bcl-X_L e a resistência à apoptose na ausência de eritropoietina que caracterizam o comportamento *in vitro* das células progenitoras eritroides da PV.

Mais de 95% dos pacientes com PV expressam essa mutação, assim como o fazem cerca de 50% dos pacientes com MFP e TE. É importante assinalar que o gene *JAK2* está localizado no braço curto do cromossomo 9, e a perda da heterozigose no cromossomo 9p, envolvendo o segmento contendo o *locus JAK2*, ao longo do tempo, devido a uma recombinação mitótica (dissomia uniparental), constitui a anormalidade citogenética mais comum na PV. A perda da heterozigose nessa região leva à homozigose para *JAK2* V617F e ocorre em cerca de 60% dos pacientes com PV e, em menor grau, na MFP, sendo que é rara na TE. Em sua maioria, os pacientes com PV que não expressam *JAK2* V617F expressam uma mutação no éxon 12 do gene e não são clinicamente diferentes daqueles que o fazem, com exceção de uma maior frequência de eritrocitose isolada, e tampouco os heterozigotos *JAK2* V617F diferem clinicamente dos homozigotos. Curiosamente, a predisposição para adquirir mutações em *JAK2* parece estar associada a um haplótipo específico do gene *JAK2*, GGCC. *JAK2* V617F constitui a base para muitas das características fenotípicas e bioquímicas da PV, como aumento na produção de células sanguíneas e de citocinas inflamatórias; entretanto, pode não ser o único responsável por todo o fenótipo da PV e, provavelmente, não constitui a lesão inicial em qualquer uma das NMPs. Em primeiro lugar, pacientes portadores de PV com o mesmo fenótipo e doença clonal documentada podem apresentar mutações em *LNK*, um inibidor de JAK2, ou, raramente, calreticulina (*CALR*), uma chaperona de retículo endoplasmático (RE). Segundo, os pacientes com TE e MFP apresentam a mesma mutação, mas fenótipos clínicos diferentes. Terceiro, a PV familiar pode ocorrer sem a mutação, mesmo quando outros membros da mesma família a expressam. Em quarto lugar, a inibição das células progenitoras hematopoiéticas que expressam *JAK2* V617F pelo inibidor inespecífico de JAK1/2-cinase, o ruxolitinibe, não afeta o comportamento das células-tronco hematopoiéticas envolvidas. Por fim, em alguns pacientes com PV ou TE positivos para *JAK2* V617F, pode ocorrer leucemia aguda em uma célula progenitora negativa para *JAK2* V617F, sugerindo a presença de uma célula precursora ancestral.

MANIFESTAÇÕES CLÍNICAS

Embora a PV seja uma panmielopatia, a trombocitose, a leucocitose ou a esplenomegalia isoladas podem constituir a sua manifestação de apresentação inicial; entretanto, com mais frequência, o distúrbio é reconhecido pela descoberta incidental de um nível elevado de hemoglobina, hematócrito ou contagem de eritrócitos. Com exceção do prurido aquagênico, ou da eritromelalgia, nenhum sintoma distingue a PV de outras causas de eritrocitose.

A eritrocitose não controlada causa hiperviscosidade, levando a sintomas neurológicos, como vertigem, zumbido, cefaleia, distúrbios visuais e ataques isquêmicos transitórios (AITs). A hipertensão sistólica também é uma característica da elevação da massa eritrocitária. Em alguns pacientes, a trombose venosa ou arterial pode ser a manifestação de apresentação da PV. Qualquer vaso pode ser afetado, mas os vasos cerebrais, cardíacos ou mesentéricos são geralmente os mais envolvidos. A trombose venosa hepática (síndrome de Budd-Chiari) é particularmente comum em mulheres jovens e pode ser catastrófica se ocorrer obstrução súbita e completa da veia hepática. De fato, deve-se suspeitar de PV em todo paciente que desenvolve trombose da veia hepática, visto que este é o único tipo de trombose associado à expressão de *JAK2* V617F. Isquemia digital, fácil formação de equimoses, epistaxe, doença péptica ou hemorragia digestiva podem ocorrer devido a estase vascular ou trombocitose. Neste último caso, a absorção e a proteólise de multímeros de von Willebrand de alto peso molecular pela grande massa plaquetária provocam doença de von Willebrand adquirida. Outra complicação da trombocitose da PV, devido a um aumento da agregação plaquetária, consiste em edema, sensação de ardência e dor nas extremidades, um complexo de sintomas conhecido como eritromelalgia. Em virtude da grande renovação de células hematopoiéticas, hiperuricemia com gota secundária, cálculos de ácido úrico e sintomas causados por hipermetabolismo também podem complicar o distúrbio.

DIAGNÓSTICO

Quando a PV se apresenta com eritrocitose associada a leucocitose, trombocitose ou esplenomegalia, ou uma combinação destas, o diagnóstico é evidente. Entretanto, quando os pacientes apresentam elevação da hemoglobina, do hematócrito ou da contagem de eritrócitos isoladamente, a avaliação diagnóstica é mais complexa, devido às numerosas possibilidades diagnósticas (Tab. 103-2). Além disso, a menos que o nível de hemoglobina seja ≥ 20 g/dL (hematócrito ≥ 60%), não é possível distinguir a verdadeira eritrocitose de distúrbios que causam contração de volume plasmático. Isso ocorre porque, exclusivamente na PV, ao contrário de outras causas para eritrocitose verdadeira, há uma expansão do volume plasmático que pode mascarar a massa eritrocitária elevada; portanto, as determinações da massa eritrocitária e de volume plasmático são necessárias para estabelecer a presença de eritrocitose absoluta e para distinguir esta da eritrocitose relativa causada

TABELA 103-2 ■ Causas de eritrocitose

Eritrocitose relativa	
Hemoconcentração secundária a desidratação, diuréticos, abuso de etanol, androgênios ou tabagismo	
Eritrocitose absoluta	
Hipoxia	**Tumores**
Intoxicação por monóxido de carbono	Hipernefroma
Hemoglobina com alta afinidade ao oxigênio	Hepatoma
Alta altitude	Hemangioblastoma cerebelar
Pneumopatias	Mioma uterino
Shunt direita-esquerda cardíaco ou vascular	Tumores suprarrenais
Síndrome da apneia do sono	Meningioma
Síndrome hepatopulmonar	Feocromocitoma
Doença renal	**Medicamentos**
Estenose de artéria renal	Androgênicos
Glomerulonefrite esclerosante focal ou membranosa	Eritropoietina recombinante
Após transplante renal	**Familiar (com função normal da hemoglobina)**
Cistos renais	Mutação do receptor de eritropoietina
Síndrome de Bartter	Mutações de *VHL* (policitemia de Chuvash)
	Mutação de 2,3-*BPG*
	Mutações em *PHD2* e *HIF2α*
	Policitemia vera

Siglas: 2,3-BPG, 2,3-bisfosfoglicerato; VHL, von Hippel-Lindau.

pela redução do volume plasmático isoladamente (também conhecida como *eritrocitose por estresse* ou *espúria* ou *síndrome de Gaisböck*). A Figura 63-18 ilustra um algoritmo diagnóstico para a avaliação de eritrocitose suspeita. Ensaio para mutações de *JAK2* na presença de uma saturação de oxigênio arterial normal fornece uma abordagem diagnóstica alternativa para eritrocitose quando a massa de eritrócitos e as determinações de volume plasmático não estão disponíveis; um nível de eritropoietina sérica normal não exclui a presença de PV, mas um nível elevado de eritropoietina é mais compatível com uma causa secundária de eritrocitose.

Outros exames laboratoriais que podem ajudar no diagnóstico incluem hemograma, volume corpuscular médio e índice de anisocitose (RDW, *red cell distribution width*), em particular quando o hematócrito ou os níveis de hemoglobina são menores do que 60% ou 20 g/dL, respectivamente. Apenas três situações causam eritrocitose microcítica: traço β-talassêmico, eritrocitose hipóxica e PV. Com o traço β-talassêmico, o RDW é normal, enquanto na eritrocitose por hipoxemia e na PV o RDW pode ser elevado, se houver deficiência de ferro subjacente. Atualmente, um ensaio para *JAK2* V617F substituiu outros exames para o estabelecimento do diagnóstico de PV. Obviamente, em pacientes com doença péptica associada, a hemorragia digestiva oculta pode levar à apresentação com anemia microcítica hipocrômica, mascarando a presença de PV.

Um aspirado de medula óssea e biópsia não fornecem informações diagnósticas específicas, uma vez que podem ser normais ou indistinguíveis de TE ou MFP. De maneira semelhante, nenhuma anormalidade citogenética específica está associada à doença, e a ausência de um marcador citogenético não exclui o diagnóstico.

COMPLICAÇÕES

Muitas das complicações da PV estão diretamente relacionadas com o aumento da viscosidade sanguínea associada à elevação da massa eritrocitária e indiretamente com o aumento de renovação de eritrócitos, leucócitos e plaquetas com o aumento concomitante na produção de ácido úrico e citocinas. Esta última parece ser responsável pelos sintomas constitucionais. A úllcera péptica também é causada por infecção por *Helicobacter pylori*, cuja incidência é aumentada na PV, ao passo que o prurido associado a esse distúrbio pode ser uma consequência da ativação de mastócitos pela *JAK2* V617F. Um aumento súbito do tamanho do baço pode ser associado a infarto esplênico doloroso. A mielofibrose parece ser parte da história natural da doença, mas é um processo reativo reversível, que, em si, não impede a hematopoiese e não apresenta importância no prognóstico. Entretanto, em cerca de 15% dos pacientes, a mielofibrose está associada a uma falha das células-tronco hematopoiéticas, que se manifesta por hematopoiese extramedular substancial no fígado e no baço e anemia dependente de transfusão. A organomegalia pode causar desconforto mecânico significativo, hipertensão portal e caquexia progressiva. Embora a incidência de leucemia mieloide aguda seja aumentada na PV, a incidência de leucemia aguda em pacientes não expostos à quimioterapia ou à radioterapia é baixa. Curiosamente, a quimioterapia, incluindo hidroxiureia, foi associada à leucemia aguda em células-tronco negativas para *JAK2* V617F em alguns pacientes com PV. A *eritromelalgia* é uma síndrome curiosa de etiologia desconhecida associada à trombocitose, envolvendo principalmente as extremidades inferiores e manifestada, em geral, por eritema, calor e dor na extremidade afetada e, ocasionalmente, infarto digital. Ela ocorre com frequência variável e, em geral, é responsiva a salicilatos. Alguns dos sintomas do sistema nervoso central observados em pacientes com PV, como a enxaqueca ocular, parecem representar uma variante de eritromelalgia.

Se não for controlada, a eritrocitose pode levar à trombose, que envolve órgãos vitais como fígado, coração, cérebro ou pulmões. Os pacientes com esplenomegalia maciça têm tendência particularmente maior a eventos trombóticos, visto que o aumento associado no volume plasmático mascara a verdadeira extensão da elevação da massa eritrocitária, medida pelo nível de hematócrito ou hemoglobina. Um nível "normal" de hematócrito ou hemoglobina em um paciente com PV com esplenomegalia maciça deve ser considerado indicativo de uma massa eritrocitária elevada até que se prove o contrário.

TRATAMENTO

Policitemia vera

A PV, em geral, é um distúrbio indolente, cujo curso clínico é medido em décadas, e o tratamento deve refletir seu ritmo. A trombose causada por eritrocitose é a complicação mais significativa e frequentemente a manifestação de apresentação, e a manutenção do nível de hemoglobina ≤ 140 g/L (14 g/dL; hematócrito < 45%) em homens e ≤ 120 g/L (12 g/dL; hematócrito < 42%) em mulheres é obrigatória para evitar complicações trombóticas. A flebotomia serve, inicialmente, para diminuir a hiperviscosidade ao reduzir e normalizar a massa eritrocitária, enquanto expande ainda mais o volume plasmático. Flebotomias periódicas servem para manter a massa eritrocitária dentro da faixa normal e para induzir o estado de deficiência de ferro, que evita uma reexpansão acelerada da massa eritrocitária. Na maioria dos pacientes com PV, quando se atinge um estado de deficiência de ferro, a flebotomia, em geral, é necessária apenas em intervalos de 3 meses. Nem a flebotomia nem a deficiência de ferro aumentam a contagem de plaquetas relacionada com o efeito da própria doença, e nem a trombocitose nem a leucocitose estão correlacionadas com trombose na PV, diferentemente da forte correlação observada entre a eritrocitose e a trombose. O uso de salicilatos para prevenir a trombose em pacientes com PV não é apenas potencialmente prejudicial se a massa eritrocitária não for controlada por flebotomia, mas também um medicamento não comprovado, principalmente em pacientes com mais de 70 anos.

A anticoagulação está indicada quando ocorre trombose, e os novos anticoagulantes orais podem ser preferíveis a um antagonista da vitamina K, visto que não necessitam de monitoramento. A hiperuricemia assintomática (< 10 mg/dL) não requer terapia, mas deve-se administrar alopurinol para evitar elevação adicional do ácido úrico quando se emprega quimioterapia para reduzir a esplenomegalia ou a leucocitose ou para tratar o prurido. O prurido generalizado não responsivo aos anti-histamínicos ou antidepressivos, como a doxepina, pode representar um problema significativo na PV; outros métodos paliativos incluem o inibidor de JAK1/2 ruxolitinibe, a alfainterferona (α-IFN) peguilada, psoralenos com raios ultravioleta A (PUVA, *psoralens with ultraviolet light in the A range*) e hidroxiureia. A trombocitose assintomática não exige nenhuma terapia, a não ser que a contagem de plaquetas esteja alta o suficiente para causar sangramento, devido à doença de von Willebrand adquirida; nessa situação, o sangramento não é espontâneo e responde ao ácido tranexâmico ou ácido ε-aminocaproico. A esplenomegalia sintomática pode ser tratada com ruxolitinibe ou α-IFN peguilada. A α-IFN peguilada tem a vantagem de ser mais bem tolerada e de exigir uma administração apenas semanal comparada à α-IFN recombinante; tem produzido remissões hematológicas e moleculares completas em cerca de 20% dos pacientes com PV, porém o papel nesse distúrbio está atualmente em fase de pesquisa. A anagrelida, um inibidor da fosfodiesterase, pode reduzir a contagem de plaquetas e, quando tolerada, é preferível à hidroxiureia, visto que carece de toxicidade medular e é também protetora contra a trombose venosa, o que não ocorre com a hidroxiureia.

Uma redução no número de plaquetas pode ser necessária para o tratamento de eritromelalgia ou enxaqueca ocular se os salicilatos não forem efetivos ou se a contagem de plaquetas for alta o suficiente para aumentar o risco de hemorragia, mas apenas até o grau em que os sintomas são aliviados. Os agentes alquilantes e o fosfato de sódio radioativo (P^{32}) são leucemogênicos na PV e devem ser evitados. Se um agente citotóxico tiver de ser usado, a hidroxiureia é preferida, mas esse fármaco não evita trombose ou mielofibrose na PV, é leucemogênico e deve ser usado pelo período mais curto possível. Anteriormente, os pacientes com PV com esplenomegalia maciça que não respondiam à redução por quimioterapia ou interferona precisavam de esplenectomia. Entretanto, com a introdução do ruxolitinibe, um inibidor específico de JAK2, foi possível, na maioria dos pacientes com PV complicada por mielofibrose e metaplasia mieloide, reduzir o tamanho do baço e, ao mesmo tempo, aliviar os sintomas constitucionais e o prurido, secundariamente à liberação de citocinas, com redução da necessidade de flebotomia. Entretanto, diferentemente da MFP, esses pacientes têm um curso mais crônico. Em contraste com outras neoplasias malignas, os pacientes com PV têm uma baixa taxa de acúmulo de mutações, e a aquisição de mutações deletérias, como mutações de *TP53*, detectadas por sequenciamento de última geração, geralmente está associada à transformação leucêmica. Como a hidroxiureia antagoniza o *TP53* e também causa del17p, levando à haploinsuficiência de *TP53*, seu uso deve ser restringido na PV.

Em um ensaio clínico de fase 3, o ruxolitinibe demonstrou ser efetivo em pacientes com PV sem mielofibrose que são intolerantes ou refratários à hidroxiureia ou à melhor terapia de suporte disponível. Em alguns pacientes com doença em estágio final, a hipertensão pulmonar pode desenvolver-se devido à fibrose ou à hematopoiese extramedular. Não foi definido nenhum papel para o transplante de medula óssea, seja alogênico ou haploidêntico, na PV.

A maioria dos pacientes com PV pode viver muitos anos sem prejuízo funcional quando sua massa eritrocitária é efetivamente tratada com flebotomia. A quimioterapia nunca é indicada para controlar a massa eritrocitária na PV, mas quando o acesso venoso é um problema, o ruxolitinibe ou a interferona peguilada são a terapia preferida.

MIELOFIBROSE PRIMÁRIA

A MFP crônica (outras designações incluem *mielofibrose idiopática*, *metaplasia mieloide agnogênica* ou *mielofibrose com metaplasia mieloide*) é um distúrbio clonal de células-tronco hematopoiéticas associado a mutações em *JAK2*, *MPL* ou *CALR*, que se caracteriza por fibrose da medula óssea, hematopoiese extramedular e esplenomegalia. A MFP é a NMP crônica menos comum, e estabelecer este diagnóstico na ausência de um marcador clonal específico é difícil, visto que a mielofibrose e a esplenomegalia também são características tanto da PV quanto da LMC. Além disso, a mielofibrose e a esplenomegalia também ocorrem em uma variedade de distúrbios benignos e malignos (Tab. 103-3), muitos dos quais são tratáveis com terapias específicas não efetivas na MFP crônica. Ao contrário de outras NMPs crônicas e da chamada mielofibrose aguda ou maligna, que podem ocorrer em qualquer idade, a MFP acomete principalmente homens a partir da sexta década de vida.

ETIOLOGIA

Anormalidades cromossômicas não aleatórias, como 9p, 20q–, 13q–, trissomia do 8 ou do 9 ou trissomia do 1q parcial são comuns na MFP, mas nenhuma anormalidade citogenética específica da doença foi identificada. *JAK2* V617F está presente em cerca de 55% dos pacientes, e ocorrem mutações no receptor da trombopoietina *MPL* em cerca de 4%. A maior parte do restante apresenta mutações no gene calreticulina (*CALR*), que altera a porção carboxiterminal da proteína, permitindo a sua ligação e ativação do MPL. O grau de mielofibrose e a extensão da hematopoiese extramedular também não estão relacionados. A fibrose nesse distúrbio está associada à superprodução de fator de crescimento transformador β e inibidores

TABELA 103-3 ▪ Distúrbios que causam mielofibrose

Malignos	Não malignos
Leucemia aguda (linfocítica, mielógena, megacariocítica)	Infecção pelo HIV
Leucemia mieloide crônica	Hiperparatireoidismo
Leucemia de células pilosas	Osteodistrofia renal
Doença de Hodgkin	Lúpus eritematoso sistêmico
Mielofibrose primária	Tuberculose
Linfoma	Deficiência de vitamina D
Mieloma múltiplo	Exposição a dióxido de tório
Mielodisplasia	Síndrome da plaqueta cinzenta
Carcinoma metastático	
Policitemia vera	
Mastocitose sistêmica	

teciduais de metaloproteinases, embora a osteosclerose esteja associada à superprodução de osteoprotegerina, um inibidor de osteoclasto. A angiogênese na medula óssea ocorre por um aumento da produção de fator de crescimento do endotélio vascular. É importante ressaltar que os fibroblastos na MFP são policlonais, e não parte do clone neoplásico, porém podem ser induzidos por este último a produzir citocinas inflamatórias.

MANIFESTAÇÕES CLÍNICAS

Nenhum sinal ou sintoma é específico para MFP. Muitos pacientes são assintomáticos à apresentação, e a doença, em geral, é detectada pela descoberta de aumento esplênico e/ou hemogramas anormais durante um exame de rotina. Entretanto, ao contrário das demais NMPs, sudorese noturna, fadiga e perda de peso são queixas de apresentação comuns. Um esfregaço de sangue mostra as manifestações características da hematopoiese extramedular: eritrócitos em forma de lágrima, eritrócitos nucleados, mielócitos e promielócitos; os mieloblastos também podem estar presentes (Fig. 103-1). A anemia leve é comum inicialmente, podendo haver citopenias e leucócitos e plaquetas normais ou aumentados. A hepatomegalia leve pode acompanhar a esplenomegalia, porém é incomum na sua ausência; a linfadenopatia isolada deve sugerir outro diagnóstico. Tanto os níveis séricos de lactato-desidrogenase quanto os de fosfatase alcalina podem estar elevados. A medula, em geral, não é aspirável, devido à mielofibrose (Fig. 103-2), e as radiografias ósseas revelam osteosclerose. A hematopoiese extramedular exuberante pode causar ascite, hipertensões portal, pulmonar ou intracraniana, obstruções intestinal ou ureteral, tamponamento pericárdico, compressão da medula espinal ou nódulos na pele. O aumento esplênico pode ser rápido o suficiente para causar infarto esplênico com febre e dor torácica pleurítica. Podem ocorrer hiperuricemia e gota secundária.

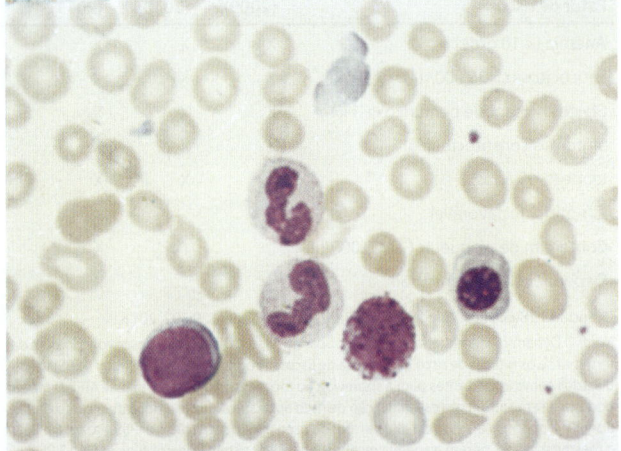

FIGURA 103-1 Observam-se eritrócitos em forma de lágrima indicativos de lesão na membrana devido à passagem através do baço, um eritrócito nucleado e células mieloides imaturas indicativas de hematopoiese extramedular. Este esfregaço de sangue periférico pode estar relacionado com qualquer causa de hematopoiese extramedular.

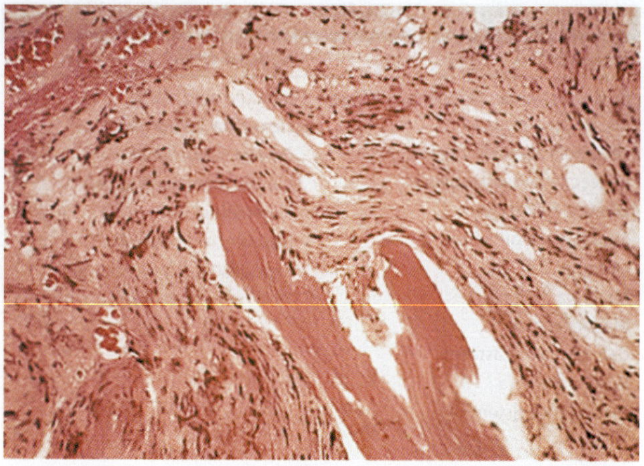

FIGURA 103-2 Este corte de medula óssea mostra a cavidade da medula substituída por tecido fibroso composto de fibras de reticulina e colágeno. Quando essa fibrose é causada por um processo hematopoiético primário, é chamada de *mielofibrose*. Quando a fibrose é secundária a um tumor ou a um processo granulomatoso, é chamada de *mieloftise*.

DIAGNÓSTICO

Embora o quadro clínico descrito anteriormente seja característico da MFP, todas essas manifestações clínicas podem ser observadas na PV ou na LMC. A esplenomegalia maciça comumente mascara a eritrocitose na PV, e relatos de tromboses intra-abdominais na MFP representam, mais provavelmente, casos de PV não reconhecida. Em alguns pacientes com MFP, há desenvolvimento de eritrocitose durante o curso da doença. Além disso, como muitos outros distúrbios apresentam características que se sobrepõem à MFP, mas respondem a terapias nitidamente diferentes, o diagnóstico de MFP é de exclusão, o que requer que os distúrbios listados na Tabela 103-3 sejam descartados.

A presença de eritrócitos em forma de lágrima, eritrócitos nucleados, mielócitos e promielócitos é definidora de uma hematopoiese extramedular, enquanto que a presença de leucocitose, trombocitose com macroplaquetas e plaquetas bizarras e mielócitos circulantes sugere o diagnóstico de uma NMP, e não uma forma secundária de mielofibrose (Tab. 103-3). A medula óssea em geral não é aspirável em virtude de um aumento da reticulina na medula, mas sua biópsia revelará uma medula hipercelular com hiperplasia das três linhagens e, em particular, aumento dos números de megacariócitos agrupados e com núcleos displásicos grandes. Todavia, não há anormalidades morfológicas características da medula óssea que possam diferenciar a MFP de outras NMPs. A esplenomegalia causada por hematopoiese extramedular pode ser maciça o suficiente para causar hipertensão portal e formação de varizes. Em alguns pacientes, a hematopoiese extramedular exuberante pode dominar o quadro clínico. Uma característica intrigante da MFP é a ocorrência de anormalidades autoimunes como imunocomplexos, fatores antinucleares, fator reumatoide ou um teste de Coombs positivo. Não se sabe se isso representa uma reação do hospedeiro ao distúrbio ou se está envolvido em sua patogênese. A análise citogenética do sangue mostra-se útil para excluir a LMC, bem como para fins prognósticos, visto que o desenvolvimento de anormalidades cariotípicas complexas indica um prognóstico sombrio na MFP. Por razões desconhecidas, o número de células CD34+ circulantes está acentuadamente aumentado na MFP (> 15.000/μL) em comparação com outras NMPs, a não ser que também desenvolvam hematopoiese extramedular.

É importante ressaltar que cerca de 55% dos pacientes com MFP, à semelhança daqueles com suas NMPs associadas, expressam a mutação *JAK2* V617F, frequentemente como homozigotos. Em geral, esses pacientes são mais velhos e apresentam hematócritos mais elevados do que os pacientes com mutações *MPL* (4%) ou *CALR* (36%); os pacientes com MFP que expressam uma mutação em *MPL* tendem a ser mais anêmicos e a apresentar contagens de leucócitos mais baixas do que os pacientes *JAK2* V617F-positivos. Foram encontradas mutações somáticas (devido a deleções [tipo 1] ou inserções [tipo 2]) no éxon 9 do gene *CALR* na maioria dos pacientes com MFP que carecem de mutações em *JAK2* ou *MPL*. Em alguns estudos, as mutações tipo 1, a mutação *CALR* mais comum na MFP, teve uma vantagem de sobrevida em comparação com as mutações *JAK2* ou *MPL*, mas não com relação à transformação leucêmica. Pacientes com MFP que carecem de uma mutação condutora NMP conhecida parecem apresentar prognóstico mais sombrio.

TABELA 103-4 ■ Três sistemas de classificação atuais para estimar o prognóstico em pacientes com mielofibrose primária

Fator de risco	IPSS (2009)[a]	DIPSS (2010)[b]	DIPSS PLUS (2011)[c]
Anemia (< 10 g/dL)	X	X	X
Leucocitose (> 25.000/μL)	X	X	X
Blastos no sangue periférico (≥ 1%)	X	X	X
Sintomas constitucionais	X	X	X
Idade (> 65 anos)	X	X	X
Cariótipo desfavorável			X
Contagem de plaquetas (< 100.000/μL)			X
Dependência de transfusão			X

[a]Blood 113:2895, 2009. [b]Blood 115:1703, 2010. [c]J Clin Oncol 29:392, 2011.

Nota: O Dynamic International Prognostic Scoring System (DIPSS) foi desenvolvido para determinar se os fatores de risco do Sistema de Escore Prognóstico Internacional (IPSS) identificados como importantes para a sobrevida no momento do diagnóstico de MFP também poderiam ser usados para estratificação de risco após sua aquisição durante o curso da doença. Um ponto é atribuído a cada fator de risco para pontuação no IPSS. Para o DIPSS, o mesmo é válido, porém a anemia recebe 2 pontos. O sistema de pontuação DIPSS Plus representa o reconhecimento de que a adição de cariótipo desfavorável, trombocitopenia e dependência de transfusão melhorou o sistema de estratificação de risco do DIPSS para o qual pontos adicionais foram atribuídos (Tab. 103-5). Estudos mais recentes sugerem que a análise mutacional dos genes *ASXL1, EZH2, SRSF2* e *IDH1/2* melhora ainda mais a estratificação de risco para sobrevida e transformação leucêmica (Leukemia 27:1861, 2013), assim como anormalidades citogenéticas (Leukemia 32:1631, 2018). Esses sistemas de escore prognósticos não são acurados para avaliação de risco em pacientes com policitemia vera ou trombocitose essencial que desenvolveram mielofibrose (Haematologica 99:e55, 2014).

COMPLICAÇÕES

A sobrevida na MFP varia de acordo com os fatores de risco específicos por ocasião do diagnóstico (Tabs. 103-4 e 103-5), porém é mais curta do que nos pacientes com PV ou TE. A história natural da MFP é a falência medular ao longo do tempo, anemia dependente de transfusões e organomegalias progressivas devido a hematopoiese extramedular. Assim como na LMC, a MFP pode evoluir de uma fase crônica até uma fase acelerada com sintomas constitucionais e insuficiência crescente da medula. Cerca de 10% dos pacientes transformam, espontaneamente, a condição em uma forma agressiva de leucemia aguda para a qual a terapia em geral não é efetiva. Fatores prognósticos adicionais importantes para aceleração da doença durante o curso de MFP incluem a presença de anormalidades citogenéticas complexas, trombocitopenia e anemia dependente de transfusão. Foram identificadas mutações nos genes *ASXL1, EZH2, SRSF2* e *IDH1/2* como fatores de risco para morte precoce ou transformação em leucemia aguda, assim como anormalidades citogenéticas complexas, que provaram ser mais úteis para avaliação do risco de MFP do que sistemas de escores clínicos.

TRATAMENTO

Mielofibrose primária

Não existe nenhuma terapia para a MFP. As causas de anemia são multifatoriais, abrangendo a eritropoiese ineficaz descompensada pela hematopoiese extramedular esplênica, hemodiluição decorrente de

TABELA 103-5 ■ Sistemas de estratificação de risco IPSS e DIPSS

	Número de fatores de risco		
Categorias de risco[a]	IPSS	DIPSS	DIPSS PLUS
Baixo	0	0	0
Intermediário 1	1	1-2	1
Intermediário 2	2	3-4	2-3
Alto	≥ 3	> 4	4-6

[a]As curvas de sobrevida correspondentes para cada categoria de risco podem ser encontradas nas referências citadas nas notas da Tabela 103-4.

Siglas: DIPSS, Dynamic International Prognostic Scoring System; IPSS, Sistema de Escore Prognóstico Internacional.

esplenomegalia, sequestro esplênico, perda sanguínea secundária à trombocitopenia ou hipertensão portal, deficiência de ácido fólico, inflamação sistêmica e hemólise autoimune. Nem a eritropoietina recombinante nem androgênios como o danazol comprovaram ser consistentemente efetivos como terapia para anemia. A eritropoietina pode piorar a esplenomegalia e não será efetiva se o nível sérico de eritropoietina for > 125 mU/L. Tendo em vista o meio inflamatório que caracteriza a MFP, os glicocorticoides podem melhorar a anemia, bem como os sintomas constitucionais, como febre, calafrios, sudorese noturna, anorexia e perda de peso, e a combinação com a talidomida em baixa dose também demonstrou ser efetiva. A trombocitopenia pode ser causada pela função comprometida da medula óssea, sequestro esplênico ou destruição autoimune; pode, também, responder à baixa dose de talidomida em conjunto com prednisona.

A esplenomegalia é de longe o problema mais estressante e intratável para os pacientes com MFP, causando dor abdominal, hipertensão portal, saciedade precoce e caquexia, ao passo que a remoção cirúrgica de um baço maciçamente aumentado está associada a complicações pós-operatórias significativas, como trombose venosa mesentérica, hemorragia, leucocitose e trombocitose de rebote e hematopoiese extramedular hepática sem melhora da anemia ou da trombocitopenia, quando presentes. Por razões inexplicáveis, a esplenectomia também aumenta o risco de transformação blástica.

A irradiação esplênica é, na melhor das hipóteses, temporariamente paliativa e está associada a um risco significativo de neutropenia, infecção e hemorragia perioperatória caso a esplenectomia seja tentada. O alopurinol pode controlar a hiperuricemia significativa, e a dor óssea pode ser aliviada por irradiação local. A α-IFN peguilada pode melhorar a fibrose na MFP inicial; entretanto, na doença avançada, pode exacerbar a insuficiência da medula óssea. O inibidor de JAK2 ruxolitinibe comprovou ser eficaz na redução da esplenomegalia e no alívio de sintomas constitucionais na maioria dos pacientes com MFP avançada, ao mesmo tempo que possivelmente prolonga a sobrevida, embora não costume influenciar de maneira significativa a carga do alelo *JAK2* V617F neutrofílico. Embora a anemia e a trombocitopenia sejam seus principais efeitos colaterais, são dose-dependentes e, com o tempo, a anemia estabiliza e a trombocitopenia pode melhorar. O fedratinibe, um novo inibidor de tirosina-cinase com atividade anti-FLT3, demonstrou ser útil em pacientes com doença refratária ao ruxolitinibe.

Em alguns pacientes, agentes hipometilantes como azacitidina ou decitabina em combinação com altas doses de ruxolitinibe foram usados para controlar a doença ou prepará-los para transplante de medula óssea. A transformação para leucemia aguda na MFP, assim como na PV ou TE, geralmente é refratária ao tratamento.

O transplante de medula óssea alogênico é o único tratamento curativo para a MFP e deve ser considerado em pacientes mais jovens e naqueles de mais idade com risco elevado; os esquemas de condicionamento não mieloablativos permitem que o transplante de células hematopoiéticas seja estendido para indivíduos de mais idade.

TROMBOCITOSE ESSENCIAL

A TE (outras designações incluem *trombocitemia essencial*, *trombocitose idiopática*, *trombocitose primária* e *trombocitemia hemorrágica*) é um distúrbio clonal de células-tronco hematopoiéticas, associado a mutações em *JAK2* (V617F), *MPL* e *CALR*, que se manifesta clinicamente pela produção excessiva de plaquetas sem causa definível. A TE tem uma incidência de 1-2/100.000 e uma predominância distinta em mulheres. As mutações condutoras MPN canônicas distinguem 90% dos pacientes com TE das formas reativas não clonais mais comuns de trombocitose (Tab. 103-6); os pacientes com TE negativos para a mutação podem ter mutações *MPL* incomuns, expressão de *JAK2* V617F limitada às plaquetas ou uma forma hereditária de trombocitose. Antes considerada uma doença do idoso, responsável por uma morbidade significativa devido à hemorragia ou à trombose, ficou atualmente claro que a TE pode ocorrer em adultos de qualquer idade e, com frequência, sem sintomas ou distúrbios da hemostasia. Há uma predominância inexplicável em mulheres, ao contrário da MFP ou de formas reativas de trombocitose, em que não existe qualquer diferença entre os sexos. Como não se dispõe de nenhum marcador clonal específico, foram propostos critérios clínicos e laboratoriais para diferenciar a TE de outras NMPs, que também podem ocorrer inicialmente com trombocitose isolada, mas que têm prognósticos e terapias diferentes (Tab. 103-6). Esses critérios são úteis na identificação de distúrbios como LMC, PV ou MFP ou mielodisplasia, que podem se mascarar como TE. Além disso, à semelhança da eritrocitose "idiopática", existem formas benignas não clonais de trombocitose (como a produção hereditária excessiva de trombopoietina e aquelas com mutações condutoras de *JAK2* não canônicas) que não são amplamente reconhecidas, visto que não existem atualmente ensaios diagnósticos. Cerca de 50% dos pacientes com TE expressam mutações em *JAK2* V617F, 30% em *CALR* (tanto do tipo 1 quanto do tipo 2) e 8% em *MPL*. Os pacientes com TE que carecem de uma mutação condutora de NMP canônica geralmente apresentam um prognóstico benigno.

TABELA 103-6 ■ Causas de trombocitose

Inflamação tecidual: doença vascular do colágeno, doença inflamatória intestinal	Hemorragia
Neoplasia maligna	Anemia ferropriva
Infecção	Cirurgia
Distúrbios mieloproliferativos: policitemia vera, mielofibrose primária, trombocitose essencial, leucemia mielocítica crônica	Rebote: correção da deficiência de vitamina B_{12} ou de folato, pós-abuso de etanol
Distúrbios mielodisplásicos: síndrome de 5q−, anemia sideroblástica refratária idiopática	Hemólise
Pós-esplenectomia ou hipoesplenismo	Familiar: produção excessiva de trombopoietina, mutações de *JAK2* ou *MPL*

ETIOLOGIA

A megacariocitopoiese e a produção de plaquetas dependem da trombopoietina e de seu receptor, MPL. Assim como no caso das células progenitoras eritroides e mieloides precoces, as células progenitoras megacariocíticas precoces requerem a presença de interleucina 3 (IL-3) e fator de célula-tronco para sua proliferação ideal, além da trombopoietina. Seu desenvolvimento subsequente também é aumentado pela quimiocina, o fator derivado da célula estromal 1 (SDF-1, *stromal cell-derived factor 1*). É interessante observar que a maturação final dos megacariócitos e a produção de plaquetas não necessitam de trombopoietina.

Os megacariócitos são únicos entre as células progenitoras hematopoiéticas, visto que a reduplicação de seu genoma é endomitótica, e não mitótica, e promovida pela trombopoietina. Diferentemente da eritropoietina, a trombopoietina é produzida principalmente no fígado, porém desempenha funções importantes na medula óssea, onde atua para manter as células-tronco hematopoiéticas quiescentes em seu nicho endosteal; uma vez liberada dos nichos, a trombopoietina promove a proliferação dessas células no nicho sinusoidal. À semelhança da eritropoietina plasmática e seus eritroblastos-alvo, existe uma correlação inversa entre a contagem de plaquetas e a trombopoietina plasmática. No entanto, diferentemente da eritropoietina, a trombopoietina é produzida apenas de modo constitutivo, e o nível plasmático de trombopoietina é controlado pelo tamanho dos reservatórios de células progenitoras megacariocíticas e plaquetas. Além disso, ao contrário da eritropoietina, mas assim como suas contrapartes mieloides, os fatores estimuladores da colônia de granulócitos e de granulócito-macrófago, a trombopoietina não apenas aumenta a proliferação de suas células-alvo, como também aumenta a reatividade de seu produto final, a plaqueta. Paradoxalmente, nas três NMPs, a expressão do receptor de trombopoietina, MPL, está prejudicada e a trombopoietina plasmática está aumentada, apesar do aumento do número de megacariócitos e plaquetas.

A natureza clonal da TE foi estabelecida pela análise da expressão da isoenzima glicose-6-fosfato-desidrogenase em pacientes hemizigotos para esse gene. Embora a trombocitose seja a sua principal manifestação, como as outras NMPs, uma célula-tronco hematopoiética está envolvida na TE. Além disso, inúmeras famílias foram descritas, nas quais a TE era herdada, em um caso como traço autossômico dominante. Além da TE, a MFP e a PV também foram observadas nesses parentes.

MANIFESTAÇÕES CLÍNICAS

Clinicamente, a TE é identificada com mais frequência de maneira incidental, quando uma contagem de plaquetas é obtida durante o curso de uma avaliação médica de rotina. Ocasionalmente, a revisão dos hemogramas anteriores revelará que uma contagem elevada de plaquetas estava presente, mas foi negligenciada por muitos anos. Nenhum sinal ou sintoma é específico para TE, mas esses pacientes podem ter tendências hemorrágicas e trombóticas, que se manifestam, respectivamente, como fácil formação de equimoses e como eventos oclusivos microvasculares, tais como eritromelalgia, enxaqueca ocular ou AIT. O exame físico geralmente é normal. A presença de esplenomegalia indica outra NMP, em particular PV, MFP ou LMC.

A anemia é incomum, mas uma leucocitose neutrofílica leve, não. O esfregaço de sangue é mais marcante pelo número de plaquetas presentes, algumas das quais podem ser muito grandes. A grande massa de plaquetas circulantes pode evitar a mensuração exata do potássio sérico devido à liberação de potássio das plaquetas sobre o coágulo sanguíneo. Esse tipo de hiperpotassemia é um artefato laboratorial e não está associado a anormalidades eletrocardiográficas. De maneira semelhante, as mensurações de oxigênio arterial podem ser inexatas, a menos que o sangue trombocitêmico seja coletado com gelo. Os tempos de protrombina e tromboplastina parcial são normais, ao passo que as anormalidades da função plaquetária, como tempo de sangramento prolongado e prejuízo da agregação plaquetária, podem estar presentes. Entretanto, apesar de muito estudo, nenhuma anormalidade na função plaquetária é característica de TE, e nenhuma função plaquetária prevê o risco de sangramento clinicamente significativo ou trombose.

A contagem elevada de plaquetas pode dificultar a aspiração da medula, mas a biópsia da medula, em geral, revela hipertrofia e hiperplasia de megacariócitos, assim como aumento geral de sua celularidade. Se a reticulina da medula for aumentada, outro diagnóstico deve ser considerado. A ausência de ferro corável exige uma explicação, pois a deficiência de ferro isoladamente pode causar trombocitose, enquanto a ausência de ferro na medula na presença de hipercelularidade medular é uma característica de PV.

As anormalidades citogenéticas não aleatórias ocorrem na TE, mas são incomuns, e nenhuma anormalidade específica ou consistente é notável, mesmo aquelas envolvendo os cromossomos 3 e 1, onde os genes para trombopoietina e seu receptor MPL, respectivamente, estão localizados.

DIAGNÓSTICO

A trombocitose é observada em uma ampla variedade de distúrbios clínicos (Tab. 103-6), em muitos dos quais há um aumento na produção de citocinas inflamatórias. O nível absoluto da contagem de plaquetas não é um auxílio diagnóstico útil para distinguir entre causas benignas e clonais de trombocitose. Cerca de 50% dos pacientes com TE expressam a mutação de *JAK2* V617F. Quando *JAK2* V617F está ausente, a avaliação citogenética é obrigatória para determinar se a trombocitose é causada por LMC ou por um distúrbio mielodisplásico, como a síndrome de 5q– ou anemia sideroblástica. Pelo fato de a translocação *BCR-ABL* estar presente na ausência do cromossomo Ph, e a reação em cadeia da polimerase com transcriptase reversa para *BCR-ABL* estar associada a resultados falso-positivos, a hibridização por fluorescência *in situ* (FISH) para *BCR-ABL* é o ensaio preferido nos pacientes com trombocitose nos quais um estudo citogenético para cromossomo Ph é negativo. Mutações em *CALR* (tipo 1 ou tipo 2) estão presentes em 30% e mutações em *MPL*, em 8%, dos pacientes com TE que não apresentam mutação de *JAK2*. A anemia e os sideroblastos em anel não constituem características da TE, porém são manifestações da anemia sideroblástica refratária idiopática, e, em alguns desses pacientes, a trombocitose ocorre em associação à expressão de *JAK2* V617F, *CALR* ou mutação de *MPL*. A esplenomegalia significativa deve sugerir a presença de outra NMP e, nesse contexto, a determinação da massa eritrocitária deve ser realizada, visto que a esplenomegalia pode mascarar a presença de eritrocitose. É importante ressaltar que o que parece ser uma TE pode evoluir para a PV (habitualmente em mulheres com *JAK2* V617F) ou MFP (geralmente em homens com mutações em *CALR* tipo 1) depois de um período de muitos anos, devido à evolução ou sucessão clonais. Há sobreposição suficiente da carga do alelo neutrofílico de *JAK2* V617F entre TE e PV, de modo que isso não pode ser usado como característica diagnóstica diferencial, com a exceção de que, na TE, o alelo neutrofílico de *JAK2* V617F quantitativo nunca é maior que 50%; apenas a determinação da massa eritrocitária e do volume de plasma pode distinguir a PV da TE, e, nesse aspecto, é importante ressaltar que 64% dos pacientes com TE positivos para *JAK2* V617F em um estudo de fato apresentaram PV quando foram realizadas as determinações da massa eritrocitária e do volume plasmático. Os argumentos segundo os quais a TE e a PV formam um continuum biológico não procedem, visto que esses distúrbios exibem diferentes perfis de expressão gênica e histórias naturais distintas.

COMPLICAÇÕES

Talvez nenhuma outra condição na medicina clínica tenha feito médicos, normalmente astutos, intervirem de maneira inapropriada com mais frequência que a trombocitose, em particular se a contagem de plaquetas for $> 1 \times 10^6/\mu L$. Em geral, acredita-se que uma alta contagem de plaquetas cause estase intravascular e trombose; entretanto, nenhum estudo clínico controlado estabeleceu essa associação, e, nos pacientes com menos de 60 anos, a incidência de trombose não foi maior nos pacientes com trombocitose do que nos controles com a mesma idade, e o uso do tabaco parece ser o fator de risco mais importante para trombose nos pacientes com TE.

Em contrapartida, contagens de plaquetas muito altas são associadas principalmente à hemorragia causada por doença de von Willebrand adquirida. Isso não significa concluir que uma contagem elevada de plaquetas não pode causar sintomas em um paciente com TE, indicando, assim, que o foco deve ser no paciente, e não na contagem de plaquetas. Por exemplo, alguns dos problemas neurológicos mais drásticos na TE estão relacionados com a enxaqueca e respondem apenas à redução da contagem de plaquetas, ao passo que outros sintomas, como eritromelalgia, respondem simplesmente aos inibidores da cicloxigenase 1 plaquetária, como o ácido acetilsalicílico ou o ibuprofeno, sem uma redução do número de plaquetas. Ainda outros podem mostrar uma interação entre o sistema vascular aterosclerótico e uma alta contagem de plaquetas, enquanto outros podem não ter relação com a contagem de plaquetas de maneira alguma. O reconhecimento de que a PV pode se apresentar com trombocitose isolada, bem como a descoberta de causas anteriormente não reconhecidas de hipercoagulabilidade (Caps. 116 e 117), torna inconfiável a literatura mais antiga sobre complicações da trombocitose.

TRATAMENTO

Trombocitose essencial

A sobrevida de pacientes com TE não é diferente daquela da população geral, independentemente da presença de mutação condutora. Uma contagem elevada de plaquetas em um paciente assintomático sem fatores de risco cardiovasculares ou uso de tabaco não necessita de terapia. Na verdade, antes de qualquer terapia ser iniciada em um paciente com trombocitose, a causa dos sintomas tem de ser claramente relacionada com uma contagem elevada de plaquetas. Quando a contagem plaquetária se eleva acima de $1 \times 10^6/\mu L$, uma quantidade substancial de multímeros de von Willebrand de alto peso molecular é removida da circulação e destruída pela massa plaquetária aumentada, resultando em uma forma adquirida de doença de von Willebrand. Isso pode ser identificado por uma redução da atividade do cofator ristocetina. Nessa situação, o ácido acetilsalicílico poderia promover hemorragia. O sangramento nessa situação é raramente espontâneo e, em geral, responde ao ácido tranexâmico ou ácido ε-aminocaproico, que podem ser administrados profilaticamente antes e depois de uma cirurgia eletiva.

A plaquetoférese é, na melhor das hipóteses, uma medida temporária e ineficiente, que raramente é necessária. É importante salientar que os pacientes com TE tratados com P^{32} ou agentes alquilantes apresentam risco de desenvolver leucemia aguda sem qualquer prova de benefício; combinar uma ou outra terapia com hidroxiureia aumenta esse risco. Se a redução das plaquetas for considerada necessária, com base nos sintomas refratários a salicilatos em uso isolado, a α-IFN, um derivado da quinazolina, a anagrelida ou a hidroxiureia podem ser usados para reduzir a contagem de plaquetas, mas nenhum é uniformemente efetivo ou isentos de efeitos colaterais significativos. A combinação de hidroxiureia/ácido acetilsalicílico foi mais efetiva do que a anagrelida/ácido acetilsalicílico para prevenção de AIT, pois a hidroxiureia é um doador de óxido nítrico, porém não foram mais eficazes para a prevenção de outros tipos de trombose arterial e, na verdade, foram menos efetivos para a trombose venosa. O risco de sangramento gastrintestinal também é mais alto quando o ácido acetilsalicílico é combinado com anagrelida. Normalizar a contagem de plaquetas também não evita a trombose arterial ou venosa. A interferona peguilada pode produzir uma remissão molecular completa em alguns pacientes com TE, porém ainda não foi estabelecido um papel para esse fármaco ou para o ruxolitinibe no tratamento da TE.

À medida que se adquire mais experiência clínica, a TE parece mais benigna do que previamente se pensava. A evolução para leucemia aguda é mais provavelmente uma consequência da terapia do que da doença em si. Ao tratar os pacientes com trombocitose, a primeira obrigação do médico é não causar qualquer prejuízo.

LEITURAS ADICIONAIS

Alvarez-Larran A et al: Antiplatelet therapy versus observation in low-risk essential thrombocythemia with CALR mutation. Haematologica 101:926, 2016.

Asher S et al: Current and future therapies for myelofibrosis. Blood Rev 42:100715, 2020.

Passamonti F et al: A clinical-molecular prognostic model to predict survival in patients with post polycythemia vera and post essential thrombocythemia myelofibrosis. Leukemia 31:2726, 2017.

Spivak JL: How I treat polycythemia vera. Blood 134:341, 2019.

104 Leucemia mieloide aguda

William Blum

INCIDÊNCIA

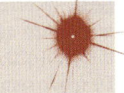

A leucemia mieloide aguda (LMA) é uma neoplasia caracterizada por infiltração do sangue, da medula óssea e de outros tecidos por células proliferativas indiferenciadas e clonais do sistema hematopoiético. Essas leucemias compreendem um espectro de neoplasias malignas que, quando não tratadas, são uniformemente fatais. Em 2020, o número estimado de novos casos de LMA nos Estados Unidos alcançou 19.940. O diagnóstico é de LMA em 1,3% de todos os casos de câncer e em 31% de todas as novas leucemias agudas, e a LMA causa 62% das mortes por leucemia. É a leucemia aguda mais comum em pacientes idosos, com idade mediana de 67 anos por ocasião do diagnóstico. A sobrevida em longo prazo é infrequente; dados de registro dos Estados Unidos relatam que apenas 27% dos pacientes sobrevivem 5 anos.

ETIOLOGIA

Os casos de LMA são, em sua maioria, idiopáticos. Uma predisposição genética, a irradiação, as exposições a substâncias químicas/outras exposições ocupacionais e determinados fármacos foram implicados no desenvolvimento da LMA, porém os casos com etiologia estabelecida são relativamente raros. Nenhuma evidência direta sugere uma etiologia viral. Estudos de sequenciamento do genoma sugerem que a maioria dos casos de LMA surge em consequência de um número limitado de mutações, que se acumulam com o avanço da idade. Com efeito, o sequenciamento do genoma está propiciando um avanço com mudança de paradigma na nossa compreensão da leucemogênese. A base de dados The Cancer Genome Atlas (TCGA) e outras bases de dados demonstram que as células sanguíneas de até 5 a 6% dos indivíduos normais com > 70 anos de idade contêm mutações potencialmente "pré-malignas" que estão associadas a uma expansão clonal.

O uso do termo *pré-malignas* para descrever essas lesões não é precisamente acurado; em vez disso, essas mutações representam uma hematopoiese clonal de potencial *indeterminado* (CHIP, do inglês *clonal hematopoiesis of indeterminate potential*; algumas vezes denominada hematopoiese clonal relacionada com a idade). Os genes mais comumente alterados incluem os reguladores epigenéticos *DNMT3A*, *TET2* e *ASXL1*.

O estudo da CHIP é importante, visto que ela tem relevância não apenas para a evolução do câncer no sangue, mas também para outras condições médicas. A expansão clonal impulsionada pela aquisição de novas mutações está associada a um aumento de 10 vezes no risco de desenvolvimento de neoplasia maligna hematológica (em comparação com pacientes em condições equivalentes sem CHIP), porém é claro que é necessária a ocorrência de "eventos" adicionais para levar à leucemia. Não temos ainda uma compreensão total do porquê ou de como essas lesões secundárias ocorrem. Pacientes com CHIP também apresentam um aumento no risco de mortalidade cardiovascular, que não é totalmente explicado. A ligação entre esses dois problemas aparentemente não relacionados (cardiovascular e malignidade hematológica) pode estar na compreensão das interações entre as células sanguíneas circulantes clonalmente expandidas e o endotélio vascular. Um estado "proinflamatório", causado por monócitos infiltrantes clonais, leva ao desenvolvimento acelerado de placas ateroscleróticas e uma alteração do remodelamento miocárdico. Podem ocorrer fenômenos semelhantes na medula óssea e no sangue – alteração das relações entre as células-tronco hematopoiéticas com o microambiente da medula óssea, juntamente com alteração da vigilância imune. Ambas aumentam a probabilidade de que um clone possa sobreviver, adquirir mutações adicionais e, em seguida, expandir-se ainda mais para, finalmente, levar à leucemia. Ainda não foi constatado se a identificação precoce da CHIP em pacientes pode fornecer oportunidades terapêuticas para esses pacientes. Certamente, a modificação do risco cardiovascular em pacientes com CHIP parece ser prudente, porém o desenvolvimento de terapias direcionadas para mutações, de modo a eliminar clones problemáticos para prevenir a leucemia, provavelmente será mais difícil.

Predisposição genética As neoplasias mieloides normalmente ocorrem esporadicamente em adultos, e a predisposição hereditária é rara. Ainda assim, a predisposição para as neoplasias mieloides a partir das linhagens germinativas representa uma área de conhecimento crescente. As mutações de linhagem germinativa associadas ao aumento do risco para o desenvolvimento de neoplasia mieloide incluem *CEBPA*, *DDX41*, *RUNX1*, *ANKRD26*, *ETV6* e *GATA2* (Tab. 104-1). De modo semelhante, as neoplasias mieloides com predisposição de linhagem germinativa são características de muitas síndromes clínicas definidas, incluindo distúrbios de insuficiência de medula óssea (p. ex., anemia de Fanconi, síndrome de Shwachman-Diamond, anemia de Diamond-Blackfan) e distúrbios biológicos dos telômeros (p. ex., disceratose congênita). Com a inclusão de novas mutações e associações a uma lista que aumenta rapidamente, fica cada vez mais evidente que a predisposição genética desempenha um papel mais importante do que se acreditava anteriormente.

Várias síndromes genéticas com aneuploidia de cromossomos das células somáticas, como a síndrome de Down com trissomia do 21, estão associadas a uma incidência aumentada de LMA. A LMA associada à síndrome de Down em crianças pequenas (< 4 anos de idade) pertence normalmente ao subtipo de leucemia megacariocítica aguda e está associada à mutação no gene *GATA1*. Esses pacientes têm excelentes prognósticos clínicos, porém necessitam de uma modificação na dose de quimioterapia, devido à alta toxicidade relacionada com o tratamento. As doenças hereditárias com reparo de DNA defeituoso, como anemia de Fanconi, síndrome de Bloom e

TABELA 104-1 ■ Classificação de 2016 das neoplasias malignas com predisposição de linhagem germinativa da Organização Mundial da Saúde

Classificação[a]
Neoplasias mieloides com predisposição de linhagem germinativa, sem distúrbio ou disfunção orgânica preexistentes
Leucemia mieloide aguda com mutação *CEBPA* de linhagem germinativa
Neoplasias mieloides com mutação *DDX41* de linhagem germinativa[b]
Neoplasias mieloides com predisposição de linhagem germinativa e distúrbios plaquetários preexistentes
Neoplasias mieloides com mutação *RUNX1* de linhagem germinativa[b]
Neoplasias mieloides com mutação *ANKRD26* de linhagem germinativa[b]
Neoplasias mieloides com mutação *ETV6* de linhagem germinativa[b]
Neoplasias mieloides com predisposição de linhagem germinativa e outra disfunção orgânica
Neoplasias mieloides com mutação *GATA2* de linhagem germinativa
Neoplasias mieloides associadas a síndromes de insuficiência da medula óssea
Neoplasias mieloides associadas a distúrbios biológicos dos telômeros
Neoplasias mieloides associadas à síndrome de Noonan
Neoplasias mieloides associadas à síndrome de Down[b]

[a]O reconhecimento das neoplasias mieloides familiares exige que o médico obtenha uma história familiar e do paciente completa, de modo a avaliar a presença de sinais e sintomas típicos de síndromes conhecidas, incluindo dados sobre neoplasias malignas e episódios hemorrágicos anteriores. O diagnóstico de genética molecular é guiado por uma história detalhada do paciente e pela história familiar. O diagnóstico deve ser estabelecido em colaboração com um conselheiro genético. Os pacientes com suspeita de neoplasia mieloide hereditária, com teste negativo para genes de predisposição conhecidos, devem, de preferência, participar de um estudo de pesquisa para facilitar a descoberta de novas síndromes. [b]São também relatadas neoplasias linfoides.

Fonte: Reproduzida, com permissão, de L Peterson et al: Myeloid neoplasms with germline predisposition, in *World Health Organization Classification of Tumours of Haematopoietic and Lymphoid Tissues*, 4th revised ed. Geneva, Switzerland: World Health Organization, 2017.

ataxia-telangiectasia, também estão associadas à LMA. Cada síndrome está associada a características clínicas singulares e toxicidades atípicas da quimioterapia, exigindo cuidados por especialistas. A neutropenia congênita (síndrome de Kostmann), devido a mutações nos genes que codificam o receptor do fator estimulador das colônias de granulócitos e a elastase dos neutrófilos, constitui outro distúrbio que pode evoluir para LMA.

Exposição química, irradiação e outras exposições Os fármacos antineoplásicos são as principais causas da LMA associada à terapia. As leucemias associadas a agentes alquilantes ocorrem, em média, 4 a 6 anos após a exposição, e, com frequência, os indivíduos acometidos apresentam displasia de múltiplas linhagens e monossomia/aberrações nos cromossomos 5 e 7. As leucemias associadas aos inibidores da topoisomerase II ocorrem 1 a 3 anos após a exposição, e os indivíduos acometidos geralmente apresentam LMA com características monocíticas e aberrações envolvendo o cromossomo 11q23. Embora seja incomum, a exposição à irradiação ionizante, ao benzeno, ao cloranfenicol, à fenilbutazona e a outros fármacos pode resultar em insuficiência da medula óssea, que pode evoluir para LMA.

CLASSIFICAÇÃO

Atualmente, utiliza-se a classificação da Organização Mundial da Saúde (OMS) para a LMA (Tab. 104-2), que define grupos biologicamente distintos com base em anormalidades citogenéticas e moleculares, além das manifestações clínicas e da morfologia ao microscópio óptico. As neoplasias mieloides com predisposição de linhagem germinativa, conforme assinalado anteriormente, estão incluídas como uma nova e importante característica dessa classificação (Tab. 104-1). A classificação da OMS permite a identificação de subgrupos de doenças, que podem ser tratados de forma diferente (agora ou no futuro) e melhora o reconhecimento da base molecular da doença desde o momento do diagnóstico. Uma contagem de blastos da medula óssea (ou do sangue) ≥ 20% é necessária para estabelecer o diagnóstico de LMA, exceto a LMA com as anormalidades genéticas recorrentes t(15;17), t(8;21), inv(16) ou t(16;16).

TABELA 104-2 ■ Classificação de 2016 da leucemia mieloide aguda e neoplasias relacionadas da Organização Mundial da Saúde

Leucemia mieloide aguda (LMA) com anormalidades genéticas recorrentes
LMA com t(8;21)(q22;q22); *RUNX1-RUNX1T1*
LMA com inv(16)(p13.1q22) ou t(16;16)(p13.1;q22); *CBFB-MYH11*
Leucemia promielocítica aguda com *PML-RARA*
LMA com t(9;11)(p21.3;q23.3); *MLLT3-KMT2A*
LMA com t(6;9)(p23;q34.1); *DEK-NUP214*
LMA com inv(3)(q21.3q26.2) ou t(3;3)(q21.3;q26.2); *GATA2, MECOM*
LMA (megacarioblástica) com t(1;22)(p13.3;q13.3); *RBM15-MKL1*
Entidade provisória: LMA com BCR-ABL1
LMA com mutação de *NPM1*
LMA com mutações bialélicas de *CEBPA*
Entidade provisória: LMA com mutação de RUNX1
LMA com alterações relacionadas à mielodisplasia
Neoplasias mieloides relacionadas à terapia
LMA, sem outra especificação (NOS)
LMA com diferenciação mínima
LMA sem maturação
LMA com maturação
Leucemia mielomonocítica aguda
Leucemia monoblástica/monocítica aguda
Leucemia eritroide pura
Leucemia megacarioblástica aguda
Leucemia basofílica aguda
Pan-mielose aguda com mielofibrose
Sarcoma mieloide
Proliferações mieloides relacionadas com a síndrome de Down
Mielopoiese anormal transitória (MAT)
Leucemia mieloide associada à síndrome de Down

Nota: É necessária uma contagem de blastos ≥ 20% na medula óssea, exceto para a LMA com anormalidades genéticas recorrentes t(15;17), t(8;21), inv(16) ou t(16;16).

Fonte: Adaptada de DA Arber et al: Acute myeloid leukaemia (AML) with recurrent genetic abnormalities, in *World Health Organization Classification of Tumours of Haematopoietic and Lymphoid Tissues*, 4th revised ed. Geneva, Switzerland: World Health Organization; 2017.

Manifestações clínicas Até mesmo com os avanços na biologia molecular, o reconhecimento das manifestações clínicas continua sendo importante na compreensão da LMA. Por exemplo, a LMA relacionada à terapia constitui uma entidade distinta, que se desenvolve após a quimioterapia prévia (p. ex., agentes alquilantes, inibidores da topoisomerase II) ou radiação ionizante. A LMA com alterações relacionadas com mielodisplasia é reconhecida, em parte, na morfologia, mas também na história clínica de síndrome mielodisplásica (SMD) antecedente ou neoplasia mielodisplásica/mieloproliferativa. Essas manifestações clínicas contribuem para o prognóstico da LMA e, portanto, estão incluídas na classificação da OMS.

Achados genéticos São reconhecidos subtipos de LMA por conta da presença ou ausência de anormalidades citogenéticas e/ou genéticas recorrentes específicas. Por exemplo, o diagnóstico de *leucemia promielocítica aguda* (LPA) baseia-se na presença do rearranjo citogenético t(15;17)(q22;q12) ou do produto de fusão *PML-RARA* da translocação. De modo semelhante, a LMA com fator de ligação do núcleo (CBF, do inglês *core binding factor*) é designada com base na presença de t(8;21)(q22;q22), inv(16)(p13.1q22) ou t(16;16)(p13.1;q22) ou dos respectivos produtos de fusão, *RUNX1-RUNX1T1* e *CBFB-MYH11*. Cada um desses três grupos identifica pacientes com resultados clínicos favoráveis quando adequadamente tratados.

Vários subtipos citogenéticos ou genéticos de LMA frequentemente estão associados a um aspecto morfológico específico, como um cariótipo complexo (e/ou mutação de *TP53*) e LMA com alterações relacionadas com mielodisplasia. Em geral, os pacientes com essas alterações não respondem de modo satisfatório aos tratamentos-padrão. Entretanto, apenas uma anormalidade está invariavelmente associada a características morfológicas específicas: t(15;17)(q22;q12) ou a fusão molecular *PML-RARA* com LPA. Outros achados citogenéticos e genéticos podem estar comumente associados a uma descrição morfológica, ressaltando a necessidade de testes genéticos e citogenéticos para o estabelecimento de um diagnóstico preciso. Com frequência, várias anormalidades cromossômicas estão associadas principalmente a um grupo morfológico/imunofenotípico. Os exemplos incluem inv(16)(p13.1q22) com LMA com eosinófilos anormais na medula óssea; t(8;21)(q22;q22) com bastonetes de Auer mais delgados, expressão de CD19 e aumento dos eosinófilos normais; e t(9;11)(p22;q23) e outras translocações envolvendo 11q23 com características monocíticas. A mutação da nucleofosmina (fosfoproteína nucleolar B23, numatrina, *NPM1*), particularmente quando ocorre concomitantemente com a mutação da tirosina-cinase relacionada a fms-3 (*FLT3*), manifesta-se frequentemente com morfologia nuclear com "formato de taça" (*cup-shaped*). As anormalidades cromossômicas recorrentes na LMA também podem estar vagamente associadas a características clínicas definidas. A t(8;21) e a t(15;17), estão mais comumente associadas a uma idade mais jovem, enquanto del(5q), del(7q) e *TP53* mutado estão associados a uma idade mais avançada. Os sarcomas mieloides estão associados a t(8;21), ao passo que a coagulação intravascular disseminada (CIVD) está associada a t(15;17). As aberrações de 11q23 e a leucemia monocítica estão associadas a locais extramedulares de comprometimento na apresentação, em particular hipertrofia gengival. É comum a observação de uma contagem elevada de leucócitos com mutação *NPM1* ou *FLT3*.

A classificação da OMS também incorpora anormalidades moleculares, visto que reconhece os genes de fusão ou mutações genéticas específicas com um papel na leucemogênese. Por exemplo, a t(15;17) resulta no gene de fusão *PML-RARA*, que codifica uma proteína quimérica, a leucemia promielocítica (Pml)-receptor α do ácido retinoico (Rar-α), que é formada pela fusão do gene do receptor do ácido retinoico α (*RARA*) do cromossomo 17 com o gene da leucemia promielocítica (*PML*) do cromossomo 15. A terapia clínica exclusiva com ácido retinoico e trióxido de arsênio revolucionou os cuidados de pacientes com LPA (ver seção "Tratamento da leucemia promielocítica aguda"). Exemplos semelhantes de subtipos moleculares incluídos na categoria de LMA com anormalidades genéticas recorrentes são aqueles caracterizados pelos genes de fusão leucemogênicos *RUNX1-RUNX1T1* e *CBFB-MYH11* e os denominados subtipos de LMA com CBF, notados citogeneticamente como t(8;21), inv(16) ou t(16;16). Outras fusões incluem *MLLT3-KMT2A* e *DEK-NUP214*, que resultam de t(9;11) e t(6;9)(p23;q34), respectivamente, entre outras.

A classificação da OMS para a LMA continua se expandindo com o crescente conhecimento sobre aberrações genéticas ou citogenéticas específicas. Vários subtipos de LMA são definidos pela presença de mutações genéticas, e não por aberrações cromossômicas. Por exemplo, a *LMA com mutação de NPM1* e a *LMA com mutação bialélica de CEBPA* estão associadas, respectivamente, a resultados clínicos mais favoráveis, embora a presença da mutação coexistente em *FLT3* afete o impacto prognóstico de *NPM1*. Observa-se a presença de mutações ativadoras de *FLT3* em cerca de 30% dos pacientes adultos com LMA, principalmente devido a duplicações internas em *tandem* (ITDs, do inglês *internal tandem duplications*) no domínio justamembrana, que possuem impacto prognóstico negativo. Por outro lado, mutações pontuais da alça ativadora da cinase (denominadas mutações de domínio da tirosina-cinase [TKD, do inglês *tyrosine kinase domain*]) têm impacto prognóstico incerto. A ativação aberrante da proteína codificada pelo *FLT3* produz aumento da proliferação e dos sinais antiapoptóticos na célula progenitora mieloide. A *FLT3*-ITD, a mais comum das mutações de *FLT3*, ocorre preferencialmente em pacientes com LMA citogeneticamente normal (LMA-CN). A importância da identificação de *FLT3*-ITD por ocasião do diagnóstico está relacionada com o fato de ser útil não apenas como fator de prognóstico, mas também para prever a resposta ao tratamento específico, como um inibidor da tirosina-cinase (TKI, do inglês *tyrosine kinase inhibitor*). Vários TKIs direcionados para FLT3 são aprovados para a LMA (p. ex., midostaurina, apenas na terapia de primeira linha em combinação com quimioterapia; gilteritinibe, na recidiva como monoterapia) ou estão atualmente em investigação clínica (p. ex., quizartinibe, crenolanibe, sorafenibe e outros). A relação alélica de *FLT3* (entre o número de alelos com mutação e alelos tipo selvagem) fornece informações além da mera presença ou ausência da mutação. A relação é afetada por vários cenários mutacionais, como um gene mutado e um gene do tipo selvagem ou um gene mutado sem gene do tipo selvagem (deletado), e pela relação entre células malignas e não malignas na amostra. A relação alélica afeta o impacto prognóstico da mutação *FLT3*-ITD; pacientes com "baixa" relação alélica de *FLT3*-ITD (< 0,5) apresentam uma melhor evolução. Por conseguinte, *NPM1* com mutação, sem *FLT3*-ITD ou com *FLT3*-ITD^{baixa}, é considerado como risco favorável pelo esquema de estratificação de risco da European LeukemiaNet (ELN) (Tab. 104-3). Por outro lado, *FLT3*-ITD^{alta} tem impacto prognóstico adverso; pacientes com mutação de *NPM1* e *FLT3*-ITD com uma relação alélica > 0,5 apresentam risco intermediário pela estratificação da ELN. Envolvendo uma tirosina-cinase diferente, a LMA com fusão de *BCR-ABL1* é uma nova entidade provisória da OMS, reconhecendo casos raros que podem se beneficiar da terapia com TKI de *BCR-ABL* (Tab. 104-2).

Achados imunofenotípicos O imunofenótipo das células da leucemia humana pode ser estudado pela citometria de fluxo multiparamétrica, após a marcação das células com anticorpos monoclonais dirigidos contra antígenos de superfície celular. Isso pode ser importante para diferenciar rapidamente a LMA da leucemia linfoblástica aguda e para identificar alguns subtipos de LMA. Por exemplo, a LMA com diferenciação mínima, caracterizada por morfologia imatura e ausência de reações citoquímicas específicas da linhagem, pode ser diagnosticada pela demonstração, na citometria de fluxo, dos grupos de diferenciação (CD, do inglês *cluster designation*) dos antígenos mieloides específicos 13 e/ou 117. Do mesmo modo, a leucemia megacarioblástica aguda com frequência pode ser diagnosticada apenas pela expressão dos antígenos plaquetários específicos CD41 e/ou CD61. Embora a citometria de fluxo seja amplamente utilizada e, em alguns casos, seja essencial para o diagnóstico de LMA, ela só desempenha um papel de suporte para o estabelecimento dos diferentes subtipos de LMA por meio da classificação da OMS. A citometria de fluxo multiparamétrica está sendo cada vez mais usada para determinar a presença de doença residual mensurável (DRM) após a obtenção da remissão.

FATORES PROGNÓSTICOS

Diversos fatores são capazes de prever o resultado em pacientes com LMA tratados com quimioterapia, e esses fatores devem ser utilizados para a estratificação de risco e a orientação para o tratamento.

As investigações cromossômicas e moleculares realizadas por ocasião do diagnóstico fornecem atualmente as informações prognósticas mais importantes. A OMS classificou os pacientes em risco favorável, intermediário ou adverso, com base na presença de aberrações cromossômicas estruturais e/ou numéricas ou genéticas. Os pacientes com t(15;17) apresentam prognóstico muito favorável (cerca de 85% são curados), e aqueles com t(8;21) e inv(16) têm prognóstico satisfatório (cerca de 55% são curados), enquanto os pacientes sem qualquer anormalidade citogenética apresentam um risco intermediário quanto aos resultados (cerca de 40% são curados). Os pacientes com mutação em *TP53*, cariótipo complexo, t(6;9), inv(3) ou −7 apresentam prognóstico muito reservado. Foi sugerido que outro subgrupo citogenético, o cariótipo monossômico, tem influência adversa no resultado de pacientes com LMA, diferentemente daqueles com t(15;17), t(8;21) ou inv(16) ou t(16;16). O subgrupo com cariótipo monossômico é definido pela presença de duas monossomias autossômicas (perda de cromossomos, exceto Y ou X) no mínimo, ou uma única monossomia autossômica com anormalidades estruturais adicionais.

TABELA 104-3 ■ Estratificação de risco pela genética da European LeukemiaNet de 2017 para a leucemia mieloide aguda (LMA)[a]

Categoria de risco[b]	Anormalidade genética
Favorável	t(8;21)(q22;q22); *RUNX1-RUNX1T1* inv(16)(p13.1q22) ou t(16;16)(p13.1;q22); *CBFB-MYH11* *NPM1* com mutação sem *FLT3*-ITD ou com *FLT3*-ITD^{baixa}[c] Mutação bialélica de *CEBPA*
Intermediário	Mutação de *NPM1* e *FLT3*-ITD^{alta}[c] *NPM1* de tipo selvagem sem *FLT3*-ITD ou com *FLT3*-ITD^{baixa}[c] (sem lesões genéticas de risco adverso) t(9;11)(p21.3;q23.3); *MLLT3-KMT2A*[d] Anormalidades citogenéticas não classificadas como favoráveis ou adversas
Adverso	t(6;9)(p23;q34.1); *DEK-NUP214* t(v;11q23.3); rearranjo de *KMT2A* t(9;22)(q34.1;q11.2); *BCR-ABL1* inv(3)(q21.3q26.2) ou t(3;3)(q21.3;q26.2); *GATA2, MECOM(EVI1)* −5 ou del(5q); −7; −17/abn(17p) Cariótipo complexo,[e] cariótipo monossômico[f] *NPM1* tipo selvagem e *FLT3*-ITD^{alta}[c] Mutação de *RUNX1*[g] Mutação de *ASXL1*[g] Mutação de *TP53*[h]

[a]Esta tabela exclui a leucemia promielocítica aguda. As frequências, as taxas de resposta e as medidas dos resultados devem ser relatadas por categoria de risco e, se houver disponibilidade de números suficientes, por lesões genéticas específicas indicadas. [b]O impacto prognóstico de um marcador depende do tratamento e pode mudar com novas terapias. [c]Baixa, baixa relação alélica (< 0,5); alta, alta relação alélica (≥ 0,5); a avaliação semiquantitativa da relação alélica de *FLT3*-ITD (utilizando a análise de fragmentos de DNA) é determinada como relação da área sob a curva (AUC) de "*FLT3*-ITD", dividida pela AUC de "*FLT3*-tipo selvagem"; estudos recentes indicam que a LMA com mutação em *NPM1* e baixa relação alélica *FLT3*-ITD também pode ter um prognóstico mais favorável, e os pacientes não devem ser rotineiramente encaminhados para transplante de células hematopoiéticas alogênicas. [d]A presença da t(9;11)(p21.3;q23.3) prevalece sobre mutações gênicas concomitantes raras de risco adverso. [e]Três ou mais anormalidades cromossômicas não relacionadas, na ausência de uma das translocações recorrentes ou inversões designadas pela OMS, isto é, t(8;21), inv(16) ou t(16;16), t(9;11), t(v;11)(v;q23.3), t(6;9), inv(3) ou t(3;3); LMA com *BCR-ABL1*. [f]Definido pela presença de uma única monossomia (excluindo a perda de X ou de Y), em associação com pelo menos uma monossomia adicional ou anormalidade cromossômica estrutural (excluindo a LMA com fator de ligação do núcleo). [g]Esses marcadores não devem ser utilizados como marcador de prognóstico adverso quando ocorrem concomitantemente com subtipos de LMA de risco favorável. [h]As mutações em *TP53* estão associadas significativamente à LMA com cariótipo complexo e monossômico.

Fonte: Republicada, com permissão, da American Society of Hematology, from Diagnosis and management of acute myeloid leukemia in adults: 2017 recommendations from an international expert panel, Döhner H et al. 129:424, 2017; autorização transmitida pelo Copyright Clearance Center, Inc.

Para pacientes que carecem de anormalidades citogenéticas de valor prognóstico, como aqueles com LMA-CN, a pesquisa de vários genes com mutação pode ajudar na estratificação do risco. Além da mutação de *NPM1* e/ou *FLT3*-ITD, conforme descrito anteriormente, as mutações bialélicas de *CEBPA* possuem valor prognóstico. Essas mutações fornecem uma previsão de resultado favorável. Tendo em vista a importância prognóstica comprovada de *NPM1*, *CEBPA* e *FLT3*, a avaliação molecular desses genes por ocasião do diagnóstico foi incorporada nas diretrizes de tratamento da LMA pela National Comprehensive Cancer Network (NCCN) e pela ELN. Os mesmos marcadores ajudam a definir grupos genéticos no sistema de relato padronizado da ELN, que se baseia em anormalidades tanto citogenéticas quanto moleculares e que é utilizado para comparar características clínicas e resposta ao tratamento entre subgrupos de pacientes descritos em diferentes estudos clínicos (Tab. 104-3). Esses grupos genéticos devem ser utilizados para a estratificação do risco e a orientação do tratamento.

TABELA 104-4 ■ Marcadores moleculares de prognóstico na leucemia mielocítica aguda (LMA)[a]

Símbolo do gene	Localização do gene	Impacto no prognóstico
Genes incluídos na classificação da OMS e no sistema de relatório da ELN		
Mutações *NPM1*	5q35.1	Favorável
Mutações *CEBPA*	19q13.1	Favorável
FLT3-ITD	13q12	Depende da relação alélica e do estado de mutação de *NPM1*
Genes que codificam tirosinas-cinase receptoras		
Mutação *KIT*	4q12	Adverso
FLT3-TKD	13q12	Incerto
Genes que codificam fatores de transcrição		
Mutações *RUNX1*	21q22.12	Adverso
Mutações *WT1*	11p13	Adverso
Genes que codificam modificadores epigenéticos		
Mutações *ASXL1*	20q11.21	Adverso
Mutações *DNMT3A*	2p23.3	Adverso
Mutações *IDH* (*IDH1* e *IDH2*)	2q34 e 15q26.1	Adverso
KMT2A-PTD	11q23	Adverso
Mutações *TET2*	4q24	Adverso
Genes desregulados		
Hiperexpressão de *BAALC*	8q22.3	Adverso
Hiperexpressão de *ERG*	21q22.3	Adverso
Hiperexpressão de MN1	22q12.1	Adverso
Hiperexpressão de *EVI1*	3q26.2	Adverso
Micro-RNAs desregulados		
Hiperexpressão de *miR-155*	21q21.3	Adverso
Hiperexpressão de *miR-3151*	8q22.3	Adverso
Hiperexpressão de *miR-181a*	1q32.1 e 9q33.3	Favorável

[a]Esta tabela exclui a leucemia promielocítica aguda.

Siglas: ELN, European LeukemiaNet; ITD, duplicação interna em *tandem*; OMS, Organização Mundial da Saúde; PTD, duplicação parcial em *tandem*; TKD, domínio de tirosina-cinase.

Além das mutações de *NPM1*, *CEBPA*, *FLT3* e *TP53*, a presença de aberrações moleculares em outros genes poderá ser rotineiramente usada para a definição do prognóstico (Tab. 104-4). Entre esses genes com mutação estão os que codificam tirosinas-cinase receptoras (*KIT*), fatores de transcrição (*RUNX1* e *WT1*) e modificadores epigenéticos (*ASXL1*, *DNMT3A*, isocitrato-desidrogenase 1 [*IDH1*], *IDH2*, *KMT2A* [também conhecida como *MLL*] e *TET2*). Embora as mutações de *KIT* estejam quase exclusivamente presentes na LMA com CBF e tenham impacto adverso no resultado, os demais marcadores foram relatados principalmente na LMA-CN. As mutações de *ASXL1* e *RUNX1* estão associadas a um resultado adverso, independentemente de outros fatores prognósticos. Todavia, para algumas dessas mutações, os dados permanecem incertos sobre o impacto prognóstico, devido a relatos divergentes (p. ex., *TET2*, *IDH1*, *IDH2*). Novos fármacos que inibem/modulam vias aberrantes ativadas por alguns desses genes (particularmente *FLT3*, *IDH1* e *IDH2*) têm sido cada vez mais notavelmente efetivos em subgrupos de doença, levando à sua aprovação pela Food and Drug Administration (FDA) (ver seção sobre tratamento da LMA).

Além das mutações gênicas, a desregulação dos níveis de expressão dos genes codificadores e dos RNAs não codificadores curtos (micro-RNAs) também fornece informações sobre o prognóstico (Tab. 104-4). A hiperexpressão de genes como *BAALC*, *ERG*, *MN1* e *locus* do complexo MDS1 e EVI1 (*MECOM*; também conhecido como *EVI1*) é preditiva de resultado precário, particularmente na LMA-CN. De modo semelhante, níveis de expressão desregulada de micro-RNAs, de ocorrência natural em RNAs não codificadores, que regulam a expressão de proteínas por meio de degradação ou inibição da tradução de seus RNAs codificadores alvo, foram associados ao prognóstico da LMA. A hiperexpressão de *miR-155* e *miR-3151* é preditiva de resultado desfavorável na LMA-CN, ao passo que a hiperexpressão de *miR-181a* é preditiva de resultado favorável tanto na LMA-CN quanto na LMA citogeneticamente anormal.

Como os marcadores moleculares de valor prognóstico na LMA não são mutuamente exclusivos e, com frequência, ocorrem concomitantemente (> 80% dos pacientes apresentam pelo menos duas ou mais mutações gênicas de valor prognóstico), a probabilidade de que diferentes combinações de marcadores possam ser mais informativas do que marcadores isolados está sendo cada vez mais reconhecida.

Alterações epigenéticas (p. ex., metilação do DNA e/ou modificação pós-tradução de histonas) e micro-RNAs estão frequentemente envolvidos na desregulação de genes que atuam na hematopoiese, contribuem para a leucemogênese e podem estar associados às mutações gênicas de valor prognóstico anteriormente discutidas. Foi constatado que essas alterações proporcionam uma compreensão biológica dos mecanismos leucemogênicos e fornecem informações de valor prognóstico independentes. O progresso terapêutico baseado em avanços na compreensão do papel das alterações epigenéticas na LMA está atualmente desenvolvendo-se. Por exemplo, em pacientes com mutações de *IDH1* ou *IDH2*, novas enzimas ativas produzidas a partir dessas respectivas mutações sequestram o ciclo do ácido cítrico, levando à produção de um novo "oncometabólito", o 2-hidroxiglutarato, que causa ruptura de inúmeros processos epigenéticos. A inibição farmacológica dessas enzimas aberrantes pode reverter essas atividades leucemogênicas.

Além das aberrações citogenéticas e moleculares, vários outros fatores estão associados ao desfecho na LMA. A idade no momento do diagnóstico é um dos fatores de risco mais importantes. O aumento da idade está associado a um mau prognóstico por duas razões: (1) sua influência sobre a probabilidade de sobrevida à terapia de indução, devido a comorbidades clínicas coexistentes, e (2) a cada década sucessiva, uma maior proporção de pacientes apresenta doença intrinsecamente mais resistente. Com frequência, os pacientes idosos apresentam um intervalo sintomático prolongado com citopenias que precede o diagnóstico de LMA ou uma história pregressa de distúrbios hematológicos, incluindo SMD ou neoplasias mieloproliferativas. A citopenia é uma característica clínica associada a uma taxa de remissão completa (RC) mais baixa e a um menor tempo de sobrevida. A taxa de RC é mais baixa nos pacientes que tiveram anemia, leucopenia e/ou trombocitopenia durante > 3 meses antes do diagnóstico de LMA, em comparação com a dos pacientes sem essa história. A capacidade de resposta à quimioterapia diminui conforme a duração do distúrbio antecedente aumenta. A LMA que se desenvolve após tratamento com agentes citotóxicos para outros cânceres em geral é difícil de tratar com sucesso. Além disso, os pacientes idosos apresentam menos frequentemente anormalidades citogenéticas favoráveis – ou seja, t(8;21), inv(16) e t(16;16) – e, com mais frequência, anormalidades citogenéticas (p. ex., cariótipos complexos e monossômicos) e/ou moleculares adversas (p. ex., *ASXL1*, *TP53*).

Outros fatores independentemente associados a um resultado mais sombrio incluem baixo estado de desempenho, que influencia a capacidade de sobrevivência à terapia de indução, e contagem elevada de leucócitos, que, em algumas séries, constitui um fator de prognóstico adverso para obter uma RC. Entre os pacientes com hiperleucocitose (> 100.000/μL), o sangramento precoce do sistema nervoso central e a leucostase pulmonar contribuem para piores resultados.

Após a administração da terapia, a obtenção de uma RC está associada a um melhor resultado e a uma sobrevida mais longa. A RC é definida após exame do sangue e da medula óssea e representa essencialmente a erradicação da leucemia detectável *e* a restauração da hematopoiese normal. A contagem dos neutrófilos deve ser ≥ 1.000/μL, e a das plaquetas, ≥ 100.000/μL. A concentração de hemoglobina não é considerada na determinação da RC. Não deve haver blastos circulantes. Embora possam ser detectados raros blastos no sangue durante a regeneração da medula óssea, eles deverão desaparecer nos exames sucessivos. Na RC, a medula óssea deve conter < 5% de blastos, e não deve haver bastonetes de Auer. Não deve existir leucemia extramedular.

MANIFESTAÇÕES CLÍNICAS

Sintomas Em geral, os pacientes com LMA apresentam sintomas inespecíficos, que começam de modo gradual ou abrupto e que são a consequência de anemia, leucocitose, leucopenia/disfunção dos leucócitos ou trombocitopenia. Quase metade dos pacientes apresenta sintomas por ≤ 3 meses antes do diagnóstico da leucemia.

A fadiga é o primeiro sintoma frequente entre pacientes com LMA. A anorexia e a perda de peso são comuns. A febre, com ou sem infecção identificável, constitui o sintoma inicial em cerca de 10% dos pacientes. É comum a ocorrência de sinais de hemostasia anormal (sangramento, aparecimento fácil de equimoses). Além disso, podem ocorrer dor óssea, linfadenopatia, tosse inespecífica, cefaleia ou diaforese.

Raramente, os pacientes apresentam sintomas de sarcoma mieloide, que é uma massa tumoral que consiste em blastos mieloides, ocorrendo em locais anatômicos extramedulares, como a pele, os linfonodos, o trato gastrintestinal, os tecidos moles e os testículos. Essa apresentação rara, que frequentemente se caracteriza por aberrações cromossômicas (p. ex., monossomia do 7, trissomia do 8, rearranjo do 11q23, inv[16], trissomia do 4, t[8;21]), pode preceder ou coincidir com o comprometimento do sangue e/ou da medula óssea pela LMA. Em geral, os pacientes que apresentam sarcoma mieloide isolado desenvolvem rapidamente comprometimento do sangue e/ou da medula óssea e não podem ser curados por meio de terapia local (radioterapia ou cirurgia) isoladamente.

Achados físicos Com frequência, verifica-se a presença de febre, infecção e hemorragia por ocasião do diagnóstico; a esplenomegalia, a hepatomegalia, a linfadenopatia e a "dor óssea" também podem ocorrer, embora sejam menos comuns. As complicações hemorrágicas são observadas com mais frequência e classicamente na LPA. Os pacientes com LPA frequentemente apresentam hemorragia menor associada à CIVD, mas podem ter sangramento gastrintestinal significativo e hemorragias intrapulmonar ou intracraniana. De modo semelhante, a trombose é outra característica clínica menos frequente, porém bem reconhecida, da CIVD na LPA. A hemorragia associada à coagulopatia também pode ocorrer na LMA monocítica e com graus extremos de leucocitose ou trombocitopenia em outros subtipos morfológicos. Hemorragias retinianas são detectadas em 15% dos pacientes. A infiltração de gengivas, pele, tecidos moles ou meninges com blastos leucêmicos por ocasião do diagnóstico é típica dos subtipos monocíticos e daqueles com anormalidades cromossômicas em 11q23.

Achados hematológicos Em geral, a anemia está presente por ocasião do diagnóstico, embora normalmente não seja grave. Com frequência, a anemia é normocítica normocrômica. A eritropoiese diminuída na LMA leva frequentemente a uma redução da contagem dos reticulócitos, e a sobrevida dos eritrócitos está diminuída, devido à sua destruição acelerada. A perda ativa de sangue raramente pode contribuir para a anemia.

A contagem mediana dos leucócitos na apresentação é de cerca de 15.000/μL. Contagens mais baixas de leucócitos na apresentação são mais típicas de pacientes idosos e de pacientes com distúrbios hematológicos antecedentes. Entre 25 e 40% dos pacientes apresentam contagens < 5.000/μL, e 20% têm > 100.000/μL. Menos de 5% não apresentam células leucêmicas detectáveis no sangue. Na LMA, o citoplasma com frequência contém grânulos primários (não específicos), e o núcleo apresenta cromatina fina, rendada com um ou mais nucléolos típicos de células imaturas. Grânulos anormais em formato de bastões, denominados bastões de Auer, não estão presentes de modo uniforme; entretanto, a sua presença indica que a LMA é praticamente certa (Fig. 104-1).

São observadas contagens plaquetárias < 100.000/μL no momento do diagnóstico em cerca de 75% dos pacientes, e cerca de 25% apresentam contagens < 25.000/μL. Podem ocorrer anormalidades plaquetárias morfológicas e funcionais, como formas grandes e bizarras com granulação anormal e incapacidade de agregação e adesão normais das plaquetas entre si.

Avaliação pré-tratamento Se houver suspeita do diagnóstico de LMA, deve-se proceder a uma avaliação minuciosa e iniciar a terapia adequada. Além de esclarecer o subtipo de leucemia, os exames iniciais devem avaliar a integridade funcional global dos principais sistemas orgânicos, incluindo os sistemas circulatório, pulmonar, hepático e renal (Tab. 104-5). Os fatores de importância para o prognóstico, seja para obter uma RC ou para a sua duração, também devem ser avaliados antes de iniciar o tratamento,

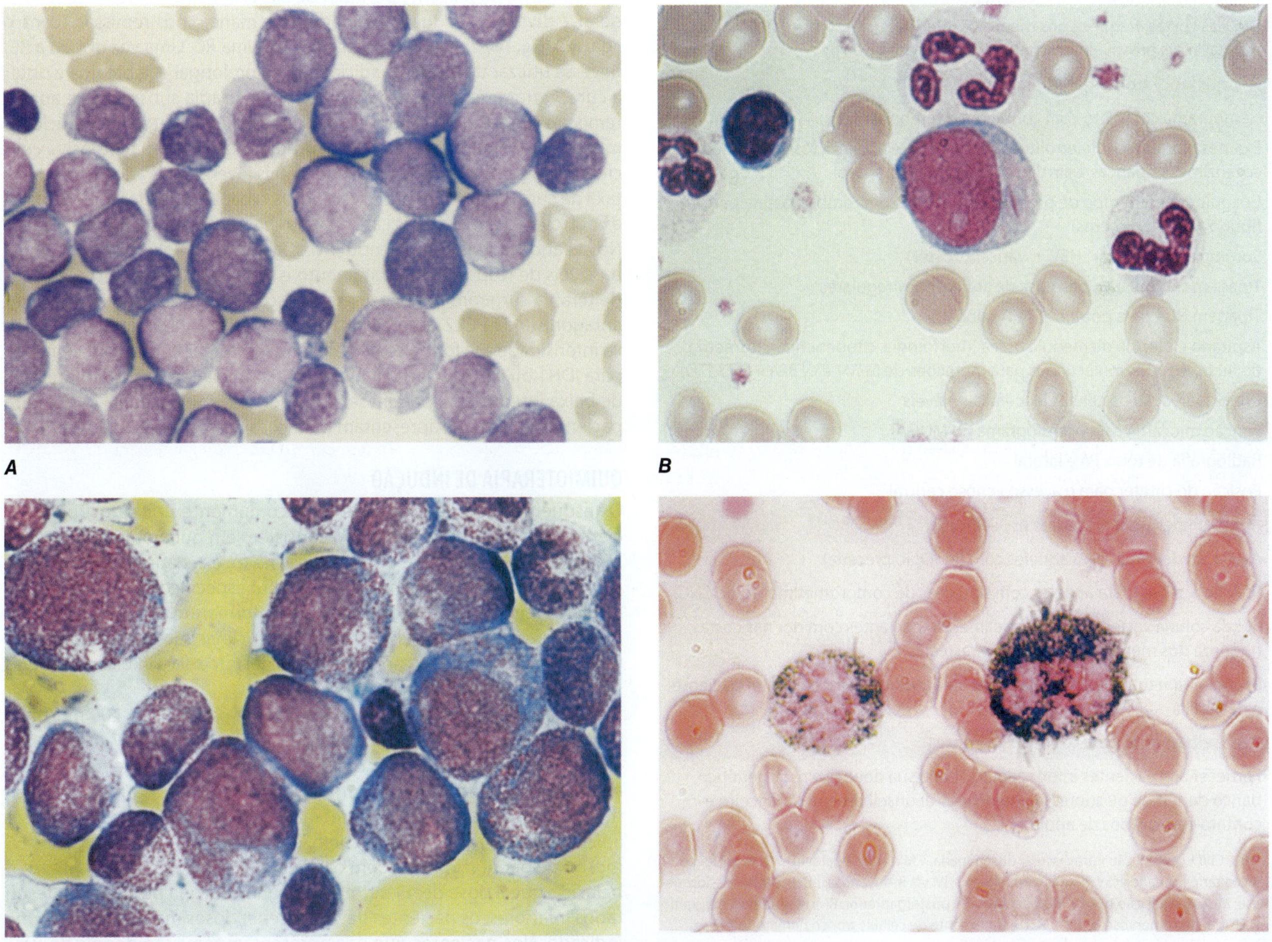

FIGURA 104-1 Morfologia das células da leucemia mieloide aguda (LMA). ***A.*** População uniforme de mieloblastos primitivos com cromatina imatura, nucléolos em algumas células e grânulos citoplasmáticos primários. ***B.*** Mieloblasto leucêmico contendo um bastão de Auer. ***C.*** Células da leucemia promielocítica com grânulos citoplasmáticos primários proeminentes. ***D.*** A coloração de peroxidase mostra o azul-escuro típico da peroxidase em grânulos na LMA.

TABELA 104-5 ■ Avaliação diagnóstica inicial e manejo dos pacientes adultos com leucemia mieloide aguda (LMA)

História
Fadiga crescente ou diminuição da tolerância ao exercício (anemia)
Excesso de sangramento ou sangramento em locais incomuns (CIVD, trombocitopenia)
Febre ou infecções recorrentes (neutropenia)
Cefaleia, alterações visuais, anormalidades neurológicas não focais (leucemia ou sangramento do SNC)
Saciedade precoce (esplenomegalia)
História familiar de LMA (síndromes de Fanconi, de Bloom ou de Kostmann ou ataxia-telangiectasia)
História de câncer (exposição a agentes alquilantes, radiação, inibidores da topoisomerase II)
Exposições ocupacionais (radiação, benzeno, derivados do petróleo, tinta, tabagismo, pesticidas)
Exame físico
Escore de desempenho (fator prognóstico)
Equimose e exsudação de locais após a punção (CIVD, possível leucemia promielocítica aguda)
Febre e taquicardia (sinais de infecção)
Papiledema, infiltrados retinianos, anormalidades de nervos cranianos (leucemia no SNC)
Dentição precária, abscessos dentários
Hipertrofia gengival (infiltração leucêmica, mais comum na leucemia monocítica)
Infiltração ou nódulos cutâneos (infiltração leucêmica, mais comum na leucemia monocítica)
Linfadenopatia, esplenomegalia, hepatomegalia
Dor nas costas, fraqueza nos membros inferiores (sarcoma granulocítico espinal, mais provavelmente em pacientes com t[8;21])
Exames laboratoriais e radiológicos
Hemograma completo com contagem diferencial manual
Exames bioquímicos (eletrólitos, creatinina, ureia, cálcio, fósforo, ácido úrico, enzimas hepáticas, bilirrubina, LDH, amilase, lipase)
Coagulograma (tempo de protrombina, tempo de tromboplastina parcial, fibrinogênio, D-dímeros)
Sorologias virais (CMV, HSV-1, varicela-zóster)
Tipagem sanguínea e pesquisa de anticorpos irregulares
Tipagem HLA para potencial TCTH alogênico
Aspirado e biópsia de medula óssea (morfologia, citogenética, citometria de fluxo, estudos moleculares para mutações de *NPM1* e *CEBPA* e *FLT3*-ITD)
Criopreservação de células leucêmicas viáveis
Função miocárdica (ecocardiograma ou MUGA)
Radiografia de tórax PA e lateral
Posição do cateter para o acesso venoso central
Intervenções para pacientes específicos
Avaliação dentária (para aqueles com dentição precária)
Punção lombar (para aqueles com sintomas de comprometimento do SNC)
RM da coluna vertebral para rastreamento (pacientes com dor nas costas, fraqueza dos membros inferiores, parestesias)
Encaminhamento à assistência social para suporte psicossocial do paciente e da família
Aconselhamento para todos os pacientes
Fornecer aos pacientes informações sobre a sua doença e risco genético, banco de sêmen ou supressão menstrual, aconselhamento financeiro e contato com grupos de apoio

Siglas: CIVD, coagulação intravascular disseminada; CMV, citomegalovírus; HLA, antígeno leucocitário humano; HSV, herpes-vírus simples; IV, via intravenosa; LDH, lactato-desidrogenase; MUGA, aquisição por múltiplos canais; PA, posteroanterior; RM, ressonância magnética; SNC, sistema nervoso central; TCTH, transplante de células-tronco hematopoiéticas.

incluindo citogenética e marcadores moleculares. Devem-se obter células leucêmicas de todos os pacientes, que serão criopreservadas para investigação futura, bem como para uso potencial futuro, à medida que novos exames complementares forem sendo desenvolvidos e que haja novas terapias disponíveis. Todos os pacientes devem ser avaliados quanto à possibilidade de infecção. Durante a atual pandemia global, recomenda-se a realização de um teste para a presença do novo coronavírus, SARS-CoV2, antes de iniciar a quimioterapia.

A maioria dos pacientes mostra-se anêmica e trombocitopênica à apresentação. A reposição com hemocomponentes adequados, se necessário, deve começar imediatamente. Como a disfunção plaquetária qualitativa ou a presença de infecção podem aumentar a probabilidade de sangramento, evidências de hemorragia justificam o uso imediato de transfusão de plaquetas, ainda que a contagem das plaquetas se encontre apenas moderadamente diminuída.

Cerca de 50% dos pacientes exibem elevação leve a moderada do ácido úrico sérico à apresentação. Apenas 10% têm elevações acentuadas; contudo, a precipitação renal de ácido úrico e a nefropatia resultante são complicações graves, porém raras. O início da quimioterapia pode agravar a hiperuricemia, e os pacientes, em geral, recebem a administração imediata de alopurinol, bem como hidratação no momento do diagnóstico. A rasburicase (ácido úrico-oxidase recombinante) também é útil para o tratamento da nefropatia por ácido úrico e, com frequência, pode normalizar o nível sérico de ácido úrico dentro de algumas horas com uma única dose de tratamento; todavia, em virtude de seu custo, pode ser prudente limitar o seu uso a pacientes com hiperuricemia grave e/ou lesão renal. A presença de altas concentrações de lisozima, um marcador da diferenciação monocítica, pode ser etiológica na disfunção tubular renal em uma minoria de pacientes.

TRATAMENTO

Leucemia mieloide aguda

O tratamento do paciente portador de LMA com diagnóstico recente, em geral, é dividido em duas fases: indução e manejo pós-remissão (consolidação) (**Fig. 104-2**). A meta inicial é induzir uma RC. Uma vez obtida a RC, deve-se utilizar uma terapia adicional para prolongar a sobrevida e obter a cura. O tratamento de indução inicial e a terapia subsequente após a remissão são escolhidos com base na idade do paciente, no condicionamento geral e no risco citogenético/molecular. A terapia intensiva com citarabina e antraciclina em pacientes mais jovens (< 60 anos) aumenta a taxa de cura da LMA. Em pacientes idosos, o benefício da terapia intensiva é controverso em todos os casos, exceto em pacientes de risco favorável. Novas abordagens estão sendo investigadas para selecionar pacientes passíveis de responder ao tratamento e a novas terapias. Outras opções de terapia surgiram para pacientes idosos com LMA, como a adição do antagonista de BCL2 venetoclax a uma das várias quimioterapias de baixa intensidade. De forma semelhante, novos fármacos orais direcionados para IDH1 ou IDH2, isoladamente ou em combinação com quimioterapia de baixa intensidade, podem ser considerados como terapia inicial para pacientes idosos que apresentam mutações nessas respectivas vias.

QUIMIOTERAPIA DE INDUÇÃO

Os esquemas de indução de RC mais comumente utilizados (para pacientes que não apresentam LPA) consistem em quimioterapia de combinação com citarabina e uma antraciclina (p. ex., daunorrubicina, idarrubicina). A citarabina é um antimetabólito específico da fase S do ciclo celular que sofre fosforilação intracelular, formando um trifosfato ativo que interfere na síntese do DNA. As antraciclinas são intercaladoras do DNA. Acredita-se que seu principal modo de ação seja a inibição da topoisomerase II, levando a quebras do DNA.

Nos adultos, a citarabina usada em dose-padrão (100-200 mg/m^2) é administrada como infusão intravenosa contínua durante 7 dias. Com a citarabina em dose-padrão, a terapia com antraciclina em geral consiste em daunorrubicina (60-90 mg/m^2) ou idarrubicina (12 mg/m^2) por via intravenosa nos dias 1, 2 e 3 (o esquema 7 e 3). Outros agentes podem ser adicionados (p. ex., gentuzumabe ozogamicina) quando são usados 60 mg/m^2 de daunorrubicina. Com o esquema 7 e 3, ficou claramente estabelecido que a dose de 45 mg/m^2 de daunorrubicina proporciona resultados inferiores; os pacientes devem receber doses mais altas, conforme indicado. Nos pacientes que não apresentam remissão depois de uma indução, efetua-se uma reindução com a mesma terapia (ou ligeiramente modificada). O imunoconjugado direcionado para CD33 gentuzumabe ozogamicina pode ser adicionado à terapia de indução para subgrupos de pacientes, particularmente aqueles com LMA com CBF.

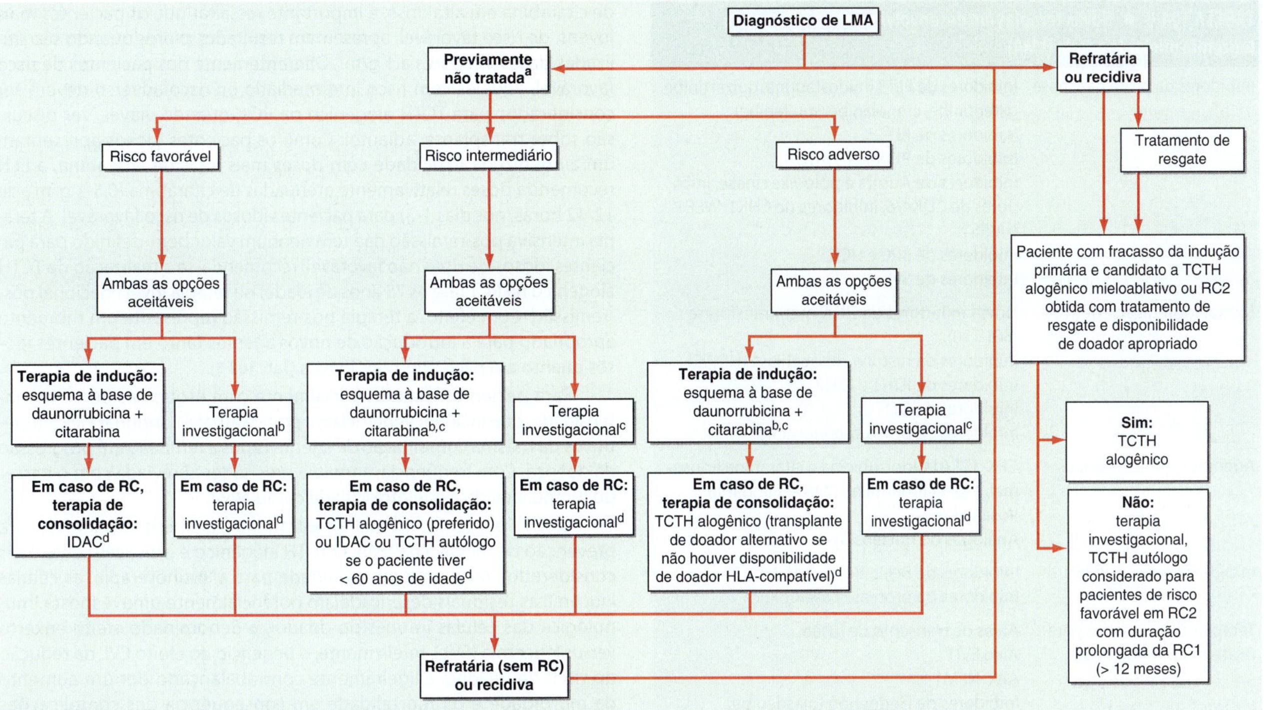

FIGURA 104-2 Algoritmo para a terapia da leucemia mieloide aguda (LMA) recém-diagnosticada. [a]Estratificação de risco de acordo com a European LeukemiaNet **(ver Tab. 104-3)**. [b]Deve-se oferecer rotineiramente uma terapia investigacional a pacientes mais jovens (< 60-65 anos de idade), somada a uma quimioterapia-padrão para indução e consolidação. [c]Os pacientes idosos, particularmente os com > 65 anos de idade ou com doença de risco adverso ou aqueles que não são aptos para esquemas intensivos de antraciclina + citarabina, podem ser considerados para terapia investigacional isoladamente ou em associação com quimioterapia de menor intensidade (azacitidina, decitabina, citarabina) ou quimioterapia de menor intensidade em combinação com venetoclax. [d]A terapia investigacional como manutenção deve ser considerada quando disponível (após consolidação em pacientes mais jovens e pacientes idosos com doença de risco favorável, bem como para todos os outros pacientes idosos após indução).

O transplante de células-tronco hematopoiéticas (TCTH) alogênico é considerado para todos os pacientes elegíveis em primeira remissão completa (RC) com doença de risco não favorável e é altamente recomendado para pacientes idosos (60-75 anos de idade) e aqueles com risco adverso.

Para todas as formas de LMA em pacientes com aptidão, com exceção da leucemia promielocítica aguda (LPA), a terapia de indução padrão inclui um esquema baseado em infusão contínua de 7 dias de citarabina (100-200 mg/m^2/dia) e um ciclo de 3 dias de daunorrubicina (60-90 mg/m^2/dia), com ou sem fármacos adicionais. A idarrubicina (12 mg/m^2/dia) pode ser administrada em lugar da daunorrubicina (não mostrada). O valor da terapia pós-remissão/de consolidação para pacientes idosos (> 60 anos de idade) que não apresentam doença de risco favorável permanece incerto. Os pacientes que obtêm RC são submetidos à terapia de consolidação pós-remissão, incluindo ciclos sequenciais de citarabina para risco intermediário, TCTH alogênico, TCTH autólogo ou novas terapias, com base no risco previsto de recidiva (i.e., terapia estratificada no risco). Os pacientes que recebem quimioterapia de menor intensidade de indução com venetoclax (ou terapia investigacional) normalmente recebem ciclos repetitivos do mesmo esquema em um regime atenuado, se necessário, devido à mielotoxicidade, após obter remissão. Os pacientes com LPA (ver texto para tratamento), em geral, recebem esquemas à base de tretinoína e trióxido de arsênio, com ou sem quimioterapia à base de antraciclina, e, possivelmente, manutenção com tretinoína. HLA, antígeno leucocitário humano; IDAC, citarabina em dose intermediária.

Em pacientes idosos (≥ 60-65 anos de idade), o resultado com a terapia intensiva convencional é, em geral, sombrio, devido a uma maior frequência de doença resistente e a um aumento na taxa de mortalidade relacionada com o tratamento. Isso é particularmente válido para pacientes com distúrbios hematológicos prévios (SMD ou neoplasias mieloproliferativas), LMA relacionada com a terapia ou anormalidades citogenéticas e genéticas que possuem influência adversa sobre o resultado clínico. Os pacientes ainda se sentem muito melhor com o tratamento do que com cuidados de suporte apenas. A terapia convencional para pacientes idosos com bom condicionamento assemelha-se àquela para pacientes mais jovens: o esquema 7 e 3, com citarabina em dose-padrão e idarrubicina (12 mg/m^2) ou daunorrubicina (60 mg/m^2). Para pacientes com > 65 anos, a daunorrubicina em doses altas (90 mg/m^2) aumentou a toxicidade e não é recomendada. Uma nova preparação lipossomal de citarabina e daunorrubicina, em uma relação molar fixa, pode ser administrada a pacientes em boa aptidão física com LMA com alterações relacionadas à displasia ou decorrente de SMD. Os pacientes idosos e aqueles incapazes de receber terapia intensiva devido a uma comorbidade médica podem receber ciclos repetidos de terapia de menor intensidade com um agente hipometilante (AHM; decitabina ou azacitidina) ou citarabina em baixa dose, em combinação com venetoclax diariamente. Conforme assinalado, a terapia-alvo direcionada para IDH1 ou IDH2 é outra consideração. Todos os pacientes devem ser considerados para ensaios clínicos. A terapia investigacional continua sendo a melhor opção para muitos pacientes idosos, porém particularmente para aqueles com características de risco adverso **(Tab. 104-6)**.

Com o esquema 7 e 3, 60 a 80% dos pacientes mais jovens e 33 a 60% dos pacientes idosos (entre aqueles que são candidatos à terapia intensiva) com LMA primária obtêm RC. De modo semelhante, foram relatadas taxas de resposta em torno de 60% com a combinação de AHM mais venetoclax em grupos de pacientes idosos ou enfermos. Entre os pacientes que não obtêm RC, a maioria tem leucemia resistente a fármacos. A morte por indução é mais frequente com o avanço da idade e a comorbidade clínica. Os pacientes com doença refratária após indução devem ser considerados para tratamentos de resgate, de preferência em ensaios clínicos. O planejamento para a possibilidade de transplante de células-tronco hematopoiéticas (TCTH) alogênico para todos os pacientes elegíveis com menos de 75 anos de idade faz parte do tratamento inicial ideal da LMA. Normalmente, o TCTH alogênico é realizado em pacientes em RC, porém com risco de recidiva; entretanto, pacientes mais jovens e com aptidão física que apresentam doença refratária primária (não em remissão após a indução inicial) têm taxas de cura de cerca de 15 a 20% com TCTH alogênico (após condicionamento mieloablativo). Por essa razão, o planejamento precoce para um futuro TCTH alogênico (incluindo tipagem do antígeno leucocitário humano [HLA, do inglês *human leukocyte antigen*], pesquisa de doadores, etc.) deve constituir parte da abordagem inicial para a maioria dos pacientes com LMA.

TABELA 104-6 ■ Novas terapias em desenvolvimento clínico para a leucemia mieloide aguda (LMA)

Inibidores da proteína-cinase	Inibidores de FLT3 (midostaurina, quizartinibe, gilteritinibe, crenolanibe, sorafenibe) Inibidores de KIT Inibidores de PI3K/AKT/mTOR Inibidores de Aurora e polo-*like* cinase, inibidores de CDK4/6, inibidores de CHK1, WEE1 e MPS1 Inibidores de SRC e HCK Inibidores de Syk
Moduladores epigenéticos	Novos inibidores da DNA-metiltransferase (SGI-110) Inibidores da histona-desacetilase (HDAC) Inibidores de IDH1 e IDH2 Inibidores de DOT1L Inibidores de BET-bromodomínio
Agentes quimioterápicos	CPX-351 (daunorrubicina e citarabina lipossomal, especialmente na LMA secundária) Vosaroxina Análogos de nucleosídeos
Inibidores mitocondriais	Inibidores de Bcl-2, Bcl-xL e Mcl-1 Inibidores da protease caseinolítica
Terapias direcionadas para proteínas oncogênicas	Alvos de transcrito de fusão Alvo EVI1 Alvo NPM1 Inibidores de Hedgehog (glasdegibe)
Anticorpos e imunoterapias	Anticorpos monoclonais contra CD33, CD44, CD47, CD123, CLEC12A Imunoconjugados (p. ex., gentuzumabe ozogamicina, SGN33A) Engajadores de células T biespecíficos (BiTEs) e moléculas de redirecionamento de dupla afinidade (DARTs) Células T com receptor quimérico do antígeno (CAR) ou células T com receptor de células T (TCR) por engenharia genética Inibidores de *checkpoints* imunes (PD-1/PD-L1, CTLA-4) Vacinas (p. ex., WT1)
Terapias direcionadas para o ambiente da LMA	Antagonistas de CXCR4 e CXCL12 Terapias antiangiogênicas

Fonte: Republicada, com permissão da American Society of Hematology, from Diagnosis and management of acute myeloid leukemia in adults: 2017 recommendations from na international expert panel, Döhner H et al. 129:424, 2017; autorização transmitida pelo Copyright Clearance Center, Inc.

TRATAMENTO PÓS-REMISSÃO

A indução de uma primeira RC (RC1) durável é de crucial importância para a sobrevida em longo prazo na LMA. Entretanto, sem tratamento subsequente, praticamente todos os pacientes sofrerão recidiva em algum momento. Por conseguinte, a terapia pós-remissão é planejada para erradicar as células leucêmicas residuais (normalmente não detectáveis), de modo a prevenir a ocorrência de recidiva e prolongar a sobrevida. À semelhança da indução, o tipo de terapia pós-remissão na LMA é selecionado para cada paciente com base na sua idade, condição física e risco citogenético/molecular.

A escolha entre consolidação com quimioterapia ou com transplante é complexa e baseia-se na idade, no risco e em considerações práticas. Em pacientes mais jovens submetidos à quimioterapia, a terapia pós-remissão com citarabina em doses intermediárias ou altas com 2 a 4 ciclos constitui a prática-padrão. Doses mais altas de citarabina durante a terapia pós-remissão parecem ser mais efetivas do que doses-padrão (como aquelas usadas na indução) para pacientes que não apresentam genética de risco adverso. Estudos recentes sugerem que o uso prolongado de citarabina em altas doses (3 g/m^2, de 12/12 horas, nos dias 1, 3 e 5) pode não melhorar a sobrevida em comparação com a citarabina em dose intermediária (IDAC, do inglês *intermediate-dose cytarabine*; 1-1,5 g/m^2) para esses pacientes. Por conseguinte, a ELN recomendou uma IDAC de 1 a 1,5 g/m^2, de 12/12 horas, nos dias 1 a 3, como abordagem ideal de quimioterapia pós-remissão para pacientes mais jovens de risco favorável e intermediário, por 2 a 4 ciclos. Embora possa não haver necessidade de citarabina em alta dose, é importante ressaltar que os pacientes mais jovens, de risco favorável, apresentam resultados piores quando são utilizadas doses inferiores a 1 g/m^2. Diferentemente dos pacientes de risco favorável, aqueles com risco intermediário ou risco adverso devem ser considerados para TCTH alogênico na RC1, quando viável (ver discussão sobre transplante, adiante). Como os pacientes idosos apresentam um aumento da toxicidade com doses mais altas de citarabina, a ELN recomenda doses relativamente atenuadas de citarabina (0,5-1 g/m^2, de 12/12 horas, nos dias 1-3) para pacientes idosos de risco favorável. A terapia intensiva pós-remissão não tem nenhum valor bem-definido para pacientes idosos de risco não favorável; recomenda-se a realização de TCTH alogênico na RC1 (até os 75 anos de idade) ou terapia investigacional pós-remissão. Com efeito, a terapia pós-remissão representa um momento apropriado para a introdução de novos agentes tanto em pacientes idosos quanto em pacientes mais jovens **(Tab. 104-6)**.

Para pacientes tratados inicialmente com esquemas de menor intensidade, que incluem venetoclax, a prática atual é continuar ciclos repetitivos da mesma combinação de agentes após a remissão até progressão da doença. Com frequência, a terapia precisa ser abreviada com o passar do tempo, devido à mielotoxicidade cumulativa.

O TCTH alogênico é a melhor estratégia atualmente disponível para prevenção de recidiva na LMA. O TCTH alogênico é provavelmente mais considerado como uma oportunidade para a imunoterapia; as células leucêmicas residuais desencadeiam potencialmente uma resposta imunológica das células imunes do doador, o denominado efeito enxerto *versus* leucemia (EVL). Infelizmente, o benefício do efeito EVL na redução do risco de recidiva é ligeiramente contrabalançado por um aumento da morbidade e da mortalidade em consequência das complicações do TCTH alogênico, incluindo doença do enxerto contra o hospedeiro (DECH). Tendo em vista que a LMA em recidiva é normalmente resistente à quimioterapia, o TCTH alogênico na RC1 (p. ex., antes da ocorrência de recidiva) constitui uma estratégia preferida. Os autores frequentemente explicam aos pacientes que o transplante pode efetivamente "eliminar a agulha em um palheiro, mas não uma pilha de agulhas". A realização do transplante é recomendada para pacientes com < 75 anos que não apresentam doença de risco favorável e que possuem um doador HLA-compatível (aparentado ou não). Também recomendamos o TCTH alogênico na RC1 para pacientes com doença de risco intermediário **(Tab. 104-3)**. Entretanto, há uma considerável controvérsia sobre o fato de o TCTH alogênico na RC1 ser necessário para pacientes mais jovens com LMA de risco intermediário, visto que, em uma grande série do Medical Research Council, foi relatado que esses pacientes apresentam resultados semelhantes se forem transplantados apenas depois da recidiva (e da obtenção de RC2), evitando parte da morbidade em longo prazo do transplante. Dito isso, o TCTH alogênico é, em geral, recomendado o mais cedo possível após a obtenção da RC1, a não ser que o paciente pertença a um grupo de risco favorável. Cada vez mais pacientes sem doador HLA-compatível são considerados quanto à possibilidade de transplante de doadores alternativos (p. ex., não aparentado não HLA-compatível, aparentado haploidêntico e sangue do cordão umbilical), mesmo em RC1. Métodos mais efetivos e seguros de depleção de células T *in vivo* (i.e., ciclofosfamida pós-transplante administrada após transplante não compatível) ampliaram a disponibilidade de potenciais doadores para TCTH alogênico. Hoje, praticamente todos os pacientes com parentes ou filhos saudáveis (i.e., haploidênticos) possuem um doador apropriado para TCTH alogênico, se necessário. Os resultados em longo prazo da quimioterapia convencional em pacientes idosos são deploráveis; assim, o transplante nesses pacientes está aumentando. Mesmo no caso de pacientes idosos, dados não randomizados demonstram um potencial curativo para pacientes idosos na RC1 tratados com esquemas de condicionamento de intensidade reduzida e TCTH alogênico.

Os ensaios clínicos realizados comparando o TCTH alogênico com quimioterapia intensiva ou com o TCTH autólogo demonstraram uma maior duração da remissão com o TCTH alogênico. Entretanto, a redução do risco de recidiva, que é observada com o TCTH alogênico, é parcialmente anulada pelo aumento observado na toxicidade fatal relacionada com o tratamento (DECH, toxicidade orgânica). Apesar disso, não há nenhuma discussão sobre o fato de pacientes com LMA de risco adverso apresentarem uma melhor sobrevida em longo prazo com TCTH alogênico precoce. Como alternativa, a quimioterapia em alta dose com resgate com TCTH autólogo constitui outra abordagem pós-remissão em subgrupos de pacientes de risco não adverso. Os pacientes submetidos a TCTH autólogo recebem suas próprias células-tronco (coletadas durante a remissão e criopreservadas) após a administração de quimioterapia mieloablativa. A toxicidade é relativamente baixa com o TCTH autólogo (taxa de mortalidade de 5%), porém a taxa de recidiva é maior que a do TCTH alogênico devido à ausência do efeito EVL. Os pacientes de risco favorável e intermediário podem se beneficiar mais do TCTH autólogo do que os pacientes de risco adverso. Entretanto, do ponto de vista prático, o TCTH autólogo em pacientes com LMA é hoje realizado com menos frequência, devido à maior redução do risco de recidiva observada com o TCTH alogênico e disponibilidade crescente de doadores HLA-não compatíveis (em novas abordagens ao transplante).

Os fatores prognósticos ajudam a selecionar a terapia pós-remissão apropriada em pacientes em RC1. A abordagem dos autores inclui TCTH alogênico em RC1 nos pacientes que não tenham citogenética ou genótipo favoráveis. Pacientes com perfil de risco adverso devem logo ser direcionados para TCTH alogênico na RC1, se possível. A decisão quanto à realização de TCTH alogênico para pacientes mais jovens de risco intermediário é complexa e individualizada, conforme descrito anteriormente; recomendamos essa abordagem se houver um doador HLA-compatível disponível. Subgrupos de pacientes podem se beneficiar de terapias-alvo durante a remissão; dados emergentes demonstram um benefício de sobrevida obtido com a incorporação do inibidor de FLT3 midostaurina, por exemplo, na terapia de indução e pós-remissão em pacientes portadores de LMA com mutação de *FLT3*. O transplante alogênico durante a RC1 ainda é recomendado para esses pacientes.

Para pacientes com RC morfológica, a medição da DRM continua sendo uma área de pesquisa muito importante e com grande desafio. A citogenética constitui a base da avaliação da doença, e a persistência de cariótipo anormal (apesar da RC morfológica) está claramente associada a resultados clínicos sombrios. A imunofenotipagem para detectar populações muito pequenas de blastos ou os ensaios moleculares sensíveis (p. ex., reação em cadeia da polimerase com transcriptase reversa [RT-PCR, do inglês *reverse transcriptase polymerase chain reaction*]) para a detecção de anormalidades moleculares associadas à LMA (p. ex., transcrições *NPM1*, *RUNX1/RUNX1T1* e *CBFB/MYH11*, *PML/RARA*) podem ser realizados para avaliar a presença de DRM em momentos sequenciais durante ou após o tratamento. Ainda não foi determinado se o sequenciamento de nova geração ou a avaliação quantitativa seriada utilizando a citometria de fluxo ou RT-PCR, realizados durante a remissão, podem efetivamente orientar a terapia subsequente bem-sucedida e melhorar o resultado clínico. Na atualidade, não existe nenhum consenso sobre a técnica ideal de medição da DRM ou sua aplicação, embora seja cada vez mais empregada na prática clínica. Os dados disponíveis sugerem que a medição da DRM pode constituir, em algumas situações, um discriminador confiável entre pacientes que continuam em RC ou que sofrem recidiva, porém ainda não foi esclarecido se a terapia subsequente (i.e., TCTH alogênico ou terapia adicional) pode erradicar efetivamente a doença nesses pacientes. Entretanto, no subgrupo de pacientes com LPA, a RT-PCR seriada (para a transcrição *PML/RARA*) é um instrumento muito útil e confiável para detectar uma recidiva precoce e orientar a iniciação de terapia de reindução antes da ocorrência de recidiva manifesta. Na compreensão geral da DRM em todos os subgrupos de doenças, é fundamental o reconhecimento de que até mesmo pacientes com níveis indetectáveis de DRM permanecem em risco de recidiva leucêmica.

MEDIDAS DE SUPORTE

As medidas destinadas a fornecer suporte aos pacientes ao longo de várias semanas de neutropenia e trombocitopenia são fundamentais para o sucesso do tratamento da LMA. Os pacientes com LMA devem ser tratados em centros especializados que oferecem medidas de suporte. Deve-se inserir um cateter venoso central com múltiplos lúmens tão logo o paciente com diagnóstico recente de LMA esteja estabilizado. Esses cateteres devem ser usados posteriormente para a administração de medicamentos/quimioterapia por via intravenosa e transfusões, bem como para coleta de sangue, em vez de punção venosa durante períodos prolongados de mielossupressão.

O suporte adequado e imediato do banco de sangue é fundamental para o tratamento da LMA. As transfusões de plaquetas devem ser realizadas quando necessário para manter uma contagem plaquetária ≥ 10.000/μL. A contagem de plaquetas deve ser mantida em níveis mais altos em pacientes febris e durante episódios de hemorragia ativa ou CIVD. Os pacientes com aumentos precários na contagem de plaquetas após a transfusão podem ser beneficiar da administração de plaquetas ABO-tipadas ou de plaquetas de doadores HLA-compatíveis. As transfusões de hemácias devem ser consideradas para manter o nível de hemoglobina > 7-8 g/dL na ausência de sangramento ativo, CIVD ou insuficiência cardíaca congestiva, que exigem níveis mais elevados de hemoglobina. Devem-se utilizar hemocomponentes com depleção dos leucócitos por filtração para evitar ou retardar a aloimunização, bem como as reações febris. Os hemocomponentes também devem ser irradiados para evitar a DECH associada à transfusão. Devem-se utilizar hemocomponentes negativos para o citomegalovírus (CMV) em pacientes soronegativos para o CMV, que são candidatos potenciais ao TCTH alogênico; felizmente, a filtração dos leucócitos é muito efetiva para reduzir também a exposição ao CMV.

A neutropenia (neutrófilos < 500/μL ou < 1.000/μL, com previsão de declínio para < 500/μL no decorrer de 48 horas) pode ser parte da apresentação inicial e/ou um efeito colateral da quimioterapia em pacientes com LMA. Por conseguinte, as complicações infecciosas continuam sendo a principal causa de morbidade e mortalidade durante a quimioterapia de indução e pós-remissão para a LMA. A profilaxia antibacteriana (i.e., quinolonas) e antifúngica (i.e., posaconazol), particularmente em combinação com esquemas que causam mucosite, é benéfica. Para os pacientes que são soropositivos para herpes-vírus simples ou varicela-zóster, deve-se iniciar uma profilaxia antiviral (p. ex., aciclovir, valaciclovir).

A maioria dos pacientes com LMA apresenta febre, porém infecções são documentadas em apenas metade dos pacientes febris. A instituição precoce de tratamento empírico com antibacterianos de amplo espectro e antifúngicos reduziu de modo significativo o número de pacientes que morrem em consequência de complicações infecciosas (Cap. 74). Um esquema de antibióticos adequado para tratar os microrganismos Gram-negativos deve ser instituído no início da febre do paciente com neutropenia após a avaliação clínica, incluindo exame físico detalhado com inspeção da inserção do cateter de demora e exame da área perirretal (para abscesso perirretal), bem como a obtenção de culturas e radiografias, com o objetivo de documentar a origem da febre. Os esquemas de antibióticos específicos devem basear-se nos dados de sensibilidade aos antibióticos da instituição em que o paciente está sendo tratado. Os esquemas aceitáveis para antibioticoterapia empírica incluem monoterapia com imipeném-cilastatina, meropeném, piperacilina/tazobactam ou uma cefalosporina antipseudômonas de espectro ampliado (cefepima ou ceftazidima). A combinação de um aminoglicosídeo com uma penicilina antipseudômonas (p. ex., piperacilina) ou um aminoglicosídeo em combinação com uma cefalosporina antipseudômonas de espectro ampliado devem ser considerados nos casos complicados ou resistentes. Os aminoglicosídeos devem ser evitados, se possível, nos pacientes com insuficiência renal. Deve-se administrar vancomicina empírica a pacientes neutropênicos com infecções relacionadas ao uso de cateteres, hemoculturas positivas para bactérias Gram-positivas antes da identificação final e teste de sensibilidade, hipotensão ou choque ou colonização conhecida por pneumococos resistentes à penicilina/cefalosporina ou *Staphylococcus aureus* resistente à meticilina. Em situações especiais em que há redução da sensibilidade à vancomicina, presença de microrganismos resistentes ou efeitos tóxicos documentados, é necessário considerar outras opções, como linezolida e daptomicina.

A caspofungina (ou uma equinocandina semelhante), o voriconazol ou a anfotericina B lipossomal devem ser considerados para tratamento antifúngico, se a febre persistir por 4 a 7 dias após a instituição da antibioticoterapia empírica. Embora as formulações lipossomais de anfotericina B tenham melhorado o perfil de toxicidade desse agente, o seu uso tem sido limitado a situações de alto risco ou de infecções fúngicas documentadas, particularmente em pacientes que não respondem a um azol. A caspofungina foi aprovada para tratamento antifúngico empírico. Foi também constatado que o voriconazol possui eficácia equivalente e menor toxicidade do que a anfotericina B; o isavuconazônio também pode ser efetivo, com menos interações medicamentosas. Os antibióticos antibacterianos e antifúngicos devem ser mantidos até que o paciente não tenha mais neutropenia, independentemente ou não da identificação de uma fonte específica para a febre. Infelizmente, essa prática provavelmente contribui para o desenvolvimento de resistência e para a incidência aumentada de infecções hospitalares, como colite por *Clostridium difficile*, de modo que é preciso ter muito cuidado, preferivelmente na vigilância antibiótica e estratégias de isolamento dos hospitais para reduzir essas complicações. Os fatores de crescimento hematopoiéticos recombinantes desempenham um papel limitado na LMA; os fatores de crescimento mieloides podem ser úteis na pós-remissão, porém não são recomendados na indução nem nos cuidados "paliativos" de pacientes que não estejam em remissão.

TRATAMENTO DA LMA REFRATÁRIA OU RECIDIVADA

Em pacientes que sofrem recidiva após alcançar uma RC, a duração da primeira RC é preditiva da resposta à quimioterapia de resgate; pacientes com primeira RC mais prolongada (> 12 meses) em geral apresentam recidiva com doença quimiossensível e têm maior probabilidade de obter uma RC, mesmo quando são utilizados os mesmos agentes quimioterápicos da indução da primeira remissão. Pacientes com RC anterior de curta duração correm alto risco de falha do tratamento. À semelhança dos pacientes com doença refratária, aqueles com recidiva da doença raramente são curados apenas com quimioterapia de resgate. Por conseguinte, os pacientes que finalmente alcançam uma segunda RC e são elegíveis para TCTH alogênico devem ser submetidos ao transplante. Para pacientes que sofrem recidiva após TCTH alogênico, não existe consenso para a melhor terapia; os resultados nesse contexto são muitos sombrios.

Como a obtenção de uma segunda RC com terapia de resgate de rotina é relativamente rara, em particular em pacientes que sofrem rápida recidiva após alcançar a primeira RC (< 12 meses), deve-se considerar o uso de abordagens inovadoras em ensaios clínicos para esses pacientes, bem como para aqueles que não têm doadores HLA-compatíveis ou que não são candidatos a TCTH alogênico. Muitos novos agentes estão atualmente em fase de testes **(Tab. 104-6)**. A descoberta de novas mutações gênicas e de mecanismos de leucemogênese passíveis de constituir alvos terapêuticos levou ao desenvolvimento de novos agentes-alvo específicos. Além dos inibidores da cinase para a LMA com mutação *FLT3*, outros compostos direcionados para a atividade aberrante de proteínas mutantes (p. ex., inibidores de IDH1/2) e vários outros mecanismos biológicos estão sendo testados em ensaios clínicos. Os inibidores de FLT3 (gilteritinibe), IDH1 (ivosidenibe) ou IDH2 (enasidenibe) são monoterapias para pacientes com recidiva da LMA que apresentam mutações que podem atuar como alvos. Além disso, abordagens com anticorpos direcionados contra marcadores geralmente expressos nos blastos leucêmicos (p. ex., CD33) ou contra células iniciadoras da leucemia (p. ex., CD123) também estão em fase de investigação. Quando a segurança e a atividade desses compostos como únicos agentes forem demonstradas, deverá começar a pesquisa de combinações com outros compostos direcionados para alvos moleculares e/ou para a quimioterapia.

TRATAMENTO DA LEUCEMIA PROMIELOCÍTICA AGUDA

A LPA é um subtipo de LMA altamente curável, e cerca de 85% desses pacientes obtêm uma sobrevida em longo prazo com as abordagens atuais. A LPA demonstrou, há muito tempo, ser responsiva à citarabina e à daunorrubicina; todavia, no passado, os pacientes que foram tratados apenas com esses fármacos frequentemente morriam de CIVD induzida pela liberação dos componentes granulares das células leucêmicas tratadas com quimioterapia. Entretanto, o prognóstico dos pacientes com LPA mudou radicalmente com a introdução da tretinoína (ácido todo-*trans*-retinoico [ATRA]), um fármaco oral que induz a diferenciação das células leucêmicas que apresentam t(15;17), em que ocorre ruptura do gene *RARA*, que codifica um receptor de ácido retinoico. O ATRA diminui a frequência de CIVD; todavia, com frequência, provoca outra complicação, denominada síndrome de "diferenciação" da LPA. Essa síndrome, que ocorre nas primeiras 3 semanas de tratamento, caracteriza-se por febre, retenção de líquido, dispneia, dor torácica, infiltrado pulmonar, derrame pleural e pericárdico e hipoxia. A síndrome está relacionada à adesão de células neoplásicas diferenciadas ao endotélio da vasculatura pulmonar. Os glicocorticoides, a quimioterapia para citorredução e/ou as medidas de apoio podem ser eficazes para o tratamento da síndrome de diferenciação da LPA. É necessária a suspensão temporária da tretinoína nos casos de síndrome de diferenciação da LPA grave (i.e., em pacientes que desenvolvem insuficiência renal ou que exigem internação na unidade de terapia intensiva devido à insuficiência respiratória). A taxa de mortalidade dessa síndrome é de cerca de 10%. A síndrome de LPA também pode ocorrer com menos frequência com o trióxido de arsênio (ATO, do inglês *arsenic trioxide*) na LPA.

Em adultos com LPA de baixo risco (baixa contagem de leucócitos na apresentação), a combinação ATRA (45 mg/m^2/dia) mais ATO (0,15 mg/kg/dia) foi recentemente comparada com ATRA com quimioterapia concomitante com idarrubicina. O ATRA/ATO foi superior e constitui o novo padrão de tratamento para esses pacientes. As taxas de RC na doença de baixo risco aproximam-se de 100%, com excelente sobrevida em longo prazo. De maneira notável, os pacientes com LPA de alto risco (definidos pela contagem de leucócitos > 10.000/μL) precisam ser tratados de maneira singular, visto que eles necessitam de citorredução imediata com quimioterapia, devido à síndrome de LPA potencialmente fatal e rápida elevação da contagem de leucócitos após a instituição do ATRA. Os pacientes de alto risco correm risco aumentado de morte por indução devido a essa síndrome, apresentando, também, uma frequência aumentada de complicações hemorrágicas (relacionadas com a CIVD).

É importante proceder a uma avaliação da doença residual por amplificação do produto do gene quimérico t(15;17) *PML-RARA*, por RT-PCR após o ciclo final de tratamento. O desaparecimento do sinal está associado a uma sobrevida em longo prazo sem doença, enquanto a sua persistência ou reaparecimento sempre indicam recidiva. Na atualidade, a monitoração sequencial da RT-PCR para *PML-RARA* é considerada como padrão para monitoração pós-remissão da LPA, em particular em pacientes de alto risco.

Os pacientes em recidiva molecular, citogenética ou clínica devem ser tratados com ATO como terapia de resgate, com ou sem ATRA; em pacientes que foram tratados com ATRA mais quimioterapia como tratamento de primeira linha, a terapia à base de ATO na recidiva produz respostas significativas em até 85% dos casos. Embora a experiência com a recidiva da LPA em pacientes que receberam ATO durante a indução inicial seja limitada (tendo em vista a ocorrência de poucas recidivas em pacientes de baixo risco e o fator de que o uso disseminado de ATO durante a terapia de primeira linha é relativamente novo), o ATO continua sendo a terapia de reindução preferida para pacientes que sofrem recidiva, embora a duração da remissão anterior deva ser um fator nessa escolha. A obtenção de uma RC2 deve ser seguida de consolidação com TCTH autólogo (para pacientes que obtêm um resultado negativo da RT-PCR). Na minoria de pacientes que não obtêm um resultado negativo da RT-PCR ou que novamente sofrem recidiva, o TCTH alogênico ainda pode ser potencialmente curativo.

Agradecimentos *Clara Bloomfield, uma importante colaboradora da área e deste capítulo em edições anteriores, faleceu desde a publicação da 20ª edição. O material das versões anteriores deste capítulo, do qual ela era uma das autoras, foi mantido nesta atual edição.*

LEITURAS ADICIONAIS

Arber DA et al: Acute myeloid leukaemia (AML) with recurrent genetic abnormalities, in *World Health Organization Classification of Tumours of Haematopoietic and Lymphoid Tissues*, 4th revised ed. Geneva, Switzerland: World Health Organization; 2016.

Dinardo CD et al: Venetoclax combined with decitabine or azacitidine in treatment-naive, elderly patients with acute myeloid leukemia. Blood 133:7, 2019.

Döhner H et al: Diagnosis and management of acute myeloid leukemia in adults: 2017 recommendations from an international expert panel, on behalf of the European LeukemiaNet. Blood 129:424, 2017.

Jaiswal S, Ebert BL: Clonal hematopoiesis in human aging and disease. Science 366:eaan4673, 2019.

Jongen-Lavrenic M et al: Molecular minimal residual disease in acute myeloid leukemia. N Engl J Med 378:1189, 2018.

Lo-Coco F et al: Retinoic acid and arsenic trioxide for acute promyelocytic leukemia. N Engl J Med 369:111, 2013.

Papaemmanuil E et al: Genomic classification and prognosis in acute myeloid leukemia. N Engl J Med 374:2209, 2016.

Perl AE et al: Gilteritinib or chemotherapy for relapsed or refractory FLT3-mutated AML. N Engl J Med 381:1728, 2019.

Pollyea DA et al: Enasidenib, an inhibitor of mutant IDH2 proteins, induces durable remissions in older patients with newly diagnosed acute myeloid leukemia. Leukemia 33:2575, 2019.

Roboz GJ et al: Ivosidenib induces deep durable remissions in patients with newly diagnosed IDH1-mutant acute myeloid leukemia. Blood 135:463, 2020.

Stone RM et al: Midostaurin plus chemotherapy for acute myeloid leukemia with a FLT3 mutation. N Engl J Med 377:454, 2017.

105 Leucemia mieloide crônica

Hagop Kantarjian, Elias Jabbour, Jorge Cortes

A leucemia mieloide crônica (LMC) é uma neoplasia clonal de células-tronco mieloproliferativas hematopoiéticas. A doença é causada pelo produto do gene quimérico *BCR/ABL1*, que codifica uma tirosina-cinase constitutivamente ativa, que resulta de uma translocação balanceada recíproca entre os braços longos dos cromossomos 9 e 22, t(9;22)(q34.1;q11.2), conhecida como cromossomo Philadelphia (Ph) **(Fig. 105-1)**. Sem tratamento, a evolução da LMC pode ser bifásica ou trifásica, com uma fase indolente ou crônica inicial, com frequência seguida de uma fase acelerada e de uma fase

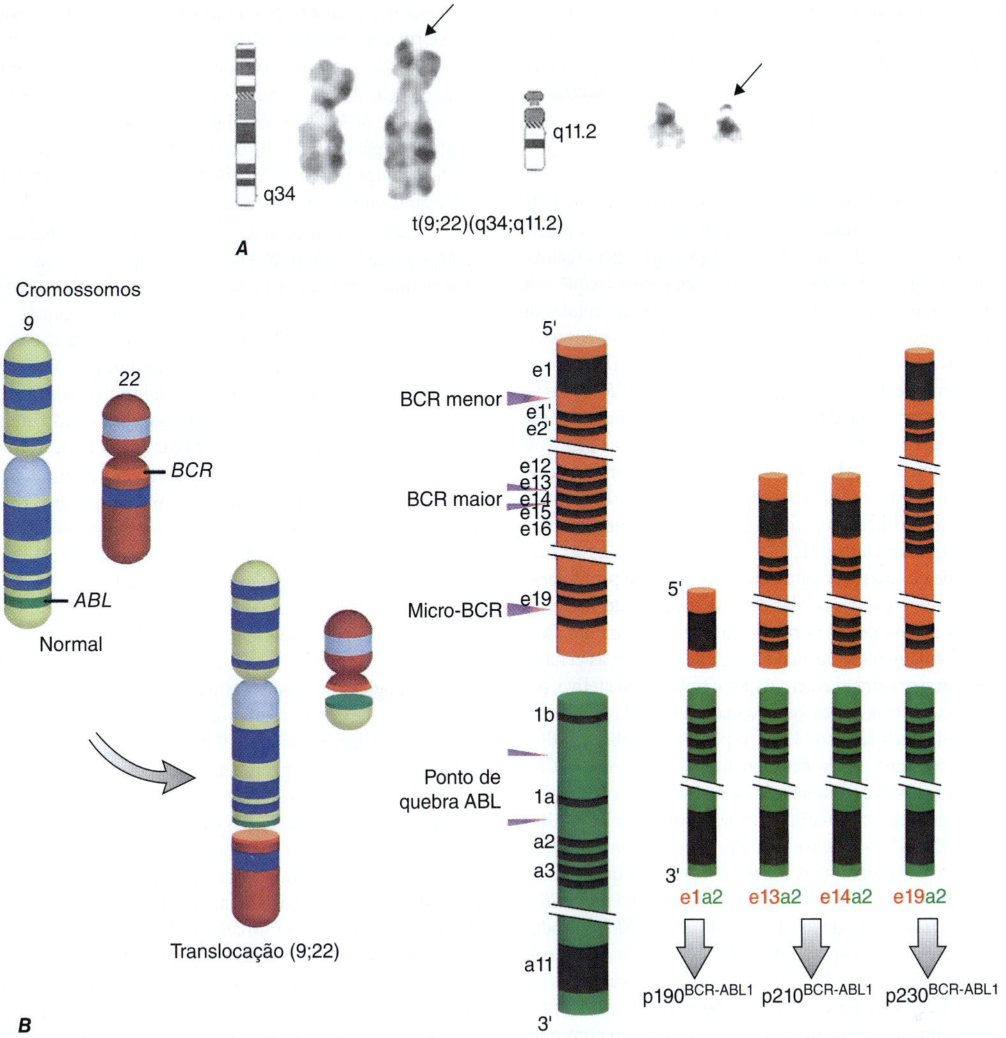

FIGURA 105-1 ***A.*** Anormalidade citogenética do cromossomo Philadelphia (Ph). ***B.*** Os pontos de quebra nos braços longos do cromossomo 9 (*locus ABL1*) e do cromossomo 22 (regiões *BCR*) resultam em pelo menos três oncoproteínas mensageiras BCR-ABL1 diferentes, p210$^{BCR-ABL1}$ (mensagem mais comum na leucemia mieloide crônica [LMC]), p190$^{BCR-ABL1}$ (presente em dois terços dos pacientes com leucemia linfoblástica aguda Ph-positiva; rara na LMC) e p230$^{BCR-ABL1}$ (rara na LMC e associada a uma evolução indolente). Outros rearranjos (p. ex., e14a3, e14a3) são menos comuns. *(© 2013 The University of Texas MD Anderson Cancer Center.)*

blástica terminal. Antes do advento dos inibidores de tirosina-cinase (TKIs, do inglês *tyrosine kinase inhibitors*) para BCR-ABL1, a sobrevida mediana dos pacientes com LMC era de 3 a 7 anos, e a taxa de sobrevida de 10 anos era de 30% ou menos. Introduzidos na terapia da LMC no ano 2000, os TKIs revolucionaram o tratamento, a história natural e o prognóstico da LMC. Atualmente, a taxa de sobrevida em 10 anos estimada com o uso do mesilato de imatinibe, o primeiro TKI de BCR-ABL1 aprovado, é superior a 85% e aproxima-se daquela da população geral. O transplante de células-tronco (TCT) alogênico, uma abordagem de tratamento curativa, porém que envolve mais riscos, é hoje oferecido como terapia de segunda ou de terceira linha havendo falha com os TKIs.

INCIDÊNCIA E EPIDEMIOLOGIA

A LMC responde por 15% de todos os casos de leucemia. Observa-se uma ligeira preponderância do sexo masculino (razão entre homens e mulheres de 1,6:1). A idade mediana por ocasião do diagnóstico é de 55 a 65 anos. A LMC é incomum em crianças; apenas 3% dos pacientes portadores de LMC têm menos de 20 anos de idade, embora, nos últimos anos, uma maior proporção de pacientes jovens tenha sido diagnosticada. A incidência da LMC aumenta lentamente com a idade, com aumento mais acentuado depois dos 40 a 50 anos. A incidência anual da LMC é de 1,6 caso a cada 100 mil indivíduos. Nos Estados Unidos, isso representa 8.500 a 9.000 novos casos por ano. A incidência da LMC não mudou no decorrer de várias décadas. Por extrapolação, a incidência anual da LMC no mundo inteiro é de cerca de 200 mil casos. Com uma sobrevida média de 3 a 6 anos antes do ano 2000, a prevalência da doença nos Estados Unidos era de cerca de 30 mil casos. Com a terapia com TKI, a taxa de mortalidade anual foi reduzida de 10 a 20% para cerca de 2%. Por conseguinte, espera-se que a prevalência de LMC continue aumentando. Com base em uma mortalidade anual estimada de 2% e incidência de 8.500 casos por ano, estima-se que a prevalência platô da LMC alcance cerca de 425 mil nos Estados Unidos (8.500 × 100/2) em torno de 2040, com uso total do tratamento ideal com TKI. A prevalência mundial dependerá da implementação do tratamento com TKIs e de seu efeito sobre a redução da mortalidade anual no mundo todo. De modo ideal, com o uso global do tratamento com TKI, a prevalência mundial deverá alcançar um platô em 35 vezes a incidência, ou cerca de 9 a 10 milhões de pacientes. Todas essas estimativas baseiam-se em extrapolações da incidência e da prevalência da LMC nos Estados Unidos, bem como em uma mortalidade anual estimada de 2% com a terapia moderna com TKI; podem variar de modo considerável, se houver mudança nas estimativas.

ETIOLOGIA

Não existe qualquer associação familiar na LMC. O risco de desenvolver LMC não está aumentado em gêmeos monozigóticos nem em parentes de pacientes com LMC. Nenhum agente etiológico foi incriminado, e não existe qualquer associação com exposições ao benzeno ou a outras toxinas, fertilizantes, inseticidas ou vírus. A LMC não é uma leucemia secundária frequente após o tratamento de outros cânceres com agentes alquilantes e/ou radioterapia. A exposição à radiação ionizante (p. ex., acidentes nucleares, radioterapia para espondilite anquilosante ou câncer cervical) aumenta o risco de LMC, que alcança um pico dentro de 5 a 10 anos após a exposição e exibe uma relação com a dose. O intervalo mediano para o desenvolvimento da LMC entre sobreviventes da bomba atômica foi de 6,3 anos. Após o acidente de Chernobyl, não foi relatado aumento na incidência de LMC, sugerindo a necessidade de exposição a doses maiores de radiação para causar LMC. Devido à proteção adequada, o risco de LMC não apresentou aumento entre trabalhadores da indústria nuclear ou entre radiologistas.

FISIOPATOLOGIA

Observa-se a presença da t(9;22)(q34.1;q11.2) em > 90% dos casos de LMC clássica. Resulta de uma translocação recíproca balanceada entre os braços longos dos cromossomos 9 e 22. Ocorre nas células hematopoiéticas (células mieloides e eritroides, megacariócitos e monócitos; com menos frequência, linfócitos B maduros; raramente, linfócitos T maduros, mas não células do estroma), mas não em outras células do corpo humano. Em consequência da translocação genética, ocorre justaposição de sequências de DNA do oncogene celular *ABL1* ao gene da região do grupo de quebra (*BCR*, do inglês *breakpoint cluster region*) maior no cromossomo 22, gerando um oncogene híbrido, *BCR/ABL1*. Dependendo do sítio de quebra na região principal *BCR* maior no cromossomo 22 (e13 ou e14), ocorrem duas transcrições principais de RNA mensageiro, e13a2 (anteriormente b2a2) e e14a2 (anteriormente b3a2). Ambas codificam uma nova oncoproteína com peso molecular de 210 kDa, designada como $p210^{BCR\text{-}ABL1}$ (Fig. 105-1*B*). Essa oncoproteína exibe atividade de cinase constitutiva, que leva a uma proliferação excessiva e redução da apoptose das células da LMC, conferindo-lhes uma vantagem sobre seus correspondentes normais quanto ao crescimento. Com o passar do tempo, a hematopoiese normal é suprimida, porém as células-tronco normais podem persistir e reemergir após o tratamento efetivo, por exemplo, com TKIs. Na maioria dos casos de leucemia linfoblástica aguda (LLA) Ph-positiva e em raros casos de LMC, o ponto de quebra no BCR é mais centromérico, em uma região denominada BCR menor (*mBCR*). Em consequência, ocorre fusão de uma sequência mais curta do *BCR* com o *ABL1*, resultando em uma transcrição e1a2 e uma oncoproteína BCR-ABL1 menor, a $p190^{BCR\text{-}ABL1}$. Quando ocorre na LMC Ph-positiva, essa translocação está associada a um pior prognóstico. Ocorre um ponto de quebra mais raro no *BCR*, em um sítio telomérico à região *BCR* principal, no *micro-BCR* (μ-BCR). Justapõe um fragmento maior do gene *BCR* ao *ABL1* e produz uma transcrição e19a2 e uma oncoproteína $p230^{BCR\text{-}ABL1}$ maior (associada a uma evolução mais indolente da LMC). Outros rearranjos (baseados em diferentes pontos de quebra na região *ABL*), como e13a3 ou e14a3 (que também resultam em uma oncoproteína $p210^{BCR\text{-}ABL1}$), ocorrem com muito menos frequência. Não são facilmente identificáveis nem quantificáveis com os testes de reação em cadeia da polimerase (PCR, do inglês *polymerase chain reaction*) de rotina, produzindo, assim, níveis de PCR falsamente negativos em estudos de acompanhamento se não forem testados por ocasião do diagnóstico.

A ativação constitutiva de *BCR/ABL1* resulta em autofosforilação e ativação de múltiplas vias distais, que afetam a transcrição gênica, a apoptose, a aderência ao estroma, a organização esquelética e a degradação de proteínas inibitórias. Essas vias de transdução envolvem RAS, cinases da proteína ativada por mitógeno (MAP, do inglês *mitogen-activated protein*), transdutores de sinal e ativadores da transcrição (STATs, do inglês *signal transducers and activators of transcription*), fosfatidilinositol-3-cinase (PI3k), MYC e outros. Essas interações são, em sua maioria, mediadas pela fosforilação da tirosina e exigem a ligação de BCR-ABL1 a proteínas adaptadoras, como GRB-2, CRK, proteína semelhante a CRK (CRK-L) e proteínas contendo a homologia Src (SHC). A maioria dos TKIs de BCR-ABL1 conecta-se ao domínio de ligação de ATP BCR-ABL1, inibindo a sua atividade cinásica, impedindo a ativação de vias de transformação e inibindo a sinalização subsequente. Em consequência, a proliferação de células da LMC é inibida, e a apoptose é induzida, levando ao reaparecimento da hematopoiese normal. Um nível adicional de complexidade está relacionado com diferenças na transdução de sinal entre células diferenciadas da LMC e progenitores de estágio inicial. Beta-catenina, Wnt1, Foxo3a, fator de crescimento transformador β, interleucina 6, PP2A, SIRT1 e outros foram implicados na sobrevida das células-tronco da LMC. O ABL1 também possui um sítio miristoil que atua como regulador negativo de sua atividade de cinase. Esse sítio e sua atividade reguladora negativa são perdidos com a fusão com BCR. Os novos inibidores de ABL1 (p. ex., asciminibe) ligam-se a esse sítio miristoil e restauram a atividade inibitória perdida. Por ocasião do diagnóstico, podem ocorrer também mutações em outros genes associados ao câncer, com mais frequência em *ASXL1*, *IKZF1* e *RUNX1*; a sua presença está associada a uma resposta mais precária à terapia e a um maior risco de transformação em fase blástica.

Modelos experimentais estabeleceram a relação causal entre o rearranjo de *BCR/ABL1* e o desenvolvimento da LMC. Em modelos animais, a expressão de *BCR/ABL1* em células hematopoiéticas normais produziu distúrbios semelhantes à LMC ou leucemia linfoide, demonstrando o potencial leucemogênico de *BCR/ABL1* como única anormalidade oncogênica. Entretanto, outros modelos sugerem a necessidade de um "segundo evento".

A causa do rearranjo de *BCR/ABL1* não é conhecida. Técnicas moleculares que detectam *BCR/ABL1* em um nível de 1 em 10^8 identificam essa anormalidade molecular no sangue de até 25% dos adultos normais e 5% dos lactentes, porém em 0% das amostras de sangue do cordão umbilical. Isso sugere que *BCR/ABL1* não é suficiente para causar LMC clínica ou franca na grande maioria dos indivíduos em que ocorre. Como a LMC se desenvolve em apenas 1,6 a cada 100 mil indivíduos por ano, eventos moleculares adicionais ou a falta de um reconhecimento imune adequado das células com rearranjo podem contribuir para a LMC franca.

A LMC é definida pela presença do gene de fusão *BCR/ABL1* em um paciente com neoplasia mieloproliferativa. Em alguns pacientes com quadro morfológico típico de LMC, o cromossomo Ph não é detectável pelo cariótipo com banda G padrão, porém a hibridização por fluorescência *in situ* (FISH, do inglês *fluorescence in situ hybridization*) e/ou os estudos moleculares (PCR) detectam *BCR/ABL1*. Esses pacientes apresentam uma evolução semelhante a pacientes com LMC Ph-positiva e respondem à terapia com TKI. Muitos dos pacientes remanescentes exibem características morfológicas ou clínicas atípicas e apresentam outras doenças, como LMC atípica, leucemia mielomonocítica crônica e neoplasias mielodisplásicas/mieloproliferativas (SMD/NMP). Esses indivíduos não respondem ao tratamento com TKI e geralmente apresentam prognóstico sombrio, com sobrevida mediana de cerca de 2 a 3 anos. A detecção de mutações no receptor do fator estimulador das colônias de granulócitos (*CSF3R*) na leucemia neutrofílica crônica (80% dos casos) e em alguns casos de LMC atípica (5-10% dos casos), de mutações em *SETBP1* na LMC atípica (25% dos casos) e de mutações em *SF3B1* na SMD/NMP com sideroblastos em anel e trombocitose acentuada (SMD/NMP-RS-T; 50-70% dos casos, associadas a uma sobrevida mediana mais longa de 7 anos vs. 3,3 anos com *SF3B1* do tipo selvagem) sustenta a noção de que representam entidades moleculares e biológicas distintas. Pacientes com leucemia neutrofílica crônica ou LMC atípica, cuja doença está associada à mutação *CSF3R*, podem responder de modo satisfatório à terapia com ruxolitinibe (um inibidor de JAK2) (com resposta completa em 50-60% desses pacientes).

Os mecanismos associados à transição da LMC de uma fase crônica para a fase acelerada/blástica não estão bem elucidados. Anormalidades cromossômicas características, como Ph duplo, trissomia do 8, isocromossomo 17 ou deleção de 17p (perda de *TP53*), 20q–, translocações envolvendo 3q26 e outras, podem ser observadas com aceleração da doença. Os eventos moleculares associados à transformação incluem mutações em *TP53*, retinoblastoma 1 (*RB1*), fatores de transcrição mieloides, como *RUNX1*, e reguladores do ciclo celular, como *p16*. Diversas outras mutações ou anormalidades funcionais foram implicadas na transformação blástica, porém nenhuma teoria unificadora emergiu, a não ser o fato de que o próprio *BCR/ABL1* induz instabilidade genética, que favorece a aquisição de defeitos moleculares adicionais e, por fim, resulta em transformação blástica. Um efeito crítico dos TKIs consiste em estabilizar o genoma da LMC, levando a uma redução na taxa de transformação. Em particular, a transformação blástica súbita previamente observada (i.e., a transformação abrupta em fase blástica em um paciente que teve uma resposta citogenética) tornou-se incomum, ocorrendo raramente em pacientes mais jovens durante os primeiros 1 a 2 anos de terapia com TKI (em geral, transformações blásticas linfoides súbitas). As transformações súbitas depois do primeiro ano de tratamento com TKI são raras em pacientes que continuam o tratamento com esses fármacos. Além disso, a evolução da LMC agora é frequentemente mais indolente em pacientes tratados com TKI, mesmo na ausência de resposta citogenética, em comparação com a experiência anterior com hidroxiureia/bussulfano, sugerindo um benefício clínico definitivo da inibição continuada da atividade de cinase.

Entre pacientes que desenvolvem resistência aos TKIs, foram observados vários mecanismos de resistência. O mecanismo clinicamente mais relevante consiste no desenvolvimento de mutações de domínio de *ABL1*-cinase, que podem impedir a ligação dos TKIs ao sítio catalítico (sítio de ligação do

ATP) da cinase ou manter a atividade da cinase, apesar da presença de um TKI. Atualmente, foram descritas mais de 100 mutações de domínio da *ABL1* cinase, muitas das quais conferem uma resistência relativa ou absoluta ao imatinibe. Em consequência, foram desenvolvidos TKIs de segunda geração (i.e., dasatinibe, nilotinibe, bosutinibe) e de terceira geração (ponatinibe), este último com eficácia significativa contra T315I, uma mutação-"guardiã" (*gatekeeper*), que impede a ligação e causa resistência a todos os outros TKIs atualmente disponíveis. O asciminibe, o olverembatinibe (HQP1351) e outros TKIs novos em fase de desenvolvimento também são ativos contra a mutação T315I.

APRESENTAÇÃO CLÍNICA

Os sinais e sintomas de apresentação da LMC dependem da disponibilidade de assistência e acesso aos cuidados de saúde, incluindo exame físico e exames de rastreamento. Nos Estados Unidos, devido ao fácil acesso ao rastreamento para cuidados de saúde e ao exame físico, 50 a 60% dos pacientes são diagnosticados em exames de sangue de rotina e têm sintomas mínimos na apresentação, como fadiga. Em locais onde o acesso aos cuidados de saúde é mais limitado, os pacientes com frequência apresentam uma alta carga leucêmica, incluindo esplenomegalia, anemia e sintomas relacionados (dor abdominal, perda de peso, fadiga), associadas com maior frequência de LMC de alto risco. A Tabela 105-1 fornece os achados de apresentação em pacientes diagnosticados nos Estados Unidos.

Sintomas A maioria dos pacientes com LMC (90%) encontra-se na fase indolente ou crônica. Dependendo do momento em que o diagnóstico é estabelecido, os pacientes costumam ser assintomáticos (se o diagnóstico for estabelecido durante exames de rastreamento). Os sintomas comuns, quando presentes, consistem em manifestações de anemia e esplenomegalia. Podem incluir fadiga, mal-estar, perda de peso (se a carga leucêmica for alta) ou saciedade precoce e dor ou massas no quadrante superior esquerdo (devido à esplenomegalia). Os achados iniciais menos comuns consistem em eventos trombóticos ou relacionados com a hiperviscosidade devido à leucocitose intensa ou à trombocitose. Incluem priapismo, complicações cardiovasculares, infarto agudo do miocárdio, trombose venosa, distúrbios visuais, dispneia e insuficiência respiratória, sonolência, perda da coordenação, confusão ou acidentes vasculares cerebrais. As manifestações das diáteses hemorrágicas incluem hemorragias retinianas, sangramento gastrintestinal e outras. Os pacientes que se apresentam com a fase acelerada ou blástica ou que evoluem para essas fases exibem sintomas adicionais, incluindo febre inexplicada, perda de peso significativa, fadiga intensa, dor óssea e articular, sangramento, eventos trombóticos e infecções.

TABELA 105-1 ■ Sinais e sintomas de apresentação da leucemia mieloide crônica com cromossomo Philadelphia na fase crônica recém-diagnosticada

Parâmetro	Porcentagem
Idade ≥ 60 anos (mediana)	40-50 (55-65)
Sexo feminino	35-45
Esplenomegalia	30
Hepatomegalia	5-10
Linfadenopatia	5
Outra doença extramedular	2
Hemoglobina < 10 g/dL	10-15
Plaquetas	
> 450 × 10^9 células/L	30-35
> 100 × 10^9 células/L	3-5
Leucócitos ≥ 50 × 10^9 células/L	35-40
Medula	
≥ 5% blastos	5
≥ 5% basófilos	10-15
Sangue periférico	
≥ 3% blastos	8-10
≥ 7% basófilos	10
Evolução clonal citogenética distinta do cromossomo Philadelphia	4-5
Risco de Sokal	
Baixo	60-65
Intermediário	25-30
Alto	10

Achados físicos A esplenomegalia é o achado físico mais comum, ocorrendo em 20 a 70% dos pacientes, dependendo da frequência do rastreamento. Outros achados menos comuns incluem hepatomegalia (5-10%), linfadenopatia (5-10%) e doença extramedular (lesões cutâneas ou subcutâneas). Esta última indica transformação da LMC se a biópsia confirmar um predomínio de blastos. Outros achados físicos consistem nas manifestações de complicações da alta carga tumoral, descritas anteriormente (p. ex., complicações cardiovasculares, cerebrovasculares, sangramento). A contagem elevada de basófilos pode estar associada à produção excessiva de histamina, causando prurido, diarreia, rubor e até mesmo úlceras gastrintestinais.

Achados hematológicos e da medula óssea Na LMC não tratada, é comum haver leucocitose de 10 a 500 × 10^9/L. A contagem diferencial no sangue periférico revela desvio da hematopoiese para a esquerda, com predomínio de neutrófilos e presença de bastonetes, mielócitos, metamielócitos, promielócitos e blastos (em geral ≤ 5%). Com frequência, observa-se uma contagem aumentada de basófilos e/ou eosinófilos. A trombocitose é comum, enquanto a trombocitopenia é rara e, quando presente, sugere mau prognóstico, aceleração da doença ou etiologia não relacionada. Ocorre anemia em um terço dos pacientes. São observadas oscilações cíclicas das contagens em 10 a 20% dos pacientes sem tratamento. As anormalidades bioquímicas incluem baixo escore da fosfatase alcalina leucocitária e níveis elevados de vitamina B_{12}, ácido úrico, lactato-desidrogenase e lisozima. A presença de leucocitose inexplicada e duradoura, com ou sem esplenomegalia, deve levar a um exame de medula óssea e uma análise citogenética.

A medula óssea é hipercelular, com acentuada hiperplasia mieloide e relação mieloide/eritroide de 15 a 20:1. A contagem de blastos medulares costuma ser de 5% ou menos; quando mais alta, esses blastos indicam um pior prognóstico ou representam a transformação para uma fase acelerada (se a contagem for ≥ 15%). O aumento da fibrose reticulínica (detectada com coloração pela prata) ocorre em 30 a 40% dos pacientes, demonstrando uma fibrose reticulínica de grau 3 a 4. Isso era considerado um fator adverso antes do advento dos TKIs. Com o uso da terapia com TKI, a fibrose reticulínica regride na maioria dos pacientes e não constitui um indicador de mau prognóstico. A fibrose colagenosa (coloração pelo método de Wright-Giemsa) é rara por ocasião do diagnóstico. A progressão da doença e evolução para mielofibrose em fase de exaustão (mieloftise, ou falência medular) era um evento terminal frequente na LMC sob tratamento com bussulfano (20-30%); atualmente, com o uso de TKIs, é rara.

Achados citogenéticos e moleculares O diagnóstico de LMC é direto e depende da documentação da t(9;22)(q34.1;q11.2), que é identificada por banda G em 90% dos casos. Essa anormalidade é conhecida como cromossomo Philadelphia (inicialmente identificada na Filadélfia, EUA, como cromossomo diminuto, posteriormente identificado como cromossomo 22) (Fig. 105-1). Alguns pacientes (cerca de 10%) podem exibir translocações complexas (Ph variante complexa) envolvendo três ou mais cromossomos, incluindo os cromossomos 9 e 22 e um ou mais cromossomos adicionais. Outros pacientes podem apresentar "Ph mascarado", envolvendo translocações entre o cromossomo 9 e um cromossomo diferente do 22 (porém exibindo molecularmente o rearranjo *BCR/ABL1*, conhecido como Ph variante simples). O prognóstico desses pacientes e sua resposta à terapia com TKI assemelham-se aos de pacientes portadores de Ph. Cerca de 5 a 10% dos pacientes podem apresentar outras anormalidades cromossômicas adicionais (ACAs) nas células Ph-positivas por ocasião do diagnóstico. Em geral, envolvem trissomia do 8, Ph duplo, isocromossomo 17 ou deleção de 17p, 20q– ou outras. Esses casos são designados como evolução clonal citogenética e, historicamente, eram sinal de prognóstico adverso, em particular na presença de trissomia do 8, duplo Ph ou anormalidades do cromossomo 17. Uma anormalidade menos comum envolvendo o cromossomo 3q26.2 ocorre com a progressão da doença e está associada a um prognóstico sombrio.

Atualmente, são utilizadas técnicas como FISH e PCR para auxiliar no diagnóstico de LMC. Elas são mais sensíveis para estimar a carga de LMC em pacientes que recebem terapia com TKI. Essas técnicas podem ser utilizadas em amostras de sangue periférico, de modo que são mais convenientes para os pacientes. Nos pacientes com LMC por ocasião do diagnóstico, deve-se efetuar uma análise por FISH para quantificar a porcentagem de células Ph-positivas, se a FISH for usada para substituir a análise citogenética da medula óssea no monitoramento da resposta à terapia. A FISH não detecta anormalidades cromossômicas adicionais (evolução clonal); por conseguinte, a análise citogenética deve ser realizada no momento do diagnóstico. Além disso, 10 a 15% dos pacientes podem desenvolver anormalidades cromossômicas em metáfases Ph-negativas após responder aos TKIs. Essas anormalidades podem ter um prognóstico mais sombrio, porém não são detectadas pela FISH, a não ser que já tenham sido identificadas, e a FISH seja usada para acompanhá-las. É importante efetuar estudos moleculares no diagnóstico para documentar o tipo e a presença de transcritos de *BCR-ABL1*, de modo a evitar transcritos de *BCR-ABL1* espúrios "indetectáveis" em estudos de acompanhamento, com a falsa impressão de uma resposta molecular completa. A presença do cromossomo Filadélfia com PCR "negativa" por meio de metodologia-padrão deve levar à investigação de transcritos atípicos.

Tanto a FISH quanto a PCR podem, por problemas metodológicos, apresentar um pequeno percentual de falso-positivos e falso-negativos. Por conseguinte, o diagnóstico de LMC sempre deve se basear em uma análise da medula óssea com citogenética de rotina. A medula óssea diagnóstica confirma a presença do cromossomo Ph, detecta a ocorrência de evolução clonal e quantifica a porcentagem de blastos e basófilos medulares. Em 10% dos pacientes, a porcentagem de blastos e basófilos medulares pode estar significativamente mais alta que a do sangue periférico, sugerindo um pior prognóstico ou até mesmo transformação da doença.

O monitoramento de pacientes submetidos à terapia com TKI por meio de citogenética, FISH e PCR tornou-se uma importante prática-padrão para avaliar a resposta ao tratamento, ressaltar a adesão do paciente ao tratamento, avaliar a possibilidade de resistência ao tratamento, identificar a necessidade de modificar a terapia com TKI e determinar a necessidade de avaliar mutações de domínio de cinase. Devido à diminuição da confiança em aspirados de medula óssea para monitorar a resposta, foi estabelecida uma equivalência para correlacionar os resultados citogenéticos com os valores de PCR. Não são correlações absolutas, porém fornecem uma orientação adequada. Uma resposta citogenética parcial é definida como a presença de 35% ou menos metáfases Ph-positivas na análise citogenética de rotina. Isso equivale aproximadamente a transcrições de *BCR-ABL1* de 10% ou menos pela Escala Internacional (EI). Uma resposta citogenética completa refere-se à ausência de metáfases Ph-positivas (positividade do Ph de 0%). Isso equivale aproximadamente a transcrições de *BCR-ABL1* (EI) de 1% ou menos. Uma resposta molecular maior (MMR ou MR3) refere-se a transcritos de *BCR-ABL1* (EI) ≤ 0,1%, ou aproximadamente uma redução de 3 log ou mais dos transcritos de *BCR-ABL1* a partir de um nível basal padronizado. MR4 refere-se a transcritos de *BCR-ABL1* (EI) ≤ 0,01%, e MR4.5 (resposta molecular profunda) refere-se a transcritos de *BCR-ABL1* (EI) ≤ 0,0032%, o que equivale aproximadamente a uma redução de 4,5 log ou mais de transcritos.

Achados na transformação da LMC A evolução da LMC em geral está associada à leucocitose refratária ao tratamento, à anemia cada vez mais intensa, à febre e a sintomas constitucionais, bem como ao aumento dos blastos e basófilos no sangue periférico ou na medula óssea. Os critérios de LMC na fase acelerada, historicamente associada a uma sobrevida mediana < 1,5 ano, incluem presença de 15% ou mais de blastos no sangue periférico, 30% ou mais de blastos mais promielócitos no sangue periférico, 20% ou mais de basófilos periféricos, evolução clonal citogenética (presença de anormalidades cromossômicas além do Ph) e trombocitopenia $< 100 \times 10^9$/L (não relacionada com o tratamento). Cerca de 5 a 10% dos pacientes apresentam fase acelerada *de novo* ou fase blástica. O prognóstico da fase acelerada *de novo* com terapia com TKI melhorou significativamente, com taxa de sobrevida em 8 anos estimada em 75%. A sobrevida mediana da fase acelerada que evolui a partir da fase crônica também melhorou, de uma sobrevida mediana de 18 meses para uma taxa de sobrevida de 4 anos estimada de 70% com terapia com TKI. Por conseguinte, os critérios para LMC de fase acelerada devem ser revisitados, já que a maioria dos critérios clínicos que definem a fase acelerada perdeu grande parte de seu significado prognóstico. A LMC na fase blástica é definida pela presença de 30% ou mais de blastos no sangue periférico ou na medula óssea, ou pela presença de agregados de blastos na doença extramedular (em geral, pele, tecidos moles ou lesões ósseas líticas). A LMC na fase blástica é geralmente mieloide (60%), mas pode raramente ocorrer na forma eritroide, promielocítica, monocítica ou megacariocítica. A fase blástica linfoide é observada em cerca de 25% dos pacientes. Os linfoblastos são positivos para a desoxinucleotídeo-transferase terminal e negativos para a peroxidase (embora, em certas ocasiões, com baixa positividade de até 3-5%) e expressam marcadores linfoides (CD10, CD19, CD20, CD22). Todavia, eles também expressam, com frequência, marcadores mieloides (50-80%), resultando em confusão diagnóstica. O diagnóstico imunofenotípico correto é importante, visto que a LMC na fase blástica linfoide é muito responsiva à quimioterapia do tipo anti-LLA (p. ex., hiper-CVAD [ciclofosfamida, vincristina, doxorrubicina e dexametasona]) em combinação com TKIs (taxa de resposta completa de 70%; sobrevida mediana de 3 anos; altas taxas de ponte para TCT alogênico e possível cura).

PROGNÓSTICO E EVOLUÇÃO DA LMC

Antes do advento do imatinibe, a mortalidade anual na LMC era de 10% nos primeiros 2 anos e de 15 a 20% posteriormente. A sobrevida mediana na LMC era de 3 a 7 anos (com hidroxiureia-bussulfano e alfainterferona). Sem uma opção curativa de TCT alogênico, a evolução da LMC consistia em sua transformação para as fases acelerada ou blástica e consequente morte para a maioria dos pacientes, visto que a taxa de resposta citogenética completa com interferona era baixa. Até mesmo a estabilidade aparente da doença era imprevisível, e alguns pacientes demonstravam uma súbita transformação na fase blástica. Com o advento da terapia com imatinibe, a mortalidade anual na LMC diminui para 1 a 2% nos primeiros 20 anos de observação. Mais de metade das mortes resultam de condições distintas da LMC, como idade avançada, comorbidades, acidentes, suicídios, outros tipos de câncer e outras condições clínicas (p. ex., infecções, procedimentos cirúrgicos). A taxa de sobrevida estimada em 10 anos é de 86%, ou de 92%, quando são consideradas apenas as mortes relacionadas com a LMC (Fig. 105-2). A evolução da LMC também se tornou bastante previsível. Nos primeiros 2 anos de terapia com TKI, raros casos de transformação súbita ainda são observados (1-2%), em geral transformações blásticas linfoides que respondem a combinações de quimioterapia e TKIs, seguidas de TCT alogênico. Essas transformações podem ser explicadas pelos mecanismos intrínsecos de transformação súbita já existentes nos clones da LMC antes da instituição do tratamento, que não eram acessíveis à inibição por TKI, em particular o imatinibe. Os TKIs de segunda geração (nilotinibe, dasatinibe, bosutinibe) usados como terapia de primeira linha reduziram a incidência de transformação nos primeiros 2 a 3 anos, de 6 a 8% com o imatinibe para 2 a 5% com os TKIs de segunda geração. A transformação da doença para a fase acelerada ou blástica é rara com a terapia continuada com TKI, estimada em < 1% anualmente nos primeiros 4 a 10 anos de acompanhamento nos ensaios clínicos originais com imatinibe. Em geral, os pacientes desenvolvem resistência na forma de recidiva citogenética, seguida de recidiva hematológica e transformação subsequente, em lugar das transformações súbitas anteriormente temidas sem os sinais de alerta de recidiva citogenética e hematológica.

Antes do advento do imatinibe, vários fatores prognósticos pré-tratamento que previam um mau prognóstico na LMC foram incorporados em modelos de prognóstico e sistemas de estadiamento. Esses fatores incluíam idade avançada, esplenomegalia significativa, anemia, trombocitopenia ou trombocitose, alta porcentagem de blastos e basófilos (e/ou eosinófilos), fibrose medular, deleções intersticiais no braço longo do cromossomo 9, evolução clonal e outros. Diferentes modelos de risco e sistemas de estadiamento, derivados de análises multivariadas, foram propostos para definir diferentes grupos de risco. À semelhança da introdução da cisplatina na terapia do câncer de testículo, a introdução dos TKIs no tratamento da LMC diminuiu ou, em alguns casos, eliminou o impacto prognóstico da maioria desses fatores de prognóstico, assim como o significado dos modelos de LMC (p. ex., Sokal, Hasford, European Treatment and Outcome Study [EUTOS]). Os fatores prognósticos relacionados com o tratamento surgiram como os fatores prognósticos mais importantes com o advento da terapia com imatinibe. A obtenção de uma resposta citogenética completa tornou-se o principal parâmetro de avaliação terapêutico e o único associado a uma melhora na sobrevida. A obtenção de MMR ou de MR3 está associada a um risco diminuído de eventos (recidiva) e de transformação de LMC, porém não foi associada a um prolongamento da sobrevida entre pacientes com resposta citogenética completa. Isso pode ser devido ao benefício de sobrevida conferido pela obtenção de uma resposta citogenética completa, que se aproxima da expectativa de vida normal, e à eficácia das terapias de resgate com TKIs, que são e que devem ser implementadas aos primeiros sinais de recidiva citogenética. A obtenção de transcritos de *BCR-ABL1* indetectáveis

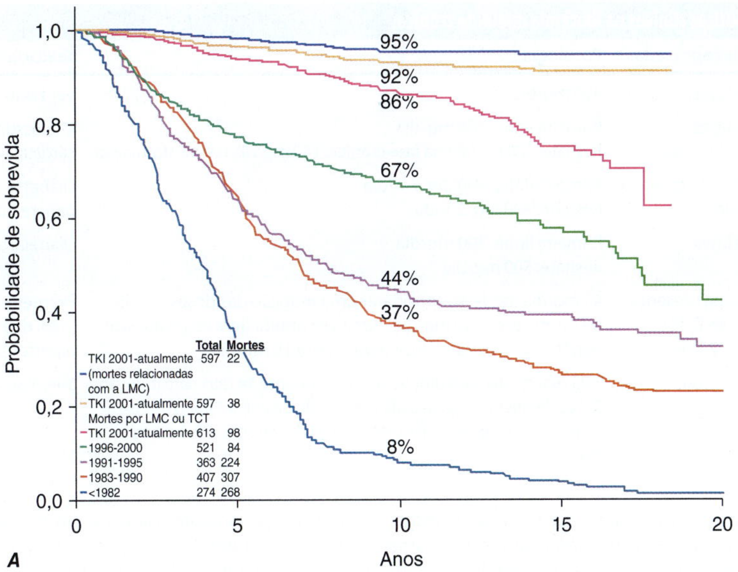

A

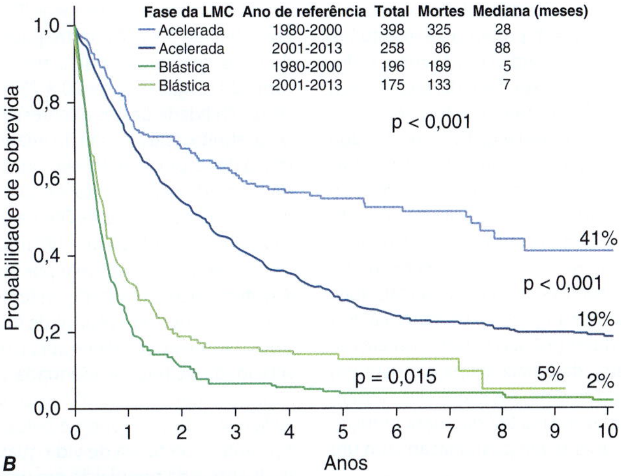

B

FIGURA 105-2 ***A.*** Sobrevida na leucemia mieloide crônica (LMC) de fase crônica recém-diagnosticada com base na época do tratamento (experiência do MD Anderson Cancer Center, de 1965 até o momento atual). A curva azul na parte superior indica a sobrevida com inibidores da tirosina-cinase (TKIs), representando apenas as mortes relacionadas com a LMC. A curva laranja (a segunda a partir da parte superior) representa as mortes relacionadas com a LMC ou com complicações de seu tratamento (p. ex., mortes após transplantes de células-tronco [TCT] alogênico). A curva rosa (terceira a partir da parte superior) representa a sobrevida, incluindo todas as mortes independentes da causa (idade avançada, acidentes de trânsito, suicídios, tiros, segundos cânceres, complicações de cirurgias não relacionadas, infecções e outras). A diferença nos denominadores, 613 menos 597 casos, deve-se ao fato de que 16 mortes foram por causas desconhecidas/não documentadas (fora do MD Anderson e sem rastreamento adequado da causa de morte). ***B.*** Sobrevida em pacientes com LMC na fase acelerada e blástica no MD Anderson Cancer Center com base na época do tratamento, demonstrando o benefício significativo em termos de sobrevida com o advento dos TKIs na LMC da fase acelerada, porém com benefício modesto na LMC da fase blástica. Os casos apresentados incluíram transformações *de novo* e pós-fase crônica.

(resposta molecular completa [RMC]) ou de resposta molecular profunda (RMP; definida como MR4 ou MR4.5), particularmente quando sustentados (> 2-5 anos), pode oferecer a possibilidade de uma remissão livre de tratamento e pode permitir uma interrupção temporária da terapia em mulheres que desejam engravidar. A incapacidade de obter uma MMR ou RMP não deve ser considerada como "fracasso" da terapia com determinado TKI e/ou indicação para modificar o TKI ou considerar o TCT alogênico.

As atualizações em longo prazo dos ensaios clínicos randomizados sugerem que os TKIs de segunda geração e o imatinibe são semelhantes quanto à sua eficácia na LMC de risco mais baixo, porém os TKIs de segunda geração podem oferecer uma vantagem terapêutica entre pacientes com LMC de alto risco.

TRATAMENTO

Leucemia mieloide crônica

Desde 2001, seis fármacos foram aprovados pela Food and Drug Administration (FDA) para o tratamento da LMC. São cinco TKIs orais: imatinibe, nilotinibe, dasatinibe, bosutinibe e ponatinibe. O dasatinibe, o nilotinibe e o bosutinibe são designados como TKIs de segunda geração, enquanto o ponatinibe é referido como TKI de terceira geração. O nilotinibe assemelha-se ao imatinibe em sua estrutura, porém é 30 vezes mais potente. O dasatinibe e o bosutinibe inibem a família SRC de cinases, além do ABL1, e foi relatado que o dasatinibe é 300 vezes mais potente, e o bosutinibe, 30 a 50 vezes mais potente do que o imatinibe. Diferentemente de todos os outros TKIs, o bosutinibe não tem nenhuma atividade contra c-Kit ou receptor do fator de crescimento derivado das plaquetas (PDGFR, do inglês *platelet-derived growth factor receptor*). O ponatinibe é muito efetivo contra clones de *BCR/ABL1* de tipo selvagem e mutantes. É também o único TKI de BCR-ABL1 disponível ativo contra T315I, uma mutação-guardiã resistente aos outros quatro TKIs competitivos para ATP (**Tab. 105-2**). O ponatinibe também inibe o receptor do fator de crescimento do endotélio vascular (VEGFR, do inglês *vascular endothelial growth factor receptor*), que pode ser, pelo menos em parte, responsável pela alta incidência de hipertensão observada com o uso desse agente (**Tab. 105-2**). O imatinibe, 400 mg/dia por via oral (VO), o nilotinibe, 300 mg VO 2 ×/dia (com estômago vazio), o dasatinibe, 100 mg/dia VO, e o bosutinibe, 400 mg/dia VO, foram aprovados para terapia de primeira linha da LMC. O dasatinibe na dose de 50 mg/dia VO é tão efetivo na terapia de primeira linha quanto 100 mg/dia e é significativamente menos

TABELA 105-2 ■ Opções terapêuticas clínicas na leucemia mieloide crônica

Agente	Indicações aprovadas	Posologia	Toxicidades notáveis
Mesilato de imatinibe	Todas as fases	400 mg/dia	Ver texto
Dasatinibe	Todas as fases	Primeira linha: 100 mg/dia Resgate: 100 mg/dia na fase crônica; 140 mg/dia na transformação	Mielossupressão; derrames pleural e pericárdico; hipertensão pulmonar
Nilotinibe	Todas as fases, exceto a fase blástica	Primeira linha: 300 mg, 2 ×/dia Resgate: 400 mg, 2 ×/dia	Diabetes melito; doença arterial oclusiva; pancreatite
Bosutinibe	Todas as fases	Primeira linha: 400 mg/dia Resgate: 500 mg/dia	Diarreia; hepatotoxicidade; disfunção renal
Ponatinibe	TKI ótimo na presença de mutação T315I Falha de ≥ 2 TKIs	45 mg/dia (pode-se considerar uma redução das doses iniciais no futuro, p. ex., 30 mg/dia) (uma vez obtida uma resposta citogenética completa, reduzir a dose para 15 mg/dia)	Exantema cutâneo (10-20%); pancreatite (5%); doença arterial oclusiva (10-20%); hipertensão sistêmica (10-15%)
Mepessuccinato de omacetaxina	Falha de ≥ 2 TKIs	1,25 mg/m^2, via subcutânea, 2 ×/dia, durante 14 dias para indução; 7 dias de manutenção a cada mês (pode-se considerar o uso de esquemas de doses mais curtos: 7 dias de indução e 2-5 dias de manutenção)	Mielossupressão

tóxico. Todos os quatro também estão aprovados para terapia de resgate (nilotinibe, 400 mg 2 ×/dia; bosutinibe, 500 mg/dia; outros na mesma dose usada na terapia de primeira linha), além do ponatinibe (45 mg/dia). O ponatinibe 45 mg/dia pode estar associado a efeitos colaterais graves: eventos arteriais oclusivos, pancreatite, hipertensão e exantema. Um regime com doses resposta-ajustadas, iniciando com 45 mg e redução para 15 mg a partir da resposta citogenética ser definida, resultou em menor incidência de eventos arterio-oclusivos, tendo se tornado o padrão de tratamento. O imatinibe, o dasatinibe (140 mg/dia), o bosutinibe e o ponatinibe também foram aprovados para o tratamento da transformação da LMC (fase acelerada e blástica), ao passo que o nilotinibe só foi aprovado para a fase crônica e acelerada. O sexto fármaco aprovado é a omacetaxina, um inibidor da síntese proteica com suposta inibição mais seletiva da síntese da oncoproteína BCR-ABL1. A omacetaxina foi aprovada para o tratamento das fases crônica e acelerada da LMC após a falha de dois ou mais TKIs, na dose de 1,25 mg/m^2 via subcutânea (SC) 2 ×/dia, durante 14 dias para indução e durante 7 dias para consolidação-manutenção. O principal efeito adverso da omacetaxina consiste em mielossupressão prolongada; por esse motivo, muitos especialistas usam esquemas de menor duração (p. ex., omacetaxina 5-7 dias para indução e 2-5 dias para manutenção), frequentemente em combinação com um TKI **(Tab. 105-2)**.

O imatinibe, o dasatinibe, o bosutinibe e o nilotinibe constituem terapias de primeira linha aceitáveis na LMC. Os resultados em longo prazo do imatinibe são muito favoráveis. Os resultados de um acompanhamento de 10 anos mostram uma taxa de resposta citogenética completa cumulativa (ocorrendo pelo menos uma vez) de 83%, com obtenção de uma resposta citogenética completa em 60 a 65% dos pacientes em um acompanhamento de 5 anos. A taxa de sobrevida estimada em 10 anos é de cerca de 85%. Entre pacientes que continuam com o imatinibe, a taxa anual de transformação em fase acelerada-blástica dentro de 4 a 8 anos é de < 1%. Em três estudos randomizados, um deles comparando o nilotinibe, 300 mg 2 ×/dia ou 400 mg 2 ×/dia, com imatinibe (ENESTnd), o segundo comparando o dasatinibe, 100 mg/dia, com o imatinibe (DASISION), e o terceiro comparando o bosutinibe, 400 mg/dia, com imatinibe (BFORE), os TKIs de segunda geração foram associados a resultados mais satisfatórios nos parâmetros finais substitutos precoces, incluindo taxas mais altas de respostas citogenéticas completas (85-87% vs. 77-82%), MMRs (taxas em 5 anos de 76-77% vs. 60-64%) e MR4.5 (taxas em 5 anos de 42-53% vs. 31-33%), com menores taxas de transformação para a fase acelerada e blástica (2-5% vs. 7%). Entretanto, nenhum desses estudos demonstrou qualquer benefício de sobrevida com os TKIs de segunda geração. Isso pode ser devido ao fato de que a taxa de resposta citogenética completa é, em última análise, alta e semelhante com o imatinibe *versus* TKIs de segunda geração, bem como ao fato de que a terapia sequencial com TKIs (após observação rigorosa e mudança de tratamento com a progressão) proporciona uma terapia altamente efetiva para a maioria dos pacientes; isso assegura um resultado adequado em longo prazo, apesar da recidiva ou da intolerância após a terapia inicial.

A terapia de resgate na fase crônica com dasatinibe, nilotinibe, bosutinibe ou ponatinibe está associada a taxas de resposta citogenética completa de 30 a 60%, dependendo do estado de resgate (recidiva citogenética vs. hematológica), da resposta anterior a outros TKIs, do número de TKIs previamente usados e das mutações presentes por ocasião da recidiva. Em geral, as respostas citogenéticas completas são duráveis, em particular na ausência de evolução clonal. O ponatinibe é o único TKI ativo na presença de mutação T315I, com taxas de resposta citogenética completa de 50 a 70% entre pacientes que receberam dois ou mais TKIs. As taxas de sobrevida de 5 anos estimadas com os novos TKIs como terapia de resgate são de 70 a 75% (em comparação com < 50% antes da disponibilidade desses agentes). Por exemplo, com o resgate obtido com o dasatinibe após a falha do imatinibe na fase crônica da LMC, a taxa estimada de resposta molecular significativa em 7 anos foi de 46%, a sobrevida estimada em 7 anos foi de 65% e a sobrevida livre de progressão foi de 42%. Por conseguinte, os TKIs na terapia de resgate já reduziram a taxa de mortalidade anual da taxa histórica de 10 a 15% para ≤ 5%.

A terapia da LMC tem por objetivo o prolongamento da sobrevida. A obtenção de um estado de remissão livre de tratamento (RLT) tornou-se um objetivo terapêutico de maior interesse (RMP ou RMC duradouras após a interrupção da terapia com TKIs). Na prática atual, com a disponibilidade de terapia adequada com TKIs e com adesão ao tratamento, monitoramento e modificação da terapia com TKI, conforme indicado pela resposta/resistência e pelos efeitos colaterais, os pacientes podem ter uma expectativa de vida quase normal, com sobrevida "relativa" semelhante à da população em geral. Por conseguinte, na prática-padrão, a obtenção e a manutenção de uma resposta citogenética completa são as metas do tratamento, visto que essa resposta é o único resultado associado a um prolongamento da sobrevida. A falta de obtenção de MMR (que protege contra eventos; associada a uma sobrevida livre de eventos mais longa) ou de RMP (que oferece o potencial de interrupção do tratamento e de RLT) não deve ser considerada como indicação para modificar a terapia com TKI ou para considerar a realização de TCT alogênico. Uma regra prática consiste em manter o TKI específico escolhido na dose mais tolerável não associada a efeitos colaterais de grau 3 a 4 ou a efeitos colaterais crônicos incômodos, durante o maior tempo possível, até a ocorrência de recidiva citogenética ou persistência de efeitos colaterais inaceitáveis. Esses dois fatores (i.e., recidiva citogenética e efeitos colaterais intoleráveis) são os indicadores de "falha" da terapia com determinado TKI. Uma segunda regra de prática geral emergente é a de que os pacientes com LMC devem sempre receber terapia com TKI diariamente durante toda a vida (crônica, transformação), isoladamente (crônica) ou em combinação (possivelmente para pacientes em transformação, embora as combinações ainda não estejam aprovadas de modo formal), exceto, talvez, em situações de "cura molecular" (RLT; suspensão efetiva do TKI se houver RMP sustentada por > 2-5 anos, seguida de monitoramento rigoroso) ou após TCT alogênico com doença indetectável.

Devido à prevalência crescente da LMC (custo da terapia com TKIs) e à evidência emergente de possíveis toxicidades orgânicas com uso em longo prazo (p. ex., toxicidade renal com imatinibe e bosutinibe; problemas oclusivos arteriais com nilotinibe, dasatinibe e ponatinibe), um objetivo da terapia de interesse crescente na LMC consiste em obter a erradicação da doença ("cura" molecular ou RLT) que seja prolongada e durável, com recuperação da hematopoiese não clonal não neoplásica na ausência de terapia com TKIs. O primeiro passo para alcançar essa meta é obter as maiores taxas de RMP com duração de pelo menos 2 anos ou mais. Essa meta pode ser atualmente alcançada em cerca de 25 a 30% dos pacientes tratados com imatinibe e em 40 a 45% dos pacientes tratados com TKIs de segunda geração. Cerca de 50 a 60% dos pacientes que preenchem esses critérios e suspendem a terapia permanecem livres de terapia e com RMP-MMR. Em consequência, estima-se que as taxas de RLT sejam de cerca de 15 a 20% após terapia com imatinibe e de 25 a 30% após TKIs de segunda geração.

As recomendações fornecidas pela National Comprehensive Cancer Network (NCCN) e pela European LeukemiaNet (ELN) propõem os cenários de resposta ótima/esperada, subótima/de alerta e ausente em diferentes momentos da duração do tratamento com TKI. Infelizmente, podem ter sido interpretadas incorretamente na prática atual, visto que os oncologistas frequentemente declaram que a meta do tratamento consiste na obtenção de MMR e na erradicação da doença. De maneira significativa, uma proporção substancial de oncologistas considera uma mudança da terapia com TKIs no paciente com resposta citogenética completa se for observada uma perda de MMR (aumento dos transcritos de *BCR-ABL1* [EI] ≤ 0,1% a > 0,1%). Essa percepção pode ser o resultado de uma confusão relativa às diretrizes da NCCN e da ELN, que têm sido atualizadas com frequência como resultado dos dados mais aprimorados e que apresentam múltiplas considerações de parâmetros de avaliação do tratamento. Embora esses parâmetros finais possam ter sido sugeridos como possíveis critérios de falha ou de resposta subótima, é importante ressaltar que nenhum estudo randomizado demonstrou, até o momento, que uma mudança do tratamento com TKIs em pacientes com resposta citogenética completa devido a uma perda da MMR, *versus* mudança por ocasião da recidiva citogenética, tenha produzido uma melhora da sobrevida ou outros resultados em longo prazo. Isso é provável devido à elevada eficácia da terapia de resgate com TKI por ocasião da recidiva citogenética.

Em geral, os efeitos colaterais dos TKIs são leves a moderados, embora, com tratamento em longo prazo, possam afetar a qualidade de vida do paciente. Ocorrem efeitos colaterais graves em < 5 a 10% dos pacientes. Com a terapia com imatinibe, os efeitos colaterais leves a moderados comuns incluem retenção de líquido, ganho de peso, náuseas, diarreia, exantema cutâneo, edema periorbitário, dores ósseas ou musculares, fadiga e outros efeitos colaterais (taxas de 10-20%). Em geral, os TKIs de segunda geração estão associados a taxas mais baixas desses eventos adversos incômodos. Todavia, o dasatinibe, 100 mg/dia, está associado a taxas mais altas de mielossupressão (20-30%), particularmente trombocitopenia, bem como a derrames pleural (10-25%) ou pericárdico (≤ 5%) e à hipertensão pulmonar (< 5%). Uma dose menor de dasatinibe (50 mg/dia, em vez de 100 mg/dia) usada na terapia de primeira linha da LMC resultou em eficácia semelhante e menor incidência de efeitos colaterais graves (derrame pleural < 5%, mielossupressão < 10%). O nilotinibe está associado a hiperglicemia (10-20%), prurido e exantema cutâneo, hiperbilirrubinemia (normalmente entre pacientes com síndrome de Gilbert e, em sua maior parte, sem consequência clínicas) e cefaleias. O nilotinibe também está associado a casos ocasionais de pancreatite (< 5%) e, em dose de 300 a 400 mg, 2 ×/dia, apresenta uma incidência cumulativa de 10 anos de complicações cardiovasculares de 15 a 25%. O bosutinibe está associado a hepatotoxicidade, disfunção renal e eventos adversos gastrintestinais precoces e autolimitados, particularmente diarreia (70-85%). Em certas ocasiões, os sintomas gastrintestinais simulam a enterocolite crônica grave, que reverte com a interrupção do tratamento. O ponatinibe, 45 mg/dia, está associado a taxas mais altas de exantema cutâneo grave (10-15%), pancreatite (10%), elevações da amilase/lipase (10%) e hipertensão sistêmica (50-60%; grave em 20%). Foram relatados eventos arterio-oclusivos (cardiovasculares, cerebrovasculares e arteriais periféricos) com a maioria dos TKIs. A incidência parece ser maior com o ponatinibe, porém tanto o nilotinibe quanto o dasatinibe estão associados a esses eventos, com incidência significativamente maior que a do imatinibe. Entre os TKIs, o bosutinibe está associado à menor incidência de eventos cardiovasculares. O nilotinibe e o dasatinibe podem causar prolongamento do intervalo QTc; por conseguinte, esse achado deve ser avaliado cautelosamente no eletrocardiograma (> 470-480 ms), além de tentar utilizar outros fármacos que tenham pouco ou nenhum efeito no QTc. Esses efeitos colaterais, com frequência, podem ser dependentes da dose e, em geral, são reversíveis com a interrupção do tratamento e a redução da dose, a qual pode ser individualizada. Entretanto, as menores doses efetivas estimadas de TKIs (com base em diferentes estudos e práticas de tratamento) são: imatinibe 100 a 200 mg/dia; nilotinibe 150 mg, 2 ×/dia ou 200 mg/dia; dasatinibe 20 mg/dia; bosutinibe 200 a 300 mg/dia, e ponatinibe 15 mg/dia.

Com o acompanhamento em longo prazo, estão surgindo toxicidades graves raras, porém clinicamente importantes. A disfunção renal e, em certas ocasiões, a insuficiência renal (elevações da creatinina > 2-3 mg/dL) são observadas em 2 a 3% dos pacientes, mais frequentemente com o imatinibe e o bosutinibe do que com outros TKIs; em geral, ocorre reversão com a interrupção e/ou redução da dose do TKI. Raramente, pacientes podem desenvolver neuropatia periférica ou até mesmo neurotoxicidades centrais relacionadas com TKI, que são diagnosticadas de modo incorreto como demência ou doença de Alzheimer; podem sofrer reversão lentamente após a interrupção dos TKIs. Foi relatada a ocorrência de hipertensão pulmonar com o dasatinibe (< 1-2%), e sua presença deve ser considerada em um paciente com dispneia e radiografia de tórax normal (ecocardiograma com ênfase na medição da pressão arterial pulmonar). Isso pode ser reversível com a interrupção do dasatinibe e, em certas ocasiões, com o uso de citrato de sildenafila. A hipertensão sistêmica é observada com mais frequência na terapia com ponatinibe. A hiperglicemia e, em certas ocasiões, o diabetes melito foram observados mais frequentemente com o nilotinibe. Por fim, foram relatadas taxas baixas, porém significativas, de eventos vaso-oclusivos e vasospásticos de vasos de pequeno e médio calibre com o nilotinibe e o ponatinibe; esses eventos devem ser considerados possivelmente relacionados com os TKIs e representam uma indicação de interrupção ou redução da dose do TKI. Esses eventos incluem angina, doença arterial coronariana, infarto agudo do miocárdio, doença arterial oclusiva periférica, ataques isquêmicos transitórios, acidentes vasculares cerebrais, fenômeno de Raynaud e aterosclerose acelerada. Embora esses eventos sejam incomuns (< 5%) (taxas cumulativas em 10 anos de 15% com o nilotinibe 300 mg 2 ×/dia e de 20 a 25% com 400 mg 2 ×/dia, em comparação com < 5% com o imatinibe), eles são clinicamente significativos para o prognóstico em longo prazo do paciente e ocorrem em taxas significativamente mais altas do que na população geral, particularmente entre pacientes com outros fatores de risco para esses eventos. Os eventos arteriais oclusivos e vasospásticos graves são mais comuns com o uso do ponatinibe 45 mg/dia (taxas em 5 anos de 20%).

Interrupção dos TKIs e remissões livres de tratamento Vários estudos confirmaram que a interrupção dos TKIs entre pacientes que obtêm uma RMP (MR4.5) por mais de 2 a 3 anos pode resultar em taxas de RLT de 40 a 60%. A interrupção da terapia com TKIs após 5+ anos de RMC está associada a taxas de RLT de 70 a 80% ou mais. Como a incidência de MR4.5 durável (transcritos de *BCR-ABL* [EI] ≤ 0,0032%) é de 30 a 60%, cerca de 15 a 30% de todos os pacientes com LMC que recebem terapia com TKIs podem alcançar uma RLT. Essa abordagem está disponível para prática na comunidade, contanto que seja realizada em condições ideais. Essas condições incluem: os pacientes precisam apresentar LMC de risco Sokal baixo ou intermediário na primeira fase crônica (sem nenhuma evidência ou história de transformação), com história de transcritos de *BCR-ABL1* quantificáveis (e13a2, e14a2), terapia com TKIs em longo prazo (5-8+ anos), com RMP documentada por > 2 a 3 anos (avaliada a cada 6 meses durante esse período de tempo e com PCR de sensibilidade adequada), e devem ser monitorados em centros de referência que ofereçam testes rigorosos para LMC residual. Os pacientes também precisam aderir ao monitoramento frequente (PCR a cada 1-2 meses nos primeiros 6 meses; em seguida, a cada 2 meses até 2 anos e, posteriormente, a cada 3-6 meses).

TRANSPLANTE DE CÉLULAS-TRONCO ALOGÊNICO

O TCT alogênico, uma modalidade curativa na LMC, está associado a uma taxa de sobrevida em longo prazo de 40 a 60% quando realizado na fase crônica. Está associado a taxas de mortalidade precoce (1 ano) de 5 a 30%. Embora tenha sido relatada uma taxa de sobrevida em 5 a 10 anos de cerca de 50 a 60% (considerada como taxa de cura), cerca de 10 a 15% dos pacientes morrem no decorrer de 1 a 2 décadas em consequência de complicações em longo prazo decorrentes do transplante (e não da recidiva da LMC). Esses casos estão relacionados com a doença do enxerto contra hospedeiro (DECH) crônica, disfunção orgânica, desenvolvimento de segundos cânceres, recidivas tardias ocasionais e razão de risco de mortalidade superior à da população normal. Outras morbidades significativas incluem infertilidade, complicações imunomediadas crônicas, catarata, necrose do quadril e outras morbidades que afetam a qualidade de vida. A cura e as taxas de mortalidade precoce na fase crônica da LMC também estão associadas a diversos fatores: idade do paciente, duração da fase crônica, doador aparentado ou não aparentado, grau de compatibilidade, esquema preparatório e outros fatores. Na LMC de fase acelerada, as taxas de cura com TCT alogênico são de 30 a 50%, dependendo da definição de doença acelerada. Pacientes com evolução clonal como único critério apresentam taxas de cura de até 40 a 50%. Os pacientes submetidos a TCT alogênico na segunda fase crônica apresentam taxas de cura de 40 a 50%. A cura com TCT alogênico na fase blástica da LMC ocorre em ≤ 20%. Atualmente, são implementadas estratégias de pós-TCT alogênico na presença de recidiva molecular ou citogenética ou na recidiva hematológica/transformação. Incluem o uso de TKIs para prevenção ou tratamento da recidiva, infusões de linfócitos de doador e segundo TCT alogênico, entre outras estratégias. Os TKIs parecem ser muito bem-sucedidos na reindução de remissões citogenéticas/moleculares no contexto da recidiva citogenética ou molecular após TCT alogênico.

Escolha e momento de realização do TCT alogênico O TCT alogênico era considerado o tratamento de primeira linha para LMC antes do ano 2000. As experiências positivas crescentes com os TKIs relegaram seu uso após a ocorrência de falha dos TKIs de primeira linha. Uma questão importante é o momento ideal e a sequência de TKIs e TCT alogênico (se o TCT alogênico deve ser usado como terapia de segunda ou de terceira linha). Entre pacientes que apresentam fase blástica ou que evoluem para essa fase, devem ser usadas combinações de quimioterapia e TKIs para induzir remissão, seguidas de TCT alogênico o quanto antes. Isso também se aplica a pacientes que evoluem da fase crônica para a fase acelerada. Pacientes com LMC em fase acelerada *de novo* podem responder à terapia com TKI em longo prazo (taxa de sobrevida em 8 anos estimada de 75%); o momento de realização do TCT alogênico dependerá da resposta ideal ao TKI (obtenção de uma resposta citogenética completa). Entre pacientes que sofrem recidiva na fase crônica, a sequência de tratamento depende de vários fatores: (1) idade do paciente e disponibilidade de doadores apropriados; (2) risco de TCT alogênico; (3) presença ou ausência de evolução clonal e mutações; (4) história pregressa do paciente e comorbidades; e (5) preferências do paciente e do médico **(Tab. 105-3)**. Os pacientes com mutações de T315I em recidiva devem ser tratados com ponatinibe e considerados para TCT alogênico, particularmente se estão na fase blástica e, talvez, também na fase acelerada (devido ao curto acompanhamento com ponatinibe). Os pacientes que apresentam mutações envolvendo Y253H, E255K/V e F359V/C/I respondem de modo mais satisfatório ao dasatinibe ou ao bosutinibe. Aqueles com mutações que envolvem V299L, T315A e F317L/F/I/C respondem melhor ao nilotinibe. As comorbidades como diabetes melito, hipertensão, hipertensão pulmonar, doença pulmonar crônica, condições cardíacas e pancreatite podem influenciar a escolha de determinado TKI ou sua contraindicação. Os pacientes com evolução clonal, mutações desfavoráveis ou ausência de resposta citogenética significativa/completa dentro de 1 ano de terapia de resgate com TKI apresentam remissões de curta duração e devem ser considerados para TCT alogênico como conduta mais urgente no contexto da recuperação. Pacientes sem evolução clonal e sem mutações que sofrem recidiva e que alcançam uma resposta citogenética completa com terapia de resgate com TKI apresentam remissões completas de longa duração e podem adiar a opção de TCT alogênico como terapia de terceira linha. Por fim, pacientes idosos (65-70 anos ou mais) e aqueles com alto risco de mortalidade por TCT alogênico podem desistir dessa opção curativa durante vários anos de controle da doença na fase crônica com ou sem resposta citogenética **(Tab. 105-3)**. Nos países emergentes, onde se dispõe atualmente do imatinibe genérico com preço anual de 400 a 3 mil dólares, o tratamento de primeira linha com esse fármaco é custo-efetivo. Entretanto, pode-se considerar a terapia de segunda linha com TCT alogênico, uma opção curativa com custo de 20 mil a 100 mil dólares (preferida aos TKIs de segunda geração, com custo anual acima de 40.000-100.000 dólares), como estratégia de assistência à saúde nacional mais custo-efetiva na LMC. A **Tabela 105-3** fornece um resumo das diretrizes gerais para a escolha de TKIs *versus* TCT alogênico.

MONITORAMENTO DA TERAPIA NA LMC

A obtenção de uma resposta citogenética completa dentro de 12 meses de tratamento com imatinibe e sua persistência, que são o único fator prognóstico consistente associado à sobrevida prolongada, são atualmente o principal parâmetro de avaliação terapêutica na LMC.

TABELA 105-3 ■ Sugestões gerais para o uso de inibidores de tirosina-cinase (TKIs) e transplante de células-tronco (TCT) alogênico na leucemia mieloide crônica (LMC)

Fase da LMC	Uso de TKI	Consideração de TCT alogênico
Fase acelerada ou blástica	Terapia provisória para obter uma carga mínima de LMC	O quanto antes (exceção: fase acelerada *de novo*)
Mutações T315I	Ponatinibe para obter uma carga mínima de LMC	Depende dos resultados do acompanhamento mais prolongado sobre a eficácia do ponatinibe
Falha do imatinibe na fase crônica; ausência de evolução clonal e de mutações; boa resposta inicial; ausência de T315I	TKIs de segunda linha em longo prazo	Terceira linha após a ausência de resposta a TKI de segunda linha
Evolução clonal ou mutações, ou ausência de resposta citogenética ao TKI de segunda linha	Terapia provisória com TKI de segunda geração ou ponatinibe para obter uma carga mínima da LMC	Segunda linha
Pacientes idosos (≥ 65-70 anos) após a ausência de resposta ao imatinibe na fase crônica	TKIs de recuperação como terapia mais prolongada	Pode abdicar do TCT alogênico a favor de uma boa qualidade de vida e sobrevida na fase crônica
Falha do imatinibe; países emergentes	–	De segunda linha: curativo, custo único de 20.000-100.000 dólares (vs. > 40.000-100.000 dólares/ano com TKI)

Nota: Mutações envolvendo Y253H, E255K/V ou F359V/C/I: preferir o uso do dasatinibe ou do bosutinibe. Mutações envolvendo V299L, T315A ou F317L/F/I/C: preferir o uso do nilotinibe.

A incapacidade de obter uma resposta citogenética completa no decorrer de 12 meses ou a ocorrência de recidiva citogenética ou hematológica posterior são consideradas como ausência de resposta ao tratamento e indicação para modificar a terapia. Como a terapia de resgate com outros TKIs pode restabelecer um bom resultado, é importante garantir a adesão do paciente ao tratamento continuado com TKI e mudar a terapia quando houver confirmação de recidiva citogenética, a não ser que esteja relacionada com uma falta de adesão ao tratamento. Os pacientes com terapia de primeira linha com imatinibe devem ser rigorosamente monitorados até a documentação de uma resposta citogenética completa, quando, então, podem ser monitorados a cada 6 meses com PCR do sangue periférico ou com mais frequência (p. ex., a cada 3 meses), se houver qualquer preocupação acerca de alterações nos transcritos de *BCR-ABL1*. A recidiva citogenética com imatinibe constitui uma indicação de falha do tratamento e necessidade de modificar a terapia com TKI. A análise das mutações nesse caso ajuda na seleção do próximo TKI e identifica as mutações em 30 a 50% dos pacientes. Os estudos de mutação por sequenciamento Sanger padrão (que constitui a técnica atualmente disponível na maioria dos laboratórios clínicos) em pacientes com resposta citogenética completa (nos quais pode haver uma preocupação de níveis crescentes de transcritos de *BCR-ABL1*) identificam a presença de mutações em ≤ 5% e, portanto, não estão indicados. Uma resposta mais precoce tem sido identificada como fator prognóstico de resultado em longo prazo, incluindo obtenção de uma resposta citogenética parcial (transcritos de *BCR-ABL1* ≤ 10%) dentro de 3 a 6 meses de tratamento. A incapacidade de obter esse tipo de resposta tem sido associada a um agravamento significativo da sobrevida.

O uso de TKIs de segunda geração (dasatinibe, bosutinibe, nilotinibe) como terapia de primeira linha modificou ligeiramente a abordagem de monitoramento. A expectativa é de que o paciente obtenha uma resposta citogenética significativa (ou transcritos de *BCR-ABL1* ≤ 10%) nos primeiros 3 a 6 meses de terapia. A incapacidade de obter essa resposta está associada a um agravamento da sobrevida livre de eventos, taxas de transformação e sobrevida. Entretanto, a sobrevida estimada de 3 a 5 anos nesses pacientes ainda é alta, em torno de 80 a 90%, o que é melhor do que o esperado se esses pacientes fossem submetidos ao TCT alogênico nessa época. Não foi constatado que mudanças na terapia para pacientes com resposta "lenta" tenham qualquer benefício em longo prazo, em comparação com mudanças realizadas quando aparecem sinais mais óbvios de resistência. Por conseguinte, essa resposta lenta à terapia é considerada como sinal de alerta, porém não se sabe se a mudança de terapia para outros TKIs nessa ocasião melhorará os resultados em longo prazo.

TRATAMENTO DAS FASES ACELERADA E BLÁSTICA

Os pacientes com LMC na fase acerada ou blástica podem receber tratamento com TKIs, de preferência TKIs de segunda ou de terceira geração (dasatinibe, nilotinibe, bosutinibe, ponatinibe), isoladamente ou em combinação com quimioterapia, a fim de reduzir o volume tumoral da LMC, antes da realização de TCT alogênico. As taxas de resposta (hematológicas) com um único TKI variam de 30 a 50% na fase acelerada e de 20 a 30% na fase blástica. As respostas citogenéticas, em particular as respostas completas, são incomuns (10-30%) e transitórias na fase blástica. Estudos sobre os TKIs em associação com quimioterapia mostram que as estratégias de combinação de TKIs e quimioterapia aumentam as taxas de resposta e sua durabilidade e aumentam o tempo de sobrevida. Isso é particularmente válido na fase blástica linfoide da LMC, em que a combinação de quimioterapia anti-LLA com TKIs resulta em taxas de resposta completa de 70% e tempo de sobrevida mediana de 3 anos (em comparação com taxas de resposta históricas de 40-50% e tempos de sobrevida mediana de 12-18 meses). Isso permite que muitos pacientes sejam submetidos a TCT alogênico em um estado de carga mínima de LMC ou segunda fase crônica, que estão associadas a uma maior probabilidade de sobrevida em longo prazo. Na fase blástica não linfoide da LMC, a quimioterapia antileucemia mieloide aguda com TKIs resulta em taxas de remissão completa (RC) de 30 a 50% e sobrevida mediana de 9 a 12 meses (em comparação com respostas históricas de 20-30% e sobrevida mediana de 3-5 meses). Na fase acelerada, a resposta a um único TKI é significativa em condições nas quais se consideram critérios de fase acelerada "mais leves" (p. ex., evolução clonal isolada, trombocitose isolada, esplenomegalia significativa ou resistência à hidroxiureia, porém sem evidência de altas porcentagens de blastos e basófilos). Na fase acelerada, as combinações em geral incluem TKIs com quimioterapia de baixa intensidade, como citarabina em baixas doses, decitabina, alfainterferona, hidroxiureia ou outros agentes.

OUTROS TRATAMENTOS E CONSIDERAÇÕES TERAPÊUTICAS ESPECIAIS

Alfainterferona Atualmente, seu uso é considerado em associação com TKIs (uma abordagem em investigação), algumas vezes após a ausência de resposta da LMC aos TKIs, ocasionalmente em pacientes durante a gravidez ou como parte de estratégias investigacionais com TKIs para erradicar a doença molecular residual.

Agentes quimioterápicos A hidroxiureia continua sendo um agente seguro e efetivo (em doses diárias de 0,5-10 g) para reduzir o volume tumoral inicial da LMC, como medida temporária entre terapias definitivas ou em associação com TKIs para sustentar uma resposta hematológica ou citogenética completa. O bussulfano com frequência é usado em esquemas preparatórios para TCT alogênico. Devido aos seus efeitos colaterais (mielossupressão tardia, doença semelhante à doença de Addison, fibrose pulmonar e cardíaca, mielofibrose), o bussulfano é hoje raramente usado no manejo crônico da LMC. A citarabina em baixa dose, a decitabina, as antraciclinas, a 6-mercaptopurina, a 6-tioguanina, o tiotepa, a anagrelida e outros agentes são úteis em diferentes contextos da LMC para controlar a carga da doença.

Outros Atualmente, a esplenectomia é considerada em raras ocasiões para alívio dos sintomas de esplenomegalia maciça e/ou hiperesplenismo. A irradiação esplênica raramente é usada ou nunca é realizada, devido a aderências pós-irradiação e complicações. A leucoaférese raramente é usada em pacientes que apresentam leucocitose extrema e complicações leucostáticas. Doses únicas de citarabina em alta dose ou altas doses de hidroxiureia, com manejo da lise tumoral, também podem ser efetivas e menos incômodas.

Considerações especiais As mulheres com LMC que engravidam devem interromper imediatamente a terapia com TKI. Entre 125 recém-nascidos de mulheres com LMC que interromperam a terapia com imatinibe tão logo foi diagnosticada a gravidez, 3 nasceram com malformações neurológicas, esqueléticas e renais, sugerindo a teratogenicidade do imatinibe reconhecida a partir de estudos em animais. Foi relatada uma experiência semelhante com o dasatinibe, com maior incidência relatada de malformações, alcançando 10 a 12%. Existem poucos dados ou nenhum com outros TKIs. O controle da LMC durante a gravidez pode ser feito com leucoaférese para a leucocitose sintomática grave no primeiro trimestre e, subsequentemente, com hidroxiureia até o parto. Existem relatos de gestações e partos bem-sucedidos de recém-nascidos normais com a terapia com alfainterferona e estudos de registro de sua segurança na trombocitose essencial, porém a alfainterferona possui efeitos colaterais que podem ser problemáticos durante a gravidez, pode ser antiangiogênica e pode aumentar o risco de abortos espontâneos.

Cerca de 10 a 15% dos pacientes tratados com TKI podem desenvolver anormalidades cromossômicas nas células Ph-negativas. Essas anormalidades podem envolver perda do cromossomo Y, trissomia do 8, 20q–, anormalidades dos cromossomos 5 ou 7 e outras anormalidades. A maioria dessas anormalidades desaparece de modo espontâneo com acompanhamento e pode indicar a instabilidade genética das células-tronco hematopoiéticas que predispõe o paciente a desenvolver inicialmente LMC. Raramente (em < 1% dos casos), as anormalidades que envolvem os cromossomos 5 ou 7 podem ser verdadeiramente clonais e evoluir para a síndrome mielodisplásica ou a leucemia mieloide aguda. Acredita-se que isso faça parte da evolução natural de pacientes nos quais a LMC foi suprimida e que vivem por tempo suficiente para desenvolver outras neoplasias malignas hematológicas.

ASPECTOS GLOBAIS DA LMC

Os exames físicos e os exames de sangue de rotina nos Estados Unidos e em países desenvolvidos resultam na detecção precoce da LMC na maioria dos pacientes. Cerca de 50 a 70% dos pacientes com LMC são diagnosticados de modo casual, e a LMC de alto risco, conforme definido por modelos prognósticos (p. ex., grupos de risco de Sokal), é encontrada em apenas 10% dos pacientes. Essa não é a mesma situação observada nos países emergentes, onde os pacientes são, em sua maioria, diagnosticados após a avaliação dos sintomas, e muitos apresentam alta carga tumoral, como esplenomegalia maciça, e fases avançadas da LMC (LMC de alto risco documentada em 20-30% dos casos). Por conseguinte, o prognóstico desses pacientes tratados com TKI pode ser mais grave do que a experiência publicada.

O elevado custo dos tratamentos com TKI (custo anual de 90.000-140.000 dólares nos Estados Unidos; custo menor, porém variável, no resto do mundo) dificulta a acessibilidade geral a esses tratamentos. Embora o uso do tratamento com TKI seja alto nas nações onde o custo da terapia não representa um problema (p. ex., Suécia, União Europeia), pode ser menor em outros países, mesmo em países avançados, como os Estados Unidos, onde despesas extras podem ser proibitivas para um subgrupo de pacientes. Embora a sobrevida estimada de 10 anos na LMC seja > 85% em estudos de uma única instituição (p. ex., MD Anderson Cancer Center), em estudos nacionais de países com acessibilidade aos TKIs (Suécia) **(Fig. 105-2 e Fig. 105-3)** ou em ensaios clínicos (em que todos os pacientes têm acesso aos TKIs durante todo o tratamento), a sobrevida estimada em 10 anos em todo o mundo, mesmo 16 anos após a introdução da terapia com TKIs, tende a ser < 50%. Os dados do Surveillance, Epidemiology and End Results (SEER) dos Estados Unidos relatam uma taxa de sobrevida de 5 anos estimada de 60% com o advento dos TKIs. Parece que a penetração do tratamento com imatinibe e outros TKIs na terapia da LMC no mundo todo ainda não é a ideal.

O elevado custo atual dos tratamentos com TKIs exige duas outras considerações. A primeira trata das vias e das diretrizes de tratamento nos países onde os TKIs podem não ser acessíveis aos pacientes ou ao sistema de cuidados de saúde. Nessas condições, existem tendências a defender o TCT alogênico como tratamento de primeira linha ou de segunda linha (i.e., após o fracasso do imatinibe; com custo único de 20.000-100.000 dólares), apesar da mortalidade e das morbidades associadas. A segunda consideração é a escolha da terapia de primeira linha com TKIs. O imatinibe está agora disponível em forma genérica com preços acessíveis (400-10.000 dólares por ano). O dasatinibe está disponível em forma genérica em muitos locais geográficos. Os TKIs genéricos seguros e efetivos podem se tornar as terapias de primeira linha e de resgate preferidas na LMC, evitando a necessidade de TCT alogênico como primeira terapia de resgate em países mais pobres.

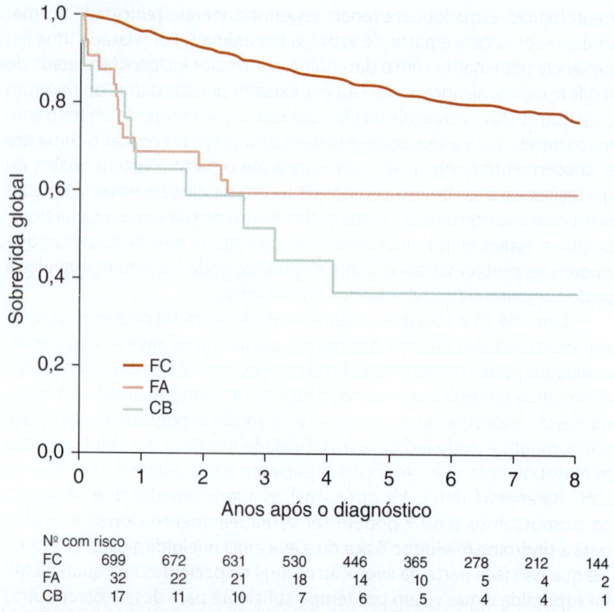

FIGURA 105-3 Sobrevida na fase crônica (FC), na fase acelerada (FA) e na crise blástica (CB) da leucemia mielocítica crônica (LMC) no estudo de registro nacional da Suécia com base populacional. Os casos de fase acelerada e fase blástica são apresentações *de novo*. O resultado favorável na fase blástica *de novo* pode ser devido ao uso de 20% ou mais de blastos para definir essa fase. *(Com permissão do Dr. Martin Hoglund, Swedish CML Registry, 2013.)*

LEITURAS ADICIONAIS

Cortes JE et al: Final 5-year study results of DASISION: The dasatinib versus imatinib study in treatment-naïve chronic myeloid leukemia patients trial. J Clin Oncol 34:2333, 2016.

Cortes JE et al: Bosutinib versus imatinib for newly diagnosed chronic myeloid leukemia: Results from the randomized BFORE Trial. J Clin Oncol 36:231, 2018.

Cortes JE et al: Ponatinib efficacy and safety in Philadelphia chromosome-positive leukemia: Final 5-year results of the phase 2 PACE trial. Blood 132:393, 2018.

Hochhaus A et al: Long-term outcomes of imatinib treatment for chronic myeloid leukemia. N Engl J Med 376:917, 2017.

Hochhaus A et al: European LeukemiaNet 2020 recommendations for treating chronic myeloid leukemia. Leukemia 34:966, 2020.

Jabbour E, Kantarjian H: Chronic myeloid leukemia: 2020 update on diagnosis, therapy and monitoring. Am J Hematol 95:691, 2020.

Kantarjian H et al: Long-term outcomes with frontline nilotinib versus imatinib in newly diagnosed chronic myeloid leukemia in chronic phase: ENESTnd 10-year analysis. Leukemia 35:440, 2021.

Naqvi K et al: Long-term follow-up of lower dose dasatinib (50 mg daily) as frontline therapy in newly diagnosed chronic-phase chronic myeloid leukemia. Cancer 126:67, 2020.

Sasaki K et al: Conditional survival in patients with chronic myeloid leukemia in chronic phase in the era of tyrosine kinase inhibitors. Cancer 122:238, 2016.

Saussele S et al: Discontinuation of tyrosine kinase inhibitor therapy in chronic myeloid leukaemia (EURO-SKI): A prespecified interim analysis of a prospective, multicentre, non-randomised trial. Lancet Oncol 19:747, 2018.

Shih YT et al: Treatment value of second-generation BCR-ABL1 tyrosine kinase inhibitors compared with imatinib to achieve treatment-free remission in patients with chronic myeloid leukaemia: A modelling study. Lancet Haematol 6:e398, 2019.

106 Leucemia linfoide aguda

Dieter Hoelzer

Na leucemia linfoblástica aguda (LLA), o clone maligno origina-se de progenitores hematopoiéticos na medula óssea ou no sistema linfático, resultando em aumento das células leucêmicas imaturas não funcionantes. A infiltração da medula óssea leva à anemia, à granulocitopenia e à trombocitopenia, com manifestações clínicas de fadiga, fraqueza, infecção e hemorragia. Esses são os sintomas que, com mais frequência, levam um paciente a procurar assistência médica, mais do que as consequências do volume do tumor, como aumento dos linfonodos, hepatoesplenomegalia causada por infiltração leucêmica ou sintomas do sistema nervoso central (*meningeosis leukemica*).

INCIDÊNCIA E IDADE

A LLA é a doença neoplásica mais frequente em crianças, com pico inicial aos 3 a 4 anos de idade. Nos adultos, a incidência varia de 0,7 a 1,8/100.000 por ano, sendo um pouco maior em adolescentes e adultos jovens (AAJs) e diminuindo em adultos, para aumentar mais uma vez em indivíduos idosos. Portanto, observa-se a ocorrência de LLA positiva para cromossomo Philadelphia (LLA Ph+; translocação de *BCR/ABL*) em metade dos pacientes idosos com linhagem B. A frequência de subtipos imunológicos, citogenéticos e genéticos modifica-se significativamente com a idade.

ETIOLOGIA

A etiologia das leucemias agudas não é conhecida. Fatores internos e externos influenciam a incidência da leucemia. A exposição à radiação ionizante ou a substâncias químicas, incluindo quimioterapia prévia, está associada a um risco aumentado de desenvolver leucemia, observado mais comumente na leucemia mieloide aguda (LMA). Entretanto, as LLAs secundárias têm sido observadas cada vez mais, em particular após tratamento citostático com agentes alquilantes e inibidores da topoisomerase como tratamento para tumores primários, mais frequentemente para LMA, síndromes mielodisplásicas ou câncer de mama.

DISTÚRBIOS CONGÊNITOS

Os pacientes com algumas anormalidades cromossômicas congênitas raras correm risco maior de desenvolvimento de leucemia aguda (p. ex., síndrome de Klinefelter, anemia de Fanconi, síndrome de Bloom, ataxia-telangiectasia e neurofibromatose). Em pacientes com síndrome de Down, há um aumento de 20 vezes na incidência de leucemia; a LLA está aumentada durante a infância, e a LMA, em uma idade mais avançada.

AGENTES INFECCIOSOS

Não há evidências diretas que impliquem os vírus como importante causa de leucemia aguda humana. Entretanto, os vírus estão envolvidos na patogênese de duas neoplasias linfoides. No tipo africano endêmico do linfoma de Burkitt, o vírus Epstein-Barr, um vírus de DNA da família do herpes, tem sido implicado como agente etiológico potencial (ver Cap. 194). A infecção endêmica pelo vírus da leucemia de células T humanas I no Japão e no Caribe demonstrou ser um agente etiológico em raros casos de leucemia/linfoma de células T do adulto (ver Cap. 201).

DIAGNÓSTICO E CLASSIFICAÇÃO

O diagnóstico de leucemia aguda é estabelecido primeiro pelo exame do sangue periférico e da medula óssea. Para uma classificação adicional das células blásticas leucêmicas, é necessário o uso de colorações citoquímicas, marcadores imunológicos e análise citogenética e molecular. Os marcadores imunológicos continuam sendo os principais critérios para a subdivisão em LLA de linhagem de células B ou LLA de linhagem de células T.

SANGUE PERIFÉRICO

As contagens de células do sangue periférico e a contagem diferencial de um esfregaço de sangue corado pelo método Wright-Giemsa são essenciais por ocasião da apresentação. A contagem de leucócitos está reduzida ou normal em cerca de 40% dos pacientes com LLA (Tab. 106-1). Apenas 16% dos pacientes apresentam uma contagem de leucócitos superior a 100 × 10^5/L. Convém assinalar que, em 8% dos pacientes com LLA, não é observada nenhuma célula blástica leucêmica circulante. Por conseguinte, no contador automático de células sanguíneas usado com frequência, o diagnóstico pode não ser detectado.

O exame do sangue periférico revela caracteristicamente a presença de anemia, trombocitopenia e neutropenia. Quase um terço dos pacientes tem níveis de hemoglobina < 7 a 8 g/dL. Em um quinto dos adultos com LLA, observa-se a presença de uma contagem de plaquetas abaixo do número crítico de 20 × 10^9/L e neutropenia (neutrófilos < 0,5 × 10^9/L), que está associada a um maior risco de infecção.

TABELA 106-1 ■ Valores laboratoriais por ocasião do diagnóstico de leucemia linfocítica aguda (LLA)

		LLA
		Nº = 1.273
Contagem inicial de leucócitos (× 10^9/L)	< 10	41%
	10-50	31%
	> 50-100	28%
	> 100	16%
Neutrófilos (× 10^9/L)	< 50-100	12%
	< 100.000	16%
Plaquetas (× 10^9/L)	< 20	22%
	21-40	22%
	41-100	29%
	> 100	27%
Hemoglobina (g/dL)	< 7	20%
	7-9	33%
	> 9	47%
Blastos leucêmicos no sangue periférico	0%	8%
	25-75%	34%
	> 75%	36%
Blastos leucêmicos na medula óssea	< 50%	4%
	51-90%	25%
	> 90%	71%

Fonte: Dados de três ensaios clínicos consecutivos do German Multicenter Trials for Adult ALL (GMALL).

EXAME DA MEDULA ÓSSEA

Os aspirados/biópsias de medula óssea são importantes para avaliar os marcadores imunológicos, citogenéticos e genômicos. Os esfregaços diretos de medula óssea são essenciais para confirmar o diagnóstico de leucemia aguda e para distinguir entre LMA e LLA. Em geral, a medula óssea está densamente ocupada por células blásticas leucêmicas, que constituem > 90% em cerca de 70% dos pacientes, de modo que os elementos hematopoiéticos normais estão acentuadamente reduzidos ou ausentes. Uma biópsia de medula óssea demonstrará hipercelularidade acentuada, com substituição dos espaços gordurosos, elementos normais e, em certas ocasiões, aumento da fibrose.

PUNÇÃO LOMBAR

O exame do líquido cerebrospinal (LCS) é uma medida diagnóstica de rotina essencial para a LLA. A leucemia do sistema nervoso central (SNC) é diagnosticada se forem observadas ≥ 5 células/μL ou células blásticas leucêmicas no exame morfológico do LCS. As opiniões diferem quanto ao momento em que a primeira punção lombar deve ser realizada – isto é, adiar a punção lombar até obter uma remissão, de modo a evitar a semeadura do SNC com células blásticas leucêmicas do sangue periférico durante a punção lombar, ou realizar a punção lombar antes do início do tratamento, visto que a identificação precoce da doença do SNC levará a uma terapia imediata específica para o SNC. A punção lombar é restrita a pacientes com contagens de plaquetas adequadas (> 20 × 10^9/L) e sem hemorragia clínica manifesta. Para eliminar células blásticas potencialmente transferidas, os pacientes devem receber metotrexato intratecal na primeira punção lombar.

SUBTIPOS MORFOLÓGICOS DE LLA

A classificação franco-americano-britânica (FAB) distinguiu três subgrupos. As morfologias L1 e L2 não têm consequências clínicas. Apenas a morfologia L3, que é observada em até 5%dos pacientes adultos, indica LLA de linhagem de células B maduras (LLA-B) (ver Cap. 62).

SUBTIPOS IMUNOLÓGICOS

Utilizam-se uma série de anticorpos monoclonais para identificar antígenos expressos na superfície das células leucêmicas, que correspondem às vias de diferenciação normal das células B (ver Fig. 108-2). O objetivo da classificação imunológica é subdividir as LLAs de acordo com a presença ou a ausência de marcadores de células B ou de células T. Um marcador é considerado positivo quando > 20% das células são coradas com o anticorpo monoclonal.

Existem diferentes classificações imunológicas, como a do European Group for the Immunological Characterization of Leukemias (EGIL), com claras implicações terapêuticas. A Tabela 106-2 fornece uma correlação simplificada dos subtipos imunológicos, aberrações citogenéticas e moleculares e características clínicas.

LLA de linhagem de células B (LLA-B) Mais de 70% das LLAs do adulto originam-se de células B, e o subtipo imunológico mais frequente, a LLA comum, caracteriza-se pela presença do antígeno CD10 da LLA, sem marcadores de células B relativamente maduras, como imunoglobulinas citoplasmáticas ou de membrana de superfície. A LLA pré-B (LLA-B precoce) caracteriza-se pela expressão de imunoglobulina citoplasmática, que é negativa na LLA comum, porém idêntica nos demais aspectos com todos os outros marcadores celulares. A LLA pró-B corresponde à diferenciação de células B precoces e era anteriormente denominada LLA não T, LLA não B ou LLA nula, visto que não era possível demonstrar características das células T ou das células B. Esse subtipo é positivo para HLA-DR, desoxinucleotidil-transferase terminal e CD19 e forma cerca de 12% das LLAs do adulto. A LLA-B madura é observada em 3 a 4% dos adultos e também é conhecida como leucemia de Burkitt. Na LLA-B madura, as células blásticas expressam antígenos de superfície de células B maduras, incluindo sIgM.

LLA de linhagem de células T (LLA-T) Cerca de 25% dos casos de LLA do adulto são de linhagem de células T. Todos os casos expressam o antígeno de células T CD7 e CD3 citoplasmático (CyCD3) ou CD3 de superfície. De acordo com a fase de diferenciação das células T, podem expressar outros antígenos de células T (p. ex., o receptor em roseta E, CD2, e/ou o antígeno de timócito cortical, CD1a). A LLA pró/pré-T precoce (também denominada LLA de precursores T precoces [LLA-PTP]), a LLA-T cortical ou tímica e a LLA-T madura podem ser distinguidas com esses marcadores. A LLA-PTP caracteriza-se pela ausência de CD1a e CD8, expressão fraca de CD5 e pelo menos um marcador mieloide/de células-tronco.

Leucemias bifenotípicas ou mistas As leucemias bifenotípicas são definidas como leucemias que expressam marcadores das linhagens tanto linfoide quanto mieloide nas mesmas células leucêmicas. As leucemias de dupla linhagem são as que possuem duas populações de células blásticas, com antígenos linfoides ou mieloides. Ainda não está claro se esses pacientes devem receber um protocolo de tratamento para LLA ou LMA. Em estudos pediátricos, pareceu preferível começar com um protocolo pediátrico para LLA pediátrica, que foi seguido de elementos de consolidação da LMA.

ANÁLISE CITOGENÉTICA E MOLECULAR

Devem-se efetuar análises citogenéticas e moleculares em todos os casos de LLA. Elas são importantes para definir os subtipos de LLA, podem identificar marcadores prognósticos independentes de sobrevida livre de doença e podem determinar as terapias-alvo específicas.

As técnicas diagnósticas para a LLA consistem em citogenética-padrão, hibridização por fluorescência *in situ* e reação em cadeia da polimerase com transcriptase reversa. Esses métodos possibilitam a detecção de LLA Ph+, com a translocação cromossômica t(9;22)(q34;q11) e a detecção do rearranjo do gene *BCR-ABL1* correspondente. Outras entidades de LLA que foram identificadas incluem t(4;11)(q21;q23)/*MLL-AFA4*, abn11q23/*MLL* e t(1;19)(q23;p13)/*PBX-E2A*.

O perfil de expressão gênica, a análise do arranjo de polimorfismos de nucleotídeo único, a hibridização genômica comparativa em arranjos e o sequenciamento de nova geração reconhecem as entidades de LLA recém-definidas: LLA-PTP e LLA tipo Ph.

A **LLA tipo Ph**, também conhecida como LLA tipo *BCR-ABL1*, caracteriza-se por lesões genéticas semelhantes à LLA Ph+, associada à deleção do gene *IKZF1* (Ikaros), hiperexpressão de *CLRF2* (gene para o receptor semelhante à citocina 2) e rearranjos ativadores de tirosina-cinase, envolvendo *ABL1*, *JAK2*, *PDGFRB* e vários outros genes; entretanto, é negativa para *BCR-ABL1*. A frequência é de 10% em crianças e de 25 a 30% em adultos jovens, porém não exibe aumento adicional com a idade, como no caso da LLA Ph+. O tratamento, baseado na lesão genética subjacente com inibidores de BCR-ABL (p. ex., dasatinibe), inibidores de JAK2 (p. ex., ruxolitinibe), teve até o momento um sucesso limitado em adultos.

TABELA 106-2 ■ Características imunológicas, citogenéticas, moleculares e clínicas da leucemia linfoblástica aguda (LLA) do adulto

Subtipos	Marcador	Incidência	Aberrações citogenéticas frequentes	Aberrações genéticas e transcrições de fusão	Características clínicas	Cinética e localização da recidiva
LLA de linhagem B (LLA-B)	**HLA-DR+, TdT+, CD19+, e/ ou CD79a+ e/ou CD22+**	**76%**				
LLA pró-B	Nenhum marcador de diferenciação adicional Coexpressão mieloide frequente (> 50%) CD10–	12%	t(4;11)(q21;q23)	70% de *LLA1-AF4* (20% de Flt3 na LLM+)	Contagem de leucócitos elevada (> 100.000/μL) (26%)	Principalmente na MO (> 90%)
LLA comum	CD10+	49%	t(9;22)(q34;q11) del(6q)	33% de *BCR-ABL* com 54% de *IKFZ1* del > 25% de *CDKN2A/B*	Idade > 50 anos (24%)	Principalmente na MO (> 90%) Cinética de recidiva prolongada (até 5-7 anos)
LLA pré-B	CD10±, cylg+	11%	t(9;22)(q34;q11) t(1;19)(q23;p13)	4% t(1;19)/*PBX-E2A*		
LLA-B madura	CD10±, slg+	4%	t(8;14)(q24;q32) t(2;8)(p12;q24) t(8;22)(q24;q11)		Idade > 55 anos (27%) Comprometimento frequente de órgãos (32%) e comprometimento do SNC (13%)	SNC (frequentemente) (10%) Cinética de recidiva curta (até 1-1,5 ano)
LLA de linhagem T (LLA-T)	**cyCD3 ou sCD3**	**24%**	t(10;14)(q24;q11) t(11;14)(p13;q11)	50% de *NOTCH1B* 33% de *HOX11b* 5% de *HOX11L2b* 4% de *NUP213-ABL1*	Idade mais jovem (90% < 50 anos) Tumores mediastinais frequentes (60%) Comprometimento frequente do SNC (8%) Contagem de leucócitos elevada (> 50/μL) (46%)	SNC frequentemente (até 10%) Extramedular (6%) Cinética de recidiva intermediária (até 3-4 anos) Quando sofre recidiva, progressão rápida
LLA pró/pré-T precoce	Nenhum marcador de diferenciação adicional, principalmente CD2–	6%				
LLA-T cortical	CD1a+, sCD3±	12%				
LLA-T madura	sCD3+, CD1a–	6%				

Siglas: MO, medula óssea; SNC, sistema nervoso central.

DOENÇA RESIDUAL MÍNIMA

A doença residual mínima (DRM) refere-se à detecção de células leucêmicas residuais que não são reconhecíveis à microscopia óptica. Os métodos para determinar a DRM baseiam-se na detecção de imunofenótipos aberrantes específicos de leucemia por citometria de fluxo, avaliação de imunoglobulina rearranjada específica da leucemia ou sequências de receptores de células T por reação em cadeia da polimerase quantitativa em tempo real ou detecção de genes de fusão associados a anormalidades cromossômicas (p. ex., *BCR-ABL*, *MLL-AF4*). O limite de detecção com esses métodos é de 10^{-3} a 10^{-5} (0,1-0,001%). Com as novas técnicas, como o sequenciamento de última geração (NGS, do inglês *next-generation sequencing*) ou a reação em cadeia da polimerase digital em gotas (ddPCR, do inglês *digital droplet polymerase chain reaction*), a sensibilidade pode aumentar para 10^{-5} a 10^{-6}. As aberrações fenotípicas são características de cada paciente com LLA e podem ser detectadas em até 95% dos indivíduos. A coleta de medula óssea por ocasião do diagnóstico para a identificação de marcadores individuais dos pacientes é essencial para o acompanhamento da DRM.

RESPOSTA MOLECULAR APÓS A TERAPIA DE INDUÇÃO E IMPACTO NO DESFECHO

A obtenção de uma resposta completa molecular/remissão molecular é o fator prognóstico independente mais relevante para a sobrevida livre de doença e a sobrevida global na LLA pediátrica e adulta (Tab. 106-3). Pacientes com remissão molecular completa após terapia de indução tiveram resultados significativamente superiores em vários estudos, com taxa de sobrevida livre de doença de cerca de 70%, em comparação com < 40% para pacientes com DRM positiva. Pacientes com falha molecular após terapia de indução devem prosseguir para a terapia-alvo, de modo a reduzir a carga tumoral, seguida de transplante de células-tronco (TCT) alogênico, se possível.

FATORES PROGNÓSTICOS, ESTRATIFICAÇÃO DE RISCO E DRM

O objetivo da identificação de parâmetros prognósticos no diagnóstico, que incluem idade, contagem de leucócitos, imunofenótipo e aberrações citogenéticas e genéticas, é estratificar pacientes em grupos de risco: pacientes de risco-padrão são aqueles que não têm nenhum fator de risco, enquanto pacientes de alto risco são aqueles com um ou mais fatores de risco. Os pacientes de alto risco são mais frequentemente candidatos ao TCT na primeira remissão completa (RC). A DRM é, portanto, o fator prognóstico mais importante durante a terapia (Fig. 106-1); 20 a 30% dos pacientes com LLA do adulto que são negativos para DRM após terapia de indução sofrerão recidiva. As possíveis razões incluem perda da sensibilidade, evolução de subclones leucêmicos e origem extramedular da doença. Se o estado de DRM de um paciente não estiver disponível, a estratificação do risco deve se basear nos fatores de risco clínicos e laboratoriais avaliados por ocasião do diagnóstico.

TABELA 106-3 ■ Parâmetros de resposta de acordo com a doença residual mínima (DRM)

Terminologia	Definição
Remissão hematológica completa (RHC)	Células leucêmicas não detectáveis na microscopia óptica (< 5% de células blásticas na medula óssea [MO])
Remissão molecular completa/DRM negativa	Paciente em remissão completa, DRM não detectável, ≤ 0,01% = ≤ 1 célula leucêmica em 10.000 células da MO
Falha molecular/ DRM positiva	Paciente com remissão hematológica completa, porém sem remissão completa molecular > 0,01%
Recidiva molecular/ DRM positiva	Paciente ainda em remissão completa, com remissão molecular completa prévia, células blásticas leucêmicas não detectáveis na MO (< 5%)
Recidiva hematológica	> 5% células blásticas na MO/sangue

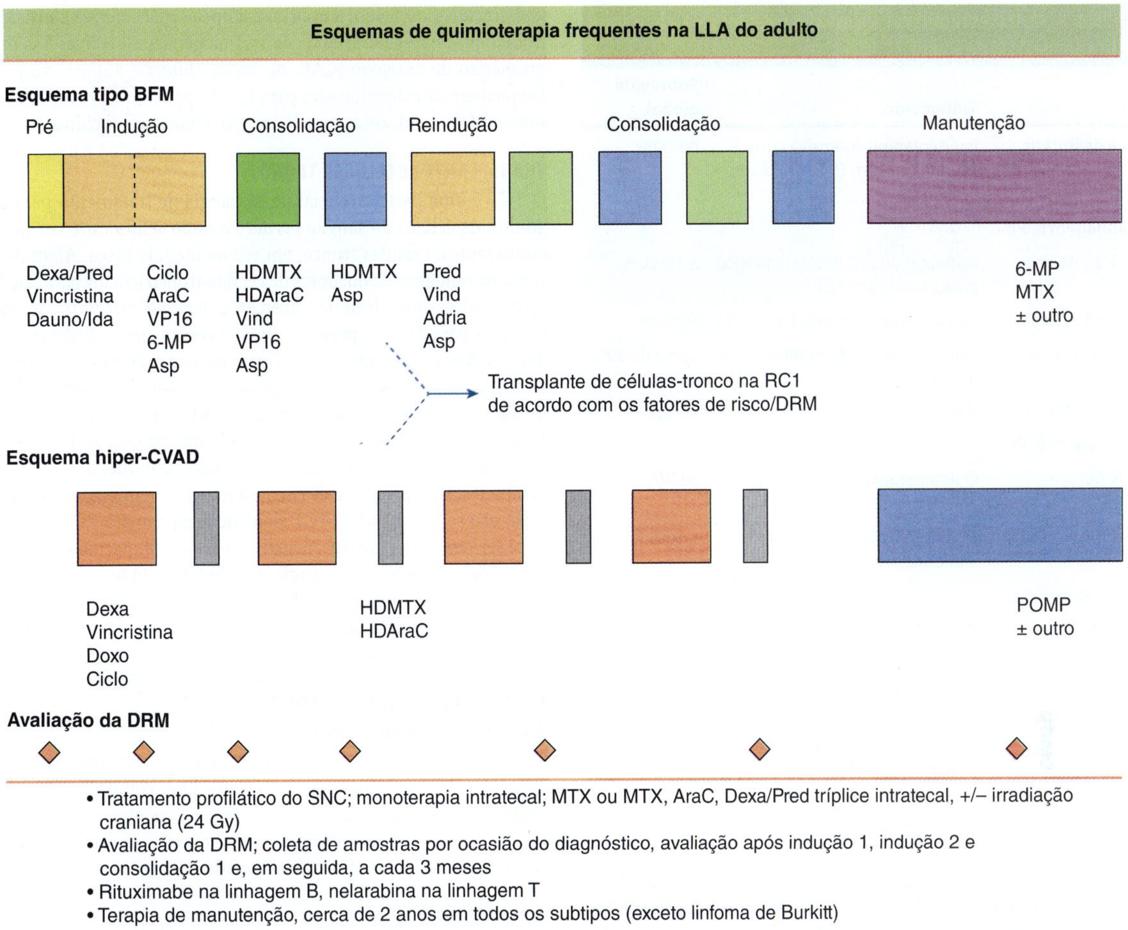

FIGURA 106-1 Algoritmo de tratamento esquemático na leucemia linfoblástica aguda (LLA). 6-MP, 6-mercaptopurina; Adria, adriamicina (doxorrubicina); AraC, citarabina; Asp, asparaginase; BFM, Berlim-Frankfurt-Münster; Ciclo, ciclofosfamida; Dauno, daunorrubicina; Dexa, dexametasona; Doxo, doxorrubicina; DRM, doença residual mínima; HD, alta dose; Hiper-CVAD, ciclofosfamida, vincristina, doxorrubicina e dexametasona hiperfracionadas; Ida, idarrubicina; MTX, metotrexato; POMP, mercaptopurina, vincristina, metotrexato e prednisolona; Pred, prednisolona; Vind, vindesina; RC1, primeira remissão completa; SNC, sistema nervoso central; VP16, etoposídeo.

PRINCÍPIOS DE TRATAMENTO

O tratamento da LLA consiste geralmente em terapia pré-fase, terapia de indução, ciclos de consolidação e terapia de manutenção. O tratamento deve ser iniciado imediatamente uma vez estabelecido o diagnóstico de LLA.

Terapia pré-fase A terapia pré-fase, que consiste em glicocorticoides (prednisona 20-60 mg/dia ou dexametasona 6-16 mg/dia, tanto intravenoso [IV] quanto por via oral [VO]) isoladamente ou em associação a outro medicamento (p. ex., vincristina, ciclofosfamida), é geralmente administrada por cerca de 5 a 7 dias. Permite uma redução segura do tumor para evitar a síndrome da lise tumoral, iniciar a terapia de suporte, como reposição de plaquetas/eritrócitos, ou tratar infecções. O tempo necessário para a terapia pré-fase também permitirá o tempo necessário para obter os resultados da investigação diagnóstica (p. ex., citogenética, genética molecular).

Terapia de indução O objetivo da terapia de indução é a obtenção de uma RC ou, ainda melhor, de RC molecular. Com os esquemas atuais disponíveis, a taxa de RC aumentou para 80 a 90% e é maior para pacientes de risco-padrão (> 90%) e menor para aqueles de alto risco (cerca de 60%).

Os esquemas de indução consistem em vincristina, glicocorticoides e antraciclinas, com ou sem ciclofosfamida ou citarabina. A L-asparaginase é o único fármaco específico para LLA e hoje é usada mais em adultos. A asparaginase peguilada tem a vantagem de um período significativamente mais longo de depleção de asparagina. A dexametasona é frequentemente preferida à prednisona, visto que penetra na barreira hematencefálica e também atua sobre as células blásticas leucêmicas em repouso.

Dois esquemas de quimioterapia são de uso generalizado (Fig. 106-1). Um deles é padronizado de acordo com o protocolo pediátrico BFM (Berlim-Frankfurt-Münster), que é usado principalmente em ensaios clínicos europeus de LLA do adulto. Outra abordagem é repetir dois ciclos de quimioterapia intensiva alternados e diferentes, idênticos para indução e consolidação, para oito ciclos, como o protocolo hiper-CVAD (ciclofosfamida, vincristina, doxorrubicina e dexametasona hiperfracionadas), que é usado preferencialmente nos Estados Unidos, mas também em muitas outras partes do mundo.

Consolidação pós-remissão Os protocolos usuais utilizam 6 a 8 ciclos e, com frequência, contêm terapia sistêmica em alta dose (HD, do inglês *high-dose*) para alcançar níveis dos fármacos suficientes em locais de santuário, como o SNC. Com mais frequência, são administrados metotrexato HD (1-1,5 g/m^2 e até 3-5 g/m^2) e/ou citarabina HD (4-12 doses de 1-3 g/m^2).

Terapia de manutenção A terapia de manutenção, uma estratégia transferida da LLA infantil, é obrigatória. Consiste em 6-mercaptopurina e metotrexato, mais terapia intratecal. O efeito potencial de mais ciclos de intensificação durante a manutenção ainda não está bem definido. A duração da terapia de manutenção para a LLA-T e para a LLA-B é de 2 a 2,5 anos, com exceção da leucemia de Burkitt, para a qual ela não é necessária. Na LLA Ph+, os pacientes também necessitam de terapia de manutenção, que deve incluir um inibidor da tirosina-cinase (TKI, do inglês *tyrosine kinase inhibitor*), mais provavelmente o TKI que foi usado durante a terapia de indução e de consolidação. O padrão também é administrar um TKI após TCT alogênico. A duração da terapia de manutenção com TKI também é de 2 a 2,5 anos e deve ser guiada pela avaliação de DRM. O uso de TKI é frequentemente interrompido, ou o medicamento é substituído por outro TKI se ocorrer toxicidade.

TRATAMENTO DE TODOS OS PACIENTES DE ACORDO COM A IDADE

O resultado da LLA está estritamente relacionado com a idade do paciente, com taxas de cura de cerca de 90% em crianças, que diminuem para < 10%

TABELA 106-4 ■ Melhores resultados em estudos recentes para a leucemia linfoblástica aguda (LLA) do adulto

Subtipo	Tratamento	Sobrevida global
Leucemia de Burkitt	Quimioterapia intensiva curta + rituximabe; sem TCT; sem manutenção	80-90%
LLA de linhagem B, Ph–		
AAJ, 15-35/45 anos	Inspirado no protocolo pediátrico, poucos/nenhum TCT	≥ 70-80%
Adultos 45-55 anos	Quimioterapia intensiva +/– TCT	50-60%
Idosos 55-70 anos	Quimioterapia menos intensiva + imunoterapia	Cerca de 30%
Frágeis > 70/75 anos	Vários	≤ 10%
LLA de linhagem B, Ph+		
Ph BCR-ABL	Quimioterapia intensiva + TKI +/– TCT	60-70%
LLA tipo Ph	Quimioterapia + dasatinibe/ inibidores de JAK	≤ 50%
LLA de linhagem T		
Precoce (PTP)	Quimioterapia intensiva + nelarabina + TCT	40-50%
Cortical/tímica	Quimioterapia intensiva + nelarabina, sem TCT	70%
Madura	Quimioterapia intensiva + nelarabina + TCT	30-50%

Siglas: AAJ, adolescente e adulto jovem; Ph, cromossomo Filadélfia; PTP, precursor T precoce; TCT, transplante de células-tronco; TKI, inibidor da tirosina-cinase.

em pacientes idosos ou frágeis. Assim, surgiram protocolos adaptados à idade, nos quais os limites de idade são determinados pelas toxicidades hematológicas e não hematológicas. A Tabela 106-4 fornece um resumo dos melhores resultados obtidos na LLA do adulto de acordo com o subtipo de LLA, a idade e o tratamento. As RCs moleculares são frequentemente duráveis. O principal risco de recidiva é observado nos primeiros 2 anos; depois disso, a recidiva é muito menos provável.

PROFILAXIA E TRATAMENTO DA LEUCEMIA DO SISTEMA NERVOSO CENTRAL

A terapia profilática do SNC na LLA é essencial para prevenir a leucemia do SNC e evitar a disseminação das células leucêmicas do SNC de volta para a periferia. As opções de tratamento incluem terapia intratecal, quimioterapia sistêmica em HD e radioterapia craniana (RTC). A terapia intratecal consiste principalmente em metotrexato como medicamento único ou em associação com citosina-arabinosídeo (AC), com ou sem glicocorticoides. A via de aplicação da terapia intratecal é geralmente por punção lombar. A quimioterapia sistêmica em HD pode incluir HDAC ou metotrexato HD, visto que ambos os fármacos alcançam níveis citotóxicos no LCS e possuem eficácia na leucemia do SNC franca. A RTC (18-24 Gy em 12 frações durante 16 dias) também é efetiva como tratamento preventivo da leucemia do SNC. Com o uso de modalidades combinadas para profilaxia do SNC, a taxa de recidiva do SNC diminuiu para 2 a 5%.

É necessário dispensar uma atenção particular para a profilaxia do SNC com terapias-alvo. Na LLA Ph+, nem todos os TKIs atravessam igualmente a barreira hematencefálica. O dasatinibe e, provavelmente, o ponatinibe atravessam a barreira hematencefálica, enquanto o imatinibe e o nilotinibe não o fazem. Além da imunoterapia, a terapia intratecal é necessária, visto que a maioria dos anticorpos não entra no SNC.

O comprometimento do SNC por ocasião do diagnóstico é observado em 5 a 10% dos pacientes adultos e é maior na LLA-B madura (até 10-15%) e na LLA-T (até 10%). O tratamento consiste em quimioterapia-padrão com aplicações intratecais adicionais, 3 a 5×/semana, até a eliminação das células blásticas do LCS. Os pacientes com comprometimento inicial do SNC têm uma sobrevida global semelhante à de pacientes com SNC negativo.

A recidiva no SNC é geralmente acompanhada de envolvimento da medula óssea, e, se não forem observadas células blásticas morfologicamente, a DRM como sinal de infiltração distinta é positiva em quase todos os casos. A recidiva do SNC exige terapia local e sistêmica. O resultado após recidiva do SNC é sombrio, e a opção mais efetiva consiste em quimioterapia de resgate, seguida de TCT alogênico. As células T com receptor quimérico do antígeno (CAR, do inglês *chimeric antigen receptor*) (mais frequentemente direcionadas para CD19) podem atravessar a barreira hematencefálica e alcançar uma RC em pacientes com recidiva do SNC.

TRANSPLANTE DE CÉLULAS-TRONCO

O TCT é uma parte essencial da estratégia de tratamento para a LLA do adulto. As células do sangue periférico estão sendo cada vez mais usadas como fonte de células-tronco, em vez da medula óssea. Além disso, ocorreu uma mudança de doadores de células-tronco irmãos para doadores não aparentados compatíveis ou transplantes haploidênticos de parentes. As indicações para TCT na primeira RC são controversas. Todavia, na maioria dos estudos, recomenda-se o TCT para pacientes de alto risco, definidos por fatores prognósticos convencionais ou pela positividade da DRM. Pacientes de alto risco transplantados na primeira RC têm uma taxa de sobrevida de 50% ou mais; a redução da mortalidade relacionada ao transplante de 20 a 30% para 10 a 15% contribuiu, de modo substancial, para os melhores resultados. Para pacientes de risco-padrão com remissão molecular sustentada, não se recomenda o TCT alogênico na primeira RC. O TCT autólogo deve ser restrito a pacientes negativos para DRM, pacientes negativos para *BCR-ABL*, pacientes Ph+ e pacientes idosos, visto que ele é menos tóxico, porém associado a uma taxa de recidiva substancialmente maior. Para todos os pacientes com LLA do adulto em recidiva, o TCT alogênico é, até o momento, a única opção curativa.

TERAPIAS DE INSPIRAÇÃO PEDIÁTRICA PARA ADOLESCENTES E ADULTOS JOVENS

O princípio das terapias de inspiração pediátrica é ter doses mais altas e mais aplicações dos fármacos específicos para a LLA, como glicocorticoides, vincristina e L-asparaginase, e menos antraciclinas mieloablativas ou agentes alquilantes, com adesão estrita ao tempo-intensidade da dose, reduzindo, assim, o papel do TCT. As taxas de sobrevida global para AAJs são de 70 a 80%.

LLA DO ADULTO

Os resultados do tratamento para pacientes com LLA do adulto melhoraram acentuadamente com a quimioterapia mais intensiva, o TCT otimizado e melhores cuidados de suporte. Em vários ensaios clínicos prospectivos multicêntricos recentes, a taxa de sobrevida global para pacientes de risco-padrão foi > 70% com quimioterapia isoladamente e, para pacientes de alto risco, a taxa de sobrevida global aumentou de 20 a 30% para > 50%.

LLA DO IDOSO

Os esquemas de tratamento paliativo para pacientes idosos falharam, com taxas de RC de cerca de 40%, taxa elevada de morte precoce de 24% e baixa sobrevida global de apenas alguns meses. A quimioterapia intensiva também falhou, com uma taxa de RC mais alta de 56%, porém ainda com taxa de mortalidade precoce de 23% e melhora apenas moderada da sobrevida global para 14 meses. Os protocolos específicos para LLA do idoso com terapia menos intensiva à base de glicocorticoides, vincristina e asparaginase, evitando, em grande parte, as antraciclinas e os agentes alquilantes, apresentam melhores resultados. A taxa de mortalidade precoce relacionada ao tratamento diminuiu para < 10%, as taxas de RC melhoraram para cerca de 90%, e foi observada uma sobrevida global de cerca de 30 meses.

Pacientes frágeis com mais de 70 a 75 anos têm uma sobrevida muito baixa de < 10%. A expectativa é que esse resultado melhore com terapias-alvo em andamento com TKIs na LLA Ph+ ou imunoterapias.

TERAPIAS-ALVO

Houve um progresso substancial na LLA do adulto nesta última década com a introdução de novas terapias-alvo, incluindo TKIs e abordagens imunoterapêuticas (Tab. 106-5).

INIBIDORES DE TIROSINAS-CINASE NA LLA PH-POSITIVA

Os pacientes com LLA Ph+ constituem cerca de 25% dos pacientes com LLA-B do adulto, com aumento da frequência para cerca de 50% entre pacientes idosos. Antes da introdução do imatinibe, as taxas de RC eram de 60 a 70%; a sobrevida com quimioterapia era de cerca de 10% e, após TCT alogênico, de cerca de 30%. Com o imatinibe, um TKI de primeira geração, as taxas de RC aumentaram para 80 a 90%, a taxa de negatividade para *BCR-ABL* aumentou de 5 para 50%, e a sobrevida global em 5 a 10 anos melhorou para 50 a 70%.

TABELA 106-5 ■ Terapias-alvo na leucemia linfoblástica aguda (LLA) do adulto

Inibidores de tirosinas-cinase (TKIs)
LLA Ph/BCR-ABL+
TKIs
Imatinibe, dasatinibe, nilotinibe, bosutinibe, ponatinibe
LLA semelhante a Ph/BCR-ABL
ABL1, ABL2: dasatinibe, JAK2: ruxolitinibe
Abordagens imunológicas
Anticorpos dirigidos contra antígenos de superfície da leucemia
Anticorpos monovalentes
Anticorpos bivalentes contra o tumor e CD3 (p. ex., blinatumomabe)
Terapia celular adotiva
Células T desenvolvidas por engenharia para destruir as células leucêmicas
Inibidores de *checkpoint*

São obtidas respostas moleculares mais rápidas e mais profundas com TKIs de segunda geração (dasatinibe, nilotinibe), e essas respostas aparentemente se traduzem em um benefício de sobrevida. O ponatinibe, um TKI de terceira geração, também é efetivo em tumores portadores de mutações (particularmente T315I) que transmitem resistência aos TKIs de geração anterior.

O tratamento da LLA Ph+ do adulto com TCT alogênico na primeira RC continua sendo uma boa opção de tratamento para pacientes adultos, com sobrevida global em 5 anos de 60 a 70%. Nos pacientes idosos, quando a quimioterapia de baixa intensidade foi combinada com dasatinibe, a taxa de RC foi > 90%. Em uma próxima etapa, por meio da combinação de miniquimioterapia com um TKI e o acréscimo de imunoterapia com inotuzumabe (um anticorpo anti-CD22), a taxa de RC foi > 90%, e a sobrevida global melhorou ainda mais. Uma experiência-piloto com um esquema livre de quimioterapia composto de dexametasona, o TKI dasatinibe e o anticorpo biespecífico blinatumomabe (anti-CD19 e anti-CD3) demonstrou uma taxa de RC de 98% e taxas de sobrevida global e sobrevida livre de doença de 2 anos de 95 e 88%, respectivamente. O blinatumomabe elimina as células leucêmicas Ph+ com mutações resistentes.

ABORDAGENS IMUNOTERAPÊUTICAS

Os tratamentos envolvendo anticorpos monoclonais ou células T ativadas estão modificando atualmente o paradigma de tratamento da LLA. O pré-requisito é que as células blásticas de linhagem B expressem uma variedade de antígenos específicos, como CD19, CD20 e CD22 (Tab. 106-6), que podem constituir alvos para uma ampla variedade de anticorpos monoclonais. Um novo princípio de tratamento é a ativação das células T do paciente para destruir seus blastos leucêmicos CD19+.

Anti-CD20 O anticorpo monoclonal anti-CD20 rituximabe melhorou o prognóstico de pacientes com leucemia/linfoma de Burkitt *de novo*. Com ciclos curtos repetidos de quimioterapia intensiva combinada com rituximabe, a sobrevida global aumentou para > 80%. Hoje o rituximabe é incluído na maioria dos esquemas para LLA-B e é administrado na dose usual de 375 mg/m^2 no dia –1 antes da quimioterapia, por pelo menos 8 ou mais ciclos. Isso leva a um aumento significativo na negatividade da DRM e melhor sobrevida.

Anti-CD22 Os anticorpos monoclonais dirigidos contra CD22 são ligados a agentes citotóxicos, como caliqueamicina (inotuzumabe ozogamicina), ou a toxinas vegetais ou bacterianas (epratuzumabe). Em um ensaio clínico randomizado de pacientes com LLA em recidiva ou refratária, a taxa de RC foi de 66% e significativamente superior à taxa de RC com quimioterapia-padrão. O inotuzumabe é agora incluído na terapia de primeira linha para pacientes Ph+ e Ph–.

Anti-CD19 O CD19 como alvo é de grande interesse, visto que esse antígeno está altamente expresso em todas as células de linhagem B, incluindo mais provavelmente células precursoras linfoides imaturas. Uma nova abordagem promissora é o anticorpo biespecífico blinatumomabe, que combina anticorpos de cadeia única contra CD19 e CD3, de modo que as células T lisam as células B portadoras de CD19.

O blinatumomabe é particularmente efetivo em pacientes com DRM positiva, com conversão de 70 a 80% para negatividade da DRM, traduzindo-se em melhora da sobrevida global. Cerca de 25% dos pacientes negativos para DRM sobreviveram sem qualquer tratamento adicional. O blinatumomabe também passou a ser considerado como terapia de primeira linha.

Células T CAR A transferência adotiva de células T modificadas com CAR, dirigidas contra CD19, é uma abordagem promissora para o tratamento da LLA infantil ou do adulto CD19+. Nos primeiros três estudos de maior porte em adultos com LLA em recidiva ou refratária, a taxa de RC variou de 67 a 91%, com negatividade da DRM em 60 a 81% dos pacientes que obtiveram uma RC. A sobrevida global é de 50% ou mais em ≥ 2 anos, o que é notável para esses pacientes fortemente pré-tratados. As células CAR-T também são efetivas na leucemia do SNC e em outros locais extramedulares. A terapia com células CAR-T na LLA em recidiva ou refratária foi considerada pela primeira vez como ponte para o TCT alogênico, aplicada em 10 a 50% dos pacientes, porém a necessidade de TCT alogênico após o uso de células CAR-T não está bem definida. As terapias com células CAR-T também estão passando para a terapia de primeira linha. As recidivas CD19-negativas após terapia com células CAR-T ou blinatumomabe, devido à infrarregulação da expressão de CD19, representam um obstáculo relevante.

Toxicidades das imunoterapias O agente anti-CD22 inotuzumabe ozogamicina está associado à hepatotoxicidade, incluindo doença veno-oclusiva, particularmente após TCT alogênico; entretanto, pode ser tratada por meio de redução da dose e limitação dos ciclos. Para as terapias anti-CD19, a síndrome de liberação de citocinas e a neurotoxicidade grave são as toxicidades mais proeminentes, que frequentemente exigem cuidados na unidade de terapia intensiva (mais após o uso de células CAR-T do que após o blinatumomabe). O manejo dessas complicações melhorou com o seu reconhecimento precoce. Como a morte tóxica após imunoterapia é muito baixa em comparação com a quimioterapia intensiva ou o TCT alogênico, as imunoterapias são agora cada vez mais incluídas na terapia de primeira linha.

TRATAMENTO DA LLA-T

A imunoterapia para a LLA-T ainda não está disponível, e a quimioterapia intensiva continua sendo a base em combinação com a nelarabina, um fármaco específico para as células T. Atualmente, a γ-secretase direcionada para *NOTCH1*, os inibidores de *checkpoint*, como bortezomibe e venetoclax, e os inibidores de HDAC estão sendo explorados.

CONCLUSÃO E TENDÊNCIAS FUTURAS

A análise citogenética e molecular por ocasião do diagnóstico permite a identificação de subentidades da LLA, exigindo diferentes opções de tratamento. A avaliação da DRM é o parâmetro mais importante para decisões de tratamento. O maior progresso foi alcançado com as terapias-alvo, como TKIs para a LLA Ph+, e novas abordagens imunoterapêuticas. Isso levará a resultados ainda melhores em pacientes com LLA do adulto, dos quais 50% já estão sobrevivendo 5 a 10 anos e mais provavelmente estão curados. Novas opções e avanços, como quimioterapia de baixa intensidade, redução do TCT, incorporação de terapias-alvo e redução das toxicidades, melhorarão a qualidade de vida dos pacientes e levarão a abordagens individualizadas para cada paciente.

TABELA 106-6 ■ Expressão de antígenos na leucemia linfoblástica aguda (LLA) de linhagem celular B para terapias potenciais com anticorpos

Antígeno de superfície	Subtipo de LLA	Expressão na CBL[a]	Anticorpo monoclonal
CD20	Linfoma/leucemia de Burkitt Precursor B	86-100% 30-40%	Rituximabe Ofatumumabe
CD22	Precursor B LLA-B madura	93-98% Cerca de 100%	Inotuzumabe Epratuzumabe Moxetumomabe pasudotox
CD19	Precursor B LLA-B madura	95-< 100% 94-< 100%	Terapias ativadoras de células T Blinatumomabe CD3/CD19 biespecíficos Células T modificadas com CAR (células T CAR)

[a]Definida como ≥ 20% de células blásticas positivas.
Siglas: CAR, receptor quimérico do antígeno; CBL, contagem de blastos leucêmicos.
Fonte: Publicada com autorização da American Society of Hematology, de D Hoelzer: Novel antibody-based therapies for acute lymphoblastic leukemia. 2011: 243, 2011: permissão pelo Copyright Clearance Center, Inc.

LEITURAS ADICIONAIS

Brown P et al: Effect of postreinduction therapy consolidation with blinatumomab vs chemotherapy on disease-free survival in children, adolescents, and young adults with first relapse of B-cell acute lymphoblastic leukemia A randomized clinical trial. JAMA 325:833, 2021.

Foa R et al: Dasatinib-blinatumomab for Ph-positive acute lymphoblastic leukemia in adults. N Engl J Med 383:1613, 2020.

Frey NV et al: Optimizing chimeric antigen receptor T-cell therapy for adults with acute lymphoblastic leukemia. J Clin Oncol 38:415, 2020.

Hoelzer D et al: Improved outcome of adult Burkitt lymphoma/ leukemia with rituximab and chemotherapy: report of a large prospective multicenter trial. Blood 124: 3870, 2014.

Hoelzer D et al: Acute lymphoblastic leukaemia in adult patients: ESMO Clinical Practice Guidelines for diagnosis, treatment and follow-up. Ann Oncol 27(suppl 5):v69, 2016.

Iacobucci I, Mullighan C: Genetic basis of acute lymphoblastic leukemia. J Clin Oncol 35:975, 2017.

Kantarjian HM et al: Inotuzumab ozogamicin versus standard therapy for acute lymphoblastic leukemia. N Engl J Med 375:740, 2016.

Roberts KG et al: Targetable kinase-activating lesions in Ph-like acute lymphoblastic leukemia. N Engl J Med 371:1005, 2014.

107 Leucemia linfocítica crônica

Jennifer A. Woyach, John C. Byrd

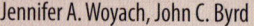

A leucemia linfocítica crônica (LLC) é uma proliferação monoclonal de linfócitos B maduros definida por uma contagem absoluta aumentada de células malignas no sangue (5×10^9/L). A presença de células B malignas abaixo dessa contagem do sangue periférico, sem comprometimento de linfonodos, do baço ou do fígado e na ausência de citopenias, é um precursor dessa doença, denominado *linfocitose monoclonal de células B* (LMB), com probabilidade de cerca de 1 a 2% por ano de progressão para a LLC manifesta. A LLC é uma doença heterogênea no que concerne à sua história natural, visto que alguns pacientes têm apresentação assintomática e nunca necessitarão de terapia, ao passo que outros apresentam doença sintomática, necessitam de múltiplas linhas de terapia e, por fim, morrem da doença. Nos últimos 10 a 15 anos, houve um crescimento exponencial na compreensão da origem e da biologia da LLC, levando inicialmente a uma definição mais precisa da doença, a marcadores prognósticos e, subsequentemente, à introdução de novas terapias, que modificaram significativamente a história natural dessa doença. Neste capítulo, são analisados a epidemiologia, a biologia e o tratamento da LLC, com foco especificamente nos novos conhecimentos que estão modificando atualmente os padrões de cuidados.

EPIDEMIOLOGIA

A LLC é principalmente uma doença de indivíduos idosos, com idade mediana por ocasião do diagnóstico de 71 anos e incidência ajustada para a idade de 4,5/100.000 indivíduos nos Estados Unidos. A prevalência da LLC aumentou nas últimas décadas, devido aos avanços no tratamento dessa doença, bem como à sobrevida de pacientes idosos com outras doenças clínicas. Em 1980, a sobrevida global em 5 anos dos pacientes com LLC foi de 69%; essa sobrevida aumentou para 87,9% em 2007, e, provavelmente, deve ser ainda maior hoje. A relação entre homens e mulheres é de 2:1; entretanto, com o envelhecimento, a relação torna-se mais uniforme, e, acima dos 80 anos, a incidência torna-se igual entre homens e mulheres. A doença é mais comum em indivíduos brancos, menos comum em hispânicos e afro-americanos e rara na população asiática.

Diferentemente de muitas outras neoplasias malignas, não foi estabelecida nenhuma ligação definitiva entre a LLC e determinadas exposições. Com efeito, a LLC é um dos únicos tipos de leucemia não associados à exposição à radiação. Foi implicada a exposição ao Agente Laranja (em inglês, *Agent Orange*), de modo que a LLC é uma condição associada às forças armadas para aqueles que foram expostos ao produto no conflito do Vietnã.

A LLC é uma das neoplasias malignas com maior associação familiar, e um parente de primeiro grau de um paciente portador de LLC corre um risco 8,5 vezes maior de desenvolver LLC do que a população geral. A LMB também é mais comum em famílias em que dois parentes de primeiro grau têm LLC, confirmando ainda mais uma predisposição genética a essa doença. Todavia, tem sido difícil identificar genes específicos que possam conferir um risco no contexto familiar fora de famílias específicas. Em estudos de associação genômica ampla (GWAS, do inglês *genome-wide association studies*), foram identificados cerca de 30 polimorfismos de nucleotídeo único, que, segundo estimativas, respondem por 19% do risco familiar de LLC. Genes envolvidos na apoptose, na função dos telômeros, na ativação do receptor de células B (BCR, do inglês *B-cell receptor*) e na diferenciação das células B foram todos implicados em GWAS. Em um pequeno número de famílias, foram identificadas variantes nas proteínas complexas da shelterina, como a POT1, envolvida na manutenção dos telômeros.

BIOLOGIA E FISIOPATOLOGIA

CÉLULA DE ORIGEM

A célula de origem na LLC não foi definitivamente estabelecida. A morfologia, o imunofenótipo e o padrão de expressão gênica das células da LLC são os de uma célula B madura (Fig. 107-1), e, portanto, presume-se que a célula iniciadora seja um linfócito maduro, talvez a célula B de memória. Entretanto, muitas facetas da biologia da LLC não sustentam essa ideia, incluindo as características de ligação de antígenos das células da LLC e a presença de BCRs estereotipados. Outras possibilidades consistem em um processo sequencial, incluindo uma série de eventos transformadores em vários estágios do desenvolvimento das células B, incluindo, potencialmente, uma desdiferenciação de células mais maduras. A célula-tronco hematopoiética (HSC, do inglês *hematopoietic stem cell*) multipotente de autorrenovação também poderia ser a célula de origem da LLC, com base em estudos de transplante em camundongos, mostrando o desenvolvimento de células leucêmicas clonais com características diferentes da leucemia do doador após o transplante de HSCs. São necessárias mais pesquisas para elucidar as origens da LLC.

SINALIZAÇÃO DOS RECEPTORES DE CÉLULAS B (BRC) NA LLC

Talvez o avanço mais importante na biologia da LLC seja a compreensão do papel da sinalização do BCR na doença. A LLC tem uma sinalização do BCR característica em comparação com as células B normais, que se caracteriza por baixo nível de expressão de IgM, resposta variável à estimulação antigênica e ativação tônica de vias de sinalização antiapoptóticas, que promovem a sobrevida do tumor. Nos perfis de expressão gênica, as células da LLC compartilham muitas semelhanças com células B maduras antígeno-ativadas, sugerindo que a ativação da sinalização BCR tenha um papel na patogênese da doença. Microarranjos baseados em tecidos (*tissue-based microarrays*) revelaram a suprarregulação de genes da via do BCR nos linfonodos e na medula óssea, em comparação com o sangue periférico, sugerindo uma importância particular dessa via no endereçamento microambiental.

Em conformidade com o papel da sinalização do BCR na LLC, um dos fatores de prognóstico de maior influência identificado nessa doença é o estado mutacional da região variável da cadeia pesada da imunoglobulina (IGHV, do inglês *immunoglobulin heavy chain variable region*). Durante a maturação das células B normais, as regiões variáveis da cadeia pesada das imunoglobulinas sofrem hipermutação somática. Na LLC, cerca de 60% dos pacientes apresentam IGHV, com mutação de ≥ 2% a partir da linhagem

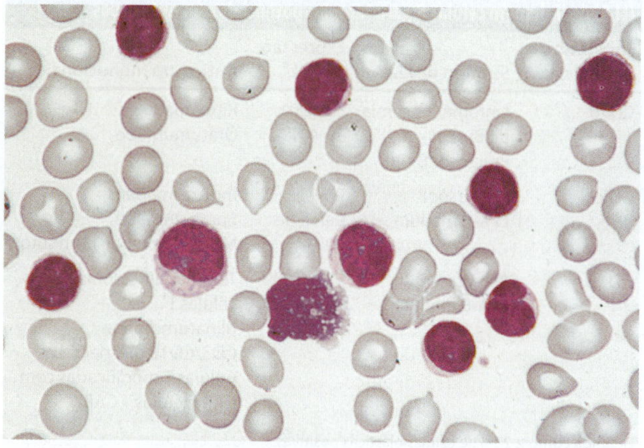

FIGURA 107-1 Leucemia linfocítica crônica no sangue periférico. *(De M Lichtman et al [eds]: Williams Hematology, 7th ed. New York, McGraw-Hill, 2005.)*

germinativa. Isso pode indicar um pós-progenitor do centro germinativo mais maduro, geralmente associado a uma evolução mais indolente da doença. Em contrapartida, cerca de 40% dos pacientes apresentarão IGHV com mutações a partir de linhagens germinativas < 2%, que está associada a uma progressão mais rápida da doença e sobrevida menor antes da era da terapia direcionada para BCR. Propriedades biológicas desfavoráveis, incluindo aumento da atividade da telomerase, aumento da expressão da citidina-desaminase ativação-induzida, aumento na atividade fator nuclear κβ (NF-κβ), mutações genômicas de alto risco (p. ex., *NOTCH1*, *SF3B1*, *TP53*, *ATM*) e evolução clonal, também estão associadas à doença sem mutação de IGHV.

Devido à dificuldade inicial em efetuar o sequenciamento de IGHV, foram identificados diversos fatores substitutos; entretanto, nenhum demonstrou ser igual ou superior ao sequenciamento de IGHV. O mais prevalente desses marcadores substitutos são a expressão de Zap-70, a metilação de *ZAP-70* e a expressão de CD38 de superfície. A proteína Zap-70 é uma proteína de sinalização intracelular normal das células T, que está expressa de modo aberrante na maioria das células da LLC sem mutação de IGHV. O CD38 é um marcador que também está mais altamente expresso na superfície das células da LLC sem mutação de IGHV. Ambos os fatores de prognóstico são amplamente utilizados, porém limitados na sua aplicabilidade. O estado da proteína Zap-70 é difícil de ser determinado por citometria de fluxo e tem baixa reprodutibilidade. A medição do nível de metilação do promotor *ZAP-70* é muito mais precisa, porém não está amplamente disponível. A expressão de CD38 é mais fácil de medir por citometria de fluxo, porém não é altamente preditiva dos resultados e pode mudar durante a evolução da doença.

ANORMALIDADES CITOGENÉTICAS

Além do estado mutacional de IGHV, as anormalidades citogenéticas recorrentes constituem o fator de prognóstico mais robusto clinicamente disponível na LLC. Essas anormalidades são normalmente identificadas por meio de análise de hibridização por fluorescência *in situ* (FISH, do inglês *fluorescent in situ hybridization*); entretanto, o cariótipo em metáfase estimulado também desempenha um papel. As anormalidades mais bem caracterizadas incluem del(13)(q14.3), trissomia do 12, del(11)(q22.3) e del(17)(p13.1) (Fig. 107-2). A presença apenas de del(13)(q14.3) está associada a uma doença mais indolente, sobrevida prolongada e boa resposta às terapias tradicionais. Em geral, essa anormalidade não é observada na análise do cariótipo com bandas e, quando presente no cariótipo, indica uma maior deleção envolvendo o gene do retinoblastoma, que anula o prognóstico favorável associado a esse marcador. A trissomia do 12 tem um prognóstico mais intermediário. A del(11)(q23.3) resulta em deleção do gene *ATM* e está associada à linfadenopatia volumosa e à doença agressiva em pacientes jovens, com prognóstico inferior e progressão mais rápida para doença sintomática. A del(17)(p13.1) resulta em perda de um alelo do supressor tumoral TP53 e está associada a pior prognóstico na LLC, com rápida progressão da doença, resposta precária aos tratamentos tradicionais e sobrevida mais curta. Outras anormalidades demonstraram ser importantes em estudos de menor porte, porém a sua determinação não é rotineiramente efetuada em todos os centros. Por fim, o cariótipo complexo (três ou mais anormalidades) na análise do cariótipo com metáfase estimulada tem impacto adverso significativo no tempo para o tratamento e a sobrevida global, e os dados obtidos indicam uma crescente complexidade, que é ainda mais deletéria para a resposta e a sobrevida.

A evolução clonal, ou a aquisição de anormalidades citogenéticas ou moleculares, é comum na LLC, particularmente em pacientes com doença sem mutação de IGHV. Como a citogenética do tumor pode se modificar com o tempo, recomenda-se que a FISH, com ou sem citogenética, seja verificada antes de cada linha de tratamento, principalmente para avaliar a aquisição de del(17)(p13.1).

MUTAÇÕES GÊNICAS E ALTERAÇÕES MIR

Em comparação com muitas outras neoplasias malignas, o genoma na LLC é relativamente simples, com um genoma médio exibindo cerca de 20 alterações não sinônimas e cerca de 5 anormalidades estruturais. Além disso, diferentemente de muitas outras neoplasias malignas hematológicas, não existe nenhuma lesão genética unificadora, e a maioria das mutações condutoras genéticas recorrentes existe em uma frequência < 5%. O sequenciamento completo do genoma e o sequenciamento completo do exoma identificaram as mutações mais comuns na LLC como *SF3B1*, *NOTCH1*, *MYD88*, *ATM* e *TP53* (Tab. 107-1). A maioria das mutações identificadas nesses genes é comum entre diferentes neoplasias malignas, e, com exceção de *MYD88*, são geralmente identificadas com frequência muito maior na doença sem mutação de IGHV.

As mutações *NOTCH1* estão presentes em cerca de 15% dos pacientes com LLC e estão geralmente associadas à trissomia do 12. Embora sejam observadas múltiplas mutações diferentes, a maioria se localiza dentro do domínio PEST (prolina, ácido glutâmico, serina e treonina) e resulta em sinalização de NOTCH constitutiva. As mutações *NOTCH1* têm sido associadas a uma menor sensibilidade à terapia com anticorpo CD20 e a um aumento

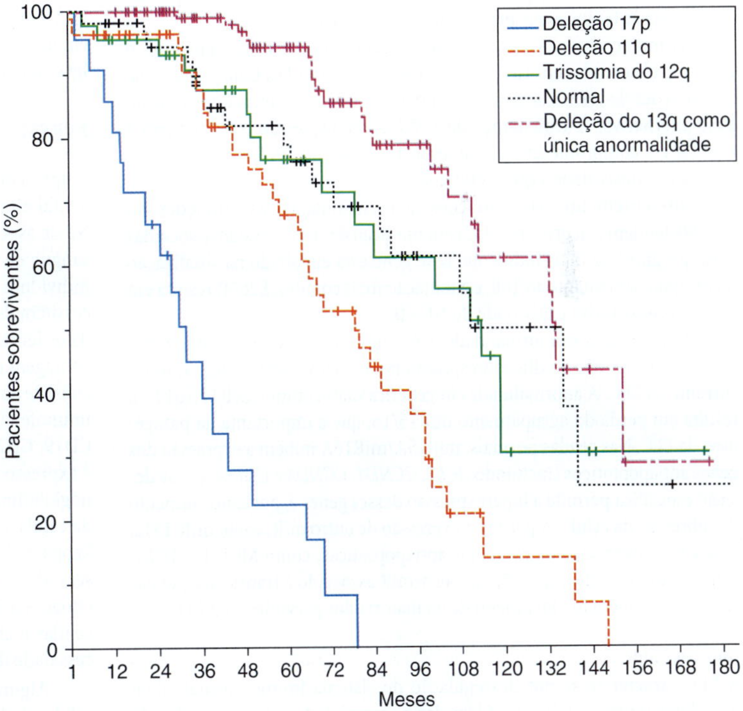

Número sob risco

	1	12	24	36	48	60	72	84	96	108	120	132	144	156	168	180
Deleção 17p	23	18	13	8	5	4	1	0	0	0	0	0	0	0	0	0
Deleção 11q	56	53	47	43	33	27	20	15	10	4	2	2	1	0	0	0
Trissomia do 12q	47	44	41	29	24	17	14	13	12	11	4	3	2	1	1	0
Normal	57	51	45	37	30	27	20	17	12	11	6	5	2	2	1	1
Deleção do 13q como única anormalidade	117	117	106	91	80	63	45	36	24	16	12	11	3	1	1	0

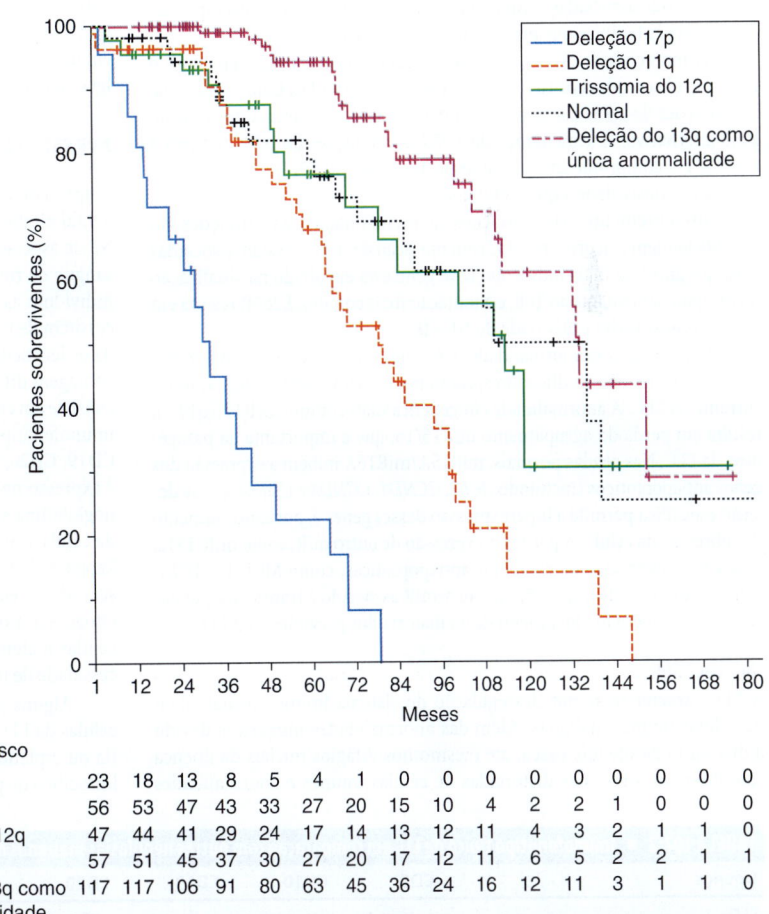

FIGURA 107-2 Resultados entre pacientes com leucemia linfocítica crônica portadores de várias anormalidades citogenéticas. *(De H Döhner et al: Genomic aberrations and survival in chronic lymphocytic leukemia. N Engl J Med 343:1910, 2000. Copyright © (2000) Massachusetts Medical Society. Reimpressa com autorização de Massachusetts Medical Society.)*

TABELA 107-1 ■ Mutações recorrentes na leucemia linfocítica crônica

Gene	Frequência das mutações (%)
SF3B1	8-14
TP53	5-13
NOTCH1	10-13
MYD88	4-8
ATM	8-11
BIRC3	< 5
XPO1	< 5
FBXW7	< 5
POT1	< 5
BRAF	< 5
EGR2	< 5
IKZF3	< 5

no risco de transformação em linfoma difuso de grandes células B (LDGCB; transformação de Richter) agressivo, embora sua relevância na era das terapias-alvo seja menos clara. *SF3B1* é um componente do spliceossomo do RNA e apresenta mutação em 10 a 15% dos casos de LLC. As mutações parecem estar associadas a uma doença de risco intermediário, e, do ponto de vista funcional, *SF3B1* pode ser importante na resposta à lesão do DNA.

São encontradas mutações do supressor tumoral *TP53* em cerca de 5% dos casos de LLC na doença de estágio inicial previamente não tratada e em até 40% nos estágios mais tardios. Em 70% dos casos, essas mutações coexistem com del(17)(p13.1), eliminando efetivamente a função TP53. Conforme esperado e de acordo com outras neoplasias malignas, as mutações em *TP53* estão associadas a um pior prognóstico e a uma ausência esperada de resposta às terapias que provocam lesão do DNA.

As mutações do *ATM*, que são heterogêneas e ocorrem em todo o gene, são observadas em 10 a 15% dos pacientes com LLC. Com frequência, as mutações do *ATM* coexistem com del(11)(q22.3), eliminando *ATM* no alelo alternativo. À semelhança de *TP53*, as mutações do *ATM* tendem a resultar em comprometimento da resposta à lesão do DNA, o que pode reduzir a responsividade à quimioterapia.

Diferentemente das mutações já mencionadas, as mutações do *MYD88* tendem a ocorrer na LLC com mutação da IGHV e estão associadas a um prognóstico mais indolente. Esse gene está envolvido na sinalização do receptor semelhante ao Toll, e a mutação mais comum, L265P, resulta em ativação constitutiva e atividade do NF-κβ.

Juntamente com anormalidades em genes codificadores, tornou-se evidente que genes não codificadores, como micro-RNAs, sofrem alteração recorrente na LLC. A anormalidade citogenética mais comum, del(13)(q14.3), resulta em perda do agrupamento miR15/16, que é importante na patogênese da LLC. Nas células normais, miR15A/miR16A inibem a expressão dos genes antiapoptóticos (incluindo *BCL2*, *CCND1*, *CCND3* e *CDK6*), e essa deleção específica permite a hiperexpressão desses genes e, portanto, aumento da sobrevida da célula. A perda da expressão de outro miR, como miR-181a, leva à hiperexpressão de proteínas antiapoptóticas, como MCL-1 e TCL1. A hiperexpressão de miR-155, um onco-miR associado à transformação das células B, também foi documentada na maioria dos pacientes com LLC.

IMUNOLOGIA

A LLC caracteriza-se por desregulação do sistema imune normal, além de células imunes malignas. Além das anormalidades numéricas devido à disfunção da medula óssea, até mesmo nos estágios iniciais da doença são observadas relações distorcidas de células imunes e anormalidades funcionais. Os defeitos do sistema imune inato associados à LLC são redução das proteínas e da atividade do complemento, defeitos qualitativos dos neutrófilos e defeitos funcionais das células *natural killer*.

Maior enfoque foi dado ao comprometimento do sistema imune nessa doença. Um defeito qualitativo é identificado no interior do compartimento das células T CD4+, similar à estimulação antigênica crônica indutora do fenótipo de exaustão nas células T típico de infecções virais crônicas, como as hepatites. Foi demonstrado que isso leva a um comprometimento da capacidade citotóxica das células T e redução da capacidade proliferativa. Além disso, ocorrem alterações físicas no citoesqueleto das células T, causando comprometimento na formação da sinapse imune com células apresentadoras de antígeno. Além da incapacidade de responder a patógenos, o defeito das células T na LLC também tende a resultar em tolerância às células tumorais. Durante a evolução da doença, a polarização das células T CD4+ passa do fenótipo Th1 (citotóxico) para um fenótipo Th2, que leva à expansão de citocinas imunossupressoras, como interleucina 10 (IL-10). Além disso, no estágio mais avançado da doença, ocorre expansão das células T reguladoras, contribuindo para um fenótipo imunossupressor.

Outros componentes do microambiente imune também estão alterados, formando um ambiente de maior suporte para as células malignas. Foi constatado que os monócitos M2 diferenciam-se em um tipo de macrófago associado a tumores, conhecido como *célula nurse-like*, na LLC. Essas células promovem a sobrevida por meio da secreção de quimiocinas e citocinas, que aumentam a migração e a ativação.

Ocorrem também desregulação do sistema imune humoral na LLC, conforme esperado de uma neoplasia maligna que resulta em um número muito pequeno de células B normais. A hipogamaglobulinemia é muito comum e afeta todas as subclasses de imunoglobulinas; ocorre em cerca de 85% dos pacientes em algum momento da evolução da doença e é mais comum à medida que a doença progride. Foi estabelecida uma correlação entre baixos níveis de IgG e IgA e o risco de infecção, porém a redução isolada da IgM não parece estar associada a um risco excessivo de infecção. Além disso, em um pequeno número de casos, as células da LLC podem secretar IgM ou IgG monoclonal, e isso pode se correlacionar com a progressão da doença.

APRESENTAÇÃO CLÍNICA E DIAGNÓSTICO DA LLC

A apresentação da LLC ocorre normalmente mais como diagnóstico incidental estabelecido por ocasião de uma avaliação médica para outra causa. Nesse aspecto, ela é geralmente diagnosticada por meio de um exame de sangue de rotina que demonstra uma contagem elevada de linfócitos em indivíduos assintomáticos, embora alguns pacientes tenham sintomas e necessitem de terapia precoce. Quando se constata uma contagem total elevada de leucócitos com predomínio linfocítico ou uma contagem normal com contagem diferencial revelando a presença de linfocitose, o passo seguinte consiste em citometria de fluxo do sangue periférico. Na LLC, isso revelará o imunofenótipo característico, que inclui os marcadores de células B típicos CD19, CD20, CD22 e CD23; o marcador de célula T CD5 (o CD5 também é expresso no subgrupo B1 de células B que normalmente apresenta imunoglobulina sem mutação e que responde a antígenos, independentemente da célula T auxiliar cognata); e imunoglobulina de superfície fraca do tipo kappa ou lambda (Tab. 107-2). Fenótipos atípicos também podem ser observados e, em geral, podem ser diferenciados com base na morfologia, na citogenética ou na apresentação clínica. Nos casos em que a contagem de células B clonais baseada na citometria de fluxo é $\geq 5 \times 10^9$/L, não há necessidade de investigação adicional para confirmar o diagnóstico de LLC.

Alguns pacientes apresentarão uma pequena proliferação clonal de células da LLC no sangue periférico, porém também exibirão linfadenopatia ou esplenomegalia. Nesses casos, o provável diagnóstico é de linfoma linfocítico de pequenas células (LLPC), uma designação semântica da LLC,

TABELA 107-2 ■ Imunofenótipo típico da LLC em comparação com outras neoplasias malignas de células B

Doença	CD5	CD10	CD19	CD20	CD23	Ciclina D1	IG de superfície
LLC	+	–	+	+ (fraco)	+	–	+ (fraco)
Linfoma de células do manto	+	–	+	+ (mod/forte)	–	+	+ (mod/forte)
Linfoma de zona marginal	–/+	–	+	+ (mod/forte)	–/+	–	+ (mod/forte)
Linfoma folicular	–	+	+	+	+	–	

Siglas: LLC, leucemia linfocítica crônica.

PARTE 4

Oncologia e hematologia

que denota uma doença principalmente de base tecidual, mais do que uma doença com base na medula óssea/sangue. As características genéticas e moleculares da LLPC são idênticas às da LLC. A retenção das células nos tecidos pode estar relacionada com a expressão de determinada molécula de adesão. Por essa razão, os pacientes portadores de LLPC são tratados de modo idêntico aos pacientes com LLC, e, com frequência, nos estágios mais tardios da doença, esses pacientes também terão comprometimento do sangue periférico e da medula óssea.

LINFOCITOSE MONOCLONAL DE CÉLULAS B

Os pacientes que não preenchem os critérios diagnósticos da LLC com base na quantificação das células B clonais no sangue periférico e que não apresentam sinais associados de LLC, incluindo linfadenopatia, organomegalia ou citopenias, apresentam um distúrbio conhecido como linfocitose monoclonal de células B (LMB), que, hoje, acredita-se preceder todos os casos de LLC. De maneira análoga à gamopatia monoclonal de significado indeterminado (MGUS, do inglês *monoclonal gammopathy* of uncertain significance) no mieloma, nem toda LMB progride para LLC. A LMB caracteriza-se, inicialmente, por um imunofenótipo semelhante ao da LLC em cerca de 75% dos casos, porém também pode ser atípica (CD23 negativo ou CD20 forte) ou CD5 negativo. O aspecto mais relevante para o prognóstico é a sua caracterização pela contagem, em que a LMB com contagem baixa define os pacientes com $< 0{,}5 \times 10^9$ de células B clonais/L, ao passo que a LMB com contagem elevada define aqueles com $> 0{,}5 \times 10^9$, porém com $< 5 \times 10^9$/L. Os pacientes com LMB de baixa contagem apresentam uma taxa de progressão insignificante para a LLC, enquanto aqueles com contagem elevada evoluem para a LLC manifesta em uma taxa de 1 a 2% por ano, exigindo monitoramento continuado. Os estudos de base populacional estimaram a prevalência da LMB em até cerca de 12% da população geral, sendo mais comum em homens idosos. É particularmente comum em parentes de primeiro grau em pacientes com LLC, em que a frequência é de cerca de 18%.

Embora o risco de progressão para a LMB seja relativamente baixo, tornou-se evidente que os pacientes ainda apresentam complicações, que sugerem uma disfunção imunológica na LMB semelhante àquela observada na LLC. As taxas de infecções graves que exigem internação do paciente parecem estar significativamente aumentadas na LMB, à semelhança das taxas observadas na LLC. Em um estudo de casos-controle, pacientes com LMB tiveram uma probabilidade de internação de 16% ao longo de um período de 4 anos, em comparação com 18,4% em pacientes com diagnóstico recente de LLC. Os cânceres secundários também parecem estar aumentados na LMB. Esses dados sugerem que o monitoramento de pacientes com LMB deve se concentrar em vacinações e rastreamento de câncer apropriado para a idade, visto que a probabilidade de complicações parece ser maior do que o risco de progressão na maioria desses pacientes. O acompanhamento de pacientes com LMB pode ser realizado com o profissional de assistência primária, visto que o distúrbio não representa uma neoplasia maligna, ao passo que os casos de LLC são, em sua maioria, tratados concomitantemente com um profissional de assistência primária e um hematologista.

COMPLICAÇÕES DA LLC

Uma proporção significativa da taxa de morbidade e mortalidade relacionada com a LLC deve-se a complicações da própria doença. Em geral, além da progressão da doença, as complicações consistem em infecções, cânceres secundários, complicações autoimunes e transformação para linfoma clonalmente relacionado e mais agressivo.

INFECÇÕES

As infecções constituem uma importante causa de morbidade e de mortalidade relacionadas com a doença em pacientes com LLC, e cerca de 30 a 50% das mortes em pacientes com LLC são atribuídas à infecção. Devido à disfunção imune associada à doença, os pacientes correm risco de infecções tanto típicas quanto atípicas. Além desse risco basal de infecções, a maioria das terapias para a LLC pode aumentar o risco de infecção. No caso de muitos esquemas de quimioterapia à base de análogos de nucleosídeos utilizados na LLC, indica-se a profilaxia para a pneumonia por *Pneumocystis* durante pelo menos 6 meses após a terapia, de modo a possibilitar a recuperação das células T funcionais. A profilaxia para vírus também está indicada no caso de muitos esquemas de quimioterapia e para pacientes com histórico de varicela-zóster, de modo a diminuir a reativação e a morbidade desse vírus.

Devido às anormalidades tanto da imunidade celular quanto da imunidade humoral, as respostas às vacinas são limitadas em muitos pacientes portadores de LLC, em particular nos estágios mais tardios da doença. Em um estudo, uma dose de vacina pneumocócica 13-valente produziu uma resposta imune adequada em apenas 58% dos pacientes, em comparação com 100% em controles da mesma faixa etária. Apesar das limitações conhecidas, recomenda-se a vacinação contra influenza e contra pneumonia pneumocócica em pacientes com LLC. A vacina recombinante contra varicela-zóster tem uma resposta de cerca de 60% na LLC anteriormente não tratada, é segura e deve ser considerada nesse grupo de pacientes. Em contrapartida, deve-se evitar a administração de vacinas de vírus vivos no contexto da LLC, devido ao pequeno risco de reativação viral no hospedeiro imunocomprometido.

Conforme discutido anteriormente, a hipogamaglobulinemia é comum na LLC e pode estar associada a um risco significativo de infecções, principalmente de etiologia mucocutânea, como sinusite e bronquite. Além disso, as mulheres podem ter infecções frequentes do trato urinário. Embora não tenha sido demonstrado que a administração de imunoglobulina intravenosa (IgIV) profilática possa melhorar a sobrevida, foi constatado que ela reduz o número de infecções bacterianas leves ou moderadas e, portanto, está indicada para pacientes com hipogamaglobulinemia que sofrem infecções recorrentes ou que apresentam bronquiectasia pulmonar. Os autores também administram pelo menos uma dose de imunoglobulina a pacientes com LLC que desenvolvem infecção por influenza com hipogamaglobulinemia coexistente, de modo a diminuir o risco de pneumonia pneumocócica pós-influenza. A IgIV também está indicada para pacientes que foram internados devido a uma infecção grave e para aqueles cujo nível de IgG é < 300 a 500 mg/dL.

NEOPLASIAS MALIGNAS SECUNDÁRIAS

Diversos estudos de base populacional mostraram que os pacientes portadores de LLC correm risco elevado de desenvolver outros tipos de câncer, com uma taxa de até três vezes a da população geral, mesmo na ausência de quimioterapia citotóxica. Os tipos mais comuns de câncer observados na LLC incluem câncer de pele, câncer de próstata e câncer de mama, embora outros tipos também sejam observados. Os cânceres de pele são particularmente comuns, com uma taxa que é 8 a 15 vezes mais alta que a da população geral, e podem se comportar de modo mais agressivo. Todos os pacientes com LLC devem ser aconselhados a utilizar protetor solar quando estão em ambientes externos e devem efetuar exames preventivos de pele.

Em um estudo unicêntrico, a idade mais avançada por ocasião do diagnóstico de LLC, o sexo masculino, a presença de níveis elevados de β_2-microglobulina e lactato-desidrogenase (LDH) e a ocorrência de doença renal crônica foram associados a um risco aumentado de outros cânceres; outros fatores de risco específicos da LLC não demonstraram qualquer associação a outro risco de câncer.

Embora o risco de câncer seja mais alto, não foi validada nenhuma recomendação específica para um rastreamento maior de câncer em pacientes com LLC. Deve-se recomendar a realização de rastreamentos apropriados para idade e sexo.

Existem dados controversos sobre o risco de câncer após a terapia específica para a LLC. A quimioimunoterapia, em particular os esquemas à base de agentes alquilantes, parece estar associada a um risco aumentado de cânceres secundários. São também observados cânceres secundários no contexto das terapias-alvo. Os inibidores da tirosina-cinase de Bruton (BTK, do inglês *Bruton tyrosine kinase*) parecem ter um risco de câncer secundário semelhante ao observado na população de pacientes com LLC em geral, porém potencialmente uma taxa mais alta de câncer de pele não melanoma. Com um acompanhamento de curta duração, o risco de cânceres secundários parece ser ligeiramente maior com esquemas à base de venetoclax do que com a quimioterapia à base de clorambucila, e uma avaliação mais detalhada dessa tendência está em andamento.

COMPLICAÇÕES AUTOIMUNES

As complicações autoimunes são frequentes na LLC. Em geral, elas incluem citopenias autoimunes, porém foram também relatadas complicações autoimunes de outros órgãos, como glomerulonefrite, vasculite e neuropatias. Entre as citopenias autoimunes, a mais comum é a anemia hemolítica autoimune (AHAI), que consiste em destruição dos eritrócitos autólogos mediada por anticorpos. A segunda citopenia mais comum é a trombocitopenia imune (TPI), que compartilha algumas características com a AHAI e possui um mecanismo semelhante direcionado para as plaquetas. Essas duas síndromes podem ocorrer de modo isolado, ocorrer sequencialmente no mesmo paciente, ou em combinação, na forma da síndrome de Evans. A aplasia eritroide pura (AEP) e a granulocitopenia autoimune (GAI) são comparativamente raras e podem ocorrer isoladamente ou em combinação com outra citopenia autoimune. É difícil determinar se as citopenias autoimunes levam a um mau prognóstico na LLC, devido a vários fatores complicantes. Entretanto, é evidente que elas podem levar a uma morbidade significativa, devido ao próprio processo e às terapias necessárias para o seu manejo.

A AHAI manifesta-se geralmente na forma de anemia isolada, com contagem elevada de reticulócitos e características de hemólise, incluindo níveis elevados de bilirrubina e LDH e baixo nível de haptoglobina. A detecção de um anticorpo IgG quente na superfície dos eritrócitos com o teste de Coombs pode ajudar a solidificar o diagnóstico, embora possam ocorrer casos Coombs-negativos. A terapia imediata é quase sempre necessária e consiste em transfusão e imunossupressão. Com frequência, são utilizados glicocorticoides como terapia inicial; todavia, na maioria dos casos, há necessidade de tratamento adicional devido à resposta precária ou à recidiva com a redução gradual da dose de glicocorticoide. O rituximabe pode ter sucesso, e a terapia dirigida para a LLC subjacente é frequentemente efetiva nos casos mais resistentes. A transfusão de sangue em casos de AHAI robusta precisa ser iniciada com cautela, visto que podem ocorrer reações transfusionais devido a um sangue inadequadamente tipado; entretanto, deve ser realizada naqueles com anemia sintomática grave. Pode ocorrer morte por AHAI não controlada na ausência de cuidados de suporte adequados (Cap. 100).

Pode ser mais difícil estabelecer o diagnóstico de TPI, visto que pode não ser fácil diferenciá-la da progressão da doença, devido à falta de exames laboratoriais capazes de identificar a destruição das plaquetas por esse mecanismo. Os sinais que apontam para a TPI incluem trombocitopenia isolada e rápido declínio das contagens de plaquetas na ausência de etiologia alternativa. Pode-se obter uma biópsia de medula óssea, que revela uma contagem normal ou aumentada de megacariócitos, para confirmar o diagnóstico; no entanto, ela normalmente não é necessária. Na LLC, o tratamento para a TPI geralmente é instituído quando as contagens de plaquetas caem para 20.000 a 30.000 ou se houver evidências de complicações hemorrágicas ou necessidade de procedimentos invasivos. À semelhança da AHAI, a terapia inicial consiste em glicocorticoides e IgIV; o rituximabe também está sendo um método efetivo para induzir remissões em longo prazo. Além disso, os agonistas do receptor de trombopoietina, romiplostim e eltrombopague, são efetivos na TPI secundária. Em muitos casos, a TPI pode ser tratada com sucesso sem tratamento da LLC subjacente. Nos casos em que aparecem anemia ou trombocitopenia, é importante investigar o mecanismo, visto que a abordagem ao tratamento das citopenias autoimunes na LLC difere das citopenias em consequência de substituição medular (Cap. 115).

TRANSFORMAÇÃO DE RICHTER

Uma das complicações mais devastadoras da LLC é a transformação de Richter, isto é, a transformação da LLC em linfoma agressivo, geralmente LDGCB. A Organização Mundial da Saúde também reconhece o linfoma de Hodgkin (LH) como variante da transformação de Richter; outros linfomas agressivos raramente são identificados. Algumas séries mais antigas incluíram a transformação pró-linfocítica nessa categoria, embora tenha muito menos impacto quanto ao prognóstico sobre o resultado em longo prazo. É difícil calcular a prevalência da transformação de Richter com base em estudos anteriores; entretanto, um estudo observacional prospectivo estimou uma taxa de 0,5% ao ano para o LDGCB e de 0,05% ao ano para o LH. Os fatores de risco para desenvolvimento incluem linfadenopatia volumosa, mutações de *NOTCH1*, del(17)(p13.1) e presença de IGHV estereotipada específica. Os linfomas que surgem no contexto da LLC podem estar clonalmente relacionados ou não com a LLC inicial, com prognóstico significativamente melhor para os linfomas sem relação clonal. Além disso, pacientes com transformação de Hodgkin apresentam um melhor resultado, particularmente na ausência de tratamento prévio com fludarabina. A leucemia pró-linfocítica (LPL) de células B que surge a partir da LLC também é atualmente classificada como transformação de Richter; entretanto, as características clínicas e a terapia são muito diferentes, de modo que as duas devem ser diferenciadas para fins terapêuticos.

Os sinais clínicos da transformação de Richter consistem em rápida progressão para adenopatia, frequentemente em uma área específica, e sintomas constitucionais, como fadiga, sudorese noturna, febre e perda de peso. O nível de LDH geralmente está elevado. Nos casos suspeitos, a primeira etapa consiste em ^{18}FDG-PET/TC (tomografia computadorizada por emissão de pósitrons com fluordesoxiglicose, combinada com tomografia computadorizada) para localizar uma área de biópsia. Valores padronizados de captação (SUVs, do inglês *standardized uptake values*) < 5 são compatíveis com LLC e podem descartar a possibilidade de transformação de Richter em muitos casos. SUVs > 5 levam à suspeita de transformação de Richter, enquanto SUVs ≥ 10 são muito preocupantes. A biópsia excisional é o modo preferido de diagnóstico, e a aspiração com agulha fina deve ser desencorajada.

A terapia para transformação de Richter com LDGCB habitualmente envolve quimioimunoterapia combinada (p. ex., R-CHOP [rituximabe, ciclofosfamida, doxorrubicina, vincristina e prednisolona], EPOCH-R de dose ajustada [etoposídeo, prednisona, vincristina, ciclofosfamida, doxorrubicina e rituximabe]; Cap. 108). Os resultados podem ser precários, com sobrevida mediana de 6 a 16 meses na maioria das séries na transformação de Richter clonalmente relacionada *versus* cerca de 5 anos para os casos sem relação clonal. Para os pacientes que obtêm uma resposta com a terapia, o transplante de células-tronco tem a possibilidade de induzir remissões em longo prazo, devendo, portanto, ser explorado. Além disso, a terapia com células T com receptor de antígeno quimérico (CAR-T, do inglês *chimeric antigen receptor T-cell*) demonstrou resultados promissores em pequenos grupos de pacientes e continua sendo uma área de ativa investigação clínica. Os pacientes com doença de Hodgkin podem ser tratados de acordo com o algoritmo estabelecido para essa doença, e muitos indivíduos são curados.

AVALIAÇÃO DA LLC E ABORDAGEM TERAPÊUTICA

A investigação de um paciente com diagnóstico recente de LLC baseado na imunofenotipagem típica inclui história detalhada de doenças infecciosas; história familiar de LLC; e exame físico cuidadoso com atenção para linfonodos, baço e fígado. Nos pacientes que desejam conhecer a história natural esperada da LLC, podem ser realizados testes prognósticos com uso de FISH e cariótipo estimulado, bem como sequenciamento para o estado de mutações de *TP53* e *IGHV*. A TC normalmente não é necessária, a não ser que haja sintomas e preocupação quanto à presença de linfonodos intra-abdominais desproporcionais em relação a linfonodos periféricos. A biópsia de medula óssea só é realizada uma vez instituída a terapia, exceto nos casos de citopenias inexplicáveis.

ESTADIAMENTO

Existem dois sistemas de estadiamento amplamente utilizados na LLC. O sistema de estadiamento de Rai é mais usado nos Estados Unidos, ao passo que o sistema de Binet é usado com mais frequência na Europa. Ambos os sistemas caracterizam a LLC com base no volume da doença e na insuficiência medular (Tab. 107-3). Ambos se baseiam no exame físico e em exames laboratoriais e não necessitam de exames de imagem nem análise da medula óssea. Embora os sistemas de estadiamento iniciais fossem capazes de prever de modo confiável a sobrevida na LLC, com as mudanças ocorridas na terapia desde a descrição original dos estágios, o impacto do estágio inicial na sobrevida não é tão evidente. Os testes citogenéticos e genômicos podem ajudar a refinar o resultado desses testes de estadiamento. Uma colaboração internacional integrou o estadiamento tanto clínico quando genômico para prever melhor o resultado por ocasião do diagnóstico e momento do tratamento inicial, o que levou ao desenvolvimento do Índice de Prognóstico Internacional da LLC (Tab. 107-4). Esse índice demonstrou ser útil na previsão do tempo para o primeiro tratamento e resultado com quimioimunoterapia. Não houve validação no contexto das novas terapias-alvo.

TABELA 107-3 ■ Estadiamento da leucemia linfocítica crônica

Sistema de estadiamento de Rai	
Baixo risco (estágio 0)	Linfocitose apenas
Risco intermediário (estágios I/II)	Linfocitose com linfadenopatia, com ou sem esplenomegalia ou hepatomegalia
Alto risco (estágios III/IV)	Linfocitose com anemia ou trombocitopenia, devido ao comprometimento da medula óssea
Sistema de estadiamento de Binet	
A	< 3 áreas de linfadenopatia
B	≥ 3 áreas de linfadenopatia
C	Hemoglobina ≤ 10 g/dL e/ou plaquetas < 100.000/μL

TABELA 107-4 ■ Índice de Prognóstico Internacional da leucemia linfocítica crônica		
Escore de risco		
Variável	**Fator adverso**	**Escore de risco**
Estado de *TP53*	Deleção ou mutação	4
Estado mutacional de *IGHV*	Sem mutação	2
Concentração de β_2-microglobulina	> 3,5 mg/L	2
Estágio clínico	Rai I-IV ou Binet B-C	1
Idade	> 65 anos	1
Implicações do escore de risco		
Escore de risco	**Classificação do risco**	**Sobrevida em 5 anos (dados do grupo de treinamento)**
0-1	Baixo	93,2%
2-3	Intermediário	79,3%
4-6	Alto	63,3%
7-10	Muito alto	23,3%

CRITÉRIOS PARA O INÍCIO DA TERAPIA

Atualmente, utiliza-se uma estratégia de espera vigilante para a maioria dos pacientes com LLC, sendo a terapia reservada para os que apresentam doença sintomática. Essa recomendação baseia-se em múltiplos ensaios clínicos que não demonstraram nenhuma vantagem de sobrevida com a instituição mais precoce da terapia, embora essa questão continue sendo o foco de pesquisa ativa.

Com exceção dos pacientes que participam de estudos sobre intervenção precoce na LLC, os sintomas relacionados com a doença que exigem a instituição da terapia estão delineados na Tabela 107-5. Com exceção do raro paciente com doença que exige terapia de urgência, esses sintomas podem ser, na maioria das vezes, monitorados durante curtos períodos para determinar a sua relação com a LLC e a necessidade de terapia.

TERAPIA INICIAL PARA A LLC

Ao longo da última década, a terapia inicial da LLC mudou drasticamente. Enquanto a quimioimunoterapia era anteriormente o padrão para todos os pacientes, hoje a maioria dos pacientes é tratada com terapias orais direcionadas contra BTK ou BCL2, com ou sem anticorpo monoclonal anti-CD20. Trata-se de uma área de investigação ativa e contínua, com rápida mudança dos padrões de cuidados. As principais classes dessas terapias são descritas aqui.

Inibidores da BTK A BTK é um alvo atrativo na LLC, visto que, diferentemente de outras cinases na via BCR, a BTK não tem redundância natural e é relativamente seletiva para as células B, de modo que a inibição leva a um fenótipo específico das células B predominante. O primeiro fármaco da classe dos inibidores de BTK é o ibrutinibe, que é relativamente seletivo para a BTK, mas que também inibe várias cinases estruturalmente semelhantes. Como terapia inicial, o ibrutinibe foi inicialmente comparado com a clorambucila (estudo RESONATE 2), e houve um risco menor de 84% de progressão ou morte com o ibrutinibe, e 70% dos pacientes tratados com esse fármaco estavam vivos e livres de progressão em 5 anos. Estudos subsequentes compararam o ibrutinibe isoladamente ou com o anticorpo anti-CD20, o rituximabe, com a quimioimunoterapia-padrão com fludarabina mais ciclofosfamida mais rituximabe (FCR) em pacientes mais jovens (< 70 anos de idade; estudo E1912) ou bendamustina mais rituximabe (BR) em pacientes de mais idade (≥ 65 anos; estudo A041202). Em pacientes mais jovens, o ibrutinibe mais rituximabe (IR) mostrou um aumento da sobrevida livre de progressão (SLP) e da sobrevida global (SG) quando comparado com FCR, com SLP em 3 anos de 89% para o IR, em comparação com 71% para o FCR. Em pacientes de mais idade, o ibrutinibe isoladamente e com rituximabe mostrou uma SLP superior em comparação com BR, com taxas de SLP em 24 meses de 88% para IR, de 87% para o ibrutinibe isoladamente e de 74% para BR. O IR não foi superior ao ibrutinibe isoladamente, e a SG não foi diferente nesse ensaio clínico dentro de 24 meses. Os efeitos colaterais distintos do ibrutinibe consistem em artralgias/mialgias, exantema, diarreia, dispepsia, risco aumentado de sangramento (particularmente com terapia de anticoagulação ou com cirurgia), hipertensão e fibrilação atrial.

O inibidor da BTK de segunda geração acalabrutinibe é mais específico para BTK do que o ibrutinibe e, consequentemente, mostra uma melhor tolerabilidade, com menor incidência de fibrilação atrial, mialgias/artralgias e alterações da pele e das unhas, em comparação com o ibrutinibe. No contexto da terapia de primeira linha, o acalabrutinibe e o acalabrutinibe mais obinutuzumabe foram comparados com clorambucila mais obinutuzumabe. Tanto o acalabrutinibe isoladamente quanto o acalabrutinibe com obinutuzumabe mostraram uma SLP em 30 meses superior em comparação com clorambucila mais obinutuzumabe (82, 90 e 34%, respectivamente), com SLP melhor para o acalabrutinibe mais obinutuzumabe, em comparação com acalabrutinibe isoladamente em uma análise *post hoc* não planejada.

TABELA 107-5 ■ Critérios para a instituição da terapia
Sintomas indicando a necessidade de terapia na leucemia linfocítica crônica
Evidências de insuficiência medular progressiva (agravamento da anemia ou da trombocitopenia não atribuído a uma destruição autoimune)
Esplenomegalia maciça (≥ 6 cm abaixo da margem costal), progressiva ou sintomática
Linfadenopatia maciça (≥ 10 cm), progressiva ou sintomática
Linfocitose progressiva com aumento de ≥ 50% ao longo de um período de 2 meses ou tempo de duplicação dos linfócitos < 6 meses
Anemia autoimune ou trombocitopenia que não respondem à terapia-padrão
Comprometimento extranodal sintomático ou funcional
Sintomas constitucionais (1 ou mais dos seguintes: perda de peso não intencional ≥ 10% nos últimos 6 meses, fadiga significativa, febre ≥ 38°C durante ≥ 2 semanas sem infecção, sudorese noturna por > 1 mês sem infecção)

Inibidor da BCL2 O venetoclax é um inibidor seletivo de biodisponibilidade oral da proteína antiapoptótica BCL2, que está suprarregulada na LLC. Diferentemente dos inibidores da BTK, para os quais muitos estudos de fase 3 sustentam o seu benefício em comparação com a quimioimunoterapia, apenas um estudo foi publicado sobre o venetoclax. O estudo CLL14 comparou o venetoclax mais obinutuzumabe (VO) com a clorambucila mais obinutuzumabe em pacientes previamente não tratados com condições médicas coexistentes. Diferentemente dos inibidores da BTK, que são administrados continuamente até a progressão da doença, o tratamento com VO é administrado por um período fixo de 1 ano de duração. Com 3 anos de acompanhamento, a SLP alcançou 82% no grupo VO, em comparação com 50% no grupo da clorambucila mais obinutuzumabe. Não foi observada nenhuma diferença na SG com esse acompanhamento. Os efeitos colaterais associados ao venetoclax incluem síndrome da lise tumoral, neutropenia e náusea.

Inibidores da PI3K Os inibidores da PI3K delta foram estudados na LLC, devido à especificidade da isoforma delta para os linfócitos B. Dois agentes, idelalisibe e duvelisibe, foram aprovados para uso na LLC recidivante, porém os ensaios clínicos do idelalisibe no tratamento de primeira linha da LLC demonstraram uma toxicidade do agente, o que impediu qualquer desenvolvimento adicional nessa área. As toxicidades observadas com o idelalisibe e o duvelisibe incluem pneumonite, diarreia/colite e transaminite. Mais recentemente, um inibidor de segunda geração da PI3K delta, o umbralisibe, foi combinado com um anticorpo anti-CD20, o ublituximabe, no contexto de primeira linha e foi comparado com a clorambucila mais obinutuzumabe. A SLP em 24 meses foi de 61% com ublituximabe mais umbralisibe, em comparação com 40% com clorambucila mais obinutuzumabe. As toxicidades específicas dos inibidores da PI3K parecem ser menores com o umbralisibe, em comparação com idelalisibe e duvelisibe, porém faltam ensaios clínicos comparativos. Como o resultado com essa combinação parece ser inferior ao dos inibidores da BTK ou inibidores da BCL2, é improvável que esse tratamento seja usado na LLC fora das raras circunstâncias em que outras classes de fármacos estão contraindicadas.

Quimioimunoterapia Na maioria das vezes, a terapia-alvo suplantou a quimioimunoterapia na LLC. Entretanto, o acompanhamento em longo prazo de estudos de FCR demonstrou que um subgrupo de pacientes tratados com esse esquema pode ter respostas duradouras ao longo de 10 anos, com provável cura da LLC. Esse grupo é composto quase exclusivamente por pacientes com *IGHV* mutado e citogenética favorável. Entretanto, apesar da eficácia desse esquema, as toxicidades em curto e em longo prazos limitam a sua adaptabilidade a muitos pacientes com doença com mutação de *IGHV*. As toxicidades em curto prazo estão relacionadas principalmente com mielossupressão e incluem neutropenia e infecção. As citopenias em longo prazo são menos comuns, porém ainda ocorrem. Além disso, existe

TABELA 107-6 ■ Critérios de resposta na LLC

	Contagem de linfócitos	Linfonodos[a]	Tamanho do baço/fígado[b]	Medula óssea[c]	Contagens do sangue periférico
RC	< 4.000/μL	Nenhum > 1,5 cm	Não palpável	Normocelular, < 30% de linfócitos, ausência de nódulos linfoides B	• Contagem de plaquetas > 100.000/μL • Hemoglobina > 11 g/dL • Neutrófilos > 1.500/μL
RP	Diminuição ≥ 50% dos valores basais	Diminuição ≥ 50% dos valores basais	Diminuição ≥ 50% dos valores basais	Infiltrado ≤ 50% do valor basal	Um dos seguintes: • Contagem de plaquetas > 100.000/μL ou ≥ 50% dos valores basais • Hemoglobina > 11 g/dL ou ≥ 50% dos valores basais • Neutrófilos > 1.500/μL ou ≥ 50% dos valores basais
Doença estável	Não preenche os critérios de RC/RP/DP	Não preenche os critérios de RC/RP/DP	Não preenche os critérios de RC/RP/DP	Não preenche os critérios de RC/RP/DP	Não preenche os critérios de RC/RP/DP
DP	Aumento ≥ 50%	Aumento ≥ 50%	Aumento ≥ 50%		• Contagem de plaquetas ≤ 50% dos valores basais devido à LLC • Diminuição da hemoglobina > 2 g/dL devido à LLC

[a]Refere-se à soma dos produtos de múltiplos linfonodos avaliados por TC. [b]Com base no exame físico. [c]A medula óssea só é necessária para confirmar RC.
Siglas: DP, doença progressiva; LLC, leucemia linfocítica crônica; RC, resposta completa; RP, resposta parcial; TC, tomografia computadorizada.

um risco de aproximadamente 3 a 5% de neoplasia mieloide relacionada com esse esquema, que é quase sempre fatal. No estudo E1912 de FCR *versus* IR, durante o acompanhamento, não houve diferença na SLP ou na SG entre FCR e IR para pacientes com *IGHV* mutado, sugerindo que esse esquema ainda pode ser usado na prática clínica. Além disso, os estudos atuais concentram-se em limitar a quimioterapia e/ou acrescentar novos agentes em um esforço para alcançar a cura, porém limitar a toxicidade.

TERAPIA DA LLC RECIDIVADA

Atualmente, os pilares do tratamento para LLC recidivada são as mesmas classes usadas na terapia inicial. O sequenciamento ideal dos agentes usados na terapia-alvo na LLC não foi estabelecido; entretanto, os dados disponíveis sugerem que a sequência de inibidor da BTK e, em seguida, inibidor da BCL2 ou a sequência inversa são ambas aceitáveis. Em um ensaio clínico de venetoclax para pacientes que sofreram recidiva após terapia com ibrutinibe, a taxa de resposta global (TRG) foi de 65%, com SLP mediana de cerca de 2 anos em uma população de pacientes intensamente pré-tratados. Dados retrospectivos do inibidor de BTK administrado após o venetoclax sugerem que essa sequência também é efetiva, com TRG de 84% e SLP mediana de 32 meses. Os inibidores da PI3K também possuem atividade na LLC recidivada; entretanto, a atividade após a administração dos inibidores da BTK e da BCL2 é provavelmente mínima. Além disso, muitos novos agentes estão em desenvolvimento na LLC, incluindo novas terapias-alvo orais, anticorpos e tratamentos de base imune.

Imunoterapias As imunoterapias na LLC estão atualmente focadas no contexto da recidiva e incluem transplante de células-tronco alogênicas, terapia com CAR-T e agentes imunomoduladores orais, como lenalidomida.

O transplante de células-tronco é uma abordagem curativa para a LLC. Como os pacientes com LLC em geral são idosos e muitos são portadores de comorbidades significativas, os transplantes mieloablativos estão associados a extensa morbidade e mortalidade, tornando-os proibitivos em muitos indivíduos. Os transplantes alogênicos com condicionamento de intensidade reduzida (CIR) foram incorporados com sucesso no tratamento de pacientes com até cerca de 75 anos de idade, porém ainda apresentam uma frequência ≥ 50% de doença do enxerto contra o hospedeiro crônica. Ainda é considerado um tratamento-padrão na LLC, porém caiu em desuso com a introdução de novos agentes bem-tolerados, bem como ensaios clínicos de células CAR-T. Os ensaios clínicos com células CAR-T CD19 não foram tão bem-sucedidos na LLC quanto em outras neoplasias malignas de células B, devido à imunossupressão associada à doença. Muitos ensaios clínicos atuais estão concentrados na otimização das células CAR-T CD19 pela adição de agentes como inibidores da BTK ou inibidores da PI3K ou pela modificação da estrutura CAR-T, e outros estudos estão avaliando diferentes alvos fora do CD19. Além disso, estudos recentes mostraram que as células CAR de células *natural killer* (NK) também podem induzir uma resposta clínica em pacientes com LLC. Essa área continua sendo um foco de intensa pesquisa na LLC.

AVALIAÇÃO DA RESPOSTA À TERAPIA E DOENÇA RESIDUAL MÍNIMA NA LLC

Após o término da terapia ou durante o tratamento por tempo indefinido com terapias-alvo, a resposta é inicialmente avaliada por meio de exame físico e exames laboratoriais (Tab. 107-6). Se não for detectada nenhuma doença residual com essas metodologias, deve-se efetuar uma TC para avaliar a resposta. Biópsias de medula óssea com citometria de fluxo estão indicadas se não for detectada nenhuma doença para confirmar uma resposta completa.

Em várias neoplasias malignas, foi estabelecido que a erradicação completa do tumor está associada a uma sobrevida mais prolongada. Na LLC, se não for possível detectar nenhuma célula maligna na medula óssea até um nível de 1 célula de LLC em 10^4 leucócitos (0,01%), o paciente é considerado negativo para doença residual mínima (DRM). Após quimioimunoterapia de combinação, a erradicação da DRM correlaciona-se com uma sobrevida em longo prazo e, potencialmente, com a cura em um subgrupo de pacientes submetidos à quimioimunoterapia com FCR. A DRM indetectável no sangue ou na medula óssea também está associada a uma melhora da SLP em esquemas à base de venetoclax. Entretanto, a erradicação da DRM não demonstrou ser um parâmetro final significativo com inibidores da BTK ou da PI3K como monoterapia. Uma maior sensibilidade de uma célula de LLC em 10^6 leucócitos (0,0001%) pode ser obtida com o uso de métodos de sequenciamento de última geração, como ClonoSeq. Essa técnica está atualmente disponível na prática clínica, embora, neste momento, não haja dados confirmando que o aumento de sensibilidade seja clinicamente significativo, e existem estudos em andamento para sustentar a necessidade dessa maior sensibilidade com novas abordagens de combinação de esquemas de inibidores de BTK/BCL2.

CONCLUSÃO

A LLC só é tratada quando se torna sintomática. No momento da terapia, a quimioimunoterapia FCR em um pequeno subgrupo de pacientes jovens com LLC de risco muito baixo é potencialmente curativa. Na maioria dos pacientes com LLC sintomática, a terapia-alvo direcionada para BTK ou BCL2 pode produzir remissões duráveis e proporcionar aos pacientes muitos anos de sobrevida livre de doença.

LEITURAS ADICIONAIS

Burger JA: Treatment of chronic lymphocytic leukemia. N Engl J Med 383:460, 2020.

Fischer K et al: Venetoclax and obinutuzumab in patients with CLL and coexisting conditions. N Engl J Med 380:2225, 2019.

Hallek M et al: iwCLL guidelines for diagnosis, indications for treatment, response assessment, and supportive management of CLL. Blood 131:2745, 2018.

Oakes CC et al: DNA methylation dynamics during B cell maturation underlie a continuum of disease phenotypes in chronic lymphocytic leukemia. Nat Genet 48:253, 2016.

Puente XS et al: Whole-genome sequencing identifies recurrent mutations in chronic lymphocytic leukaemia. Nature 475:101, 2011.

Shanafelt TD et al: Ibrutinib-rituximab or chemoimmunotherapy for chronic lymphocytic leukemia. N Engl J Med 38:432, 2019.

Sharman JP et al: Acalabrutinib with or without obinutuzumab versus chlorambucil and obinutuzumab for treatment-naïve chronic lymphocytic leukemia (ELEVATE TN): A randomized, controlled, phase 3 trial. Lancet 395:1278, 2020.

Thompson PA et al: Fludarabine, cyclophosphamide, and rituximab treatment achieves long-term disease-free survival in IGHV-mutated chronic lymphocytic leukemia. Blood 127:303, 2016.

Woyach JA et al: Ibrutinib regimens versus chemoimmunotherapy in older patients with untreated CLL. N Engl J Med 380:1680, 2018.

108 Linfoma não Hodgkin

Caron A. Jacobson, Dan L. Longo

Os linfomas não Hodgkin (LNH) são cânceres de células B, T e *natural killer* (NK) maduras. Distinguem-se do linfoma de Hodgkin (LH) pela identificação da célula de Reed-Sternberg (RS) e diferem do LH quanto à sua biologia e às suas características clínicas. Enquanto cerca de 80 a 85% dos pacientes com LH são curados por meio de quimioterapia, com ou sem radioterapia, o prognóstico e a história natural do LNH tende a ser mais variável. O LNH pode ser classificado em LNH de células B maduras ou LNH de células T/NK maduras, dependendo de se o linfócito maligno é uma célula B, T ou NK, respectivamente. Em cada uma dessas categorias, existem linfomas que crescem rapidamente e que se comportam de modo agressivo, bem como linfomas que são mais indolentes e de crescimento lento. A Tabela 108-1 fornece uma lista de neoplasias linfoides de acordo com a classificação da Organização Mundial da Saúde (OMS).

EPIDEMIOLOGIA E ETIOLOGIA

Em 2020, foram diagnosticados > 77.000 novos casos de LNH nos Estados Unidos, representando cerca de 4% de todos os novos cânceres em ambos os sexos e a sétima causa mais comum de morte por câncer em mulheres e homens. A incidência é quase 10 vezes a do LH. Observa-se um ligeiro predomínio dos homens em relação às mulheres, com maior incidência em indivíduos brancos do que nos negros. A incidência aumenta uniformemente com a idade, em particular depois dos 40 anos; entretanto, os linfomas estão entre as neoplasias malignas mais comuns que acometem adolescentes e adultos jovens. A incidência de LNH quase duplicou nos últimos 20 a 40 anos e continua aumentando em 1,5 a 2% por ano. Os pacientes com estados de imunodeficiência primária ou secundária têm predisposição ao desenvolvimento de LNH, incluindo pacientes com infecção pelo HIV, pacientes que foram submetidos a transplante de órgãos e aqueles com imunodeficiências hereditárias e distúrbios autoimunes. A taxa de sobrevida em 5 anos para o LHN é de 72% nos indivíduos brancos e de 63% nos negros.

TABELA 108-1 ■ Classificação das neoplasias linfoides segundo a OMS

Células B	Células T
Neoplasias de células B maduras (periféricas)	Neoplasias de células T maduras (periféricas)
Linfoma linfoplasmocítico (macroglobulinemia de Waldenström)	Leucemia linfocítica de células T granulares
Linfoma de células pilosas	Leucemia/linfoma de células T do adulto (HTLV-1+)
Linfoma de células B de zona marginal esplênico	Linfoma de células NK/T extranodal do tipo nasal
Linfoma de células B da zona marginal extranodal do tipo MALT	Linfoma de células T associado à enteropatia
Linfoma de células B nodal da zona marginal	Linfoma de células T hepatoesplênico
Linfoma folicular	Linfoma subcutâneo de células T do tipo paniculite
Linfoma de células do manto	Micose fungoide
Linfoma difuso de grandes células B (incluindo subtipos)	Síndrome de Sezary
Linfoma de células B de alto grau com rearranjos de MYC e BCL2 e/ou BCL6	Linfoma de células T periféricas, NOS
Linfomas de células B de alto grau NOS	Linfoma de células T angioimunoblástico
Linfoma de Burkitt/leucemia de células de Burkitt	Linfoma anaplásico de grandes células, ALK+
Linfoma mediastinal primário de grandes células B	Linfoma anaplásico de grandes células, ALK–
Linfoma plasmablástico	
Linfoma de efusão primária	
LDGCB HHV8+ NOS	
Linfoma de grandes células B intravascular	
Linfoma de grandes células B ALK+	

Siglas: LDGCB, linfoma difuso de grandes células B; HHV, herpes-vírus humano; HTLV, vírus linfotrópico de células T humanas; MALT, tecido linfoide associado à mucosa; NK, *natural killer*; NOS, sem outra especificação; OMS, Organização Mundial da Saúde.
Fonte: Adaptada de SH Swerdlow et al.: *WHO Classification of Tumours of Haematopoietic and Lymphoid Tissues*, 5th ed. IARC, 2016.

A incidência do LNH e os padrões de expressão dos vários subtipos diferem geograficamente e entre faixas etárias. Os linfomas de células T são mais comuns na Ásia do que nos países ocidentais, enquanto certos subtipos de linfomas de células B, como o linfoma folicular (LF), são mais comuns nos países ocidentais. Um subtipo específico de LNH, conhecido como linfoma nasal angiocêntrico de células T/NK, tem uma notável distribuição geográfica e mais frequente no sul da Ásia e em partes da América Latina. Outro subtipo de LNH associado à infecção pelo vírus linfotrópico de células T humanas (HTLV) 1 é observado particularmente no sul do Japão e no Caribe. De modo semelhante, há diferenças na incidência com base no subtipo histológico dependente da idade: os linfomas agressivos, como o linfoma difuso de grandes células B (LDGCB) e o linfoma de Burkitt (LB) constituem as entidades mais comuns em crianças, ao passo que o LDGCB e os linfomas indolentes, incluindo LF, são as formas mais comuns em adultos. As frequências relativas dos diversos tipos de neoplasias malignas linfoides, incluindo LH, distúrbios de plasmócitos e leucemias linfoides, são apresentadas na Figura 108-1.

Diversos fatores ambientais foram implicados no desenvolvimento dos LNHs, como agentes infecciosos, exposições a substâncias químicas e tratamentos clínicos. Vários estudos demonstraram uma associação entre a exposição a substâncias químicas para uso em agricultura e um aumento na incidência de LNH. Os pacientes tratados para o LH podem desenvolver LNH; não se sabe ao certo se isso representa uma consequência do LH ou de seu tratamento, em particular com radioterapia.

Vários LNHs estão associados a agentes infecciosos (Tab. 108-2). O vírus Epstein-Barr (EBV) está associado ao desenvolvimento do LB na África Central e à ocorrência de LNHs agressivos em pacientes imunossuprimidos nos países ocidentais. A maioria dos linfomas primários do sistema nervoso central (SNC) está associada ao EBV. A infecção pelo EBV está fortemente associada à ocorrência de linfomas de células T/NK extranodais do tipo nasal na Ásia e na América do Sul. O HTLV-1 infecta células T e leva diretamente ao desenvolvimento de linfoma de células T do adulto (LTA) em uma pequena porcentagem de pacientes infectados, como lactentes por meio da ingestão de leite de mães infectadas. A idade mediana dos pacientes com LTA é de cerca de 56 anos; por conseguinte, o HTLV-1 demonstra uma longa latência entre a infecção e a oncogênese (Cap. 201). A infecção pelo HIV predispõe ao desenvolvimento de LNH de células B agressivo. Isso pode decorrer da hiperexpressão da interleucina 6 pelos macrófagos infectados. A infecção do estômago pela bactéria *Helicobacter pylori* induz o desenvolvimento de linfomas MALT (tecido linfoide associado à mucosa [(*mucosa-associated lymphoid tissue*]) gástricos. Essa associação é corroborada pela observação de que pacientes tratados com antibióticos para erradicar o *H. pylori* exibem regressão do linfoma MALT. A bactéria não transforma os linfócitos para produzir o linfoma; na verdade, ocorre uma vigorosa resposta imune contra a bactéria, e a estimulação antigênica crônica leva ao desenvolvimento da neoplasia. Os linfomas MALT da pele podem estar relacionados com infecções por *Borrelia* sp. na Europa, os linfomas dos olhos, com infecções por *Chlamydophila psittaci*, e os do intestino delgado, com infecções por *Campylobacter jejuni*. A infecção crônica pelo vírus da hepatite C foi associada ao desenvolvimento de linfoma linfoplasmocítico e linfoma de zona marginal (LZM) esplênico. O herpes-vírus humano 8 está associado ao linfoma de efusão primário em indivíduos infectados pelo HIV e à doença multicêntrica de Castleman, uma linfadenopatia difusa associada a sintomas sistêmicos de febre, mal-estar e perda ponderal.

Além dos agentes infecciosos, várias outras doenças ou diversos tipos de exposição podem predispor ao desenvolvimento de linfoma (Tab. 108-3). As doenças de imunodeficiência hereditária e adquirida, bem como as doenças autoimunes, estão associadas a uma incidência aumentada de linfoma. A associação entre imunossupressão e indução de LNHs é convincente, visto que, quando a imunossupressão pode ser revertida, ocorre regressão espontânea de uma porcentagem desses linfomas. A incidência de LNH tem um aumento de quase 100 vezes em pacientes submetidos a transplante de órgãos e que necessitam de imunossupressão crônica; a incidência é maior no primeiro ano após o transplante. Cerca de 30% desses casos surgem como proliferação de células B policlonais, que evolui para uma neoplasia maligna

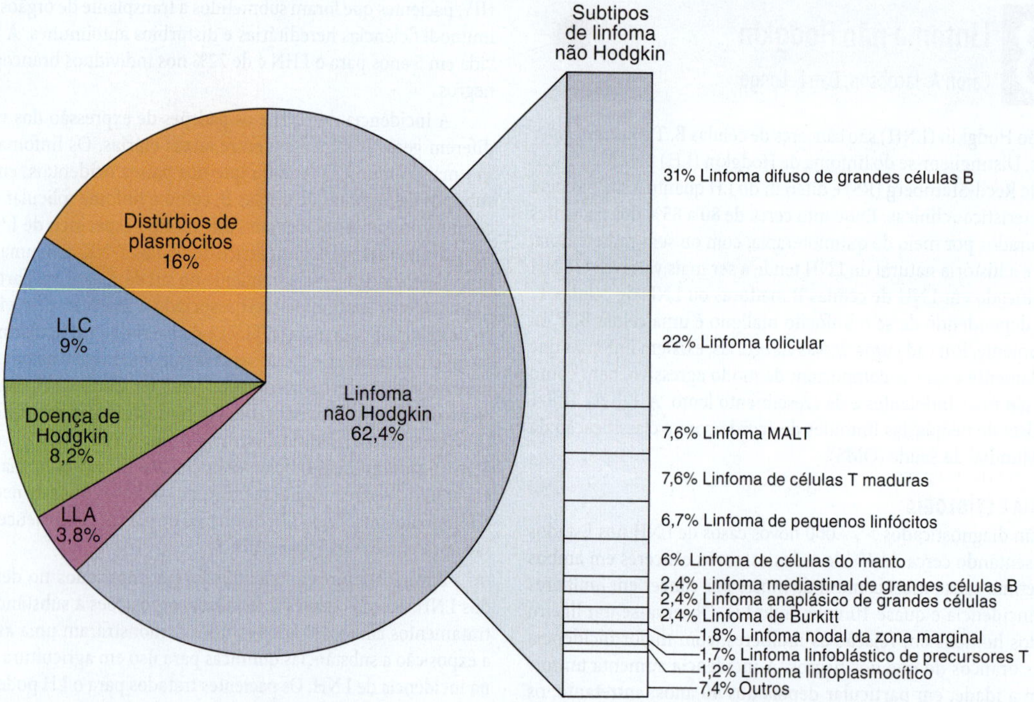

FIGURA 108-1 Frequência relativa das neoplasias linfoides. LLA, leucemia linfoide aguda; LLC, leucemia linfocítica crônica; MALT, tecido linfoide associado à mucosa.

de células B clonais. Os LNHs que ocorrem no contexto da imunossupressão ou imunodeficiência, incluindo infecção pelo HIV, estão frequentemente associados ao EBV. Do ponto de vista histológico, os LDGCBs estão frequentemente associados a imunossupressão e doenças autoimunes, embora quase todos os tipos de histologia possam ser observados, particularmente linfomas MALT na presença de doenças autoimunes, como síndrome de Sjögren e tireoidite de Hashimoto. As raras doenças por imunodeficiência hereditária, a síndrome linfoproliferativa ligada ao X, a síndrome de Wiskott-Aldrich, a síndrome de Chédiak-Higashi, a ataxia-telangiectasia e a síndrome de imunodeficiência comum variável são complicadas por linfomas altamente agressivos. A incidência elevada de linfoma na imunossupressão iatrogênica na Aids e na doença autoimune sustenta fortemente uma desregulação imune, que contribui na patogênese de alguns linfomas. Foi observado um risco aumentado de LNH em parentes de primeiro grau com LNH, LH ou leucemia linfocítica crônica (LLC). Em estudos de bancos de dados de grande porte, cerca de 9% dos pacientes com linfoma ou com LLC têm um parente de primeiro grau com distúrbio linfoproliferativo.

TABELA 108-2 ▪ Agentes infecciosos associados ao desenvolvimento de neoplasias linfoides

Agente infeccioso	Neoplasia linfoide
Vírus Epstein-Barr	Linfoma de Burkitt
	Linfoma pós-transplante de órgãos
	Linfoma difuso de grandes células B primário do SNC
	Linfoma de Hodgkin
	Linfoma de células NK/T extranodal do tipo nasal
HTLV-1	Leucemia/linfoma de células T do adulto
HIV	Linfoma difuso de grandes células B
	Linfoma de Burkitt
Vírus da hepatite C	Linfoma linfoplasmocítico
Helicobacter pylori	Linfoma MALT gástrico
Herpes-vírus humano 8	Linfoma de efusão primária
	Doença de Castleman multicêntrica

Siglas: SNC, sistema nervoso central; HIV, vírus da imunodeficiência humana; HTLV, vírus linfotrópico de células T humanas; MALT, tecido linfoide associado à mucosa; NK, *natural killer*.

IMUNOLOGIA

Todas as células linfoides derivam de um progenitor hematopoiético comum que dá origem às linhagens linfoide, mieloide, eritroide, monocítica e megacariocítica. Por meio da ativação ordenada e sequencial de uma série de fatores de transcrição, a célula torna-se condicionada para a linhagem linfoide e, em seguida, dá origem a células B e T.

Cerca de 90% de todos os linfomas originam-se a partir de células B. Uma célula torna-se condicionada para o desenvolvimento de células B quando expressa o fator de transcrição de linhagem B mestre, PAX5, que, por fim, resulta em um programa transcricional que leva ao rearranjo de seus genes de imunoglobulinas, envolvendo uma recombinação cromossômica, bem como hipermutação somática, para criar um gene de imunoglobulina exclusivo dessa célula B. A Figura 108-2 mostra a sequência de alterações celulares, incluindo mudanças no fenótipo da superfície celular, que caracteriza o desenvolvimento normal das células B. A maioria dos linfomas de células B surge após o processo de recombinação dos genes de imunoglobulinas e hipermutação somática, que leva à mudança de classe e à maturação por afinidade da imunoglobulina madura, respectivamente, sugerindo que o que contribui para a oncogênese consiste na natureza sujeita a erro desses eventos genéticos. Certamente, a frequência de translocações cromossômicas que resultam na ativação de um oncogene ou na inativação de um gene supressor tumoral no LNH de células B pode resultar do fracasso desses processos celulares normais (ver adiante). Além disso, os papéis fundamentais dos fatores de transcrição MYC e BCL6 e da proteína

TABELA 108-3 ▪ Doenças ou exposições associadas a um aumento do risco de desenvolvimento de linfoma maligno

Doença por imunodeficiência hereditária	Doença autoimune
Síndrome de Klinefelter	Síndrome de Sjögren
Síndrome de Chédiak-Higashi	Doença celíaca
Síndrome de ataxia-telangiectasia	Artrite reumatoide e lúpus eritematoso sistêmico
Síndrome de Wiskott-Aldrich	Exposições a substâncias químicas ou fármacos
Doença por imunodeficiência comum variável	Fenitoína
Doença por imunodeficiência adquirida	Dioxina, herbicidas fenóxi
Imunossupressão iatrogênica	Radiação
Infecção por HIV-1	Quimioterapia e radioterapia prévias
Hipogamaglobulinemia adquirida	

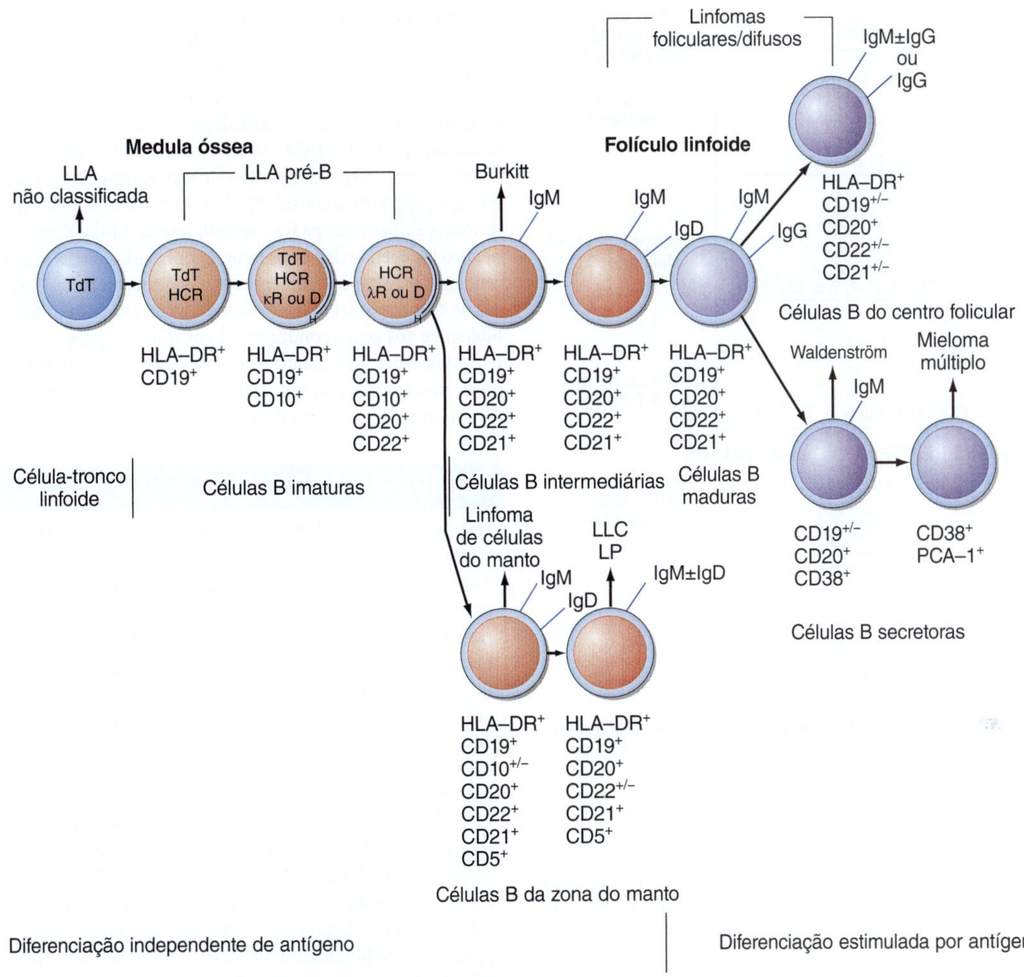

FIGURA 108-2 Via de diferenciação normal das células B e relação com os linfomas de células B. HLA-DR, CD10, CD19, CD20, CD21, CD22, CD5 e CD38 são marcadores celulares utilizados para distinguir os estágios de desenvolvimento. A transferase terminal (TdT) é uma enzima celular. Ocorrem rearranjo do gene da cadeia pesada (HCR, *heavy chain gene rearrangement*) de imunoglobulinas e rearranjo ou deleção dos genes de cadeias leves (κR ou D, λR ou D) no início do desenvolvimento das células B. O estágio normal aproximado de diferenciação associado a determinados linfomas é mostrado. LLA, leucemia linfoblástica aguda; LLC, leucemia linfocítica crônica; LP, linfoma de pequenos linfócitos.

antiapoptótica BCL2 no processo de desenvolvimento das células B explicam por que os genes que codificam essas proteínas sofrem mutação frequente nos linfomas de células B.

Uma célula torna-se condicionada para sofrer diferenciação em célula T com a sua migração para o timo e rearranjo dos genes do receptor de células T (TCR). Isso requer a expressão do fator de transcrição regulador mestre das células T, NOTCH-1. À semelhança das células B, o desenvolvimento do TCR maduro envolve o rearranjo e a recombinação dos *loci* do TCR, que são sujeitos a erros e potencialmente oncogênicos. A **Figura 108-3** mostra a sequência dos eventos que caracterizam o desenvolvimento das células T.

Embora as neoplasias linfoides frequentemente conservem o fenótipo de superfície celular das células linfoides em determinados estágios de diferenciação, essa informação tem poucas consequências clínicas ou prognósticas. O chamado estágio de diferenciação de um linfoma maligno não prevê sua história natural. Entretanto, a combinação de antígenos, ou imunofenótipo, da célula é valiosa para o diagnóstico, visto que possibilita a distinção de subtipos específicos de LNH. A detecção pode ser efetuada por citometria de fluxo ou suspensão de células individuais do sangue, da medula óssea, dos líquidos corporais ou de tecido desagregado utilizando anticorpos marcados com fluorescência contra esses antígenos ou por coloração imuno-histoquímica de cortes de tecido em parafina com anticorpos ligados a enzimas dirigidos contra esses antígenos, seguida de reação colorimétrica.

Conforme já assinalado, as neoplasias de células linfoides estão associadas a anormalidades genéticas recorrentes, incluindo translocações cromossômicas e mutações genéticas, que podem, em parte, resultar de desenvolvimento aberrante de imunoglobulinas ou TCR. Embora não tenha sido possível identificar anormalidades genéticas específicas em todos os subtipos de neoplasias linfoides, presume-se que elas existam. As células B são ainda mais suscetíveis a mutações durante o processo de maturação nos centros germinativos; a produção de anticorpos de maior afinidade exige a introdução de mutações nos genes da região variável nos centros germinativos. Assim, outros genes não imunoglobulina, como *bcl-6*, também podem adquirir mutações. Muitos linfomas contêm translocações cromossômicas balanceadas, que envolvem os genes dos receptores de antígenos, genes de imunoglobulinas nos cromossomos 2, 14 e 22 nas células B e genes dos receptores de antígenos das células T nos cromossomos 7 e 14 das células T. O rearranjo de segmentos cromossômicos para produzir receptores de antígenos maduros deve criar um local de vulnerabilidade à recombinação aberrante. Exemplos desse tipo de evento incluem a translocação (8;14)(q24;q32) no LB, envolvendo o proto-oncogene *MYC* e o gene IgH; a translocação (14;18)(q32;q32) no LF, envolvendo o proto-oncogene *BCL2* e o gene IgH; e a translocação (11;14)(q13;q32) no linfoma de células do manto (LCM), envolvendo o gene que codifica a ciclina D1 (*CCDN1*) e o gene IgH. Com menos frequência, as translocações cromossômicas produzem genes de fusão, que codificam proteínas oncogênicas quiméricas. Os exemplos incluem a translocação (2;5)(p23;q35), que envolve os genes *ALK* e *NPM1* no linfoma anaplásico de grandes células (LAGC), e a translocação t(11;18)(q21;q21) que envolve os genes *API2* e *MLT* no linfoma MALT. A **Tabela 108-4** apresenta as translocações mais comuns e os oncogenes associados de vários subtipos de neoplasias linfoides.

A análise do perfil gênico utilizando a tecnologia em série (*array*) permite a avaliação simultânea da expressão de milhares de genes. Essa tecnologia oferece a possibilidade de identificar novos genes com importância patológica nos linfomas, a identificação dos padrões de expressão gênica com relevância para o diagnóstico e/ou o prognóstico, bem como a identificação de novos alvos terapêuticos. O reconhecimento dos padrões

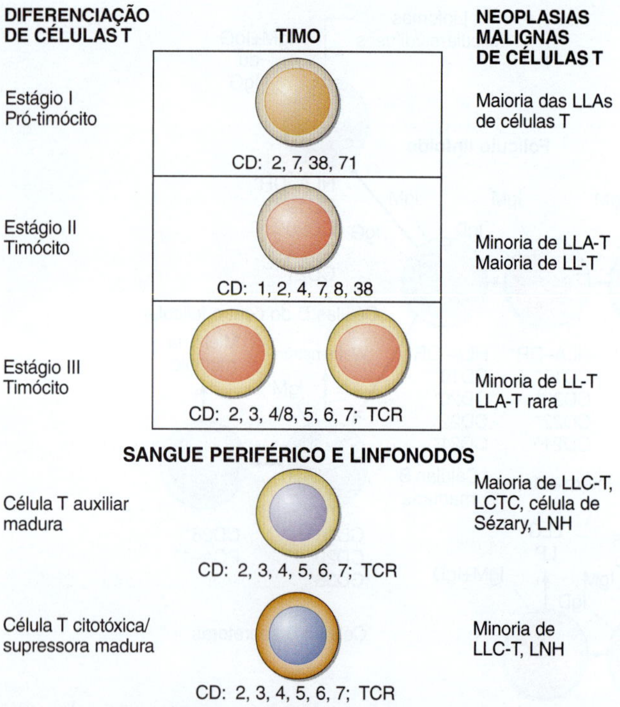

FIGURA 108-3 Via de diferenciação normal das células T e relação com os linfomas de células T. CD1, CD2, CD3, CD4, CD5, CD6, CD7, CD8, CD38 e CD71 são marcadores celulares utilizados para distinguir os estágios de desenvolvimento. Os receptores de antígeno das células T (TCRs, *T-cell antigen receptors*) sofrem rearranjo no timo, e as células T maduras migram para os linfonodos e o sangue periférico. LLA, leucemia linfoide aguda; LLA-T, LLA de células T; LL-T, linfoma linfoblástico de células T; LLC-T, leucemia linfocítica crônica de células T; LCTC, linfoma de células T cutâneo; LNH, linfoma não Hodgkin.

TABELA 108-4 ■ Características genéticas dos linfomas de células B e T

Característica genética	Genes	Linfoma
t(8;14) t(2;8) t(8;22)	*MYC/IgH* *MYC/Igκ* *MYC/Ig λ*	Linfoma de Burkitt
t(11;14)	*BCL1 (CCND1)/IgH*	Linfoma de células do manto; mieloma múltiplo
t(14;18) t(3;14)	*BCL2/IgH* *BCL6/IgH*	Linfoma folicular, linfoma difuso de grandes células B (LDGCB)
t(11;18) t(1;14) t(14;18) t(3;14)	*API2/MALT1* *BCL10/IgH* *MALT1/IgH* *FOXP1/IgH*	Linfoma MALT
Trissomia do 3 Deleção do 7q21	Desconhecidos *CDK6*	Linfoma da zona marginal esplênica
t(9;14) Deleção do 6q21	*PAX5/IgH* Desconhecidos	Linfoma linfoplasmocítico
inv(14) t(14;14)	*TCRα/TCL1*	Linfoma de células T periféricas, NOS; LPL-T
t(2;5) t(1;2) t(2;3) t(2;17) inv(2)	*NPM1/ALK* *TPM3/ALK* *TFG/ALK* *CTLC/ALK* *ATIC/ALK*	Linfoma anaplásico de grandes células (LAGC)
Trissomia do 3 Trissomia do 5	Desconhecidos Desconhecidos	Linfoma de células T angioimunoblástico
Isocromossomo 7q	Desconhecidos	Linfoma de células T hepatoesplênico

Siglas: MALT, tecido linfoide associado à mucosa; NOS, sem outra especificação; LPL-T, leucemia prolinfocítica de células T.

de expressão gênica é complicado, exigindo técnicas matemáticas sofisticadas. Os sucessos iniciais com o uso dessa tecnologia nos linfomas incluem a identificação de subtipos previamente não reconhecidos de LDGCB, cujos padrões de expressão gênica assemelham-se aos das células B foliculares ou do centro germinativo (GCB, de *germinal center B*) ou células B ativadas do sangue periférico (ABC, de *activated blood B cells*). Os pacientes cujos linfomas apresentam um padrão de expressão gênica semelhante ao GCB têm um prognóstico consideravelmente mais satisfatório que aqueles cujos linfomas exibem um padrão semelhante às ABCs. Essa melhora do prognóstico independe de outros fatores conhecidos. Essas subcategorias foram refinadas mais especificamente em cinco subcategorias com o uso de técnicas de sequenciamento genético mais avançadas, que diferem em relação à biologia e aos genes condutores, bem como ao prognóstico, e que podem ter implicações importantes para o tratamento no futuro. Informações semelhantes estão sendo obtidas no LF e no LCM. O desafio continua a ser gerar informações a partir dessas técnicas em um período clinicamente útil.

ABORDAGEM AO PACIENTE

Seja qual for o tipo de neoplasia linfoide, a avaliação inicial do paciente deve incluir anamnese e exame físico minuciosos. Ambos ajudarão a confirmar o diagnóstico, identificar as manifestações da doença que podem exigir atenção imediata e selecionar outros exames para caracterizar melhor o estado do paciente, permitindo a escolha do tratamento mais adequado. Nunca é demais enfatizar a importância da anamnese e do exame físico minuciosos. Ambos podem proporcionar informações que levam à reconsideração do diagnóstico, fornecem sugestões quanto à etiologia, esclarecem o estágio da doença e permitem ao médico estabelecer uma relação com o paciente que tornará possível a elaboração e a implementação de um plano terapêutico.

A duração dos sintomas e o ritmo de progressão sintomática são importantes para distinguir os linfomas agressivos dos mais indolentes, assim como a presença ou ausência de sintomas "B", como febre, sudorese noturna ou perda de peso inexplicável. É preciso perguntar ao paciente sobre a presença de sintomas localizados, que podem apontar para o comprometimento linfomatoso de locais específicos, como tórax, abdome ou SNC. Os diagnósticos de comorbidades que podem ter impacto sobre a terapia ou sobre o monitoramento terapêutico devem ser analisados e reconhecidos, incluindo história de diabetes melito ou insuficiência cardíaca congestiva. O exame físico deve dar uma atenção especial a todos os locais perifericamente acessíveis de linfonodos; tamanho do fígado e do baço; anel de Waldeyer; presença de derrame pleural ou pericárdico ou ascite abdominal; presença ou não de massa abdominal, testicular ou de mama; e ocorrência de comprometimento cutâneo, visto que todos esses achados podem influenciar a avaliação subsequente e o tratamento da doença.

Os exames laboratoriais devem incluir hemograma completo, bioquímica de rotina, provas de função hepática e eletroforese das proteínas séricas para documentar a presença de paraproteínas monoclonais circulantes. Os níveis séricos de β_2-microglobulina e lactato-desidrogenase (LDH) constituem fatores de prognóstico independentes importantes no LNH. O estadiamento de determinadas doenças pode exigir uma biópsia de medula óssea; os resultados de outros exames laboratoriais e estadiamento também podem justificar uma avaliação da medula óssea. Pode-se indicar uma punção lombar para avaliação de comprometimento linfomatoso na presença de sinais ou sintomas pertinentes ou doenças com alto risco de comprometimento do SNC. Estas podem incluir doenças que afetam os seios paranasais, os testículos, as mamas, os rins, as glândulas suprarrenais e o espaço epidural, bem como histologias altamente agressivas, como o LB. Como as infecções pelo HIV e pelos vírus da hepatite B e hepatite C podem constituir fatores de risco para o desenvolvimento de LNH, e tendo em vista que o tratamento de alguns LNHs pode resultar em reativação potencialmente fatal da hepatite B, os pacientes com diagnóstico recente de LNH também devem ser submetidos a rastreamento para esses vírus.

A histologia do linfoma e a apresentação clínica determinam que exames de imagem devem ser solicitados. A tomografia computadorizada (TC) do tórax, do abdome e da pelve é essencial para o estadiamento acurado na avaliação de linfadenopatia para linfomas indolentes, ao passo que a tomografia por emissão de pósitrons (PET) com ^{18}F-fluordesoxiglicose (FDG-PET) se mostra útil para linfomas agressivos, incluindo

TABELA 108-5 ■ Avaliação de estadiamento para linfoma não Hodgkin

Exame físico
Documentação de sintomas B
Avaliação laboratorial
Hemograma completo
Provas de função hepática
Ácido úrico
Cálcio
Eletroforese das proteínas séricas
β_2-microglobulina sérica
Radiografia de tórax
TC de abdome, pelve e geralmente tórax
Biópsia de medula óssea
Punção lombar no linfoma linfoblástico, de Burkitt e difuso de grandes células B com biópsia de medula positiva
Cintilografia com gálio (SPECT) ou PET no linfoma de grandes células

Siglas: TC, tomografia computadorizada; PET, tomografia por emissão de pósitrons; SPECT, tomografia computadorizada por emissão de fóton único.

LB, LDGCB, linfoma plasmablástico e LNHs de células T agressivos. A FDG-PET possui alta sensibilidade para a detecção de locais tanto nodais quanto extranodais envolvidos por LNH. A intensidade de avidez pela FDG ou valor padronizado de captação (SUV, de *standardized uptake value*) correlaciona-se com a agressividade histológica e pode ser útil nos casos em que há suspeita de transformação da doença de um linfoma indolente para um linfoma difuso agressivo. A PET também pode diferenciar a doença tratada da doença ativa no final da terapia em pacientes com massas residuais na TC. Foram publicadas recomendações consensuais sobre a PET como resultado do International Harmonization Project, segundo as quais a PET só deve ser utilizada para o LDGCB e o LH, a cintilografia durante a terapia só deve ser realizada como parte de ensaios clínicos, e o exame no final do tratamento não deve ser realizado antes de 3 semanas, porém de preferência 6 a 8 semanas após a quimioterapia e 8 a 12 semanas após radioterapia ou quimiorradioterapia. Não há evidências de que o acompanhamento em longo prazo deva incluir a PET. Entretanto, mais recentemente, os resultados da PET no final da terapia para LF foram associados ao prognóstico, e pacientes com doença residual ávida na PET no final do tratamento apresentam pior prognóstico do que aqueles com PET negativa, de modo que esse exame pode ser utilizado com esse propósito de prognóstico. Por fim, a ressonância magnética (RM) é útil na detecção de doença óssea, da medula óssea e do SNC no cérebro e na medula espinal. A avaliação de estadiamento está delineada na Tabela 108-5.

O sistema de estadiamento de Ann Arbor, desenvolvido em 1971 para o LH, foi adaptado para o estadiamento dos LNHs (Tab. 108-6). Esse sistema de estadiamento concentra-se no número de locais tumorais

TABELA 108-6 ■ Estadiamento de Ann Arbor para linfoma[a]

Estágio	Descrição
I	Comprometimento limitado a uma única região de linfonodos (I) ou um único local extranodal (IE)
II	Comprometimento de duas ou mais regiões de linfonodos ou estruturas linfáticas no mesmo lado do diafragma (II) ou com comprometimento de órgão ou tecido extralinfático contíguo limitado (IIE)
III	Comprometimento de regiões de linfonodos em ambos os lados do diafragma (III), que podem incluir o baço (IIIS) ou órgão ou tecido extralinfático contíguo limitado (IIIE), ou ambos (IIIES)
IV	Focos difusos ou disseminados de comprometimento de um ou mais órgãos ou tecidos extralinfáticos, com ou sem comprometimento linfático associado

[a]Todos os estágios são ainda subdivididos de acordo com a ausência (A) ou a presença (B) de sintomas B sistêmicos, incluindo febre, sudorese noturna e/ou perda de peso (> 10% do peso corporal no decorrer de 6 meses antes do diagnóstico).

TABELA 108-7 ■ Índice Prognóstico Internacional para LNH

Cinco fatores de risco clínicos	
Idade ≥ 60 anos	
Níveis séricos elevados de lactato-desidrogenase	
Estado de desempenho ≥ 2 (ECOG) ou ≤ 70 (Karnofsky)	
Estágios III ou IV de Ann Arbor	
>1 local de acometimento extranodal	
Para linfoma difuso de grandes células B	
0-1 fator = baixo risco	35% dos casos; sobrevida em 5 anos de 73%
2 fatores = risco intermediário-baixo	27% dos casos; sobrevida em 5 anos de 51%
3 fatores = risco intermediário-alto	22% dos casos; sobrevida em 5 anos de 43%
4-5 fatores = alto risco	16% dos casos; sobrevida em 5 anos de 26%
Para linfoma difuso de grandes células B com R-CHOP	
0 fator = bom	10% dos casos; sobrevida em 4 anos de 94%
1-2 fatores = intermediário	45% dos casos; sobrevida em 4 anos de 80%
3-5 fatores = ruim	45% dos casos; sobrevida em 4 anos de 53%

Siglas: ECOG, Eastern Cooperative Oncology Group; LNH, linfoma não Hodgkin; R-CHOP, rituximabe, ciclofosfamida, doxorrubicina, vincristina, prednisona.

(nodais e extranodais), na localização e na presença ou ausência de sintomas sistêmicos ou B. A Tabela 108-6 fornece um resumo das características essenciais do sistema de Ann Arbor.

Esse sistema baseado na anatomia é menos útil no LNH, que se dissemina de forma ampla e desordenada. A maioria dos pacientes com LNH apresenta doença em estágio avançado por ocasião do diagnóstico. Com exceção da doença de estágio inicial que é limitada a um campo de radiação, para a qual a terapia local com radiação constitui uma opção, todas as outras doenças são tratadas da mesma maneira, independentemente do estágio. Os parâmetros histológicos e clínicos da apresentação são mais importantes do que o estágio com relação ao prognóstico. O Índice de Prognóstico Internacional (IPI) constitui, talvez, o melhor preditor de resultado (Tab. 108-7). O IPI foi desenvolvido com base na análise de mais de 2 mil pacientes com LNHs agressivos tratados com esquema contendo antraciclina. A idade (≤ 60 vs. > 60), o nível sérico de LDH (≤ normal vs. > normal), o estado de desempenho (0 ou 1 vs. 2–4), o estágio (I ou II vs. III ou IV) e o comprometimento extranodal (0 a 1 local vs. > 1 local) foram identificados como fatores de prognóstico independentes para a sobrevida global (SG). Cada fator de risco recebe 1 ponto e, em seguida, efetua-se a soma, definindo quatro grupos de risco: baixo risco (0 ou 1), risco intermediário-baixo (2), risco intermediário-alto (3) e alto risco (4-5). As taxas de SG em 5 anos para pacientes com pontuações de 0 a 1, 2, 3 e 4-5 foram, respectivamente, de 73, 51, 43 e 26%. O IPI ajustado para a idade separa pacientes de ≤ 60 anos daqueles com > 60 anos. No IPI ajustado para a idade, apenas o estágio, o nível de LDH e o estado de desempenho foram importantes. Pacientes mais jovens com 0, 1, 2 ou 3 fatores de risco tiveram taxas de sobrevida em 5 anos de 83, 69, 46 e 32%, em comparação com 56, 44, 37 e 21% para pacientes de mais idade. Quando a introdução e o benefício clínico do rituximabe são levados em consideração, a taxa sobrevida livre de progressão em 4 anos é, respectivamente, de 94, 80 e 53% para 0 e 1, 2 ou 3 ou mais fatores de risco.

O Índice Prognóstico Internacional do Linfoma Folicular (FLIPI, Follicular Lymphoma International Prognostic Index) é um modelo preditivo semelhante para o LF, obtido da análise de > 4.000 pacientes. A idade de > 60 anos, a doença de estágio III/IV, a presença de > 4 sítios nodais, a concentração sérica elevada de LDH e um nível de hemoglobina < 12 foram identificados como variáveis de prognóstico independentes, com três grupos de risco identificados pela soma de cada variável. As taxas de sobrevida mediana em 10 anos para pacientes com 0 e 1 (baixo risco), 2 (risco intermediário) ou 3 ou mais (alto risco) desses fatores adversos foram de 71, 51 e 36%, respectivamente. IPIs específicos para doenças semelhantes foram desenvolvidos para o LCM e o linfoma de células T periféricas (LCTP); esses índices prognósticos levam em consideração o índice proliferativo e marcadores de superfície celular, respectivamente.

Por fim, conforme assinalado anteriormente, o perfil de expressão gênica identificou LDGCBs com prognósticos diferenciais: GCB e ABC, em que o LDGCB-GCB está associado a uma SG significativamente melhor. Foi desenvolvido um algoritmo imuno-histoquímico mais facilmente acessível, baseado na presença ou ausência de CD10, BCL6 e MUM1, que exibe uma correlação estreita com os perfis de expressão gênica e pode diferenciar a maioria dos LDGCBs-GCB dos LDGCBs não semelhantes a GCB. Esses perfis têm importância prognóstica, porém, até o momento, não modificaram as recomendações para o tratamento primário do LDGCB. Os ensaios clínicos atuais estratificam de acordo com o subtipo de LDGCB, e parece que agentes como o ibrutinibe, um inibidor da tirosina-cinase de Bruton (BTK) e a lenalidomida são mais ativos no LDGCB não GCB nos casos recidivados. No futuro, o tratamento poderá ser, então, diferenciado por esses subtipos.

MANIFESTAÇÕES CLÍNICAS, TRATAMENTO E PROGNÓSTICO DE LNHs ESPECÍFICOS

NEOPLASIAS DE CÉLULAS B MADURAS

Os LNHs de células B podem ser caracterizados em dois grandes grupos: os que exibem comportamento agressivo, necessitam de tratamento imediato ou de urgência com esquemas de quimioterapia de combinação e são potencialmente curáveis; e aqueles de natureza mais indolente, que podem ser observados e tratados apenas quando provocam sinais ou sintomas de comprometimento da função orgânica, são muito responsivos à terapia, porém não são absolutamente curáveis na grande maioria dos casos. Entre os LNHs, a doença mais agressiva é o LDGCB, enquanto que a mais proliferativa é o LB. O LF é o segundo LNH mais comum entre os LNHs indolentes. Outros LNHs indolentes incluem o LZM, o linfoma linfoplasmocítico (LLP) e a leucemia de células pilosas (LCP). O LCM é um linfoma de grau intermediário, que compartilha algumas características dos linfomas agressivos (necessidade bastante urgente de tratamento e primeiro tratamento agressivo com esquemas de quimioterapia de combinação); entretanto, à semelhança dos linfomas indolentes, não é facilmente curável com terapias em doses convencionais.

Linfoma de Burkitt O linfoma/leucemia de Burkitt (LB) é uma doença rara em adultos nos Estados Unidos, responsável por < 1% dos LNHs; todavia, constitui cerca de 30% dos casos de LNH infantil. Trata-se de uma das neoplasias de crescimento mais rápido, com tempo de duplicação de < 24 horas. Em geral, é um tumor pediátrico que apresenta três formas clínicas principais. A forma endêmica (africana) manifesta-se como tumor da mandíbula ou óssea facial, que se dissemina para locais extranodais, incluindo ovário, testículo, rins, mama e, particularmente, a medula óssea e as meninges. A forma não endêmica tem uma apresentação abdominal, com doença maciça, ascite e comprometimento renal, dos testículos e/ou ovários e, à semelhança da forma endêmica, também se dissemina para a medula óssea e o SNC. Os casos relacionados com imunodeficiência envolvem, com mais frequência, os linfonodos e podem ocorrer como leucemia aguda. O LB tem predomínio no sexo masculino e, é normalmente observado em pacientes com < 35 anos de idade.

A biópsia revela infiltração monótona de células de tamanho médio, com núcleos redondos, múltiplos nucléolos e citoplasma basofílico com vacúolos. A taxa de proliferação é de cerca de 100%, e os macrófagos coráveis dão origem à clássica aparência de "céu estrelado" desse tumor (Fig. 108-4). As células tumorais são positivas para os antígenos CD19 e CD20 e a imunoglobulina de superfície das células B. São também uniformemente positivas para CD10 e BCL6, porém negativas para BCL2. O LB endêmico é positivo para EBV, ao passo que a maioria dos LBs não endêmicos são negativos para EBV. O LB está associado a uma translocação que envolve MYC no cromossomo 8q24 em > 95% dos casos. Os padrões mais comuns consistem em rearranjos dos cromossomos 14, 2 ou 22, produzindo fusões de MYC com os genes IgH (80%) e das cadeias leves kappa (15%) ou lambda (5%), respectivamente.

Apesar de ser muito quimiossensível, é fundamental que o tratamento do LB seja iniciado rapidamente, tendo em vista o rápido tempo de duplicação e a alta morbidade dessa doença. Existem vários esquemas de quimioterapia de combinação intensivos e efetivos, todos os quais incluem altas doses de ciclofosfamida. A terapia profilática para o SNC é obrigatória. Pode-se esperar uma cura em 80 a 90% dos pacientes quando tratados imediatamente e de modo correto. O esquema EPOCH-R (rituximabe, infusão de etoposídeo/vincristina/doxorrubicina, ciclofosfamida, prednisona) ajustado para dose é

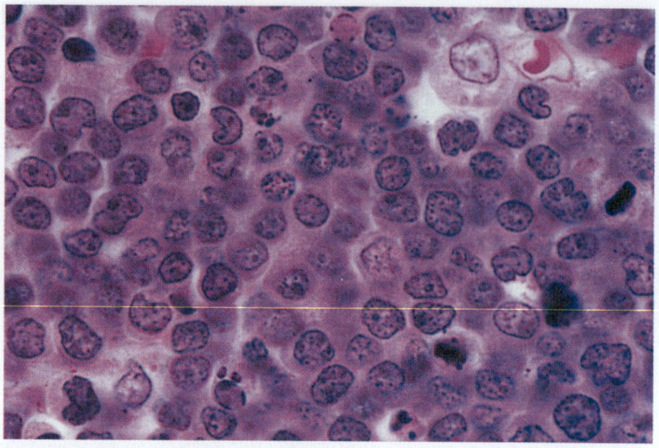

FIGURA 108-4 Linfoma de Burkitt. As células neoplásicas são células B homogêneas, de tamanho médio, com figuras mitóticas frequentes, uma correlação morfológica com uma alta fração de crescimento. Os macrófagos reativos estão dispersos pelo tumor, e seu citoplasma pálido contra o fundo de células tumorais de coloração azul confere ao tumor o denominado aspecto de céu estrelado.

altamente efetivo. Em geral, a terapia de resgate é ineficaz em pacientes cuja doença progride após o primeiro tratamento, ressaltando a importância da abordagem do tratamento inicial e o encaminhamento a um centro de câncer terciário com experiência no tratamento dessa doença.

Linfoma difuso de grandes células B O LDGCB é o subtipo histológico mais comum de LNH diagnosticado, representando cerca de um terço de todos os casos. Anteriormente considerado como "uma doença", o LDGCB é hoje reconhecido como um conjunto heterogêneo de múltiplas entidades. É ligeiramente mais comum em indivíduos brancos e nos homens com idade mediana de 64 anos por ocasião do diagnóstico. O risco relativo (RR) de LDGCB é maior entre indivíduos com parentes de primeiro grau afetados (RR de 3,5 vezes), e os pacientes com imunodeficiência congênita ou adquirida, pacientes submetidos à imunossupressão e aqueles com distúrbios autoimunes também correm maior risco de desenvolver LDGCB, frequentemente relacionado com o EBV. A maioria dos pacientes apresenta doença em estágio avançado, e apenas 30 a 40% têm doença no estágio I ou II. Cerca de 40% dos casos apresentam sintomas "B", e 50% dos pacientes exibem níveis elevados de LDH. Até 40% dos pacientes apresentam comprometimento de locais distintos dos linfonodos, incluindo medula óssea, SNC, trato gastrintestinal, tireoide, fígado e pele. Pacientes com extenso comprometimento da medula óssea ou com comprometimento dos testículos, das mamas, dos rins, das glândulas suprarrenais, dos seios paranasais e do espaço epidural correm risco aumentado de disseminação para o SNC.

O tumor consiste em uma proliferação difusa de grandes linfócitos atípicos, com elevado índice proliferativo (Fig. 108-5). Normalmente, essas células expressam os antígenos de células B CD19, CD20 e CD79a. A expressão de CD10 e BCL6 é compatível com a origem das células tumorais

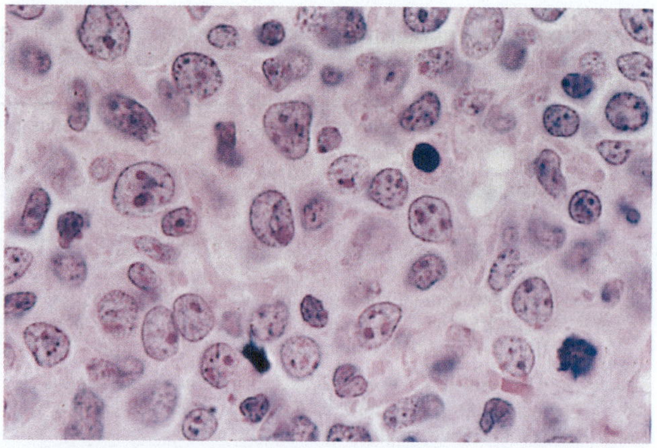

FIGURA 108-5 Linfoma difuso de grandes células B. As células neoplásicas são heterogêneas, mas consistem predominantemente em grandes células com cromatina vesicular e nucléolos proeminentes.

a partir do centro germinativo (GCB), enquanto a expressão de MUM1 corresponde ao subtipo de célula não do centro germinativo ou célula B ativada (ABC). Ocorre expressão de BCL2 em 25 a 80% dos casos de LDGCBs, enquanto o BCL6 é positivo em mais de dois terços dos casos, em consequência de translocações, ganho no número de cópias ou mutações de promotores. MYC sofre rearranjo em 10% dos casos de LDGCB, e cerca de 20% desses casos com rearranjo de MYC exigem rearranjos concomitantes de BCL2 ou BCL6, uma combinação designada como "linfoma *double-hit*". Esses linfomas *double-hit* estão associados a um prognóstico extremamente sombrio, com SG mediana de apenas 12 a 18 meses. Foi também descrita a ocorrência de amplificação e/ou hiperexpressão de MYC, independentemente de rearranjos ou amplificação; esses casos também estão associados a um prognóstico sombrio, porém mais satisfatório.

A poliquimioterapia é potencialmente curativa para o LDGCB, independentemente do estágio. O acréscimo do rituximabe, um anticorpo anti-CD20, ao esquema de ciclofosfamida, doxorrubicina, vincristina e prednisona (R-CHOP) melhorou a sobrevida em comparação com CHOP isoladamente e é a quimioterapia padrão de primeira linha para essa doença. Nos pacientes com doença em estágio inicial localizada a um campo de radiação, as opções de tratamento incluem um curso completo de quimioterapia com R-CHOP a cada 3 semanas, por 6 ciclos, ou quimioterapia abreviada (3 a 4 ciclos), seguida de radioterapia de campo envolvido. Para o LDGCB em estágio avançado, a terapia consiste em um curso completo de quimioterapia. Pode-se esperar a cura de cerca de 60 a 65% dos pacientes com LDGCB, em média, com essa abordagem, e a probabilidade de cura é prevista pelo IPI, pelo perfil de expressão gênica da célula de origem e/ou pela citogenética ou pela expressão de MYC. Vários estudos investigaram esquemas alternativos de quimioterapia contendo antraciclina e/ou transplante autólogo de células-tronco como consolidação na primeira remissão para a doença de maior risco, sem melhora em comparação com o esquema R-CHOP isoladamente. Um desses esquemas é o R-EPOCH em dose ajustada. Embora esse esquema não tenha se mostrado superior ao R-CHOP para o LDGCB em um ensaio clínico multicêntrico, ele é frequentemente usado para tratar o linfoma de grandes células B primário do mediastino e o LDGCB *double-hit*, com base nos resultados de estudos de fase 2 e retrospectivos, respectivamente. Deve-se considerar a profilaxia do SNC com quimioterapia intratecal ou metotrexato sistêmico em alta dose e resgate com leucovorina em pacientes com alto risco de disseminação para o SNC. Isso inclui pacientes com comprometimento testicular e comprometimento primário das mamas, bem como aqueles com vários fatores de risco no IPI e comprometimento difuso da medula óssea, comprometimento renal ou suprarrenal. O uso de profilaxia do SNC para a doença que acomete os seios paranasais ou o espaço epidural está menos claro, porém pode ser considerado.

Mais de um terço dos pacientes terão doença refratária primária ou doença que sofre recidiva depois da quimioterapia de primeira linha. Esses pacientes ainda podem ser curados com esquemas de quimioterapia de resgate, seguidos de transplante autólogo de células-tronco. Entretanto, pacientes com baixo estado de desempenho ou idade avançada, que não são candidatos a esse tipo de abordagem, são frequentemente tratados com intenção paliativa. A radiação nas áreas sintomáticas da doença pode ser transitoriamente útil. A quimioterapia menos intensiva com fármacos como a gencitabina, a citarabina ou a bendamustina pode ajudar a controlar a doença e os sintomas por um período limitado. Esses pacientes devem ser encaminhados a ensaios clínicos, quando possível. Nos pacientes em que a terapia mais agressiva é uma opção, o tratamento consiste em poliquimioterapia utilizando várias combinações de fármacos, principalmente para identificar os pacientes portadores de doença quimiossensível. Os pacientes com doença quimiossensível têm maior probabilidade de se beneficiar da quimioterapia em alta dose e do transplante autólogo de células-tronco, com melhora da duração da resposta e sobrevida, em comparação com a quimioterapia de resgate apenas, levando a uma sobrevida prolongada livre de doença em cerca de 40 a 50% dos pacientes. Para pacientes com doença quimiorrefratária, as células T com receptor de antígeno quimérico (células CAR-T) oferecem uma opção potencialmente curativa. Para essa terapia, células T são coletadas de um paciente e são geneticamente modificadas para expressar um receptor que irá se ligar a um antígeno de superfície expresso nas próprias células tumorais do paciente. No caso das neoplasias de células B, o alvo mais comum é o CD19. Após a infusão, as células CAR-T autólogas se estabelecem nos locais de doença e persistem ao longo do tempo. Os CARs consistem em um domínio de reconhecimento de antígeno extracelular (normalmente um fragmento variável Fv de cadeia única de um anticorpo monoclonal) ligado, por meio de um domínio transmembrana, a um domínio de sinalização intracelular (geralmente o endodomínio CD3ζ), resultando no redirecionamento da especificidade das células T para as células-alvo antígeno-positivas, e em um ou mais domínios coestimuladores, incluindo CD28, 4-1BB ou OX40, para intensificar a secreção de citocinas e a expansão de células efetoras e prevenir a apoptose induzida por ativação e a imunossupressão por metabólitos relacionados com o tumor. As células CAR-T anti-CD19 foram aprovadas para o tratamento do LDGCB recidivado/refratário após duas terapias sistêmicas prévias. Isso deve incluir pacientes com doença insensível à quimioterapia após quimioterapia de resgate de segunda linha, para os quais o transplante autólogo de células-tronco não é uma opção, ou para pacientes que sofrem recidiva após transplante autólogo de células-tronco. Nessa situação, a taxa de resposta das células CAR-T é de mais de 80%, e mais de 50% dos pacientes obtêm uma resposta completa. Essas respostas parecem ser duráveis, e 40% dos pacientes estão em remissão com acompanhamento em longo prazo.

O uso do anticorpo monoclonal tafasitamabe direcionado para CD19, em combinação com lenalidomida, também produziu altas taxas de resposta e durabilidade de resposta prolongada, o que levou à aprovação desse esquema na doença recidivante. Relatos de estudos em andamento explorando anticorpos biespecíficos que têm como alvo CD20 nas células B malignas, ao mesmo tempo que se ligam a CD3 nas células T, ativando, assim, as células T para atacar as células B malignas, têm sido muito promissores no LNH de células B tanto agressivo quanto indolente. O conjugado anticorpo-fármaco polatuzumabe vedotina, que combina um anticorpo anti-CD79b com a toxina de microtúbulos monometil aurostatina E (MMAE), foi aprovado para o tratamento do LDGCB recidivado/refratário em combinação com bendamustina e rituximabe, com base nos resultados de um ensaio clínico randomizado contra bendamustina e rituximabe isoladamente. O fármaco oral selinexor, um inibidor seletivo da exportação nuclear, possui atividade modesta no LDGCB recidivado como agente único e está aprovado para essa indicação. Esses medicamentos, juntamente com fármacos como a lenalidomida isoladamente ou o ibrutinibe, devem ser considerados como uma ponte para o transplante alogênico de células-tronco para pacientes elegíveis, nos quais a terapia curativa é o objetivo, visto que é improvável que tenham remissões duráveis ou permanentes.

Outros linfomas de grandes células B incluem o linfoma de grandes células B intravascular, o linfoma de grandes células B rico em células T/histiócitos, o LDGCB EBV-positivo do idoso e o linfoma de grandes células B ALK-positivo. Os pacientes com estas últimas duas doenças tendem a apresentar um mau prognóstico, porém o acréscimo de rituximabe à quimioterapia CHOP melhorou acentuadamente os resultados no linfoma de grandes células B intravascular, e os resultados obtidos no linfoma de grandes células B rico em células T/histiócitos são semelhantes aos do LDGCB. O R-CHOP continua sendo o tratamento de escolha para todos esses linfomas.

Linfoma folicular Os LFs constituem o segundo diagnóstico principal de LNH nos Estados Unidos e na Europa e representam 22% dos LNHs em todo o mundo e pelo menos 30% dos LNHs diagnosticados nos Estados Unidos. Esse tipo de linfoma pode ser diagnosticado de maneira precisa em achados morfológicos isolados, e foi o diagnóstico na maioria dos pacientes em ensaios clínicos terapêuticos para linfoma de "baixo grau" no passado.

A avaliação de uma biópsia adequada por um hematopatologista especializado é suficiente para o estabelecimento de um diagnóstico de LF. O tumor é composto de pequenas células clivadas e de grandes células em proporções variadas, organizadas em um padrão folicular de crescimento (**Fig. 108-6**). A confirmação do imunofenótipo de células B (cadeia leve de imunoglobulina monoclonal, CD19, CD20, CD10 e BCL6 positivos e CD5 e CD23 negativos) e a existência da t(14;18) e da expressão anormal da proteína BCL2 são confirmatórias. Embora > 85% dos LFs apresentem uma t(14;18) e hiperexpressão da proteína antiapoptótica BCL2, tal evento genético é necessário, porém não suficiente para a transformação maligna dos linfócitos B, havendo necessidade de múltiplos eventos genéticos para o desenvolvimento do LF. Os estudos realizados identificaram os eventos genéticos recorrentes mais comuns no LF, incluindo mutações em vários genes modificadores epigenéticos, incluindo *MLL2*, *EZH2*, *CREBBP* e *EP300*. O principal diagnóstico diferencial é entre linfoma e hiperplasia folicular reativa. A coexistência do LDGCB precisa ser considerada. Os pacientes com LF são frequentemente subclassificados em pacientes com células predominantemente pequenas, naqueles com uma mistura de células pequenas e grandes e naqueles com células predominantemente grandes. A classificação da OMS adotou uma graduação de 1 a 3, com base no número

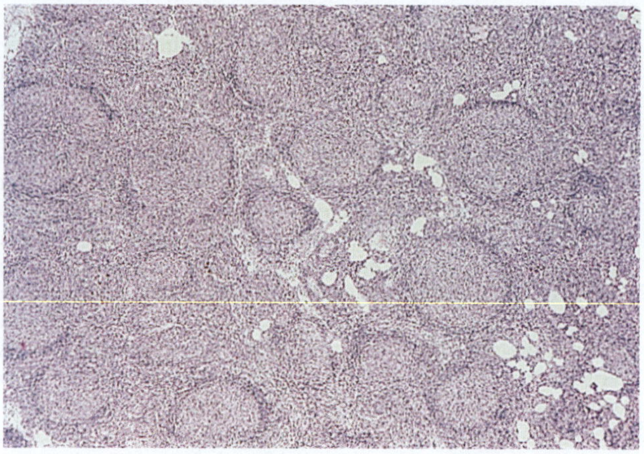

FIGURA 108-6 Linfoma folicular. A arquitetura nodal normal está apagada por expansões nodulares de células tumorais. Os nódulos variam de tamanho e contêm predominantemente pequenos linfócitos com núcleos clivados, em conjunto com números variáveis de células maiores que apresentam cromatina vesicular e nucléolos proeminentes.

de centroblastos ou células grandes, com contagem por campo de grande aumento (cga): grau I, de 0 a 5 centroblastos/cga; grau II, de 6 a 15 centroblastos/cga; e grau III, > 15 centroblastos/cga. O grau III foi subdividido em grau IIIa, em que predominam os centrócitos, e em grau IIIb, caracterizado pela presença de camadas de centroblastos. Embora essa distinção possa não ser feita simplesmente nem seja muito reproduzível, essas subdivisões apresentam significado prognóstico. Os pacientes portadores de LF com células predominantemente grandes têm uma maior fração proliferativa, progridem mais rapidamente e têm uma SG mais curta com esquemas simples de quimioterapia. O LF de grau IIIb é uma doença agressiva e considerada muito semelhante ao LDGCB e tratada como tal com intenção curativa.

A apresentação mais comum do LF consiste em linfadenopatia indolor de início recente. Os múltiplos locais de envolvimento linfoide são típicos, e locais incomuns, como os linfonodos epitrocleares, às vezes são observados. Entretanto, essencialmente qualquer órgão pode estar envolvido, e apresentações extranodais realmente ocorrem. A maioria dos pacientes não apresenta nível elevado de LDH nem febre, sudorese noturna nem perda de peso, embora ocorra transformação histológica em LDGCB em uma taxa de cerca de 3% por ano, podendo estar associada a esses sinais ou sintomas. Conforme discutido anteriormente, o prognóstico é mais bem previsto pelo FLIPI. O estadiamento é geralmente realizado por meio de TC de tórax, abdome e pelve, bem como pescoço, se houver suspeita de doença cervical, embora a PET/TC possa ser útil em casos de suspeita de transformação da doença, visto que a doença transformada é mais ávida por FDG do que a doença indolente, ou para confirmação de doença em estágio inicial, para a qual se pode considerar uma terapia local definitiva com radiação.

Embora o LF seja altamente sensível à quimioterapia e à radioterapia, essas terapias, em geral, não são absolutamente curativas, exceto nos casos de doença de estágio inicial. Quando a doença pode ser incluída em um campo de radiação, a radioterapia de campo envolvido em uma dose de 24 a 30 Gy pode ser curativa, com taxas de 5, 10 e 15 anos livres de falha no tratamento de 72, 46 e 39% e taxas de sobrevida global em 5, 10 e 15 anos de 93, 75 e 62%, respectivamente. Se a radioterapia não for tolerada ou se o paciente decidir não se submeter à radiação, a observação constitui uma alternativa razoável, com tempo mediano para tratamento não alcançado em 7 anos de acompanhamento em um estudo. Muitos desses pacientes são diagnosticados de modo incidental ou durante um período em que o linfoma não está causando sinais ou sintomas de comprometimento da função orgânica. Inúmeros estudos demonstraram que o tratamento de pacientes com doença assintomática não melhora a sobrevida, em comparação com um programa de observação rigorosa, em que o tratamento é reservado para a progressão sintomática da doença ou a ocorrência de disfunção orgânica. Por essa razão, os pacientes assintomáticos devem ser observados.

Quando o tratamento está indicado, dispõe-se de uma variedade de opções, que incluem o uso do anticorpo monoclonal anti-CD20 rituximabe, isoladamente ou em associação com quimioterapia. As decisões quanto ao tratamento são frequentemente determinadas pela indicação de tratamento e/ou pelo volume de doença que está sendo tratado. Para pacientes que necessitam de terapia para processos inflamatórios ou autoimunes que se acredita que sejam induzidos pelo LF, ou para aqueles que apresentam doença de baixo volume, o rituximabe como monoterapia está associado a uma taxa de resposta de cerca de 70%, com duração mediana de resposta > 2 anos. Essa duração da resposta aumenta com o acréscimo de rituximabe de manutenção após uma resposta favorável à terapia de indução com rituximabe. Para pacientes com doença de maior volume por ocasião da instituição do tratamento, o acréscimo de rituximabe a esquemas de quimioterapia, como CHOP ou ciclofosfamida, vincristina e prednisona (CVP), melhorou a sobrevida nessa doença. A combinação de bendamustina e rituximabe (BR) foi comparada com R-CHOP e resultou em maior duração da resposta e menos toxicidade. O BR tornou-se, assim, o padrão de tratamento para a terapia de primeira linha do LF de volume médio a grande. De modo semelhante, o acréscimo de rituximabe de manutenção após a obtenção de uma boa resposta ao R-CHOP ou ao R-CVP melhora a duração da resposta quando esse esquema é utilizado em pacientes com LF recém-tratados. Um anticorpo anti-CD20 mais recente, o obinutuzumabe, foi testado em combinação com quimioterapia em um ensaio clínico randomizado contra do rituximabe mais quimioterapia no LF previamente não tratado. As combinações de obinutuzumabe resultaram em melhoras na negatividade da doença residual mínima (DRM), bem como na sobrevida livre de progressão às custas de mais infecções e reações à infusão. Com base nesses resultados, tanto o rituximabe mais quimioterapia quanto o obinutuzumabe mais quimioterapia são opções para o LF não tratado que necessita de tratamento. A superioridade de um sobre o outro ainda não foi estabelecida.

Nos pacientes com LF, a doença quase sempre sofre recidiva após a terapia, e o retratamento é mais uma vez reservado para a doença sintomática ou a doença que interfere na função orgânica. Podem-se utilizar o rituximabe como agente único ou esquemas alternativos de quimioterapia, tanto com rituximabe quanto com obinutuzumabe. Os transplantes de células-tronco hematopoiéticas tanto autólogo quanto alogênico produzem altas taxas de resposta completa em pacientes com LF recidivado, e podem ocorrer remissões em longo prazo em 40 e em 60% dos pacientes, respectivamente. Este último está associado a considerável morbidade e mortalidade relacionadas com o tratamento, de modo que é geralmente reservado para pacientes que sofreram múltiplas recidivas e cujo LF não responde mais à quimioterapia. Mais terapias-alvo orais, como lenalidomida e os inibidores da PI3-cinase idelalisibe, duvelisibe e copanlisibe são ativas no LF tanto não tratado quanto recidivado. Os inibidores de um dos genes mais comumente mutados no LF, *EZH2*, possuem atividade contra o *EZH2* mutado, bem contra linfomas não mutados, e um deles, o tazemetostate, está aprovado para essa indicação. As terapias com células CAR-T anti-CD19 também estão sendo testadas no LF, com observação de respostas completas em > 80% dos pacientes com doença com múltiplas recidivas, e muitas dessas respostas demonstraram ser duráveis, embora com acompanhamento limitado. É necessário um acompanhamento mais longo para determinar se isso pode ser uma estratégia de tratamento definitivo para um subgrupo de pacientes com LF recidivado. Em média, a maioria dos pacientes com LF sobrevive por 15 a 20 anos, um número que está aumentando com a melhor compreensão da genética e do microambiente do LF e com o número crescente de fármacos e terapias testados para essa doença. Entretanto, além de um FLIPI de alto risco, os pacientes que não apresentam uma resposta metabólica completa à terapia primária com base na PET/TC e aqueles que sofrem recidiva nos primeiros 2 anos após o término da quimioterapia primária tendem a responder precariamente à quimioterapia.

Os pacientes com LF exibem uma alta taxa de transformação histológica em LDGCB (cerca de 3% por ano). Essa transformação é observada em cerca de 40% das vezes durante a evolução da doença por meio de biópsia repetida e está presente em quase todos os pacientes na necrópsia. Ela, em geral, é anunciada pelo rápido crescimento de linfonodos – com frequência localizados – e pelo desenvolvimento de sintomas sistêmicos, como febre, sudorese e perda de peso. Quando isso ocorre em pacientes que tiveram LF previamente não tratado, a quimioterapia com R-CHOP, como no caso do LDGCB, pode ser curativa para o componente agressivo, ao passo que o LF pode finalmente sofrer recidiva. Em pacientes com LF previamente tratado que sofre transformação em LDGCB, o prognóstico é sombrio, e a terapia bem-sucedida com um esquema agressivo de poliquimioterapia deve ser consolidada com transplante autólogo de células-tronco. Por fim, conforme discutido anteriormente, o LF de grau IIIb assemelha-se mais ao LDGCB do que ao LF e deve ser tratado como tal.

Linfoma de zona marginal O LZM é o segundo LNH de células B indolente mais comum. Existem três tipos principais: o LZM esplênico, o LZM extranodal de MALT e o LZM nodal.

O LZM nodal assemelha-se mais estreitamente ao LF do ponto de vista clínico, e grande parte do modo pelo qual esse tipo é tratado baseia-se em estudos realizados no LF. A biópsia do tumor nessa doença revela infiltração parafolicular e perivascular por linfócitos atípicos de aspecto monocitoide, com contornos nucleares pregueados, que são positivos para CD19, CD20 e CD79a, porém negativos para CD10 e, em grande parte, para CD5. Alguns casos podem sofrer diferenciação plasmocitoide e podem estar associados à expressão monoclonal de cadeias leves kappa ou lambda e a pequenas espículas de imunoglobulina monoclonal. O tratamento é, com frequência, semelhante ao do LF, com a exceção do fato de que o inibidor de BTK ibrutinibe é altamente ativo nessa doença, enquanto é, em grande parte, decepcionante no LF, e constitui uma boa opção de tratamento para o LZM nodal recidivado, bem como para outros subtipos de LMZ.

O LZM esplênico é, em grande parte, uma doença que acomete indivíduos idosos brancos; a infecção pelo vírus da hepatite C constitui um fator de risco para essa doença, e o tratamento da hepatite C pode resultar em regressão do linfoma. Os pacientes apresentam linfocitose, com ou sem citopenia e esplenomegalia. O comprometimento da medula óssea é comum. O diagnóstico pode ser estabelecido por citometria de fluxo do sangue periférico; os linfócitos malignos são positivos para imunoglobulina de superfície, CD19 e CD20 e, em geral, carecem de CD5 e CD10. No esfregaço de sangue periférico, apresentam pequenos núcleos e citoplasma abundante, com projeções "emaranhadas" ou vilosas. Pode ser diferenciado da LCP pela ausência de CD25, CD103 e anexina A1. As anormalidades citogenéticas recorrentes incluem trissomia do 3 e anormalidades do cromossomo 7q. A terapia está indicada para doença sintomática ou citopenias significativas. A esplenectomia é razoável para pacientes selecionados, com excelente alívio dos sintomas e da citopenia. A esplenectomia está associada a uma taxa de resposta global de 85% e a uma sobrevida livre de progressão estimada e taxas de SG em 5 anos de 58 e 77%, respectivamente. A monoterapia com rituximabe pode melhorar a esplenomegalia e a citopenia em > 90% dos pacientes. Em um estudo de indução com rituximabe semanalmente, seguida de manutenção, a taxa de resposta foi de 95%, com sobrevida global e taxas de sobrevida livre de progressão em 5 anos de 92 e 73%, respectivamente. Outras opções de terapia por ocasião da recidiva assemelham-se àquelas utilizadas para o LF e incluem retratamento com rituximabe, agentes alquilantes e análogos da purina em combinação com rituximabe. A taxa de sobrevida dos pacientes em 10 anos ultrapassa 70%.

O linfoma MALT é um LZM de tecido extranodal, que geralmente acomete mais o estômago, porém outros locais comuns incluem a pele, as glândulas salivares, os pulmões, o intestino delgado, anexos oculares, as mamas, a bexiga, a tireoide, a dura-máter e a sinóvia. Esse linfoma está associado a estados de inflamação crônica, devido a doenças autoimunes, como a síndrome de Sjögren ou a tireoidite de Hashimoto, ou a infecções crônicas por microrganismos como *H. pylori* (gástrico), *Borrelia burgdorferi* (cutâneo), *C. psittaci* (conjuntiva), *C. jejuni* (intestino) e vírus da hepatite C. A característica patológica essencial do linfoma MALT consiste na presença de lesões linfoepiteliais, que resultam da invasão das glândulas mucosas e das criptas pelos linfócitos neoplásicos. Essas células são positivas para CD19, CD20 e CD79a e negativas para CD5 e CD10. As anormalidades citogenéticas recorrentes incluem t(11;18), t(14;18), t(1;14), t(3;14) e trissomia do 8. A t(11;18) é mais comum e ocorre em até 50% dos linfomas MALT. Resulta na fusão do gene do inibidor da apoptose 2 (*API2*) e do gene *MALT1*, resultando em ativação do fator nuclear κB (NF-κB). Diferentemente de outros linfomas de células B indolentes, os linfomas MALT manifestam-se geralmente como doença nos estágios I ou II. Nesses casos, a radioterapia pode ser curativa. Como alternativa, os pacientes podem responder a antibióticos para o tratamento da infecção subjacente associada. O tratamento da doença sintomática ou com comprometimento orgânico recidivada, refratária ou em estágio avançado assemelha-se às abordagens de quimioterapia, imunoterapia ou quimioimunoterapia usadas no LF.

Linfoma linfoplasmocítico Cerca de 1% de todos os LNHs consiste em LLP, que são LNHs de células B indolentes com diferenciação linfoplasmocítica, geralmente associados a uma paraproteína IgM monoclonal. Quase todos os pacientes apresentam doença em estágio IV por ocasião do diagnóstico, com comprometimento da medula óssea. Os pacientes com altos níveis circulantes de paraproteína IgM constituem uma entidade específica, conhecida como macroglobulinemia de Waldenström, e podem ter sintomas devido à hiperviscosidade em consequência da IgM circulante. Em > 90% dos casos, observa-se a presença de mutações ativadoras em MYD88, uma proteína adaptadora que está envolvida na sinalização distal do receptor de Ig, resultando em ativação do NF-κB. As biópsias do tumor são notáveis pela proliferação de pequenos linfócitos, células linfoplasmocíticas e plasmócitos, e os linfócitos malignos são positivos para CD19, CD20 e IgM de superfície, porém geralmente negativos para CD5 e CD10. À semelhança dos outros LNHs indolentes, o tratamento está indicado para a doença que provoca sintomas ou que interfere na função orgânica; a hiperviscosidade relacionada com os níveis séricos elevados de IgM e a neuropatia paraneoplásica constituem outras indicações para a terapia. A monoterapia com rituximabe pode ser útil para doença de baixo volume, porém pode estar associada a uma elevação transitória das concentrações séricas de IgM, podendo causar hiperviscosidade ou exacerbá-la. A quimioimunoterapia com esquemas como BR e rituximabe, ciclofosfamida e dexametasona é ativa, assim como a terapia para o mieloma, como bortezomibe. O ibrutinibe em combinação com rituximabe é altamente ativo nessa doença e constitui uma opção para a doença previamente não tratada e recidiva. Tendo em vista que 85% da IgM permanece intravascular, pode-se obter um alívio agudo dos sintomas de hiperviscosidade por meio de plasmaférese. Para a doença recorrente, podem-se utilizar com frequência fármacos previamente administrados. Para pacientes com LLP mais refratário, o inibidor de alvo da rapamicina em mamíferos (mTOR) everolimo e o inibidor de BTK oral ibrutinibe são ativos. Em pacientes selecionados com doença recidivada, deve-se considerar a terapia em altas doses com transplante autólogo ou alogênico de células-tronco. Os resultados observados assemelham-se aos de outros linfomas indolentes.

Linfoma de células do manto O LCM compreende cerca de 6% dos LNHs. Trata-se de um linfoma de grau intermediário que, à semelhança dos LNHs de células B indolentes, não é curável com as terapias convencionais; entretanto, a exemplo dos linfomas agressivos, exige frequentemente esquemas mais agressivos de quimioimunoterapia, com ou sem transplante autólogo de células-tronco, para obter uma resposta de duração razoável. Entretanto, essa terapia não é curativa, e a sobrevida mediana nessa doença é da ordem de 5 a 10 anos. Uma exceção é constituída por uma variante SOX11 mais indolente, que frequentemente se manifesta como doença circulante com esplenomegalia, porém sem linfadenopatia significativa e com baixo nível de Ki67 (< 10%). Esse subgrupo comporta-se de modo mais semelhante aos LNHs de células B indolentes e pode ser observado até que o tratamento esteja indicado devido à ocorrência de sintomas e ao comprometimento da função orgânica. De modo semelhante, existe uma variante blástica com alto índice Ki67, que está associada a um prognóstico sombrio e SG mediana de apenas 18 meses. Para outros pacientes, o prognóstico é mais bem previsto pelo Índice Prognóstico Internacional do LCM (MIPI) biológico, que leva em consideração a idade, o estado de desempenho, o nível de LDH, a contagem de leucócitos e a expressão de Ki67 para determinar um grupo de risco. Essa doença é mais comum em homens, e a idade média por ocasião do diagnóstico é de 63 anos. Os LCMs com mutação em *TP53* ou com um cariótipo complexo também representam um risco particularmente alto. Mais de dois terços dos pacientes apresentarão doença de estágio IV, principalmente com comprometimento da medula óssea e do sangue periférico, por ocasião do diagnóstico. Outro local extranodal comum de comprometimento é o trato gastrintestinal, onde se pode observar a presença de polipose linfomatosa.

O achado citogenético patognomônico no LCM é a t(11;14), que traz o gene da proteína de controle do ciclo celular, a ciclina D1, sob o controle do promotor do gene da cadeia pesada das imunoglobulinas no cromossomo 14. Essa translocação é observada em > 90% dos casos. Em geral, os casos remanescentes hiperexpressam ciclina D2, ciclina D3 ou ciclina E. As células tumorais também são positivas para os marcadores de células B CD19 e CD20, bem como CD5. Em geral, carecem de CD10 e CD23.

As terapias para o LCM estão evoluindo. Os pacientes com doença localizada poderiam ser tratados com poliquimioterapia seguida de radioterapia; contudo esses pacientes são muito raros. De modo semelhante, pacientes com a variante indolente podem ser observados até haver progressão da doença, causando sinais ou sintomas de comprometimento da função orgânica. Para a apresentação habitual com doença disseminada, os tratamentos-padrão para linfomas, como R-CHOP, têm sido insatisfatórios, com obtenção de remissão completa na minoria dos pacientes. O acréscimo de citarabina em alta dose a um esquema semelhante ao R-CHOP, com ou sem consolidação com transplante autólogo de células-tronco na primeira remissão, melhorou a sobrevida livre de progressão, porém não produziu curas nessa doença. Esses esquemas incluem os esquemas Nordic e R-HyperCVAD (rituximabe, ciclofosfamida, vincristina, doxorrubicina, dexametasona, citarabina e metotrexato). A combinação BR possui atividade nessa doença e é mais efetiva e mais bem tolerada do que o R-CHOP. Estudos mais recentes com acompanhamento em curto prazo sugerem que as estratégias que combinam BR com citarabina, com ou sem transplante autólogo de células-tronco, podem ser efetivas e bem toleradas. O rituximabe de manutenção, após a obtenção de uma boa resposta à quimioterapia de indução ou após o transplante autólogo de células-tronco, também melhora os resultados, em comparação com observação isoladamente. No caso da doença recidivada, os inibidores da BTK ibrutinibe e acalabrutinibe possuem atividade como agentes isolados, com taxa de resposta de quase 70%, porém com duração da resposta de apenas 18 meses. Esses fármacos estão sendo explorados em combinação com quimioterapia, bem como com o antagonista de BCL2, venetoclax. As terapias com células CAR-T direcionadas anti-CD19 estão aprovadas para o tratamento do LCM recidivado/refratário; dois terços dos pacientes que progrediram após quimioimunoterapia (com ou sem transplante autóloga de células-tronco) e inibição da BTK tiveram respostas completas, muitas das quais foram duráveis, embora com acompanhamento limitado. À semelhança do LF, é necessário um acompanhamento mais longo para determinar se alguns desses pacientes podem ser curados, o que tornaria esse tratamento a única terapia curativa para essa doença, fora o transplante alogênico de células-tronco. De forma semelhante, medicamentos como a lenalidomida, o venetoclax, o bortezomibe e o tensirolimo podem induzir respostas parciais transitórias. Os pacientes apropriados que respondem à terapia de resgate, com exceção da terapia com células CAR-T, devem ser considerados para transplante alogênico de células-tronco, que pode levar a uma sobrevida livre de doença em longo prazo em 30 a 50% dos pacientes.

DISTÚRBIOS DE CÉLULAS T MADURAS (PERIFÉRICAS)

Os distúrbios de células T maduras incluem linfomas cutâneos, como a micose fungoide, e os LCTPs, alguns dos quais são diferenciados com base em apresentações ou contextos clínicos específicos ou por meio de características moleculares ou biológicas; entretanto, muitos são incluídos na categoria de LCTP sem outra especificação (NOS, *not otherwise specified*). Os LNHs de células T são muito mais raros do que os LNHs de células B, razão pela qual a nossa compreensão da biologia desses linfomas é menos detalhada, e as terapias disponíveis estão menos bem desenvolvidas. Alguns linfomas de células T, como a micose fungoide, podem exibir um comportamento indolente, ao passo que outros, como o LAGC ALK-positivo, podem ser curados com quimioterapia, porém a maioria está associada a um prognóstico sombrio. O advento das tecnologias genômicas está aumentando nossa capacidade de compreender a base genética e biológica dessas neoplasias.

Micose fungoide A micose fungoide (ou *mycosis fungoides*) também é conhecida como linfoma de células T cutâneo. Esse linfoma é observado com mais frequência por dermatologistas do que por internistas. A idade mediana de início situa-se em torno de 55 anos, e a doença é mais comum em homens e negros.

A micose fungoide é um linfoma indolente, em que os pacientes com frequência apresentam lesões cutâneas eczematosas ou dermatites durante vários anos antes que o diagnóstico seja finalmente estabelecido. As lesões cutâneas progridem de um estágio em placas para tumores cutâneos. No início da doença, muitas vezes é difícil interpretar a biópsia, sendo o diagnóstico evidente apenas ao se observar o paciente no decorrer do tempo. A adenopatia pode refletir comprometimento com micose fungoide ou pode ser interpretada como alteração dermatopática. Nos estágios avançados, o linfoma pode disseminar para linfonodos e órgãos viscerais. Os pacientes com esse linfoma podem desenvolver eritrodermia generalizada e apresentar células tumorais circulantes, caracterizando a chamada *síndrome de Sézary*.

Raramente, pacientes com micose fungoide localizada em estágio inicial podem ser curados com radioterapia, muitas vezes com irradiação total da pele com feixe de elétrons. A doença mais avançada é tratada com glicocorticoides tópicos, mostarda nitrogenada tópica, fototerapia, psoraleno com raios ultravioleta A (PUVA), fotoaférese extracorpórea, retinoides (bexaroteno), irradiação com feixes de elétrons, interferona, anticorpos, toxinas de fusão, inibidores da histona-desacetilase, brentuximabe (para a doença CD30+) e terapia citotóxica sistêmica. O mogamulizumabe, um anticorpo anti-CCR4, tem atividade nessa doença e foi aprovado pela Food and Drug Administration para essa indicação. Infelizmente, esses tratamentos são paliativos.

Linfoma de células T periféricas, sem outra especificação Os LCTPs incluem diversas entidades, que representam 15% de todos os LNHs em adultos. Os LCTPs NOS, que compõe 6% de todos os LNHs, correspondem aos casos que não correspondem a outras entidades definidas na classificação da OMS. As variedades citadas incluem LAGC, linfoma de células T angioimunoblástico (LTAI), linfoma de células T hepatoesplênico, linfoma de células T associado à enteropatia e linfoma de células T semelhante à paniculite subcutânea. O LCTP NOS é uma doença de indivíduos idosos, com idade mediana de 65 anos na apresentação; a maioria dos pacientes apresenta a doença em estágio avançado por ocasião do diagnóstico, sendo comum o comprometimento da medula óssea, do fígado, do baço e da pele. Os sintomas "B" associados e o prurido também são comuns. Esses linfomas podem estar associados a uma eosinofilia reativa, bem como a uma síndrome hemofagocítica. O IPI foi aplicado ao LCTP NOS e fornece alguma avaliação dos resultados, porém até mesmo o grupo de baixo risco apresenta uma SG mediana de apenas > 2 anos.

Essa categoria diagnóstica abrange um conjunto de linfomas heterogêneos, que variam amplamente e que carecem de achados típicos de outros subgrupos específicos de LCTP. Em virtude dessa heterogeneidade, a histologia, o imunofenótipo e a genética são variáveis. Com frequência, os linfonodos estão apagados por células linfoides atípicas de vários tamanhos, às vezes associadas a uma proliferação vascular ou infiltrado de eosinófilos e/ou macrófagos. Como a maioria desses linfomas tem comportamento agressivo, são observadas, com frequência, figuras mitóticas e apoptóticas, bem como necrose geográfica. As células são frequentemente positivas para CD3, e a maioria dos LCTPs NOS é positiva para CD4, e não para CD8, porém alguns são negativos para ambos os marcadores. Pode haver perda de marcadores de células T mais maduras, como CD5 e CD7, e isso está associado a uma evolução mais agressiva. São observadas algumas translocações recorrentes, incluindo t(7;14), t(11;14), inv(14) e t(14;14), todas as quais envolvem os genes de TCR.

A terapia primária mais comum para o LCTP NOS envolve uma quimioterapia semelhante ao CHOP – CHOP isoladamente ou CHOP em combinação com etoposídeo (CHOEP). Este último pode proporcionar maior benefício para pacientes mais jovens e pacientes com fatores de risco mais favoráveis para a doença. O brentuximabe em combinação com ciclofosfamida, doxorrubicina e prednisona (CHP) foi testado em um ensaio clínico randomizado contra CHOP em linfomas de células T CD30+; houve melhora da sobrevida livre de progressão no braço de tratamento contendo brentuximabe, o que foi mais pronunciado em pacientes com o LAGC (ver adiante). O transplante autólogo de células-tronco foi investigado para pacientes em sua primeira remissão e parece melhorar a sobrevivência livre de progressão em determinados contextos. Certos fármacos, como a gencitabina, a bendamustina e o pralatrexato, possuem atividade na recidiva da doença, assim como os inibidores da histona-desacetilase romidepsina e belinostate. Um inibidor de PI3-cinase, o duvelisibe, está sendo investigado nessas doenças, com sinais precoces de atividade. Todos esses agentes estão associados a respostas transitórias em uma minoria de pacientes. Os pacientes devem ser considerados para ensaios clínicos. Para pacientes que obtêm remissão, o transplante alogênico de células-tronco de intensidade reduzida pode proporcionar taxas de sobrevida em longo prazo sem recidiva de cerca de 40 a 50%.

Linfoma de células T angioimunoblástico O LTAI constitui cerca de 20% dos LNHs de células T e cerca de 4% de todos os LNHs diagnosticados. Os pacientes apresentam uma variedade de sinais e sintomas, incluindo, com mais frequência, linfadenopatia, hepatoesplenomegalia, sintomas "B", exantema, poliartrite e anemia hemolítica. Mais de 80% dos pacientes apresentam doença em estágio avançado por ocasião do diagnóstico, e o comprometimento da medula óssea é comum. A hipergamaglobulinemia policlonal é comum, assim como níveis elevados de LDH, eosinofilia, teste de Coombs positivo e infecções oportunistas.

Na biópsia, os linfonodos estão apagados por um infiltrado polimorfo de linfócitos, de tamanho e formato variáveis, e de imunoblastos. Os linfócitos neoplásicos são positivos para CD3, bem como para CXCL13, PD-1, CD10 e BCL6, assemelhando-se mais estreitamente a células T auxiliares foliculares CD4-positivas. As células tumorais são circundadas por uma rede expandida de células dendríticas foliculares. Os imunoblastos dispersos são, com frequência, EBV-positivos e podem dar origem a linfomas de células B secundários EBV-positivos em um estágio posterior. A análise genética dessa doença revelou mutações recorrentes em *TET2* (76%), *DNMT3* (33%) e *IDH2* (20%).

Existe um subgrupo de LTAI que pode sofrer remissão por meio de imunossupressão com agentes como glicocorticoides ou metotrexato.

Entretanto, a maioria dos pacientes necessita de poliquimioterapia com esquemas semelhantes aos utilizados no LCTP NOS. A duração mediana da resposta é curta, e a SG mediana é de apenas 15 a 36 meses. O tratamento da recidiva da doença assemelha-se ao do LCTP NOS recidivado.

Linfoma anaplásico de grandes células O LAGC é o linfoma de células T mais comum depois do LTAI, porém é mais comum em crianças, sendo responsável por até 10% dos linfomas pediátricos. Cerca de 40 a 60% dos casos abrigam a t(2;5), que funde uma porção do gene da proteína nucleolar nucleofosmina 1 (*NPM1*) com uma parte do gene da cinase do linfoma anaplásico (*ALK*), cujo produto tem atividade de tirosina-cinase constitutiva. Esses pacientes apresentam um prognóstico muito mais favorável em comparação com o LAGC ALK-negativo, semelhante ao do LDGCB. Existe um subtipo adicional, mais indolente e favorável, que ocorre no tecido mamário de pacientes com implantes de mama, e há também uma variante cutânea. Em geral, essa doença é mais comum em homens. A doença ALK-positiva acomete pacientes mais jovens, com idade mediana de 34 anos por ocasião do diagnóstico, ao passo que a idade mediana por ocasião do diagnóstico de pacientes ALK-negativos é de 58 anos. Com a exceção da variante cutânea e da variante associada a implantes de mama, a maioria dos pacientes apresenta linfadenopatia de rápido crescimento, com ou sem comprometimento extranodal; os sintomas "B" são comuns.

A maioria dos casos de LAGC envolve grandes linfócitos atípicos com núcleos em formato de ferradura, com nucléolos proeminentes (células "características"). As células tumorais tendem a estar localizadas dentro dos seios dos linfonodos, e quase todas são positivas para CD30, porém negativas para CD15. A maioria também expressa CD3, CD25, CD43 e CD4. O LAGC com rearranjo de ALK pode ser diagnosticado por meio de citogenética com hibridização *in situ* com fluorescência (FISH) para t(2;5) ou por meio de coloração imuno-histoquímica para ALK.

Em geral, o LAGC é tratado com CHOP, embora, à semelhança do LCTP NOS, o CHOEP possa beneficiar pacientes mais jovens, particularmente os com doença ALK-positiva. De modo geral, o LAGC possui prognóstico melhor do que o LCTP, e isso é particularmente válido para a doença ALK-positiva, cuja taxa de SG em 8 anos é de 82%, em comparação com 49% para a doença ALK-negativa. O LAGC ALK-positivo recidivado é tratado de modo semelhante à recidiva do LDGCB, com poliquimioterapia de resgate para identificar a sensibilidade à quimioterapia, seguida de transplante autólogo de células-tronco. Para pacientes com doença insensível a quimioterapia ou para doença ALK-negativa, o anticorpo anti-CD30 conjugado com MMAE brentuximabe é altamente ativo, com taxa de resposta de 86% e uma taxa de resposta completa de 57%. Conforme assinalado anteriormente, o brentuximabe em combinação com quimioterapia CHP constitui um esquema de primeira linha aprovado para o tratamento dos linfomas de células T CD30+, incluindo LAGC. Os inibidores da ALK, incluindo crizotinibe, são ativos no LAGC ALK-positivo refratário, com excelentes resultados.

Outros tipos de LCTP O linfoma de células T associado à enteropatia, o linfoma de células T hepatoesplênico e o linfoma de células T semelhante à paniculite subcutânea são outros subtipos de LCTP menos comuns. O *linfoma de células T intestinal tipo enteropatia* é um distúrbio raro. O tipo I é observado em pacientes com história de enteropatia sensível ao glúten e está associado a HLADQA1*0501, DQB1*0201; uma dieta isenta de glúten pode evitar o desenvolvimento desse linfoma. O tipo II não está associado à doença celíaca e pode constituir uma entidade separada. Com frequência, os pacientes apresentam caquexia e, algumas vezes, perfuração intestinal. O prognóstico é sombrio, com sobrevida mediana de 10 meses. A terapia consiste frequentemente em poliquimioterapia, incluindo metotrexato em alta dose, e transplante autólogo de células-tronco em primeira remissão.

O *linfoma de células T γδ hepatoesplênico* é uma doença sistêmica que se caracteriza por infiltração sinusoidal do fígado, do baço e da medula óssea por células T malignas. Em geral, não ocorrem massas tumorais. A doença está associada a sintomas sistêmicos, sendo, com frequência, difícil estabelecer o seu diagnóstico. Os eventos genéticos recorrentes incluem isocromossomo 7q e trissomia do 8. O resultado do tratamento é precário; entretanto, os esquemas que incluem a ifosfamida, como ifosfamida, carboplatina e etoposídeo (ICE) ou ifosfamida, etoposídeo e citarabina (IVAC), estão associados a melhores resultados em pequenas séries de pacientes. Os pacientes que respondem devem ser considerados para transplante de células-tronco alogênico.

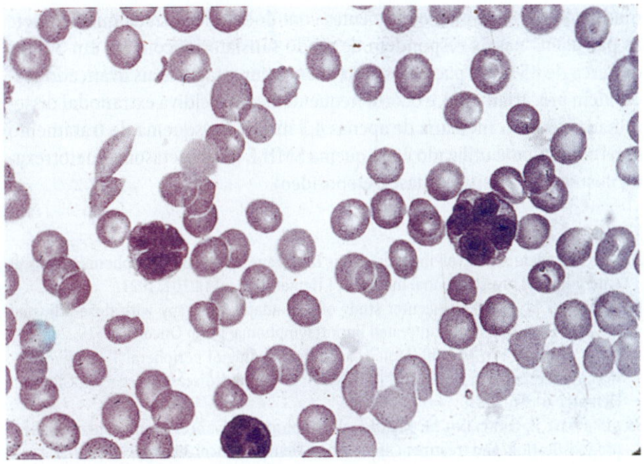

FIGURA 108-7 Linfoma/leucemia de células T do adulto. Esfregaço de sangue periférico mostrando células leucêmicas com núcleo em "forma de flor" típico.

O *linfoma de células T subcutâneo do tipo paniculite* é um distúrbio raro, frequentemente confundido com paniculite. Os pacientes apresentam múltiplos nódulos subcutâneos, que evoluem e podem ulcerar. Existe uma forma mais indolente, que tende a expressar TCRs α/β e que pode ser tratada com imunossupressão, ao passo que os linfomas que expressam TCRs γ/δ são mais agressivos e estão associados a um prognóstico mais grave e a uma síndrome hemofagocítica concomitante. Trata-se de uma doença que acomete homens em sua quinta e sexta décadas de vida. Os pacientes com doença agressiva são tratados com poliquimioterapia e os que respondem devem ser considerados para transplante de células-tronco alogênico.

Linfoma/leucemia de células T do adulto O linfoma/leucemia de células T do adulto (LLTA) é uma doença mais prevalente no Japão e na bacia do Caribe. Trata-se de uma neoplasia induzida pelo HTLV-1, frequentemente contraído por meio do leite de mães infectadas. A idade média por ocasião do diagnóstico é de 60 anos, de modo que existe uma longa latência entre a infecção pelo vírus e a transformação viral, e apenas 4% dos pacientes infectados desenvolvem a doença. Isso sugere que o HTLV-1 pode não ser suficiente para provocar o fenótipo maligno. Existem quatro variantes da doença: aguda (60% dos pacientes), linfomatosa (20% dos pacientes), crônica (15% dos pacientes) e indolente (5% dos pacientes); o prognóstico varia nesses grupos, com sobrevida mediana de 6, 10 e 24 meses e ainda não alcançada, respectivamente. A apresentação depende do subtipo; todavia, com mais frequência, os pacientes apresentam doença circulante e comprometimento da medula óssea, hipercalcemia, lesões ósseas líticas, linfadenopatia, hepatoesplenomegalia, lesões cutâneas e infecções oportunistas.

O achado patognomônico é a "célula em forma de flor" maligna, que é positiva para CD4 e CD25, bem como para CD2, CD3 e CD5, mas que carece de CD7 (Fig. 108-7). Em geral, utiliza-se a poliquimioterapia; entretanto, para os pacientes que conseguem responder, a duração da resposta é muito curta. Outros agentes ativos para essa doença incluem o antirretroviral zidovudina, a alfainterferona e o arsênio. Nos pacientes que respondem à terapia, deve-se considerar o transplante de células-tronco alogênico.

Linfoma de células NK/T extranodal do tipo nasal O linfoma de células NK/T extranodal do tipo nasal é um linfoma associado à infecção pelo EBV em quase todos os casos e mais comum na Ásia e em populações nativas do Peru. Em geral, manifesta-se com uma massa e sintomas obstrutivos do trato aerodigestivo superior, com alguns locais extranodais; todavia, mais de dois terços dos pacientes apresentam doença localizada. É mais comum em homens, e a idade mediana é de 60 anos por ocasião do diagnóstico. Essa doença tem seu próprio escore prognóstico, que leva em consideração a presença ou ausência de sintomas "B", o estágio da doença, níveis elevados de LDH e comprometimento de linfonodos. A carga viral do EBV por ocasião do diagnóstico e no final da terapia também é preditiva.

O tratamento para a doença em estágio inicial consiste normalmente em terapia de modalidade combinada com quimioterapia (em geral, etoposídeo, ifosfamida, cisplatina e dexametasona) e radioterapia de intensidade modulada (50-55 Gy), e os pacientes com doença localizada que acomete as passagens nasais respondem de modo satisfatório, com SG em 3 anos de cerca de 85%. Os pacientes com doença em estágio mais avançado respondem precariamente, e ocorre frequentemente recidiva extranodal disseminada, com SG mediana de apenas 4,3 meses. O esquema de tratamento mais comumente utilizado é o esquema SMILE (dexametasona, metotrexato, ifosfamida, L-asparaginase e etoposídeo).

LEITURAS ADICIONAIS

Hanel W, Epperla N: Evolving therapeutic landscape in follicular lymphoma: a look at emerging and investigational therapies. J Hematol Oncol 14:104, 2021.

Roschewski M et al: Multicenter study of risk-adapted therapy with dose-adjusted EPOCH-R in adults with untreated Burkitt lymphoma. J Clin Oncol 38:2519, 2020.

Sakata-Yanagimoto M et al: Molecular understanding of peripheral T-cell lymphomas, not otherwise specified (PTCL, NOS): A complex disease category. J Clin Exp Hematop 61:61, 2021.

Silkenstedt E, Dreyling M: Mantle cell lymphoma–advances in molecular biology, prognostication, and treatment approaches. Hematol Oncol 39 Suppl 1:31, 2021.

109 Linfoma de Hodgkin

Caron A. Jacobson, Dan L. Longo

O linfoma de Hodgkin (LH) é uma neoplasia maligna de linfócitos B maduros. Representa cerca de 10% de todos os linfomas diagnosticados a cada ano. A maioria dos diagnósticos de LH consiste em LH clássico (LHc); entretanto, existe um segundo subtipo, o LH nodular com predomínio linfocítico (LHNPL). Embora esse diagnóstico se assemelhe morfologicamente ao LHc em certos aspectos, há algumas evidências de que esteja biologicamente mais relacionado com os linfomas não Hodgkin (LNHs) de células B indolentes do que com o LHc. A maior parte deste capítulo trata especificamente do LHc, com uma discussão do LHNPL no final.

O LHc é uma das histórias de sucesso da oncologia moderna. Até o advento da radioterapia de campo estendido, na metade do século XX, o LH era uma doença altamente fatal que acometia pessoas jovens. A radioterapia curou alguns pacientes com doença em estágio inicial, e a introdução da poliquimioterapia na década de 1970 resultou em melhores taxas de cura para pacientes com doença em estágio tanto inicial quanto avançado. Atualmente, as taxas de cura são > 85%. O novo desafio no tratamento do LH é a toxicidade tardia relacionada com a terapia, incluindo uma alta taxa de neoplasias secundárias e doença cardiovascular. Os ensaios clínicos atuais têm como meta minimizar esse risco e, ao mesmo tempo, preservar a eficácia.

EPIDEMIOLOGIA E ETIOLOGIA

O LH origina-se das células B. A incidência de LH parece ser bastante estável, com 8.480 novos casos diagnosticados em 2020 nos Estados Unidos. O LH é mais comum em brancos do que em negros e em homens do que em mulheres. Observa-se uma distribuição etária bimodal por ocasião do diagnóstico, ocorrendo um pico de incidência em pacientes de 20 a 29 anos e outro entre 80 e 89 anos. Parte do pico na idade avançada pode ser atribuída à confusão entre entidades com quadro semelhante, como o linfoma anaplásico de grandes células e o linfoma de células B rico em células T. Existem quatro subtipos distintos de LHc, que são diferenciados com base nas suas características histológicas: esclerose nodular, celularidade mista, predomínio linfocitário e depleção linfocitária (Tab. 109-1). Pacientes na faixa etária mais jovem diagnosticados nos Estados Unidos apresentam, em grande parte, LH do subtipo esclerose nodular. Em pacientes idosos, pacientes infectados pelo HIV e indivíduos que vivem em países em desenvolvimento é mais comum a ocorrência de LH de celularidade mista ou LH com depleção linfocitária. Juntos, os subtipos esclerose nodular e celularidade mista respondem por quase 95% dos casos. A infecção pelo HIV é um fator de risco para o desenvolvimento de LH. Além disso, foi sugerida uma associação entre a infecção pelo vírus Epstein-Barr (EBV) e o LH. Uma proliferação monoclonal ou oligoclonal de células infectadas pelo EBV em 20 a 40% dos pacientes com LH levou a propor que esse vírus possa ter um papel etiológico no LH. Todavia, o assunto ainda não foi definitivamente resolvido. A oncogênese viral parece desempenhar um maior papel no LHc relacionado com o HIV: o EBV pode ser detectado em quase todos os casos de LHc associado ao HIV, em comparação com apenas um terço dos casos de LHc não associado ao HIV. As células de Reed-Sternberg (RS) são as células malignas do LH. As células de RS no LHc associado ao HIV expressam uma proteína transformadora do EBV, a proteína latente da membrana 1 (LMP-1), e os genomas do EBV de múltiplos sítios de doença no mesmo paciente com LHc associado ao HIV são epissômicos e clonais, sugerindo que o EBV está diretamente envolvido na linfomagênese inicial.

TABELA 109-1 ■ Classificação do linfoma de Hodgkin de acordo com a Organização Mundial da Saúde

Linfoma de Hodgkin de predomínio nodular linfocitário
Linfoma de Hodgkin clássico
Esclerose nodular
Predomínio linfocitário
Celularidade mista
Depleção linfocitária

Histologicamente, a célula de RS é diagnóstica do LHc (Fig. 109-1). Trata-se de grandes células com citoplasma abundante e núcleos bilobados e/ou múltiplos. Na imuno-histoquímica, essas células são frequentemente PAX-5-positivas, porém apresentam baixa expressão ou nenhuma expressão de outros antígenos de células B, como CD19 e CD20. Expressam CD15 e CD30 em 85 e 100% dos casos, respectivamente. Todavia, essas células compreendem < 1% da celularidade do tumor, cuja maior parte é constituída de um infiltrado inflamatório circundante de linfócitos policlonais, eosinófilos, neutrófilos, macrófagos, plasmócitos, fibroblastos e colágeno. A célula de RS interage com seu microambiente por meio de contato intercelular e pela elaboração de fatores de crescimento e citocinas, proporcionando um ambiente celular circundante que a protege do ataque imune do hospedeiro. De modo semelhante, as células do ambiente circundante sustentam as células de RS por meio de sinalização entre células e produção de citocinas, fornecendo sinais que promovem a proliferação e a sobrevida das próprias células de RS. Curiosamente, 97% das células de RS no LHc contêm aberrações genéticas no *locus* PD-L1 no cromossomo 9p24.1, resultando em hiperexpressão de PD-L1, o ligante para o receptor de PD-1 (morte celular programada) inibitório nas células imunes. Trata-se de um mecanismo pelo qual a célula de RS pode ser capaz de evitar a destruição imune em seu microambiente inflamatório, podendo contribuir para a imunossupressão generalizada observada em pacientes com LH.

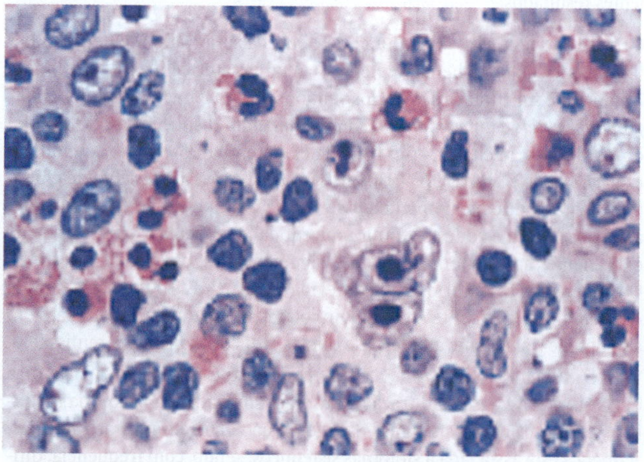

FIGURA 109-1 Doença de Hodgkin: uma célula de Reed-Sternberg (RS) clássica está presente próximo ao centro do campo. As células de RS são grandes células com núcleo bilobado e nucléolos proeminentes, circundados por um infiltrado celular pleomórfico. *(De DL Kasper: Harrison's Principles of Internal Medicine, 16th ed. New York, NY: McGraw-Hill; 2005, Fig. 97-11, p. 654.)*

ABORDAGEM AO PACIENTE
Linfoma de Hodgkin clássico

A maioria dos pacientes com LHc apresenta linfadenopatia palpável indolor; na maioria dos casos, esses linfonodos incluem os do pescoço, da área supraclavicular e das axilas. Mais da metade dos pacientes apresenta adenopatia mediastinal por ocasião do diagnóstico, sendo algumas vezes a manifestação inicial da doença. A apresentação subdiafragmática do LHc é incomum, sendo observada com mais frequência em homens idosos. Em um terço dos pacientes, ocorre febre, sudorese noturna e/ou perda de peso ou sintomas "B". Em certas ocasiões, o LH pode se manifestar como febre de origem obscura. Isso é mais comum em pacientes idosos que apresentam LH de celularidade mista de localização abdominal. Raramente, a febre persiste por vários dias a semanas, seguida de intervalos afebris e, depois, recidiva da febre. Esse padrão é conhecido como febre de *Pel-Ebstein*. Em certas ocasiões, o LH pode apresentar manifestações incomuns. Essas manifestações incluem prurido intenso e inexplicado, distúrbios cutâneos, como eritema nodoso e atrofia ictiosiforme, degeneração cerebelar paraneoplásica e outros efeitos distantes do sistema nervoso central, síndrome nefrótica, anemia hemolítica imune e trombocitopenia, hipercalcemia e dor nos linfonodos com o consumo de álcool.

A avaliação dos pacientes com LH normalmente começa com uma anamnese cuidadosa e exame físico. Os pacientes devem ser questionados sobre a presença ou ausência de sintomas "B". É preciso rever os diagnósticos comórbidos que podem ter impacto na terapia, incluindo história de doença pulmonar e insuficiência cardíaca congestiva, tendo em vista o uso de agentes quimioterápicos que podem causar toxicidade pulmonar e cardíaca. O exame físico deve dispensar uma atenção particular para locais perifericamente acessíveis de linfonodos, bem como para o tamanho do fígado e do baço. A avaliação laboratorial deve incluir hemograma completo com contagem diferencial; velocidade de hemossedimentação (VHS); testes de bioquímica, refletindo a função dos principais órgãos, incluindo albumina sérica; e teste para HIV e vírus da hepatite. Uma tomografia por emissão de pósitrons (PET)/tomografia computadorizada (TC) é usada para estadiamento e é mais acurada do que a biópsia de medula óssea para avaliar o comprometimento medular, que tende a ser difuso no LHc e, portanto, potencialmente omitido em uma biópsia de medula óssea unilateral. A avaliação inicial de um paciente com LH ou LNH é semelhante. Em ambas as situações, a determinação do estágio anatômico exato é parte importante da avaliação. O estadiamento é realizado com o sistema Ann Arbor (Tab. 109-2).

O diagnóstico do LH é estabelecido pelo exame de uma amostra adequada de biópsia por um hematopatologista experiente. O LH é um tumor que se caracteriza por células neoplásicas raras de origem celular B (os genes das imunoglobulinas sofrem rearranjo, porém não são expressos) em uma massa tumoral que consiste, em grande parte, em infiltrado inflamatório policlonal, representando, provavelmente, uma reação às citocinas produzidas pelas células tumorais. O diagnóstico diferencial de biópsia de linfonodo com suspeita de LH inclui processos inflamatórios, mononucleose, LNH, adenopatia induzida por fenitoína e neoplasias não linfomatosas.

O estadiamento do LHc baseia-se na anatomia, tendo em vista a propensão da doença a passar de um grupo de linfonodos para o grupo seguinte, frequentemente contíguo ao primeiro. O estadiamento é importante para selecionar a intensidade apropriada da terapia, porém o resultado da terapia ideal para todos os estágios é excelente. Os pacientes são estratificados com base na presença de doença em estágio inicial (estágio I ou II) ou em estágio avançado (estágio III ou IV). Os pacientes com doença em estágio inicial têm melhor prognóstico global, porém são ainda classificados em pacientes com doença de risco favorável ou desfavorável, com base em uma variedade de fatores. Esses fatores variam de um estudo para outro, porém incluem doença volumosa, número de áreas de linfonodos acometidas, elevação da VHS (> 30 na presença de sintomas "B"; > 50 na ausência de sintomas "B") e idade. O prognóstico na doença de estágio avançado é mais bem definido pelo Escore Prognóstico Internacional (IPS, International Prognostic Score), que atribui 1 ponto para sexo masculino, idade mais avançada (> 45 anos), doença em estágio IV, albumina sérica < 4 g/dL, hemoglobina < 10,5 g/dL, contagem de leucócitos ≥ 15.000/μL e contagem de linfócitos < 600/μL e/ou < 8% do total de leucócitos. A sobrevida livre de progressão em 5 anos varia de 88% para pacientes sem fatores de risco até 62% para pacientes com quatro ou mais fatores, porém um número muito pequeno de pacientes apresenta múltiplos fatores de risco.

TABELA 109-2 ■ Sistema de estadiamento de Ann Arbor para o linfoma de Hodgkin

Estágio	Definição
I	Comprometimento de uma única região de linfonodos ou estrutura linfoide (p. ex., baço, timo, anel de Waldeyer)
II	Comprometimento de duas ou mais regiões de linfonodos no mesmo lado do diafragma (o mediastino representa um único local; os linfonodos hilares devem ser considerados "lateralizados" e, quando acometidos em ambos os lados, constituem doença de estágio II)
III	Comprometimento de regiões de linfonodos ou estruturas linfoides em ambos os lados do diafragma
III_1	Comprometimento subdiafragmático limitado ao baço, linfonodos hilares esplênicos, linfonodos celíacos ou linfonodos portais
III_2	O comprometimento subdiafragmático inclui linfonodos para-aórticos, ilíacos ou mesentéricos, mais estruturas III_1
IV	Comprometimento de local(is) extranodal(is) além dos designados como "E"
	Mais de um depósito extranodal em qualquer localização
	Qualquer comprometimento hepático ou de medula óssea
A	Sem sintomas
B	Perda inexplicada de > 10% do peso corporal durante os 6 meses antes do estadiamento
	Febre inexplicada, persistente ou recorrente com temperaturas > 38°C durante o mês anterior
	Sudorese noturna profusa recorrente durante o mês anterior
E	Comprometimento solitário, localizado de tecido extralinfático, excluindo fígado e medula óssea

TRATAMENTO
Linfoma de Hodgkin clássico

A grande maioria dos pacientes com LH é curada apenas com quimioterapia ou com uma combinação de quimioterapia e radioterapia. Há muito tempo, foi constatado que pacientes com doença em estágio avançado não se beneficiam do acréscimo da radioterapia à quimioterapia e, portanto, são tratados apenas como quimioterapia. Entretanto, para a doença em estágio inicial, o tratamento com terapia de modalidade combinada foi associado a uma pequena redução no risco de recidiva, porém com risco aumentado de toxicidade tardia, incluindo neoplasias secundárias, doença da tireoide, doença cardiovascular prematura e acidente vascular cerebral, resultando em melhora mínima ou nenhuma melhora da sobrevida em longo prazo. Grande parte desse risco pode ser atribuída à radioterapia. Por conseguinte, a investigação do tratamento do LH em estágio inicial atualmente tem por objetivo tentar maximizar os resultados do tratamento sem utilizar radioterapia. Essa é uma área de controvérsia no tratamento do LH.

DOENÇA EM ESTÁGIO INICIAL

Nos Estados Unidos, o esquema de quimioterapia mais comum utilizado no tratamento do LH é o ABVD (doxorrubicina, bleomicina, vimblastina e dacarbazina). Esse esquema é administrado em semanas alternadas, e cada ciclo inclui dois tratamentos. Em pacientes com doença de baixo risco ou favorável, o uso de 4 a 6 ciclos de ABVD isoladamente, sem radioterapia, resulta em taxas de sobrevida livre de progressão e de sobrevida global de 88 a 92% e 97 a 100%, respectivamente, em 5 a 7 anos. Isso pode estar associado a um risco ligeiramente aumentado de recidiva em comparação com a quimioterapia abreviada (ABVD por quatro ciclos), seguida de radioterapia de campo envolvido (30 Gy), porém sem diferença na sobrevida global, devido às estratégias de resgate excelentes usadas para a recidiva do LH e às toxicidades tardias observadas após a radioterapia do tórax. Estudos alemães examinaram um esquema muito abreviado de quimioterapia (ABVD por dois ciclos) e radioterapia em baixa dose (20 Gy) para a doença de risco particularmente baixo com duas ou menos áreas de linfonodos acometidos e constataram que era igualmente efetivo à terapia-padrão de modalidade combinada de ABVD por quatro ciclos e 30 Gy de radiação. Entretanto, o acompanhamento em longo prazo ainda não está disponível para avaliar o impacto da dose mais baixa de radioterapia nos efeitos tóxicos tardios. Por fim, o uso de PET/TC preliminar inicial pode ajudar na tomada de decisão quanto à duração e à extensão da terapia. Em um estudo, o resultado negativo da PET/TC depois de três ciclos de ABVD indicou um excelente resultado sem terapia adicional; em outro estudo, um resultado negativo da PET/TC depois de dois ciclos de ABVD indicou um bom resultado com dois ciclos adicionais de ABVD isoladamente, sem radioterapia.

Para a doença de risco desfavorável, a omissão da radioterapia após a quimioterapia está associada a um aumento mais significativo no risco de recidiva, em comparação com a doença de risco favorável, porém também sem nenhuma mudança da sobrevida global. Para esses pacientes, as opções de tratamento podem incluir ABVD por quatro ciclos, seguidos de radioterapia de campo envolvido ou ABVD isoladamente por seis ciclos. As decisões quanto ao tratamento baseiam-se, com frequência, na extensão do campo de radiação e no fator de risco desfavorável, em que pacientes com doença não volumosa são candidatos à quimioterapia isoladamente se a radioterapia estiver contraindicada por outra razão. Normalmente, a terapia de modalidade combinada é usada para pacientes com doença volumosa, embora pacientes com doença volumosa e PET/TC negativa após quimioterapia possam não se beneficiar de radioterapia adicional.

Foram desenvolvidos esquemas de quimioterapia alternativos ao ABVD, incluindo o esquema Stanford V e BEACOPP escalonado (bleomicina, etoposídeo, doxorrubicina, ciclofosfamida, vincristina, procarbazina e prednisona). Nenhum desses esquemas produziu qualquer melhora dos resultados em pacientes com doença em estágio inicial.

DOENÇA EM ESTÁGIO AVANÇADO

Os pacientes com doença em estágio avançado não se beneficiam da adição de radioterapia após terem obtido uma resposta completa apenas com quimioterapia, portanto devem ser tratados com quimioterapia isoladamente. Nos Estados Unidos, o esquema mais comum utilizado é o ABVD por seis ciclos. Mais uma vez, os esquemas Stanford V e BEACOPP escalonado foram avaliados na doença em estágio avançado e não foram associados a uma melhora da sobrevida global, porém foi observada a ocorrência de maior toxicidade. A pequena fração de pacientes que não obtém remissão completa apenas com quimioterapia (os casos de resposta parcial com positividade persistente da PET representam < 10% dos pacientes) pode se beneficiar do acréscimo de radioterapia de campo envolvido.

Foram desenvolvidos fármacos mais recentes para o tratamento da recidiva do LH (ver "Doença recidivada," adiante), incluindo o conjugado anticorpo-fármaco brentuximabe vedotina, que é um anticorpo contra CD30 conjugado com o inibidor de microtúbulos monometil auristatina E (MMAE). Esse fármaco tem sido combinado com doxorrubicina, bleomicina e dacarbazina em estudos de fase inicial para o LH em estágio avançado, com eficácia favorável em comparação com controles históricos. O Eschelon-1, um ensaio clínico randomizado de doxorrubicina, vimblastina e dacarbazina (AVD) mais brentuximabe em comparação com ABVD, foi um estudo positivo, visto que demonstrou uma melhora da sobrevida livre de progressão no grupo de AVD mais brentuximabe, particularmente em pacientes mais jovens, pacientes da América do Norte e aqueles com doença de maior risco. Foram desenvolvidos fármacos que têm como alvo o eixo PD-1/PD-L1 em uma tentativa de reforçar o reconhecimento imune de tumores pelo hospedeiro. Essa abordagem é particularmente interessante no LH, tendo em vista a hiperexpressão de PD-L1 na superfície das células de RS. Na doença recidivada, esses fármacos, que incluem pembrolizumabe e nivolumabe, apresentam uma alta taxa de resposta e estão associados a respostas duráveis. Atualmente, estão sendo testados juntamente com quimioterapia para terapia de resgate na recidiva da doença e em pacientes previamente não tratados, incluindo em um ensaio clínico randomizado multicêntrico contra AVD mais brentuximabe como terapia inicial para doença em estágio avançado.

DOENÇA RECIDIVADA

Os pacientes que sofrem recidiva após a terapia primária do LH muitas vezes ainda podem ser curados. Os que apresentam recidiva pós-quimioterapia eficaz, em geral, não são curáveis com quimioterapia subsequente administrada nas doses convencionais. A quimioterapia de salvamento alternativa, administrada em doses-padrão, é, então, utilizada para documentar a sensibilidade à quimioterapia e obter uma redução máxima da massa tumoral. Para os pacientes com resposta completa ou quase completa, o transplante de células tronco autólogo pode curar mais da metade. Os esquemas de quimioterapia de resgate padrão incluem ICE (ifosfamida, carboplatina, etoposídeo) e GND (gencitabina, vinorelbina e doxorrubicina). Combinações mais recentes, incluindo brentuximabe com quimioterapia ou com inibidores do *checkpoint* imune, como nivolumabe, também foram testadas com resultados iniciais promissores. Para pacientes com doença em estágio inicial que não respondem de forma satisfatória à quimioterapia de resgate, a radioterapia pode ser muito efetiva para se obter uma remissão; há controvérsia quanto à consolidação dessa remissão com transplante autólogo de células-tronco. Para pacientes com doença em estágio avançado, nos quais a quimioterapia de resgate falha, o anticorpo conjugado brentuximabe vedotina, um anticorpo dirigido contra CD30 ligado à toxina de microtúbulos MMAE, é ativo e pode ser usado como ponte para o transplante alogênico. É também usado como terapia de manutenção após transplante de células-tronco autólogo bem-sucedido, com base nos resultados de um ensaio clínico randomizado *versus* observação. Os inibidores dos *checkpoints* imunes anti-PD-1 nivolumabe e pembrolizumabe têm eficácia na recidiva do LH, e muitas das respostas são duráveis. Cada vez mais, há um reconhecimento de que o uso de inibidores do *checkpoint* restaura a sensibilidade da célula de RS à quimioterapia por mecanismos desconhecidos; o transplante de células-tronco autólogo pode ser uma opção potencialmente curativa para pacientes que anteriormente se acreditava tivessem doença resistente à quimioterapia. Por fim, a terapia com células T com receptor de antígeno quimérico (CAR) anti-CD30 foi testada no LHc com múltiplas recidivas com resultados iniciais promissores; esses produtos estão agora sendo testados em ensaios clínicos multicêntricos de fase 2.

Duas outras opções podem ser úteis no contexto da recidiva da doença após quimioterapia com ABVD. As combinações à base de agentes alquilantes, como ChlVPP (clorambucila, vincristina, prednisona e procarbazina) podem ser ativas em pacientes com doença resistente ao ABVD. Além disso, a recidiva após transplante de medula óssea pode ser responsiva à vimblastina como agente único em dose baixa semanalmente.

SOBREVIDA

Em virtude da taxa de cura muito alta em pacientes com LH, as complicações em longo prazo passaram a constituir um importante alvo de pesquisa clínica. De fato, em algumas séries de pacientes com doença em estágio inicial, um maior número de pacientes morreu em consequência de complicações tardias da terapia, e não do próprio LH. Isso ocorre particularmente em pacientes com doença localizada. Os efeitos colaterais tardios mais graves consistem em segundas neoplasias malignas e lesão cardíaca. Os pacientes apresentam risco de desenvolver leucemia aguda no decorrer dos primeiros 10 anos após o tratamento com esquemas de poliquimioterapia que contêm agentes alquilantes mais radioterapia. O risco de desenvolvimento de leucemia aguda é maior após esquemas do tipo MOPP (mecloretamina, vincristina, procarbazina e prednisona) e do tipo BEACOPP do que com o esquema ABVD. O risco de leucemia aguda após o tratamento do LH também está relacionado com o número de exposições a agentes potencialmente leucemogênicos (i.e., múltiplos tratamentos após a recidiva) e com a idade do paciente sob tratamento; aqueles com > 60 anos apresentam um risco particularmente alto. O desenvolvimento de carcinomas como complicação do tratamento do LH representa um grave problema. Em geral, esses tumores ocorrem ≥ 10 anos após o tratamento e estão associados à radioterapia. Por essa razão, as mulheres jovens tratadas com radioterapia de tórax para LH devem ser submetidas a mamografias de rastreamento 5 a 10 anos após o tratamento, e deve-se desencorajar o tabagismo em todos os pacientes submetidos à radioterapia de tórax para LH. A irradiação de tórax também acelera o desenvolvimento de doença arterial coronariana, devendo os pacientes ser incentivados a reduzir ao mínimo os fatores de risco associados à doença arterial coronariana, como tabagismo e níveis elevados de colesterol. A radioterapia cervical aumenta o risco de aterosclerose de carótida, de acidente vascular cerebral e de doença da tireoide, incluindo câncer.

Vários outros efeitos colaterais tardios decorrentes do tratamento do LH são bem conhecidos. Os pacientes submetidos à radioterapia de tórax apresentam risco muito elevado de desenvolvimento posterior de hipotireoidismo, devendo, por isso, ser observados em vista dessa complicação. Devem-se efetuar medidas intermitentes dos níveis de tireotrofina para identificar o distúrbio antes que se torne sintomático. A síndrome de Lhermitte ocorre em cerca de 15% dos pacientes submetidos à radioterapia torácica. Essa síndrome manifesta-se por uma sensação de "choque elétrico" nos membros inferiores com a flexão do pescoço. Devido à idade jovem em que o LH é frequentemente diagnosticado, a infertilidade representa um problema para pacientes submetidos ao tratamento para LH. Os esquemas de quimioterapia que contêm agentes alquilantes induzem infertilidade permanente em quase todos os homens. O risco de infertilidade permanente em mulheres tratadas com quimioterapia contendo agentes alquilantes está relacionado com a idade, porém as mulheres mais jovens têm mais probabilidade de recuperar a fertilidade. A infertilidade é muito rara após o tratamento com ABVD.

LINFOMA DE HODGKIN NODULAR COM PREDOMÍNIO LINFOCÍTICO

O LHNPL é atualmente reconhecido como uma entidade distinta do LHc. Os sistemas de classificação anteriores reconheciam que as biópsias de um pequeno subgrupo de pacientes com diagnóstico de LH apresentavam um predomínio de pequenos linfócitos, com raras células do tipo RS; os tumores tinham um padrão de crescimento nodular e uma evolução clínica que variavam daqueles de pacientes com LHc. Trata-se de uma entidade clínica incomum, que representa < 5% dos casos de LH e que define o LHNPL.

Entretanto, o LHNPL exibe várias características que sugerem a sua relação com os LNHs, e não com o LHc. A célula semelhante à célula de RS ou célula L&H (linfócito e histiócito) ou célula "pipoca" é uma proliferação clonal de células B, que são positivas para marcadores de células B CD45, CD79a, CD20, CD19 e BCL2. Elas não expressam dois marcadores normalmente encontrados nas células de RS, CD30 e CD15. Esse linfoma tende a seguir uma evolução recidivante crônica e, às vezes, transforma-se em linfoma difuso de grandes células B, incluindo um subtipo específico de linfoma difuso de grandes células B, conhecido como linfoma de células T/células B de predomínio histiocítico. Compartilha um inunofenótipo com a célula L&H. Essa história natural assemelha-se mais estreitamente à dos LNHs de células B indolentes, descritos nos **Capítulos 108 e 110**.

Os pacientes com LHNPL geralmente são homens (75%). À semelhança do LHc, a distribuição etária dos pacientes com essa doença exibe dois picos; entretanto, diferentemente do LHc, esses picos incluem crianças e adultos de 30 a 40 anos de idade. A maioria dos pacientes diagnosticados apresenta doença no estágio I ou II (75%), ao passo que uma minoria tem doença em estágio avançado por ocasião do diagnóstico. Os sintomas "B" são incomuns.

Os pacientes com doença em estágio inicial por ocasião do diagnóstico devem ser tratados com radioterapia definitiva. Esse tratamento está associado a uma taxa de sobrevida em 15 anos sem recidiva de 82%. O tratamento de pacientes com LHNPL em estágio avançado é controverso. Alguns médicos preferem não tratar a doença assintomática e defendem um acompanhamento rigoroso, semelhante aos LNHs de células B indolentes. Para pacientes que necessitam de terapia devido à presença de sinais ou sintomas de comprometimento da função orgânica, foram usados tanto esquemas de LHc quanto esquemas de LNH de células B, incluindo ABVD e R-CHOP (rituximabe, ciclofosfamida, doxorrubicina, vincristina e prednisona). A experiência de uma única instituição com R-CHOP resultou em uma taxa de resposta de 100% em um pequeno grupo de pacientes sem recidiva com 42 meses de acompanhamento. Embora seja um acompanhamento de curta duração para uma doença indolente, algumas autoridades acreditam que o esquema R-CHOP possa ser curativo nessa doença e defendem o tratamento de pacientes com doença em estágio avançado por ocasião do diagnóstico, independentemente da presença de sintomas ou da função orgânica.

LEITURAS ADICIONAIS

Chen R et al: Pembrolizumab in relapsed or refractory Hodgkin lymphoma: 2-year follow-up of KEYNOTE-087. Blood 134:1144, 2019.

Gillessen S et al: Intensified treatment of patients with early stage, unfavourable Hodgkin lymphoma: Long-term follow-up of a randomised, international phase 3 trial of the German Hodgkin Study Group (GHSG HD14). Lancet Haematol 8:e278, 2021.

Moskowitz CH et al: Five-year PFS from the AETHERA trial of brentuximab vedotin for Hodgkin lymphoma at high risk of progression or relapse. Blood 132:2639, 2018.

Rashidi A et al: Allogeneic hematopoietic stem cell transplantation in Hodgkin lymphoma: A systemic review and meta-analysis. Bone Marrow Transplant 51:521, 2016.

Straus DJ et al: CALGB 50604: Risk-adapted treatment of nonbulky early-stage Hodgkin lymphoma based on interim PET. Blood 132:1013, 2018.

Straus DJ et al: Brentuximab vedotin with chemotherapy for stage III or IV classical Hodgkin lymphoma (ECHELON-1): 5-year update of an international, open-label, randomised, phase 3 trial. Lancet Haematol 8:e410, 2021.

110 Neoplasias malignas linfoides e mieloides menos frequentes

Ayalew Tefferi, Dan L. Longo

As neoplasias malignas linfoides mais comuns são discutidas nos **Capítulos 106, 107, 108, 109 e 111**, as leucemias mieloides são descritas nos **Capítulos 104 e 105**, as síndromes mielodisplásicas (SMD), no **Capítulo 102**, e as síndromes mieloproliferativas, no **Capítulo 103**. Este capítulo descreve as formas menos frequentes de neoplasias hematológicas. As doenças discutidas aqui estão listadas na **Tabela 110-1**. Cada uma dessas entidades responde por < 1% das neoplasias hematológicas.

NEOPLASIAS MALIGNAS LINFOIDES RARAS

Todos os tumores linfoides discutidos neste capítulo consistem em neoplasias de células B ou de células T maduras e de células *natural killer* (NK).

NEOPLASIAS DE CÉLULAS B MADURAS

Leucemia prolinfocítica de células B (LPL-B) Trata-se de uma neoplasia de linfócitos redondos, de tamanho intermediário (cerca de duas vezes o

TABELA 110-1 ■ Neoplasias malignas linfoides e mieloides raras

Linfoides
Neoplasias de células B maduras
Leucemia prolinfocítica de células B
Linfoma de zona marginal esplênico
Leucemia de células pilosas
Linfoma de células B nodal da zona marginal
Linfoma de grandes células B mediastinal
Linfoma de grandes células B intravascular
Linfoma de efusão primária
Granulomatose linfomatoide
Neoplasias de células T maduras e de células *natural killer* (NK)
Leucemia prolinfocítica de células T
Leucemia T de grandes linfócitos granulosos
Leucemia agressiva de células NK
Linfoma de células NK/ T extranodal do tipo nasal
Linfoma de células T do tipo enteropatia
Linfoma de células T hepatoesplênico
Linfoma subcutâneo de células T do tipo paniculite
Linfoma de células NK blásticas
Linfoma cutâneo primário de células T CD30+
Linfoma de células T angioimunoblástico
Mieloides
Leucemia neutrofílica crônica
Leucemia eosinofílica crônica/síndrome hipereosinofílica
Neoplasias de células histiocíticas e dendríticas
Sarcoma histiocítico
Histiocitose de células de Langerhans
Sarcoma de células de Langerhans
Sarcoma de células dendríticas interdigitantes
Sarcoma de células dendríticas foliculares
Mastócitos
Mastocitose
Mastocitose cutânea
Mastocitose sistêmica
Sarcoma de mastócitos
Mastocitoma extracutâneo

tamanho de um pequeno linfócito normal), com nucléolo proeminente e citoplasma azul-claro na coloração de Wright. Afeta predominantemente o sangue periférico, a medula óssea (MO) e o baço e, em geral, não provoca adenopatias. A idade mediana dos pacientes afetados é de 70 anos, e os homens são afetados com mais frequência do que as mulheres (relação entre homens/mulheres de 1,6). Essa entidade é distinta da leucemia linfocítica crônica (LLC) e não se desenvolve como consequência dessa doença.

Os sintomas da apresentação clínica, em geral, são decorrentes de esplenomegalia ou detecção incidental de uma contagem elevada de leucócitos. A evolução clínica pode ser rápida. As células expressam IgM na superfície (com ou sem IgD) e marcadores típicos de células B (CD19, CD20, CD22). O marcador CD23 está ausente, e cerca de um terço dos casos expressa CD5. A expressão de CD5, em conjunto com a presença da translocação t(11;14) em 20% dos casos, causa alguma confusão na diferenciação entre LPL-B e a forma leucêmica do linfoma de células do manto. Não foi estabelecido nenhum critério confiável para essa distinção, e os estudos de expressão gênica sugerem a existência de uma estreita relação entre o linfoma de células do manto e a LPL-B, com diferenças significativas da LLC. Cerca de 50% dos pacientes apresentam mutação ou perda do gene p53, e foram observadas deleções de 11q23 e 13q14. Análogos de nucleosídeos, como fludarabina e cladribina, e a quimioterapia combinada (ciclofosfamida, doxorrubicina, vincristina e prednisona [CHOP]) têm produzido algumas respostas. O esquema CHOP, associado ao rituximabe, pode ser mais efetivo do que o CHOP isoladamente; no entanto, como a doença é rara, não foram relatados grandes ensaios. A esplenectomia pode produzir uma diminuição dos sintomas, mas parece ter pouco ou nenhum impacto sobre a evolução da doença. O transplante de MO pode ser curativo. O imatinibe também pode apresentar atividade.

Linfoma de zona marginal esplênico (LZME) Esse tumor, constituído principalmente de pequenos linfócitos, origina-se na zona marginal da polpa branca do baço, cresce abolindo os centros germinativos e a zona do manto, e invade a polpa vermelha. Os linfonodos hilares esplênicos, a MO e o sangue periférico podem ser acometidos. As células tumorais circulantes exibem vilosidades curtas na superfície e são denominadas linfócitos vilosos. A Tabela 110-2 mostra as diferenças nas células tumorais de diversas neoplasias de pequenos linfócitos que ajudam no diagnóstico diferencial. As células do LZME expressam imunoglobulinas de superfície e CD20, porém são negativas para CD5, CD10, CD43 e CD103. A ausência de CD5 diferencia o LZME da LLC, e a ausência de CD103 separa o LZME da leucemia de células pilosas.

A idade mediana dos pacientes com LZME é de 55 anos, e essa neoplasia afeta igualmente ambos os sexos. Os pacientes apresentam esplenomegalia incidental ou sintomática ou detecção incidental de linfocitose no sangue periférico, com linfócitos vilosos. Pode-se verificar a presença de anemia autoimune ou trombocitopenia. As imunoglobulinas produzidas por essas células contêm mutações somáticas que refletem o trânsito por um centro germinativo, e a ocorrência continuada de mutações sugere que o mecanismo de mutação permanece ativo. Cerca de 40% dos pacientes apresentam deleções ou translocações envolvendo 7q21, o sítio do gene *FLNC* (filamina Cγ, envolvida nos filamentos de actina de ligações cruzadas no citoplasma). Mutações *NOTCH2* são observadas em 25% dos pacientes. Também podem ser observadas deleções no cromossomo 8p. Normalmente, lesões genéticas encontradas no linfoma de zona marginal extranodal, como trissomia do 3 e t(11;18), são raras no LZME.

TABELA 110-2 ■ Imunofenótipos de tumores de pequenos linfócitos

	CD5	CD20	CD43	CD10	CD103	sIG	Ciclina D1
Linfoma folicular	neg	pos	pos	pos	neg	pos	neg
Leucemia linfocítica crônica	pos	pos	pos	neg	neg	pos	neg
Leucemia prolinfocítica de células B	pos	pos	pos	neg	neg	pos	pos
Linfoma de células do manto	pos	pos	pos	neg	neg	pos	pos
Linfoma de zona marginal esplênico	neg	pos	neg	neg	neg	pos	neg
Leucemia de células pilosas	neg	pos	?	neg	pos	pos	neg

Siglas: neg, negativo; pos, positivo.

TABELA 110-3 ■ Diagnóstico diferencial de "punção seca" – incapacidade de aspirar a medula óssea

A punção seca ocorre em cerca de 4% das tentativas, e está associada a:	
Infiltração por carcinoma metastático	17%
Leucemia mieloide crônica	15%
Mielofibrose	14%
Leucemia de células pilosas	10%
Leucemia aguda	10%
Linfomas, doença de Hodgkin	9%
Medula óssea normal	Raras

A evolução clínica da doença em geral é lenta, com sobrevida média acima de 10 anos. Os pacientes com níveis elevados de lactato-desidrogenase (LDH), anemia e hipoalbuminemia, em geral, apresentam pior prognóstico. Remissões prolongadas podem ser observadas após esplenectomia. O rituximabe, o ibrutinibe e os inibidores da PI3-cinase também são ativos. Em uma pequena fração de pacientes, ocorre progressão histológica para linfoma difuso de grandes células B, com história natural mais agressiva. A experiência com a quimioterapia combinada no LZME é limitada.

Leucemia de células pilosas A leucemia de células pilosas é um tumor de pequenos linfócitos com núcleos ovais, citoplasma abundante e projeções características da membrana (células pilosas). Os pacientes apresentam esplenomegalia e comprometimento difuso da MO. Embora sejam observadas algumas células circulantes, o quadro clínico é dominado por sintomas decorrentes da esplenomegalia e da pancitopenia. O mecanismo da pancitopenia não está totalmente esclarecido e pode ser mediado por citocinas inibitórias e substituição da MO. A MO apresenta níveis aumentados de fibras de reticulina; a leucemia de células pilosas é uma causa comum de impossibilidade de obter um aspirado de MO, constituindo a denominada "punção seca" (Tab. 110-3). A monocitopenia é importante e pode explicar a predisposição à infecção micobacteriana atípica, que pode ser observada clinicamente. As células tumorais exibem uma forte expressão de CD22, CD25 e CD103; o nível sérico de CD25 solúvel constitui um excelente marcador tumoral de atividade da doença. As células também expressam fosfatase ácida resistente ao tartarato. Há rearranjo e mutação dos genes das imunoglobulinas, indicando a influência de um centro germinativo. Não foi detectada qualquer anormalidade citogenética específica, porém a maioria dos casos contém a mutação ativadora *BRAF* V600E.

A idade mediana dos pacientes acometidos é de 55 anos, e a relação entre homens e mulheres é de 5:1. As opções de tratamento são numerosas. A esplenectomia com frequência está associada a uma remissão prolongada. Os nucleosídeos, incluindo a cladribina e a desoxicoformicina, são altamente ativos, mas também estão associados a uma maior imunossupressão, podendo aumentar o risco de algumas infecções oportunistas. Entretanto, depois de ciclos de curta duração desses agentes, os pacientes costumam obter remissões muito duradouras, durante as quais ocorre recuperação espontânea da função imune. A alfainterferona também constitui uma terapia eficaz, porém não tão efetiva quanto os nucleosídeos. Pacientes refratários à quimioterapia podem responder ao vemurafenibe, um inibidor de BRAF. O vemurafenibe não parece ser curativo, porém as respostas podem ser mantidas com tratamento crônico. Ocorrem remissões mais duradouras quando o rituximabe é adicionado ao vemurafenibe.

Linfoma de células B nodal da zona marginal Esta doença nodular rara apresenta uma relação incerta com os linfomas da zona marginal extranodais, com frequência associados à mucosa e chamados, portanto, de linfomas de tecido linfoide associado à mucosa (MALT, *mucosa-associated lymphoid tissue*) e LZMEs. Os pacientes podem apresentar adenopatia localizada ou generalizada. As células neoplásicas são células B da zona marginal com características monocitoides, e, no passado, a neoplasia era denominada linfoma de células B monocitoides. Até um terço dos pacientes pode apresentar comprometimento extranodal, e o acometimento dos linfonodos pode ser secundário à disseminação de uma lesão primária da mucosa. Nas neoplasias primárias nodais autênticas, as anormalidades citogenéticas associadas aos linfomas – trissomia do 3 e t(11;18) – são muito raras. A evolução clínica é lenta. Os pacientes, com frequência, respondem à quimioterapia combinada, embora as remissões não sejam duradouras. Alguns pacientes são tratados com CHOP associado ao rituximabe, o que provavelmente é uma conduta eficaz para o tratamento.

Linfoma de grandes células B mediastinal (tímico) Essa entidade era originalmente considerada como um subgrupo do linfoma difuso de grandes células B; entretanto estudos adicionais identificaram o linfoma de grandes células B mediastinal como uma entidade distinta, com suas próprias características clínicas, genéticas e imunofenotípicas. Trata-se de uma doença que pode atingir um tamanho volumoso, mas que, em geral, fica restrita ao mediastino. Pode ser localmente agressiva, com evolução que leva ao desenvolvimento de uma síndrome de obstrução da veia cava superior ou derrame pericárdico. Cerca de um terço dos pacientes desenvolve derrames pleurais, e, em 5 a 10% dos casos, a doença pode se disseminar amplamente para os rins, as glândulas suprarrenais, o fígado, a pele e até mesmo o cérebro. A doença acomete com mais frequência as mulheres do que os homens (relação entre homens e mulheres de 1:2-3), e a idade mediana é de 35 a 40 anos.

O tumor é composto de camadas de grandes células com citoplasma abundante, acompanhado de uma quantidade variável de fibrose, porém frequentemente abundante. Ele pode ser diferenciado da doença de Hodgkin esclerose nodular pela escassez de células linfoides normais e ausência de variantes lacunares das células de Reed-Sternberg. Entretanto, mais de um terço dos genes que são expressos em maior grau no linfoma de grandes células B primário mediastinal do que no linfoma de grandes células B difuso habitual também estão hiperexpressos na doença de Hodgkin, sugerindo uma possível relação patogênica entre as duas entidades que acometem o mesmo local anatômico. As células tumorais podem hiperexpressar*MAL*. O genoma das células tumorais caracteriza-se por frequentes ganhos e perdas cromossômicas. As células tumorais no linfoma de grandes células B mediastinal expressam o marcador CD20, porém a imunoglobulina de superfície e as moléculas e antígeno leucocitário humano (HLA) das classes I e II podem estar ausentes ou expressas de modo incompleto. A expressão de níveis mais baixos de HLA de classe II identifica um subgrupo com prognóstico mais reservado. As células são negativas para CD5 e CD10, mas podem exibir uma discreta coloração com anti-CD30. As células são positivas para CD45, diferentemente das células da doença de Hodgkin clássica.

Metotrexato, leucovorina, doxorrubicina, ciclofosfamida, vincristina, prednisona e bleomicina (MACOP-B), além de rituximabe associado a CHOP, são tratamentos eficazes, atingindo 75 a 87% de sobrevida em 5 anos. A terapia ajustada à dose, com prednisona, etoposídeo, vincristina, ciclofosfamida e doxorrubicina (EPOCH) associados ao rituximabe, produziu 97% de sobrevida em 5 anos. O papel da radioterapia mediastinal não foi definitivamente demonstrado; entretanto, é utilizada com frequência, particularmente em pacientes cuja área mediastinal continua ávida na tomografia por emissão de pósitrons depois de 4 a 6 ciclos de terapia.

Linfoma de grandes células B intravascular Trata-se de uma forma extremamente rara de linfoma difuso de grandes células B, caracterizado pela presença de linfomas na luz de pequenos vasos, em particular dos capilares. É também conhecido como angioendoteliomatose maligna ou linfoma de grandes células angiotrópico. Em virtude de sua raridade, não há um quadro consistente capaz de definir uma síndrome clínica ou suas características epidemiológicas e genéticas. Acredita-se que permaneça restrito no interior dos vasos, devido a um defeito nas moléculas de adesão e mecanismos de endereçamento (*homing*), uma ideia sustentada por dados escassos que sugerem a ausência de expressão da integrina β-1 e da ICAM-1. Em geral, os pacientes apresentam sintomas de oclusão de pequenos vasos, lesões cutâneas ou sintomas neurológicos. Os aglomerados de células tumorais podem promover a formação de trombos. Um subgrupo de pacientes apresenta tumores com mutações *MYD88* ou *CD79B*. Em geral, a evolução clínica é agressiva, e a doença responde pouco à terapia. Com frequência, o diagnóstico só pode ser estabelecido em uma fase muito avançada de evolução da doença ou na necrópsia.

Linfoma de efusão primária Essa entidade é outra variante de linfoma difuso de grandes células B, que se manifesta com derrames pleurais, em geral sem lesões tumorais aparentes. É mais comum na presença de imunodeficiência, em particular Aids, e é causado pelo herpes-vírus humano 8 (HHV-8)/herpes-vírus associado ao sarcoma de Kaposi (KSHV). É também conhecido como *linfoma de cavidades corporais*. Alguns pacientes foram anteriormente diagnosticados com sarcoma de Kaposi. Pode ocorrer também na ausência de imunodeficiência em homens idosos de ascendência mediterrânea, à semelhança do sarcoma de Kaposi, porém de forma menos comum.

Efusões malignas contêm células positivas para HHV-8/KSHV, e muitas delas também apresentam coinfecção pelo vírus Epstein-Barr. As células são grandes, com núcleos volumosos e nucléolos proeminentes, podendo ser confundidas com células de Reed-Sternberg. Elas expressam CD20 e CD79a (molécula sinalizadora de imunoglobulina), porém, em geral, não expressam a imunoglobulina. Alguns casos aberrantes expressam marcadores de células T, tais como CD3 ou rearranjos de genes do receptor de células T. Não foram relatadas lesões genéticas características, mas foram observados ganhos no cromossomo 12 e material do cromossomo X, à semelhança de outros linfomas associados ao HIV. Em geral, a evolução clínica caracteriza-se por rápida progressão e morte dentro de 6 meses. O CHOP mais lenalidomida ou bortezomibe pode produzir respostas. A terapia antirretroviral altamente ativa para o HIV deve ser mantida durante o tratamento.

Granulomatose linfomatoide Trata-se de uma doença linfoproliferativa angiocêntrica e angiodestrutiva, composta de células B monoclonais neoplásicas infectadas pelo vírus Epstein-Barr, acompanhadas e ultrapassadas, em número, por células T reativas policlonais, que formam um infiltrado. A doença é classificada de acordo com as características histológicas, como número de células e atipias das células B. Com mais frequência, é confundida com o linfoma de células T/NK extranodal do tipo nasal, que também pode ser angiodestrutivo e está relacionado com o vírus Epstein-Barr. A doença em geral apresenta-se em adultos (homens > mulheres) como um infiltrado pulmonar. Com frequência, o comprometimento é totalmente extranodal e pode incluir os rins (32%), o fígado (29%), a pele (25%) e o cérebro (25%). A doença ocorre geralmente em um contexto de imunodeficiência.

A doença pode exibir remissões e recidivas, ou pode ser rapidamente progressiva. Em geral, a evolução é indicada pelo grau histológico. É altamente responsiva à quimioterapia combinada e passível de cura na maioria dos casos. Alguns pesquisadores sustentam que a doença de baixo grau (graus I e II) pode ser tratada com alfainterferona.

NEOPLASIAS DE CÉLULAS T MADURAS E DE CÉLULAS NK

Leucemia prolinfocítica de células T Trata-se de uma leucemia agressiva de prolinfócitos de tamanho intermediário que acomete o sangue, a medula óssea, os linfonodos, o fígado, o baço e a pele. Responde por 1 a 2% de todas as leucemias de pequenos linfócitos. A maioria dos pacientes apresenta leucocitose (com frequência > 100.000/μL), hepatosplenomegalia e adenopatia. Ocorre comprometimento cutâneo em 20% dos casos. O diagnóstico é estabelecido com base no esfregaço de sangue periférico, que revela a presença de células cujo tamanho é cerca de 25% maior do que o dos pequenos linfócitos, com vesículas citoplasmáticas e núcleos que podem ser indentados. As células expressam marcadores de células T, como CD2, CD3 e CD7; dois terços dos pacientes apresentam células CD4+ e CD8–, ao passo que 25% têm células CD4+ e CD8+. Ocorre rearranjo clonal das cadeias β do receptor de células T. Em 80% dos pacientes, ocorre inversão do cromossomo 14, entre q11 e q32. Em 10% dos casos, são observadas translocações t(14;14), colocando o *locus* do gene α/β do receptor de células T em justaposição com os oncogenes *TCL1* e *TCL1b* em 14q32.1. Anormalidades no cromossomo 8 também são comuns. Observa-se também a presença de deleções no gene *ATM*. Foram também relatadas mutações ativadoras de *JAK3*.

A evolução da doença é, em geral, rápida, com sobrevida mediana de cerca de 12 meses. Foram obtidas respostas com o anticorpo anti-CD52, análogos de nucleosídeos e quimioterapia com CHOP. Inibidores da histona-desacetilase, como o vorinostate e a romidepsina, também podem ter atividade. Um pequeno número de pacientes com leucemia prolinfocítica de células T também foi tratado com terapia em altas doses e transplante de MO alogênico, após a obtenção de remissão com alentuzumabe ou terapia em doses convencionais.

Leucemia T de grandes linfócitos granulosos A leucemia T de grandes linfócitos granulosos (GLG) caracteriza-se por um aumento na contagem de GLGs no sangue periférico (2.000-20.000/μL), frequentemente acompanhado de neutropenia grave, com ou sem anemia concomitante. Os pacientes podem apresentar esplenomegalia e, com frequência, evidências de doença autoimune sistêmica, incluindo artrite reumatoide, hipergamaglobulinemia, autoanticorpos e imunocomplexos circulantes. O comprometimento da MO exibe um padrão principalmente intersticial, com menos de 50% de linfócitos na contagem diferencial. Em geral, as células expressam CD3, receptores de células T e CD8; as variantes semelhantes às células NK podem exibir CD3–. As células leucêmicas frequentemente expressam Fas e o ligante Fas.

A evolução da doença é, em geral, lenta e caracteriza-se predominantemente por neutropenia. Paradoxalmente, a terapia imunossupressora com ciclosporina, metotrexato ou ciclofosfamida, além de glicocorticoides, pode produzir um aumento na contagem de granulócitos. Os nucleosídeos têm sido utilizados, porém sem embasamento científico. Em alguns casos, pode haver aceleração da doença, com evolução clínica mais agressiva.

Leucemia agressiva de células NK As neoplasias de células NK são muito raras e podem apresentar desde uma evolução muito lenta até uma evolução altamente agressiva. São mais comuns em asiáticos do que em brancos, e as células com frequência abrigam um epissoma clonal do vírus Epstein-Barr. Em geral, a contagem de leucócitos do sangue periférico não está acentuadamente elevada; entretanto, observa-se a presença de grandes células linfoides anormais com citoplasma granular. A forma agressiva caracteriza-se por sintomas de febre e pancitopenia. A hepatoesplenomegalia é comum; o comprometimento nodular é menos frequente. Os pacientes podem apresentar hemofagocitose, coagulopatia ou falência de múltiplos órgãos. Os níveis séricos do ligante Fas são elevados.

As células expressam CD2 e CD56 e não apresentam rearranjo nos genes do receptor de células T. As deleções envolvendo o cromossomo 6 são comuns. A doença pode ser rapidamente progressiva. Algumas formas de neoplasias de células NK são mais lentas. Podem ser descobertas de modo incidental, com linfocitose de GLGs, porém não manifestam a febre e a hepatoesplenomegalia que caracterizam a leucemia agressiva. As células também são positivas para CD2 e CD56, mas não contêm formas clonais do vírus Epstein-Barr e não são acompanhadas de pancitopenia ou doença autoimune.

Linfoma de células NK/T extranodal do tipo nasal À semelhança da granulomatose linfomatoide, o linfoma de células T/NK extranodal tende a ser uma lesão angiocêntrica e angiodestrutiva, porém as células malignas não consistem em células B. Na maioria dos casos, trata-se de células CD56+ infectadas pelo vírus Epstein-Barr; em certas ocasiões, são células T citotóxicas CD56– infectadas pelo mesmo vírus. São encontradas geralmente na cavidade nasal. Historicamente, essa doença era denominada granuloma letal da linha média, reticulose polimórfica e lesão imunoproliferativa angiocêntrica. Essa forma de linfoma é prevalente na Ásia, no México e na América Central e do Sul, afetando mais os homens do que as mulheres. Quando se dissemina além da cavidade nasal, pode acometer os tecidos moles, o trato gastrintestinal ou os testículos. Em alguns casos, a síndrome hemofagocítica (SHF) pode influenciar o quadro clínico. Os pacientes podem apresentar sintomas B. Muitas das manifestações sistêmicas da doença estão relacionadas com a produção de citocinas pelas células tumorais e pelas células que respondem a seus sinais. É comum a presença de deleções e inversões do cromossomo 6.

Muitos pacientes com linfoma extranodal de células NK/T do tipo nasal têm uma excelente resposta antitumoral com esquemas quimioterápicos combinados, em particular os casos que apresentam doença localizada. Com frequência, utiliza-se a radioterapia após o término da quimioterapia. Foram definidos quatro fatores de risco: sintomas B, idade avançada, níveis elevados de LDH e comprometimento de linfonodos regionais. A sobrevida dos pacientes está ligada a diversos fatores de risco: a sobrevida em 5 anos é de 81% para nenhum fator de risco, de 64% para 1 fator de risco, de 32% para 2 fatores de risco e de 7% para 3 ou 4 fatores de risco. Os esquemas combinados sem antraciclinas são considerados superiores ao CHOP, porém os dados são escassos. A terapia em altas doses, com transplante de células-tronco, tem sido utilizada, porém seu papel não está bem estabelecido.

Linfoma de células T do tipo enteropatia O linfoma de células T do tipo enteropatia é uma complicação rara da doença celíaca de longa duração. Ocorre geralmente no jejuno ou no íleo. Nos adultos, o linfoma pode ser diagnosticado ao mesmo tempo que a doença celíaca, porém há suspeita de que a doença celíaca seja um precursor de longa duração para o desenvolvimento do linfoma. Em geral, o tumor manifesta-se como múltiplas massas ulceradas da mucosa, mas também pode produzir uma massa exofítica dominante ou múltiplas ulcerações. Ele expressa quase sempre os marcadores CD3 e CD7 e pode ou não expressar CD8. Os linfócitos de aspecto normal na mucosa adjacente com frequência exibem um fenótipo semelhante ao tumor. A maioria dos pacientes apresenta genótipo HLA associado à doença celíaca, HLA DQA1*0501 ou DQB1*0201.

O prognóstico para essa forma de linfoma em geral é reservado (a sobrevida mediana é de 7 meses), porém alguns pacientes apresentam uma boa resposta à quimioterapia com CHOP. Os pacientes que respondem podem desenvolver perfuração intestinal em consequência da involução do tumor. Se o tumor responder ao tratamento, pode ocorrer recidiva em outra área do intestino delgado acometido pela doença celíaca.

Linfoma de células T hepatoesplênico O linfoma de células T hepatoesplênico é uma neoplasia maligna derivada de células T que expressa o receptor de antígenos de células T γ/δ e que acomete principalmente o fígado, ocupando os sinusoides hepáticos com células linfoides de tamanho intermediário. Quando o baço é acometido, ocorre infiltração predominante da polpa vermelha. Trata-se de uma doença de indivíduos jovens, em particular aqueles com imunodeficiência subjacente ou com uma doença autoimune que exige terapia imunossupressora. O uso de tiopurina e de infliximabe é particularmente comum na história de pacientes com essa doença. As células são CD3+ e, em geral, CD4– e CD8–. As células podem conter o isocromossomo 7q, frequentemente com trissomia do 8. O linfoma apresenta uma história natural agressiva. A quimioterapia combinada pode induzir remissões, porém ocorrem recidivas na maioria dos pacientes. A sobrevida média é de cerca de 2 anos. O tumor não parece responder à terapia imunossupressora.

Linfoma subcutâneo de células T do tipo paniculite O linfoma subcutâneo de células T do tipo paniculite é constituído por múltiplas coleções subcutâneas de células T neoplásicas, cujo fenótipo, em geral, consiste em células citotóxicas (i.e., que contêm perforina e granzima B e que expressam CD3 e CD8). O receptor de células T com rearranjo costuma ser do tipo α/β; entretanto, em certas ocasiões, os receptores γ/δ estão envolvidos, em particular na presença de imunossupressão. As células são negativas para o vírus Epstein-Barr. Os pacientes podem apresentar SHF, além da infiltração cutânea; além disso, pode-se observar a presença de febre e hepatoesplenomegalia. Os linfonodos, em geral, não estão acometidos. Com frequência, os pacientes respondem à quimioterapia combinada, incluindo CHOP. Quando a doença é progressiva, a SHF pode ser um componente de uma evolução fulminante. A terapia efetiva pode reverter a SHF.

Linfoma de células NK blásticas As células neoplásicas expressam marcadores celulares NK, em particular CD56, e são negativas para CD3. Trata-se de grandes células de aparência blástica, que podem produzir um quadro leucêmico, embora o local predominante de comprometimento seja a pele. Do ponto de vista morfológico, as células assemelham-se às células neoplásicas das leucemias linfoblástica e mieloide agudas. Não foi descrita qualquer anormalidade cromossômica característica. A evolução clínica é rápida, e a doença não responde, em grande parte, aos tratamentos para linfomas típicos.

Linfoma cutâneo primário de células T CD30+ Esse tumor acomete a pele e é constituído por células que apresentam semelhanças com as células do linfoma de células T anaplásicas. Entre os tumores cutâneos de células T, cerca de 25% são linfomas anaplásicos CD30+. Se houver disseminação para os linfonodos, é difícil distinguir entre as formas cutânea e sistêmica da doença. As células tumorais são, com frequência, CD4+, e apresentam grânulos positivos para granzima B e perforina em 70% dos casos. A t(2;5) do linfoma anaplásico de células T está ausente; com efeito, sua presença deve levar a uma pesquisa mais rigorosa de comprometimento sistêmico e mudança para um diagnóstico de linfoma de células T anaplásico. Essa forma de linfoma tem sido observada esporadicamente como rara complicação de implantes de mama de silicone ou de solução salina. A história natural do linfoma associado ao implante de mama é, em geral, indolente. O linfoma cutâneo de células T CD30+ com frequência responde à terapia. O conjugado de imunotoxina anti-CD30 brentuximabe vedotina é ativo. A radioterapia pode ser eficaz, e a cirurgia também pode produzir um controle em longo prazo da doença. A sobrevida em 5 anos ultrapassa 90%.

Linfoma de células T angioimunoblástico O linfoma de células T angioimunoblástico é uma doença sistêmica que responde por cerca de 15% de todos os linfomas de células T. Os pacientes frequentemente apresentam febre, estágio avançado, adenopatia difusa, hepatoesplenomegalia, exantema cutâneo, hipergamaglobulinemia policlonal e uma ampla variedade de autoanticorpos, incluindo aglutininas a frio, fator reumatoide e imunocomplexos circulantes. Os pacientes podem apresentar edema, artrite, derrame pleural e ascite. Os linfonodos contêm um infiltrado polimorfo de células T neoplásicas e de células inflamatórias não neoplásicas, em conjunto com proliferação das vênulas de endotélio alto e células dendríticas foliculares (CDFs).

As anormalidades cromossômicas mais comuns consistem em trissomia do 3, trissomia do 5 e um cromossomo X extra. A quimioterapia combinada agressiva pode induzir a regressão. Em função dos defeitos imunológicos subjacentes, os tratamentos convencionais para linfoma aumentam a probabilidade de complicações infecciosas.

NEOPLASIAS MALIGNAS MIELOIDES RARAS

O sistema da Organização Mundial da Saúde (OMS) utiliza as contagens e o exame do esfregaço de sangue periférico, a morfologia da MO e testes de citogenética e genética molecular para classificar as neoplasias mieloides em várias categorias principais (Tab. 110-4). Entre elas, a leucemia mieloide aguda (LMA) é discutida no Capítulo 104, as síndromes mielodisplásicas (SMD), no Capítulo 102, a leucemia mieloide crônica (LMC), no Capítulo 105, e as neoplasias mieloproliferativas (NMPs) associadas à mutação *JAK2*, no Capítulo 103. Neste capítulo, são discutidas as neoplasias malignas restantes (listadas na Tab. 110-4), incluindo a leucemia neutrofílica crônica (LNC), a LMC atípica, negativa para *BCR-ABL1* (LMCa), a leucemia mielomonocítica crônica (LMMC), a leucemia mielomonocítica juvenil (LMMJ), a leucemia eosinofílica crônica, não especificada (LEC-NE), a mastocitose, a NMP, não classificada (NMP-NC), a SMD/NMP não classificada (SMD/NMP-NC), a SMD/NMP com sideroblastos em anel e trombocitose (SMD/NMP-SA-T) e as neoplasias mieloides/linfoides com eosinofilia e arranjos de *PDGFRA, PDGFRB* ou *FGFR1* ou com *PCM1-JAK2*. Este capítulo também inclui neoplasias de células histiocíticas e dendríticas, distúrbios mieloproliferativos transitórios e uma discussão mais ampla sobre distúrbios eosinofílicos primários, incluindo a síndrome hipereosinofílica (SHE).

LEUCEMIA NEUTROFÍLICA CRÔNICA

A LNC consiste em uma proliferação clonal de neutrófilos maduros, com poucos granulócitos imaturos circulantes ou nenhum. Em 2013, a LNC foi associada a mutações ativadoras do gene *CSF3R*, que codifica o receptor

TABELA 110-4 ■ Classificação das neoplasias mieloides de acordo com a Organização Mundial da Saúde

1. **Leucemia mieloide aguda (LMA) e neoplasias precursoras relacionadas**
2. **Neoplasias mieloproliferativas (NMPs)**
   - **2.1.** Leucemia mieloide crônica (LMC), *BCR-ABL1*-positiva
   - **2.2.** NMP associada à mutação *JAK2*
     - **2.2.1.** Policitemia vera
     - **2.2.2.** Mielofibrose primária
     - **2.2.3.** Trombocitopenia essencial
   - **2.3.** Leucemia neutrofílica crônica (LNC)
   - **2.4.** Leucemia eosinofílica crônica, não especificada (LEC-NE)
   - **2.5.** Neoplasia mieloproliferativa, não classificada (NMP-NC)
3. **Síndromes mielodisplásicas (SMDs)**
   - **3.1.** SMD com displasia de linhagem única
   - **3.2.** SMD com sideroblastos em anel (SMD-SA)
   - **3.3.** SMD com displasia de linhagem múltipla
   - **3.4.** SMD com excesso de blastos
   - **3.5.** SMD com del(5q) isolada
   - **3.6.** SMD, não classificada
   - **3.7.** *Entidade provisória: citopenia refratária da infância*
4. **Sobreposição de SMD/NMP**
   - **4.1.** Leucemia mielomonocítica crônica (LMMC)
   - **4.2.** Leucemia mielocítica crônica atípica (LMCa), *BCR-ABL1*-negativa
   - **4.3.** Leucemia mielomonocítica juvenil (LMMJ)
   - **4.4.** SMD/NMP com sideroblastos em anel e trombocitose (SMD/NMP-SA-T)
   - **4.5.** SMD/NMP, não classificada (SMD/NMP-NC)
5. **Mastocitose**
6. **Neoplasias mieloides/linfoides com eosinofilia e rearranjo de *PDGFRA, PDGFRB* ou *FGFR1* ou com *PCM1-JAK2***
   - **6.1.** Neoplasias mieloides/linfoides com rearranjo de *PDGFRA*
   - **6.2.** Neoplasias mieloides/linfoides com rearranjo de *PDGFRB*
   - **6.3.** Neoplasias mieloides/linfoides com rearranjo de *FGFR1*
   - **6.4.** *Entidade provisória: neoplasias mieloides/linfoides com translocação de PCM1-JAK2*
7. **Neoplasias mieloides com predisposição de linhagens germinativas**

do fator estimulador das colônias de granulócitos (G-CSF, de *granulocyte colony-stimulating factor*), também conhecido como fator estimulador de colônias 3 (CSF3). Na apresentação da doença, os pacientes podem ser assintomáticos ou exibir sintomas constitucionais, esplenomegalia, anemia e trombocitopenia. A sobrevida mediana é de cerca de 2 anos, e as causas de morte incluem transformação leucêmica, doença progressiva associada a citopenias graves e leucocitose acentuada refratárias ao tratamento. A verdadeira incidência de LNC não é conhecida, devido à incerteza diagnóstica com > 200 casos atualmente relatados. A idade mediana por ocasião do diagnóstico é de aproximadamente 67 anos, com leve preponderância masculina na distribuição entre os sexos.

Patogênese O CSF3 é o principal fator de crescimento para proliferação e diferenciação de granulócitos. Portanto, o CSF3 recombinante é utilizado para o tratamento de neutropenias graves, incluindo a neutropenia congênita severa (NCS). Alguns pacientes com NCS adquirem mutações no *CSF3R*, e a frequência de tais mutações é significativamente mais elevada (cerca de 80%) em pacientes com transformação leucêmica. As mutações de *CSF3R* associadas à NCS ocorrem na região do gene que codifica o domínio citoplasmático de CSF3R e resultam na truncagem do domínio regulador negativo do C-terminal. Em 2013, Maxson e colaboradores descreveram uma classe diferente de mutações *CSF3R* em cerca de 90% dos pacientes com LNC; em sua maioria, são proximais à membrana, sendo a mais frequente a substituição de C por T no nucleotídeo 1853 (T618I). Em um estudo confirmatório subsequente, foi constatado que as mutações *CSF3R* são específicas da LNC definida pela OMS. Cerca de 40% dos casos de mutação T618I também apresentam mutações *SETBP1*. Foi constatado que *CSF3R* T618I induz um distúrbio mieloproliferativo letal em um modelo murino e sensibilidade *in vitro* à inibição de JAK.

Diagnóstico Para o diagnóstico de LNC, é necessária a exclusão das causas mais comuns de neutrofilia, incluindo infecções e processos inflamatórios. Além disso, deve-se estar atento à associação entre algumas formas de câncer metastático ou de plasmocitomas e neutrofilias secundárias. A neutrofilia neoplásica também ocorre em outras neoplasias malignas mieloides negativas para *BCR-ABL1*, incluindo LMCa e LMMC. Dessa maneira, os critérios diagnósticos da OMS para a LNC destinam-se a excluir a possibilidade de neutrofilia secundária/reativa e de leucocitose associada a outras neoplasias mieloides distintas da LNC (Tab. 110-5): leucocitose ($\geq 25 \times 10^9$/L), $\geq$ 80% de neutrófilos segmentados/em bastão, < 10% de células mieloides imaturas, < 1% de blastos circulantes e ausência de disgranulopoiese ou monocitose (contagem de monócitos $< 1 \times 10^9$/L). A MO na LNC é hipercelular e caracteriza-se por um aumento no número e na porcentagem de neutrófilos, grande aumento da relação mieloide-eritroide e pouco desvio para a esquerda, displasia mieloide ou fibrose reticulínica.

A recente descoberta de mutações *CSF3R* (ver anteriormente) e a sua associação quase invariável à LNC definida pela OMS possibilitou a sua incorporação nos critérios diagnósticos da OMS (Tab. 110-5). Em termos práticos, a presença de uma mutação *CSF3R* proximal à membrana em um paciente com granulocitose predominantemente neutrofílica deve ser suficiente para o diagnóstico de LNC, independentemente do grau de leucocitose. Infelizmente, vários critérios de exclusão ainda precisam ser preenchidos para o diagnóstico de LNC na ausência de mutações *CSF3R* (Tab. 110-5).

Tratamento O tratamento atual da LNC é, em grande parte, paliativo e abaixo do ideal em sua eficácia. Vários medicamentos isoladamente ou em combinação foram testados e nenhum deles apresentou eficácia acentuada. Desse modo, o transplante de células-tronco hematopoiéticas alogênico (TCTHA) deve ser considerado na presença de doença sintomática, em particular em pacientes jovens. Caso contrário, a terapia de citorredução com hidroxiureia provavelmente é tão boa quanto qualquer tratamento, e a administração de quimioterapia combinada mais intensiva pode não ter valor adicional. No entanto, a resposta à terapia com hidroxiureia muitas vezes é transitória, e alguns médicos têm utilizado a alfainterferona com sucesso como um fármaco alternativo. A resposta ao tratamento com ruxolitinibe (um inibidor de JAK1 e JAK2) foi relatada em diversos relatos de casos; todavia, conforme observado no caso do tratamento com hidroxiureia, a resposta era, com frequência, incompleta e temporária. Em um estudo de fase 2 recentemente relatado com ruxolitinibe em 44 pacientes com LNC ou LMCa, 21 pacientes tinham LNC (76% tinham mutações *CSF3R*), dos quais apenas 4 (20%) apresentaram resposta completa ou parcial de acordo com os critérios convencionais de resposta.

TABELA 110-5 ■ Critérios diagnósticos da Organização Mundial da Saúde (OMS) de 2016 para leucemia neutrofílica crônica (LNC), leucemia mieloide crônica atípica *BCR-ABL1*-negativa (LMCa) e leucemia mielomonocítica crônica (LMMC)

Variáveis	LNC	LMCa	LMMC
Contagem de leucócitos no SP	≥ 25 × 10^9/L	Granulocitose	
Neutrófilos segmentados/bastonetes no SP	≥ 80%		
Granulócitos imaturos no SP[a]	< 10%	≥ 10%	
Contagem de blastos no SP	< 1%	< 20%	< 20%
Contagem de monócitos no SP	< 1 × 10^9/L	Monocitose mínima ou ausente	≥ 1 × 10^9/L Persistente e com duração de pelo menos 3 meses
Disgranulopoiese	Não	Sim	
Porcentagem de basófilos no SP		< 2%	
Porcentagem de monócitos no SP		< 10%	≥ 10%
MO	Hipercelular ↑ Neutrófilos, número e % < 5% blastos Maturação neutrofílica normal	Hipercelular ↑ Proliferação de granulócitos Displasia granulocítica ± displasia eritroide/megacariocítica Displasia < 20% de blastos	Displasia em ≥ 1 linhagem mieloide ou Anormalidade clonal citogenética/molecular < 20% de blastos ou promonócitos
BCR-ABL1	Não	Não	Não
PDGFRA, *PDGFRB*, *FGFR1* ou rearranjo de *PCM1-JAK2*	Não	Não	Não
CSF3R T618I ou outra mutação *CSF3R* ativadora ou neutrofilia persistente, esplenomegalia e nenhuma causa identificável de neutrofilia reativa	Sim		
Blastos/promonócitos no SP e na MO		< 20%	< 20%
Evidências de outra NMP: LMC, PV, TE, MFP	Não	Não	Não
Evidência de leucocitose reativa[b] ou monocitose	Não		Não

[a]Os granulócitos imaturos incluem mieloblastos, promielócitos, mielócitos e metamielócitos. [b]As causas de neutrofilia reativa incluem plasmocitomas, tumores sólidos e infecções e processos inflamatórios.

Siglas: MO, medula óssea; LMC, leucemia mieloide crônica; TE, trombocitemia essencial; NMP, neoplasia mieloproliferativa; SP, sangue periférico; MFP, mielofibrose primária; PV, policitemia vera.

LEUCEMIA MIELOIDE CRÔNICA ATÍPICA

A leucemia mieloide crônica atípica (LMCa) *BCR-ABL1*-negativa é formalmente classificada na categoria de SMD/NMP de neoplasias mieloides e é caracterizada por granulocitose com desvio para a esquerda e disgranulopoiese. O diagnóstico diferencial de LMCa inclui a LMC, que é diferenciada pela presença de *BCR-ABL1*; a LNC, que se distingue pela ausência de disgranulopoiese e presença de mutações de *CSF3R*; e a LMMC, que se diferencia pela presença de monocitose (contagem absoluta de monócitos ≥ 1 × 10^9/L). Os critérios diagnósticos da OMS para LMCa estão listados na Tabela 110-5 e incluem granulocitose; disgranulopoiese; ≥ 10% de granulócitos imaturos; < 20% de mieloblastos do sangue periférico ou da MO; < 10% de monócitos do sangue periférico; < 2% de basófilos; ausência de outras mutações específicas, como *BCR-ABL1*, *PDGFRA*, *PDGFRB*, *FGFR1* ou *PCM1-JAK2*; e não preencher os critérios da OMS para LMC, mielofibrose primária (MFP), policitemia vera (PV) ou trombocitopenia essencial (TE). A MO na LMCa é hipercelular, com proliferação e displasia dos granulócitos, com ou sem displasia eritroide ou megacariocítica.

A patogênese molecular da LMCa não está totalmente elucidada; cerca de um quarto dos pacientes expressa mutações de *SETBP1*, as quais são, entretanto, também encontradas em várias outras neoplasias mieloides, incluindo LNC e LMMC. As mutações *SETBP1* na LMCa representam mau prognóstico e, em sua grande maioria, estão localizadas principalmente entre os códons 858 e 871; mutações semelhantes são observadas na síndrome de Schinzel-Giedion (uma doença congênita com atraso grave de desenvolvimento e vários estigmas físicos, incluindo retração do terço médio da face, região frontal proeminente e macroglossia). Recentemente, uma mutação *missense* somática em etanolamina-cinase 1 (*ETNK1* N244S) foi descrita em 9% dos pacientes com LMCa, mas também foi observada em 14% dos pacientes com LMMC, em 6% dos pacientes com mastocitose (particularmente em associação com eosinofilia) e, raramente, em outras NMPs.

Em uma série de 55 pacientes com LMCa, de acordo com a definição da OMS, a idade mediana por ocasião do diagnóstico foi de 62 anos, com predominância do sexo feminino (57%); esplenomegalia foi relatada em 54% dos pacientes, necessidade de hemotransfusão, em 65%, cariótipo anormal, em 20% (20q− e trissomia do cromossomo 8 sendo os mais frequentes) e transformação leucêmica, em 40%. A sobrevida média foi de 25 meses. O resultado foi pior em pacientes com leucocitose acentuada, necessidade de transfusão e aumento das células imaturas no sangue periférico. Em um estudo mais recente da Mayo Clinic com 25 pacientes com LMCa molecularmente estudados e estritamente definidos pela OMS, a idade mediana foi de 70 anos e 84% eram do sexo masculino. Foram observadas anormalidades citogenéticas em 36% e mutações genéticas em 100%. As frequências mutacionais foram as seguintes: *ASXL1* 28%, *TET2* 16%, *NRAS* 16%, *SETBP1* 12%, *RUNX1* 12%, *ETNK1* 8% e *PTPN11* 4%. A sobrevida mediana foi de 10,8 meses, e, no último acompanhamento (mediana de 11 meses), foram documentadas 17 mortes (68%) e 2 transformações leucêmicas (8%). Na análise multivariada, a idade avançada, o baixo nível de hemoglobina e mutações *TET2* mostraram ter significância prognóstica independente; outras mutações, incluindo *ASXL1* e *SETBP1*, não tiveram significância prognóstica. A quimioterapia convencional é ineficaz no tratamento da LMCa. De modo semelhante, a resposta ao tratamento com um inibidor de JAK1/2, ruxolitinibe, não foi impressionante. No entanto, uma experiência favorável com transplante de células-tronco alogênico (TCTA) foi relatada em 9 pacientes; após um período de acompanhamento médio de 55 meses, a maioria dos pacientes permaneceu em remissão completa.

LEUCEMIA MIELOMONOCÍTICA CRÔNICA

A LMMC é classificada na categoria de SMD/NMP pela OMS e é definida por uma contagem absoluta de monócitos (CAM) de ≥ 1 × 10^9/L no sangue periférico, representando ≥ 10% da contagem de leucócitos. A idade mediana por ocasião do diagnóstico varia entre 65 e 75 anos, e há uma predominância masculina de 2:1. A apresentação clínica é variável e depende de a doença se apresentar com fenótipo semelhante à SMD ou à NMP; a primeira está associada a citopenias, e a última, à esplenomegalia e a características mieloproliferativas, como fadiga, sudorese noturna, perda de peso e caquexia. Cerca de 20% dos pacientes com LMMC apresentam serosite envolvendo as articulações (artrite), o pericárdio (pericardite e derrame pericárdico), a pleura (derrame pleural) ou o peritônio (ascite).

Patogênese Quase todos os pacientes com LMMC apresentam mutações somáticas que envolvem genes reguladores epigenéticos (p. ex., *ASXL1* e *TET2*), genes de vias de spliceossomos (p. ex., *SRSF2*), genes de respostas a danos no DNA (p. ex., *TP53*) e tirosinas-cinase/fatores de transcrição (p. ex., *KRAS, NRAS, CBL* e *RUNX1*). No entanto, nenhuma dessas mutações é específica para LMMC, e sua contribuição exata para a patogênese não está definida. Anormalidades citogenéticas clonais são observadas em cerca de um terço dos pacientes com LMMC e incluem a trissomia do cromossomo 8 e anomalias do cromossomo 7. Estudos mais recentes demonstraram a presença de agregados de células dendríticas na MO, sugerindo uma desregulação imune sistêmica e características fenotípicas distintas dos monócitos na LMMC.

Diagnóstico A monocitose reativa é incomum, mas foi relatada em associação a algumas infecções e condições inflamatórias. A monocitose clonal (i.e., neoplásica) define a LMMC, mas também é observada na LMMJ e na LMA com diferenciação monocítica. Os critérios de diagnóstico da OMS para a LMMC estão listados na Tabela 110-5 e incluem contagem de monócitos persistente de $\geq 1 \times 10^9$/L no sangue periférico, com porcentagem de monócitos de $\geq$ 10%; ausência de *BCR-ABL1, PDGFRA, PDGFRB, FGFR1* ou rearranjos de *PCM1-JAK2*; não preenchimento dos critérios da OMS para LMC, PV, TE ou MFP; < 20% de blastos e promonócitos no sangue periférico e na MO; e displasia envolvendo uma ou mais linhagens mieloides ou, na ausência de displasia, presença de uma anormalidade citogenética clonal adquirida ou genética molecular ou presença de monocitose não reativa de pelo menos 3 meses de duração.

A MO na LMMC é hipercelular, com proliferação granulocítica e monocítica. A displasia com frequência está presente e pode incluir uma, duas ou todas as linhagens mieloides. Na imunofenotipagem, as células anormais frequentemente expressam antígenos mielomonocíticos, como CD13 e CD33, com expressão variável de CD14, CD68, CD64 e CD163. As células derivadas de monócitos são quase sempre positivas para esterases inespecíficas citoquímicas (p. ex., butirato-esterase), ao passo que os precursores granulocíticos normais são positivos para lisozima e cloroacetato-esterase. Na LMMC, é comum haver um padrão de coloração citoquímica híbrido, com células que expressam cloroacetato-esterase e butirato-esterase simultaneamente (coloração dupla de esterases). A monocitose pode estar associada a neoplasias mieloides reativas, bem como a outras neoplasias mieloides. Com base na expressão de CD14/CD16 na citometria de fluxo, os monócitos podem ser classificados em frações MO1 clássica (CD14+/CD16–), MO2 intermediária (CD14+/CD16+) e MO3 não clássica (CD14–/CD16+), em que MO1 constitui a principal população de monócitos (85%) em condições saudáveis. Estudos recentes sugeriram um aumento característico de monócitos clássicos em pacientes com LMMC, distinguindo-os de outras causas de monocitose reativa e clonal.

Prognóstico Uma metanálise recente mostrou uma sobrevida média de 1,5 ano na LMMC. Inúmeros sistemas prognósticos tentaram definir e estratificar melhor a história natural da LMMC. Um deles, o modelo prognóstico Mayo, atribui 1 ponto para cada uma das seguintes quatro variáveis prognósticas independentes: CAM > 10×10^9/L, presença de células imaturas circulantes, hemoglobina < 10 g/dL e contagem de plaquetas < 100.000/mL. Nesse modelo, os pacientes foram estratificados em três grupos de risco: baixo (0 ponto), intermediário (1 ponto) e alto ($\geq$ 2 pontos), traduzindo os tempos medianos de sobrevida de 32, 18 e 10 meses, respectivamente. Outro modelo prognóstico, designado como sistema de escore prognóstico específico da LMMC (CPSS) identificou quatro variáveis como sendo prognósticas para a sobrevida global e a sobrevida livre de leucemia: os subtipos franco-americano-britânico (FAB) e de LMMC da OMS, a dependência de transfusão de hemácias e o sistema de estratificação de risco citogenético espanhol. Um estudo francês incorporou o estado mutacional *ASXL1* em 312 pacientes com LMMC; em um modelo multivariável, os preditores independentes de baixa sobrevida foram leucócitos >15×10^9/L (3 pontos), mutações *ASXL1* (2 pontos), idade > 65 anos (2 pontos), contagem de plaquetas < 100.000/mL (2 pontos), e hemoglobina < 10 g/dL no sexo feminino e < 11 g/dL no sexo masculino (2 pontos). Esse modelo estratificou os pacientes em três grupos: baixo risco (0-4 pontos), risco intermediário (5-7 pontos) e alto risco (8-12 pontos), com sobrevidas medianas de não alcançada, 38,5 e 14,4 meses, respectivamente. Estudos mais recentes destacaram o efeito prognóstico adverso das mutações *ASXL1* e *DNMT3A* na LMMC. Para esclarecer ainda mais a relevância prognóstica das mutações *ASXL1*, uma coorte colaborativa internacional de 466 pacientes com LMMC foi analisada. Na análise multivariada, as mutações *ASXL1*, CAM > 10×10^9/L, hemoglobina < 10 g/dL, plaquetas < 100×10^9/L e células mieloides imaturas circulantes foram independentemente preditivas de redução da sobrevida global. Mais recentemente, o modelo CPSS anteriormente mencionado foi atualizado para incluir anormalidades moleculares, incluindo mutações *ASXL1, RUNX1, NRAS* e *SETBP1* (CPSS-Mol). Em um relatório de 171 pacientes com LMMC na fase blástica (idade mediana de 71 anos), o tratamento incluiu os melhores cuidados de suporte em 25%, terapia com agentes hipometilantes em 10%, quimioterapia de indução semelhante à da LMA em 38%, quimioterapia de indução semelhante à da LMA seguida de TCTHA em 15%, TCTHA como primeiro tratamento em 2% e ensaios clínicos em 11%. Após um acompanhamento mediano de 4,4 meses, foram registradas 141 mortes (82%). A sobrevida global mediana foi de 6 meses, com taxas de sobrevida em 1, 3 e 5 anos de 25, 9 e 6%, respectivamente.

Tratamento O tratamento atual para a LMMC consiste em hidroxiureia e cuidados de suporte, incluindo transfusões de hemácias e uso de agentes estimulantes da eritropoiese (AEEs). O valor da hidroxiureia foi reforçado por um estudo randomizado comparando-a com etoposídeo oral. Nenhum esquema de quimioterapia em monoterapia ou combinada se revelou superior à hidroxiureia. O TCTHA é uma opção de tratamento viável para pacientes elegíveis para transplante e com características de mau prognóstico. Tendo em vista a sobreposição de fenótipo SMD/NMP e a presença de anormalidades genéticas/de metilação semelhantes à SMD na LMMC, os agentes de hipometilação, como 5-azacitidina e decitabina, são utilizados com eficácia limitada. Em um estudo recente que utilizou a decitabina na LMMC, a taxa de resposta global alcançou 48%, com 17% de remissões completas e sobrevida mediana de 17 meses. A experiência com a 5-azacitidina foi ligeiramente semelhante. Em um relatório recente da Mayo Clinic, entre 406 pacientes consecutivos com LMMC (idade $\leq$ 75 anos por ocasião do diagnóstico) atendidos entre janeiro de 1990 e dezembro de 2018, 70 (17%) foram submetidos a TCTAH (idade mediana de 58 anos), incluindo 46 (66%) em fase crônica e 24 (34%) em fase blástica. Em um acompanhamento mediano de 70 meses, houve 22 mortes (31%) no grupo de transplante em fase crônica, 11 (24%) por recidiva da doença e 9 (20%) por mortalidade sem recidiva. A sobrevida mediana pós-transplante foi de 67 meses no grupo de transplante na fase crônica e de 16 meses no grupo de transplante na fase blástica ($p < 0{,}01$); as taxas de sobrevida em 5 anos foram de 51 e 19%, respectivamente.

LEUCEMIA MIELOMONOCÍTICA JUVENIL

A LMMJ é principalmente uma doença do início da infância e está incluída, juntamente com a LMMC, na categoria de SMD/NMP da OMS. Ambas as doenças, LMMC e LMMJ, apresentam leucocitose, monocitose e hepatoesplenomegalia. Características adicionais da LMMJ incluem trombocitopenia e hemoglobina fetal elevada. Os progenitores mieloides na LMMJ exibem hipersensibilidade ao fator estimulador das colônias de granulócitos-macrófagos (GM-CSF), o que tem sido atribuído à desregulação da sinalização de RAS/MAPK. Acredita-se que esta última resulte de mutações mutuamente exclusivas envolvendo *RAS, PTPN11* e *NF1*. Um terço dos pacientes com LMMJ não associada à síndrome de Noonan apresenta mutações de *PTPN11*, ao passo que a incidência de *NF1* em pacientes sem neurofibromatose tipo 1 (NF1) e a de mutações *RAS* é de cerca de 15% cada. Em geral, cerca de 85% dos casos de LMMJ têm uma das mutações clássicas da via RAS (*PTPN11, NRAS, KRAS, NF1* ou *CBL*); além disso, inúmeras outras mutações, como *ASXL1, RUNX1, SETBP1, JAK3* e *CUX1*, foram recentemente relatadas. A terapia medicamentosa é relativamente ineficaz na LMMJ, e o tratamento de escolha é o TCTHA, o que resulta em uma sobrevida em 5 anos de cerca de 50%.

Os critérios de diagnósticos revisados da OMS de 2016 para a LMMJ exigem a presença de contagem de monócitos de $\geq 1 \times 10^9$/L no sangue periférico, < 20% de blastos no sangue ou na MO, esplenomegalia e ausência de *BCR-ABL1*. O diagnóstico também requer a presença de um dos seguintes critérios: mutação somática de *PTPN11, KRAS* ou *NRAS*; diagnóstico clínico de NF1 ou mutação *NF1*; mutação de linhagem germinativa de *CBL*; e perda da heterozigosidase. O diagnóstico de LMMJ ainda pode ser considerado na ausência das características genéticas anteriormente citadas na presença de monossomia do 7 ou qualquer outra anormalidade citogenética ou na presença de dois dos seguintes critérios: aumento da hemoglobina F, presença de precursores mieloides ou eritroides no sangue periférico, hipersensibilidade ao GM-CSF em ensaio de colônias e hiperfosforilação de STAT5.

SMD/NMP, NÃO CLASSIFICADA (SMD/NMP-NC)

A OMS classifica os pacientes com características morfológicas e laboratoriais semelhantes à SMD e à NMP como sobreposição de SMD/NMP. Essa categoria inclui LMMC, LMCa e LMMJ, já discutidas. Além disso, a SMD/NMP inclui uma quarta categoria, denominada SMD/NMP, não classificada (SMD/NMP-NC). O diagnóstico de SMD/NMP-NC necessita da presença de ambas as características de SMD e NMP que não são adequadas para classificar os pacientes como LMMC, LMCa ou LMMJ. A SMD/NMP também inclui a categoria provisória de anemia refratária com sideroblastos em anel e trombocitose (ARSA-T); a revisão da classificação da OMS de 2016 mudou o termo *ARSA-T* para *SMD/NMP-SA-T*.

Em um estudo de 85 pacientes com SMD/NMP-NC, a idade mediana foi de 70 anos, e 72% eram do sexo masculino. A esplenomegalia estava presente na apresentação em 33%, a trombocitose, em 13%, a leucocitose, em 18%, mutações *JAK2*, em 30%, e cariótipo anormal, em 51%; a anomalia citogenética mais frequente foi a trissomia do cromossomo 8. A sobrevida mediana foi de 12,4 meses e foi favoravelmente afetada pela trombocitose. O tratamento com agentes de hipometilação, imunomoduladores ou TCTHA não pareceu aumentar a sobrevida.

SMD/NMP COM SIDEROBLASTOS EM ANEL E TROMBOCITOSE (SMD/NMP-SA-T)

A SMD/NMP-SA-T é classificada na categoria de SMD/NMP, visto que compartilha características displásicas com a SMD-SA e características mieloproliferativas com a TE. Os critérios de diagnósticos revisados da OMS de 2016 para a SMD/NMP-SA-T incluem anemia associada à displasia de linhagem eritroide, presença de ≥ 15% de sideroblastos em anel, contagem de blastos < 5% na MO e < 1% no sangue periférico, contagem de plaquetas ≥ 450 × 10^9/L e ausência das mutações *BCR-ABL1*, *PDGFRA*, *PDGFRB*, *FGFR1*, *PCM1-JAK2* ou de t(3;3)(q21;q26), inv(3)(q21q26) ou del(5q). Esses novos critérios de diagnóstico também exigem a ausência de história de NMP, SMD ou outro tipo de SMD/NMP, bem como a presença da mutação *SF3B1* ou ausência de exposição a agentes citotóxicos ou outro tratamento aos quais as anormalidades morfológicas observadas possam ser atribuídas.

Em um estudo recente, 111 pacientes com SMD/NMP-SA-T foram comparados com 33 pacientes com ARSA. A frequência de mutações *SF3B1* SMD/NMP-SA-T (87%) foi semelhante à da SMD-SA (85%). A mutação *JAK2*V617F foi detectada em 49% dos pacientes com SMD/NMP-SA-T (incluindo 48% com mutação de *SF3B1*), porém em nenhum paciente com SMD-SA. Na SMD/NMP-SA-T, as mutações *SF3B1* foram mais frequentes no sexo feminino (95%) do que no sexo masculino (77%), e as contagens de sideroblastos em anel foram, em média, mais altas nos pacientes com mutação de *SF3B1*. A sobrevida global mediana foi de 6,9 anos em casos com mutação de *SF3B1 versus* 3,3 anos nos casos sem mutação. A sobrevida em 6 anos alcançou 67% nos pacientes com mutação *JAK2*, em comparação com 32% nos pacientes sem mutação. A análise multivariada identificou uma idade mais jovem e mutações *JAK2* e *SF3B1* como fatores favoráveis. Os preditores de baixa sobrevida na SMD/NMP-SA-T incluem anemia, cariótipo anormal e presença de mutações *ASXL1* ou *SETBP1*. É interessante assinalar que a presença de mutações *SF3B1* na SMD/NMP-SA-T foi recentemente associada a um risco aumentado de trombose. Vários relatos de casos sugeriram que o tratamento com lenalidomida pode induzir uma independência da transfusão de hemácias e remissões completas na SMD/NMP-SA-T. Mais recentemente, o luspatercepte, uma proteína de fusão recombinante que se liga a ligantes da superfamília do fator de crescimento transformador β para reduzir a sinalização de SMAD, também demonstrou beneficiar alguns pacientes com SMD-SA-T. Em um ensaio clínico de fase 3 recentemente publicado, envolvendo 229 pacientes com SMD-SA-T de risco muito baixo a intermediário e dependente de transfusão, foi alcançada uma independência da transfusão por ≥ 8 semanas em 38% dos pacientes que receberam luspatercepte *versus* 13% dos pacientes no grupo placebo ($p < 0{,}01$).

NEOPLASIA MIELOPROLIFERATIVA, NÃO CLASSIFICADA (NMP-NC)

A categoria da NMP-NC inclui as neoplasias semelhantes à NMP que não podem ser claramente classificadas em uma das outras sete subcategorias de NMP (Tab. 110-4). Exemplos incluem pacientes com trombose rara ou organomegalia inexplicável, com contagens sanguíneas normais, porém com características de NMP, como mutações *JAK2* e *CALR*, ou com morfologia da medula óssea consistente com NMP. É possível que alguns casos de NMP-NC representem estágios iniciais da doença na PV ou na TE, que, entretanto, não preenchem os níveis limiares de hemoglobina ou as contagens plaquetárias exigidos pelos critérios de diagnóstico da OMS. O tratamento específico pode não ser necessário em pacientes assintomáticos, ao passo que pacientes com complicações trombóticas arteriais podem necessitar de terapia citorredutora e ácido acetilsalicílico, e aqueles com trombose venosa podem necessitar de anticoagulação sistêmica.

NEOPLASIAS MIELOIDES COM PREDISPOSIÇÃO DE LINHAGENS GERMINATIVAS

A revisão da OMS de 2016 da classificação das neoplasias mieloides acrescentou uma seção designada como "neoplasias mieloides com predisposição de linhagem germinativa" que incluiu casos de LMA, SMD e SMD/NMP que surgem no contexto de uma mutação com predisposição de linhagem germinativa, como *CEBPA*, *DDX41*, *RUNX1*, *ANKRD26*, *ETV6* ou *GATA2*. Essa categoria particular de doenças também inclui neoplasias mieloides que surgem na presença de síndromes de insuficiência da MO, síndrome de Down, síndrome de Noonan, neurofibromatose e telomeropatias.

DISTÚRBIO MIELOPROLIFERATIVO TRANSITÓRIO (DMT)

O DMT, também designado como mielopoiese anormal transitória (MAT), constitui um fenômeno frequentemente transitório de proliferação anormal dos megacarioblastos, que ocorre em cerca de 10% dos lactentes com síndrome de Down. O DMT é normalmente reconhecido por ocasião do nascimento e pode sofrer regressão espontânea (75% dos casos) ou progredir para a leucemia megacarioblástica aguda (LMA-M7) (25% dos casos). Quase todos os pacientes com DMT e LMA-M7 derivada de DMT apresentam mutações somáticas *GATA1*. As mutações *GATA1* associadas ao DMT consistem em inserções de éxon 2, deleções ou mutações *missense*, que afetam o domínio de transativação N-terminal de GATA-1, resultando na perda de todo o comprimento (50 kDa) de GATA-1 e em sua substituição por uma isoforma menor (40 kD), que mantém a ligação de GATA-1 (FOG-1). Em contrapartida, formas hereditárias de mutações *GATA1* (éxon 2) produzem um fenótipo com anemia, ao passo que as mutações do éxon 4, que afetam o domínio de interação de FOG-1 N-terminal, produzem anemia diseritropoiética familiar com trombocitopenia ou macrotrombocitopenia ligada ao X.

EOSINOFILIA PRIMÁRIA

A eosinofilia refere-se a uma contagem absoluta de eosinófilos (CAE) no sangue periférico acima do limite superior normal da faixa de referência. O termo *hipereosinofilia* é utilizado quando a CAE é superior a 1.500 × 10^9/L. A eosinofilia é operacionalmente classificada em secundária (proliferação não neoplásica dos eosinófilos) e primária (proliferação dos eosinófilos que é neoplásica ou inexplicada). A eosinofilia secundária é uma causa muito mais frequente e muitas vezes associada a infecções (em particular as relacionadas com helmintos teciduais), doenças alérgicas/vasculites, medicamentos e neoplasias metastáticas. A eosinofilia primária é o foco deste capítulo e é considerada quando uma causa de eosinofilia secundária não é facilmente detectada.

A eosinofilia primária é classificada em clonal ou idiopática. O diagnóstico de eosinofilia clonal requer evidências morfológicas, citogenéticas ou moleculares de uma neoplasia mieloide. A eosinofilia idiopática é considerada quando as eosinofilias secundárias e clonais são descartadas. A SHE é uma subcategoria de eosinofilia idiopática persistente com CAE ≥ 1,5 × 10^9/L e associada a danos em órgãos mediados por eosinófilos (Tab. 110-6). Um distúrbio semelhante à SHE, associado a células T clonais ou fenotipicamente anormais, é chamado de hipereosinofilia variante linfocítica (Tab. 110-6).

Eosinofilia clonal Exemplos de eosinofilia clonal incluem a eosinofilia associada a LMA, SMD, LMC, mastocitose e sobreposição de SMD/NMP. A eosinofilia associada à neoplasia mieloide também inclui a subcategoria de NMP da OMS, a leucemia eosinofílica crônica não especificada (LEC-NE), bem como a subcategoria de neoplasias mieloides da OMS,

TABELA 110-6 ■ Classificação das eosinofilias primárias

Variáveis	Eosinofilia associada a *PDGFRA, PDGFRB, FGFR1* ou anormalidade *PCM1-JAK2*	Eosinofilia crônica, não especificada (LEC-NE)	Hipereosinofilia variante linfocítica	Síndrome da hipereosinofílica
Contagem absoluta de eosinófilos	> 600 × 10^9/L	> 1.500 × 10^9/L	> 1.500 × 10^9/L	> 1.500 × 10^9/L
Blastos > 2% no sangue periférico	Sim ou não	Sim ou não	Não	Não
Blastos > 5% na medula óssea	Sim ou não	Sim ou não	Não	Não
Cariótipo anormal	Sim ou não	Sim ou não	Não	Não
Anormalidade *PDGFRA, PDGFRB, FGFR1,* ou *PCM1-JAK2*	Sim	Não	Não	Não
BCR-ABL1	Não	Não	Não	Não
Fenótipo anormal de linfócitos T ou de clones de células T	Não	Não	Sim	Não
Dano tecidual mediado por eosinófilos	Sim ou não	Sim ou não	Sim ou não	Sim

designadas como neoplasias mieloides/linfoides com eosinofilia e rearranjo do receptor do fator de crescimento derivado das plaquetas (*PDGFR*, de *platelet-derived growth factor receptor*) α/β ou receptor do fator de crescimento do fibroblasto 1 (*FGFR1*, de *fibroblast growth factor receptor 1*)" ou com *PCM1-JAK2* (Tab. 110-4).

A avaliação diagnóstica para eosinofilia clonal não associada à neoplasia mieloide morfologicamente ostensiva deve começar com o rastreamento das mutações *FIP1L1-PDGFRA* e *PDGFRB* no sangue periférico por hibridização por fluorescência *in situ* (FISH, de *fluorescence in situ hybridization*) ou reação em cadeia da polimerase com transcrição reversa. Essa avaliação é fundamental, visto que esse tipo de eosinofilia é facilmente tratado com imatinibe. Se o rastreamento das mutações for negativo, indica-se um exame de MO com estudos citogenéticos. Nesse aspecto, é preciso inicialmente pesquisar a presença ou ausência de translocações 5q33, 4q12, 8p11.2 ou t(8;9)(p22;p24.1), as quais, quando presentes, devem sugerir eosinofilia clonal com rearranjo de *PDGFRB, PDGFRA* ou *FGFR1* ou associada a *PCM1-JAK2*, respectivamente. A presença de translocações 5q33 ou 4q12 prediz uma resposta favorável ao tratamento com mesilato de imatinibe, enquanto a presença de t(8;9)(p22;p24.1) prediz uma resposta transitória ao ruxolitinibe, e as translocações 8p11.2 estão associadas a neoplasias malignas mieloides agressivas, que são refratárias à terapia farmacológica atual.

Leucemia eosinofílica crônica, não especificada (LEC-NE) A LEC-NE é um subconjunto de eosinofilia clonal que não é molecularmente definida, nem classificada como alternativa clínicopatológica de uma neoplasia mieloide. Preferimos utilizar o termo estritamente em pacientes com fenótipo de SHE, que também exibem uma anormalidade citogenética/molecular clonal ou blastos em excesso na MO ou no sangue periférico. A OMS define a LEC-NE na presença de uma CAE ≥ 1,5 × 10^9/L, acompanhada da presença de mieloblastos em excesso (> 2% no sangue periférico ou 5-19% na MO) ou evidências de clonalidade mieloide.

Em uma recente pesquisa da Mayo Clinic com 1.416 pacientes com eosinofilia do sangue periférico avaliados entre 2008 e 2019, 17 pacientes (1,2%) preencheram os critérios da OMS de 2016 para LEC-NE. A idade mediana foi de 63 anos (faixa de 25 a 92 anos), com sintomas sistêmicos na grande maioria dos pacientes (88%). O comprometimento orgânico foi uma característica proeminente, e os órgãos envolvidos incluíram baço, coração e pulmão e parte distal do esôfago. As anormalidades laboratoriais incluíram anemia, leucocitose e eosinofilia (contagem mediana de eosinófilos de 6,4 × 10^9/L; faixa de 2,0-53,1). As anormalidades mais comuns da MO consistiram em eosinófilos anormais, megacariócitos anormais e aumentados e fibrose (18%). Anormalidades citogenéticas ocorreram em 88% dos pacientes e incluíram trissomia do 8, cariótipo complexo, anormalidades de 13q–, de 20q– e do cromossomo 1. Todos os sete pacientes submetidos a exames de sequenciamento de última geração apresentaram uma ou mais mutações, incluindo *ASXL1* (43%) e *IDH1* (29%). Metade dos pacientes tratados com esquemas à base de hidroxiureia respondeu com declínio persistente na contagem de eosinófilos por uma duração mediana de 18 meses. Um terço dos pacientes tratados com prednisona obtiveram resposta, com duração mediana da resposta de 13 meses. Três pacientes foram tratados com imatinibe, dos quais dois tiveram normalização da contagem de eosinófilos. No acompanhamento mediano de 13 meses, nove pacientes morreram, incluindo três pacientes que sofreram transformação leucêmica.

Eosinofilia com mutações *PDGFR* Os receptores dos fatores de crescimento derivados das plaquetas α (*PDGFRA*, localizado no cromossomo 4q12) e β (*PDGFRB*, localizado no cromossomo 5q31-q32) estão envolvidos em mutações relevantes de ativação de NMP. O fenótipo clínico em ambos os casos inclui eosinofilia importante e resposta excelente ao tratamento com imatinibe. Em relação às mutações *PDGFRA*, a mais comum é *FIP1L1-PDGFRA*, uma del(4)(q12) cariotipicamente oculta, que foi descrita, em 2003, como uma mutação de ativação sensível ao imatinibe. Os estudos funcionais demonstraram propriedades de transformação em linhagens celulares e a indução de NMP em camundongos. A clonagem do gene de fusão *FIP1L1-PDGFRA* identificou um novo mecanismo molecular para gerar essa tirosina-cinase de fusão constitutivamente ativa, em que uma deleção intersticial de cerca de 800 kb dentro do 4q12 funde a porção 5′ de *FIP1L1* com a porção 3′ de *PDGFRA*. O *FIP1L1-PDGFRA* ocorre em um subgrupo muito pequeno de pacientes que apresentam as características fenotípicas de mastocitose sistêmica (MS) ou SHE, porém a presença da mutação prediz com segurança uma resposta hematológica e molecular completa à terapia com imatinibe.

Em uma análise retrospectiva recente de 151 pacientes com eosinofilia associada à *FIP1L1-PDGFRA* (143 homens; idade média de 49 anos por ocasião do diagnóstico), a organopatia envolveu o baço (44%), a pele (32%), os pulmões (30%), o coração (19%) e sistema nervoso central (9%); nenhum dos 31 pacientes tratados inicialmente com corticosteroides obteve uma remissão hematológica completa, enquanto todos os 148 pacientes tratados com imatinibe tiveram respostas hematológicas completas, bem como respostas moleculares, quando avaliados. Foi documentada uma interrupção do tratamento em 46 pacientes, seguida de taxa de recidiva de 57%; as taxas de sobrevida global em 1, 5 e 10 anos nos pacientes tratados com imatinibe foram de 99, 95 e 84%, respectivamente. Outros estudos confirmaram a possibilidade de remissões livres de tratamento em alguns pacientes após a interrupção do imatinibe. A ocorrência infrequente de leucemia mieloide aguda com mutação de *FIP1L1-PDGFRA* associada à eosinofilia também demonstrou responder à terapia com imatinibe em dose baixa (100 mg/dia).

A associação entre neoplasias mieloides eosinofílicas e rearranjo de *PDGFRB* foi caracterizada e publicada pela primeira vez em 1994, quando a fusão da região codificadora de tirosina-cinase do *PDGFRB* com o gene *ets*-símile *ETV6* (*ETV6-PDGFRB*, t[5;12][q33;p13]) foi demonstrada. A proteína de fusão sofreu transformação em linhagens celulares, resultando em ativação constitutiva da sinalização de PDGFRB. Desde então, foram descritos vários outros transcritos de fusão de *PDGFRB*, com fenótipos de doenças semelhantes, foi demonstrada a ocorrência de transformação de linhagens celulares e indução de DMP em camundongos, e a terapia com imatinibe foi efetiva quando utilizada. A terapia com imatinibe demonstrou ser efetiva quando usada.

Eosinofilia com mutações *FGFR1* A síndrome mieloproliferativa 8p11 (SEM) (também conhecida como síndrome da leucemia/linfoma de células-tronco) constitui um fenótipo clínico com características de linfoma e NMP eosinofílica e caracteriza-se por uma mutação de fusão que envolve o gene para o *FGFR1*, localizado no cromossomo 8p11. Na SEM, as células de linhagem mieloides e linfoides apresentam a translocação 8p11, demonstrando, assim, a origem de células-tronco da doença. A doença apresenta várias translocações cromossômicas ligadas a 8p11, e algumas das mutações *FGFR1*, correspondentes à fusão, transformam as linhagens celulares e induzem doenças semelhantes a SEM ou LMC em camundongos, dependendo do gene *FGFR1* parceiro específico (*ZNF198* ou *BCR*, respectivamente). De acordo com essa observação laboratorial, alguns pacientes com mutação *BCR-FGFR1* manifestam uma doença semelhante à LMC mais lenta. O mecanismo de ativação de *FGFR1* na SEM é semelhante ao observado na DMP associada a *PDGFRB*; o domínio de tirosina-cinase de *FGFR1* é justaposto a um domínio de dimerização a partir do gene parceiro. A SEM é agressiva e exige quimioterapia combinada seguida por TCTA.

Neoplasia mieloide/linfoide associada a *PCM1-JAK2* com eosinofilia O documento da OMS revisado de 2016 inclui uma entidade provisória nas neoplasias mieloides/linfoides com eosinofilia, designada como "neoplasias mieloides/linfoides com *PCM1-JAK2*". A entidade caracteriza-se pela anormalidade citogenética t(8;9)(p22;p24.1) e por um fenótipo caracterizado por acentuado predomínio do sexo masculino, hepatoesplenomegalia, eosinofilia e características morfológicas semelhantes a NMP, SMD ou SMD/NMP. A terapia farmacológica atual para a doença associada a *PCM1-JAK2* é subótima, embora alguns pacientes afetados tenham apresentado uma resposta transitória à terapia com ruxolitinibe.

Síndrome hipereosinofílica A eosinofilia que não é nem secundária nem clonal é denominada "idiopática". A SHE é uma subcategoria da eosinofilia idiopática com aumento persistente da CAE $\geq 1,5 \times 10^9$/L e presença de lesões de órgãos mediada por eosinófilos, incluindo miocardiopatia, gastrenterite, lesões cutâneas, sinusite, pneumonia, neurite e vasculite. Além disso, alguns pacientes manifestam complicações tromboembólicas, hepatoesplenomegalia, citopenia ou citose.

Os exames histológicos e citogenéticos/moleculares da MO devem ser realizados antes do estabelecimento de um diagnóstico funcional de SHE. Exames de sangue adicionais atualmente recomendados para avaliação da SHE incluem triptase sérica (um aumento do nível sugere mastocitose sistêmica e leva a estudos moleculares para detecção de *FIP1L1-PDGFRA*); imunofenotipagem de células T e análise do rearranjo de genes do antígeno receptor de células T (um teste positivo sugere um distúrbio clonal subjacente ou fenótipo anormal de células T). Além disso, a avaliação inicial deve incluir um ecocardiograma e a determinação dos níveis séricos de troponina para rastreamento de comprometimento do miocárdio pela doença.

A avaliação inicial do paciente com eosinofilia deve incluir testes que facilitem a avaliação dos danos ao órgão-alvo, incluindo hemograma completo, radiografia de tórax, ecocardiograma e nível de troponina sérica. Foi demonstrada correlação do aumento do nível de troponina no soro com a presença de miocardiopatia na SHE. Os achados característicos do ecocardiograma na SHE incluem presença de trombo ventricular apical, anomalias do folheto mitral posterior ou da valva tricúspide, espessamento do endocárdio, dilatação do ventrículo esquerdo e derrame pericárdico.

Em um estudo recente conduzido na Mayo Clinic de 98 pacientes consecutivos com eosinofilia idiopática, incluindo SHE, a idade mediana foi de 53 anos (55% de homens) e foi constatada a presença de comprometimento orgânico em > 80% dos casos, incluindo 54% envolvendo órgãos diferentes da pele. As frequências de comprometimento cardíaco, hepatoesplenomegalia e aumento dos níveis séricos de triptase e interleucina 5 (IL-5) foram, respectivamente, de 8, 4, 24 e 31%. O estudo também revelou que 11% dos pacientes afetados apresentavam mutações patogenéticas, incluindo *TET2*, *ASXL1* e *KIT*; a presença dessas mutações não pareceu influenciar o fenótipo, e o número de casos informativos foi muito pequeno para determinar uma relevância quanto ao prognóstico. Por outro lado, o estudo identificou a ocorrência de anemia e a presença de comprometimento cardíaco ou hepatoesplenomegalia como fatores de risco para a sobrevida.

Os corticosteroides são a base da terapia na SHE. O tratamento com prednisona oral é normalmente iniciado na dose de 1 mg/kg/dia e mantido por 1 a 2 semanas antes da redução lenta e gradativa da dose ao longo de 2 a 3 meses. Se ocorrer uma recorrência dos sintomas com doses de prednisona > 10 mg/dia, a hidroxiureia ou a alfainterferona poderão ser utilizadas como agentes poupadores de esteroides. Em pacientes nos quais a terapia habitual falha, como descrita acima, o mepolizumabe ou o alentuzumabe poderão ser utilizados. O mepolizumabe é um anticorpo monoclonal que tem como alvo a IL-5, que é um fator de sobrevida bem reconhecido para os eosinófilos. O alentuzumabe tem como alvo o antígeno CD52, expresso em eosinófilos, mas não em neutrófilos. Em um estudo de fase 3 controlado por placebo recentemente relatado, pacientes com SHE receberam mepolizumabe por via subcutânea (300 mg) a cada 4 semanas, além de sua terapia pré-protocolo, e apresentaram significativamente menos surtos da doença ou interrupção do tratamento (28 vs. 56% para placebo), sem eventos adversos excessivos. O mepolizumabe foi aprovado pela Food and Drug Administration (FDA) para uso na SHE em 25 de setembro de 2020. Em um estudo de fase 2 de menor porte, o benralizumabe (anticorpo monoclonal direcionado para o receptor de IL-5; administrado por via subcutânea na dose de 30 mg a cada 4 semanas) também demonstrou reduzir a contagem de eosinófilos de forma mais eficiente, em comparação com placebo (90 vs. 30%).

MASTOCITOSE

A mastocitose é definida como uma infiltração tecidual por mastócitos de morfologia e imunofenótipo anormais. É classificada em duas grandes categorias: mastocitose cutânea (MC) e mastocitose sistêmica (MS). A mastocitose em adultos geralmente é sistêmica, e sua evolução clínica pode ser lenta ou agressiva, dependendo da ausência ou da presença de deficiências na função dos respectivos órgãos. Sinais e sintomas de mastocitose incluem urticária pigmentosa, sintomas relacionados com a liberação de mediadores de mastócitos (p. ex., cefaleia, rubor, tontura, síncope, anafilaxia, prurido, urticária, angioedema, náuseas, diarreia, cólicas abdominais) e danos em órgãos (lesões ósseas líticas, osteoporose, hepatoesplenomegalia, citopenia). A MS agressiva pode estar associada a outras neoplasias mieloides, incluindo NMP, MD ou sobreposição de SMD/NMP (p. ex., LMMC), ou se apresentar como leucemia franca de mastócitos. Em geral, a expectativa de vida é quase normal na MS indolente, mas significativamente reduzida na MS agressiva.

O diagnóstico de MS baseia-se no exame da MO que mostra aglomerados de mastócitos morfologicamente anormais, fusiformes, que são mais bem avaliados por coloração de imuno-histoquímica específica para mastócitos (triptase, CD117). Além disso, a imunofenotipagem de mastócitos revela expressão de CD25 aberrante por mastócitos neoplásicos. Outros achados laboratoriais na MS incluem os níveis aumentados de triptase sérica, histamina e metabólitos de histamina na urina e de prostaglandinas. A MS está associada a mutações *KIT*, em geral *KIT* D816V, na maioria dos pacientes, assim o rastreamento para mutações *KIT* D816V é útil para o diagnóstico. Entretanto, a capacidade de detecção de *KIT* D816V depende da sensibilidade e da quantidade de mastócitos na amostra. A classificação da mastocitose da OMS de 2016 inclui: (1) MC, (2) MS e (3) sarcoma mastocítico (SMC). A MS é ainda subdividida em (1) MS indolente (MSI), (2) MS latente (MSL), (3) MS com neoplasia hematológica associada (MS-NHA), (4) MS agressiva (MSA) e (5) leucemia de mastócitos (LM).

Em um estudo recente da Mayo Clinic de 580 pacientes (idade mediana de 55 anos; faixa de 18 a 88 anos) com MS, as subcategorias morfológicas foram indolente/latente em 291 pacientes (50%) e avançada em 289 pacientes (50%), incluindo MS-NHA em 199, MSA em 85 e LCM em 5. A análise multivariada das variáveis clínicas identificou uma idade > 60 anos, MS avançada, trombocitopenia $< 150 \times 10^9$/L, anemia abaixo do normal ajustada para o sexo e aumento da fosfatase alcalina como fatores de risco independentes para a sobrevida. Além disso, as mutações *ASXL1*, *RUNX1* e *NRAS* também foram independentemente associadas a uma sobrevida inferior. A análise combinada dos fatores de risco clínicos, citogenéticos e moleculares confirmou a contribuição prognóstica independente de mutações adversas, MS avançada, trombocitopenia, aumento da fosfatase alcalina e idade > 60 anos. Posteriormente, esses dados foram usados para desenvolver modelos de risco clínicos e clínico-moleculares híbridos. O modelo de risco clínico utiliza seis variáveis de risco prontamente acessíveis, incluindo idade > 60 anos, contagem de plaquetas $< 150 \times 10^9$/L, anemia, hipoalbuminemia, aumento da fosfatase alcalina e classificação morfológica como MS avançada. Assim, com ao menos 1, 2, 3, 4, 5 e 6 desses fatores de risco, o tempo de sobrevida média foi inferior a 148, 65, 31 e 18 meses, respectivamente.

Tanto os pacientes com MSI quanto aqueles com MSA podem apresentar sintomas de liberação de mediadores dos mastócitos, que geralmente são controlados com bloqueadores dos receptores de histamina H_1 e H_2, bem como cromoglicato de sódio. Além disso, os pacientes com predisposição ao choque pela vasodilatação devem utilizar uma pulseira de alerta médico e um autoinjetor Epi-Pen para autoadministração de epinefrina subcutânea. A urticária pigmentosa apresenta resposta variável à corticoterapia tópica e sistêmica. Não se recomenda a terapia citorredutora para a MSI; em vez disso, esses pacientes são tratados com bloqueadores H_1 e H_2, antagonistas dos leucotrienos, cromoglicato de sódio, fototerapia, esteroides tópicos e prevenção da osteoporose com difosfonatos, incluindo alendronato e pamidronato. Na MSA, tanto a α-interferona quanto a cladribina são consideradas como terapia de primeira linha e beneficiam a maioria dos pacientes. A cladribina é administrada por infusão de 2 horas (5 mg/m^2) diariamente, por 5 dias, repetida mensalmente por 4 a 6 ciclos; a resposta global esperada é de cerca de 50%, incluindo uma resposta significativa em cerca de 38%. Em contrapartida, o imatinibe é ineficaz no tratamento de MS sem mutação de *PDGFR*. Em um estudo controlado de pacientes com MSI ou MSL, foi demonstrado um valor marginal do masitinibe (inibidor da tirosina-cinase oral, que inibe KIT e LYN), com taxa de resposta sintomática cumulativa de 18,7 *versus* 7,4% para o placebo. As respostas ao tratamento foram mais notáveis em outro estudo que utilizou um inibidor de múltiplas cinases, a midostaurina, em pacientes com as formas mais agressivas de MS, com obtenção de resposta significativa em 45% dos pacientes. Mais recentemente, foram observadas respostas igualmente impressionantes com o uso de outro inibidor de cinase, o avapritinibe (que tem como alvo específico *KIT* D816V), tanto na MSI quanto na MSA; entretanto, foi observada uma toxicidade significativa relacionada com o fármaco, incluindo sangramento intracraniano, comprometimento cognitivo e citopenias moderadas a graves.

NEOPLASIAS HISTIOCÍTICAS E DENDRÍTICAS

As neoplasias de células dendríticas (CDs) e de histiócitos/macrófagos são extremamente raras. As CDs são células apresentadoras de antígenos, ao passo que os histiócitos/macrófagos são células de processamento de antígenos. As células-tronco mieloides da medula óssea (CD34+) dão origem a precursores de monócitos (CD14+, CD68+, CD11c+, CD1a–) e de CDs (CD14–, CD11c+/–, CD1a+/–). Os precursores de monócitos, por sua vez, dão origem a macrófagos (CD14+, CD68+, CD11c+, CD163+, lisozima+) e CDs intersticiais (CD68+, CD1a–). Os precursores de CD originam CDs de células de Langerhans (grânulos de Birbeck, CD1a+, S100+, langerina+) e CDs plasmocitoides (CD68+, CD123+). As CDs foliculares (CD21+, CD23+, CD35+) originam-se de células-tronco mesenquimais. As neoplasias dendríticas e histiocíticas são operacionalmente classificadas em neoplasias relacionadas a CDs e a histiócitos/macrófagos. As primeiras incluem o sarcoma histiocítico/histiocitose maligna, enquanto as últimas consistem em histiocitose de células de Langerhans, sarcoma de células de Langerhans, sarcoma de CDs interdigitantes e sarcoma folicular de CDs.

Sarcoma histiocítico/histiocitose maligna O sarcoma histiocítico representa uma proliferação maligna de histiócitos teciduais maduros e, muitas vezes, é localizado. A idade mediana no momento do diagnóstico é em torno de 46 anos, com ligeira predileção masculina. Alguns pacientes podem ter história de linfoma, SMD ou tumores de células germinativas no momento da apresentação da doença. Os três locais típicos da doença são os linfonodos, a pele e o sistema gastrintestinal. Os pacientes podem ou não apresentar sintomas sistêmicos, incluindo febre e perda de peso, e outros sintomas como hepatoesplenomegalia, lesões ósseas líticas e pancitopenia. O imunofenótipo inclui a presença de marcadores histiocíticos (CD68, lisozima, CD11c, CD14) e a ausência de marcadores mieloides ou linfoides. O prognóstico é sombrio, e o tratamento muitas vezes é ineficaz. O termo *histiocitose maligna* (HM) refere-se a uma doença disseminada e a sintomas sistêmicos. O tratamento semelhante ao do linfoma induz remissões completas em alguns pacientes, e a sobrevida média é estimada em 2 anos.

Histiocitose de células de Langerhans As células de Langerhans (CLs) são CDs especializadas que residem no tecido mucocutâneo e que, quando ativadas, tornam-se especializadas na apresentação de antígenos às células T. A histiocitose de CLs (HCL; também conhecida como histiocitose X) representa uma proliferação neoplásica de CLs (S100+, CD1a+ e grânulos de Birbeck na microscopia eletrônica). Sua incidência é estimada em 5 por milhão e, em geral, afeta crianças, com uma predileção masculina. A apresentação pode ser unifocal (granuloma eosinofílico) ou multifocal. A primeira geralmente afeta os ossos e, com menos frequência, os linfonodos, a pele e os pulmões, ao passo que a última é mais disseminada. A doença unifocal geralmente afeta crianças mais velhas e adultos, já a doença multissistêmica afeta lactentes. A HCL pulmonar em adultos é caracterizada por nódulos bilaterais. O prognóstico depende dos órgãos envolvidos. Apenas 10% dos pacientes progridem de doença unifocal para multissistêmica. A HCL pulmonar pode melhorar com a interrupção do tabagismo. Cerca de 55% dos pacientes com HCL apresentam mutações de ganho de função *BRAF* V600E, indicando doença de alto risco e resistência à terapia de primeira linha; no entanto, foram relatadas respostas à terapia-alvo com vemurafenibe. Outras formas de tratamento para a HCL incluem poliquimioterapia e inibidores de MEK na doença *BRAF* de tipo selvagem com outras mutações da via de MAPK. Infelizmente, essa terapia-alvo não garantiu remissões duradouras livres de tratamento.

Sarcoma de células de Langerhans O sarcoma de células de Langerhans (SCL) também representa uma proliferação neoplásica de CLs, com morfologia claramente maligna. A doença pode se apresentar como nova ou surgir como progressão de uma HCL precedente. Há uma predileção pelo sexo feminino, e a idade mediana por ocasião do diagnóstico é estimada em 41 anos. O imunofenótipo é semelhante ao observado em HCL. O fígado, o baço, o pulmão e os ossos são os locais habituais de doença. O prognóstico é ruim, e o tratamento geralmente é ineficaz.

Sarcoma de células dendríticas interdigitantes O sarcoma de CDs interdigitantes (SCDI), também conhecido como sarcoma de células reticulares, representa uma proliferação neoplásica de CDIs. A doença é extremamente rara e afeta adultos idosos, sem predileção por sexo. A apresentação típica é uma linfadenopatia solitária assintomática. O imunofenótipo inclui positividade de S100 e negatividade para vimentina e CD1a. O prognóstico varia de doença benigna localizada até doença generalizada fatal.

Sarcoma de células dendríticas foliculares As CDFs residem nos folículos de células B e apresentam o antígeno às células B. As neoplasias de CDFs (NCDFs) são geralmente localizadas e, com frequência, afetam adultos. Elas podem estar associadas à doença de Castleman em 10 a 20% dos casos, e foram relatados aumentos na incidência de esquizofrenia. Os linfonodos cervicais são o local mais frequente de envolvimento na NCDF, e outros locais incluem linfonodos mandibulares, mediastinais e retroperitoneais, além de cavidade oral, sistema gastrintestinal, pele e mamas. Os locais de metástases incluem pulmão e fígado. O imunofenótipo inclui CD21, CD35 e CD23. A evolução clínica normalmente é lenta, e o tratamento inclui remoção cirúrgica, seguida de radioterapia regional e, por vezes, quimioterapia sistêmica.

Síndrome hemofagocítica A síndrome hemofagocítica (SHF), também conhecida como linfo-histiocitose hemofagocítica (LHH), representa uma proliferação não neoplásica e ativação de macrófagos, que induzem supressão da MO mediada por citocinas e características de fagocitose intensa na MO e no fígado. A SHF pode resultar de doenças genéticas (primária) ou adquiridas de macrófagos (secundária). A primeira acarreta uma incapacidade geneticamente determinada de regular a proliferação e a ativação dos macrófagos e pode incluir alterações nos genes da LHH familiar (*PRF1*, *UNC13D*, *STXBP2* e *STX11*), genes de anormalidades de grânulos/pigmentos (*RAB27A*, *LYST* e *AP3B1*) e genes da doença linfoproliferativa ligada ao X (*SH2D1A* e *XIAP*). A SHF adquirida é, muitas vezes, precipitada por infecções virais, em particular pelo vírus Epstein-Barr. A SHF também pode acompanhar determinadas neoplasias malignas, como o linfoma de células T e doenças autoimunes. A apresentação clínica consiste em febre, sintomas constitucionais graves, aumento dos linfonodos, hepatoesplenomegalia, disfunção neurológica e anormalidades nas provas de função de vários órgãos. O diagnóstico é estabelecido pela detecção de mutações relacionadas com LHH ou preenchimento de cinco dos oito critérios convencionais a seguir: (1) hemofagocitose na MO/baço/linfonodos; (2) ferritina sérica ≥ 500 μg/L; (3) hipofibrinogenemia (fibrinogênio ≤ 1,5 g/L) ou hipertrigliceridemia (triglicerídeos ≥ 3 mmol/L); (4) baixa atividade das células NK; (5) receptor de IL-2 solúvel elevado (CD25) ≥ 2.400 U/mL; (6) bi ou tricitopenia (plaquetas < 100 × 10^9/L, hemoglobina < 9 g/dL, contagem absoluta de neutrófilos < 1 × 10^9/L); (7) esplenomegalia palpável > 3 cm abaixo do rebordo costal esquerdo; e (8) febre. A evolução clínica é, com frequência, fulminante e fatal. As abordagens terapêuticas atuais para a LHH primária ou secundária incluem o denominado "protocolo LHH-94", que consiste em tratamentos semanais com etoposídeo e dexametasona, transplante de células-tronco, empalumabe (um anticorpo monoclonal que se liga ao γ-interferon e o neutraliza) e o inibidor de JAK1/2 ruxolitinibe. O empalumabe foi aprovado pela FDA em novembro de 2018 para uso em pacientes pediátricos e adultos com LHH primária com doença refratária ou progressiva.

LEITURAS ADICIONAIS

Allen CE et al: The coming of age of Langerhans cell histiocytosis. Nat Immunol 21:1, 2020.

Dao KT et al: Efficacy of ruxolitinib in patients with chronic neutrophilic leukemia and atypical chronic myeloid leukemia. J Clin Oncol 38:1006, 2020.

Maurer M et al: Results from PIONEER: A randomized, double-blind, placebo-controlled, phase 2 study of avapritinib in patients with indolent systemic mastocytosis (ISM). Oncol Res Treat 43:77, 2020.

Patnaik MM, Tefferi A: Chronic myelomonocytic leukemia: 2020 update on diagnosis, risk stratification and management. Am J Hematol 95:97, 2020.

Roufosse F et al: Efficacy and safety of mepolizumab in hypereosinophilic syndrome: A phase III, randomized, placebo-controlled trial. J Allergy Clin Immunol 146:1397, 2020.

Sukswai N et al: Diffuse large B-cell lymphoma variants: An update. Pathology 52:53, 2020.

Swerdlow SH et al: The 2016 revision of the World Health Organization classification of lymphoid neoplasms. Blood 127:2375, 2016.

Szuber N et al: Chronic neutrophilic leukemia: 2020 update on diagnosis, molecular genetics, prognosis, and management. Am J Hematol 95:212, 2020.

Vallurupalli M, Berliner N: Emapalumab for the treatment of relapsed/refractory hemophagocytic lymphohistiocytosis. Blood 134:1783, 2019.

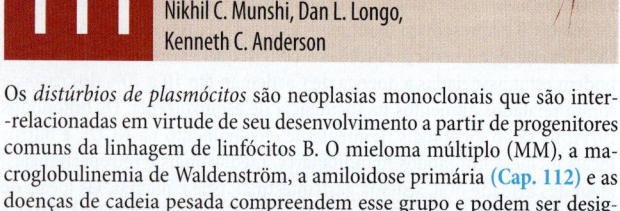

111 Distúrbios de plasmócitos

Nikhil C. Munshi, Dan L. Longo,
Kenneth C. Anderson

Os *distúrbios de plasmócitos* são neoplasias monoclonais que são inter-relacionadas em virtude de seu desenvolvimento a partir de progenitores comuns da linhagem de linfócitos B. O mieloma múltiplo (MM), a macroglobulinemia de Waldenström, a amiloidose primária (Cap. 112) e as doenças de cadeia pesada compreendem esse grupo e podem ser designados por uma variedade de sinônimos, como *gamopatias monoclonais*, *paraproteinemias*, *discrasias de plasmócitos* e *disproteinemias*. Os linfócitos B maduros destinados a produzir IgG apresentam moléculas de imunoglobulinas de superfície dos isotipos de cadeias pesadas μ e γ, com ambos os isotipos apresentando idiotipos idênticos (regiões variáveis). Em circunstâncias normais, a maturação e a proliferação dos plasmócitos secretores de anticorpos são estimuladas pela exposição ao antígeno para o qual a imunoglobulina de superfície é específica; entretanto, nos distúrbios de plasmócitos, o controle sobre esse processo é perdido. As manifestações clínicas de todos os distúrbios de plasmócitos se relacionam com a expansão das células neoplásicas, com a secreção de produtos celulares (moléculas ou subunidades da imunoglobulina, linfocinas) e, em alguma extensão, com a resposta do hospedeiro ao tumor. O desenvolvimento normal dos linfócitos B é discutido no Capítulo 349 e ilustrado na Figura 108-2.

Existem três categorias de variação estrutural entre as moléculas de imunoglobulinas, que formam determinantes antigênicos, os quais são utilizados para classificar as imunoglobulinas. Os *isotipos* são os determinantes que distinguem as principais classes de anticorpos de determinada espécie, sendo iguais em todos os indivíduos normais daquela espécie. Por isso, os determinantes isotípicos são, por definição, reconhecidos por anticorpos de uma espécie diferente (soros heterólogos), mas não por anticorpos da mesma espécie (soros homólogos). Existem cinco isotipos de cadeias pesadas (M, G, A, D, E) e dois isotipos de cadeias leves (κ, λ). Os *alótipos* são determinantes distintos que refletem pequenas diferenças habituais entre os indivíduos da mesma espécie nas sequências dos aminoácidos de imunoglobulinas semelhantes. Essas diferenças são estabelecidas por genes alélicos; por definição, são detectadas por anticorpos produzidos na mesma espécie. Os *idiotipos* representam a terceira categoria de determinantes antigênicos. Eles são específicos para as moléculas produzidas por determinado clone de células produtoras de anticorpos. Os idiotipos são formados pela estrutura singular da porção da molécula que se liga ao antígeno.

As moléculas de anticorpo (Fig. 111-1) são compostas de duas cadeias pesadas (peso molecular de cerca de 50.000) e duas cadeias leves (peso molecular de cerca de 25.000). Cada cadeia tem uma porção constante (variabilidade limitada da sequência de aminoácidos) e uma região variável (variabilidade extensa da sequência). As cadeias leves e pesadas são unidas por ligações dissulfeto e alinhadas de modo que as regiões variáveis fiquem adjacentes umas às outras. Essa região variável forma o sítio de reconhecimento do antígeno da molécula do anticorpo; suas características estruturais únicas formam os idiotipos, que são marcadores confiáveis de determinado clone de células, pois cada anticorpo é formado e secretado por um único clone. Em razão da mecânica dos rearranjos gênicos necessários para especificar as regiões variáveis das imunoglobulinas (junção VDJ para a cadeia pesada, junção VJ para a cadeia leve), determinado clone rearranja apenas um dos dois cromossomos para produzir uma molécula de imunoglobulina de apenas um isotipo de cadeia leve e somente um alótipo (exclusão alélica) (Fig. 111-1). Após a exposição ao antígeno, a região variável pode tornar-se associada a novo isotipo de cadeia pesada (*switch* de classe). Cada clone de células realiza esses rearranjos gênicos sequenciais de uma forma única. Isso resulta em cada clone produzindo uma única molécula de imunoglobulina. Na maioria dos plasmócitos, as cadeias leves são sintetizadas em ligeiro excesso, secretadas como cadeias leves livres e eliminadas pelos rins, mas a excreção diária dessas cadeias leves é < 10 mg.

A análise eletroforética permite a separação dos componentes das proteínas séricas (Fig. 111-2). As imunoglobulinas movem-se heterogeneamente em um campo elétrico e formam um amplo pico na região γ, que, em geral, mostra-se aumentado nos soros de pacientes com tumores de plasmócitos. Há um pico agudo nessa região denominado *componente M* (M de monoclonal). Com menor frequência, o componente M pode aparecer na região β_2 ou α_2 das globulinas. O anticorpo monoclonal deverá estar presente na concentração mínima de 5 g/L (0,5 g/dL) para ser precisamente quantificado por esse método. Essa concentração corresponde a cerca de 10^9 células produtoras de anticorpo. A confirmação do tipo de imunoglobulina e de que seja realmente monoclonal é determinada por imunoeletroforese, que revelará um único tipo de cadeia pesada e/ou leve. Portanto, a imunoeletroforese e a eletroforese fornecem a avaliação qualitativa e quantitativa do componente M, respectivamente. Uma vez confirmada a presença de um componente M, a quantidade desse componente no soro é uma medida confiável da carga tumoral, tornando o componente M um excelente marcador tumoral para orientar a terapia, embora não seja específico o suficiente para ser usado no rastreamento dos pacientes assintomáticos. Além dos distúrbios de plasmócitos, os componentes M podem ser detectados em outras neoplasias linfoides, como a leucemia linfocítica crônica (LLC) e os linfomas das células B ou T; neoplasias não linfoides, como a leucemia mieloide crônica, os cânceres de mama e cólon; vários distúrbios não neoplásicos, como a cirrose, a sarcoidose, as parasitoses, a doença de Gaucher e o pioderma gangrenoso; diversas doenças autoimunes, como a artrite reumatoide, a miastenia grave e a doença causada pela crioaglutinina. As proteínas monoclonais também são observadas em pacientes imunocomprometidos após o transplante de órgãos e, raramente, após o transplante alogênico. Pelo menos duas doenças cutâneas bastante raras – líquen mixedematoso (também conhecido como mucinose papular) e xantogranuloma necrobiótico – estão associadas à gamopatia monoclonal. Na mucinose papular, a IgG altamente catiônica deposita-se na derme dos pacientes. Essa especificidade dos órgãos poderá refletir a especificidade dos anticorpos por algum componente antigênico da derme. O xantogranuloma necrobiótico é uma infiltração histiocítica da pele, em geral da face, que produz nódulos vermelhos ou amarelos, os quais podem crescer e se transformar em placas. Cerca de 10% progridem para mieloma. Dos pacientes com neuropatia sensitivomotora, 5% também apresentam uma paraproteína monoclonal.

A natureza do componente M é variável nos distúrbios de plasmócitos. Ele pode ser uma molécula intacta de anticorpo de qualquer subclasse de cadeia pesada ou um anticorpo ou fragmento alterados. Podem ser produzidas cadeias leves ou pesadas isoladas. Em alguns tumores de plasmócitos, como os plasmocitomas ósseos solitários ou extramedulares, menos de um terço dos pacientes apresentará o componente M. Em cerca de 20% dos mielomas, apenas as cadeias leves serão produzidas e, na

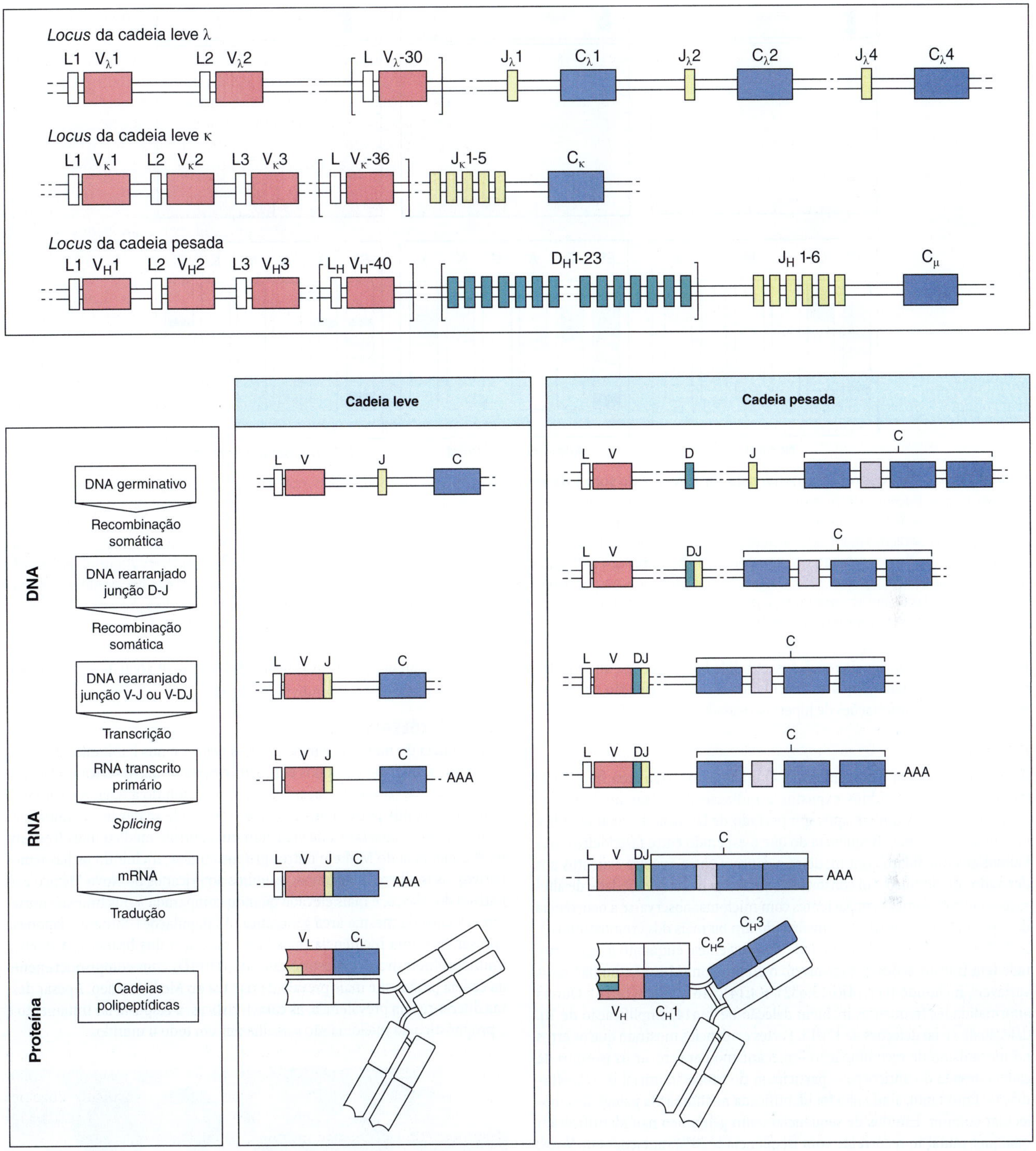

FIGURA 111-1 Genética das imunoglobulinas e relação dos segmentos gênicos com a proteína do anticorpo. A parte superior da figura é uma representação esquemática da organização dos genes da imunoglobulina, λ no cromossomo 22, κ no cromossomo 2 e o *locus* da cadeia pesada no cromossomo 14. O *locus* da cadeia pesada possui > 2 megabases, e algumas das porções gênicas da região D possuem apenas algumas bases de comprimento, de modo que a figura mostra a relação esquemática entre esses segmentos, porém não seu tamanho real. A parte inferior da figura mostra as etapas da evolução de segmentos gênicos germinativos não contínuos para a formação de uma molécula intacta de anticorpo. Dois eventos de recombinação geram a justaposição dos segmentos V-D-J (ou V-J nas cadeias leves). O gene rearranjado é transcrito, e o mecanismo de *splicing* do RNA elimina as sequências excedentes para produzir um RNA mensageiro (mRNA), que será, em seguida, traduzido em uma cadeia leve ou pesada do anticorpo. Os sítios do anticorpo que se ligam ao antígeno (as chamadas regiões CDR3) são codificados pelos segmentos D e J das cadeias pesadas e pelos segmentos J das cadeias leves. *(De Janeway's Immunobiology, 9th ed by Kenneth Murphy and Casey Weaver. Copyright © 2017 by Garland Science, Taylor & Francis Group, LLC. Usada com permissão de W. W. Norton & Company, Inc.)*

maioria dos casos, serão secretadas na urina como proteínas de Bence Jones. A frequência dos mielomas de uma classe específica de cadeias pesadas é grosseiramente proporcional à concentração sérica, por isso os mielomas de IgG são mais comuns que os mielomas de IgA e IgD. Em cerca de 1% dos pacientes com mieloma, observa-se a presença de gamopatia biclonal ou triclonal.

MIELOMA MÚLTIPLO

DEFINIÇÃO

O MM representa uma proliferação maligna de plasmócitos derivados de um único clone. O tumor, seus produtos e a resposta do hospedeiro ao tumor levam a várias disfunções orgânicas e sintomas, incluindo dor ou

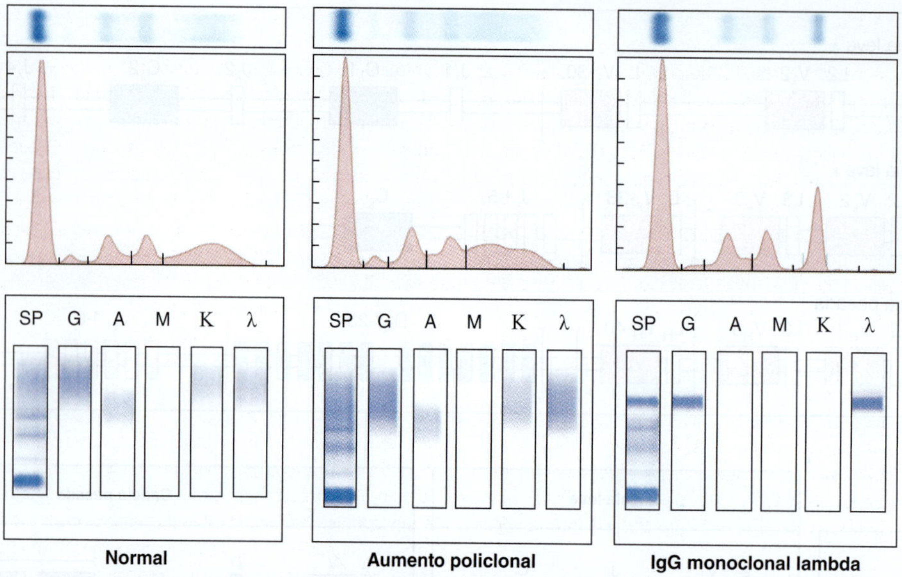

FIGURA 111-2 Padrões representativos da eletroforese do soro e da imunofixação. Os *painéis superiores* representam géis de agarose, os *painéis centrais* representam os traçados densitométricos dos géis, e os *painéis inferiores* mostram os padrões de imunofixação. O painel *à esquerda* ilustra o padrão normal da proteína sérica na eletroforese. Como existem várias imunoglobulinas diferentes no soro, suas diversas mobilidades em um campo elétrico produzem um pico largo. Em condições associadas a elevações na imunoglobulina policlonal, o pico amplo é mais acentuado (*painel central*). Nas gamopatias monoclonais, a predominância de um produto de uma única célula produz um pico agudo semelhante a uma "torre de igreja", em geral na região da γ-globulina (*painel à direita*). A imunofixação (*painel inferior*) identifica o tipo de imunoglobulina. Por exemplo, o padrão normal e o aumento policlonal das imunoglobulinas não produzem bandas distintas; entretanto, o *painel à direita* mostra bandas distintas nas colunas das proteínas IgG e lambda, confirmando a presença da proteína monoclonal IgG lambda. *(Cortesia do Dr. Neal I. Lindeman.)*

fratura ósseas, insuficiência renal, suscetibilidade a infecções, anemia, hipercalcemia e, ocasionalmente, anormalidades da coagulação, sintomas neurológicos e manifestações de hiperviscosidade.

ETIOLOGIA

A causa do mieloma é desconhecida. O mieloma ocorreu com frequência aumentada em indivíduos expostos à radiação de ogivas nucleares na Segunda Guerra Mundial, após um período de latência de 20 anos. Ele é encontrado com mais frequência do que o esperado entre fazendeiros, trabalhadores que lidam com madeira e couro e entre aqueles expostos aos derivados do petróleo. Foi constatada a presença de uma variedade de alterações cromossômicas em pacientes com mieloma: observa-se a ocorrência de hiperdiploidia (trissomias envolvendo um ou mais dos cromossomos 3, 5, 7, 9, 11, 15, 19 ou 21) em metade dos pacientes, enquanto a outra metade tem translocações que envolvem o cromossomo 14q32 com parceiros variáveis, incluindo t(11;14)(q13;q32), t(4;14)(p16;q32) e t(14;16). Outras anormalidades frequentes incluem deleção de 13q14, amplificação de 1q, deleção de 1p ou deleções de 17p13. Fortes evidências mostram que os erros no mecanismo de recombinação – mecanismo para trocar os isotipos da cadeia pesada do anticorpo – participam do processo inicial de transformação. Entretanto, ainda não foi identificada nenhuma via patogênica molecular comum. Estudos de sequenciamento genômico não identificaram qualquer mutação recorrente com frequência > 20%; mutações em *N-ras*, *K-ras* e *B-raf* são mais comuns e, combinadas, ocorrem em > 40% dos pacientes. Evidencia-se a presença de *clusters* complexos de variantes subclonais por ocasião do diagnóstico e mutações adicionais são adquiridas com o passar do tempo, indicativas de evolução genômica que pode impulsionar a progressão da doença. A interleucina (IL) 6 pode desempenhar um papel na modulação da proliferação celular do mieloma. Ainda é difícil a distinção entre os plasmócitos benignos e os malignos com base em critérios morfológicos, exceto em alguns casos (Fig. 111-3).

INCIDÊNCIA E PREVALÊNCIA

Em 2021, nos Estados Unidos, segundo estimativas, 34.920 novos casos de mieloma foram diagnosticados e 12.410 pacientes morreram da doença. A incidência do mieloma aumenta com a idade. A idade mediana por ocasião do diagnóstico é de 69 anos; é uma doença rara nos indivíduos com idade inferior a 40 anos. Os homens são mais comumente afetados do que as mulheres, e os negros apresentam uma incidência quase duas vezes mais alta que os brancos. Em 2018, o mieloma respondeu por 1,8% de todas as neoplasias malignas, com taxas de incidência por 100.000 de 6,1 em indivíduos brancos e de 13,6 em indivíduos negros.

CONSIDERAÇÕES GLOBAIS

A incidência do mieloma é mais alta nos negros e nos habitantes das ilhas do Pacífico, intermediária nos europeus e brancos da América do Norte e mais baixa nos países em desenvolvimento, incluindo a Ásia. A incidência mais elevada nos países mais desenvolvidos pode se dever à combinação de uma maior expectativa de vida com um controle médico mais frequente. A incidência do MM em outros grupos étnicos, incluindo os havaianos nativos, as mulheres hispânicas, os índios americanos do Novo México e os nativos do Alasca, é mais elevada quando comparada à dos brancos norte-americanos da mesma área geográfica. As populações chinesa e japonesa apresentam uma incidência mais baixa do que a dos brancos. A doença imunoproliferativa do intestino delgado (DIPID) com comprometimento da cadeia pesada α é mais prevalente na área do Mediterrâneo. Apesar dessas diferenças na prevalência, as características, a resposta ao tratamento e o prognóstico do mieloma são semelhantes em todo o mundo.

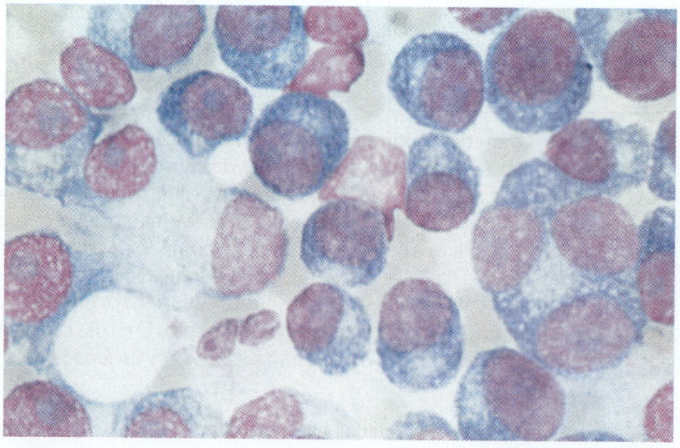

FIGURA 111-3 Mieloma múltiplo (medula). As células apresentam aspectos morfológicos característicos dos plasmócitos: células redondas ou ovais com um núcleo excêntrico composto de cromatina grosseiramente condensada, citoplasma densamente basofílico e uma zona clara perinuclear que contém o complexo de Golgi. Observam-se plasmócitos malignos binucleados e multinucleados.

PATOGÊNESE E MANIFESTAÇÕES CLÍNICAS

As células do MM ligam-se por meio de moléculas de adesão de superfície às células estromais da medula óssea (CEMOs) e à matriz extracelular (MEC), estimulando o crescimento, a sobrevida, a resistência aos fármacos e a migração das células do MM no ambiente da medula óssea (Fig. 111-4). Esses efeitos se devem tanto à ligação direta à célula do MM-CEMO quanto à indução de várias citocinas, incluindo IL-6, fator de crescimento semelhante à insulina tipo 1 (IGF-1), fator de crescimento do endotélio vascular (VEGF) e fator derivado da célula estromal (SDF) 1a. O crescimento, a resistência aos fármacos e a migração são mediados, respectivamente, pela proteína-cinase ativada por Ras/Raf/mitógeno, por PI3-K/Akt e pela cascata de sinalização da proteína-cinase C. Outros elementos celulares no microambiente da medula óssea também têm impacto significativo no crescimento e na sobrevida das células do MM. As principais interações que sustentam o mieloma são com células endoteliais e osteoclastos. Células imunes, como células dendríticas plasmocitoides (CDp), células supressoras de origem mieloide (MDSC,do inglês *myeloid-derived suppressor cells*) e células T auxiliares T 17 (T_H17), estão presentes em número aumentado e sustentam o crescimento do mieloma, enquanto as respostas imunes antimieloma, particularmente as células T auxiliares e citotóxicas, as células B e as células T *natural killer*, estão suprimidas.

A dor óssea é o sintoma mais comum no mieloma, acometendo quase 70% dos pacientes. A presença de dor localizada persistente costuma indicar uma fratura patológica. As lesões ósseas do mieloma são causadas por proliferação das células tumorais, ativação dos osteoclastos que destroem o osso e supressão dos osteoblastos que formam o novo osso. A atividade aumentada dos osteoclastos é mediada por fatores ativadores dos osteoclastos (FAOs) produzidos pelas células do mieloma (mediadas por várias citocinas, incluindo IL-1, linfotoxina, VEGF, ligante do receptor ativador do fator nuclear κB [RANK], fator inibidor dos macrófagos [MIP]-1α e fator de necrose tumoral [TNF]). As lesões ósseas são de natureza lítica (Fig. 111-5) e raramente estão associadas à formação osteoblástica de osso novo, devido à sua supressão por dickhoff-1 (DKK-1) produzido pelas células do mieloma. Por isso, a cintilografia óssea com radioisótopo é menos útil no diagnóstico do que a radiografia simples. A lise óssea leva à mobilização substancial de cálcio dos ossos, e as complicações agudas e crônicas graves da hipercalcemia podem dominar o quadro clínico (ver adiante). As lesões ósseas localizadas podem causar colapso das vértebras, levando à compressão da medula espinal. O próximo problema clínico mais comum em pacientes com mieloma é a suscetibilidade às infecções bacterianas. As infecções mais comuns são as pneumonias e a pielonefrite. Os patógenos pulmonares mais frequentes são *Streptococcus pneumoniae*, *Staphylococcus aureus* e *Klebsiella pneumoniae*, já no trato urinário são *Escherichia coli* e outros microrganismos Gram-negativos. Em cerca de 25% dos pacientes, as infecções recorrentes são as características das apresentações, e > 75% dos pacientes contrairão uma infecção grave em alguma fase da doença. Várias causas contribuem para a maior suscetibilidade às infecções. Em primeiro lugar, os pacientes com mieloma apresentam hipogamaglobulinemia difusa quando o componente M é excluído. A hipogamaglobulinemia está relacionada com a diminuição da produção e com o aumento da destruição dos anticorpos normais. O grande componente M resulta em taxas catabólicas fracionárias de 8 a 16%, em vez de os 2% normais. Além disso, alguns pacientes produzem uma população de células reguladoras circulantes em resposta ao mieloma capazes de suprimir a síntese dos anticorpos normais. Esses pacientes apresentam respostas humorais bastante precárias, em particular aos antígenos polissacarídicos, como os presentes nas paredes celulares bacterianas. São também observadas várias anormalidades na função das células T, incluindo diminuição da resposta T_H1, aumento das células T_H17, produzindo citocinas pró-inflamatórias,

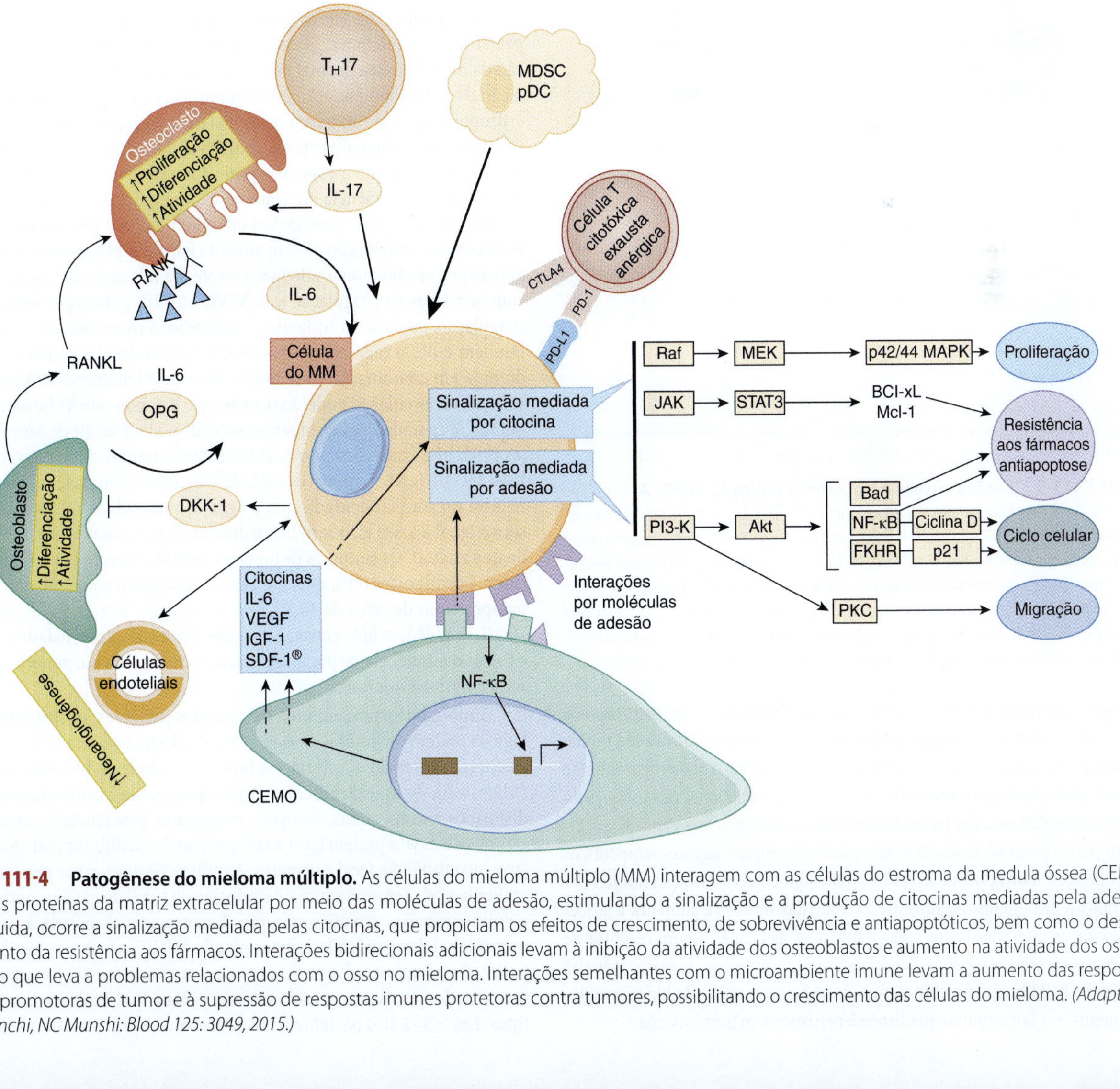

FIGURA 111-4 Patogênese do mieloma múltiplo. As células do mieloma múltiplo (MM) interagem com as células do estroma da medula óssea (CEMO) e com as proteínas da matriz extracelular por meio das moléculas de adesão, estimulando a sinalização e a produção de citocinas mediadas pela adesão. Em seguida, ocorre a sinalização mediada pelas citocinas, que propiciam os efeitos de crescimento, de sobrevivência e antiapoptóticos, bem como o desenvolvimento da resistência aos fármacos. Interações bidirecionais adicionais levam à inibição da atividade dos osteoblastos e aumento na atividade dos osteoclastos, o que leva a problemas relacionados com o osso no mieloma. Interações semelhantes com o microambiente imune levam a aumento das respostas imunes promotoras de tumor e à supressão de respostas imunes protetoras contra tumores, possibilitando o crescimento das células do mieloma. *(Adaptada de G Bianchi, NC Munshi: Blood 125: 3049, 2015.)*

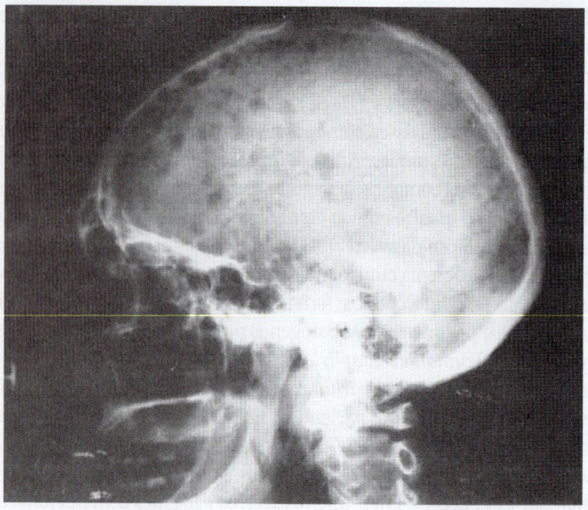

A

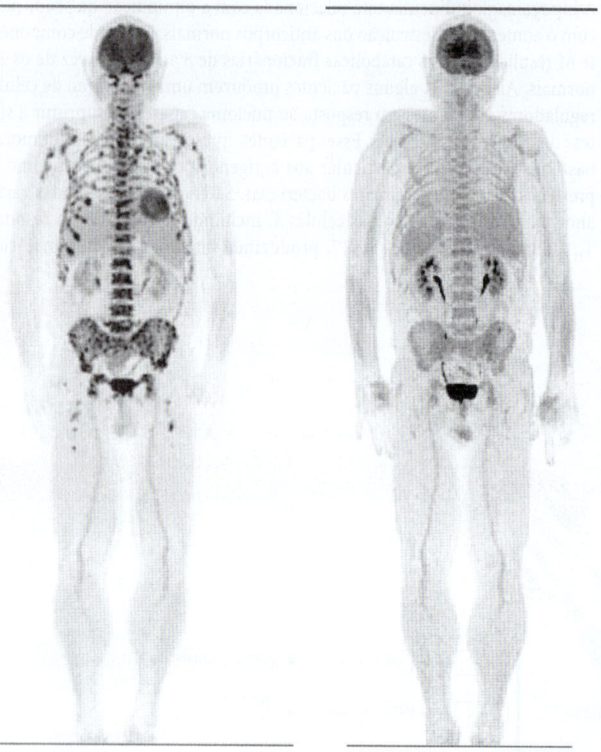

B

FIGURA 111-5 Lesões ósseas no mieloma múltiplo (MM). ***A.*** O crânio mostra as lesões típicas "em saca-bocado" características do MM. A lesão representa uma lesão puramente osteolítica, com pouca ou nenhuma atividade osteoblástica (parte superior). ***B.*** PET/TC mostrando múltiplas lesões com afinidade pela fluordesoxiglicose (FDG) no esqueleto *(painel à esquerda)*, com resolução após a obtenção de uma resposta completa (RC) *(painel à direita)*. *(Parte A: cortesia da Dra. GeraldineSchechter; com permissão. Parte B: cortesia do Dr. SundarJagannath; com permissão.)*

e função aberrante das células T reguladoras. O conteúdo de lisozimas nos granulócitos é baixo, e a migração dos granulócitos não se mostra tão rápida quanto a migração normal nos pacientes com mieloma, o que provavelmente se deve a um produto tumoral. Há também várias alterações nas funções do sistema complemento em pacientes com mieloma. Todos esses fatores contribuem para a imunodeficiência nesses pacientes. Alguns agentes terapêuticos comumente usados podem afetar de modo significativo a função imune. Por exemplo, a dexametasona suprime as respostas imunes e aumenta a suscetibilidade às infecções bacterianas e fúngicas, as células T com receptor de antígeno quimérico (CAR-T) direcionadas para o antígeno de maturação das células B (BCMA) podem eliminar os plasmócitos, induzindo hipogamaglobulinemia, e o bortezomibe predispõe à reativação do herpes-vírus.

Ocorre insuficiência renal em quase 25% dos pacientes com mieloma, e observa-se alguma patologia renal em > 50%. Entre os muitos fatores contribuintes, a hipercalcemia constitui a causa mais comum de insuficiência renal. Depósitos glomerulares de amiloide, hiperuricemia, infecções recorrentes, uso frequente de agentes anti-inflamatórios para o controle da dor, utilização de contraste iodado para técnicas de imagem, emprego de bisfosfonatos e infiltração ocasional do rim por células do mieloma podem contribuir para a disfunção renal. Entretanto, a lesão tubular associada à excreção das cadeias leves está quase sempre presente. Normalmente, as cadeias leves são filtradas, reabsorvidas nos túbulos e catabolizadas. Com o aumento da quantidade de cadeias leves apresentadas aos túbulos, as células tubulares tornam-se sobrecarregadas com essas proteínas, e a lesão tubular resulta diretamente dos efeitos tóxicos da cadeia leve ou indiretamente da liberação das enzimas lisossômicas intracelulares. A manifestação mais precoce da lesão tubular é a síndrome de Fanconi do adulto (uma acidose tubular renal proximal do tipo 2), com perda de glicose e aminoácidos, bem como comprometimento da capacidade renal de acidificar e concentrar a urina. A proteinúria não é acompanhada por hipertensão, e a proteína é composta quase toda por cadeias leves. Em geral, há pouquíssima albumina na urina, pois a função glomerular costuma ser normal. Quando os glomérulos estão envolvidos, a proteinúria não seletiva é igualmente observada. Pacientes com mieloma também apresentam uma diminuição no *anion gap* [ou seja, $Na^+ - (Cl^- + HCO_3^-)$], uma vez que o componente M é catiônico, levando à retenção de cloreto. Isso normalmente é acompanhado por hiponatremia que parece ser artificial (pseudo-hiponatremia), pois cada volume de soro possui menos água como resultado da proteína aumentada. A disfunção renal devido a doença por deposição da cadeia leve, nefropatia pela deposição da cadeia leve e amiloidose é parcialmente reversível com tratamento eficaz. Os pacientes com mieloma são suscetíveis a desenvolver insuficiência renal aguda em casos de desidratação.

A anemia normocítica e normocrômica ocorre em cerca de 80% dos pacientes com mieloma. Ela geralmente está relacionada com a substituição da medula óssea normal por células tumorais em expansão, com a inibição da hematopoiese por fatores tumorais, com a produção reduzida de eritropoietina pelo rim e com os efeitos da terapia prolongada. Além disso, um grau leve de hemólise pode contribuir para a anemia. Uma fração de pacientes maior que a esperada pode apresentar anemia megaloblástica em função da deficiência de folato ou vitamina B_{12}. A granulocitopenia e a trombocitopenia são raras, exceto quando induzidas por terapia. As anormalidades da coagulação podem advir da falha das plaquetas revestidas por anticorpos em funcionar adequadamente, da interação do componente M com os fatores da coagulação I, II, V, VII ou VIII, anticorpos antifatores da coagulação, ou da lesão amiloide ao endotélio. A trombose venosa profunda também é observada com o uso de talidomida, lenalidomida ou pomalidomida em combinação com dexametasona. O fenômeno de Raynaud e a redução da circulação poderão ocorrer se o componente M formar crioglobulinas, e as síndromes de hiperviscosidade podem surgir de acordo com as propriedades físicas do componente M (mais comum com as paraproteínas IgM, IgG3 e IgA). A hiperviscosidade é definida com base na viscosidade relativa do soro comparada com a água. A viscosidade relativa normal do soro é igual a 1,8 (i.e., o soro normalmente é quase duas vezes mais viscoso do que a água). Os sintomas de hiperviscosidade surgem em um nível superior a 4 centipoises (cP), que, em geral, é alcançado com concentrações de paraproteínas de cerca de 40 g/L (4 g/dL) de IgM, 50 g/L (5 g/dL) de IgG3 e 70 g/L (7 g/dL) de IgA; entretanto, dependendo das propriedades químicas e físicas da molécula de paraproteína, ela ocasionalmente poderá ser observada em níveis inferiores.

Embora ocorram em uma minoria dos pacientes, os sintomas neurológicos podem ter muitas causas. A hipercalcemia pode produzir letargia, fraqueza, depressão e confusão. A hiperviscosidade poderá levar a cefaleia, fadiga, falta de ar, exacerbação ou precipitação de insuficiência cardíaca, distúrbios visuais, ataxia, vertigem, retinopatia, sonolência e coma. A lesão e o colapso ósseos podem levar a compressão da medula espinal, dor radicular e incontinência fecal e urinária. A infiltração dos nervos periféricos por amiloide pode ser uma causa de síndrome do túnel do carpo e outras mono e polineuropatias sensitivomotoras. A neuropatia associada à gamopatia monoclonal de significado indeterminado (MGUS, de *monoclonal gammopathy of undetermined significance*) e ao mieloma é mais frequentemente sensitiva do que motora e está mais associada à IgM do que aos outros isotipos. Em > 50% dos pacientes com neuropatia, a proteína monoclonal IgM é direcionada contra a globulina associada à mielina (MAG, *myelin-associated globulin*). A neuropatia sensitiva também constitui um efeito colateral da terapia, especificamente com talidomida e bortezomibe.

Muitas das manifestações clínicas do mieloma, como compressão medular, fraturas patológicas, hiperviscosidade, sepse e hipercalcemia, podem se apresentar como emergências médicas. A despeito da ampla distribuição dos plasmócitos no organismo, a expansão tumoral ocorre predominantemente nos ossos e na medula óssea, e, por motivos desconhecidos, raramente causa o aumento do baço, dos linfonodos ou do tecido linfático intestinal.

DIAGNÓSTICO E ESTADIAMENTO

O diagnóstico de mieloma exige a presença de plasmocitose medular (> 10%), um componente M no soro e/ou na urina e pelo menos um dos eventos que definem o mieloma, listados de modo detalhado na Tabela 111-1. Os plasmócitos da medula óssea são CD138+ e positivos para a cadeia leve monoclonal kappa ou lambda. O diagnóstico diferencial mais importante em pacientes com mieloma envolve sua distinção dos indivíduos com MGUS ou mieloma múltiplo latente (MML). A MGUS é muito mais comum do que o mieloma, ocorrendo em 1% da população com > 50 anos de idade e em até 10% dos indivíduos com > 75 anos. Os critérios diagnósticos para MGUS, MML e mieloma estão descritos na Tabela 111-1. Embora cerca de 1% dos pacientes por ano com MGUS evolua para o mieloma, todos os casos de mieloma são precedidos de MGUS. O subtipo não IgG, uma proporção anormal das cadeias leves livres kappa/lambda e uma proteína M sérica > 15 g/L (1,5 g/dL) estão associados à maior incidência de progressão de MGUS para mieloma. A ausência das três características prediz uma chance de 5% de progressão, ao passo que o MGUS de risco elevado na presença de todas as três características prediz uma chance de 60% de progressão ao longo de 20 anos. As características responsáveis pelo risco mais elevado de progressão do MML para MM são plasmocitose da medula óssea em > 10%, proporção anormal de kappa/lambda e uma concentração sérica de proteína M > 30 g/L (3 g/dL). Pacientes com apenas uma dessas três características apresentam uma chance de 25% de progressão ao MM em 5 anos, ao passo que pacientes com MML de alto risco, com as três características, apresentam uma chance de progressão de 76%. Existem duas variantes importantes de mieloma: o plasmocitoma ósseo solitário e o plasmocitoma extramedular solitário. Essas lesões estão associadas a um componente M em < 30% dos casos, podem acometer indivíduos mais jovens, e ambos estão associados a uma sobrevida média ≥ 10 anos. O plasmocitoma

TABELA 111-1 ■ Critérios diagnósticos para mieloma múltiplo, variantes do mieloma e gamopatia monoclonal de significado indeterminado

Gamopatia monoclonal de significado indeterminado (MGUS)

Proteína monoclonal no soro (tipo não IgM) < 30 g/L
Plasmócitos clonais da medula óssea < 10%[a]
Ausência de eventos definidores do mieloma ou amiloidose que podem ser atribuídos ao distúrbio proliferativo de plasmócitos

Mieloma múltiplo latente (mieloma assintomático)

É necessário preencher ambos os critérios:

- Proteína monoclonal no soro (IgG ou IgA) ≥ 30 g/L ou proteína monoclonal na urina ≥ 500 mg por 24 h e/ou plasmócitos clonais da medula óssea de 10-60%
- Ausência de eventos definidores do mieloma ou amiloidose

Mieloma múltiplo sintomático

Plasmócitos clonais da medula óssea ou plasmocitoma ósseo ou extramedular comprovado por biópsia[a] e qualquer um ou mais dos seguintes eventos definidores do mieloma:

- Evidência de um ou mais indicadores de lesão em órgãos-alvo que pode ser atribuída ao distúrbio proliferativo de plasmócitos subjacente, especificamente:
  - Hipercalcemia: cálcio sérico > 0,25 mmol/L (> 1 mg/dL) mais alto do que o limite superior da normalidade ou > 2,75 mmol/L (> 11 mg/dL)
  - Insuficiência renal: depuração da creatinina < 40 mL/min[b] ou nível sérico de creatinina > 177 μmol/L (> 2 mg/dL)
  - Anemia: nível de hemoglobina > 20 g/L abaixo do limite inferior da normalidade ou nível de hemoglobina < 100 g/L
  - Lesões ósseas: uma ou mais lesões osteolíticas na radiografia do esqueleto, TC ou PET-TC[c]
  - Qualquer um ou mais dos seguintes biomarcadores de neoplasia maligna:
    - Porcentagem de plasmócitos clonais da medula óssea[a] ≥ 60%
    - Relação das cadeias leves livres no soro envolvidas: não envolvidas[d] ≥ 100
    - >1 lesão focal na RM[e]

Mieloma não secretor

Ausência de proteína M no soro e/ou na urina por imunofixação[f]
Plasmocitose clonal na medula óssea ≥ 10% ou plasmocitoma[a]
Comprometimento orgânico ou tecidual relacionado com o mieloma (lesão de órgão-alvo, conforme descrito anteriormente)

Plasmocitoma solitário

Lesão solitária comprovada por biópsia do osso ou dos tecidos moles, com evidência de plasmócitos clonais
Medula óssea normal, sem evidência de plasmócitos clonais[a]
Exame normal do esqueleto e RM (ou TC) da coluna ou da pelve (exceto para a lesão solitária primária)
Ausência de comprometimento de órgão-alvo, como hipercalcemia, insuficiência renal, anemia ou lesões ósseas (CRAB) que podem ser atribuídas a um distúrbio proliferativo de plasmócitos

Síndrome de POEMS

Todos os quatro critérios seguintes deverão ser observados:

1. Polineuropatia
2. Distúrbio proliferativo do plasmócito monoclonal
3. Qualquer um dos seguintes: (a) lesões ósseas escleróticas; (b) doença de Castleman; (c) níveis elevados do fator de crescimento do endotélio vascular (VEGF)
4. Qualquer um dos seguintes: (a) organomegalia (esplenomegalia, hepatomegalia ou linfadenopatia); (b) sobrecarga do volume extravascular (edema, efusão pleural ou ascite); (c) endocrinopatia (suprarrenal, tireoidiana, hipofisária, gonadal, paratireoidiana e pancreática); (d) alterações cutâneas (hiperpigmentação, hipertricose, hemangioma glomeruloide, pletora, acrocianose, rubor e unhas brancas); (e) papiledema; (f) trombocitose/policitemia[g]

[a]A clonalidade deve ser estabelecida pela demonstração de restrição das cadeias leves κ/λ na citometria de fluxo, imuno-histoquímica ou imunofluorescência. A porcentagem de plasmócitos na medula óssea deve ser estimada de preferência a partir de uma amostra de biópsia com agulha grossa; em caso de disparidade entre o aspirado e a biópsia com agulha grossa, deve-se utilizar o maior valor. [b]Medida ou estimada por equações validadas. [c]Se a medula óssea tiver menos de 10% de plasmócitos clonais, é necessária a presença de mais de uma lesão óssea para efetuar uma distinção do plasmocitoma solitário com comprometimento medular mínimo. [d]Esses valores baseiam-se no ensaio Freelite no soro (The Binding Site Group, Birmingham, Reino Unido). A cadeia leve livre envolvida precisa ser ≥ 100 mg/L. [e]Cada lesão focal precisa medir 5 mm ou mais. [f]Às vezes, pode-se observar a presença de um pequeno componente M. [g]Essas características não deverão estar relacionadas com outras causas e deverão apresentar relação temporal entre si.

Siglas: PET-TC, tomografia por emissão de pósitrons com ^{18}F-fluordesoxiglicose com tomografia computadorizada; POEMS, polineuropatia, organomegalia, endocrinopatia, proteína M e alterações cutâneas (*skin changes*).

ósseo solitário é uma lesão osteolítica única sem plasmocitose medular. Os plasmocitomas extramedulares, em geral, envolvem o tecido linfoide submucoso da nasofaringe ou os seios paranasais sem plasmocitose medular. Ambos os tumores são altamente responsivos à radioterapia local. O componente M, quando presente, deverá desaparecer após o tratamento. Os plasmocitomas ósseos solitários podem recidivar em outros locais ósseos ou evoluir para mieloma. Os plasmocitomas extramedulares raramente recidivam ou avançam.

A eletroforese das proteínas e a quantificação das imunoglobulinas séricas e das cadeias leves livres são úteis na detecção e caracterização dos picos M, suplementadas pela imunoeletroforese, especialmente sensível para a identificação das baixas concentrações de componente M não detectável pela eletroforese das proteínas. É necessária uma amostra de urina de 24 horas para quantificar a excreção da proteína de Bence Jones (cadeia leve de imunoglobulina). O componente M sérico será IgG em 53% dos pacientes, IgA em 25% e IgD em 1%; 20% dos pacientes apresentam apenas cadeias leves no soro e na urina. As tiras reagentes para a detecção de proteinúria não são confiáveis para a identificação das cadeias leves, e o teste de calor para a detecção da proteína de Bence Jones é falso-negativo em cerca de 50% dos pacientes com mieloma de cadeias leves. Menos de 1% dos pacientes não apresenta um componente M identificável; esses pacientes geralmente possuem mieloma de cadeias leves, no qual o catabolismo renal torna as cadeias leves indetectáveis na urina. Na maioria desses pacientes, as cadeias leves podem ser atualmente detectadas pelo exame da cadeia leve livre no soro. O mieloma IgD também pode se apresentar com a doença da cadeia leve. Cerca de dois terços dos pacientes com componente M no soro apresentam igualmente cadeias leves na urina. O isotipo de cadeia leve pode ter impacto no comportamento da doença. Ainda não foi definido se isso decorre de algum determinante geneticamente importante da proliferação celular ou se as cadeias leves lambda são mais propensas a causar lesão renal e formar amiloide do que as cadeias leves kappa. O isotipo de cadeia pesada também pode ter impacto no tratamento do paciente. Metade dos pacientes com paraproteínas IgM desenvolve hiperviscosidade em comparação com apenas 2 a 4% dos pacientes com componentes M IgA e IgG. Entre os mielomas IgG, a subclasse IgG3 exibe a maior tendência a formar agregados dependentes da concentração e da temperatura, levando à hiperviscosidade e à crioaglutinação em concentrações séricas mais baixas. A Tabela 111-2 fornece uma investigação padrão detalhada com a finalidade de detectar plasmócitos monoclonais e eventos definidores de mieloma, bem como o prognóstico.

O hemograma completo com contagem diferencial pode revelar anemia. A velocidade de hemossedimentação mostra-se elevada. Raros pacientes (cerca de 1%) poderão apresentar leucemia de plasmócitos com > 2.000 plasmócitos/μL. Isso poderá ser observado em uma frequência desproporcional em mielomas IgD (12%) e IgE (25%). Os níveis séricos de cálcio, ureia, creatinina e ácido úrico podem estar elevados. A fosfatase alcalina sérica, em geral, é normal mesmo com o extenso envolvimento ósseo em razão da ausência de atividade osteoblástica. Também se mostra importante quantificar a β_2-microglobulina e a albumina séricas (ver adiante).

As radiografias de tórax e dos ossos podem revelar lesões líticas ou osteopenia difusa. A ressonância magnética (RM) oferece um meio sensível para documentar a extensão da infiltração da medula óssea e a compressão medular ou radicular em pacientes com síndromes dolorosas. A PET-TC com ^{18}F-fluordesoxiglicose (^{18}F-FDG) é um valioso instrumento para avaliar a presença de lesão óssea e detectar locais extramedulares da doença (Fig. 111-5). Recomenda-se o uso da PET-TC ^{18}F-FDG para diferenciar o MM latente do MM ativo e para confirmar um diagnóstico suspeito de plasmocitoma solitário. Trata-se também de um valioso instrumento para avaliar a resposta em pacientes com mieloma oligossecretor ou não secretor.

PROGNÓSTICO

A β_2-microglobulina sérica é o único preditor mais poderoso de sobrevida, que pode substituir o estadiamento. A β_2-microglobulina é a cadeia leve dos antígenos principais de histocompatibilidade da classe I (HLA-A, B, C) na superfície de todas as células. A combinação dos níveis séricos de β_2-microglobulina e albumina representa a base para o Sistema de Estadiamento Internacional (ISS, de International Staging System) em três estágios (Tab. 111-3) que prevê a sobrevida. Com o uso de terapia de alta dose e

TABELA 111-2 ■ Investigação-padrão no mieloma múltiplo (MM)

Investigações para avaliar os plasmócitos clonais
Aspirado ou biópsia de medula óssea (aspiração com agulha fina do plasmocitoma, quando indicado) • Histologia • Clonalidade por imunocoloração kappa/lambda por meio de citometria de fluxo ou imuno-histoquímica
Investigações para avaliar a paraproteína clonal
Eletroforese das proteínas séricas e imunofixação Níveis séricos quantitativos de imunoglobulinas (IgG, IgA e IgM) Eletroforese das proteínas na urina de 24 h e imunofixação Cadeia leve livre no soro e relação entre as cadeias κ/lambda Imunofixação para IgD ou IgE em casos selecionados
Investigação para avaliar dano a órgãos-alvo
Hemograma para avaliação de anemia Painel bioquímico para função renal e cálcio Exame radiográfico do esqueleto para avaliação de lesões ósseas PET/TC ou RM se houver MM latente ou plasmocitoma solitário sem outro EDM ou doença extramedular
Investigação para estratificação de risco
β_2-Microglobulina e albumina sérica para estágio ISS Hibridização por fluorescência *in situ* para hiperdipoidia, del17p, t(4;14); t(11;14), t(14;16), t(14;20), amp1q34 e del13 em amostra de medula óssea LDH
Investigação específica em casos selecionados
Biópsia de gordura abdominal para amiloide Viscosidade sérica na presença de componente de IgM ou níveis elevados de IgA ou componente M sérico > 7 g/dL Análise das mutações *Myd88* e *CXCR4* se houver componente IgM

Siglas: ISS, Sistema de Estadiamento Internacional; LDH, lactato-desidrogenase; RM, ressonância magnética; PET/TC, tomografia por emissão de pósitrons/tomografia computadorizada; EDM, evento definidor do mieloma.

com os mais novos agentes, o sistema de estadiamento de Durie-Salmon é incapaz de prever o prognóstico e não é mais utilizado. O alto índice proliferativo, os plasmócitos circulantes, o estado de desempenho e os altos níveis de lactato-desidrogenase também estão associados a um prognóstico ruim.

Outros fatores que podem influenciar o prognóstico são a detecção de qualquer anormalidades citogenéticas incluindo hipodiploidia pelo cariótipo, deleção do cromossomo 17p identificada por hibridização por fluorescência *in situ* (FISH) e translocações em t(4;14), t(14;16) e t(14;20) e amplificação em 1q34. A deleção no cromossomo 13q, que anteriormente era considerada como um fator de mau prognóstico, não é mais considerada após o uso dos agentes mais recentes. O ISS, incorporando as alterações citogenéticas, ou seja, o ISS revisado, é o método mais amplamente utilizado para avaliação de prognóstico (Tab. 111-3). O perfil de *microarrays* (microarranjos) tem constituído a base dos sistemas de estimativa de prognóstico baseados no RNA. Os esforços no sequenciamento do genoma possibilitaram a caracterização de genes críticos, vias e heterogeneidade clonal no mieloma. O número mediano de mutações por genoma transcrito no mieloma é de cerca de 58, e, dentro do genoma inteiro, > 7.000. Foi observado um cenário mutacional muito heterogêneo, sem nenhuma mutação unificadora. Os genes mais frequentemente com mutações são o *KRAS* e o *NRAS* (cerca de 20% para cada um), seguidos de *TP53, DIS3, FAM46C* e *BRAF*, todos eles com mutações em 5 a 10% dos pacientes. Todas as outras mutações foram observadas em < 5% dos pacientes. Esses resultados estão sendo atualmente aplicados para o desenvolvimento de novas terapias-alvo personalizadas para o mieloma.

TRATAMENTO

Mieloma múltiplo

MGUS, MML E PLASMOCITOMA SOLITÁRIO

Nenhuma intervenção específica está indicada para pacientes com MGUS. O acompanhamento anual ou menos frequente é adequado exceto no caso de MGUS de alto risco, em que a eletroforese das proteínas séricas, o hemograma completo e a dosagem de creatinina e de cálcio deverão ser repetidos a cada 6 meses. Um paciente com MGUS e polineuropatia

TABELA 111-3 ■ Estratificação de risco no mieloma

Anomalias cromossômicas (AC)		
Método	**Risco-padrão (80%) (sobrevida esperada de 6-7+ anos)**	**Risco elevado (20%) (sobrevida esperada de 2-3 anos)**
Cariótipo	Ausência de aberração cromossômica	Qualquer anormalidade no cariótipo convencional
FISH	t(11;14)	del(17p)
	del(13)	t(4;14)
		t(14;16)
		t(14;20)
		amp 1q34
Sistema de estadiamento internacional (ISS)		
	Estágio	**Sobrevida média, meses**
$\beta_2M < 3{,}5$, alb $\geq 3{,}5$	I (28%)[a]	62
$\beta_2M < 3{,}5$, alb $< 3{,}5$ ou $\beta_2M = 3{,}5\text{-}5{,}5$	II (39%)	44
$\beta_2M > 5{,}5$	III (33%)	29
Sistema de estadiamento internacional revisado (ISS-R)		
Estágio I: Estágio 1 do ISS; risco padrão para AC e LDH normal **Estágio II:** Pacientes que não preenchem os critérios para o estágio I ou estágio III **Estágio III:** Estágio III do ISS e alto risco para AC *ou* nível elevado de LDH		
Outras características sugerindo doença de alto risco: Leucemia de plasmócitos *de novo* Doença extramedular Nível elevado de LDH Perfil de expressão gênica de alto risco		

[a]Porcentagem de pacientes que se apresentam em cada estágio.

Siglas: β_2M, β_2-microglobulina sérica em mg/L; alb, albumina sérica em g/dL; FISH, hibridização por fluorescência *in situ*; LDH, lactato-desidrogenase.

grave será considerado para intervenção terapêutica se houver uma relação causal estabelecida, em particular na ausência de quaisquer outras causas potenciais para a neuropatia. A terapia pode incluir plasmaférese e, ocasionalmente, rituximabe em pacientes com MGUS IgM ou terapia semelhante ao mieloma naqueles com doença IgG ou IgA. Um subgrupo de pacientes com MGUS desenvolve disfunção renal, habitualmente com base no dano renal em decorrência do anticorpo monoclonal. O dano pode afetar os glomérulos, os túbulos ou os vasos. Não existe nenhum consenso sobre o tratamento, porém a redução do nível do anticorpo monoclonal com bortezomibe teve alguns defensores.

Cerca de 10% dos pacientes apresentam MML e seguirão uma evolução indolente, demonstrando apenas uma progressão lenta da doença ao longo de muitos anos. No caso de pacientes com MML, nenhuma intervenção terapêutica específica está indicada, embora a intervenção precoce com lenalidomida e dexametasona possa prevenir a progressão do MML de alto risco para o MM ativo. Atualmente, os pacientes com MML só necessitam de terapia antitumoral quando são identificados eventos definidores do mieloma.

Os pacientes com plasmocitoma ósseo solitário e plasmocitomas extramedulares podem ter sobrevida livre de doença mais longa após a radioterapia local em uma dose aproximada de 40 Gy. Pode ocorrer comprometimento oculto da medula óssea numa baixa incidência em pacientes com plasmocitoma ósseo solitário. Esses pacientes são, em geral, identificados devido ao componente M sérico, que declina lentamente ou desaparece no início após terapia local, retornando apenas depois de alguns meses. Esses pacientes respondem bem à terapia sistêmica.

MM SINTOMÁTICO

Pacientes com mieloma sintomático necessitam de intervenção terapêutica. Em geral, essa terapia tem duas finalidades: (1) terapia sistêmica para controlar o mieloma; e (2) tratamento de suporte para controlar os sintomas da doença, suas complicações e os efeitos adversos da terapia. O tratamento pode prolongar significativamente a sobrevida e melhorar a qualidade de vida dos pacientes com mieloma.

A terapia do mieloma inclui um regime de indução inicial, seguido pela terapia de consolidação e/ou manutenção e, na sequência, pelo controle da doença recorrente. Todos agentes disponíveis para uso em vários estágios da terapia são apresentados na **Tabela 111-4**, juntamente com suas doses, esquemas e combinações. A terapia é, em parte, determinada pela idade e pelas comorbidades do paciente, que podem afetar a sua capacidade de se submeter à terapia em altas doses e a um transplante **(Fig. 111-6)**.

Três classes importantes de agentes aprovados para o tratamento do MM recém-diagnosticado são os agentes imunomoduladores, os inibidores do proteassoma e anticorpos dirigidos para alvos. A talidomida, quando combinada com dexametasona, produziu respostas em dois terços dos pacientes com diagnóstico recente de MM. Subsequentemente, a lenalidomida, um imunomodulador derivado da talidomida, e o bortezomibe, um inibidor do proteassoma, foram combinados com dexametasona, com obtenção de taxas elevadas de resposta (> 80%) em pacientes com diagnóstico recente de MM. É importante mencionar que seu perfil de menor toxicidade em conjunto com sua melhor eficácia os transformou nos agentes de escolha para a terapia de indução. Esforços para melhorar a intensidade e a frequência de respostas envolveram o uso de esquemas de três fármacos. A combinação de lenalidomida com um inibidor do proteassoma (bortezomibe ou carfilzomiba) e dexametasona produz uma taxa de resposta de quase 100% e uma taxa de resposta completa (RC) de > 30%, tornando essa combinação um dos esquemas de indução preferidos em pacientes elegíveis para transplante. Outras combinações semelhantes de três fármacos (bortezomibe, talidomida e dexametasona, ou bortezomibe, ciclofosfamida e dexametasona) também alcançaram uma taxa de resposta > 90%. A adição de um quarto agente, o daratumumabe, um anticorpo anti-CD38, proporciona respostas ainda mais acentuadas. Em geral, são utilizados entre 4 e 6 ciclos desses esquemas de combinação para obter uma citorredução profunda inicial antes de considerar a terapia em alta dose com transplante autólogo de células-tronco.

Em pacientes que não são candidatos ao transplante devido à idade fisiológica >70 anos, a problemas cardiopulmonares significativos ou a outras comorbidades, as mesmas combinações de 2 ou 3 fármacos descritas anteriormente são consideradas como padrão de tratamento como terapia de indução, com modificações das doses e regimes guiadas pela idade e fragilidade do paciente. A combinação modificada de lenalidomida-bortezomibe-dexametasona (RVD *lite*) produz uma alta taxa de resposta global (86%) e RC (32%). Pulsos intermitentes de melfalana, um agente alquilante, com prednisona (MP) são combinados com novos agentes para obter uma resposta e resultados de sobrevida superiores. Em pacientes com > 65 anos, a combinação da talidomida com MP (MPT) obteve maiores taxas de resposta e sobrevida global, quando comparada à terapia isolada com MP. Da mesma forma, foi observado um aumento significativo na resposta (71 vs. 35%) e na sobrevida global (sobrevida em 3 anos de 72 vs. 59%) com a combinação de bortezomibe e MP, quando comparada com o uso isolado de MP. O uso contínuo da combinação de lenalidomida e dexametasona parece ser superior ao esquema MPT, e sua combinação com o anticorpo anti-CD38, o daratumumabe, proporciona taxas de resposta global (92,9%) e de RC (46,7%) ainda mais altas, bem como uma melhora da sobrevida. A combinação de lenalidomida, dexametasona e daratumumabe é um esquema de padrão de cuidados para adultos de mais idade com mieloma.

TERAPIA DE ALTAS DOSES COM TRANSPLANTE AUTÓLOGO DE CÉLULAS-TRONCO

A terapia de altas doses (TAD) e a consolidação/manutenção representam a prática-padrão na maioria dos pacientes elegíveis. Em pacientes que são candidatos a transplante, os agentes alquilantes, como melfalana, devem ser evitados, visto que causam dano às células-tronco e comprometem a capacidade de coletar células-tronco. De maneira semelhante, em pacientes recebendo lenalidomida, as células-tronco deverão ser coletadas em 6 meses, pois seu uso contínuo poderá comprometer a capacidade de se coletar quantidades adequadas de células-tronco. Estudos randomizados comparando a terapia com melfalana em dose-padrão e a TAD com suporte de célula-tronco hematopoiética mostraram que a TAD alcançou taxas mais elevadas de resposta global, com até 25 a 40% de respostas completas adicionais e sobrevida global prolongada sem progressão da doença; entretanto, poucos pacientes, se houve algum, foram curados. Embora duas TADs sucessivas (transplantes duplos) sejam mais eficientes do que uma única TAD, o benefício apenas é observado na subpopulação de pacientes que não alcançou uma resposta parcial completa ou muito boa ao primeiro transplante, o que é uma parcela rara. Além disso, um estudo randomizado não conseguiu provar qualquer diferença significativa

TABELA 111-4 ■ Agentes terapêuticos padrão no mieloma

Classe	Agente	Dosagem-padrão e administração	Combinação	Indicação para mieloma
Agentes imunomoduladores (IMiD)	Talidomida (T)	50-200 mg/dia VO	TD, VTD	Recém-diagnosticado e recidivado
	Lenalidomida (R)	5-25 mg/dia VO × 21 dias, a cada 4 semanas	RD, RVD, DaRD, ERD, KRD, IRD	Recém-diagnosticado, manutenção e recidivado
	Pomalidomida (P)	2-4 mg/dia VO × 21 dias, a cada 4 semanas	PD	Recidivado
Inibidores do proteassoma (PI)	Bortezomibe (V)	1,3 mg/m^2 IV ou SC nos dias 1, 4, 8, 11 OU nos dias 1, 8, 15	VD, VTD, VRD, DaVD, VCD	Recém-diagnosticado e recidivado
	Carfilzomibe (K)	20-56 mg/m^2 IV nos dias 1, 2, 8, 9, 15, 16 a cada 4 semanas	KD, KRD, KPD, Da KD, Da KRD, IsaKD	Recém-diagnosticado e recidivado
	Ixazomibe (I)	4 mg VO nos dias 1, 8, 15	IRD	Recidivado
Anticorpos	Daratumumabe (Da)	16 mg/kg por semana IV durante 8 semanas; em seguida, a cada 2 semanas, durante 16 semanas e, posteriormente, a cada 4 semanas	Dara, DaRD, DaVD, DaPD, DaKD	Recém-diagnosticado, manutenção e recidivado
	Elotuzumabe (E)	10 mg/kg IV nos dias 1, 8, 15 e 22 para os primeiros dois ciclos; em seguida, nos dias 1 e 15; juntamente com RD	ERD, EPD	Recidivado
	Isatuximabe (Isa)	10 mg/kg IV semanalmente durante 4 semanas e, em seguida, a cada 2 semanas	IsaPD, IsaKD	Recidivado
	Belantamabe mafodotina	2,5 mg/kg IV uma vez a cada 3 semanas		Recidivado ou refratário – 4 linhas de terapia anteriores
Inibidor seletivo de exportação nuclear (SINE)	Selinexor (S)	80 mg VO nos dias 1 e 3 de cada semana	SVD	Recidivado
Inibidor da histona--desacetilase	Panobinostate (Pa)	20 mg VO uma vez em dias alternados por 3 doses/semana durante 2 semanas, a cada 21 dias	PaVD	Recidivado
Agentes alquilantes	Melfalana (M)	0,25 mg/kg/dia VO durante 4 dias (com P), a cada 4-6 semanas	MP, MPT, MPR, MPV, DaMPV, M em alta dose	Recém-diagnosticado e recidivado Condicionamento
	Ciclofosfamida (C)	300-500 mg/m^2/semana IV × 2 a cada 4 semanas 50 mg/dia VO × 21 dias	VCD	Recém-diagnosticado e recidivado
	Bendamustina (B)	70-90 mg IV nos dias 1, 2 OU nos dias 1, 8, a cada 4 semanas	BD ou BVD	Recidivado
	Melflufeno (Me)	40 mg IV dia 1 (com D 40 mg nos dias 1, 8, 15 e 22) a cada 28 dias	MeD	Recidivado ou refratário – 4 linhas anteriores de terapia
Terapia celular	Idecabtagene vicleucel (Ide-cel)	450 × 10^6 células IV	Nenhuma	Recidivado ou refratário – 4 linhas anteriores de terapia com exposição anterior a PI, IMiD e anticorpo anti-CD38
Glicocorticoide	Dexametasona (D) Prednisona (P)	10-40 mg VO a cada semana 1 mg/kg VO		Todos os estágios

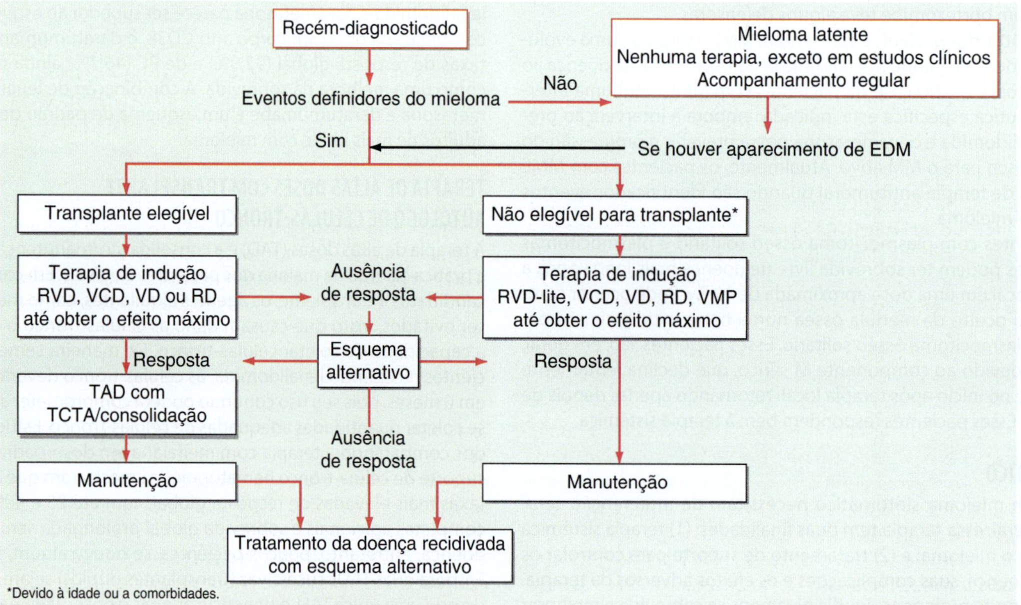

FIGURA 111-6 Algoritmo para o tratamento do mieloma múltiplo. C, ciclofosfamida; D, dexametasona; M, melfalana; P, prednisona; R, lenalidomida; RVD-lite, esquema semanal; V, bortezomibe. *Esquema alternativo* indica combinações incluindo daratumumabe, elotuzumabe, panobinostate, carfilzomibe, ixazomibe, pomalidomida ou outros agentes. TCTA, transplante de células-tronco autólogo; TAD, terapia em altas doses; EDM, eventos definidores do mieloma.

na sobrevida global entre o transplante precoce após a terapia de indução *versus* o transplante tardio na fase de recorrência. Esses dados fornecem uma opção para se retardar o transplante, em particular com a disponibilidade de novos agentes e suas combinações. Os transplantes alogênicos também podem produzir uma alta taxa de resposta, porém com toxicidades significativas. O transplante alogênico não mieloablativo pode reduzir a toxicidade, porém é recomendado apenas sob os auspícios de um ensaio clínico para explorar um efeito imunológico do enxerto *versus* mieloma enquanto evita a toxicidade associada.

A terapia de manutenção prolonga a remissão após o uso de regimes de dose-padrão, bem como de TAD. Dois estudos de fase 3 demonstraram melhora na sobrevida livre de progressão da doença, e um estudo evidenciou uma sobrevida global prolongada em pacientes recebendo lenalidomida comparada ao placebo como terapia de manutenção após TAD. Em pacientes não candidatos a transplante, dois estudos de fase 3 mostraram um prolongamento da sobrevida livre de progressão com manutenção com lenalidomida após a terapia de indução com MP mais lenalidomida ou lenalidomida mais dexametasona. Embora haja preocupação em relação a um aumento na incidência de segundas neoplasias malignas primárias em pacientes que recebem manutenção com lenalidomida, seus benefícios na redução do risco de doença progressiva e morte por mieloma ultrapassam de longe o pequeno aumento no risco de segundos cânceres. Em pacientes que apresentam citogenética de alto risco, a lenalidomida e o bortezomibe ou um inibidor do proteassoma oral, o ixazomibe, mostram-se promissores como terapia combinada de manutenção após o transplante.

DOENÇA RECIDIVADA

O mieloma recorrente pode ser tratado com diversos agentes, incluindo lenalidomida e/ou bortezomibe, se esses fármacos não tiverem sido anteriormente usados. O inibidor do proteassoma de segunda geração, carfilzomibe, e o agente imunomodulador pomalidomida se mostraram eficazes no MM recorrente e refratário, mesmo no MM refratário à lenalidomida e ao bortezomibe. Um inibidor do proteassoma oral, o ixazomibe, também foi aprovado em combinação com lenalidomida e dexametasona como esquema totalmente oral para recidiva do MM. Três anticorpos foram aprovados para o tratamento da recidiva do MM. O daratumumabe direcionado para CD38 produz uma alta taxa de resposta e melhora da sobrevida livre de progressão como agente isolado, com melhor resposta e sobrevida quando acrescentado ao bortezomibe combinado à dexametasona ou à lenalidomida e à dexametasona. Uma formulação de daratumumabe para a administração subcutânea possui toxicidade diminuída e proporciona uma melhor conveniência. O isatuximabe, outro anticorpo que tem como alvo CD38, produz altas taxas de resposta e melhor sobrevida livre de progressão em combinação com pomalidomida ou carfilzomibe e dexametasona. O elotuzumabe, que tem o SLAMF7 como alvo, demonstrou ter atividade significativa em combinação com lenalidomida e dexametasona no mieloma recorrente/refratário, mas não como agente isolado. O panobinostate, um inibidor da histona-desacetilase, em combinação com bortezomibe e dexametasona, foi aprovado para o tratamento da recidiva do mieloma refratário, com base em uma resposta superior e sobrevida livre de progressão em comparação com o bortezomibe e a dexametasona isoladamente. Dois novos agentes adicionais têm mecanismos de ação únicos: o selinexor é o primeiro inibidor da exportina da classe, que bloqueia a exportação de proteínas do núcleo da célula, e o melflufeno é um agente alquilante conjugado a um peptídio para melhorar a distribuição específica para as células do mieloma que expressam a aminopeptidase necessária para a clivagem do peptídeo, de modo a fornecer o fármaco intracelularmente nas células do mieloma. Ambos os agentes foram aprovados com base na sua eficácia no mieloma recorrente/refratário. Outro foco terapêutico tem sido o BCMA, que é exclusivamente expresso nos plasmócitos normais e nas células do mieloma. Um conjugado anticorpo-fármaco anti-BCMA, o belantamabe, tem como alvo o BCMA e libera auristatina nas células tumorais, produzindo respostas no mieloma recorrente/refratário. O fármaco possui uma toxicidade oftalmológica própria, que exige monitoramento rigoroso. Por fim, uma terapia celular aprovada para o mieloma é uma célula T transduzida de CAR anti-BCMA (idecabtagene vicleucel[Ide-cel]), que está aprovada além da terapia de quarta linha. Em pacientes com mieloma avançado com seis linhas anteriores de tratamento, em média, 73% dos pacientes que receberam Ide-cel responderam, e foi observada uma taxa de RC de 33%. Uma síndrome de liberação de citocinas e a neurotoxicidade continuam sendo as principais toxicidades que exigem monitoramento rigoroso e manejo agressivo. O BCMA também é o alvo de vários agentes em fase de investigação, incluindo outras abordagens de células CAR-T, bem como anticorpos biespecíficos que combinam anti-BCMA com um anticorpo anti-CD3. A incorporação do grande número de agentes ativos em vários estágios do tratamento, incluindo nos pacientes recém-diagnosticados, está melhorando a sobrevida, bem como a qualidade de vida.

PARÂMETROS FINAIS DA TERAPIA

A melhora no componente M do soro pode ter uma defasagem em relação à melhora sintomática, devido à meia-vida sérica mais longa (cerca de 3 semanas) da imunoglobulina. O declínio nos níveis de componente M depende da taxa de destruição do tumor e da fração da taxa catabólica da imunoglobulina. As cadeias leves no soro e na urina, com meia-vida funcional de cerca de 6 horas, podem cair muito mais rapidamente na primeira semana de tratamento. Como os níveis urinários de cadeias leves podem estar relacionados com a função tubular renal, não constituem medida confiável da morte das células tumorais, sobretudo em pacientes com disfunção renal. A obtenção de uma RC, definida como o desaparecimento da proteína monoclonal sérica e urinária com medula óssea normal por microscopia óptica, tem sido uma meta padrão da terapia. Entretanto, a avaliação por sequenciamento ou baseada na citometria de fluxo multicolorida da doença residual mínima (DRM) na medula óssea para medir a presença de 1 célula de mieloma em 1 milhão de células está sendo considerada como um novo parâmetro final de avaliação importante, sobretudo em pacientes recém-diagnosticados. A ausência de DRM com essa sensibilidade prevê tanto uma sobrevida livre de progressão quanto uma sobrevida global mais longas.. Embora os pacientes possam não alcançar a remissão completa, as respostas clínicas podem persistir por longos períodos em alguns poucos pacientes.

A sobrevida global mediana dos pacientes com mieloma é de mais de 8 anos, com sobrevida de > 10 anos em subgrupos de pacientes mais jovens. As principais causas de morte são mieloma progressivo, insuficiência renal, sepse ou mielodisplasia relacionada com a terapia. Cerca de 25% dos pacientes morrem de infarto agudo do miocárdio, doença pulmonar crônica, diabetes ou acidente vascular cerebral, que são doenças intercorrentes relacionadas antes com a idade do grupo de pacientes do que com o tumor.

TERAPIA DE SUPORTE

A profilaxia do herpes-zóster é indicada se o bortezomibe for usado, e a neuropatia concomitante ao bortezomibe poderá ser reduzida por sua administração subcutânea e por sua administração em um regime semanal. O uso de lenalidomida exige profilaxia para trombose venosa profunda (TVP) com ácido acetilsalicílico ou, se o paciente apresentar maior risco de TVP, varfarina, heparina de baixo peso molecular ou anticoagulantes de ação direta. Os pacientes que recebem terapias com células CAR-T anti-BCMA podem necessitar de suplementação com gamaglobulina intravenosa, devido à indução de hipogamaglobulinemia prolongada.

A terapia de apoio para as complicações esperadas da doença pode ser tão importante quanto o tratamento antitumoral primário. A hipercalcemia em geral responde bem a bisfosfonatos, terapia com glicocorticoides, hidratação e natriurese e raramente necessita de calcitonina. Os bisfosfonatos (p. ex., 90 mg de pamidronato ou 4 mg de zoledronato inicialmente, 1 vez/mês por 12 a 24 meses e, em seguida, a cada 2 ou 3 meses) reduzem a reabsorção óssea osteoclástica e preservam o estado de desempenho e a qualidade de vida, diminuem as complicações relacionadas com o osso e podem exercer efeitos antitumorais. A osteonecrose da mandíbula e a disfunção renal podem ocorrer em uma minoria dos pacientes recebendo terapia com bisfosfonatos. O denosumabe é um agente alternativo administrado por via intravenosa, 120 mg mensalmente, que alcança um nível de efeito semelhante ao dos bisfosfonados para prevenir as complicações ósseas no mieloma. Os tratamentos visando ao fortalecimento do esqueleto, como fluoretos, cálcio e vitamina D, com ou sem androgênios, foram sugeridos, mas não possuem eficácia comprovada. A cifoplastia ou a vertebroplastia devem ser consideradas em pacientes com colapso vertebral doloroso. A piora iatrogênica da função renal pode ser prevenida por meio da manutenção de taxa hídrica elevada, para prevenir a desidratação, e pelo aumento da excreção das cadeias leves e do cálcio. No caso de insuficiência renal aguda, a plasmaférese é cerca de 10 vezes mais eficaz na depuração das cadeias leves do que a diálise peritoneal; entretanto, seu papel na reversão da insuficiência renal permanece controverso. É importante mencionar que uma redução aguda da carga de proteína por terapia antitumoral eficaz com agentes como o bortezomibe pode resultar em melhora da função renal em mais da metade dos pacientes. O uso de lenalidomida na insuficiência renal é possível, porém requer uma modificação na dosagem, pois ela é excretada pelo rim. As infecções do trato urinário devem ser pesquisadas e tratadas precocemente. A plasmaférese pode ser o tratamento de escolha nas síndromes de hiperviscosidade. Embora o pneumococo seja um patógeno temido em pacientes com mieloma, as vacinas antipneumocócicas polissacarídicas podem não deflagrar resposta humoral. As vacinas de conjugado pneumocócico são mais protetoras. A administração profilática de preparações intravenosas de γ-globulina é usada nos casos de infecções graves recorrentes. A profilaxia crônica com antibióticos orais não se justifica. Os pacientes que manifestam sintomas neurológicos nos membros inferiores, dor intensa localizada no dorso ou problemas de controle intestinal ou vesical podem necessitar de RM e radioterapia local de emergência e glicocorticoides, caso seja identificada compressão da medula. Em pacientes cujo déficit neurológico é crescente ou substancial, poderá ser necessária uma descompressão cirúrgica emergencial. A maioria das lesões ósseas responde a analgésicos e à terapia sistêmica, porém algumas lesões dolorosas podem responder mais rapidamente à radioterapia localizada. A anemia associada ao mieloma pode responder à eritropoietina em conjunto com os hematínicos (ferro, folato, cobalamina). A patogênese da anemia deve ser determinada, e o tratamento específico deve ser instituído assim que possível.

MACROGLOBULINEMIA DE WALDENSTRÖM

Em 1948, Waldenström descreveu uma neoplasia maligna das células linfoplasmocitoides que secretavam IgM. Diferentemente do mieloma, a doença estava associada à linfadenopatia e à hepatoesplenomegalia, mas a principal manifestação clínica era a síndrome de hiperviscosidade. A doença assemelha-se às doenças relacionadas: LLC, mieloma e linfoma linfocítico. Origina-se de uma célula B do centro pós-germinativo que sofreu mutações somáticas e seleção antigênica no folículo linfoide e possui as características de uma célula B de memória produtora de IgM. A macroglobulinemia de Waldenström (MW) e o mieloma IgM seguem uma evolução clínica semelhante, porém as opções terapêuticas são distintas. O diagnóstico do mieloma IgM, em geral, é reservado aos pacientes com lesões osteolíticas e infiltração predominante por plasmócitos CD138+ na medula óssea. Esses pacientes apresentam um maior risco de fraturas patológicas do que os pacientes com MW.

Uma ocorrência familiar é comum na MW, porém sua base molecular ainda é desconhecida. Verifica-se a presença de uma mutação somática distinta em *MYD88* L265P em > 90% dos pacientes com MW e na maioria dos casos de MGUS IgM. Outras mutações de ocorrência comum incluem *CXCR4* (30-40%), *ARID1A* (17%) e *CD79B* (8-15%). A presença da mutação *MYD88* é atualmente utilizada com exame complementar para diferenciar a MW dos linfomas de zona marginal (LZMs), do mieloma secretor de IgM e da LLC com diferenciação plasmocítica. Essa mutação também explica a patogênese molecular da doença com o envolvimento da sinalização do receptor semelhante ao Toll (TLR) e do receptor da interleucina 1 (IL-1R), levando à ativação da cinase associada ao IL-1R (IRAK) 4 e da IRAK1, seguida pela ativação do fator nuclear κB (NF-κB). A mutação *MYD88* também desencadeia a sinalização de crescimento e sobrevida mediada por tirosina-cinase de Bruton (BTK) e cinase das células hemopoiéticas (HCK), que, atualmente, são importantes alvos terapêuticos na MW. As mutações *CXCR4* induzem AKT e a sinalização cinase 1/2 regulada pelo sinal extracelular (ERK 1/2). Essa via pode levar ao desenvolvimento de resistência a fármacos na presença de seu ligante CXCL12.

A doença é semelhante ao mieloma por ser discretamente mais comum em homens e por sua incidência aumentar diretamente com o aumento da idade (média de 64 anos). A IgM em alguns pacientes com macroglobulinemia pode exibir especificidade para a glicoproteína associada à mielina (MAG), uma proteína que tem sido associada à doença desmielinizante do sistema nervoso periférico e que pode ser perdida mais cedo e em maior grau do que a proteína básica da mielina mais conhecida, encontrada em pacientes com esclerose múltipla. Às vezes, os pacientes com macroglobulinemia desenvolvem uma neuropatia periférica, e metade desses pacientes é positiva para o anticorpo anti-MAG. A neuropatia pode preceder o aparecimento da neoplasia. Todo o processo pode começar com uma infecção viral, que pode desencadear uma resposta humoral, em que os anticorpos apresentam reação cruzada com um componente tecidual normal.

Assim como o mieloma, a doença envolve a medula óssea, mas, ao contrário daquele, não causa lesões ósseas nem hipercalcemia. A medula óssea mostra > 10% de infiltração com células linfoplasmocíticas (IgM+, CD19+, CD20+ e CD22+ de superfície, raramente CD5+, porém CD10– e CD23–) com aumento no número de mastócitos. Como o mieloma, um componente M sérico está presente no soro em mais de 30 g/L (3 g/dL), porém uma diferença observada é que o tamanho da paraproteína IgM resulta em pouca excreção renal, e apenas cerca de 20% dos pacientes excretam cadeias leves. Por isso, a doença renal não é comum. O isotipo de cadeia leve é a cadeia kappa em 80% dos casos. Os pacientes apresentam fraqueza, fadiga e infecções recorrentes, como os pacientes com mieloma, mas epistaxe, perturbações visuais e sintomas neurológicos, como neuropatia periférica, tontura, cefaleia e parestesia transitória, são sintomas bem mais comuns na macroglobulinemia. A presença de mutações *MYD88* e *CXCR4* também afeta a apresentação da doença. A presença da mutação *CXCR4* está associada a uma maior carga de doença da medula óssea e a uma maior incidência de hiperviscosidade. Os pacientes com *MYD88* do tipo selvagem apresentam menor carga de doença da medula óssea.

O exame físico revela adenopatia e hepatoesplenomegalia, e o exame oftalmoscópico pode revelar segmentação vascular e dilatação das veias retinianas típicas dos estados de hiperviscosidade. Os pacientes podem ter anemia normocítica normocrômica, porém a formação hemácias em *rouleaux* e um teste de Coombs positivo são muito mais comuns do que no mieloma. Em geral, há linfócitos malignos no sangue periférico. Cerca de 10% das macroglobulinas são crioglobulinas. Estas são componentes M puros, e não crioglobulinas M mistas, encontradas na artrite reumatoide e em outras doenças autoimunes. As crioglobulinas mistas são compostas por IgM ou IgA em complexos com IgG, para as quais são específicas. Em ambos os casos, podem ocorrer o fenômeno de Raynaud e sintomas vasculares graves precipitados pelo frio, mas as crioglobulinas não estão comumente associadas ao câncer. Os pacientes suspeitos de apresentarem crioglobulina com base na anamnese e no exame físico devem ter o sangue coletado em seringa aquecida e entregue ao laboratório dentro de um recipiente com água morna, para evitar erros na quantificação da crioglobulina.

TRATAMENTO

Macroglobulinemia de Waldenström

O diagnóstico de MW exige um infiltrado linfoplasmocítico de qualquer nível na medula óssea e uma paraproteína monoclonal IgM de qualquer tamanho. O tratamento, em geral, não é iniciado a menos que a doença seja sintomática ou estejam presentes anemia crescente, hiperviscosidade, linfadenopatia ou hepatoesplenomegalia. O controle dos sintomas graves de hiperviscosidade, como alteração da consciência ou paresia, pode ser alcançado agudamente por meio da plasmaférese, pois 80% da paraproteína IgM é intravascular. A sobrevida mediana dos indivíduos afetados é de cerca de 50 meses. Entretanto, muitos pacientes com MW apresentam doença indolente que não precisa de tratamento. Parâmetros de pré-tratamento, como idade avançada, sexo masculino, sintomas gerais e citopenias, definem uma população de alto risco. Os inibidores da BTK (ibrutinibe), os agentes alquilantes (bendamustina e ciclofosfamida) e os inibidores do proteassoma (bortezomibe, carfilzomibe e ixazomibe), isoladamente ou, com mais frequência, em combinação com rituximabe, são considerados como terapia de primeira linha para pacientes sintomáticos com MW. O ibrutinibe tem como alvo a BTK constitutivamente ativada. Em pacientes submetidos a uma linha tratamento prévio, a resposta global ao ibrutinibe alcançou 91%. São observadas melhores respostas ao ibrutinibe em pacientes com mutação de *MYD88* e com *CXCR4* de tipo selvagem, ao passo que ocorre uma taxa de resposta tardia e menor ao ibrutinibe em pacientes com mutação do *CXCR4*. Na primeira recidiva, em pacientes com resposta inicial durável, podem-se utilizar o esquema anterior ou outro esquema primário de terapia. A escolha terapêutica depende das características genômicas, da disponibilidade dos fármacos e do perfil clínico do paciente.

O rituximabe pode produzir exacerbação da IgM, de modo que é necessário efetuar uma plasmaférese antes da administração do rituximabe, ou o seu uso deve ser inicialmente interrompido em pacientes com níveis elevados de IgM. A fludarabina (25 mg/m^2/dia, durante 5 dias, a cada 4 semanas) e a cladribina (0,1 mg/kg/dia, durante 7 dias, a cada 4 semanas) também são agentes altamente eficazes. Com a identificação da mutação *MYD88*, novos inibidores da BTK (acalabrutinibe, zanubrutinibe e tirabrutinibe), inibidores direcionados para IRAK1/4 e o antagonista de BCL2 venetoclax estão sendo explorados para o tratamento da MW. Embora a TAD associada ao transplante autólogo seja uma opção, seu uso foi reduzido devido à disponibilidade de outros agentes eficazes.

SÍNDROME POEMS

As características dessa síndrome são *p*olineuropatia, *o*rganomegalia, *e*ndocrinopatia, *m*ieloma múltiplo e alterações cutâneas (*skin changes*) (POEMS). Os critérios diagnósticos estão descritos na Tabela 111-1. Os pacientes, em geral, possuem polineuropatia sensitivomotora progressiva e grave associada às lesões ósseas escleróticas do mieloma. A polineuropatia ocorre em cerca de 1,4% dos mielomas, mas a síndrome de POEMS é apenas um subgrupo raro desse grupo. Diferentemente do mieloma típico, a hepatomegalia e a linfadenopatia ocorrem em cerca de dois terços dos pacientes, e a esplenomegalia está presente em um terço. A linfadenopatia frequentemente assemelha-se, em termos histológicos, à doença de Castleman, uma patologia ligada à produção excessiva de IL-6. As manifestações endócrinas incluem amenorreia em mulheres, bem como impotência e ginecomastia em homens. A hiperprolactinemia, em razão da perda do controle inibitório normal pelo hipotálamo, pode estar associada a outras manifestações do sistema nervoso central, como o papiledema e a elevação da pressão e da proteína do líquido cerebrospinal. O diabetes melito tipo 2 ocorre em cerca de um terço dos pacientes. O hipotireoidismo e a disfunção da suprarrenal são observados ocasionalmente. As alterações cutâneas são variadas: hiperpigmentação, hipertricose, espessamento cutâneo e baqueteamento digital. Outras manifestações incluem edema periférico, ascite, derrame pleural, febre e trombocitose. Nem todos os componentes da síndrome de POEMS podem estar presentes inicialmente.

A patogênese da doença é indeterminada, mas foram documentados altos níveis circulantes das citocinas pró-inflamatórias IL-1, IL-6, VEGF e TNF, e os níveis da citocina inibitória do fator de crescimento transformador β são menores que os esperados. O tratamento do mieloma pode resultar em melhora das outras manifestações da doença.

Os pacientes costumam ser tratados de forma semelhante àqueles com mieloma. A plasmaférese não parece trazer benefícios à síndrome de POEMS. Os pacientes que apresentam lesões escleróticas isoladas podem resolver os sintomas neuropáticos após terapia local para o plasmacitoma com radioterapia. De forma semelhante ao mieloma múltiplo, novos agentes e TAD com transplante autólogo de células-tronco são utilizados em pacientes selecionados, sendo associados à sobrevida prolongada sem progressão da doença.

DOENÇAS ASSOCIADAS ÀS CADEIAS PESADAS

As doenças associadas às cadeias pesadas são neoplasias malignas linfoplasmocitárias raras. Suas manifestações clínicas variam de acordo com o isotipo da cadeia pesada. Os pacientes não possuem a cadeia leve e secretam uma cadeia pesada defeituosa que, em geral, possui fragmento Fc intacto e uma deleção na região Fd. Foram descritas as doenças associadas às cadeias pesadas γ, α e μ, mas não há relatos de doenças por cadeias pesadas δ ou ε. A análise biológica molecular desses tumores revela a presença de defeitos genéticos estruturais que podem ser responsáveis pela cadeia aberrante secretada.

DOENÇA ASSOCIADA À CADEIA PESADA GAMA (DOENÇA DE FRANKLIN)

Essa doença acomete indivíduos de faixas etárias e países de origem amplamente distintos. Caracteriza-se por linfadenopatia, febre, anemia, mal-estar, hepatoesplenomegalia e fraqueza. Ela frequentemente está associada às doenças autoimunes, em particular à artrite reumatoide. O sintoma mais típico é o edema palatino, resultante do envolvimento dos linfonodos no anel de Waldeyer, podendo evoluir para comprometimento respiratório. O diagnóstico depende da demonstração de componente M sérico anômalo (com frequência < 20 g/L [< 2 g/dL]) que reage com anti-IgG, mas não com reagentes anticadeia leve. O componente M costuma estar presente tanto no soro quanto na urina. A maioria das paraproteínas tem sido da subclasse γ1, porém outras subclasses foram observadas. Os pacientes podem apresentar trombocitopenia, eosinofilia e uma medula óssea sem achados diagnósticos, podendo apresentar quantidades aumentadas de linfócitos ou plasmócitos que não apresentem coloração positiva para cadeia leve. Em geral, sofrem deterioração rapidamente progressiva e morrem de infecção; alguns, entretanto, sobrevivem 5 anos com quimioterapia. A terapia é indicada na presença de sintomas e envolve combinações quimioterapêuticas usadas no linfoma de baixo grau. O rituximabe também tem se mostrado eficaz.

DOENÇAS ASSOCIADAS À CADEIA PESADA ALFA (DOENÇA DE SELIGMANN)

Esta é a mais comum das doenças associadas às cadeias pesadas. Ela está intimamente relacionada com a neoplasia conhecida como linfoma do Mediterrâneo, doença que acomete jovens indivíduos em partes do mundo onde os parasitas intestinais são comuns, como no Mediterrâneo, na Ásia e na América do Sul. A doença caracteriza-se pela infiltração da lâmina própria do intestino delgado com células linfoplasmocitárias que secretam cadeias α truncadas. A demonstração das cadeias pesadas alfa é difícil, pois essas cadeias tendem a polimerizar e aparecem como uma nódoa, em vez de um pico agudo, nos perfis eletroforéticos. Apesar da polimerização, a hiperviscosidade não é um problema comum na doença por cadeias pesadas α. Sem a dimerização facilitada pela cadeia J, a viscosidade não aumenta abruptamente. As cadeias leves estão ausentes no soro e na urina. Os pacientes apresentam diarreia crônica, perda de peso, má absorção, bem como extensa adenopatia mesentérica e para-aórtica. O envolvimento do trato respiratório é raro. Os pacientes podem apresentar evolução clínica amplamente variável. Alguns pacientes manifestam características histológicas agressivas difusas de linfoma maligno. A quimioterapia pode alcançar remissões prolongadas. Raros pacientes parecem ter respondido à terapia com antibióticos, o que levanta a questão do papel etiológico da estimulação antigênica, talvez por alguma infecção intestinal crônica. A quimioterapia associada aos antibióticos pode ser mais eficaz do que a quimioterapia isolada. A DIPID é reconhecida como um linfoma humano associado a patógeno infeccioso, o *Campylobacter jejuni*. Ela envolve principalmente o intestino delgado proximal, resultando em má absorção, diarreia e dor abdominal. A DIPID está associada à diferenciação excessiva do plasmócito e produz proteínas de cadeia pesada α truncada, sem a cadeia leve e o primeiro domínio constante. A DIPID no estágio inicial responde aos antibióticos (30-70% de remissão completa). A maior parte dos pacientes com DIPID não tratados progride para o linfoma linfoplasmacítico e imunoblástico. Os pacientes que não respondem ao tratamento com antibióticos são considerados para o tratamento com quimioterapia de combinação para tratar o linfoma de baixo grau.

DOENÇAS ASSOCIADAS ÀS CADEIAS PESADAS MU

A secreção de cadeias pesadas μ isoladas no soro parece ocorrer em um subgrupo bastante raro de pacientes com LLC. As únicas características que podem distinguir os pacientes com doença de cadeias pesadas mu são a presença de vacúolos nos linfócitos malignos e a excreção urinária de cadeias leves kappa. O diagnóstico requer a ultracentrifugação ou a filtração em gel para confirmar a ausência de reatividade da paraproteína com reagentes das cadeias leves, pois algumas macroglobulinas intactas não interagem com esses soros. As células tumorais parecem apresentar um defeito na montagem das cadeias leves e pesadas, uma vez que parecem conter ambos os tipos de cadeias no citoplasma. Esses pacientes não são tratados diferentemente de outros pacientes com LLC (Cap. 107).

LEITURAS ADICIONAIS

Attal M et al: IFM 2009 study. Lenalidomide, bortezomib, and dexamethasone with transplantation for myeloma. N Engl J Med 376:1311, 2017.

Corre J et al: Risk factors in multiple myeloma: is it time for a revision? Blood 137:16, 2021.

Hideshima T, Anderson KC: Signaling pathway mediating myeloma cell growth and survival. Cancers (Basel) 13:216, 2021.

Hillengass J et al: International myeloma working group consensus recommendations on imaging in monoclonal plasma cell disorders. Lancet Oncol 20:e302, 2019.

Hunter ZR et al: Genomics, signaling, and treatment of Waldenström macroglobulinemia. J Clin Oncol 35:994, 2017.

Kumar S et al: International Myeloma Working Group consensus criteria for response and minimal residual disease assessment in multiple myeloma. Lancet Oncol 17:e328, 2016.

Moreau P et al: Treatment of relapsed and refractory multiple myeloma: Recommendations from the International Myeloma Working Group. Lancet Oncol. 22:e105, 2021.

Rajkumar SV et al: International Myeloma Working Group updated criteria for the diagnosis of multiple myeloma. Lancet Oncol 15:e538, 2014.

Robiou du Pont S et al: Genomics of multiple myeloma. J Clin Oncol 35:963, 2017.

Terpos E et al: Treatment of multiple myeloma-related bone disease: Recommendations from the Bone Working Group of the International Myeloma Working Group. Lancet Oncol 22:e119, 2021.

112 Amiloidose

John L. Berk, Vaishali Sanchorawala

PRINCÍPIOS GERAIS

Amiloidose é o termo utilizado para um grupo de distúrbios de enovelamento de proteínas caracterizados por deposição extracelular de fibrilas proteicas poliméricas insolúveis em tecidos e órgãos. Existe um grande maquinário celular para proteínas chaperonas durante o processo de síntese e secreção, a fim de garantir as conformações terciárias e funções corretas e para eliminar as proteínas incorretamente enoveladas. Entretanto, mutações genéticas, processamento incorreto e outros fatores podem favorecer o enovelamento incorreto, com a consequente perda da função normal da proteína e a agregação intracelular ou extracelular. Muitas doenças, da fibrose cística à doença de Alzheimer, atualmente são conhecidas por envolver o enovelamento incorreto de proteínas. Na amiloidose, os agregados normalmente são extracelulares, e as subunidades da proteína incorretamente enovelada assumem uma conformação estrutural rica em folhas β-pregueadas antiparalelas comuns que levam à formação de oligômeros de ordem mais elevada e, em seguida, de fibrilas com propriedades específicas de coloração. O termo *amiloide* foi criado por volta de 1854 pelo patologista Rudolf Virchow, que considerava esses depósitos semelhantes ao amido (do latim *amylum*) à luz do microscópio.

As doenças amiloides, definidas pela natureza bioquímica das proteínas que as compõem, os depósitos de fibrilas, são classificadas em sistêmicas ou localizadas, adquiridas ou hereditárias, e por seus padrões clínicos (Tab. 112-1). A nomenclatura-padrão é *AX*, em que *A* indica amiloidose e *X* representa a proteína presente na fibrila. Este capítulo tratará principalmente das formas sistêmicas. A sigla *AL* refere-se à amiloide composta por cadeias leves (CLs) de imunoglobulinas; esse distúrbio, anteriormente chamado de *amiloidose sistêmica primária*, surge a partir de clones de células B ou de um distúrbio de plasmócitos e pode ser associado a mieloma ou linfoma. A *ATTR*, que é a mais prevalente das *amiloidoses familiares*, refere-se ao amiloide derivado da transtirretina (TTR) de tipo selvagem ou mutada, a proteína de transporte do hormônio tireoidiano e proteína de ligação do retinol. A proteína amiloide *AA* é composta pela proteína reativa de fase aguda, a amiloide A sérica (SAA), e ocorre em quadros de doenças inflamatórias crônicas ou infecções crônicas; por essa razão, esse tipo era anteriormente conhecido como *amiloidose secundária*. A proteína amiloide *A*β_2*M* resulta do enovelamento incorreto de β_2-microglobulina, que ocorre em indivíduos com doença renal de longa duração que tenham sido submetidos à diálise, em geral durante anos. *A*β, a forma mais comum de amiloidose localizada, é encontrada no cérebro de pacientes com a doença de Alzheimer, após processamento proteolítico e agregação anormal de polipeptídeos derivados da proteína precursora de amiloide.

O diagnóstico e o tratamento da amiloidose dependem da identificação histopatológica dos depósitos de amiloides, além da imuno-histoquímica, da bioquímica ou da determinação genética do tipo de amiloide (Fig. 112-1). Nas amiloidoses sistêmicas, os órgãos envolvidos podem ser biopsiados, porém os depósitos de amiloide podem ser encontrados em qualquer tecido do corpo. Historicamente, os vasos sanguíneos da gengiva ou a mucosa retal são os que mais foram examinados, porém o tecido adiposo é o mais facilmente acessível e positivo em mais de 80% dos pacientes com amiloidose sistêmica. Após anestesia local, a gordura é aspirada do tecido subcutâneo da parede abdominal com agulha de calibre 16. Os glóbulos de gordura colocados em uma lâmina de vidro podem ser corados para amiloide, evitando, assim, um procedimento cirúrgico. Se esse material for negativo, biópsias mais invasivas dos rins, do coração, do fígado, da língua ou do trato gastrintestinal podem ser consideradas em pacientes nos quais se suspeita de amiloidose. A estrutura regular das folhas β dos depósitos amiloides apresenta uma birrefringência especial, em "verde-maçã", no microscópio de luz polarizada, quando eles são corados com o corante

TABELA 112-1 ■ Proteínas precursoras de amiloide e suas síndromes clínicas

Designação	Precursor	Síndrome clínica	Envolvimento clínico
Amiloidoses sistêmicas			
AL	Cadeia leve de imunoglobulina	Primária ou associada ao mieloma[a]	Qualquer
AH	Cadeia pesada de imunoglobulina	Variante rara da forma primária ou associada ao mieloma	Qualquer
AA	Proteína amiloide A sérica	Secundária; reativa[b]	Renal, cardíaco, outros
Aβ_2M	β_2-Microglobulina	Associada à hemodiálise	Tecido sinovial, ossos
ATTR	Transtirretina	Familiar (mutante) Associada ao envelhecimento (tipo selvagem)	Cardíaco, nervos periféricos e autonômicos, tecidos moles, coluna vertebral, bexiga
AApoAI	Apolipoproteína AI	Familiar	Hepático, renal
AApoAII	Apolipoproteína AII	Familiar	Renal
AGel	Gelsolina	Familiar	Córnea, nervos cranianos, pele, renal
AFib	Fibrinogênio Aα	Familiar	Renal, vascular
ALys	Lisozima	Familiar	Renal, hepático
ALECT2	Fator quimiotáxico leucocitário 2	Não definida	Renal
Amiloidoses localizadas			
Aβ	Proteína amiloide β	Doença de Alzheimer; síndrome de Down	Sistema nervoso central (SNC)
ACys	Cistatina C	Angiopatia amiloide cerebral	SNC, vascular
APrP	Proteína priônica	Encefalopatias espongiformes	SNC
AIAPP	Polipeptídeo amiloide da ilhota (amilina)	Associada ao diabetes	Pâncreas
ACal	Calcitonina	Carcinoma medular da tireoide	Tireoide
AANF	Fator natriurético atrial	Fibrilação atrial	Átrios cardíacos
APro	Prolactina (PRL)	Endocrinopatia	Hipófise
ASgI	Semenogelina I	Associada ao envelhecimento; achado incidental em necrópsias ou biópsias	Vesícula seminal

[a]Depósitos localizados de AL podem ocorrer na pele, na conjuntiva, na bexiga e na árvore traqueobrônquica. [b]Secundária à inflamação ou à infecção crônica, ou a uma síndrome de febre periódica hereditária como a febre familiar do Mediterrâneo.

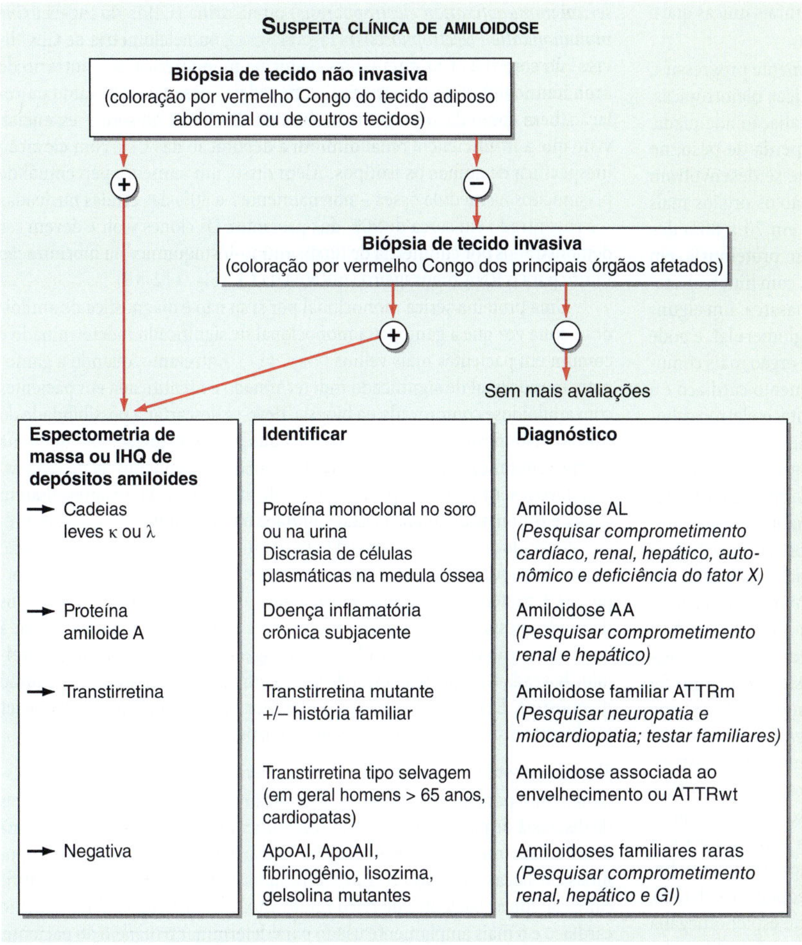

FIGURA 112-1 Algoritmo para o diagnóstico da amiloidose e para a determinação do tipo. Suspeita clínica: nefropatia, miocardiopatia, neuropatia, enteropatia e artropatia inexplicadas e macroglossia. ApoAI, apolipoproteína AI; ApoAII, apolipoproteína AII; GI, gastrintestinal; IHQ, imuno-histoquímica.

vermelho Congo; outras estruturas proteicas comuns (p. ex., colágeno) apresentam um aspecto esbranquiçado nessas condições. As fibrilas de 10 nm de diâmetro também podem ser visualizadas na microscopia eletrônica, em tecidos fixados com paraformaldeído. Uma vez detectada a proteína amiloide, o seu tipo precursor precisa ser determinado por imuno-histoquímica, imunomicroscopia eletrônica ou extração e análise bioquímica com espectrometria de massa; o sequenciamento gênico é utilizado para identificar mutantes que causam amiloidose hereditária. A história do paciente, o exame físico e a apresentação clínica, incluindo a idade e a origem étnica, o comprometimento de órgãos sistêmicos, as doenças subjacentes e a história familiar, podem fornecer informações úteis sobre o tipo de amiloidose. Há uma considerável sobreposição de apresentações clínicas, porém a determinação precisa do tipo é essencial para uma terapia adequada.

Os mecanismos de formação da fibrila e da toxicidade tecidual permanecem controversos. A "hipótese amiloide", como atualmente é compreendida, propõe que as proteínas precursoras sofrem um processo de desenovelamento ou de enovelamento incorreto reversível; as proteínas incorretamente enoveladas formam agregados oligoméricos, polímeros de ordem superior e, em seguida, fibrilas que se depositam nos tecidos. Várias evidências sugerem que os intermediários oligoméricos podem ser as espécies mais tóxicas. Os oligômeros são mais capazes do que as fibrilas maiores de interagir com as células e induzir a formação de espécies de oxigênio reativo e a sinalização de estresse celular. Por fim, os depósitos de fibrila nos tecidos provavelmente interferem na função normal dos órgãos. Uma compreensão mais precisa dos mecanismos que levam à formação amiloide e à disfunção de células e tecidos fornecerá novos alvos para o tratamento.

As síndromes clínicas das amiloidoses estão associadas a alterações relativamente inespecíficas nos exames laboratoriais rotineiros. As contagens sanguíneas comumente estão normais, embora a velocidade de hemossedimentação com frequência esteja elevada. Os pacientes com comprometimento glomerular renal geralmente apresentam proteinúria, em geral de padrão nefrótico, levando à hipoalbuminemia, que pode ser grave. Os pacientes com níveis de albumina sérica < 2 g/dL, em geral, apresentam edema dos pés ou anasarca. A miocardiopatia amiloide é caracterizada por hipertrofia ventricular concêntrica e disfunção diastólica associada à elevação do peptídeo natriurético cerebral (BNP, do inglês *brain natriuretic peptide*) ou *N*-terminal do precursor do peptídeo natriurético cerebral (NT-pro-BNP), bem como à troponina. Esses biomarcadores cardíacos podem ser utilizados para estadiar a doença, estabelecer o prognóstico e monitorar a atividade da doença em pacientes com amiloidose AL. Deve-se observar que a insuficiência renal pode falsamente elevar os níveis desses biomarcadores. Recentemente, foi descoberto que os biomarcadores de remodelamento cardíaco – isto é, metaloproteinases da matriz e inibidores teciduais de metaloproteinases – podem estar alterados no soro de pacientes com miocardiopatia amiloide. As características eletrocardiográficas e ecocardiográficas da miocardiopatia amiloide são descritas a seguir. Os pacientes com comprometimento hepático, mesmo quando avançado, em geral desenvolvem colestase, com elevação da concentração de fosfatase alcalina, mas com alteração mínima das aminotransferases e preservação da função do órgão. Na amiloidose AL, os órgãos endócrinos podem ser infiltrados por fibrilas, levando ao hipotireoidismo, ao hipoadrenalismo ou até mesmo ao hipopituitarismo. Embora nenhum desses achados seja específico da amiloidose, a presença de anomalias em múltiplos órgãos deve levantar a suspeita do diagnóstico.

AMILOIDOSE AL

Etiologia e incidência A causa mais frequente da amiloidose AL é uma expansão clonal de plasmócitos da medula óssea que secretam uma imunoglobulina de CL monoclonal, depositando-a nos tecidos como fibrilas amiloides. Os clones de plasmócitos podem produzir uma imunoglobulina de CL com enovelamento incorreto que leva à amiloidose AL ou podem produzir uma imunoglobulina de CL que apresenta enovelamento correto, mas permite uma expansão celular inexorável ao longo do tempo, levando, assim, ao mieloma múltiplo (Cap. 111); isso pode depender da sequência primária da CL clonal ou de outros fatores genéticos ou epigenéticos. A amiloidose AL pode ocorrer no mieloma múltiplo ou em outras doenças linfoproliferativas B, incluindo o linfoma não Hodgkin (Cap. 108) e a macroglobulinemia de Waldenström (Cap. 111). A amiloidose AL é o tipo mais comum de amiloidose sistêmica diagnosticado na América do Norte. Sua incidência é estimada em 4,5 casos/100.000 na população; entretanto, a apuração ainda é insuficiente, e a incidência real pode ser muito maior. À semelhança de outras doenças de plasmócitos, a amiloidose AL geralmente ocorre depois dos 40 anos de idade e, com frequência, é progressiva e fatal se não for tratada.

Patologia e manifestações clínicas Os depósitos de amiloide, em geral, são esparsos na amiloidose AL e podem estar presentes no interstício de qualquer órgão fora do sistema nervoso central. Os depósitos de fibrilas amiloides são compostos por imunoglobulinas de CLs monoclonais, com comprimento total de 23 kDa, além de fragmentos. As moléculas acessórias depositadas juntamente com as fibrilas de CL (além de outras fibrilas amiloides) incluem o componente P amiloide sérico, apolipoproteínas e ApoA-IV, glicosaminoglicanos e íons metálicos. Embora todos os subtipos de CLs kappa (κ) e lambda (λ) tenham sido identificados nas fibrilas de amiloide AL, há um predomínio de subtipos λ. O subtipo λ 6 parece ter propriedades estruturais únicas que o predispõem à formação de fibrilas, frequentemente no rim.

A amiloidose com frequência é uma doença rapidamente progressiva, que se apresenta como um conjunto de síndromes clínicas pleiotrópicas, cujo reconhecimento é a chave para o início de uma avaliação adequada. Os sintomas inespecíficos são comuns, como fadiga e perda de peso; no entanto, o diagnóstico raramente é considerado até que se desenvolvam os sintomas referentes a um órgão específico. Os rins são os órgãos mais frequentemente comprometidos e podem ser afetados em 70 a 80% dos pacientes. A amiloidose renal costuma se manifestar com proteinúria, em geral no âmbito nefrótico, associada à hipoalbuminemia, com hipercolesterolemia e hipertrigliceridemia secundárias e edema ou anasarca. Em alguns pacientes, o depósito amiloide é mais intersticial do que glomerular, e pode produzir uremia, sem proteinúria. O coração é o segundo órgão mais comumente afetado (50-60% dos pacientes), e o comprometimento cardíaco é a principal causa de morte na amiloidose AL. Precocemente, o eletrocardiograma pode apresentar baixa voltagem nas derivações dos membros, com um padrão de pseudoinfarto. As características ecocardiográficas da doença incluem espessamento concêntrico dos ventrículos e disfunção diastólica, com um padrão anormal de *strain* e uma aparência "brilhante", mas, muitas vezes, essas características não são observadas com técnicas ecocardiográficas modernas de alta resolução. Uma contratilidade atrial deficiente pode ocorrer, mesmo em ritmo sinusal, e os pacientes com amiloidose cardíaca estão sob risco de desenvolver trombos atriais e acidente vascular cerebral (AVC). A ressonância magnética (RM) cardíaca pode apresentar espessamento da parede, e o realce tardio característico do subendocárdio foi descrito após a injeção de contraste com gadolínio. Os sintomas do sistema nervoso incluem neuropatia sensitivomotora periférica e/ou disfunção autonômica, que se manifesta na forma de distúrbios da motilidade gastrintestinal (saciedade precoce, diarreia, constipação), ressecamento dos olhos e da boca, impotência, hipotensão ortostática e/ou bexiga neurogênica. A macroglossia (Fig. 112-2*A*), um sinal caraterístico da amiloidose AL, é observada em apenas cerca de 10% dos pacientes. O comprometimento hepático leva à colestase e à hepatomegalia. O baço com frequência é afetado, podendo haver hipoesplenismo funcional na ausência de esplenomegalia significativa. Muitos pacientes apresentam "equimoses fáceis", devido a depósitos de amiloide nos capilares ou à deficiência do fator X da coagulação em consequência da ligação a fibrilas amiloides. Aparecem equimoses cutâneas, particularmente ao redor dos olhos, produzindo outro achado incomum, porém altamente característico, designado como sinal dos "olhos de guaxinim" (Fig. 112-2*B*). Outros achados incluem distrofia ungueal (Fig. 112-2*C*), alopécia e artropatia amiloide com espessamento das membranas sinoviais dos punhos e dos ombros. A presença de uma doença multissistêmica ou de fadiga generalizada, em conjunto com qualquer uma dessas síndromes clínicas, deve levar a uma pesquisa imediata da amiloidose.

Diagnóstico A identificação de clones de plasmócitos subjacentes ou de um processo linfoproliferativo de células B, além de imunoglobulinas de CLs clonais, é a chave para o diagnóstico da amiloidose AL. A eletroforese de proteínas séricas e urinárias, embora seja valiosa no mieloma múltiplo, *não* é útil para o rastreamento da amiloidose AL, pois as CLs clonais ou todas as imunoglobulinas com frequência não estão presentes em quantidades suficientes para produzir um "pico M" monoclonal no soro ou na urina (proteína de Bence Jones). Entretanto, mais de 90% dos pacientes com amiloidose AL apresentam CLs monoclonais ou imunoglobulina inteira detectadas por eletroforese com imunofixação no soro (SIFE, do inglês *serum immunofixation electrophoresis*) ou na urina (UIFE, do inglês *urine immunofixation electrophoresis*) (Fig. 112-3*A*), ou nefelometria de CLs "livres" no soro (i.e., CLs circulantes na forma monomérica, ao contrário de uma imunoglobulina tetramérica, com cadeias pesadas). O exame da relação, bem como da contagem absoluta de CLs livres no soro, é essencial, visto que a insuficiência renal diminui a depuração das CLs, com elevação inespecífica de ambos os isotipos. Além disso, um aumento percentual de plasmócitos na medula óssea – normalmente 5 a 30% das células nucleadas – é encontrado em cerca de 90% dos pacientes. Os clones κ ou λ devem ser demonstrados por citometria de fluxo, imuno-histoquímica ou hibridização *in situ* para o RNA mensageiro (mRNA) da CL (Fig. 112-3*B*).

Uma proteína sérica monoclonal por si só não é diagnóstica de amiloidose, uma vez que a gamopatia monoclonal de significado indeterminado é comum em pacientes mais velhos (Cap. 111). Entretanto, quando a gamopatia monoclonal de significado indeterminado é identificada em pacientes com amiloidose comprovada na biópsia, deve-se descartar a possibilidade do tipo AL. Do mesmo modo, os pacientes que parecem apresentar "mieloma latente", em função de uma pequena elevação dos plasmócitos da medula óssea, devem ser rastreados para pesquisa de amiloidose AL se apresentarem sinais e sintomas de doença renal, cardíaca ou neurológica. A tipagem precisa do tecido amiloide é essencial para o tratamento adequado. A coloração imuno-histoquímica dos depósitos amiloides é útil se eles ligam um anticorpo de CL preferencialmente a outro; alguns depósitos AL ligam anticorpos de modo inespecífico. A imunomicroscopia eletrônica é mais confiável; a microdissecção com captura a *laser* e a tipagem da proteína precursora amiloide baseada na espectrometria de massa em *tandem* tornaram-se o padrão diagnóstico. Em casos duvidosos, outras formas de amiloidose devem ser totalmente excluídas com testes genéticos e outros testes adequados.

Sistema de estadiamento e estratificação de risco Os atuais sistemas de estadiamento para a amiloidose AL sistêmica baseiam-se nos biomarcadores de discrasia de plasmócitos e comprometimento cardíaco e renal. O sistema de estadiamento Mayo 2004 baseia-se nos níveis de NT-pro-BNP e troponinas cardíacas e foi modificado por pesquisadores europeus para identificar e classificar pacientes de risco muito alto. Esse sistema de estadiamento cardíaco é o mais amplamente usado para determinar o manejo do paciente. Esse sistema de estadiamento foi modificado (Mayo 2012) para incluir a carga clonal, avaliada pela concentração de dFLC (diferença entre a cadeia leve livre circulante envolvida e não envolvida), que tem a capacidade independente de prever a sobrevida. Os pesquisadores da Boston University introduziram um sistema de estadiamento que incorpora o BNP e a troponina I, que também é capaz de prever a sobrevida. Pacientes com amiloidose AL com níveis muito baixos de dFLC (< 50 mg/L) têm um resultado significativamente melhor, independentemente do estágio cardíaco. Um sistema de estadiamento renal baseado na excreção de proteínas na urina de 24 horas e na taxa de filtração glomerular estimada (TFGe), com predição de progressão para diálise em 2 anos, também foi desenvolvido e validado. Vários outros biomarcadores demonstraram prever os resultados e a sobrevida, porém ainda não foram incorporados em sistemas de estadiamento.

TRATAMENTO
Amiloidose AL

Um comprometimento multissistêmico extenso caracteriza a amiloidose AL, e o tempo de sobrevida médio sem tratamento em geral é de apenas

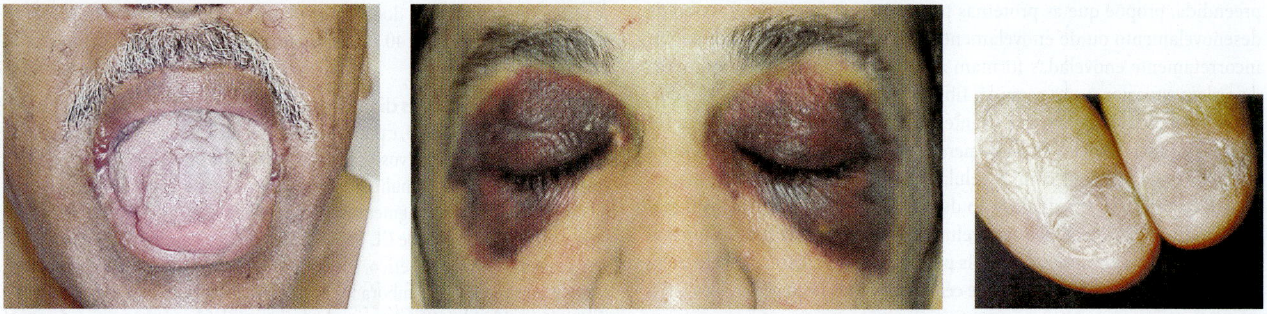

A B C

FIGURA 112-2 Sinais clínicos da amiloidose AL. ***A.*** Macroglossia. ***B.*** Equimoses periorbitárias. ***C.*** Distrofia ungueal.

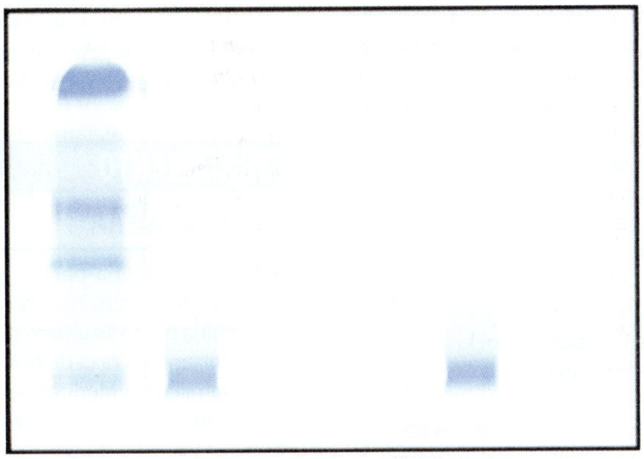

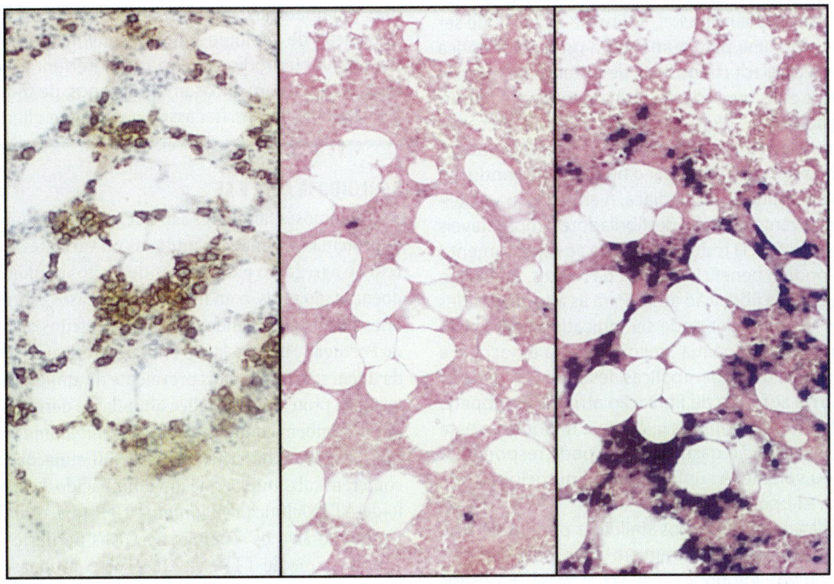

FIGURA 112-3 **Aspectos laboratoriais da amiloidose AL.** ***A.*** A eletroforese e a imunofixação séricas revelam uma proteína IgGκ monoclonal neste exemplo; a eletroforese das proteínas séricas (EPS) com frequência está normal. ***B.*** Cortes de biópsia da medula óssea corados por imuno-histoquímica, com anticorpos anti-CD138 (sindecano, altamente expresso nos plasmócitos) (*à esquerda*), ou por hibridização *in situ* com sondas marcadas com fluoresceína (Ventana Medical Systems), que se ligam ao κ mRNA (*centro*) e ao λ mRNA (*à direita*) nos plasmócitos. *(Fotomicrografia cortesia de C. O'Hara; com permissão.)*

cerca de 1 a 2 anos a partir do momento do diagnóstico. As terapias atuais direcionam-se para os plasmócitos clonais da medula óssea, utilizando as abordagens empregadas para o mieloma múltiplo. O tratamento com melfalana e prednisona orais pode reduzir a carga de plasmócitos, mas raramente leva à remissão hematológica completa, a respostas significativas dos órgãos ou à melhora na sobrevida, não sendo mais amplamente utilizado. A substituição da prednisona pela dexametasona produz uma taxa de resposta mais elevada e remissões mais duradouras, embora a dexametasona nem sempre seja bem tolerada pelos pacientes com edema ou cardiopatia significativos. A melfalana em dose alta (HDM, do inglês *high-dose melphalan*) intravenosa (IV), seguida por transplante autólogo de células-tronco (TCT), produz respostas hematológicas completas em cerca de 40% dos pacientes tratados, como determinado pela perda de plasmócitos clonais na medula óssea e pelo desaparecimento da CL monoclonal amiloidogênica, como determinado por SIFE/UIFE e pela quantificação das CLs livres. Cerca de 6 a 12 meses após obter uma resposta hematológica, pode ocorrer melhora da função orgânica e da qualidade de vida. As respostas hematológicas parecem ser mais duradouras após HDM/TCT do que no mieloma múltiplo, com remissões em alguns pacientes após 15 anos sem tratamento adicional. Infelizmente, apenas cerca de 20 a 30% de todos os pacientes com amiloidose AL são adequados para tratamento agressivo, e até mesmo em centros de tratamento especializados as taxas de mortalidade associadas ao transplante são maiores do que aquelas para outras doenças hematológicas, devido ao comprometimento da função orgânica na apresentação inicial. A miocardiopatia amiloide, o estado nutricional e de desempenho comprometidos, além de doenças em múltiplos órgãos, contribuem para aumentar a morbidade e a mortalidade. Uma diátese hemorrágica, resultante da adsorção do fator X da coagulação às fibrilas amiloides, também aumenta as taxas de mortalidade; entretanto, essa síndrome ocorre em apenas 5 a 10% dos pacientes. Um ensaio multicêntrico randomizado, conduzido na França, comparou a melfalana e a dexametasona orais com HDM/TCT e não conseguiu demonstrar um benefício do tratamento com doses intensivas, embora a taxa de mortalidade associada ao transplante, nesse estudo, tenha sido muito elevada. Tornou-se claro que a seleção cuidadosa dos pacientes e o tratamento peritransplante especializado são essenciais na redução da mortalidade associada aos transplantes.

Para pacientes com amiloidose AL e comprometimento da função cardíaca ou arritmias em consequência do comprometimento do miocárdio, o período mediano de sobrevida é de apenas cerca de 6 meses sem tratamento. Nesses pacientes, o transplante cardíaco pode ser realizado, seguido de HDM/TCT, para eliminar os clones nocivos e impedir a deposição amiloide no coração transplantado ou em outros órgãos.

A melhor terapia para pacientes que não são elegíveis para transplante varia entre centros e países. Um esquema de quimioterapia oral com melfalana e dexametasona (MDex) tem sido o padrão para pacientes não elegíveis para HDM/TCT por mais de uma década. Atualmente, os esquemas que usam bortezomibe (um inibidor de proteassoma) são considerados o padrão de tratamento para a maioria dos pacientes com amiloidose AL não elegíveis para TCT. Existe um equilíbrio preciso entre os esquemas de tratamento escolhidos e as toxicidades, e as características do paciente devem ser consideradas quando se escolhe um esquema; por exemplo, o tratamento com bortezomibe mais MDex pode superar os efeitos do ganho de 1q21 (que confere um resultado mais sombrio com melfalana oral) e t(11;14) (que confere um pior desfecho com bortezomibe). Os pacientes não elegíveis para transplante nos quais o bortezomibe está contraindicado devido à neuropatia periférica preexistente podem ser tratados com MDex ou combinações baseadas em medicamentos imunomoduladores (p. ex., lenalidomida). Os pacientes de alto risco representam cerca de 20% de todos os indivíduos com amiloidose AL e representam um desafio, devido ao estágio cardíaco avançado (IIIb) ou à insuficiência cardíaca grave (classe III ou IV da New York Heart Association).

Agentes mais novos, como o inibidor oral do proteassoma ixazomibe e o anticorpo monoclonal anti-CD38 humanizado daratumumabe também foram avaliados em pacientes com doença em recidiva ou refratária. Pequenas moléculas antifibrilas e anticorpos monoclonais humanizados também estão sendo testados. Ensaios clínicos são essenciais para o avanço da terapia para essa doença rara.

O tratamento de suporte é importante para os pacientes com qualquer tipo de amiloidose. Para a síndrome nefrótica, os diuréticos e as meias elásticas podem melhorar o edema; os inibidores da enzima conversora de angiotensina devem ser utilizados com cautela e não foram capazes de reduzir a progressão da doença renal. A diurese eficaz pode ser facilitada com infusões de albumina para aumentar a pressão oncótica intravascular. A insuficiência cardíaca congestiva, decorrente da miocardiopatia amiloide, também é mais bem tratada com diuréticos; é importante observar que os digitálicos, os bloqueadores dos canais de cálcio e os betabloqueadores são relativamente contraindicados, pois podem interagir com as fibrilas amiloides e desencadear o bloqueio de condução cardíaca e o agravamento da insuficiência cardíaca. A amiodarona é utilizada para as arritmias atrial e ventricular. Os desfibriladores implantáveis automáticos parecem ter uma eficácia reduzida, devido ao espessamento do miocárdio, porém eles podem beneficiar alguns pacientes. A ablação atrial é uma conduta eficaz para a fibrilação atrial. Para as anormalidades de condução, o marca-passo ventricular pode ser indicado. A disfunção contrátil atrial é comum na miocardiopatia amiloide e está associada a um aumento das complicações tromboembólicas, levando à indicação de anticoagulação, mesmo na ausência de fibrilação atrial. A neuropatia autonômica pode ser tratada com agonistas α, como a midodrina, para manter a pressão arterial; a disfunção gastrintestinal pode responder a agentes para motilidade ou volume. A suplementação nutricional, seja oral ou parenteral, também é importante.

Na amiloidose AL localizada, os depósitos amiloides podem ser produzidos por plasmócitos clonais que se infiltram em sítios locais nas vias aéreas, na bexiga, na pele ou nos linfonodos (Tab. 112-1). Esses depósitos podem responder à intervenção cirúrgica ou à eliminação do clone de plasmócitos responsáveis por meio de radioterapia em dose baixa (normalmente apenas 20 Gy); em geral, o tratamento sistêmico não é adequado. Os pacientes devem ser encaminhados para um centro de referência de tratamento dessas manifestações raras da amiloidose.

AMILOIDOSE AA

Etiologia e incidência A amiloidose AA pode ocorrer em associação a quase todos os estados inflamatórios crônicos (p. ex., artrite reumatoide, doença inflamatória intestinal, espondilite anquilosante, febre mediterrânea familiar [Cap. 369] ou outras síndromes febris periódicas) ou infecções crônicas, como tuberculose, osteomielite ou endocardite bacteriana subaguda. Nos Estados Unidos e na Europa, a amiloidose AA é menos comum, ocorrendo em < 2% dos pacientes, presumivelmente em função dos avanços nas terapias anti-inflamatória e antimicrobiana. Foi também descrita em associação a doença de Castleman, linfomas e carcinoma de células renais, ressaltando a importância diagnóstica da tomografia computadorizada (TC) na procura desses tumores, bem como de testes sorológicos e microbiológicos. Em até 30% dos pacientes, a amiloidose AA também pode ser observada sem nenhuma doença subjacente identificável. A AA é a amiloidose sistêmica mais frequente que ocorre em crianças.

Patologia e manifestações clínicas O primeiro órgão a ser comprometido pela amiloidose AA geralmente é o rim. Além disso, podem ocorrer hepatomegalia, esplenomegalia e neuropatia autonômica à medida que a doença progride; a miocardiopatia é uma manifestação tardia em cerca de 25% dos pacientes. Os sinais e os sintomas da doença AA não são facilmente diferenciados da amiloidose AL. As fibrilas amiloides AA, em geral, são compostas por um precursor da proteína SAA de 8 kDa e uma porção ácida *N*-terminal de 76 aminoácidos e 12 kDa. Essa apoproteína de fase aguda é sintetizada no fígado e transportada por lipoproteínas de alta densidade (HDL3) no plasma. Uma doença inflamatória prolongada subjacente, levando ao aumento crônico de SAA, em geral precede a formação da fibrila, embora as infecções possam levar à deposição de amiloide AA com maior rapidez.

TRATAMENTO
Amiloidose AA

A terapia primária para a amiloidose AA consiste em tratamento da doença inflamatória ou infecciosa subjacente. O tratamento que suprime ou elimina o estado inflamatório ou a infecção diminui a concentração de SAA, deixando a taxa de formação de fibrilas amiloides mais lenta. Para a febre familiar do Mediterrâneo, a colchicina, na dose de 1,2 a 1,8 mg/dia, é o tratamento-padrão. Entretanto, ela não é útil para a amiloidose AA por outras causas ou para outras amiloidoses. O fator de necrose tumoral e os antagonistas da interleucina 1 e da interleucina 6 podem interromper efetivamente a sinalização das citocinas que impulsiona muitas síndromes inflamatórias, inibindo a produção hepática de SAA e limitando a deposição de amiloide AA. O desenvolvimento de um agente específico para fibrilas (eprodisato), capaz de interferir na interação da proteína amiloide A sérica com glicosaminoglicanos, de modo a prevenir ou romper a formação de fibrilas, fracassou em ensaios clínicos de fase 3.

AMILOIDOSE ATTR E AF

As amiloidoses familiares são doenças autossômicas dominantes, nas quais as proteínas plasmáticas mutadas ou variantes sofrem enovelamento incorreto ou agregação para formar depósitos amiloides ricos em folhas β. Essas doenças são raras, com incidência de casos estimada de < 1/100.000 indivíduos nos Estados Unidos, embora os efeitos de fundador em áreas remotas de Portugal, Suécia e Japão tenham produzido uma maior prevalência local da doença. A forma mais prevalente de amiloidose hereditária surge da mutação da proteína plasmática abundante derivada do fígado, a transtirretina (TTR, também conhecida como *pré-albumina*) e designada como amiloide hATTR. Foram descritas mais de 130 mutações de TTR que normalmente conferem substituições de um aminoácido, cuja maioria induz doença amiloide ATTR clínica. Oligômeros TTR tóxicos e depósitos amiloides ATTR têm como alvo os sistemas nervosos periférico e autônomo e o coração. Uma variante de TTR, V122I, ocorre em quase 4% das populações afro-americanas e afro-caribenhas e está associada à amiloidose cardíaca de início tardio. A verdadeira incidência e a penetrância da doença na população afro-americana são objeto de pesquisas atuais, porém a consideração da amiloidose ATTR V122I é justificada em pacientes afro-americanos que apresentam hipertrofia cardíaca concêntrica e evidências de insuficiência cardíaca diastólica, particularmente na ausência de história de hipertensão ou doença valvar. As outras formas de amiloidose familiar, causadas por variantes de apolipoproteínas AI ou AII, gelsolina, fibrinogênio Aα ou lisozima, são relatadas com menor prevalência no mundo. Novas proteínas amiloidogênicas são periodicamente identificadas, incluindo o fator quimiotático de leucócitos LECT2, que é uma causa de amiloidose renal em populações hispânicas e paquistanesas. Embora o agrupamento de casos de ALECT2 sugira uma hereditariedade, não foi identificada nenhuma variação de sequência de codificação do gene LECT2.

A transtirretina normal (de tipo selvagem) também pode sofrer enovelamento incorreto e agregação para formar amiloide ATTR, normalmente expressa em homens a partir da sétima década, com prevalência crescente com a idade. Anteriormente denominado amiloidose sistêmica senil, o amiloide ATTRwt é relatado na necrópsia no coração de 25% dos pacientes com 80 anos de idade ou mais. Embora não tenha sido esclarecido por que uma proteína de tipo selvagem se torna amiloidogênica, as ineficiências dos mecanismos intracelulares de garantia de qualidade (denominadas resposta das proteínas não enoveladas) do envelhecimento provavelmente predispõem à secreção de proteínas propensas a sofrer agregação incorreta. Devido ao número de homens idosos em todo o mundo, a ATTRwt é a forma de amiloidose mais prevalente e de rápido crescimento no mundo atual.

Manifestações clínicas e diagnóstico A amiloidose hATTR tem uma apresentação variada prevista pela mutação TTR específica. Consequentemente, as famílias normalmente expressam um momento de ocorrência e evolução clínica semelhantes da doença. Apresentações esporádicas aparentes (sem história familiar reconhecida) frequentemente refletem uma penetrância incompleta da mutação TTR, e não um evento espontâneo. A amiloidose hATTR manifesta-se como polineuropatia (lesão de nervo) amiloidótica familiar ou miocardiopatia (lesão cardíaca) amiloidótica familiar. A neuropatia periférica começa como uma neuropatia sensitivomotora de pequenas fibras dependente do comprimento, que acomete em primeiro lugar os pés, com progressão ascendente para os membros superiores. A neuropatia autonômica manifesta-se como dismotilidade do músculo liso (disfagia, diarreia, retenção urinária), desregulação vascular (hipotensão ortostática, disfunção erétil) e anidrose. A doença dos tecidos moles (síndrome do túnel do carpo, tendinopatia e estenose espinal) precede comumente as manifestações neurais ou cardíacas da doença em 1 a 2 décadas, particularmente em pacientes amiloides ATTRwt, que frequentemente relatam a ocorrência de ruptura do tendão bicipital, patelar ou de Aquiles. Expressões menos comuns da hATTR incluem opacidades do vítreo e deposição de amiloide nas leptomeninges a partir da proteína variante produzida pelo epitélio da retina e plexo corióideo, respectivamente. O envolvimento amiloide ATTR do coração é, do ponto de vista clínico, mais bem tolerado do que a miocardiopatia amiloide AL, conforme refletido pelo tempo decorrido desde a apresentação da insuficiência cardíaca até a morte nos casos não tratados de ATTR (mediana de 42-48 meses) *versus* amiloidose AL (mediana de 6 meses) e a carga acentuadamente maior da doença por medidas ecocardiográficas na apresentação sintomática.

As síndromes típicas associadas a outras formas de doença AF incluem amiloidose renal com fibrinogênio mutante, lisozima ou apolipoproteínas; amiloidose hepática com apolipoproteína AI; e amiloidose de neuropatia craniana com distrofia reticular da córnea patognomônica da amiloidose com gelsolina. Pacientes com amiloidose AF podem apresentar síndromes clínicas semelhantes às de pacientes com amiloidose AL. Raramente os portadores de AF podem desenvolver doença AL, ou os pacientes AF podem apresentar uma gamopatia monoclonal sem AL. Assim, é importante o rastreamento de distúrbios de plasmócitos para mutações em pacientes com amiloidose. Embora a espectrometria de massa frequentemente detecte variações na sequência de aminoácidos, ela não é projetada para identificar definitivamente variações específicas de proteínas; o sequenciamento do DNA é o padrão diagnóstico para as mutações AF.

TRATAMENTO

Amiloidose ATTR

Sem tratamento, a sobrevida após o início da doença ATTR é de 5 a 15 anos. Atualmente, são usadas três estratégias terapêuticas para a amiloidose ATTR: (1) transplante de fígado ortotópico (TFO) para substituir a fábrica da proteína mutada (aplicável apenas à hATTR); (2) estabilização dos tetrâmeros de TTR circulantes, prevenindo a liberação de monômeros de TTR e a formação de fibrilas amiloides; e (3) silenciamento do gene TTR (agentes de interferência do RNA ou oligonucleotídeos antissense), suprimindo a produção hepática de TTR para eliminar a formação de fibrilas ATTR. Depois de 30 anos de experiência, o TFO é limitado, em grande parte, a pacientes com amiloide hATTR e neuropatia periférica precoce (ATTR V30M), visto que a maioria dos pacientes com mutações TTR não V30M sofre de doença amiloide progressiva pós-transplante, devido à TTR de tipo selvagem do aloenxerto hepático que se deposita no amiloide preexistente no coração e nos nervos. A estabilização do tetrâmero de TTR inibe com sucesso a doença neural e cardíaca amiloide ATTR progressiva, conforme demonstrado por um ensaio clínico controlado randomizado de fase 3 – o Diflunisal Trial (hATTR) – e o Transthyretin Amyloidosis Cardiomyopathy Clinical Trial (ATTR-ACT), respectivamente. O diflunisal, um anti-inflamatório não esteroide genérico reaproveitado, e o tafamidis, um agente mimético da tiroxina patenteado, ligam-se aos tetrâmeros de TTR no sítio de ligação da tiroxina, mimetizando a liberação do monômero de TTR amiloidogênico e retardando a progressão da doença neural e cardíaca. O tafamidis, o primeiro tratamento aprovado pela Food and Drug Administration (FDA) para a miocardiopatia amiloide ATTR, prolonga a sobrevida e retarda o declínio na capacidade de marcha e qualidade de vida, porém não parece induzir uma melhora no espessamento ou na função cardíaca. Os silenciadores do gene TTR interrompem, de forma mais confiável, a progressão da doença neurológica e, em 35 a 60% dos pacientes tratados com amiloide hATTR, melhoram os déficits neurais sensitivos, constituindo um novo achado. Além disso, dados preliminares sugerem que os silenciadores do gene TTR podem promover a remodelação cardíaca e melhorar a função sistólica.

O futuro terapêutico de pacientes com amiloide ATTR é encorajador. Ensaios clínicos controlados randomizados de fase 3 para examinar a segurança e a efetividade dos silenciadores do gene TTR em pacientes com miocardiopatia amiloide ATTR estão em andamento, assim como estudos para determinar o impacto dos silenciadores do gene TTR de segunda geração na neuropatia e miocardiopatia amiloide ATTR. A edição do gene TTR para prevenir a produção de mRNA ou corrigir mutações do DNA é o próximo avanço. Por fim, à medida que a sobrevida melhora para pacientes com amiloide ATTR, as terapias que atravessam a barreira hematencefálica para controlar a deposição amiloide nas leptomeninges (cérebro) e no vítreo (olho) que surgem do plexo corióideo e do epitélio da retina, respectivamente, serão desafios a serem alcançados.

AMILOIDOSE Aβ_2M

A amiloidose Aβ_2M é composta pela β_2-microglobulina, a cadeia não variante dos antígenos leucocitários humanos de classe I, e produz manifestações reumatológicas em pacientes submetidos à hemodiálise de longa duração e, raramente, em pacientes com uma forma hereditária da doença. A β_2-microglobulina é excretada pelos rins, e seus níveis aumentam nos estágios finais da doença renal. A massa molecular da β_2M é de 11,8 kDa – acima do limite de algumas membranas de diálise. A incidência dessa doença parece estar diminuindo com a utilização de novas membranas nas técnicas de diálise de alto fluxo. A amiloidose Aβ_2M, em geral, apresenta-se como uma síndrome do túnel do carpo, derrames articulares persistentes, espondiloartropatia ou lesões ósseas císticas. A síndrome do túnel do carpo frequentemente é o primeiro sintoma. No passado, os derrames articulares persistentes, acompanhados de desconforto leve, eram encontrados em até 50% dos pacientes submetidos à diálise por > 12 anos. O envolvimento é bilateral, e as grandes articulações (ombros, joelhos, punhos e quadris) são afetadas com maior frequência. O líquido sinovial não apresenta características inflamatórias, e a amiloide β_2M pode ser encontrada no sedimento corado com vermelho Congo. Embora menos comum, os depósitos viscerais de amiloide β_2M ocorrem ocasionalmente no trato gastrintestinal, no coração, nos tendões e nos tecidos subcutâneos das nádegas. Não há uma terapia específica comprovada para amiloidose Aβ_2M, mas a interrupção da diálise após o alotransplante pode melhorar os sintomas.

AVANÇOS NA TERAPIA

Até o momento, as estratégias de tratamento tiveram como foco limitar a formação de proteínas amiloidogênicas. A desagregação do amiloide existente por meio de agentes direcionados para componentes ubíquos dos depósitos teciduais oferece uma maneira de melhorar a função dos principais órgãos-alvo; entretanto, a validação com ensaios clínicos continua indefinida.

RESUMO

O diagnóstico de amiloidose deve ser considerado nos pacientes com nefropatia inexplicada, miocardiopatia (principalmente com disfunção diastólica), neuropatia (periférica ou autonômica), enteropatia ou com os achados característicos em tecidos moles de macroglossia ou equimoses periorbitárias. A identificação patológica das fibrilas amiloides pode ser realizada com o uso da coloração por vermelho Congo do tecido adiposo abdominal aspirado ou de uma amostra do órgão afetado. A determinação do tipo específico por testes imunológicos, bioquímicos e genéticos é essencial para a seleção adequada da terapia (Fig. 112-1). A amiloidose sistêmica deve ser considerada como uma doença tratável, uma vez que a quimioterapia antiplasmócitos é altamente eficaz na doença AL e terapias-alvo estão sendo desenvolvidas para as doenças AA e ATTR. A combinação de terapia para precursores e amiloide de órgãos-alvo possibilita potencialmente não apenas o controle da doença, mas também uma melhora funcional e da qualidade de vida dos pacientes com amiloidose. Os centros de referência terciários podem fornecer técnicas diagnósticas especializadas e acesso a estudos clínicos para os pacientes com essas doenças raras.

LEITURAS ADICIONAIS

Adams D et al: Patisiran, an RNAi therapeutic, for hereditary transthyretin amyloidosis. N Engl J Med 379:11, 2018.

Benson MD et al: Inotersen treatment for patients with hereditary transthyretin amyloidosis. N Engl J Med 379:22, 2018.

MAURER MS et al: Expert consensus recommendations for the suspicion and diagnosis of transthyretin cardiac amyloidosis. Circ Heart Fail 12:e006075, 2019.

MAURER MS et al: Tafamidis treatment for patients with transthyretin amyloid cardiomyopathy. N Engl J Med 379:1007, 2018.

MERLINI G et al: Systemic immunoglobulin light chain amyloidosis. Nat Rev Dis Primers 4:38, 2018.

SANCHORAWALA V: High dose melphalan and autologous peripheral blood stem cell transplantation in AL amyloidosis. Hematol Oncol Clin North Am 28:1131, 2014.

SAROSIEK S, SANCHORAWALA V: Treatment options for relapsed/refractory systemic light-chain (AL) amyloidosis: Current perspectives. J Blood Med 10:373, 2019.

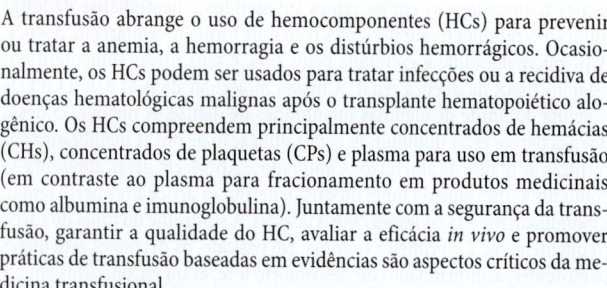

113 Biologia e terapia transfusionais

Pierre Tiberghien, Olivier Garraud, Jacques Chiaroni

A transfusão abrange o uso de hemocomponentes (HCs) para prevenir ou tratar a anemia, a hemorragia e os distúrbios hemorrágicos. Ocasionalmente, os HCs podem ser usados para tratar infecções ou a recidiva de doenças hematológicas malignas após o transplante hematopoiético alogênico. Os HCs compreendem principalmente concentrados de hemácias (CHs), concentrados de plaquetas (CPs) e plasma para uso em transfusão (em contraste ao plasma para fracionamento em produtos medicinais como albumina e imunoglobulina). Juntamente com a segurança da transfusão, garantir a qualidade do HC, avaliar a eficácia *in vivo* e promover práticas de transfusão baseadas em evidências são aspectos críticos da medicina transfusional.

A coleta de sangue e a medicina transfusional dos doadores não se enquadram no escopo deste capítulo. Embora os processos utilizados sejam particularmente seguros, as doações de sangue podem causar reações adversas, entre as quais reações de desmaio e deficiência de ferro. Esses riscos exigem abordagens preventivas e tratamento adequado quando necessário.

HEMOCOMPONENTES

Os processos de coleta e fabricação de HCs são descritos na Tabela 113-1. Os HCs mais comuns são coletados como sangue total ou diretamente como componentes por aférese. Os HCs são, em sua grande maioria, homólogos. Os HCs autólogos, algumas vezes coletados antes de cirurgia planejada, agora são excepcionais, pois apresentam pouca ou nenhuma vantagem baseada em evidências sobre os HCs homólogos. No entanto, essa doação ainda pode ser benéfica na presença de um fenótipo de grupo sanguíneo raro.

Todos os HCs estão em conformidade com os padrões de qualidade e protocolos padronizados. A garantia de qualidade abrange etapas de processamento bem-definidas e controles de qualidade rigorosos dos HCs, conforme definido pelas autoridades de saúde. Recomenda-se fortemente o acompanhamento de todas as etapas de fabricação, bem como relatórios baseados em hemovigilância de eventos adversos e incidentes associados à coleta de sangue, ao processamento e à transfusão dos HCs.

Com a exceção óbvia dos concentrados de granulócitos e células mononucleares, a maioria dos HCs agora passa por um processo de redução de leucócitos, e recomenda-se a redução universal dos leucócitos pré-armazenamento. Esses HCs contêm < 1 a 5×10^6 leucócitos de doadores e estão associados a uma incidência reduzida de reações transfusionais febris não hemolíticas (RTFNHs), infecções por patógenos intracelulares, como citomegalovírus (CMV), aloimunização e imunomodulação.

HCs podem passar por etapas de processamento adicionais. Isso pode incluir irradiação para prevenir a doença do enxerto contra o hospedeiro (DECH) em pacientes imunossuprimidos, redução de patógenos para diminuir ainda mais o risco de infecções transmitidas por transfusão, redução de plasma em pacientes com reações alérgicas graves aos HCs ou fabricação de unidades pediátricas para crianças pequenas e recém-nascidos.

Os constituintes dos HCs passam por centrifugação e filtração e são colocados em contato com agulhas, tubos e bolsas plásticas, bem como moléculas anticoagulantes e várias soluções aditivas. Os HCs são submetidos a trocas gasosas significativamente diferentes da respiração aeróbica e são mantidos em temperaturas não fisiológicas, como 22°C ou 4°C. Qualquer um desses elementos pode contribuir para as denominadas "lesões por armazenamento", que podem ocorrer a qualquer momento durante o processamento e o armazenamento dos HCs. Algumas dessas lesões provaram ser reversíveis no receptor após a transfusão, enquanto outras podem ser irreversíveis. Os impactos clínicos dessas lesões estão em fase de investigação. As lesões por armazenamento também podem ser responsáveis por uma série de reações transfusionais adversas, embora atualmente não haja consenso sobre esse assunto.

Além disso, o plasma presente nos HCs contém anticorpos dos doadores. Quando dirigidos contra antígenos (Ags) presentes no receptor, como grupos sanguíneos ou Ags teciduais (antígeno leucocitário humano [HLA, do inglês *human leukocyte antigen*]), esses anticorpos podem resultar em eventos adversos. Os CHs carregam apenas uma quantidade limitada de plasma do doador (10-30 mL), diferentemente dos CPs e, obviamente, do plasma. O uso de solução aditiva para plaquetas pode substituir dois terços do plasma nos CPs, deixando ainda o equivalente a 1 unidade de plasma de 200 mL por CP transfundido.

ANTÍGENOS E ANTICORPOS DE GRUPOS SANGUÍNEOS

As hemácias, assim como outros constituintes do sangue, como plaquetas e neutrófilos, expressam determinantes alogênicos. A transfusão pode, portanto, resultar em aloimunização e produção de anticorpos dirigidos contra determinantes alogênicos. Esses aloanticorpos compreendem anticorpos anti-hemácias, anti-HLA, anticorpos anti-Ag plaquetário humano (HPA, do inglês *anti-human platelet Ag*) e anticorpos anti-Ag de neutrófilo humano (HNA, do inglês *anti-human neutrophil Ag*). A imunização anti-hemácias pode resultar em hemólise, enquanto os anticorpos anti-HLA ou anti-HPA podem resultar em outras complicações transfusionais, como febre e refratariedade à transfusão de plaquetas. Além disso, a imunização anti-HLA e anti-HNA no doador pode resultar em uma lesão pulmonar grave denominada lesão pulmonar aguda relacionada à transfusão (TRALI, do inglês *transfusion-related acute lung injury*). Os anticorpos contra Ags de hemácias podem consistir em classes de imunoglobulinas IgM ou IgG. Algumas IgG ou IgM podem ativar o complemento, enquanto algumas IgG, que atravessam a barreira placentária, podem induzir doença hemolítica do feto e do recém-nascido.

Grupos sanguíneos eritrocitários referem-se a moléculas antigênicas que são expressas na superfície das hemácias e de outras células, transmitidas geneticamente e reconhecidas por anticorpos específicos. O polimorfismo dessas moléculas explica o seu potencial imunizante em situações como transfusão, gravidez e transplante. Os grupos sanguíneos também podem interagir com o meio ambiente e com patógenos infecciosos, levando a suscetibilidades individuais. Por exemplo, a malária é menos grave em pacientes do tipo O do que naqueles não tipo O. Por outro lado, o grupo O está associado a um aumento da suscetibilidade a *Helicobacter pylori*. Atualmente, cerca de 380 Ags diferentes de grupos sanguíneos foram descritos, sendo classificados em cerca de 43 sistemas diferentes. Os Ags de grupos sanguíneos pertencem a duas grandes categorias com base em sua natureza bioquímica: grupos sanguíneos de carboidratos e grupos sanguíneos de proteínas. Os Ags eritrocitários podem ser alvo de autoanticorpos, provocando anemia hemolítica autoimune. Alguns deles, principalmente IgG, são ativos a 37°C, denominados "autoanticorpos quentes" e são mais frequentemente dirigidos contra Ags Rh, enquanto outros, na maioria das vezes IgM, são ativos a 4°C, denominados "autoanticorpos frios", e podem ser dirigidos contra ABO, I, I, P e outros Ags.

Os grupos sanguíneos de carboidratos são encabeçados pelo sistema ABO, que compreende dois Ags principais, A e B, codificados por dois alelos, que são os alelos *A* e *B*, respectivamente. Além desses alelos ativos, existe um alelo inativo: *O*. Dependendo do genótipo, são produzidos quatro fenótipos diferentes (Tab. 113-2). Outros sistemas de carboidratos (H, P1PK, Lewis, I e GLOB) compartilham muitas características com o sistema ABO. A principal característica comum é bioquímica. De fato, tendo em vista a sua natureza de carboidrato, os Ags do sistema ABO são considerados "produtos secundários" de genes. O alelo *A* codifica a enzima A, que liga o açúcar tipo A (GalNac) A ao substrato H (expresso pela ação da enzima H codificada pelo alelo *H*, que é inativo no fenótipo Bombay); os açúcares estão ligados a substratos proteicos na superfície das hemácias e assim por diante.

TABELA 113-1 ■ Hemocomponentes: coleta e processos de fabricação

Coleta de sangue	Processamento inicial	Hemocomponente	Processamento adicional dos componentes (opcional a obrigatório)	Justificativa	Volume e conteúdo	Condições de armazenamento e duração
Sangue total	Separação em hemácias e plasma rico em plaquetas (PRP) por centrifugação lenta, seguida de centrifugação em alta velocidade do PRP para obter 1 unidade de plaquetas (com mais frequência, agrupadas posteriormente) e 1 unidade de plasma	CH do sangue total ou de aférese	Desleucocitação para < 1-5 × 10^6 leucócitos por unidade: filtração inicial de sangue total ou filtração eletiva de hemácias (altamente recomendada; obrigatória em várias jurisdições internacionais)	Redução da febre e dos calafrios pós-transfusionais Redução de patógenos intracelulares (incluindo infecções por CMV) Redução de aloimunização	250-300 mL (incluindo solução aditiva, não mais que 40-50 mL de plasma) Hemoglobina: 22-40 g/dL Hematócrito: 50-70% Hemólise ≤ 0,8% na entrega	4 +/– 2°C A duração depende da solução aditiva: 25-42 dias; algumas soluções têm por objetivo estender o prazo de validade para 56 dias Após irradiação: 24 h Após redução do plasma: 24 h a 10 dias, dependendo da metodologia de redução
	Ou Separação em um CH, plasma e camada leucoplaquetária contendo leucócitos e plaquetas por centrifugação de alta velocidade, seguida de agrupamento e centrifugação de baixa velocidade da camada leucoplaquetária para produzir 1 unidade de concentrado de plaquetas; como alternativa, a camada leucoplaquetária pode sofrer centrifugação em alta velocidade para produzir 1 unidade de granulócitos, que posteriormente será concentrada		Irradiação: raios X ou gama, cerca de 25-35 Gy; mais frequentemente, unidades com menos de 28 dias após a coleta	Prevenção da DECH em pacientes imunossuprimidos ou transfusões intrafamiliares		
			Redução do plasma	Prevenção de reações alérgicas em pacientes com reações graves anteriores	Volume menor, redução de 10% no conteúdo de hemácias	
			Preparação pediátrica	Adaptação de receptores de baixo peso	Conteúdo ajustado	
			Criopreservação (glicerol)	Mais frequentemente para assegurar a disponibilidade de CHs com um grupo sanguíneo raro para receptores imunizados "público-negativo" ou receptores com aloimunizações complexas[a]	Mesmo conteúdo de Hb Hematócrito: 40-80% Glicerol ≤ 1 g	N2 ou liofilização elétrica –80°C N2: ilimitado; –80°C: 30 anos 7 dias após descongelamento em soluções aditivas adequadas, 24 h se não houver solução aditiva
		Plaquetas do sangue total (unidades individuais ou concentrado de 4-6 unidades ABO idênticas) ou de aférese	Suspensão em solução aditiva de plaquetas (SAP)	Redução da febre e dos calafrios pós-transfusionais Orientação do plasma para fracionamento	100-700 mL ≥ 2 × 10^{11} plaquetas pH ≥ 6,4	A 20-24°C e em movimento permanente: 3-7 dias *Ou* A 4°C sem movimento: até 14-21 dias (experimental) Se forem irradiadas: < 24 h
			Desleucocitação (< 1-5 × 10^6 leucócitos por unidade): filtração inicial do sangue total ou filtração eletiva de plaquetas (altamente recomendada, obrigatória em várias jurisdições internacionais)	Redução da febre e dos calafrios pós-transfusionais Redução de patógenos intracelulares (incluindo infecções por CMV) Redução de aloimunização		
			Redução de patógenos: mais frequentemente ligação cruzada de DNA e/ou iluminação UV	Redução de infecções transmitidas por transfusão Prevenção da DECH		
Aférese	Vários dispositivos de aférese permitem a coleta de HCs como HCs individuais, como plasma ou plaquetas (possivelmente duplo, como CH duplo) ou HCs combinados, como plaquetas e plasma, ou CH, plaquetas e plasma		Redução de volume	Prevenção de reações alérgicas em pacientes com reações graves anteriores		
			Irradiação: raios X ou gama, cerca de 25-35 Gy; em geral, em bolsas com menos de 3 dias após a coleta	Prevenção de DECH		
			Pediátrica	Ajuste do volume e do conteúdo		

(Continua)

TABELA 113-1 ■ Hemocomponentes: coleta e processos de fabricação *(Continuação)*

Coleta de sangue	Processamento inicial	Hemocomponente	Processamento adicional dos componentes (opcional a obrigatório)	Justificativa	Volume e conteúdo	Condições de armazenamento e duração
			Criopreservação (DMSO)	Para assegurar a disponibilidade contínua em locais distantes Para assegurar a disponibilidade de plaquetas com grupos HPA raros		6 horas após o descongelamento (dependendo do procedimento de criopreservação, pode ser ressuspenso em plasma)
		Plasma de sangue total ou de aférese	Criopreservação a −18°C (mais frequentemente)	Extensão do prazo de validade	200-300 mL Fatores da coagulação, incluindo fibrinogênio (≥ 2 g/L), fator VIII (≥ 0,5 UI/mL), proteína C e S, antitrombina	1-2 anos com criopreservação Até 28 dias se for mantido descongelado
			Desleucocitação (< 1-5 × 10^6 leucócitos por produto): filtração inicial do sangue total e/ou filtração eletiva do plasma	Redução da febre e dos calafrios pós-transfusionais Redução de patógenos intracelulares (incluindo CMV) Redução da aloimunização		
			Redução de patógenos: ligação cruzada do ácido nucleico e/ou iluminação UV ou tratamento com detergente solvente (mais frequentemente em produtos combinados)	Redução de infecções transmitidas por transfusão		
			Liofilização	Para facilitar o transporte e o armazenamento, bem como a disponibilidade imediata, em locais distantes		
		Concentrados de granulócitos do sangue total (agrupamentos de até x unidades ABO idênticas) ou de aférese[b]	Irradiação (obrigatória)	Prevenção de DECH	≤ 650 mL ≤ 2 × 10^{10} granulócitos	Temperatura ambiente ≤ 24 h após o término da coleta
		Sangue total	Desleucocitação com dispositivo poupador de plaquetas	Redução da febre e dos calafrios pós-transfusionais Redução de patógenos intracelulares (incluindo CMV) Redução da aloimunização	Cerca de 520 mL (incluindo solução aditiva)	A 2-4°C Até 25 dias
		Células mononucleares do sangue periférico (aférese)	Podem ser submetidas à criopreservação (N2)	Maior praticidade Administração repetida	Número de células ajustado para um número predeterminado de linfócitos T 10^5-10^7 células CD3+/kg do receptor	N2: ilimitado Nunca congelado ou descongelado: < 6 h
		Crioprecipitado (coletado após descongelamento e centrifugação do plasma)	Ressuspensão em plasma (10-15 mL) e criopreservação	N/A	Proteínas plasmáticas insolúveis ao frio (fibrinogênio, fator VIII, fator de von Willebrand)	12 meses Após o descongelamento, pode ser armazenado a 20-24°C por até 6 h

[a]Frequência de antígeno inferior a 1-4% (1/1.000) da população e contraindicação para uso de unidades de sangue regulares, dependendo das regulamentações específicas do país.
[b]A coleta de granulócitos por aférese exige a administração prévia de esteroides e/ou fator de crescimento hematopoiético ao doador e exposição à heparina e HES durante o procedimento de aférese.

Siglas: CH, concentrado de hemácias; CMV, citomegalovírus; DECH, doença do enxerto contra o hospedeiro; DMSO, dimetilsulfóxido; Hb, hemoglobina; HC, hemocomponente; HPA, antígeno plaquetário humano; N2, gás nitrogênio; N/A, não aplicável; UV, ultravioleta.

TABELA 113-2 ■ Grupos sanguíneos ABO e anticorpos: compatibilidade para transfusão

Genótipo(s)	Enzima(s)/açúcar(es) imunodominante(s)	Fenótipo	Anticorpos naturais	Exigências para compatibilidade transfusional		
				CH	CP[a]	Plasma
A/A ou A/O	Transferase "A"/N-acetilgalactosamina (GalNac)	A	Anti-B	A ou O	A, O[b], B[b] ou AB[b]	A ou A,B
B/B ou B/O	Transferase "B"/galactose (Gal)	B	Anti-A	B ou O	B, O, A[b] ou AB[b]	B ou A,B
A/B	Transferase "A" e transferase "B" GalNac e Gal	A,B	Nenhum	A,B ou A ou B ou O	A,B, O[b], ou A[b] ou B[b]	A,B
O/O	Inativo Antígeno H não convertido	O	Anti-A e anti-B	O	O, A, B ou A,B	A ou B ou A,B ou O

[a]Ordem de prioridade. [b]Sem título elevado de anticorpo anti-A e/ou anti-B.
Siglas: CP, concentrado de plaquetas; CH, concentrado de hemácias.

Os Ags de carboidratos estão amplamente distribuídos por todo o corpo. Os Ags do sistema ABO, expressos em células endoteliais, são grupos de "tecidos" genuínos e podem estar envolvidos na rejeição de enxertos. Esses Ags não são específicos para humanos, mas são compartilhados por muitas espécies, incluindo vírus e bactérias. A presença de Ags A e B no ambiente e, em particular, nas bactérias da microbiota explica a síntese dos denominados anticorpos "naturais" ou "regulares", independentemente de qualquer transfusão ou gravidez. Esses anticorpos têm grande capacidade hemolítica, uma vez que se ligam ao complemento e ativam a sua cascata até o complexo de ataque à membrana. Isso impõe regras rigorosas de compatibilidade doador-receptor para os CHs e para a transfusão de sangue total e, embora menos estritas, para transfusão de plasma e CP.

Os grupos sanguíneos de proteína são encabeçados pelo **sistema Rh** (anteriormente denominado "Rhesus" ou "Rh") para hemácias (Tab. 113-3). Como esses Ags são específicos dos humanos, a ocorrência de imunização só pode ser observada mediante estimulação alogênica. Os anticorpos induzidos são denominados "imunes" e "irregulares", visto que o seu aparecimento após a imunização é inconstante. Esses anticorpos dirigidos contra Ags de grupos eritrocitários diferentes do ABO devem ser detectados antes da transfusão de CHs ou transplante, bem como durante a gravidez. Dos 43 sistemas de grupos eritrocitários descritos, cinco (Rh, Kell, Duffy, Kidd e MNS) são rotineiramente investigados, devido à importância clínica dos anticorpos e sua frequência. O teste para todos os cinco tipos garante uma compatibilidade de transfusão de rotina de 95%.

TABELA 113-3 ■ Sistemas de grupos sanguíneos eritrocitários e anticorpos: importância clínica e recomendações para transfusão

Nº ISBT/ sistema	Símbolo/ gene(s)	Antígenos (Nº)	Principais anticorpos (anti-)	Características de hemólise		Recomendações para transfusão de CH
				Transfusão	DHFRN	
1/ABO	ABO/*ABO*	4	A, B	Ausente a grave; imediata e/ou tardia	Ausente a moderada (raramente grave)	CH anticorpo-negativo
2/MNS	MNS/*GYPA*, *GYPB*, (*GYPE*)	49	M	Ausente (exceto em casos extremamente raros se ativos a 37°C)	Ausente (exceto em casos extremamente graves se ativo a 37°C)	CH compatível (TDA negativo a 37°C) Hemácias Ag-negativas no caso de doença falciforme
			N	Ausente (pode ser clinicamente significativa no caso do fenótipo raro N–S–s–U)	Ausente	CH compatível (TIA negativo a 37°C) CH Ag-negativo no caso do fenótipo N–S–s–U
			S, s	Ausente a moderada (rara)	Ausente a grave (rara)	CH Ag-negativo
			U	Leve a grave	Leve a grave (um caso relatado exigindo transfusão intrauterina)	CH Ag-negativo
3/P1PK	P1PK/*A4GALT*	3	P1	Ausente a moderada; tardia (rara)	Ausente	CH compatível (TDA negativo a 37°C)
			P1, Pk, P (Tj[a])	Ausente a grave	Ausente a grave	CH Ag-negativo
4/Rh	RH/*RHD*, *RHCE*	55	D, C, E, c, e	Leve a moderada; imediata ou tardia	Leve a grave	CH Ag-negativo
6/Kell	KEL/*KEL*	36	K	Leve a grave; tardia	Leve a grave (rara)	CH Ag-negativo
7/Lewis	LE/*FUT3*	6	Le[a], Le[b]	Ausente (casos raros de reações hemolíticas)	Ausente	CH compatível (TIA negativo a 37°C)
8/Duffy	FY/*ACKR1*	5	Fy[a], Fy[b]	Leve a grave (rara); imediata/tardia	Leve a grave (rara)	CH Ag-negativo
			Fy3, Fy5	Leve a moderada; imediata (rara)/tardia	Leve (rara) (sem dados para anti-Fy5)	CH Ag-negativo
9/Kidd	JK/*SLC14A1*	3	Jk[a], Jk[b]	Ausente a grave; imediata ou tardia	Leve a moderada (rara)	CH Ag-negativo
			Jk3	Ausente a grave; imediata ou tardia	Ausente a leve	CH Ag-negativo
18/H	H/*FUT1*	1	H (Bombay)	Ausente a grave; imediata/tardia	Ausente	CH Ag-negativo
20/Globosídeo	GLOB/*B3GALNT1*	2	P	Ausente a grave	Ausente a leve	CH Ag-negativo

Siglas: Ag, antígeno; CH, concentrado de hemácias; DHFRN, doença hemolítica do feto e do recém-nascido; ISBT, International Society of Blood Transfusion; TDA, teste direto da antiglobulina (teste de Coombs direto); TIA, teste indireto da antiglobulina (teste de Coombs indireto).

O sistema Rh compreende cerca de 56 Ags, dos quais o mais imunogênico é o Ag RhD (RH1). O sistema Rh possui dois genes *RH*D* e *RH*CE* localizados no cromossomo 1. O gene *RH*D* codifica a proteína RhD que expressa o Ag D (RH1) presente em 85, 93 e > 99% dos indivíduos de ascendência branca, africana e asiática, respectivamente. O gene *RH*CE* codifica proteínas RhCE que expressam os Ags C (RH2) e/ou c (RH4) e E (RH3) e/ou e (RH4). A presença do Ag D confere "positividade" ao Rh, enquanto a sua ausência confere negatividade ao Rh. Os genes *RH*D* e *RH*CE* determinam oito haplótipos principais (*DCe*, *DcE*, *Dce*, *DCE*, *dce*, *dCe*, *dcE* e *dCE*), cujas frequências diferem consideravelmente entre diferentes populações geográficas. A alta diversidade dos Ags Rh inclui expressão fraca ou parcial. A identificação de indivíduos (especialmente mulheres jovens com potencial para engravidar e pacientes multitransfundidos) com Ag RhD fraco ou parcial é importante para selecionar adequadamente hemácias RhD-positivas ou RhD-negativas. Na atualidade, a biologia molecular é rotineiramente aplicada para resolver essas situações.

O **sistema Kell** compreende 36 Ags, um dos quais é rotineiramente determinado: o antígeno K (KEL1); 9 e 2% dos indivíduos de ascendência branca e africana são K-positivos (KEL:1), respectivamente, enquanto 91 e 98%, respectivamente, são K-negativos (KEL:−1). A imunogenicidade de Kell é a terceira depois dos sistemas ABO e Rh. A proteína Kell está ligada a outra proteína de grupo sanguíneo, denominada Kx. A ausência rara dessa proteína (controlada por um gene localizado no cromossomo X) está associada a um Ag KEL fraco, à acantocitose, à redução da sobrevida dos eritrócitos e à forma progressiva de distrofia muscular, que inclui defeitos cardíacos. Essa entidade rara é denominada fenótipo McLeod.

O **sistema Duffy** (FY) é composto por cinco Ags, dos quais dois são rotineiramente testados: o Ag Fy^a (FY1), codificado pelo alelo Fy^a, e o Ag Fy^b (FY2), codificado pelo alelo Fy^b. Dependendo da combinação de alelos, três fenótipos comuns são esperados: Fy (a+b+), que possui os dois alelos Fy^a e Fy^b; Fy (a+b−), que possui apenas o alelo Fy^a em dose dupla; e Fy (a−b+), que possui apenas uma dose dupla do alelo Fy^b. Um fenótipo particular, caracterizado pela ausência dos Ags Fy^a e Fy^b, o fenótipo Fy(a−b−), é exclusivo (com algumas exceções) para indivíduos de ascendência africana, em que pode atingir frequências de 70 a 100% dependendo da população. Ele está ligado à presença de uma dose dupla de um alelo silencioso *FY*0*. Essa distribuição pode estar relacionada com o fato de que os Ags Fy servem como receptores para *Plasmodium vivax* e, portanto, o fenótipo Fy(a−b−). Entretanto, esses indivíduos podem desenvolver anticorpos contra dois Ags de alta frequência (FY3 e FY5) após transfusão ou gravidez. Eles também podem ter contagens baixas de granulócitos que chamam a atenção dos médicos, porém a condição não está associada a nenhuma doença.

O **sistema Kidd** (JK) é composto por três Ags, dos quais dois são rotineiramente testados: o Ag Jk^a (JK1), codificado pelo alelo Jk^a, e o Ag Jk^b (JK2), codificado pelo alelo Jk^b. Dependendo das combinações de alelos, três fenótipos comuns são observados: Jk(a+b+), que exibe os dois alelos Jk^a e Jk^b; Jk(a+b−), que apresenta apenas o alelo Jk^a em dose dupla; e Jk(a−b+), que tem apenas uma dose dupla do alelo Jk^b. Um fenótipo particular caracteriza-se pela ausência dos Ags Jk^a e Jk^b: o fenótipo Jk(a−b−) encontrado em populações polinésias. Ele está ligado à presença de uma dose dupla de um alelo silencioso *JK*0*. Essas pessoas podem desenvolver anticorpos contra o Ag anti-JK3 de alta frequência após transfusão ou gravidez.

O **sistema MNS** compreende 49 Ags, dos quais quatro são testados rotineiramente. Dois genes (*GYPA*, *GYPB*) codificam dois pares dos chamados Ags "antitéticos". Os pares de Ags M (MNS1) e N (MNS2) codificados pelos alelos *M* e *N*, respectivamente, são ramificados na molécula de glicoforina A. Sua combinação determinará se eles estão ou não presentes. Os indivíduos M+ e N+ têm ambos os alelos; um indivíduo M+, N− é homozigoto para o alelo *M*; e o indivíduo M−, N+ é homozigoto para o alelo *N*. Isso também vale para o outro par de Ags, S (MNS3) e s (MNS4), expresso na glicoforina B. Portanto, um indivíduo M+, N−, S−, s+ (na nomenclatura internacional, isso é escrito como MNS:1, −2, −3,5) será homozigoto para os alelos *M* e *s*. Um fenótipo raro, S−s−, encontrado exclusivamente em indivíduos de ascendência africana, pode desenvolver um anticorpo contra o Ag U de alta frequência (MNS:5) após transfusão ou gravidez.

FENÓTIPOS ERITROCITÁRIOS RAROS

Alguns pacientes apresentam variedades raras de genótipos/fenótipos, e suas hemácias exibem os denominados Ags privados ou, inversamente, carecem de Ags públicos (i.e., Ags amplamente compartilhados) contra os quais o paciente pode desenvolver uma resposta imune quando exposto a esses Ags. É praticamente impossível transfundir indivíduos imunizados com Ags públicos negativos usando recursos de bancos de sangue convencionais, razão pela qual é necessário recorrer a bancos de sangue específicos que tenham acesso a programas de sangue raro. Sua principal responsabilidade é identificar e coletar sangue de doadores que exibem tipos particulares de Ags em suas hemácias ou plaquetas que são incomuns em determinada jurisdição. Populações étnicas específicas podem ser consideradas, pois algumas delas podem exibir especificidades genotípicas, como o grupo de Bombaim no sudoeste da Índia. Várias hemoglobinopatias, como a doença falciforme, são mais comuns em indivíduos de ascendência africana. Esses pacientes podem apresentar fenótipos eritrocitários que são incomuns em países do Hemisfério Norte, resultando em dificuldades na identificação adequada de doadores para atender à necessidade, como último recurso, de HCs criopreservados altamente valorizados.

INDICAÇÕES CLÍNICAS E AVALIAÇÃO DA EFICÁCIA DOS HEMOCOMPONENTES

HCs são terapias que salvam vidas, mas também são recursos escassos. Além disso, a transfusão pode resultar em reações adversas bem-identificadas, assim como em eventos adversos maldefinidos, incluindo inflamação e ineficácia terapêutica. Conforme destacado nos chamados programas de gerenciamento de sangue do paciente, a transfusão deve ser considerada dentro de uma abordagem multidisciplinar, o que inclui otimização da hematopoiese, minimização da perda de sangue durante intervenções cirúrgicas e otimização da tolerância à anemia. As indicações clínicas para uso de HCs, bem como os meios de avaliar a eficácia terapêutica, são descritas de modo detalhado na Tabela 113-4.

REAÇÕES ADVERSAS A HEMOCOMPONENTES

As reações adversas aos HCs transfundidos mais comumente não apresentam risco de vida, embora possam ocorrer reações graves com sinais e sintomas leves. Os pacientes transfundidos devem ser cuidadosamente monitorados quanto a sinais de alerta sugestivos de reações adversas, conforme descrito na Tabela 113-5. Quando há suspeita de reação adversa, a transfusão deve ser interrompida, enquanto o estado clínico do receptor é avaliado e o tratamento de suporte é iniciado conforme necessário. De 2014 a 2018, entre cerca de 14 milhões de HCs transfundidos nos Estados Unidos, foram relatados à Food and Drug Administration (FDA), em média, 35 casos fatais anualmente associados à transfusão com imputabilidade possível a definitiva. As causas mais frequentes de morte foram sobrecarga circulatória associada à transfusão (TACO, do inglês *transfusion-associated circulatory overload*) (32%), seguida por TRALI (26%), hemólise (18%) e sepse (14%).

As reações adversas aos HCs podem resultar em mecanismos imunes e não imunes. As reações imunomediadas são frequentemente decorrentes de aloimunização do receptor ou do doador e à presença de anticorpos pré-formados do receptor ou do doador. As causas não imunes das reações resultam das propriedades físicas ou químicas dos HCs ou de patógenos presentes no HC.

REAÇÕES ADVERSAS IMUNOMEDIADAS

Reações adversas transfusionais hemolíticas A hemólise aguda imunomediada ocorre quando os anticorpos pré-formados do receptor lisam as hemácias transfundidas do doador e pode ocorrer durante ou 24 horas após a transfusão. Os anticorpos anti-A ou anti-B são responsáveis pela maioria das reações mais graves, que podem ser fatais. No entanto, os aloanticorpos dirigidos contra outros Ags eritrocitários (i.e., Rh, Kell e Duffy) também são responsáveis por reações hemolíticas graves. Essas reações dramáticas são geralmente causadas por uma falha na identificação do produto ou do paciente, tipagem sanguínea errônea ou aloimunização antieritrocitária não identificada no receptor. A hemólise, na maioria das vezes de menor gravidade, também pode ocorrer após a transfusão de HCs contendo plasma incompatível com uma grande quantidade de aloanticorpos dirigidos contra as hemácias do receptor. Isso pode ocorrer geralmente após a transfusão de um CP contendo plasma incompatível para ABO. As frequências estimadas de reações adversas hemolíticas agudas e crônicas são de 1 a 10 e 5 a 40 por 10^5 HCs transfundidos, respectivamente.

TABELA 113-4 ■ Hemocomponentes: uso clínico

Componente		Indicação terapêutica	Objetivo	Compatibilidade doador/receptor	Dosagem	Avaliação da eficácia
Concentrado de hemácias (CH)	Transfusão	Anemia e/ou isquemia tecidual (tratamento ou prevenção) Hb abaixo de determinado limiar (a ser considerado em relação aos sintomas clínicos): < 7 g/dL para pacientes hemodinamicamente estáveis, exceto para pacientes submetidos à cirurgia ortopédica ou à cirurgia cardíaca ou com doença cardiovascular preexistente (< 8 g/dL), bem como para pacientes com doença coronariana aguda (< 9-10 g/dL); esses limiares não se aplicam a recém-nascidos e a pacientes com trombocitopenia grave e anemia crônica dependente de transfusão Não recomendado: anemia nutricional (deficiência de ferro, vitamina B_{12} ou folato)	Melhorar a oxigenação sistêmica e tecidual	ABO compatível (celular) e ABO idêntico, quando possível; a compatibilidade RhD é necessária em mulheres jovens e de idade fértil e, sempre que possível, em caso de multitransfusão RhC/c/E/e; são necessários CH compatíveis para Kell em pacientes frequentemente transfundidos; pode ser necessária uma compatibilidade adicional dependendo do contexto clínico e dos resultados de triagem	1 unidade de cada vez (250-350 mL, incluindo solução aditiva), repetida de acordo com o estado clínico e o nível de Hb	Redução dos sintomas relacionados com a anemia, melhora clínica Aumento da Hb (+1 g/dL) e do hematócrito (+3%)
	Troca de hemácias	Anemia/crise falciforme em hemoglobinopatias (doença falciforme, talassemia)	Substituir as hemácias alteradas com hemácias de doadores e compensar para a hemólise, prevenção de crise oclusiva falciforme		25-30 mL/kg	Doença falciforme: porcentagem reduzida de HbS
Concentração de plaquetas (CPs) (a partir de plaquetas derivadas de sangue total ou aférese de um único doador), mantidos em temperatura ambiente (mais frequentemente) ou a 4°C		Distúrbios hemorrágicos relacionados com trombocitopenia: tratamento (CP frio ou em temperatura ambiente) ou prevenção (CP em temperatura ambiente) Nível de plaquetas abaixo de determinado limiar: ≤ 5.000/μL na ausência de febre ou infecção, ≤ 10.000/μL a 20.000/μL na presença de febre ou infecção; ≤ 50.000/μL em caso de cirurgia, CIVD, endoscopia, procedimentos invasivos; ≤ 80.000/μL em caso de neurocirurgia ou cirurgia ocular Coagulopatia hipovolêmica aguda (ver adiante) Não recomendado: trombocitopenia imune, microangiopatia trombótica, trombocitopenia induzida por heparina	Corrigir a hemostasia comprometida, incluindo cicatrização de vasos As plaquetas armazenadas a frio, apesar de sua menor sobrevida *in vivo*, mantêm e, possivelmente, melhoram a capacidade hemostática, em comparação com plaquetas armazenadas à temperatura ambiente	ABO idêntico preferível; se não for o caso, ABO compatível (celular) com baixo título de anticorpo anti-A/B; RhD compatível preferido em mulheres na pré-menopausa HLA compatível (reação cruzada negativa dos linfócitos) ou HLA idêntico em caso de refratariedade relacionada à presença de anticorpo anti-HLA HPA compatível em recém-nascidos trombocitopênicos para mãe imunizada com HPA (trombocitopenia aloimune fetal neonatal)	$0,5\text{-}0,7 \times 10^{10}$ plaquetas/kg (CPs derivados de aférese ou de sangue total combinado)	Prevenção e/ou resolução do sangramento Aumento da contagem corrigida[a] $\geq 10 \times 10^9$/L em 1 h e $\geq 7,5 \times 10^9$/L em 24 h após transfusão (não aplicável a plaquetas frias/criopreservadas)
Plasma (congelado, descongelado, nunca congelado e mantido a 4°C ou à temperatura ambiente, liofilizado)	Transfusão	Distúrbios hemorrágicos relacionados a fatores da coagulação Coagulopatia hipovolêmica aguda (ver adiante)	Corrigir a hemostasia comprometida ao fornecer os elementos ausentes da cascata da coagulação ou da fibrinólise, bem como elementos para cicatrizar o endotélio do vaso lesionado	ABO compatível (plasma)	10-15 mL/kg	Redução do distúrbio hemorrágico
		Tratamento de doenças infecciosas (plasma convalescente contendo anticorpos específicos contra o patógeno): febre hemorrágica argentina, infecções respiratórias virais (experimental)	Fornecer anticorpos contra os patógenos relevantes		Não determinada	Resolução da infecção
	Plasmaférese (plasma ou combinação de plasma e albumina)	Remoção dos anticorpos patogênicos e suplementação da enzima ausente (p. ex., microangiopatia trombocitopênica trombótica ou síndrome de Guillain-Barré) Remoção do anticorpo patogênico (p. ex., anticorpo anti-HLA antes do transplante renal)	Eliminar os elementos patogênicos no sangue (autoanticorpos, como anticorpos anti-ADAMTS-13 em caso de PTT, excesso de colesterol, etc.); o plasma também pode apresentar fatores anti-inflamatórios e/ou imunomoduladores, como imunoglobulina	ABO compatível (plasma)	45-60 mL/kg	Melhora da sintomatologia específica da doença (i.e., apirexia e recuperação de plaquetas em caso de PTT) Níveis reduzidos de anticorpos (p. ex., anticorpos anti-HLA antes de transplante de órgãos)

(Continua)

TABELA 113-4 ■ Hemocomponentes: uso clínico *(Continuação)*

Componente	Indicação terapêutica	Objetivo	Compatibilidade doador/receptor	Dosagem	Avaliação da eficácia
Sangue total	Coagulopatia hipovolêmica aguda exigindo transfusão maciça	Fornecimento balanceado de hemocomponentes mantidos a 4°C e sem solução aditiva e diluição relacionada	ABO idêntico ou do grupo O com baixo título de anticorpo anti-A/B	Repetida de acordo com o estado clínico	Normovolemia; resolução do sangramento
Multicomponente (CH, CP e plasma)	Coagulopatia hipovolêmica aguda exigindo transfusão maciça	A razão apropriada está em fase de investigação; uma razão de 1 CH/1 plasma/0,25 CP (conteúdo de plaquetas do sangue total) é atualmente preferida	Compatibilidade-padrão de CH, CP e plasma	Razão de 1 CH/1 plasma/0,25 CP, repetida de acordo com o estado clínico	Normovolemia; resolução do sangramento
Concentrados de granulócitos (aférese ou combinação de granulócitos derivados do sangue total)	Infecção bacteriana ou fúngica refratária grave em pacientes com neutropenia (< 100/μL) ou com granulócitos disfuncionais (DGC) (principalmente tecidos moles e pulmão); a neutropenia pode ser adquirida (quimioterapia) ou congênita; a utilidade das transfusões de granulócitos é debatida; falta uma prova formal de sua eficácia	Corrigir a função comprometida dos granulócitos em relação com a granulocitopenia ou disfunção granulocítica	ABO compatível	$1\text{-}2 \times 10^{10}$, repetida de acordo com o estado clínico	Resolução da infecção (ou estabilização até a recuperação da neutropenia)
Células mononucleares de doadores	Recidiva de hemopatia maligna após transplante alogênico de células hematopoiéticas	Efeito enxerto vs. leucemia (e efeito de aumento do enxerto)	N/A	$10^5\text{-}10^7$ linfócitos T/kg	Doença específica (remissão)
Crioprecipitado	Coagulopatia hemorrágica aguda, doença de von Willebrand tipo II (fator disfuncional) ou tipo III (fator ausente), hemofilia A na ausência de concentrados de fator VIII	Fornecimento de fibrinogênio, fator VIII, fator de von Willebrand e fator XIII	Não há necessidade de compatibilidade ABO	10-15 mL/unidade, combinação de 4-5 unidades	Aumento do fibrinogênio plasmático (0,3-1 g/L)

[a]Cálculo do ACC:

$$\text{ACC} = \frac{\text{Contagem pós-transfusão } (/\mu\text{L}) - \text{Contagem pré-transfusão } (/\mu\text{L})}{\text{Número de plaquetas transfundidas} \times 10^{11}} \times \text{Área de superfície corporal } (\text{m}^2)$$

Siglas: ACC, aumento de contagem corrigida; CIVD, coagulação intravascular disseminada; DGC, doença granulomatosa crônica; Hb, hemoglobina; HLA, antígeno leucocitário humano; N/A, não aplicável; PTT, púrpura trombocitopênica trombótica.

TABELA 113-5 ■ Reações adversas transfusionais: principais sinais de alerta

Febre (≥ 38°C)	+1-2°C nas primeiras 4 h	RTFNH Imunização anti-HLA e Ag cognato no hemocomponente TRALI (com dispneia em primeiro plano)
	+1-2°C nos primeiros 15 min +/–: • Calafrios • Dispneia • Hipotensão • Distúrbios digestivos • Coagulação intravascular disseminada • Hemoglobinúria > 2°C ou ≥ 39°C	Infecção bacteriana transmitida por transfusão Hemólise
Hipotensão (diminuição ≥ 30 mmHg da pressão arterial sistólica)		Choque hemolítico Choque anafilático Choque séptico TRALI (com dispneia em primeiro plano)
Dispneia		TRALI (nas primeiras 6 h após transfusão) TACO (nas primeiras 6 h após transfusão) Alergia grave (imediata; nas primeiras 4 h)
Hemoglobinúria		Hemólise intravascular • Imunológica • Mecânica • Tóxica • Térmica
Exantema	< 2/3 do corpo em 2-3 h > 2/3 do corpo durante ou nas primeiras 2-3 h > 2/3 do corpo em 5 min Associado à dispneia e ao choque	Alergia leve Alergia grave Anafilaxia
Icterícia		Hemólise tardia
Novo aloanticorpo		Aloimunização
Exantema, diarreia e febre que ocorrem 2 dias a 6 semanas após a transfusão		DECH
Sangramento gengival, púrpura 5-12 dias após transfusão		Púrpura pós-transfusional
Insuficiência cardíaca, hepática e/ou renal em pacientes frequentemente transfundidos		Sobrecarga de ferro pós-transfusional
Investigação de cima para baixo após detecção subsequente de infecção do doador de sangue Investigação de baixo para cima após identificação de infecção de outro receptor de uma mesma doação de sangue Sintomas infecciosos nos primeiros 6 meses		Infecção transmitida por transfusão

Siglas: Ag, antígeno; DECH, doença do enxerto contra o hospedeiro; HLA, antígeno leucocitário humano; TRALI, lesão pulmonar aguda relacionada à transfusão; RTFNH, reação transfusional febril não hemolítica; TACO, sobrecarga circulatória associada à transfusão.

Os mecanismos das reações transfusionais hemolíticas são descritos na Figura 113-1.

A prevenção de reações hemolíticas depende de **testes pré-transfusionais** de potenciais receptores. O teste incluirá a determinação do fenótipo ABO RhD (e anticorpos anti-ABO), bem como a tipagem adicional para os outros Ags Rh principais (CcEe): Ag K do sistema Kell e, mais raramente, Ags Duffy, Kidd e Ss, dependendo do cenário clínico. Essas determinações são mais frequentemente realizadas por sorologia. Entretanto, a tipagem molecular está sendo cada vez mais usada para prever o fenótipo das hemácias e facilitar a seleção de um componente compatível. Deve-se tomar cuidado especial para verificar a identidade do paciente e aplicar a rotulagem adequada do tubo. Uma determinação ABO dupla realizada separadamente pode ser considerada, especialmente na ausência de uma prova cruzada sistemática.

O teste também incluirá a triagem e a identificação de aloanticorpos dirigidos contra Ags eritrocitários diferentes de ABO. Esse rastreamento é feito ao misturar o soro do paciente com eritrócitos do tipo O expressando Ags da maioria dos sistemas de grupos sanguíneos e cujo fenótipo ampliado é conhecido. A especificidade do aloanticorpo é identificada pela correlação da presença ou da ausência de Ag com a aglutinação induzida ou não. Atenção especial deve ser dada aos pacientes que recebem tratamento com anticorpos monoclonais, os quais podem se ligar aos eritrócitos *in vivo* (como o tratamento com IgG anti-CD38 para mieloma múltiplo) e, portanto, podem interferir na triagem de aloanticorpos. Essa interferência pode ser compensada pelo pré-tratamento da amostra com ditiotreitol.

A prova cruzada entre o plasma/soro do receptor e a amostra de hemácias selecionadas pode ser realizada especialmente quando o receptor for aloimunizado contra hemácias ou é frequentemente transfundido, bem como em situações clínicas específicas, como doença falciforme, mesmo se a triagem de anticorpos for negativa.

A seleção de um HC compatível deve levar em consideração os testes pré-transfusionais, bem como o estado clínico do receptor. No caso de pacientes D (Rh1)-negativos, todos os esforços devem ser feitos para fornecer HC Rh-negativo para prevenir a aloimunização anti-D. Em uma situação de emergência, um CH D-positivo pode ser transfundido com segurança a um paciente D-negativo que não tem anti-D. Entretanto, estima-se que 20 a 22% dos receptores de CH se tornem aloimunizados e produzam anticorpos anti-D após transfusão com hemácias D-positivas (essa frequência é maior em indivíduos saudáveis). Essa aloimunização pode ocorrer após a transfusão de CP, embora com frequência muito menor (cerca de 1%). Sempre que possível, mulheres com potencial para engravidar (incluindo meninas pré-puberais) devem ser transfundidas com CHs compatíveis para D e K (KEL1) e CPs compatíveis para D, de modo a prevenir a aloimunização e proteger um futuro feto/recém-nascido de uma doença hemolítica aloimune mediada. Mulheres D-negativas com potencial para engravidar que são transfundidas com HCs contendo hemácias Rh-positivas devem receber Ig anti-D para evitar alossensibilização.

A hemólise, mais frequentemente de menor gravidade, também pode ocorrer após a transferência de aloanticorpos dirigidos contra os Ags das

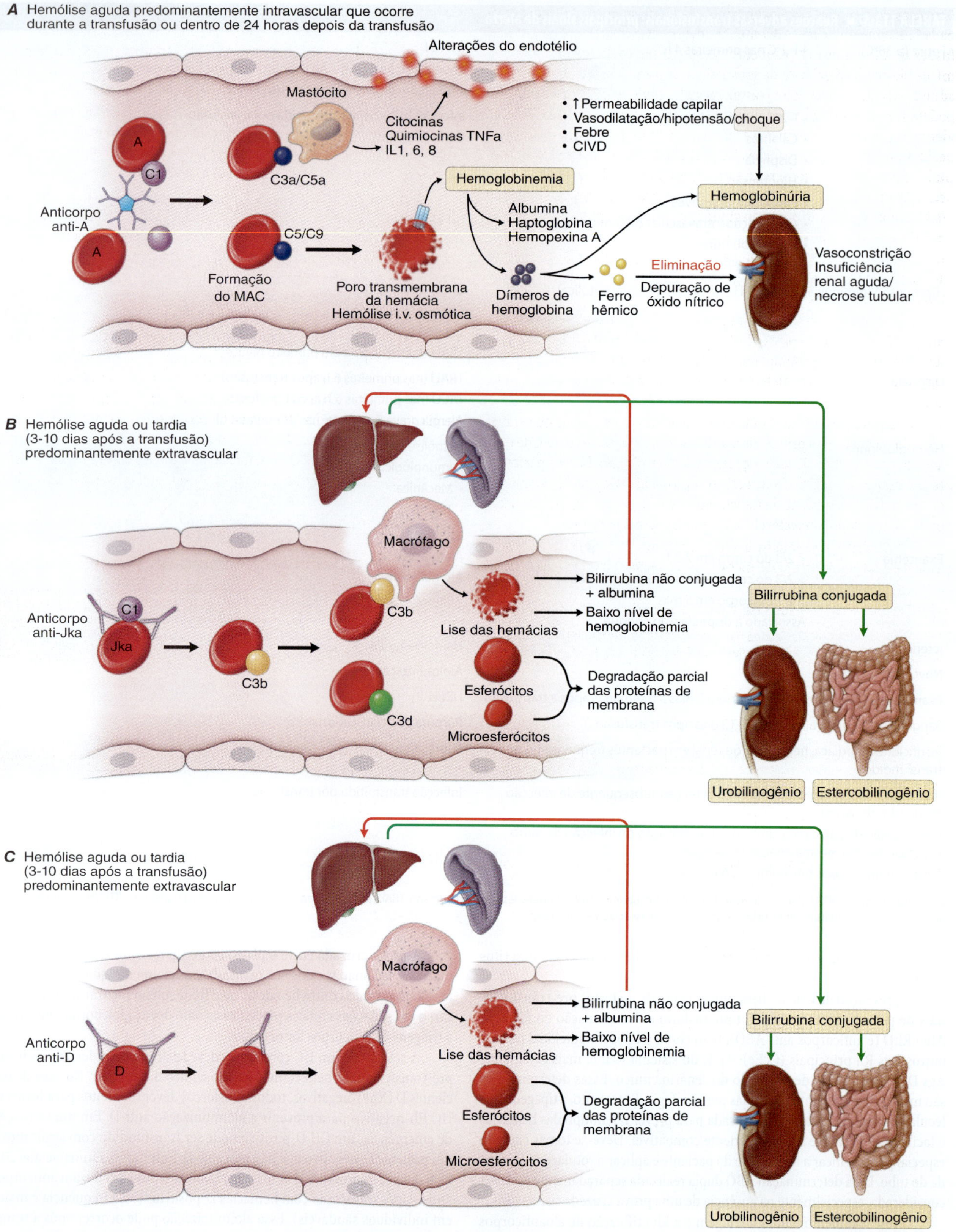

FIGURA 113-1 Mecanismos de reações transfusionais hemolíticas. ***A.*** As respostas agudas envolverão anticorpos preexistentes, IgM ou IgG anti-A/anti-B de ocorrência natural dirigidas contra outro anticorpo eritrocitário, e resultantes de sensibilização anterior. Após interação com o antígeno (Ag) cognato nas hemácias transfundidas, o anticorpo alogênico (aloanticorpo) do receptor, principalmente IgM anti-A/anti-B natural, pode fixar e ativar o complemento até C5/C9. A formação do complexo de ataque à membrana (MAC) criará poros nas hemácias transfundidas, com consequente hemólise intravascular, liberação de fragmentos tóxicos, incluindo hemoglobina livre responsável por danos aos órgãos-alvo, incluindo insuficiência renal, e fatores teciduais, que contribuem para a ocorrência de coagulação intravascular disseminada (CIVD). ***B.*** Como alternativa, a ativação do complemento pode ser incompleta, como normalmente se observa em uma reação transfusional hemolítica tardia envolvendo IgG alogênica neoformada. Nesses casos, a ativação do complemento até C3 resulta em opsonização das hemácias mediada por C3b, hemólise extravascular e eliminação por imunofagocitose. A anemia e a icterícia serão as manifestações clínicas primárias. ***C.*** Por fim, o aloanticorpo pode não fixar o complemento, enquanto garante a fagocitose mediada por citotoxicidade celular dependente de anticorpos (CCDA) das hemácias-alvo. *(Adaptada de SR Panch et al: Hemolytic transfusion reactions. N Engl J Med 381:150, 2019.)*

hemácias do receptor. Essa incompatibilidade "plasmática" ABO, denominada "incompatibilidade ABO menor", ocorre principalmente com transfusões de CP, em que as plaquetas são suspensas em cerca de 100 a 300 mL de plasma (dependendo da substituição de parte do plasma por solução aditiva). Os HCs que contêm plasma com alto título de anticorpo anti-A/B podem induzir uma reação hemolítica. Quando a transfusão de CPs ABO idênticos (vs. ABO compatíveis) é viável, deve-se preferir o uso de CPs fornecidos por doadores com apenas baixo título de anti-A/B. Os CPs de "alto título" devem ser restritos a receptores de grupo O. Embora não haja uma definição universal de anticorpos de alto título, o uso de um título limiar de 1/64 (conforme avaliado por hemaglutinação) pode ser apropriado. Deve-se assinalar que o uso de uma solução aditiva nos CPs diminui substancialmente esse risco. Por fim, a incompatibilidade plasmática ABO pode levar à formação de imunocomplexos Ags A e/ou B solúveis e consequente inflamação e ativação das plaquetas.

As reações hemolíticas agudas podem se manifestar com hipotensão, taquipneia, taquicardia, febre (+1-2°C), calafrios, dor torácica e lombar, hemoglobinúria e hemoglobinemia. Nos casos mais graves, podem ocorrer coagulação intravascular disseminada (CIVD), insuficiência renal aguda, choque e morte.

As reações hemolíticas tardias, com icterícia e persistência ou agravamento da anemia como principais manifestações clínicas, decorrem de uma resposta anamnéstica. Essas reações podem ser observadas em pacientes previamente sensibilizados a Ags eritrocitários, cuja triagem de aloanticorpos é negativa no momento da transfusão, devido a baixos níveis de anticorpos. O aloanticorpo é detectável 1 a 2 semanas após a transfusão.

O diagnóstico de hemólise associada à transfusão baseia-se na persistência e/ou no agravamento da anemia, na depleção dos níveis plasmáticos de haptoglobina, na hemoglobinemia e na hemoglobinúria, bem como em níveis plasmáticos elevados de lactato-desidrogenase e bilirrubina não conjugada. O teste direto da antiglobulina (TDA, ou teste de Coombs direto), que detecta a presença de imunoglobulina e, possivelmente, de complemento (C3d) na superfície das hemácias do receptor, frequentemente é positivo (Fig. 113-2). De modo semelhante, um teste indireto da antiglobulina (TIA, ou teste de Coombs indireto), que detecta a presença de aloanticorpo anti-hemácia no soro, também será positivo. A eluição do anticorpo na superfície da hemácia pode permitir a identificação do aloanticorpo responsável.

O manejo de uma reação transfusional hemolítica aguda imunomediada é principalmente de suporte. A interrupção imediata da transfusão, a investigação biológica e uma verificação completa para evitar uma possível segunda transfusão incorretamente identificada constituem etapas iniciais cruciais. A hidratação vigorosa com solução salina isotônica e a administração de diuréticos para manter o débito urinário são recomendadas. Embora seja frequentemente autolimitada, a hemólise aguda também pode exigir diurese alcalina forçada, correção das anormalidades eletrolíticas e suporte pressórico, quando necessário. Em pacientes com CIVD e sangramento grave, pode ser necessário o uso de CP, plasma e crioprecipitado ou fibrinogênio. Quando a transfusão de HCs incompatíveis for inevitável, a profilaxia com esteroides (100 mg de hidrocortisona) imediatamente antes da transfusão e repetida 24 horas depois e a imunoglobulina polivalente (1,2-2 g/kg/dia durante 2-3 dias, iniciada imediatamente antes da transfusão) têm sido usadas com sucesso para prevenir ou minimizar a hemólise aguda e tardia.

A hemólise imunomediada também pode ocorrer após transplante hematopoiético alogênico (envolvendo, com mais frequência, enxerto de células-tronco do sangue periférico) ou, mais raramente, transplante de órgãos

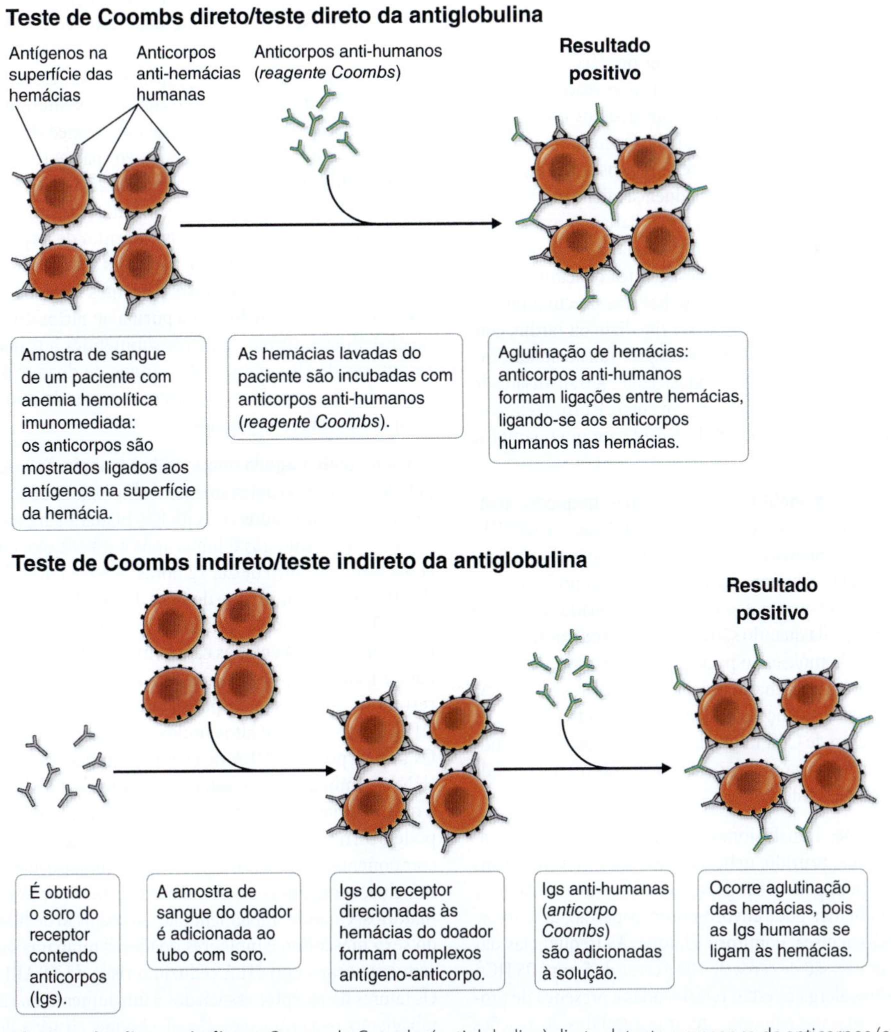

FIGURA 113-2 **Testes de Coombs direto e indireto.** O teste de Coombs (antiglobulina) direto detecta a presença de anticorpos (ou complemento) na superfície de eritrócitos. O teste de Coombs (antiglobulina) indireto detecta anticorpos no soro que podem se ligar às hemácias do doador. Igs, imunoglobulinas. *(Adaptada de http://upload.wikimedia.org/wikipedia/commons/1/1c/coombs_test_schematic.png.)*

sólidos. A incompatibilidade ABO menor, com destruição subsequente das hemácias no receptor, é a causa mais comum de hemólise clinicamente significativa nesses casos. Os linfócitos B de doadores viáveis, denominados "linfócitos passageiros", que são transferidos passivamente com o enxerto, podem produzir aloanticorpos (incluindo anti-D ou anti-A1 em um doador A2), cujo alvo é constituído pelas hemácias do receptor. Foi relatado o desenvolvimento dessa hemólise 5 a 14 dias após o transplante. Esquemas de condicionamento de intensidade reduzida e o uso de ciclosporina como profilaxia contra a DECH ou rejeição estão associados ao aumento do risco. A transfusão de hemácias compatíveis com o doador do enxerto e o uso de profilaxia contra a DECH capaz de ser direcionada especificamente para as células B (p. ex., metotrexato) reduziram de maneira substancial a incidência da síndrome do linfócito passageiro. O transplante hematopoiético alogênico também pode resultar em hemólise aguda, devido à destruição das hemácias (e células precursoras) incompatíveis derivadas do doador pelos aloanticorpos do receptor (i.e., incompatibilidade ABO maior). Pode ocorrer aplasia eritroide pura nessa situação. A deseritrocitação do enxerto reduzirá o risco de hemólise aguda precoce.

A imunoglobulina polivalente pode conter altos títulos de anticorpos anti-A (principalmente) e/ou anti-B e induzir hemólise aguda, mais frequentemente de gravidade limitada. Essa hemólise é particularmente descrita em crianças do grupo A ou AB que recebem altas doses de imunoglobulina, notadamente para a doença de Kawasaki, bem como em adultos tratados para a púrpura trombocitopênica trombótica. Um mecanismo semelhante pode levar à hemólise após tratamento com imunoglobulina anti-D para trombocitopenia imune em pacientes RhD-positivos.

Os mecanismos não imunes de hemólise associada à transfusão incluem mecanismos térmicos (HCs superaquecidos ou frios), osmóticos (perfusão hiposmótica concomitante) e mecânicos (relacionados à pressão de filtração nas máquinas de autotransfusão no sistema *cell saver*).

As anemias hemolíticas autoimunes e induzidas por fármacos podem ser exacerbadas pela transfusão e, portanto, mimetizar as reações transfusionais hemolíticas. A transfusão de hemácias com defeitos enzimáticos também pode mimetizar a hemólise imunomediada. De forma notável, as reações hemolíticas graves em pacientes que recebem transfusões em longo prazo para hemoglobinopatias (principalmente doença falciforme) podem precipitar hemólise "*bystander*", ou seja, aquela precipitada por exposição a aloantígenos. Os mecanismos dessa reação transfusional hiper-hemolítica podem consistir em uma resposta inflamatória sistêmica relacionada com a hemólise de hemácias mediada e consequente lise dos precursores das hemácias por macrófagos. Esse processo pode ser imediato ou tardio, com queda dos níveis de hemoglobina abaixo dos valores pré-transfusionais, frequentemente para níveis que ameaçam a vida do paciente. A transfusão adicional de CH normalmente exacerba a hemólise em curso, e provavelmente os Ags alogênicos exógenos (transfundidos) desencadeiam uma hemólise inespecífica adicional.

Reação transfusional febril não hemolítica A reação mais frequentemente associada à transfusão de componentes sanguíneos celulares é a RTFNH. Essa reação caracteriza-se por calafrios e tremores e elevação ≥ 1°C da temperatura corporal e é causada por citocinas pró-inflamatórias no HC ou por anticorpos do receptor dirigidos contra Ags de células do doador presentes no HC. A RTFNH é diagnosticada quando são excluídas outras causas de febre, notadamente infecção e hemólise, no paciente transfundido. A leucorredução, especialmente o pré-armazenamento, pode prevenir a ocorrência de RTFNH. Além disso, o uso de soluções aditivas diminui a frequência de RTFNH associada à transfusão de CP. Em geral, a pré-medicação com antipiréticos demonstrou ser ineficaz na redução da taxa dessas reações e pode mascarar sintomas clínicos relevantes.

Reações alérgicas As reações transfusionais alérgicas são, em sua maioria, leves e incluem exantema, prurido, urticária e edema localizado. Mais raramente, as reações alérgicas podem ser graves a potencialmente fatais, e a ocorrência de reação anafilática pode envolver broncospasmo, desconforto respiratório, hipotensão, náusea, vômitos e choque. As frequências das reações alérgicas leves e graves são de cerca de 100 e cerca de 5 por 105 HCs, respectivamente. As reações alérgicas estão relacionadas à presença de proteínas plasmáticas encontradas nos componentes transfundidos. As reações leves podem ser tratadas pela interrupção temporária da transfusão e pela administração de anti-histamínicos. Os pacientes com história de reação transfusional alérgica devem ser pré-medicados com um anti-histamínico. No entanto, não há consenso sobre essa questão. Os componentes celulares podem ser lavados, a fim de remover o plasma residual para pacientes extremamente sensibilizados. A maior parte da manifestação alérgica pode não depender de anticorpos pré-formados e pode ser atribuída a mediadores solúveis que desencadeiam a liberação de histamina e de serotonina das plaquetas e dos leucócitos. Pode ocorrer reação anafilática após transfusão de apenas alguns mililitros de HC. O tratamento consiste em interromper a transfusão, manter o acesso vascular e administrar epinefrina (0,3-0,5 mg por via subcutânea). Além disso, pode haver necessidade de tratamento adicional com esteroides, anti-histamínicos e broncodilatadores.

Os pacientes com deficiência de IgA (< 1% da população) podem ser sensibilizados a esse isotipo de imunoglobulina e podem correr risco de reações anafiláticas associadas à transfusão de plasma. Como precaução, os indivíduos com deficiência grave de IgA devem receber, quando disponível, plasma deficiente em IgA e HCs celulares lavados. Os pacientes que apresentam reações anafiláticas ou alérgicas repetidas a componentes sanguíneos devem ser testados quanto à deficiência de IgA. Deve-se assinalar que a importância ou até mesmo a realidade desse risco alérgico relacionado à transfusão estão sendo consideradas atualmente.

Doença do enxerto contra o hospedeiro A DECH é uma reação adversa extremamente rara causada por transfusão, embora seja uma complicação frequente do transplante hematopoiético alogênico. A DECH relacionada à transfusão é mediada por linfócitos T enxertados do doador em um receptor incapaz de rejeitar esses linfócitos alogênicos (como em pacientes gravemente imunossuprimidos ou pacientes homozigotos para um haplótipo HLA compartilhado com o doador). Esses linfócitos T do doador interagem com Ags HLA do hospedeiro e deflagram uma resposta imune, que se manifesta clinicamente pelo desenvolvimento, 5 a 10 dias após a transfusão, de citopenia, febre, exantema cutâneo característico, diarreia e anormalidades da função hepática. A DECH associada à transfusão é altamente resistente ao tratamento com terapia imunossupressora, bem como terapia ablativa seguida de transplante de medula óssea alogênico, e é fatal em > 90% dos casos. A prevenção em pacientes de risco baseia-se na irradiação dos HCs celulares (mínimo: 25 Gy) ou no tratamento dos HCs com tecnologia de redução de patógenos, que produz depleção de todas as células vivas no componente. Os pacientes de risco incluem pacientes com imunodeficiência hereditária, pacientes submetidos a transplante hematopoiético autólogo ou alogênico, pacientes tratados com fármacos imunossupressores, como análogos da purina ou pirimidina, anticorpo anti-CD52 ou globulina antitimócito, fetos submetidos a transfusões intrauterinas e receptores de HCs obtidos de sangue de doador parente. Como os concentrados de granulócitos contêm um grande número de linfócitos, eles sempre devem ser irradiados.

Lesão pulmonar aguda relacionada à transfusão A TRALI caracteriza-se pela ocorrência ou agravamento de hipoxia e edema pulmonar não cardiogênico com infiltrados intersticiais bilaterais na radiografia de tórax durante ou nas primeiras 6 horas após a transfusão, embora possam ocorrer casos tardios dentro de até 72 horas. A frequência da TRALI é dependente do HC e varia, em média, de 0,5 a 10 por 10^5 HCs. Pode ser difícil distinguir a TRALI de outras causas de hipoxia, como sobrecarga circulatória, e essa condição está entre as causas mais comuns de fatalidades relacionadas com a transfusão. O tratamento é apenas de suporte. Em geral, a TRALI resulta da transfusão de plasma de doador que contém anticorpos anti-HLA de classe II em altos títulos, que se ligam ao Ag cognato do receptor. Os anticorpos anti-HLA de classe I e antiantígeno de neutrófilo humano (HNA) também podem estar envolvidos. A TRALI mediada por citocinas e quimiocinas na ausência de uma interação mediada por HLA também pode ocorrer. Os leucócitos, particularmente quando estimulados por um componente bacteriano, como o lipopolissacarídeo, ou uma citocina/quimiocina, agregam-se na vasculatura pulmonar e liberam mediadores inflamatórios. Quando implementada, a transfusão de plasma e CPs de doadores do sexo masculino e mulheres doadoras nulíparas ou que já tiveram filhos sem anticorpos anti-HLA reduziu o risco de TRALI de modo substancial. Os fatores do receptor associados a um aumento do risco de TRALI incluem tabagismo, uso crônico de álcool, choque, cirurgia de fígado (transplante), cirurgia para câncer, ventilação mecânica e balanço hídrico positivo.

Púrpura pós-transfusional Essa reação rara (cerca de $1/10^5$ HCs) é definida como um distúrbio hemorrágico relacionado à trombocitopenia, que se desenvolve 5 a 12 dias após a transfusão de CP (e, mais raramente, de CH), predominantemente em mulheres. São encontrados aloanticorpos específicos de plaquetas no receptor, mais frequentemente anti-HPA-1a em indivíduos aloimunizados negativos para HPA-1a. A trombocitopenia tardia é decorrente de um aumento secundário na produção de aloanticorpos. Os mecanismos envolvidos na destruição das próprias plaquetas do paciente permanecem obscuros. O tratamento é, em grande parte, de suporte, mas pode exigir o uso de imunoglobulina polivalente, esteroide ou plasmaférese. Transfusões adicionais de plaquetas podem agravar a trombocitopenia ou podem estar associadas a incrementos precários. A prevenção da recorrência inclui o uso de HCs lavados ou HCs de doadores HPA-compatíveis.

Aloimunização/refratariedade às plaquetas O receptor pode tornar-se aloimunizado contra diversos Ags presentes nos elementos sanguíneos celulares e nas proteínas plasmáticas. Os aloanticorpos contra Ags eritrocitários são detectados durante o teste pré-transfusional e a sua presença pode retardar o achado de produtos compatíveis, com reação cruzada Ag-negativos, para transfusão. As mulheres em idade fértil que são sensibilizadas a Ags eritrocitários (i.e., D, c, E, Kell ou Duffy) correm risco de gerar um feto com doença hemolítica do feto ou do recém-nascido. A compatibilidade Ag é o único teste de seleção pré-transfusão para prevenir a aloimunização de hemácias, que ocorre com uma frequência de cerca de $100/10^5$ transfusões de CH. A aloimunização contra Ags em leucócitos e plaquetas, mais frequentemente anticorpos anti-HLA, pode resultar em refratariedade a transfusões de CP (conforme definido por um baixo aumento da contagem de plaquetas após a transfusão). Uma vez desenvolvida a aloimunização, os CPs HLA-compatíveis (prova cruzada) devem ser preferidos, se disponíveis. Caso contrário, pode-se considerar a administração repetida de CPs a intervalos reduzidos. O uso de HCs celulares leucorreduzidos diminui a incidência de imunização. A refratariedade à transfusão também pode resultar de uma aloimunização anti-HPA, embora seja menos comum. Os fatores do receptor associados à refratariedade a plaquetas incluem febre, esplenomegalia, sangramento, CIVD e medicamentos como anfotericina B. Notavelmente, os CPs armazenados a frio (e criopreservados) têm a sua função hemostática preservada em pacientes com sangramento agudo, apesar dos incrementos precários das plaquetas.

Imunomodulação A transfusão de sangue alogênico pode estar associada à imunossupressão, conforme evidenciado desde o início por um efeito benéfico da transfusão pré-transplante na sobrevida do enxerto renal. A intensidade desse efeito é discutida e, quando presente, é provavelmente atenuada pelo uso de HCs leucorreduzidos. De fato, acredita-se que a imunomodulação relacionada à transfusão seja mediada principalmente por leucócitos do doador, sejam eles transfundidos para o receptor ou submetidos à apoptose durante o armazenamento. Entretanto, os CHs ou os CPs leucorreduzidos ainda liberam mediadores imunomoduladores durante o armazenamento. Esses mediadores, juntamente com as hemácias ou plaquetas transfundidas, podem exercer vários efeitos imunes possivelmente opostos *in vivo*, incluindo imunossupressão e inflamação.

REAÇÕES ADVERSAS NÃO IMUNOLÓGICAS À TRANSFUSÃO

Sobrecarga volêmica A TACO é uma reação transfusional adversa comum e pouco reconhecida. As frequências estimadas variam de cerca de 10 a 1.000 por 10^5 HCs. A TACO é, agora, a principal causa de morte por transfusão desde que o risco de TRALI foi reduzido. Os fatores de risco incluem idade avançada, insuficiência renal, sobrecarga hídrica preexistente, disfunção cardíaca, administração de grande volume de HCs e taxa de transfusão excessiva em relação à tolerância hemodinâmica do paciente. A TACO resulta em dispneia, hipoxia, infiltrados bilaterais e predominantemente alveolares na radiografia de tórax, hipertensão sistólica frequente e peptídeo natriurético cerebral elevado. Além disso, pode ocorrer febre. A prevenção envolve a identificação de pacientes de risco, monitoramento rigoroso, taxa lenta de transfusão (1 CH em 3-4 horas) e uso de diuréticos em pacientes hemodinamicamente estáveis com história de TACO. O tratamento exige a interrupção da transfusão e a administração de oxigênio e diuréticos.

Reações associadas à transfusão maciça/reações de toxicidade a eletrólitos e ao frio As reações relacionadas à transfusão maciça, ou seja, transfusão de 50% do volume total de sangue do paciente em 3 horas ou > 5 a 10 unidades de CHs (mais HCs associados), incluem toxicidade do citrato, hipotermia, hiperpotassemia e coagulopatia dilucional. O citrato, que é comumente usado para anticoagular HCs, quela o cálcio. A hipocalcemia, que se manifesta por parestesia perioral e alterações da função cardíaca, pode resultar de múltiplas transfusões rápidas. Embora o citrato seja rapidamente metabolizado a bicarbonato, pode ser necessária a infusão de cálcio (por meio de acesso separado). A transfusão rápida de HCs ainda a 4°C pode resultar em hipotermia e arritmias cardíacas. O uso de um aquecedor em linha evitará essa complicação. A hemólise durante o armazenamento, o armazenamento mais prolongado e a irradiação aumentam a concentração de potássio na unidade. Os recém-nascidos e os pacientes com insuficiência renal ou outras comorbidades (p. ex., hiperglicemia ou hipocalcemia) correm risco de hiperpotassemia e consequente toxicidade cardíaca aguda. O tratamento consiste em insulina, glicose, gliconato de cálcio e furosemida, e a prevenção inclui o uso de CHs lavados ou com redução do plasma, ou uma idade de armazenamento < 7 a 10 dias, devendo-se evitar o uso de CHs armazenados por > 24 horas após a irradiação.

Sobrecarga de ferro Cada unidade de hemácias contém 200 a 250 mg de ferro. Em receptores submetidos a transfusões frequentes, o acúmulo de ferro não tratado afetará as funções endócrina, hepática e cardíaca. Pode ocorrer morte por insuficiência cardíaca ou arritmia. A sobrecarga de ferro pode ser avaliada por meio de medições da ferritina sérica, ressonância magnética e biópsia hepática. A prevenção e o tratamento desse evento adverso transfusional frequentemente subnotificado dependem de cuidadoso monitoramento e quelação do ferro.

Reações de hipotensão As reações transfusionais hipotensivas agudas são definidas como uma queda abrupta da pressão arterial > 30 mmHg logo após o início da transfusão e rápida resolução uma vez interrompida a transfusão, sem intervenção adicional. Além disso, podem ocorrer reações respiratórias, gastrintestinais ou alérgicas leves. A frequência estimada é de 1 a $10/10^5$ HCs. Essas reações podem resultar da geração de cininas vasoativas nos HCs, e a sua ocorrência é mais provável em pacientes hipertensos que tomam inibidores da enzima conversora de angiotensina (ECA), que, portanto, são menos capazes de metabolizar a bradicinina. Após a resolução, o mesmo hemocomponente não deve ser reiniciado. A mudança de um inibidor da ECA para um fármaco alternativo deve ser considerada para pacientes que necessitam de transfusões adicionais.

Reações adversas transfusionais de imputabilidade incerta A enterocolite necrosante, que é comum em recém-nascidos prematuros ou de muito baixo peso ao nascer, foi descrita em casos raros em estreita associação temporal com a transfusão de hemácias. Todavia, a causalidade de qualquer associação ainda precisa ser verificada, assim como a eficácia de suspender a alimentação durante a transfusão, de modo a prevenir essa complicação. A síndrome da encefalopatia posterior reversível é uma síndrome rara, caracterizada por sintomas neurológicos agudos e reversíveis, relacionados com o edema cerebral vasogênico subcortical. Foi descrita até 10 dias após a transfusão de hemácias, principalmente em mulheres com anemia grave (e de longa duração). O prognóstico é, com mais frequência, favorável, embora tenha sido relatada a ocorrência de distúrbios neurológicos irreversíveis. A prevenção pode incluir evitar a correção rápida da anemia crônica grave. Mais uma vez, a causalidade ainda precisa ser estabelecida.

REAÇÕES ADVERSAS INFECCIOSAS

A triagem de doadores envolve a seleção de doadores saudáveis sem estilos de vida de alto risco, condições médicas ou exposição a patógenos transmissíveis. Os testes são realizados em sangue doado para detectar a presença de agentes infecciosos testando os anticorpos relevantes ou detectando diretamente a presença de agentes infecciosos, mais frequentemente por teste de amplificação do ácido nucleico. A sensibilidade crescente dos métodos de teste reduziu progressivamente o período de "janela" logo após a infecção, durante o qual um vírus indetectável e de baixo título pode estar presente no sangue e resultar em infecção transmitida por transfusão.

A infecção bacteriana transmitida por transfusão continua sendo uma preocupação significativa, notadamente com CPs armazenados à temperatura ambiente, o que possibilita a proliferação bacteriana e resulta em aumento do risco durante o armazenamento. Entretanto, algumas bactérias Gram-negativas, como *Yersinia*, podem crescer a 4°C e, portanto, podem estar implicadas em infecções relacionadas à transfusão de CH. Os receptores

TABELA 113-6 ■ Eventos adversos infecciosos relacionados com a transfusão

Patógeno		Prevalência da doação (/10^4 doações de sangue)	Medidas preventivas (além da suspensão do doador)	Prevalência de infecção em receptores (/10^6 de hemoderivados transfundidos)
Bactéria	Bactérias piogênicas	CP: 10-20	Assepsia, desvio dos 10-30 mL iniciais de sangue, detecção de bactérias, redução de patógenos (para CP)	Sepse: CP: 5-30; com detecção bacteriana: 2-20; com redução de patógenos: < 0,5 CH: < 0,2
	Treponema pallidum (sífilis)	Cerca de 1[a]	Sorologia[b,c]	< 0,1
Vírus	HIV-1/2	Cerca de 0,1	Sorologia, NAT (+/– p24 Ag)[b,c]	0,1-1[d]
	HBV	Cerca de 0,5	Sorologia, NAT[b,c]	< 0,5 (3 sem NAT)[d]
	HCV	0,2-1,2	Sorologia, NAT[b,c]	< 0,1-1[d]
	HTLV-1/2	0,05-0,1[a]	Sorologia, desleucocitação do HC[b,c]	0,1-0,3[d]
	HEV	0-10 (em regiões endêmicas)	NAT	Regiões endêmicas: < 0,1 com NAT; foi relatada uma taxa de transmissão de doadores infectados de cerca de 50%
	CMV	Indeterminado	Sorologia, desleucocitação do HC[b,c]	< 0,1 em HCs desleucocitados
	Parvovírus B19	Cerca de 0,5 com DNA viral > 10^6 UI/mL,[e] até 100 geral	NAT	A maioria dos adultos é imune ao parvovírus B19; foi relatado até 0,12% em adultos soronegativos
	Vírus do Nilo Ocidental	Até 3 em regiões endêmicas de alta estação[a]	NAT[b]	Regiões endêmicas de alta estação: < 1 com NAT
Parasita	*Plasmodium* (malária)	Cerca de 4 (40-50 em doadores em regiões endêmicas)[a]	Sorologia (o NAT pode estar disponível em breve)	< 0,1 em regiões não endêmicas
	Babesia	Cerca de 90 (em regiões endêmicas)[a]	Sorologia (a implementação do NAT está em andamento)	ND (0,04% dos doadores podem estar dentro do período de janela de sorologia)
	Trypanosoma cruzi (doença de Chagas)	Cerca de 0,14 em doadores/mães de regiões endêmicas[a]	Sorologia	ND

[a]Avaliação com base na soropositividade, isto é, incluindo uma porcentagem variável de indivíduos que não abrigam o patógeno no sangue. [b]As medidas de prevenção também podem incluir a redução de patógenos (para CP e plasma). [c]As medidas de prevenção também podem incluir uma quarentena do HC (criopreservado) aguardando uma sorologia negativa em uma doação subsequente (para plasma). [d]Risco residual estimado. [e]Risco de transfusão considerado ausente abaixo desse limiar.

Nota: Outros patógenos associados a infecções transmitidas por transfusão em uma frequência muito baixa incluem arbovírus diferentes do vírus do Nilo Ocidental (dengue, vírus zika), hepatite A, herpes-vírus humano 8, vírus da encefalite japonesa, complexo do vírus da encefalite transmitido por carrapatos e príon responsável pela doença de Creutzfeldt-Jakob variante (4 casos no Reino Unido, no contexto da epidemia da encefalopatia espongiforme bovina, antes da implementação da desleucocitação sistemática).

Siglas: Ag, antígeno; CH, concentrado de hemácias; CMV, citomegalovírus; CP, concentrado de plaquetas; HBV, vírus da hepatite B; HC, hemocomponente; HCV, vírus da hepatite C; HEV, vírus da hepatite E, HTLV, vírus de leucemia de células T humanas; NAT, teste de detecção do ácido nucleico; ND, não determinado.

de HCs contaminados podem desenvolver febre e calafrios abruptos (durante a transfusão e até várias horas depois), que podem evoluir para choque séptico, CIVD e morte. A endotoxina formada dentro do HC pode estar implicada. Após coleta de amostra para cultura bacteriana, devem-se iniciar imediatamente antibióticos de amplo espectro.

A redução de patógenos das plaquetas e do plasma – e, talvez, logo também de hemácias – oferece um meio adicional de diminuir os riscos de infecção por transfusão. Embora sejam efetivos para uma ampla variedade de patógenos, esses processos são mais frequentemente ineficazes para esporos bacterianos e vírus não envelopados, como vírus da hepatite A (HAV), parvovírus B19 e vírus da hepatite E (HEV). As informações pós-doação fornecidas pelo doador (i.e., febre que ocorre nas primeiras 24 horas após a doação) podem permitir que os hemocomponentes envolvidos sejam colocados em quarentena e fornecer uma medida de segurança adicional.

As infecções transmitidas por transfusão são cada vez mais raras. Entretanto, podem ocorrer riscos infecciosos novos ou anteriormente não identificados, conforme destacado pelo surgimento da infecção pelo vírus do Nilo Ocidental e babesiose associadas à infecção no início dos anos 2000 nos Estados Unidos, bem como a hepatite E associada à transfusão no início dos anos 2010 na Europa. Essas ocorrências exigem programas de vigilância ativa e implementação apropriadas de medidas de redução, como testes adicionais, redução de patógenos e critérios de adiamento relacionados a doadores que viajaram. Juntamente com o vírus do Nilo Ocidental, várias outras infecções relacionadas a arbovírus, possivelmente transmissíveis por transfusão de sangue, são endêmicas ou estão envolvidas em grandes surtos epidêmicos. Apesar de estarem possivelmente presentes no sangue nas fases assintomáticas da doença, os casos documentados de infecções transmitidas por transfusão envolvendo esses arbovírus são muito raros (zika), sem impacto clínico discernível (dengue) ou ausente (chikungunya). A via de infecção (i.e., intravenosa vs. picada de mosquito), a dose do patógeno, a capacidade de sobreviver no HC, a temperatura e a duração do armazenamento, o estado imune do receptor e os tratamentos em andamento podem afetar a capacidade de um patógeno no doador provocar doença no receptor. As frequências estimadas de infecções relevantes por transfusões em doadores e de infecções transmitidas por transfusões estão relacionadas na Tabela 113-6. Essas frequências dependem fortemente de variáveis, como epidemiologia local, regras de deferimento de doadores, medidas de redução de risco e relatórios de dados, e podem variar consideravelmente.

ALTERNATIVAS E PERSPECTIVAS

Além de promover indicações apropriadas para transfusão, os programas de gerenciamento de sangue do paciente destacaram várias estratégias para para evitar a transfusão, como tratamento de anemia e/ou deficiência de ferro antes de cirurgia, minimização da perda de sangue e otimização da massa eritrocitária do paciente. A eritropoietina estimula a produção de eritrócitos em pacientes com anemia decorrente de insuficiência renal crônica ou de outras condições, dessa forma evitando ou reduzindo a necessidade de transfusão. Foi demonstrado que os agonistas dos receptores de trombopoietina reduzem as necessidades de transfusão de plaquetas em decorrência de trombocitopenia induzida por quimioterapia. A terapia gênica em pacientes com doença falciforme ou talassemia major oferecem um potencial de reduzir acentuadamente as necessidades de transfusão. No futuro, células sanguíneas derivadas de células-tronco, como eritrócitos ou plaquetas, poderão se tornar uma alternativa apropriada para doadores de sangue raro.

É importante ressaltar que as questões relacionadas com a segurança das transfusões evoluíram de modo substancial e agora abrangem totalmente a eficiência das transfusões. São necessários novos meios de avaliar a eficácia da transfusão. Bancos de dados biológicos e populacionais em grande escala, relacionados com doadores de sangue e pacientes transfundidos, também serão úteis para avaliar e compreender a base da eficácia das transfusões. O cuidado transfusional ideal poderá exigir, em breve, uma consideração de novos critérios em relação às características dos doadores, hemocomponentes e/ou receptores.

Agradecimentos *Os autores agradecem a Jeffery S. Dzieczkowski e Kenneth C. Anderson, que foram coautores do capítulo na edição anterior e iniciaram a caminhada para a escrita deste capítulo.*

LEITURAS ADICIONAIS

Carson JL et al: Indications for and adverse effects of red-cell transfusion. N Engl J Med 377:1261, 2017.

Delaney M et al: Transfusion reactions: Prevention, diagnosis, and treatment. Lancet 388:2825, 2016.

Panch SR et al: Hemolytic transfusion reactions. N Engl J Med 381:150, 2019.

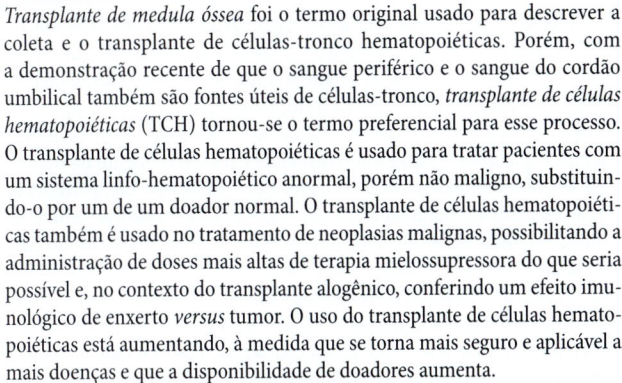

114 Transplante de células hematopoiéticas

Frederick R. Appelbaum

Transplante de medula óssea foi o termo original usado para descrever a coleta e o transplante de células-tronco hematopoiéticas. Porém, com a demonstração recente de que o sangue periférico e o sangue do cordão umbilical também são fontes úteis de células-tronco, *transplante de células hematopoiéticas* (TCH) tornou-se o termo preferencial para esse processo. O transplante de células hematopoiéticas é usado para tratar pacientes com um sistema linfo-hematopoiético anormal, porém não maligno, substituindo-o por um de um doador normal. O transplante de células hematopoiéticas também é usado no tratamento de neoplasias malignas, possibilitando a administração de doses mais altas de terapia mielossupressora do que seria possível e, no contexto do transplante alogênico, conferindo um efeito imunológico de enxerto *versus* tumor. O uso do transplante de células hematopoiéticas está aumentando, à medida que se torna mais seguro e aplicável a mais doenças e que a disponibilidade de doadores aumenta.

O Center for International Blood and Marrow Transplant Research (*http://www.cibmtr.org*) estima que, no mundo todo, tenham sido realizados 100 mil transplantes em 2020. A frequência de transplantes varia amplamente entre os países, com uma estreita associação das taxas de transplante com a renda nacional bruta (RNB) *per capita*. Entretanto, até mesmo entre países com RNB *per capita* semelhante, são observadas diferenças substanciais no que concerne à frequência de transplante, indicações com base na doença e escolha do tipo de doador.

CÉLULA-TRONCO HEMATOPOIÉTICA

Várias características da célula-tronco hematopoiética tornam o transplante clinicamente possível, como sua notável capacidade de regeneração, a capacidade de se fixar no espaço medular após a injeção intravenosa e a possibilidade de criopreservação da célula-tronco (Cap. 96). O transplante de uma única célula-tronco pode substituir todo o sistema linfo-hematopoiético de um camundongo adulto. Em seres humanos, o transplante de uma pequena porcentagem do volume de medula óssea de um doador resulta na substituição completa e prolongada de todo o sistema linfo-hematopoiético do receptor, incluindo todas as hemácias, granulócitos, linfócitos B e T e plaquetas, bem como células que pertencem à população de macrófagos fixos, como células de Kupffer do fígado, macrófagos alveolares pulmonares, osteoclastos, células de Langerhans da pele e células da microglia no cérebro. A capacidade da célula-tronco hematopoiética de se fixar na medula óssea após a injeção intravenosa é mediada, em parte, por uma interação entre o CXCL12, também conhecido como fator derivado da célula estromal 1, produzido pelas células do estroma medular, e o receptor de α-quimiocina CXCR4 encontrado nas células-tronco. O guiamento (*homing*) também é influenciado pela interação de moléculas da superfície celular, denominadas *selectinas*, incluindo as selectinas E e L presentes nas células endoteliais da medula óssea, com seus ligantes, as *integrinas*, como a VLA-4 nas células hematopoiéticas imaturas. As células-tronco hematopoiéticas humanas têm a capacidade de sobreviver ao congelamento e ao descongelamento com pouco ou nenhum dano, possibilitando a remoção e a conservação de parte da medula óssea do próprio paciente para reinfusão após o tratamento com terapia mielotóxica em doses altas.

CATEGORIAS DE TRANSPLANTE DE CÉLULAS HEMATOPOIÉTICAS

O transplante de células hematopoiéticas pode ser descrito de acordo com a relação entre o paciente e o doador e de acordo com a fonte anatômica das células-tronco. Em cerca de 1% dos casos, os doadores são gêmeos idênticos (doadores singênicos). Nessas situações, não existe risco de doença do enxerto contra o hospedeiro (DECH) e, diferentemente do uso de medula óssea autóloga, também não há risco de contaminação das células-tronco com células tumorais.

O *transplante alogênico* envolve um doador e um receptor que não são geneticamente idênticos. Após sua realização, as células imunes, transplantadas com as células-tronco ou que se desenvolvem a partir delas, podem reagir contra o receptor, produzindo a DECH. De outro modo, se o esquema imunossupressor de preparação utilizado antes do transplante for inadequado, as células imunocompetentes do paciente poderão levar à rejeição do enxerto. Os riscos dessas complicações são acentuadamente influenciados pelo grau de compatibilidade entre doador e receptor quanto às moléculas de antígeno leucocitário humano (HLA) codificadas por genes do complexo principal de histocompatibilidade.

As moléculas do HLA são responsáveis pela ligação de proteínas antigênicas e pela sua apresentação às células T. Os antígenos apresentados pelas moléculas HLA podem derivar de fontes exógenas (p. ex., nas infecções) ou podem ser proteínas endógenas. Se os indivíduos não forem HLA-compatíveis, as células T de um indivíduo reagirão fortemente contra o HLA incompatível, ou "antígenos principais", do outro. Mesmo se forem HLA-compatíveis, as células T do doador poderão reagir a diferentes antígenos endógenos ou "antígenos menores" apresentados pelo HLA do receptor. As reações a antígenos menores tendem a ser menos intensas. Os genes de maior importância nos transplantes incluem HLA-A, B, C e D; esses genes estão estreitamente ligados e, portanto, tendem a ser herdados como haplótipos, com rara ocorrência de *crossover* entre eles. Por conseguinte, as chances de um irmão consanguíneo ser compatível com o paciente são de 1 em 4, e a probabilidade de que o paciente tenha um irmão HLA-idêntico é de 1 – (0,75)*n*, em que *n* é igual ao número de irmãos.

Após um transplante entre irmãos HLA-idênticos, com as técnicas atuais, o risco de rejeição de enxerto é de 1 a 3%, e o de DECH aguda grave e potencialmente fatal é de cerca de 15% A incidência dessas complicações aumenta progressivamente com o uso de parentes doadores incompatíveis para 1, 2 ou 3 antígenos. Diferentemente do transplante com incompatibilidade de apenas 1 antígeno, a sobrevida após transplantes com incompatibilidade de 2 ou 3 antígenos é significativamente reduzida. Abordagens mais recentes para a profilaxia da DECH, incluindo o uso de altas doses de ciclofosfamida pós-transplante, tornam possível o transplante entre pares de doadores/receptores que compartilham apenas um haplótipo HLA. Desde a formação do National Marrow Donor Program e de outros registros, doadores não aparentados e compatíveis para HLA podem ser identificados em muitos casos. Os genes que codificam os antígenos do HLA são polimorfos, razão pela qual a probabilidade de que dois indivíduos não aparentados sejam HLA-idênticos é baixíssima, da ordem de menos de 1 em 10.000. Entretanto, ao recrutar > 30 milhões de doadores voluntários, podem ser encontrados doadores HLA-compatíveis para cerca de 60% dos pacientes, com taxas mais elevadas entre brancos e menores entre minorias e pacientes de raça mista. Em média, são necessários 3 a 4 meses para completar uma pesquisa e efetuar um transplante com doador não aparentado. Com os avanços na tipagem de HLA e medidas assistenciais de suporte, a sobrevida após o transplante de doador não aparentado compatível é essencialmente igual à obtida com irmãos HLA-compatíveis.

O transplante alogênico de células hematopoiéticas pode ser realizado através das barreiras sanguíneas ABO pela remoção das isoaglutininas e/ou hemácias incompatíveis do enxerto do doador. Entretanto, dependendo da direção da incompatibilidade, podem ocorrer hemólise das células do doador por isoaglutininas persistentes no hospedeiro ou hemólise dos eritrócitos do receptor por isoaglutininas presentes no enxerto ou desenvolvidas a partir dele, apesar do processamento adequado do produto celular do doador.

O *transplante autólogo* envolve a remoção e a conservação das células-tronco do próprio paciente, com reinfusão após terapia mieloablativa em doses altas. Ao contrário do transplante alogênico, não há risco de

 DECH ou de rejeição do enxerto. Por outro lado, o transplante autólogo não apresenta o efeito enxerto *versus* tumor (EVT), e as células-tronco autólogas coletadas podem ser contaminadas com células tumorais, aumentando o risco de recidiva. Foram desenvolvidas técnicas para "purificar" produtos autólogos de células tumorais, porém nenhum ensaio clínico prospectivo randomizado demonstrou que tais abordagens possam reduzir as taxas de recidiva ou melhorar a sobrevida global ou livre de doença. Inicialmente, a medula óssea aspirada das cristas ilíacas posterior e anterior era a fonte de células-tronco hematopoiéticas para transplante. Costuma-se coletar 1,5 a 5×10^8 células nucleadas da medula óssea por quilograma para transplante alogênico. Vários estudos constataram uma melhora da sobrevida após transplante de um número maior de células da medula óssea, tanto de irmãos quanto de doadores não aparentados compatíveis. As células-tronco hematopoiéticas circulam no sangue periférico em concentrações muito baixas. Após a administração de um fator de crescimento mieloide, como o fator estimulador das colônias de granulócitos (G-CSF), bem como durante a recuperação da quimioterapia intensiva, observa-se um aumento acentuado na concentração de células progenitoras hematopoiéticas no sangue, medida pelas unidades formadoras de colônias ou pela expressão do antígeno CD34. Esse aumento possibilita a coleta de quantidades adequadas de células-tronco do sangue periférico para transplante. Os doadores são tratados com fator de crescimento hematopoiético durante 4 ou 5 dias, e, a seguir, coletam-se as células-tronco em uma ou duas sessões de aférese de 4 horas. O transplante autólogo de > $2,5 \times 10^6$ células CD34 por quilograma, um número que pode ser coletado na maioria dos casos, permite um enxerto rápido e duradouro em praticamente todos os casos. Nos 10 a 20% dos pacientes que não conseguem mobilizar um número suficiente de células CD34+ apenas com fator de crescimento, pode ser útil a adição de plerixafor, um antagonista de CXCR4. O bloqueio de CXCR4 permite que mais células-tronco escapem da medula óssea. Quando comparada ao uso de medula autóloga, a utilização de células-tronco do sangue periférico resulta em recuperação hematopoiética mais rápida. Embora essa recuperação mais rápida diminua a taxa de morbidade do transplante, nenhum estudo mostrou aumento da sobrevida.

No transplante alogênico, o uso de células-tronco do sangue periférico, mobilizadas por fatores de crescimento, também resulta em pega mais rápida do enxerto do que o observado com células-tronco da medula; porém, apresenta maior risco de DECH crônica, devido à contaminação por células T do doador. Com doadores irmãos compatíveis, o aumento da DECH crônica é compensado pela redução das taxas de recidiva e de mortalidade sem recidiva, resultando em melhora da sobrevida global. No entanto, em transplantes de doador não aparentado compatível, o uso de sangue periférico resulta em mais DECH crônica, sem sobrevida compensatória, favorecendo o uso da medula óssea nessa situação.

O sangue do cordão umbilical contém alta concentração de células progenitoras hematopoiéticas, possibilitando seu uso como fonte de células-tronco. O transplante de sangue do cordão umbilical de membros da família tem sido usado quando há indicação imediata de transplante, o que inviabiliza a espera dos 9 ou mais meses necessários para que o lactente amadureça até o ponto de doar a medula óssea. Essa prática resulta em recuperação da contagem periférica mais lenta do que a obtida com a medula óssea, porém com menor incidência de DECH, talvez refletindo o número baixo de células T no sangue do cordão. Foram criados vários bancos de sangue de cordão para a coleta e a conservação do sangue do cordão umbilical para possível transplante em pacientes não aparentados. Atualmente, > 800.000 unidades estão criopreservadas e disponíveis para uso. As vantagens do sangue de cordão de doador não aparentado são a rápida disponibilidade e a menor reatividade imune, permitindo o uso de unidades parcialmente compatíveis, o que é de particular importância para aqueles sem doador não aparentado compatível. O risco de falha do enxerto e a taxa de mortalidade relacionada ao transplante estiveram associados à quantidade de células do sangue do cordão por quilograma, o que anteriormente restringia o transplante de sangue de um único cordão umbilical para o tratamento de pacientes pediátricos e adultos pequenos. Ensaios clínicos subsequentes constataram que, para pacientes sem unidades de cordão umbilical apropriadas, o uso de transplantes duplos de cordão diminui o risco de falha do enxerto e a mortalidade precoce, mesmo quando há a pega de apenas um dos transplantes. Tendo em vista as taxas de sobrevida semelhantes observadas com doadores de sangue do cordão umbilical não aparentados e compatíveis e membros da família haploidênticos, pode-se encontrar agora uma fonte de células-tronco alogênicas para quase todos os tipos de pacientes que necessitam de transplante (Tabela 114-1).

TABELA 114-1 ■ Probabilidade de identificar um doador com base na origem de células-tronco e etnia do paciente

	Adulto não aparentado		Cordão umbilical de doador não aparentado	Haploidêntico
Etnia	8/8[a]	7/8[a]	≥ 4/6[b]	
Branco	75%	90%	> 95%	95%
Hispânico	35%	75%	95%	95%
Negro	18%	70%	90%	95%

[a]Compatibilidade para HLA-A, B, C e DRB1. [b]Compatibilidade para HLA-A, B e DRB1.

ESQUEMA DE PREPARAÇÃO PARA O TRANSPLANTE

O esquema de tratamento administrado a pacientes imediatamente antes do transplante tem por objetivo erradicar a doença subjacente e, no caso de transplante alogênico, produzir imunossupressão adequada para evitar a rejeição da medula óssea transplantada. O esquema terapêutico apropriado depende do contexto da doença e da fonte do enxerto. Por exemplo, quando se realiza um transplante para o tratamento da imunodeficiência combinada severa e o doador é um irmão histocompatível, não há necessidade de tratamento, já que não é preciso erradicar células do hospedeiro, estando o paciente suficientemente imunossuprimido para não rejeitar a medula transplantada. Na anemia aplásica, também não há populações de células para serem erradicadas, e a administração de doses altas de ciclofosfamida e globulina antitimócito produz imunossupressão suficiente para que o paciente possa receber o enxerto medular. Na presença de talassemia e anemia falciforme, adicionam-se altas doses de bussulfano à ciclofosfamida, a fim de erradicar a hematopoiese hiperplásica do hospedeiro. Foram desenvolvidos vários esquemas para o tratamento de doenças malignas. A maioria deles inclui agentes com alta atividade contra o tumor em questão em doses convencionais e que causam mielossupressão como toxicidade dose-dependente. Tais esquemas comumente incluem bussulfano, ciclofosfamida, melfalana, tiotepa, carmustina, etoposídeo e irradiação corporal total em várias combinações.

Embora os esquemas de tratamento em altas doses tenham sido a abordagem inicial do transplante para neoplasias malignas, a compreensão de que grande parte do efeito antitumoral do transplante provém de uma resposta de EVT imunologicamente mediada levou os pesquisadores a indagar se o uso de esquemas de condicionamento de menor intensidade poderia ser efetivo e mais tolerável. As evidências de um efeito EVT originam-se de estudos que mostram taxas de recidiva pós-transplante mais baixas nos pacientes que desenvolvem DECH aguda e crônica, mais altas nos pacientes sem DECH e ainda mais elevadas nos receptores de medula óssea alogênica sem células T ou singênica. A demonstração de que remissões completas podem ser obtidas em muitos pacientes que recidivaram após o transplante, administrando simplesmente linfócitos viáveis oriundos do doador original, fortaleceu ainda mais o argumento favorável a um efeito EVT potente. Foram estudados diversos esquemas alternativos, desde métodos não mieloablativos, que consistem no mínimo necessário para se obter o enxerto (p. ex., fludarabina, mais 200 cGy de irradiação corporal total), e que causariam apenas mielossupressão transitória se não fosse realizado o transplante, até os esquemas de intensidade reduzida, que levariam à mielossupressão significativa, porém não necessariamente fatal na ausência de transplante (p. ex., fludarabina mais melfalana). Até o presente, os estudos evidenciaram que o enxerto pode ser alcançado com rapidez e menor toxicidade do que no transplante convencional. Respostas sustentadas completas foram registradas em muitos pacientes, em particular naqueles com neoplasias hematológicas de evolução mais lenta. Em geral, as taxas de recidiva são maiores após o condicionamento de intensidade reduzida, porém a mortalidade relacionada ao transplante é menor, favorecendo o uso desse condicionamento em pacientes com comorbidades. Os esquemas em altas doses são preferidos para aqueles com maior capacidade de tolerar o tratamento, particularmente se os pacientes tiverem qualquer evidência de doença ativa no momento do transplante.

PROCEDIMENTO DE TRANSPLANTE

Em geral, a medula óssea é coletada das cristas ilíacas posteriores e, algumas vezes, anteriores, com anestesia geral ou raquidiana. São aspirados 10 a 15 mL/kg da medula óssea, que são colocados em meio heparinizado e filtrados através de telas de 0,3 e 0,2 mm para remoção de gordura e espículas ósseas. A medula coletada pode passar por processamento adicional, dependendo da situação clínica, como a remoção de eritrócitos para prevenir hemólise em transplantes ABO-incompatíveis, remoção das células T do doador para evitar o desenvolvimento de DECH ou tentativas de remoção das possíveis células tumorais contaminantes no transplante autólogo. A doação de medula óssea é um procedimento seguro, com raríssimos relatos de complicações.

As células-tronco do sangue periférico são coletadas por leucaférese após o tratamento do doador com fatores de crescimento hematopoiético ou, no caso de transplante autólogo, após o tratamento combinado de quimioterapia e fatores de crescimento. As células-tronco para transplante são infundidas através de um cateter venoso central de grosso calibre. Essas infusões costumam ser bem toleradas, embora ocasionalmente os pacientes manifestem febre, tosse ou dispneia. Em geral, tais sintomas desaparecem ao se reduzir a taxa de infusão. Quando o produto contendo as células-tronco for criopreservado com dimetilsulfóxido, os pacientes podem apresentar náusea ou vômitos de curta duração, devido ao sabor (e odor) do crioprotetor.

PEGA DO ENXERTO E RECONSTITUIÇÃO IMUNE

As contagens celulares do sangue periférico alcançam o nadir (valor mínimo) no decorrer de dias a 1 semana após o transplante, em consequência do esquema de preparação; em seguida, as células produzidas pelas células-tronco transplantadas começam a aparecer no sangue periférico. A taxa de recuperação depende da fonte das células-tronco e do uso de fatores de crescimento após o transplante. Se a fonte for a medula óssea, ocorrerá, em média, recuperação de 100 granulócitos/μL no dia 16, e 500/μL no dia 22. O uso de células-tronco do sangue periférico mobilizadas pelo G-CSF acelera a taxa de recuperação em cerca de 1 semana, em comparação com a medula óssea. Já a pega do enxerto após transplante de sangue do cordão umbilical pode ocorrer com um atraso de cerca de 1 semana. O uso de fator de crescimento mieloide após o transplante pode acelerar a recuperação em 3 a 5 dias. As contagens de plaquetas recuperam-se logo após os granulócitos.

Enquanto os granulócitos e outros componentes da imunidade inata recuperam-se rapidamente após transplante de células hematopoiéticas, a imunidade adaptativa, que consiste na imunidade celular (células T) e humoral (células B), pode levar 1 a 2 anos para se recuperar por completo. A sobrevida e a expansão periférica das células T do doador constituem o principal mecanismo para a recuperação das células T nos primeiros meses após a realização do transplante de células hematopoiéticas, e resultam principalmente em células T CD8+ com repertório limitado. Depois de vários meses, a geração *de novo* de células T CD4+ e CD8+ derivadas do doador torna-se dominante, fornecendo um conjunto de células T mais diverso. As contagens de células B recuperam-se dentro de 6 meses após transplante autólogo de células hematopoiéticas e dentro de 9 meses após transplante alogênico. Em geral, a recuperação imune ocorre mais rapidamente após transplante autólogo de células hematopoiéticas e após enxertos não modificados, em comparação com a depleção de células T *in vivo* ou *ex vivo*.

Após o transplante alogênico, pode-se documentar a pega do enxerto com o uso de hibridização por fluorescência *in situ* dos cromossomos sexuais se o doador e o receptor forem de gêneros diferentes, ou por meio de análise de polimorfismos de repetição em *tandem* curtos após a amplificação do DNA.

COMPLICAÇÕES APÓS O TRANSPLANTE DE CÉLULAS HEMATOPOIÉTICAS

Quimiorradiotoxicidade direta precoce O esquema de preparação para transplante pode causar um espectro de toxicidades agudas, que variam de acordo com a intensidade do esquema e os agentes administrados, mas que frequentemente incluem náuseas, vômitos e eritema cutâneo leve (Fig. 114-1). A ciclofosfamida em altas doses pode resultar em cistite hemorrágica, que pode ser evitada por irrigação vesical ou pela administração do composto sulfidrila mercaptoetanossulfonato (MESNA). A maioria dos esquemas de preparação em altas doses resulta em mucosite oral, que costuma surgir 5 a 7 dias após o transplante, exigindo, muitas vezes, analgesia com opioides. O uso de dispositivo para analgésicos controlado pelo paciente proporciona maior conforto e resulta em menor dose cumulativa do medicamento. O fator de crescimento dos queratinócitos (palifermina) pode diminuir a duração da mucosite em vários dias após o transplante autólogo. Os pacientes começam a apresentar queda dos cabelos 5 a 6 dias após o transplante e, em 1 semana, apresentam pancitopenia profunda.

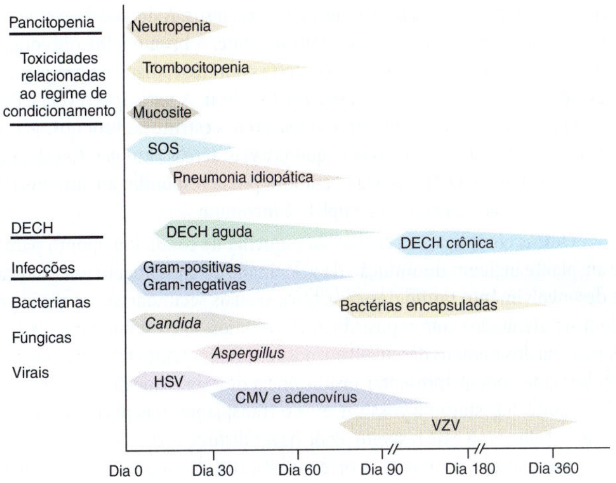

FIGURA 114-1 Principais complicações do transplante de medula óssea. CMV, citomegalovírus; DECH, doença do enxerto contra o hospedeiro; HSV, herpes-vírus simples; SOS, síndrome de obstrução sinusoidal (anteriormente doença veno-oclusiva); VZV, vírus varicela-zóster. O tamanho da área sombreada reflete de maneira aproximada o período de risco para a complicação.

Dependendo da intensidade do esquema de condicionamento, 3 a 10% dos pacientes poderão apresentar síndrome de obstrução sinusoidal (SOS) do fígado (anteriormente chamada de doença veno-oclusiva), que resulta da lesão citotóxica direta do endotélio hepático venular e sinusoidal, com subsequente depósito de fibrina e desenvolvimento de um estado de hipercoagulabilidade local. Essa cadeia de eventos leva a hepatomegalia dolorosa à palpação, ascite, icterícia e retenção hídrica. Tais sintomas podem surgir em qualquer momento durante o primeiro mês pós-transplante, com o pico de incidência no dia 16. Os fatores predisponentes incluem exposição prévia à quimioterapia intensiva, hepatite pré-transplante de qualquer natureza e uso de esquemas de condicionamento mais intensos. A taxa de mortalidade da SOS é de cerca de 30%, por insuficiência hepática progressiva culminando em síndrome hepatorrenal terminal. O tratamento da SOS grave com defibrotida, um polidesoxirribonucleotídeo, reduz a mortalidade.

Embora a maioria dos casos de pneumonia que ocorrem logo após o transplante seja causada por agentes infecciosos, em uma pequena porcentagem de pacientes observa-se o desenvolvimento de pneumonia intersticial difusa, que resulta da toxicidade direta dos esquemas de condicionamento em altas doses. O lavado broncoalveolar evidencia hemorragia alveolar, e as biópsias caracterizam-se por lesão alveolar difusa, embora alguns casos possam exibir um padrão claramente intersticial. Glicocorticoides em altas doses antifator de necrose tumoral são utilizados como tratamento, mas não há estudos clínicos randomizados que avaliem seu uso.

A microangiopatia trombótica é observada em 5 a 10% dos pacientes e surge cerca de 1 mês após o transplante. A síndrome caracteriza-se pela presença de esquistócitos no esfregaço de sangue periférico, elevação da lactato-desidrogenase, trombocitopenia e lesão renal aguda, como resultado de lesão endotelial e ativação do complemento. Como se acredita que os inibidores da calcineurina contribuem para a patogênese da síndrome, a mudança dos esquemas imunossupressores pode ser efetiva. Em alguns casos, os pacientes respondem ao eculizumabe.

Quimiorradiotoxicidade direta tardia Dois tipos de doença pulmonar crônica ocorrem em pacientes > 3 meses após o transplante de células hematopoiéticas. A pneumonia em organização criptogênica é uma doença pulmonar restritiva, caracterizada por tosse seca, dispneia e exame de imagem de tórax demonstrando a presença de infiltrado difuso. A biópsia revela a presença de tecido de granulação nos espaços alveolares e pequenas vias aéreas, sem identificação de agentes infecciosos. A doença é reversível e responde aos corticosteroides satisfatoriamente. A bronquiolite obliterante é uma doença obstrutiva que se manifesta com tosse, dispneia progressiva e evidências radiológicas de alçaponamento de ar. A patologia revela a presença de colágeno e de tecido de granulação nas estruturas brônquicas e ao seu redor, com obliteração das pequenas vias aéreas. Em geral, a doença está associada à DECH crônica e, embora possa responder ao aumento da imunossupressão, a reversão completa é incomum.

Outras complicações tardias do esquema de condicionamento para o transplante incluem diminuição da velocidade de crescimento em crianças e desenvolvimento tardio dos caracteres sexuais secundários, os quais podem ser atenuados com reposição de hormônios do crescimento e sexuais. A maioria dos homens desenvolve azoospermia, enquanto mulheres na pós-puberdade podem apresentar insuficiência ovariana, que deve ser tratada. No entanto, a gestação é possível após o transplante, e as pacientes devem ser aconselhadas a esse respeito. Pode haver disfunção da tireoide, em geral bem compensada. A catarata ocorre em 10 a 20% dos pacientes, sendo mais comum naqueles tratados com irradiação corporal total e nos que recebem terapia com glicocorticoides para tratamento de DECH. A necrose asséptica da cabeça do fêmur é observada em 10% dos pacientes e é particularmente frequente após terapia crônica com glicocorticoides. As quimiorradiotoxicidades, tanto agudas quanto tardias (exceto aquelas associadas aos glicocorticoides e a outros agentes usados para tratar a DECH), são consideravelmente menos frequentes em receptores de esquemas de condicionamento com intensidade reduzida quando comparados com altas doses.

Falha do enxerto Geralmente, obtém-se um enxerto completo e duradouro após o transplante, porém, em certas ocasiões, a função da medula óssea não retorna ou, depois de um breve período de enxerto, é perdida. A falha de pega do enxerto após o transplante autólogo pode resultar de um número inadequado de células-tronco transplantadas, de lesão durante o tratamento *ex vivo* ou criopreservação ou da exposição do paciente a agentes mielotóxicos após o transplante. As infecções por citomegalovírus (CMV) ou pelo herpes-vírus humano 6 também estão associadas à perda da função medular. A falha do enxerto após o transplante alogênico pode decorrer da rejeição imunológica do enxerto por células imunocompetentes do hospedeiro. Em geral, acredita-se que essa rejeição seja, em grande parte, mediada por células T, porém a presença de anticorpos anti-HLA específicos do doador no paciente está associada a uma pega precária do enxerto, estando recomendado o rastreamento de anticorpos anti-HLA dirigidos para o doador nos receptores antes do transplante. A rejeição do enxerto de origem imunológica é mais comum após o uso de esquemas de condicionamento menos imunossupressores, em receptores de células-tronco com depleção de células T e em pacientes que recebem enxertos de doadores ou de sangue de cordão umbilical HLA-incompatíveis.

O tratamento da falha de pega do enxerto consiste na remoção de todos os agentes potencialmente mielotóxicos do esquema terapêutico, e na administração de fator de crescimento mieloide por curto período, como prova terapêutica. A persistência de linfócitos do hospedeiro após o transplante alogênico com falha do enxerto indica rejeição imunológica. Nesses pacientes, a reinfusão de células-tronco do doador geralmente não é bem-sucedida, a menos que seja precedida de um segundo esquema imunossupressor de condicionamento. Devido aos efeitos tóxicos cumulativos, os esquemas padronizados de condicionamento em altas doses são mal tolerados quando administrados dentro de 100 dias após o primeiro transplante, mas podem-se utilizar esquemas de menor intensidade em alguns casos.

Doença do enxerto contra o hospedeiro A DECH aguda ocorre nos primeiros 3 meses após o transplante, com um pico de incidência em torno de 4 semanas, e caracteriza-se por exantema maculopapular eritematoso, anorexia e/ou diarreia persistentes e hepatopatia com níveis séricos elevados de bilirrubina, alanina e aspartato-aminotransferase, bem como de fosfatase alcalina. Como muitos distúrbios podem simular a DECH aguda, geralmente o diagnóstico requer a realização de biópsia cutânea, hepática ou endoscópica para confirmação. Em todos esses sítios, ocorrem lesão endotelial e infiltrados linfocitários. Na pele, a epiderme e os folículos pilosos são lesionados; no fígado, os pequenos ductos biliares exibem ruptura segmentar; e, nos intestinos, pode-se encontrar destruição das criptas e ulceração da mucosa. A Tabela 114-2 mostra um sistema de classificação usado para a DECH aguda. A doença de grau I tem pouca relevância clínica, não modifica a sobrevida e não necessita de tratamento. Por outro lado, os graus II a IV de DECH estão associados a sintomas importantes e à menor sobrevida, exigindo terapia agressiva. A incidência de DECH aguda é mais alta nos receptores de células-tronco oriundas de doadores incompatíveis ou não aparentados, em pacientes idosos e naqueles incapazes de receber doses plenas dos fármacos usados para prevenir a doença.

Atualmente, a abordagem-padrão para a prevenção da DECH é a administração pós-transplante de um inibidor da calcineurina (ciclosporina ou tacrolimo) em associação com um antimetabólito (metotrexato ou micofenolato de mofetila). O acréscimo de imunoglobulina antilinfócitos T (ATG) pode reduzir a incidência da DECH, porém não demonstrou melhorar a sobrevida. Outras abordagens que estão sendo testadas em estudos de fase III incluem o acréscimo de sirolimo ao esquema-padrão de dois fármacos, a remoção de subgrupos ou de todas as células T do inóculo de células-tronco e a administração de ciclofosfamida vários dias após o transplante, no esforço de obter uma depleção das células T alorreativas.

Apesar da profilaxia, observa-se o desenvolvimento de DECH aguda em cerca de 30% dos receptores de células-tronco de irmãos compatíveis. Os fatores associados a um maior risco de DECH aguda incluem incompatibilidade HLA entre receptor e doador, idade do paciente e do doador, uso de esquemas de preparação mais intensos e uso de doadoras multíparas. Presumivelmente, as mulheres multíparas têm mais alorreatividade devido a gestações de fetos geneticamente díspares. A ruptura da microbiota intestinal, que leva à perda da diversidade e ao crescimento excessivo de um único táxon, está associada a maior risco de DECH e mortalidade associada ao transplante. Foram identificados biomarcadores, incluindo ST2, REG32 e TNF R1, que são capazes de predizer a gravidade da DECH aguda. A doença é tratada com prednisona, em dose diária de 1 a 2 mg/kg. Nos pacientes com DECH aguda que não respondem à prednisona, pode-se utilizar o inibidor de JAK2 oral ruxolitinibe.

A DECH crônica ocorre entre 3 meses e 2 anos após o transplante alogênico, em 20 a 50% dos receptores. É mais comum em pacientes idosos, com o uso de sangue periférico em vez de medula óssea como fonte de células-tronco, em receptores de células-tronco de doadores não compatíveis ou não aparentados e naqueles com episódio prévio de DECH aguda. A doença assemelha-se a um distúrbio autoimune com exantema malar, síndrome sicca, artrite, bronquiolite obliterante e degeneração dos ductos biliares com

TABELA 114-2 ■ Estadiamento e classificação clínica da doença do enxerto contra o hospedeiro aguda

Estadiamento clínico	Pele	Fígado—bilirrubina, λmol/L (mg/dL)	Intestino
1	Exantema < 25% da superfície corporal	34-51 (2-3)	Diarreia 500-1.000 mL/dia
2	Exantema em 25-50% da superfície corporal	51-103 (3-6)	Diarreia 1.000-1.500 mL/dia
3	Eritrodermia generalizado	103-257 (6-15)	Diarreia > 1.500 mL/dia
4	Descamação e bolhas	> 257 (> 15)	Íleo
Graduação clínica global	**Estágio cutâneo**	**Estágio hepático**	**Estágio intestinal**
I	1-2	0	0
II	1-3	1	1
III	1-3	2-3	2-3
IV	2-4	2-4	2-4

colestase. Às vezes, a DECH crônica leve pode ser tratada com terapias locais (glicocorticoides tópicos e solução oftálmica de ciclosporina). A doença mais grave exige terapia sistêmica, com prednisona isoladamente ou em associação com ciclosporina. O ibrutinibe pode ser efetivo em pacientes cuja doença não responde à terapia inicial. As taxas de mortalidade pela DECH crônica estão em torno de 15%, podendo variar entre 5 e 50% dependendo da intensidade. Na maioria dos pacientes, a DECH crônica regride, mas podem ser necessários 1 a 3 anos de terapia imunossupressora antes que esses agentes sejam suspensos sem haver recidiva da doença. Como são suscetíveis a infecções significativas, os pacientes que apresentam DECH crônica devem receber tratamento profilático com sulfametoxazol-trimetoprima, e todas as infecções suspeitas devem ser prontamente investigadas e tratadas de maneira agressiva.

Embora se utilize a data de início antes ou depois de 3 meses de transplante para diferenciar DECH aguda e crônica, alguns pacientes desenvolverão DECH aguda após 3 meses (DECH aguda de início tardio), enquanto outros apresentarão concomitantemente sinais e sintomas de DECH aguda e crônica (síndrome de sobreposição). Até o momento, não há dados que sugiram que esses pacientes devam ser tratados de maneira diferente daqueles com as apresentações clássicas.

Entre 3 e 5% dos pacientes desenvolverão um distúrbio autoimune após transplante alogênico de células hematopoiéticas, mais comumente anemia hemolítica autoimune ou púrpura trombocitopênica idiopática. Doador não aparentado e DECH crônica são fatores de risco, mas distúrbios autoimunes foram relatados em pacientes sem DECH evidente. O tratamento é feito com prednisona, ciclosporina ou rituximabe.

Infecção Os pacientes após transplante, particularmente o alogênico, necessitam de abordagens especiais no que concerne às infecções. Logo após o transplante, os pacientes apresentam neutropenia profunda, e, devido ao elevado risco de infecções bacterianas, a maioria dos centros utiliza antibióticos de amplo espectro quando a contagem de granulócitos cai para < 500/μL. A profilaxia contra infecções fúngicas reduz as taxas de infecção e melhora a sobrevida global. Com frequência, o fluconazol é utilizado para pacientes com risco moderado, devendo-se considerar a profilaxia com outros fúngicos (voriconazol ou posaconazol) para pacientes de maior risco, como aqueles com história pregressa de infecção fúngica. Os pacientes soropositivos para o herpes-vírus simples devem receber profilaxia com aciclovir. Uma abordagem para profilaxia da infecção é apresentada na Tabela 114-3. Apesar das medidas profiláticas, a maioria dos pacientes apresenta febre e sinais de infecção após o transplante, devendo o tratamento ser orientado por aspectos individuais de cada paciente e características da instituição.

As infecções no hospedeiro imunocomprometido são discutidas no Capítulo 143.

Uma vez estabelecido o enxerto, a incidência de infecção bacteriana diminui; todavia, os pacientes, em particular os receptores de transplante alogênico, continuam sob risco importante de infecção. Durante o período que se estende da pega do enxerto até cerca de 3 meses após a realização do transplante, as causas mais comuns de infecção são bactérias Gram-positivas, fungos (principalmente *Aspergillus*) e vírus, como o CMV. A infecção pelo CMV, outrora frequentemente fatal, pode ser evitada nos receptores soronegativos pelo uso de hemocomponentes soronegativos ou de produtos que tiveram os leucócitos removidos. Nos pacientes soropositivos ou submetidos à transplante de doadores soropositivos, utiliza-se a profilaxia ou terapia preventiva. O letermovir, administrado nos primeiros 3 meses após o transplante, é efetivo como profilaxia. Uma abordagem alternativa é monitorar a reativação do CMV por meio de ensaios séricos de reação em cadeia da polimerase para DNA viral e tratar a reativação preventivamente com ganciclovir antes do desenvolvimento de doença clínica. O foscarnete mostra-se efetivo em alguns pacientes que desenvolvem antigenemia ou infecção pelo CMV, apesar do uso de ganciclovir, ou que não conseguem tolerar o fármaco; entretanto, o seu uso pode estar associado a uma deficiência grave de eletrólitos.

TABELA 114-3 ■ Profilaxia de infecção em receptores de transplante alogênico

Microrganismo	Agente	Abordagem
Bactérias	Levofloxacino	750 mg/dia VO ou IV
Fungos	Fluconazol	400 mg/dia VO até o dia 75 pós-transplante
Pneumocystis jirovecii	Sulfametoxazol-trimetoprima	1 comprimido VO 2×/dia 2 dias/semana até o dia 180 ou até suspensão da imunossupressão
Viral		
Herpes simples	Aciclovir	800 mg VO 2×/dia até o dia 30
Varicela-zóster	Aciclovir	800 mg VO 2×/dia até o dia 365
Citomegalovírus	Ganciclovir	5 mg/kg IV 2×/dia durante 7 dias; em seguida, 5 mg/kg/dia 5 dias/semana até o dia 100

A pneumonia por *Pneumocystis jiroveci*, anteriormente encontrada em 5 a 10% dos pacientes, pode ser evitada mediante profilaxia com sulfametoxazol-trimetoprima oral por 1 semana antes do transplante, com reinício após a pega do enxerto.

Os vírus respiratórios que causam infecções adquiridas na comunidade, incluindo vírus sincicial respiratório (VSR), vírus parainfluenza, vírus influenza e metapneumovírus, podem representar risco importante para o paciente transplantado, podendo ser fatais. É fundamental evitar o contato com visitantes ou profissionais de saúde sintomáticos. Os inibidores da neuraminidase mostram-se efetivos contra infecções pelo vírus influenza. Às vezes, utiliza-se a ribavirina inalada para o VSR.

O risco de infecção diminui consideravelmente dentro de 3 meses após o transplante, a menos que ocorra DECH crônica que exija imunossupressão contínua. A maioria dos centros de transplante recomenda a manutenção da profilaxia com sulfametoxazol-trimetoprima enquanto os pacientes estiverem recebendo agentes imunossupressores, além de monitoramento cuidadoso, devido à possibilidade de reativação tardia do CMV. Além disso, a maior parte dos centros também recomenda profilaxia contra o vírus varicela-zóster com aciclovir durante 1 ano após o transplante. Os pacientes devem ser revacinados contra tétano, difteria, *Haemophilus influenzae*, poliomielite e pneumonia pneumocócica, iniciando 12 meses após o transplante, e contra sarampo, caxumba e rubéola (MMR), vírus varicela-zóster e pertússis em 24 meses.

TRATAMENTO

Doenças não malignas

As indicações baseadas em evidências para o transplante de células hematopoiéticas foram publicadas por diversas organizações e são guiadas não apenas por fatores relacionados com a doença, mas também pelas comorbidades, questões socioeconômicas, disponibilidade de cuidadores e doadores e pela preferência do paciente.

IMUNODEFICIÊNCIAS

Ao substituir as células-tronco anormais por células de um doador normal, o transplante de células hematopoiéticas pode curar pacientes portadores de uma variedade de distúrbios por imunodeficiência, incluindo imunodeficiência combinada grave, síndrome de Wiskott-Aldrich e síndrome de Chédiak-Higashi. A maior experiência tem sido com a imunodeficiência combinada severa, em que se esperam taxas de cura de 90% com doadores HLA-idênticos. Também foram relatadas taxas de sucesso de 50 a 70% utilizando-se genitores haplótipo-incompatíveis como doadores (Tab. 114-4).

ANEMIA APLÁSICA

O transplante a partir de irmãos compatíveis após um esquema de condicionamento com ciclofosfamida em doses altas e globulina antitimócito pode curar até 90% dos pacientes com idade < 40 anos que apresentam anemia aplásica grave. Os resultados indivíduos com idade superior a 40 anos e em receptores de medula óssea de familiar incompatível ou não aparentado são menos favoráveis; portanto, recomenda-se uma prova terapêutica com agentes imunossupressores antes de se considerar a realização do transplante nesses casos. O transplante é eficaz em todas as formas de anemia aplásica, incluindo as síndromes associadas à hemoglobinúria paroxística noturna e à anemia de Fanconi. Os pacientes com anemia de Fanconi são anormalmente sensíveis aos efeitos tóxicos de agentes alquilantes e, desse modo, devem-se utilizar esquemas preparatórios menos intensivos (Cap. 102).

TABELA 114-4 ■ Taxas estimadas de sobrevida em 5 anos após o transplante[a]

Doença	Alogênico, %	Autólogo, %
Imunodeficiência combinada severa	90	N/A
Anemia aplásica	90	N/A
Talassemia	90	N/A
Leucemia mieloide aguda		
Primeira remissão	55-60	50
Segunda remissão	40	30
Leucemia linfocítica aguda		
Primeira remissão	50	40
Segunda remissão	40	30
Leucemia mieloide crônica		
Fase crônica	70	DI
Fase acelerada	40	DI
Crise blástica	15	DI
Leucemia linfocítica crônica	50	DI
Mielodisplasia	45	DI
Mieloma múltiplo – terapia inicial	N/A	60
Linfoma não Hodgkin		
Primeira recidiva/segunda remissão	40	40
Doença de Hodgkin		
Primeira recidiva/segunda remissão	40	50

[a]Essas estimativas, em geral, têm como base dados relatados pelo International Bone Marrow Transplant Registry. A análise não foi revisada por seu Comitê Consultivo.
Siglas: DI, dados insuficientes; N/A, não aplicável.

HEMOGLOBINOPATIAS

O transplante de medula óssea de um irmão HLA-idêntico após o esquema preparatório com bussulfano e ciclofosfamida pode curar 80 a 90% dos pacientes com talassemia *major*. Melhores resultados são esperados quando os pacientes são submetidos ao transplante antes do desenvolvimento de hepatomegalia ou de fibrose portal, e se tiverem recebido terapia adequada de quelação do ferro. Nesses pacientes, a sobrevida em 5 anos e a sobrevida livre de doença é de 95 e 90%, respectivamente. Embora seja possível uma sobrevida prolongada com terapia quelante agressiva, o transplante é o único tratamento curativo da talassemia. O transplante é potencialmente curativo para pacientes com anemia falciforme. Foram relatadas taxas de sobrevida em 2 anos e de sobrevida livre de doença de 95 e 85%, respectivamente, após transplante com medula de irmão compatível ou sangue de cordão. Apesar da difícil decisão quanto à indicação e ao momento de realização, o transplante representa uma opção razoável para crianças e adultos jovens que sofrem complicações da anemia falciforme, incluindo acidente vascular cerebral, dor vascular oclusiva recorrente, doença pulmonar ou nefropatia falciforme (Cap. 98).

OUTRAS DOENÇAS NÃO MALIGNAS

Teoricamente, o transplante de células hematopoiéticas deve ser capaz de curar qualquer doença que resulte de um erro inato do sistema linfo-hematopoiético. O transplante tem sido utilizado com sucesso no tratamento dos distúrbios congênitos de leucócitos, como síndrome de Kostmann, doença granulomatosa crônica e deficiência de adesão leucocitária. As anemias congênitas, como a anemia de Blackfan-Diamond, também podem ser curadas com o transplante. Como a penetrância de alguns estados de insuficiência medular congênita é variável, deve-se realizar um cuidadoso rastreamento dos doadores aparentados potenciais antes do seu uso, para assegurar que não estejam acometidos. A osteopetrose maligna infantil se deve à incapacidade de reabsorção óssea pelos osteoclastos e, como tais células derivam da medula óssea, o transplante pode ser uma opção terapêutica para a cura.

O transplante de células hematopoiéticas tem sido utilizado como tratamento para diversas doenças de depósito causadas por deficiências enzimáticas, como doença de Gaucher, síndrome de Hurler, síndrome de Hunter e leucodistrofia metacromática infantil. O transplante nessas doenças não é uniformemente bem-sucedido, porém o tratamento no início de sua evolução, antes da ocorrência de lesão irreversível de órgãos, aumenta a probabilidade de sucesso.

O transplante está sendo explorado como tratamento para os distúrbios autoimunes adquiridos graves. Esses experimentos baseiam-se em estudos que demonstraram que o transplante pode reverter distúrbios autoimunes em modelos animais, bem como na observação de que alguns pacientes com distúrbios autoimunes e neoplasias malignas hematológicas coexistentes apresentaram cura de ambas as doenças com o transplante. Em um ensaio clínico prospectivo randomizado, foi constatado que pacientes com esclerodermia grave tiveram uma melhora da sobrevida global e livre de eventos quando tratados com transplante de células hematopoiéticas.

TRATAMENTO

Doenças malignas

LEUCEMIA AGUDA

O transplante alogênico de células hematopoiéticas cura 15 a 20% dos pacientes que não obtêm uma resposta completa após quimioterapia de indução para a leucemia mieloide aguda (LMA) e é a única forma de tratamento passível de curar esses pacientes. Por conseguinte, todos os pacientes portadores de LMA candidatos a transplante devem ter o tipo HLA determinado logo após o diagnóstico, de modo a possibilitar a realização de transplante de células hematopoiéticas quando não se obtém remissão da doença. Taxas de cura de 30 a 35% são observadas nos pacientes transplantados na segunda remissão ou na primeira recidiva. Os melhores resultados do transplante alogênico são obtidos quando ele é aplicado durante a primeira remissão, com taxas de sobrevida livre de doença de 55 a 60%. As metanálises de estudos que comparam o transplante de doador aparentado compatível com a quimioterapia para pacientes adultos com LMA e idade < 60 anos mostraram uma melhor sobrevida com o transplante. Essa vantagem é maior para aqueles com LMA de risco desfavorável, não ocorrendo quando a doença tem melhor prognóstico. Embora o transplante de células hematopoiéticas possa ser realizado em pacientes com até 75 anos de idade e possivelmente mais, não existem ensaios clínicos prospectivos que o comparem com a quimioterapia para pacientes idosos. O papel do transplante autólogo no tratamento da LMA é menos definido. As taxas de recorrência da doença com essa modalidade de transplante são maiores do que as vistas após o transplante alogênico, e as taxas de cura são um pouco menores.

À semelhança dos pacientes com LMA, os adultos com leucemia linfocítica aguda (LLA) que não obtêm uma resposta completa à quimioterapia de indução podem ser curados em 15 a 20% dos casos com transplante imediato. As taxas de cura atingem 30 a 50% na segunda remissão, e, desse modo, o transplante pode ser recomendado a adultos que apresentam doença persistente após a quimioterapia de indução ou àqueles que sofrem recidiva subsequente. O transplante realizado na primeira remissão está associado a uma taxa de cura de cerca de 55%. O transplante parece oferecer uma vantagem de sobrevida sobre a quimioterapia para pacientes com doença de alto risco, conforme definido pelo perfil molecular. Ainda há controvérsias sobre a realização de transplante em adultos com doença de risco-padrão durante a primeira remissão ou se ele deve ser reservado para o momento da recidiva. O transplante autólogo está associado a uma maior taxa de recidiva, porém a um risco ligeiramente menor de mortalidade sem recidiva, em comparação com o transplante alogênico. De modo geral, o transplante autólogo não possui um papel definido para a LLA na primeira remissão; para pacientes em segunda remissão, a maioria dos especialistas recomenda o uso de células-tronco alogênicas se houver um doador apropriado disponível.

LEUCEMIA CRÔNICA

O transplante alogênico de células hematopoiéticas está indicado para pacientes com leucemia mieloide crônica (LMC) que não responderam à terapia com dois ou mais inibidores da tirosina-cinase. Nesses casos, pode-se esperar uma taxa de cura de 70%. O transplante de células hematopoiéticas também é recomendado para pacientes com LMC que apresentam ou que progridem para a fase acelerada ou crise blástica, embora sejam observadas menores taxas de cura nesses pacientes (Cap. 105).

Apesar da possibilidade de cura ao se realizar transplante alogênico para pacientes com leucemia linfocítica crônica (LLC), ele não foi extensamente estudado, devido à natureza crônica da doença, ao perfil etário dos pacientes e, mais recentemente, à disponibilidade de múltiplas terapias efetivas. Nos casos em que foi utilizado, foram obtidas remissões completas na maioria dos pacientes, com taxas de sobrevida livre de doença de cerca de 50% em 3 anos, apesar do estágio avançado da doença no momento do transplante.

MIELODISPLASIA E DISTÚRBIOS MIELOPROLIFERATIVOS

Entre 20 e 65% dos pacientes com mielodisplasia apresentam cura com o transplante alogênico. Os resultados são melhores entre os mais jovens e com doença menos avançada. No entanto, os pacientes com mielodisplasia em fase inicial podem viver por períodos prolongados sem intervenção, de maneira que o transplante é reservado para pacientes com um escore Int-2 no Sistema de Escore Prognóstico Internacional (IPSS, de International Prognostic Scoring System) e com outras características de prognóstico sombrio (Cap. 102). O transplante alogênico de células hematopoiéticas pode curar pacientes com mielofibrose primária ou mielofibrose secundária à policitemia vera ou trombocitemia essencial, e foram relatadas taxas de sobrevida livre de progressão em 5 anos de mais de 65%. Podem ser necessários muitos meses para a resolução da fibrose.

LINFOMA

Os pacientes com linfoma não Hodgkin disseminado de grau intermediário ou alto que não foram curados pela quimioterapia de primeira linha e são submetidos a transplante durante a primeira recidiva ou a segunda remissão ainda podem ser curados em 40 a 50% dos casos. Isso representa nítida vantagem sobre os resultados obtidos com a quimioterapia de resgate com dose convencional. Ainda não foi estabelecido se os pacientes com doença de alto risco se beneficiam da realização de transplante durante a primeira remissão. A maioria dos especialistas prefere o uso do transplante autólogo ao alogênico para os pacientes com linfoma não Hodgkin de grau intermediário ou alto, visto que ocorrem menos complicações com essa abordagem e a sobrevida parece ser equivalente. Embora o transplante autólogo resulte em taxas elevadas de resposta em pacientes com linfoma não Hodgkin indolente recorrente, novos agentes terapêuticos estão disponíveis para esses casos e fazem com que o papel do transplante permaneça incerto. Os esquemas de condicionamento de intensidade reduzida, seguidos de transplante alogênico, produzem altas taxas de respostas completas e duradouras em pacientes com linfomas indolentes recorrentes.

O papel do transplante na doença de Hodgkin se assemelha ao do linfoma não Hodgkin de grau intermediário ou alto. Com o transplante, a sobrevida livre de doença em 5 anos varia de 20 a 30% em pacientes que nunca obtiveram uma primeira remissão com quimioterapia convencional, e atinge 70% para os submetidos ao transplante durante a segunda remissão. O transplante não tem papel definido na doença de Hodgkin durante a primeira remissão.

MIELOMA

Os pacientes com mieloma que progride após terapia de primeira linha podem, algumas vezes, beneficiar-se do transplante alogênico ou autólogo. Estudos randomizados prospectivos demonstraram que a inclusão do transplante autólogo como parte da terapia inicial resulta em melhora da sobrevida global e livre de doença. Um benefício adicional é observado com o uso da terapia de manutenção com lenalidomida após o transplante. O uso da modalidade autóloga, seguida de transplante alogênico não mieloablativo, produziu resultados mistos.

TUMORES SÓLIDOS

Os pacientes com câncer de testículo que não respondem à quimioterapia de primeira linha com derivados da platina podem obter a cura em cerca de 50% dos casos se forem tratados com quimioterapia em altas doses e suporte de células-tronco autólogas, um resultado melhor do que o obtido com a quimioterapia de resgate em baixas doses. O uso dessa abordagem terapêutica está sendo estudado para outros tumores sólidos, como neuroblastoma e sarcomas pediátricos. Como na maioria das outras situações, os melhores resultados foram obtidos em pacientes com graus limitados de doença e nos quais o tumor remanescente permanece sensível à quimioterapia em doses convencionais. Foram realizados poucos estudos clínicos randomizados sobre transplante nessas doenças.

RECIDIVA APÓS TRANSPLANTE

Os pacientes que recidivam após transplante autólogo às vezes respondem à quimioterapia adicional e podem ser candidatos a possível transplante alogênico, principalmente se a remissão foi prolongada após o tratamento inicial. Dispõe-se de várias opções para os pacientes que sofrem recidiva após o transplante alogênico. O tratamento com infusões de linfócitos não irradiados do doador resulta em respostas completas em até 75% dos pacientes com leucemia mieloide crônica, em 40% das mielodisplasias, 25% dos casos de LMA e 15% dos mielomas. As principais complicações desse tratamento incluem mielossupressão transitória e desenvolvimento de DECH, os quais dependem do número de linfócitos do doador infundidos e do esquema das infusões, sendo observada menor incidência de DECH com doses mais baixas e fracionadas.

LEITURAS ADICIONAIS

Hourigan CS et al: Impact of conditioning intensity of allogeneic transplantation for acute myeloid leukemia with genomic evidence of residual disease. J Clin Oncol 38:1273, 2020.

Jagasia M et al: Ruxolitinib for the treatment of steroid-refractory acute GVHD (REACH1): A multicenter, open-label phase 2 trial. Blood 135:1739, 2020.

Majhail NS et al: Indications for autologous and allogeneic hematopoietic cell transplantation: Guidelines from the American Society for Blood and Marrow Transplantation. Biol Blood Marrow Transplant 21:1863, 2015.

Marty FM et al: Letermovir prophylaxis for vytomegalovirus in hematopoietic-cell transplantation. N Engl J Med 377:2433, 2017.

McDonald GB et al: Survival, nonrelapse mortality, and relapse-related mortality after allogeneic hematopoietic cell transplantation: Comparing 2003-2007 versus 2013-2017 cohorts. Ann Intern Med 172:229, 2020.

Miklos D et al: Ibrutinib for chronic graft-versus-host disease after failure of prior therapy. Blood 130:2243, 2017.

Peled JU et al: Microbiota as predictor of mortality in allogeneic hematopoietic-cell transplantation. N Engl J Med 382:822, 2020.

Sullivan KM et al: Myeloablative autologous stem-cell transplantation for severe scleroderma. N Engl J Med 378:35, 2018.

Zeiser R, Blazar BR: Acute graft-versus-host disease - biologic process, prevention, and therapy. N Engl J Med 377:2167, 2017.

Zeiser R, Blazar BR: Pathophysiology of chronic graft-versus-host disease and therapeutic targets. N Engl J Med 377:2565, 2017.

Seção 3 Distúrbios da hemostasia

115 Distúrbios das plaquetas e da parede vascular

Barbara A. Konkle

A hemostasia é um processo dinâmico no qual as plaquetas e as paredes dos vasos sanguíneos desempenham papéis fundamentais. As plaquetas são ativadas por meio de sua adesão ao fator de von Willebrand (FvW) e ao colágeno exposto no subendotélio após uma lesão. A ativação das plaquetas também é mediada pelas forças de cisalhamento geradas pelo próprio fluxo sanguíneo, principalmente nas áreas em que há alterações das paredes dos vasos; esse processo de ativação também é afetado pelo estado inflamatório do endotélio. A superfície das plaquetas ativadas constitui a principal estrutura fisiológica para a ativação dos fatores da coagulação, resultando em maior ativação das plaquetas e formação de fibrina. As influências genéticas e adquiridas que atuam nas plaquetas e nas paredes dos vasos, assim como nos sistemas de coagulação e fibrinolítico, determinam se o resultado será hemostasia normal, sangramento ou distúrbios da coagulação.

PLAQUETA

As plaquetas são liberadas pelos megacariócitos, provavelmente sob influência do fluxo sanguíneo nos seios capilares. A contagem normal de plaquetas varia de 150.000 a 450.000/μL. O principal regulador da produção de plaquetas é o hormônio trombopoietina (TPO), sintetizado no fígado e outros órgãos. A síntese desse hormônio aumenta com a inflamação e, principalmente, sob ação da interleucina 6. A TPO liga-se a seu receptor presente nas plaquetas e nos megacariócitos e, em seguida, é removida da circulação. Desse modo, a quantidade reduzida de plaquetas e megacariócitos na circulação aumenta o nível da TPO, que estimula, então, a produção plaquetária. As plaquetas circulam com sobrevida média de 7 a 10 dias. Cerca de um terço das plaquetas estão localizadas no baço, e essa fração aumenta proporcionalmente ao tamanho do baço, embora as contagens raramente diminuam para < 40.000/μL à medida que as dimensões do órgão aumentam.

As plaquetas são fisiologicamente muito ativas, mas não possuem núcleo e, por essa razão, têm capacidade limitada de sintetizar proteínas novas.

O endotélio vascular normal contribui para evitar a trombose ao inibir a função plaquetária (Cap. 65). Quando o endotélio vascular é lesionado, esses efeitos inibitórios são suplantados, e as plaquetas aderem à superfície da íntima exposta, principalmente por meio do FvW, uma grande proteína polimérica presente no plasma e na matriz extracelular do subendotélio da parede vascular. A adesão das plaquetas resulta na geração de sinais intracelulares, que levam à ativação do receptor de glicoproteína (Gp) IIb/IIIa ($\alpha_{IIb}\beta_3$) das plaquetas e, consequentemente, à agregação plaquetária.

As plaquetas ativadas liberam o conteúdo dos seus grânulos, que incluem nucleotídeos, proteínas de adesão, fatores de crescimento e procoagulantes, que atuam para promover a agregação plaquetária e a coagulação sanguínea e que influenciam as condições que envolvem a formação dos trombos. Durante a agregação plaquetária, outras plaquetas são recrutadas ao local da lesão, levando à formação de trombos plaquetários oclusivos. O tampão de plaquetas é estabilizado pela rede de fibrina que se desenvolve simultaneamente em consequência da ativação da cascata da coagulação.

PAREDE VASCULAR

As células endoteliais revestem a superfície de todo o sistema circulatório, totalizando 1 a 6×10^{13} células, um número suficiente para cobrir uma superfície equivalente a cerca de seis quadras de tênis. O endotélio é fisiologicamente ativo e controla a permeabilidade vascular, o fluxo de moléculas e nutrientes biologicamente ativos, as interações das células sanguíneas com a parede vascular, a resposta inflamatória e a angiogênese.

Em condições normais, o endotélio proporciona uma superfície antitrombótica (Cap. 65), porém transforma-se rapidamente em uma estrutura protrombótica quando estimulado, o que promove a coagulação, inibe a fibrinólise e ativa as plaquetas. Em muitos casos, os vasodilatadores derivados do endotélio também são inibidores plaquetários (p. ex., óxido nítrico), e, por outro lado, os vasoconstritores liberados pelo endotélio (p. ex., endotelina) também podem ativar as plaquetas. O efeito final da vasodilatação e da inibição da função plaquetária é assegurar a fluidez sanguínea, já o efeito final da vasoconstrição e da ativação plaquetária é promover a trombose. Por essa razão, a fluidez do sangue e a hemostasia são reguladas pelo equilíbrio entre as propriedades antitrombóticas/protrombóticas e vasodilatadoras/vasoconstritoras das células endoteliais.

DISTÚRBIOS DAS PLAQUETAS

TROMBOCITOPENIA

A trombocitopenia pode ser causada por um ou mais dos três processos seguintes: (1) redução da produção pela medula óssea; (2) sequestro, em geral no baço aumentado; e/ou (3) aumento da destruição das plaquetas. Os distúrbios da produção podem ser hereditários ou adquiridos. Durante a avaliação de um paciente com trombocitopenia, uma etapa fundamental é examinar o esfregaço de sangue periférico e descartar a possibilidade de "pseudotrombocitopenia", principalmente nos pacientes sem causa evidente para a trombocitopenia. A pseudotrombocitopenia (Fig. 115-1*B*) é um artefato *in vitro*, que resulta da aglutinação das plaquetas por anticorpos (em geral IgG, mas também IgM e IgA) quando a concentração do cálcio é reduzida pela coleta do sangue em ácido etilenodiaminotetracético (EDTA) (o anticoagulante presente nos tubos [de tampa roxa] usados para coletar amostras de sangue para hemograma completo [HC]). Se a contagem das plaquetas de uma amostra de sangue anticoagulada com EDTA estiver baixa, o esfregaço de sangue deve ser examinado, e a contagem repetida deve ser realizada em outra amostra obtida com citrato de sódio (tubo de

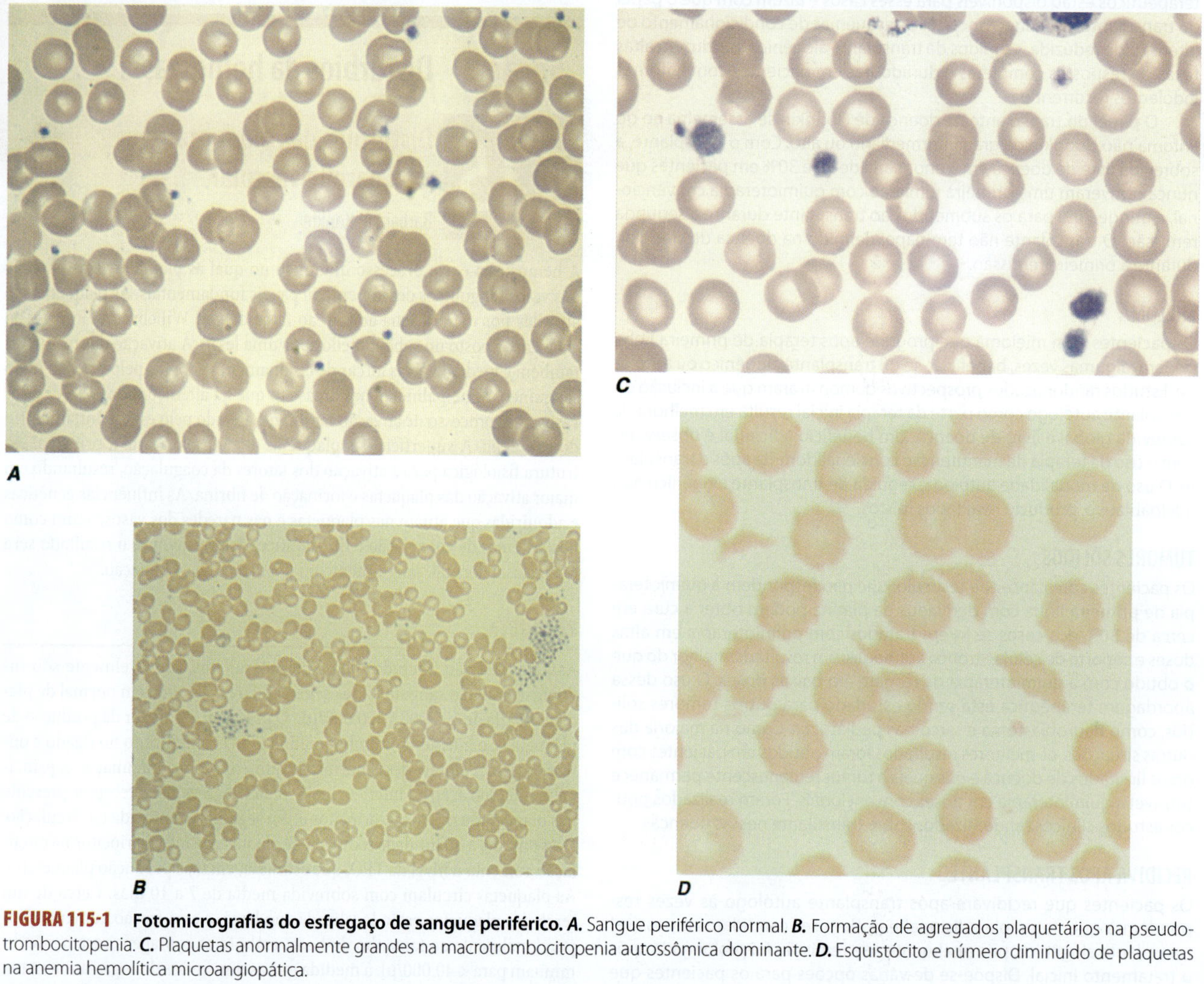

FIGURA 115-1 Fotomicrografias do esfregaço de sangue periférico. *A.* Sangue periférico normal. ***B.*** Formação de agregados plaquetários na pseudotrombocitopenia. ***C.*** Plaquetas anormalmente grandes na macrotrombocitopenia autossômica dominante. ***D.*** Esquistócito e número diminuído de plaquetas na anemia hemolítica microangiopática.

tampa azul) ou heparina (tubo de tampa verde), ou pode-se examinar uma amostra recém-coletada de sangue sem anticoagulante, como por punção da polpa digital.

ABORDAGEM AO PACIENTE
Trombocitopenia

A anamnese e o exame físico, os resultados do HC e o exame do esfregaço de sangue periférico são componentes fundamentais da investigação inicial dos pacientes com trombocitopenia (Fig. 115-2). O estado geral de saúde do paciente e o fato de estar sendo tratado ou não com fármacos influenciam o diagnóstico diferencial. Os adultos jovens e saudáveis com trombocitopenia têm diagnóstico diferencial muito mais restrito que os pacientes hospitalizados tratados com vários fármacos. Com exceção de alguns distúrbios hereditários raros, a produção reduzida de plaquetas, em geral, é causada por anormalidades da medula óssea, que também afetam a formação das hemácias e/ou dos leucócitos. Como a mielodisplasia pode se manifestar como trombocitopenia isolada, a medula óssea deve ser examinada em pacientes com trombocitopenia isolada que têm mais de 60 anos de idade e que não respondem à terapia inicial. Embora a trombocitopenia hereditária seja rara, as contagens de plaquetas previamente realizadas devem ser revisadas, e deve-se investigar a existência de história familiar de trombocitopenia. Deve-se obter uma história detalhada dos medicamentos utilizados, inclusive aqueles vendidos sem prescrição e os fitoterápicos, visto que os fármacos são uma causa comum de trombocitopenia.

O exame físico pode detectar baço aumentado, sinais de doença hepática crônica e outros distúrbios subjacentes. A esplenomegalia leve a moderada pode ser difícil de detectar em alguns indivíduos, em razão de sua constituição física e/ou de obesidade, mas pode ser avaliada facilmente pela ultrassonografia abdominal. Para manter a integridade vascular da microcirculação, é necessária uma contagem de plaquetas de cerca de 5.000 a 10.000. Quando a contagem está acentuadamente reduzida, primeiro surgem petéquias nas áreas sob pressão venosa aumentada, nos tornozelos e nos pés dos pacientes ambulatoriais. As petéquias são hemorragias puntiformes que não empalidecem à pressão e que, em geral, são um sinal de contagem reduzida de plaquetas, e não de disfunção plaquetária. Acredita-se que a púrpura úmida, ou bolhas de sangue que se formam na mucosa oral, indique um risco aumentado de hemorragia potencialmente fatal nos pacientes com trombocitopenia. A formação excessiva de equimoses é observada em distúrbios tanto qualitativos quanto quantitativos das plaquetas.

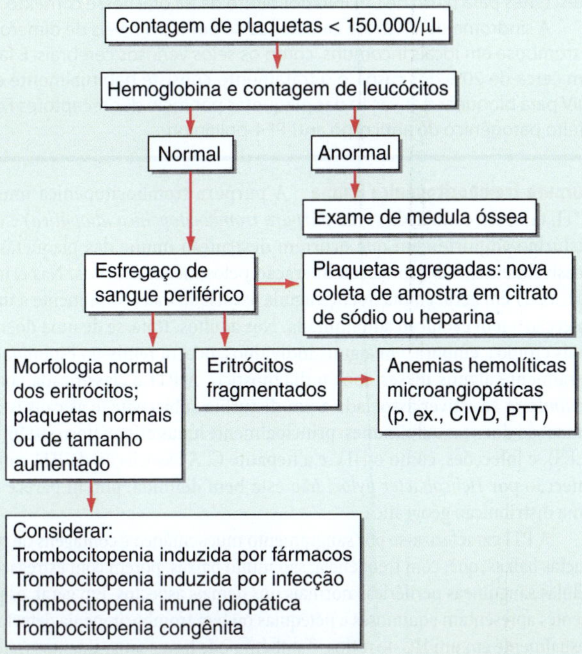

FIGURA 115-2 Algoritmo para investigação do paciente com trombocitopenia. CIVD, coagulação intravascular disseminada; PTT, púrpura trombocitopênica trombótica.

Trombocitopenia induzida por infecção Muitas infecções virais e bacterianas causam trombocitopenia e representam a etiologia não iatrogênica mais comum das contagens baixas de plaquetas. Isso pode ou não estar associado a evidências laboratorial de coagulação intravascular disseminada (CIVD), que é observada mais comumente em pacientes com infecções sistêmicas por bactérias Gram-negativas e que também acomete pacientes com Covid-19. As infecções podem afetar a produção e a sobrevida das plaquetas. Além disso, mecanismos imunes também podem atuar, como ocorre na mononucleose infecciosa e nos estágios iniciais da infecção pelo HIV. Nas fases avançadas da infecção pelo HIV, é mais comum observar pancitopenia com produção diminuída de plaquetas displásicas. Nas crianças, a trombocitopenia imune, em geral, ocorre depois de infecções virais e quase sempre regride espontaneamente. Essa associação de infecção com púrpura trombocitopênica imune é menos evidente nos adultos.

Trombocitopenia induzida por fármacos Muitos fármacos foram associados à trombocitopenia. Devido à supressão da medula óssea, ocorre redução previsível da contagem de plaquetas após o tratamento com muitos agentes quimioterápicos (Cap. 73). A Tabela 115-1 relaciona os fármacos que causam trombocitopenia isolada e que foram confirmados com exames laboratoriais positivos; todavia, é preciso suspeitar de todos os fármacos em um paciente com trombocitopenia sem causa evidente, e estes devem ser interrompidos ou substituídos, se possível. Embora não tenham sido tão bem estudados, os fitoterápicos e os preparados de venda livre também podem causar trombocitopenia e devem ser interrompidos.

Os anticorpos fármaco-dependentes clássicos são anticorpos que reagem com antígenos específicos da superfície plaquetária e provocam trombocitopenia apenas quando o fármaco está presente. Muitos fármacos conseguem induzir esses anticorpos, mas, por alguma razão, eles são mais comuns com a quinina e as sulfonamidas. A ligação dos anticorpos dependentes de fármaco pode ser demonstrada por exames laboratoriais, que evidenciam a ligação quando o fármaco está presente no teste, mas não em sua ausência. Em geral, a trombocitopenia ocorre depois de um período de exposição inicial (em média, 21 dias), ou durante a exposição repetida, e, em geral, regride em 7 a 10 dias depois da interrupção do fármaco. A trombocitopenia causada pelos fármacos inibidores da GpIIb/IIIa plaquetária, como o abciximabe, difere, visto que ela pode ocorrer nas primeiras 24 horas após a exposição inicial. Isso parece decorrer da existência de anticorpos naturais com reatividade cruzada para o fármaco ligado à plaqueta.

TABELA 115-1 ■ Fármacos relacionados como causa definitiva ou provável de trombocitopenia isolada[a]

Abciximabe	Naproxeno
Amiodarona	Ouro
Ampicilina	Oxaliplatina
Anlodipino	Paracetamol
Carbamazepina	Penicilina
Cefamandol	Piperacilina
Ceftriaxona	Quinidina
Ciprofloxacino	Quinina
Diazepam	Ranitidina
Eptifibatida	Rosiglitazona
Fenitoína	Roxifibana
Furosemida	Sulfametoxazol-trimetoprima
Haloperidol	Sulfisoxazol
Heparina	Suramina
Ibuprofeno	Tirofibana
Lorazepam	Tranilaste
Mirtazapina	Vancomicina

[a]Com base em escore que exige um quadro clínico compatível e exames laboratoriais positivos.

Fonte: Adaptada de DM Arnold et al.: J Thromb Hemost 11:169, 2013.

Trombocitopenia induzida pela heparina A trombocitopenia induzida pela heparina (TIH) é diferente da que se observa com outros fármacos por duas razões. (1) Em geral, a trombocitopenia não é grave, e as contagens mais baixas raramente são < 20.000/μL. (2) A TIH não está associada a sangramentos e, na verdade, aumenta expressivamente o risco de trombose. A patogênese da TIH é complexa. Resulta da formação de anticorpos contra um complexo da proteína plaquetária específica, o fator plaquetário 4 (PF4) e heparina ou outros glicosaminoglicanos. O anticorpo anti-heparina/PF4 pode ativar as plaquetas por meio do receptor FcγRIIa e também pode ativar os monócitos, as células endoteliais e proteínas de coagulação. Muitos pacientes expostos à heparina desenvolvem anticorpos contra o complexo heparina/PF4, mas não parecem apresentar consequências adversas. Uma parcela daqueles que produzem anticorpos desenvolverá TIH, e uma fração deles (até 50%) apresentará trombocitopenia induzida pela heparina com trombose (TTIH).

A TIH pode ocorrer após exposição à heparina de baixo peso molecular (HBPM), bem como à heparina não fracionada (HNF), embora seja mais comum com esta última preparação. A maioria dos pacientes desenvolve TIH após exposição à heparina durante 5 a 14 dias (Fig. 115-3). Ocorre antes de 5 dias naqueles que foram expostos à heparina nas poucas semanas ou meses anteriores (< cerca de 100 dias) e apresentam anticorpos anti-heparina/PF4 circulantes. Raramente, a trombocitopenia e a trombose começam vários dias após a interrupção da heparina (condição conhecida como *TIH de início tardio*), e, ainda mais raramente, a TIH espontânea ou síndrome de TIH autoimune ocorre quando não há história de exposição à heparina. Uma síndrome semelhante à TIH espontânea, a trombocitopenia trombótica induzida por vacina (TTIV), foi descrita raramente após vacinação contra Covid-19, principalmente com a vacina ChAdOx1-S/nCoV-19. Foi recomendado o uso dos "4Ts" no algoritmo diagnóstico para TIH: *t*rombocitopenia, *t*empo de redução da contagem das plaquetas, *t*rombose e outras sequelas, como reações cutâneas localizadas, e ou*t*ras causas de trombocitopenia não evidente. A aplicação do sistema de escore 4Ts é muito útil para descartar a possibilidade de diagnóstico de TIH, porém resulta em diagnóstico excessivo de TIH em situações nas quais a trombocitopenia e a trombose de outras etiologias são comuns, como em unidade de terapia intensiva. Foram recomendados sistemas de escore alternativos, incluindo para pacientes após *bypass* cardiopulmonar.

EXAMES LABORATORIAIS PARA TIH Devido à prevalência dos anticorpos anti-heparina na ausência de doença clínica, o teste deve ser realizado em indivíduos que correm risco intermediário ou alto com base na avaliação clínica pré-teste. Os anticorpos na TIH (anti-heparina/PF4) podem ser detectados com o uso de dois tipos de ensaio. A técnica mais amplamente disponível é um ensaio de imunoadsorção enzimáticca (ELISA), que utiliza como antígeno um complexo de PF4/poliânion. Como alguns pacientes desenvolvem anticorpos sem a presença de manifestações clínicas de TIH, esse teste é pouco específico para o diagnóstico dessa complicação. Isso é particularmente válido nos pacientes submetidos à cirurgia de *bypass* cardiopulmonar, entre os quais cerca de 50% desenvolvem esses anticorpos no período pós-operatório. Os testes ELISA específicos para IgG aumentam a especificidade, porém podem diminuir a sensibilidade. O outro exame é um ensaio de ativação das plaquetas, mais comumente o teste de liberação de serotonina, que mede a capacidade do soro do paciente de ativar as plaquetas na presença de heparina dependente da concentração. Esse teste é menos sensível, porém é mais específico do que o ELISA. Entretanto, a TIH continua sendo um diagnóstico clínico.

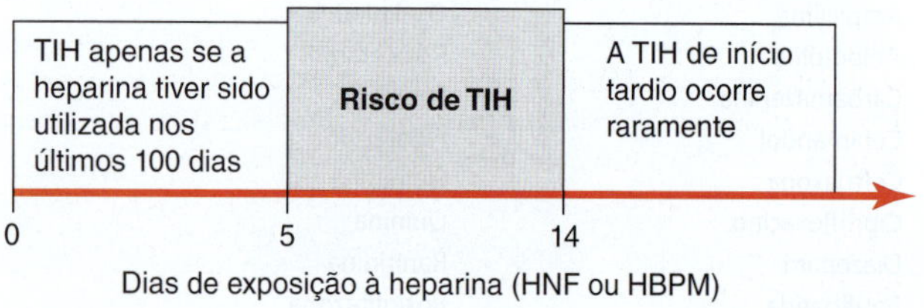

FIGURA 115-3 Evolução temporal no desenvolvimento da trombocitopenia induzida pela heparina (TIH). O momento de desenvolvimento após a exposição à heparina é um fator crítico na determinação da probabilidade de TIH em determinado paciente. A TIH ocorre dentro de pouco tempo após a exposição à heparina na presença de anticorpos preexistentes contra o complexo heparina/fator plaquetário 4 (PF4), os quais desaparecem da circulação dentro de cerca de 100 dias após uma exposição anterior. Raramente, a TIH pode ocorrer mais tarde após exposição à heparina (denominada TIH de início tardio). Nesse contexto, o teste para anticorpo anti-heparina/PF4 é, em geral, fortemente positivo. A TIH pode ocorrer após exposição heparina não fracionada (HNF) ou à heparina de baixo peso molecular (HBPM).

TRATAMENTO

Trombocitopenia induzida pela heparina

A detecção precoce é fundamental para o tratamento da TIH, com interrupção imediata da heparina e uso de anticoagulantes alternativos se o risco de sangramento não for maior do que o risco de trombose. A trombose é uma complicação comum da TIH, mesmo depois da interrupção do tratamento com heparina, e pode afetar os sistemas arterial e venoso. Nos pacientes com diagnóstico de TIH, os exames de imagem para avaliar o paciente à procura de trombose (no mínimo ecodoppler dos membros inferiores) são recomendáveis. Os pacientes que necessitam de anticoagulação devem ter a heparina substituída por outro anticoagulante. Um inibidor direto da trombina (IDT), a argatrobana, mostra-se efetivo na TTIH. O IDT bivalirudina e o pentassacarídeo de ligação à antitrombina fondaparinux também são eficazes, mas ainda não foram aprovados pela Food and Drug Administration (FDA) para essa indicação. Anticoagulantes orais diretos (ACODs) estão sendo usados para o tratamento, embora não sejam aprovados pela FDA para essa indicação. Os estudos realizados em pequeno número de pacientes sugerem que o seu uso nesse contexto pode ser uma opção viável. Os anticorpos da TIH mostram reatividade cruzada com as HBPMs, e esses fármacos não devem ser utilizados no tratamento da TIH.

Em vista da alta incidência de tromboses nos pacientes com TIH, a anticoagulação deve ser cuidadosamente considerada, mesmo que não haja manifestações trombóticas. Em pacientes com trombose, a anticoagulação é mantida por 3 a 6 meses; entretanto, em pacientes sem trombose, a duração da anticoagulação não está tão bem definida. O risco aumentado de trombose está presente ao menos por 1 mês depois do diagnóstico; contudo, a maioria das tromboses ocorre antes disso, e ainda não está claro se elas ocorrem mais tarde se o paciente receber anticoagulantes desde o início. Entre as opções está manter a anticoagulação até poucos dias depois da recuperação das plaquetas, ou por 1 mês. A introdução da varfarina isoladamente na presença de TIH ou TTIH pode provocar trombose, principalmente gangrena venosa, provavelmente secundária à ativação da coagulação e às reduções extremas dos níveis das proteínas C e S. A terapia com varfarina, quando iniciada, deve ser superposta com um IDT ou fondaparinux e instituída após resolução da trombocitopenia e diminuição do estado protrombótico. Há evidências crescentes para o uso de um inibidor direto de Xa oral nesse contexto.

A síndrome de TTIV rara caracteriza-se por altos níveis de dímeros D e trombose em locais incomuns, como os seios venosos cerebrais. É fatal em cerca de 20% dos casos, e o tratamento consiste habitualmente em IgIV para bloquear a ativação das plaquetas por meio dos receptores Fc, o efeito patogênico do anticorpo anti-PF4-poliânion.

Púrpura trombocitopênica imune A púrpura trombocitopênica imune (PTI; também conhecida como *púrpura trombocitopênica idiopática*) é um distúrbio adquirido em que ocorrem destruição imune das plaquetas e, possivelmente, inibição da sua liberação pelos megacariócitos. Nas crianças, a PTI em geral é uma doença aguda associada mais comumente a uma infecção e tem evolução autolimitada. Nos adultos, trata-se de uma doença mais crônica, embora, em alguns indivíduos, ocorra remissão espontânea, geralmente alguns meses após o diagnóstico. A PTI é classificada como *secundária* se estiver associada a um distúrbio subjacente, e as causas comuns são doenças autoimunes, principalmente lúpus eritematoso sistêmico (LES), e infecções, como o HIV e a hepatite C. A associação da PTI com a infecção por *Helicobacter pylori* não está bem definida, porém parece ter uma distribuição geográfica.

A PTI caracteriza-se por sangramento mucocutâneo e contagens de plaquetas baixas, que, com frequência, são muito baixas, porém com esfregaço e células sanguíneas periféricas normais nos demais aspectos. Em geral, os pacientes apresentam equimoses e petéquias ou têm trombocitopenia detectada casualmente em um HC de rotina. Também pode haver sangramentos mucocutâneos (mucosa oral), ou gastrintestinais ou menstruais profusos. Em casos raros, podem ocorrer hemorragias potencialmente fatais, inclusive no sistema nervoso central. Púrpura úmida (bolhas de sangue na boca) e hemorragias na retina podem prenunciar uma hemorragia potencialmente fatal.

AVALIAÇÃO LABORATORIAL NA PTI Em geral, os exames laboratoriais para detectar anticorpos (testes sorológicos) são inúteis em razão da sensibilidade e especificidade baixas dos exames atuais. O exame de medula óssea pode ser reservado para pacientes que apresentam outros sinais ou alterações laboratoriais não explicados pela PTI, ou para aqueles que não respondem ao tratamento inicial. O esfregaço do sangue periférico pode mostrar plaquetas grandes com morfologia normal sob outros aspectos. Dependendo da existência de história de sangramento, pode haver anemia ferropriva.

Os exames laboratoriais são realizados para investigar as causas secundárias de PTI e devem incluir teste para infecção pelo HIV e hepatite C (bem como outras infecções, quando indicado). O teste sorológico para LES, a eletroforese das proteínas séricas e a determinação dos níveis de imunoglobulinas para detectar a possibilidade de hipogamaglobulinemia, a pesquisa seletiva para deficiência de IgA ou gamopatias monoclonais e o teste para infecção pelo *H. pylori* devem ser considerados, dependendo das circunstâncias clínicas. Se houver anemia, deve-se efetuar o teste da antiglobulina direta (teste de Coombs) para descartar a possibilidade de anemia hemolítica autoimune combinada com PTI (síndrome de Evans).

TRATAMENTO

Púrpura trombocitopênica imune

O tratamento da PTI consiste em fármacos que reduzem a captação reticuloendotelial das plaquetas ligadas a anticorpos, que diminuem a formação dos anticorpos e/ou aumentam a produção de plaquetas. O diagnóstico de PTI não significa necessariamente que o tratamento deva ser iniciado. Os pacientes com contagens de plaquetas > 30.000/μL não parecem ter uma taxa de mortalidade aumentada relacionada com a trombocitopenia.

O tratamento inicial dos pacientes sem manifestações hemorrágicas graves, sem trombocitopenia grave (< 5.000/μL), ou sem sinais de sangramento iminente (p. ex., hemorragias da retina ou sangramento extenso na mucosa oral) pode ser instituído de modo ambulatorial com utilização de um único fármaco. Tradicionalmente, esse fármaco é a prednisona, na dose de 1 mg/kg, ou um ciclo de 4 dias de dexametasona, 40 mg/dia, embora a terapia com imunoglobulina Rh0(D) (WinRho SDF), na dose de 50 a 75 μg/kg, também seja usada nesse contexto. A imunoglobulina Rh_0(D) só deve ser administrada a pacientes Rh-positivos, visto que o seu mecanismo de ação consiste na produção de hemólise limitada, com "saturação" dos receptores Fc pelas células recobertas de anticorpos e inibição da função desses receptores. Atualmente, a FDA aconselha a monitoração dos pacientes por um período de 8 horas após a infusão, em virtude da rara complicação de hemólise intravascular grave. A gamaglobulina intravenosa (IgGIV), que contém várias classes de anticorpos, mas principalmente IgG, também bloqueia o sistema receptor Fc, mas parece atuar principalmente por mecanismo(s) diferente(s). A IgGIV é mais eficaz do que a anti-Rh_0(D) em pacientes pós-esplenectomia. A IgGIV é administrada em uma dose total de 1 a 2 g/kg no decorrer de 1 a 5 dias. Os efeitos colaterais, em geral, estão relacionados com o volume da infusão e, em casos raros, incluem meningite asséptica e insuficiência renal. Todas as preparações de imunoglobulina provêm do plasma humano e são submetidas a tratamento para inativação viral.

Para os pacientes com PTI grave e/ou sinais e sintomas hemorrágicos, é necessária internação hospitalar, e institui-se um tratamento de modalidade combinada com doses altas de glicocorticoides e terapia com IgGIV ou anti-Rh_0(D) e, se for necessário, outros agentes imunossupressores. O rituximabe, um anticorpo anti-CD20 (células B), demonstrou ser eficaz no tratamento da PTI refratária, embora ocorra remissão de longa duração em apenas cerca de 30% dos pacientes.

Os agonistas do receptor de TPO, um administrado por via subcutânea (romiplostim) e outro por via oral (eltrombopague), são eficazes para aumentar as contagens de plaquetas em pacientes com PTI e são recomendados para pacientes que sofrem recidiva ou que não respondem a pelo menos uma outra terapia.

Outros fármacos imunossupressores também foram testados. A combinação de glicocorticoides com micofenolato de mofetila (500 mg VO duas vezes ao dia, com aumento da dose para 1.000 mg VO duas vezes ao dia, conforme tolerado) parece ser mais eficaz do que os glicocorticoides isoladamente.

A esplenectomia tem sido usada para o tratamento de pacientes que sofrem recidiva após redução dos glicocorticoides e continua sendo uma opção de tratamento. Entretanto, com o reconhecimento de que a PTI apresenta resolução espontânea em alguns pacientes adultos, a observação, se a contagem de plaquetas for alta o suficiente, o tratamento intermitente com anti-Rh0(D) ou IVIgG ou o início do tratamento com um agonista do receptor de TPO podem ser uma abordagem razoável para verificar se haverá resolução da PTI, antes de recorrer à esplenectomia ou a outras terapias. A vacinação contra bactérias encapsuladas (principalmente pneumococos, mas também meningococos e *Haemophilus influenzae*, dependendo da idade do paciente e do potencial de exposição) é recomendada antes da esplenectomia. Baços acessórios constituem uma causa muito rara de recidiva.

Trombocitopenia hereditária A trombocitopenia raramente é hereditária, seja como achado isolado ou como parte de uma síndrome, e pode ser herdada de acordo com um padrão autossômico dominante, autossômico recessivo ou ligado ao X. Atualmente, sabe-se que muitas formas de macrotrombocitopenia autossômica dominante estão associadas a variantes do gene *MYH9* da cadeia pesada da miosina não muscular. Curiosamente, isso inclui a anomalia de May-Hegglin e as síndromes de Sebastian, de Epstein e de Fechtner, todas com manifestações clínicas diferentes. Uma característica comum desses distúrbios é a presença de grandes plaquetas (Fig. 115-1*C*). Entre os distúrbios autossômicos recessivos destacam-se a trombocitopenia amegacariocítica congênita, a trombocitopenia com agenesia do rádio e a síndrome de Bernard-Soulier. Esta última é primariamente um distúrbio funcional das plaquetas, devido à ausência de GpIb-IX-V, o receptor de adesão do FvW. Os distúrbios ligados ao X incluem a síndrome de Wiskott-Aldrich e uma síndrome disematopoiética resultante de uma mutação do *GATA-1*, um regulador transcricional importante da hematopoiese.

PÚRPURA TROMBOCITOPÊNICA TROMBÓTICA E SÍNDROME HEMOLÍTICO-URÊMICA

As microangiopatias trombocitopênicas trombóticas compreendem um grupo de distúrbios que se caracterizam por anemia hemolítica microangiopática (AHMA), definida por trombocitopenia e eritrócitos fragmentados (Fig. 115-1*D*) no esfregaço de sangue periférico, evidências laboratoriais de hemólise (elevação da lactato-desidrogenase [LDH] e da bilirrubina não conjugada e diminuição da haptoglobina) e trombose microvascular. Esses distúrbios incluem a púrpura trombocitopênica trombótica (PTT) e a síndrome hemolítico-urêmica (SHU), além das síndromes que complicam o transplante de medula óssea, alguns fármacos e infecções, gravidez e vasculite. Na CIVD, embora haja trombocitopenia e microangiopatia, a coagulopatia predomina, com consumo dos fatores da coagulação e do fibrinogênio, resultando em elevação do tempo de protrombina (TP) e, em muitos casos, também do tempo de tromboplastina parcial ativada (TTPa). O TP e o TTPa estão caracteristicamente normais na PTT e na SHU.

Púrpura trombocitopênica trombótica A PTT foi descrita inicialmente em 1924 por Eli Moschcowitz, que a caracterizou como uma pêntade de manifestações, que consiste em anemia hemolítica microangiopática, trombocitopenia, insuficiência renal, sinais neurológicos e febre. A síndrome completa é diagnosticada menos comumente hoje, provavelmente porque o diagnóstico é firmado mais precocemente. A introdução do tratamento com plasmaférese melhorou de modo expressivo o prognóstico dos pacientes, e a mortalidade diminuiu de 85 a 100% para 10 a 30%.

A patogênese das PTTs hereditária (síndrome de Upshaw-Schulman) e idiopática (PTTI) está relacionada com a deficiência ou com anticorpos contra a metaloprotease ADAMTS13, que cliva o FvW. Em condições normais, o FvW é secretado na forma de multímeros ultragrandes, que são, então, clivados pela ADAMTS13. Acredita-se que a persistência de moléculas ultragrandes de FvW possa contribuir para a adesão e a agregação plaquetárias patogênicas (Fig. 115-4). Entretanto, essa anormalidade não é suficiente para provocar PTT, visto que pacientes com ausência congênita de ADAMTS13 desenvolvem PTT apenas transitoriamente, incluindo durante a primeira gravidez. Os níveis de atividade da ADAMTS13, bem como os anticorpos contra ADAMTS13, podem ser detectados por ensaios laboratoriais, que desempenham um papel fundamental no diagnóstico diferencial da AHMA. Os níveis de atividade da ADAMTS13 < 10% são diagnósticos de PTT.

A PTT idiopática parece ser mais comum nas mulheres do que nos homens. Não foi definida qualquer distribuição geográfica ou racial. A PTT é mais comum nos pacientes HIV-positivos e nas gestantes. A AHMA associada a fármacos pode ser secundária à formação de anticorpos (ticlopidina e, possivelmente, clopidogrel) ou à toxicidade endotelial direta (ciclosporina, mitomicina C, tacrolimo, quinina), embora isso nem sempre fique claro;

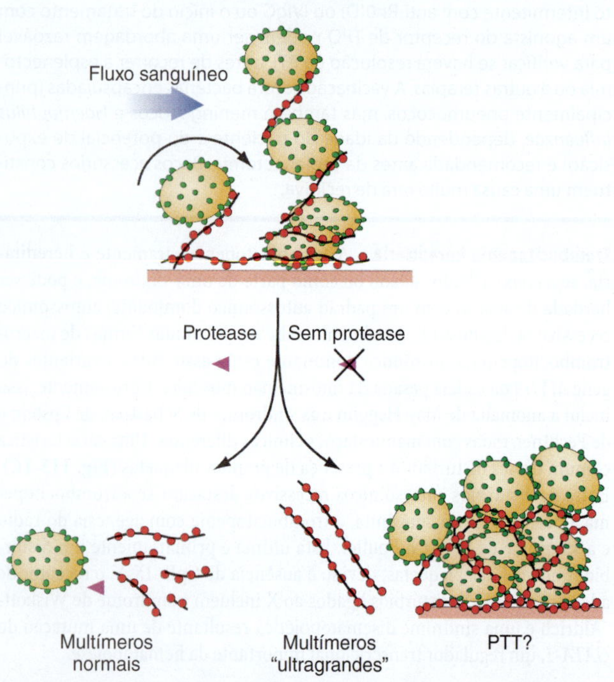

FIGURA 115-4 Patogênese da púrpura trombocitopênica trombótica (PTT). Normalmente, os multímeros de peso molecular ultragrande do fator de von Willebrand (FvW) produzidos pelas células endoteliais são processados em multímeros menores por uma metaloproteinase plasmática, conhecida como ADAMTS13. Na PTT, a atividade dessa protease está inibida, e os multímeros de FvW com peso molecular ultragrande desencadeiam a agregação das plaquetas e a trombose.

o medo de suspender o tratamento, bem como a inexistência de outros tratamentos alternativos, podem levar à aplicação ampla da plasmaférese. Contudo, a interrupção ou a redução da dose dos agentes tóxicos ao endotélio, em geral, diminuem a microangiopatia.

TRATAMENTO
Púrpura trombocitopênica trombótica

A PTT é uma doença devastadora caso não seja diagnosticada e tratada imediatamente. Em pacientes com trombocitopenia de início recente, com ou sem evidências de insuficiência renal ou outros elementos da PTT clássica, devem-se obter os dados laboratoriais (TP, TTPa, hemograma completo com contagem de plaquetas e esfregaço do sangue periférico, atividade da ADAMTS13, LDH, bilirrubina, haptoglobina, teste da antiglobulina direta) para descartar a possibilidade de CIVD e investigar evidências de AHMA.

A plasmaférese terapêutica (PFT) continua sendo a base do tratamento da PTT. A PFT é continuada até a normalização da contagem de plaquetas e a resolução dos sinais de hemólise durante pelo menos 2 dias. Embora nunca tenham sido avaliados em estudos clínicos, os glicocorticoides parecem uma abordagem razoável, porém devem ser utilizados apenas como adjuvantes da plasmaférese. A adição de rituximabe à terapia inicial diminui a duração da PFT e as recidivas. O caplacizumabe, um nanocorpo anti-FvW, diminui a mortalidade e a carga dos cuidados necessários quando administrado a pacientes com ADAMTS13 < 10% ou com alta probabilidade clínica de doença. As diretrizes da Sociedade Internacional de Trombose e Hemostasia recomendam iniciar o caplacizumabe e o rituximabe apenas em indivíduos com níveis diagnósticos de ADAMTS13 (habitualmente < 10%) e, adicionalmente para o rituximabe, em pacientes com evidência de um inibidor, tendo em vista os efeitos colaterais potenciais e os custos.

Os pacientes com nível persistentemente baixo de ADAMTS13 correm maior risco de sequelas contínuas, inclusive AVC. Há uma taxa de recidiva significativa; em pacientes tratados com PFT, 25 a 45% sofrem recidiva dentro de 30 dias após a "remissão" inicial e 12 a 40% têm recidivas tardias. As recidivas são mais frequentes em pacientes com deficiência grave de ADAMTS13 por ocasião da apresentação. O tratamento de pacientes com recidivas da PTT deve ser iniciado antes da obtenção de ensaios laboratoriais confirmatórios.

Síndrome hemolítico-urêmica A SHU é um distúrbio que se caracteriza por insuficiência renal aguda, anemia hemolítica microangiopática e trombocitopenia. A síndrome é precedida de um episódio de diarreia, frequentemente de natureza hemorrágica, sobretudo em crianças. A *Escherichia coli* O157:H7 é o sorotipo etiológico associado mais comumente, embora não seja o único. A SHU não associada à diarreia é mais heterogênea em sua apresentação e evolução. A SHU atípica (SHUa) é habitualmente causada por defeitos genéticos em genes do complemento ou anticorpos dirigidos contra proteínas reguladoras do complemento, resultando em ativação crônica do complemento. Dispõe-se de um teste laboratorial para variantes de DNA nos genes reguladores do complemento, embora a atribuição de uma patogenicidade a essas variantes represente um desafio. Atualmente, não se dispõe comercialmente de um ensaio funcional que seja diagnóstico para a doença.

TRATAMENTO
Síndrome hemolítico-urêmica

O tratamento da SHU consiste basicamente em medidas de suporte. Na SHU associada à diarreia, muitas crianças (cerca de 40%) necessitam pelo menos de algum período de suporte dialítico; todavia, a taxa de mortalidade global é < 5%. Na SHU não associada à diarreia, a taxa de mortalidade é mais alta, de cerca de 26%. A infusão de plasma ou a plasmaférese não demonstraram alterar a evolução global da SHU ou da SHUa, exceto em pacientes com anticorpos contra o fator H. Em geral, os níveis de ADAMTS13 estão normais na SHU, embora se tenha relatado uma redução em certas ocasiões. Em pacientes com SHUa, o eculizumabe, um anticorpo monoclonal humanizado dirigido contra C5 que bloqueia o complemento terminal, tem eficácia na resolução da SHUa e na melhora ou preservação da função renal. Os pacientes com SHUa podem ser inicialmente tratados com plasmaférese, até o retorno dos níveis de ADAMTS13 e até que o diagnóstico seja mais evidente, visto que a SHUa continua sendo um diagnóstico de exclusão. Entretanto, a plasmaférese não demonstrou afetar os resultados clínicos na síndrome atípica.

TROMBOCITOSE

A trombocitose quase sempre é causada por (1) deficiência de ferro; (2) inflamação, câncer ou infecção (trombocitose reativa), ou (3) processo mieloproliferativo subjacente (trombocitemia essencial ou policitemia vera) (Cap. 103) ou, raramente, processo mielodisplásico 5q– (Cap. 102). Os pacientes com contagens altas de plaquetas devem ser avaliados quanto à coexistência de inflamação e neoplasia maligna, e a deficiência de ferro deve ser excluída. A trombocitose que se desenvolve em resposta à inflamação aguda ou crônica não foi claramente associada a um aumento do risco de trombose. Na verdade, pacientes com elevações extremas das contagens de plaquetas (> 1,5 milhão), em geral, têm um distúrbio mieloproliferativo que aumenta o risco de sangramento. Isso parece ser devido, pelo menos em parte, à doença de von Willebrand (DvW) adquirida em decorrência da ligação de plaquetas-FvW e sua remoção da circulação.

DISTÚRBIOS QUALITATIVOS DA FUNÇÃO PLAQUETÁRIA

Distúrbios hereditários da função plaquetária Os distúrbios hereditários da função plaquetária parecem ser relativamente raros, embora a prevalência das formas leves das anormalidades da função plaquetária seja desconhecida, em parte porque os testes disponíveis para esses distúrbios não são ideais. Entre os distúrbios qualitativos raros, destacam-se os distúrbios autossômicos recessivos, como a trombastemia de Glanzmann (ausência do receptor de GpIIb/IIIa das plaquetas) e a síndrome de Bernard-Soulier (ausência do receptor de GpIb-IX-V das plaquetas). Esses dois distúrbios são transmitidos como padrão autossômico recessivo e se evidenciam por sintomas de sangramento na infância.

O distúrbio do *pool* de armazenamento das plaquetas (DPAP) é a forma clássica dos distúrbios plaquetários qualitativos autossômicos dominantes. Esse distúrbio resulta de anormalidades na formação dos grânulos plaquetários. É também observado como parte dos distúrbios hereditários da formação dos grânulos, como a síndrome de Hermansky-Pudlak. Os sintomas hemorrágicos do DPAP são variáveis, porém frequentemente leves.

Os distúrbios hereditários mais comuns da função plaquetária impedem a secreção normal do conteúdo dos grânulos e são denominados defeitos de secreção. Um número crescente de variantes genéticas está sendo identificado em pacientes com esses distúrbios, embora a atribuição de sua patogenicidade permaneça um desafio.

TRATAMENTO

Distúrbios hereditários da função plaquetária

Os sintomas hemorrágicos ou a profilaxia do sangramento nos pacientes com disfunção plaquetária grave costumam exigir transfusões de plaquetas. É preciso ter cuidado para reduzir o risco de aloimunização ao limitar a exposição e ao utilizar plaquetas de um único doador HLA-compatíveis para transfusão, quando necessário. O rFVIIa foi aprovado pela FDA na trombastenia de Glanzmann e na síndrome de Bernard Soulier, nas quais o seu uso pode evitar a aloimunização plaquetária e a formação de anticorpos antirreceptor. Os distúrbios plaquetários associados a sintomas hemorrágicos mais leves, em geral, melhoram com desmopressina (1-desamino-8-D-arginina-vasopressina [DDAVP]). A DDAVP aumenta os níveis plasmáticos do FvW e do fator VIII; além disso, pode exercer um efeito direto sobre a função plaquetária. Principalmente para os sintomas de hemorragia das mucosas, o tratamento antifibrinolítico (ácido tranexâmico ou ácido ε-aminocaproico) é administrado isoladamente ou em combinação com DDAVP ou infusão de plaquetas.

Distúrbios adquiridos da função plaquetária A disfunção plaquetária adquirida é comum e, em geral, é causada por fármacos, seja como efeito desejável (p. ex., tratamento antiplaquetário) ou indesejável (p. ex., doses altas de penicilina). A disfunção plaquetária adquirida também ocorre na uremia. Esse tipo de disfunção é provavelmente multifatorial, embora o efeito resultante seja deficiência de adesão e ativação. A anormalidade plaquetária melhora bastante com a diálise, mas também pode melhorar com a elevação do hematócrito para 27 a 32%, com a administração de DDAVP (0,3 μg/kg) ou a utilização de estrogênios conjugados. A disfunção plaquetária também ocorre no *bypass* cardiopulmonar em razão do efeito da circulação extracorpórea sobreas plaquetas, e os sintomas hemorrágicos respondem à transfusão de plaquetas. A disfunção plaquetária associada a distúrbios hematológicos subjacentes pode ser causada pela interferência inespecífica das paraproteínas circulantes, ou por anormalidades plaquetárias intrínsecas nas síndromes mieloproliferativas e mielodisplásicas.

DOENÇA DE VON WILLEBRAND

A DvW é o distúrbio hemorrágico hereditário mais comum, com prevalência da doença sintomática de 1 em 1.000 a 1 em 10.000 indivíduos. O FvW desempenha duas funções: (1) atua como principal molécula de adesão, que fixa a plaqueta ao subendotélio exposto, e (2) funciona como proteína de ligação do fator VIII (FVIII), resultando no prolongamento significativo da meia-vida desse fator na circulação. A função de adesão plaquetária do FvW é extremamente dependente da presença dos multímeros grandes desse fator, ao passo que o mesmo não ocorre com a ligação do FVIII. A maioria dos sintomas da DvW é "semelhante aos distúrbios das plaquetas", exceto nos casos mais graves, em que o nível do FVIII é suficientemente baixo para produzir sintomas semelhantes aos que caracterizam a deficiência do FVIII (hemofilia A).

A DvW foi classificada em três tipos principais, com quatro subtipos no tipo 2 (Tab. 115-2). Sem dúvida alguma, a forma mais comum da DvW é a doença tipo 1, com redução concomitante da proteína do FvW, da função do FvW e dos níveis do FVIII; esse tipo é responsável por, no mínimo, 80% dos casos da doença. Na DvW tipo 1, os pacientes apresentam principalmente sintomas de sangramento das mucosas, embora também possam ocorrer hemorragias pós-operatórias. Os sintomas hemorrágicos são raros na lactância e, em geral, começam a ocorrer no final da infância com formação excessiva de equimoses e epistaxe. Como esses sintomas são comuns na infância, o médico deve atentar principalmente para as equimoses que se formam em locais difíceis de traumatizar e/ou para epistaxe prolongada com necessidade de tratamento clínico. O sangramento menstrual maciço é uma manifestação comum da DvW. Sangramento menstrual com anemia secundária deve justificar uma investigação para DvW e, se for negativa, também para distúrbios da função plaquetária. A DvW tipo 1 pode evidenciar-se inicialmente durante extrações dentárias (principalmente extrações dos dentes sisos) ou amidalectomia.

TABELA 115-2 ■ Diagnóstico laboratorial da doença de von Willebrand(DvW)

Tipo	TTPa	Antígeno do FvW	Atividade do FvW	Atividade do FVIII	Multímero
1	Nl ou ↑	↓	↓	↓	Distribuição normal, quantidade reduzida
2A	Nl ou ↑	↓	↓↓	↓	Perda dos multímeros de PM intermediário e alto
2B[a]	Nl ou ↑	↓	↓↓	↓	Perda de multímeros de alto PM
2M	Nl ou ↑	↓	↓↓	↓	Distribuição normal, quantidade reduzida
2N	↑↑	Nl ou ↓[b]	Nl ou ↓[b]	↓↓	Distribuição normal
3	↑↑	↓↓	↓↓	↓↓	Ausentes

[a]Em geral, a contagem de plaquetas também está reduzida. [b]No tipo 2N, no estado homozigoto, o fator do VIII está muito baixo; no estado heterozigoto, é apenas observado em conjunto com a DvW tipo 1.

Siglas: TTPa, tempo de tromboplastina parcial ativada; F, fator; PM, peso molecular; Nl, normal; FvW, fator de von Willebrand.

Nem todos os pacientes com níveis baixos do FvW têm sintomas hemorrágicos. A ocorrência de sangramento nesses pacientes depende do equilíbrio hemostático geral que eles herdaram e também das influências ambientais e do tipo de desafios à hemostasia que eles enfrentam. Embora o padrão hereditário da DvW seja autossômico, muitos fatores modulam tanto os níveis de FvW quanto os sintomas hemorrágicos. Nem todos esses fatores foram definidos, porém incluem o tipo sanguíneo, o estado dos hormônios tireoidianos, a raça, o estresse, a atividade física, influências hormonais (tanto endógenas quanto exógenas) e moduladores da eliminação do FvW. Os pacientes com tipo sanguíneo O apresentam níveis de proteína do FvW de aproximadamente metade daqueles observados em pacientes com tipo AB; com efeito, a faixa normal para pacientes com tipo O superpõe-se àquela considerada diagnóstica da DvW. Pacientes com redução discreta dos níveis de FvW só devem ser diagnosticados com DvW na presença de sintomas hemorrágicos e/ou com história familiar.

Os pacientes com DvW tipo 2 têm anormalidades funcionais; desse modo, a determinação do antígeno do FvW mostra níveis significativamente maiores do que o teste funcional. Nos tipos 2A, 2B e 2M da DvW, ocorre diminuição da atividade de ligação do FvW às plaquetas e/ou ao colágeno. Na DvW tipo 2A, o distúrbio funcional é devido à suscetibilidade aumentada à clivagem pela ADAMTS13, resultando no desaparecimento dos multímeros de pesos moleculares intermediários e altos, ou na produção reduzida desses multímeros pelas células. A DvW do tipo 2B resulta de variantes de DNA com ganho de função, que resultam em aumento da clivagem de ADAMTS13 e ligação do FvW às plaquetas na circulação, com eliminação subsequente desse complexo pelo sistema reticuloendotelial. O FvW resultante no plasma dos pacientes não contém os multímeros com pesos moleculares mais altos, e, em geral, a contagem das plaquetas está moderadamente reduzida. O tipo 2M ocorre em consequência de um grupo de variantes do DNA, que provocam disfunção, porém que não afetam a estrutura dos multímeros.

A DvW tipo 2N deve-se a variantes no gene *VWF*, que afetam a ligação do FVIII. Como o FVIII é estabilizado pela ligação ao FvW, o FVIII dos pacientes com DvW tipo 2N tem meia-vida muito curta, e seu nível está acentuadamente reduzido. Em alguns casos, esse distúrbio é descrito como *hemofilia autossômica*. A DvW tipo 3 ou DvW grave descreve pacientes que praticamente não apresentam qualquer proteína do FvW e que geralmente têm níveis de FVIII < 10%. Os pacientes apresentam sangramento das mucosas e articulações, sangramento relacionado com cirurgia e outros sintomas hemorrágicos. Alguns pacientes com DvW tipo 3, principalmente os que possuem deleções grandes do gene do FvW, têm risco aumentado de desenvolver anticorpos contra o FvW infundido.

A DvW adquirida ou síndrome de von Willebrand é encontrada mais comumente nos pacientes com distúrbios linfoproliferativos subjacentes, inclusive gamopatias monoclonais de significado indeterminado (MGUS), mieloma múltiplo e macroglobulinemia de Waldenström. Essa doença é encontrada mais comumente em pacientes com MGUS e deve ser considerada nos pacientes com início recente de sintomas de sangramento grave das mucosas, principalmente se forem idosos. São encontradas evidências laboratoriais de DvW adquirida em alguns pacientes com doença cardíaca valvar. A síndrome de Heyde (estenose aórtica com sangramento gastrintestinal) é atribuída à presença de angiodisplasia do trato gastrintestinal dos pacientes com estenose aórtica. O estresse de cisalhamento sobre o sangue que passa pela valva da aorta estenosada parece causar desenovelamento do FvW, tornando-o suscetível à proteólise. Por essa razão, os multímeros maiores são perdidos, e isso resulta na DvW tipo 2 adquirida, que regride quando a valva da aorta é substituída.

TRATAMENTO

Doença de von Willebrand

A base do tratamento da DvW tipo 1 consiste em DDAVP (desmopressina), que resulta em liberação do FvW e do FVIII das reservas endoteliais. A DDAVP pode ser administrada por via intravenosa, por *spray* intranasal em alta concentração (1,5 mg/mL) ou, quando se dispõe de uma forma concentrada, por injeção subcutânea. A atividade máxima quando administrada por via intravenosa é de cerca de 30 minutos, mas se estende por 2 horas quando administrada por via intranasal. A dose habitual é de 0,3 μg/kg por via intravenosa ou dois jatos (um em cada narina) para pacientes com > 50 kg (um jato para aqueles com < 50 kg). É recomendável que os pacientes com DvW sejam testados com DDAVP para avaliar sua resposta antes de utilizar o fármaco. Nos pacientes que respondem satisfatoriamente (aumentos de 2 a 4 vezes nos níveis do FvW), o fármaco pode ser utilizado antes de procedimentos com risco leve a moderado de sangramento. Dependendo do procedimento, podem ser necessárias doses adicionais, que, em geral, são administradas a cada 12 a 24 horas. A administração menos frequente pode resultar em menos taquifilaxia, que ocorre quando a síntese não consegue compensar as reservas liberadas. O efeito colateral principal da DDAVP é hiponatremia causada pela redução da depuração de água livre. Isso é mais comum nos pacientes muito jovens e muito idosos, mas a restrição de líquidos deve ser recomendada a todos os pacientes nas 24 horas que se seguem à administração de cada dose.

Alguns pacientes com DvW dos tipos 2A respondem à DDAVP, de forma que ela pode ser utilizada antes de procedimentos menores. Para os outros subtipos, para a doença do tipo 3 e para procedimentos maiores que exigem períodos mais longos de hemostasia normal, a reposição do FvW pode ser utilizada. Os concentrados de fatores recombinantes e derivados do FvW plasmático inativados para vírus são mais seguros do que o crioprecipitado como produto de reposição.

O tratamento antifibrinolítico com ácido tranexâmico (ATX) ou ácido ε-aminocaproico é importante, seja isoladamente ou em combinação com outros tratamentos, principalmente para a profilaxia ou o tratamento do sangramento das mucosas. Esses agentes são particularmente úteis no tratamento de sangramento menstrual intenso (ATX, 1.300 mg a cada 8 h) e hemorragia pós-parto, como profilaxia para procedimentos odontológicos e em conjunto com DDAVP ou concentrado de fator para extrações dentárias, amidalectomia e procedimentos de próstata. Os agentes antifibrinolíticos estão contraindicados na presença de sangramento das vias urinárias superiores, devido ao risco de obstrução ureteral.

DISTÚRBIOS DA PAREDE VASCULAR

A parede vascular é um componente integrante da hemostasia, e a separação de uma fase "fluida" é artificial, principalmente nos distúrbios como a PTT ou a TIH, que, claramente, afetam também o endotélio. A inflamação limitada à parede vascular, como vasculite, e os distúrbios hereditários do tecido conectivo são anormalidades intrínsecas da parede vascular.

Distúrbios metabólicos e inflamatórios As doenças febris agudas podem causar lesão vascular. Isso pode ser atribuído aos imunocomplexos contendo antígenos virais ou os próprios vírus. Alguns patógenos, como as riquétsias que causam a febre maculosa das Montanhas Rochosas, replicam-se nas células endoteliais e as lesionam. O SARS-CoV-2 também infecta as células endoteliais, resultando em ativação e dano, o que contribui para a patogenicidade da Covid-19. A púrpura vascular pode ocorrer nos pacientes com gamopatias policlonais, porém é mais comum nas gamopatias monoclonais, como a macroglobulinemia de Waldenström, o mieloma múltiplo e a crioglobulinemia. Os pacientes com crioglobulinemia mista desenvolvem um exantema maculopapular mais extenso associado à lesão das paredes vasculares pelos imunocomplexos.

Os pacientes com escorbuto (deficiência de vitamina C) apresentam episódios dolorosos de sangramento cutâneo perifolicular, além de sintomas hemorrágicos mais sistêmicos. A vitamina C é necessária à síntese da hidroxiprolina, que é um componente essencial do colágeno. Os pacientes com síndrome de Cushing ou em tratamento prolongado com glicocorticoides desenvolvem sangramento cutâneo e são mais suscetíveis às equimoses secundárias à atrofia do tecido conectivo de sustentação. Um fenômeno semelhante ocorre com o envelhecimento quando, depois de traumatismos leves, o sangue espalha-se superficialmente sob a epiderme. Essa condição é conhecida como *púrpura senil*. É mais comum na pele previamente lesionada por exposição ao sol.

A púrpura de Henoch-Schönlein, ou púrpura anafilactoide, é um tipo específico e autolimitado de vasculite, que ocorre em crianças e em adultos jovens. Os pacientes têm uma reação inflamatória aguda com deposição de IgA e componentes do complemento nos capilares, nos tecidos mesangiais e nas arteríolas de pequeno calibre, resultando em aumento da permeabilidade vascular e hemorragias localizadas. Em geral, essa síndrome é precedida de uma infecção das vias aéreas superiores, geralmente faringite estreptocócica, ou é desencadeada por alergias aos fármacos ou aos alimentos. Os pacientes apresentam erupção purpúrica nas superfícies extensoras dos braços e das pernas, em geral acompanhadas de poliartralgias ou artrite, dor abdominal e hematúria causada pela glomerulonefrite focal. Todos os testes da coagulação são normais, mas pode haver disfunção renal. Os glicocorticoides podem proporcionar alívio sintomático, mas não alteram a evolução da doença.

Distúrbios hereditários da parede vascular Os pacientes com distúrbios hereditários da matriz do tecido conectivo, inclusive síndrome de Marfan, síndrome de Ehlers-Danlos e pseudoxantoma elástico, com frequência referem equimoses ao mais leve traumatismo. As anormalidades vasculares hereditárias podem aumentar o risco de sangramento. Isso é marcante na telangiectasia hemorrágica hereditária (THH, ou doença de Osler-Weber-Rendu), distúrbio no qual os capilares telangiectásicos anormais originam episódios frequentes de sangramento, principalmente nasal e gastrintestinal. A malformação arteriovenosa (MAV) no pulmão, no cérebro e no fígado também pode ocorrer na THH. Em geral, a telangiectasia pode ser detectada nas mucosas oral e nasal. Os sinais e sintomas desenvolvem-se com o decorrer do tempo. A epistaxe começa, em média, aos 12 anos e acomete > 95% dos indivíduos afetados na meia-idade. Cerca de 25% apresentam sangramento gastrintestinal, que começa habitualmente depois dos 50 anos de idade. A THH é causada por variantes de DNA patogênicas em diversos genes envolvidos na cascata de sinalização de TGFβ/BMP.

LEITURAS ADICIONAIS

Boender J et al: A diagnostic approach to mild bleeding disorders. J Thromb Haemost 14:1507, 2016.

Greinacher A et al: Thrombotic thrombocytopenia after ChAdOx1 nCov-19 vaccination. N Engl J Med 384:2092, 2021.

Gresele P et al: Diagnosis of inherited platelet function disorders: Guidance from the SSC of the ISTH. J Thromb Haemost 13:314, 2015.

Hogan M, Berger JS: Heparin-induced thrombocytopenia. Review of incidence, diagnosis and management. Vasc Med 25:160, 2020.

Hunt BJ: Bleeding and coagulopathies in critical care. N Engl J Med 370:847, 2014.

James PD et al: ASH ISTH NHF WFH 2021 guidelines on the diagnosis of von Willebrand disease. Blood Adv 5:280, 2021.

Jokiranta TS: HUS and atypical HUS. Blood 129:2847, 2017.

Leebeek FWG, Eikenboom JCJ: von Willebrand's disease. N Engl J Med 375:2067, 2016.

Skeith L et al: A practical approach to evaluating postoperative thrombocytopenia. Blood Adv 4:776, 2020.

Vayne C et al: Pathophysiology and diagnosis of drug-induced immune thrombocytopenia. J Clin Med 9:2212, 2020.

Zheng XL et al: ISTH guidelines for the diagnosis of thrombotic thrombocytopenic purpura. J Thromb Hemost 18:2486, 2020.

116 Distúrbios da coagulação

Jean M. Connors

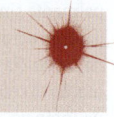

As deficiências dos fatores da coagulação são conhecidas há séculos. Os pacientes com deficiências genéticas dos fatores da coagulação plasmáticos apresentam episódios hemorrágicos recidivantes ao longo da vida nas articulações, nos músculos e nos espaços fechados, que ocorrem espontaneamente ou depois de traumatismos. As deficiências hereditárias mais comuns dos fatores da coagulação são as hemofilias, que são doenças ligadas ao X causadas pela deficiência do fator (F) VIII (hemofilia A) ou do

TABELA 116-1 ■ Características genéticas e laboratoriais dos distúrbios hereditários da coagulação

Deficiência de fatores da coagulação	Herança	Prevalência na população geral	Anormalidade laboratorial[a]			Níveis hemostáticos mínimos	Tratamento	Meia-vida plasmática
			TTPa	TP	TT			
Fibrinogênio	AR	1 a cada 1.000.000	+	+	+	100 mg/dL	Crioprecipitado	2-4 dias
Protrombina	AR	1 a cada 2.000.000	+	+	–	20%-30%	PFC/CCP	3-4 dias
Fator V	AR	1 a cada 1.000.000	+/–	+/–	–	15%-20%	PFC[c]	36 h
Fator VII	AR	1 a cada 500.000	–	+	–	15%-20%	PFC/CCP	4-6 h
Fator VIII	Ligado ao X	1 a cada 5.000	+	–	–	30%	Concentrados de FVIII	8-12 h
Fator IX	Ligado ao X	1 a cada 30.000	+	–	–	30%	Concentrados de FIX	18-24 h
Fator X	AR	1 a cada 1.000.000	+/–	+/–	–	15%-20%	PFC/CCP	40-60 h
Fator XI	AR	1 a cada 1.000.000	+	–	–	15%-20%	PFC	40-70 h
Fator XII	AR	ND	+	–	–	[b]	[b]	60 h
HK	AR	ND	+	–	–	[b]	[b]	150 h
Pré-calicreína	AR	ND	+	–	–	[b]	[b]	35 h
Fator XIII	AR	1 a cada 2.000.000	–	–	+/–	2%-5%	Crioprecipitado/concentrados de FXIII	11-14 dias

[a]Valores dentro da faixa normal (–) ou prolongados (+). [b]Sem risco de sangramento; não há indicação para tratamento. [c]Como as plaquetas contêm FV, a transfusão de plaquetas pode ser utilizada como terapia.

Siglas: AR, autossômica recessiva; CCP, concentrado de complexo protrombínico; HK, cininogênio de alto peso molecular; ND, não determinado; PFC, plasma fresco congelado; TP, tempo de protrombina; TT, tempo de trombina; TTPa, tempo de tromboplastina parcial ativada.

FIX (hemofilia B). Os distúrbios hemorrágicos congênitos raros, devido à deficiência de outros fatores, incluindo FII (protrombina), FV, FVII, FX, FXI e FXIII e fibrinogênio, são comumente herdados como caráter autossômico recessivo (Tab. 116-1). O fenótipo da doença frequentemente se correlaciona com o nível de atividade do fator. Enquanto os pacientes podem ter uma deficiência congênita de FXII acompanhada de prolongamento significativo do tempo de tromboplastina parcial ativada (TTPa), a deficiência de FXII não é acompanhada de fenótipo hemorrágico, provavelmente devido a vias redundantes para a ativação da via intrínseca da cascata da coagulação, incluindo a ativação direta do FXI pela trombina gerada por meio da via extrínseca (Fig. 116-1). Os avanços na caracterização das bases moleculares das deficiências dos fatores da coagulação contribuíram para uma melhor compreensão dos fenótipos das doenças, possibilitando o desenvolvimento de abordagens terapêuticas mais específicas, incluindo o uso de moléculas pequenas, proteínas recombinantes ou terapias celulares ou gênicas.

Os dois exames mais comumente utilizados para a hemostasia, o tempo de protrombina (TP) e o TTPa foram desenvolvidos para efetuar a primeira triagem para deficiência de fatores da coagulação (Fig. 116-1). O prolongamento isolado do TP sugere deficiência de FVII, enquanto um TTPa prolongado indica uma deficiência de fator da via intrínseca, mais comumente hemofilia A ou B (FVIII ou FIX, respectivamente) ou deficiência de FXI (Fig. 116-1). Os prolongamentos do TP e do TTPa sugerem deficiência de FV, FX, FII ou anormalidades do fibrinogênio. Um teste de mistura, em que a adição de plasma combinado normal ao plasma do paciente corrigirá um prolongamento do TTPa ou do TP, devido a uma deficiência de fator, é o próximo passo para determinar se há uma deficiência de fator da coagulação. A falta de correção do tempo de coagulação sugere a presença de um inibidor, um anticorpo dirigido contra um fator específico; entretanto, um teste de mistura também detectará a presença de anticoagulantes. Muitos laboratórios têm métodos para exames desenvolvidos para detectar inibidores que neutralizam os anticoagulantes. Se o teste de mistura produzir uma correção com plasma normal, são realizados ensaios de atividade de fatores individuais para determinar qual é o fator deficiente.

As deficiências adquiridas dos fatores da coagulação plasmáticos são mais frequentes do que os distúrbios congênitos; os distúrbios mais comuns consistem em diátese hemorrágica da doença hepática, coagulação intravascular disseminada (CIVD) e deficiência de vitamina K. Nesses distúrbios, a coagulação sanguínea é prejudicada pela deficiência de mais de um fator da coagulação e os episódios hemorrágicos resultam de distúrbio da hemostasia tanto primária (p. ex., interações das plaquetas com a parede do vaso) quanto secundária (coagulação).

A produção de aloanticorpos contra as proteínas plasmáticas da coagulação, clinicamente conhecidos como *inibidores*, é uma doença relativamente rara, que, com frequência, acomete pacientes com hemofilia A ou B e com deficiência de FXI, tratados com doses repetidas da proteína deficiente para controlar episódios hemorrágicos. Os inibidores também ocorrem em pacientes sem deficiência genética de fatores da coagulação e, apesar de ser raro, podem ocorrer no puerpério, como manifestação de uma doença autoimune ou neoplásica subjacente, ou de forma idiopática. Casos raros de inibidores da trombina adquiridos ou do FV foram descritos em pacientes tratados com preparações tópicas de trombina bovina utilizada como agente hemostático tópico em cirurgias complexas. Os resultados de um teste de mistura que não corrige com a adição de plasma normal indicam a presença de um inibidor, exigindo exames adicionais para identificar a especificidade do inibidor e determinar o seu título. A detecção de inibidores em pacientes

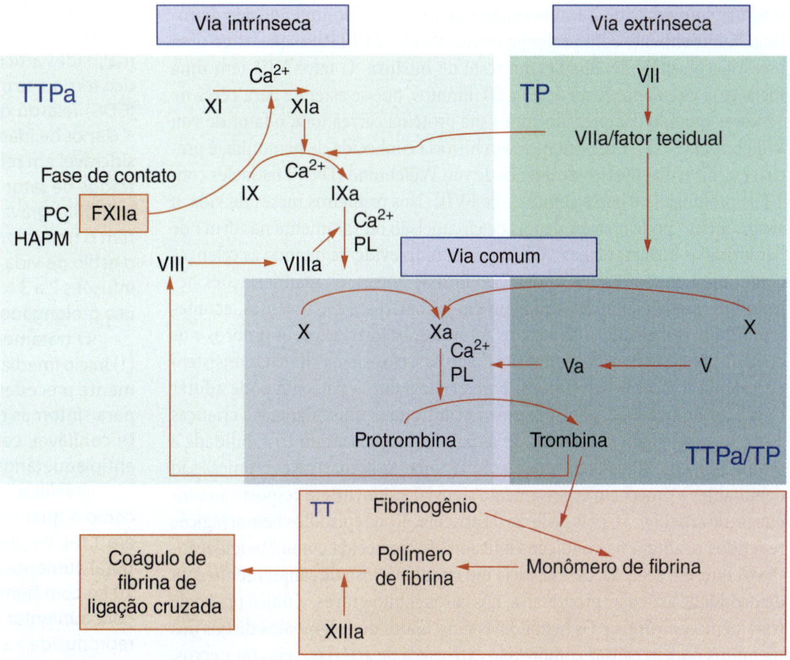

FIGURA 116-1 Cascata da coagulação e avaliação laboratorial da deficiência de fatores da coagulação por tempo de tromboplastina parcial ativada (TTPa), tempo de protrombina (TP), tempo de trombina (TT) e fosfolipídeo (PL). HAPM, heparina de alto peso molecular; PC, pré-calicreína.

com hemofilia é de importância particular, com realização de triagem anual na maioria dos centros de tratamento de hemofilia.

O tratamento de deficiências de fatores da coagulação no contexto de hemorragia exige a reposição da(s) proteína(s) deficiente(s) com o uso de produtos derivados do plasma purificado ou recombinante ou plasma fresco congelado (PFC). Os concentrados de complexo de protrombina (CCPs) são concentrados de fatores derivados do plasma de pureza intermediária, inicialmente usados como fontes de FVIII ou FIX para pacientes hemofílicos; entretanto, como eles contêm os fatores dependentes da vitamina K, são também usados para reversão da varfarina. O CCP de três fatores (CCP-3F) é usado atualmente com menos frequência para a reversão da varfarina, visto que essas preparações contêm baixos níveis de FVII, exigindo PFC como fonte de FVII. O CCP de quatro fatores (CCP-4F), particularmente aquele usado nos Estados Unidos, contém FII, FIX, FX, níveis mais elevados de FVII do que o CCP-3F e proteína S e proteína C.

HEMOFILIAS A E B

PATOGÊNESE E MANIFESTAÇÕES CLÍNICAS

A hemofilia é uma doença hemorrágica recessiva ligada ao X, causada por mutações do gene *F8* (hemofilia A ou clássica) ou do gene *F9* (hemofilia B). Em todo o mundo, essa doença acomete 1 a cada 10 mil homens de todos os grupos étnicos, e a hemofilia A representa 80% de todos os casos. Em virtude de seu grande tamanho, o gene *F8* é mais suscetível a eventos de mutação do que o gene *F9* menor. Os homens apresentam manifestações clínicas da doença, e as mulheres são portadoras de um gene mutante e, em geral, são assintomáticas. Em cerca de 30% dos casos, não há história familiar da doença. Nesses casos, 80% das mães são portadoras do alelo mutante adquirido *de novo*. Foram identificadas mais de 500 mutações diferentes nos genes *F8* ou *F9*. Uma das mutações mais comuns na hemofilia A resulta de uma inversão de sequência do íntron 22, que está presente em 40% dos casos de hemofilia A grave. Hoje, os avanços do diagnóstico molecular permitem a identificação exata das mutações, possibilitando o diagnóstico preciso das mulheres portadoras do gene da hemofilia nas famílias afetadas.

Clinicamente, as hemofilias A e B são indistinguíveis. O fenótipo da doença correlaciona-se com a atividade do FVIII ou do FIX, que pode ser classificada em grave (< 1%), moderada (1-5%) ou leve (6-30%). Nas formas moderada e grave, a doença caracteriza-se por sangramento nas articulações (hemartrose), nos tecidos moles e nos músculos depois de traumatismos mínimos ou até mesmo espontaneamente. Os pacientes com doença leve apresentam sangramentos infrequentes, que, em geral, são secundários a traumatismos. Entre aqueles com atividade residual de FVIII ou FIX > 25% do normal, a doença é detectada apenas quando ocorre sangramento após traumatismo grave ou durante exames laboratoriais pré-operatórios de rotina, habitualmente com prolongamento isolado do TTPa, o que exige uma investigação mais detalhada com teste de mistura. O fator VIII tem uma meia-vida circulante curta de 25 a 30 minutos, que se estende para cerca de 12 horas quando complexado com a sua proteína carreadora, o fator de von Willebrand (FvW). Em pacientes sem história conhecida de hemofilia, é preciso excluir o diagnóstico de doença de von Willebrand (DvW) naqueles com TTPa prolongado e baixa atividade de FVIII. Nos primeiros meses de vida, o sangramento pode ocorrer depois de circuncisão ou raramente na forma de hemorragias intracranianas. A doença fica mais evidente quando as crianças começam a engatinhar ou andar. Nas formas graves, as manifestações hemorrágicas mais comuns consistem em hemartroses recidivantes, acometendo principalmente os joelhos, os cotovelos, os tornozelos, os ombros e os quadris. As hemartroses agudas são dolorosas, e os sinais clínicos consistem em edema e eritema localizados. Para evitar a dor, o paciente pode adotar uma posição fixa, que, por fim, provoca contraturas musculares. As crianças que não conseguem se comunicar verbalmente apresentam irritabilidade e limitação na mobilidade da articulação afetada. As hemartroses crônicas são debilitantes e provocam espessamento sinovial e sinovite em resposta ao sangue intra-articular. Depois da lesão da articulação, os episódios hemorrágicos repetidos resultam na condição clinicamente conhecida como "articulação-alvo", que, em seguida, desencadeia um círculo vicioso de sangramento com deformidade articular progressiva; nos casos muito graves, a única opção de tratamento é cirúrgica. Os hematomas musculares dos segmentos distais dos membros podem causar compressão extrínseca de artérias, veias ou nervos, podendo resultar em uma síndrome compartimental.

O sangramento nos espaços orofaríngeos, no sistema nervoso central (SNC) ou no retroperitônio é potencialmente fatal e exige tratamento imediato. As hemorragias retroperitoneais podem acumular grandes quantidades de sangue, que formam massas com calcificação e reação tecidual inflamatória (síndrome do pseudotumor), bem como resultam em lesão do nervo femoral. Os pseudotumores também podem se desenvolver nos ossos, em particular nos ossos longos dos membros inferiores. Hematúria é comum nos pacientes hemofílicos, mesmo que não haja uma lesão urogenital. Em geral, essa queixa é autolimitada e nem sempre requer tratamento específico.

TRATAMENTO

Hemofilia

Sem tratamento, a hemofilia grave pode limitar a expectativa de vida. Os avanços na indústria de fracionamento do sangue durante a Segunda Guerra Mundial levaram ao reconhecimento de que o plasma poderia ser utilizado para tratar a hemofilia, porém os volumes necessários para conseguir elevações, ainda que modestas, dos fatores circulantes limitaram a utilidade das transfusões de plasma como abordagem terapêutica para a doença. Na década de 1960, a descoberta de que a fração de crioprecipitado do plasma continha grandes quantidades de FVIII e a purificação final do FVIII e do FIX a partir do plasma resultaram na introdução da terapia transfusional domiciliar com concentrado de fator na década seguinte. A disponibilidade de concentrados de fator possibilitou um aumento expressivo na expectativa de vida e na qualidade de vida dos pacientes com hemofilia grave. Entretanto, a contaminação do suprimento de sangue pelos vírus da hepatite e, subsequentemente, pelo vírus da imunodeficiência humana (HIV) resultou na transmissão generalizada dessas infecções hematogênicas na população de hemofílicos. Em meados da década de 1980, a introdução das etapas de inativação viral na preparação dos hemocomponentes reduziu os riscos de infecção por HIV e hepatite; esses riscos foram reduzidos ainda mais com a produção das proteínas FVIII e FIX recombinantes na década de 1990. É raro que pacientes hemofílicos nascidos depois de 1985 tenham adquirido hepatite ou HIV, e, para esses indivíduos, a expectativa de vida é de cerca de 65 anos. Com efeito, desde 1998 não foram relatadas novas infecções por vírus da hepatite ou pelo HIV em pacientes com hemofilia.

A reposição de fator para hemofilia tem sido a base da terapia há meio século; entretanto, os avanços realizados, incluindo moléculas com funcionamento específico e terapia gênica, expandiram as abordagens de tratamento. A reposição de fator tem sido fornecida em resposta a um episódio de sangramento ou como tratamento profilático. A profilaxia primária é definida como uma forma de manter o fator da coagulação deficiente em níveis de cerca de 1% ou mais de forma regular, com o objetivo de evitar sangramentos, particularmente o início de hemartroses. Os meninos hemofílicos tratados com infusões regulares de FVIII (3 dias/semana) ou FIX (2 dias/semana) podem chegar à puberdade sem anormalidades articulares detectáveis. Por conseguinte, o tratamento profilático tornou-se mais comum. O Centers for Disease Control and Prevention (CDC) relatou que mais de 51% das crianças com hemofilia grave com < 6 anos de idade recebem profilaxia, o que representa um aumento considerável em relação aos 33% em 1995. Embora a profilaxia com concentrados de fator seja o padrão de cuidados para crianças e adultos com hemofilia grave, os adolescentes e os adultos jovens nem sempre mantêm o tratamento, devido ao seu alto custo e a fatores relacionados com o estilo de vida, incluindo dificuldades de acesso a veias periféricas para infusões 2 a 3 ×/semana e riscos infecciosos e trombóticos potenciais do uso prolongado de cateteres em veias centrais.

O tratamento dos sangramentos que ocorrem na hemofilia exige: (1) início imediato da reposição de fator, visto que os sintomas frequentemente precedem evidências objetivas de sangramento, particularmente para sintomas clássicos de sangramento na articulação em um paciente confiável, cefaleias ou trauma grave; e (2) evitar o uso de fármacos antiplaquetários.

O FVIII e o FIX são dosados em unidades. Uma unidade é definida como a quantidade de FVIII (100 ng/mL) ou de FIX (5 μg/mL) presente em 1 mL de plasma. Uma unidade de FVIII por quilograma de peso corporal aumenta o nível plasmático do fator em 2%. Para um paciente de 70 kg com hemofilia grave (< 1%), é possível calcular a dose necessária para aumentar os níveis do FVIII em 100% utilizando a fórmula simples reproduzida a seguir. Desse modo, 3.500 unidades do FVIII aumentam o nível circulante a 100%.

$$\text{Dose de FVIII (UI)} = \text{Níveis-alvo de FVIII} - \text{Níveis basais de FVIII} \times \text{Peso corporal (kg)} \times 0{,}5 \text{ unidade/kg}$$

As doses para reposição do FIX diferem daquelas do FVIII, visto que a recuperação do FIX após a infusão é, em geral, de apenas 50% do valor previsto. Por conseguinte, a fórmula para reposição do FIX é:

$$\text{Dose de FIX (UI)} = \text{Níveis-alvo de FIX} - \text{Níveis basais de FIX} \times \text{Peso corporal (kg)} \times 1 \text{ unidade/kg}$$

A meia-vida de 8 a 12 horas do FVIII requer 2 injeções diárias para manter o nível terapêutico; já a meia-vida do FIX é mais longa, de cerca de 24 horas, razão pela qual basta 1 injeção diária. Em situações específicas, como após uma cirurgia, pode ser recomendável uma infusão contínua do fator, devido à sua segurança para alcançar níveis estáveis do fator a um custo total menor.

O crioprecipitado é enriquecido com proteína FVIII ligada ao FvW (cada bolsa contém cerca de 80 UI de FVIII). Devido ao risco de doenças transmitidas por via hematogênica, esse produto só deve ser usado em emergências, quando não houver disponibilidade de concentrados de fatores, embora o crioprecipitado possa ser a única fonte de FVIII nos países em desenvolvimento.

Os sangramentos leves, como hemartroses sem complicações ou hematomas superficiais, exigem que seja alcançado um nível de fator inicial de 30 a 50%. Doses adicionais para manter os níveis entre 15 e 25% durante 2 a 3 dias estão indicadas para hemartroses graves, principalmente quando esses episódios afetarem a "articulação-alvo". Os hematomas volumosos ou os sangramentos musculares exigem níveis de fator de 50% ou mais, caso os sintomas clínicos não melhorem, e a reposição do fator pode ser necessária por 1 semana ou mais. O controle dos sangramentos graves, inclusive os que envolvem os espaços orofaríngeos, o SNC e o retroperitônio, requer níveis estáveis de 50 a 100% durante 7 a 10 dias. A reposição profilática antes de cirurgias tem como objetivo alcançar níveis normais dos fatores (100%) por um período de 7 a 10 dias; em seguida, a reposição pode ser reduzida progressivamente, dependendo da extensão da ferida cirúrgica. Os procedimentos cirúrgicos da cavidade oral causam lesões extensas dos tecidos, que, em geral, exigem reposição do fator durante 1 a 3 dias e fármacos antifibrinolíticos orais.

TERAPIA NÃO TRANSFUSIONAL DA HEMOFILIA

DDAVP (1-amino-8-D-arginina-vasopressina) A DDAVP é um análogo sintético da vasopressina, que provoca elevações transitórias do FVIII e do FVW, mas não do FIX, por meio da liberação das reservas nas células endoteliais vasculares. Os pacientes com hemofilia A leve ou moderada devem fazer um teste para determinar se responderão à DDAVP antes do uso. Quando administrada em doses de 0,3 μg/kg de peso corporal, por um período de 20 minutos, espera-se que a DDAVP eleve em 2 a 3 vezes os níveis de FVIII em comparação com os valores basais, alcançando um valor máximo entre 30 e 60 minutos depois da infusão. A DDAVP não aumenta os níveis do FVIII dos pacientes com hemofilia A grave, visto que não há reservas disponíveis para sua liberação. A dosagem repetida de DDAVP resulta em taquifilaxia à medida que ocorre depleção das reservas. Após 3 doses consecutivas, se houver indicação de terapia adicional, o FVIII exógeno é necessário.

Agentes antifibrinolíticos O sangramento nas gengivas, no trato gastrintestinal e durante uma cirurgia oral pode ser tratado com agentes antifibrinolíticos orais, como ácido ε-aminocaproico (EACA) ou ácido tranexâmico, de modo a prevenir a degradação da fibrina pela plasmina. Dependendo da indicação clínica, a duração do tratamento é de 1 semana ou mais. O ácido tranexâmico é administrado em doses de 25 mg/kg, 3 a 4 ×/dia. O tratamento com EACA consiste em uma dose de ataque de 200 mg/kg (máximo de 10 g), seguida de 100 mg/kg por dose (máximo de 30 g/dia) de 6/6 horas. Esses fármacos não estão indicados para controlar a hematúria, tendo em vista a preocupação sobre a formação de trombos obstrutivos no lúmen das estruturas do trato urogenital.

COMPLICAÇÕES

Formação de inibidores A produção de aloanticorpos contra o FVIII ou o FIX é a complicação principal do tratamento da hemofilia. A prevalência de inibidores do FVIII é estimada em cerca de 30% dos pacientes com hemofilia A grave e 10% entre aqueles com hemofilia A não grave. Os inibidores do FIX são detectados em apenas 3 a 5% de todos os pacientes com hemofilia B. O grupo de alto risco para a formação de inibidores inclui pacientes com deficiência grave (> 80% de todos os casos com inibidores), história familiar de inibidor, descendência africana, mutações do gene do FVIII ou do FIX, resultando em deleção de grandes regiões de codificação, ou rearranjos grosseiros de genes. Em geral, os inibidores são produzidos nos primeiros anos de vida (em média, 2 anos de idade) e depois de 10 dias de exposição cumulativa. Entretanto, a terapia de reposição intensiva, como aquela usada em cirurgia de grande porte, sangramento intracraniano ou traumatismo, aumenta o risco de formação de inibidores em pacientes de todas as idades, bem como a intensidade da gravidade clínica, exigindo monitoramento laboratorial rigoroso dos pacientes nas semanas seguintes.

O diagnóstico clínico dos inibidores deve ser considerado quando os pacientes não respondem à reposição do fator em doses terapêuticas. Os inibidores aumentam a morbidade e a mortalidade associadas à hemofilia. Como a detecção precoce de um inibidor é fundamental para o controle bem-sucedido do sangramento ou para a erradicação do anticorpo, a maioria dos centros especializados em hemofilia realiza uma triagem anual com TTPa e estudos mistos. O ensaio de Bethesda utiliza um princípio semelhante a um estudo misto e define a especificidade do inibidor e sua titulação. Os resultados são expressos em unidades Bethesda (UB), em que 1 UB equivale à quantidade de anticorpo necessária para neutralizar 50% do FVIII ou do FIX presente no plasma normal depois de 2 horas de incubação a 37°C. Clinicamente, os pacientes com inibidores são classificados como respondedores baixos ou altos, em que a resposta é definida como um aumento nos títulos de anticorpo; o conhecimento do tipo de respondedor orienta a terapia. O tratamento dos pacientes com inibidores tem dois objetivos: controlar os episódios hemorrágicos agudos e erradicar o inibidor. Para o controle dos episódios hemorrágicos, os baixos respondedores, aqueles com título < 5 UB, respondem bem às doses altas do FVIII humano (50-100 UI/kg), com aumento mínimo ou nulo dos títulos do inibidor. Entretanto, os pacientes altos respondedores, aqueles com título inicial do inibidor > 5 UB ou resposta anamnésica com aumento no título do anticorpo para > 5 UB, mesmo quando os títulos estão inicialmente baixos, não respondem a FVIII. O controle dos episódios hemorrágicos em pacientes com alta resposta pode ser obtido com o uso de concentrados enriquecidos com protrombina, FVII, FIX, FX (concentrados de complexo protrombínico [CCPs], porém habitualmente CCPs ativados [CCPas]) e fator VII ativado (FVIIa) recombinante, conhecidos como "agentes de *bypass*", visto que ativam a coagulação distalmente ao fator inibido/ausente ou por meio de uma via diferente (**Fig. 116-1**). Para pacientes com inibidor do FIX (< 5 UB), podem ser administradas altas doses de FIX; entretanto, as reações alérgicas ou anafiláticas são comuns nos casos de pacientes com inibidor do FIX; portanto, produtos de *bypass* devem ser utilizados para tratar ou prevenir o sangramento, bem como para os casos com altos títulos de inibidores. Para erradicação do anticorpo inibidor, a imunossupressão isoladamente não é eficaz. A estratégia mais eficaz consiste em indução de tolerância imune (ITI), com base na infusão diária da proteína deficiente até o desaparecimento do inibidor, o que normalmente exige períodos > 1 ano, com índices de sucesso de cerca de 60%. O tratamento de pacientes com hemofilia A grave e com inibidores resistentes à ITI representa um desafio. Acreditava-se que o uso do anticorpo monoclonal anti-CD20 (rituximabe) combinado com ITI fosse eficaz; entretanto, embora reduza os títulos de inibidores em alguns casos, a erradicação duradoura é incomum.

Outras abordagens terapêuticas para as hemofilias A e B Foram desenvolvidos fatores da coagulação por engenharia, por meio de fusão com polietilenoglicol (FVIII, FIX), IgG1-Fc (FVIII, FIX) ou albumina (FIX), com meias-vidas mais longas resultantes, porém atualmente com um deles aprovado para uso. Esses produtos de última geração (para FVIII e FIX) têm por objetivo facilitar a profilaxia, exigindo menos injeções semanais para manter níveis circulantes maiores de 1%, com redução da frequência das infusões de 3 para 2 dias/semana na hemofilia A, e, em particular na hemofilia B, são necessárias injeções de FIX de ação longa apenas 1 ×/semana. Outras abordagens novas estão em fase de desenvolvimento para manipular os componentes da cascata da coagulação, como as que estão direcionadas para anticoagulantes naturais e inibidores da ativação da coagulação.

O emicizumabe é um anticorpo biespecífico assimétrico com uma região de cadeia variável de imunoglobulina que se liga ao FIXa e outra que se liga ao FX, aproximando-os em estreito contato, com consequente ativação do FX pelo FIXa. Subsequentemente, o FXa cliva a protrombina em trombina – sem a necessidade de FVIII (**Fig. 116-2**). Ele é eficaz em pacientes com hemofilia A grave com ou sem inibidores. Após injeções subcutâneas iniciais 1 ×/semana (uma melhora em relação à administração intravenosa [IV] de fatores), por 4 semanas, os pacientes podem ser mantidos com doses mensais para prevenir sangramentos espontâneos, o que representa uma melhora extremamente notável na qualidade de vida, em comparação até mesmo com o esquema de infusões

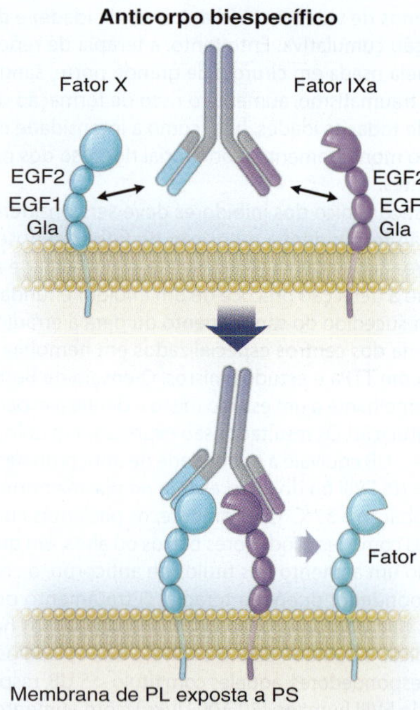

FIGURA 116-2 Mecanismo de ação do emicizumabe. O emicizumabe é um anticorpo bifuncional; os dois sítios de ligação reconhecem diferentes sequências de proteína, diferentemente dos anticorpos normais, em que ambas as regiões variáveis reconhecem o mesmo antígeno. Um dos braços do emicizumabe reconhece o fator IXa, e o outro, o fator X. Ele funciona para aproximar esses dois fatores, de modo que o fator IXa possa ativar o fator X em fator Xa, que, em seguida, cliva a protrombina em trombina e ativa a cascata da coagulação. *(De T Kitazawa, M Shima: Emicizumab, a humanized bispecific antibody to coagulation factors IXa and X with a factor VIIIa-cofactor activity. Int J Hematol 111:20, 2020.)*

2 ×/semana de compostos de FVIII de "ação longa". Entretanto, pode ocorrer sangramento inesperado, e é necessário um manejo cuidadoso, visto que um pequeno número de pacientes com inibidores tratados com CCPa ou FVIIa recombinante desenvolveu eventos trombóticos ou microangiopatia trombótica fatal.

Esses distúrbios ligados ao cromossomo X são apropriados para terapia gênica, visto que pequenos aumentos no nível plasmático do fator resultarão em melhora clínica significativa. O FIX é o mais estudado, visto que o gene é menor e mais fácil de acondicionar nos vetores virais utilizados. Em uma das abordagens, a sequência de uma mutação com ganho de função espontânea conhecida do FIX, que possui aumento acentuado na atividade específica, FIX Padua, é usada, de modo que pequenos incrementos no nível plasmático de FIX também sejam acompanhados de um aumento ainda maior na atividade funcional. O gene FVIII maior também foi transferido com sucesso por meio de um vetor viral adenoassociado para alguns pacientes com hemofilia A. Os primeiros resultados parecem ser promissores. As complicações incluem transaminite e perda da expressão gênica por várias razões; nenhuma abordagem de terapia gênica conseguiu aprovação regulamentar até este momento (Cap. 470).

DOENÇAS INFECCIOSAS

Os pacientes hemofílicos tratados com concentrados de fator da coagulação antes do desenvolvimento de fatores recombinantes, na década de 1990, foram quase universalmente infectados pelo vírus da hepatite C (HCV) e pelo HIV. Essas infecções são a principal causa de morbidade e a segunda causa principal de morte nesses pacientes. A coinfecção pelo HCV e pelo HIV, presente em quase 50% dos pacientes hemofílicos, é um fator agravante para a evolução da doença hepática, visto que pode ser necessária a correção das deficiências tanto genéticas quanto adquiridas (secundárias à doença hepática) do fator da coagulação. Os avanços realizados no tratamento do HIV e do HCV modificaram o prognóstico devastador para muitos pacientes infectados. Em alguns casos selecionados com cirrose, foi realizado transplante hepático, que também é curativo para a hemofilia.

PROBLEMAS CLÍNICOS EMERGENTES EM PACIENTES IDOSOS COM HEMOFILIA

O número de pacientes que vivem com hemofilia até a idade adulta aumentou com os avanços nos tratamentos. A expectativa de vida de pacientes com hemofilia grave agora é apenas cerca de 10 anos mais curta que a da população masculina em geral e é quase normal em pacientes com hemofilia leve ou moderada. A população mais idosa com hemofilia tem necessidades distintas relacionadas com a ocorrência de artropatia mais grave, dor crônica e altas taxas de infecção por HCV e/ou HIV.

Embora a mortalidade por doença arterial coronariana seja menor em pacientes hemofílicos, em que a hipocoagulabilidade diminui a formação de trombos, a aterogênese não é evitada. Fatores de risco cardiovasculares típicos, como idade, obesidade e tabagismo, juntamente com inatividade física, hipertensão e doença renal crônica, são observados em pacientes hemofílicos, assim como na população em geral.

O manejo de um evento isquêmico agudo e a revascularização coronariana devem incluir uma colaboração entre hematologistas, cardiologistas e internistas. O câncer devido a malignidades relacionadas com o HIV e o HCV também representa uma preocupação nessa população, e o carcinoma hepatocelular (CHC) constitui a causa mais comum de morte em pacientes HIV-negativos. As recomendações para rastreamento de câncer na população geral devem ser as mesmas para pacientes com hemofilia de idade equivalente, incluindo rastreamento de rotina para CHC. O rastreamento de neoplasias dos tratos urogenital ou GI em pacientes com hematúria ou hematoquezia pode ser adiado. Os pacientes com hemofilia beneficiam-se das mesmas abordagens preventivas e terapêuticas para minimizar o risco de doença cardiovascular e neoplasia maligna que a população em geral.

MANEJO DOS PORTADORES DE HEMOFILIA

As mulheres portadoras de hemofilia com níveis de fator de cerca de 50% do normal podem não ter risco aumentado de sangramento. Entretanto, pode ocorrer uma ampla faixa de atividade do fator (22-116%) devido à inativação aleatória do cromossomo X (*lionização*), levando ao sangramento inesperado em mulheres com níveis baixos. O nível do fator de portadores deve ser medido para otimizar o manejo perioperatório. Durante a gravidez, os níveis de FVIII aumentam cerca de 2 a 3 vezes em comparação com mulheres não grávidas, ao passo que o aumento do FIX é menos pronunciado. Depois do parto, ocorre uma rápida queda das elevações dos níveis de fatores de coagulação maternos induzidos pela gravidez, resultando em risco iminente de sangramento, que pode ser evitado pela infusão de concentrado de fator para níveis de 50 a 70% por 3 dias para o parto vaginal e por até 5 dias para cesariana. Nos casos leves, recomenda-se o uso de DDAVP e/ou agentes antifibrinolíticos.

DEFICIÊNCIA DE FATOR XI

A deficiência de fator XI, também conhecida como hemofilia C, é um distúrbio hemorrágico autossômico raro que ocorre em uma frequência de 1 caso a cada 1 milhão. Entretanto, essa doença é altamente prevalente nas populações de judeus asquenaze e iraquianos, nas quais a frequência de heterozigotos é de 6%, enquanto a de homozigotos varia de 0,1 a 0,3%. Foram descritas mais de 65 mutações do gene do FXI, e um menor número de mutações (2 ou 3) foi detectado nas populações judias acometidas.

Os níveis normais de atividade coagulante do FXI variam de 70 a 150 UI/dL. Os níveis variam, dependendo da presença de mutações heterozigóticas, homozigóticas ou duplo-heterozigóticas com observação de níveis < 1 UI/dL nas últimas duas. Os pacientes com níveis de FXI < 10% do normal têm risco elevado de sangramento, mas o fenótipo nem sempre se correlaciona com a atividade coagulante desse fator. A história familiar é informativa, e o risco de sangramento baseia-se na ocorrência de sangramento nas famílias. Clinicamente, hemorragias mucocutâneas, como equimoses, sangramentos gengivais, epistaxe, hematúria e menorragia, são comuns, principalmente depois de traumatismos. Esse fenótipo hemorrágico sugere que os tecidos com atividade fibrinolítica abundante sejam mais suscetíveis à deficiência do FXI. O sangramento pós-operatório é comum, mas nem sempre ocorre, mesmo entre os pacientes com níveis muito baixos do FXI.

Indica-se a reposição de FXI para pacientes com doença grave que necessitam de procedimentos cirúrgicos de grande porte. Uma história negativa de complicações hemorrágicas após procedimentos invasivos não exclui a possibilidade de um risco aumentado de hemorragia.

TRATAMENTO

Deficiência de fator XI

As fontes de FXI limitam-se ao PFC nos Estados Unidos, enquanto outros países dispõem de um concentrado de FXI derivado do plasma. O PFC em doses de 15 a 20 mL/kg para manter níveis mínimos, que variam de 10 a 20%, pode ser administrado em dias alternados no contexto de sangramento ou cirurgia de grande porte, visto que o FXI tem uma meia-vida de 40 a 70 horas. Fármacos antifibrinolíticos podem ser usados para sangramentos menores e como tratamento adjuvante com reposição de FXI, com exceção do sangramento do trato urogenital. A produção de um inibidor do FXI pode ser detectada em 10% dos pacientes com deficiência grave desse fator. Embora os inibidores não estejam associados a sangramento espontâneo, o sangramento que ocorre com cirurgia ou trauma pode ser grave; o tratamento com CCP/CCPa ou FVII ativado recombinante é eficaz.

DISTÚRBIOS HEMORRÁGICOS RAROS

Os distúrbios hereditários que resultam de deficiências de fatores da coagulação diferentes de FVIII, FIX e FXI (Tab. 116-1) ocorrem raramente. As manifestações hemorrágicas variam desde pacientes geralmente assintomáticos, como na disfibrinogenemia ou na deficiência de FVII, até eventos potencialmente fatais, como na deficiência de FX ou FXIII. Diferentemente da hemofilia, as hemartroses são raras, porém é comum a ocorrência de sangramento no trato mucoso ou após clampeamento do cordão umbilical. Em geral, os indivíduos heterozigotos para as deficiências dos fatores da coagulação são assintomáticos. Depois da triagem com testes gerais da coagulação (Tab. 116-1), a avaliação laboratorial do fator específico deficiente identifica o diagnóstico.

A terapia de reposição com PFC ou CCPs para deficiências fornece uma hemostasia adequada para sangramentos ou tratamento profilático, embora se disponha de concentrados específicos para FX e fibrinogênio. É necessário o uso de crioprecipitado ou de concentrado de FXIII para deficiência de FXIII. À semelhança do FXI, a deficiência de FVII tem uma prevalência aumentada na população de judeus asquenaze e é mais bem tratada com rVIIa, em vez de PFC ou CCPs, dependendo da gravidade do sangramento ou do tipo de cirurgia.

DEFICIÊNCIAS FAMILIARES MÚLTIPLAS DA COAGULAÇÃO

Vários distúrbios hemorrágicos são caracterizados pela deficiência hereditária de mais de um fator da coagulação. Até hoje, os defeitos genéticos de duas dessas doenças foram caracterizados e forneceram uma nova compreensão da regulação da hemostasia por proteínas codificadas por genes que não fazem parte da coagulação sanguínea.

Deficiência combinada de FV e FVIII Pacientes com deficiência combinada de FV e FVIII exibem cerca de 5% da atividade de coagulação residual de cada fator, porém está associada a uma leve tendência ao sangramento, frequentemente após trauma. Uma mutação no gene de ligação de lectina manose 1 (*LMAN1*), uma proteína de ligação da manose localizada no complexo de Golgi, que atua como chaperona de FV e FVIII, é a responsável. Em outras famílias, foram definidas mutações do gene da deficiência múltipla dos fatores da coagulação 2 (*MCFD2*); esse gene codifica uma proteína que forma um complexo dependente de Ca^{2+} com *LMAN1* e atua como cofator na mobilização intracelular do FV e do FVIII. A terapia de reposição para controlar e prevenir o sangramento consiste em PFC para manter os níveis de FV e em DDAVP ou concentrado de FVIII para obter níveis de FVIII de 20 a 40%. Como alternativa, plaquetas que contêm FV também podem ser usadas.

Deficiências múltiplas dos fatores da coagulação dependentes da vitamina K Duas enzimas envolvidas no metabolismo da vitamina K foram associadas à deficiência simultânea de todas as proteínas dependentes dessa vitamina, inclusive as proteínas procoagulantes, como protrombina (II), VII, IX e X, e as proteínas anticoagulantes C e S. A vitamina K é lipossolúvel e atua como cofator na carboxilação do carbono gama dos resíduos de ácido glutâmico dos fatores dependentes dessa vitamina, que é uma etapa fundamental na ligação do cálcio e dos fosfolipídeos dessas proteínas (Fig. 116-3). As enzimas γ-glutamilcarboxilase e epóxido-redutase são fundamentais ao

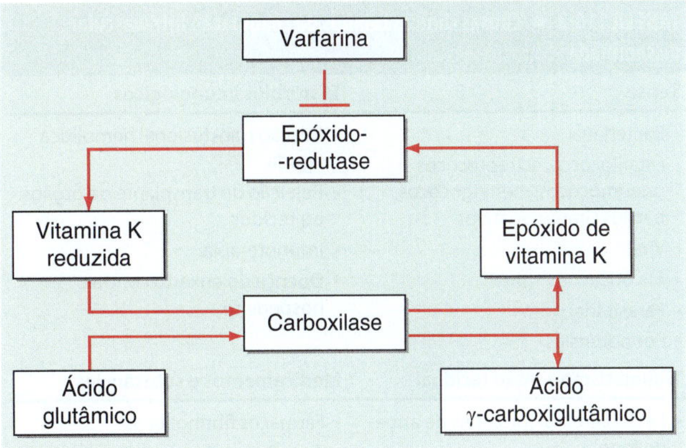

FIGURA 116-3 Ciclo da vitamina K. A vitamina K é um cofator na formação de resíduos de ácido γ-carboxiglutâmico nas proteínas da coagulação. A γ-glutamilcarboxilase dependente de vitamina K, que é a enzima que catalisa a epóxido-redutase dessa vitamina, regenera a vitamina K reduzida. A varfarina bloqueia a ação da redutase e inibe competitivamente os efeitos da vitamina K.

metabolismo e à regeneração da vitamina K. As mutações dos genes que codificam a γ-carboxilase (GCCX) ou o complexo 1 vitamina K epóxido-redutase (VKORC1) resultam em deficiências enzimáticas e, desse modo, na redução da atividade dos fatores dependentes de vitamina K, que varia de 1 a 30% do normal. Os pacientes podem apresentar episódios hemorrágicos leves a graves desde o nascimento. Alguns pacientes respondem à vitamina K1 oral (5-20 mg/dia) ou à vitamina K1 parenteral em doses de 5 a 20 mg/semana. Para o sangramento grave, pode ser necessária a terapia de reposição com CCP.

COAGULAÇÃO INTRAVASCULAR DISSEMINADA

Em 2001, a International Society on Thrombosis and Haemostasis (ISTH) definiu a coagulação intravascular disseminada (CIVD) como "uma síndrome adquirida caracterizada pela ativação intravascular da coagulação, com perda de localização decorrente de diferentes causas, que podem se originar e causar dano à microvasculatura, que é grave o suficiente e pode provocar disfunção orgânica". Muitos processos distintos estão associados à CIVD (Tab. 116-2).

As causas mais comuns consistem em sepse bacteriana, embora a sepse viral e fúngica também possa causar CIVD, trauma, causas obstétricas, como descolamento prematuro da placenta ou embolia por líquido amniótico, e distúrbios malignos, particularmente adenocarcinomas produtores de mucina e leucemia promielocítica aguda. A ativação das vias inflamatórias em resposta a patógenos infecciosos resulta em aumento da expressão do fator tecidual, ativação dos neutrófilos e dos monócitos com liberação de citocinas e desenvolvimento de armadilhas extracelulares de neutrófilos e liberação de polifosfatos, que estabelecem uma comunicação cruzada com o sistema da coagulação para causar a geração de trombina; esse processo é conhecido como *tromboinflamação*. O dano às células endoteliais vasculares resulta na perda de suas propriedades antitrombóticas nativas; esse dano ocorre particularmente com sepse e trauma. A síndrome da resposta inflamatória sistêmica (SIRS) e a tempestade de citocinas são respostas inflamatórias exuberantes mediadas por citocinas frequentemente no contexto de infecção, que estão associadas a um aumento da mortalidade e CIVD. A púrpura fulminante é uma forma grave de CIVD em decorrência da trombose de áreas extensas da pele; acomete predominantemente crianças pequenas após infecção viral ou bacteriana, em particular aquelas com hipercoagulabilidade hereditária ou adquirida causada por deficiências dos componentes da via da proteína C. Recém-nascidos homozigotos para a deficiência de proteína C podem desenvolver púrpura fulminante neonatal, com ou sem trombose de grandes vasos.

O mecanismo central da CIVD é a geração descontrolada de trombina por múltiplos mecanismos (Fig. 116-4). A ruptura simultânea dos mecanismos anticoagulantes fisiológicos e a fibrinólise anormal aceleram ainda mais o processo. Essas anormalidades contribuem para a deposição sistêmica de fibrina nos vasos de pequeno e médio calibre. A duração e a intensidade da deposição de fibrina podem comprometer o suprimento

TABELA 116-2 ■ Causas clínicas comuns da coagulação intravascular disseminada

Sepse	Distúrbios imunológicos
• Bacteriana Estafilococos, estreptococos, pneumococos, meningococos, bacilos Gram-negativos • Viral • Micótica • Parasitária • Por riquétsias	• Reação transfusional hemolítica aguda • Rejeição de transplante de órgãos ou tecidos • Imunoterapia • Doença do enxerto contra o hospedeiro
Traumatismo e lesão tecidual	**Medicamentos e substâncias**
• Lesão cerebral (projéteis de arma de fogo) • Queimaduras extensas • Embolia gordurosa • Rabdomiólise	• Fármacos fibrinolíticos • Aprotinina • Varfarina (principalmente em recém-nascidos com deficiência de proteína C) • Concentrados de complexo protrombínico • Drogas ilícitas (anfetaminas)
Distúrbios vasculares	**Envenenamentos**
• Hemangiomas gigantes (síndrome de Kasabach-Merritt) • Aneurismas de grandes vasos (p. ex., aorta)	• Serpentes • Insetos
Complicações obstétricas	**Doença hepática**
• Descolamento prematuro da placenta • Embolia por líquido amniótico • Síndrome da morte fetal • Aborto séptico	• Insuficiência hepática fulminante • Cirrose • Esteatose hepática da gravidez
Câncer	**Diversas**
• Adenocarcinoma (de próstata, pâncreas, etc.) • Neoplasias malignas hematológicas (leucemia promielocítica aguda)	• Choque • Síndrome da angústia respiratória • Transfusão maciça

sanguíneo de muitos órgãos, particularmente o pulmão, os rins, o fígado e o cérebro, com consequente falência de órgãos; por exemplo, a trombose microvascular pulmonar é um componente da síndrome da angústia respiratória aguda (SARA). A ativação sustentada da coagulação e a formação de fibrina podem resultar em consumo de fatores da coagulação e plaquetas, o que, por sua vez, leva ao sangramento sistêmico, que pode ser agravado pela hiperfibrinólise secundária que ocorre nos estágios avançados da CIVD.

As manifestações clínicas da CIVD estão relacionadas com a magnitude do desequilíbrio da hemostasia, com a doença subjacente, ou ambas. Os achados clínicos mais comuns incluem petéquias, equimoses e sangramento, que varia desde exsudação de locais de punção venosa até hemorragia grave do trato gastrintestinal, do pulmão ou no SNC. Na CIVD crônica, as manifestações hemorrágicas são discretas e limitam-se às superfícies cutâneas ou mucosas. O estado de hipercoagulabilidade da CIVD evidencia-se por obstrução dos vasos da microcirculação com falência secundária dos órgãos. Também pode haver trombose de grandes vasos e embolia cerebral. As complicações hemodinâmicas e o choque são comuns entre pacientes com CIVD aguda, devido à doença subjacente, com mortalidade que varia de 30 a > 80%.

Pode ser difícil estabelecer o diagnóstico de CIVD. A ISTH desenvolveu uma ferramenta de pontuação validada para ajudar no diagnóstico de CIVD franca, com uma ferramenta separada para mulheres grávidas. Essa ferramenta incorpora a contagem de plaquetas, o nível de D-dímeros, o tempo de protrombina (TP) e o nível de fibrinogênio e atribui pontos para diferentes níveis de cada um dos itens, e a pontuação agregada ajuda a estabelecer o diagnóstico de CIVD (Tab. 116-3). O esfregaço de sangue periférico deve ser examinado à procura de esquistócitos. O diagnóstico laboratorial da CIVD deve levar à investigação imediata da causa subjacente, caso já não esteja evidente. Em pacientes em estado crítico, esses exames devem ser repetidos por um período de 6 a 8 horas, visto que os pacientes podem sofrer rápida deterioração.

CIVD crônica A CIVD compensada de baixo grau pode ocorrer em condições clínicas, que incluem hemangioma gigante, carcinoma metastático ou síndrome da morte fetal. Os níveis plasmáticos dos produtos de degradação da fibrina (PDFs) ou dos D-dímeros estão elevados. Os resultados do TTPa, do TP e do fibrinogênio estão dentro das faixas normais ou elevados. Trombocitopenia leve ou contagens normais de plaquetas também são comuns. A fragmentação das hemácias é detectada comumente, mas em menor grau do que na CIVD aguda.

Diagnóstico diferencial A distinção entre CIVD e doença hepática grave é um desafio e exige medições seriadas dos parâmetros laboratoriais da CIVD. Pacientes com doença hepática grave manifestam características laboratoriais, incluindo trombocitopenia devido ao sequestro das plaquetas, hipertensão portal ou hiperesplenismo; síntese diminuída de fatores da coagulação e anticoagulantes naturais; e níveis elevados de D-dímeros. Contudo, ao contrário da CIVD, esses parâmetros laboratoriais não se alteram rapidamente na doença hepática.

Embora os distúrbios microangiopáticos, como púrpura trombocitopênica trombótica adquirida, apresentem início agudo acompanhado de trombocitopenia, fragmentação dos eritrócitos e falência de múltiplos

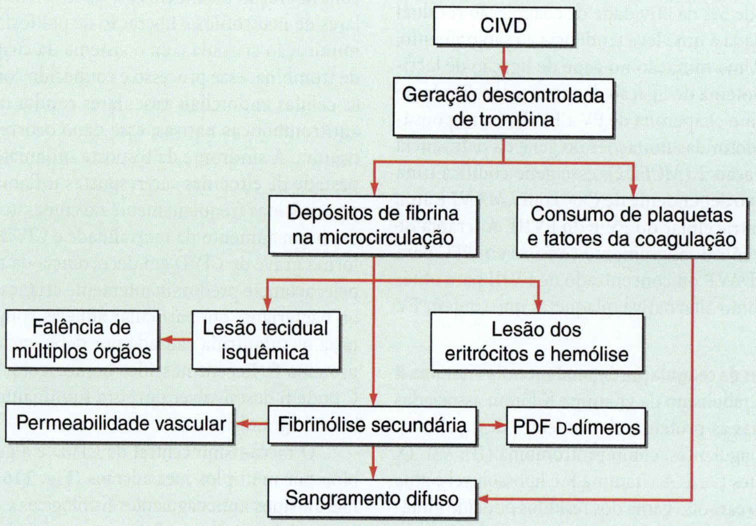

FIGURA 116-4 Fisiopatologia da coagulação intravascular disseminada (CIVD). As interações entre os sistemas da coagulação e fibrinolítico provocam sangramento e trombose na microcirculação de pacientes com CIVD. PDF, produto de degradação da fibrina.

TABELA 116-3 ■ Critérios da ISTH para CIVD franca		
Parâmetro	**Valor**	**Pontos**
Plaquetas	> 100.000 × 10^9/L	0
	> 50 – < 100 × 10^9/L	1
	< 50 × 10^9/L	2
D-dímeros*	Normal	0
	Aumento moderado	2
	Aumento grave	3
Tempo de protrombina (TP) prolongado	< 3 s	0
	3 – < 6 s	1
	> 6 s	2
Fibrinogênio	> 1 g/L	0
	< 1 g/L	1
Pontuação total		**< 5 CIVD de baixo grau** **> 5 CIVD franca**

*Os ensaios para D-dímeros não são padronizados e apresentam diferentes faixas de normalidade. Verifique a faixa normal de sua instituição para avaliar o grau de aumento.

Nota: Uma pontuação < 5 sugere CIVD não franca/CIVD de baixo grau e deve ser repetida a cada 1-2 dias. Uma pontuação > 5 sugere CIVD franca; os valores laboratoriais devem ser repetidos diariamente para avaliação de alterações críticas. Não deve ser usada em pacientes grávidas.

Siglas: CIVD, coagulação intravascular disseminada; ISTH, International Society on Thrombosis and Haemostasis.

órgãos, a apresentação clínica e os achados laboratoriais, como inibidor para os níveis de ADAMTS13, auxiliam no estabelecimento do diagnóstico do distúrbio microangiopático (Cap. 115).

TRATAMENTO

Coagulação intravascular disseminada

A morbidade e a mortalidade associadas à CIVD estão relacionadas principalmente com a doença subjacente, a qual deve ser manejada para controlar e eliminar a CIVD. Entretanto, pode haver necessidade de suporte com plaquetas e fatores da coagulação até que a causa desencadeante esteja sob controle. Muitos pacientes com CIVD franca estão em estado crítico e, em geral, necessitam de manejo na unidade de terapia intensiva para tratamento da fisiologia do choque e outras manifestações da doença subjacente.

MANEJO DOS SINTOMAS HEMORRÁGICOS

Os pacientes com sangramento ativo ou com alto risco de sangramento durante procedimentos invasivos ou após quimioterapia necessitam de suporte transfusional; entretanto, a transfusão apenas para corrigir parâmetros da coagulação leve a moderadamente anormais não é indicada. A transfusão de plaquetas para contagens de plaquetas < 10.000 a 20.000/μL e a reposição de fibrinogênio e fatores da coagulação com PFC, crioprecipitado ou concentrado de fibrinogênio (como fonte de fibrinogênio), estão indicadas com quantidades determinadas pelo grau de TP, TTPa e níveis de fibrinogênio anormais, bem como pela gravidade do sangramento ou risco de sangramento com procedimentos invasivos. Para essas situações, o nível de fibrinogênio deve ser mantido em > 150 mg/dL e o TP prolongado não mais que 3 segundos acima do limite superior da normalidade. Deve-se administrar vitamina K. Os pacientes devem ser frequentemente monitorados, e o suporte transfusional deve ser ajustado de acordo com as alterações e com a determinação da condição do paciente.

REPOSIÇÃO DE INIBIDORES DA COAGULAÇÃO OU DA FIBRINÓLISE

Os anticoagulantes, como a heparina, a antitrombina III (ATIII) e os concentrados de trombomodulina, e os fármacos antifibrinolíticos foram todos tentados no tratamento da CIVD. A infusão contínua de doses baixas de heparina (5-10 UI/kg/h) pode ser eficaz nos pacientes com CIVD leve associada a tumores sólidos, na leucemia promielocítica aguda ou nos casos em que há trombose detectada. A heparina também está indicada para o tratamento da púrpura fulminante, durante a ressecção cirúrgica dos hemangiomas gigantes e durante a remoção de um feto morto. Na CIVD hemorrágica aguda, é provável que o uso de heparina agrave o sangramento. A administração de heparina a pacientes com CIVD grave, embora demonstre uma melhora dos parâmetros da coagulação, não trouxe benefício de sobrevida; as recomendações por sociedades profissionais para o seu uso variam amplamente. Embora o uso de concentrados dos inibidores da serina-protease antitrombina e trombomodulina para sepse tenha demonstrado pouca eficácia em todos os pacientes tratados, análises *post hoc* daqueles com sepse e CIVD confirmada sugerem uma vantagem de sobrevida e exigem estudos adicionais. O tratamento com proteína C ativada para o choque séptico foi retirado do mercado há vários anos, visto que os achados na prática clínica não reproduziram a vantagem de mortalidade observada no ensaio clínico; o impacto na CIVD não foi avaliado.

Em pacientes com CIVD caracterizada por um estado hiperfibrinolítico primário com sangramento grave concomitante, pode-se considerar a administração de antifibrinolíticos. Entretanto, a preocupação com o aumento do risco de trombose levou a considerar o uso concomitante de heparina. Os pacientes com leucemia promielocítica aguda ou CIVD crônica associada a hemangiomas gigantes estão entre os poucos indivíduos que podem ser beneficiados por esse tratamento.

DEFICIÊNCIA DE VITAMINA K

As proteínas dependentes da vitamina K são um grupo heterogêneo que inclui os fatores da coagulação e também proteínas presentes nos ossos, nos pulmões, nos rins e na placenta. A vitamina K medeia a modificação pós-traducional das moléculas de glutamato em γ-carboxiglutamato, que é uma etapa fundamental à atividade das proteínas dependentes dessa vitamina, as quais se ligam ao cálcio e formam as membranas fosfolipídicas normais (Fig. 116-3). As mutações herdadas com diminuição da atividade funcional das enzimas GGCX ou VKORC1 (ver anteriormente) resultam em distúrbios hemorrágicos. A vitamina K existente na dieta com frequência constitui um fator limitante na reação de carboxilação; por conseguinte, a reciclagem da vitamina K pelas enzimas é essencial para a manutenção dos níveis normais das proteínas dependentes dessa vitamina. Nos adultos, a deficiência grave de vitamina K devido a uma baixa ingestão alimentar rara. Entretanto, é comum em associação ao uso de antibióticos de amplo espectro ou na presença de doença ou intervenções cirúrgicas que afetam a capacidade de absorção da vitamina K pelo trato intestinal, devido a alterações anatômicas ou mudança do teor de gordura dos sais biliares e enzimas pancreáticas na parte proximal do intestino delgado. As doenças hepáticas crônicas, como a cirrose biliar primária, também provocam depleção das reservas de vitamina K. A deficiência neonatal de vitamina K e a doença hemorrágica do recém-nascido resultante foram quase totalmente eliminadas pela administração rotineira de vitamina K a todos os recém-nascidos. O prolongamento dos valores do TP constitui o achado mais comum e mais precoce em pacientes com deficiência de vitamina K, devido à meia-vida curta do FVII, e ocorre antes do prolongamento do TTPa. A administração parenteral de 10 mg de vitamina K é suficiente para restaurar os níveis normais do fator da coagulação dentro de 8 a 10 horas. A correção mais rápida da coagulopatia requer reposição com PFC ou CCP, cuja escolha depende do estado do volume intravascular do paciente e da necessidade de rapidez de correção. A reversão da terapia anticoagulante excessiva com antagonista da vitamina K, como a varfarina, pode ser obtida com doses mínimas de vitamina K (1 mg por via oral ou por injeção IV) para pacientes assintomáticos. Essa abordagem pode diminuir o risco de sangramento e, ao mesmo tempo, manter a anticoagulação terapêutica dos pacientes com um distúrbio protrombótico subjacente. Para a reversão de emergência da varfarina no contexto de hemorragia potencialmente fatal ou necessidade de cirurgia de emergência, o padrão de cuidados consiste no uso de CPP-4F.

Em pacientes com doença vascular subjacente, trauma vascular, fibrilação atrial e outras comorbidades, é necessário considerar cuidadosamente o reinício da anticoagulação, de modo a evitar complicações tromboembólicas subsequentes.

DISTÚRBIOS DA COAGULAÇÃO ASSOCIADOS À INSUFICIÊNCIA HEPÁTICA

No fígado, são sintetizadas e depuradas muitas proteínas anticoagulantes naturais, procoagulantes e componentes essenciais do sistema fibrinolítico. A insuficiência hepática está associada a um alto risco de sangramento, devido à síntese deficiente de fatores procoagulantes e aumento da fibrinólise; os hepatologistas referem-se a isso como coagulação intravascular acelerada e fibrinólise (CIVAF). A trombocitopenia é comum em pacientes com doença hepática e pode ser decorrente da diminuição da trombopoietina que

TABELA 116-4 ■ Distúrbios da coagulação e da hemostasia na doença hepática

Sangramento
Hipertensão portal
Varizes esofágicas
Trombocitopenia
Esplenomegalia
CIVD aguda ou crônica
Síntese reduzida dos fatores da coagulação
Insuficiência hepatocelular
Deficiência de vitamina K
Fibrinólise sistêmica
CIVD
Disfibrinogenemia
Trombose
Síntese reduzida de inibidores da coagulação: proteínas C e S, antitrombina
Insuficiência hepatocelular
Deficiência de vitamina K (proteínas C e S)
Incapacidade de depurar as proteínas ativadas da coagulação (CIVD)
Disfibrinogenemia

Sigla: CIVD, coagulação intravascular disseminada.

é sintetizada no fígado, de esplenomegalia congestiva (hiperesplenismo) ou redução imunomediada do tempo de vida das plaquetas (cirrose biliar primária). Além disso, várias anormalidades anatômicas secundárias à doença hepática subjacente aumentam ainda mais o risco de sangramento (Tab. 116-4). A disfibrinogenemia é uma anormalidade relativamente comum nos pacientes com doença hepática, em razão da redução da polimerização da fibrina. O desenvolvimento de CIVD em pacientes com doença hepática crônica não é incomum e pode aumentar o risco de sangramento. A avaliação laboratorial é fundamental à intervenção terapêutica ideal, seja para controlar a hemorragia ativa ou antes de procedimentos invasivos. Normalmente, esses pacientes apresentam prolongamento do TP, do TTPa e do tempo de trombina (TT), dependendo do grau de dano hepático, trombocitopenia e nível normal ou leve aumento de D-dímeros. Os níveis do fibrinogênio são baixos apenas na hepatite fulminante, na cirrose descompensada, na doença hepática avançada, ou se o paciente tiver CIVD. A presença de prolongamento do TT e de níveis normais de fibrinogênio e D-dímeros sugere disfibrinogenemia. Em geral, os níveis do FVIII estão normais ou elevados nos pacientes com insuficiência hepática, e níveis baixos sugerem CIVD concomitante. O FV é sintetizado apenas no hepatócito e não é uma proteína dependente de vitamina K; por conseguinte, a presença de níveis reduzidos de FV pode ser um indicador de insuficiência hepática. Os níveis normais de FV e baixos níveis de FVII sugerem deficiência de vitamina K. Os níveis de vitamina K podem estar reduzidos em pacientes com insuficiência hepática, devido ao comprometimento do armazenamento na doença hepatocelular, alterações dos ácidos biliares ou colestase, que podem diminuir a absorção de vitamina K. A reposição com vitamina K IV pode melhorar a hemostasia.

Embora o tratamento do sangramento com PFC tenha sido a abordagem-padrão para corrigir a hemostasia em pacientes com insuficiência hepática, prefere-se atualmente o uso de CCP-4F em virtude do menor volume, menor aumento da pressão portal, redução do risco de sobrecarga circulatória e outras complicações associadas à transfusão de PFC. Como em qualquer situação clínica, o tratamento não deve ser realizado apenas para corrigir as anormalidades laboratoriais em um paciente que não apresenta sangramento ou sem necessidade de procedimentos invasivos. Os concentrados de plaquetas estão indicados quando as contagens são < 10.000 a 20.000/μL para controlar um sangramento ativo, ou pouco antes de um procedimento invasivo se as contagens forem < 50.000/μL. O crioprecipitado está indicado apenas quando os níveis de fibrinogênio forem < 100 a 150 mg/mL, a não ser que o paciente apresente sangramento, caso em que se utiliza um alvo mais alto. O uso de agentes antifibrinolíticos como adjuvantes para controlar o sangramento em pacientes com insuficiência hepática não parece resultar em aumento do risco de trombose; todavia, o seu impacto na propagação da trombose aguda não está bem estudado.

Doença hepática e tromboembolismo O sangramento em pacientes com doença hepática estável com frequência é leve ou até mesmo assintomático. Entretanto, à medida que a doença progride, o balanço hemostático torna-se precário e facilmente perturbado; complicações comórbidas, como infecções e insuficiência renal, podem perturbar rapidamente esse equilíbrio (Fig. 116-5). Baseadas em testes de coagulação anormais, teorias anteriores propuseram que pacientes com doença hepática teriam risco diminuído de trombose; entretanto, múltiplos fatores contribuem para a hipercoagulabilidade, incluindo níveis diminuídos das proteínas S e C (anticoagulantes naturais), bem como alterações das células endoteliais e mudanças hemodinâmicas, que resultam em estase, tornando comum a ocorrência de trombose da veia porta. Pacientes com doença hepática também podem desenvolver trombose venosa profunda e embolia pulmonar; aqueles com cirrose parecem ter um aumento de 1,5 a 2 vezes na taxa de tromboembolismo venoso (TEV). Pacientes com cirrose compensada não parecem ter sangramento aumentado com o uso de profilaxia para TEV ou até mesmo heparina em dose terapêutica para tratamento da trombose aguda da veia porta, quando cuidadosamente controlada. No ambiente ambulatorial, evita-se o uso de varfarina, porém a heparina de baixo peso molecular e os anticoagulantes orais diretos são utilizados com segurança para o tratamento da trombose.

Inibidores adquiridos dos fatores da coagulação Um inibidor adquirido é uma doença imunomediada, que se caracteriza pela presença de um autoanticorpo dirigido contra um fator da coagulação específico. Quase metade dos pacientes com inibidor adquirido de fator apresentará um distúrbio autoimune ou imunoproliferativo subjacente, neoplasia maligna ou situação de periparto em mulheres. O FVIII constitui o alvo mais comum da formação de anticorpos e, às vezes, é descrito como hemofilia A adquirida; entretanto, também foram relatados inibidores da protrombina (FII) e de FV,

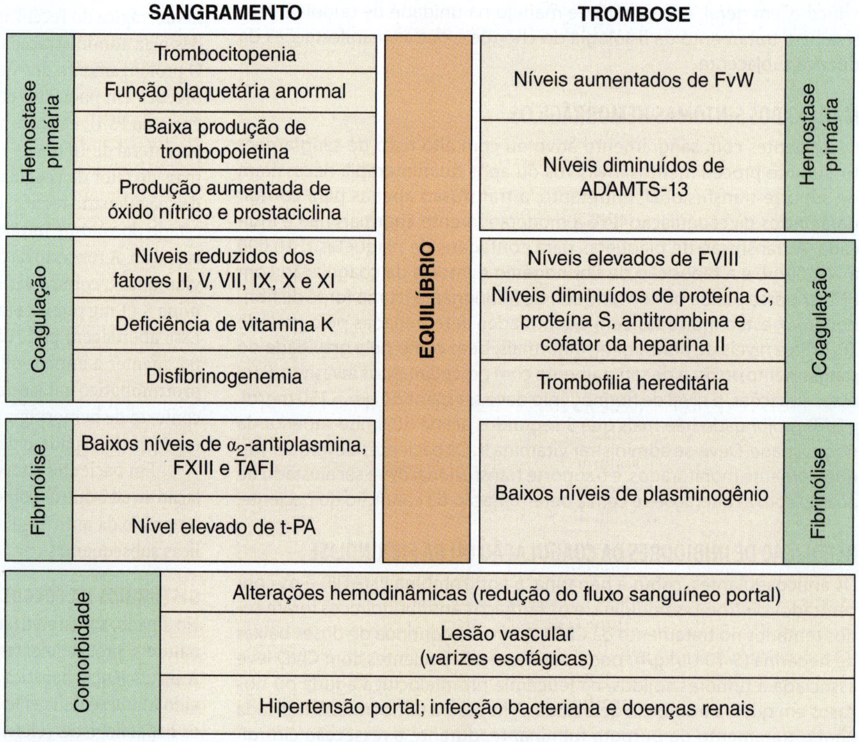

FIGURA 116-5 Balanço hemostático na doença hepática. FvW, fator de von Willebrand; TAFI, inibidor fibrinolítico ativado pela trombina; t-PA, ativador do plasminogênio tecidual.

FIX, FX e FXI. O inibidor adquirido do FVIII ocorre predominantemente em indivíduos idosos (idade mediana de 60 anos), porém é ocasionalmente observado em gestantes ou mulheres no pós-parto sem história pregressa de sangramento. É comum a ocorrência de episódios de sangramento em tecidos moles, nos tratos gastrintestinal e urinário e na pele. Ao contrário da hemofilia, as hemartroses são raras nesses pacientes. Hemorragias retroperitoneais e outros sangramentos potencialmente fatais podem aparecer repentinamente. A mortalidade geral dos pacientes não tratados varia de 8 a 22%, e a maioria dos óbitos ocorre nas primeiras semanas depois da apresentação clínica. O diagnóstico baseia-se no prolongamento do TTPa, com TP e TT normais e teste de mistura que não corrige com plasma combinado normal. O ensaio de Bethesda com plasma deficiente em fator específico, conforme realizado para a detecção de inibidores na hemofilia, confirmará o diagnóstico. O tratamento dos inibidores adquiridos dos fatores da coagulação exige controle do sangramento e erradicação do inibidor. Muitos pacientes podem ter sangramento potencialmente fatal. É necessário o uso de "produtos de *bypass*" ativados, como CCPa ou FVIIa recombinante. O uso de FVIII suíno recombinante pode ser eficaz para inibidores adquiridos de FVIII. Foi relatado o uso do emicizumabe para tratamento dos inibidores adquiridos de FVIII, e ensaios clínicos nessa população de pacientes estão em andamento na Europa.

Diferentemente da hemofilia, os inibidores em pacientes não hemofílicos, em geral, respondem à imunossupressão, e o tratamento deve ser iniciado precocemente na maioria dos casos. Foi relatada a eficácia de altas doses de γ-globulina IV e anticorpo monoclonal anti-CD20 em pacientes com autoanticorpos contra o FVIII; todavia, nenhuma evidência firme confirma que essas alternativas sejam superiores aos medicamentos imunossupressores de primeira linha (glicocorticoides e ciclofosfamida), que são efetivos em 70% dos pacientes. A recidiva de um inibidor do FVIII é relativamente comum (até 20%) nos primeiros 6 meses após a retirada da imunossupressão; os pacientes devem ser acompanhados regularmente para a ocorrência de recidiva.

A trombina bovina e a trombina humana tópicas derivadas do plasma são comumente utilizadas durante cirurgias cardiovasculares, torácicas, neurológicas e pélvicas de grande porte, bem como em pacientes traumatizados com queimaduras extensas. A formação de anticorpos contra o xenoantígeno ou seu contaminante (proteína de coagulação bovina) tem o potencial de reagir de forma cruzada com fatores da coagulação humanos, particularmente FV e trombina, e pode resultar em sangramento potencialmente fatal. Foi também relatado o desenvolvimento de anticorpos contra FV com o uso de preparações tópicas de trombina humana recombinante. O diagnóstico clínico dessas coagulopatias adquiridas é raro e com frequência é complicado pelo fato de que os episódios hemorrágicos podem ser detectados durante ou imediatamente após uma cirurgia de grande porte e podem ser considerados como decorrentes do próprio procedimento.

O risco de desenvolvimento de anticorpo de reação cruzada aumenta pela exposição repetida a preparações tópicas de trombina. Por conseguinte, para avaliar o risco, é fundamental obter uma cuidadosa história clínica de intervenções cirúrgicas precedentes, que podem ter sido até mesmo realizadas há décadas.

As anormalidades laboratoriais incluem prolongamento combinado do TTPa e do TP, que frequentemente não melhora com a transfusão de PFC e reposição de vitamina K, e o teste de mistura não corrige com plasma combinado normal. A especificidade do anticorpo é determinada pela medição da atividade residual do FV humano ou outro fator da coagulação humano suspeito. Não se dispõe no comércio de nenhum ensaio específico para a coagulopatia por trombina bovina.

Nenhuma diretriz de tratamento foi estabelecida. As transfusões de plaquetas são utilizadas como fonte de reposição do FV para pacientes com inibidores do FV. A infusão de PFC e a suplementação de vitamina K podem funcionar como coadjuvantes, e não como tratamento eficaz para a própria coagulopatia. A experiência com o FVIIa recombinante como agente de *bypass* é limitada, e os resultados observados são, em geral, precários. Esporadicamente, foram relatados tratamentos específicos para erradicar os anticorpos, com base na imunossupressão com glicocorticoides, imunoglobulina IV ou plasmaférese seriada. É necessário orientar os pacientes para evitar o uso futuro de qualquer selante de trombina tópico.

A presença do anticoagulante lúpico pode estar associada à doença trombótica venosa ou arterial. Entretanto, também foi relatada raramente a ocorrência de sangramento com anticoagulantes lúpicos, devido a anticorpos contra a protrombina, resultando em hipoprotrombinemia. Ambos os distúrbios exibem prolongamento do TTPa, que não é corrigido com mistura. Para distinguir os inibidores adquiridos do anticoagulante lúpico, é necessário observar que o tempo do veneno de víbora de Russell diluído (TVVRd) e o teste de fosfolipídeos de fase hexagonal serão negativos em pacientes com inibidor adquirido e positivos em pacientes com anticoagulantes lúpicos. Além disso, o anticoagulante lúpico interfere na atividade de coagulação de muitos fatores (FVIII, FIX, FXI, FXII), que podem ser avaliados no laboratório clínico; os inibidores adquiridos são específicos para um único fator.

Agradecimentos *Valder Arruda e Katherine High redigiram este capítulo em edições anteriores, e alguns materiais de seu capítulo foram incluídos aqui.*

LEITURAS ADICIONAIS

Batty P, Lillicrap D: Advances and challenges for hemophilia gene therapy. Hum Mol Genet 28:R95, 2019.

Kitazawa T, Shima M: Emicizumab, a humanized bispecific antibody to coagulation factors IXa and X with a factor VIIIa-cofactor activity. Int J Hematol 111:20, 2020.

Levi M, Scully M: How I treat disseminated intravascular coagulation. Blood 131:845, 2018.

Menegatti M et al: Management of rare acquired bleeding disorders. Hematology Am Soc Hematol Educ Program 2019:80, 2019.

O'Leary JG et al: AGA clinical practice update: coagulation in cirrhosis. Gastroenterology 157:34, 2019.

Srivastava A et al: WFH guidelines for the management of hemophilia, 3rd edition. Haemophilia 26(Suppl 6):1, 2020.

117 Tromboses arterial e venosa

Jane E. Freedman, Joseph Loscalzo

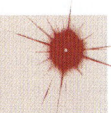

VISÃO GERAL DA TROMBOSE

A trombose, uma obstrução do fluxo sanguíneo causada pela formação de coágulos, pode resultar em anoxia e lesão tecidual, sendo uma importante causa de morbidade e de mortalidade em uma ampla variedade de doenças arteriais e venosas. Conforme dados divulgados em 2020, 655.000 estadunidenses morrem de doença cardíaca a cada ano, o que corresponde a cerca de 1 em cada 4 mortes. Em 2017, nos Estados Unidos, a doença coronariana foi responsável por 365.914 óbitos, cerca de 805.000 indivíduos sofreram um ataque cardíaco e 795.000 tiveram um acidente vascular cerebral (AVC).

Estima-se que, anualmente, cerca de 600.000 pessoas tenham embolia pulmonar ou trombose venosa profunda, e 60.000 a 80.000 estadunidenses morrem em decorrência dessas condições. No indivíduo saudável, a hemostasia fisiológica reflete uma delicada interação entre fatores que promovem e que inibem a coagulação sanguínea, favorecendo os primeiros. Essa resposta é crucial, visto que impede a hemorragia descontrolada e a consequente exsanguinação após uma lesão. Em situações específicas, os mesmos processos que regulam a hemostasia normal podem causar trombose patológica, resultando em oclusão arterial ou venosa. Intervenções terapêuticas comumente utilizadas também podem alterar adversamente o equilíbrio trombótico-hemostático.

A hemostasia e a trombose envolvem uma interação entre três fatores: a parede vascular, as proteínas de coagulação e fibrinolíticas e as plaquetas. Muitas doenças vasculares agudas prevalentes são causadas pela formação de trombo dentro de um vaso sanguíneo, incluindo infarto agudo do miocárdio, eventos cerebrovasculares trombóticos e trombose venosa. Embora o resultado consista em oclusão vascular e isquemia tecidual, os processos fisiopatológicos que regem tais patologias possuem semelhanças e diferenças. Enquanto muitas das vias que regulam a formação de trombo se assemelham às da hemostasia, os processos que desencadeiam ou que perpetuam a trombose podem variar em diferentes situações clínicas e genéticas. Na trombose venosa, os estados hipercoaguláveis primários, que refletem defeitos nas proteínas que regulam a coagulação e/ou a fibrinólise, e os estados hipercoaguláveis secundários, envolvendo anormalidades dos vasos e do fluxo sanguíneo, levam à trombose. Já a trombose arterial depende principalmente do estado da parede vascular, das plaquetas e dos fatores relacionados com o fluxo sanguíneo.

TROMBOSE ARTERIAL

CONSIDERAÇÕES GERAIS

Na trombose arterial, as plaquetas e as anormalidades da parede do vaso sanguíneo desempenham um papel essencial na oclusão vascular. O trombo arterial se forma a partir de etapas sequenciais, nas quais as plaquetas aderem à parede do vaso, plaquetas adicionais são recrutadas, e a trombina é ativada (Fig. 117-1). A regulação da adesão, da ativação, da agregação e do recrutamento das plaquetas será descrita de modo detalhado mais adiante. Além disso, embora a principal função das plaquetas consista em regular a hemostasia, o seu papel em outros processos, como na imunidade, na cicatrização de feridas e na inflamação, vem sendo esclarecido.

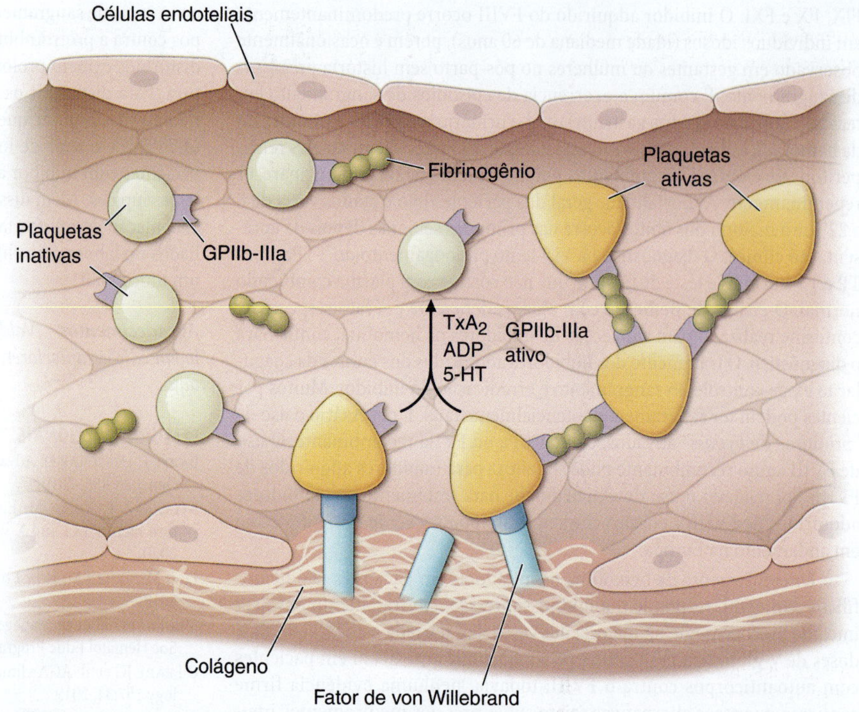

FIGURA 117-1 Ativação das plaquetas e trombose. As plaquetas circulam em uma forma inativa na rede vascular. A lesão do endotélio e/ou os estímulos externos ativam as plaquetas, que aderem ao fator de von Willebrand e ao colágeno subendoteliais expostos. Essa adesão leva a ativação da plaqueta, alteração de sua forma e síntese e liberação de tromboxano (TxA_2), serotonina (5-HT) e difosfato de adenosina (ADP). Os estímulos plaquetários causam uma mudança na conformação do receptor de integrina glicoproteína (GP) IIb/IIIa das plaquetas, resultando em ligação de alta afinidade do fibrinogênio e formação de um trombo plaquetário estável.

TROMBOSE ARTERIAL E DOENÇA VASCULAR

A trombose arterial é uma importante causa de morbidade e de mortalidade nos Estados Unidos e, cada vez mais, no mundo todo. Embora as taxas tenham declinado nos Estados Unidos, a carga global permanece alta. Em 2020, estima-se que a doença arterial tenha sido responsável por cerca de 1 em cada 4 mortes nos Estados Unidos. Além dos 605.000 norte-americanos que terão um novo evento coronariano anualmente, há um número adicional de 200.000 infartos do miocárdio em indivíduos que anteriormente sofreram ataque cardíaco. Embora a incidência tenha declinado, a cada ano, cerca de 795 mil pessoas sofrem AVC pela primeira vez ou de forma recorrente. Em 2018, nos Estados Unidos, cerca de 1 em cada 6 mortes por doença cardiovascular foi causada por AVC.

PLAQUETA

Apesar das semelhanças que compartilham com outros tipos de células, como a presença de receptores específicos e vias de sinalização, as plaquetas ao contrário da maioria das células, carecem de núcleo e são incapazes de se adaptar a mudanças biológicas por meio de alterações na transcrição gênica. Possuem uma capacidade limitada de síntese de proteína a partir do RNA mensageiro (mRNA) e do micro-RNA (miRNA) derivados dos megacariócitos e transportados intracelularmente. Entretanto, as moléculas necessárias para responder a diversos estímulos são mantidas, em sua maioria, em grânulos de armazenamento e compartimentos da membrana.

As plaquetas são células muito pequenas, anucleadas e em forma de disco (1-5 μm de diâmetro), que circulam no sangue em concentrações de 200 a 400.000/μL, com tempo de sobrevida média de 7 a 10 dias. Elas derivam dos megacariócitos, que são células hematopoiéticas poliploides encontradas na medula óssea. O principal regulador da formação de plaquetas é a trombopoietina (TPO). O mecanismo exato pelo qual os megacariócitos produzem e liberam plaquetas totalmente formadas não está bem esclarecido, porém supõe-se que envolva a formação de pró-plaquetas, que são estruturas semelhantes a pseudópodes geradas pela evaginação do citoplasma, a partir das quais surgem as plaquetas. Após a sua liberação na circulação, as plaquetas (jovens e grandes) podem continuar se dividindo. Os grânulos plaquetários são sintetizados nos megacariócitos antes da trombopoiese e contêm um conjunto de mediadores pró-trombóticos, pró-inflamatórios e antimicrobianos. Os dois tipos principais, os grânulos alfa e os grânulos densos, distinguem-se por seu tamanho, abundância e conteúdo. Os grânulos alfa contêm proteínas de coagulação solúveis, moléculas de adesão, fatores de crescimento, integrinas, citocinas e moduladores da inflamação. Os grânulos densos são menores e menos abundantes. Enquanto os grânulos alfa contêm proteínas que atuam mais na resposta inflamatória, os grânulos densos apresentam altas concentrações de pequenas moléculas, incluindo difosfato de adenosina (ADP) e serotonina, que influenciam a agregação plaquetária e outros processos vasculares, como o tônus vasomotor.

Adesão plaquetária (Ver Fig. 117-1) A formação de um trombo é iniciada pela adesão das plaquetas à parede do vaso lesionado. A lesão expõe componentes subendoteliais responsáveis por desencadear a reatividade das plaquetas, incluindo colágeno, fator de von Willebrand, fibronectina e outras proteínas de adesão, como a vitronectina e a trombospondina. A resposta hemostática pode variar conforme a extensão da lesão, as proteínas específicas expostas e as condições de fluxo. Certas proteínas expressas na superfície da plaqueta, como a glicoproteína (GP) IV, a GPVI e a integrina $\alpha 2\beta_1$, regulam a adesão plaquetária induzida pelo colágeno, em particular em condições de fluxo. O receptor de adesão do complexo GPIb-IX-V da plaqueta é fundamental tanto para a adesão quanto para a iniciação da ativação das plaquetas. A lesão da parede do vaso sanguíneo expõe o fator de von Willebrand e o colágeno subendoteliais ao sangue circulante. O complexo GPIb-IX-V liga-se ao fator de von Willebrand exposto, causando a aderência das plaquetas (Fig. 117-1), além de induzir as vias de sinalização que levam à ativação dessas. O complexo GPIb-IX-V ligado ao fator de von Willebrand promove uma mudança de conformação dependente de cálcio no receptor GPIIb/IIIa, que passa de um estado inativo de baixa afinidade para um estado ativo como receptor de alta afinidade para o fibrinogênio.

Ativação das plaquetas A ativação das plaquetas é controlada por diversos receptores de superfície, que regulam diferentes processos e são estimulados por uma ampla variedade de agonistas e proteínas de adesão, resultando em graus variáveis de ativação. Em termos gerais, a estimulação dos receptores plaquetários desencadeia dois processos específicos: (1) a ativação de vias de sinalização internas, que levam a uma maior ativação das plaquetas e à liberação dos grânulos, e (2) a capacidade de ligação da plaqueta a outras proteínas de adesão/plaquetas. Ambos os processos contribuem para a formação do trombo. A estimulação de receptores não trombóticos resulta em adesão ou interação das plaquetas com outras células vasculares, incluindo células endoteliais, neutrófilos e células mononucleares.

São encontradas muitas famílias e subfamílias de receptores plaquetários, que regulam uma variedade de funções. Entre elas, destaca-se a família de receptores transmembrana heptaélicos, que são os principais receptores estimulados por agonistas, e incluem receptores de ADP, de prostaglandinas, de lipídeos e de quimiocinas. Os receptores para trombina compreendem os sete receptores transmembrana principais encontrados nas plaquetas, e o primeiro a ser identificado foi o receptor ativado por protease 1 (PAR1, de *protease activation receptor 1*). A classe de receptores PAR possui um mecanismo distinto de ativação, que envolve a clivagem específica da extremidade N-terminal da trombina, que, por sua vez, atua como ligante do receptor. Outros PAR estão presentes, incluindo o PAR2 (não ativado pela trombina) e o PAR4. Os receptores de adenosina são responsáveis pela transdução de eventos de sinalização induzidos por ADP, que são iniciados pela ligação desse a receptores purinérgicos na superfície das plaquetas. Existem vários receptores de ADP distintos, classificados como $P2X_1$, $P2Y_1$ e $P2Y_{12}$, sendo a ativação dos dois últimos essencial para a agregação plaquetária induzida pelo ADP. O clopidogrel e o prasugrel, que são derivados tienopiridínicos, são inibidores da agregação plaquetária induzida pelo ADP.

Agregação plaquetária A ativação das plaquetas resulta em uma rápida série de eventos de transdução de sinais, incluindo a ativação da tirosina-cinase, da serina/treonina-cinase e da lipídeo-cinase. Nas plaquetas não estimuladas, a principal integrina plaquetária, GPIIb/IIIa, é mantida em uma conformação inativa e atua como receptor de adesão de baixa afinidade para o fibrinogênio. Essa integrina é expressa apenas nas plaquetas. Após estimulação, a interação entre o fibrinogênio e a GPIIb/IIIa forma conexões intercelulares entre as plaquetas, resultando na formação de um agregado plaquetário (Fig. 117-1). Uma alteração da conformação sensível ao cálcio no domínio extracelular da GPIIb/IIIa possibilita a ligação de alta afinidade do fibrinogênio plasmático solúvel, como resultado de uma complexa rede de eventos de sinalização que ocorre de dentro para fora. O receptor de GPIIb/IIIa atua como canal bidirecional, com a sinalização (de fora para dentro) mediada por GPIIb/IIIa ocorrendo imediatamente após a ligação do fibrinogênio. Isso leva a uma sinalização intracelular adicional, que estabiliza ainda mais o agregado plaquetário e transforma o mecanismo reversível da agregação plaquetária em um processo irreversível (de dentro para fora).

PAPEL DAS PLAQUETAS E DA INFLAMAÇÃO NA TROMBOSE

A inflamação desempenha um importante papel durante a fase trombótica aguda das síndromes coronarianas agudas e outras síndromes de oclusão vascular. Na vigência de infecções agudas das vias aéreas superiores, os indivíduos apresentam maior risco de infarto agudo do miocárdio ou AVC trombótico. Os pacientes com síndromes coronarianas agudas apresentam uma maior interação tanto entre as próprias plaquetas (agregados homotípicos), quanto entre plaquetas e leucócitos (agregados heterotípicos) detectáveis no sangue circulante. Esses últimos se formam quando as plaquetas são ativadas, muitas vezes diretamente por patógenos, e aderem aos leucócitos circulantes como parte de sua contribuição para o processo imune. A plaqueta ativada, por meio da P-selectina (CD62P) expressa sua superfície, liga-se ao receptor dos leucócitos, o ligante de glicoproteína da P-selectina 1 (PSGL-1, de *P-selectin glycoprotein ligand 1*). Essa associação leva ao aumento da expressão de CD11b/CD18 (Mac-1) nos leucócitos, o que amplifica a imunidade, mas também pode sustentar outras interações com as plaquetas, parcialmente por meio do fibrinogênio bivalente, ligando essa integrina a seu correspondente na superfície plaquetária, a GPIIb/IIIa. A P-selectina na superfície da plaqueta também induz a expressão do fator tecidual nos monócitos, promovendo a formação de fibrina.

Além dos agregados de plaquetas-monócitos, o imunomodulador ligante CD40 solúvel (CD40L ou CD154) também reflete a relação existente entre a trombose e a inflamação. Trata-se de uma proteína transmembrana trimérica da família do fator de necrose tumoral, que, com o seu receptor CD40, constitui um importante contribuinte para o processo inflamatório, levando tanto à trombose quanto à aterosclerose. Foi constatado que muitas células imunológicas e vasculares expressam o CD40 e/ou o ligante CD40. Nas plaquetas, o ligante CD40 sofre rápida translocação para a superfície após a estimulação e é suprarregulado no trombo recém-formado. O ligante expresso na superfície é clivado da plaqueta para gerar um fragmento solúvel (ligante CD40 solúvel).

Foram também estabelecidas interações entre as plaquetas, a infecção, a imunidade e a inflamação. As infecções bacterianas e virais estão associadas a um aumento transitório no risco de eventos trombóticos agudos, como infarto agudo do miocárdio e AVC. Além disso, as plaquetas contribuem significativamente para a fisiopatologia e as altas taxas de mortalidade da sepse. A expressão, a funcionalidade e as vias de sinalização dos receptores semelhantes ao Toll (TLRs, de *Toll-like receptors*) foram estabelecidas nas plaquetas. A estimulação de TLR2, TLR3 e TLR4 plaquetários ativa direta e indiretamente as respostas trombóticas e inflamatórias da plaqueta. Bactérias vivas induzem uma resposta pró-inflamatória nas plaquetas de uma maneira dependente de TLR2, sugerindo um mecanismo pelo qual esses patógenos e seus componentes específicos podem ativar diretamente a trombose dependente de plaquetas. Sabe-se também que determinados vírus, como SARS-CoV-2, HIV, vírus da hepatite C e vírus da dengue, com frequência apresentam-se com trombose; recentemente, foi constatado que as plaquetas regulam as respostas imunes aos vírus por meio dos receptores TLR7 e TLR8.

Fatores de risco para trombose arterial Além da carga imune, vários fatores aumentam o risco de desenvolvimento de trombose arterial.. Classicamente, os fatores de risco cardiovasculares implicados na trombose são hipertensão, altos níveis de colesterol LDL (lipoproteínas de baixa densidade) e tabagismo. Entretanto, o diabetes, a gravidez, a idade e os agentes quimioterápicos também podem contribuir para a trombose arterial. A perda de múltiplas gestações e o óbito fetal (natimorto) podem aumentar o risco de AVC isquêmico e infarto agudo do miocárdio, assim como a terapia de reposição hormonal. Atualmente, o lúpus eritematoso sistêmico e a artrite reumatoide são riscos bem reconhecidos de trombose, e o primeiro, em particular, pode contribuir na população pediátrica. A síndrome antifosfolipídeo também é outro risco pró-trombótico amplamente reconhecido para trombose arterial (e venosa).

GENÉTICA DA TROMBOSE ARTERIAL

Alguns estudos associaram a trombose arterial a variantes genéticas (Tab. 117-1*A*); entretanto, essas associações são fracas e não foram confirmadas em séries de maior porte. A contagem de plaquetas e o volume plaquetário médio foram avaliados por estudos de associação genômica ampla (GWAS, de *genome-wide association studies*), sendo identificados sinais localizados em regiões não codificadoras. Dos 15 *loci* de traço quantitativo associados ao volume médio e à contagem das plaquetas, um deles, localizado em 12q24, é também um *locus* de risco para doença arterial coronariana.

No campo da variabilidade genética e função plaquetária, os estudos trataram principalmente da farmacogenética, a área da farmacologia que estuda a variabilidade interpessoal da resposta a fármacos, com base em determinantes genéticos (Tab. 117-2). Esse enfoque foi estimulado pela ampla variabilidade de resposta a agentes antitrombóticos observada entre indivíduos, e pela falta de uma explicação comum para essa variância. A mais bem descrita é a questão da "resistência ao ácido acetilsalicílico", embora a heterogeneidade de resposta a outros antitrombóticos (p. ex., clopidogrel) também tenha sido extensamente examinada. Os determinantes genéticos dependentes de plaquetas foram definidos em nível (1) do efeito dos fármacos, (2) da adesão aos fármacos e (3) do metabolismo dos fármacos. Muitos genes plaquetários foram estudados quanto à sua interação com agentes antiplaquetários e antitrombóticos.

Muitos pacientes apresentam uma resposta inadequada aos efeitos inibitórios do ácido acetilsalicílico. Os fatores hereditários contribuem para a variabilidade; entretanto, testes *ex vivo* de responsividade plaquetária residual após a administração de ácido acetilsalicílico não forneceram evidências conclusivas de uma interação farmacogenética entre o medicamento e *COX1* ou outros receptores plaquetários. Assim, na atualidade, não existe qualquer indicação clínica para genotipagem a fim de se otimizar a eficiência antiplaquetária do ácido acetilsalicílico. Para o inibidor do receptor P2Y12 plaquetário, o clopidogrel, dados adicionais sugerem que a genética pode afetar a responsividade ao fármaco e sua utilidade. A variante genética responsável não parece ser o próprio receptor P2Y12, mas sim uma enzima responsável pelo metabolismo do fármaco. O clopidogrel é um profármaco,

TABELA 117-1 ■ Causas hereditárias de tromboses arterial e venosa

A. Trombose arterial
Receptores plaquetários
Integrinas β3 e α2
Polimorfismo P_lA2
Fc(gama)RIIA
Polimorfismo GPIV T13254C
GPIb
Receptor de trombina PAR1-5061 → D
Enzimas redox
Glutationa-peroxidase plasmática, GPx3, haplótipo do promotor H2
Haplótipo do promotor H2
Óxido nítrico-sintase endotelial
–786T/C, –922A/G, –1468T/A
Paraoxonase
Alelo –107T, alelo 192R
Homocisteína
Cistationina-β-sintase 833T → C
5,10-Metileno-tetra-hidrofolato-redutase (MTHFR) 677C → T
B. Trombose venosa
Proteínas pró-coagulantes
Fibrinogênio
–455G/A, –854G/A
Protrombina (20210G → A)
Via anticoagulante da proteína C
Fator V de Leiden: 1691G → A (Arg506Gln)
Trombomodulina 1481C → T (Ala455Val)
Proteínas fibrinolíticas com polimorfismos conhecidos
Ativador do plasminogênio tecidual (tPA)
7351C/T, 20 099T/C no éxon 6, 27 445T/A no íntron 10
Inibidor do ativador do plasminogênio tipo 1 (PAI-1)
4G/5G polimorfismo de inserção/deleção na posição –675
Homocisteína
Cistationina-β-sintase 833T → C
5,10-MTHFR 677C → T

que necessita do metabolismo hepático por enzimas específicas do citocromo P450 para sua ativação. Os genes que codificam as etapas oxidativas dependentes de CYP são polimórficos, e os portadores dos alelos específicos dos *loci* CYP2C19 e CYP3A4 apresentam aumento da agregabilidade das plaquetas. O aumento da atividade plaquetária também foi especificamente associado ao alelo CYP2C19*2, que causa perda da função plaquetária em pacientes selecionados. Como essas variantes genéticas são comuns, essa observação foi considerada clinicamente relevante em estudos de grande porte. Embora o polimorfismo com perda de função em CYP2C19 seja a variável individual mais forte que afeta a farmacocinética e a resposta antiplaquetária ao clopidogrel, ela responde por apenas 5 a 12% da variabilidade da agregação plaquetária induzida pelo ADP com o fármaco. As variáveis genéticas não parecem contribuir significativamente para os resultados clínicos de pacientes tratados com os outros antagonistas do receptor P2Y12, prasugrel ou ticagrelor.

TABELA 117-2 ■ Variação genética e resposta farmacogenética a inibidores das plaquetas

Gene possivelmente alterado	Classe terapêutica alvo	Fármaco específico
P2Y1 e *P2Y12 CYP2C19, CYP3A4, CYP3A5*	Inibidores do receptor de difosfato de adenosina (ADP)	Clopidogrel, prasugrel
COX1, COX2	Inibidores da cicloxigenase	Ácido acetilsalicílico
PIA1/A2	Inibidores de receptores	Abciximabe, eptifibatida, tirofibana
INTB3, GPIbA	Inibidores do receptor de glicoproteína IIb-IIIa	

TROMBOSE VENOSA

CONSIDERAÇÕES GERAIS

A coagulação é o processo pelo qual a trombina é ativada e o fibrinogênio plasmático solúvel é convertido em fibrina insolúvel. Essas etapas são responsáveis tanto pela hemostasia normal quanto pelos processos fisiopatológicos envolvidos no desenvolvimento da trombose venosa. As principais formas são a trombose venosa profunda (TVP) nas extremidades e a embolização subsequente para os pulmões (embolia pulmonar [EP]), designadas em conjunto como doença tromboembólica venosa. Embora a maioria dos eventos tromboembólicos venosos ocorra como EP ou TVP dos membros inferiores, até 10% deles podem ocorrer em outros sítios vasculares. A trombose venosa ocorre devido a causas hereditárias (Tab. 117-1*B*) e adquiridas (Tab. 117-3).

TROMBOSE VENOSA PROFUNDA E EMBOLIA PULMONAR

Segundo estimativas, a TVP ou a EP ocorrem em cerca de 1 a 2 indivíduos por 1.000 a cada ano, resultando em 300.000 a 600.000 novos casos de TEV a cada ano nos Estados Unidos. Cerca de 60.000 a 80.000 mortes são atribuídas à TVP ou à EP anualmente. Dos novos casos, até 30% dos pacientes morrem no decorrer de 30 dias, 20% sofrem morte súbita devido à EP e 30% desenvolvem tromboembolismo venoso recorrente dentro de 10 anos. O estudo Atherosclerosis Risk in Communities (ARIC) demonstrou uma taxa de mortalidade dentro de 28 dias de 9% para a TVP, e de 15% para a EP. Essa última, quando associada ao câncer, apresenta uma taxa de mortalidade de 25%. A incidência média do primeiro episódio de TVP na população geral é de 5/10.000 indivíduos-anos; a incidência é semelhante em ambos os sexos, quando ajustados fatores relacionados com a reprodução e o controle de natalidade; porém, aumenta acentuadamente com a idade, de 2 a 3/10.000 indivíduos-anos na faixa etária de 30 a 49 anos, para 20/10.000 entre 70 e 79 anos de idade.

VISÃO GERAL DA CASCATA DE COAGULAÇÃO E DE SEU PAPEL NA TROMBOSE VENOSA

A coagulação é definida como a formação de fibrina por meio de uma série de reações enzimáticas ligadas entre si, em que o produto de cada reação converte o zimogênio inativo em uma serina-protease ativa (Fig. 117-2). Essa sequência coordenada, denominada cascata de coagulação, constitui um mecanismo essencial para a regulação da hemostasia. O princípio da amplificação é fundamental para o funcionamento da cascata da coagulação: devido a uma série de reações enzimáticas interligadas, um pequeno estímulo pode resultar em quantidades muito maiores de fibrina, o produto final que impede a ocorrência de hemorragia no local da lesão vascular. Além dos fatores de risco conhecidos para hipercoagulopatia, estase e disfunção vascular; novas áreas de pesquisa identificaram contribuições de micropartículas pró-coagulantes, células inflamatórias, microvesículas e estrutura da fibrina.

A cascata da coagulação é iniciada pela ocorrência de lesão vascular, que expõe o fator tecidual aos componentes sanguíneos (Fig. 117-2). O fator tecidual também pode ser encontrado em micropartículas derivadas de células transportadas pelo sangue e, em condições fisiopatológicas, nos leucócitos ou nas plaquetas. O fator VII (FVII) plasmático é o ligante do fator tecidual, ativado (FVIIa) por sua ligação ao fator exposto

TABELA 117-3 ■ Causas adquiridas de trombose venosa

Tratamento cirúrgico
Neurocirurgia
Cirurgia abdominal de grande porte
Neoplasia maligna
Síndrome antifosfolipídeo
Outras
Traumatismo
Gestação
Viagem de longa distância
Obesidade
Contraceptivos orais/reposição hormonal
Distúrbios mieloproliferativos
Policitemia vera

no local da lesão vascular. A ligação do FVII/VIIa ao fator tecidual ativa a conversão distal do fator X (FX) em FX ativado (FXa). Em uma reação alternativa, o complexo FVII/FVIIa-fator tecidual converte inicialmente o FIX em FIXa, que, então, ativa o FX em combinação com seu cofator, o fator VIII (FVIIIa). O fator Xa com o seu cofator FVa converte a protrombina em trombina, que, em seguida, converte o fibrinogênio plasmático solúvel em fibrina insolúvel, levando à coagulação ou à formação de trombo. A trombina também ativa o FXIII em FXIIIa, uma transglutaminase que estabelece ligações cruzadas covalentes e estabiliza o coágulo de fibrina. A formação de trombos é afetada por mecanismos que regulam a estabilidade da fibrina, incluindo variantes específicas de fibrinogênio, que alteram a formação, a resistência e a estrutura da fibrina.

Vários fatores antitrombóticos também regulam a coagulação, incluindo a antitrombina, o inibidor da via do fator tecidual (TFPI, de *tissue factor pathway inhibitor*), o cofator da heparina II e a proteína C/proteína S. Em condições normais, esses fatores limitam a produção de trombina a fim de impedir a perpetuação da coagulação e a formação de trombo. Quando o coágulo provoca oclusão no local lesionado e começa a se expandir para segmentos adjacentes do vaso, as reações anticoagulantes reguladas pelo endotélio normal passam a ser fundamentais para limitar a extensão desse coágulo hemostaticamente protetor.

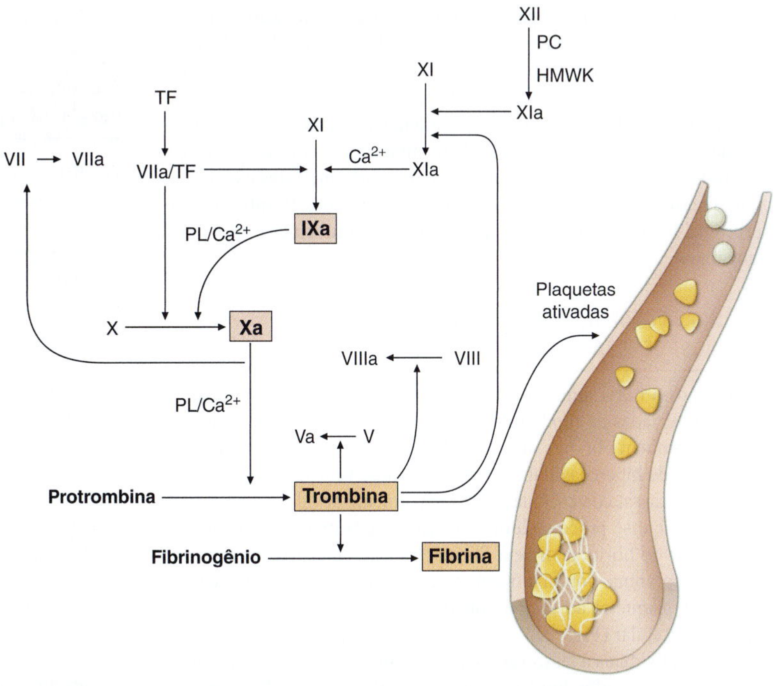

FIGURA 117-2 **Resumo das vias da coagulação.** Os fatores da coagulação específicos ("a" indica sua forma ativada) são responsáveis pela conversão do fibrinogênio plasmático solúvel em fibrina insolúvel. Esse processo ocorre por meio de uma série de reações encadeadas, em que o produto enzimático ativo converte subsequentemente a proteína inativa distal em uma serina-protease ativa. Além disso, a ativação da trombina leva à estimulação das plaquetas. HMWK, cininogênio de alto peso molecular (*high-molecular-weight kininogen*); PC, pré-calicreína; PL, fosfolipídeo; TF, fator tecidual (*tissue factor*).

FATORES DE RISCO PARA A TROMBOSE VENOSA

Uma variedade de fatores diferentes contribui para o risco de TVP, sendo notável a presença desses em homens e mulheres de todas as idades, raças e etnias. Os fatores de risco para a trombose venosa estão principalmente relacionados à hipercoagulabilidade, que pode ser genética (Tab. 117-1) ou adquirida, ou à imobilização e à estase venosa. Os preditores independentes de recidiva incluem idade, obesidade, neoplasia maligna e paresia aguda dos membros. Estima-se que 5 a 8% da população dos Estados Unidos tenham um fator de risco genético que comprovadamente predispõe à trombose venosa. Com frequência, um indivíduo apresenta múltiplos fatores de risco. As cirurgias ortopédicas, abdominais ou neurológicas de grande porte estão associadas a risco significativo. Os pacientes com câncer têm aproximadamente quatro vezes mais risco de sofrer TVP em comparação com a população geral, com redução da sobrevida. Pacientes hospitalizados correm risco acentuado de trombose venosa quando apresentam fatores de risco (idade avançada, sexo masculino, etnia) e comorbidades, incluindo infecção, doença renal e perda de peso. Infecções comunitárias ou hospitalares também estão associadas a um risco aumentado de TEV. Cerca de 20% dos pacientes hospitalizados com Covid-19 apresentam anormalidades da coagulação, e aumento do risco de EP e TVP. Um risco moderado está associado a repouso prolongado no leito, a certos tipos de câncer, gravidez, terapia de reposição hormonal ou uso de contraceptivos orais, e condições de sedentarismo, como longas viagens de avião. Foi relatado que o risco de desenvolvimento de evento tromboembólico venoso duplica depois de uma viagem aérea de 4 horas de duração, embora o risco absoluto permaneça baixo (1 em 6.000). O risco relativo de tromboembolismo venoso entre mulheres grávidas ou no puerpério é de 4,3, e a incidência global (risco absoluto) é de 199,7/100.000 mulheres-ano.

GENÉTICA DA TROMBOSE VENOSA

(Ver Tab. 117-2) As causas menos comuns de trombose venosa se devem a variantes genéticas. Essas anormalidades incluem mutações com perda de função de anticoagulantes endógenos, bem como mutações com ganho de função de proteínas pró-coagulantes. A deficiência heterozigota de antitrombina e a homozigose da mutação do fator V de Leiden aumentam significativamente o risco de trombose venosa. Enquanto as deficiências homozigotas da proteína C ou da proteína S são raras e podem levar à púrpura fulminante, as deficiências heterozigotas estão associadas a um risco moderado de trombose. A proteína C ativada compromete a coagulação por meio da degradação proteolítica do FVa. Os indivíduos resistentes à atividade da proteína C ativada podem apresentar uma mutação pontual no gene do FV localizado no cromossomo 1, um mutante denominado fator V de Leiden. Um risco ligeiramente aumentado tem sido atribuído a níveis elevados de fatores pró-coagulantes, bem como a baixos níveis do inibidor da via do fator tecidual. Foi constatado que os polimorfismos da metileno-tetra-hidrofolato-redutase, bem como a hiper-homocisteinemia, são fatores de risco independentes para a trombose venosa, assim como a doença vascular arterial. Entretanto, muitas das descrições iniciais das variantes genéticas e suas associações com o tromboembolismo estão sendo questionadas em estudos recentes de maior porte.

FIBRINÓLISE E TROMBOSE

O aumento da trombose foi associado a anormalidades específicas do sistema fibrinolítico. Certos fatores, como níveis elevados do ativador do plasminogênio tecidual (tPA, de *tissue plasminogen activator*) e do inibidor do ativador do plasminogênio tipo 1 (PAI-1, de *plasminogen activator inhibitor type 1*), foram associados à diminuição da atividade fibrinolítica e ao risco aumentado de doença trombótica arterial. Variantes genéticas específicas também estão relacionadas com a diminuição da atividade fibrinolítica, incluindo o polimorfismo de inserção/deleção 4G/5G no gene *PAI-1*. Além disso, a inserção/deleção Alu com 311 pb (pares de bases) no íntron 8 do tPA foi associada a um aumento da trombose, embora anormalidades genéticas não tenham sido consistentemente associadas a uma alteração da função ou dos níveis de tPA, levantando dúvidas quanto a esse mecanismo fisiopatológico. O inibidor da fibrinólise ativado pela trombina (TAFI, de *thrombin-activatable fibrinolysis inhibitor*) é uma carboxipeptidase que regula a fibrinólise; a elevação dos níveis plasmáticos de TAFI foi associada a um risco aumentado de TVP e de doença cardiovascular.

A síndrome metabólica também é acompanhada de alteração da atividade fibrinolítica. Essa síndrome, que consiste em acúmulo de gordura abdominal (obesidade central), alteração do metabolismo da glicose e da insulina, dislipidemia e hipertensão, está associada à aterotrombose.

O mecanismo da trombose parece ser devido a uma alteração da função plaquetária e a um estado pró-coagulante e hipofibrinolítico. Uma das anormalidades pró-trombóticas frequentemente documentadas nessa síndrome é o aumento dos níveis plasmáticos de PAI-1.

Além de contribuir para a função plaquetária, a inflamação desempenha um papel tanto na formação do trombo dependente da coagulação quanto na sua resolução. Os neutrófilos polimorfonucleares e os monócitos/macrófagos contribuem com múltiplas funções trombóticas superpostas, incluindo fibrinólise, produção de quimiocinas e citocinas e fagocitose.

DISTINÇÃO ENTRE TROMBOSE ARTERIAL E TROMBOSE VENOSA

Embora possa haver superposição, a trombose venosa e a trombose arterial são iniciadas de modo diferente, com a formação do coágulo progredindo também por vias um tanto distintas. No contexto de estase ou nos estados de hipercoagulabilidade, a trombose venosa é ativada com a iniciação da cascata da coagulação, principalmente devido à exposição do fator tecidual; esse processo leva à formação de trombina e à conversão subsequente do fibrinogênio em fibrina. Na artéria, ocorre também formação de trombina, porém a trombose é principalmente promovida pela adesão das plaquetas ao vaso lesionado e estimulada pela exposição da matriz extracelular **(Figs. 117-1 e 117-2)**. Existe uma ampla variação nas respostas individuais à lesão vascular, e um importante determinante é a predisposição do indivíduo à trombose arterial ou venosa. Esse conceito tem sido sustentado indiretamente por modelos animais pró-trombóticos, nos quais existe pouca correlação entre a propensão ao desenvolvimento de trombose venosa versus arterial.

Apesar da melhor compreensão acerca do papel dos estados hipercoaguláveis na TVP, a contribuição desses na doença vascular arterial está muito menos estabelecida. Da mesma forma, determinadas condições trombofílicas, como o fator V de Leiden e a mutação G20210A da protrombina, constituem fatores de risco para TVP, a EP e outros eventos tromboembólicos venosos; porém, sua contribuição para a trombose arterial está bem menos definida. Muitos desses fatores trombofílicos não demonstraram aumentar o risco de eventos trombóticos arteriais, como as síndromes coronarianas agudas.

Do ponto de vista clínico, embora a fisiopatologia seja distinta, a trombose arterial e a trombose venosa compartilham fatores de risco comuns, como idade, obesidade, tabagismo, diabetes melito, hipertensão arterial, dislipidemia e síndrome metabólica. Determinadas variantes genéticas, incluindo as do gene da glutationa-peroxidase-3 (GPx3), também foram associadas às doenças trombo-oclusivas arterial e venosa. Um aspecto importante é o fato de que ambas podem ser desencadeadas por estímulos fisiopatológicos responsáveis pela ativação das vias inflamatórias e oxidativas.

O diagnóstico e o tratamento da cardiopatia isquêmica são discutidos no **Capítulo 273**. O diagnóstico e o manejo do AVC são descritos no **Capítulo 307**. O diagnóstico e o manejo da TVP e da EP são discutidos no **Capítulo 279**.

LEITURAS ADICIONAIS

Ackermann M et al: Pulmonary vascular endothelialitis, thrombosis, and angiogenesis in Covid-19. N Engl J Med 383:120, 2020.

Baron TH et al: Management of antithrombotic therapy in patients undergoing invasive procedures. N Engl J Med 368:2113, 2013.

Becattini C, Aegnelli G: Acute treatment of venous thromboembolism. Blood 135:305, 2020.

Engelmann B, Massberg S: Thrombosis as an intravascular effector of innate immunity. Nat Rev Immunol 13:34, 2013.

Furie B, Furie BC: Mechanisms of thrombus formation. N Engl J Med 359:938, 2008.

Koupenova M et al: Thrombosis and platelets: An update. Eur Heart J 38:785, 2017.

Mackman N: New insights into the mechanisms of venous thrombosis. J Clin Invest 122:2331, 2012.

Mozaffarian D et al: Heart disease and stroke statistics—A report from the American Heart Association 2016 update. Circulation 133:447, 2016.

Tapson VF: Acute pulmonary embolism. N Engl J Med 358:1037, 2008.

Tichelaar YI et al: Infections and inflammatory diseases as risk factors for venous thrombosis. A systematic review. Thromb Haemost 107:827, 2012.

118 Agentes antiplaquetários, anticoagulantes e fibrinolíticos

Jeffrey I. Weitz

Os distúrbios tromboembólicos são causas importantes de morbidade e mortalidade. Pode ocorrer trombose em artérias ou veias. A trombose arterial é a causa mais comum de infarto agudo do miocárdio (IAM), acidente vascular cerebral (AVC) isquêmico e gangrena dos membros. O tromboembolismo venoso compreende a trombose venosa profunda (TVP), que pode levar à síndrome pós-trombótica, e a embolia pulmonar (EP), que pode ser complicada por morte ou hipertensão pulmonar tromboembólica crônica.

A maioria dos trombos arteriais sobrepõe-se às placas ateroscleróticas rompidas, visto que a ruptura da placa expõe o material trombogênico existente em seu interior ao sangue. Esse material desencadeia, então, agregação plaquetária e formação de fibrina, que resulta no desenvolvimento de um trombo rico em plaquetas, que pode causar obstrução transitória ou permanente do fluxo sanguíneo. Em contrapartida, os trombos venosos raramente se formam em locais de ruptura vascular evidente. Embora possam ocorrer após traumatismo cirúrgico das veias ou em consequência do uso de cateteres venosos de demora, os trombos venosos, em geral, originam-se nas válvulas das veias profundas da panturrilha ou nos seios musculares. O fluxo sanguíneo lento diminui o suprimento de oxigênio às válvulas avasculares. As células endoteliais que revestem essas válvulas são ativadas e expressam moléculas de adesão em sua superfície. Os leucócitos portadores do fator tecidual e as microvesículas aderem a essas células ativadas e desencadeiam a coagulação. O DNA expelido dos neutrófilos forma armadilhas extracelulares de neutrófilos (NETs, do inglês *neutrophil extracellular traps*) que fornecem um arcabouço que liga as plaquetas e promove a sua ativação e agregação e que ativa o fator XII. A formação do trombo local é exacerbada pela depuração reduzida dos fatores da coagulação ativados, em consequência do fluxo sanguíneo diminuído. Quando os trombos se estendem a partir das veias das panturrilhas para a veia poplítea e as veias mais proximais da perna, pode ocorrer desprendimento de fragmentos do trombo, que seguem seu percurso até os pulmões, causando EP.

Os trombos arteriais e venosos são compostos de plaquetas, fibrina e eritrócitos retidos, porém as proporções diferem. Os trombos arteriais são ricos em plaquetas em razão do alto cisalhamento nas artérias lesionadas. Por outro lado, os trombos venosos, que se formam sob baixas condições de cisalhamento, contêm relativamente poucas plaquetas e são predominantemente compostos de fibrina e eritrócitos retidos. Em virtude da predominância das plaquetas, os trombos arteriais parecem brancos, ao passo que os trombos venosos são de cor vermelha, refletindo a retenção de eritrócitos.

Os fármacos antitrombóticos são usados para prevenção e tratamento da trombose. Esses agentes, que têm como alvo os componentes dos trombos, incluem (1) antiplaquetários, (2) anticoagulantes e (3) fibrinolíticos **(Fig. 118-1)**. Com o predomínio das plaquetas nos trombos arteriais, as estratégias para reduzir a trombose arterial concentram-se principalmente nos agentes antiplaquetários, embora, em situações agudas, elas com frequência possam incluir agentes anticoagulantes e fibrinolíticos. A adição de uma baixa dose de rivaroxabana, um inibidor oral do fator Xa, à terapia antiplaquetária dupla reduz os eventos isquêmicos recorrentes e a trombose do *stent* em pacientes com síndrome coronariana aguda, enquanto a sua adição ao ácido acetilsalicílico diminui o risco de eventos adversos significativos arteriais coronarianos e nos membros em pacientes com doença arterial coronariana ou periférica estável. Esses achados destacam a utilidade de combinar anticoagulantes em baixa dose com agentes antiplaquetários para prevenção secundária em pacientes com risco de eventos aterotrombóticos recorrentes.

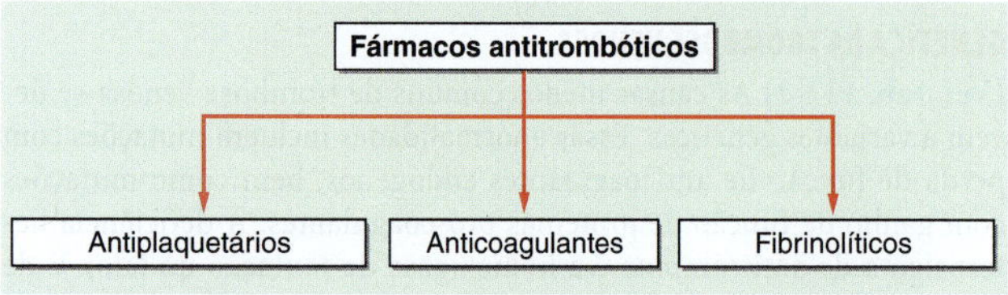

FIGURA 118-1 Classificação dos fármacos antitrombóticos.

Os anticoagulantes são a base para a prevenção e o tratamento do tromboembolismo venoso, uma vez que a fibrina é o componente predominante dos trombos venosos. Os agentes antiplaquetários são menos eficazes nessa situação, tendo em vista a quantidade limitada de plaquetas nos trombos venosos. O tratamento fibrinolítico é utilizado em determinados pacientes com tromboembolismo venoso. Por exemplo, pacientes com EP maciça podem beneficiar-se da terapia fibrinolítica sistêmica ou fornecida por cateter. A terapia farmacomecânica também é usada para restaurar o fluxo sanguíneo em pacientes com TVP extensa acometendo as veias ilíaca e/ou femoral.

ANTIPLAQUETÁRIOS

PAPEL DAS PLAQUETAS NA TROMBOSE ARTERIAL

Na vasculatura normal, as plaquetas circulantes são mantidas em um estado inativo pelo óxido nítrico (NO) e pela prostaciclina, liberados pelas células endoteliais que revestem os vasos sanguíneos. Além disso, as células endoteliais também expressam CD39 em sua superfície, uma ecto-adenosina-difosfatase (ADPase) associada à membrana que degrada o difosfato de adenosina (ADP) liberado pelas plaquetas ativadas. Quando a parede vascular está lesionada, a liberação dessas substâncias está reduzida, e a matriz subendotelial é exposta. As plaquetas aderem ao colágeno exposto por meio da $\alpha_2\beta_1$ e da glicoproteína (Gp) V1 e ao fator de von Willebrand (FvW) por meio da Gp IIb/IIIa ($\alpha_{IIb}\beta_3$) – receptores que são expressos constitutivamente na superfície das plaquetas. As plaquetas aderentes sofrem uma mudança de formato, secretam ADP dos grânulos densos e sintetizam e liberam tromboxano A_2. O ADP e o tromboxano A_2 liberados, que são agonistas plaquetários, ativam as plaquetas presentes e as recrutam para o local de lesão vascular (Fig. 118-2).

A ruptura da parede do vaso também expõe ao sangue as células que expressam o fator tecidual, que se liga ao fator VIIa e inicia a coagulação. As plaquetas ativadas potencializam a coagulação ao proporcionar uma superfície que se liga aos fatores da coagulação e sustenta a montagem dos complexos de ativação, que intensificam a geração de trombina. Além de converter o fibrinogênio em fibrina, a trombina também funciona como agonista plaquetário potente e recruta mais plaquetas ao local da lesão vascular.

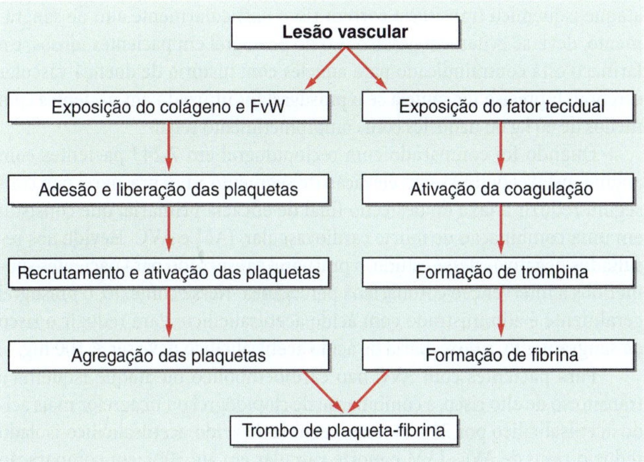

FIGURA 118-2 Papel coordenado das plaquetas e do sistema de coagulação na trombogênese. Uma lesão vascular desencadeia simultaneamente a ativação e a agregação das plaquetas, bem como a ativação do sistema de coagulação. A ativação das plaquetas é iniciada pela exposição do colágeno subendotelial e do fator de von Willebrand (FvW), aos quais as plaquetas aderem. As plaquetas aderidas tornam-se ativadas e liberam ADP e tromboxano A_2, dois agonistas plaquetários que ativam as plaquetas locais e recrutam outras ao local da lesão vascular. Quando as plaquetas estão ativadas, a glicoproteína IIb/IIIa em sua superfície sofre uma alteração de conformação, que possibilita sua ligação ao fibrinogênio e/ou ao FvW e a mediação da agregação plaquetária. A coagulação é desencadeada pelo fator tecidual exposto no local de lesão, o qual desencadeia a geração de trombina. Como potente agonista plaquetário, a trombina amplifica o recrutamento das plaquetas ao local da lesão. A trombina também converte o fibrinogênio em fibrina, e, em seguida, os filamentos de fibrina entrelaçam os agregados de plaquetas para formar um trombo de plaquetas/fibrina.

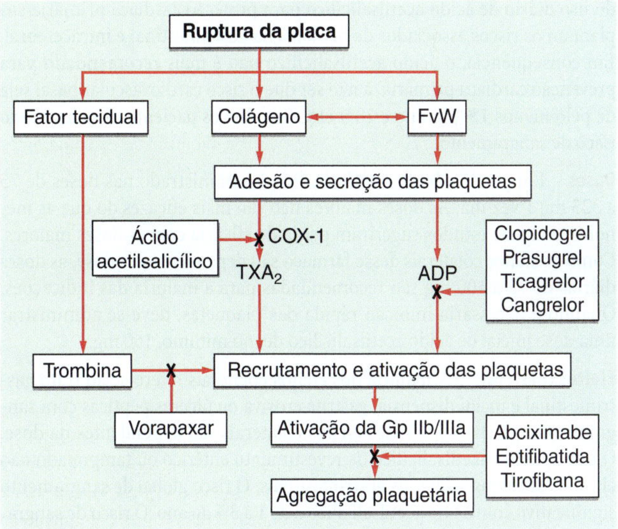

FIGURA 118-3 Locais de ação dos agentes antiplaquetários. O ácido acetilsalicílico inibe a síntese do tromboxano A_2 (TXA_2), acetilando de modo irreversível a cicloxigenase 1 (COX-1). A liberação diminuída de TXA_2 atenua a ativação e o recrutamento das plaquetas até o local de lesão vascular. O clopidogrel e o prasugrel bloqueiam irreversivelmente $P2Y_{12}$, um receptor-chave de ADP na superfície das plaquetas; o cangrelor e o ticagrelor são inibidores reversíveis de $P2Y_{12}$. O abciximabe, a eptifibatida e a tirofibana inibem a via final comum da agregação plaquetária ao bloquear a ligação do fibrinogênio e do fator de von Willebrand à glicoproteína (Gp) IIb/IIIa ativada. O vorapaxar inibe a ativação das plaquetas mediada pela trombina, visto que tem como alvo o receptor ativado por protease 1 (PAR-1), o principal receptor da trombina nas plaquetas humanas.

A trombina também amplifica sua própria geração por meio de ativação dos fatores V, VIII e XI por *feedback* e solidifica a rede de fibrina ao ativar o fator XIII, que efetua, então, a ligação cruzada dos filamentos de fibrina.

Quando as plaquetas estão ativadas, o receptor mais abundante em sua superfície – a Gp IIB/IIIa – sofre uma alteração de conformação que possibilita sua ligação ao fibrinogênio e, em condições de acentuado cisalhamento, ao FvW. As moléculas divalentes do fibrinogênio ou multivalentes do FvW formam pontes que reúnem as plaquetas adjacentes para formar agregados plaquetários. Em seguida, os filamentos de fibrina gerados por ação da trombina entrelaçam esses agregados para formar uma trama de plaquetas/fibrina.

Os agentes antiplaquetários atuam em várias etapas desse processo. Os fármacos comumente utilizados consistem em ácido acetilsalicílico, inibidores do receptor de ADP, que incluem as tienopiridinas (clopidogrel e prasugrel), bem como ticagrelor e cangrelor, dipiridamol, antagonistas da Gp IIb/IIIa e vorapaxar.

ÁCIDO ACETILSALICÍLICO

O ácido acetilsalicílico é o agente antiplaquetário utilizado mais amplamente em todo o mundo. Por ser um fármaco antiplaquetário eficaz e de baixo custo, ele atua como componente principal da maioria das estratégias antiplaquetárias.

Mecanismo de ação O ácido acetilsalicílico produz seu efeito antitrombótico acetilando e inibindo de modo irreversível a cicloxigenase (COX) 1 plaquetária (Fig. 118-3), uma enzima de importância crítica na biossíntese do tromboxano A_2. Em altas doses (cerca de 1 g/dia), o ácido acetilsalicílico também inibe a COX-2, que é uma isoforma induzível da COX encontrada nas células endoteliais e inflamatórias. Nas células endoteliais, a COX-2 inicia a síntese da prostaciclina, um vasodilatador potente e inibidor da agregação plaquetária.

Indicações O ácido acetilsalicílico é amplamente utilizado na prevenção secundária de eventos cardiovasculares em pacientes com doença arterial coronariana, cerebral e periférica estabelecida. Em comparação com placebo, nesse contexto, o ácido acetilsalicílico produz uma redução de 25% no risco de mortes cardiovasculares, IAM ou AVC. O seu uso para prevenção primária é controverso. Estudos recentes questionam se os benefícios do uso diário de ácido acetilsalicílico para proteção cardíaca primária suplantam os riscos associados de hemorragia gastrintestinal e intracerebral. Em consequência, o ácido acetilsalicílico não é mais recomendado para prevenção cardíaca primária, a não ser que o risco cardiovascular basal seja de pelo menos 1% por ano e 10% em 10 anos e os pacientes tenham baixo risco de sangramento.

Doses Em geral, o ácido acetilsalicílico é administrado nas doses de 75 a 325 mg 1 vez/dia. As doses maiores não são mais eficazes do que as menores, e alguns estudos sugeriram perda de eficácia com as doses maiores. Como os efeitos colaterais desse fármaco são dependentes da dose, as doses diárias de 75 a 100 mg são recomendadas para a maioria das indicações. Quando é necessária inibição rápida das plaquetas, deve-se administrar uma dose inicial de ácido acetilsalicílico de, no mínimo, 160 mg.

Efeitos colaterais A maioria dos efeitos colaterais refere-se ao trato gastrintestinal e inclui dispepsia, gastrite erosiva ou úlceras pépticas com sangramento e perfuração. Esses efeitos colaterais são dependentes da dose. O uso de ácido acetilsalicílico de revestimento entérico ou tamponado não elimina os efeitos colaterais gastrintestinais. O risco global de sangramento significativo com ácido acetilsalicílico é de 1 a 3% ao ano. O risco de sangramento aumenta em 2 a 3 vezes quando ele é administrado em conjunto com outros agentes antiplaquetários, como o clopidogrel, ou com anticoagulantes, como a varfarina. Quando se prescreve uma terapia dupla ou tripla, o ácido acetilsalicílico deve ser administrado em doses baixas (75-100 mg ao dia). A erradicação da infecção por *Helicobacter pylori* e a administração de inibidores da bomba de prótons podem reduzir o risco de sangramento gastrintestinal induzido pelo ácido acetilsalicílico nos pacientes com doença ulcerosa péptica.

O ácido acetilsalicílico não deve ser administrado a pacientes com história de alergia ao fármaco, caracterizada por broncospasmo. Esse problema ocorre em cerca de 0,3% da população geral, porém é mais comum naqueles com urticária ou asma crônicas, em particular em indivíduos com pólipos nasais ou rinite crônica. As doses excessivas de ácido acetilsalicílico causam efeitos tóxicos hepáticos e renais.

Resistência ao ácido acetilsalicílico A resistência clínica é definida por sua incapacidade de proteger os pacientes de eventos vasculares isquêmicos. Essa definição não é útil, pois é feita após a ocorrência dos eventos. Além disso, não é realista esperar que o ácido acetilsalicílico, que bloqueia apenas a ativação das plaquetas induzida pelo tromboxano A_2, possa impedir todos os eventos vasculares.

A resistência ao ácido acetilsalicílico também foi descrita em nível bioquímico como a incapacidade do fármaco de produzir seus efeitos inibitórios esperados em provas de função plaquetária, como a síntese de tromboxano A_2 ou a agregação plaquetária induzida pelo ácido araquidônico. As causas potenciais dessa resistência incluem pouca aderência do paciente ao tratamento, redução da absorção, interação medicamentosa com ibuprofeno e hiperexpressão da COX-2. Infelizmente, os testes para resistência ao ácido acetilsalicílico não foram bem padronizados, e há poucas evidências de que possam identificar pacientes com risco aumentado de eventos vasculares recorrentes, ou que se possa reverter a resistência pela administração de doses mais altas ou pela adição de outros agentes antiplaquetários. Até que essas informações estejam disponíveis, o teste para resistência ao ácido acetilsalicílico continua sendo um instrumento de pesquisa.

ANTAGONISTAS DOS RECEPTORES DE ADP

Os antagonistas dos receptores de ADP incluem as tienopiridinas (clopidogrel e prasugrel), bem como o ticagrelor e o cangrelor. Todos esses fármacos têm como alvo o $P2Y_{12}$, o receptor-chave de ADP nas plaquetas.

Tienopiridinas • MECANISMO DE AÇÃO As tienopiridinas são fármacos estruturalmente relacionados que inibem de maneira seletiva a agregação plaquetária induzida pelo ADP por meio do bloqueio irreversível do $P2Y_{12}$ (Fig. 118-3). O clopidogrel e o prasugrel são profármacos que exigem ativação metabólica pelo sistema enzimático do citocromo P450 (CYP) hepático. O prasugrel é cerca de 10 vezes mais potente do que o clopidogrel e apresenta início mais rápido de ação, em virtude de sua melhor absorção e de sua ativação metabólica mais otimizada.

INDICAÇÕES Em comparação com o ácido acetilsalicílico em pacientes com AVC isquêmico recente, IAM recente ou história de doença arterial periférica, o clopidogrel reduziu em 8,7% o risco de morte cardiovascular, IAM e AVC. Por essa razão, o clopidogrel é mais eficaz que o ácido acetilsalicílico, mas também é mais caro. O clopidogrel e o ácido acetilsalicílico geralmente são combinados para sobrepor seus efeitos bloqueadores complementares das vias de ativação das plaquetas. Por exemplo, essa combinação é recomendada durante pelo menos 4 semanas após implante de *stent* metálico em uma artéria coronária e durante pelo menos 1 ano em pacientes com *stent* com eluição de fármacos (farmacológico). As preocupações quanto à ocorrência de trombose tardia de *stent* com o uso de *stents* farmacológicos levaram alguns especialistas a recomendar o uso prolongado de clopidogrel em conjunto com ácido acetilsalicílico.

A combinação do clopidogrel com o ácido acetilsalicílico também é eficaz em pacientes com angina instável. Desse modo, em 12.562 pacientes, os riscos de morte cardiovascular, IAM ou AVC foram de 9,3% entre os indivíduos selecionados randomicamente para receber a combinação de clopidogrel e ácido acetilsalicílico e de 11,4% naqueles em que foi administrado apenas ácido acetilsalicílico. Essa redução do risco relativo em 20% com o tratamento combinado foi estatisticamente muito significativa. Entretanto, a combinação de ácido acetilsalicílico com clopidogrel aumenta o risco de sangramento significativo em cerca de 2% ao ano. Esse risco persistiu mesmo com as doses diárias de ácido acetilsalicílico ≤ 100 mg. Desse modo, a combinação deve ser utilizada apenas quando há um benefício inequívoco. Por exemplo, essa combinação não se mostrou superior ao tratamento isolado com clopidogrel em pacientes com AVC isquêmico agudo ou à utilização apenas de ácido acetilsalicílico como prevenção primária para aqueles sob risco de eventos cardiovasculares.

O prasugrel foi comparado com o clopidogrel em 13.608 pacientes com síndromes coronarianas agudas que foram submetidos à intervenção coronária percutânea. A incidência do principal desfecho de avaliação final de eficácia, uma combinação de morte cardiovascular, IAM e AVC, foi significativamente menor com o prasugrel do que com o clopidogrel (9,9 e 12,1%, respectivamente), refletindo, principalmente, uma redução na incidência de IAM não fatal. A incidência de trombose de *stent* também foi significativamente menor com o prasugrel (1,1 e 2,4%, respectivamente). Entretanto, essas vantagens foram obtidas à custa de uma taxa significativamente mais alta de sangramento fatal (0,4 e 0,1%, respectivamente) e sangramento potencialmente fatal (1,4 e 0,9%, respectivamente) com o uso do prasugrel. Como os pacientes com mais de 75 anos e aqueles com história pregressa de AVC ou ataque isquêmico transitório correm risco particularmente alto de sangramento, deve-se evitar, em geral, o uso do prasugrel em pacientes idosos, e o fármaco está contraindicado para aqueles com história de doença vascular cerebral. É preciso ter cautela se o prasugrel for utilizado em pacientes com menos de 60 kg ou naqueles com comprometimento renal.

Quando foi comparado com o clopidogrel em 7.243 pacientes com angina instável ou IAM sem elevação do segmento ST, o prasugrel não conseguiu reduzir a taxa do desfecho final de eficácia primária, que consistiu em uma combinação de morte cardiovascular, IAM e AVC. Devido aos resultados negativos desse estudo, o prasugrel é reservado para pacientes submetidos à intervenção coronariana percutânea. Nesse contexto, o prasugrel geralmente é administrado com ácido acetilsalicílico. Para reduzir o risco de sangramento, a dose diária de ácido acetilsalicílico deve ser ≤ 100 mg.

Para pacientes com AVC não cardioembólico ou ataque isquêmico transitório de alto risco, a combinação de clopidogrel ou ticagrelor mais ácido acetilsalicílico por 21 a 30 dias, seguida de ácido acetilsalicílico isolado reduz o risco de AVC, IAM e morte vascular em até 30%, em comparação com ácido acetilsalicílico isoladamente. Portanto, a terapia antiplaquetária dupla é frequentemente administrada nas primeiras 3 a 4 semanas nesses pacientes.

DOSES O clopidogrel é administrado uma vez ao dia, em uma dose de 75 mg. São administradas doses de ataque de clopidogrel quando se deseja obter um rápido bloqueio dos receptores de ADP. Por exemplo, os pacientes que recebem *stents* coronarianos frequentemente utilizam uma dose de ataque de 300 a 600 mg, que provoca inibição da agregação plaquetária induzida pelo ADP em cerca de 4 a 6 horas. Após uma dose de ataque de 60 mg, o prasugrel é administrado uma vez ao dia, em uma dose de 10 mg. Os pacientes com idade superior a 75 anos ou com peso abaixo de 60 kg devem receber uma dose diária de 5 mg.

EFEITOS COLATERAIS O efeito colateral mais comum do clopidogrel e do prasugrel é o sangramento. Em virtude de sua maior potência, a ocorrência de sangramento é mais comum com o prasugrel do que com o clopidogrel. Para reduzir o risco de sangramento, ambos os fármacos devem ser interrompidos 5 a 7 dias antes da realização de uma cirurgia de grande porte. Nos pacientes em uso de prasugrel ou de clopidogrel que apresentam sangramento grave, a transfusão de plaquetas pode ser útil.

Os efeitos colaterais hematológicos, incluindo neutropenia, trombocitopenia e púrpura trombocitopênica trombótica, são raros.

RESISTÊNCIA ÀS TIENOPIRIDINAS A capacidade do clopidogrel de inibir a agregação plaquetária induzida pelo ADP varia entre os indivíduos. Essa variabilidade reflete, pelo menos em parte, os polimorfismos genéticos das isoenzimas CYP envolvidas na ativação metabólica do clopidogrel. A mais importante dessas isoenzimas é a CYP2C19. Pacientes portadores do alelo *CYP2C19*2* com perda de função, tratados com clopidogrel, exibem uma menor inibição plaquetária em comparação com aqueles que possuem o alelo *CYP2C19*1* de tipo selvagem e apresentam maior taxa de eventos cardiovasculares. Esses achados são importantes, visto que as estimativas sugerem que até 25% dos indivíduos brancos, 30% dos negros e 50% dos asiáticos são portadores do alelo com perda de função, tornando-os resistentes ao clopidogrel. Mesmo pacientes com alelos *CYP2C19*3, 4** ou **5* com função reduzida podem obter menor benefício do clopidogrel do que aqueles com o alelo *CYP2C19*1* de função integral. A administração concomitante de clopidogrel e de inibidores da bomba de prótons, que são inibidores da *CYP2C19*, produz uma pequena redução nos efeitos inibitórios do clopidogrel sobre a agregação plaquetária induzida pelo ADP. O grau com que essa interação aumenta o risco de eventos cardiovasculares permanece controverso.

Ao contrário de seus efeitos sobre a ativação metabólica do clopidogrel, os polimorfismos de *CYP2C19* parecem constituir determinantes menos importantes da ativação do prasugrel. Assim, não foi detectada qualquer associação entre o alelo com perda de função e a redução da inibição plaquetária ou o aumento da taxa de eventos cardiovasculares com o prasugrel. A observação de que os polimorfismos genéticos que afetam a absorção ou o metabolismo do clopidogrel influenciam os resultados clínicos levanta a possibilidade de que o perfil farmacogenético possa ser útil para identificar os pacientes resistentes ao clopidogrel, e de que a avaliação do grau de inibição plaquetária induzida pelo clopidogrel por meio de exames realizados junto ao leito (*point-of-care*) possa ajudar a identificar pacientes com maior risco de eventos cardiovasculares subsequentes. Até o momento, os ensaios clínicos planejados para avaliar essas possibilidades foram negativos. Embora a administração de doses mais altas de clopidogrel possa superar uma resposta reduzida ao fármaco, o benefício clínico dessa abordagem é incerto. Com efeito, o prasugrel ou o ticagrelor podem ser escolhas mais adequadas para esses pacientes.

Ticagrelor O ticagrelor, um inibidor de $P2Y_{12}$ ativo por via oral, difere das tienopiridinas pelo fato de que não exige ativação metabólica e produz inibição reversível do receptor de ADP.

MECANISMO DE AÇÃO À semelhança das tienopiridinas, o ticagrelor inibe o $P2Y_{12}$. Como não necessita de ativação metabólica, o ticagrelor tem início e término de ação mais rápidos do que o clopidogrel e produz inibição maior e mais previsível da agregação plaquetária induzida pelo ADP do que o clopidogrel.

INDICAÇÕES O ticagrelor está indicado para a prevenção secundária de eventos aterotrombóticos em pacientes com síndrome coronariana aguda tratados clinicamente ou com intervenção coronariana percutânea (ICP) com ou sem implante de *stent* ou com cirurgia de revascularização do miocárdio (CRM). O ticagrelor também está indicado por até 3 anos para prevenção secundária em pacientes com história pregressa de IM há pelo menos um ano, e que apresentam alto risco de eventos aterotrombóticos. Para pacientes com síndrome coronariana aguda submetidos a ICP, as diretrizes dão preferência ao ticagrelor em relação ao clopidogrel particularmente em pacientes de risco mais alto.

DOSES O ticagrelor é iniciado com uma dose de ataque oral de 180 mg, seguida de 90 mg, 2 vezes/dia. Não há necessidade de ajuste da dose em pacientes com comprometimento renal; todavia, o fármaco deve ser usado com cautela em pacientes com doença hepática e naqueles que recebem inibidores ou indutores potentes da CYP3A4, visto que o ticagrelor é metabolizado no fígado por meio da CYP3A4. Em geral, é administrado com ácido acetilsalicílico, em dose diária não maior que 100 mg.

EFEITOS COLATERAIS Além do sangramento, os efeitos colaterais mais comuns do ticagrelor consistem em dispneia, que pode ocorrer em até 15% dos pacientes, e pausas ventriculares assintomáticas. A dispneia, que tende a ocorrer pouco depois de se iniciar o ticagrelor, em geral é autolimitada e de intensidade discreta. O mecanismo responsável por esse efeito colateral não é conhecido.

Para reduzir o risco de sangramento, o ticagrelor deve ser interrompido pelo menos 5 dias antes da realização de uma cirurgia de grande porte. A transfusão de plaquetas têm pouca probabilidade de ser benéfica em pacientes com sangramento associado ao ticagrelor ou naqueles que precisam urgentemente de cirurgia, visto que o fármaco se liga ao $P2Y_{12}$ nas plaquetas transfundidas. O bentracimabe, um fragmento de anticorpo que se liga ao ticagrelor e a seu metabólito com alta afinidade e reverte rapidamente seus efeitos inibitórios plaquetários, está em fase de desenvolvimento para reversão do ticagrelor antes de cirurgia ou intervenção urgente ou para pacientes com sangramento grave.

Cangrelor O cangrelor é um inibidor reversível da $P2Y_{12}$ de ação rápida, que é administrado por via intravenosa. Apresenta início de ação imediata, meia-vida de 3 a 5 minutos e término de sua ação em 1 hora. O cangrelor foi aprovado para uso em pacientes submetidos à ICP e produz rápido bloqueio dos receptores de ADP nos indivíduo que não receberam tratamento prévio com clopidogrel, prasugrel ou ticagrelor.

Cangrelor é administrado em *bolus* IV de 30 µg/kg antes da intervenção coronariana percutânea, seguido de uma infusão de 4 µg/kg por minuto durante pelo menos 2 horas ou durante o procedimento, o que for mais longo. Ao fazer a transição para a terapia oral com inibidor de $P2Y_{12}$, o ticagrelor pode ser administrado em uma dose de ataque de 180 mg a qualquer momento durante a infusão de cangrelor ou imediatamente após a sua interrupção. Em contrapartida, doses de ataque de prasugrel ou de clopidogrel (60 e 600 mg, respectivamente) só devem ser administradas após a interrupção do cangrelor, visto que este último bloqueia a interação de seus metabólitos ativos com $P2Y_{12}$.

DIPIRIDAMOL

O dipiridamol é um agente antiplaquetário relativamente fraco, porém uma formulação de liberação prolongada de dipiridamol combinada com ácido acetilsalicílico em baixa dose, conhecida como *Aggrenox*, algumas vezes é usada para prevenção secundária em pacientes com ataques isquêmicos transitórios ou AVC isquêmico.

Mecanismo de ação Por meio da inibição da fosfodiesterase, o dipiridamol bloqueia a decomposição do monofosfato de adenosina (AMP) cíclico. Os níveis elevados de AMP cíclico reduzem o cálcio intracelular e inibem a ativação das plaquetas. O dipiridamol também bloqueia a captação de adenosina pelas plaquetas e por outras células. Isso produz um aumento adicional nos níveis locais de AMP cíclico, visto que o receptor A_2 de adenosina das plaquetas está acoplado à adenilato-ciclase (Fig. 118-4).

Indicações A combinação de dipiridamol e ácido acetilsalicílico foi comparada com cada agente isoladamente ou com placebo em pacientes com AVC isquêmico ou ataque isquêmico transitório. A combinação reduziu o risco de AVC em 22,1%, em comparação com o ácido acetilsalicílico isolado, e em 24,4% em comparação com o dipiridamol isolado. Um segundo ensaio clínico comparou a combinação de ácido acetilsalicílico e dipiridamol com o tratamento isolado com ácido acetilsalicílico como prevenção secundária em pacientes com AVC isquêmico. Ocorreram morte cardiovascular, AVC ou IAM em 13% dos pacientes tratados com essa combinação e em 16% dos indivíduos que receberam apenas ácido acetilsalicílico. Outro ensaio clínico distribuiu de modo aleatório 20.332 pacientes com AVC isquêmico não cardioembólico para tratamento com o agente combinado ou com clopidogrel. O parâmetro de avaliação final primário de eficácia de AVC recorrente ocorreu em 9% dos pacientes tratados com a combinação e em 8,8% daqueles que receberam tratamento com clopidogrel isolado. Embora essa diferença não tenha sido estatisticamente significativa, o estudo não foi capaz de encontrar a margem pré-especificada para sustentar a não inferioridade do agente combinado em relação ao clopidogrel. Esses resultados diminuíram o entusiasmo pelo uso do primeiro.

Em virtude de seus efeitos vasodilatadores e da escassez de dados que apoiem o uso do dipiridamol em pacientes com doença arterial coronariana, o agente combinado não deve ser usado para prevenção do AVC nesses pacientes. O clopidogrel constitui uma melhor escolha nesse contexto.

Dosagem O agente combinado é administrado 2 vezes/dia. Cada cápsula contém 200 mg de dipiridamol de liberação prolongada e 25 mg de ácido acetilsalicílico.

Efeitos colaterais Como o dipiridamol produz efeitos vasodilatadores, ele deve ser utilizado com cautela em pacientes com doença arterial coronariana.

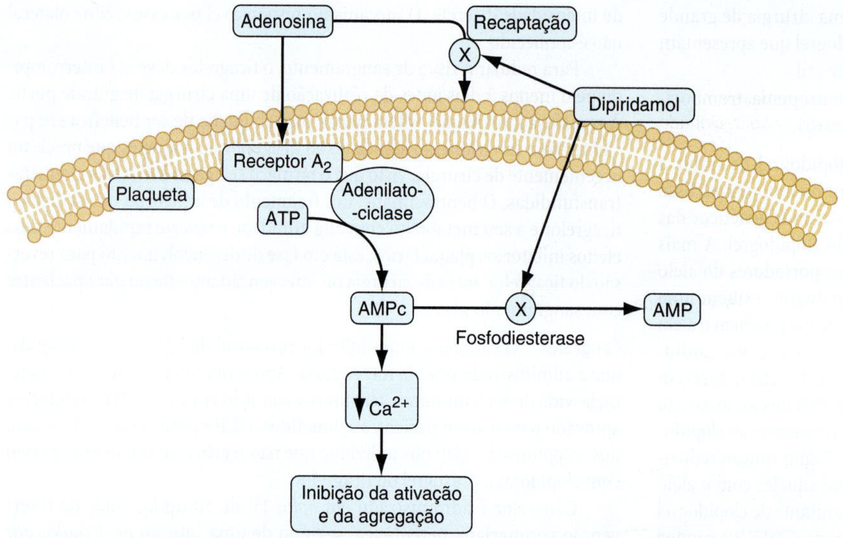

FIGURA 118-4 Mecanismo de ação do dipiridamol. O dipiridamol aumenta os níveis do AMP cíclico (AMPc) das plaquetas ao (1) bloquear a recaptação da adenosina e (2) inibir a decomposição do AMPc mediada pela fosfodiesterase. Ao facilitar a captação do cálcio, o AMPc diminui os níveis intracelulares desse cátion. Por sua vez, isso inibe a ativação e a agregação das plaquetas.

Podem ocorrer também queixas gastrintestinais, cefaleia, rubor facial, tontura e hipotensão. Em geral, esses sinais e sintomas regridem com a continuidade do tratamento.

ANTAGONISTAS DO RECEPTOR GP IIB/IIIA

Como classe, os antagonistas do receptor Gp IIb/IIIa de uso parenteral apresentam uma indicação para pacientes com síndrome coronariana aguda. Os três fármacos dessa classe são o abciximabe, a eptifibatida e a tirofibana.

Mecanismo de ação A Gp IIb/IIIa, um membro da família de integrinas dos receptores de adesão, é encontrada na superfície das plaquetas e dos megacariócitos. Com cerca de 80 mil cópias por plaqueta, a Gp IIb/IIIa é o receptor mais abundante. A Gp IIb/IIIa, que consiste em um heterodímero com ligações não covalentes, é inativa nas plaquetas em repouso. Quando as plaquetas são ativadas, as vias de transdução de sinais de dentro para fora desencadeiam uma alteração na conformação do receptor. Uma vez ativada, a Gp IIb/IIIa liga-se a moléculas de adesão, como o fibrinogênio, e, em condições de acentuado cisalhamento, ao FvW. Essa ligação é mediada pela sequência Arg-Gly-Asp (RGD) existente nas cadeias α do fibrinogênio e do FvW, assim como pela sequência Lys-Gly-Asp (KGD), localizada no domínio dodecapeptídico específico das cadeias γ do fibrinogênio. Depois da ligação, o fibrinogênio e/ou o FvW formam pontes entre as plaquetas adjacentes e induzem a agregação plaquetária.

Embora o abciximabe, a eptifibatida e a tirofibana tenham como alvo de ação o receptor de Gp IIb/IIIa, eles são distintos do ponto de vista estrutural e farmacológico (Tab. 118-1). O abciximabe é um fragmento Fab de um anticorpo monoclonal murino humanizado dirigido contra a forma ativada da Gp IIb/IIIa. Esse fármaco liga-se ao receptor ativado com grande afinidade e bloqueia a ligação das moléculas de adesão. Em contrapartida, a eptifibatida e a tirofibana são pequenas moléculas sintéticas.

TABELA 118-1 ■ Características dos antagonistas da Gp IIb/IIIa

Características	Abciximabe	Eptifibatida	Tirofibana
Descrição	Fragmento Fab de anticorpo monoclonal murino humanizado	Heptapeptídeo contendo KGD cíclico	Mimético não peptídico do RGD
Especificidade para Gp IIb/IIIa	Não	Sim	Sim
Meia-vida plasmática	Curta (min)	Longa (2,5 h)	Longa (2 h)
Meia-vida ligada às plaquetas	Longa (dias)	Curta (s)	Curta (s)
Depuração renal	Não	Sim	Sim

Sigla: Gp, glicoproteína.

A eptifibatida é um heptapeptídeo cíclico que se liga à Gp IIb/IIIa, pois incorpora a sequência KGD, já a tirofibana é um derivado inespecífico da tirosina que atua como mimético da RGD. O abciximabe tem meia-vida longa e pode ser detectado na superfície das plaquetas por até 2 semanas, ao passo que a eptifibatida e a tirofibana têm meias-vidas curtas.

Indicações O abciximabe e a eptifibatida são utilizados em pacientes submetidos a ICPs, em particular indivíduos que não foram tratados previamente com antagonista do receptor de ADP. A tirofibana é usada em pacientes de alto risco com angina instável. A eptifibatida também pode ser administrada com essa indicação.

Dosagem Todos os antagonistas da Gp IIb/IIIa são administrados em *bolus* por via intravenosa (IV), seguido de infusão. A dose recomendada de abciximabe é de um *bolus* de 0,25 mg/kg seguido de uma infusão de 0,125 μg/kg por minuto até um máximo de 10 μg/kg por 12 h. Em pacientes submetidos à ICP, a eptifibatida é administrada em dois *bolus* de 180 μg/kg com 10 minutos de intervalo, seguidos por uma infusão de 2,0 μg/kg por minuto por 18-24 h. Para pacientes com síndrome coronariana aguda, o segundo *bolus* é desnecessário. A tirofibana é iniciada em uma taxa de 0,4 μg/kg por minuto por 30 min; o fármaco é então continuado em uma taxa de 0,1 μg/kg por minuto por até 18 h. Como a eptifibatida e a tirofibana são eliminadas pelos rins, as doses devem ser reduzidas em pacientes com insuficiência renal. Por conseguinte, a infusão de eptifibatida é reduzida em 1 μg/kg por minuto em pacientes cuja depuração de creatinina é inferior a 50 mL/min, e a dose de tirofibana é reduzida à metade em pacientes com depuração de creatinina abaixo de 30 mL/min.

Efeitos colaterais Além do sangramento, a trombocitopenia é a complicação mais grave. Ela é mediada por mecanismos imunes e é causada por anticorpos dirigidos contra os neoantígenos da Gp IIb/IIIa que ficam expostos depois da ligação ao antagonista. Com o abciximabe, até 5% dos pacientes tratados desenvolvem trombocitopenia. Essa complicação é grave em cerca de 1% desses pacientes. A trombocitopenia é menos comum com os outros dois fármacos e ocorre em cerca de 1% dos pacientes.

VORAPAXAR

O vorapaxar, um antagonista do PAR-1 ativo por via oral, bloqueia a ativação plaquetária induzida pela trombina. O vorapaxar tem uma meia-vida de cerca de 200 h.

Indicações Quando comparado com placebo em 12.944 pacientes com síndrome coronariana aguda sem elevação do segmento ST, o vorapaxar não conseguiu reduzir significativamente o parâmetro de avaliação primário de eficácia, uma combinação de morte cardiovascular, IAM, AVC, isquemia recorrente exigindo nova internação e revascularização coronária urgente. Além disso, o vorapaxar foi associado a uma taxa aumentada de sangramento, incluindo sangramento intracraniano.

Em um segundo ensaio clínico, o vorapaxar foi comparado com placebo para prevenção secundária em 26.449 pacientes com IAM prévio, AVC isquêmico ou doença arterial periférica. De modo global, o vorapaxar reduziu o risco de morte cardiovascular, IAM ou AVC em 13%, porém duplicou o risco de sangramento intracraniano. Entretanto, no subgrupo pré-especificado de 17.779 pacientes com infarto do miocárdio prévio, o vorapaxar reduziu o risco de morte cardiovascular, IAM ou AVC em 20%, em comparação com placebo (de 9,7 para 8,1%, respectivamente). A taxa de hemorragia intracraniana foi maior com o vorapaxar do que com placebo (0,6 e 0,4%, respectivamente; $p = 0,076$), assim como a taxa de sangramento moderado a grave (3,4 e 2,1%, respectivamente; $p < 0,0001$). Com base nesses dados, o vorapaxar é licenciado para pacientes com menos de 75 anos com IAM ou doença arterial periférica que não têm histórico de AVC, ataque isquêmico transitório ou sangramento intracraniano e pesam mais de 60 kg.

Dosagem O vorapaxar é administrado na dose de 2,08 mg 1/vez dia.

Efeitos colaterais O principal efeito colateral consiste em sangramento. A transfusão de plaquetas pode ser benéfica para a reversão do vorapaxar.

ANTICOAGULANTES

Existem anticoagulantes tanto orais e parenterais. Os anticoagulantes parenterais incluem a heparina, a heparina de baixo peso molecular (HBPM), o fondaparinux (um pentassacarídeo sintético), a lepirudina, a desirudina, a bivalirudina e a argatrobana. Os anticoagulantes orais atualmente disponíveis incluem a varfarina; o etexilato de dabigatrana, um inibidor da trombina oral; e a rivaroxabana, a apixabana e a edoxabana, que são inibidores orais do fator Xa.

ANTICOAGULANTES PARENTERAIS

Heparina A heparina, um polissacarídeo sulfatado, é isolada dos tecidos de mamíferos ricos em mastócitos. A maior parte da heparina disponível no comércio é derivada da mucosa intestinal suína e consiste em um polímero com moléculas alternadas de ácido D-glicurônico e resíduos de *N*-acetil-D-glicosamina.

MECANISMO DE AÇÃO A heparina atua como anticoagulante por ativar a antitrombina (antes conhecida como antitrombina III) e acelerar a taxa com que a antitrombina inibe as enzimas da coagulação, principalmente a trombina e o fator Xa. A antitrombina, cofator plasmático essencial à ação da heparina, faz parte da superfamília dos inibidores da serina-protease (serpinas). Sintetizada no fígado e mantida na circulação plasmática a uma concentração de 2,6 ± 0,4 μM, a antitrombina atua como substrato suicida para suas enzimas-alvo.

Para ativar a antitrombina, a heparina liga-se à serpina por meio de uma sequência pentassacarídica encontrada especificamente em um terço das cadeias da heparina disponíveis comercialmente (Fig. 118-5). As cadeias de heparina sem essa sequência pentassacarídica têm pouca ou nenhuma atividade anticoagulante. Depois de ligar-se à antitrombina, a heparina provoca uma alteração de conformação na alça central reativa dessa enzima, que a torna mais facilmente acessível às suas proteases-alvo. Essa alteração de conformação aumenta a taxa com que a antitrombina inibe o fator Xa em no mínimo duas ordens de magnitude, mas tem pouco efeito na taxa de inibição da trombina. Para catalisar a inibição da trombina, a heparina funciona como um molde que se liga simultaneamente à antitrombina e à trombina. A formação desse complexo ternário coloca a enzima em contato direto com o inibidor e, dessa forma, estimula a formação de um complexo trombina-antitrombina covalente estável.

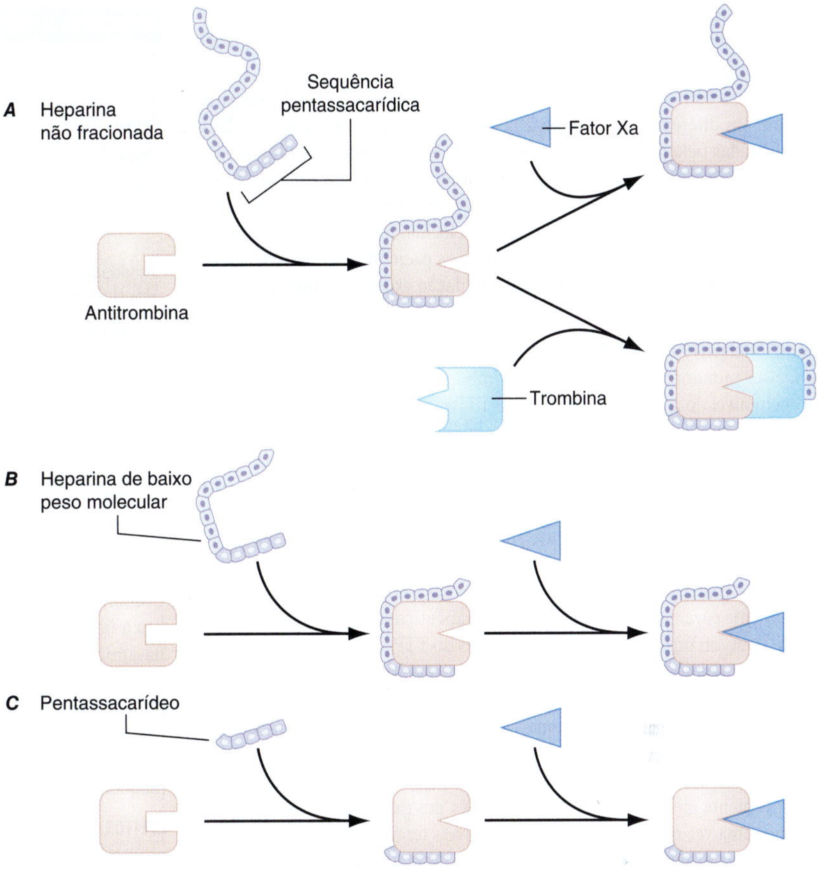

FIGURA 118-5 Mecanismos de ação da heparina, da heparina de baixo peso molecular (HBPM) e do fondaparinux, um pentassacarídeo sintético. *A.* A heparina liga-se à antitrombina por meio de sua sequência pentassacarídica. Essa ligação provoca uma alteração de conformação na alça central reativa da antitrombina, que acelera sua interação com o fator Xa. Para potencializar a inibição da trombina, a heparina precisa ligar-se simultaneamente à antitrombina e à trombina. Apenas as cadeias de heparina compostas por no mínimo 18 unidades sacarídicas, que correspondem ao peso molecular de 5.400, têm comprimento suficiente para desempenhar essa função de interligação. Com peso molecular médio de 15.000, todas as cadeias da heparina têm comprimento suficiente para desempenhar essa função. ***B.*** A HBPM tem capacidade maior de potencializar a inibição do fator Xa pela antitrombina do que pela trombina, visto que, com peso molecular médio de 4.500 a 5.000, ao menos a metade de suas cadeias é suficientemente curta para interligar a antitrombina e a trombina. ***C.*** O pentassacarídeo apenas acelera a inibição do fator Xa pela antitrombina, uma vez que é muito curto para interligar a trombina e a antitrombina.

Apenas as cadeias de heparina que contêm pentassacarídeo formadas por no mínimo 18 unidades sacarídicas (que correspondem ao peso molecular de 5.400) têm comprimento suficiente para interligar a trombina e a antitrombina. Com um peso molecular médio de 15.000 e faixa de 5.000 a 30.000, quase todas as cadeias da heparina não fracionada são longas o suficiente para exercer essa função. Consequentemente, por definição, a heparina tem a mesma capacidade de promover a inibição da trombina e do fator Xa pela antitrombina, com uma razão atribuída entre antifator Xa e antifator IIa (trombina) de 1:1.

A heparina provoca a liberação do inibidor da via do fator tecidual (TFPI, de *tissue factor pathway inhibitor*) pelo endotélio. O TFPI, que é um inibidor do fator VIIa ligado ao fator tecidual dependente do fator Xa, pode contribuir para a atividade antitrombótica da heparina. As cadeias mais longas da heparina induzem a liberação de quantidades maiores de TFPI do que as cadeias mais curtas.

FARMACOLOGIA A heparina deve ser administrada por via parenteral. Em geral, é administrada por via subcutânea (SC) ou por infusão IV contínua. Quando é utilizada com finalidades terapêuticas, a via IV é empregada mais comumente. Se a heparina for administrada por via SC para o tratamento da trombose, a dose deve ser alta o suficiente para superar a biodisponibilidade limitada associada a esse método de administração.

Na circulação, a heparina liga-se ao endotélio e a outras proteínas plasmáticas além da antitrombina. A ligação da heparina às células endoteliais explica sua depuração dependente da dose. Em doses baixas, a meia-vida da heparina é curta, visto que ela se liga rapidamente ao endotélio. Com doses mais altas, a meia-vida do fármaco é mais longa, devido à sua depuração mais lenta quando o endotélio está saturado. A depuração é predominantemente extrarrenal; a heparina liga-se aos macrófagos, que interiorizam e despolimerizam as cadeias longas e secretam as cadeias mais curtas de volta à circulação. Em virtude desse mecanismo de depuração dependente da dose, a meia-vida plasmática da heparina varia de 30 a 60 minutos com doses IV em *bolus* de 25 e 100 unidades/kg, respectivamente.

Quando a heparina entra na circulação, ela se liga a outras proteínas plasmáticas além da antitrombina, e esse processo reduz sua atividade anticoagulante. Algumas das proteínas de ligação da heparina presentes no plasma são reagentes da fase aguda, cujos níveis estão elevados nos pacientes enfermos. Outras, como os multímeros do FvW de alto peso molecular, são liberadas pelas plaquetas ou células endoteliais ativadas. As plaquetas ativadas também liberam o fator plaquetário 4 (PF4, de *platelet factor 4*), uma proteína altamente catiônica que se liga à heparina com grande afinidade. As quantidades expressivas de PF4 encontradas nas proximidades dos trombos arteriais ricos em plaquetas podem neutralizar a atividade anticoagulante da heparina. Esse fenômeno pode atenuar a capacidade da heparina de suprimir o crescimento dos trombos.

Como os níveis das proteínas plasmáticas que se ligam à heparina variam em diferentes indivíduos, a resposta anticoagulante às doses fixas ou ajustadas pelo peso é imprevisível. Por essa razão, o monitoramento da coagulação é essencial para assegurar a obtenção da resposta terapêutica desejada. Isso é particularmente importante quando a heparina é administrada como tratamento da trombose estabelecida, uma vez que a resposta anticoagulante subterapêutica pode colocar os pacientes sob risco de tromboses recorrentes, ao passo que a anticoagulação excessiva aumenta o risco de sangramento.

MONITORAMENTO DO EFEITO ANTICOAGULANTE O tratamento com heparina pode ser monitorado pelo tempo de tromboplastina parcial ativada (TTPa) ou pelo nível do antifator Xa. Embora o TTPa seja o teste utilizado mais comumente com esse propósito, existem alguns problemas com esse ensaio. Os reagentes do TTPa variam quanto à sua sensibilidade à heparina, e o tipo de coagulômetro utilizado no teste pode influenciar os resultados. Por essa razão, os laboratórios precisam estabelecer uma faixa terapêutica do TTPa para cada combinação de reagente-coagulômetro, determinando o TTPa e o nível do antifator Xa nas amostras de plasma obtidas dos pacientes tratados com heparina. Para a maioria dos reagentes e coagulômetros utilizados atualmente para medir o TTPa, os níveis terapêuticos da heparina são alcançados com um prolongamento de 2 a 3 vezes do TTPa. Os níveis do antifator Xa também podem ser utilizados para monitorar o tratamento com heparina. Com esse teste, os níveis terapêuticos variam de 0,3 a 0,7 unidade/mL.

Até 25% dos pacientes tratados com heparina para tromboembolismo venoso necessitam de > 35.000 unidades/dia para alcançar um nível terapêutico no TTPa. Esses pacientes são classificados como resistentes à heparina. É conveniente medir os níveis do antifator Xa dos pacientes resistentes à heparina, uma vez que alguns apresentarão níveis terapêuticos desse antifator, apesar do valor subterapêutico do TTPa. Essa discrepância entre os resultados dos testes ocorre porque os altos níveis plasmáticos do fibrinogênio e do fator VIII, ambos proteínas da fase aguda, reduzem o TTPa, mas não produzem qualquer efeito nos níveis do antifator Xa. O tratamento com heparina dos pacientes que apresentam esse fenômeno é mais bem monitorado pelos níveis do antifator Xa, em vez do TTPa. Os pacientes com deficiência congênita ou adquirida de antitrombina e os indivíduos com níveis altos de proteínas de ligação da heparina também podem necessitar de doses altas desse fármaco para atingir um nível terapêutico do TTPa ou do antifator Xa. Se houver boa correlação entre os níveis do TTPa e do antifator Xa, qualquer um desses testes pode ser utilizado para monitorar o tratamento com heparina.

DOSES Como profilaxia, a heparina, em geral, é administrada em doses fixas de 5.000 unidades por via SC, 2 ou 3 vezes/dia. Com essas doses baixas, o monitoramento da coagulação não é necessário. Por outro lado, o monitoramento é essencial quando o fármaco é administrado em doses terapêuticas. Os nomogramas com base em doses de heparina fixas ou ajustadas pelo peso são utilizados para padronizar as doses e abreviar o tempo necessário para obter uma resposta terapêutica anticoagulante. Ao menos dois nomogramas de heparina foram validados em pacientes com tromboembolismo venoso e reduzem o tempo necessário para alcançar o TTPa terapêutico. Os nomogramas de heparina ajustada pelo peso também foram avaliados nos pacientes com síndromes coronarianas agudas. Depois da injeção em *bolus* IV de 5.000 unidades de heparina, ou de 70 unidades/kg, a infusão de heparina, em geral, é administrada a uma taxa de 12 a 15 unidades/kg/h. Em contraste, para pacientes com tromboembolismo venoso, os nomogramas de heparina ajustados pelo peso utilizam um *bolus* inicial de 5.000 unidades ou 80 unidades/kg, seguido de infusão de 18 unidades/kg por hora. Assim, pacientes com tromboembolismo venoso parecem necessitar de doses mais altas de heparina para alcançar um TTPa terapêutico do que pacientes com síndromes coronarianas agudas. Isso pode refletir diferenças na quantidade de trombos. A heparina liga-se à fibrina, e a quantidade de fibrina em pacientes com TVP extensa é maior que a dos pacientes com trombose coronariana.

LIMITAÇÕES A heparina possui limitações farmacocinéticas e biofísicas (Tab. 118-2). As limitações farmacocinéticas refletem a propensão a se ligar às células e às proteínas plasmáticas, independentemente da configuração polissacarídica. A ligação da heparina às células endoteliais explica sua depuração dependente da dose, e a ligação às proteínas plasmáticas provoca a variabilidade da resposta anticoagulante e pode resultar em resistência à heparina.

TABELA 118-2 ■ Limitações farmacocinéticas e biofísicas da heparina

Limitações	Mecanismo
Biodisponibilidade insuficiente em baixas doses	Ligação às células endoteliais e aos macrófagos
Depuração dependente da dose	Ligações aos macrófagos
Resposta anticoagulante variável	Ligação às proteínas plasmáticas, cujos níveis variam de um paciente para outro
Atividade reduzida nas proximidades dos trombos ricos em plaquetas	Neutralizada pelo fator plaquetário 4 liberado pelas plaquetas ativadas
Atividade limitada contra o fator Xa incorporado ao complexo da protrombinase e trombina ligada à fibrina	Capacidade reduzida do complexo heparina-antitrombina de inibir o fator Xa ligado às plaquetas ativadas e trombina ligada à fibrina

As limitações biofísicas da heparina refletem a incapacidade do complexo heparina-antitrombina de inibir o fator Xa quando ele está incorporado ao complexo da protrombinase, que converte a protrombina em trombina, e inibir a trombina ligada à fibrina. Por essa razão, o fator Xa ligado às plaquetas ativadas dentro dos trombos ricos em plaquetas pode gerar trombina, mesmo com a presença de heparina. Quando essa trombina se liga à fibrina, ela também fica protegida da inibição pelo complexo heparina-antitrombina. A trombina associada ao coágulo pode, então, estimular o crescimento do trombo por ação das plaquetas ativadas localmente e amplificar sua própria formação por meio da ativação dos fatores V, VIII e XI por *feedback*. Para agravar ainda mais a situação, existe a possibilidade de neutralização da heparina pelas concentrações altas de PF4 liberadas pelas plaquetas ativadas dentro dos trombos ricos em plaquetas.

EFEITOS COLATERAIS O efeito colateral mais comum da heparina é o sangramento. Outras complicações incluem trombocitopenia, osteoporose e elevações dos níveis das transaminases.

Sangramento O risco de sangramento aumenta com o incremento da dose de heparina. A administração concomitante de outros fármacos que afetam a hemostasia, tais como agentes antiplaquetários ou fibrinolíticos, aumenta esse risco, assim como cirurgia ou traumatismo recente. Os pacientes tratados com heparina que desenvolvem sangramento grave devem receber sulfato de protamina para neutralizar a heparina. O sulfato de protamina, uma mistura de polipeptídeos básicos isolados do esperma do salmão, liga-se com grande afinidade à heparina, e os complexos protamina-heparina resultantes são depurados. Em geral, 1 mg de sulfato de protamina neutraliza 100 unidades de heparina. O sulfato de protamina é administrado por via IV. As reações anafilactoides ao sulfato de protamina podem ocorrer, razão pela qual se recomenda a administração por infusão IV lenta para reduzir esse risco.

Trombocitopenia A heparina pode causar trombocitopenia. A trombocitopenia induzida pela heparina (TIH) é um processo mediado por anticorpos, desencadeado por anticorpos dirigidos contra os neoantígenos do PF4 expostos quando a heparina se liga a essa proteína. Esses anticorpos, que, em geral, são do isotipo IgG, ligam-se simultaneamente ao complexo heparina-PF4 e aos receptores Fc das plaquetas. Essa ligação ativa as plaquetas e gera micropartículas plaquetárias. As micropartículas circulantes são protrombóticas, pois expressam fosfolipídeos aniônicos em sua superfície e podem se ligar aos fatores da coagulação e provocar a formação de trombina.

As manifestações clínicas da TIH estão relacionadas na Tabela 118-3. Nos casos típicos, a TIH ocorre 5 a 14 dias depois do início do tratamento com heparina, mas pode ser evidenciada mais precocemente se o paciente tiver recebido heparina nos últimos 3 meses. Uma contagem de plaquetas abaixo de 100.000/μL ou uma redução de 50% na contagem de plaquetas em relação ao valor antes do tratamento devem levantar a suspeita de TIH. A TIH é mais comum nos pacientes cirúrgicos do que nos clínicos e, assim como acontece com alguns distúrbios autoimunes, ocorre com mais frequência nas mulheres do que nos homens.

A TIH pode estar associada à trombose arterial ou venosa. A trombose venosa, que se evidencia por TVP e/ou EP, é mais comum que a arterial. A trombose arterial pode apresentar-se na forma de AVC isquêmico ou IAM. Raramente, trombos ricos em plaquetas retidos na parte distal da aorta ou nas artérias ilíacas podem causar isquemia crítica do membro inferior.

TABELA 118-3 ■ Características da trombocitopenia induzida pela heparina

Características	Detalhes
Trombocitopenia	Contagens de plaquetas ≤ 100.000/μL, ou redução de ≥ 50% na plaquetometria
Momento	As contagens das plaquetas diminuem 5-14 dias depois do início do tratamento com heparina
Tipo de heparina	Mais comum com a heparina não fracionada do que com a heparina de baixo peso molecular
Tipo de paciente	Mais comum em pacientes cirúrgicos (do que nos pacientes clínicos) e em pacientes com câncer; mais comum nas mulheres do que nos homens
Trombose	A trombose venosa é mais comum que a arterial

O diagnóstico da TIH é confirmado pela utilização de ensaios enzimáticos para detectar anticorpos contra os complexos heparina-PF4, ou ensaios de ativação plaquetária. Os ensaios enzimáticos são sensíveis, mas podem ser positivos mesmo que não haja evidência clínica de TIH. O exame complementar mais específico para TIH é o teste de liberação da serotonina. Esse teste consiste na quantificação da secreção de serotonina quando as plaquetas lavadas impregnadas com serotonina marcada são expostas ao soro do paciente com ou sem concentrações variáveis de heparina. Se o soro do paciente tiver anticorpos associados à TIH, o acréscimo da heparina provoca ativação das plaquetas e liberação de serotonina.

O tratamento da TIH é apresentado na Tabela 118-4. A heparina deve ser interrompida nos pacientes com TIH suspeita ou confirmada, e deve-se administrar um anticoagulante alternativo para prevenir ou tratar trombose. Os agentes mais comumente utilizados para essa indicação são inibidores diretos da trombina por via parenteral, como a argatrobana ou a bivalirudina, ou inibidores do fator Xa, como o fondaparinux ou a rivaroxabana. Uma síndrome semelhante à TIH, conhecida como trombocitopenia trombótica induzida por vacina, é uma complicação rara após a realização de vacinas de adenovírus para Covid-19. Caracterizada por trombose e trombocitopenia que ocorrem 4 a 28 dias após a vacinação, os pacientes podem apresentar trombose venosa cerebral ou esplâncnica, bem como TVP ou EP. O diagnóstico é estabelecido pela evidência de anticorpos contra PF4 e um ensaio positivo de liberação de serotonina com adição de PF4. O tratamento pode incluir imunoglobulina IV, esteroides e plasmaférese para compensar os efeitos dos anticorpos contra PF4 e anticoagulantes, como argatrobana, fondaparinux ou rivaroxabana para tratar a trombose.

Os pacientes com TIH, em particular aqueles com trombose associada, com frequência apresentam evidências de formação aumentada de trombina, que pode levar ao consumo da proteína C. Se esses pacientes forem tratados com varfarina sem um anticoagulante concomitante que inibe a trombina ou sua formação, a redução adicional dos níveis da proteína C induzida pelo antagonista da vitamina K pode desencadear necrose cutânea. Para evitar esse problema, os pacientes com TIH devem ser tratados com um inibidor direto da trombina ou com fondaparinux, até que a contagem de plaquetas volte aos níveis normais. Neste ponto, a terapia com varfarina em baixa dose pode ser introduzida, e o anticoagulante parenteral pode ser interrompido quando a razão normalizada internacional (INR) tiver sido terapêutica durante pelo menos 2 dias. Como alternativa, pode-se administrar um anticoagulante oral direto.

Osteoporose O tratamento com doses terapêuticas de heparina por > 1 mês pode causar redução da densidade óssea. Essa complicação foi relatada em até 30% dos pacientes tratados em longo prazo com heparina, e 2 a 3% desses indivíduos apresentam fraturas vertebrais sintomáticas.

TABELA 118-4 ■ Tratamento da trombocitopenia induzida pela heparina

Interromper a heparina por completo.
Administrar um anticoagulante alternativo, como argatrobana, bivalirudina, fondaparinux ou rivaroxabana.
Não administrar transfusões de plaquetas.
Não administrar varfarina até que a contagem de plaquetas retorne ao nível basal. Se a varfarina foi administrada, administrar vitamina K para normalizar a INR.
Investigar a presença de trombose, principalmente trombose venosa profunda.

Sigla: INR, razão normalizada internacional.

A heparina provoca perda óssea, visto que reduz a formação e aumenta a reabsorção óssea. Desse modo, ela afeta a atividade dos osteoblastos e dos osteoclastos.

Níveis elevados de transaminases As doses terapêuticas de heparina com frequência estão associadas a elevações modestas dos níveis séricos das transaminases hepáticas, sem aumento concomitante no nível de bilirrubina. Os níveis de transaminases normalizam-se rapidamente quando o fármaco é interrompido. O mecanismo responsável por esse fenômeno não é conhecido.

Heparina de baixo peso molecular A HBPM, que consiste em fragmentos menores de heparina, é preparada a partir da heparina não fracionada por despolimerização enzimática ou química. O peso molecular médio da HBPM é de cerca de 5.000, ou seja, um terço do peso molecular médio da heparina não fracionada. A HBPM tem vantagens sobre a heparina (Tab. 118-5) e a substituiu na maioria das indicações.

MECANISMO DE AÇÃO À semelhança da heparina, a HBPM exerce sua atividade anticoagulante por ativação da antitrombina. Com peso molecular médio de 5.000, que corresponde a cerca de 17 unidades sacarídicas, pelo menos metade das cadeias da HBPM que contêm pentassacarídeos é muito curta para interligar a trombina à antitrombina (Fig. 118-5). Entretanto, essas cadeias conservam a capacidade de acelerar a inibição do fator Xa pela antitrombina, pois essa atividade depende, em grande parte, das alterações da conformação da antitrombina, que são desencadeadas pela ligação ao pentassacarídeo. Por essa razão, a HBPM catalisa a inibição do fator Xa pela antitrombina, mais do que a inibição da trombina. Dependendo da distribuição de seus pesos moleculares específicos, as preparações de HBPM apresentam uma razão de atividade antifator Xa:antifator IIa que varia de 2:1 a 4:1.

FARMACOLOGIA Embora, em geral, seja administrada por via SC, a HBPM também pode ser aplicada por via IV se for necessária uma resposta anticoagulante rápida. A HBPM tem vantagens farmacocinéticas em relação à heparina. Essas vantagens refletem o fato de que as cadeias mais curtas da heparina se ligam menos avidamente às células endoteliais, aos macrófagos e às proteínas plasmáticas de ligação da heparina. Os níveis mais baixos de ligação às células endoteliais e aos macrófagos eliminam o mecanismo de depuração rápida, dependente da dose e saturável que caracteriza a heparina não fracionada. Em vez disso, a depuração da HBPM não depende da dose, e sua meia-vida plasmática é mais longa. Com base na determinação dos níveis do antifator Xa, a HBPM tem meia-vida plasmática de cerca de 4 horas. A HBPM é depurada quase exclusivamente pelos rins, e o fármaco pode acumular-se nos pacientes com insuficiência renal.

A HBPM tem biodisponibilidade de cerca de 90% após injeção SC. Como se liga menos avidamente às proteínas plasmáticas de ligação que a heparina, produz respostas mais previsíveis, e a resistência é rara. Com uma meia-vida mais longa e uma resposta anticoagulante mais previsível, a HBPM pode ser administrada por injeção SC 1 ou 2 vezes/dia, sem monitoramento da coagulação, mesmo quando o fármaco é utilizado em doses terapêuticas. Essas propriedades tornam a HBPM mais conveniente que a heparina não fracionada. Tirando proveito dessas características, estudos com pacientes com tromboembolismo venoso demonstraram que o tratamento domiciliar com HBPM foi tão eficaz e seguro quanto o hospitalar com infusões IV contínuas de heparina. O tratamento de pacientes ambulatoriais com HBPM facilita a assistência, reduz os custos do tratamento e aumenta a satisfação dos pacientes.

TABELA 118-5 ■ Vantagens da heparina de baixo peso molecular comparada à heparina

Vantagem	Consequência
Melhor biodisponibilidade e meia-vida mais longa depois da injeção subcutânea	Pode ser aplicada por via subcutânea 1 ou 2 vezes/dia como profilaxia e tratamento
Depuração independente da dose	Esquema posológico simplificado
Resposta anticoagulante previsível	O monitoramento da coagulação não é necessário na maioria dos pacientes
Risco menor de trombocitopenia induzida pela heparina	Mais segura do que a heparina para administração de curto ou de longo prazo
Risco menor de osteoporose	Mais segura do que a heparina quando administrada por período longo

MONITORAMENTO Na maioria dos pacientes, a HBPM não requer monitoramento da coagulação. Se o monitoramento for necessário, os níveis do antifator Xa devem ser determinados, visto que a maioria das preparações de HBPM produz pouco efeito no TTPa. Os níveis terapêuticos de antifator Xa com HBPM em doses de uma vez e duas vezes ao dia variam de 0,5 a 1,2 unidade/mL e 1,0 a 2,0 unidades/mL, respectivamente, quando medidos 3 a 4 h após a administração do medicamento. Quando a HBPM é utilizada em doses profiláticas, é recomendável alcançar níveis máximos do antifator Xa de 0,2 a 0,5 unidade/mL.

As indicações para monitoramento da HBPM incluem insuficiência renal e obesidade. O monitoramento dos pacientes com depuração de creatinina ≤ 30 mL/min é aconselhável para assegurar que não haja acúmulo do fármaco. Embora a posologia da HBPM ajustada pelo peso pareça produzir níveis terapêuticos do antifator Xa nos pacientes com sobrepeso, essa abordagem não foi avaliada detalhadamente em pacientes com obesidade mórbida. Também pode ser recomendável monitorar a atividade anticoagulante da HBPM durante a gravidez, pois as doses necessárias podem mudar, principalmente no terceiro trimestre. O monitoramento também deve ser considerado nas situações de alto risco, como em grávidas com valvas cardíacas mecânicas tratadas com HBPM para evitar trombose valvar e quando a HBPM é utilizada em doses terapêuticas nos lactentes ou nas crianças.

DOSES As doses recomendadas de HBPM para profilaxia ou tratamento variam de acordo com a preparação de HBPM. Para profilaxia, em geral são administradas doses de 4.000 a 5.000 unidades por via SC 1 vez/dia, ao passo que as doses de 2.500 a 3.000 são usadas quando o fármaco é administrado 2 vezes/dia. Para o tratamento do tromboembolismo venoso, utiliza-se a dose de 150 a 200 unidades/kg se o fármaco for administrado 1 vez/dia. Se for usado um esquema de duas injeções diárias, administra-se uma dose de 100 unidades/kg. Em pacientes com angina instável, a HBPM é aplicada por via SC 2 vezes/dia na dose de 100 a 120 unidades/kg.

EFEITOS COLATERAIS A complicação principal das HBPMs é sangramento. Algumas metanálises sugeriram que o risco de sangramento expressivo é menor com a HBPM do que com a heparina não fracionada. A TIH e a osteoporose também são menos comuns com as HBPMs.

Sangramento Assim como ocorre com a heparina, o sangramento associado às HBPMs é mais comum nos pacientes que recebem terapia concomitante com outros fármacos antiplaquetários ou fibrinolíticos. Cirurgia recente, traumatismo ou anormalidades hemostáticas preexistentes também aumentam o risco de sangramento com a HBPM.

Embora o sulfato de protamina possa ser utilizado como antídoto para a HBPM, esse fármaco não neutraliza por completo a sua atividade anticoagulante, pois ele se liga apenas às suas cadeias mais longas. Como as cadeias mais longas são responsáveis pela catálise da inibição da trombina pela antitrombina, o sulfato de protamina reverte totalmente a atividade antifator IIa da HBPM. Por outro lado, o sulfato de protamina reverte apenas parcialmente a atividade antifator Xa, visto que as cadeias mais curtas de HBPM contendo pentassacarídeos não se ligam a esse fármaco. Por essa razão, os pacientes com risco elevado de sangramento podem ser tratados de modo mais seguro com infusão IV contínua de heparina não fracionada do que com doses SC de HBPM.

Trombocitopenia O risco de TIH é cerca de cinco vezes menor com a HBPM do que com a heparina. A HBPM liga-se menos avidamente às plaquetas e provoca menos liberação de PF4. Além disso, com a afinidade menor pelo PF4 que a heparina, a HBPM tem menos tendência a induzir as alterações de conformação em PF4, que provocam a formação dos anticorpos associados à TIH.

A HBPM não deve ser utilizada para tratar pacientes com TIH, pois a maioria dos anticorpos da TIH exibe reatividade cruzada com HBPM. Essa reatividade cruzada *in vitro* não é simplesmente um fenômeno laboratorial, visto que existem relatos de casos de trombose quando a heparina foi substituída por HBPM em pacientes com TIH.

Osteoporose Como o risco de osteoporose é menor com a HBPM do que com a heparina, a HBPM constitui uma melhor escolha para tratamento prolongado.

Fondaparinux O fondaparinux, um análogo sintético da sequência pentassacarídica de ligação da antitrombina, difere da HBPM em vários aspectos (Tab. 118-6). Ele foi aprovado para profilaxia das tromboses em pacientes clínicos ou cirúrgicos e em pacientes ortopédicos de alto risco, sendo também uma alternativa à heparina ou à HBPM para o tratamento inicial de pacientes com tromboembolismo venoso confirmado. Embora seja utilizado na Europa como alternativa para a heparina ou a HBPM, em pacientes com síndrome coronariana aguda, o fondaparinux não foi aprovado para essa indicação nos Estados Unidos.

TABELA 118-6 ■ Comparação entre a heparina de baixo peso molecular (HBPM) e o fondaparinux

Características	HBPM	Fondaparinux
Número de unidades sacarídicas	15-17	5
Catálise da inibição do fator Xa	Sim	Sim
Catálise da inibição da trombina	Sim	Não
Biodisponibilidade após a administração subcutânea (%)	90	100
Meia-vida plasmática (h)	4	17
Excreção renal	Sim	Sim
Indução da liberação do inibidor da via do fator tecidual	Sim	Não
Neutralização pelo sulfato de protamina	Parcialmente	Não

MECANISMO DE AÇÃO Como análogo sintético da sequência pentassacarídica de ligação da antitrombina presente na heparina e na HBPM, o fondaparinux tem peso molecular de 1.728. Esse fármaco liga-se apenas à antitrombina (Fig. 118-5) e é muito curto para interligar a trombina com a antitrombina. Por essa razão, o fondaparinux catalisa a inibição do fator Xa pela antitrombina e não aumenta a taxa de inibição da trombina.

FARMACOLOGIA O fondaparinux exibe biodisponibilidade completa depois da injeção SC. Com nenhuma ligação às células endoteliais ou às proteínas plasmáticas, a depuração do fondaparinux não depende da dose, e sua meia-vida plasmática é de 17 horas. Esse fármaco é administrado por via SC 1 vez/dia. Como o fondaparinux é depurado sem alterações por via renal, ele está contraindicado para pacientes com depuração de creatinina < 30 mL/min e deve ser utilizado com cautela nos indivíduos com depuração de creatinina < 50 mL/min.

Dosagem O fondaparinux produz uma resposta anticoagulante previsível depois de sua administração em doses fixas, visto que não se liga às proteínas plasmáticas. Esse fármaco é administrado na dose de 2,5 mg 1 vez/dia para a prevenção do tromboembolismo venoso. Para o tratamento inicial do tromboembolismo venoso estabelecido, o fondaparinux é dado na dose de 7,5 mg 1 vez/dia. A dose pode ser reduzida para 5 mg 1 vez/dia para aqueles que pesam < 50 kg e aumentada para 10 mg quando o peso for > 100 kg. Quando é utilizado nessas doses, o fondaparinux é tão efetivo quanto a heparina ou a HBPM como tratamento inicial dos pacientes com TVP e EP e produz índices semelhantes de sangramento.

O fondaparinux é utilizado na dose de 2,5 mg 1 vez/dia nos pacientes com síndrome coronariana aguda. Quando essa dose profilática do fondaparinux foi comparada com as doses terapêuticas da enoxaparina em pacientes com síndrome coronariana aguda sem elevação do segmento ST, não houve diferença nos índices de morte cardiovascular, IAM ou AVC depois de 9 dias. Entretanto, o índice de sangramentos significativos foi 50% menor com o fondaparinux do que com a enoxaparina; essa diferença provavelmente reflete o fato de que a dose do fondaparinux foi menor que a da enoxaparina. Nos pacientes com síndromes coronarianas agudas que exigem intervenções coronarianas percutâneas, há um risco de trombose do cateter com o fondaparinux, a menos que também seja utilizada heparina na ocasião do procedimento.

EFEITOS COLATERAIS O fondaparinux não causa TIH, pois não se liga ao PF4. Diferentemente da HBPM, não há reatividade cruzada do fondaparinux com os anticorpos da TIH. Por essa razão, o fondaparinux parece ser eficaz para o tratamento dos pacientes com TIH, embora ainda estejam faltando estudos clínicos de grande porte apoiando sua utilização.

O principal efeito colateral do fondaparinux é o sangramento. O fondaparinux não tem antídoto. O sulfato de protamina não produz qualquer efeito na atividade anticoagulante do fondaparinux, visto que não consegue se ligar ao fármaco. O fator VII ativado recombinante reverteu os efeitos anticoagulantes do fondaparinux em voluntários, mas não se sabe se esse agente controlaria o sangramento induzido pelo fondaparinux.

TABELA 118-7 ■ Comparação das propriedades da lepirudina, da bivalirudina e da argatrobana

	Lepirudina/desirudina	Bivalirudina	Argatrobana
Peso molecular	7.000	1.980	527
Local(is) de interação com a trombina	Sítio ativo e exosítio 1	Sítio ativo e exosítio 1	Sítio ativo
Depuração renal	Sim	Não	Não
Metabolismo hepático	Não	Não	Sim
Meia-vida plasmática (min)	60 (IV) 120-180 (SC)	25	45

Inibidores diretos da trombina para uso parenteral Os inibidores diretos da trombina ligam-se diretamente à trombina e bloqueiam sua interação com seus substratos. Aqueles aprovados para uso parenteral incluem as hirudinas recombinantes (lepirudina e desirudina), a argatrobana e a bivalirudina (Tab. 118-7). A lepirudina e a desirudina não estão mais disponíveis. A argatrobana está licenciada para tratamento de pacientes com TIH, enquanto a bivalirudina foi aprovada como alternativa à heparina em pacientes submetidos à ICP, incluindo aqueles com TIH.

ARGATROBANA Como inibidor univalente cujo alvo é o local ativo da trombina, a argatrobana é metabolizada pelo fígado. Por essa razão, esse fármaco deve ser utilizado com cautela nos pacientes com insuficiência hepática. A argatrobana não é eliminada pelos rins, de modo que esse medicamento é mais seguro que o fondaparinux para pacientes com TIH e comprometimento renal.

A argatrobana é administrada por infusão IV contínua e tem meia-vida plasmática de cerca de 45 minutos. O TTPa é utilizado para monitorar seu efeito anticoagulante, e as doses são ajustadas para alcançar um TTPa entre 1,5 e 3 vezes o valor basal, sem passar de 100 segundos. A argatrobana também prolonga a INR e isso pode complicar a transição dos pacientes para a varfarina. Esse problema pode ser contornado pela utilização dos níveis do fator X para monitorar varfarina em vez da INR. Como alternativa, a argatrobana pode ser interrompida 2 a 3 horas antes da determinação da INR.

BIVALIRUDINA Um análogo sintético da hirudina com 20 aminoácidos, a bivalirudina é um inibidor divalente da trombina. Desse modo, a extremidade N-terminal da bivalirudina interage com o sítio ativo da trombina, ao passo que sua extremidade C-terminal se liga ao exosítio 1. A bivalirudina tem meia-vida plasmática de 25 minutos, que é a mais curta entre todos os inibidores diretos da trombina para uso parenteral. Ela é decomposta pelas peptidases e é parcialmente excretada pelos rins. Quando administrada em doses altas no laboratório de cateterismo cardíaco, a atividade anticoagulante da bivalirudina é monitorada pelo tempo de coagulação ativada. Com o uso de doses menores, sua atividade pode ser monitorada pelo TTPa.

A bivalirudina é aprovada como alternativa para a heparina em pacientes submetidos a ICPs. Ela também tem sido utilizada com sucesso em pacientes com TIH que necessitam de ICP ou cirurgia de revascularização do miocárdio.

ANTICOAGULANTES ORAIS

Durante muitos anos, os antagonistas da vitamina K, como a varfarina, foram os únicos anticoagulantes orais disponíveis. Essa situação mudou com a introdução dos anticoagulantes orais diretos, que incluem a dabigatrana, a rivaroxabana, a apixabana e a edoxabana.

Varfarina A varfarina, um antagonista hidrossolúvel da vitamina K desenvolvido inicialmente como raticida, é o derivado cumarínico mais prescrito nos Estados Unidos. À semelhança de outros antagonistas da vitamina K, a varfarina interfere com a síntese das proteínas da coagulação dependentes dessa vitamina, inclusive protrombina (fator II) e fatores VII, IX e X. A síntese das proteínas anticoagulantes dependentes da vitamina K, proteínas C e S, também é reduzida pelos antagonistas dessa vitamina.

MECANISMO DE AÇÃO Todos os fatores da coagulação dependentes da vitamina K possuem resíduos de ácido glutâmico em suas extremidades N-terminais. Uma modificação pós-traducional acrescenta um grupo carboxila ao γ-carbono desses resíduos e forma ácido γ-carboxiglutâmico. Essa modificação é essencial à expressão das atividades desses fatores da coagulação,

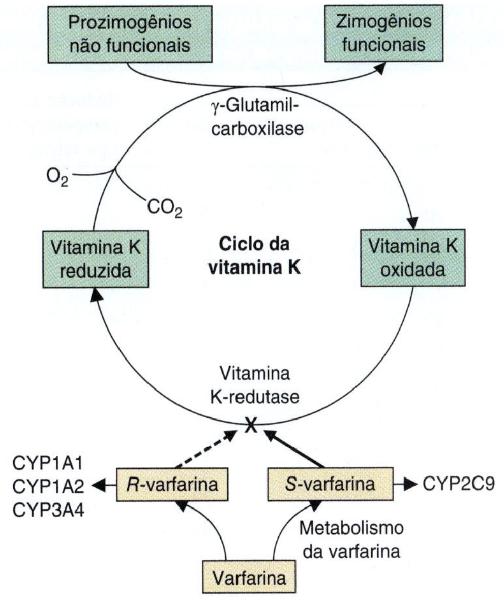

FIGURA 118-6 Mecanismo de ação da varfarina. Em uma mistura racêmica de enantiômeros *S* e *R*, a varfarina *S* é mais ativa. Por meio do bloqueio da vitamina K-epóxido-redutase, a varfarina inibe a conversão da vitamina K oxidada em sua forma reduzida. Isso inibe a γ-carboxilação dependente de vitamina K dos fatores II, VII, IX e X, visto que a vitamina K reduzida atua como cofator de uma γ-glutamilcarboxilase, que catalisa o processo de γ-carboxilação, convertendo, desse modo, os prozimogênios em zimogênios capazes de ligar o cálcio e interagir com superfícies aniônicas de fosfolipídeos. A varfarina S é metabolizada pela CYP2C9. Os polimorfismos genéticos comuns nessa enzima podem influenciar o metabolismo da varfarina. Os polimorfismos na subunidade C1 da vitamina K-redutase (*VKORC1*) também podem afetar a suscetibilidade da enzima à inibição induzida pela varfarina, influenciando, assim, as necessidades posológicas de varfarina.

pois permite sua ligação dependente de cálcio às superfícies fosfolipídicas de carga negativa. O processo de γ-carboxilação é catalisado por uma carboxilase dependente de vitamina K. Por esse motivo, a vitamina K da dieta é reduzida à vitamina K-hidroquinona pela vitamina K-redutase (Fig. 118-6). A vitamina K-hidroquinona atua como cofator da enzima carboxilase que, em presença do dióxido de carbono, substitui o hidrogênio do γ-carbono das moléculas do ácido glutâmico por um grupo carboxila. Durante esse processo, a vitamina K-hidroquinona é oxidada em vitamina K-epóxido, que, em seguida, é reduzida à vitamina K pela vitamina K-epóxido-redutase.

A varfarina inibe a vitamina K-epóxido-redutase (VKOR) e, dessa forma, bloqueia o processo de γ-carboxilação. Isso resulta na síntese de proteínas da coagulação dependentes da vitamina K, que se encontram apenas parcialmente γ-carboxiladas. A varfarina atua como anticoagulante porque essas proteínas parcialmente γ-carboxiladas têm pouca ou nenhuma atividade biológica. O início da ação da varfarina demora até que os fatores da coagulação recém-sintetizados com atividade reduzida substituam gradativamente seus correspondentes plenamente ativos.

O efeito antitrombótico da varfarina depende da redução dos níveis funcionais do fator X e da protrombina, fatores da coagulação que possuem meias-vidas de 24 e 72 horas, respectivamente. Como o efeito antitrombótico da varfarina é tardio, os pacientes com trombose estabelecida ou com alto risco de trombose necessitam de tratamento concomitante com um anticoagulante parenteral de ação rápida, como a heparina, a HBPM ou o fondaparinux, durante pelo menos 5 dias.

FARMACOLOGIA A varfarina é uma mistura racêmica dos isômeros *R* e *S*. O fármaco sofre absorção rápida e quase completa pelo trato gastrintestinal. Os níveis sanguíneos da varfarina atingem seu pico em cerca de 90 minutos depois da administração. A varfarina racêmica tem meia-via plasmática de 36 a 42 horas, e > 97% do fármaco circulante está ligado à albumina. Apenas a pequena fração de varfarina livre é biologicamente ativa.

A varfarina acumula-se no fígado, onde os dois isômeros são metabolizados por vias distintas. *CYP2C9* medeia o metabolismo oxidativo do isômero *S* mais ativo (Fig. 118-6). Duas variantes relativamente comuns, *CYP2C9*2* e *CYP2C9*3*, codificam uma enzima com atividade reduzida.

TABELA 118-8 ■ Frequências de genótipos *CYP2C9* e haplótipos *VKORC1* em diferentes populações e seu efeito nas necessidades de dose de varfarina

Genótipo/ haplótipo	Frequência (%) Brancos	Afro-americanos (A/A)	Asiáticos (A)	Redução da dose em comparação com o tipo selvagem
CYP2C9				
*1/*1	70	90	95	—
*1/*2	17	2	0	22
*1/*3	9	3	4	34
*2/*2	2	0	0	43
*2/*3	1	0	0	53
*3/*3	0	0	1	76
VKORC1				
Não A/não A	37	82	7	—
Não A/A	45	12	30	26
A/A	18	6	63	50

Os pacientes portadores dessas variantes necessitam de doses de manutenção mais baixas de varfarina. Cerca de 25% dos indivíduos brancos apresentam pelo menos um alelo variante de *CYP2C9*2* ou *CYP2C9*3*, e esses alelos variantes são menos comuns em negros e asiáticos (Tab. 118-8). A heterozigose para *CYP2C9*2* ou *CYP2C9*3* diminui a necessidade de dose de varfarina em 20 a 30%, em relação às doses necessárias em indivíduos com alelos *CYP2C9*1/*1* do tipo selvagem, enquanto a homozigose para os alelos *CYP2C9*2* ou *CYP2C9*3* diminui a necessidade de dose de varfarina em 50 a 70%.

Em concordância com a necessidade diminuída de dose de varfarina, os indivíduos com pelo menos um alelo variante *CYP2C9* apresentam risco aumentado de sangramento. Em comparação com indivíduos sem alelos variantes, o risco de sangramento associado à varfarina é quase duas vezes maior em portadores de *CYP2C9*2* ou *CYP2C9*3*.

Os polimorfismos em *VKORC1* também podem influenciar a resposta anticoagulante à varfarina. Diversas variações genéticas de *VKORC1* estão em forte desequilíbrio de ligação e foram designadas como haplótipos não A. As variantes de *VKORC1* são mais prevalentes do que as variantes de *CYP2C9*. Os indivíduos asiáticos apresentam a maior prevalência de variantes de *VKORC1*, seguidos dos brancos e dos negros (Tab. 118-8). Os polimorfismos em *VKORC1* provavelmente explicam 30% da variabilidade nas necessidades de dose de varfarina. Em comparação com homozigotos para *VKORC1* não A/não A, a necessidade de dose de varfarina diminui em 25 e 50% nos heterozigotos e homozigotos do haplótipo A, respectivamente. Esses achados levaram a Food and Drug Administration (FDA) a emendar as informações de prescrição da varfarina para indicar a necessidade de considerar o uso de doses iniciais mais baixas para pacientes com variantes genéticas de *CYP2C9* e *VKORC1*. Além dos dados do genótipo, outras informações pertinentes do paciente foram incorporadas nos algoritmos para determinação das doses. Embora esses algoritmos possam ajudar a prever doses apropriadas de varfarina, ainda não foi esclarecido se a melhor identificação das doses melhora os resultados do paciente em termos de redução das complicações hemorrágicas ou dos eventos trombóticos recorrentes.

Além dos fatores genéticos, o efeito anticoagulante da varfarina é influenciado por dieta, fármacos e várias doenças. As variações da ingestão dietética de vitamina K afetam a atividade da varfarina. Diversos fármacos podem alterar a absorção, a depuração ou o metabolismo desse fármaco. Em vista da variabilidade da resposta anticoagulante à varfarina, o monitoramento da coagulação é essencial para assegurar a obtenção do efeito terapêutico desejado.

MONITORAMENTO O tratamento com varfarina é monitorado mais comumente pelo tempo de protrombina, que é um teste sensível às reduções dos níveis da protrombina e dos fatores VII e X. Esse teste é realizado acrescentando-se tromboplastina (um reagente que contém fator tecidual, fosfolipídeo e cálcio) ao plasma citratado e determinando-se o tempo necessário à formação do trombo. As tromboplastinas têm sensibilidade variada a reduções nos níveis dos fatores da coagulação dependentes da vitamina K. Por conseguinte, as tromboplastinas menos sensíveis levam à administração de doses mais altas de varfarina para alcançar o tempo de protrombina alvo. Isso é problemático, visto que o uso de doses mais altas de varfarina aumenta o risco de sangramento.

O INR foi desenvolvido para evitar muitos dos problemas associados ao tempo de protrombina. Para calcular o INR, o tempo de protrombina do paciente é dividido pelo tempo normal médio de protrombina, e, em seguida, essa razão é multiplicada pelo índice de sensibilidade internacional (ISI), que é um índice de sensibilidade da tromboplastina usado para determinar o tempo de protrombina para reduções nos níveis dos fatores da coagulação dependentes da vitamina K. As tromboplastinas sensíveis apresentam um ISI de quase 1. A maioria das tromboplastinas utilizadas atualmente tem níveis de ISI na faixa de 0,9 a 1,4.

Embora o INR tenha facilitado a padronização do tratamento anticoagulante, ainda existem alguns problemas. A precisão da determinação do INR varia de acordo com as combinações de reagente-coagulômetro utilizadas. Isso resulta em variabilidade nos resultados do INR. Outro fator que complica a determinação do INR é a definição pouco confiável do ISI pelos fabricantes de tromboplastina. Além disso, cada laboratório precisa definir o tempo de protrombina normal médio para cada novo lote de reagente da tromboplastina. Para isso, o tempo de protrombina deve ser determinado em amostras de plasma fresco fornecidas por, no mínimo, 20 voluntários saudáveis utilizando o mesmo coagulômetro empregado nas amostras dos pacientes.

Para a maioria das indicações, a varfarina deve ser administrada em doses que produzam valores de INR entre 2 e 3. Uma exceção é representada por pacientes com valvas cardíacas mecânicas, em particular aquelas na posição mitral ou valvas mais antigas, em bola e gaiola, na posição aórtica, para os quais se recomenda um INR-alvo de 2,5 a 3,5. Estudos realizados com pacientes portadores de fibrilação atrial demonstraram risco mais alto de AVC cardioembólico quando o INR diminui para menos de 1,7 e aumento do sangramento com valores do INR > 4,5. Essas observações ressaltam o fato de que os antagonistas da vitamina K têm uma janela terapêutica estreita. A favor desse conceito, um estudo com pacientes recebendo tratamento de longo prazo com varfarina para tromboembolismo venoso espontâneo demonstrou índices mais altos de recidiva do tromboembolismo venoso com um INR-alvo de 1,5 a 1,9, em comparação com um INR-alvo de 2 a 3.

DOSES Em geral, a varfarina é iniciada em uma dose de 5 a 10 mg. São utilizadas doses mais baixas em pacientes com polimorfismos de *CYP2C9* ou de *VKORC1*, que afetam a farmacodinâmica ou a farmacocinética da varfarina e tornam os pacientes mais sensíveis ao fármaco. Em seguida, a dose é titulada até alcançar o nível desejado do INR. Em vista de seu início de ação tardio, os pacientes com trombose estabelecida ou aqueles com alto risco de desenvolvê-la recebem tratamento inicial concomitante com um anticoagulante parenteral de ação rápida, como heparina, HBPM ou fondaparinux. O prolongamento inicial do INR reflete a redução dos níveis funcionais do fator VII. Por essa razão, o tratamento simultâneo com o anticoagulante parenteral deve ser mantido até que o INR tenha atingido um nível terapêutico durante pelo menos 2 dias consecutivos. Com o objetivo de assegurar que os níveis de fator Xa e protrombina tenham sido reduzidos até a faixa terapêutica com varfarina, recomenda-se um ciclo mínimo de 5 dias de anticoagulação parenteral.

Como a varfarina tem janela terapêutica estreita, o monitoramento frequente da coagulação é essencial para assegurar uma resposta anticoagulante. Mesmo os pacientes com necessidades de doses de varfarina estáveis devem ter o seu INR determinado a cada 3 a 4 semanas, embora existam estudos sugerindo que o monitoramento menos frequente seja viável. O monitoramento mais frequente é necessário quando outros fármacos são acrescidos, uma vez que muitos deles aumentam ou reduzem os efeitos anticoagulantes da varfarina.

EFEITOS COLATERAIS Assim como ocorre com todos os anticoagulantes, o efeito colateral principal da varfarina é o sangramento. A necrose cutânea é uma complicação rara. A varfarina atravessa a placenta e pode causar anomalias fetais. Por essa razão, esse fármaco não deve ser utilizado durante a gravidez.

Sangramento Pelo menos metade das complicações hemorrágicas associadas à varfarina ocorre quando o INR ultrapassa a faixa terapêutica. As complicações do sangramento podem ser discretas, como epistaxe ou hematúria, ou mais graves, como sangramento retroperitoneal ou gastrintestinal. Além disso, pode ocorrer sangramento intracraniano potencialmente fatal.

Com o objetivo de reduzir ao máximo o risco de sangramento, o INR deve ser mantido na faixa terapêutica. Nos pacientes assintomáticos com INR entre 3,5 e 10, a varfarina deve ser interrompida até que o INR volte à faixa terapêutica. Se o INR for superior a 10, pode-se administrar vitamina K oral, em uma dose de 2,5 a 5 mg, embora não haja evidências de que essa conduta possa reduzir o risco de sangramento. Doses mais altas de vitamina K (5-10 mg) produzem reversão mais rápida do INR, porém podem tornar o paciente temporariamente resistente à varfarina quando esta é reiniciada.

Os pacientes com sangramento grave necessitam de tratamento mais rigoroso. Esses pacientes devem receber 5 a 10 mg de vitamina K por infusão IV lenta. Doses adicionais dessa vitamina são administradas até que o INR esteja na faixa normal. O tratamento com vitamina K deve ser suplementado com concentrado de complexo protrombínico de quatro fatores, que contém todos os quatro fatores da coagulação dependentes de vitamina K. O concentrado de complexo protrombínico normaliza mais rapidamente o INR do que a transfusão de plasma fresco congelado.

Os pacientes em tratamento com varfarina que apresentam sangramento quando o INR está na faixa terapêutica devem ser investigados para descobrir a causa dessa complicação. Os pacientes com sangramento gastrintestinal ou urogenital com frequência apresentam uma lesão subjacente.

Necrose cutânea A necrose cutânea, que é uma complicação rara da varfarina, em geral é detectada 2 a 5 dias depois do início do tratamento. Lesões eritematosas bem demarcadas formam-se nas coxas, nas nádegas, nas mamas ou nos dedos dos pés. Nos casos típicos, o centro da lesão torna-se progressivamente necrótico. O exame das biópsias de pele obtidas da borda dessas lesões demonstra trombos na microcirculação.

A necrose cutânea induzida pela varfarina é observada em pacientes com deficiências congênitas ou adquiridas de proteína C ou de proteína S. A instituição do tratamento com varfarina para esses pacientes provoca uma queda repentina dos níveis plasmáticos das proteínas C ou S e, desse modo, elimina uma via anticoagulante importante antes que a varfarina produza seu efeito antitrombótico por meio da redução dos níveis funcionais do fator X e da protrombina. O estado de hipercoagulabilidade resultante desencadeia trombose. Ainda não foi esclarecido por que a trombose fica localizada na microcirculação dos tecidos adiposos.

O tratamento consiste na interrupção da varfarina e na reversão do seu efeito com vitamina K, quando necessário. Nos pacientes com trombose, deve-se administrar um agente anticoagulante alternativo, como a heparina ou a HBPM. Pode-se administrar concentrado de proteína C a pacientes com deficiência dessa proteína para acelerar a cicatrização das lesões cutâneas; o plasma fresco congelado pode ser útil se não houver disponibilidade de concentrado de proteína C, bem como para pacientes com deficiência de proteína S. Em certas ocasiões, é necessário um enxerto de pele quando há perda cutânea extensa.

Em vista da possibilidade de ocorrer necrose cutânea, os pacientes com deficiência diagnosticada de proteínas S ou C devem receber outro agente anticoagulante quando iniciam o tratamento com varfarina. Nesses casos, a varfarina deve ser iniciada em doses baixas, e o anticoagulante parenteral deve ser mantido até que o INR esteja na faixa terapêutica durante no mínimo 2 a 3 dias consecutivos. Como alternativa, deve-se fornecer tratamento com rivaroxabana ou apixabana, embora se disponha de informações limitadas acerca de sua eficácia e segurança em pacientes com grave deficiência das proteínas C ou S.

Gestação A varfarina atravessa a placenta e pode causar anomalias ou sangramento fetais. Entre as anomalias fetais está uma embriopatia característica, que consiste em hipoplasia nasal e condrodisplasia punctata. O risco de ocorrer essa embriopatia é maior se a varfarina for utilizada no primeiro trimestre da gestação. Também podem ocorrer anormalidades do sistema nervoso central com exposição à varfarina em qualquer estágio da gravidez. Por fim, a administração de varfarina à mãe produz efeitos anticoagulantes no feto, que podem provocar sangramento. Isso é particularmente preocupante durante o trabalho de parto, quando o traumatismo da cabeça fetal durante a passagem pelo canal vaginal pode causar sangramento intracraniano. Em vista desses problemas potenciais, a varfarina está contraindicada na gravidez, principalmente no primeiro e no terceiro trimestres. Em seu lugar, pode-se administrar heparina, HBPM ou fondaparinux durante a gravidez para evitar ou tratar tromboses.

A varfarina não passa para o leite materno. Por essa razão, ela pode ser administrada sem riscos às mães que estiverem amamentando.

Problemas especiais Os pacientes com anticoagulante lúpico e aqueles que necessitam de cirurgia eletiva ou de urgência apresentam dificuldades especiais. Embora estudos observacionais tenham sugerido que os pacientes com tromboses que complicam a síndrome antifosfolipídeo necessitavam de esquemas mais intensivos de tratamento com varfarina para evitar acidentes tromboembólicos recorrentes, dois ensaios clínicos randomizados mostraram que a faixa de INR de 2 a 3 é tão eficaz quanto os esquemas mais intensivos e produz menos sangramento. O monitoramento da terapia com varfarina pode ser problemático em pacientes com síndrome antifosfolipídeo se o anticoagulante lúpico prolongar o INR basal; nesses casos, pode-se utilizar o nível de fator X em vez do INR.

Não há necessidade de interromper a varfarina antes de procedimentos associados a baixo risco de sangramento, incluindo limpeza dos dentes, extração dentária simples, cirurgia de catarata ou biópsia cutânea. Para procedimentos associados a um risco moderado ou elevado de sangramento, a varfarina deve ser interrompida 5 dias antes do procedimento para possibilitar a normalização do INR. Os pacientes com alto risco de trombose, como aqueles com valvas cardíacas mecânicas, podem receber uma ou duas injeções SC diárias de HBPM quando o INR cai para < 2. A última dose da HBPM deve ser administrada 12 a 24 horas antes do procedimento, dependendo de se a preparação vem sendo aplicada 1 ou 2 vezes/dia. Depois do procedimento, o tratamento com varfarina pode ser reiniciado.

Anticoagulantes orais diretos Os anticoagulantes orais diretos (ACODs) incluem dabigatrana, que inibe a trombina, e rivaroxabana, apixabana e edoxabana, que inibem o fator Xa. Esses fármacos têm início e término de ação rápidos e meias-vidas que possibilitam sua administração 1 ou 2 vezes/dia. Projetados para produzir um nível previsível de anticoagulação, os ACODs são mais convenientes de administrar do que a varfarina, uma vez que são administrados em doses fixas sem monitoramento de rotina da coagulação.

MECANISMO DE AÇÃO Os ACODs são pequenas moléculas que se ligam reversivelmente ao sítio ativo de sua enzima-alvo. A Tabela 118-9 fornece um resumo das propriedades farmacológicas distintas desses agentes.

INDICAÇÕES Todos os quatro ACODs são licenciados para prevenção de AVC em pacientes com fibrilação atrial não valvar (pacientes sem valvas cardíacas mecânicas ou doença valvar mitral reumática grave) bem como para tratamento de tromboembolismo venoso (TEV). A dabigatrana, a rivaroxabana e a apixabana são licenciadas para tromboprofilaxia após artroplastia eletiva de quadril ou joelho; a edoxabana só está licenciada para essa indicação no Japão. Por fim, a rivaroxabana em baixa dose é licenciada para uso com ácido acetilsalicílico para prevenção secundária em pacientes com doença arterial coronariana ou periférica.

DOSES Para prevenção de AVC em pacientes com fibrilação atrial não valvar, a rivaroxabana é administrada na dose de 20 mg 1 vez/dia, com redução para 15 mg 1 vez/dia em pacientes com depuração de creatinina de 15 a 49 mL/min; a dabigatrana é administrada na dose de 150 mg

TABELA 118-9 ■ Comparação das propriedades farmacológicas dos anticoagulantes orais diretos

Característica	Rivaroxabana	Apixabana	Edoxabana	Dabigatrana
Alvo	Fator Xa	Fator Xa	Fator Xa	Trombina
Profármaco	Não	Não	Não	Sim
Biodisponibilidade	80%	60%	50%	6%
Dosagem	1 vez (2 vezes)/dia	2 vezes/dia	1 vez/dia	2 vezes (1 vez)/dia
Meia-vida	7-11 h	12 h	9-11 h	12-17 h
Excreção renal	33% (66%)	25%	35%	80%
Interações	3A4/P-gp	3A4/P-gp	P-gp	P-gp

Sigla: P-gp, P-glicoproteína.

2 vezes/dia, com redução para 75 mg 2 vezes/dia naqueles com depuração de creatinina de 15 a 30 mL/min; a apixabana é administrada na dose de 5 mg 2 vezes/dia, com redução para 2,5 mg 2 vezes/dia para pacientes com pelo menos dois dos critérios "ABC" (ou seja, idade (*age*) > 80 anos, peso corporal (*body weight*) < 60 kg e creatinina > 1,5 g/dL); e a edoxabana é administrada na dose de 60 mg 1 vez/dia para pacientes com depuração de creatinina de 50 a 95 mL/min e com redução da dose para 30 mg uma vez ao dia para pacientes com qualquer um dos seguintes critérios: depuração de creatinina de 15 a 50 mL/min, peso corporal de 60 kg ou menos ou uso de inibidores potentes da P-glicoproteína, como verapamil ou quinidina. Em doses de 15 ou 20 mg 1 vez/dia, a rivaroxabana deve ser administrada com alimentos para aumentar a sua absorção. A apixabana e a edoxabana podem ser administradas com ou sem alimentos. A administração de dabigatrana com alimentos pode reduzir a dispepsia.

Para o tratamento do TEV, a dabigatrana e a edoxabana são iniciadas após os pacientes terem recebido pelo menos um curso de 5 dias de tratamento com um anticoagulante parenteral, como HBPM. A dabigatrana é administrada na dose de 150 mg 2 vezes/dia, desde que a depuração de creatinina seja >30 mL/min, enquanto o esquema de dosagem para a edoxabana é idêntico ao usado em pacientes com fibrilação atrial. Em contrapartida, a rivaroxabana e a apixabana podem ser administradas em esquemas totalmente orais; a rivaroxabana é iniciada na dose de 15 mg 2 vezes/dia por 21 dias e, em seguida, é reduzida para 20 mg 1 vez/dia, enquanto a apixabana é iniciada em uma dose de 10 mg 2 vezes/dia por 7 dias e, em seguida, é reduzida para 5 mg 2 vezes/dia. Para prevenção secundária do TEV, a dose de apixabana pode ser reduzida para 2,5 mg 2 vezes/dia, enquanto a dose de rivaroxabana pode ser reduzida para 10 mg 1 vez/dia, doses que possuem perfis de segurança semelhantes às do placebo e do ácido acetilsalicílico, respectivamente.

A tromboprofilaxia após artroplastia eletiva de quadril ou joelho é iniciada após a cirurgia e geralmente continua por 30 dias em pacientes submetidos à artroplastia de quadril e por 10 a 14 dias naqueles submetidos a artroplastia de joelho. A dabigatrana é administrada na dose de 220 mg 1 vez/dia, enquanto a rivaroxabana e a apixabana são administradas nas doses de 10 mg 1 vez/dia e 2,5 mg 2 vezes/dia, respectivamente. Em pacientes de menor risco submetidos à cirurgia de artroplastia de quadril ou joelho, um curso de 5 dias de rivaroxabana seguido por um curso de 30 dias de ácido acetilsalicílico, na dose de 81 mg por dia, parece ser tão eficaz e seguro quanto a tromboprofilaxia estendida com rivaroxabana.

Para prevenção secundária de eventos adversos cardíacos ou nos membros em pacientes com doença arterial coronariana ou periférica, a rivaroxabana é administrada na dose de 2,5 mg 2 vezes/dia em adição ao ácido acetilsalicílico (81 ou 100 mg 1 vez/dia).

MONITORAMENTO Embora tenham sido desenvolvidos para serem administrados sem monitoramento de rotina, há situações em que a determinação da atividade anticoagulante dos novos anticoagulantes orais pode ser útil. Esses cenários incluem avaliação da adesão, detecção de acúmulo ou superdosagem, identificação de mecanismos de sangramento e determinação da atividade antes da cirurgia, intervenção ou reversão. Para a avaliação qualitativa da atividade anticoagulante, podem-se utilizar o tempo de protrombina para os inibidores do fator Xa e o TTPa para a dabigatrana. A rivaroxabana e a edoxabana prolongam o tempo de protrombina mais do que a apixabana. De fato, como a apixabana possui efeito limitado sobre o tempo de protrombina, são necessários ensaios com antifator Xa para avaliar sua atividade. O efeito dos fármacos sobre os testes de coagulação varia, dependendo do momento de coleta da amostra de sangue em relação ao momento de administração da última dose e dos reagentes usados na realização dos testes. Os ensaios cromogênicos para anti-fator Xa e o tempo de coagulação da trombina diluída ou o tempo de coagulação da ecarina com calibradores apropriados fornecem ensaios quantitativos para medir os níveis plasmáticos dos inibidores do fator Xa e da dabigatrana, respectivamente.

EFEITOS COLATERAIS À semelhança de todos os anticoagulantes, o sangramento é o efeito colateral mais comum dos ACODs. Os ACODs estão associados a menos sangramento intracraniano do que a varfarina, mas os esquemas de doses mais altas de dabigatrana, rivaroxabana e edoxabana estão associados a mais sangramento gastrintestinal.

Ocorre dispepsia em até 10% dos pacientes tratados com dabigatrana; esse problema diminui com o passar do tempo e pode ser reduzido ao máximo pela administração do fármaco com alimento. A dispepsia é rara com a rivaroxabana, a apixabana e a edoxabana.

MANEJO PERIPROCEDIMENTO Assim como a varfarina, os ACODs devem ser interrompidos antes de procedimentos associados a risco moderado ou alto de sangramento. Os fármacos devem ser suspensos por 1 a 2 dias ou mais se houver comprometimento da função renal. É prudente efetuar uma avaliação da atividade anticoagulante residual antes de procedimentos associados a um alto risco de sangramento.

CONTROLE DO SANGRAMENTO Na presença de sangramento menor, a suspensão de uma ou duas doses do fármaco costuma ser suficiente. Na presença de sangramento mais grave, a abordagem é semelhante à da varfarina, exceto que a administração de vitamina K não traz nenhum benefício; o anticoagulante e quaisquer fármaco antiplaquetários devem ser suspensos, é realizada reanimação volêmica com líquidos e hemoderivados conforme necessário, e o local do sangramento deve ser identificado e controlado. Os testes de coagulação ou a medição do nível de ACOD determinarão a extensão da anticoagulação, e a função renal deve ser avaliada para que a meia-vida do fármaco possa ser calculada. O momento da última dose de anticoagulante é importante; o carvão ativado oral pode ajudar a prevenir a absorção do fármaco administrado nas últimas 4 h, principalmente nos casos de superdosagem. Se mais de 24 horas tiverem decorrido desde a última ingestão, é improvável que o DOAC seja responsável pelo sangramento, a menos que haja comprometimento acentuado da função renal.

A reversão do anticoagulante deve ser considerada se o sangramento continuar apesar das medidas de suporte ou se o sangramento for potencialmente fatal ou ocorrer em um órgão crítico (p. ex., intracraniano) ou em um espaço fechado (p. ex., pericárdio ou retroperitônio). O idarucizumabe está licenciado para reversão da dabigatrana nesses pacientes ou naqueles que necessitam de cirurgia ou de intervenção urgente. Um fragmento de anticorpo humanizado, o idarucizumabe liga-se à dabigatrana com alta afinidade para formar um complexo essencialmente irreversível, que é eliminado pelos rins. O idarucizumabe é administrado por via IV em *bolus* de 5 g e é fornecido em uma caixa contendo dois frascos de 50 mL, cada um contendo 2,5 g do fármaco. Ele reverte rapidamente os efeitos anticoagulantes da dabigatrana e normaliza o TTPa, o tempo de trombina diluída ou o tempo de coagulação de ecarina.

O andexanet alfa está disponível para reversão da rivaroxabana, apixabana e edoxabana. Uma variante recombinante do fator Xa sem atividade catalítica, o andexanet, serve como chamariz para sequestrar os inibidores orais do fator Xa até que sejam eliminados da circulação. São utilizados esquemas de andexanet IV em dose baixa ou alta. O esquema de baixa dose começa com um *bolus* de 400 mg, seguido de uma infusão de 4 mg/min por até 120 min, enquanto o esquema de alta dose começa com um *bolus* de 800 mg, seguido de uma infusão de 8 mg/min por até 120 minutos. O esquema de baixa dose é usado para reversão de doses de rivaroxabana ou de apixabana de 10 mg ou 5 mg ou menos, respectivamente, ou para qualquer dose de rivaroxabana ou de apixabana se a última dose foi tomada a mais de 8 h antes do evento. O esquema de dose alta é usado para reverter doses de rivaroxabana ou de apixabana acima de 10 e 5 mg, respectivamente, se a última dose foi tomada a menos de 8 horas do sangramento e para reversão de ambos os fármacos se o momento da última dose não forem conhecidos.

O andexanete alfa é de elevado custo e não está disponível em todos os hospitais. Em consequência, é frequentemente reservado para reversão de sangramento com risco de vida, como hemorragia intracraniana ou sangramentos em espaço fechado, como sangramentos retroperitoneais ou pericárdicos. Se o andexanete não estiver disponível, os resultados de estudos de coorte prospectivos sugerem que o concentrado de complexo protrombínico de quatro fatores (25-50 unidades/kg) também é eficaz na restauração da hemostasia. Se houver sangramento contínuo, pode-se considerar o uso de concentrado de complexo protrombínico ativado (50 unidades/kg) ou fator recombinante VIIa (90 μg/kg).

Nem o andexanete alfa nem concentrado de complexo protrombínico de quatro fatores foram avaliados para reversão em pacientes que necessitam de cirurgia ou de intervenção urgente. Além disso, o andexanete alfa não apenas reverte os inibidores orais do fator Xa, mas também reverte a heparina e a HBPM. Isso pode ser problemático em pacientes que necessitam de cirurgia cardíaca ou cirurgia vascular, procedimentos em que a heparina é usada rotineiramente. Para contornar esse problema, a maioria dos procedimentos cirúrgicos e intervenções pode ser realizada sem reversão, e pode-se administrar concentrado de complexo protrombínico de quatro fatores, se necessário. Para pacientes que necessitam de cirurgia para interromper o sangramento, como aqueles com ruptura de aneurisma de aorta ou com sangramento secundário a politraumatismo, pode-se considerar a administração inicial de concentrado protrombínico de quatro fatores.

GESTAÇÃO Por serem pequenas moléculas, os ACODs atravessam pela placenta. Em consequência, esses agentes estão contraindicados durante a gravidez, e, quando usados por mulheres em idade reprodutiva, a contracepção apropriada é importante. Os ACODs devem ser evitados em mães durante a amamentação.

FIBRINOLÍTICOS

PAPEL DO TRATAMENTO FIBRINOLÍTICO

Os agentes fibrinolíticos são utilizados para decompor os trombos e são administrados sistemicamente, ou podem ser aplicados por cateteres diretamente dentro do trombo. A administração sistêmica é utilizada no tratamento do IAM, do AVC agudo e da maioria dos casos de EP maciça. O objetivo do tratamento é produzir a dissolução rápida dos trombos e, dessa forma, recuperar o fluxo sanguíneo anterógrado. Na circulação coronariana, a recuperação do fluxo sanguíneo reduz as taxas de morbidade e de mortalidade uma vez que limita a área de lesão miocárdica, ao passo que, na circulação cerebral, a dissolução rápida do trombo reduz a destruição dos neurônios e o infarto cerebral que provocam danos cerebrais irreversíveis. Para os pacientes com EP maciça, o objetivo do tratamento trombolítico é recuperar a perfusão da artéria pulmonar.

Os trombos arteriais periféricos e os trombos localizados nas veias profundas proximais da perna são tratados mais comumente com agentes trombolíticos aplicados por cateteres. Os cateteres com múltiplos orifícios laterais podem ser usados para melhorar a liberação do fármaco. Em alguns casos, dispositivos intravasculares que fragmentam e extraem o trombo são utilizados para acelerar o tratamento. Esses dispositivos podem ser utilizados isoladamente ou em combinação com os agentes fibrinolíticos.

MECANISMO DE AÇÃO

Os agentes fibrinolíticos aprovados, hoje, incluem a estreptoquinase; o complexo estreptoquinase-ativador do plasminogênio acilado (anistreplase); a uroquinase; o ativador do plasminogênio tecidual recombinante (rtPA), que também é conhecido como alteplase ou ativase, e dois derivados recombinantes do rtPA, conhecidos como tenecteplase e reteplase. Todos esses fármacos atuam ao converter o plasminogênio, o zimogênio, em plasmina, que é a enzima ativa (Fig. 118-7). Em seguida, a plasmina decompõe a matriz de fibrina dos trombos e gera produtos de degradação solúveis da fibrina.

A fibrinólise endógena é controlada em dois níveis. Os inibidores do ativador do plasminogênio, principalmente o tipo 1 (PAI-1), impedem a ativação excessiva do plasminogênio por meio da regulação da atividade do tPA e do ativador do plasminogênio tipo uroquinase (uPA). Uma vez formada, a plasmina é regulada por inibidores da plasmina, entre os quais o mais importante é a α_2-antiplasmina. A concentração plasmática de plasminogênio é duas vezes maior que a da α_2-antiplasmina. Em consequência, com doses farmacológicas de ativadores do plasminogênio, a concentração de plasmina gerada pode ultrapassar a da α_2-antiplasmina. Além de decompor a fibrina, a plasmina desregulada também pode degradar o fibrinogênio e outros fatores da coagulação. Esse processo, conhecido como *estado lítico sistêmico*, reduz o potencial hemostático do sangue e aumenta o risco de sangramento.

O sistema fibrinolítico endógeno tem a capacidade de localizar a formação da plasmina na superfície da fibrina. O plasminogênio e o tPA ligam-se à fibrina para formar um complexo ternário que promove a ativação eficiente do plasminogênio. Diferentemente da plasmina livre, a plasmina gerada na superfície da fibrina está relativamente protegida da inativação pela α_2-antiplasmina, e isso facilita a dissolução da fibrina. Além disso, os resíduos de lisina C-terminais expostos à medida que a plasmina decompõe a fibrina funcionam como locais de ligação para outras moléculas de fibrinogênio e tPA. Isso gera um *feedback* positivo, que amplia a formação de plasmina. Quando são utilizados farmacologicamente, os diversos ativadores do plasminogênio aproveitam-se desses mecanismos em maior ou menor escala.

Os ativadores do plasminogênio que ativam preferencialmente o plasminogênio ligado à fibrina são considerados específicos para fibrina. Por outro lado, os ativadores inespecíficos não diferenciam entre as moléculas de fibrinogênio circulantes e aquelas ligadas à fibrina. A ativação do plasminogênio circulante leva à formação de plasmina sem oposição, que pode desencadear um estado lítico sistêmico. A alteplase e seus derivados são ativadores do plasminogênio específicos para fibrina, e a estreptoquinase, a anistreplase e a uroquinase são ativadores inespecíficos.

ESTREPTOQUINASE

Diferentemente dos outros ativadores do plasminogênio, a estreptoquinase não é uma enzima e não converte diretamente o plasminogênio em plasmina. Em vez disso, forma um complexo estequiométrico de 1:1 com o plasminogênio. A formação desse complexo induz uma mudança de conformação no plasminogênio, que expõe seu sítio ativo (Fig. 118-8). Em seguida, o complexo estreptoquinase/plasminogênio converte outras moléculas de plasminogênio em plasmina.

Esse fármaco não tem afinidade pela fibrina, e o complexo estreptoquinase/plasminogênio ativa tanto as moléculas de fibrinogênio livres quanto as ligadas à fibrina. A ativação do plasminogênio circulante gera quantidade de plasmina suficiente para superar a α_2-antiplasmina. A plasmina desregulada não decompõe apenas a fibrina do trombo obstrutivo, mas também provoca um estado lítico sistêmico.

Quando administrada sistemicamente a pacientes com IAM, a estreptoquinase reduz a mortalidade. Com essa indicação, o fármaco, em geral, é administrado em infusão IV de 1,5 milhão de unidades em 30 a 60 minutos. Os pacientes tratados podem desenvolver anticorpos contra esse fármaco, assim como pacientes com infecção estreptocócica prévia. Esses anticorpos podem reduzir a eficácia da estreptoquinase.

Ocorrem reações alérgicas em cerca de 5% dos pacientes tratados com estreptoquinase. Manifestam-se na forma de exantema, febre, calafrios e tremores. Embora possam ocorrer reações anafiláticas, elas são raras. A hipotensão transitória é comum e tem sido atribuída à liberação mediada pela plasmina de bradicinina a partir do cininogênio. Em geral, a hipotensão melhora com a elevação dos membros, a administração de líquidos IV e a infusão de vasopressores em doses baixas, como dopamina ou norepinefrina.

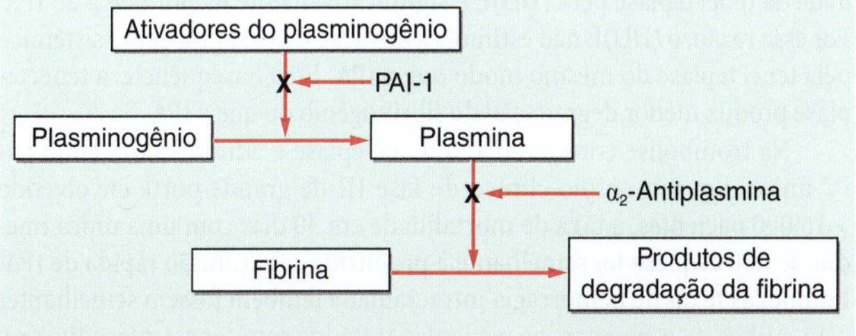

FIGURA 118-7 Sistema fibrinolítico e sua regulação. Os ativadores do plasminogênio convertem o plasminogênio em plasmina. Em seguida, a plasmina degrada a fibrina em produtos de degradação solúveis. O sistema é regulado em dois níveis. O inibidor do ativador do plasminogênio tipo 1 (PAI-1) regula os ativadores do plasminogênio, e a α_2-antiplasmina atua como principal inibidor da plasmina.

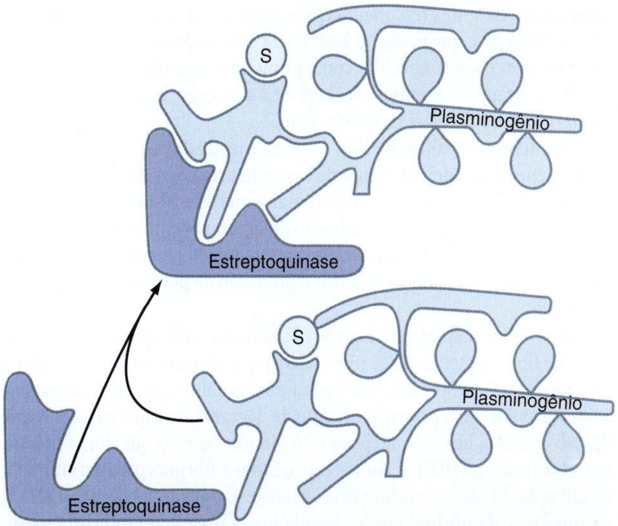

FIGURA 118-8 Mecanismo de ação da estreptoquinase. A estreptoquinase liga-se ao plasminogênio e induz uma alteração na conformação do plasminogênio, que expõe seu sítio ativo. Em seguida, o complexo estreptoquinase/plasmina (plasminogênio) atua como ativador de outras moléculas de plasminogênio.

ANISTREPLASE

Para produzir esse fármaco, a estreptoquinase é combinada em proporções equimolares de Lys-plasminogênio, que é um tipo de plasminogênio clivado pela plasmina com um resíduo de Lys em sua extremidade N-terminal. Em seguida, o local ativo do Lys-plasminogênio, que é exposto depois da combinação com a estreptoquinase, é escondido por um grupo anisoila. Depois da infusão IV, esse grupo é removido lentamente por desacetilação, conferindo ao complexo uma meia-vida de cerca de 100 minutos. Isso permite a administração do fármaco em uma única infusão rápida.

Embora seja mais conveniente de administrar, a anistreplase oferece poucas vantagens efetivas sobre a estreptoquinase. À semelhança da estreptoquinase, a anistreplase não diferencia entre as moléculas de plasminogênio circulantes e aquelas ligadas à fibrina. Por essa razão, ela também causa um estado lítico sistêmico. Do mesmo modo, as reações alérgicas e a hipotensão são tão comuns com a anistreplase quanto com a estreptoquinase.

Quando a anistreplase foi comparada com a alteplase em pacientes com IAM, a reperfusão foi alcançada mais rapidamente com alteplase. A reperfusão mais eficaz foi associada a uma tendência a obter resultados clínicos mais favoráveis e a uma redução da taxa de mortalidade com a alteplase. Esses resultados e o custo elevado da anistreplase arrefeceram o entusiasmo por sua utilização.

UROQUINASE

A uroquinase é uma serina-protease de cadeia dupla derivada das células renais fetais em cultura e tem peso molecular de 34.000. Ela converte diretamente o plasminogênio em plasmina por clivagem da ligação Arg560-Val561. Ao contrário da estreptoquinase, esse fármaco não é imunogênico, e as reações alérgicas são raras. A uroquinase produz um estado lítico sistêmico, uma vez que não diferencia entre as moléculas do plasminogênio circulantes e aquelas ligadas à fibrina.

Apesar de vários anos de utilização, a uroquinase nunca foi avaliada sistematicamente na trombólise coronariana. Por outro lado, com frequência é utilizada na trombólise dirigida por cateter de trombos situados nas veias profundas ou nas artérias periféricas.

ALTEPLASE

A alteplase, uma preparação recombinante do tPA de cadeia simples, tem peso molecular de 68.000. Ela é convertida rapidamente em sua forma de cadeia dupla pela plasmina. Embora as formas do tPA com cadeias simples e duplas tenham atividade equivalente na presença de fibrina, a cadeia simples é 10 vezes menos ativa quando não há fibrina presente.

A alteplase consiste em cinco domínios distintos (Fig. 118-9); a cadeia A N-terminal da alteplase de duas cadeias contém quatro desses domínios. Os resíduos 4 a 50 constituem o domínio digital, que é uma região semelhante ao domínio digital da fibronectina; os resíduos 50 a 87 são homólogos aos do fator de crescimento epidérmico, ao passo que os resíduos 92 a 173 e 180 a 261, que possuem homologia com os domínios de kringle do plasminogênio, são conhecidos como primeiro e segundo kringles, respectivamente. O quinto domínio da alteplase é a protease localizada na cadeia B C-terminal da alteplase de cadeia dupla.

A interação da alteplase com a fibrina é mediada pelo domínio digital e, em menor grau, pelo domínio do segundo kringle. A afinidade da alteplase pela fibrina é significativamente maior que pelo fibrinogênio. Por essa razão, a eficiência catalítica da ativação do plasminogênio pela alteplase é 2 a 3 ordens de magnitude mais alta em presença da fibrina que do fibrinogênio. Esse fenômeno ajuda a localizar a produção de plasmina na superfície da fibrina.

Embora a alteplase ative preferencialmente o plasminogênio na presença da fibrina, esse fármaco não é seletivo para fibrina conforme se previa inicialmente. Sua especificidade para a fibrina é limitada, visto que, como a fibrina, o (DD)E, o principal produto de degradação solúvel da fibrina de ligação cruzada, liga-se à alteplase e ao plasminogênio com alta afinidade. Por essa razão, o (DD)E é tão potente quanto a fibrina como estimulador da ativação do plasminogênio pela alteplase. Enquanto a plasmina gerada na superfície da fibrina provoca trombólise, a plasmina produzida na superfície do (DD)E circulante decompõe o fibrinogênio. A degradação do fibrinogênio resulta em acúmulo do fragmento X, um produto de degradação do fibrinogênio coagulável de alto peso molecular. A incorporação do fragmento X aos tampões hemostáticos formados nas áreas de lesão vascular torna essas estruturas suscetíveis à lise. Esse fenômeno pode contribuir para o sangramento induzido pela alteplase.

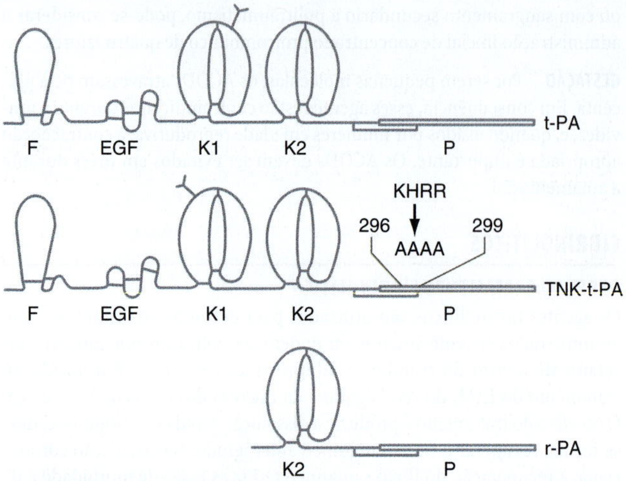

FIGURA 118-9 Estruturas dos domínios da alteplase (tPA), tenecteplase (TNK-tPA) e reteplase (r-PA). A figura ilustra os domínios digital (F, *finger*), do fator de crescimento epidérmico (EGF), do primeiro e do segundo kringle (K1 e K2, respectivamente) e da protease (P). A glicosilação do local (Y) em K1 foi reposicionada na tenecteplase de forma a prolongar sua meia-vida. Além disso, uma substituição de quatro alaninas no domínio da protease torna a tenecteplase resistente à inibição pelo inibidor do ativador do plasminogênio tipo 1 (PAI-1). A reteplase é uma variante truncada, que não possui os domínios F, EGF e K1.

Um ensaio clínico realizado para comparar a alteplase com a estreptoquinase no tratamento dos pacientes com IAM demonstrou uma mortalidade significativamente menor com a alteplase, embora a diferença absoluta fosse pequena. O benefício mais evidente foi observado nos pacientes com < 75 anos e infarto do miocárdio anterior que se apresentaram em < 6 horas depois do início dos sintomas.

Como tratamento do IAM ou do AVC isquêmico agudo, a alteplase é administrada em infusão IV durante 60 a 90 minutos. Em geral, a dose total da alteplase varia de 90 a 100 mg. Reações alérgicas e hipotensão são raras, e a alteplase não é imunogênica.

TENECTEPLASE

A tenecteplase é uma variante do tPA desenvolvida por engenharia genética e foi produzida para ter meia-vida mais longa do que o composto original e ser resistente à inativação pelo PAI-1. Para prolongar sua meia-vida, foi acrescentado um novo local de glicosilação no domínio do primeiro kringle (Fig. 118-9). Como o acréscimo dessa cadeia lateral de carboidrato adicional reduziu a afinidade pela fibrina, o local de glicosilação existente no domínio do primeiro kringle foi removido. Para tornar a molécula resistente à inibição pelo PAI-1, uma substituição de quatro alaninas foi acrescentada nos resíduos 296 a 299 do domínio da protease, que é a região responsável pela interação do tPA com o PAI-1.

A tenecteplase é mais específica para fibrina do que o tPA. Embora esses dois compostos se liguem à fibrina com afinidade semelhante, a afinidade da tenecteplase pelo (DD)E é significativamente menor que a do tPA. Por essa razão, o (DD)E não estimula a ativação do plasminogênio sistêmico pela tenecteplase do mesmo modo que o tPA. Em consequência, a tenecteplase produz menor degradação do fibrinogênio do que o tPA.

Na trombólise coronariana, a tenecteplase é administrada em *bolus* IV único. Em um ensaio clínico de fase III de grande porte envolvendo > 16.000 pacientes, a taxa de mortalidade em 30 dias com uma única injeção de tenecteplase foi semelhante à produzida com infusão rápida de tPA. Embora as taxas de hemorragia intracraniana também fossem semelhantes com ambos os esquemas, os pacientes tratados com tenecteplase tiveram menos sangramentos extracerebrais e necessitaram de menos transfusões sanguíneas que os indivíduos tratados com tPA. O melhor perfil de segurança da tenecteplase provavelmente reflete sua maior especificidade pela fibrina.

RETEPLASE

A reteplase é um derivado do tPA recombinante de cadeia simples que carece dos domínios digital, do fator de crescimento epidérmico e do primeiro kringle (Fig. 118-9). Esse derivado truncado tem peso molecular de 39.000. A reteplase liga-se com menos afinidade à fibrina que o tPA, visto que não possui o domínio digital. Como é produzida pela *Escherichia coli*, a reteplase não é glicosilada. Isso faz sua meia-vida ser mais longa do que a do tPA. Por essa razão, a reteplase é administrada em dois *bolus* IV intercalados por um intervalo de 30 minutos. Ensaios clínicos demonstraram que a reteplase é ao menos tão eficaz quanto a estreptoquinase no tratamento do IAM, mas não é mais eficaz que o tPA.

CONCLUSÕES E TENDÊNCIAS FUTURAS

A trombose envolve uma complexa inter-relação entre a parede vascular, as plaquetas, o sistema da coagulação e as vias fibrinolíticas. A ativação da coagulação também desencadeia vias inflamatórias que podem exacerbar a trombose. O entendimento mais claro da bioquímica da coagulação e os avanços no desenvolvimento de fármacos com base em sua estrutura identificaram novos alvos e levaram à criação de novos agentes antitrombóticos. Ensaios clínicos bem planejados forneceram informações detalhadas sobre quais fármacos devem ser utilizados e quando devem ser administrados. Contudo, apesar desses avanços, os distúrbios tromboembólicos continuam sendo uma causa importante de morbidade e de mortalidade. Por essa razão, as pesquisas devem continuar à procura de alvos mais adequados e mais seguros.

LEITURAS ADICIONAIS

Abdelaziz HK et al: Aspirin for primary prevention of cardiovascular events. J Am Coll Cardiol 73:2915, 2019.

Alexopoulos D et al: P2Y12 inhibitors for the treatment of acute coronary syndrome patients undergoing percutaneous coronary intervention: current understanding and outcomes. Expert Rev Cardiovasc Ther 17:717, 2019.

Chan NC et al: Evolving treatments for arterial and venous thrombosis: Role of the direct oral anticoagulants. *Cir Res* 118:1409, 2016.

Greinacher A et al: Thrombotic thrombocytopenia after ChAdOx1 nCov-19 vaccination. N Engl J Med 384:2092, 2021.

Hao C et al: Low molecular weight heparins and their clinical applications. Prog Mol Biol Transl Sci 163:21, 2019.

Phipps MS, Cronin CA: Management of acute ischemic stroke. BMJ 368:l6983, 2020.

Prince M, Wenham T: Heparin-induced thrombocytopaenia. Postgrad Med J 94:453, 2018.

Rivera-Caravaca JM et al: Treatment strategies for patients with atrial fibrillation and anticoagulant-associated intracranial hemorrhage: An overview of the pharmacotherapy. Expert Opin Pharmacother 21:1867, 2020.

Satoh K et al: Recent advances in the understanding of thrombosis. Arterioscler Thromb Vasc Biol 39:e159, 2019.

Samuelson BT, Cuker A: Measurement and reversal of the direct oral anticoagulants. Blood Rev 31:77, 2017.

Scully M et al: Pathologic antibodies to platelet factor 4 after ChAdOx1 nCoV-19 vaccination. N Engl J Med 384:2202, 2021.

Steffel J et al: The COMPASS Trial: Net clinical benefit of low-dose rivaroxaban plus aspirin as compared with aspirin in patients with chronic vascular disease. Circulation 142:40, 2020.

Seção 1 Considerações básicas sobre as doenças infecciosas

119 Abordagem ao paciente com doença infecciosa

Neeraj K. Surana, Dennis L. Kasper

PERSPECTIVA HISTÓRICA

As origens do campo das doenças infecciosas são humildes. A noção de que doenças transmissíveis eram devidas a um *miasma* ("ar ruim") pode ser remetida pelo menos a meados do século XVI. Mas foi o trabalho de Louis Pasteur e Robert Koch, no final do século XIX, que trouxe evidências confiáveis sustentando a teoria dos germes em relação às doenças – isto é, que os microrganismos são a causa direta das infecções. Em contraponto a esse início relativamente lento, o século XX testemunhou marcantes avanços no campo das doenças infecciosas, e os agentes etiológicos responsáveis por várias dessas doenças foram logo identificados. Além disso, a descoberta dos antibióticos e o advento das vacinas contra algumas das infecções mais letais e debilitantes alteraram amplamente o cenário da saúde humana. De fato, o século XX testemunhou a eliminação da varíola, um dos principais flagelos na história da humanidade. Esses sucessos impressionantes levaram Sir Frank MacFarlane Burnet, um eminente imunologista e ganhador do prêmio Nobel, a escrever, em uma publicação de 1962 intitulada *Natural History of Infectious Diseases*: "De muitas maneiras, pode-se pensar na metade do século XX como o final de uma das mais importantes revoluções sociais na história, a potencial eliminação das doenças infecciosas". O professor Burnet não era o único a pensar assim. Robert Petersdorf, um célebre especialista em doenças infecciosas e organizador anterior deste livro, escreveu, em 1978, que "mesmo considerando minha maior lealdade pessoal ao campo das doenças infecciosas, não posso conceber uma necessidade de mais 309 [estudantes de graduação em doenças infecciosas], a menos que eles passem seu tempo cultivando-se uns aos outros". Considerando-se o grande aumento de interesse no microbioma nos últimos 15 anos, a afirmação do Dr. Petersdorf poderia ser considerada ironicamente clarividente, embora ele possa não ter tido ideia do que estava reservado para a humanidade, com um ataque de novas doenças infecciosas, emergentes e reemergentes.

Claramente, mesmo com todos os avanços do século XX, as doenças infecciosas continuam a representar um formidável desafio para pacientes e médicos. Além disso, durante a última metade do século, demonstrou-se que várias doenças crônicas são causadas direta ou indiretamente por agentes infecciosos; talvez os mais notáveis exemplos sejam as associações do *Helicobacter pylori* com a úlcera péptica e o carcinoma gástrico, do papilomavírus humano com o câncer de colo uterino e dos vírus da hepatite B e C com o câncer hepático. Na verdade, em torno de 16% de todas as neoplasias estão hoje sabidamente associadas a uma causa infecciosa. Além disso, diversas doenças infecciosas emergentes e reemergentes continuam a causar um grande impacto na saúde global: HIV/Aids, SARS-CoV-2, ebola e zika são apenas alguns dos exemplos. O medo de os patógenos serem usados como arma biológica para o bioterrorismo está sempre presente e representa uma ameaça potencialmente grande à saúde pública. Além disso, a resistência antimicrobiana crescente em microrganismos clinicamente relevantes (p. ex., *Enterobacteriaceae* e *Acinetobacter* spp. resistentes a carbapenêmicos, *Mycobacterium tuberculosis* resistente a fármacos e enterococos resistentes à vancomicina) significa que a administração de agentes antimicrobianos – uma vez considerados como uma panaceia – requer estrutura apropriada. Por todos esses motivos, as doenças infecciosas continuam a exercer graves efeitos sobre cada paciente, assim como sobre a saúde pública internacional. Mesmo com todos os sucessos do século passado, os médicos precisam considerar as doenças infecciosas hoje da mesma forma que o fizeram no início do século XX.

CONSIDERAÇÕES GLOBAIS

As doenças infecciosas permanecem como a segunda causa principal de morte no mundo. Embora a taxa de mortes relacionadas a doenças infecciosas tenha diminuído drasticamente nos últimos 25 anos, ainda houve 10,3 milhões dessas mortes em 2017 (Fig. 119-1*A*). Essas mortes afetam de maneira desproporcional as crianças com menos de 1 ano de idade, os adultos com mais de 70 anos e as pessoas que vivem em países de renda baixa e média (Fig. 119-1*B* e 119-1*C*; Cap. 474); em 2017, cerca de 18% de todas as mortes no mundo estavam relacionadas com as doenças infecciosas, com taxas de até cerca de 58% na maioria dos países africanos subsaarianos.

Considerando-se que as doenças infecciosas ainda representam uma causa importante de mortalidade global, a compreensão da epidemiologia local da doença é criticamente importante na avaliação dos pacientes. Doenças como HIV/Aids dizimaram a África Subsaariana, com os adultos infectados com HIV representando 20 a 23% da população total em países como África do Sul, Botsuana e Lesoto. Além disso, a tuberculose resistente a fármacos é desenfreada nos antigos países do bloco soviético, Índia, China e África do Sul. A disponibilidade imediata desse tipo de informação permite ao médico desenvolver diagnósticos diferenciais e planos de tratamentos apropriados para cada paciente. Programas como o Global Burden of Disease procuram quantificar perdas humanas (p. ex., mortes, anos de vida ajustados à incapacidade) devidas às doenças de acordo com o sexo, a idade e o país ao longo do tempo; esses dados não apenas auxiliam a informação das políticas de saúde local, nacional e internacional, como também ajudam a orientar as decisões médicas.

Embora algumas doenças (p. ex., influenza pandêmica, síndrome respiratória do Oriente Médio) pareçam ser geograficamente restritas, a crescente facilidade do rápido deslocamento internacional tem aumentado a preocupação a respeito de sua propagação rápida no mundo. De fato, a migração humana tem sido historicamente a fonte de epidemias: a *Yersinia pestis* se disseminou ao longo das rotas comerciais no século XIV, populações ameríndias foram devastadas por doenças como a varíola e o sarampo, que foram importadas por exploradores europeus nos séculos XV e XVI, manobras militares ajudaram a facilitar a disseminação da pandemia de influenza de 1918 e as peregrinações religiosas (p. ex., Haje) forneceram os meios à disseminação mundial de doenças. Os efeitos continuados das viagens globais sobre a disseminação de doenças infecciosas talvez sejam melhor demonstrados pela pandemia de SARS-CoV-2 (Cap. 199). Embora esse vírus tenha sido primeiramente identificado em Wuhan, na China, ele rapidamente se espalhou pelo mundo todo e interrompeu de maneira abrupta com praticamente todas as viagens e o comércio mundiais, jogando as economias em uma recessão profunda e resultando, em determinado momento, em mais da metade da população mundial vivendo sob ordens para permanecer em casa. Não apenas os viajantes carregam infecções transmissíveis entre pessoas (p. ex., influenza, HIV) em qualquer lugar do mundo, mas eles também podem introduzir infecções transmitidas por vetores em novas regiões geográficas (p. ex., vírus chikungunya e zika) e contribuir para a disseminação global de organismos resistentes a múltiplos fármacos. A conectividade mundial crescente possui profundas implicações, não apenas na economia global, como também na medicina e na disseminação de doenças infecciosas.

ENTENDENDO A MICROBIOTA

Os humanos saudáveis normais são colonizados por cerca de 50 trilhões de bactérias, assim como por incontáveis vírus, fungos e arqueias; em conjunto, esses microrganismos excedem as células humanas em aproximadamente 10 vezes (Cap. 471). O seu principal reservatório é o trato gastrintestinal; um número substancial deles vive no trato genital feminino, na cavidade oral e na nasofaringe. Existe um crescente interesse na pele e até nos pulmões como sítios em que a colonização microbiana pode ser altamente relevante para a biologia e a suscetibilidade do hospedeiro à doença. Esses organismos comensais proporcionam vários benefícios ao hospedeiro, desde uma ajuda no metabolismo até a modulação do sistema imune. Em relação às doenças infecciosas, a grande maioria das infecções é causada por organismos que são parte da microbiota normal (p. ex., *Staphylococcus aureus*, *Streptococcus pneumoniae*, *Pseudomonas aeruginosa*), com relativamente poucas infecções devidas a microrganismos estritamente patogênicos (p. ex., *Neisseria gonorrhoeae* e vírus da raiva). Talvez não seja surpreendente que uma compreensão global da microbiota seja essencial para a avaliação das doenças infecciosas. As microbiotas dos indivíduos

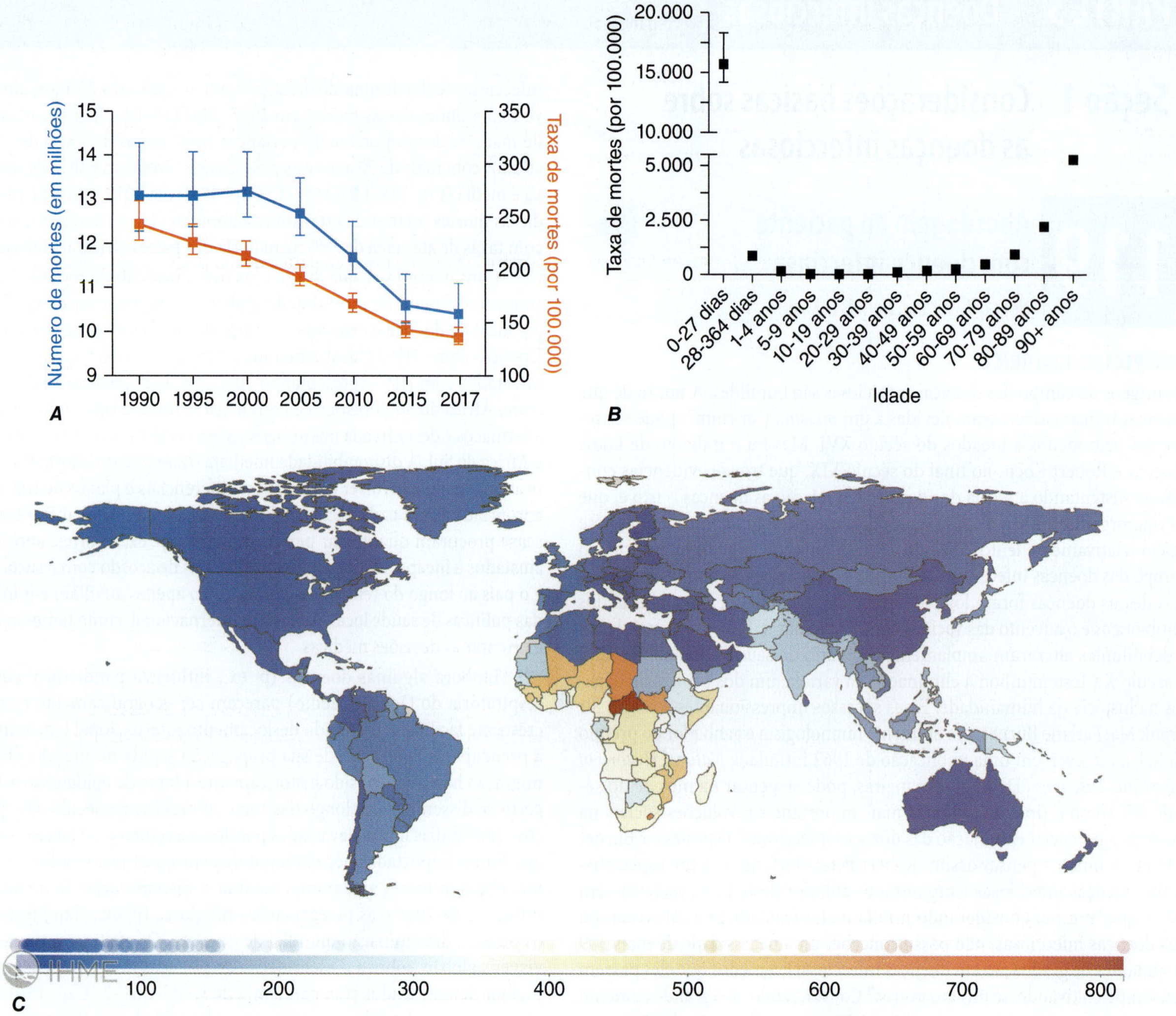

FIGURA 119-1 **Magnitude global de mortes relacionadas com doenças infecciosas. *A.*** O número absoluto (*linha azul; eixo da esquerda*) e a taxa (*linha vermelha; eixo da direita*) de mortes relacionadas com doenças infecciosas em todo o mundo desde 1990. ***B.*** Taxas de mortes relacionadas a doenças infecciosas específicas por idade em 2017. Em ***A*** e ***B***, os gráficos mostram a média estimada e os intervalos de incerteza de 95%. ***C.*** Um mapa mostrando dados específicos de cada país das mortes totais que foram atribuídas aos distúrbios transmissíveis, maternos, neonatais e nutricionais em 2017. *(Fonte: Global Burden of Disease Study, Institute for Health Metrics and Evaluation.)*

exercem um impacto importante na sua suscetibilidade às doenças infecciosas e até mesmo nas suas respostas às vacinas. O conhecimento sítio-específico da microbiota endógena pode facilitar a interpretação apropriada de resultados de cultura, auxiliar na seleção de terapias antimicrobianas empíricas baseadas nos prováveis agentes causadores e fornecer estímulo adicional para o uso racional de antibióticos, a fim de minimizar os efeitos indesejados desses fármacos sobre os microrganismos "benéficos" que habitam o corpo.

QUANDO CONSIDERAR UMA ETIOLOGIA INFECCIOSA

O título deste capítulo pode parecer uma presunção de que o médico sabe quando o paciente é portador de uma doença infecciosa. Na realidade, este capítulo pode servir apenas como guia para a avaliação de um paciente no qual a presença de uma doença infecciosa seja uma possibilidade. Uma vez estabelecido um diagnóstico específico, o leitor deverá consultar os capítulos subsequentes que tratam dos microrganismos específicos em detalhes. O desafio para o médico é reconhecer quais pacientes apresentam uma doença infecciosa em contraposição a outros distúrbios de base. Essa tarefa é bastante complicada pelo fato de que as infecções possuem infinitas formas de apresentação, desde condições agudas potencialmente fatais (p. ex., meningococemia), doenças crônicas de gravidade variável (p. ex., úlcera péptica associada ao *H. pylori*) até a ausência completa de sintomas (p. ex., infecção latente pelo *M. tuberculosis*). Enquanto é impossível generalizar sobre a apresentação que acompanha cada uma das infecções, achados comuns na história, exame físico e testes básicos de laboratório em geral sugerem que o paciente apresente uma doença infecciosa ou que deveria ser avaliado com maior cautela em relação a uma delas. Este capítulo se concentra nesses achados comuns e em como eles podem direcionar a avaliação continuada do paciente.

ABORDAGEM AO PACIENTE

Doenças infecciosas

Ver também Capítulo 122.

HISTÓRIA

Como em toda a medicina, a obtenção de uma história completa e minuciosa é primordial na avaliação de um paciente que apresente uma possível doença infecciosa. A história é crucial para um diagnóstico diferencial específico e para a orientação do exame físico e dos testes diagnósticos iniciais. Embora o detalhamento de todos os elementos de uma história esteja além do escopo deste capítulo, os componentes específicos relevantes às doenças infecciosas requerem especial atenção. Em geral, esses aspectos se concentram em duas áreas: (1) uma história de exposição que possa identificar microrganismos com os quais o paciente possa ter entrado em contato e (2) fatores específicos do hospedeiro que possam predispor ao desenvolvimento de uma infecção.

Histórico de exposição • **História de infecções ou exposição a microrganismos resistentes aos fármacos** Informações a respeito de infecções prévias de um paciente, com os perfis associados de suscetibilidade microbiana, são de grande utilidade na determinação de possíveis agentes etiológicos. Especificamente, saber se um paciente possui um histórico de infecção com microrganismos resistentes a fármacos (p. ex., *S. aureus* resistentes à meticilina, *Enterococcus* spp. resistentes à vancomicina, organismos entéricos que produzem β-lactamase de espectro estendido ou carbapenemase) ou que possa ter sido exposto a microrganismos resistentes a fármacos (p. ex., durante uma estada recente e prolongada em um hospital, enfermaria ou unidade de tratamento agudo) poderá alterar a escolha de antibióticos empíricos. Por exemplo, um paciente que se apresenta com sepse e que sabidamente possui um histórico de infecção invasiva por um isolado de *P. aeruginosa* resistente a múltiplos fármacos deverá ser tratado empiricamente com um regime antimicrobiano que abranja essa cepa.

Histórico social Embora o histórico social coletado pelos médicos seja em geral limitado às perguntas sobre o uso de álcool ou tabaco pelo paciente, um histórico social completo poderá fornecer diversas pistas para o diagnóstico inicial. Saber se o paciente possui algum comportamento de risco (p. ex., condutas sexuais não seguras, uso de drogas intravenosas [IV]), possíveis exposições associadas a *hobbies* (p. ex., jardinagem intensiva, com possível exposição ao *Sporothrix schenckii*) ou exposições ocupacionais (p. ex., risco aumentado de exposição ao *M. tuberculosis* em trabalhadores de serviços funerários) poderá facilitar o diagnóstico. A importância do histórico social é exemplificada por um caso em 2009, no qual um pesquisador de laboratório morreu de uma infecção por *Y. pestis* adquirida durante seu trabalho; embora esse paciente tenha visitado tanto a clínica ambulatorial quanto um departamento de emergência, seu registro em ambos os locais não incluiu sua ocupação – informação que possivelmente teria levado rapidamente ao tratamento apropriado e às medidas de controle da infecção.

Hábitos alimentares Como certos patógenos estão associados a hábitos alimentares específicos, perguntar sobre a alimentação de um paciente poderá fornecer pistas sobre possíveis exposições. Por exemplo, cepas de *Escherichia coli* produtoras da toxina Shiga e *Toxoplasma gondii* estão associadas ao consumo de carne crua ou malcozida; *Salmonella typhimurium*, *Listeria monocytogenes* e *Mycobacterium bovis*, ao leite não pasteurizado; *Leptospira* spp., parasitas e bactérias entéricas, à água não tratada; e *Vibrio* spp., norovírus, helmintos e protozoários, a frutos do mar crus.

Exposições a animais Como os animais são em geral importantes vetores de doenças infecciosas, os pacientes deverão ser indagados a respeito de exposições a quaisquer animais, incluindo contato com seus próprios animais de estimação, visitas a zoológicos ou encontros casuais (p. ex., infestação de roedores domésticos). Cachorros, por exemplo, carregam pulgas que servem como transmissores de vários agentes infecciosos, incluindo doença de Lyme, febre maculosa das Montanhas Rochosas e erliquiose. Gatos são associados à infecção por *Bartonella henselae*; répteis, à infecção por *Salmonella*; roedores, à leptospirose; e coelhos, à tularemia (Cap. 141).

Histórico de viagem Merecem atenção as viagens internacionais e domésticas. A presença de febre em um paciente que retornou recentemente do exterior amplia significativamente o diagnóstico diferencial (Cap. 124); mesmo um histórico remoto de uma viagem internacional poderá refletir a exposição do paciente a infecções por patógenos, como o *M. tuberculosis* ou o *Strongyloides stercoralis*. De forma semelhante, uma viagem doméstica pode expor pacientes a patógenos que normalmente não são encontrados em seus ambientes e, portanto, poderão não ser considerados rotineiramente no diagnóstico diferencial. Por exemplo, um paciente que visitou recentemente a Califórnia ou os vinhedos de Martha pode ter sido exposto ao *Coccidioides immitis* ou à *Francisella tularensis*, respectivamente. Além de simplesmente identificar locais que um paciente possa ter visitado, o médico deverá investigar mais profundamente para saber que tipos de atividades e comportamentos o paciente adotou durante a viagem (p. ex., os tipos de alimentos e fontes de água consumida, mergulhos em água doce, exposição a animais) e se o paciente recebeu as imunizações necessárias e/ou tomou os medicamentos profiláticos necessários antes da viagem; essas exposições adicionais, que o paciente poderá não pensar em relatar sem indagação específica, são tão importantes quanto as exposições durante a vida diária rotineira do paciente.

Fatores específicos do hospedeiro Como muitas infecções oportunistas (p. ex., por *Pneumocystis jirovecii*, *Aspergillus* spp. ou vírus JC) afetam primariamente pacientes imunocomprometidos, é de vital importância determinar o estado imunológico do paciente. Distúrbios no sistema imune poderão ser devidos a uma doença inicial (p. ex., neoplasia maligna, infecção por HIV, desnutrição), uma medicação (p. ex., quimioterapia, glicocorticoides, anticorpos monoclonais dirigidos contra componentes do sistema imune), uma modalidade de tratamento (p. ex., irradiação total do corpo, esplenectomia) ou uma imunodeficiência primária. O tipo de infecção para a qual o paciente apresenta um risco aumentado varia com o tipo específico de distúrbio imunológico. Ao mesmo tempo em que determina se um paciente está imunocomprometido por qualquer razão, o médico deverá rever o registro de imunização para se assegurar que o paciente está adequadamente protegido contra doenças que podem ser prevenidas com vacinas (Cap. 123).

EXAME FÍSICO

Assim como o histórico, um exame físico minucioso é crucial na avaliação de pacientes que apresentam uma doença infecciosa. Alguns elementos do exame físico (p. ex., pele, linfonodos), que em geral são realizados de uma forma superficial, como resultado de um ritmo cada vez mais intenso de prática médica, poderão ajudar a estabelecer o diagnóstico inicial. Além disso, exames seriados são cruciais, já que novos achados podem surgir ao longo do progresso da doença. Uma descrição de todos os elementos de um exame físico está além do escopo deste capítulo, porém os componentes seguintes são de particular relevância para as doenças infecciosas.

Sinais vitais Considerando-se que as elevações de temperatura são geralmente um sinal de infecção, a atenção a este parâmetro poderá ser valiosa no diagnóstico de uma doença infecciosa. A ideia de que 37°C representa a temperatura normal do corpo humano data do século XIX e se baseou inicialmente em medidas axilares. As temperaturas retais refletem mais precisamente a temperatura interna do corpo e são 0,4°C e 0,8°C mais elevadas do que as temperaturas oral e axilar, respectivamente. Esta ideia de uma temperatura corporal "normal" não considera o fato de que as temperaturas tendem a ser maiores ao final do dia, nas mulheres e nas pessoas mais jovens. Além disso, a temperatura corporal média parece ter caído cerca de 0,03°C a cada década desde o início do século XIX até um novo normal de aproximadamente 36,7°C. Embora a definição de febre varie muito na literatura médica, a definição mais comum, a qual se baseia em estudos que definiram a febre de origem obscura (Cap. 20), utilizam uma temperatura ≥ 38,3°C. Embora seja muito comum a associação entre febre e infecção, a febre também está documentada em muitas outras doenças (Cap. 18). Para cada aumento de 1°C na temperatura corporal, a frequência cardíaca se eleva normalmente em 15 a 20 bpm. A Tabela 119-1 lista infecções que estão associadas à bradicardia relativa (*sinal de Faget*), em que os pacientes apresentam uma frequência cardíaca mais baixa do que seria esperada para uma determinada temperatura corporal. Embora essa dissociação pulso-temperatura não seja altamente sensível ou específica para o estabelecimento de um diagnóstico, ela será potencialmente útil em situações de baixos recursos, dada a sua imediata disponibilidade e simplicidade.

Linfáticos Existem aproximadamente 600 linfonodos em todo o corpo, e as infecções representam uma causa importante de linfadenopatia. Um exame físico deverá incluir avaliação dos linfonodos em várias regiões (p. ex., regiões poplítea, inguinal, epitroclear, axilar, cervical múltipla), anotando-se localização, tamanho (normal, < 1 cm), presença ou ausência de sensibilidade e consistência (mole, firme ou elástico) e se os nodos se apresentam emaranhados (i.e., conectados e em movimento conjunto). Linfonodos pequenos e firmes também podem ser descritos como "balas", em referência ao tamanho e consistência de balas de revólver. É importante observar que a presença de nodos epitrocleares palpáveis é sempre patológica. Dos pacientes que se apresentam com linfadenopatia, 75% apresentam achados localizados, e os 25% restantes apresentam linfadenopatia generalizada (i.e., que envolve mais de uma região anatômica). A linfadenopatia localizada da região de cabeça e pescoço é encontrada em 55% dos pacientes, linfadenopatia inguinal, em 14%, e axilar, em 5%. Determinar se o paciente apresenta linfadenopatia generalizada ou localizada poderá ajudar a estreitar o diagnóstico diferencial, já que várias infecções se apresentam de forma distinta.

TABELA 119-1 ■ Causas de bradicardia relativa

Causas infecciosas		
Microrganismos intracelulares		
	Bactérias Gram-negativas	*Salmonella typhi*
		Francisella tularensis
		Brucella spp.
		Coxiella burnetii (febre Q)
		Leptospira interrogans
		Legionella pneumophila
		Mycoplasma pneumoniae
	Microrganismos transmitidos por carrapato	*Rickettsia* spp.
		Orientia tsutsugamushi (tifo rural)
		Babesia spp.
	Outros	*Corynebacterium diphtheriae*
		Plasmodium spp. (malária)
Vírus/infecções virais		Vírus da febre amarela
		Vírus da dengue
		Febres hemorrágicas virais[a]
		Miocardite viral
Causas não infecciosas		
		Febre medicamentosa
		Uso de betabloqueador
		Lesões do sistema nervoso central
		Linfoma maligno
		Febre factícia

[a]Primariamente precoce no curso da infecção com vírus Marburg ou ebola.

Pele O fato de que muitas infecções apresentam manifestações cutâneas concede ao exame físico particular importância na avaliação de pacientes (Caps. 19, 58 e 129 e A1). É importante realizar um exame cutâneo completo, com atenção à frente e às costas. Exantemas específicos são em geral extremamente úteis para estreitar o diagnóstico diferencial de uma infecção (Caps. 19 e A1). Em diversas situações, pacientes na unidade de tratamento intensivo apresentaram "febre de origem obscura", que foi, na verdade, devida a úlceras de pressão não observadas. Além disso, um exame minucioso das extremidades distais à procura de hemorragias por estilhaço, lesões de Janeway ou nódulos de Osler poderá fornecer evidências de endocardite ou outras causas de êmbolos sépticos.

Corpos estranhos Conforme mencionado anteriormente, muitas infecções são causadas por membros da microbiota endógena. Essas infecções ocorrem geralmente quando esses microrganismos escapam de seu hábitat normal e penetram em outro, novo. Portanto, a manutenção de barreiras epiteliais é um dos mais importantes mecanismos na proteção contra infecção. Entretanto, a hospitalização de pacientes é geralmente associada à quebra dessas barreiras – por exemplo, devido à colocação de acessos IV, drenos cirúrgicos ou cateteres (p. ex., tubos endotraqueais e cateteres de Foley), que permitem que os microrganismos se alojem em locais a que normalmente não teriam acesso (Cap. 142). Da mesma forma, saber que acessos, tubos e drenos estão sendo usados ajuda a saber que locais do corpo poderão ser infectados.

EXAMES DIAGNÓSTICOS

Os testes laboratoriais e radiológicos têm avançado enormemente durante as últimas décadas e se tornaram um componente importante na avaliação dos pacientes. O drástico aumento no número de diagnósticos sorológicos, testes antigênicos e diagnósticos moleculares disponíveis para o médico tem, na verdade, revolucionado o cuidado médico. Entretanto, todos esses testes deverão ser vistos como auxiliares do histórico e do exame físico, e não como substitutos deles. A seleção de testes iniciais deverá ser baseada diretamente no histórico e nos achados do exame físico do paciente. Além disso, os testes diagnósticos deverão ser limitados àquelas condições que se mostram racionalmente prováveis e tratáveis, importantes em termos de considerações de saúde pública e/ou capazes de fornecer um diagnóstico definitivo que irá consequentemente limitar outros testes.

Contagem de leucócitos As elevações nas contagens de leucócitos estão em geral associadas à infecção, embora muitas infecções virais estejam associadas à leucopenia. É importante avaliar a contagem diferencial de leucócitos, já que as classes de microrganismos se associam a diferentes tipos de leucócitos. Por exemplo, as bactérias estão associadas a um aumento de neutrófilos polimorfonucleares, geralmente com níveis elevados de formas no início de seu desenvolvimento, como os bastões; os vírus estão associados a um aumento dos linfócitos; e certos parasitas estão associados a um aumento de eosinófilos. A Tabela 119-2 lista as principais causas infecciosas da eosinofilia.

Marcadores inflamatórios A velocidade de hemossedimentação (VHS) e o nível de proteína C-reativa representam avaliações indireta e direta da resposta de fase aguda, respectivamente, que podem ser usadas para analisar o nível geral de inflamação de um paciente. Além disso, esses marcadores podem ser acompanhados seriadamente durante um período a fim de se monitorar a progressão/resolução da doença. É sabido que a VHS se altera de forma relativamente lenta e em geral não costuma ter utilidade avaliá-la mais do que uma vez por semana; por outro lado, as concentrações de proteína C-reativa se alteram rapidamente, e as medições diárias poderão ser úteis no contexto adequado. Embora esses marcadores sejam indicadores sensíveis de inflamação, nenhum deles é específico. Uma VHS extremamente elevada (> 100 mm/h) possui um valor preditivo de 90% para a ocorrência de uma doença de base grave (Tab. 119-3). Trabalhos para identificar outros marcadores inflamatórios potencialmente úteis estão em andamento (p. ex., procalcitonina, proteína amiloide A sérica); entretanto, a sua utilidade clínica ainda requer posterior validação.

Análise do líquido cerebrospinal (LCS) A avaliação do líquido cerebrospinal (LCS) é crucial para pacientes com suspeita de meningite ou encefalite. Uma pressão de abertura deverá ser sempre registrada, e o LCS deverá ser enviado rotineiramente para a contagem de células, coloração de Gram e cultura e determinação dos níveis de glicose e de proteína. Uma típica coloração de Gram do LCS requer $> 10^5$ bactérias/mL para que se obtenha um resultado positivo confiável; sua especificidade se aproxima de 100%. A Tabela 119-4 lista os perfis típicos do LCS para as várias infecções. Em geral, um LCS com uma pleocitose linfocítica e uma baixa concentração de glicose sugere ou uma infecção (p. ex., por *Listeria*, *M. tuberculosis* ou um fungo) ou um distúrbio não infeccioso (p. ex., meningite neoplásica, sarcoidose). O teste do LCS para antígenos bacterianos (p. ex., testes de aglutinação de látex para *Haemophilus influenzae* do tipo b, *Streptococcus* do grupo B, *S. pneumoniae* e *Neisseria meningitidis*) não é recomendado como um teste de rastreamento, considerando-se que esses testes não são mais sensíveis do que a coloração de Gram; entretanto, esses ensaios poderão ser úteis para a identificação de organismos observados na coloração de Gram. Por outro lado, outros testes antigênicos (p. ex., para *Cryptococcus*) e alguns testes sorológicos do LCS (p. ex., para *Treponema pallidum*, *Coccidioides*) são altamente sensíveis e úteis para a seleção de pacientes. Além disso, a análise da reação em cadeia da polimerase (PCR) do LCS está sendo cada vez mais usada para o diagnóstico de infecções bacterianas (p. ex., *N. meningitidis*, *S. pneumoniae*, micobactérias) e virais (p. ex., herpes-vírus simples, enterovírus); enquanto esses testes moleculares permitem o rápido diagnóstico com um elevado grau de sensibilidade e especificidade, eles em geral não permitem a determinação de perfis de resistência antimicrobiana.

Culturas A base do diagnóstico das doenças infecciosas inclui a cultura do tecido (p. ex., amostras cirúrgicas) ou fluido (p. ex., sangue, urina, escarro, pus de uma ferida) infectado. As amostras podem ser encaminhadas para cultura de bactérias (aeróbias e anaeróbias), fungos ou vírus. De preferência, as amostras devem ser coletadas antes da administração da terapia antimicrobiana; em casos em que essa ordem de eventos não é clinicamente possível, o exame microscópico da amostra (p. ex., preparações com coloração de Gram ou tratadas com hidróxido de potássio [KOH]) é particularmente importante. A cultura de microrganismo(s) permite a identificação do agente etiológico, a determinação do perfil de suscetibilidade antimicrobiana e – quando há preocupação sobre um surto – a tipagem do isolado. Enquanto as culturas são extremamente úteis na avaliação de pacientes, determinar se os seus resultados são clinicamente significativos ou se representam uma contaminação (p. ex., uma espécie de estafilococos não *aureus*, não *lugdunensis* crescendo em uma cultura sanguínea) poderá ser algumas vezes desafiador e requer um conhecimento do estado imunológico, histórico de exposição

TABELA 119-2 ■ Principais causas infecciosas de eosinofilia[a]

Órgão envolvido	Microrganismo	Exposição	Distribuição geográfica	Grau de eosinofilia[b]
Sistema nervoso central	*Angiostrongylus*	Frutos do mar crus	Ásia	Leve
	Gnathostoma	Aves e frutos do mar crus	Ásia	Moderada a extrema
Olhos	*Loa loa*	Picada de inseto	África	Moderada (expatriados), leve (pacientes que vivem em áreas endêmicas)
	Onchocerca	Picada de inseto	África	Leve (expatriados), moderada (pacientes que vivem em áreas endêmicas)
Pulmões	*Chlamydia trachomatis*	Transmissão sexual	Em todo o mundo	Leve
	Strongyloides	Solo	Tropical	Moderada (aguda), leve (crônica)
	Toxocara canis/Toxocara cati[c]	Cachorros, solo	Em todo o mundo	Moderada a extrema
	Paragonimus	Caranguejos e lagostim	Ásia	Moderada (aguda), leve (crônica)
	Coccidioides immitis	Solo	Sudoeste dos Estados Unidos	Leve (aguda), extrema (disseminada)
	Brugia malayi	Picada de inseto	Ásia	Leve a extrema
	Pneumocystis jirovecii	Ar	Em todo o mundo	Leve
Fígado	*Schistosoma japonicum*	Nadar em água doce	Ásia	Moderada (aguda), leve (crônica)
	Schistosoma mansoni	Nadar em água doce	África, Oriente Médio, América Latina	Moderada (aguda), leve (crônica)
	Fasciola	Agrião	Em todo o mundo	Moderada
	Clonorchis	Frutos do mar crus	Ásia	Leve a extrema
	Opisthorchis	Frutos do mar crus	Ásia	Leve a extrema
Intestinos	*Ascaris*[d]	Frutas e vegetais crus, água contaminada	Em todo o mundo	Leve a extrema
	Ancilóstomo	Solo	Em todo o mundo	Leve a moderada
	Trichuris	Frutas e vegetais crus, água contaminada	Tropical	Leve
	Cystoisospora belli	Água e comida contaminadas	Em todo o mundo	Leve
	Dientamoeba fragilis	Não esclarecida; disseminada pela via fecal-oral	Em todo o mundo	Leve
	Capillaria	Frutos do mar crus	Ásia	Extrema
	Heterophyes	Frutos do mar crus	Ásia, Oriente Médio	Leve
	Anisakis	Frutos do mar crus	Em todo o mundo	Leve
	Baylisascaris procyonis[e]	Solo	América do Norte	Moderada a extrema
	Hymenolepis nana	Água contaminada, solo	Em todo o mundo	Leve
Bexiga	*Schistosoma haematobium*	Nadar em água doce	África, Oriente Médio	Moderada (aguda), leve (crônica)
Músculos	*Trichinella*	Carne de porco	Em todo o mundo	Moderada a extrema
Linfáticos	*Wuchereria bancrofti*[d]	Picada de inseto	Tropical	Moderada a extrema[f]
	Bartonella henselae	Gatos	Em todo o mundo	Leve
Outros	Recuperação de infecções bacterianas ou virais	–	–	Leve
	Vírus da imunodeficiência humana (HIV)	Fluido corporal contaminado	Em todo o mundo	Leve
	Cryptococcus neoformans	Solo	Em todo o mundo	Moderada a extrema (disseminada)

[a]Existem diversas causas não infecciosas de eosinofilia, como doença atópica, síndrome DRESS (reação medicamentosa com eosinofilia e sintomas sistêmicos) e anemia perniciosa, que podem causar eosinofilia leve; hipersensibilidade aos fármacos e doença do soro, que podem causar eosinofilia leve a moderada; doença vascular de colágeno, que pode causar eosinofilia moderada; e neoplasias, síndrome de Churg-Strauss e síndromes hiper-IgE, que podem causar eosinofilia moderada a extrema. [b]Leve: 500-1.500 células/µL; moderada: 1.500-5.000 células/µL; extrema: > 5.000 células/µL. [c]Pode afetar também o fígado e os olhos. [d]Pode afetar também os pulmões. [e]Pode afetar também os olhos e o sistema nervoso central. [f]Os níveis são tipicamente mais elevados com infecções pulmonares.

e microbiota do paciente. Em alguns casos, as culturas seriadas para demonstrar a eliminação do organismo poderão ser úteis.

Testes patógeno-específicos Diversos testes patógeno-específicos (p. ex., sorologia, testes antigênicos, testes de PCR) estão comercialmente disponíveis, e muitos hospitais oferecem hoje alguns deles para uso domiciliar a fim de facilitar uma mudança rápida que, ao final, melhora o tratamento do paciente. O leitor será direcionado para capítulos relevantes sobre detalhes específicos dos patógenos de interesse. Alguns desses testes (p. ex., PCRs universais) identificam microrganismos que normalmente não são cultiváveis e apresentam relações pouco claras com a doença, complicando, portanto, o diagnóstico. Conforme esses testes vão se tornando mais comuns e o trabalho do Human Microbiome Project progride, a relevância de algumas dessas bactérias anteriormente não reconhecidas para a saúde humana irá provavelmente se tornar mais aparente.

Exames radiológicos As técnicas de imagem representam um importante auxílio ao exame físico, permitindo a avaliação da linfadenopatia em regiões não acessíveis externamente (p. ex., mediastino, sítios intra-abdominais), a avaliação de órgãos internos para evidências de infecção e a facilitação da retirada de amostras percutâneas de espaços profundos guiadas por imagem. A escolha da modalidade de imagem (p. ex., tomografia computadorizada [TC], ressonância magnética [RM], ultrassonografia, medicina nuclear, uso de contraste) é melhor realizada em conjunto com um radiologista para garantir que os resultados irão atender aos interesses específicos do médico.

TABELA 119-3 ■ Causas de velocidade de hemossedimentação extremamente elevada (> 100 mm/h)

Categoria etiológica (% dos casos)	Causas específicas
Doenças infecciosas (35-40)	Endocardite bacteriana subaguda Abscessos Osteomielite Tuberculose Infecção do trato urinário
Doenças inflamatórias (15-20)	Arterite de células gigantes Artrite reumatoide Lúpus eritematoso sistêmico
Neoplasias (15-20)	Mieloma múltiplo Leucemias Linfomas Carcinomas
Outras (20-35)	Reação de hipersensibilidade aos fármacos (febre medicamentosa) Lesão tissular isquêmica/trauma Doenças renais

TRATAMENTO

Os médicos geralmente precisam ponderar entre a necessidade do tratamento empírico com antibióticos e a condição clínica do paciente. Quando for clinicamente possível, é melhor que se obtenham amostras relevantes (p. ex., sangue, LCS, tecidos, exsudatos purulentos) para a cultura antes da administração de antibióticos, já que o tratamento com esses fármacos em geral torna o diagnóstico subsequente mais difícil. Embora uma máxima geral para o tratamento com antibióticos seja o uso de um regime com o espectro mais estreito possível (Cap. 144), os regimes empíricos de amplo espectro serão necessários de certa forma, já que ainda não foi estabelecido um diagnóstico específico. A Tabela 119-5 lista os regimes empíricos de tratamentos com antibióticos normalmente utilizados nas apresentações das infecções. Esses regimes poderão ser estreitados de forma apropriada, uma vez estabelecido um diagnóstico específico. Além dos antibióticos, algumas vezes as terapias adjuntas desempenham uma função, como um *pool* de imunoglobulinas IV (IgIV) coletadas de adultos saudáveis ou a globulina hiperimune preparada a partir do sangue de indivíduos com titulações elevadas de anticorpos específicos para patógenos selecionados (p. ex., citomegalovírus, vírus da hepatite B, vírus da raiva, vírus vaccinia, *Clostridium tetani*, vírus varicela-zóster, toxina do *Clostridium botulinum*). Embora os dados que sugerem eficácia sejam limitados, a IgIV é algumas vezes usada para pacientes com suspeita de síndrome do choque tóxico estafilocócico ou estreptocócico.

CONTROLE DA INFECÇÃO

Quando se avalia um paciente com suspeita de uma doença infecciosa, o médico deverá considerar que os métodos de controle da infecção são necessários para prevenir a transmissão de qualquer possível infecção para outros indivíduos. Em 2007, o Centers for Disease Control and Prevention publicou normas para precauções de isolamento que se encontram disponíveis para *download* em *www.cdc.gov/hicpac/2007IP/2007isolationPrecautions.html*. Os indivíduos expostos a certos patógenos (p. ex., *N. meningitidis*, HIV, *Bacillus anthracis*) deverão receber profilaxia pós-exposição para prevenir o desenvolvimento da doença (ver capítulos relevantes para detalhes sobre patógenos específicos).

QUANDO PEDIR CONSULTORIA PARA UMA DOENÇA INFECCIOSA

Algumas vezes, os clínicos gerais necessitam de assistência no tratamento do paciente em relação a uma perspectiva diagnóstica e/ou terapêutica. Diversos estudos demonstraram que uma consultoria com um especialista em doenças infecciosas está associada a melhores desfechos, menor permanência hospitalar e menores custos em pacientes com várias doenças. Por exemplo, em um estudo prospectivo de uma coorte de pacientes com bacteriemia por *S. aureus*, a consultoria para doenças infecciosas foi associada independentemente a uma redução de 56% na mortalidade em 28 dias. Além disso, especialistas em doenças infecciosas oferecem outros serviços (p. ex., controle de infecção, terapia antimicrobiana, tratamento ambulatorial com antibioticoterapia, programas de exposição ocupacional) que têm se mostrado benéficos para os pacientes. Sempre que tal assistência se mostrar vantajosa para um paciente com uma possível infecção, o clínico geral deverá optar por uma consultoria com um especialista em doenças infecciosas. Situações específicas que podem sugerir uma consultoria imediata incluem (1) pacientes difíceis de serem diagnosticados com supostas infecções, (2) pacientes que não respondem ao tratamento como esperado, (3) pacientes com um histórico médico complicado (p. ex., receptores de transplantes de órgãos, pacientes imunodeprimidos devido às condições autoimunes ou inflamatórias) e (4) pacientes portadores de doenças "exóticas" (i.e., doenças que geralmente não são observadas na sua região).

TABELA 119-4 ■ Perfis típicos de líquido cerebrospinal para meningite e encefalite[a]

	Normal	Meningite bacteriana	Meningite viral	Meningite fúngica[b]	Meningite parasitária	Meningite tuberculosa	Encefalite
Contagem de leucócitos (por μL)	< 5	> 1.000	25-500	40-600	150-2.000	25-100	50-500
Diferencial de leucócitos	60-70% linfócitos, ≤ 30% monócitos/macrófagos	↑↑ PMNs (≥ 80%)	Predominantemente linfócitos[c]	Linfócitos ou PMNs, dependendo do microrganismo específico	↑↑ Eosinófilos (≥ 50%)[d]	Predominantemente linfócitos[c]	Predominantemente linfócitos[c]
Coloração de Gram	Negativo	Positivo (em > 60% de casos)	Negativo	Raramente positivo	Negativo	Ocasionalmente positivo[e]	Negativo
Glicose (mg/dL)	40-85	< 40	Normal	↓ a normal	Normal	< 50 em 75% dos casos	Normal
Proteína (mg/dL)	15-45	> 100	20-80	150-300	50-200	100-200	50-100
Pressão de abertura (mmH_2O)	50-180	> 300	100-350	160-340	Normal	150-280	Normal a ↑
Causas comuns	–	*Streptococcus pneumoniae*, *Neisseria meningitidis*	Enterovírus	*Candida*, *Cryptococcus* e *Aspergillus* spp.	*Angiostrongylus cantonensis*, *Gnathostoma spinigerum*, *Baylisascaris procyonis*	*Mycobacterium tuberculosis*	Herpes-vírus, enterovírus, vírus influenza, vírus da raiva

[a]Os números indicam resultados típicos, porém os resultados reais poderão variar. [b]As características do líquido cerebrospinal dependem amplamente do microrganismo específico. [c]Neutrófilos poderão predominar no início do curso da doença. [d]Os pacientes normalmente apresentam também eosinofilia marcada. [e]A sensibilidade poderá estar aumentada pelo exame de um esfregaço de coágulo de proteína (película) e pelo uso de corante álcool-ácido.

Sigla: PMNs, neutrófilos polimorfonucleares.

TABELA 119-5 ■ Antibioticoterapia inicial empírica para apresentações de doenças infecciosas comuns[a]

Síndrome clínica	Etiologias comuns	Antibiótico(s)	Comentários	Ver Capítulo(s)
Choque séptico	*Staphylococcus aureus*, *Streptococcus pneumoniae*, bacilos entéricos Gram-negativos	Vancomicina, 15 mg/kg, a cada 12 h[b] ***mais*** β-lactâmico antipseudomonas de amplo espectro (piperacilina-tazobactam, 4,5 g, a cada 6 h; imipenem, 1 g, a cada 8 h; meropenem, 1 g, a cada 8 h; ou cefepima, 1-2 g, a cada 8-12 h)	Se for provável uma espécie de *Pseudomonas*, deve-se acrescentar um segundo agente antipseudomonas.	304
Meningite	*S. pneumoniae*, *Neisseria meningitidis*	Vancomicina, 15 mg/kg, a cada 12 h[b] ***mais*** Ceftriaxona, 2 g, a cada 12 h	Dexametasona (0,15 mg/kg, IV, a cada 6 h, por 2-4 dias) deverá ser adicionada para pacientes com suspeita ou confirmação de meningite pneumocócica, com a primeira dose administrada 10-20 min antes da primeira dose de antibióticos.	138 e capítulos sobre patógenos específicos
Abscesso do SNC	*Streptococcus* spp., *Staphylococcus* spp., anaeróbios, bacilos Gram-negativos	Vancomicina, 15 mg/kg, a cada 12 h[b] ***mais*** Ceftriaxona, 2 g, a cada 12 h ***mais*** Metronidazol, 500 mg, a cada 8 h	–	138
Endocardite aguda (válvula nativa)	*S. aureus*, *Streptococcus* spp., estafilococo coagulase-negativo	Vancomicina, 15 mg/kg, a cada 12 h[b] ***mais*** Cefepima, 2 g, a cada 8 h	–	128
Pneumonia Adquirida na comunidade, ambulatorial	*S. pneumoniae*, *Mycoplasma pneumoniae*, *Haemophilus influenzae*, *Chlamydia pneumoniae*	Sem comorbidades[h]: Azitromicina, 500 mg, VO × 1, seguidos por 250 mg, VO, a cada dia, × 4 dias Com comorbidades[h]: Levofloxacino, 750 mg VO 1x/dia	Se houver suspeita de MRSA, acrescentar vancomicina (15 mg/kg a cada 8-12 h[b]) ou linezolida (600 mg a cada 12 h); a daptomicina não deve ser usada em pacientes com pneumonia.	126 e capítulos sobre patógenos específicos
Paciente hospitalizado fora da UTI	Anteriores mais *Legionella* spp.	Uma fluoroquinolona respiratória (moxifloxacino, 400 mg, IV/VO, a cada dia; gemifloxacino, 320 mg, VO, a cada dia; ou levofloxacino, 750 mg, IV/VO, a cada dia) ***ou*** Um β-lactâmico (cefotaxima, ceftriaxona ou ampicilina-sulbactam) *mais* azitromicina		
Paciente hospitalizado na UTI	Anteriores mais *S. aureus*	Um β-lactâmico ***mais*** Azitromicina *ou* uma fluoroquinolona respiratória		
Pneumonia hospitalar[d]	*S. pneumoniae*, *H. influenzae*, *S. aureus*, bacilos Gram-negativos (p.ex., *Pseudomonas aeruginosa*, *Klebsiella pneumoniae*, *Acinetobacter* spp.)	Um β-lactâmico antipseudomonas (cefepima, 2 g, a cada 8 h; ceftazidima, 2 g, a cada 8 h; imipenem, 500 mg a cada 6 h; meropenem, 1 g, a cada 8 h; ou piperacilina-tazobactam, 4,5 g, a cada 6 h) ***mais*** Uma fluoroquinolona antipseudomonas (levofloxacino, 750 mg, a cada dia, ou ciprofloxacino, 400 mg, a cada 8 h) *ou* um aminoglicosídeo (amicacina, 15-20 mg/kg, a cada 24 h[c]; gentamicina, 5-7 mg/kg, a cada 24 h[e]; ou tobramicina, 5-7 mg/kg, a cada 24 h[e])	Se houver suspeita de MRSA, acrescentar vancomicina (15 mg/kg a cada 8-12 h[b]) ou linezolida (600 mg a cada 12 h); a daptomicina não deve ser usada em pacientes com pneumonia.	
Infecção intra-abdominal complicada Gravidade leve a moderada	Anaeróbios (*Bacteroides* spp., *Clostridium* spp.), bacilos Gram-negativos (*Escherichia coli*), *Streptococcus* spp.	Cefoxitina, 2 g, a cada 6 h ***ou*** Uma combinação de metronidazol (500 mg, a cada 8-12 h) *mais um dos seguintes*: cefazolina (1-2 g, a cada 8 h), cefuroxima (1,5 g, a cada 8 h), ceftriaxona (1-2 g, a cada 12-24 h), cefotaxima (1-2 g, a cada 6-8 h), ciprofloxacino (400 mg, a cada 12 h), levofloxacino (750 mg a cada 24 h)	Se houver suspeita de MRSA, acrescentar vancomicina (15 mg/kg a cada 12 h[b])	132, 177 e capítulos sobre patógenos específicos
Pacientes de alto risco ou alto grau de gravidade	Mesmo que o anterior	Um carbapenêmico (imipenem, 500 mg, a cada 6 h; meropenem, 1 g, a cada 8 h; doripenem, 500 mg, a cada 8 h) ***ou*** Piperacilina-tazobactam, 3,375 g, a cada 6 h[f] ***ou*** Uma combinação de metronidazol (500 mg a cada 8 h) *mais* uma cefalosporina antipseudomonas (cefepima, 2 g, a cada 8 h; ceftazidima, 2 g, a cada 8 h)		

(Continua)

TABELA 119-5 ■ Antibioticoterapia inicial empírica para apresentações de doenças infecciosas comuns[a] *(Continuação)*

Síndrome clínica	Etiologias comuns	Antibiótico(s)	Comentários	Ver capítulo(s)
Infecções da pele e dos tecidos moles	*S. aureus*, *Streptococcus pyogenes*	Dicloxacilina, 250-500 mg, VO, 4×/dia *ou* Cefalexina, 250-500 mg, VO, 4×/dia *ou* Clindamicina, 300-450 mg, VO, 3×/dia *ou* Nafcilina/oxacilina, 1-2 g, a cada 4 h	Se o MRSA estiver sendo considerado, vancomicina (15 mg/kg, a cada 12 h[b]), linezolida (600 mg, IV/VO, a cada 12 h) ou SMX-TMP (1-2 comprimidos de dose dupla, VO, 2×/dia[g]) podem ser usados.	129 e capítulos sobre patógenos específicos

[a]Esta tabela se refere aos adultos imunocompetentes com função renal e hepática normais. Todas as doses listadas são para administração parenteral, a menos que indicado de outra maneira. Os perfis de suscetibilidade antimicrobiana local podem influenciar a escolha do antibiótico. A terapia deverá ser adaptada uma vez que um agente etiológico específico e suas suscetibilidades sejam identificados. [b]Níveis mínimos de vancomicina deverão ser de 15-20 μg/mL. [c]Níveis mínimos de amicacina deverão ser de < 4 μg/mL. [d]Em pacientes com aparecimento tardio (i.e., após ≥ 5 dias de hospitalização) ou fatores de risco para microrganismos resistentes a múltiplos fármacos. [e]Os níveis mínimos para gentamicina e tobramicina deverão ser < 1 μg/mL. [f]Caso a *P. aeruginosa* represente uma preocupação, a dosagem deverá ser aumentada para 3,375 g, IV, a cada 4 h, ou 4,5 g, IV, a cada 6 h. [g]Os dados sobre a eficácia de SMX-TMP nas infecções da pele e tecidos moles são limitados. [h]As comorbidades incluem doença crônica cardíaca, pulmonar, hepática ou renal; diabetes melito; alcoolismo; câncer; ou asplenia.

Siglas: SNC, sistema nervoso central; UTI, unidade de terapia intensiva; MRSA, *S. aureus* resistente à meticilina; SMX-TMP, sulfametoxazol-trimetoprima; IV, intravenoso; VO, via oral.

PERSPECTIVA

O estudo das doenças infecciosas é na verdade um estudo de interações patógeno-hospedeiro e representa a evolução de ambos – uma luta interminável, na qual os microrganismos têm sido em geral mais criativos e adaptáveis. Considerando que um quinto das mortes mundiais ainda está relacionado com as doenças infecciosas, fica claro que a guerra contra as doenças infecciosas não está ganha. Por exemplo, ainda não existe uma cura para a infecção por HIV, têm ocorrido apenas melhoras marginais nos métodos de detecção e tratamento da tuberculose após mais de meio século de pesquisa, novos surtos de doenças infecciosas (p. ex., febres hemorrágicas virais, zika, SARS-CoV-2) continuam a surgir e a ameaça do terrorismo biológico ainda permanece alta. Os capítulos seguintes da Parte 5 detalham – tanto por síndrome quanto por microrganismo – o estado atual do conhecimento médico sobre as doenças infecciosas. Em seu íntimo, todos esses capítulos trazem uma mensagem semelhante: apesar de numerosos avanços no diagnóstico, tratamento e prevenção das doenças infecciosas, há necessidade de muito trabalho e pesquisa antes que qualquer pessoa possa afirmar que tenhamos alcançado "a potencial eliminação das doenças infecciosas". Na realidade, esse objetivo nunca será alcançado, considerando-se a rápida capacidade de adaptação dos microrganismos.

LEITURAS ADICIONAIS

Bartlett JG: Why infectious diseases. Clin Infect Dis 59(Suppl 2):S85, 2014.

Bhatraju PK et al: Covid-19 in critically ill patients in the Seattle region: Case series. N Engl J Med 382:2012, 2020.

Khabbaz RF et al: Challenges of infectious diseases in the USA. Lancet 384:53, 2014.

Marston HD et al: Antimicrobial resistance. JAMA 316:1193, 2016.

McQuillen DP, MacIntyre AT: The value that infectious disease physicians bring to the healthcare system. J Infect Dis 216:S588, 2017.

Verghese A et al: Inadequacies of physical examination as a cause of medical errors and adverse events: A collection of vignettes. Am J Med 128:1322, 2015.

120 Mecanismos moleculares da patogênese microbiana

Thomas E. Wood, Marcia B. Goldberg

As doenças infecciosas de seres humanos envolvem intrincadas interações entre o microrganismo infectante, os tecidos humanos e o microbioma do hospedeiro. A coevolução de seres humanos e microrganismos levou à presença de variados e numerosos fatores microbianos específicos que promovem o processo de doença e a uma correspondente ampla gama de respostas celulares aos patógenos em seres humanos, tanto específicas como inespecíficas. Entre os fatores microbianos que promovem as doenças, estão aqueles que alteram as células humanas, aqueles que inibem as respostas imunes do hospedeiro e aqueles que respondem aos microrganismos que constituem a microbiota e seus produtos metabólicos. O processo de infecção pode ser dividido em vários estágios: o encontro e a entrada do microrganismo no corpo humano (*colonização*), a ligação do microrganismo em seu nicho favorito e a evasão pelo microrganismo das defesas do hospedeiro (*infecção*), a produção combinada de fatores microbianos que danificam os tecidos humanos e de respostas inflamatórias do hospedeiro à presença do microrganismo (*doença*) e a liberação do patógeno no ambiente, onde ele pode infectar os outros (*transmissão*). É interessante notar que, para a maioria dos patógenos microbianos, a resposta inflamatória do hospedeiro contribui de forma substancial para os sintomas e o dano tecidual. Além disso, a microbiota humana (conjunto de microrganismos que habitam o corpo humano) modula, de maneira direta ou indireta, cada estágio da infecção (Cap. 471). Este capítulo descreve os mecanismos moleculares e celulares mais bem compreendidos que contribuem para doenças humanas causadas por patógenos bacterianos.

ENTRADA NO HOSPEDEIRO HUMANO

As doenças infecciosas ocorrem quando um patógeno vivo penetra no hospedeiro humano ou quando um produto patogênico tóxico é ingerido pelo hospedeiro, com o primeiro caso sendo muito mais comum que o último.

A maioria das infecções bacterianas resulta da entrada de um patógeno no corpo. A entrada pode ocorrer através de uma ruptura na pele até os tecidos moles subjacentes ou na superfície de uma membrana mucosa dos tratos respiratório, gastrintestinal ou geniturinário; a pele também pode ser diretamente infectada. A entrada nesses locais pode resultar em infecção da corrente sanguínea, o que pode, por sua vez, levar a infecções em outros sistemas orgânicos.

A entrada no trato respiratório ocorre através de núcleos de gotículas respiratórias (partículas transmitidas pelo ar com 1-5 μm de diâmetro) ou através de fômites introduzidos na mão que é contaminada pelo contato com uma superfície inerte contaminada (p. ex., maçaneta ou torneira). Os núcleos de gotículas respiratórias são gerados quando uma pessoa com uma infecção respiratória contagiosa (p. ex., tuberculose, legionelose, psitacose, influenza, sarampo, catapora, aspergilose, Covid-19) espirra, tosse, fala, toca um instrumento musical de sopro ou canta. Uma tosse pode gerar 3 mil partículas, enquanto um espirro pode gerar até 40 mil partículas; as partículas grandes podem evaporar até a faixa de 0,5 a 12 μm, e as partículas higroscópicas com 1,5 μm aumentam de tamanho ao passar pelas vias nasais úmidas e pelo trato respiratório inferior.

A entrada no trato gastrintestinal ocorre por meio da ingestão de água ou alimentos contaminados ou pelo contato entre pessoas, geralmente com a transferência da mão contaminada para a boca. Os patógenos para os quais o inóculo de transmissão é grande (p. ex., 10^8 microrganismos para a disseminação epidêmica de *Vibrio cholerae*, 10^5 microrganismos para *Salmonella enterica* sorovar Typhimurium) são geralmente adquiridos ao ingerir água ou alimentos contaminados, enquanto os patógenos para os quais o inóculo infeccioso é pequeno (p. ex., 10^1-10^2 microrganismos para *Shigella* spp.) são mais comumente adquiridos pela disseminação entre pessoas.

A entrada no trato geniturinário geralmente ocorre pela colonização do meato uretral ou do introito vaginal com microrganismos fecais seguida pela ascensão dos microrganismos até a bexiga ou os rins ou, ainda, por meio da instrumentação. A pielonefrite também pode ser resultado de disseminação pela corrente sanguínea.

ESTABELECIMENTO DA INFECÇÃO

NICHO

Patógenos vivos Dentro do hospedeiro humano, muitos patógenos bacterianos demonstram tropismo tecidual; os locais de infecção dentro do corpo humano são restritos e patógeno-específicos, de maneira que mesmo os tecidos adjacentes podem não estar envolvidos. Por exemplo, o estreptococo do grupo A causa faringite e infecção de tecidos moles, mas raramente causa pneumonia. O cólera é uma infecção do intestino delgado, mas não do estômago nem do cólon, enquanto *Shigella* spp. causa doença apenas no retossigmoide. Assim, para o estabelecimento da infecção, o patógeno deve ter acesso ao seu nicho e, então, permanecer dentro daquele nicho (Tab. 120-1). Na árvore respiratória, podem-se determinar três locais onde os patógenos se instalam inicialmente conforme o modo de disseminação. Os núcleos de gotículas alcançam a árvore brônquica ou os alvéolos, enquanto, após as mãos contaminadas tocarem a face, os fômites alcançam a faringe ou as vias nasais. Os patógenos se movem pelo trato gastrintestinal por meio da motilidade intestinal normal.

A associação e a invasão teciduais são ditadas pela interação entre a bactéria e fatores do hospedeiro, comumente receptores contendo glicanos e/ou a matriz extracelular associada. As condições ambientais do nicho desencadeiam a expressão dos fatores de virulência necessários para o estabelecimento da infecção; por exemplo, os sais biliares no intestino estimulam a expressão de adesinas e toxinas de *V. cholerae*, além da germinação de esporos de *Clostridioides difficile*. As bactérias comumente manipulam seu nicho particular de maneira a facilitar a infecção. Por exemplo, o patógeno gastroduodenal *Helicobacter pylori* produz urease, o que converte a ureia em amônia, aumentando o pH do ambiente estomacal ácido e criando um ambiente mais adequado à sua sobrevivência. Essa conversão também altera a fisiologia do epitélio gástrico.

TABELA 120-1 ■ Patógenos bacterianos, doenças e nichos

Tropismo mais comum	Bactéria	Doença
Pele, trato respiratório, intestino delgado	*Bacillus anthracis*	Antraz
Trato respiratório	*Bordetella pertussis*	Pertússis
Sistêmico	*Borrelia burgdorferi*	Doença de Lyme
Sistêmico	*Brucella abortus*	Brucelose
Sistêmico	*Burkholderia pseudomallei*	Melioidose
Olhos, venéreo	*Chlamydia trachomatis*	Várias clamidioses, incluindo tracoma
Cólon	*Clostridioides difficile*	Colite
Faringe	*Corynebacterium diphtheriae*	Difteria
Sistêmico	*Coxiella burnetii*	Febre Q
Cólon	*Escherichia coli* êntero-hemorrágica	
Estômago	*Helicobacter pylori*	Gastrite, úlceras gástricas
Trato respiratório	*Legionella pneumophila*	Doença dos legionários
Sistêmico, sistema nervoso central	*Listeria monocytogenes*	Listeriose
Trato respiratório	*Mycobacterium tuberculosis*	Tuberculose
Trato urogenital	*Neisseria gonorrhoeae*	Gonorreia
Trato respiratório	*Pseudomonas aeruginosa*	
Sistêmico	*Salmonella enterica* sorovar Typhi	Febre tifoide
Trato gastrintestinal	*Salmonella enterica* sorovar Typhimurium	
Cólon, reto	*Shigella* spp.	Disenteria, shigelose
Múltiplos sítios	*Staphylococcus aureus*	
Tecidos moles	Estreptococos do grupo A	
Intestino delgado	*Vibrio cholerae*	Cólera
Sistêmico	*Yersinia pestis*	Peste

Toxinas pré-formadas Um pequeno número de doenças é causado pela ingestão de alimentos com toxinas bacterianas pré-formadas. Entre estas, as mais comuns são as enterotoxinas de *Staphylococcus aureus*, as quais podem estar presentes em alimentos preparados como laticínios, carnes, ovos, saladas e outros produtos, e a enterotoxina emética de *Bacillus cereus*, a qual é mais frequentemente encontrada no arroz e em outros alimentos amiláceos que não foram adequadamente refrigerados. Menos comum, mas também importante, é a toxina botulínica produzida por *Clostridium botulinum*. As toxinas pré-formadas causam doença no intestino delgado (náuseas e vômitos) e podem causar sintomas sistêmicos.

Embora os patógenos possam ser destruídos quando o alimento é cozido, suas toxinas são termoestáveis. As enterotoxinas de *S. aureus* são bastante eméticas. *Bacillus cereus* produz a toxina peptídica termoestável cereulida, a qual atua como ionóforo de potássio e induz a vômitos. No botulismo, uma paralisia flácida causada pela captação da toxina botulínica bloqueia a liberação de neurotransmissores em neurônios motores, inibindo o sistema nervoso central e resultando em insuficiência respiratória potencialmente fatal.

ADESÃO

A adesão das bactérias às superfícies teciduais do hospedeiro é um pré-requisito para o estabelecimento de uma infecção pelo patógeno e é mediada por interações específicas entre receptor e ligante. Nesse contexto, a especificidade tecidual do repertório de receptores na superfície das células do hospedeiro é um fator crítico para delimitar o(s) nicho(s) de um patógeno. Essas associações físicas também facilitam o escape, pelo patógeno, dos mecanismos de defesa do hospedeiro (ver "Evasão das respostas imunes do hospedeiro", adiante) e podem contribuir para a formação de biofilmes pelo patógeno (ver "Biofilmes", adiante). Como a adesão aos receptores celulares costuma desencadear a transdução de sinais celulares e a sinalização imune inata, o bloqueio terapêutico dessa interação pode, em algumas circunstâncias, exacerbar a infecção.

Adesinas Os patógenos bacterianos desenvolveram uma ampla gama de estratégias pelas quais se aderem a diversas estruturas celulares encontradas no hospedeiro. Para muitos patógenos bacterianos, são conhecidos ligantes ou adesinas para receptores específicos do hospedeiro. As adesinas englobam uma ampla variedade de estruturas de superfície, incluindo proteínas únicas, carboidratos, glicoproteínas, lipídeos, lipoproteínas e complexos filamentosos de multiproteínas que se estendem por vários micrômetros a partir da superfície bacteriana, cada um deles ancorado no envelope da superfície externa da célula. A maioria das bactérias produz múltiplas adesinas com especificidade variável, permitindo que o patógeno interaja com múltiplos receptores, incluindo aqueles em vários tipos diferentes de células e tecidos encontrados durante o processo de infecção. Essas interações costumam ser parcialmente redundantes, são sorologicamente variáveis e contribuem, de forma aditiva ou sinérgica, com outras interações de ligação.

As classes comuns de adesinas são *pili* (também conhecidos como fímbrias), flagelos e proteínas autotransportadoras (Tab. 120-2). Os *pili* são extensões tipo pelos que consistem em um polímero da subunidade de pilina principal encoberto por pilinas menores que fornecem a função de aderência à estrutura. Os *pili* são classificados conforme o tipo e são produzidos por muitas bactérias Gram-negativas e por algumas bactérias Gram-positivas. Até o momento não se obteve sucesso nas tentativas de evitar infecções com vacinas baseadas em *pilus*.

Os tipos de *pili* incluem os tipos I, tipo P e tipo IV. Os *pili* tipo I frequentemente atuam em superfícies mucosas. Por exemplo, eles fazem a mediação da associação próxima de *Escherichia coli* uropatogênica (UPEC) com as células epiteliais da bexiga e da capacidade desse patógeno para persistir, causando infecções recorrentes do trato urinário. UPEC também produz *pili* tipo P e adesinas não relacionadas a fímbrias. Essas adesinas ligam metades de açúcares a glicoproteínas da superfície do hospedeiro, com especificidade variada dependendo das adesinas. As lectinas menores da pilina na ponta dos *pili* geralmente se ligam a glicanos D-manose, embora haja especificidade ligada às cepas. Por exemplo, a adesina FimH dos *pili* tipo I das cepas intestinais de *E. coli* costumam se ligar preferencialmente à oligomanose, enquanto a FimH das cepas de UPEC comumente se ligam à monomanose. Assim, as mesmas estruturas dos *pili* em diferentes cepas bacterianas podem ditar a aderência a tecidos distintos. Os *pili* tipo IV (Tfp) são disseminados entre as bactérias Gram-negativas, havendo estruturas

TABELA 120-2 ■ Classes de proteínas de adesão bacteriana e seus receptores no hospedeiro

Adesina	Exemplo	Receptor
Pili tipo I	Proteína Fim, *Escherichia coli* uropatogênica	Manose terminal de uroplaquina *N*-glicano em células do epitélio urinário
Pili tipo P	Proteína Pap, *E. coli* uropatogênica	Dissacarídeos de galactose
Pili tipo IV	Proteína Tfp, *Neisseria gonorrhoeae*	Integrinas contendo domínio I, CR3 e CD64
MSCRAMM	Proteína SdrC, *Staphylococcus aureus*	Neurexina β
Opa	Proteína Opa, *Neisseria meningitidis*	CEACAMs
Flagelo	Proteína FliC, *Pseudomonas aeruginosa*	Gangliosídeo asialo-GM1
Autotransportador	Invasina, *Yersinia pseudotuberculosis*	Integrinas β1
Autotransportador	Ag85, *Mycobacterium tuberculosis*	Fibronectina

Siglas: MSCRAMM, componentes da superfície microbiana que reconhecem as moléculas de adesão da matriz; CEACAMs, moléculas de adesão celular relacionadas com o antígeno carcinoembrionário.

semelhantes entre as bactérias Gram-positivas. Eles estão evolutivamente relacionados com o sistema de secreção tipo II (T2SS) e, além de mediarem a adesão, permitem a captação de DNA pelas bactérias e a motilidade das bactérias nas superfícies. A Tfp de *Neisseria* spp. e de *V. cholerae* faz a mediação da agregação de bactérias individuais em microcolônias, o que promove a colonização.

Os flagelos são filamentos poliméricos helicoidais que impelem as bactérias nos ambientes líquidos por meio da rotação em torno de seu eixo longo. Como os flagelos conferem a capacidade de nadar em direção a uma superfície-alvo, geralmente após um gradiente quimiotático em que sensores químicos influenciam a direção da mobilidade, eles são fatores de virulência fundamentais para muitas bactérias patogênicas. Os flagelos podem estar localizados em uma extremidade da célula bacteriana (*polar*) ou estar distribuídos ao redor da superfície bacteriana (*peritríquios*). Os flagelos estão evolutivamente relacionados com os sistemas de secreção tipo III (T3SSs) (ver "Nicho replicativo" e "Sobrevivência no vacúolo", adiante), e foi demonstrado que em algumas situações eles são responsáveis pela secreção de toxinas bacterianas. Os flagelos também podem agir como adesinas, ligando-se a mucinas de superfícies mucosas no caso dos patógenos gastrintestinais *E. coli* enteropatogênica (EPEC) e *E. coli* êntero-hemorrágica (EHEC).

As proteínas autotransportadoras compreendem uma subdivisão dos sistemas de secreção tipo V (T5SSs), os quais são prevalentes entre bactérias Gram-negativas (Fig. 120-1). Sendo projeções adesivas que se estendem ancoradas na membrana externa bacteriana, as proteínas autotransportadoras são determinantes fundamentais da virulência para muitos patógenos humanos, incluindo a aglutinina filamentosa de *Bordetella pertussis* (o agente etiológico da coqueluche) e o determinante de motilidade intracelular e adesina IcsA de *Shigella* spp. responsável por doenças disentéricas. Além disso, as proteínas autotransportadoras intimina e invasina são necessárias para a associação íntima de patógenos que aderem e invadem, como a EPEC e a invasão por *Yersinia* spp., respectivamente. Além dessas classes principais de adesinas, outras proteínas da superfície bacteriana estão envolvidas na adesão, incluindo a família Opa de proteínas da membrana de *Neisseria* spp. e os componentes da superfície microbiana que reconhecem as moléculas de adesão da matriz (MSCRAMMs, de *microbial surface components recognizing adhesive matrix molecules*) de *S. aureus* e de vários enterococos.

Receptores Os carboidratos (glicanos) na superfície das células humanas e secretados por elas são importantes na adesão dos patógenos bacterianos. As superfícies das células humanas estão recobertas por glicoproteínas e glicolipídeos, enquanto o esqueleto de tecidos da matriz extracelular (MEC) é principalmente composto por proteoglicanos secretados. A maior parte das superfícies mucosas é recoberta por uma camada de muco, a qual consiste primariamente em mucinas, uma família de proteínas que são profundamente glicosiladas. Entre as enzimas humanas envolvidas na decoração de glicanos das proteínas secretadas, está *FUT2*, para a qual cerca de 20% da população humana apresenta dois alelos não funcionais; a importância de glicanos humanos nas infecções é salientada pela observação de que as pessoas sem *FUT2* funcional mostram maior suscetibilidade a determinadas infecções bacterianas, menor suscetibilidade a certas infecções virais e suscetibilidade alterada a doenças inflamatórias crônicas não infecciosas. Esses dados são confundidos por um relativo aumento na secreção de glicanos sialilados em pessoas sem *FUT2* funcional. Os glicanos participam de muitas interações adesivas e servem como receptores para certas toxinas bacterianas. Certas bactérias alteram enzimaticamente os glicanos do hospedeiro de forma a permitir um melhor acesso à superfície celular, como no caso de *V. cholerae* e do patógeno oral *Tannerella forsythia*.

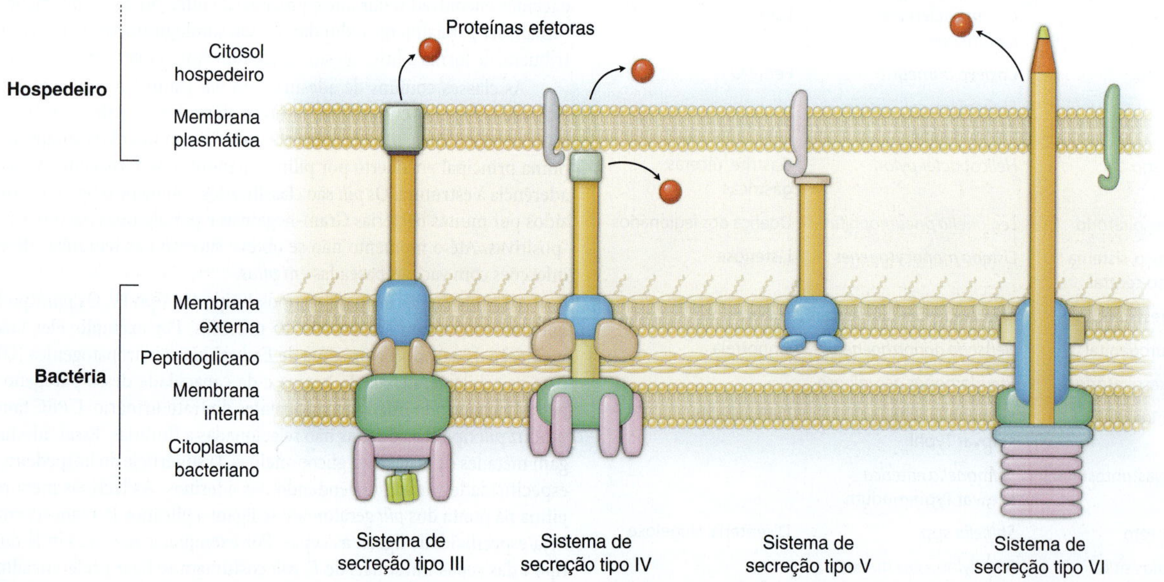

FIGURA 120-1 Principais sistemas de secreção bacteriana envolvidos na patogênese. Esquema dos sistemas de secreção dos tipos III, IV, V e VI (T3SS, T4SS, T5SS e T6SS, respectivamente) de bactérias Gram-negativas. T3SS, T4SS e T6SS fornecem proteínas bacterianas efetoras para as células do hospedeiro, enquanto T5SS participa da aderência à superfície das células. A arquitetura da porção extracelular do T4SS e a forma como é feita a translocação das proteínas efetoras ainda não estão bem definidas. As formas coloridas com ganchos na membrana plasmática do hospedeiro representam proteínas da membrana do hospedeiro que, acredita-se, podem participar desses processos.

O gangliosídeo GM1, um glicolipídeo, é o receptor para a toxina do cólera (CTX, de *cholera toxin*), para os flagelos de *Pseudomonas aeruginosa* e para a toxina α de *Clostridium perfringens*, enquanto resíduos do ácido siálico terminal em GM1 são importantes no tropismo do patógeno gástrico *H. pylori* por meio de alterações com as proteínas da membrana bacteriana BabA e SabA. Os proteoglicanos de sulfato de heparana e outras proteínas conjugadas de glicosaminoglicanos estão comumente associados com as membranas basolaterais de camadas epiteliais e atuam como ligantes para a proteína OmcB das clamídias e para a toxina do fator necrotizante citotóxico de *E. coli*; essas interações promovem a aderência bacteriana inicial nas proximidades da membrana plasmática e levam ao envolvimento de outras moléculas da superfície.

Em mamíferos, a MEC e as proteínas integrinas são onipresentes. A MEC consiste em laminina, vimentina e colágeno tipo IV, que interagem através da fibronectina com os receptores de integrina na membrana plasmática. Devido à interação direta com as integrinas presentes na membrana plasmática, as alterações na MEC podem resultar em transdução do sinal que influencia diretamente o comportamento das células imunes. Além disso, muitos patógenos bacterianos recrutam integrinas e as funcionalmente relacionadas moléculas de adesão celular relacionadas com o antígeno carcinoembrionário (CEACAMs, de *carcinoembryonic antigen-related cell adhesion molecules*) como receptores na célula do hospedeiro e como desencadeantes de sua internalização nas células humanas (ver "Mecanismos de entrada microbiana nas células", adiante). O receptor para *E. coli* aderente-invasiva, um tipo patogênico de *E. coli*, é CEACAM6, cujos níveis estão aumentados nas células epiteliais na doença inflamatória intestinal; *E. coli* aderente-invasiva adere em níveis maiores na doença de Crohn, e os locais de adesão bacteriana excessiva mostram inflamação aumentada.

Entre as muitas outras proteínas da superfície das células do hospedeiro que servem como receptores para a adesão bacteriana, está o regulador da condutância transmembrana da fibrose cística (CFTR, de *cystic fibrosis transmembrane conductance regulator*), um canal de cloreto envolvido na manutenção da hidratação adequada das superfícies mucosas. A mutação do gene *CFTR* causa a doença hereditária fibrose cística. Esses pacientes são hipersuscetíveis a infecções respiratórias porque os cílios são incapazes de eliminar o muco viscoso da superfície epitelial brônquica. A frequência marcadamente elevada da fibrose cística (> 2,5%) em populações brancas tem sido atribuída à resistência relativa à infecção por *Salmonella enterica* sorovar Typhi, pois *S. typhi* se adere ao CFTR por meio dos *pili* tipo IV. Também foi relatado que as células epiteliais utilizam o CFTR durante a depuração mediada por internalização do patógeno extracelular *P. aeruginosa*, potencialmente contribuindo para a capacidade reduzida dos pacientes com fibrose cística para a eliminação das infecções por esse patógeno.

NICHO REPLICATIVO

Após as bactérias encontrarem seu nicho e se associarem às células-alvo no hospedeiro, elas precisam se replicar para que persistam. Alguns patógenos permanecem predominantemente associados com a superfície das células epiteliais (p. ex., *Bordetella*, *Pseudomonas*, *Vibrio* e *Clostridium* spp.), enquanto outras predominantemente entram nas células (p. ex., *Salmonella*, *Shigella*, *Francisella* e *Listeria* spp.). As células fagocíticas ingerem ativamente os patógenos para destruí-los; assim, as bactérias extracelulares devem evitar ou inibir esse processo para continuar associadas à superfície celular. Muitos patógenos produzem proteínas disruptivas do citoesqueleto que perturbam o processo fagocítico, enquanto outros criam estruturas que impedem a fagocitose; os exemplos incluem a formação de biofilme por *P. aeruginosa* e a formação de cadeias celulares pelos estreptococos. Por outro lado, as células não fagocíticas, como as células epiteliais, também podem internalizar as bactérias em processos que podem ser desencadeados pela célula do hospedeiro (como um mecanismo de depuração) ou pelo patógeno (para invasão tecidual). Uma subpopulação de qualquer patógeno infectante será fagocitada por macrófagos, neutrófilos e/ou células dendríticas. Muitos patógenos desenvolveram mecanismos para sobreviver dentro dos fagócitos; por exemplo, durante a colonização da nasofaringe, *Streptococcus pneumoniae* sobrevive dentro de vacúolos em células dendríticas e nos macrófagos alveolares ou esplênicos.

Patógenos extracelulares Os patógenos extracelulares se replicam na superfície das células humanas. Muitos deles secretam enzimas que podem liberar nutrientes a partir de fatores extracelulares e criar um nicho habitável. Por exemplo, *V. cholerae*, um patógeno extracelular do intestino delgado, secreta a vibriolisina mucinase que degrada a barreira de muco que recobre as células do epitélio intestinal, dando acesso às bactérias para a superfície celular. *Helicobacter pylori*, um patógeno extracelular do estômago, secreta uma urease que converte a ureia em dióxido de carbono e amônia, tamponando o pH ácido do estômago. *Yersinia* spp., que se associa à superfície de leucócitos, libera nessas células naturalmente fagocíticas proteínas bacterianas que são secretadas para inibir a fagocitose. Uma vez fagocitado, *V. cholerae* pode inibir a fagocitose adicional de bactérias extracelulares.

EPEC e EHEC invadem microvilosidades da borda escovada das células epiteliais intestinais e se aderem intimamente à superfície dessas células. Essas bactérias induzem à formação de pedestais ricos em actina na membrana plasmática, o que pode ajudar a evitar a internalização bacteriana pelas células epiteliais. A polaridade epitelial é importante para a função tecidual, influenciando o fluxo iônico, a integridade da barreira e o arranjo das proteínas. Muitos patógenos subvertem a polaridade epitelial para redistribuir os complexos da membrana de uma maneira que facilite a penetração tecidual e a disseminação, evitando a internalização e os subsequentes mecanismos imunes autônomos celulares (ver "Evasão das respostas imunes do hospedeiro", adiante). Para determinados patógenos que não invadem as microvilosidades (p. ex., *Listeria monocytogenes* e *Shigella* spp.), o compartimento basolateral da membrana plasmática – em vez da superfície apical das microvilosidades recoberta por muco – é o local preferencial para a invasão da célula epitelial. As junções apertadas fazem a mediação das associações íntimas entre as células epiteliais adjacentes, mantendo a função de barreira das células; a dissolução dirigida das junções apertadas pelos patógenos facilita a penetração bacteriana nos tecidos.

BIOFILMES Alguns patógenos extracelulares, incluindo *S. aureus* e *P. aeruginosa*, estabelecem infecções crônicas por meio da produção de matrizes poliméricas extracelulares chamadas *biofilmes*, as quais englobam as bactérias. Os biofilmes comumente se desenvolvem onde a integridade tecidual tenha sido comprometida, como em feridas de queimaduras. A matriz do biofilme é composta por polissacarídeos extracelulares e DNA aos quais as bactérias aderem. A massa do biofilme protege as bactérias residentes da fagocitose e, ao mesmo tempo, prejudica a difusão e a eficácia dos anticorpos e dos antibióticos administrados. Assim, as bactérias evitam a eliminação e persistem no local; enquanto isso, o reconhecimento continuado dos fatores de virulência pelo sistema imunológico pode levar à inflamação maciça e a dano tecidual local, exacerbando a infecção.

Mecanismos de entrada microbiana nas células Essencialmente todos os patógenos bacterianos que são predominantemente intracelulares durante a infecção apresentam mecanismos para a indução da internalização nas células humanas. Mesmo os patógenos que sobrevivem por períodos prolongados em células normalmente fagocíticas como os macrófagos (*Salmonella* spp., *L. monocytogenes*) têm mecanismos para induzir à internalização nessas células.

MECANISMO DE GATILHO Os sistemas bacterianos que fornecem proteínas às células humanas são fundamentais para muitos aspectos da patogênese (Fig. 120-1). Um desses sistemas é T3SS, um sistema especializado que fornece proteínas desde o citoplasma bacteriano diretamente até o citosol de células eucarióticas. Sob o ponto de vista evolutivo, T3SSs conservados são encontrados em muitos patógenos bacterianos Gram-negativos. Em todos os casos, o fornecimento das proteínas que são injetadas na célula (proteínas *efetoras*) tem efeitos dramáticos na célula; para muitos patógenos humanos, esses efeitos incluem a indução da captação bacteriana para dentro da célula e a alteração de outros processos celulares de maneira a promover a infecção.

O T3SS forma um aparato na superfície bacteriana que lembra uma agulha e uma seringa, com um tubo oco em seu eixo longo (Fig. 120-1). A base da organela abrange as duas membranas bacterianas, formando um conduto a partir do citoplasma bacteriano, onde as proteínas são sintetizadas. Uma estrutura longa tipo agulha fica ancorada na base da organela e faz protrusão a partir da superfície bacteriana. A partir do contato da ponta da agulha com a membrana plasmática da célula eucariótica, duas proteínas secretadas através do aparato formam um poro na membrana plasmática. A ponta da agulha atinge a face extracelular do poro, formando um conduto contínuo entre o citoplasma bacteriano e o citosol da célula do hospedeiro. É através desse conduto que as proteínas efetoras bacterianas são fornecidas às células.

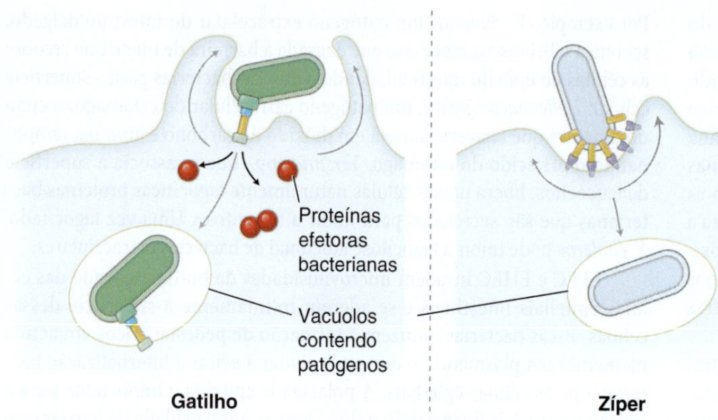

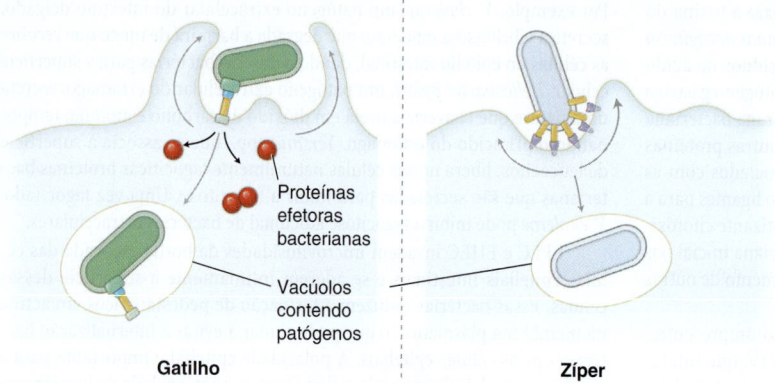

FIGURA 120-2 Mecanismos comuns de invasão bacteriana. Os mecanismos para a internalização de bactérias nas células não fagocíticas são geralmente classificados como mecanismos de *gatilho* ou *zíper*. Como exemplos do mecanismo de gatilho, *Shigella* e *Salmonella* spp. utilizam seus sistemas de secreção tipo III (T3SSs) para injetar proteínas efetoras nas células hospedeiras para a manipulação do citoesqueleto de maneira a formar pregas na membrana sustentadas pelo citoesqueleto. Essas pregas na membrana se estendem e circundam o patógeno, com a consequente endocitose da bactéria. Como exemplos do mecanismo de zíper, as proteínas da membrana bacteriana de *Yersinia* e *Listeria* spp. induzem à agregação de receptores do hospedeiro. A agregação e a subsequente sinalização intracelular resultam na captação da bactéria em um vacúolo imediatamente justaposto.

Para a maioria dos patógenos que utilizam um T3SS para induzir a entrada nas células humanas (*Salmonella*, *Shigella* e *Chlamydia* spp.), entre as primeiras proteínas efetoras secretadas na célula, estão várias que ativam a polimerização da actina celular imediatamente abaixo do ponto onde a bactéria aborda a membrana plasmática. A polimerização da actina empurra a membrana plasmática externamente, gerando grandes pregas na membrana que engolfam a bactéria e a capturam em um vacúolo ligado à membrana (Fig. 120-2). Então, *Shigella* spp. escapa do vacúolo e passa a residir no citosol da célula hospedeira, enquanto *Salmonella* e *Chlamydia* spp. residem predominantemente dentro do vacúolo.

MECANISMO DE ZÍPER Vários patógenos invasivos que não utilizam um T3SS para internalização entram nas células usando um mecanismo tipo zíper. Nessas situações, as moléculas da superfície bacteriana envolvem e estimulam os diversos receptores da célula hospedeira, os quais formam associações íntimas com a bactéria de maneira progressiva até que a membrana plasmática esteja firmemente justaposta e ao redor da bactéria (Fig. 120-2). Por exemplo, as moléculas de invasão de *Yersinia pseudotuberculosis* YadA e invasina se ligam a integrinas β1; essa ligação estimula as vias de sinalização da fosfoinositida 3-cinase e da proteína-cinase B (Akt), levando à entrada mediada por zíper de *Y. pseudotuberculosis* em células que, de outro modo, não seriam fagocíticas. Em outro exemplo, as internalinas InIA e InIB de *L. monocytogenes* envolvem a E-caderina e o receptor Met, ativando a sinalização da catenina β e a entrada mediada por zíper de *L. monocytogenes* em células que, de outro modo, não seriam fagocíticas. Subpopulações de bactérias classicamente consideradas extracelulares também podem promover sua própria captação de maneira parecida, com a lectina LecA de *P. aeruginosa* e a proteína de ligação à fibronectina de *S. aureus* realizando funções semelhantes.

SOBREVIVÊNCIA NO VACÚOLO

Após a captação pelas células, a maioria dos patógenos bacterianos invasivos permanece no vacúolo. Os vacúolos de captação normalmente entram na via endossomal, adquirindo proteínas do hospedeiro que promovem a maturação de vesículas, a acidificação e a degradação do conteúdo. Muitos patógenos bacterianos contidos nesses endossomas subvertem esse trânsito intracelular de maneira a evitar a maturação endossomal e bloquear a degradação lisossomal do patógeno. Um subgrupo distinto de bactérias causa ativamente dano à integridade da membrana vacuolar, rompendo o vacúolo e, assim, escapando para o citosol, onde elas podem se replicar. Para as bactérias que permanecem no vacúolo, várias proteínas efetoras bacterianas são fornecidas por sistemas de secreção para dentro do espaço vacuolar ou através da membrana vacuolar até o citosol (Fig. 120-1), onde essas proteínas manipulam processos do hospedeiro para beneficiar o patógeno.

SISTEMAS DE SECREÇÃO TIPO III

Os T3SSs (Fig. 120-1) são sistemas de virulência versáteis que ajudam bactérias como *P. aeruginosa* a permanecerem extracelulares, mas que promovem a captação e a sobrevivência intracelular dos patógenos intracelulares *S. enterica* sorovar Typhimurium, *Chlamydia* spp. e *Shigella* spp. *Salmonella enterica* sorovar Typhimurium utiliza T3SSs distintos para a invasão e a subsequente manutenção do vacúolo contendo *Salmonella* (VCS), enquanto *Chlamydia* e *Shigella* codificam apenas um desses sistemas cada. As proteínas efetoras fornecidas são os principais determinantes do estilo de vida desses patógenos; *Shigella* escapa rapidamente do vacúolo de uma maneira dependente de T3SS, enquanto *Chlamydia* permanece no compartimento vacuolar (a *inclusão*) e utiliza as proteínas efetoras para sequestrar o trânsito celular e perturbar as respostas imunes inatas. O VCS e a inclusão de *Chlamydia* exibem traços distintos: o VCS está associado a túbulos membranosos finos que ajudam na aquisição de nutrientes, enquanto a inclusão está localizada no centro organizador dos microtúbulos, o qual se acredita que facilite o recrutamento de vesículas.

SISTEMAS DE SECREÇÃO TIPO IV

Para outros patógenos, os sistemas de secreção tipo IV (T4SSs, Fig. 120-1) – sistemas de fornecimento de proteínas efetoras conceitualmente semelhantes e evolutivamente distintos – são fundamentais para a capacidade de sobreviver em vacúolos de células fagocíticas. Esses T4SSs são semelhantes aos T3SSs descritos antes por formarem um aparato multiproteico que contém um canal contínuo entre o citoplasma bacteriano e o citosol das células humanas. Porém, os T4SSs são funcionalmente mais diversos que os T3SSs pelo fato de (1) estarem presentes em bactérias Gram-negativas e Gram-positivas, além de algumas arqueias, (2) um grande grupo de T4SSs transportar DNA em um processo chamado de conjugação e (3) alguns T4SSs fornecerem proteínas, geralmente toxinas, para as células bacterianas em vez das células eucarióticas. Não surpreende o fato de os T4SSs também demonstrarem grande diversidade estrutural.

Para os patógenos humanos *Legionella pneumophila* (o agente etiológico da doença dos legionários) e *Coxiella burnetii* (o agente etiológico da febre Q), as proteínas efetoras bacterianas fornecidas através da membrana vacuolar para dentro do citosol celular por um T4SS alteram a maturação do vacúolo de uma maneira que o torna adequado para a sobrevivência bacteriana; o vacúolo resultante é conhecido como vacúolo contendo *Legionella* ou vacúolo contendo *Coxiella* (VCL ou VCC, respectivamente). As proteínas efetoras fornecidas bloqueiam a fusão de lisossomas com o vacúolo, impedindo a degradação bacteriana pelas enzimas lisossomais; manipulam as vias de trânsito vesicular do hospedeiro; e remodelam as membranas intracelulares para alterar o conteúdo de lipídeos e proteínas da membrana vacuolar. Por exemplo, a fosfolipase VipD de *L. pneumophila*, um substrato do T4SS, reduz os níveis de fosfatidilinositol 3-fosfato no VCL, impedindo o recrutamento da proteína do hospedeiro Rab5 GTPase, a qual está envolvida na maturação endossomal. A membrana do VCL maduro contém muitas características que lembram o retículo endoplasmático celular. No caso de *C. burnetii*, o vacúolo demonstra mais características do tipo lisossoma, incluindo um pH relativamente baixo, o que induz à ativação do fornecimento efetor de T4SS. Os efetores bacterianos fornecidos estimulam o recrutamento eficiente de vesículas a partir de redes endossomais e autofagossomais (ver "Autofagia", adiante), aumentando, de maneira maciça, a membrana do VCC até que ele ocupe a maior parte do citosol. No caso de *L. pneumophila* e *C. burnetii*, os vacúolos maduros contendo bactérias são adequados à replicação bacteriana e à sobrevivência em longo prazo.

OUTROS SISTEMAS DE SECREÇÃO

Francisella tularensis, o agente etiológico da infecção zoonótica tularemia, é uma bactéria Gram-negativa facultativa intracelular que mostra tropismo pelos macrófagos. *Francisella tularensis* reside em fagossomas, cuja maturação ela retarda por meio do remodelamento do conteúdo lipídico da membrana vacuolar por meio da ação de seu sistema de secreção tipo VI (T6SS; Fig. 120-1). *Francisella tularensis* evita, assim, sua destruição pelas enzimas lissossomais ao escapar para o citosol, onde as bactérias se replicam. Outro patógeno que escapa para o citosol em macrófagos é o patógeno respiratório *Mycobacterium tuberculosis*. Neste caso, há necessidade de um sistema de secreção tipo VII (T7SS) ESX-1 para a lise da membrana fagossomal. Para ambos os patógenos, poucos efetores de seu sistema de secreção foram caracterizados, e o processo de lise da membrana fagossomal ainda é pouco compreendido.

SOBREVIVÊNCIA NO CITOSOL

Todas as bactérias invasivas inicialmente entram nas células em um vacúolo (células não fagocíticas) ou em um fagossoma (células fagocíticas), ainda que, para alguns patógenos, essa permanência no vacúolo ou fagossoma seja transitória. *Listeria monocytogenes*, *Shigella* spp., *Rickettsia* spp. do grupo das febres maculosas (os agentes etiológicos da febre maculosa das Montanhas Rochosas, da rickettsiose variceliforme e de outras febres maculosas) e *Burkholderia pseudomallei* (o agente etiológico da melioidose) causam a rápida lise do vacúolo após a invasão. As infecções causadas por esses agentes são caracterizadas por seus estilos de vida no citosol, pela motilidade baseada na actina e pela disseminação entre as células. A bactéria Gram-positiva *L. monocytogenes* produz uma toxina formadora de poros, a listeriolisina O, e fosfolipases que fazem a mediação da fuga para o citosol, enquanto o mecanismo do escape vacuolar de *Shigella* spp. ainda não está claro, com exceção de uma necessidade do T3SS. Uma vez no citosol, a bactéria tem rápido acesso aos nutrientes como a glicose e os aminoácidos, mas ela também deve escapar de mecanismos imunes celulares autônomos, incluindo a autofagia (ver "Autofagia", adiante). *Listeria monocytogenes*, *Shigella* spp., *B. pseudomallei* e *Rickettsia* spp. do grupo das febres maculosas demonstram motilidade baseada na actina, na qual a expressão de uma proteína da superfície celular (a ActA em *L. monocytogenes*, o autotransportador IcsA em *Shigella* spp., o autotransportador BimA em *B. pseudomallei* e RickA e Sca2 em *Rickettsia* spp. das febres maculosas) recruta fatores do hospedeiro para a polimerização da actina. A polimerização da actina ocorre na extremidade final da bactéria e propele o micróbio através do citosol celular. Esta subversão do citoesqueleto do hospedeiro auxilia a sobrevivência da bactéria no citosol e promove a disseminação bacteriana através dos tecidos epiteliais. No caso de *Shigella*, *Listeria* e *Rickettsia*, a motilidade baseada na actina empurra a bactéria para dentro das membranas da célula hospedeira para formar protrusões que são subsequentemente capturadas pela célula adjacente, transformando-se em um vacúolo de membrana dupla contendo a bactéria. Esse vacúolo sofre nova lise, liberando as bactérias no citosol, onde elas começam outra rodada de replicação. Os modos de motilidade baseada em actina exibem muitas semelhanças apesar de serem utilizados por bactérias evolutivamente diversas, o que indica a importância desse mecanismo de virulência para os patógenos citosólicos. Por outro lado, *Burkholderia* spp. induz à formação de células gigantes multinucleadas. Neste caso, as bactérias levam a célula do hospedeiro infectada a fundir sua membrana com as células adjacentes de uma forma dependente de T6SS, formando um citoplasma contíguo.

AQUISIÇÃO DE NUTRIENTES

Independentemente do local da infecção bacteriana, os microrganismos devem adquirir nutrientes para sua replicação. Para patógenos extracelulares e vacuolares, uma estratégia defensiva global usada pelo hospedeiro é a manutenção de condições de escassez de nutrientes. A microbiota também tem impacto sobre bactérias extracelulares, contribuindo para a imunidade nutricional por meio da competição pelos recursos (Cap. 471). Os patógenos bacterianos têm inúmeros mecanismos para a aquisição de nutrientes a fim de superar essas dificuldades. Por exemplo, em relação ao estresse oxidativo, para maximizar a captação de nutrientes, diversos patógenos secretam proteínas de ligação a íons metálicos através dos T4SSs (Fig. 120-1) e sobrerregulam a expressão de receptores na superfície celular. Muitas bactérias manipulam o hospedeiro para subverter o processo e restringir a disponibilidade de nutrientes, com as bactérias intracelulares comumente liberando fatores que inibem a translação de mRNA e, dessa forma, aumentam a disponibilidade total de aminoácidos. Os patógenos dentro de vacúolos desenvolveram métodos para redirecionar o transporte de nutrientes do hospedeiro para esses vacúolos.

TRÂNSITO CELULAR

Como o ambiente vacuolar é pobre em nutrientes, as bactérias que sobrevivem nos vacúolos desenvolveram intrincadas estratégias para a manipulação de processos do hospedeiro a fim de satisfazer suas necessidades metabólicas. Uma vez internalizados, patógenos vacuolares modulam o tráfego endossomal para evitar a degradação por compartimentos lisossomais. Enquanto os rearranjos do citoesqueleto são regulados por pequenas GTPases da família Rho, o transporte de vesículas através do citosol celular é controlado por GTPases Rab e Arf. A coevolução de bactérias residentes em vacúolos com seus hospedeiros eucarióticos promoveu a aquisição de domínios tipo eucarióticos em muitas proteínas bacterianas efetoras secretadas. Muitas dessas proteínas efetoras simulam proteínas de trânsito celular do hospedeiro, como os fatores de permuta da guanina (GEFs, de *guanine exchange factors*), os quais regulam as atividades da GTPase, e os receptores solúveis de ligação à *N*-etilmaleimida (SNAREs, de *soluble N-ethylmaleimide-sensitive factor attachment protein receptors*), os quais controlam a fusão da vesícula com as membranas vacuolares e de outros tipos. Esses efetores bacterianos levam ao acúmulo de marcadores lipídicos e proteicos do hospedeiro nas membranas vacuolares, fazendo os vacúolos se assemelharem aos compartimentos do hospedeiro. Consequentemente, as vesículas do hospedeiro são redirecionadas a partir do retículo endoplasmático, aparelho de Golgi e vias secretórias para os vacúolos contendo patógenos, liberando, dessa forma, os nutrientes para o vacúolo. *Chlamydia* spp., que é uma bactéria intracelular obrigatória, adquire lipídeos derivados do hospedeiro nas membranas bacterianas. A análise cuidadosa dos modos de ação dos efetores bacterianos tem revelado novas modificações bioquímicas nos reguladores de trânsito do hospedeiro. Por exemplo, o T4SS de *L. pneumophila* secreta duas proteínas efetoras que inativam a GTPase celular Rab1: AnkX inativa Rab1 ao transferir a ela o fosfolipídeo fosfatidilcolina, enquanto SidM modifica Rab1, acrescentando a ela uma molécula de monofosfato de adenosina. Essa bactéria fornece mais de 300 proteínas efetoras através de seu T4SS; algumas dessas proteínas (*metaefetores*) modulam a atividade de outros efetores em vez de fatores do hospedeiro. A atividade coordenada das numerosas proteínas efetoras fornece um controle espaço-temporal preciso para os processos do hospedeiro.

EVITAÇÃO DAS RESPOSTAS IMUNES DO HOSPEDEIRO

Para que o hospedeiro responda a uma infecção e a elimine, ele deve primeiro ser capaz de percebê-la. A via de infecção e as propriedades do patógeno contribuem para determinar a natureza da resposta imune. O sistema imunológico humano costuma ser considerado como consistindo em dois braços: o sistema imune inato, iniciado por sensores codificados na linhagem germinativa, e o sistema imune adaptativo, no qual linfócitos são clonalmente selecionados em relação a antígenos específicos. As interações iniciais dos patógenos ocorrem com tipos celulares específicos do hospedeiro, com influência do tropismo bacteriano; a liberação resultante de sinais de perigo e citocinas pela resposta imune inata dita o formato da resposta imune adaptativa posterior.

Os epitélios (p. ex., nos tratos intestinal e respiratório) costumam ser os primeiros tecidos que um patógeno encontra. As superfícies mucosas desses epitélios são recobertas por uma camada de muco gelatinoso que contém imunoglobulinas secretórias, peptídeos antimicrobianos e bactérias comensais, o que oferece a primeira linha de defesa a ser enfrentada pelos patógenos infectantes (Cap. 471). No trato gastrintestinal, essa barreira pode ser superada por meio do sequestro de células microfenestradas (células M) nos epitélios associados a folículos. As células M experimentam antígenos, incluindo bactérias patogênicas intactas, a partir do lúmen, e os fornecem ao tecido linfático associado ao intestino adjacente em um processo conhecido como *transcitose*. Dentro do tecido linfático associado ao intestino, as células imunológicas fagocíticas profissionais, como as células dendríticas, os macrófagos e os neutrófilos, ingerem o material que sofreu transcitose para a sua destruição. A degradação lisossomal das bactérias patogênicas em macrófagos e células dendríticas pode levar à apresentação do antígeno, quando os produtos hidrolíticos são processados para exposição aos complexos de histocompatibilidade principal (MHCs, de *major histocompatibility complexes*). Essas células de apresentação de antígenos migram pelo sistema linfático até os linfonodos, onde a resposta imune adaptativa é estimulada por meio da ativação de clones de linfócitos B e linfócitos T.

COMPLEMENTO

Após as bactérias cruzarem as barreiras epiteliais até a lâmina própria, elas encontram componentes da imunidade humoral. O sistema do complemento é um complexo de proteínas plasmáticas e residentes teciduais que podem ser ativadas a partir de suas formas de pré-proteína ou zimogênio para marcar os patógenos para a fagocitose (*opsonização*) ou realizar a sua lise direta (Fig. 120-3). A ativação do complemento começa com a detecção

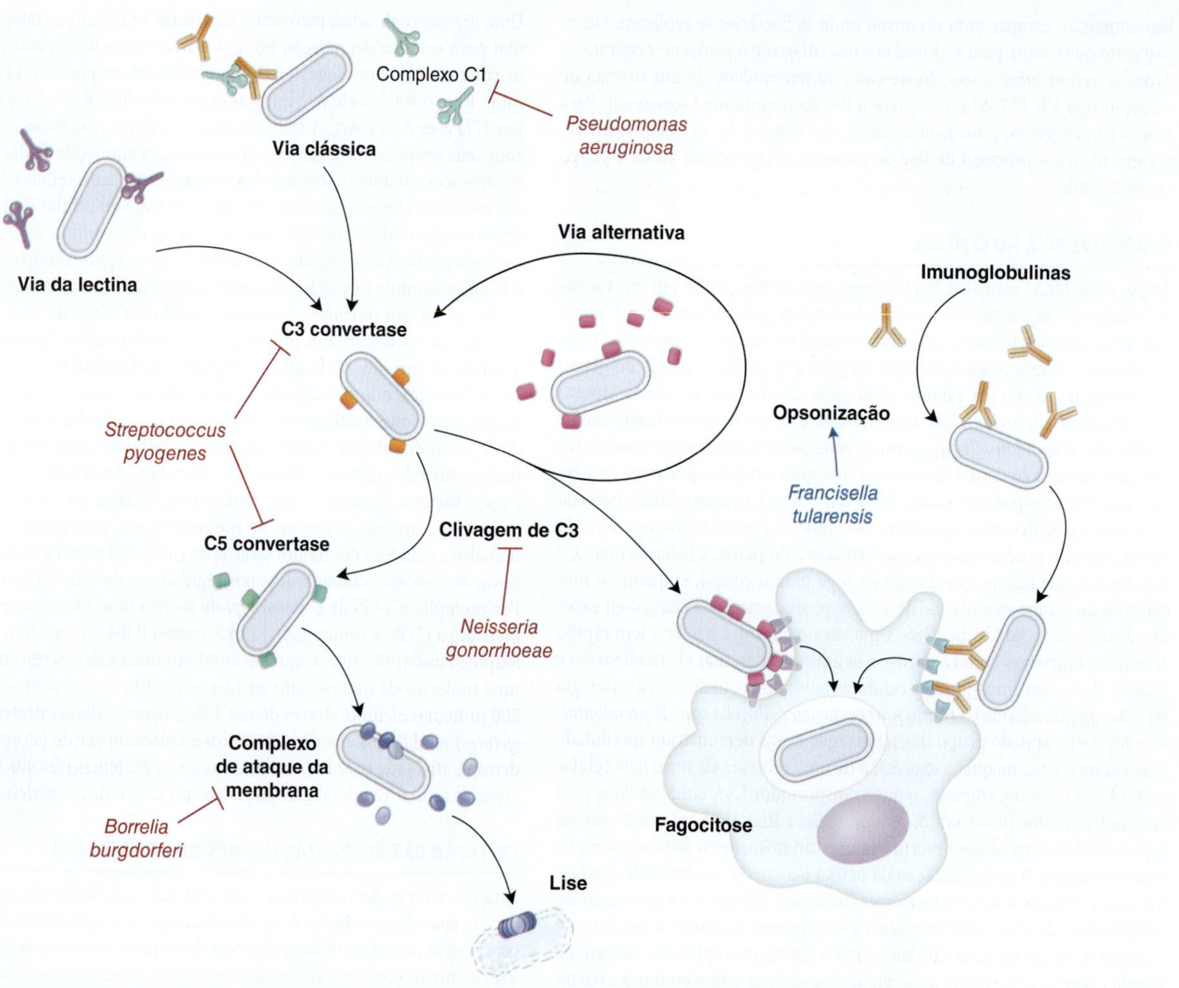

FIGURA 120-3 Visão geral do sistema do complemento em infecções bacterianas. As vias *clássica* e *da lectina* de ativação do complemento são iniciadas pela ligação do complexo C1 a anticorpos ligados a bactérias ou a lectinas ligadas a metades de carboidratos na superfície bacteriana, respectivamente. Uma cascata de clivagem proteolítica gera o complexo C3 convertase na superfície bacteriana, o qual, com a ativação, leva à formação de C5 convertase. Na via *alternativa*, a clivagem espontânea de C3 forma produtos alternativos de C3 que levam à opsonização bacteriana e à amplificação da ativação da C3 convertase. As três vias do complemento convergem no ponto da ativação da C3 convertase. De maneira semelhante àquela vista em bactérias opsonizadas com imunoglobulina circulante, as bactérias circulantes se ligam a receptores de superfície dos fagócitos, desencadeando sua ingestão para destruição e estimulação do sistema imune adaptativo. A C5 convertase, gerada por ativação convencional da C3 convertase, recruta outras proteínas do complemento para formar o complexo de ataque à membrana que faz a lise direta das bactérias. Muitos patógenos bacterianos inibem pontos específicos na cascata do complemento, com uma seleção deles sendo mostrada com setas de ponta romba; por outro lado, outros, como *Francisella* spp., promovem sua própria opsonização e subsequente fagocitose, o que permite que alcancem seu nicho replicativo intracelular.

do patógeno por meio da ligação de anticorpos circulantes, os quais são reconhecidos pelo complexo C1 (*via clássica*), ou de lectinas (*via da lectina*) aos carboidratos da superfície. Essas vias convergem na deposição do complexo C3 convertase na bactéria. A *via alternativa* é a terceira rota para a ativação do complemento, na qual um complexo C3 convertase alternativo é formado espontaneamente ou pela ação de fatores plasmáticos, promovendo a amplificação da cascata. A ativação de outros componentes do complemento resulta em produção de quimiocinas, opsonização bacteriana ou montagem do poro do complexo de ataque à membrana na superfície bacteriana, o qual leva à lise do patógeno. Foram descritos fatores de virulência bacterianos que inibem cada etapa da via do complemento, o que ressalta a importância desse sistema antimicrobiano para a imunidade do hospedeiro. As diversas estratégias de interferência bacteriana incluem a prevenção do reconhecimento inicial pela montagem de uma cápsula de polissacarídeos, a modificação dos lipopolissacarídeos (LPSs) bacterianos, a degradação de componentes do complemento e o mascaramento de superfícies com proteínas do hospedeiro. Os estreptococos utilizam inúmeros mecanismos para evitar o complemento e são um adversário formidável. As proteases estreptocócicas ScpA e SpeB degradam muitas proteínas do complemento, enquanto as proteínas M expostas na superfície bacteriana se ligam a proteínas do hospedeiro, incluindo o inibidor do complemento C4BP, impedindo a deposição de C3b. A espessa camada de peptidoglicano de bactérias Gram-positivas oferece uma resistência modesta à lise mediada pelo complexo de ataque à membrana. Além disso, os estreptococos produzem uma cápsula hialurônica que protege a superfície bacteriana contra o reconhecimento do complemento. Em comparação, *Borrelia burgdorferi*, o agente etiológico da doença de Lyme, codifica uma proteína tipo CD59 que inibe a finalização da montagem do complexo de ataque à membrana. Enquanto muitos patógenos inibem a opsonização, evitando a fagocitose, outras bactérias, incluindo *Francisella* e *Yersinia* spp., promovem esse processo, levando à captação pelo compartimento fagossomal, onde se replicam e evitam a fusão lisossomal.

LISOSSOMAS

Os lisossomas são organelas vesiculares do sistema endossomal que contêm dezenas de enzimas hidrolíticas e antimicrobianas em um ambiente de baixo pH. Uma dessas enzimas é a lisozima, a qual hidrolisa as cadeias de glicano poliméricas no peptidoglicano das paredes celulares bacterianas, resultando em lise bacteriana. Além disso, a liberação de fragmentos de peptidoglicano estimula outros componentes do sistema imune inato. A lisozima é altamente efetiva contra bactérias Gram-positivas; porém, nas bactérias Gram-negativas, como a camada de peptidoglicano fica entre as membranas externa e interna, ela é inacessível à lisozima. As bactérias Gram-positivas podem reduzir sua suscetibilidade à lisozima pela modificação do peptidoglicano, como pela redução da acetilação de açúcares na fita de glicano.

PEPTÍDEOS ANTIMICROBIANOS

Os peptídeos antimicrobianos, como as catelicidinas e defensinas de carga positiva, concentram-se em compartimentos de degradação, onde se ligam à superfície aniônica de bactérias e perturbam a integridade do LPS da membrana externa Gram-negativa e os ácidos teicoicos da parede celular Gram-positiva. Muitos patógenos bacterianos modificam essas superfícies para reduzir a carga negativa líquida, reduzindo a ligação de peptídeos antimicrobianos de carga negativa. Além disso, *S. aureus* e o patógeno respiratório *Burkholderia cenocepacia* secretam proteases que fazem a clivagem de peptídeos antimicrobianos; essa ação facilita a sobrevivência bacteriana nas superfícies mucosas e dentro dos fagossomas.

BURST OXIDATIVO

Os patógenos são expostos a espécies reativas de oxigênio e a espécies reativas de nitrogênio produzidas pelas células que respondem à infecção. Um exemplo bem-caracterizado é o *burst* oxidativo neutrofílico, no qual o complexo da membrana fosfato de dinucleotídeo de adenina-nicotinamida (NADPH-oxidase) produz radicais superóxidos por meio da transferência de elétrons para o oxigênio molecular. A ativação da NADPH-oxidase no local da infecção gera espécies reativas de oxigênio no fagossoma de neutrófilos e/ou no espaço extracelular. As enzimas de detoxificação bacteriana, incluindo as superóxido-dismutases, as peroxirredoxinas e as catalases, permitem que as bactérias sobrevivam a essa explosão oxidativa. Muitas bactérias também conseguem bloquear a atividade da NADPH-oxidase; vários patógenos impedem a montagem do complexo NADPH-oxidase por meio de modificação pós-translacional mediada por proteínas efetoras do T3SS em pequenas GTPases. A importância das NADPH-oxidases na defesa imunológica é salientada clinicamente pela marcada suscetibilidade a infecções bacterianas e fúngicas nos pacientes com doença granulomatosa crônica, resultado de alelos não funcionais para subunidades essenciais desse complexo.

ARMADILHAS EXTRACELULARES DE NEUTRÓFILOS

O *burst* oxidativo também estimula a liberação do fator de necrose tumoral α pró-inflamatório, de grânulos azurofílicos e de armadilhas extracelulares de neutrófilos (AENs). As AENs são malhas de cromatina descondensada que sofreram extrusão e que se acredita que enrede os patógenos, restringindo sua disseminação e os destruindo. Os estreptococos codificam desoxirribonucleases (DNases) que permitem que os patógenos escapem das AENs. *Staphylococcus aureus* nuclease degrada as AENs; os nucleotídeos produtos dessa degradação são depois convertidos em desoxiadenosina, a qual funciona como uma potente toxina para os macrófagos. Esse processo demonstra como os patógenos bacterianos podem utilizar as respostas antimicrobianas em seu próprio benefício.

RECEPTORES DE RECONHECIMENTO DE PADRÕES E SUA EVASÃO

A primeira linha de detecção de patógenos pelo sistema imune inato é por meio do reconhecimento de padrões moleculares que são indicativos da presença de patógenos e que distinguem o que é próprio do organismo daquilo que não é. Estes são os padrões moleculares associados aos patógenos e à lesão (PAMPs e DAMPs, respectivamente). O reconhecimento desses padrões permite que as células estabeleçam que uma infecção está ocorrendo e determinem a natureza do patógeno, conforme ditado pelo PAMP específico detectado. Os receptores para os padrões moleculares incluem os receptores semelhantes ao Toll (TLRs, de *Toll-like receptors*) e os receptores de reconhecimento de padrões (PRRs, de *pattern recognition receptors*). Os TLRs, proteínas transmembrana na superfície celular ou no compartimento endossomal, vigiam o ambiente extracelular, enquanto outros PRRs monitoram as ameaças dentro do citosol da célula. Nas células fagocíticas, os TLRs podem empregar receptores de varredura como receptores de superfície coestimuladores. Os TLRs reconhecem moléculas conservadas que incluem LPS, peptidoglicano, flagelos e ácidos nucleicos (Tab. 120-3). A estimulação desses receptores pela ligação a ligantes desencadeia a montagem de centros organizadores supramoleculares (SMOCs, de *supramolecular organizing centers*), grandes complexos proteicos que são plataformas de sinalização para a transdução de sinal tudo ou nada por meio da ubiquitinação e da fosforilação de proteínas-alvo. Por fim, a sinalização resulta na translocação de fatores de transcrição, incluindo o fator nuclear κB (NF-κB, de *nuclear factor-κB*), AP-1 e fatores reguladores do interferon (IRFs, de *interferon-regulatory factors*), para dentro do núcleo, onde estimulam a expressão de citocinas, quimiocinas e outros genes relacionados à imunidade (Fig. 120-4). Entre as vias de sinalização ativadas no reconhecimento de determinados patógenos bacterianos intracelulares, está o estimulador dos genes de interferon (STING, de *stimulator of interferon genes*) da sintase do monofosfato de guanosina-monofosfato de adenosina cíclico (cGAS, de *cyclic guanosine monophosphate-adenosine monophosphate synthase*), a qual se acreditava ser relevante apenas para o reconhecimento de vírus intracelulares. Em resposta ao reconhecimento de ácidos nucleicos microbianos, cGAS-STING ativa a translocação do fator 3 regulador de interferon (IRF3, de *interferon regulatory factor 3*) e NF-κB para dentro do núcleo, onde ativam um conjunto de genes pró-inflamatórios regulados por interferon. A liberação de citocinas alerta células sentinelas e recruta células imunes da circulação, criando um estado imune aumentado naquela área. A natureza do estímulo influencia o tipo de resposta imune. Os ligantes do citosol tendem a estimular respostas inflamatórias mais potentes que os ligantes extracelulares, uma diferença que reflete a percepção de uma ameaça maior. Além disso, a detecção de peptidoglicano citosólico, o qual é derivado de bactérias, desencadeia uma resposta distinta daquela de dsRNA derivado de vírus.

TABELA 120-3 ■ Receptores de reconhecimento de padrões do sistema imune inato e seus ligantes

Receptor de reconhecimento de padrões	Ligante ou modo de ativação
TLR2 (com TLR1 ou TLR6)	Lipoproteínas
TLR4	LPS
TLR5	Flagelina
TLR9	CpG DNA
NLRP1	Clivagem enzimática
NLRP3	Fluxo iônico, dano mitocondrial
NLRP6	Ácido lipoteicoico
NAIPs/NLRC4	Flagelina/T3SS
STING	Dinucleotídeos cíclicos
NOD1 e NOD2	Peptidoglicano

Os patógenos desenvolveram inúmeras estratégias para evitar a sua detecção pelo sistema imune inato. Uma estratégia comum é o mascaramento de PAMPs. Por exemplo, o LPS na superfície de bactérias Gram-negativas contém um componente de lipídeo A que costuma abrigar seis cadeias acil. O LPS que é hexa-acilado é reconhecido pelo TLR4 na superfície celular. O agente etiológico da peste, *Yersinia pestis*, produz LPS hexa-acilado no vetor pulga, mas, após a transmissão do microrganismo para hospedeiros humanos, a mudança de temperatura para 37°C induz à expressão de aciltransferase que resulta na produção de LPS tetra-acilado, o qual não ativa o receptor TLR4. O LPS tetra-acilado também é sintetizado pelo agente etiológico da tularemia, *F. tularensis*, pelo patógeno periodontal *Porphyromonas gingivalis* e pelo patógeno gástrico *H. pylori*. O flagelo de *H. pylori* também é fundamental para a virulência, permitindo que a bactéria alcance o epitélio gástrico após ser ingerida. A flagelina, uma subunidade proteica monomérica do flagelo, é um ligante extracelular para o TLR5, mas *H. pylori* evita o reconhecimento da flagelina, pois seu epítopo de flagelina é divergente do motivo de reconhecimento do TLR5. O DNA em compartimentos da membrana intracelular do sistema endossomal é reconhecido por TLR9, o qual se liga ao DNA não metilado contendo CpG. Como os motivos CpG costumam ser metilados em DNA de mamíferos, o estado de metilação oferece um método de discriminação entre o que é próprio e o que não é. Os estreptococos do grupo A secretam Sda1 DNase, a qual degrada o CpG DNA, reduzindo a imunogenicidade das bactérias lisadas.

Inibição da sinalização NF-κB Após a ligação ao peptidoglicano bacteriano, os PRRs citosólicos NOD1 e NOD2 ativam a sinalização NF-κB, preparando as respostas imunes celulares. Polimorfismos nos genes *NOD1* e *NOD2* conferem suscetibilidade à doença inflamatória intestinal, uma ação que salienta o papel de sensores citosólicos de componentes da parede celular bacteriana na homeostasia imune. A coevolução de patógenos bacterianos com o hospedeiro levou à aquisição em muitos fatores de virulência bacterianos de domínios tipo eucarióticos que permitem que o patógeno sequestre a transdução de sinal do hospedeiro. A *ubiquitinação*, uma modificação pós-translacional de proteínas eucarióticas que regulam muitos processos celulares,

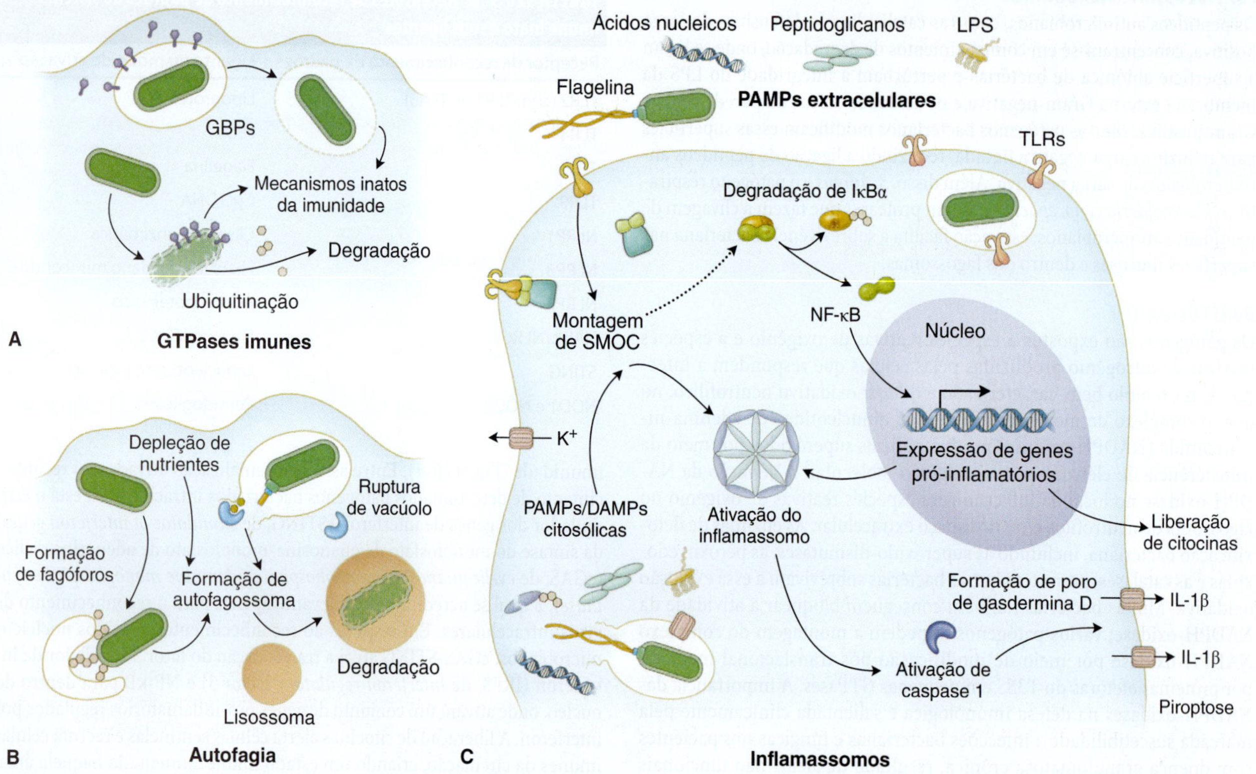

FIGURA 120-4 Visão geral do reconhecimento imune inato e da resposta aos patógenos bacterianos. ***A.*** Guanosina-trifosfatases (GTPases) imunes. As proteínas da família de proteínas de ligação ao guanilato (GBPs) se associam com a superfície bacteriana, o lipopolissacarídeo (LPS) perdido pela superfície bacteriana ou os vacúolos contendo patógenos, rompendo a integridade do patógeno e levando à lise. A marcação de patógenos intracelulares com GTPases imunes pode, em vez disso, estimular a ubiquitinação da bactéria e a sua destruição pelos mecanismos imunes autônomos das células, como a autofagia. ***B.*** Autofagia. O reconhecimento da invasão bacteriana leva ao sequestro mediado pelo hospedeiro do patógeno em um autofagossomo e à destruição do patógeno com a fusão do autofagossomo com lisossomos. As bactérias podem ser diretamente marcadas por ubiquitinação, os vacúolos danificados são reconhecidos pela ligação de galectinas aos glicanos expostos, e/ou a autofagia celular pode ser induzida em resposta à percepção de inanição. ***C.*** Receptores de reconhecimento de padrões e sinalização imune inata. Padrões moleculares associados aos patógenos (PAMPs) conservados, padrões moleculares associados à lesão (DAMPs) e sinais de perigo são reconhecidos por todas as células, desencadeando vias da sinalização imune inata e expressão de genes pró-inflamatórios. Os receptores semelhantes ao Toll (TLRs) vigiam a superfície celular e o interior de endossomos quanto à presença de PAMPs que incluem LPS, ácidos nucleicos e flagelina. Receptores de reconhecimento de padrões (PRRs) citosólicos, incluindo receptores semelhantes ao NOD (NLRs) e receptores semelhantes a AIM2 (ALRs), reconhecem ligantes semelhantes além de estímulos distintos, incluindo a desregulação da homeostasia iônica. A ativação de TLR promove a montagem de centros organizadores supramoleculares (SMOCs) e a sinalização de fator nuclear κB (NF-κB). Sob condições de repouso, NF-κB é sequestrado no citosol por IκBα, mas a ativação de TLR leva à fosforilação, à ubiquitinação e à degradação de IκBα, com a consequente liberação de NF-κB. A translocação resultante de NF-κB para dentro do núcleo leva à expressão de genes pró-inflamatórios e à produção e à liberação de citocinas. A estimulação de PRRs citosólicos leva à montagem de SMOCs conhecidos como inflamassomos, resultando na ativação de caspases. Um exemplo bem-caracterizado é a ativação da caspase 1 por inflamassomos canônicos e não canônicos, a subsequente ativação da proteína de poro da membrana da gasdermina D (GSDMD), a maturação e a liberação de citocinas pró-inflamatórias interleucina 1β (IL-1β)e IL-18 e a morte piroptótica da célula.

é um alvo comum entre os mecanismos bacterianos conhecidos para a inibição da sinalização do hospedeiro. Na ubiquitinação, a pequena proteína ubiquitina é ligada de maneira covalente a uma proteína-alvo e moléculas adicionais de ubiquitina são acrescentadas; a consequência é a formação de cadeias ramificadas ou lineares que sinalizam o destino do alvo. Os destinos-alvo mediados pela ubiquitinação são a degradação pelo proteassomo (mais comum), o direcionamento para determinados compartimentos vesiculares ou a sinalização. As enzimas responsáveis pela marcação dos alvos com ubiquitina são as E3 ubiquitina-ligases, as quais transferem ubiquitina de uma enzima de conjugação de E2 ubiquitina para a proteína-alvo.

Várias proteínas efetoras bacterianas têm como alvos específicos os componentes da via NF-κB de maneiras que mantêm a repressão de genes pró-inflamatórios dependentes de NF-κB. Ao fazerem isso, esses patógenos neutralizam a ativação das respostas imunes inatas desencadeadas por seus PAMPs conservados. A translocação de NF-κB para dentro do núcleo exige a sucessiva fosforilação, ubiquitinação e degradação de IκBα pelo complexo da IκB-cinase (IKK), o qual, nas células em repouso, funciona inibindo NF-κB; a dissociação entre o complexo IKK e NF-κB permite que este último seja translocado até o núcleo, onde funciona como fator de transcrição (Fig. 120-4C). O T3SS de *Shigella* spp. libera nas células várias E3 ubiquitina-ligases cujos alvos são componentes da via NF-κB para a degradação. Os patógenos intracelulares *Chlamydia trachomatis* e *B. pseudomallei* secretam desubiquitinases, respectivamente através de T3SS e T2SS, o que faz a clivagem da metade de ubiquitina de IκBα, evitando a sua degradação, mantendo a inibição de NF-κB no citosol e reprimindo a expressão de genes pró-inflamatórios.

Outras atividades enzimáticas de efetores bacterianos também podem inibir a ativação de NF-κB por processos dependentes de ubiquitina. *Legionella pneumophila* fornece, por meio de seu T4SS, MavC-transglutaminase, a qual realiza a ubiquitinação não canônica de uma enzima E2, impedindo a ativação do complexo IKK; a T3SS-cinase críptica OspG de *Shigella* spp. se liga e inibe as enzimas celulares de conjugação da E2 ubiquitina envolvidas na ativação de NF-κB; e NleE e OspZ da EPEC e de *Shigella* spp., respectivamente, são cisteína-metiltransferases que inibem a ativação de IKK.

Outra via celular de sinalização pró-inflamatória estimulada por PRRs é uma cascata de fosforilação que envolve proteína-cinases ativadas por mitógeno (MAPKs, de *mitogen-activated protein kinases*) que levam à ativação do fator de transcrição AP-1. O potente fator letal da exotoxina de *Bacillus anthracis* exibe atividade de metaloprotease que faz a clivagem da região N-terminal da maioria das MAPKs, destruindo a cascata de cinases. Os efetores T3SS homólogos YopJ, AvrA e VopA de *Yersinia* spp., *S. enterica* sorovar Typhimurium e *Vibrio parahaemolyticus*, respectivamente, acetilam importantes resíduos de serinas em MAPKs, o que bloqueia sua fosforilação. Por fim, a OspF de *Shigella* spp. e o SpvC ortólogo de *S. enterica* sorovar Typhimurium são liases da fosfotreonina que fazem a clivagem irreversível de resíduos fosforilados de treonina de MAPKs, impedindo sua atividade. *Salmonella enterica* sorovar Typhimurium também tem por alvo direto NF-κB com várias metaloproteases T3SS. A ampla gama de mecanismos de proteínas efetoras e o grande número de diferentes alvos no hospedeiro reforçam a necessidade de os patógenos bacterianos subverterem a sinalização imune inata para estabelecer a infecção com sucesso (Fig. 120-4).

GTPases imunes Para muitos processos infecciosos, a interação inicial do patógeno com uma célula imune prepara uma resposta imune subsequente aumentada devido à potencialização dos mecanismos imunes inatos – por exemplo, por meio da sobrerregulação da expressão de genes relacionados à imunidade e/ou recrutamento de neutrófilos para o local da infecção. Então, um segundo estímulo ativa uma resposta imune inata mais robusta que é diretamente preparada para eliminar o patógeno ou, se a ameaça for grande demais, levar ao suicídio da célula infectada. Um grupo de moléculas que prepara as respostas celulares é formado pelas GTPases, entre as quais a mais bem caracterizada é a família da proteína de ligação ao guanilato (GBP, de *guanylate binding protein*). A produção desses sensores citosólicos ou associados à membrana é induzida pela sinalização do interferon. As GBPs têm como alvo vacúolos contendo patógenos, membranas bacterianas ou fragmentos liberados de membranas bacterianas, como LPSs. De maneira análoga aos receptores de varredura, as GBPs promovem a liberação de PAMPs e DAMPs a partir dessas estruturas da membrana, apresentando o PAMP ou DAMP aos PRRs. Por exemplo, algumas GBPs extraem moléculas de LPSs da superfície de patógenos bacterianos Gram-negativos citosólicos, e essa extração leva à ativação do inflamassomo não canônico (ver adiante). O recrutamento de GBPs para *Shigella* spp. impede a motilidade bacteriana baseada na actina e promove a marcação das bactérias com ubiquitina, a qual as rotula como alvo para a degradação pelo proteassomo. Neste caso, as shigelas conseguem interferir nessa resposta celular secretando um efetor de E3 ubiquitina-ligase que tem como alvo as GBPs para degradação.

Inflamassomos Enquanto o ambiente extracelular é vigiado quanto a sinais de infecção pelos TLRs, o citosol é monitorado por outros PRRs, incluindo membros das famílias semelhantes a NOD e AIM2 (NLR e ALR, respectivamente), os quais formam SMOCs conhecidos como *inflamassomos*. Após a ligação com o ligante (p. ex., ácidos teicoicos da parede do citosol e dsDNA), esses PRRs causam oligomerização, geralmente com a proteína estrutural ASC. A oligomerização está associada com o recrutamento de pró-caspases, zimogênios que são ativados dentro dos complexos por autoclivagem. As formas clivadas de caspases pró-inflamatórias são, por si só, proteases que clivam substratos de zimogênio. Por exemplo, a caspase 1 cliva o substrato gasdermina D (GSDMD), permitindo que o fragmento aminoterminal livre da GSDMD se transforme em um poro na membrana plasmática. A caspase 1 também cliva e ativa a pró-interleucina 1β (pró-IL-1β) e a pró-IL-18, liberando as citocinas maduras IL-1β e IL-18, as quais são secretadas a partir da célula através do poro GSDMD, permitindo a sinalização de citocinas (Fig. 120-4). A formação de poros de GSDMD também leva à morte lítica da célula, um processo designado *piroptose* (morte celular inflamatória). A piroptose é desencadeada por um de dois tipos de inflamassomos, o inflamassomo caspase 1 canônico e o inflamassomo não canônico.

Os PRRs dos inflamassomos canônicos melhor caracterizados são NLRP1, NLRP3 e NAIP-NLRC4. O inflamassomo NLRP3 parece ser ativado após a percepção de desregulação homeostática, incluindo o fluxo iônico e o dano mitocondrial. Assim, ele pode ser ativado por toxinas formadoras de poros como a modulina solúvel em fenol de *S. aureus* e a hemolisina α da UPEC. O NAIP-NLRC4 percebe a proteína-agulha do T3SS e a proteína flagelina relacionada. Muitos patógenos desenvolveram mecanismos para superar a ativação do inflamassomo NAIP-NLRC4, incluindo a sub-regulação da expressão de flagelos por *L. pneumophila* após a entrada nas células além da ativação da sinalização pró-sobrevivência Akt pelo efetor SopB T3SS de *S. enterica* sorovar Typhimurium, o que reduz a expressão de *nlrc4* durante a infecção intracelular. Além disso, as caspases do inflamassomo não canônico são diretamente inibidas pela ligação das proteínas efetoras T3SS OspC3 e NleF de *Shigella* spp. e da EHEC, respectivamente. Em geral, a inibição dos inflamassomos pelos patógenos bacterianos permite que os patógenos evitem a eliminação pelo sistema imune inato.

Os inflamassomos têm sido descritos como organelas que avaliam o nível de ameaça imposto pelos patógenos, pois eles não apenas reconhecem PAMPs e DAMPs, mas também atuam como sentinelas para a desregulação de processos do hospedeiro. Tanto os inflamassomos NOD1 como os de pirinas percebem as perturbações no citoesqueleto pelo monitoramento de modificações em pequenas GTPases. A pirina percebe uma gama de modificações covalentes de Rho-GTPases, incluindo a glicosilação pelo TcdB de *C. difficile*, a adenililação pela toxina C3 de *C. botulinum* e a deamidação pelo efetor TecA do T6SS de *B. cenocepacia*. Enquanto isso, trabalhos recentes sugerem que o inflamassomo NLRP1 pode agir como isca para a clivagem por proteases microbianas ou para a degradação dirigida à ubiquitina, processos que estimulam sua ativação e subsequente piroptose. Mais uma vez, a importância da sinalização dos inflamassomos é reforçada por diversos polimorfismos que existem em genes associados a inflamassomos e que podem dar origem a distúrbios autoinflamatórios ou conferir alta suscetibilidade a infecções microbianas.

Inibição da morte celular não piroptótica Um dos resultados da ativação de inflamassomos nos macrófagos e, algumas vezes, em células não fagocíticas é a piroptose. Essa forma inflamatória de morte celular destrói o patógeno que está dentro da célula e alerta as células adjacentes sobre a ameaça. Vários outros tipos de morte celular regulada (*programada*) ocorrem, entre os quais a necroptose inflamatória e a apoptose não inflamatória são os mais bem caracterizados. Na *necroptose*, a ativação de qualquer uma de várias vias de sinalização imune inata (interferon γ, TLRs) leva à montagem dependente de cinase de um complexo de poro da membrana plasmática que induz à lise celular e à liberação de DAMPs dentro do espaço extracelular, eventos que, por sua vez, induzem a uma intensa resposta inflamatória. A necroptose tem sido descrita na sepse e na pneumonia bacteriana.

Na *apoptose*, as células condensam e formam bolhas membranosas sem a exposição ou liberação do conteúdo citosólico para o meio adjacente e, assim, sem a indução de inflamação nos tecidos adjacentes. As bolhas apoptóticas e as células mortas são descartadas pelos macrófagos em um processo conhecido como *eferocitose*. A apoptose não é instigada apenas pela infecção; ela é muito importante durante o desenvolvimento e também ocorre normalmente em muitos tecidos epiteliais, como o intestino, onde, durante a renovação celular normal, as células epiteliais migram para as pontas das vilosidades intestinais, a partir de onde elas podem sofrer a extrusão e serem desprendidas.

A apoptose pode ser iniciada por estímulos celulares intrínsecos ou extrínsecos, resultando na ativação de caspases apoptóticas que destroem o conteúdo celular. A via intrínseca ocorre pela dissolução do potencial da membrana mitocondrial, o que costuma ocorrer durante a infecção por causa do estresse celular ou da ação de toxinas bacterianas. A via extrínseca pode ser estimulada por interações de receptores de morte na superfície celular com ligantes pró-inflamatórios como o fator de necrose tumoral α (TNF-α).

Os patógenos gastrintestinais *S. enterica* sorovar Typhimurium, *Yersinia enterocolitica* e *E. coli* patogênico inibem a transdução do sinal dos receptores de morte na superfície celular, bloqueando a morte celular. A percepção celular da inibição da sinalização apoptótica extrínseca leva à estimulação de vias alternativas para a morte celular inflamatória; esse cenário reforça a importância da redundância funcional de respostas imunes fundamentais do hospedeiro. Esses patógenos podem bloquear a sinalização ao modificarem resíduos de arginina de SMOCs receptores de morte com metades de açúcares ou por clivagem direta de componentes do SMOC (Fig. 120-4).

Chlamydia spp. residente em vacúolos intracelulares ativa as vias de sobrevivência por meio da sinalização de fosfoinositida 3-cinase (PI3K, de *phosphoinositide 3-kinase*) e Wnt/β-catenina, enquanto inibe simultaneamente a apoptose. Os efetores T4SS de *L. pneumophila* e de *C. burnetii* que residem em vacúolos inibem a apoptose por meio do sequestro de fatores pró-apoptóticos do hospedeiro. As ciclomodulinas, um grupo de proteínas efetoras bacterianas que interrompem o ciclo celular, são liberadas dentro das células por patógenos que ligam e invadem, como EPEC e EHEC. A ciclomodulina Cif da EPEC e da EHEC faz a deamidação da ubiquitina e de proteínas relacionadas, inativando as E3-ligases do hospedeiro envolvidas na progressão do ciclo celular, reduzindo a renovação epitelial. O reconhecimento dessa perturbação de importantes processos pela célula desencadeia as vias de morte celular. Assim, a coevolução de patógenos bacterianos com seus hospedeiros resulta em um "cabo de guerra".

Autofagia Após a detecção de um patógeno ser estabelecida e a secreção de citocinas ser desencadeada, as células não imunes conseguem implantar mecanismos de imunidade de células autônomas para neutralizar a ameaça. Além da montagem do complexo NADPH-oxidase e da produção de GTPases imunes, as respostas incluem a sobrerregulação da autofagia. A autofagia descarta organelas danificadas e recicla complexos proteicos antigos por meio da geração de compartimentos de membrana dupla (*autofagossomos*) ao redor da carga e do fornecimento da carga engolfada para o lisossoma, onde a carga é degradada em aminoácidos e outros constituintes. A autofagia pode isolar e descartar patógenos do citosol. O reconhecimento do patógeno pode ser direto ou ele pode ocorrer por meio da percepção de DAMPs. Neste caso, as galectinas do hospedeiro, moléculas ligadas a polissacarídeos, participam do reconhecimento de patógenos e induzem à ubiquitinação da superfície bacteriana e ao recrutamento da proteína LC3 de autofagia do hospedeiro, a qual desencadeia o engolfamento nos autofagossomos.

A sobrevivência de patógenos bacterianos intracelulares depende de sua capacidade de inibir a maquinaria de autofagia. Os mecanismos comumente utilizados pelas bactérias para interferirem na autofagia incluem o escape da ubiquitinação por meio da inibição de E3-ligases do hospedeiro, o bloqueio dos sítios de ubiquitinação por meio da modificação dos fatores de virulência expostos na superfície com proteínas do hospedeiro ou a alteração de vias do hospedeiro que regulam a autofagia. O patógeno citosólico *L. monocytogenes* induz à motilidade baseada na actina e à disseminação entre as células por meio do recrutamento do fator Arp2/3 do hospedeiro, e esse recrutamento de Arp2/3 ajuda a mascarar as proteínas de superfície de *Listeria* contra a ubiquitinação. Um importante desencadeante metabólico da autofagia é a depleção intracelular de aminoácidos, o que ocorre após a replicação de patógenos intracelulares metabolicamente ativos. O principal regulador do metabolismo celular é o alvo da rapamicina em mamíferos (mTOR, de *mammalian target of rapamycin*); o mTOR é inativado por condições intracelulares de inanição, e sua inativação libera a autofagia. Os patógenos invasivos, incluindo *M. tuberculosis*, *S. enterica* sorovar Typhimurium e *Shigella* spp., desenvolveram estratégias para a reativação da sinalização mTOR durante a infecção, evitando a autofagia. *Salmonella enterica* sorovar Typhimurium também secreta dois efetores, SseF e SseG, os quais bloqueiam a ativação de uma cinase necessária para a geração de autofagossomos. Devido à onipresença da autofagia e de outras vias de imunidade de células autônomas no organismo, os patógenos bacterianos desenvolveram mecanismos para vencer essas defesas do hospedeiro independentemente do tropismo celular.

As respostas imunes desreguladas ou excessivas são prejudiciais ao hospedeiro, como na sepse ou na infecção grave da Covid-19, causando morbidade e, algumas vezes, morte. Uma resposta imune demasiadamente fraca pode levar à morbidade e à mortalidade induzidas pelo patógeno. Um mecanismo celular que promove respostas imunes apropriadas é o treinamento imune inato, o qual permite que as células sejam preparadas em nível de transcrição por meio de modificações epigenéticas. Neste caso, alterações epigenéticas na estrutura da cromatina causam mudanças estruturais nos perfis de expressão dos genes. A regulação epigenética consiste na modificação pós-translacional de histonas, com a alteração de seus estados de fosforilação, acetilação e/ou metilação – mudanças que influenciam a estrutura da cromatina e o acesso de fatores de transcrição a elementos reguladores no DNA. Evidências crescentes indicam que a microbiota humana promove este treinamento imune inato, modificando o estado de metilação de promotores de genes envolvidos no metabolismo e na imunidade, permitindo que o hospedeiro responda à infecção de maneira adequada. Não surpreende que os patógenos também regulem as respostas do hospedeiro em nível epigenético. *Bacillus anthracis* e *L. pneumophila* fornecem metiltransferases de histonas para dentro das células, as quais controlam a inflamação e a atividade ribossomal. A listeriolisina O de *L. monocytogenes*, o poro T3SS de *P. aeruginosa* e outros complexos formadores de poros na membrana plasmática exercem modulação epigenética por meio de alterações na homeostase de íons, manipulando os perfis de expressão de genes das células do hospedeiro infectadas.

INIBIÇÃO DAS RESPOSTAS IMUNES ADAPTATIVAS

As interações iniciais entre patógenos e células do hospedeiro desencadeiam a resposta imune inata, liberando citocinas que recrutam outras células imunes de apresentação de antígenos para o sítio da infecção. Para o estabelecimento de infecção crônica, os patógenos bacterianos precisam não apenas suprimir o sistema imune inato, mas também evitar a sua eliminação pela resposta imune adaptativa. O sistema imune adaptativo abrange linhagens de linfócitos B e T clonalmente expandidas que foram ativadas por células de apresentação de antígenos, as mais bem caracterizadas delas sendo as células dendríticas e os macrófagos. Os linfócitos B são necessários para a imunidade humoral; as doenças genéticas que afetam a função dos linfócitos B costumam se manifestar como uma incapacidade de produzir títulos adequados de anticorpos para a eliminação de infecções bacterianas extracelulares. Os linfócitos T geralmente fazem a mediação da imunidade celular, ajudando o hospedeiro a eliminar as células infectadas. A ativação dos linfócitos T ocorre por meio da apresentação de antígenos processados em moléculas MHC das células apresentadoras de antígenos. A ativação de linfócitos T é controlada pela especificidade das moléculas MHC e de seus receptores. A grande variedade de receptores nas células T permite o reconhecimento coletivo de uma ampla variedade de antígenos. As mutações que impedem o desenvolvimento do sistema imune adaptativo resultam em imunodeficiência combinada grave, deixando a pessoa extremamente vulnerável a infecções.

Mycobacterium tuberculosis é conhecido por sua capacidade de estabelecer infecções latentes, evitando a eliminação pelo sistema imune durante décadas. Após a sua fagocitose, o patógeno induz a secreção de citocinas imunossupressivas, incluindo IL-6 e IL-10, além do fator de crescimento transformador β. O resultado é a inibição da expressão de genes dependente de interferon-γ, com a sub-regulação de MHC de classe II e de outras moléculas imunoestimuladoras, o que inibe a indução dos linfócitos auxiliares $CD4^+$. Da mesma forma, *B. pertussis* induz as células dendríticas a produzirem IL-10, o que desvia a maturação das células T para a produção de células T reguladoras, reduzindo a resposta imune. A proteína T3SS efetora SteD de *S. enterica* sorovar Typhimurium depleta as moléculas MHC de classe II na superfície de células dendríticas por meio da ativação da E3 ubiquitina-ligase MARCH8. MARCH8 faz a ubiquitinação de MHC de classe II, interferindo em seu trânsito até a superfície celular e, assim, reduzindo a interação e a subsequente ativação de linfócitos T.

Além de impedir que as células apresentadoras de antígeno estimulem os linfócitos, os patógenos também podem alterar diretamente a atividade de linfócitos B e T. O efetor T3SS YopH de *Yersinia*, uma proteína tirosina-fosfatase, faz a desfosforilação de receptores dos linfócitos B e T e, dessa forma, impede a transdução do sinal após a estimulação pelas células apresentadoras de antígenos e a ativação dos linfócitos. A síndrome do choque tóxico estafilocócico é induzida pela produção de superantígenos por *S. aureus*. Essas exotoxinas extremamente inflamatórias são ativadores potentes dos linfócitos T, estimulando uma produção de citocinas exuberante e, algumas vezes, fatal. Em vez de se ligarem a regiões variáveis determinantes de especificidade nas moléculas MHC e nos receptores de linfócitos T, os superantígenos se ligam a regiões invariáveis e são, dessa forma, capazes de ativar grandes números de linfócitos T de maneira não específica, com uma consequente tempestade de citocinas.

CITOTOXINAS BACTERIANAS

Muitas toxinas bacterianas são *citotoxinas* – toxinas que desencadeiam a morte da célula hospedeira. O grupo de citotoxinas bacterianas melhor caracterizado é o das toxinas AB, que são definidas pela presença de uma subunidade ativa (A), a qual faz a mediação da atividade enzimática da toxina, e de uma subunidade de ligação (B), a qual faz a mediação da ligação ao receptor celular. Essa família de toxinas inclui as toxinas Shiga de *Shigella* spp. e de *E. coli* patogênica, a toxina ι de *C. perfringens*, a toxina diftérica de *Corynebacterium diphtheriae*, a toxina pertússis de *B. pertussis* e a CTX de *V. cholerae*. Em geral, após a ligação aos receptores na superfície celular, a toxina é levada para dentro de endossomas, onde a subunidade A é translocada através da membrana endossômica e liberada no citosol, onde sua atividade enzimática tóxica é estimulada. As toxinas pertússis e CTX exibem atividade de difosfato de adenosina (ADP)-ribosil-transferase, tendo como alvo proteínas G reguladoras de adenilciclases, aumentando as concentrações celulares de monofosfato de adenosina cíclico e perturbando a homeostasia iônica e a apoptose. O aumento do AMP cíclico intracelular induz à secreção de cloreto via CFTR e inibe a absorção de cloreto de sódio; os resultados são a secreção maciça de fluidos para dentro da luz do intestino delgado e os sintomas de diarreia do cólera. Muitas outras toxinas bacterianas que não são toxinas da família AB, incluindo a toxina ι de *C. perfringens* e a exotoxina A de *P. aeruginosa*, demonstram atividade de ADP-ribosil-transferase que tem como alvo o fator 2 de alongamento, inibindo a translação no hospedeiro. Por outro lado, a proteína SpvB de *S. enterica* sorovar

Typhimurium e as toxinas binárias de *C. difficile* têm como alvo a actina, inibindo os rearranjos normais do citoesqueleto celular. Apesar da gama de atividades enzimáticas mostradas pelas toxinas bacterianas descritas anteriormente, os efeitos sobre a célula hospedeira geralmente recaem em algumas poucas categorias amplas de manipulação do citoesqueleto, inibição da sinalização da resposta imune inata e sequestro do trânsito celular.

As *toxinas formadoras de poros* são fatores de virulência prevalentes nos patógenos extracelulares. Elas incluem as citolisinas dependentes de colesterol intermedilisina de *S. intermedius*, a toxina θ de *C. perfringens*, a antrolisina O de *B. anthracis* e a listeriolisina de *L. monocytogenes*. *Staphylococcus aureus* produz várias citolisinas, incluindo a leucocidina Panton-Valentine; as hemolisinas α, β, γ e δ; e as modulinas solúveis em fenol. Após a sua liberação pelas bactérias, as leucocidinas e as hemolisinas α e γ formam complexos oligoméricos nas membranas plasmáticas do hospedeiro, com a consequente lise da célula hospedeira. Essas toxinas formadoras de poros têm diferentes especificidades por tipos celulares, o que se acredita ser causado pela ligação dos componentes do poro a receptores específicos na superfície celular. As modulinas solúveis em fenol são peptídeos pequenos que, como resultado de sua natureza anfipática, parecem se inserir diretamente nas membranas plasmáticas, de maneira que não parece haver necessidade de um receptor. As toxinas líticas protegem *S. aureus* contra a fagocitose, ainda que trabalhos recentes tenham descoberto um mecanismo de defesa do hospedeiro que visa neutralizar as citolisinas por meio da liberação de vesículas (chamadas *exossomas*), as quais atuam como chamariz ao remover as citolisinas do ambiente local.

DANO TECIDUAL E DISSEMINAÇÃO DOS PATÓGENOS

Muito da patologia associada com a infecção bacteriana resulta de respostas imunes pró-inflamatórias. As células infectadas podem sinalizar continuamente de maneira a alertar o sistema imune, mesmo que, conforme descrito antes, muitas bactérias evitem sua eliminação pelos mecanismos celulares imunes e mediados por células autônomas. No intestino, as junções apertadas fazem a mediação das associações íntimas entre as células epiteliais que mantêm a função de barreira do tecido, unindo as redes de citoesqueletos de células adjacentes por meio da associação íntima de complexos proteicos através das membranas celulares. Muitos patógenos intestinais perturbam a integridade do epitélio intestinal, seja pela manipulação direta da polaridade celular ou pela ruptura das junções intercelulares. *Clostridium perfringens*, *V. cholerae*, *E. coli* patogênica, *Shigella* spp. e *S. enterica* sorovar Typhi produzem toxinas no trato gastrintestinal que rompem as junções apertadas, consequentemente rompendo a função de barreira do tecido e facilitando o acesso do patógeno aos tecidos mais profundos. A toxina de repetição em toxinas de autoprocessamento multifuncional RtxA (MARTX) de *V. cholerae* causa o arredondamento celular e a falha da função de barreira por meio de ligações cruzadas da actina, ao mesmo tempo em que evita o desencadeamento de respostas imunes substanciais pela simultânea inativação de fosfolipases e de Rho-GTPases. As serina-proteases autotransportadoras (SPATEs, de *serine protease autotransporters*) de *Shigella* spp. e de algumas *E. coli* patogênicas são geralmente secretadas na luz intestinal ou na camada mucosa, onde clivam os componentes das junções epiteliais para facilitar a penetração tecidual. O dano tecidual permite acesso às camadas mucosas subjacentes, aos linfáticos e à corrente sanguínea; para alguns patógenos, esse acesso permite a disseminação para outros órgãos.

Transmissão a novos hospedeiros O hospedeiro representa um nicho replicativo para os patógenos bacterianos, onde eles se multiplicam e são transmitidos para novos hospedeiros. O modo de transmissão está geralmente alinhado com o modo de entrada. Por exemplo, no caso de patógenos respiratórios, a tosse induzida pelo dano tecidual pulmonar causa a aerossolização do patógeno, permitindo a inalação e a colonização de um novo hospedeiro. Da mesma forma, os patógenos gastrintestinais desencadeiam diarreia e são transmitidos pela via fecal-oral direta ou por meio de contaminação de alimentos por dejetos de uma pessoa contaminada. A compreensão da disseminação de doenças infecciosas permite a instituição de procedimentos básicos de higiene que reduzem muito as taxas de transmissão – por exemplo, lavagem de mãos, descontaminação de superfícies de uso comum e adoção de medidas de distanciamento social.

Bacteriófagos e estilo de vida dos patógenos O reservatório de *V. cholerae* são os ambientes aquáticos. A doença é adquirida pela ingestão de água ou frutos do mar contaminados. Nas regiões onde o cólera é endêmico, a doença demonstra picos sazonais. Essa sazonalidade está associada com o desenvolvimento de vírus que têm como alvo as bactérias (*bacteriófagos*), os quais infectam os microrganismos de *V. cholerae*, replicam e causam a lise e morte do hospedeiro bacteriano. A lise bacteriana libera partículas virais no ambiente aquático, onde podem infectar outros *V. cholerae*. Consequentemente, os bacteriófagos regulam a abundância de patógenos, com ramificações para a epidemiologia da doença. Ainda não se sabe se os bacteriófagos contribuem para o controle cíclico de outros patógenos.

COMPETIÇÃO COM MICRÓBIOS COMENSAIS

Nos últimos anos, tem ficado claro que a microbiota do hospedeiro constitui um ecossistema que contribui para a defesa do hospedeiro contra patógenos infectantes. Essa comunidade de microrganismos comensais (bactérias, fungos, vírus) é fundamental para a homeostasia metabólica e o desenvolvimento imune do hospedeiro. Além disso, a presença de microrganismos comensais nas superfícies externas (p. ex., a pele), na nasofaringe e no trato gastrintestinal oferece uma resistência contra a colonização por outros patógenos. A microbiota intestinal está entre os ecossistemas mais densos conhecidos. Consequentemente, os patógenos são bastante superados numericamente pela flora endógena, e, dentro de cada nicho, os patógenos devem competir pelos nutrientes com os comensais. A importância da microbiota é reforçada pela infecção por *C. difficile*, em que um tratamento antibiótico que erradica componentes da microbiota intestinal permite a germinação dos esporos de *C. difficile*, com a consequente produção de toxinas e doença. É importante observar que um tratamento efetivo para a colite por *C. difficile* é a repopulação da microbiota por meio do transplante fecal.

Muitos microrganismos comensais têm sistemas antibacterianos, incluindo bacteriocinas e T6SSs. Uma atividade dos T6SSs é a liberação de toxinas diretamente nas bactérias próximas, resultando em lise ou inibição do crescimento do alvo. Os T6SSs estão presentes tanto em bactérias patogênicas como nas comensais, e a morte mediada por T6SS contribui tanto para o estabelecimento de uma microbiota intestinal estável como para a colonização por patógenos invasores, incluindo *Shigella sonnei* e *V. cholerae*. Nos pacientes com fibrose cística, ocorre a suprarregulação de um T6SS de *P. aeruginosa*; essa alteração sugere um papel para esse sistema na persistência da infecção crônica por *P. aeruginosa* no pulmão com fibrose cística, que é um ambiente polimicrobiano.

RESUMO

Os patógenos bacterianos demonstram uma miríade de mecanismos de colonização, adesão, invasão, disseminação e manipulação das vias do hospedeiro. As doenças infecciosas ocorrem quando os patógenos conseguem se estabelecer dentro do hospedeiro, e os sintomas costumam ser resultado da luta entre os patógenos e o sistema imune. A simples diversidade dos determinantes de virulência ressalta o sucesso do hospedeiro no combate às infecções. Uma maior elucidação das formas como as bactérias causam infecção irá melhorar o entendimento da biologia e dos patógenos humanos, além de fornecer novas oportunidades para intervenções terapêuticas bem-sucedidas.

LEITURAS ADICIONAIS

Costa TRD et al: Secretion systems in gram-negative bacteria: structural and mechanistic insights. Nat Rev Microbiol 13:343, 2015.

Evavold CL, Kagan JC: Inflammasomes: threat-assessment organelles of the innate immune system. Immunity 348:682, 2019.

Fitzgerald KA, Kagan JC: Toll-like receptors and the control of immunity. Cell 180:1044, 2020.

Galluzzi L et al: Molecular mechanisms of cell death: Recommendations of the Nomenclature Committee on Cell Death 2018. Cell Death Differ 25:486, 2018.

Lamason RL, Welch MD: Actin-based motility and cell-to-cell spread of bacterial pathogens. Curr Opin Microbiol 35:48, 2017.

Ribet D, Cossart P: How bacterial pathogens colonize their hosts and invade deeper tissues. Microbes Infect 17:173, 2015.

Santos JC, Broz P: Sensing of invading pathogens by GBPs: At the crossroads between cell-autonomous and innate immunity. J Leukoc Biol 104:729, 2018.

Stones DH, Krachler AM: Against the tide: the role of bacterial adhesion in host colonization. Biochem Soc Trans 44:1571, 2016.

Tsolis RM, Bäumler AJ: Gastrointestinal host–pathogen interaction in the age of microbiome research. Curr Opin Microbiol 53:78, 2020.

Wu YW, Li F: Bacterial interaction with host autophagy. Virulence 10:352, 2019.

121 Genômica microbiana e doenças infecciosas

Roby P. Bhattacharyya, Yonatan H. Grad, Deborah T. Hung

Assim como a microscopia abriu o mundo da microbiologia fornecendo uma ferramenta que possibilitava a visualização de microrganismos, os avanços tecnológicos na genômica estão fornecendo aos microbiologistas métodos novos e poderosos que permitem caracterizar o mapa genético de todos os microrganismos, com resolução sem precedentes, esclarecendo, assim, as interações complexas e dinâmicas entre eles, o ambiente e a saúde humana. O campo da genômica das doenças infecciosas engloba uma vasta fronteira de pesquisa ativa que está transformando a prática clínica das doenças infecciosas. Apesar de a genética ter tido papel fundamental na elucidação do processo infeccioso e no manejo clínico das doenças infecciosas, a capacidade de estender nosso pensamento e nossas abordagens além do estudo de genes únicos para examinar a sequência, estrutura e função de todos os genomas tem nos permitido identificar novas possibilidades de pesquisa e oportunidades para alterar a prática clínica. A partir do desenvolvimento de diagnósticos com sensibilidade, especificidade e velocidade sem precedentes para dar forma a novas intervenções de saúde pública, inovações genômicas técnicas e estatísticas estão remodelando a compreensão da influência do mundo microbiano sobre a saúde humana e fornecendo novas ferramentas para diagnosticar, rastrear e combater a infecção. Neste capítulo, explora-se a aplicação dos métodos genômicos aos patógenos microbianos e respectivas infecções. São discutidas as inovações que estão impulsionando o desenvolvimento de abordagens diagnósticas, bem como a descoberta de novos patógenos, fornecendo uma percepção a respeito das novas abordagens e paradigmas terapêuticos e propondo métodos em epidemiologia de doenças infecciosas e no estudo da evolução de patógenos que podem informar medidas de controle de infecções, respostas da saúde pública a epidemias e desenvolvimento de vacinas. São usados exemplos da prática atual e da literatura científica recente como sinalização indicativa do caminho pelo qual os ensinamentos da genômica dos patógenos podem influenciar as doenças infecciosas a curto e longo prazo, além de salientarmos suas aplicações à pandemia de SARS-CoV-2 e Covid-19. A Tabela 121-1 fornece definições para uma seleção de termos importantes usados em genômica.

DIAGNÓSTICO MICROBIANO

As metas básicas de um laboratório de microbiologia clínica são estabelecer a presença de um patógeno em uma amostra clínica, identificar o patógeno e, quando possível, fornecer outras informações que possam ajudar a guiar o manejo clínico e até afetar o prognóstico, como os perfis de suscetibilidade antibiótica ou a presença de fatores de virulência. Até o momento, os laboratórios de microbiologia clínica têm abordado essas metas de forma ampla e fenotipicamente por meio de ensaios baseados em crescimento e testes bioquímicos. As bactérias, por exemplo, são agrupadas algoritmicamente em espécies conforme sua aparência característica ao microscópio, necessidade de nutrientes para crescimento e capacidade de catalisar certas reações. A suscetibilidade antibiótica é determinada, na maioria dos casos, pela avaliação do crescimento na presença do antibiótico.

Com a revolução no sequenciamento abrindo o caminho para o fácil acesso aos genomas completos dos patógenos (Fig. 121-1), agora é possível entender mais sistematicamente as bases genéticas desses fenótipos observáveis. Comparados com os métodos tradicionais baseados no crescimento para diagnóstico bacteriano que dominam o laboratório de microbiologia clínica, os diagnósticos com base nos ácidos nucleicos e nessa informação genômica prometem melhores velocidade, sensibilidade, especificidade e amplitude de informação. Conectando laboratórios clínicos e de pesquisa, as adaptações de tecnologias genômicas começaram a cumprir essa promessa (Tab. 121-2).

LIMITAÇÕES HISTÓRICAS E PROGRESSO POR MEIO DE ABORDAGENS GENÉTICAS

A revolução dos diagnósticos moleculares no laboratório de microbiologia clínica em curso nasceu da necessidade de esforços para identificar e caracterizar microrganismos refratários aos métodos tradicionais de cultura. Historicamente, o diagnóstico de muitos dos chamados patógenos não cultiváveis dependia amplamente da sorologia e da detecção do antígeno.

TABELA 121-1 ■ Glossário de termos selecionados de genômica

Termo	Definição
Contig	Uma sequência de DNA representando um fragmento contínuo de um genoma, reunido a partir de sequências que se sobrepõem; relevante para a montagem *de novo* de dados sequenciais que não se alinham com genomas previamente sequenciados
Elementos genéticos móveis	Elementos do DNA que podem se mover dentro de um genoma e ser transferidos entre genomas por meio de transferência horizontal de genes (p. ex., plasmídeos, bacteriófagos e transpósons)
Estudos microbianos de associação genômica ampla (GWAS)	Uma estrutura analítica para testar associações estatísticas entre genótipos e fenótipos microbianos de interesse, como resistência a antibióticos e virulência
Genoma	Todo o conjunto de material genético hereditário dentro de um organismo
Metagenômica	Análise de material genético de múltiplas espécies, diretamente de amostras primárias, sem necessidade de cultura prévia
Microarranjo	Uma coleção de oligonucleotídeos de DNA ("oligos") arranjados espacialmente em uma superfície sólida e usados para detectar ou quantificar sequências em uma amostra de interesse, as quais são complementares (e, portanto, ligadas) a um ou mais dos oligos arranjados
Polimorfismo de nucleotídeo único (SNP)	Mutações pontuais, cujo número em diferentes isolados microbianos é uma medida da distância genética de um em relação ao outro
Reação em cadeia da polimerase (PCR)	Um tipo de NAAT usado para amplificar uma região específica do DNA por meio de *primers* de oligonucleotídeos específicos e uma DNA-polimerase
Sequenciamento de nova geração	Sequenciamento de alto rendimento usando um processo de sequenciamento paralelizado que produz milhões de sequências concomitantemente, muito além da capacidade dos antigos métodos de finalização de corantes
Sequenciamento total do genoma (WGS)	Um processo que determina a sequência completa do DNA do genoma de um organismo; tem sido bastante facilitado pela tecnologia de sequenciamento de nova geração
Teste de amplificação de ácido nucleico (NAAT)	Teste bioquímico que avalia a presença de uma cadeia particular de ácidos nucleicos por meio da amplificação por um entre vários métodos, incluindo as reações em cadeia da polimerase e da ligase
Tipagem sequencial multilocular	Uma metodologia para tipagem de organismos com base nos fragmentos da sequência do DNA de um conjunto de genes pré-especificados
Transcritoma	O catálogo do conjunto completo de transcritos do RNA mensageiro (mRNA) de uma célula ou organismo, cuja medida geralmente é dada por microarranjo ou por sequenciamento de nova geração de DNA complementar (cDNA) por meio de um processo chamado RNA-Seq
Transferência horizontal de genes	A transferência de genes entre organismos por meio de mecanismos diferentes da herança clonal, como por meio de transformação, conjugação ou transdução

Contudo, esses métodos fornecem apenas informações clínicas limitadas devido à sua sensibilidade e especificidade subótimas, às demoras prolongadas que diminuem sua utilidade no manejo do paciente em tempo real e à incapacidade de caracterizar melhor os patógenos além da identificação da exposição prévia. Testes mais novos para detecção de patógenos com base no conteúdo de ácido nucleico já propiciaram melhorias nos casos selecionados em que foram aplicados.

Ao contrário da detecção direta do patógeno, o diagnóstico sorológico – medida da resposta do hospedeiro à exposição ao patógeno – geralmente pode ser feito apenas em retrospecto, requerendo amostras de soro obtidas na fase aguda e na fase convalescente. Para infecções crônicas, a distinção de infecção aguda e latente ou a identificação da exposição repetida apenas pelo soro pode ser difícil ou impossível, dependendo da síndrome. Além disso, a

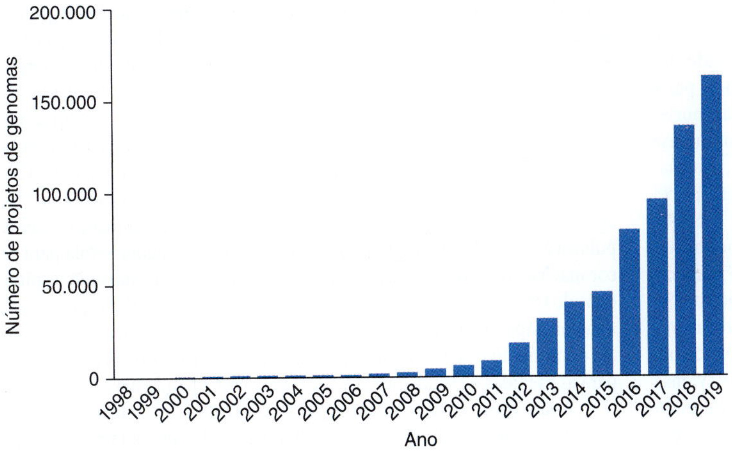

FIGURA 121-1 **Projetos de sequenciamento de genomas bacterianos** submetidos ao Genomes Online Database, um repositório de dados de sequenciamentos genômicos e metagenômicos administrado manualmente, de 1998 a 2019. *(Dados compilados de https://gold.jgi.doe.gov/statistics, acessado em 27 de julho, 2020. Ver S Mukherjee et al: Genomes OnLine Database (GOLD) v.7: Updates and new features. Nucleic Acids Res 47: D1, 2019.)*

sensibilidade do diagnóstico sorológico varia conforme o microrganismo e o estado imunológico do paciente. Por exemplo, a tuberculose é notoriamente difícil de ser identificada por métodos sorológicos; o teste cutâneo da tuberculina usando um derivado proteico purificado (PPD) é especialmente insensível na doença ativa e pode ter reação cruzada com vacinas ou outras micobactérias. Mesmo os novos ensaios de liberação de gamainterferon (IGRA), que medem a liberação de citocina pelos linfócitos T em resposta aos antígenos específicos do *Mycobacterium tuberculosis in vitro*, têm sensibilidade limitada em hospedeiros imunodeficientes. Nem o teste do PPD, nem os IGRAs podem distinguir a infecção latente da ativa. O diagnóstico sorológico da doença de Lyme sofre limitações similares: em pacientes de regiões endêmicas, a presença de anticorpos IgG contra *Borrelia burgdorferi* pode refletir exposição prévia, em vez de doença ativa, enquanto os anticorpos IgM são imperfeitamente sensíveis e específicos (50 e 80%, respectivamente, na doença inicial). A natureza complexa desses testes, particularmente diante dos sintomas inespecíficos que podem acompanhar a doença de Lyme, tem tido implicações substanciais na percepção pública dessa condição e no uso impróprio de antibiótico em áreas endêmicas. Do mesmo modo, a sífilis, uma infecção crônica causada pelo *Treponema pallidum*, é notoriamente difícil de estadiar apenas pela sorologia, exigindo uso de múltiplos testes diferentes não treponêmicos (p. ex., reagina proteica rápida) e treponêmicos (p. ex., anticorpo treponêmico fluorescente) em conjunto com a suspeita clínica. Complementando a sorologia, a detecção do antígeno pode melhorar a sensibilidade e a especificidade em casos selecionados, mas foi validada apenas para um grupo limitado de infecções. Em geral, são detectados elementos estruturais de patógenos, incluindo componentes de envelopes virais (p. ex., antígeno de superfície da hepatite B, antígeno p24 do HIV), marcadores da superfície celular em certas bactérias (p. ex., *Streptotoccus pneumoniae*, *Legionella pneumophila* sorotipo 1) ou fungos (p. ex., *Cryptococcus*, *Histoplasma*), e componentes fúngicos menos específicos da parede celular, como a galactomanana e o β-glucana (p. ex., *Aspergillus* e outros fungos dimórficos).

TABELA 121-2 ■ **Aplicações clínicas selecionadas da genômica de doenças infecciosas**

Aplicação	Tecnologia	Notas/exemplos
Identificação de microrganismos		
Detecção viral	PCR, RT-PCR	Identificação de HIV, HBV, HCV, vírus respiratórios, incluindo SARS-CoV-2 e influenza, para diagnóstico e resposta à terapia
Detecção de TB	PCR	Amplificação do gene *rpoB* para identificação de espécies específicas de *Mycobacterium tuberculosis*
Detecção de patógeno	PCR, RT-PCR, NAAT	Identificação múltipla de grande número de vírus, bactérias, leveduras e parasitas a partir de várias amostras clínicas
Detecção bacteriana	Sequenciamento de gene ribossômico da subunidade 16S	Sequenciamento e amplificação direcionada de regiões do gene de rRNA da subunidade 16S para identificação de infecções bacterianas suspeitas não diagnosticadas por métodos convencionais
Descoberta do patógeno		
Patógenos bacterianos	Sequenciamento, montagem metagenômica	Sequenciamento não tendencioso por meio de *shotgun* de ácidos nucleicos isolados de amostras de paciente para identificar patógenos associados; provas de conceito: novas espécies do gênero *Bradyrhizobium* associadas à colite do cordão; *Escherichia coli* 0104:H4 da epidemia de diarreia de 2011, na Alemanha; espécies de *Leptospira* do líquido cerebrospinal de um paciente; uso da pesquisa apenas neste momento
Patógenos virais	Microarranjos, sequenciamento	Hibridização de amostras clínicas em microarranjos de vírus conhecidos, filogeneticamente diversos, identificou o coronavírus associado à SRAG e outros. O sequenciamento direto identificou o SARS-CoV-2, o vírus do Nilo Ocidental e o coronavírus associado à SROM, entre outros. O uso é principalmente em pesquisa.
Resistência antibiótica		
Detecção de MRSA	PCR	Detecção do gene *mecA*, a causa genotípica da resistência à meticilina em *Staphylococcus aureus*
Detecção de VRE	PCR	Detecção dos genes *vanA* ou *vanB*, as principais causas genotípicas de resistência à vancomicina no *Enterococcus*
Detecção de MDR-TB	PCR, NAAT	Detecção de polimorfismos no gene *rpoB* de *M. tuberculosis*, que responde por 95% da resistência à rifampicina. Outros exames disponíveis para genes *inhA* e *katG* podem detectar até 85% da resistência à isoniazida.
Detecção de carbapenemase	PCR	Detecção de genes codificadores de um dos vários tipos de enzimas (*KPC, NDM, OXA-48, IMP-1, VIM*) que hidrolisam carbapenêmicos, gerando grande parte da resistência à carbapenemase (mas não toda) em *Enterobacteriaceae*
Detecção de resistência ao HIV	Sequenciamento direcionado	Sequenciamento direcionado de genes específicos com mutações conhecidas que conferem resistência; é o padrão de cuidado atual que antecede à terapia inicial, adotado nos Estados Unidos e na Europa
Epidemiologia		
Rastreamento de surtos e epidemias	Sequenciamento	Aplicação para rastreamento de surtos e epidemias em escalas local e internacional, incluindo disseminação de *Klebsiella* produtora de carbapenemase, *S. aureus, M. tuberculosis, E. coli, Vibrio cholerae*, vírus ebola, vírus zika e vírus influenza
Evolução e disseminação de patógenos	Sequenciamento	Coleções de sequenciamento de patógenos para esclarecer a disseminação de patógenos, fatores de virulência e determinantes de resistência antibiótica; entre os inúmeros exemplos, estão *V. cholerae*, vírus influenza, vírus ebola e vírus zika

Siglas: MDR, resistência a múltiplos fármacos; SROM, síndrome respiratória do Oriente Médio; MRSA, *S. aureus* resistente à meticilina; NAAT, testes de amplificação de ácido nucleico; PCR, reação em cadeia da polimerase; RT, transcriptase reversa; SRAG, síndrome respiratória aguda grave; TB, tuberculose; VRE, *Enterococcus* resistente à vancomicina.

Devido à impraticabilidade da cultura e à falta de sensibilidade ou informações clínicas suficientes fornecidas pelos métodos sorológicos e antigênicos, o impulso em direção ao diagnóstico baseado em ácido nucleico originado da busca de vírus e bactérias fastidiosas tornou-se parte do padrão de cuidados para organismos selecionados nos hospitais norte-americanos. Esses testes, incluindo a reação em cadeia da polimerase (PCR) e outros testes de amplificação do ácido nucleico (NAAT), são usados amplamente agora para muitas infecções virais, tanto crônicas (p. ex., infecção por HIV, hepatite C) quanto agudas (p. ex., influenza). O NAAT fornece informações essenciais sobre o diagnóstico inicial e a resposta à terapia, em alguns casos prevendo genotipicamente a resistência ao fármaco. De fato, a progressão da detecção do antígeno até a PCR transformou a nossa compreensão do curso natural da infecção por HIV, com profundas implicações para o tratamento **(Fig. 121-2*A*)**. Nos anos iniciais da pandemia da Aids, a antigenemia p24 foi detectada na infecção aguda por HIV, mas então desapareceu por anos antes de emergir novamente com a progressão para Aids **(Fig. 121-2*B*)**. Sem um marcador demonstrando viremia, o papel do tratamento durante a infecção por HIV antes do desenvolvimento de Aids clínica era incerto, e a monitoração da eficácia do tratamento era um desafio. Com o surgimento da PCR como um teste progressivamente mais sensível (agora capaz de detectar até 20 cópias do vírus por mL de sangue), a viremia foi reconhecida como uma característica quase universal da infecção por HIV. Devido às dificuldades inerentes aos ensaios fenotípicos, testes de resistência antiviral genotípicos também foram adotados precocemente para HIV, e hoje constituem o padrão de cuidado que antecede à iniciação da terapia em países desenvolvidos. Esses aprimoramentos foram transformadores na orientação da terapia no início da doença e, aliados ao desenvolvimento de terapias menos tóxicas, ajudam a moldar a política que segue rumo à introdução ainda mais antecipada da terapia antirretroviral na infecção por HIV. Os ensaios de PCR por transcriptase reversa (RT-PCR) são o método principal para a detecção do novo vírus SARS-CoV-2 na fase aguda, sendo um componente fundamental da resposta clínica e da saúde pública à Covid-19, da mesma forma que ocorreu em menor escala para os coronavírus relacionados SARS-CoV e o coronavírus da síndrome respiratória do Oriente Médio (SROM). Os testes para o SARS-CoV-2 representam a maior implementação de um estudo molecular para doenças infecciosas até o momento e são fundamentais tanto para o diagnóstico clínico como para as medidas de saúde pública a fim de conter a pandemia de Covid-19.

Assim como para os vírus, os testes à base de ácidos nucleicos se tornaram os testes diagnósticos de escolha para as bactérias fastidiosas, incluindo os patógenos bacterianos intracelulares comumente transmitidos por contato sexual *Neisseria gonorrhoeae* e *Chlamydia trachomatis*, bem como *Ehrlichia chaffeensis* e *Anaplasma phagocytophilum*, transmitidos pelo carrapato. Mais recentemente, a detecção baseada na amplificação do ácido nucleico tem oferecido uma melhor sensibilidade diagnóstica para o importante patógeno nosocomial *Clostridium difficile*; os NAATs podem

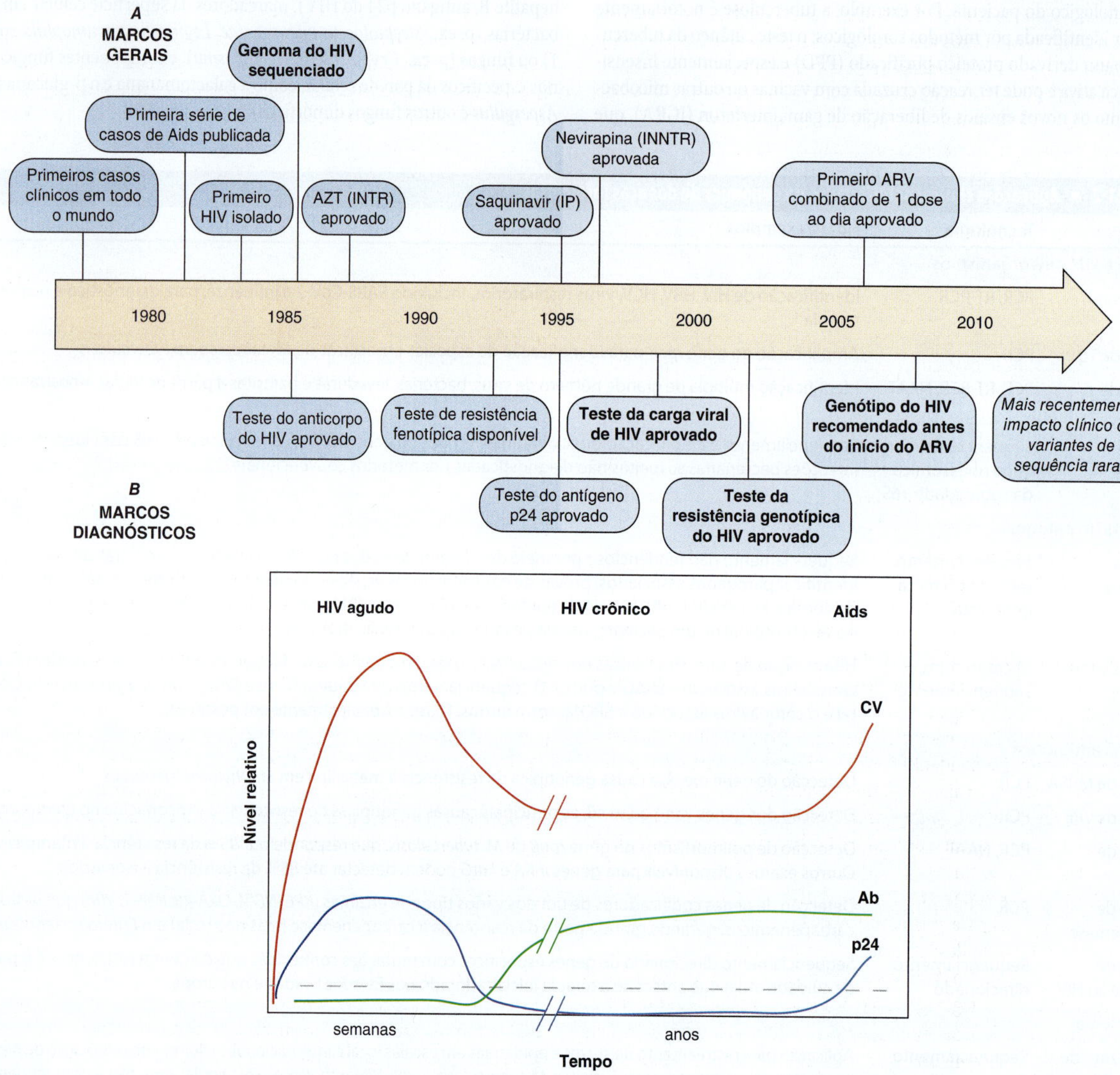

FIGURA 121-2 ***A.*** Linha do tempo de marcos selecionados no manejo do vírus da imunodeficiência humana (HIV). Avanços genômicos são mostrados em negrito. As aprovações e recomendações indicadas se aplicam aos Estados Unidos. ARV, antirretroviral; AZT, zidovudina; INTR, inibidor nucleosídeo da transcriptase reversa (RT); INNTR, inibidor não nucleosídeo da transcriptase reversa; IP, inibidor da protease. ***B.*** Dinâmica viral na história natural da infecção por HIV. São mostrados três marcadores diagnósticos: anticorpo (Ab) anti-HIV, antígeno p24 (p24) e carga viral (CV). A linha tracejada em cinza representa os limites de detecção. *(Adaptada de dados de HH Fiebig et al: Dynamics of HIV viremia and antibody seroconversion in plasma donors: Implications for diagnosis and staging of primary HIV infection. AIDS 17:1871, 2003.)*

fornecer informações clinicamente relevantes na presença de citotoxinas A e B, bem como de marcadores moleculares de hipervirulência, como aqueles que caracterizam o pulsotipo norte-americano 1 (NAP1), que está aumentado na doença grave. A importância da genômica na seleção de *loci* para ensaios diagnósticos e na monitoração da sensibilidade dos testes foi destacada pelo surgimento, na Suécia, de uma nova variante de *C. trachomatis* contendo uma deleção que inclui o gene-alvo de um conjunto de NAATs comerciais. Ao evadir a detecção por meio dessa deleção (e assim evitar o tratamento), essa cepa se tornou altamente prevalente em algumas áreas da Suécia. Enquanto os testes baseados em ácido nucleico continuam sendo a abordagem diagnóstica de escolha para bactérias fastidiosas, esse exemplo serve como um lembrete para a necessidade de desenvolvimento diligente e monitoramento contínuo de diagnósticos moleculares.

Por outro lado, para patógenos bacterianos típicos para os quais os métodos de cultura estão bem estabelecidos, os ensaios baseados em crescimento seguidos de testes bioquímicos ainda predominam no laboratório clínico. Informados por décadas de microbiologia clínica, esses testes têm sido muito úteis para os clínicos, embora as limitações dos testes baseados em crescimento – em particular, as demoras associadas à espera pelo crescimento – constituam oportunidades de aprimoramento. A partir dessa necessidade, os estudos baseados em espectrometria de massa que oferecem identificação altamente acurada dos microrganismos poucas horas após uma hemocultura positiva foram amplamente adotados pelos laboratórios de microbiologia clínica nas regiões com recursos adequados. Olhando adiante, os diagnósticos moleculares, significativamente informados pela vasta quantidade de sequências de genoma microbiano geradas nos últimos anos, mostram-se um caminho promissor. Primeiro, estudos sequenciais podem identificar prontamente genes importantes (ou ácidos nucleicos não codificantes) que podem ser desenvolvidos em alvos para ensaios clínicos, usando PCR ou plataformas de hibridização. Em segundo lugar, o próprio sequenciamento eventualmente pode se tornar econômico e rápido o suficiente para ser realizado de forma rotineira em amostras clínicas, com subsequente detecção não tendenciosa de patógenos.

Um dos maiores condutores à implementação de novas tecnologias moleculares no diagnóstico de doenças infecciosas é o desejo de obter uma identificação mais rápida – ou mesmo em tempo real – do patógeno, de modo ideal com informação sobre a suscetibilidade antibiótica de microrganismos cuja resistência ao arsenal anti-infeccioso atualmente disponível seja preocupante. Esse tipo de teste em tempo real tem o potencial de transformar o manejo das doenças infecciosas, afetando a administração de antibióticos no contexto ambulatorial, o risco de mortalidade em pacientes gravemente enfermos (i.e., pacientes para os quais a administração antecipada de antibióticos efetivos seja o fator mais significativo para diminuir o risco de mortalidade), a internação hospitalar e a duração da internação. A extensão desse impacto dependerá das forças econômicas que ajudarão a definir a amplitude de sua implantação. No nível da saúde pública, esses testes provavelmente terão papel no aprimoramento da administração de antibióticos, influenciando, assim, o aparecimento de resistência antibiótica e permitindo a vigilância de surtos por redes locais, nacionais e internacionais. Nos Estados Unidos e no Reino Unido, por exemplo, as agências de saúde pública trocaram a eletroforese em gel em campo pulsado pelo sequenciamento de genoma para rastrear patógenos transmitidos por meio dos alimentos e identificar surtos; além disso, esses países estão expandindo rapidamente o uso rotineiro da genômica na identificação e caracterização de outros patógenos, desde micobactérias (não só *M. tuberculosis*, mas também micobactérias não tuberculosas) até *N. gonorrhoeae*. Adicionalmente, esforços internacionais no sentido de rastrear a disseminação de doenças virais, incluindo o trabalho recente sobre os surtos de ebola e zika, o trabalho em curso sobre influenza sazonal e os esforços para controlar a pandemia de SARS-CoV-2 propiciam oportunidades para aprimoramento de intervenções, vigilância e ações preventivas, variando desde a seleção mais precisa de cepas do vírus influenza a serem incluídas no desenvolvimento de vacinas sazonais ao delineamento aprimorado de triagens para avaliação de novas vacinas e terapias.

As inovações tecnológicas estão derrubando várias barreiras críticas à adoção amplamente disseminada da genômica e de outros métodos moleculares. Especificamente, no caso do NAAT, a necessidade de ciclagem térmica rápida e de armazenamento dos reagentes em cadeia de frio tem dificultado muito a implementação nos locais com poucos recursos. Esforços recentes visam superar essas dificuldades por meio do desenvolvimento de protocolos de amplificação isotérmica e de reagentes liofilizados que não necessitam de refrigeração nem de instrumentação sofisticada. No caso do sequenciamento clínico, (1) o custo e a velocidade do sequenciamento e dos métodos de análise continuam caindo vertiginosamente; (2) a automação e a miniaturização da preparação da amostra para sequenciamento prometem reduzir custos e minimizar a necessidade de conhecimento especializado; e (3) as tecnologias de sequenciamento direto que eliminam a complexa biologia molecular requerida no preparo de amostras clínicas para sequenciamento estão melhorando em termos de precisão e robustez. Ainda existem mais barreiras, entre as quais a necessidade de fontes de informação padronizadas para processar dados e apresentar aos clínicos resultados fáceis de interpretar e prontamente manipuláveis. Entretanto, à medida que estes avanços originam testes diagnósticos rápidos e precisos, a meta final é informar ao clínico, em tempo real, se há indicação para antibióticos e, em caso afirmativo, quais serão eficazes. O diagnóstico em tempo real permitirá a utilização mais eficiente de nosso precioso arsenal antibiótico, melhorando os desfechos tanto específicos para o paciente como para a sociedade, de forma bastante semelhante ao modo como o ensaio rápido e sensível da troponina transformou o manejo à beira do leito da dor torácica (angina).

IDENTIFICAÇÃO DE MICRORGANISMOS

Para adaptar a detecção do ácido nucleico aos testes diagnósticos e assim identificar os patógenos em uma larga escala, as sequências identificadas devem ser conservadas dentro de uma espécie o suficiente para identificar a diversidade de cepas que podem ser encontradas em várias situações clínicas, todavia divergentes o bastante para distinguir uma espécie da outra. Até recentemente, esse problema foi resolvido em relação a bactérias estabelecendo como alvo o elemento de um genoma bacteriano que é mais altamente conservado dentro de uma espécie: a subunidade de RNA ribossômico (rRNA) 16S. Entre outros exemplos, esse método atualmente foi usado para confirmar infecções por *Mycobacterium chimaera* em vários pacientes após a cirurgia cardiotorácica, levando enfim ao reconhecimento de um surto disseminado. Hoje, a amplificação por PCR de 16S a partir de amostras teciduais pode ser realizada em laboratórios especializados, embora as suas sensibilidade e utilidade clínica até o momento tenham permanecido um pouco limitadas, em parte devido à escassez e fragilidade relativa do ácido nucleico do patógeno no tecido amostrado, o que exige uma amplificação confiável e sensível de ácido nucleico. À medida que essas barreiras vão sendo reduzidas graças aos avanços tecnológicos e as causas de infecções com culturas negativas vão sendo esclarecidas (talvez em parte por meio de esforços de sequenciamento), esses testes se tornam mais acessíveis e mais úteis.

Com a riqueza de dados de sequenciamento disponíveis atualmente, outras regiões além do rRNA da subunidade 16S podem ser alvos para identificação de espécies bacterianas. Esses outros *loci* genômicos podem fornecer informações adicionais sobre um isolado clínico que seja relevante ao manejo do paciente. Por exemplo, a detecção da presença – ou, potencialmente, até mesmo da expressão – de genes de toxinas como as toxinas A e B do *C. difficile* ou toxina Shiga pode fornecer informações adicionais aos clínicos que ajudarão a distinguir entre bactérias comensais ou colonizantes e patógenos, auxiliando, assim, no prognóstico e no diagnóstico.

Além das bactérias, uma abordagem comumente usada para a detecção de patógenos baseada em PCR são os chamados "painéis sindrômicos" de PCR multiplex para a identificação de causas comuns de síndromes clínicas infecciosas, incluindo infecção do trato respiratório superior, gastrenterite e meningoencefalite. O painel sindrômico mais comumente utilizado é o painel de vírus respiratórios, o qual tipicamente inclui conjuntos de *primers* direcionados para uma combinação de influenza, parainfluenza, vírus sincicial respiratório, adenovírus, rinovírus, enterovírus, metapneumovírus e coronavírus do resfriado comum, algumas vezes em conjunto com bactérias não cultiváveis como espécies de *Mycoplasma*, *Chlamydophila* e *Bordetella*. O objetivo desses painéis é capturar as causas infecciosas comuns dessas síndromes em um único teste diagnóstico padronizado, idealmente facilitando a avaliação diagnóstica. A imediata identificação de um agente etiológico plausível pode oferecer clareza diagnóstica se os painéis forem usados com parcimônia e considerando cuidadosamente o contexto clínico de cada paciente. A mudança recente mais dramática nos diagnósticos virais baseados em PCR foi a ampla utilização de um ensaio de RT-PCR para a detecção do novo SARS-CoV-2. Conforme observado em outro ponto do capítulo, este ensaio teve papel fundamental no cuidado do paciente, triagem, controle de infecção e epidemiologia na pandemia de Covid-19. Uma prioridade para os próximos meses é a integração da detecção do SARS-CoV-2 nos painéis sindrômicos para sua detecção junto com outros patógenos respiratórios comuns, permitindo um diagnóstico rotineiro mais simples quando apropriado.

Uma dificuldade com os ensaios baseados em PCR é a relativa complexidade da biologia molecular e a consequente necessidade de tecnologia avançada para sua implementação, incluindo instrumentos e reagentes. Várias abordagens recentes avançaram a biologia molecular da detecção de ácidos nucleicos com o objetivo de aumentar a disponibilidade de NAATs para uso em locais de poucos recursos ou mesmo a campo. Esses métodos combinam a detecção de ácidos nucleicos com uma leitura enzimática, permitindo a amplificação catalítica do sinal. Várias dessas abordagens se baseiam na sensibilidade e especificidade intrínsecas, além da amplificação dos efetores Cas12a e Cas13a como sensores de ácidos nucleicos de repetições palindrômicas curtas agrupadas interespaçadas regularmente (CRISPR, de *c*lustered, *r*egularly *i*nterspaced *s*hort *p*alindromic *r*epeats). Diferentemente do famoso editor de genes do efetor Cas9 CRISPR, essas enzimas robustas e versáteis reconhecem alvos de ácidos nucleicos curtos com alta especificidade e fazem a transdução desse evento de ligação em uma "clivagem colateral" de ácidos nucleicos próximos que pode ser projetada para criar um sinal usando construtos de leitura fluorescentes. É importante ressaltar que toda essa biotecnologia pode ser utilizada em conjunto com etapas de pré-amplificação enzimática isotérmica para obter uma ótima sensibilidade, tudo isso de maneira suficientemente robusta para suportar a liofilização em papel antes de ser reconstituído a campo. Esses ensaios ainda estão nas fases iniciais de desenvolvimento, mas já foi demonstrado que são promissores e podem ter papel fundamental no diagnóstico e vigilância em nível global.

Embora testes de amplificação como a PCR e outros NAATs exemplifiquem uma abordagem de detecção de ácido nucleico, há outras abordagens, incluindo a detecção por hibridização. Embora não sejam usadas atualmente na esfera clínica, as técnicas de detecção multiplex e identificação de patógenos por hibridização a microarranjos ou em solução estão sendo desenvolvidas com outros objetivos. É importante observar que essas diferentes técnicas de detecção requerem graus diferentes de conservação. Métodos altamente sensíveis de amplificação requerem um alto grau de identidade sequencial entre pares de *primers* (ou iniciadores) de PCR e suas sequências-alvo curtas específicas; até mesmo uma única incompatibilidade de par de bases (particularmente próximo à extremidade 3' do *primer*) pode interferir na detecção. Em contrapartida, os testes baseados em hibridização são mais tolerantes à incompatibilidade, podendo assim ser usados para detectar regiões importantes possivelmente conservadas com menor precisão dentro de uma espécie, permitindo a potencial detecção de isolados clínicos de uma determinada espécie com maior diversidade entre isolados. Esses ensaios aproveitam as interações previsíveis entre os ácidos nucleicos e não exigem enzimologia, o que amplia a gama de condições para as quais esses ensaios são factíveis, incluindo seu uso direto em amostras clínicas primárias. A aplicabilidade de métodos baseados em hibridização dirigidos ao DNA ou ao RNA abre a possibilidade de traçar o perfil de expressão, o que pode revelar informações fenotípicas a partir do conteúdo de ácido nucleico.

Tanto o método de PCR quanto a hibridização têm como alvo organismos específicos conhecidos. No outro extremo, à medida que o custo do sequenciamento diminui, o sequenciamento metagenômico de amostras de pacientes está se tornando cada vez mais viável. Essa abordagem de sequenciamento em *shotgun* é não tendenciosa – ou seja, consegue detectar qualquer sequência microbiana, quer seja divergente ou inesperada. Em um exemplo recente, o sequenciamento e a análise metagenômica mostraram que uma amostra clínica de líquido cerebrospinal obtida de um paciente imunocomprometido, apresentando sinais e sintomas de meningite crônica, continha pequenas quantidades de DNA de *Leptospira*. À luz dessa informação, testes de PCR retrospectivos confirmaram o diagnóstico de neuroleptospirose, então desconhecido até a disponibilização do resultado do sequenciamento. O paciente foi tratado com penicilina G e foi clinicamente recuperado. Cada vez mais, têm sido empreendidos esforços no sentido de realizar o WGS usando outras amostras clínicas, entre as quais escarro e sangue, com o objetivo de identificar mais prontamente os patógenos. Um desses ensaios foi recentemente certificado para uso clínico nos Estados Unidos – uma abordagem de sequenciamento metagenômico em *shotgun* aplicada ao DNA acelular circulante na corrente sanguínea que visa identificar patógenos no sangue e em outros locais, embora seu nicho clínico ainda não tenha sido identificado. Essa nova abordagem, contudo, tem seu próprio conjunto de desafios, incluindo a necessidade de reconhecer sequências patogênicas contra um fundo de sequências esperadas do hospedeiro e de comensais e distinguir patógenos verdadeiros de colonizadores ou contaminantes laboratoriais. O campo da pesquisa em microbiomas, ainda em desenvolvimento, está conduzindo o desenvolvimento tecnológico para sequenciamento e análise de comunidades microbianas complexas. As lições aprendidas deste campo informarão os esforços diagnósticos.

DESCOBERTA DOS PATÓGENOS

Além das aplicações no diagnóstico clínico, as novas tecnologias genômicas, incluindo o WGS, estão sendo aplicadas às amostras de pesquisa clínica com o objetivo de identificar novos patógenos em uma variedade de circunstâncias. A enorme sensibilidade e a natureza não tendenciosa do sequenciamento também são ideais na pesquisa de patógenos desconhecidos ou insuspeitos em amostras clínicas.

A inferência causal nas doenças infecciosas tem progredido desde o tempo de Koch, cujos postulados históricos fornecem uma estrutura rigorosa para a atribuição de uma doença a um microrganismo. Na modernização dos postulados de Koch, um microrganismo, quer possa ou não ser cultivado, deve induzir a doença ao ser introduzido em um hospedeiro saudável, se estiver implicado como patógeno causador. As tecnologias atuais de sequenciamento são ideais para promover essa versão moderna dos postulados de Koch, porque podem identificar os patógenos causais candidatos com sensibilidade sem precedentes e de forma não tendenciosa, livre de limitações como a capacidade de cultivo. Ainda assim, à medida que o sequenciamento direto em amostras primárias de pacientes expande consideravelmente a nossa capacidade de reconhecer associações entre microrganismos e estados patológicos, o pensamento crítico e a experimentação continuarão sendo vitais para estabelecer causalidade.

A descoberta do vírus em particular tem sido grandemente facilitada por novas tecnologias de ácido nucleico. Essas fronteiras foram exploradas primeiro com microarranjos de alta densidade contendo sequências espacialmente arranjadas a partir de uma coleção de vírus filogeneticamente diversa. Apesar das tendenciosidades na direção daqueles com homologia com vírus conhecidos, novos vírus em amostras clínicas foram identificados de forma bem-sucedida com base em sua capacidade de se hibridizar a essas sequências pré-especificadas. Essa metodologia contribuiu de forma excepcional para a identificação do coronavírus causador da síndrome respiratória aguda grave (SRAG). Ao ser descoberto, o coronavírus-SRAG foi sequenciado rapidamente: o genoma completo foi montado em abril de 2003, menos de 6 meses após o reconhecimento do primeiro caso.

Com o advento do sequenciamento de nova geração, a descoberta não tendenciosa do patógeno hoje é abordada através de um processo conhecido como *montagem metagenômica* (Fig. 121-3), o qual tem substituído em grande medida os outros métodos. Sequências de fragmentos de nucleotídeos aleatórios podem ser geradas a partir de amostras clínicas sem conhecimento prévio da identidade do patógeno, por meio de um processo chamado *sequenciamento em* shotgun. Essa coleção de sequências pode então ser alinhada computacionalmente a sequências do hospedeiro (i.e., humanas), com as sequências alinhadas removidas e as sequências restantes comparadas com outros genomas conhecidos, para detectar a presença de microrganismos conhecidos. Os fragmentos sequenciais que permanecem desalinhados sugerem a presença de um microrganismo adicional que não pode ser combinado com um genoma conhecido caracterizado; essas leituras podem ser reunidas em trechos contíguos de ácido nucleico que podem ser comparados com sequências conhecidas para construir o genoma de um microrganismo potencialmente novo. Os genomas reunidos (ou partes do genoma) podem então ser comparados com genomas conhecidos para inferir a filogenia de novos microrganismos e identificar classes ou traços relacionados. Assim, esse processo não só pode identificar patógenos não previstos como pode até mesmo identificar organismos ainda não descobertos.

O surgimento da Covid-19 oferece um exemplo dramático que ilustra os avanços da tecnologia de descoberta de patógenos nos 16 anos que se passaram desde a descoberta do SARS-CoV: o coronavírus causador, o SARS-CoV-2, foi identificado através de sequenciamento metagenômico dentro de 1 mês do reconhecimento do primeiro caso e apenas poucas semanas após o reconhecimento do surto. O sequenciamento e a montagem foram completados dentro de 5 dias da descoberta do novo vírus, e um NAAT foi liberado 1 dia depois disso. Considerando a posterior devastação causada pela Covid-19 e o custo do atraso mesmo de poucas semanas na implementação deste novo teste diagnóstico em alguns locais, é importante imaginar o dano adicional da pandemia caso tivesse ocorrido uma década antes. Esta linha do tempo ilustra o crescente poder e velocidade das novas tecnologias diagnósticas, mas também ressalta a necessidade premente de progresso continuado.

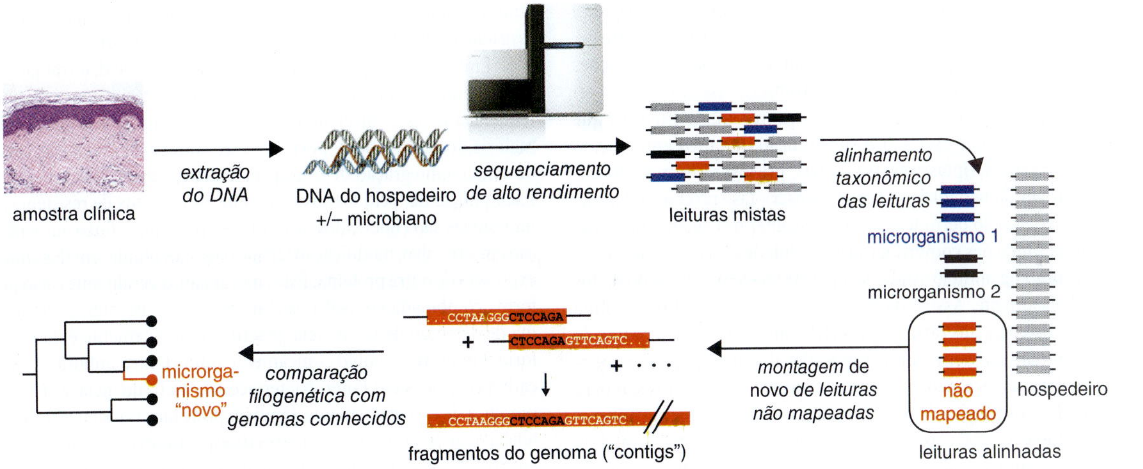

FIGURA 121-3 Fluxograma da montagem metagenômica para descoberta do patógeno. O DNA é isolado de uma amostra de interesse (p. ex., tecido, líquido corporal) contendo uma mistura de DNA do hospedeiro e ácidos nucleicos de microrganismos coexistentes, comensais ou patogênicos. Todo o DNA (e RNA se for adicionada uma etapa de transcrição reversa) é sequenciado, produzindo uma mistura de fragmentos de sequência de DNA ("leituras") dos microrganismos presentes. Com exceção das leituras que não se alinham ("mapeiam") a sequência alguma conhecida, essas leituras são alinhadas a genomas de referência existentes para o hospedeiro ou para algum microrganismo qualquer conhecido. Essas leituras não mapeadas então são montadas *de novo* por computador, em grandes trechos contíguos de DNA possíveis ("contigs") representando fragmentos de genomas previamente não sequenciados. Esses fragmentos de genomas (contigs) então são mapeados em uma árvore filogenética, com base na sua sequência. Alguns podem representar organismos conhecidos ainda não sequenciados, enquanto outros representarão novas espécies. *(Figura preparada com informações valiosas do Dr. Ami S. Bhatt durante comunicação pessoal.)*

Outras aplicações iniciais do sequenciamento em amostras clínicas foram centradas em torno da descoberta de novos vírus, incluindo tais patógenos emergentes, como o vírus do Nilo Ocidental, o coronavírus associado à síndrome respiratória do Oriente Médio (MERS-CoV), bem como causas virais de inúmeras outras condições, desde febres hemorrágicas tropicais até diarreia em recém-nascidos.

À medida que o sequenciamento metagenômico e as técnicas de montagem se tornam mais desenvolvidos, essa tecnologia se torna uma grande promessa para a identificação de microrganismos que estão associados a condições clínicas de etiologia desconhecida. Métodos convencionais já ligaram, de forma inesperada, inúmeras condições com agentes infecciosos específicos – por exemplo, câncer cervical e orofaríngeo com papilomavírus humano (HPV), sarcoma de Kaposi com herpes-vírus humano tipo 8 e certos linfomas com vírus Epstein-Barr. Recentemente, o vírus zika, descrito pela primeira vez nos anos 1940, foi encontrado com incidência crescente como causa de síndromes febris, em particular nas Américas Central e do Sul. Foi observado um aumento concomitante na incidência de microcefalia, o qual era temporal e geograficamente compatível com a epidemia de zika. A suspeita de que o zika vírus era neurotrópico foi levantada devido à associação previamente reconhecida com a síndrome de Guillain-Barré, porém a ligação mais forte entre o zika vírus e a microcefalia foi demonstrada pela detecção do próprio vírus, tanto por PCR com transcrição reversa quantitativa (RT-qPCR) como por WGS no tecido encefálico fetal *postmortem* obtido de bebês com microcefalia. Um argumento para a causalidade foi construído com base em evidência epidemiológica e na detecção viral direta, ambas fundamentadas na detecção de ácido nucleico e no sequenciamento de genoma. As técnicas de sequenciamento oferecem sensibilidade e especificidade sem precedentes para a identificação de sequências estranhas de ácido nucleico que podem sugerir outras condições associadas a patógenos – de neoplasias e condições inflamatórias a febres inexplicadas ou outras síndromes clínicas – relacionadas com organismos que variam de vírus e bactérias a parasitas. Todavia, é necessário ter cautela: na ausência da capacidade para atender aos postulados de Koch, a identificação baseada na sequência de um microrganismo a partir de amostras de paciente por si só é insuficiente para identificar um novo patógeno. A crescente sensibilidade desses métodos justifica um maior rigor e cuidado ao definir aquilo que é "ruído" (*noise*) e o que representa um patógeno.

À medida que a descoberta baseada em sequenciamento se expande, é possível encontrar microrganismos associados a condições não classicamente consideradas infecciosas, como a ligação entre a infecção materna por zika vírus e a microcefalia fetal. Estudos sobre a flora intestinal usando animais de laboratório e mesmo seres humanos já sugerem correlações entre a composição do microrganismo e vários aspectos da saúde metabólica e cardiovascular. Métodos aperfeiçoados de detecção de patógenos irão continuar a descobrir correlações inesperadas entre microrganismos e estados patológicos, mas a simples presença de um microrganismo não estabelece causalidade. Felizmente, uma vez que os esforços relativamente trabalhosos e computadorizadamente intensivos de sequenciamento e montagem metagenômica tiverem identificado um patógeno, as detecções adicionais podem ser mais facilmente realizadas com métodos dirigidos, como PCR ou hibridização, que podem ser mais escaláveis e passíveis de confirmação *in situ*. Essa capacidade deve facilitar a investigação adicional cuidadosa que será necessária para progredir além da correlação e fazer a inferência causal.

RESISTÊNCIA AOS ANTIBIÓTICOS

No momento, a resistência antibiótica em bactérias e fungos é convencionalmente determinada pelo isolamento de uma única colônia a partir de uma amostra clínica cultivada e pelos testes de seu crescimento na presença de um fármaco. A necessidade de múltiplas etapas de crescimento nesses testes convencionais tem várias consequências. Primeiro, apenas patógenos cultiváveis podem ser prontamente processados. Em segundo lugar, esse processo requer infraestrutura considerável para dar suporte ao ambiente estéril necessário para o teste baseado em cultura de diversos microrganismos. Finalmente, talvez de forma mais significativa, até mesmo os organismos de crescimento mais rápido necessitam de 1 a 2 dias de processamento para identificação e 2 a 3 dias para determinação de suscetibilidades. Organismos de crescimento lento levam ainda mais tempo: por exemplo, devem se passar semanas para que *M. tuberculosis* resistente a fármacos possa ser identificado pelo fenótipo de crescimento. Tendo em vista o imperativo clínico de começar precocemente a terapia eficaz nas doenças graves, esse atraso inerente na determinação da suscetibilidade tem implicações óbvias para o uso empírico de antibióticos: os antibióticos de amplo espectro com frequência precisam ser escolhidos diante de situações nas quais posteriormente é observado que os fármacos de espectro mais restrito seriam eficazes ou que não haveria necessidade de antibióticos (p. ex., infecções virais). Mesmo com essa estratégia, à medida que os organismos resistentes se tornam mais comuns, a escolha empírica pode ser incorreta e frequentemente ter consequências devastadoras. A identificação em tempo real do organismo infectante e a informação sobre o seu perfil de suscetibilidade guiaria a terapia inicial e daria suporte criterioso ao uso de antibióticos, de modo ideal melhorando o desfecho do paciente e ao mesmo tempo auxiliando na luta crescente contra a resistência antibiótica, reservando o uso de agentes de amplo espectro para casos nos quais realmente sejam necessários.

Os diagnósticos moleculares e o sequenciamento oferecem uma forma de acelerar a detecção de um perfil de suscetibilidade antibiótica de um patógeno. Se um genótipo que confere resistência puder ser identificado, é possível investigar esse genótipo para fins de detecção molecular. Na doença infecciosa, essa abordagem veio a ser concretizada de forma mais convincente para o HIV (Fig. 121-2A). (Em uma aplicação conceitualmente paralela de análise genômica, a detecção molecular de certos determinantes de resistência em cânceres informa a seleção da quimioterapia alvo-dirigida.) O sequenciamento extensivo de cepas de HIV e correlações feitas entre genótipos virais e resistência fenotípica delinearam a maioria das mutações em genes de HIV fundamentais, como os de transcriptase reversa, protease e integrase, que conferem resistência aos agentes antirretrovirais que miram essas proteínas. Por exemplo, a substituição do único aminoácido K103N no gene da transcriptase reversa do HIV prevê a resistência ao inibidor de primeira linha não nucleosídeo da transcriptase reversa efavirenz; dessa forma, sua detecção permite ao clínico escolher um agente diferente. Os efeitos dessas mutações comuns na suscetibilidade do HIV a vários fármacos – bem como na aptidão viral – são registrados em bancos de dados disponíveis publicamente. Assim, os genótipos agora são usados de rotina para prever a resistência aos fármacos no HIV, uma vez que os ensaios de resistência fenotípica são bem mais complicados do que o sequenciamento dirigido. De fato, as recomendações atuais nos Estados Unidos são para sequenciar os vírus no sangue do paciente antes de iniciar a terapia antirretroviral, que então é ajustada ao fenótipo de resistência previsto. À medida que novas terapias direcionadas são introduzidas, essa abordagem dirigida à resistência aos fármacos, com base no sequenciamento, provavelmente se mostrará importante em outras infecções virais (p. ex., hepatite C).

O desafio de prever a suscetibilidade aos fármacos a partir do genótipo é mais intimidante para bactérias do que para o HIV, apesar dos avanços consideráveis rumo à determinação da suscetibilidade antibiótica bacteriana, com base no sequenciamento. As bactérias têm genomas muito mais complexos do que o dos vírus, com milhares de genes em seus cromossomos (muitos capazes de interagir funcionalmente de forma a escapar de previsões) e a capacidade de adquirir um número muito maior de outros genes por transferência gênica horizontal de plasmídeos e elementos genéticos móveis dentro e entre as espécies. Assim, a tarefa de definir de maneira abrangente todos os mecanismos de resistência genética possíveis é de ordens de magnitude mais complexa nas bactérias do que nos vírus, que geralmente têm genomas muito mais limitados. Apesar destas dificuldades, houve um progresso considerável nos últimos anos. Em casos seletos, em que os fatores biológicos parecem ter restringido a base genotípica da resistência a um pequeno conjunto bem definido de mutações, os ensaios genotípicos para resistência antibiótica já estão sendo introduzidos na prática clínica. Um exemplo importante é a detecção do *Staphylococcus aureus* resistente à meticilina (MRSA). O *S. aureus* é um dos patógenos bacterianos mais comuns e graves de seres humanos, particularmente em ambientes de cuidados de saúde. A resistência à meticilina, a classe mais efetiva de antibióticos antiestafilocócicos, tem se tornado muito comum até mesmo em cepas adquiridas na comunidade. A vancomicina, um fármaco alternativo à meticilina, é eficaz contra MRSA, porém quantitativamente inferior à meticilina contra o *S. aureus* sensível à meticilina (MSSA). A análise clínica de isolados de MRSA tem demonstrado que as bases moleculares para resistência à meticilina em essencialmente todos os casos se origina da expressão de uma proteína alternativa de ligação à penicilina (PBP2A), codificada pelo gene *mecA*, encontrado dentro do elemento genético transferível chamado *mec*. Esse cassete móvel se disseminou rapidamente na população de *S. aureus* por meio de transferência gênica horizontal e seleção a partir do uso disseminado de antibiótico. Como a resistência à meticilina é essencialmente sempre devida à presença do cassete *mec*, o MRSA é passível de detecção molecular. Recentemente, um teste de PCR para cassete *mec*, que economiza horas a dias comparado com o método padrão de cultura, foi aprovado pela Food and Drug Administration (FDA). De modo similar, os enterococos resistentes à vancomicina (VRE) abrigam um número limitado de genes *van* responsáveis pela resistência a esse importante antibiótico mediada pela alteração do mecanismo de reação cruzada com a parede celular que a vancomicina inibe. A detecção de um desses genes por PCR indica resistência. Mais recentemente, a identificação de plasmídeos codificadores de carbapenemase responsáveis por uma fração significativa da resistência aos carbapenêmicos (ainda que nem sempre) levou aos ensaios de PCR multiplex para detecção desse importante elemento de resistência a esta classe essencial de antibióticos. Por fim, um ensaio de PCR tendo como alvo o gene da RNA polimerase altamente conservado serve não só para detectar *M. tuberculosis* diretamente em amostras de escarro como também para detectar a resistência à rifampicina, uma vez que os determinantes de resistência a esse inibidor de RNA polimerase mapeiam quase exclusivamente em uma região curta desse gene. Como a resistência à rifampicina está epidemiologicamente associada à resistência a múltiplos fármacos, ainda que não de forma causal, este ensaio identifica cepas com alto risco de resistência a multifármacos, o que aumenta seu valor.

Embora a identificação e a rápida detecção de determinantes de resistência monogênica tenham melhorado, as bactérias têm apresentado uma tendência a desenvolver múltiplos mecanismos de resistência diferentes à maioria dos antibióticos; portanto, estas tarefas muitas vezes requerem uso de sonda e integração de múltiplas lesões genéticas, alvos ou mecanismos. Exemplificando, pelo menos cinco modos distintos de resistência às fluoroquinolonas são conhecidos: importação reduzida, efluxo aumentado, mutação em sítio-alvo, modificação farmacológica e blindagem dos sítios-alvo pela expressão de outra proteína. Estes mecanismos geralmente estão presentes de forma combinada em isolados clinicamente resistentes; portanto, o problema de detecção de resistência genética frequentemente é do tipo combinatório. Em outro exemplo clinicamente importante, embora a resistência aos carbapenêmicos em Enterobacteriaceae com frequência seja explicada pela presença de carbapenemases, também pode haver desenvolvimento de resistência quando outras β-lactamases de espectro mais restrito são encontradas em combinação com mutações na porina ou nas bombas de efluxo. Assim, embora os ensaios de PCR multiplex para as carbapenemases mais comuns (p. ex., aquelas codificadas pelos genes *KPC, NDM, OXA-48, IMP-1* e *VIM*) tenham se transformado em uma valiosa ferramenta para a rápida identificação da subpopulação de Enterobacteriaceae resistente aos carbapenêmicos, cuja resistência é causada pelas carbapenemases, sua sensibilidade é limitada pela incapacidade de detectar outros mecanismos de resistência aos carbapenêmicos. Além disso, plasmídeos e elementos de transposição, os quais costumam ser enriquecidos para os determinantes de resistência antibiótica, podem ser técnica e analiticamente mais difíceis de sequenciar, embora as novas tecnologias de sequenciamento de leitura longa estejam começando a abordar essas dificuldades. Para complicar ainda mais a previsão genética, alterações na expressão gênica (que podem ser detectáveis por meio de mutações em regiões promotoras ou em genes reguladores sem codificação de determinantes de resistência conhecidos) e até no número de cópias de genes (que pode ocorrer na ausência de modificações na sequência primária) de determinantes de resistência têm papéis decisivos em alguns casos de resistência genética. Desta forma, embora a previsão de resistência diante da detecção de determinantes esteja se tornando rapidamente viável, a tarefa de maior relevância clínica de prever a *suscetibilidade* quando nenhum determinante de resistência conhecido é encontrado continua sendo mais difícil.

Para acumular êxitos antecipados com a meta de avançar além da detecção binária de determinantes de resistência monogênicos, a última fronteira para a previsão genética da resistência antibiótica bacteriana ocorre em uma previsão mais abrangente de um fenótipo de resistência a partir da informação da sequência – uma tarefa similar à previsão de resistência do HIV. Mesmo assim, não existe um compêndio abrangente de elementos genéticos conferidores de resistência e seus pares e interações de ordem superior entre eles e com o *background* genético de patógenos bacterianos. Os genomas não virais são muito maiores do que os virais, e sua abundância e diversidade são tais que com frequência existem milhares de diferenças genéticas entre isolados clínicos da mesma espécie, dos quais talvez apenas um ou poucos podem contribuir para a resistência. Além disso, novos mecanismos podem emergir em face do desenvolvimento antibiótico ou com o lançamento de novos fármacos, e a previsão genética da resistência inevitavelmente ficará em desvantagem em relação à emergência de mecanismos imprevistos. Embora a previsão confiável de resistência antibiótica bacteriana a partir do sequenciamento de determinantes possa, portanto, parecer assustadora, a vasta expansão da capacidade de sequenciamento microbiano (Fig. 121-1) combinada a métodos analíticos, como os estudos de associação genômica ampla microbiana e os algoritmos de aprendizado de máquina (*machine learning*), propiciam abordagens analíticas poderosas para este problema de "agulha no palheiro" e têm possibilitado avanços notáveis em termos de poder preditivo de determinantes de sequência alcançados até o presente. Particularmente em *M. tuberculosis*, onde a transferência gênica horizontal é mínima e o patógeno é essencialmente restrito aos hospedeiros humanos de forma a facilitar uma amostragem mais significativa, um arranjo notavelmente amplo de resistência fenotípica pode ser explicado pelos determinantes genéticos conhecidos. Por causa dessas vantagens biológicas, além do lento e trabalhoso processo de crescimento que dificulta a avaliação fenotípica tradicional, o sequenciamento do genoma completo se mostrou bastante efetivo na predição dos perfis de suscetibilidade neste microrganismo, até o ponto em que o Reino Unido atualmente realiza de forma rotineira o sequenciamento do genoma completo em paralelo aos testes fenotípicos de suscetibilidade antibiótica para o

M. tuberculosis naquilo que alguns esperam que seja um precursor da testagem de suscetibilidade antibiótica totalmente baseada no sequenciamento do genoma completo. Até mesmo em patógenos mais altamente variáveis, com sequenciamento de números suficientes de patógenos suscetíveis e resistentes, os métodos preditivos baseados em sequência estão melhorando em termos de precisão preditiva, ao menos junto à região geográfica a partir da qual as amostras de teste foram sequenciadas.

É importante notar que os métodos analíticos baseados em genótipo identificam amplamente correlatos e não necessariamente substitutos (*surrogate*) ou determinantes de resistência. No diagnóstico do HIV, constatou-se que os substitutos (i.e., determinantes causais de resistência) eram fatores preditivos mais confiáveis do que meros correlatos na expansão da previsão de resistência baseada no sequenciamento para a população geral. Sem um conhecimento prático de resistência genética, uma relação correlativa pode ser específica para uma linhagem e menos generalizável. Em especial com os múltiplos mecanismos de resistência possíveis a um dado antibiótico e a contínua pressão evolutiva resultando no desenvolvimento e aquisição de novos modos de resistência, uma abordagem genotípica para o diagnóstico de resistência antibiótica tende a permanecer desafiadora e a requerer vigilância contínua em correlacionar constantemente os métodos genotípicos com os métodos fenotípicos mais tradicionais. Um importante benefício já demonstrado de uma abordagem genômica de previsão de resistência, ancorada na validação fenotípica, poderia ser a identificação sistemática de não residentes (*outliers*) com resistência inexplicada. Estas cepas podem formar a base dos mecanismos de resistência recém-compreendidos que, por sua vez, podem se transformar em tentativas de desenvolver novos fármacos. O conhecimento dos mecanismos de resistência também pode ajudar os esforços de controle direto da infecção. Exemplificando, a primeira identificação do gene *mcr-1* (de *mobilized colistin resistance*) em um plasmídeo, aliada a outros determinantes de resistência antibiótica, intensificou a preocupação acerca das Enterobacteriaceae resistentes à colistina identificadas primeiramente na China e depois em outros locais, dada a sua implicação em uma rápida transmissibilidade de resistência a multifármacos. O reconhecimento antecipado dessas cepas potencialmente perigosas elucidou a necessidade imediata de protocolos de contenção rigorosos.

Paralelamente com as tecnologias avançadas de sequenciamento, o progresso nas técnicas computacionais, na bioinformática e estatística e no armazenamento de dados e os testes experimentais para confirmação de hipóteses serão necessários para se seguir rumo à meta ambiciosa de um amplo compêndio de determinantes de resistência antibiótica. O compartilhamento aberto e uma curadoria diligente de novas informações de sequência serão fundamentalmente importantes, assim como a comparação iterativa ou até contínua de previsões com testes fenotípicos continuados, para acessar o desempenho e permitir que os algoritmos preditivos acompanhem os mecanismos de resistência recém-desenvolvidos ou emergentes.

De modo contínuo, observamos o acúmulo de modos novos ou imprevistos de resistência a partir da pressão evolutiva em curso, consequente ao uso clínico amplamente disseminado de antibióticos. Mesmo com o MRSA, talvez o caso mais bem estudado de resistência antibiótica e um modelo de relativa simplicidade, com um único determinante monogênico de resistência (*mecA*), uma abordagem genotípica para detecção de resistência se mostrou falha. Uma limitação foi uma retirada do teste de resistência genotípica comercial inicialmente distribuído para a identificação de MRSA. Um isolado clínico de *S. aureus* surgiu na Bélgica e expressava uma variante do cassete *mec* não detectada pelos *primers* do ensaio de PCR. Novos *primers* foram adicionados para detectar essa variante nova, e o teste foi aprovado novamente para uso. Esse exemplo ilustra a necessidade de monitoração contínua de qualquer teste de resistência genotípica. Uma segunda limitação é que pode ocorrer uma contradição entre a evidência genotípica e a fenotípica para resistência. Até 5% das cepas MRSA portam uma cópia do gene *mecA* não funcional ou não expressa. Assim, a identificação errada dessas cepas como MRSA por detecção genotípica levaria à administração do antibiótico inferior vancomicina no lugar da terapia preferida com β-lactâmico.

Esses exemplos ilustram um dos principais desafios de ir além dos testes baseados em crescimento: o genótipo é meramente um substituto para o fenótipo da resistência, que informa diretamente o cuidado com o paciente. Abordagens alternativas atualmente em desenvolvimento tentam contornar as limitações dos testes de resistência genotípica, retomando os ensaios fenotípicos, ainda que apenas os mais rápidos. Uma destas abordagens é informada por métodos genômicos: perfis transcricionais servem como uma assinatura fenotípica rápida para a resposta antibiótica. Do ponto de vista teórico, como as células que estão morrendo são transcricionalmente distintas das células destinadas a sobreviver, as bactérias suscetíveis e as cepas resistentes representam diferentes perfis transcricionais após a exposição antibiótica, independentemente do mecanismo de resistência. Essas diferenças podem ser medidas e, como a transcrição é uma das respostas mais rápidas ao estresse celular (minutos a horas), podem ser usadas para determinar se as células são resistentes ou suscetíveis de forma muito mais rápida do que é possível quando se espera pelo crescimento na presença de antibióticos (dias). Assim como o DNA, o RNA pode ser prontamente detectado por meio de regras previsíveis que governam o pareamento de bases, via métodos de amplificação ou hibridização de bases. Alterações em um conjunto de transcritos selecionados cuidadosamente formam uma assinatura da expressão que pode representar a resposta celular total ao antibiótico, sem necessitar da caracterização completa de todo o transcritoma. Estudos preliminares de prova de conceito sugerem que essa abordagem pode identificar a suscetibilidade antibiótica com base no fenótipo transcricional de modo muito mais rápido do que é possível com testes baseados em crescimento. Outras abordagens rápidas baseadas no fenótipo para os testes de suscetibilidade antibiótica, incluindo a microscopia automatizada, as mensurações ultrafinas de flutuações de massa e outras também estão sendo desenvolvidas, com a primeira delas estando aprovada para uso clínico.

Devido à sua sensibilidade na detecção até mesmo de fragmentos de ácidos nucleicos muito raros, o sequenciamento proporciona uma profundidade sem precedentes para estudos em populações complexas de células e tecidos. A força dessa profundidade e sensibilidade se aplica não apenas à detecção de patógenos raros e novos em meio ao oceano de sinais do hospedeiro, mas também à identificação de subpopulações heterogêneas de patógenos em um único hospedeiro, os quais podem diferir, por exemplo, quanto aos perfis de resistência medicamentosa ou determinantes patogênicos. Por exemplo, estudos recentes salientaram a diversificação de patógenos em infecções bacterianas crônicas, como na infecção por *Pseudomonas* em pulmões de pacientes com fibrose cística ou na infecção disseminada por *M. tuberculosis*, talvez possibilitando um nicho de especialização no hospedeiro. Essa diversificação foi reconhecida há muito tempo em populações virais crônicas, como exemplifica o HIV. Estudos futuros serão necessários para elucidar o significado clínico dessas subpopulações variáveis, mesmo quando o sequenciamento profundo está fornecendo níveis de detalhamento inéditos sobre membros da maioria e da minoria dessa população.

DIAGNÓSTICOS BASEADOS NO HOSPEDEIRO

Embora o diagnóstico baseado no patógeno continue sendo o pilar da confirmação de infecções, os testes sorológicos e os biomarcadores inespecíficos – como a velocidade de sedimentação eritrocitária, o nível de proteína C-reativa e até as contagens de leucócitos totais e de neutrófilos – há muito constituem a base de uma estratégia de quantificação das respostas do hospedeiro para auxiliar o diagnóstico da infecção. Até mesmo os recém-identificados biomarcadores de infecção bacteriana no hospedeiro, como a procalcitonina, deixam a desejar quanto à versatilidade, com valores preditivos positivos e negativos que até agora são adequados apenas para algumas aplicações estreitas, porém inadequados para o uso clínico geral. Aqui, também, a aplicação da genômica está sendo explorada para melhorar essa abordagem, tendo em vista as limitações descritas anteriormente dos testes sorológicos e a falta de especificidade dos biomarcadores proteicos identificados até o momento. Em vez de usar as respostas de anticorpos como um biomarcador retrospectivo de infecção, esforços recentes têm se concentrado na análise transcritômica da resposta do hospedeiro como uma nova direção, com implicações diagnósticas para a doença humana.

Por exemplo, enquanto os testes diagnósticos baseados em patógenos para distinguir a infecção tuberculosa ativa da latente se mostraram elusivos, um trabalho recente mostra que o perfil transcricional de leucócitos circulantes exibe um padrão diferencial de expressão de quase 400 transcritos que distinguem a tuberculose ativa da latente; esse padrão de expressão é impulsionado, em parte, por alterações nos genes induzíveis por interferon na linhagem mieloide. Em uma coorte de validação, essa assinatura transcricional foi capaz de distinguir pacientes com doença ativa *versus* latente, distinguir infecção tuberculosa de outros estados inflamatórios pulmonares ou infecções e acompanhar respostas ao tratamento em até 2 semanas, com normalização da expressão para aquela de pacientes sem doença ativa ao longo de 6 meses de terapia eficaz. Esse teste teria um importante papel não apenas no manejo de pacientes, mas também como um marcador de eficácia em estudos clínicos de novos agentes terapêuticos. Mais recentemente, uma assinatura destilada de três transcriptos se mostrou promissora para diferenciar entre tuberculose ativa e latente, aumentando a esperança de um ensaio disponível em curto prazo.

Similarmente, um progresso considerável foi alcançado no sentido de identificar assinaturas transcricionais no hospedeiro que distingam entre causas bacterianas e virais de infecção no trato respiratório superior, com características de desempenho melhores do que os atuais parâmetros clínicos ou biomarcadores proteicos disponíveis. Foram descritas assinaturas adicionais no hospedeiro que distinguem entre infecção bacteriana, infecção viral e estados inflamatórios; identificam a doença de Lyme; identificam influenza; e distinguem até mesmo entre infecções por bactérias Gram-positivas e Gram-negativas. Em alguns casos, os resultados se estenderam a diferentes populações de hospedeiros – incluindo adultos e crianças e aqueles com função imunológica variável –, o que evidentemente será decisivo para a generalização de abordagens deste tipo. Assim, determinar o perfil da dinâmica transcricional do hospedeiro poderia ampliar a informação obtida a partir de estudos com patógenos, aprimorando o diagnóstico e monitorando a progressão da doença e a resposta à terapia. As fronteiras das aplicações genômicas para compreender a resposta do hospedeiro à infecção, com o potencial para a identificação de biomarcadores ou mesmo da biologia subjacente da doença, continuam a avançar rapidamente, incorporando novas tecnologias e abordagens computacionais, como o perfil transcricional de células únicas do hospedeiro em pacientes infectados, ou a compreensão de processos complexos como a sepse.

Na era atual de estudos de associação genômica ampla e tentativas de avançar rumo a uma medicina personalizada, as abordagens genômicas também estão sendo aplicadas à identificação de *loci* genéticos e fatores do hospedeiro que contribuem para a suscetibilidade às infecções. Esses *loci* terão sido submetidos a uma forte seleção entre populações nas quais a doença é endêmica. Ao identificar os alelos genéticos benéficos entre indivíduos que sobrevivem em tais condições, os marcadores de suscetibilidade ou resistência estão sendo descobertos; esses marcadores podem ser traduzidos em testes diagnósticos para identificar indivíduos suscetíveis de modo a implementar intervenções preventivas ou profiláticas. Além disso, tais estudos podem oferecer uma perspectiva mecanicista a respeito da patogênese da infecção e informar novos métodos de intervenção terapêutica. Tais associações genéticas benéficas foram reconhecidas muito antes do advento da genômica, como nos efeitos protetores do grupo sanguíneo Duffy negativo ou de anormalidades da hemoglobina em heterozigose contra a infecção por *Plasmodium*. Os métodos genômicos permitem investigações mais amplas e sistemáticas do hospedeiro para identificar não apenas pessoas com suscetibilidade aumentada a inúmeras doenças (p. ex., infecção por HIV, tuberculose e cólera), mas também fatores do hospedeiro que contribuem para a doença e, assim, podem prever a sua gravidade, incluindo os estudos atualmente em andamento para a Covid-19, a qual demonstra gravidade marcadamente variável que, até agora ainda não é bem compreendida.

TERAPÊUTICA

A genômica tem o potencial de impactar a terapêutica das doenças infecciosas de duas formas. Ao transformar a velocidade de aquisição ou o tipo de informação diagnóstica que pode ser obtida, a genômica pode influenciar a tomada de decisão terapêutica. Alternativamente, ao abrir novos caminhos para melhor compreender a patogênese, fornecendo novas formas de eliminar a infecção e delineando novas abordagens para a descoberta de antibióticos, a genômica pode facilitar o desenvolvimento de novos agentes terapêuticos.

DIAGNÓSTICOS GENÔMICOS INFORMANDO A TERAPÊUTICA

Os esforços na descoberta de antibióticos estão declinando, com poucos agentes novos sendo processados e um número ainda menor de medicamentos novos (em particular, poucos agentes com novos mecanismos de ação) entrando no mercado. Esse fenômeno se deve em parte à falta de incentivos econômicos para o setor privado, embora também seja atribuível, em parte, aos enormes desafios envolvendo a descoberta e o desenvolvimento de antibióticos. Esforços mais recentes têm se concentrado em antibióticos de largo espectro; o desenvolvimento de uma entidade química que atue em um conjunto de microrganismos extremamente diverso (i.e., espécies mais divergentes umas das outras do que um ser humano é de uma ameba) é muito mais desafiador do que o desenvolvimento de um agente que seja projetado para uma única espécie bacteriana-alvo. Todavia, o conceito de antibiótico de espectro estreito tem sido, até agora, rejeitado devido à falta de informações diagnósticas iniciais que possam orientar a seleção de tais agentes. Assim, o diagnóstico rápido fornecendo informações de suscetibilidade antibiótica que possam orientar a seleção antibiótica em tempo real tem o potencial de alterar e simplificar estratégias antibióticas, ao permitir uma mudança de paradigma de fármacos de largo espectro para agentes de menor espectro. Claramente, tal mudança de paradigma teria implicações adicionais para a resistência antibiótica, ajudando a limitar a pressão seletiva aplicada aos patógenos e bactérias comensais durante a terapia.

Em outro paradigma diagnóstico com o potencial de impactar as intervenções terapêuticas, a genômica está abrindo novos caminhos para uma melhor compreensão não apenas de diferentes suscetibilidades do hospedeiro à infecção, mas também das diferentes respostas do hospedeiro à terapia. Por exemplo, o papel dos glicocorticoides na meningite tuberculosa tem sido debatido há muito tempo. Recentemente, foi demonstrado que polimorfismos no *locus* genético humano *LTA4H*, codificador de uma enzima modificadora do leucotrieno, modulam a resposta inflamatória à tuberculose. Pacientes com meningite tuberculosa homozigotos para o alelo pró-inflamatório *LTA4H* foram mais beneficiados pelo tratamento auxiliar com glicocorticoides, enquanto os que eram homozigotos para o alelo anti-inflamatório foram afetados negativamente pelo tratamento com esteroides. Os esteroides se tornaram parte do tratamento-padrão na meningite tuberculosa, porém esse estudo sugere que talvez apenas uma subpopulação de pacientes seja beneficiada pelo adjunto anti-inflamatório (enquanto outras podem ser prejudicadas) e sugere ainda um meio genético de identificar prospectivamente essa subpopulação. Desta forma, os testes diagnósticos genômicos podem, ao final, aproximar-se da meta de medicina personalizada, bem como informar o diagnóstico, o prognóstico e as decisões de tratamento ao revelar o potencial patogênico do microrganismo e detectar as respostas do hospedeiro à infecção e à terapia.

GENÔMICA NO DESENVOLVIMENTO DE FÁRMACOS E VACINAS

As tecnologias genômicas já estão mudando drasticamente as pesquisas sobre interações hospedeiro-patógeno, com o objetivo de influenciar cada vez mais o processo de descoberta e desenvolvimento terapêutico. O sequenciamento oferece vários caminhos possíveis para a descoberta de terapêutica antimicrobiana. Primeiro, os métodos moleculares em escala genômica prepararam os caminhos para a ampla identificação de todos os genes essenciais codificados no genoma do patógeno, com consequente identificação sistemática de todas as vulnerabilidades críticas em um patógeno que poderiam ser alvos terapêuticos. Em segundo lugar, metodologias em escala genômica propiciam meios rápidos de abordar o mecanismo de ação de impactos recém-identificados a partir de telas compostas. O WGS propicia um modo rápido e não tendencioso de detectar mutações que surgem em mutantes resistentes durante a seleção. De modo similar, traçar o perfil transcricional pode fornecer perspectivas acerca dos mecanismos de ação de novos fármacos candidatos. Por exemplo, a assinatura transcricional de disruptores da parede celular (p. ex., os β-lactâmicos) é distinta da dos agentes que danificam o DNA (p. ex., as fluoroquinolonas) ou inibidores da síntese de proteínas (p. ex., aminoglicosídeos). Qualquer abordagem pode, então, sugerir um mecanismo de ação ou sinalizar compostos a serem priorizados por causa de uma potencial atividade nova. Em uma estratégia genômica alternativa para determinação dos mecanismos de ação, uma abordagem de interferência no RNA seguida de sequenciamento direcionado foi usada para identificar os genes essenciais à eficácia de fármacos antitripanossômicos. Essa abordagem trouxe novas perspectivas sobre o mecanismo de ação de fármacos que tem estado em uso há décadas para tripanossomíase africana humana. Em terceiro lugar, o sequenciamento pode identificar prontamente as regiões mais conservadas em genomas de patógenos e os produtos genéticos correspondentes; essa informação é inestimável para restringir os candidatos antigênicos para desenvolvimento de vacinas. Essas proteínas de superfície podem ser expressas de forma recombinante e testadas quanto à capacidade de deflagrar uma resposta sorológica e imunidade protetora. Esse processo, denominado *vacinologia reversa*, tem se mostrado particularmente útil para patógenos difíceis de manter em cultura ou fracamente imunogênicos. Mais diretamente, as vacinas de RNA mensageiro (mRNA) que têm como alvo as regiões conservadas do genoma do SARS-CoV-2 foram desenvolvidas em velocidade recorde em face à urgência sem precedentes, o que foi possibilitado pela rápida disponibilidade dos dados de sequenciamento genômico. Essas vacinas se comprovaram marcadamente efetivas nos estudos iniciais e representam um avanço dramático nos esforços para mitigar a pandemia. Além disso, esta nova plataforma vacinal oferece uma maneira fácil de fornecer novos antígenos virais, quando necessário, com base na vigilância genômica.

A genômica tem sido empregada tanto no desenvolvimento de vacinas como na definição de seu impacto sobre a epidemiologia e ecologia microbiana. São exemplos os estudos recentes sobre influenza, malária, *S. pneumoniae* e HPV em seguida à introdução da vacina. O extensivo sequenciamento de vírus influenza tem sido valioso na compreensão da modesta eficácia da vacinação sazonal contra influenza, e a combinação de genômica e cartografia antigênica tem sido útil na seleção de cepas a serem incluídas em vacinas contra influenza subsequentes. A nova vacina contra malária – RTS,S/AS01 – foi analisada por sequenciamento dirigido de parasitas oriundos de populações vacinadas e controles durante um estudo de fase 3 conduzido em 11 localidades na África; essas análises revelaram uma reduzida eficácia da vacina contra parasitas portadores de mutações em aminoácidos na proteína circunsporozoíta, alvo da ação da vacina. De modo similar, estudos com as vacinas pneumocócicas mais estabelecidas (a vacina com conjugado polissacarídico 7-valente e 13-valente, PCV-7 e PCV-13) documentaram substituição de sorotipo: as cepas-alvo da vacina apresentaram queda drástica na prevalência após campanhas de vacinação disseminadas. Como os sorotipos específicos de HPV (p. ex., tipos 16 e 18) estão nitidamente associados de forma mais intensa do que outros à carcinogênese, as vacinas contra HPV tiraram proveito da substituição de sorotipo, mirando cepas de vacina para prevenir de modo específico a infecção pelos sorotipos mais perigosos. Essa estratégia, informada pela genômica do patógeno, tem o objetivo de conferir proteção aos indivíduos e, de modo ideal, diminuir a carga circulante de cepas mais virulentas na sociedade.

A análise em larga escala do conteúdo gênico a partir do sequenciamento ou perfis de expressão permite novas direções de pesquisa que trazem novas perspectivas quanto ao efeito recíproco do patógeno e do hospedeiro durante a infecção ou colonização. Um objetivo importante de tal pesquisa é sugerir novas abordagens terapêuticas para quebrar essa interação, em favor do hospedeiro. De fato, uma das aplicações mais imediatas da tecnologia de sequenciamento de nova geração vem simplesmente da caracterização dos patógenos humanos e cepas comensais ou ambientais relacionadas, para então encontrar correlatos genômicos de patogenicidade. Por exemplo, como a *Escherichia coli* varia de uma cepa não patogênica adaptada em laboratório (K-12) a um patógeno gastrintestinal hemorrágico produtor da toxina Shiga (O157:H7), apresenta uma diferença de até 25% no conteúdo gênico, embora a sua classificação filogenética permaneça a mesma. Da mesma forma, alguns isolados de *Enterococcus* – notórios por sua incidência crescente de resistência aos antibióticos comuns, como a ampicilina, vancomicina e aminoglicosídeos – também contêm material genético adquirido recentemente, compreendendo até 25% do genoma em elementos genéticos móveis. Esse fato sugere que a transferência gênica horizontal pode ter um papel importante na adaptação do organismo a um patógeno nosocomial. Em análises mais cuidadosas, esta expansão do genoma está associada com a perda de elementos CRISPR, os quais protegem o genoma bacteriano de invasão por certos materiais genéticos estranhos, podendo facilitar, assim, a aquisição de elementos genéticos que conferem resistência antibiótica. Enquanto a perda dessa regulação parece impor uma desvantagem competitiva em ambientes livres de antibióticos, essas cepas resistentes a fármacos obtêm sucesso mesmo na presença de algumas das melhores terapias antienterocócicas. Além das perspectivas obtidas do sequenciamento do genoma, a extensão dos esforços imparciais de sequenciamento de todo o transcritoma (RNA-Seq) para as bactérias está começando a identificar RNAs não codificadores reguladores inesperados em muitas espécies diversas. Enquanto as implicações funcionais desses novos transcritos ainda são bastante desconhecidas, a presença de tais características – conservadas em muitas espécies de bactérias – implica importância evolutiva e sugere áreas para estudos futuros e possíveis novos caminhos terapêuticos. O estabelecimento de perfis transcritômicos e proteômicos de patógenos sob várias condições que mimetizam colonização ou infecção, incluindo a existência na forma de biomembranas ou em comunidades polimicrobianas, modelos de infecção intracelular, exposição antibiótica e privação de nutrientes, começou a revelar novos achados biológicos que podem ser alvos da próxima geração de terapias. No limite da interface hospedeiro-patógeno, as metodologias transcritômicas de célula única estão crescendo rapidamente em termos de viabilidade e extensão, revelando a heterogeneidade previamente desconhecida nos potenciais desfechos da infecção intracelular.

Assim, os estudos genômicos já estão começando a transformar a nossa compreensão de infecção, trazendo evidência de fatores de virulência ou toxinas e fornecendo uma visão da evolução continuada da patogenicidade e da resistência aos fármacos. Uma meta desses estudos é identificar agentes terapêuticos que possam desorganizar o processo patogênico. Atualmente, tem havido muito interesse no conceito teórico de fármacos antivirulência, que inibem fatores de virulência em vez de matar o patógeno diretamente como meio de intervir na infecção. Além do mais, à medida que o sequenciamento se torna cada vez mais acessível e eficiente, estudos em grande escala em curso exibem um poder estatístico sem precedentes para associar os desfechos clínicos aos genótipos do patógeno e do hospedeiro e, assim, revelar mais vulnerabilidades no processo de infecção que pode ser alvo de intervenção para ser interrompido. Embora isso seja apenas o começo, esses estudos apontam para um futuro tentador no qual o clínico estará armado com preditores genômicos de desfecho de infecção e resposta terapêutica para guiar a tomada de decisão clínica.

EPIDEMIOLOGIA DAS DOENÇAS INFECCIOSAS

Os estudos epidemiológicos de doenças infecciosas têm vários objetivos principais: identificar e caracterizar surtos, descrever o padrão e a dinâmica de uma doença infecciosa à medida que ela se dissemina nas populações e identificar intervenções que possam limitar ou reduzir o ônus da doença. Um exemplo paradigmático clássico é a elucidação, por John Snow, da origem da epidemia de cólera em Londres, em 1854. Snow usou o mapeamento geográfico cuidadoso de casos para determinar que a fonte provável da epidemia era a água contaminada da bomba de Broad Street e, removendo o cabo da bomba, ele interrompeu a epidemia. Enquanto aquela intervenção foi feita sem o conhecimento do agente causal do cólera, avanços na microbiologia e na genômica expandiram o alcance da epidemiologia, que considera atualmente não apenas a doença como também o patógeno, seus fatores de virulência e as complexas relações entre as populações de microrganismos e hospedeiros.

Por meio do uso de novas ferramentas genômicas, como o sequenciamento de alto rendimento, a diversidade de uma população microbiana agora pode ser descrita rapidamente com resolução sem precedentes, com discriminação entre os isolados que apresentam diferenças de nucleotídeos únicos por todo o genoma, bem como avanços além de abordagens anteriores baseadas em fenótipos (como perfis de suscetibilidade antibiótica) ou marcadores genéticos (como a tipagem de sequência multilocular). O desenvolvimento de métodos estatísticos fundamentados em genética molecular e em teorias evolutivas estabeleceu abordagens analíticas que traduzem descrições de diversidade e estrutura da população microbiana em descrições da origem e história da disseminação dos patógenos. Conectando reconstrução filogenética com dados epidemiológicos e demográficos, a epidemiologia genômica apresenta a oportunidade de rastrear a transmissão de pessoa a pessoa e através de fronteiras demográficas e geográficas, para inferir os padrões de transmissão tanto de patógenos como elementos de sequência que conferem fenótipos de interesse, bem como para estimar a dinâmica da transmissão de epidemias.

REDES DE TRANSMISSÃO

O sequenciamento genômico total de genomas de patógenos pode ser usado para inferir a transmissão e identificar surtos-fonte pontuais. Como relatado em um artigo seminal publicado em 2010, um estudo sobre MRSA conduzido em um hospital tailandês demonstrou que o WGS pode ser usado para inferir a transmissão de um patógeno de paciente para paciente por meio da integração da análise do acúmulo de mutações ao longo do tempo com as datas e localizações dos hospitais dos pacientes infectados. Desde então, foram relatados múltiplos exemplos do uso do WGS para definir e motivar intervenções direcionadas a interromper cadeias de transmissão. Em outra epidemia de MRSA, ocorrida em uma unidade neonatal de cuidados especiais em Cambridge, Reino Unido, o WGS estendeu a análise do controle tradicional de infecção, baseada na tipagem de microrganismos de acordo com suas suscetibilidades antibióticas, para o sequenciamento de isolados de amostras clínicas. Essa abordagem detectou um surto não identificado de outra cepa específica de MRSA que estava ocorrendo contra um antecedente do padrão usual de infecções causado por uma população circulante diversa de cepas de MRSA. A análise mostrou evidência de transmissão entre mães dentro da unidade infantil de cuidados especiais e na comunidade e demonstrou o papel fundamental do portador de MRSA em um único provedor de cuidados de saúde na persistência da epidemia. Ainda em outro exemplo, em resposta à observação de 18 casos de infecção por *Klebsiella pneumoniae* produtora de carbapenemase ao longo de 6 meses, no National Institutes of Health Clinical Research Center, o sequenciamento do genoma dos isolados foi usado para diferenciar entre as possibilidades de esses casos representarem múltiplas introduções independentes no sistema de cuidados de saúde ou de uma única introdução com transmissão subsequente. Com base na rede e na análise filogenética de dados genômicos e epidemiológicos, os autores reconstruíram as prováveis relações entre os isolados de paciente para paciente, demonstrando que a disseminação de infecção por *Klebsiella* resistente era de fato devida à transmissão nosocomial de uma única cepa. Abordagens similares elucidaram a extensão com que *C. difficile* nosocomial, VRE e Enterobacteriaceae resistentes aos carbapenêmicos presumidamente representam transmissão intra-hospitalar, em vez de aquisições independentes. Com estas demonstrações da potencial contribuição da genômica para os esforços de controle de infecções hospitalares, uma importante linha de pesquisa busca desenvolver métodos estatísticos com os quais verificar se tais ferramentas são úteis e também sua relação de custo-efetividade, em comparação com a de outras abordagens não genômicas atualmente usadas.

O sequenciamento genômico de amostras clínicas de vírus tem sido usado para compreender seus padrões epidemiológicos de disseminação. Como os vírus de RNA utilizam uma RNA polimerase propensa a erro dependente de RNA, eles acumulam mutações rapidamente, facilitando inferências sobre sua dinâmica e padrões de disseminação. Essas ferramentas têm sido aplicadas ao estudo de surtos de vírus bem conhecidos, como o recente surto de febre amarela na América do Sul e de caxumba nos Estados Unidos, além de recentes patógenos zoonóticos como os coronavírus MERS-CoV e SARS-CoV. O sequenciamento do SARS-CoV-2 no contexto da pandemia ofereceu um poderoso exemplo das contribuições que podem ser feitas pela epidemiologia genômica e seu papel cada vez mais central para rastrear a disseminação de um patógeno tanto localmente como globalmente, além de informar as políticas e tomada de decisão em saúde pública.

O descobrimento de eventos inesperados de transmissão por estudos epidemiológicos genômicos está motivando investigações na ecologia do patógeno e nos modos de transmissão. Por exemplo, a elevação na prevalência de infecções por micobactérias não tuberculosas, incluindo *Mycobacterium abscessus*, entre pacientes com fibrose cística (FC) levou a especulações sobre o possível papel da transmissão paciente a paciente na comunidade de FC; contudo, as abordagens convencionais de tipagem têm carecido de resolução para definir com precisão a estrutura da população de patógenos, um componente decisivo para inferir a transmissão. As diretrizes anteriores de controle de infecção desconsideraram a possibilidade de aquisição de micobactérias não tuberculosas no contexto da assistência médica, uma vez que não foram descritas evidências fortes desse tipo de transmissão. Em estudos de sequenciamento genômico total de isolados de *M. abscessus* obtidos de pacientes com FC, uma abordagem analítica empregando sequenciamento de genoma, epidemiologia e modelagem bayesiana revelou que, ao contrário da antiga crença de que as infecções por *M. abscessus* são adquiridas de forma independente, a maioria das infecções parece ser transmitida. Como nenhuma ligação epidemiológica nítida coloca os pacientes infectados no mesmo lugar ao mesmo tempo, esse achado destaca a necessidade de explorar noções preexistentes acerca das circunstâncias necessárias à transmissão, incluindo os papéis de fômites e aerossóis, e uma reconsideração de diretrizes de controle de infecção por *M. abscessus*. Em um claro exemplo da utilidade do WGS para revelar redes de transmissão inesperadas, foi constatada uma relação estreita entre isolados de *M. chimaera* causadores de infecção após a cirurgia cardiotorácica em pacientes de diferentes localidades. Esses isolados diferiram uns dos outros no máximo em 38 polimorfismos de nucleotídeo único pareados, em meio a > 5 milhões de bases existentes. Por outro lado, esses isolados diferiram em > 2.900 polimorfismos de nucleotídeo único de um isolado de referência não clonalmente relacionado. Embora uma fonte hospitalar inicialmente tenha sido suspeita no momento da identificação dos primeiros casos, foi esta análise de WGS que sustentou fortemente uma fonte pontual única para estes isolados geograficamente dispersos. Subsequentemente, uma investigação por fim implicou a contaminação por *M. chimaera* na cadeia de produção de um sistema de controle de temperatura usado durante o *bypass* cardíaco. Estudos similares de outros patógenos – particularmente, aqueles que compartilham reservatórios humanos, outros hospedeiros animais e ambientais – continuarão impulsionando nosso conhecimento sobre os papéis relativos e a proeminência de fontes de infecção, bem como os modos de disseminação pelas populações, estabelecendo, assim, estratégias baseadas em evidência para prevenção e intervenção.

Conforme mais estudos se destinam a definir as origens e a disseminação dos agentes infecciosos empregando as lentes de alta resolução do WGS, surgem questões fundamentais sobre a diversidade das populações microbianas infectantes e colonizadoras. Os métodos microbiológicos tradicionais incluem isolar uma colônia a partir de uma placa de cultura e tomá-la como representativa da população. No entanto, quanto mais diversificada for a população do patógeno infectante ou colonizador, menos representativos serão esses isolados individuais e maior será a possibilidade de introduzir erro nos métodos baseados no WGS ao reconstruir a transmissão. Estudos de sequenciamento de múltiplas colônias de uma cepa de *S. aureus* colonizando um único indivíduo mostraram uma "nuvem" de diversidade. Qual é o significado clínico dessa diversidade? Quais são os processos que geram e limitam a diversidade? Quanta diversidade é transmitida sob diferentes condições e vias de transmissão? Como as respostas a essas questões variam conforme o microrganismo infeccioso, o tipo de infecção, o hospedeiro e a resposta ao tratamento? Descrições mais abrangentes de diversidade, dinâmica populacional, obstáculo à transmissão e das forças que moldam e influenciam o crescimento e disseminação de populações microbianas serão um foco especialmente importante de investigações futuras.

ORIGENS E DINÂMICA DA DISSEMINAÇÃO DO PATÓGENO

Além de reconstruir as cadeias de transmissão de epidemias locais, os métodos epidemiológicos baseados em genômica estão fornecendo perspectivas em ampla escala geográfica e temporal da disseminação de patógenos. Quatro exemplos recentes incluem as origens do cólera no Haiti, a história do HIV-1 grupo M, a disseminação do ebola na África Ocidental e o momento e natureza da disseminação da pandemia zoonótica de Covid-19. O cólera, uma enfermidade diarreica causadora de desidratação cujo agente etiológico é o *Vibrio cholerae*, disseminou-se pela primeira vez no mundo a partir do subcontinente indiano nos anos 1800 e, desde então, causou sete pandemias; a sétima pandemia persiste desde a década de 1960. Uma investigação sobre os padrões geográficos de disseminação do cólera na sétima pandemia usou sequências de genoma de uma coleção global de 154 cepas de *V. cholerae* representando isolados obtidos de 1957 a 2010. Essa investigação revelou que a sétima pandemia englobava no mínimo três ondas sobrepostas disseminadas a partir do subcontinente indiano (Fig. 121-4*A*). Além disso, a análise do genoma de um isolado de *V. cholerae* da epidemia de cólera de 2010, ocorrida no Haiti, mostrou maior relação com isolados do Sul da Ásia do que com isolados da vizinha América Latina – um resultado que sustenta a hipótese de que a epidemia derivou do *V. cholerae* introduzido no Haiti por viajantes (provavelmente do Nepal), e não por fontes ambientais nem pela proximidade geográfica. Um estudo subsequente que datou a idade do ancestral comum mais recente de uma população de isolados de *V. cholera* do Haiti forneceu mais suporte para uma fonte única introduzida a partir do Nepal. A aplicação de métodos similares que integram sequências genômicas do patógeno, taxas de mutação, localizações geográficas e inferência filogenética ao grupo M do HIV-1 permitiu datar a origem do vírus na década de 1920 e localizá-lo na cidade de Kinshasa (então chamada Leopoldville), capital da República Democrática do Congo (então chamada Congo Belga). Esse trabalho estabeleceu a compreensão do modo como um *boom* industrial e urbano associado às extensas conexões ferroviárias propicia uma estrutura ao longo da qual um vírus consegue se disseminar geograficamente de forma rápida.

O sequenciamento genômico se mostrou valioso para compreender os fatores geográficos, demográficos, climáticos e administrativos que dirigiram, sustentaram e limitaram a epidemia de ebola ocorrida de 2013 a 2016, que devastou a África Ocidental (Fig. 121-4*B*), bem como os fatores e padrões de transmissão do zika vírus nas Américas e, mais recentemente, a cronologia e as origens da transmissão do SARS-CoV em populações humanas. Com a rápida disponibilidade da sequência genômica viral do SARS-CoV-2, os dados de um conjunto de casos do início da pandemia permitiram inferir a época do ancestral comum mais recente, sustentando que o SARS-CoV-2 começou a circular entre o final de novembro e início de dezembro de 2019. Subsequentemente, grandes redes coordenadas de sequenciamento conseguiram recriar seu padrão de disseminação global inicial.

Esses esforços ilustram a notável promessa do sequenciamento genômico na melhora da estratégia de resposta às epidemias, por meio da elucidação de origens e vias previamente ocultadas de disseminação da doença, além de detalhes sobre as forças que moldam as epidemias. A combinação do sequenciamento em campo com as plataformas de sequenciamento portáteis, o rápido compartilhamento de dados e a análise aberta rápida por

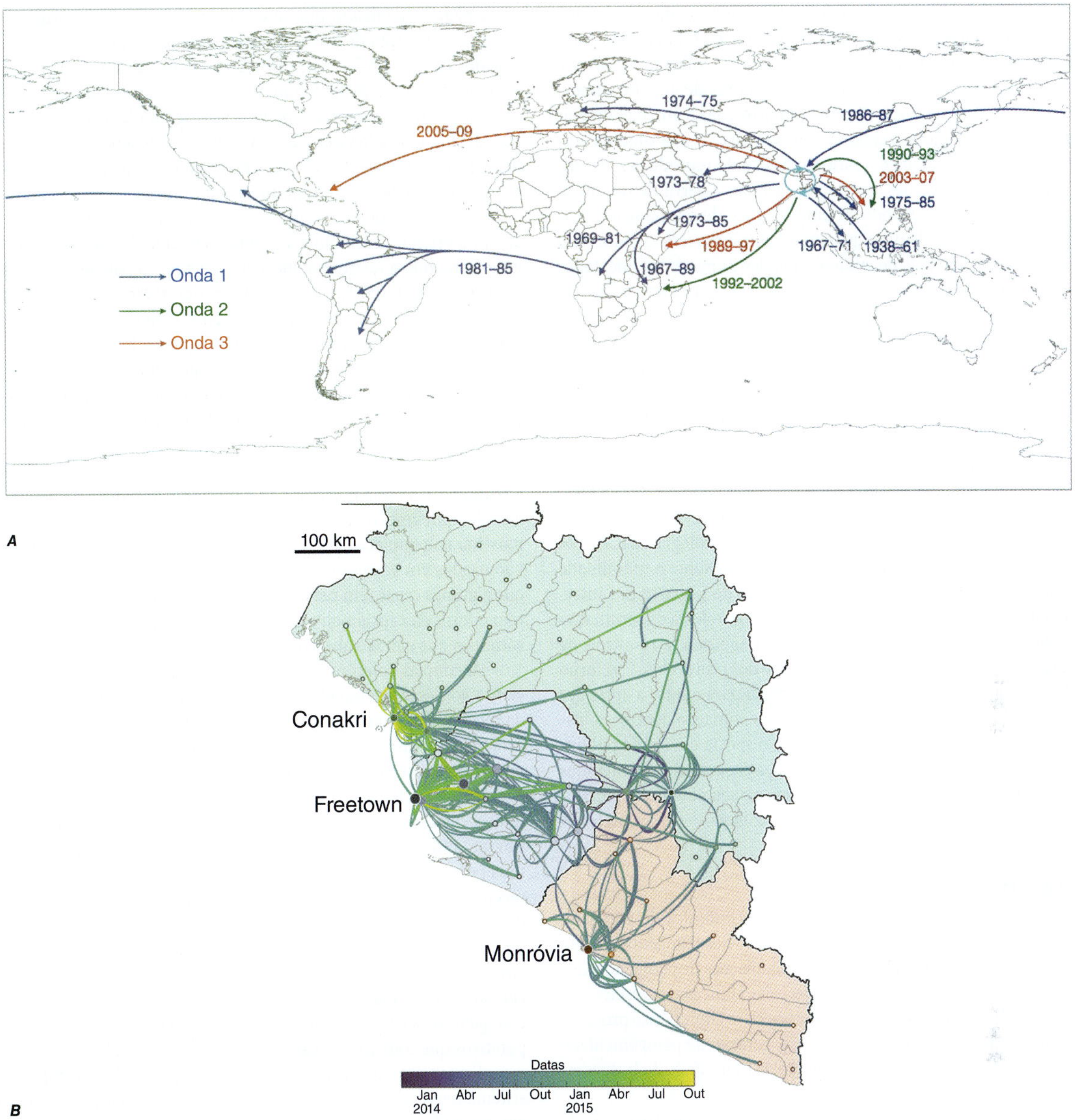

FIGURA 121-4 ***A.*** Eventos de transmissão inferidos da reconstrução filogenética de 154 isolados de *Vibrio cholerae* da sétima pandemia de cólera. As faixas de datas representam o tempo estimado até o ancestral comum mais recente para cepas transmitidas da fonte às localidades de destino, com base em um modelo bayesiano de filogenia. *(Reimpressa com permissão de Nature Publishing Group, Nature 477:462. Evidence for several waves of global transmission in the seventh cholera pandemic, A Mutreja et al. © 2011.)* ***B.*** Disseminação do vírus ebola na África Ocidental (Libéria, *vermelho*; Guiné, *verde*; e Serra Leoa, *azul*) inferida por métodos filogeográficos usando sequências de genoma viral, datas e um modelo evolutivo. As linhas refletem a disseminação entre centroides da população de cada região administrativa, indo da extremidade fina até a grossa, coloridas por uma escala de tempo. *(Reimpressa com permissão de Nature Publishing Group, Nature 544:309. Virus genomes reveal factors that spread and sustained the Ebola epidemic, G Dudas et al. © 2017.)*

meio de *sites* como o *nextstrain.org* propõem um paradigma pelo qual a epidemiologia genômica em tempo real pode contribuir para os "mapas de clima" (*weather maps*), possibilitando prever padrões epidêmicos e, assim, fornecer orientação para intervenções de saúde pública com o intuito de retardar ou controlar sua disseminação.

Números crescentes de investigações sobre a disseminação de muitos patógenos estão contribuindo para um atlas cada vez maior de mapas que descrevem rotas, padrões e tempos de diversificação e disseminação microbiana, não apenas para agentes de doenças infecciosas emergentes como também para patógenos comuns. Tais estudos produzirão uma grande quantidade de dados que podem ser usados para investigar a diversidade e as ligações microbiológicas dentro de nichos distintos e os padrões de disseminação de um nicho para outro. A adoção ampla e crescente do sequenciamento genômico por instituições prestadoras de assistência médica e de saúde pública garantirá que o catálogo disponível de sequências do genoma e dados epidemiológicos associados cresça muito rapidamente. Por exemplo, atualizando dados a partir de técnicas de eletroforese em gel de campo pulsado usadas para definir cepas de patógenos transmitidos por meio de alimentos desde o final da década de 1980, a PulseNet – rede do Centers for Disease Control and Prevention para monitoramento destes patógenos – instituiu o sequenciamento genômico de rotina. A pandemia de Covid-19 salienta ainda mais a importância de se construir uma nova infraestrutura global de saúde pública em que o sequenciamento tenha um papel central para facilitar a descoberta precoce de doenças, o rastreamento rápido e cuidadoso da disseminação e o desenvolvimento de intervenções diagnósticas e terapêuticas efetivas. Com a descrição de maior resolução da diversidade microbiana e da dinâmica dessa diversidade ao longo do tempo e através dos limites epidemiológicos e demográficos e nichos evolutivos, se ganhará ainda mais conhecimento das relações das vias de transmissão e dos padrões de disseminação históricos.

POTENCIAL EPIDÊMICO

A definição da transmissibilidade do patógeno é uma etapa crucial no desenvolvimento de vigilância em saúde pública e estratégias de intervenção, uma vez que essa informação pode ajudar a prever o potencial epidêmico de um surto. A transmissibilidade pode ser estimada por uma variedade de métodos, incluindo a inferência de uma taxa de crescimento de uma epidemia e o tempo de geração de uma infecção (o intervalo médio entre a infecção de um caso-índice e a infecção das pessoas infectadas por esse caso-índice). O sequenciamento e a análise do genoma de uma boa amostragem populacional fornecem outro método pelo qual é possível derivar parâmetros epidemiológicos fundamentais similares. Uma medida importante de transmissibilidade é o número básico de reprodução, definido como o número de infecções secundárias geradas a partir de um único caso de infecção primária. Quando o número básico de reprodução é > 1, um surto tem potencial epidêmico; quando é < 1, o surto será extinto. Com base na sequência de amostras de influenza obtidas de pacientes infectados muito cedo na pandemia de influenza H1N1 de 2009, o número básico de reprodução foi estimado em 1,2 por meio de uma análise genômica populacional. Esse resultado propiciou maior segurança às estimativas derivadas por dados epidemiológicos tradicionais, que variaram de 1,4 a 1,6. Além disso, assumindo um modelo de relógio molecular, usaram-se sequências de amostras de H1N1 aliadas à informação sobre onde e quando as amostras foram obtidas, para estimar a data e o local da origem da pandemia, fornecendo uma perspectiva da origem e da dinâmica da doença. Não há dúvidas de que análises semelhantes serão exploradas no caso do SARS-CoV-2 à medida que mais dados se tornam disponíveis. A integração da genômica viral com outros tipos de dados – como a cronologia e a natureza dos esforços de mitigação e o impacto desses esforços sobre a mobilidade – irá expandir nossas ferramentas para a avaliação do impacto das intervenções de saúde pública sobre o alentecimento e controle da disseminação da doença. Essas ferramentas também podem ser aplicadas ao controle de infecção das instituições: com o desenvolvimento dos protocolos de retorno ao trabalho, o sequenciamento oferece uma opção para ajudar a aprender a extensão em que as infecções surgiram por disseminação dentro da instituição. Como a magnitude e a intensidade da resposta em saúde pública são guiadas pelo tamanho previsto de um surto, a capacidade dos métodos genômicos de elucidar a origem de um patógeno e o seu potencial epidêmico acrescenta uma dimensão importante às contribuições desses métodos para a epidemiologia das doenças infecciosas.

EVOLUÇÃO DO PATÓGENO

Além de descrever a transmissão e a dinâmica, a genômica do patógeno pode fornecer conhecimentos a respeito da evolução dos patógenos e sobre interações de pressões seletivas, hospedeiro e populações de patógenos, que podem ter implicações para a tomada de decisões clínicas e o desenvolvimento de vacinas ou terapêuticas. De uma perspectiva clínica, esse processo é central a aquisição de resistência antibiótica, geração de patogenicidade crescente ou novos traços de virulência, evasão de imunidade do hospedeiro e eliminação (levando à infecção crônica) e eficácia da vacina.

Os genomas microbianos evoluem por meio de uma variedade de mecanismos, incluindo mutação, duplicação, inserção, deleção, recombinação e transferência horizontal de genes. Vírus segmentados (p. ex., vírus influenza) podem reordenar segmentos genéticos ao se multiplicarem nas células infectadas. O vírus H1N1 da epidemia de influenza A de 2009, por exemplo, parece ter sido gerado por meio do rearranjo de várias cepas de influenza aviária, suína e humana. Esse potencial para evolução de novas cepas pandêmicas tem suscitado preocupações concernentes à possível evolução para transmissibilidade de cepas virulentas associadas a altas taxas de mortalidade que ainda não exibiram infectividade eficiente em seres humanos. Experimentos realizados com o vírus da gripe aviária H5N1, por exemplo, definiram cinco mutações que tornam o vírus transmissível, pelo menos em furões (o modelo animal usado para a influenza humana). Estudos que investigaram genomas de patógenos coletados longitudinalmente de infecções individuais demonstraram similarmente a evolução de bactérias, à medida que estas se adaptam da colonização à invasão, bem como a novos ambientes hospedeiros e a novas pressões imunológicas e terapêuticas.

A evolução antigênica contínua da influenza sazonal exemplifica como os estudos sobre evolução do patógeno podem impactar a vigilância e o desenvolvimento de vacina. Atualizações frequentes para a vacina contra influenza anual se fazem necessárias para garantir proteção contra as cepas dominantes. Essas atualizações baseiam-se na capacidade de antecipar quais populações virais de um *pool* substancial local e globalmente diverso de vírus circulantes predominarão na próxima estação. Para isso, estudos baseados em sequenciamento sobre a dinâmica do vírus influenza esclareceram a disseminação global da influenza, fornecendo dados concretos sobre padrões de disseminação e ajudando a elucidar as origens, aparecimento e circulação de novas cepas. Por meio da análise de mais de 1.000 isolados de vírus influenza A H3N2 ao longo das temporadas de gripe no período de 2002 a 2007, o Sudeste da Ásia foi identificado como o local usual a partir do qual a diversidade se origina e se dissemina por todo o mundo. Estudos adicionais de coleções isoladas globais têm esclarecido a diversidade dos vírus circulantes, mostrando que algumas cepas persistem e circulam fora da Ásia por múltiplas temporadas.

Os estudos de epidemiologia genômica não só têm o potencial de ajudar a orientar a seleção e o desenvolvimento de vacinas como também estão ajudando a rastrear o que acontece com os patógenos circulantes na população, em resposta à vacinação. Ao descrever a evolução do patógeno sob a pressão seletiva de uma população vacinada, tais estudos podem ter papel importante na vigilância e identificação de determinantes da virulência e, talvez, possam até mesmo ajudar a prever a evolução futura do escape da proteção da vacina. A vacina pneumocócica conjugada heptavalente (PCV-7) foi dirigida aos sete sorotipos de *S. pneumoniae* responsáveis pela maioria dos casos de doença invasiva no momento da sua introdução, em 2000; desde então, a PCV-7 reduziu drasticamente a incidência da doença pneumocócica e sua mortalidade. Entretanto, o sequenciamento de > 600 isolados pneumocócicos de Massachusetts, no período de 2001 a 2007, mostrou na população pneumocócica que os sorotipos raros preexistentes não usados em vacinas estão substituindo sorotipos usados nas vacinas e que algumas cepas têm persistido a despeito da vacinação, por recombinarem o *locus* da cápsula-alvo da vacina a um cassete de genes de cápsula de sorotipos que não são alvos de vacina.

As amplas coleções de sequências genômicas de patógenos estão levando ao desenvolvimento de ferramentas para decifrar a base genética da resistência antibiótica, virulência e risco de infecção. Alguns patógenos exibem tipos distintos de manifestações clínicas, cujas bases estamos apenas começando a descobrir com ajuda da genômica. Por exemplo, *Listeria* é um patógeno transmitido por meio dos alimentos que pode causar tanto infecções no sistema nervoso central como infecções maternas/neonatais. Embora todos os isolados de *Listeria* sejam tratados igualmente a partir de uma perspectiva de saúde pública, existem variações nos desfechos que parecem estar ligadas à constituição genômica das cepas. A análise molecular de coleções de um laboratório de referência nacional oriundas de amostras bem caracterizadas, com base na fração de indivíduos imunocompetentes em que causaram doença, revelou que alguns complexos clonais de *Listeria* parecem ser mais virulentos do que outros. Associando epidemiologia com genômica comparativa, foi possível enumerar os fatores de virulência putativos que contribuem para os fenótipos clínicos, bem como identificar e confirmar um novo grupamento gênico que medeia o tropismo para o sistema nervoso central. Esta abordagem ilustra o salto rumo a um futuro em que poderemos conectar a identificação do patógeno ao risco e, assim, informar a alocação e o uso de recursos.

CONSIDERAÇÕES GLOBAIS

Embora as tecnologias genômicas de ponta sejam amplamente implementadas no mundo desenvolvido, a sua aplicação às doenças infecciosas talvez produza o maior impacto potencial em regiões menos desenvolvidas, onde o ônus dessas infecções é maior. Essa globalização da tecnologia genômica e suas extensões já começaram em cada uma das áreas de foco destacadas neste capítulo. Tem ocorrido tanto por meio da aplicação de tecnologias avançadas a amostras coletadas no mundo em desenvolvimento quanto por meio da adaptação e importação de tecnologias diretamente para o mundo em desenvolvimento, para implementação *in loco*, à medida que se tornam mais globalmente acessíveis.

A caracterização genômica dos patógenos responsáveis por doenças globais tão importantes, como tuberculose, malária, tripanossomíase, cólera e, mais recentemente, Covid-19, tem levado a novas perspectivas no diagnóstico, tratamento e controle de infecção. Com o ônus crescente da tuberculose resistente a fármacos no mundo desenvolvido, por exemplo, um teste molecular diagnóstico foi desenvolvido para detectar tuberculose resistente à rifampicina. As bases genéticas para a resistência à rifampicina foram bem definidas pelo sequenciamento direcionado: mutações características no alvo molecular da rifampicina, a RNA-polimerase, responsável pela grande maioria das situações de resistência à rifampicina. Ao menos nas áreas que podem se dar ao luxo da implementação, um ensaio de PCR automatizado e rápido, capaz de detectar diretamente tanto *M. tuberculosis* como um alelo rifampicina-resistente da RNA-polimerase, foi implantado em partes da África e da Ásia, transformando o reconhecimento e manejo da tuberculose incidente e da resistência a multifármacos onde são mais prevalentes. Como a resistência à rifampicina frequentemente acompanha a resistência a outros antibióticos, esse teste pode sugerir a possível presença de *M. tuberculosis* resistente a multifármacos em questão de horas, em vez de semanas.

O rastreamento genômico de alta resolução da disseminação de epidemias – de cólera a ebola, zika e Covid-19 – produziu conhecimentos sobre quais medidas de saúde pública podem se mostrar mais eficazes no controle de epidemias locais. Muitos esforços de rastreamento genômico envolveram colaborações estreitas com cientistas locais e agentes de saúde pública. Além disso, investimentos consideráveis em infraestrutura de sequenciamento feitos na África Subsaariana viabilizaram o rastreio epidemiológico na localidade, diante do evento de outra epidemia do mesmo tipo. Esse tipo de investimento não só pode permitir o reconhecimento e rastreio em tempo real de um surto como também fornece a infraestrutura necessária para aproveitar os numerosos outros benefícios do sequenciamento de alto rendimento à medida que vão sendo desenvolvidos. Os retornos iniciais desses investimentos são exemplificados pelo rápido relato de sequências genômicas para o SARS-CoV-2, com 55.000 sequências genômicas virais relatadas nos primeiros 6 meses da pandemia. De modo geral, os esforços de sequenciamento têm se tornado mais econômicos e se aproximado mais dos testes realizados no local de atendimento a cada ano que passa. À medida que essas tecnologias entram em sinergia com os esforços de globalização dos recursos de informação e tecnologia, a implementação global de métodos genômicos promete disseminar métodos do mais alto nível para diagnóstico, terapia e seguimento epidêmico de infecções para áreas que mais precisam dessas habilidades.

GENÔMICA E A PANDEMIA DE COVID-19

A pandemia de Covid-19, que começou em 2019 e se espalhou pelo mundo todo em 2020, resultou em centenas de milhões de infecções documentadas e milhões de mortes, servindo como ótimo exemplo do potencial pandêmico de patógenos infecciosos. Ela também demonstrou o papel central que as ferramentas genômicas têm atualmente na resposta aos surtos infecciosos, variando desde permitir o diagnóstico e as vacinas até o rastreamento da evolução, virulência e transmissibilidade do patógeno. A rápida descoberta do SARS-CoV-2 e o sequenciamento de seu genoma foi completado poucas semanas após o reconhecimento da síndrome clínica. O rápido compartilhamento público dessa sequência genômica levou diretamente a duas intervenções fundamentais: o desenvolvimento de testes diagnósticos via RT-qPCR e o desenvolvimento das vacinas. De forma crucial, o desenvolvimento das vacinas foi informado pela homologia da sequência do SARS-CoV-2 com os coronavírus SARS e MERS. O antígeno dominante desses vírus, a proteína de superfície Spike, foi bem caracterizado, permitindo que o desenvolvimento das primeiras vacinas contra o SARS-CoV-2 fosse iniciado no dia seguinte ao compartilhamento da sequência genômica. O progresso da vacina mais rapidamente desenvolvida e validada na história humana foi sem dúvida acelerado pela tecnologia genômica. O WGS também foi muito importante no rastreamento dos surtos e na confirmação de agregados de casos em ambientes institucionais como hospitais ou instalações de moradia congregada, para ajudar a diferenciar entre reinfecções e recrudescência ou eliminação viral prolongada, para monitorar a disseminação na sociedade e para rastrear a evolução do patógeno, incluindo o surgimento de novas variantes de preocupação com alteração da transmissibilidade, gravidade e/ou evasão parcial da resposta imune gerada contra versões anteriores do vírus, da vacina ou de anticorpos monoclonais. Por fim, métodos genômicos de ponta, incluindo o perfil transcricional de célula única e os estudos de associação genômica ampla, estão contribuindo para nossa compreensão da ampla variedade nos desfechos da infecção pelo SARS-CoV-2, variando desde portador assintomático até a morte. Em geral, assim como a resposta global à pandemia de Covid-19 salienta o papel indispensável que os métodos genômicos conquistaram no manejo clínico e de saúde pública, o impacto devastador dessa pandemia revela a necessidade urgente de um maior desenvolvimento e implementação das ferramentas de vigilância e resposta a doenças.

RESUMO

Ao esclarecer as informações genéticas que codificam os processos mais fundamentais da vida, as tecnologias genômicas estão transformando muitos aspectos da medicina. Nas doenças infecciosas, os métodos de sequenciamento de nova geração e a análise da expressão em escala genômica oferecem informações de profundidade sem precedentes sobre microrganismos individuais e comunidades microbianas. Essa informação está expandindo a nossa compreensão acerca das interações dos microrganismos entre si, com seus hospedeiros humanos e com o ambiente. Apesar das barreiras tecnológicas e financeiras que continuam retardando a adoção disseminada do sequenciamento de patógenos em larga escala no cenário clínico e em contextos de saúde pública, as metodologias genômicas têm transformado completamente o panorama da pesquisa em doenças infecciosas e estão começando a fazer incursões significativas em contextos da clínica. À medida que quantidades ainda maiores de dados são geradas, inovações no armazenamento de dados, desenvolvimento de ferramentas de bioinformática para manipular os dados, padronização de métodos e treinamento de usuários finais em pesquisa e na esfera clínica serão necessários. A relação custo-efetividade e a aplicabilidade do WGS, particularmente na clínica, ainda precisam ser estudadas, e estudos sobre o impacto do sequenciamento do genoma nos desfechos do paciente serão necessários para esclarecer os contextos nos quais essas novas metodologias podem proporcionar as maiores contribuições em termos de bem-estar do paciente. Os esforços continuados para superar as limitações por meio de colaboração, ensino e minimização de obstáculos financeiros devem ser aplaudidos e expandidos. Com avanços nas tecnologias genômicas e nas análises computacionais, a nossa capacidade de detectar, caracterizar, tratar, monitorar, prevenir e controlar as infecções tem progredido rapidamente nos últimos anos (e continuará progredindo), com a esperança de anunciar uma nova era na qual o clínico esteja melhor preparado para combater a infecção e promover a saúde humana.

LEITURAS ADICIONAIS

Bullman S et al: Emerging concepts and technologies for the discovery of microorganisms involved in human disease. Annu Rev Pathol 12:217, 2017.

Burnham CD et al: Diagnosing antimicrobial resistance. Nat Rev Microbiol 15:697, 2017.

Croucher NJ et al: Population genomics of post-vaccine changes in pneumococcal epidemiology. Nat Genet 45:656, 2013.

Cryptic Consortium et al: Prediction of susceptibility to first-line tuberculosis drugs by DNA sequencing. N Engl J Med 379:1403, 2018.

Dudas G et al: Virus genomes reveal factors that spread and sustained the Ebola epidemic. Nature 544:309, 2017.

Gardy JL, Loman NJ: Towards a genomics-informed, real-time, global pathogen surveillance system. Nat Rev Genet 19:9, 2018.

Grubaugh ND et al: Tracking virus outbreaks in the twenty-first century. Nat Microbiol 4:10, 2019.

Loman NJ, Pallen MJ: Twenty years of bacterial genome sequencing. Nat Rev Microbiol 13:787, 2015.

Mutreja A et al: Evidence for several waves of global transmission in the seventh cholera pandemic. Nature 477:462, 2011.

Wu Z, McGoogan JM: Characteristics of and important lessons from the coronavirus disease 2019 (COVID-19) outbreak in China. JAMA 323:1239, 2020.

122 Abordagem ao paciente febril infectado agudamente enfermo

Tamar F. Barlam

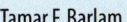

O médico que trata de um paciente febril agudamente enfermo deve estar apto a reconhecer as infecções que exigem atenção urgente. Se essas infecções não forem adequadamente avaliadas e tratadas na apresentação inicial, pode-se perder a oportunidade de alterar um prognóstico desfavorável. Neste capítulo, são discutidas as apresentações clínicas e a abordagem aos pacientes que apresentam emergências em doenças infecciosas. Tais processos infecciosos e seus tratamentos são discutidos em detalhes em outros capítulos.

ABORDAGEM AO PACIENTE

Doença febril aguda

Antes de serem realizados a anamnese e o exame físico, a avaliação imediata do aspecto geral do paciente pode fornecer informações valiosas. Com frequência, a sensação subjetiva do médico perspicaz de que um paciente está séptico ou toxêmico mostra-se acurada. Agitação ou ansiedade visíveis em paciente febril podem ser sugestivas de doença grave.

HISTÓRIA

Os sintomas de apresentação são frequentemente inespecíficos. Devem ser feitas perguntas detalhadas sobre o início e a duração dos sintomas, bem como acerca de alterações na gravidade ou na velocidade de progressão ao longo do tempo. Fatores do hospedeiro, como extremos de idade e comorbidades, podem aumentar o risco de infecção por determinados microrganismos ou o risco de um curso mais fulminante do que o habitualmente observado. A ausência de função esplênica, alcoolismo com doença hepática significativa, uso de drogas intravenosas (IV), infecção pelo vírus da imunodeficiência humana (HIV), diabetes, câncer, obesidade mórbida, transplante de órgãos e quimioterapia predispõem a determinadas infecções e, frequentemente, a maior gravidade. O paciente deve ser inquirido sobre fatores que possam ajudar a identificar o foco de uma infecção invasiva, como infecções recentes do trato respiratório superior, influenza ou varicela, traumatismo prévio, ruptura da barreira cutânea devido a lacerações, queimaduras, cirurgias, colocação de *piercings* no corpo ou úlceras de decúbito e presença de corpos estranhos ou próteses. Viagens, presença durante um desastre natural como um furacão ou tsunami, contato com animais de estimação ou outros ou ainda atividades que possam resultar na exposição a carrapatos ou mosquitos podem levar a diagnósticos que de outro modo não seriam considerados. Dieta recentemente ingerida, uso de medicamentos, contatos sociais ou ocupacionais com indivíduos enfermos, histórico de vacinação, contatos sexuais recentes e histórico menstrual podem ser relevantes. A gestação pode aumentar o risco e a gravidade de algumas doenças, como influenza ou Covid-19, ou aumentar o risco de morbidade significativa para o feto, como na infecção por *Listeria* ou vírus zika. Uma detalhada revisão dos sistemas deve incluir quaisquer sinais neurológicos ou alterações sensoriais, erupções cutâneas ou lesões de pele e dor ou hipersensibilidade focal.

EXAME FÍSICO

Deve ser realizado um exame físico completo, com atenção especial a várias áreas que não costumam ser adequadamente examinadas no exame de rotina, como a avaliação do aspecto geral do paciente e uma avaliação detalhada da pele, dos tecidos moles e da parte neurológica.

O paciente pode parecer ansioso e agitado ou letárgico e apático. Em geral, há febre, mas os pacientes idosos e imunocomprometidos (p. ex., pacientes urêmicos ou cirróticos e os que tomam glicocorticoides ou anti-inflamatórios não esteroides) podem se mostrar afebris a despeito de infecção grave subjacente. Os pacientes criticamente enfermos podem estar hipotérmicos, com alto risco de falência de órgãos e morte. Foi demonstrado que a mortalidade em 30 dias diminui conforme aumenta a temperatura na apresentação. A aferição da pressão arterial, das frequências cardíaca e respiratória e da saturação de oxigênio ajuda a determinar o grau de comprometimento hemodinâmico e metabólico. As vias aéreas do paciente devem ser avaliadas, de modo a excluir o risco de obstrução por infecção orofaríngea invasiva.

O diagnóstico etiológico pode tornar-se evidente pelo exame completo da pele (Cap. 19). Os exantemas petequiais geralmente são observados na meningococcemia ou na febre maculosa das Montanhas Rochosas (FMMR; ver Fig. A1-16); a eritrodermia associa-se à síndrome do choque tóxico (SCT). Ao exame dos tecidos moles e músculos, as áreas de eritema ou escurecimento, edema e dor à palpação podem indicar fascite necrosante, miosite ou mionecrose subjacentes. O exame neurológico deve incluir avaliação cuidadosa do estado mental para sinais de encefalopatia incipiente. Devem-se pesquisar evidências de rigidez da nuca ou achados neurológicos focais.

INVESTIGAÇÃO DIAGNÓSTICA

Após rápida avaliação clínica, devem-se coletar imediatamente amostras para o diagnóstico, bem como instituir antibioticoterapia e medidas de apoio. Pode-se obter sangue (para culturas; hemograma completo basal com contagem diferencial; dosagem dos eletrólitos séricos, ureia e creatinina séricas, além de glicemia; provas de função hepática e lactato sérico; proteína C-reativa, lactato-desidrogenase e D-dímeros) no momento em que um cateter IV é instalado e antes de se administrarem antibióticos. Três coletas para hemocultura devem ser feitas em pacientes sob suspeita de endocardite aguda. Esfregaços de sangue de pacientes em risco para doença parasitária grave, como malária ou babesiose (Caps. 224, 225 e A2), devem ser examinados para diagnóstico e quantificação de parasitemia. Os esfregaços sanguíneos também podem ser diagnósticos em casos de erliquiose e anaplasmose. Pode estar indicada a testagem de uma amostra nasofaríngea para a possibilidade de Covid-19.

Os pacientes com possível meningite devem ter uma amostra de líquido cerebrospinal (LCS) obtida antes do início da antibioticoterapia. Sinais focais, comprometimento do estado mental ou papiledema devem ser avaliados por exame neurorradiológico antes da punção lombar, que, nesta condição, pode desencadear herniação. *Devem-se administrar antibióticos antes de exames de imagem, mas após a coleta de sangue para culturas.* Se as culturas do LCS forem negativas, as hemoculturas fornecerão o diagnóstico em 50 a 70% dos casos. Técnicas moleculares diagnósticas (p. ex., teste de reação em cadeia da polimerase de gene rRNA 16S de amplo alcance para patógenos de meningite bacteriana) têm importância crescente no diagnóstico rápido de infecções ameaçadoras à vida.

Os abscessos focais requerem tomografia computadorizada (TC) ou ressonância magnética (RM) imediatas como parte da avaliação sobre a necessidade de intervenção cirúrgica. Outros procedimentos diagnósticos, como culturas de feridas, não devem retardar o início do tratamento mais do que alguns minutos. Após a realização de avaliação de emergência, dos procedimentos diagnósticos e (se apropriado) de um parecer cirúrgico (ver adiante), podem-se conduzir outros exames laboratoriais. Radiografias apropriadas, TC ou RM, exame de urina, medida da velocidade de hemossedimentação, proteína C-reativa e/ou procalcitonina e ecocardiograma transtorácico ou transesofágico podem ser importantes.

TRATAMENTO

Paciente agudamente enfermo

No paciente agudamente enfermo, a antibioticoterapia empírica para infecções presumidas bacterianas ou fúngicas é crucial, devendo ser instituída sem demora além da reanimação com líquidos e suporte com vasopressores conforme a necessidade. A crescente prevalência de resistência aos antibióticos entre as bactérias adquiridas na comunidade deve ser levada em conta no momento de se selecionarem os antibióticos. A **Tabela 122-1** lista os esquemas empíricos de primeira linha para as infecções consideradas neste capítulo. Além da rápida administração de antibióticos, várias dessas infecções exigem atenção cirúrgica urgente. Avaliação de neurocirurgia para um empiema subdural, de cirurgia otorrinolaringológica para uma possível mucormicose e de cirurgia cardíaca para os pacientes criticamente enfermos com endocardite aguda é tão importante quanto a antibioticoterapia. Para infecções, tais como fascite necrosante e mionecrose por clostrídeos, a rápida intervenção cirúrgica tem primazia sobre outras manobras diagnósticas e terapêuticas.

Tratamentos adjuvantes podem reduzir as taxas de morbidade e mortalidade e incluem dexametasona para meningite bacteriana ou imunoglobulina IV para SCT. Os tratamentos adjuvantes em geral devem ser iniciados nas primeiras horas do tratamento; entretanto, a dexametasona para meningite bacteriana deve ser administrada antes ou junto com a primeira dose de antibiótico. Glicocorticoides também podem ser prejudiciais – por exemplo, quando administrados em casos de malária cerebral ou hepatite viral.

APRESENTAÇÕES ESPECÍFICAS

As infecções, consideradas adiante de acordo com a sua apresentação clínica comum, podem evoluir rapidamente para um desfecho catastrófico, e o reconhecimento e o tratamento imediatos podem salvar a vida do paciente. Os esquemas terapêuticos empíricos recomendados são apresentados na Tabela 122-1.

TABELA 122-1 ■ Tratamento empírico das emergências mais comuns em doenças infecciosas[a]

Síndrome clínica	Possíveis etiologias	Tratamento	Comentários	Ver Capítulo(s)
Sepse sem um foco claro				
Choque séptico	*Pseudomonas* spp., bacilos Gram-negativos entéricos, *Staphylococcus* spp., *Streptococcus* spp.	Vancomicina (15 mg/kg, a cada 12 h)[b] ***mais*** Piperacilina-tazobactam (4,5 g) a cada 8 h em infusão estendida (IE)[c] *ou* cefepima (2 g) a cada 8 h em IE	A terapia empírica deve ser ajustada conforme os padrões locais de resistência. Antibióticos carbapenêmicos ou aminoglicosídeos devem ser considerados para a terapia empírica quando as taxas de microrganismos Gram-negativos resistentes a múltiplos fármacos são altas ou em pacientes com fatores de risco para microrganismos resistentes. Ajustar o tratamento quando os resultados da cultura estiverem disponíveis.	147, 148, 161, 164, 304
Sepse devastadora pós-esplenectomia	*Streptococcus pneumoniae*, *Haemophilus influenzae*, *Neisseria meningitidis*	Ceftriaxona (2 g a cada 12 h) *mais* vancomicina (15 mg/kg a cada 12 h)[b]	Se for identificada uma cepa sensível a β-lactâmicos, o uso de vancomicina pode ser interrompido e um agente de espectro mais estreito, como a penicilina, pode ser considerado com base nos testes de suscetibilidade.	304
Babesiose	*Babesia microti* (Estados Unidos), *B. divergens* (Europa)	Atovaquona (750 mg a cada 12 h) *mais* azitromicina (500 mg a cada 24 h)	Pode-se usar clindamicina (600 mg a cada 8 h) *mais* quinina (650 mg a cada 8 h) na doença grave que não responda a atovaquona e azitromicina. O tratamento com doxiciclina (100 mg, 2×/dia) para potencial coinfecção com *Borrelia burgdorferi* ou *Anaplasma* spp. pode ser prudente.	222, 225
Sepse com manifestações cutâneas				
Meningococemia	*N. meningitidis*	Ceftriaxona (2 g a cada 12 h) ou penicilina (4 mU a cada 4 h)	A ceftriaxona erradica a condição de portador nasofaríngeo do microrganismo. Os contatos íntimos necessitam de quimioprofilaxia com rifampicina (600 mg a cada 12 h por 2 dias) ou ciprofloxacino (dose única, 500 mg).	155
Febre maculosa das Montanhas Rochosas (FMMR)	*Rickettsia rickettsii*	Doxiciclina (100 mg 2×/dia)	Se tanto a meningococemia como a FMMR estão sendo consideradas, usar ceftriaxona (2 g a cada 12 h) *mais* doxiciclina (100 mg 2×/dia). Se FMMR for diagnosticada, a doxiciclina é o agente comprovadamente superior.	187
Púrpura fulminante	*S. pneumoniae, H. influenzae, N. meningitidis*	Ceftriaxona (2 g a cada 12 h) *mais* vancomicina (15 mg/kg a cada 12 h)[b]	Se uma cepa sensível a β-lactâmicos for identificada, o uso de vancomicina pode ser interrompido.	146, 155, 157, 304
Eritrodermia: síndrome do choque tóxico	*Streptococcus* do grupo A, *Staphylococcus aureus*	Vancomicina (15 mg/kg a cada 12 h)[b] *mais* clindamicina (600 mg a cada 8 h)	Se uma cepa sensível à penicilina ou à oxacilina for isolada, estes antibióticos são superiores à vancomicina (penicilina, 2 mU a cada 4 h; ou oxacilina, 2 g, intravenosa [IV] a cada 4 h). O local da bactéria toxigênica deve ser desbridado; imunoglobulina IV pode ser usada em casos graves.[d]	147, 148
Sepse com comprometimento dos tecidos moles				
Fascite necrosante	*Streptococcus* do grupo A, flora mista aeróbia/anaeróbia, MRSA-AC[e]	Vancomicina (15 mg/kg a cada 12 h)[b] *mais* piperacilina-tazobactam (4,5 g a cada 8 h via IE)[c] *mais* clindamicina (600 mg a cada 8 h)	Uma avaliação cirúrgica urgente é fundamental. A terapia empírica deve ser ajustada conforme os padrões locais de resistência. Para infecções mistas aeróbicas/anaeróbicas, a clindamicina pode ser interrompida. Ajustar o tratamento quando os resultados da cultura estiverem disponíveis.	129, 147, 148
Mionecrose por clostrídeos	*Clostridium perfringens*	Penicilina (2 mU a cada 4 h) *mais* clindamicina (600 mg a cada 8 h)	Uma avaliação cirúrgica urgente é fundamental.	154
Infecções neurológicas				
Meningite bacteriana	*S. pneumoniae*, *N. meningitidis*	Ceftriaxona (2 g a cada 12 h) *mais* vancomicina (15 mg/kg a cada 12 h)[b]	Se for identificada uma cepa sensível a β-lactâmicos, o uso de vancomicina pode ser interrompido. Se o paciente tiver > 50 anos ou comorbidades, adicionar ampicilina (2 g a cada 4 h) para cobertura de *Listeria*. A dexametasona (10 mg a cada 6 h por 4 dias) iniciada antes ou junto com a primeira dose de antibiótico melhora os desfechos em adultos com meningite (especialmente pneumocócica).	138
Abscesso cerebral, infecções supurativas intracranianas	*Streptococcus* spp., *Staphylococcus* spp., anaeróbios, bacilos Gram-negativos	Vancomicina (15 mg/kg a cada 12 h)[b] *mais* metronidazol (500 mg a cada 8 h) *mais* ceftriaxona (2 g a cada 12 h)	Uma avaliação cirúrgica urgente é fundamental. Se for isolada uma cepa sensível à penicilina ou à oxacilina, esses antibióticos são superiores à vancomicina (penicilina, 4 mU a cada 4 h; *ou* oxacilina, 2 g a cada 4 h).	138
Malária cerebral	*Plasmodium falciparum*	Artesunato (2,4 mg/kg IV em 0, 12 e 24 h; depois uma vez ao dia)[f]	Evitar os glicocorticoides Até a disponibilidade do artesunato IV, pode-se iniciar o tratamento com artemeter-lumefantrina oral. Outras opções são atovaquona-proguanil, quinina e mefloquina.	222, 224
Abscesso peridural espinal	*Staphylococcus* spp., bacilos Gram-negativos	Vancomicina (15 mg/kg a cada 12 h)[b] ***mais*** Piperacilina/tazobactam (4,5 g a cada 8 h via IE) *ou* cefepima (2 g a cada 8 h via IE)[c]	Uma avaliação cirúrgica é fundamental. Se for isolada uma cepa sensível à penicilina ou à oxacilina, esses antibióticos são superiores à vancomicina (penicilina, 4 mU a cada 4 h; *ou* oxacilina, 2 g a cada 4 h).	442
Infecções focais				
Endocardite bacteriana aguda	*S. aureus*, estreptococos β-hemolíticos, grupo HACEK,[g] *Neisseria* spp., *S. pneumoniae*	Ceftriaxona (2 g a cada 12 h) ou cefepima (2 g a cada 8 h via IE)[c] *mais* vancomicina (15 mg/kg a cada 12 h)[b]	Ajustar o tratamento quando os resultados da cultura estiverem disponíveis. Uma avaliação cirúrgica é fundamental.	128

[a]Esses esquemas empíricos incluem cobertura para patógenos Gram-positivos que são resistentes a antibióticos β-lactâmicos. Os padrões locais de resistência devem ser considerados e podem alterar a necessidade de vancomicina empírica ou de cobertura expandida para patógenos Gram-negativos resistentes a antibióticos. [b]A dose de ataque de vancomicina de 20-25 mg/kg pode ser considerada em pacientes criticamente enfermos. A dosagem deve ser ajustada com base no monitoramento farmacocinético/farmacodinâmico. [c]IE = infusão estendida. Antibióticos β-lactâmicos podem apresentar farmacodinâmica imprevisível na sepse. Costumam ser usadas infusões prolongadas ou contínuas. [d]A dose ideal de imunoglobulina IV não foi determinada, mas a dose média em estudos observacionais é de 2 g/kg (dose total administrada durante 1-5 dias). [e]*S. aureus* resistente à meticilina adquirido na comunidade. [f]Nos Estados Unidos, o artesunato deve ser obtido através do Centers for Disease Control and Prevention. [g]*Haemophilus* spp., *Aggregatibacter* spp., *Cardiobacterium hominis*, *Eikenella corrodens* e *Kingella kingae*.

SEPSE SEM FOCO EVIDENTE DE INFECÇÃO PRIMÁRIA

Esses pacientes têm, inicialmente, um breve pródromo de sinais e sintomas inespecíficos que evoluem rapidamente para instabilidade hemodinâmica com hipotensão, taquicardia, taquipneia, dificuldade respiratória e alteração do estado mental. A presença de coagulação intravascular disseminada (CIVD) com evidências clínicas de diátese hemorrágica é um sinal de mau prognóstico.

Choque séptico (Ver também Cap. 304) Os pacientes com bacteriemia que leva ao choque séptico podem ter um foco primário de infecção (p. ex., pneumonia, pielonefrite ou colangite) que não é evidente de início. Pacientes idosos que podem ter apresentações atípicas e costumam ter distúrbios comórbidos, hospedeiros comprometidos por câncer ou neutropenia e pacientes que se submeteram recentemente a um procedimento cirúrgico ou hospitalização correm risco mais alto de evolução adversa. A bacteriemia por microrganismos Gram-negativos, como *Pseudomonas aeruginosa* ou *Escherichia coli*, e as infecções por microrganismos Gram-positivos, como *Staphylococcus aureus* (incluindo *S. aureus* resistente à meticilina [MRSA]) ou estreptococos do grupo A, podem apresentar-se como hipotensão intratável e falência de múltiplos órgãos. O tratamento geralmente pode ser iniciado com base na apresentação, fatores do hospedeiro (Cap. 304) e padrões locais de resistência bacteriana. Os desfechos são piores quando o tratamento antimicrobiano é atrasado ou o patógeno responsável não é suscetível ao esquema inicial. A prevalência crescente de microrganismos resistentes a múltiplos fármacos torna isso especialmente relevante. Agentes antimicrobianos de amplo espectro são, portanto, recomendados e devem ser instituídos rapidamente, preferencialmente dentro das primeiras horas após a apresentação. A farmacodinâmica está alterada na sepse devido ao aumento no volume de distribuição e depuração renal, sendo importante administrar uma dose adequada dos antimicrobianos. Fatores de risco para infecção fúngica devem ser avaliados, pois a incidência de choque séptico fúngico está aumentando. As causas não bacterianas de choque, como a infecção pelo vírus da dengue, devem ser consideradas em regiões endêmicas, pois a mortalidade pode aumentar se não forem diagnosticadas. Biomarcadores, como a proteína C-reativa e a procalcitonina, não foram comprovados como confiáveis para diagnóstico ou prognóstico, mas, quando medidos ao longo do tempo, podem facilitar o descalonamento apropriado da terapia com melhores desfechos. Os glicocorticoides costumam ser considerados para pacientes com sepse grave que não respondem à reposição volêmica e à terapia vasopressora, mas ainda não há evidências conclusivas sobre sua eficácia neste cenário.

Infecção devastadora em pacientes asplênicos (Ver também Cap. 304) Pacientes sem função esplênica estão em risco de sepse bacteriana devastadora. Os pacientes adultos asplênicos sucumbem à sepse em uma frequência 58 vezes mais alta do que a população geral. A maioria das infecções ocorre nos primeiros 1 ou 2 anos após a esplenectomia, mas o risco aumentado continua pelo resto da vida. O intervalo médio entre a esplenectomia e a sepse é de 4 a 6 anos, com variação de 1 a 19 anos. Na asplenia, as bactérias encapsuladas causam a maioria das infecções. Os adultos, que são mais propensos a ter anticorpos contra esses microrganismos, estão sob menor risco do que as crianças. O *Streptococcus pneumoniae* é o isolado mais comum, causando 40 a 70% dos casos. O risco de infecção por *Haemophilus influenzae* ou *Neisseria meningitidis* também é maior em pacientes sem função esplênica, mas os casos relatados estão diminuindo. Foram descritas várias manifestações clínicas de infecções devido a outros microrganismos, como espécies de *E. coli*, *S. aureus*, *Bordetella holmesii*, *Capnocytophaga*, *Babesia* e *Plasmodium*.

Babesiose (Ver também Cap. 225) Uma história de viagem recente a áreas endêmicas levanta a possibilidade de infecção por *Babesia*. Entre 1 e 4 semanas após uma picada de carrapato, o paciente manifesta calafrios, fadiga, anorexia, mialgia, artralgia, dispneia, náuseas e cefaleia; às vezes se observam equimoses e/ou petéquias. O carrapato que mais comumente transmite a *Babesia*, o *Ixodes scapularis*, também transmite a *Borrelia burgdorferi* (agente da doença de Lyme) e a *Anaplasma*; pode haver coinfecção, o que pode resultar em doença mais grave. A infecção pela espécie europeia *Babesia divergens* é mais frequentemente fulminante do que a decorrente da espécie norte-americana *Babesia microti*. A *B. divergens* causa uma síndrome febril com hemólise, icterícia, hemoglobinemia e insuficiência renal e se associa a uma taxa de letalidade > 40%. A babesiose grave é especialmente comum em hospedeiros asplênicos, mas também acomete hospedeiros com função esplênica normal, sobretudo aqueles que têm > 60 anos de idade e aqueles com condições imunossupressoras subjacentes, como infecção por HIV ou neoplasia maligna. As complicações incluem insuficiência renal, insuficiência respiratória aguda, CIVD e ruptura esplênica.

Outras síndromes sépticas A tularemia (Cap. 170) tem sido relatada em todos os estados dos Estados Unidos com exceção do Havaí. A doença está associada ao contato com coelhos silvestres, carrapatos, mutucas e moscas tabanídeas. Pode ser transmitida por picada de artrópode, manuseio de carcaças de animal infectado, consumo de alimento e água contaminados ou inalação. A forma tifoide pode associar-se a choque séptico por Gram-negativos e a uma taxa de letalidade de > 30%, especialmente em pacientes com comorbidade subjacente ou condições imunossupressoras. A peste ocorre mais raramente nos Estados Unidos (Cap. 171), principalmente após contato com esquilos, cães-de-pradaria ou tâmias, mas é endêmica em outras partes do mundo, com > 90% dos casos ocorrendo na África e afetando especialmente Madagascar. A forma séptica é especialmente rara e está associada a choque, falência de múltiplos órgãos e taxa de letalidade de 30%. A peste pneumônica é rapidamente progressiva e fatal sem tratamento. Essas infecções devem ser consideradas no contexto epidemiológico apropriado. O Centers for Disease Control and Prevention (CDC) cita a *Francisella tularensis* e a *Yersinia pestis* (os agentes da tularemia e da peste, respectivamente), juntamente com o *Bacillus anthracis* (o agente do antraz), como microrganismos importantes que podem ser usados para fins de bioterrorismo (Cap. S3).

SEPSE COM MANIFESTAÇÕES CUTÂNEAS (Ver também Cap. 19)

Os exantemas maculopapulares podem refletir uma doença meningocócica ou riquetsiose incipiente, mas, em geral, estão associados a infecções sem caráter emergencial. Os exantemas costumam ser virais. A infecção primária pelo HIV costuma apresentar-se com um exantema que é maculopapular e envolve a parte superior do corpo, mas pode disseminar-se para as palmas e plantas. O paciente geralmente se apresenta febril e pode ter linfadenopatia, cefaleia intensa, disfagia, diarreia, mialgias e artralgias. O reconhecimento dessa síndrome dá oportunidade de se impedir a transmissão e instituir tratamento precoce.

Os exantemas petequiais causados por vírus raramente se acompanham de hipotensão ou fáscies toxêmica, embora possa haver exceções (p. ex., sarampo grave ou infecção por arbovírus). Exantemas petequiais limitados à distribuição da veia cava superior raramente são associados a doença grave. Em outros contextos, os exantemas petequiais requerem atenção mais urgente.

Meningococemia (Ver também Cap. 155) Quase três quartos dos pacientes com infecção bacteriêmica por *N. meningitidis* têm exantema. A meningococemia acomete mais frequentemente crianças pequenas (i.e., entre 6 meses e 5 anos de idade). Na África Subsaariana, a alta prevalência de doença meningocócica pelo sorogrupo A tem sido, há mais de um século, uma ameaça à saúde pública. Centenas de mortes ocorrem anualmente nessa área, que é conhecida como "cinturão da meningite", e grandes ondas epidêmicas ocorrem aproximadamente a cada 8 a 12 anos. Os sorogrupos W135, X e C também são patógenos emergentes importantes na África. Por exemplo, a Nigéria experimentou um grande surto pelo sorogrupo C em 2016 e 2017 apesar de programas de vacinação intensos contra o sorogrupo A. Fora da África, os surtos relatados nos últimos 50 anos nos Estados Unidos e Europa são causados primariamente pelo sorogrupo C (cerca de 60%), seguido pelo sorogrupo B (29%). Nos Estados Unidos, casos esporádicos e surtos ocorrem em creches, escolas (da escola primária à universidade, particularmente entre calouros da faculdade que moram em alojamentos) e acampamentos militares. Os familiares do caso-índice têm risco 400 a 800 vezes maior de adoecer do que o da população geral. Os pacientes podem exibir febre, cefaleia, náuseas, vômitos, mialgias, alterações do estado mental e meningismo. Entretanto, a forma rapidamente progressiva da doença não costuma se associar à meningite. O exantema é inicialmente rosa, branqueia à pressão e é maculopapular, surgindo no tronco e extremidades, tornando-se, em seguida, hemorrágico, formando petéquias. As petéquias são primeiramente observadas nos tornozelos, punhos, axilas, superfícies de mucosa e conjuntiva palpebral e bulbar, com disseminação subsequente nas extremidades inferiores e no tronco. Pode-se encontrar um aglomerado de petéquias nos locais sujeitos a pressão – por exemplo, onde o manguito do aparelho de pressão foi insuflado. Na meningococemia rapidamente progressiva (10-20% de casos), o exantema petequial torna-se rapidamente purpúrico (ver Fig. A1-41), e os pacientes desenvolvem CIVD, insuficiência de múltiplos órgãos e choque; 50 a 60% desses pacientes morrem, e os sobreviventes frequentemente requerem desbridamento ou amputação extensa de extremidades gangrenosas. A presença de hipotensão e petéquias por < 12 horas está associada a mortalidade significativa. Cianose, coma, oligúria, acidose metabólica e tempo parcial de tromboplastina elevado também se associam ao desfecho letal. Antibióticos administrados pelo médico da assistência primária no consultório, antes da avaliação e da internação em um hospital, podem melhorar o prognóstico; essa observação sugere que o início precoce do tratamento pode salvar a vida. As vacinas conjugadas meningocócicas são protetoras contra sorogrupos A, C, Y e W135 e são recomendadas para crianças de 11 a 12 anos de idade, com dose de reforço aos 16 anos, e para outros pacientes de alto risco. As vacinas ativas contra o sorogrupo B são recomendadas para pessoas de alto risco ≥ 10 anos de idade e podem ser apropriadas para adolescentes e adultos jovens (16 a 23 anos de idade).

Febre maculosa das Montanhas Rochosas e outras doenças causadas por riquétsias (Ver também Cap. 187) A FMMR, uma doença transmitida por carrapatos, ocorre em todo o território das Américas do Norte e do Sul. Ela é causada primariamente pela *Rickettsia rickettsii*, mas também pode ser causada por outras riquétsias (p. ex., *R. parkeri, R. akari*). Até 40% dos pacientes não relatam história de picada de carrapato, mas com frequência se pode obter um relato de viagem ou de atividade ao ar livre (p. ex., acampamento em áreas infestadas de carrapatos). Nos primeiros 3 dias, ocorrem cefaleia, febre, mal-estar, mialgias, náuseas, vômitos e anorexia. No terceiro dia, metade dos pacientes têm achados cutâneos. As máculas que empalidecem à pressão surgem primeiro nos punhos e tornozelos e depois se estendem às pernas e ao tronco. As lesões tornam-se hemorrágicas e são frequentemente petequiais. Mais tarde, na evolução, o exantema se expande para palmas e plantas. A disseminação centrípeta é um aspecto clássico da FMMR, mas ocorre em uma minoria de pacientes. Além disso, 10 a 15% dos pacientes que têm FMMR jamais apresentam exantema. O paciente pode estar hipotenso e manifestar edema pulmonar não cardiogênico, confusão, letargia e encefalite, evoluindo para o coma. O LCS contém 10 a 100 células/μL, em geral com predomínio de células mononucleares. O nível de glicose no LCS é, com frequência, normal, e a concentração de proteína pode se encontrar um pouco elevada. Observam-se lesões renal e hepática, bem como sangramento secundário à lesão vascular. O atraso no reconhecimento e tratamento está associado a maior risco de morte; as taxas de mortalidade são de 20 a 30% sem tratamento. Americanos nativos, nativos do Alaska, nativos das ilhas do Pacífico, crianças de 5 a 9 anos de idade, adultos > 70 anos de idade e pessoas com imunossupressão subjacente também estão sob risco aumentado de morte.

Outras doenças por riquétsias podem causar significativa morbidade e mortalidade em todo o mundo. A febre maculosa do Mediterrâneo, causada pela *Rickettsia conorii*, é encontrada na África, no centro-sul e no sudoeste da Ásia e no sul da Europa. Os pacientes têm febre, sintomas gripais e uma úlcera de inoculação no local da picada do carrapato. Um exantema maculopapular surge em 1 a 7 dias, envolvendo as palmas e as plantas, mas poupando a face. Os idosos e os pacientes com diabetes, alcoolismo, uremia ou insuficiência cardíaca congestiva estão sob risco de doença grave, caracterizada por envolvimento neurológico, angústia respiratória e gangrena dos dedos ou púrpura fulminante. A taxa de letalidade dessa forma grave da doença aproxima-se dos 50%. O *tifo epidêmico*, causado pela *Rickettsia prowazekii*, é transmitido em ambientes infestados por piolhos e emerge em condições de extrema pobreza, guerra ou desastres naturais. O início da doença é súbito, com febre alta, cefaleia intensa, tosse, mialgias e dor abdominal. Um exantema maculopapular surge (principalmente no tronco) em mais de 50% dos pacientes e pode progredir para petéquias e púrpura. Sinais graves incluem *delirium*, coma, convulsões, edema pulmonar não cardiogênico, necrose da pele e gangrena periférica. A taxa de letalidade chegava a 60% na era pré-antibiótica e continua a superar 10 a 15% nos surtos atuais. O *tifo rural*, causado pela *Orientia tsutsugamushi* (um gênero distinto na família Rickettsiaceae), é transmitido por larvas de ácaros e é uma das infecções mais comuns no Sudeste Asiático e no Pacífico ocidental. O microrganismo pode ser encontrado em áreas densamente cobertas de arbustos (p. ex., ao longo do barranco dos rios). Os pacientes podem ter uma úlcera de inoculação e podem desenvolver um exantema maculopapular, linfadenopatia e dispneia. Os casos graves evoluem com pneumonia, meningoencefalite, miocardite, CIVD e insuficiência renal. As taxas de mortalidade variam de 1 a 70%, mudando conforme localização, idade aumentada, miocardite, *delirium*, pneumonite ou sinais de hemorragia.

Quando reconhecidas prontamente, as riquetsioses respondem muito bem ao tratamento. A doxiciclina (100 mg, 2×/dia, durante 3-14 dias) é o tratamento de escolha tanto em adultos como em crianças. As taxas de mortalidade são maiores quando não é administrado o tratamento baseado em tetraciclinas.

Púrpura fulminante (Ver também Caps. 155 e 304) Púrpura fulminante é a manifestação cutânea da CIVD e apresenta-se como grandes áreas equimóticas e bolhas hemorrágicas. A evolução das petéquias a púrpuras, equimoses e gangrena associa-se a insuficiência cardíaca congestiva, choque séptico, insuficiência renal aguda, acidose, hipoxia, hipotensão e morte. A púrpura fulminante está associada principalmente a *N. meningitidis* – mas, em pacientes esplenectomizados, pode estar associada a *S. pneumoniae, H. influenzae* e *S. aureus*.

Ectima gangrenoso O choque séptico causado por *P. aeruginosa* ou, com menos frequência, por *Aeromonas hydrophila* ou outros microrganismos Gram-negativos pode estar associado ao ectima gangrenoso (ver Figs. 164-1 e A1-34): vesículas hemorrágicas circundadas por uma borda de eritema com necrose central e ulceração. O ectima gangrenoso é mais comum em pacientes com neutropenia, queimaduras extensas e hipogamaglobulinemia.

Outras infecções associadas com exantema *Vibrio vulnificus* e outras infecções bacteriêmicas não coléricas por *Vibrio* (Cap. 168) podem causar lesões cutâneas focais e sepse devastadora em hospedeiros com doença hepática crônica, consumo pesado de álcool, distúrbios de armazenamento de ferro, diabetes, insuficiência renal, doença hematológica, câncer ou outras condições que causem imunocomprometimento. Mais de 95% dos casos ocorrem nas regiões subtropicais costeiras dos oceanos Pacífico e Atlântico no Hemisfério Norte. Após ingestão de moluscos crus contaminados, geralmente ostras da Costa do Golfo em casos nos Estados Unidos, há um início súbito de mal-estar, calafrios, febre e hipotensão. O paciente apresenta lesões cutâneas bolhosas ou hemorrágicas, geralmente nos membros inferiores, e 75% dos pacientes têm dores nas pernas. A taxa de mortalidade pode alcançar 50 a 60%, particularmente quando o paciente apresenta hipotensão. Os desfechos são melhorados quando os pacientes são tratados com fluoroquinolonas com ou sem cefalosporinas ou com esquemas contendo tetraciclinas. Outras infecções, causadas por agentes como *Aeromonas, Klebsiella* e *E. coli*, podem causar bolhas hemorrágicas e morte devido a sepse devastadora nos pacientes cirróticos. *Capnocytophaga canimorsus* pode causar choque séptico em pacientes asplênicos ou cirróticos. As infecções ocorrem geralmente após mordedura de cão. Os sorovares A-C parecem ser mais virulentos, constituindo 92% das infecções humanas, mas apenas 7,6% dos isolados em cães. Os pacientes apresentam febre, calafrios, mialgia, vômitos, diarreia, dispneia, confusão e cefaleia. Achados podem incluir um exantema ou eritema multiforme (ver Figs. 56-9 e A1-24), manchas cianóticas ou cianose periférica, petéquias e equimose. Cerca de 30% dos pacientes com essa forma fulminante morrem de sepse devastadora e CIVD, e os sobreviventes podem necessitar de amputação devido à gangrena.

Eritrodermia A SCT (Caps. 147 e 148) em geral está associada à eritrodermia. O paciente apresenta-se com febre, mal-estar, mialgias, náuseas, vômitos, diarreia e confusão. Há um exantema semelhante à queimadura solar, que pode ser sutil e descontínuo, mas que é geralmente difuso e observado na face, no tronco e nos membros. A eritrodermia, que descama após 1 a 2 semanas, é mais comum na SCT associada ao *Staphylococcus* do que na SCT associada ao *Streptococcus*. A hipotensão se instala rapidamente – muitas vezes em horas – após o início dos sintomas. Ocorre falência de múltiplos órgãos. A insuficiência renal precoce pode anteceder a hipotensão e distingue essa síndrome de outras síndromes de choque séptico. Pode não haver uma indicação da infecção focal primária, embora possíveis portas de entrada cutâneas ou mucosas para o microrganismo possam ser determinadas quando se obtém uma anamnese cuidadosa. A colonização em vez de infecção franca da vagina ou de uma ferida pós-operatória, por exemplo, é típica na SCT estafilocócica, e as áreas mucosas parecem hiperêmicas, mas não infectadas. A SCT estreptocócica é mais frequentemente associada à infecção cutânea ou de tecido mole (como fascite necrosante), e os pacientes são mais propensos à bacteriemia. A SCT causada por *Clostridium sordellii* está associada ao parto ou à injeção de heroína tipo alcatrão negro na pele. O diagnóstico de SCT é definido por critérios clínicos de febre, exantema, hipotensão e comprometimento de múltiplos órgãos (é importante observar que a febre costuma estar ausente quando a SCT é causada por *C. sordellii*). A taxa de mortalidade é de 5% para a SCT associada à menstruação, de 10 a 15% para a SCT sem relação com a menstruação, de 30 a 70% para a SCT estreptocócica e de até 90% para a SCT obstétrica associada ao *C. sordellii*. A clindamicina melhora os desfechos quando incluída no esquema de tratamento. Alguns estudos também mostraram que o uso de imunoglobulina IV está associado com melhora na sobrevida.

Febres hemorrágicas virais As febres hemorrágicas virais (Caps. 209 e 210) são zoonoses causadas por vírus que existem em reservatórios animais ou vetores artrópodes. Essas doenças ocorrem em todo o mundo e estão restritas às áreas em que vive a espécie hospedeira. São causadas por quatro principais grupos de vírus: Arenaviridae (p. ex., a febre de Lassa, na África), Bunyaviridae (p. ex., a febre do vale do Rift, na África; febre hemorrágica com síndrome renal por hantavírus, na Ásia; e febre hemorrágica da Crimeia-Congo, que tem uma distribuição geográfica extensa), Filoviridae (p. ex., infecções pelos vírus ebola e Marburg, na África) e Flaviviridae (p. ex., febre amarela, na África e na América do Sul, e dengue, na Ásia, África e Américas). A febre de Lassa e as infecções pelos vírus ebola e Marburg também são transmitidas de pessoa a pessoa. Os vetores da maior parte das febres virais são encontrados em áreas rurais; a dengue e a febre amarela, são importantes exceções. Após um pródromo de febre, mialgias e mal-estar, surgem evidências de lesão vascular, petéquias e hemorragias localizadas. Choque, hemorragias difusas e sinais neurológicos (p. ex., convulsões ou coma) indicam um mau prognóstico. A dengue (Cap. 209) é a arbovirose mais comum em todo o mundo. Mais de 500 mil casos de dengue hemorrágica ocorrem a cada ano, com pelo menos 12 mil mortes. Os pacientes têm uma tríade de sintomas: manifestações hemorrágicas, evidências de extravasamento de plasma e contagens de plaquetas < 100.000/μL. A taxa de mortalidade é de 10 a 20%. Se ocorrer a síndrome de choque por dengue, as taxas de mortalidade podem chegar a 40%. A infecção por ebola tem sido associada a surtos com altas taxas de mortalidade. O surto de 2014 na África Ocidental teve taxa de mortalidade de > 50%. Os sintomas podem aparecer 2 a 21 dias após a exposição, mas a maioria dos pacientes fica doente dentro de 9 dias. O paciente primeiro apresenta fadiga, febre, cefaleia e dores musculares, e a doença pode progredir para falência de múltiplos órgãos e hemorragia. A terapia cuidadosa de reposição de volume para manter a pressão arterial e o volume intravascular é fundamental para a sobrevivência nessas infecções. Ribavirina também pode ser útil contra Arenaviridae e Bunyaviridae.

Outras doenças virais com exantema, como o sarampo, podem estar associadas a taxas de mortalidade significativas. O sarampo continua sendo responsável por mais de 100.000 mortes ao ano no mundo todo, causando surtos em populações com baixas taxas de vacinação.

SEPSE COM FOCO PRIMÁRIO NOS TECIDOS MOLES/MÚSCULOS
Ver também Capítulo 129.

Fascite necrosante Essa infecção é caracterizada por necrose extensa do tecido subcutâneo e fáscia. Ela pode surgir no local de um traumatismo mínimo ou de uma incisão operatória, podendo também estar associada a varicela recente, parto ou distensão muscular. As causas mais comuns de fascite necrosante são estreptococos do grupo A isoladamente (Cap. 148) e uma flora mista com microrganismos anaeróbios e facultativos (Cap. 129); a incidência de fascite necrosante por estreptococos do grupo A tem aumentado nos últimos 25 anos. Diabetes melito, uso de drogas IV, doença hepática ou renal crônica e neoplasia maligna são fatores de risco associados. Os achados físicos são inicialmente mínimos quando comparados com a gravidade da dor e o grau de febre. O exame físico é frequentemente inexpressivo, exceto por edema e eritema dos tecidos moles. A área infectada encontra-se avermelhada, quente, brilhante, edemaciada e extremamente dolorosa. Na infecção não tratada, a pele sobrejacente exibe manchas cinza-azuladas após 36 horas, e bolhas cutâneas e necrose surgem após 3 a 5 dias. A fascite necrosante decorrente da flora mista, mas não a associada aos estreptococos do grupo A, pode associar-se à produção de gás. Sem tratamento, a dor diminui por causa da trombose dos pequenos vasos sanguíneos e a consequente destruição dos nervos periféricos – um sinal de prognóstico ruim. A taxa de mortalidade global é de 15 a 34%, chegando a > 70% quando associada à SCT e a quase 100% na ausência de intervenção cirúrgica. Com a cirurgia, os desfechos são significativamente melhores; p. ex., a mortalidade é reduzida para < 40% em casos de SCT. Fascite necrosante também pode ser causada por *Clostridium perfringens* (Cap. 154); nessa condição, o paciente fica extremamente toxêmico e a taxa de mortalidade é alta. Dentro de 48 horas, sobrevêm invasão tecidual rápida e toxicidade sistêmica, associadas a hemólise e morte. A distinção entre essa entidade e a mionecrose por clostrídeos é feita por biópsia muscular. Foi relatada fascite necrosante causada por MRSA adquirido na comunidade.

Mionecrose por clostrídeos (Ver também Cap. 154) A mionecrose associa-se frequentemente a traumatismo ou cirurgia, mas pode ser espontânea. O período de incubação costuma ser de 12 a 24 horas, e gangrena necrosante maciça surge horas após o início. Toxemia, choque e morte podem ocorrer em 12 horas. A dor e a aparência toxêmica do paciente são desproporcionais aos achados físicos. Ao exame físico, o paciente apresenta-se febril, apático, taquicárdico e taquipneico, podendo expressar sensação de morte iminente. A hipotensão e a insuficiência renal surgem mais tarde, e o estado de hipervigilância é evidente no momento pré-terminal. A pele sobre a área afetada é castanho-bronzeada, mosqueada e edematosa. Pode haver desenvolvimento de lesões bolhosas com drenagem serossanguinolenta e odor de camundongo ou adocicado. Pode ocorrer crepitação secundária à produção de gás no tecido muscular. A taxa de letalidade é > 65% com a mionecrose espontânea, que frequentemente se associa ao *Clostridium septicum* ou *C. tertium* e a câncer subjacente. As taxas de mortalidade associadas à infecção do tronco e dos membros são de 63% e de 12%, respectivamente, e qualquer retardo no tratamento cirúrgico eleva o risco de morte.

INFECÇÕES NEUROLÓGICAS COM OU SEM CHOQUE SÉPTICO

Meningite bacteriana (Ver também Cap. 138) A meningite bacteriana é uma das emergências mais comuns que envolvem o sistema nervoso central nas doenças infecciosas. Embora os hospedeiros com imunodeficiência celular (incluindo receptores de transplantes, pacientes diabéticos, idosos e pacientes com câncer que recebem determinados agentes quimioterápicos) estejam sob risco especial de meningite por *Listeria monocytogenes*, a maioria dos casos em adultos é causada por *S. pneumoniae* (30-60%) e *N. meningitidis* (10-35%). A apresentação clássica com febre, meningismo e estado mental alterado é observada apenas em metade a dois terços dos pacientes e em menos da metade dos adultos. Os idosos podem apresentar-se sem febre ou sinais meníngeos. A disfunção cerebral se evidencia por confusão, *delirium* e letargia, que podem evoluir para coma. Em alguns casos, a apresentação é fulminante, com sepse e edema cerebral; papiledema à apresentação é incomum e sugere outro diagnóstico (p. ex., lesão intracraniana). Sinais focais, como paralisia do IV, VI e VII nervos cranianos, são observados em 10 a 20% dos casos; 50 a 70% dos pacientes têm bacteriemia. A presença de coma, convulsões, hipotensão, etiologia pneumocócica, angústia respiratória, nível de glicose no LCS < 0,6 mmol/L (< 10 mg/dL), nível de proteínas no LCS > 2,5 g/L, leucometria < 5.000/μL no sangue periférico e nível sérico de sódio de < 135 mmol/L encerra um prognóstico sombrio. O início rápido do tratamento é essencial; a probabilidade de desfecho desfavorável pode aumentar em 30% para cada hora de atraso no tratamento. A dexametasona é um tratamento adjuvante para a meningite em adultos, especialmente para infecções causadas por *S. pneumoniae*. Ela deve ser administrada antes ou junto com a primeira dose dos antibióticos; caso contrário, é improvável que ela melhore os desfechos clínicos.

Infecções intracranianas supurativas (Ver também Cap. 140) As infecções intracranianas supurativas surgem juntamente com sepse e instabilidade hemodinâmica. O rápido reconhecimento de um paciente toxêmico com sinais neurológicos centrais é crucial para a melhora do prognóstico dessas entidades. Os pacientes com diabetes ou doença hematológica podem ter risco aumentado para essas infecções. O *empiema subdural* surge a partir dos seios paranasais em 60 a 70% dos casos. Estreptococos microaerófilos e estafilococos são os agentes etiológicos predominantes. O paciente mostra-se toxêmico com febre, cefaleia e rigidez de nuca. Entre os pacientes, 75% têm sinais focais e 6 a 20% morrem. A despeito da melhora das taxas de sobrevida, 15 a 44% dos pacientes ficam com déficits neurológicos permanentes. A *trombose séptica do seio cavernoso* segue-se a uma infecção dos seios da face ou do seio esfenoidal; 70% dos casos são causados por estafilococos (incluindo MRSA) e o restante deve-se principalmente a estreptococos aeróbios ou anaeróbios. Fungos têm sido comuns em algumas séries. Cefaleia unilateral ou retro-orbitária evolui em poucos dias para febre e estado toxêmico. Três quartos dos pacientes têm edema periorbitário unilateral, que se torna bilateral e, em seguida, evolui para ptose, proptose, oftalmoplegia e papiledema. A taxa de mortalidade chega a 30% nos estudos mais antigos.

Relatos recentes indicam uma melhor sobrevida de até 90% e com menos sequelas. A *trombose séptica do seio sagital superior* dissemina-se a partir dos seios etmoidais e maxilares e é causada por *S. pneumoniae*, outros estreptococos e estafilococos. A evolução fulminante caracteriza-se por cefaleia, náuseas, vômitos e rápida progressão para confusão e coma, rigidez de nuca e sinais de acometimento do tronco encefálico. Se a trombose do seio for total, a taxa de mortalidade excederá 80%. Antibióticos de amplo espectro e intervenção cirúrgica precoce no local da infecção primária podem melhorar os desfechos. Anticoagulação e esteroides têm benefício incerto.

Abscesso cerebral (Ver também Cap. 140) O abscesso cerebral frequentemente ocorre sem sinais sistêmicos. Quase metade dos pacientes apresenta-se afebril, e as apresentações são mais compatíveis com lesão expansiva no cérebro; 70% dos pacientes têm cefaleia e/ou estado mental alterado, 50% apresentam sinais neurológicos focais e 25% apresentam papiledema. Os abscessos podem surgir como lesões únicas ou múltiplas resultantes de focos contíguos ou hematogênicos de infecção, como na endocardite ou após cirurgia ou trauma. A infecção evolui durante vários dias, de cerebrite até abscesso com cápsula bem formada. Mais da metade das infecções é polimicrobiana, com etiologia que abrange bactérias aeróbias (principalmente espécies de estreptococos) e anaeróbias. Os abscessos que surgem por via hematogênica são especialmente propensos a romper para os espaços ventriculares, causando deterioração súbita e grave do estado clínico, bem como alta taxa de mortalidade. Se a ruptura não ocorrer, a mortalidade será baixa (< 20%), mas a morbidade é alta (30-55%). Os pacientes que se apresentam com quadro de acidente vascular cerebral e foco infeccioso parameníngeo, tal como rinossinusite ou otite, podem ter abscesso cerebral, devendo o médico manter alto índice de suspeita. O prognóstico piora em pacientes com evolução fulminante, retardo no diagnóstico, ruptura do abscesso para o interior dos ventrículos, abscessos múltiplos ou anormalidades da função neurológica à apresentação. Em um estudo, a mortalidade em 1 ano foi de 19%.

Malária cerebral (Ver também Cap. 224) Esta entidade deve ser considerada com urgência nas pessoas que moram (ou que estiveram recentemente) nas áreas endêmicas da malária. Os pacientes apresentam uma doença febril e letargia ou outros sinais neurológicos. A malária fulminante é causada por *Plasmodium falciparum* e está associada a temperaturas > 40°C, hipotensão, icterícia, síndrome da angústia respiratória aguda e sangramento. Qualquer paciente com alteração do estado mental ou convulsões repetidas no contexto de malária fulminante tem, por definição, malária cerebral. Em adultos, essa doença febril inespecífica evolui para coma ao longo de alguns dias; às vezes, o coma ocorre em horas, e a morte sobrevém em menos de 24 horas. Rigidez de nuca e fotofobia são raras. Ao exame físico, a encefalopatia simétrica é típica, e a disfunção do neurônio motor superior com postura de decorticação e descerebração pode ser observada na doença avançada. A infecção não reconhecida resulta em taxa de letalidade de 20 a 30%. As crianças com déficit neurológico na alta hospitalar, recorrência de convulsões durante o tratamento e/ou lesão neurológica isquêmica à RM estão sob risco particular para sequelas neurológicas e mentais.

Abscessos peridurais intracranianos e espinais (Ver também Cap. 442) Os abscessos peridurais espinais e intracranianos (APE e APIC) podem resultar em déficits neurológicos permanentes, sepse e morte. Os pacientes em risco incluem aqueles com diabetes; uso de drogas IV; uso abusivo crônico de álcool; traumatismo espinal recente, cirurgia ou anestesia epidural; e outras condições comórbidas, como infecção por HIV. Abscesso epidural fúngico e meningite podem acompanhar injeções de glicocorticoides epidurais ou paraespinais. Nos Estados Unidos e Canadá, onde o tratamento precoce de otite e rinossinusite é padrão, o APIC é raro, mas o número de casos de APE está aumentando. Em áreas com acesso limitado aos cuidados de saúde, os APEs e os APICs causam morbidade e mortalidade significativas. Os APICs geralmente apresentam-se com febre, alteração do estado mental e dor no pescoço, enquanto os APEs frequentemente apresentam febre, sensibilidade espinal localizada e dor nas costas. Os APICs em geral são polimicrobianos, enquanto os APEs são mais frequentemente causados por semeadura hematogênica, sendo os estafilococos o agente etiológico mais comum. O diagnóstico precoce e o tratamento, que podem incluir drenagem cirúrgica, minimizam as taxas de mortalidade e sequelas neurológicas permanentes. Os desfechos são piores para APEs devido a MRSA, infecção em um nível mais alto de corpo vertebral, estado neurológico prejudicado à apresentação e localização dorsal em vez de ventral do abscesso. Pacientes idosos e pessoas com insuficiência renal, neoplasia maligna e outras comorbidades também têm desfechos menos favoráveis.

OUTRAS SÍNDROMES FOCAIS COM EVOLUÇÃO FULMINANTE

Quase todos os focos primários de infecção (p. ex., osteomielite, pneumonia, pielonefrite ou colangite) podem resultar em bacteriemia e sepse. A síndrome de Lemierre – tromboflebite séptica jugular causada por *Fusobacterium necrophorum* – é associada a êmbolos infecciosos metastáticos (principalmente do pulmão, mas algumas vezes para o fígado ou outros órgãos) e sepse, com taxas de mortalidade de > 15%. As infecções da corrente sanguínea por *Fusobacterium* têm sido associadas a câncer oculto gastrintestinal ou geniturinário. A SCT está associada a infecções focais, tais como artrite séptica, peritonite, sinusite e infecções de feridas. Rápida deterioração clínica e morte podem estar associadas à destruição do local da infecção primária, como se observa na endocardite e nas infecções da orofaringe (p. ex., angina ou epiglotite de Ludwig, em que o edema subitamente compromete as vias aéreas).

Mucormicose rinocerebral (Ver também Cap. 218) As pessoas com diabetes ou condições que causam imunocomprometimento, como transplantes de órgãos sólidos ou doenças malignas hematológicas, têm risco de mucormicose rinocerebral invasiva. Apresentam-se com febre baixa, dor persistente nos seios paranasais, diplopia, depressão do estado mental, diminuição dos movimentos oculares, quemose, proptose, conchas nasais escuras ou necróticas e lesões necróticas do palato duro que respeitam a linha média. Sem reconhecimento, intervenção cirúrgica e terapia antifúngica rápidos, o processo segue curso invasivo inexorável, com taxas de mortalidade de 50 a 85% ou mais. Diabetes não controlado e idade avançada são fatores de prognóstico negativo.

Endocardite bacteriana aguda (Ver também Cap. 128) Essa entidade apresenta-se com curso muito mais agressivo do que a endocardite subaguda. Bactérias, como as espécies de *S. aureus*, *S. pneumoniae*, *L. monocytogenes*, espécies de *Haemophilus* e estreptococos dos grupos A, B e G, atacam valvas nativas. A endocardite de valvas nativas causada por *S. aureus*, incluindo MRSA, está aumentando. As taxas de mortalidade variam de 10 a 40%. O hospedeiro pode ter comorbidades, como câncer subjacente, diabetes, uso de drogas IV ou alcoolismo. O paciente apresenta-se com febre, fadiga e mal-estar < 2 semanas após o início da infecção. Ao exame físico, podem-se encontrar sopro variável e insuficiência cardíaca congestiva. Às vezes, surgem máculas hemorrágicas nas palmas e plantas (*lesões de Janeway*). Petéquias, manchas de Roth, hemorragias subungueais e esplenomegalia são incomuns. A rápida destruição valvar, particularmente da valva aórtica, resulta em edema pulmonar e hipotensão. Podem formar-se abscessos miocárdicos que erodem para o septo ou para o interior do sistema de condução, causando arritmias e bloqueios de condução de alto grau, potencialmente fatais. As vegetações grandes e friáveis podem resultar em grandes êmbolos arteriais, infecção metastática ou infarto tecidual. Os pacientes mais idosos que têm endocardite por *S. aureus* são especialmente propensos a apresentar-se com sintomas inespecíficos – circunstância que atrasa o diagnóstico e piora o prognóstico. A intervenção rápida é crucial para uma boa evolução.

Antraz inalatório (Ver também Cap. S3) O antraz inalatório, a forma mais grave da doença causada pelo *B. anthracis*, não era descrito nos Estados Unidos há mais de 25 anos, até o recente uso desse microrganismo como agente de bioterrorismo em 2001. Os pacientes apresentavam-se com mal-estar, febre, tosse, náuseas, sudorese copiosa, dispneia e cefaleia. Rinorreia era incomum. Todos os pacientes tinham radiografias de tórax anormais à apresentação. Infiltrados pulmonares, alargamento do mediastino e derrames pleurais eram os achados mais comuns. Em 38% desses pacientes, foi documentada uma meningite hemorrágica. A sobrevivência era mais provável quando os antibióticos eram administrados durante o período prodrômico e quando se empregavam esquemas com múltiplos agentes. Sem intervenção urgente com antibióticos e tratamento de apoio, o antraz inalatório evolui rapidamente para hipotensão, cianose e morte.

Doenças virais do trato respiratório As doenças virais do trato respiratório podem ser graves; diversas novas síndromes têm sido descritas na última década. Para pacientes que apresentam doença respiratória e exposição relevante ou história de viagem, essas doenças virais devem ser consideradas e as medidas apropriadas de controle de infecção instituídas além do tratamento de suporte.

Gripe aviária e suína (Ver também Cap. 200) Os casos humanos de gripe aviária ocorreram principalmente no Sudeste Asiático, especialmente no Vietnã (H5N1) e China (H7N9). A gripe aviária deve ser considerada em pacientes com doença grave do trato respiratório, sobretudo quando foram expostos a aves de criação. Os pacientes apresentam-se com febre alta, doença gripal e sintomas do trato respiratório inferior; essa doença pode evoluir rapidamente para pneumonia bilateral, síndrome da angústia respiratória aguda, falência de múltiplos órgãos e morte. A idade menor parece estar associada com menor risco de complicações. O tratamento antiviral precoce com inibidores da neuraminidase deve ser instituído, juntamente com medidas vigorosas de suporte. Diferentemente da gripe aviária, cuja transmissão entre humanos tem sido rara até o momento e nunca de forma sustentada, a gripe causada por um novo vírus A/H1N1 associado a porcos teve disseminação ampla pelo mundo; em 2012, 214 países tinham diagnosticado casos de influenza A/H1N1, com 18.449 mortes. Os pacientes em maior risco de doença grave são as crianças < 5 anos de idade, pessoas idosas, pacientes com condições crônicas subjacentes e mulheres grávidas. A obesidade também foi identificada como um fator de risco para doença grave. Imunossupressão e coinfecção com *S. aureus* na apresentação são fatores de risco independentes para maior mortalidade.

SRAG, Covid-19 e SROM (Ver Cap. 199) A síndrome respiratória aguda grave (SRAG), causada pelo que é atualmente conhecido como SARS-CoV-1, foi identificada em 2002 na China, mas também foi diagnosticada em vários países, primariamente na Ásia. Os possíveis reservatórios animais incluem morcegos e civetas. O SARS-CoV-1 se caracteriza por transmissão humana eficiente, mas mortalidade relativamente baixa. Ele se dissemina entre as pessoas através de perdigotos; pode haver a ocorrência de eventos de transmissão pelo ar a partir de "superdisseminadores". A potencial pandemia de SARS-CoV-1 foi controlada pela identificação e isolamento dos pacientes infectados. Um pródromo de 3 a 7 dias caracterizado por febre, mal-estar, cefaleia e mialgias pode progredir para tosse não produtiva, dispneia e insuficiência respiratória. O risco de contágio é baixo durante a fase de pródromos. Os pacientes mais velhos e aqueles com diabetes, hepatite B crônica e outras comorbidades podem ter desfechos menos favoráveis.

A Covid-19 causada pelo SARS-CoV-2 resultou em uma pandemia de proporções históricas. Originalmente ligado a casos na China, o SARS-CoV-2 se disseminou internacionalmente de forma rápida. Em junho de 2021, os casos chegavam a 174 milhões no mundo todo, com 3,7 milhões de mortes; os Estados Unidos tiveram mais de 33 milhões de casos e cerca de 592.000 mortes. O número real de infecções pode ser 8 a 10 vezes maior que os casos relatados. O modo primário de transmissão da Covid-19 é através de contato por gotículas respiratórias entre pessoas; a transmissão pelo ar ou por contato com superfícies contaminadas foi documentada, mas é muito menos comum. O maior risco de infecção está associado ao contato próximo e prolongado, como em ambientes domiciliares ou moradia congregada. As taxas de infecção secundária em contatos domiciliares são altas, sendo de mais de 50% em estudos recentes.

Embora cerca de 80% dos pacientes com infecção sintomática por Covid-19 tenham doença leve como tosse, febre, sintomas gastrintestinais e alterações no olfato e paladar, cerca de 5% dos pacientes desenvolvem insuficiência respiratória, choque e falência de múltiplos órgãos. Os pacientes tipicamente ficam sintomáticos por 5 a 7 dias antes de progredirem para pneumonia grave e hipoxemia. Pode haver choque, geralmente em casos de lesão cardíaca/miocardite, arritmias ou cardiomiopatia, e complicações tromboembólicas, como a embolia pulmonar ou o acidente vascular cerebral. Outras manifestações incluem lesão aguda renal ou hepática. Os achados laboratoriais incluem linfopenia, elevação da desidrogenase láctica e, geralmente, evidências de uma síndrome do tipo liberação de citocinas com elevação da proteína C-reativa, D-dímeros, ferritina e citocinas pró-inflamatórias como a interleucina 6. A radiografia e a TC de tórax revelam opacidades difusas em vidro fosco. A consolidação, predominantemente nos lobos inferiores e na periferia, é um achado frequente. As taxas de mortalidade para pacientes que necessitam de cuidado intensivo e ventilação mecânica melhoraram muito ao longo da pandemia, mas permanecem ≥ 20%. Os fatores de risco para doença grave e desfechos ruins incluem idade ≥ 65 anos, obesidade mórbida, diabetes, doença cardiovascular ou cerebrovascular, hipertensão, doença pulmonar obstrutiva crônica e doença renal crônica. A doença grave e a mortalidade são também maiores em homens e nas gestantes.

O tratamento atualmente inclui cuidados de suporte, terapia antiviral, terapia anti-inflamatória e profilaxia ou tratamento anticoagulante. Os pacientes com disfunção respiratória ficam hipoxêmicos, mas mantêm o funcionamento da mecânica pulmonar; assim, a ventilação mecânica invasiva deve ser postergada até a exaustão das outras intervenções. Em uma metanálise, a dexametasona e outros glicocorticoides reduziram a mortalidade em 28 dias nos pacientes com Covid-19 grave em comparação com o cuidado padrão: 32 e 40%, respectivamente (razão de chances, 0,66; intervalo de confiança de 95%, 0,53-0,82). A pneumonia bacteriana secundária é incomum na Covid-19, e os agentes antibacterianos não devem ser rotineiramente prescritos. Com a disponibilidade de vacinas altamente efetivas, a prevenção é a estratégia mais importante para controlar a Covid-19.

A síndrome respiratória do Oriente Médio (SROM) é causada por um novo betacoronavírus com provável reservatório em morcegos e foi primeiramente reconhecida em 2012 na Arábia Saudita. Os casos em humanos têm sido associados a contato direto e indireto com dromedários. Diferentemente da SARS e da Covid-19, a SROM exibe transmissão ineficiente entre humanos, mas tem taxa de mortalidade alta. Até 2017, foram confirmados > 2.000 casos, a maioria na Península Arábica e com mortalidade de 35%. A SROM varia desde infecção assintomática até síndrome da angústia respiratória aguda, falência de múltiplos órgãos e morte. Homens idosos portadores de comorbidades parecem ter o maior risco para desfechos ruins. Apesar de transmissão pouco documentada entre humanos na comunidade, a infecção nosocomial deve ser prevenida com a adesão a práticas rígidas de controle de infecção. A SROM é atualmente uma ameaça de nível baixo para a saúde pública, sendo provável que permaneça assim a menos que o vírus sofra mutação com aumento de sua transmissibilidade.

Síndrome pulmonar por hantavírus (Ver também Cap. 209) A síndrome pulmonar por hantavírus tem sido documentada nos Estados Unidos desde 1993 (principalmente nos estados do sudoeste, a oeste do Rio Mississippi), Canadá e América do Sul. A maior parte dos casos ocorre em áreas rurais e está associada à exposição a roedores. Os pacientes apresentam-se com pródromo viral inespecífico de febre, mal-estar, mialgias, náuseas, vômitos e tontura que pode progredir para edema pulmonar, insuficiência respiratória e morte. A síndrome pulmonar por hantavírus deprime o miocárdio e aumenta a permeabilidade vascular pulmonar; portanto, são cruciais uma cuidadosa reposição de líquidos e o uso de agentes vasopressores. Um suporte cardiopulmonar vigoroso durante as primeiras poucas horas da doença pode salvar vidas nessa síndrome de elevada mortalidade. O início precoce de trombocitopenia pode ajudar a distinguir essa síndrome de outras doenças febris em um contexto epidemiológico adequado.

Infecções por *Clostridium difficile* A infecção por *C. difficile* (ICD) é uma síndrome diarreica mediada por toxina que é fortemente associada a uso prévio de antibióticos. Os inibidores da bomba de prótons também têm sido identificados como potencial fator de risco para a doença. Embora a maioria dos casos de ICD ocorra em ambientes de cuidados de saúde, a ICD de início na comunidade está aumentando. Em geral, os casos de início na comunidade ocorrem em pacientes mais jovens em comparação com os casos nosocomiais. Os pacientes com ICD de início na comunidade têm menos chances de apresentar história de uso de antibióticos ou inibidores da bomba de prótons. A ICD está associada a morbidade e mortalidade significativas, particularmente entre pacientes mais velhos. O CDC denominou a ICD como uma das três principais ameaças à saúde em associação com o uso de antibióticos.

RESUMO

Os pacientes febris agudamente enfermos com as síndromes discutidas neste capítulo necessitam de estrita observação, medidas de apoio agressivas e – na maioria dos casos – internação em unidade de terapia intensiva. A tarefa mais importante do médico é distinguir esses pacientes de outros portadores de infecções febris cuja doença não irá evoluir para uma doença fulminante. O médico vigilante deve reconhecer as emergências agudas em doenças infecciosas e proceder, em seguida, com a urgência necessária.

LEITURAS ADICIONAIS

Krause PJ: Human babesiosis. Int J Parasitol 49:165, 2019.

Nelson GE et al: Epidemiology of invasive Group A *Streptococcal* infections in the United States, 2005–2012. Clin Infect Dis 63:478, 2016.

Rhee C et al: Incidence and trends of sepsis in US hospitals using clinical vs claims data, 2009–2014. JAMA 318:1241, 2017.

Sterne JA et al: Association between administration of systemic corticosteroids and mortality among critically ill patients with COVID-19: A meta-analysis. JAMA 324:1330, 2020.

Theilacker C et al: Overwhelming postsplenectomy infection: A prospective multicenter cohort study. Clin Infect Dis 62:871, 2016.

Zunt JR et al: Global, regional, and national burden of meningitis, 1990–2016: A systematic analysis for the Global Burden of Disease Study 2016. Lancet Neurol 17:1061, 2018.

123 Princípios de imunização e uso de vacinas

Sarah Mbaeyi, Amanda Cohn, Nancy Messonnier

Poucas intervenções médicas do último século podem igualar o efeito que a imunização exerceu sobre a longevidade, a redução de custos e a qualidade de vida. Dezessete doenças são atualmente passíveis de prevenção por vacinas administradas rotineiramente a crianças e adultos nos Estados Unidos **(Tab. 123-1)**, e a maioria das doenças da infância que pode ser prevenida se apresenta historicamente em baixos níveis **(Tab. 123-2)**. As instituições de tratamento de saúde oferecem a grande maioria de vacinas nos Estados Unidos como parte dos serviços de saúde rotineiros e, portanto, desempenham um papel importante no sistema de saúde pública da nação.

A pandemia de Covid-19 ressaltou a importância de um programa de imunização forte: sistemas de vigilância robustos para detectar o surgimento de ameaças de doenças infecciosas; parcerias público-privadas para acelerar o desenvolvimento de novas vacinas; e sistemas prontos para rapidamente implementar um programa de vacinação e monitorar a segurança e efetividade das vacinas. Até julho de 2021, múltiplas vacinas contra Covid-19 receberam autorização para uso emergencial nos Estados Unidos, e mais de dois terços dos adultos receberam pelo menos uma dose. Além disso, o maior e mais abrangente programa de segurança de vacinas da história dos Estados Unidos demonstrou a segurança das vacinas contra a Covid-19, com avaliações demonstrando que as vacinas são efetivas contra infecções pelo SARS-CoV-2, incluindo a proteção contra a doença grave que, de outro modo, resultaria em hospitalização e morte.

TABELA 123-1 ■ Doenças passíveis de prevenção por vacinas rotineiramente administradas nos Estados Unidos em crianças e/ou adultos

Condição	População-alvo para uso rotineiro
Pertússis	Crianças, adolescentes, adultos
Difteria	Crianças, adolescentes, adultos
Tétano	Crianças, adolescentes, adultos
Poliomielite	Crianças
Sarampo	Crianças
Caxumba	Crianças
Rubéola, síndrome da rubéola congênita	Crianças
Hepatite B	Crianças e adultos de alto risco
Infecção pelo *Haemophilus influenzae* tipo b	Crianças e adultos de alto risco
Hepatite A	Crianças e adultos de alto risco
Influenza	Crianças, adolescentes, adultos
Varicela	Crianças
Doença pneumocócica	Crianças, idosos e adultos de alto risco[a]
Doença meningocócica dos sorogrupos A, C, W e Y	Adolescentes e crianças e adultos de alto risco
Meningocócica do sorogrupo B	Crianças e adultos de alto risco[a]
Infecção por rotavírus	Lactentes
Infecção pelo papilomavírus humano, câncer de colo uterino e anogenital	Adolescentes e jovens adultos[a]
Zóster	Idosos

[a]Outros em determinadas faixas etárias podem ser vacinados com base em uma tomada de decisão compartilhada.

TABELA 123-2 ■ Redução das doenças passíveis de prevenção nos Estados Unidos após a implementação ampla das recomendações de vacinação nacional

Condição	Número anual de casos pré-vacina (média)	Número de casos relatados em 2019[a]	Redução (%) em casos após a vacinação ampla
Varíola	29.005	0	100
Difteria	21.053	2	> 99
Sarampo	530.217	1.287	> 99
Caxumba	162.344	3.509	98
Pertússis	200.752	15.662	92
Poliomielite (paralítica)	16.316	0	100
Rubéola	47.745	3	> 99
Síndrome da rubéola congênita	152	0	100
Tétano	580	19	97
Infecção pelo *Haemophilus influenzae* tipo b	20.000	14[b]	> 99
Hepatite A	117.333	4.000[c]	97
Hepatite B (aguda)	66.232	20.900[c]	68
Infecção pneumocócica invasiva: todas as idades	63.067	30.400[d]	52
Hospitalizações por rotavírus (< 3 anos de idade)	62.500	30.625[e]	51
Varicela	4.085.120	102.128[f]	98

[a]Casos relatados em 2019 a menos que especificado de outra forma (provisório de janeiro de 2020). [b]Estima-se que tenham ocorrido outras 12 infecções pelo tipo b entre 243 relatos de infecção por *H. influenzae* causados por tipos desconhecidos entre crianças < 5 anos de idade. [c]Dados do Viral Hepatitis Surveillance do Centers for Disease Control and Prevention (CDC), 2016. [d]Dados não publicados do Active Bacterial Core Surveillance do CDC, 2016. [e]Dados não publicados do New Vaccine Surveillance Network do CDC, 2017. A doença pelo rotavírus nos Estados Unidos tem agora um padrão bienal. [f]Dados não publicados do programa de varicela do CDC, 2017.

Fonte: Adaptada de SW Roush et al: JAMA 298:2155, 2007 e Morb Mortal Wkly Rep 65:924, 2017.

IMPACTO DAS VACINAS

Efeitos diretos e indiretos As imunizações contra doenças infecciosas específicas protegem os indivíduos contra a infecção e, dessa forma, impedem as doenças sintomáticas. Além disso, vacinas específicas podem abrandar a gravidade da doença clínica (p. ex., vacinas contra rotavírus e gastrenterite grave) ou reduzir as suas complicações (p. ex., vacinas contra zóster e neuralgia pós-herpética). Algumas imunizações também reduzem a transmissão de agentes infecciosos de pessoas imunizadas para outras, reduzindo, assim, o impacto da disseminação da infecção. Esse impacto indireto é conhecido como *imunidade associada* (*herd immunity*). O nível de imunização necessária para alcançar proteção indireta de indivíduos não imunizados em uma população varia substancialmente de acordo com a vacina e doença específicas.

Desde que as vacinas da infância se tornaram amplamente disponíveis nos Estados Unidos, importantes quedas nas taxas de doenças passíveis de prevenção por vacinas entre crianças e adultos se tornaram evidentes **(Tab. 123-2)**. Por exemplo, a vacinação das crianças < 5 anos de idade contra o *Streptococcus pneumoniae* levou não apenas a uma redução geral > 90% na doença invasiva causada pelos tipos cobertos pelas vacinas conjugadas pneumocócicas, mas também a reduções substanciais na incidência em adultos por meio da imunidade associada. Entre as crianças nascidas durante 1994 a 2013, uma série de vacinas infantis tendo como alvo doenças preveníveis com 13 vacinas irá evitar 322 milhões de doenças e 732 mil mortes ao longo de suas vidas, economizando 1,38 trilhão de dólares (Estados Unidos).

Controle, eliminação e erradicação de doenças passíveis de prevenção por vacinas Os programas de imunização estão associados aos objetivos de controlar, eliminar ou erradicar uma doença. O *controle* de uma doença passível de prevenção por vacinas reduz o aparecimento da doença e, em geral, limita os impactos associados aos surtos da doença nas comunidades, escolas e instituições. Os programas de controle também podem reduzir as faltas ao trabalho dos indivíduos doentes e dos pais que cuidam de crianças doentes, diminuir as ausências na escola e limitar a utilização dos cuidados de saúde associada às visitas médicas.

A *eliminação* de uma doença é um objetivo mais ambicioso do que o controle, necessitando em geral da redução do número de casos a zero em uma área geográfica definida; algumas vezes, porém, é definida como a redução na transmissão inerente de uma infecção em uma área geográfica. Em 2019, os Estados Unidos considerava eliminada a transmissão interna no país de sarampo, rubéola, poliomielite e difteria, embora a condição de eliminação do sarampo estivesse ameaçada em 2019 devido a casos importados para comunidades não adequadamente vacinadas, resultando em surtos prolongados. A importação de patógenos de outras partes do mundo continua a ser importante e espera-se que os esforços da saúde pública respondam prontamente a esses casos e limitem a posterior transmissão do agente infeccioso.

A *erradicação* de uma doença é alcançada quando a sua eliminação pode ser mantida sem a necessidade de intervenções contínuas. A única doença de humanos passível de ser prevenida por vacina que foi globalmente erradicada até hoje é a varíola. Embora a vacina contra varíola não seja mais administrada rotineiramente, a doença não ressurgiu naturalmente porque todas as cadeias de transmissão humana foram interrompidas pelos esforços precoces da vacinação e os humanos eram os únicos reservatórios naturais do vírus. Atualmente, uma iniciativa de saúde importante é o objetivo da erradicação global da pólio. Dois dos três tipos selvagens de poliovírus (tipos 2 e 3) foram erradicados globalmente. Porém, o tipo 1 continua a circular no Afeganistão e no Paquistão, e surtos do poliovírus circulante tipo 2 derivado da vacina foram relatados nos últimos anos. A detecção de um caso de doença que tenha sido marcado para erradicação ou eliminação é considerada um evento-sentinela, que poderia permitir que o agente infeccioso se restabelecesse na comunidade ou na região. Portanto, tais episódios devem ser imediatamente informados às autoridades de saúde pública.

Detecção e controle de surtos O conjunto de casos de uma doença passível de prevenção por vacina, detectado em uma instituição, em uma prática médica ou em uma comunidade, pode sinalizar importantes alterações no patógeno, na vacina ou no ambiente. Alguns fatores podem levar a aumentos na doença, incluindo (1) baixas taxas de imunização, que resultam em um acúmulo de indivíduos suscetíveis (p. ex., ressurgimento do sarampo entre as pessoas que não receberam a vacinação); (2) alterações no agente infeccioso que permitem o seu escape à proteção (p. ex., pneumococos não passíveis de prevenção por vacina); (3) redução de imunidade induzida pela vacina (p. ex., pertússis entre adolescentes e adultos vacinados no início da infância); e (4) introduções pontuais de grandes inóculos (p. ex., exposição ao vírus da hepatite A em alimentos). A informação de episódios de doenças propensas a surtos às autoridades de saúde pública pode facilitar o reconhecimento de grupos que necessitarão de posteriores intervenções.

INFORMAÇÃO DE SAÚDE PÚBLICA O reconhecimento de casos suspeitos de doenças programadas para eliminação ou erradicação – juntamente com outras doenças que necessitem de intervenções urgentes da saúde pública, como rastreio de contatos, administração de quimioprofilaxia ou imunoprofilaxia ou investigação epidemiológica para exposição de origem comum – é associado às exigências especiais de notificação. Muitas doenças contra as quais as vacinas são rotineiramente utilizadas, incluindo sarampo, pertússis, doença invasiva pelo *Haemophilus influenzae* tipo b e varicela, são nacionalmente notificadas. Médicos e equipes de laboratório possuem uma responsabilidade de informar a ocorrência das doenças passíveis de prevenção às autoridades de saúde pública locais ou estaduais, de acordo com critérios específicos de definição dos casos. Todos os profissionais de saúde deverão estar cientes das necessidades da doença na cidade ou no estado e das melhores formas de contatar as autoridades de saúde pública. Uma resposta imediata aos surtos dessas doenças pode aumentar muito a eficiência das medidas de controle.

CONSIDERAÇÕES GLOBAIS Diversas iniciativas internacionais de saúde se concentram atualmente na redução das doenças passíveis de prevenção por vacinas pelo mundo. A Cruz Vermelha Americana, a Organização Mundial da Saúde (OMS), a Fundação das Nações Unidas, o Fundo das Nações Unidas para a Infância (UNICEF) e o Centers for Disease Control and Prevention (CDC) são parceiros na Iniciativa contra o Sarampo e a Rubéola, que almeja a redução mundial das mortes por sarampo. De 2000 a 2018, as taxas de mortalidade globais do sarampo foram reduzidas em 73% – isto é, de um número estimado de 535.600 mortes em 2000 para 142.300 mortes em 2018. O Rotary Internacional, a UNICEF, o CDC e a OMS são os principais líderes na erradicação global da pólio, um empreendimento que reduziu o número anual de casos de pólio paralítica de 350 mil em 1988 para 33 em 2018. Além disso, há um grande esforço para desenvolver e introduzir vacinas para doenças infecciosas emergentes, como a doença pelo vírus ebola e a Covid-19. A GAVI Alliance e a Bill and Melinda Gates Foundation trouxeram uma melhora substancial aos esforços globais para reduzir as doenças passíveis de prevenção por vacinas, indo além dos esforços anteriores da OMS, da UNICEF e dos governos dos países desenvolvidos e em desenvolvimento.

Incrementando a imunização em adultos Embora a imunização tenha se tornado uma peça-chave das consultas médicas pediátricas rotineiras, ela não se integrou tão bem às visitas do tratamento de saúde em adultos. Este capítulo se concentra nos princípios de imunização e uso de vacinas aplicados a adultos. Evidências acumuladas sugerem que a cobertura da imunização pode ser aumentada por meio de esforços direcionados a consumidor, fornecedor, instituição e fatores em nível de sistema. A literatura sugere que a aplicação de múltiplas estratégias é mais eficaz em elevar as taxas de cobertura do que o uso de qualquer estratégia isolada.

RECOMENDAÇÕES PARA AS IMUNIZAÇÕES EM ADULTOS O Advisory Comittee on Immunization Practices (ACIP, Comitê de Aconselhamento sobre as Práticas de Imunização) do CDC é a principal fonte de recomendações para a administração de vacinas aprovadas pela Food and Drug Administration (FDA) para o uso em crianças e adultos na população civil americana. O ACIP é um comitê de aconselhamento federal que consiste em 15 membros votantes (especialistas nos campos associados à imunização) indicados pela Secretaria do Departamento de Saúde e Serviços Humanos dos Estados Unidos, além de membros ex-oficiais representando agências federais e membros não votantes representantes de várias organizações ligadas, incluindo importantes sociedades médicas e organizações de tratamento controlado. As recomendações da ACIP, que estão disponíveis em *www.cdc.gov/vaccines/hcp/acip-recs/*, são harmonizadas o máximo possível com as recomendações das vacinas feitas por outras organizações, incluindo o American College of Physicians, a American Academy of Family Physicians, o American College of Obstetricians and Gynecologists e o American College of Nurse-Midwives.

O ACIP faz recomendações de vários tipos. As recomendações de rotina, de recuperação (*catch-up*) e baseadas no risco são aquelas em que se recomenda que todos de uma determinada idade ou grupo de risco recebam a vacina. Os exemplos incluem a vacinação recombinante para zóster em adultos ≥ 50 anos e a vacinação para hepatite B em pessoas que vivem com vírus da imunodeficiência humana (HIV). As recomendações baseadas na tomada de decisão clínica compartilhada são individualmente baseadas e informadas por um processo de decisão entre o profissional de saúde e o paciente. No caso das recomendações baseadas na tomada de decisão clínica compartilhada, a decisão sobre a vacinação é informada pelas melhores evidências disponíveis sobre quem pode se beneficiar com a vacinação; as características, valores e preferências do paciente; o discernimento clínico do profissional de saúde; e as características da vacina sendo considerada. Os exemplos de recomendações baseadas na tomada de decisão clínica compartilhada incluem a vacinação pneumocócica conjugada em adultos imunocompetentes ≥ 65 anos, a vacinação para o papilomavírus humano em adultos entre 27 e 45 anos e a vacina meningocócica do sorogrupo B em adolescentes e adultos jovens de 16 a 23 anos de idade.

PROGRAMAS DE IMUNIZAÇÃO EM ADULTOS Os esquemas de imunização para adultos nos Estados Unidos são atualizados anualmente e podem ser encontrados *online* (*www.cdc.gov/vaccines/schedules/hcp/adult.html*). Em fevereiro, os programas são publicados na *American Family Physician*, nos *Annals of Internal Medicine* e no *Morbidity and Mortality Weekly Report* (*www.cdc.gov/mmwr*). Os programas de imunização para adultos de 2018 estão resumidos na Figura 123-1. Informações e especificações adicionais estão contidas nos rodapés desses programas. No período entre as publicações anuais, adições e alterações aos programas são publicadas no *Morbidity and Mortality Weekly Report*.

PADRÕES DAS PRÁTICAS DE IMUNIZAÇÃO

A administração de imunizações aos adultos envolve diversos processos, tais como decidir quem vacinar, avaliar as contraindicações e precauções da vacina, fornecer comunicados de informações sobre vacinas (VIS), assegurar o armazenamento e a manipulação apropriados, administrar as vacinas e manter seus registros. Além disso, fornecer o registro de eventos adversos que acompanham a vacinação é um componente essencial do sistema de monitoramento de segurança das vacinas. Em 2014, os *Standards for Adult Immunization* foram revisados para ajudar os profissionais a seguir as etapas para garantir que seus pacientes estejam completamente imunizados, incluindo a avaliação do estado vacinal dos pacientes em cada consulta, a recomendação firme das vacinas de que o paciente necessita, a administração das vacinas ou o encaminhamento do paciente para o provedor de vacinas, além da documentação das vacinas recebidas pelo paciente.

Decidindo quem vacinar Todos os esforços devem ser feitos para assegurar que os adultos recebam todas as vacinas indicadas tão rapidamente quanto possível. Quando os adultos se apresentam para o tratamento, a sua história de imunização deverá ser avaliada e registrada, e essa informação poderá ser usada para identificar as vacinas necessárias de acordo com a versão mais atual do programa de imunização para adultos. As ferramentas que baseiam a decisão, incorporadas aos registros eletrônicos de saúde, podem fornecer decisões rápidas para a vacinação necessária. Prescrições permanentes, que são normalmente usadas para as vacinas rotineiramente indicadas (p. ex., vacinas contra influenza e zóster), permitem que um enfermeiro ou outro profissional licenciado possa administrar as vacinas sem uma prescrição específica de um médico, reduzindo, assim, as barreiras para a imunização dos adultos.

Avaliando contraindicações e precauções Antes da vacinação, todos os pacientes devem ser investigados quanto a contraindicações e precauções. Uma *contraindicação* é uma condição que eleva o risco de ocorrência de uma reação adversa grave à vacinação. Uma vacina não deverá ser administrada quando for observada uma contraindicação. Por exemplo, uma história de uma reação anafilática a uma dose de vacina ou um componente de uma vacina é uma contraindicação para doses posteriores. Uma *precaução* é uma condição que poderá elevar o risco de um evento adverso ou que poderá comprometer a habilidade da vacina de induzir imunidade (p. ex., administrar a vacina do sarampo a um indivíduo que recebeu recentemente uma transfusão sanguínea e que poderá apresentar uma imunidade passiva transitória ao sarampo). Normalmente, uma vacina não é administrada quando se observa uma precaução. Entretanto, poderão ocorrer situações em que os benefícios da vacinação se sobreponham ao risco de um evento adverso e o profissional poderá decidir vacinar o paciente apesar da precaução.

Em alguns casos, contraindicações e precauções são temporárias e poderão ocasionar apenas um atraso na vacinação para um momento posterior. Por exemplo, uma doença aguda moderada ou grave, com ou sem febre, é geralmente considerada uma precaução transitória para a vacinação e poderá levar a uma postergação da administração da vacina até que a fase aguda tenha se resolvido; portanto, a sobreposição de efeitos adversos da vacinação ao quadro clínico da doença de base e a atribuição errônea de uma manifestação clínica da doença de base à vacina são evitadas. Contraindicações e precauções das vacinas licenciadas nos Estados Unidos para uso em adultos estão resumidas na Tabela 123-3. É importante reconhecer condições que *não* representem contraindicações a fim de não se perderem oportunidades de vacinação. Por exemplo, na maioria dos casos, uma doença aguda leve (com ou sem febre), uma história de reação local leve a moderada a uma dose prévia da vacina e a amamentação não representam contraindicações para a vacinação.

História de hipersensibilidade imediata a um componente da vacina Uma reação alérgica grave (p. ex., anafilaxia) a uma dose prévia de uma vacina ou a um de seus componentes é uma contraindicação para vacinação. Enquanto a maioria das vacinas possui muitos componentes, as substâncias contra as quais os indivíduos costumam apresentar uma grave reação alérgica incluem a proteína do ovo, a gelatina e a levedura. Além disso, embora a borracha natural (látex) não seja um componente de vacina, algumas delas são fornecidas em embalagens ou seringas contendo borracha natural. Essas vacinas podem ser identificadas pela bula do produto e não deverão ser administradas a indivíduos que tenham uma história de alergia grave (anafilática) ao látex a menos que o benefício da vacinação se sobreponha claramente ao risco de uma possível reação alérgica. O estado muito mais comum de hipersensibilidade de contato ou local ao látex, como a luvas médicas (que contêm látex sintético não relacionado com reações alérgicas), *não* representa uma contraindicação para a administração de uma vacina fornecida em um tubo ou seringa que contenha látex de borracha natural.

Gestação Duas vacinas inativadas, a vacina com toxoides de tétano e difteria com pertússis acelular (Tdap) e a vacina inativada da influenza, são recomendadas rotineiramente para mulheres grávidas nos Estados Unidos. A vacina Tdap é recomendada durante cada gravidez, independentemente do estado de vacinação anterior, a fim de prevenir a pertússis em neonatos. A vacinação anual contra influenza é recomendada para todas as pessoas com 6 meses de idade ou mais, incluindo as gestantes para a proteção da mãe e do bebê. A gestação não é uma contraindicação à administração da maioria das outras vacinas inativadas quando estiverem sob outros aspectos indicadas ou quando os benefícios da vacinação forem considerados superiores aos possíveis riscos (p. ex., vacinação meningocócica do sorogrupo B); recomenda-se que a vacinação contra o papilomavírus humano (HPV) e recombinante contra o zóster seja postergada até depois da gestação. As vacinas de vírus vivos (p. ex., sarampo, caxumba e rubéola [MMR], varicela) são contraindicadas durante a gravidez devido ao risco hipotético de que a replicação do vírus da vacina possa causar infecção congênita ou possa apresentar efeitos adversos sobre o feto. A maioria das vacinas de vírus vivos não é secretada no leite materno, portanto a amamentação não representa uma contraindicação para as vacinas de vírus vivos ou outras.

Imunossupressão As vacinas de vírus vivos desencadeiam uma resposta imune devido à replicação do vírus atenuado (enfraquecido) que é combatida pelo sistema imune do receptor. Em indivíduos com função imunológica comprometida, a replicação aumentada dos vírus da vacina é possível e poderá levar à infecção disseminada por esses vírus. Por esse motivo, as vacinas de vírus vivos são contraindicadas para indivíduos com imunossupressão grave, cuja definição poderá variar de acordo com a vacina. A imunossupressão grave pode ser causada por diversas condições de doença, incluindo câncer hematológico ou de outro tipo. Em algumas dessas condições, todas as pessoas afetadas estão gravemente imunocomprometidas. Em outras (p. ex., infecção por HIV), o grau de comprometimento do sistema imunológico depende da gravidade da condição, que, por sua vez, depende do estágio da doença ou do tratamento. Por exemplo, a vacina MMR poderá ser administrada a indivíduos infectados por HIV que não apresentem imunocomprometimento grave. A imunossupressão grave também pode ser devida à terapia com agentes imunossupressores, incluindo glicocorticoides em alta dose. Nessa situação, a dose, a duração e a via de administração podem influenciar o grau de imunossupressão.

COMUNICADOS DE INFORMAÇÕES SOBRE VACINAS (VIS)

Um VIS (*vaccine information statement*) é uma folha de informações (frente e verso) produzida pelo CDC, que informa aos indivíduos que recebem a vacina sobre os seus benefícios e riscos. Os VIS são orientados pelo National Childhood Vaccine Injury Act (NCVIA) de 1986 e – seja o receptor da vacina uma criança ou um adulto – deverá ser fornecido para qualquer vacina coberta pelo Vaccine Injury Compensation Program. Até abril de 2020, as vacinas cobertas pelo NCVIA e licenciadas para o uso em adultos incluíam as vacinas com toxoides do tétano e difteria (Td), Tdap, hepatite A, hepatite B, HPV, influenza inativada, influenza viva intranasal, MMR, conjugada pneumocócica, conjugada meningocócica, meningocócica do sorogrupo B, pólio e varicela. Quando forem administradas vacinas combinadas que não possuam VIS separados (p. ex., a vacina combinada contra as hepatites A e B), todos os VIS relevantes deverão ser fornecidos. Também existem VIS para algumas vacinas não cobertas pelo NCVIA, como as vacinas polissacarídica

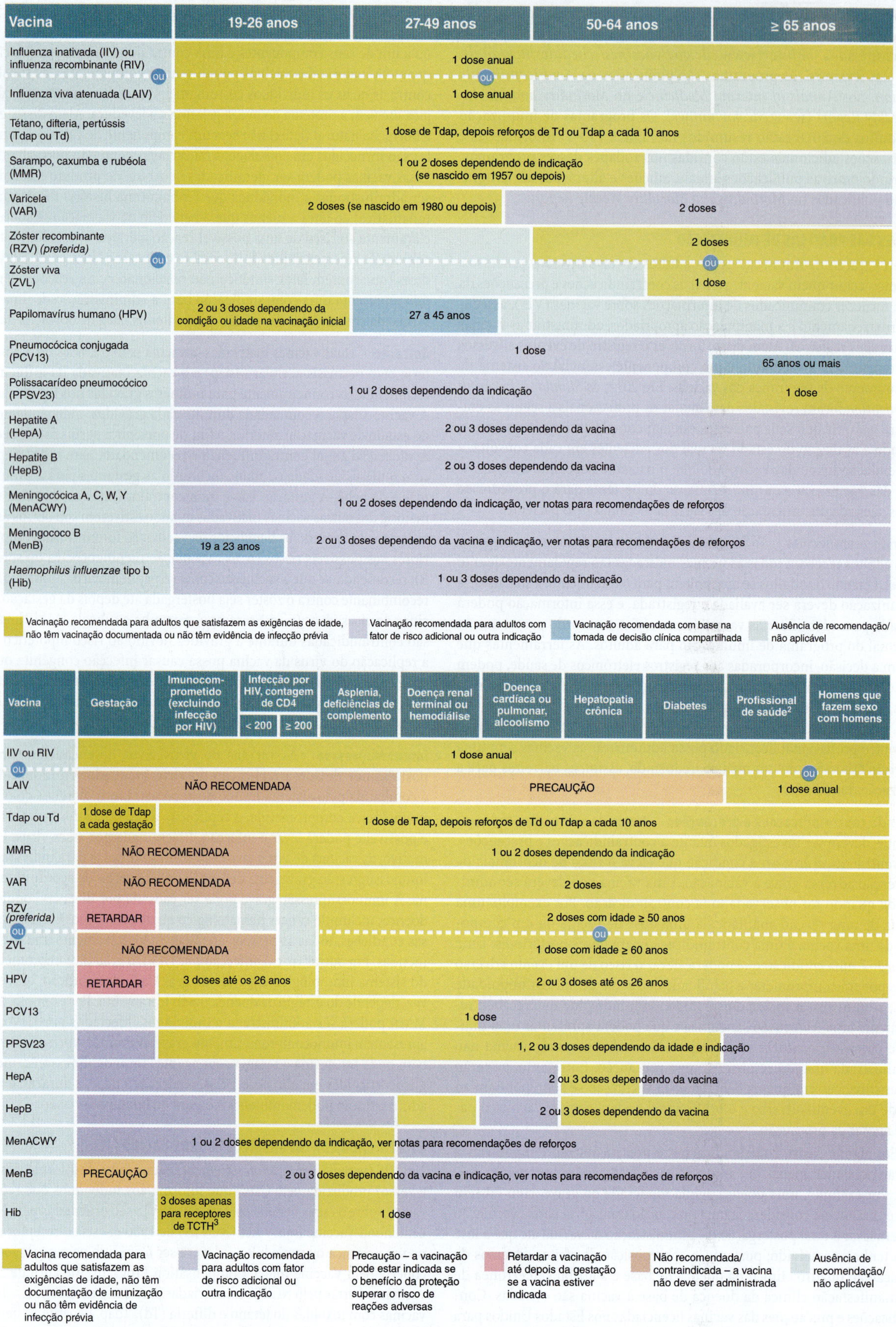

FIGURA 123-1 Calendário de imunização recomendado para adultos, Estados Unidos, 2020. Informações adicionais, incluindo notas de rodapé para cada vacina, contraindicações e precauções, podem ser encontradas em *https://www.cdc.gov/vaccines/schedules/hcp/imz/adult.html*. As recomendações neste calendário foram aprovadas por Centers for Disease Control and Prevention (CDC) Advisory Committee on Immunization Practices (ACIP), American Academy of Family Physicians (AAFP), American College of Physicians (ACP), American College of Obstetricians and Gynecologists (ACOG) e American College of Nurse-Midwives (ACNM). Para recomendações completas do ACIP, visite *www.cdc.gov/vaccines/hcp/acip-recs/*. *N. de R.T. O calendário de imunização recomendado para adultos e idosos no Brasil está disponível em *www.saude.gov.br/saude-de-a-z/vacinacao/#calendario*. *Siglas:* TCTH, transplante de células-tronco hematopoiéticas.

TABELA 123-3 ■ Contraindicações e precauções para as vacinas normalmente aplicadas em adultos

Formulação da vacina	Contraindicações e precauções
Todas as vacinas	**Contraindicação** Reação alérgica grave (p. ex., anafilaxia) após uma dose prévia da vacina ou a um componente da vacina **Precaução** Doença aguda moderada ou grave com ou sem febre. Postergar a vacinação até que a pessoa se recupere.
Td	**Precauções** SGB em 6 semanas após uma dose prévia de vacina contendo TT Histórico de reações de hipersensibilidade do tipo Arthus após uma dose prévia de vacinas contendo TD ou DT (incluindo MenACWY). Postergar a vacinação até que tenham se passado pelo menos 10 anos desde a última dose. História de reação alérgica grave à borracha natural desidratada (látex) (certas fórmulas; seringa; ver texto)
Tdap	**Contraindicação** História de encefalopatia (p. ex., coma ou choque prolongado) não atribuível a outra causa identificada em 7 dias após a administração de uma vacina com componentes do pertússis, como DTaP ou Tdap **Precauções** SGB em 6 semanas após uma dose prévia de vacina contendo TT Distúrbio neurológico progressivo ou instável, choque não controlado ou encefalopatia progressiva. Postergar a vacinação até que um regime de tratamento tenha sido estabelecido e a condição esteja estabilizada. Histórico de reações de hipersensibilidade do tipo Arthus após uma dose prévia de vacinas contendo TT ou DT (incluindo MenACWY). Postergar a vacinação até que tenham se passado pelo menos 10 anos desde a última dose. História de reação alérgica grave à borracha natural desidratada (látex) (seringa; ver texto)
HPV	**Contraindicações** História de hipersensibilidade imediata à levedura **Precaução** Gestação. Se uma mulher se descobrir grávida após o início da série da vacinação, o que restar do regime deverá ser atrasado até o final da gravidez. Se tiver sido administrada uma dose da vacina durante a gravidez, nenhuma intervenção será necessária. A exposição ao Gardasil durante a gestação deve ser relatada à Merck.
MMR	**Contraindicações** História de reação de hipersensibilidade imediata à gelatina[a] ou à neomicina Gestação Imunodeficiência grave conhecida (p. ex., tumores hematológicos e sólidos, imunodeficiência congênita, tratamento imunossupressor de longo prazo, imunocomprometimento severo devido à infecção pelo HIV) **Precauções** Administração recente (até 11 meses) de hemocomponentes contendo anticorpos História de trombocitopenia ou púrpura trombocitopênica
Varicela	**Contraindicações** Gestação Imunodeficiência grave conhecida História de reação de hipersensibilidade imediata à gelatina[a] ou à neomicina **Precaução** Administração recente (até 11 meses) de hemocomponentes contendo anticorpos
Influenza, inativada, injetável	**Precaução**[b] História de SGB em 6 semanas após uma dose prévia da vacina contra influenza
Influenza, *spray* nasal, viva atenuada	**Contraindicações**[b] Gestação Imunossupressão, incluindo a causada por medicações ou infecção por HIV; imunodeficiência grave conhecida (p. ex., tumores sólidos e hematológicos, quimioterapia, imunodeficiência congênita, terapia imunossupressora prolongada, imunocomprometimento severo devido à infecção por HIV) Contato próximo com indivíduos gravemente imunocomprometidos que necessitam de um ambiente protegido, como o isolamento em uma unidade de transplante de medula óssea Contato próximo com indivíduos com menor grau de imunossupressão (p. ex., indivíduos recebendo quimioterapia ou radioterapia que não estão sendo mantidos em um ambiente protegido; indivíduos com infecção por HIV) *não* representa uma contraindicação ou uma precaução. Os profissionais de saúde nas unidades de tratamento intensivo neonatal ou nas clínicas oncológicas podem receber a vacina de vírus vivos atenuados contra a influenza. Recebimento de medicamento antiviral contra influenza dentro de 48 horas antes da vacinação **Precauções** História de SGB em 6 semanas após uma dose prévia da vacina contra influenza Certas condições médicas crônicas, como diabetes melito, doença pulmonar crônica (incluindo asma), doença cardiovascular crônica (exceto hipertensão), distúrbios renais, hepáticos, neurológicos/neuromusculares, hematológicos ou metabólicos
Polissacarídica pneumocócica	Nenhuma além daquelas listadas para todas as vacinas
Conjugada pneumocócica	Nenhuma além daquelas listadas para todas as vacinas
Hepatite A	**Contraindicação** História de reação alérgica grave à borracha natural desidratada (látex) (seringa; ver texto)

(Continua)

TABELA 123-3 ■ Contraindicações e precauções para as vacinas normalmente aplicadas em adultos *(Continuação)*

Formulação da vacina	Contraindicações e precauções
Hepatite B	**Contraindicações** História de hipersensibilidade imediata à levedura (para Engerix-B® e Recombivax-HB®) História de reação alérgica grave à borracha natural desidratada (látex) (certas fórmulas; seringa; ver texto)
Conjugada meningocócica	Nenhuma além daquelas listadas para todas as vacinas
Meningocócica do sorogrupo B	**Contraindicação** História de reação alérgica grave à borracha natural desidratada (látex) (certas fórmulas; seringa; ver texto) **Precaução** Gestação (a vacinação pode ser indicada se os benefícios da proteção superarem os riscos de reação adversa)
Zóster	**Contraindicações** Gestação Imunodeficiência grave conhecida (para Zostavax®) História de reação de hipersensibilidade imediata à gelatina[a] ou à neomicina (para Zostavax®) **Precaução** Administração de agentes antivirais específicos (i.e., aciclovir, fanciclovir ou valaciclovir) 24 h antes da vacinação (para Zostavax®)

[a]Extrema cautela deve ser tomada na administração das vacinas contra MMR, varicela ou zóster viva a indivíduos com uma história de reação anafilática à gelatina ou a produtos contendo gelatina. Antes da administração, deve-se considerar a realização do teste cutâneo para sensibilidade à gelatina. Entretanto, nenhum protocolo específico com esse propósito foi publicado. [b]A história de reação alérgica grave (p. ex., anafilaxia) a ovos é uma contraindicação descrita no rótulo para o uso de vacina inativada contra influenza e vacina com vírus vivo atenuado contra influenza. Porém, o Advisory Committee on Immunization Practices (ACIP) do Centers for Disease Control and Prevention (CDC) recomenda que qualquer vacina contra influenza com vírus inativado ou recombinante que seja aprovada, recomendada e apropriada seja administrada a pessoas com alergia a ovos de qualquer intensidade (*www.cdc.gov/vaccines/hcp/acip-recs/vacc-specific/flu.html*).

Siglas: DT, toxoide diftérico; DTaP, difteria, tétano e pertússis; SGB, síndrome de Guillain-Barré; HPV, papilomavírus humano; HIV, vírus da imunodeficiência humana; MenACWY, vacina meningocócica conjugada quadrivalente; MMR, sarampo, caxumba e rubéola; Td, toxoides tetânico e diftérico; Tdap, toxoides tetânico e diftérico e pertússis acelular; TT, toxoide tetânico.

pneumocócica, contra encefalite japonesa, raiva, herpes-zóster, tifoide, antraz e febre amarela. O uso desses VIS é encorajado, mas não obrigatório.

Todos os VIS atuais estão disponíveis na internet em dois *sites*: o de Vacinas e Imunizações do CDC (*www.cdc.gov/vaccines/hcp/vis/*) e o da Immunization Action Coalition (*www.immunize.org/vis/*) (o último *site* também inclui traduções dos VIS). Esses VIS podem ser baixados e impressos.

ARMAZENAMENTO E MANUSEIO

Vacinas injetáveis são acondicionadas em frascos para várias doses ou doses únicas ou em seringas de dose única preenchidas pelo fabricante. A vacina nasal contra influenza viva atenuada é acondicionada em frascos de *spray* nasal com dose única. A vacina tifoide oral é armazenada em cápsulas. Algumas vacinas, como a MMR e a varicela, vêm em pó liofilizado (secado a frio) que devem ser reconstituídos (i.e., misturados com um diluente líquido) antes do uso. O pó liofilizado e o diluente são embalados em frascos separados. Os diluentes não são intercambiáveis, e sim especificamente formulados para cada tipo de vacina; apenas o diluente específico fornecido pelo fabricante, para cada tipo de vacina, deve ser utilizado. Uma vez reconstituídas as vacinas liofilizadas, a sua validade será limitada e deverão ser armazenadas sob condições de luz e temperatura adequadas. Por exemplo, a vacina contra varicela deve ser protegida da luz e administrada dentro de 30 minutos da reconstituição; as vacinas recombinante contra zóster e contra MMR também devem ser protegidas da luz, mas podem ser usadas em até 6 e 8 horas após a reconstituição, respectivamente.

As vacinas são armazenadas na temperatura da geladeira (2-8°C) ou do *freezer* (–15°C ou mais frio). Em geral, vacinas inativadas (p. ex., influenza inativada, polissacarídica pneumocócica e conjugadas meningocócicas) são armazenadas na temperatura da geladeira, enquanto os frascos de pó liofilizado contendo vírus vivos (p. ex., vacinas contra varicela, zóster viva e MMR) são armazenados à temperatura do *freezer*. Diluentes para as vacinas liofilizadas deverão ser armazenados na geladeira ou à temperatura ambiente. A vacina de vírus atenuados contra a influenza – uma formulação líquida de vírus vivo administrada por *spray* nasal – é mantida na temperatura da geladeira.

Os erros no armazenamento e no manuseio das vacinas podem levar à perda de vacinas que valem milhões de dólares, e a administração de vacinas impropriamente armazenadas poderá desencadear respostas imunes inadequadas em pacientes. Para melhorar o padrão das práticas de armazenamento e manuseio das vacinas, o CDC publicou normas detalhadas (disponíveis em *www.cdc.gov/vaccines/hcl/admin/storage/toolkit/storage-handling-toolkit.pdf*). Para o armazenamento de vacinas, o CDC recomenda unidades isoladas – isto é, unidades independentes que sejam refrigeradas ou congeladas, mas não ambos –, já que essas unidades conservam melhor as temperaturas necessárias do que as unidades que combinam refrigerador/*freezer*. Unidades combinadas de geladeira/*freezer* do tipo frigobar nunca deverão ser usadas para armazenar vacinas.

A temperatura das geladeiras e *freezers* usados para o armazenamento de vacinas deverá ser monitorada e registrada pelo menos duas vezes a cada dia de trabalho. De preferência, são usados termômetros contínuos que medem e registram a temperatura ao longo de todos os dias e noites, e as temperaturas mínima e máxima são lidas e registradas a cada dia de trabalho. O CDC recomenda o uso de termômetros digitais calibrados com uma sonda mantida em um material com tamponamento térmico; informações mais detalhadas sobre especificações de unidades de armazenamento e equipamentos para monitorar a temperatura são fornecidas no *link* acima.

ADMINISTRAÇÃO DE VACINAS

A maior parte das vacinas parenterais recomendadas para o uso rotineiro em adultos nos Estados Unidos é administrada pela via intramuscular (IM) ou subcutânea (SC); uma fórmula de vacina contra a influenza aprovada para uso em pessoas entre 2 a 49 anos de idade é administrada por via intranasal. Algumas vacinas de vírus vivos, como aquelas contra varicela e MMR, são administradas por via SC. A maioria das vacinas inativadas é administrada por via IM. A vacina polissacarídica pneumocócica 23-valente pode ser administrada por via IM ou SC, porém a administração IM é preferida por estar associada a um menor risco de reações no local da injeção.

As vacinas administradas a adultos por via SC são aplicadas no quadrante superior externo do tríceps e utilizam uma agulha de 5/8 polegadas. As vacinas administradas a adultos por via IM são injetadas no músculo deltoide (Fig. 123-2) com uma agulha cujo comprimento deverá ser escolhido com base no sexo e no peso do receptor, para assegurar a penetração adequada no músculo. Normas atuais indicam que, para homens e mulheres com < 70 kg, uma agulha de 1 polegada é suficiente; para mulheres entre 70 e 90 kg e para homens entre 70 e 118 kg, será necessária uma agulha de 1 a 1,5 polegada; e, para mulheres com > 90 kg e homens com > 118 kg, será utilizada uma agulha de 1,5 polegada. Ilustrações adicionais de localizações e técnicas para a aplicação de vacinas poderão ser encontradas em *www.immunize.org/catg.d/p2020.pdf*.

A *aspiração*, o processo de se puxar para trás o êmbolo da seringa após a penetração na pele, porém antes da injeção, não será necessária, porque não existem vasos sanguíneos de grande calibre nos sítios recomendados para a injeção de vacinas.

Vacinas múltiplas poderão ser administradas na mesma visita; na verdade, essa prática é encorajada. Estudos mostraram que as vacinas são

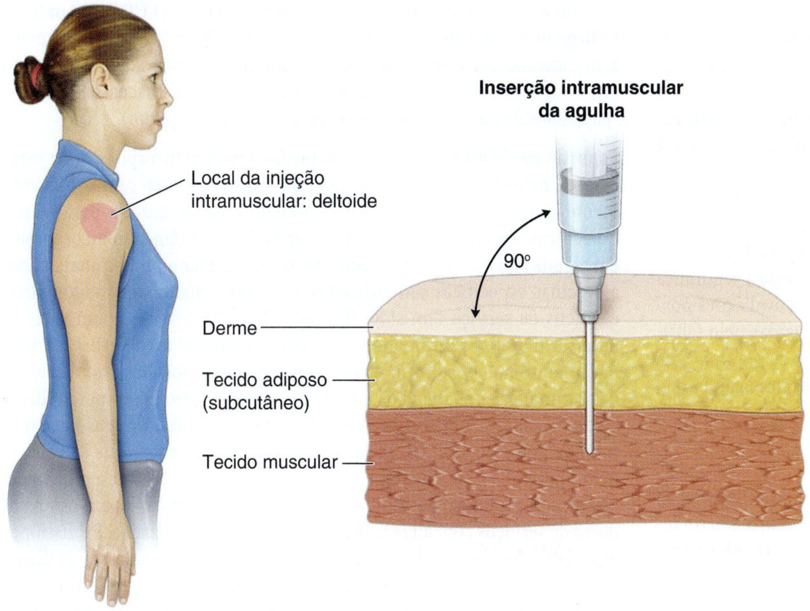

FIGURA 123-2 **Técnica para administração intramuscular de vacina.**

igualmente eficazes quando administradas simultânea ou individualmente, e a administração simultânea de múltiplas vacinas não está associada a um risco aumentado de efeitos colaterais adversos. Se mais de uma vacina tiver que ser administrada no mesmo membro, os locais de injeção deverão conservar uma distância de 3 a 5 cm entre si, de modo que quaisquer reações locais possam ser diferenciadas. Se uma vacina e uma preparação imunológica de globulina forem administradas simultaneamente (p. ex., vacina Td e globulina imune tetânica), deverá ser usado um local anatômico separado para cada injeção.

Para certas vacinas (p. ex., contra HPV e hepatite B), serão necessárias múltiplas doses para uma resposta adequada e persistente do anticorpo. Os esquemas de vacinação recomendados especificam os intervalos entre as doses. Muitos adultos que recebem a primeira dose de uma série de vacinas de múltiplas doses não completarão a série ou não receberão as doses subsequentes no intervalo recomendado; essa falta de adesão ao protocolo compromete a eficácia da vacina e/ou a duração da proteção. Os fornecedores deverão implementar sistemas de chamada que irão alertar os pacientes para o retorno nas doses subsequentes, nos intervalos apropriados de uma série de vacinação. Com exceção da vacina tifoide oral, uma interrupção no esquema não levará ao reinício da série nem à adição de doses extras.

Poderá ocorrer síncope após a vacinação, especialmente em adolescentes e adultos jovens. Lesões sérias, incluindo fratura de crânio e hemorragia cerebral, foram observadas. Os adolescentes e adultos deverão ficar sentados ou deitados durante a vacinação. A maioria dos episódios de síncope relatados após a vacinação ocorreu em um período de 15 minutos. O ACIP recomenda que os profissionais que aplicam as vacinas observem cuidadosamente os pacientes, especialmente os adolescentes, mantendo-os sentados ou deitados por 15 minutos após a vacinação. Se ocorrer síncope, os pacientes deverão ser observados até o desaparecimento dos sintomas.

Anafilaxia é uma complicação rara da vacinação. Todas as instituições que fornecem imunizações devem possuir um *kit* de emergência contendo epinefrina aquosa para administração no caso de uma reação anafilática sistêmica.

MANUTENÇÃO DE REGISTROS DAS VACINAS

Todas as vacinas administradas devem ser totalmente documentadas no registro médico permanente do paciente. A documentação deverá incluir a data de administração, o nome ou abreviatura comum da vacina, o número do lote e o fabricante da vacina, o local de administração, a edição do VIS, a data em que o VIS foi fornecido e o nome, endereço e titulação do indivíduo que administrou a vacina. O uso crescente de códigos de barras bidimensionais nos tubos e seringas que podem ser escaneados para a entrada de dados em registros médicos eletrônicos compatíveis e em sistemas de informação sobre a imunização poderá facilitar o registro mais completo e preciso das informações necessárias.

MONITORAMENTO DA SEGURANÇA DAS VACINAS E REGISTRO DE EFEITOS COLATERAIS

Avaliações pré-licenciamento da segurança da vacina

Antes que as vacinas sejam licenciadas pela FDA, elas são avaliadas em ensaios clínicos com voluntários. Esses ensaios são conduzidos em três fases progressivas. Os ensaios de fase 1 são pequenos, envolvendo geralmente menos de 100 voluntários. O seu propósito é fornecer uma avaliação básica de segurança e identificar efeitos colaterais comuns. Os ensaios de fase 2, que são mais amplos e podem envolver várias centenas de participantes, coletam informações adicionais sobre segurança e também são planejados para avaliar a imunogenicidade. Os dados obtidos nos ensaios de fase 2 podem ser usados para determinar a composição da vacina, o número de doses necessárias e um perfil dos efeitos colaterais comuns. As vacinas promissoras são avaliadas em ensaios de fase 3, que envolvem centenas a milhares de voluntários e são geralmente planejados para demonstrar a eficácia da vacina e fornecer informações adicionais sobre a sua segurança.

Monitoramento da segurança da vacina pós-licenciamento Após o licenciamento, a segurança de uma vacina é avaliada por diversos mecanismos. O NCVIA de 1986 pede que os profissionais de saúde informem certos eventos adversos que acompanham a vacinação. Como um mecanismo para esse registro, o Vaccine Adverse Event Reporting System (VAERS) foi criado em 1990 e é controlado simultaneamente pelo CDC e pela FDA.* Esse sistema de segurança coleta registros de eventos adversos associados às vacinas atualmente licenciadas nos Estados Unidos. Os *eventos adversos* são definidos como eventos indesejados que ocorrem após a imunização e que podem ser causados pelo produto da vacina ou pelo processo de vacinação. Enquanto o VAERS foi estabelecido em resposta ao NCVIA, qualquer evento adverso após a vacinação – seja em uma criança ou em um adulto e seja ou não realmente atribuído à vacinação – poderá ser registrado por meio do VAERS. Os efeitos colaterais que os profissionais de saúde devem relatar estão listados no quadro de registro de eventos no *site* do VAERS em *vaers.hhs.gov/reportable.htm*. Aproximadamente 30 mil registros do VAERS são preenchidos anualmente, com cerca de 10 a 15% relatando eventos graves que levam à hospitalização, doença potencialmente fatal, incapacidade ou morte.

Qualquer um pode preencher um registro do VAERS, incluindo profissionais de saúde, fabricantes e receptores da vacina ou seus pais ou tutores. Os relatos do VAERS podem ser encaminhados *online* ou em formulário de papel (*https://vaers.hhs.gov/reportevent.html*); informações adicionais podem ser obtidas pelo e-mail (info@vaers.org). O formulário do VAERS pede as seguintes informações: o tipo de vacina recebida, o tempo de vacinação, o momento do aparecimento do evento adverso e as doenças ou medicações atuais do receptor, história dos eventos adversos após a vacinação e características demográficas (p. ex., idade e sexo). Essas informações são inseridas em uma base de dados. O indivíduo que registra um evento adverso recebe, em seguida, uma carta de confirmação pelo correio com um número de identificação junto ao VAERS, que poderá ser usado em caso de se enviarem informações adicionais mais tarde. Em casos selecionados de reações adversas graves, o estado de recuperação do paciente poderá ser acompanhado por 60 dias até 1 ano após a vacinação. A FDA e o CDC têm acesso aos dados do VAERS e usam essas informações para monitorar a segurança da vacina e conduzir os estudos de pesquisa. Os dados do VAERS (exceto informações pessoais) também estão disponíveis para o público.

Enquanto o VAERS fornece informações úteis sobre a segurança da vacina, esse sistema de registro passivo possui importantes limitações. Uma é que os eventos que ocorrem após a vacinação são meramente registrados; o sistema não pode avaliar se um determinado tipo de evento ocorre com

*N de R.T. No Brasil, a notificação de eventos adversos relacionados a vacinas deve ser feita pelo Sistema de Informação do Programa Nacional de Imunizações (SI-PNI) junto à vigilância epidemiológica.

maior frequência do que o esperado após a vacinação. Uma segunda limitação é que o evento registrado é incompleto e direcionado preferencialmente para os eventos que se acredita estarem mais provavelmente ligados à vacinação e que ocorrem relativamente cedo após esta. Para se obterem informações mais sistemáticas sobre eventos adversos que ocorrem em indivíduos vacinados e não vacinados, o projeto *Vaccine Safety Datalink* foi iniciado em 1991. Dirigido pelo CDC, esse projeto inclui nove organizações de tratamento gerenciado nos Estados Unidos; a base de dados dos membros inclui informações sobre imunizações, condições médicas, demográficas, resultados laboratoriais e prescrições de medicações. O Departamento de Defesa utiliza um sistema semelhante, monitorando a segurança de imunizações entre os militares da ativa. Além disso, as avaliações pós-licenciamento da segurança da vacina podem ser conduzidas pelo fabricante da vacina. Na verdade, avaliações pós-licenciamento da segurança da vacina são normalmente requeridas pela FDA como uma condição para o licenciamento da vacina.

ACESSO DO CONSUMIDOR E DEMANDA POR IMUNIZAÇÃO

Removendo barreiras para o consumidor ou paciente, os fornecedores e as instituições de saúde poderão incrementar o uso da vacina. Barreiras financeiras têm sido tradicionalmente importantes restrições, particularmente entre os adultos sem recursos. Mesmo para os adultos com recursos, os custos excessivos associados às vacinas mais novas e caras (p. ex., vacina contra zóster) representam um obstáculo a ser vencido. Após a inclusão pelo Medicare da vacina contra influenza para todos os beneficiários em 1993, a cobertura dobrou entre os indivíduos com ≥ 65 anos de idade (de cerca de 30% em 1989 para > 60% em 1997). Outras estratégias que aumentam o acesso do paciente à vacinação incluem horários estendidos dos postos (p. ex., durante a noite e finais de semana) e clínicas dedicadas apenas à vacinação, onde o tempo de espera é reduzido. A provisão de vacinas fora do "ambiente médico" (p. ex., por meio de clínicas, universidades, farmácias e postos) poderá expandir o acesso para adultos que não realizam consultas médicas com frequência. Proporções crescentes de adultos estão sendo vacinadas nesses locais.

Os esforços para a promoção da saúde, focados em aumentar a demanda pela imunização, são comuns. A propaganda direta ao consumidor, feita pelas companhias farmacêuticas, tem sido usada para algumas vacinas mais recentes de adolescentes e adultos. Os esforços para elevar a demanda do consumidor pelas vacinas não têm incrementado as taxas de vacinação, a menos que implementados em conjunto com outras estratégias que objetivem o reforço de práticas do prestador de serviços de saúde ou a redução de barreiras ao consumidor. Atitudes e benefícios relacionados à vacinação podem representar impedimentos consideráveis ao pedido do consumidor. Muitos adultos consideram as vacinas importantes para crianças, porém estão menos familiarizados com as vacinações direcionadas à prevenção das doenças em adultos. Várias vacinas são recomendadas para adultos com determinados fatores médicos de risco, porém a autoidentificação como um indivíduo de alto risco é relativamente rara. Pesquisas na área de comunicação sugerem que os adultos são motivados a receber vacinas para a proteção de sua própria saúde, e muitos se vacinariam para proteger seus entes queridos. Os adultos com problemas crônicos têm mais chances de estarem cientes da necessidade de proteção de sua própria saúde. Algumas vacinas são explicitamente recomendadas para indivíduos com risco relativamente baixo de complicações sérias, com o objetivo de reduzir o risco de transmissão para os contatos que apresentam maiores riscos. Por exemplo, para a proteção de recém-nascidos, a vacinação contra a influenza e a pertússis é recomendada para as mulheres grávidas.

ESTRATÉGIAS PARA OS PROFISSIONAIS E INSTITUIÇÕES DE SAÚDE

Recomendações dos profissionais de saúde Os profissionais de saúde podem exercer grande influência sobre os pacientes em relação à imunização. Uma recomendação vinda de um médico ou enfermeiro possui mais peso do que as recomendações de sociedades profissionais ou endossadas por celebridades. Foi demonstrado que uma recomendação firme feita por um profissional usando uma abordagem presuntiva (p. ex., "Você deveria fazer a vacina da gripe hoje" vs. "O que você quer fazer a respeito da vacina da gripe?") melhora a aceitação da vacina (Cap. 3). Os profissionais devem estar bem informados sobre os riscos e benefícios da vacina, de modo que possam esclarecer as dúvidas comuns aos pacientes. O CDC, o American College of Physicians e a American Academy of Family Physicians revisaram e atualizaram o programa anual de imunização para adultos e também desenvolveram material educacional para facilitar as discussões médico-paciente sobre a vacinação (*www.cdc.gov/vaccines/hcp.htm*).

Suportes do sistema Consultórios médicos podem incorporar uma variedade de métodos para assegurar que os profissionais ofereçam consistentemente imunizações específicas para pacientes com indicações para vacinas específicas. Ferramentas para sustentar as decisões têm sido incorporadas em alguns registros de saúde eletrônicos para alertar o profissional quando as vacinas específicas são indicadas. Lembretes manuais ou automáticos e ordens de serviço têm sido discutidos (ver "Decidindo quem vacinar", anteriormente) e têm melhorado consistentemente a cobertura da vacinação tanto no consultório quanto nos ambientes hospitalares. A maioria das estimativas dos médicos a respeito de seu próprio desempenho diverge das avaliações objetivas da cobertura da imunização de seus pacientes; foi mostrado, nas práticas pediátricas e com adolescentes, que a avaliação quantitativa e o *feedback* aumentaram significativamente o desempenho da imunização. Alguns planos de saúde instituíram incentivos para os prestadores de serviços com altas taxas de cobertura da imunização. Profissionais especializados, incluindo ginecologistas e obstetras, podem ser os únicos profissionais que atendem alguns pacientes de alto risco com indicações para vacinas específicas (p. ex., vacinas contra Tdap, influenza ou polissacarídica pneumocócica).

Exigências de imunização A vacinação contra doenças transmissíveis específicas é requerida para a admissão em muitas universidades e faculdades, assim como para o serviço militar nos Estados Unidos ou para alguns postos ocupacionais (p. ex., creches, laboratórios, veterinárias e cuidados de saúde). Imunizações são recomendadas e, algumas vezes, exigidas no caso de viagens para determinados países (Cap. 124).

Vacinação da equipe de saúde Uma área particular de foco para os ambientes médicos é a vacinação de seus profissionais de saúde, incluindo aqueles com e sem responsabilidades diretas sobre o tratamento do paciente. A Joint Commission (que licencia as organizações de tratamento de saúde), o Healthcare Infection Control Practices Advisory Committee do CDC e o ACIP recomendam, em conjunto, a vacinação de toda a sua equipe de saúde contra influenza; as recomendações também se concentram em exigir a documentação de declinação dos profissionais que não aceitam a vacinação anual contra influenza. Como parte de sua participação no programa Centers for Medicare and Medicaid Services' Hospital Inpatient Quality Reporting, os hospitais de tratamento agudo são requisitados a informar a proporção de sua equipe de profissionais de saúde que recebeu a vacina sazonal contra influenza. Algumas instituições e jurisdições implementaram mandatos sobre a vacinação de seus profissionais de saúde contra influenza e expandiram as exigências anteriores relacionadas à vacinação ou à prova de imunidade para hepatite B, sarampo, caxumba, rubéola e varicela.

VACINAÇÃO EM AMBIENTES NÃO MÉDICOS

O recebimento de vacinação em consultórios médicos é mais frequente entre crianças pequenas e adultos com ≥ 65 anos de idade. Os pacientes dessas faixas etárias fazem mais visitas ao consultório e estão mais propensos a receber tratamento em um "ambiente médico" consistente do que crianças mais velhas, adolescentes e adultos jovens. A vacinação fora do consultório médico pode expandir o acesso daqueles que fazem visitas médicas limitadas e reduzir o movimento em clínicas congestionadas. Em alguns lugares, restrições financeiras relacionadas às exigências de inventário e armazenamento levaram os profissionais de saúde a armazenar poucas vacinas ou até nenhuma. Fora dos consultórios particulares e ambientes hospitalares, a vacinação também pode ocorrer, como em departamentos de saúde, ambientes de trabalho, locais de promoção (incluindo farmácias e supermercados) e escolas ou faculdades.

Quando as vacinas são administradas em ambientes não médicos, é importante que os padrões da prática de imunização sejam seguidos. Os consumidores devem receber a informação sobre a vacina e como reportar eventos adversos (p. ex., por meio da provisão de um VIS), e a documentação de administração da vacina deve ser encaminhada ao clínico geral e à saúde pública do estado ou da cidade para o registro da imunização. Uma documentação detalhada pode ser exigida para emprego, admissão em escola e viagem. Os registros de saúde personalizados podem ajudar os consumidores a manterem o controle de suas imunizações, e algumas clínicas de saúde ocupacionais incorporaram registros automáticos de imunização que ajudam os empregadores a se manterem atualizados com as vacinações recomendadas. Alguns estabelecimentos farmacêuticos estão usando sistemas computadorizados para informar os dados de imunização ao estado ou ao sistema de informação de imunização local.

MONITORANDO O DESEMPENHO

O acompanhamento da cobertura da imunização em nível nacional, estadual, institucional e prático pode gerar dados para os profissionais e programas e facilitar a melhora da qualidade. As avaliações do Healthcare Effectiveness Data and Information Set (HEDIS) relacionadas às imunizações de adultos facilitam a comparação de planos de saúde. O National Health Interview Survey do CDC fornece informação selecionada sobre a cobertura da imunização entre adultos e acompanha o progresso em direção ao alcance dos objetivos do Health People 2020 para a cobertura da imunização. A cobertura vacinal em adultos permanece abaixo do ideal, e dados específicos de cada estado sobre a cobertura da imunização com as vacinas polissacarídica pneumocócica e contra a influenza (avaliados pelo Behavioral Risk Factor Surveillance System do CDC) revelam substancial variação geográfica na cobertura. Existem disparidades persistentes nas taxas de cobertura da imunização em adultos entre os brancos e as minorias étnicas e raciais. Por outro lado, disparidades raciais e econômicas na imunização de crianças jovens têm sido dramaticamente reduzidas durante os últimos 20 anos. Muito desse progresso é atribuído ao Vaccines for Children Program, que, desde 1994, vem dando direto a crianças elegíveis, incluindo aquelas com pouca ou nenhuma cobertura de seguro-saúde, para receberem vacinas sem nenhum custo.

TENDÊNCIAS FUTURAS

Embora a maioria das vacinas desenvolvidas no século XX tenha tido como alvo doenças infecciosas agudas da infância, vacinas mais recentemente desenvolvidas previnem condições crônicas prevalentes entre adultos. A vacina contra a hepatite B previne a cirrose e o carcinoma hepatocelular relacionados à hepatite B, e a vacina contra o HPV previne alguns tipos de câncer de colo uterino, verrugas genitais e cânceres anogenitais, podendo também prevenir alguns cânceres orofaríngeos. Uma nova vacina de subunidade contra herpes-zóster que foi licenciada em 2017 deve melhorar de maneira substancial a proteção contra zóster e neuralgia pós-herpética. Novos alvos para o desenvolvimento e a pesquisa sobre vacinas poderão ampliar, posteriormente, a definição da doença passível de prevenção. Encontra-se em andamento a pesquisa sobre vacinas para prevenir o diabetes dependente de insulina, a dependência da nicotina e a doença de Alzheimer. As estratégias em expansão para o desenvolvimento de vacinas estão incorporando estratégias moleculares, como as vacinas de RNA, DNA, vetores e peptídeos. Novas tecnologias, como o uso da via transdérmica ou de outras vias de administração que não utilizem agulhas, estão sendo aplicadas ao uso da vacina.

Agradecimento *Os autores agradecem a Anne Schuchat, MD, e Lisa A. Jackson, MD, por suas significativas contribuições para este capítulo em edições anteriores.*

LEITURAS ADICIONAIS

Centers for Disease Control and Prevention: *Epidemiology and Prevention of Vaccine-Preventable Diseases*, 13th ed. J Hamborsky et al (eds). Washington DC, Public Health Foundation, 2015.

Ezeanolue E et al: General best practice guidelines for immunization. Best practices guidance of the Advisory Committee on Immunization Practices (ACIP). Available at *www.cdc.gov/vaccines/hcp/acip-recs/general-recs/downloads/general-recs.pdf*. Accessed December 14, 2020.

Mcneil MM et al: The vaccine safety datalink: Successes and challenges monitoring vaccine safety. Vaccine 32:5390, 2014.

National Vaccine Advisory Committee: Recommendations from the National Vaccine Advisory Committee: Standards for Adult Immunization Practice. Public Health Rep 129:115, 2014.

Plotkin SA et al (eds): *Plotkin's Vaccines*, 7th ed. Philadelphia, Elsevier, 2017.

Whitney CW et al: Benefits from immunization during the Vaccines for Children Program era—United States, 1994–2013. MMWR 63:352, 2014.

124 Recomendações de saúde para viagens internacionais

Jesse Waggoner, Henry M. Wu

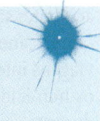

Nas últimas décadas, as viagens internacionais aumentaram muito com a globalização e o maior acesso a voos internacionais. De acordo com a United Nations World Tourism Organization, os desembarques de turistas internacionais aumentaram 47,4% entre 2010 e 2018; o número de desembarques foi de mais de 1,4 bilhão em 2018, com a maior taxa de crescimento nas chegadas sendo a destinos da Ásia e do Pacífico. Em 2018, conforme a United Nations Conference on Trade and Development, as exportações globais totais alcançaram o recorde de 19,5 trilhões de dólares, um aumento de quase três vezes em relação às duas décadas anteriores. Embora as viagens em 2020 tenham caído drasticamente durante a pandemia de Covid-19, houve alguma recuperação em 2021, e parece provável a recuperação da tendência de crescimento anterior à pandemia.

As viagens internacionais trazem benefícios sociais, econômicos e culturais para o mundo; porém, as viagens também ampliam a gama de infecções a que um indivíduo pode ser exposto. A velocidade das viagens aéreas tem sido um fator importante para a facilidade com que as doenças infecciosas emergentes têm se espalhado rapidamente pelo mundo nos últimos anos. No século XIX, as viagens intercontinentais duravam o suficiente para que os viajantes se recuperassem ou morressem por causa das infecções agudas antes da chegada ao destino. Porém, na era dos jatos, o tempo necessário para circum-navegar o globo diminuiu para < 24 horas. Essa duração é mais curta que os períodos de incubação para a maioria das infecções, aumentando a probabilidade de que viajantes infectados cheguem ao destino antes do início dos sintomas. Isso pode resultar em epidemias; os exemplos incluem a síndrome respiratória aguda grave (SRAG) em 2003, a doença pelo vírus ebola em 2014 e a pandemia de Covid-19 em 2020. Além disso, a introdução de patógenos em regiões vulneráveis pode subsequentemente levar as infecções a se tornarem endêmicas, conforme foi observado com a reintrodução da dengue em grande parte das Américas no início da década de 1970 e com a disseminação global da infecção pelo vírus da imunodeficiência humana (HIV) na década de 1980.

Outros desafios incluem a crescente diversidade de viajantes. Embora o turismo, as viagens de negócios e o trabalho de missionários continuem a ser populares, as últimas décadas viram surgir números crescentes de outros tipos de viajantes, incluindo estudantes, imigrantes, turismo médico e pessoas que visitam seus países de origem (viajantes do tipo "visitar amigos ou parentes" [VAP]). Além disso, uma gama crescente de pessoas com fatores de risco para doenças ou lesões estão viajando internacionalmente, incluindo idosos, lactentes, gestantes e pessoas com problemas médicos crônicos (p. ex., condições de imunossupressão). Quer pratiquem medicina de viagem, atenção primária ou outras especialidades, os profissionais encontrarão pacientes que fazem viagens internacionais. Este capítulo descreve as considerações principais e as medidas preventivas para os viajantes internacionais, particularmente para aqueles que viajam a países de rendas baixa e média.

EPIDEMIOLOGIA DAS CONDIÇÕES RELACIONADAS A VIAGENS

É comum haver problemas médicos não previstos durante as viagens. Embora as taxas relatadas de morbidade e mortalidade relacionadas a viagens variem muito conforme o destino, o tipo de viajante e a metodologia do estudo, até 43 a 79% dos viajantes relatam desenvolver uma doença relacionada à viagem. A maioria das doenças é leve, com diarreia sendo geralmente o problema relatado com mais frequência, e menos de 1 a 3% dos viajantes necessitam de hospitalização. Entre as infecções preveníveis com vacinas em viajantes para países de baixa renda, a influenza é o problema mais comumente relatado. A febre tifoide e a hepatite A são relatadas com frequência bem menor, mas ainda são relatadas com mais frequência que outras infecções comumente discutidas na medicina de viagem que não são frequentemente diagnosticadas, incluindo cólera, encefalite japonesa, doença meningocócica, raiva, poliomielite e febre amarela. Porém, surtos como o surgimento da febre amarela na costa sudeste do Brasil em 2017 e 2018 ou de cólera em associação com o terremoto de 2010 no Haiti podem resultar em incidência aumentada de casos associados a viagens. Entre as causas de morte em viajantes, os estudos sugerem que os eventos cardiovasculares (provavelmente associados a condições cardíacas preexistentes) e os acidentes são muito mais comuns que as infecções. Entre os cidadãos norte-americanos, os acidentes que mais comumente causaram morte durante viagens internacionais em 2015 e 2016 foram os acidentes automobilísticos, os homicídios, os suicídios e os afogamentos. Os estressores encontrados durante viagens também podem exacerbar ou revelar transtornos psiquiátricos, e condições psicológicas como a depressão e a ansiedade são razões comuns para evacuações médicas.

ABORDAGEM GERAL PARA O ACONSELHAMENTO A VIAJANTES INTERNACIONAIS

Seja aconselhando os viajantes em uma clínica de viagens ou no ambiente da atenção primária, os profissionais devem cobrir alguns elementos importantes em uma consulta pré-viagem (Tab. 124-1). Isso inclui (1) uma avaliação do risco da viagem com base na revisão detalhada do itinerário e no perfil clínico do viajante; (2) imunizações; (3) prevenção de infecções transmitidas por artrópodes, incluindo a quimioprofilaxia da malária (quando indicada); (4) precauções relacionadas a alimentos e água, além do manejo da diarreia pelo viajante; e (5) prevenção de lesões e outras condições associadas à viagem.

Um itinerário detalhado, incluindo as cidades e as regiões de um país a serem visitadas, as atividades e o tipo de acomodação, é fundamental para a avaliação dos riscos da viagem e a determinação das indicações para vacinações específicas, profilaxia da malária e outras medidas preventivas. A duração da viagem, a sequência dos países visitados e as escalas são considerações importantes, especialmente na avaliação das exigências de imunização, como aquelas para febre amarela e poliomielite. Há vários recursos *online* oferecendo recomendações para imunizações e profilaxia da malária, o que varia muito conforme o país ou mesmo dentro de certos países (Tab. 124-2). O *site* de saúde do viajante do Centers for Disease Control and Prevention (CDC) (*www.cdc.gov/travel/*) é uma excelente fonte de recomendações abrangentes, atualizadas e específicas para cada país sobre inúmeros tópicos, incluindo imunizações, quimioprofilaxia da malária e

TABELA 124-1 ■ Visão geral da consulta pré-viagem

Elemento da consulta	Itens a serem abordados	Intervenções, aconselhamento
Avaliação do risco		
Itinerário	• Países e regiões de destino • Cronologia • Duração da viagem • Modo de viagem • Acomodações • Razões para a viagem e atividades previstas • Altitude	• Avaliação do risco que considere o itinerário, o viajante e a capacidade de implementar as medidas preventivas recomendadas • Tomada de decisão compartilhada em relação à realização da viagem
Viajante	• História clínica, medicamentos • Alergias • Estado e planejamento gestacional • Tolerância geral a riscos	
Imunizações		
Itinerário	• Vacinações recomendadas e exigidas para o itinerário	• Administração de vacinas conforme as recomendações e as exigências • Provisão de documentação oficial (CIVP[a]) para as imunizações exigidas
Viajante	• Histórico de imunizações • Precauções e contraindicações para vacinas específicas	
Prevenção de malária e infecções transmitidas por artrópodes		
Itinerário	• Risco de malária e de outras infecções transmitidas por artrópodes no destino • Acomodações e atividades • Resistência local da malária aos fármacos da quimioprofilaxia	• Prescrição da quimioprofilaxia da malária quando indicada • Aconselhamento para evitação de picadas de artrópodes • Aconselhamento sobre o reconhecimento precoce dos sintomas da malária
Viajante	• Precauções e contraindicações para agentes específicos da quimioprofilaxia da malária • Interações farmacológicas entre medicamentos de uso regular e da quimioprofilaxia da malária	
Doença gastrintestinal		
Itinerário	• Condições de higiene e qualidade da água no destino • Origem das refeições (p. ex., restaurantes, vendedores de rua, comida caseira)	• Ver **Figura 124-2**
Viajante	• Estilo de viagem • Hábitos alimentares aventureiros • Interações medicamentosas entre medicamentos de uso regular e antibióticos autoadministrados	
Outros possíveis tópicos para serem abordados		
	• Prevenção de infecções transmitidas pela água (esquistossomose, leptospirose) • Evitação de acidentes e crimes • Prevenção de mordeduras de animais e da raiva • Infecções sexualmente transmissíveis • Doença relacionada a altitudes • Tromboembolismo venoso • *Jet lag* • Cinetose • Alergias alimentares e ambientais graves • Cobertura de seguro de viagem para problemas de saúde e evacuação médica • *Kits* de saúde para viajantes e viagem com medicamentos • Saúde mental e adaptação cultural	

[a]Certificado Internacional de Vacinação ou Profilaxia (CIVP).

TABELA 124-2 ■ Recursos *online* para viajantes e profissionais da medicina de viagem

Tópico	Recursos[a]
Recomendações e orientações clínicas gerais e específicas de cada país	**CDC Travelers' Health** *www.cdc.gov/travel* Aconselhamento sobre imunizações e prevenção da malária específica de cada país, notícias de saúde para viagens, lista de clínicas para vacinas para viagens e contra febre amarela **CDC Health Information for International Travel (*Yellow Book*)** *www.cdc.gov/travel* Referência abrangente em medicina de viagem cobrindo tópicos gerais e especificamente infecções, imunizações, populações de viajantes especiais e itinerários comuns **Heading Home Healthy** *www.headinghomehealthy.org* Ferramentas para viajantes e profissionais sobre recomendações do Centers for Disease Control and Prevention (CDC) específicas para viagens **U.S. Department of State** *www.travel.state.gov* Perfis de países, aconselhamentos para viagens, Smart Traveler Enrollment Program (STEP), orientações para viajantes **Government of Canada Travel and Tourism** *www.travel.gc.ca* Diretrizes canadenses e aconselhamento para viagens internacionais **National Travel Health Network and Centre (NaTHNaC)** *www.nathnac.net* Recurso britânico para viagens internacionais e profissionais de medicina de viagem **International Society of Travel Medicine** *www.istm.org* Orientações clínicas globais para viagens, Pharmacist Professional Group Database on International Regulations **International Association for Medical Assistance to Travellers** *www.iamat.org* Orientações clínicas internacionais, aconselhamento sobre seguro-saúde para viagens **World Health Organization** *www.who.int/travel-advice* Atualizações sobre saúde e viagens, aconselhamento para viajantes, orientação técnica **American Society of Tropical Medicine and Hygiene** *www.astmh.org* Orientações para especialistas clínicos em medicina tropical, medicina de viagem e parasitologia clínica
Prevenção de *jet lag*	**Jet Lag Rooster** *www.jetlagrooster.com* Ferramenta *online* para criar um plano de prevenção de *jet lag* para um itinerário específico **Entrain** *entrain.math.lsa.umich.edu* Aplicativo para *smartphone*
Para viajantes com condições específicas	**American College of Obstetricians and Gynecologists** *acog.org/search#q=travel&sort=relevancy* Aconselhamento para viajantes grávidas **The Global Database on HIV-Specific Travel & Residence Restrictions** *www.hivtravel.org* Informações gerais para viajantes infectados com HIV e banco de dados sobre restrições de entrada relacionadas ao HIV **Asthma and Allergy Foundation of America** *www.aafa.org/traveling-with-asthma-allergies* Aconselhamento para viajantes com asma e alergias **FARE** *www.foodallergy.org* Recursos para pessoas com alergias alimentares graves, incluindo modelos de cartões para *chefs* em vários idiomas

[a]Todos os *sites* foram acessados pela última vez em 7 de novembro de 2020.

notícias sobre saúde de viagens relativas a surtos e infecções emergentes. Como as recomendações e as exigências podem mudar de forma inesperada, aconselha-se que os profissionais revisem rotineiramente as orientações para cada país antes de fazer as recomendações.

A consideração do perfil clínico do viajante é fundamental para as recomendações sobre as medidas preventivas adequadas. As considerações importantes incluem a idade do paciente, a história clínica e de vacinações, os medicamentos atuais, as alergias (farmacológicas, alimentares e ambientais) e o estado gestacional. Embora quaisquer problemas clínicos crônicos possam ser relevantes para a viagem, os problemas que comumente exigem atenção especial incluem condições de imunocomprometimento (incluindo infecção por HIV e tratamento com medicamentos imunossupressores e imunomoduladores), condições cardíacas e pulmonares, estado gestacional e alergias graves. O comprometimento significativo hepático e renal de qualquer etiologia pode afetar a escolha da profilaxia contra a malária.

Embora as clínicas de viagem com profissionais especializados em medicina de viagem – por exemplo, aqueles com certificação em Saúde dos Viajantes pela International Society of Travel Medicine – sejam atualmente comuns em muitas cidades pelo mundo, muitos viajantes não fazem consultas pré-viagens, em geral porque subestimam os riscos das viagens ou por falta de conhecimento em relação aos recursos. Os profissionais da atenção primária são encorajados a perguntar rotineiramente aos pacientes sobre viagens programadas. Embora algumas vacinações específicas para viagens costumem estar disponíveis apenas em clínicas especializadas, muitas vacinas recomendadas estão disponíveis aos profissionais em geral. As razões para encaminhar um paciente a um especialista em viagens incluem a necessidade de vacinas usadas exclusivamente em viagens, itinerários ou histórias médicas complexas dos viajantes e pouca familiaridade com as imunizações recomendadas ou com a quimioprofilaxia da malária. Como algumas vacinas são administradas como uma série e como todas as vacinas teoricamente demoram 1 semana ou mais para induzir a uma imunidade protetora, o encaminhamento para uma clínica de viagens deve ser feito idealmente 4 a 6 semanas antes da viagem. Porém, quando esse intervalo não é possível, as consultas podem ser muito benéficas.

Embora a decisão de viajar seja, no fim das contas, do próprio viajante, os profissionais da medicina de viagem são importantes para ajudar os viajantes a identificar os riscos de uma viagem de maneira a tomar uma decisão informada com base em sua tolerância pessoal a riscos. Algumas vezes, certas situações podem levar ao aconselhamento para cancelar a viagem, incluindo as viagens para áreas com questões de segurança ou surtos perigosos e as viagens de pessoas incapazes de seguir as medidas preventivas fundamentais (p. ex., viagem para áreas com muita malária sem quimioprofilaxia). Infelizmente, as medicações quimioprofiláticas e as vacinas relacionadas com as viagens podem ser caras e não costumam ser cobertas pelos seguros de saúde. Para auxiliar os viajantes com poucos recursos, os profissionais podem priorizar as medidas preventivas conforme o grau de risco, de forma que as decisões sobre recusar uma recomendação não sejam baseadas apenas nos custos.

IMUNIZAÇÕES PARA VIAJANTES

Historicamente, o campo da medicina de viagem considerava as imunizações como rotineiras, recomendadas ou exigidas. Como as infecções prevenidas pelas imunizações *rotineiras* em crianças e adultos são encontradas no mundo todo, os viajantes devem estar com essas imunizações atualizadas. As vacinas de viagem *recomendadas* em adultos são aquelas que não estão incluídas nos calendários de rotina, mas que devem ser consideradas devido aos riscos previstos durante a viagem. As imunizações *exigidas*, como a vacinação contra febre amarela, são aquelas que são mandatórias pela regulamentação internacional ou por países específicos para entrada ou saída. Essas três categorias não são mutuamente exclusivas nem fixas, pois muitas vacinações que eram originalmente usadas exclusivamente para viagens (p. ex., vacina contra hepatite A) são atualmente administradas rotineiramente nos Estados Unidos.

No caso das exigências de entrada, a comprovação da vacinação é fornecida pelo Certificado Internacional de Vacinação ou Profilaxia (CIVP) emitido pelos profissionais de medicina de viagem. Quando apropriado, as declarações médicas para a isenção de vacinas exigidas podem ser fornecidas e documentadas no CIVP. Embora a obrigação das vacinas exigidas possa ser imprevisível, os viajantes sem comprovação ou atestado de isenção médica para uma imunização exigida podem estar sujeitos a barreiras na entrada, à vacinação na chegada, a quarentenas ou a outras penalidades. Em algumas situações, uma vacina pode não ser rotineiramente recomendada para um país específico, mas ainda assim é exigida na entrada. A mais comum dessas situações envolve a vacinação contra a febre amarela, quando o viajante que esteve recentemente em um país endêmico entra em determinados países não endêmicos (ver "Febre amarela", adiante).

Todas as vacinas que são comumente administradas para viagens podem geralmente ser administradas no mesmo dia; porém, a vacina oral contra febre tifoide deve ser administrada pelo menos 8 horas após a vacina oral contra cólera. Há evidências limitadas sobre imunogenicidade sugerindo que a resposta a vacinas de vírus vivos pode ser comprometida se elas forem administradas em dias diferentes com intervalo < 28 dias. Por essa razão, as vacinas de vírus vivos (i.e., febre amarela, sarampo, caxumba e rubéola [MMR], influenza com vírus vivo atenuado e varicela) devem ser administradas no mesmo dia ou com intervalo de pelo menos 28 dias. Se nenhum desses esquemas for possível, recomenda-se repetir a segunda vacinação após pelo menos 28 dias. A Tabela 124-3 descreve as imunizações comuns para viagens em adultos.

IMUNIZAÇÕES PARA VIAJANTES PARA A MAIORIA DOS DESTINOS

Hepatite A A hepatite A é uma das infecções de viajantes mais comumente relatadas e passíveis de serem prevenidas por vacinas. A transmissão ocorre primariamente por meio do contato direto entre pessoas (transmissão fecal-oral) ou por alimentos e água contaminados, e as viagens estão entre os fatores de risco mais comuns entre os casos relatados nos Estados Unidos. Os viajantes estão sob maior risco nos países com saneamento e práticas de higiene inadequadas; os níveis de hepatite A são maiores no sul da Ásia e na África Subsaariana. Embora a imunização contra a hepatite A seja agora rotineiramente recomendada para pessoas com determinadas condições clínicas e para todas as crianças nos Estados Unidos, muitos adultos não estão vacinados. Uma dose única da vacina monovalente contra hepatite A é considerada protetora para adultos mais jovens e saudáveis quando administrada antes de viagens, com uma dose de reforço administrada 6 a 18 meses após a dose primária conferindo imunidade vitalícia. Para pessoas > 40 anos de idade, pessoas imunocomprometidas e outras pessoas com problemas médicos crônicos que possam comprometer a resposta imune, pode-se considerar a administração de imunoglobulina da hepatite A (0,1 mL/kg) em um local separado no momento da vacinação primária. Não há dados de eficácia disponíveis para apoiar o uso de dose única da vacina combinada contra hepatites A/B (Twinrix) antes de viagens.

Hepatite B A hepatite B é transmitida por meio do contato com sangue, hemoderivados ou outros fluidos corporais contaminados. Os viajantes devem ser fortemente aconselhados em relação a atividades de risco, incluindo realização de tatuagens, colocação de *piercings* e relações sexuais sem proteção. Mesmo evitando as atividades que impõem alto risco de hepatite

TABELA 124-3 ■ Imunizações comuns para viagens

Vacina	Série primária em adultos não vacinados	Intervalo de reforço	Considerações relativas à gestação
Considerar para a maioria dos destinos			
Hepatite A, inativada (Havrix, Vaqta)	2 doses com intervalo de 6-12 meses (Havrix); 2 doses com intervalo de 6-18 meses (Vaqta)	Nenhum recomendado	Dados limitados; geralmente considerada segura; usar se a proteção for recomendada
Hepatites A/B combinadas (Twinrix)	3 doses, nos meses 0, 1 e 6; série acelerada: 3 doses nos dias 0, 7 e 21-30	Não recomendado, exceto pelo reforço em 12 meses após a série primária acelerada	Dados inadequados
Hepatite B recombinante e recombinante com novo adjuvante (Heplisav-B)	Recombinante, 3 doses nos meses 0, 1 e 6; recombinante com novo adjuvante, 2 doses nos meses 0 e 1	Não recomendado após o esquema de vacinação de rotina	Vacina recombinante, esquema de 3 doses não contraindicado; sem dados para Heplisav-B
Influenza, inativada e viva atenuada	1 dose	Anual	Recomendada a vacina contra influenza inativada
Sarampo, caxumba e rubéola (MMR)	2 doses (intervalo ≥ 28 dias)	Nenhum recomendado	Contraindicada
Atividades ou destinos específicos			
Febre tifoide, polissacarídeo capsular Vi e viva atenuada oral	1 dose	2 anos para o polissacarídeo capsular Vi; 5 anos para viva atenuada oral	Dados inadequados; usar polissacarídeo Vi se a proteção for necessária
Cólera, viva atenuada (Vaxchora), oral inativada (Dukoral)	1 dose (Vaxchora); 2 doses com intervalo de 1-6 semanas (Dukoral)	Indeterminado para Vaxchora; 2 anos para Dukoral	Dados inadequados; não recomendada
Encefalite japonesa, derivada de cultura de células Vero inativada (IXIARO)	2 doses nos dias 0 e 7-28	≥ 1 ano após a série primária	Dados inadequados; precaução aconselhada contra o uso a menos que o risco de infecção supere o risco teórico da vacina
Meningite meningocócica, quadrivalente conjugada	1 dose	5 anos	Pode ser usada quando indicado
Poliomielite inativada	3 doses se previamente não vacinado	Reforço único na vida adulta para pessoas que receberam a série primária quando crianças	Pode ser usada quando indicado
Raiva, célula humana diploide (HDCV), célula de embrião de galinha purificada (PCECV)	3 doses nos dias 0, 7 e 21 ou 28[a]	Nenhum, exceto para a profilaxia pós-exposição	Pode ser usada quando indicado
Febre amarela	1 dose	Nenhum de rotina; reforços em 10 anos são recomendados para certos grupos	Precaução

[a]Um esquema de profilaxia pré-exposição com 2 doses foi recomendado pelo Centers for Disease Control and Prevention (CDC) Advisory Committee on Immunization Practices (ACIP) em fevereiro de 2021. Os leitores devem pesquisar as orientações atualizadas do CDC quando publicadas.

B, os viajantes que buscam cuidados de saúde podem ser expostos por meio de medidas de controle de infecção inadequadas ou problemas na triagem de hemoderivados. Embora todos os viajantes possam se beneficiar com a vacinação contra hepatite B, garantir a imunidade contra hepatite B é particularmente importante para viajantes de longo prazo, profissionais da saúde e pessoas que mantêm relações sexuais. Os viajantes não imunes que viajam cedo demais para completar o esquema padrão para a vacina recombinante da hepatite B podem considerar a série rápida da vacina combinada contra hepatites A/B (Twinrix) ou a vacina recombinante contra hepatite B com novo adjuvante (Heplisav-B).

Influenza Como a influenza sazonal é uma das infecções preveníveis com vacina mais comuns durante viagens, os viajantes devem ser encorajados a receber a vacina contra a influenza sazonal quando disponível. Devido a variações de influenza nas estações no mundo todo e ao risco ao longo do ano todo nas regiões tropicais, a vacina contra influenza deve ser oferecida para viajantes não vacinados mesmo que a estação de influenza já tenha alcançado seu pico localmente. Os profissionais da medicina de viagem podem reforçar a importância da imunização contra influenza enfatizando que é possível haver doença grave em pessoas saudáveis e que mesmo as infecções não complicadas podem atrapalhar a viagem e colocar em risco os contatos próximos.

Sarampo, caxumba e rubéola Conforme a Organização Mundial da Saúde (OMS), o número de casos de sarampo tem aumentado globalmente nos últimos anos, e houve mais casos no mundo em 2019 do que em qualquer outro ano desde 2006 (Cap. 205). Na última década, os países em todas as faixas de renda apresentaram surtos importantes. Embora a transmissão endêmica do sarampo tenha sido eliminada nos Estados Unidos em 2000, os casos aumentaram nos últimos anos devido a surtos iniciados por viajantes infectados, principalmente aqueles que não estavam vacinados ou que tinham vacinação insuficiente. A infundada hesitação em relação às vacinas (Cap. 3) dirigida contra as vacinas do sarampo não é incomum nos Estados Unidos, contribuindo para um ressurgimento recente no mundo todo, incluindo surtos em regiões que já tinham eliminado a transmissão. Foram relatados eventos de transmissão em aeroportos e dentro de aviões, de modo que os viajantes não imunes estão sob risco potencial. Os viajantes devem ter evidência de imunidade contra o sarampo. Para os adultos nos Estados Unidos, os critérios aceitáveis incluem (1) vacinação documentada com duas doses da vacina contendo o vírus vivo do sarampo administradas com intervalo de pelo menos 28 dias; (2) evidência sorológica de imunidade; (3) doença confirmada por laboratório; ou (4) nascimento antes de 1957. Embora duas doses da vacina contendo o vírus do sarampo sejam recomendadas para crianças nos Estados Unidos desde 1989, um número significativo de viajantes norte-americanos mais velhos e nascidos após 1956 podem ter recebido apenas uma dose. Neste país, a única vacina contra sarampo disponível para uso em adultos é a vacina combinada MMR. Os viajantes também devem ter evidências de imunidade a caxumba e rubéola; os critérios para imunidade a essas doenças são semelhantes àqueles do sarampo, exceto pelo fato de que uma única dose da vacina contendo o vírus da rubéola é considerada adequada.

Tétano, difteria e pertússis Os viajantes devem estar em dia com suas vacinações apropriadas para a idade contra tétano, difteria e pertússis (Cap. 123). Embora o risco de tétano e pertússis exista no mundo todo, a difteria é endêmica ou epidêmica primariamente em países sem níveis adequados de vacinação. Como o reforço contra o tétano é recomendado para lesões propensas ao tétano se o reforço precedente tiver sido recebido há > 5 anos, alguns especialistas consideram um reforço precoce (antes de 10 anos) para viajantes que participam de atividades com alto risco de lesão em destinos com acesso limitado aos cuidados de saúde.

Febre tifoide A febre tifoide, causada por *Salmonella enterica* sorotipo Typhi, é transmitida por meio da ingestão de água e alimentos contaminados. A maioria dos casos de febre tifoide relatados nos Estados Unidos é diagnosticada em viajantes após terem adquirido a doença no sul da Ásia. A África e o Sudeste Asiático também são considerados regiões de alto risco. O Leste Asiático, a América do Sul e o Caribe são considerados regiões de menor risco. Como ocorre em outras infecções transmitidas por água e alimentos, os viajantes para regiões endêmicas estão sob risco aumentado ao consumirem alimentos ou bebidas sob condições de higiene precárias. O risco de febre tifoide costuma ser menor que o risco da diarreia dos viajantes e da hepatite A; porém, os níveis crescentes de resistência aos antimicrobianos nas regiões endêmicas (particularmente no sul da Ásia) têm aumentado a importância da prevenção. Há duas vacinas aprovadas para os viajantes: a vacina injetável com polissacarídeo Vi capsular e a vacina oral viva atenuada. A vacina oral está contraindicada em pessoas imunocomprometidas, e a vacinação exige 1 semana para ser completada (quatro doses com intervalos de 48 horas). Nenhuma das vacinas confere proteção contra a febre paratifoide (causada por *S. enterica* subtipos A, B ou C), a qual é menos comumente relatada nos viajantes dos Estados Unidos.

Varicela Os viajantes devem ter evidência de imunidade contra a varicela. Para a maioria dos viajantes norte-americanos, essa imunidade consiste em documentação do recebimento de duas doses da vacina contra varicela, evidência laboratorial de imunidade, confirmação de varicela ou herpes-zóster prévios por um profissional de saúde ou nascimento nos Estados Unidos antes de 1980.

IMUNIZAÇÕES PARA DETERMINADAS REGIÕES OU SITUAÇÕES

Febre amarela A febre amarela é endêmica na maior parte da África Subsaariana e da América do Sul (Fig. 124-1). As exigências para imunização contra febre amarela estão entre as regras de entrada mais comumente encontradas pelos viajantes. Alguns países endêmicos exigem a comprovação da vacinação para todos os desembarques internacionais. Outros países, incluindo muitos países não endêmicos propensos a epidemias, exigem comprovação de imunização para os viajantes que chegam e que viajaram recentemente (i.e., dentro de 10 dias antes da chegada) para países endêmicos. As escalas de ≥ 12 horas em um país endêmico também podem resultar na exigência de comprovação da imunização. Os Estados Unidos não têm exigência em relação à imunização contra febre amarela para os viajantes que entram no país. As recomendações e as exigências específicas de cada país em relação à imunização contra febre amarela estão disponíveis no *site* do CDC Traveler's Health (Tab. 124-2).

A vacina contra febre amarela está disponível apenas em clínicas de vacinação oficiais contra febre amarela autorizadas pelo governo, e sua administração deve ser registrada no CIVP. A imunização contra febre amarela é considerada válida para propósitos de entrada, começando 10 dias após a administração e estendendo-se por toda a duração da vacina. As evidências indicam que uma dose única da vacina contra febre amarela fornece uma proteção de longo prazo à maioria dos receptores; assim, a exigência prévia de reforços a cada 10 anos foi removida pela OMS em suas International Health Regulations em 2016. As doses de reforço da vacina da febre amarela ainda são recomendadas após 10 anos para certas pessoas, incluindo as mulheres que estavam grávidas durante a imunização primária, as pessoas que estavam infectadas pelo HIV no momento da vacinação e as pessoas que receberam transplante de células-tronco hematopoiéticas após a imunização (desde que elas estejam suficientemente imunocompetentes). As doses de reforço também são recomendadas para viajantes que estarão sob risco particularmente alto de febre amarela durante a viagem, incluindo viagem para regiões que enfrentam epidemias, estadias prolongadas em regiões altamente endêmicas e viagem durante o pico das estações de transmissão.

Todas as vacinas contra febre amarela autorizadas são feitas de produtos vivos atenuados. As contraindicações incluem imunossupressão grave (p. ex., terapia imunossupressora ou imunomoduladora, nas imunodeficiências primárias e nas infecções sintomáticas pelo HIV ou com contagens de linfócitos T CD4+ < 200/μL), neoplasias malignas, distúrbios do timo e alergia grave a ovos. As precauções em adultos incluem idade ≥ 60 anos, gestação, amamentação e infecção assintomática pelo HIV com contagem de linfócitos T CD4+ de 200 a 499/μL. Embora os atestados médicos de isenção da vacina possam ser emitidos em clínicas especializadas, os viajantes também devem considerar os riscos da viagem para regiões endêmicas sem a vacinação. As reações adversas leves comuns à vacinação incluem febre, dores no corpo, linfadenopatia, edema localizado e erupção cutânea. Os raros eventos adversos graves incluem anafilaxia, complicações neurológicas (p. ex., meningite, encefalite, síndrome de Guillain-Barré) e doença viscerotrópica associada à vacina da febre amarela (YEL-AVD, de *yellow fever vaccine-associated viscerotropic disease*). A YEL-AVD é semelhante à febre amarela e pode resultar em morte. Estima-se que o risco de YEL-AVD seja de cerca de 0,3 caso a cada 100 mil doses administradas, com risco aumentado em pessoas imunossuprimidas e idosas.

Poliomielite Embora o poliovírus do tipo selvagem tenha sido erradicado na maior parte do mundo, a poliomielite causada pelo poliovírus circulante derivado da vacina tem sido esporadicamente relatada em vários países da África, do Oriente Médio e da Ásia, onde as taxas de imunização são inadequadas. Para os adultos que receberam a série primária de vacinas contra poliomielite na infância e viajaram para países com relatos de transmissão do vírus da poliomielite do tipo selvagem ou derivado da vacina circulante nos últimos 12 meses, recomenda-se um reforço único da vacina com poliovírus inativado antes da viagem. Algumas vezes, essa recomendação é estendida a países que fazem fronteira com aqueles que apresentam transmissão do poliovírus quando o risco de casos importados é alto, especialmente para os trabalhadores da área da saúde e de ajuda humanitária. Os viajantes que permanecem > 4 semanas em determinados países considerados de alto risco para a exportação da poliomielite também podem estar sujeitos a exigências de comprovação de vacinação recente na saída (4 semanas a 12 meses antes da saída). Como a lista de países com recomendações para doses de reforço da poliomielite é continuamente atualizada, os profissionais devem rotineiramente revisar as orientações atuais para reforços da poliomielite nos recursos *online* (Tab. 124-2).

Cólera A maior parte dos países endêmicos para cólera está na África e na Ásia. Uma exceção notável é o Haiti, onde a doença endêmica foi resultado de epidemias que se seguiram ao terremoto de 2010. A transmissão ocorre principalmente por meio do consumo de água contaminada, embora alimentos contaminados e contato entre pessoas também possam levar à doença. O risco para os viajantes é extremamente baixo quando são seguidas as precauções relativas ao consumo seguro de alimentos e água. A vacinação contra cólera pode ser considerada para as pessoas que viajam a regiões endêmicas, particularmente para aqueles que visitam áreas que enfrentam surtos, profissionais de saúde e viajantes que não conseguem aderir a práticas de higiene estritas. As pessoas de maior risco para doença grave (p. ex., aquelas com tipo sanguíneo O ou portadoras de comorbidades) e aquelas que estarão em situações onde o acesso aos cuidados de saúde será difícil também devem considerar a vacinação. Uma dose única da vacina viva atenuada oral contra cólera (Vaxchora) está aprovada para os viajantes nos Estados Unidos e na União Europeia. Essa vacina apresentou eficácia de 90% em 10 dias e de 80% em 3 meses após a administração, mas a duração da proteção e a necessidade de reforços ainda não foram determinadas. As vacinas contra cólera orais e com microrganismos mortos estão disponíveis fora dos Estados Unidos.

Doença meningocócica A doença meningocócica endêmica e epidêmica pode ocorrer no mundo todo; porém, a imunização está primariamente recomendada para viajantes de alto risco, incluindo aqueles que vão para países do "cinturão da meningite" na África durante a estação seca (dezembro a junho), quando ocorrem epidemias de grande escala. Os viajantes devem receber a vacina meningocócica quadrivalente, a qual protege contra os sorogrupos A, C, Y e W-135. As vacinas meningocócicas conjugadas são geralmente preferidas em relação às vacinas polissacarídicas devido à sua maior imunogenicidade e redução do estado de portador do meningococo entre os vacinados; na verdade as vacinas polissacarídicas não estão mais disponíveis nos Estados Unidos. Os peregrinos que viajam para o Hajj ou Umrah na Arábia Saudita devem comprovar a vacinação com a vacina meningocócica conjugada quadrivalente nos últimos 5 anos ou com a vacina meningocócica polissacarídica quadrivalente nos últimos 3 anos. A vacinação contra doença meningocócica pelo sorogrupo B não é recomendada para os viajantes, com exceção de situações específicas de surtos.

Encefalite japonesa A encefalite japonesa é uma infecção viral potencialmente grave transmitida aos humanos por mosquitos de hábitos noturnos na maior parte da Ásia e em regiões do Pacífico Ocidental (Cap. 209). Embora a OMS estime que até 68 mil casos ocorram anualmente na Ásia, estima-se que o risco para os viajantes de áreas não endêmicas seja < 1 caso a cada 1 milhão de viajantes. Porém, alguns viajantes estão sob risco aumentado, como aqueles expatriados há muito tempo, as pessoas que viajam em zonas rurais durante o pico das estações de transmissão e aqueles com mais exposição a áreas externas (particularmente ao anoitecer). As pessoas

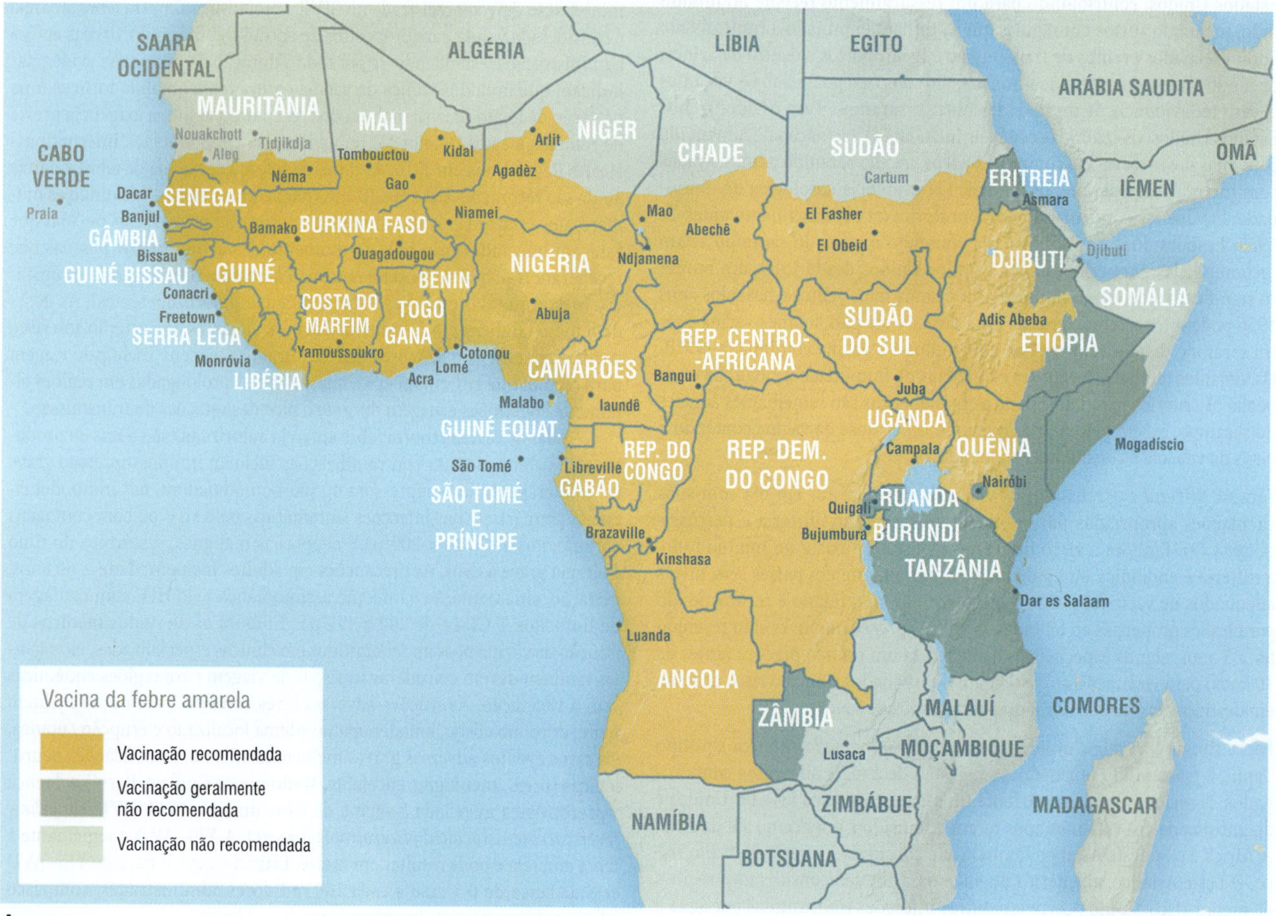

A

FIGURA 124-1 Recomendações para febre amarela (*A*) na África e (*B*) nas Américas. A vacinação dos viajantes para regiões com baixo risco de exposição (mostradas em verde) não é rotineiramente recomendada, mas pode ser considerada para viajantes de maior risco devido à elevada exposição a mosquitos ou em viagens prolongadas. As recomendações são de agosto de 2018. Ver as recomendações atuais no *site* do CDC Traveler's Health. *(De GW Brunette et al [eds]: Yellow Book 2020 Health Information for International Travel. New York, Oxford Publishing Limited, 2019. Reproduzida com permissão do licenciador por meio de PLSclear.)*

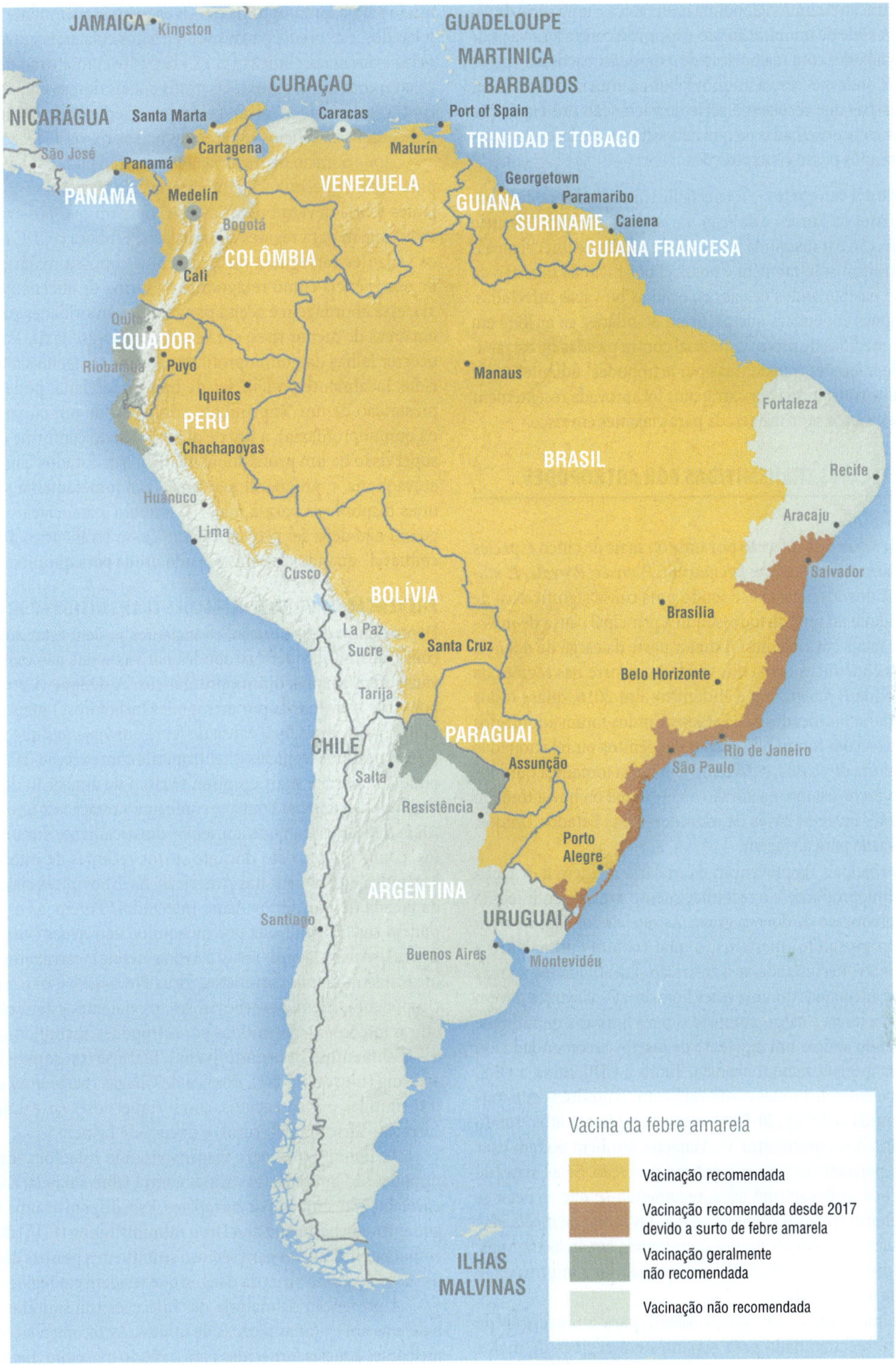

B

FIGURA 124-1 *(Continuação)*

que fazem viagens curtas para áreas urbanas parecem apresentar o risco mais baixo. Além das medidas para evitar os mosquitos, a vacinação pode ser considerada para os viajantes sob risco de infecção. Há várias vacinas contra a encefalite japonesa disponíveis no mundo. Uma vacina inativada derivada de cultura de células Vero (IXIARO) está disponível nos Estados Unidos e na Europa, podendo ser administrada em adultos como uma série primária de duas doses com intervalo de 7 a 28 dias.

Raiva A raiva (Cap. 208) é endêmica em todos os continentes, com exceção da Antártica e de várias ilhas pelo mundo. Embora muitas espécies de mamíferos possam ser infectadas pelo vírus da raiva, os carnívoros terrestres e os morcegos são os principais reservatórios. Nos países sem o controle de animais e sem a vacinação rotineira dos animais de estimação, as mordeduras por cães infectados são a fonte mais comum de infecção pela raiva. O manejo das mordeduras por animais com risco de raiva é uma razão comum para os viajantes buscarem cuidados de saúde urgentes durante ou após uma viagem. As pessoas com maior risco para exposição incluem crianças, viajantes por longo prazo, viajantes cujas atividades os colocarão sob risco aumentado de contato com animais (p. ex., biólogos a campo, exploradores de caverna) e viajantes para áreas remotas. Todos os viajantes devem ser aconselhados sobre a evitação de mordeduras de animais e o manejo de lesões causadas por mordeduras e arranhaduras (mesmo pequenas), incluindo a lavagem abundante do ferimento com água e sabão (ou iodopovidona) e a avaliação médica imediata para determinar se está indicada a profilaxia pós-exposição contra a raiva. O esquema de profilaxia pós-exposição recomendado pelo

CDC exige a administração da imunoglobulina antirrábica e uma série de vacinas contra a raiva. A série de imunização pré-exposição contra a raiva pode ser considerada em viajantes com maior risco de exposição, particularmente aqueles com destinos onde o acesso à imunoglobulina antirrábica pode ser difícil. Porém, as pessoas que recebem a série de vacinação pré-exposição contra a raiva devem ser aconselhadas de que necessitarão de doses de reforço urgentes da vacina após possíveis exposições.

Encefalite transmitida por carrapatos A encefalite transmitida por carrapatos é endêmica em partes da Europa e da Ásia, variando desde a França até o norte do Japão. A infecção é transmitida por meio da picada de um carrapato *Ixodes* infectado. A transmissão também é possível por meio da ingestão de produtos lácteos não pasteurizados de cabras, ovelhas ou vacas infectadas. Os viajantes para regiões endêmicas que praticam atividades ao ar livre em florestas devem usar medidas de proteção pessoal contra picadas de carrapato (ver "Prevenção de infecções transmitidas por artrópodes", adiante). Uma vacina contra encefalite transmitida por carrapatos foi aprovada recentemente nos Estados Unidos a pode ser considerada para viajantes em risco.

PREVENÇÃO DE INFECÇÕES TRANSMITIDAS POR ARTRÓPODES

PREVENÇÃO DA MALÁRIA

A malária (Cap. 224) resulta da infecção por uma ou mais de cinco espécies de parasitas protozoários: *Plasmodium falciparum*, *P. vivax*, *P. ovale*, *P. malariae* e *P. knowlesi*. A doença permanece sendo uma causa significativa de morbidade e mortalidade no mundo todo, sendo a principal causa de infecções potencialmente fatais em viajantes. A maior parte da carga de doença, tanto em populações endêmicas como nos viajantes, ocorre nas regiões da África Subsaariana onde *P. falciparum* é endêmico. Em 2016, quase todos os 2.078 casos de malária notificados nos Estados Unidos foram adquiridos durante viagens; as exceções foram raros casos congênitos ou relacionados a transfusões. Na maioria dos casos, o paciente não havia tomado a quimioprofilaxia, tinha sido inconsistente na adesão ao esquema ou havia tomado um esquema incorreto. Entre os casos de moradores dos Estados Unidos, VAP era a principal razão para a viagem.

Os elementos principais na prevenção da malária incluem a evitação dos mosquitos, a quimioprofilaxia e o reconhecimento precoce da infecção para evitar o desenvolvimento de doença grave. As espécies de *Plasmodium* são transmitidas pelo mosquito *Anopheles*, o qual costuma picar entre o anoitecer e o amanhecer. Recomenda-se a restrição das atividades a áreas fechadas ou com telas adequadas durante esses horários. Os viajantes devem usar camisas de manga longa e calças compridas para limitar a quantidade de pele exposta, devendo aplicar um repelente de insetos recomendado em qualquer área de pele que permaneça exposta. Tanto o CDC como a OMS oferecem listas de repelentes de insetos confiáveis, com os produtos que contêm N,N,-dietiltoluamida (DEET) (20-50%) como ingrediente ativo sendo preferidos pela maioria dos especialistas. Os viajantes também podem usar roupas tratadas com permetrina para aumentar a proteção. Se as áreas de dormir não tiverem boa proteção com telas, recomenda-se que as pessoas durmam sob mosquiteiros tratados com inseticidas. Os *sprays* de inseticidas ou repelentes de ambiente devem ser usados com cautela em áreas internas; a eficácia dessas medidas na prevenção de malária não foi comprovada, e pode haver riscos pela inalação direta.

Além de evitar mosquitos, a quimioprofilaxia para a prevenção de doença sintomática é recomendada para viajantes em regiões de maior risco. Os fármacos atualmente usados para a quimioprofilaxia da malária incluem atovaquona + proguanil, cloroquina, doxiciclina, mefloquina, primaquina e tafenoquina (ver Cap. 224 para esquemas detalhados). As recomendações de quimioprofilaxia devem se basear em cuidadosa revisão do itinerário do viajante para determinar o risco de malária, as espécies predominantes de malária e os padrões de resistência aos fármacos. O CDC e outros recursos de medicina de viagem (Tab. 124-2) fornecem, de forma atualizada, as avaliações de risco específicas para cada país e as recomendações de quimioprofilaxia. Outras considerações importantes incluem a história médica do viajante e os medicamentos de rotina; essas informações são fundamentais na avaliação das contraindicações a fármacos específicos e das interações farmacológicas. Primaquina e tafenoquina são ativas contra os estágios hepáticos dormentes de *P. vivax* e *P. ovale*, e ambos os fármacos podem ser usados para a terapia antirrecaída presuntiva em viajantes sem deficiência de glicose-6-fosfato-desidrogenase (G6PD) que tenham risco de exposição prolongado a essas espécies e nos quais outro fármaco tenha sido usado para a quimioprofilaxia. Os esquemas atualmente aprovados são bem tolerados, e as preocupações sobre efeitos colaterais graves não são apoiadas pelas evidências clínicas (p. ex., hepatite com atovaquona + proguanil ou psicose com mefloquina). Os profissionais devem enfatizar que a profilaxia contra malária pode salvar a vida do paciente e que, quando a profilaxia está indicada, os benefícios superam os baixos riscos de reações adversas graves.

Após o início da malária, a progressão para doença grave pode ser rápida; assim, o reconhecimento precoce dos sintomas é fundamental. Os viajantes febris devem buscar avaliação assim que possível durante ou após uma viagem para regiões com malária. Embora o CDC não recomende que os viajantes carreguem medicamentos contra a malária para uma terapia de emergência como retaguarda na forma de alternativa à quimioprofilaxia, essa abordagem é aceita por algumas autoridades para alguns viajantes em áreas de menor risco em vez da quimioprofilaxia. Porém, como podem ocorrer falhas da quimioprofilaxia e como os agentes antimaláricos adquiridos localmente podem ser de baixa qualidade, pode ser considerada a prescrição de um "suprimento confiável" de um curso terapêutico (além da quimioprofilaxia), a fim de que seja usado conforme a necessidade sob a supervisão de um profissional médico. Nos Estados Unidos, as associações atovaquona + proguanil e arteméter + lumefantrina são os tratamentos orais disponíveis para a malária, embora a associação atovaquona + proguanil não deva ser prescrita como curso terapêutico do tipo "suprimento confiável" quando ela estiver sendo usada para quimioprofilaxia.

PREVENÇÃO DE OUTRAS INFECÇÕES TRANSMITIDAS POR ARTRÓPODES

Dependendo do itinerário, os viajantes podem estar sob risco para infecções transmitidas por artrópodes para as quais não existam vacinas aprovadas nem agentes quimioprofiláticos. A dengue (Cap. 209) é a infecção por vírus transmitida por artrópodes (arbovirose) mais comum no mundo todo, sendo a principal causa de febre em viajantes que retornam da maioria dos destinos tropicais e subtropicais com exceção da África Subsaariana, onde a malária é mais comum. O risco de aquisição de arboviroses pode variar de um ano para outro e conforme a estação do ano (chuvosa vs. seca). Além disso, o risco pode aumentar drasticamente durante períodos de surtos, conforme foi visto durante surtos recentes de infecção por vírus chikungunya e zika vírus nas Américas. As arboviroses citadas antes resultam da picada de mosquitos *Aedes* infectados. Porém, as arboviroses também podem ser transmitidas por mosquitos não *Aedes* (vírus da encefalite japonesa, vírus Mayaro, vírus o'nyong-nyong), carrapatos (vírus da encefalite transmitida por carrapatos, vírus Powassan) e mosquito-pólvora (vírus Oropouche). Além das arboviroses, os viajantes estão sob risco para várias outras infecções transmitidas por artrópodes, incluindo – mas não limitado a – leishmaniose (mosquito-palha), filariose (mosquitos), tripanossomíase africana (mosca-tsé-tsé), doença de Chagas (barbeiros) e muitas infecções transmitidas por carrapatos, como riquetsioses (p. ex., febre da picada do carrapato africana, tifo rural) e doença de Lyme.

As imunizações para viagens visando infecções transmitidas por artrópodes são limitadas às vacinas contra febre amarela, encefalite japonesa e encefalite transmitida por carrapatos. Está disponível uma vacina contra dengue aprovada pela Food and Drug Administration (FDA) dos Estados Unidos, embora as indicações para seu uso se limitem a pessoas com evidência de infecção prévia pelo vírus da dengue que residem em regiões de endemicidade.

A prevenção da maioria das infecções transmitidas por artrópodes se baseia na em evitar as picadas de insetos. As recomendações em geral são semelhantes àquelas fornecidas para evitar o mosquito *Anopheles* na prevenção da malária. Porém, em contrapartida à malária, muitos artrópodes que transmitem doenças picam durante o dia e podem ser encontrados em uma ampla gama de ambientes. Os viajantes em risco para picadas de carrapatos podem prender as calças dentro das meias e realizar autoinspeções diárias para avaliar a presença de carrapatos aderidos. Recomenda-se evitar dormir em habitações de barro ou palha nas regiões endêmicas para a doença de Chagas.

DOENÇA GASTRINTESTINAL

Dependendo do itinerário e da estação, até 30 a 70% dos viajantes relatam a diarreia dos viajantes (DV). Os sintomas podem incluir evacuações urgentes de fezes amolecidas, dor abdominal, febre e vômitos, e os casos mais graves podem resultar em depleção de volume ou diarreia sanguinolenta (disenteria). A maioria (cerca de 80%) dos casos de DV resultam de infecções bacterianas, com os patógenos mais comuns sendo *Escherichia coli* e espécies de *Campylobacter*, *Shigella* e *Salmonella*. Uma minoria dos casos é causada por vírus, toxinas bacterianas pré-formadas e protozoários (mais comumente, *Giardia*). Embora os viajantes possam desenvolver doença gastrintestinal durante viagens para qualquer destino, a DV tem mais chances de ocorrer em países de renda baixa e média, onde as práticas não higiênicas de preparação de alimentos constituem o maior risco para o desenvolvimento da doença.

Precauções As recomendações para a prevenção da DV se concentram na seleção adequada dos alimentos e bebidas e na higiene das mãos. Os alimentos são mais seguros quando cozidos e servidos quentes. Frutas e vegetais não cozidos, a menos que possam ser lavados e descascados pelo viajante, são considerados arriscados. Os produtos lácteos devem ser pasteurizados. Os viajantes devem ser aconselhados a beber água engarrafada ou purificada durante a viagem, evitando tomar bebidas com gelo, as quais podem ser feitas com água de fonte não segura. Antes de beber qualquer bebida engarrafada ou enlatada, os viajantes devem confirmar que o selo de fábrica está intacto, pois é comum o reenvase de garrafas com água não tratada ou com bebidas de origem questionável. Adquirir produtos de vendedores de rua pode ser particularmente arriscado. As pessoas que viajam para áreas mais remotas sem acesso à água engarrafada podem usar um de vários métodos para a purificação da água, incluindo a fervura, os tratamentos químicos, a filtração e os dispositivos de irradiação com ultravioleta.

Profilaxia Para a profilaxia da DV, o subsalicilato de bismuto pode ser considerado para uso por curto prazo. Foi demonstrado que esse medicamento, usado como dois comprimidos (ou 60 mL de líquido) quatro vezes ao dia, reduziu em 50% a incidência de DV no México. A segurança da profilaxia com subsalicilato de bismuto quando usada por > 21 dias ainda não foi estabelecida. Além disso, a alta frequência de posologia desse esquema, os efeitos colaterais comuns (constipação, língua negra) e o potencial para interações farmacológicas (p. ex., com acetazolamida ou varfarina) limitam a sua utilidade. Não foi demonstrado que os probióticos previnam a DV, embora ainda haja pesquisas em andamento. Antibióticos profiláticos geralmente não são recomendados para a prevenção da DV, considerando as preocupações crescentes com as reações adversas, a colonização ou infecção com patógenos resistentes a múltiplos fármacos e o desenvolvimento de infecções por *Clostridium difficile*. Porém, a profilaxia antimicrobiana por curto prazo (com a rifaximina sendo cada vez mais favorecida em relação às fluoroquinolonas) pode ser considerada em raras situações para viajantes de alto risco para complicações pela DV. A vacina oral inativada para cólera (Dukoral, disponível na Europa e no Canadá) mostra alguma proteção cruzada contra *E. coli* enterotoxigênica; porém, considerando a ampla gama de patógenos envolvidos na DV, a proteção conferida por essa vacina contra a DV provavelmente é mínima.

Autotratamento Em geral, a DV é uma doença autolimitada, com os sintomas melhorando em 3 a 7 dias no caso de infecções bacterianas. Em geral, o tempo de recuperação é menor para os patógenos virais e pode ser prolongado nas infecções parasitárias. Para os viajantes que desenvolvem DV, o início do autotratamento deve se basear no impacto funcional da doença avaliado pelo paciente (Fig. 124-2). A DV pode ser considerada *leve* (não perturba e não tem impacto nas atividades), *moderada* (perturba e pode interferir nas atividades planejadas) ou *grave* (incapacita ou impede a participação nas atividades planejadas). Todas as formas disentéricas de DV são consideradas graves. Para todos os níveis de intensidade, a reposição das perdas de líquidos e eletrólitos causadas pela diarreia e/ou vômitos é a base do tratamento. Nos casos graves, a reposição com solução de reidratação oral (disponível sem receita médica) é ideal; porém, os casos mais leves podem ser manejados com qualquer líquido potável. Além disso, para os pacientes com DV leve a moderada, pode ser considerado o autotratamento apenas com agentes antimotilidade (p. ex., loperamida).

O tratamento antimicrobiano pode reduzir a duração da DV para 1 a 2 dias, com a possibilidade de benefícios adicionais com a adição de loperamida. Porém, os riscos e efeitos adversos, as interações medicamentosas e as alterações na microbiota do viajante são cada vez mais reconhecidos nos pacientes tratados com antimicrobianos. As consequências de uma microbiota alterada podem incluir a colite por *C. difficile* e a aquisição de microrganismos resistentes a múltiplos fármacos. Os estudos têm mostrado que os viajantes internacionais, particularmente aqueles que tomam antimicrobianos durante a viagem, estão sob risco para a colonização por microrganismos resistentes a múltiplos fármacos, incluindo as Enterobacteriaceae produtoras de β-lactamase de espectro estendido. Os viajantes colonizados por microrganismos resistentes a múltiplos fármacos podem estar sob risco elevado para infecções resistentes aos fármacos (p. ex., infecção do trato urinário). O papel dos viajantes na disseminação global de microrganismos resistentes a múltiplos fármacos não está claro. Considerando-se essas preocupações, o autotratamento rotineiro com antimicrobianos só é recomendado na DV grave. O autotratamento com antimicrobianos, com ou sem agentes antimotilidade, pode ser considerado nos casos moderados de DV. A resistência crescente às quinolonas, mais claramente documentada em *Campylobacter* no sudeste e no sul da Ásia, tem limitado a utilidade dessa classe de antimicrobianos para a DV. O esquema antimicrobiano para autotratamento da DV preferido pelos autores é a azitromicina em dose de 500 mg ao dia por 3 dias, embora uma dose única de 1.000 mg também seja efetiva. A rifaximina ou a rifamicina SV também podem ser consideradas, especialmente para pessoas que não podem tomar outros antimicrobianos

	Aconselhar os viajantes sobre
Pré-viagem	• Precauções com alimentos e água • Definição da diarreia dos viajantes e classificação da gravidade • Importância da reidratação oral e ingesta de sal em todos os tipos de diarreia dos viajantes • Tratamentos diferentes para a diarreia dos viajantes e possível provisão de antibióticos para autotratamento • Profilaxia antibiótica (considerada apenas para viajantes com alto risco de complicações pela diarreia dos viajantes)

Durante a viagem	Autodeterminação da gravidade da diarreia dos viajantes			
	Leve Tolerável, sem perturbações e sem interferir com atividades planejadas	**Moderada** Perturba ou interfere com atividades	**Grave** Incapacitante ou que impede as atividades planejadas	
			Não disenteria	**Disenteria**
	Pode usar: Loperamida ou subsalicilato de bismuto	**Pode usar:** Loperamida ou antibióticos* ou loperamida e antibióticos*	**Deve usar:** Antibióticos* com ou sem loperamida	**Deve usar:** Antibióticos*

*A azitromicina é preferida como tratamento de primeira linha para diarreia grave ou diarreia adquirida em regiões com resistência disseminada às quinolonas, incluindo o sudeste e sul da Ásia. Quinolonas e rifaximina podem ser consideradas como tratamento de segunda linha na diarreia moderada ou na diarreia grave sem disenteria ou febre alta.

FIGURA 124-2 **Manejo da diarreia dos viajantes.** *(Adaptada de MS Riddle et al: Guidelines for the prevention and treatment of travelers' diarrhea: A graded expert panel report. J Travel Med 24:S63, 2017.)*

devido a interações medicamentosas. Porém, as espécies de *Campylobacter* são resistentes às rifamicinas, e sua eficácia contra a disenteria ainda não foi estabelecida. Os esquemas de tratamento para a DV são abordados em detalhes no Capítulo 133. O tratamento empírico da DV aguda com agentes antiprotozoários como o metronidazol não é recomendado.

Uma pequena proporção de pessoas desenvolve sintomas prolongados (≥ 14 dias), o que pode ser resultado de infecção persistente (mais comumente secundária a protozoários), de infecção secundária (*C. difficile*) ou de síndrome do intestino irritável pós-infecciosa. Não foi comprovado que o tratamento antimicrobiano da DV aguda reduza a incidência da síndrome do intestino irritável pós-infecciosa, e os pacientes com sintomas protraídos devem ser submetidos a uma avaliação abrangente.

PREVENÇÃO DE OUTROS PROBLEMAS RELACIONADOS COM A VIAGEM

RISCOS INFECCIOSOS ESPECÍFICOS DE CERTAS ATIVIDADES

Os viajantes devem evitar o contato direto com fontes de água doce (lagos, lagoas e rios) devido aos possíveis riscos de leptospirose e esquistossomose. A esquistossomose é endêmica na África, na Ásia e na América do Sul. Mergulhar nos lagos africanos do vale do Rift (especialmente o Lago Malawi) e praticar *rafting* no Rio Nilo são atividades populares que colocam os viajantes sob risco para a esquistossomose. O uso de calçados adequados é importante nos países tropicais para evitar infecções por *Strongyloides stercoralis* e ancilóstomos, além de picadas de cobras. É melhor evitar os animais de todos os tipos (selvagens, de rua ou até mesmo de estimação) para minimizar o risco de mordeduras.

Os viajantes que participam de sexo casual, incluindo com profissionais do sexo, devem ser alertados de que o risco de infecções sexualmente transmissíveis (Cap. 136) pode ser alto, especialmente quando não são usadas proteções de barreira. O uso de drogas injetáveis, a realização de tatuagens e até mesmo a acupuntura em ambientes de pouca higiene significam um alto risco de infecções transmitidas pelo sangue, como a infecção pelo HIV e pelas hepatites B e C.

TROMBOEMBOLISMO VENOSO

Os viajantes estão sob risco de tromboembolismo venoso (Cap. 117), particularmente após voos de longa duração ou outros períodos prolongados de mobilidade limitada. As precauções gerais para a prevenção incluem a deambulação durante a viagem, exercícios para as panturrilhas e escolher o assento do corredor. Os viajantes com risco aumentado para tromboembolismo venoso podem se beneficiar com o uso de meias de compressão graduada. A anticoagulação pode ser considerada para pessoas de alto risco.

DOENÇA RELACIONADA A ALTITUDES

Os viajantes que vão para destinos com grandes altitudes (> 2.500 m) devem ser aconselhados sobre doenças relacionadas a altitudes, podendo estar indicada a prescrição de profilaxia com medicamentos como a acetazolamida (Cap. 462). Os destinos populares com grandes altitudes incluem Cusco, no Peru (o acesso habitual para Machu Picchu), as montanhas que atraem alpinistas (p. ex., Monte Kilimanjaro) e o Nepal (*trekking*).

JET LAG

O *jet lag* (Cap. 31) ocorre quando a viagem que atravessa zonas de fuso horário causa assincronia do ritmo circadiano do viajante em relação à hora local. Os sintomas são mais significativos em viagens em que o viajante passa por mudança de mais de três zonas de fuso horário, podendo resultar em problemas de sono, sonolência diurna (com desempenho físico e mental ruim), sintomas gastrintestinais e alterações do humor. As estratégias para ajudar a ajustar o ritmo circadiano à hora local incluem esquemas de ajuste progressivo do horário do sono antes da viagem, exposições programadas à luz após a chegada no destino e uso de melatonina. Existem recursos *online* para auxiliar os viajantes a realizar intervenções programadas a fim de minimizar o *jet lag* (Tab. 124-2), embora nenhuma delas tenha sido validada em ensaios clínicos. Embora o uso da cafeína possa reduzir a sonolência diurna, ela também pode piorar o sono. A prescrição de hipnóticos (p. ex., zolpidem) para a insônia relacionada a viagens geralmente deve ser evitada, pois os efeitos adversos, incluindo a fadiga excessiva e o comprometimento cognitivo ao acordar, podem ser problemáticos durante a viagem. Quando usados, a menor dose efetiva desses hipnóticos deve ser utilizada, e os viajantes devem ser alertados sobre o uso durante voos (quando a imobilização prolongada é problemática) ou em qualquer situação em que um período de sono completo não seja possível. Os medicamentos ansiolíticos e sedativo-hipnóticos estão entre as classes de fármacos que são potencialmente restritas por alguns países (ver "Viajando com medicamentos sob prescrição médica", adiante).

ACIDENTES

As viagens internacionais apresentam vários fatores que contribuem para um maior risco de acidentes e mortes. Os viajantes podem enfrentar ambientes não familiares e barreiras de linguagem, dependendo muito das outras pessoas (p. ex., guias turísticos) para sua proteção. Além disso, nos países de rendas baixa e média, as medidas de segurança típicas de países de alta renda costumam ser menos rigorosas, não são impostas ou são inexistentes. Os viajantes costumam assumir um comportamento mais propenso a riscos durante as viagens, com frequência em associação ao uso de álcool. Quando os acidentes ocorrem, o acesso a cuidados adequados para o trauma pode ser limitado. Os acidentes automobilísticos são uma causa comum de mortes acidentais em viajantes. Além de estradas em más condições, as regras de trânsito costumam ser menos rigorosas em outros países. Deve-se evitar andar de motocicleta (especialmente sem capacete), em transporte público superlotado, em veículos sem manutenção adequada e em veículos sem cintos de segurança. A prevenção de afogamentos e a proteção contra crimes são importantes questões de segurança. O U.S. Department of State fornece aconselhamento sobre segurança e garantias específicas de cada país para os viajantes (Tab. 124-2).

VIAJANTES COM CONDIÇÕES MÉDICAS PREEXISTENTES

Viajar é algo cada vez mais comum para pessoas com condições médicas crônicas. Os riscos variam dependendo da condição, do destino e das atividades. Os viajantes com condições médicas crônicas são encorajados a planejar suas viagens com cuidado e consultar seus médicos para avaliar se estão aptos para a viagem. É importante observar que os eventos cardiovasculares são uma causa frequente de emergências durante voos e de morte durante as viagens. As viagens em que há mudança de fuso horário e as mudanças na dieta podem criar dificuldades em condições clínicas – por exemplo, diabetes – que necessitam de ajuste da dieta e horários consistentes para os medicamentos. Os profissionais podem auxiliar os viajantes fornecendo cópias de prescrições (ou listas de medicamentos), uma lista dos problemas clínicos e um eletrocardiograma basal.

Os eventos adversos causados por interações medicamentosas podem ser de difícil manejo durante as viagens, especialmente em destinos com cuidados de emergência limitados. Assim, os profissionais devem revisar a lista de medicamentos dos viajantes quanto a potenciais interações medicamentosas ao prescreverem medicamentos profiláticos ou de automedicação. A azitromicina e as quinolonas prescritas para o autotratamento da diarreia dos viajantes podem causar prolongamento adicional do intervalo QT quando usadas com algum medicamento antidepressivo e antiarrítmico. Os medicamentos para profilaxia da malária podem afetar a razão normalizada internacional em pacientes que usam varfarina.

VIAJANTES IMUNOCOMPROMETIDOS

Um número crescente de pessoas imunocomprometidas está viajando, incluindo receptores de transplantes de órgãos, pessoas infectadas pelo HIV, pacientes com câncer, pessoas com asplenia e pessoas que recebem terapias imunossupressivas (p. ex., agentes biológicos, antimetabólitos e glicocorticoides crônicos em alta dose). Embora cada uma dessas condições tenha seus riscos próprios, as preocupações gerais incluem a maior suscetibilidade a infecções, a redução da eficácia das vacinas e – para pacientes com imunossupressão grave – as contraindicações para vacinas com vírus vivos. As precauções recomendadas como rotina (p. ex., higiene de alimentos e água, prevenção de picadas de insetos) são particularmente importantes para viajantes com condições que causam imunocomprometimento.

As condições associadas com imunocomprometimento grave e que impedem o uso de vacinas com vírus vivo atenuado incluem linfoma ou leucemia ativos, câncer generalizado, doença do enxerto *versus* hospedeiro, HIV/Aids (com contagem de CD4+ < 200 células/μL) e imunodeficiências congênitas. As terapias imunossupressivas que impedem o uso de vacinas com vírus vivos incluem tratamento com altas doses de glicocorticoides (definida como ≥ 20 mg de prednisona ou equivalente diário por ≥ 2 semanas), administração de agentes alquilantes, terapia antimetabólita (p. ex., azatioprina, metotrexato), imunossupressão relacionada a transplantes, quimioterapia para câncer, radioterapia e tratamento com agentes biológicos, incluindo os bloqueadores do fator de necrose tumoral, os inibidores de *checkpoint* e os agentes depletores de linfócitos. Quando possível, as imunizações para viagens devem ser administradas antes da imunossupressão iatrogênica (≥ 2 semanas para as vacinas inativadas e ≥ 4 semanas para as vacinas de vírus vivos). A duração da imunossupressão após a descontinuação das terapias imunossupressivas pode ser prolongada, particularmente no caso dos agentes biológicos. Os viajantes que não podem receber a vacina contra febre amarela por causa da imunossupressão devem receber um atestado de isenção médica se a viagem não puder ser evitada. Os profissionais são aconselhados a revisar as orientações detalhadas para a imunização de viajantes imunocomprometidos fornecidas pelo CDC *Yellow Book* (Tab. 124-2) e outros recursos.

VIAJANTES INFECTADOS PELO HIV

O risco de infecção em pessoas infectadas pelo HIV está geralmente relacionado com o nível de imunossupressão (i.e., a contagem de células T CD4+). Os adultos com infecção pelo HIV e contagens de CD4+ > 500 células/μL são geralmente considerados como tendo risco semelhante ao de viajantes sem imunossupressão. As vacinas vivas MMR e da varicela podem geralmente ser administradas para viajantes infectados pelo HIV com contagem de CD4+ > 200 células/μL por ≥ 6 meses. As orientações para a vacina contra febre amarela em pessoas infectadas por HIV foram revisadas anteriormente. As vacinas oral viva atenuada contra febre tifoide e viva atenuada contra influenza não devem ser administradas a pessoas infectadas pelo HIV, dada a disponibilidade de versões de polissacarídeos e inativada dessas vacinas, respectivamente.

O número de países que restringe a entrada de pessoas infectadas pelo HIV diminuiu nos últimos anos, particularmente para viagens curtas e para turistas. Porém, os viajantes infectados pelo HIV devem revisar as políticas em seu destino, especialmente quando o plano envolve trabalhar em outros países ou permanecer por períodos longos. Os recursos incluem as embaixadas dos países de destino, o U.S. Department of State e recursos *online* para viajantes com infecção pelo HIV (Tab. 124-2).

VIAJANTES GRÁVIDAS

Os profissionais de medicina de viagem devem avaliar o estado gestacional e a possibilidade de concepção durante a viagem. A viajante grávida enfrenta vários riscos próprios da condição. Isso inclui a disponibilidade limitada de cuidados de emergência para complicações gestacionais, o risco aumentado para determinadas infecções e a exposição a infecções específicas que podem resultar em complicações gestacionais. Embora a maioria das companhias aéreas permita que as gestantes viajem com até 36 semanas de gestação, o American College of Obstetricians and Gynecologists recomenda viajar durante o segundo trimestre da gestação (semanas 14-28), quando os enjoos matinais já melhoraram, antes que a mobilidade seja prejudicada e quando o risco de abortamento espontâneo ou parto prematuro é mínimo. As contraindicações absolutas e relativas para viagens durante a gestação são várias e são revisadas no CDC *Yellow Book* (Tab. 124-2).

As viajantes grávidas estão sob risco aumentado para várias infecções (p. ex., malária, influenza, hepatite E, listeriose) e/ou para maior gravidade da doença durante as viagens. Algumas infecções, notavelmente as doenças por zika vírus, toxoplasmose e rubéola, podem resultar em defeitos congênitos ou morte fetal. As gestantes grávidas devem contemplar os riscos das infecções em seus destinos e considerar a postergação de viagens para regiões onde exista risco de infecções particularmente perigosas, como malária ou zika. Atualmente, apenas a mefloquina e a cloroquina estão aprovadas para a quimioprofilaxia da malária em gestantes, e a resistência dos plasmódios a esses fármacos pode limitar ainda mais as opções. As imunizações para viagens consideradas seguras durante a gestação também são limitadas (Tab. 124-3). Quando usados da maneira adequada, os repelentes de insetos registrados pela Environmental Protection Agency, como o DEET, são considerados seguros durante a gestação.

VIAJANTES COM ALERGIAS GRAVES

Os viajantes com alergias graves a alimentos, picadas de insetos e alérgenos ambientais podem estar sob risco aumentado durante as viagens, particularmente sem um cuidado de emergência adequado. Evitar alérgenos alimentares pode ser difícil, particularmente ao fazer refeições em restaurantes ou serviços de bufê. Pode haver barreiras de linguagem que dificultam a evitação dos alimentos ou medicamentos que causam alergias. As variações regionais nas práticas culinárias e nos ingredientes podem levar à exposição inesperada a alérgenos alimentares. As atividades em ambientes externos podem aumentar a exposição a ferroadas de insetos himenópteros (abelhas, vespas, formigas). As pessoas que viajam sozinhas podem enfrentar dificuldades especiais ao experimentar alergias graves.

Os profissionais devem garantir que o viajante tenha um plano para cuidados em emergências no caso de alergias graves e um suprimento adequado de autotratamento para emergências, incluindo autoinjetores de epinefrina e anti-histamínicos. Pode ser prudente levar outros medicamentos, incluindo broncodilatadores inalatórios de resgate (para pessoas com asma) e cursos breves de glicocorticoides, especialmente para viajantes que não terão acesso imediato aos cuidados de saúde. O viajante deve carregar consigo a documentação por escrito do distúrbio alérgico e os medicamentos para o autotratamento, especialmente quando envolver medicamentos injetáveis. Os viajantes com alergias alimentares graves devem alertar os restaurantes e os anfitriões. Cartões de alerta sobre alergias alimentares podem ser impressos em vários idiomas em recursos *online* (Tab. 124-2).

OUTROS PREPARATIVOS PRÉ-VIAGEM

KITS DE SAÚDE PARA VIAGEM

Um *kit* de saúde para viagens cuidadosamente preparado pode minimizar a necessidade de buscar cuidados no caso de condições autotratáveis. O conteúdo ideal depende do destino, da duração e das atividades durante a viagem, além dos problemas de saúde da pessoa. Os medicamentos que precisam de receita médica de uso rotineiro ou específicos para a viagem (p. ex., profilaxia da malária, antimicrobianos para autotratamento da diarreia dos viajantes) devem ser portados em suas embalagens originais para auxiliar na identificação. Um termômetro digital e medicamentos geralmente usados sem receita médica, como analgésicos e antipiréticos, medicamentos antidiarreicos, medicamentos para cinetose, antiácidos, laxativos, sais de reidratação oral, anti-histamínicos e cremes esteroides tópicos, podem ser importantes. Itens básicos para primeiros socorros, como luvas, gazes, fita, pomada antibiótica e pinças, são úteis. Os medicamentos fundamentais devem sempre ser portados e não despachados com as bagagens; porém, os viajantes devem considerar as eventuais restrições em relação a voar com objetos afiados ou com líquidos, particularmente em sua bagagem de mão.

VIAJANDO COM MEDICAMENTOS SOB PRESCRIÇÃO MÉDICA

É recomendado carregar cópias das prescrições (ou uma lista de medicamentos assinada por um médico). Muitos países, particularmente na Ásia, no Oriente Médio e na África, têm restrições rigorosas em relação a determinados medicamentos que são menos restritos nos Estados Unidos. Essas regulações podem incluir substâncias controladas como os analgésicos opioides, ansiolíticos e sedativos, além dos medicamentos para o transtorno de déficit de atenção e hiperatividade. Mesmo alguns medicamentos vendidos sem receita médica, como a pseudoefedrina e a difenidramina, são restritos em determinados países. As exigências para a viagem com medicamentos restritos podem incluir que se carregue a cópia das prescrições ou mesmo a obtenção de aprovação pelo ministro da saúde do país de destino. Os níveis de aplicação das regras e as penalidades pelas violações variam muito. Os viajantes que planejam carregar medicamentos potencialmente restritos devem fazer contato com a embaixada de seu destino para a revisão das políticas. Os viajantes devem portar apenas a quantidade apropriada para a duração do itinerário. O International Society of Travel Medicine's Pharmacist Professional Group mantém uma lista das políticas conhecidas em determinados países (Tab. 124-2).

Embora muitos medicamentos que exigem prescrição médica nos Estados Unidos estejam disponíveis em outros países, a qualidade dos medicamentos localmente adquiridos pode variar. Medicamentos falsos, particularmente os antimaláricos, são comuns em grande parte do mundo. Sempre que possível, os viajantes devem ser advertidos quanto a evitar obter medicamentos fundamentais como os da quimioprofilaxia da malária durante a viagem.

CUIDADOS DE SAÚDE EM OUTROS PAÍSES E SEGURO-SAÚDE PARA VIAGENS

Os viajantes devem considerar o local onde buscarão cuidados de saúde de urgência ou emergência, particularmente se apresentarem problemas de saúde crônicos, forem gestantes ou participarem de atividades com alto risco para lesões ou doenças (p. ex., doença das altitudes). Os viajantes internacionais devem estar cientes de que a maioria dos países não aceita o seguro-saúde de rotina de outros países e de que é pouco provável que esse seguro cubra os custos dos cuidados de saúde pagos do próprio bolso ou forneça assistência na identificação de profissionais em outros países. Os viajantes devem ser aconselhados a revisar as políticas de seu seguro-saúde antes da viagem para avaliar o escopo da cobertura internacional (incluindo cuidados de emergência, hospitalização, cuidados psiquiátricos e cuidado obstétrico, quando aplicável), além da disponibilidade de suporte 24 horas com retaguarda de médicos.

Para muitos viajantes, é prudente fazer algum tipo de cobertura complementar do seguro. O *seguro-viagem* geralmente consiste na cobertura de perdas financeiras devido a cancelamentos de viagem (p. ex., devido a uma doença inesperada) ou perda de bagagens. As apólices do *seguro-saúde suplementar para viagens* cobrem os custos dos cuidados de saúde em outros países e geralmente fornecem centros de assistência 24 horas. O *seguro de evacuação médica* (*medevac*) pode ser parte das políticas de uma apólice do seguro-saúde para viagens ou uma apólice isolada e cobre a evacuação médica quando é determinado que o nível de cuidado no local não é adequado. Informações adicionais sobre o seguro-saúde para viagens estão disponíveis nos recursos *online* listados na Tabela 124-2.

POPULAÇÕES DE VIAJANTES ESPECIAIS

Os viajantes têm apresentado preferências cada vez mais diversificadas quanto às razões e aos tipos de viagens, cada um deles apresentando seus próprios riscos e dificuldades (Tab. 124-4). Uma dificuldade importante na medicina de viagem é apresentada pelos viajantes VAP que visitam seus países de origem. Os viajantes VAP enfrentam maiores riscos para infecções relacionadas a viagens, pois costumam viajar para regiões não frequentadas por turistas, ficam em moradias locais e adotam os hábitos alimentares e de transporte do local. A imunidade resultante da infecção por malária não dura a vida toda, mas os imigrantes de países endêmicos para a malária consideram erroneamente que são imunes. As barreiras para o aconselhamento adequado antes da viagem podem incluir questões financeiras e de linguagem ou a falta de confiança no sistema de saúde.

CUIDADO MÉDICO PÓS-VIAGEM

Uma doença febril aguda em pessoas que voltam de viagens pode representar uma doença potencialmente fatal, como malária, febre tifoide ou leptospirose. O diagnóstico e o tratamento precoce podem ser fundamentais e salvar a vida de muitas pessoas com infecções relacionadas a viagens. Embora a maioria das doenças febris agudas tenham período de incubação < 14 dias, algumas infecções, incluindo febre tifoide, malária, leptospirose e esquistossomose aguda, podem ter períodos de incubação prolongados. Os viajantes devem ser aconselhados a sempre informar os profissionais de saúde sobre seu histórico de viagens, mesmo quando a viagem não precede imediatamente o começo da doença. No caso da malária, o risco de exposição ocorrida até 1 ano antes do início da doença deve ser considerado. Os profissionais que não estão familiarizados com as infecções comuns em uma região recentemente visitada por um viajante agudamente enfermo devem consultar especialistas em doenças infecciosas ou medicina de viagem e/ou o departamento local de saúde pública.

SURTOS E DOENÇAS INFECCIOSAS EMERGENTES

O surgimento e o ressurgimento de doenças infecciosas criam dificuldades para as viagens internacionais. Durante os surtos de infecções novas ou emergentes (p. ex., a recente epidemia pelo vírus ebola nas Áfricas Ocidental e Central ou o surgimento do vírus zika nas Américas em 2015-2016), as informações podem ser limitadas ou podem mudar rapidamente. Os profissionais que aconselham os viajantes podem ajudar na tomada de decisões informadas revisando cuidadosamente as notícias disponíveis sobre saúde e viagens, os relatórios de vigilância e a literatura clínica sobre as infecções. As pessoas podem ser aconselhadas a não realizar viagens para determinadas áreas quando os riscos forem significativos. Também pode

TABELA 124-4 ■ Riscos e estratégias de prevenção em populações especiais de viajantes

Grupo	Riscos e dificuldades	Estratégias de prevenção
Viajantes que visitam amigos ou parentes (VAP)	• Maior probabilidade de visitar áreas fora dos destinos de viagem habituais • Frequente adoção de hábitos alimentares, de acomodação e de transporte semelhantes aos de moradores locais • Falha em reconhecer a importância de imunizações para viagens ou da profilaxia contra a malária • Barreiras financeiras ou culturais para a busca de aconselhamento ou imunização pré-viagem	• Questões sobre viagens planejadas durante as consultas de rotina • Priorização de vacinas e profilaxia contra as infecções de maior risco quando os recursos forem limitados
Viajantes com orçamento restrito	• Barreiras financeiras para a busca de aconselhamento ou imunização pré-viagem • Menor qualidade de acomodações, transporte e estabelecimentos de alimentação	• Priorização de vacinas e profilaxia contra as infecções de maior risco quando os recursos forem limitados • Educação sobre as atividades de maior risco (p. ex., mototáxis)
Viajantes de última hora	• Mínima oportunidade para consultas ou imunizações pré-viagens	• Várias vacinas são efetivas com uma única dose • Algumas séries de vacinas podem ser aceleradas • Alguns tipos de quimioprofilaxia podem ser iniciados 1 dia antes de entrar nas áreas de risco • Considerar ampla cobertura de imunização e suprimento de reserva da quimioprofilaxia contra malária para tripulantes de aeronaves e outros viajantes com viagens de última hora imprevisíveis
Viajantes de longo prazo	• Risco aumentado de infecções e acidentes devido à duração mais longa • Maior probabilidade de adoção dos padrões locais de alimentação, acomodação e transporte • Possível necessidade de suprimento estendido da quimioprofilaxia contra malária	• Maior ênfase na importância de determinadas vacinas, como de hepatite B, raiva, febre tifoide ou encefalite japonesa (nas regiões endêmicas) • Quimioprofilaxia de longo prazo contra malária
Profissionais da saúde em missões médicas	• Risco de infecções adquiridas no cuidado com os pacientes devido a padrões inadequados de controle de infecção • Prevalência potencialmente alta de infecções transmissíveis não tratadas nos pacientes • Acesso limitado ou nulo à profilaxia urgente pós-exposição contra infecções por vírus da imunodeficiência humana (HIV) e hepatite B • Exposição a infecções emergentes e surtos	• Garantir que o viajante tenha recebido as imunizações recomendadas para os profissionais de saúde • Aconselhar o viajante a verificar a disponibilidade de equipamentos de proteção individual adequados e de medicamentos para a profilaxia pós-exposição contra o HIV e considerar a potencial necessidade de levar seus próprios suprimentos • Aconselhar o viajante a não trabalhar em organizações sem experiência na oferta de cuidados na área de destino
Turistas médicos	• Infecções nosocomiais e outras complicações de procedimentos médicos em outros países • Padrões insatisfatórios de acreditação, controle de infecção, diretrizes de segurança, fármacos e rastreamento de hemoderivados • Risco aumentado de tromboembolismo após a cirurgia	• Aconselhar o viajante sobre os potenciais riscos • Direcionar o viajante para instalações e profissionais com acreditação internacional • O turista deve adquirir uma cópia dos registros médicos para os profissionais que fornecerão os cuidados de seguimento • Ver o CDC *Yellow Book* (Tab. 124-2) para recursos específicos

ocorrer perturbação significativa das viagens quando surtos de infecções bem conhecidas ocorrem em regiões previamente não afetadas. O surto de febre amarela de 2017-2018 no Sudeste do Brasil incluiu as áreas metropolitanas do Rio de Janeiro e de São Paulo, dois importantes destinos de viagem para os quais a vacinação não era anteriormente recomendada. Esse surto coincidiu com uma falha no suprimento da vacina contra febre amarela na América do Norte, resultando em dificuldades significativas para os viajantes e os profissionais.

Por fim, a pandemia de Covid-19 em 2020 rapidamente reverteu décadas de crescimento nas taxas de viagens internacionais, criando novas preocupações relacionadas a viagens domésticas e internacionais. A pandemia teve disseminação particularmente rápida entre as pessoas que realizavam viagens internacionais, o que foi facilitado por sua possível transmissão a partir de pessoas assintomáticas ou com doença leve. Para abordar esses problemas, os viajantes e a indústria de viagens estão se adaptando a novas estratégias preventivas, incluindo o uso universal de máscaras faciais e do distanciamento social. Os países, e mesmo os estados norte-americanos, publicaram exigências específicas sobre vacinação, testagem e quarentenas para a entrada, e os viajantes para certas regiões de alta incidência podem ser barrados na entrada. O desenvolvimento de plataformas de testagem rápida e de vacinas contra a Covid-19 aumenta a esperança de que as viagens retornem aos níveis vistos antes da pandemia.

LEITURAS ADICIONAIS

Angelo KM et al: What proportion of international travellers acquire a travel-related illness? A review of the literature. J Travel Med 24:1, 2017.

Brunette GW et al (eds): *Yellow Book 2020 Health Information for International Travel.* New York, Oxford University Press, 2019.

Keystone JS et al (eds): *Travel Medicine,* 4th ed. Edinburgh, Elsevier, 2019.

Mace KE et al: Malaria surveillance—United States, 2016. MMWR Surveill Summ 68:1, 2019.

Riddle MS et al: Guidelines for the prevention and treatment of travelers' diarrhea: A graded expert panel report. J Travel Med 24:S63, 2017.

125 Mudança climática e doenças infecciosas

Aaron S. Bernstein

A liberação de gases de efeito estufa – principalmente dióxido de carbono – na atmosfera terrestre desde o final do século XIX tem contribuído para um clima não propício à nossa espécie, o *Homo sapiens*. Esse novo clima já alterou a epidemiologia das doenças infecciosas. O acúmulo continuado de gases de efeito estufa na atmosfera irá alterar ainda mais o clima do planeta, além da incidência e gravidade das infecções. Em alguns casos, a mudança climática pode estabelecer condições que favorecem a emergência de doenças infecciosas, enquanto, em outros, ela pode tornar inadequadas áreas que no momento são adequadas para certas doenças. Neste capítulo, apresenta-se o estado atual do conhecimento a respeito das consequências conhecidas e prospectivas das mudanças climáticas para as doenças infecciosas.

VISÃO GERAL

O termo *mudança climática* se refere a alterações durante várias décadas na temperatura, precipitação, vento, umidade e outros componentes do clima. Ao longo dos últimos 2,5 milhões de anos, a Terra se aqueceu e resfriou, oscilando entre os períodos glacial e interglacial, durante os quais as temperaturas globais médias se moveram para cima e para baixo cerca de 4 a 7°C. Durante o último período glacial, que terminou há aproximadamente 12 mil anos, as temperaturas globais eram, em média, 5°C mais frias do que em meados do século XX (Fig. 125-1).

O período climático atual, conhecido como Holoceno, é notável pela sua estabilidade: as temperaturas têm permanecido dentro de uma faixa de 2 a 3°C. Essa estabilidade tem permitido a ocupação populacional e o cultivo bem-sucedido de grande parte da massa terrestre pela humanidade. A mudança climática atual difere daquela do passado, não apenas porque a sua causa primária são as atividades humanas, mas também porque o seu ritmo é mais rápido. A velocidade atual de aquecimento da Terra é sem precedentes nos últimos 50 milhões de anos. Os 5°C de aquecimento que ocorreram ao final da última idade do gelo, há cerca de 12 mil anos, levaram cerca de 5 mil anos, enquanto tal aumento de temperatura pode ocorrer dentro dos próximos 150 anos, a não ser que a liberação de gases de efeito estufa seja reduzida substancialmente nas próximas décadas. A ciência climática, embora ainda uma disciplina relativamente nova, tem fornecido um quadro cada vez mais claro de como a alteração química da atmosfera tem influenciado, e continuará a influenciar, o clima global.

GASES DE EFEITO ESTUFA

Os *gases de efeito estufa* (Tab. 125-1 e Fig. 125-2) são um grupo de gases na atmosfera terrestre que absorvem a radiação infravermelha e, assim, retêm calor dentro da atmosfera. Na ausência desses gases, a temperatura média da Terra seria 33°C mais fria. O dióxido de carbono, liberado na atmosfera principalmente a partir de combustão de combustíveis fósseis e desmatamento, tem tido o maior efeito sobre o clima desde a Revolução Industrial. De importância, o cientista sueco Svante Arrhenius sugeriu, ao final do século XIX, que a adição de dióxido de carbono à atmosfera da Terra aumentaria a temperatura da sua superfície. O vapor d'água é o gás de efeito estufa mais abundante e altamente potente, mas, considerando o seu curto ciclo de vida na atmosfera e a sensibilidade à temperatura, não é um fator importante no aquecimento observado recentemente.

A atmosfera, alguns dos aerossóis suspensos nela e as nuvens refletem uma porção da radiação solar de entrada de volta para o espaço. O restante atinge a superfície da Terra, onde ela é absorvida e parte é enviada de volta para a atmosfera. A Terra emite energia absorvida do sol em comprimentos de onda mais longos, principalmente infravermelhos, do que os gases de efeito estufa são capazes de absorver. A alteração no comprimento de onda que ocorre à medida que a radiação solar é absorvida e reemitida da superfície da Terra é fundamental para o efeito estufa (Fig. 125-3).

TEMPERATURA

A mudança climática se tornou quase sinônimo de aquecimento global, como um sinal claro da elevação das concentrações de gás de efeito estufa tem sido um aumento na temperatura média da superfície global de aproximadamente 0,85°C desde 1880. Contudo, esse aquecimento médio camufla o aquecimento que está ocorrendo muito mais rápido em certas regiões. O Ártico teve um aquecimento global duas vezes mais rápido, e os invernos estão se aquecendo mais rápido do que os verões. As temperaturas noturnas mínimas também estão se elevando mais rápido do que as temperaturas máximas diurnas. Cada uma dessas nuanças tem relação com a incidência das doenças infecciosas em geral e com as doenças transportadas por vetores especificamente.

Uma projeção moderada baseada na melhor evidência científica disponível sugere que as temperaturas globais médias irão aquecer um adicional de 1,4 a 3,1°C até 2100 comparado com o período de 1986 a 2005. Devido à mudança climática, ondas de calor extremo já se tornaram mais comuns, e espera-se que sejam ainda mais frequentes no final deste século. Além de contribuir diretamente para a morbidade e a mortalidade em populações humanas, as ondas de calor secam as colheitas e contribuem substancialmente para perdas na agricultura. Por exemplo, a onda de calor de 2010 na Rússia, que foi de uma gravidade sem precedentes, contribuiu para a queima de centenas de florestas que gerou uma poluição ambiental suficiente para matar cerca de 56 mil pessoas e queimou cerca de 300 mil acres de colheitas, incluindo aproximadamente 25% dos campos de trigo do país. As deficiências nutricionais estão por trás de uma porção substancial da carga global de muitas doenças infecciosas.

PRECIPITAÇÃO

Além da alteração na temperatura, a emissão de gás de efeito estufa e o consequente aumento na energia na atmosfera terrestre têm influenciado o ciclo da água no planeta. Desde 1950, aumentos substanciais nos eventos de maior precipitação (i.e., aqueles acima do percentil 95) têm sido observados na Europa e na América do Norte. Enquanto tendências acima daquele intervalo são menos claras em outras regiões devido aos dados limitados, regiões do sudeste da Ásia e do sul da América do Sul provavelmente também têm experimentado fortes precipitações. Outras áreas têm visto maiores secas, notadamente o sul da Austrália e o sudoeste dos Estados Unidos.

Uma atmosfera mais quente retém mais vapor de água. Especificamente, o ar retém 6 a 7,5% a mais de vapor de água para cada grau (Celsius) de aquecimento na parte inferior da atmosfera. Para as áreas que tradicionalmente têm tido mais precipitação em média, o aquecimento tende

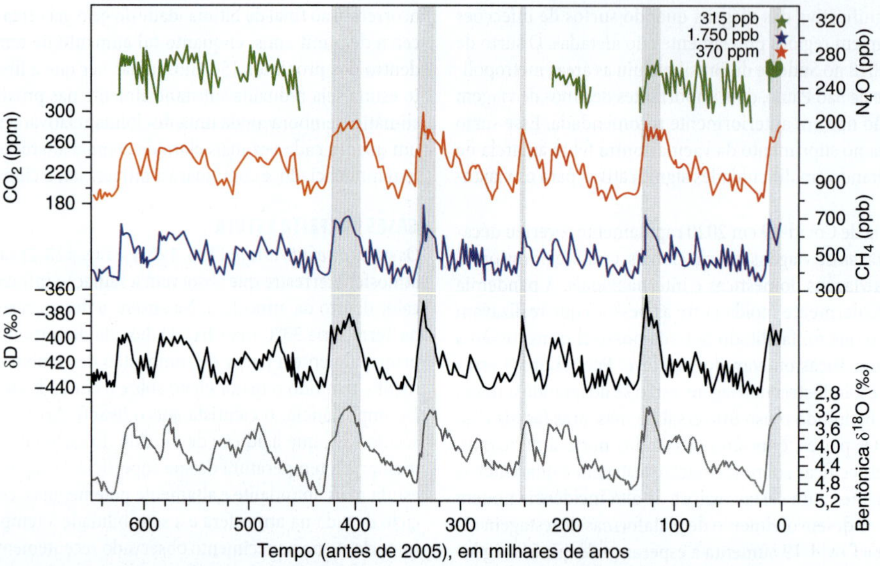

FIGURA 125-1 **Visão geral da temperatura da Terra e gases de efeito estufa primários ao longo dos últimos 600 mil anos.** Variações do deutério (δD; *preto*) servem como um substituto para a temperatura. As concentrações atmosféricas dos gases de efeito estufa – CO_2 (*vermelho*), CH_4 (*azul*) e óxido nitroso (N_2O; *verde*) – foram derivadas de ar capturado dentro dos núcleos gelados da Antártica e de recentes medidas atmosféricas. As áreas sombreadas indicam períodos interglaciais. Os registros marítimos bentônica $\delta^{18}O$ (*cinza-escuro*) são um substituto para as flutuações do volume de gelo global e podem ser comparados com os dados do núcleo de gelo. As tendências para baixo na curva bentônica $\delta^{18}O$ refletem aumento dos volumes de gelo em terra. As *estrelas* indicam concentrações atmosféricas do ano 2000. Os níveis de CO_2 excederam 400 ppm em 2013 e estão se elevando em uma velocidade de 2-2,5 ppm por ano. ppm, partes por milhão; ppb, partes por bilhão *(Do Intergovernmental Panel on Climate Change Fourth Assessment Report. Working Group I. Cambridge University Press, 2007, Fig. 6.3.)*

a promover eventos de precipitação mais intensos. Em contrapartida, em regiões com tendência à seca, o aquecimento tende a resultar em maiores períodos entre as chuvas e no risco de seca. Inundações e secas têm sido associadas a surtos de doenças infecciosas transmitidas pela água.

FURACÕES

Os oceanos absorvem 90% do excesso de calor que os gases de efeito estufa têm mantido na atmosfera desde os anos 1960. O calor do oceano fornece energia para os furacões, e os anos mais quentes tendem a aumentar sua atividade. Uma análise das observações de satélite de 1983 a 2005 tem mostrado uma tendência em direção a uma maior gravidade – apesar de uma frequência decrescente – de furacões do Atlântico. O modelo de ciclones tropicais futuros sugere que a sua intensidade pode aumentar em 2 a 11% até 2100 e que a tempestade média irá trazer 20% mais precipitação de chuva.

ELEVAÇÃO DO NÍVEL DO MAR

Entre 1901 e 2010, o nível global do mar se elevou cerca de 200 mm, ou cerca de 1,7 mm por ano em média. De 1993 a 2010, a velocidade de elevação quase dobrou – isto é, para 3,2 mm anualmente. A maior parte dessa elevação no nível do mar resultou da expansão térmica da água. O derretimento do gelo glacial é o segundo fator mais importante, e a sua contribuição está acelerando. Até 2100, o nível global do mar pode se elevar 0,8 a 2 m, com uma taxa de elevação anual de 8 a 16 mm no final do século. O gelo derretido da Groenlândia e da Antártica é o maior contribuidor para a elevação do nível do mar.

A elevação do nível do mar não é uniforme. A velocidade de elevação na costa leste da América do Norte tem sido aproximadamente o dobro da velocidade global. Combinado com a elevação do nível do mar está o afundamento das áreas litorâneas devido ao assentamento populacional. Na ausência de aumento do nível de aterros, uma estimativa de 300 milhões de pessoas que vivem próximo ao litoral em todo o mundo estará em risco de inundação em 2050 devido aos efeitos de afundamento, erosão e elevação do nível do mar.

Juntamente com tempestades extremas e o uso excessivo dos aquíferos costais, a elevação dos oceanos também contribui para a salinização das águas subterrâneas da costa. Cerca de 1 bilhão de pessoas depende dos aquíferos costais para ter água potável.

OSCILAÇÕES AO SUL PELO EL NIÑO

As *oscilações ao sul devido ao El Niño* (ENSO) se referem a alterações periódicas na temperatura das águas no leste do Oceano Pacífico que ocorrem aproximadamente a cada 5 anos. Os ciclos ENSO têm efeitos dramáticos sobre o clima em todo o globo. As temperaturas mais quentes que a média da água no Pacífico leste definem os *eventos El Niño* (ver adiante), enquanto temperaturas mais frias que a média da água definem os períodos La Niña. Evidências estão se acumulando de que as mudanças climáticas podem estar aumentando a frequência e a gravidade dos eventos El Niño.

TABELA 125-1 ■ Gases de efeito estufa: fontes, dissipadores e força

Gás	Fontes humanas	Dissipadores[a]	Força radioativa[b] (intervalo de confiança de 95%)
Dióxido de carbono (CO_2)	Combustão de combustíveis fósseis, desmatamento	Captação por oceanos (~30%), plantas	1,68 (1,33-2,03)
Metano (CH_4)	Produção de combustíveis fósseis, animais ruminantes, decomposição em lixeiras	Radicais hidroxila na troposfera	0,97 (0,74-1,20)
Óxido nitroso (N_2O)	Fertilizantes, combustão de combustíveis fósseis, queima de biomassa, esterco de gado	Fotólise na estratosfera	0,17 (0,14-0,23)
Halocarbonos	Gases refrigerantes, isolamento elétrico, produção de alumínio	Radicais hidroxila na troposfera, luz do sol na estratosfera	0,18 (0,01-0,35)

[a]Nesta tabela, um *dissipador* se refere ao local no qual os gases de efeito estufa são armazenados naturalmente ou ao mecanismo pelo qual eles são destruídos. [b]A *força radioativa*, medida em watts por metro quadrado, se refere a quanto uma entidade pode alterar o equilíbrio de entrada e saída de radiação da atmosfera da Terra. Ela é medida em relação a uma linha de base pré-industrial (i.e., 1750). Os gases de efeito estufa têm uma "força" positiva; ou seja, no equilíbrio, eles aumentam a quantidade de radiação (e especificamente a radiação infravermelha) que é retida na atmosfera da Terra.

Fontes: Intergovernmental Panel on Climate Change Fifth Assessment Report, Working Group 1, Chapter 8; American Chemical Society "Greenhouse gas sources and sinks," available at *www.acs.org/content/acs/en/climatescience/greenhousegases/sourcesandsinks.html.*

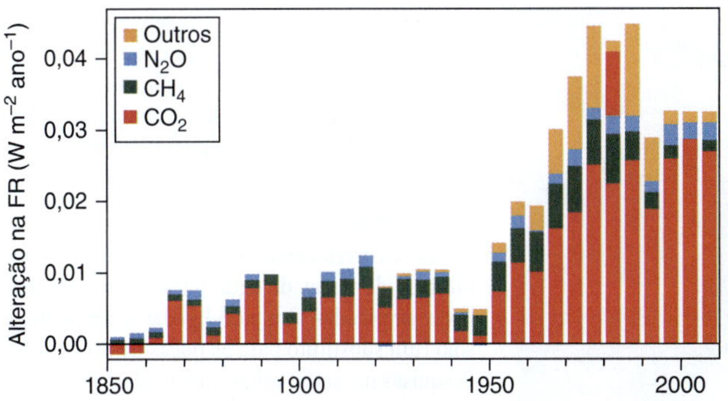

FIGURA 125-2 Aceleração da força radioativa (FR) a partir da liberação dos principais gases de efeito estufa, 1850-2011. Para definição de *força radioativa*, ver nota de rodapé *b* da **Tabela 125-1**. *(De Intergovernmental Panel on Climate Change Fifth Assessment Report, Working Group 1, p. 677, Fig. 8.6.)*

Os eventos El Niño levam a alterações no clima em todo o mundo (Fig. 125-4) e estão associados a eventos extremos e, consequentemente, a taxas mais altas de morbidade e mortalidade. O furacão Mitch, um dos mais potentes já observados, com ventos que atingiram 290 km/h, despejaram 1 a 1,8 m de chuva durante 72 horas em partes de Honduras e Nicarágua. Como resultado dessa tempestade, 11 mil pessoas morreram e 2,7 milhões ficaram desabrigadas. Surtos de cólera, leptospirose e dengue ocorreram como consequência da tempestade.

MIGRAÇÃO POPULACIONAL E CONFLITOS

O desfecho final comum de todos os efeitos das mudanças climáticas é o deslocamento humano. A elevação do nível do mar, o calor e a precipitação extremos, as secas e a salinização dos suprimentos de água conspiram para tornar as regiões (inclusive algumas habitadas por humanos há milênios) inabitáveis. Entre as pessoas que emigrarão devido às mudanças climáticas no futuro próximo, podem estar os 8 milhões de habitantes de ilhas baixas ao sul do Pacífico, as quais são vulneráveis a elevações no nível do mar.

A mudança climática também pode estar contribuindo para crises e conflitos humanitários. Uma grave seca em 2011 no Leste da África pode ter incitado a fome na Somália, que resultou em 1 milhão de refugiados; as taxas de mortalidade atingiram 7,4/10.000 em alguns campos de refugiados. As perdas em colheitas associadas à onda de calor na Rússia em 2010 levou esse país a suspender a exportação de grãos, causando a elevação dos preços dos grãos no mercado mundial e conflitos por alimentos em nações em desenvolvimento.

EFEITOS DA MUDANÇA CLIMÁTICA SOBRE AS DOENÇAS INFECCIOSAS

A incidência da maioria das doenças infecciosas, se não de todas, depende do clima. Para qualquer infecção, contudo, a mudança climática é um dos muitos fatores que determinam a epidemiologia da doença. Em momentos nos quais a alteração do clima cria condições favoráveis para a disseminação de infecções, as doenças podem ser mantidas sob controle por meio de intervenções como controle de vetores ou tratamento com antibióticos.

A detecção da influência da mudança climática em uma doença humana emergente pode ser desafiadora. As pesquisas com patógenos de animais, que na maioria das vezes são menos bem monitoradas e sofrem menos intervenções do que ocorre com os seres humanos, têm sugerido como a mudança climática pode influenciar a disseminação das doenças. Por exemplo, o ciclo de vida dos parasitas nematódeos do caribu e do boi almiscarado se encurta à medida que a temperatura se eleva. Como o Ártico tem se aquecido, tem sido observada uma maior carga de nematódeos e, consequentemente, maiores taxas de morbidade e mortalidade. Outros exemplos de animais, como a disseminação do parasita protozoário *Perkinsus marinus* em ostras, demonstram como o aquecimento pode permitir a expansão do alcance de patógenos previamente mantidos sob controle por temperaturas mais baixas.

À medida que estes e outros exemplos de estudos de animais são esclarecidos, a influência da mudança climática nas doenças infecciosas pode ser pronunciada. As seções a seguir lidam com as doenças infecciosas para as quais as pesquisas têm explorado a influência da mudança climática.

DOENÇAS TRANSMITIDAS POR VETORES

Como os insetos são animais de sangue frio, a temperatura ambiente dita a sua distribuição geográfica. Com aumentos na temperatura (em particular, as temperaturas noturnas mínimas), os insetos são liberados para se mover em direção aos polos e subir as montanhas. Ao mesmo tempo, à medida que novas áreas se tornam climaticamente adequadas, os hábitats atuais do mosquito podem se tornar inadequados como resultado de calor extremo.

Além disso, os insetos tendem a ser sensíveis à disponibilidade de água. Os mosquitos que transmitem malária, dengue e outras infecções

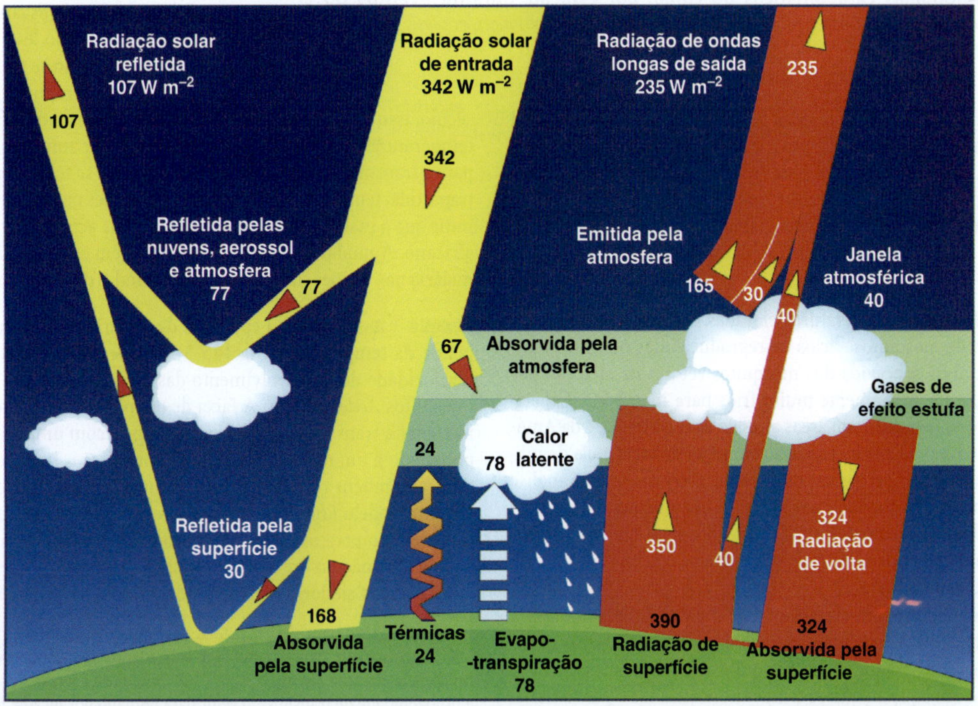

FIGURA 125-3 Equilíbrio energético da Terra. *(Reimpressa com permissão de JT Kiehl: Earth's annual global mean energy budget. Bull Am Meteor Soc 78:197, 1997. © American Meteorological Society. Usado com permissão.)*

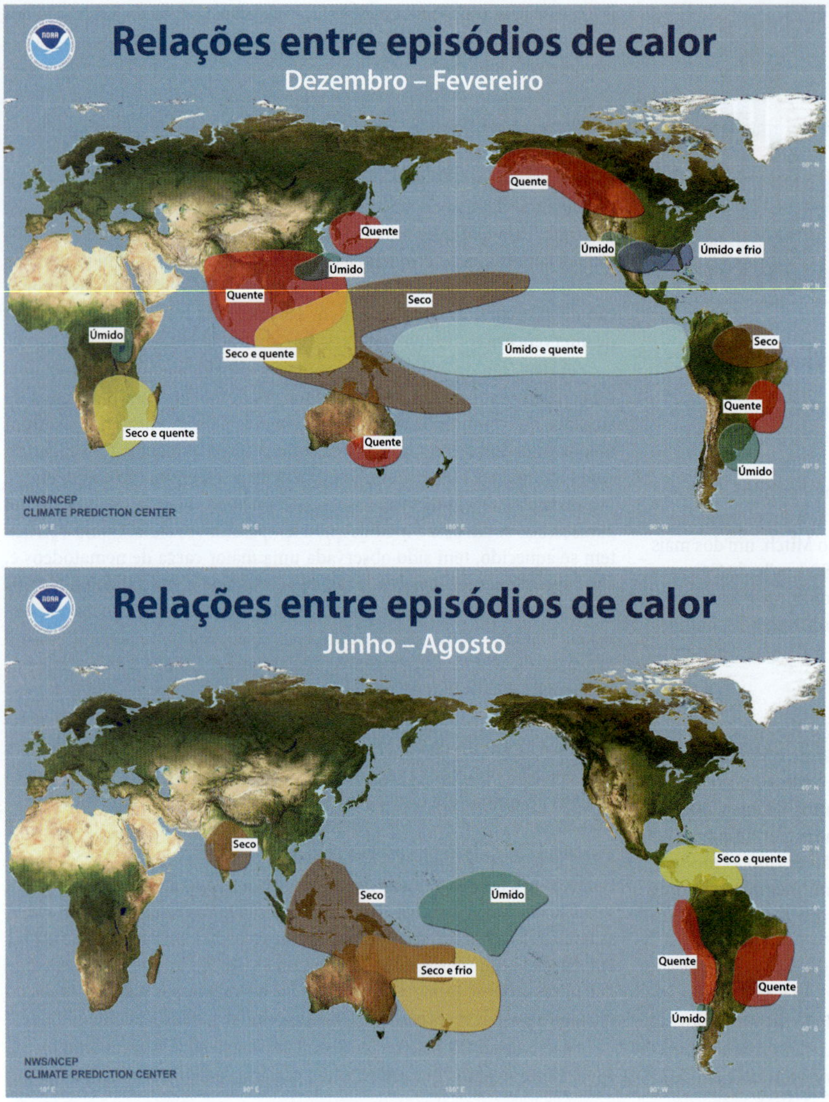

FIGURA 125-4 Anomalias características do clima, por estação, durante eventos do El Niño. *(Fonte: Climate Prediction Center, https://www.cpc.ncep.noaa.gov/products/analysis_monitoring/impacts/warm_impacts.shtml.)*

podem procriar em poças de água criadas por fortes aguaceiros. Como foi observado na Amazônia, as poças de procriação também podem aparecer durante períodos de seca, quando os rios recuam e deixam para trás poças de água estagnada para os mosquitos *Anopheles*. Essas circunstâncias despertaram o interesse no impacto potencialmente favorável da intensificação do ciclo da água sobre a disseminação das doenças transmitidas por mosquitos.

Malária • TEMPERATURA Temperaturas elevadas promovem maior incidência de picadas de mosquitos, ciclos de reprodução dos parasitas mais curtos e o potencial de sobrevida dos mosquitos vetores da infecção por *Plasmodium* em locais previamente muito frios para mantê-los. Experimentos com modelos identificaram áreas altas do leste da África e da América do Sul como talvez mais vulneráveis ao aumento da incidência da malária como resultado de temperaturas em elevação. Além disso, uma análise de malária interanual no Equador e na Colômbia documentou uma maior incidência de malária em maiores altitudes em anos mais quentes. As populações das montanhas podem ser mais vulneráveis à epidemia de malária porque elas não têm imunidade.

Embora a temperatura em elevação tenha o potencial de expandir a extensão viável da doença, a incidência da malária não está linearmente associada à temperatura. Enquanto os mosquitos e os parasitas podem se adaptar a um clima em aquecimento, a temperatura atual ideal para a transmissão de malária é de cerca de 25°C, com uma faixa de temperaturas de transmissão entre 16 e 34°C. As temperaturas em elevação também podem ter efeitos diferenciais no desenvolvimento de parasitas durante a incubação externa e sobre o ciclo gonotrófico dos mosquitos. A assincronia entre esses dois processos sensíveis à temperatura tem mostrado reduzir a capacidade vetorial dos mosquitos.[1]

PRECIPITAÇÃO A abundância de mosquitos *Anopheles* se correlaciona fortemente com a disponibilidade de poças de água para procriação, e as taxas de picadas têm sido ligadas à umidade do solo (um substituto para as poças de procriação). Pesquisas nas montanhas do leste da África documentaram que a variação na precipitação de chuva ao longo do tempo tem fortalecido a associação entre precipitação e a incidência da doença. Esses efeitos da precipitação de promover a doença podem ser neutralizados pelo potencial de eliminação das larvas do mosquito dos locais de procriação das precipitações extremas.

PROJEÇÕES Modelos climáticos começaram a fornecer produtos em escala regional, permitindo projeções de regiões de clima adequado para ajudar as autoridades de saúde locais e nacionais. Os modelos de clima expressam as faixas de temperatura e precipitação necessárias para a transmissão da malária, mas não conseguem estimar a capacidade dos programas de controle de malária de sustar a disseminação da doença. A redução global na distribuição da malária ao longo dos últimos séculos torna claro que, mesmo com a mudança climática, a malária ocorre em muito menos lugares hoje devido às intervenções de saúde pública.

A despeito dos intensos esforços, a malária permanece a maior causa de morbidade e morte das doenças transmitidas por vetor no mundo. Particularmente em regiões que são mais afetadas por malária e onde a infraestrutura de saúde pública é inadequada para contê-la, o modelo de clima pode fornecer uma ferramenta útil para determinar onde a doença pode se disseminar. Estudos com modelos na África Subsaariana têm sugerido que, embora as nações do leste africano possam englobar regiões que irão se tornar mais adequadas climaticamente para malária ao longo deste século, isso pode não ocorrer nas nações do oeste da África. Até 2100, as temperaturas no oeste da África podem exceder amplamente aquelas ideais para a transmissão da malária, e o clima pode se tornar mais seco; em contrapartida, temperaturas mais altas e alterações na precipitação podem permitir que a malária se movimente montanha acima para os países do leste africano. A mudança climática pode também criar condições favoráveis à malária nas regiões subtropicais e temperadas das Américas, Europa e Ásia.

Dengue Assim como a epidemia de malária, a epidemia de dengue depende da temperatura (Fig.125-5). Temperaturas mais altas aumentam a velocidade de desenvolvimento das larvas e aceleram o surgimento de mosquitos *Aedes* adultos. A faixa de temperatura diária também pode influenciar a transmissão do vírus da dengue, com uma faixa menor correspondendo a um maior potencial de transmissão. Temperaturas < 15°C ou > 36°C também reduzem substancialmente a alimentação do mosquito. Em um modelo *Rhesus* de dengue, a replicação viral pode ocorrer em até 7 dias com temperatura > 32 a 35°C; com 30°C, a replicação leva ≥ 12 dias; e a replicação não ocorre de forma confiável com 26°C. A pesquisa sobre dengue na Nova Caledônia tem mostrado um pico de transmissão com cerca de

[1] *rVc* é a capacidade vetorial relativa ao coeficiente populacional vetor:humano e é definida pela equação $rVc = a^2 b_h b_m e^{-\mu_m n}/\mu_m$, em que *a* é a taxa de picada do vetor; b_h é a probabilidade de transmissão vetor para humano por picada; b_m é a probabilidade de infecção vetor para humano por picada; *n* é a duração do período de incubação extrínseco; e μ_m é a taxa de mortalidade do vetor.

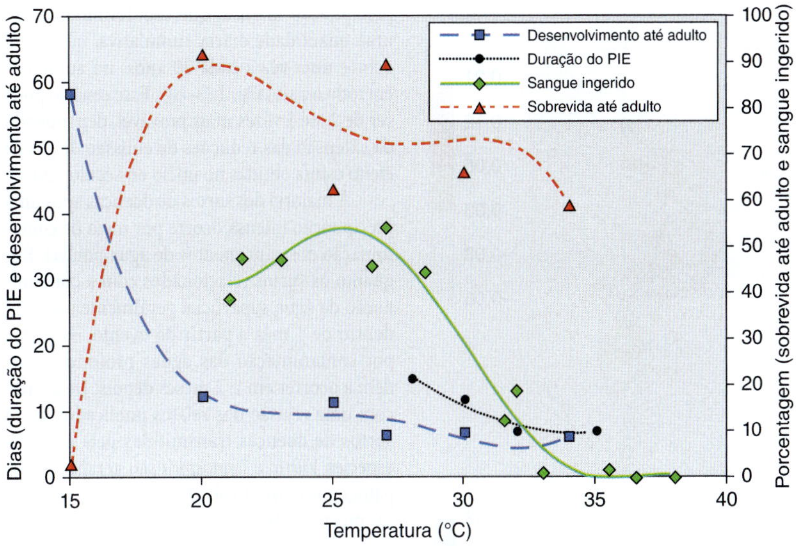

FIGURA 125-5 Efeitos da temperatura nas variáveis associadas à transmissão da dengue. São apresentados o número de dias necessários para o desenvolvimento de mosquitos *Aedes aegypti* imaturos em adultos, a duração do período de incubação extrínseco (PIE) do vírus da dengue do tipo 2, a porcentagem de mosquitos *A. aegypti* que completam uma refeição de sangue dentro de 30 minutos após uma fonte de sangue ser disponibilizada e a porcentagem de larvas de *A. aegypti* que sobrevivem até a idade adulta. *(Reproduzida de CW Morin et al: Climate and dengue transmission: Evidence and implications. Environ Health Perspect 121:1264, 2013.)*

32°C, refletindo efeitos combinados de um período de incubação extrínseco mais curto, uma maior frequência de alimentação e um desenvolvimento mais rápido dos mosquitos. Junto com a temperatura, o pico de umidade relativa é um forte preditor de surtos de dengue.

A associação entre epidemias de dengue e precipitações é menos consistente nas revisões de literatura, possivelmente devido à maior segurança do mosquito vetor em locais domésticos de procriação do que em poças d'água naturais. Por exemplo, em alguns estudos, o maior acesso a suprimento de água encanada tem sido ligado à epidemia de dengue, presumivelmente devido ao aumento de armazenamento domiciliar de água associado. Todavia, vários estudos estabeleceram a precipitação pluviométrica como um preditor do momento sazonal da epidemia de dengue.

A distribuição atual global de dengue se sobrepõe amplamente à disseminação geográfica de mosquitos *Aedes* (Fig. 125-6). A presença de *Aedes* sem endemia de dengue em grandes regiões da América do Norte e do Sul e da África ilustra a relevância de variáveis além do clima na incidência da doença. Todavia, modelos climáticos epidemiológicos acoplados sugerem mudanças dramáticas na capacidade vetorial relativa para a dengue no final deste século se não houver ou se houver muito pouca atenuação da emissão de gás de efeito estufa (Fig. 125-7).

Outras infecções por arbovírus A mudança climática pode favorecer o aumento da disseminação geográfica de outras doenças arbovirais, incluindo a doença pelo vírus zika, a febre chikungunya, a doença do vírus do Nilo Ocidental e a encefalite equina do leste. O vírus zika veio para o hemisfério ocidental a partir da Polinésia Francesa por volta de 2013 e rapidamente se espalhou no Brasil em 2016. Embora as viagens aéreas fossem essenciais para a disseminação do vírus nas Américas, as evidências disponíveis sugerem que o evento do El Niño de 2015 forneceu o clima ideal para a infecção se instalar e se espalhar. O *A. aegypti* é o vetor primário para o vírus zika. A doença do vírus chikungunya surgiu na Itália em 2007, tendo sido anteriormente uma doença principalmente de nações africanas. Os modelos climáticos predizem que, se houver vetores competentes, as condições serão adequadas para o vírus chikungunya se fixar na Europa ocidental, especialmente na França, na primeira metade do século XXI. Na América do Norte, as áreas favoráveis aos surtos de vírus do Nilo Ocidental devem se desviar para o norte neste século. Os pontos críticos atuais na América do Norte são o Vale Central da Califórnia, o sudoeste do Arizona, o sul do Texas e a Luisiana, que têm climas compatíveis e reservatórios de aves para a doença. No meio do século, o Meio-Oeste superior e a Nova Inglaterra serão climaticamente mais adequados ao vírus do Nilo Ocidental; no final do século, a área de risco pode se desviar ainda mais para o norte, para o sul do Canadá. Se a doença irá se mover mais para o norte vai depender da disponibilidade de reservatório e de programas de controle do mosquito, entre outros fatores.

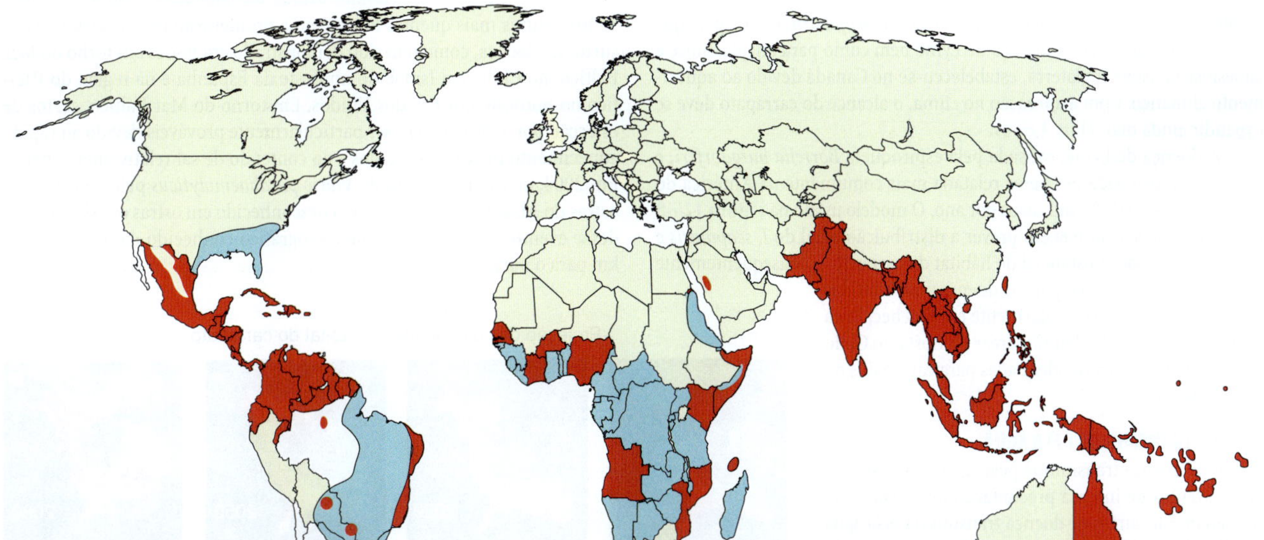

FIGURA 125-6 Distribuição do mosquito *Aedes aegypti* (*azul*) e da epidemia de dengue (*vermelho*). *(Mapa produzido pelo Agricultural Research Service do U.S. Department of Agriculture.)*

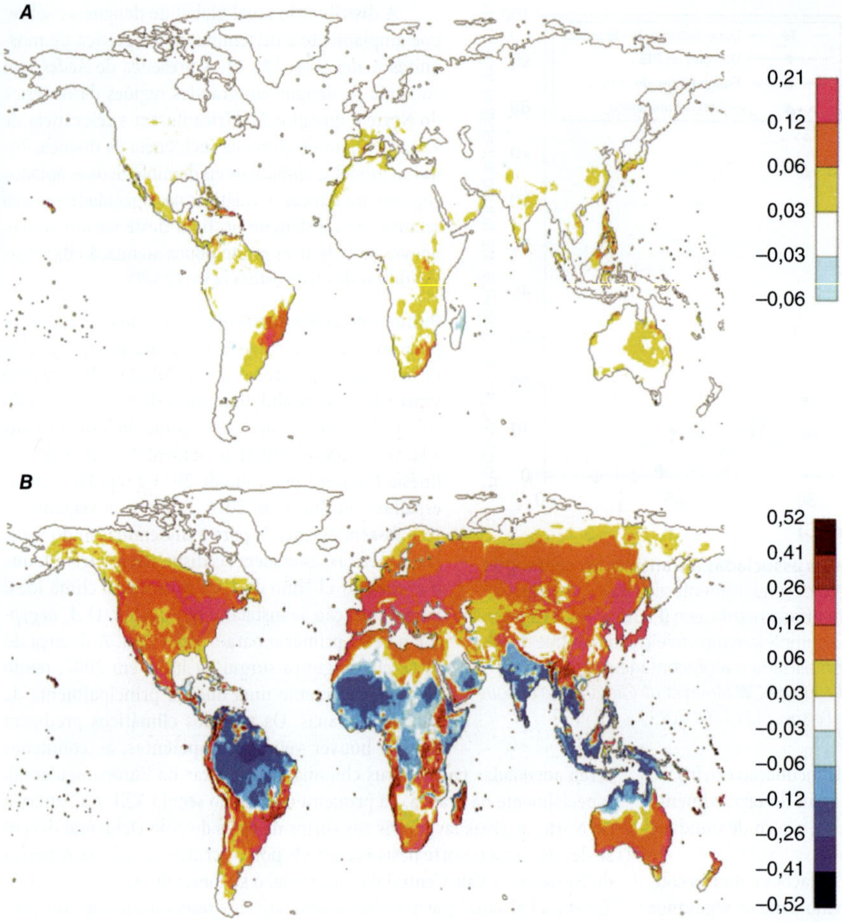

FIGURA 125-7 Tendência da média anual do potencial global de epidemia de dengue (*rVc*). As diferenças no rVc são baseadas em médias de 30 anos de temperatura e faixa diária de temperatura. ***A.*** Diferenças entre 1980-2009 e 1901-1930. ***B.*** Diferenças entre 2070-2099 e 1980-2009. O valor médio de rVc foi medido a partir da média de cinco modelos de clima global sob RCP 8,5, um cenário de alta emissão de gás estufa. A barra de cor descreve o valor do rVc. *(De J Liu-Helmersson et al: Vectorial capacity of Aedes aegypti: Effects of temperature and implications for global dengue epidemic potential. PLoS Med 9:e89783, 2014.)*

Doença de Lyme Nas últimas décadas, o *Ixodes scapularis*, o carrapato que é o vetor primário para a doença de Lyme bem como para anaplasmose e babesiose na Nova Inglaterra, estabeleceu-se no Canadá devido ao aquecimento climático. Com a alteração no clima, o alcance do carrapato deve se expandir ainda mais (Fig. 125-8).

A doença de Lyme, causada pela espiroqueta *Borrelia burgdorferi*, é a doença transmitida por vetor relatada mais comumente na América do Norte, com cerca de 30 mil casos por ano. O modelo usado na Figura 125-8 mostrou 95% de acurácia em prever a distribuição atual do *I. scapularis* e sugere a expansão substancial do hábitat do carrapato e consequentemente das populações em risco para as doenças transmitidas por esse carrapato, particularmente em Quebec, Iowa e Arkansas até 2080. Algumas áreas da Costa do Golfo podem se tornar menos adequadas para carrapatos no final do século.

DOENÇA TRANSMITIDA PELA ÁGUA

Surtos de doença transmitida pela água estão associados a eventos de intensa precipitação de chuva. Uma revisão de 548 surtos de doença transmitida pela água nos Estados Unidos observou que 51% foram precedidos por níveis de precipitação acima do percentil 90. Desde 1900, a maioria das regiões dos Estados Unidos, exceto o sudoeste e o Havaí, tem experimentado um aumento nas precipitações pluviométricas intensas (Fig. 125-9), com a maior intensificação do ciclo da água na Nova Inglaterra e no Alasca. Os modelos climáticos sugerem que, até 2100, os eventos diários de precipitação intensa, que são definidos como uma quantidade diária cumulativa, que agora ocorre uma vez a cada 20 anos, irá aumentar em todo o país (Fig. 125-10). Esse cenário pode ser de 2 até 5 vezes mais provável, dependendo da extensão das reduções de emissão de gás de efeito estufa obtidas no início do século XXI.

A maioria dos surtos de doenças após uma precipitação intensa ocorre por meio de contaminação dos suprimentos de água potável. Enquanto os surtos relacionados com a contaminação da água superficial geralmente ocorrem dentro de 1 mês a partir do evento, os surtos por contaminação das águas profundas tendem a ocorrer em ≥ 2 meses depois. De acordo com uma revisão dos relatos publicados sobre surtos de doenças transmitidas pela água, as espécies *Vibrio* e *Leptospira* são geralmente os patógenos mais envolvidos no rastro de intensas precipitações.

Sistemas de esgoto combinados Aproximadamente 40 milhões de pessoas nos Estados Unidos e mais milhões em todo o mundo dependem de sistemas de esgoto combinados, nos quais a água da chuva e os resíduos sanitários convergem na mesma tubulação para unidades de tratamento. Esses sistemas foram projetados com base no clima do século XIX, no qual as chuvas intensas eram menos frequentes do que são hoje. A frequência de transbordamento desses sistemas de esgoto combinados resultando em liberação de água de esgoto não tratada, geralmente em reservatórios ou cursos de água limpa, tem aumentado em cidades em todo o mundo. Os transbordamentos estão associados à descarga de metais pesados e de outros poluentes químicos, bem como de inúmeros patógenos. Surtos de hepatite A, infecção por *Escherichia coli* O157:H7 e doença por criptosporos têm sido associados com transbordamento de esgotos nos Estados Unidos.

Temperaturas em elevação e espécies *Vibrio* Temperaturas mais quentes favorecem a proliferação de espécies *Vibrio* e surtos de doença, como tem sido demonstrado em países em torno do Mar Báltico, no Chile, em Israel, no noroeste da Espanha e na região do Pacífico no noroeste dos Estados Unidos. Em torno do Mar Báltico, surtos de infecção por *Vibrio* podem ser particularmente prováveis devido ao rápido aquecimento próximo aos polos e ao conteúdo de sal relativamente baixo. Em 2004, ocorreu um surto de *Vibrio parahaemolyticus* pelo consumo de ostras do Alasca. Esse patógeno era desconhecido em ostras do Alasca antes desse evento e estendeu o alcance geográfico conhecido da doença 1.000 km para o norte.

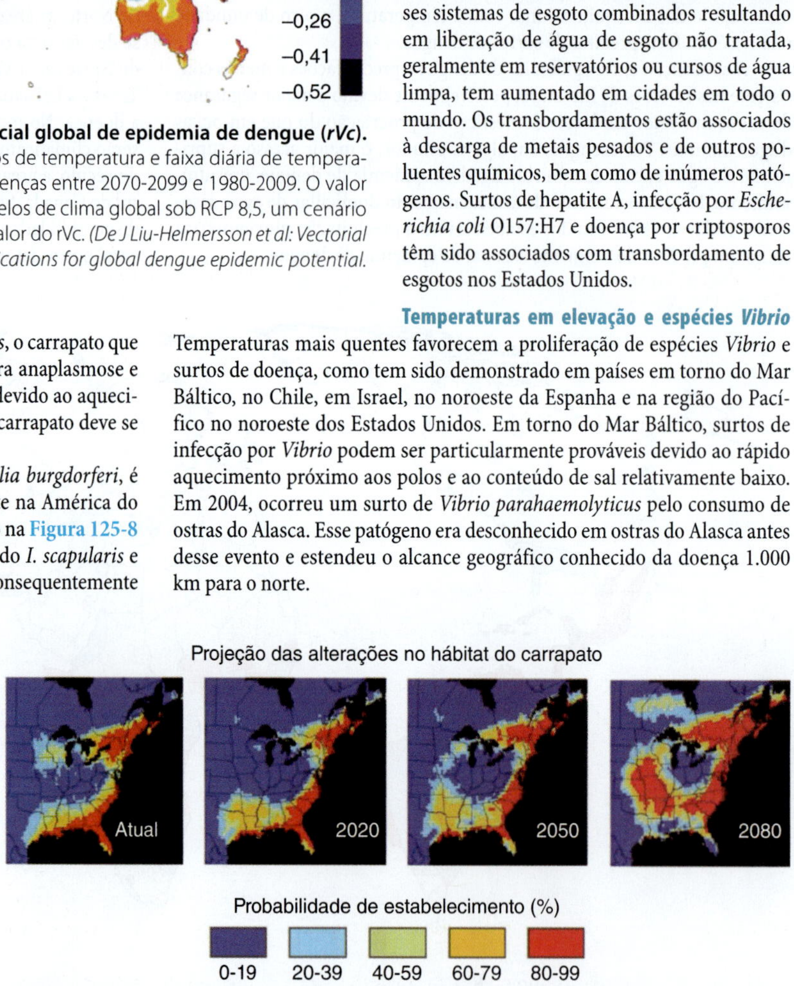

FIGURA 125-8 Probabilidade de estabelecimento atual e projetada do *Ixodes scapularis*. *(De U.S. National Climate Assessment 2014, adaptada de JS Brownstein et al: Effect of climate change on Lyme disease risk in North America. Ecohealth 2:38, 2005.)*

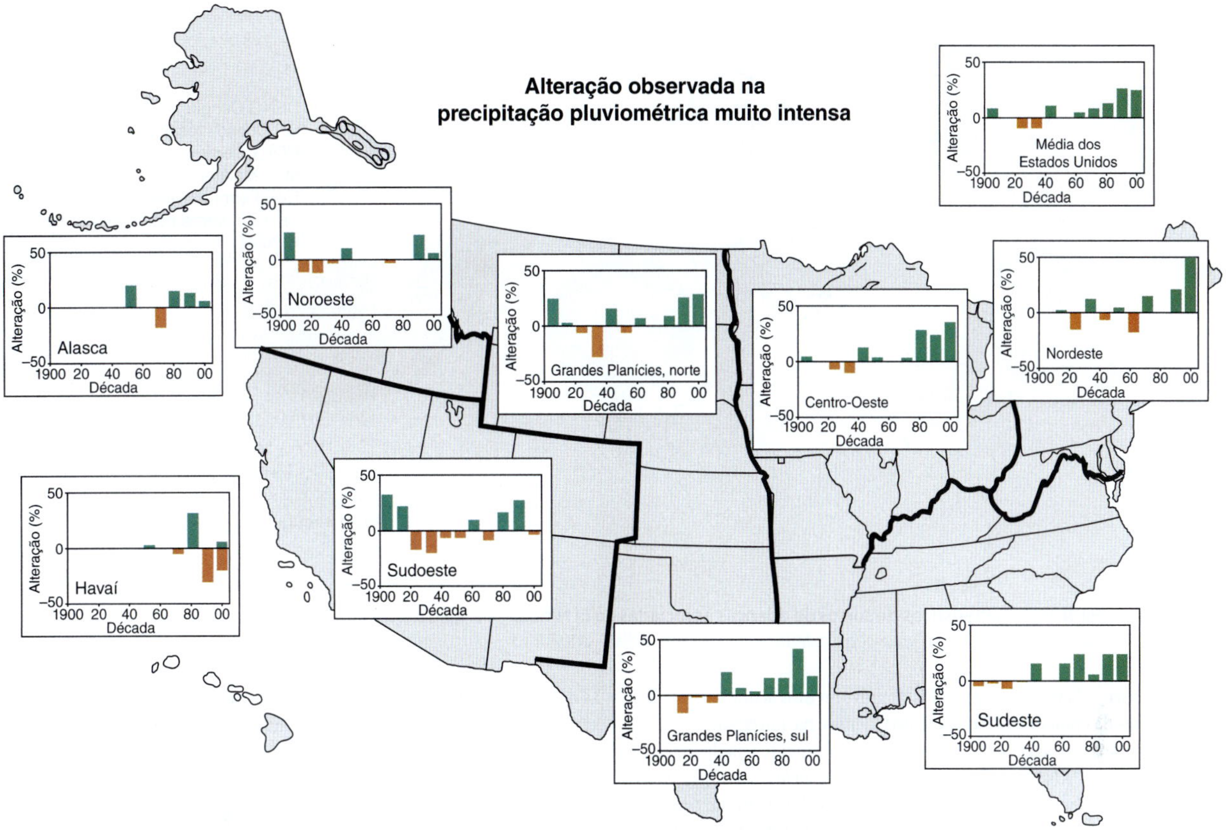

FIGURA 125-9 **Alterações percentuais na quantidade anual de precipitação em eventos muito intensos,** definidos como o 1% mais intenso de todos os eventos diários de 1901-2012 para cada região. As alterações são relativas à média de 1901-1960 para todas as regiões, exceto os valores para o Alasca e o Havaí, que são relativos à média de 1951-1980. *(De U.S. National Climate Assessment 2014, NOAA National Climate Data Center/Cooperative Institute for Climate and Satellites, North Carolina.)*

Surtos relacionados ao ENSO No passado, os eventos do El Niño eram usados como um modelo para investigar o potencial para epidemias de doenças infecciosas relacionadas a climas extremos que ocorriam em associação com mudanças climáticas. Evidências recentes indicam que a própria mudança climática pode estar fortalecendo os eventos El Niño. Esses eventos tendem a promover infecções epidêmicas em certas regiões (Fig. 125-11).

Associações do El Niño com surtos da febre do vale do Rift, no leste e no sul da África, são conhecidas desde os anos 1950. O El Niño favorece condições de umidade adequadas para os insetos vetores da doença nessas regiões. Devido à forte associação entre as condições do El Niño e a incidência de doenças, os modelos têm previsto com sucesso epidemia de febre do vale do Rift em seres humanos e em animais. No período do El Niño de 2006 a 2007,

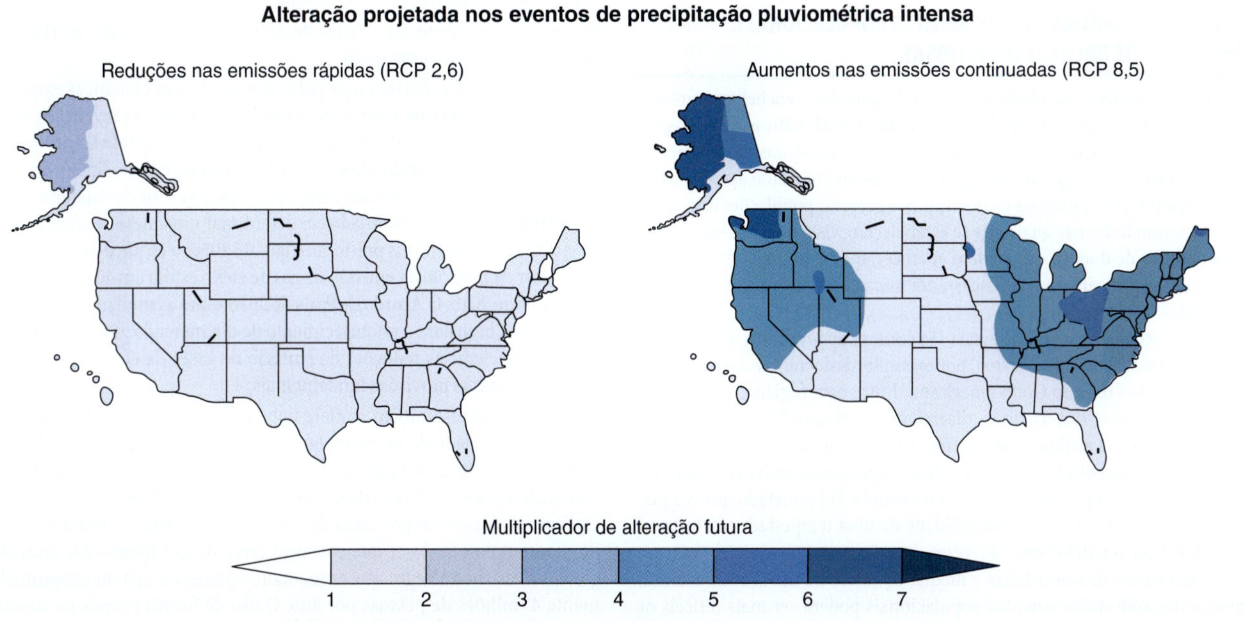

FIGURA 125-10 **Frequência aumentada de eventos diários de precipitação extrema** (definidos como uma quantidade diária que ocorre agora uma vez a cada 20 anos) no final do século XXI (2081-2100) comparada com a frequência no final do século XX (1981-2000). Uma via representativa da concentração (RCP) descreve um clima futuro plausível baseado em uma força radioativa líquida (p. ex., 2,6 ou 8,5) em 2100. *(De U.S. National Climate Assessment 2014, NOAA National Climate Data Center/Cooperative Institute for Climate and Satellites, North Carolina.)*

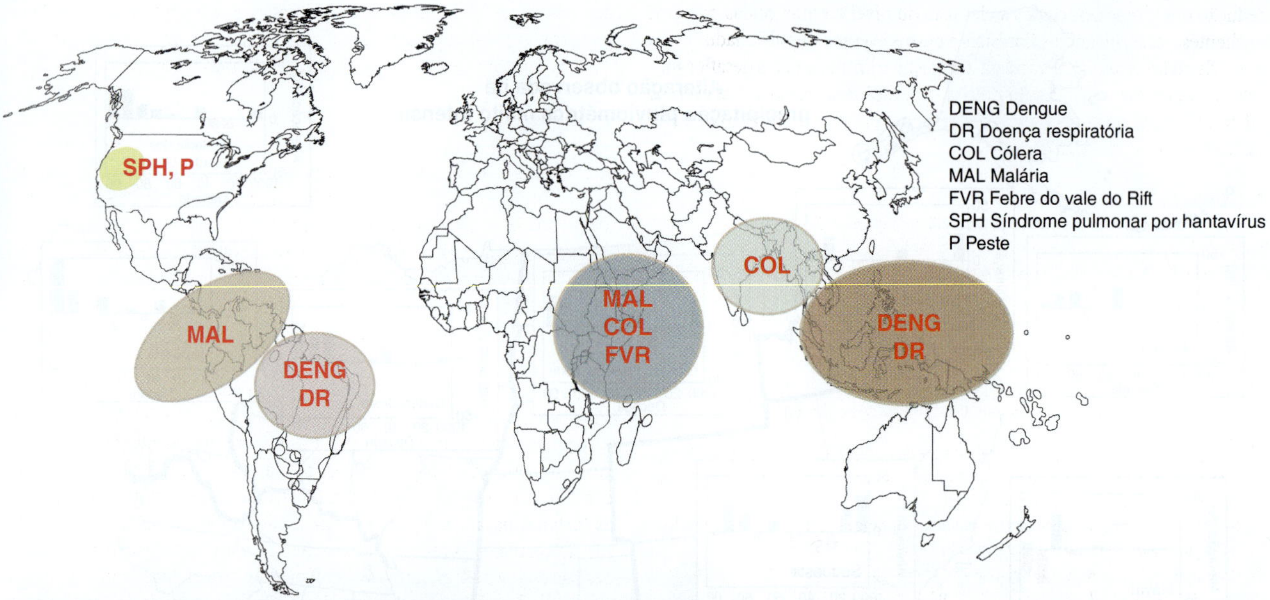

FIGURA 125-11 Padrões característicos de surtos de doenças associadas ao El Niño determinadas com base nas condições de 2006-2007. *(De A Anyamba et al: Developing global climate anomalies suggest potential disease risks for 2006–2007. Int J Health Geogr 5:60, 2006.)*

por exemplo, surtos da febre do vale do Rift foram previstos acuradamente 2 a 6 semanas antes da epidemia na Somália, no Quênia e na Tanzânia.

O El Niño teve associações inconsistentes com a incidência de malária em países africanos. Algumas das associações mais fortes entre o El Niño e a malária foram identificadas na África do Sul e na Suazilândia, onde os dados disponíveis sobre a incidência são relativamente robustos; contudo, mesmo nesses casos, o risco aumentado observado não atingiu significado estatístico. Um elo mais forte com o El Niño foi encontrado em vários estudos feitos na América do Sul. Pesquisas sobre a incidência de malária na Colômbia entre 1960 e 2006 encontraram que uma elevação de 1°C de temperatura contribuiu para um aumento de 20% na incidência.

Os anos do El Niño frequentemente são associados a uma incidência aumentada de dengue. A pesquisa sobre surtos de dengue na Tailândia de 1996 a 2005 revelou que 15 a 22% da variação na incidência mensal de dengue foi atribuível ao El Niño. Na América do Sul, os dados sobre surtos de dengue entre 1995 e 2010 mostraram um aumento da incidência durante os eventos El Niño de 1997 a 1998 e 2006 a 2007.

MUDANÇA CLIMÁTICA, DESLOCAMENTO POPULACIONAL E EPIDEMIAS DE DOENÇAS INFECCIOSAS

Por muitos motivos, incluindo a carência de água doce, enchentes, carência de alimentos e conflitos estimulados por mudanças climáticas, as alterações no clima têm colocado e continuarão a colocar pressão nas populações de humanos para que migrem. As migrações humanas têm sido associadas há muito tempo com epidemias de doenças nas próprias populações migrantes e nas comunidades nas quais elas se estabelecem. Os patógenos específicos e os padrões de doença que podem aparecer após uma migração populacional se relacionam com doenças endêmicas presentes nas populações migrantes.

As migrações em grande escala são comuns após eventos de precipitações extremas. O furacão Katrina, por exemplo, deslocou cerca de 1 milhão de pessoas da Costa do Golfo americana. Entre os refugiados do Katrina, surtos de doenças respiratórias, diarreicas e cutâneas foram os mais comuns. Enquanto a atribuição de um único evento climático para o aumento da emissão de gás de efeito estufa é difícil, as pesquisas podem fornecer informações sobre a probabilidade de tais eventos. Foi projetado que o aquecimento de 1°C aumenta a probabilidade de uma tempestade tão forte ou mais forte que o Katrina em 2 a 7 vezes.

Nos países de renda baixa e média, os surtos de doenças infecciosas associados com deslocamentos populacionais podem ser mais difíceis de detectar e de responder. As pessoas forçadas a sair de suas casas em massa estão sob risco para contrair infecções causadas por qualquer patógeno que possa estar presente na população deslocada, incluindo as doenças sexualmente transmissíveis, como o vírus da imunodeficiência humana (HIV), ou as doenças transmissíveis pelo ar ou por perdigotos, como a tuberculose e o sarampo. A atenuação do risco de doenças requer o cruzamento entre o risco de migração relacionado com o clima e os focos de epidemias da doença.

UMA VISÃO MAIS AMPLA SOBRE A MUDANÇA CLIMÁTICA E A SAÚDE

Embora a mudança climática tenha implicações muito maiores para a distribuição e gravidade das doenças infecciosas no mundo todo, as maiores cargas de doenças relacionadas à mudança climática podem não se dever a infecções, ao menos primariamente. A mudança do clima interfere nas bases da saúde, como o acesso à água potável e a alimentos seguros e saudáveis; portanto, ela tem o potencial de minar o progresso contra importantes problemas de saúde existentes, como a desnutrição. Além disso, a escassez de recursos e a instabilidade climática são cada vez mais associados a conflitos. Os estudiosos têm argumentado que as grandes secas, por exemplo, que foram tornadas mais prováveis pela mudança climática, foram um fator para as revoluções da Primavera Árabe e para a guerra civil da Síria. É evidente que, sem níveis adequados de nutrição, água e abrigo, os riscos de doenças infecciosas aumentam.

A resposta da área da saúde pública às mudanças climáticas exige medidas de atenuação e de adaptação. A *atenuação* se faz na prevenção primária e envolve a redução das emissões de gás de efeito estufa na atmosfera. Embora não tenha havido uma concordância a respeito do limiar de segurança das emissões de gases de efeito estufa, os governos dos maiores países industrializados têm concordado em determinar uma meta de aquecimento de < 2°C acima dos níveis pré-industriais até 2050; o alcance dessa meta irá necessitar da redução da emissão de gás de efeito estufa em 40 a 70% abaixo dos níveis de 2010. O Acordo de Paris de 2016 sobre as mudanças climáticas oferece uma base para o estabelecimento de um mercado global de carbono que pode acelerar as reduções da emissão de gases de efeito estufa, junto com várias outras provisões fundamentais.

A atenuação também confere cobenefícios para a saúde, incluindo a melhor qualidade do ar e a menor incidência e gravidade das infecções respiratórias, em associação com menos queima de biocombustíveis e de combustíveis fósseis. O uso da queima de biocombustíveis na cozinha, por exemplo, o que é feito por cerca de 3 bilhões de pessoas ao redor do mundo, libera poluição do ar que constitui cerca de um quarto das emissões globais de carbono negro que esquentam o planeta e matam aproximadamente 4 milhões de pessoas por ano. O uso de fornos limpos na cozinha simultaneamente reduz as mudanças climáticas e a mortalidade relacionada com a poluição do ar no ambiente doméstico. É importante observar que as evidências têm demonstrado que a exposição prolongada à poluição do ar pode contribuir para o risco de mortalidade por Covid-19.

A *adaptação* climática é a prevenção secundária, sendo dirigida à redução dos danos associados a elevação do nível do mar, ondas de calor, enchentes, secas, incêndios florestais e outros eventos impulsionados pelos gases de efeito estufa. A eficácia da adaptação é limitada pelos desafios inerentes para prever a localização precisa, a duração e a gravidade de eventos climáticos extremos e as inundações relacionadas com a elevação do nível do mar, entre outras considerações.

LEITURAS ADICIONAIS

Anyamba A et al: Prediction of a Rift Valley fever outbreak. Proc Natl Acad Sci USA 106:955, 2009.

Cai W et al: Increasing frequency of extreme El Niño events due to greenhouse warming. Nat Clim Change 4:111, 2014.

Caminade C et al: Impact of climate change on global malaria distribution. Proc Natl Acad Sci USA 111:3286, 2014.

Colón-González FJ et al: The effects of weather and climate change on dengue. PLoS Negl Trop Dis 7:e2503, 2013.

Gething PW et al: Climate change and the global malaria recession. Nature 465:342, 2010.

National Climatic Data Center: Mitch: The deadliest Atlantic hurricane since 1780. Available from *ftp://ftp.ncdc.noaa.gov/pub/data/extremeevents/specialreports/Hurricane-Mitch-1998.pdf*. Accessed January 13, 2017.

Ogden NH et al: Climate change and the potential for range expansion of the Lyme disease vector *Ixodes scapularis* in Canada. Int J Parasitol 36:63, 2006.

Paaijmans KP et al: Temperature-dependent pre-bloodmeal period and temperature-driven asynchrony between parasite development and mosquito biting rate reduce malaria transmission intensity. PLoS One 8:e55777, 2013.

Semenza JC: Cascading risks of waterborne diseases from climate change. Nat Immunol 21:484, 2020.

Watts DM et al: Effect of temperature on the vector efficiency of *Aedes aegypti* for dengue 2 virus. Am J Trop Med Hyg 36:143, 1987.

Wu X et al: Exposure to air pollution and COVID-19 mortality in the United States. medRxiv 2020.04.05.20054502, 2020.

Zhou G et al: Association between climate variability and malaria epidemics in the East African highlands. Proc Natl Acad Sci USA 101:2375, 2004.

Seção 2 Síndromes clínicas: infecções adquiridas na comunidade

126 Pneumonia

Lionel A. Mandell, Michael S. Niederman

DEFINIÇÃO

A pneumonia é uma infecção do parênquima pulmonar. Apesar de terem morbidade e mortalidade significativas, as pneumonias comumente não são diagnosticadas e tratadas adequadamente e sua ocorrência é subestimada. As pneumonias costumam ser classificadas como adquiridas na comunidade (PAC), adquiridas no hospital (PAH) ou associadas à ventilação mecânica (PAV). Uma quarta categoria, a pneumonia associada aos serviços de saúde (PASS), foi introduzida para abranger os casos causados por patógenos resistentes a múltiplos fármacos (MDR, de *multidrug-resistant*) geralmente associados com PAH e os casos de pessoas não hospitalizadas sob risco de infecção MDR. Infelizmente, esta categoria não prediz de maneira confiável a infecção por patógenos resistentes, tendo sido associada ao maior uso de antibióticos de amplo espectro, particularmente aqueles usados no tratamento de *Staphylococcus aureus* resistente à meticilina (MRSA) e os β-lactâmicos antipseudomonas. Assim, o uso da categoria PASS deveria ser descontinuado. Em vez de depender de um subgrupo definido de casos de pneumonia, é melhor avaliar os pacientes individualmente com base nos fatores de risco para infecção com microrganismos resistentes. Os fatores de risco para infecção por MRSA ou *Pseudomonas aeruginosa* incluem o isolamento prévio do microrganismo, particularmente no trato respiratório durante o ano precedente e/ou a hospitalização e tratamento com antibióticos nos últimos 90 dias.

A pneumonia causada por macroaspiração de conteúdo orofaríngeo ou gástrico, geralmente chamada de pneumonia aspirativa, deve ser considerada como um ponto do *continuum* que inclui PAC e PAH. As estimativas sugerem que a pneumonia aspirativa é responsável por 5 a 15% dos casos de PAC, mas não há números confiáveis para a PAH. Pode haver envolvimento das vias aéreas ou do parênquima pulmonar, e os pacientes geralmente representam um fenótipo clínico com fatores de risco para macroaspiração e envolvimento de localizações anatômicas pulmonares características.

FISIOPATOLOGIA

A pneumonia resulta da proliferação dos patógenos microbianos nos espaços alveolares e da resposta do hospedeiro a eles. Até recentemente, acreditava-se que os pulmões eram estéreis e que a pneumonia resultava da introdução de possíveis patógenos nesse ambiente estéril. Em geral, essa introdução ocorria por microaspiração de microrganismos da orofaringe para dentro do trato respiratório inferior. A superação da imunidade inata e adquirida por esses microrganismos pode resultar na síndrome clínica da pneumonia.

O uso recente de técnicas independentes de cultura para a identificação microbiana tem demonstrado uma comunidade de bactérias complexa e diversa nos pulmões, a qual constitui a microbiota pulmonar. O reconhecimento dessa microbiota levou os pesquisadores a repensarem a forma como se desenvolve a pneumonia. Os fatores mecânicos, como os pelos e as turbinas nasais, a ramificação da árvore traqueobrônquica, a depuração mucociliar e os reflexos do vômito e da tosse, são importantes para as defesas do hospedeiro, mas são insuficientes para efetivamente bloquear o acesso das bactérias às vias aéreas inferiores. Na ausência de uma barreira suficiente, os microrganismos podem chegar até o trato respiratório inferior por vários caminhos, incluindo a inalação, a microaspiração e a dispersão mucosa direta.

A constituição da microbiota pulmonar é determinada por três fatores: a entrada de micróbios nos pulmões, a eliminação microbiana e as condições regionais de crescimento para as bactérias, como pH, tensão de oxigênio e temperatura. Porém, a questão principal é saber como uma homeostasia dinâmica entre as comunidades bacterianas resulta em infecção aguda. Assim, a pneumonia não parece resultar da invasão de um espaço estéril por um determinado microrganismo, mas é mais provavelmente um fenômeno emergente que depende de vários mecanismos, incluindo alças de retroalimentação positiva que causam um autoaceleramento.

Um possível modelo para pneumonia está descrito a seguir. Um evento inflamatório que causa lesão epitelial ou endotelial resulta na liberação de citocinas, quimiocinas e catecolaminas, algumas das quais podem promover, de forma seletiva, o crescimento de determinadas bactérias, como *Streptococcus pneumoniae* e *P. aeruginosa*. Esse ciclo de inflamação, potencializado pela disponibilidade de nutrientes, e a liberação de possíveis fatores de crescimento bacterianos podem resultar em uma alça de retroalimentação positiva que acelera ainda mais a inflamação e o crescimento de determinadas bactérias, as quais podem, dessa forma, tornar-se dominantes. Em casos de PAC e PAH, o desencadeante pode ser uma infecção viral acrescida por microaspiração de microrganismos da orofaringe. Nos casos de pneumonia aspirativa verdadeira, o desencadeante pode ser simplesmente o próprio evento de macroaspiração.

Após serem desencadeadas, as respostas imunes inatas e adaptativas podem idealmente ajudar a conter os possíveis patógenos e evitar o desenvolvimento de pneumonia. Porém, apesar de uma inflamação continuada (e especialmente se uma alça de retroalimentação positiva ficar sustentada), o processo pode prosseguir até uma síndrome pneumônica completa. Mediadores inflamatórios, como a interleucina 6 e o fator de necrose tumoral, resultam em febre, enquanto quimiocinas como a interleucina 8 e o fator estimulador das colônias de granulócitos aumentam o número de neutrófilos no local. Os mediadores liberados por macrófagos e neutrófilos podem criar um vazamento capilar alveolar que resulta em comprometimento da oxigenação, hipoxemia e infiltrados radiográficos. Além disso, alguns patógenos bacterianos parecem interferir na vasoconstrição hipóxica, que normalmente ocorreria se os alvéolos fossem preenchidos por líquidos; essa interferência pode causar hipoxemia grave. As causas da dispneia crescente são a redução da complacência pulmonar secundária ao extravasamento capilar, a hipoxemia, a hiperestimulação do centro respiratório, as secreções profusas e, ocasionalmente, o broncospasmo desencadeado pela infecção. Se a doença for suficientemente grave, as alterações da mecânica pulmonar secundárias às reduções do volume e da complacência pulmonares, bem como o *shunt* intrapulmonar do sangue, podem causar insuficiência respiratória.

Os eventos cardiovasculares na pneumonia, particularmente nos idosos e geralmente em associação com a pneumonia pneumocócica e a influenza, são cada vez mais reconhecidos. Esses eventos, os quais podem ser agudos ou cuja ocorrência pode se estender por pelo menos 1 ano, incluem insuficiência cardíaca congestiva, arritmias, infarto do miocárdio ou acidente vascular cerebral (AVC) e podem ser causados por vários mecanismos, incluindo o aumento da carga miocárdica e/ou a desestabilização de placas ateroscleróticas pela inflamação. Em modelos animais, a invasão direta do miocárdio por pneumococos pode resultar em fibrose e comprometimento da função miocárdica e da condutividade.

PATOLOGIA

A pneumonia clássica passa por uma série de estágios. O estágio inicial é de edema com presença de exsudato proteináceo e, geralmente, de bactérias nos alvéolos. Depois disso, há uma transição rápida para a fase de hepatização vermelha. O nome desse estágio é dado pela presença de eritrócitos no exsudato intra-alveolar. Na terceira fase, hepatização cinzenta, não há hemácias recém-chegadas no material extravasado, e as que já estavam presentes estão desintegradas e degradadas. Os neutrófilos são as células predominantes, a deposição de fibrina é abundante, e as bactérias já desapareceram. Essa fase corresponde à delimitação bem-sucedida da infecção e à melhora da troca gasosa. Na fase final, de resolução, os macrófagos reaparecem como células predominantes no espaço alveolar, os restos de neutrófilos, bactérias e fibrina já foram eliminados e a resposta inflamatória regrediu.

Esse padrão tem sido descrito mais claramente na pneumonia pneumocócica lobar, mas pode não ser aplicável a todas as outras etiologias pneumônicas. Com a PAV, a bronquiolite respiratória pode ocorrer antes do desenvolvimento dos infiltrados detectáveis radiograficamente. O padrão de broncopneumonia é mais comum nas pneumonias nosocomiais, enquanto o padrão lobar é mais frequente com as PACs bacterianas. Apesar do aspecto radiográfico, as pneumonias causadas por vírus e *Pneumocystis* são processos alveolares, em vez de intersticiais.

PNEUMONIA ADQUIRIDA NA COMUNIDADE

ETIOLOGIA

A lista numerosa de agentes etiológicos potenciais das PACs inclui bactérias, fungos, vírus e protozoários. Novos patógenos virais incluem metapneumovírus, os coronavírus responsáveis pela síndrome respiratória aguda grave (SRAG) e pela síndrome respiratória do Oriente Médio (SROM), além do coronavírus recentemente descoberto que surgiu em Wuhan, na China, e foi designado como SARS-CoV-2. Descrito pela primeira vez em dezembro de 2019, o SARS-CoV-2 e a doença clínica associada a ele, a Covid-19, alcançaram proporções pandêmicas e são uma causa significativa de morbidade e mortalidade. O vírus e a doença são discutidos em mais detalhes no Capítulo 199.

Embora a maioria dos casos de PAC seja causada por relativamente poucos patógenos, uma determinação acurada de sua prevalência é difícil porque os métodos de testagem laboratorial costumam ser insensíveis e indiretos (Tab. 126-1). A separação dos agentes potenciais em patógenos bacterianos "típicos" ou microrganismos "atípicos" pode ser útil. A primeira categoria inclui *S. pneumoniae*, *Haemophilus influenzae* e (em pacientes selecionados) *S. aureus* e bacilos Gram-negativos, como *Klebsiella pneumoniae* e *P. aeruginosa*. Entre os microrganismos "atípicos", estão *Mycoplasma pneumoniae*, *Chlamydia pneumoniae* e as espécies de *Legionella*, assim como os vírus respiratórios, como influenza, adenovírus, metapneumovírus humano, vírus sinciciais respiratórios e coronavírus. Com o crescente uso da vacina pneumocócica, a incidência de pneumonia pneumocócica parece estar diminuindo. Os casos devidos a *M. pneumoniae* e *C. pneumoniae*, porém, parecem estar aumentando de incidência, especialmente entre adultos jovens. Os vírus são cada vez mais reconhecidos e importantes na pneumonia, e a testagem baseada na reação em cadeia da polimerase (PCR, de *polymerase chain reaction*) indica sua presença no trato respiratório em 20 a 30% dos adultos saudáveis e na mesma proporção dos pacientes com pneumonia, incluindo aqueles gravemente enfermos. Os mais comuns são influenza, parainfluenza e vírus sinciciais respiratórios. Nem sempre é possível determinar se são patógenos etiológicos verdadeiros, copatógenos ou simplesmente colonizadores. Os microrganismos atípicos não podem ser cultivados em meios-padrão nem ser vistos na coloração de Gram, mas sua

TABELA 126-1 ■ Causas microbianas das pneumonias adquiridas na comunidade por modalidade de serviço de saúde

	Pacientes hospitalizados	
Pacientes ambulatoriais	**Fora da UTI**	**Na UTI**
Streptococcus pneumoniae	*S. pneumoniae*	*S. pneumoniae*
Mycoplasma pneumoniae	*M. pneumoniae*	*Staphylococcus aureus*
Haemophilus influenzae	*Chlamydia pneumoniae*	*Legionella* spp.
C. pneumoniae	*H. influenzae*	Bacilos Gram-negativos
Vírus respiratórios[a]	*Legionella* spp.	*H. influenzae*
	Vírus respiratórios[a]	Vírus respiratórios

[a]Vírus influenza A e B, metapneumovírus humano, adenovírus, vírus sinciciais respiratórios, vírus parainfluenza, coronavírus (p. ex., SARS-CoV-2).

Sigla: UTI, unidade de terapia intensiva.

frequência e importância têm implicações significativas para a terapia. Eles são intrinsecamente resistentes a todos os antibióticos β-lactâmicos e necessitam ser tratados com um macrolídeo, uma fluoroquinolona ou uma tetraciclina. Em cerca de 10 a 15% dos casos de PAC polimicrobiana, os agentes etiológicos comumente consistem em uma combinação de patógenos típicos e atípicos.

A literatura inicial sugeria que a pneumonia aspirativa era causada primariamente por anaeróbios, com ou sem patógenos aeróbios. Porém, uma mudança foi observada recentemente: se a pneumonia aspirativa é adquirida na comunidade ou no hospital, os prováveis patógenos são aqueles geralmente associados com PAC e PAH. Os anaeróbios podem ainda ter alguma importância, especialmente em pacientes com má dentição, abscessos pulmonares, pneumonia necrosante ou empiema.

A pneumonia causada por *S. aureus* é uma complicação bem-conhecida da infecção pelo vírus influenza. Contudo, foram isoladas cepas de MRSA como agentes etiológicos primários da PAC. Embora os casos devidos a MRSA sejam relativamente incomuns, os médicos devem estar atentos às suas consequências potencialmente graves, incluindo pneumonia necrosante. Dois fatores são responsáveis por esse problema: a disseminação do MRSA dos hospitais para as comunidades e o desenvolvimento de cepas geneticamente diferentes do MRSA na comunidade. O MRSA adquirido na comunidade (MRSA-AC) pode infectar pessoas saudáveis sem associação com serviços de saúde.

Apesar de uma anamnese cuidadosa, do exame físico e dos exames radiológicos, o patógeno causador costuma ser difícil de prever com certeza, e, em mais da metade dos casos, uma etiologia específica não é determinada. No entanto, os elementos epidemiológicos e os fatores de risco podem sugerir determinados patógenos (Tab. 126-2).

EPIDEMIOLOGIA

Mais de 5 milhões de casos de PAC ocorrem anualmente nos Estados Unidos. Junto com a influenza, a PAC é a oitava causa de morte nesse país. A PAC causa mais de 55 mil mortes anualmente e resulta em mais de 1,2 milhão de hospitalizações; cerca de 70% dos pacientes são tratados ambulatorialmente e 30%, em nível hospitalar. A taxa de mortalidade entre os pacientes ambulatoriais costuma ser < 5%, mas varia desde cerca de 12 até 40% entre as pessoas hospitalizadas, com a taxa exata dependendo de se o tratamento ocorre dentro ou fora da unidade de terapia intensiva (UTI). Nos Estados Unidos, a PAC é a principal causa de morte por infecção entre pacientes com idade > 65 anos. Além disso, 18% dos pacientes hospitalizados com PAC são reinternados dentro de 1 mês da alta hospitalar. O custo anual geral da PAC é estimado em 17 bilhões de dólares. A incidência geral entre adultos é de cerca de 16 a 23 casos a cada 1.000 pessoas por ano, com as taxas maiores nos extremos de idade.

Os fatores de risco para PAC em geral e para pneumonia pneumocócica em particular têm implicações para o tratamento. Isso inclui alcoolismo, asma, imunossupressão, institucionalização e idade > 70 anos. Em idosos, a redução dos reflexos da tosse e vômito e a redução de respostas de anticorpos e receptores semelhante ao Toll aumentam a probabilidade de pneumonia. Os fatores de risco para pneumonia pneumocócica incluem demência, distúrbios convulsivos, insuficiência cardíaca, doença vascular encefálica, alcoolismo, tabagismo, doença pulmonar obstrutiva crônica (DPOC) e infecção pelo vírus da imunodeficiência humana (HIV). A pneumonia por MRSA-AC é mais provável nos pacientes com colonização ou infecção cutânea por esse microrganismo e após infecção viral. As enterobactérias

TABELA 126-2 ■ Fatores epidemiológicos sugestivos das possíveis causas de pneumonias adquiridas na comunidade

Fator	Possível(is) patógeno(s)
Alcoolismo	*Streptococcus pneumoniae*, anaeróbios orais, *Klebsiella pneumoniae*, *Acinetobacter* spp., *Mycobacterium tuberculosis*
DPOC e/ou tabagismo	*Haemophilus influenzae*, *Pseudomonas aeruginosa*, *Legionella* spp., *S. pneumoniae*, *Moraxella catarrhalis*, *Chlamydia pneumoniae*
Doença pulmonar estrutural (p. ex., bronquiectasia)	*P. aeruginosa*, *Burkholderia cepacia*, *Staphylococcus aureus*
Demência, AVC, redução do nível de consciência	Anaeróbios orais, bactérias entéricas Gram--negativas
Abscesso pulmonar	MRSA-AC, anaeróbios orais, fungos endêmicos, *M. tuberculosis*, micobactérias atípicas
Viagem aos vales dos Rios Ohio ou Saint Lawrence	*Histoplasma capsulatum*
Viagem para o sudoeste dos Estados Unidos	Hantavírus, *Coccidioides* spp.
Viagem ao Sudeste Asiático	*Burkholderia pseudomallei*, vírus da influenza aviária
Estadia em hotel ou cruzeiro nas últimas 2 semanas	*Legionella* spp.
Atividade dos vírus influenza na localidade	Vírus influenza, *S. pneumoniae*, *S. aureus*
Exposição a pessoas infectadas	SARS-CoV-2
Exposição a pássaros	*H. capsulatum*, *Chlamydia psittaci*
Exposição a coelhos	*Francisella tularensis*
Exposição a ovelhas, cabras e gatas parturientes	*Coxiella burnetii*

Siglas: AVC, acidente vascular cerebral; DPOC, doença pulmonar obstrutiva crônica; MRSA-AC, *Staphylococcus aureus* resistente à meticilina adquirido na comunidade; SARS-CoV-2, coronavírus 2 associado à síndrome respiratória aguda grave.

tendem a infectar pacientes hospitalizados recentemente e/ou que fizeram tratamento com antibiótico ou apresentam comorbidades como alcoolismo e insuficiência cardíaca ou renal. *Pseudomonas aeruginosa* é um problema característico para pacientes com doença pulmonar estrutural (p. ex., bronquiectasias, fibrose cística ou DPOC grave). Os fatores de risco para infecção por *Legionella* incluem diabetes, neoplasias malignas hematológicas, câncer, doença renal grave, infecção pelo HIV, tabagismo, sexo masculino e estadia recente em hotéis ou cruzeiros marítimos.

MANIFESTAÇÕES CLÍNICAS

A apresentação clínica da pneumonia pode variar desde indolente até fulminante, e desde leve até fatal em gravidade. As manifestações de piora da gravidade incluem achados constitucionais e aqueles limitados aos pulmões e a estruturas associadas. O paciente frequentemente tem febre e/ou taquicardia ou pode apresentar calafrios e/ou sudorese. A tosse pode ser seca ou produtiva com escarro mucoide, purulento ou tingido de sangue. A hemoptise macroscópica é sugestiva de pneumonia necrosante (p. ex., aquela devida ao MRSA-AC). Dependendo da gravidade, o paciente pode ser capaz de pronunciar frases inteiras ou apresentar dispneia. Se houver acometimento da pleura, o paciente pode referir dor torácica pleurítica. Até 20% dos pacientes podem apresentar queixas gastrintestinais, como náuseas, vômitos e/ou diarreia. Outros sintomas podem incluir fadiga, cefaleia, mialgias e artralgias.

As anormalidades do exame físico podem variar com a gravidade da condensação pulmonar e a existência ou ausência de derrame pleural significativo. É comum observar aumento da frequência respiratória e utilização dos músculos acessórios da respiração. A palpação pode detectar acentuação ou atenuação do frêmito toracovocal, e a percussão pode evidenciar submacicez e macicez, que refletem a condensação pulmonar ou o líquido pleural subjacente, respectivamente. A ausculta pode detectar estertores, sopros brônquicos e, possivelmente, atrito pleural. A apresentação clínica pode ser menos evidente nos pacientes idosos que, inicialmente, apresentam confusão mental de início súbito ou agravada e poucos sinais clínicos adicionais. Os pacientes mais graves podem apresentar choque séptico e indícios de falência de órgãos. Nos casos de PAC, os sintomas podem variar desde quase inexistentes até severos, e os achados na radiografia de tórax costumam ocorrer nas porções dependentes dos pulmões.

DIAGNÓSTICO

Ao ser confrontado com uma possível PAC, o médico deve se perguntar: trata-se de uma pneumonia e, se for o caso, qual é o provável patógeno? A primeira pergunta é respondida com base nos exames clínicos e radiográficos, enquanto a última depende de técnicas laboratoriais complementares.

Diagnóstico clínico O diagnóstico diferencial inclui entidades infecciosas e não infecciosas, incluindo bronquite aguda, exacerbações de bronquite crônica, insuficiência cardíaca e embolia pulmonar. A história detalhada tem importância fundamental. O diagnóstico de PAC exige uma anamnese compatível, como tosse, produção de escarro, febre e dispneia, além de um infiltrado novo na radiografia de tórax.

Infelizmente, a sensibilidade e a especificidade das alterações detectadas pelo exame físico são de apenas 58 e 67%, respectivamente. As radiografias de tórax geralmente são necessárias para ajudar a diferenciar entre PAC e outros distúrbios. Os achados radiográficos podem sugerir uma maior gravidade (p. ex., cavitações ou padrão multilobar). Algumas vezes, os resultados radiológicos sugerem um diagnóstico alternativo, como pneumatoceles em infecção por *S. aureus* ou lesão cavitária em lobo superior na tuberculose. A tomografia computadorizada (TC) pode ser útil na suspeita de derrame pleural loculado, de alterações cavitárias ou na pneumonia pós-obstrutiva causada por tumor ou corpo estranho. Para os pacientes ambulatoriais, a avaliação clínica e radiológica geralmente é suficiente antes de iniciar o tratamento, porque a maioria dos resultados dos exames laboratoriais não fica disponível a tempo para influenciar o tratamento inicial. Em determinados casos, a disponibilidade dos testes diagnósticos rápidos realizados no próprio local pode ser importante; por exemplo, o diagnóstico rápido da infecção pelo vírus influenza pode indicar o uso de fármacos específicos para esse microrganismo e as medidas de prevenção secundária.

Diagnóstico etiológico É comum que a etiologia da pneumonia não possa ser determinada somente com base na apresentação clínica e radiológica. Dados de mais de 17 mil casos de PAC no setor de emergência mostraram uma determinação etiológica em apenas 7,6% dos casos. Com exceção dos casos de PAC internados em UTIs, não existem dados demonstrando que o tratamento dirigido a um patógeno específico seja estatisticamente superior ao tratamento empírico. Por essa razão, os benefícios da identificação da etiologia microbiana podem ser questionados, principalmente quando se consideram os custos dos exames diagnósticos. Entretanto, existem algumas razões para justificar a tentativa de chegar ao diagnóstico etiológico. A identificação de um patógeno específico ou inesperado permite restringir o esquema empírico inicial, consequentemente reduzindo a pressão seletiva dos antibióticos e diminuindo o risco de resistência. Patógenos com implicações importantes para a saúde pública, como *Mycobacterium tuberculosis* e o vírus influenza, podem ser identificados. Por fim, sem os testes de sensibilidade não é possível acompanhar cuidadosamente as tendências da resistência, e é mais difícil planejar esquemas terapêuticos empíricos apropriados.

COLORAÇÃO DE GRAM E CULTURA DE ESCARRO O objetivo principal da coloração do escarro pelo Gram é confirmar que uma amostra é apropriada para cultura (para que uma amostra de escarro seja apropriada para cultura, ela deve conter > 25 neutrófilos e < 10 células epiteliais escamosas por campo de pequeno aumento). Entretanto, a coloração também pode identificar alguns patógenos (p. ex., *S. pneumoniae*, *S. aureus* e bactérias Gram-negativas). A sensibilidade e a especificidade da coloração de Gram e da cultura do escarro são muito variáveis. Mesmo nos casos de pneumonia pneumocócica com bacteriemia, a positividade das culturas das amostras de escarro é ≤ 50%.

Muitos pacientes, principalmente os idosos, podem não conseguir fornecer amostras adequadas de escarro. Outros podem estar tomando antibióticos que interferem nos resultados das culturas. A incapacidade de produzir escarro pode resultar de desidratação, e a sua correção pode aumentar a expectoração de escarro e acentuar o aspecto de um infiltrado na radiografia de tórax. Nos pacientes internados em UTI e intubados, o material obtido por aspirado traqueal ou lavado broncoalveolar tem positividade alta na cultura quando a amostra é enviada ao laboratório de microbiologia no menor tempo possível. Como os patógenos da PAC grave e leve podem ser diferentes (Tab. 126-1), as vantagens principais da coloração e da cultura das secreções respiratórias são alertar o médico para patógenos insuspeitos e/ou resistentes e permitir a modificação apropriada do tratamento. Outras técnicas de coloração e cultura (p. ex., para *M. tuberculosis* ou fungos) também podem ser úteis. A coloração de Gram e a cultura do escarro são recomendadas apenas para pacientes com PAC hospitalizados, particularmente para casos graves ou com risco de infecção por MRSA ou *P. aeruginosa*.

HEMOCULTURAS A positividade das hemoculturas, mesmo quando as amostras são obtidas antes de iniciar o tratamento antibiótico, é decepcionantemente baixa. Apenas 5 a 14% das hemoculturas dos pacientes hospitalizados com PAC são positivas, e o patógeno isolado mais comumente é *S. pneumoniae*. Como todos os esquemas empíricos recomendados conferem cobertura contra o pneumococo, as hemoculturas positivas para esse patógeno têm pouco ou nenhum efeito no desfecho clínico. Entretanto, os resultados dos testes de sensibilidade podem permitir a restrição do tratamento antibiótico aos casos apropriados. Em razão da positividade baixa e da inexistência de impacto significativo, as hemoculturas não são consideradas obrigatórias para todos os pacientes hospitalizados com PAC. Determinados pacientes de alto risco devem realizar hemoculturas, incluindo aqueles com neutropenia secundária à pneumonia, asplenia, deficiências do complemento, hepatopatia crônica e PAC grave, além daqueles sob risco para infecção por MRSA ou *P. aeruginosa*.

TESTES DE ANTÍGENOS URINÁRIOS Existem dois testes disponíveis no comércio para detectar antígenos pneumocócicos e de *Legionella* na urina. O teste para *Legionella pneumophila* detecta apenas o sorotipo 1, que é responsável pela maioria dos casos da doença dos legionários adquirida na comunidade nos Estados Unidos. A sensibilidade e a especificidade desse teste de antígeno são de 70 e 99%, respectivamente. O teste para antígeno pneumocócico na urina também é muito sensível e específico (70 e > 90%, respectivamente). Embora possam ser obtidos resultados falso-positivos em crianças colonizadas por pneumococos, o teste geralmente é confiável. Esses dois testes podem detectar os antígenos mesmo depois de ter sido iniciado o tratamento antibiótico apropriado. A testagem para o antígeno pneumocócico na urina pode ser reservada para casos graves; o antígeno de *Legionella* pode ser solicitado em casos graves e nas situações em que existam fatores epidemiológicos relevantes.

REAÇÃO EM CADEIA DA POLIMERASE Os testes de PCR amplificam o DNA ou RNA de um microrganismo, e os painéis de PCR multiplex testam a amostra para vários patógenos virais e bacterianos. Esses testes melhoram muito os tempos de resposta, mas a contaminação das amostras respiratórias pela flora da via aérea superior pode exigir uma técnica semiquantitativa ou quantitativa para melhores resultados. A PCR de *swabs* de nasofaringe se tornou o padrão para diagnóstico de infecções respiratórias virais. A PCR também pode detectar o ácido nucleico de espécies de *Legionella*, *M. pneumoniae*, *C. pneumoniae* e micobactérias. Porém, a custo-efetividade da PCR ainda não foi definitivamente estabelecida.

SOROLOGIA A elevação de quatro vezes no título dos anticorpos IgM-específicos entre as amostras de soro das fases aguda e de convalescença geralmente é considerada diagnóstica da infecção pelo patógeno em particular. Até recentemente, os testes sorológicos eram usados para ajudar na identificação de patógenos atípicos, além de alguns microrganismos incomuns, como *Coxiella burnetii*. Porém, esses testes caíram em desuso por causa do tempo necessário para a obtenção de um resultado final para a amostra da fase de convalescença e pela dificuldade na interpretação.

BIOMARCADORES Os dois biomarcadores mais comumente usados são a proteína C-reativa e a procalcitonina (PCT). Os níveis desses reagentes de fase aguda aumentam na presença de uma resposta inflamatória, particularmente com patógenos bacterianos. Entretanto, a PCT não é suficientemente acurada para uso no diagnóstico de PAC bacteriana, e os níveis iniciais de PCT não devem ser usados como base para não administrar o tratamento antimicrobiano inicial. A proteína C-reativa é considerada ainda menos sensível que a PCT para a detecção de patógenos bacterianos. Assim, esses testes não devem ser usados sozinhos; em conjunto com outros achados de história, exame físico, radiologia e exames laboratoriais, podem ajudar na escolha da antibioticoterapia e no manejo adequado de pacientes gravemente enfermos com PAC.

TRATAMENTO

Pneumonia adquirida na comunidade

LOCAL DE CUIDADOS

A decisão sobre hospitalizar um paciente com PAC tem implicações consideráveis. O custo do tratamento hospitalar é cerca de 20 vezes maior que o do tratamento ambulatorial, e a internação hospitalar é responsável pela maioria dos gastos acarretados pela PAC. Porém, a admissão tardia em UTI está associada com maiores taxas de mortalidade. A escolha pode ser difícil: alguns pacientes podem ser manejados em casa, enquanto outros exigem hospitalização. Os recursos que permitem avaliar objetivamente o risco de desfechos desfavoráveis, inclusive doença grave e morte, podem ajudar a reduzir as internações hospitalares desnecessárias. Os dois recursos mais frequentemente usados são o Índice de Gravidade da Pneumonia (IGP), um modelo prognóstico utilizado para identificar os pacientes com risco baixo de morte, e os critérios do CURB-65, que avaliam a gravidade da doença.

Para determinar o IGP, o médico atribui pontos a 20 variáveis, incluindo idade, doenças coexistentes e anormalidades do exame físico e das análises laboratoriais. Com base no escore, os pacientes são enquadrados em uma de cinco classes de taxas de mortalidade: classe 1, 0,1%; classe 2, 0,6%; classe 3, 2,8%; classe 4, 8,2%; e classe 5, 29,2%. A utilização rotineira do IGP possibilita a redução dos índices de hospitalização dos pacientes das classes 1 e 2. Os pacientes da classe 3 poderiam idealmente ser admitidos em unidade de observação enquanto se aguardam outras decisões.

Os critérios CURB-65 incluem cinco variáveis: confusão (C); ureia > 7 mmol/L (U); frequência respiratória ≥ 30/minuto (R); pressão arterial, sistólica ≤ 90 mmHg ou diastólica ≤ 60 mmHg (B, de *blood pressure*); e idade ≥ 65 anos (65). Os pacientes com escore 0 (taxa de mortalidade em 30 dias de 1,5%) podem ser tratados ambulatorialmente. Com um escore de 1 ou 2, o paciente deve ser hospitalizado, a menos que o escore seja totalmente ou em parte atribuível a uma idade ≥ 65 anos; nesses casos, a hospitalização pode não ser necessária. Entre os pacientes com escores ≥ 3, a taxa de mortalidade global é de 22%, e esses indivíduos podem necessitar de internação em UTI. O IGP tem maior eficácia que o CURB-65, mas é mais difícil de calcular.

Se um paciente não consegue manter a ingesta oral, se for considerado que a adesão é problemática com base na condição mental ou na situação de vida (p. ex., comprometimento cognitivo ou situação de rua) ou se o paciente apresentar saturação de O_2 em ar ambiente < 92%, a hospitalização é necessária. Se essas considerações não se aplicarem, o julgamento clínico em conjunto com uma regra de predição deve ser usado para determinar o local dos cuidados.

Nem o IGP nem o CURB-65 são ideais para determinar a necessidade de cuidar do paciente em uma UTI. Os pacientes com choque séptico que necessitam de vasopressores ou com insuficiência respiratória aguda que necessitam de intubação e ventilação mecânica devem ser admitidos diretamente na UTI (Tab. 126-3), e aqueles com três dos nove critérios menores listados na última tabela devem ser internados na UTI ou em unidade de monitoramento de alto nível. As taxas de mortalidade são maiores em

TABELA 126-3 ■ Critérios para pneumonia adquirida na comunidade grave

Critérios menores
Frequência respiratória ≥ 30 respirações/min
Relação $PaO_2/FiO_2 \le 250$
Infiltrados multilobares
Confusão/desorientação
Uremia (ureia > 45 mg/dL)
Leucopenia (contagem de leucócitos < 4.000 células/μL)
Trombocitopenia (contagem de plaquetas < 100.000 células/μL)
Hipotermia (temperatura central < 36 °C)
Hipotensão necessitando de reanimação vigorosa com fluidos
Critérios maiores
Insuficiência respiratória necessitando de ventilação mecânica invasiva
Choque séptico necessitando de vasopressores

Sigla: PaO_2/FiO_2, pressão de oxigênio arterial/fração de oxigênio inspirado.

pacientes menos doentes internados em enfermaria geral e que depois pioram do que em pacientes igualmente enfermos monitorados na UTI.

RESISTÊNCIA AOS ANTIBIÓTICOS

A resistência aos antimicrobianos é um problema significativo que ameaça reduzir os recursos terapêuticos. O uso inadequado dos antimicrobianos aumenta a pressão seletiva, e isso pode afetar os padrões locais ou até mesmo mundiais de disseminação clonal. No caso das PACs, as questões principais de resistência atual envolvem *S. pneumoniae* e MRSA-AC.

S. pneumoniae Em geral, a resistência dos pneumococos aos β-lactâmicos é adquirida por (1) incorporação direta do DNA e remodelamento de proteínas de ligação a penicilinas pelo contato com outras bactérias comensais orais muito semelhantes (p. ex., estreptococos do grupo *viridans*), (2) processo de transformação natural ou (3) mutação de alguns genes.

Os pontos de corte na concentração inibitória mínima (CIM) de *S. pneumoniae* para a penicilina na pneumonia são de ≤ 2 μg/mL para suscetibilidade, > 2 a 4 μg/mL para intermediário e ≥ 8 μg/mL para resistente. Essas alterações dos limiares de sensibilidade resultaram em reduções drásticas das porcentagens de cepas isoladas pneumocócicas consideradas como não suscetíveis. No caso da meningite, os limiares de CIM permanecem nos níveis anteriores menores. Felizmente, a resistência à penicilina pareceu estabilizar-se, mesmo antes da alteração dos limiares da CIM. Entre os isolados nos Estados Unidos, < 20% são resistentes a penicilinas e < 1%, às cefalosporinas. Os fatores de risco para infecção por pneumococos resistentes à penicilina incluem tratamento antibiótico recente, idade < 2 anos ou > 65 anos, frequentar creche com regularidade, internação hospitalar recente e infecção por HIV.

Ao contrário da resistência à penicilina, a resistência aos macrolídeos está aumentando em *S. pneumoniae* por vários mecanismos. A *modificação em locais-alvo* causada por metilação ribossomal em rRNA 23S codificado pelo gene *ermB* resulta em alto nível de resistência (CIM ≥ 64 μg/mL) para macrolídeos, lincosamidas e antibióticos do tipo estreptogramina B. O *mecanismo de efluxo* codificado pelo gene *mef* (*fenótipo M*) costuma estar associado com baixo nível de resistência (CIM 1-32 μg/mL). Esses dois mecanismos são responsáveis, respectivamente, por cerca de 40 e 60% das cepas de pneumococos resistentes isolados nos Estados Unidos. A resistência de alto nível aos macrolídeos é mais comum na Europa, enquanto a resistência de baixo nível parece predominar na América do Norte. A prevalência de *S. pneumoniae* resistente aos macrolídeos é de mais de 25% em alguns países; no Canadá, a prevalência é de cerca de 22%, e nos Estados Unidos é superior a 30%. Grande parte dessa resistência é de alto nível, podendo haver falha terapêutica nesses casos. Nessas situações, um macrolídeo não deve ser usado como monoterapia empírica. As estimativas da prevalência de resistência à doxiciclina nos Estados Unidos são geralmente < 20%.

A taxa de resistência pneumocócica às fluoroquinolonas (p. ex., ciprofloxacino, moxifloxacino e levofloxacino) costuma ser < 2%. As alterações podem ocorrer em um ou dois sítios-alvo (topoisomerases II e IV); essas alterações são atribuíveis a mutações dos genes *gyrA* e *parC*, respectivamente. Além disso, bombas de efluxo podem desempenhar um papel importante na resistência dos pneumococos às quinolonas.

As cepas resistentes aos fármacos de três ou mais classes de antimicrobianos com mecanismos de ação diferentes são consideradas MDR. A tendência à associação da resistência dos pneumococos à penicilina com a sensibilidade reduzida aos outros antibióticos (incluindo macrolídeos, tetraciclinas e sulfametoxazol-trimetoprima) é preocupante. Nos Estados Unidos, 58,9% dos pneumococos resistentes à penicilina isolados do sangue também são resistentes aos macrolídeos.

O fator de risco mais importante para infecção por pneumococos resistentes aos antibióticos é a utilização de um antimicrobiano específico nos últimos 3 meses. Uma história de tratamento antibiótico anterior é um fator crucial para evitar a utilização de um antibiótico inadequado.

MRSA-AC A PAC atribuída a MRSA pode ser causada por cepas hospitalares clássicas ou por cepas adquiridas na comunidade com características genotípicas e fenotípicas distintas. A maioria das infecções causadas por esse primeiro grupo é adquirida direta ou indiretamente pelo contato com os serviços de saúde. Porém, em alguns hospitais, as cepas de MRSA-AC estão tomando o lugar das cepas clássicas adquiridas nos hospitais; essa mudança sugere que as cepas adquiridas na comunidade possam ser mais robustas.

A resistência de *S. aureus* à meticilina é determinada pelo gene *mecA*, que codifica a resistência a todos os antibióticos β-lactâmicos. Foram descritos pelo menos cinco tipos de cassetes estafilocócicos do cromossomo *mec* (SCC*mec*, de *staphylococcal chromosomal cassette* mec). Em geral, as cepas típicas adquiridas nos hospitais apresentam os tipos II ou III do elemento SCC*mec*, enquanto as cepas de MRSA-AC têm o tipo IV. As cepas isoladas de MRSA-AC tendem a ser menos resistentes que as adquiridas nos hospitais e, em geral, são sensíveis a sulfametoxazol--trimetoprima, à clindamicina e à tetraciclina, além de à vancomicina e à linezolida. Entretanto, a diferença mais importante é que as cepas de MRSA-AC também são portadoras de genes para superantígenos, como enterotoxinas B e C e a leucocidina de Panton-Valentine; esta última é uma toxina com tropismo pela membrana que pode formar poros citolíticos nos neutrófilos, nos monócitos e nos macrófagos.

M. pneumoniae *Mycoplasma pneumoniae* resistente aos macrolídeos tem sido relatado em vários países, incluindo Alemanha (3%), Japão (30%), China (95%) e França e Estados Unidos (5-13%). A resistência de *Mycoplasma* aos macrolídeos está aumentando como resultado de uma mutação no sítio de ligação no domínio V do rRNA 23S.

Bacilos Gram-negativos Uma discussão detalhada da resistência dos bacilos Gram-negativos está além do escopo deste capítulo (ver Cap. 161). A resistência às fluoroquinolonas entre as cepas de *Escherichia coli* isoladas da comunidade está aumentando. Em geral, as espécies de *Enterobacter* são resistentes às cefalosporinas, e os antibióticos preferidos para tratar esses microrganismos geralmente são fluoroquinolonas ou carbapenêmicos. Do mesmo modo, quando há suspeita ou comprovação de infecções causadas por bactérias que produzem β-lactamases de espectro estendido (ESBLs, de *extended-spectrum β-lactamases*), deve-se utilizar um carbapenêmico.

TRATAMENTO ANTIBIÓTICO INICIAL

Como o médico raramente conhece a etiologia da PAC antes de iniciar o tratamento, o esquema antibiótico inicial geralmente é empírico e tem como propósito cobrir os patógenos mais prováveis. Em todos os casos, o tratamento inicial deve ser iniciado o mais rapidamente possível. Foram apresentadas novas diretrizes para o tratamento da PAC nos Estados Unidos em uma declaração conjunta da American Thoracic Society (ATS) e da Infectious Diseases Society of America (IDSA). Essas diretrizes consideram os prováveis patógenos, o risco de resistência aos antimicrobianos, a gravidade da doença, o local dos cuidados e o risco de infecção por bactérias específicas, como MRSA e *P. aeruginosa* (Fig. 126-1, Tabs. 126-4 e 126-5). Na figura e nas tabelas, os antimicrobianos não estão listados em ordem de preferência.

A abordagem ao tratamento da pneumonia aspirativa se baseia em vários fatores, incluindo local da aquisição (comunidade vs. hospital), radiografia de tórax normal ou anormal e outras variáveis, como a gravidade da doença, as condições da dentição e o risco de infecção por patógeno MDR. A cobertura rotineira de anaeróbios é desnecessária, a menos que a dentição seja ruim ou que haja abscesso pulmonar ou pneumonia necrosante.

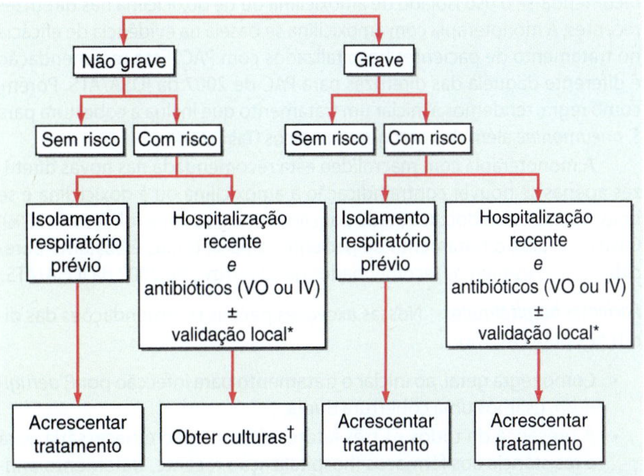

FIGURA 126-1 Algoritmo para avaliação do risco de infecção por *Staphylococcus aureus* resistente à meticilina (MRSA) ou *Pseudomonas aeruginosa* em paciente hospitalizado. A doença pulmonar subjacente (p. ex., bronquiectasia ou doença pulmonar obstrutiva crônica muito grave) também é fator de risco para infecção por *P. aeruginosa*. *Validação local consiste em informação sobre prevalência, resistência e fatores de risco locais. †Pode-se também utilizar a reação em cadeia da polimerase nasal rápida para MRSA, quando disponível. IV, intravenoso; VO, via oral.

TABELA 126-4 ■ Estratégias de tratamento inicial para pacientes ambulatoriais com pneumonia adquirida na comunidade

Condição	Esquema padrão
Sem comorbidades nem fatores de risco para resistência antibiótica[a]	Terapia combinada com amoxicilina (1 g, 3×/dia) + um macrolídeo[b] ou doxiciclina (100 mg, 2×/dia) *Ou* Monoterapia com doxiciclina (100 mg, 2×/dia) *Ou* Monoterapia com um macrolídeo[b,c]
Com comorbidades[d] ± fatores de risco para resistência antibiótica[a]	Terapia combinada com amoxicilia/clavulanato[e] ou uma cefalosporina[f] + um macrolídeo[b] ou doxiciclina (100 mg, 2×/dia) *Ou* Monoterapia com uma fluoroquinolona respiratória[g]

[a]Tratamento antibiótico nos últimos 3 meses ou contato com o sistema de saúde. [b]Azitromicina (500 mg no dia 1, depois 250 mg/dia por 4 dias), claritromicina (500 mg, 2×/dia) ou claritromicina liberação prolongada (1.000 mg/dia). [c]Se a prevalência local de resistência pneumocócica for < 25%. [d]Incluindo doença crônica cardíaca, pulmonar, hepática ou renal; diabetes melito; alcoolismo; câncer; ou asplenia. [e]500/125 mg, 3×/dia, ou 875/125 mg, 2×/dia. [f]Cefpodoxima (200 mg, 2×/dia) ou cefuroxima (500 mg, 2×/dia). [g]Levofloxacino (750 mg/dia), moxifloxacino (400 mg/dia) ou gemifloxacino (320 mg/dia).

Nossa abordagem ao tratamento da PAC (Tabs. 126-4 e 126-5) é muito semelhante àquela proposta nas novas diretrizes para PAC, com as exceções listadas adiante.

Pacientes ambulatoriais As exceções para as diretrizes de PAC que seguimos no tratamento dos pacientes são:

- Costumamos iniciar uma cobertura que inclui microrganismos atípicos além de *S. pneumoniae*.
- Em geral, não consideramos o risco de infecção por *P. aeruginosa* ou MRSA como sendo particularmente significativo em pacientes ambulatoriais.
- O uso prévio de antibiótico deve incluir tanto agentes orais como parenterais.

Os pacientes são estratificados em dois grupos: aqueles sem comorbidades ou fatores de risco para resistência antibiótica e aqueles com comorbidades (p. ex., doença crônica cardíaca, pulmonar, hepática ou renal; diabetes; alcoolismo; câncer; ou asplenia) com ou sem fatores de risco para resistência (Tab. 126-4). Como regra geral, se os pacientes tiverem sido tratados com um fármaco de uma determinada classe de antimicrobianos nos últimos 3 meses, deve-se usar um fármaco de uma classe diferente para minimizar o problema de resistência.

Para aqueles sem comorbidades nem fatores de risco para resistência, recomenda-se o uso isolado de amoxicilina ou de doxiciclina nas diretrizes recentes. A monoterapia com amoxicilina se baseia na evidência de eficácia no tratamento de pacientes hospitalizados com PAC. Essa recomendação é diferente daquela das diretrizes para PAC de 2007 da IDSA/ATS. Porém, como regra, tendemos a iniciar um tratamento que inclua a cobertura para *S. pneumoniae* além dos patógenos atípicos (Tab. 126-4).

A monoterapia com macrolídeo está recomendada nas novas diretrizes apenas se houver contraindicação à amoxicilina ou à doxiciclina e se houver risco baixo documentado para resistência aos macrolídeos (< 25%). Caso contrário, o tratamento de pacientes ambulatoriais é bastante parecido com os esquemas recomendados nas diretrizes de 2007 da IDSA/ATS.

Pacientes hospitalizados Nossas exceções para as recomendações das diretrizes para PAC são:

- Como regra geral, ao iniciar o tratamento para infecção por *P. aeruginosa*, usamos uma cobertura dupla.
- A presença de todos os três fatores de risco não é necessária para a resistência aos fármacos (hospitalização recente, tratamento antibiótico recente oral ou intravenoso [IV], ± validação local) (Fig. 126-1, Tab. 126-5).

As principais considerações para determinar o tratamento empírico inicial para pacientes hospitalizados com PAC são a gravidade clínica e os fatores de risco para infecção por patógenos resistentes aos fármacos, como MRSA ou *P. aeruginosa*. A hospitalização isoladamente não é atualmente considerada como um fator de risco significativo para esses patógenos. Os hospitais devem coletar os dados locais sobre MRSA e *P. aeruginosa* em relação à prevalência, a fatores de risco para infecção e à suscetibilidade a antimicrobianos. Os pacientes podem ser classificados como apresentando PAC não grave ou PAC grave (Tab. 126-3), e aqueles em cada uma dessas categorias podem ou não ter fatores de risco para MRSA ou *P. aeruginosa* (Fig. 126-1). Nos cenários que envolvem essas variáveis em pacientes hospitalizados com PAC, o tratamento empírico para ambos esses patógenos deve ser acrescentado à terapia padrão, a menos que a doença do paciente seja considerada não grave e que os fatores de risco sejam hospitalização recente e tratamento antibiótico ± dados de validação local (Fig. 126-1). Dependendo do paciente, podemos começar o tratamento dessa forma e depois descalonar, se for adequado. Nesses casos, as culturas devem ser realizadas, mas o tratamento geralmente não é iniciado a menos que os resultados da cultura ou do teste PCR nasal rápido para MRSA sejam positivos.

TABELA 126-5 ■ Tratamento inicial para pacientes hospitalizados com ou sem fatores de risco para infecção por MRSA ou *Pseudomonas aeruginosa*

Gravidade da doença, estado do risco	Esquema
Não grave	
Sem fatores de risco	Um β-lactâmico[a] + um macrolídeo[b] *ou* Uma fluoroquinolona respiratória[c]
Isolamento respiratório prévio	Acrescentar cobertura para MRSA[d] ou *Pseudomonas aeruginosa*[e]
Hospitalização recente, tratamento antimicrobiano, ± VL[f]	Acrescentar cobertura para MRSA[d] ou *P. aeruginosa*[e] apenas se as culturas forem positivas
Grave	
Sem fatores de risco	Um β-lactâmico[a] + um macrolídeo[b] *ou* Um β-lactâmico[a] + fluoroquinolona respiratória[c]
Isolamento respiratório prévio	Acrescentar cobertura para MRSA[d] ou *P. aeruginosa*[e]
Hospitalização recente, tratamento antimicrobiano, ± VL[f]	Acrescentar cobertura para MRSA[d] ou *P. aeruginosa*[e]

[a]Ampicilina-sulbactam (1,5-3 g, intravenoso, a cada 6 h). [b]Azitromicina (500 mg/dia) ou claritromicina (500 mg, 2x/dia). [c]Levofloxacino (750 mg/dia), moxifloxacino (400 mg/dia) ou gemifloxacino (320 mg/dia). [d]Vancomicina (15 mg/kg a cada 12 h, com ajuste baseado nos níveis séricos) ou linezolida (600 mg a cada 12 h). [e]Piperacilina-tazobactam (4,5 g a cada 6 h), cefepima (2 g a cada 8 h), ceftazidima (2 g a cada 8 h), imipeném (500 mg a cada 6 h), meropeném (1 g a cada 8 h) ou aztreonam (2 g a cada 8 h). [f]Obter culturas. A reação em cadeia da polimerase nasal rápida para MRSA também pode ser utilizada, quando disponível.

Siglas: MRSA, *Staphylococcus aureus* resistente à meticilina; VL, validação local (prevalência, resistência e fatores de risco locais).

Infecção não grave e sem fatores de risco Para pacientes com infecção não grave e sem fatores de risco, o tratamento deve consistir em uma combinação de β-lactâmico e macrolídeo ou em monoterapia com uma fluoroquinolona respiratória (Tab. 126-5). Em caso de contraindicações aos macrolídeos e às fluoroquinolonas, pode-se usar um β-lactâmico junto com a doxiciclina. O tratamento com uma combinação de um β-lactâmico e um macrolídeo, ou com uma fluoroquinolona isoladamente, resulta em mortalidade menor que a monoterapia com um β-lactâmico.

Infecção grave e sem fatores de risco Os pacientes com infecção grave, mas sem fatores de risco, devem receber terapia combinada com um β-lactâmico e um macrolídeo ou com um β-lactâmico e uma fluoroquinolona respiratória (Tab. 126-5).

Não grave ou grave e com fatores de risco Até o momento, não há regras de predição que identifiquem, de maneira confiável, os pacientes que devem receber empiricamente o tratamento para MRSA ou *P. aeruginosa*. Os fatores de risco atuais para infecção com esses patógenos são hierárquicos. O isolamento prévio desses microrganismos, especialmente a partir do trato respiratório dentro dos últimos 12 meses, é um fator de risco mais robusto que a hospitalização recente e a exposição a antimicrobianos parenterais. No caso de *P. aeruginosa*, a doença pulmonar subjacente (p. ex., bronquiectasia ou DPOC muito grave) também é um fator de risco importante. Se MRSA ou *P. aeruginosa* tiverem sido isolados anteriormente, a terapia empírica apropriada deve ser iniciada tanto nos casos graves como naqueles não graves (Tab. 126-5). Preferimos a linezolida à vancomicina como tratamento de primeira linha para MRSA devido à sua inibição da exotoxina bacteriana e à melhor penetração pulmonar. Se o microrganismo não for isolado nas secreções respiratórias nem no sangue e/ou se o teste PCR para MRSA na secreção nasal ou no lavado broncoalveolar for negativo e o paciente estiver melhorando em 48 horas, o tratamento pode ser descalonado para um esquema padrão.

Por outro lado, se os fatores de risco forem hospitalização recente e uso de antimicrobianos nos últimos 3 meses, amostras isoladas devem ser obtidas para cultura e, nos casos graves, deve-se iniciar tratamento de espectro estendido para MRSA ou *P. aeruginosa*. Dependendo da gravidade da infecção, dos dados locais de resistência de *P. aeruginosa* e do uso de antimicrobianos nos últimos 90 dias, deve-se usar cobertura com um ou dois fármacos.

Se forem iniciados dois agentes antipseudomonas, os fármacos não devem ser da mesma classe. Sempre que possível, a avaliação para possível descalonamento da terapia deve ser realizada. Se a doença do paciente não for grave, o tratamento empírico estendido não deve ser iniciado até que o resultado das culturas esteja disponível.

Independentemente do local de cuidados, os pacientes com PAC que testam positivo para influenza devem receber tratamento anti-influenza (p. ex., oseltamivir) além da terapia antimicrobiana apropriada. Os médicos devem estar atentos para uma possível superinfecção com MRSA.

Embora tradicionalmente os pacientes hospitalizados sejam tratados inicialmente com antibióticos IV, alguns fármacos – principalmente as fluoroquinolonas – são muito bem absorvidos e podem ser administrados por via oral desde o início em determinados pacientes. Para os pacientes tratados inicialmente com agentes IV, a substituição pelos fármacos orais é adequada quando eles puderem ingerir e absorver os antibióticos, estiverem hemodinamicamente estáveis e mostrarem melhora clínica. Um curso de 5 dias de tratamento costuma ser suficiente para a PAC não complicada, mas tratamentos mais longos podem ser necessários para pacientes que não estabilizaram clinicamente e para aqueles com bacteriemia, infecção metastática ou infecção por patógeno mais virulento, como *P. aeruginosa* ou MRSA.

MEDIDAS ADJUNTAS

Além da terapia antibiótica apropriada, algumas medidas adjuntas devem ser usadas. Hidratação adequada, oxigenoterapia para a hipoxemia, tratamento vasopressor e ventilação assistida quando necessário são fundamentais para um tratamento bem-sucedido. O uso rotineiro de glicocorticoides não é recomendado na PCA, com exceção dos pacientes com choque séptico refratário.

INEXISTÊNCIA DE MELHORA

Os pacientes que demoram a responder ao tratamento devem ser reavaliados em torno do terceiro dia (ou antes, quando suas condições estiverem piorando), e várias possibilidades devem ser consideradas. Alguns distúrbios não infecciosos podem simular pneumonia, inclusive edema ou embolia pulmonar, carcinoma do pulmão, pneumonites pós-radiação e de hipersensibilidade e doenças do tecido conectivo com acometimento dos pulmões. Se o paciente realmente tiver PAC e o tratamento for dirigido ao patógeno certo, a inexistência de resposta pode ser explicada de algumas formas. O patógeno pode ser resistente ao antibiótico escolhido ou um foco sequestrado (p. ex., abscesso pulmonar ou empiema) pode estar impedindo o acesso do antibiótico ao patógeno. O paciente pode estar piorando porque o fármaco, a dose ou a frequência de administração estão incorretos. Também pode acontecer de a PAC ser o diagnóstico certo, mas um patógeno inesperado (p. ex., MRSA-AC, *M. tuberculosis* ou fungo) ser a causa. As superinfecções nosocomiais – pulmonares e extrapulmonares – são explicações plausíveis para a falta de melhora de um paciente hospitalizado. Em todos os casos de resposta lenta ou piora clínica, o paciente deve ser reavaliado cuidadosamente e os exames apropriados devem ser iniciados, possivelmente incluindo TC ou broncoscopia.

COMPLICAÇÕES

As complicações comuns da PAC grave incluem insuficiência respiratória, choque e falência de múltiplos órgãos e exacerbação das comorbidades existentes. Três complicações particularmente notáveis são infecções metastáticas, abscesso pulmonar e derrame pleural complicado. A infecção metastática (p. ex., abscesso cerebral ou endocardite) é muito incomum e necessita de alto índice de suspeição e uma avaliação detalhada para tratamento adequado. O abscesso pulmonar pode estar associado à pneumonia aspirativa ou a infecções causadas por patógenos como MRSA-AC, *P. aeruginosa* ou (raramente) *S. pneumoniae*. Os derrames pleurais significativos devem ser puncionados com finalidades diagnósticas e terapêuticas. Se o líquido apresentar pH < 7,2, nível de glicose < 2,2 mmol/L e concentração de desidrogenase láctica > 1.000 UI/L ou, ainda, se forem vistas ou cultivadas bactérias, a drenagem é necessária.

ACOMPANHAMENTO

Em geral, a febre e a leucocitose regridem em 2 a 4 dias nos indivíduos com PAC e saudáveis sob outros aspectos, mas as alterações do exame físico podem persistir por mais tempo. As anormalidades das radiografias de tórax demoram mais a regredir e podem necessitar de 4 a 12 semanas para desaparecer, com a rapidez de regressão dependendo da idade do paciente e da doença pulmonar subjacente. Os pacientes podem ser liberados do hospital quando suas condições clínicas, incluindo comorbidades, estiverem estáveis. O local de residência depois da alta (em um asilo, no lar com a família ou sozinho no domicílio) é uma consideração importante na decisão, principalmente para os pacientes idosos. Nos pacientes hospitalizados, geralmente se recomenda uma radiografia de acompanhamento em cerca de 4 a 6 semanas. Se for demonstrada uma recaída ou recidiva, principalmente no mesmo segmento pulmonar, deve-se considerar a possibilidade de uma neoplasia subjacente. Para as pessoas manejadas ambulatorialmente, a radiografia de rotina no seguimento não é necessária se não forem fumantes, se estiverem bem nos demais aspectos e se os sintomas melhorarem dentro de 5 a 7 dias.

PROGNÓSTICO

O prognóstico depende da idade do paciente, das suas comorbidades e do local onde o tratamento é efetuado (ambulatório ou hospital). Os pacientes jovens sem comorbidades evoluem bem e, em geral, recuperam-se por completo depois de aproximadamente 2 semanas. Os pacientes idosos e os que apresentam comorbidades podem demorar várias semanas ou mais para se recuperarem totalmente. A taxa de mortalidade geral da população ambulatorial é < 5%. Para os pacientes que necessitam de hospitalização, as taxas gerais de mortalidade variam de 12 a 40%, dependendo da categoria do paciente e dos processos de cuidados, particularmente da administração oportuna de antibióticos apropriados.

PREVENÇÃO

A medida profilática principal é a vacinação (Cap. 123). As recomendações do Advisory Committee on Immunization Practices devem ser seguidas quanto às vacinas contra influenza e pneumococos.

Nos Estados Unidos, estão disponíveis uma vacina pneumocócica com polissacarídeos (PPSV23) e uma vacina pneumocócica conjugada proteica (PCV13) (Cap. 146). A primeira contém material capsular de 23 sorotipos pneumocócicos; na segunda, o polissacarídeo capsular de 13 dos patógenos pneumocócicos mais comuns que afetam crianças está ligado a uma proteína imunogênica. A PCV13 produz antígenos dependentes de células T que resultam em memória imunológica prolongada. A administração dessa vacina nas crianças resultou em reduções globais da prevalência dos pneumococos resistentes aos antibióticos e da incidência da doença pneumocócica invasiva das crianças e dos adultos. Porém, a vacinação pode resultar na substituição dos sorotipos da vacina por outros sorotipos, conforme visto com os sorotipos 19A e 35B após a introdução da vacina conjugada original 7-valente. A PCV13 também é recomendada para idosos e pacientes mais jovens imunocomprometidos. Em razão do risco elevado de infecções pneumocócicas, mesmo entre os pacientes sem doença pulmonar obstrutiva, os fumantes devem ser fortemente encorajados a parar de fumar.

A vacina contra influenza está disponível em uma forma inativada ou recombinante. Durante um surto de influenza, os pacientes desprotegidos sob risco de desenvolver complicações devem ser vacinados imediatamente e mantidos em quimioprofilaxia com oseltamivir ou zanamivir por 2 semanas – isto é, até que os níveis de anticorpos induzidos pela vacina estejam suficientemente altos.

PNEUMONIA ASSOCIADA À VENTILAÇÃO MECÂNICA

A maior parte da pesquisa sobre a pneumonia nosocomial se concentrou na PAV. Porém, as mesmas informações e princípios podem ser aplicados também à PAH ventilada e à PAH fora da UTI. Cerca de 70% dos casos de PAH são adquiridos fora da UTI e 30%, na UTI; o fato de 30% de todos os pacientes com PAH precisarem de ventilação mecânica define a PAH como uma entidade distinta. Em pacientes não intubados com PAH, uma amostra de escarro expectorado é usada para o diagnóstico microbiológico, mas os resultados são confundidos pela frequente colonização por patógenos orais. As informações microbiológicas na PAV e na PAH ventilada são obtidas pelo acesso direto a amostras do trato respiratório inferior profundo, o que fornece dados microbiológicos confiáveis; porém, essas amostras também podem conter patógenos colonizadores.

ETIOLOGIA

Entre os agentes etiológicos potenciais da PAV, estão patógenos bacterianos MDR e não MDR (Tab. 126-6). O grupo dos "patógenos centrais" não MDR é praticamente idêntico ao dos microrganismos associados à PAC grave (Tab. 126-1); não é surpreendente que esses patógenos predominem caso o paciente desenvolva PAV nos primeiros 5 a 7 dias depois da internação hospitalar. Entretanto, se os pacientes tiverem outros fatores de risco (particularmente o tratamento antimicrobiano prévio), os patógenos MDR devem ser considerados, mesmo nos primeiros dias da internação hospitalar. A frequência relativa de cada patógeno MDR pode variar expressivamente entre os hospitais e até mesmo entre as diferentes UTIs da mesma instituição. A maioria dos hospitais tem problemas com *P. aeruginosa* e MRSA, enquanto os outros patógenos MDR frequentemente são específicos de cada instituição. Em casos menos comuns, os fungos ou os vírus patogênicos causam PAV, que geralmente ocorre nos pacientes com imunodepressão grave. Em casos raros, os vírus que circulam nas comunidades causam miniepidemias, em geral quando são introduzidos por profissionais de saúde doentes.

EPIDEMIOLOGIA

A pneumonia é uma complicação comum entre os pacientes que necessitam de ventilação mecânica. As estimativas de prevalência podem variar de 6 a 52 casos a cada 100 pacientes, dependendo da população estudada. Em qualquer dia na UTI, uma média de 10% dos pacientes apresentarão pneumonia – PAV na maioria esmagadora dos casos, embora nos últimos anos a frequência dessa infecção esteja diminuindo como resultado de estratégias de prevenção efetivas. A frequência desse diagnóstico não é estática, mas depende da duração da ventilação mecânica, com taxa de risco mais alta nos primeiros 5 dias e estabilização nos demais casos (1% ao dia) após cerca de 2 semanas. Entretanto, o índice cumulativo entre os pacientes que continuam no respirador por até 30 dias pode chegar a 70%. Em geral, esses índices não refletem a recidiva da PAV no mesmo paciente. Quando um paciente em respirador é transferido para uma unidade de tratamento crônico ou para casa, a incidência de pneumonia diminui significativamente, em especial se não houver outros fatores de risco para pneumonia. Entretanto, nas unidades para pacientes que necessitam de respirador por períodos longos, a traqueobronquite purulenta torna-se um problema significativo e, em geral, interfere nas tentativas de desmame dos pacientes do respirador (Cap. 302).

Três fatores são fundamentais à patogênese da PAV: colonização da orofaringe por microrganismos patogênicos, aspiração desses patógenos da orofaringe para as vias aéreas inferiores e comprometimento dos mecanismos de defesa normais do hospedeiro. A maioria dos fatores de risco e suas medidas profiláticas correspondentes referem-se a um desses três fatores (Tab. 126-7).

O fator de risco mais evidente é o tubo endotraqueal, que neutraliza os fatores mecânicos normais que impedem a aspiração. Embora a presença do tubo endotraqueal possa evitar aspirações volumosas, a microaspiração na verdade é agravada pelas secreções acumuladas acima do balonete. O tubo endotraqueal e a necessidade concomitante de aspirar podem lesar a mucosa da traqueia e, desse modo, facilitar a colonização traqueal. Além disso, as bactérias patogênicas podem formar um biofilme de glicocálice na superfície do tubo, que as protege dos antibióticos e dos mecanismos de defesa. As bactérias também podem ser desalojadas durante a aspiração (a qual deve ser realizada preferencialmente com um cateter em sistema fechado) e reinocular a traqueia, ou fragmentos minúsculos de glicocálice podem embolizar para as vias aéreas distais, levando consigo as bactérias. A tubulação do circuito do ventilador pode abrigar microrganismos patogênicos que podem escorrer de volta para o paciente se ela for manipulada com muita frequência; assim, os circuitos só devem ser trocados quando estiverem sujos ou para cada novo paciente. Os trocadores de calor e umidade devem ser trocados a cada 5 a 7 dias ou se houver sujeira visível ou mau funcionamento.

TABELA 126-6 ■ Causas microbiológicas da pneumonia associada à ventilação mecânica

Patógenos não MDR	Patógenos MDR
Streptococcus pneumoniae	*Pseudomonas aeruginosa*
Outras espécies de *Streptococcus*	*S. aureus* resistente à meticilina
Haemophilus influenzae	*Acinetobacter* spp.
Staphylococcus aureus sensível à meticilina	Enterobactérias resistentes aos antibióticos
Enterobactérias sensíveis a antibióticos	Cepas ESBL-positivas
Escherichia coli	Cepas resistentes aos carbapenêmicos
Klebsiella pneumoniae	*Legionella pneumophila*
Proteus spp.	*Burkholderia cepacia*
Enterobacter spp.	*Aspergillus* spp.
Serratia marcescens	

Siglas: ESBL, β-lactamase de espectro estendido; MDR, resistente a múltiplos fármacos.

TABELA 126-7 ■ Mecanismos patogênicos e medidas profiláticas correspondentes para pneumonia associada à ventilação mecânica

Mecanismos patogênicos	Medidas profiláticas
Colonização orofaríngea por bactérias patogênicas	
Eliminação da flora normal, supercrescimento de bactérias patogênicas	Evitação de cursos prolongados de antimicrobianos; considerar a clorexidina oral[a]
Aspiração de grandes quantidades de secreções orofaríngeas durante a intubação	Ciclo breve de antibióticos profiláticos para pacientes em coma[b]
Refluxo gastresofágico	Alimentação enteral pós-pilórica com sonda de alimentação colocada por via oral[a]; evitação de grandes resíduos gástricos, agentes pró-cinéticos
Proliferação bacteriana excessiva no estômago	Evitação de agentes profiláticos que aumentam o pH gástrico[a]; descontaminação seletiva do trato digestivo com antibióticos inabsorvíveis[a]
Infecção transmitida por outros pacientes colonizados	Lavagem das mãos, principalmente com esfregação das mãos com soluções à base de álcool; programa educativo intensivo de controle das infecções[b]; isolamento; limpeza apropriada dos equipamentos reutilizáveis
Aspiração de grandes volumes	Intubação endotraqueal; técnica de intubação de sequência rápida; evitação da sedação; descompressão da obstrução do intestino delgado
Umidificação do circuito do ventilador	Mudar os circuitos do ventilador apenas quando estiverem sujos e com novos pacientes; drenar a condensação do circuito do ventilador para longe do paciente; substituir o trocador de calor e umidade a cada 5-7 dias ou se estiver sujo ou com mau funcionamento[a]
Microaspiração ao redor do tubo endotraqueal	
Intubação endotraqueal	Ventilação não invasiva[b]
Ventilação mecânica prolongada	Superficialização diária da sedação,[b] protocolos de desmame[b]
Função de deglutição anormal	Traqueostomia percutânea precoce[b]
Secreções acumuladas acima do tubo endotraqueal	Elevação da cabeceira do leito[b]; aspiração contínua das secreções subglóticas com tubo endotraqueal especial[b]; evitar reintubação; reduzir ao mínimo a sedação e as transferências do paciente; PEEP profilática de 5-8 cm
Alterações das defesas das vias aéreas inferiores	Controle glicêmico rigoroso[a]; redução do limiar de hemoglobina para transfusão

[a]Estratégias com resultados conflitantes ou negativos nos estudos randomizados. [b]Estratégias comprovadamente eficazes em pelo menos um estudo controlado randomizado.
Sigla: PEEP, pressão expiratória final positiva.

Em uma porcentagem alta dos pacientes em estado crítico, a flora normal da orofaringe é substituída por microrganismos patogênicos. Os fatores de risco mais importantes são as pressões seletivas dos antibióticos, a infecção cruzada transmitida por outros pacientes infectados/colonizados ou por equipamentos contaminados, a doença sistêmica grave e a desnutrição. Entre esses fatores, a exposição aos antibióticos acarreta certamente o maior risco. Os patógenos, como *P. aeruginosa*, quase nunca causam infecção nos pacientes que não foram tratados antes com antibióticos. A ênfase recente na higiene das mãos reduziu o índice de infecções cruzadas.

Quase todos os pacientes intubados fazem microaspirações e são colonizados ao menos transitoriamente por bactérias patogênicas. Entretanto, apenas cerca de um terço dos pacientes colonizados desenvolve PAV. As contagens de colônias aumentam a níveis altos, algumas vezes dentro de alguns dias antes do desenvolvimento da pneumonia clínica; esses aumentos sugerem que a etapa final do desenvolvimento da PAV, independentemente da aspiração e da colonização orofaríngea, seja a violação das defesas do hospedeiro por um grande inóculo bacteriano. Os pacientes em estado grave com sepse e traumatismo parecem ficar em um estado de "imunoparalisia" por vários dias depois da internação na UTI – um período que corresponde ao risco mais alto de desenvolver PAV. O mecanismo dessa imunossupressão não está claro, embora a hiperglicemia e as transfusões frequentes afetem de maneira adversa a resposta imune.

MANIFESTAÇÕES CLÍNICAS

As manifestações clínicas da PAH e da PAV são inespecíficas: febre, leucocitose, aumento das secreções respiratórias e consolidação pulmonar no exame físico, além de alterações ou aparecimento de novos infiltrados na radiografia de tórax. A frequência das radiografias torácicas anormais antes do início da pneumonia nos pacientes intubados e as limitações da técnica de radiografia no leito tornam a interpretação mais difícil que nos pacientes que não estão intubados. Outras manifestações clínicas podem ser taquipneia, taquicardia, deterioração da oxigenação e aumento da ventilação por minuto. As mudanças seriadas na oxigenação podem identificar a pneumonia antes de outros achados e também podem ser uma forma de monitorar a melhora com a terapia.

DIAGNÓSTICO

Não há um conjunto de critérios únicos que possa ser utilizado de maneira confiável para estabelecer o diagnóstico de pneumonia nos pacientes submetidos à ventilação mecânica. A dificuldade de identificar esses pacientes de maneira acurada compromete os esforços no sentido de evitar e tratar a PAV e até mesmo coloca em dúvida as estimativas do impacto dessa complicação nas taxas de mortalidade.

A aplicação dos critérios clínicos típicos de PAC de maneira consistente resulta em sobrediagnóstico de PAV, em grande medida por causa de (1) colonização traqueal frequente por bactérias patogênicas nos pacientes com tubos endotraqueais; (2) diversas causas possíveis para os infiltrados radiográficos dos pacientes mantidos em ventilação mecânica; e (3) frequência alta de outras causas de febre entre os pacientes em estado crítico. O diagnóstico diferencial da PAV inclui edema pulmonar atípico, contusão pulmonar, hemorragia alveolar, pneumonite de hipersensibilidade, síndrome da angústia respiratória aguda (SARA) e infarto pulmonar. Os achados de febre e/ou leucocitose podem ter outras causas, inclusive diarreia associada aos antibióticos, infecção de acesso venoso central, rinossinusite, infecção urinária, pancreatite e febre induzida por fármacos. Os distúrbios que simulam pneumonia são comprovados comumente nos pacientes em que a PAV é excluída por técnicas diagnósticas precisas. A maioria desses diagnósticos alternativos não requer tratamento com antibióticos; requer antibióticos diferentes dos que são usados para tratar PAV (pneumonia fúngica ou viral); ou necessitam de alguma outra intervenção, inclusive drenagem cirúrgica ou remoção de cateteres para o tratamento ideal.

Esse dilema diagnóstico levou a discussão e controvérsia sobre se uma abordagem por cultura quantitativa como forma de excluir diagnósticos clínicos falso-positivos seria melhor que a abordagem clínica reforçada pelas diretrizes originadas dos estudos sobre cultura quantitativa. As diretrizes mais recentes da IDSA/ATS para PAH/PAV fazem uma recomendação fraca para a abordagem clínica baseada em culturas semiquantitativas, com a consideração da disponibilidade de recursos, custo e disponibilidade de experiência. As diretrizes reconhecem que o uso de uma abordagem quantitativa pode resultar em menos uso de antibióticos, o que pode ser fundamental para o manejo do uso de antibióticos na UTI. Assim, a abordagem de cada instituição – ou, potencialmente, para cada paciente – deve ser individualizada e baseada nas taxas locais de colonização, na experiência diagnóstica local e no histórico recente de terapia antimicrobiana.

Abordagem de culturas quantitativas Esse método utiliza culturas quantitativas de amostras do trato respiratório profundo para diferenciar a colonização da infecção verdadeira. Quanto mais distal for o segmento analisado do sistema respiratório, maior a especificidade dos resultados e, por essa razão, menor o limiar de proliferação necessária para diagnosticar pneumonia e excluir colonização. Por exemplo, um aspirado endotraqueal quantitativo consiste em amostras proximais, e o limiar diagnóstico é de 10^6 unidades formadoras de colônias (UFC)/mL. Em contrapartida, o método de escovado protegido para obtenção de espécimes fornece amostras distais, e seu limiar é de 10^3 UFC/mL. Por outro lado, a sensibilidade diminui à medida que são obtidas secreções mais distais, especialmente quando são recolhidas às cegas (i.e., por outra técnica que não a broncoscopia). Outros exames que podem aumentar a positividade diagnóstica são coloração de Gram, contagens diferenciais de células, colorações para microrganismos intracelulares e detecção de níveis locais altos de proteínas em resposta à infecção.

Se for usada uma abordagem quantitativa, as decisões terapêuticas devem estar ligadas aos resultados das culturas, com os antimicrobianos não sendo prescritos até a disponibilidade dos resultados a menos que o paciente esteja criticamente enfermo. Os estudos documentaram um menor uso de antimicrobianos com essa abordagem em relação à abordagem clínica, mas os resultados são menos claros se as decisões sobre os antimicrobianos não estiverem diretamente ligadas aos dados das culturas. Uma limitação comum da abordagem quantitativa é o uso de um novo e efetivo agente antimicrobiano nas 24 a 48 horas anteriores à coleta, o que pode levar a resultados falso-negativos. Com os microrganismos sensíveis, uma única dose de antibiótico pode reduzir as contagens de colônias abaixo do limiar diagnóstico. Após 3 dias, as características operacionais dos testes melhoram até o ponto em que são equivalentes aos resultados obtidos quando não tiver sido administrado nenhum antibiótico prévio. Por outro lado, contagens de colônias acima do limiar diagnóstico durante o tratamento antibiótico sugerem que os antibióticos usados atualmente são ineficazes. Além disso, as culturas quantitativas podem gerar resultados abaixo do limiar diagnóstico se as amostras forem coletadas precocemente durante a evolução da infecção ou se a coleta for atrasada até depois de uma resposta efetiva do hospedeiro reduzir as contagens bacterianas. De maneira ideal, uma amostra deve ser obtida assim que houver a suspeita de pneumonia e antes que a terapia antimicrobiana seja iniciada ou trocada.

Abordagem clínica A falta de especificidade de um diagnóstico clínico de PAV tem prejudicado sua utilidade, mas essa abordagem foi melhorada pela adição de dados microbiológicos e outras informações laboratoriais. Os aspirados traqueais geralmente resultam em pelo menos o dobro de patógenos potenciais em comparação com as culturas quantitativas, mas o patógeno causador está quase sempre presente. A ausência de bactérias em aspirados endotraqueais corados pelo Gram faz da pneumonia uma causa improvável para a febre ou para os infiltrados pulmonares. Combinados com a percepção aguçada dos diagnósticos alternativos possíveis nos pacientes sob suspeita de PAV, esses resultados podem evitar o sobretratamento inadequado com antimicrobianos. Além disso, a ausência de um patógeno MDR nas culturas do aspirado traqueal elimina a necessidade de cobertura para MDR, permitindo que a terapia antibiótica empírica seja descalonada. Da mesma forma, com os novos e mais sensíveis métodos de diagnóstico molecular, um patógeno MDR suspeito pode ser eliminado como alvo terapêutico se os resultados do teste forem negativos. Uma abordagem clínica concentrada no uso cuidadoso de antimicrobianos e no descalonamento da terapia após os resultados das culturas estarem disponíveis pode ter impacto sobre o uso exagerado de antimicrobianos e a consideração de locais alternativos de infecção da mesma forma que uma abordagem de culturas quantitativas.

TRATAMENTO

Pneumonia associada à ventilação mecânica

Muitos estudos demonstraram taxas de mortalidade mais altas com o atraso no uso de esquemas antibióticos empíricos inicialmente adequados. O elemento fundamental do tratamento antibiótico adequado da PAV é a consideração dos padrões de resistência dos patógenos mais prováveis em determinado paciente.

RESISTÊNCIA AOS ANTIBIÓTICOS

Devido a um maior risco de infecção por patógenos MDR (Tab. 126-6), a PAV deve ser tratada com antibióticos diferentes daqueles utilizados nos casos graves de PAC. As pressões seletivas dos antibióticos resultam na participação frequente dos patógenos MDR por seleção de cepas de patógenos comuns resistentes aos antibióticos (MRSA e enterobactérias produtoras de ESBL ou carbapenemase) ou de patógenos intrinsecamente resistentes (*P. aeruginosa* e espécies de *Acinetobacter*). A utilização frequente dos antibióticos β-lactâmicos, principalmente das cefalosporinas, parece ser o fator de risco principal para infecção por MRSA ou cepas positivas para ESBL.

Pseudomonas aeruginosa pode desenvolver resistência a todos os antimicrobianos rotineiramente utilizados, e, mesmo quando inicialmente sensíveis, os isolados *P. aeruginosa* podem desenvolver resistência durante o tratamento. A liberação dos genes de resistência ou a seleção dos clones resistentes dentro dos inóculos bacterianos volumosos associados à maioria das pneumonias pode ser a causa. Espécies de *Acinetobacter*, *Stenotrophomonas maltophilia* e *Burkholderia cepacia* são intrinsecamente resistentes a muitos dos esquemas antibióticos empíricos utilizados (ver adiante). A PAV causada por esses patógenos surge durante o tratamento de outras infecções, e a resistência sempre é evidenciada por ocasião do diagnóstico inicial.

TERAPIA EMPÍRICA

As opções recomendadas para o tratamento empírico estão relacionadas na Tabela 126-8. O tratamento deve ser iniciado logo depois da obtenção dos espécimes diagnósticos. Os principais fatores na seleção dos agentes são a presença de fatores de risco para patógenos MDR e o risco previsto de morte (≤ 15% é considerado um risco baixo). As escolhas entre as várias opções listadas dependem dos padrões locais de resistência e – um fator muito importante – da exposição pregressa do paciente aos antibióticos. O conhecimento do antibiograma e da incidência local de patógenos MDR-específicos (p. ex., MRSA) no hospital – e mesmo na UTI específica – é fundamental na seleção da terapia antibiótica apropriada.

A maioria dos pacientes *sem* fatores de risco para infecção por patógenos MDR pode ser tratada com um único antibiótico. Na verdade, a mortalidade é menor com um agente único em relação a uma terapia combinada para os pacientes com baixo risco de mortalidade. Infelizmente, a proporção de pacientes sem fatores de risco para MDR é < 10% em algumas UTIs e ela é desconhecida para pacientes com PAH. A diferença principal entre a PAC e a PAV é a incidência acentuadamente menor de patógenos atípicos neste último grupo; as espécies de *Legionella* são exceções, porque podem ser patógenos nosocomiais, principalmente quando há epidemias locais por problemas no tratamento do suprimento de água potável do hospital. A recomendação padronizada para os pacientes *com* fatores de risco para infecção por patógenos MDR e alto risco de mortalidade consiste em três antibióticos: dois direcionados para *P. aeruginosa* e um para MRSA. Porém, na ausência de choque séptico, um agente único pode ser efetivo para esses pacientes, desde que exista um agente único provavelmente efetivo contra pelo menos 90% dos patógenos Gram-negativos naquela UTI. A terapia combinada empírica aumenta a probabilidade de uma terapia inicialmente apropriada em comparação com a monoterapia. Um agente β-lactâmico fornece a melhor cobertura, ainda que mesmo o agente de espectro mais amplo – um carbapenêmico – ofereça terapia inicial inadequada em até 10 a 15% dos casos em alguns centros. O surgimento de resistência a carbapenêmicos em algumas instituições necessita da adição de polimixinas às opções de terapia combinada. Vários agentes emergentes podem modificar nossa abordagem terapêutica. Os novos agentes antipseudomonas incluem ceftazidima-avibactam, ceftolozana-tazobactam, imipeném-relebactam e plazomicina. A terapia para Enterobacteriaceae resistentes a carbapenêmicos pode consistir em ceftazidima-avibactam, imipeném-relebactam ou meropeném-vaborbactam, enquanto os microrganismos que produzem metalo-β-lactamases podem ser tratados com ceftazidima-avibactam ou cefiderocol.

TABELA 126-8 ■ Tratamento antibiótico empírico da pneumonia adquirida no hospital e da pneumonia associada à ventilação mecânica

Ausência de fatores de risco para patógenos Gram-negativos resistentes	Presença de fatores de risco para patógenos Gram-negativos resistentes[a] (*escolher um de cada coluna*)	
Piperacilina-tazobactam (4,5 g, IV, a cada 6 h) Cefepima (2 g, IV, a cada 8 h) Levofloxacino (750 mg, IV, a cada 24 h)	Piperacilina-tazobactam (4,5 g, IV, a cada 6 h) Cefepima (2 g, IV, a cada 8 h) Ceftazidima (2 g, IV, a cada 8 h) Imipeném (500 mg, IV, a cada 6 h) Meropeném (1 g, IV, a cada 8 h)	Amicacina (15-20 mg/kg, IV, a cada 24 h) Gentamicina (5-7 mg/kg, IV, a cada 24 h) Tobramicina (5-7 mg/kg, IV, a cada 24 h) Ciprofloxacino (400 mg, IV, a cada 8 h) Levofloxacino (750 mg, IV, a cada 24 h) Colistina (dose inicial de 5 mg/kg, IV, seguida por doses de manutenção de 2,5 mg × [1,5 × DCE + 30], IV, a cada 12 h) Polimixina B (2,5-3 mg/kg/dia, IV, divididos em 2 doses)
Fatores de risco para MRSA[b] (*acrescentar aos anteriores*)		
Linezolida (600 mg, IV, a cada 12 h) *ou* Vancomicina com dose ajustada (nível mínimo, 15-20 mg/dL)		

[a]Terapia antibiótica prévia, hospitalização prévia, antibiograma local. [b]Terapia antibiótica prévia, hospitalização prévia, colonização conhecida por MRSA, hemodiálise crônica, taxa local de pneumonia documentada por MRSA > 10% (ou taxa local não conhecida).

Siglas: DCE, depuração da creatinina endógena; IV, intravenoso; MRSA, *Staphylococcus aureus* resistente à meticilina.

TRATAMENTO ESPECÍFICO

Quando o diagnóstico etiológico é conhecido, o tratamento empírico de espectro amplo pode ser modificado (descalonado) para tratar especificamente o agente patogênico identificado. Para pacientes com fatores de risco para MDR, os regimes antibióticos podem ser reduzidos a um único agente na maioria dos casos. Apenas uma minoria dos pacientes precisa concluir o tratamento com dois ou três antibióticos. Uma cultura negativa no aspirado traqueal ou o crescimento abaixo do limiar para culturas quantitativas para amostras obtidas antes de qualquer mudança nos antibióticos sugere fortemente que os antibióticos devem ser suspensos ou que se deve buscar um diagnóstico alternativo. A identificação de outros focos infecciosos suspeitos ou confirmados pode exigir a manutenção do tratamento antibiótico, mas o espectro patogênico (e as opções de antibióticos correspondentes) pode ser diferente do que se observa com a PAV. Um curso de tratamento por 7 ou 8 dias é tão eficaz quanto o de 2 semanas e está associado ao desenvolvimento menos frequente de cepas resistentes aos antibióticos. As exceções incluem os casos em que a terapia inicial é inadequada ou consiste em antibióticos de segunda linha e os casos causados por alguns microrganismos mais resistentes, como as espécies de *Acinetobacter* produtoras de carbapenemase.

A controvérsia principal em torno do tratamento específico da PAV refere-se à necessidade de manter o tratamento combinado para pneumonias por *Pseudomonas*. Nenhum ensaio controlado randomizado demonstrou qualquer vantagem com o tratamento combinado com um β-lactâmico e um aminoglicosídeo, nem as análises dos subgrupos de outros estudos encontraram aumentos da sobrevida com esse esquema. A terapia combinada pode ser útil na infecção com bacteriemia e choque séptico, mas o benefício pode durar apenas alguns dias. Os índices inaceitavelmente altos de falha clínica e morte apesar da terapia combinada em pacientes com PAV por *P. aeruginosa* (ver "Inexistência de melhora", adiante) indicam a necessidade de utilizar esquemas mais eficazes – incluindo talvez antibióticos administrados por aerossol. Na maioria dos casos de pneumonia por *Pseudomonas*, as diretrizes atuais fazem recomendação contrária à continuação da terapia combinada após a suscetibilidade do isolado microbiano ser conhecida.

INEXISTÊNCIA DE MELHORA

As falhas terapêuticas são comuns na PAV, principalmente quando a infecção é causada por patógenos MDR. A PAV causada por MRSA está associada ao índice de falha clínica de 40% quando os pacientes são tratados com vancomicina nas doses convencionais. Uma das soluções propostas, mas não comprovadas consiste em administrar tratamento com o fármaco em doses altas, embora o risco de toxicidade renal aumente com essa abordagem. Além disso, a CIM do MRSA para a vancomicina tem aumentado, e uma porcentagem alta das falhas clínicas ocorre quando a CIM está na faixa superior de sensibilidade (i.e., 1,5-2 μg/mL). A linezolida parece ser 15% mais eficaz até mesmo que a vancomicina em doses ajustadas e é claramente o antibiótico preferido para pacientes com insuficiência renal e indivíduos infectados por MRSA com CIM alta. A PAV causada por *Pseudomonas* tem taxa de falha de 40 a 50%, independentemente do esquema utilizado. As causas do insucesso clínico variam conforme o(s) patógeno(s) e o(s) antibiótico(s). Em geral, o tratamento inicial inadequado pode ser minimizado pela utilização do esquema combinado recomendado (Tab. 126-8). Porém, a emergência de resistência aos β-lactâmicos durante a terapia é um problema importante, especialmente em infecções por espécies de *Pseudomonas* e *Enterobacter*. A PAV recorrente causada pelo mesmo patógeno é possível, pois o biofilme nos tubos endotraqueais permite a persistência e a reintrodução do microrganismo. Os estudos sobre PAV causada por *Pseudomonas* demonstraram que cerca de metade dos casos recidivantes era causada por uma cepa diferente. Alguns estudos sugeriram que a falha terapêutica pode ser menos comum com a dosagem otimizada de um β-lactâmico e com o uso de terapia prolongada ou com infusão contínua.

As falhas terapêuticas e suas causas são muito difíceis de determinar precocemente na evolução do quadro. A pneumonia causada por uma superinfecção, a existência de focos infecciosos extrapulmonares e os efeitos tóxicos dos fármacos devem ser considerados. As culturas quantitativas seriadas podem esclarecer a resposta microbiológica, mas os biomarcadores como a PCT têm valor incerto nessa situação.

COMPLICAÇÕES

Além das mortes, a complicação principal da PAV é o prolongamento da ventilação mecânica com aumentos correspondentes da permanência na UTI e no hospital. Na maioria dos estudos, a necessidade comum de 1 semana adicional de ventilação mecânica resultante da PAV justifica os esforços vigorosos para a prevenção.

Em raros casos, a pneumonia necrosante (p. ex., causada por *P. aeruginosa* ou *S. aureus*) causa hemorragia pulmonar significativa. Mais comumente, as infecções necrosantes causam complicações de longo prazo como bronquiectasia e fibroses parenquimatosas com pneumonias recidivantes. Outras complicações de longo prazo da pneumonia incluem a oxigenoterapia de longo prazo, um estado catabólico em um paciente já com risco nutricional, a necessidade de reabilitação prolongada e – nos idosos – uma incapacidade de retornar a um estado funcional independente e a necessidade de institucionalização.

ACOMPANHAMENTO

Quando ocorre, a melhora clínica costuma ser evidenciada nas primeiras 48 a 72 horas depois de iniciar o tratamento antimicrobiano, em geral com a melhora da oxigenação. Como as alterações das radiografias do tórax comumente pioram no início do tratamento, elas não são tão úteis quanto os critérios clínicos como indicadores da resposta ao tratamento.

PROGNÓSTICO

A PAV está associada com taxas gerais de mortalidade de até 50 a 70%, mas o problema real é a mortalidade atribuível. Muitos pacientes com PAV têm doenças coexistentes que poderiam levar à morte, mesmo que não desenvolvessem esse tipo de pneumonia. A mortalidade atribuível foi de mais de 25% em um estudo de coorte pareado, enquanto estudos mais recentes sugeriram taxas muito menores. Parte da variação dos índices de mortalidade da PAV está claramente relacionada com o tipo de paciente e a UTI estudada. Nos pacientes com traumatismos, a PAV não está associada à mortalidade atribuível, possivelmente porque muitos desses indivíduos estavam saudáveis antes de sofrer a lesão. O agente etiológico também desempenha um papel significativo. Em geral, os patógenos MDR estão associados às taxas de mortalidade atribuíveis significativamente maiores que os demais microrganismos. A pneumonia causada por alguns patógenos (p. ex., *S. maltophilia*) é simplesmente um indício de que o sistema imune do paciente está tão deprimido que a morte é praticamente inevitável.

PREVENÇÃO (TAB. 126-7)

Como a intubação endotraqueal é um fator de risco para PAV, a intervenção profilática mais importante é evitar a intubação endotraqueal ou abreviar sua duração. A ventilação não invasiva bem-sucedida evita muitos dos problemas associados aos tubos endotraqueais. As estratégias que abreviam a duração da respiração artificial por suspensão diária da sedação e protocolos formais de desmame também têm sido altamente efetivas como profilaxia para PAV.

Infelizmente, algumas vezes é necessário fazer escolhas em relação aos riscos. As tentativas vigorosas de extubar precocemente podem causar reintubações, que aumentam o risco de PAV. A sedação profunda contínua aumenta o risco de PAV, mas a autoextubação possibilitada pela sedação insuficiente também é perigosa. O conflito de decisão também se aplica ao tratamento antibiótico. A profilaxia antibiótica de curto prazo pode reduzir o risco de PAV de início precoce nos pacientes comatosos que necessitam de intubação, e alguns dados sugerem que os antibióticos reduzem a incidência dessa complicação em geral. De modo inverso, cursos prolongados de antimicrobianos aumentam, de forma consistente, o risco de PAV por patógenos MDR; a PAV por *Pseudomonas* é rara em pacientes que não receberam antibióticos recentemente.

A redução da microaspiração ao redor do balonete do tubo endotraqueal também pode evitar a PAV. A simples elevação da cabeceira do leito (pelo menos 30° acima da linha horizontal, mas preferivelmente 45°) e o uso de tubos endotraqueais especialmente modificados que permitem a remoção das secreções acumuladas acima do balonete podem evitar a microaspiração. A relação risco-benefício de transferir o paciente da UTI para realizar exames ou procedimentos diagnósticos deve ser cuidadosamente analisada, porque a incidência da PAV é maior entre os pacientes transportados.

O papel desempenhado pelo supercrescimento da flora intestinal normal no estômago – na presença de pH gástrico elevado – na patogênese da PAV é questionável. Por essa razão, a evitação dos agentes que elevam o pH gástrico pode ser relevante apenas em determinadas populações, incluindo receptores de transplante de fígado e pacientes submetidos a outros procedimentos intra-abdominais significativos ou que apresentam obstrução intestinal. O MRSA e as bactérias não fermentadoras como *P. aeruginosa* e espécies de *Acinetobacter* normalmente não fazem parte da flora intestinal, mas se localizam principalmente no nariz e na pele, respectivamente.

Nos surtos de PAV causados por patógenos específicos, a possibilidade de uma falha nas medidas de controle das infecções (principalmente contaminação dos equipamentos reutilizáveis) deve ser investigada. Mesmo os índices elevados de patógenos que já são comuns em determinada UTI podem ser atribuídos à infecção cruzada. Treinamento e lembretes quanto à importância da lavagem cuidadosa das mãos e outras práticas de controle das infecções podem diminuir esse risco.

PNEUMONIA ADQUIRIDA NO HOSPITAL

Embora tenha sido muito menos estudada que a PAV, a PAH de pacientes não intubados – dentro e fora da UTI – é semelhante à PAV. As diferenças principais são as frequências mais altas dos patógenos não MDR e as condições de imunidade geralmente melhores dos pacientes não intubados. A frequência mais baixa dos patógenos MDR permite utilizar a monoterapia em uma porcentagem maior dos casos de PAH, em comparação com os de PAV. Porém, a bacteriologia e os desfechos de pacientes com PAH ventilados podem ser muito semelhantes aos de pacientes com PAV.

Os únicos patógenos que podem ser mais comuns na população não PAV são os anaeróbios devido a um maior risco de macroaspiração e às menores tensões de oxigênio no trato respiratório inferior desses pacientes. Os anaeróbios geralmente contribuem apenas para as pneumonias polimicrobianas, e o tratamento específico para anaeróbios provavelmente não é necessário, porque muitos dos antibióticos recomendados são ativos contra anaeróbios.

Nos pacientes que não estão intubados, o diagnóstico da PAH é ainda mais difícil que o da PAV. As amostras das vias aéreas inferiores apropriadas para cultura são muito mais difíceis de obter nos pacientes que não estão intubados. Algumas das doenças subjacentes que predispõem o paciente à PAH também estão associadas à incapacidade de tossir adequadamente. Como as hemoculturas dificilmente são positivas (< 15% dos casos), a maioria dos pacientes com PAH não tem resultados de cultura sobre os quais se possam basear as modificações do tratamento antibiótico, tornando menos provável o descalonamento. Apesar dessas dificuldades, as defesas mais eficazes dos pacientes que não estão em UTI resultam em taxas de mortalidade menores que as associadas à PAV e à PAH em ventilação. Além disso, o risco de falha do tratamento antibiótico é menor na PAH.

IMPACTO GLOBAL

Com os dados disponíveis, é praticamente impossível avaliar de maneira acurada o impacto da pneumonia a partir de uma perspectiva global. Quaisquer diferenças em incidência, carga de doença e custo entre diferenças de idade, etnia e grupos raciais são dificultadas por diferenças existentes entre os países em termos de patógenos etiológicos, taxas de resistência, acesso aos cuidados de saúde e serviços diagnósticos e disponibilidade e uso das vacinas.

Há necessidade de uma abordagem padronizada com medidas de desfecho claramente definidas para que o impacto da pneumonia possa ser avaliado de forma acurada. Porém, a extrapolação simples dos dados dos

Estados Unidos para PAC e PAH/PAV mostra que a pneumonia tem impacto significativo na qualidade de vida, na morbidade, nos custos da saúde e nas taxas de mortalidade e que esse impacto tem implicações para pacientes e para a sociedade como um todo.

Agradecimento *Os autores agradecem pelas contribuições de Richard Wunderink, MD, para este capítulo nas edições anteriores.*

LEITURAS ADICIONAIS

Chastre J et al: Comparison of 8 vs 15 days of antibiotic therapy for ventilator-associated pneumonia in adults: A randomized trial. JAMA 290:2588, 2003.

Dickson RP et al: Towards an ecology of the lung: New conceptual models of pulmonary microbiology and pneumonia pathogenesis. Lancet Respir Med 2:238, 2014.

Fagon JY et al: Invasive and noninvasive strategies for management of suspected ventilator-associated pneumonia. A randomized trial. Ann Intern Med 132:621, 2000.

Jain S et al: Community-acquired pneumonia requiring hospitalization among U.S. adults. N Engl J Med 373:415, 2015.

Kalil AC et al: Management of adults with hospital-acquired and ventilator-associated pneumonia: 2016 clinical practice guidelines by the Infectious Diseases Society of America and the American Thoracic Society. Clin Infect Dis 63:e61, 2016.

Mandell LA, Niederman MS: Aspiration pneumonia. N Engl J Med 380:651, 2019.

Mandell LA et al: Infectious Diseases Society of America/American Thoracic Society consensus guidelines on the management of community-acquired pneumonia in adults. Clin Infect Dis 44(Suppl 2):S27, 2007.

Metlay JP et al: Diagnosis and treatment of adults with community-acquired pneumonia. An Official Clinical Practice Guideline of the American Thoracic Society and Infectious Diseases Society of America. Am J Respir Crit Care Med 200:e45, 2019.

Shindo Y et al: Risk factors for drug-resistant pathogens in community-acquired and healthcare-associated pneumonia. Am J Respir Crit Care Med 188:985, 2013.

Wunderink RG, Waterer GW: Community-acquired pneumonia. N Engl J Med 370:541, 2014.

127 Abscesso pulmonar

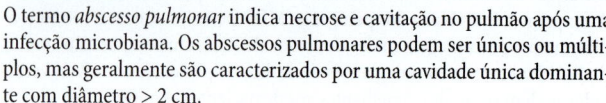

Rebecca M. Baron, Beverly W. Baron, Miriam Baron Barshak

O termo *abscesso pulmonar* indica necrose e cavitação no pulmão após uma infecção microbiana. Os abscessos pulmonares podem ser únicos ou múltiplos, mas geralmente são caracterizados por uma cavidade única dominante com diâmetro > 2 cm.

ETIOLOGIA

A baixa prevalência dos abscessos pulmonares dificulta o estudo com ensaios controlados randomizados. Embora a incidência dos abscessos pulmonares tenha sido reduzida na era dos antibióticos, eles ainda são fonte de morbidade e mortalidade significativas.

Os abscessos pulmonares geralmente são definidos como primários (aproximadamente 80% dos casos) ou secundários. Os abscessos pulmonares *primários* geralmente ocorrem em consequência de aspiração, são causados principalmente por bactérias anaeróbias e ocorrem sem que haja doença pulmonar ou sistêmica subjacente. Os abscessos pulmonares *secundários* surgem no contexto de doença subjacente, como um quadro obstrutivo (p. ex., corpo estranho ou tumor nos brônquios) ou um processo sistêmico (p. ex., infecção por vírus da imunodeficiência humana [HIV] ou condição imunossupressora). Os abscessos pulmonares também são definidos como agudos (duração < 4 a 6 semanas) ou crônicos (cerca de 40% dos casos).

EPIDEMIOLOGIA

A maioria das informações epidemiológicas existentes envolve os abscessos pulmonares primários. Em geral, os homens de meia-idade são mais afetados que as mulheres de meia-idade. O principal fator de risco para o abscesso pulmonar é a aspiração. Os pacientes com risco específico de aspiração, como aqueles com alteração do nível de consciência, alcoolistas, com superdosagem de drogas, crise convulsiva, disfunção bulbar, eventos vasculares encefálicos ou cardiovasculares prévios ou doença neuromuscular, são geralmente os mais afetados. Em risco adicional estão os pacientes com dismotilidade esofágica ou lesões esofágicas (estenose ou tumor) e aqueles com distensão gástrica e/ou refluxo gastresofágico, especialmente os que ficam muito tempo em decúbito.

É amplamente aceito que a combinação de colonização das frestas gengivais por bactérias anaeróbias ou por estreptococos microaerofílicos (especialmente nos pacientes com gengivite e doença periodontal) e risco de aspiração é importante para o desenvolvimento do abscesso pulmonar. Na verdade, muitos médicos consideram ser extremamente raro o desenvolvimento de abscesso pulmonar na ausência de colonização bacteriana originada nos dentes.

A importância desses fatores de risco no desenvolvimento do abscesso pulmonar é confirmada pela redução significativa na sua incidência a partir do final dos anos 1940, coincidindo com as mudanças nas técnicas de cirurgia bucal: a partir desse período, essas operações deixaram de ser realizadas com o paciente sentado e sem tubo endotraqueal com balonete, o que levou à redução na frequência de episódios perioperatórios de aspiração. Além disso, a introdução da penicilina no mesmo período reduziu significativamente a incidência dos abscessos pulmonares e a taxa de mortalidade decorrentes deles.

PATOGÊNESE

Abscessos pulmonares primários Supõe-se que a ocorrência de abscesso pulmonar primário tenha origem na aspiração de bactérias, principalmente anaeróbias (mas também estreptococos microaerofílicos), existentes nas frestas gengivais para o parênquima pulmonar em hospedeiro suscetível (Tab. 127-1). Os pacientes que desenvolvem abscesso pulmonar primário geralmente apresentam uma carga impressionante de material aspirado ou são incapazes de eliminar a carga bacteriana. Inicialmente ocorre pneumonite (agravada em parte pelo dano tecidual causado pelo conteúdo ácido do estômago); então, ao longo de um período de 7 a 14 dias, as bactérias anaeróbias produzem necrose do parênquima e cavitação, cuja extensão varia em função da interação patógeno-hospedeiro (Fig. 127-1). Acredita-se que as bactérias anaeróbias produzam necrose tecidual mais extensa em caso de infecção polimicrobiana, já que os fatores de virulência das diversas bactérias atuariam de forma sinérgica para causar maior destruição tecidual.

Abscessos pulmonares secundários A patogênese dos abscessos secundários depende do fator predisponente. Por exemplo, em casos de obstrução brônquica por câncer ou por corpo estranho, a lesão obstrutiva impede a eliminação das secreções orofaríngeas, levando ao desenvolvimento de abscessos. Em caso de quadros sistêmicos subjacentes (p. ex., imunossupressão após transplante de medula óssea ou de órgão sólido), o prejuízo dos mecanismos de defesa causa maior suscetibilidade para o desenvolvimento de abscessos pulmonares causados por uma ampla variedade de patógenos, incluindo microrganismos oportunistas (Tab. 127-1).

Abscessos pulmonares também surgem a partir de êmbolos sépticos, seja na endocardite da valva tricúspide (frequentemente envolvendo *Staphylococcus aureus*) ou na síndrome de Lemierre, na qual uma infecção inicia-se na faringe (classicamente envolvendo *Fusobacterium necrophorum*

TABELA 127-1 ■ Exemplos de patógenos microbianos que podem causar abscesso pulmonar

Condição clínica	Patógenos
Abscesso pulmonar primário (geralmente com fatores de risco para aspiração)	Anaeróbios (p. ex., *Peptostreptococcus* spp., *Prevotella* spp., *Bacteroides* spp., *Streptococcus milleri*), estreptococos microaerofílicos
Abscesso pulmonar secundário (frequentemente com imunocomprometimento subjacente)	*Staphylococcus aureus*, bacilos Gram-negativos (p. ex., *Pseudomonas aeruginosa*, Enterobacteriaceae), *Nocardia* spp., *Aspergillus* spp., Mucorales, *Cryptococcus* spp., *Legionella* spp., *Rhodococcus equi*, *Pneumocystis jirovecii*
Lesões embólicas	*Staphylococcus aureus* (frequentemente a partir de endocardite), *Fusobacterium necrophorum* (síndrome de Lemierre; para mais detalhes, consultar o texto)
Infecções endêmicas (com ou sem imunocomprometimento subjacente)	*Mycobacterium tuberculosis* (assim como *Mycobacterium avium* e *Mycobacterium kansasii*), *Coccidioides* spp., *Histoplasma capsulatum*, *Blastomyces* spp., parasitas (p. ex., *Entamoeba histolytica*, *Paragonimus westermani*, *Strongyloides stercoralis*)
Outras	Patógeno bacteriano (frequentemente *S. aureus*) após influenza ou outra infecção viral, *Actinomyces* spp.

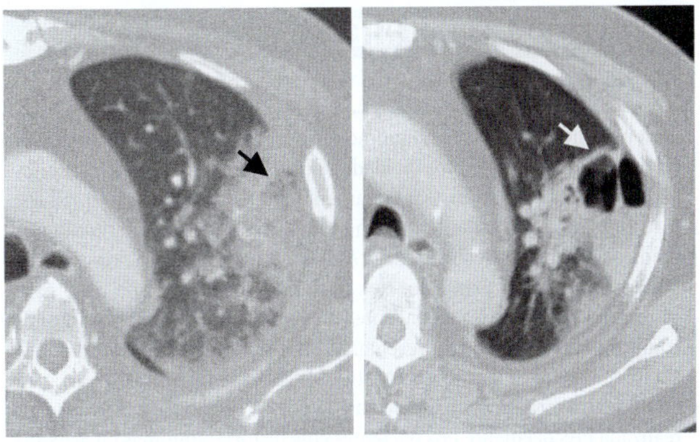

FIGURA 127-1 Tomografia computadorizada de tórax demonstrando o desenvolvimento de abscessos pulmonares. Paciente imunocomprometido em razão de linfoma subjacente que evoluiu com pneumonia grave por *Pseudomonas aeruginosa*, representada por infiltrado no pulmão esquerdo com regiões centrais de necrose (*painel* ***A***, *seta escura*). Duas semanas mais tarde, observaram-se áreas de cavitação com níveis hidroaéreos na região consistentes com o desenvolvimento de abscessos pulmonares (*painel* ***B***, *seta clara*). *(Imagens fornecidas pela Dra. Ritu Gill, Division of Chest Radiology, Brigham and Women's Hospital, Boston; com permissão.)*

para então se disseminar para a região cervical e a bainha da carótida (que contém a veia jugular), causando tromboflebite séptica.

PATOLOGIA E MICROBIOLOGIA

Abscessos pulmonares primários Os segmentos inferiores (segmentos posteriores dos lobos superiores e segmentos superiores dos lobos inferiores) são as localizações mais comuns para os abscessos pulmonares primários, dada a predisposição de deposição dos materiais aspirados nessas áreas. Em geral, o pulmão direito é mais afetado, uma vez que o brônquio fonte direito é menos angulado.

Os abscessos pulmonares primários frequentemente são polimicrobianos, incluindo principalmente microrganismos anaeróbios, assim como estreptococos microaerofílicos (Tab. 127-1). O isolamento e a cultura de anaeróbios podem ser complicados pela contaminação das amostras por bactérias da cavidade oral, pela necessidade de transporte rápido das culturas ao laboratório, pela necessidade de uso de técnicas especiais de cultura, pelo longo período necessário para o crescimento da cultura e pela necessidade de coleta de amostras antes da administração de antibióticos. Quando todos esses fatores são considerados, as taxas de resultados positivos específicos chegam a 78%.

Como não está claro se a identificação do anaeróbio causador altera a resposta ao tratamento de abscesso pulmonar primário, na prática não se têm realizado técnicas específicas para obtenção de material de cultura, como aspiração transtraqueal e lavado broncoalveolar com amostragem por meio de escova que permita a obtenção de material para cultura sem contaminação da cavidade oral. Quando nenhum patógeno é isolado do abscesso pulmonar primário (o que ocorre em até 40% das vezes), o quadro é denominado *abscesso pulmonar inespecífico*, e a presença de anaeróbios frequentemente é presuntiva. A expressão *abscesso pulmonar pútrido* refere-se a casos com hálito, escarro ou empiema de odor fétido; essas manifestações, em essência, são diagnósticas de abscesso pulmonar por anaeróbio.

Abscessos pulmonares secundários A localização dos abscessos pulmonares secundários pode variar conforme a causa subjacente. A microbiologia dos abscessos pulmonares secundários pode englobar um espectro bacteriano amplo, sendo mais comuns as infecções por *Pseudomonas aeruginosa* e outros bacilos Gram-negativos. Além disso, é possível identificar um amplo grupo de patógenos em pacientes de determinadas áreas endêmicas e em cenários clínicos específicos (p. ex., incidência significativa de infecções por fungos entre pacientes imunossuprimidos após transplante de medula óssea ou de órgão sólido). Como os hospedeiros imunocomprometidos e os pacientes sem a apresentação clássica do abscesso pulmonar primário podem estar infectados por um amplo conjunto de microrganismos não usuais (Tab. 127-1), é especialmente importante obter material de cultura para orientar o tratamento.

MANIFESTAÇÕES CLÍNICAS

As manifestações clínicas podem, inicialmente, ser semelhantes àquelas da pneumonia, com febre, tosse, produção de escarro e dor torácica; uma apresentação mais indolente, que inclui sudorese noturna, fadiga e anemia, é frequentemente observada em caso de abscesso pulmonar por anaeróbios. Um subgrupo de pacientes com abscesso pulmonar pútrido pode relatar catarro descorado e escarro com gosto ou odor fétidos. Pacientes com abscesso causado por organismos não anaeróbios, como *S. aureus*, podem se apresentar com evolução mais fulminante, caracterizada por febre alta e progressão rápida.

Entre os achados ao exame físico, estão febre, dentes em mau estado de conservação e/ou doença gengival, assim como ausculta pulmonar com sopro anfórico e/ou cavernoso. Outros possíveis achados são baqueteamento digital e ausência de reflexo de vômito.

DIAGNÓSTICO DIFERENCIAL

O diagnóstico diferencial do abscesso pulmonar é amplo e inclui outros processos não infecciosos que resultam em lesões cavitárias nos pulmões, incluindo infarto pulmonar, câncer, sequestro pulmonar, pneumonia em organização criptogênica, sarcoidose, vasculite e doenças imunes (p. ex., granulomatose com poliangeíte), cistos ou bolhas pulmonares contendo líquido e êmbolos sépticos (p. ex., com origem em endocardite da valva tricúspide). Outras condições menos comuns podem incluir as manifestações pulmonares de doenças que costumam se apresentar em outras localizações que não incluem o tórax (p. ex., doença inflamatória intestinal, pioderma gangrenoso).

DIAGNÓSTICO

Os abscessos pulmonares são documentados por exames de imagem do tórax. Embora a radiografia simples do tórax geralmente detecte uma cavidade de paredes espessadas e nível hidroaéreo, a tomografia computadorizada (TC) permite maior definição e evidências mais precoces de cavitação. Com a TC, também se obtêm informações adicionais acerca de uma possível causa subjacente ao abscesso, como câncer, e ela pode auxiliar a distinguir entre abscesso pulmonar periférico e infecção pleural. Essa distinção tem implicações importantes para o tratamento, uma vez que a infecção do espaço pleural, como o empiema, pode requerer drenagem urgente.

Como descrito anteriormente (ver "Patologia e microbiologia"), tradicionalmente eram realizados exames diagnósticos invasivos (como aspiração transtraqueal) na rotina de investigação de abscesso pulmonar primário, mas, hoje, a conduta mais frequente é iniciar tratamento empírico com medicamentos que cubram microrganismos anaeróbios. Embora seja possível coletar escarro de forma não invasiva para bacterioscopia com Gram e cultura, com chance de isolar um patógeno, é provável que a infecção seja polimicrobiana, e os resultados da cultura talvez não indiquem a presença de microrganismos anaeróbios. O uso crescente de técnicas moleculares para a detecção bacteriana (p. ex., amplificação do RNA do gene 16S) pode melhorar a identificação de patógenos específicos. Conforme citado antes, muitos médicos consideram que o escarro com odor pútrido seja praticamente diagnóstico de infecção por anaeróbio.

Quando há abscesso pulmonar secundário ou quando a terapia empírica não é bem-sucedida, indica-se cultura de escarro e hemocultura, além de exames sorológicos para patógenos oportunistas (p. ex., vírus e fungos causando infecção em hospedeiro imunocomprometido). Meios diagnósticos adicionais, como broncoscopia com lavado broncoalveolar ou escovado protegido e aspiração com agulha percutânea direcionada por TC, podem ser utilizados. Entre os riscos impostos por esses meios diagnósticos mais invasivos, estão derrame de conteúdo do abscesso no outro pulmão (com a broncoscopia) e pneumotórax e evolução com fístula broncopleural (com aspiração por agulha guiada por TC). Entretanto, o diagnóstico precoce nos casos de abscesso secundário, especialmente em hospedeiros imunocomprometidos, é particularmente importante, já que os pacientes envolvidos costumam ser frágeis, com risco de infecção por uma gama de patógenos e, portanto, com menor chance de responder ao tratamento empírico.

TRATAMENTO

Abscesso pulmonar

A disponibilização dos antibióticos nos anos 1940 e 1950 estabeleceu a terapia com esses medicamentos como a abordagem primária no tratamento do abscesso pulmonar. Anteriormente, a cirurgia era utilizada com maior frequência. Por muitas décadas, a penicilina foi o antibiótico preferencial para o tratamento de abscesso pulmonar primário, tendo em vista sua cobertura de anaeróbios; entretanto, como os anaeróbios são capazes de produzir β-lactamases, a clindamicina provou-se superior à penicilina em ensaios clínicos. Para abscesso pulmonar primário, os esquemas recomendados são (1) clindamicina (600 mg, intravenoso [IV], 3×/dia; a seguir, havendo desaparecimento da febre e melhora clínica, 300 mg, por via oral [VO], 4×/dia) ou (2) uma combinação de β-lactâmico/β-lactamase administrada por via IV, seguida – uma vez tendo-se estabilizado o paciente – pela associação amoxicilina-clavulanato VO. O tratamento deve ser mantido até que o exame de imagem demonstre o desaparecimento do abscesso ou regressão até uma pequena cicatriz. A duração do tratamento varia de 3 ou 4 semanas até 14 semanas. Em um ensaio de pequeno porte, foi sugerido que o moxifloxacino (400 mg/dia, VO) seria tão efetivo e bem tolerado quanto a associação ampicilina-sulbactam. É preciso destacar que o metronidazol não é efetivo como agente único: ele cobre microrganismos anaeróbios, mas não os estreptococos microaerofílicos que frequentemente compõem a flora mista dos abscessos pulmonares primários.

Nos abscessos pulmonares secundários, a cobertura antibiótica deve ser direcionada ao patógeno identificado, e frequentemente há necessidade de tratamento por longo curso (até que se tenha documentado a resolução do abscesso). Os esquemas e cursos de tratamento variam amplamente, dependendo do estado imunológico do hospedeiro e do patógeno identificado. Outras intervenções podem ser necessárias, como desobstrução das vias aéreas ou tratamento dirigido ao quadro subjacente que esteja predispondo o paciente à ocorrência de abscessos pulmonares. De forma semelhante, se o quadro do paciente, presumivelmente portador de abscesso pulmonar primário, não melhorar, indicam-se exames adicionais para afastar a possibilidade de alguma causa subjacente predisponente de abscesso secundário.

Não obstante a possibilidade de demora de até 7 dias para que o paciente, recebendo terapia apropriada, torne-se apirético, até 10 a 20% dos pacientes não respondem ao tratamento e se mantêm com febre e progressão da cavidade no exame de imagem. Abscessos com diâmetro > 6 a 8 cm têm menor probabilidade de responder à antibioticoterapia sem intervenções adicionais. Entre as opções para os pacientes que não respondem aos antibióticos e cujos exames adicionais não tenham identificado outro patógeno que possa ser tratado, estão ressecção cirúrgica e drenagem percutânea do abscesso, especialmente quando o paciente não é um candidato adequado para a cirurgia. O momento da intervenção cirúrgica pode ser difícil de definir; o objetivo é equilibrar o risco de morbidade/mortalidade de um procedimento com a necessidade de eliminação definitiva do abscesso em casos de infecção persistente que não responda às abordagens não cirúrgicas. As possíveis complicações da drenagem percutânea são contaminação bacteriana do espaço pleural, além de pneumotórax e hemotórax.

COMPLICAÇÕES

Cavidades maiores à apresentação estão correlacionadas com o desenvolvimento de alterações císticas persistentes (pneumatoceles) ou de bronquiectasias. Outras complicações possíveis são recorrência do abscesso a despeito de terapia apropriada, extensão ao espaço pleural com desenvolvimento de empiema, hemoptise com risco de morte e aspiração massiva de conteúdo do abscesso pulmonar.

PROGNÓSTICO E PREVENÇÃO

As taxas de mortalidade relatadas para abscesso pulmonar primário chegaram a 2%, enquanto as taxas para abscessos secundários geralmente são mais altas – atingindo 75% em algumas séries. Outros fatores de prognóstico reservado são idade > 60 anos, presença de bactéria aeróbia, sepse na apresentação, sintomas com duração > 8 semanas e abscesso com tamanho > 6 cm.

A redução dos fatores de risco subjacentes pode ser a melhor abordagem à prevenção de abscessos pulmonares, com atenção à proteção das vias aéreas, à higiene bucal e à sedação mínima com elevação da cabeceira da cama nos pacientes em risco de aspiração. Pode-se indicar profilaxia contra determinados patógenos em pacientes de maior risco (p. ex., receptores de transplante de medula óssea ou de órgão sólido ou pacientes cujo sistema imune esteja significativamente comprometido por infecção por HIV).

ABORDAGEM AO PACIENTE

Abscesso pulmonar

Para pacientes com abscesso pulmonar e baixa probabilidade de câncer (p. ex., tabagistas < 45 anos de idade) e com fatores de risco para aspiração, é justificável administrar tratamento empírico e somente ampliar a investigação caso o tratamento não produza resposta. Entretanto, alguns médicos optam por realizar culturas inicialmente, mesmo nos casos de abscesso pulmonar primário. Nos pacientes com fatores de risco para câncer ou outra doença subjacente (especialmente hospedeiros imunocomprometidos) ou com apresentação atípica, deve-se considerar a possibilidade de investigação diagnóstica precoce, como broncoscopia com biópsia ou aspiração com agulha guiada por TC. A broncoscopia deve ser realizada precocemente nos pacientes cuja história, sintomas ou achados de imagem sejam consistentes com obstrução brônquica. Nos pacientes de áreas endêmicas para tuberculose ou em pacientes com outros fatores de risco para tuberculose (p. ex., infecção por HIV), deve-se proceder precocemente a exame de escarro induzido na rotina diagnóstica para descartar a possibilidade dessa doença.

LEITURAS ADICIONAIS

Bartlett JG: How important are anaerobic bacteria in aspiration pneumonia: When should they be treated and what is optimal therapy. Infect Dis Clin North Am 27:149, 2013.

Davis B, Systrom DM: Lung abscess: Pathogenesis, diagnosis, and treatment. Curr Clin Top Infect Dis 18:252, 1998.

Desai H, Agrawal A: Pulmonary emergencies: Pneumonia, acute respiratory distress syndrome, lung abscess, and empyema. Med Clin North Am 96:1127, 2012.

Duncan C et al: Understanding the lung abscess microbiome: Outcomes of percutaneous lung parenchymal abscess drainage with microbiologic correlation. Cardiovasc Intervent Radiol 40:902, 2017.

Mukae H et al: The importance of obligate anaerobes and the *Streptococcus anginosus* group in pulmonary abscess. Respiration 92:80, 2016.

Ott SR et al: Moxifloxacin vs ampicillin/sulbactam in aspiration pneumonia and primary lung abscess. Infection 36:23, 2008.

Raymond D: Surgical intervention for thoracic infections. Surg Clin North Am 94:1283, 2014.

128 Endocardite infecciosa

Sara E. Cosgrove, Adolf W. Karchmer

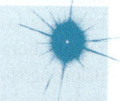

A lesão típica da endocardite infecciosa (EI), a *vegetação* (Fig. 128-1), consiste em uma massa de plaquetas, fibrina, microrganismos e escassas células inflamatórias. A infecção geralmente envolve mais as valvas cardíacas, mas também pode ocorrer no lado de baixa pressão de um defeito septal ventricular, no endocárdio mural lesionado por jatos sanguíneos aberrantes ou por corpos estranhos ou, ainda, sobre dispositivos intracardíacos. O processo análogo que envolve *shunts* arteriovenosos, *shunts* arterioarteriais (ducto arterioso persistente) ou coarctação da aorta é chamado de *endarterite infecciosa*.

A EI pode ser classificada segundo a evolução temporal da doença, o local ou a causa da infecção ou conforme um fator de risco predisponente (p. ex., uso de drogas injetáveis, associação a serviços de saúde). A *EI aguda* é uma doença febril consumptiva que lesiona rapidamente as estruturas cardíacas, dissemina-se por via hematogênica para locais extracardíacos e, quando não tratada, evolui em semanas para óbito. A *EI subaguda* tem uma evolução indolente; causa lesões cardíacas estruturais apenas lentamente, se é que chega a fazê-lo; raramente produz metástases; e evolui de modo gradual, a menos que venha a complicar-se por um evento embólico importante ou pela ruptura de um aneurisma micótico.

Nos Estados Unidos e, provavelmente, em outros países desenvolvidos, a incidência de EI é estimada em 12 casos a cada 100 mil habitantes por ano, com aumentos progressivos nas últimas décadas. Embora as doenças cardíacas congênitas permaneçam como predisposição constante, houve, nas outras condições predisponentes típicas dos países desenvolvidos, um deslocamento das doenças cardíacas reumáticas crônicas (que permanece uma predisposição comum nos países em desenvolvimento) para uso de drogas injetáveis, doença degenerativa das valvas e dispositivos intracardíacos.

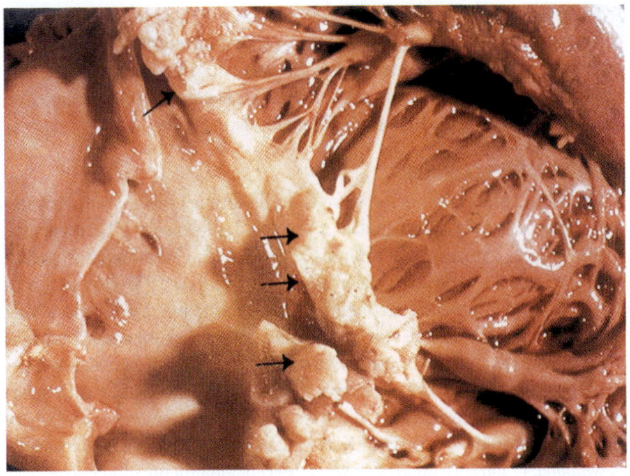

FIGURA 128-1 Vegetações (*setas*) causadas por endocardite por estreptococos *viridans* envolvendo a valva mitral.

A incidência de EI é notavelmente maior em idosos. Nos países desenvolvidos, 25 a 35% dos casos de endocardite das valvas nativas (EVN) estão associados aos cuidados de saúde, e 16 a 30% de todos os casos consistem em endocardite de valva protética (EVP). O risco de EVP é maior durante os primeiros 12 meses após a substituição da valva, com redução gradual, até alcançar uma taxa baixa e estável; e é maior em válvulas biológicas que em válvulas mecânicas. A incidência de infecção envolvendo as valvas aórticas implantadas transcateter (EVP-TAVR) por 100 pacientes-anos (PA) é de 1,4 a 2,8 no primeiro ano e 0,8 em cada 1 dos 4 anos subsequentes. A incidência de EVP-TAVR é semelhante à das válvulas aórticas biológicas cirurgicamente implantadas. A EI envolvendo dispositivos eletrônicos implantáveis cardiovasculares (EI-DEIC) – maior em dispositivos de ressincronização e desfibriladores implantáveis que em marca-passos permanentes – ocorre em 0,5 a 1,14 caso a cada 1.000 receptores.

ETIOLOGIA

Embora muitas espécies de bactérias e fungos causem episódios esporádicos de EI, poucas espécies bacterianas causam a maioria dos casos (Tab. 128-1). Grandes estudos recentes de regiões em desenvolvimento identificaram *Staphylococcus aureus* como a espécie bacteriana mais comum como causa de EI. A cavidade oral, a pele e o trato respiratório superior são os respectivos portais primários para os estreptococos *viridans*, os estafilococos e os microrganismos HACEK (*Haemophilus* spp., *Aggregatibacter* spp., *Cardiobacterium hominis*, *Eikenella corrodens* e *Kingella kingae*). *Streptococcus gallolyticus* subespécie *gallolyticus* (anteriormente chamado de *S. bovis* biotipo 1) se origina no trato gastrintestinal e está associado com pólipos e tumores colônicos. Os enterococos entram na corrente sanguínea primariamente a partir do trato geniturinário. A EI associada aos cuidados de saúde, mais comumente causada por *S. aureus*, estafilococos coagulase-negativos (CoNS, de *coagulase-negative staphylococci*) e enterococos, pode ter um início hospitalar (55%) ou na comunidade (45%). A EI complica 8 a 25% dos episódios de bacteriemia por *S. aureus* associados a cateter; as taxas mais altas são detectadas em pacientes de alto risco avaliados por ecocardiografia transesofágica (ETE) (ver "Exames de imagem cardíacos", adiante).

A EVP que surge até 2 meses após a cirurgia valvar (i.e., EVP precoce) é geralmente hospitalar e resulta de contaminação intraoperatória da prótese ou de infecção no pós-operatório. Essa origem hospitalar se reflete nas causas microbianas: *S. aureus*, CoNS, bacilos Gram-negativos facultativos, difteroides e fungos. Nos casos que começam > 12 meses após a cirurgia (i.e., EVP tardia), as portas de entrada e os microrganismos causais são semelhantes aos da EVN adquirida na comunidade. Independentemente do momento do início após a cirurgia, pelo menos 68 a 85% das cepas de CoNS que causam EVP são resistentes à meticilina. A microbiologia da EVP-TAVR, embora geralmente semelhante à da EVP, é notável por uma frequência aumentada de enterococos. Os fatores de risco associados a EVP-TAVR incluem sexo masculino, diabetes, insuficiência renal e regurgitação moderada após o implante da valva aórtica.

A EI-DEIC envolve o dispositivo ou o endotélio em pontos de contato com o dispositivo. Ocasionalmente, há infecção aórtica ou da valva mitral simultâneas. Cerca de um terço dos casos de EI-DEIC se apresenta dentro de 3 meses após o implante ou a manipulação do dispositivo, outro um terço se apresenta em 4 a 12 meses, e outro um terço, em > 1 ano. *Staphylococcus aureus* e CoNS causam a maioria dos casos.

A EI em usuários de drogas injetáveis (UDIs), especialmente aquela envolvendo a valva tricúspide, é comumente causada por *S. aureus*, que, em muitos casos, é resistente à meticilina. As infecções das valvas do lado esquerdo em UDIs têm uma etiologia mais variada. Além das causas habituais da EI, encontra-se a infecção por Enterobacterales, *Pseudomonas aeruginosa*, espécies de *Candida* e, esporadicamente, microrganismos incomuns (espécies de *Bacillus*, *Lactobacillus* e *Corynebacterium*). A infecção pelo vírus

TABELA 128-1 ■ Microrganismos que causam as principais formas clínicas de endocardite infecciosa (EI)

	Proporção de casos						
	EI de valva nativa		EI de valva protética com início no prazo indicado (meses) após a cirurgia valvar			EVP-TAVR	EI-DEIC
Microrganismo(s)	Adquirida na comunidade (*N* = 1.718)	Associada a cuidados de saúde (*N* = 1.110)	< 2 (*N* = 144)	> 2-12 (*N* = 31)	> 12 (*N* = 194)	(*N* = 295)	(*N* = 337)
Estreptococos[b]	40	13	1	10	31	18	2
Pneumococos	2	–	–	–	–	–	–
Enterococos[c]	9	16	8	13	11	24	4
Staphylococcus aureus	28[a]	52[d]	22	13	18	23	36
Estafilococos coagulase-negativos	5	11	33	35	11	20	41
Cocobacilos Gram-negativos fastidiosos (grupo HACEK)[e]	3	–	–	–	6	–	–
Bacilos Gram-negativos	1	1	13	3	6	1	6
Candida spp.	< 1	1	8	13	1	1	2
Polimicrobiana/outros	3	3	3	6	5	8	2
Difteroides	–	< 1	6	–	3		1
Cultura negativa	9	3	5	7	8	5	6

[a]Inclui isolados suscetíveis e resistentes à meticilina. [b]Inclui os estreptococos *viridans*; *Streptococcus gallolyticus*; outros estreptococos que não incluem os do grupo A agrupáveis; e *Abiotrophia* e *Granulicatella* spp. (estreptococos nutricionalmente variantes que requerem piridoxal). [c]Principalmente *E. faecalis* ou isolados não especificados; ocasionalmente *E. faecium* ou outras espécies menos prováveis. [d]A resistência à meticilina é comum entre essas cepas de *S. aureus*. [e]Inclui espécies de *Haemophilus*, espécies de *Aggregatibacter*, *Cardiobacterium hominis*, *Eikenella corrodens* e *Kingella kingae*.

Siglas: DEIC, dispositivo eletrônico implantável cardíaco; EVP, endocardite de valva protética; TAVR, substituição da valva aórtica transcateter.

Nota: Dados compilados de vários estudos.

da imunodeficiência humana (HIV) em UDIs não muda significativamente as causas de EI.

Cerca de 5 a 15% dos pacientes com EI têm hemoculturas negativas; em um terço a metade desses casos, as culturas são negativas por causa de exposição prévia a antibióticos. O restante corresponde a pacientes infectados por microrganismos fastidiosos, como alguns estreptococos, bactérias nutricionalmente variantes agora designadas *Granulicatella* e espécies de *Abiotrophia*, microrganismos HACEK, *Coxiella burnetii* e espécies de *Bartonella*. Alguns microrganismos fastidiosos ocorrem em contextos geográficos característicos (p. ex., *C. burnetii* e espécies de *Bartonella* na Europa, espécies de *Brucella* no Oriente Médio). *Tropheryma whipplei* causa uma forma de EI indolente, afebril e com hemoculturas negativas. *Coxiella burnetii* tem predileção por valvas protéticas. Espécies de *Corynebacterium* e *Propionibacterium acnes* podem envolver dispositivos intracardíacos e crescer lentamente nas culturas. *Mycobacterium chimaera*, o qual pode ser difícil de recuperar em hemoculturas a menos que se usem meios especiais, causou um surto global de EVP e infecção disseminada como resultado de aerossóis de máquinas de aquecimento-resfriamento contaminadas usadas durante a circulação extracorpórea. Por fim, mixoma atrial, endocardite marântica e síndrome antifosfolipídeo (SAF) podem simular a EI com culturas negativas.

PATOGÊNESE

O endotélio normal é resistente à infecção pela maioria das bactérias. A lesão endotelial (p. ex., no local de impacto de jatos sanguíneos de alta velocidade ou no lado de baixa pressão de lesão estrutural cardíaca) permite a infecção direta por microrganismos virulentos ou a formação de um trombo não infectado de plaquetas e fibrina – distúrbio denominado *endocardite trombótica não bacteriana* (NBTE, de *nonbacterial thrombotic endocarditis*). Esse trombo serve como local de inserção bacteriana durante a bacteriemia transitória. As alterações cardíacas que mais comumente resultam em NBTE são insuficiência mitral, estenose aórtica, insuficiência aórtica, comunicações interventriculares e cardiopatias congênitas complexas. A NBTE também pode resultar de estado de hipercoagulabilidade; esse fenômeno dá origem à *endocardite marântica* (vegetações não infectadas observadas em pacientes com doença maligna ou crônica) e a vegetações assépticas que complicam o lúpus eritematoso sistêmico e a SAF.

Os microrganismos que causam EI geralmente entram na corrente sanguínea a partir das superfícies corporais colonizadas ou locais de infecção. A adesão de *S. aureus* ao endotélio intacto pode ser mediada pela inflamação local induzindo o fator de von Willebrand nas superfícies das células endoteliais com resultante adesão de plaquetas e de *S. aureus*. De modo alternativo, a aderência de *S. aureus* ao endotélio lesado pode ser mediada pela deposição local de fibrina e do fator de von Willebrand circulante sobre o tecido subendotelial exposto ao qual *S. aureus* adere diretamente. Outros microrganismos no sangue aderem à NBTE. Os microrganismos que costumam causar EI expressam adesinas superficiais, denominadas, em conjunto, componentes da superfície microbiana que reconhecem as moléculas de adesão da matriz (MSCRAMMs, de *microbial surface components recognizing adhesin matrix molecules*), que medeiam a adesão aos locais de NBTE ou ao endotélio lesado. A adesão é facilitada pelas proteínas de ligação à fibronectina existentes na superfície de muitas bactérias Gram-positivas; pelo fator aglutinante (proteína de superfície que se liga à fibrina ou ao fibrinogênio) presente em *S. aureus*; pelas proteínas de superfície de ligação ao fibrinogênio (Fss2), proteína de superfície de ligação ao colágeno (Ace) e Ebp *pili* (esta última mediando a aderência à plaqueta) em *Enterococcus faecalis*; e pelas glicanas ou FimA (membro da família das adesinas da mucosa oral) dos estreptococos. As proteínas de ligação à fibronectina são necessárias para que *S. aureus* invada o endotélio intacto; desse modo, essas proteínas de superfície facilitam a infecção de valvas previamente normais. Na ausência de defesa do hospedeiro, os microrganismos, entremeados na crescente vegetação de fibrinas e plaquetas, proliferam formando densas microcolônias. Os microrganismos também induzem a deposição plaquetária e um estado pré-coagulante localizado, extraindo o fator tecidual do endotélio e, no caso de *S. aureus*, também dos monócitos. O depósito de fibrina combina-se à agregação plaquetária e à proliferação de microrganismos, dando origem a uma vegetação infectada. Os microrganismos situados na profundidade da vegetação são inativos do ponto de vista metabólico (não proliferam) e relativamente resistentes à destruição por antimicrobianos. Os microrganismos que proliferam na superfície são continuamente liberados na corrente sanguínea.

As manifestações clínicas da EI – outras que não incluem os sintomas constitucionais, que provavelmente resultam da produção de citocinas – decorrem de lesão das estruturas intracardíacas; da embolização de fragmentos de vegetação, levando à infecção ou ao infarto de tecidos distantes; da infecção hematogênica de locais à distância durante a bacteriemia; e de lesões teciduais causadas pelo depósito de imunocomplexos circulantes ou às respostas imunes a antígenos bacterianos depositados.

MANIFESTAÇÕES CLÍNICAS

A síndrome clínica altamente variável da EI abrange um *continuum* entre apresentações agudas e subagudas. A maioria das formas de EI compartilha manifestações clínicas e laboratoriais (Tab. 128-2). O microrganismo causal é o principal responsável pela evolução temporal da EI. Os estreptococos β-hemolíticos, *S. aureus* e os pneumococos geralmente dão origem a uma doença de evolução aguda, embora *S. aureus* às vezes cause doença subaguda. A EI causada por *Staphylococcus lugdunensis* (uma espécie coagulase-negativa) ou por enterococos pode apresentar-se de forma aguda. A EI subaguda é geralmente causada por estreptococos *viridans*, enterococos, CoNS e microrganismos do grupo HACEK. A EI causada por espécies de *Bartonella*, *T. whipplei*, *C. burnetii* ou *M. chimaera* é excepcionalmente indolente.

Em pacientes com apresentações subagudas, a febre costuma ser baixa e raramente excede 39,4 °C; ao contrário, temperaturas de 39,4 a 40 °C são frequentemente observadas na EI aguda. A febre pode ser baixa em pacientes idosos, gravemente debilitados ou com insuficiência renal.

Manifestações cardíacas Embora habitualmente os sopros cardíacos indiquem a presença de lesão cardíaca predisponente, e não de EI, a lesão valvar e a ruptura das cordas tendíneas podem resultar em novos sopros de regurgitação. Na EI aguda que acomete uma valva normal, os sopros podem estar a princípio ausentes, mas durante a evolução são detectados em 85% dos casos. Ocorre insuficiência cardíaca congestiva (ICC) resultante de disfunção valvar ou, algumas vezes, de fístulas intracardíacas em 30 a 40% dos pacientes. A extensão da infecção das cúspides valvares para o interior do tecido anelar ou miocárdico adjacente resulta em abscessos paravalvares, os quais podem causar fístulas intracardíacas que determinam novos sopros. A infecção paravalvar aórtica pode penetrar no septo ventricular superior e interromper o sistema de condução, levando a graus variáveis de bloqueio cardíaco. Os abscessos paravalvares mitrais são mais distantes do sistema de condução e raramente causam anormalidades da condução. A embolização

TABELA 128-2 ■ Manifestações clínicas e laboratoriais da endocardite infecciosa

Característica	Frequência (%)
Febre	80-90
Calafrios e suores	40-75
Anorexia, perda de peso, mal-estar	25-50
Mialgias, artralgias	15-30
Dor nas costas	7-15
Sopro cardíaco	80-85
Aparecimento/piora de um sopro de regurgitação	20-50
Êmbolos arteriais	20-50
Esplenomegalia	15-50
Baqueteamento	10-20
Manifestações neurológicas	20-40
Manifestações periféricas (nódulos de Osler, hemorragias subungueais, lesões de Janeway, manchas de Roth)	2-15
Petéquias	10-40
Manifestações laboratoriais	
Anemia	70-90
Leucocitose	20-30
Hematúria microscópica	30-50
Aumento da velocidade de hemossedimentação	60-90
Elevação do nível de proteína C-reativa	> 90
Fator reumatoide	50
Imunocomplexos circulantes	65-100
Redução dos níveis séricos de complemento	5-40

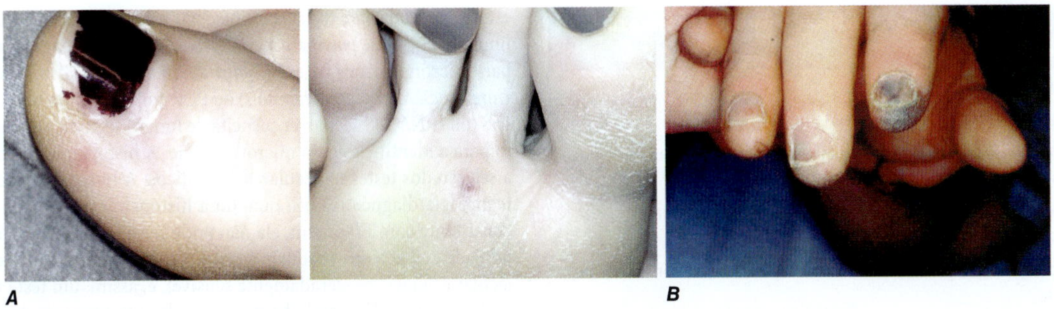

FIGURA 128-2 ***A.*** Lesões de Janeway no dedo do pé (*à esquerda*) e na superfície plantar (*à direita*) no pé na endocardite infecciosa (EI) subaguda por *Neisseria mucosa*. *(Imagem cortesia de Rachel Baden, MD.)* ***B.*** Embolia séptica com hemorragia e infarto devido à EI aguda por *Staphylococcus aureus*.

de uma artéria coronária ocorre em 2% dos pacientes e pode resultar em infarto agudo do miocárdio.

Manifestações não cardíacas As clássicas manifestações periféricas não supurativas da EI subaguda (p. ex., lesões de Janeway; Fig. 128-2*A*) estão relacionadas à infecção prolongada; com o diagnóstico e o tratamento precoce, tornaram-se infrequentes. Em contrapartida, a embolização séptica que simula algumas dessas lesões (hemorragia subungueal, nodos de Osler) é comum em pacientes com EI aguda por *S. aureus* (Fig. 128-2*B*). A dor musculoesquelética em geral remite prontamente com o tratamento, mas deve ser diferenciada dos sintomas causados por infecção metastática focal (p. ex., espondilodiscite), que pode complicar 10 a 15% dos casos. A infecção focal de origem hematogênica ocorre com mais frequência em pele, baço, rins, sistema esquelético e meninges. Os êmbolos arteriais, metade dos quais precedem o diagnóstico de EI, são clinicamente aparentes em até 50% dos pacientes. Na EI causada por *S. aureus*, as vegetações móveis com diâmetro > 10 mm e a infecção envolvendo a cúspide anterior da valva mitral estão independentemente associadas a risco aumentado de embolização. A oclusão arterial embólica causa dor regional ou disfunção orgânica induzida por isquemia (p. ex., rins, baço, intestino, extremidades). Embolias cerebrovasculares apresentando-se como acidente vascular cerebral (AVC) ou, ocasionalmente, como encefalopatia complicam 15 a 35% dos casos; porém, evidências de embolia clinicamente assintomática são encontradas na ressonância magnética (RM) em 30 a 65% dos pacientes com EI esquerda. A frequência do AVC é de 8 a cada 1.000 pacientes-dias durante a semana anterior ao diagnóstico, diminuindo subsequentemente para 4,8 e 1,7 a cada 1.000 pacientes-dias durante a primeira e a segunda semanas de terapia antimicrobiana efetiva, respectivamente. Apenas 3% dos AVCs ocorrem após 1 semana de terapia efetiva. Os êmbolos que ocorrem mais tarde, durante ou após o tratamento eficaz não constituem, isoladamente, evidência de falha do tratamento antimicrobiano.

Outras complicações neurológicas incluem meningite asséptica ou purulenta, hemorragia intracraniana causada por infartos hemorrágicos ou aneurismas micóticos rotos e convulsões. *Aneurismas micóticos* são dilatações focais das artérias que ocorrem em pontos na parede da artéria que estão enfraquecidos pela infecção dos *vasa vasorum* ou em que os êmbolos sépticos se alojaram. Microabscessos no cérebro e nas meninges ocorrem comumente na EI por *S. aureus*; abscessos intracerebrais cirurgicamente drenáveis são infrequentes.

O depósito de imunocomplexos na membrana basal do glomérulo causa glomerulonefrite difusa com queda dos níveis séricos de complemento e disfunção renal, que geralmente melhora com tratamento antimicrobiano eficaz. Os infartos renais embólicos causam dor no flanco e hematúria, mas raramente produzem disfunção renal.

Manifestações com condições predisponentes específicas Entre UDIs, 35 a 60% dos casos de EI são limitados à valva tricúspide e se apresentam com febre, mas com sopro leve ou ausente e sem manifestações periféricas. Os êmbolos pulmonares sépticos, que são comuns com a EI tricúspide, causam tosse, dor torácica pleurítica, infiltrados pulmonares e, ocasionalmente, empiema ou piopneumotórax. A infecção da valva aórtica ou mitral se apresenta com as características clínicas típicas da EI, incluindo manifestações periféricas.

A EI associada aos cuidados de saúde tem manifestações típicas a menos que esteja associada com um dispositivo intracardíaco ou seja mascarada pelos sintomas de doença concomitante. A EI-DEIC pode estar associada com infecção evidente (especialmente dentro de 6 meses da manipulação do dispositivo) ou críptica na bolsa do gerador, ou surgir por meio de semeadura bacteriêmica sem infecção da bolsa. São detectados febre, sepse, sopro discreto e, algumas vezes, sintomas pulmonares devido a êmbolos sépticos. A EVP-TAVR e a EVP de início tardio apresentam-se com manifestações clínicas típicas. Na EVP precoce, os sintomas típicos podem ser obscurecidos pela cirurgia recente. Tanto na EVP de apresentação de início precoce quanto nas apresentações mais tardias, a infecção paravalvar é comum e frequentemente resulta em deiscência parcial da valva, sopros de regurgitação, ICC ou interrupção do sistema de condução.

DIAGNÓSTICO

Devem ser feitas avaliações cuidadosas clínicas, microbiológicas e ecocardiográficas quando pacientes febris têm predisposição para EI, características cardíacas ou não cardíacas (p. ex., AVC ou infarto esplênico) de EI ou hemoculturas com crescimento de microrganismo associado a EI.

Critérios de Duke Só é possível estabelecer o diagnóstico com certeza de EI quando as vegetações são submetidas a exames histológicos e microbiológicos. Entretanto, uma abordagem clínica comum utiliza um esquema diagnóstico altamente sensível e específico – conhecido como *critérios de Duke modificados* – com base nos achados clínicos, laboratoriais e ecocardiográficos comumente encontrados em pacientes com EI (Tab. 128-3). Contudo, deve-se exercitar o julgamento clínico de modo a usar os critérios com efetividade. Um diagnóstico clínico de EI definitivo requer a documentação de dois critérios maiores, de um critério maior e três critérios menores ou de cinco critérios menores. A EI será excluída se for estabelecido outro diagnóstico, se os sintomas se resolverem e não recorrerem com ≤ 4 dias de antibioticoterapia ou se a cirurgia ou a necropsia realizada após ≤ 4 dias de antibioticoterapia não mostrar evidência histológica de EI. Os casos que não podem ser classificados como EI definitiva e que não podem ser rejeitados como tal são considerados casos de possível EI, quando se preenchem um critério maior e um menor ou três critérios menores. Na ausência de circunstâncias que justifiquem o contrário, os pacientes com EI definitiva ou possível são tratados como tendo EI.

A exigência de hemocultura enfatiza múltiplas hemoculturas positivas ao longo do tempo (consistente com a característica bacteriemia contínua da EI) e uma espécie bacteriana que comumente cause EI. Para satisfazer um critério maior, um microrganismo que causa EI e bacteriemia não relacionada à EI (p. ex., *S. aureus*, enterococos) deve ser evidenciado em múltiplas hemoculturas, e a apresentação clínica não pode ser explicada por um foco infeccioso extracardíaco. Os microrganismos que costumam contaminar as hemoculturas (p. ex., difteroides, CoNS) devem ser isolados repetidamente nas hemoculturas para que seu isolamento sirva como critério maior.

Hemoculturas Em pacientes com suspeita de EVN, EVP, EVP-TAVR ou EI-DEIC e que não receberam antimicrobianos nas 2 semanas anteriores, deve-se obter três conjuntos de dois frascos de hemoculturas contendo o volume adequado de sangue (10 mL por frasco) a partir de diferentes locais de punção ao longo de 1 a 2 horas. Se as hemoculturas permanecerem negativas após 48 a 72 horas, dois ou três conjuntos adicionais de hemoculturas devem ser obtidos, e o laboratório deve ser consultado para aconselhamento sobre as técnicas de cultura ideais. Com resultados de culturas pendentes, o tratamento antimicrobiano empírico não deve ser instituído em pacientes com suspeita de EI subaguda que estejam estáveis do ponto de vista hemodinâmico e clínico, especialmente aqueles que receberam antibióticos nas 2 semanas precedentes. O atraso permite que seja obtido sangue para culturas adicionais sem o efeito confundidor do tratamento empírico. Os pacientes com sepse ou deterioração hemodinâmica que podem necessitar de

TABELA 128-3 ■ Critérios de Duke modificados para o diagnóstico clínico da endocardite infecciosa[a]

Critérios maiores

1. Hemocultura positiva

   Microrganismo típico de endocardite infecciosa em duas hemoculturas separadas

   Estreptococos *viridans*, *Streptococcus gallolyticus*, microrganismos do grupo HACEK, *Staphylococcus aureus*, *ou*

   Enterococos adquiridos na comunidade na ausência de um foco primário,

   ou

   Hemoculturas persistentemente positivas, definidas pelo isolamento de um microrganismo condizente com endocardite infecciosa a partir de:

   Hemoculturas coletadas > 12 h de intervalo; *ou*

   Todas de 3 ou a maior parte de ≥ 4 hemoculturas separadas, sendo a primeira e a última coletadas com pelo menos 1 h de intervalo

   ou

   Uma única hemocultura positiva para *Coxiella burnetii* ou anticorpos de imunoglobulina G para fase I em títulos > 1:800

2. Evidência de envolvimento endocárdico

   Ecocardiograma positivo[b]

   Massa intracardíaca oscilante sobre a valva, ou sobre as estruturas de suporte, ou no trajeto de jatos regurgitantes ou sobre material implantado, na ausência de uma explicação anatômica alternativa, *ou*

   Abscesso, *ou*

   Uma nova deiscência parcial em uma valva protética,

   ou

   Uma nova regurgitação valvar (não basta o aumento ou a alteração de um sopro preexistente)

Critérios menores

1. Predisposição: condição cardíaca predisponente[c] ou uso de drogas injetáveis
2. Febre ≥ 38 °C
3. Fenômenos vasculares: grandes êmbolos arteriais, infartos sépticos pulmonares, aneurisma micótico, hemorragia intracraniana, hemorragias conjuntivais, lesões de Janeway
4. Fenômenos imunológicos: glomerulonefrites, nódulos de Osler, manchas de Roth, fator reumatoide
5. Evidência microbiológica: hemocultura positiva, mas que não satisfaz um dos critérios maiores, como previamente observado,[d] *ou* evidências sorológicas de infecção ativa por um organismo condizente com a endocardite infecciosa

[a]A endocardite definitiva é estabelecida pela documentação de dois critérios maiores, de um critério maior e três critérios menores ou de cinco critérios menores. Ver o texto para mais detalhes. [b]A ecocardiografia transesofágica é necessária para a avaliação ideal de possível endocardite de valva protética ou de endocardite complicada. A European Society of Cardiology inclui o achado na angiotomografia cardíaca sincronizada por eletrocardiograma e a tomografia por emissão de pósitrons com 18-fluorodesoxiglicose como critérios maiores (ver texto). [c]Doença valvar com estenose ou regurgitação, presença de uma valva protética, doença cardíaca congênita incluindo condições corrigidas ou parcialmente corrigidas (exceto pelo defeito septal atrial isolado, defeito septal ventricular reparado ou ducto arterioso persistente fechado), endocardite prévia ou miocardiopatia hipertrófica. [d]Excluir amostra única positiva para estafilococos coagulase-negativos e difteroides, que são contaminantes comuns das culturas ou para microrganismos que não causam endocardite frequente, como bacilos Gram-negativos.

Fonte: Reproduzida com permissão de JS Li et al: Proposed modifications to the Duke criteria for the diagnosis of infective endocarditis: Clin Infect Dis 30:633, 2000.

cirurgia urgente devem receber tratamento empírico imediatamente após a obtenção dos três conjuntos iniciais de hemocultura.

Outros exames que não incluem a hemocultura Os testes sorológicos podem ser usados para investigar microrganismos cujo isolamento é difícil nas hemoculturas, como *Brucella*, *Bartonella*, *T. whipplei* e *C. burnetii*. Nas vegetações recuperadas na cirurgia ou por embolectomia, os patógenos podem ser identificados por cultura e exame histopatológico com colorações especiais. Uma amostra da vegetação deve ser coletada usando técnica estéril e raspada para testagem molecular usando a reação em cadeia da polimerase (PCR, de *polymerase chain reaction*) com preparações específicas para microrganismos (p. ex., *C. burnetii*, *Bartonella*, *T. whipplei*, *Cutibacterium acnes*, *Mycoplasma hominis*) ou PCR amplo visando o RNA ribossomal 16S (ou rRNA 28S se houver suspeita de fungo) seguido por sequenciamento para a identificação do microrganismo. A histopatologia pode informar a seleção dos testes moleculares específicos. A testagem molecular é uma tecnologia diagnóstica útil quando a histopatologia de uma vegetação é consistente com EI; porém, ela não pode ser usada para estabelecer a viabilidade de bactérias residuais nas vegetações. Além disso, a testagem molecular é apenas moderadamente sensível, e, assim, um teste negativo não pode excluir a EI. Quando há pouco tecido, a testagem molecular deve ser priorizada em relação à cultura. O sequenciamento de última geração (metagenômica em *shotgun*) do DNA de patógenos no soro surgiu como nova tecnologia sem necessidade de cultura e capaz de identificar uma ampla gama de microrganismos na EI com hemoculturas negativas.

Exames de imagem cardíacos A ecocardiografia confirma anatomicamente e dimensiona as vegetações, detecta complicações intracardíacas e avalia a função cardíaca. A ecocardiografia transtorácica (ETT) é excepcionalmente específica; porém, as imagens são inadequadas em 20% dos pacientes. A ETT é falha na detecção de vegetações em 20 a 35% dos pacientes com EI clínica definitiva, deixando de detectar as vegetações com diâmetro < 2 mm. Ela não é ideal para a avaliação de valvas protéticas, especialmente a substituição da valva aórtica transcateter (TAVR) com *stents* grandes, nem para a detecção de complicações intracardíacas. A ETE detecta vegetações em > 90% dos pacientes com EI definitiva; entretanto, exames iniciais podem ser falso-negativos em 6 a 18% dos pacientes com EI, especialmente na EVP-TAVR. Um resultado de ETE negativo não exclui o diagnóstico quando a EI é provável, mas indica a necessidade de repetição do estudo em 7 a 10 dias. A ETE é algumas vezes potencializada pela ETE tridimensional (3D) para o diagnóstico de EVP e de EI-DEIC e para a detecção de abscesso miocárdico, fístulas e perfurações valvares.

Outros exames de imagem devem ser realizados, quando disponíveis, nos casos em que a confirmação anatômica da EI não está clara, quando a ETE não é confirmatória ou está contraindicada e na suspeita de EVP. A angiografia por TC (ATC) cardíaca *multislice* sincronizada com eletrocardiograma, a qual é comparável à ETE para detecção de vegetações e possivelmente superior na definição de infecção paravalvar, pode ser definitiva. Embora tenha menor sensibilidade que a ETE e a ATC na detecção de patologia intracardíaca em EVN ou EI-DEIC, a tomografia por emissão de pósitrons com 18-fluorodesoxiglicose (^{18}FDG-PET/TC) oferece maior sensibilidade na avaliação da suspeita de EVP (e também da EVP-TAVR), de infecção de enxertos da aorta ascendente, de complicações extracardíacas e de infecção da bolsa do DEIC. Como imagem do corpo todo, os achados podem modificar a terapia em 25% dos pacientes com EVN e EVP. Porém, a ^{18}FDG-PET/TC é cara, exige uma preparação do paciente antes do procedimento, pode ter resultados falso-positivos em pacientes com cirurgia cardíaca recente e exige radiologistas experientes para a interpretação. É importante observar que a European Society of Cardiology incluiu os achados dessas técnicas de imagem como critérios maiores em uma nova modificação dos critérios de Duke.

Em estudos populacionais e grandes séries (usando vários critérios diagnósticos), a EI ocorre com frequência em pacientes com bacteriemia monomicrobiana devido aos microrganismos Gram-positivos comumente associados com EI. Por exemplo, 12 a 17% dos pacientes com hemoculturas de *E. faecalis* apresentam EI; 7% dos pacientes com hemoculturas de estreptococos não β-hemolíticos apresentam EI; e 8 a 14% dos pacientes com hemoculturas de *S. aureus* apresentam EI. Os sistemas de escore de predição do risco de EI foram desenvolvidos para identificar os pacientes, entre aqueles com uma ou mais hemoculturas monomicrobianas positivas, com risco suficiente de EI a ponto de justificar a avaliação ecocardiográfica (Tab. 128-4). Como a bacteriemia por *S. aureus* está associada com alta prevalência de EI resultando em alto risco de mortalidade, a avaliação ecocardiográfica (ETT de alta qualidade ou, preferivelmente, ETE) é rotineiramente recomendada. Os escores de predição sugerem que, no caso de bacteriemia por *S. aureus*, um paciente com qualquer das características listadas na Tabela 128-4 apresenta pelo menos 6% de risco de EI, com o risco aumentando quando há múltiplas características. Assim, quando presentes, esses achados são uma forte indicação para ETE precoce. Em sua ausência, a ETT deve ser suficiente a menos que outros achados sugiram EI. Entre os pacientes com bacteriemia monomicrobiana por *E. faecalis* ou por estreptococos não

TABELA 128-4 ■ Características que orientam a necessidade de avaliação ecocardiográfica em pacientes com bacteriemia monomicrobiana selecionada

Isolado na hemocultura		
S. aureus[a]	***E. faecalis***[b]	**Estreptococos não β-hemolíticos**[c]
Dispositivo intracardíaco	Sintomas ≥ 7 dias	Sintomas ≥ 7 dias
Endocardite prévia	Êmbolos	Mais de duas hemoculturas positivas
Uso de drogas injetáveis	Mais de duas hemoculturas positivas	Uma espécie: *S. gallolyticus*, *S. sanguinis*, *S. mutans* (não *S. anginosus*)
Êmbolos cerebrais/periféricos	Origem desconhecida (sem foco)	
Meningite	Sopro cardíaco	Sopro cardíaco ou doença valvar
Doença valvar preexistente	Doença valvar (incluindo endocardite prévia)	Adquirida na comunidade
Bacteriemia persistente (≥ 72 horas)		
Osteomielite vertebral		
Aquisição na comunidade		
Sem associação com cuidados de saúde hospitalares		
Ecocardiografia transtorácica indeterminada ou positiva		

Fonte: [a]S Tubiana et al: J Infect 72:544, 2016 e A Showler et al: JACC Cardiovasc Imaging 8:924, 2015. [b]A Berge et al: Infection 47:45, 2019. [c]T Sunnerhagen et al: Clin Infect Dis 66:693, 2018.

β-hemolíticos, quaisquer das três respectivas características listadas (Tab. 128-4) estão associadas com frequência significativa de EI. Para esses pacientes, a estimativa do número necessário para testar para a detecção de EI por ETE é de 2,4 e 3,6, respectivamente. Embora esses sistemas de escore preditivo precisem de maior avaliação e devam ser usados em conjunto com o julgamento clínico, eles parecem ter alta sensibilidade e, assim, um alto valor preditivo negativo, o que permite a identificação dos pacientes com baixo risco de EI para os quais a ecocardiografia, especialmente a ETE, pode ser omitida. A Figura 128-3 ilustra uma abordagem para o emprego da ecocardiografia na avaliação de pacientes nos quais há suspeita de EI.

Outros exames Muitos exames sem poder diagnóstico – ou seja, hemogramas completos, dosagem de creatinina, provas de função hepática, radiografias de tórax e eletrocardiogramas – são importantes no tratamento de pacientes com EI. A velocidade de hemossedimentação, o nível da proteína C-reativa, o fator reumatoide e o título de imunocomplexos circulantes mostram-se comumente aumentados na EI (Tab. 128-2). A ATC, embora exponha os pacientes à radiação e ao contraste, pode ser usada no lugar do cateterismo cardíaco pré-operatório para avaliar a patência das artérias coronárias quando o risco de doença coronariana for baixo a intermediário. A RM/angio-RM cerebral deve ser obtida em pacientes com sinais ou sintomas neurológicos, incluindo cefaleia incomum, para avaliação de êmbolos, hemorragia ou aneurismas micóticos. Os achados podem apoiar o diagnóstico de EI, além de fornecer evidências para a necessidade de mudança no tratamento cirúrgico planejado. Não parece que a tomografia corporal total com contraste para a detecção de êmbolos silenciosos em pacientes sem sintomas localizadores aumente a acurácia diagnóstica, e ela está associada com risco significativo de lesão renal pela exposição ao meio de contraste.

TRATAMENTO

Endocardite infecciosa

TERAPIA ANTIMICROBIANA

Para curar a EI, todas as bactérias na vegetação devem ser erradicadas. Isso é difícil porque as defesas locais do hospedeiro são deficientes e porque as bactérias, em sua maior parte, não estão se multiplicando e se encontram em um estado de inatividade metabólica, dificultando essa tarefa para os antibióticos. Consequentemente, o tratamento deve ser bactericida e prolongado. Os antibióticos são geralmente administrados por via parenteral

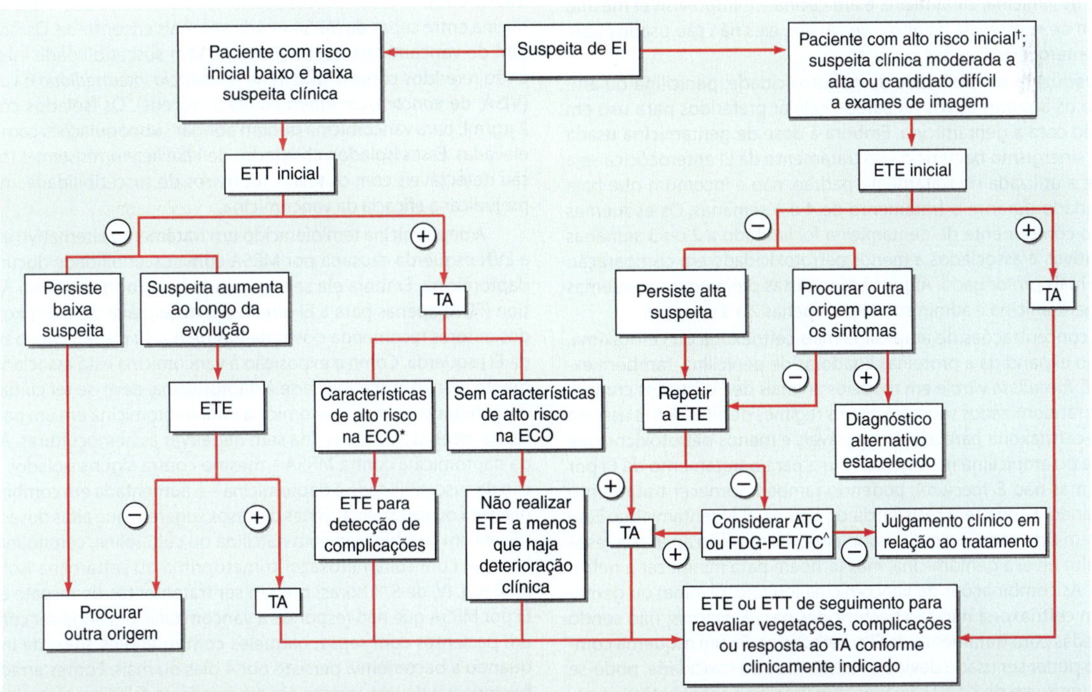

FIGURA 128-3 Uso diagnóstico de ecocardiografia transesofágica e transtorácica (ETE e ETT, respectivamente). †Paciente com alto risco inicial de endocardite infecciosa (EI) ou evidências de complicações intracardíacas (novo sopro de regurgitação, novas alterações de condução eletrocardiográficas ou insuficiência cardíaca congestiva). *Aspectos ecocardiográficos de alto risco incluem grandes vegetações, insuficiência valvar, infecção paravalvar ou disfunção ventricular. TA indica o início da terapia antimicrobiana. ATC, angiografia por tomografia computadorizada (TC) cardíaca sincronizada com eletrocardiograma (ECG); ECO, ecocardiografia; FDG-PET/TC, TC com fluorodesoxiglicose-tomografia por emissão de pósitrons. ^Ver o texto para discussão dessas modalidades. *(Reproduzida com permissão de AS Bayer: Diagnosis and management of infective endocarditis and its complications. Circulation 98:2936, 1998.)*

para alcançar as altas concentrações séricas, que, por difusão passiva, produzem concentrações eficazes na profundidade da vegetação. A decisão de iniciar o tratamento empiricamente depende da confrontação entre a necessidade de estabelecer um diagnóstico microbiológico e o potencial de progressão da doença ou a necessidade de controlar a infecção antes da cirurgia urgente (ver "Hemoculturas", anteriormente). Infecção em outros locais (como as meninges), alergias, disfunção de órgãos-alvo, interações com as medicações concomitantemente administradas e riscos de eventos adversos devem ser considerados na seleção da terapia.

Os esquemas recomendados para o tratamento da EVP (exceto aquela causada por estafilococos), embora administrados por várias semanas a mais, são semelhantes aos usados para tratar a EVN **(Tab. 128-5)**. A dosagem e a duração (medida a partir da negativação das hemoculturas) recomendadas para o tratamento antimicrobiano devem ser seguidas, a menos que sejam necessárias alterações em decorrência de distúrbios de órgãos-alvo ou efeitos adversos.

Tratamentos para microrganismos específicos • **Estreptococos** O tratamento recomendado para a endocardite estreptocócica é baseado na concentração inibitória mínima (CIM) da penicilina para o agente causal isolado **(Tab. 128-5)**. Os esquemas com 2 semanas de penicilina/gentamicina e ceftriaxona/gentamicina não devem ser usados para tratar a EVN complicada por abscesso cardíaco ou extracardíaco nem para EVP. Deve-se ter cuidado ao considerar esquemas contendo aminoglicosídeos para o tratamento de pacientes em risco aumentado de toxicidade por aminoglicosídeo (renal ou de oitavo nervo craniano). Os esquemas recomendados para estreptococos relativamente resistentes à penicilina são defendidos para o tratamento da EI estreptocócica dos grupos B, C ou G. Espécies de *Granulicatella*, *Abiotrophia* e *Gemella* são tratadas com o esquema para estreptococos moderadamente resistentes à penicilina, como a EVP causada por esses microrganismos ou por estreptococos com uma CIM da penicilina > 0,1 μg/mL **(Tab. 128-5)**.

Enterococos Os enterococos são resistentes à oxacilina, à nafcilina e a cefalosporinas, sendo apenas inibidos – e não destruídos – por agentes ativos na parede celular, como penicilina, ampicilina, teicoplanina e vancomicina. Os enterococos são destruídos pela interação sinérgica desses antibióticos ativos na parede celular combinados com a gentamicina, a menos que o isolado exiba resistência de alto nível à gentamicina, definida como crescimento do isolado na presença de gentamicina em ≥ 500 μg/mL. O sinergismo bactericida com outros aminoglicosídeos – tobramicina, netilmicina, canamicina e amicacina – é imprevisível mesmo na ausência de resistência de alto nível; assim, eles não são usados para tratar a EI enterocócica.

Para reduzir a possibilidade de nefrotoxicidade, penicilina ou ampicilina são os agentes ativos na parede celular preferidos para uso em combinação com a gentamicina. Embora a dose de gentamicina usada para obter sinergismo bactericida no tratamento da EI enterocócica seja menor que a utilizada no tratamento padrão, não é incomum que haja nefrotoxicidade durante o tratamento de 4 a 6 semanas. Os esquemas nos quais o componente de gentamicina foi limitado a 2 ou 3 semanas foram curativos e associados a menos nefrotoxicidade em comparação com o uso mais prolongado. Alguns especialistas preferem os esquemas em que a gentamicina é administrada por apenas 2 a 3 semanas.

Altas concentrações de ampicilina mais ceftriaxona ou cefotaxima, pela ligação expandida a proteínas ligadoras de penicilina, também exterminam *E. faecalis in vitro* e em modelos animais de EI. Estudos comparativos não randomizados sugerem que os regimes de altas doses usando ampicilina-ceftriaxona parecem comparáveis e menos nefrotóxicos que a penicilina ou ampicilina mais gentamicina para o tratamento da EI por *E. faecalis* (mas não *E. faecium*), podendo também fornecer tratamento efetivo quando a cepa tem resistência de alto nível à gentamicina. Esse esquema tem sido cada vez mais usado para abordar não apenas a resistência de alto nível à gentamicina, mas também para minimizar a nefrotoxicidade. As combinações de vancomicina (ou teicoplanina) ou gentamicina com ceftriaxona não são bactericidas para *E. faecalis*, não sendo recomendadas para tratamento da EI enterocócica. Se um esquema combinado não puder ser usado devido à resistência ou à toxicidade, pode-se considerar um curso de 8 a 12 semanas com um único agente ativo na parede celular, embora o paciente deva ser acompanhado cuidadosamente para avaliar a possibilidade de falha terapêutica.

O tratamento da EI causada por *E. faecium*, o qual costuma ser mais resistente a antibióticos que *E. faecalis* ou pode ser resistente à vancomicina, não está bem estabelecido. Foi relatado o tratamento bem-sucedido da EI causada por enterococos resistentes à vancomicina com altas doses de daptomicina (10-12 mg/kg, intravenoso [IV], 1×/dia), algumas vezes em combinação com a ampicilina. Se a suscetibilidade do isolado permitir o tratamento com penicilina/ampicilina mais gentamicina, é preferido. Esses casos devem ser manejados em conjunto com um especialista em doenças infecciosas.

Estafilococos O manejo da bacteriemia e EI por *S. aureus* em conjunto com especialistas em doenças infecciosas tem sido associado a melhores desfechos, sendo a conduta recomendada. O tratamento da EI estafilocócica **(Tab. 128-5)** se baseia na presença de uma valva protética ou dispositivo estranho, a(s) valva(s) envolvida(s) (lado direito ou esquerdo) e suscetibilidade do isolado aos antimicrobianos. A resistência à penicilina e, com exceção de países específicos, a resistência à meticilina são disseminadas entre os estafilococos. Assim, a terapia empírica para uma possível EI estafilocócica deve utilizar um esquema efetivo contra microrganismos resistentes à meticilina. A terapia deve ser trocada para um β-lactâmico (preferivelmente uma penicilina antiestafilocócica) se o isolado for suscetível à meticilina. A cefazolina é geralmente considerada como um agente β-lactâmico alternativo para o tratamento da EI por *S. aureus* sensível à meticilina (MSSA, de *methicillin-sensitive* S. aureus). A facilidade de administração e os eventos adversos reduzidos em comparação com o tratamento com uma penicilina antiestafilocócica têm levado ao uso da cefazolina como agente primário nessa situação. Porém, há preocupações relacionadas à inativação da cefazolina pelas β-lactamases estafilocócicas tipo A e C (elas não hidrolisam as penicilinas antiestafilocócicas) e à resultante falha terapêutica nas infecções com grande inóculo. Aconselha-se iniciar o tratamento com uma penicilina antiestafilocócica até que haja o controle da fonte e um inóculo reduzido, fazendo depois a transição para a cefazolina. A adição de gentamicina a um antibiótico β-lactâmico ou à vancomicina para intensificar o tratamento da EVN esquerda não melhorou as taxas de sobrevida e está associada com nefrotoxicidade. A maioria das diretrizes não recomenda a adição rotineira de gentamicina, ácido fusídico ou rifampicina aos esquemas para EVN por *S. aureus*.

Para o tratamento da EVN devido a *S. aureus resistente à meticilina* (MRSA, de *methicillin-resistant* S. aureus), recomenda-se a vancomicina, dosada para alcançar níveis mínimos de pelo menos 15 μg/mL (ou, mais precisamente, uma área sob a curva de concentração e tempo/relação CIM de microdiluição em caldo [AUC:MIC] > 400 obtida com auxílio de um farmacêutico), lembrando que as concentrações mínimas da vancomicina podem estar associadas à nefrotoxicidade. Embora a resistência à vancomicina entre os estafilococos seja rara, a suscetibilidade reduzida à vancomicina entre cepas de MRSA é cada vez mais encontrada. Os isolados com CIM de vancomicina de 4 a 8 μg/mL têm suscetibilidade intermediária e são referidos como *S. aureus de resistência intermediária à vancomicina* (VISA, de *vancomycin-intermediate* S. aureus). Os isolados com CIM de 2 μg/mL para vancomicina podem abrigar subpopulações com CIMs mais elevadas. Esses isolados, chamados de *VISA heterorresistentes* (hVISA), não são detectáveis com os testes rotineiros de suscetibilidade, mas podem prejudicar a eficácia da vancomicina.

A daptomicina tem oferecido um tratamento alternativo efetivo para a EVN esquerda causada por MRSA com suscetibilidade documentada à daptomicina. Embora ela seja aprovada pela Food and Drug Administration (FDA) apenas para a EI direita em dose diária de 6 mg/kg, a maioria dos autores recomenda doses diárias de 8 a 10 mg/kg para o tratamento da EI esquerda. Como a exposição à vancomicina está associada ao surgimento de não suscetibilidade à daptomicina, deve-se ter cuidado ao trocar a monoterapia de vancomicina para daptomicina em um paciente que tenha recebido vancomicina sem negativar as hemoculturas. A atividade da daptomicina contra MRSA – mesmo contra alguns isolados com redução da suscetibilidade à daptomicina – é aumentada em combinação com nafcilina ou ceftarolina. Séries de casos sugerem que altas doses de daptomicina em combinação com nafcilina ou ceftarolina, ceftarolina em combinação com sulfametoxazol-trimetoprima ou ceftarolina isoladamente (600 mg, IV, de 8/8 horas) podem ser tratamentos de resgate efetivos na EI por MRSA que não responde à vancomicina, devendo ser considerados em pacientes com sepse, naqueles com múltiplos sítios de infecção ou quando a bacteriemia persiste por 4 dias ou mais. Fontes erradicáveis de bacteriemia devem sempre ser procuradas; a falha no controle da fonte é uma razão muito comum para a bacteriemia persistente por MRSA.

A EI por MSSA sem complicação e limitada à valva tricúspide ou à valva pulmonar pode ser frequentemente tratada com um ciclo de 2 semanas de oxacilina ou nafcilina (mas não vancomicina). Febre prolongada (≥ 5 dias) durante a terapia ou embolia pulmonar séptica múltipla demandam o tratamento com duração padrão. A EI direita por MRSA deve

TABELA 128-5 ■ Tratamento com antibióticos para as endocardites infecciosas causadas por microrganismos comuns[a]

Microrganismo(s)	Fármaco (dose, duração)	Comentários
Estreptococos		**Para a EVP, prefere-se um esquema de 6 semanas**
Estreptococos suscetíveis à penicilina, *S. gallolyticus* (CIM ≤ 0,12 μg/mL[b])	• Penicilina G (2-3 mUI, IV, de 4/4 h, por 4 semanas)	Pode-se usar ampicilina ou amoxicilina (2 g, IV, de 4/4 h) se não houver penicilina disponível
	• Ceftriaxona (2 g, em dose única diária, IV, por 4 semanas)	Pode-se usar ceftriaxona em pacientes com alergia não imediata à penicilina
	• Vancomicina[c] (15 mg/kg, IV, de 12/12 h, por 4 semanas)	Usar vancomicina em pacientes com alergia imediata (urticária) ou grave à penicilina; obter consultoria com alergista para avaliação adicional, incluindo o papel da dessensibilização para β-lactâmicos
	Penicilina G (2-3 mUI, IV, de 4/4 h) ou ceftriaxona (2 g, IV, de 24/24 h) por 2 semanas ***mais*** Gentamicina[d] (3 mg/kg, IV ou IM, em dose única[e] ou fracionados em doses iguais, administradas de 8/8 h, por 2 semanas)	Evitar o esquema de 2 semanas quando houver maior risco de toxicidade por aminoglicosídeo e na endocardite de valva protética ou complicada; pode-se usar ampicilina ou amoxicilina (2 g, IV, de 4/4 h) se não houver penicilina disponível
Estreptococos relativamente resistentes à penicilina, *S. gallolyticus* (CIM > 0,12 μg/mL e < 0,5 μg/mL[f])	• Penicilina G (4 mUI, IV, de 4/4 h) *ou* ceftriaxona (2 g/dia, IV) por 4 semanas ***mais*** • Gentamicina[d] (3 mg/kg/dia, IV ou IM, em dose única[e] ou fracionados em doses iguais, administradas de 8/8 h, por 2 semanas)	Pode-se usar ampicilina ou amoxicilina (2 g, IV, de 4/4 h) se não houver penicilina disponível; é preferível empregar penicilina isoladamente nessa dose por 6 semanas, ou com gentamicina durante as 2 semanas iniciais, para EVP causada por estreptococos com CIM para penicilina ≤ 0,12 μg/mL
	• Vancomicina,[c] como indicado anteriormente, por 6 semanas	Usar vancomicina em pacientes com alergia imediata (urticária) ou grave à penicilina; obter consultoria com alergista para avaliação adicional, incluindo o papel da dessensibilização aos β-lactâmicos; pode ser usada a ceftriaxona isoladamente ou com gentamicina em pacientes com alergia não imediata aos β-lactâmicos
Estreptococos moderadamente resistentes à penicilina (CIM ≥ 0,5 μg/mL e < 8 μg/mL[g]); *Granulicatella*, *Abiotrophia* ou *Gemella* spp.	• Penicilina G (4-5 mUI, IV, de 4/4 h) *ou* ceftriaxona (2 g, IV, de 24/24 h) por 6 semanas ***mais*** Gentamicina[d] (3 mg/kg/dia, IV ou IM, em dose única[e] *ou* fracionados em doses iguais, administradas de 8/8 h, por 6 semanas)	Preferível para o tratamento de EVP causada por estreptococos com CIM para penicilina > 0,12 μg/mL; pode-se usar ampicilina ou amoxicilina (2 g, IV, de 4/4 h) se não houver penicilina disponível
	• Vancomicina,[c] como indicado anteriormente, por 6 semanas	O esquema é preferido por alguns profissionais
Enterococos[h]		**Para a EVP, prefere-se um esquema de 6 semanas**
	• Penicilina G (4-5 mUI, IV, de 4/4 h) *mais* gentamicina[d] (1 mg/kg, IV, de 8/8 h), ambas por 4-6 semanas	Pode-se tratar a EVN por 4 semanas se os sintomas tiverem duração < 3 meses; tratar EVN com > 3 meses de sintomas por 6 semanas; pode-se reduzir o curso de gentamicina em alguns pacientes (ver texto)
	• Ampicilina (2 g, IV, de 4/4 h) *mais* gentamicina[d] (1 mg/kg, IV, de 8/8 h), ambas por 4-6 semanas	Pode-se usar amoxicilina IV em lugar da ampicilina (mesma dose); pode-se reduzir o curso de gentamicina em alguns pacientes (ver texto)
	• Vancomicina[c] (15 mg/kg, IV, de 12/12 h) *mais* gentamicina[d] (1 mg/kg, IV, de 8/8 h), ambas por 6 semanas	Empregar vancomicina mais gentamicina somente nos pacientes alérgicos à penicilina (preferivelmente dessensibilizá-los à penicilina em caso de alergia imediata [urticária]; consultar alergista) e para isolados resistentes à penicilina/ampicilina
	• Ampicilina (2 g, IV, de 4/4 h) *mais* ceftriaxona (2 g, IV, de 12/12 h), ambas por 6 semanas	Usar para amostras de *E. faecalis* com ou sem resistência de alto nível à gentamicina ou para pacientes com alto risco de nefrotoxicidade por aminoglicosídeo (depuração de creatinina < 50 mL/min; ver texto)
Estafilococos (*S. aureus* e coagulase-negativos)		
MSSA infectando valvas nativas (sem dispositivos implantados), incluindo endocardite complicada direita e esquerda	• Nafcilina, oxacilina *ou* flucloxacilina (2 g, IV, de 4/4 h, por 6 semanas)	A adição de gentamicina não é recomendada; nos casos de endocardite direita não complicada, pode ser efetivo um curso de 2 semanas (ver texto)
	• Cefazolina (2 g, IV, de 8/8 h, por 6 semanas)	Pode-se usar um esquema com cefazolina em pacientes com alergia não imediata à penicilina; ver texto em relação à cefazolina vs. penicilina antiestafilocócica como terapia primária; a adição de gentamicina não é recomendada
	• Vancomicina[c] (15 mg/kg, IV, de 12/12 h, por 6 semanas)	Usar vancomicina apenas em pacientes com alergia imediata (urticária) ou grave à penicilina até consultar com um alergista para realizar a dessensibilização aos β-lactâmicos; a adição de gentamicina não é recomendada
MRSA infectando valvas nativas (sem dispositivos implantados)	• Vancomicina[c] (15 mg/kg, IV, de 8/8 a 12/12 h) ou daptomicina (8-10 mg/kg/dia) por 6 semanas	Não se recomenda o uso rotineiro de rifampicina (ver texto); para o tratamento com daptomicina, ver texto
MSSA infectando valvas protéticas	• Nafcilina, oxacilina *ou* flucloxacilina (2 g, IV, de 4/4 h, por 6-8 semanas) ***mais*** • Gentamicina[d] (1 mg/kg, IM ou IV, de 8/8 h, por 2 semanas) ***mais*** • Rifampicina[i] (300 mg, VO, de 8/8 h, por 6-8 semanas)	Usar gentamicina durante as 2 semanas iniciais; determinar a sensibilidade à gentamicina e aguardar a negativação das hemoculturas antes de iniciar o uso de rifampicina (ver texto); se o paciente for altamente alérgico à penicilina, usar o esquema para MRSA; se a alergia ao β-lactâmico for pouco intensa ou não imediata, a cefazolina pode substituir a oxacilina, a nafcilina ou a flucloxacilina
MRSA infectando valvas protéticas	• Vancomicina[c] (15 mg/kg, IV, de 12/12 h, por 6-8 semanas) ***mais*** • Gentamicina[d] (1 mg/kg, IM ou IV, de 8/8 h, por 2 semanas) ***mais*** • Rifampicina[i] (300 mg, VO, de 8/8 h, por 6-8 semanas)	Empregar gentamicina durante as 2 semanas iniciais; determinar a sensibilidade à gentamicina e aguardar a negativação das hemoculturas antes de iniciar o uso de rifampicina (ver texto); a daptomicina (8-10 mg/kg/dia) pode ser considerada como alternativa à vancomicina, mas os dados são limitados

(Continua)

TABELA 128-5 ■ Tratamento com antibióticos para as endocardites infecciosas causadas por microrganismos comuns[a] *(Continuação)*

Microrganismo(s)	Fármaco (dose, duração)	Comentários
Microrganismos HACEK		**Para a EVP, prefere-se um esquema de 6 semanas**
	• Ceftriaxona (2 g, IV, em dose única diária, por 4 semanas)	Pode-se empregar outra cefalosporina de terceira geração em doses equivalentes
	• Ampicilina/sulbactam (3 g, IV, de 6/6 h, por 4 semanas)	Usar ampicilina apenas se a produção de β-lactamase puder ser excluída; se o isolado for suscetível, pode-se usar ciprofloxacino (400 mg, IV, de 12/12 h)
Coxiella burnetii		
	• Doxiciclina (100 mg, VO, de 12/12 h) *mais* hidroxicloroquina (200 mg, VO, de 8/8 h), ambas por pelo menos 18 meses (valva nativa) ou 24 meses (valva protética)	Acompanhar sorologia para monitorar a resposta durante o tratamento (antifase I IgG e IgA diminuídos 4 vezes e antifase II IgM-negativo) e, depois disso, para recidiva
***Bartonella* spp.**		
	• Doxiciclina (100 mg, VO, de 12/12 h) por 6 semanas *mais* • Gentamicina (1 mg/kg, IV, de 8/8 h, durante 2 semanas)	Se a doxiciclina não for tolerada, usar azitromicina (500 mg, VO, 1×/dia); alguns especialistas recomendam que a doxiciclina seja continuada por 3-6 meses, a menos que a infecção seja completamente ressecada na cirurgia

[a]Esquemas adaptados das diretrizes publicadas pela American Heart Association (AHA) e pela European Society of Cardiology (ESC). As doses de gentamicina, vancomicina e daptomicina devem ser ajustadas se houver redução da função renal. O peso corporal ideal é usado para o cálculo das doses de gentamicina e de daptomicina por quilograma (homens = 50 kg + 2,3 kg por polegada acima de 5 pés; mulheres = 45,5 kg + 2,3 kg por polegada acima de 5 pés). [b]CIM ≤ 0,125 μg/mL pela ESC. [c]A dose de vancomicina se baseia no peso corporal real. Ajustar para um nível mínimo de 10-15 μg/mL para infecções estreptocócicas e enterocócicas e 15-20 μg/mL para infecções estafilocócicas (ver texto). [d]Os aminoglicosídeos não devem ser administrados em dose única diária na endocardite por enterococos e devem ser introduzidos como parte do tratamento inicial. As concentrações séricas alvo de pico e mínimas da gentamicina em doses divididas 1 hora após uma infusão de 20 a 30 minutos ou de injeção IM são de cerca de 3,5 μg/mL e ≤ 1 μg/mL, respectivamente. [e]A netilmicina (4 mg/kg em dose única diária) pode ser usada no lugar da gentamicina apenas na infecção estreptocócica. [f]CIM > 0,125 μg/mL e ≤ 2 μg/mL pela ESC. [g]CIM > 2 μg/mL pela ESC; tratar com esquema para enterococos (BSAC). [h]A suscetibilidade antimicrobiana deve ser avaliada; ver texto. [i]A rifampicina aumenta as necessidades de varfarina e de dicumarol para a anticoagulação.

Siglas: BSAC, British Society for Antimicrobial Chemotherapy; CIM, concentração inibitória mínima; EVN, endocardite de valva nativa; EVP, endocardite de valva protética; IM, intramuscular; IV, intravenoso; MRSA, *S. aureus* resistente à meticilina; MSSA, *S. aureus* sensível à meticilina; VO, via oral.

ser tratada por pelo menos 4 semanas com vancomicina ou daptomicina (6 mg/kg/dia); os cursos de terapia de 2 semanas não são ideais.

A EVP estafilocócica deve ser tratada durante 6 a 8 semanas com um esquema de vários fármacos (Tab. 128-5). Para obter a erradicação bacteriana por longo prazo, a rifampicina, a qual erradica os estafilococos incluídos no biofilme aderente ao material estranho, é um componente essencial desse esquema. A resistência à rifampicina pode surgir durante o tratamento. Para evitar o surgimento de resistência, a administração de rifampicina deve ser atrasada até que a terapia inicial com dois agentes (gentamicina mais uma penicilina antiestafilocócica ou vancomicina selecionadas com base nos testes de suscetibilidade) tenha erradicado a bacteriemia (redução do inóculo). A suscetibilidade do isolado à gentamicina ou a um agente alternativo além da rifampicina deve ser estabelecida antes de iniciar o tratamento com rifampicina. As alternativas possíveis à gentamicina incluem outro aminoglicosídeo, uma fluoroquinolona (escolhida com base na suscetibilidade), a ceftarolina ou outro agente ativo.

Outros microrganismos Na ausência de meningite, a EI causada por *Streptococcus pneumoniae* com CIM de penicilina ≤ 4 μg/mL pode ser tratada com penicilina IV (4 milhões de unidades, IV, 4/4 horas), ceftriaxona (2 g/dia, em dose única, ou cefotaxima em doses equivalentes) ou vancomicina. Ceftriaxona ou vancomicina são preferidas para cepas pneumocócicas com CIM ≥ 2 μg/mL para penicilina. Se houver suspeita de meningite, o tratamento com vancomicina mais ceftriaxona – nas doses aconselhadas para meningite – deve ser iniciado até os resultados da suscetibilidade serem conhecidos. Então, a terapia definitiva deve ser selecionada com base nos limiares da meningite (CIM de penicilina, 0,06 μg/mL; ou CIM de ceftriaxona, 0,5 μg/mL). A EVN pneumocócica deve ser tratada por 4 semanas, e a EVP pneumocócica, por 6 semanas. A EI por *P. aeruginosa* deve ser tratada com uma cefalosporina antipseudomonas e altas doses de tobramicina (8 mg/kg/dia, fracionados em três doses). A EI causada por *Enterobacterales* deve ser tratada com um potente antibiótico β-lactâmico mais um aminoglicosídeo. A EI por corinebactérias deve ser tratada com penicilina mais um aminoglicosídeo (se o microrganismo for sensível a este) ou com vancomicina, altamente bactericida para a maioria das cepas. A terapia para a EI por *Candida* consiste em uma formulação lipídica de anfotericina B (3-5 mg/kg/dia, IV) com ou sem flucitosina (25 mg/kg, via oral [VO], de 6/6 horas) (se a flucitosina for utilizada, monitorar a função renal, os níveis de flucitosina e a função da medula óssea). De modo alternativo, pode-se usar um esquema com altas doses de uma equinocandina. Se houver disfunção valvar ou EVP, a cirurgia precoce é aconselhada, bem como a supressão oral de longo prazo (ou por tempo indeterminado) com um azol. Na ausência de disfunção valvar, o tratamento clínico com supressão de longo prazo com azol pode obter resultados comparáveis ao tratamento cirúrgico.

Terapia empírica e tratamento da EI com culturas negativas Ao formular a terapia a ser administrada antes que se conheçam os resultados das culturas ou quando as culturas são verdadeiramente negativas, devem-se considerar as indicações clínicas para a etiologia (p. ex., apresentação aguda vs. subaguda, EVN, EVP precoce ou tardia, predisposições do paciente), bem como as indicações epidemiológicas (região de moradia, exposição a animais). Assim, o tratamento empírico da EI aguda deve cobrir o MRSA, e, em UDIs ou na EVN associada a cuidados de saúde, ele deve cobrir os bacilos Gram-negativos potencialmente resistentes a antibióticos. O tratamento com vancomicina mais gentamicina ou cefepima, iniciado imediatamente após a obtenção das amostras sanguíneas para cultura, cobre esses microrganismos bem como vários outros. Para o tratamento empírico da EVN com apresentação subaguda, é razoável utilizar a vancomicina mais a ceftriaxona. Para a EVP com cultura pendente, vancomicina, gentamicina e cefepima devem ser empregadas se a valva protética tiver sido implantada há ≤ 1 ano. A terapia empírica para a EVP tardia (valvas que tenham sido implantadas há > 1 ano) é similar à da EVN de cultura negativa. A terapia deve ser ajustada após a identificação do patógeno.

No tratamento de casos com hemoculturas negativas, deve-se considerar a possibilidade de endocardite marântica e de SAF. Na ausência de antibioticoterapia prévia, é improvável que as infecções por *S. aureus*, por CoNS, por enterococos ou por *Enterobacteriales* se apresentem com hemoculturas negativas; assim, a terapia empírica recomendada tem como alvo os estreptococos fastidiosos, *Abiotrophia*, *Granulicatella*, o grupo HACEK e as espécies de *Bartonella*. Enquanto todos os dados diagnósticos não estiverem disponíveis, a EVN subaguda com cultura negativa deve ser tratada com vancomicina mais ampicilina-sulbactam (12 g, de 24/24 horas) ou ceftriaxona; doxiciclina (100 mg, 2×/dia) é adicionada para melhorar a cobertura de *Bartonella*. Se as culturas forem negativas devido à administração prévia de antibióticos, devem-se considerar os patógenos com chances de serem inibidos pela terapia prévia específica.

EVP-TAVR A grande maioria desses pacientes é tratada clinicamente com esquemas antibióticos clássicos para EVP para o patógeno em questão. A seleção da terapia empírica enquanto se aguarda pelos resultados das hemoculturas é semelhante à da EVP clássica, mas reconhecendo que a infecção por enterococos ocorre com maior frequência.

EI-DEIC A terapia antimicrobiana da EI-DEIC (bem como da infecção do cabo e da bolsa do gerador) é adjunta à remoção completa do dispositivo. O antimicrobiano selecionado é baseado no microrganismo causador e deve ser utilizado conforme recomendado para EVN (Tab. 128-5). A infecção bacteriêmica em DEIC pode ser complicada por EVN de lado esquerdo concomitante, EVP ou infecção de local distante (p. ex., osteomielite), podendo haver necessidade de modificação da terapia antimicrobiana.

Um período de 4 a 6 semanas de tratamento direcionado para EI é recomendado para pacientes com EI-DEIC e para aqueles com bacteriemia que continua após a remoção do dispositivo. A infecção da bolsa do gerador sem bacteriemia é tratada com 10 a 14 dias de antibióticos, alguns administrados por VO. Na ausência de outra fonte, a bacteriemia por *S. aureus* (e a bacteriemia persistente por CoNS) é provavelmente uma indicação de EI-DEIC ou de EI valvar, devendo ser tratada de acordo. Porém, nem todas as infecções da corrente sanguínea nesses pacientes indicam EI. Se não houver evidência sugerindo EI-DEIC, a infecção na corrente sanguínea devida a espécies de bacilos Gram-negativos, estreptococos e enterococos pode não indicar EI-DEIC, podendo ser tratada com terapia antimicrobiana para o diagnóstico alternativo. Contudo, nesses pacientes, a recidiva da bacteriemia após tratamento antimicrobiano aumenta a probabilidade de EI-DEIC e indica o tratamento como tal. A tentativa de salvar um DEIC infectado usando apenas antibióticos e terapia supressiva de longo prazo não costuma obter sucesso, devendo ser reservada para pacientes cujos dispositivos não podem ser removidos ou que se recusam a fazer a remoção. Há necessidade de acompanhamento cuidadoso.

Tratamento antimicrobiano oral parcial da EI Estudos recentes examinaram o uso de antibióticos orais para completar a terapia em pacientes que receberam um curso inicial de tratamento IV (com ou sem cirurgia cardíaca). Um estudo randomizado e multicêntrico de não inferioridade descobriu que a mortalidade entre os pacientes com EI esquerda causada por estreptococos, enterococos e estafilococos que receberam tratamento oral parcial era comparável à de pacientes que eram tratados por via IV durante todo o tratamento (6,5% e 7,5%, respectivamente). O estudo arrolou 400 pacientes clinicamente estáveis (20% da população triada) que tinham recebido pelo menos 10 dias de terapia parenteral (ou pelo menos 7 dias após a cirurgia). A EI era causada por estreptococos (49%), enterococos (24%) e MSSA (22%); nenhum paciente apresentava MRSA. É importante observar que a duração média do tratamento IV antes da mudança para os agentes orais era de 16 dias (variação interquartil, 13-23); assim, alguns pacientes podiam já estar efetivamente curados pela terapia IV com ou sem a cirurgia antes da transição para a terapia oral. Os resultados nessa coorte altamente selecionada e monitorada com números relativamente pequenos de pacientes com EI enterocócica e por *S. aureus* podem não ser generalizáveis para a maioria dos pacientes com EI. Assim, aconselha-se cautela antes da adoção dessa abordagem como padrão de cuidados.

Terapia antimicrobiana ambulatorial Os pacientes clinicamente estáveis que aderem plenamente ao tratamento, não são mais bacteriêmicos e não apresentam febre nem achados clínicos ou ecocardiográficos sugerindo uma complicação iminente podem completar o tratamento IV ambulatorialmente. São necessários acompanhamento cuidadoso e boas condições domiciliares, bem como a possibilidade de um acesso IV e o uso de antimicrobianos estáveis em solução e menos frequentemente associados com efeitos adversos graves. Os regimes recomendados não devem ser comprometidos para acomodar o tratamento ambulatorial.

Monitoramento da terapia antimicrobiana Os eventos adversos relacionados aos antibióticos ocorrem em 25 a 40% dos pacientes com EI e costumam surgir após várias semanas de tratamento. Periodicamente são realizados exames de sangue a fim de pesquisar os efeitos tóxicos renais, hepáticos e hematológicos. As concentrações séricas de aminoglicosídeos e de vancomicina devem ser monitoradas, e as doses devem ser ajustadas para otimizar o tratamento e minimizar a toxicidade.

O controle dos locais periféricos de infecção – controle da fonte – deve ser realizado prontamente. As hemoculturas devem ser repetidas diariamente até que sejam estéreis em pacientes com EI devido a *S. aureus* ou a microrganismos difíceis de tratar, verificadas mais uma vez se houver recrudescimento da febre e realizadas novamente 4 a 6 semanas após o tratamento para documentar a cura. Quando a infecção é causada por estreptococos *viridans*, enterococos ou microrganismos HACEK, as hemoculturas tornam-se estéreis 2 dias após o início de um tratamento adequado. Na EI por MSSA, o tratamento com β-lactâmicos resulta em culturas estéreis em 3 a 5 dias, enquanto, na EI por MRSA, a duração da bacteriemia costuma ser mais longa com o tratamento com vancomicina ou daptomicina. A bacteriemia por MRSA que persiste apesar de dose adequada de vancomicina ou daptomicina pode indicar o surgimento de suscetibilidade reduzida na cepa infectante, apontando para a necessidade de terapia alternativa. Quando a despeito de um tratamento antimicrobiano adequado a febre persistir por 7 dias, os pacientes devem ser avaliados novamente quanto à presença de abscesso paravalvar ou extracardíaco (baço, rins) ou de complicações (eventos embólicos). O recrudescimento da febre levanta a possibilidade dessas complicações, mas também de reações a fármacos ou de complicações da hospitalização. As vegetações tornam-se menores com o tratamento eficaz; contudo, 3 meses após a cura, 50% encontram-se inalteradas, e 25% mostram-se ligeiramente maiores ou menores.

Terapia antitrombótica Como os pacientes com EI estão sob risco para transformação hemorrágica de AVCs embólicos e para hemorragia intracerebral por arterite séptica ou ruptura de aneurismas micóticos, o início da terapia antitrombótica (anticoagulante ou antiplaquetária) exige a cuidadosa consideração de riscos e benefícios. A terapia antitrombótica pode levar a uma hemorragia catastrófica. Nem a terapia anticoagulante nem a antiplaquetária reduzem o risco de embolia nos pacientes com EVN, e, assim, esse tratamento não está indicado com esse propósito. Porém, os pacientes com EI podem ter condições coexistentes com indicação de anticoagulação. Dessa forma, na ausência de contraindicação (i.e., ausência de evidências clínicas ou radiográficas de um grande AVC embólico recente, hemorragia intracerebral ou aneurisma micótico), a terapia anticoagulante é administrada a pacientes com válvula protética mecânica, fibrilação atrial com estenose mitral ou escore CHA2DS2-VASc ≥ 2 ou com tromboflebite de veia profunda. A maioria dos especialistas utiliza heparina não fracionada ou de baixo peso molecular pela facilidade de reversão. A terapia anticoagulante deve ser revertida, pelo menos temporariamente, na maioria dos pacientes que apresentaram AVC isquêmico agudo ou hemorragia intracerebral.

TRATAMENTO CIRÚRGICO

As indicações para o tratamento cirúrgico da endocardite (Tab. 128-6) foram derivadas de estudos observacionais e da opinião de especialistas. A força das indicações individuais varia; por conseguinte, os riscos e benefícios, assim como o momento oportuno da cirurgia, devem ser considerados caso a caso (Tab. 128-7). Essas considerações devem ser avaliadas por uma equipe que inclua cardiologista, cirurgião cardíaco, especialista em doenças infecciosas e neurologista, se tiver ocorrido alguma complicação neurológica. Entre 25 e 40% dos pacientes com EI esquerda são submetidos à cirurgia cardíaca durante a infecção ativa, com taxas de cirurgia levemente mais altas com EVP do que com EVN. O benefício da cirurgia foi

TABELA 128-6 ■ Indicações para cirurgia cardíaca em pacientes com endocardite

Cirurgia necessária para resultado otimizado
Endocardite de valva nativa ou de valva protética
Insuficiência cardíaca congestiva moderada a grave ou choque por disfunção valvar
Extensão paravalvar de infecção com abscesso, fístula ou bloqueio cardíaco
Bacteriemia persistente sem causa extracardíaca apesar de 7-10 dias de terapia antimicrobiana ideal
Ausência de terapia antimicrobiana efetiva (p. ex., endocardite por fungos [ver texto em relação a *Candida* spp.], *Brucella* ou bacilo Gram-negativo resistente a múltiplos fármacos)
Endocardite de valva protética
Valva protética instável com deiscência parcial
Extensão paravalvar de infecção com abscesso, fístula ou bloqueio cardíaco (ver texto)
Cirurgia fortemente considerada para melhorar o resultado[a]
Endocardite de valva protética
Infecção por *S. aureus* com complicações intracardíacas
Recaída após terapia antimicrobiana ideal
Endocardite de valva nativa
Vegetação grande (> 10 mm) hipermóvel, particularmente com embolia sistêmica prévia e disfunção valvar significativa[b]
Vegetação muito grande (> 30 mm)
Persistência de febre inexplicada (≥ 10 dias) em uma endocardite com culturas negativas
Resposta insatisfatória ou recaída de uma endocardite causada por enterococos ou bacilos Gram-negativos altamente resistentes aos antibióticos

[a]Considerar cuidadosamente a cirurgia. Costuma haver múltiplas características combinadas para justificar a cirurgia. [b]No grupo com risco estimado como baixo de mortalidade relacionada à cirurgia cardíaca (ver texto).

TABELA 128-7 ■ Momento ideal para intervenção cirúrgica cardíaca em pacientes com endocardite

	Indicação para intervenção cirúrgica	
Momento ideal	**Forte evidência em favor da cirurgia**	**Evidências conflitantes, mas a maioria das opiniões favorece a cirurgia**
De emergência (no mesmo dia)	Disfunção valvar com edema pulmonar ou choque cardiogênico	
	Insuficiência aórtica aguda com fechamento precoce da valva mitral	
	Abscesso do seio de Valsalva roto para o átrio direito	
	Ruptura para o saco pericárdico	
De urgência (em até 1-2 dias)	Obstrução valvar pela vegetação	Diâmetro da vegetação > 10 mm mais disfunção valvar aórtica ou mitral grave, mas não urgente[a]
	Próteses instáveis (deiscentes)	Êmbolo grande mais grande vegetação (> 10 mm) persistente
	Insuficiência aguda aórtica ou mitral com insuficiência cardíaca (classe III ou IV da New York Heart Association)	
	Perfuração de septo	Vegetação móvel > 30 mm
	Extensão paravalvar da infecção com ou sem novas alterações eletrocardiográficas do sistema de condução	
	Inexistência de tratamento antibiótico eficaz	
Eletiva (precoce geralmente preferida)	Insuficiência protética paravalvar progressiva	Endocardite de valva protética estafilocócica com complicações intracardíacas
	Disfunção valvar com infecção persistente após ≥ 7-10 dias de tratamento antimicrobiano	Endocardite de valva protética precoce (≤ 2 meses após cirurgia valvar)
	Endocardite fúngica (fungos filamentosos)	Endocardite por *Candida* spp. (ver texto)
		Microrganismos resistentes aos antibióticos

[a]Sustentado por um estudo randomizado em uma única instituição mostrando os benefícios da cirurgia precoce. A implementação requer julgamento clínico. Se a opção for pela cirurgia eletiva, ela deve ser feita precocemente (ver texto).

Fonte: Reproduzida com permissão de L Olaison, G Pettersson: Current best practices and guidelines: Indications for surgical intervention in infective endocarditis. Infect Dis Clin North Am 16:453, 2002.

avaliado primariamente em estudos retrospectivos que comparam populações de pacientes tratados de modo clínico e cirúrgico combinados quanto à necessidade de cirurgia, com ajustes para preditores de morte (comorbidades) e momento da intervenção cirúrgica (correção para viés de sobrevivência). Embora os resultados dos estudos variem, a cirurgia para a EVN com indicações atualmente recomendadas parece conduzir a um benefício de sobrevida significativo (27-55%) que é maior entre aqueles com as indicações mais relevantes. O benefício de sobrevida se torna mais aparente após ≥ 6 meses. O efeito da cirurgia para a EVP tem mais nuança, com benefícios de sobrevida ocorrendo em grande parte nos pacientes com complicações intracardíacas. É importante observar que a própria cirurgia tem risco de mortalidade que pode superar os benefícios de sobrevida em pacientes com indicações menos importantes. Entre os pacientes com EVP-TAVR, está relatado que 50 a 80% apresentam indicação para intervenção cirúrgica – ainda que, devido à elevada mortalidade operatória estimada pré-TAVR, < 15% sejam submetidos à cirurgia. Alguns pacientes com regurgitação aórtica significativa após a cura clínica da infecção foram submetidos a uma nova TAVR sobre a valva anterior.

Indicações • **Insuficiência cardíaca congestiva** A ICC moderada a grave e refratária, causada pelo aparecimento ou pela piora de disfunção valvar ou por fístulas intracardíacas, é a principal indicação para cirurgia cardíaca. A cirurgia pode aliviar a estenose funcional causada pela presença de grandes vegetações ou restaurar a competência de valvas lesionadas regurgitantes por reparo ou substituição. Com 6 a 12 meses de seguimento dos pacientes com EVN ou EVP esquerdas e com ICC moderada a grave por disfunção valvar, a sobrevida é significativamente melhor entre aqueles tratados cirurgicamente em comparação com aqueles tratados clinicamente. O benefício de sobrevida com a cirurgia está inversamente relacionado com a gravidade da ICC pré-operatória; assim, a cirurgia não deve ser atrasada em casos de piora hemodinâmica.

Infecção paravalvar Essa complicação, mais comum com a infecção da valva aórtica, ocorre em 10 a 15% dos pacientes com EVN e em 45 a 60% daqueles com EVP. Ela é sugerida clinicamente por febre persistente e inexplicada durante um tratamento adequado, por novos distúrbios da condução no eletrocardiograma (ECG) e por pericardite. A ETE com Doppler colorido é o teste de escolha para detectar os abscessos paravalvares (sensibilidade ≥ 85%). Algumas vezes, a ETE tridimensional, a ATC sincronizada com ECG e a ^{18}FDG-PET/TC demonstram infecção paravalvar não detectada pela ETE. Para um resultado ideal, a cirurgia é necessária na infecção paravalvar, especialmente quando a febre persiste, quando surge uma fístula, quando as próteses apresentam deiscência ou instabilidade e se houver recidiva da infecção após tratamento adequado. O ritmo cardíaco deve ser monitorado, já que o bloqueio atrioventricular de alto grau pode exigir a inserção de marca-passo.

Infecção não controlada As hemoculturas continuamente positivas ou a febre que persiste sem outra explicação apesar de terapia antibiótica ideal podem refletir infecção não controlada com necessidade de cirurgia. O tratamento cirúrgico também é aconselhado na EI causada por microrganismos para os quais o tratamento antimicrobiano eficaz é escasso (p. ex., leveduras, fungos filamentosos, *P. aeruginosa*, outras bactérias altamente resistentes aos antibióticos, espécies de *Brucella*).

EI por *S. aureus* A taxa de letalidade da EVP por *S. aureus* excede 50% com o tratamento clínico, mas é reduzida com o tratamento cirúrgico. Porém, a cirurgia não é rotineiramente aconselhada na EVP por *S. aureus* não complicada. Em vez disso, os benefícios de sobrevida são mais prováveis na infecção paravalvar, em valvas disfuncionais e na ICC. O tratamento cirúrgico da EVN por *S. aureus* deve ser orientado pelas indicações padrão. A EI isolada de valva tricúspide por *S. aureus*, mesmo com febre persistente, raramente requer cirurgia.

Prevenção de embolia séptica A morbidade persistente e/ou a morte podem ser decorrentes de êmbolos cerebrais ou de artérias coronárias. A terapia antitrombótica não evita embolias sistêmicas na EVN. A frequência de embolização diminui rapidamente com a terapia antimicrobiana efetiva. Assim, para que a intervenção cirúrgica possa evitar as embolias, ela deve ser feita muito precocemente. As características das vegetações, definidas pela ecocardiografia, podem identificar os pacientes de alto risco para embolização, mas não identificam os pacientes nos quais a cirurgia para prevenção de êmbolos aumentaria a sobrevida. Em um pequeno ensaio clínico randomizado com pacientes de baixo risco de mortalidade relacionada à cirurgia e com vegetações grandes (> 10 mm) com disfunção valvar significativa, as embolias foram evitadas pela cirurgia precoce (≤ 48 horas após o diagnóstico), mas não houve benefício na sobrevida. Raramente a indicação cirúrgica é apenas a prevenção de embolia; mais comumente pode haver um benefício adicional da cirurgia precoce para outras indicações. O reparo da valva, consequentemente evitando uma prótese, melhora a relação risco-benefício da cirurgia realizada para eliminar as vegetações.

EI-DEIC A remoção de todo o dispositivo é recomendada em pacientes com EI-DEIC estabelecida, bem como com infecção na bolsa ou em cabos intracardíacos. Prefere-se a extração percutânea dos fios; quando houver retenção de material protético após a tentativa de extração percutânea, a remoção cirúrgica deve ser considerada. Com vegetações > 2 cm no cabo, há risco de embolia pulmonar; contudo, a necessidade de remoção cirúrgica do DEIC não está clara. A remoção do DEIC infectado durante a hospitalização inicial é associada a taxas de sobrevida aumentadas em 30 dias e 1 ano em relação às obtidas com antibioticoterapia e retenção do dispositivo. Se necessário, o DEIC pode ser reimplantado em novo local após pelo menos 10 a 14 dias de tratamento antimicrobiano eficaz. Os DEICs devem ser substituídos quando os pacientes realizarem cirurgia para EI.

Momento ideal para a cirurgia cardíaca Com indicações cirúrgicas de maior risco de morte (disfunção valvar e ICC grave, abscesso perivalvar, deiscência importante da prótese), a cirurgia durante os primeiros dias da terapia está associada com maior sobrevida em comparação com a cirurgia tardia. Com menos indicações convincentes, a cirurgia pode ser atrasada para permitir tratamento adicional, bem como melhora na saúde global (Tab. 128-7). O recrudescimento da EI sobre uma valva protética recém-implantada sucede à cirurgia para EVN e EVP ativas em 2% e em 6 a 15% dos pacientes, respectivamente. Essas frequências não justificam o risco de mortalidade aumentada associado com o atraso da cirurgia em pacientes com insuficiência cardíaca grave, disfunção valvar e infecções não controladas. O atraso é justificado quando a infecção e a ICC estiverem controladas com terapia clínica.

Complicações neurológicas da EI podem ser exacerbadas durante a cirurgia cardíaca. O risco de deterioração neurológica tem relação com o tipo e a gravidade da complicação neurológica pré-operatória, além do intervalo entre a complicação e a cirurgia. A cirurgia cardíaca não urgente deve ser postergada por 2 a 3 semanas após infarto embólico grande não hemorrágico e por 4 semanas após uma hemorragia cerebral significativa. O aneurisma micótico roto deve ser tratado antes de proceder à cirurgia cardíaca. Em um paciente não torporoso com AVC isquêmico e hemorragia excluídos por exames de imagem, a cirurgia cardíaca, se for urgente, deve ser realizada precocemente.

Tratamento antibiótico após cirurgia cardíaca Foram detectados microrganismos na coloração pelo Gram – ou o seu DNA foi detectado por PCR – nas valvas excisadas de 45% dos pacientes que realizaram o tratamento recomendado para a EI. Porém, os microrganismos, muitos dos quais eram incomuns ou resistentes a antibióticos, raramente são cultivados a partir dessas valvas. A detecção dos microrganismos ou de seu DNA não indica necessariamente falha do antibiótico; na verdade, a recidiva de EI após a cirurgia é incomum. Assim, em EVNs não complicadas e causadas por microrganismos sensíveis, a duração do tratamento pré-operatório somada à duração do tratamento pós-operatório deve ser igual à duração total do tratamento recomendado. Para a EI complicada por abscesso perivalvar, para EVPs parcialmente tratadas ou para casos com cultura positiva para o microrganismo original nas valvas, deve ser administrado um curso completo de tratamento no pós-operatório.

Tratamento da EI em UDIs Os UDIs devem ser tratados conforme as diretrizes padrão para a seleção de antimicrobianos e a intervenção cirúrgica. Além disso, o transtorno por uso de opioides (TUO) deve ser reconhecido como uma predisposição continuada para a EI e ser tratado; isso inclui a terapia auxiliada por medicamentos, a qual deve ser iniciada durante a hospitalização e continuada sem demora após a alta hospitalar. A abordagem do TUO aumenta, de maneira significativa, as taxas de realização do tratamento antimicrobiano pelo prazo completo, diminui as recaídas no uso de drogas e reduz as recorrências de EI e a necessidade de cirurgia cardíaca.

Complicações extracardíacas Os abscessos esplênicos surgem em 3 a 5% dos pacientes com EI. O tratamento eficaz requer drenagem percutânea orientada por imagem ou esplenectomia. Os aneurismas micóticos ocorrem em 2 a 15% dos pacientes com EI; metade desses casos envolve as artérias cerebrais e se apresenta com cefaleia, sintomas neurológicos focais ou hemorragias. Os aneurismas cerebrais devem ser monitorados por angiografia. Alguns desaparecem com o tratamento antimicrobiano eficaz, mas os que persistem, aumentam de tamanho ou extravasam devem, se possível, ser tratados por cirurgia. Os aneurismas extracerebrais apresentam-se com dor local, massa, isquemia local ou sangramento; esses aneurismas devem ser tratados cirurgicamente.

DESFECHO

A EI é uma doença heterogênea que ocorre em populações de pacientes extremamente heterogêneas. Os desfechos adversos estão associados com idade avançada, comorbidades graves e diabetes, diagnóstico atrasado, envolvimento de valvas protéticas ou da valva aórtica, um patógeno invasivo (*S. aureus*) ou resistente a antibióticos (*P. aeruginosa*, leveduras), complicações intracardíacas e neurológicas maiores e uma associação com os cuidados de saúde. Muitas vezes, a morte ou um resultado adverso não estão relacionados com falha da antibioticoterapia, mas com interações entre a comorbidade e complicações dos órgãos-alvo inerentes à EI. Nos países desenvolvidos, as taxas de sobrevida gerais são de 80 a 85%; contudo, essas taxas variam consideravelmente entre subpopulações de pacientes com EI. O desfecho de um determinado paciente depende da infecção desse paciente, da complexidade da terapia necessária e das comorbidades preexistentes. Cerca de 85 a 90% dos pacientes com EVN causada por estreptococos *viridans*, microrganismos HACEK ou enterococos (sensíveis a tratamento sinérgico) sobrevivem. No caso da EVN por *S. aureus* em pacientes que não usam drogas injetáveis, as taxas de sobrevida são de 55 a 70%; as taxas são de 85 a 90% entre UDIs. Porém, a mortalidade em 1 ano aumenta para 20 a 30% entre UDIs se a adição não for adequadamente abordada. A EVP que surge em até 2 meses após a implantação da valva acarreta uma taxa de letalidade de 40 a 50%, enquanto as taxas são de apenas 10 a 20% nos casos de início tardio. Na população de idosos com EVP-TAVR, a mortalidade intra-hospitalar é de 35 a 50% e aumenta para 60 a 75% em 1 ano. As taxas de sobrevida brutas após o tratamento bem-sucedido da EI são geralmente de 80 a 90% e de 70 a 80% em 1 e 2 anos, respectivamente.

PREVENÇÃO

A prevenção da EI tem sido um objetivo da prática clínica; porém, as evidências estabelecendo o benefício da *profilaxia antibiótica para EI* são insuficientes para que se recomende como padrão de cuidados disseminados. A American Heart Association e a European Society of Cardiology recomendam que os antibióticos profiláticos (Tab. 128-8) sejam limitados apenas para os pacientes de maior risco para morbidade grave ou morte por EI (Tab. 128-9). O National Institute for Health and Clinical Excellence no Reino Unido inicialmente aconselhava a suspensão de todo tipo de profilaxia antibiótica para EI, mas recentemente passou a ser menos dogmático, permitindo que os médicos utilizem o julgamento clínico nos cenários descritos.

Nos pacientes de risco, é recomendada a manutenção de boa higiene dentária, sendo a profilaxia antibiótica recomendada apenas quando houver manipulação de tecido gengival ou da região periapical dos dentes ou perfuração da mucosa oral (incluindo a cirurgia do trato respiratório). Estudos recentes sugerem que os eventos adversos graves relacionados à profilaxia com amoxicilina são extremamente raros; porém, a profilaxia com clindamicina tem sido associada com taxas baixas, mas significativas, de reações adversas fatais e não fatais com a infecção por *Clostridioides difficile*. Assim, a American Heart Association atualmente faz uma recomendação contrária ao uso da clindamicina para a profilaxia. Embora a profilaxia não seja aconselhada para pacientes submetidos a procedimentos

TABELA 128-8 ▪ Esquemas antibióticos para profilaxia da endocardite em adultos com lesões cardíacas de alto risco[a,b]

A. Esquema oral padrão
Amoxicilina: 2 g, VO, 1 h antes do procedimento
B. Impossibilidade de ingestão oral de medicamentos
Ampicilina: 2 g, IV ou IM, dentro de 1 h antes do procedimento
C. Alergia à penicilina
1. Claritromicina ou azitromicina: 500 mg, VO, 1 h antes do procedimento
2. Cefalexina:[c] 2 g, VO, 1 h antes do procedimento
3. Doxiciclina: 100 mg, VO, 1 h antes do procedimento
D. Alergia à penicilina, impossibilidade de ingestão oral de medicamentos
Cefazolina[c] ou ceftriaxona:[c] 1 g, IV ou IM, 30 min antes do procedimento

[a]Doses para crianças: para amoxicilina, ampicilina, cefalexina ou cefadroxila, administrar 50 mg/kg, VO; cefazolina, 25 mg/kg, IV; clindamicina, 20 mg/kg, VO, ou 25 mg/kg, IV; claritromicina, 15 mg/kg, VO; e vancomicina, 20 mg/kg, IV. [b]Para lesões de alto risco, ver Tabela 128-9. A profilaxia não é aconselhada para outras lesões. [c]Não usar cefalosporinas em pacientes com hipersensibilidade imediata (urticária, angioedema, anafilaxia) à penicilina.

Fonte: Tabela criada a partir das diretrizes publicadas pela American Heart Association e pela European Society of Cardiology (W Wilson et al: Circulation 116:1736, 2007; W Wilson et al: Circulation 143:e963, 2021; e G Habib et al: Eur Heart J 30:2369, 2009).

TABELA 128-9 ■ Lesões cardíacas de alto risco para as quais é aconselhável a profilaxia da endocardite antes de procedimentos dentários

Material ou valvas cardíacas protéticas
Dispositivo de assistência ventricular esquerda ou coração implantável
Endocardite prévia
Cardiopatia congênita cianótica não corrigida, incluindo *shunts* ou derivações paliativas
Defeitos cardíacos congênitos completamente corrigidos, nos 6 meses que se seguem à correção
Cardiopatia congênita corrigida com defeitos residuais contíguos ao material protético
Colocação de valva ou derivação de artéria pulmonar cirúrgica ou transcateter
Desenvolvimento de valvulopatia após o transplante cardíaco[a]

[a]Não é uma população-alvo para a profilaxia de acordo com as recomendações da European Society of Cardiology.

Fonte: Tabela criada a partir das diretrizes publicadas pela American Heart Association e pela European Society of Cardiology (W Wilson et al: Circulation 116:1736, 2007; W Wilson et al: Circulation 143:e963, 2021; e G Habib et al: Eur Heart J 30:2369, 2009).

nos tratos gastrintestinal e geniturinário, as infecções do trato geniturinário (ou infecções de pele) devem ser tratadas antes ou no momento em que esses locais são submetidos a procedimentos.

Em pacientes com insuficiência da valva mitral ou aórtica ou uma valva protética, o tratamento da febre Q aguda por 12 meses com doxiciclina mais hidroxicloroquina (ver Tab. 128-4) é altamente efetivo na prevenção da EI por *C. burnetii.*

LEITURAS ADICIONAIS

Baddour LM et al: Infective endocarditis in adults: Diagnosis, antimicrobial therapy, and management of complications: A scientific statement for healthcare professionals from the American Heart Association. Circulation 132:1435, 2015.

Blomstrom-Lundqvist C et al: European Heart Rhythm Association (EHRA) International consensus document on how to prevent, diagnose, and treat cardiac implantable electronic device infections—endorsed by the Heart Rhythm Society (HRS), the Asia Pacific Heart Rhythm Society (APHRS), the Latin American Heart Rhythm Society (LAHRS), International Society for Cardiovascular Infectious Diseases (ISCVID) and the European Society of Clinical Microbiology and Infectious Diseases (ESCMID) in collaboration with the European Association for Cardio-Thoracic Surgery (EACTS). Eur J Cardiothorac Surg 57:e1, 2020.

Cahill TJ et al: Challenges in infective endocarditis. J Am Coll Cardiol 69:325, 2017.

Chirouze C et al: Impact of early valve surgery on outcome of *Staphylococcus aureus* prosthetic valve infective endocarditis: Analysis in the International Collaboration of Endocarditis–Prospective Cohort Study. Clin Infect Dis 60:741, 2015.

Duval X et al: Impact of systematic whole-body 18F-fluorodeoxyglucose PET/CT on the management of patients suspected of infective endocarditis: The prospective multicenter TEPvENDO study. Clin Infect Dis 73:393, 2021.

Habib G et al: 2015 ESC guidelines for the management of infective endocarditis. Eur Heart J 36:3075, 2015.

Lalani T et al: Analysis of the impact of early surgery on in-hospital mortality of native valve endocarditis: Use of propensity score and instrumental variable methods to adjust for treatment-selection bias. Circulation 121:1005, 2010.

Lalani T et al: In-hospital and 1-year mortality in patients undergoing early surgery for prosthetic valve endocarditis. JAMA Intern Med 173:1495, 2013.

Liesman RM et al: Laboratory diagnosis of infective endocarditis. J Clin Microbiol 55:2599, 2017.

Regueiro A et al: Association between transcatheter aortic valve replacement and subsequent infective endocarditis and in-hospital death. JAMA 316:1083, 2016.

Wilson W et al: Prevention of viridans group streptococcal infective endocarditis: A scientific statement from the American Heart Association. Circulation 143:e963, 2021.

129 Infecções da pele, dos músculos e dos tecidos moles

Dennis L. Stevens, Amy E. Bryant

As infecções da pele e dos tecidos moles ocorrem em todas as raças, em todos os grupos étnicos e em todas as localizações geográficas, embora algumas infecções possuam nichos geográficos específicos. Nos tempos atuais, a frequência e a gravidade de algumas infecções da pele e dos tecidos moles aumentaram por várias razões. Primeiro, os microrganismos podem se disseminar rapidamente pelo mundo por meio de viagens aéreas, adquirindo genes para fatores de virulência e resistência aos antibióticos. Segundo, desastres naturais, como terremotos, tsunâmis, tornados e furacões, que parecem estar aumentando em frequência, e as lesões causadas por esses eventos normalmente provocam danos na pele e nos tecidos moles que predispõem à infecção. Terceiro, traumatismos e acidentes resultantes do combate a atividades terroristas podem causar um dano acentuado ou destruir os tecidos, permitindo que microrganismos endógenos e exógenos rapidamente atinjam as estruturas mais profundas. Infelizmente, como as maravilhas da medicina moderna podem não estar disponíveis durante desastres naturais e provocados, o tratamento primário pode ser tardio, com aumento da probabilidade de infecção grave e morte.

RELAÇÕES ANATÔMICAS: INDICAÇÕES PARA O DIAGNÓSTICO DE INFECÇÕES DE TECIDOS MOLES

As infecções da pele e dos tecidos moles têm feito parte do sofrimento humano por séculos. Entretanto, entre 2000 e 2004, as admissões hospitalares devido a essas infecções aumentaram em 27%, um efeito marcante que foi atribuído amplamente ao aparecimento do clone USA300 do *Staphylococcus aureus* resistente à meticilina (MRSA). Este capítulo fornece uma abordagem anatômica para o entendimento dos tipos de infecções dos tecidos moles e dos diversos microrganismos responsáveis.

A proteção contra a infecção da epiderme depende da barreira mecânica proporcionada pelo estrato córneo, visto que a epiderme é desprovida de vasos sanguíneos (Fig. 129-1). A ruptura dessa camada por queimadura ou mordedura, escoriações, corpos estranhos, distúrbios dermatológicos importantes (p. ex., herpes simples, varicela, ectima gangrenoso), cirurgia ou úlceras vasculares ou de compressão permite a penetração de bactérias em estruturas mais profundas. De modo semelhante, o folículo piloso pode servir como porta de entrada para componentes da flora normal (p. ex., *Staphylococcus*) ou para bactérias extrínsecas (p. ex., *Pseudomonas* na foliculite da banheira quente). A infecção intracelular do epitélio escamoso com formação de vesículas pode surgir por inoculação cutânea, como na infecção pelo herpes-vírus simples (HSV) tipo 1; através do plexo capilar dérmico, como na varicela e em infecções por outros vírus associadas à viremia; ou através das raízes nervosas cutâneas, como no herpes-zóster. As bactérias que infectam a epiderme, como o *Streptococcus pyogenes*, podem ser transferidas lateralmente para estruturas mais profundas por meio dos vasos linfáticos, evento que resulta na rápida disseminação superficial da erisipela. Mais tarde, o ingurgitamento ou a obstrução dos vasos linfáticos causa edema flácido da epiderme, outra característica da erisipela.

O rico plexo de capilares abaixo da papila dérmica fornece nutrição ao estrato germinativo, e as respostas fisiológicas desse plexo produzem sinais e sintomas clínicos importantes. Por exemplo, a vasculite infecciosa do plexo resulta em petéquias, nódulos de Osler, lesões de Janeway e púrpura palpável, os quais, quando presentes, são importantes sinais da existência de endocardite (Cap. 128). Além disso, a infecção metastática dentro desse

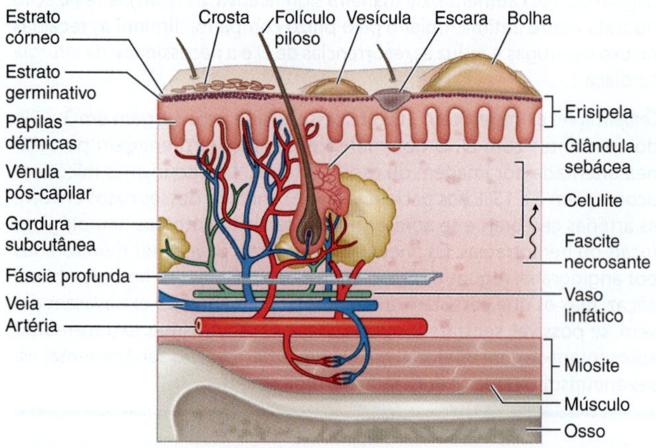

FIGURA 129-1 Componentes estruturais da pele e dos tecidos moles, infecções superficiais e infecções das estruturas mais profundas. A rica rede capilar sob as papilas dérmicas tem um papel essencial na localização da infecção e no desenvolvimento da reação inflamatória aguda.

plexo pode resultar em manifestações cutâneas de infecção fúngica disseminada (Cap. 216), infecções gonocócicas (Cap. 156), infecção por *Salmonella* (Cap. 165), infecção por *Pseudomonas* (i.e., ectima gangrenoso; Cap. 164), meningococemia (Cap. 155) e infecção estafilocócica (Cap. 147). O plexo também fornece acesso das bactérias à circulação, facilitando, assim, a disseminação local ou a bacteriemia. As vênulas pós-capilares desse plexo são um local importante de sequestro de leucócitos polimorfonucleares, diapedese e quimiotaxia para o local da infecção cutânea.

A exacerbação desses mecanismos fisiológicos pelos níveis excessivos de citocinas ou toxinas bacterianas causa leucoestase, oclusão venosa e edema com cacifo. Edema com bolhas purpúreas, equimose e anestesia cutânea sugerem perda da integridade vascular e requerem exploração das estruturas mais profundas em busca de evidências de fascite necrosante ou mionecrose. O diagnóstico precoce requer um alto nível de suspeição em situações de febre inexplicada e de dor e hipersensibilidade nos tecidos moles, mesmo na ausência de inflamação cutânea aguda.

A Tabela 129-1 indica os capítulos nos quais as infecções descritas adiante são discutidas com mais detalhes. Muitas dessas infecções estão ilustradas nos capítulos citados ou no Capítulo A1.

INFECÇÕES ASSOCIADAS A VESÍCULAS

(Tab. 129-1) A formação de vesícula por infecção é causada por proliferação viral dentro da epiderme. Na varicela e na varíola, a viremia precede o início de um eritema cutâneo centrípeto difuso, que progride de máculas para vesículas, em seguida para pústulas e, por fim, para crostas em 1 a 2 semanas. As vesículas da varicela têm aparência "em gota de orvalho" e surgem aleatoriamente em grupos sobre o tronco, os membros e a face em 3 a 4 dias. O herpes-zóster ocorre em um único dermátomo; o aparecimento das vesículas é precedido de dor durante vários dias. O herpes-zóster pode acometer pessoas de qualquer idade, porém é mais comum em indivíduos imunossuprimidos e em pacientes idosos, enquanto a maioria dos casos de varicela ocorre em crianças. As vesículas do HSV são encontradas nos lábios, ao redor dos lábios (HSV-1) ou na genitália (HSV-2), mas podem aparecer na cabeça e no pescoço de lutadores jovens (herpes do gladiador) ou nos dedos de profissionais de saúde (paroníquia herpética). Herpes labial (HSV-1) e herpes genital (HSV-2) recorrentes são comuns após a infecção primária. O vírus Coxsackie A16 causa caracteristicamente vesículas nas mãos, nos pés e na boca de crianças. O ectima contagioso é causado por um vírus de DNA relacionado ao vírus da varicela e infecta os dedos de indivíduos que trabalham com cabras e ovelhas. O vírus do molusco contagioso produz vesículas flácidas na pele de indivíduos sadios e imunocomprometidos. Embora a varíola natural tenha sido erradicada desde 1977, eventos terroristas do pós-milênio renovaram o interesse nessa infecção devastadora (Cap. S3). Após um período de incubação de 12 dias, a viremia é seguida de um exantema maculopapular difuso, com rápida evolução de vesículas, pústulas e, em seguida, crostas. Casos secundários podem ocorrer entre contatos próximos.

A riquetsiose variceliforme se inicia após inoculação percutânea da *Rickettsia akari* pela picada de um ácaro. Uma pápula com vesícula central evolui para escara escurecida crostosa indolor de 1 a 2,5 cm, com um halo eritematoso e adenopatia proximal. Embora tenha sido mais comum no nordeste dos Estados Unidos e na Ucrânia de 1940 a 1950, a riquetsiose variceliforme foi descrita recentemente nos estados de Ohio, Arizona e Utah. A dactilite bolhosa é uma infecção dolorosa, vesiculosa, causada por *S. aureus* ou por estreptococos do grupo A, localizada nas polpas digitais distais das mãos.

INFECÇÕES ASSOCIADAS A BOLHAS

(Tab. 129-1) A síndrome da pele escaldada estafilocócica (SPEE) em neonatos é causada por uma toxina (esfoliatina) do *S. aureus* do fagogrupo II. A SPEE deve ser diferenciada da necrólise epidérmica tóxica (NET), que ocorre principalmente em adultos, é induzida por fármacos e se associa a uma maior taxa de letalidade. A biópsia por punção com congelamento é útil na realização dessa diferenciação, pois o plano de clivagem é o estrato córneo na SPEE e o estrato germinativo na NET (Fig. 129-1). A gamaglobulina intravenosa (IV) é um tratamento promissor para a NET. A fascite necrosante e a gangrena gasosa também induzem a formação de bolhas (ver "Fascite necrosante", adiante). A infecção por vibrião halofílico pode ser tão agressiva e fulminante quanto a fascite necrosante; um indício útil para seu diagnóstico é uma história de exposição às águas do Golfo do México ou do litoral do Atlântico ou (em paciente com cirrose) a ingestão de frutos do mar crus. O agente etiológico (*Vibrio vulnificus*) é muito sensível à tetraciclina.

INFECÇÕES ASSOCIADAS A LESÕES CROSTOSAS

(Tab. 129-1) O impetigo contagioso é causado por *S. pyogenes*, e o impetigo bolhoso tem como agente etiológico o *S. aureus*. As duas lesões de pele podem ter um estágio bolhoso inicial, mas depois se assemelham a crostas espessas de cor castanho-dourada. Já foram descritas epidemias de impetigo causadas por MRSA. As lesões estreptocócicas são mais comuns em crianças de 2 a 5 anos, e as epidemias podem ocorrer em ambientes de higiene precária, particularmente entre crianças de condições socioeconômicas desfavoráveis em climas tropicais. É importante reconhecer o impetigo contagioso por causa de sua relação com a glomerulonefrite pós-estreptocócica. A febre reumática não é uma complicação da infecção cutânea causada por *S. pyogenes*. A dermatofitose superficial (tinha) pode ocorrer em qualquer superfície cutânea, e o raspado de pele tratado por hidróxido de potássio (KOH) permite o diagnóstico. As infecções primárias por fungos dimorfos como o *Blastomyces dermatitidis* e o *Sporothrix schenckii* podem inicialmente apresentar-se como lesões crostosas da pele que lembram a dermatofitose. A infecção disseminada por *Coccidioides immitis* também pode comprometer a pele, devendo-se realizar biópsia e cultura em lesões crostosas nos pacientes de áreas endêmicas. Lesões nodulares crostosas causadas por *Mycobacterium chelonei* foram descritas em pacientes soropositivos para o vírus da imunodeficiência humana (HIV, de *human immunodeficiency virus*). O tratamento com claritromicina parece promissor.

FOLICULITE

(Tab. 129-1) Os folículos pilosos servem como porta de entrada para algumas bactérias, embora o *S. aureus* seja a causa mais comum de foliculite localizada. As glândulas sebáceas se esvaziam nos folículos e ductos pilosos e, se esses portais forem bloqueados, formam cistos sebáceos que podem parecer abscessos estafilocócicos ou se infectam secundariamente. A inflamação de glândulas sudoríparas (hidradenite supurativa) também pode simular a infecção de folículos pilosos, particularmente nas axilas, mas novos tratamentos com potentes agentes anti-inflamatórios parecem promissores. A foliculite crônica é rara, exceto na acne vulgar, em que constituintes da flora normal (p. ex., *Propionibacterium acnes*) podem desempenhar um papel.

A foliculite difusa ocorre em duas circunstâncias. A *foliculite da banheira quente* é causada por *Pseudomonas aeruginosa* em águas insuficientemente cloradas e mantidas a uma temperatura de 37 a 40°C. A infecção é geralmente autolimitada, embora tenham sido relatados bacteriemia e choque. O *prurido do nadador* ocorre quando uma superfície de pele é exposta à água infestada por esquistossomas aviários de água doce. Temperaturas quentes e o pH alcalino da água são adequados para moluscos que servem como hospedeiros intermediários entre aves e humanos. As cercárias do esquistossoma, que nadam livremente, penetram com facilidade nos folículos pilosos ou nos poros humanos, mas morrem rapidamente e desencadeiam uma reação alérgica fugaz, causando prurido e eritema intensos.

LESÕES PAPULARES E NODULARES

(Tab. 129-1) As lesões elevadas da pele assumem muitas formas diferentes. As infecções de pele por *Mycobacterium marinum* podem apresentar-se como celulite ou nódulos eritematosos elevados. Lesões semelhantes causadas por *Mycobacterium abscessus* e *M. chelonei* foram descritas em pacientes submetidos à cirurgia estética a *laser* e em tatuagens, respectivamente. As pápulas eritematosas são manifestações precoces da doença da arranhadura do gato (com lesões surgindo no local primário de inoculação de *Bartonella henselae*) e da angiomatose bacilar (também causada por *B. henselae*). Erupções elevadas serpiginosas ou lineares são típicas da *larva migrans* cutânea, que consiste em larvas escavadoras de parasitas de cães e gatos (*Ancylostoma braziliense*), que os humanos adquirem por contato com solo contaminado por fezes desses animais. Lesões elevadas similares estão presentes na dracunculíase causada por migração da fêmea adulta do nematódeo *Dracunculus medinensis*. Os nódulos causados por *Onchocerca volvulus* têm 1 a 10 cm de diâmetro e ocorrem sobretudo em pessoas

TABELA 129-1 ■ Infecções da pele e dos tecidos moles

Lesão, síndrome clínica	Agente(s) infeccioso(s)	Ver também Capítulo(s)
Vesículas		
Varíola	Vírus da varíola	S3
Varicela	Vírus varicela-zóster	193
Herpes-zóster	Vírus varicela-zóster	193
Herpes labial, paroníquia herpética, herpes do gladiador	Herpes-vírus simples	192
Doença mão, pé e boca	Vírus coxsackie A16	204
Orf	Parapoxvirus	196
Molusco contagioso	Poxvírus do molusco contagioso	196
Riquetsiose variceliforme	*Rickettsia akari*	187
Dactilite bolhosa distal	*Staphylococcus aureus* ou *Streptococcus pyogenes*	147,148
Bolhas		
Síndrome da pele escaldada estafilocócica	*S. aureus*	147
Fascite necrosante	*S. pyogenes*, *Clostridium* spp., associação de aeróbios e anaeróbios	148, 154, 177
Gangrena gasosa	*Clostridium* spp.	154
Infecção por vibriões halofílicos	*Vibrio vulnificus*	168
Lesões crostosas		
Impetigo bolhoso/ectima	*S. aureus*	147
Impetigo contagioso	*S. pyogenes*	148
Tinea	Fungos dermatófitos superficiais	219
Esporotricose	*Sporothrix schenckii*	219
Histoplasmose	*Histoplasma capsulatum*	212
Coccidioidomicose	*Coccidioides immitis*	213
Blastomicose	*Blastomyces dermatitidis*	214
Leishmaniose cutânea	*Leishmania* spp.	226
Tuberculose cutânea	*Mycobacterium tuberculosis*	178
Nocardiose	*Nocardia asteroides*	174
Foliculites		
Furunculose	*S. aureus*	147
Foliculite da banheira quente	*Pseudomonas aeruginosa*	164
Prurido do nadador	*Schistosoma* spp.	234
Acne vulgar	*Propionibacterium acnes*	57
Lesões papulares e nodulares		
Granuloma da piscina ou tanque de peixe	*Mycobacterium marinum*	180
Larva migrans cutânea	*Ancylostoma braziliense*	231
Dracunculíase	*Dracunculus medinensis*	233
Dermatite da cercária	*Schistosoma mansoni*	234
Verruga vulgar	Papilomavírus humanos 1, 2 e 4	198
Condiloma acuminado (verruga anogenital)	Papilomavírus humanos 6, 11, 16 e 18	198
Oncocercose nodular	*Onchocerca volvulus*	233
Miíase cutânea	*Dermatobia hominis*	461
Verruga peruana	*Bartonella bacilliformis*	172
Doença da arranhadura do gato	*Bartonella henselae*	172
Hanseníase lepromatosa	*Mycobacterium leprae*	179
Sífilis secundária (lesões papuloescamosas e nodulares, condiloma plano)	*Treponema pallidum*	182
Sífilis terciária (lesões gomosas nodulares)	*T. pallidum*	182
Úlceras com ou sem escaras		
Antraz	*Bacillus anthracis*	S3
Tularemia ulceroglandular	*Francisella tularensis*	170, S3
Peste bubônica	*Yersinia pestis*	171, S3
Úlcera de Buruli	*Mycobacterium ulcerans*	180
Hanseníase	*M. leprae*	179
Tuberculose cutânea	*M. tuberculosis*	178
Cancroide	*Haemophilus ducreyi*	157
Sífilis primária	*T. pallidum*	182
Erisipela	*S. pyogenes*	148
Celulite	*Staphylococcus* spp., *Streptococcus* spp., várias outras bactérias	Vários
Fascite necrosante		
Gangrena estreptocócica	*S. pyogenes*	148
Gangrena de Fournier	Associação de bactérias aeróbias e anaeróbias	177
Fascite necrosante estafilocócica	*S. aureus* resistente à meticilina	147
Miosite e mionecrose		
Piomiosite	*S. aureus*	147
Miosite estreptocócica necrosante	*S. pyogenes*	148
Gangrena gasosa	*Clostridium* spp.	154
Miosite crepitante não clostridial	Associação de bactérias aeróbias e anaeróbias	177
Mionecrose anaeróbia sinérgica não clostridial	Associação de bactérias aeróbias e anaeróbias	177

picadas por moscas do gênero *Simulium*, na África. Os nódulos contêm o verme adulto envolvido em tecido fibroso. A migração de microfilárias para os olhos pode resultar em cegueira. A verruga peruana é causada por *Bartonella bacilliformis*, transmitida a humanos por insetos alados do gênero *Phlebotomus*. Essa lesão pode assumir a forma de lesões gigantescas únicas (muitos centímetros de diâmetro) ou várias lesões pequenas (com muitos milímetros de diâmetro). Numerosos nódulos subcutâneos também podem estar presentes na cisticercose causada pela larva de *Taenia solium*. Múltiplas pápulas eritematosas se desenvolvem na esquistossomose, cada uma representando um local de invasão por cercárias. Os nódulos de pele e o tecido subcutâneo espessado são características proeminentes da hanseníase lepromatosa. Nódulos grandes ou gomas são característicos da sífilis terciária, enquanto lesões papuloescamosas planas são características da sífilis secundária. O papilomavírus humano pode causar verrugas únicas (verruga vulgar) ou várias verrugas na área anogenital (condilomas acuminados). Estas últimas são problemas relevantes em indivíduos infectados pelo HIV.

ÚLCERAS COM OU SEM ESCARAS

(Tab. 129-1) O antraz cutâneo se inicia como uma pápula pruriginosa, que se transforma em poucos dias em uma úlcera com vesículas ao redor e edema e, a seguir, em uma úlcera maior com uma escara negra. O carbúnculo cutâneo pode causar úlceras crônicas não cicatrizantes com uma membrana cinza-escura sobrejacente; porém, as lesões também podem simular psoríase, eczema ou impetigo. A tularemia ulceroglandular pode ter lesões de pele ulceradas associadas à adenopatia regional dolorosa. Embora os bubões sejam as principais manifestações cutâneas da peste, úlceras com escaras, pápulas ou pústulas também estão presentes em 25% dos casos.

O *Mycobacterium ulcerans* causa normalmente uma úlcera crônica de pele nos membros de indivíduos que vivem nos trópicos. O *Mycobacterium leprae* pode estar associado a ulcerações cutâneas em pacientes com hanseníase lepromatosa relacionada com o fenômeno de Lúcio, no qual ocorre destruição imunologicamente mediada do tecido contendo altas concentrações de *M. leprae*, em geral vários meses após o início de tratamento eficaz. O *Mycobacterium tuberculosis* também provoca úlceras, pápulas ou lesões maculoeritematosas na pele de pacientes imunocompetentes ou imunocomprometidos.

As úlceras de decúbito devem-se à hipoxemia tecidual pela insuficiência vascular induzida por pressão e podem infectar-se secundariamente com componentes das floras cutânea e gastrintestinal, incluindo anaeróbios. Lesões ulceradas na região anterior da perna podem ser provocadas por pioderma gangrenoso, que deve ser diferenciado de lesões similares de etiologia infecciosa por avaliação histológica dos locais submetidos à biópsia. As lesões ulceradas na genitália podem ser dolorosas (cancro mole) ou indolores (sífilis primária).

ERISIPELA

(Tab. 129-1) A erisipela se deve ao *S. pyogenes* e caracteriza-se por início abrupto de edema vermelho-vivo na face ou nos membros. As características que distinguem a erisipela são margens de enduração bem definidas, em especial ao longo da prega nasolabial; progressão rápida; e dor intensa. Bolhas flácidas podem se desenvolver durante o segundo ou terceiro dia de doença, mas a extensão para tecidos moles mais profundos é rara. O tratamento com penicilina é eficaz; o edema pode progredir apesar do tratamento apropriado, embora a febre, a dor e o eritema intenso diminuam. A descamação da pele comprometida ocorre em 5 a 10 dias a partir do início da doença. Os lactentes e os idosos são mais comumente acometidos, e a gravidade da toxicidade sistêmica é variável.

CELULITE

(Tab. 129-1) A celulite é um distúrbio inflamatório agudo da pele que se caracteriza por dor, eritema, edema e calor localizados. Ela pode ser causada pela flora nativa que coloniza a pele e os apêndices cutâneos (p. ex., *S. aureus* e *S. pyogenes*) ou por uma grande variedade de bactérias exógenas. Como as bactérias exógenas envolvidas na celulite ocupam nichos únicos na natureza, uma anamnese completa (incluindo dados epidemiológicos) fornece indícios importantes da etiologia. Quando existe drenagem, uma ferida aberta ou uma porta de entrada óbvia, a coloração de Gram e a cultura fornecem um diagnóstico definitivo. Na ausência desses achados, é difícil estabelecer a etiologia bacteriana da celulite, e, em alguns casos, a celulite estafilocócica e a estreptocócica podem ter características semelhantes. Mesmo com a aspiração por agulha da borda em expansão ou uma biópsia com punção do próprio tecido com celulite, as culturas são positivas em apenas 20% dos casos. Tal observação sugere que quantidades relativamente baixas de bactérias podem causar celulite e que a área de eritema em expansão na pele pode ser causada por um efeito direto de toxinas extracelulares ou de mediadores inflamatórios solúveis produzidos pelo hospedeiro.

As bactérias podem ter acesso à epiderme através de fissuras na pele, abrasões, cortes, queimaduras, picadas de insetos, incisões cirúrgicas e cateteres IV. A celulite causada por *S. aureus* se dissemina a partir de uma infecção localizada central, como um abscesso, foliculite ou um corpo estranho infectado (p. ex., uma farpa, uma prótese ou um cateter IV). O MRSA está substituindo rapidamente o *S. aureus* sensível à meticilina (MSSA) como causa de celulite tanto no ambiente hospitalar quanto fora dele. A celulite causada por MSSA ou MRSA está geralmente associada a uma infecção focal, como furúnculo, carbúnculo, ferida cirúrgica ou abscesso; a Food and Drug Administration se refere preferencialmente a esse tipo de infecção como *celulite purulenta*. Por outro lado, a celulite causada pelo *S. pyogenes* se dissemina mais rapidamente em um processo difuso, frequentemente associado a linfangite e febre, e deve ser chamada de *celulite não purulenta*. A celulite estreptocócica recorrente dos membros inferiores pode ser causada por microrganismos dos grupos A, C ou G em associação com estase venosa crônica ou safenectomia para cirurgia de revascularização do miocárdio. Os estreptococos também causam celulite recorrente em pacientes com linfedema crônico resultante de elefantíase, dissecção de linfonodos ou doença de Milroy. As infecções cutâneas estafilocócicas recorrentes são mais comuns em indivíduos com eosinofilia e níveis séricos elevados de IgE (síndrome de Job) e portadores de estafilococos na cavidade nasal. A celulite causada por *Streptococcus agalactiae* (estreptococos do grupo B) ocorre principalmente em pacientes idosos e naqueles com diabetes ou doença vascular periférica. O *Haemophilus influenzae* geralmente causa celulite periorbitária associada à rinossinusite, à otite média ou à epiglotite em crianças. Não está claro se essa forma de celulite (assim como a meningite) se tornará menos comum em consequência da grande eficácia da vacina para *H. influenzae* tipo b.

Muitas outras bactérias causam celulite. Felizmente, esses microrganismos ocorrem em ambientes tão característicos que uma boa anamnese fornece indícios úteis para o seu diagnóstico. A celulite associada à mordedura de gatos e, em menor grau, à mordedura de cães é comumente causada pela *Pasteurella multocida*, embora, no segundo caso, *Staphylococcus intermedius* e *Capnocytophaga canimorsus* também devam ser considerados. Locais de celulite e abscessos associados a mordeduras de cães e de humanos também contêm uma variedade de microrganismos anaeróbios, incluindo *Fusobacterium*, *Bacteroides*, estreptococos aeróbios e anaeróbios e *Eikenella corrodens*. A *Pasteurella* é notavelmente resistente à dicloxacilina e à nafcilina, mas é sensível a todos os outros antimicrobianos β-lactâmicos e também às quinolonas, à tetraciclina e à eritromicina. Amoxicilina-clavulanato, ampicilina-sulbactam e cefoxitina são boas escolhas para o tratamento de infecções de mordeduras de animais ou humanas. A *Aeromonas hydrophila* causa celulite agressiva e, ocasionalmente, fascite necrosante em tecidos ao redor de lacerações que ocorreram em águas limpas (lagos, rios, riachos). Esse microrganismo permanece sensível a aminoglicosídeos, fluoroquinolonas, cloranfenicol, sulfametoxazol-trimetoprima e cefalosporinas de terceira geração; entretanto, é resistente à ampicilina. A bactéria *P. aeruginosa* causa três tipos de infecção dos tecidos moles: ectima gangrenoso em pacientes neutropênicos, foliculite da banheira quente e celulite após traumatismo penetrante. Mais comumente, a *P. aeruginosa* é introduzida em tecidos mais profundos quando uma pessoa pisa em algo pontiagudo. O tratamento inclui inspeção cirúrgica e drenagem, principalmente se a lesão também comprometer ossos ou cápsulas articulares. A escolha do tratamento empírico, enquanto se aguardam os dados da suscetibilidade antimicrobiana, inclui um aminoglicosídeo, uma cefalosporina de terceira geração (ceftazidima, cefoperazona ou cefotaxima), uma penicilina semissintética (ticarcilina, mezlocilina ou piperacilina) ou uma fluoroquinolona (embora os fármacos do último grupo não estejam indicados para o tratamento de crianças < 13 anos).

A celulite por bacilos Gram-negativos, incluindo aquela causada por *P. aeruginosa*, é mais comum em pacientes hospitalizados e imunocomprometidos. As culturas e testes de sensibilidade são muito importantes nesses casos em função da resistência a múltiplos fármacos (Cap. 164).

O bastonete Gram-positivo aeróbio *Erysipelothrix rhusiopathiae* está mais frequentemente associado a peixes e suínos domésticos e causa celulite principalmente em funcionários de abatedouros e peixeiros. *E. rhusiopathiae* permanece suscetível à maioria dos antibióticos β-lactâmicos (incluindo penicilina), eritromicina, clindamicina, tetraciclina e cefalosporinas, mas é resistente às sulfonamidas, ao cloranfenicol e à vancomicina. A resistência à vancomicina, que não é comum entre bactérias Gram-positivas, é de significado clínico importante, pois esse agente às vezes é utilizado no tratamento empírico de infecções cutâneas. Alimento de peixe contendo a pulga aquática *Daphnia* pode, às vezes, estar contaminado por *M. marinum*, que pode causar celulite ou granulomas na superfície cutânea exposta a águas de aquário ou pele lesionada em piscinas. Rifampicina mais etambutol representa uma combinação terapêutica eficaz em alguns casos, embora não se tenha realizado qualquer estudo abrangente a respeito. Além disso, algumas cepas de *M. marinum* são suscetíveis à tetraciclina ou ao sulfametoxazol-trimetoprima.

FASCITE NECROSANTE

(Tab. 129-1) A fascite necrosante, inicialmente chamada de *gangrena estreptocócica*, pode ser associada ao *Streptococcus* do grupo A ou a uma associação de bactérias aeróbias e anaeróbias ou pode ocorrer como um componente da gangrena gasosa causada pelo *Clostridium perfringens*. Cepas de MRSA produtoras da toxina leucocidina de Panton-Valentine (LPV) já foram descritas como causa de fascite necrosante. O diagnóstico precoce pode ser difícil quando dor e febre inexplicáveis são as únicas manifestações à apresentação. A tumefação se desenvolve e é seguida de edema duro e dor à palpação. Com a progressão, a enduração vermelho-escura da epiderme aparece junto com bolhas preenchidas com secreção azulada ou arroxeada. Mais tarde, a pele se torna friável e com uma cor azulada, castanha ou negra. Nesse estágio, a trombose dos vasos sanguíneos nas papilas dérmicas (Fig. 129-1) é extensa. A extensão da infecção para o nível da fáscia profunda leva esse tecido a adquirir uma aparência cinza-acastanhada. A disseminação rápida ocorre ao longo dos planos fasciais, através de canais venosos e linfáticos. Os pacientes nos estágios mais avançados apresentam-se toxêmicos e manifestam, com frequência, choque e falência de múltiplos órgãos.

A fascite necrosante causada pela associação de bactérias aeróbias e anaeróbias se inicia com quebra na integridade de uma barreira da membrana mucosa, tal como a mucosa dos tratos gastrintestinal ou urogenital. A porta de entrada pode ser um câncer, um divertículo, uma hemorroida, uma fissura anal ou uma laceração uretral. Outros fatores predisponentes incluem doença vascular periférica, diabetes melito, cirurgia e lesão abdominal penetrante. A extensão para a área perineal resulta em uma síndrome denominada de *gangrena de Fournier*, que se caracteriza por edema intenso da bolsa escrotal e do pênis com extensão para o períneo ou para a parede abdominal e as pernas.

A fascite necrosante causada por *S. pyogenes* aumentou em frequência e gravidade desde 1985. Existem duas apresentações clínicas distintas: aquelas sem porta de entrada e aquelas com uma porta de entrada definida. As infecções da primeira categoria geralmente se iniciam profundamente no local de um traumatismo leve não penetrante, como uma contusão ou uma distensão muscular. É provável que a infecção local ocorra a partir de uma bacteriemia transitória, embora a maioria dos pacientes negue infecção estreptocócica prévia. Os pacientes afetados se apresentam apenas com dor intensa e febre. Na evolução tardia, se desenvolvem os sinais clássicos de fascite necrosante, como bolhas purpúreas (violáceas), descamação da pele e toxicidade progressiva. Nas infecções do segundo tipo, o *S. pyogenes* também pode atingir a fáscia profunda por meio de um local de infecção cutânea ou traumatismo penetrante. Esses pacientes apresentam sinais precoces de infecção cutânea superficial com progressão para fascite necrosante. Em ambos os casos, a toxicidade é grave, e a disfunção renal pode preceder o desenvolvimento de choque. Em 20 a 40% dos casos, há concomitância de miosite, e, tal como na gangrena gasosa (ver adiante), os níveis séricos de creatina-fosfocinase podem estar acentuadamente elevados. A fascite necrosante por associação de bactérias aeróbias e anaeróbias pode estar associada a gás nos tecidos profundos, mas em geral não há gás quando a causa é o *S. pyogenes* ou o MRSA. A exploração cirúrgica imediata, aprofundada até a fáscia e o músculo, é fundamental. O tecido necrótico deve ser removido cirurgicamente, e a coloração de Gram e a cultura do tecido removido são úteis para se estabelecer a presença de estreptococos do grupo A, associação de bactérias aeróbias e anaeróbias, MRSA ou espécies de *Clostridium* (ver "Tratamento", adiante).

MIOSITE E MIONECROSE

(Tab. 129-1) Pode ocorrer comprometimento muscular na infecção viral (p. ex., influenza, dengue ou infecção pelo vírus Coxsackie B) ou na invasão parasitária (p. ex., triquinelose, cisticercose ou toxoplasmose). Embora a mialgia se desenvolva na maioria dessas infecções, dor muscular grave é característica de pleuridinia (vírus Coxsackie B), triquinelose e infecção bacteriana. A rabdomiólise aguda ocorre provavelmente na miosite por clostrídeos e na estreptocócica, mas também pode estar associada aos vírus influenza, coxsackie, ecovírus e Epstein-Barr e a infecções por *Legionella*.

A piomiosite geralmente se deve ao *S. aureus*, é comum em áreas tropicais e na maioria dos casos se desconhece a porta de entrada. Casos de piomiosite causados por MRSA produzindo a toxina LPV têm sido descritos em crianças nos Estados Unidos. A infecção muscular se inicia no local exato do traumatismo ou da distensão muscular. A infecção permanece localizada e não se desenvolve, a menos que os microrganismos produzam a toxina 1 da síndrome do choque tóxico ou algumas enterotoxinas específicas e que o paciente não tenha os anticorpos para essas toxinas produzidas pelos microrganismos infectantes. Em contrapartida, o *S. pyogenes* pode produzir miosite primária (denominada *miosite necrosante estreptocócica*), associada à toxicidade sistêmica grave. A mionecrose ocorre simultaneamente à fascite necrosante em cerca de 50% dos casos. Ambas são integrantes da síndrome do choque tóxico estreptocócico.

A gangrena gasosa geralmente ocorre após lesões penetrantes graves que resultam na interrupção do suprimento sanguíneo e na introdução de detritos dentro das feridas. Tais casos de gangrena traumática são geralmente causados pelas espécies clostridiais *C. perfringens*, *C. septicum* e *C. histolyticum*. Raramente, a gangrena recorrente ou latente pode ocorrer anos após o traumatismo penetrante; os responsáveis provavelmente são esporos latentes que residem no local da lesão prévia. A gangrena não traumática espontânea de pacientes com neutropenia, câncer gastrintestinal, diverticulose ou radioterapia recente do abdome é causada por várias espécies de clostrídeos, das quais a mais comum é *C. septicum*. A tolerância desse anaeróbio ao oxigênio provavelmente explica por que ele pode iniciar infecção espontaneamente em tecido normal de qualquer local do corpo.

A gangrena gasosa do útero, especialmente devida ao *Clostridium sordellii*, ocorreu historicamente como consequência do aborto ilegal ou autoinduzido e atualmente também acompanha o aborto espontâneo, o parto vaginal e a cesariana. O *C. sordellii* também está associado ao aborto induzido clinicamente. A infecção pós-parto por *C. sordellii* em mulheres jovens e previamente saudáveis se apresenta como um quadro clínico característico: pouca ou nenhuma febre, ausência de secreção purulenta, hipotensão refratária, grandes edemas e derrames periféricos, hemoconcentração e acentuada leucocitose. A infecção é quase sempre fatal, com a morte ocorrendo rapidamente. *C. sordellii* e *C. novyi* também estão associados à injeção cutânea de heroína do tipo alcatrão negro; as taxas de mortalidade são menores entre os indivíduos afetados, provavelmente porque a infecção do local da injeção é visível, rapidamente detectada e diagnosticada.

A mionecrose anaeróbia sinérgica não clostridial, também conhecida como *miosite cutânea necrosante* e *celulite necrosante sinérgica*, é uma variante da fascite necrosante causada por bactérias aeróbias e anaeróbias mistas, com a exclusão de microrganismos *Clostridium* (ver "Fascite necrosante", anteriormente).

DIAGNÓSTICO

Neste capítulo, enfatizaram-se a aparência física e a localização das lesões nos tecidos moles como indícios diagnósticos importantes. Outras considerações importantes no diagnóstico diferencial são progressão temporal das lesões, história de viagens do paciente, história de exposição ou de mordidas de animais, idade, comorbidades subjacentes e estilo de vida. Entretanto, mesmo um clínico experiente pode achar difícil diagnosticar todas as infecções de tecidos moles somente pela anamnese e pela inspeção. A radiografia, a tomografia computadorizada (TC; Fig. 129-2) e a

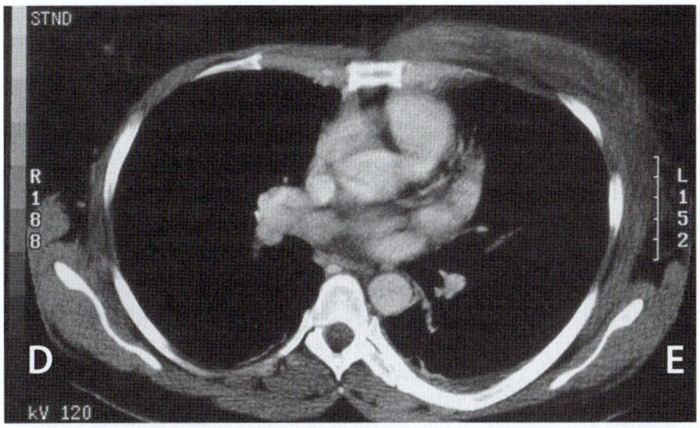

FIGURA 129-2 Tomografia computadorizada mostrando edema e inflamação da parede torácica esquerda em um paciente com fascite necrosante e mionecrose causada por *Streptococcus* do grupo A.

ressonância magnética (RM) de tecidos moles podem ser úteis para determinar a profundidade da infecção e devem ser realizadas quando as lesões do paciente progredirem rapidamente ou quando o paciente apresentar evidência de síndrome de resposta inflamatória sistêmica. Esses exames são especialmente valiosos na definição de um abscesso localizado ou na detecção de gás tecidual. Infelizmente, podem revelar somente edema de tecidos moles e, assim, não são específicos para infecções fulminantes, como a fascite necrosante ou a mionecrose causada por *Streptococcus* do grupo A (Fig. 129-2), em que não se encontra gás nas lesões.

A aspiração da borda em expansão ou a biópsia com punção e congelamento podem ser úteis se os resultados forem positivos, mas em aproximadamente 80% dos casos ocorrem resultados falso-negativos. Existem evidências de que a aspiração isolada pode ser superior à injeção e à aspiração com solução salina. Os cortes congelados são especialmente úteis na distinção entre SPEE e NET e muito valiosos nos casos de fascite necrosante. A inspeção cirúrgica aberta com desbridamento conforme indicação é, sem dúvida, a melhor maneira de se determinar a extensão e a gravidade da infecção e de se obter material para coloração de Gram e cultura. Essa conduta agressiva é importante e pode salvar vidas se for realizada precocemente no decorrer de infecções fulminantes com evidências de toxicidade sistêmica.

TRATAMENTO

Infecções da pele, dos músculos e dos tecidos moles

Uma descrição completa do tratamento clínico de todas as condições apresentadas aqui está além do escopo deste capítulo. Como um guia para o clínico na seleção do tratamento adequado, a Tabela 129-2 cita os agentes antimicrobianos úteis para as infecções cutâneas mais comuns e mais fulminantes. Há vários antibióticos novos aprovados pela Food and Drug Administration para infecções não complicadas de pele e tecidos moles, incluindo ceftarolina, dalbavancina, oritavancina, tedizolida, delafloxacino e omadaciclina (ver "Leituras adicionais", adiante).

Furúnculos, carbúnculos e abscessos causados por MRSA e MSSA são comuns, e o seu tratamento depende do tamanho da lesão. Furúnculos com diâmetro < 2,5 cm são normalmente tratados com calor úmido. Os de maior diâmetro (4,5 cm de eritema e área de enduração) necessitam de drenagem cirúrgica, e a ocorrência dessas lesões maiores em associação com febre, calafrios ou leucocitose requer tanto drenagem quanto tratamento antibiótico. Um estudo em crianças demonstrou que a drenagem cirúrgica isolada de abscessos (diâmetro médio de 3,8 cm) foi tão eficaz quanto a sua combinação com o tratamento por sulfametoxazol-trimetoprima. Entretanto, a taxa de recorrência de novas lesões foi inferior no grupo submetido a drenagem e tratamento antibiótico. Um estudo mais recente em pacientes com abscessos localizados causados predominantemente por MRSA sugeriu que um curso de tratamento

TABELA 129-2 ■ Tratamento das infecções cutâneas comuns

Diagnóstico/condição	Tratamento primário	Tratamento alternativo	Ver também Capítulo(s)
Mordedura de animal (profilaxia ou infecção precoce)[a]	Amoxicilina-clavulanato (875/125 mg, VO, 2×/dia)	Doxiciclina (100 mg, VO, 2×/dia)	141
Mordedura de animal[a] (infecção estabelecida)	Ampicilina-sulbactam (1,5-3 g, IV, a cada 6 h)	Clindamicina (600-900 mg, IV, a cada 8 h) ***mais*** Ciprofloxacino (400 mg, IV, a cada 12 h) *ou* cefoxitina (2 g, IV, a cada 6 h)	141
Angiomatose bacilar	Eritromicina (500 mg, VO, 4×/dia)	Doxiciclina (100 mg, VO, 2×/dia)	172
Herpes simples (genital primário)	Aciclovir (400 mg, VO, 3×/dia, por 10 dias)	Fanciclovir (250 mg, VO, 3×/dia, por 5-10 dias) *ou* valaciclovir (1.000 mg, VO, 2×/dia, por 10 dias)	192
Herpes-zóster (hospedeiro imunocompetente > 50 anos de idade)	Aciclovir (800 mg, VO, 5×/dia, por 7-10 dias)	Fanciclovir (500 mg, VO, 3×/dia, por 7-10 dias) *ou* valaciclovir (1.000 mg, VO, 3×/dia, por 7 dias)	193
Celulite (estafilocócica ou estreptocócica[b,c])	Nafcilina ou oxacilina (2 g, IV, a cada 4-6 h)	Cefazolina (1-2 g, a cada 8 h) *ou* ampicilina-sulbactam (1,5-3 g, IV, a cada 6 h) *ou* eritromicina (0,5-1 g, IV, a cada 6 h) *ou* clindamicina (600-900 mg, IV, a cada 8 h)	147, 148
Infecção cutânea por MRSA[d]	Vancomicina (1 g, IV, a cada 12 h)	Linezolida (600 mg, IV, a cada 12 h)	147
Fascite necrosante (estreptococos do grupo A[b])	Clindamicina (600-900 mg, IV, a cada 6-8 h) *mais* penicilina G (4 milhões de unidades, IV, a cada 4 h)	Clindamicina (600-900 mg, IV, a cada 6-8 h) *mais* uma cefalosporina (primeira ou segunda geração)	148
Fascite necrosante (associação de aeróbios e anaeróbios)	Ampicilina (2 g, IV, a cada 4 h) *mais* clindamicina (600-900 mg, IV, a cada 6-8 h) *mais* ciprofloxacino (400 mg, IV, a cada 6-8 h)	Vancomicina (1 g, IV, a cada 6 h) *mais* metronidazol (500 mg, IV, a cada 6 h) *mais* ciprofloxacino (400 mg, IV, a cada 6-8 h)	122, 177
Gangrena gasosa	Clindamicina (600-900 mg, IV, a cada 6-8 h) *mais* penicilina G (4 milhões de unidades, IV, a cada 4-6 h)	Clindamicina (600-900 mg, IV, a cada 6-8 h) *mais* cefoxitina (2 g, IV, a cada 6 h)	154

[a]A *Pasteurella multocida*, uma espécie geralmente associada à mordedura de cães e gatos, é resistente à cefalexina, à dicloxacilina, à clindamicina e à eritromicina. A *Eikenella corrodens*, uma bactéria comumente associada a mordeduras humanas, é resistente à clindamicina, às penicilinas resistentes a penicilinases e ao metronidazol, mas é sensível ao sulfametoxazol-trimetoprima e às fluoroquinolonas. [b]A frequência da resistência à eritromicina no *Streptococcus* do grupo A é atualmente de cerca de 5% nos Estados Unidos, mas já chega a 70-100% em alguns outros países. A maioria, mas não a totalidade, dos estreptococos do grupo A resistentes à eritromicina são suscetíveis à clindamicina. Cerca de 90% das cepas de *Staphylococcus aureus* são suscetíveis à clindamicina, mas a resistência – tanto intrínseca como induzível – está aumentando. [c]Infecções graves por *S. aureus* adquiridas no hospital ou infecções adquiridas na comunidade pelo *S. aureus* que não estejam respondendo aos antibióticos β-lactâmicos recomendados nesta tabela podem ser causadas por cepas resistentes à meticilina, necessitando da troca para vancomicina, daptomicina ou linezolida. [d]Algumas cepas de *S. aureus* resistente à meticilina (MRSA) permanecem sensíveis à tetraciclina e ao sulfametoxazol-trimetoprima. Daptomicina (4 mg/kg, IV, a cada 24 h) ou tigeciclina (100 mg de dose de ataque, seguidos por 50 mg, IV, a cada 12 h) constituem tratamentos alternativos para MRSA.
Siglas: IV, intravenoso; VO, via oral.

de 7 a 10 dias com sulfametoxazol-trimetoprima ou clindamicina estava associado a maiores taxas de cura e menos recorrências.

A exploração cirúrgica precoce e agressiva é fundamental em casos suspeitos de fascite necrosante, miosite ou gangrena para (1) visualizar estruturas mais profundas, (2) remover tecido necrótico, (3) reduzir a pressão compartimental e (4) obter material adequado para coloração de Gram e culturas aeróbias e anaeróbias. O tratamento antibiótico empírico adequado para infecções mistas aeróbias-anaeróbias pode consistir em ampicilina-sulbactam, cefoxitina ou uma das seguintes combinações: (1) clindamicina (600-900 mg, IV, de 8/8 horas) ou metronidazol (500 mg, de 6/6 horas) mais (2) ampicilina ou ampicilina-sulbactam (1,5-3 g, IV, de 6/6 horas) mais (3) gentamicina (1-1,5 mg/kg, de 8/8 horas). A infecção da fáscia e/ou do músculo por estreptococos do grupo A e por clostrídeos tratada com penicilina tem uma taxa de letalidade de 20 a 50%. Em modelos experimentais de fascite/miosite necrosante por estreptococos e clostrídeos, a clindamicina exibiu eficácia acentuadamente superior, porém não foram realizados ensaios clínicos comparativos. Um estudo prospectivo em crianças com infecção invasiva estreptocócica do grupo A demonstrou taxas de sobrevida mais elevadas com o tratamento com clindamicina do que com a terapia com antibiótico β-lactâmico. O tratamento com oxigênio hiperbárico também pode ser útil na gangrena gasosa causada por clostrídeos. O tratamento antibiótico deve continuar até que todos os sinais de toxicidade sistêmica tenham sido resolvidos, todos os tecidos desvitalizados tenham sido removidos e o tecido de granulação esteja se desenvolvendo **(Caps. 148, 154 e 177)**.

Em resumo, a apresentação e a gravidade das infecções de pele e tecidos moles variam e constituem um grande desafio para o clínico. Neste capítulo, foi fornecida uma abordagem para o diagnóstico e a compreensão dos mecanismos fisiopatológicos envolvidos nessas infecções. Informações mais detalhadas são encontradas nos capítulos sobre as infecções específicas.

LEITURAS ADICIONAIS

Aldape MJ et al: *Clostridium sordellii* infection: Epidemiology, clinical findings, and current perspectives on diagnosis and treatment. Clin Infect Dis 43:1436, 2006.

Stevens DL, Bryant AE: Life threatening skin and soft tissue infections, in *Netter's Infectious Diseases*, EC Jong and DL Stevens (eds). Philadelphia, Elsevier, 2011, pp 94–101.

Stevens DL et al: Practice guidelines for the diagnosis and management of skin and soft tissue infections: 2014 update by the Infectious Diseases Society of America. Clin Infect Dis 59:e10, 2014. (Erratum: Clin Infect Dis 60:1448, 2015.)

Talan DA et al: Bacteriologic analysis of infected dog and cat bites. Emergency Medicine Animal Bite Infection Study Group. N Engl J Med 340:85, 1999.

Stevens DL, Bryant AE: Necrotizing infections. N Engl J Med 377:2253, 2017.

Daum RS et al: A placebo-controlled trial of antibiotics for smaller skin abscesses. N Engl J Med 376:2545, 2017.

Tirupathi R et al: Acute bacterial skin and soft tissue infections: New drugs in ID armamentarium. J Community Hosp Intern Med Perspect 9:310, 2019.

130 Artrite infecciosa

Lawrence C. Madoff,
Nongnooch Poowanawittayakom

Embora *Staphylococcus aureus*, *Neisseria gonorrhoeae* e outras bactérias sejam as causas mais comuns de artrite infecciosa, várias micobactérias, espiroquetas, fungos e vírus também infectam as articulações **(Tab. 130-1)**. Como a infecção bacteriana aguda consegue destruir rapidamente a cartilagem articular, todas as articulações inflamadas devem ser avaliadas sem demora para excluir a existência de processos não infecciosos e determinar a terapia antimicrobiana, bem como os procedimentos de drenagem apropriados. Para informações mais detalhadas acerca da artrite infecciosa causada por microrganismos específicos, o leitor é aconselhado a consultar os capítulos sobre esses microrganismos.

A infecção bacteriana aguda acomete uma única ou algumas articulações. A monoartrite ou a oligoartrite subaguda ou crônica sugerem infecção micobacteriana ou fúngica; a inflamação episódica é observada na sífilis, na doença de Lyme e na artrite reativa que acompanha as infecções entéricas, bem como na uretrite por clamídias. A inflamação poliarticular aguda ocorre como reação imunológica durante a evolução de endocardite, febre reumática, infecção disseminada por *Neisseria* e hepatite viral aguda.

TABELA 130-1 ■ Diagnóstico diferencial das síndromes artríticas

Artrite monoarticular aguda	Artrite monoarticular crônica	Artrite poliarticular
Staphylococcus aureus	*Mycobacterium tuberculosis*	*Neisseria meningitidis*
Streptococcus pneumoniae	Micobactérias não tuberculosas	*N. gonorrhoeae*
Estreptococos β-hemolíticos	*Borrelia burgdorferi*	Artrite bacteriana não gonocócica
Bacilos Gram-negativos	*Treponema pallidum*	Endocardite bacteriana
Neisseria gonorrhoeae	*Candida* spp.	*Candida* spp.
Candida spp.	*Sporothrix schenckii*	Doença de Poncet (reumatismo tuberculoso)
Artrite induzida por cristais	*Coccidioides immitis*	Vírus da hepatite B
Fratura	*Blastomyces dermatitidis*	Parvovírus B19
Hemartrose	*Aspergillus* spp.	Vírus da imunodeficiência humana
Corpo estranho	*Cryptococcus neoformans*	Vírus linfotrópico de células T humanas tipo I
Osteoartrite	*Nocardia* spp.	Vírus da rubéola
Necrose isquêmica	*Brucella* spp.	Vírus transmitidos por artrópodes
Artrite reumatoide monoarticular	Doença de Legg-Calvé-Perthes	Exacerbação de doença falciforme
	Osteoartrite	Artrite reativa
		Doença do soro
		Febre reumática aguda
		Doença inflamatória intestinal
		Lúpus eritematoso sistêmico
		Artrite reumatoide/doença de Still
		Outras vasculites
		Sarcoidose

Os vírus costumam infectar múltiplas articulações; porém, as infecções bacterianas geralmente causam mono ou oligoartrite, com exceção das pessoas com doenças subjacentes como a artrite reumatoide.

ABORDAGEM AO PACIENTE

Artrite infecciosa

A aspiração do líquido sinovial – um elemento essencial na avaliação das articulações passíveis de infecção – pode ser realizada sem dificuldade, na maioria dos casos, pela introdução de uma agulha de grande calibre no local de flutuação ou hipersensibilidade máxima ou pela via de acesso mais fácil. A ultrassonografia (US) ou a tomografia computadorizada (TC) podem ser utilizadas para orientar a aspiração dos derrames do quadril e, ocasionalmente, do ombro e de outras articulações cuja localização seja mais difícil. O líquido sinovial normal contém < 180 células (predominantemente células mononucleares) por microlitro. As contagens de células sinoviais que alcançam uma média de 100.000/μL (faixa de 25.000-250.000/μL), com > 90% de neutrófilos, são características das infecções bacterianas agudas. As artrites inflamatórias induzidas por cristais, as reumatoides e outras não infecciosas estão associadas geralmente a < 30.000 a 50.000 células/μL; as contagens celulares de 10.000 a 30.000/μL, com 50 a 70% de neutrófilos, sendo o restante representado por linfócitos, são comuns nas infecções micobacterianas e fúngicas. O diagnóstico definitivo de um processo infeccioso baseia-se na identificação do patógeno nos esfregaços corados de líquido sinovial, no isolamento do patógeno a partir de culturas do líquido sinovial e do sangue ou na identificação dos ácidos nucleicos e proteínas microbianas por ensaios baseados em testes de amplificação de ácido nucleico (NAATs) e em técnicas imunológicas. A coloração de Gram é positiva em cerca de 30-50% dos casos, e a cultura do líquido sinovial é positiva em > 60% dos casos de artrite bacteriana não gonocócica. A espectrometria de massa por ionização e dessorção a *laser* assistida por matriz – *time of flight* (MALDI-TOF) é útil em pacientes com culturas negativas e com alta suspeita de artrite infecciosa. A sonicação de próteses articulares explantadas (colocação do material em um líquido e imersão em um banho de ultrassom) aumenta o rendimento da detecção dos microrganismos, especialmente em casos de uso prévio de antibióticos nos últimos 14 dias.

ARTRITE BACTERIANA AGUDA

PATOGÊNESE

As bactérias penetram na articulação a partir da corrente sanguínea; a partir de um local contíguo da infecção no osso ou nos tecidos moles; ou por inoculação direta durante uma cirurgia, injeção, mordida de animal ou humana ou traumatismo. Na infecção hematogênica, as bactérias escapam dos capilares sinoviais, que não possuem membrana basal limitante, e, em algumas horas, provocam uma infiltração neutrofílica da sinóvia. Neutrófilos e bactérias entram no espaço articular; a seguir, as bactérias aderem à cartilagem articular. A degradação da cartilagem começa em 48 horas como resultado de maior pressão intra-articular, liberação de proteases e citocinas pelos condrócitos e macrófagos sinoviais, bem como invasão da cartilagem por bactérias e células inflamatórias. O exame histológico revela a presença de bactérias que revestem a sinóvia e a cartilagem, bem como abscessos que se estendem para dentro da sinóvia, na cartilagem e – em casos graves – no osso subcondral. As proliferações sinoviais resultam na formação de um pano (*pannus*) sobre a cartilagem, com a ocorrência de trombose dos vasos sinoviais inflamados. Os fatores bacterianos que parecem ser importantes na patogênese da artrite infecciosa incluem várias adesinas associadas à superfície do *S. aureus* que permitem a adesão à cartilagem, assim como as endotoxinas que promovem a desintegração da cartilagem mediada por condrócitos.

MICROBIOLOGIA

A via hematogênica da infecção é o caminho mais comum em todos os grupos etários, e quase todos os patógenos bacterianos são capazes de causar artrite séptica. Nos lactentes, estreptococos do grupo B, bacilos entéricos Gram-negativos e *S. aureus* são os patógenos mais comuns. Desde o advento da vacina para *Haemophilus influenzae*, as causas predominantes em crianças com < 5 anos de idade têm sido *S. aureus*, *Streptococcus pyogenes* (*Streptococcus* do grupo A) e (em alguns centros) *Kingella kingae*. Entre os adultos jovens e adolescentes, *N. gonorrheae* é o microrganismo mais comumente implicado. O *S. aureus* é responsável pela maioria dos isolados não gonocócicos em adultos de todas as idades; os bacilos Gram-negativos, pneumococos e estreptococos β-hemolíticos – particularmente dos grupos A e B, mas também dos grupos C, G e F – estão envolvidos em até um terço dos casos em idosos, especialmente aqueles com comorbidades subjacentes.

As infecções após procedimentos cirúrgicos ou feridas penetrantes são devidas mais frequentemente ao *S. aureus* e, ocasionalmente, a outras bactérias Gram-positivas ou bacilos Gram-negativos. As infecções por estafilococos coagulase-negativos são incomuns, exceto após a implantação de próteses articulares ou a realização de artroscopia. Os microrganismos anaeróbios, na maioria das vezes em associação com bactérias aeróbias ou facultativas, são encontrados após mordidas humanas e quando as úlceras de decúbito ou os abscessos intra-abdominais se propagam para o interior de articulações adjacentes. As infecções polimicrobianas complicam as lesões traumáticas com extensa contaminação. As mordidas e arranhaduras de gatos e de outros animais podem introduzir *Pasteurella multocida* ou *Bartonella henselae* nas articulações, diretamente ou por via hematogênica, enquanto as mordeduras de humanos podem introduzir *Eikenella corrodens* ou outros componentes da flora oral. A penetração de um objeto pontudo através de um calçado está associada à artrite por *Pseudomonas aeruginosa* no pé.

ARTRITE BACTERIANA NÃO GONOCÓCICA

Epidemiologia As infecções hematogênicas por microrganismos virulentos, como *S. aureus*, *H. influenzae* e estreptococos piogênicos, ocorrem nas pessoas sadias; porém, existe uma predisposição subjacente do hospedeiro em muitos casos de artrite séptica. Os pacientes com artrite reumatoide exibem uma incidência mais alta da artrite infecciosa (mais frequentemente secundária ao *S. aureus*) por causa das articulações cronicamente inflamadas; da terapia com glicocorticoides; e da frequente ruptura dos nódulos reumatoides, das úlceras vasculíticas e da pele que recobre as articulações deformadas. O diabetes melito, a terapia com glicocorticoides, a hemodiálise e as neoplasias malignas comportam um maior risco de infecções por *S. aureus* e bacilos Gram-negativos. Os inibidores do fator de necrose tumoral (p. ex., etanercepte, infliximabe), que são usados com uma frequência cada vez maior para o tratamento da artrite reumatoide, predispõem a infecções micobacterianas e, possivelmente, a outras infecções bacterianas piogênicas, podendo estar associados a uma artrite séptica nessa população. As infecções pneumocócicas complicam o alcoolismo, as deficiências da imunidade humoral e as hemoglobinopatias. Os pneumococos, as espécies de *Salmonella* e o *H. influenzae* causam artrite séptica nas pessoas infectadas pelo vírus da imunodeficiência humana (HIV). As pessoas com deficiência primária de imunoglobulina correm um alto risco de artrite micoplásmica, que resultará em dano articular permanente se não for realizado de imediato o tratamento com tetraciclina e a terapia de reposição com imunoglobulina intravenosa (IV). Os usuários de drogas IV contraem infecções estafilocócicas e estreptocócicas a partir de sua própria flora, bem como infecções por *Pseudomonas* e por outros microrganismos Gram-negativos a partir de drogas e instrumentos utilizados para a aplicação de injeções.

Manifestações clínicas Os pacientes com artrite séptica aguda geralmente apresentam dor articular agravada pelo movimento, edema articular e/ou eritema. Cerca de 90% dos pacientes apresentam comprometimento de uma única articulação – mais comumente, o joelho; com menos frequência, o quadril; e, ainda menos frequentemente, o ombro, o punho ou o cotovelo. As pequenas articulações das mãos e dos pés têm mais tendência a serem afetadas após inoculação direta ou mordedura. Entre os usuários de drogas IV, as infecções da coluna vertebral, das articulações sacroilíacas e das articulações esternoclaviculares (Fig. 130-1) são mais comuns do que as infecções do esqueleto apendicular. A infecção poliarticular é mais comum entre os pacientes com artrite reumatoide, podendo ser semelhante a uma exacerbação da doença subjacente.

A manifestação habitual consiste em dor moderada a intensa de natureza uniforme ao redor da articulação, derrame, espasmo muscular e amplitude de movimento reduzida. A febre entre 38,3 e 38,9°C (e, por vezes, mais alta) é comum, mas pode não estar presente, particularmente em indivíduos com artrite reumatoide, insuficiência renal ou hepática ou com condições que exigem o uso de terapia imunossupressora. A articulação inflamada e tumefeita em geral é evidente ao exame, exceto no caso de articulação localizada mais profundamente, como o quadril, o ombro ou a articulação sacroilíaca. Celulite, bursite e osteomielite aguda, que podem produzir um quadro clínico semelhante, devem ser diferenciadas da artrite séptica pela preservação da amplitude de movimentação passiva e tumefação que não chega a ser circunferencial. Um foco de infecção extra-articular, como um furúnculo ou pneumonia, deve ser procurado. A leucocitose no sangue periférico com um desvio para a esquerda e elevação da velocidade de hemossedimentação ou no nível da proteína C-reativa são comuns.

As radiografias simples mostram evidência de edema dos tecidos moles, alargamento do espaço articular e deslocamento dos planos teciduais pela cápsula distendida. O estreitamento do espaço articular e as erosões ósseas indicam infecção avançada e um prognóstico reservado. A US é útil

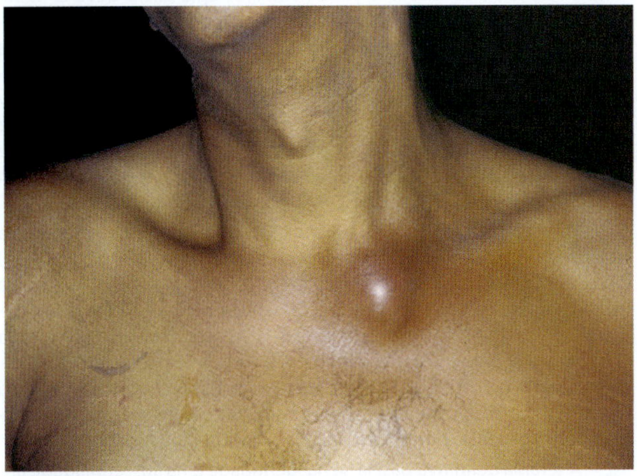

FIGURA 130-1 Artrite séptica aguda da articulação esternoclavicular. Um homem entre 40 e 50 anos de idade com história de cirrose apresentou-se com início recente de febre e dor na parte inferior do pescoço. Não havia história de uso de drogas intravenosas nem de colocação prévia de um cateter. A icterícia e uma área tumefeita e dolorida sobre sua articulação esternoclavicular esquerda eram evidentes ao exame físico. Nas culturas do sangue obtido por ocasião da admissão, foi constatado o crescimento de *Streptococcus* do grupo B. O paciente recuperou-se após tratamento com penicilina intravenosa. (*Cortesia do falecido Francisco M. Marty, MD, Brigham and Women's Hospital, Boston; com permissão.*)

para identificar os derrames no quadril, e a TC ou a ressonância magnética (RM) conseguem demonstrar muito bem as infecções da articulação sacroilíaca, da articulação esternoclavicular e da coluna vertebral.

Achados laboratoriais As amostras de sangue periférico e de líquido sinovial devem ser obtidas antes de administrar os antibióticos. As culturas de sangue são positivas em até 50 a 70% das infecções por *S. aureus*, porém são menos frequentemente positivas nas infecções causadas por outros microrganismos. O líquido sinovial é turvo, serossanguinolento ou francamente purulento. Os esfregaços corados pelo Gram confirmam a presença de grande número de neutrófilos. Os níveis de proteínas totais e lactato-desidrogenase no líquido sinovial mostram-se elevados, e o nível de glicose é deprimido; entretanto, esses achados não são específicos da infecção, sendo a mensuração de tais níveis desnecessária para o diagnóstico. O líquido sinovial deve ser examinado para a possível presença de cristais, pois a gota e a pseudogota podem ser clinicamente semelhantes à artrite séptica, e, ocasionalmente, a infecção e a doença induzida por cristais ocorrem juntas. Os microrganismos são visualizados no esfregaço do líquido sinovial em quase três quartos das infecções por *S. aureus* e estreptococos, bem como em 30 a 50% das infecções causadas por bactérias Gram-negativas e outras. As culturas do líquido sinovial são positivas em > 90% dos casos. A inoculação do líquido sinovial em frascos que contenham meios líquidos para hemocultura acarreta um aumento no rendimento da cultura, especialmente se o patógeno for um microrganismo fastidioso ou se o paciente estiver tomando um antibiótico. Os ensaios com base na amplificação de ácidos nucleicos (NAA) para DNA bacteriano ou a MALDI-TOF, quando disponíveis, podem ser úteis para o diagnóstico da artrite bacteriana parcialmente tratada ou com cultura negativa. Os marcadores inflamatórios, como a velocidade de hemossedimentação e a proteína C-reativa, tendem a estar elevados na artrite séptica, mas são inespecíficos. A elevação da procalcitonina sérica tem sensibilidade de apenas cerca de 50%, não devendo ser usada para descartar a artrite infecciosa.

TRATAMENTO

Artrite bacteriana não gonocócica

A administração imediata de antibióticos sistêmicos e a drenagem da articulação afetada podem evitar a destruição da cartilagem, a artrite degenerativa pós-infecciosa, a instabilidade articular ou a sua deformidade. Após terem sido obtidas amostras de sangue e líquido sinovial para a realização das culturas, devem ser administrados antibióticos empíricos dirigidos contra as bactérias visualizadas nos esfregaços ou contra os patógenos que parecem ser mais prováveis, levando-se em consideração a idade do paciente e os fatores de risco. A terapia inicial deve consistir na administração IV de agentes bactericidas; a instilação direta de antibióticos na articulação não é necessária para conseguir níveis adequados no líquido e nos tecidos sinoviais. Se houver cocos Gram-positivos no esfregaço, deve-se iniciar empiricamente com vancomicina (15-20 mg/kg/dose) IV a cada 8-12 horas. Quando o *S. aureus* resistente à meticilina for um patógeno pouco provável (p. ex., quando não está disseminado na comunidade), a cefazolina (2 g, a cada 8 horas), a oxacilina (2 g, a cada 4 horas) ou a nafcilina (2 g, a cada 4 horas) deverão ser administradas.

Se a coloração de Gram inicial mostrar bacilos Gram-negativos, uma cefalosporina IV de terceira geração, como a cefotaxima (1 g a cada 8 h) ou a ceftriaxona (1-2 g a cada 24 h) oferece cobertura empírica adequada para a maioria das infecções adquiridas na comunidade. Além disso, deve-se administrar cefepima (2 g a cada 8-12 h) ou ceftazidima (2 g a cada 8 h) por via IV para usuários de drogas e para outros pacientes nos quais a *P. aeruginosa* possa constituir o agente responsável. A cobertura dupla para *Pseudomonas* com cefalosporina e ciprofloxacino ou aminoglicosídeo pode ser considerada nos pacientes gravemente enfermos.

A terapia definitiva baseia-se na identidade e na suscetibilidade antibiótica das bactérias isoladas na cultura. As infecções causadas por estafilococos são tratadas com cefazolina, oxacilina, nafcilina ou vancomicina por 4 semanas. Nos pacientes sem evidências de endocardite, os antibióticos IV podem ser usados por pelo menos 14 dias de tratamento, seguidos por antibióticos orais para completar o curso de tratamento. As infecções pneumocócicas e estreptocócicas causadas por microrganismos sensíveis à penicilina respondem a 2 semanas de terapia com penicilina G (2 milhões de unidades IV, a cada 4 horas); as infecções causadas por *H. influenzae* e por cepas de *Streptococcus pneumoniae* resistentes à penicilina devem ser tratadas com cefotaxima ou ceftriaxona por 2 semanas. A maioria das infecções entéricas Gram-negativas pode ser curada em 3 a 4 semanas por uma cefalosporina de segunda ou terceira geração administrada por via IV ou por uma fluoroquinolona, como o levofloxacino (500 mg, IV ou via oral [VO], a cada 24 horas). A infecção por *P. aeruginosa* pode ser tratada por pelo menos 2 semanas com um esquema combinado de um aminoglicosídeo mais uma penicilina de amplo espectro, como a piperacilina (3-4 g, IV, a cada 4 horas) ou uma cefalosporina antipseudomonas, como a ceftazidima (1-2 g, IV, a cada 8 horas). Se for tolerado, esse esquema poderá ser continuado por um período adicional de 2 semanas; como alternativa, uma fluoroquinolona, como o ciprofloxacino (750 mg, VO, 2×/dia), poderá ser administrada isoladamente ou com a penicilina ou cefalosporina no lugar do aminoglicosídeo.

A drenagem do pus e dos detritos necróticos da articulação infectada no momento mais apropriado é necessária para se conseguir um resultado favorável. A aspiração por agulha das articulações prontamente acessíveis, como o joelho, pode ser suficiente se as loculações ou as substâncias particuladas na articulação não impedirem sua descompressão completa. A drenagem artroscópica e o lavado podem ser utilizados inicialmente ou dentro de vários dias se a aspiração por agulha repetida não conseguir eliminar os sintomas, reduzir o volume do derrame e a contagem de leucócitos no líquido sinovial, bem como eliminar as bactérias dos esfregaços e das culturas. Em alguns casos, procede-se à artrotomia para remover as loculações e desbridar a sinóvia infectada, a cartilagem ou o osso. A artrite séptica do quadril deve ser tratada preferencialmente com artrotomia, particularmente nas crianças pequenas, nas quais a infecção ameaça a viabilidade da cabeça femoral. As articulações sépticas não precisam de imobilização, exceto para o controle da dor antes de os sintomas terem sido aliviados pelo tratamento. O apoio do peso corporal deve ser evitado até o desaparecimento dos sinais de inflamação; porém, a movimentação passiva frequente da articulação é indicada para preservar a plena mobilidade. Embora o acréscimo de glicocorticoides ao tratamento antibiótico melhore o resultado da artrite por *S. aureus* em animais de laboratório, nenhum ensaio clínico avaliou essa abordagem em humanos.

ARTRITE GONOCÓCICA

Epidemiologia No passado, a artrite gonocócica (Cap. 156) era responsável por até 70% dos episódios de artrite infecciosa em indivíduos com < 40 anos de idade nos Estados Unidos. À medida que as taxas de gonorreia mucosa diminuíram nos Estados Unidos, é provável que a proporção de artrite séptica causada por *N. gonorrhoeae* também tenha reduzido consideravelmente. A artrite devida à *N. gonorrhoeae* é uma consequência da bacteriemia com origem em infecção gonocócica ou, mais frequentemente, colonização assintomática da mucosa da uretra, do colo uterino ou da faringe. As mulheres correm um maior risco durante as menstruações e durante a gestação, apresentando uma probabilidade 2 a 3 vezes maior que os homens de desenvolver infecção gonocócica disseminada (IGD) e artrite. As pessoas com deficiência do complemento, especialmente dos componentes terminais, são propensas a episódios recorrentes de gonococemia. As cepas de gonococos com maior probabilidade de causar IGD são as que produzem colônias transparentes em cultura, que possuem a proteína da membrana externa tipo IA ou que sejam do tipo AUH-auxotrófico.

Manifestações clínicas e achados laboratoriais A manifestação mais comum da IGD é uma síndrome de febre, calafrios, erupção cutânea e sintomas articulares. Pequenos números de pápulas que progridem para pústulas hemorrágicas surgem sobre o tronco e as superfícies extensoras das extremidades distais. Artrite e tenossinovite migratórias dos joelhos, mãos, punhos, pés e tornozelos são proeminentes. Acredita-se que as lesões cutâneas e os achados articulares representem a consequência de reação imune aos gonococos circulantes e ao depósito de imunocomplexos nos tecidos. Por conseguinte, as culturas do líquido sinovial são consistentemente negativas, enquanto as hemoculturas são positivas em < 45% dos pacientes. Pode ser difícil obter o líquido sinovial das articulações inflamadas, o qual, em geral, contém apenas 10.000 a 20.000 leucócitos/μL.

A artrite séptica gonocócica verdadeira é menos comum que a síndrome da IGD e acompanha sempre esta última, que deixa de ser reconhecida em um terço dos pacientes. Uma única articulação, como a do quadril, joelho, tornozelo ou punho, costuma ser acometida. O líquido sinovial, que contém > 50.000 leucócitos/μL, pode ser obtido com facilidade; o gonococo é evidente apenas em certas ocasiões nos esfregaços corados pelo Gram, e as culturas do líquido sinovial são positivas em < 40% dos casos. As hemoculturas são quase sempre negativas.

Por ser difícil isolar os gonococos do líquido sinovial e do sangue, as amostras para cultura devem ser obtidas de áreas mucosas potencialmente infectadas. Os testes urinários com base na NAA também podem ser positivos. A cultura exige amostras coletadas por *swab* endocervical (em mulheres) ou uretrais (em homens). As culturas estão disponíveis para a detecção de infecção gonocócica retal, orofaríngea e conjuntival, mas o NAAT ainda não foi liberado pela Food and Drug Administration para uso com essas amostras. As culturas e esfregaços corados pelo Gram das regiões cutâneas ocasionalmente são positivos. Todas as amostras para cultura devem ser semeadas em ágar Thayer-Martin diretamente ou em meios de transporte especiais à beira do leito e prontamente transferidas para o laboratório de microbiologia em uma atmosfera de 5% de CO_2. Os ensaios com base na NAA são extremamente sensíveis na identificação do DNA gonocócico no líquido sinovial. Um alívio significativo dos sintomas, 12 a 24 horas após o início da antibioticoterapia apropriada, sustenta o diagnóstico clínico da síndrome da IGD quando as culturas são negativas.

TRATAMENTO

Artrite gonocócica

O tratamento inicial consiste em ceftriaxona (1 g, IV ou intramuscular [IM], a cada 24 horas) para cobertura de possíveis microrganismos resistentes à penicilina. Após a melhora dos sinais locais e sistêmicos, um curso de 7 dias de antibióticos pode ser completado com a ceftriaxona administrada IM diariamente em doses de 250 mg. Uma fluoroquinolona oral como o ciprofloxacino (500 mg 2 ×/dia) pode ser usada se o microrganismo for sabidamente suscetível. Se forem isolados microrganismos sensíveis à penicilina, poderá ser usada a amoxicilina (500 mg, 3×/dia). A artrite supurativa responde à aspiração por agulha das articulações envolvidas e a 7 a 14 dias de tratamento antibiótico. O lavado artroscópico ou a artrotomia raramente são necessários. Os pacientes com IGD devem ser tratados para a infecção por *Chlamydia trachomatis*, a menos que essa infecção tenha sido excluída por testes apropriados. A adição de azitromicina (1 g, VO, dose única) é recomendada para o tratamento de coinfecção por clamídias, a qual é comum. Deve-se oferecer aos parceiros sexuais a testagem e o tratamento presuntivo para gonorreia e clamídia. Deve ser assinalado que sintomas de artrite semelhantes aos observados na IGD ocorrem na meningococemia. Foi descrita a ocorrência de síndrome de dermatite-artrite, monoartrite purulenta e poliartrite reativa. Todas respondem ao tratamento com antibióticos apropriados.

ARTRITE POR ESPIROQUETAS

DOENÇA DE LYME

A doença de Lyme (Cap. 186), que ocorre em consequência da infecção pelo espiroqueta *Borrelia burgdorferi*, causa artrite em até 60% dos indivíduos não tratados. Ocorrem artralgias e mialgias intermitentes – mas não artrite – dentro de poucos dias ou semanas após a inoculação do espiroqueta pelo carrapato *Ixodes*. Posteriormente, há três padrões de doença articular: (1) 50% das pessoas não tratadas experimentam episódios intermitentes de monoartrite ou oligoartrite envolvendo o joelho e/ou outras grandes articulações. Os sintomas sofrem exacerbação e resolução sem tratamento no decorrer de vários meses, e, a cada ano, 10 a 20% dos pacientes relatam o desaparecimento dos sintomas articulares. (2) Em 20% dos indivíduos não tratados, observa-se o desenvolvimento de um padrão de artralgias que sofrem exacerbações e remissões. (3) Dos pacientes não tratados, 10% desenvolvem sinovite inflamatória crônica, que resulta em lesões erosivas e destruição da articulação. Os testes sorológicos para anticorpos IgG contra *B. burgdorferi* são positivos em mais de 90% dos pacientes com artrite de Lyme, e um ensaio com base na NAA detecta o DNA de *Borrelia* em 85% dos casos.

TRATAMENTO

Artrite de Lyme

A artrite de Lyme em geral responde bem à terapia. Recomenda-se um esquema de doxiciclina VO (100 mg, 2×/dia, durante 28 dias), amoxicilina VO (500 mg, 3×/dia, durante 28 dias) ou ceftriaxona parenteral (2 g/dia, durante 2 a 4 semanas). Os pacientes que não respondem a um total de 2 meses de terapia VO ou a 1 mês de terapia parenteral dificilmente serão beneficiados por uma antibioticoterapia adicional, sendo tratados com agentes anti-inflamatórios ou sinovectomia. O insucesso da terapia está associado a características do hospedeiro, como o genótipo do antígeno leucocitário humano DR4 (HLA-DR4), a reatividade persistente à OspA (proteína A da superfície externa) e a presença de hLFA-1 (antígeno 1 associado à função dos leucócitos humanos), que realiza uma reação cruzada com a OspA.

ARTRITE SIFILÍTICA

Ocorrem manifestações articulares em diferentes estágios da sífilis (Cap. 182). Na sífilis congênita precoce, a tumefação periarticular e a imobilização dos membros afetados (*pseudoparalisia de Parrot*) complicam a osteocondrite dos ossos longos. A *articulação de Clutton*, uma manifestação tardia da sífilis congênita que ocorre entre 8 e 15 anos de idade, é causada por sinovite indolor crônica com derrame das grandes articulações, particularmente dos joelhos e cotovelos. A sífilis secundária pode estar associada a artralgias; à artrite simétrica dos joelhos e tornozelos, bem como, ocasionalmente, dos ombros e punhos; e à sacroiliíte. A artrite adota uma evolução subaguda a crônica com pleocitose mononuclear e neutrofílica mista do líquido sinovial (contagens celulares típicas de 5.000-15.000/μL). Mecanismos imunológicos podem contribuir para a artrite, e os sintomas costumam melhorar rapidamente com a terapia com penicilina. Na sífilis terciária, a articulação de Charcot resulta de perda sensorial em virtude de *tabes dorsalis*. A penicilina não é útil nesta circunstância.

ARTRITE MICOBACTERIANA

A artrite tuberculosa (Cap. 178) responde por cerca de 1% de todos os casos de tuberculose e por 10% dos casos extrapulmonares. A manifestação mais comum é a monoartrite granulomatosa crônica. Uma síndrome incomum, a *doença de Poncet*, é uma forma simétrica reativa de poliartrite que afeta as pessoas com tuberculose visceral ou disseminada. Não se encontram micobactérias nas articulações, e os sintomas regridem com a terapia antituberculosa.

Diferentemente da osteomielite tuberculosa (Cap. 131), que geralmente acomete a coluna torácica e lombar (50% dos casos), a artrite tuberculosa acomete principalmente as grandes articulações de sustentação do peso, em particular os quadris, os joelhos e os tornozelos, e apenas ocasionalmente acomete articulações menores que não participam na sustentação do peso corporal. Tumefação monoarticular progressiva e dor se instalam ao longo de meses ou anos, e os sintomas sistêmicos são observados apenas em metade dos casos. A artrite tuberculosa ocorre como parte de infecção primária disseminada ou em virtude da reativação subsequente, na maioria das vezes em pessoas com infecção pelo HIV ou em outros hospedeiros imunocomprometidos. A tuberculose pulmonar ativa coexistente é incomum.

A aspiração da articulação afetada fornece líquido com uma contagem celular média de 20.000/μL, tendo cerca de 50% de neutrófilos. A coloração álcool-ácido-resistente do líquido produz resultados positivos em menos de um terço dos casos, e as culturas são positivas em 80%. A cultura do tecido sinovial obtido durante uma biópsia é positiva em cerca de 90% dos casos e mostra inflamação granulomatosa na maioria deles. Os métodos de NAA podem reduzir para 1 ou 2 dias o período necessário para firmar o diagnóstico. As radiografias revelam erosões periféricas nos pontos de inserção sinovial, osteopenia periarticular e, eventualmente, estreitamento do espaço articular. A terapia para a artrite tuberculosa é a mesma voltada para a doença pulmonar tuberculosa, tornando necessária a administração de múltiplos agentes por 6 a 9 meses. A terapia é mais prolongada nos indivíduos imunossuprimidos, como os infectados pelo HIV.

Várias micobactérias atípicas (Cap. 180), encontradas na água e no solo, podem causar artrite indolente crônica. Essa doença resulta de traumatismo e de inoculação direta associada a atividades agrícolas, de jardinagem ou aquáticas. As articulações menores, como os dedos, os punhos e os joelhos, são afetadas mais comumente. O acometimento das bainhas tendíneas e bolsas é típico. As espécies micobacterianas envolvidas consistem em *Mycobacterium marinum*, *M. avium complex*, *M. terrae*, *M. kansasii*, *M. fortuitum* e *M. chelonae*. Em indivíduos que apresentam infecção pelo HIV ou que estão recebendo terapia imunossupressora, foi relatada a ocorrência de disseminação hematogênica de *M. kansasii*, do complexo *M. avium* e de *M. haemophilum* para as articulações. O diagnóstico geralmente depende da biópsia e da cultura, e a terapia baseia-se nos padrões de sensibilidade antimicrobiana.

ARTRITE FÚNGICA

Os fungos são uma causa incomum de artrite monoarticular crônica. A infecção articular granulomatosa pelos fungos dimórficos endêmicos *Coccidioides immitis*, *Blastomyces dermatitidis* e (menos comumente) *Histoplasma capsulatum* (Fig. 130-2) resulta da semeadura hematogênica ou extensão direta a partir das lesões ósseas nas pessoas com doença disseminada. O acometimento articular é uma complicação incomum da esporotricose (infecção por *Sporothrix schenckii*) entre jardineiros e outras pessoas que trabalham com o solo ou o musgo tipo esfagno. A esporotricose articular é seis vezes mais comum entre os homens que entre as mulheres, e os alcoolistas e outros hospedeiros debilitados correm um alto risco de infecção poliarticular.

A infecção por *Candida* que acomete uma única articulação – geralmente o joelho, o quadril ou o ombro – resulta de procedimentos cirúrgicos, injeções intra-articulares (nos pacientes gravemente enfermos, com enfermidades debilitantes, como diabetes ou insuficiência hepática ou renal, e nos pacientes que estão recebendo terapia imunossupressora) ou disseminação hematogênica. As infecções por *Candida* nos usuários de drogas IV envolvem a coluna vertebral, as articulações sacroilíacas ou outras articulações fibrocartilaginosas. Casos incomuns de artrite decorrente de espécies de *Aspergillus*, *Cryptococcus neoformans*, *Pseudallescheria boydii* e fungos dematiáceos também resultaram da inoculação direta ou de infecção hematogênica disseminada em pessoas imunocomprometidas. Nos Estados Unidos, em 2012, um surto nacional de artrite fúngica (e meningite), causado por *Exserohilum rostratum*, foi associado à injeção intraespinal e intra-articular de uma preparação contaminada de acetato de metilprednisolona.

O líquido sinovial na artrite fúngica contém habitualmente 10.000 a 40.000 células/μL, com cerca de 70% de neutrófilos. As amostras coradas e culturas do tecido sinovial confirmam com frequência o diagnóstico de artrite fúngica quando os exames do líquido sinovial fornecem resultados negativos. O tratamento consiste em drenagem e lavado da articulação, bem como administração sistêmica de agente antifúngico dirigido a patógeno específico. As doses e a duração da terapia são as mesmas adotadas para a doença disseminada (ver Parte 5, Seção 16). A instilação intra-articular de anfotericina B tem sido utilizada para complementar a terapia IV.

ARTRITE VIRAL

Os vírus produzem artrite por infectarem o tecido sinovial durante a infecção sistêmica ou por provocarem uma reação imunológica que envolve as articulações. Até 50% das mulheres relatam artralgias persistentes, e 10%, artrite franca 3 dias após a erupção cutânea que acompanha a infecção natural pelo vírus da rubéola, bem como 2 a 6 semanas após receberem uma vacina com vírus vivo. Os episódios de inflamação simétrica dos dedos, punhos e joelhos raramente sofrem recidiva após um período de > 1 ano; porém, uma síndrome de fadiga crônica, febre baixa, cefaleias e mialgias pode persistir por meses ou anos. A imunoglobulina IV tem sido útil em casos selecionados. A poliartrite monoarticular ou migratória autolimitada pode manifestar-se 2 semanas após a parotidite da caxumba; essa sequela é mais comum entre os homens que entre as mulheres. Aproximadamente 10% das crianças e 60% das mulheres desenvolvem artrite após infecção pelo parvovírus B19. Em adultos, ocorre ocasionalmente uma artropatia sem febre nem erupção cutânea. A dor e a rigidez, com tumefação menos proeminente (principalmente das mãos, mas também dos joelhos, punhos e tornozelos), regridem habitualmente em semanas, apesar de um pequeno percentual de pacientes desenvolver uma artropatia crônica.

Cerca de 2 semanas antes do início da icterícia, até 10% das pessoas com hepatite B aguda desenvolvem uma reação semelhante à doença do soro mediada por imunocomplexos com erupção maculopapular, urticária, febre e artralgias. São eventos menos comuns artrite simétrica envolvendo mãos, punhos, cotovelos ou tornozelos e rigidez matinal que se assemelha a uma exacerbação da artrite reumatoide. Os sintomas desaparecem na época em que surge a icterícia. Muitas pessoas com infecção crônica pela hepatite C relatam artralgia ou artrite persistente, tanto na presença quanto na ausência de crioglobulinemia.

A artrite dolorosa que acomete as articulações maiores acompanha com frequência a febre e a erupção cutânea de várias infecções virais veiculadas por artrópodes, como as causadas pelos vírus zika, chikungunya, O'nyong-nyong, do rio Ross, Mayaro e da floresta de Barmah (Cap. 209). A artrite simétrica que acomete mãos e punhos pode ocorrer durante a fase convalescente da infecção pelo vírus da coriomeningite linfocítica. Os pacientes infectados pelo enterovírus relatam com frequência artralgias, e o ecovírus foi isolado de pacientes com poliartrite aguda.

Várias síndromes artríticas estão associadas à infecção pelo HIV. A artrite reativa com oligoartrite dolorosa dos membros inferiores frequentemente acompanha um episódio de uretrite em indivíduos infectados pelo HIV. A artrite reativa associada ao HIV parece ser extremamente comum entre as pessoas com o haplótipo HLA-B27; porém, a doença da articulação sacroilíaca é incomum, sendo observada principalmente na ausência do HLA-B27. Até um terço das pessoas infectadas pelo HIV e com psoríase desenvolvem artrite psoriásica. A monoartropatia indolor e a poliartropatia simétrica persistente complicam ocasionalmente a infecção pelo HIV. Ocorre oligoartrite crônica persistente de ombros, punhos, mãos e joelhos em mulheres infectadas pelo vírus linfotrópico de células T humanas tipo 1. Espessamento sinovial, destruição da cartilagem articular e linfócitos atípicos de aspecto leucêmico no líquido sinovial são achados característicos, mas a progressão para a leucemia de células T é incomum.

ARTRITE PARASITÁRIA

A artrite causada por infestação parasitária é rara. A filária *Dracunculus medinensis* pode causar lesões articulares destrutivas nas extremidades

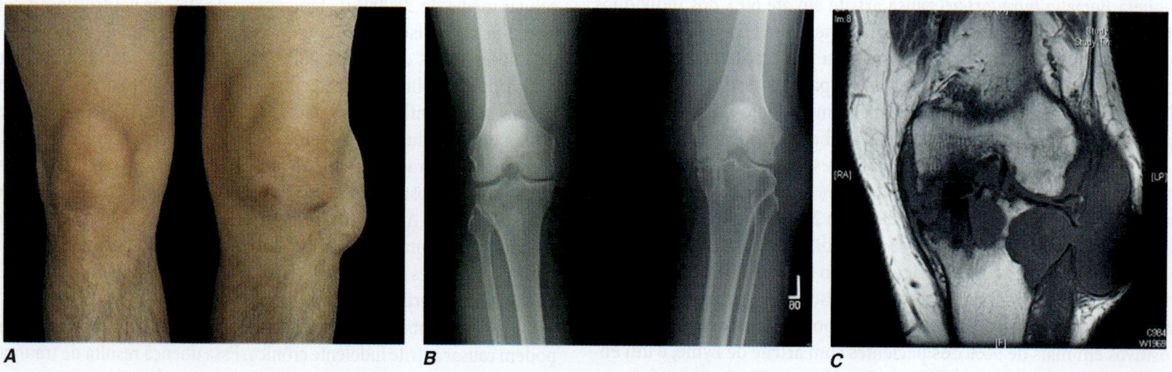

A B C

FIGURA 130-2 Artrite crônica causada por *Histoplasma capsulatum* no joelho esquerdo. *A.* Um homem, entre 60 e 70 anos de idade, de El Salvador, apresentou-se com história de dor progressiva no joelho e dificuldade de deambulação por vários anos. Foi submetido à artroscopia para laceração meniscal 7 anos antes da apresentação (sem ter obtido alívio) e recebeu várias injeções intra-articulares de glicocorticoides. O paciente desenvolveu uma deformidade significativa do joelho com o passar do tempo, incluindo um grande derrame na superfície lateral. ***B.*** Um exame radiográfico do joelho mostrou múltiplas anormalidades, incluindo acentuado estreitamento do espaço articular femorotibial medial, vários cistos subcondrais grandes dentro da tíbia e do compartimento patelofemoral, significativo derrame articular suprapatelar e massa de tecido mole volumosa que se projetava lateralmente sobre o joelho. ***C.*** A ressonância magnética definiu com mais detalhes essas anormalidades e demonstrou a natureza cística da anormalidade no compartimento lateral do joelho. As biópsias sinoviais demonstraram inflamação crônica com células gigantes, e as culturas mostraram *H. capsulatum* após 3 semanas de incubação. Todas as lesões císticas clínicas e o derrame desapareceram após 1 ano de tratamento com itraconazol. O paciente foi submetido a uma artroplastia do joelho esquerdo para tratamento definitivo. *(Cortesia do falecido Francisco M. Marty, MD, Brigham and Women's Hospital, Boston; com permissão.)*

inferiores quando as fêmeas grávidas dos vermes que estão migrando invadem as articulações ou causam úlceras nos tecidos moles adjacentes que acabam sofrendo infecção secundária. Os cistos hidáticos infestam os ossos em 1 a 2% dos casos de infecção por *Echinococcus granulosus*. As lesões císticas destrutivas em expansão podem propagar-se até as articulações adjacentes e destruí-las, particularmente o quadril e a pelve. Em casos raros, a sinovite crônica mostra-se associada à presença de ovos de esquistossomos nas biópsias sinoviais. A artrite monoarticular em crianças com filariose linfática responde à terapia com dietilcarbamazina mesmo na ausência de microfilárias no líquido sinovial. A artrite reativa foi atribuída à infestação por ancilóstomo, *Strongyloides*, *Cryptosporidium* e *Giardia* em relatos de casos, porém isso não foi confirmado.

ARTRITE REATIVA OU PÓS-INFECCIOSA

A poliartrite reativa manifesta-se no decorrer de várias semanas em cerca de 1% dos casos de uretrite não gonocócica e em 2% das infecções entéricas, particularmente as devidas a *Yersinia enterocolitica*, *Shigella flexneri*, *Campylobacter jejuni*, *Clostridium difficile* e espécies de *Salmonella*. Apenas uma pequena minoria desses pacientes exibe os outros achados da artrite reativa clássica, como uretrite, conjuntivite, uveíte, úlceras orais e erupção cutânea. Os estudos identificaram o DNA ou o antígeno microbiano no líquido sinovial ou no sangue, porém a patogênese dessa condição é pouco compreendida. A artrite pode ocorrer vários dias ou semanas após a infecção e pode estar associada com dactilite, entesite ou envolvimento extra-articular, como a conjuntivite.

A artrite reativa é mais comum entre homens jovens (com exceção da infecção por *Yersinia*) e foi relacionada com o *locus* HLA-B27 como possível fator genético predisponente. Os pacientes relatam oligoartrite assimétrica dolorosa que afeta principalmente joelhos, tornozelos e pés. A lombalgia é comum, sendo a evidência radiográfica de sacroiliíte observada nos pacientes com doença de longa duração. A maioria dos pacientes se recupera dentro de 6 meses; porém, a doença recorrente prolongada é mais comum nos casos que acompanham uma uretrite por clamídias. Os agentes anti-inflamatórios ajudam a aliviar os sintomas; porém, o papel da antibioticoterapia prolongada para eliminar da sinóvia o antígeno microbiano continua sendo controverso.

A poliartrite migratória e a febre constituem a apresentação habitual da febre reumática aguda em adultos (Cap. 359). Essa apresentação é distinta daquela da artrite reativa pós-estreptocócica, que também acompanha as infecções por *Streptococcus* do grupo A, porém não é migratória, tem uma duração muito maior que o máximo típico de 3 semanas da febre reumática aguda e responde precariamente ao ácido acetilsalicílico.

INFECÇÕES EM PRÓTESES ARTICULARES

A infecção complica 1 a 4% das artroplastias. A maioria das infecções é contraída nos períodos intraoperatório ou pós-operatório imediato como resultado de deiscência ou infecção da ferida; menos comumente, essas infecções articulares se manifestam em um período subsequente à artroplastia e representam o resultado da disseminação hematogênica ou inoculação direta. A manifestação pode ser aguda, com febre, dor e sinais locais de inflamação, especialmente nas infecções por *S. aureus*, estreptococos piogênicos e bacilos entéricos. Como alternativa, a infecção pode persistir por meses ou anos sem causar sintomas constitucionais quando estão envolvidos microrganismos menos virulentos, tais como estafilococos coagulase-negativos ou difteroides. Essas infecções indolentes são em geral contraídas durante a implantação da articulação, sendo descobertas durante a avaliação da dor crônica inexplicável ou depois que uma radiografia mostra afrouxamento da prótese; a velocidade de hemossedimentação e o nível de proteína C-reativa em geral se mostram elevados nesses casos.

O diagnóstico é feito preferencialmente mediante aspiração por agulha da articulação. A introdução acidental de organismos durante a aspiração deve ser meticulosamente evitada. A pleocitose do líquido sinovial com predomínio de leucócitos polimorfonucleares é altamente sugestiva de infecção, pois outros processos inflamatórios raramente afetam as próteses articulares. A cultura e a coloração pelo Gram em geral revelam o patógeno responsável. A sonicação do material de prótese explantada pode melhorar o rendimento da cultura, presumivelmente pela ruptura dos biofilmes bacterianos existentes na superfície das próteses. O NAAT também pode melhorar o rendimento diagnóstico. O uso de meios especiais para os patógenos incomuns, como fungos, micobactérias atípicas e *Mycoplasma*, pode ser necessário quando as culturas de rotina e anaeróbias são negativas.

TRATAMENTO

Infecções em próteses articulares

O tratamento consiste em cirurgia e altas doses de antibióticos parenterais, administrados por 4 a 6 semanas, pois o osso costuma estar acometido. Na maioria dos casos, a prótese deve ser removida e substituída para curar a infecção. É preferível adiar a implantação de uma nova prótese por várias semanas ou meses, pois as recidivas da infecção ocorrem mais comumente durante esse período. Em alguns casos, o reimplante não é possível, devendo o paciente ser controlado sem uma articulação, com uma fusão articular ou mesmo com amputação. Ocasionalmente, a cura da infecção sem a retirada da prótese é possível nos casos provocados por estreptococos ou pneumococos e que carecem de evidência radiológica de afrouxamento da prótese. Nesses casos, a antibioticoterapia deve ser iniciada alguns dias após o início da infecção, e a articulação deve ser drenada rigorosamente por artrotomia aberta ou artroscopicamente. Em pacientes selecionados que preferem evitar a alta taxa de morbidade associada à remoção da articulação e ao reimplante, a supressão da infecção com antibióticos pode ser um objetivo razoável. Altas taxas de cura com a preservação da prótese foram relatadas quando a combinação de rifampicina VO e outro antibiótico (p. ex., uma quinolona, uma penicilina antiestafilocócica ou vancomicina) foi administrada por 3 a 6 meses às pessoas com infecção estafilocócica de curta duração da prótese articular. Contudo, essa abordagem, que se baseia na capacidade da rifampicina de destruir os microrganismos aderidos ao material estranho e que se encontram na fase de crescimento estacionário, requer confirmação por ensaios prospectivos.

PREVENÇÃO

Para evitar as consequências desastrosas da infecção, os candidatos à artroplastia devem ser selecionados com muito cuidado. As taxas de infecção são particularmente altas entre os pacientes com artrite reumatoide, nas pessoas submetidas à cirurgia prévia na articulação e naquelas com condições clínicas que tornam necessária a terapia imunossupressora. A profilaxia antibiótica perioperatória, em geral com cefazolina, e as medidas destinadas a diminuir a contaminação intraoperatória, como o fluxo laminar, reduziram as taxas de infecção perioperatória para < 1% em muitos centros. Após a implantação, devem ser adotadas medidas capazes de prevenir ou de tratar rapidamente as infecções extra-articulares que possam dar origem à disseminação hematogênica para a prótese. Ainda não foi demonstrada a eficácia dos antibióticos profiláticos para a prevenção da infecção hematogênica após procedimentos odontológicos; na verdade, os estreptococos *viridans* e outros componentes da flora oral são causas extremamente raras de infecção da prótese articular. Consequentemente, a American Dental Association e a American Academy of Orthopaedic Surgeons não recomendam a profilaxia antibiótica para a maioria dos pacientes odontológicos com próteses articulares totais e declararam que não há nenhuma evidência convincente para sustentar o seu uso. De modo semelhante, diretrizes publicadas pela American Urological Association e pela American Academy of Orthopaedic Surgeons não recomendam o uso de antibióticos profiláticos para a maioria dos pacientes com próteses articulares que se submetem a procedimentos urológicos; todavia, declaram que a profilaxia deve ser considerada em determinadas situações – por exemplo, para pacientes (particularmente para pacientes imunocomprometidos) que irão se submeter a um procedimento associado a um risco relativamente alto de bacteriemia (p. ex., litotripsia ou cirurgia envolvendo segmentos do intestino).

LEITURAS ADICIONAIS

Bardin T: Gonococcal arthritis. Best Pract Res Clin Rheumatol 17:201, 2003.

Borzio R et al: Predictors of septic arthritis in the adult population. Orthopedics 39:e657, 2016.

Franssila R, Hedman K: Infection and musculoskeletal conditions: Viral causes of arthritis. Best Pract Res Clin Rheumatol 20:1139, 2006.

Harrington JT: Mycobacterial and fungal arthritis. Curr Opin Rheumatol 10:335, 1998.

Meehan AM et al: Outcome of penicillin-susceptible streptococcal prosthetic joint infection treated with debridement and retention of the prosthesis. Clin Infect Dis 36:845, 2003.

MOHAMMAD M et al: The role of *Staphylococcus aureus* lipoproteins in hematogenous septic arthritis. Sci Rep 10:7936, 2020.

OSMON DR et al: Diagnosis and management of prosthetic joint infection: Clinical practice guidelines by the Infectious Diseases Society of America. Clin Infect Dis 56:e1, 2013.

ROSS J et al: Septic arthritis and the opioid epidemic: 1465 cases of culture-positive native joint septic arthritis from 1990–2018. Open Forum Infect Dis 7:ofaa089, 2020.

ZELLER V et al: One-stage exchange arthroplasty for chronic periprosthetic hip infection: Results of a large prospective cohort study. J Bone Joint Surg Am 96:e1, 2014.

ZIMMERLI W et al: Prosthetic-joint infections. N Engl J Med 351:145, 2004.

131 Osteomielite

Werner Zimmerli

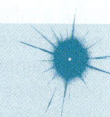

A osteomielite, uma infecção óssea, pode ser causada por vários microrganismos que chegam até o osso por meio de diferentes vias. A osteomielite hematogênica espontânea pode ocorrer em indivíduos saudáveis em demais aspectos, enquanto a disseminação microbiana local afeta principalmente indivíduos que têm doenças subjacentes (p. ex., insuficiência vascular) ou pacientes que têm comprometimento da pele ou de outras barreiras teciduais, com consequente exposição do osso. A última situação acontece geralmente depois de cirurgia envolvendo o osso, como esternotomia ou reparo ortopédico.

As manifestações da osteomielite são diferentes em crianças e adultos. Em crianças, os microrganismos circulantes afetam principalmente os ossos longos, enquanto, em adultos, a coluna vertebral é o local mais comumente afetado.

O manejo da osteomielite difere amplamente dependendo de haver ou não envolvimento de um implante. O objetivo mais importante do manejo de qualquer tipo de osteomielite é prevenir a progressão para osteomielite crônica por meio do diagnóstico rápido e tratamento imediato. A infecção do osso e da articulação relacionadas a um implante requer uma abordagem multidisciplinar, necessitando de antibioticoterapia e, em muitos casos, da remoção cirúrgica do dispositivo. Para a maioria dos tipos de osteomielite, a duração e a via ideais para o tratamento antibiótico ainda não foram estabelecidas em ensaios clínicos. Portanto, as recomendações para terapia neste capítulo refletem principalmente as opiniões de especialistas.

CLASSIFICAÇÃO

Não há um sistema de classificação abrangente e amplamente aceito para a classificação de osteomielite, principalmente devido à apresentação multifacetada dessa infecção. Especialistas diferentes são confrontados com facetas diferentes da doença óssea. Mais frequentemente, entretanto, os clínicos gerais ou internistas são os primeiros a atender os pacientes com os sinais e sintomas iniciais de osteomielite. Esses médicos da atenção primária devem ser capazes de reconhecer essa doença em qualquer uma de suas formas. Casos de osteomielite podem ser classificados por vários critérios, incluindo a patogênese, a duração da infecção, o local da infecção e a presença ou ausência de material estranho. O amplamente usado sistema de estadiamento de Cierny-Mader é útil principalmente para os cirurgiões do trauma. Esse sistema classifica a osteomielite de acordo com o local anatômico, as comorbidades e os achados radiográficos, com a estratificação da osteomielite de ossos longos para otimizar o manejo cirúrgico; esse sistema engloba fatores sistêmicos e locais que afetam o estado de imunidade, o metabolismo e a vascularidade local.

Qualquer desses três mecanismos pode explicar a osteomielite: (1) disseminação hematogênica; (2) disseminação a partir de um local contíguo após uma cirurgia; e (3) infecção secundária diante de uma insuficiência vascular ou neuropatia concomitante. A osteomielite hematogênica em adultos envolve geralmente a coluna vertebral. Em apenas cerca de metade dos pacientes pode ser detectado um foco primário. Os focos primários mais comuns de infecção são o trato urinário, pele/tecidos moles, locais de cateterismo intravascular e o endocárdio. A disseminação a partir de uma fonte contígua ocorre após um trauma ósseo ou uma intervenção cirúrgica. A infecção de ferida levando à osteomielite ocorre geralmente após intervenção cardiovascular envolvendo o esterno, reparo ortopédico após fratura aberta ou inserção de prótese articular.

A osteomielite secundária à insuficiência vascular ou neuropatia periférica ocorre mais frequentemente após infecção crônica e progressiva da pele e dos tecidos moles do pé. A condição subjacente mais comum é o diabetes. No diabetes mal controlado, a *síndrome do pé diabético* é causada por isquemia de pele, tecidos moles e osso combinada com neuropatia motora, sensitiva e autonômica.

A classificação da osteomielite de acordo com a duração da infecção, embora mal definida, é útil porque o manejo das osteomielites agudas e crônicas é diferente. Porém, o fundamental não é uma duração definida da infecção, mas a presença ou ausência de necrose óssea (sequestros). A osteomielite aguda sem necrose óssea geralmente pode ser tratada apenas com antimicrobianos. Por outro lado, na osteomielite crônica, o tratamento antimicrobiano deve ser combinado com o desbridamento cirúrgico. A osteomielite aguda hematogênica ou contígua evolui durante um curto período – isto é, alguns dias ou semanas. Em contrapartida, a osteomielite subaguda ou crônica dura semanas ou meses antes de o tratamento ser iniciado. Os exemplos típicos de um curso subagudo são osteomielite vertebral por tuberculose ou brucelose e infecções tardias associadas a implantes causadas principalmente por microrganismos de baixa virulência (estafilococos coagulase-negativos, *Cutibacterium acnes*). A osteomielite crônica se desenvolve quando a terapia insuficiente leva à persistência ou à recorrência, mais frequentemente após infecção do esterno, da mandíbula ou do pé.

A classificação por local distingue entre casos nos ossos longos, na coluna vertebral e nos ossos periarticulares. Os ossos longos geralmente são envolvidos após disseminação hematogênica em crianças ou disseminação contígua após trauma ou cirurgia. O risco de osteomielite vertebral em adultos aumenta com a idade. A osteomielite periarticular, que complica a artrite séptica que não foi tratada adequadamente, é especialmente comum em infecções articulares periprotéticas.

A osteomielite envolvendo material estranho requer o manejo cirúrgico para a cura. Mesmo a infecção aguda associada ao implante demanda uma terapia antimicrobiana prolongada. Portanto, a identificação desse tipo de doença tem importância prática.

OSTEOMIELITE VERTEBRAL

PATOGÊNESE

A osteomielite vertebral, também chamada de *infecção do espaço discal*, *discite séptica*, *espondilodiscite* ou *osteomielite espinal*, é a manifestação mais comum de infecção óssea hematogênica em adultos. Essa designação reflete um processo patogênico que leva ao envolvimento de vértebras adjacentes e dos discos intervertebrais correspondentes. Em adultos, o disco é avascular. Os microrganismos invadem através da circulação arterial segmentar em placas terminais adjacentes e depois se disseminam para os discos. As vias alternativas de infecção são a disseminação retrógrada através do plexo venoso pré-vertebral e a inoculação direta durante cirurgia espinal, infiltração epidural ou trauma. Nas cirurgias de implante, os microrganismos são inoculados durante o procedimento ou, se a cicatrização do ferimento estiver comprometida, no período pós-operatório inicial.

EPIDEMIOLOGIA

A osteomielite vertebral ocorre mais frequentemente em homens do que em mulheres (proporção de 1,5:1). Entre 1995 e 2008, a taxa de incidência aumentou de 2,2 para 5,8 casos/100.000 pessoas-anos. Há um claro aumento em função da idade de 0,3 caso/100.000 em indivíduos < 20 anos para 6,5 casos/100.000 em indivíduos > 70 anos. O aumento observado em casos relatados durante as duas últimas décadas pode refletir avanços no diagnóstico resultante da ampla disponibilidade da tecnologia de ressonância magnética (RM). Além disso, a fração de casos de osteomielite vertebral adquirida em associação a cuidados de saúde está aumentando como consequência de comorbidades e do número crescente de intervenções invasivas.

MICROBIOLOGIA

A osteomielite vertebral é classificada geralmente como piogênica ou não piogênica. Entretanto, essa distinção é arbitrária: em casos "não piogênicos" (tuberculoso, brucelar), a formação de pus macroscópico (necrose caseosa, abscesso) é bastante comum. Um esquema mais acurado classifica os casos como agudo ou subagudo/crônico. Enquanto o espectro microbiológico dos casos agudos é similar em diferentes partes do mundo, o espectro dos casos subagudos/crônicos varia de acordo com a região geográfica. A grande maioria dos casos é de etiologia monomicrobiana. Dos episódios de osteomielite vertebral aguda, 40 a 50% são causados por *Staphylococcus aureus*, 12%, por estreptococos e 20%, por bacilos Gram-negativos – principalmente *Escherichia coli* (9%) e *Pseudomonas aeruginosa* (6%). A osteomielite vertebral subaguda geralmente é causada por *Mycobacterium tuberculosis* ou espécies de *Brucella* em regiões nas quais esses microrganismos são endêmicos. A osteomielite devido a estreptococos *viridans* também tem apresentação subaguda; essas infecções ocorrem mais frequentemente como focos secundários em pacientes com endocardite. Na osteomielite vertebral por espécies de *Candida*, o diagnóstico frequentemente é atrasado em várias semanas; essa etiologia deve ser suspeitada em usuários de drogas intravenosas (IV) que não usam utensílios estéreis. Na osteomielite espinal associada a implantes, o estafilococo coagulase-negativo e o *C. acnes* – que, na ausência de um implante, geralmente são considerados contaminantes – geralmente causam infecções de baixo grau (crônicas). Uma exceção são os estafilococos coagulase-negativos, que podem causar osteomielite espinal nativa em casos de bacteriemia prolongada (p. ex., em pacientes com eletrodos de marca-passo infectados ou cateteres vasculares implantados que não são prontamente removidos).

MANIFESTAÇÕES CLÍNICAS

Os sinais e sintomas de osteomielite vertebral são inespecíficos. Apenas cerca de metade dos pacientes desenvolve febre > 38°C, talvez porque os pacientes frequentemente usam medicamentos analgésicos. A dor nas costas é o principal sintoma inicial (> 85% dos casos). A localização da dor corresponde ao local da infecção: a coluna cervical em cerca de 10% dos casos, a coluna torácica em 30% e a coluna lombar em 60%. Uma exceção é o envolvimento em nível torácico em dois terços dos casos de osteomielite tuberculosa e em nível lombar em apenas um terço. Essa diferença se deve à disseminação micobacteriana direta por via pleural ou pelos linfonodos mediastinais na tuberculose pulmonar.

Os déficits neurológicos, como radiculopatia, paresia ou perda sensorial, são observados em cerca de um terço dos casos de osteomielite vertebral. Os sinais e sintomas neurológicos são causados principalmente por abscessos espinais epidurais. Essa complicação se inicia com dor intensa localizada nas costas e progride para dor radicular, alterações reflexas, anormalidades sensoriais, paresia motora, disfunção intestinal e vesical e paralisia.

Um foco primário deve sempre ser investigado, mas é encontrado em apenas metade dos casos. De modo geral, a endocardite é identificada em aproximadamente 10% dos pacientes. Na osteomielite causada por estreptococos *viridans*, a endocardite é a fonte em cerca de metade dos pacientes.

A osteomielite espinal associada a implantes pode se apresentar como uma infecção de instalação precoce ou tardia. A infecção de instalação precoce é diagnosticada dentro de 30 dias após a colocação do implante. O *S. aureus* é o patógeno mais comum. O comprometimento da cicatrização do ferimento e a febre são os principais achados. A infecção de instalação tardia é diagnosticada além de 30 dias depois da infecção, com microrganismos de baixa virulência como o estafilococo coagulase-negativo ou o *C. acnes* como os agentes infectantes típicos. A febre é rara. Um quarto dos pacientes tem um trajeto fistuloso. Devido ao curso tardio e à ausência de sinais clássicos de infecção, o diagnóstico rápido requer um alto grau de suspeição.

DIAGNÓSTICO

Leucocitose e neutrofilia têm baixos níveis de sensibilidade diagnóstica (apenas 65 e 40%, respectivamente). Em contrapartida, um aumento na velocidade de hemossedimentação (VHS) ou no nível de proteína C-reativa (PCR) foi relatado em 98 e 100% dos casos, respectivamente; assim, esses testes são úteis para excluir a osteomielite vertebral. A fração de hemoculturas que produz resultados positivos depende muito de o paciente ter sido pré-tratado com antibióticos; de acordo com estudos, a faixa é de 30 a 78%. Diante dessa baixa taxa de hemoculturas positivas após tratamento com antibióticos, essa terapia deve ser evitada até que o crescimento microbiano seja comprovado, a não ser que o paciente tenha síndrome séptica. Em pacientes com hemoculturas negativas, é necessária a biópsia aberta ou orientada por tomografia computadorizada (TC). A biópsia orientada por TC que apresentar resultado negativo deve ser repetida ou seguida de uma biópsia aberta, dependendo da experiência do pessoal do centro específico. Amostras de osso devem ser cultivadas para agentes aeróbios, anaeróbios e fúngicos, com uma porção da amostra sendo enviada para estudo histopatológico. Em casos com apresentação subaguda/crônica, história sugestiva ou granuloma detectado durante análise histopatológica, também deve ser investigada a presença de micobactéria e *Brucella*. Quando as culturas de sangue e de tecidos são negativas apesar de histopatologia sugestiva, as técnicas não baseadas em cultura (análise da reação em cadeia da polimerase eubacteriana ou multiplex, metagenômica) devem ser consideradas para uso nas amostras de biópsia ou do pus aspirado. Essas técnicas permitem a detecção de patógenos incomuns, como o *Helicobacter* spp. e o *Tropheryma whipplei*.

Considerando que os sinais e sintomas de osteomielite são inespecíficos, o diagnóstico diferencial clínico da dor nas costas febril é amplo, incluindo pielonefrite, pancreatite e síndromes virais. Além disso, múltiplas patologias não infecciosas da coluna vertebral, como fraturas osteoporóticas, espondilite soronegativas (espondilite anquilosante, psoríase, artrite reativa, artrite enteropática) e estenose espinal, devem ser consideradas.

Os procedimentos de imagem são as ferramentas mais importantes, não apenas para o diagnóstico da osteomielite vertebral, mas também para a detecção de complicações piogênicas e condições alternativas (p. ex., metástases ósseas ou fraturas osteoporóticas). A radiografia simples é um primeiro passo razoável na avaliação de pacientes sem sintomas neurológicos e pode revelar um diagnóstico alternativo. Devido à sua baixa sensibilidade, a radiografia simples geralmente não é útil na osteomielite aguda, mas pode ser útil nos casos subagudos ou crônicos. O padrão-ouro é a RM, que deve ser prontamente realizada em pacientes com comprometimento neurológico para excluir uma hérnia de disco ou para detectar complicações piogênicas em tempo hábil **(Fig. 131-1, esquerda)**. Mesmo se os achados patológicos na RM sugerirem osteomielite vertebral, diagnósticos alternativos devem ser considerados, especialmente quando as hemoculturas forem negativas. A alternativa diagnóstica mais comum é a osteocondrose erosiva. A necrose óssea séptica, a espondilite gotosa e as lesões erosivas discovertebrais (lesões de Andersson) na espondilite anquilosante podem, do mesmo modo, imitar a osteomielite vertebral. A TC é menos sensível do que a RM, mas pode ser útil para orientar a biópsia percutânea. A tomografia por emissão de pósitrons (PET) com ^{18}F-fluordesoxiglicose (FDG-PET), que tem um alto grau de acurácia diagnóstica, é um procedimento de imagem alternativo quando a RM for contraindicada **(Fig. 131-1, direita)**. A FDG-PET deve ser considerada para pacientes com implantes e pacientes nos quais há suspeita de vários focos.

TRATAMENTO

Osteomielite vertebral

Os objetivos da terapia da osteomielite vertebral são (1) eliminação do(s) patógeno(s), (2) proteção contra perda óssea adicional, (3) alívio de dor nas costas, (4) prevenção de complicações e (5) estabilização, se necessário.

A **Tabela 131-1** resume os esquemas antimicrobianos sugeridos para infecções atribuíveis aos agentes etiológicos mais comuns. Para a terapia antimicrobiana ideal, é necessária a identificação do agente infectante. Portanto, em pacientes sem síndrome séptica, os antibióticos não devem ser administrados até que o patógeno seja identificado em uma hemocultura, uma biópsia óssea ou um aspirado de uma coleção de pus. Tradicionalmente, infecções ósseas são tratadas, pelo menos inicialmente, por via IV. Porém, a preferência pela via IV não é baseada em evidências. Não há bons argumentos para supor que a terapia IV seja superior à administração oral se os seguintes requisitos forem atendidos: (1) espectro ideal do antibiótico, (2) excelente biodisponibilidade do fármaco oral, (3) estudos clínicos que confirmem a eficácia do fármaco oral, (4) função intestinal normal e (5) ausência de vômitos. De fato, em um estudo controlado de pacientes com infecções ósseas e articulares, incluindo osteomielite vertebral, a terapia antimicrobiana oral foi não inferior à terapia IV quando usada durante as primeiras 6 semanas. Contudo, um curto curso inicial de terapia parenteral com antibióticos β-lactâmicos pode reduzir o risco de surgimento de resistência à fluoroquinolona, especialmente se a infecção por *P. aeruginosa* for tratada com ciprofloxacino ou a infecção estafilocócica, com a combinação de uma fluoroquinolona mais rifampicina. Essas sugestões são baseadas em estudos observacionais e opiniões de especialistas. Um recente ensaio clínico controlado e randomizado

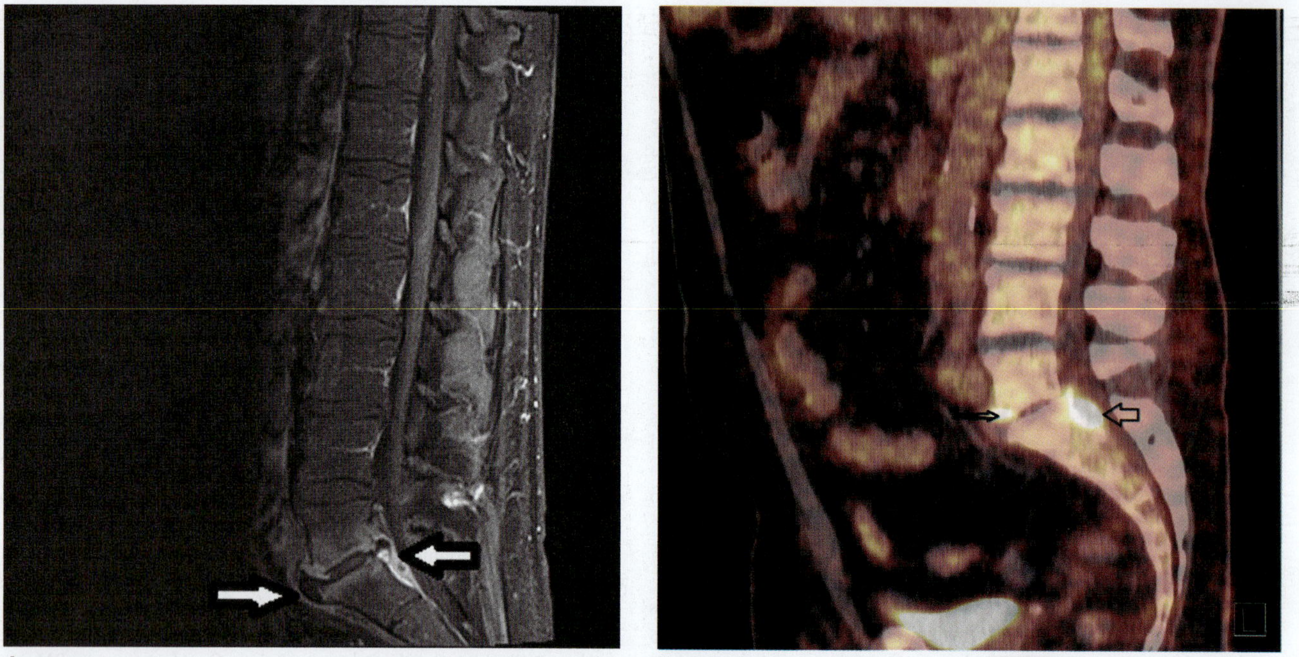

A B

FIGURA 131-1 **À esquerda:** Ressonância magnética (RM) de homem de 53 anos com endocardite em valva protética aórtica (*Aggregatibacter actinomycetemcomitans*). Além disso, ele apresentava dor lombar há 7 semanas. A RM em sequência sagital mostra, na imagem pós-gadolínio com saturação de gordura, um reforço no espaço discal intervertebral (*seta ventral*) e um pequeno abscesso epidural (*seta dorsal*). **À direita:** Tomografia computadorizada por emissão de pósitrons (PET) do mesmo paciente 4 semanas depois. A fusão da PET mostra a captação de fluorodesoxiglicose ao nível de L5 (*seta pequena*) e dorsalmente a S1 (*seta grande*: abscesso epidural). *(Figuras cortesia de Damien Toia, MD, Kantonsspital Baselland; com permissão.)*

mostrou que 6 semanas de tratamento antibiótico são não inferiores a um curso de 12 semanas em pacientes com osteomielite vertebral piogênica. A taxa de cura foi de 90,9% em ambos os grupos 1 ano após o tratamento. Assim, a terapia antibiótica prolongada é necessária apenas para pacientes com abscessos não drenados e para pacientes com implantes espinais. A eficácia do tratamento deve ser monitorada regularmente por meio de investigação sobre sinais e sintomas (febre, dor) e avaliação de sinais de inflamação (aumento da concentração de PCR). A RM de acompanhamento é adequada apenas para pacientes com complicações piogênicas, uma vez que a correlação entre a melhora clínica e a melhora na RM é muito fraca.

O tratamento cirúrgico geralmente não é necessário na osteomielite vertebral hematogênica aguda. Entretanto, é sempre necessário na infecção espinal associada ao implante. As infecções iniciais (que ocorrem até 30 dias após a estabilização interna) podem ser curadas com desbridamento, retenção do implante e um curso de 3 meses de antibióticos **(Tab. 131-2)**. Em contrapartida, na infecção tardia com uma duração de > 30 dias, a remoção do implante e um curso de 6 semanas de antibióticos **(Tab. 131-1)** são necessários para a eliminação completa da infecção. Se os implantes não puderem ser removidos, o tratamento oral supressivo de longo prazo deve seguir o curso inicial de antibióticos IV. A duração ideal da terapia supressiva é desconhecida. Todavia, se a terapia antibiótica for descontinuada após, por exemplo, 1 ano, é necessário acompanhamento clínico e laboratorial (PCR) cuidadoso.

COMPLICAÇÕES

As complicações devem ser suspeitadas quando houver dor persistente, níveis persistentemente aumentados de PCR e comprometimento neurológico de instalação recente ou persistente. Nos casos de dor persistente com ou sem sinais de inflamação, abscessos paravertebrais, epidurais ou do psoas devem ser investigados. Os abscessos epidurais ocorrem em 15 a 20% dos casos. Essa complicação é mais comum na coluna cervical (30%) do que na coluna lombar (12%). Os fatores de risco para déficit neurológico grave foram abscesso epidural, envolvimento cervical e/ou torácico e osteomielite vertebral por *S. aureus*. A dor persistente, a despeito da normalização dos valores da PCR, indica complicações mecânicas como osteonecrose grave ou instabilidade espinal. Esses pacientes necessitam de consulta com cirurgião ortopedista experiente.

CONSIDERAÇÕES GLOBAIS

A taxa de incidência de osteomielite vertebral aguda é semelhante em diferentes regiões do mundo. Por outro lado, a osteomielite vertebral subaguda/crônica predomina em regiões definidas. Casos atribuíveis à brucelose predominam em regiões endêmicas, como Oriente Médio, África, Américas Central e do Sul, além do subcontinente indiano. A tuberculose é uma causa especialmente frequente na África e na Ásia (Índia, Indonésia, China), onde são relatados mais de dois terços da carga global de tuberculose. Assim, há necessidade de exames diagnósticos específicos em pacientes que vivem ou tenham viajado para essas regiões.

OSTEOMIELITE EM OSSOS LONGOS

PATOGÊNESE

A osteomielite dos ossos longos é uma consequência de disseminação hematogênica, contaminação exógena durante trauma (fratura exposta) ou contaminação perioperatória durante cirurgias que envolvam ossos. A infecção hematogênica nos ossos longos ocorre geralmente em crianças. Em adultos, a principal fonte patogênica é a infecção exógena, associada principalmente a equipamentos de fixação interna. Em termos de classificação, a presença de um sequestro e a condição dos tecidos moles adjacentes são fundamentais para a decisão de haver ou não necessidade de intervenção cirúrgica. A osteomielite crônica pode ser reativada após um intervalo sem sintomas de > 70 anos. Essas recorrências são mais comuns em pacientes idosos que desenvolveram osteomielite por *S. aureus* em uma época pré-antibióticos.

EPIDEMIOLOGIA

Em adultos, a maioria dos casos de osteomielite de ossos longos é pós-traumática ou pós-cirúrgica; menos frequentemente, as recorrências tardias se originam de infecções hematogênicas durante a infância. O risco de infecção depende do tipo de fratura. Após uma fratura fechada, a infecção associada ao implante ocorre em menos de 1% dos pacientes. Em contrapartida, após uma fratura aberta, o risco de osteomielite varia de cerca de 2 até 30%, com o número preciso dependendo do grau de dano tecidual durante o trauma e do tempo entre a lesão e a internação em um centro especializado.

TABELA 131-1 ■ Terapia antibiótica para osteomielite em adultos sem implantes[a]

Microrganismo	Agente antimicrobiano (dose,[b] via)
Staphylococcus spp.	
Suscetíveis à meticilina	Nafcilina ou oxacilina[c] (2 g, IV, a cada 6 h)
	seguido de
	Rifampicina (300-450 mg, VO, a cada 12 h) mais levofloxacino (750 mg, VO, a cada 24 h, ou 500 mg, VO, a cada 12 h)
Resistentes à meticilina	Vancomicina[d] (15 mg/kg, IV, a cada 12 h) ou daptomicina (8-10 mg/kg, IV, a cada 24 h)
	seguido de
	Rifampicina (300-450 mg, VO, a cada 12 h)
	mais
	Levofloxacino (750 mg, VO, a cada 24 h, ou 500 mg, VO, a cada 12 h) ou SMX-TMP[e] (1 comprimido de dose dupla, VO, a cada 8 h) ou ácido fusídico (500 mg, VO, a cada 8 h)
Streptococcus spp.	Penicilina G[c] (5 milhões de unidades, IV, a cada 6 h) ou ceftriaxona (2 g, IV, a cada 24 h)
Enterobacteriaceae	
Suscetíveis às quinolonas	Ciprofloxacino (750 mg, VO, a cada 24 h)
Resistentes às quinolonas[f]	Imipenem (500 mg, IV, a cada 6 h) ou meropenem (1-2 g, IV, a cada 8 h)
Pseudomonas aeruginosa	Cefepima ou ceftazidima (2 g, IV, a cada 8 h) *mais* um aminoglicosídeo[g]
	ou
	Piperacilina-tazobactam (4,5 g, IV, a cada 8 h) mais um aminoglicosídeo[g] por 2-4 semanas
	seguido de
	Ciprofloxacino[h] (750 mg, VO, a cada 12 h)
Anaeróbios	Clindamicina (600 mg, IV, a cada 6-8 h) por 2-4 semanas
	seguido de
	Clindamicina[i] (300 mg, VO, a cada 6 h)

[a]A menos que indicado diferente, a duração total do tratamento antimicrobiano costuma ser de 6 semanas. [b]Todas as dosagens são para adultos com função renal normal. [c]Quando o paciente apresentar hipersensibilidade tardia à penicilina, pode-se administrar cefuroxima (1,5 g, IV, a cada 6-8 h). Quando a hipersensibilidade à penicilina é do tipo imediato, deve ser usada a vancomicina (1 g, IV, a cada 12 h). [d]Nível mínimo alvo da vancomicina: 15-20 μg/mL. [e]Sulfametoxazol-trimetoprima. Um comprimido de dose dupla contém 800 mg de sulfametoxazol e 160 mg de trimetoprima. [f]Incluindo isolados produtores de β-lactamase de espectro estendido. [g]A necessidade da adição de um aminoglicosídeo ainda não foi comprovada. Contudo, essa adição pode reduzir o risco de surgimento de resistência ao β-lactâmico. [h]A razão para se iniciar o tratamento com ciprofloxacino apenas após o pré-tratamento com um β-lactâmico é o risco aumentado de surgimento da resistência à quinolona na presença de uma alta carga bacteriana. [i]De modo alternativo, a penicilina G (5 milhões de unidades, IV, a cada 6 h) ou a ceftriaxona (2 g, IV, a cada 24 h) podem ser usadas contra anaeróbios Gram-positivos (p. ex., *Cutibacterium acnes*), e o metronidazol (500 mg, IV/VO, a cada 8 h) pode ser usado contra os anaeróbios Gram-negativos (p. ex., *Bacteroides* spp.).

Fonte: De W Zimmerli: Vertebral osteomyelitis. N Engl J Med 362:1022, 2010. Copyright © 2010 Massachusetts Medical Society. Reimpressa com permissão de Massachusetts Medical Society.

MICROBIOLOGIA

O espectro dos microrganismos que causam osteomielite hematogênica dos ossos longos não difere daquele da osteomielite vertebral. O *S. aureus* é o mais comumente isolado em ambos os tipos de osteomielite. Em raros casos, micobactérias ou fungos, como as espécies de *Cryptococcus*, *Sporothrix schenckii*, *Blastomyces dermatitidis* ou espécies de *Coccidioides*, são encontrados em pacientes que moram ou viajaram para regiões endêmicas. A imunidade celular comprometida (p. ex., infecção por vírus da imunodeficiência humana [HIV] ou após transplante) predispõe a essas etiologias. Os estafilococos coagulase-negativos são o segundo agente etiológico mais comum (após o *S. aureus*) em osteomielite associada a implante. Após uma fratura aberta, a osteomielite contígua dos ossos longos geralmente é causada por bacilos Gram-negativos ou uma mistura polimicrobiana de microrganismos.

MANIFESTAÇÕES CLÍNICAS

Os sintomas dominantes em adultos com osteomielite hematogênica de ossos longos primária ou recorrente são a dor e a febre de baixo grau. A infecção ocasionalmente se manifesta como sepse clínica e sinais locais de inflamação (eritema e edema). Após uma fixação interna, a osteomielite pode ser classificada como precoce (aguda; ≤ 3 semanas), retardada (3 a 10 semanas) ou tardia (crônica). A osteomielite precoce/aguda de ossos longos se manifesta como sinais de infecção no local cirúrgico, como eritema e comprometimento da cicatrização da ferida. A infecção aguda associada ao implante também pode acompanhar a disseminação hematogênica em qualquer momento após o implante de um dispositivo. Os sintomas típicos são dor de início recente e sinais de sepse. As infecções retardadas ou tardias (crônicas) geralmente são causadas por microrganismos de baixa virulência ou ocorrem após tratamento ineficaz de infecção de início precoce. Os pacientes podem apresentar dor persistente, sinais locais sutis de inflamação, secreção purulenta intermitente ou eritema flutuante sobre a cicatriz (Fig. 131-2).

DIAGNÓSTICO

A investigação diagnóstica para a osteomielite hematogênica aguda dos ossos longos é similar à da osteomielite vertebral. O remodelamento ósseo e, assim, a captação do marcador estão aumentados por pelo menos 1 ano após a cirurgia. Portanto, a cintilografia óssea em três fases não é útil nesse intervalo. Todavia, em recorrências tardias, ela permite o diagnóstico rápido com baixo custo. Se os resultados forem positivos, a TC será necessária para estimar a extensão de tecido inflamado e para detectar necrose óssea (sequestro). A infecção associada ao implante deve ser suspeitada se os valores da PCR não retornarem à faixa normal ou se elevarem após uma queda inicial. A suspeita clínica e laboratorial deve indicar a imediata exploração cirúrgica e biópsia.

Na osteomielite crônica de > 1 ano de duração, a TC por emissão de fótons únicos mais a TC convencional (SPECT/TC) é uma boa opção, quer seja com leucócitos marcados com difosfonato de metileno ^{99m}Tc (^{99m}Tc-MDP) ou com anticorpos monoclonais contra granulócitos marcados. O desbridamento cirúrgico é necessário por motivos diagnósticos e terapêuticos (cultura da biópsia, histologia).

TRATAMENTO

Osteomielite em ossos longos

O tratamento da infecção hematogênica aguda nos ossos longos é idêntico ao da osteomielite vertebral aguda (Tab. 131-1). A duração sugerida da terapia antibiótica é de 4 a 6 semanas. Em pacientes com tecidos moles em boas condições e sem sequestros ou implantes, não costuma haver necessidade de intervenção cirúrgica. De acordo com um ensaio clínico controlado, pode-se administrar tratamento oral, desde que haja um esquema com excelente biocompatibilidade oral. O curso inicial IV pode ser de apenas alguns dias se o microrganismo e a suscetibilidade aos antimicrobianos for conhecida. No caso de recorrência de osteomielite crônica bem como em cada tipo de osteomielite exógena (aguda, crônica, com ou sem um implante), é necessária uma combinação de desbridamento cirúrgico, obliteração do espaço morto e antibióticos em longo prazo. A duração da terapia depende de quão completa foi a intervenção cirúrgica (remoção de sequestros, implantes e tecido necrótico).

As metas terapêuticas em pacientes cujas infecções estão associadas a equipamentos de fixação interna são a consolidação da fratura e a prevenção de osteomielite crônica. Implantes estáveis podem ser mantidos, exceto em pacientes com sepse não controlada. As terapias antimicrobianas adequadas são listadas na Tabela 131-2. A taxa de cura para as infecções estafilocócicas iniciais associadas ao implante tratadas com fluoroquinolona mais rifampicina é > 90%. A rifampicina é eficaz contra os biofilmes estafilocócicos de ≤ 3 semanas de duração. Do mesmo modo, as fluoroquinolonas são ativas contra biofilmes formados por bacilos Gram-negativos. Nesses casos, um curso inicial breve de terapia IV com um β-lactâmico é sugerido de modo a minimizar o risco de surgimento de resistência aos fármacos orais. A duração total do tratamento é de 3 meses, e o dispositivo pode ser mantido mesmo após os antibióticos terem sido descontinuados. Em contrapartida, nos casos causados por estafilococos resistentes à rifampicina ou bacilos Gram-negativos resistentes à fluoroquinolona, todo o dispositivo deve ser removido após a consolidação da fratura e antes da descontinuação do antibiótico. Esses pacientes devem ser tratados com um antibiótico oral (terapia supressiva) enquanto o dispositivo estiver presente.

TABELA 131-2 ■ Terapia antibiótica para osteomielite associada a dispositivos ortopédicos

Microrganismo	Agente antimicrobiano[a] (dose, via)
Staphylococcus spp.	*Recomendação para fase inicial do tratamento (2 semanas com implante)*
Suscetíveis à meticilina	Rifampicina (450 mg, VO/IV, a cada 12 h[b])
	mais
	Nafcilina ou oxacilina[c] (2 g, IV, a cada 6 h)
Resistentes à meticilina	Rifampicina (450 mg, VO/IV, a cada 12 h[b])
	mais
	Vancomicina (15 mg/kg, IV, a cada 12 h) ou daptomicina (8-10 mg/kg, IV, a cada 24 h)
Staphylococcus spp.	*Recomendação após o término da fase inicial do tratamento*
	Rifampicina (450 mg, VO, a cada 12 h[b])
	mais
	Levofloxacino (750 mg, VO, a cada 24 h, ou 500 mg, VO, a cada 12 h) ou ciprofloxacino (750 mg, VO, a cada 12 h) ou ácido fusídico (500 mg, VO, a cada 8 h) ou SMX-TMP[d] (1 comprimido de dose dupla, VO, a cada 8 h) ou minociclina (100 mg, VO, a cada 12 h) ou linezolida (600 mg, VO, a cada 12 h) ou clindamicina (1.200-1.350 mg/dia, VO, divididos em 3 ou 4 doses)
Streptococcus spp.[e]	Penicilina G[c] (18-24 milhões de unidades/dia, IV, divididas em 6 doses) ou ceftriaxona (2 g, IV, a cada 24 h) por 4 semanas
	seguido de
	Amoxicilina (750-1.000 mg, VO, a cada 6-8 h) ou clindamicina (1.200-1.350 mg/dia, VO, divididos em 3 ou 4 doses)
Enterococcus spp.[f]	
Suscetíveis à penicilina	Penicilina G[c] (24 milhões de unidades/dia, IV, divididas em 6 doses) *ou* ampicilina ou amoxicilina[g] (2 g, IV, a cada 4-6 h)
Resistentes à penicilina	Vancomicina (15 mg/kg, IV, a cada 12 h) ou daptomicina (6-10 mg/kg, IV, a cada 24 h) ou linezolida (600 mg, IV/VO, a cada 12 h)
Enterobacteriaceae	Um β-lactâmico selecionado de acordo com o perfil de suscetibilidade *in vitro* por 2 semanas[h]
	seguido de
	Ciprofloxacino (750 mg, VO, a cada 12 h)
Enterobacter spp.[i] e não fermentadores[j] (p. ex., *Pseudomonas aeruginosa*)	Cefepima ou ceftazidima (2 g, IV, a cada 8 h) *ou* meropenem (1-2 g, IV, a cada 8 h[k]) por 2-4 semanas
	seguido de
	Ciprofloxacino (750 mg, VO, a cada 12 h)
Cutibacterium spp.	Penicilina G[c] (18-24 milhões de unidades/dia, IV, divididas em 6 doses) ou clindamicina (600-900 mg/dia, IV, a cada 8 h) por 2-4 semanas
	seguido de
	Amoxicilina (750-1.000 mg, VO, a cada 6-8 h) ou clindamicina (1.200-1.350 mg/dia, VO, divididos em 3 ou 4 doses)
Anaeróbios Gram-negativos (p. ex., *Bacteroides* spp.)	Metronidazol (500 mg, IV/VO, a cada 8 h)
Bactérias mistas (sem estafilococos resistentes à meticilina)	Ampicilina-sulbactam (3 g, IV, a cada 6 h) ou amoxicilina-clavulanato[l] (2,2 g, IV, a cada 6 h) ou piperacilina-tazobactam (4,5 g, IV, a cada 8 h) ou imipenem (500 mg, IV, a cada 6 h) ou meropenem (1-2 g, IV, a cada 8 h[k]) por 2-4 semanas
	seguido de
	Esquemas orais individualizados escolhidos tendo em vista a suscetibilidade antimicrobiana

[a]Agentes antimicrobianos devem ser escolhidos com base na suscetibilidade *in vitro* do isolado, nas alergias medicamentosas e intolerâncias do paciente e nas potenciais interações medicamentosas e contraindicações a fármacos específicos. Todas as dosagens recomendadas são para adultos com funções hepática e renal normais. Ver o texto para a duração total do tratamento antibiótico. [b]Outras dosagens e intervalos de administração com taxas de sucesso equivalentes foram relatadas. [c]Quando o paciente apresentar hipersensibilidade tardia à penicilina, pode-se administrar a cefazolina (2 g, IV, a cada 8 h). Quando a hipersensibilidade à penicilina é do tipo imediato, deve ser usada a vancomicina (1 g, IV, a cada 12 h). [d]Sulfametoxazol-trimetoprima. Um comprimido de dose dupla contém 800 mg de sulfametoxazol e 160 mg de trimetoprima. [e]É aconselhada a determinação da concentração inibitória mínima (CIM) da penicilina. [f]A terapia combinada com um aminoglicosídeo é opcional, pois não foi comprovada a sua superioridade em relação à monoterapia para infecção de próteses articulares. Ao usar uma terapia combinada, monitorar sinais de ototoxicidade e nefrotoxicidade por aminoglicosídeo; esta última é potencializada por outros agentes nefrotóxicos (p. ex., vancomicina). [g]Para pacientes com hipersensibilidade à penicilina, ver as opções de tratamento para enterococos resistente à penicilina. [h]Ciprofloxacino (VO ou IV) pode ser administrado a pacientes com hipersensibilidade a β-lactâmicos. [i]Ceftriaxona e ceftazidima não devem ser administradas para tratamento de espécies de *Enterobacter*, mesmo as cepas que se mostram suscetíveis nos testes de laboratório, mas podem ser usadas contra os não fermentadores. As cepas que produzem β-lactamases de espectro estendido não devem ser tratadas com nenhuma cefalosporina, incluindo cefepima. As infecções por *Enterobacter* também podem ser tratadas com ertapenem (1 g, IV, a cada 24 h); contudo, o ertapenem não é eficaz contra *Pseudomonas* spp. e outros não fermentadores. [j]A adição de um aminoglicosídeo é opcional. O uso de dois fármacos ativos pode ser considerado conforme a condição clínica do paciente. [k]A dose recomendada está alinhada com as diretrizes da Infectious Diseases Society of America. Na Europa, sugere-se 2 g IV a cada 8 h para as infecções por *Pseudomonas*. [l]Não disponível como formulação IV nos Estados Unidos.

Fonte: Modificada de W Zimmerli et al: N Engl J Med 351:1645, 2004. Massachusetts Medical Society.

COMPLICAÇÕES

A principal complicação da osteomielite dos ossos longos é a persistência de infecção com a progressão para osteomielite crônica. Esse risco é especialmente alto após a fixação interna de uma fratura aberta e em pacientes com osteomielite associada a implante que é tratada sem desbridamento cirúrgico. Na osteomielite crônica, os trajetos fistulosos recorrentes resultam em grave dano à pele e aos tecidos moles (Fig. 131-2). Os pacientes que têm ferimentos abertos crônicos precisam de uma abordagem terapêutica combinando um reparo ortopédico e uma cirurgia plástica reconstrutiva.

CONSIDERAÇÕES GLOBAIS

Na América do Norte e nos países da Europa Ocidental, a osteomielite tuberculosa é extremamente rara, ocorrendo principalmente em pessoas muito idosas, em pacientes infectados por HIV e em imigrantes de países endêmicos. Por outro lado, em países onde a prevalência de tuberculose é alta (Índia, Indonésia, China), a osteomielite tuberculosa deve ser rotineiramente considerada.

INFECÇÃO ARTICULAR PERIPROTÉTICA

PATOGÊNESE

O material estranho implantado é altamente suscetível à infecção local devido à imunodeficiência local em torno do dispositivo. A infecção ocorre por via exógena ou hematogênica. Mais raramente, a disseminação contígua a partir de locais adjacentes da osteomielite ou infecção de tecidos moles profundos pode causar infecção articular periprotética (IAP). O fato de os dispositivos estranhos serem recobertos por proteínas do hospedeiro como a fibronectina favorece a aderência de estafilococos e a formação de um biofilme que resiste à fagocitose.

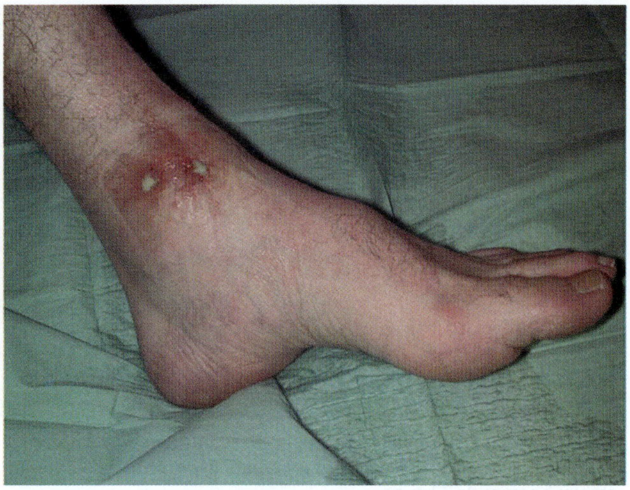

FIGURA 131-2 Um homem de 42 anos que teve uma fratura maleolar 6 semanas antes apresentou dor persistente e discreta inflamação após o reparo ortopédico. Sua infecção foi tratada com antibióticos orais sem desbridamento cirúrgico. Esse manejo insuficiente de uma infecção por *Staphylococcus aureus* associada ao implante foi complicado por um trajeto fistuloso.

EPIDEMIOLOGIA

O risco de infecção que se manifesta durante os 2 primeiros anos de pós-operatório varia de acordo com a articulação. É mais baixo após artroplastia do quadril e do joelho (0,3 a 1,5%) e mais alto após substituição do tornozelo e do cotovelo (4 a 10%). O risco de IAP hematogênica é maior no período pós-operatório inicial. Contudo, a disseminação hematogênica ocorre por toda a vida, e a maioria dos casos, portanto, desenvolve-se > 2 anos após o implante. A taxa de risco para IAP secundária durante bacteriemia por *S. aureus* é de 30 a 40%.

MICROBIOLOGIA

Cerca de 50 a 70% dos casos de IAP são causados por estafilococos (*S. aureus* e estafilococos coagulase-negativos), 6 a 10%, por estreptococos, 4 a 10%, por bacilos Gram-negativos, e o resto é causado por vários outros microrganismos. Em alguns centros, a fração de casos de IAP causada por bacilos Gram-negativos é muito maior por razões desconhecidas. Todos os microrganismos podem causar IAP, inclusive fungos e micobactérias. O *C. acnes* causa até um terço dos episódios de infecção periprotética do ombro.

CLASSIFICAÇÃO E MANIFESTAÇÕES CLÍNICAS

A IAP é classificada tradicionalmente como precoce (< 3 meses após o implante), retardada (3-24 meses após a cirurgia) ou tardia (> 2 anos após o implante). Para a tomada de decisão terapêutica (ver adiante), é mais útil classificar a IAP como (1) IAP hematogênica aguda, com < 3 semanas de sintomas, (2) IAP pós-intervencional inicial, manifestando-se dentro de 1 mês após a cirurgia, ou (3) IAP crônica, com duração dos sintomas de > 3 semanas.

A apresentação típica da IAP exógena aguda é com sinais locais de infecção (Fig. 131-3). Por outro lado, a IAP hematogênica aguda é mais comumente causada pro *S. aureus* e se caracteriza por dor de início recente. Os sinais inflamatórios locais são raros na IAP de quadril, mas são frequentes na IAP de joelho. A febre é rara após a fase inicial de bacteriemia. Os achados fundamentais na IAP crônica são derrame articular, dor local, afrouxamento do implante e, ocasionalmente, um trajeto fistuloso. A IAP crônica é causada mais comumente por microrganismos de baixa virulência, como estafilococos coagulase-negativos ou *P. acnes*. Essas infecções são caracterizadas por sintomas inespecíficos, como dor crônica causada por inflamação de baixo grau ou afrouxamento precoce.

DIAGNÓSTICO

Os testes sanguíneos, como a medida da PCR (níveis elevados ≥ 10 mg/L) e a VHS (níveis elevados ≥ 30 mm/h), são sensíveis (91 a 97%), mas não específicos (70 a 78%). A contagem de células no líquido sinovial tem cerca de 90% de sensibilidade e especificidade, com valores limítrofes de 1.700 leucócitos/μL na infecção periprotética do joelho e 4.200 leucócitos/μL na infecção periprotética do quadril. Um biomarcador, a α-defensina, pode ser testado no líquido sinovial; este biomarcador é altamente específico e, assim, é útil para confirmar a IAP. Porém, este teste é caro e sua sensibilidade é limitada; assim, ele não deve ser usado para triagem. Durante a cirurgia de desbridamento, pelo menos três – mas idealmente seis – amostras teciduais devem ser obtidas para cultura e histopatologia. Se o material implantado (partes modulares, parafusos ou a prótese) for removido, a sonicação desse material seguido por cultura e/ou uso de métodos moleculares para examinar o líquido sonicado permite a detecção dos microrganismos nos biofilmes.

A cintilografia óssea em três fases é muito sensível para a detecção de IAP, mas não é específica. Como citado anteriormente, esse teste não diferencia o remodelamento ósseo de infecção e, portanto, não é útil durante pelo menos o primeiro ano após o implante. A TC e a RM detectam infecção dos tecidos moles, afrouxamento da prótese e erosão óssea, mas os artefatos de imagem causados por implantes metálicos limitam o seu uso. A ^{18F}FDG-PET é um método alternativo com boa sensibilidade, mas baixa especificidade para a detecção de IAP. Dessa forma, a ^{18F}FDG-PET/TC é útil apenas para a exclusão, mas não a confirmação da IAP.

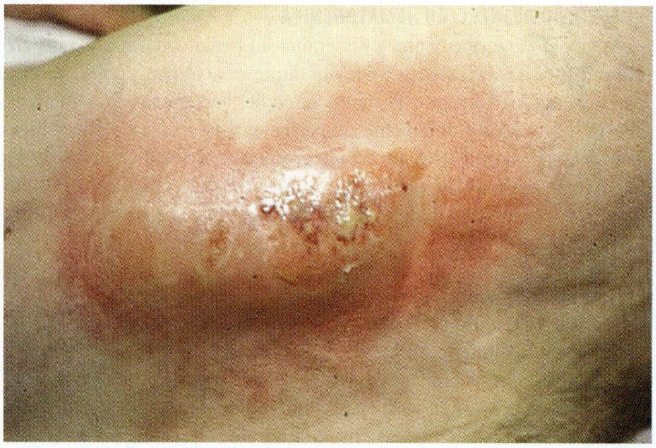

FIGURA 131-3 Infecção articular periprotética pós-operatória aguda do quadril esquerdo causada por estreptococos do grupo B em uma mulher de 68 anos.

TRATAMENTO

Infecção articular periprotética

O desfecho após o tratamento da IAP é melhor quando o manejo utiliza uma abordagem multidisciplinar envolvendo um cirurgião ortopedista experiente, um infectologista, um cirurgião plástico e um microbiologista. Portanto, a maioria dos pacientes é encaminhada para um centro especializado. Em geral, o objetivo do tratamento é a cura – isto é, uma articulação funcional livre de dor com erradicação completa do(s) patógeno(s) infectante(s). Todavia, em pacientes com comorbidades graves, a terapia antimicrobiana supressiva por toda a vida pode ser preferida. Como uma regra, a terapia antimicrobiana sem intervenção cirúrgica não é curativa, mas meramente supressiva. Há quatro opções cirúrgicas curativas: desbridamento e retenção do implante, troca do implante em um estágio, troca do implante em dois estágios e remoção do implante sem substituição. A retenção do implante oferece uma boa chance de sobrevida sem infecção (> 80%) apenas se as seguintes condições forem atendidas: (1) infecção aguda, (2) implante estável, (3) patógeno suscetível a agente antimicrobiano ativo em biofilmes (ver adiante) e (4) pele e tecidos moles em boas condições.

A Tabela 131-2 resume a terapia antimicrobiana específica para o patógeno na IAP. A terapia inicial IV é seguida por antibióticos orais em longo prazo. O tratamento eficaz é melhor definido nas infecções estafilocócicas associadas a implantes. A rifampicina exibe excelente atividade contra biofilmes compostos de estafilococos suscetíveis. Devido ao risco de surgimento rápido de resistência, a rifampicina deve sempre ser combinada com outro antibiótico efetivo. Se as infecções por Gram-negativos forem tratadas com retenção do implante, as fluoroquinolonas devem ser usadas devido à sua atividade contra biofilmes Gram-negativos.

PREVENÇÃO DE INFECÇÃO HEMATOGÊNICA

Como citado anteriormente, a disseminação hematogênica pode ocorrer durante toda a vida. Esse risco é maior durante bacteriemia por *S. aureus* a partir de um foco distante. Portanto, infecções bacterianas documentadas devem ser tratadas prontamente em pacientes com articulações protéticas. Entretanto, de acordo com um estudo prospectivo de caso-controle, o risco de infecção protética do quadril ou joelho não é aumentado após procedimentos dentários. Portanto, a profilaxia antibiótica não é necessária durante tratamentos dentários.

CONSIDERAÇÕES GLOBAIS

Rifampicina e fluoroquinolonas ainda são os únicos agentes com boa atividade contra biofilmes estafilocócicos e Gram-negativos, respectivamente. Assim, nos países com altas taxas de resistência à rifampicina em estafilococos e/ou altas taxas de resistência a fluoroquinolonas em bacilos Gram-negativos, o desbridamento com retenção do implante geralmente não resulta em boas taxas de cura.

OSTEOMIELITE ESTERNAL

PATOGÊNESE

A osteomielite esternal ocorre primariamente após cirurgia do esterno (com a entrada de organismos exógenos) e mais raramente por disseminação hematogênica ou extensão contígua de locais adjacentes de artrite esternocostal. A osteomielite esternal exógena após cirurgia esternal aberta também é chamada de *infecção da ferida esternal profunda*. A infecção exógena pode ocorrer após trauma esternal leve, fratura esternal e artrite séptica manubrioesternal. A osteomielite esternal tuberculosa se manifesta normalmente durante disseminação hematogênica em crianças ou como uma infecção reativada em adultos. A reativação é precedida, às vezes, por trauma fechado. Em casos raros, a osteomielite esternal tuberculosa é causada por infecção contínua de um linfonodo mamário interno infectado.

EPIDEMIOLOGIA

A incidência de infecção da ferida pós-esternotomia varia de 0,5 a 2%, mas os números são ainda mais altos em pacientes com fatores de risco como diabetes, obesidade, insuficiência renal crônica, cirurgia de emergência, uso de enxertos de artérias mamárias internas bilateralmente e reexploração para sangramento. O diagnóstico rápido e o manejo correto da infecção da ferida superficial do esterno evitam a sua progressão para osteomielite esternal. A osteomielite esternal primária (hematogênica) responde por apenas 0,3% de todos os casos de osteomielite. Os fatores de risco são o uso de drogas IV, infecção por HIV, radioterapia, traumatismo fechado, reanimação cardiopulmonar, consumo excessivo de álcool, cirrose hepática e hemoglobinopatia.

MICROBIOLOGIA

A osteomielite pós-esternotomia geralmente é causada por *S. aureus* (10 a 20% dos casos), estafilococos coagulase-negativos (40 a 60%), bacilos Gram-negativos (15 a 25%) ou *C. acnes* (2 a 10%). As infecções causadas por fungos das espécies de *Candida* também desempenham um papel nesses casos. O fato de cerca de 20% dos casos serem polimicrobianos é indicativo de superinfecção exógena durante a terapia. A osteomielite esternal hematogênica é causada mais comumente por *S. aureus*. Outros microrganismos desempenham um papel em populações especiais – por exemplo, *P. aeruginosa* em usuários de drogas IV, espécies de *Salmonella* em indivíduos com anemia falciforme e *M. tuberculosis* em pacientes de áreas endêmicas que tiveram tuberculose anteriormente.

MANIFESTAÇÕES CLÍNICAS

A osteomielite esternal exógena se manifesta como febre, aumento de dor local, eritema, secreção no ferimento e instabilidade do esterno (Fig. 131-4). A mediastinite contígua é uma complicação temida, ocorrendo em cerca de 10 a 30% dos pacientes com osteomielite esternal. A osteomielite esternal hematogênica é caracterizada por dor esternal, edema e eritema. Além disso, a maioria dos pacientes tem sinais e sintomas sistêmicos de sepse.

O diagnóstico diferencial de osteomielite esternal hematogênica inclui processos imunológicos que geralmente se apresentam como inflamação sistêmica ou multifocal do esterno ou das articulações esternoclavicular ou esternocostais (p. ex., SAPHO [sinovite, acne, pustulose, hiperostose, osteomielite], vasculite e osteomielite crônica multifocal recidivante).

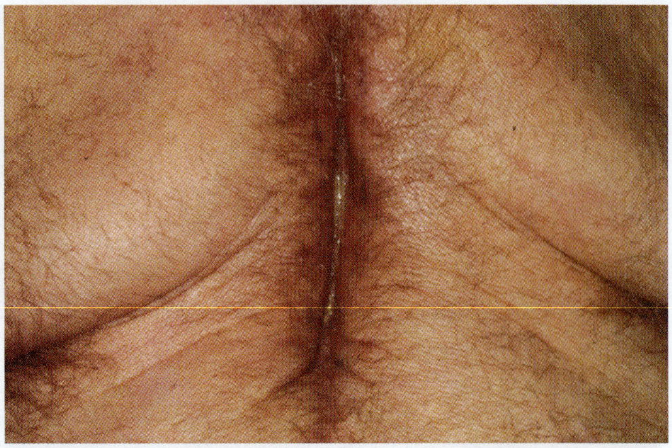

FIGURA 131-4 **Osteomielite esternal causada por *Staphylococcus epidermidis* 5 semanas após esternotomia para *bypass* aortocoronariano em um homem de 72 anos.**

DIAGNÓSTICO

Na osteomielite esternal primária, a investigação diagnóstica não difere daquela de outros tipos de osteomielite hematogênica (ver anteriormente). Quando um paciente cresceu em regiões nas quais a tuberculose é endêmica, deve ser realizada uma investigação específica para infecção micobacteriana, especialmente se a osteomielite teve o seu início após trauma esternal fechado. Na osteomielite esternal secundária, a contagem de leucócitos pode ser normal, mas o nível de PCR é > 100 mg/L na maioria dos casos. A amostra tecidual para estudos microbiológicos é crucial. Na osteomielite associada a grampos esternais, microrganismos de baixa virulência, como estafilococos coagulase-negativos, têm papel importante. De modo a diferenciar entre colonização e infecção, amostras de pelo menos três biópsias profundas devem ser submetidas a exame microbiológico. As culturas de esfregaços superficiais não são diagnósticas e podem ser enganosas. Nenhum estudo comparou o valor das várias modalidades de imagem na suspeita de osteomielite esternal primária. Todavia, a RM é o padrão-ouro atual para a detecção de cada tipo de osteomielite.

TRATAMENTO

Osteomielite esternal

Em casos de infecção da ferida esternal profunda, há necessidade de uma abordagem combinada usando cirurgia e tratamento antimicrobiano. A terapia antibiótica deve ser iniciada imediatamente após serem obtidas amostras para análise microbiológica para controlar a sepse clínica. Para proteger uma nova válvula cardíaca inserida, o tratamento inicial deve ser direcionado contra estafilococos, com consideração ao padrão local de suscetibilidade. Em centros com uma alta prevalência de *S. aureus* resistente à meticilina, vancomicina ou daptomicina deve ser adicionada a um fármaco β-lactâmico de amplo espectro. Logo que as culturas de sangue e/ou biópsias de ferimentos profundos tenham confirmado a identidade do patógeno e o padrão de suscetibilidade, o tratamento deve ser otimizado e reduzido de acordo. As Tabelas 131-1 e 131-2 mostram opções terapêuticas adequadas para os microrganismos identificados mais frequentemente como causa de osteomielite esternal, na ausência e na presença, respectivamente, de um implante. Em um estudo observacional recente de pacientes com infecção estafilocócica de ferida esternal profunda, o uso de um esquema contendo rifampicina foi preditivo de sucesso. A duração ideal da terapia antibiótica ainda não foi estabelecida. Na osteomielite externa aguda sem implante, um curso de 6 semanas é a regra. Em pacientes com grampos esternais remanescentes, a duração do tratamento geralmente é prolongada para 3 meses (Tab. 131-2). Assim como outros tipos de infecção tuberculosa óssea, a osteomielite esternal tuberculosa é tratada por 6 a 12 meses.

A osteomielite esternal primária geralmente pode ser tratada sem cirurgia. Em contrapartida, na osteomielite esternal secundária, o desbridamento sempre é necessário. Esse procedimento deve ser realizado por uma equipe de cirurgiões experientes, uma vez que a mediastinite, a infecção óssea e o dano à pele e aos tecidos moles podem precisar ser tratados durante a mesma intervenção.

PROGNÓSTICO

A osteomielite esternal primária tem um risco mínimo de morte. Em contrapartida, as taxas de mortalidade hospitalares pela osteomielite esternal secundária são de 15 a 30% após cirurgia esternal.

CONSIDERAÇÕES GLOBAIS

Em regiões endêmicas, microrganismos como *M. tuberculosis*, espécies de *Salmonella* e espécies de *Brucella* devem ser considerados durante a coleta para o diagnóstico microbiológico.

OSTEOMIELITE DO PÉ

PATOGÊNESE

A osteomielite do pé geralmente ocorre em pacientes com diabetes, insuficiência arterial periférica ou neuropatia periférica e após cirurgia do pé. Essas condições frequentemente estão relacionadas entre si, especialmente em pacientes diabéticos com complicações tardias. Todavia, a osteomielite do pé também é vista em pacientes com neuropatia periférica isolada e pode se manifestar como osteomielite associada a implante em pacientes sem comorbidades devido a uma infecção de ferida profunda após cirurgia do pé (cirurgia de hálux valgo, artrodese, artroplastia total do tornozelo). A osteomielite do pé é adquirida quase exclusivamente por via exógena. É uma complicação de úlceras de pressão profundas ou de comprometimento da cicatrização da ferida cirúrgica.

EPIDEMIOLOGIA

A incidência de infecção do pé diabético é de 30 a 40 casos/1.000 pessoas com diabetes por ano. A condição começa com lesões da pele e tecidos moles e progride para osteomielite, especialmente em pacientes com fatores de risco. Cerca de 20 a 60% dos pacientes com infecção de pé diabético têm osteomielite confirmada. A osteomielite do pé diabético aumenta o risco de amputação. Com o manejo adequado do estágio inicial das infecções do pé diabético, a taxa de amputação pode ser reduzida.

FATORES DE RISCO

Os fatores de risco para infecção do pé diabético são (1) neuropatia periférica motora, sensitiva e autonômica; (2) deformidades neuro-osteoartropáticas (pé de Charcot; Fig. 131-5); (3) insuficiência arterial; (4) hiperglicemia não controlada; (5) incapacidades, como visão reduzida; e (6) comportamento mal-adaptado.

MICROBIOLOGIA

A correlação entre as culturas de uma biópsia óssea e aquelas de esfregaços de ferimentos ou mesmo de punções de tecidos moles profundos é fraca. Em um estudo de 31 pacientes com amostras simultâneas, a correlação entre a biópsia por agulha e as culturas de biópsia óssea foi de apenas 24%. A correlação é melhor quando o *S. aureus* é isolado (40 a 50%) do que quando são identificados anaeróbios (20 a 35%), bacilos Gram-negativos (20 a 30%) ou estafilococos coagulase-negativos (0 a 20%). Quando apenas amostras de biópsia óssea são consideradas, os principais patógenos são *S. aureus* (25 a 40%), anaeróbios (5 a 20%) e vários bacilos Gram-negativos (18 a 40%). A distribuição precisa depende de o paciente já ter sido tratado com antibióticos. Os anaeróbios são especialmente prevalentes em ferimentos crônicos. *P. aeruginosa*, *S. aureus* resistente à meticilina e enterococos geralmente são selecionados pelo tratamento prévio com antimicrobianos.

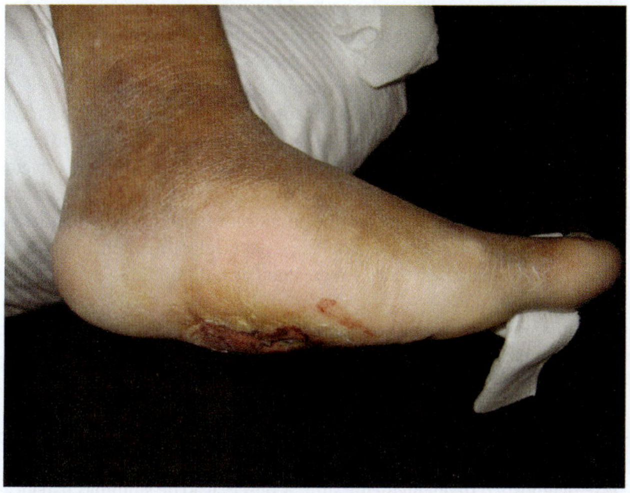

FIGURA 131-5 Doença articular neuropática (pé de Charcot) complicada por osteomielite crônica do pé em uma mulher de 78 anos com diabetes melito complicado por neuropatia grave.

DIAGNÓSTICO

Em muitos casos, a osteomielite do pé pode ser diagnosticada clinicamente, sem procedimentos por imagem. A maioria dos clínicos depende do teste da "sonda até o osso", que tem um valor preditivo positivo de cerca de 90% em populações com uma alta probabilidade pré-teste. Assim, em um paciente com diabetes que está hospitalizado para uma úlcera crônica profunda do pé, o diagnóstico de osteomielite do pé é altamente provável se o osso puder ser tocado diretamente com um instrumento metálico. Em um paciente com uma baixa probabilidade pré-teste, a RM deve ser realizada devido ao seu alto grau de sensibilidade (80 a 100%) e especificidade (80 a 90%). A radiografia simples tem uma sensibilidade de apenas 30 a 90% e uma especificidade de apenas 50 a 90%; ela pode ser considerada para acompanhamento de pacientes com osteomielite de pé diabético confirmada.

TRATAMENTO

Osteomielite do pé

Como citado anteriormente, a correlação entre culturas de osso e aquelas de esfregaços ou punções de feridas é fraca. O tratamento antibiótico deve ser baseado na cultura do osso. Se não for realizada biópsia óssea, a terapia empírica é escolhida com base nos agentes infecciosos mais comuns e no tipo de síndrome clínica. Em um estudo terapêutico controlado de pacientes com pé diabético nos quais não havia necessidade de ressecar osso, o resultado de um curso de 6 semanas de antibióticos não foi diferente de um curso de 12 semanas. O desbridamento cirúrgico do ferimento combinado com um curso de antibióticos de 4 a 6 semanas torna a amputação desnecessária em cerca de dois terços dos pacientes. De acordo com as diretrizes práticas de 2012 da Infectious Diseases Society of America para o diagnóstico e tratamento das infecções do pé diabético, as seguintes estratégias de manejo devem ser consideradas. Se uma úlcera de pé estiver infectada clinicamente, a terapia antimicrobiana empírica imediata pode prevenir a progressão para osteomielite. Quando o risco de *S. aureus* resistente à meticilina é considerado alto, um agente ativo contra essas cepas (p. ex., vancomicina) deve ser escolhido. Se o paciente não tiver recebido antibióticos recentemente, o espectro do antibiótico selecionado deve incluir cocos Gram-positivos (p. ex., clindamicina, ampicilina-sulbactam). Se o paciente tiver recebido antibióticos dentro do último mês, o espectro dos antibióticos empíricos deve incluir bacilos Gram-negativos (p. ex., clindamicina mais uma fluoroquinolona). Se o paciente tiver fatores de risco para infecção por *Pseudomonas* (colonização prévia, residência em clima quente, exposição frequente dos pés à agua), um agente antipseudomonas empírico (p. ex., piperacilina-tazobactam, cefepima) estará indicado. Se houver suspeita de osteomielite com bases clínicas (sonda até o osso) ou com base em procedimentos por imagem (RM), deve ser realizada a biópsia óssea. Se nem todo o osso infectado for removido cirurgicamente, o paciente deverá ser tratado por 4 a 6 semanas de acordo com o(s) patógeno(s) identificado(s) e sua(s) suscetibilidade(s). O tratamento deve ser dado inicialmente por via IV. A terapia pode ser administrada posteriormente por via oral dependendo da biodisponibilidade de fármacos orais que cubram o agente infectante. Se o osso morto não puder ser removido, a terapia em longo prazo (pelo menos 3 meses) deve ser considerada. Em tais casos, a cura da osteomielite geralmente é a exceção, e pode ser necessário tratamento supressivo repetitivo.

CONSIDERAÇÕES GLOBAIS

O número de microrganismos multirresistentes causando infecção do pé diabético está aumentando. A prevalência de *S. aureus* resistente à meticilina é de 5 a 43% em vários países. Em um estudo de 102 pacientes com infecção do pé diabético da Índia, 69% dos bacilos Gram-negativos aeróbios produziam β-lactamase de espectro estendido e 43% dos isolados de *S. aureus* eram resistentes à meticilina. Os fatores de risco para microrganismos resistentes a múltiplos fármacos são controle glicêmico ruim, duração prolongada da infecção e tamanho maior das úlceras.

LEITURAS ADICIONAIS

Depypere M et al: Pathogenesis and management of fracture-related infection. Clin Microbiol Infect 26:572, 2020.

Li H-K et al: Oral versus intravenous antibiotics for bone and joint infection. N Engl J Med 380:425, 2019.

Lipsky BA et al: 2012 Infectious Diseases Society of America clinical practice guideline for the diagnosis and treatment of diabetic foot infections. Clin Infect Dis 54:e132, 2012.

Osmon DR et al: Diagnosis and management of prosthetic joint infection: Clinical practice guidelines by the Infectious Diseases Society of America. Clin Infect Dis 56:e1, 2013.

Yusuf E et al: Current perspectives on diagnosis and management of sternal wound infections. Infect Drug Res 11:961, 2018.

Zimmerli W: Vertebral osteomyelitis. N Engl J Med 362:1022, 2010.

132 Infecções e abscessos intra-abdominais

Miriam Baron Barshak, Dennis L. Kasper

As infecções intraperitoneais geralmente surgem quando ocorre ruptura de uma barreira anatômica normal. Essa situação pode resultar de várias causas – por exemplo, ocorrer quando o apêndice, um divertículo ou uma úlcera sofrem ruptura; quando a parede do intestino é debilitada por isquemia, tumores ou inflamação (p. ex., na doença inflamatória intestinal); ou quando há processos inflamatórios adjacentes, como pancreatite ou doença inflamatória pélvica, nos quais enzimas (no primeiro caso) ou microrganismos (no segundo caso) podem extravasar para a cavidade peritoneal. Seja qual for o evento desencadeante, há uma sequência previsível de eventos a partir do momento em que ocorre inflamação e os microrganismos habitualmente existentes no interior do intestino ou outro órgão penetram no espaço peritoneal normalmente estéril. As infecções intra-abdominais ocorrem em dois estágios: peritonite e – se o paciente sobreviver a esse estágio e não for tratado – formação de abscesso. Os tipos de microrganismos que predominam em cada estágio da infecção são responsáveis pela patogênese da doença.

PERITONITE

A peritonite é um evento com risco de morte, que é frequentemente acompanhada de bacteriemia e síndrome séptica (Cap. 304). A cavidade peritoneal é grande, mas dividida em compartimentos. As cavidades peritoneais inferior e superior são separadas pelo mesocólon transverso; o omento maior estende-se a partir do mesocólon transverso e do polo inferior do estômago para revestir a cavidade peritoneal inferior. O pâncreas, o duodeno e o cólon ascendente e o descendente estão localizados no espaço retroperitoneal anterior; os rins, os ureteres e as glândulas suprarrenais residem no espaço retroperitoneal posterior. Os demais órgãos, incluindo o fígado, o estômago, a vesícula biliar, o baço, o jejuno, o íleo, o cólon transverso, o cólon sigmoide, o ceco e o apêndice, encontram-se no interior da cavidade peritoneal. A cavidade é revestida por uma membrana serosa, que pode atuar como condutor de líquidos – uma propriedade explorada na diálise peritoneal (Fig. 132-1). Uma pequena quantidade de líquido seroso está normalmente presente no espaço peritoneal, com conteúdo de proteínas (consistindo principalmente em albumina) de < 30 g/L e < 300 leucócitos (geralmente mononucleares) por microlitro. Nas infecções bacterianas, o recrutamento dos leucócitos para a cavidade peritoneal infectada consiste em um influxo inicial de leucócitos polimorfonucleares (PMNs) e em uma fase subsequente prolongada de migração de células mononucleares. O fenótipo dos leucócitos que durante a evolução da inflamação infiltram a cavidade é regulado principalmente pela síntese de quimiocinas pelas células residentes.

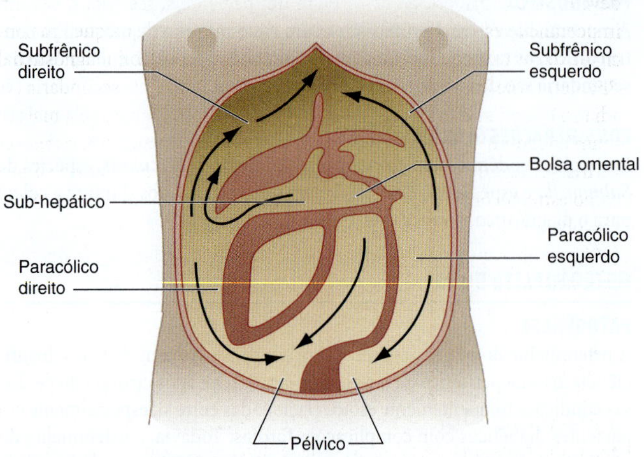

FIGURA 132-1 Diagrama dos espaços intraperitoneais, mostrando a circulação de líquido e as possíveis áreas de formação de abscessos. Alguns compartimentos acumulam líquido ou pus mais frequentemente do que outros. Esses compartimentos incluem a pelve (porção inferior), os espaços subfrênicos dos lados direito e esquerdo e a bolsa de Morrison, que é uma extensão posterossuperior dos espaços sub-hepáticos, constituindo a parte mais inferior do sulco paravertebral quando o paciente encontra-se em decúbito dorsal. O ligamento falciforme que separa os espaços subfrênicos direito e esquerdo parece atuar como barreira para a disseminação da infecção; em consequência disso, é raro encontrar acúmulos subfrênicos bilaterais. *(Republicada com permissão de Springer Nature, from Atlas of Infectious Diseases, vol VII: Intra-abdominal infections, hepatitis, and gastroenteritis, B Lorber et al. 1996; permissão concedida por Copyright Clearance Center, Inc.)*

PERITONITE BACTERIANA PRIMÁRIA (ESPONTÂNEA)

A peritonite é primária (sem fonte aparente de contaminação) ou secundária. Os tipos de microrganismos encontrados e as apresentações clínicas desses dois processos são diferentes. Nos adultos, a peritonite bacteriana primária (PBP) geralmente ocorre mais em associação com cirrose hepática (que frequentemente resulta de alcoolismo). Entretanto, a doença também tem sido relatada em adultos com doença maligna metastática, cirrose pós-necrótica, hepatite crônica ativa, hepatite viral aguda, insuficiência cardíaca congestiva, lúpus eritematoso sistêmico e linfedema, bem como em pacientes sem nenhuma doença subjacente. Apesar de a PBP quase sempre acometer pacientes com ascite preexistente, trata-se, em geral, de um evento incomum, observado em ≤ 10% dos pacientes cirróticos. A causa da PBP ainda não foi estabelecida definitivamente, porém acredita-se que envolva a disseminação hematogênica dos microrganismos em um paciente no qual uma doença hepática e uma alteração da circulação portal resultam em defeito na função de filtração normal. Os microrganismos multiplicam-se na ascite, a qual proporciona um bom meio de cultura. As proteínas da cascata do complemento são detectadas no líquido peritoneal, com níveis mais baixos em pacientes cirróticos do que naqueles com ascite de outras etiologias. As propriedades opsônicas e fagocíticas dos PMNs estão diminuídas em pacientes com doença hepática avançada. A cirrose está associada a alterações na flora intestinal, incluindo uma prevalência aumentada de bactérias potencialmente patogênicas, como as enterobactérias. O crescimento bacteriano excessivo no intestino delgado está muitas vezes presente em estágios avançados de cirrose hepática e tem sido associado à translocação bacteriana patológica e à PBP. Os fatores que promovem essas alterações na cirrose podem incluir deficiências nas defensinas das células de Paneth, motilidade intestinal reduzida, secreções pancreatobiliares diminuídas e enteropatia hipertensiva portal.

A apresentação da PBP difere daquela da peritonite secundária. A manifestação mais comum consiste em febre, cuja ocorrência é relatada em até 80% dos pacientes. Observa-se a ocorrência de ascite, que quase sempre precede a infecção. A dor abdominal, o início agudo dos sintomas e a irritação peritoneal detectada ao exame físico podem ser úteis para o diagnóstico, porém a ausência de qualquer um desses achados não exclui esse diagnóstico frequentemente sutil. A observação de sintomas não localizados (como mal-estar, fadiga ou encefalopatia) sem outra etiologia clara deve levar à consideração de PBP em um paciente suscetível. É de suma importância coletar amostras de líquido peritoneal de qualquer paciente cirrótico com ascite e febre. O achado de > 250 PMNs/μL é diagnóstico de PBP, conforme Conn. Esse critério não se aplica à peritonite secundária (ver adiante). A microbiologia da PBP também é distinta. Embora seja mais comum encontrar bacilos Gram-negativos entéricos, como *Escherichia coli*, verifica-se algumas vezes a presença de microrganismos Gram-positivos, como estreptococos, enterococos ou até mesmo pneumococos. Em um desenvolvimento importante, o uso disseminado de quinolonas para prevenir PBP em subgrupos de pacientes de alto risco, hospitalizações frequentes e exposição a antibióticos de amplo espectro levou a uma alteração na etiologia de infecções em pacientes com cirrose, com mais bactérias Gram-positivas e Enterobacteriaceae produtoras de β-lactamase de espectro estendido (ESBL) em anos recentes. Os fatores de risco para infecções multirresistentes incluem infecção de origem nosocomial, profilaxia de longo prazo com norfloxacino, infecção recente com bactérias multirresistentes e uso recente de antibióticos β-lactâmicos. Na PBP, é típico o isolamento de um único microrganismo; os anaeróbios são encontrados com menos frequência na PBP do que na peritonite secundária, em que a regra consiste no achado de uma microbiota mista, incluindo anaeróbios. Com efeito, se houver suspeita de PBP e forem isolados múltiplos microrganismos do líquido peritoneal, incluindo anaeróbios, deve-se reconsiderar o diagnóstico e investigar uma fonte de peritonite secundária.

O diagnóstico de PBP não é fácil: depende da exclusão de uma fonte intra-abdominal primária de infecção. A tomografia computadorizada (TC) contrastada mostra-se útil para a identificação de uma fonte intra-abdominal de infecção. Pode ser difícil isolar microrganismos nas culturas do líquido peritoneal, presumivelmente devido à carga baixa de microrganismos. Todavia, é possível otimizar o resultado com a colocação direta de 10 mL de líquido peritoneal em um frasco de hemocultura. Como a PBP é frequentemente acompanhada de bacteriemia, deve-se efetuar simultaneamente a coleta de hemocultura. Para maximizar o resultado, amostras de culturas devem ser coletadas antes da administração de antibióticos. Tem havido um interesse na identificação de biomarcadores na ascite que possam estar associados com a PBP. Não há exame radiográfico específico útil para o diagnóstico de PBP. É esperado que radiografia simples de abdome revele a ascite. Devem-se efetuar radiografias de tórax e abdome em pacientes com dor abdominal para excluir a presença de ar livre, que indica perfuração (Fig. 132-2).

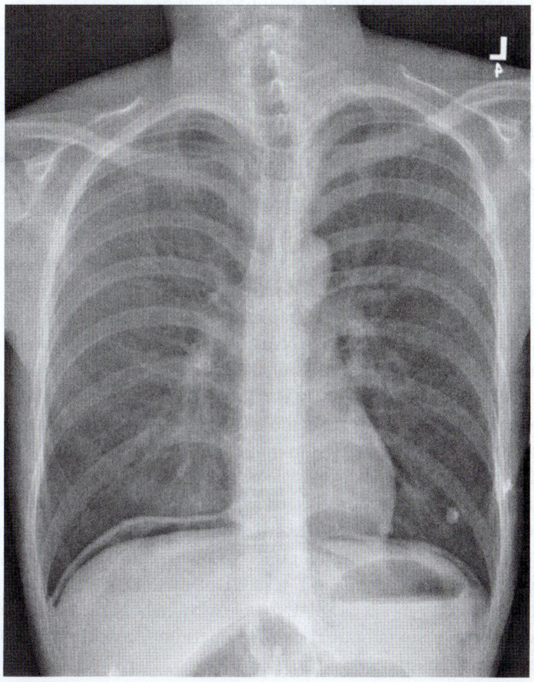

FIGURA 132-2 Pneumoperitônio. A presença de ar livre sob o diafragma nesta radiografia de tórax em posição ortostática sugere uma perfuração intestinal e peritonite associada. (*Cortesia do Dr. John Braver; com permissão.*)

TRATAMENTO

Peritonite bacteriana primária

O tratamento da PBP é orientado para o microrganismo isolado do sangue ou do líquido peritoneal. Na PBP, a coloração de Gram do líquido peritoneal frequentemente fornece resultados negativos. Por conseguinte, até que sejam obtidos os resultados da cultura, o tratamento deve proporcionar uma cobertura contra bacilos Gram-negativos aeróbios e cocos Gram-positivos. As cefalosporinas de terceira geração, como a cefotaxima (2 g, intravenosa [IV], a cada 8 horas), proporcionam uma cobertura inicial razoável nos pacientes moderadamente enfermos. Os antibióticos de amplo espectro, como combinações de β-lactâmicos/inibidores da β-lactamase (p. ex., piperacilina/tazobactam, 3,375 g, IV, a cada 6 horas, para adultos com função renal normal) ou ceftriaxona (2 g, IV, a cada 24 horas), também são opções. A cobertura empírica mais ampla para bactérias Gram-negativas resistentes adquiridas no hospital (p. ex., tratamento com carbapenêmicos ou com agentes mais novos, como ceftolozana-tazobactam ou ceftazidima-avibactam) pode ser apropriada para PBP adquirida de forma nosocomial até que os resultados das culturas estejam disponíveis. A cobertura empírica para anaeróbios não é necessária. Um benefício da albumina na mortalidade (1,5 g/kg de peso corporal dentro de 6 horas de detecção e 1,0 g/kg no terceiro dia) foi demonstrado para pacientes que apresentaram níveis séricos de creatinina ≥ 1 mg/dL, níveis de ureia ≥ 30 mg/dL ou níveis de bilirrubina total ≥ 4 mg/dL, mas não para pacientes que não satisfaziam esses critérios. Após a identificação do microrganismo infectante, o espectro do tratamento deve ser reduzido de modo a atuar contra o patógeno específico. Os pacientes com PBP respondem habitualmente dentro de 72 horas à antibioticoterapia apropriada. O tratamento antimicrobiano pode ser administrado durante apenas 5 dias se for observada uma rápida melhora e se as hemoculturas forem negativas; todavia, pode ser necessário um ciclo de até 2 semanas para pacientes com bacteriemia e para aqueles cuja melhora é lenta. A persistência de leucócitos no líquido ascítico após o tratamento deve levar a uma pesquisa para diagnósticos adicionais.

Prognóstico: A PBP está associada com morbidade e mortalidade específicas, talvez refletindo o fato de que o risco de PBP é maior entre pacientes com doença hepática avançada. Em um estudo de 2018 com pacientes hospitalizados com PBP nos Estados Unidos, a mortalidade intra-hospitalar foi de 17,6%. Outro estudo de 2019 concluiu que, entre pacientes de um centro acadêmico terciário nos Estados Unidos, a mortalidade após a PBP era de 23% em 30 dias e de 37% em 90 dias. A morbidade e mortalidade associadas com a PBP levaram ao interesse em estratégias para a prevenção da PBP.

Prevenção • PREVENÇÃO PRIMÁRIA Vários estudos observacionais e uma metanálise levantaram o questionamento de que a terapia de supressão da acidez gástrica poderia aumentar o risco de PBP. Nenhum estudo prospectivo avaliou se o não uso dessa terapia poderia prevenir a PBP. Betabloqueadores não seletivos podem prevenir peritonite bacteriana secundária. Uma diretriz de 2012 feita pela American Association for the Study of Liver Diseases recomenda profilaxia crônica com antibióticos com um esquema descrito na próxima seção para pacientes que têm alto risco de PBP – isto é, aqueles com um nível de proteína total no líquido ascítico < 1,5 g/dL com função renal prejudicada (creatinina ≥ 1,2 mg/dL; ureia ≥ 50 mg/dL; ou sódio sérico ≤ 130 mg/dL) e/ou insuficiência hepática (escore de Child-Pugh ≥ 9; e bilirrubina ≥ 3 mg/dL). Um ciclo de 7 dias de profilaxia com antibióticos é recomendado para pacientes com cirrose e hemorragia digestiva.

PREVENÇÃO SECUNDÁRIA A PBP apresenta uma elevada taxa de recorrência. Até 70% dos pacientes sofrem recidiva em 1 ano. A profilaxia com antibióticos é recomendada para pacientes com uma história de PBP para reduzir essa taxa para < 20% e melhorar as taxas de sobrevida em curto prazo. Os esquemas profiláticos para adultos com função renal normal incluem fluoroquinolonas (ciprofloxacino, 500 mg/semana; norfloxacino, 400 mg/dia) ou sulfametoxazol-trimetoprima (um comprimido de concentração dupla ao dia). Todavia, foi constatado que a administração em longo prazo de antibióticos de amplo espectro nesses casos aumenta o risco de infecções estafilocócicas graves. Há um grande interesse no uso da rifaximina, um antibiótico de amplo espectro já usado na encefalopatia hepática e não absorvido, para a profilaxia da PBP (1.200 mg ao dia).

PERITONITE SECUNDÁRIA

Verifica-se o desenvolvimento de peritonite secundária quando as bactérias contaminam o peritônio em consequência de extravasamento de uma víscera intra-abdominal. Os microrganismos encontrados quase sempre constituem uma microbiota mista, na qual predominam bacilos Gram-negativos facultativos e anaeróbios, particularmente quando a fonte de contaminação é o cólon. No início da evolução da infecção, quando a resposta do hospedeiro é direcionada para conter a infecção, verifica-se a presença de exsudato contendo fibrina e PMNs. A morte precoce nesses casos é devida à sepse por bacilos Gram-negativos e à presença de endotoxinas potentes na corrente sanguínea (Cap. 304). Os bacilos Gram-negativos, particularmente *E. coli*, constituem isolados comuns da corrente sanguínea; todavia, ocorre também bacteriemia por *Bacteroides fragilis*. A intensidade da dor abdominal e a evolução clínica dependem do processo desencadeante. Os microrganismos isolados do peritônio também variam de acordo com a fonte do processo inicial e a flora normal naquele local. A peritonite secundária pode resultar primariamente de irritação química e/ou contaminação bacteriana. Por exemplo, contanto que o paciente não tenha acloridria, uma úlcera gástrica perfurada irá liberar um conteúdo gástrico de pH baixo que irá atuar como irritante químico. A microbiota normal do estômago compreende os mesmos microrganismos encontrados na orofaringe, porém em menor número. Por conseguinte, a carga bacteriana em uma úlcera perfurada é desprezível em comparação com a de um apêndice roto. A flora normal do cólon abaixo do ligamento de Treitz contém cerca de 10^{11} microrganismos anaeróbios/g de fezes, porém apenas 10^{8} aeróbios/g; portanto, as espécies anaeróbias respondem por 99,9% das bactérias (Cap. 471). O extravasamento do conteúdo do cólon (pH 7 a 8) não provoca peritonite química significativa; porém, a infecção é intensa, devido à carga maciça de bactérias.

Dependendo do evento desencadeante, podem ocorrer sintomas locais na peritonite secundária, como dor epigástrica devido à úlcera gástrica perfurada. Na apendicite (Cap. 331), os sintomas presentes iniciais são muitas vezes vagos, com desconforto periumbilical e náuseas seguidos em algumas horas por dor mais localizada no quadrante inferior direito. As localizações pouco habituais do apêndice (incluindo uma posição retrocecal) podem complicar ainda mais essa apresentação. Após a disseminação da infecção para a cavidade peritoneal, a dor aumenta, particularmente quando a infecção acomete o peritônio parietal, que é extensamente inervado. Em geral, os pacientes permanecem imóveis, frequentemente com os joelhos em flexão para evitar a distensão das fibras nervosas da cavidade peritoneal. A tosse e os espirros, que aumentam a pressão no interior da cavidade peritoneal, estão associados a dor aguda. Pode ou não haver dor localizada no órgão infectado ou enfermo a partir do qual surgiu a peritonite secundária. Em geral, os pacientes com peritonite secundária apresentam achados anormais ao exame abdominal, com acentuada defesa voluntária e involuntária da musculatura abdominal anterior. Os achados mais tardios consistem em sensibilidade dolorosa, particularmente a de rebote. Além disso, pode haver achados localizados na área do evento desencadeante. Em geral, os pacientes estão febris, com leucocitose pronunciada e desvio para a esquerda, com formas em bastão.

Embora o isolamento de microrganismos do líquido peritoneal seja mais fácil na peritonite secundária do que na primária, a punção do abdome raramente constitui o procedimento de escolha na peritonite secundária. Uma exceção é constituída pelos casos que envolvem traumatismo, nos quais pode ser necessário excluir inicialmente a possibilidade de hemoperitônio. Se o paciente estiver hemodinamicamente estável, devem-se efetuar exames de urgência (como TC do abdome) para identificar a fonte de contaminação peritoneal; os pacientes instáveis podem necessitar de intervenção cirúrgica sem obtenção prévia de exames de imagem. Os resultados das culturas dos locais de drenagem não são confiáveis para definir a etiologia das infecções.

TRATAMENTO

Peritonite secundária

O tratamento da peritonite secundária inclui a administração precoce de antibióticos dirigidos particularmente contra bacilos Gram-negativos aeróbios e anaeróbios (ver adiante). O regime mais adequado depende da flora prevista e da gravidade da doença. As infecções adquiridas na comunidade associadas com doença leve a moderada podem ser tratadas com numerosos fármacos que proporcionem cobertura para esses microrganismos, incluindo combinações de β-lactâmicos de amplo espectro/inibidores da β-lactamase (p. ex., ticarcilina/clavulanato, 3,1 g, a cada 4-6 horas, IV, ou piperacilina/tazobactam, 3,375 g, a cada 6 horas, IV) ou uma combinação de fluoroquinolona (p. ex., levofloxacino, 750 mg, a cada 24 horas, IV) ou cefalosporina de terceira geração (p. ex., ceftriaxona, 2 g, a cada 24 horas, IV) mais metronidazol (500 mg, a cada 8 horas, IV). A eravaciclina é um antibiótico novo da classe das tetraciclinas que foi aprovado pela Food and Drug Administration para tratamento de infecções intra-abdominais complicadas (1 mg/kg, IV, a cada 12 h). Os pacientes em unidade de terapia intensiva (UTI) e/ou aqueles com infecções associadas a cuidados de saúde devem receber antibióticos para microrganismos Gram-negativos mais resistentes como *Pseudomonas aeruginosa* – por exemplo, imipenem (500 mg, a cada 6 horas, IV), meropenem (1 g, a cada 8 horas, IV), piperacilina/tazobactam em dose mais alta (4,5 g, IV, a cada 6 horas) ou combinações de fármacos como cefepima (2 g, IV, a cada 8 horas) ou ceftazidima (2 g, IV, a cada 8 horas) mais metronidazol. O papel de enterococos e espécies de *Candida* nas infecções mistas é controverso; porém, como os regimes baseados em cefalosporinas não têm atividade contra enterococos, pode-se acrescentar ampicilina ou vancomicina a esses regimes para a cobertura de enterococos em pacientes muito enfermos até que os resultados das culturas estejam disponíveis. Para pacientes com colonização conhecida por enterococos resistentes à ampicilina e resistentes à vancomicina (VRE, de *vancomycin-resistant enterococci*), um agente ativo contra VRE, como linezolida ou daptomicina, deve ser incluído. A cobertura antifúngica é necessária se houver crescimento de espécies de *Candida* em local estéril. Os pacientes com colonização conhecida por microrganismos Gram-negativos altamente resistentes podem necessitar de tratamento com agentes mais novos, como ceftazidima/avibactam ou ceftolozana/tazobactam. A peritonite secundária geralmente exige intervenção cirúrgica para a abordagem do processo desencadeante, bem como antibióticos para tratar a bacteriemia precoce, diminuir a incidência de formação de abscessos e de infecção da ferida e evitar a disseminação distante da infecção. Apesar de a cirurgia estar raramente indicada em PBP em adultos, ela pode salvar a vida do paciente com peritonite secundária. A proteína C ativada (PCA) recombinante humana já foi considerada uma vez para o tratamento da sepse grave de causas que incluem peritonite secundária, mas foi retirada do mercado em 2011 após se verificar sua associação com aumento no risco de sangramento e que a evidência de seus efeitos benéficos era insuficiente. Assim, a PCA não deve ser usada para sepse ou choque séptico fora dos ensaios clínicos randomizados.

Pode ocorrer peritonite como complicação de cirurgias abdominais. Essas infecções podem vir acompanhadas de dor localizada e/ou sinais ou sintomas não localizados, como febre, mal-estar, anorexia e toxicidade. Como infecção hospitalar, a peritonite pós-operatória pode estar associada a certos microrganismos, como estafilococos, componentes da microbiota hospitalar Gram-negativa e microrganismos que causam PBP e peritonite secundária, conforme já descrito.

PERITONITE EM PACIENTES SUBMETIDOS À DIÁLISE PERITONEAL AMBULATORIAL CONTÍNUA

Um terceiro tipo de peritonite é o que surge em pacientes submetidos à diálise peritoneal ambulatorial contínua (DPAC). Ao contrário da PBP e da peritonite secundária, que são causadas por bactérias endógenas, a peritonite associada à DPAC envolve geralmente microrganismos da pele. A patogênese da infecção assemelha-se àquela da infecção relacionada com dispositivos intravasculares, em que microrganismos da pele migram ao longo do cateter, que serve como porta de entrada e, ao mesmo tempo, exerce o efeito de um corpo estranho. A peritonite associada à DPAC pode ou não ser acompanhada de infecção no local de saída ou no túnel. À semelhança da PBP, a peritonite associada à DPAC é geralmente causada por um único microrganismo. Com efeito, a peritonite é a razão mais comum para a interrupção da DPAC. Aprimoramentos no desenho dos equipamentos, particularmente o conector em Y, resultaram em uma redução de 1 caso de peritonite a cada 9 meses de DPAC para 1 caso a cada 24 meses. Foi relatado que o diabetes é um fator de risco para a peritonite associada à DPAC em um estudo de Taiwan.

A apresentação clínica da peritonite por DPAC assemelha-se àquela da peritonite secundária, visto que é comum a ocorrência de dor difusa e sinais peritoneais. O dialisado é habitualmente turvo e contém > 100 leucócitos/μL, dos quais > 50% são neutrófilos. Entretanto, o número de células depende, em parte, do tempo de permanência. De acordo com uma diretriz publicada pela International Society for Peritoneal Dialysis (2016), para pacientes submetidos à diálise peritoneal automatizada que se apresentam para tratamento noturno e para aqueles cujo tempo de cateterização é muito menor do que com a DPAC, o médico deve usar a porcentagem de PMNs em vez do número absoluto de leucócitos para diagnosticar a peritonite. Como o peritônio normal possui muito poucos PMNs, uma proporção acima de 50% é uma forte evidência de peritonite, mesmo se a contagem de leucócitos absoluta não atingir 100/μL. Enquanto isso, os pacientes submetidos à diálise peritoneal automatizada sem uma troca durante o dia que se apresentam com dores abdominais podem não ter líquidos para serem retirados, situação na qual 1 L de dialisado deve ser infundido e deixado no local por pelo menos 1 a 2 horas, então drenado, examinado para turgidez e mandado para contagem celular com diferencial e cultura. O diferencial (com tempo de permanência mais curto) pode ser mais útil do que a contagem absoluta de leucócitos. Nos casos ambíguos ou em pacientes com sintomas sistêmicos ou abdominais nos quais o efluente parece claro, uma segunda troca é feita com um tempo de permanência de pelo menos 2 horas. O julgamento clínico deve orientar o início da terapia.

Os microrganismos mais comuns são as espécies de *Staphylococcus*, que são responsáveis por cerca de 45% dos casos em uma série. Historicamente, as espécies de estafilococos coagulase-negativos foram identificadas com mais frequência nessas infecções, mas esses isolados vêm recentemente diminuindo em frequência. O *Staphylococcus aureus* está mais frequentemente envolvido em pacientes com colonização nasal por esse microrganismo, o qual constitui o patógeno mais comum nas infecções do local de saída do cateter. Bacilos Gram-negativos e fungos, como espécies de *Candida*, também são encontrados. VRE e *S. aureus* com resistência intermediária à vancomicina também foram registrados produzindo peritonite em pacientes com DPAC. O achado de mais de um microrganismo na cultura do dialisado deve levar a uma avaliação do paciente para peritonite secundária. A exemplo da PBP, a cultura do líquido do dialisado em frascos de hemocultura aumenta a taxa de resultados positivos. Para facilitar o diagnóstico, algumas centenas de mililitros de líquido de diálise removido devem ser concentradas por centrifugação antes de se efetuar a cultura.

TRATAMENTO

Peritonite por DPAC

O tratamento empírico da peritonite por DPAC deve ser direcionado contra *S. aureus*, *Staphylococcus* coagulase-negativo e bacilos Gram-negativos até a obtenção dos resultados das culturas. As diretrizes sugerem que os agentes devem ser escolhidos com base na experiência local com microrganismos resistentes. Em alguns centros, uma cefalosporina de primeira geração como a cefazolina (para bactérias Gram-positivas) e uma fluoroquinolona ou uma cefalosporina de terceira geração como a ceftazidima (para bactérias Gram-negativas) podem constituir uma abordagem razoável; nas áreas com alta taxa de infecção por *S. aureus* resistente à meticilina, a vancomicina deve ser usada em vez da cefazolina, e pode ser necessário ampliar a cobertura para Gram-negativos – por exemplo, com aminoglicosídeo, ceftazidima, cefepima ou carbapenêmicos. Uma ampla cobertura, incluindo a vancomicina, deve ser particularmente considerada para pacientes com fisiologia séptica ou infecções no local de saída. A vancomicina deve ser também incluída no esquema se o paciente apresentar uma história de colonização ou infecção com *S. aureus* resistente à meticilina ou tiver uma história de alergia grave a penicilinas e a cefalosporinas. São administradas doses de ataque por via intraperitoneal; as doses dependem do método de diálise e da função renal do paciente. São administrados antibióticos de modo contínuo (i.e., a cada troca) ou intermitente (i.e., 1×/dia, com permanência da dose na cavidade peritoneal durante pelo menos 6 horas). Se o paciente estiver gravemente enfermo, devem-se acrescentar antibióticos IV em doses apropriadas para o grau de insuficiência renal do paciente. A resposta clínica a um esquema de tratamento empírico deve ser rápida; se o paciente não responder depois de 48 a 96 horas de tratamento, novas amostras devem ser coletadas e a remoção do cateter deve ser considerada. Para pacientes sem infecção no orifício de saída ou no túnel, a duração típica do tratamento com antibióticos é de 14 dias. Para pacientes com infecção no orifício de saída ou no túnel, a remoção do cateter deve ser considerada e uma duração mais longa do tratamento por antibióticos (até 21 dias) pode ser apropriada. Nas infecções fúngicas, o cateter deve ser imediatamente removido.

PERITONITE TUBERCULOSA

Ver Capítulo 178.

ABSCESSOS INTRA-ABDOMINAIS

ABSCESSOS INTRAPERITONEAIS

A formação de abscessos é comum na peritonite não tratada quando não há sepse estabelecida por microrganismos Gram-negativos ou quando esta se desenvolve, mas não é fatal. Em modelos experimentais de formação de abscessos, são inoculadas por via intraperitoneal misturas de microrganismos aeróbios e anaeróbios. Na ausência de tratamento direcionado para os anaeróbios, os animais desenvolvem abscessos intra-abdominais. Como nos humanos, esses abscessos experimentais podem disseminar-se pela cavidade peritoneal, localizar-se no omento ou mesentério ou até mesmo desenvolver-se na superfície ou no interior de uma víscera, como o fígado.

Patogênese e imunidade Com frequência, há discordância sobre o fato de um abscesso representar uma doença ou uma resposta do hospedeiro. De certa forma, o abscesso representa as duas coisas: embora seja uma infecção na qual microrganismos infectantes viáveis e PMNs estão contidos em uma cápsula fibrosa, também constitui um processo pelo qual o hospedeiro confina os microrganismos dentro de um espaço limitado, impedindo, desse modo, a disseminação adicional da infecção. De qualquer modo, os abscessos causam sintomas importantes, e os pacientes com abscessos podem ficar muito enfermos. Trabalhos experimentais ajudaram a definir quais são as células do hospedeiro e quais são os fatores de virulência bacterianos responsáveis – mais notavelmente no caso do *B. fragilis*. Esse microrganismo, embora represente apenas 0,5% da microbiota colônica normal, é o anaeróbio mais frequentemente isolado das infecções intra-abdominais; mostra-se particularmente proeminente em abscessos e constitui o isolado anaeróbio mais comum na corrente sanguínea. Por conseguinte, em bases clínicas, o *B. fragilis* parece ser singularmente virulento. Além disso, ele atua isoladamente, causando abscessos em modelos animais de infecção intra-abdominal, enquanto a maioria de outras espécies de *Bacteroides* deve atuar de modo sinérgico com um microrganismo facultativo para induzir a formação de abscessos.

Entre os vários fatores de virulência identificados no *B. fragilis*, um deles é fundamental: o complexo de polissacarídeo capsular encontrado na superfície bacteriana. Esse complexo compreende pelo menos oito polissacarídeos distintos de superfície. A análise estrutural desses polissacarídeos mostrou um padrão pouco habitual de açúcares de cargas opostas. Os polissacarídeos que exibem essas características *zwitteriônicas*, como o polissacarídeo A, induzem uma resposta do hospedeiro na cavidade peritoneal, que localiza as bactérias no interior dos abscessos. Foi constatado que o *B. fragilis* e o polissacarídeo A aderem às células mesoteliais primárias *in vitro*; por sua vez, essa aderência estimula a produção de fator de necrose tumoral α e da molécula de adesão intercelular 1 pelos macrófagos peritoneais. Embora os abscessos contenham caracteristicamente PMNs, o processo de indução do abscesso depende da estimulação dos linfócitos T por esses polissacarídeos zwitteriônicos singulares. Os linfócitos T CD4+ estimulados secretam citocinas leucoatraentes e quimiocinas. A via alternativa do complemento e o fibrinogênio também participam da formação dos abscessos.

Enquanto os anticorpos para o complexo de polissacarídeo capsular intensificam a depuração de *B. fragilis* na corrente sanguínea, as células T CD4+ são cruciais na imunidade aos abscessos. Quando administrado experimentalmente, o polissacarídeo A do *B. fragilis* possui características imunomoduladoras e estimula as células T CD4+ reguladoras por meio de um mecanismo dependente da interleucina 2 para produzir interleucina 10. A interleucina 10 diminui a resposta inflamatória, impedindo, assim, a formação do abscesso.

Apresentação clínica De todos os abscessos intra-abdominais, 74% são intraperitoneais ou retroperitoneais, e não viscerais. A maioria dos abscessos intraperitoneais resulta do extravasamento fecal a partir de uma fonte colônica, como apêndice inflamado. Os abscessos também podem surgir de outros processos. Em geral, eles formam-se semanas após o desenvolvimento de peritonite e podem ser encontrados em uma variedade de localizações – desde o omento até o mesentério, da pelve até o músculo psoas e do espaço subfrênico até um órgão visceral, como o fígado – onde podem desenvolver-se sobre a superfície do órgão ou no seu interior. É comum a ocorrência de abscessos periapendiculares e diverticulares. Os abscessos diverticulares têm menos tendência a sofrer ruptura. As infecções do trato genital feminino e a pancreatite também estão entre os eventos causais mais comuns. Quando ocorrem abscessos no trato genital feminino – seja como infecção primária (p. ex., abscesso tubo-ovariano), seja como uma infecção que se estende no interior da cavidade pélvica ou do peritônio –, o *B. fragilis* destaca-se proeminentemente entre os microrganismos isolados. Ele não é encontrado em grande número na flora vaginal normal. Por exemplo, ocorre menos comumente na doença inflamatória pélvica e na endometrite sem abscesso associado. Na pancreatite com extravasamento de enzimas pancreáticas nocivas, a inflamação é proeminente. Por conseguinte, achados clínicos, como febre, leucocitose e até mesmo dor abdominal, não diferenciam a pancreatite em si das suas complicações, como pseudocisto pancreático, abscesso pancreático (Cap. 348) ou coleções intra-abdominais de pus. Particularmente nos casos de pancreatite necrosante, em que a incidência de infecção pancreática local pode atingir 30%, deve-se efetuar uma aspiração por agulha sob orientação da TC para obter amostras de líquido para cultura. Tradicionalmente, muitos centros prescrevem antibióticos de modo antecipado para pacientes com pancreatite necrosante. Com frequência, utiliza-se o imipenem para esse propósito, visto que esse fármaco alcança níveis teciduais elevados no pâncreas (embora não seja o único com essa característica). Estudos controlados randomizados não demonstraram benefício a partir dessa prática, e muitas diretrizes não recomendam mais antibióticos de modo antecipado para pacientes com pancreatite aguda. Se a aspiração por agulha fornecer um líquido infectado em casos de pancreatite necrosante aguda, o tratamento com antibióticos é apropriado em conjunto com drenagem cirúrgica e/ou percutânea de material infectado. Pseudocistos infeccionados que ocorrem remotamente provenientes da pancreatite aguda são improváveis de estarem associados a quantidades significativas de tecido necrótico e podem ser tratados com drenagem cirúrgica ou por cateter percutâneo com terapia antibiótica apropriada.

Diagnóstico Os exames de imagem facilitaram, de modo considerável, o diagnóstico dos abscessos intra-abdominais. A TC do abdome tem, provavelmente, o melhor rendimento, embora a ultrassonografia seja particularmente útil para o quadrante superior direito, os rins e a pelve. Os leucócitos marcados com índio e gálio tendem a concentrar-se nos abscessos e podem ser úteis para detectar uma coleção. Como o gálio é captado pelo intestino, os leucócitos marcados com índio podem ter um rendimento ligeiramente maior nos abscessos próximos ao intestino. Entretanto, nem a cintilografia com leucócitos marcados com índio nem a com gálio servem como base para um diagnóstico definitivo; ambas devem ser complementadas por outros exames mais específicos, como a TC, se uma área possivelmente anormal for identificada. A TC por emissão de pósitrons (PET) também deve ser considerada devido à sua pronta disponibilidade e porque fornece maior resolução. O diagnóstico de abscessos contíguos ou contidos dentro de divertículos é particularmente difícil com exames de imagem. Embora o bário não deva ser injetado se houver suspeita de perfuração, o enema de bário pode ocasionalmente detectar um abscesso diverticular não diagnosticado por outros procedimentos. Se o exame for negativo, um segundo exame pode revelar uma coleção. Embora a laparotomia exploratória tenha sido utilizada menos comumente desde o advento da TC, ela deve ser realizada em casos de forte suspeita clínica de abscesso.

TRATAMENTO

Abscessos intraperitoneais

Um algoritmo para o tratamento de pacientes com abscessos intra-abdominais (incluindo intraperitoneais) por drenagem percutânea é apresentado na Figura 132-3. O tratamento das infecções intra-abdominais envolve a identificação do foco inicial de infecção, a administração de antibióticos de amplo espectro dirigidos para os microrganismos envolvidos e a realização de um procedimento de drenagem se um ou mais abscessos definitivos já se formaram. Em geral, o tratamento antimicrobiano é adjuvante para drenagem e/ou correção cirúrgica de uma lesão ou processo subjacente nos abscessos intra-abdominais. Os resultados das culturas dos locais de drenagem não são confiáveis para definir a etiologia das infecções. Ao contrário dos abscessos intra-abdominais oriundos da maioria das causas, para os quais algum tipo de drenagem é geralmente

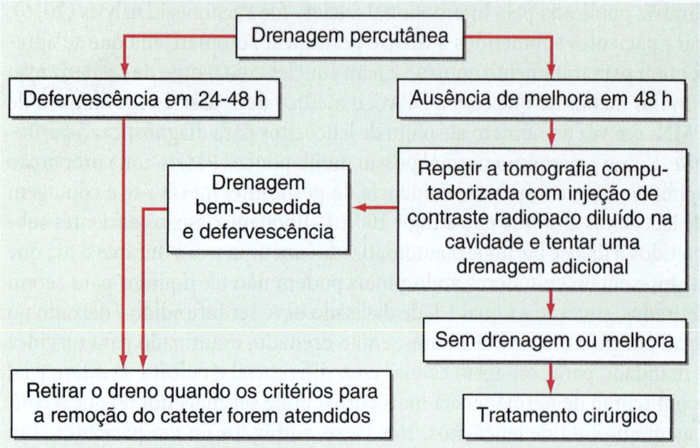

FIGURA 132-3 Algoritmo para o manejo de pacientes com abscessos intra-abdominais por drenagem percutânea. A terapia antimicrobiana deve ser administrada de forma concomitante. *(Republicada com permissão de Springer Nature, from Atlas of Infectious Diseases, vol VII: Intra-abdominal infections, hepatitis, and gastroenteritis, B Lorber et al. 1996; permissão concedida por Copyright Clearance Center, Inc.)*

necessário, os abscessos associados à diverticulite são habitualmente contidos localmente após ruptura do divertículo, de modo que a intervenção cirúrgica normalmente não é necessária.

Diversos agentes exibem excelente atividade contra os bacilos Gram-negativos aeróbios. Como o óbito em casos de sepse intra-abdominal está ligado à bacteriemia por microrganismos Gram-negativos, o tratamento empírico da infecção intra-abdominal sempre deve incluir uma cobertura adequada contra microrganismos Gram-negativos aeróbios, facultativos e anaeróbios. Mesmo quando os anaeróbios não são cultivados a partir das amostras clínicas, é ainda necessário efetuar uma cobertura com o esquema terapêutico. A antibioticoterapia empírica deve ser igual àquela discutida anteriormente para a peritonite secundária. A maioria das falhas terapêuticas ocorre por falha na drenagem do abscesso e, assim, na obtenção de controle da infecção. A duração apropriada do tratamento antibiótico para abscessos abdominais depende do controle da suposta fonte de infecção intra-abdominal. Com o controle adequado da fonte, o tratamento antibiótico pode ser limitado a 4 ou 5 dias.

ABSCESSOS VISCERAIS

Abscessos hepáticos O fígado é o órgão mais sujeito à formação de abscessos. Em um estudo de 540 abscessos intra-abdominais, 26% eram viscerais. Os abscessos hepáticos responderam por 13% do total ou 48% de todos os abscessos viscerais. Os abscessos hepáticos podem ser solitários ou múltiplos; podem surgir da disseminação hematogênica de bactérias ou de disseminação local de focos contíguos de infecção no interior da cavidade peritoneal. No passado, a apendicite com ruptura e disseminação subsequente da infecção era a fonte mais comum de abscesso hepático. Na atualidade, a doença associada do trato biliar é mais comum. A pileflebite (trombose supurativa da veia porta), que habitualmente surge de infecção na pelve, mas que algumas vezes decorre de infecção em outro local da cavidade peritoneal, constitui outra fonte comum de disseminação bacteriana para o fígado.

A febre constitui o sinal de apresentação mais comum do abscesso hepático. Alguns pacientes, particularmente aqueles que possuem doença associada do trato biliar, apresentam sinais e sintomas localizados no quadrante superior direito, incluindo dor, defesa abdominal, dor à punho-percussão e até mesmo dor à descompressão súbita. Podem surgir também sintomas inespecíficos, como calafrios, anorexia, perda de peso, náuseas e vômitos. Contudo, apenas 50% dos pacientes com abscessos hepáticos apresentam hepatomegalia, dor à palpação do quadrante superior direito ou icterícia; por conseguinte, metade dos pacientes não apresenta sinais ou sintomas que dirijam a atenção para o fígado. A febre de origem obscura pode constituir a única manifestação do abscesso hepático, particularmente no idoso. Os exames diagnósticos do abdome, particularmente os do quadrante superior direito, devem constituir parte de qualquer investigação para febre de origem obscura. O único achado laboratorial confiável é a elevação da concentração sérica de fosfatase alcalina, que é documentada em

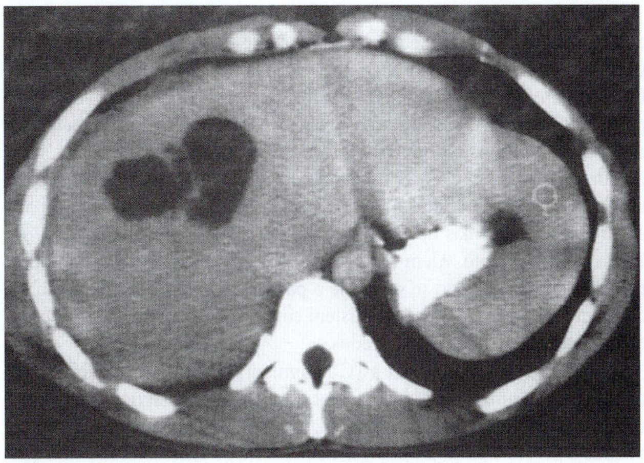

FIGURA 132-4 Abscesso hepático multilocular na tomografia computadorizada. Os abscessos múltiplos ou multiloculares são mais comuns do que os abscessos solitários. *(Reimpressa, com permissão, de B Lorber [ed.]: Atlas of Infectious Diseases, vol VII: Intraabdominal Infections, Hepatitis, and Gastroenteritis. Philadelphia, Current Medicine, 1996, Fig. 1-22.)*

70% dos pacientes com abscesso hepático. Outras provas de função hepática podem fornecer resultados normais; porém, 50% dos pacientes apresentam níveis séricos elevados de bilirrubina, e 48% têm concentrações elevadas de aspartato-aminotransferase. Outros achados laboratoriais são leucocitose em 77% dos pacientes, anemia (habitualmente normocítica normocrômica) em 50% e hipoalbuminemia em 33%. Verifica-se a presença de bacteriemia concomitante em um terço até metade dos pacientes. O abscesso hepático é algumas vezes sugerido pela radiografia de tórax, especialmente quando se observa uma elevação do hemidiafragma direito não observada em exames prévios; outros achados sugestivos consistem em infiltrado na base direita e derrame pleural à direita.

Os exames de imagem constituem os métodos mais confiáveis para o diagnóstico dos abscessos hepáticos. Esses exames incluem ultrassonografia, TC (Fig. 132-4), cintilografia com leucócitos marcados com índio ou com gálio e ressonância magnética (RM). Pode ser necessário efetuar mais de um desses exames.

Os microrganismos isolados de abscessos hepáticos variam de acordo com a origem. Na infecção hepática que surge da árvore biliar, os bacilos Gram-negativos entéricos aeróbios e os enterococos são comumente isolados. O abscesso hepático por *Klebsiella pneumoniae* foi bem descrito no Sudeste Asiático por mais de 20 anos e se tornou uma síndrome emergente na América do Norte e em outros locais. Essas infecções adquiridas na comunidade têm sido associadas a um fenótipo de *K. pneumoniae* hipermucoviscoso virulento e a um genótipo específico. A síndrome típica inclui abscesso hepático, bacteriemia e infecção metastática. A terapia com ampicilina/amoxicilina iniciada nos 30 dias prévios foi associada a risco aumentado para essa síndrome, provavelmente por causa da seleção para a cepa causadora. A não ser que se tenha efetuado anteriormente uma cirurgia, os anaeróbios geralmente não estão envolvidos nos abscessos hepáticos que surgem de infecções biliares. Em contrapartida, nos abscessos hepáticos que se originam de fontes pélvicas ou outras fontes intraperitoneais, é comum a presença de uma flora mista, incluindo espécies tanto aeróbias quanto anaeróbias; o *B. fragilis* constitui a espécie mais frequentemente isolada. Com a disseminação hematogênica da infecção, identifica-se habitualmente um único microrganismo; essa espécie pode ser *S. aureus* ou uma espécie de estreptococo, como *Streptococcus milleri*. Os abscessos hepáticos também podem ser causados por espécies de *Candida*; em geral, esses abscessos acompanham a fungemia em pacientes submetidos à quimioterapia para o câncer e, com frequência, manifestam-se quando os PMNs retornam ao normal depois de um período de neutropenia. Os abscessos hepáticos amebianos não são um problema incomum (Cap. 223). Os testes sorológicos para amebas fornecem resultados positivos em > 95% dos casos. O teste de reação em cadeia da polimerase também tem sido usado nos últimos anos. A obtenção de um resultado negativo ajuda a excluir esse diagnóstico.

TRATAMENTO

Abscessos hepáticos

(Fig. 132-3) A drenagem é a base do tratamento para abscessos intra-abdominais, incluindo os hepáticos; a abordagem pode ser percutânea (com um cateter com orifícios laterais mantido no local ou possivelmente com um dispositivo que possa realizar lavagem pulsátil para fragmentar e retirar os conteúdos semissólidos de um abscesso hepático), transluminal (guiada por ultrassonografia endoscópica) ou cirúrgica. Contudo, há um interesse crescente no tratamento clínico isolado para abscessos hepáticos piogênicos. Os fármacos utilizados no tratamento empírico incluem os mesmos agentes prescritos na sepse intra-abdominal e na peritonite bacteriana secundária. Em geral, deve-se obter um aspirado diagnóstico do conteúdo do abscesso e hemoculturas antes do início do tratamento empírico, e as escolhas dos antibióticos devem ser ajustadas quando forem obtidos os resultados da coloração de Gram e da cultura. Os casos tratados sem drenagem definitiva geralmente necessitam de ciclos mais longos de antibioticoterapia. Quando se compara a drenagem percutânea com a drenagem cirúrgica aberta, a permanência média no hospital para a primeira modalidade de drenagem corresponde a quase o dobro da segunda, embora o tempo necessário para a resolução da febre e a taxa de mortalidade sejam iguais nos dois procedimentos. A despeito do tratamento, a taxa de mortalidade foi significativa, atingindo, em média, 15%. Diversos fatores podem predizer o insucesso da drenagem percutânea e, desse modo, favorecer uma intervenção cirúrgica primária. Esses fatores incluem a presença de abscessos múltiplos e de tamanho considerável; abscessos de conteúdo viscoso que tende a obstruir o cateter; doenças associadas (p. ex., doença do trato biliar) que exigem cirurgia; presença de levedura; comunicação com uma árvore biliar obstruída não tratada; ou ausência de resposta clínica à drenagem percutânea em 4 a 7 dias.

O tratamento dos abscessos hepáticos por *Candida* frequentemente consiste na administração inicial de anfotericina B lipossomal (3-5 mg/kg/dia, IV) ou uma equinocandina, com tratamento subsequente com fluconazol (Cap. 216). Em alguns casos, pode-se utilizar apenas o tratamento com fluconazol (6 mg/kg/dia) – por exemplo, em pacientes clinicamente estáveis, cujo microrganismo isolado seja suscetível a esse fármaco.

Abscessos esplênicos Os abscessos esplênicos são muito menos comuns que os hepáticos. A incidência de abscessos esplênicos variou de 0,14 a 0,7% em várias séries de necrópsias. O contexto clínico e os microrganismos isolados geralmente diferem daqueles dos abscessos hepáticos. É necessário um alto grau de suspeita clínica para o abscesso esplênico, visto que essa afecção é frequentemente fatal se não for tratada. Mesmo nas séries publicadas mais recentemente, o diagnóstico foi estabelecido apenas na necrópsia em 37% dos casos. Embora os abscessos esplênicos possam surgir, em certas ocasiões, de disseminação contígua de infecção ou de traumatismo direto do baço, a disseminação hematogênica da infecção é a mais comum. A endocardite bacteriana é a infecção associada mais frequente (Cap. 128). Pode-se verificar o desenvolvimento de abscessos esplênicos em pacientes submetidos à terapia imunossupressora extensa (particularmente naqueles com neoplasia maligna acometendo o baço), bem como em pacientes com hemoglobinopatias ou outras doenças hematológicas (particularmente anemia falciforme).

Embora cerca de 50% dos pacientes com abscessos esplênicos tenham dor abdominal, a dor é localizada no quadrante superior esquerdo em apenas metade desses casos. Verifica-se a presença de esplenomegalia em cerca de 50% dos casos. Em geral, ocorrem febre e leucocitose; em uma série, a febre precedeu o diagnóstico em 20 dias em média. Os achados do lado esquerdo do tórax podem incluir anormalidades à ausculta, e os achados na radiografia de tórax podem consistir em infiltrado ou derrame pleural esquerdo. A TC do abdome tem sido o instrumento diagnóstico mais sensível. A ultrassonografia pode levar ao diagnóstico, porém é menos sensível. A cintilografia hepatoesplênica ou a cintilografia com gálio também podem ser úteis. As espécies de estreptococos constituem as bactérias mais comuns isoladas de abscessos esplênicos, seguidas de *S. aureus* – refletindo, presumivelmente, a endocardite associada. Foi relatado um aumento na prevalência de aeróbios Gram-negativos isolados de abscessos esplênicos; com frequência, esses microrganismos provêm de um foco do trato urinário, com bacteriemia associada, ou de outro foco intra-abdominal. Espécies de

Salmonella são encontradas com bastante frequência, particularmente em pacientes com hemoglobinopatia falciforme. As espécies anaeróbias constituem apenas 5% dos microrganismos isolados nas maiores séries reunidas; porém, o relato de certo número de "abscessos estéreis" pode indicar que não foram utilizadas técnicas ideais para o isolamento de anaeróbios.

TRATAMENTO

Abscessos esplênicos

Devido à elevada taxa de mortalidade relatada para os abscessos esplênicos, a esplenectomia com antibióticos adjuvantes tem sido tradicionalmente considerada como o tratamento padrão e continua sendo a melhor abordagem para abscessos multiloculares complexos ou abscessos múltiplos. Todavia, a drenagem percutânea foi bem-sucedida em abscessos pequenos (< 3 cm) e solitários em alguns estudos, podendo ser útil também para pacientes com alto risco cirúrgico. Os pacientes submetidos à esplenectomia devem ser vacinados contra microrganismos encapsulados (*Streptococcus pneumoniae, Haemophilus influenzae, Neisseria meningitidis*). O fator mais importante para o tratamento bem-sucedido dos abscessos esplênicos é o estabelecimento precoce do diagnóstico.

Abscessos perinéfricos e abscessos renais Os abscessos perinéfricos e os abscessos renais não são comuns. O primeiro foi responsável por apenas cerca de 0,02% de internações hospitalares, e o segundo, por cerca de 0,2% na série de Altemeier de 540 abscessos intra-abdominais. Antes da disponibilidade dos antibióticos, os abscessos renais e perinéfricos eram, em sua maioria, de origem hematogênica, geralmente complicando a bacteriemia prolongada, sendo o *S. aureus* o mais comumente isolado. Em contrapartida, na atualidade, > 75% dos abscessos perinéfricos e renais surgem de infecção do trato urinário. A infecção ascende da bexiga para o rim, com pielonefrite antecedendo o desenvolvimento do abscesso. As bactérias podem invadir diretamente o parênquima renal, da medula para o córtex. Os canais vasculares locais existentes no interior do rim podem facilitar o transporte dos microrganismos. As áreas em que ocorre formação de abscesso no interior do parênquima podem sofrer ruptura no espaço perinéfrico. Os rins e as glândulas suprarrenais são circundados por uma camada de gordura perirrenal que, por sua vez, está envolta pela fáscia de Gerota, que se estende superiormente até o diafragma e inferiormente até a gordura pélvica. Os abscessos que se estendem no espaço perinéfrico podem formar um trajeto por meio da fáscia de Gerota para o interior dos músculos psoas e transverso, no interior da cavidade peritoneal anterior, superiormente ao espaço subdiafragmático ou inferiormente até a pelve. Entre os fatores de risco que foram associados ao desenvolvimento de abscessos perinéfricos, o mais importante é a presença de nefrolitíase concomitante, causando obstrução do fluxo urinário. Dos pacientes com abscesso perinéfrico, 20 a 60% apresentam cálculos renais. Outras anormalidades estruturais do trato urinário, história de cirurgia urológica prévia, traumatismo e diabetes melito foram também identificados como fatores de risco.

Os microrganismos mais frequentemente encontrados nos abscessos perinéfricos e renais são *E. coli*, espécies de *Proteus* e espécies de *Klebsiella*. *E. coli*, a espécie aeróbia encontrada com mais frequência na flora colônica, parece ter propriedades de virulência únicas no trato urinário, incluindo fatores que promovem a aderência às células uroepiteliais. A urease de espécies de *Proteus* desdobra a ureia, criando, desse modo, um ambiente mais alcalino e mais adequado para a proliferação bacteriana. As espécies de *Proteus* são frequentemente encontradas em associação a grandes cálculos de estruvita produzidos pela precipitação de sulfato de amônio e magnésio no ambiente alcalino. Esses cálculos servem como nicho para infecções recorrentes do trato urinário. Embora uma única espécie bacteriana seja normalmente isolada de um abscesso perinéfrico ou renal, múltiplas espécies podem ser encontradas. Se a urocultura não estiver contaminada com a flora periuretral e revelar mais de um microrganismo, deve-se considerar a possibilidade de abscesso perinéfrico ou renal no diagnóstico diferencial. As uroculturas também podem ser polimicrobianas nos casos de divertículo vesical.

As espécies de *Candida* podem causar abscessos renais. Os fungos desse gênero podem disseminar-se para o rim por via hematogênica ou por ascensão a partir da bexiga. O aspecto característico desta última via de infecção consiste em obstrução ureteral com grandes bolas fúngicas.

A apresentação dos abscessos perinéfricos e renais é bastante inespecífica. É comum haver dor no flanco e no abdome. Pelo menos 50% dos pacientes são febris. A dor pode ser referida para a virilha ou a perna, particularmente quando há extensão da infecção. O diagnóstico de abscessos perinéfricos, como o do abscesso esplênico, é frequentemente estabelecido de modo tardio, e a taxa de mortalidade em algumas séries é considerável, embora menor do que a registrada no passado. O abscesso perinéfrico ou renal deve ser considerado com mais seriedade quando um paciente apresenta sinais e sintomas de pielonefrite e permanece febril depois de 4 ou 5 dias de tratamento. Além disso, quando a urocultura revela uma flora polimicrobiana, quando se sabe que o paciente apresenta cálculos renais ou quando a febre e a piúria coexistem com uma urocultura estéril, esses diagnósticos devem ser considerados.

A ultrassonografia renal e a TC abdominal constituem as modalidades diagnósticas de maior utilidade. Se for estabelecido o diagnóstico de abscesso renal ou perinéfrico, deve-se excluir a nefrolitíase, particularmente quando o pH elevado da urina sugerir a presença de um microrganismo que desdobra a ureia (produção de urease).

TRATAMENTO

Abscessos perinéfricos e abscessos renais

O tratamento dos abscessos perinéfricos e renais, como o dos outros abscessos intra-abdominais, inclui a drenagem de pus e antibioticoterapia dirigida para o(s) microrganismo(s) isolado(s). Nos abscessos perinéfricos, a drenagem percutânea é geralmente bem-sucedida.

Abscessos do psoas O músculo psoas é outro local onde se formam abscessos. Os abscessos do psoas podem surgir de uma fonte hematogênica, por disseminação contígua de um processo intra-abdominal ou pélvico ou por disseminação contígua a partir de estruturas ósseas próximas (p. ex., corpos vertebrais). Nesses abscessos, é comum haver osteomielite associada, devido à disseminação dos ossos para o músculo ou do músculo para os ossos. Quando a doença de Pott era comum, o *Mycobacterium tuberculosis* constituía uma causa frequente de abscesso do psoas. Na atualidade, o *S. aureus* ou uma mistura de microrganismos entéricos, incluindo bacilos Gram-negativos aeróbios e anaeróbios, são normalmente isolados dos abscessos do psoas nos Estados Unidos. O *S. aureus* tem mais tendência a ser isolado quando o abscesso do psoas surge por disseminação hematogênica ou de um foco contíguo de osteomielite; a etiologia mais provável consiste em uma flora entérica mista quando o abscesso tem uma fonte intra-abdominal ou pélvica. Os pacientes com abscesso do psoas frequentemente apresentam febre, dor abdominal baixa ou lombar ou dor referida para o quadril ou o joelho. A TC constitui a técnica diagnóstica mais útil.

TRATAMENTO

Abscessos do psoas

O tratamento consiste em drenagem cirúrgica e administração de esquema de antibióticos dirigido contra o(s) microrganismo(s) causador(es).

Abscessos pancreáticos Ver Capítulo 348.

LEITURAS ADICIONAIS

Fazili T et al: *Klebsiella pneumoniae* liver abscess: An emerging disease. Am J Med Sci 351:297, 2016.

Hahn AW et al: New approaches to antibiotic use and review of recently approved antimicrobial agents. Med Clin North Am 100:911, 2016.

Khan R et al: Model for end-stage liver disease score predicts development of first episode of spontaneous bacterial peritonitis in patients with cirrhosis. Mayo Clin Proc 94:1799, 2019.

Li PK et al: ISPD peritonitis recommendations: 2016 update on prevention and treatment. Perit Dial Int 36:481, 2016.

Oliver A et al: Role of rifaximin in spontaneous bacterial peritonitis prevention. South Med J 111:660 2018.

Ross JT et al: Secondary peritonitis: Principles of diagnosis and intervention. BMJ 361:k1407, 2018.

Sunjaya DB et al: Prevalence and predictors of third-generation cephalosporin resistance in the empirical treatment of spontaneous bacterial peritonitis. Mayo Clin Proc 94:1499, 2019.

133 Diarreias infecciosas agudas e intoxicação alimentar bacteriana

Richelle C. Charles, Regina C. LaRocque

A mortalidade por doenças diarreicas diminuiu substancialmente nas últimas três décadas. Contudo, a diarreia aguda ainda é uma das principais causas de doença em todo o mundo e está associada a aproximadamente 1,7 milhão de mortes por ano. Entre as crianças < 5 anos de idade, as doenças diarreicas são a quinta causa de morte, com os países do sul da Ásia e da África Subsaariana apresentando a maior carga da doença. Sua morbidade também é significativa. Infecções intestinais recorrentes estão associadas a déficits físico e mental, perda de peso, deficiências de micronutrientes e desnutrição. Em resumo, a diarreia é um fator determinante de morbidade e mortalidade em todo o mundo.

A ampla variedade de manifestações clínicas da doença gastrintestinal aguda está associada a um grande número de agentes infecciosos envolvidos, incluindo vírus, bactérias e parasitas (Tab. 133-1). Este capítulo discute os fatores que permitem a tais patógenos gastrintestinais causarem doenças, revê os mecanismos de defesa do hospedeiro e delineia uma abordagem destinada à avaliação e ao tratamento dos pacientes que se apresentam com diarreia aguda. Os microrganismos que causam as doenças gastrintestinais agudas são discutidos individualmente e em detalhes nos capítulos subsequentes.

MECANISMOS PATOGÊNICOS

Os patógenos entéricos desenvolveram várias táticas para sobrepujar as defesas do hospedeiro. A compreensão dos fatores de virulência empregados por esses microrganismos é importante para o diagnóstico e o tratamento das doenças clínicas.

TAMANHO DO INÓCULO

O número de microrganismos que deve ser ingerido para causar doença varia muito de uma espécie para outra. Para *Shigella*, *Escherichia coli* êntero-hemorrágica, *Giardia lamblia* ou *Entamoeba*, até mesmo apenas 10 a 100 bactérias ou cistos podem produzir infecção, enquanto 10^5 a 10^8 microrganismos do *Vibrio cholerae* devem ser ingeridos para causar doença. A dose infectante de *Salmonella* varia amplamente de acordo com a espécie, o hospedeiro e o alimento que servem de veículo. A capacidade dos microrganismos de sobrepujar as defesas do hospedeiro tem importantes implicações para a transmissão; *Shigella*, *E. coli* êntero-hemorrágica, *Entamoeba* e *Giardia* podem disseminar-se por contato interpessoal, enquanto, em certas circunstâncias, a *Salmonella* precisa crescer por várias horas no alimento antes de alcançar uma dose infecciosa eficaz.

ADERÊNCIA

Muitos microrganismos precisam, como etapa inicial no processo patogênico, aderir à mucosa gastrintestinal; assim, os microrganismos capazes de competir com a microbiota intestinal normal e colonizar a mucosa contam com uma importante vantagem para causar doença. Proteínas específicas da superfície celular, envolvidas na aderência da bactéria às células intestinais, são importantes determinantes da virulência. O *V. cholerae*, por exemplo, adere à borda em escova dos enterócitos do intestino delgado por meio de adesinas de superfície específicas, como os *pili* corregulados com a toxina e outros fatores de colonização acessórios. A *E. coli* enterotoxigênica, que causa diarreia aquosa, produz uma proteína de aderência chamada *antígeno do fator de colonização*, essencial à colonização do intestino delgado proximal pelo microrganismo antes da produção da enterotoxina. A *E. coli* enteropatogênica, agente diarreico em crianças pequenas, e a *E. coli* êntero-hemorrágica, que causa colite hemorrágica e síndrome hemolítico-urêmica, produzem determinantes de virulência que lhes permitem ligar-se à borda em escova do epitélio intestinal e destruí-la.

PRODUÇÃO DE TOXINAS

A produção de uma ou mais exotoxinas é importante na patogênese de numerosos microrganismos entéricos. Tais toxinas consistem nas *enterotoxinas*, que causam diarreia aquosa, atuando diretamente sobre os mecanismos secretores na mucosa intestinal; *citotoxinas*, que causam destruição das células da mucosa e diarreia inflamatória concomitante; e *neurotoxinas*, que atuam diretamente nos sistema nervosos central ou periférico.

A enterotoxina prototípica é a do cólera, uma proteína heterodimérica composta por uma subunidade A e cinco subunidades B. A subunidade A contém a atividade enzimática da toxina, enquanto a subunidade B pentamérica liga a holotoxina ao receptor de superfície do enterócito, o gangliosídeo M1. Após a ligação da holotoxina, um fragmento da subunidade A é translocado através da membrana celular eucariótica para dentro do citoplasma, onde catalisa a ribosilação do difosfato de adenosina de uma proteína de ligação do trifosfato de guanosina e provoca uma ativação persistente da adenilato-ciclase. O resultado final é um aumento do monofosfato de adenosina cíclico na célula intestinal, que leva a um aumento da secreção de Cl^- e a uma diminuição da absorção de Na^+, provocando perda líquida e produzindo a diarreia.

As cepas enterotoxigênicas de *E. coli* podem produzir uma proteína chamada *enterotoxina termolábil* (LT), que é similar à toxina colérica e causa diarreia secretora pelo mesmo mecanismo. Alternativamente, as cepas enterotoxigênicas de *E. coli* podem produzir uma *enterotoxina termoestável* (ST), uma forma que causa diarreia por ativação da guanilato-ciclase e elevação do monofosfato de guanosina cíclico intracelular. Algumas cepas enterotoxigênicas de *E. coli* produzem LT e ST.

Diferentemente, as citotoxinas bacterianas destroem as células da mucosa intestinal e produzem uma síndrome disentérica, com fezes sanguinolentas que contêm células inflamatórias. Os patógenos entéricos que produzem tais citotoxinas são *Shigella dysenteriae* tipo 1, *Vibrio parahaemolyticus* e *Clostridium difficile*. As cepas de *S. dysenteriae* tipo 1 e de *E. coli* produtoras da toxina Shiga produzem citotoxinas potentes, já tendo sido associadas a surtos de colite hemorrágica e síndrome hemolítico-urêmica.

As neurotoxinas são habitualmente produzidas por bactérias fora do hospedeiro e, por isso, causam sintomas logo após a ingestão. Incluídas entre elas, estão a toxina estafilocócica e a toxina do *Bacillus cereus*, que atuam no sistema nervoso central, produzindo vômitos.

INVASÃO

A disenteria pode resultar não apenas da produção de citotoxinas, mas também da invasão bacteriana e destruição das células da mucosa intestinal. As infecções causadas por *Shigella* e *E. coli* enteroinvasiva caracterizam-se

TABELA 133-1 ■ Patógenos gastrintestinais que causam diarreia aguda

Mecanismo	Localização	Doença	Achados nas fezes	Exemplos de patógenos envolvidos
Não inflamatório (enterotoxinas)	Intestino delgado proximal	Diarreia aquosa	Ausência de leucócitos fecais; ausência ou leve aumento da lactoferrina fecal	*Vibrio cholerae*, *Escherichia coli* (LT e/ou ST) enterotoxigênica, *E. coli* enteroagregativa, *Clostridium perfringens*, *Bacillus cereus*, *Staphylococcus aureus*, *Aeromonas hydrophila*, *Plesiomonas shigelloides*, rotavírus, norovírus, adenovírus entérico, *Giardia lamblia*, *Cryptosporidium* spp., *Cyclospora* spp., microsporídeos
Inflamatório (invasão ou citotoxina)	Cólon ou intestino delgado distal	Disenteria ou diarreia inflamatória	Leucócitos polimorfonucleares fecais; elevação importante da lactoferrina fecal	*Shigella* spp., *Salmonella* spp., *Campylobacter jejuni*, *E. coli* êntero-hemorrágica, *E. coli* enteroinvasiva, *Yersinia enterocolitica*, *Listeria monocytogenes*, *Vibrio parahaemolyticus*, *Clostridium difficile*, *A. hydrophila*, *P. shigelloides*, *Entamoeba histolytica*, *Klebsiella oxytoca*
Penetrante	Intestino delgado distal	Febre entérica	Leucócitos mononucleares fecais	*Salmonella* Typhi, *Y. enterocolitica*

Siglas: LT, enterotoxina termolábil; ST, enterotoxina termoestável.

por invasão das células do epitélio da mucosa pelos microrganismos, com multiplicação intraepitelial e subsequente disseminação para as células adjacentes. A *Salmonella* causa diarreia inflamatória pela invasão da mucosa do intestino, mas geralmente não se associa à destruição dos enterócitos ou à síndrome clínica completa de disenteria. A *Salmonella Typhi* e a *Yersinia enterocolitica* podem penetrar na mucosa intestinal íntegra, multiplicar-se no interior das células nas placas de Peyer e nos linfonodos intestinais, disseminando-se, em seguida, pela corrente sanguínea para causar febre entérica, uma síndrome caracterizada por febre, cefaleia, bradicardia relativa, dor abdominal, esplenomegalia e leucopenia.

DEFESAS DO HOSPEDEIRO

Em função do grande número de microrganismos ingeridos a cada refeição, o hospedeiro normal combate um constante influxo de potenciais patógenos entéricos. O estudo das infecções que acometem pacientes com alterações dos mecanismos de defesa conduziu a uma melhor compreensão dos diferentes modos pelos quais o hospedeiro normal se protege das doenças.

MICROBIOTA INTESTINAL

O grande número de bactérias que normalmente habita o intestino (*a microbiota intestinal*) atua como um importante mecanismo de defesa, evitando a colonização por potenciais patógenos entéricos. Os indivíduos com menor número de bactérias intestinais, como lactentes em que ainda não houve uma colonização entérica normal ou pacientes que recebem antibióticos, correm risco mais alto de infecções por patógenos entéricos. A composição da flora intestinal é tão importante quanto o número de microrganismos presentes. Mais de 99% da microbiota colônica normal é constituída de bactérias anaeróbias, e o pH ácido, bem como os ácidos graxos voláteis produzidos por esses microrganismos, parecem ser fundamentais na resistência à colonização.

ÁCIDO GÁSTRICO

O pH ácido do estômago é uma barreira importante aos patógenos entéricos, e uma frequência maior de infecções decorrentes de *Salmonella*, *G. lamblia* e de uma variedade de helmintos já foi descrita em pacientes submetidos à cirurgia gástrica ou que sofrem de acloridria por qualquer outra razão. De modo semelhante, a neutralização da acidez gástrica com antiácidos, inibidores da bomba de prótons ou bloqueadores H2 – prática comum no tratamento de pacientes hospitalizados – eleva o risco de colonização entérica. Além disso, alguns microrganismos podem sobreviver à extrema acidez do ambiente gástrico; os rotavírus e a *Shigella*, por exemplo, são altamente estáveis em meio ácido.

MOTILIDADE INTESTINAL

A peristalse normal é o principal mecanismo para a eliminação das bactérias do intestino delgado proximal. Quando há comprometimento da motilidade intestinal (p. ex., pelo tratamento com opiáceos ou com outros fármacos inibidores da motilidade, por anormalidades anatômicas ou em estados de hipomotilidade), a frequência de crescimento bacteriano excessivo e de infecção do intestino delgado por patógenos entéricos é maior. Alguns pacientes cuja infecção com *Shigella* é tratada com cloridrato de difenoxilato associado à atropina apresentam um prolongamento da febre e da eliminação dos microrganismos, enquanto os pacientes tratados com opiáceos para gastrenterite leve por *Salmonella* têm maior frequência de bacteriemia do que os que não são tratados com opiáceos.

MUCINA INTESTINAL

Uma complexa camada de muco produzida por células secretoras especializadas cobre o estômago, o intestino delgado e o intestino grosso, afastando a microbiota comensal do epitélio. A espessura e a constituição dessa barreira mucosa varia ao longo do trato intestinal. A barreira mucosa é renovada rapidamente e compreende glicoproteínas e uma gama de moléculas antimicrobianas e imunoglobulinas secretadas dirigidas contra antígenos microbianos específicos. Os patógenos entéricos desenvolveram diversas estratégias para vencer essa barreira e, assim, alcançar o epitélio subjacente e causar doença. Por exemplo, os patógenos podem penetrar na barreira mucosa secretando enzimas que degradam o muco ou através da motilidade mediada por flagelos. Alguns microrganismos, como *Shigella*, secretam toxinas que podem se difundir através da barreira mucosa e romper o epitélio subjacente. A redução resultante na produção de muco permite que os patógenos alcancem a superfície celular.

IMUNIDADE

A resposta imune celular e a produção de anticorpos exercem papéis importantes na proteção contra infecções entéricas. A imunidade humoral contra os patógenos entéricos consiste na produção de imunoglobulina (Ig) G e IgM sistêmicas, além de IgA secretora. O sistema imune da mucosa pode ser a primeira linha de defesa contra muitos patógenos gastrintestinais. A ligação dos antígenos bacterianos à superfície luminal das células M no intestino delgado distal e a subsequente apresentação dos antígenos ao tecido linfoide subepitelial levam à produção de linfócitos sensibilizados. Esses linfócitos circulam e povoam todas as mucosas do corpo como plasmócitos secretores de IgA.

DETERMINANTES GENÉTICOS

A variabilidade genética do hospedeiro influencia na suscetibilidade às doenças diarreicas. Indivíduos com grupo sanguíneo O exibem maior suscetibilidade às infecções por *V. cholerae*, *Shigella*, *E. coli* O157 e norovírus. Os polimorfismos nos genes que codificam mediadores inflamatórios têm sido associados ao surgimento de infecções entéricas conjuntas por *E. coli* enteroagregativa, *E. coli* produtora de enterotoxinas, *Salmonella*, *C. difficile* e *V. cholerae*.

ABORDAGEM AO PACIENTE

Diarreia infecciosa ou intoxicação alimentar bacteriana

A abordagem ao paciente com possível diarreia infecciosa ou intoxicação alimentar bacteriana é mostrada na Figura 133-1.

HISTÓRIA

As respostas a questões de alto valor discriminativo podem rapidamente estreitar a faixa de causas potenciais da diarreia e ajudar a determinar a necessidade de tratamento. Os elementos importantes da anamnese estão detalhados na Figura 133-1.

EXAME FÍSICO

O exame físico dos pacientes à procura de sinais de desidratação fornece informações essenciais sobre a gravidade da doença diarreica e a necessidade de tratamento rápido. Uma desidratação leve é indicada pela presença de sede, boca seca, diminuição da sudorese axilar, diminuição do débito urinário e leve perda de peso. Os sinais de desidratação moderada consistem em hipotensão ortostática, sinal da prega cutânea e olhos encovados (ou, em lactentes, depressão das fontanelas). Os sinais de desidratação grave incluem letargia, obnubilação, pulso fraco, hipotensão e choque franco.

ABORDAGEM DIAGNÓSTICA

Após determinar a gravidade da doença, o médico deve distinguir entre doença *inflamatória* e *não inflamatória*. Usando a anamnese e os aspectos epidemiológicos do caso como guias, o médico pode avaliar rapidamente a necessidade de intervenção terapêutica e de esforços adicionais para definir uma etiologia específica. O exame de uma amostra fecal pode complementar a anamnese. Fezes grosseiramente mucoides ou sanguinolentas sugerem um processo inflamatório. A pesquisa de leucócitos fecais (uma preparação que consiste em um fino esfregaço de fezes sobre uma lâmina, adicionado de uma gota de azul de metileno e examinado entre lâmina e lamínula) pode sugerir doença inflamatória em pacientes com diarreia, embora o valor preditivo desse teste ainda seja objeto de debate. O teste para lactoferrina fecal, um marcador de leucócitos fecais, é mais sensível e está disponível nos formatos de aglutinação pelo látex e de ensaio imunoabsorvente ligado à enzima. As causas das diarreias infecciosas agudas, classificadas como inflamatórias e não inflamatórias, são citadas na Tabela 133-1.

COMPLICAÇÕES PÓS-DIARREIA

Complicações crônicas podem surgir após a cura de um episódio diarreico agudo. O médico deve investigar doença diarreica prévia quando se depara com os distúrbios listados na Tabela 133-2.

EPIDEMIOLOGIA

HISTÓRIA DE VIAGEM

Dos vários milhões de pessoas que viajam a cada ano dos países industrializados temperados para as regiões tropicais da Ásia, da África, bem como Américas do Sul e Central, 20 a 50% manifestam um início súbito de cólicas abdominais, anorexia e diarreia aquosa; assim, a *diarreia dos viajantes* é a

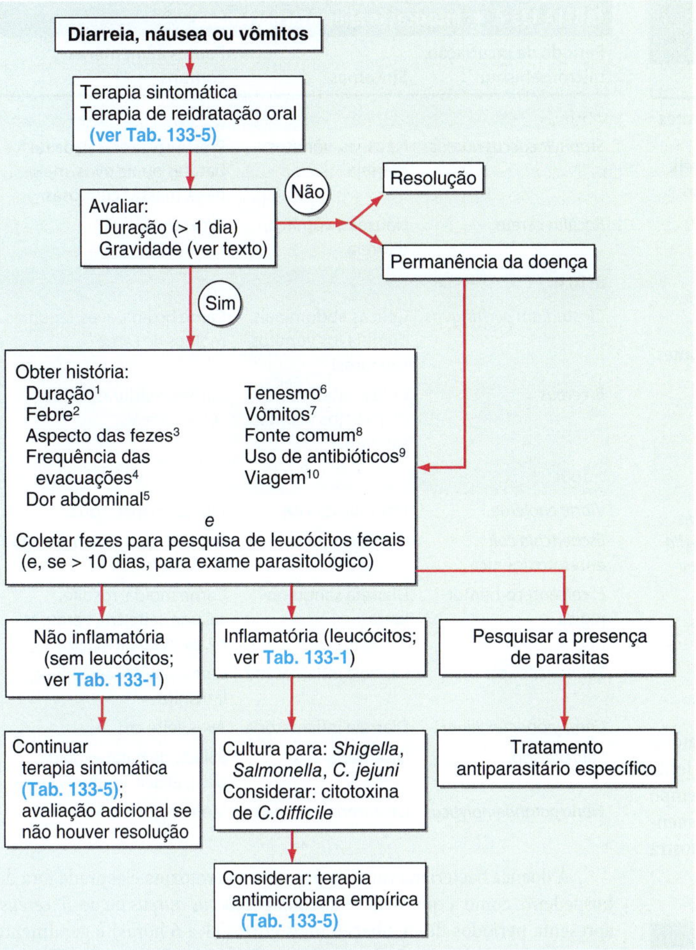

FIGURA 133-1 Algoritmo clínico para abordagem ao paciente com diarreia infecciosa ou intoxicação alimentar bacteriana adquiridas na comunidade. Orientações para os sobrescritos: 1. A diarreia que dura > 2 semanas é geralmente definida como crônica; em tais casos, muitas causas de diarreia aguda passam a ser muito menos prováveis e um novo espectro de etiologias deve ser considerado. 2. A presença de febre frequentemente implica doença invasiva, embora a febre e a diarreia possam também resultar da presença de infecção fora do trato gastrintestinal, como ocorre na malária. 3. Fezes com sangue ou muco indicam ulceração do intestino grosso. As fezes sanguinolentas sem leucócitos fecais devem alertar o laboratório para a possibilidade de infecção com *Escherichia coli* êntero-hemorrágica produtora de toxina Shiga. Fezes brancas e volumosas sugerem acometimento do intestino delgado, causando má-absorção. A emissão profusa de fezes em "água de arroz" sugere cólera ou um processo toxigênico similar. 4. A ocorrência de evacuações frequentes em um determinado intervalo de tempo pode ser o primeiro aviso de desidratação iminente. 5. A dor abdominal pode ser mais grave nos processos inflamatórios, como os decorrentes de *Shigella*, *Campylobacter* e toxinas necrosantes. Em casos graves de cólera, podem surgir contrações musculares abdominais dolorosas, causadas pela perda de eletrólitos. A distensão é comum na giardíase. Uma síndrome tipo apendicite deve levar à realização de culturas para *Yersinia enterocolitica* com enriquecimento a frio. 6. O tenesmo (espasmos retais dolorosos acompanhados de forte urgência para defecar, mas com pouca eliminação fecal) pode ser um aspecto de casos com proctite, como ocorre na shigelose e na amebíase. 7. A presença de vômitos implica infecção aguda (p. ex., uma doença mediada por toxina ou intoxicação alimentar), mas os vômitos podem ser também proeminentes em uma variedade de doenças sistêmicas (p. ex., malária) e na obstrução intestinal. 8. Perguntar aos pacientes se mais alguém que eles conhecem está doente é um meio mais eficiente de identificar uma fonte comum que elaborar uma lista de alimentos recentemente ingeridos. Se a existência de uma fonte comum for provável, os alimentos específicos podem ser investigados. Ver texto para uma discussão sobre intoxicação alimentar bacteriana. 9. Antibioticoterapia atual ou história recente de tratamento sugere diarreia por *Clostridium difficile* **(Cap. 134)**. Se possível, interromper a antibioticoterapia e considerar a realização de testes para as toxinas do *C. difficile*. O uso de antibióticos pode aumentar o risco de carreador intestinal crônico após uma salmonelose. 10. Ver texto (e **Cap. 124**) para uma discussão sobre diarreia do viajante. *(De RL Guerrant, DA Bobak: Bacterial and protozoal gastroenteritis. N Engl J Med 325:327, 1991. Copyright © 1991 Massachusetts Medical Society. Reimpressa com permissão de Massachusetts Medical Society.)*

mais comum das doenças infecciosas relacionadas com viagens (Cap. 124). O início se dá habitualmente entre 3 dias e 2 semanas após a chegada do viajante a uma área de poucos recursos; a maioria dos casos começa nos primeiros 3 a 5 dias. A doença é geralmente autolimitada, durando 1 a 5 dias. A alta taxa de diarreia entre os que viajam para áreas subdesenvolvidas relaciona-se com a ingestão de alimentos ou água contaminados.

Os microrganismos que provocam a diarreia dos viajantes variam consideravelmente de acordo com a localização (Tab. 133-3), assim como com o padrão de resistência antimicrobiana. Em todas as regiões, cepas enterotoxigênicas e enteroagregativas de *E. coli* são os isolados mais comuns em pessoas com a síndrome clássica da diarreia secretora dos viajantes. A infecção por *Campylobacter jejuni* é especialmente comum em regiões da Ásia.

LOCALIZAÇÃO

Comunidades fechadas e semifechadas, incluindo creches, escolas, instituições residenciais e cruzeiros marítimos, são locais importantes para surtos de infecções entéricas. O norovírus, que é muito contagioso e sobrevive bem em superfícies, é o agente etiológico mais comumente associado a surtos de gastrenterite aguda. Outros microrganismos comuns, geralmente disseminados por contato fecal-oral em tais comunidades, são *Shigella*, *C. jejuni* e *Cryptosporidium*. O rotavírus é raramente uma causa de surtos pediátricos de diarreia nos Estados Unidos, desde que a vacinação contra rotavírus foi amplamente recomendada em 2006. De modo semelhante, os hospitais são locais onde as infecções entéricas se concentram. A diarreia é uma das manifestações mais comuns das infecções hospitalares. O *C. difficile* é o agente predominante de diarreia nosocomial em adultos nos Estados Unidos, e surtos de infecção por norovírus são comuns em ambientes hospitalares. A *Klebsiella oxytoca* tem sido identificada como uma causa de colite hemorrágica associada aos antibióticos. A *E. coli* enteropatogênica já foi associada a surtos de diarreia em berçários. A cada ano, aproximadamente um terço dos pacientes idosos em instituições de assistência crônica desenvolvem diarreia significativa; mais da metade desses casos é causada por *C. difficile* produtor de citotoxina. A terapia antimicrobiana pode predispor à colite pseudomembranosa, alterando a microbiota colônica normal e permitindo a multiplicação de *C. difficile* (Cap. 134).

IDADE

Em termos globais, a maior parte da morbidade e mortalidade por patógenos entéricos envolve crianças com < 5 anos de idade. Os lactentes alimentados com leite materno estão protegidos de patógenos dos alimentos e da água contaminados, bem como obtêm alguma proteção dos anticorpos maternos, mas o seu risco de infecção sobe drasticamente quando começam a ingerir alimentos sólidos. A exposição ao rotavírus é universal, com a maioria das crianças apresentando sua primeira infecção no primeiro ou segundo ano de vida, quando não vacinadas. Crianças mais velhas e adultos são mais comumente infectados por norovírus. Outros microrganismos com taxas de ataque mais altas em crianças que em adultos incluem *E. coli* enterotoxigênica, enteropatogênica e êntero-hemorrágica, *Shigella*, *C. jejuni* e *G. lamblia*.

ESTADO DE IMUNIDADE DO HOSPEDEIRO

Hospedeiros imunocomprometidos apresentam risco elevado para diarreia infecciosa aguda e crônica. Indivíduos com defeitos na imunidade celular (incluindo aqueles com síndrome da imunodeficiência adquirida) apresentam risco particularmente alto de enteropatias invasivas, incluindo salmonelose, listeriose e criptosporidiose. Indivíduos com hipogamaglobulinemia se encontram em risco particular de colite por *C. difficile* e giardíase. Pacientes com câncer estão mais inclinados a desenvolver infecção por *C. difficile* como resultado de quimioterapia e hospitalizações frequentes. A diarreia infecciosa pode ser fatal em indivíduos imunocomprometidos, com complicações incluindo bacteriemia e disseminação metastática de infecção. Além disso, a desidratação pode comprometer a função renal e aumentar a toxicidade de fármacos imunossupressores.

TABELA 133-2 ▪ Complicações pós-diarreicas da doença diarreica infecciosa aguda

Complicações	Comentários
Diarreia crônica (diarreia com duração > 4 semanas) • Deficiência de lactase • Supercrescimento bacteriano no intestino delgado • Síndromes de má-absorção (esprus tropical e celíaco)	Ocorre em cerca de 1% dos viajantes com diarreia aguda • Os protozoários são responsáveis por cerca de um terço dos casos
Apresentação inicial ou exacerbação de doença inflamatória intestinal	Pode ser precipitada pela diarreia dos viajantes
Síndrome do intestino irritável	Ocorre em cerca de 10% dos viajantes com diarreia dos viajantes
Artrite reativa	Particularmente provável após infecção com microrganismos invasivos (*Shigella*, *Salmonella*, *Campylobacter*, *Yersinia*)
Síndrome hemolítico-urêmica (anemia hemolítica, trombocitopenia e insuficiência renal)	Segue-se a infecções por bactérias produtoras da toxina Shiga (*Shigella dysenteriae* tipo 1 e *Escherichia coli* êntero-hemorrágica)
Síndrome de Guillain-Barré	Particularmente provável após infecção por *Campylobacter*

INTOXICAÇÃO ALIMENTAR BACTERIANA

Se a história e o exame das fezes indicarem uma etiologia não inflamatória da diarreia e houver evidências de que o surto teve origem em uma fonte comum, questões sobre a ingestão de determinados alimentos e o tempo decorrido desde a refeição até o início da diarreia poderão fornecer elementos para determinar a causa bacteriana da doença. A Tabela 133-4 mostra as possíveis causas de intoxicação alimentar bacteriana.

TABELA 133-3 ▪ Causas da diarreia do viajante

Agente etiológico	Porcentagem aproximada dos casos	Comentários
Bactérias	**50-75**	
E. coli enterotoxigênica	10-45	Agente isolado mais importante
E. coli enteroagregativa	5-35	Está emergindo como um patógeno de distribuição mundial
Campylobacter jejuni	5-25	Mais comum na Ásia
Shigella	0-15	Principal causa de disenteria
Salmonella	0-15	–
Outros	0-5	Incluindo *Aeromonas*, *Plesiomonas* e *Vibrio cholerae*
Vírus	**0-20**	
Norovírus	0-10	Associada a navios de cruzeiro
Rotavírus	0-5	Particularmente comum entre crianças
Parasitas	**0-10**	
Giardia lamblia	0-5	Afeta caminhantes e campistas que bebem água doce natural corrente
Cryptosporidium	0-5	Resistente ao tratamento das fontes de água com cloro
Entamoeba histolytica	< 1	–
Cyclospora	< 1	–
Outros	**0-10**	
Intoxicação alimentar aguda[a]	0-5	–
Nenhum patógeno identificado	10-50	–

[a]Para agentes etiológicos, ver Tabela 133-4.

Fonte: De DR Hill et al: The practice of travel medicine: Guidelines by the Infectious Diseases Society of America. Clin Infect Dis 43:1499, 2006.

TABELA 133-4 ▪ Intoxicação alimentar bacteriana

Período de incubação, microrganismo	Sintomas	Fontes alimentares comuns
1-6 h		
Staphylococcus aureus	Náuseas, vômitos, diarreia	Presunto, aves, salada de batatas ou de ovos, maionese, massas cremosas
Bacillus cereus	Náuseas, vômitos, diarreia	Arroz frito
8-16 h		
Clostridium perfringens	Cólicas abdominais, diarreia (os vômitos são raros)	Carne bovina, aves, legumes, molhos de carne
B. cereus	Cólicas abdominais, diarreia (os vômitos são raros)	Carnes, verduras, feijões secos, cereais
> 16 h		
Vibrio cholerae	Diarreia aquosa	Frutos do mar, água
Escherichia coli enterotoxigênica	Diarreia aquosa	Saladas, queijo, carnes, água
E. coli êntero-hemorrágica	Diarreia sanguinolenta	Carne moída, rosbife, salame, leite cru, verduras cruas, suco de maçã
Salmonella spp.	Diarreia inflamatória	Carne bovina, aves, ovos, laticínios
Campylobacter jejuni	Diarreia inflamatória	Aves, leite cru
Shigella spp.	Disenteria	Salada de batatas ou de ovos, alface, verduras cruas
Vibrio parahaemolyticus	Disenteria	Moluscos, crustáceos

A doença bacteriana causada por uma enterotoxina elaborada fora do hospedeiro, como a que se deve ao *Staphylococcus aureus* ou ao *B. cereus*, apresenta períodos de incubação mais curtos (1 a 6 horas) e geralmente dura < 12 horas. A maioria dos casos de intoxicação alimentar estafilocócica se deve à contaminação proveniente de portadores humanos infectados. Os estafilococos podem multiplicar-se em ampla faixa de temperaturas; assim, se o alimento for deixado esfriar lentamente e permanecer à temperatura ambiente após o cozimento, os microrganismos terão oportunidade de produzir a enterotoxina. Os surtos que ocorrem após piqueniques onde foram servidas salada de batata, maionese e massas cremosas são um exemplo clássico de intoxicação alimentar estafilocócica. Diarreia, náuseas, vômitos e cólicas abdominais são comuns, mas a febre é menos frequente.

O *B. cereus* pode causar uma síndrome de curto período de incubação – a forma *emética*, mediada por um tipo estafilocócico de enterotoxina – ou uma forma com período de incubação mais longo (8 a 16 horas) – a forma *diarreica*, causada por uma enterotoxina semelhante à LT da *E. coli*, na qual ocorrem normalmente diarreia e cólicas abdominais, porém os vômitos são incomuns. A forma emética da intoxicação alimentar por *B. cereus* associa-se a arroz frito contaminado; o microrganismo é comum no arroz não cozido, e os seus esporos resistentes ao calor sobrevivem à fervura. Se o arroz cozido não for refrigerado, os esporos podem germinar e produzir toxina. A fritura feita antes de servir pode não destruir a toxina termoestável pré-formada.

A intoxicação alimentar decorrente do *Clostridium perfringens* também tem um período de incubação ligeiramente mais longo (8 a 14 horas) e resulta da sobrevida de esporos resistentes ao calor em carne, aves ou legumes cozidos de modo inadequado. Após a ingestão, a toxina é produzida no trato gastrintestinal, causando graves cólicas abdominais e diarreia; os vômitos são raros, bem como a febre. A doença é autolimitada, raramente durando > 24 horas.

Nem toda intoxicação alimentar é bacteriana. Agentes não bacterianos de intoxicação alimentar com curto período de incubação incluem a capsaicina, que é encontrada em pimentas, e várias toxinas encontradas em peixes e frutos do mar (Cap. 460).

AVALIAÇÃO LABORATORIAL

Muitos casos de diarreia não inflamatória são autolimitados, podendo ser tratados empiricamente, e, nessas circunstâncias, o clínico pode não necessitar determinar a etiologia. As *E. coli* potencialmente patogênicas são indistinguíveis da microbiota fecal normal por culturas de rotina, e testes para detectar enterotoxinas não estão disponíveis na maior parte dos laboratórios clínicos. Em situações nas quais a cólera é uma possibilidade, as fezes devem ser cultivadas em um meio seletivo como o ágar tiossulfato-citrato-sais biliares-sacarose ou telurite-taurocolato-gelatina; também estão disponíveis os testes diagnósticos rápidos. Um teste de aglutinação do látex tornou mais prática para muitos laboratórios a rápida detecção do rotavírus nas fezes, enquanto já foram desenvolvidos, para a identificação dos norovírus, uma reação em cadeia da polimerase (PCR, de *polymerase chain reaction*) com transcriptase reversa e imunoensaios enzimáticos para a detecção de antígeno específico. Amostras fecais deverão ser examinadas por ensaios rápidos de imunofluorescência, PCR ou (menos sensíveis) microscopia padrão para os cistos de *Giardia* ou *Cryptosporidium*, se o grau de suspeição clínica da participação desses microrganismos for alto.

Todos os pacientes com febre e evidências de doença inflamatória adquirida fora do hospital devem ter as fezes avaliadas para *Salmonella*, *Shigella* e *Campylobacter*. A *Salmonella* e a *Shigella* podem ser selecionadas no ágar de MacConkey como colônias (incolores) não fermentadoras de lactose ou ser cultivadas em ágar *Salmonella-Shigella* ou em caldo de enriquecimento com selenita, os quais inibem a maioria dos microrganismos, exceto esses patógenos. A avaliação da diarreia hospitalar deve, inicialmente, enfocar o *C. difficile*; coproculturas para outros patógenos têm, nesse contexto, uma taxa de positividade baixíssima e não apresentam relação custo-benefício favorável. As toxinas A e B produzidas pelas cepas patogênicas de *C. difficile* podem ser detectadas por imunoensaios enzimáticos rápidos, teste de aglutinação em látex ou PCR (Cap. 134). O isolamento do *C. jejuni* requer a inoculação de fezes frescas em meios de crescimento seletivos e incubação a 42°C em atmosfera microaerofílica. Em muitos laboratórios nos Estados Unidos, a *E. coli* O157:H7 está entre os patógenos mais comumente isolados a partir de fezes visivelmente sanguinolentas. As cepas desse sorotipo êntero-hemorrágico podem ser identificadas por sorotipagem em laboratórios especializados, mas podem também ser identificadas presuntivamente em laboratórios hospitalares, como colônias indol-positivas, fermentadoras de lactose e não fermentadoras de sorbitol (colônias brancas) em placas de MacConkey com sorbitol. Se a apresentação clínica sugerir a possibilidade de amebíase intestinal, as fezes devem ser examinadas com testes de detecção rápida de antígenos ou por (menos sensível e menos específico) microscopia. Métodos de amplificação de ácidos nucleicos múltiplos para a detecção de muitos patógenos fecais (vírus, bactérias e parasitas) estão sendo cada vez mais usados em laboratórios de microbiologia clínica para reduzir o tempo até a detecção de um patógeno. Embora esses testes possam ser mais sensíveis e rápidos que os métodos de cultura padronizados, a ausência de um isolado microbiano impede a determinação da suscetibilidade aos antimicrobianos e a tipagem das cepas pelas autoridades de saúde pública a fim de detectar e responder a surtos de fontes comuns. Por essa razão, o Centers for Disease Control and Prevention sugere que o diagnóstico de uma infecção bacteriana entérica por um método de amplificação de ácido nucleico seja seguido pela tentativa de isolamento do patógeno em culturas.

TABELA 133-5 ■ Tratamento da diarreia dos viajantes com base nas características clínicas[a]

Síndrome clínica	Terapia sugerida
Diarreia aquosa (sem sangue nas fezes, sem febre), 1 ou 2 fezes malformadas por dia sem sintomas de desconforto intestinal	Líquidos orais (solução de reidratação oral ou água mineral aromatizada) e biscoito do tipo água e sal
Diarreia aquosa (sem sangue nas fezes, sem febre), 1 ou 2 fezes malformadas por dia com sintomas de desconforto intestinal	Subsalicilato de bismuto (para adultos): 30 mL ou 2 comprimidos (262 mg/comprimido), a cada 30 min, até um total de 8 doses; ou loperamida[b]: 4 mg inicialmente, seguidos por 2 mg após cada evacuação de fezes malformadas; não exceder 8 comprimidos (16 mg) por dia (dose prescrita) ou 4 drágeas (8 mg) por dia (dose vendida sem receita médica nos Estados Unidos); esses fármacos podem ser tomados por 2 dias. Os fármacos antibacterianos[c] podem ser considerados em circunstâncias selecionadas
Disenteria (evacuação de fezes sanguinolentas) ou febre (> 37,8 °C)	Antibióticos[c]
Vômitos, diarreia mínima	Subsalicilato de bismuto (para adultos; ver dose anterior)
Diarreia em lactentes (< 2 anos)	Líquidos e eletrólitos (solução de reidratação oral); continuar a alimentar, especialmente com leite materno; procurar auxílio médico para desidratação moderada, febre que dure > 24 h, fezes sanguinolentas ou diarreia que dure mais que alguns dias

[a]Todos os pacientes deverão receber líquidos orais (solução de reidratação oral ou água mineral aromatizada) mais biscoitos água e sal. Se a diarreia se tornar moderada ou grave, se a febre persistir ou se aparecerem fezes com sangue ou desidratação, o paciente deverá procurar assistência médica. [b]A loperamida não deve ser utilizada em pacientes com febre ou disenteria; seu uso pode prolongar a diarreia em pacientes com infecção por *Shigella* ou outro microrganismo invasor. [c]Os antibióticos recomendados são os seguintes:
Se o nível de suspeição for baixo para *Campylobacter* resistente a fluoroquinolonas:
Adultos: (1) uma fluoroquinolona, como o ciprofloxacino, 750 mg em dose única ou 500 mg, 2×/dia, durante 3 dias; levofloxacino, 500 mg em dose única ou 500 mg/dia, durante 3 dias; ou norfloxacino, 800 mg em dose única ou 400 mg, 2×/dia, durante 3 dias. (2) Azitromicina, 1.000 mg em dose única ou 500 mg/dia, durante 3 dias. (3) Rifaximina, 200 mg, 3×/dia, ou 400 mg, 2×/dia, durante 3 dias (uso não recomendado nas disenterias). *Crianças:* azitromicina, 10 mg/kg no primeiro dia, 5 mg/kg no segundo e terceiro dias, se a diarreia persistir.
Se houver suspeita de *Campylobacter* resistente a fluoroquinolonas (p. ex., após viagem ao Sudeste Asiático):
Adultos: azitromicina (na dose descrita anteriormente para adultos). *Crianças:* o mesmo para crianças viajando para outros locais (ver anteriormente).

Fonte: De DR Hill et al: The practice of travel medicine: Guidelines by the Infectious Diseases Society of America. Clin Infect Dis 43:1499, 2006.

TRATAMENTO

Diarreia infecciosa ou intoxicação alimentar bacteriana

Em muitos casos, não há necessidade nem possibilidade de orientar o tratamento por meio de um diagnóstico específico. O médico pode agir contando com as informações obtidas na anamnese, no exame de fezes e na avaliação da gravidade da desidratação. A **Tabela 133-5** lista os esquemas empíricos para o tratamento da diarreia dos viajantes.

O principal fundamento do tratamento é a reidratação adequada. O tratamento da cólera e de outras doenças diarreicas desidratantes sofreu uma revolução com o advento das soluções de reidratação oral (SROs), cuja eficácia depende da absorção de sódio e água facilitada pelo fato de a glicose permanecer intacta no intestino delgado, mesmo na presença da toxina colérica. O uso de SROs reduziu as taxas de letalidade da cólera de > 50% (em casos sem tratamento) para < 1%. Diversas fórmulas de SROs têm sido utilizadas. As preparações iniciais se baseavam no tratamento de pacientes com cólera e incluíam uma solução contendo 3,5 g de cloreto de sódio, 2,5 g de bicarbonato de sódio (ou 2,9 g de citrato de sódio), 1,5 g de cloreto de potássio e 20 g de glicose (ou 40 g de sacarose) por litro de água. Essa preparação ainda pode ser usada para o tratamento de cólera grave. Muitas causas de diarreia secretora, entretanto, estão associadas a menor perda de eletrólitos do que a cólera. Com início em 2002, a Organização Mundial da Saúde recomendou uma SRO com "redução da osmolaridade/redução de sal", que é melhor tolerada e mais eficaz do que a SRO clássica. Essa preparação contém 2,6 g de cloreto de sódio, 2,9 g de citrato trissódico, 1,5 g de cloreto de potássio e 13,5 g de glicose (ou 27 g de sacarose) por litro de água. As formulações de SRO que contêm arroz ou outros cereais como fonte de carboidrato podem ser ainda mais eficazes que as soluções baseadas em glicose. Os pacientes gravemente desidratados ou aqueles nos quais os vômitos impedem o uso da terapia oral devem receber soluções intravenosas (IV), como o Ringer lactato.

A maioria das formas secretoras da diarreia dos viajantes (geralmente causadas por *E. coli* enterotoxigênica ou enteroagregativa ou por *Campylobacter*) pode ser tratada de forma eficaz com reidratação, subsalicilato de bismuto ou agentes antiperistálticos. Os agentes antimicrobianos podem encurtar a duração da doença de 3 a 4 dias para 24 a 36 horas, mas podem estar associados com a aquisição de microrganismos resistentes a múltiplos fármacos; assim, seu uso deve ser reservado aos casos graves. Não foi demonstrado que mudanças na dieta tenham impacto na duração da doença, embora a eficácia dos probióticos ainda seja debatida. A maioria dos indivíduos que se apresenta com disenteria (diarreia com sangue e febre) deve ser tratada empiricamente com um agente antimicrobiano (p. ex., uma fluoroquinolona ou um macrolídeo) e submetida à análise microbiológica das fezes. Os indivíduos com shigelose devem receber um antimicrobiano por 3 a 7 dias. Indivíduos com infecção mais grave ou prolongada por *Campylobacter* também costumam ser beneficiados pelo tratamento antimicrobiano. Devido à resistência aumentada do *Campylobacter* às fluoroquinolonas, especialmente em regiões da Ásia, pode-se optar por um macrolídeo, como a eritromicina ou a azitromicina, para os casos dessa infecção.

O tratamento da salmonelose deverá ser adaptado a cada paciente. Como a administração de agentes antimicrobianos em geral prolonga a colonização intestinal com *Salmonella*, esses fármacos são reservados geralmente aos indivíduos com alto risco de complicações por salmonelose disseminada, como lactentes, pacientes com dispositivos protéticos, pacientes com mais de 50 anos e indivíduos imunocomprometidos. Os agentes antimicrobianos não deverão ser administrados a indivíduos (especialmente crianças) suspeitos de infecção por *E. coli* êntero-hemorrágica. Estudos de laboratório, realizados com cepas êntero-hemorrágicas de *E. coli*, demonstraram que alguns antibióticos induzem a replicação de bacteriófagos lambdoides produtores da toxina Shiga, aumentando, assim, significativamente a produção de toxina por essas cepas. Há estudos clínicos que apoiam tais resultados laboratoriais, e o uso de antibióticos pode aumentar em 20 vezes o risco de síndrome hemolítico-urêmica e insuficiência renal durante a infecção êntero-hemorrágica por *E. coli*. Uma indicação clínica para o diagnóstico desta última infecção é a diarreia com sangue com febre baixa ou ausência de febre.

PROFILAXIA

Para que a prevalência das doenças diarreicas possa ser significativamente reduzida nos países em desenvolvimento, é necessário promover melhoras na higiene destinadas a limitar a disseminação fecal-oral dos patógenos entéricos. Os viajantes podem reduzir o risco de diarreia ingerindo apenas alimentos quentes, cozidos recentemente; evitando vegetais crus, saladas e frutas não descascadas; bebendo somente água fervida ou tratada; e evitando o gelo. Nota-se que poucos indivíduos que viajam para áreas turísticas aderem a essas restrições na dieta. O subsalicilato de bismuto é um agente barato para a profilaxia da diarreia dos viajantes, sendo empregado na dose de 2 comprimidos (525 mg), quatro vezes ao dia. O tratamento parece ser eficaz e seguro por até 3 semanas, porém podem ocorrer eventos adversos, como escurecimento temporário da língua, constipação e zumbido. Uma metanálise sugere que os probióticos podem reduzir a probabilidade da diarreia do viajante em aproximadamente 15%. Os antimicrobianos profiláticos, embora eficazes, geralmente não são recomendados para a prevenção da diarreia dos viajantes, exceto em imunocomprometidos ou naqueles que apresentam outras doenças subjacentes que os colocam em alto risco de morbidade por infecção gastrintestinal. Se a profilaxia for indicada, antibióticos não absorvidos, como a rifaximina, devem ser considerados.

A possibilidade de exercer um impacto importante na morbidade e mortalidade mundiais associadas às doenças diarreicas levou a intensos esforços para desenvolver vacinas eficazes contra os patógenos entéricos bacterianos e virais mais comuns. Uma vacina eficaz contra o rotavírus está disponível. Vacinas contra o *V. cholerae* estão disponíveis e são recomendadas em regiões onde a transmissão ativa é continuada, embora a proteção que elas oferecem seja incompleta e/ou de curta duração. Uma nova vacina tifoide conjugada foi recentemente pré-qualificada e recomendada pela Organização Mundial da Saúde para uso em países onde a febre tifoide é endêmica. Estudos de efetividade em larga escala estão em andamento para determinar a duração da proteção. Atualmente, não há vacina eficaz comercialmente disponível contra *E. coli* patogênica, *Shigella*, *Campylobacter*, *Salmonella* não tifoide, norovírus ou parasitas intestinais.

Agradecimento *Os autores agradecem a Stephen B. Calderwood, MD, e Edward T. Ryan, MD, por suas significativas contribuições para este capítulo em edições anteriores.*

LEITURAS ADICIONAIS

Baumler AJ, Sperandio C: Interactions between the microbiota and pathogenic bacteria in the gut. Nature 535:85, 2016.

GBD 2016 Diarrheal Disease Collaborators. Estimates of the global, regional, and national morbidity, mortality, and etiologies of diarrhea in 195 countries: A systematic analysis for the Global Burden of Disease Study 2016. Lancet Infect Dis 18:1211, 2018.

Goldenberg JZ et al: Probiotics for the prevention of pediatric antibiotic-associated diarrhea. Cochrane Database Syst Rev 12:CD004827, 2015.

Guttman JA, Finlay BB: Subcellular alterations that lead to diarrhea during bacterial pathogenesis. Trends Microbiol 16:535, 2008.

Levine MM et al: Diarrhoeal disease and subsequent risk of death in infants and children residing in low-income and middle-income countries: Analysis of the GEMS case-controlled study and 12-month GEMS-1A follow-on study. Lancet Glob Health 8:e202, 2020.

Riddle MS et al: Update on vaccines for enteric pathogens. Clin Microbiol Infect 24:1039, 2008.

Shane AL et al: 2017 Infectious Diseases Society of America clinical practice guidelines for the diagnosis and management of infectious diarrhea. Clin Infect Dis 65:e45, 2017.

Viswanathan VK et al: Enteric infection meets intestinal function: How bacterial pathogens cause diarrhoea. Nat Rev Microbiol 7:110, 2009.

134 Infecção por *Clostridioides difficile*, incluindo colite pseudomembranosa

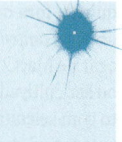

Dale N. Gerding, Stuart Johnson

DEFINIÇÃO

A infecção por *Clostridioides difficile* (ICD) é uma doença característica do cólon, associada, na maioria das vezes, ao uso de antimicrobianos, com a consequente ruptura da microbiota colônica normal. A ICD é a diarreia mais comumente diagnosticada no hospital e resulta da ingestão de esporos vegetativos de *C. difficile*, que se multiplicam e secretam toxinas, causando diarreia e, na maioria dos casos graves, colite pseudomembranosa (CPM).

ETIOLOGIA E EPIDEMIOLOGIA

Clostridioides difficile é um bacilo Gram-positivo, formador de esporos e anaeróbio obrigatório, cujos esporos são amplamente encontrados na natureza, sobretudo no ambiente hospitalar e em instituições de assistência crônica. A ICD ocorre frequentemente em hospitais e lares de idosos (ou logo após a saída dessas instituições), em que o nível de utilização de antimicrobianos é elevado e o ambiente é contaminado com esporos de *C. difficile*.

A clindamicina, a ampicilina e as cefalosporinas foram os primeiros antibióticos associados à ICD. As cefalosporinas de segunda e terceira gerações, particularmente a cefotaxima, a ceftriaxona, a cefuroxima e a ceftazidima, são agentes frequentemente responsáveis por essa afecção, e as fluoroquinolonas (ciprofloxacino, levofloxacino e moxifloxacino) constituem a classe mais recente de fármacos implicados em surtos hospitalares. As combinações de penicilina/inibidores da β-lactamase, como a ticarcilina/clavulanato e a piperacilina/tazobactam, apresentam um risco significativamente menor. Entretanto, foi demonstrado que todos os antibióticos, incluindo a vancomicina (o agente mais comumente utilizado para tratar a ICD) e o metronidazol, também apresentam um risco de ICD subsequente. Uma minoria dos casos, especialmente na comunidade, é relatada em pacientes sem documentação de exposição prévia a antibióticos.

Clostridioides difficile é adquirido de modo exógeno – mais frequentemente no hospital e em lares de idosos, mas também em pacientes ambulatoriais – e está presente nas fezes de pacientes sintomáticos ou assintomáticos. A taxa de colonização fecal aumenta proporcionalmente à duração da permanência hospitalar e atinge, com frequência, ≥ 20% dos pacientes adultos hospitalizados por > 2 semanas; em contrapartida, a taxa é de 1 a 3% em residentes da comunidade. A ICD é atualmente a infecção mais comumente associada aos cuidados de saúde nos Estados Unidos, com números estimados de 462.100 casos em 2017. Entre 2011 e 2017, a carga total de ICD nos Estados Unidos diminuiu em 24%, o que se deveu primariamente a reduções na ICD associada a cuidados de saúde. A carga estimada da ICD associada à comunidade não mudou.

A presença assintomática de *C. difficile* nas fezes de recém-nascidos saudáveis é muito comum, com colonizações repetidas por múltiplas cepas na primeira infância (< 1-2 anos de idade), mas a doença associada nesses lactentes é extremamente rara ou ausente. Os esporos de *C. difficile* são encontrados sobre superfícies do ambiente (onde o microrganismo pode persistir por vários meses), bem como nas mãos dos funcionários de hospital que não praticam uma boa higiene. As epidemias hospitalares de ICD têm sido atribuídas a uma única cepa de *C. difficile* ou às múltiplas cepas presentes simultaneamente. Outros fatores de risco identificados da ICD são idade mais avançada, maior gravidade da doença subjacente, cirurgia gastrintestinal, uso de termômetros eletrônicos retais, alimentação com tubo enteral e tratamento contra a acidez gástrica. O uso de inibidores da bomba de prótons pode constituir um fator de risco, porém este é provavelmente pequeno, e nenhum dado preciso relacionou esses agentes com pacientes que já não estivessem recebendo antibióticos.

PATOLOGIA E PATOGÊNESE

Os esporos de *C. difficile* toxigênicos são ingeridos; esses esporos sobrevivem à acidez gástrica, germinam no intestino delgado e colonizam o trato intestinal inferior, onde produzem duas grandes toxinas: a toxina A (uma enterotoxina) e a toxina B (uma citotoxina). Essas toxinas dão início a processos que levam à ruptura da função de barreira das células epiteliais, à diarreia e à formação de pseudomembranas. A toxina A é um potente quimiotático de neutrófilos, e ambas as toxinas provocam a glicosilação das proteínas de ligação do trifosfato de guanosina da subfamília Rho, que regulam o citoesqueleto celular de actina. Dados de estudos usando a alteração molecular de genes de toxinas em mutantes isogênicos sugerem que a toxina B pode ser o fator de virulência mais importante, o que é consistente com a ocorrência bem documentada de doença clínica causada por cepas negativas para a toxina A, mas não por cepas negativas para a toxina B. A destruição do citoesqueleto resulta em perda do formato celular, da aderência e das junções firmes, com consequente extravasamento de líquido. Uma terceira toxina, a toxina binária CDT, foi previamente encontrada em apenas cerca de 6% das cepas, mas está presente em todas as culturas isoladas de cepas epidêmicas, amplamente reconhecidas, NAP1/BI/027 (ver "Considerações globais", adiante); essa toxina está relacionada à toxina iota de *Clostridium perfringens*. Seu papel na patogênese da ICD ainda não foi definido.

As pseudomembranas da CPM restringem-se à mucosa colônica e aparecem, inicialmente, sob a forma de placas amarelo-esbranquiçadas de 1 a 2 mm. A mucosa inicialmente parece normal, mas, à medida que a doença progride, as pseudomembranas coalescem para formar placas e recobrem toda a parede do cólon (Fig. 134-1). Em geral, ocorre comprometimento de todo o cólon; todavia, o reto é poupado em 10% dos pacientes. Quando examinadas ao microscópio, as pseudomembranas possuem um ponto de fixação na mucosa e contêm leucócitos necróticos, fibrina, muco e restos celulares. O epitélio sofre erosão e necrose em áreas focais, com infiltração da mucosa por neutrófilos.

A princípio, acreditava-se que os pacientes colonizados com *C. difficile* corressem alto risco de ICD. Entretanto, quatro estudos prospectivos mostraram que pacientes colonizados, que não apresentaram ICD previamente,

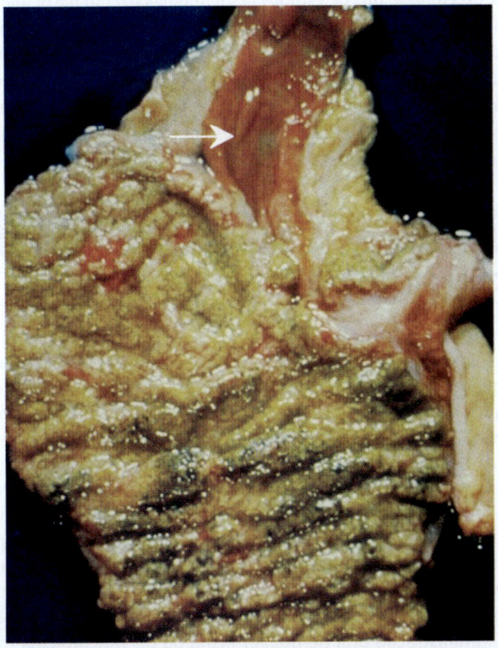

FIGURA 134-1 Peça de necrópsia exibindo pseudomembranas confluentes que recobrem o ceco de um paciente com colite pseudomembranosa. Observe a preservação do íleo terminal (*seta*).

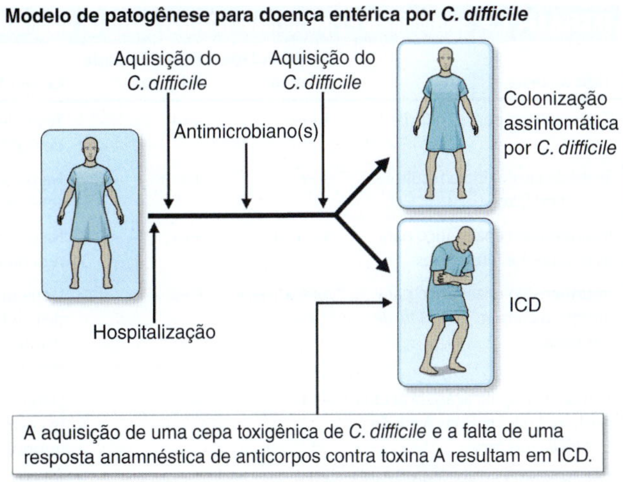

FIGURA 134-2 Modelo de patogênese para infecção por *Clostridioides difficile* (ICD) adquirida no hospital. Pelo menos três eventos são fundamentais na patogênese de *C. difficile*. A exposição aos antibióticos estabelece a suscetibilidade à infecção. Após ficar suscetível, o paciente pode adquirir cepas não toxigênicas (não patogênicas) ou toxigênicas de *C. difficile* como um segundo evento. A aquisição de *C. difficile* toxigênico pode ser seguida por colonização assintomática ou ICD, dependendo de um ou mais eventos adicionais, incluindo uma resposta anamnéstica da imunoglobulina G (IgG) inadequada do hospedeiro à toxina A de *C. difficile*.

na verdade possuem um menor risco de ICD, possivelmente porque muitos desses pacientes são colonizados por cepas não toxigênicas. São propostos pelo menos três eventos como essenciais para o desenvolvimento de ICD (Fig. 134-2). A exposição a agentes antimicrobianos é o primeiro evento e estabelece a suscetibilidade à ICD provavelmente pela destruição da microbiota gastrintestinal normal. O segundo evento consiste em exposição a *C. difficile* toxigênico. Como a maioria dos pacientes não desenvolve ICD após os primeiros dois eventos, um terceiro evento é claramente essencial para a sua ocorrência. Os candidatos ao terceiro evento incluem exposição a uma cepa de *C. difficile* de virulência específica, exposição aos antimicrobianos com tendência especial a causar ICD e resposta imune inadequada do hospedeiro. A resposta anamnéstica dos anticorpos IgG séricos do hospedeiro à toxina A de *C. difficile* constitui o terceiro evento mais provável, que determina quais pacientes irão apresentar diarreia e quais irão permanecer assintomáticos. A maioria dos indivíduos provavelmente desenvolve inicialmente anticorpos para toxinas de *C. difficile*, quando colonizados de modo assintomático no primeiro ano de vida ou após uma ICD na infância. Acredita-se que os lactentes não desenvolvem ICD sintomática devido à ausência de receptores mucosos apropriados para a toxina, que se desenvolvem posteriormente. Na idade adulta, os níveis séricos de anticorpo de imunoglobulina G (IgG) antitoxina A aumentam mais em resposta à infecção em indivíduos que se tornam portadores assintomáticos do que naqueles que desenvolvem ICD. Para os indivíduos que desenvolvem ICD, o aumento nos níveis de antitoxina A durante o tratamento se relaciona a um menor risco de recorrência. Dois grandes ensaios clínicos em que anticorpos monoclonais intravenosos (IV) contra a toxina A e a toxina B usados em conjunto e como agentes isolados além da terapia antibiótica padrão mostraram que as taxas de ICD recorrente foram significativamente menores com a combinação de anticorpos e com o anticorpo contra a toxina B isoladamente em comparação com placebo mais terapia padrão. O anticorpo contra a toxina A isoladamente foi ineficaz.

CONSIDERAÇÕES GLOBAIS

A frequência e a gravidade da ICD nos Estados Unidos, no Canadá e na Europa aumentaram acentuadamente no início da década de 2000. As taxas observadas em hospitais nos Estados Unidos duplicaram entre 2000 e 2005. Em 2005, hospitais em Montreal, no Canadá, relataram taxas quatro vezes mais altas do que em 1997, com uma mortalidade atribuída diretamente de 6,9% (aumentada em relação ao valor anterior de 1,5%). Uma cepa epidêmica, conhecida de forma variável como toxina tipo III, REA tipo BI, ribotipo 027 por reação em cadeia da polimerase (PCR, de *polymerase chain reaction*) e NAP1 tipo campo pulsado (designada coletivamente de NAP1/BI/027),

TABELA 134-1 ■ Sensibilidade e especificidade relativas dos testes diagnósticos para a infecção por *Clostridioides difficile* (ICD)

Tipo de teste	Sensibilidade relativa[a]	Especificidade relativa[a]	Comentário
Coprocultura para *C. difficile*	++++	+++	Teste de maior sensibilidade; a especificidade é ++++ se o teste para toxina do isolado de *C. difficile* for positivo; tempo de realização muito lento para a prática clínica
Teste de citotoxina em cultura celular de fezes	+++	++++	Na presença de dados clínicos, é diagnóstico de ICD; altamente específico, mas não tão sensível quanto a coprocultura; tempo de realização lento
Imunoensaio enzimático para as toxinas A e B nas fezes	++ a +++	+++	Na presença de dados clínicos, é diagnóstico de ICD; obtenção rápida dos resultados, porém não é tão sensível quanto a coprocultura ou o teste de citotoxina em cultura celular
Imunoensaio enzimático para antígeno comum de *C. difficile* nas fezes	+++ a ++++	+++	Detecta a glutamato-desidrogenase encontrada em cepas toxigênicas e não toxigênicas de *C. difficile* e outros microrganismos fecais; mais sensível e menos específico do que o imunoensaio enzimático para toxinas; exige confirmação com um teste para toxina; resultados rápidos
Testes de amplificação de ácidos nucleicos para toxinas A e B de *C. difficile* nas fezes	++++	+++	Detecta *C. difficile* toxigênico nas fezes; amplamente usado nos Estados Unidos para teste clínico; mais sensível que o teste de imunoensaio enzimático para a toxina; aumento importante nos diagnósticos de ICD quando implementado
Colonoscopia ou sigmoidoscopia	+	++++	Altamente específicas quando se observa a presença de pseudomembranas; insensíveis quando comparadas com outros exames

[a]De acordo com critérios tanto clínicos quanto baseados nos testes.

Nota: ++++, > 90%; +++, 71-90%; ++, 51-70%; +, cerca de 50%.

foi provavelmente responsável por grande parte do aumento da incidência. Dois clones de NAP1/BI/027, originários dos Estados Unidos e do Canadá, disseminaram-se para o Reino Unido, a Europa e a Ásia. Essa cepa epidêmica apresenta as seguintes características: (1) capacidade de produzir 16 a 23 vezes mais toxina A e toxina B do que cepas de controle *in vitro*; (2) presença de uma toxina binária CDT; e (3) alto nível de resistência a todas as fluoroquinolonas. Políticas de controle nacionais instituídas na Inglaterra em 2006 resultaram em marcado declínio nos casos de ICD, e a restrição das fluoroquinolonas, em particular, foi relacionada com a eliminação quase total das cepas de *C. difficile* resistentes às fluoroquinolonas (i.e., NAP1/BI/027) naquele país até 2013. Da mesma forma, a cepa epidêmica também diminuiu nos Estados Unidos, com os dados do Centers for Disease Control and Prevention (CDC) mostrando redução entre os isolados associados a cuidados de saúde de 31 para 15% (e de 19 para 6% nos isolados associados à comunidade) entre 2011 e 2017. As novas cepas foram e continuarão a ser responsáveis por surtos, incluindo a cepa normalmente encontrada em alimentos de origem animal, que também carreiam a toxina binária, e estão associadas a um alto risco de mortalidade em infecções humanas (toxina tipo V, ribotipo 078). Atualmente, a cepa associada à comunidade mais frequentemente isolada nos Estados Unidos é o ribotipo 106 (REA grupo DH), a qual era epidêmica no Reino Unido.

MANIFESTAÇÕES CLÍNICAS

A diarreia constitui a manifestação mais comum causada por *C. difficile*. As fezes quase nunca são visivelmente sanguinolentas, e sua consistência varia de mole e não moldada a aquosa ou mucoide, com odor característico. Os achados clínicos e laboratoriais consistem em febre em 28% dos casos, dor abdominal em 22% e leucocitose em 50%. Quando o íleo adinâmico (observado na radiografia em cerca de 20% dos casos) resulta na interrupção da eliminação de fezes, o diagnóstico de ICD é frequentemente negligenciado. Nesses pacientes, um indício da presença de ICD não suspeita é a leucocitose inexplicada, com ≥ 15.000 leucócitos/μL. Esses pacientes correm alto risco de complicações da ICD, particularmente megacólon tóxico e sepse.

A diarreia por *C. difficile* recorre após o tratamento em cerca de 15 a 30% dos casos, e isso permanece sendo um dos maiores dilemas do tratamento. As recorrências podem representar recidivas causadas pela mesma cepa ou reinfecções por uma nova cepa. A suscetibilidade à recorrência de ICD clínica resulta provavelmente da destruição contínua da microbiota fecal normal causada por antibióticos utilizados para tratar a ICD.

DIAGNÓSTICO

O diagnóstico de ICD baseia-se em uma combinação de critérios clínicos: (1) diarreia (≥ 3 evacuações de fezes não moldadas a cada 24 horas, durante ≥ 2 dias) sem outra causa aparente; mais (2) detecção das toxinas A ou B nas fezes, detecção de *C. difficile* produtor de toxina nas fezes por teste de amplificação de ácido nucleico (NAAT, de *nucleic acid amplification testing*; p. ex., PCR) ou por cultura ou observação de pseudomembranas no cólon. A CPM é a forma mais avançada de ICD e pode ser visualizada na endoscopia em apenas cerca de 50% dos pacientes com diarreia, que apresentam cultura fecal e teste para toxina positivos para *C. difficile* (Tab. 134-1). A endoscopia constitui um recurso diagnóstico rápido para pacientes gravemente enfermos com suspeita de CPM e abdome agudo; todavia, a obtenção de um resultado negativo nesse exame não exclui a possibilidade de ICD.

Apesar do conjunto de testes disponíveis para *C. difficile* e suas toxinas (Tab. 134-1), nenhum teste isolado apresenta alta sensibilidade, alta especificidade e rápida execução. A maioria dos testes laboratoriais para as toxinas, incluindo os imunoensaios enzimáticos (EIAs, de *enzyme immunoassays*), apresenta baixa sensibilidade. Todavia, não se recomenda o exame de múltiplas amostras adicionais de fezes. Os NAATs (incluindo PCR) são amplamente usados para diagnóstico e são rápidos e sensíveis; porém, tem havido preocupação de que a PCR possa detectar a colonização com *C. difficile* toxigênico em pacientes com diarreia por outros motivos que não incluem a ICD. A confirmação da presença de toxina nas fezes, além da positividade na PCR ou para a glutamato-desidrogenase (GDH), é recomendada nas diretrizes para ICD da Europa para o diagnóstico de ICD, sendo a inclusão de um teste de toxina nas fezes recomendada pelas diretrizes dos Estados Unidos quando não houver critério anterior para a submissão das fezes. O tratamento empírico será apropriado se houver forte suspeita de ICD em bases clínicas e se o teste fecal demorar. Não se recomenda a avaliação de pacientes assintomáticos, exceto para fins de estudos epidemiológicos. Em particular, os denominados testes de cura após tratamento não são recomendados, visto que > 50% dos pacientes continuam abrigando o microrganismo e a toxina após a resolução da diarreia, e os resultados dos exames nem sempre predizem recorrência da ICD. Os resultados desses testes não devem ser empregados para restringir o alojamento de pacientes em instituições de assistência de longo prazo ou em clínicas geriátricas.

TRATAMENTO

Infecções por *Clostridioides difficile*

ICD PRIMÁRIA

Quando possível, recomenda-se interromper a administração de qualquer agente antimicrobiano como primeira etapa no tratamento da ICD. Os estudos preliminares indicaram que 15 a 23% dos pacientes respondem a essa medida simples. Entretanto, com o advento da cepa epidêmica NAP1/BI/027 e a rápida deterioração clínica associada de alguns pacientes, a instituição imediata de um tratamento específico para a ICD tornou-se padrão. As diretrizes gerais para o tratamento incluem hidratar o paciente e evitar agentes antiperistálticos e opiáceos, que podem mascarar os sintomas e, possivelmente, agravar a doença. Entretanto, os agentes antiperistálticos têm sido utilizados com segurança em associação com vancomicina ou metronidazol para a ICD leve a moderada.

A administração oral de fidaxomicina ou de vancomicina foi recomendada como tratamento de primeira linha para ICD nas diretrizes de 2017 da Infectious Disease Society of America (IDSA) e da Society for Healthcare Epidemiology of America (SHEA). O metronidazol oral só é

TABELA 134-2 ■ Recomendações para o tratamento de infecção por *Clostridioides difficile* (ICD)

Situação clínica	Tratamento(s)	Comentários
Episódio inicial, leve a moderado	Fidaxomicina (200 mg, 2×/dia, por 10 dias) ***ou*** Vancomicina (125 mg, VO, 4×/dia, por 10 dias)	O metronidazol VO é menos efetivo que as outras opções e pode necessitar de tratamento mais longo para obter resposta; o metronidazol (500 mg, 3×/dia, por 10-14 dias) é recomendado apenas se a vancomicina e a fidaxomicina não estiverem prontamente disponíveis e apenas nos casos leves a moderados
Episódio inicial, grave	Vancomicina (125 mg, VO, 4×/dia, por 10 dias) ***ou*** Fidaxomicina (200 mg, 2×/dia, por 10 dias)	Indicadores de doença grave podem incluir leucocitose (≥ 15.000 leucócitos/μL) e nível de creatinina ≥ 1,5 mg/dL
Episódio inicial, fulminante	Vancomicina (500 mg, VO ou por sonda nasogástrica) mais metronidazol (500 mg, IV, a cada 8 h) ***e considerar também*** Instilação retal de vancomicina (500 mg em 100 mL de solução salina normal como enema de retenção a cada 6-8 h)	A ICD fulminante é definida como ICD grave com adição de hipotensão, choque, íleo ou megacólon tóxico; a duração do tratamento poderá ser > 2 semanas e é determinada pela resposta
Primeira recorrência	Fidaxomicina (200 mg, 2×/dia, por 10 dias) ***ou*** Vancomicina (125 mg, VO, 4×/dia, por 10 dias) ***ou*** Vancomicina VO seguida por regime regressivo e pulsado[a]	O tratamento para o episódio inicial deve ser considerado na escolha do tratamento para a primeira recorrência
Múltiplas recorrências	Tratamento com vancomicina VO seguido por regime regressivo e pulsado ***ou*** Fidaxomicina (200 mg, 2×/dia, por 10 dias, ou 200 mg, 2×/dia, por 5 dias seguido por administração em dias alternados por 20 dias) ***ou*** Vancomicina (125 mg, 4×/dia, por 10 dias); em seguida, interromper a vancomicina e iniciar a rifaximina (400 mg, 2×/dia, por 2 semanas) ***ou*** Transplante de microbiota fecal (TMF)	Recomenda-se que o TMF administrado por enema seja considerado apenas após tratamento antibiótico apropriado para ≥ 2 recorrências de ICD, com o doador e a amostra doada recebendo triagem conforme as recomendações da Food and Drug Administration
Pacientes de alto risco para ICD recorrente que estejam recebendo vancomicina, fidaxomicina ou metronidazol	Bezlotoxumabe, 10 mg/kg, administrado IV	O bezlotoxumabe é uma terapia adjuvante (em adição e durante tratamento antibiótico) para pacientes com alto risco de ICD recorrente; os fatores de risco incluem idade > 65 anos, hospedeiro imunocomprometido, ICD grave na apresentação e episódio prévio de ICD nos últimos 6 meses

[a]Um típico regime regressivo e pulsado de vancomicina após o curso de tratamento de 10 dias inclui: 125 mg, 2×/dia, por 1 semana; em seguida, 1×/dia, por 1 semana; depois, a cada 2-3 dias, durante 2-8 semanas.

recomendado nos casos leves a moderados de ICD quando a fidaxomicina e a vancomicina não estão disponíveis. A vancomicina IV é ineficaz para a ICD. A fidaxomicina está disponível apenas para administração oral. Dois grandes ensaios clínicos comparando vancomicina e fidaxomicina indicaram resoluções clínicas comparáveis da diarreia em torno de 90% dos pacientes, e as taxas de ICD recorrente com a fidaxomicina foram significativamente menores em comparação com as de vancomicina. O maior ensaio clínico randomizado de vancomicina *versus* metronidazol mostrou que a taxa de cura com a vancomicina era superior à taxa de cura com o metronidazol (81 vs. 73%; $p = 0{,}034$) para todos os pacientes com ICD, independentemente da gravidade. Embora o tempo médio para a resolução da diarreia seja de 2 a 4 dias, a resposta ao metronidazol pode ser muito mais lenta. Não se deve considerar a possibilidade de falha do tratamento até que um fármaco tenha sido administrado durante pelo menos 6 dias. Com base nos dados de tratamentos mais curtos com a vancomicina, além dos resultados de quatro grandes ensaios clínicos, recomenda-se que a vancomicina ou a fidaxomicina sejam administradas por pelo menos 10 dias. O metronidazol nunca foi aprovado para a ICD pela Food and Drug Administration (FDA) , e seu uso como tratamento da ICD diminuiu muito após a publicação das diretrizes de 2017 para ICD da IDSA/SHEA. É importante iniciar o tratamento com vancomicina oral para pacientes gravemente doentes, particularmente se apresentarem uma elevada contagem de leucócitos (> 15.000/μL) ou um nível aumentado de creatinina (≥ 1,5 mg/dL) **(Tab. 134-2)**. Pequenos ensaios randomizados com nitazoxanida, bacitracina, rifaximina e ácido fusídico têm sido realizados para o tratamento das ICDs. Esses medicamentos não foram amplamente estudados, não mostraram ser superiores e não foram aprovados pela FDA para tratamento de ICD, mas fornecem alternativas potenciais para vancomicina e fidaxomicina.

ICD RECORRENTE

Em geral, cerca de 15 a 30% dos pacientes tratados com sucesso experimentam recorrências da ICD após o tratamento. A recorrência de ICD é significativamente menor em pacientes tratados com fidaxomicina em comparação com aqueles tratados com vancomicina. Vancomicina e metronidazol têm taxas de recorrência comparáveis, e o metronidazol não é recomendado para o tratamento da ICD recorrente. Os pacientes que sofrem uma primeira recorrência da ICD apresentam uma taxa ainda maior de uma segunda recorrência. A fidaxomicina é superior à vancomicina na redução de novas recorrências em pacientes com recorrência prévia de ICD **(Tab. 134-2)**. Foi documentado atualmente que a doença recorrente, antes considerada relativamente leve, está associada a um risco significativo (11%) de complicações graves (choque, megacólon, perfuração, colectomia ou morte em 30 dias). Não há um tratamento padrão para as recorrências múltiplas, mas a vancomicina em doses progressivamente menores ou em regime de doses pulsadas em dias alternados por 2 a 8 semanas tem sido usada há anos como abordagem prática no tratamento desses pacientes, com dados recentes sugerindo que ela ainda é efetiva. Outras opções terapêuticas recomendadas para os pacientes com múltiplas recorrências de ICD incluem a fidaxomicina em dose padrão ou estendida/pulsada, a vancomicina seguida por rifaximina e o transplante de microbiota fecal (TMF) através de sonda nasoduodenal, colonoscopia, enema ou cápsulas orais **(Tab. 134-2)**. O TMF tem sido amplamente usado ao longo da última década, e a disponibilidade de bancos de fezes e de formulações em cápsulas orais tornou essa abordagem ainda mais prática. Os resultados de ensaios clínicos controlados randomizados sobre o TMF continuam sendo relatados, e, como seria de se esperar, os resultados não são tão impressionantes como nos estudos observacionais. Porém, o TMF não está aprovado pela FDA para uso nos Estados Unidos, e recentes sinais de alerta da FDA em relação à transmissão de microrganismos resistentes a múltiplos fármacos, de *Escherichia coli* patogênica, além da potencial transmissão de coronavírus 2 associado à síndrome respiratória aguda grave (SARS-CoV-2, de *severe acute respiratory syndrome coronavirus 2*), servem para lembrar que essa abordagem só deve ser considerada em pacientes que não responderam à terapia antibacteriana apropriada e após a triagem adequada do doador e do produto do TMF.

Além dos tratamentos antibacterianos, um tratamento adjunto está atualmente disponível para pacientes que estejam recebendo os agentes antibacterianos do padrão de cuidados e que estejam sob alto risco para a ICD recorrente (rICD). Foi demonstrado que o bezlotoxumabe, um anticorpo monoclonal dirigido contra a toxina B de *C. difficile*, reduz o risco de rICD em um valor absoluto de cerca de 10% quando administrado a pacientes que atualmente recebem vancomicina, fidaxomicina ou metronidazol. Os fatores de risco para rICD nos ensaios clínicos incluem idade > 65 anos, hospedeiro imunocomprometido, ICD grave à apresentação e episódio prévio de ICD nos últimos 6 meses.

ICD GRAVE COMPLICADA OU FULMINANTE

A ICD fulminante (rapidamente progressiva e grave) representa o desafio mais difícil quanto ao seu tratamento. Com frequência, os pacientes com doença fulminante não apresentam diarreia, e a sua doença simula um abdome agudo cirúrgico. A sepse (hipotensão, febre, taquicardia, leucocitose) pode resultar da ICD fulminante. O abdome agudo (com ou sem megacólon tóxico) pode incluir sinais de obstrução, íleo, espessamento da parede colônica e ascite na tomografia computadorizada (TC) do abdome, frequentemente com leucocitose no sangue periférico (≥ 20.000 leucócitos/μL). Independentemente da ocorrência de diarreia, o diagnóstico diferencial do abdome agudo, da sepse ou do megacólon tóxico deverá incluir a ICD, caso o paciente tenha recebido antibióticos nos últimos 2 meses. Sigmoidoscopia ou colonoscopia cuidadosas para visualizar uma CPM e a TC abdominal são os melhores testes diagnósticos em pacientes sem diarreia.

O tratamento clínico da ICD fulminante não é ideal em função da dificuldade da administração oral de fidaxomicina, metronidazol ou vancomicina para o cólon na presença de íleo (Tab. 134-2). Em estudos não controlados, a combinação de vancomicina (administrada por via oral ou sonda nasogástrica e por enema de retenção) mais metronidazol IV tem sido utilizada com algum sucesso, assim como a tigeciclina IV em estudos não controlados de pequena escala. A colectomia cirúrgica poderá salvar a vida do paciente se não houver nenhuma resposta ao tratamento clínico. Quando possível, a colectomia deverá ser realizada antes que o nível sérico de lactato atinja 5 mmol/L. Entretanto, a mortalidade e a morbidade associadas à colectomia podem ser reduzidas se for realizada uma ileostomia laparoscópica, seguida de lavagem colônica com polietilenoglicol e infusão de vancomicina no cólon por meio da ileostomia.

PROGNÓSTICO

A taxa de mortalidade atribuída à ICD, anteriormente de 0,6 a 3,5%, alcançou 6,9% em surtos recentes e está aumentando progressivamente com o envelhecimento da população. A maioria dos pacientes recupera-se, porém as recorrências são comuns.

PREVENÇÃO E CONTROLE

As estratégias para prevenção da ICD são de dois tipos: as que visam impedir a transmissão do microrganismo para o paciente e aquelas que visam reduzir o risco de ICD quando o microrganismo já foi transmitido. A transmissão de *C. difficile* na prática clínica tem sido evitada mediante uso de luvas pelos profissionais, eliminação do emprego de termômetros eletrônicos contaminados e uso de uma solução de hipoclorito para descontaminação ambiental dos quartos dos pacientes. A higiene das mãos é essencial; recomenda-se a lavagem das mãos nos surtos de ICD, visto que os géis de álcool para as mãos não são esporicidas. Surtos de ICD já foram controlados com sucesso ao restringir o uso de antibióticos específicos, como a clindamicina e as cefalosporinas de segunda e terceira gerações, além de fluoroquinolonas. Os surtos de ICD causados por cepas resistentes à clindamicina tiveram uma resolução imediata quando esta teve seu uso restrito. Estratégias preventivas futuras incluem o uso de anticorpos monoclonais, vacinas e biofármacos contendo microrganismos vivos, que irão restaurar a proteção contra a colonização.

LEITURAS ADICIONAIS

Dingle KE et al: Effects of control interventions on *Clostridium difficile* infection in England: An observational study. Lancet Infect Dis 17:411, 2017.

Guh AY et al: Trends in U.S. burden of *Clostridioides difficile* infection and outcomes. N Engl J Med 382:1320, 2020.

He M et al: Emergence and global spread of epidemic healthcare-associated *Clostridium difficile*. Nat Genet 45:109, 2013.

Hota SS et al: Oral vancomycin followed by fecal transplantation versus tapering oral vancomycin treatment for recurrent *Clostridium difficile* infection: An open-label, randomized controlled trial. Clin Infect Dis 64:265, 2016.

Johnson S et al: Vancomycin, metronidazole, or tolevamer for *Clostridium difficile* infection: Results from two multinational, randomized, controlled trials. Clin Infect Dis 59:345, 2014.

Kociolek LK et al: Natural *Clostridioides difficile* toxin immunization in colonized infants. Clin Infect Dis 70:2095, 2020.

Louie TJ et al: Fidaxomicin versus vancomycin for *Clostridium difficile* infection. N Engl J Med 364:422, 2011.

Magill SS et al: Multistate point–prevalence survey of healthcare-associated infections. N Engl J Med 370:1198, 2014.

McDonald LC et al: Clinical practice guidelines for *Clostridium difficile* infection in adults and children: 2017 update by the Infectious Diseases Society of America (IDSA) and the Society for Healthcare Epidemiology of America (SHEA). Clin Infect Dis 66:987, 2018.

Polage CR et al: Overdiagnosis of *Clostridium difficile* infection in the molecular test era. JAMA Intern Med 175:1792, 2015.

See I et al: NAP1 strain type predicts outcomes from *Clostridium difficile* infection. Clin Infect Dis 58:1394, 2014.

Wilcox MH et al: Bezlotoxumab for prevention of *Clostridium difficile* infection recurrence. N Engl J Med 376:305, 2017.

135 Infecções do trato urinário, pielonefrite e prostatite

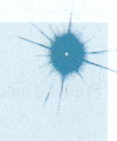

Kalpana Gupta, Barbara W. Trautner

A infecção do trato urinário (ITU) é uma doença comum e dolorosa em humanos que é rapidamente responsiva à terapia antimicrobiana moderna, desde que o antibiótico correto seja escolhido para aquele determinado patógeno urinário. Na era pré-antibiótica, a ITU causava morbidade significativa. Hipócrates, escrevendo sobre uma doença que aparentemente era cistite aguda, declarou que a doença podia ter duração de 1 ano antes de sofrer resolução ou piorar, acometendo os rins. Quando foram introduzidos agentes quimioterápicos usados no tratamento da ITU no início do século XX, eles eram relativamente ineficazes, e era comum a persistência da infecção após 3 semanas de tratamento. A nitrofurantoína, que se tornou disponível na década de 1950, foi o primeiro agente tolerável e efetivo para o tratamento da ITU.

Como a manifestação mais comum de ITU é a cistite aguda e tendo em vista que esta é muito mais prevalente nas mulheres do que nos homens, a maior parte das pesquisas clínicas de ITU envolveu mulheres. Muitos estudos recrutaram mulheres de universidades ou de grandes organizações de manutenção da saúde nos Estados Unidos. Por esse motivo, ao revisar a literatura e as recomendações relativas à ITU, o médico precisa analisar se os achados podem ser aplicados à população de seus pacientes.

DEFINIÇÕES

A ITU pode ser assintomática (infecção subclínica) ou sintomática (doença). Por conseguinte, o termo *infecção do trato urinário* abrange uma variedade de condições clínicas, incluindo bacteriúria assintomática (BAS), cistite, prostatite e pielonefrite. A distinção entre ITU sintomática e BAS tem implicações clínicas importantes. Tanto a ITU quanto a BAS indicam a presença de bactérias no trato urinário, habitualmente acompanhadas de leucócitos e citocinas inflamatórias na urina. Entretanto, a BAS ocorre na ausência de sintomas atribuíveis à presença de bactérias no trato urinário e, em geral, não necessita de tratamento, enquanto a ITU geralmente implica doença sintomática, justificando o uso de terapia antimicrobiana. Grande parte da literatura sobre ITU, particularmente a infecção associada a cateteres, não diferencia a ITU da BAS. Neste capítulo, o termo *infecção do trato urinário* denota a presença de doença sintomática; *cistite* refere-se a uma infecção sintomática da bexiga; e *pielonefrite* indica uma infecção sintomática dos rins. A *infecção do trato urinário não complicada* se refere a uma infecção confinada à bexiga, ou uma cistite aguda. A *pielonefrite* ocorre quando a infecção envolve o parênquima renal. A *infecção do trato urinário complicada* é acompanhada de sintomas que sugerem que a infecção se estendeu para além da bexiga, como febre ou sinais e sintomas de doença sistêmica. A *infecção do trato urinário recorrente* não é necessariamente complicada; episódios individuais podem ser não complicados e tratados desse modo. A *infecção do trato urinário associada ao uso de cateter (ITUAC)* pode ser sintomática ou assintomática. Esta nova abordagem para a classificação da ITU difere da abordagem clássica na qual os homens com ITU são automaticamente considerados como complicados. Esta classificação atualizada reflete melhor a prática clínica. As principais considerações na avaliação diagnóstica e no tratamento da ITU são saber se o paciente está em boas condições para o manejo ambulatorial e se os agentes antimicrobianos precisam alcançar níveis adequados no sangue e nos tecidos.

EPIDEMIOLOGIA E FATORES DE RISCO

Exceto em lactentes e idosos, a ITU ocorre muito mais frequentemente nas mulheres do que nos homens. Durante o período neonatal, a incidência de ITU é ligeiramente maior entre indivíduos do sexo masculino, em comparação com os do sexo feminino, visto que os lactentes do sexo masculino apresentam mais comumente anomalias congênitas do trato urinário. Depois dos 50 anos de idade, a obstrução por hipertrofia prostática torna-se comum nos homens, e a incidência de ITU torna-se quase tão alta nos homens quanto nas mulheres. Entre 1 e cerca de 50 anos de idade, a ITU e a ITU recorrente são predominantemente doenças de mulheres. A prevalência de BAS é de cerca de 5% entre mulheres de 20 a 40 anos de idade e pode alcançar 40 a 50% entre mulheres e homens idosos.

Até 50 a 80% das mulheres na população geral apresentam pelo menos uma ITU durante a sua vida – na maioria dos casos, cistite não complicada. O uso recente de um diafragma com espermicida, as relações sexuais frequentes e uma história de ITU constituem fatores de risco independentes para a cistite aguda. A cistite está temporalmente relacionada com relações sexuais recentes de maneira dose-resposta, com aumento do risco relativo que varia de 1,4 com um episódio de relação sexual até 4,8 com cinco episódios na semana precedente. Em mulheres saudáveis na pós-menopausa, a atividade sexual, o diabetes melito e a incontinência constituem fatores de risco para ITU.

Muitos fatores que predispõem as mulheres à cistite também aumentam o risco de pielonefrite. Em mulheres sadias jovens, os fatores independentemente associados à pielonefrite incluem relações sexuais frequentes, novo parceiro sexual, ITU nos 12 meses precedentes, história materna de ITU, diabetes e incontinência. Os fatores de risco comuns para a cistite e a pielonefrite não são surpreendentes, visto que a pielonefrite surge em consequência da ascensão de bactérias da bexiga até o trato urinário superior. Todavia, pode ocorrer pielonefrite sem cistite sintomática antecedente.

Cerca de 20 a 30% das mulheres que já tiveram um episódio de ITU terão episódios recorrentes. A recorrência precoce (dentro de 2 semanas) é habitualmente considerada como recidiva, e não como reinfecção, e pode indicar a necessidade de avaliar a paciente quanto a um foco sequestrado. Comunidades bacterianas intracelulares de microrganismos infectantes dentro do epitélio vesical foram demonstradas em modelos animais de ITU e em células uroteliais humanas esfoliadas; porém, o impacto clínico desse fenômeno nos humanos ainda não está bem esclarecido. A taxa de recorrência varia de 0,3 a 7,6 infecções por paciente por ano, com média de 2,6 infecções por ano. Não é raro que a infecção inicial seja seguida de múltiplas recidivas, resultando em agrupamento de episódios. O agrupamento de episódios pode estar relacionado temporalmente à presença de um novo fator de risco ou à descamação da camada epitelial externa protetora da bexiga em resposta à fixação das bactérias durante a cistite aguda ou, possivelmente, à alteração da flora normal relacionada aos antibióticos. A probabilidade de recorrência diminui com o passar do tempo desde a última infecção. Um estudo de caso-controle com predominância de mulheres brancas na pré-menopausa com ITU recorrente identificou as relações sexuais frequentes, o uso de espermicida, um novo parceiro sexual, uma primeira ITU antes dos 15 anos de idade e uma história materna de ITU como fatores de risco independentes para ITU recorrente. Os únicos fatores de risco comportamentais consistentemente documentados para a ITU recorrente incluem relações sexuais frequentes e uso de espermicida. Em mulheres na pós-menopausa, os principais fatores de risco para ITU recorrente incluem história de ITU na pré-menopausa e fatores anatômicos que afetam o esvaziamento da bexiga, como cistocele, incontinência urinária e urina residual.

Em mulheres grávidas, a BAS possui consequências clínicas, e tanto o rastreamento quanto o tratamento dessa condição estão indicados. Especificamente, a BAS durante a gestação está associada com pielonefrite materna, a qual, por sua vez, está associada com parto pré-termo. O tratamento antibiótico da BAS em gestantes pode reduzir o risco de pielonefrite, parto pré-termo e bebês com baixo peso ao nascer.

Os homens com ITU apresentam, em sua maioria, uma anormalidade anatômica ou funcional do trato urinário, mais comumente obstrução urinária secundária à hipertrofia prostática. Entretanto, nem todos os homens com ITU possuem anormalidades urinárias detectáveis; esse aspecto é particularmente relevante em homens de ≤ 45 anos de idade. A ausência de circuncisão está associada a um risco aumentado de ITU, visto que a *Escherichia coli* tem mais tendência a colonizar a glande e o prepúcio e a migrar subsequentemente para o trato urinário de homens sem circuncisão.

As mulheres com diabetes apresentam uma taxa 2 a 3 vezes maior de BAS e de ITU do que as mulheres sem diabetes; não há evidências suficientes para fazer uma afirmação correspondente em relação aos homens. A duração prolongada do diabetes e o uso de insulina, em lugar de agentes orais, também estão associados a um maior risco de ITU em mulheres com diabetes. A função vesical deficiente, a obstrução do fluxo urinário e a micção incompleta constituem fatores adicionais comumente observados em pacientes com diabetes, que aumentam o risco de ITU. O comprometimento da secreção de citocinas pode contribuir para a BAS em mulheres diabéticas. Os inibidores do cotransportador 2 de sódio-glicose (SGLT2), usados para o tratamento do diabetes, resultam em glicosúria. As preocupações iniciais de que esses fármacos como classe aumentassem o risco de ITU não são apoiadas por dados.

ETIOLOGIA

Os uropatógenos que causam ITU variam quanto à síndrome clínica, porém consistem habitualmente em bacilos Gram-negativos entéricos que migraram para o trato urinário. Os padrões de suscetibilidade a esses microrganismos variam de acordo com a síndrome clínica e a geografia. Na cistite aguda não complicada, nos Estados Unidos, os agentes etiológicos são altamente previsíveis: a *E. coli* representa 75 a 90% dos microrganismos isolados; o *Staphylococcus saprophyticus* responde por 5 a 15% (com isolamento particularmente frequente em mulheres mais jovens); e as espécies de *Klebsiella*, *Proteus*, *Enterococcus* e *Citrobacter*, juntamente com outros microrganismos, por 5 a 10%. Agentes etiológicos semelhantes são encontrados no Canadá, na América do Sul e na Europa. O espectro de agentes que causam pielonefrite não complicada é semelhante, com predomínio da *E. coli*. Na ITU complicada (p. ex., ITUAC), a *E. coli* continua sendo o microrganismo predominante; porém, outros bacilos Gram-negativos aeróbios, como a *Pseudomonas aeruginosa* e as espécies de *Klebsiella*, *Proteus*, *Citrobacter*, *Acinetobacter* e *Morganella*, também são isolados com frequência. As bactérias Gram-positivas (p. ex., enterococos e *Staphylococcus aureus*) e as leveduras também constituem patógenos importantes na ITU complicada. Em geral, os dados sobre a etiologia e a resistência são obtidos de pesquisas laboratoriais e devem ser compreendidos no contexto de que a identificação dos microrganismos só é realizada nos casos em que uma amostra de urina é enviada para cultura – geralmente quando há suspeita de ITU complicada ou de pielonefrite. O sequenciamento genético do microbioma vesical ou de todas as bactérias que podem ser identificadas na bexiga tem mostrado de forma consistente que mais espécies bacterianas estão presentes do que o que pode ser identificado por métodos rotineiros de cultura, tanto no estado sintomático como nos assintomáticos. A significância clínica desses microrganismos não cultivados é desconhecida, mas desafia a suposição de que a bexiga seja normalmente um local estéril.

Os dados disponíveis demonstram aumento mundial na resistência de *E. coli* aos antibióticos comumente utilizados no tratamento da ITU. Pesquisas na América do Norte e na Europa de mulheres com cistite aguda documentaram taxas de resistência de > 20% ao sulfametoxazol-trimetoprima (SMX-TMP) em muitas regiões e de > 10% ao ciprofloxacino em algumas regiões. Nas infecções adquiridas na comunidade, a prevalência aumentada de uropatógenos resistentes a múltiplos fármacos deixou poucas opções para a terapia em alguns casos. Como as taxas de resistência variam de acordo com a região geográfica, com as características de cada paciente e com o passar do tempo, é importante utilizar dados locais e atuais quando se escolhe um esquema de tratamento.

PATOGÊNESE

O trato urinário pode ser considerado uma unidade anatômica ligada por uma coluna contínua de urina que se estende desde a uretra até os rins. Na maioria dos casos de ITU, as bactérias estabelecem uma infecção por meio de sua ascensão até a bexiga pela uretra. A ascensão contínua pelo ureter até o rim constitui o trajeto para a maioria das infecções do parênquima renal. Entretanto, a introdução de bactérias na bexiga não leva necessariamente a uma infecção duradoura e sintomática. A interação entre fatores do hospedeiro, do patógeno e ambientais determina se haverá invasão tecidual e infecção sintomática (**Fig. 135-1**). Por exemplo, as bactérias frequentemente entram na bexiga após uma relação sexual; porém, a micção normal

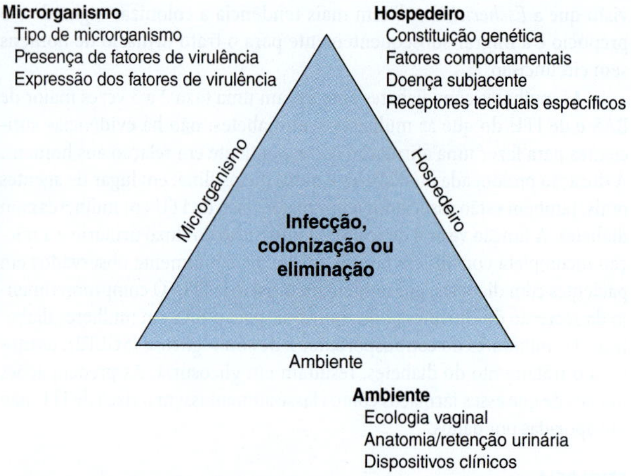

FIGURA 135-1 Patogênese da infecção do trato urinário. A relação entre o hospedeiro, o patógeno e os fatores ambientais específicos determina o resultado clínico.

e os mecanismos de defesa inatos do hospedeiro na bexiga eliminam esses microrganismos. Qualquer corpo estranho existente no trato urinário, como um cateter urinário ou cálculo, proporciona uma superfície inerte para a colonização de bactérias. A micção anormal e/ou um volume de urina residual significativo promovem a infecção. Para simplificar, qualquer coisa capaz de aumentar a probabilidade de entrada das bactérias na bexiga e a sua permanência aumenta o risco de ITU.

As bactérias podem ter acesso ao trato urinário pela corrente sanguínea. Entretanto, a disseminação hematogênica responde por < 2% das ITUs documentadas e, em geral, resulta de bacteriemia causada por microrganismos relativamente virulentos, como *Salmonella* e *S. aureus*. Com efeito, o isolamento de um desses patógenos de um paciente sem cateter ou outra instrumentação justifica a pesquisa de uma fonte hematogênica. As infecções hematogênicas podem produzir abscessos focais ou áreas de pielonefrite dentro de um rim e resultam em culturas de urina positivas. A patogênese da candidúria é distinta, visto que a via hematogênica é, neste caso, comum. A presença de *Candida* na urina de um paciente imunocompetente sem instrumentação implica contaminação genital ou disseminação visceral potencial.

Fatores ambientais • ECOLOGIA VAGINAL A ecologia vaginal constitui um importante fator ambiental que afeta o risco de ITU nas mulheres. A colonização do introito vaginal e da área periuretral por microrganismos da flora intestinal (habitualmente *E. coli*) constitui a etapa inicial crítica na patogênese da ITU. A relação sexual está associada a risco aumentado de colonização vaginal por *E. coli* e, portanto, aumenta o risco de ITU. O nonoxinol-9 no espermicida é tóxico para a microflora vaginal normal e, portanto, também está associado a risco aumentado de colonização vaginal por *E. coli* e bacteriúria. Em mulheres após a menopausa, os lactobacilos vaginais previamente predominantes são substituídos pela colonização por bactérias Gram-negativas. O uso de estrogênios tópicos para prevenir a ITU em mulheres na pós-menopausa é controverso; tendo em vista os efeitos colaterais da reposição hormonal sistêmica, os estrogênios orais não devem ser usados para prevenção de ITU.

ANORMALIDADES ANATÔMICAS E FUNCIONAIS Qualquer condição capaz de permitir a estase ou a obstrução urinária predispõe o indivíduo à ITU. Os corpos estranhos, como cálculos ou cateteres urinários, proporcionam uma superfície inerte para a colonização das bactérias e a formação de um biofilme persistente. Por conseguinte, o refluxo vesicoureteral, a obstrução ureteral secundária à hipertrofia prostática, a bexiga neurogênica e a cirurgia de derivação urinária criam um ambiente favorável para a ITU. Em indivíduos com essas condições, as cepas de *E. coli* que carecem de fatores de virulência urinária típicos frequentemente constituem a causa da infecção. A inibição da peristalse ureteral e a diminuição do tônus ureteral, levando ao refluxo vesicoureteral, são importantes na patogênese da pielonefrite em mulheres grávidas. Os fatores anatômicos – especificamente a distância entre a uretra e o ânus – são considerados como o principal motivo pelo qual a ITU é predominantemente uma doença de mulheres jovens, e não de homens jovens.

Fatores do hospedeiro A base genética individual do hospedeiro influencia a suscetibilidade do indivíduo à ITU recorrente, pelo menos em mulheres. A predisposição familiar à ITU e à pielonefrite está bem documentada. Há uma tendência maior de que as mulheres com ITU recorrente tenham tido a primeira ITU antes dos 15 anos de idade e uma história materna de ITU. Um componente da patogênese subjacente dessa predisposição familiar à ITU recorrente pode consistir na colonização vaginal persistente por *E. coli*, mesmo durante os períodos assintomáticos. As células da mucosa vaginal e periuretral de mulheres com ITU recorrente ligam-se três vezes mais a bactérias uropatogênicas do que as células da mucosa de mulheres sem infecção recorrente. As células epiteliais de mulheres que não secretam determinados antígenos de grupos sanguíneos podem apresentar tipos específicos de receptores aos quais se liga a *E. coli*, facilitando, assim, a colonização e a invasão. As mutações em genes de resposta imune inata do hospedeiro (p. ex., aqueles que codificam receptores semelhantes ao Toll e o receptor de interleucina 8) também foram associadas à ITU recorrente e à pielonefrite. Os padrões genéticos que predispõem à cistite e à pielonefrite parecem ser distintos.

Fatores microbianos Um trato urinário anatomicamente normal proporciona uma poderosa barreira contra a infecção, ao contrário de um trato urinário comprometido. Assim, as cepas de *E. coli* que causam infecção sintomática invasiva do trato urinário em hospedeiros normais nos demais aspectos frequentemente possuem e expressam fatores genéticos de virulência, incluindo adesinas de superfície, que medeiam a ligação a receptores específicos sobre a superfície das células uroepiteliais. As adesinas mais bem estudadas são as fímbrias P, que consistem em estruturas proteicas semelhantes a pelos, que interagem com um receptor específico nas células epiteliais renais (a letra P denota a capacidade de ligação dessas fímbrias ao antígeno de grupo sanguíneo P, que contém um resíduo de D-galactose-D-galactose). As fímbrias P são importantes na patogênese da pielonefrite e na invasão subsequente da corrente sanguínea a partir do rim.

Outra adesina é o pilus (fímbria) tipo 1, encontrado em todas as cepas de *E. coli*, embora não seja expresso em todas elas. Acredita-se que os *pili* tipo 1 desempenham um papel-chave na iniciação da infecção vesical por *E. coli*, uma vez que medeiam a ligação à manose na superfície luminal das células uroepiteliais da bexiga. Toxinas, sistemas de aquisição de metais (ferro), formação de biofilme e cápsulas também podem contribuir para a capacidade da *E. coli* de perseverar na bexiga.

ABORDAGEM AO PACIENTE

Síndromes clínicas

A questão mais importante a se considerar quando há suspeita de ITU é a caracterização da síndrome clínica como BAS, cistite não complicada, pielonefrite, prostatite ou ITU complicada. Essa informação irá definir a abordagem diagnóstica e terapêutica.

BACTERIÚRIA ASSINTOMÁTICA

O diagnóstico de BAS só pode ser considerado quando o paciente não apresenta sintomas locais ou sistêmicos relacionados com o trato urinário. A apresentação clínica é habitualmente a de bacteriúria detectada de forma incidental quando um paciente realiza uma cultura de urina de rastreamento por algum motivo não relacionado com o trato urogenital. Sinais ou sintomas sistêmicos, como febre, alteração do estado mental e leucocitose, em associação a uma cultura de urina positiva, são inespecíficos e não definem um diagnóstico de ITU sintomática, a não ser que tenham sido consideradas outras etiologias possíveis.

CISTITE

Os sintomas típicos de cistite consistem em disúria, polaciúria e urgência. Com frequência, observa-se também a ocorrência de noctúria, hesitação, desconforto suprapúbico e hematúria macroscópica. A dor unilateral lombar ou em flanco sugere que o trato urinário superior está envolvido, não sendo consistente com uma cistite não complicada. Da mesma forma, a febre sugere infecção invasiva além da bexiga, envolvendo rins, próstata ou corrente sanguínea.

PIELONEFRITE

A pielonefrite leve pode manifestar-se na forma de febre baixa, com ou sem dor lombar ou no ângulo costovertebral, enquanto a pielonefrite grave pode manifestar-se na forma de febre alta, tremores, náuseas, vômitos e dor no flanco e/ou lombar. Em geral, os sintomas são de início agudo, e pode não haver sintomas de cistite. A febre constitui a principal característica que distingue a cistite da pielonefrite. A febre da pielonefrite exibe um padrão em "estaca de cerca" de pico alto, porém sofre resolução dentro de 72 horas de terapia. Verifica-se o desenvolvimento de bacteriemia em 20 a 30% dos casos de pielonefrite. Os pacientes com diabetes podem apresentar uropatia obstrutiva associada à necrose papilar aguda quando as papilas descamadas causam obstrução do ureter. A necrose papilar também pode ser evidente em alguns casos de pielonefrite complicada por obstrução, anemia falciforme, nefropatia por analgésicos ou combinações dessas condições. Nos raros casos de necrose papilar bilateral, uma rápida elevação dos níveis séricos de creatinina pode constituir a primeira indicação da condição. A pielonefrite *enfisematosa* é uma forma particularmente grave da doença, que está associada à produção de gás nos tecidos renais e perinefréticos e que ocorre quase exclusivamente em pacientes diabéticos (Fig. 135-2). A pielonefrite *xantogranulomatosa* ocorre quando a obstrução urinária crônica (frequentemente por cálculos coraliformes), juntamente com infecção crônica, leva à destruição supurativa do tecido renal (Fig. 135-3). Ao exame patológico, o tecido renal residual frequentemente tem uma coloração amarela, com infiltração por macrófagos repletos de lipídeos. A pielonefrite também pode ser complicada pela formação de abscesso intraparenquimatoso; deve-se suspeitar dessa situação quando o paciente apresenta febre contínua e/ou bacteriemia, apesar da terapia antibacteriana.

PROSTATITE

A prostatite inclui anormalidades tanto infecciosas quanto não infecciosas da próstata. As infecções podem ser agudas ou crônicas, quase sempre são de natureza bacteriana e são muito menos comuns do que a condição não infecciosa de *síndrome de dor pélvica crônica* (anteriormente conhecida como prostatite crônica). A prostatite bacteriana aguda manifesta-se na forma de disúria, polaciúria e dor na área prostática, pélvica ou perineal. Em geral, há febre e calafrios, e os sintomas de obstrução do orifício vesical são comuns. A prostatite bacteriana crônica manifesta-se de forma mais insidiosa, como episódios recorrentes de cistite, algumas vezes com dor pélvica e perineal associada. Os homens que apresentam cistite recorrente devem ser avaliados quanto a um foco prostático, além de retenção urinária.

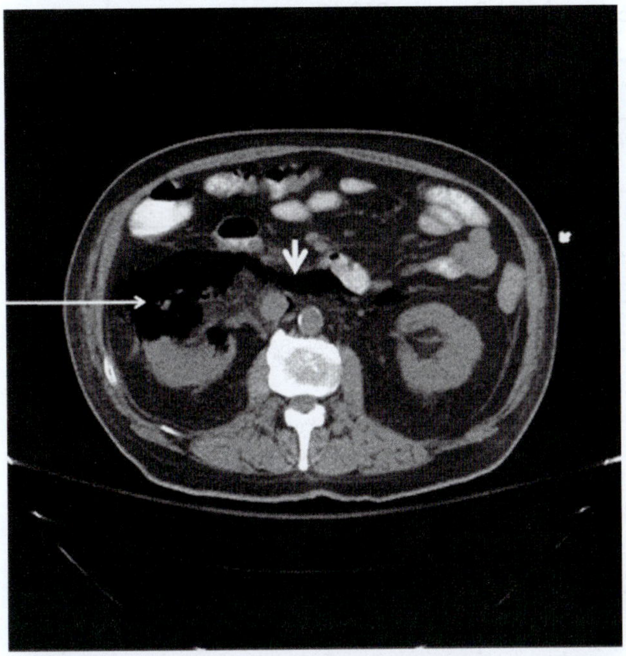

FIGURA 135-2 Pielonefrite enfisematosa. A infecção do rim direito de um homem diabético por *Escherichia coli*, um uropatógeno anaeróbio facultativo e formador de gás, levou à destruição do parênquima renal (*seta*) e à localização do gás pelo espaço retroperitoneal (*ponta de seta*).

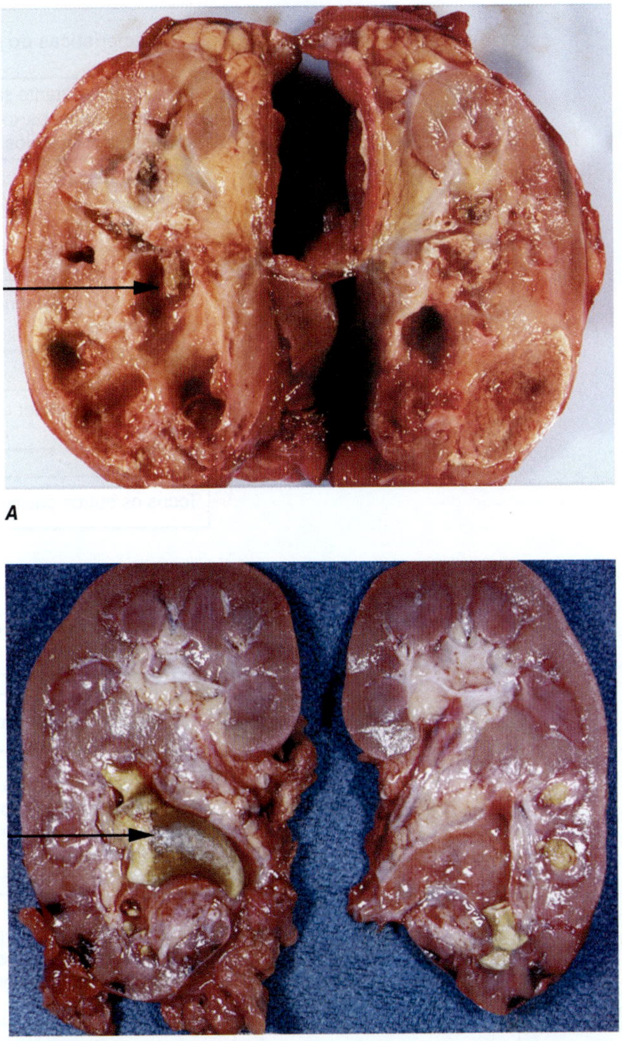

FIGURA 135-3 Pielonefrite xantogranulomatosa. ***A.*** Esta fotografia mostra destruição extensa do parênquima renal devido à inflamação supurativa de longa duração. O fator precipitante era a obstrução por um cálculo coraliforme, o qual foi removido, deixando uma área deprimida (*seta*). O efeito expansivo da pielonefrite xantogranulomatosa pode simular uma neoplasia maligna renal. ***B.*** Um grande cálculo coraliforme (*seta*) é visto obstruindo a pelve renal e o sistema caliceal. O polo inferior do rim apresenta áreas de hemorragia e necrose, com colapso das áreas corticais. *(Imagens cedidas por cortesia de Dharam M. Ramnani, MD, Virginia Urology Pathology Laboratory, Richmond, VA.)*

ITU COMPLICADA

A ITU complicada manifesta-se na forma de doença sistêmica com um foco infeccioso no trato urinário e frequentemente ocorre em pacientes com uma predisposição anatômica à infecção, como um corpo estranho no trato urinário, ou com fatores que predisponham a uma resposta tardia ao tratamento.

FERRAMENTAS DIAGNÓSTICAS

História O diagnóstico de qualquer uma das síndromes de ITU ou de BAS começa com uma anamnese detalhada (Fig. 135-4). A história fornecida pelo paciente tem alto valor preditivo na cistite não complicada. Uma metanálise avaliando a probabilidade de ITU aguda com base na história e nos achados físicos concluiu que, nas mulheres que apresentam pelo menos um sintoma de ITU (disúria, polaciúria, hematúria ou dor nas costas), sem

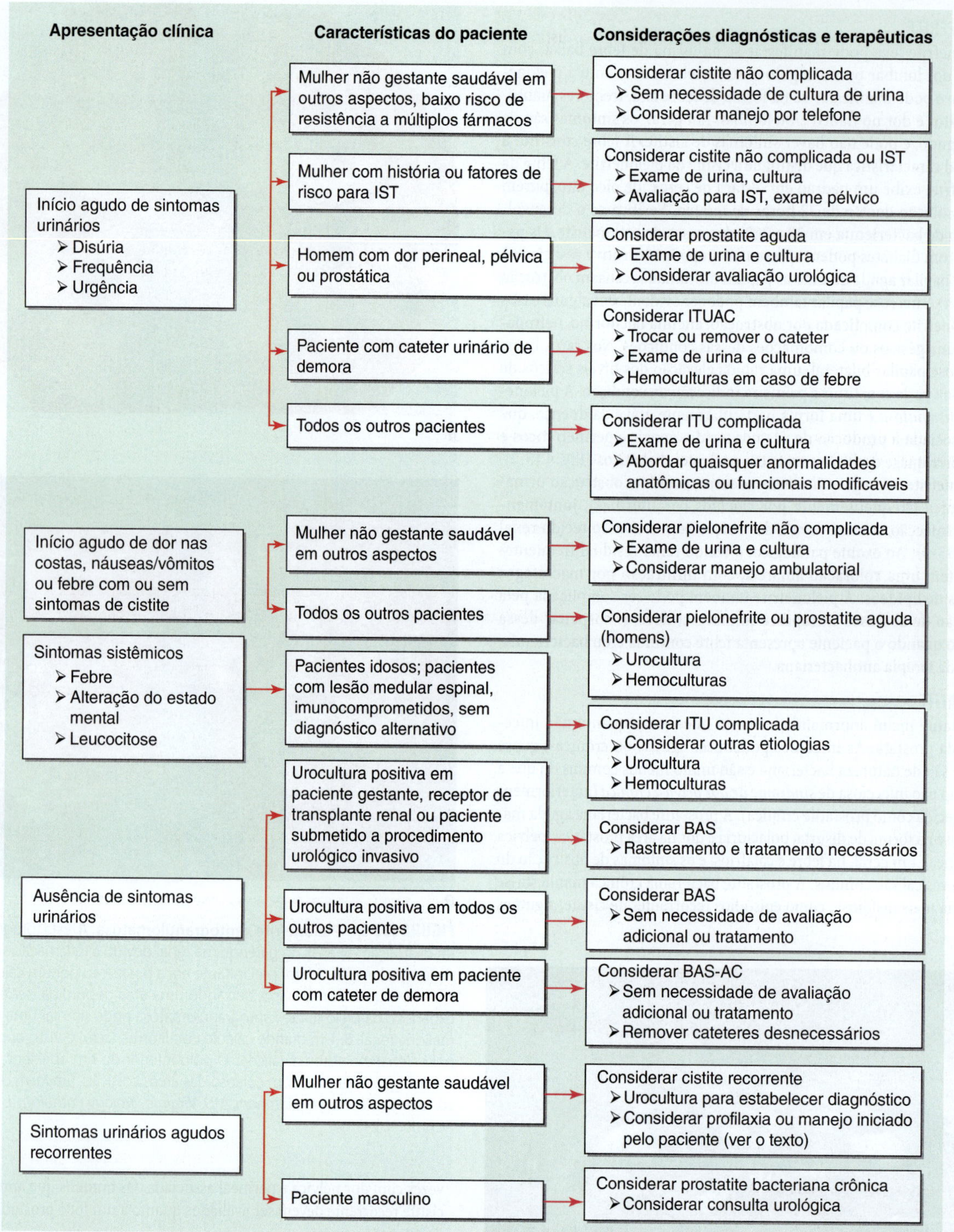

FIGURA 135-4 Abordagem diagnóstica à infecção do trato urinário (ITU). BAS, bacteriúria assintomática; BAS-AC, BAS associada a cateter; ITUAC, ITU associada a cateter; IST, infecção sexualmente transmissível.

fatores complicantes, a probabilidade de cistite aguda ou de pielonefrite é de 50%. As taxas ainda mais altas de acurácia de autodiagnóstico entre mulheres com ITU recorrente provavelmente são responsáveis pelo sucesso do tratamento da cistite recorrente iniciado pela paciente. Na ausência de secreção vaginal e fatores complicantes, porém na presença de fatores de risco para ITU, a probabilidade de ITU é quase 90%, e não há necessidade de avaliação laboratorial. Uma combinação de disúria e polaciúria na ausência de secreção vaginal aumenta a probabilidade de ITU para 96%. Não há necessidade de avaliação laboratorial adicional com tiras reagentes ou cultura de urina nessas pacientes antes da instituição do tratamento definitivo, a menos que haja preocupação em relação a patógenos resistentes sugerindo a necessidade de urocultura.

Quando a história do paciente é usada como instrumento diagnóstico, é importante o médico lembrar que os estudos incluídos na metanálise citada anteriormente não envolveram crianças, adolescentes, mulheres grávidas, homens ou pacientes com ITU complicada. Uma preocupação importante é o fato de que uma infecção sexualmente transmissível – aquela causada por *Chlamydia trachomatis* em particular – pode ser inapropriadamente tratada como ITU. Essa preocupação é particularmente relevante para mulheres com menos de 25 anos de idade. O diagnóstico diferencial a ser considerado quando a mulher apresenta disúria inclui cervicite (*C. trachomatis*, *Neisseria gonorrhoeae*), vaginite (*Candida albicans*, *Trichomonas vaginalis*), uretrite herpética, cistite intersticial e irritação vaginal ou vulvar não infecciosa. As mulheres com mais de um parceiro sexual e uso inconsistente de preservativos correm alto risco de ITU e de infecções sexualmente transmissíveis, e os sintomas por si só nem sempre distinguem uma condição da outra.

Fita reagente para urina, exame de urina e cultura de urina As ferramentas diagnósticas úteis incluem a fita reagente e o exame de urina, que fornecem informações no local de atendimento, e a cultura de urina, que pode confirmar de modo retrospectivo um diagnóstico, fornecendo dados de suscetibilidade do microrganismo para a próxima ITU do paciente. É importante compreender os parâmetros do teste com fita reagente para interpretar seus resultados. Apenas os membros da família Enterobacteriaceae convertem o nitrato em nitrito, e deve haver um acúmulo de nitrito na urina suficiente para alcançar o limiar de detecção. Se uma mulher com cistite aguda estiver ingerindo líquidos em excesso e urinando frequentemente, o teste da fita reagente para nitrito tem menos probabilidade de ser positivo, mesmo na presença de *E. coli*. O teste da esterase leucocitária detecta essa enzima nos leucócitos polimorfonucleares da urina do hospedeiro, independentemente de as células estarem intactas ou lisadas. Muitas revisões procuraram descrever a acurácia diagnóstica do teste com fita reagente. A conclusão para os médicos é de que o teste com fita reagente para urina pode confirmar o diagnóstico de cistite não complicada em paciente com probabilidade razoavelmente alta dessa doença antes da realização do teste; pode-se interpretar tanto a positividade para nitritos como para estearase leucocitária como um teste positivo. A presença de sangue na urina também pode sugerir um diagnóstico de ITU. Um teste com fita reagente negativo para o nitrito e para a esterase leucocitária nesses pacientes deve levar a considerar outras explicações para os sintomas observados e a obtenção de uma amostra de urina para cultura. Um teste com fita reagente negativo não é sensível o suficiente para excluir a possibilidade de bacteriúria em mulheres grávidas, nas quais é importante detectar todos os episódios de bacteriúria.

A microscopia da urina revela piúria em quase todos os casos de cistite e hematúria em cerca de 30% dos casos. Na prática atual, a maioria dos laboratórios de hospitais utiliza um sistema automatizado, em lugar do exame manual para microscopia da urina. Uma máquina aspira uma amostra da urina e, em seguida, classifica as partículas presentes na urina com base no seu tamanho, formato, contraste, dispersão da luz, volume e outras propriedades. Esses sistemas automatizados podem ser afetados por números elevados de hemácias dismórficas, leucócitos ou cristais; em geral, as contagens de bactérias são menos acuradas do que as contagens de hemácias e leucócitos. A recomendação clínica dos autores é a de que os sintomas e a apresentação do paciente sejam considerados acima de um resultado incongruente no exame de urina automatizado.

A detecção de bactérias em uma cultura de urina de um paciente com sintomas de cistite pode confirmar o diagnóstico de ITU; todavia, lamentavelmente, os resultados de cultura não se tornam disponíveis antes de 24 horas após a apresentação do paciente. Além disso, a presença de bacteriúria não significa que o paciente tenha sintomas urinários, de modo que uma urocultura positiva é consistente tanto com cistite como com BAS. A identificação do(s) microrganismo(s) específico(s) pode exigir um período adicional de 24 horas. Estudos realizados em mulheres com sintomas de cistite constataram que um limiar para contagem de colônias de $\geq 10^2$ bactérias/mL é mais sensível (95%) e específico (85%) do que um limiar de 10^5/mL para diagnóstico de cistite aguda em mulheres. Nos homens, o nível mínimo indicando infecção parece ser de 10^3/mL. Com frequência, as amostras de urina ficam contaminadas com a microbiota normal da uretra distal, da vagina ou da pele. Esses contaminantes podem crescer e alcançar números elevados quando se deixa a amostra de urina coletada permanecer em repouso em temperatura ambiente. Na maioria dos casos, uma cultura produzindo espécies mistas de bactérias está contaminada, exceto nos casos de cateterismo em longo prazo, retenção urinária crônica ou presença de fístula entre o trato urinário e o trato gastrintestinal ou genital.

ABORDAGEM DIAGNÓSTICA

A abordagem ao diagnóstico é influenciada pela síndrome clínica de ITU suspeitada e pela presença de fatores de risco para resistência (Fig. 135-4).

Cistite não complicada em mulheres A cistite não complicada em mulheres pode ser tratada com base apenas na história clínica. Entretanto, se os sintomas não forem específicos ou se não for possível obter uma história confiável, deve-se realizar um teste com fita reagente na urina. A obtenção de um resultado positivo de nitrito ou esterase leucocitária em uma mulher com um sintoma de ITU aumenta a probabilidade de ITU de 50% para cerca de 80%, e pode-se considerar o tratamento empírico sem a necessidade de exames adicionais. Nessa situação, um resultado negativo com a fita reagente não exclui a ITU e recomenda-se a realização de cultura de urina, acompanhamento clínico rigoroso e, possivelmente, exame pélvico. Em gestantes com suspeita de resistência bacteriana ou com ITU recorrente, há necessidade de cultura de urina para guiar a terapia apropriada.

Cistite em homens Os sinais e os sintomas de cistite nos homens assemelham-se aos das mulheres; porém, a doença difere em vários aspectos importantes na população masculina. É altamente recomendada a coleta de urina para cultura quando um homem apresenta sintomas de ITU, visto que a documentação de bacteriúria pode diferenciar as síndromes menos comuns de prostatite bacteriana aguda e crônica da entidade muito comum de síndrome de dor pélvica crônica, que não está associada à bacteriúria e, portanto, não costuma responder à terapia antibacteriana. Os homens com ITU febril frequentemente apresentam um nível sérico elevado do antígeno prostático específico, bem como aumento da próstata e das vesículas seminais na ultrassonografia – achados indicando comprometimento da próstata. Em um estudo de 85 homens com ITU febril, os sintomas de retenção urinária, recidiva precoce da ITU, hematúria no acompanhamento e dificuldades de micção foram preditivos de distúrbios passíveis de correção cirúrgica. Os homens que não apresentaram esses sintomas tinham os tratos urinários superior e inferior normais na avaliação urológica. Em geral, os homens com uma primeira ITU febril devem realizar exames de imagem (tomografia computadorizada [TC] ou ultrassonografia); se o diagnóstico for incerto ou se a ITU for recorrente, é adequado o encaminhamento para a urologia.

Bacteriúria assintomática O diagnóstico de BAS envolve critérios tanto microbiológicos quanto clínicos. O critério microbiológico (incluindo a bacteriúria assintomática associada a cateter urinário) é de $\geq 10^5$ unidades formadoras de colônias (UFC)/mL de bactérias na urina. O critério clínico é a ausência de sinais e sintomas referentes ao trato urinário.

TRATAMENTO

Infecções do trato urinário

O tratamento de ITU é responsável por uma grande proporção do uso de antimicrobianos em cuidados ambulatoriais, pacientes internados e instituições para cuidados de longo prazo. O uso responsável de antibióticos para essa infecção comum tem amplas implicações para a preservação da eficácia dos antibióticos no futuro. Contudo, a terapia antimicrobiana é necessária para qualquer ITU que seja realmente sintomática. A escolha do agente antimicrobiano, a dose e a duração da terapia dependem do local de infecção e da presença ou ausência de condições complicadoras. Cada categoria de ITU exige uma abordagem diferente, baseada na síndrome clínica específica.

A resistência antimicrobiana entre uropatógenos varia de uma região para outra e influencia a abordagem ao tratamento empírico da ITU. A *E. coli* ST131 é o tipo de sequência multilocus predominante encontrada no mundo inteiro como causa de ITU resistente a múltiplos fármacos. As recomendações para o tratamento precisam ser consideradas no contexto dos padrões de resistência locais e nas diferenças nacionais quanto à disponibilidade de alguns agentes. Por exemplo, a fosfomicina e o pivmecilinam não estão disponíveis em todos os países, porém são considerados como fármacos de primeira linha nos locais onde estão disponíveis, visto que mantêm a sua atividade contra a maioria dos uropatógenos que produzem β-lactamases de espectro estendido. Por conseguinte, as escolhas terapêuticas devem depender da resistência local, da disponibilidade de fármacos e de fatores individuais dos pacientes, como viagem recente e uso de antimicrobianos.

CISTITE NÃO COMPLICADA EM MULHERES

Como as espécies e a sensibilidade a antimicrobianos das bactérias que causam cistite aguda não complicada são altamente previsíveis, é possível tratar muitos episódios de cistite não complicada por telefone (Fig. 135-4). A maioria das pacientes com outras síndromes de ITU exige avaliação diagnóstica adicional. Embora o risco de complicações graves com o tratamento por telefone pareça ser baixo, estudos de algoritmos de tratamento por telefone geralmente envolveram mulheres sadias sob os demais aspectos, com baixo risco de complicações da ITU.

Em 1999, o SMX-TMP foi recomendado como agente de primeira linha para o tratamento da ITU não complicada nas diretrizes publicadas pela Infectious Diseases Society of America. Desde então, a resistência aos antibióticos entre os uropatógenos que causam cistite não complicada aumentou, houve um maior reconhecimento da importância do dano colateral (definido adiante) e novos agentes foram estudados. Lamentavelmente, não existe mais nenhum agente ideal para o tratamento da cistite aguda não complicada.

O *dano colateral* refere-se aos efeitos ecológicos adversos da terapia antimicrobiana, incluindo destruição da microbiota normal e seleção de microrganismos resistentes a fármacos. A implicação do dano colateral no manejo de ITU é a de que um fármaco altamente eficaz para o tratamento da ITU não é necessariamente o agente de primeira linha ideal se ele também tiver efeitos secundários pronunciados sobre a microbiota normal ou se tiver tendência a modificar adversamente os padrões de resistência. Os fármacos utilizados no tratamento da ITU que também apresentam um efeito mínimo sobre a flora fecal incluem pivmecilinam, fosfomicina e nitrofurantoína. Em contrapartida, a trimetoprima, o SMX-TMP, as quinolonas e a ampicilina afetam mais significativamente a microbiota fecal; esses fármacos são particularmente os agentes para os quais foram documentados níveis crescentes de resistência.

A escolha criteriosa sobre iniciar ou não a terapia antibiótica e a seleção do agente mais focado no trato urinário pela menor duração apropriada são fatores importantes nos esforços globais para deter o aumento de microrganismos resistentes aos antimicrobianos. Dispõe-se de vários esquemas terapêuticos efetivos para a cistite aguda não complicada em mulheres (Tab. 135-1). Os agentes de primeira linha bem estudados incluem o SMX-TMP e a nitrofurantoína. Os agentes de segunda linha incluem os β-lactâmicos. Há uma experiência cada vez maior com o uso da fosfomicina para o tratamento das ITUs (incluindo infecções complicadas), particularmente para aquelas causadas por *E. coli* resistente a múltiplos fármacos. Conforme a orientação da Food and Drug Administration (FDA), as fluoroquinolonas não devem ser usadas para cistite não complicada a menos que não haja alternativas disponíveis. O pivmecilinam não está atualmente disponível nos Estados Unidos ou no Canadá, porém é um agente popular em alguns países da Europa. Os prós e contras de outros agentes específicos são discutidos de modo sucinto, adiante.

Tradicionalmente, o SMX-TMP tem sido recomendado como tratamento de primeira linha para a cistite aguda, e continua sendo apropriado considerar o uso desse fármaco em regiões onde as taxas de resistência não ultrapassam 20%. Nas mulheres com ITU recorrente, as culturas prévias podem ser usadas como guia da suscetibilidade ao SMX-TMP, embora possa ter ocorrido a aquisição de bactérias resistentes. A resistência ao SMX-TMP possui importância clínica: em pacientes tratados com SMX-TMP com microrganismos isolados resistentes, o tempo necessário para a resolução dos sintomas é mais longo e as taxas de falha terapêutica clínica e microbiológica são mais altas. Os fatores individuais do hospedeiro associados a um elevado risco de ITU causada por uma cepa de *E. coli* resistente ao SMX-TMP incluem uso recente de SMX-TMP ou outro agente antimicrobiano e viagem recente para uma área com elevada taxa de resistência ao SMX-TMP. Uroculturas prévias com um microrganismo resistente ao SMX-TMP também são um forte indicador do risco de resistência na infecção atual. A condição ideal para o uso empírico do SMX-TMP é a ITU não complicada em uma mulher que tem uma relação médico-paciente estabelecida e que, portanto, pode procurar assistência caso os sintomas não respondam imediatamente.

A resistência à nitrofurantoína permanece baixa apesar de > 60 anos de uso, pois há necessidade de várias etapas de mutações para o desenvolvimento de resistência bacteriana a esse fármaco. A nitrofurantoína continua sendo altamente ativa contra *E. coli* e contra a maioria dos microrganismos isolados não *E. coli*. *Proteus*, *Pseudomonas*, *Serratia*, *Enterobacter* e as leveduras são, todos eles, intrinsecamente resistentes a esse fármaco. Embora a nitrofurantoína tenha sido tradicionalmente prescrita em um esquema de 7 dias, as diretrizes atuais recomendam um curso de 5 dias, o qual é tão efetivo quanto um curso de 3 dias de SMX-TMP para tratamento da cistite aguda; cursos de 3 dias de nitrofurantoína não são recomendados para a cistite aguda. A nitrofurantoína não alcança níveis significativos nos tecidos e não pode ser usada no tratamento da pielonefrite.

As diretrizes também recomendam a fosfomicina como tratamento de primeira linha para tratamento da cistite aguda não complicada em mulheres. A fosfomicina oral é administrada como uma dose única de 3 mg em sachê (pó), o qual é dissolvido em um copo de água e deglutido. A fosfomicina interfere com a formação da parede celular e é bactericida. Embora a suscetibilidade à fosfomicina permaneça muito alta entre as *E. coli*, a *Pseudomonas* é intrinsecamente resistente à fosfomicina, e sua atividade contra as espécies de *Klebsiella* não é confiável. A suscetibilidade à fosfomicina não aparece nos relatórios padronizados e automatizados de suscetibilidade microbiológica.

As fluoroquinolonas são, em sua maioria, altamente efetivas como terapia de ciclo curto para a cistite quando o agente causador é suscetível a elas; a exceção é o moxifloxacino, que pode não alcançar níveis urinários adequados. As fluoroquinolonas comumente usadas para tratamento da ITU incluem ciprofloxacino e levofloxacino. As duas principais preocupações acerca do uso das fluoroquinolonas no tratamento da cistite aguda são a propagação da resistência às fluoroquinolonas, não apenas entre uropatógenos, mas também entre outros microrganismos que provocam infecções mais graves e de tratamento difícil em outros locais, e seus efeitos colaterais raros, mas potencialmente graves. Por exemplo, o uso de quinolona em determinadas populações, incluindo adultos com > 60 anos de idade, foi associado a um risco aumentado de ruptura do tendão do calcâneo. Outros efeitos colaterais potenciais incluem neuropatia irreversível. Uma associação entre dissecção aórtica foi observada pela FDA e pela European Medicines Agency. Devido a esses efeitos prejudiciais, a FDA aconselha não usar as fluoroquinolonas para tratar cistite aguda em pacientes com outras opções terapêuticas.

Os agentes β-lactâmicos não têm funcionado, de modo geral, tão bem quanto o SMX-TMP ou as fluoroquinolonas na cistite aguda. As taxas de erradicação dos patógenos são mais baixas, e as taxas de recidiva são mais elevadas com os fármacos β-lactâmicos. A explicação geralmente aceita é a de que os β-lactâmicos são incapazes de erradicar os uropatógenos do reservatório vaginal. Muitas cepas de *E. coli*, que são resistentes

TABELA 135-1 ■ Estratégias de tratamento para a cistite aguda não complicada

Fármaco e dose	Eficácia clínica estimada (%)	Eficácia bacteriana estimada[a] (%)	Efeitos colaterais comuns
Nitrofurantoína, 100 mg, 2×/dia, por 5-7 dias	87-95	82-92	Náuseas, cefaleia
SMX-TMP, 1 comprimido de CD, 2×/dia, por 3 dias	86-100	85-100	Exantema, urticária, náuseas, vômitos, anormalidades hematológicas
Fosfomicina, envelope de 3 g para dose única	83-95	78-98	Diarreia, náuseas, cefaleia
Pivmecilinam, 400 mg, 2×/dia, por 3-7 dias	55-82	74-84	Náuseas, vômitos, diarreia
Fluoroquinolonas – a dose varia de acordo com o agente; esquema de 3 dias	81-98	78-96	Náuseas, vômitos, diarreia, cefaleia, sonolência, insônia
β-lactâmicos – a dose varia de acordo com o agente; esquema de 5-7 dias[b]	79-98	74-98	Diarreia, náuseas, vômitos, exantema, urticária

[a]Resposta microbiana medida pela redução das contagens bacterianas na urina. [b]Dois ensaios clínicos testaram a cefpodoxima e um testou a amoxicilina-clavulanato.

Nota: As taxas de eficácia são valores médios ou faixas calculados a partir dos dados e estudos incluídos na diretriz de 2010 da Infectious Diseases Society of America/European Society of Clinical Microbiology and Infectious Diseases para tratamento de infecção do trato urinário (ITU) não complicada e na revisão sistemática de 2014 do *JAMA* sobre ITU ambulatorial. As faixas são estimadas a partir de estudos publicados e podem variar conforme o agente específico e a taxa de resistência.

Siglas: SMX-TMP, sulfametoxazol-trimetoprima; CD, concentração dupla.

ao SMX-TMP, também demonstram resistência à amoxicilina e à cefalexina; por conseguinte, esses fármacos só devem ser utilizados para pacientes infectados por cepas sensíveis. Porém, considerando a crescente resistência ao SMX-TMP e o objetivo de evitar as fluoroquinolonas, as cefalosporinas orais (como a cefpodoxina e a cefixima) estão cada vez mais aparecendo nos algoritmos de tratamento da ITU.

Os analgésicos urinários mostram-se apropriados em determinadas situações para acelerar a resolução do desconforto vesical. A fenazopiridina, um analgésico para o trato urinário, é amplamente utilizada, porém pode causar náusea significativa. Dispõe-se também de analgésicos combinados contendo antissépticos urinários (metenamina, azul de metileno), um agente acidificante da urina (fosfato de sódio) e um agente antiespasmódico (hiosciamina).

O interesse no uso responsável de antibióticos levou à exploração de abordagens poupadoras de antibióticos no tratamento de cistite aguda não complicada. Tanto placebo como analgésicos isoladamente são inferiores aos antibióticos para a resolução dos sintomas e a prevenção de pielonefrite. A terapia tardia, na qual a mulher recebe uma prescrição para antibióticos, mas só a utiliza se os sintomas não melhorarem em 1 dia ou 2, tem a vantagem potencial de evitar o uso de antibióticos naquelas que não têm cistite ou que têm casos leves com resolução espontânea. O aspecto negativo é que as mulheres que realmente têm cistite enfrentam o desconforto por um período maior e podem, nesse meio tempo, progredir para pielonefrite. Porém, uma medida para o uso mais responsável de antibióticos na cistite é tratar pela duração correta; na prática, muitos episódios de cistite aguda são tratados por mais tempo do que o recomendado pelas diretrizes baseadas em evidências.

PIELONEFRITE

Como os pacientes com pielonefrite apresentam doença invasiva tecidual, o esquema de tratamento escolhido deve ter uma probabilidade muito alta de erradicar o microrganismo e deve alcançar rapidamente níveis sanguíneos terapêuticos. As elevadas taxas de *E. coli* resistente ao SMX-TMP observadas em pacientes com pielonefrite fizeram as fluoroquinolonas se tornarem o tratamento de primeira linha para a pielonefrite aguda não complicada. A administração das fluoroquinolonas por via oral ou por via parenteral dependerá da tolerância do paciente para a ingestão oral. Um estudo clínico randomizado demonstrou uma alta efetividade de um ciclo de tratamento de 7 dias com ciprofloxacino oral (500 mg, 2×/dia, com ou sem dose inicial de 400 mg, intravenoso [IV]) para o tratamento inicial da pielonefrite em condições ambulatoriais. O SMX-TMP oral (1 comprimido de dupla concentração, 2×/dia, durante 14 dias) também se mostra efetivo para o tratamento da pielonefrite não complicada se for demonstrada a sensibilidade do uropatógeno. Se a sensibilidade do patógeno não for conhecida e o SMX-TMP for utilizado, recomenda-se dose inicial de 1 g de ceftriaxona, IV. Os agentes β-lactâmicos orais são menos efetivos do que as fluoroquinolonas e devem ser utilizados com cautela e acompanhamento rigoroso. As opções para o tratamento parenteral da pielonefrite não complicada incluem fluoroquinolonas, uma cefalosporina de espectro estendido, com ou sem aminoglicosídeo, ou um carbapenêmico. Podem ser utilizadas combinações de um β-lactâmico e de um inibidor da β-lactamase (p. ex., ampicilina-sulbactam, piperacilina-tazobactam) ou um carbapenêmico (imipenem-cilastatina, ertapenem, meropenem) em pacientes com história clínica mais complicada, episódios anteriores de pielonefrite, previsão de resistência aos antibióticos ou manipulações recentes do trato urinário; em geral, o tratamento desses pacientes deve ser orientado pelos resultados da cultura de urina. O tratamento de microrganismos muito resistentes pode exigir o uso de novos agentes de espectro muito amplo em consultoria com especialistas em doenças infecciosas. Quando o paciente responde clinicamente, a terapia parenteral deve ser substituída pela terapia oral.

ITU EM MULHERES DURANTE A GESTAÇÃO

A nitrofurantoína, a ampicilina e as cefalosporinas são consideradas relativamente seguras no início da gravidez. Um estudo retrospectivo de caso-controle que sugeriu uma associação entre a nitrofurantoína e defeitos congênitos ainda não foi confirmado. As sulfonamidas devem ser definitivamente evitadas tanto no primeiro trimestre (em virtude de seus possíveis efeitos teratogênicos) quanto no final da gestação (devido a um possível papel no desenvolvimento de *kernicterus*). Deve-se evitar o uso de fluoroquinolonas, em virtude dos possíveis efeitos adversos sobre o desenvolvimento da cartilagem no feto. A ampicilina e as cefalosporinas têm sido muito usadas durante a gravidez e constituem os fármacos de escolha para o tratamento da ITU assintomática ou sintomática nesse grupo de pacientes. Em geral, as gestantes com BAS são tratadas por 4 a 7 dias na ausência de evidências que sustentem a terapia de dose única. Para mulheres grávidas com pielonefrite franca, o tratamento com β-lactâmicos por via parenteral, com ou sem aminoglicosídeos, constitui o tratamento padrão.

ITU EM HOMENS

Como a próstata é afetada na maioria dos casos de ITU febril em homens, a meta, nesses pacientes, consiste em erradicar a infecção prostática, bem como a infecção vesical. Um curso de 7 a 14 dias de uma fluoroquinolona ou de SMX-TMP é recomendado se o uropatógeno for suscetível; a prática clínica tende a dar preferência ao curso mais curto de 7 dias para reduzir a exposição aos antibióticos. Se houver suspeita de prostatite bacteriana aguda, a terapia antimicrobiana deve ser iniciada após a obtenção de amostras de urina e de sangue para culturas. O tratamento pode ser individualizado para os resultados da cultura de urina e deve ser continuado por 2 a 4 semanas. Para os casos de prostatite bacteriana crônica documentada, é frequentemente necessário um ciclo de 4 a 6 semanas de antibióticos. As recidivas, que não são raras na prostatite crônica, frequentemente necessitam de um ciclo de 12 semanas de tratamento.

ITU COMPLICADA

A ITU complicada ocorre em um grupo heterogêneo de pacientes, muitos com anormalidades estruturais e funcionais do trato urinário e dos rins. A gama de espécies envolvidas e a sua sensibilidade a agentes antimicrobianos também são heterogêneas. Em consequência, a terapia para a ITU complicada precisa ser individualizada e orientada pelos resultados da cultura de urina. Com frequência, um paciente com ITU complicada fornece dados de cultura de urina anterior que podem ser utilizados para orientar o tratamento empírico, enquanto se aguardam os resultados da cultura atual. A pielonefrite xantogranulomatosa é tratada com nefrectomia. A drenagem percutânea pode ser usada como tratamento inicial na pielonefrite enfisematosa e pode ser seguida de nefrectomia eletiva, se necessário. A necrose papilar com obstrução exige intervenção para aliviar a obstrução e preservar a função renal.

BACTERIÚRIA ASSINTOMÁTICA

O tratamento da BAS não diminui a frequência de infecções sintomáticas ou complicações, exceto em mulheres grávidas, indivíduos submetidos à cirurgia urológica e, talvez, pacientes com neutropenia e receptores de transplante renal. O tratamento da BAS em mulheres grávidas e pacientes submetidos a procedimentos urológicos deve ser orientado pelos resultados da cultura de urina. Em todas as outras populações de pacientes, não se recomenda o rastreamento da BAS nem o seu tratamento. Os casos de bacteriúria associada a cateter são, em sua maioria, assintomáticos e não justificam um tratamento antimicrobiano.

ITU ASSOCIADA A CATETER

Muitas instituições publicaram diretrizes para o tratamento da ITUAC, que é definida pela ocorrência de bacteriúria e sintomas em um paciente cateterizado. Os sinais e os sintomas estão localizados no trato urinário ou podem incluir manifestações sistêmicas de outro modo inexplicáveis, como febre. O limiar aceito para bacteriúria para preencher a definição de ITUAC é de $\geq 10^3$ UFC/mL de urina, enquanto o limiar para bacteriúria para preencher a definição de BAS é de $\geq 10^5$ UFC/mL.

Como os cateteres fornecem um conduto para a entrada de bactérias na bexiga, a ocorrência de bacteriúria é inevitável com o uso prolongado de um cateter. Os sinais e sintomas típicos de ITU, incluindo dor, urgência, disúria, febre, leucocitose periférica e piúria, têm menos valor preditivo para o diagnóstico de infecção em pacientes cateterizados. Além disso, a presença de bactérias na urina de um paciente febril e cateterizado não indica necessariamente que ele tem ITUAC, e devem-se considerar outras explicações para a febre.

A etiologia da ITUAC é diversa, e os resultados das culturas de urina são essenciais para orientar o tratamento. Evidências bastante válidas sustentam a prática da troca do cateter durante o tratamento da ITUAC. O objetivo é remover os microrganismos associados ao biofilme que poderiam servir de foco para uma reinfecção. Os estudos patológicos revelam que muitos pacientes com cateteres de longo prazo apresentam pielonefrite oculta. Um estudo clínico randomizado em indivíduos com lesão da medula espinal que estavam sendo cateterizados de modo intermitente verificou que a ocorrência de recidiva era mais comum depois de 3 dias de tratamento do que depois de 14 dias. Em geral, recomenda-se um ciclo de 7 a 14 dias de antibióticos; porém, são necessários estudos adicionais sobre a duração ideal do tratamento.

A melhor estratégia para a prevenção da ITUAC consiste em evitar a inserção desnecessária de cateter e removê-lo quando não for mais necessário. Melhorias de qualidade abordando aspectos técnicos de prevenção da ITUAC (como a evitação de cateterismo inapropriado), além de estratégias de comunicação de equipe, mostraram ser benéficas na redução de ITUAC tanto em ambientes de cuidados agudos quanto crônicos. Não foi constatado que os cateteres com antimicrobianos impregnados com prata ou nitrofurazona proporcionam um benefício clínico significativo em termos de redução das taxas de ITU sintomática. As evidências são insuficientes para recomendar cateteres suprapúbicos e cateteres com preservativos como alternativas aos cateteres urinários de demora como meio de prevenção das bacteriúrias. Entretanto, a cateterização intermitente pode ser preferível à cateterização uretral de demora de longo prazo em determinadas populações (p. ex., indivíduos com lesão da medula espinal) para evitar complicações tanto infecciosas quanto anatômicas.

CANDIDÚRIA

O aparecimento de *Candida* na urina representa uma complicação cada vez mais comum da cateterização de demora, em particular para pacientes de unidade de terapia intensiva, para aqueles em uso de agentes antimicrobianos de amplo espectro e para indivíduos com diabetes melito subjacente. Em muitos estudos, > 50% de *Candida* urinária isolada consistiram em espécies não *albicans*. A apresentação clínica inclui desde um achado laboratorial assintomático até pielonefrite e sepse. A remoção do cateter uretral leva à resolução da candidúria em mais de um terço dos casos assintomáticos. O tratamento dos pacientes assintomáticos não parece diminuir a frequência de recidiva da candidúria. Recomenda-se o tratamento para pacientes que apresentam cistite sintomática ou pielonefrite e para aqueles que correm alto risco de doença disseminada. Os pacientes de alto risco incluem aqueles com neutropenia, pacientes submetidos à manipulação urológica, pacientes clinicamente instáveis e lactentes com baixo peso ao nascer. O fluconazol (200-400 mg/dia, durante 7 a 14 dias) alcança níveis elevados na urina e constitui o esquema de primeira linha para as infecções do trato urinário causadas por *Candida*. Embora tenham sido relatados casos de erradicação bem-sucedida da candidúria por alguns dos azóis mais recentes e equinocandinas, esses agentes caracterizam-se por baixos níveis de excreção urinária e, portanto, não são recomendados. Para isolados de *Candida* com altos níveis de resistência ao fluconazol, a flucitosina por via oral e/ou a anfotericina B por via parenteral constituem opções. Em geral, não se recomenda a irrigação da bexiga com anfotericina B.

PREVENÇÃO DA ITU RECORRENTE EM MULHERES

A recorrência da cistite não complicada em mulheres em idade fértil é comum, e indica-se uma estratégia preventiva se as ITUs recorrentes estiverem interferindo no estilo de vida da paciente. O limiar de dois ou mais episódios sintomáticos por ano não é absoluto; as decisões quanto às intervenções devem considerar as preferências de cada paciente.

Dispõe-se de três estratégias profiláticas: terapia contínua, pós-coito e iniciada pela paciente. A profilaxia contínua e a profilaxia pós-coito utilizam habitualmente baixas doses de SMX-TMP ou nitrofurantoína. Todos esses esquemas são altamente efetivos durante o período de administração ativa do antibiótico. Um esquema profilático é prescrito durante 6 meses e, em seguida, interrompido, quando a taxa de ITU recorrente frequentemente retorna a seu nível basal. Se houver recidiva de infecções inoportunas, o programa profilático pode ser reinstituído por um período mais prolongado. A seleção de cepas resistentes na microbiota fecal foi documentada em estudos de mulheres que tomaram antibióticos profiláticos durante 12 meses.

A terapia iniciada pela paciente consiste em fornecer à mulher materiais para cultura de urina e automedicação com um ciclo de antibióticos aos primeiros sintomas de infecção. A cultura de urina é refrigerada e entregue ao consultório do médico para confirmação do diagnóstico. Quando existe uma relação médico-paciente estabelecida e confiável, a cultura de urina pode ser omitida, contanto que os episódios sintomáticos tenham uma resposta completa a um ciclo de tratamento de curta duração e não sejam seguidos de recidiva.

A prevenção não antimicrobiana é cada vez mais estudada. Lactobacilos probióticos são uma abordagem promissora para a prevenção de ITU, mas há poucos dados sustentando essa estratégia. Da mesma maneira, os estudos com produtos à base de *cranberry* para a prevenção de ITU produziram resultados mistos. Variações nas doses e na composição dos produtos entre os estudos ainda são um problema para que se possa oferecer uma orientação clínica.

PROGNÓSTICO

A cistite constitui um fator de risco para a cistite recorrente e para a pielonefrite. A BAS é comum entre pacientes idosos e cateterizados, porém, por si só, não aumenta o risco de morte. As relações entre ITU recorrente, pielonefrite crônica e insuficiência renal foram amplamente estudadas. Na ausência de anormalidades anatômicas, como o refluxo, a infecção recorrente em crianças e adultos não leva à pielonefrite crônica nem à insuficiência renal. Além disso, a infecção não desempenha um papel primário na nefrite intersticial crônica; os principais fatores etiológicos nessa condição consistem em abuso de analgésicos, obstrução, refluxo e exposição a toxinas. Na presença de anormalidades renais subjacentes (particularmente cálculos que causam obstrução), a infecção como fator secundário pode acelerar a lesão do parênquima renal.

LEITURAS ADICIONAIS

Grigoryan L et al: Urinary tract infections in young adults. JAMA 312:1677, 2014.

Gupta K et al: International clinical practice guidelines for the treatment of acute uncomplicated cystitis and pyelonephritis in women: A 2010 update by the Infectious Diseases Society of America and the European Society for Microbiology and Infectious Diseases. Clin Infect Dis 52:e103, 2011.

Gupta K et al: Urinary tract infection. Ann Intern Med 167:ITC49, 2017.

Hooton TM et al: Diagnosis, prevention, and treatment of catheter-associated urinary tract infection in adults: 2009 international clinical practice guidelines from the Infectious Diseases Society of America. Clin Infect Dis 50:625, 2010.

Hooton TM et al: Voided midstream urine culture and acute cystitis in premenopausal women. N Engl J Med 369;1883, 2013.

Hooton TM et al: Asymptomatic bacteriuria and pyuria in premenopausal women. Clin Infect Dis 72:1332, 2021.

Nicolle LE et al: Clinical Practice Guideline for the Management of Asymptomatic Bacteriuria: 2019 Update by the Infectious Diseases Society of America. Clin Infect Dis 68:1611, 2019.

136 Infecções sexualmente transmissíveis: visão geral e abordagem clínica

Jeanne M. Marrazzo, King K. Holmes

CLASSIFICAÇÃO E EPIDEMIOLOGIA

A maioria dos adultos, no mundo inteiro, adquire pelo menos uma infecção sexualmente transmissível (IST), e muitos correm o risco de ter complicações. Diariamente, por exemplo, mais de 1 milhão de ISTs são adquiridas no mundo todo, colocando muitas pessoas acometidas em risco de desfechos adversos de saúde reprodutiva e de neoplasias. Algumas ISTs, como sífilis, gonorreia, vírus da imunodeficiência humana (HIV), hepatite B e cancroide, costumam ocorrer em redes sexuais altamente interconectadas caracterizadas por altas taxas de troca de parceiros ou de múltiplos parceiros concomitantes. Essas redes, por exemplo, costumam incluir pessoas que participam de sexo transacional, homens que fazem sexo com homens (HSH) e pessoas envolvidas no uso de drogas ilícitas, particularmente as metanfetaminas. Outras ISTs exibem uma distribuição mais uniforme em todas as populações. Por exemplo, as infecções por clamídias, infecções genitais pelo papilomavírus humano (HPV) e herpes genital podem disseminar-se amplamente, mesmo em populações de risco relativamente baixo. Por fim, as tecnologias modernas baseadas na detecção de ácido nucleico têm acelerado a elucidação do papel da transmissão sexual na disseminação de alguns vírus, incluindo os vírus ebola e zika, tendo fornecido novas evidências de aparente transmissão sexual de várias bactérias, incluindo *Neisseria meningitidis* do grupo C e anaeróbios associados com a vaginose bacteriana (VB).

Em geral, o produto de três fatores determina a taxa inicial de disseminação de qualquer IST em uma população: a taxa de exposição sexual de indivíduos suscetíveis a pessoas infectadas; a eficiência da transmissão em cada exposição; e a duração da infectividade nos indivíduos infectados. Por conseguinte, os esforços para a prevenção e o controle das ISTs visam diminuir a taxa de exposição sexual dos indivíduos suscetíveis a pessoas infectadas (p. ex., por meio de educação e esforços destinados a modificar as normas de comportamento sexual e por meio de esforços controlados que visam à redução da proporção da população infectada), reduzir a duração da infectividade (por meio de diagnóstico precoce e tratamento curativo ou supressor) e diminuir a eficiência da transmissão (promovendo o uso de preservativos e práticas sexuais mais seguras, por meio do uso de vacinas efetivas, bem como por meio da circuncisão médica masculina).

Em todas as sociedades, as ISTs encontram-se entre as doenças infecciosas mais comuns, com pelo menos 40 microrganismos atualmente classificados como predominante ou frequentemente transmissíveis por contato sexual (Tab. 136-1). Nos países em desenvolvimento, onde se encontram três quartos da população mundial e ocorrem 90% das ISTs no mundo, fatores como o crescimento populacional (especialmente nos grupos etários constituídos por adolescentes e adultos jovens), a migração da zona rural para a urbana, as guerras, o fornecimento limitado de serviços de saúde reprodutivos às mulheres ou nenhum serviço fornecido e a pobreza criam uma excepcional vulnerabilidade a doenças resultantes do sexo sem proteção. Durante a década de 1990, as estruturas sociais internas na China, na Rússia, nos outros estados da antiga União Soviética e na África do Sul mudaram rapidamente à medida que as suas fronteiras se abriram para o Ocidente, desencadeando novas epidemias enormes de infecção pelo HIV e por outras ISTs. Apesar dos avanços no fornecimento de tratamento antirretroviral altamente efetivo no mundo inteiro, o HIV permanece a principal causa de morte em alguns países em desenvolvimento, e o HPV e o vírus da hepatite B (HBV) continuam sendo causas importantes de carcinomas cervical e hepatocelular, respectivamente – duas das neoplasias malignas mais comuns (e preveníveis) nos países em desenvolvimento. As infecções pelo herpes-vírus simples (HSV) sexualmente transmitidas respondem pela maioria das doenças ulcerativas genitais no mundo inteiro e por uma proporção cada vez maior de casos de herpes genital nos países em desenvolvimento com epidemias generalizadas de HIV, nos quais a alça de *feedback* positivo entre a transmissão do HSV e a do HIV representa um problema intratável. Apesar desse elo consistente, os estudos clínicos randomizados que avaliam a eficácia do tratamento antiviral na supressão do HSV em pessoas não infectadas por HIV e em pessoas infectadas por HIV não demonstraram um efeito protetor contra a aquisição ou transmissão do HIV. A Organização Mundial da Saúde estimou que 357 milhões de novos casos de quatro ISTs curáveis – gonorreia, infecção por clamídias, sífilis e tricomoníase – ocorreram anualmente nos últimos anos. Nos países em desenvolvimento, até 50% das mulheres em idade fértil apresentam VB (cuja aquisição sexual é discutível). Todas essas infecções passíveis de cura estão associadas a maior risco de transmissão ou aquisição do HIV.

TABELA 136-1 ■ Microrganismos sexualmente transmissíveis

Bactérias	Vírus	Outros[a]
Transmitidos em adultos predominantemente por relação sexual		
Neisseria gonorrhoeae *Chlamydia trachomatis* *Treponema pallidum* *Haemophilus ducreyi* *Klebsiella (Calymmatobacterium) granulomatis* *Ureaplasma urealyticum* *Mycoplasma genitalium*	Vírus da imunodeficiência humana (tipos 1 e 2) Vírus linfotrópico de células T humanas tipo 1 Herpes-vírus simples tipo 2 Papilomavírus humano (múltiplos genótipos genitais) Vírus da hepatite B[b] Vírus do molusco contagioso	*Trichomonas vaginalis* *Pthirus pubis*
Transmissão sexual repetidamente descrita, mas que não está bem definida nem constitui o modo predominante		
Mycoplasma hominis *Gardnerella vaginalis* e outras bactérias vaginais *Streptococcus* do grupo B *Mobiluncus* spp. *Helicobacter cinaedi* *Helicobacter fennelliae* Anaeróbios associados com vaginose bacteriana *Leptotrichia/Sneathia* *Neisseria meningitidis* do grupo C	Citomegalovírus Vírus linfotrópico de células T humanas tipo 2 Vírus da hepatite C (?) Vírus da hepatite D Herpes-vírus simples tipo 1 Vírus zika Vírus ebola (?) Vírus Epstein-Barr Herpes-vírus humano tipo 8	*Candida albicans* *Sarcoptes scabiei*
Transmitidos por contato sexual envolvendo exposição oral-fecal; de importância decrescente em homens que fazem sexo com homens		
Shigella spp. *Campylobacter* spp.	Vírus da hepatite A	*Giardia lamblia* *Entamoeba histolytica*

[a]Abrange protozoários, ectoparasitas e fungos. [b]Nos Estados Unidos, entre pacientes para os quais é possível estabelecer um fator de risco, a maioria das infecções pelo vírus da hepatite B é transmitida sexualmente.

Nos Estados Unidos, a prevalência do anticorpo dirigido contra o HSV-2 começou a declinar no final da década de 1990, sobretudo entre adolescentes e adultos jovens; esse declínio deveu-se presumivelmente a um início mais tardio das práticas sexuais, maior uso de preservativos e menor taxa de múltiplos parceiros sexuais (≥ 4), conforme documentado pelo U.S. Youth Risk Behavior Surveillance System. A incidência anual estimada de infecção por HBV também diminuiu drasticamente desde o meio da década de 1980; essa redução provavelmente seja atribuída à administração agora disseminada da vacina contra hepatite B na infância. O HPV genital continua sendo o patógeno sexualmente transmissível mais comum nos Estados Unidos, infectando 60% de uma coorte de mulheres universitárias sexualmente ativas e, a princípio, HPV-negativas no estado de Washington, Estados Unidos, no decorrer de 5 anos, em um estudo conduzido entre 1990 e 2000 – isto é, durante a era pré-imunização contra o HPV. A expansão global da cobertura da vacina para HPV entre mulheres jovens promete diminuir a incidência de infecção com os tipos de HPV incluídos na vacina e de condições associadas a esses vírus, incluindo o câncer invasivo do colo uterino.

Nos países industrializados, o temor da infecção pelo HIV desde meados da década de 1980 até meados da década de 2000, juntamente com amplas intervenções comportamentais e sistemas bem organizados de assistência às ISTs curáveis, inicialmente ajudou a coibir a transmissão de várias ISTs. Porém, com a atual terapia antirretroviral, o HIV se tornou para muitos uma doença crônica associada com expectativa e qualidade de vida normais. As taxas de gonorreia e sífilis continuam mais altas nos Estados Unidos do que em qualquer outro país industrializado do Ocidente.

Nos Estados Unidos, o Centers for Disease Control and Prevention (CDC) compilou as taxas de notificação de ISTs desde 1941. A incidência de gonorreia relatada atingiu um pico de 468 casos por 100 mil habitantes em meados da década de 1970, caindo para 98 casos por 100 mil habitantes em 2012; em 2018, a taxa de casos era de 179,1 por 100 mil habitantes, o que significa um aumento de mais de 80% desde 2009, quando o número de novos casos atingiu o nível mais baixo. Devido a um aumento na realização de exames e à disponibilidade de testes mais sensíveis, a incidência de casos notificados de infecção por *Chlamydia trachomatis* vem aumentando uniformemente desde 1984, atingindo um pico histórico de 457,6 casos por 100 mil em 2011. A incidência de sífilis primária e secundária por 100 mil indivíduos atingiu um número máximo de 71 casos em 1946, declinou rapidamente para 3,9 casos em 1956, variou de cerca de 10 a 15 casos em 1987 (com taxas acentuadamente aumentadas entre HSH e negros) e caiu para um valor mínimo de 2,1 casos em 2000 a 2001 (com declínio mais rápido das taxas entre negros heterossexuais). Porém, desde 1996, com a introdução da terapia antirretroviral altamente ativa, houve ressurgimento marcante nas infecções por gonorreia, sífilis e clamídia entre HSH na América do Norte e na Europa, onde ocorreram surtos de um tipo raro de infecção por clamídia (linfogranuloma venéreo [LGV]) que tinha praticamente desaparecido durante a era da Aids. Em 2018, cerca de 75% dos casos de sífilis primária e secundária relatados ao CDC ocorriam em HSH, mas a incidência também aumentou em mulheres com aumento concomitante na sífilis congênita. Além disso, o uso da profilaxia oral pré-exposição para a aquisição de HIV-1 aumentou entre HSHs desde a sua aprovação inicial para esse propósito em 2012, tendo sido associado com relatos de redução no uso de preservativos e aumento concomitante na aquisição de ISTs. Isso resultou em aumento da incidência de ISTs, com aumento da coinfecção por HIV e outros patógenos sexualmente transmitidos (particularmente *Treponema pallidum*, a causa da sífilis; e *Neisseria gonorrhoeae*, a causa da gonorreia), primariamente entre HSHs.

TRATAMENTO DAS SÍNDROMES COMUNS DAS INFECÇÕES SEXUALMENTE TRANSMISSÍVEIS

Embora outros capítulos discutam o tratamento de ISTs específicas, a maioria dos pacientes é atualmente tratada (pelo menos, no início) com base nos sinais e sintomas de apresentação e fatores de risco associados, mesmo nos países industrializados. A Tabela 136-2 fornece uma lista de algumas das síndromes clínicas mais comuns de ISTs, com suas etiologias microbianas. As estratégias para o seu tratamento são delineadas adiante. **Os Capítulos 201 e 202 abordam o tratamento das infecções causadas por retrovírus humano.**

A assistência e o tratamento das ISTs começam com uma avaliação do risco e prosseguem com uma avaliação clínica, exames ou rastreamento diagnósticos, tratamento e prevenção. A avaliação do risco fornece detecções e orientações sobre a interpretação de sintomas sugestivos de uma IST; as decisões quanto à necessidade de rastreamento ou tratamento profilático/preventivo, o aconselhamento e a intervenção para a redução dos riscos (p. ex., vacinação contra a hepatite B); o tratamento dos parceiros dos pacientes com infecções conhecidas; e a redução de comportamentos de risco pelo paciente. A consideração sobre os dados demográficos de rotina (p. ex., sexo, idade, área de residência) é uma primeira etapa simples na avaliação do risco. Por exemplo, as diretrizes nacionais recomendam com veemência o rastreamento de rotina das mulheres sexualmente ativas com ≤ 25 anos de idade para a infecção por *C. trachomatis*. A Tabela 136-3 fornece um conjunto de 11 perguntas efetuadas na avaliação do risco de IST/HIV que os médicos podem aplicar verbalmente ou que os sistemas de assistência médica podem adaptar (com respostas sim/não) a um questionário de rotina autoadministrado. A estrutura inicial da declaração permite a discussão de tópicos que podem ser difíceis para o paciente relatar.

A avaliação de risco é seguida pela avaliação clínica (obtenção de informações sobre sintomas e sinais atuais específicos de IST). Os exames diagnósticos confirmatórios (para indivíduos com sinais ou sintomas) ou os testes de rastreamento (para indivíduos assintomáticos) podem envolver exames microscópicos, culturas, testes de amplificação de ácido nucleico (NAATs, de *nucleic acid amplification tests*) ou sorologia. O tratamento inicial baseado na síndrome deve cobrir as causas mais prováveis. No caso de certas síndromes, os resultados dos testes rápidos podem reduzir o espectro desse tratamento inicial (p. ex., pH de líquido vaginal para mulheres com secreção vaginal, coloração de Gram da secreção uretral nos homens com esse sintoma, teste de reagina plasmática rápido para úlceras genitais para avaliar a probabilidade de sífilis). Uma vez instituído o tratamento, o controle das ISTs prossegue para os "4 Cs" de prevenção e controle: buscar os contatos (ver "Prevenção e controle das ISTs", adiante), assegurar a adesão (*compliance*) do paciente ao tratamento e fornecer conselhos para a redução dos riscos, incluindo promoção e fornecimento de preservativos, além de entrevista motivacional para redução do risco.

Conforme as orientações atuais, todos os adultos devem ser avaliados para infecção por HIV-1 pelo menos uma vez e com mais frequência se estiverem em risco elevado de contrair essa infecção.

URETRITE EM HOMENS

A uretrite em homens provoca secreção uretral, disúria ou ambos, normalmente sem polaciúria. As causas incluem *N. gonorrhoeae*, *C. trachomatis*, *Mycoplasma genitalium*, *Ureaplasma urealyticum*, *Trichomonas vaginalis*, HSV e (raramente) adenovírus.

Até recentemente, a *C. trachomatis* era responsável por cerca de 30 a 40% dos casos de uretrite não gonocócica (UNG), em particular em homens heterossexuais; entretanto, a proporção de casos provocados por esse microrganismo provavelmente declinou em algumas populações beneficiadas por programas eficientes de controle de clamídias, e os homens de idade mais avançada com uretrite parecem ter menos tendência a apresentar infecções por clamídias. Nos Estados Unidos, HSV e *T. vaginalis* causam, cada um, uma pequena proporção dos casos de UNG. Recentemente, múltiplos estudos conduzidos implicaram consistentemente *M. genitalium* como causa provável em muitos casos negativos para *Chlamydia*. O número de estudos implicando *Ureaplasma* é menor hoje do que no passado; os ureaplasmas foram diferenciados em *U. urealyticum* e *Ureaplasma parvum*, e

TABELA 136-2 ■ Principais síndromes de infecções sexualmente transmissíveis e etiologias microbianas sexualmente transmissíveis

Síndromes	Etiologias microbianas sexualmente transmissíveis
Aids	HIV tipos 1 e 2
Uretrite: homens	*Neisseria gonorrhoeae*, *Chlamydia trachomatis*, *Mycoplasma genitalium*, *Ureaplasma urealyticum* (subespécie *urealyticum*), *Trichomonas vaginalis*, HSV, algumas bactérias anaeróbias, *Leptotrichia/Sneathia*
Epididimite	*C. trachomatis*, *N. gonorrhoeae* e (em homens mais velhos ou homens que fazem sexo com homens) bactérias coliformes
Infecções do trato genital inferior: mulheres	
Cistite/uretrite	*C. trachomatis*, *N. gonorrhoeae*, HSV
Cervicite mucopurulenta	*C. trachomatis*, *N. gonorrhoeae*, *M. genitalium*
Vulvite	*Candida albicans*, HSV
Bartolinite	*C. albicans*, *T. vaginalis*
Vulvovaginite	*C. albicans*, *T. vaginalis*
VB	Bactérias associadas à VB (ver texto)
Doença inflamatória pélvica aguda	*N. gonorrhoeae*, *C. trachomatis*, bactérias associadas à VB, *M. genitalium*, estreptococos do grupo B
Infertilidade	*N. gonorrhoeae*, *C. trachomatis*, bactérias associadas à VB
Lesões ulcerativas da genitália	HSV-1, HSV-2, *Treponema pallidum*, *Haemophilus ducreyi*, *C. trachomatis* (cepas de LGV), *Klebsiella* (*Calymmatobacterium*) *granulomatis*
Complicações da gravidez/puerpério	Diversos patógenos implicados
Infecções intestinais	
Proctite	*C. trachomatis*, *N. gonorrhoeae*, HSV, *T. pallidum*
Proctocolite ou enterocolite	*Campylobacter* spp., *Shigella* spp., *Entamoeba histolytica*, *Helicobacter* spp., outros patógenos entéricos
Enterite	*Giardia lamblia*
Artrite aguda com infecção urogenital ou viremia	*N. gonorrhoeae* (p. ex., IGD), *C. trachomatis* (p. ex., artrite reativa), HBV
Verrugas genitais e anais	HPV (30 tipos genitais)
Síndrome de mononucleose	CMV, HIV, EBV
Hepatite	Vírus da hepatite, *T. pallidum*, CMV, EBV
Neoplasias	
Displasias de células escamosas e cânceres de colo uterino, ânus, vulva, vagina ou pênis	HPV (particularmente os tipos 16, 18, 31 e 45)
Sarcoma de Kaposi, linfomas das cavidades corporais	HHV-8
Leucemia de células T	HTLV-1
Carcinoma hepatocelular	HBV
Paraparesia espástica tropical	HTLV-1
Escabiose	*Sarcoptes scabiei*
Piolhos púbicos	*Pthirus pubis*

Siglas: VB, vaginose bacteriana; CMV, citomegalovírus; IGD, infecção gonocócica disseminada; EBV, vírus Epstein-Barr; HBV, vírus da hepatite B; HHV-8, herpes-vírus humano tipo 8; HPV, papilomavírus humano; HSV, herpes-vírus simples; HTLV, vírus linfotrópico de células T humanas; LGV, linfogranuloma venéreo; Aids, síndrome da imunodeficiência adquirida; HIV, vírus da imunodeficiência humana.

alguns estudos sugerem que o *U. urealyticum* – mas não *U. parvum* – esteja associado à UNG; por essa razão, não se recomenda nenhum teste nem tratamento presuntivo para ureaplasmas em casos de uretrite. As bactérias coliformes podem causar uretrite em homens que praticam coito anal ativo.

TABELA 136-3 ■ Onze questões para avaliação do risco de IST/HIV

Declaração de apresentação

Com a finalidade de oferecer, neste momento, a melhor assistência possível e compreender o seu risco para certas infecções, é necessário falarmos sobre seu comportamento sexual.

Perguntas de rastreamento

(1) Você tem algum motivo para acreditar que possa estar com uma IST? Se sim, qual o motivo?

(2) Para todos os adolescentes < 18 anos de idade: Você já começou a praticar algum tipo de atividade sexual?

História de IST

(3) Você alguma vez teve ISTs ou quaisquer outras infecções genitais? Se sim, quais?

Preferência sexual

(4) Você já fez sexo com homens, mulheres ou ambos?

Uso de drogas injetáveis

(5) Você já utilizou drogas injetáveis? (Se a resposta for sim, você já compartilhou agulhas ou equipamento de injeção com outras pessoas?)

(6) Você já fez sexo com homossexual ou bissexual masculino ou com alguém que já tivesse usado drogas injetáveis?

Características do(s) parceiro(s)

(7) O(s) seu(s) parceiro(s) sexual(ais) já teve(tiveram) alguma IST? Se sim, quais?

(8) O(s) seu(s) parceiro(s) sexual(ais) teve(tiveram) outros parceiros sexuais durante o tempo em que vocês estiveram juntos?

***Checklist* dos sintomas de IST**

(9) Você teve recentemente algum destes sintomas?

Para homens	Para mulheres
(a) Secreção de pus (gotejamento) do pênis (b) Feridas (úlceras) genitais ou exantema	(a) Secreção vaginal anormal (aumento da quantidade, odor anormal, coloração amarela anormal) (b) Feridas (úlceras) genitais, exantema ou prurido

Práticas sexuais nos últimos 2 meses (para pacientes que responderam sim a qualquer uma das questões acima, a fim de orientar o exame e os testes)

(10) Agora, gostaria de perguntar quais partes de seu corpo foram sexualmente expostas a uma IST (p. ex., pênis, boca, vagina, ânus).

Avaliar o interesse por testes de rastreamento de IST (para pacientes que responderam não a todas as perguntas anteriores)

(11) Gostaria de efetuar hoje um exame para HIV ou para qualquer outra IST? (Se a resposta for sim, o médico deve investigar qual IST e por quê.)

Fonte: Adaptada de JR Curtis, KK Holmes, em KK Holmes et al (eds): *Sexually Transmitted Diseases*, 4th ed. New York, McGraw-Hill, 2008.

Mais recentemente, as bactérias anaeróbias que estão caracteristicamente envolvidas na VB, especialmente espécies de *Leptotrichia/Sneathia*, têm sido ocasionalmente associadas com uretrite em homens heterossexuais. As recomendações para o diagnóstico inicial de uretrite em homens atualmente incluem testes específicos apenas para *N. gonorrhoeae* e *C. trachomatis*; ainda não estão incluídos os testes para *M. genitalium*, embora haja NAATs comercialmente disponíveis para esse fim.

ABORDAGEM AO PACIENTE

Uretrite em homens

Segue-se um resumo de abordagens aos pacientes masculinos com suspeita de uretrite:

1. *Estabelecer a presença de uretrite.* Quando a estimulação da uretra no sentido proximal-distal não revela nenhuma secreção purulenta ou mucopurulenta, nem mesmo depois de o paciente evitar urinar por várias horas (ou, de preferência, por toda a noite), o esfregaço corado pelo Gram da secreção ou de amostra uretral anterior obtida pela introdução de um pequeno *swab* uretrogenital nos 2 a 3 cm iniciais da uretra revela habitualmente ≥ 2 neutrófilos por campo ampliado 1.000 vezes quando há uretrite; na infecção gonocócica, esse esfregaço também revela, em geral, diplococos Gram-negativos intracelulares. Como alternativa, o sedimento centrifugado dos primeiros 20 a 30 mL de urina eliminados – coletados, de preferência, na primeira amostra da manhã – pode ser examinado à procura de células inflamatórias, seja por microscopia, mostrando ≥ 10 leucócitos por campo de grande aumento, seja pelo teste de esterase leucocitária. Os pacientes com sintomas e sem evidências objetivas de uretrite geralmente não se beneficiam de cursos repetidos de antibióticos, podendo ser consideradas outras etiologias para os sintomas.
2. *Avaliar a possibilidade de complicações ou diagnósticos alternativos.* Uma anamnese e um exame físico breves podem excluir a possibilidade de epididimite e complicações sistêmicas, como infecção gonocócica disseminada (IGD) e artrite reativa. Embora o toque retal da glândula prostática raramente contribua para a avaliação de homens jovens sexualmente ativos com uretrite, os homens com disúria sem evidências de uretrite, bem como homens sexualmente inativos com uretrite, devem submeter-se à palpação da próstata, ao exame de urina e à urocultura para excluir a possibilidade de prostatite e cistite bacterianas.
3. *Avaliar a possibilidade de infecção gonocócica e por clamídias.* A ausência de diplococos Gram-negativos típicos no esfregaço do exsudato uretral corado pelo método de Gram e contendo células inflamatórias justifica um diagnóstico preliminar de UNG, uma vez que esse teste é 98% sensível para o diagnóstico de infecção uretral gonocócica. Todavia, a maioria dos homens com sinais e/ou sintomas de uretrite é simultaneamente submetida à avaliação para infecção por *N. gonorrhoeae* e *C. trachomatis* por meio de NAATs da primeira urina. A amostra de urina testada deve consistir nos primeiros 10 a 15 mL de jato, e os pacientes não devem ter urinado por pelo menos 2 horas, se possível. A cultura ou o NAAT para *N. gonorrhoeae* podem ser positivos quando a coloração de Gram é negativa; certas cepas de *N. gonorrhoeae* podem resultar em coloração de Gram negativa das amostras uretrais em até 30% dos casos de infecção uretral. Os resultados dos testes para infecção por gonococos e clamídias têm valor prognóstico (com maior risco de UNG recorrente se não forem detectadas clamídias nem gonococos do que quando um desses microrganismos é encontrado), podendo orientar tanto o aconselhamento fornecido ao paciente quanto o tratamento do parceiro ou parceiros sexuais do paciente.
4. *Tratar imediatamente a uretrite enquanto se aguardam os resultados dos testes.*

TRATAMENTO

Uretrite em homens

A **Tabela 136-4** resume as etapas no manejo de secreção uretral e/ou disúria em homens sexualmente ativos.

Na prática, se a coloração de Gram não revelar gonococos, a uretrite deve ser tratada com um esquema efetivo para UNG, como azitromicina ou doxiciclina. Ambas são efetivas. Embora a azitromicina tenha sido mais efetiva que a doxiciclina para a infecção por *M. genitalium*, a eficácia da azitromicina para tratamento de *M. genitalium* está diminuindo rapidamente. As alternativas incluem moxifloxacino e pristinamicina, um antibiótico do grupo das estreptograminas disponível em alguns países. Quando a coloração de Gram revela a presença de gonococos ou quando nenhum teste diagnóstico é efetuado para excluir definitivamente a gonorreia, o tratamento deve incluir um esquema com cefalosporina parenteral para gonorreia (Cap. 156). A azitromicina é efetiva para tratamento da infecção por *C. trachomatis*, a qual muitas vezes causa coinfecção uretral em homens com uretrite gonocócica. Os parceiros sexuais que tiveram contato com o paciente-índice nos últimos 60 dias também devem ser testados para gonorreia e infecção por clamídias. Independentemente de já terem sido examinados para essas infecções, contudo, eles devem receber o mesmo esquema dado ao caso-índice masculino. Os pacientes com persistência ou recorrência confirmada da uretrite após o tratamento devem ser novamente tratados com o esquema inicial, se não tiverem seguido o tratamento original ou se tiverem sido reexpostos a parceiro não tratado. A maioria das uretrites persistentes é causada por *M. genitalium*, sendo recomendado o teste e/ou tratamento imediatos para *M. genitalium*.

TABELA 136-4 ■ Tratamento da secreção uretral em homens

Causas habituais	Avaliação inicial habitual
Chlamydia trachomatis *Neisseria gonorrhoeae* *Mycoplasma genitalium* *Ureaplasma urealyticum* *Trichomonas vaginalis* Herpes-vírus simples	Demonstração de secreção uretral ou piúria Exclusão de complicações locais ou sistêmicas Coloração de Gram de amostra uretral para confirmar a uretrite e detectar diplococos Gram--negativos Testes para *N. gonorrhoeae* e *C. trachomatis*
Tratamento inicial para o paciente e parceiros	
Tratar a gonorreia (a não ser que tenha sido excluída): Ceftriaxona (500 mg intramuscular[a])	
Tratamento da recidiva	
Confirmar evidências objetivas de uretrite. Caso o paciente tenha sido reexposto a parceiro não tratado ou a novo parceiro, repetir o tratamento do paciente e do parceiro. Se um paciente não tiver sido reexposto, considerar a infecção por *T. vaginalis*[b] ou por *M. genitalium*[c] resistente a antibióticos, tratando de acordo (metronidazol para tricomoníase; azitromicina para *M. genitalium* seguido por moxifloxacino, se necessário).	

[a]Nem as cefalosporinas orais, nem as fluoroquinolonas são recomendadas para o tratamento da gonorreia nos Estados Unidos devido à emergência do aumento da resistência à fluoroquinolona na *N. gonorrhoeae*, especialmente (mas não somente) entre homens que fazem sexo com homens, e à diminuição da suscetibilidade de uma proporção ainda pequena de gonococos à ceftriaxona (**Fig. 136-1**). As atualizações sobre a emergência da resistência antimicrobiana na *N. gonorrhoeae* podem ser obtidas do Centers for Disease Control and Prevention em *http://www.cdc.gov/std*. [b]Nos homens, o diagnóstico de infecção por *T. vaginalis* exige a realização de cultura, teste de DNA ou teste de amplificação de ácido nucleico (quando estiver disponível) do sedimento urinário obtido da primeira micção matinal ou da amostra de *swab* obtida antes da micção. [c]O *M. genitalium* com frequência é resistente à doxiciclina e à azitromicina, mas geralmente é suscetível à fluoroquinolona moxifloxacino. O moxifloxacino pode ser considerado para tratamento de uretrite refratária não causada por gonococos nem clamídias.

Há diretrizes nacionais e internacionais para o tratamento da uretrite gonocócica, geralmente com ceftriaxona. Porém, ainda não há consenso sobre o tratamento da uretrite que persiste após tratamento e cura da gonorreia. Idealmente, a abordagem envolveria testes para potenciais causas de uretrite persistente (p. ex., *M. genitalium*) e testes de suscetibilidade antibiótica em situações e populações em que haja crescente resistência aos antimicrobianos. Atualmente, há exames disponíveis que podem detectar *M. genitalium*, e alguns especialistas acreditam que seja o momento de integrar esses testes aos cuidados para ISTs. Se for detectado o *M. genitalium*, a uretrite persistente pode ser tratada com azitromicina ou moxifloxacino considerando-se os padrões locais de suscetibilidade aos antimicrobianos.

Em homens heterossexuais com alta probabilidade de exposição a tricomoníase, deve-se testar uma amostra de *swab* intrauretral e uma amostra da primeira urina da manhã para *T. vaginalis* usando NAAT. Deve ser administrado o tratamento presuntivo com metronidazol ou tinidazol (2 g por via oral [VO] em dose única). Em HSHs, é improvável haver tricomoníase, devendo-se considerar um curso de moxifloxacino. Como os HSHs também têm as maiores taxas de prevalência de *N. gonorrhoeae* resistente aos antibióticos, essa possibilidade deve ser lembrada, mesmo que tenha sido aparentemente descartada pela apresentação inicial.

EPIDIDIMITE

A epididimite aguda, quase sempre unilateral, provoca dor, tumefação e hipersensibilidade do epidídimo com ou sem sinais ou sintomas de uretrite. Essa afecção deve ser diferenciada da torção, do tumor e do traumatismo testiculares. A torção, uma emergência cirúrgica, ocorre geralmente na segunda ou terceira década de vida e provoca início súbito de dor, elevação do testículo no interior da bolsa escrotal, rotação do epidídimo de uma posição posterior para anterior e ausência de fluxo sanguíneo na ultrassonografia com Doppler. A persistência dos sintomas depois de um ciclo de tratamento para epididimite sugere a possibilidade de tumor testicular ou de doença granulomatosa crônica, como a tuberculose. Em homens sexualmente ativos com menos de 35 anos de idade, a epididimite aguda é causada, com mais frequência, por *C. trachomatis* e, menos comumente, por *N. gonorrhoeae*; em geral, está associada à uretrite franca ou subclínica. A epididimite aguda que ocorre em homens de mais idade ou após instrumentação do trato urinário é geralmente causada por patógenos urinários. Esses homens mais velhos geralmente não apresentam uretrite, mas apresentam bacteriúria. De forma semelhante, a epididimite em HSHs que praticaram coito anal ativo costuma ser causada por Enterobacteriaceae.

TRATAMENTO

Epididimite

A ceftriaxona (500 mg, em dose única, intramuscular [IM]), seguida de doxiciclina (100 mg, VO, 2×/dia, durante 10 dias), constitui o tratamento efetivo para a epididimite causada por *N. gonorrhoeae* ou *C. trachomatis*. Nos Estados Unidos, nem as cefalosporinas orais, nem as fluoroquinolonas são recomendadas para o tratamento da gonorreia devido à resistência na *N. gonorrhoeae*, especialmente (mas não apenas) entre HSH (**Fig. 136-1**). Considerando as taxas rapidamente crescentes de resistência à azitromicina na *N. gonorrhoeae*, este antibiótico não é mais recomendado como coterapia com a ceftriaxona parenteral para a gonorreia. Quando houver suspeita de infecção por Enterobacteriaceae, levofloxacino oral (500 mg, 1×/dia, por 10 dias) ou ofloxacino oral (300 mg, 2×/dia, por 10 dias) são efetivos para o tratamento inicial baseado na síndrome da epididimite; porém, como esse esquema não é efetivo contra a infecção por gonococos ou clamídias, ele deve ser combinado com a terapia efetiva para possível infecção do epidídimo por gonococos ou clamídias, a menos que seja confirmada a bacteriúria por Enterobacteriaceae.

URETRITE E SÍNDROME URETRAL EM MULHERES

A *C. trachomatis*, a *N. gonorrhoeae* e, em certas ocasiões, o HSV causam uretrite sintomática – conhecida como *síndrome uretral* em mulheres –, caracterizada por disúria "interna" (geralmente sem urgência urinária ou

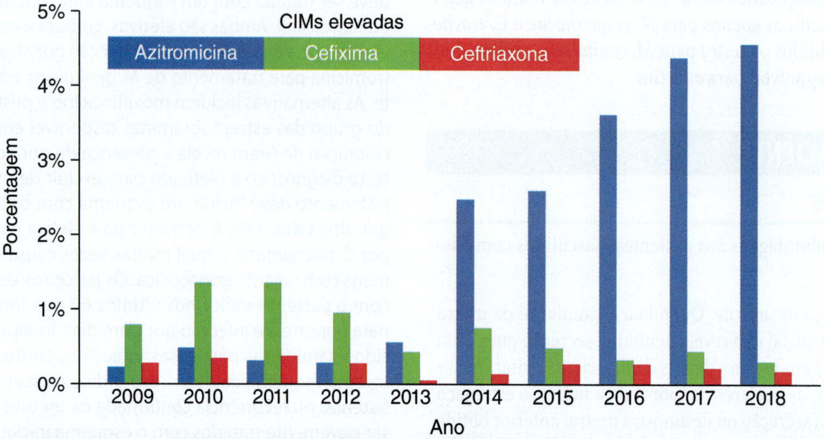

NOTA: CIM elevada = azitromicina: ≥ 2,0 μg/mL; cefixima: ≥ 0,25 μg/mL; ceftriaxona: ≥ 0,125 μg/mL.

FIGURA 136-1 **Proporção de isolados de *Neisseria gonorrhoeae* com concentrações inibitórias mínimas (CIMs) elevadas de azitromicina, ceftriaxona e cefixima, Estados Unidos, 2009-2018.** *(Do Centers for Disease Control and Prevention: Gonococcal Isolate Surveillance Project [GISP], 2018.)*

polaciúria), piúria e ausência de *Escherichia coli* e outros uropatógenos em contagens ≥ 10^2/mL na urina. Diferentemente, a disúria associada ao herpes vulvar ou à candidíase vulvovaginal (e, talvez, à tricomoníase) é frequentemente descrita como "externa", sendo causada pelo contato doloroso da urina com os lábios da vulva ou o introito inflamados ou ulcerados. O início agudo, a associação com urgência urinária ou polaciúria, a hematúria ou a hipersensibilidade suprapúbica da bexiga sugerem cistite bacteriana. Em mulheres com sintomas de cistite bacteriana aguda, a dor e a a hipersensibilidade costovertebrais ou a febre sugerem pielonefrite aguda. **O manejo da infecção do trato urinário (ITU) por bactérias é discutido no Capítulo 135.**

Os sinais de vulvovaginite, associados a sintomas de disúria externa, sugerem infecção vulvar (p. ex., por HSV ou *Candida albicans*). Entre as mulheres com disúria sem sinais de vulvovaginite, a ITU bacteriana deve ser diferenciada da síndrome uretral pela avaliação do risco, do padrão de sinais e sintomas, bem como testes microbiológicos específicos. A idade jovem, a existência simultânea de mais de um parceiro sexual, um novo parceiro no último mês, um parceiro com uretrite ou a coexistência de cervicite mucopurulenta (ver adiante) sugerem que a síndrome uretral tem uma etiologia relacionada com IST. O achado de um único patógeno urinário, como *E. coli* ou *Staphylococcus saprophyticus*, em concentrações de ≥ 10^2/mL em uma amostra do jato urinário médio coletado adequadamente de uma mulher com disúria e piúria indica provável ITU bacteriana, enquanto a piúria com < 10^2 uropatógenos convencionais por mililitro de urina (piúria "estéril") sugere uma síndrome uretral aguda decorrente de *C. trachomatis* ou *N. gonorrhoeae*. A infecção por gonorreia ou clamídia deve ser procurada por testes específicos (p. ex., NAAT das secreções vaginais coletadas com um *swab*). Em mulheres com disúria que apresentam piúria estéril causada pela infecção por *N. gonorrhoeae* ou *C. trachomatis*, o tratamento apropriado alivia a disúria. O papel do *M. genitalium* na síndrome uretral nas mulheres permanece indefinido.

INFECÇÕES VULVOVAGINAIS

Secreção vaginal anormal Quando diretamente indagadas acerca da ocorrência de secreção vaginal durante uma consulta médica de rotina, muitas mulheres reconhecem ter sintomas inespecíficos de secreção vaginal, não correlacionados com sinais objetivos de inflamação ou com uma verdadeira infecção. Entretanto, a menção espontânea de secreção vaginal anormal geralmente sugere VB ou tricomoníase. Especificamente, uma quantidade ou odor anormais da secreção estão associados a uma dessas afecções ou a ambas. A infecção cervical por *N. gonorrhoeae* ou *C. trachomatis* nem sempre causa secreção em quantidades aumentadas ou de odor anormal; entretanto, quando esses patógenos causam cervicite, eles – como o *T. vaginalis* – muitas vezes resultam em maior número de neutrófilos no líquido vaginal, que, dessa maneira, adquire uma cor amarela. As afecções vulvares, como herpes genital ou candidíase vulvovaginal, podem causar prurido, queimação, irritação ou lesões vulvares, bem como disúria externa (quando a urina passa sobre a vulva inflamada ou por áreas de ruptura epitelial) ou dispareunia vulvar.

Certas infecções vulvovaginais podem produzir sequelas graves. A tricomoníase, a VB e a candidíase vulvovaginal têm sido associadas a maior risco de aquisição de infecção por HIV; a VB promove a transmissão do HIV de mulheres infectadas a seus parceiros sexuais masculinos. A tricomoníase vaginal e a VB que ocorrem no início da gravidez predizem, independentemente, um início prematuro do trabalho de parto. A VB também pode resultar em infecção bacteriana anaeróbia do endométrio e das tubas uterinas. A vaginite pode constituir uma característica precoce e proeminente da síndrome do choque tóxico, e a candidíase vulvovaginal recorrente ou crônica surge com maior frequência em mulheres com doenças sistêmicas, como diabetes melito ou imunossupressão relacionada com o HIV (embora apenas uma proporção muito pequena de mulheres com candidíase vulvovaginal recorrente nos países industrializados apresente realmente doença predisponente grave).

Assim, os sinais ou sintomas vulvovaginais justificam uma avaliação cuidadosa, incluindo exame pélvico e com espéculo, testes diagnósticos e tratamento apropriado específico para a infecção detectada. Infelizmente, os médicos nem sempre realizam os exames necessários para definir a causa de tais sintomas. Além disso, o autodiagnóstico de um tipo específico de infecção – incluindo candidíase vulvovaginal – costuma não ser correto. A **Tabela 136-5** fornece um resumo do diagnóstico e do tratamento dos três tipos mais comuns de infecção vaginal.

A inspeção da vulva e do períneo pode revelar ulcerações genitais hipersensíveis ou fissuras (em decorrência de infecção por HSV ou de candidíase vulvovaginal) ou secreção visível no introito antes da inserção do espéculo (sugerindo VB ou tricomoníase). O exame com espéculo permite ao médico discernir se a secreção parece anormal e se provém do óstio cervical (mucoide e, quando anormal, amarela) ou da vagina (não mucoide, visto que o epitélio vaginal não produz muco). Os sinais ou sintomas de secreção vaginal anormal indicam a necessidade de analisar o líquido vaginal quanto ao pH, ao odor de peixe quando misturado com hidróxido de potássio (KOH) a 10% e a certas características microscópicas quando misturado com solução salina (*Trichomonas* móveis e/ou *clue cells*) e com KOH a 10% (pseudo-hifas ou hifas que indicam candidíase vulvovaginal). Outros exames laboratoriais objetivos, descritos adiante, são úteis para estabelecer a causa da secreção vaginal anormal. A coloração de Gram do líquido vaginal pode ser usada para caracterizar as bactérias vaginais usando o escore de Nugent, mas é empregada principalmente para a pesquisa e requer alguma familiaridade com os morfotipos e a escala envolvidos. É importante observar que há NAATs atualmente disponíveis que caracterizam as concentrações relativas de bactérias associadas à VB e determinadas espécies de *Lactobacillus*, oferecendo desempenho clínico comparável aos critérios diagnósticos.

TRATAMENTO
Secreção vaginal

Os padrões de tratamento da secreção vaginal anormal variam amplamente. Nos países em desenvolvimento, onde as clínicas ou as farmácias frequentemente prescrevem tratamento baseado apenas nos sintomas, sem qualquer exame ou teste, o tratamento oral com metronidazol – particularmente com um esquema de 7 dias – proporciona uma cobertura razoável contra a tricomoníase e a VB, as causas habituais de sintomas de secreção vaginal. O tratamento dos parceiros sexuais com metronidazol impede a reinfecção das mulheres com *T. vaginalis*, embora não ajude a prevenir a recorrência da VB. As diretrizes para o manejo sindrômico promulgadas pela Organização Mundial da Saúde sugerem a consideração do tratamento da infecção cervical e da tricomoníase, da VB e da candidíase vulvovaginal em mulheres com sintomas de secreção vaginal anormal. Entretanto, é importante observar que a maioria das infecções cervicais gonocócicas e por clamídias não produz sintomas.

Nos países industrializados, os médicos que tratam dos sinais e sintomas de secreção vaginal anormal devem pelo menos diferenciar a VB da tricomoníase, visto que o tratamento ideal das pacientes e de seus parceiros difere nessas duas afecções.

Tricomoníase vaginal (Ver também Cap. 229) Em geral, a tricomoníase sintomática provoca secreção vaginal profusa, amarela, purulenta e homogênea, bem como irritação vulvar, às vezes com inflamação visível do epitélio vaginal e do vulvar, além de lesões petequiais no colo uterino (o denominado colo uterino em morango, melhor visualizado à colposcopia). O pH do líquido vaginal – normalmente < 4,7 – costuma elevar-se para ≥ 5. O exame microscópico da secreção vaginal misturada com solução salina revela *Trichomonas* móveis na maioria dos casos de cultura positiva. Todavia, a microscopia com solução salina provavelmente detecta apenas metade de todos os casos, e, em especial, na ausência de sinais ou sintomas, a cultura ou o NAAT são geralmente necessários para a detecção do microrganismo. O NAAT para *T. vaginalis* é mais sensível que a cultura. O tratamento dos casos assintomáticos, bem como dos sintomáticos, reduz as taxas de transmissão e impede o desenvolvimento posterior de sintomas.

TRATAMENTO
Tricomoníase vaginal

Apenas os nitroimidazóis (p. ex., metronidazol e tinidazol) curam consistentemente a tricomoníase. Uma dose oral única de 2 g de metronidazol tem sido o padrão de tratamento por décadas, mas é menos efetivo que um curso de 1 semana, o qual é preferido. O tinidazol possui meia-vida mais longa do que o metronidazol, causa menos sintomas gastrintestinais e pode ser útil no tratamento da tricomoníase que não responde

TABELA 136-5 ■ Características diagnósticas e tratamento da infecção vaginal

Característica	Exame vaginal normal	Candidíase vulvovaginal	Vaginite por *Trichomonas*	Vaginose bacteriana (VB)
Etiologia	Sem infecção; predominam os lactobacilos	*Candida albicans*	*Trichomonas vaginalis*	Associada a *Gardnerella vaginalis*, diversas bactérias anaeróbias e/ou não cultivadas e micoplasmas
Sintomas típicos	Nenhuma	Prurido e/ou irritação vulvares	Secreção profusa; prurido vulvar	Secreção ligeiramente aumentada e com odor fétido
Secreção				
Quantidade	Variável; habitualmente escassa	Escassa	Frequentemente profusa	Moderada
Cor[a]	Clara ou translucente	Branca	Branca ou amarela	Branca ou cinza
Consistência	Heterogênea, flocular	Com grumos; placas aderentes	Homogênea	Homogênea, de viscosidade baixa; cobre uniformemente as paredes da vagina
Inflamação do epitélio vulvar ou vaginal	Nenhuma	Eritema do epitélio vaginal, introito; a dermatite vulvar e as fissuras são comuns	Eritema do epitélio vaginal e vulvar; colpite macular	Nenhuma
pH do líquido vaginal[b]	Habitualmente ≤ 4,5	Habitualmente ≤ 4,5	Habitualmente ≥ 5	Habitualmente > 4,5
Odor de amina ("de peixe") com KOH a 10%	Nenhuma	Nenhuma	Pode estar presente	Presente
Microscopia[c]	Células epiteliais normais; predomínio de lactobacilos	Leucócitos, células epiteliais; micélios ou pseudomicélios em até 80% das pacientes com cultura positiva para *C. albicans* e sintomas típicos	Leucócitos; *Trichomonas* móveis observadas em 80-90% das pacientes sintomáticas, menos frequentemente na ausência de sintomas	Células indicadoras (*clue cells*); poucos leucócitos; ausência de lactobacilos ou apenas alguns sobrepujados por microbiota mista profusa, incluindo quase sempre *G. vaginalis* mais espécies anaeróbias na coloração de Gram (escore de Nugent ≥ 7)
Outros achados laboratoriais		Isolamento de *Candida* spp.	Isolamento de *T. vaginalis* ou NAAT positivo[d]	Diagnóstico de VB por NAAT[d]
Tratamento habitual	Nenhuma	Creme, comprimido ou supositório de azóis – p. ex., miconazol (100 mg, supositório vaginal) ou clotrimazol (100 mg, comprimidos vaginais), 1×/dia, por 7 dias Fluconazol, 150 mg, VO (dose única)	Metronidazol ou tinidazol, 2 g, VO (dose única) Metronidazol, 500 mg, VO, 2×/dia, durante 7 dias	Metronidazol, 500 mg, VO, 2×/dia, durante 7 dias Gel de metronidazol, 0,75%, um aplicador (5 g) intravaginal, 1×/dia, por 5 dias Clindamicina, creme a 2%, um aplicador vaginal cheio, à noite, por 7 dias
Tratamento habitual do parceiro sexual	Nenhum	Nenhum; tratamento tópico se for detectada dermatite do pênis por *Candida*	Exame à procura de IST; tratamento com metronidazol, 2 g, VO (dose única)	Nenhum

[a]A cor da secreção é mais bem visualizada por meio de exame contra o fundo branco de um *swab*. [b]A determinação do pH não é útil na presença de sangue ou se o teste for feito nas secreções endocervicais. [c]Para detectar elementos fúngicos, o líquido vaginal é degradado com KOH a 10% antes de seu exame microscópico; para o exame de outras características, o líquido é misturado (1:1) com soro fisiológico. A coloração de Gram também é excelente para detectar leveduras (menos preditivas de vulvovaginite) e pseudomicélios ou micélios (fortemente preditivos de vulvovaginite), bem como para diferenciar a flora normal da flora mista observada na VB; todavia, é menos sensível do que a preparação em solução salina para a detecção de *T. vaginalis*. [d]NAAT, teste de amplificação de ácido nucleico (quando disponível). O NAAT para o diagnóstico de VB tipicamente testa combinações de bactérias associadas à VB e ausência de espécies de *Lactobacillus*.

Siglas: KOH, hidróxido de potássio; IST, infecção sexualmente transmissível; VO, via oral.

ao metronidazol. O tratamento dos parceiros sexuais – facilitado pelo fornecimento de metronidazol à paciente para que ela o dê a seu(s) parceiro(s) – reduz significativamente tanto o risco de reinfecção quanto o reservatório da infecção; o tratamento do parceiro constitui o padrão de cuidados. O tratamento intravaginal com gel de metronidazol a 0,75% não é confiável para a tricomoníase vaginal. Assim, o uso sistêmico de metronidazol ainda é recomendado durante a gestação para tratamento da tricomoníase. Em um grande ensaio clínico randomizado, o tratamento da tricomoníase com metronidazol durante a gestação foi associado com frequência aumentada de morbidade perinatal. Porém, a maioria dos estudos, incluindo ensaios clínicos controlados randomizados, não demonstrou efeitos adversos do uso de metronidazol durante a gestação em parto pré-termo ou defeitos congênitos.

Vaginose bacteriana A VB é uma síndrome caracterizada por sintomas de odor fétido e aumento de secreção branco-acinzentada vaginal, a qual parece homogênea, tem baixa viscosidade e cobre de maneira uniforme a mucosa vaginal. A VB tem estado associada a risco aumentado de contrair várias outras infecções genitais, incluindo aquelas causadas por HIV, *C. trachomatis* e *N. gonorrhoeae*. Outros possíveis fatores de risco consistem em relação sexual recente sem proteção, ter relações sexuais com pessoas do sexo feminino e uso de ducha vaginal. Embora as bactérias associadas com a VB tenham sido detectadas sob o prepúcio de homens não circuncidados e tenham sido associadas com uretrite, o tratamento dos parceiros masculinos com metronidazol não tem reduzido a taxa de recidiva da VB nas mulheres acometidas.

Nas mulheres com VB, a cultura do líquido vaginal revela acentuado aumento na prevalência e nas concentrações de *Gardnerella vaginalis*, *Mycoplasma hominis* e de várias bactérias anaeróbias (p. ex., *Mobiluncus*, *Prevotella* [anteriormente *Bacteroides*] e algumas espécies de *Peptostreptococcus*), bem como a ausência de espécies de *Lactobacillus* produtoras de peróxido de hidrogênio, que constituem a maior parte da microbiota vaginal normal e que ajudam a proteger contra certas infecções cervicais e vaginais. A reação em cadeia da polimerase (PCR) de *broad range* com amplificação do rDNA 16S no fluido vaginal, com subsequente identificação de espécies específicas de bactérias por diversos métodos, documentou uma diversidade bacteriana ainda maior, incluindo várias espécies únicas não previamente identificadas por culturas (Fig. 136-2) e *Atopobium vaginae*, um microrganismo que está fortemente associado com VB e é resistente ao metronidazol. Outros gêneros recentemente implicados na VB incluem *Megasphaera*, *Leptotrichia*, *Eggerthella* e *Dialister*.

Por convenção, a VB é diagnosticada clinicamente de acordo com os critérios de Amsel, que incluem quaisquer três dentre as seguintes quatro anormalidades clínicas: (1) sinais objetivos de secreção vaginal branca homogênea em maior quantidade; (2) secreção vaginal com pH > 4,5; (3) liberação de odor peculiar de peixe (atribuível a aminas voláteis, como a trimetilamina) imediatamente após a mistura das secreções vaginais com

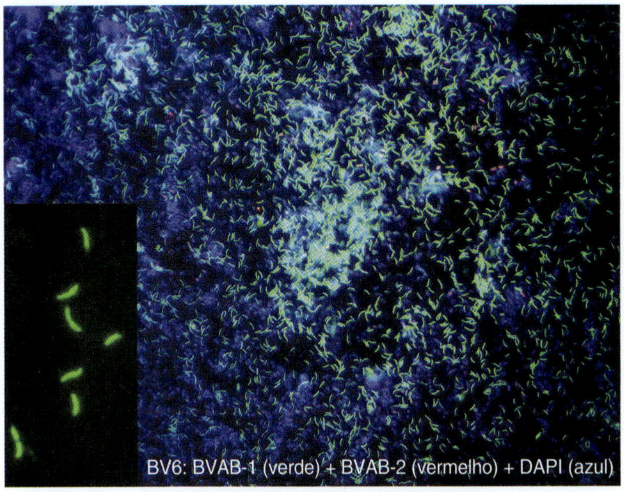

FIGURA 136-2 A amplificação do rDNA 16S pela reação em cadeia da polimerase de *broad range* no líquido vaginal de uma mulher com vaginose bacteriana (VB) mostra campo de bactérias hibridizadas com sondas para a bactéria 1 associada à VB (BVAB-1, visível na forma de bastonete curvo, fino e verde) e para BVAB-2 (vermelho). O detalhe mostra que o BVAB-1 possui uma morfologia semelhante à do *Mobiluncus* (bastonete curvo). *(Adaptada de DN Fredricks et al: Molecular identification of bacteria associated with bacterial vaginosis. N Engl J Med 353:1899, 2005.)*

solução de KOH a 10%; e (4) demonstração microscópica de *clue cells* (células do epitélio vaginal cobertas por microrganismos cocobacilares, que exibem aspecto granuloso e bordas indistintas; Fig. 136-3) em uma preparação a fresco efetuada pela mistura das secreções vaginais com solução salina normal em uma relação de cerca de 1:1.

TRATAMENTO

Vaginose bacteriana

A dose padrão de metronidazol oral para o tratamento da VB é de 500 mg, 2×/dia, durante 7 dias. O tratamento intravaginal com creme de clindamicina a 2% (um aplicador cheio [5 g contendo 100 mg de fosfato de clindamicina], a cada noite, durante 7 noites) ou com gel de metronidazol a 0,75% (um aplicador cheio [5 g contendo 37,5 mg de metronidazol], 2×/dia, durante 5 dias) também foi aprovado para uso nos Estados Unidos e não provoca reações adversas sistêmicas; a resposta a esses dois tratamentos é similar à resposta ao metronidazol oral. Outro nitroimidazólico

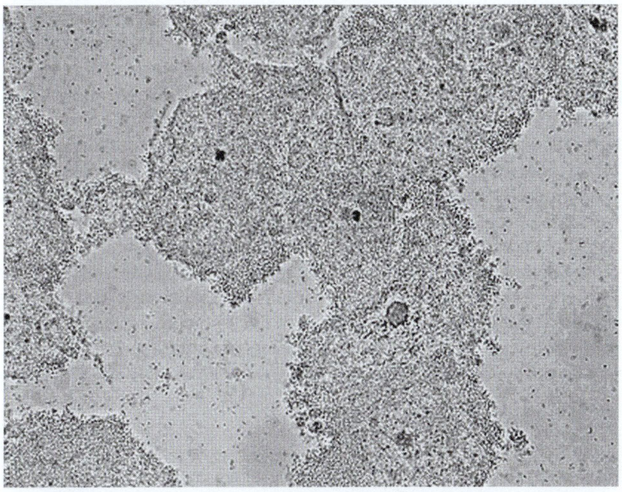

FIGURA 136-3 A preparação a fresco do líquido vaginal revela *clue cells* típicas de vaginose bacteriana em uma mulher. Observe as margens obscurecidas das células epiteliais e o aspecto granuloso atribuível a numerosas bactérias aderentes (ampliado 400×). *(Fotografia cedida por Lorna K. Rabe; reimpressa, com permissão, de S Hillier et al, in KK Holmes et al [eds]: Sexually Transmitted Diseases, 4th ed. New York, McGraw-Hill, 2008.)*

administrado por VO, o secnidazol, também é efetivo (dose única de 2 g). As alternativas incluem clindamicina oral (300 mg, 2×/dia, durante 7 dias), óvulos de clindamicina (100 g, por via intravaginal, uma vez ao deitar, durante 3 dias) e tinidazol oral (1 g, diariamente, por 5 dias, ou 2 g, diariamente, por 3 dias). Infelizmente, a recidiva em longo prazo (i.e., vários meses depois) é comum após tratamento oral ou intravaginal. Um estudo clínico randomizado que comparou gel intravaginal contendo 37,5 mg de metronidazol com um supositório contendo 500 mg de metronidazol mais nistatina mostrou taxas significativamente mais altas de recorrência com o esquema de 37,5 mg; tal resultado sugere que o uso de doses mais altas de metronidazol pode ser importante no tratamento intravaginal tópico. As recorrências podem ser significativamente diminuídas com o uso duas vezes por semana de gel de metronidazol intravaginal para efeito supressor. O objetivo da reposição dos lactobacilos vaginais que sustentam a saúde vaginal foi recentemente reforçada por um ensaio clínico randomizado que demonstrou que a administração vaginal semanal de *Lactobacillus crispatus* CTV-05 (LACTIN-V) reduzia as taxas de VB recorrente em cerca de um terço.

Uma metanálise de 18 estudos concluiu que a VB durante a gravidez aumenta consideravelmente o risco de parto prematuro e aborto espontâneo. Todavia, na maioria dos estudos, o tratamento intravaginal tópico da VB com clindamicina durante a gravidez não reduziu os desfechos adversos da gravidez. Numerosos estudos clínicos do tratamento com metronidazol oral durante a gravidez forneceram resultados inconsistentes, e revisões recentes concluíram que o tratamento pré-natal de mulheres com VB – incluindo aquelas com antecedentes de parto prematuro – não reduziu o risco de parto prematuro. Assim, a U.S. Preventive Services Task Force não recomenda o exame de rotina de mulheres grávidas para a VB.

Prurido, queimação ou irritação vulvovaginais A candidíase vulvovaginal provoca prurido, queimação ou irritação vulvares, geralmente sem sintomas de aumento ou odor fétido da secreção vaginal. O herpes genital pode produzir sintomas semelhantes, com lesões algumas vezes difíceis de distinguir das fissuras e da inflamação causadas pela candidíase. Os sinais de candidíase vulvovaginal consistem em eritema vulvar, edema, fissuras e hipersensibilidade. Na candidíase, uma secreção vaginal escassa e branca algumas vezes assume a forma de placas brancas semelhantes à candidíase oral ou coalhos semelhantes a queijo *cottage*, que aderem frouxamente à mucosa vaginal. A *C. albicans* responde por quase todos os casos de candidíase vulvovaginal sintomática, que provavelmente surgem de cepas endógenas de *C. albicans* que colonizaram a vagina ou o trato intestinal. A candidíase vulvovaginal complicada inclui casos que sofrem recidiva quatro ou mais vezes por ano, inusitadamente graves, causados por espécies de *Candida* não *albicans* ou que ocorrem em mulheres com diabetes não controlado, debilitação, imunossupressão ou gravidez.

Além dos sintomas clínicos compatíveis, o diagnóstico de candidíase vulvovaginal envolve habitualmente a demonstração de pseudo-hifas ou hifas ao exame microscópico do líquido vaginal misturado com solução salina ou KOH a 10% ou submetido à coloração de Gram. O exame microscópico é menos sensível do que a cultura, porém exibe melhor correlação com os sintomas. A cultura é reservada para casos que não respondem aos agentes antimicóticos padrão de primeira linha e é empregada para eliminar a resistência ao imidazol ou azol (muitas vezes associada com *Candida glabrata*) ou antes do início da terapia antifúngica supressora para a doença recorrente.

TRATAMENTO

Prurido, queimação ou irritação vulvovaginais

Os sinais e sintomas de candidíase vulvovaginal justificam o tratamento, que habitualmente consiste na administração intravaginal de qualquer um dos vários antibióticos imidazóis (p. ex., miconazol ou clotrimazol), durante 3 a 7 dias, ou uma dose única de fluconazol oral (Tab. 136-5). A comercialização sem receita dessas preparações reduziu o custo do tratamento e o tornou mais conveniente para muitas mulheres acometidas de vulvovaginite recorrente por leveduras. Todavia, a maioria das mulheres que compram tais preparações não possui candidíase vulvovaginal, enquanto muitas apresentam, na verdade, outras infecções vaginais, que necessitam de tratamento diferente. Por conseguinte, apenas as mulheres com sintomas clássicos de prurido vulvar e história de episódios prévios de vulvovaginite por leveduras, documentados por um clínico experiente, devem se automedicar. O tratamento intravaginal tópico a curto prazo com agentes azóis é efetivo para o tratamento da candidíase vulvovaginal não complicada (p. ex., clotrimazol, dois comprimidos vaginais de 100 mg, 1×/dia, durante 3 dias; ou miconazol, um supositório vaginal de 1.200 mg, em dose única). O tratamento oral em dose única com fluconazol (150 mg) também é efetivo, e muitas pacientes o preferem. O tratamento dos casos complicados (ver anteriormente) e o dos que não respondem ao tratamento intravaginal ou em dose oral única habitual frequentemente envolvem terapia oral prolongada ou periódica, situação extensamente discutida nas diretrizes de tratamento de ISTs de 2015 do CDC (*http://www.cdc.gov/std/treatment*). O tratamento dos parceiros sexuais não é rotineiramente indicado.

Outras causas de secreção vaginal ou vaginite Na vaginite ulcerativa associada à síndrome do choque tóxico estafilocócico, o *Staphylococcus aureus* deve ser prontamente identificado no líquido vaginal pela coloração de Gram e cultura. Na vaginite inflamatória descamativa, os esfregaços do líquido vaginal revelam neutrófilos, esfoliação maciça de células epiteliais vaginais com número aumentado de células parabasais e cocos Gram-positivos. Essa síndrome pode responder ao tratamento com creme de clindamicina a 2%, muitas vezes administrado em combinação com preparações de esteroides tópicos durante várias semanas. Outras causas de vaginite e de sintomas vulvovaginais consistem na retenção de corpos estranhos (p. ex., tampões), diafragmas, espermicidas vaginais, preparações ou duchas antissépticas vaginais, atrofia epitelial vaginal (em mulheres após a menopausa ou durante a amamentação prolongada no período pós-parto), reações alérgicas a preservativos de látex, aftas vaginais associadas à infecção pelo HIV ou síndrome de Behçet e vestibulite.

CERVICITE MUCOPURULENTA

A cervicite mucopurulenta (CMP) refere-se à inflamação do epitélio colunar e do subepitélio da endocérvice, bem como de qualquer epitélio colunar contíguo exposto em posição ectópica na ectocérvice. A CMP em mulheres representa o "parceiro silencioso" da uretrite em homens, sendo igualmente comum e muitas vezes causada pelos mesmos agentes (*N. gonorrhoeae, C. trachomatis, M. genitalium*); porém, a CMP é mais difícil de reconhecer que a uretrite, dada a natureza inespecífica dos sintomas (p. ex., secreção vaginal anormal) e a necessidade de visualização por exame pélvico. A CMP, por ser a manifestação mais comum dessas infecções bacterianas graves em mulheres, pode ser um precursor ou sinal de infecção do trato genital superior, também conhecida como *doença inflamatória pélvica* (DIP; ver adiante). Nas gestantes, a CMP pode levar a complicações obstétricas. Na era pré-NAAT, mais de um terço das amostras cervicovaginais testadas para *C. trachomatis, N. gonorrhoeae, M. genitalium*, HSV e *T. vaginalis* não revelavam etiologia identificável para a CMP (Fig. 136-4). Estudos mais recentes usando NAATs para esses patógenos ainda não conseguiram identificar uma etiologia microbiológica em quase metade das mulheres com CMP. As bactérias individualmente associadas com VB também podem causar uma reação inflamatória no colo uterino; assim, a VB pode ser uma causa de CMP.

O diagnóstico de CMP baseia-se na detecção de sinais cardinais no colo do útero, incluindo secreção mucopurulenta amarela proveniente do óstio cervical, sangramento endocervical após aplicação suave de *swab* e ectopia cervical edematosa (ver adiante); os dois últimos achados são um tanto mais comuns em CMP devido à infecção por clamídia, mas sinais isolados não permitem uma distinção entre os patógenos causadores. Diferentemente da endocervicite causada por infecção por gonococos ou clamídias, a cervicite pelo HSV provoca lesões ulcerativas sobre o epitélio escamoso estratificado da ectocérvice, bem como sobre o epitélio colunar. O achado de muco cervical amarelo sobre um *swab* branco removido da endocérvice indica a presença de leucócitos polimorfonucleares (PMNs). A coloração de Gram pode confirmar sua presença, embora acrescente muito pouco ao valor diagnóstico da avaliação para sinais cervicais. A presença de ≥ 20 PMNs/campo microscópico de 1.000× no interior dos filamentos de muco cervical não contaminado por células epiteliais escamosas vaginais ou por bactérias vaginais indica endocervicite. A detecção de diplococos Gram-negativos intracelulares no muco endocervical cuidadosamente coletado é muito específica de gonorreia, porém apresenta sensibilidade ≤ 50%. Assim, NAATs para *N. gonorrhoeae* e *C. trachomatis* estão sempre indicados na avaliação da CMP, da mesma forma que uma avaliação cuidadosa da secreção vaginal para causas de vaginite discutidas anteriormente.

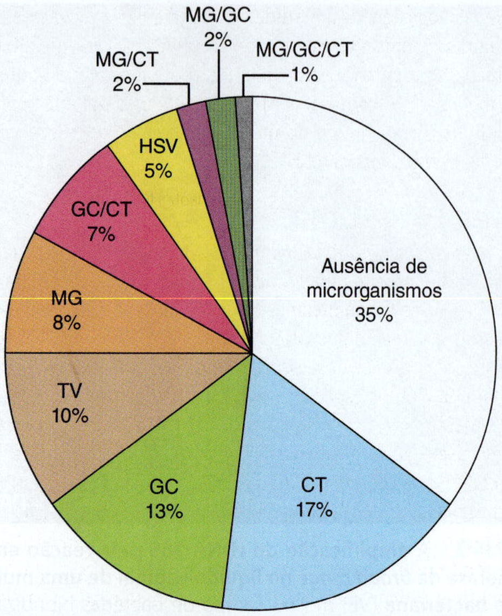

FIGURA 136-4 Microrganismos detectados em pacientes femininas de clínicas de infecções sexualmente transmissíveis com cervicite mucopurulenta (n = 167). CT, *Chlamydia trachomatis*; GC, gonococos; HSV, herpes-vírus simples; MG, *Mycoplasma genitalium*; TV, *Trichomonas vaginalis*. *(Cortesia da Dra. Lisa Manhart; com permissão.)*

TRATAMENTO

Cervicite mucopurulenta

Embora os critérios anteriormente descritos para a CMP não sejam altamente específicos nem altamente preditivos de infecção por gonococos ou clamídias em muitas situações, as diretrizes de 2015 do CDC para ISTs solicitam que se considere o tratamento empírico da CMP enquanto se aguardam os resultados dos testes na maioria dos casos. Deve-se instituir um tratamento com antibióticos ativos contra *C. trachomatis* em mulheres com maior risco dessa IST comum (fatores de risco: idade < 25 anos, parceiros sexuais novos ou múltiplos e sexo desprotegido), particularmente quando não for possível assegurar um acompanhamento. Indica-se a terapia concomitante para gonorreia se a prevalência dessa infecção for substancial na população particular da paciente (p. ex., adultos jovens, clínica com prevalência alta documentada). Nessa situação, o tratamento deve incluir um esquema de dose única efetivo contra a gonorreia, juntamente com tratamento para a infecção por clamídias, conforme delineado na Tabela 136-4 para o tratamento da uretrite. Nas situações em que a gonorreia é bem menos comum do que a infecção por clamídias, o tratamento inicial da infecção por clamídias por si só é suficiente, enquanto se aguardam os resultados dos testes para gonorreia. A etiologia e o benefício potencial do tratamento da endocervicite não associada à gonorreia ou à infecção por clamídias ainda não foram estabelecidos. Embora a sensibilidade do *M. genitalium* a antimicrobianos ainda não tenha sido bem definida, o microrganismo frequentemente persiste após tratamento com doxiciclina, e, na atualidade, parece razoável utilizar a azitromicina para o tratamento de possível infecção por *M. genitalium* nesses casos. Com a resistência do *M. genitalium* à azitromicina reconhecida atualmente, o moxifloxacino pode ser uma alternativa razoável. O(s) parceiro(s) sexual(ais) de uma mulher com CMP deve(m) ser examinado(s) e submetido(s) a um esquema semelhante ao escolhido para a mulher, a não ser que os resultados dos testes para gonorreia ou infecção por clamídias em um dos parceiros justifiquem um tratamento diferente ou nenhum tratamento.

ECTOPIA CERVICAL

A ectopia cervical, frequentemente designada de modo incorreto como "erosão cervical", é facilmente confundida com a endocervicite infecciosa. A ectopia advém da presença de epitélio colunar com apenas uma célula de espessura que se estende da endocérvice para a ectocérvice visível. Na ectopia, o óstio cervical pode conter muco claro ou ligeiramente turvo, mas não costuma haver secreção mucopurulenta amarela. A colposcopia revela um epitélio intacto. Normalmente encontrada durante a adolescência e no início da vida adulta, a ectopia regride de modo gradual durante a segunda e a terceira décadas de vida à medida que a metaplasia escamosa substitui o epitélio colunar ectópico. O uso de contraceptivos orais favorece a persistência ou o reaparecimento da ectopia, enquanto o tabagismo aparentemente acelera a metaplasia escamosa. A cauterização da ectopia não é justificada. A ectopia pode tornar o colo do útero mais suscetível a infecções por *N. gonorrhoeae*, *C. trachomatis* ou HIV.

DOENÇA INFLAMATÓRIA PÉLVICA

O termo *doença inflamatória pélvica* (DIP) refere-se, habitualmente, a uma infecção que ascende do colo do útero ou da vagina para acometer o endométrio e/ou as tubas uterinas. A infecção pode estender-se além do trato reprodutor, causando peritonite pélvica, peritonite generalizada, peri-hepatite, periesplenite ou abscesso pélvico. Raramente, a infecção não relacionada com patógenos específicos sexualmente transmissíveis estende-se secundariamente para os órgãos pélvicos (1) a partir de focos adjacentes de inflamação (p. ex., apendicite, ileíte regional ou diverticulite) ou VB, (2) em decorrência de disseminação hematogênica (p. ex., tuberculose ou bacteriemia estafilocócica) ou (3) como complicação de certas doenças tropicais (p. ex., esquistossomose). A infecção intrauterina pode ser primária (ocorrendo de modo espontâneo e sendo, em geral, sexualmente transmitida) ou secundária a procedimentos cirúrgicos intrauterinos invasivos (p. ex., dilatação e curetagem, interrupção da gravidez, inserção de dispositivo intrauterino [DIU] ou histerossalpingografia) ou ao parto.

Etiologia Os agentes mais comumente implicados na DIP aguda incluem as causas primárias de endocervicite (*N. gonorrhoeae*, *C. trachomatis* e *M. genitalium*), além de anaeróbios associados com a VB. Em geral, a DIP é mais frequentemente causada por *N. gonorrhoeae* em locais onde existe alta incidência de gonorreia. O *M. genitalium* também foi significativamente associado a um diagnóstico histopatológico de endometrite e à salpingite.

Microrganismos anaeróbios e facultativos (particularmente espécies de *Prevotella*, peptoestreptococos, *E. coli*, *Haemophilus influenzae* e estreptococos do grupo B), bem como micoplasmas genitais, foram isolados de amostras de líquido peritoneal ou das tubas uterinas em uma proporção variável de mulheres com DIP (tipicamente um quarto a um terço) estudadas nos Estados Unidos. A dificuldade de determinar a exata etiologia microbiana de um caso de DIP – com exceção do uso de procedimentos invasivos para a coleta de amostras – tem implicações na abordagem do tratamento antimicrobiano empírico dessa infecção.

Epidemiologia Nos Estados Unidos, o número anual estimado de atendimentos iniciais em consultórios médicos para a DIP por mulheres de 15 a 44 anos de idade caiu de uma média de 400 mil durante a década de 1980 para 250 mil em 1999 e, a seguir, para 51 mil em 2014. A hospitalização por DIP aguda nos Estados Unidos também teve um declínio uniforme no decorrer dos anos 1980 e no início da década de 1990, porém permaneceu bastante constante em 70 mil a 100 mil por ano desde 1995. Os fatores de risco importantes para a DIP aguda consistem na presença de infecção endocervical ou VB, história de salpingite ou de aplicação recente de ducha vaginal e inserção recente de DIU. Outros fatores iatrogênicos, como dilatação e curetagem ou cesárea, podem aumentar o risco de DIP, especialmente entre mulheres com infecção endocervical por gonococos ou clamídias ou VB. Com frequência, os sintomas de DIP associada a *N. gonorrhoeae* e *C. trachomatis* começam durante ou logo após o período menstrual, sugerindo que a menstruação constitui um fator de risco de infecção ascendente a partir do colo e da vagina. A inoculação experimental das tubas uterinas em primatas não humanos mostrou que a exposição repetida à *C. trachomatis* leva a um grau máximo de inflamação e lesão dos tecidos; por conseguinte, a imunopatologia provavelmente contribui para a patogênese da salpingite causada por clamídias. As mulheres em uso de contraceptivos orais parecem correr risco diminuído de DIP sintomática, e a esterilização tubária diminui o risco de salpingite, uma vez que impede a disseminação intraluminal da infecção no interior das tubas.

Manifestações clínicas • **ENDOMETRITE: SÍNDROME CLINICOPATOLÓGICA** Um estudo de mulheres com suspeita clínica de DIP submetidas à biópsia endometrial e à laparoscopia mostrou que as mulheres acometidas apenas com endometrite diferiam daquelas que também apresentavam salpingite por terem uma frequência significativamente menor de hipersensibilidade no quadrante inferior, anexos ou mobilização do colo uterino, ou descompressão abdominal, de febre ou de níveis elevados de proteína C-reativa. Além disso, as mulheres que apresentavam apenas endometrite diferiram das sem endometrite nem salpingite por terem com mais frequência gonorreia, infecção por clamídias e fatores de risco, como uso de duchas ou de DIU. Por conseguinte, as mulheres com endometrite apenas se encontraram em uma posição intermediária entre aquelas sem endometrite nem salpingite e as acometidas de salpingite no que diz respeito aos fatores de risco, manifestações clínicas, prevalência de infecção cervical e níveis elevados de proteína C-reativa. As mulheres com endometrite apenas correm menor risco de oclusão tubária subsequente e consequente infertilidade do que aquelas que apresentam salpingite.

SALPINGITE Os sintomas de salpingite não tuberculosa evoluem classicamente de uma secreção vaginal amarela ou fétida, causada por CMP e/ou VB, para o aparecimento de dor abdominal na linha mediana e sangramento vaginal anormal causados pela endometrite, bem como, finalmente, para quadro de dor abdominal inferior e pélvica bilateral causada pela salpingite, acompanhada de náuseas e vômitos, e aumento da hipersensibilidade do abdome à palpação, quando há desenvolvimento de peritonite.

A dor abdominal na salpingite não tuberculosa é habitualmente descrita como vaga ou surda. Em alguns casos, a dor está ausente ou é atípica; todavia, são detectadas alterações inflamatórias ativas no decorrer de uma avaliação ou procedimento não relacionado, como exame laparoscópico para infertilidade. O sangramento uterino anormal precede ou coincide com o início da dor em cerca de 40% das mulheres com DIP, ocorrem sintomas de uretrite (disúria) em 20%, e, em certas ocasiões, são observados sintomas de proctite (dor anorretal, tenesmo e secreção ou sangramento retais) em mulheres com infecção gonocócica ou por clamídias.

O exame com espéculo mostra sinais de CMP (secreção endocervical amarela, sangramento endocervical facilmente induzido) na maioria das mulheres com DIP gonocócica ou por clamídias. A hipersensibilidade à mobilização cervical é produzida pelo estiramento dos ligamentos anexiais para o lado em que o colo uterino é empurrado. O exame bimanual revela hipersensibilidade do fundo uterino, devido à endometrite, e hipersensibilidade anormal dos anexos, habitualmente devido à salpingite, não necessariamente bilateral. É possível palpar uma tumefação anexial em cerca de metade das mulheres com salpingite aguda, porém a avaliação dos anexos em uma paciente com hipersensibilidade pronunciada não é confiável. A temperatura inicial é > 38 °C em apenas cerca de um terço das pacientes com salpingite aguda. Os achados laboratoriais consistem em elevação da velocidade de hemossedimentação (VHS) em 75% das pacientes com salpingite aguda e elevação da contagem dos leucócitos do sangue periférico em até 60%.

Diferentemente da salpingite não tuberculosa, a tuberculose genital ocorre frequentemente em mulheres de idade mais avançada, muitas das quais passaram da menopausa. Os sintomas de apresentação consistem em sangramento vaginal anormal, dor (incluindo dismenorreia) e infertilidade. Cerca de um quarto dessas mulheres teve massas anexiais. A biópsia endometrial revela granulomas tuberculosos e fornece amostras ótimas para cultura.

PERI-HEPATITE E PERIAPENDICITE Verificam-se dor pleurítica e hipersensibilidade na parte superior do abdome, habitualmente localizadas no quadrante superior direito (QSD) em 3 a 10% das mulheres com DIP aguda. Os sintomas de peri-hepatite surgem durante ou após o aparecimento dos sintomas de DIP e podem obscurecer os sintomas na parte inferior do abdome, levando, assim, a um diagnóstico incorreto de colecistite. Em talvez 5% dos casos de salpingite aguda, a laparoscopia precoce revela inflamação peri-hepática, que varia desde edema e eritema da cápsula hepática até um exsudato com aderências fibrinosas entre os peritônios visceral e parietal. Quando o tratamento é adiado e a laparoscopia é realizada tardiamente, podem-se observar aderências densas "em cordas de violino" sobre o fígado; quando existe tração sobre as aderências, ocorre dor crônica no QSD postural ou aos esforços. Embora a peri-hepatite, também conhecida como *síndrome de Fitz-Hugh-Curtis*, tenha sido especificamente atribuída à salpingite gonocócica durante muitos anos, a maioria dos casos atualmente é atribuída à salpingite por clamídias. Em pacientes com salpingite por clamídias, os títulos séricos de anticorpos, revelados por imunofluorescência, dirigidos contra a *C. trachomatis*, mostram-se muito mais elevados na presença de peri-hepatite do que na sua ausência.

Os achados físicos consistem em hipersensibilidade do QSD, bem como, em geral, hipersensibilidade dos anexos e cervicite mesmo em pacientes cujos sintomas não sugerem salpingite. Os resultados das provas de função hepática e a ultrassonografia do QSD quase sempre são normais. A presença de CMP e de hipersensibilidade pélvica em uma mulher jovem com dor pleurítica subaguda no QSD e ultrassonografia normal da vesícula biliar indica diagnóstico de peri-hepatite.

A periapendicite (serosite apendicular sem o comprometimento da mucosa intestinal), que tem sido observada em cerca de 5% das pacientes submetidas à apendicectomia devido à suspeita de apendicite, pode ocorrer como complicação da salpingite gonocócica ou por clamídias.

Nas mulheres com salpingite, a infecção pelo HIV está associada à maior gravidade da salpingite e à ocorrência de abscesso tubo-ovariano, exigindo hospitalização e drenagem cirúrgica. Todavia, entre as mulheres com infecção pelo HIV e salpingite, a resposta clínica ao tratamento antimicrobiano convencional (associado à drenagem do abscesso tubo-ovariano, quando presente) tem sido habitualmente satisfatória.

Diagnóstico O tratamento apropriado da DIP não deve ser negado em pacientes cujo diagnóstico é equívoco; é melhor "pecar por excesso" tanto no diagnóstico quanto no tratamento. Por outro lado, é essencial diferenciar a salpingite de outra patologia pélvica, particularmente emergências cirúrgicas, como apendicite e gravidez ectópica, ou ainda a síndrome da endometriose crônica.

Nenhum exame, a não ser a laparoscopia, consegue identificar definitivamente a salpingite; todavia, a laparoscopia de rotina para confirmar a suspeita de salpingite não é geralmente prática. A maioria das pacientes com DIP aguda apresenta dor abdominal baixa de < 3 semanas de duração, hipersensibilidade pélvica ao exame bimanual da pelve e sinais de infecção do trato genital inferior (p. ex., CMP). Cerca de 60% dessas pacientes apresentam salpingite à laparoscopia, e talvez 10 a 20% tenham apenas endometrite. Nas pacientes com tais achados, a temperatura retal > 38 °C, a presença de massa anexial palpável e a elevação da VHS para > 15 mm/h também aumentam a probabilidade de salpingite, que tem sido detectada à laparoscopia em 68% das pacientes com um desses achados adicionais, em 90% das pacientes com dois e em 96% das pacientes com três. Entretanto, apenas 17% das pacientes com salpingite confirmada por laparoscopia tinham os três achados adicionais.

Nas mulheres com dor e hipersensibilidade pélvicas, o aumento no número de PMNs (30 por campo microscópico de 1.000× nos filamentos do muco cervical) ou um número maior de leucócitos do que de células epiteliais no líquido vaginal (na ausência de vaginite por *Trichomonas*, que também produz PMNs na secreção vaginal) elevam o valor preditivo do diagnóstico clínico de DIP aguda, assim como o início da menstruação, história de sangramento menstrual anormal recente, presença de DIU, história de salpingite e exposição sexual a parceiro com uretrite. O diagnóstico de apendicite ou de outra afecção do intestino é favorecido pelo início precoce de anorexia, náuseas ou vômitos; pelo aparecimento de dor depois do 14º dia do ciclo menstrual; ou pela dor unilateral limitada ao quadrante inferior direito ou esquerdo. Sempre que se considera o diagnóstico de DIP, devem-se efetuar ensaios séricos para a gonadotropina coriônica humana β; esses testes são habitualmente positivos na gravidez ectópica. A ultrassonografia e a ressonância magnética (RM) podem ser úteis para a identificação de abscesso tubo-ovariano ou pélvico. A RM das tubas também pode revelar aumento do diâmetro tubário, presença de líquido no interior das tubas ou espessamento de suas paredes nos casos de salpingite.

O valor primário da laparoscopia em mulheres com dor abdominal baixa é para a exclusão de outros problemas cirúrgicos que não podem ser resolvidos com exames de imagem não invasivos. Alguns dos problemas mais comuns e mais graves que podem ser confundidos com salpingite (p. ex., apendicite aguda, gravidez ectópica, sangramento do corpo lúteo, tumor ovariano) são unilaterais. A dor ou a presença de massa pélvica unilaterais, apesar de incompatíveis com DIP, constituem forte indicação para a laparoscopia, a não ser que o quadro clínico justifique a realização de laparotomia. Outras indicações comuns para a laparoscopia consistem em achados clínicos atípicos, como ausência de infecção do trato genital inferior, omissão de um período menstrual, teste de gravidez positivo ou ausência de resposta ao tratamento apropriado. A biópsia endometrial é relativamente sensível e específica para o diagnóstico de endometrite, que se correlaciona de modo satisfatório com a presença de salpingite.

Devem ser obtidas amostras com *swab* vaginal ou endocervical para NAATs para *N. gonorrhoeae* e *C. trachomatis*. Em um nível mínimo, o líquido vaginal deve ser avaliado para a presença de PMNs, e secreções endocervicais devem ser avaliadas de preferência por coloração de Gram na pesquisa de PMNs e diplococos Gram-negativos, que indicam infecção gonocócica. O diagnóstico clínico de DIP estabelecido por ginecologistas experientes é confirmado por laparoscopia ou biópsia endometrial em cerca de 90% das mulheres que também apresentam culturas positivas para *N. gonorrhoeae* ou *C. trachomatis*. Mesmo entre as mulheres sem sintomas sugestivos de DIP aguda que foram atendidas em uma clínica de ISTs ou de ginecologia em Pittsburgh, Estados Unidos, a endometrite esteve associada significativamente à gonorreia endocervical, à infecção por clamídias ou à VB, detectadas, respectivamente, em 26, 27 e 15% das mulheres com essas afecções.

TRATAMENTO

Doença inflamatória pélvica

Os esquemas de combinação recomendados para o tratamento ambulatorial ou parenteral da DIP são apresentados na **Tabela 136-6**. As mulheres tratadas no ambulatório devem receber um esquema combinado com ampla atividade, como a ceftriaxona (para cobertura de possível infecção gonocócica), seguida de doxiciclina (para cobertura de possível infecção por clamídias). O metronidazol deve ser fortemente considerado para aumentar a atividade contra anaeróbios, especialmente se houver VB ou tricomoníase ou no caso de história recente (3 semanas) de instrumentação ginecológica; em um ensaio clínico randomizado recente, a adição de metronidazol ao tratamento com ceftriaxona e doxiciclina efetuou uma redução nos anaeróbios endometriais, no *M. genitalium* e na dor pélvica.

As diretrizes do CDC recomendam a instituição de tratamento empírico para a DIP em mulheres jovens sexualmente ativas e em outras mulheres com risco de DIP se estiverem apresentando dor pélvica ou abdominal baixa, se não foi possível identificar nenhuma outra causa para a dor e se o exame pélvico revelar um ou mais dos seguintes critérios de DIP: hipersensibilidade à mobilização cervical, hipersensibilidade uterina ou hipersensibilidade dos anexos. As mulheres com suspeita de DIP podem ser tratadas em ambulatório ou no hospital. No estudo clínico multicêntrico Pelvic Inflammatory Disease Evaluation e Clinical Health (PEACH), 831 mulheres com sinais e sintomas leves a moderadamente graves de DIP foram randomizadas para receber tratamento hospitalar com cefoxitina e doxiciclina intravenosas (IV) ou tratamento ambulatorial com dose intramuscular (IM) única de cefoxitina mais doxiciclina oral. Os desfechos microbiológicos e clínicos em curto prazo, assim como os desfechos em longo prazo, foram equivalentes em ambos os grupos. Entretanto, deve-se considerar a hospitalização da paciente quando: (1) o diagnóstico for incerto e determinadas emergências cirúrgicas, como apendicite e gravidez ectópica, não puderem ser excluídas, (2) a paciente estiver grávida, (3) houver suspeita de abscesso pélvico, (4) a presença de doença grave ou náuseas e vômitos impedirem o tratamento ambulatorial, (5) a paciente possuir infecção pelo HIV, (6) a paciente for considerada incapaz de seguir ou tolerar um esquema ambulatorial ou (7) a paciente não tiver respondido ao tratamento ambulatorial. Alguns especialistas também preferem hospitalizar adolescentes com DIP para o tratamento inicial, embora mulheres mais jovens respondam tão bem quanto mulheres de mais idade ao tratamento ambulatorial.

TABELA 136-6 ■ Esquemas antimicrobianos combinados recomendados para o tratamento ambulatorial ou para o tratamento parenteral da doença inflamatória pélvica

Esquemas ambulatoriais[a]	Esquemas parenterais
Ceftriaxona (500 mg, IM, dose única) ***mais*** Doxiciclina (100 mg, VO, 2× dia, durante 14 dias) ***mais***[b] Metronidazol (500 mg, VO, 2×/dia, durante 14 dias)	Iniciar o tratamento parenteral com um dos seguintes esquemas; continuar o tratamento parenteral até 48 h após a melhora clínica; a seguir, mudar para tratamento ambulatorial, conforme descrito no texto **Esquema A** Cefotetana (2 g, IV, a cada 12 h) *ou* cefoxitina (2 g, IV, a cada 6 h) ***mais*** Doxiciclina (100 mg, IV ou VO, a cada 12 h) **Esquema B** Clindamicina (900 mg, IV, a cada 8 h) ***mais*** Gentamicina (dose de ataque de 2 mg/kg, IV ou IM; a seguir, dose de manutenção de 1,5 mg/kg, a cada 8 h)

[a]Ver o texto para discussão de opções no paciente intolerante a cefalosporinas. [b]Alguns especialistas recomendam a adição de metronidazol, particularmente se houver presença de vaginose bacteriana ou tricomoníase.

Fonte: Adaptada de Centers for Disease Control and Prevention: MMWR Recomm Rep 64(RR-03):1, 2015.

Siglas: IM, intramuscular; IV, intravenoso; VO, via oral.

Atualmente, nenhum agente além das cefalosporinas parenterais oferece cobertura confiável para a infecção gonocócica. Assim, o tratamento oral adequado de mulheres com grave intolerância a cefalosporinas é um desafio. Se as penicilinas forem uma opção, a amoxicilina/ácido clavulânico combinados com doxiciclina produziram uma resposta clínica de curto prazo em um ensaio clínico. Ensaios clínicos realizados fora dos Estados Unidos sustentam a efetividade do moxifloxacino oral. Nesse caso, é imperativo executar um teste diagnóstico sensível para gonorreia (de preferência, cultura para testar a suscetibilidade antimicrobiana) antes do início da terapia. Para mulheres cuja DIP envolve a *N. gonorrhoeae* resistente à quinolona, o tratamento é incerto, mas pode incluir gentamicina parenteral ou azitromicina oral, embora este último agente não tenha sido estudado para esse propósito.

Para as pacientes hospitalizadas, os dois esquemas parenterais seguintes **(Tab. 136-6)** forneceram resultados quase idênticos em um ensaio randomizado multicêntrico:

1. Doxiciclina mais cefotetana ou cefoxitina: A administração desses fármacos deve ser mantida por via IV durante pelo menos 48 horas após a melhora do estado da paciente, sendo seguida de doxiciclina oral (100 mg, 2×/dia) para completar 14 dias de tratamento.
2. Clindamicina mais gentamicina em pacientes com função renal normal: O uso de uma dose única diária de gentamicina (combinando a dose diária total em uma única dose ao dia) não foi avaliado na DIP, porém tem sido eficaz em outras infecções graves e pode substituir o esquema convencional. O tratamento com esses fármacos deve ser mantido durante pelo menos 48 horas após a melhora do estado da paciente, sendo, então, seguido de doxiciclina oral (100 mg, 2×/dia) ou clindamicina (450 mg, 4×/dia) para completar 14 dias de tratamento. Nos casos de abscesso tubo-ovariano, a continuação do tratamento com clindamicina em lugar de doxiciclina proporciona melhor cobertura para a infecção por anaeróbios.

ACOMPANHAMENTO

As pacientes hospitalizadas devem apresentar uma considerável melhora clínica em 3 a 5 dias. As mulheres tratadas em ambulatório devem ser reavaliadas clinicamente em 72 horas. Um inquérito por telefone para acompanhamento de mulheres atendidas no departamento de emergência e liberadas com prescrição de doxiciclina oral durante 10 dias para o tratamento da DIP verificou que 28% nunca seguiram a prescrição, enquanto 41% interromperam precocemente a medicação (depois de 4,1 dias em média), frequentemente devido à persistência dos sintomas, à ausência de sintomas ou à ocorrência de efeitos colaterais. As mulheres que não respondem favoravelmente ao tratamento ambulatorial devem ser hospitalizadas para tratamento parenteral e avaliação diagnóstica adicional, incluindo consideração de laparoscopia. Os parceiros sexuais devem ser avaliados e tratados de modo empírico para gonorreia e infecção por clamídia. Uma vez concluído o tratamento, devem-se efetuar testes para detectar a persistência ou a recorrência da infecção por *N. gonorrhoeae* ou *C. trachomatis* se os sintomas persistirem ou sofrerem recidiva ou se a paciente não tiver seguido o tratamento ou tiver sido reexposta a parceiro sexual que não foi tratado.

TRATAMENTO CIRÚRGICO

A cirurgia é necessária para o tratamento da salpingite apenas no contexto de infecção potencialmente fatal (como ruptura ou ameaça de ruptura de abscesso tubo-ovariano) ou para drenagem de abscesso. Os procedimentos cirúrgicos conservadores são habitualmente suficientes. Com frequência, os abscessos pélvicos podem ser drenados por colpotomia posterior, e pode-se utilizar a lavagem peritoneal para a peritonite generalizada.

Prognóstico As sequelas tardias consistem em infertilidade decorrente de oclusão tubária bilateral, gravidez ectópica devido à cicatrização tubária sem oclusão, dor pélvica crônica e salpingite recorrente. O risco global de infertilidade após salpingite, em virtude de oclusão tubária, em um grande estudo realizado na Suécia, foi de 11% após um episódio de salpingite, de 23% após dois episódios e de 54% após três ou mais episódios. Um estudo da University of Washington verificou um aumento de sete vezes no risco de gravidez ectópica e de oito vezes na taxa de histerectomia após DIP.

Prevenção Um estudo clínico controlado e randomizado concebido para determinar se o rastreamento seletivo da infecção por clamídia reduz o risco de DIP subsequente mostrou que as mulheres randomizadas para submeter-se ao rastreamento tiveram, no ano seguinte, uma taxa de DIP 56% menor que a das mulheres que receberam os cuidados habituais sem rastreamento. Esse relato levou à elaboração de diretrizes nacionais nos Estados Unidos para rastreamento de mulheres jovens para clamídia, com base no risco, visando reduzir a incidência de DIP e a prevalência de sequelas após DIP, além de diminuir também a transmissão sexual de *C. trachomatis*. O CDC e o Preventive Services Task Force recomendaram que as mulheres sexualmente ativas com ≤ 25 anos de idade sejam anualmente rastreadas para infecção por clamídia genital. Apesar dessa recomendação, a cobertura de rastreamento em muitos contextos de cuidado primário permanece baixa.

LESÕES GENITAIS OU PERIANAIS ULCERATIVAS

A ulceração genital reflete um conjunto de ISTs importantes, cuja maioria aumenta acentuadamente o risco de aquisição sexual e disseminação do HIV. Em um estudo de úlceras genitais realizado em 1996 em 10 cidades dos Estados Unidos com as taxas mais elevadas de sífilis primária, o exame de amostras obtidas de úlceras com PCR demonstrou a presença do HSV em 62% dos pacientes, do *T. pallidum* em 13% e do *Haemophilus ducreyi* (o agente do cancroide) em 12 a 20%. Hoje, o herpes genital constitui uma proporção ainda maior de úlceras genitais nos Estados Unidos e em outros países industrializados.

Na Ásia e na África, o cancroide **(Fig. 136-5)** era considerado o tipo mais comum de úlcera genital, seguido, em frequência, pela sífilis primária e depois pelo herpes genital **(Fig. 136-6)**. Com os crescentes esforços envidados para o controle do cancroide e da sífilis e o uso disseminado de antibióticos de espectro amplo para tratar as síndromes relacionadas a ISTs, juntamente com as recidivas mais frequentes ou a persistência do herpes genital atribuíveis à infecção pelo HIV, atualmente o exame das úlceras genitais pela PCR claramente implica o herpes genital como a causa mais comum de ulceração genital na maioria dos países em desenvolvimento. O LGV causado por *C. trachomatis* **(Fig. 136-7)** e a donovanose (granuloma inguinal, causado por *Klebsiella granulomatis*; ver **Fig. 173-1**) continuam causando ulceração genital nos países em desenvolvimento. O LGV praticamente desapareceu dos países industrializados durante os primeiros 20 anos da pandemia do HIV, porém estão ocorrendo novamente surtos na Europa (incluindo o Reino Unido), na América do Norte e na Austrália. Nesses surtos, o LGV se apresenta como proctite, com ou sem lesões anais, nos homens que relatam coito anal passivo sem proteção, frequentemente em associação com infecção pelo HIV e/ou infecção pelo vírus da hepatite C; esta última pode ser uma infecção aguda adquirida por meio da mesma exposição. As outras causas de úlceras genitais são: (1) candidíase e verrugas genitais traumatizadas – ambas facilmente reconhecíveis; (2) lesões decorrentes do acometimento genital por dermatoses mais disseminadas; (3) manifestações cutâneas de doenças sistêmicas, como ulceração da mucosa genital na síndrome de Stevens-Johnson ou doença de Behçet; (4) superinfecções de lesões que podem originalmente ter sido sexualmente contraídas, como o *S. aureus* resistente à meticilina que complica a úlcera genital devido ao HSV-2; e (5) reações localizadas a fármacos, como as

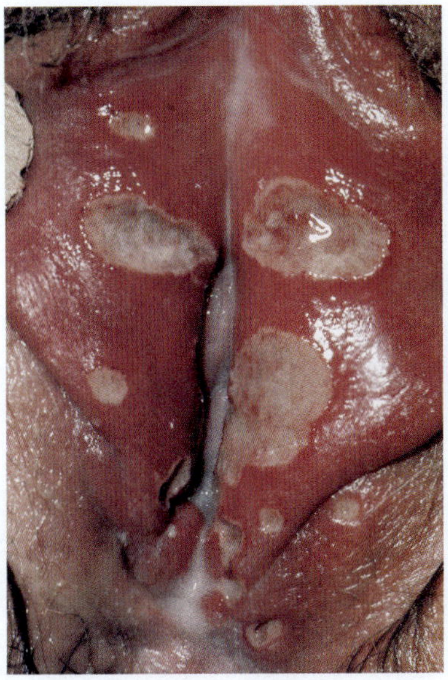

FIGURA 136-5 Cancroide: múltiplas úlceras dolorosas e em saca-bocado, com bordas solapadas nos lábios do pudendo, que ocorrem após autoinoculação.

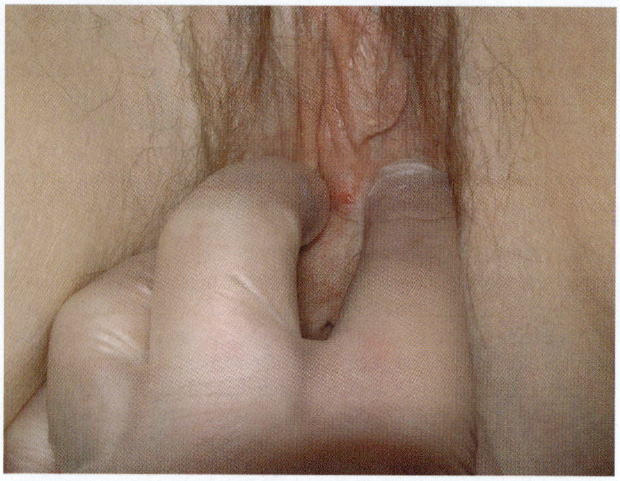

FIGURA 136-6 Herpes genital. Uma úlcera relativamente leve e superficial é observada em surtos episódicos. (*Cortesia de Michael Remington, University of Washington Virology Research Clinic.*)

úlceras ocasionalmente observadas com creme de paromomicina tópico ou preparações de ácido bórico.

Diagnóstico Embora a maioria das ulcerações genitais não possa ser diagnosticada de modo confiável apenas em bases clínicas, os achados clínicos (Tab. 136-7) e as considerações epidemiológicas geralmente podem orientar o tratamento inicial (Tab. 136-8) enquanto se aguardam os resultados de exames específicos. Os médicos devem solicitar um teste sorológico rápido para sífilis em todos os casos de úlcera genital e tratar presuntivamente enquanto se aguarda a sorologia em pacientes de alto risco (especialmente em HSHs). Para avaliar as lesões, com exceção daquelas altamente características de infecção pelo HSV (i.e., as que tenham vesículas herpéticas), microscopia de campo escuro, imunofluorescência direta e NAAT para *T. pallidum* podem ser úteis, mas raramente estão disponíveis. É importante observar que 30% dos cancros sifilíticos – a úlcera primária da sífilis – estão associados a uma sorologia de sífilis inicialmente não reativa. Devem-se aconselhar todos os pacientes que apresentam ulceração genital e efetuar um teste para a infecção pelo HIV.

O herpes genital é sugerido por vesículas ou pústulas típicas ou pelo aparecimento de um grupo de úlceras dolorosas precedidas de lesões vesiculopustulosas. Essas manifestações clínicas típicas tornam a detecção do vírus opcional; todavia, muitos pacientes desejam a confirmação do diagnóstico, e a diferenciação entre o HSV-1 e o HSV-2 possui implicações prognósticas, visto que este último provoca recorrências genitais mais frequentes e é mais contagioso para parceiros sexuais vulneráveis.

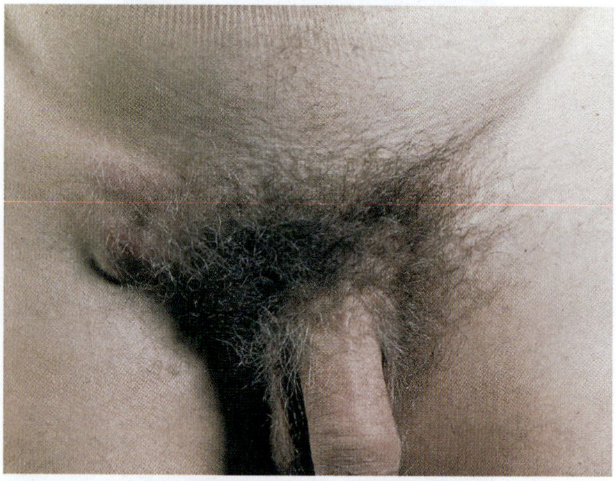

FIGURA 136-7 Linfogranuloma venéreo (LGV): linfadenopatia hipersensível pronunciada que acomete os linfonodos femorais e inguinais, separados por um sulco formado pelo ligamento de Poupart. Esse "sinal do sulco" não é considerado específico do LGV; por exemplo, os linfomas também podem apresentar esse sinal.

A presença de úlceras indolores, endurecidas e sem hipersensibilidade com adenopatia inguinal indolor sugere sífilis primária. Se os resultados do exame em campo escuro e o teste sorológico rápido para sífilis forem inicialmente negativos ou se esses testes não estiverem disponíveis, a terapia presumível deve ser fornecida na base do risco individual. Com as taxas historicamente altas entre HSHs nos Estados Unidos, a terapia para essa infecção não deve ser postergada por conduta expectante e/ou subsequente detecção da soroconversão. Os testes sorológicos repetidos para sífilis dentro de 1 ou 2 semanas após o tratamento da sífilis primária soronegativa demonstram comumente a soroconversão.

As úlceras "atípicas" ou clinicamente triviais podem constituir manifestações mais comuns do herpes genital do que as lesões vesiculopustulosas clássicas. Por conseguinte, indica-se a realização de testes específicos dessas lesões para o HSV (Cap. 192). Testes sorológicos tipo-específicos comercialmente disponíveis para anticorpos séricos contra o HSV-2 podem fornecer resultados negativos, sobretudo quando os pacientes apresentam precocemente o episódio inicial de herpes genital ou quando o HSV-1 constitui a causa do herpes genital (como frequentemente é o caso atualmente). Além disso, um teste positivo para anticorpos anti-HSV-2 não prova que as lesões atuais sejam herpéticas, visto que quase um quinto da população geral nos Estados Unidos (e, sem dúvida, uma maior proporção de indivíduos com risco de outras ISTs) torna-se soropositiva para o HSV-2 no início da vida adulta. Embora até mesmo os testes "tipo-específicos" para o HSV-2 comercialmente disponíveis nos Estados Unidos não sejam 100% específicos, uma sorologia positiva para o HSV-2 capacita o médico a informar ao paciente que ele tem ou provavelmente teve herpes genital, que deve aprender a reconhecer os sintomas e que deve evitar relações sexuais durante as recorrências. Além disso, já que a disseminação genital e a transmissão sexual do HSV-2 muitas vezes ocorrem na ausência de sinais e sintomas de lesões herpéticas recorrentes, as pessoas com história de herpes genital ou que são soropositivas para HSV-2 devem considerar o uso de preservativos ou de tratamento antiviral supressor, os quais podem reduzir o risco de transmissão para um parceiro sexual.

A demonstração de *H. ducreyi* por cultura (ou por PCR, quando disponível) é muito útil quando as úlceras são dolorosas e purulentas, especialmente quando se verifica a presença de linfadenopatia inguinal com flutuação ou eritema sobrejacente; quando o cancro mole é prevalente na comunidade; ou quando o paciente teve recentemente exposição sexual em alguma área endêmica do cancro mole (p. ex., países em desenvolvimento). Os linfonodos aumentados e flutuantes devem ser aspirados para cultura ou para PCR para a detecção de *H. ducreyi*, bem como para coloração de Gram e cultura, com a finalidade de excluir a presença de outras bactérias piogênicas.

Quando as úlceras genitais persistem além da história natural dos episódios iniciais de herpes (2 a 3 semanas) ou de cancroide ou sífilis (até 6 semanas) e não sofrem resolução com o tratamento antimicrobiano baseado na síndrome, indica-se a realização de biópsia – além dos testes habituais para herpes, sífilis e cancroide – para exclusão de donovanose, além de carcinoma e outras dermatoses não venéreas.

TRATAMENTO

Lesões genitais ou perianais ulcerativas

O tratamento imediato das úlceras genitais agudas com base na síndrome (após a coleta de todas as amostras diagnósticas necessárias na primeira consulta) é frequentemente apropriado antes da obtenção de todos os resultados dos testes, visto que os pacientes com episódios típicos iniciais ou recorrentes de herpes genital ou anorretal podem beneficiar-se do tratamento antiviral oral imediato (Cap. 192); já que o tratamento precoce das causas sexualmente transmissíveis de úlceras genitais diminui ainda mais a transmissão; e porque alguns pacientes não retornam para saber os resultados dos testes e receber tratamento. Uma avaliação detalhada do perfil de risco sexual do paciente e a história médica são cruciais na determinação do curso do manejo inicial. O paciente que possui fatores de risco consistentes com exposição à sífilis (p. ex., um paciente do sexo masculino que relata fazer sexo com outros homens ou que contraiu infecção por HIV) deve, geralmente, receber tratamento inicial para a sífilis. O tratamento empírico para o cancroide deve ser considerado em caso de exposição em uma área do mundo em que o cancroide ocorre ou se houver supuração evidente de linfonodos regionais. Por fim, o tratamento antimicrobiano empírico pode estar indicado se as úlceras persistirem e se o diagnóstico

TABELA 136-7 ■ Manifestações clínicas das úlceras genitais

Característica	Sífilis	Herpes	Cancroide	Linfogranuloma venéreo	Donovanose
Período de incubação	9-90 dias	2-7 dias	1-14 dias	3 dias a 6 semanas	1-4 semanas (até 6 meses)
Lesões primárias iniciais	Pápula	Vesícula	Pústula	Pápula, pústula ou vesícula	Pápula
Número de lesões	Normalmente uma	Múltiplas	Geralmente múltiplas; podem coalescer	Normalmente uma; frequentemente não detectada apesar da linfadenopatia	Variável
Diâmetro	5-15 mm	1-2 mm	Variável	2-10 mm	Variável
Bordas	Nitidamente demarcadas, elevadas, arredondadas ou ovais	Eritematosas	Solapadas, denteadas, irregulares	Elevadas, arredondadas ou ovais	Elevadas, irregulares
Profundidade	Superficiais ou profundas	Superficiais	Escavadas	Superficiais ou profundas	Elevadas
Base	Lisa, não purulenta, relativamente avascular	Serosa, eritematosa, avascular	Purulenta, com sangramento fácil	Variável, avascular	Vermelha e aveludada, com sangramento fácil
Induração	Firme	Nenhuma	Mole	Ocasionalmente firme	Firme
Dor	Incomum	Frequentemente hipersensível	Geralmente muito hipersensível	Variável	Incomum
Linfadenopatia	Firme, indolor, bilateral	Firme, hipersensível, frequentemente bilateral no episódio inicial	Hipersensível, pode supurar, loculada, habitualmente unilateral	Hipersensível, pode supurar, loculada, habitualmente unilateral	Ausente; pseudobubões

Fonte: Reproduzida com permissão de RM Ballard, in KK Holmes et al (eds): *Sexually Transmitted Diseases*, 4th ed. New York, McGraw-Hill, 2008.

permanecer incerto depois de 1 semana de observação, a despeito da tentativa de estabelecer o diagnóstico de herpes, sífilis e cancroide.

PROCTITE, PROCTOCOLITE, ENTEROCOLITE E ENTERITE

A *proctite* sexualmente adquirida, com inflamação limitada à mucosa do reto (10 a 12 cm distais), resulta da inoculação retal direta de patógenos típicos de IST. Em contrapartida, a inflamação que se estende do reto para o cólon (*proctocolite*), acometendo tanto o intestino delgado quanto o intestino grosso (*enterocolite*) ou só acometendo o intestino delgado (*enterite*), pode resultar da ingestão de patógenos intestinais típicos por meio de exposição oral-anal durante o contato sexual. A proctite ou a proctocolite são sugeridas pela ocorrência de dor anorretal, bem como secreção retal sanguinolenta e mucopurulenta. A proctite costuma causar tenesmo (provocando frequentes tentativas de evacuar, porém sem diarreia verdadeira) e constipação, enquanto a proctocolite e a enterocolite causam mais frequentemente diarreia verdadeira. Nessas três afecções, a anuscopia habitualmente revela um exsudato na mucosa e sangramento mucoso facilmente induzido (i.e., teste do esfregaço positivo), algumas vezes com petéquias e úlceras mucosas. O exsudato deve ser coletado para coloração de Gram e outros exames microbiológicos. A sigmoidoscopia ou a colonoscopia mostram a existência de inflamação limitada ao reto na proctite ou doença que se estende pelo menos até o cólon sigmoide na proctocolite.

A era da Aids provocou um extraordinário desvio nos espectros clínico e etiológico das infecções intestinais entre HSHs. O número de casos das ISTs intestinais agudas descritas anteriormente caiu à medida que o comportamento sexual de alto risco se tornou menos comum nesse grupo. Ao mesmo tempo, o número de infecções intestinais oportunistas relacionadas com a Aids aumentou rapidamente, muitas delas associadas a sintomas crônicos ou recorrentes. A incidência de tais infecções caiu desde então, com a disseminação cada vez maior da cobertura de pessoas infectadas por HIV com terapia antirretroviral efetiva. Duas espécies inicialmente isoladas em associação com sintomas intestinais em HSHs são, hoje, conhecidas como *Helicobacter cinaedi* e *H. fennelliae*; ambas foram isoladas do sangue de homens infectados pelo HIV e de outras pessoas imunossuprimidas, muitas vezes em associação com uma síndrome de dermatite multifocal e artrite.

A aquisição do HSV, *N. gonorrhoeae* ou *C. trachomatis* (incluindo cepas de *C. trachomatis* do LGV) durante a relação sexual anorretal passiva é responsável pela maioria dos casos de proctite infecciosa em mulheres e HSHs. A sífilis, tanto primária quanto secundária, também pode provocar lesões anais ou anorretais, com ou sem sintomas. Em geral, a proctite gonocócica ou a proctite por clamídias acometem a mucosa retal mais distal e as criptas anais, sendo clinicamente leves, sem manifestações sistêmicas. Diferentemente, a proctite primária causada pelo HSV e a proctocolite decorrente de cepas de *C. trachomatis* que causam LGV provocam habitualmente dor anorretal intensa e, com frequência, causam febre. No LGV ou na sífilis, ocorrem também úlceras perianais e linfadenopatia inguinal, mais comumente devido ao HSV. As radiculopatias de raízes dos nervos sacros, que habitualmente se manifestam na forma de retenção urinária, hipotonia do esfíncter anal ou constipação, podem complicar a proctite herpética primária. No LGV, a biópsia retal revela a presença de abscessos, granulomas e células gigantes nas criptas – achados que lembram os da doença de Crohn; esses achados sempre devem indicar a realização de cultura retal e sorologia para o LGV, infecção passível de cura. A sífilis também pode provocar granulomas retais, habitualmente em associação com infiltração por plasmócitos

TABELA 136-8 ■ Tratamento inicial das úlceras genitais ou perianais

Patógenos causadores
HSV *Treponema pallidum* (sífilis primária) *Haemophilus ducreyi* (cancroide)
Avaliação laboratorial inicial habitual
Exame em campo escuro (se disponível), AF direto ou PCR para *T. pallidum* Teste de RPR, VDRL ou EIA para sífilis[a] Cultura, AF direto, ELISA ou PCR para HSV Considerar sorologia específica para HSV-2 Em área endêmica de cancroide: PCR ou cultura para *H. ducreyi*
Tratamento inicial
Herpes confirmado ou suspeito (história ou sinais de vesículas): Tratamento do herpes genital com aciclovir, valaciclovir ou fanciclovir
Sífilis confirmada (campo escuro, AF ou PCR revelando *T. pallidum* ou RPR reativa): Penicilina benzatina (2,4 milhões de unidades, IM, em dose única ao paciente, parceiro ou parceiros recentes [p. ex., nos últimos 3 meses] soronegativos e todos os parceiros soropositivos)[b]
Cancroide confirmado ou suspeito (exame diagnóstico positivo ou exclusão do HSV e da sífilis, com persistência da lesão): Ciprofloxacino (500 mg, VO, em dose única) *ou* Ceftriaxona (250 mg, IM, em dose única) *ou* Azitromicina (1 g, VO, em dose única)

[a]Se os resultados forem negativos, porém com suspeita de sífilis primária, tratar de maneira presumível quando indicado pela avaliação epidemiológica e de risco sexual; repetir em 1 semana. [b]O mesmo esquema de tratamento também é eficaz em indivíduos infectados por vírus da imunodeficiência humana com sífilis inicial.

Siglas: AF, anticorpo fluorescente; EIA, imunoensaio enzimático; ELISA, ensaio imunoabsorvente ligado à enzima; HSV, herpes-vírus simples; PCR, reação em cadeia da polimerase; RPR, reagina plasmática rápida; VDRL, Venereal Disease Research Laboratory; IM, intramuscular; VO, via oral.

ou outras células mononucleares. A sífilis, o LGV e a infecção pelo HSV que acometem o reto podem produzir adenopatia perirretal, algumas vezes confundida com neoplasia maligna; a sífilis, o LGV, a infecção pelo HSV e o cancroide que acometem o ânus podem provocar adenopatia inguinal, visto que os vasos linfáticos anais drenam para os linfonodos inguinais.

Na inflamação do intestino delgado (enterite) ou na colite proximal, ocorrem diarreia e distensão ou cólicas abdominais, sem sintomas anorretais e com achados normais na anuscopia e sigmoidoscopia. Em HSHs sem infecção pelo HIV, a enterite é frequentemente atribuível a *Giardia lamblia*. A proctocolite sexualmente adquirida é causada, com mais frequência, por *Campylobacter* ou espécies de *Shigella*.

TRATAMENTO

Proctite, proctocolite, enterocolite e enterite

A proctite aguda em indivíduos com história de coito anorretal passivo é, em geral, sexualmente adquirida. Esses pacientes devem ser submetidos à anuscopia para a detecção de úlceras ou vesículas e petéquias retais após a obtenção de *swab* da mucosa retal; para o exame dos exsudatos retais à procura de PMNs e diplococos Gram-negativos; bem como para a obtenção de amostras de *swabs* retais visando à detecção de gonorreia retal, infecção por clamídias, herpes e sífilis. Enquanto se aguardam os resultados, os pacientes com proctite devem receber tratamento empírico sindrômico – por exemplo, ceftriaxona (dose IM única de 500 mg para a gonorreia) juntamente com doxiciclina (100 mg, VO, 2×/dia, durante 7 dias, para a possibilidade de infecção por clamídia) mais tratamento do herpes ou da sífilis, quando indicado. Se houver comprovação ou suspeita de proctite por LGV, o tratamento recomendado é doxiciclina (100 mg, VO, 2×/dia durante 21 dias); alternativamente, 1 g de azitromicina, 1×/semana, durante 3 semanas, provavelmente é eficaz, porém é pouco estudado.

PREVENÇÃO E CONTROLE DAS ISTs

A prevenção e o controle das ISTs exigem as seguintes medidas:

1. Redução da taxa média de exposição sexual a ISTs por meio de modificação dos comportamentos sexuais de risco e normas comportamentais em indivíduos tanto suscetíveis quanto infectados de todos os grupos populacionais. As mudanças necessárias incluem a redução do número total de parceiros sexuais e do número de parceiros sexuais concomitantes. A U.S. Preventive Services Task Force recomenda o aconselhamento comportamental intensivo para todos os adultos e adolescentes sexualmente ativos com risco aumentado para ISTs (recomendação grau B). A entrevista motivacional é uma abordagem que pode gerar mudanças comportamentais, incluindo práticas sexuais mais seguras e contracepção mais consistente, o que contribui para esses objetivos.
2. Redução da eficiência da transmissão mediante a promoção de práticas sexuais mais seguras, uso de preservativos durante o sexo casual ou comercial, vacinação contra a infecção por HBV e HPV, circuncisão masculina (que reduz o risco de contrair HIV, cancroide e talvez outras ISTs) e número crescente de outras abordagens (p. ex., detecção e tratamento precoces de outras ISTs para reduzir a eficiência da transmissão sexual do HIV). Estudos longitudinais têm mostrado que o constante uso de preservativos está associado a uma significativa proteção de ambos os sexos contra todas as ISTs examinadas, como as infecções pelo HIV, HPV e HSV, bem como gonorreia e infecções por clamídia. As únicas exceções são, provavelmente, as infestações por *Pthirus pubis* e *Sarcoptes scabiei* sexualmente transmitidas.
3. Redução da duração da infectividade das ISTs por meio da detecção precoce e tratamento curativo ou supressor dos pacientes e seus parceiros sexuais. A disponibilidade de terapias curativas para a infecção pelo vírus da hepatite C (HCV) e de terapia supressiva para a infecção pelo HBV exemplifica novas oportunidades para encurtar a infectividade nas principais ISTs.

As limitações financeiras e de tempo impostas por muitas práticas clínicas, juntamente com a relutância de alguns médicos em fazer perguntas acerca dos comportamentos sexuais estigmatizados, muitas vezes dificultam os procedimentos de rastreamento e prevenção. Conforme delineado na **Figura 136-8**, o sucesso dos esforços clínicos para a detecção e o tratamento das ISTs depende, em parte, dos esforços da sociedade para ensinar os jovens a reconhecer os sintomas de ISTs; motivar os indivíduos que apresentam sintomas a procurar imediatamente assistência médica; educar as pessoas que têm risco, mas que não apresentam sintomas, sobre a quais testes devem se submeter rotineiramente; e tornar a assistência apropriada e de alta qualidade acessível, barata e aceitável, sobretudo para os pacientes jovens indigentes, que têm mais tendência a adquirir ISTs.

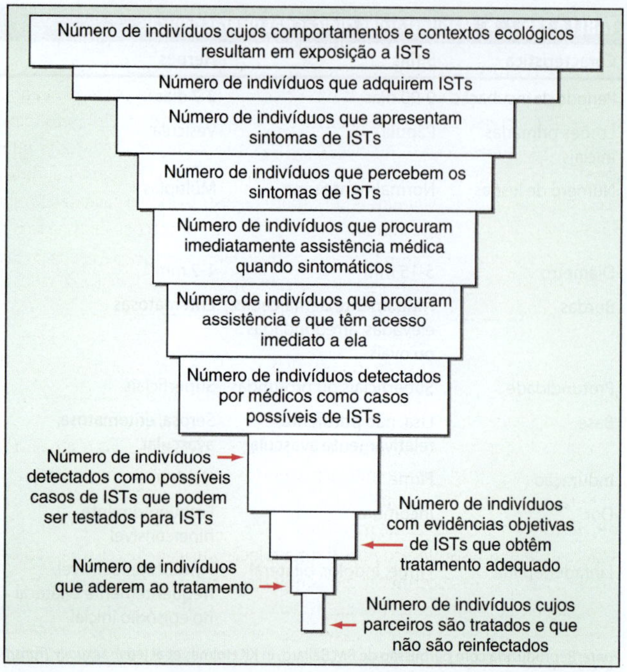

FIGURA 136-8 Pontos de controle fundamentais para intervenções preventivas e clínicas contra infecções sexualmente transmissíveis (ISTs). *(Adaptada de HT Waller and MA Piot: Bull World Health Organ 41:75, 1969 and 43:1, 1970; e de "Resource allocation model for public health planning—a case study of tuberculosis control," Bull World Health Organ 48[Suppl], 1973.)*

AVALIAÇÃO DO RISCO PARA IST

Como muitos indivíduos infectados não manifestam qualquer sintoma ou são incapazes de reconhecer e relatar os sintomas, os médicos devem efetuar rotineiramente uma avaliação de risco para ISTs em adolescentes e adultos jovens, de modo a orientar um rastreamento seletivo. Como afirmado anteriormente, a U.S. Preventive Services Task Force recomenda o rastreamento de mulheres sexualmente ativas com ≤ 25 anos de idade para *C. trachomatis* sempre que procurarem assistência médica (pelo menos uma vez por ano); as mulheres mais velhas que isso devem ser examinadas quando possuem mais de um parceiro sexual, começaram uma nova relação sexual desde o exame anterior ou tiveram outra IST diagnosticada. Nas mulheres com 25 a 29 anos de idade, a infecção por clamídia é incomum, mas ainda pode atingir uma predominância de 3 a 5% em alguns contextos; informação sobre a simultaneidade do parceiro sexual fornecida por mulheres nesse grupo de idade (i.e., se um parceiro do sexo masculino teve outro parceiro sexual durante o tempo em que estiveram juntos) é útil na identificação das mulheres com risco aumentado. Em algumas regiões dos Estados Unidos, o rastreamento seletivo generalizado de mulheres jovens para a infecção cervical por *C. trachomatis* esteve associado a uma queda de 50 a 60% na prevalência. Esse tipo de rastreamento e de tratamento também protege a mulher contra a DIP. Os testes urinários sensíveis de amplificação genética permitem a expansão do rastreamento aos homens e adolescentes de ambos os sexos em contextos em que o exame não é planejado ou não se mostra prático (p. ex., durante os exames de admissão para a prática de esportes ou durante a avaliação médica inicial de adolescentes do sexo feminino). Os *swabs* vaginais – coletados pelo profissional médico no exame pélvico ou pela própria mulher – são altamente sensíveis e específicos para o diagnóstico de infecção por clamídia ou gonocócica; eles são atualmente o tipo preferido de amostra para rastreamento e diagnóstico dessas infecções.

Embora a gonorreia seja hoje consideravelmente menos comum do que a infecção por clamídia nos países industrializados, os testes de rastreamento para *N. gonorrhoeae* continuam sendo apropriados para mulheres e adolescentes do sexo feminino atendidas por clínicas de ISTs, bem como para adolescentes e mulheres jovens sexualmente ativas que residem em áreas com elevada prevalência de gonorreia. Na atualidade, os múltiplos NAATs que combinam o rastreamento para *N. gonorrhoeae* e *C. trachomatis* – e, mais recentemente, para *T. vaginalis* – em um único teste de baixo custo facilitam a prevenção e o controle de ambas as infecções em populações de alto risco.

Todos os pacientes com ISTs recém-detectados ou que correm risco de IST com base em uma avaliação de risco de rotina, bem como todas as gestantes, devem ser incentivados a efetuar um teste sorológico para sífilis e infecção pelo HIV, com aconselhamento apropriado para o HIV antes e depois do teste. Os estudos clínicos randomizados mostraram que o aconselhamento de pacientes com IST para redução dos riscos diminui significativamente o risco subsequente de adquirir uma IST; hoje, esse aconselhamento deve ser considerado um componente padrão do tratamento das ISTs. Os testes sorológicos pré-imunização para anticorpos contra o HBV estão indicados para indivíduos não vacinados que correm alto risco, como HSHs e usuários de drogas injetáveis. Todavia, na maioria dos jovens, a vacinação contra o HBV sem rastreamento sorológico possui uma relação custo-benefício mais favorável. É importante reconhecer que, enquanto a imunização contra o HBV tem contribuído para reduções acentuadas na incidência de infecção com esse vírus, a maioria dos novos casos que ocorrem é adquirida por meio do sexo. Em 2006, o Advisory Committee on Immunization Practices (ACIP) do CDC recomendou as seguintes medidas: (1) a vacinação universal contra a hepatite B deve ser efetuada em todos os adultos não vacinados em situações em que uma alta proporção de adultos apresenta fatores de risco para a infecção pelo HBV (p. ex., clínicas de ISTs, recursos para teste e tratamento do HIV, locais de tratamento e prevenção de uso abusivo de drogas, estabelecimento de assistência médica que fornece serviços para usuários de drogas injetáveis ou HSHs e instituições de correção). (2) Em outros estabelecimentos de assistência primária e especialidades que oferecem cuidados para adultos com risco de infecção pelo HBV, os profissionais de saúde devem informar todos os pacientes sobre os benefícios da vacinação para a saúde, fatores de risco para a infecção pelo HBV e as pessoas para as quais a vacinação é recomendada, devendo vacinar adultos com fatores de risco para HBV, bem como qualquer adulto que solicite proteção contra a infecção pelo HBV. Para promover a vacinação em todos os contextos, os profissionais de saúde devem implementar requisições para a identificação de adultos para os quais se recomenda a vacinação contra a hepatite B, administrar vacina anti-HBV como parte dos serviços clínicos de rotina, não exigir o reconhecimento de um fator de risco de infecção pelo HBV para vacinação de adultos e utilizar procedimentos de reembolso disponíveis para remover qualquer barreira financeira contra a vacinação para a hepatite B.

Em 2007, o ACIP fez sua primeira recomendação para a imunização rotineira de mulheres e meninas de 9 a 26 anos com a vacina quadrivalente para o HPV (contra o HPV tipos 6, 11, 16 e 18). Em 2011, o ACIP recomendou a administração rotineira de vacina anti-HPV quadrivalente para meninos com 11 ou 12 anos de idade e para homens entre 13 e 21 anos de idade que ainda não foram imunizados ou que não completaram a série de três doses da vacina; os homens entre 22 e 26 anos de idade também devem ser imunizados contra o HBV. Desde então, foi disponibilizada uma vacina nonavalente contra o HPV, em grande medida substituindo as vacinas anteriores. A idade ideal para a vacinação recomendada é de 11 a 12 anos, devido ao risco muito alto de infecção pelo HPV após o início das atividades sexuais.

A *notificação dos parceiros* refere-se ao processo de identificação e informação dos parceiros dos pacientes infectados sobre a possível exposição a uma IST e exame, avaliação, vacinação e tratamento dos parceiros, quando apropriado. Em uma série de 22 relatos sobre a notificação de parceiros durante a década de 1990, os pacientes-índice com gonorreia ou infecção por clamídias mencionaram, em média, 0,75 a 1,6 parceiro, dos quais um quarto a um terço estavam infectados; os pacientes-índice com sífilis mencionaram 1,8 a 6,3 parceiros, dos quais um terço a metade estavam infectados; e os que possuíam infecção pelo HIV mencionaram 0,76 a 5,31 parceiros, dos quais até um quarto estavam infectados. Os indivíduos que transmitem a infecção ou que foram recentemente infectados e ainda estão no período de incubação habitualmente não têm sintomas ou apresentam apenas sintomas leves e procuram assistência médica apenas quando notificados acerca de sua exposição. Por conseguinte, o médico deve incentivar os pacientes a participarem da notificação dos parceiros, assegurar que os indivíduos expostos sejam notificados e tratados e garantir o sigilo de todos os casos envolvidos. Nos Estados Unidos, as unidades locais de saúde frequentemente oferecem assistência na notificação, tratamento e/ou aconselhamento dos parceiros. Parece ao mesmo tempo exequível e de grande utilidade notificar os parceiros expostos durante o provável período de infectividade do paciente, que é frequentemente considerado o mês precedente para a gonorreia, 1 a 2 meses para a infecção por clamídia e até 3 meses para a sífilis precoce.

Os indivíduos com ISTs de início recente sempre apresentam uma *fonte* de contato que transmitiu a infecção; além disso, podem ter um contato *secundário* (*disseminado* ou *exposto*) com o qual tiveram relações sexuais após terem sido infectados. A identificação e o tratamento desses dois tipos de contato possuem objetivos diferentes. O tratamento da fonte (frequentemente um contato casual) beneficia a comunidade ao prevenir qualquer transmissão posterior e beneficia a fonte; o tratamento do contato secundário recém-exposto (geralmente o cônjuge ou outro parceiro sexual estável) impede tanto o desenvolvimento de complicações graves (como DIP) no parceiro quanto a reinfecção do parceiro-índice e a posterior disseminação da infecção. Um inquérito realizado em uma amostra aleatória de médicos nos Estados Unidos constatou que a maioria instruía os pacientes a se abster de sexo durante o tratamento, a utilizar preservativos e a informar seus parceiros sexuais após o diagnóstico de gonorreia, infecção por clamídia ou sífilis; algumas vezes, os médicos forneciam aos pacientes medicamentos para seus parceiros. Entretanto, o acompanhamento dos parceiros pelos médicos foi infrequente. Um estudo clínico randomizado comparou o fornecimento do tratamento pelo próprio paciente a seus parceiros expostos a gonorreia ou infecção por clamídias com a notificação convencional e aconselhamento dos parceiros a procurar uma avaliação para IST; o fornecimento de tratamento para os parceiros pelos próprios pacientes, também conhecido como *tratamento expedido para o parceiro* (TEP), reduziu significativamente as taxas combinadas de reinfecção do paciente-índice por *N. gonorrhoeae* ou *C. trachomatis*. As variações de um estado para outro nas regulamentações para essa abordagem ainda não foram bem definidas; porém, as diretrizes para o tratamento das ISTs de 2015 do CDC descrevem o seu uso potencial. O TEP, que é comumente usado por muitos médicos, é atualmente permitido em 39 estados e potencialmente permitido em outros 8 (a informação atualizada sobre o estado legal do TEP está disponível em *http://www.cdc.gov/std/ept*).

Em resumo, os médicos e as agências de saúde pública compartilham responsabilidades na prevenção e no controle das ISTs. No contexto atual dos cuidados de saúde, o papel dos médicos de assistência primária tornou-se cada vez mais importante tanto na prevenção quanto no diagnóstico e no tratamento das ISTs, e o ressurgimento de ISTs bacterianas como sífilis e LGV entre HSHs – em particular aqueles coinfectados com HIV – enfatiza a necessidade de avaliação do risco e de rastreamento de rotina.

LEITURAS ADICIONAIS

Clement ME et al: Treatment of syphilis: A systematic review. JAMA 312:1905, 2014.

Gottlieb SL et al: The global roadmap for advancing development of vaccines against sexually transmitted infections: Update and next steps. Vaccine 34:2939, 2016.

Johnston C, Corey L: Current concepts for genital herpes simplex virus infection: Diagnostics and pathogenesis of genital tract shedding. Clin Microbiol Rev 29:149, 2016.

Kirkcaldy RD et al: *Neisseria gonorrhoeae* antimicrobial resistance among men who have sex with men and men who have sex exclusively with women: The Gonococcal Isolate Surveillance Project, 2005–2010. Ann Intern Med 158:321, 2013.

Mlisana K et al: Symptomatic vaginal discharge is a poor predictor of sexually transmitted infections and genital tract inflammation in high-risk women in South Africa. J Infect Dis 206:6, 2012.

Newman L et al: Global estimates of the prevalence and incidence of four curable sexually transmitted infections in 2012 based on systematic review and global reporting. PLoS One 10:e0143304, 2015.

Price MJ et al: Risk of pelvic inflammatory disease following *Chlamydia trachomatis* infection: Analysis of prospective studies with a multistate model. Am J Epidemiol 178:484, 2013.

Unemo M et al: Sexually transmitted infections: Challenges ahead. Lancet Infect Dis 17:e235-279, 2017.

US Preventive Services Task Force: Behavioral counseling interventions to prevent sexually transmitted infections. JAMA 324:674, 2020.

Wiesenfeld HC et al: A randomized controlled trial of ceftriaxone and doxycycline, with or without metronidazole, for the treatment of acute pelvic inflammatory disease. Clin Infect Dis 13:ciaa101, 2020.

Workowski KA, Bolan GA: Sexually transmitted disease treatment guidelines, 2015. MMWR Recomm Rep 64(RR-03):1, 2015.

Zakher B et al: Screening for gonorrhea and *Chlamydia*: A systematic review for the US Preventive Services Task Force. Ann Intern Med 161:884, 2014.

137 Encefalite

Karen L. Roos, Michael R. Wilson, Kenneth L. Tyler

DEFINIÇÃO

A encefalite é definida como uma inflamação do encéfalo causada por infecção, geralmente um vírus, ou por um processo autoimune primário. Este capítulo irá se concentrar nas causas infecciosas de encefalite. Muitos pacientes com encefalite também têm evidências de meningite concomitante (meningoencefalite) e, em alguns casos, envolvimento da medula espinal ou das raízes nervosas (encefalomielite, encefalomielorradiculite).

MANIFESTAÇÕES CLÍNICAS

Da mesma forma que a meningite, a encefalite costuma ser uma doença febril aguda. O paciente com encefalite comumente tem alteração do nível de consciência (confusão, anormalidades do comportamento) ou depressão do nível de consciência variando desde letargia leve ao coma, bem como evidências de sinais e sintomas neurológicos focais ou difusos. Os pacientes com encefalite podem ter alucinações, agitação, alteração da personalidade e transtornos do comportamento, manifestando, às vezes, um estado francamente psicótico. Ocorrem crises convulsivas focais ou generalizadas em muitos pacientes com encefalite grave. Praticamente todo tipo possível de distúrbio neurológico focal já foi relatado na encefalite viral; os sinais e sintomas refletem o local de infecção e inflamação. Os achados focais mais comumente observados são afasia, ataxia, padrões de fraqueza dos neurônios motores superior e inferior, movimentos involuntários (p. ex., abalos mioclônicos, tremor) e déficits de nervos cranianos (p. ex., paralisia ocular, fraqueza facial). O comprometimento do eixo hipotalâmico-hipofisário pode resultar em desregulação da temperatura, diabetes insípido ou desenvolvimento da síndrome da secreção inapropriada de hormônio antidiurético (SIADH). Apesar de os vírus neurotrópicos causarem lesão em regiões distintas do sistema nervoso central (SNC), as variações nas apresentações clínicas tornam impossível o estabelecimento seguro da etiologia de um caso específico de encefalite, baseando-se apenas em dados clínicos (ver "Diagnóstico diferencial", adiante).

ETIOLOGIA

Nos Estados Unidos, as estimativas são de cerca de 20 mil casos de encefalite por ano, embora o número real de casos provavelmente seja muito maior. Apesar de esforços diagnósticos abrangentes, a maioria dos casos de encefalite aguda com suspeita de etiologia viral continua sendo de causa desconhecida. Centenas de vírus são capazes de causar encefalite, embora apenas um subgrupo limitado seja responsável pela maioria dos casos nos quais uma causa específica é identificada (Tab. 137-1). Os vírus mais comumente identificados nos casos esporádicos de encefalite aguda em adultos imunocompetentes são os herpes-vírus (herpes-vírus simples [HSV] [Cap. 192]; vírus varicela-zóster [VZV] [Cap. 193]; vírus Epstein-Barr [EBV] [Cap. 194]). As epidemias de encefalite são causadas por arbovírus (Cap. 209), os quais pertencem a vários grupos taxonômicos virais diferentes, como os *Alphavirus* (p. ex., vírus da encefalite equina do leste [EEL] e vírus chikungunya), *Flavivirus* (p. ex., vírus do Nilo Ocidental [WNV, de *West Nile virus*], vírus da encefalite de St. Louis, vírus da encefalite japonesa, vírus Powassan, vírus zika) e *Bunyavirus* (p. ex., sorogrupo do vírus da encefalite da Califórnia, vírus La Crosse, vírus de Jamestown Canyon). Historicamente, o maior número de casos de encefalite por arbovírus nos Estados Unidos era provocado pelo vírus da encefalite de St. Louis e por um sorogrupo do vírus da encefalite da Califórnia. Entretanto, desde 2002, o WNV tem sido o responsável pela maior parte dos casos de meningite e encefalite por arbovírus nos Estados Unidos. O WNV foi responsável por 24.657 casos confirmados de doença neuroinvasiva (encefalite, meningite ou mielite) de 1999 a 2018, com 2.033 mortes. Em 2018, houve 1.658 casos relatados de doença neuroinvasiva (encefalite, meningite, paralisia flácida aguda), 908 sendo de encefalite. Dados preliminares de 2019 indicam que houve apenas 626 casos neuroinvasivos com 54 mortes. É importante reconhecer que as epidemias do WNV são imprevisíveis e que ocorreram casos em todos os estados na parte continental dos Estados Unidos. Desde 2006, tem havido um aumento no número de casos do vírus Powassan transmitido por carrapatos primariamente no nordeste dos Estados Unidos, em Minnesota e em Wisconsin. Novas causas de infecções virais do SNC estão surgindo constantemente, conforme evidenciado pelo recente surto de casos de encefalite no Sudeste Asiático, causado pelo vírus Nipah, um membro recém-identificado da família Paramyxoviridae; de meningite na Europa causada pelo vírus Toscana, um arvobírus pertencente à família Bunyavirus; de distúrbios neurológicos associados ao vírus zika, um flavivírus, na América do Sul; e de distúrbios neurológicos associados a importantes epidemias do vírus chikungunya, um togavírus, na África, na Índia e no Sudeste da Ásia. O vírus da dengue é comum em > 100 países no mundo todo, com casos aumentando no Caribe e em Porto Rico, além de raros casos relatados nos Estados Unidos, na Flórida e no sul do Texas. Os parechovírus, incluindo o parechovírus humano 3 (HPeV3), membros da família Picornavirus, foram relatados como causa de febre, sepse e meningite em lactentes (com < 3 meses de idade) nos Estados Unidos e em outros países.

TABELA 137-1 ■ Vírus que causam encefalite aguda na América do Norte

Comuns	Menos comuns
Herpes-vírus	Raiva
Citomegalovírus[a]	Vírus da encefalite equina do leste
Herpes-vírus simples tipo 1[b]	Vírus Powassan
Herpes-vírus simples tipo 2	Citomegalovírus[a]
Herpes-vírus humano 6	Vírus da febre do carrapato do Colorado
Vírus varicela-zóster	Caxumba
Vírus Epstein-Barr	Vírus de Jamestown Canyon
Vírus transmitidos por artrópodes	
Vírus La Crosse	
Vírus do Nilo Ocidental[c]	
Vírus da encefalite de St. Louis	
Zika	
Enterovírus	

[a]Hospedeiro imunocomprometido. [b]Causa mais comum de encefalite esporádica. [c]Causa mais comum de encefalite epidêmica.

DIAGNÓSTICO LABORATORIAL

Exame do LCS Deve-se realizar um exame do líquido cerebrospinal (LCS) em todos os pacientes com suspeita de encefalite viral, exceto quando contraindicado pela presença de hipertensão intracraniana grave. Idealmente, pelo menos 20 mL da amostra inicial de LCS devem ser coletados, com 5-10 mL sendo congelados para estudos posteriores, incluindo outros testes de detecção direta como a reação em cadeia da polimerase (PCR) específica para vírus ou o sequenciamento genômico de nova geração, pois muitos vírus neuroinvasivos estão apenas transitoriamente presentes no LCS. O perfil típico do LCS é indistinguível daquele da meningite viral e consiste em pleocitose linfocitária, ligeira elevação dos níveis de proteína e concentração de glicose normal. Ocorre pleocitose do LCS (> 5 células/μL) em > 95% dos pacientes imunocompetentes com encefalite viral documentada. Em raros casos, a punção lombar (PL) inicial não revela pleocitose, mas esta surge nas PLs subsequentes. Os pacientes com imunocomprometimento grave secundário à infecção pelo vírus da imunodeficiência humana (HIV), uso de glicocorticoides ou outros imunossupressores, ou por quimioterapia ou neoplasias linforreticulares, podem não exibir uma resposta inflamatória do LCS. A contagem celular do LCS ultrapassa 500/μL em somente cerca de 10% dos pacientes com encefalite. As infecções por certos arbovírus (p. ex., vírus da EEL ou vírus da encefalite da Califórnia), caxumba e pelo vírus da coriomeningite linfocitária (LCMV) às vezes resultam em contagens celulares > 1.000/μL, mas uma pleocitose tão alta deve sugerir a possibilidade de infecções não virais ou outros processos inflamatórios. Podem-se observar linfócitos atípicos no LCS na infecção pelo EBV e, com menor frequência, em infecções por outros vírus, como o citomegalovírus (CMV), HSV e enterovírus (EV). O aumento do número de células plasmocitoides ou mononucleares grandes do tipo Mollaret já foi descrito na encefalite por WNV. A pleocitose polimorfonuclear é observada em cerca de 45% dos pacientes com encefalite por WNV e também constitui uma característica comum na mielorradiculite por CMV em pacientes imunocomprometidos. Grande número de PMNs pode estar presente no LCS de pacientes com encefalite causada pelo vírus da EEL, ecovírus 9 e, mais raramente, outros EV. Entretanto, a neutrofilia persistente do LCS exige a consideração imediata de infecção bacteriana, leptospirose, infecção por amebas e processos não infecciosos, como leucoencefalite hemorrágica aguda. Cerca de 20% dos pacientes com encefalite apresentam uma contagem significativa de hemácias (> 500/μL) no LCS obtido por meio de punção não traumática. A correlação patológica desse achado pode ser uma encefalite hemorrágica do tipo observado com o HSV; entretanto, o número de hemácias presentes no LCS e a frequência com que surgem são os mesmos em pacientes com encefalites focais não herpéticas. Na encefalite viral, é infrequente a redução dos níveis de glicose no LCS, um achado que sugere a possibilidade de meningite bacteriana, fúngica, tuberculosa, parasitária, por leptospiras, sifilítica, por sarcoidose ou neoplásica. Raros pacientes com encefalite pelo vírus da caxumba, LCMV ou HSV em fase avançada e muitos pacientes com mielorradiculite por CMV têm baixas concentrações de glicose no LCS.

REAÇÃO EM CADEIA DA POLIMERASE NO LCS

A PCR no LCS tornou-se o principal exame diagnóstico nas infecções do SNC causadas por CMV, EBV, VZV, herpes-vírus humano 6 (HHV-6) e EV. No caso da infecção do SNC pelo VZV, a PCR do LCS e a detecção da imunoglobulina (Ig) M específica do vírus ou da síntese de anticorpos intratecal contribuem de modo significativo para o estabelecimento do diagnóstico. A sensibilidade e a especificidade da PCR no LCS variam segundo o vírus testado. A sensibilidade (cerca de 96%) e a especificidade (cerca de 99%) da PCR do LCS para o HSV são equivalentes ou excedem aquelas da biópsia cerebral. É importante reconhecer que os resultados da PCR para o HSV no LCS devem ser interpretados conforme a probabilidade da doença no paciente em questão, o momento em que se realiza o teste com relação ao início dos sintomas e o uso prévio de tratamento antiviral. Uma PCR para o HSV negativa no LCS, realizada por laboratório qualificado no momento apropriado da evolução da doença, em paciente com alta probabilidade de encefalite por HSV com base em anormalidades clínicas e laboratoriais reduz significativamente a probabilidade de encefalite por HSV, mas não a exclui. Por exemplo, em um paciente em que a probabilidade pré-teste de encefalite por HSV é de 35%, uma PCR para o HSV negativa no LCS reduz a probabilidade pós-teste para cerca de 2%, e, em um paciente cuja probabilidade pré-teste é de 60%, o teste negativo reduz a probabilidade pós-teste para cerca de 6%. Em ambas as situações, um teste positivo torna o diagnóstico quase certo (98 a 99%). Há relatos de PCR para o HSV inicialmente negativa no LCS obtido precocemente (≤ 72 horas) após o início dos sintomas e que se tornou positiva quando repetida 1 a 3 dias depois. A frequência da PCR para HSV positiva no LCS de pacientes com encefalite herpética também diminui em função da duração da doença, permanecendo somente cerca de 20% dos casos positivos após ≥ 14 dias. Os resultados da PCR em geral não são afetados por ≤ 1 semana de tratamento antiviral. Em um estudo, 98% das amostras de LCS permaneceram PCR-positivas durante a primeira semana da terapia antiviral; porém, os números caíram para cerca de 50% dentro de 8 a 14 dias e para cerca de 21% com > 15 dias após o início do tratamento antiviral.

A sensibilidade e a especificidade da PCR para outros vírus diferentes do HSV no LCS não foram definitivamente caracterizadas. A PCR para EV no LCS parece ter sensibilidade e especificidade > 95%. A sensibilidade da PCR para EV-A71 pode ser consideravelmente menor (cerca de 30% em alguns relatos). Os pacientes com mielite flácida aguda (MFA) associada ao EV-D68 apenas raramente têm PCR com transcriptase reversa (RT-PCR) positiva no LCS (< 3%), mas podem ter um teste positivo nas amostras de *swab* nasofaríngeo. Os parechovírus tampouco são detectados por RT-PCR padrão para EV. A especificidade da PCR para o EBV no LCS não foi estabelecida. Já foram descritas PCRs positivas para o EBV no LCS em associação a testes positivos para outros patógenos, o que pode refletir a reativação do EBV latente nos linfócitos que entram no SNC como resultado de processo infeccioso ou inflamatório não relacionado. Nos pacientes com infecção por VZV do SNC, os anticorpos e a PCR do LCS devem ser considerados complementares, pois os pacientes podem ter evidências de síntese intratecal de anticorpos anti-VZV específicos e PCR negativa no LCS. No caso da infecção por WNV, a PCR do LCS parece ser menos sensível que a detecção de IgM específica no LCS, embora a PCR continue sendo útil em pacientes imunocomprometidos que podem não montar uma resposta de anticorpos anti-WNV eficaz. A recente pandemia de doença causada pelo SARS-CoV-2 (Covid-19) foi associada a casos de encefalopatia devido a efeitos indiretos sobre o sistema nervoso da falência de múltiplos órgãos e/ou de uma síndrome hiperinflamatória e de coagulação intravascular disseminada, mas também a raros casos de encefalite verdadeira causada por invasão do SNC pelo vírus. Em ambos os grupos de pacientes, os testes nasofaríngeos de RT-PCR para SARS-CoV-2 são positivos, mas apenas os casos com encefalite têm RT-PCR positiva para SARS-CoV-2 no LCS. A neuroinvasão pelo SARS-CoV-2 também foi detectada por RT-PCR do tecido cerebral, tendo sido demonstradas partículas de vírions por microscopia eletrônica em neurônios e células endoteliais.

Tecnologias de sequenciamento genômico imparcial capazes de identificar genomas infecciosos em LCS, encéfalo e outros tecidos se mostraram recentemente muito promissoras para o diagnóstico rápido de casos obscuros de encefalite e outras infecções encefálicas.

Cultura do LCS A cultura do LCS geralmente possui utilidade limitada no diagnóstico da encefalite viral aguda. A cultura pode não ser sensível (p. ex., > 95% dos pacientes com encefalite por HSV apresentam culturas negativas do LCS, assim como praticamente todos os pacientes com doença do SNC associada ao EBV) e, com frequência, leva muito tempo para afetar significativamente o tratamento imediato.

Testes sorológicos e detecção de antígenos Para muitos arbovírus, incluindo WNV, os testes sorológicos continuam sendo um importante instrumento diagnóstico. A determinação de anticorpos séricos é menos útil para vírus com altas taxas de soroprevalência na população geral, como HSV, VZV, CMV e EBV. Para os vírus com baixas taxas de soroprevalência, pode-se definir o diagnóstico de infecção viral aguda pela documentação da soroconversão em amostras séricas da fase aguda e convalescente (coletadas com intervalo de 2 a 4 semanas) ou pela demonstração da presença de anticorpos IgM-específicos contra o vírus. Para vírus com alta soroprevalência, como o VZV e o HSV, a demonstração de síntese de anticorpos antivirais específicos no LCS, com base no índice aumentado de IgG ou na presença de anticorpos IgM no LCS, pode ser útil e pode fornecer uma evidência presuntiva de infecção do SNC. Infelizmente, o intervalo entre o início da infecção e a geração, por parte do hospedeiro, de uma resposta humoral específica contra o vírus significa que, com frequência, os dados sorológicos serão úteis principalmente para o diagnóstico retrospectivo, e não para o diagnóstico ou tratamento urgentes.

Em pacientes com encefalite pelo HSV, são detectados anticorpos contra glicoproteínas do HSV-1 e antígenos glicoproteicos do HSV no LCS. O momento ideal para a detecção de antígenos e anticorpos anti-HSV ocorre depois da primeira semana da doença, limitando a utilidade desses testes no estabelecimento rápido do diagnóstico. Entretanto, a detecção de anticorpos anti-HSV no LCS tem valor em determinados pacientes com doença de > 1 semana de duração e cuja PCR do LCS é negativa para o HSV. No caso da infecção pelo VZV, os anticorpos IgM no LCS podem ser positivos quando a PCR não consegue detectar a presença de DNA viral, e ambos os testes devem ser considerados mais complementares do que mutuamente exclusivos.

A demonstração de anticorpos IgM anti-WNV é diagnóstica de encefalite por WNV, visto que os anticorpos IgM não atravessam a barreira hematencefálica, e, por conseguinte, a sua presença no LCS indica síntese intratecal. O momento adequado da coleta para anticorpos pode ser importante, visto que a taxa de soropositividade para IgM anti-WNV no LCS aumenta durante a primeira semana após o início da doença, alcançando 80% ou mais dentro de 7 dias após o aparecimento dos sintomas. Embora os anticorpos IgM séricos e no LCS geralmente persistam por apenas alguns meses após a infecção aguda, há exceções a essa regra, tendo sido demonstrado que a IgM sérica contra o WNV persiste em alguns pacientes por > 1 ano após a infecção aguda.

RM, TC e EEG Os pacientes com suspeita de encefalite quase sempre são submetidos a exames de neuroimagem e, com frequência, eletrencefalograma (EEG). Tais exames ajudam a identificar ou excluir diagnósticos alternativos e auxiliam na diferenciação entre os processos encefalíticos focais e os difusos. Achados focais em um paciente com encefalite sempre devem aventar a possibilidade de encefalite por HSV. São exemplos de achados focais: (1) áreas de sinal hiperintenso nas regiões frontotemporal, do cíngulo ou insulares do cérebro nas imagens de ressonância magnética (RM) ponderadas em T2, com *fluid-attenuated inversion recovery* (FLAIR) ou ponderadas em difusão (Fig. 137-1); (2) áreas focais de hipodensidade, efeito de massa e captação de contraste na tomografia computadorizada (TC); ou (3) pontas periódicas focais no lobo temporal sobre uma atividade de base lenta ou de baixa amplitude ("achatada") no EEG. Cerca de 10%, dos pacientes com encefalite por HSV comprovada por PCR têm RM normal, embora quase 80% tenham anormalidades do lobo temporal e mais 10% em regiões extratemporais. As lesões são hiperintensas nas imagens ponderadas em T2. O acréscimo de imagens em FLAIR e ponderadas em difusão às sequências básicas da RM aumenta a sensibilidade. As crianças com encefalite pelo

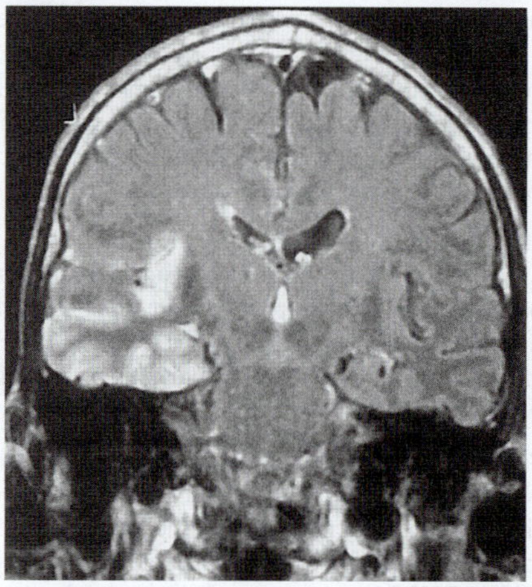

FIGURA 137-1 Imagem de ressonância magnética com *fluid-attenuated inversion recovery* (FLAIR) de paciente com encefalite por herpes-vírus simples. Observe a área de sinal hiperintenso no lobo temporal direito (*à esquerda na imagem*), predominantemente restrita à substância cinzenta. Este paciente tem doença predominantemente unilateral; lesões bilaterais são mais comuns, mas podem ser bastante assimétricas em sua intensidade.

HSV podem exibir padrões atípicos de lesões na RM e, com frequência, apresentam comprometimento de regiões cerebrais fora das áreas frontotemporais. A TC é menos sensível do que a RM e apresenta-se normal em até 20 a 35% dos pacientes. Ocorrem anormalidades do EEG em > 75% dos casos de encefalite por HSV comprovados por PCR; elas envolvem os lobos temporais, mas com frequência são inespecíficas. Alguns pacientes com encefalite por HSV têm um padrão distinto do EEG, caracterizado por complexos estereotipados e periódicos de ondas agudas e lentas, oriundas de um ou ambos os lobos temporais, que se repetem a intervalos regulares de 2 a 3 segundos. Os complexos periódicos são observados entre os dias 2 e 15 da doença e estão presentes em dois terços dos casos de encefalite por HSV comprovados ao exame patológico.

São encontradas anormalidades significativas da RM em apenas cerca de dois terços dos pacientes com encefalite por WNV, uma frequência inferior àquela observada para a encefalite por HSV. Quando presentes, as anormalidades muitas vezes envolvem as estruturas cerebrais profundas, como tálamo, núcleos da base e tronco encefálico, em vez do córtex, e podem apenas ser aparentes em imagens em FLAIR. Padrões semelhantes de RM podem ser observados em pacientes infectados por outros arbovírus, incluindo outros flavivírus como o vírus da encefalite japones e o vírus da encefalite de St. Louis, além do *Alphavírus* EEE. Os EEGs de pacientes com encefalite por WNV mostram alentecimento generalizado, que pode ser mais proeminente anteriormente, em vez do padrão predominantemente temporal das descargas agudas ou periódicas mais típicas da encefalite por HSV. Os pacientes com encefalite por VZV podem mostrar áreas multifocais de infartos hemorrágico e isquêmico, refletindo a tendência desse vírus a produzir vasculopatia do SNC em vez de encefalite verdadeira. Os pacientes adultos imunocomprometidos com CMV frequentemente apresentam aumento dos ventrículos, com áreas de aumento de sinal em T2 no contorno dos ventrículos na RM e captação subependimária de contraste nas imagens ponderadas em T1. Anormalidades cerebelares proeminentes em T2/FLAIR foram observadas na encefalite pelo vírus Powassan e em crianças com herpes-vírus, como o EBV e o VZV. A Tabela 137-2 ilustra os resultados de exames diagnósticos específicos empregados nas encefalites e que podem ser úteis no processo clínico de tomada de decisões.

Biópsia cerebral Atualmente, a biópsia cerebral está reservada para os pacientes cujos testes de PCR no LCS não levam a um diagnóstico específico, que tenham anormalidades focais na RM sem evidência sorológica de doença autoimune e que continuem a mostrar deterioração clínica progressiva apesar do tratamento com aciclovir e cuidados de suporte.

DIAGNÓSTICO DIFERENCIAL

Infecções por uma variedade de outros microrganismos podem simular a encefalite viral. Em estudos de encefalites por HSV comprovada por biópsia, as infecções que comumente simulam a encefalite viral focal incluem micobactérias, fungos, riquétsias, *Listeria*, *Mycoplasma* e outras bactérias

TABELA 137-2 ■ Uso dos exames complementares na encefalite
O melhor exame para a encefalite por WNV é a pesquisa de *anticorpos IgM no LCS*. A prevalência de testes positivos para IgM no LCS aumenta em cerca de 10% por dia após o início da doença e alcança 70-80% no final da primeira semana. A presença de IgM sérica contra o WNV pode fornecer evidências de infecção recente por WNV, mas, na ausência de outros achados, não estabelece o diagnóstico de doença neuroinvasiva (meningite, encefalite, paralisia flácida aguda).
Aproximadamente 80% dos pacientes com encefalite por HSV comprovada têm anormalidades na *RM* envolvendo os lobos temporais. Essa porcentagem provavelmente aumenta para > 90% quando são utilizadas sequências de RM com FLAIR e ponderadas em difusão. A ausência de lesões do lobo temporal na RM reduz a probabilidade de encefalite por HSV e indica a consideração de outras possibilidades diagnósticas.
A *PCR para HSV no LCS* pode ser negativa nas primeiras 72 horas dos sintomas de encefalite por HSV. Um exame repetido deve ser considerado em pacientes com PCR inicialmente negativa nos quais a suspeita diagnóstica de encefalite por HSV permanece alta e não há ainda um diagnóstico alternativo.
A detecção de *síntese intratecal* (aumento da razão entre os anticorpos no LCS e séricos contra o HSV, corrigida para a ruptura da barreira hematencefálica) de *anticorpos específicos contra o HSV* pode ser útil no diagnóstico da encefalite por HSV em pacientes para os quais se dispõe apenas de amostras tardias (> 1 semana após o início) e nos quais os testes de PCR são negativos. A sorologia sérica isolada não tem valor no diagnóstico de encefalite por HSV devido à alta taxa de soroprevalência na população geral.
As *culturas virais do LCS* negativas não têm valor para excluir o diagnóstico de encefalite por HSV ou EBV.
Pode haver *anticorpos IgM anti-VZV no LCS* de pacientes com PCR negativa para o VZV no LCS. Ambos os testes devem ser realizados em pacientes com suspeita de doença do SNC devida ao VZV.
A especificidade da *PCR do LCS para o EBV* no diagnóstico de infecção do SNC é incerta. Testes positivos podem ocorrer em pacientes com pleocitose no LCS por outras causas. A detecção de IgM para o EBV no LCS ou de síntese intratecal de anticorpos contra o VCA apoia o diagnóstico de encefalite por EBV. Estudos sorológicos compatíveis com infecção aguda por EBV (p. ex., IgM contra o VCA, presença de anticorpos contra EA, mas não contra EBNA) podem ajudar a apoiar o diagnóstico.
Além dos ensaios de PCR *broad-based* para infecções bacterianas e fúngicas, o sequenciamento metagenômico de última geração (mNGS) permite a detecção imparcial de ácidos nucleicos de toda a gama de agentes infecciosos (com exceção dos príons), os quais podem, então, ser confirmados por técnicas independentes patógeno-específicas. Devido à sensibilidade dessa tecnologia, há risco de resultados falso-positivos. À medida que essa tecnologia vai sendo refinada e que o tempo de realização vai diminuindo, é provável que o mNGS se torne um teste de rotina no LCS para o diagnóstico de encefalite.

Siglas: SNC, sistema nervoso central; LCS, líquido cerebrospinal; EA, antígeno precoce; EBNA, antígeno nuclear do EBV; EBV, vírus Epstein-Barr; FLAIR, *fluid-attenuated inversion recovery*; HSV, herpes-vírus simples; IgM, imunoglobulina M; RM, ressonância magnética; PCR, reação em cadeia da polimerase; VCA, antígeno do capsídeo viral; VZV, vírus varicela-zóster; WNV, vírus do Nilo Ocidental.

(incluindo *Bartonella* sp.), além da neurossífilis. Há um número crescente de anticorpos relatados como causa de encefalite autoimune, incluindo aqueles associados a anticorpos contra o receptor de *N*-metil-D-aspartato (NMDA), canal de potássio controlado por voltagem/proteína 1 inativada de glioma rico em leucina, ácido α-amino-3-hidróxi-5-metil-4-isoxazolepropiônico, receptores do ácido γ-aminobutírico e descarboxilase do ácido glutâmico, que pode simular a infecção causada por vírus. Na maioria dos casos, o diagnóstico é estabelecido pela detecção de autoanticorpos específicos no soro e/ou no LCS, embora formas soronegativas sejam cada vez mais reconhecidas e estejam associadas a um prognóstico semelhante se não tratadas adequadamente. Foi relatada a presença de anticorpos contra o receptor de NMDA em até 25% dos pacientes com encefalite por HSV, e a sua presença não deve excluir a realização de exames apropriados e a instituição do tratamento para a encefalite por HSV. Foi sugerido que o desenvolvimento de anticorpos contra o receptor de NMDA em pacientes com encefalite por HSV possa contribuir para atraso na recuperação ou recaídas clínicas. A encefalite autoimune também pode estar associada a tipos específicos de câncer (paraneoplásicos) e a anticorpos onconeuronais (p. ex., anti-Hu, Yo, Ma2, anfifisina, CRMP5, CV2) (Cap. 94). Podem ocorrer formas subagudas ou crônicas de encefalite em associação a autoanticorpos contra a tireoglobulina e a peroxidase tireoidiana (encefalopatia de Hashimoto) e com doenças priônicas.

As infecções causadas pela ameba *Naegleria fowleri* também podem causar meningoencefalite aguda (meningoencefalite amebiana primária), enquanto as causadas por *Acanthamoeba* e *Balamuthia* geralmente produzem mais meningoencefalite amebiana granulomatosa subaguda ou crônica. A *Naegleria* cresce em reservatórios de água quente rica em ferro, como em drenos, canais e piscinas ao ar livre, naturais ou produzidas pelo homem. A infecção ocorre em crianças imunocompetentes com história de natação em água potencialmente contaminada. O LCS, diferentemente do perfil típico observado na encefalite viral, lembra frequentemente o da meningite bacteriana, com pleocitose neutrofílica e hipoglicorraquia. Podem ser observados trofozoítos móveis na preparação a fresco do LCS quente recém-coletado. Houve um número crescente de casos de encefalite amebiana por *Balamuthia mandrillaris*, simulando a encefalite viral aguda em crianças e em adultos imunocompetentes. Esse microrganismo também tem sido associado à encefalite observada em receptores de órgãos transplantados de doador com infecção não identificada. Não há tratamento eficaz, e a mortalidade aproxima-se de 100%.

O oxiúro-do-guaxinim, o *Baylisascaris procyonis*, pode causar encefalite. Indícios do diagnóstico incluem história de exposição a guaxinim, especialmente ter brincado no solo ou ingerido terra potencialmente contaminada com fezes de guaxinim. A maioria dos pacientes é constituída de crianças, e muitas têm eosinofilia concomitante.

Uma vez excluídas as causas não virais de encefalite, o principal desafio diagnóstico é distinguir o HSV de outros vírus que causam encefalite. Essa distinção é particularmente importante, visto que, em praticamente todos os outros casos, o tratamento é de suporte, enquanto se dispõe de tratamento antiviral específico e efetivo para o HSV, cuja eficácia aumenta quando instituído na fase inicial da evolução da infecção. Deve-se considerar a possibilidade de encefalite por HSV quando as manifestações clínicas sugerem comprometimento das regiões frontotemporais inferomediais do cérebro, incluindo alucinações olfatórias e gustatórias proeminentes, anosmia, comportamento incomum ou bizarro, alterações da personalidade ou perturbações da memória. Deve-se sempre suspeitar de encefalite por HSV em pacientes com sinais e sintomas compatíveis com encefalite aguda apresentando achados focais ao exame físico, nos exames neurorradiológicos ou no EEG. O procedimento diagnóstico de escolha nesses pacientes é a PCR para o HSV no LCS. Uma PCR positiva no LCS estabelece o diagnóstico, e um teste negativo reduz drasticamente a probabilidade de encefalite por HSV (ver anteriormente).

A distribuição anatômica das lesões fornece um indício adicional ao diagnóstico. Os pacientes com encefalite rapidamente progressiva e sinais, sintomas ou anormalidades neurorradiológicas importantes do tronco encefálico podem estar infectados por flavivírus (WNV, vírus da encefalite de St. Louis, vírus da encefalite japonesa), HSV, enterovírus A71 (EV-A71), raiva ou *Listeria monocytogenes*. O envolvimento significativo das estruturas profundas da substância cinzenta, como os núcleos da base e o tálamo, também deve sugerir uma possível infecção por flavivírus. Esses pacientes podem apresentar-se clinicamente com importantes distúrbios dos movimentos (tremor, mioclonia) ou com manifestações parkinsonianas. Os pacientes com infecção pelo WNV também podem apresentar MFA semelhante à da poliomielite, assim como pacientes infectados pelo EV-A71, EV-D68 e, com menos frequência, por outros enterovírus. A paralisia flácida aguda caracteriza-se pelo início agudo de fraqueza compatível com lesão do neurônio motor inferior, com tônus flácido, reflexos reduzidos ou abolidos e sensibilidade relativamente preservada. Os pacientes costumam apresentar aumento multissegmentar do sinal em FLAIR e T2 em cornos anteriores da medula espinal, além de pleocitose linfocítica no LCS.

Fatores epidemiológicos podem fornecer indícios importantes para o diagnóstico de encefalite viral. Deve-se dar atenção particular à estação do ano; à localização geográfica e à história de viagens; e à possível exposição a mordeduras ou arranhaduras de animais, roedores e carrapatos. Embora a transmissão a partir da mordedura de um cão infectado continue sendo a causa mais comum da raiva no mundo, nos Estados Unidos ocorrem pouquíssimos casos de raiva canina, e o fator de risco mais comum é a exposição a morcegos – embora muitas vezes não exista história clara de mordedura ou arranhadura. A apresentação clínica clássica da raiva encefalítica (furiosa) é febre, flutuação da consciência e hiperatividade autonômica. Espasmos fóbicos da laringe, faringe, músculos cervicais e diafragma podem ser desencadeados por tentativas de deglutir água (*hidrofobia*) ou pela inspiração (*aerofobia*). Os pacientes também podem apresentar-se com raiva paralítica (muda), caracterizada por paralisia ascendente aguda. A raiva causada pela mordedura de morcego tem apresentação clínica diferente da raiva clássica provocada por mordedura de cão ou de lobo. Os pacientes apresentam-se com déficits neurológicos focais, mioclonia, crises convulsivas e alucinações; os espasmos fóbicos não são uma manifestação típica. Os pacientes com raiva têm pleocitose linfocitária do LCS e podem mostrar áreas de sinal hiperintenso em T2 no tronco encefálico, hipocampo e hipotálamo. O diagnóstico é definido pela detecção de antígenos do vírus da raiva no tecido cerebral ou na inervação dos folículos pilosos da nuca. A amplificação do ácido nucleico viral por PCR do LCS, saliva ou lágrimas também permite o diagnóstico. Na primeira semana da infecção, os testes sorológicos são frequentemente negativos no soro e no LCS, o que limita a sua utilidade diagnóstica. Não há tratamento específico, e os casos quase sempre são fatais; os raros sobreviventes apresentam sequelas neurológicas devastadoras.

As autoridades de saúde pública constituem valiosa fonte de informações sobre o isolamento de determinados agentes em regiões específicas. Atualizações regulares a respeito do número, tipo e distribuição dos casos de encefalite por arbovírus podem ser encontradas nos *sites* do Centers for Disease Control and Prevention (CDC) e U.S. Geological Survey (USGS) (*http://www.cdc.gov* e *http://diseasemaps.usgs.gov*).

TRATAMENTO

Encefalite viral

O tratamento antiviral específico deve ser iniciado quando apropriado. As funções vitais, como a respiração e pressão arterial, devem ser continuamente monitoradas e receber suporte quando necessário. Nos estágios iniciais da encefalite, muitos pacientes necessitam de atendimento em unidade de terapia intensiva. O tratamento básico e o de suporte devem incluir a cuidadosa monitoração da pressão intracraniana (PIC), restrição hídrica, evitar o uso de soluções intravenosas (IV) hipotônicas e supressão da febre. As crises convulsivas devem ser tratadas com esquemas anticonvulsivantes convencionais, e o seu tratamento profilático deve ser considerado, tendo em vista a elevada frequência de crises convulsivas nos casos graves de encefalite. Como todos os pacientes gravemente enfermos e imobilizados com alteração do nível de consciência, aqueles com encefalite correm alto risco de pneumonia por aspiração, úlceras de estase e de decúbito, contraturas, trombose venosa profunda e suas complicações e infecções por introdução de acessos e cateteres.

O aciclovir é benéfico no tratamento da encefalite por HSV, devendo ser iniciado empiricamente nos pacientes com suspeita de encefalite viral à espera dos resultados dos exames diagnósticos virais, especialmente quando houver sinais focais. O tratamento deve ser suspenso nos pacientes cujos exames não demonstrem encefalite por HSV, com a possível exceção daqueles com encefalite grave por VZV ou EBV. O HSV, o VZV e o EBV codificam uma enzima, a desoxipirimidina (timidina)-cinase, que fosforila o aciclovir, produzindo aciclovir-5′-monofosfato. As enzimas das células do hospedeiro fosforilam em seguida esse composto, formando um derivado trifosfato. É o trifosfato que atua como agente antiviral, inibindo a DNA-polimerase viral e causando o término prematuro das cadeias nascentes de DNA viral. A especificidade da ação resulta da incapacidade das células não infectadas de fosforilar quantidades significativas de aciclovir em aciclovir-5′-monofosfato. Um segundo nível de especificidade é proporcionado pelo fato de o trifosfato de aciclovir ser um inibidor mais potente da DNA-polimerase viral do que as enzimas análogas da célula do hospedeiro.

Os adultos devem receber uma dose de 10 mg/kg de aciclovir, por via IV, de 8/8 horas (dose total de 30 mg/kg/dia), durante 21 dias. A infecção neonatal do SNC pelo HSV é menos responsiva ao tratamento com aciclovir do que a encefalite por HSV em adultos; recomenda-se que os recém-nascidos com encefalite pelo HSV recebam 20 mg/kg de aciclovir, de 8/8 horas (dose total de 60 mg/kg/dia), durante no mínimo 21 dias.

Antes de sua administração IV, o aciclovir deve ser diluído para uma concentração de ≤ 7 mg/mL (uma pessoa de 70 kg deveria receber uma dose de 700 mg, diluída em um volume de 100 mL). Cada dose deve ser infundida lentamente durante 1 hora, evitando a infusão rápida ou em *bolus* para minimizar o risco de disfunção renal. Deve-se ter o cuidado de evitar o extravasamento ou a administração intramuscular ou subcutânea. O pH alcalino do aciclovir pode causar inflamação local e flebite (9%). É necessário ajustar a dose em pacientes com redução da taxa de filtração glomerular. A penetração no LCS é excelente, com níveis médios do fármaco de cerca de 50% dos níveis séricos. As complicações do tratamento consistem em elevações dos níveis de ureia e creatinina (5%), trombocitopenia (6%), toxicidade gastrintestinal (náuseas, vômitos, diarreia) (7%) e neurotoxicidade (letargia ou embotamento, desorientação, confusão mental, agitação, alucinações, tremores, crises convulsivas) (1%). A resistência ao aciclovir pode ser mediada por alterações na desoxipirimidina-cinase ou na DNA-polimerase virais. Até o presente, os isolados resistentes ao aciclovir não foram um problema clínico significativo em indivíduos imunocompetentes. Contudo, já há relatos de isolamento de HSV clinicamente virulentos e resistentes ao aciclovir de locais fora do SNC em indivíduos imunocomprometidos, como pacientes com Aids.

Os antivirais orais eficazes contra o HSV, o VZV e o EBV, como aciclovir, fanciclovir e valaciclovir, não foram avaliados no tratamento da encefalite como tratamento primário. O uso de valaciclovir oral adicional após um curso de 14 a 21 dias de aciclovir IV não melhora os desfechos em pacientes adultos com encefalite por HSV. O papel do uso adjunto de glicocorticoides IV no tratamento de infecção por HSV e VZV ainda não está claro. Modelos experimentais e relatos de casos de encefalite por HSV sugerem que os glicocorticoides podem ser eficazes, embora não haja dados disponíveis de ensaios clínicos controlados e randomizados em humanos. O ganciclovir e o foscarnete são com frequência utilizados isoladamente ou em combinação no tratamento das infecções do SNC por CMV, embora sua eficácia continue sem comprovação. O cidofovir (ver adiante) pode ser uma alternativa aos pacientes que não respondem ao ganciclovir e ao foscarnete, embora os dados sobre seu uso nas infecções do SNC por CMV sejam extremamente limitados.

O ganciclovir é um análogo nucleosídeo sintético da 2'-desoxiguanosina. O fármaco é fosforilado preferencialmente por cinases celulares induzidas pelo vírus. O trifosfato de ganciclovir atua como inibidor competitivo da DNA-polimerase do CMV, e sua incorporação ao DNA viral nascente resulta na interrupção prematura da cadeia. Após administração IV, as concentrações de ganciclovir no LCS correspondem a 25 a 70% dos níveis plasmáticos concomitantes. A dose habitual para o tratamento das doenças neurológicas graves é de 5 mg/kg, de 12/12 horas, por via IV, infundidos em velocidade constante durante 1 hora. O tratamento de indução é seguido por um tratamento de manutenção com 5 mg/kg, a cada dia, por um período indefinido. O tratamento de indução deve prosseguir até que os pacientes mostrem declínio da pleocitose do LCS e redução do número de cópias de DNA do CMV no LCS em PCR quantitativa (quando disponível). É necessário ajustar as doses em pacientes com disfunção renal. O tratamento muitas vezes é limitado pelo aparecimento de granulocitopenia e trombocitopenia (20 a 25%), que podem exigir redução ou interrupção do tratamento. Ocorrem efeitos colaterais gastrintestinais, incluindo náuseas, vômitos, diarreia e dor abdominal, em cerca de 20% dos pacientes. Alguns pacientes tratados com ganciclovir para a retinite por CMV apresentaram descolamento de retina, mas a relação causal com o ganciclovir é incerta. O valganciclovir é um profármaco com biodisponibilidade oral suficiente para dar origem a altos níveis séricos de ganciclovir, embora os estudos sobre sua eficácia no tratamento das infecções do SNC por CMV sejam limitados.

O foscarnete é um análogo pirofosfato que inibe as DNA-polimerases virais ligando-se ao sítio de ligação do pirofosfato. Após infusão IV, as concentrações no LCS variam de 15 a 100% dos níveis plasmáticos concomitantes. A dose habitual para as doenças neurológicas graves por CMV é de 60 mg/kg, de 8/8 horas, na forma de infusão constante com 1 hora de duração. O tratamento de indução durante 14 a 21 dias deve ser seguido de tratamento de manutenção (60-120 mg/kg/dia). Pode ser preciso estender o tratamento de indução nos pacientes que não mostram declínio da pleocitose do LCS e redução do número de cópias de DNA do CMV no LCS em PCR quantitativas (quando disponíveis). Cerca de um terço dos pacientes sofre comprometimento renal durante o tratamento, reversível após a sua suspensão na maioria dos casos, mas não em todos. Esse comprometimento associa-se a elevações da creatinina sérica e proteinúria, sendo menos frequente nos pacientes hidratados adequadamente. Muitos pacientes apresentam fadiga e náuseas. Ocorrem reduções nos níveis séricos de cálcio, magnésio e potássio em cerca de 15% dos pacientes e podem estar associadas a tetania, distúrbios do ritmo cardíaco ou crises convulsivas.

O cidofovir é um análogo nucleotídeo eficaz no tratamento da retinite por CMV e é equivalente ou melhor do que o ganciclovir em alguns modelos experimentais murinos de encefalite por CMV, embora os dados sobre sua eficácia nas doenças do SNC humano por CMV sejam limitados. A dose habitual é 5 mg/kg, por via IV, uma vez por semana, durante 2 semanas, e, em seguida, a cada 2 semanas, por duas ou mais doses adicionais de acordo com a resposta clínica. Antes de cada dose, os pacientes devem ser pré-hidratados com solução salina normal (p. ex., 1 L durante 1 a 2 horas) e tratados com probenecida (p. ex., 1 g, 3 horas antes, e 1 g, 2 e 8 horas depois do cidofovir). Nefrotoxicidade é comum; a dose deverá ser reduzida se a função renal deteriorar.

Foi relatado que a ribavirina IV (15-25 mg/kg/dia, em doses fracionadas de 8/8 horas) é benéfica em casos isolados de encefalite grave causada pelo vírus da encefalite da Califórnia (La Crosse). A ribavirina poderia ser benéfica para os raros pacientes, geralmente lactentes ou crianças pequenas, com encefalite grave por adenovírus ou rotavírus, e nos pacientes com encefalite por LCMV ou outros arenavírus. Contudo, não há estudos clínicos. A hemólise, com resultante anemia, foi o principal efeito colateral a limitar o tratamento.

Não há tratamento antiviral específico de eficácia comprovada disponível para a encefalite por WNV. Os pacientes têm sido tratados com α-interferona, ribavirina, uma preparação israelense de imunoglobulina IV (IgIV) contendo altos títulos de anticorpo anti-WNV (Omr-IgG-am) e anticorpos monoclonais humanizados dirigidos contra a glicoproteína do envoltório viral (*www.clinicaltrials.gov*, identificadores NCT00927953 e 00515385). A Omr-IgG-am não melhorou os desfechos em pacientes com doença neuroinvasiva pelo WNV, mas o delineamento do estudo tinha possíveis falhas, pois alguns pacientes receberam o fármaco até 1 semana após o início dos sintomas, quando o benefício esperado pode ser mínimo. Vacinas quiméricas contra o WNV (nas quais proteínas do envoltório e pré-membrana são inseridas na estrutura de outro flavivírus), vacinas com plasmídeos de DNA e vacinas com vírus inativados foram testadas em ensaios clínicos de fase 1, tendo se mostrado seguras e imunogênicas em adultos saudáveis, mas ainda não foram testadas para a prevenção de doença em humanos (ver *www.clinicaltrials.gov*). Foi demonstrado que tanto as vacinas quiméricas como aquelas de WNV mortos inativados são seguras e efetivas na prevenção da infecção por WNV equina, e vacinas efetivas já estão sendo usadas em humanos para a prevenção de outras infecções por flavivírus, incluindo a encefalite japonesa e a febre amarela, sugerindo que os testes de eficácia e considerações comerciais – em vez de questões científicas – sejam o maior impedimento para a criação de uma vacina contra o WNV.

Testes clínicos de alta qualidade randomizados e controlados com placebo em pacientes com Covid-19 grave identificaram efeitos benéficos modestos do fármaco antiviral experimental remdesivir, o qual atua como um falso análogo nucleosídeo para inibir a replicação do SARS-CoV-2, além dos glicocorticoides. Os estudos atualmente disponíveis não demonstraram benefício significativo com ritonavir/lopinavir ou cloroquina/hidroxicloroquina apesar de relatos de casos de benefícios em casos isolados. Os testes clínicos com plasma convalescente derivado de pacientes que tinham se recuperado de infecção confirmada pelo SARS-CoV-2 e de inibidores de citocinas pró-inflamatórias, incluindo a interleucina-6, a qual pode contribuir para o estado hiperinflamatório da infecção grave por Covid-19, estão em andamento.

SEQUELAS

Há considerável variação na incidência e intensidade das sequelas em pacientes que sobrevivem à encefalite viral. No caso da infecção pelo vírus da EEL, quase 80% dos sobreviventes apresentam sequelas neurológicas graves. No outro extremo, estão as infecções causadas pelo EBV, pelo vírus da encefalite da Califórnia e pelo vírus da encefalite equina da Venezuela, nas quais sequelas graves são incomuns. Por exemplo, aproximadamente 5 a 15% das crianças infectadas pelo vírus La Crosse apresentam um distúrbio epiléptico residual, e 1% tem hemiparesia persistente. As informações detalhadas sobre sequelas em pacientes com encefalite por HSV tratados com aciclovir estão disponíveis nos estudos clínicos do NIAID-Collaborative Antiviral Study Group (CASG). De 32 pacientes tratados com aciclovir, 26 sobreviveram (81%). Dos 26 sobreviventes, 12 (46%) só tiveram sequelas mínimas ou nenhuma, 3 (12%) apresentaram comprometimento moderado (capazes de trabalhar, porém não no nível anterior de função), e 11 (42%) tiveram grave comprometimento (exigindo cuidados de apoio contínuos). A incidência e a gravidade das sequelas estiveram diretamente relacionadas com a idade do paciente e o nível de consciência no momento da instituição do tratamento. Os pacientes com comprometimento neurológico grave (pontuação de 6 na escala de coma de Glasgow), ao iniciar o tratamento, morreram ou sobreviveram com sequelas graves. Os pacientes jovens (< 30 anos) com boa função neurológica no início do tratamento tiveram prognóstico significativamente melhor (100% sobreviveram, com sequelas inexistentes ou leves em 62% dos casos) em comparação com os mais velhos (> 30 anos; 64% sobreviveram, com sequelas inexistentes ou leves em 57% dos casos). Muitos pacientes com infecção por WNV têm sequelas, como deficiência cognitiva, fraqueza e distúrbios dos movimentos hipercinéticos ou hipocinéticos, como tremor, mioclonia e parkinsonismo. Em um estudo longitudinal de grande porte sobre o prognóstico em 156 pacientes com infecção por WNV, o tempo médio necessário para obter uma recuperação (definida como 95% do escore previsto máximo em testes específicos validados) foi de 112 a 148 dias para a fadiga, de 121 a 175 dias para a função física, de 131 a 139 dias para o humor e de 302 a 455 dias para a função mental (o intervalo maior em cada caso representa pacientes com doença invasiva do SNC).

ENCEFALITE CRÔNICA

LEUCOENCEFALOPATIA MULTIFOCAL PROGRESSIVA

Manifestações clínicas e patologia A leucoencefalopatia multifocal progressiva (LEMP) caracteriza-se patologicamente por áreas multifocais de desmielinização de tamanho variável, distribuídas por todo o cérebro, mas que poupam a medula espinal e os nervos ópticos. Além da desmielinização, ocorrem alterações citológicas típicas nos astrócitos e nos oligodendrócitos. Os astrócitos aumentados de tamanho contêm núcleos hipercromáticos, deformados e bizarros, bem como figuras mitóticas frequentes. Os oligodendrócitos apresentam núcleos aumentados e densamente corados que contêm inclusões virais formadas por conjuntos cristalinos de partículas do vírus JC (JCV). Os pacientes frequentemente apresentam déficits visuais (45%), geralmente hemianopsia homônima; comprometimento mental (38%) (demência, confusão, alteração da personalidade); fraqueza, incluindo hemiparesia ou monoparesia; e ataxia. Ocorrem crises convulsivas em cerca de 20% dos pacientes, predominantemente naqueles com lesões que alcançam o córtex.

Quase todos os pacientes apresentam distúrbio imunossupressor subjacente ou estão recebendo terapia imunomoduladora. Em séries recentes, as condições mais associadas consistiram em Aids (80%), neoplasias malignas hematológicas (13%), receptores de transplante (5%) e doenças inflamatórias crônicas (2%). Estima-se que até 5% dos pacientes com Aids podem ter LEMP. Foram relatados cerca de 1.000 casos de LEMP em pacientes tratados para esclerose múltipla e doença inflamatória intestinal com natalizumabe, um anticorpo monoclonal humanizado que inibe o tráfego dos linfócitos no SNC e na mucosa intestinal por meio de sua ligação às α_4-integrinas. Nesses pacientes, o risco global foi estimado em cerca de 4 casos de LEMP por 1.000 pacientes tratados; porém, o risco depende de diversos fatores, incluindo o estado sorológico de anticorpos anti-JCV e a magnitude da resposta de anticorpos contra o JCV, uso prévio de terapia imunossupressora e duração da terapia com natalizumabe. Os pacientes que carecem de anticorpos anti-JCV detectáveis correm risco de desenvolver LEMP em < 0,1 caso/1.000 pacientes, enquanto os pacientes soropositivos para JCV e que foram expostos à terapia imunossupressora prévia e receberam terapia com natalizumabe durante > 24 meses correm risco de > 1,3 caso/100 pacientes tratados. Alguns estudos recentes sugerem que estender o intervalo entre as doses nos regimes posológicos do natalizumabe (para 5 ou 6 semanas de intervalo em vez do intervalo convencional de 4 semanas) pode reduzir significativamente o risco de LEMP. Entre as pessoas soropositivas para JCV, aquelas com maiores valores iniciais de anticorpos contra o JCV, presumivelmente devido aos efeitos "imunizadores" de reativações mais frequentes do JCV, parecem estar sob maior risco que aquelas com baixos valores iniciais. Casos de LEMP também foram relatados em pacientes que recebem outros agentes imunomoduladores, incluindo rituximabe, ocrelizumabe, fingolimode e dimetil-fumarato, embora os riscos relativos ainda não tenham sido claramente definidos e muitos casos individuais sejam complicados pela exposição prévia a outras terapias, incluindo o natalizumabe. As características clínicas e diagnósticas básicas parecem ser semelhantes àquelas observadas na LEMP associada ao HIV e LEMP associada a agentes imunomoduladores, com exceção de uma maior probabilidade de captação na RM de lesões da LEMP nos casos com imunomoduladores. Na LEMP associada ao natalizumabe, os pacientes também quase sempre apresentam agravamento clínico e radiográfico das lesões com a interrupção do tratamento, o que foi atribuído ao desenvolvimento da síndrome inflamatória de reconstituição imune (SIRI).

Exames diagnósticos O diagnóstico de LEMP é frequentemente sugerido pela RM. A RM revela lesões multifocais assimétricas e coalescentes da substância branca, localizadas na região periventricular, no centro semioval, na região parietoccipital e no cerebelo. Essas lesões exibem sinal hiperintenso nas imagens em T2 e com FLAIR, bem como sinal hipointenso nas imagens ponderadas em T1. As lesões de LEMP por HIV classicamente não captam contraste (90%); porém, pacientes com LEMP associada a agentes imunomoduladores podem exibir captação anelar periférica. As lesões de LEMP geralmente não estão associadas a edema ou efeito de massa. As TCs, menos sensíveis que a RM para o diagnóstico de LEMP, mostram, com frequência, lesões hipodensas da substância branca não captantes de contraste. A infecção por JCV também pode induzir raros casos de encefalite e cerebelite em pacientes imunocomprometidos, os quais são distintos da LEMP e apresentam características diferentes nos exames de neuroimagem.

O LCS está normal, embora possa haver ligeira elevação das proteínas e/ou da IgG. Ocorre pleocitose em < 25% dos casos, é predominantemente mononuclear e raramente ultrapassa 25 células/μL. A amplificação por PCR do DNA do JCV no LCS tornou-se um importante recurso diagnóstico. Uma PCR positiva para o DNA do JCV no LCS, associada à presença de lesões típicas na RM, é, no contexto clínico apropriado, diagnóstica de LEMP, refletindo a especificidade relativamente alta do exame (92 a 100%); entretanto, a sensibilidade é variável, e um resultado negativo na PCR do LCS não exclui o diagnóstico. Nos pacientes HIV-negativos e nos HIV-positivos que não recebem terapia antirretroviral altamente ativa (HAART), a sensibilidade é de provavelmente 70 a 90%. Nos pacientes sob HAART, a sensibilidade fica mais próxima dos 60%, refletindo a menor carga viral de JCV no LCS nesse grupo relativamente mais imunocompetente. Os pacientes com LEMP associada ao natalizumabe têm quantidades altamente variáveis de DNA do JCV no LCS. Alguns pacientes podem ter PCR negativa no LCS realizado em laboratórios comerciais onde os limiares de detecção costumam ser de > 100 cópias de DNA do JCV/μL, mas apresentam resultados positivos em laboratórios de referência que usam técnicas supersensíveis (detecção de 10 cópias de JCV/μL ou menos). Estudos empregando PCR quantitativa para o JCV no LCS indicam que os pacientes com baixas cargas virais de JCV (< 100 cópias/μL) têm geralmente melhor prognóstico do que os com cargas virais mais altas. Os pacientes com PCRs negativas no LCS podem necessitar de biópsia cerebral para o diagnóstico definitivo. Em amostras de cérebro obtidas por biópsia ou necrópsia, os antígenos e o ácido nucleico do JCV são detectáveis por imunocitoquímica, hibridização *in situ* ou amplificação por PCR.

Os exames sorológicos para anticorpos contra o JCV têm valor modesto no diagnóstico de LEMP devido ao elevado nível de soroprevalência basal, embora a ausência de anticorpos detectáveis contra o JCV possa ser útil na redução da probabilidade de LEMP no diagnóstico diferencial, pois a LEMP resulta da reativação viral em pessoas previamente infectadas e praticamente todos os casos confirmados têm sido soropositivos para JCV ao diagnóstico. A testagem de anticorpos também pode ser útil na estratificação do risco em pacientes que recebem terapias imunomoduladoras.

TRATAMENTO

Leucoencefalopatia multifocal progressiva

Não existe nenhum tratamento consistentemente efetivo disponível para a LEMP. Existem relatos de casos de efeitos benéficos potenciais do antagonista do receptor de 5-HT_{2a}, a mirtazapina, que pode inibir a ligação do JCV a seu receptor nos oligodendrócitos. Estudos retrospectivos não controlados também sugeriram um possível efeito benéfico do tratamento com α-interferona. Nenhum desses agentes foi testado em ensaios clínicos controlados e randomizados. Um ensaio clínico multicêntrico prospectivo para avaliar a eficácia do agente antimalárico, a mefloquina, não conseguiu demonstrar qualquer benefício. A citarabina IV e/ou intratecal não demonstrou ser benéfica em um ensaio clínico controlado randomizado na LEMP associada ao HIV; contudo, alguns especialistas sugerem que a citarabina pode ter eficácia terapêutica em situações em que a quebra da barreira hematencefálica permite penetração suficiente de LCS. Um ensaio clínico controlado randomizado do cidofovir na LEMP associada ao HIV também foi incapaz de demonstrar qualquer benefício significativo. Como a LEMP quase invariavelmente ocorre em pessoas imunocomprometidas, quaisquer intervenções terapêuticas que visem potencializar ou restaurar a imunocompetência devem ser consideradas; uma pequena série de pacientes tratados como inibidor de proteína da morte celular programada 1 (PD-1) pembrolizumabe demonstrou melhora clínica e estabilização. Resultados positivos em pequenas séries de casos também foram relatados em pacientes que recebem infusões de linfócitos T citotóxicos específicos para os vírus BK ou JC. Talvez a demonstração mais notável do benefício da restauração da competência imune seja a estabilização da doença e, em raros casos, a melhora associada a uma melhora do estado imune dos pacientes HIV-positivos com Aids após a instituição da HAART. Nos pacientes HIV-positivos com LEMP tratados com HAART, a sobrevida de 1 ano é cerca de 50%, embora até 80% dos sobreviventes possam ter sequelas neurológicas significativas. Os pacientes com LEMP HIV-positivos com contagens de CD4 mais elevadas (> 300/μL) e carga viral de HIV baixa ou indetectável apresentam melhor prognóstico do que aqueles com contagens de CD4 mais baixas e cargas virais mais altas. Embora a instituição da HAART aumente a sobrevida dos pacientes HIV-positivos com LEMP, a reconstituição imune associada em pacientes com infecção oportunista subjacente, como a LEMP, também pode resultar em grave síndrome inflamatória do SNC (SIRI) associada a agravamento clínico, pleocitose do LCS e aparecimento de novas lesões na RM com contraste. Os pacientes tratados com natalizumabe e outros anticorpos imunomoduladores, com suspeita de LEMP, devem ter o seu tratamento imediatamente interrompido. A remoção dos fármacos com meias-vidas farmacocinéticas ou biológicas longas, como o natalizumabe, com plasmaférese ou imunoadsorção, é frequentemente usada, embora ainda não tenha sido definitivamente estabelecido se isso melhora os resultados clínicos. Os pacientes devem ser rigorosamente monitorados quanto ao desenvolvimento de SIRI, que geralmente é tratada com glicocorticoides IV, embora não exista nenhum ensaio clínico controlado de sua eficácia.

PANENCEFALITE ESCLEROSANTE SUBAGUDA

A panencefalite esclerosante subaguda (PEES) é uma rara doença desmielinizante crônica e progressiva do SNC, associada a uma infecção crônica não permissiva do tecido cerebral pelo vírus do sarampo. A frequência já foi estimada em 1 para cada 100 mil a 500 mil casos de sarampo. São descritos cinco casos por ano, em média, nos Estados Unidos. A incidência declinou dramaticamente desde a introdução da vacina contra o sarampo. A maioria dos pacientes tem história de sarampo primário em idade precoce (2 anos), seguido pelo desenvolvimento da afecção neurológica progressiva após um intervalo de latência de 6 a 8 anos. Cerca de 85% dos pacientes têm entre 5 e 15 anos no momento do diagnóstico. As manifestações iniciais incluem baixo rendimento escolar, bem como alterações do humor e da personalidade. Não ocorrem sinais típicos de infecção viral do SNC, como febre e cefaleia. À medida que a doença evolui, os pacientes desenvolvem deterioração intelectual progressiva, crises convulsivas focais e/ou generalizadas, mioclonia, ataxia e perturbações visuais. No estágio final da doença, os pacientes não respondem aos estímulos, mostram-se tetraparéticos e espásticos, com reflexos tendíneos hiperativos e respostas plantares em extensão.

Exames diagnósticos A RM é frequentemente normal no início, embora áreas de sinal hiperintenso em T2 surjam na substância branca do cérebro e tronco encefálico à medida que a doença avança. O EEG pode, no início, mostrar apenas alentecimento inespecífico, mas, com o avanço da doença, os pacientes desenvolvem um padrão periódico característico, com surtos de ondas lentas, agudas, de alta voltagem, a cada 3 a 8 segundos, seguidas por períodos de atenuação ("achatamento"). O LCS é acelular, com nível de proteína normal ou ligeiramente elevado e acentuada elevação do nível de gamaglobulinas (> 20% da proteína total do LCS). Os níveis de anticorpos antissarampo no LCS mostram-se invariavelmente elevados e há, com frequência, anticorpos antissarampo oligoclonais. O vírus do sarampo pode ser cultivado do cérebro mediante técnicas especiais. O antígeno viral pode ser identificado por imunocitoquímica, e o genoma viral é detectado por hibridização *in situ* ou amplificação por PCR.

TRATAMENTO

Panencefalite esclerosante subaguda

Não há tratamento definitivo para a PEES. O tratamento com isoprinosina (100 mg/kg/dia) isolado ou em combinação com interferona-α intratecal ou intraventricular prolonga a sobrevida e resulta em melhora clínica de alguns pacientes, porém nunca foi submetido a estudo clínico controlado.

PANENCEFALITE PROGRESSIVA DA RUBÉOLA

Trata-se de distúrbio raríssimo que acomete principalmente meninos com síndrome de rubéola congênita, embora sejam descritos casos isolados após a ocorrência de rubéola na infância. Após um período de 8 a 19 anos de latência, os pacientes apresentam deterioração neurológica progressiva. As manifestações assemelham-se às observadas na PEES. O LCS revela pleocitose linfocitária leve, ligeira elevação da concentração de proteína, acentuado aumento no nível de gamaglobulinas e bandas oligoclonais específicas do vírus da rubéola. Não há tratamento disponível. Espera-se que a prevenção universal da rubéola congênita infantil pelo uso da vacina de vírus vivo atenuado contra a rubéola elimine a doença.

LEITURAS ADICIONAIS

Cortese I et al: Pembrolizumab treatment for progressive multifocal leukoencephalopathy. N Engl J Med 380:1597, 2019.

Ramachandran PS, Wilson MR: Metagenomics for neurological infections: Expanding our imagination. Nat Rev Neurol 16:547, 2020.

Ramos-Estebanez et al: A systematic review on the role of adjunctive corticosteroids in herpes simplex virus encephalitis: Is timing critical for safety and efficacy? Antivir Ther 19:133, 2014.

Tunkel AR et al: The management of encephalitis: Clinical practice guidelines by the Infectious Diseases Society of America. Clin Infect Dis 47:303, 2008.

Tyler KL: Acute viral encephalitis. N Engl J Med 379:557, 2018.

Venkatesan A et al: International Encephalitis Consortium. Case definitions, diagnostic algorithms, and priorities in encephalitis: Consensus statement of the International Encephalitis Consortium. Clin Infect Dis 57:1114, 2013.

138 Meningite aguda

Karen L. Roos, Kenneth L. Tyler

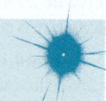

MENINGITE BACTERIANA

DEFINIÇÃO

A *meningite bacteriana* é uma infecção purulenta aguda no interior do espaço subaracnóideo (ESA). Ela está associada a uma reação inflamatória do sistema nervoso central (SNC), que pode resultar em diminuição da consciência, crises convulsivas, aumento da pressão intracraniana (PIC) e acidente vascular cerebral (AVC). As meninges, o ESA e o parênquima cerebral são frequentemente acometidos pela reação inflamatória (*meningoencefalite*).

EPIDEMIOLOGIA

A meningite bacteriana é a forma mais comum de infecção supurativa do SNC, com uma incidência anual nos Estados Unidos de > 2,5 casos por 100 mil habitantes. Os microrganismos mais frequentemente responsáveis pela meningite bacteriana adquirida na comunidade são *Streptococcus pneumoniae* (cerca de 50%), *Neisseria meningitidis* (cerca de 25%), estreptococos do grupo B (cerca de 15%) e *Listeria monocytogenes* (cerca de 10%). O *Haemophilus influenzae* tipo b responde por < 10% dos casos de meningite bacteriana na maioria das séries. A *N. meningitidis* é o microrganismo etiológico de epidemias recorrentes de meningite a cada 8 a 12 anos.

ETIOLOGIA

O *S. pneumoniae* (Cap. 148) constitui a causa mais comum de meningite em adultos com > 20 anos de idade, sendo responsável por quase metade dos casos notificados (1,1 por 100 mil indivíduos por ano). Há uma série de circunstâncias predisponentes que elevam o risco de meningite pneumocócica; a mais importante delas é a pneumonia pneumocócica. Outros fatores de risco incluem a coexistência de rinossinusite ou otite média pneumocócica aguda ou crônica, alcoolismo, diabetes, esplenectomia, hipogamaglobulinemia, deficiência de complemento, traumatismo craniano com fratura da base do crânio e rinorreia do líquido cerebrospinal (LCS). A taxa de mortalidade continua sendo de cerca de 20%, apesar da antibioticoterapia.

A incidência de meningite por *N. meningitidis* (Cap. 155) diminuiu com a vacinação rotineira de indivíduos de 11 a 18 anos de idade com a vacina glicoconjugada meningocócica quadrivalente (sorogrupos A, C, W-135 e Y). A vacina não contém o sorogrupo B, que é responsável por cerca de um terço dos casos de doença meningocócica. O Advisory Committee on Immunization Practices (ACIP) recomenda que adolescentes e adultos jovens com idade de 16 a 23 anos sejam vacinados com a vacina meningocócica para o sorogrupo B. Esta vacina passou a fazer parte do calendário de vacinações exigidas para os estudantes que se matriculam na maioria das universidades dos Estados Unidos. Há duas vacinas meningocócicas do grupo B disponíveis (4MCMenB e MenB-FHbp) que utilizam proteínas da membrana externa como antígenos vacinais. A cápsula de polissacarídeos do sorogrupo B é pouco imunogênica. Nenhuma das vacinas do grupo B reduz o risco de disseminação bacteriana do meningococos do grupo B de pessoas vacinadas para as pessoas *não imunizadas*, pois as vacinas não reduzem de maneira significativa o estado de portador nasofaríngeo dos meningococos, e isso continua sendo uma fonte importante de transmissão bacteriana entre as pessoas. Por outro lado, o estado de portador nasofaríngeo é reduzido nas pessoas vacinadas com as vacinas conjugadas que cobrem os grupos A, C, W e Y. A presença de petéquias ou lesões purpúricas na pele pode ser um importante indicativo para o diagnóstico de infecção meningocócica. Em alguns pacientes, a doença é fulminante, evoluindo para a morte horas após o início dos sintomas. A infecção pode iniciar-se por colonização nasofaríngea, que pode determinar um estado de portador assintomático ou doença meningocócica invasiva. O risco de doença invasiva após a colonização nasofaríngea depende dos fatores de virulência bacterianos e dos mecanismos de defesa imune do hospedeiro, como a sua capacidade de produzir anticorpos antimeningocócicos e de lisar os meningococos pelas vias clássica e alternativa do complemento. Os indivíduos que têm deficiência de qualquer componente do complemento, como a properdina, são altamente suscetíveis às infecções meningocócicas.

Os bacilos Gram-negativos entéricos causam meningite em indivíduos com doenças crônicas e debilitantes, como diabetes, cirrose ou alcoolismo, ou com infecções crônicas do trato urinário. A meningite causada por microrganismos Gram-negativos também pode complicar procedimentos neurocirúrgicos, particularmente craniotomia, bem como traumatismo craniano associado a rinorreia e otorreia do LCS.

A otite, a mastoidite e a rinossinusite são condições predisponentes e associadas para a meningite causada por espécies de estreptococos, anaeróbios Gram-negativos, *Staphylococus aureus*, *Haemophilus* sp. e Enterobacteriaceae. A meningite que complica a endocardite pode ser causada por estreptococos *viridans*, *S. aureus*, *Streptococcus bovis*, grupo HACEK (*Haemophilus* spp., *Actinobacillus actinomycetemcomitans*, *Cardiobacterium hominis*, *Eikenella corrodens*, *Kingella kingae*) ou enterococos.

O estreptococos do grupo B, ou *Streptococcus agalactiae* (Cap. 148), era previamente responsável por meningite predominantemente em recém-nascidos, mas tem sido descrito com frequência cada vez maior em indivíduos > 50 anos de idade, sobretudo naqueles com doenças subjacentes.

A *L. monocytogenes* (Cap. 151) constitui uma causa cada vez mais importante de meningite em recém-nascidos (< 1 mês de idade), mulheres grávidas, indivíduos > 60 anos de idade e pacientes imunocomprometidos de todas as idades. A infecção é adquirida pela ingestão de alimentos contaminados com *Listeria*. Já foi descrita a transmissão alimentar da infecção humana a partir de saladas de repolho cru, leite, queijos cremosos e vários tipos de alimentos prontos para o consumo, como iguarias de carne e cachorros-quentes malcozidos.

A frequência da meningite por *H. influenzae* tipo b (Hib) em crianças declinou espetacularmente desde a introdução da vacina conjugada anti-Hib, embora haja relatos de raros casos de meningite por Hib em crianças vacinadas. Com mais frequência, o *H. influenzae* causa meningite em crianças e adultos de idade mais avançada não vacinados, e o *H. influenzae* não b representa um patógeno emergente (Cap. 157).

O *S. aureus* e os estafilococos coagulase-negativos (Cap. 142) constituem causas importantes da meningite que ocorre após procedimentos neurocirúrgicos invasivos, particularmente procedimentos de derivação para hidrocefalia, ou como complicação do uso de reservatórios de Ommaya subcutâneos para administração de quimioterapia intratecal.

FISIOPATOLOGIA

As bactérias que mais comumente causam meningite, *S. pneumoniae* e *N. meningitidis*, colonizam primeiro a nasofaringe por aderência às células epiteliais nasofaríngeas. Em seguida, são transportadas por meio das células epiteliais, em vacúolos formados pela membrana, para o espaço intravascular ou invadem esse espaço, separando as junções estreitas apicais das células epiteliais colunares. Na corrente sanguínea, as bactérias são capazes de evitar a fagocitose por neutrófilos e a atividade bactericida mediada pelo complemento devido à presença de uma cápsula polissacarídica. As bactérias presentes no sangue atingem, em seguida, o plexo coroide intraventricular, onde infectam diretamente as células epiteliais do plexo e ganham acesso ao LCS. Algumas bactérias, como o *S. pneumoniae*, aderem às células endoteliais dos capilares cerebrais e, em seguida, migram através dessas células ou entre elas para atingir o LCS. As bactérias são capazes de se multiplicar rapidamente dentro do LCS em virtude da ausência de defesas imunes eficazes por parte do hospedeiro. O LCS normal contém poucos leucócitos e quantidades relativamente pequenas de proteínas do complemento e imunoglobulinas. A escassez das duas últimas impede a opsonização eficaz das bactérias, pré-requisito essencial à fagocitose bacteriana por neutrófilos. A fagocitose das bactérias é ainda mais prejudicada pela natureza líquida do LCS, menos favorável à fagocitose que um substrato tecidual sólido.

Um evento fundamental na patogênese da meningite bacteriana é a reação inflamatória induzida pelas bactérias invasoras. Muitas das manifestações neurológicas e das complicações da meningite bacteriana resultam da resposta imune ao patógeno invasor, e não da lesão tecidual direta induzida pelas bactérias. Em consequência, a lesão neurológica pode avançar mesmo depois que o LCS foi esterilizado pela antibioticoterapia.

A lise das bactérias, com a consequente liberação de componentes da parede celular no ESA, é a etapa inicial de indução da resposta inflamatória e formação de um exsudato purulento no ESA (Fig. 138-1). Os componentes da parede celular bacteriana, como as moléculas de lipopolissacarídeo (LPS) das bactérias Gram-negativas e o ácido teicoico, além dos peptidoglicanos do *S. pneumoniae*, induzem a inflamação meníngea por estimulação da produção de citocinas inflamatórias e quimiocinas pela micróglia, astrócitos, monócitos, células endoteliais e leucócitos do LCS. Em modelos experimentais de meningite, verifica-se a presença de citocinas, incluindo o fator de necrose tumoral α (TNF-α, de *tumor necrosis factor alpha*) e a interleucina 1β (IL-1β) no LCS dentro de 1 a 2 horas após a inoculação de LPS nas cisternas. Essa resposta das citocinas é rapidamente seguida de aumento da concentração de proteína do LCS e leucocitose. As quimiocinas (citocinas que induzem a migração quimiotática dos leucócitos) e uma variedade de outras citocinas pró-inflamatórias são também produzidas e secretadas por leucócitos e células teciduais estimuladas pela IL-1β e pelo TNF-α. Além disso, a bacteriemia e as citocinas inflamatórias induzem a produção de aminoácidos excitatórios, espécies reativas de oxigênio e de nitrogênio (radicais livres de oxigênio, óxido nítrico e peroxinitrito), bem como de outros mediadores que podem levar à morte das células cerebrais, particularmente no giro dentado do hipocampo.

Boa parte da fisiopatologia da meningite bacteriana é consequência direta dos níveis elevados de citocinas e quimiocinas no LCS. O TNF-α e a IL-1β atuam de modo sinérgico para aumentar a permeabilidade da barreira hematencefálica, resultando na indução de edema vasogênico e no extravasamento de proteínas séricas para dentro do ESA (Fig. 138-1). O exsudato subaracnóideo, composto por material proteináceo e leucócitos, obstrui o fluxo de LCS através do sistema ventricular e diminui a capacidade reabsortiva das granulações aracnóideas dos seios durais, ocasionando hidrocefalia obstrutiva e comunicante, assim como edema intersticial concomitante.

As citocinas inflamatórias suprarregulam a expressão das selectinas nas células endoteliais dos capilares cerebrais e leucócitos, promovendo a aderência dos leucócitos às células endoteliais vasculares e a sua subsequente migração para o LCS. A aderência dos leucócitos às células endoteliais capilares aumenta a permeabilidade dos vasos sanguíneos, levando ao extravasamento de proteínas plasmáticas para o LCS, o que intensifica o exsudato inflamatório. A desgranulação dos neutrófilos resulta na liberação de metabólitos tóxicos que contribuem para o edema citotóxico, bem como para lesão e morte celulares. Ao contrário da antiga crença, os leucócitos que se acumulam no LCS provavelmente contribuem pouco para a resolução da infecção bacteriana do LCS.

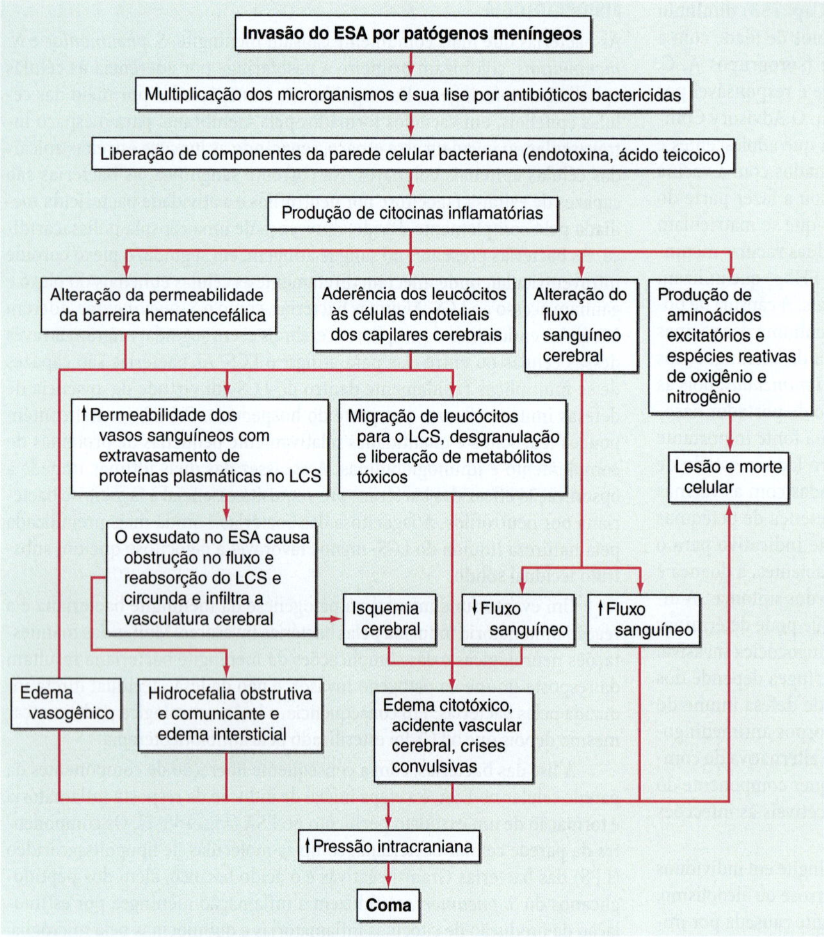

FIGURA 138-1 Fisiopatologia das complicações neurológicas da meningite bacteriana. LCS, líquido cerebrospinal; ESA, espaço subaracnóideo.

Durante os estágios bem iniciais da meningite, há aumento do fluxo sanguíneo cerebral, logo seguido de redução do fluxo e perda da autorregulação cerebrovascular (Cap. 307). O estreitamento das grandes artérias na base do encéfalo, em razão da extensão do exsudato purulento pelo ESA, e a infiltração da parede arterial por células inflamatórias acompanhada de espessamento da íntima (*vasculite*) também ocorrem, podendo acarretar isquemia e infarto, obstrução de ramos da artéria cerebral média por trombose, trombose dos principais seios venosos cerebrais e tromboflebite das veias corticais cerebrais. A combinação de edema intersticial, vasogênico e citotóxico resulta em elevação da PIC e coma. A herniação cerebral resulta geralmente dos efeitos do edema cerebral, focal ou generalizado; a hidrocefalia e a trombose dos seios durais ou das veias corticais também podem estar implicadas.

MANIFESTAÇÕES CLÍNICAS

A meningite pode apresentar-se como doença aguda fulminante que evolui rapidamente em algumas horas ou como infecção subaguda que piora de forma progressiva ao longo de vários dias. A clássica tríade clínica da meningite é formada por febre, cefaleia e rigidez de nuca, e esses achados ocorrem em > 80% dos casos adultos de meningite bacteriana aguda, embora a tríade clássica completa nem sempre esteja presente. A queda do nível de consciência ocorre em > 75% dos pacientes e varia da letargia ao coma. Náuseas, vômitos e fotofobia também são queixas comuns.

A rigidez de nuca é o sinal patognomônico de irritação meníngea e está presente quando o pescoço resiste à flexão passiva. Os sinais de Kernig e de Brudzinski também são sinais clássicos de irritação meníngea. O *sinal de Kernig* deve ser pesquisado com o paciente em decúbito dorsal. A coxa é fletida sobre o abdome, com o joelho fletido; quando há irritação meníngea, as tentativas de se estender passivamente o joelho suscitam dor. O *sinal de Brudzinski* deve ser pesquisado com o paciente em decúbito dorsal, sendo positivo quando a flexão passiva do pescoço resulta em flexão espontânea dos quadris e joelhos. Embora comumente pesquisados no exame físico, a sensibilidade e especificidade dos sinais de Kernig e Brudzinski são incertas. Ambos podem estar ausentes ou fracos em pacientes muito jovens ou idosos, indivíduos imunocomprometidos ou pacientes com grave depressão do estado mental. A alta prevalência de doenças da coluna cervical em indivíduos mais velhos pode resultar em uma pesquisa falso-positiva da rigidez de nuca.

As crises convulsivas ocorrem como parte da apresentação inicial da meningite bacteriana ou durante a evolução da doença em 15 a 40% dos pacientes. As crises focais costumam advir de isquemia arterial ou infarto focal, trombose venosa cortical com hemorragia ou edema focal. A atividade epiléptica generalizada e o estado de mal epiléptico podem ser decorrentes da hiponatremia, anoxia cerebral ou, menos comumente, dos efeitos tóxicos dos agentes antimicrobianos.

A hipertensão intracraniana é uma complicação esperada da meningite bacteriana e a principal causa de embotamento e coma nessa doença. Mais de 90% dos pacientes irão apresentar uma pressão de abertura do LCS de > 180 mmH_2O, e 20% têm pressões de abertura de > 400 mmH_2O. Os sinais de elevação da PIC incluem deterioração ou redução do nível de consciência, papiledema, pupilas dilatadas e pouco reativas, paralisia do VI nervo craniano, postura de descerebração e a presença do reflexo de Cushing (bradicardia, hipertensão arterial e respiração irregular). A complicação mais desastrosa da hipertensão intracraniana é a herniação cerebral. A incidência descrita de herniação em pacientes com meningite bacteriana é de 1 a 8% dos casos.

Certas manifestações clínicas específicas podem fornecer indícios para o diagnóstico de determinados microrganismos, sendo descritas em detalhes nos capítulos dedicados a cada patógeno. O mais importante desses indícios é o exantema da meningococemia, que começa como erupção maculopapular eritematosa difusa semelhante a um exantema viral; entretanto, as lesões cutâneas da meningococemia tornam-se rapidamente petequiais. Encontram-se petéquias no tronco e nos membros inferiores, nas mucosas e conjuntivas, bem como, às vezes, nas palmas das mãos e plantas dos pés.

DIAGNÓSTICO

Quando há suspeita de meningite bacteriana, devem-se obter imediatamente hemoculturas, e o tratamento antimicrobiano empírico e a terapia adjuvante com dexametasona devem ser iniciados sem demora (Tab. 138-1). O diagnóstico de meningite bacteriana é estabelecido pelo exame do LCS (Tab. 138-2). A necessidade de avaliação neurorradiológica (tomografia computadorizada [TC] ou ressonância magnética [RM]) antes da punção lombar (PL) requer discernimento clínico. Em paciente imunocompetente sem história conhecida de traumatismo craniano recente, com nível de consciência normal e sem evidências de papiledema ou déficits neurológicos focais, é considerado seguro realizar a PL sem exame de neuroimagem prévio. Se a PL for adiada com a finalidade de se obter um exame de neuroimagem, deverá ser iniciada a antibioticoterapia empírica após a coleta de hemoculturas. A antibioticoterapia instituída algumas horas antes da PL não modifica significativamente a contagem de leucócitos ou a concentração de glicose no LCS e tampouco impede a visualização de microrganismos pela coloração de Gram ou detecção de ácidos nucleicos bacterianos pela reação em cadeia da polimerase (PCR, de *polymerase chain reaction*).

As anormalidades clássicas do LCS na meningite bacteriana (Tab. 138-2) consistem em (1) leucocitose polimorfonuclear (PMN) (> 100 células/μL em 90%), (2) concentração diminuída de glicose (< 2,2 mmol/L [< 40 mg/dL] e/ou razão de glicose do LCS:soro de < 0,4 em cerca de 60%), (3) aumento da concentração de proteína (> 0,45 g/L [> 45 mg/dL] em 90%)

TABELA 138-1 ■ Antibióticos usados no tratamento empírico da meningite bacteriana e das infecções focais do sistema nervoso central[a]

Indicação	Antibióticos
Neonatos prematuros e lactentes com < 1 mês	Ampicilina + cefotaxima
Lactente de 1-3 meses	Ampicilina + cefotaxima ou ceftriaxona
Crianças imunopetentes > 3 meses e adultos < 55 anos	Cefotaxima, ceftriaxona ou cefepima + vancomicina
Adultos > 55 anos e adultos de qualquer idade com alcoolismo ou outras doenças debilitantes	Ampicilina + cefotaxima, ceftriaxona ou cefepima + vancomicina
Meningite adquirida no hospital, pós-traumática ou pós-neurocirúrgica, em pacientes neutropênicos ou em pacientes com comprometimento da imunidade celular	Ampicilina + ceftazidima ou meropenem + vancomicina

	Dose total diária e intervalo entre as doses	
Agente antimicrobiano	**Crianças (> 1 mês)**	**Adultos**
Ampicilina	300 (mg/kg)/dia, a cada 6 h	12 g/dia, a cada 4 h
Cefepima	150 (mg/kg)/dia, a cada 8 h	6 g/dia, a cada 8 h
Cefotaxima	225-300 (mg/kg)/dia, a cada 6 h	12 g/dia, a cada 4 h
Ceftriaxona	100 (mg/kg)/dia, a cada 12 h	4 g/dia, a cada 12 h
Ceftazidima	150 (mg/kg)/dia, a cada 8 h	6 g/dia, a cada 8 h
Gentamicina	7,5 (mg/kg)/dia, a cada 8 h[b]	7,5 (mg/kg)/dia, a cada 8 h
Meropenem	120 (mg/kg)/dia, a cada 8 h	6 g/dia, a cada 8 h
Metronidazol	30 (mg/kg)/dia, a cada 6 h	1.500-2.000 mg/dia, a cada 6 h
Nafcilina	200 (mg/kg)/dia, a cada 6 h	12 g/dia, a cada 4 h
Penicilina G	400.000 (UI/kg)/dia, a cada 4 h	20-24 milhões UI/dia, a cada 4 h
Vancomicina	45-60 (mg/kg)/dia, a cada 6 h	45-60 (mg/kg)/dia, a cada 6-12 h[b]

[a]Todos os antibióticos devem ser administrados por via intravenosa; as doses indicadas pressupõem normalidade das funções renal e hepática. [b]As doses devem ser ajustadas com base nos níveis séricos máximos e mínimos: nível terapêutico de gentamicina: pico (máximo): 5-8 µg/mL; vale (mínimo): < 2 µg/mL; nível terapêutico de vancomicina: pico: 25-40 µg/mL; vale: 5-15 µg/mL.

TABELA 138-2 ■ Anormalidades do líquido cerebrospinal (LCS) na meningite bacteriana

Pressão de abertura	> 180 mmH_2O
Leucócitos	10/µL a 10.000/µL com o predomínio de neutrófilos
Hemácias	Ausentes em uma punção não traumática
Glicose	< 2,2 mmol/L (< 40 mg/dL)
Glicose do LCS/glicose sérica	< 0,4
Proteína	> 0,45 g/L (> 45 mg/dL)
Coloração de Gram	Positiva em > 60%
Cultura	Positiva em > 80%
PCR	Detecta o DNA bacteriano

Siglas: PCR, reação em cadeia da polimerase.

e (4) aumento da pressão de abertura (> 180 mmH_2O em 90%). As culturas bacterianas do LCS são positivas em > 70% dos pacientes, e a coloração do LCS pelo Gram mostra microrganismos em > 60% dos casos.

Concentrações de glicose no LCS < 2,2 mmol/L (< 40 mg/dL) são anormais, e na meningite bacteriana podem ser zero. O uso da razão LCS:soro para a concentração de glicose corrige a influência da hiperglicemia, que pode ocultar uma redução relativa da concentração de glicose do LCS. A concentração de glicose do LCS é baixa quando a razão LCS:soro para a concentração de glicose é < 0,6. Uma razão LCS:soro de < 0,4 para a concentração de glicose é altamente sugestiva de meningite bacteriana, mas pode também ser observada em outras circunstâncias, como nas meningites fúngica, tuberculosa e carcinomatosa. São necessários 30 minutos a várias horas para que a concentração de glicose do LCS se equilibre com a glicemia; por essa razão, é improvável que a administração de 50 mL de glicose a 50% (G 50) antes da PL, como frequentemente ocorre nos atendimentos em pronto-socorro, altere significativamente a concentração de glicose do LCS, a menos que transcorram mais de algumas horas entre a administração de glicose e a PL.

Há diversos ensaios de PCR multiplex para patógenos no LCS para detectar o ácido nucleico de *S. pneumoniae*, *N. meningitidis*, *Escherichia coli*, *L. monocytogenes*, *H. influenzae* e *S. agalactiae* (estreptococos do grupo B). Embora esses testes de PCR tenham um tempo de execução curto, a sensibilidade e especificidade para os patógenos da meningite bacteriana não são conhecidas. Quase todos os pacientes com meningite bacteriana são submetidos a exames neurorradiológicos durante a evolução da doença. A RM é preferível à TC devido à sua superioridade na demonstração de áreas de edema e isquemia cerebrais. Nos pacientes com meningite bacteriana, frequentemente observa-se captação difusa de contraste pelas meninges após a administração de gadolínio. A captação meníngea não é diagnóstica de meningite, pois ocorre em qualquer doença do SNC associada a aumento da permeabilidade da barreira hematencefálica.

As lesões cutâneas petequiais, quando presentes, devem ser biopsiadas. O exantema da meningococemia resulta da semeadura de microrganismos na derme, acompanhada de lesão endotelial vascular, e a biópsia pode revelar o microrganismo na coloração de Gram.

DIAGNÓSTICO DIFERENCIAL

A meningoencefalite viral, e particularmente a encefalite pelo herpes-vírus simples (HSV) (Cap. 137), pode simular a apresentação clínica da meningite (encefalite) bacteriana. A encefalite por HSV apresenta-se com cefaleia, febre, alteração da consciência, déficits neurológicos focais (p. ex., disfasia, hemiparesia) e crises convulsivas focais ou generalizadas. Os achados do LCS, dos exames neurorradiológicos e do eletrencefalograma (EEG) distinguem entre encefalite por HSV e meningite bacteriana. O perfil típico do LCS nas infecções virais do SNC é o de pleocitose linfocitária com concentração de glicose normal, diferente da pleocitose por PMN e hipoglicorraquia típicas da meningite bacteriana. A PCR para HSV no LCS tem sensibilidade de 96% e especificidade de 99% quando o LCS é examinado 72 horas após o início dos sintomas e na primeira semana de terapia antiviral. Não se observam anormalidades na RM da meningite bacteriana não complicada (afora a captação meníngea de contraste). Em contrapartida, na encefalite por HSV, nas imagens de RM ponderadas em T2, com *fluid-attenuated inversion recovery* (FLAIR) e ponderadas em difusão, são observadas lesões de sinal hiperintenso nos lobos orbitofrontais, anteriores e temporomediais na maioria dos pacientes dentro de 48 horas após o início dos sintomas. Alguns pacientes com encefalite por HSV exibem no EEG um padrão periódico típico.

A riquetsiose pode assemelhar-se à meningite bacteriana (Cap. 187). A febre maculosa das Montanhas Rochosas (FMMR), transmitida por picada de carrapato, é causada pela bactéria *Rickettsia rickettsii*. A doença pode apresentar-se agudamente com febre alta, prostração, mialgia, cefaleia, náuseas e vômitos. A maioria dos pacientes exibe um exantema típico 96 horas após o início dos sintomas. O exantema começa como uma erupção maculopapular eritematosa que pode ser difícil de distinguir da meningococemia. Evolui para exantema petequial, em seguida purpúrico e, se não tratado, necrose ou gangrena cutânea. A cor das lesões muda de vermelho-brilhante para vermelho muito escuro, depois verde-amarelado e preto. O exantema começa geralmente nos punhos e tornozelos e, depois, estende-se distal e proximalmente em questão de horas, envolvendo as palmas das mãos e plantas dos pés. Define-se o diagnóstico por imunofluorescência de amostras de biópsia cutânea. As erliquioses também são transmitidas por picada de carrapato. Trata-se de pequenos cocobacilos Gram-negativos, dos quais duas espécies causam doença humana. O *Anaplasma phagocytophilum* causa a erliquiose granulocítica humana (anaplasmose), e a *Ehrlichia chaffeensis* causa a erliquiose monocítica humana. As manifestações clínicas e laboratoriais das infecções são similares. Os pacientes apresentam febre, cefaleia, confusão mental, náusea e vômitos. Cerca de 20% dos pacientes têm exantema maculopapular ou petequial. Há sinais laboratoriais de leucopenia, trombocitopenia e anemia, bem como elevações leves a moderadas das alanina-aminotransferases, fosfatase alcalina e lactato-desidrogenase. Os pacientes com FMMR ou com erliquiose podem apresentar variações do nível de consciência que vão desde letargia leve a coma, confusão, sinais neurológicos focais, paralisia de nervos cranianos, hiper-reflexia e crises convulsivas.

As infecções supurativas focais do SNC, incluindo o empiema subdural e o extradural, além do abscesso cerebral, também devem ser consideradas, sobretudo na presença de achados neurológicos focais. Deve-se prontamente realizar RM em todos os pacientes com suspeita de meningite que apresentam manifestações focais, de modo a detectar a infecção intracraniana e pesquisar áreas associadas de infecção nos seios paranasais ou mastoides.

Uma série de distúrbios não infecciosos do SNC pode simular a meningite bacteriana. Em geral, a hemorragia subaracnóidea (HSA; Cap. 429) constitui uma consideração importante. Outras possibilidades compreendem meningite por hipersensibilidade induzida por medicamentos; meningite química causada pelo extravasamento do conteúdo de um tumor para o LCS (p. ex., de um glioma cístico ou craniofaringioma, cisto epidermoide ou dermoide); meningite carcinomatosa ou linfomatosa; meningite associada a distúrbios inflamatórios, como sarcoidose, lúpus eritematoso sistêmico (LES) e síndrome de Behçet; apoplexia hipofisária; e síndromes uveomeningíticas (síndrome de Vogt-Koyanagi-Harada).

Em certas ocasiões, a meningite de evolução subaguda (Cap. 139) pode ser considerada no diagnóstico diferencial da meningite aguda. As principais causas incluem *Mycobacterium tuberculosis* (Cap. 178), *Cryptococcus neoformans* (Cap. 215), *Histoplasma capsulatum* (Cap. 212), *Coccidioides immitis* (Cap. 213) e *Treponema pallidum* (Cap. 182).

TRATAMENTO

Meningite bacteriana aguda

TRATAMENTO ANTIMICROBIANO EMPÍRICO

(Tab. 138-1) A meningite bacteriana é uma emergência clínica. O objetivo é começar a antibioticoterapia nos primeiros 60 minutos da chegada do paciente ao pronto-socorro. O tratamento antimicrobiano empírico deve ser instituído nos pacientes com suspeita de meningite bacteriana mesmo antes que os resultados da coloração de Gram e da cultura do LCS sejam conhecidos. O *S. pneumoniae* **(Cap. 146)** e a *N. meningitidis* **(Cap. 155)** constituem os microrganismos etiológicos mais comuns da meningite bacteriana adquirida na comunidade. Em virtude da emergência do *S. pneumoniae* resistente à penicilina e às cefalosporinas, o tratamento empírico de caso suspeito de meningite bacteriana adquirida na comunidade em crianças e adultos deve incluir uma combinação de dexametasona, uma cefalosporina de terceira ou quarta geração (p. ex., ceftriaxona, cefotaxima ou cefepima) e vancomicina mais aciclovir, visto que a encefalite por HSV constitui a principal doença no diagnóstico diferencial, e doxiciclina durante a época dos carrapatos para tratar as infecções bacterianas transmitidas por carrapatos. A ceftriaxona ou a cefotaxima oferecem boa cobertura contra o *S. pneumoniae* sensível, o estreptococos do grupo B e o *H. influenzae*, bem como cobertura adequada contra a *N. meningitidis*. A cefepima é uma cefalosporina de quarta geração de amplo espectro, dotada de atividade *in vitro* semelhante à da cefotaxima ou da ceftriaxona contra o *S. pneumoniae* e a *N. meningitidis*, e maior atividade contra as espécies de *Enterobacter* e *Pseudomonas aeruginosa*. Foi demonstrado em estudos clínicos que a cefepima é equivalente à cefotaxima no tratamento das meningites pneumocócica e meningocócica sensíveis à penicilina, e esse antibiótico tem sido usado com sucesso em alguns pacientes com meningite causada por espécies de *Enterobacter* e *P. aeruginosa*. A cefepima tem sido associada a convulsões, mioclonias e encefalite, sendo que qualquer destas pode limitar seu uso em pacientes criticamente enfermos. Deve-se acrescentar ampicilina ao esquema empírico para a cobertura contra a *L. monocytogenes* em crianças com < 3 meses, em pessoas com > 55 anos ou para aqueles com suspeita de deficiência da imunidade celular em consequência de doença crônica, transplante de órgão, gravidez, câncer ou tratamento imunossupressor. O metronidazol é acrescentado ao esquema empírico para cobertura dos anaeróbios Gram-negativos em pacientes com otite, rinossinusite ou mastoidite. Na meningite adquirida no hospital, em particular na que se segue a procedimentos neurocirúrgicos, os estafilococos e microrganismos Gram-negativos, incluindo a *P. aeruginosa*, são os agentes etiológicos mais comuns. Nesses pacientes, o tratamento empírico deve incluir uma combinação de vancomicina e ceftazidima ou meropenem. A ceftazidima ou o meropenem devem substituir a ceftriaxona ou a cefotaxima nos pacientes neurocirúrgicos e nos pacientes com neutropenia, visto que a ceftriaxona e a cefotaxima não apresentam atividade adequada contra a infecção do SNC por *P. aeruginosa*. O meropenem, antibiótico carbapenêmico altamente ativo *in vitro* contra *L. monocytogenes*, mostra-se eficaz nos casos de meningite por *P. aeruginosa* e exibe boa atividade contra os pneumococos resistentes à penicilina. Na meningite pneumocócica experimental, o meropenem foi comparável à ceftriaxona e inferior à vancomicina na esterilização das culturas do LCS. Quando o *S. pneumoniae*, o *H. influenzae*, a *L. monocytogenes* e os bacilos Gram-negativos aeróbios (incluindo *P. aeruginosa* e *E. coli*) são possíveis patógenos da meningite, com base nas condições predisponentes e associadas, a combinação de vancomicina mais meropenem pode ser recomendada como terapia empírica para a meningite bacteriana em crianças e adultos. O meropenem não deve ser usado como monoterapia.

TRATAMENTO ANTIMICROBIANO ESPECÍFICO

Meningite meningocócica (Tab. 138-3) Embora ceftriaxona e cefotaxima ofereçam cobertura empírica adequada para a *N. meningitidis*, a penicilina G ainda é o antibiótico de escolha para a meningite meningocócica causada por cepas suscetíveis. Foram identificados isolados de *N. meningitidis* com resistência moderada à penicilina, e a sua incidência tem aumentado no mundo todo. Os isolados de *N. meningitidis* do LCS devem ter a sua sensibilidade à penicilina e à ampicilina testada; quando há resistência, a penicilina deve ser substituída por cefotaxima ou ceftriaxona. Um ciclo de 7 dias de antibioticoterapia intravenosa é adequado para a meningite meningocócica

TABELA 138-3 ■ Tratamento antimicrobiano das infecções bacterianas do sistema nervoso central com base no patógeno[a]

Microrganismo	Antibióticos
Neisseria meningitidis	
Sensível à penicilina	Penicilina G ou ampicilina
Resistente à penicilina	Ceftriaxona ou cefotaxima
Streptococcus pneumoniae	
Sensível à penicilina	Penicilina G
Resistência intermediária à penicilina	Ceftriaxona ou cefotaxima ou cefepima
Resistente à penicilina	Ceftriaxona (ou cefotaxima ou cefepima) + vancomicina
Bacilos Gram-negativos (exceto *Pseudomonas* spp.)	Ceftriaxona ou cefotaxima
Pseudomonas aeruginosa	Ceftazidima ou cefepima ou meropenem
Staphylococcus spp.	
Sensíveis à meticilina	Nafcilina
Resistentes à meticilina	Vancomicina
Listeria monocytogenes	Ampicilina + gentamicina
Haemophilus influenzae	Ceftriaxona ou cefotaxima se for betalactamase-positivo; ampicilina se for betalactamase-negativo
Streptococcus agalactiae	Penicilina G ou ampicilina
Bacteroides fragilis	Metronidazol
Fusobacterium spp.	Metronidazol

[a]As doses são as indicadas na **Tabela 138-1**.

sem complicações. O caso-índice e todos os contatos íntimos devem receber quimioprofilaxia com um esquema de rifampicina (600 mg, de 12/12 horas, durante 2 dias, em adultos; e 10 mg/kg, de 12/12 horas, durante 2 dias, em crianças com > 1 ano). A rifampicina não é recomendada para mulheres grávidas. Como alternativa, os adultos podem ser tratados com uma dose de azitromicina (500 mg) ou uma dose intramuscular de ceftriaxona (250 mg). Os contatos próximos são definidos como os indivíduos que tiveram contato com as secreções orofaríngeas por meio do beijo ou uso compartilhado de brinquedos, bebidas ou cigarros.

Meningite pneumocócica O tratamento antimicrobiano da meningite pneumocócica deve ser iniciado com uma cefalosporina (ceftriaxona, cefotaxima ou cefepima) e vancomicina. Todos os isolados do *S. pneumoniae* do LCS devem ter sua sensibilidade à penicilina e às cefalosporinas testada. Depois que os resultados do teste de sensibilidade forem conhecidos, pode-se ajustar o tratamento (Tab. 138-3). Para a meningite por *S. pneumoniae*, um isolado do *S. pneumoniae* é considerado sensível à penicilina quando a concentração inibitória mínima (CIM) for < 0,06 μg/mL, enquanto é considerado resistente quando a CIM é de > 0,12 μg/mL. Os isolados do *S. pneumoniae* com CIM para cefalosporinas ≤ 0,5 μg/mL são considerados sensíveis a esses antibióticos (cefotaxima, ceftriaxona, cefepima). Aqueles com CIM de 1 μg/mL são considerados de resistência intermediária, e os com CIM ≥ 2 μg/mL são considerados resistentes. Para a meningite pneumocócica com CIM para cefotaxima ou ceftriaxona ≤ 0,5 μg/mL, o tratamento com cefotaxima ou ceftriaxona costuma ser adequado. Para uma CIM > 1 μg/mL, a vancomicina constitui o antibiótico de escolha. A rifampicina pode ser acrescentada à vancomicina pelo seu efeito sinérgico, mas é inadequada como monoterapia, porque, nesse caso, a resistência surge rapidamente.

Recomenda-se um ciclo de 2 semanas de tratamento antimicrobiano intravenoso para a meningite pneumocócica.

Os pacientes com meningite por *S. pneumoniae* devem ser submetidos a uma segunda PL 24 a 36 horas após o início da antibioticoterapia, para documentar a esterilização do LCS. A ausência de esterilização do LCS após 24 a 36 horas de antibioticoterapia deve ser considerada evidência presuntiva de resistência aos antibióticos. Os pacientes com cepas do *S. pneumoniae* resistentes à penicilina e às cefalosporinas que não respondem à vancomicina intravenosa podem se beneficiar do acréscimo de vancomicina intraventricular. A via de administração intraventricular é preferível à via intratecal, porque nem sempre se alcançam concentrações adequadas de vancomicina nos ventrículos cerebrais por esta última via.

Meningite por *Listeria* A meningite por *L. monocytogenes* é tratada com ampicilina no mínimo por 3 semanas (Tab. 138-3). Acrescenta-se gentamicina para pacientes em estado crítico (dose inicial de 2 mg/kg, seguida de 7,5 mg/kg/dia, fracionados de 8/8 horas e ajustados segundo os níveis séricos e a função renal). A combinação de sulfametoxazol (50-100 mg/kg/dia) e trimetoprima (10-20 mg/kg/dia), administrada de 6/6 horas, é uma alternativa para os pacientes alérgicos à penicilina.

Meningite estafilocócica A meningite causada por cepas sensíveis do *S. aureus* ou estafilococos coagulase-negativos é tratada com nafcilina (Tab. 138-3). A vancomicina constitui o fármaco de escolha para estafilococos resistentes à meticilina e para pacientes alérgicos à penicilina. Nesses pacientes, o LCS deve ser monitorado durante o tratamento. Se o LCS não for esterilizado após 48 horas de tratamento com vancomicina intravenosa, poderá ser acrescentada vancomicina intraventricular ou intratecal na dose de 20 mg, 1×/dia.

Meningite por bacilos Gram-negativos As cefalosporinas de terceira geração – cefotaxima, ceftriaxona e ceftazidima – são igualmente eficazes no tratamento da meningite por bacilos Gram-negativos, com exceção da meningite causada por *P. aeruginosa*, que deve ser tratada com ceftazidima ou meropenem (Tab. 138-3). Recomenda-se um ciclo de 3 semanas de antibioticoterapia intravenosa para a meningite por bacilos Gram-negativos.

TRATAMENTO ADJUVANTE

A liberação de componentes da parede celular bacteriana, promovida por antibióticos bactericidas, leva à produção das citocinas inflamatórias IL-1β e TNF-α no ESA. A dexametasona exerce seu efeito benéfico inibindo a síntese da IL-1β e TNF-α no nível do mRNA, diminuindo a resistência ao efluxo do LCS e estabilizando a barreira hematencefálica. A justificativa para a administração de dexametasona 20 minutos antes da antibioticoterapia é que ela inibe a produção de TNF-α pelos macrófagos e pela micróglia apenas quando administrada antes que essas células sejam ativadas por endotoxina. A dexametasona não modifica a produção de TNF-α depois que esta foi induzida. Os resultados de ensaios clínicos do tratamento com dexametasona na meningite por *H. influenzae*, *S. pneumoniae* e *N. meningitidis* demonstraram a sua eficácia na redução da inflamação meníngea e de sequelas neurológicas, como incidência de surdez neurossensorial.

Um estudo prospectivo europeu sobre o tratamento adjuvante da meningite bacteriana aguda em 301 adultos concluiu que a dexametasona reduziu o número de desfechos desfavoráveis (15 vs. 25%, $p = 0{,}03$), incluindo morte (7 vs. 15%, $p = 0{,}04$). Os benefícios foram mais marcantes em pacientes com meningite pneumocócica. Foi administrada a dexametasona (10 mg, intravenosa) 15 a 20 minutos antes da primeira dose de antimicrobiano, e repetiu-se a mesma dose de 6/6 horas, durante 4 dias. Esses resultados foram confirmados em um segundo ensaio clínico sobre o uso da dexametasona em adultos com meningite pneumocócica. De preferência, o tratamento com dexametasona deve começar 20 minutos antes ou, no máximo, junto com a primeira dose de antibióticos. É improvável que traga benefício significativo se instituída > 6 horas após o início do tratamento antimicrobiano. A dexametasona pode reduzir a penetração da vancomicina no LCS e adia a esterilização do LCS em modelos experimentais de meningite por *S. pneumoniae*. Em consequência, para assegurar uma penetração confiável da vancomicina no LCS, as crianças e os adultos são tratados com esse fármaco em uma dose de 45 a 60 mg/kg/dia. Como alternativa, pode-se administrar a vancomicina por via intraventricular. Nos ensaios clínicos, também foi demonstrado que a dexametasona reduz as taxas de morte e perda auditiva, sem efeitos adversos em pacientes com meningite meningocócica.

Uma das preocupações com o uso da dexametasona em adultos com meningite bacteriana é o fato de que, em modelos experimentais de meningite, a terapia com dexametasona aumentou a lesão das células do hipocampo e reduziu a capacidade de aprendizagem. Isso não ocorreu em séries clínicas. A eficácia da terapia com dexametasona na prevenção das sequelas neurológicas é diferente entre países de alta e de baixa renda. Três ensaios clínicos randomizados de grande porte conduzidos em países de baixa renda (África Subsaariana, Sudeste Asiático) não conseguiram demonstrar qualquer benefício em subgrupos de pacientes. Nesses ensaios clínicos, a falta de eficácia da dexametasona foi atribuída a assistência hospitalar tardia do paciente com doença mais avançada, pré-tratamento com antibióticos, desnutrição, infecção pelo vírus da imunodeficiência humana (HIV) e tratamento de pacientes com meningite bacteriana provável, mas não microbiologicamente comprovada. Os resultados desses ensaios clínicos sugerem que os pacientes na África Subsaariana e aqueles de países de baixa renda com coloração pelo Gram e cultura do LCS negativas não deveriam ser tratados com dexametasona.

AUMENTO DA PRESSÃO INTRACRANIANA

O tratamento de emergência do aumento da PIC consiste em elevação da cabeceira do paciente a 30 a 45°, intubação e hiperventilação (pressão parcial arterial de dióxido de carbono [$PaCO_2$]de 25 a 30 mmHg) e manitol. Os pacientes com PIC elevada devem ser assistidos na unidade de terapia intensiva.

O tratamento da PIC elevada é discutido em detalhes no Capítulo 307.

PROGNÓSTICO

A taxa de mortalidade é de 3 a 7% para a meningite causada por *H. influenzae*, *N. meningitidis* ou estreptococos do grupo B, de 15% para a causada por *L. monocytogenes* e de 20% para a causada pelo *S. pneumoniae*. Em geral, o risco de morte por meningite bacteriana aumenta com (1) nível de consciência reduzido à internação, (2) início de crises convulsivas nas primeiras 24 horas de internação, (3) sinais de hipertensão intracraniana, (4) idade baixa (lactância) ou > 50 anos, (5) presença de comorbidade, incluindo choque e/ou necessidade de ventilação mecânica, bem como (6) demora no início do tratamento. Em algumas séries, uma diminuição da concentração de glicose no LCS (< 2,2 mmol/L [< 40 mg/dL]) e elevação acentuada da concentração de proteína no LCS (> 3 g/L [> 300 mg/dL]) foram preditivas de maior mortalidade e prognóstico mais reservado. Ocorrem sequelas moderadas a graves em cerca de 25% dos sobreviventes, embora a incidência exata varie de acordo com o microrganismo infectante. As sequelas comuns consistem em redução da função intelectual, déficits de memória, crises convulsivas, perda auditiva e tontura, bem como perturbações da marcha.

MANIFESTAÇÕES CLÍNICAS

Os pacientes adultos imunocompetentes com meningite viral aguda geralmente se apresentam com cefaleia, febre e sinais de irritação meníngea associados a um perfil inflamatório do LCS (ver adiante). A cefaleia quase sempre está presente e, com frequência, caracteriza-se pela sua localização frontal ou retro-orbitária e por estar frequentemente associada a fotofobia e dor aos movimentos oculares. A rigidez de nuca está presente na maioria dos casos, mas pode ser leve e manifestar-se apenas próximo ao limite de anteflexão do pescoço. Os sinais constitucionais podem consistir em mal-estar, mialgia, anorexia, náuseas e vômitos, dor abdominal e/ou diarreia. Os pacientes com frequência têm letargia leve ou sonolência; entretanto, alterações mais profundas da consciência, como estupor, coma ou confusão mental acentuada, não ocorrem na meningite viral e sugerem a presença de encefalite ou de outros diagnósticos alternativos. De modo semelhante, crises convulsivas, sinais ou sintomas neurológicos focais ou anormalidades da neuroimagem indicativas de envolvimento do parênquima cerebral não são típicos da meningite viral e sugerem a presença de encefalite ou de outros processos infecciosos ou inflamatórios do SNC.

ETIOLOGIA

Empregando uma variedade de técnicas diagnósticas, como PCR, cultura e sorologia do LCS, pode-se determinar uma causa viral específica em 60 a 90% dos casos de meningite viral. Os agentes mais importantes consistem em enterovírus (incluindo ecovírus e vírus Coxsackie, além dos numerosos enterovírus), vírus varicela-zóster (VZV), HSV (HSV-2 > HSV-1), HIV e arbovírus (Tab. 138-4). As culturas do LCS são positivas em 30 a 70% dos pacientes, e a frequência do isolamento depende do agente viral. Cerca de dois terços dos casos de meningite "asséptica" com cultura negativa têm uma etiologia viral específica identificável pelo exame de PCR no LCS (ver adiante).

EPIDEMIOLOGIA

A meningite viral não é uma doença de notificação compulsória nos Estados Unidos; entretanto, estima-se que sua incidência seja de cerca de 60 mil a 75 mil casos por ano. Nos climas temperados, observa-se um aumento substancial no número de casos na primavera, verão e outono, refletindo o predomínio sazonal das infecções por enterovírus e pelos vírus transmitidos por artrópodes (arbovírus) no verão e no outono, com incidência mensal máxima de cerca de 1 caso por 100 mil habitantes.

DIAGNÓSTICO LABORATORIAL

Exame do LCS O exame laboratorial mais importante no diagnóstico da meningite viral é o exame do LCS. O perfil típico consiste em pleocitose, concentração normal ou ligeiramente elevada de proteína (0,2-0,8 g/L [20-80 mg/dL]), nível normal de glicose e pressão de abertura normal ou discretamente elevada (100-350 mmH_2O). *Não* são observados microrganismos na coloração pelo Gram do LCS. A contagem celular total do LCS na meningite viral é de 25 a 500/µL, embora às vezes se observem contagens celulares de vários milhares/µL, em especial nas infecções devidas ao vírus da coriomeningite linfocitária (LCMV, de *lymphocytic choriomeningitis virus*) e ao vírus da caxumba. Normalmente, os linfócitos constituem as células predominantes. Raramente, há o predomínio de PMNs nas primeiras 48 horas da doença, em especial nas infecções por ecovírus 9, vírus do Nilo Ocidental (WNV, de *West Nile virus*), vírus da encefalite equina do leste (EEL) ou caxumba. Uma pleocitose de PMN é observada em 45% dos pacientes com meningite pelo WNV, que pode persistir por 1 semana ou mais antes de passar para uma pleocitose linfocitária. A pleocitose de PMN com baixo nível de glicose também constitui uma característica das infecções por citomegalovírus (CMV) em hospedeiros imunocomprometidos. Apesar dessas exceções, a presença de pleocitose de PMN no LCS de um paciente com suspeita de meningite viral, cujo diagnóstico específico ainda não foi estabelecido, deve levar à consideração de diagnósticos alternativos, como meningite bacteriana ou infecção parameníngea. A concentração de glicose no LCS está normal nas infecções virais, mas se mostra reduzida em 10 a 30% dos casos decorrentes de caxumba ou do LCMV. Ocorrem raros casos de redução da concentração de glicose no LCS na meningite causada por ecovírus e outros enterovírus, HSV-2 e VZV. Como regra, pleocitose linfocitária com hipoglicorraquia deve sugerir meningite fúngica ou tuberculosa, meningoencefalite por *Listeria* ou distúrbios não infecciosos (p. ex., sarcoidose, meningite neoplásica).

TABELA 138-4 ■ Vírus que causam meningite aguda na América do Norte

Comuns	Menos comuns
Enterovírus (vírus coxsackie, ecovírus e enterovírus numerados)	Herpes-vírus simples tipo 1
Vírus varicela-zóster	Herpes-vírus humano 6
Herpes-vírus simples tipo 2	Citomegalovírus
Vírus Epstein-Barr	Vírus da coriomeningite linfocitária
Vírus transmitidos por artrópodes (notavelmente o WNV)	Caxumba
HIV	Zika e outros arbovírus não WNV

Siglas: HIV, vírus da imunodeficiência humana; WNV, vírus do Nilo Ocidental.

Diversos testes foram propostos para determinar os níveis cerebrospinais de várias proteínas, enzimas e mediadores – incluindo proteína C-reativa, ácido láctico, lactato-desidrogenase, neopterina, quinolinato, IL-1β, IL-6, receptor de IL-2 solúvel, β2-microglobulina e TNF – como possíveis fatores discriminantes entre as meningites virais e as bacterianas ou como marcadores de tipos específicos de infecção viral (p. ex., infecção pelo HIV). Porém, suas sensibilidades e especificidades são ainda incertas, e eles não são usados amplamente para fins diagnósticos.

Amplificação do ácido nucleico viral pela reação em cadeia da polimerase A amplificação do DNA ou RNA virais específicos presentes no LCS pelo emprego da PCR tornou-se o método mais importante para o diagnóstico das infecções virais do SNC. Nas infecções do SNC por enterovírus e HSV, a PCR no LCS tornou-se o procedimento diagnóstico de escolha, sendo bem mais sensível que as culturas virais. A PCR no LCS para o HSV também é um exame importante em pacientes com episódios recorrentes de meningite "asséptica", muitos dos quais têm DNA do HSV amplificável no LCS, a despeito das culturas virais negativas. A PCR no LCS também é utilizada rotineiramente para estabelecer o diagnóstico de infecções virais do SNC causadas por CMV, vírus Epstein-Barr (EBV), VZV e herpes-vírus humano tipo 6 (HHV-6). Há ensaios de PCR no LCS disponíveis para o WNV, embora não tão sensíveis quanto a detecção de imunoglobulina M (IgM) específica contra o WNV no LCS. A PCR também é útil no diagnóstico das infecções do SNC causadas por *Mycoplasma pneumoniae*, que podem simular meningite e encefalite virais. A PCR de lavados de orofaringe pode ajudar no diagnóstico de infecções do SNC por enterovírus e micoplasmas. A PCR de amostras de fezes também pode ser útil no diagnóstico de infecções enterovirais (ver adiante).

Cultura viral A sensibilidade das culturas do LCS para o diagnóstico da meningite e encefalite virais é, diferentemente da sua utilidade nas infecções bacterianas, geralmente baixa. Além do LCS, podem-se isolar vírus específicos de *swabs* da faringe, fezes, sangue e urina. Os enterovírus e os adenovírus podem ser encontrados nas fezes; os arbovírus, alguns enterovírus e o LCMV, no sangue; o vírus da caxumba e o CMV, na urina; e os enterovírus, vírus da caxumba e adenovírus, em lavados de orofaringe. Nas infecções enterovirais, a excreção dos vírus nas fezes pode persistir por várias semanas. A presença de enterovírus nas fezes não é diagnóstica e pode advir da excreção residual de infecção prévia por enterovírus; além disso, ocorre em alguns indivíduos assintomáticos durante epidemias de enterovirose.

Testes sorológicos A abordagem básica para o sorodiagnóstico da meningite viral é idêntica àquela discutida anteriormente para a encefalite viral (ver Cap. 137). Os exames sorológicos são importantes para o diagnóstico de arbovírus como o WNV, embora esses testes sejam menos úteis para vírus como HSV, VZV, CMV e EBV, os quais têm alta soroprevalência na população geral.

A presença de bandas oligoclonais de gamaglobulinas no LCS associa-se a diversas infecções virais. Os anticorpos associados estão muitas vezes dirigidos contra proteínas virais. As bandas oligoclonais também ocorrem comumente em certas doenças neurológicas não infecciosas (p. ex., esclerose múltipla) e podem ser observadas em infecções não virais (p. ex., neurossífilis, neuroborreliose de Lyme).

Outros exames laboratoriais Em todos os pacientes com suspeita de meningite viral, devem-se obter um hemograma completo com contagem diferencial, provas de funções hepática e renal, velocidade de hemossedimentação (VHS) e proteína C-reativa, eletrólitos, glicose, creatina-cinase, aldolase, amilase e lipase. Os exames de neuroimagem (de preferência RM, em lugar da TC) não são absolutamente necessários em pacientes com meningite viral não complicada, porém devem ser realizados em pacientes com alteração da consciência, crises convulsivas, sinais ou sintomas neurológicos focais (ver "Diagnóstico diferencial", adiante), perfis atípicos do LCS ou tratamentos ou condições subjacentes que causem imunocomprometimento.

DIAGNÓSTICO DIFERENCIAL

A questão mais importante no diagnóstico diferencial da meningite viral é considerar as doenças que podem simular esse tipo de meningite, como (1) a meningite bacteriana não tratada ou parcialmente tratada; (2) os estágios iniciais da meningite causada por fungos, micobactérias ou pelo *T. pallidum* (neurossífilis), nos quais pleocitose linfocitária é comum, as culturas podem ter crescimento lento ou serem negativas e a hipoglicorraquia pode estar ausente no início; (3) a meningite causada por agentes como *Mycoplasma*, *Listeria* spp., *Brucella* spp., *Coxiella* spp., *Leptospira* spp. e *Rickettsia* spp.; (4) as infecções parameníngeas; (5) a meningite neoplásica; e (6) a meningite secundária a doenças inflamatórias não infecciosas, como a meningite por hipersensibilidade induzida por fármacos, o LES e outras doenças reumatológicas, a sarcoidose, a síndrome de Behçet e as síndromes uveomeningíticas. Estudos realizados em crianças com > 28 dias de idade sugerem que a presença de proteína do LCS > 0,5 g/L (sensibilidade de 89%, especificidade de 78%) e a elevação dos níveis séricos de procalcitonina para > 0,5 ng/mL (sensibilidade de 89%, especificidade de 89%) fornecem indícios sobre a presença de meningite bacteriana, em contraposição à meningite "asséptica". Foram desenvolvidos vários algoritmos clínicos para diferenciar a meningite bacteriana da asséptica. Um sistema desse tipo, prospectivamente validado, o *escore para meningite bacteriana*, sugere que a probabilidade de meningite bacteriana é de 0,3% ou menos (valor preditivo negativo de 99,7%, intervalo de confiança de 95% de 99,6 a 100%) em crianças com pleocitose do LCS que apresentam (1) coloração de Gram do LCS negativa, (2) contagem de neutrófilos do LCS de < 1.000 células/μL, (3) nível de proteína do LCS de < 80 mg/dL, (4) contagem absoluta de neutrófilos periféricos de < 10.000 células/μL e (5) nenhuma história pregressa ou presença atual de convulsões.

ETIOLOGIAS VIRAIS ESPECÍFICAS

Os *enterovírus* (EV) (Cap. 204) constituem a causa mais comum de meningite viral, respondendo por > 85% dos casos em que é possível identificar uma etiologia específica. Os casos podem ser esporádicos ou podem ocorrer em grupamentos. O EV71 produziu grandes epidemias de doença neurológica fora dos Estados Unidos, particularmente no Sudeste Asiático, porém os casos relatados mais recentemente nos Estados Unidos foram esporádicos. Os EV constituem a causa mais provável de meningite viral nos meses de verão e outono, sobretudo em crianças (< 15 anos), embora ocorram casos com menor frequência durante todo o ano. Embora a frequência da meningite EV enterovírus decline com a idade, alguns surtos afetam preferencialmente crianças maiores e adultos. A meningite que ocorre fora do período neonatal é habitualmente benigna. Os pacientes apresentam-se com febre de início súbito, cefaleia, rigidez de nuca e, com frequência, sinais constitucionais, que incluem vômitos, anorexia, diarreia, tosse, faringite e mialgias. O exame físico deve incluir a cuidadosa pesquisa de estigmas de infecção por EV, como exantemas, doença da mão, pé e boca, herpangina, pleurodinia, miopericardite e conjuntivite hemorrágica. O perfil liquórico é uma pleocitose linfocitária (100-1.000 células/μL) com glicose normal e concentração de proteína normal ou levemente elevada. Entretanto, até 15% dos pacientes, mais comumente lactentes de pouca idade, mais do que crianças de mais idade ou adultos, apresentam uma contagem normal de leucócitos no LCS. Em casos raros, os PMNs podem predominar durante as primeiras 48 horas da doença. A PCR com transcriptase reversa (RT-PCR) do LCS constitui o procedimento diagnóstico de escolha e é tão sensível (> 95%) quanto específica (> 100%). A PCR do LCS apresenta sensibilidade máxima quando realizada dentro de 48 horas após o início dos sintomas, com rápido declínio da sensibilidade após 5 dias de sintomas. A PCR de lavados de orofaringe ou amostras de fezes pode ser positiva durante várias semanas, e os resultados positivos podem ajudar a sustentar o diagnóstico de infecção enteroviral aguda. A sensibilidade da PCR enteroviral de rotina para detecção de EV71 é baixa, e pode ser necessária a realização de um teste específico. O tratamento é de suporte, e os pacientes recuperam-se habitualmente sem sequelas. Podem ocorrer infecções crônicas e graves em recém-nascidos, bem como em indivíduos com hipogamaglobulinemia ou agamaglobulinemia.

As *infecções por arbovírus* (Cap. 209) ocorrem predominantemente no verão e no início do outono. Deve-se considerar a possibilidade de meningite por arbovírus quando surgem casos agrupados de meningite e encefalite em uma região geográfica restrita durante o verão ou início do outono. Nos Estados Unidos, as causas mais importantes de meningite e encefalite por arbovírus são o WNV, o vírus da encefalite de St. Louis e o grupo de vírus da encefalite da Califórnia. Nas epidemias por WNV, a mortandade determinada pelas infecções entre as aves pode servir de sentinela para a próxima ocorrência de doença humana. História de exposição a carrapatos ou de viagem ou residência em área geográfica apropriada deve sugerir a possibilidade de infecção pelo vírus da febre do carrapato do Colorado ou vírus Powassan, embora seja também compatível com doenças não virais transmitidas por carrapato, como a FMMR e a neuroborreliose de Lyme. A meningite por arbovírus geralmente está associada à pleocitose linfocitária do LCS, com concentração normal de glicose e concentração de proteína normal ou levemente elevada. Entretanto, cerca de 45% dos pacientes com meningoencefalite por WNV têm neutrofilia do LCS, que pode persistir por 1 semana ou mais. A raridade da hipoglicorraquia na infecção por WNV, a ausência de coloração de Gram positiva e as culturas negativas ajudam a diferenciar esses pacientes daqueles com meningite bacteriana. O diagnóstico definitivo de meningoencefalite por arbovírus baseia-se na demonstração de IgM específica para o vírus no LCS ou na soroconversão. A prevalência de IgM no LCS aumenta progressivamente durante a primeira semana após a infecção, alcançando um pico de > 80% nos pacientes com doença neuroinvasiva; em consequência, podem ser necessários exames repetidos quando a suspeita da doença é alta e os exames iniciais são negativos. Há testes de RT-PCR no LCS disponíveis para alguns vírus em certos laboratórios de diagnóstico e no Centers for Disease Control and Prevention (CDC); entretanto, no caso do WNV, a sensibilidade (cerca de 70%) da RT-PCR no LCS é menor que a da sorologia realizada no LCS. A PCR do LCS para WNV pode ser útil em pacientes imunocomprometidos que podem apresentar ausência ou redução das respostas humorais.

A *meningite por HSV* (Cap. 192) tem sido cada vez mais reconhecida como importante causa de meningite viral em adultos e, de modo global, constitui provavelmente, depois dos EV, a segunda causa importante de meningite viral, respondendo por 5% dos casos totais e exibindo, sem dúvida alguma, maior frequência dos casos que ocorrem em adultos e/ou fora do período de verão-outono, quando as infecções por EV tornam-se cada vez mais comuns. Nos adultos, a maioria dos casos de meningite não complicada é causada por HSV-2, enquanto o HSV-1 é responsável por 90% dos casos de encefalite por HSV. A meningite por HSV acomete cerca de 25 a 35% das mulheres e cerca de 10 a 15% dos homens por ocasião do episódio inicial (primário) de herpes genital. Desses pacientes, 20% sofrem ataques recorrentes de meningite. O diagnóstico de meningite por HSV é geralmente feito por PCR do LCS para HSV, já que as culturas podem ser negativas, especialmente nos pacientes com meningite recorrente. A demonstração da síntese intratecal dos anticorpos anti-HSV específicos também pode ser útil no diagnóstico, embora os testes de anticorpos sejam menos sensíveis e menos específicos que a PCR e possam ser negativos antes de decorrida a primeira semana de infecção. Embora a história ou a presença de lesões genitais por HSV sejam um importante indício diagnóstico, muitos pacientes com meningite por HSV não têm história nem evidências de herpes genital ativo no momento da apresentação. É provável que a maioria dos casos de meningite recorrente viral ou "asséptica", incluindo casos previamente diagnosticados como meningite de Mollaret, seja causada pelo HSV.

A *meningite por VZV* (Cap. 193) deve ser suspeitada na presença de varicela ou herpes-zóster concomitante. Todavia, é importante reconhecer que o VZV está sendo cada vez mais identificado como importante causa tanto de meningite quanto de encefalite em pacientes sem exantema. A frequência do VZV como causa de meningite é extremamente variável – desde apenas 3 até 20% em diferentes séries. O diagnóstico geralmente é baseado na PCR do LCS, embora a sensibilidade desse teste possa não ser tão alta como com os outros herpes-vírus. Os testes sorológicos para VZV complementam a PCR, e o diagnóstico de infecção do SNC por VZV pode ser estabelecido pela demonstração de síntese intratecal de anticorpos específicos contra o VZV e/ou presença de anticorpos IgM anti-VZV no LCS ou por culturas do LCS positivas.

A *infecção pelo EBV* (Cap. 194) também pode produzir meningite asséptica com ou sem mononucleose infecciosa associada. A presença de linfócitos atípicos no LCS ou no sangue periférico é sugestiva de infecção por EBV, mas pode, ocasionalmente, ser observada em outras infecções virais. O EBV quase nunca é cultivado a partir do LCS. Os testes sorológicos realizados no soro e no LCS ajudam a estabelecer o diagnóstico de infecção aguda, que se caracteriza pela presença de anticorpos IgM contra o capsídeo viral (VCA) e de anticorpos contra os antígenos precoces (EA, do *early antigens*) e pela ausência de anticorpos para o antígeno nuclear do EBV (EBNA, de *EBV-associated nuclear antigen*). A PCR do LCS é outro exame complementar importante, embora a obtenção de resultados falso-positivos possa refletir uma reativação viral associada a outros processos infecciosos ou inflamatórios ou a presença de DNA viral latente em linfócitos recrutados devido a outras condições inflamatórias.

Deve-se suspeitar de *meningite pelo HIV* em todo paciente que se apresente com meningite viral e que tenha fatores de risco conhecidos ou suspeitos para infecção pelo HIV. A meningite ocorre após a infecção primária pelo HIV em 5 a 10% dos casos e menos comumente em estágios mais tardios da doença. A paralisia de nervos cranianos, mais comum em V, VII ou VIII, é mais frequente na meningite pelo HIV que em outras infecções virais. O diagnóstico pode ser confirmado pela detecção do genoma do HIV no sangue ou LCS. A soroconversão pode ser tardia, e os pacientes com sorologia negativa para o HIV e suspeita de meningite por esse vírus devem ser monitorados quanto à posterior soroconversão. **Para uma discussão mais detalhada da infecção pelo HIV, ver Capítulo 202.**

Deve-se considerar a possibilidade de *caxumba* (Cap. 207) quando a meningite ocorre no final do inverno ou no início da primavera, particularmente em indivíduos do sexo masculino (razão entre sexo masculino e sexo feminino de 3:1). Com o uso generalizado da vacina anticaxumba de vírus vivo atenuado nos Estados Unidos desde 1967, a incidência da meningite por esse agente caiu > 95%; entretanto, a caxumba continua sendo uma fonte potencial de infecção em indivíduos e populações não imunizados. Foram descritos raros casos (10 a 100:100.000 indivíduos vacinados) de meningite por caxumba associada à vacina, com início dentro de 2 a 4 semanas após a vacinação. A presença de parotidite, orquite, ooforite e pancreatite ou as elevações dos níveis séricos de lipase e amilase são sugestivas de meningite por caxumba; entretanto, a sua ausência não exclui o diagnóstico. Anteriormente, a estimativa de ocorrência da meningite clínica era de 10 a 30% dos pacientes com parotidite por caxumba; entretanto, em um surto recente de quase 2.600 casos de caxumba nos Estados Unidos, foram identificados apenas 11 casos de meningite, sugerindo que a incidência pode ser mais baixa do que previamente se suspeitava. A infecção da caxumba confere imunidade vitalícia, razão pela qual uma história documentada de infecção pregressa exclui esse diagnóstico. Os pacientes com meningite têm pleocitose do LCS que pode exceder 1.000 células/μL em 25%. Os linfócitos predominam em 75%, embora a neutrofilia do LCS ocorra em 25%. A hipoglicorraquia ocorre em 10 a 30% dos pacientes e pode constituir um indício para o diagnóstico, quando presente. O diagnóstico geralmente é estabelecido pela cultura do vírus a partir do LCS ou pela detecção de anticorpos IgM ou soroconversão. A PCR do LCS está disponível em alguns laboratórios diagnósticos ou de pesquisa.

Deve-se considerar a possibilidade de *infecção pelo LCMV* (Cap. 209) quando a meningite asséptica ocorre no final do outono ou no inverno e em indivíduos com história de exposição a camundongos domésticos (*Mus musculus*), roedores de estimação ou de laboratório (p. ex., *hamsters*, ratos, camundongos) ou seus excrementos. Alguns pacientes apresentam exantema associado, infiltrados pulmonares, alopecia, parotidite, orquite ou miopericardite. Os indícios laboratoriais para o diagnóstico do LCMV, além dos achados clínicos já citados, podem incluir a presença de leucopenia, trombocitopenia ou provas de função hepática anormais. Alguns casos apresentam-se com pleocitose acentuada do LCS (> 1.000 células/μL) e hipoglicorraquia (< 30%). O diagnóstico baseia-se na sorologia e/ou na cultura viral a partir do LCS.

TRATAMENTO

Meningite viral aguda

O tratamento de quase todos os casos de meningite viral é principalmente sintomático e consiste no uso de analgésicos, antipiréticos e antieméticos. O estado hídrico e o eletrolítico devem ser monitorados. Os pacientes com suspeita de meningite bacteriana devem receber tratamento empírico apropriado até obter os resultados das culturas (ver anteriormente). A hospitalização dos pacientes imunocompetentes com suspeita de meningite viral pode ser desnecessária quando não há sinais ou sintomas focais, alterações significativas da consciência e quando o perfil do LCS é clássico (pleocitose linfocitária, glicose normal, coloração de Gram negativa), se um esquema adequado de monitoração e acompanhamento médico domiciliar estiver assegurado. Devem ser hospitalizados os pacientes imunocomprometidos; os pacientes com alterações significativas da consciência, crises convulsivas ou com sinais e sintomas focais sugerindo a possibilidade de encefalite ou envolvimento do parênquima encefálico; e aqueles com perfil do LCS atípico. O aciclovir oral ou intravenoso pode ser benéfico em pacientes com meningite causada por HSV-1 ou 2 e nos casos de infecção grave por EBV ou VZV. Os dados acerca do tratamento da meningite por HSV, EBV e VZV são extremamente limitados. Os pacientes gravemente enfermos devem, provavelmente, receber aciclovir intravenoso (15-30 mg/kg/dia, em três doses fracionadas), que pode ser seguido por um fármaco oral, como aciclovir (800 mg, 5×/dia), fanciclovir (500 mg, 3×/dia) ou valaciclovir (1.000 mg, 3×/dia) em um ciclo total de 7 a 14 dias. Os pacientes menos enfermos podem ser tratados apenas com fármaco oral. Os pacientes com meningite pelo HIV devem receber terapia antirretroviral altamente ativa (Cap. 202). Não existe nenhum tratamento específico de benefício comprovado para pacientes com encefalite por arbovírus, incluindo encefalite causada por WNV.

Os pacientes com meningite viral e com deficiência da imunidade humoral conhecida (p. ex., agamaglobulinemia ligada ao X) e que ainda não estejam recebendo gamaglobulina intramuscular ou imunoglobulina intravenosa (IgIV) devem ser tratados com esses agentes. A administração intraventricular de imunoglobulina por meio de um reservatório de Ommaya foi tentada em alguns pacientes com meningite crônica por EV que não responderam à imunoglobulina intramuscular ou intravenosa.

A vacinação constitui um método efetivo de prevenir o desenvolvimento de meningite e outras complicações neurológicas associadas à infecção por poliovírus, vírus da caxumba, sarampo, rubéola e varicela. Atualmente, uma vacina anti-VZV de vírus vivo atenuado está disponível nos Estados Unidos. Os estudos clínicos realizados indicam uma taxa de eficácia de 70 a 90% para essa vacina; todavia, pode ser necessária uma dose de reforço após cerca de 10 anos para manter a imunidade. A vacina recombinante herpes-zóster (RSV) contém a glicoproteína E recombinante do VZV com um sistema adjuvante ($ASO1_B$) e tem maior eficácia na prevenção do herpes-zóster em adultos com ≥ 70 anos de idade em comparação com a vacina de vírus vivo atenuado. O ACIP recomenda o uso da vacina recombinante para herpes-zóster em adultos imunocompetentes com idade ≥ 50 anos. Uma vacina para a varicela inativada está disponível para receptores de transplante e outros pacientes para os quais as vacinas de vírus vivos estão contraindicadas.

PROGNÓSTICO

O prognóstico para a recuperação total da meningite viral em adultos é excelente. Em raros casos, os pacientes queixam-se de cefaleia persistente, deficiência intelectual leve, incoordenação ou astenia generalizada durante várias semanas a meses. O prognóstico em recém-nascidos e lactentes (< 1 ano) é incerto; em alguns estudos, relataram-se deficiência intelectual, dificuldade de aprendizado, surdez e outras sequelas neurológicas duradouras.

MENINGITE SUBAGUDA

MANIFESTAÇÕES CLÍNICAS

Os pacientes com meningite subaguda costumam ter cefaleia inexorável, rigidez de nuca, febre baixa e letargia durante dias a várias semanas antes de se apresentarem para avaliação. Pode haver anormalidades dos nervos cranianos e sudorese noturna. **Essa síndrome se sobrepõe à da meningite crônica, que é discutida de modo detalhado no Capítulo 139, mas é incluída aqui porque os patógenos meníngeos da meningite subaguda também podem se apresentar como meningite aguda.**

ETIOLOGIA

Os agentes causais comuns incluem *M. tuberculosis*, *C. neoformans*, *H. capsulatum*, *C. immitis* e *T. pallidum*. A infecção inicial por *M. tuberculosis* é adquirida por inalação de núcleos de gotículas aerossolizadas. A meningite tuberculosa em adultos não se desenvolve agudamente por disseminação hematogênica dos bacilos da tuberculose para as meninges. Em vez disso, tubérculos do tamanho de grãos de milhete (miliares) formam-se no parênquima do cérebro durante a disseminação hematogênica dos bacilos no curso da infecção primária. Esses tubérculos aumentam e costumam ser caseosos. A propensão de uma lesão caseosa para produzir meningite é determinada por sua proximidade ao ESA e pela taxa de desenvolvimento de encapsulação fibrosa. Focos caseosos subependimários provocam meningite por meio de descarga de bacilos e antígenos do *M. tuberculosis* no ESA. Os antígenos micobacterianos produzem intensa reação inflamatória que leva à produção de exsudato espesso, o qual ocupa as cisternas basilares e circunda os nervos, bem como os principais vasos sanguíneos cranianos na base do encéfalo.

As infecções fúngicas são adquiridas normalmente pela inalação de esporos fúngicos transmitidos pelo ar. A infecção pulmonar inicial pode ser assintomática ou apresentar-se com febre, tosse, expectoração e dor torácica. A infecção pulmonar é muitas vezes autolimitada. Assim, uma micose pulmonar localizada pode permanecer dormente até que haja uma anormalidade da imunidade celular, permitindo a reativação do fungo e sua disseminação para o SNC. O patógeno mais comum que causa meningite fúngica é o *C. neoformans*. Esse fungo é encontrado no solo e nas excretas de aves do mundo inteiro. O *H. capsulatum* é endêmico nos vales dos rios Ohio e Mississippi, na região central dos Estados Unidos, bem como em partes das Américas Central e do Sul. O *C. immitis* é endêmico nas áreas desertas do sudoeste dos Estados Unidos, norte do México e Argentina.

A sífilis é uma infecção sexualmente transmissível que se manifesta pelo aparecimento de cancro indolor no local da inoculação. O *T. pallidum* invade o SNC no início da evolução da sífilis. Os VII e VIII nervos cranianos são os mais frequentemente envolvidos.

DIAGNÓSTICO LABORATORIAL

As anormalidades clássicas do LCS na meningite tuberculosa são as seguintes: (1) pressão de abertura elevada, (2) pleocitose linfocitária (10-500 células/μL), (3) concentração elevada de proteína na faixa de 1 a 5 g/L e (4) concentração diminuída de glicose na faixa de 1,1 a 2,2 mmol/L (20 a 40 mg/dL). *A combinação de cefaleia inexorável, rigidez de nuca, fadiga, sudorese noturna e febre com pleocitose linfocitária e redução leve da concentração de glicose do LCS é altamente suspeita de meningite tuberculosa.* O último tubo de LCS coletado na PL é o melhor para ser enviado para a realização de esfregaço para bacilos álcool-ácido-resistentes (BAARs). Se houver uma película no LCS ou um coágulo tipo teia de aranha na superfície do líquido, o BAAR tem mais chance de ser demonstrado em uma lâmina do coágulo ou película. Os esfregaços positivos costumam ser relatados em apenas 10 a 40% dos casos de meningite tuberculosa em adultos. As culturas do LCS demoram 4 a 8 semanas para identificar o microrganismo e são positivas em cerca de 50% dos adultos. A cultura continua sendo o padrão de referência para estabelecer o diagnóstico de meningite tuberculosa. A PCR para detecção do DNA do *M. tuberculosis* deve ser realizada no LCS, quando disponível; todavia, a sensibilidade e a especificidade no LCS ainda não foram definidas. O CDC recomenda o uso de testes de amplificação de ácido nucleico para o diagnóstico de tuberculose pulmonar.

As anormalidades típicas do LCS na meningite fúngica são pleocitose mononuclear ou linfocitária, aumento da concentração de proteína e redução da concentração de glicose. Na meningite por *C. immitis*, pode haver eosinófilos no LCS. Com frequência, são necessários grandes volumes de LCS para demonstrar o microrganismo na preparação com tinta nanquim ou para que o microrganismo cresça em cultura. Se o LCS obtido por PL não revelar um microrganismo em duas ocasiões distintas, deverá ser obtido o LCS por punção cervical alta ou da cisterna.

O teste do antígeno polissacarídeo criptocócico é altamente sensível e específico para a meningite criptocócica. Um antígeno criptocócico reagente no LCS estabelece o diagnóstico. A detecção do antígeno polissacarídico de *Histoplasma* no LCS estabelece o diagnóstico de meningite fúngica, porém não é específica da meningite por *H. capsulatum*. Pode-se obter um resultado falso-positivo na meningite por coccidioides. Foi relatado que a detecção de anticorpos fixadores do complemento no LCS tem especificidade de 100% e sensibilidade de 75% na meningite por coccidioides.

O diagnóstico de meningite sifilítica é definido quando um teste treponêmico sérico reativo (teste de anticorpo treponêmico fluorescente absorvido [FTA-ABS, de *fluorescent treponemal antibody absorption*] ou ensaio de microemaglutinação de *T. pallidum* [MHA-TP, de *microhemagglutination assay*-T. pallidum]) se associa à pleocitose linfocitária ou mononuclear e à elevação da concentração de proteína do LCS, ou quando o Venereal Disease Research Laboratory (VDRL) é positivo no LCS. Um FTA-ABS reagente no LCS não é evidência definitiva de neurossífilis. O FTA-ABS no LCS pode ser falsamente positivo por contaminação sanguínea. Um VDRL negativo no LCS não exclui a neurossífilis. Um FTA-ABS ou um MHA-TP negativos no LCS excluem a neurossífilis.

TRATAMENTO

Meningite subaguda

O tratamento empírico da meningite tuberculosa é, com frequência, instituído com base no alto índice de suspeita na ausência de evidências laboratoriais adequadas. O tratamento inicial é uma combinação de isoniazida (300 mg/dia), rifampicina (10 mg/kg/dia), pirazinamida (30 mg/kg/dia, em doses fracionadas), etambutol (15-25 mg/kg/dia, em doses fracionadas) e piridoxina (50 mg/dia). Quando a sensibilidade do *M. tuberculosis* isolado a antimicrobianos é conhecida, pode-se interromper o etambutol. Se a resposta clínica for boa, a pirazinamida pode ser suspensa após 8 semanas, e a isoniazida e a rifampicina, mantidas durante os próximos 6 a 12 meses. Um ciclo terapêutico de 6 meses é aceitável, mas deve-se prolongá-lo por 9 a 12 meses nos pacientes com resolução inadequada dos sintomas de meningite ou com culturas micobacterianas do LCS positivas durante o tratamento. O tratamento com dexametasona é recomendado para pacientes HIV-negativos com meningite tuberculosa. A dose é de 12 a 16 mg/dia, durante 3 semanas; em seguida, é reduzida de modo gradual no decorrer de 3 semanas.

A meningite causada por *C. neoformans* em pacientes sem HIV e sem transplante é tratada mediante terapia de indução com anfotericina B (AnB) (0,7 mg/kg/dia, intravenosa) mais flucitosina (100 mg/kg/dia, em quatro doses fracionadas) durante pelo menos 4 semanas se os resultados da cultura do LCS forem negativos depois de 2 semanas de tratamento. A terapia deve ser estendida para um total de 6 semanas nos pacientes com complicações neurológicas. A terapia de indução é seguida de terapia de consolidação com fluconazol, 400 mg/dia, durante 8 semanas. Os receptores de transplante de órgãos são tratados com AnB lipossomal (3-4 mg/kg/dia) ou complexo lipídico de AnB (ABLC, de *amphotericin B lipid complex*), 5 mg/kg/dia, mais flucitosina (100 mg/kg/dia, em quatro doses fracionadas), durante pelo menos 2 semanas ou até que a cultura do LCS seja estéril. O acompanhamento deve ser feito com culturas de leveduras do LCS para esterilização mais do que com o título de antígeno criptocócico. O tratamento é seguido de um ciclo de 8 a 10 semanas de fluconazol (400-800 mg/dia [6-12 mg/kg], via oral). Se a cultura do LCS for estéril depois de 10 semanas de tratamento agudo, a dose de fluconazol é reduzida para 200 mg/dia, durante 6 meses a 1 ano. Os pacientes com infecção pelo HIV são tratados com AnB ou com formulação lipídica mais flucitosina durante pelo menos 2 semanas, seguidas de fluconazol por um período mínimo de 8 semanas. Os pacientes infectados pelo HIV podem necessitar de terapia de manutenção permanente com fluconazol, 200 mg/dia. A meningite causada por *H. capsulatum* é tratada com AnB (0,7-1 mg/kg/dia), durante 4 a 12 semanas. Uma dose total de 30 mg/kg é recomendada. O tratamento com AnB não deverá ser suspenso enquanto as culturas fúngicas não forem estéreis. Após concluir um ciclo de AnB, a terapia de manutenção com itraconazol, 200 mg, 2 ou 3 vezes ao dia, é iniciada e mantida durante pelo menos 9 meses a 1 ano. A meningite por *C. immitis* é tratada com altas doses de fluconazol (1.000 mg/dia) em monoterapia ou com AnB intravenosa (0,5-0,7 mg/kg/dia), durante > 4 semanas. A AnB intratecal (0,25-0,75 mg/dia, 3×/semana) pode ser necessária para erradicar a infecção. Recomenda-se o tratamento por toda a vida com fluconazol (200-400 mg/dia) para prevenir as recidivas. Pode-se substituir a anfotericina B por AnB lipossomal (5 mg/kg/dia) ou ABLC (5 mg/kg/dia) nos pacientes que têm ou desenvolvem disfunção renal significativa. A complicação mais comum da meningite fúngica é a hidrocefalia. Os pacientes que manifestam hidrocefalia devem submeter-se à derivação do LCS. Pode-se usar uma ventriculostomia até que as culturas fúngicas do LCS sejam estéreis, quando, então, a ventriculostomia deve ser substituída por derivação ventriculoperitoneal.

A meningite sifilítica é tratada com penicilina G aquosa na dose de 3 a 4 milhões de unidades, por via intravenosa, de 4/4 horas, durante 10 a 14 dias. Um esquema alternativo emprega 2,4 milhões de unidades de penicilina G procaína, por via intramuscular, uma vez ao dia, com 500 mg de probenecida oral, quatro vezes ao dia, durante 10 a 14 dias. Qualquer um dos dois esquemas deve ser seguido por 2,4 milhões de unidades de penicilina G benzatina, por via intramuscular, uma vez por semana, durante 3 semanas. O critério padrão para o sucesso do tratamento é o reexame do LCS. Deve-se reexaminar o LCS a intervalos de 6 meses ao longo de 2 anos. Espera-se que a contagem celular normalize-se em 12 meses e que o título do VDRL caia em duas diluições ou torne-se não reativo em 2 anos após a conclusão do tratamento. A ausência de resolução da pleocitose do LCS ou um aumento do título do VDRL no LCS em duas ou mais diluições exigem a repetição do tratamento.

LEITURAS ADICIONAIS

Centers for Disease Control and Prevention: Recommendations of the Advisory Committee on Immunization Practices for use of herpes zoster vaccines. MMWR 67:103, 2018.

Harrison LE et al: Good news and bad news-4CMenB vaccine for group B *Neisseria meningitidis*. N Engl J Med 382:376, 2020.

Heckenberg SG et al: Adjunctive dexamethasone in adults with meningococcal meningitis. Neurology 79:1563, 2012.

Roos KL et al: Acute bacterial meningitis, in *Infections of the Central Nervous System*, 4th ed. Scheld WM, Whitley RJ, Marra (eds). Philadelphia, Wolters Kluwer Health, 2014, pp 365–419.

139 Meningite crônica e recorrente

Avindra Nath, Walter J. Koroshetz, Michael R. Wilson

A inflamação crônica das meninges (pia-máter, aracnoide e dura-máter) pode provocar incapacidade neurológica profunda e, se não for tratada com êxito, pode ser fatal. A meningite crônica é diagnosticada quando ocorre uma síndrome neurológica típica durante > 4 semanas, associada a uma resposta inflamatória persistente no líquido cerebrospinal (LCS) (contagem de leucócitos > 5/μL). As causas são numerosas, e o tratamento apropriado depende da identificação da etiologia. Existem cinco categorias de doenças responsáveis pela maioria dos casos de meningite crônica: (1) infecções das meninges, (2) neoplasia maligna, (3) distúrbios inflamatórios autoimunes, (4) meningite química e (5) infecções parameníngeas. Além disso, há um reconhecimento crescente de que alguns pacientes com meningite recorrente podem ter distúrbios autoinflamatórios monogênicos.

FISIOPATOLOGIA CLÍNICA

As manifestações neurológicas da meningite crônica (Tab. 139-1) são determinadas pela localização anatômica da inflamação e suas consequências. As principais manifestações são cefaleia persistente, sinais clínicos de hidrocefalia, sinais meníngeos, neuropatias cranianas, radiculopatias e alterações cognitivas ou da personalidade. Podem ocorrer isoladamente ou em combinação. Quando aparecem combinadas, pode significar que ocorreu ampla disseminação do processo inflamatório ao longo das vias do LCS. Em alguns casos, a presença de doença sistêmica subjacente indica a provável causa da meningite (Fig. 139-1). Em geral, o diagnóstico de meningite crônica é estabelecido quando o quadro clínico leva o médico a examinar o LCS à procura de sinais de inflamação. O LCS é produzido pelo plexo coroide dos ventrículos cerebrais e atravessa forames estreitos no quarto ventrículo até o espaço subaracnóideo, que circunda o cérebro e a medula espinal, circula em torno da base do cérebro e sobre os hemisférios cerebrais e é reabsorvido por vilosidades aracnóideas que se projetam para dentro do seio sagital superior onde se mistura com o sangue nos seios venosos. Recentemente, foi identificado um sistema linfático cerebral que drena a dura-máter (Cap. 424); porém, seu papel na meningite crônica ainda não foi estudado. O fluxo de LCS constitui uma via de propagação rápida de infecções e outros processos infiltrativos para o encéfalo, a medula espinal e as raízes de nervos cranianos e espinais. Pode ocorrer propagação a partir do espaço subaracnóideo para o parênquima cerebral através das bainhas de aracnoide que circundam os vasos sanguíneos que penetram no tecido cerebral (espaços de Virchow-Robin).

Meningite intracraniana Na meningite intracraniana, as fibras nervosas nociceptivas das meninges são estimuladas pelo processo inflamatório, resultando em cefaleia e dor no pescoço ou nas costas. A obstrução das vias do LCS no aqueduto cerebral ou nas vilosidades aracnoides pode provocar hidrocefalia e sinais e sintomas de pressão intracraniana (PIC) elevada, incluindo cefaleia, vômitos, apatia ou sonolência, instabilidade da marcha, papiledema, perda visual, comprometimento do olhar para cima ou paralisia do VI nervo craniano (NC VI). As alterações cognitivas e comportamentais durante a evolução da meningite crônica também podem resultar de dano vascular devido à inflamação ao redor de vasos sanguíneos no espaço subaracnóideo (ESA), causando infartos. Os depósitos inflamatórios propagados pela circulação cerebrospinal são frequentemente proeminentes ao redor do tronco encefálico e dos NCs, bem como ao longo da face inferior dos lobos frontais e temporais. Esses casos, chamados de *meningite basal*, costumam se apresentar como neuropatias cranianas múltiplas (Cap. 441) com alguma combinação de diminuição da visão (NC II), fraqueza facial (NC VII), diminuição da audição (NC VIII), diplopia (NCs III, IV e VI), anormalidades sensitivas ou motoras da orofaringe (NCs IX, X e XII), diminuição do olfato (NC I) ou diminuição da sensação da face e fraqueza do masseter (NC V). O envolvimento dos NCs inferiores é mais comum porque o exsudato inflamatório tende a se acumular na base do encéfalo.

Meningite espinal Na meningite espinal, pode haver lesão das raízes nervosas motoras e sensitivas quando elas atravessam o ESA e penetram nas meninges. Esses casos manifestam-se na forma de diversas radiculopatias com combinações de dor radicular, perda sensitiva, fraqueza motora e incontinência urinária ou fecal. Em alguns casos, a inflamação crônica causa aracnoidite com pinçamento das raízes nervosas mais baixas e espessamento das meninges. O envolvimento preferencial das raízes nervosas inferiores é resultado de células inflamatórias que gravitam até a base do espaço intratecal. A inflamação meníngea pode atingir e danificar a medula espinal, resultando em mielopatia. O comprometimento lentamente progressivo de vários NCs e/ou raízes dos nervos espinais provavelmente se deve à meningite crônica. Os testes eletrofisiológicos (eletromiografia, estudos da condução nervosa e estudo dos potenciais evocados) podem ser úteis para determinar se há comprometimento de raízes nervosas cranianas e espinais.

Manifestações sistêmicas Em alguns pacientes, as evidências de doença sistêmica fornecem indícios quanto à causa subjacente da meningite crônica. Deve-se obter uma história completa de viagens, exposição sexual, picadas de insetos e outros modos de exposição a agentes infecciosos. As causas infecciosas estão frequentemente associadas a febre, mal-estar, anorexia e sinais de infecção localizada ou disseminada fora do sistema nervoso. As causas infecciosas são uma preocupação importante em pacientes imunossuprimidos e especialmente em pacientes com infecção não tratada pelo vírus da imunodeficiência humana (HIV), nos quais a meningite crônica é mais comumente causada por *Mycobacterium tuberculosis* ou *Cryptococcus neoformans*, podendo apresentar-se sem cefaleia, febre ou sinais meníngeos. Nessa população, deve haver um alto índice

TABELA 139-1 ■ Sinais e sintomas da meningite crônica

Sintomas	Sinais
Cefaleia crônica	± Papiledema
Dor/rigidez no pescoço ou nas costas	Sinal de Brudzinski ou de Kernig de irritação meníngea
Alteração de personalidade	Alteração do estado mental – sonolência, desatenção, desorientação, perda de memória, sinais de liberação frontal (preensão, sucção, muxoxo), perseveração
Fraqueza facial	Paresia periférica do NC VII
Visão dupla	Paresia dos NCs III, IV e/ou VI
Visão diminuída	Papiledema, NC II (atrofia/inflamação óptica)
Perda auditiva	Paresia do NC VIII
Fraqueza dos braços ou das pernas	Mielopatia ou radiculopatia
Dormência nos braços ou nas pernas	Mielopatia ou radiculopatia
Retenção/incontinência urinária	Mielopatia ou radiculopatia
	Disfunção do lobo frontal (hidrocefalia)
Perda da destreza	Ataxia

Sigla: NC, nervo craniano.

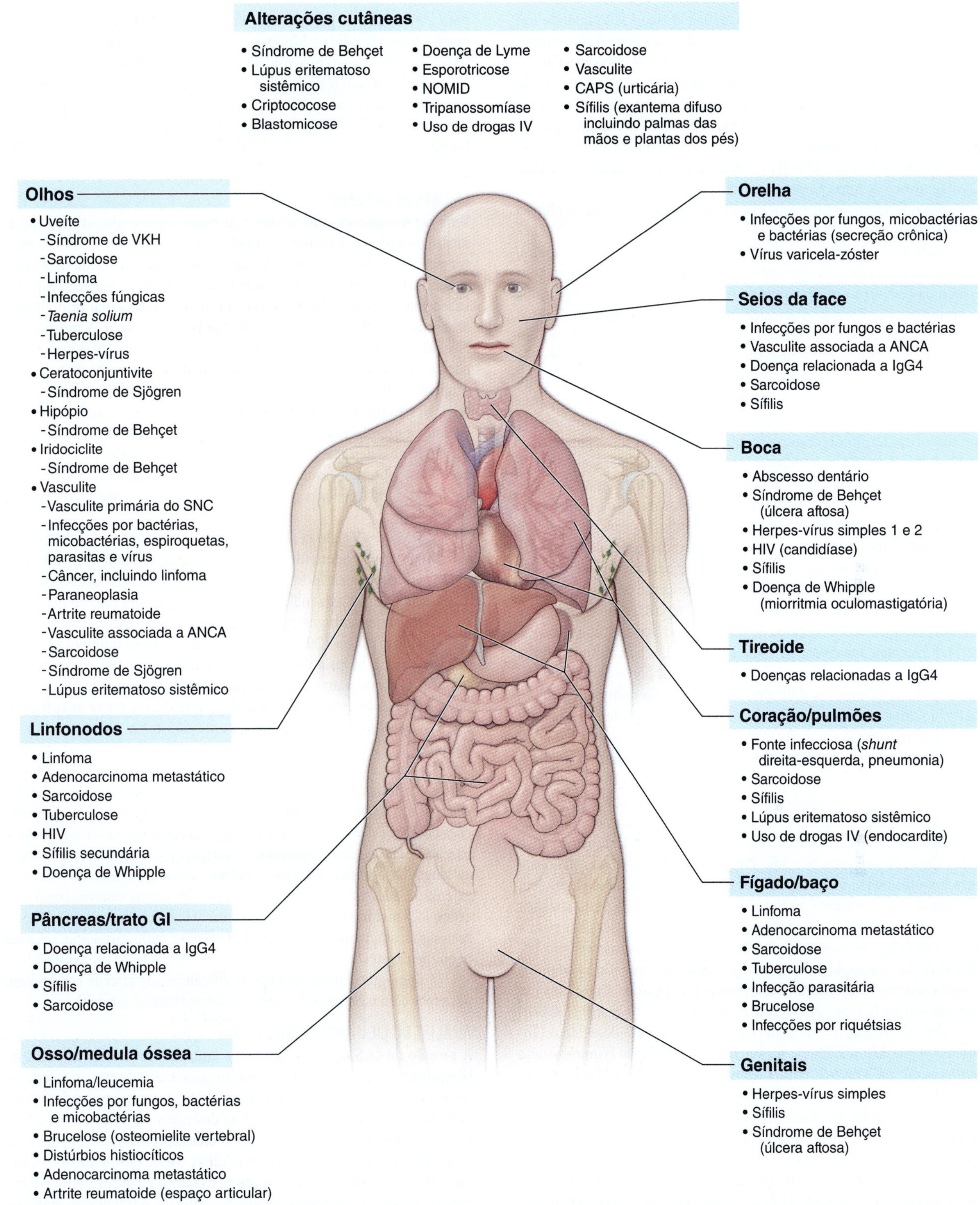

FIGURA 139-1 Manifestações sistêmicas que podem oferecer indícios para a etiologia da meningite crônica. ANCA, anticorpo anticitoplasma de neutrófilo; CAPS, síndrome da febre periódica associada à crioporina; HIV, vírus da imunodeficiência humana; IV, intravenoso; NOMID, doença inflamatória multissistêmica de início neonatal; SNC, sistema nervoso central; VKH, Vogt-Koyanagi-Harada; GI, gastrintestinal; Ig, imunoglobulina.

de suspeição clínica mesmo quando houver apenas confusão leve ou uma síndrome inespecífica de cefaleia. Os distúrbios inflamatórios não infecciosos muitas vezes produzem manifestações sistêmicas primeiro, embora a meningite possa ser a manifestação inicial. A meningite carcinomatosa, causada por disseminação de células cancerosas metastáticas pelo LCS, pode ou não ser acompanhada de evidências clínicas da neoplasia primária.

ABORDAGEM AO PACIENTE

Meningite crônica

A ocorrência de cefaleia crônica, sinais clínicos de hidrocefalia, neuropatia craniana, radiculopatia e/ou declínio cognitivo em um paciente sugere a necessidade de punção lombar (PL) à procura de evidências de inflamação meníngea. Algumas vezes, o diagnóstico é feito quando um exame contrastado (ressonância magnética [RM] ou tomografia computadorizada [TC]) mostra extravasamento do agente de contraste para as meninges. O realce das meninges é sempre preocupante com exceção do reforço dural após PL, procedimentos neurocirúrgicos, concussão ou vazamento espontâneo de LCS. Uma vez confirmada a meningite crônica pelo exame do LCS, os esforços devem ser orientados para a identificação da causa (Tabs. 139-2 e 139-3) por meio de (1) outras análises no LCS, (2) diagnóstico de infecção sistêmica subjacente ou de distúrbio inflamatório não infeccioso ou (3) exame histopatológico de amostras de biópsia das meninges.

Existem duas formas clínicas de meningite crônica. Na primeira, os sintomas são crônicos e persistentes, enquanto na segunda ocorrem episódios distintos e recorrentes de doença. No último grupo, todos os sintomas, sinais e parâmetros de inflamação meníngea do LCS sofrem resolução completa entre os episódios, espontaneamente ou em resposta a um tratamento específico. Nesses pacientes, as prováveis etiologias incluem meningite de Mollaret, que é mais comumente causada por infecção pelo herpes-vírus simples (HSV) do tipo 2; meningite química, devido ao extravasamento episódico do conteúdo de um tumor epidermoide, craniofaringioma ou colesteatoma para o LCS; condições inflamatórias autoimunes primárias, incluindo síndrome de Vogt-Koyanagi-Harada, síndrome de Behçet, lúpus eritematoso sistêmico (LES), artrite reumatoide, doença relacionada à imunoglobulina G4 (IgG4) e vasculite primária do sistema nervoso central (SNC); e hipersensibilidade a fármacos com administração repetida do agente agressor. Com a maior disponibilidade do sequenciamento completo do genoma, também há o reconhecimento crescente de que os pacientes com síndromes autoinflamatórias hereditárias, como a síndrome periódica associada ao receptor de fator de necrose tumoral (TRAPS, de *TNF receptor-associated periodic syndrome*), a síndrome da febre periódica associada à crioporina (CAPS, de *cryoporin-associated periodic fever syndrome*), a deficiência do fator I do complemento e o distúrbio inflamatório sistêmico de início neonatal, podem apresentar meningite recorrente.

A história epidemiológica tem importância considerável no diagnóstico de meningite crônica e pode orientar a seleção dos exames laboratoriais. Os aspectos pertinentes incluem história de tuberculose ou exposição; viagem prévia para áreas endêmicas de infecções fúngicas (nos Estados Unidos, vale San Joaquin, na Califórnia, e estados do sudoeste para coccidioidomicose, estados do centro-oeste para histoplasmose e estados do sudeste para blastomicose); viagem à região do Mediterrâneo ou ingestão de laticínios não pasteurizados importados (*Brucella*); tempo despendido em áreas endêmicas para a doença de Lyme; exposição a infecções sexualmente transmissíveis (sífilis; HSV-2); exposição de hospedeiro imunocomprometido a pombos e suas excretas (*Cryptococcus neoformans*); exposição à madeira em decomposição (*Cryptococcus gattii*); jardinagem (*Sporothrix schenckii*); ingestão de carne malcozida ou contato com gato doméstico (*Toxoplasma gondii*); residência na Tailândia ou no Japão (*Gnathostoma spinigerum*), na América Latina (*Paracoccidioides brasiliensis*) ou no sul do Pacífico (*Angiostrongylus cantonensis*); residência em área rural e exposição a guaxinins (*Baylisascaris procyonis*); e residência na América Latina, nas Filipinas, na África Subsaariana ou no Sudeste Asiático (*Taenia solium*/cisticercose).

A presença de sinais cerebrais focais em paciente com meningite crônica sugere a possibilidade de abscesso cerebral, infecção parameníngea ou infarto; a identificação de uma fonte potencial de infecção (secreção crônica da orelha, rinossinusite, abscesso dentário, *shunt* cardíaco ou pulmonar direita-esquerda, infecção pleuropulmonar crônica) favorece o diagnóstico. Em alguns casos, o diagnóstico pode ser estabelecido com base no reconhecimento e na biópsia de lesões cutâneas incomuns (síndrome de Behçet, LES, criptococose, blastomicose, doença de Lyme, esporotricose, tripanossomíase, uso de drogas intravenosas [IV]) ou aumento dos linfonodos (linfoma, sarcoidose, tuberculose, HIV, sífilis secundária ou doença de Whipple). Um exame oftalmológico minucioso pode revelar uveíte (síndrome de Vogt-Koyanagi-Harada, sarcoidose ou linfoma do SNC), ceratoconjuntivite seca (síndrome de Sjögren) ou iridociclite (síndrome de Behçet) e é essencial para a avaliação de perda visual devido a papiledema. Lesões aftosas orais, úlceras genitais e hipópio (células inflamatórias na câmara anterior do olho) sugerem a síndrome de Behçet. Hepatoesplenomegalia sugere linfoma, sarcoidose, tuberculose ou brucelose. Lesões herpéticas na área genital ou nas coxas sugerem infecção por HSV-2. Um nódulo na mama, uma lesão cutânea pigmentada suspeita, dor óssea focal, linfonodos fixos ou massa abdominal sugerem a possibilidade de meningite carcinomatosa.

EXAMES DE IMAGEM

Uma vez reconhecida a síndrome clínica como manifestação potencial de meningite crônica, a análise adequada do LCS é essencial. Porém, se houver possibilidade de PIC elevada, deve-se realizar um exame de neuroimagem antes da PL. Se a PIC estiver elevada devido a uma lesão expansiva, edema cerebral ou bloqueio no fluxo do LCS ventricular (hidrocefalia obstrutiva), a PL carrega o risco de herniação cerebral. A hidrocefalia obstrutiva exige habitualmente uma drenagem ventricular direta. Nos pacientes com as vias do fluxo cerebrospinal abertas, a PIC elevada pode originar-se de deficiência da absorção de LCS pelas vilosidades aracnóideas. Nesses pacientes, a PL costuma ser segura e pode ser terapêutica. De fato, a drenagem lombar repetida ou contínua pode ser necessária para evitar a deterioração abrupta e a morte por PIC elevada. Em alguns pacientes, sobretudo aqueles com meningite criptocócica, podem ocorrer níveis de PIC elevada que põem em risco a vida, sem aumento dos ventrículos.

A RM ou a TC do cérebro e da medula espinal com administração de contraste podem identificar uma captação meníngea, infecções parameníngeas (incluindo abscesso cerebral), encarceramento da medula espinal (neoplasia maligna, inflamação ou infecção) ou depósitos nodulares nas meninges ou nas raízes nervosas (neoplasia maligna ou sarcoidose) (Fig. 139-2). Os exames de imagem também são úteis para orientar a biópsia das meninges afetadas. Por fim, é importante lembrar que um cisto que cause meningite química recorrente devido ao extravasamento pode ser melhor visualizado entre os episódios clínicos quando um vazamento recente não fez o cisto diminuir de volume.

Os padrões de reforço das diferentes camadas meníngeas podem ser muito informativos e podem ser divididos em dois tipos: leptomeníngeo (pia e aracnoide), quando o reforço das meninges segue as convoluções dos giros e/ou envolve as meninges ao redor das cisternas basais; e parenquimatoso (dura), quando o reforço é espesso e linear ou nodular ao longo da superfície interna da calota craniana, foice ou tentório sem extensão para os giros corticais ou envolvimento da cisterna basal. Por exemplo, a meningite infecciosa se apresenta principalmente como leptomeningite, enquanto a meningite linfomatosa pode apresentar-se como paquimeningite.

A angiografia pode identificar evidências de arterite cerebral em pacientes com meningite crônica e acidente vascular cerebral.

ANÁLISE DO LÍQUIDO CEREBROSPINAL

A pressão do LCS deve ser medida, e amostras devem ser enviadas ao laboratório para cultura bacteriana, fúngica e micobacteriana; teste de Venereal Disease Research Laboratory (VDRL); contagem celular total e diferencial; coloração pelo Gram; e medição dos níveis de glicose e proteína. O VDRL no LCS é um teste altamente específico, mas não particularmente sensível, para a sífilis. Se o VDRL no LCS for negativo em um paciente de alto risco sob outros aspectos com anticorpos treponêmicos positivos no soro e pleocitose inexplicada no LCS, o tratamento empírico ainda pode ser apropriado. Devem-se realizar preparação a fresco para fungos e parasitas, preparação com tinta nanquim e cultura, cultura para bactérias e fungos fastidiosos, pesquisa do antígeno criptocócico e de bandas oligoclonais de Ig e citologia. Outros testes específicos do LCS (Tabs. 139-2 e 139-3) ou hemoculturas e culturas devem ser solicitados, quando for indicado, com base na anamnese, no exame físico ou nos resultados preliminares do LCS (i.e., meningite eosinofílica, mononuclear ou polimorfonuclear). Um diagnóstico rápido pode ser facilitado por testes sorológicos e pela reação em cadeia da polimerase (PCR, de *polymerase chain reaction*) para identificar sequências de DNA no LCS específicas do patógeno de que se suspeita. A PCR para RNA ribossômico (rRNA) 16s pode ser usada para detectar uma ampla gama de causas bacterianas de

TABELA 139-2 ■ Causas infecciosas da meningite crônica

Agente causal	Perfil do LCS	Exames diagnósticos úteis	Fatores de risco e manifestações sistêmicas
Bactérias comuns			
Meningite supurativa parcialmente tratada	Células mononucleares ou mistas mononucleares-polimorfonucleares	Cultura e coloração de Gram do LCS; PCR para rRNA 16s no LCS	História compatível com meningite bacteriana aguda e tratamento incompleto
Infecção parameníngea	Células mononucleares ou mistas mononucleares-polimorfonucleares	RM ou TC com contraste para detectar infecção parenquimatosa, subdural, extradural ou sinusal	Otite média, infecção pleuropulmonar, *shunt* cardiopulmonar direita-esquerda para abscesso cerebral; sinais neurológicos focais; dor à palpação do pescoço, do dorso, das orelhas ou dos seios paranasais
Mycobacterium tuberculosis	Células mononucleares, exceto células polimorfonucleares no início da infecção (contagem de leucócitos geralmente < 500/μL); baixo nível de glicose no LCS; proteína elevada	Teste cutâneo com tuberculina pode ser negativo; ensaio com liberação de interferon-γ; PCR e cultura para BAAR no LCS (escarro, urina, conteúdo gástrico, quando indicado); identificar o bacilo tuberculoso na coloração para BAAR do LCS ou película proteica	História de exposição; doença tuberculosa prévia; imunossupressão, tratamento com anti-TNF ou Aids; crianças pequenas; febre, meningismo, sudorese noturna, TB miliar na radiografia ou na biópsia hepática; acidente vascular cerebral devido à arterite
Doença de Lyme (síndrome de Bannwarth) *Borrelia burgdorferi*	Células mononucleares; proteína elevada	Título sérico de anticorpos anti-Lyme; confirmação por *Western blot* (pacientes com sífilis podem ter títulos de Lyme falso-positivos)	História de picada ou exposição a carrapato; eritema crônico migratório; artrite, radiculopatia, paralisia de Bell, meningoencefalite-síndrome semelhante à esclerose múltipla
Sífilis (secundária, terciária) *Treponema pallidum*	Células mononucleares; proteína elevada	VDRL no LCS; VDRL (ou RPR) sérico; teste de absorção de anticorpos treponêmicos fluorescentes (FTA) ou MHA-TP; VDRL e RPR séricos podem ser negativos na sífilis terciária devido à diminuição dos níveis de anticorpos ou mais cedo na evolução da doença devido a níveis de anticorpos muito elevados (efeito prozona)	História de exposição apropriada; indivíduos soropositivos para HIV sob risco aumentado de infecção agressiva; febre; linfadenopatia; erupção mucocutânea generalizada não pruriginosa; "demência"; infarto cerebral devido à endarterite; mielopatia
Bactérias incomuns			
Actinomyces	Células polimorfonucleares	Cultura anaeróbia	Abscesso ou trato sinusal parameníngeo (foco oral ou dentário); pneumonite
Nocardia	Células polimorfonucleares; às vezes, células mononucleares; com frequência, glicose baixa	O isolamento pode exigir semanas; BAAR semanal	Pode haver abscesso cerebral associado
Brucella	Células mononucleares (raramente polimorfonucleares); proteína elevada; com frequência, glicose baixa	Detecção de anticorpos no LCS; detecção de anticorpos no soro	Ingestão de laticínios não pasteurizados; exposição a cabras, carneiros, vacas; febre, artralgia, mialgia, osteomielite vertebral
Doença de Whipple *Tropheryma whipplei*	Células mononucleares	Biópsia do intestino delgado ou de linfonodos; PCR do LCS para *T. whipplei*; biópsia cerebral ou meníngea (com coloração PAS e exame ME)	Diarreia, perda ponderal, artralgias, febre; demência, ataxia, paresia, oftalmoplegia, mioclonia oculomastigatória
Bactérias raras			
Leptospirose (às vezes, quando não tratada, pode durar 3-4 semanas)			
Fungos			
Cryptococcus neoformans e *var. gattii*	Células mononucleares; a contagem não está elevada em alguns pacientes com Aids	Preparação com tinta nanquim ou preparação a fresco para fungos do LCS (leveduras em brotamento); hemocultura e urocultura; detecção de antígenos no LCS	Aids e imunossupressão; exposição a pombos para *C. neoformans*, exposição a matéria orgânica de plantas em decomposição para *C. var. gattii*; comprometimento da pele e de outros órgãos devido à infecção disseminada
Coccidioides immitis	Células mononucleares (às vezes, 10-20% de eosinófilos); glicose frequentemente baixa	Detecção de anticorpos no LCS e no soro, detecção de antígenos no LCS	História de exposição – sudoeste dos Estados Unidos; aumento da virulência em etnias de pele escura
Candida sp.	Células polimorfonucleares ou mononucleares	Coloração e cultura do LCS para fungos	Abuso de drogas IV; pós-operatório; terapia IV prolongada; candidíase disseminada, injeção epidural recente
Histoplasma capsulatum	Células mononucleares; glicose baixa	Coloração e cultura de grandes volumes de LCS para fungos; detecção de antígeno no LCS, no soro e na urina; detecção de anticorpos no soro e no LCS	História de exposição – Ohio e vale do Rio Mississippi central; Aids; lesão das mucosas
Blastomyces dermatitidis	Células mononucleares ou polimorfonucleares	Coloração e cultura do LCS para fungos; biópsia e cultura de lesões cutâneas e pulmonares; detecção de anticorpos séricos	Centro-oeste e sudeste dos Estados Unidos; infecção habitualmente sistêmica; abscessos, fístulas com drenagem, úlceras
Aspergillus sp.	Células mononucleares ou polimorfonucleares	Cultura do LCS	Sinusite; granulocitopenia ou imunossupressão
Sporothrix schenckii	Células mononucleares	Detecção de anticorpos no LCS e no soro; cultura do LCS	Inoculação traumática; uso de drogas IV; lesão cutânea ulcerada
Fungos raros			
Xylohypha (anteriormente *Cladosporium*) *trichoides* e outros fungos de paredes escuras (demáceos), como *Curvularia*; *Drechslera*; *Mucor*; e, após aspiração de água, *Pseudallescheria boydii*; infecção iatrogênica por *Exserohilum rostratum* após bloqueio espinal			

(Continua)

TABELA 139-2 ■ Causas infecciosas da meningite crônica *(Continuação)*

Agente causal	Perfil do LCS	Exames diagnósticos úteis	Fatores de risco e manifestações sistêmicas
Protozoários			
Toxoplasma gondii	Células mononucleares	Biópsia ou resposta ao tratamento empírico no contexto clinicamente apropriado (incluindo presença de anticorpos no soro)	Geralmente com abscessos intracerebrais; comum em pacientes HIV-soropositivos; febre
Tripanossomíase *Trypanosoma gambiense*, *T. rhodesiense*	Células mononucleares; proteína elevada	Elevação da IgM no LCS; identificação de tripanossomas no esfregaço de LCS e sangue	Endêmica na África; cancro, linfadenopatia; distúrbio do sono proeminente
Protozoários raros			
Acanthamoeba sp. causando encefalite e meningoencefalite amebiana granulomatosa em pessoas imunocomprometidas e debilitadas; *Balamuthia mandrillaris* causando meningoencefalite crônica em hospedeiros imunocompetentes			
Helmintos			
Cisticercose (infecção por cistos de *Taenia solium*)	Células mononucleares; podem incluir eosinófilos; o nível de glicose pode estar baixo	Ensaio de hemaglutinação indireta no LCS; *immunoblotting* com ELISA no soro; antígeno ou PCR no LCS	Geralmente com vários cistos nas meninges basais e hidrocefalia; cistos cerebrais, envolvimento ocular; calcificação muscular
Gnathostoma spinigerum	Eosinófilos, células mononucleares	Eosinofilia periférica	História de ingestão de peixe cru; comum na Tailândia e no Japão; envolvimento ocular; hemorragia subaracnóidea; radiculopatia dolorosa
Angiostrongylus cantonensis	Eosinófilos, células mononucleares	Isolamento de vermes do LCS	História de ingestão de moluscos crus; comum em regiões tropicais do Pacífico; frequentemente benigno; envolvimento ocular (raro)
Baylisascaris procyonis (oxiúro-do-guaxinim)	Eosinófilos, células mononucleares	*Immunoblotting* no CSF (Centers for Disease Control and Prevention)	A infecção sucede à ingestão acidental de ovos de *B. procyonis* provenientes das fezes de guaxinim; envolvimento ocular; meningoencefalite fatal
Helmintos raros			
Trichinella spiralis (triquinose); *Fasciola hepatica* (trematódeo hepático), cistos de *Echinococcus*; *Schistosoma* sp. A primeira pode provocar pleocitose linfocitária, enquanto os dois últimos podem produzir uma resposta eosinofílica no LCS associada a cistos cerebrais (*Echinococcus*) ou lesões granulomatosas do cérebro ou da medula espinal			
Vírus			
Caxumba	Células mononucleares	Anticorpos no soro	Ausência de caxumba prévia ou imunização; orquite; pode produzir meningoencefalite; pode persistir por 3-4 semanas
Coriomeningite linfocitária	Células mononucleares; pode ter glicose baixa	Anticorpos no soro; PCR para LCMV no LCS	Contato com roedores ou suas excretas; pode persistir por 3-4 semanas
Ecovírus	Células mononucleares; pode ter glicose baixa	Isolamento viral no LCS	Hipogamaglobulinemia congênita; história de meningite recorrente
HIV (síndrome retroviral aguda)	Células mononucleares	PCR para HIV no sangue e no LCS	Fatores de risco do HIV; exantema, febre, linfadenopatia; linfopenia no sangue periférico; a síndrome pode persistir tempo suficiente para ser considerada "meningite crônica"; ou a meningite crônica pode sobrevir nos estágios tardios (Aids) devido ao HIV
Herpes-vírus humano	Células mononucleares	PCR para DNA de HSV, EBV, CMV; anticorpos no LCS contra HSV, EBV	Meningite recorrente por HSV-2 (raramente HSV-1) frequentemente associada a recorrências genitais; EBV associado à mielorradiculopatia, CMV com polirradiculopatia

Siglas: Aids, síndrome da imunodeficiência adquirida; BAAR, bacilos álcool-ácido-resistentes; CMV, citomegalovírus; DNA, ácido desoxirribonucleico; EBV, vírus Epstein-Barr; ELISA, ensaio imunoabsorvente ligado à enzima; FTA, teste de absorção de anticorpos treponêmicos fluorescentes; HIV, vírus da imunodeficiência humana; HSV, herpes-vírus simples; IgM, imunoglobulina M; IV, intravenoso; LCMV, vírus da coriomeningite linfocitária; LCS, líquido cerebrospinal; ME, microscopia eletrônica; MHA-TP, ensaio de microemaglutinação de *T. pallidum*; PAS, ácido periódico de Schiff; PCR, reação em cadeia da polimerase; RM, ressonância magnética; RPR, teste de reagina plasmática rápida; TB, tuberculose; TC, tomografia computadorizada; TNF, fator de necrose tumoral; VDRL, Venereal Disease Research Laboratory.

meningite e pode ser particularmente útil na meningite parcialmente tratada, quando a positividade da cultura é baixa. Os rRNAs 18s e 28s na PCR também podem ser úteis para a detecção de uma ampla gama de espécies de fungos. Em pacientes com suspeita de infecções fúngicas, quando outros exames são negativos, a determinação dos β-glicanos pode constituir um exame complementar útil para o estabelecimento do diagnóstico. Com o progresso da informática e do sequenciamento profundo paralelo, o sequenciamento imparcial metagenômico da próxima geração está se tornando amplamente disponível, representando um método eficiente e poderoso para o diagnóstico de infecções difíceis.

Na maioria das categorias de meningite crônica (não recorrente), as células mononucleares predominam no LCS. Quando os neutrófilos predominam depois de 3 semanas de doença, as principais possibilidades etiológicas incluem *Nocardia asteroides*, *Actinomyces israelii*, *Brucella*, *Mycobacterium tuberculosis* (apenas 5-10% dos casos iniciais), diversos fungos (*Blastomyces dermatitidis*, *Candida* spp., *Histoplasma capsulatum*, *Aspergillus* spp., *Pseudallescheria boydii*, *Cladophialophora bantiana*) e causas não infecciosas (LES, meningite química exógena). Quando os eosinófilos predominam ou estão presentes em número limitado em uma resposta de células predominantemente mononucleares no LCS, o diagnóstico diferencial deve incluir parasitoses (infecção por *A. cantonensis*, *G. spinigerum*, *B. procyonis* ou *Toxocara canis*, cisticercose, esquistossomose, hidatidose, infecção por *T. gondii*), micoses (6-20% de eosinófilos, juntamente com pleocitose predominantemente linfocitária, sobretudo na presença de meningite coccidioidal), doença neoplásica (linfoma, leucemia, carcinoma metastático) ou outros processos inflamatórios (sarcoidose, síndrome hipereosinofílica).

Com frequência, é necessário aumentar o número de exames complementares quando a investigação inicial não revela a etiologia. Além disso, podem ser necessárias repetidas (três ou mais) amostras de grandes volumes de LCS lombar para estabelecer o diagnóstico de certas causas infecciosas e malignas de meningite crônica. A meningite

TABELA 139-3 ■ Causas não infecciosas da meningite crônica

Agente causal	Perfil do LCS	Exames diagnósticos úteis	Fatores de risco e manifestações sistêmicas
Neoplasia maligna	Células mononucleares; proteína elevada; glicose baixa	Exame citológico repetido de grandes volumes de LCS; exame do LCS por microscopia de luz polarizada; marcadores linfocitários clonais; depósitos em raízes nervosas ou nas meninges observados no mielograma ou na RM com contraste; biópsia da meninge	Câncer metastático de mama, pulmão, estômago ou pâncreas; melanoma, linfoma, leucemia; gliomatose meníngea; sarcoma; disgerminoma cerebral
Compostos químicos (podem causar meningite recorrente)	Células mononucleares ou PMNs; glicose baixa, proteína elevada; xantocromia por hemorragia subaracnóidea na semana anterior à apresentação com "meningite"	TC ou RM com contraste; angiografia cerebral para detectar a presença de aneurisma; realce e pinçamento de raízes nervosas da cauda equina na aracnoidite/paquimeningite	História de injeção recente no espaço subaracnóideo; história de início súbito de cefaleia; ressecção recente de neuroma do acústico ou craniofaringioma; tumor epidermoide do cérebro ou da medula espinal, às vezes com trato sinusal dermoide; apoplexia hipofisária
Inflamação primária			
Sarcoidose do SNC	Células mononucleares; proteína elevada; glicose frequentemente baixa	Níveis da enzima conversora da angiotensina no soro e no LCS (insensível); biópsia de tecidos extraneurais afetados ou biópsia de lesão cerebral/meninges	Paralisia de NC, especialmente do NC VII e do NC II, incluindo o quiasma óptico; disfunção hipotalâmica, sobretudo diabetes insípido; radiografia de tórax anormal; neuropatia periférica ou miopatia; mielite transversa longitudinalmente extensa
Síndrome de Vogt-Koyanagi-Harada (meningite recorrente)	Células mononucleares		Meningoencefalite recorrente com uveíte, descolamento de retina, alopecia, clareamento de sobrancelhas e cílios, disacusia, cataratas, glaucoma
Angeíte granulomatosa isolada do sistema nervoso	Células mononucleares; proteína elevada	Angiografia; a biópsia meníngea pode ser necessária se a doença for restrita aos pequenos vasos; PCR para VZV no sangue, no LCS e biópsia de tecido	Demência subaguda; vários infartos cerebrais; zóster oftálmico recente
Lúpus eritematoso sistêmico	Células mononucleares ou PMNs	Anticorpos anti-DNA, fator antinuclear	Encefalopatia; crises convulsivas; acidente vascular cerebral; mielopatia transversa; exantema; artrite
Síndrome de Behçet (meningite recorrente)	Células mononucleares ou PMNs; proteína elevada		Úlceras aftosas orais e genitais; iridociclite; hemorragias retinianas; lesões patérgicas no local de punção cutânea
Meningite linfocitária benigna crônica	Células mononucleares		Recuperação em 2-6 meses, diagnóstico por exclusão
Meningite de Mollaret (meningite recorrente)	Grandes células endoteliais e PMNs nas primeiras horas, seguidas de células mononucleares	PCR para HSV; RM/TC para excluir tumor epidermoide ou cisto dural	Meningite recorrente; excluir HSV-2; raros casos devido ao HSV-1; caso eventual associado a cisto dural
Hipersensibilidade a fármacos	PMNs; às vezes, células mononucleares ou eosinófilos	Hemograma completo (eosinofilia)	Exposição a agentes anti-inflamatórios não esteroides, sulfonamidas, isoniazida, tolmetina, ciprofloxacino, penicilina, carbamazepina, lamotrigina, imunoglobulina IV, anticorpos OKT3, fenazopiridina; observa-se uma melhora após a interrupção do fármaco; recidiva com exposição repetida
Granulomatose com poliangeíte (de Wegener)	Células mononucleares	Radiografias de tórax e dos seios paranasais; exame de urina; ANCA no soro; paquimeningite na RM com contraste	Lesões sinusais, pulmonares ou renais associadas; paralisia de NC; lesões cutâneas; neuropatia periférica
Distúrbio inflamatório sistêmico de início neonatal	Células mononucleares e PMNs	Mutação com ganho de função no gene NLRP3 levando a aumento de IL-1β	Febre recorrente, urticária, artralgias, perda auditiva neurossensorial, papiledema, PIC aumentada
Paquimeningite hipertrófica associada à IgG4	Pleocitose linfocitária leve em alguns casos; proteína normal ou levemente aumentada; glicose normal	Níveis séricos de IgG4 frequentemente elevados; VHS e proteína C-reativa; paquimeningite na RM com contraste; biópsia meníngea mostrando fibrose circular irregular com infiltrados linfocitários, flebite obliterante e plasmócitos IgG4+	Cefaleia; convulsões; sintomas focais por envolvimento dural na medula espinal/raízes nervosas, clivo, estruturas periorbitais, vestibulares e do tronco encefálico. A doença sistêmica relacionada à IgG4 pode envolver muitos tecidos, incluindo pâncreas, tireoide, pulmões, retroperitônio, glândulas lacrimais, parótidas e submandibulares, órbitas, rins, aorta, fígado
Síndrome da febre periódica associada ao receptor de TNF (TRAPS)	Células mononucleares	Mutação no gene TNFRSF1A levando a aumento de TNF	Cefaleia, convulsões, zumbido, exantema, dor abdominal, linfadenopatia, edema periorbital, dor articular, mialgia
Deficiência do fator I do complemento	PMNs	Mutação no gene do fator I do complemento levando a níveis séricos baixos de fator I (ou fator I disfuncional) e C3	Meningite asséptica neutrofílica recorrente responsiva a esteroides com ou sem encefalite; risco aumentado de infecções sistêmicas com bactérias encapsuladas, glomerulonefrite, lúpus eritematoso sistêmico e vasculite leucocitoclástica
Síndrome da febre periódica associada à crioporina (CAPS)	Células mononucleares	Mutação heterozigótica de ganho de função dentro do gene *NLRP3*	Febre, urticária, amiloidose, artralgia, perda auditiva neurossensorial, mialgias, papiledema, alterações visuais
Outros: esclerose múltipla, síndrome de Sjögren e formas mais raras de vasculite (p. ex., síndrome de Cogan)			

Siglas: ANCA, anticorpo anticitoplasma de neutrófilo; DNA, ácido desoxirribonucleico; HSV, herpes-vírus simples; IL, interleucina; LCS, líquido cerebrospinal; NC, nervo craniano; PCR, reação em cadeia da polimerase; PIC, pressão intracraniana; PMNs, células polimorfonucleares; RM, ressonância magnética; SNC, sistema nervoso central; TC, tomografia computadorizada; TNF, fator de necrose tumoral; VHS, velocidade de hemossedimentação; VZV, vírus varicela-zóster; IV, intravenoso; IgG4, imunoglobulina G4.

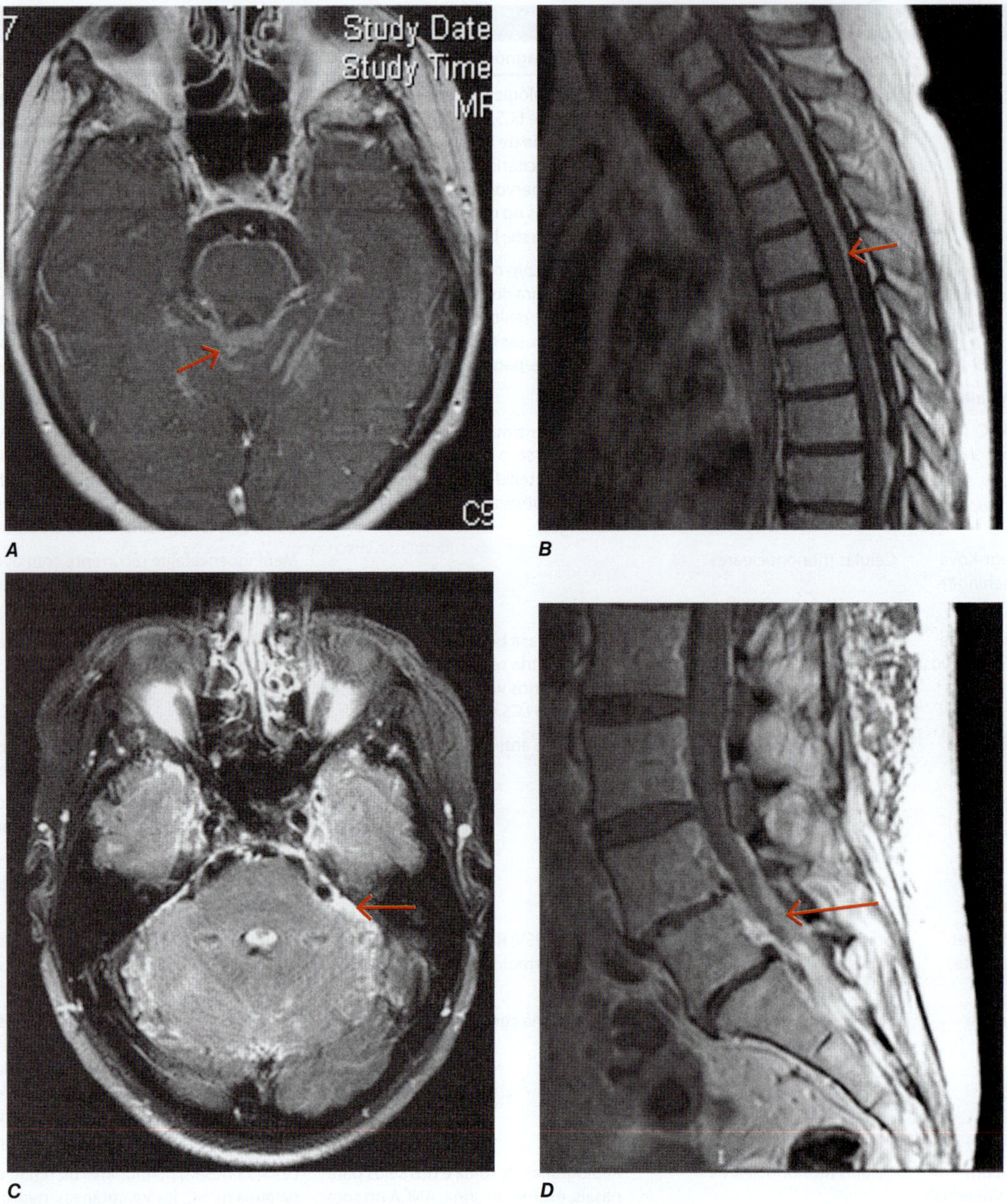

FIGURA 139-2 Meningite crônica ilustrando realce meníngeo na ressonância magnética contrastada. ***A*** e ***B*** são imagens de um paciente com meningite crônica causada por carcinoma. ***C*** e ***D*** são de um paciente com meningite crônica causada pela infecção por *Cryptococcus*. *Setas* apontam para as áreas mais proeminentes de inflamação meníngea ao redor do tronco encefálico e das folhas do cerebelo (***A***), cerebelo (***C***), ao longo da medula espinal dorsal (***B***) e agregados de raízes na cauda equina (***D***).

linfomatosa ou carcinomatosa pode ser diagnosticada por meio de exame de cortes de um bloco celular formado por centrifugação do sedimento de um grande volume de LCS. A citometria de fluxo para células malignas também pode ser útil em pacientes com suspeita de meningite carcinomatosa. O diagnóstico de meningite fúngica também pode exigir grandes volumes de LCS para cultura do sedimento. Se a PL convencional for improdutiva, pode ser útil uma punção da cisterna cervical para obter LCS próximo às meninges basilares. O líquido ventricular pode parecer estéril em casos de infecção ativa no espaço lombar baixo.

INVESTIGAÇÃO LABORATORIAL

Além do exame de LCS, deve-se procurar identificar as doenças subjacentes pertinentes. Com frequência, indicam-se teste tuberculínico, radiografia de tórax, exame e cultura de urina, hemograma e contagem diferencial, provas de função renal e hepática, fosfatase alcalina, velocidade de hemossedimentação, fator antinuclear, anticorpos anti-Ro e anti-La, fator reumatoide e nível de IgG4. Em alguns casos, indica-se uma pesquisa minuciosa à procura de um local sistêmico de infecção. Pode-se verificar a presença de focos pulmonares de infecção, particularmente na doença fúngica ou na tuberculose. Por conseguinte, a TC ou a RM do tórax e o exame de escarro podem ser úteis. Podem ser detectadas anormalidades por meio de broncoscopia ou biópsia transtorácica por agulha. Com frequência, efetua-se um teste cutâneo de tuberculina, embora ele tenha especificidade e sensibilidade limitadas para o diagnóstico de doença ativa. Quando disponíveis, os testes de liberação de interferon-γ podem ser usados no diagnóstico da tuberculose latente. A biópsia de fígado, medula óssea ou linfonodo pode ser diagnóstica em alguns casos de tuberculose miliar, micose disseminada, sarcoidose ou neoplasia maligna metastática. A tomografia por emissão de pósitrons com fluorodesoxiglicose pode ser valiosa para identificar um local sistêmico para biópsia em pacientes com suspeita de meningite carcinomatosa ou sarcoidose, quando outros exames não fornecem informações. Um teste genético pode identificar mutações responsáveis por distúrbios autoinflamatórios monogênicos raros.

BIÓPSIA MENÍNGEA

Se o exame do LCS não for diagnóstico, deve-se considerar fortemente uma biópsia das meninges em pacientes com incapacidade grave, que necessitam de descompressão ventricular crônica ou cuja doença esteja progredindo rapidamente. É preciso que as atividades do cirurgião, do patologista, do microbiologista e do citologista sejam coordenadas, de modo a obter uma amostra suficiente e realizar culturas apropriadas e estudos histológicos e moleculares, incluindo microscopia eletrônica e PCR. A taxa de positividade da biópsia meníngea pode ser maior quando se selecionam regiões que exibem captação de contraste na RM ou na TC. Com as técnicas microcirúrgicas atuais, é possível ter acesso à maior parte das áreas das meninges basais para biópsia por meio de craniotomia limitada. Em uma série, a RM demonstrou realce meníngeo em 47% dos pacientes submetidos à biópsia meníngea; a biópsia de uma região captante de contraste foi diagnóstica em 80% dos casos; a biópsia de regiões não captantes foi diagnóstica em apenas 9%; e as enfermidades mais comuns identificadas foram sarcoidose (31%) e adenocarcinoma metastático (25%). A tuberculose é o distúrbio mais comumente identificado em vários relatos fora dos Estados Unidos.

ABORDAGEM A CASOS ENIGMÁTICOS

Em cerca de um terço dos casos, o diagnóstico permanece desconhecido, apesar da cuidadosa avaliação do LCS e dos possíveis locais extraneurais de doença. Diversos microrganismos que causam meningite crônica podem levar semanas para ser identificados em culturas. Nos casos enigmáticos, dispõe-se de várias opções, determinadas pela extensão dos déficits clínicos e pela taxa de progressão. É prudente aguardar os resultados das culturas se o paciente estiver assintomático ou se os sintomas forem leves e não progressivos. Infelizmente, em muitos casos, ocorre deterioração neurológica progressiva, o que exige tratamento rápido. Podem-se efetuar derivações ventriculoperitoneais para aliviar a hidrocefalia, mas deve-se considerar o risco de propagar o processo inflamatório não diagnosticado para o abdome.

Tratamento empírico É fundamental estabelecer o diagnóstico do agente etiológico, visto que existem tratamentos eficazes para muitas etiologias da meningite crônica; entretanto, se o distúrbio não for tratado, é provável que ocorra lesão progressiva do SNC e dos nervos e raízes cranianos. Em certas ocasiões, deve-se instituir terapia empírica quando todas as tentativas de diagnóstico tiverem fracassado. Em geral, a terapia empírica nos Estados Unidos consiste em antimicobacterianos, anfotericina B (geralmente combinada com flucitosina) para infecção fúngica e/ou glicocorticoides para causas inflamatórias não infecciosas. É importante direcionar o tratamento empírico da meningite linfocitária para a tuberculose, particularmente quando o distúrbio está associado a baixos níveis de glicose no LCS, visto que a doença não tratada pode ser devastadora dentro de poucas semanas. A terapia prolongada antifator de necrose tumoral e com inibidores antimorte celular programada 1 (PD-1) pode causar reativação da tuberculose, e esses pacientes que desenvolvem meningite crônica devem ser tratados empiricamente com terapia antituberculose se a etiologia for incerta. Na série da Mayo Clinic, o tratamento empírico mais eficaz foi a administração de glicocorticoides em vez de terapia antituberculose. Ao realizar o uso empírico de glicocorticoides, deve-se ter cuidado sempre que uma resposta transitória ao tratamento for observada, pois algumas etiologias infecciosas (p. ex., tuberculose e cisticercose) e não infecciosas (p. ex., linfoma) podem responder temporariamente à monoterapia com glicocorticoides. A meningite carcinomatosa ou linfomatosa pode ser difícil de diagnosticar no início, mas, com o tempo, o diagnóstico torna-se evidente.

PACIENTE IMUNOSSUPRIMIDO

A meningite crônica não é incomum durante a evolução da infecção pelo HIV. Pleocitose e sinais meníngeos leves são frequentes no início da infecção pelo HIV, e, em certas ocasiões, verifica-se a persistência de meningite de baixo grau. No mundo todo, *Mycobacterium tuberculosis* é a causa mais comum de meningite crônica, seguido por *Cryptococcus neoformans*. A toxoplasmose manifesta-se geralmente na forma de abscessos intracranianos e também pode estar associada à meningite. Outras causas de meningite crônica na síndrome da imunodeficiência adquirida (Aids) incluem infecção por *Nocardia*, *Candida* ou outros fungos; sífilis; e linfoma (Fig. 139-2). Na infecção pelo HIV, podem surgir linfomas primários do SNC, os quais costumam ser positivos para a infecção por vírus Epstein-Barr (EBV). Toxoplasmose, nocardiose, criptococose e outras infecções fúngicas são fatores etiológicos importantes a serem considerados em indivíduos com outros estados de imunodeficiência que não incluem a Aids, até mesmo aqueles causados por medicamentos imunossupressores. Devido ao risco elevado de meningite crônica e à atenuação dos sinais clínicos de irritação meníngea em indivíduos imunossuprimidos, é necessário examinar o LCS na presença de qualquer cefaleia persistente ou alteração inexplicada do estado mental.

LEITURAS ADICIONAIS

Baldwin K, Whiting C: Chronic meningitis: simplifying a diagnostic challenge. Curr Neurol Neurosci Rep 16:30, 2016.

Cheng TM et al: Chronic meningitis: the role of meningeal or cortical biopsy. Neurosurgery 34:590, 1994.

Kacar M et al: Hereditary systemic autoinflammatory diseases and Schnitzler's syndrome. Rheumatology 58:vi31, 2019.

Le LT, Spudich SS: HIV-associated neurologic disorders and central nervous system opportunistic infections in HIV. Semin Neurol 36:373, 2016.

Lu LX et al: IgG4-related hypertrophic pachymeningitis: Clinical features, diagnostic criteria and treatment. JAMA Neurol 71:785, 2014.

Torok ME: Tuberculous meningitis: advances in diagnosis and treatment. Br Med Bull 113:117, 2015.

Wilson MR et al: Chronic meningitis investigated via metagenomic next-generation sequencing. JAMA Neurol 75:947, 2018.

140 Abscesso cerebral e empiema

Karen L. Roos, Kenneth L. Tyler

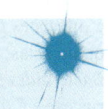

ABSCESSO CEREBRAL

DEFINIÇÃO

O abscesso cerebral é uma infecção supurativa focal no interior do parênquima cerebral, circundada por uma cápsula vascularizada. Emprega-se o termo *cerebrite* para descrever um abscesso cerebral não encapsulado.

EPIDEMIOLOGIA

O abscesso cerebral bacteriano é uma infecção intracraniana relativamente incomum, com incidência de cerca de 0,3 a 1,3/100 mil indivíduos por ano. Os distúrbios predisponentes incluem otite média e mastoidite, rinossinusite paranasal, infecções piogênicas do tórax ou de outras regiões corporais, traumatismo craniano penetrante, procedimentos neurocirúrgicos e infecções dentárias. Nos indivíduos imunocompetentes, os patógenos mais importantes são espécies de *Streptococcus* (anaeróbios, aeróbios e *viridans* [40%]), Enterobacteriaceae (*Proteus* spp., *E. coli*, *Klebsiella* spp. [25%]), anaeróbios (p. ex., *Bacteroides* spp., *Fusobacterium* spp. [30%]) e estafilococos (10%). Em hospedeiros imunocomprometidos com infecção subjacente pelo vírus da imunodeficiência humana (HIV), transplante de órgão, câncer ou tratamento imunossupressor, a maior parte dos abscessos é causada por *Nocardia* spp., *Toxoplasma gondii*, *Aspergillus* spp., *Candida* spp. e *C. neoformans*. Na América Latina e nos imigrantes dessa região, a causa mais comum do abscesso cerebral é a *Taenia solium* (neurocisticercose). Na Índia e no Leste da Ásia, a infecção micobacteriana (tuberculoma) continua sendo uma importante causa de lesões expansivas focais no sistema nervoso central (SNC).

ETIOLOGIA

Um abscesso cerebral pode desenvolver-se (1) por disseminação direta a partir de infecção contígua do crânio, como rinossinusite paranasal, otite média, mastoidite ou infecção dentária; (2) após traumatismo cranioencefálico ou procedimento neurocirúrgico; ou (3) em virtude da disseminação hematogênica a partir de infecção em local remoto. Em aproximadamente 25% dos casos, não há fonte primária óbvia de infecção (abscesso cerebral criptogênico).

Aproximadamente um terço dos abscessos cerebrais estão associados à otite média e à mastoidite, muitas vezes em associação a um colesteatoma. Os abscessos otogênicos ocorrem predominantemente no lobo temporal (55 a 75%) e no cerebelo (20 a 30%). Em algumas séries, até 90% dos abscessos cerebelares são otogênicos. Os microrganismos comuns incluem estreptococos, *Bacteroides* spp., *Pseudomonas* spp., *Haemophilus* spp. e Enterobacteriaceae. Os abscessos que advêm da propagação direta de infecção dos seios frontais, etmoidais ou esfenoidais e os que se originam de infecções dentárias geralmente se localizam nos lobos frontais. Cerca de 10% dos abscessos cerebrais estão associados à rinossinusite paranasal, sendo tal associação particularmente forte em homens jovens na segunda e terceira décadas de vida. Os patógenos mais comuns nos abscessos cerebrais associados à rinossinusite paranasal são os estreptococos (especialmente *Streptococcus milleri*), *Haemophilus* spp., *Bacteroides* spp., *Pseudomonas* spp. e *Staphylococcus aureus*. As infecções dentárias associam-se a cerca de 2% dos abscessos cerebrais, embora se tenha frequentemente sugerido que muitos abscessos "criptogênicos" são na verdade decorrentes de infecção dentária. Os patógenos mais comuns nesse contexto são estreptococos, estafilococos, *Bacteroides* spp. e *Fusobacterium* spp.

Os abscessos hematogênicos respondem por cerca de 25% dos abscessos cerebrais. Os abscessos hematogênicos são frequentemente múltiplos, e os abscessos múltiplos com frequência (50%) são de origem hematogênica. Esses abscessos têm predileção pelo território da artéria cerebral média (i.e., lobos frontal posterior ou parietal). Os abscessos hematogênicos localizam-se com frequência na junção das substâncias cinzenta e branca e tendem a ser mal encapsulados. A microbiologia dos abscessos hematogênicos depende da fonte primária de infecção. Por exemplo, os abscessos cerebrais que surgem como complicação da endocardite infecciosa frequentemente decorrem do *Streptococcus viridans* ou *S. aureus*. Os abscessos associados a infecções pulmonares piogênicas, como abscessos pulmonares ou bronquiectasias, são muitas vezes causados por estreptococos, estafilococos, *Bacteroides* spp., *Fusobacterium* spp. ou Enterobacteriaceae. Enterobacteriaceae e *P. aeruginosa* são causas importantes de abscessos associados com sepse urinária. As malformações cardíacas congênitas que produzem *shunt* da direita para esquerda permitem que bactérias presentes no sangue evitem o leito capilar pulmonar e alcancem o cérebro. Fenômenos semelhantes podem ocorrer nas malformações arteriovenosas pulmonares. A redução da oxigenação e da saturação arteriais pelo *shunt* direita-esquerda e policitemia resultante podem causar áreas focais de isquemia cerebral, fornecendo, assim, um foco para a multiplicação e formação de abscesso pelos microrganismos que se desviaram da circulação pulmonar. Os estreptococos são os patógenos mais comuns nesse contexto.

Os abscessos que sucedem um traumatismo craniencefálico penetrante ou procedimentos neurocirúrgicos devem-se frequentemente ao *S. aureus* resistente à meticilina (MRSA, de *methicillin-resistant S. aureus*), *S. epidermidis*, Enterobacteriaceae, *Pseudomonas* spp. e *Clostridium* spp.

PATOGÊNESE E HISTOPATOLOGIA

Os resultados obtidos com modelos experimentais de formação de abscesso cerebral sugerem que, para que ocorra invasão bacteriana do parênquima cerebral, deve haver áreas de isquemia, necrose e hipoxemia do tecido cerebral preexistentes ou concomitantes. O parênquima cerebral intacto é relativamente resistente a infecções. Uma vez que as bactérias tenham estabelecido a infecção, o abscesso cerebral evolui por uma série de estágios, influenciados pela natureza do microrganismo infectante e pela imunocompetência do hospedeiro. O estágio de cerebrite incipiente (dias 1 a 3) caracteriza-se pela infiltração perivascular de células inflamatórias que circundam uma área central de necrose de coagulação. Um edema acentuado circunda a lesão nesse estágio. No estágio de cerebrite tardia (dias 4 a 9), a formação de pus leva a aumento do centro necrótico, circundado por uma borda de infiltrado inflamatório formado por macrófagos e fibroblastos. Uma delgada cápsula de fibroblastos e fibras reticulares surge gradualmente, e a área circundante de edema cerebral torna-se mais distinta do que no estágio prévio. O terceiro estágio, o da formação inicial da cápsula (dias 10 a 13), é caracterizado pela formação de uma cápsula que é mais desenvolvida no lado cortical que no ventricular da lesão. Esse estágio correlaciona-se com o aparecimento da captação anelar da cápsula nos exames de neuroimagem. O estágio final, o da formação da cápsula tardia (a partir do 14º dia), é definido por um centro necrótico bem formado, circundado por densa cápsula de colágeno. A área circunjacente de edema cerebral regrediu, mas ocorreu acentuada gliose, com grande número de astrócitos reativos fora da cápsula. Esse processo gliótico pode contribuir para o desenvolvimento de crises convulsivas como sequela do abscesso cerebral.

MANIFESTAÇÕES CLÍNICAS

Um abscesso cerebral normalmente apresenta-se como lesão expansiva intracraniana, e não como processo infeccioso. Embora a evolução dos sinais e sintomas seja extremamente variável, desde horas a semanas ou mesmo meses, a maioria dos pacientes apresenta-se ao hospital 11 a 12 dias após o início dos sintomas. A clássica tríade clínica de cefaleia, febre e déficit neurológico focal está presente em < 50% dos casos. O sintoma mais comum em pacientes com abscesso cerebral consiste em cefaleia, que ocorre em > 75% dos casos. Com frequência, a cefaleia caracteriza-se por uma sensação de dor surda e constante, hemicraniana ou generalizada, que se torna progressivamente mais intensa e refratária ao tratamento. Ocorre febre em apenas 50% dos pacientes por ocasião do diagnóstico, e sua ausência não exclui o diagnóstico. O início recente de atividade convulsiva focal ou generalizada é um sinal de apresentação em 15 a 35% dos pacientes. Déficits neurológicos focais, como hemiparesia, afasia ou defeitos dos campos visuais, são parte da apresentação inicial em > 60% dos pacientes.

O quadro clínico de abscesso cerebral depende de sua localização, natureza da infecção primária, quando presente, e nível da pressão intracraniana (PIC). A hemiparesia é o sinal de localização mais comum em um abscesso do lobo frontal. Um abscesso do lobo temporal pode apresentar-se com perturbação da linguagem (disfasia) ou quadrantanopsia homônima superior. Nistagmo e ataxia são sinais de um abscesso cerebelar. Os sinais de PIC elevada – papiledema, náuseas, vômitos, sonolência ou confusão – podem dominar a apresentação clínica de alguns abscessos, sobretudo os do cerebelo. Não há meningismo, a menos que o abscesso se rompa para dentro do ventrículo ou que a infecção se estenda ao espaço subaracnóideo.

DIAGNÓSTICO

O diagnóstico é definido por exames neurorradiológicos. A ressonância magnética (RM) (Fig. 140-1) é melhor do que a tomografia computadorizada (TC) para demonstrar os abscessos nos estágios iniciais (cerebrite) e é superior à TC na identificação de abscessos na fossa posterior. A cerebrite aparece na RM como área de sinal hipointenso, irregularmente realçada pelo gadolínio nas imagens ponderadas em T1 e como área de sinal hiperintenso nas imagens em T2. A cerebrite não é, com frequência, visualizada nas imagens por TC, mas, quando aparente, surge como área de hipodensidade. Nas imagens contrastadas obtidas por TC, um abscesso cerebral maduro aparece como área de hipodensidade focal, circundada por captação anelar de contraste em meio ao edema circunjacente (hipodenso). Nas RMs contrastadas ponderadas em T1, um abscesso maduro tem uma cápsula que se realça circundando um centro hipodenso, circundada por área hipodensa de edema. Nas imagens de RM em T2, há uma área central hiperintensa de pus, circundada por uma cápsula hipointensa bem definida e por uma área circundante hiperintensa de edema. É importante reconhecer que o aspecto na TC e na RM, particularmente o da cápsula, pode ficar alterado pelo tratamento com corticosteroides. A distinção entre um abscesso cerebral e outras lesões focais do SNC, como tumores primários ou metastáticos, pode ser facilitada pelo uso de sequências de imagens ponderadas em difusão, nas quais o abscesso cerebral geralmente exibe um sinal hiperintenso, devido à difusão restrita da cavidade do abscesso, com sinal hipointenso correspondente em imagens de coeficiente de difusão aparente.

O diagnóstico microbiológico do agente etiológico é determinado mais precisamente pela coloração de Gram e cultura de material do abscesso, obtido por aspiração estereotáxica com agulha guiada por TC. Culturas para aeróbios, anaeróbios, micobactérias e fungos devem ser obtidas. Até 10% dos pacientes também têm hemoculturas positivas. Não se deve realizar uma punção lombar (PL) em pacientes com infecções intracranianas focais conhecidas ou suspeitas, como abscesso ou empiema; a análise do líquido cerebrospinal (LCS) não contribui para o diagnóstico ou para o tratamento, e a PL eleva o risco de herniação.

Outros exames laboratoriais podem fornecer indícios para o diagnóstico de abscesso cerebral em pacientes com lesão expansiva no SNC. Cerca de 50% dos pacientes têm leucocitose periférica, 60% apresentam elevação da velocidade de hemossedimentação (VHS), e 80%, proteína C-reativa elevada. As hemoculturas são positivas em cerca de 10% dos casos, mas podem ser positivas em > 85% dos pacientes com abscessos por *Listeria*.

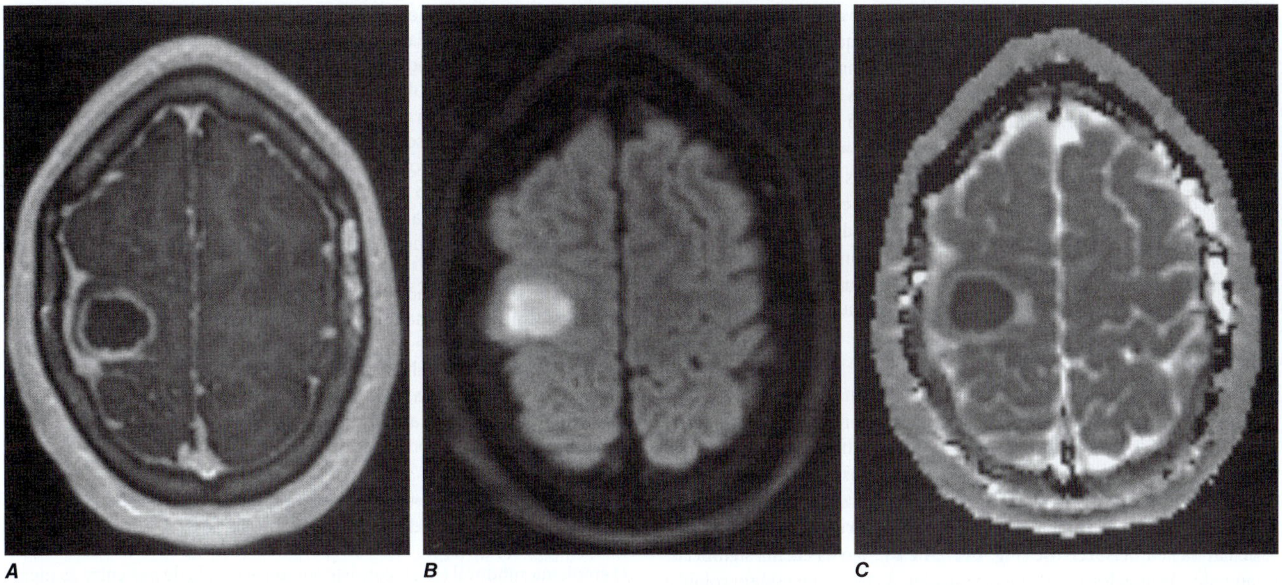

FIGURA 140-1 Abscesso cerebral piogênico. Observe que a parede do abscesso apresenta realce proeminente após a administração de gadolínio na imagem da ressonância magnética axial ponderada em T1 (***A***). O abscesso é hiperintenso na imagem ponderada na difusão (***B***) e escuro na imagem do coeficiente de difusão aparente (ADC) (***C***). *(Cortesia de Aaron Kamer, MD; com permissão.)*

DIAGNÓSTICO DIFERENCIAL

Os distúrbios que podem causar cefaleia, febre, sinais neurológicos focais e atividade convulsiva incluem abscesso cerebral, empiema subdural, meningite bacteriana, meningoencefalite viral, trombose do seio sagital superior e encefalomielite disseminada aguda. Quando não há febre, os tumores cerebrais primários e metastáticos tornam-se o principal diagnóstico diferencial. É menos comum, mas um infarto ou um hematoma cerebral podem ter, na RM ou na TC, um aspecto que lembra o do abscesso cerebral.

TRATAMENTO

Abscesso cerebral

O tratamento ideal dos abscessos cerebrais envolve uma combinação de antibióticos parenterais em altas doses e drenagem neurocirúrgica. O tratamento empírico do abscesso cerebral adquirido na comunidade em um paciente imunocompetente normalmente consiste em uma cefalosporina de terceira ou de quarta geração (p. ex., cefotaxima, ceftriaxona ou cefepima) e metronidazol **(ver Tab. 138-1 para as doses de antibióticos)**. Nos pacientes com traumatismo cranioencefálico penetrante ou procedimentos neurocirúrgicos recentes, o tratamento deve incluir a ceftazidima como cefalosporina de terceira geração, para ampliar a cobertura das *Pseudomonas* spp., e vancomicina para a cobertura dos estafilococos. A associação de meropenem com vancomicina também oferece boa cobertura nesse contexto.

A aspiração e drenagem do abscesso, sob orientação estereotáxica, são benéficas para o diagnóstico e o tratamento. Pode-se modificar a cobertura dos antibióticos empíricos de acordo com os resultados da coloração de Gram e da cultura do conteúdo do abscesso. A excisão completa de um abscesso bacteriano por meio de craniotomia ou craniectomia geralmente é reservada para abscessos multiloculados ou para aqueles em que a aspiração estereotáxica não teve êxito.

O tratamento clínico isolado não é suficiente nos abscessos cerebrais, devendo ser reservado para pacientes cujos abscessos sejam inacessíveis neurocirurgicamente, para os pacientes com abscessos pequenos (< 2 a 3 cm) ou não encapsulados (cerebrite) e para aqueles cujo estado clínico seja frágil demais para permitir a realização de um procedimento neurocirúrgico. Todos os pacientes devem receber antibioticoterapia parenteral por no mínimo 6 a 8 semanas. O papel, se é que existe algum, da antibioticoterapia oral suplementar após a conclusão de um ciclo padrão de tratamento parenteral nunca foi estudado adequadamente.

Além da drenagem cirúrgica e da antibioticoterapia, os pacientes devem receber tratamento anticonvulsivante profilático, devido ao alto risco (cerca de 35%) de crises convulsivas focais ou generalizadas. O tratamento anticonvulsivante deve ser continuado por no mínimo 3 meses após a resolução do abscesso, e as decisões acerca da sua suspensão devem ser baseadas no eletrencefalograma (EEG). Se o EEG for anormal, a terapia anticonvulsivante deve ser continuada. Se for normal, a terapia anticonvulsivante pode ser lentamente retirada, com acompanhamento rigoroso e repetição de EEG após a interrupção da medicação.

Os corticosteroides não devem ser administrados rotineiramente a pacientes com abscesso cerebral. O tratamento com dexametasona intravenosa (IV) (10 mg, de 6/6 horas) em geral deve ser reservado aos pacientes com edema substancial em volta do abscesso, associado a efeito expansivo e PIC elevada. Deve-se suspender a dexametasona o mais rapidamente possível para evitar atrasar o processo natural de encapsulação do abscesso.

RM ou TC seriadas devem ser obtidas com frequência mensal ou quinzenal para documentar a resolução do abscesso. Exames mais frequentes (p. ex., semanais) provavelmente se justificam no subgrupo de pacientes que estejam recebendo apenas antibióticos. Um pequeno grau de captação de contraste pode permanecer meses após o tratamento bem-sucedido de um abscesso.

PROGNÓSTICO

A taxa de mortalidade no abscesso cerebral declinou em paralelo com o desenvolvimento de técnicas neurorradiológicas aprimoradas, melhora dos procedimentos neurocirúrgicos para aspiração estereotáxica e disponibilidade de antibióticos. Nas séries modernas, a taxa de mortalidade geralmente é < 15%. Sequelas significativas, como crises convulsivas, fraqueza persistente, afasia ou deficiência intelectual, ocorrem em ≥ 20% dos sobreviventes.

CAUSAS NÃO BACTERIANAS DE LESÕES INFECCIOSAS FOCAIS DO SNC

ETIOLOGIA

A neurocisticercose é, em todo o mundo, a parasitose mais comum do SNC. Os humanos adquirem a cisticercose pela ingestão de alimentos contaminados com ovos do parasita *T. solium* (Cap. 235). A toxoplasmose (Cap. 228) é uma parasitose causada pelo *T. gondii* e adquirida pela ingestão de carne malcozida e pelo manejo de fezes de gato.

MANIFESTAÇÕES CLÍNICAS

A manifestação mais comum da neurocisticercose são as crises convulsivas parciais de início recente, com ou sem generalização secundária. Os cisticercos podem se desenvolver no parênquima cerebral e causar crises convulsivas ou déficits neurológicos focais. Quando presentes nos espaços subaracnóideo ou ventricular, podem interferir no fluxo de LCS e produzir hipertensão intracraniana. Os cisticercos medulares podem simular a apresentação de tumores intraespinais. Os cisticercos frequentemente causam pouca resposta inflamatória no momento em que se alojam no encéfalo. Quando degeneram, provocam resposta inflamatória, que pode apresentar-se clinicamente como crise convulsiva. Depois, o cisto morre, em um processo que pode demorar vários anos, associado à resolução da resposta inflamatória e, muitas vezes, à remissão das crises convulsivas.

A infecção primária por *Toxoplasma* é, muitas vezes, assintomática. Contudo, durante essa fase, os parasitas podem disseminar-se para o SNC, onde se tornam latentes. A reativação da infecção do SNC está associada quase exclusivamente a hospedeiros imunocomprometidos, sobretudo os infectados pelo HIV. Durante essa fase, os pacientes apresentam-se com cefaleia, febre, crises convulsivas e déficits neurológicos focais.

DIAGNÓSTICO

As lesões da neurocisticercose são prontamente visualizadas na RM ou na TC, dependendo do estágio da lesão. A neurocisticercose tem quatro estágios: (1) estágio vesicular, (2) estágio coloidal, (3) estágio granulonodular e (4) estágio nodular-calcificado. As lesões com parasitas viáveis aparecem como lesões císticas, e o escólex costuma ser visualizado na RM. As lesões císticas com nódulos pequenos (escólex) dentro do cisto estão no estágio vesicular da neurocisticercose (Fig. 140-2*A* e *B*). Não há edema significativo ao redor de uma lesão no estágio vesicular. As lesões no estágio coloidal demonstram reforço periférico nas imagens contrastadas (Fig. 140-2*C*) com edema circundante substancial nas imagens em T2 (Fig. 140-2*D*). No estágio granulonodular, as imagens pós-contraste mostram reforço da lesão de maneira homogênea (Fig. 140-2*E*). Nas imagens em *fluid-attenuated inversion recovery* (FLAIR), não há edema circundante (Fig. 140-2*F*). As calcificações do parênquima cerebral são o achado mais comum e uma evidência de que o parasita não é mais viável. Essas lesões crônicas são mais bem visualizadas na TC (Fig. 140-2*G*) e podem ser de difícil detecção à RM. A técnica mais sensível para a detecção desses pequenos focos calcificados à RM é a imagem ponderada em suscetibilidade (SWI). Se houver necessidade de um teste confirmatório para neurocisticercose, recomenda-se o *immunotranfer blot* ligado à enzima. Um exame fundoscópico também é recomendado em todos os pacientes com suspeita de neurocisticercose.

Os achados da RM na toxoplasmose consistem em múltiplas lesões da substância branca profunda, do tálamo, dos núcleos da base e da junção entre as substâncias cinzenta e branca nos hemisférios cerebrais. Com a administração de contraste, as lesões, em sua maior parte, são contrastadas em padrão anelar, nodular ou homogêneo, circundadas por edema. Na presença das anormalidades neurorradiológicas características de infecção por *T. gondii*, deve-se obter o título de anticorpos de imunoglobulina G (IgG) anti-*T. gondii*; se positivo, o paciente deve ser tratado.

TRATAMENTO

Lesões infecciosas focais do SNC

O tratamento anticonvulsivante é instituído quando o paciente com neurocisticercose apresenta-se com crise convulsiva. Há controvérsia sobre a necessidade ou não de instituir um tratamento anti-helmíntico para todos os pacientes, e as recomendações baseiam-se no estágio da lesão. Os cisticercos que surgem como lesões císticas no parênquima cerebral com ou sem edema pericístico ou no espaço subaracnóideo da convexidade dos hemisférios cerebrais devem ser tratados com agentes cisticidas. Os fármacos cisticidas aceleram a destruição do parasita, resultando em resolução mais rápida da infecção. A monoterapia com albendazol é recomendada para pacientes com um ou dois cistos parenquimatosos. A dose de albendazol é de 15 mg/kg/dia, em duas doses diárias, durante 10-14 dias. Recomenda-se uma combinação de albendazol mais praziquantel para pacientes com mais de dois cistos viáveis. Os cistos viáveis são definidos como aqueles nos estágios vesicular ou coloidal (ver anteriormente). A dose recomendada de praziquantel é de 50 mg/kg ao dia por 10-14 dias. A prednisona ou a dexametasona são administradas antes da terapia anticística para reduzir a resposta inflamatória do hospedeiro aos parasitas em degeneração. Apenas os cistos no estágio vesicular, em que o cisto contém larvas vivas (escólex visto na TC ou RM) e os cistos no estágio coloidal, em que as larvas sofrem degeneração (edema ao redor da lesão), são tratados com terapia anticística. Alguns especialistas – mas não todos – recomendam a terapia anticística para lesões que estão no estágio granulonodular (circundadas por um anel contrastado). Há um consenso de que as lesões calcificadas não precisam ser tratadas com terapia anticística. A terapia anticonvulsivante pode ser interrompida assim que uma TC ou RM de seguimento mostrar resolução da lesão e o paciente não apresentar convulsões por 24 meses consecutivos. O tratamento antiepiléptico em longo prazo é recomendado quando as crises convulsivas ocorrem após a resolução do edema e a reabsorção ou calcificação do cisto em degeneração.

A toxoplasmose do SNC deve ser tratada com uma combinação de sulfadiazina, 1,5 a 2 g, via oral (VO), quatro vezes ao dia, mais pirimetamina, dose inicial de 100 mg, VO, seguida por 75 a 100 mg, VO, uma vez ao dia, mais ácido folínico, 10 a 15 mg, VO, uma vez ao dia. O ácido folínico deve ser acrescentado ao esquema para prevenir a anemia megaloblástica. O tratamento precisa ser continuado até que não haja evidências de doença ativa nos exames neurorradiológicos, o que demora no mínimo 6 semanas. A dose de sulfadiazina deve, então, ser reduzida para 2 a 4 g/dia, e a de pirimetamina, para 50 mg/dia. A associação de clindamicina mais pirimetamina é uma alternativa para os pacientes que não toleram a sulfadiazina, porém a combinação de pirimetamina e sulfadiazina é mais eficaz.

EMPIEMA SUBDURAL

O empiema subdural (ESD) consiste em um acúmulo de pus entre as membranas dura-máter e aracnoide (Fig. 140-3).

EPIDEMIOLOGIA

O ESD é um distúrbio raro que responde por 15 a 25% das infecções supurativas focais do SNC. A rinossinusite é a causa predisponente mais comum e envolve os seios frontais, seja de maneira isolada, seja em combinação com os seios etmoidais e maxilares. O empiema associado à rinossinusite tem predileção acentuada por homens jovens, possivelmente refletindo as diferenças relacionadas com o sexo na anatomia e no desenvolvimento dos seios paranasais. Sugere-se que o ESD complique 1 a 2% dos casos de rinossinusite frontal grave o suficiente para exigir hospitalização. Em consequência dessa epidemiologia, o ESD apresenta uma razão sexo masculino:sexo feminino de cerca de 3:1, ocorrendo 70% dos casos na segunda e terceira décadas de vida. O ESD também pode surgir como complicação de traumatismo cranioencefálico ou neurocirurgia. A infecção secundária de uma coleção subdural também pode resultar em empiema, embora a infecção secundária de hematomas na ausência de procedimento neurocirúrgico prévio seja rara.

ETIOLOGIA

Os estreptococos aeróbios e anaeróbios, estafilococos, Enterobacteriaceae e bactérias anaeróbias são os microrganismos que mais causam ESD associado à rinossinusite. Os estafilococos e bacilos Gram-negativos muitas vezes são os agentes etiológicos quando o ESD se segue a procedimentos neurocirúrgicos ou traumatismo cranioencefálico. Até um terço dos casos têm cultura negativa, possivelmente refletindo a dificuldade de obter culturas anaeróbias adequadas.

FISIOPATOLOGIA

O ESD associado à sinusite decorre da propagação retrógrada da infecção por tromboflebite séptica das veias da mucosa, que drenam os seios paranasais, ou propagação contígua da infecção para o cérebro a partir de osteomielite na parede posterior dos seios frontais ou outros seios. O ESD também pode se desenvolver por introdução direta de bactérias no espaço subdural, como complicação de procedimento neurocirúrgico. A evolução do ESD pode ser extremamente rápida porque o espaço subdural é um grande compartimento que oferece poucas barreiras mecânicas à propagação da infecção. Em pacientes com ESD associado à rinossinusite, a supuração começa nas partes superior e anterior de um dos hemisférios cerebrais e, em seguida, expande-se posteriormente. O ESD muitas vezes está associado a outras infecções intracranianas, como empiema extradural (40%), tromboflebite cortical (35%) e abscesso intracraniano ou cerebrite (> 25%). O infarto venoso cortical causa necrose do córtex cerebral subjacente e da substância branca subcortical, com déficits neurológicos focais e crises convulsivas (ver adiante).

MANIFESTAÇÕES CLÍNICAS

Um paciente com ESD apresenta-se geralmente com febre e cefaleia progressiva. Deve-se suspeitar sempre do diagnóstico de ESD no paciente com rinossinusite conhecida que apresenta novos sinais ou sintomas no SNC.

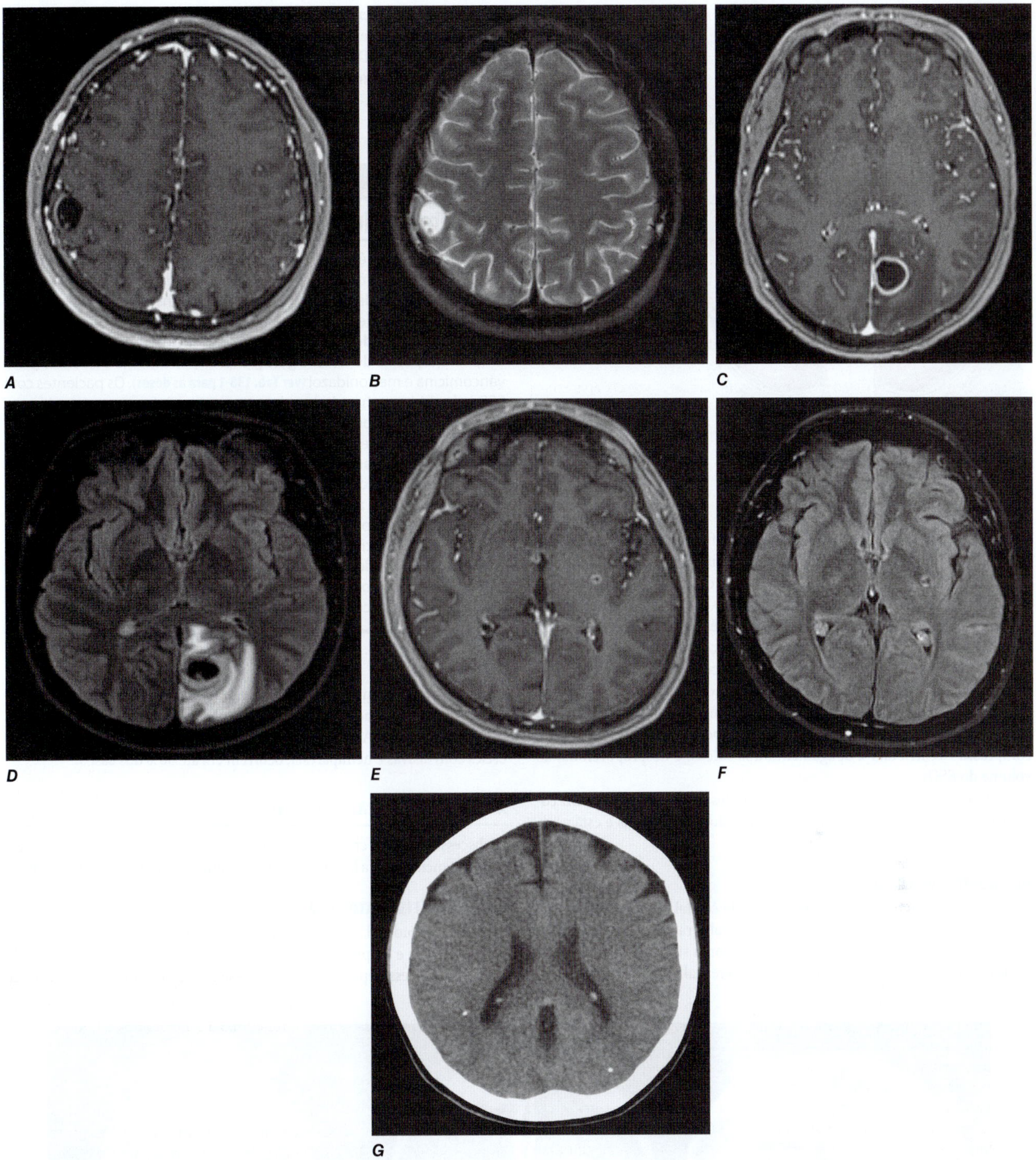

FIGURA 140-2 **Os quatro estágios da neurocisticercose.** ***A, B***. O estágio vesicular. ***A.*** Imagem de ressonância magnética (RM) ponderada em T1 pós-contraste. Observe a lesão na região parietal direita. Os pequenos nódulos hipointensos dentro do cisto provavelmente representam o escólex. ***B.*** RM ponderada em T2. O cisto é agora visualizado como lesão hiperintensa uniforme com os pequenos nódulos hiperintensos provavelmente representando o escólex. Não há edema significativo ao redor da lesão em T2, o que é típico deste estágio da doença. ***C, D.*** O estágio coloidal. ***C.*** Uma lesão occipital esquerda medial demonstra reforço periférico na imagem pós-contraste. ***D.*** Na RM em *fluid-attenuated inversion recovery* (FLAIR), a lesão apresenta edema circundante hiperintenso substancial. ***E, F.*** O estágio granulonodular. ***E.*** A imagem ponderada em T1 pós-contraste demonstra lesões realçadas no putâmen esquerdo e no *genu* da cápsula interna próximo ao forame de Monro. ***F.*** Essas lesões não demonstram edema circundante nas imagens em FLAIR, o que é típico deste estágio da doença. ***G.*** O estágio nodular-calcificado. A tomografia computadorizada demonstra calcificações parenquimatosas cerebrais típicas. *(Cortesia de Aaron Kamer, MD; com permissão.)*

Os pacientes com rinossinusite subjacente frequentemente têm sintomas relacionados com essa infecção. À medida que a infecção avança, geralmente ocorrem déficits neurológicos focais, crises convulsivas, rigidez de nuca e sinais de hipertensão intracraniana. A cefaleia é a queixa mais comum no momento da apresentação; no início, é localizada no lado da infecção subdural, porém depois se torna mais intensa e generalizada. Hemiparesia ou hemiplegia contralateral é o déficit neurológico focal mais comum, podendo ocorrer pelos efeitos diretos do ESD sobre o córtex ou como consequência do infarto venoso. As crises convulsivas começam como episódios motores parciais, mas depois se tornam secundariamente generalizadas. As crises convulsivas podem advir do efeito irritativo direto do ESD sobre o córtex subjacente ou resultam do infarto venoso cortical (ver anteriormente). No ESD sem tratamento, o crescente efeito expansivo e a elevação da PIC causam deterioração progressiva da consciência, levando por fim ao coma.

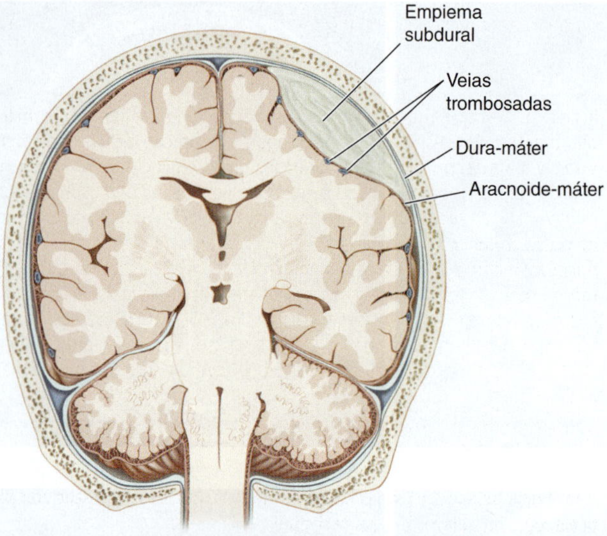

FIGURA 140-3 Empiema subdural.

DIAGNÓSTICO

A RM (Fig. 140-4) é superior à TC na identificação do ESD e de qualquer infecção intracraniana associada. A administração de gadolínio facilita bastante o diagnóstico devido à captação de contraste pela borda do empiema, permitindo a clara distinção entre o empiema e o parênquima cerebral subjacente. A RM de crânio também é extremamente valiosa na identificação de rinossinusite, de outras infecções focais do SNC, do infarto venoso cortical, do edema cerebral e de cerebrite. A TC pode mostrar uma lesão hipodensa em formato de crescente sobre um ou ambos os hemisférios ou situada na fissura inter-hemisférica. Com frequência, a intensidade do efeito expansivo, traduzido por desvio da linha média, compressão ventricular e apagamento dos sulcos, é desproporcional ao volume do ESD.

O exame do LCS deve ser evitado em todos os pacientes com ESD conhecido ou suspeitado, pois não acrescenta informações úteis e está associado ao risco de herniação cerebral.

DIAGNÓSTICO DIFERENCIAL

O diagnóstico diferencial da combinação de cefaleia, febre, sinais neurológicos focais e atividade convulsiva que evolui rapidamente para alteração do nível de consciência inclui o hematoma subdural, a meningite bacteriana, a encefalite viral, o abscesso cerebral, a trombose do seio sagital superior e a encefalomielite disseminada aguda. A rigidez de nuca é incomum no abscesso cerebral ou no empiema extradural, sugerindo a possibilidade de ESD, quando associada a sinais neurológicos focais e febre. Os pacientes com meningite bacteriana também têm rigidez de nuca, mas não costumam apresentar déficits focais na intensidade verificada no ESD.

TRATAMENTO

Empiema subdural

O ESD é uma emergência médica. A evacuação neurocirúrgica do empiema em caráter de emergência, seja por craniotomia, craniectomia ou por drenagem através de orifícios de trepanação, constitui a etapa definitiva para o tratamento dessa infecção. O tratamento antimicrobiano empírico para o ESD adquirido na comunidade deve incluir uma combinação de uma cefalosporina de terceira geração (p. ex., cefotaxima ou ceftriaxona), vancomicina e metronidazol **(ver Tab. 138-1 para as doses)**. Os pacientes com ESD adquirido no hospital podem apresentar infecções causadas por *Pseudomonas* spp. ou MRSA e devem receber cobertura com um carbapenêmico (p. ex., meropenem) e vancomicina. O metronidazol não é necessário para o tratamento contra anaeróbios quando se utiliza o meropenem. A antibioticoterapia parenteral deve ser mantida no mínimo por 3 a 4 semanas após a drenagem do ESD. Os pacientes com osteomielite craniana associada podem exigir tratamento mais prolongado. Define-se o diagnóstico específico dos agentes etiológicos com base na coloração de Gram e cultura do líquido obtido através dos orifícios de trepanação ou craniotomia; a cobertura com os antibióticos empíricos iniciais pode ser modificada de acordo com os resultados.

PROGNÓSTICO

O prognóstico é influenciado pelo nível de consciência do paciente no momento da hospitalização, tamanho do empiema e rapidez com que o tratamento é instituído. As sequelas neurológicas em longo prazo, que incluem crises convulsivas e hemiparesia, ocorrem em até 50% dos casos.

ABSCESSO EPIDURAL CRANIANO

O abscesso epidural craniano é uma infecção supurativa que ocorre no espaço potencial entre a lâmina interna do crânio e a dura-máter (Fig. 140-5).

ETIOLOGIA E FISIOPATOLOGIA

O abscesso epidural craniano é menos comum que o abscesso cerebral ou que o ESD e responde por < 2% das infecções supurativas focais do SNC. Um abscesso epidural craniano desenvolve-se como complicação de

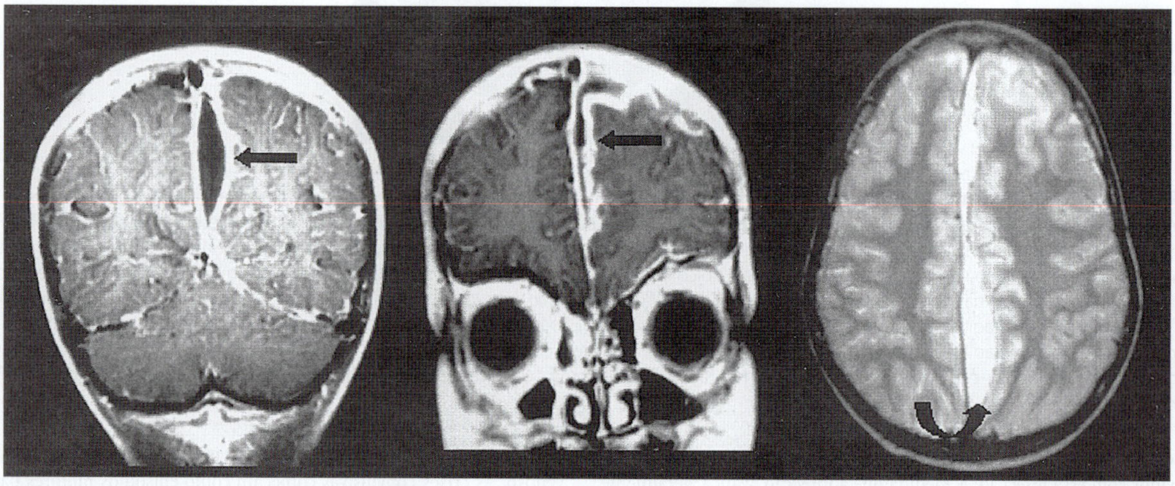

FIGURA 140-4 **Empiema subdural.** Observa-se uma acentuada captação pela dura-máter e leptomeninges (***A***, ***B***, *setas retas*) ao longo da parte medial do hemisfério esquerdo. O pus é hipointenso nas imagens ponderadas em T1 (***A***, ***B***), porém acentuadamente hiperintenso na imagem em densidade protônica (***C***, *seta curva*). *(Cortesia de Joseph Lurito, MD; com permissão.)*

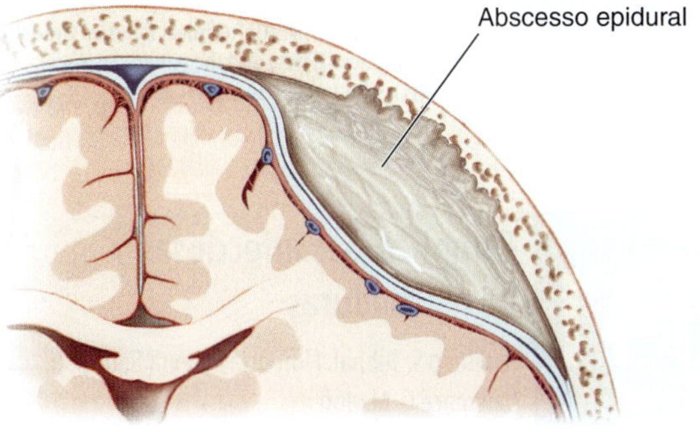

FIGURA 140-5 **Um abscesso epidural do crânio** é uma coleção de pus entre a dura-máter e a lâmina interna do crânio.

craniotomia ou fratura craniana composta ou em consequência da propagação de infecção nos seios frontais, orelha média, processo mastoide ou órbita. Um abscesso epidural pode surgir em área contígua à osteomielite, quando a craniotomia é complicada por infecção da ferida ou retalho ósseo ou em virtude de infecção direta do espaço epidural. A infecção do seio frontal, orelha média, processo mastoide ou órbita pode atingir o espaço epidural por disseminação retrógrada da infecção por meio de tromboflebite séptica das veias emissárias, que drenam essas áreas, ou pela propagação direta da infecção através de áreas de osteomielite. Ao contrário do espaço subdural, o espaço epidural é um compartimento apenas virtual, e não real. Em pessoas normais, a dura-máter é firmemente aderente à lâmina interna do crânio, e a infecção tem que dissecar a dura-máter bem como afastá-la da lâmina do crânio, à medida que se expande. Em consequência, os abscessos epidurais são, com frequência, menores que os ESDs. Diferentemente dos abscessos cerebrais, os abscessos epidurais cranianos raramente resultam da disseminação hematogênica de infecção de locais extracranianos primários. A bacteriologia de um abscesso epidural craniano é semelhante à do ESD (ver anteriormente). Os agentes etiológicos de um abscesso epidural que se origina de rinossinusite frontal, infecções da orelha média ou mastoidite são geralmente estreptococos ou microrganismos anaeróbios. Os estafilococos ou Gram-negativos constituem a causa habitual de um abscesso epidural que surge como complicação de craniotomia ou fratura craniana composta.

MANIFESTAÇÕES CLÍNICAS

Os pacientes apresentam-se com febre (60%), cefaleia (40%), rigidez de nuca (35%), crises convulsivas (10%) e déficits focais (5%). O desenvolvimento dos sintomas pode ser insidioso, visto que o empiema em geral aumenta lentamente no espaço anatômico confinado entre a dura-máter e a lâmina interna do crânio. O edema periorbitário e o tumor edematoso de Pott, que refletem osteomielite do osso frontal associada subjacente, ocorrem em cerca de 40% dos casos. Nos pacientes submetidos a procedimento neurocirúrgico recente, a infecção da ferida sempre está presente, mas os outros sintomas podem ser sutis e incluir alteração do estado mental (45%), febre (35%) e cefaleia (20%). Também se deve considerar o diagnóstico quando a febre e a cefaleia se seguem a traumatismo cranienceféfalico recente ou ocorrem no contexto de rinossinusite frontal, mastoidite ou otite média.

DIAGNÓSTICO

A RM de crânio com realce de gadolínio é o procedimento de escolha para demonstrar um abscesso epidural craniano. A sensibilidade da TC é limitada pela presença de artefatos de sinal provenientes do osso da lâmina interna do crânio. O aspecto de um empiema epidural na TC é o de lesão extra-axial hipodensa em formato de lente ou crescente. Na RM, o empiema epidural aparece como coleção líquida lentiforme ou em crescente hiperintensa em comparação com o LCS nas imagens ponderadas em T2. Nas imagens ponderadas em T1, a coleção líquida pode ser isointensa ou hipointensa em comparação com o cérebro. Após a administração de gadolínio, as imagens ponderadas em T1 revelam captação linear significativa de contraste pela dura-máter. Diferentemente do ESD, são incomuns os sinais de efeito expansivo ou outras anormalidades do parênquima.

TRATAMENTO
Abscesso epidural

Indica-se drenagem neurocirúrgica imediata. O tratamento antimicrobiano empírico, à espera dos resultados da coloração de Gram e da cultura do material purulento obtido à cirurgia, deve incluir uma combinação de cefalosporina de terceira geração, vancomicina e metronidazol (ver Tab. 138-1). Ceftazidima ou meropenem podem substituir a ceftriaxona ou a cefotaxima nos pacientes neurocirúrgicos. O metronidazol não é necessário para cobertura contra anaeróbios em pacientes tratados com meropenem. Identificado o microrganismo, modifica-se o tratamento antimicrobiano de acordo com sua sensibilidade. A administração de antibióticos deve prosseguir por 3 a 6 semanas após a drenagem cirúrgica. Os pacientes com osteomielite associada podem necessitar de tratamento adicional.

PROGNÓSTICO

A taxa de mortalidade é < 5% nas séries modernas, e a recuperação completa é a regra na maioria dos sobreviventes.

TROMBOFLEBITE SUPURATIVA

DEFINIÇÃO

A tromboflebite intracraniana supurativa consiste em trombose venosa séptica das veias e seios corticais. Pode ocorrer como complicação da meningite bacteriana; ESD; abscesso epidural; ou infecção da pele da face, seios paranasais, orelha média ou processo mastoide.

ANATOMIA E FISIOPATOLOGIA

As veias cerebrais e os seios venosos não têm valvas; por essa razão, o sangue no seu interior pode fluir em qualquer direção. O seio sagital superior é o maior dos seios venosos (Fig. 140-6). Ele recebe sangue das veias frontais, parietais e cerebrais superiores occipitais, bem como das veias diploicas, que se comunicam com as veias meníngeas. A meningite bacteriana é um distúrbio predisponente comum para a trombose séptica do seio sagital superior. As veias diploicas, que drenam para o seio sagital superior, constituem uma via para a propagação da infecção meníngea, especialmente nos casos em que há exsudato purulento próximo às áreas do seio sagital superior. Uma infecção também pode propagar-se para o seio sagital superior a partir de um ESD ou abscesso epidural contíguo. A desidratação por vômitos, os estados de hipercoagulabilidade e as anormalidades imunológicas, incluindo a presença de anticorpos antifosfolipídeo circulantes, também contribuem para a trombose dos seios venosos cerebrais. A trombose pode estender-se de um seio a outro, e, com frequência, a necrópsia detecta trombos de idades histológicas diferentes em diversos seios. A trombose do seio sagital superior está muitas vezes associada à trombose das veias corticais superiores e a pequenas hemorragias parenquimatosas.

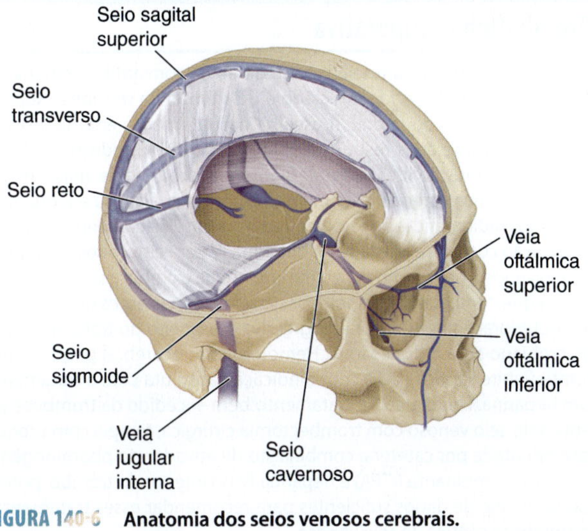

FIGURA 140-6 **Anatomia dos seios venosos cerebrais.**

O seio sagital superior drena para os seios transversos (Fig. 140-6). Os seios transversos também recebem a drenagem venosa de pequenas veias da orelha média e das células mastóideas. O seio transverso torna-se o seio sigmoide antes de drenar para a veia jugular interna. A trombose séptica do seio transverso/sigmoide pode ser uma complicação da otite média ou da mastoidite agudas e crônicas. A infecção propaga-se das células aéreas das mastoides para o seio transverso por meio das veias emissárias ou por invasão direta. Os seios cavernosos são inferiores ao seio sagital superior na base do crânio. Os seios cavernosos recebem sangue das veias faciais por intermédio das veias oftálmicas superior e inferior. As bactérias nas veias faciais entram no seio cavernoso por meio dessas veias. As bactérias no seio esfenoidal e nas células etmoidais podem disseminar-se para os seios cavernosos por meio das veias emissárias pequenas. O seio esfenoidal e as células etmoidais são os locais mais comuns da infecção primária que resulta em trombose séptica do seio cavernoso.

MANIFESTAÇÕES CLÍNICAS

A *trombose séptica do seio sagital superior* apresenta-se com cefaleia, febre, náuseas, vômitos, confusão mental e crises convulsivas focais ou generalizadas. Pode haver evolução rápida para estupor e coma. Com frequência, ocorre fraqueza dos membros inferiores com sinal de Babinski bilateral ou hemiparesia. Quando a trombose do seio sagital superior ocorre como complicação da meningite bacteriana, pode haver rigidez de nuca, bem como os sinais de Kernig e Brudzinski.

Os nervos oculomotor, troclear e abducente, os ramos oftálmico e maxilar do nervo trigêmeo, bem como a artéria carótida interna atravessam o seio cavernoso (ver Fig. 441-7). Os sintomas de *trombose séptica do seio cavernoso* são febre, cefaleia, dor frontal e retro-orbitária e diplopia. Os sinais clássicos são ptose, proptose, quemose e dismotilidade extraocular decorrente de déficits dos nervos cranianos III, IV e VI; podem-se detectar hiperestesia das divisões oftálmica e maxilar do nervo craniano V, bem como redução do reflexo corneopalpebral. Pode haver evidências de dilatação e tortuosidade das veias retinianas e papiledema.

A cefaleia e a otalgia constituem os sintomas mais frequentes da *trombose do seio transverso*. A trombose do seio transverso também pode manifestar-se com otite média, paralisia do nervo craniano VI e dor retro-orbitária ou facial (*síndrome de Gradenigo*). As tromboses do seio sigmoide e da veia jugular interna podem apresentar-se com dor cervical.

DIAGNÓSTICO

O diagnóstico de trombose séptica de um seio venoso é sugerido quando se observa ausência de sinal normal dentro do seio venoso acometido na RM e confirmado por venorressonância magnética, por angiotomografia (angio-TC) ou pela fase venosa da angiografia cerebral. O diagnóstico de tromboflebite das veias intracerebrais e meníngeas é sugerido pela presença de hemorragia intracerebral, porém exige a realização de angiografia cerebral para o diagnóstico definitivo.

TRATAMENTO

Tromboflebite supurativa

A trombose séptica de um seio venoso é tratada com antibióticos, hidratação e remoção do tecido infectado e do trombo na trombose séptica do seio cavernoso ou lateral. A escolha do tratamento antimicrobiano baseia-se nas bactérias responsáveis pelo distúrbio predisponente ou associado. A duração ideal do tratamento é desconhecida, mas, em geral, os antibióticos precisam ser mantidos por 6 semanas ou até que haja evidências radiográficas de resolução da trombose. Recomenda-se a anticoagulação com dose ajustada de heparina IV para a trombose asséptica do seio venoso, bem como para o tratamento da trombose sinusal venosa séptica que complica a meningite bacteriana em pacientes que apresentam deterioração neurológica progressiva a despeito do tratamento antimicrobiano e da hidratação IV. Hemorragia intracerebral pequena por tromboflebite séptica não é contraindicação absoluta para o tratamento com heparina. Foi relatado o tratamento bem-sucedido da trombose asséptica do seio venoso com trombectomia cirúrgica, terapia com uroquinase orientada por cateter e combinação de ativador do plasminogênio tecidual recombinante (rTPA) e heparina IV no interior do trombo, porém não se dispõe de dados suficientes para recomendar esses tratamentos na trombose séptica do seio venoso.

LEITURA ADICIONAL

White AC et al: Diagnosis of Neurocysticercosis: 2017 Clinical Practice Guidelines by the Infectious Diseases Society of America (IDSA) and the American Society of Tropical Medicine and Hygiene (ASTMH). Clin Infect Dis 66:e49, 2018.

141 Complicações infecciosas de mordeduras

Sandeep S. Jubbal, Florencia Pereyra Segal, Lawrence C. Madoff

A pele é um componente essencial da imunidade inespecífica, protegendo o hospedeiro de potenciais patógenos oriundos do ambiente. Brechas nessa barreira protetora representam, assim, uma forma de imunodeficiência que predispõe o paciente a infecções. Mordeduras e arranhões produzidos por animais e humanos permitem a inoculação de microrganismos, através da barreira protetora da pele até os tecidos mais profundos e suscetíveis do hospedeiro.

A cada ano, nos Estados Unidos, ocorrem milhões de mordeduras por animais. A vasta maioria é produzida por cães e gatos de estimação, cujo número ultrapassa 100 milhões; a incidência anual de mordeduras por cães e gatos já foi descrita como de 300 para cada 100 mil habitantes. Outras mordeduras originam-se do contato com animais no ambiente selvagem ou em situações ocupacionais. Embora muitas dessas mordeduras requeiram tratamento mínimo ou até nenhum, um significativo número delas resulta em infecção, que pode ser fatal. A microbiologia das infecções de mordeduras reflete geralmente a flora orofaríngea do animal que morde, embora possam também estar envolvidos microrganismos do solo, da pele do animal ou da vítima ou, ainda, das fezes do animal.

MORDEDURAS DE CÃES

Nos Estados Unidos, os cães mordem > 4,7 milhões de pessoas a cada ano e são responsáveis por 80% de todas as mordeduras por animais; estima-se que 15 a 20% tornem-se infectadas. A cada ano, 800 mil americanos procuram atenção médica por mordeduras de cão; 386 mil deles requerem tratamento em serviço de emergência. Há, por esse motivo, > 1.000 visitas aos serviços de emergência a cada dia e cerca de 30 mortes por ano. A maior parte das mordeduras caninas é provocada e produzida por animal de estimação ou por um cão conhecido da vítima. Essas mordidas frequentemente ocorrem durante tentativas de apartar uma briga de cães. As crianças têm maior probabilidade que os adultos de serem mordidas por um cão, sendo que a maior incidência, de 6 mordidas para cada 1.000 habitantes, ocorre em meninos de 5 a 9 anos de idade. As vítimas são mais frequentemente do sexo masculino, e as mordidas envolvem com maior frequência um dos membros superiores. Em crianças com < 4 anos de idade, dois terços dessas lesões envolvem a cabeça ou o pescoço. A infecção se manifesta 8 a 24 horas após a mordedura, na forma de dor no local da lesão e celulite acompanhada por drenagem purulenta e às vezes malcheirosa. Podem surgir artrite séptica e osteomielite se os dentes do cão penetrarem na sinóvia ou no osso. Também é possível ocorrer manifestações sistêmicas (p. ex., febre, linfadenopatia e linfangite). A microbiologia de infecções por feridas de mordeduras de cachorro costuma ser mista e inclui espécies de *Pasteurella*, estreptococos β-hemolíticos, espécies de *Staphylococcus* (incluindo *Staphylococcus aureus* resistente à meticilina [MRSA] e *Staphylococcus intermedius*), espécies de *Neisseria* (comumente *Neisseria weaveri*, anteriormente conhecida como grupo CDC M-5), *Eikenella corrodens* e *Capnocytophaga canimorsus*. Muitas lesões também incluem bactérias anaeróbias, como espécies de *Actinomyces*, *Fusobacterium*, *Prevotella* e *Porphyromonas*.

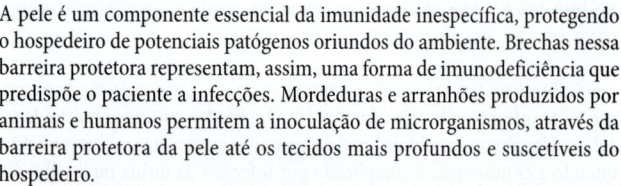

Embora a maior parte das infecções que se originam em mordeduras de cão esteja localizada na área da lesão, muitos microrganismos envolvidos causam infecção sistêmica, como bacteriemia, meningite, abscesso cerebral, endocardite e corioamnionite. Essas infecções são particularmente prováveis nos hospedeiros acometidos por edema ou comprometimento da drenagem linfática do membro envolvido (como ocorre, p. ex., após mordedura no braço de uma mulher submetida à mastectomia) e em pacientes imunocomprometidos por medicamentos ou doença (p. ex., uso de glicocorticoides, lúpus eritematoso sistêmico, leucemia aguda ou cirrose hepática). Além disso, mordeduras e arranhaduras produzidas por cães podem resultar em doenças sistêmicas, como raiva (Cap. 208) e tétano (Cap. 152).

A infecção por *C. canimorsus* que acompanha as mordeduras produzidas por cães (ou lambeduras de feridas preexistentes) pode resultar em sepse fulminante, coagulação intravascular disseminada e insuficiência renal, particularmente em hospedeiros cuja função hepática esteja comprometida, que tenham sofrido esplenectomia ou que estejam imunossuprimidos. Esse bastonete Gram-negativo delgado é de difícil cultivo na maior parte dos meios sólidos, mas cresce em uma variedade de meios líquidos. Pode haver necessidade de 14 dias de incubação para o crescimento em hemoculturas. As bactérias são ocasionalmente observadas no interior de leucócitos polimorfonucleares, nos esfregaços de sangue periférico corados pelo Wright, obtidos de pacientes sépticos. A tularemia (Cap. 170) também foi relatada após mordedura de cão.

MORDEDURAS DE GATOS

Embora menos comuns que as ocasionadas por cães, as mordeduras e arranhaduras por gatos resultam em infecção em mais da metade dos casos. Como os dentes caninos estreitos e afiados do gato penetram profundamente no tecido, é mais provável de as mordeduras por gato causarem artrite séptica e osteomielite se comparadas com as de cães; o desenvolvimento dessas complicações é particularmente provável quando as perfurações se localizam sobre ou próximas a uma articulação, especialmente as da mão. As mulheres são vítimas mais frequentes de mordeduras de gatos. Essas mordeduras envolvem mais frequentemente as mãos e os braços. As mordeduras e arranhaduras produzidas por gatos são propensas à infecção por microrganismos presentes na orofaringe desses animais. A *Pasteurella multocida*, um componente normal da flora oral dos felinos, é um cocobacilo Gram-negativo pequeno, envolvido na maioria das infecções de mordeduras por gatos. Entretanto, tal como ocorre nas mordeduras de cães, a flora das infecções das mordeduras de gatos é habitualmente mista. Porém, o tempo médio entre a mordedura e o aparecimento dos sinais e sintomas de infecção da ferida é muito menor em comparação com os ferimentos por mordeduras de cães. Os outros microrganismos que causam infecção das mordeduras de gatos são similares aos que causam infecção das mordeduras de cães.

Os mesmos fatores de risco para infecção sistêmica após mordedura de cães estão envolvidos nas mordeduras de gatos. As infecções por *Pasteurella* tendem a evoluir rapidamente, frequentemente em horas, causando inflamação grave acompanhada por drenagem purulenta com adenite. A *Pasteurella* também pode disseminar-se a partir da inalação de gotículas respiratórias dos animais, resultando em pneumonia ou bacteriemia. Tal como as mordeduras de cães, as de gatos podem resultar em transmissão de raiva ou no desenvolvimento de tétano. A infecção por *Bartonella henselae* causa a doença da arranhadura do gato (Cap. 172), que é uma consequência tardia importante de mordeduras e arranhaduras de gatos. A tularemia (Cap. 170) também foi relatada após mordedura de gato. Ocasionalmente, a esporotricose (Cap. 219) tem sido associada com arranhaduras ou mordeduras de animais, especialmente gatos domésticos.

MORDEDURAS DE OUTROS ANIMAIS

As mordeduras produzidas por muitas outras espécies de animais podem infectar-se. Essas mordeduras são frequentemente resultado de exposição ocupacional (fazendeiros, laboratoristas, veterinários) ou recreacional (caçadores e indivíduos que capturam animais com armadilhas, que praticam acampamento em lugares selvagens e que possuem animais de estimação exóticos). Geralmente, a flora das mordeduras reflete a flora oral do animal mordeu. Muitos felinos, incluindo os gatos selvagens, albergam a *P. multocida*. As mordeduras por animais aquáticos, como jacarés ou piranhas, podem conter *Aeromonas hydrophila*. Mordeduras de tubarão, moreia e barracuda, como outras lesões ocorridas em água salgada, costumam estar associadas com infecções por espécies marinhas de *Vibrio*. As picadas de serpentes peçonhentas (Cap. 460) resultam em reação inflamatória grave e em necrose tecidual – condições que as tornam propensas à infecção. A flora oral da serpente inclui muitas espécies de aeróbios e anaeróbios, como *Pseudomonas aeruginosa*, *Serratia marcescens*, espécies de *Proteus*, *Staphylococcus epidermidis*, *Bacteroides fragilis* e espécies de *Clostridium*. As mordeduras produzidas por primatas não humanos são altamente suscetíveis a infecções por patógenos similares aos isolados de mordeduras humanas (ver adiante). As mordeduras por macacos do Velho Mundo (gênero *Macaca*) podem também resultar na transmissão do vírus B (*Macacine herpesvirus 1*, *Herpesvirus simiae*, *Cercopithecine herpesvirus*), uma causa de infecção grave do sistema nervoso central humano. O *Actinobacillus lignieresii* tem sido relatado em feridas infectadas de pessoas mordidas por cavalos, porcos e ovelhas. As mordidas por focas, morsas e ursos-polares podem causar uma infecção supurativa crônica conhecida como *dedo de foca*, provavelmente decorrente de uma ou mais espécies de *Mycoplasma* que colonizam esses animais.

Os pequenos roedores, como ratos, camundongos e gerbilos, e também os animais que são seus predadores podem transmitir *Streptobacillus moniliformis* (um bastonete Gram-negativo pleomorfo microaerófilo) ou *Spirillum minor* (um espiroqueta), que causam uma doença clínica conhecida como *febre da mordedura do rato*. A vasta maioria dos casos nos Estados Unidos são estreptobacilares, ao passo que as infecções por *Spirillum* ocorrem principalmente na Ásia.

Nos Estados Unidos, o risco de mordedura por roedores é habitualmente maior entre laboratoristas ou moradores (particularmente crianças) de casas infestadas por esses animais. A febre por mordedura de rato é distinguida da infecção aguda das mordeduras por manifestar-se após a cura da lesão inicial. A doença estreptobacilar segue-se a um período de incubação de 3 a 10 dias. Febre, calafrios, mialgias, cefaleia e artralgias migratórias graves são habitualmente seguidos por exantema maculopapular que, caracteristicamente, envolve as palmas das mãos e as plantas dos pés e pode tornar-se confluente ou purpúrico. As complicações são endocardite, miocardite, meningite, pneumonia e abscessos em muitos órgãos. A *febre de Haverhill* é uma infecção por *S. moniliformis* adquirida por leite ou água contaminados e tem manifestações similares. A febre estreptobacilar por mordedura de rato era frequentemente fatal na era pré-antibiótica. O diagnóstico diferencial inclui a febre maculosa das Montanhas Rochosas, a doença de Lyme, a leptospirose e a sífilis secundária. O diagnóstico é feito pela observação direta dos organismos causais em tecido ou sangue, por cultura dos organismos em meio enriquecido ou por testes sorológicos com aglutininas específicas.

A infecção por *Spirillum* (conhecida no Japão como *sodoku*) causa dor e tumefação violácea no local da mordida inicial, com linfangite e linfadenopatia regional associada, após período de incubação de 1 a 4 semanas. A doença sistêmica provoca febre, calafrios e cefaleia. A lesão original pode, por fim, evoluir para escara. A infecção é diagnosticada por visualização direta dos espiroquetas no sangue ou no tecido ou por inoculação em animais.

Por fim, a NO-1 (não oxidante do grupo 1, de acordo com o CDC) é uma bactéria associada a mordeduras de cães e gatos. As infecções com as quais a NO-1 foi associada tendem a ter manifestações locais (i.e., abscesso e celulite). Tais infecções ocorreram em pessoas saudáveis sem qualquer doença subjacente, e, em alguns casos, houve evolução de processos localizados para doença sistêmica. As características fenotípicas da NO-1 são similares às das espécies não sacarolíticas de *Acinetobacter*; isto é, a NO-1 é negativa para oxidase, indol e urease. Até o momento, todas as cepas identificadas mostraram-se suscetíveis a aminoglicosídeos, antibióticos β-lactâmicos, tetraciclinas, quinolonas e sulfonamidas.

MORDEDURAS HUMANAS

As mordeduras humanas podem ser autoinfligidas; podem vitimar profissionais de saúde que cuidam de pacientes; ou podem acontecer durante lutas, maus-tratos no lar ou atividade sexual. As mordeduras humanas infectam-se mais frequentemente (cerca de 10 a 15% das vezes) que as mordidas infligidas por outros animais. Essas infecções refletem a diversidade da flora oral dos humanos, que inclui múltiplas espécies de bactérias aeróbias e anaeróbias. Os isolados aeróbios comuns incluem estreptococos *viridans*, *S. aureus*, *E. corrodens* (particularmente comum nas lesões de punho fechado; ver adiante) e *Haemophilus influenzae*. Espécies anaeróbias, como *Fusobacterium nucleatum* e *Prevotella*, *Porphyromonas* e espécies de *Peptostreptococcus*, são isoladas de 50% das infecções de mordeduras humanas; muitos desses isolados produzem β-lactamases. A flora oral de pacientes hospitalizados e debilitados frequentemente apresenta Enterobacteriaceae, além dos microrganismos habituais. Infecções pelos vírus da hepatite B, hepatite C e herpes-vírus simples e por sífilis, tuberculose, actinomicose e tétano já tiveram a sua transmissão por mordeduras humanas descrita; é biologicamente possível transmitir o vírus da imunodeficiência humana (HIV) por mordeduras humanas, embora esse evento seja bastante improvável. Em geral, a profilaxia pós-exposição deve ser considerada em mordeduras que envolvem trauma grave com dano tecidual extenso e a presença de sangue na saliva. Não há essencialmente nenhum risco de transmissão se a pele estiver intacta.

As mordeduras humanas são categorizadas como lesões *oclusivas*, infligidas pela própria mordida, e como lesões do tipo *"punho fechado"*, que ocorrem quando o punho de um indivíduo se choca com os dentes de outro, com laceração traumática da mão. Por várias razões, as lesões de punho fechado, algumas vezes referidas como "mordida de briga", são mais comuns que as lesões oclusivas e resultam em infecções particularmente graves. Os espaços profundos da mão, como ossos, articulações e tendões, são, no curso de tais lesões, frequentemente inoculados com microrganismos. A posição do punho, fechado durante a lesão, e a extensão da mão após sua ocorrência podem promover ainda maior introdução de bactérias, à medida que os tendões contaminados se retraem para debaixo da superfície cutânea. Além do mais, o paciente frequentemente busca atenção médica apenas após o desenvolvimento de infecção franca.

ABORDAGEM AO PACIENTE

Mordeduras de animais ou humanas

Deve-se realizar anamnese cuidadosa, incluindo o tipo de animal envolvido, o tipo de ataque (se provocado ou não) e quanto tempo se passou desde a ocorrência da lesão. As autoridades de saúde pública locais e regionais devem ser consultadas para estabelecer se uma determinada espécie pode transmitir raiva e/ou para localizar e observar o animal mordedor quando a profilaxia da raiva estiver indicada (Cap. 208). Mordeduras humanas suspeitas pedem questionamento cuidadoso a respeito de maus-tratos domésticos ou infantis. Detalhes sobre alergias a antibióticos, imunossupressão, esplenectomia, doença hepática, mastectomia e imunizações devem ser obtidos. A lesão deve ser cuidadosamente inspecionada em busca de evidências de infecção, como hiperemia, exsudato e mau cheiro. Deve ser avaliado o tipo de ferida (puntiforme, laceração ou arranhadura); a profundidade da penetração; e o possível envolvimento de articulações, tendões, nervos e ossos. Frequentemente é útil incluir um diagrama ou uma fotografia da lesão no prontuário médico. Além disso, deve-se realizar exame físico geral, incluindo avaliação dos sinais vitais e de possíveis evidências de linfangite, linfadenopatia, lesões dermatológicas e limitações funcionais. As lesões da mão devem ser avaliadas por cirurgião de mão sobre possíveis lesões de tendão, nervos e músculos. Devem-se obter radiografias quando os ossos foram penetrados ou quando houver a possibilidade de um fragmento de dente estar presente. A cultura e coloração de Gram de todas as mordeduras infectadas são essenciais; culturas para anaeróbios devem ser realizadas quando houver abscesso, tecido desvitalizado e exsudato com mau cheiro. Um *swab* de ponta fina pode ser usado para cultivar feridas penetrantes profundas ou pequenas lacerações. É também razoável cultivar amostras de lesões não infectadas por mordidas infligidas por animais que não incluem cães e gatos, já que os microrganismos que causam doença são menos previsíveis nesses casos. Há indicação de contagem de leucócitos e de hemoculturas em caso de suspeita de infecção sistêmica.

TRATAMENTO

Infecções em feridas de mordedura

MANEJO DO FERIMENTO

O fechamento da ferida é controverso nas lesões por mordeduras. Muitas autoridades preferem não tentar fechamento primário das lesões infectadas ou que podem infectar-se, preferindo irrigá-las copiosamente, desbridar o tecido desvitalizado, remover os corpos estranhos e aproximar suas bordas. O fechamento primário tardio pode ser realizado após cessado o risco de infecção. Pode-se permitir que feridas pequenas e não infectadas fechem por segunda intenção. As lesões puntiformes por mordeduras de gato devem ser deixadas sem sutura pela alta taxa de infecção. As lesões faciais são habitualmente suturadas após limpeza completa e irrigação, dada a importância de um bom resultado estético nessa região e porque fatores anatômicos, como excelente suprimento sanguíneo e ausência de edema dependente, reduzem o risco de infecção. Em geral, as feridas com > 12 horas de evolução (para mordidas no braço ou perna) ou > 24 horas de evolução (para mordidas na face) não devem sofrer fechamento primário, podendo necessitar de antibióticos profiláticos (ver adiante).

ANTIBIOTICOTERAPIA

Infecções estabelecidas Em todas as infecções de mordeduras já estabelecidas, devem-se administrar antibióticos escolhidos considerando os patógenos potenciais mais prováveis, determinados em função do animal que morde e de coloração de Gram e resultados da cultura (Tab. 141-1). Para mordeduras de cães e gatos, os antibióticos devem ser eficazes contra *S. aureus*, espécies de *Pasteurella*, *C. canimorsus*, estreptococos e anaeróbios orais. Para mordidas humanas, devem ser usados agentes com atividade contra *S. aureus*, *H. influenzae* e anaeróbios orais produtores de β-lactamases. A combinação de uma penicilina de espectro estendido com um inibidor de β-lactamase (amoxicilina/ácido clavulânico, ticarcilina/ácido clavulânico, ampicilina/sulbactam) parece ser a cobertura mais confiável para esses patógenos. As cefalosporinas de segunda e terceira geração (ceftriaxona, cefuroxima, cefoxitina, cefpodoxima) também oferecem cobertura substancial quando usadas em combinação com um fármaco que ofereça cobertura para anaeróbios (clindamicina ou metronidazol). A escolha de antibióticos para pacientes alérgicos à penicilina (particularmente aqueles em que a hipersensibilidade do tipo imediato torna perigoso o uso de cefalosporinas) é mais difícil e baseia-se principalmente na sensibilidade *in vitro*, já que os dados sobre a eficácia clínica são inadequados. Seria razoável combinar um antibiótico ativo contra cocos Gram-positivos e anaeróbios (como a clindamicina) com sulfametoxazol-trimetoprima ou uma fluoroquinolona, que são ativos contra muitos dos outros possíveis patógenos. O moxifloxacino, uma fluoroquinolona com cobertura para anaeróbios, também pode ser considerado como agente único. Os dados *in vitro* sugerem que a azitromicina isoladamente oferece cobertura contra a maioria dos patógenos comumente isolados em ferimentos de mordeduras; porém, esse agente tem atividade variável contra *P. multocida*, *E. corrodens* e fusobactérias, devendo ser evitado a menos que não haja agente alternativo disponível. À medida que o MRSA torna-se mais comum na comunidade e aumentam as evidências de sua transmissão entre seres humanos e seus contatos com animais, deve-se considerar o uso empírico de agentes ativos contra o MRSA em situações de alto risco, enquanto se aguardam os resultados de cultura.

Os antibióticos são geralmente administrados durante 10 a 14 dias, mas a resposta ao tratamento deve ser cuidadosamente monitorada. A ausência de resposta deve determinar consideração imediata de outros diagnósticos e avaliação cirúrgica para possível drenagem ou desbridamento. Complicações, como osteomielite ou artrite séptica, demandam tratamento mais longo.

A conduta na sepse por *C. canimorsus* requer curso de 2 semanas de penicilina G intravenosa (IV) (2 milhões de unidades, IV, a cada 4 horas) ou ampicilina-sulbactam IV (1,5-3,0 g a cada 6 h) e medidas de suporte. Os agentes alternativos para o tratamento da infecção por *C. canimorsus* incluem cefalosporinas, carbapenêmicos e clindamicina. Infecções graves por *P. multocida* (p. ex., pneumonia, sepse ou meningite) também devem ser tratadas com penicilina G IV. Entre os agentes alternativos, estão as cefalosporinas de segunda e terceira geração e o ciprofloxacino. A resistência à penicilina é incomum.

As mordeduras por serpentes peçonhentas (Cap. 460) talvez não requeiram antibioticoterapia. Como frequentemente é difícil distinguir entre os sinais de infecção e a própria lesão tecidual causada pela peçonha, muitos autores continuam a recomendar antibioticoterapia dirigida contra a flora oral das serpentes – isto é, a administração de agentes de amplo espectro de ação, como ceftriaxona (1-2 g, IV, a cada 12-24 horas) ou ampicilina/sulbactam (1,5-3 g, IV, a cada 6 horas).

O "dedo de foca" parece responder à doxiciclina (100 mg, 2×/dia, sendo a duração ditada pela resposta ao tratamento).

Tratamento presuntivo ou profilático O uso de antibióticos para pacientes que se apresentem logo (nas primeiras 8 horas) após a mordedura é controverso. Embora nesse momento a infecção sintomática frequentemente não se tenha manifestado, muitas lesões iniciais albergam patógenos e evoluirão com infecção. Os estudos de antibioticoterapia profilática para infecções de mordeduras são limitados e frequentemente incluem apenas um pequeno número de casos, nos quais vários tipos de mordedura foram tratados de acordo com diversos protocolos. Uma metanálise de oito ensaios randomizados avaliando o uso de antibioticoterapia profilática em pacientes vítimas de mordeduras de cão mostrou redução de 50% nas taxas de infecção com a profilaxia. Entretanto, na ausência de

TABELA 141-1 ▪ Manejo das infecções em feridas por mordeduras de animais e humanos

Espécie do animal mordedor	Patógenos comumente isolados	Antibiótico(s) preferencial(is)[a]	Alternativa em pacientes alérgicos à penicilina	Profilaxia aconselhada para as feridas iniciais não infectadas	Outras considerações
Cão	*Staphylococcus aureus*, *Pasteurella multocida*, anaeróbios, *Capnocytophaga canimorsus*	Amoxicilina/clavulanato (250-500 mg, VO, 3×/dia) ou ampicilina/sulbactam (1,5-3 g, IV, a cada 6 h)	Clindamicina (150-300 mg, VO, 4×/dia) mais SMX-TMP (um comprimido de dose dupla, VO, 2×/dia) ou ciprofloxacino (500 mg, VO, 2×/dia)	Algumas vezes[b]	Considerar profilaxia antirrábica
Gato	*P. multocida*, *S. aureus*, anaeróbios	Amoxicilina/clavulanato ou ampicilina/sulbactam, conforme item anterior	Clindamicina mais SMX-TMP, conforme item anterior, ou uma fluoroquinolona	Geralmente	Considerar profilaxia antirrábica. Avaliar cuidadosamente se houve penetração em articulações/ossos
Humana, oclusiva	Estreptococos *viridans*, *S. aureus*, *Haemophilus influenzae*, anaeróbios	Amoxicilina/clavulanato ou ampicilina/sulbactam, conforme item anterior	Eritromicina (500 mg, VO, 4×/dia) ou uma fluoroquinolona	Sempre	
Humana, punho fechado	Tal como para a oclusiva, mais *Eikenella corrodens*	Ampicilina/sulbactam, conforme item anterior, ou imipenem (500 mg, a cada 6 h)	Cefoxitina[c]	Sempre	Examinar se há envolvimento de tendões, nervos ou articulações
Macaco	Tal como para mordidas humanas	Tal como para mordidas humanas	Tal como para mordidas humanas	Sempre	Para macacos do gênero *Macaca*, considerar profilaxia para vírus B com aciclovir
Serpentes	*Pseudomonas aeruginosa*, *Proteus* spp., *Bacteroides fragilis*, *Clostridium* spp.	Piperacilina-tazobactam (3,375 g, IV, a cada 6-8 h)	Clindamicina mais uma fluoroquinolona	Às vezes, especialmente com serpentes venenosas	Administrar soro específico para a peçonha da serpente
Roedor	*Streptobacillus moniliformis*, *Leptospira* spp., *P. multocida*	Penicilina V potássica (500 mg, VO, 4×/dia)	Doxiciclina (100 mg, VO, 2×/dia)	Às vezes	
Animais aquáticos (jacaré, piranha, tubarão, moreia, barracuda)	*Aeromonas hydrophila*, espécies marinhas de *Vibrio* (*Vibrio vulnificus*)	Cefalosporina de terceira geração (p. ex., ceftriaxona, 1 g, IV, a cada 24 h) mais doxiciclina (100 mg, VO, 2×/dia)	Clindamicina mais levofloxacino (750 mg, VO, 1×/dia) mais doxiciclina	Sempre	Obter consultoria cirúrgica imediata, pois o risco de infecção necrosante é alto em casos de *Aeromonas* e *Vibrio* spp.

[a]A escolha dos antibióticos deve basear-se nos dados da cultura, quando disponíveis. Essas sugestões para tratamento empírico devem ser adaptadas às circunstâncias individuais e às condições locais. Devem-se usar esquemas IV para pacientes hospitalizados. Pode-se administrar uma dose IV única de antibióticos a pacientes que irão receber alta após o tratamento inicial. [b]Os antibióticos profiláticos são sugeridos para feridas graves ou extensas, feridas faciais e lesões por esmagamento; quando osso ou articulação estiverem potencialmente acometidos; e quando houver comorbidade (ver o texto). [c]Pode ser perigosa em pacientes com reação de hipersensibilidade do tipo imediato à penicilina.

Siglas: SMX-TMP, sulfametoxazol-trimetoprima; IV, intravenoso; VO, via oral.

ensaios clínicos consistentes, muitos clínicos tratam empiricamente a mordedura com antibióticos escolhidos de acordo com a espécie do animal que morde; a localização, a gravidade e a extensão da mordedura; e a existência de comorbidades no hospedeiro. Todas as mordeduras humanas e produzidas por macacos devem ser tratadas presuntivamente em razão das altas taxas de infecção. A maior parte das mordidas de gatos, particularmente as que envolvem a mão, deve ser tratada. Outros fatores que favorecem o tratamento das mordeduras são lesões graves, como nas feridas por esmagamento; possível envolvimento de ossos e articulações; envolvimento da mão ou da região genital; imunodeficiência do hospedeiro, incluindo a decorrente de diabetes melito, doença hepática ou esplenectomia; envolvimento de extremidades com comprometimento venoso e/ou linfático; e mastectomia prévia no mesmo lado do membro superior envolvido. Quando se opta por antibioticoterapia profilática, a administração costuma ser feita durante 3 a 5 dias.

Profilaxia da raiva e do tétano A profilaxia da raiva, que consiste na administração passiva de imunoglobulina antirrábica (que deve ter a maior parte possível da sua dose infiltrada no interior e em volta da lesão) e em imunização ativa com vacina antirrábica, deve ser feita, após consulta às autoridades de saúde pública locais e regionais, em muitas mordidas e arranhaduras produzidas por animais, bem como após certas exposições não relacionadas com mordeduras (Cap. 208). A raiva é endêmica em uma variedade de animais, incluindo cães e gatos, em muitas regiões do mundo. Nos Estados Unidos, embora a maioria (90%) dos animais com raiva relatados anualmente seja selvagem (incluindo guaxinins, doninhas, raposas e morcegos), a maioria das pessoas recebe a profilaxia para a raiva por causa do contato próximo com animais domésticos. Além disso, a cada ano, há mais relatos de gatos que de cachorros com raiva. Muitas autoridades de saúde locais requerem a notificação de todas as mordeduras produzidas por animais.

Uma imunização de reforço para tétano deve ser administrada ao paciente que já tenha sido submetido à imunização primária, mas que não tenha recebido dose de reforço nos últimos 5 anos. Os pacientes que não completaram a imunização primária devem ser imunizados e receber também imunoglobulina tetânica. A elevação do local da lesão é uma medida adjuvante importante ao tratamento antimicrobiano. A imobilização da área infectada, especialmente a mão, também é benéfica.

Profilaxia da hepatite B O vírus da hepatite B pode ser transmitido, embora raramente, pela exposição da pele lesada à saliva sem sangue. A base da profilaxia pós-exposição é a imunização ativa com a vacina contra hepatite B, mas, em determinadas circunstâncias, a imunoglobulina contra a hepatite B é recomendada em adição à vacina para proteção complementar (Cap. 339).

LEITURAS ADICIONAIS

Abrahamian FM, Goldstein EJC: Microbiology of animal bite wound infections. Clin Microbiol Rev 24:231, 2011.

Brook I: Management of human and animal bite wounds: An overview. Adv Skin Wound Care 18:197, 2005.

Bystritsky R, Chambers H: Cellulitis and soft tissue infections. Ann Intern Med 168:ITC17, 2018.

Ellis R, Ellis C: Dog and cat bites. Am Fam Phys 90:239, 2014.

Fallouji MA: Traumatic love bites. Br J Surg 77:100, 1990.

Fleisher GR: The management of bite wounds. N Engl J Med 340:138, 1999.

Kaiser RM et al: Clinical significance and epidemiology of NO-1, an unusual bacterium associated with dog and cat bites. Emerg Infect Dis 8:171, 2002.

Kullberg BJ et al: Purpura fulminans and symmetrical peripheral gangrene caused by *Capnocytophaga canimorsus* (formerly DF-2) septicemia—a complication of dog bite. Medicine (Baltimore) 70:287, 1991.

Lohiya GS et al: Human bites: Bloodborne pathogen risk and postexposure follow-up algorithm. J Natl Med Assoc 105:92, 2013.

Martino R et al: Bacteremia caused by *Capnocytophaga* species in patients with neutropenia and cancer: Results of a multicenter study. Clin Infect Dis 33:e20, 2001.

Morgan M, Palmer J: Dog bites. BMJ 334:413, 2007.

Oehler RL et al: Bite-related and septic syndromes caused by cats and dogs. Lancet Infect Dis 9:439, 2009.

Stevens DL et al: Practice guidelines for the diagnosis and management of skin and soft tissue infections. 2014 update by the Infectious Diseases Society of America. Clin Infect Dis 59:e10, 2014.

Weber DJ et al: Infections resulting from animal bites. Infect Dis Clin North Am 5:663, 1991.

Seção 3 Síndromes clínicas: infecções nosocomiais

142 Infecções adquiridas em instalações para cuidados de saúde

Robert A. Weinstein

As infecções associadas a cuidados de saúde acometem pelo menos 2 milhões de pacientes, a um custo aproximado de bilhões de dólares e 100 mil vidas ou mais nos hospitais dos Estados Unidos anualmente. As diretrizes do Centers for Disease Control and Prevention (CDC) (*www.cdc.gov/hicpac/*), da Agency for Healthcare Research and Quality (*www.ahrq.gov*) e de sociedades profissionais (p. ex., *www.shea-online.org*; *www.idsociety.org*; *www.apic.org*; *www.his.org.uk*) levaram a marcadas reduções na ocorrência da maioria das infecções relacionadas a dispositivos (*https://www.cdc.gov/hai/data/portal/progress-report.html*) – historicamente, os maiores responsáveis pelo risco de infecção nosocomial. Apesar desses sucessos, há uma ameaça constante de infecções resistentes a antimicrobianos e de novos patógenos. Este capítulo revisa a epidemiologia, a prevenção e o controle das infecções associadas a cuidados de saúde, além dos novos desafios.

PROGRAMAS DE ORGANIZAÇÃO, RESPONSABILIDADES E ESCRUTÍNIO DE INFECÇÃO ASSOCIADA A CUIDADOS DE SAÚDE

Nas últimas décadas, os hospitais refinaram os programas para vigilância, prevenção e controle das infecções associadas a cuidados de saúde. A realização bem-sucedida dessas atividades foi estimulada pelas agências de acreditação, primariamente a Joint Commission (*www.jointcommission.org*); por financiadores e reguladores, primariamente o U.S. Centers for Medicare and Medicaid Services (CMS) (*www.cms.hhs.gov*); por grupos de garantia de qualidade que classificam hospitais e o desempenho dos cuidados de saúde (p. ex., *www.leapfroggroup.org*; *www.ihi.org*); e por agências federais como o CDC, as quais fornecem diretrizes e recomendações importantes. Embora nem a recompensa (pagamento por desempenho) nem a punição (não pagamento por infecções preveníveis) pareçam ter tido um grande impacto nas taxas de infecção nos hospitais dos Estados Unidos, o espectro da atenção pública para as taxas de infecção tem sido mais poderoso.

VIGILÂNCIA

Tradicionalmente, aqueles que faziam a prevenção de infecções vigiavam os pacientes hospitalizados quanto a infecções adquiridas nos hospitais (algumas das quais apareciam apenas após a alta hospitalar, i.e., eram infecções associadas a cuidados de saúde com início na comunidade). Muitos programas de controle de infecções tiravam proveito da vigilância eletrônica (p. ex., para infecções de cateteres vasculares, feridas cirúrgicas ou mesmo agrupadas, inferidas a partir de dados da microbiologia clínica) para complementar a epidemiologia feita nas enfermarias. Essas abordagens mostram o crescente valor das novas técnicas de computação, como o aprendizado de máquina e a inteligência artificial, e podem facilitar a vigilância "da casa toda", remover o viés do observador e liberar o tempo da equipe para a educação dos profissionais de saúde e o monitoramento da adesão. Os programas de controle de infecção e as atividades de vigilância em muitas clínicas geriátricas e em alguns hospitais para cuidados agudos de longo prazo (HCALP) ainda estão em seu estágio inicial, ressaltando uma oportunidade única para a intervenção por reguladores, agências de consultoria e financiadores, considerando o papel das instituições para cuidados de longo prazo na transmissão de patógenos resistentes aos antimicrobianos (Fig. 142-1).

Em meio ao espírito de que "o que é medido melhora", a maioria dos estados exige a publicação das infecções associadas aos cuidados de saúde. Trinta e seis estados dos Estados Unidos exigem que as instituições de cuidados de saúde em suas jurisdições publiquem relatórios para o sistema do National Healthcare Safety Network (NHSN) do CDC (*https://www.cdc.gov/nhsn/index.html*), o qual fornece definições uniformes e facilita a transmissão de dados. Iniciando em 2011, o CMS exigia que os hospitais relatassem os dados sobre infecções relacionadas a cuidados de saúde ao NHSN para qualificarem-se para o pagamento anual completo atualizado. Nos anos seguintes, o CMS incluiu as exigências de relato das infecções associadas a cuidados de saúde ao NHSN como parte do Hospital Value-Based Purchasing Program e do Hospital-Acquired Condition Reduction Program. A confiança crescente no NHSN levou à participação de mais de 24 mil instituições (cerca de 5.500 dos quase 5.700 hospitais de cuidados agudos nos Estados Unidos, aproximadamente 620 HCALP, cerca de 432 instituições de reabilitação de pacientes internados, cerca de 8.150 instituições de diálise ambulatorial, cerca de 5.600 centros de cirurgia ambulatorial e cerca de 3.800 instituições de cuidados de longo prazo). Esse nível de participação fornece uma visão de âmbito nacional das infecções associadas a cuidados de saúde, da resistência aos antimicrobianos e do potencial acesso a taxas nacionais de uso dos antimicrobianos.

Os resultados da vigilância são expressos como taxas, qualificados, quando possível, pela duração do risco, pelo local de infecção, pela população de pacientes e pela exposição a fatores de risco. Para explicar algumas dessas variáveis, o CDC agora usa uma Razão de Infecção Padronizada (SIR, de *Standardized Infection Ratio*; *https://www.cdc.gov/nhsn/pdfs/ps-analysis-resources/nhsn-sir-guide.pdf*) como parte do relatório de taxa do NHSN. Os denominadores costumam incluir o número de pacientes expostos a riscos específicos e o número de dias de intervenção (p. ex., 1.000 pacientes-dia no respirador). Como o uso de dispositivos invasivos tem sido intencionalmente reduzido, como cateteres vesicais de demora, os denominadores tornaram-se menores, mas os pacientes que ainda requerem esses dispositivos (numeradores potenciais) costumam estar sob risco intrinsecamente maior – situação que pode aumentar paradoxalmente as taxas quando os dias com o dispositivo são considerados pelo denominador.

As tendências temporais das taxas sempre devem ser revistas, e as taxas devem ser comparadas com os padrões regionais e nacionais que incorporam a SIR. As comparações entre hospitais podem, ainda, gerar confusão em decorrência da ampla variação dos fatores de risco e da gravidade das doenças subjacentes. As medidas do processo não costumam exigir o ajustamento do risco, mas algumas, como a adesão à higiene das mãos, podem ser difíceis de medir, levando ao desenvolvimento de vários sistemas de monitoramento eletrônico inovadores que controlam a adesão à higiene das mãos. Embora essa abordagem seja promissora, ainda não foram observadas melhoras sustentadas nas taxas. Desfechos dispendiosos e de morbidade maior (p. ex., taxas de infecção de feridas de cirurgia cardíaca) podem identificar hospitais que fogem do padrão (p. ex., nos maiores decis de risco) para avaliação adicional. Além disso, a análise periódica das taxas de ocorrência de infecção de um hospital – autocomparação ao longo do tempo – pode ajudar a determinar se as medidas de controle estão tendo sucesso e onde se devem concentrar esforços adicionais.

BASES EPIDEMIOLÓGICAS E MEDIDAS GERAIS DE PREVENÇÃO E CONTROLE

As infecções hospitalares seguem padrões epidemiológicos básicos que orientam as medidas de prevenção e controle. Os patógenos hospitalares têm reservatórios, são transmitidos por vias amplamente previsíveis e requerem hospedeiros suscetíveis. Há reservatórios e fontes no ambiente inanimado (p. ex., esporos de *Clostridium difficile* ou de bactérias resistentes a antibióticos em superfícies frequentemente tocadas) e no ambiente animado (p. ex., a colonização ou infecção de pacientes e visitantes do hospital). Os modos de transmissão habituais são a infecção cruzada (p. ex., a disseminação indireta de um paciente para outro pelas mãos não totalmente limpas dos profissionais de saúde) e a autoinoculação (p. ex., a aspiração da flora da orofaringe);

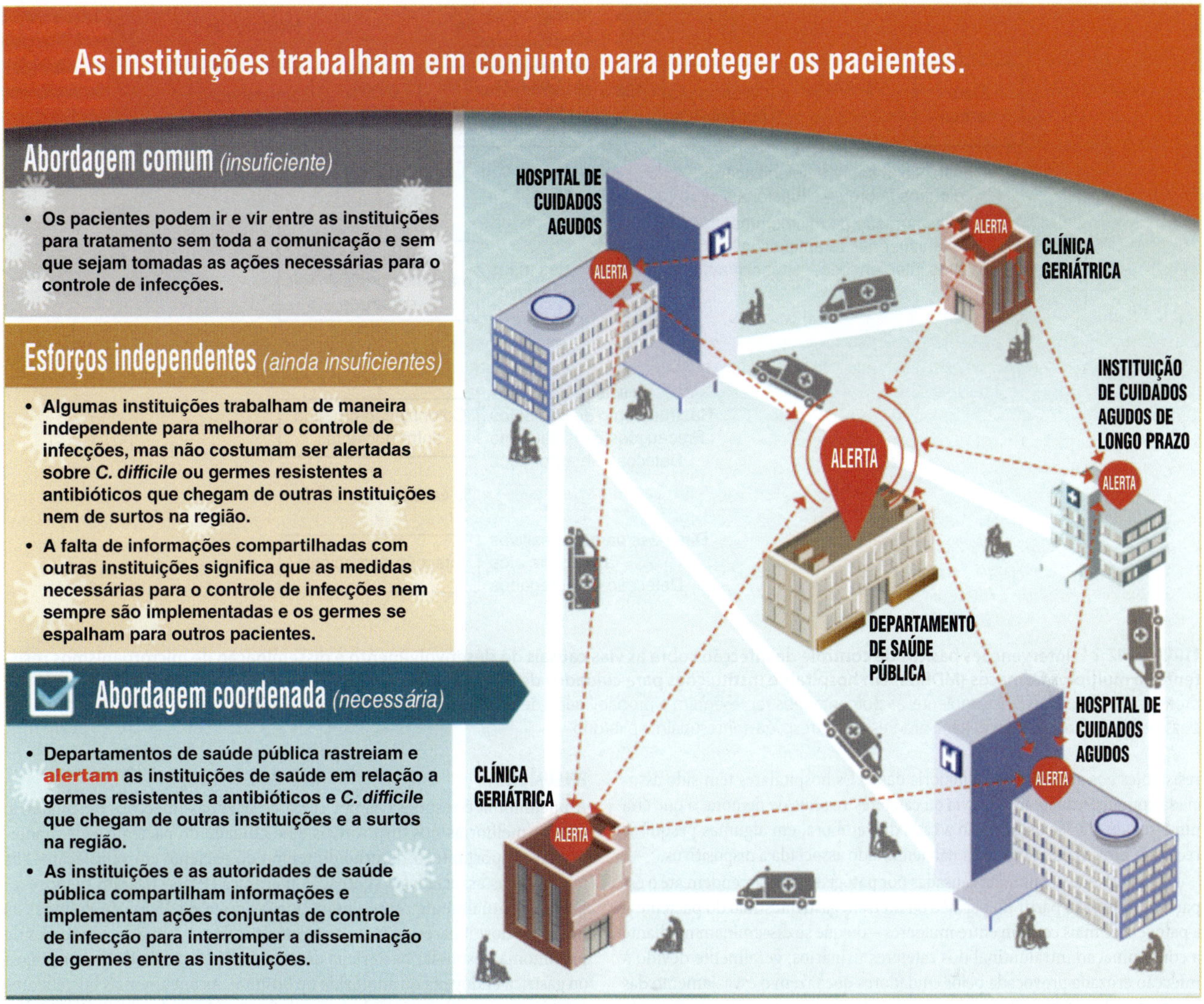

FIGURA 142-1 **Disseminação regional e controle da resistência aos antimicrobianos.** *(De www.cdc.gov/vitalsigns/stop-spread.)*

a colonização das mãos do paciente com micróbios problemáticos também pode contribuir para a contaminação de si mesmo, do ambiente e dos profissionais de saúde. Ocasionalmente, alguns patógenos (p. ex., estreptococos do grupo A e muitos vírus respiratórios) disseminam-se de uma pessoa para outra via gotículas grandes infectantes liberadas por tosse ou espirros. Muito menos comum – mas tendo frequentemente efeitos devastadores em termos de risco epidêmico – é a disseminação verdadeiramente aerógena de partículas pequenas ou de gotículas (como na varicela ou no sarampo hospitalar) ou a disseminação a partir de uma fonte comum (p. ex., líquidos intravenosos contaminados). Fatores que aumentam a suscetibilidade do paciente incluem diabetes, insuficiência renal e outras comorbidades; extremos de idade; anormalidades de defesa inata (p. ex., devido a polimorfismos genéticos; ver Cap. 466); intervenções clínico-cirúrgicas que comprometem as defesas do hospedeiro; e questões epidemiológicas, como a "pressão de colonização" criada por patógenos dos arredores.

Os programas de controle de infecção hospitalar determinam medidas de controle gerais e específicas com base na "via causal" da disseminação (Fig. 142-2). Dada a proeminência da infecção cruzada, a higiene das mãos é citada como a medida preventiva mais importante. A adesão dos profissionais de saúde à higiene das mãos é historicamente baixa. As razões citadas para isso são a inconveniência, a premência dos horários e as lesões cutâneas decorrentes da lavagem repetida das mãos. O uso de álcool em gel é uma medida rápida e efetiva, e os emolientes podem melhorar a condição das mãos. O uso de álcool em gel para esfregar as mãos entre contatos com os pacientes é recomendado para todos os profissionais de saúde, exceto quando as mãos estão visivelmente sujas ou após o atendimento de um paciente que faz parte de um surto de infecção por *C. difficile*, cujos esporos não são destruídos por álcool. Nesses casos, a lavagem com água corrente e sabão é recomendada.

É fundamental haver uma equipe adequada nos ambientes de cuidados agudos e de longo prazo para permitir a atenção à higiene das mãos e à assepsia durante o cuidado do paciente e para fazer a limpeza abrangente do ambiente.

INFECÇÕES NOSOCOMIAIS E RELACIONADAS COM DISPOSITIVOS

Os cinco principais sítios de infecções nosocomiais são vias urinárias, vias respiratórias inferiores, feridas cirúrgicas, corrente sanguínea e via gastrintestinal (principalmente *C. difficile*). A porcentagem de infecções devido a dispositivos invasivos – 25 a 50% – diminuiu nos últimos anos, refletindo grandes melhorias no uso e no desenho dos dispositivos. A educação intensiva, a "consolidação" das intervenções baseadas em evidências (Tab. 142-1) e o uso de listas de verificação para facilitar a adesão reduziram as taxas de infecção em grande parte por meio da melhora da assepsia durante o manuseio e da remoção mais precoce dos dispositivos invasivos. Esse progresso demonstra a eficácia de programas de controle de infecção e a necessidade de focar a vigilância atual e as intervenções no controle dos outros 50 a 75% de infecções associadas a cuidados de saúde.

INFECÇÕES DO TRATO URINÁRIO

As infecções do trato urinário (ITUs) devido a cateteres vesicais de demora afetam cerca de 160 mil pacientes anualmente, o que representa um risco menor em relação a anos anteriores, sendo responsáveis por cerca de 10% das infecções hospitalares; até 3% dos pacientes com bacteriúria desenvolvem bacteriemia. Embora a maioria das ITUs contribuam pouco para prolongar a permanência ou o custo hospitalares, uma preocupação importante é o papel da urina infectada como importante reservatório de *Candida* e de bactérias

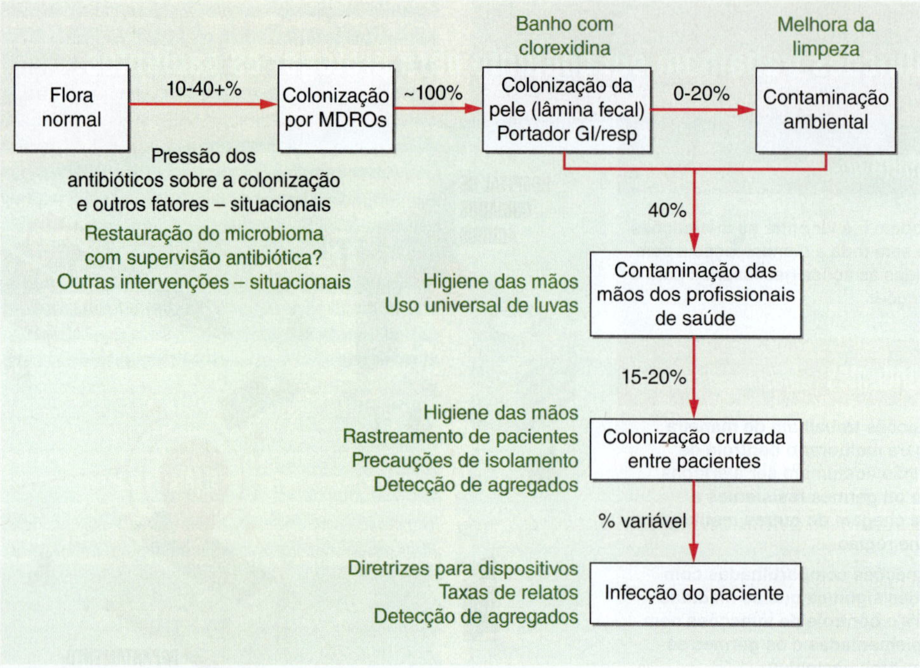

FIGURA 142-2 Intervenções básicas de controle de infecção sobre as vias causais do desenvolvimento e disseminação de microrganismos resistentes a múltiplos fármacos (MDROs) em hospitais e instituições para cuidados de longo prazo. Os quadros mostram a condição dos pacientes, dos profissionais de saúde e do ambiente; as porcentagens representam a probabilidade de progressão ao longo da via; e as recomendações em verde são as possíveis intervenções para evitar a progressão. GI/resp, gastrintestinal/respiratório.

resistentes aos antibióticos. A maioria das ITUs hospitalares tem sido associada com instrumentação prévia ou cateteres vesicais de demora, o que cria um risco de 3 a 7% de infecção a cada dia, embora, em algumas pesquisas recentes, uma maioria das ITUs não tenha sido associada a dispositivos.

As ITUs são geralmente causadas por patógenos que ascendem até o espaço periuretral a partir do períneo ou do trato gastrintestinal do paciente – a patogênese mais comum entre mulheres – ou que se disseminam mediante a contaminação intraluminal dos cateteres urinários, geralmente devido à infecção cruzada provocada pelos cuidadores que fazem o esvaziamento das bolsas de coleta. Alguns patógenos ocasionalmente provêm do equipamento maldesinfetado e, raramente, de suprimentos contaminados. A frequência com que as ITUs assintomáticas ocorrem, principalmente em mulheres idosas, pode inflar as taxas de infecção devido à errônea suposição de que o trato urinário é a fonte de infecção em um paciente hospitalizado febril.

Com programas de controle organizados para monitorar as medidas de desempenho importantes (Tab. 142-1), os hospitais podem reduzir as taxas de uso de cateteres e de ITU. Além disso, em um ensaio clínico multicêntrico, o banho diário com clorexidina reduziu o risco de ITU em homens cateterizados. Para homens sem obstrução urinária, um cateter acoplado a um preservativo pode ser mais aceitável que um cateter de demora e pode reduzir o risco de ITU se tiver manutenção cuidadosa. Uma nova estratégia preventiva para as mulheres é o uso de cateteres externos flexíveis que são posicionados entre os grandes lábios e as nádegas para eliminar a urina por meio de aspiração sob baixa pressão. Estratégias mais antigas de prevenção incluíam o uso de agentes antimicrobianos tópicos no meato, de desinfetantes na bolsa de coleta e de cateteres anti-infecciosos, nenhuma dessas sendo considerada como rotineira. O papel dos cateteres suprapúbicos na prevenção da infecção não está bem definido.

O tratamento das ITUs se faz de acordo com o resultado de uroculturas quantitativas (Cap. 135). Os patógenos mais comuns são *Escherichia coli*, bacilos Gram-negativos hospitalares, enterococos e *Candida*. O isolamento de *Staphylococcus aureus* em uroculturas pode resultar de disseminação hematogênica e indicar uma infecção sistêmica oculta. Nos pacientes em uso crônico de cateteres vesicais permanentes, especialmente nos albergados em instituições de assistência de longo prazo, o microbioma do cateter – microrganismos que vivem em incrustações existentes no lúmen do cateter – pode diferir dos verdadeiros patógenos presentes no trato urinário. Assim, quando há suspeita de ITU em uma situação de cateterismo crônico, é útil (especialmente nas mulheres) substituir o cateter vesical por outro e somente então obter uma amostra de urina recém-emitida.

PNEUMONIA

A pneumonia é responsável por cerca de 28% das infecções hospitalares; com as melhorias nos dispositivos e no cuidado do paciente – de maneira mais importante, a redução do tempo do paciente em ventilação –, as pneumonias associadas a ventilação mecânica (PAVs) ficaram menos frequentes e atualmente representam apenas cerca de 25 a 35% de todas as infecções hospitalares do trato respiratório inferior. A maioria dos casos de pneumonia hospitalar bacteriana decorre da aspiração da flora orofaríngea ou gástrica endógena ou adquirida no hospital. As pneumonias hospitalares associam-se a mais mortes do que as infecções de qualquer outra área corporal. No entanto, as taxas de mortalidade atribuíveis sugerem que o risco de morte em decorrência de pneumonia nosocomial é grandemente afetado por outros fatores, como comorbidades, tratamento inadequado com antibióticos e o envolvimento de patógenos específicos (particularmente *Pseudomonas aeruginosa* ou *Acinetobacter*). A vigilância e o diagnóstico acurado das pneumonias têm sido problemáticos, porque muitos pacientes, especialmente os internados nas unidades de terapia intensiva (UTIs), apresentam radiografias de tórax anormais, febre e leucocitose potencialmente atribuíveis a múltiplas causas. Essa incerteza diagnóstica levou ao redirecionamento de PAV para eventos associados ao respirador (EARs), condições e complicações para as quais os parâmetros fisiológicos de piora, como oxigenação, são medições essenciais. Os EARs ocorrem em até 5 a 10% dos pacientes em uso de ventilação mecânica.

Há interesse crescente na pneumonia associada aos cuidados de saúde em pacientes de enfermarias gerais ou que não estão sob ventilação mecânica. As pneumonias virais, particularmente importantes nos pacientes pediátricos e imunocomprometidos, são discutidas na seção de virologia e no Capítulo 126.

Os fatores de risco para a pneumonia hospitalar incluem os eventos que aumentam a colonização por possíveis patógenos (p. ex., tratamento antimicrobiano prévio, contaminação do equipamento do respirador ou redução da acidez gástrica, o que também pode aumentar o risco de colonização por bactérias resistentes a antibióticos); aqueles que facilitam a aspiração do conteúdo da orofaringe para o interior do trato respiratório inferior (p. ex., intubação, redução do nível de consciência ou presença de um cateter nasogástrico); e aqueles que reduzem os mecanismos de defesa pulmonar do hospedeiro e permitem o crescimento dos patógenos aspirados (p. ex., doença pulmonar obstrutiva crônica ou cirurgia abdominal alta).

Várias medidas de controle podem reduzir o risco de pneumonia (Tab. 142-1). Embora os benefícios da descontaminação seletiva da orofaringe

TABELA 142-1 ■ Exemplos de grupos de intervenções baseadas em evidências para prevenir infecções associadas aos cuidados de saúde mais comuns e outros eventos adversos[a]

Prevenção das infecções associadas a cateter venoso central

Intervenções para inserção do cateter

- Educar a equipe acerca da inserção e dos cuidados com o cateter
- Usar clorexidina para preparar o local de inserção
- Usar o máximo de precauções de barreira e assepsia durante a inserção do cateter
- Consolidar suprimentos para inserção (p. ex., em um *kit* de inserção ou carrinho)
- Usar uma lista de verificação para aumentar a adesão ao protocolo
- Qualificar os enfermeiros para impedir a inserção se a assepsia for negligenciada

Intervenções para manutenção do cateter

- Limpar os pacientes diariamente com clorexidina
- Manter os curativos limpos e secos
- Reforçar a higiene das mãos entre os profissionais de saúde
- Usar técnica asséptica ao acessar transdutores ou reservatórios vasculares

Perguntar diariamente: O cateter é necessário? Deve ser removido caso não seja necessário ou não esteja sendo usado.

Prevenção de eventos associados ao respirador

- Evitar a ventilação mecânica sempre que possível
- Elevar a cabeceira do leito a 30-45° para reduzir o risco de aspiração
- Descontaminar a orofaringe regularmente com clorexidina (controversa)
- Usar um cuidado asséptico em todo o equipamento respiratório
- Considerar o uso de tubos endotraqueais com canais para a drenagem de secreções subglóticas
- Permitir "pausas na sedação" e avaliar a possibilidade de extubação diariamente, o que pode encurtar a duração da intubação e a permanência na unidade de terapia intensiva
- Fazer a profilaxia da trombose venosa profunda (a menos que contraindicado)

Prevenção das infecções em sítios cirúrgicos

- Escolher um cirurgião de maneira sensata
- Tratar as infecções *ativas* no pré-operatório
- Administrar antibióticos profiláticos 1 h antes da cirurgia; descontinuar o uso dentro de 24 h
- Limitar a tricotomia ao momento da cirurgia; usar tesouras ou simplesmente não remover os pelos
- Preparar o sítio cirúrgico com clorexidina-álcool
- Reforçar a assepsia no bloco cirúrgico, p. ex., minimizando o movimento de entrada e saída na sala
- Avaliar a atenção à técnica cirúrgica (p. ex., evitar a drenagem profilática ou aberta da ferida)
- Fornecer os resultados da vigilância aos cirurgiões

Prevenção das infecções do trato urinário

- Inserir cateteres vesicais somente quando absolutamente necessário (p. ex., para aliviar obstrução), e não apenas por conveniência do profissional
- Usar equipamento e técnica assépticos para a inserção do cateter e para instrumentação do trato urinário
- Minimizar a manipulação ou a abertura dos sistemas de drenagem; evitar a irrigação do cateter
- Perguntar diariamente: O cateter vesical é necessário? Deve ser removido se não for necessário
- Usar ultrassonografia vesical para evitar o cateterismo, p. ex., para avaliação de retenção urinária

Prevenção da transmissão cruzada de patógenos

- Limpar as mãos com álcool antes e após todos os contatos com pacientes ou seus ambientes

[a]Ver o texto para intervenções adicionais para a prevenção de infecções associadas a dispositivos e procedimentos; as listas de verificação e a educação da equipe têm sido recomendadas como ferramentas de manejo em cada grupo de prevenção.

Fonte: Adaptada de informações apresentadas nos seguintes *sites: www.cdc.gov/hicpac/-pubs.html; www.cdc.gov/HAI/index.html; www.ihi.org.*

e do intestino por meio do emprego de antimicrobianos não absorvíveis – uma prática geralmente evitada nos Estados Unidos devido a preocupações com a resistência a antibióticos – sejam controversos, um estudo holandês multicêntrico randomizado demonstrou redução das taxas de mortalidade na UTI em pacientes sob ventilação mecânica que se submeteram à descontaminação orofaríngea. Contudo, a diminuição das taxas de PAV não reduz, na maioria das vezes, a mortalidade geral na UTI, fato sugestivo de problemas na vigilância e que indica que a PAV às vezes seria apenas um marcador dos pacientes que correm elevado risco de morte por outros motivos.

Os patógenos que mais provavelmente causam pneumonia hospitalar e as opções de tratamento são discutidos no **Capítulo 126**. É importante observar que a pneumonia hospitalar de início precoce, que se manifesta nos primeiros 4 dias de internação, é mais frequentemente causada por patógenos adquiridos na comunidade, como *Streptococcus pneumoniae* e espécies de *Haemophilus*, embora alguns estudos recentes tenham desafiado essa visão. As pneumonias de início tardio são mais comumente causadas por *S. aureus*, *P. aeruginosa*, espécies de *Enterobacter*, *Klebsiella pneumoniae* ou *Acinetobacter*. Tratamentos mais curtos para a pneumonia hospitalar podem reduzir a emergência de patógenos resistentes, e um *swab* nasal negativo para *S. aureus* resistente à meticilina evita a necessidade de cobrir esse patógeno. Em pacientes febris (particularmente aqueles com os tubos inseridos pelas narinas), deve-se considerar a possibilidade de otite média e sinusite bacteriana ocultas.

INFECÇÕES DE FERIDAS CIRÚRGICAS

As infecções de ferida são responsáveis por cerca de 17% das infecções hospitalares. A infecção incisional média tem um período de incubação de 5 a 7 dias, o que é mais longo que muitas estadas pós-operatórias. Por essa razão e pelo fato de muitos procedimentos serem agora realizados em regime ambulatorial, é difícil avaliar a incidência de infecções das feridas. Essas infecções são habitualmente causadas pelas floras mucosa ou cutânea do paciente, endógenas ou adquiridas no hospital. Às vezes se devem à disseminação pelo ar de escamas de pele provenientes da equipe cirúrgica ou de fontes do ambiente que podem alcançar a incisão. A verdadeira disseminação aérea é rara nas salas cirúrgicas, a menos que haja um "disseminador" (p. ex., de estreptococos do grupo A ou de estafilococos) entre os membros da equipe ou contaminação do suprimento de ar (p. ex., com fungos filamentosos). Em geral, os riscos mais comuns de infecção incisional pós-operatória relacionam-se à habilidade técnica do cirurgião, às doenças subjacentes do paciente (p. ex., diabetes melito, obesidade), à idade avançada dele e à profilaxia com antibióticos realizada em ocasião imprópria. Fatores de risco adicionais incluem presença de drenos, prolongamento das permanências hospitalares pós-operatórias, raspagem com lâminas do local da incisão no dia anterior à cirurgia e longa duração da cirurgia.

A substancial morbidade global e os custos associados a essas infecções levaram à publicação de diretrizes internacionais (*http://www.who.-int/gpsc/ssi-guidelines/en/*), além dos programas nacionais de prevenção existentes e das recomendações para a consolidação de medidas preventivas **(Tab. 142-1)**. A administração pré-operatória de mupirocina intranasal para pacientes colonizados por *S. aureus*, o banho antisséptico pré-operatório e o oxigênio suplementar intra e pós-operatório, além da atenção aos níveis glicêmicos e à temperatura do paciente, são controversos em decorrência de resultados conflitantes nos estudos, mas as evidências parecem aumentar em favor dessas intervenções. As questões recentemente debatidas incluem o uso de vestimentas adequadas na sala de cirurgia – menos pode ser mais – e o valor dos curativos com pressão negativa.

Os patógenos mais comuns nas infecções incisionais pós-operatórias são *S. aureus*, estafilococos coagulase-negativos e bactérias entéricas e anaeróbias. Nas infecções pós-operatórias rapidamente progressivas, que se manifestam em até 24 a 48 horas após o procedimento cirúrgico, o nível de suspeita com relação a uma infecção por estreptococos do grupo A ou clostrídeos **(Caps. 148 e 154)** deve ser alto. O diagnóstico de infecções em dispositivos protéticos, como implantes ortopédicos, pode ser complicado quando os patógenos se localizam em biofilmes aderentes à prótese; as culturas de sonicação de próteses articulares retiradas têm sido mais sensíveis. O tratamento das infecções incisionais pós-operatórias requer controle adequado da fonte – isto é, drenagem ou excisão cirúrgica do material infectado ou necrótico – e antibioticoterapia orientada para os patógenos mais prováveis ou confirmados pelo laboratório.

INFECÇÕES RELACIONADAS COM ACESSO VASCULAR E MONITORAMENTO

As bacteriemias relacionadas com os dispositivos intravasculares causam aproximadamente 10 a 15% das infecções hospitalares; os cateteres vasculares centrais (CVCs) respondem pela maioria dessas infecções da corrente sanguínea, embora os cateteres periféricos possam estar sendo subestimados como fonte de bacteriemia nosocomial. As estimativas nacionais indicam que ocorrem cerca de 72 mil infecções primárias da corrente sanguínea anualmente nos Estados Unidos. As infecções por CVCs têm taxas de mortalidade atribuível estimadas em 12 a 25%, um excesso de 7 a 15 dias na permanência hospitalar e um custo estimado de 31 mil a 65 mil dólares por episódio; um terço a metade desses episódios ocorrem em UTIs. No entanto, as taxas de infecção têm caído desde a publicação das diretrizes do Healthcare Infection Control Practices Advisory Committee (HICPAC) (*www.cdc.gov/hicpac/*). Como é cada vez mais comum o tratamento em ambiente comunitário de pacientes gravemente enfermos, as infecções da corrente sanguínea associadas a cateteres vasculares adquiridas no ambiente extra-hospitalar podem estar se tornando mais frequentes. É mais rotineira a vigilância mais ampla das infecções – fora das UTIs e até mesmo fora dos hospitais.

As infecções da corrente sanguínea associadas a cateter derivam em grande parte do microbioma cutâneo presente no local da inserção, cujos patógenos migram por via extraluminal até a ponta do cateter, geralmente durante a primeira semana após a inserção – um risco que tem sido bastante reduzido com o uso das diretrizes consolidadas para a inserção de cateter. Além disso, a contaminação do *hub* dos CVCs ou da entrada de sistemas "sem agulha" pode resultar em infecção intraluminal após longo período, em particular com cateteres dotados de balonete ou implantados por cirurgia. A contaminação intrínseca (durante o processo de fabricação) ou extrínseca (no local em uma instituição de cuidados de saúde) da infusão, embora rara, é a causa mais comum das infecções epidêmicas da corrente sanguínea relacionadas com dispositivos. Os patógenos mais comumente isolados a partir das bacteriemias associadas a dispositivos são estafilococos coagulase-negativos, *S. aureus* (geralmente resistente à meticilina), enterococos, bacilos Gram-negativos hospitalares e *Candida*. Muitos patógenos, especialmente os estafilococos, produzem biopelículas polissacarídicas extracelulares que facilitam a aderência aos cateteres e se constituem em um santuário que os protege dos antimicrobianos externos.

Os grupos de medidas de controle baseadas em evidências (Tab. 142-1) têm sido muito efetivos, eliminando quase todas as infecções associadas a CVCs em algumas UTIs, podendo ser efetivos em países de rendas baixa e média, além daqueles de renda alta. Outras medidas de controle incluem o uso de um adesivo impregnado com clorexidina na junção entre o cateter e a pele; a aplicação de curativos semitransparentes no local do acesso (para facilitar o banho e a inspeção local, além da proteção do acesso em relação a secreções); o banho diário dos pacientes na UTI com clorexidina; a evitação da região femoral para a cateterização; e a rotação dos cateteres periféricos – uma causa pouco reconhecida de bacteriemia estafilocócica – para um novo local a intervalos específicos (p. ex., a cada 72-96 horas) em vez de fazê-lo conforme a indicação clínica (uma recomendação discutível que pode ser facilitada pelo uso de uma equipe de terapia intravenosa).

Questões controversas incluem o papel da translocação do intestino em vez de sítios de acesso vascular como causa de bacteriemia primária em pacientes imunocomprometidos e as implicações para definições de vigilância; a melhor frequência para a rotatividade dos locais de inserção dos CVCs (já que as trocas de cateter no mesmo local, por meio de uma guia metálica, não diminuem e podem até mesmo aumentar o risco de infecção); o risco relativo imposto por cateteres centrais inseridos perifericamente (PICCs, de *peripherally inserted central catheters*); e o equilíbrio entre riscos e benefícios do uso profilático de vancomicina, álcool e outras soluções como "bloqueio" de cateter – soluções anti-infecciosas concentradas instiladas na luz do cateter – para pacientes de alto risco.

A suspeita de infecção relacionada com um dispositivo vascular baseia-se no aspecto do local do cateter ou na presença de febre ou bacteriemia sem outra origem determinada em pacientes com cateteres vasculares. O diagnóstico é confirmado pelo isolamento da mesma espécie de microrganismo em culturas do sangue periférico e em culturas semiquantitativas ou quantitativas da ponta do cateter vascular. As culturas coletadas do CVC para diagnóstico são convenientes, mas elas têm risco de resultados falso-positivos (p. ex., devido à contaminação do *hub* do cateter). Quando se considera a possibilidade de sepse relacionada com a infusão (p. ex., pelo início agudo de febre ou choque temporalmente relacionado com a infusão), uma amostra da infusão ou do hemoderivado empregado deve ser reservada para cultura.

O tratamento da infecção relacionada com acesso vascular é orientado para os patógenos isolados do sangue e/ou do local infectado. Considerações importantes são a necessidade de um ecocardiograma (para avaliar a possibilidade de endocardite), a duração do tratamento e a necessidade de remover os cateteres potencialmente infectados. Em um relato, cerca de um quarto dos pacientes com bacteriemia por *S. aureus* associada a cateter intravascular estudados por ecocardiograma transesofágico tinham evidências de endocardite; esse exame pode ser útil para determinar a duração apropriada do tratamento.

Diretrizes detalhadas de consenso sobre o controle das infecções relacionadas com cateter intravascular já foram publicadas e recomendam a remoção do cateter na maioria dos casos de bacteriemia ou fungemia causadas por CVCs não tunelizados. Quando se tenta salvar um cateter potencialmente infectado, alguns clínicos usam, além de tratamento antimicrobiano sistêmico, a técnica do "bloqueio com antibiótico", que pode facilitar a penetração de biofilmes infectados (ver *www.idsociety.org/Other_Guidelines/*).

TÉCNICAS DE ISOLAMENTO

As normas escritas para o isolamento de pacientes infecciosos são uma necessidade para os programas de controle de infecções. O CDC tem diretrizes para todos os componentes dos cuidados de saúde, incluindo hospitais de cuidados agudos e ambientes de cuidados de longo prazo, ambulatoriais e domiciliares (ver *www.cdc.gov/hicpac/pdf/isolation/Isolation2007.pdf*), além das recomendações para o controle de microrganismos resistentes a múltiplos fármacos.

As *precauções universais* são concebidas para a assistência de todos os pacientes hospitalizados e destinam-se a reduzir o risco de transmissão de microrganismos provenientes de fontes conhecidas e desconhecidas. Essas precauções incluem o uso de luvas e a limpeza das mãos, quando houver a possibilidade de contato com (1) sangue; (2) todos os outros líquidos, secreções e excreções corporais, contendo ou não sangue visível; (3) pele que não esteja íntegra; e (4) mucosas. Conforme os riscos de exposição, as precauções universais incluem também uso de máscaras, proteção ocular e aventais.

Precauções para o cuidado de pacientes com síndromes clínicas potencialmente contagiosas (p. ex., diarreia aguda) ou com colonização ou infecção suspeita ou diagnosticada por patógenos transmissíveis são baseadas em vias prováveis de transmissão: *transmitidas pelo ar*, *por gotículas* ou *por contato*, para as quais a equipe usa, no mínimo, respiradores N95, máscaras faciais cirúrgicas ou luvas e avental, respectivamente. Os conjuntos de medidas de precaução podem ser combinados nas doenças que têm mais de uma via de transmissão (p. ex., isolamento de contato e aéreo para varicela).

Alguns patógenos resistentes a antibióticos prevalentes, particularmente aqueles que colonizam o trato gastrintestinal (p. ex., enterococos resistentes à vancomicina [VREs, de *vancomycin-resistant enterococci*] e até mesmo bacilos Gram-negativos resistentes a múltiplos fármacos como as cepas produtoras de carbapenemase de *K. pneumoniae* e outras enterobactérias – Enterobacteriaceae resistentes aos carbapenêmicos [CRE, de *carbapenem-resistant Enterobacteriaceae*]), podem estar presentes na pele *íntegra* de pacientes em hospitais (a "lâmina fecal"). Esse problema levou alguns especialistas a recomendarem o uso de luvas para todos os contatos com pacientes agudamente enfermos e/ou em unidades de alto risco, como UTIs e HCALPs, além de banho diário de todos os pacientes em UTIs e HCALPs com clorexidina para a remoção dessa camada de bactérias resistentes aos antibióticos. O uso de luvas não elimina a necessidade de higiene das mãos, porque elas ocasionalmente (em até 20% das interações) contaminam-se durante o uso ou a remoção das luvas.

Além disso, em resposta à frequente disseminação de patógenos resistentes em instituições de cuidados de longo prazo, o CDC recomenda *precauções de barreira aumentadas* – uso de avental e luvas para as atividades de cuidado que necessitem de alto contato com os pacientes residentes e para as quais já tenha sido demonstrada a transferência de cepas resistentes para a equipe de cuidados de saúde (*https://www.cdc.gov/hai/containment/faqs.html*).

PROBLEMAS EPIDÊMICOS E EMERGENTES

As epidemias evidentes provavelmente são responsáveis por < 5% das infecções hospitalares, mas miniagregados de poucas infecções que resultam de falhas limitadas na assepsia podem ser mais comuns. A investigação e o controle das epidemias hospitalares exigem que a equipe de controle de infecções (1) desenvolva uma definição de caso, (2) confirme a real existência do surto (já que as epidemias aparentes podem ser pseudossurtos decorrentes de artefatos de laboratório e de vigilância), (3) reveja as práticas assépticas e o uso dos desinfetantes, (4) determine a extensão do surto, (5) realize uma investigação epidemiológica, que pode necessitar de estudos de casos-controle, para determinar as fontes e os modos de transmissão, (6) trabalhe estreitamente com a equipe do laboratório conforme apropriado e para fornecer tipagem molecular – por eletroforese em gel de campo pulsado (PFGE, de *pulsed-field gel electrophoresis*) ou sequenciamento total do genoma (WGS, de *whole genome sequencing*) – de isolados epidemiologicamente importantes e (7) eleve o grau de vigilância, de modo a poder julgar o efeito das medidas de controle. As medidas de controle geralmente incluem reforçar as práticas assépticas de rotina, higiene das mãos e limpeza do ambiente; vigilância para outros casos e garantia de isolamento apropriado (e instituição do isolamento ou assistência de enfermagem em coortes, se necessário); e implementação de medidas adicionais de controle com base nos achados da investigação. Seguem alguns exemplos de medidas de controle e problemas epidêmicos emergentes potenciais.

INFECÇÕES RESPIRATÓRIAS VIRAIS: EPIDEMIA E PANDEMIA POR CORONAVÍRUS E INFLUENZA

O mundo tem sido castigado com três epidemias de doença respiratória por coronavírus desde 2003. As características comuns incluem disseminação inicial como uma zoonose, por exemplo, em mercados com animais vivos; suspeita de que morcegos sejam um reservatório viral importante; risco de disseminação entre pessoas e no ambiente hospitalar; mortalidade excessiva em comparação com as infecções virais comuns adquiridas na comunidade; extenso uso de isolamento e quarentena em algumas comunidades afetadas; pessoas amedrontadas; e geralmente um impacto econômico marcante, por exemplo, devido a pausas temporárias no comércio.

As infecções causadas pelo coronavírus associado à síndrome respiratória aguda grave (SRAG) desafiaram os sistemas de assistência à saúde em todo o mundo em 2003 (Cap. 199). Em 2012, o coronavírus associado à síndrome respiratória do Oriente Médio (MERS-CoV, de *Middle East respiratory syndrome coronavirus*) surgiu como um problema geograficamente mais localizado (Cap. 199), inicialmente relacionado com a exposição a camelos. No caso da SRAG, as medidas básicas de controle de infecção ajudaram a manter as contagens mundiais de casos e de mortes, respectivamente, em cerca de 8 mil e cerca de 800. A epidemiologia da SRAG – disseminada amplamente nas famílias quando os pacientes estavam doentes ou em hospitais – contrasta acentuadamente com a da influenza (Cap. 200), a qual costuma ser contagiosa 1 dia antes do início dos sintomas e, assim, pode espalhar-se rapidamente na comunidade entre pessoas não imunes.

O coronavírus que surgiu mais recentemente é o SARS-CoV-2 (Cap. 199). A infecção resultante (Covid-19) é menos letal que a SRAG (< 2% vs. cerca de 10%, respectivamente), mas representa um risco global muito maior porque as pessoas infectadas podem ser contagiosas 1 a 2 dias antes de os sintomas aparecerem. A Covid-19 foi reconhecida primeiramente na cidade de Wuhan, província de Hubei, na China, no fim de 2019, espalhando-se rapidamente pela China, apesar de programas vigorosos de isolamento e quarentena, e para vários continentes por meio de passageiros de aviões e navios de cruzeiro. Cada paciente infectado parece levar a dois ou três casos secundários, principalmente por meio da dispersão de gotículas respiratórias grandes, havendo a preocupação com o potencial para a disseminação ambiental e oportunista pelo ar (p. ex., durante procedimentos geradores de aerossol), como visto na SRAG. Um problema maior é a disseminação por pessoas minimamente sintomáticas, o que criou um risco tipo influenza de disseminação extensa na comunidade. Embora estejam havendo esforços para o desenvolvimento de vacinas e de agentes antivirais efetivos, o controle do SARS-CoV-2 depende do reconhecimento precoce dos casos (com base em indicadores epidemiológicos ou clínicos, além do uso disseminado de testes diagnósticos por reação em cadeia da polimerase [PCR, de *polymerase chain reaction*]), do rastreamento cuidadoso dos contatos, do isolamento, de quarentena das pessoas expostas e do uso vigoroso de equipamentos de proteção individual (EPIs) pelos profissionais da saúde.

Embora os três surtos de coronavírus sejam dramáticos, a influenza sazonal, com até 30 milhões de casos e 30 mil mortes, continua sendo um terrível desafio *anual*. O controle da influenza sazonal tem sido baseado em (1) uso de vacinas anualmente atualizadas em crianças, público em geral e profissionais de saúde; (2) prescrição de medicamentos antivirais para o tratamento precoce e para a profilaxia como parte do controle de surtos, especialmente para pacientes de alto risco e em ambientes de maior risco, como as clínicas geriátricas e hospitais; (3) controle de infecção (vigilância e precaução contra gotículas) para pacientes sintomáticos; e (4) uso geral de higiene respiratória universal e etiqueta da tosse (basicamente, "cobrir a tosse"), além da contenção de fontes (p. ex., uso de máscaras faciais e separação espacial) para pacientes ambulatoriais com doenças respiratórias potencialmente infecciosas. Em um estudo ambulatorial, o uso de respiradores N95 por profissionais de saúde (recomendados para isolamento respiratório) *versus* máscaras de procedimento (usadas para precauções contra gotículas) não resultou em diferença significativa na aquisição de influenza confirmada em laboratório.

Na primavera de 2009, uma nova cepa de vírus influenza – H1N1, ou vírus da "gripe suína" – causou a primeira pandemia de influenza em quatro décadas. Essa pandemia levou ao reexame do valor de intervenções não farmacológicas, como o distanciamento social (p. ex., fechamento de escolas e eventos na comunidade), que foram usadas na pandemia de influenza de 1918-1919. Essas intervenções se fizeram novamente necessárias devido à extensa disseminação comunitária da Covid-19. Eventos recombinantes que criam novas cepas (p. ex., H7N9), para as quais há suscetibilidade na população, continuam desafiando os esforços globais no controle da infecção e no desenvolvimento de vacinas (Cap. 200).

OUTROS PATÓGENOS VIRAIS EMERGENTES

O ressurgimento do vírus ebola na África Ocidental teve impacto global sobre as técnicas de isolamento e preparação para o controle de infecções, sobre as diretrizes para colocação e retirada – e refinamentos de desenho – de EPIs, sobre a conscientização situacional e sobre o desenvolvimento bem-sucedido de vacinas e antivirais (Cap. 210). O surgimento da epidemia de vírus zika no Brasil e sua disseminação por toda a América Latina até os Estados Unidos criou uma grande preocupação para as gestantes e acrescentou à lista mais um possível patógeno transmitido pelo sangue e que exige triagem em bancos de sangue (Cap. 209).

DIARREIA NOSOCOMIAL

As taxas globais de diarreia associada a *C. difficile* (Cap. 134) aumentaram nos últimos anos, especialmente entre idosos nos hospitais dos Estados Unidos. Esse aumento tem sido relacionado, em parte, com uma nova cepa mais virulenta, NAP1/BI/027, além do uso de testes de PCR. Em 2017, ocorreram 223.900 casos de infecção por *C. difficile* e pelo menos 12.800 pessoas morreram. Em uma análise do CDC em vários estados norte-americanos, *C. difficile* foi o patógeno nosocomial mais comum, causando 12% das infecções associadas aos cuidados de saúde. O uso de WGS está melhorando nossa compreensão sobre a epidemiologia de *C. difficile*. Por ora, as medidas de controle de *C. difficile* incluem o uso criterioso de todos os antibióticos, especialmente fluoroquinolonas que foram implicadas na causa desses surtos; a alta suspeição mediante as apresentações "atípicas" (p. ex., megacólon tóxico ou reação leucemoide sem diarreia); a maior desinfecção de quartos de isolamento com agentes esporicidas; e a instituição precoce de diagnóstico, tratamento e precauções de contato. Dados preliminares sugerem um papel para os probióticos na prevenção de diarreia em pacientes nos quais a antibioticoterapia sistêmica está sendo iniciada. O transplante fecal teve resultados drásticos no tratamento de casos recidivantes de diarreia associada a *C. difficile* (Cap. 134).

Surtos de infecção por norovírus (Cap. 203) em instituições de saúde podem ser desafiadores. O vírus costuma ser introduzido por visitantes ou profissionais doentes. Deve-se suspeitar do norovírus quando as náuseas e os vômitos são os aspectos proeminentes de síndromes diarreicas com culturas negativas para bactérias. As precauções de contato podem requerer ampliação, como a limpeza intensa do ambiente (dada a persistência do norovírus em objetos inanimados), a prevenção de casos secundários na equipe de limpeza por uma ênfase no uso de EPIs e higiene das mãos e a exclusão ativa de todos os visitantes e profissionais doentes.

VARICELA

Os profissionais de controle de infecções devem instituir um plano de investigação e controle sobre a exposição à varicela sempre que profissionais da área da saúde são expostos a ela (Cap. 193) ou em casos em que eles trabalharam enquanto estavam com a doença ou durante 24 horas antes de desenvolver a varicela. Felizmente, a vacinação de rotina contra a varicela para crianças e profissionais de saúde suscetíveis tornou menos comum a disseminação nosocomial.

MICOBACTÉRIAS

Medidas importantes para o controle da tuberculose pulmonar (Cap. 178) incluem o diagnóstico, o isolamento e o tratamento imediato dos casos; o reconhecimento das apresentações atípicas (p. ex., infiltrados em lobos inferiores sem cavitação); o uso de quartos privados de isolamento com portas fechadas e dotados de pressão negativa, 100% de exaustão e pelo menos 6 a 12 trocas de ar por hora; o uso, pelos atendentes que entram nos quartos de isolamento, de respiradores N95; o possível uso de aparelhos de alta eficiência para a filtragem de partículas aéreas e/ou de luz ultravioleta (UV) para desinfetar o ar quando os outros controles de engenharia não são factíveis ou confiáveis; e o acompanhamento com testes dos funcionários suscetíveis expostos a pacientes contagiosos antes do isolamento. O uso de testes sorológicos, em vez de testes cutâneos, no diagnóstico da tuberculose latente se tornou comum, e a testagem dos profissionais de saúde é atualmente guiada por eventos em vez de ser anual.

Um surto sem precedentes em vários países de infecções pós-operatórias invasivas por *Mycobacterium chimaera* foi rastreado até dispositivos contaminados de aquecedores-resfriadores para cirurgias cardíacas.

INFECÇÕES POR ESTREPTOCOCOS DO GRUPO A

O potencial para um surto de infecção por estreptococos do grupo A (Cap. 148) deve ser considerado quando apenas um ou dois casos nosocomiais ocorrerem. A maioria dos surtos envolve incisões cirúrgicas e se deve à presença de um portador assintomático na sala de cirurgia. A investigação pode ser confundida pela existência de portadores em locais extrafaríngeos, como o reto e a vagina.

INFECÇÕES FÚNGICAS

Quando locais empoeirados são agitados – fontes comuns de esporos fúngicos – durante reparos ou reformas de um hospital, os esporos se disseminam pelo ar. A inalação de esporos por pacientes imunossuprimidos (especialmente os neutropênicos) acarreta risco de infecção pulmonar e/ou dos seios paranasais, bem como de aspergilose disseminada (Cap. 217). A vigilância rotineira dos pacientes neutropênicos para a presença de infecções por fungos filamentosos, como *Aspergillus* e *Fusarium*, ajuda os hospitais a avaliar os riscos ambientais. Os hospitais devem, como trabalho de rotina, inspecionar e limpar os equipamentos de ventilação, rever com o pessoal de controle de infecção todas as reformas planejadas, estabelecer as barreiras apropriadas, remover os pacientes imunossuprimidos dos locais de reforma e considerar o uso de filtros de alta eficiência para partículas nas entradas de ar dos quartos que abrigam pacientes imunossuprimidos.

Um surto iatrogênico de múltiplos estados de meningite, infecção espinal ou paraespinal localizada e artrite devido a *Exserohilum rostratum* foi reconhecido em 2012 e rastreado até a contaminação de um produto esteroide injetável sem conservante produzido por uma única farmácia de manipulação (Cap. 217).

Candida auris (Cap. 216), um patógeno primeiramente identificado no Japão em 2009, está surgindo globalmente como causa de infecções invasivas associadas a cuidados de saúde com vários aspectos distintos. O aparecimento em múltiplos continentes ocorreu ao longo de apenas alguns meses, o que é muito mais rápido do que a disseminação da maioria dos patógenos problemáticos. Embora as cepas (clados) de *C. auris* sejam semelhantes dentro de uma região, elas diferem geneticamente entre os continentes; algumas cepas são resistentes a múltiplos antifúngicos.

As características epidemiológicas e clínicas de *C. auris* incluem colonização prolongada de múltiplos sítios corporais, especialmente a pele e as narinas; alta carga de microrganismos que facilita a disseminação nosocomial em hospitais de cuidados agudos e, principalmente, de longo prazo; e alta mortalidade nos pacientes com fungemia. O controle se baseia atualmente na vigilância cuidadosa e nas precauções de contato para os pacientes colonizados nas pesquisas sobre a prevalência local nas instituições com problemas emergentes por *C. auris* e na limpeza da contaminação ambiental muitas vezes extensa (incluindo equipamentos reutilizáveis no cuidado de pacientes) nos quartos de pacientes colonizados. Os esforços para descolonizar os pacientes têm tido sucesso variável. A colaboração entre o controle de infecção, a saúde pública e a equipe do laboratório tem sido fundamental.

LEGIONELOSE

A pneumonia nosocomial por *Legionella* (Cap. 159) é geralmente causada pela contaminação da água potável ou da água usada em fontes decorativas. Essa doença afeta predominantemente pacientes imunossuprimidos, particularmente aqueles que recebem glicocorticoides. O risco varia muito conforme a região geográfica, de acordo com o nível de contaminação da água do hospital e a existência de determinadas práticas hospitalares (p. ex., a presença de fontes decorativas na entrada de hospitais e o uso inapropriado de água não estéril no equipamento de terapia respiratória). Se casos hospitalares forem detectados, amostras do ambiente (p. ex., água da torneira) deverão ser cultivadas. Se as culturas mostrarem crescimento de *Legionella* e se a tipagem das amostras clínicas e ambientais revelarem uma correlação, deverão ser instituídas medidas de erradicação. Uma abordagem alternativa é cultivar periodicamente a água da torneira nas enfermarias que recebem pacientes de alto risco. Se houver *Legionella*, deve ser realizado um esforço conjunto para a introdução de controles de engenharia para reduzir ou eliminar a transmissão por água de *Legionella* na instituição.

BACTÉRIAS RESISTENTES A ANTIBIÓTICOS: VIGILÂNCIA, CONTROLE E MANEJO DE ANTIBIÓTICOS E DO DIAGNÓSTICO

Bactérias emergentes resistentes a múltiplos fármacos, como CRE, são precursores de uma potencial era "pós-antibiótico". O abrangente *Antibiotic Resistance Threat Report* de 2019 do CDC (*https://www.cdc.gov/drugresistance/pdf/threats-report/2019-ar-threats-report-508.pdf*) fornece estimativas atualizadas de que > 2,8 milhões de infecções resistentes a antibióticos ocorrem nos Estados Unidos anualmente, com > 35 mil pessoas morrendo como resultado disso. O relatório lista e revisa os 18 patógenos atualmente vistos como nossas maiores ameaças e também fornece uma lista dos principais problemas a serem observados (Tab. 142-2).

O controle da resistência depende da detecção precoce de patógenos problemáticos, o que agora pode ser facilitado pela colaboração da Antibiotic Resistance Laboratory Network pública e apoiada pelo CDC (*https://www.cdc.gov/drugresistance/solutions-initiative/ar-lab-network.html*); da enérgica implementação da assepsia de rotina; do estabelecimento de precauções de barreira para todos os pacientes colonizados e/ou infectados; do emprego de culturas realizadas em pacientes-sentinela, de forma a verificar mais plenamente a extensão da colonização dos pacientes; do programa de controle de antibióticos para reduzir as pressões ecológicas; e do início oportuno de uma investigação epidemiológica, quando as taxas aumentam. Há um crescente interesse no uso da "ciência da implementação" para fechar o hiato entre as discussões das medidas de controle e a prática.

O diagnóstico molecular avançado (p. ex., PFGE e, mais recentemente, WGS) pode ajudar a diferenciar um surto devido a uma única cepa (que necessita de ênfase na higienização das mãos e avaliação de potenciais exposições de fontes comuns) de um surto policlonal (que requer ênfase sobre prudência com antibióticos e medidas consolidativas para dispositivos; Tab. 142-1), oferecendo uma forma de "controle de infecção de precisão". A continuada emergência de microrganismos resistentes a múltiplos

TABELA 142-2 ■ Bactérias e fungos listados no *Antibiotic Resistance Threats Report* de 2019 do CDC

Ameaças urgentes
Acinetobacter resistente a carbapenêmicos
Candida auris
Clostridioides difficile
Enterobacteriaceae resistente a carbapenêmicos
Neisseria gonorrhoeae resistente a fármacos
Ameaças graves
Campylobacter resistente a fármacos
Candida resistente a fármacos
Enterobacteriaceae produtor de ESBL
Enterococos resistentes à vancomicina (VRE)
Pseudomonas aeruginosa resistente a múltiplos fármacos
Salmonella não tifoide resistente a fármacos
Salmonella Typhi resistente a fármacos
Shigella resistente a fármacos
Staphylococcus aureus resistente à meticilina (MRSA)
Streptococcus pneumoniae resistente a fármacos
Tuberculose resistente a fármacos
Ameaças preocupantes
Estreptococos do grupo A resistentes à eritromicina
Estreptococos do grupo B resistentes à clindamicina
Lista de ameaças a serem observadas
Aspergillus fumigatus resistente a azóis
Mycoplasma genitalium resistente a fármacos
Bordetella pertussis resistente a fármacos

Siglas: CDC, Centers for Disease Control and Prevention; ESBL, β-lactamase de espectro estendido.

Fonte: Centers for Disease Control and Prevention. *https://www.cdc.gov/drugresistance/pdf/threats-report/2019-ar-threats-report-508.pdf.*

fármacos sugere que os esforços de controle tenham sido insuficientes e que haja necessidade urgente de intervenções e estratégias globais mais intensas (ver *https://www.cdc.gov/drugresistance/biggest-threats.html* e *https://www.cdc.gov/vitalsigns/stop-spread/index.html*); essa necessidade é salientada pela criação, nos Estados Unidos, do Presidential Advisory Council on Combating Antibiotic-Resistant Bacteria e pela Declaração de 2016 da Assembleia Geral da Organização das Nações Unidas (ver *https://www.hhs.gov/ash/advisory-committees/paccarb*, *http://www.un.org/pga/71/2016/09/21/press-release-hl-meeting-on-antimicrobial-resistance/* e *https://www.gov.uk/government/publications/uk-5-year-antimicrobial-resistance-strategy-2013-to-2018*).

Para facilitar o rastreamento de problemas de resistência, o interativo e inovador Antibiotic Resistance Patient Safety Atlas do CDC, disponível *online*, permite que o usuário pesquise dados de resistência por estado norte-americano (*https://arpsp.cdc.gov/*). O European Centre for Disease Prevention and Control também tem relatos de resistência *online* (*http://ecdc.europa.eu/en/healthtopics/antimicrobial-resistance-and-consumption/antimicrobial_resistance/EARS-Net/Pages/EARS-Net.aspx*).

Vários problemas de resistência antibiótica são ameaças globais prementes. Primeiramente, *S. aureus* continua a causar morbidade e mortalidade significativas. O surgimento de *S. aureus* resistente à meticilina adquirido na comunidade (MRSA-AC) tornou-se dramático em muitos países, sendo até 50% das infecções estafilocócicas comunitárias em algumas cidades norte-americanas agora causadas por cepas resistentes aos antibióticos β-lactâmicos (Cap. 147). A incursão de MRSA-AC em hospitais é bem documentada e impactou a vigilância e o controle de infecções nosocomiais por MRSA. Após uma encorajadora redução anual de 17% na incidência de infecções da corrente sanguínea por MRSA de início hospitalar de 2005 a 2012, o declínio diminuiu no período de 2013 a 2016. O MRSA-AC diminuiu menos (cerca de 7% anualmente), enquanto *S. aureus* sensível à meticilina (MSSA) de início hospitalar não mudou e as infecções por MSSA-AC aumentaram (cerca de 4% por ano) entre 2012 e 2017.

Em segundo lugar, no surgimento global de bacilos Gram-negativos resistentes a múltiplos antibióticos, novos problemas incluem a resistência às fluoroquinolonas mediada por plasmídeos, a resistência aos carbapenêmicos mediada por metalo-β-lactamases, CRE e as cepas panresistentes de *Acinetobacter*. Muitos bacilos Gram-negativos resistentes a múltiplos antibióticos são sensíveis apenas à colistina, a novas combinações de fármacos inibidores de β-lactamases ou a nenhum dos agentes disponíveis. O uso crescente da colistina, o qual costuma ser fútil, levou ao reconhecimento da resistência à colistina mediada por plasmídeos em *E. coli* – primeiro em cepas associadas a suínos da China e agora em cepas de muitos países, incluindo os Estados Unidos.

A transmissão de CRE tem sido rastreada em diversos surtos à exposição a duodenoscópios usados para a colangiopancreatografia retrógrada endoscópica. O duodenoscópio é mais intrincado que outros endoscópios e tem um "mecanismo elevador" que pode ser difícil de limpar e desinfetar; esse problema levou ao desenvolvimento de porções descartáveis desses dispositivos.

Vários surtos de "micróbios aquáticos" (p. ex., espécies de *Pseudomonas*) foram rastreados até fontes ambientais, como pias, canos e tanques de limpeza de utensílios. Esses surtos chamaram atenção para as fontes e os reservatórios de bactérias transmitidas pela água e geralmente resistentes a antibióticos, além da necessidade de intervenções ambientais para o controle desses microrganismos. Isso lembra das experiências de controle de infecção na década de 1970, quando as bactérias transmitidas pela água eram acusadas nos surtos de infecção respiratória nas UTIs.

Em terceiro lugar, tem havido um reconhecimento renovado do papel das casas de repouso e, atualmente, dos HCALPs na disseminação dos bacilos Gram-negativos resistentes, como os CREs. Em alguns HCALPs, até 30 a 50% dos pacientes podem ser colonizados com CRE. A frequente transferência de pacientes colonizados ou infectados com bactérias resistentes a antibióticos entre instituições de cuidados agudos e de longo prazo (Fig. 142-1) levou a estudos sobre a disseminação regional da resistência a antibióticos e a uma proposta de intervenções regionais para controle de infecções (ver *https://www.cdc.gov/vitalsigns/stop-spread/index.html*) visando às instituições com maior risco, as quais costumam alimentar as taxas regionais de resistência.

Em quarto lugar, houve uma disseminação crescente baseada na comunidade de cepas de *E. coli* que abrigavam uma enzima, CTX-M, que as deixa amplamente resistentes a antibióticos β-lactâmicos. A compreensão da epidemiologia dessas cepas será fundamental para o desenvolvimento das medidas de controle. Enquanto isso, o controle do uso de antibióticos na comunidade foi associado, em pelo menos um ensaio clínico, à redução nas taxas de resistência.

Em quinto lugar, como consequência de viagens internacionais, especialmente para a América Latina, a Ásia e a África, os viajantes podem tornar-se portadores gastrintestinais de Enterobacteriaceae resistente a múltiplos fármacos que expressam β-lactamases de espectro estendido (ESBLs, de *extended-spectrum β-lactamases*). Até 30 a 40% dos viajantes que retornam podem apresentar cepas resistentes recém-adquiridas e que podem persistir por até 6 a 12 meses. A frequência de consequências clínicas – por exemplo, surgimento de ITUs resistentes a antibióticos ou disseminação local de cepas resistentes – ainda não é conhecida.

As questões controversas no controle de infecções incluem a necessidade do uso continuado de isolamento de contato para pacientes colonizados por cepas mais comuns e geralmente adquiridas na comunidade, como *E. coli* ESBL, MRSA ou VRE, além da duração das precauções e contato. O papel de quartos para um único paciente para o isolamento de contato tem sido questionado, mas parece uma opção evidente para qualquer pessoa que já tenha sido hospitalizada. A manipulação do microbioma intestinal dos pacientes tem sido considerada como uma estratégia de controle para pacientes individuais ou para surtos de patógenos resistentes a múltiplos fármacos que tenham reservatório gastrintestinal, mas um relato de bacteriemia por *E. coli* resistente aos fármacos transmitida por transplante de microbiota fecal ressaltou a necessidade de testes cuidadosamente controlados dessa abordagem.

Em vários ensaios controlados com grupos randomizados nos últimos 15 anos, o controle da fonte – isto é, a remoção de lâmina fecal dos pacientes – por banho diário com clorexidina reduziu o risco de bacteriemia em pacientes de UTIs. Os métodos de "busca e destruição" – ou seja, culturas de vigilância ativa para detectar e isolar o "*iceberg* de resistência" dos pacientes colonizados com MRSA – são creditados como responsáveis pela eliminação de MRSA hospitalar na Holanda e na Dinamarca. Em um ensaio multicêntrico nos Estados Unidos, o controle de fonte universal com clorexidina e mupirocina nasal foi significativamente mais eficaz para o controle de MRSA do que uma abordagem de busca e destruição e também levou ao controle de outros patógenos, fornecendo uma intervenção ampla (horizontal), e não mais estreita (vertical) (ver *https://www.ahrq.gov/hai/universal-icu-decolonization/index.html*). Para alguns patógenos, como VREs e *C. difficile*, o reforço da limpeza ambiental pode reduzir muito o risco de transmissão cruzada. Novas modalidades de desinfecção ambiental, como a luz UV e as névoas de peróxido de hidrogênio, são promissoras, mas algumas vezes limitadas em sua aplicação por questões práticas e por resultados inconsistentes.

Como o uso excessivo de antibióticos de amplo espectro está por trás de muitos problemas de resistência, os programas de controle do uso de antibióticos serão mandatórios nos hospitais para cuidados agudos (ver *https://www.cdc.gov/getsmart/healthcare/implementation/core-elements.html*) e estão sendo promulgados ativamente para instituições de cuidados de longo prazo e ambulatoriais (ver *https://www.cdc.gov/longtermcare/prevention/antibiotic-stewardship.html* e *https://www.cdc.gov/mmwr/volumes/65/rr/rr6506a1.htm*) onde a implementação desses programas é difícil, mas de grande importância. Em alguns estudos, 30 a 50% dos cursos de antibióticos são inadequados – um grande alvo para esforços de melhora. As principais intervenções que irão salvar as "provisões de antibióticos", limitar as pressões seletivas sobre a flora hospitalar e proteger os pacientes consistem em restringir o uso de determinados agentes a indicações bem-definidas; tratar pelo menor prazo eficaz; descalonar o tratamento empírico de amplo espectro assim que possível com base nos resultados da cultura e testes de suscetibilidade; e consultar especialistas em doenças infecciosas para o tratamento de bacteriemia por *S. aureus* e candidemia. As reduções no uso total e de alto risco dos antibióticos têm sido associadas a um menor risco de infecções nosocomiais por *C. difficile* e a menores taxas de resistência antibiótica em hospitais e comunidades.

As novas equipes de controle de infecção devem garantir a existência de apoio visível e efetivo; iniciar com intervenções baseadas em estudos bem controlados; focar em áreas de alto impacto, como setores de emergência, onde a terapia costuma ser iniciada; promover diretrizes adequadas para a vigilância, o reforço e a sustentabilidade; e ajustar suas atividades conforme as motivações e as identidades dos médicos de diferentes especialidades, reconhecendo que os internistas às vezes podem ser bem diferentes dos cirurgiões.

Sob a perspectiva da One Health, o uso de antimicrobianos na criação de animais e na agricultura pode ser um importante desencadeante de elementos de resistência genética em bactérias e fungos, que depois se espalham predominantemente entre seres humanos. Essa preocupação levou a recomendações para a eliminação do uso de antibióticos para a promoção do crescimento e como profilaxia em animais de criação. Os Estados Unidos estão atrás de alguns países europeus no controle do uso veterinário e agricultural de antimicrobianos.

Para a compreensão do sucesso das iniciativas de controle do uso de antibióticos, é fundamental a maior vigilância do uso de antibióticos entre humanos e outros animais em níveis regional e nacional.

ANTECIPAÇÃO DIANTE DO BIOTERRORISMO E OUTRAS "SUBLEVAÇÕES"

O horrível ataque ao World Trade Center, na cidade de Nova Iorque, nos Estados Unidos, em 11 de setembro de 2001; o subsequente envio postal de esporos de antraz hemático, também nos Estados Unidos; o ataque a bomba na Maratona de Boston em 2013; e as atividades terroristas globais continuadas tornaram o bioterrorismo uma fonte proeminente de preocupação para os programas de controle de infecção hospitalares (Cap. S3). Os preparativos hospitalares indispensáveis implicam educação, comunicação externa e interna e o conhecimento da situação (ver *https://emergency.cdc.gov/bioterrorism/*).

QUESTÕES LIGADAS AO SERVIÇO DE SAÚDE PARA OS FUNCIONÁRIOS

A existência de um serviço de saúde para os funcionários de uma instituição é fundamental para o controle das infecções. Os novos funcionários devem ser avaliados por esse serviço, ocasião em que pode ser obtida uma história de doenças contagiosas; devem ser pesquisadas evidências de imunidade a uma variedade de doenças, como hepatite B, varicela, sarampo, caxumba e rubéola; se necessário, devem-se administrar imunizações para hepatite B, sarampo, caxumba, rubéola, varicela e pertússis (coqueluche) (uma etapa especialmente importante com o ressurgimento nos Estados Unidos de doenças preveníveis com vacinas, como pertússis, caxumba e sarampo); podem-se realizar testes basais para tuberculose latente; e orientar acerca da responsabilidade pessoal quanto ao controle de infecções.

O serviço de saúde deve ter protocolos para lidar com funcionários expostos a doenças contagiosas (p. ex., influenza) e com aqueles expostos de maneira percutânea ou mucosa ao sangue de pacientes infectados com vírus da imunodeficiência humana (HIV) ou com vírus das hepatites B ou C. Também são necessários protocolos para lidar com funcionários acometidos por doenças contagiosas comuns (p. ex., varicela, infecção por estreptococos do grupo A, influenza ou outra infecção respiratória ou diarreia infecciosa), bem como para os que têm problemas de saúde pública menos comuns, mas de alta visibilidade (p. ex., infecção crônica pelos vírus das hepatites B ou C ou pelo HIV), para os quais diretrizes de controle de exposição já foram publicadas pelo CDC e pela Society for Healthcare Epidemiology of America.

LEITURAS ADICIONAIS

Alp E et al: Infection control bundles in intensive care: An international cross-sectional survey in low- and middle-income countries. J Hosp Inf 101:245, 2019.

Banach DB et al: Duration of contact precautions for acute-care settings. Infect Control Hosp Epidemiol 39:127, 2018.

Carling PC: Wastewater drains: epidemiology and interventions in 23 carbapenem-resistant organism outbreaks. Infect Control Hosp Epidemiol 39:972, 2018.

Gaynes R: History of infection control in hospitals in the United States. Hygiènes 26:23, 2018.

Hsu H et al: CAUTI rates decline following change in case definition. Infect Control Hosp Epidemiol 10:1017, 2019.

Kourtis AP et al: Vital signs: Epidemiology and recent trends in methicillin-resistant and in methicillin-susceptible *Staphylococcus aureus* bloodstream infections–United States. MMWR 68:214, 2019.

Magill SS et al: Changes in prevalence of health care–associated infections in U.S. hospitals. N Engl J Med 379:1732, 2018.

Sironi M, de laTorre JC: Encouraging AWaRe-ness and discouraging inappropriate antibiotic use-the new 2019 Essential Medicines List becomes a global antibiotic stewardship tool. Lancet Infect Dis 19:1278, 2019.

Strassle PD et al: Incidence and risk factors of non-device-associated pneumonia in an acute-care hospital. Infect Control Hosp Epidemiol 41:73, 2020.

Weiner-Lastinger LM et al: Antimicrobial-resistant pathogens associated with adult healthcare-associated infections: Summary of data reported to the National Healthcare Safety Network, 2015-2017. Infect Control Hosp Epidemiol 41:1, 2020.

143 Infecções em pacientes transplantados

Robert W. Finberg*

A avaliação de infecções em pacientes que recebem transplantes deve levar em consideração tanto o doador quanto o receptor das células ou do órgão transplantado. Dois aspectos centrais são de suprema importância: (1) agentes infecciosos (principalmente vírus, mas também bactérias, fungos e parasitas) podem ser introduzidos no receptor pelo órgão do doador; e (2) o tratamento do receptor com medicações para prevenir a rejeição pode suprimir as respostas imunes normais, aumentando muito a suscetibilidade à infecção. Por conseguinte, o que poderia ser uma infecção latente ou assintomática em um doador imunocompetente ou no receptor antes do tratamento pode tornar-se um problema ameaçador à vida quando o receptor torna-se imunossuprimido. A avaliação de cada paciente pré-transplante deve ser guiada por uma análise de (1) quais infecções o receptor está apresentando no momento, visto que os microrganismos que estão em um estado de latência ou inativos antes do procedimento podem causar doença fatal quando o paciente recebe tratamento imunossupressor; e (2) quais microrganismos têm probabilidade de serem transmitidos pelo órgão do doador, principalmente aqueles com os quais o receptor nunca teve contato.

AVALIAÇAO PRÉ-TRANSPLANTE

O DOADOR

Diversos organismos têm sido transmitidos por intermédio do transplante de órgãos. A transmissão de infecções que podem ser latentes ou não estar clinicamente aparentes no doador resultou no desenvolvimento de protocolos específicos de triagem de doadores. Os resultados dos estudos com bancos de sangue, incluindo aqueles para anticorpos ao *Treponema pallidum* (sífilis), *Trypanosoma cruzi*, vírus das hepatites B e C, vírus da imunodeficiência humana (HIV) 1 e 2 e vírus linfotrópico de células T humano dos tipos 1 e 2 (HTLV-1 e 2) devem ser documentados. Os estudos sorológicos devem ser solicitados para identificar infecção latente por vírus, como o herpes-vírus simples tipos 1 e 2 (HSV-1, HSV-2), vírus varicela-zóster (VZV), citomegalovírus (CMV), vírus Epstein-Barr (EBV) e herpes-vírus associado ao sarcoma de Kaposi (KSHV, também chamado de herpes-vírus humano tipo 8); infecção aguda com o vírus da hepatite A e infecção com o parasita comum *Toxoplasma gondii*. Os doadores devem ser triados para parasitas, como *Strongyloides stercoralis*, *T. cruzi* e espécies de *Schistosoma*, se tiverem vivido em regiões endêmicas. Os médicos responsáveis pelos doadores de órgãos prospectivos devem examinar as radiografias de tórax à procura de sinais de doença granulomatosa (p. ex., causada por micobactérias ou fungos) e devem efetuar um teste cutâneo ou obter uma amostra de sangue para ensaios baseados em células imunes que detectam infecção por *Mycobacterium tuberculosis* ativa ou latente. Uma investigação dos hábitos alimentares do doador (p. ex., consumo de carne ou peixe cru ou laticínios não pasteurizados) deve ser realizada. Investigações sobre ocupações ou atividades (p. ex., jardinagem ou exploração de cavernas) e história de viagens (p. ex., viagem para regiões com fungos endêmicos, causando infecções como blastomicose, coccidioidomicose e histoplasmose) também são indicadas e podem indicar a necessidade de um teste adicional. Vários parasitas incomuns (incluindo *Balamuthia mandrillaris*) têm sido identificados em rins transplantados. Vírus incomumente diagnosticados, incluindo o vírus da coriomeningite linfocitária (LCMV), o vírus do Nilo Ocidental, o vírus zika, o vírus da dengue e o vírus da raiva, podem ser transplantados em órgãos e provavelmente seja difícil o seu diagnóstico nos receptores. Se um parasita ou vírus incomuns for identificado em um receptor de transplante, a organização do doador de órgãos e os cuidadores de receptores de outros órgãos isolados do mesmo doador devem ser imediatamente notificados.

A doença de Creutzfeldt-Jakob já foi transmitida em transplantes de córnea; porém, não se sabe em que medida ela pode ser transmitida pelo sangue transfundido. A variante da doença de Creutzfeldt-Jakob pode ser transmitida com sangue sem depleção de leucócitos, colocando um risco teórico aos receptores do transplante.

*Falecido.

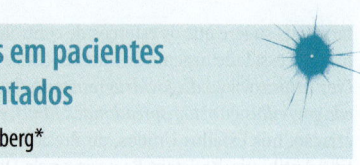

O RECEPTOR

Espera-se que o receptor seja avaliado ainda mais detalhadamente do que o doador. Estudos adicionais recomendados para o receptor incluem avaliação para vírus respiratório agudo e patógenos gastrintestinais no período pré-transplante imediato. Uma advertência importante é que, devido à disfunção imune que ocorre em consequência da quimioterapia ou da doença crônica subjacente, o teste sorológico do receptor pode ser menos confiável que o usual.

AS CÉLULAS/ÓRGÃOS DO DOADOR

A atenção cuidadosa para a esterilidade do meio utilizado no processamento do órgão do doador, associada a uma avaliação microbiológica meticulosa, reduz as taxas de transmissão de bactérias (ou, raramente, leveduras) que podem estar presentes ou crescer no meio de cultura do órgão. Estima-se que 2 a > 20% dos rins doados estejam contaminados com bactérias – na maioria dos casos, com os microrganismos que colonizam a pele ou crescem no meio de cultura tecidual utilizado para banhar o órgão doado à espera de ser implantado. A taxa relatada de contaminação bacteriana de células-tronco transplantadas (medula óssea, sangue periférico, sangue do cordão umbilical) atinge 17%, porém o mais comum é que seja de cerca de 1%. O uso de colunas de enriquecimento e procedimentos de depleção com anticorpos monoclonais resulta em uma incidência mais alta de contaminação. Em alguns casos, devido à situação clínica, têm sido infundidas células contaminadas, geralmente pela administração concomitante de agentes antimicrobianos. Em uma série de pacientes que receberam células-tronco contaminadas, 14% apresentaram febre ou bacteriemia, porém nenhum morreu. Os resultados das culturas realizadas no momento da criopreservação e por ocasião do descongelamento foram úteis para orientar o tratamento do receptor.

INFECÇÕES EM RECEPTORES DE TRANSPLANTE DE CÉLULAS-TRONCO HEMATOPOIÉTICAS

O transplante de células-tronco hematopoiéticas (TCTH) da medula óssea, do sangue periférico ou do cordão umbilical para pacientes com câncer, imunodeficiência ou doença autoimune é marcado por um estado transitório de incompetência imunológica completa. Imediatamente após quimioterapia mieloablativa e transplante, tanto as células imunes inatas (fagócitos, células dendríticas, células *natural killer*) quanto as células imunes adaptativas (células T e células B) estão ausentes, e o hospedeiro apresenta-se extremamente suscetível a infecções. A reconstituição que ocorre após o transplante foi equiparada com a maturação do sistema imune em neonatos. Entretanto, a analogia não prediz totalmente as infecções observadas em receptores de TCTH, visto que as células-tronco amadurecem em um hospedeiro de idade mais avançada, que já possui diversas infecções latentes. A escolha entre a variedade de métodos atuais para obtenção de células-tronco é determinada pela disponibilidade e pela necessidade de otimizar as chances de cura para um receptor individual. Uma estratégia é o TCTH autólogo, no qual as células-tronco do próprio receptor são usadas. Após a quimioterapia, as células-tronco são coletadas e suas populações neoplásicas residuais são removidas (*ex vivo*). O TCTH alogênico tem a vantagem de fornecer um efeito de enxerto *versus* tumor. Nesse caso, o receptor é compatível a vários graus de antígeno leucocitário humano (HLA) com um doador que pode ou não ser relacionado. Em alguns indivíduos, o tratamento não mieloablativo (minialotransplante) é usado e permite que as células do receptor persistam por algum tempo após o transplante enquanto preservam o efeito do enxerto *versus* tumor e também o tratamento mieloablativo do receptor. O transplante de sangue do cordão umbilical é cada vez mais utilizado em adultos; duas unidades de sangue de cordão umbilical independentes são requeridas para enxerto neutrofílico adequado logo após o transplante, mesmo que apenas uma das unidades possa fornecer a pega em longo prazo. Em cada circunstância, um equilíbrio diferente é atingido entre a toxicidade da terapia de condicionamento, a necessidade de um efeito máximo de enxerto *versus* alvo, complicações infecciosas de curto e longo prazos e o risco de doença do enxerto contra o hospedeiro (DECH; aguda vs. crônica). As várias abordagens diferem quanto a velocidade de reconstituição, linhagem celular introduzida e probabilidade de DECH – todos os fatores que podem produzir efeitos distintos sobre o risco de infecção após o transplante (Tab. 143-1). Apesar dessas advertências, a maioria das infecções ocorre em um período de tempo previsível após o transplante (Tab. 143-2).

INFECÇÕES BACTERIANAS

No primeiro mês após a realização de TCTH, as complicações infecciosas assemelham-se àquelas observadas em pacientes granulocitopênicos submetidos à quimioterapia para leucemia aguda (Cap. 74). Devido à duração prevista da neutropenia de 1 a 4 semanas e à elevada taxa de infecção bacteriana nessa população, muitos centros administram antibióticos profiláticos aos pacientes quando iniciam a terapia mieloablativa. As quinolonas diminuem a incidência de bacteriemia por microrganismos Gram-negativos nesses pacientes. As infecções bacterianas são comuns nos primeiros dias após um TCTH. Os microrganismos envolvidos são predominantemente aqueles encontrados na pele, na mucosa ou em cateteres intravenosos (IV) (*Staphylococcus aureus*, estafilococos coagulase-negativos, estreptococos) ou bactérias aeróbias que colonizam o intestino (*Escherichia coli*, *Klebsiella*, *Pseudomonas*). O *Bacillus cereus*, embora raro, tem surgido como um patógeno logo após o transplante e pode causar meningite, que é incomum nesses pacientes. A quimioterapia, o uso de antibióticos de amplo espectro

TABELA 143-1 ■ Risco de infecção por tipo de transplante de células-tronco hematopoiéticas

Tipo de transplante de células-tronco hematopoiéticas	Origem das células-tronco	Risco de infecção precoce: depleção de neutrófilos	Risco de infecção tardia: déficit funcional de células T e B	Risco de infecção continuada: DECH e imunossupressão iatrogênica	Efeito de enxerto vs. tumor
Autólogo	Receptor (o próprio)	Risco alto; recuperação de neutrófilos às vezes prolongada	~ 1 ano	Risco mínimo a ausente de DECH e de infecção grave tardia	Nenhum (–)
Singênico (gêmeo genético)	Gêmeo idêntico	Risco baixo; 1-2 semanas para recuperação de neutrófilos	~ 1 ano	Risco mínimo de DECH e de infecção grave tardia	+/–
Alogênico relacionado	Irmão	Risco baixo; 1-2 semanas para recuperação de neutrófilos	~ 1 ano	Risco mínimo a moderado de DECH e de infecção grave tardia	++
Alogênico relacionado	Filho/pai ou mãe (haploidêntico)	Risco intermediário; 2-3 semanas para recuperação de neutrófilos	1-2 anos	Risco moderado de DECH e de infecção grave tardia	++++
Adulto não relacionado alogênico	Doador não relacionado	Risco intermediário; 2-3 semanas para recuperação de neutrófilos	1-2 anos	Risco alto de DECH e de infecção grave tardia	++++
Sangue do cordão de alogênico não relacionado	Unidades de sangue de cordão não relacionado (× 2)	Risco intermediário a alto; recuperação de neutrófilos às vezes prolongada	Prolongada	Risco mínimo a moderado de DECH e de infecção grave tardia	++++
Minialogênico (não mieloablativo)	Doador (transitoriamente coexistindo com células do receptor)	Risco baixo; contagem de neutrófilos próxima do normal	1 a + 2 anos	Risco variável de DECH e de infecção grave tardia[a]	++++ (mas se desenvolve lentamente)

[a]Dependendo da disparidade da compatibilidade (antígenos de histocompatibilidade maior e menor), a DECH pode ser grave ou moderada, a necessidade de imunossupressão, intensa ou mínima e o risco de infecções tardias graves, conforme o grau de imunossupressão.

Sigla: DECH, doença do enxerto contra o hospedeiro.

TABELA 143-2 ■ Fontes comuns de infecções após transplante de células-tronco hematopoiéticas

	Período após o transplante		
Local da infecção	**Inicial (< 1 mês)**	**Médio (1-4 meses)**	**Tardio (> 6 meses)**
Disseminada	Bactérias aeróbias (Gram-negativas, Gram-positivas)	*Candida*, *Aspergillus*, EBV	Bactérias encapsuladas (*Streptococcus pneumoniae*, *Haemophilus influenzae*, *Neisseria meningitidis*)
Pele e membranas mucosas	HSV	HHV-6	VZV, HPV (verrugas)
Pulmões	Bactérias aeróbias (Gram-negativas, Gram-positivas), *Candida*, *Aspergillus*, outros fungos, HSV	CMV, vírus respiratório sazonal, *Pneumocystis*, *Toxoplasma*	*Pneumocystis*, *Nocardia*, *S. pneumoniae*
Trato gastrintestinal	*Clostridioides difficile*	CMV, adenovírus	EBV, CMV
Rins		Vírus BK, adenovírus	
Cérebro		HHV-6, *Toxoplasma*	*Toxoplasma*, vírus JC (raro)
Medula óssea		CMV, HHV-6	CMV, HHV-6

Siglas: CMV, citomegalovírus; EBV, vírus Epstein-Barr; HHV-6, herpes-vírus humano tipo 6; HPV, papilomavírus humano; HSV, herpes-vírus simples; VZV, vírus varicela-zóster.

e a demora na reconstituição da imunidade humoral fazem os pacientes submetidos ao TCTH correrem risco de diarreia e colite causadas pela proliferação excessiva e produção de toxina de *Clostridium difficile*. A reconstituição do intestino com a flora microbiana de doadores ("transplante fecal") tem obtido sucesso em casos resistentes a fármacos (Cap. 134).

Depois dos primeiros dias de neutropenia, as infecções por patógenos nosocomiais (p. ex., enterococos resistentes à vancomicina, *Stenotrophomonas maltophilia*, espécies de *Acinetobacter* e microrganismos Gram-negativos produtores de β-lactamase de espectro estendido), bem como por bactérias filamentosas (p. ex., espécies de *Nocardia*), tornam-se mais comuns. A vigilância é indicada, em particular, para pacientes com uma história de tuberculose ativa ou latente, mesmo quando previamente tratados de modo adequado. Os episódios de bacteriemia por microrganismos encapsulados caracterizam o período pós-transplante tardio (> 6 meses após reconstituição de células-tronco hematopoiéticas [HSC]); os pacientes que se submeteram à esplenectomia e aqueles com hipogamaglobulinemia persistente estão particularmente em risco.

INFECÇÕES FÚNGICAS

Depois da primeira semana após o TCTH, as infecções fúngicas tornam-se cada vez mais comuns, particularmente em pacientes que receberam antibióticos de amplo espectro. Como na maioria dos pacientes granulocitopênicos, as infecções por *Candida* são mais comumente observadas nesse contexto. Contudo, com o uso frequente de fluconazol profilático, as infecções por *Candida albicans* resistente ao fluconazol e por fungos naturalmente resistentes ao fluconazol – em particular *Aspergillus* e outros fungos não *Aspergillus* (*Rhizopus*, *Fusarium*, *Scedosporium*, *Penicillium*) – se tornaram mais comuns, levando alguns centros a substituir o fluconazol por outros agentes, como micafungina, voriconazol, isavuconazol ou posaconazol. A identificação da *Candida auris* como patógeno dificultou a profilaxia e o tratamento das infecções fúngicas, pois esses microrganismos costumam ser resistentes à maioria dos agentes antifúngicos. As equinocandinas são recomendadas para a terapia inicial de pacientes com infecções graves por *Candida*. O tratamento deve ser ajustado com base na sensibilidade. O papel da profilaxia antifúngica com esses diferentes agentes, ao contrário do tratamento empírico para a infecção suspeita, que é baseado no ensaio β-D-glucano positivo ou no teste do antígeno galactomanana, permanece controverso (Cap. 74). A infecção documentada deve ser agressivamente tratada, de preferência com agentes de comprovada atividade. Nos pacientes com DECH que necessitam de ciclos prolongados ou indefinidos de glicocorticoides e outros agentes imunossupressivos (p. ex., ciclosporina, tacrolimo [FK506], micofenolato mofetil, rapamicina [sirolimo], globulina antitimócito ou anticorpo anti-CD52 [alentuzumabe, um anticorpo monoclonal antilinfócito e antimonócito]), existe um alto risco de infecção fúngica (geralmente por *Candida* ou *Aspergillus*) mesmo após a pega e a resolução da neutropenia. Esses pacientes também correm alto risco de reativação de infecção fúngica latente (histoplasmose, coccidioidomicose ou blastomicose) em áreas em que residem fungos endêmicos e após envolvimento em atividades como jardinagem ou exploração de cavernas. O uso prolongado de cateteres venosos centrais para nutrição parenteral (lipídeos) aumenta o risco de fungemia por *Malassezia*. Alguns centros administram agentes antifúngicos profiláticos a esses pacientes. Devido ao risco elevado e prolongado de pneumonia por *Pneumocystis jirovecii* (sobretudo em pacientes tratados para doenças malignas hematológicas), a maioria dos pacientes recebe profilaxia de manutenção com sulfametoxazol-trimetoprima (SMX-TMP), iniciando 1 mês após a pega e continuando durante pelo menos 1 ano.

INFECÇÕES PARASITÁRIAS

O esquema anteriormente descrito para o fungo patogênico *Pneumocystis* também pode proteger pacientes soropositivos para o parasita *T. gondii*, que pode causar pneumonia, doença visceral (ocasionalmente) e lesões do sistema nervoso central (SNC) (mais comumente). As vantagens de se manterem os pacientes submetidos a TCTH com SMX-TMP diariamente durante 1 ano após o transplante incluem certa proteção contra *Listeria monocytogenes* e contra a nocardiose, bem como contra infecções tardias por *Streptococcus pneumoniae* e *Haemophilus influenzae*, que se originam da incapacidade do sistema imune imaturo de responder a antígenos polissacarídicos.

Com o aumento das viagens internacionais, as doenças parasitárias restritas a determinados nichos ambientais podem fornecer um risco de reativação em certos pacientes após o TCTH. Assim, em receptores com uma história apropriada que não fizeram rastreamento e/ou tratamento antes do transplante ou em pacientes com exposições recentes, a avaliação para infecção por *Strongyloides*, *Leishmania*, esquistossomos, tripanossomas ou várias causas parasitárias de doença diarreica (*Giardia*, *Entamoeba*, *Cryptosporidium*, microsporídeo) pode ser indicada.

INFECÇÕES VIRAIS

Os receptores de TCTH são suscetíveis à infecção por uma variedade de vírus, incluindo síndromes primárias e por reativação causadas pela maioria dos herpes-vírus humanos (Tab. 143-3) e infecções agudas causadas por vírus que circulam na comunidade.

Herpes-vírus simples No decorrer das primeiras 2 semanas após o transplante, a maioria dos pacientes que são soropositivos para o HSV-1 excreta o vírus a partir da orofaringe. A capacidade de isolamento do HSV diminui com o decorrer do tempo. Foi constatado que a administração profilática de aciclovir (ou valaciclovir) a receptores de TCTH soropositivos reduz a mucosite e impede a pneumonia por HSV (uma afecção rara relatada quase exclusivamente em receptores de TCTH alogênico). Tanto a esofagite (habitualmente causada pelo HSV-1) quanto a doença anogenital (comumente causada pelo HSV-2) podem ser prevenidas por meio de profilaxia com aciclovir. **Para discussão adicional, ver Capítulo 192.**

Vírus varicela-zóster A reativação do VZV manifesta-se como herpes-zóster e pode ocorrer no primeiro mês, porém é observada mais comumente vários meses após o transplante. As taxas de reativação são de cerca de 40% para os receptores de TCTH alogênico e de 25% para os receptores autólogos. O zóster localizado pode sofrer rápida disseminação no paciente imunossuprimido. Felizmente, a doença disseminada geralmente pode ser controlada com doses altas de aciclovir. Em virtude da disseminação frequente do VZV observada entre pacientes com lesões cutâneas, o aciclovir é administrado de modo profilático em muitos centros para prevenir a doença grave. Baixas doses de aciclovir parecem ser efetivas na prevenção da reativação do VZV. Embora a vacina com vírus vivo atenuado contra o

TABELA 143-3 ■ Síndromes por herpes-vírus em receptores de transplante

Vírus	Doença por reativação
Herpes-vírus simples tipo 1	Lesões orais Lesões esofágicas Pneumonia (primariamente para receptores de TCTH) Hepatite (rara)
Herpes-vírus simples tipo 2	Lesões anogenitais Hepatite (rara)
Vírus varicela-zóster	Zóster (potencialmente disseminado)
Citomegalovírus	Associada a rejeição do enxerto Febre e mal-estar Insuficiência da medula óssea Pneumonite Doença gastrintestinal
Vírus Epstein-Barr	Doença linfoproliferativa de células B/linfoma Leucoplasia pilosa oral (rara)
Herpes-vírus humano tipo 6	Febre Pega tardia de monócitos/plaquetas Encefalite (rara)
Herpes-vírus humano tipo 7	Não definido
Vírus associado ao sarcoma de Kaposi (herpes-vírus humano tipo 8)	Sarcoma de Kaposi Linfoma de efusão primário (raro) Doença de Castleman multicêntrica (rara) Aplasia da medula (rara)

Sigla: TCTH, transplante de células-tronco hematopoiéticas.

zóster esteja contraindicada nesta população de pacientes, a vacina de subunidade recombinante pode ser administrada antes ou depois do transplante. **Para discussão adicional, ver Capítulo 193.**

Citomegalovírus O início da doença por CMV (pneumonia intersticial, supressão da medula óssea, falha do enxerto, hepatite/colite) é habitualmente observado cerca de 30 a 90 dias após o TCTH, quando a contagem de granulócitos está adequada, porém ainda não ocorreu reconstituição imunológica. A doença causada por CMV raramente surge em menos de 14 dias após o transplante e pode tornar-se evidente apenas 4 meses ou mais após o procedimento. Ela causa maior preocupação no segundo mês após o transplante, particularmente em receptores de TCTH alogênico. Nos casos em que a medula óssea do doador é submetida à depleção das células T (para evitar o desenvolvimento de DECH ou eliminar um tumor de células T) e nos receptores de células sanguíneas, a doença pode se manifestar mais precocemente. O uso do alentuzumabe para prevenir a DECH no transplante não mieloablativo tem sido associado a um aumento da doença pelo CMV. Os pacientes que recebem ganciclovir para profilaxia, tratamento preemptivo ou tratamento (ver adiante) podem apresentar infecção recorrente por CMV até mesmo mais de 4 meses após o transplante, visto que o tratamento parece adiar o aparecimento da resposta imune efetiva à infecção pelo CMV. Embora a doença causada pelo CMV possa manifestar-se na forma de febre isolada, granulocitopenia, trombocitopenia ou doença gastrintestinal, a causa mais importante de morte em decorrência da infecção pelo CMV no contexto do TCTH é a pneumonia.

Com o uso padronizado de hemocomponentes CMV-negativos ou filtrados, a infecção por CMV só deve constituir um risco maior no transplante alogênico quando o receptor for CMV-soropositivo e o doador for CMV-soronegativo. Essa situação é o inverso daquela dos transplantados de órgãos sólidos. As reativações do CMV de reservatórios latentes se apresentam no receptor em um momento quando as células T doadoras (especialmente células T do cordão umbilical) são muito imaturas para controlar a replicação do CMV. Se as células T do doador nunca encontraram o CMV e o receptor portar o vírus, o paciente corre risco máximo de doença grave. A reativação da doença ou a superinfecção por outra cepa do doador também é comum em receptores CMV-positivos, mas as manifestações clínicas normalmente são menos graves, presumivelmente devido à memória específica do CMV em doadores de células T transplantadas. A maioria dos pacientes com CMV submetidos a TCTH excreta o vírus com ou sem achados clínicos. A doença grave por CMV é muito mais comum entre receptores alogênicos do que autólogos e, com frequência, está associada à DECH. Além da pneumonia e da supressão da medula óssea (e, com menos frequência, falha do enxerto), as manifestações da doença por CMV em receptores de TCTH incluem febre com ou sem artralgias, mialgias, hepatite e esofagite. Ocorrem ulcerações causadas pelo CMV no trato gastrintestinal tanto inferior quanto superior, e pode ser difícil diferenciar a diarreia decorrente de DECH daquela produzida pela infecção por CMV. O achado de CMV no fígado de um paciente com DECH não significa necessariamente que o CMV seja responsável pelas anormalidades das enzimas hepáticas. É interessante frisar que as manifestações oculares e neurológicas da infecção pelo CMV são comuns em pacientes com Aids, mas são incomuns em pacientes que desenvolvem doença por CMV após o transplante.

O tratamento da doença por CMV em receptores de TCTH inclui estratégias dirigidas para a profilaxia, terapia preemptiva (supressão da replicação silenciosa) e tratamento da doença. A profilaxia resulta em menor incidência da doença à custa do tratamento de muitos pacientes que, de outro modo, não precisariam de tratamento. Em virtude da elevada taxa de mortalidade associada à pneumonia pelo CMV nesses pacientes e tendo em vista a dificuldade de estabelecer um diagnóstico precoce de infecção por CMV, alguns centros têm utilizado o ganciclovir IV profilático ou o valganciclovir oral, e foi constatado que essa abordagem bloqueia a doença pelo CMV durante o período de vulnerabilidade máxima (do dia do transplante até 120 dias após a sua realização). O ganciclovir também evita a reativação do HSV e diminui o risco de reativação do VZV; por conseguinte, a profilaxia com aciclovir deve ser suspensa quando se administra ganciclovir. O maior problema da administração de ganciclovir reside nos seus efeitos adversos, que incluem supressão da medula óssea relacionada com a dose (trombocitopenia, leucopenia, anemia e pancitopenia). Como a frequência da pneumonia por CMV é menor entre receptores de TCTH autólogo (2-7%) do que entre receptores de TCTH alogênico (10-40%), a profilaxia no primeiro grupo não é rotineira. O letermovir, um agente oral que não costuma causar supressão da medula óssea, é efetivo na supressão da reativação do CMV nos receptores de TCTH alogênico.

O tratamento preemptivo de CMV – isto é, início do tratamento com fármacos somente depois que o CMV no sangue circulante é detectado, por um teste de amplificação de ácido nucleico (NAAT) – é usado em muitos centros. Para limitar a variabilidade entre os testes, a Organização Mundial da Saúde (OMS) desenvolveu um padrão de referência internacional para mensurar a carga de CMV por ensaios baseados no NAAT. Um teste positivo (ou elevação da carga viral) aponta para a necessidade de iniciar a terapia preemptiva com ganciclovir. As abordagens preemptivas que visam pacientes que possuem evidência de infecção por CMV no NAAT quantitativo ainda podem levar ao tratamento desnecessário de muitos indivíduos com fármacos que têm efeitos adversos com base em um teste laboratorial que não é altamente preditivo de doença; no entanto, a doença invasiva, principalmente na forma de infecção pulmonar, é difícil de se tratar e é associada a altas taxas de mortalidade. Quando se interrompe a profilaxia ou a terapia preemptiva, podem ocorrer manifestações tardias de replicação de CMV, embora, nessa ocasião, o paciente com TCTH já esteja frequentemente apresentando uma melhor função do enxerto, bem como uma maior capacidade de combater a doença. Os receptores de transplante de sangue do cordão são especialmente vulneráveis à doença causada por membros da família do herpes-vírus humano, incluindo CMV. A implementação do padrão da OMS para medir a carga de CMV irá facilitar estudos comparativos em grande escala e, dessa forma, o estabelecimento de diretrizes favoráveis para subconjuntos distintos de pacientes.

A pneumonia pelo CMV em receptores de TCTH (ao contrário daqueles em outras situações clínicas) é muitas vezes tratada com a administração de imunoglobulina IV (IgIV) e ganciclovir. Nos pacientes que não toleram o ganciclovir, o foscarnete constitui uma alternativa adequada, embora possa causar nefrotoxicidade e desequilíbrio eletrolítico. Quando o paciente não tolera clinicamente o ganciclovir nem o foscarnete, pode-se utilizar o cidofovir; todavia, a eficácia desse fármaco não está tão bem estabelecida, e um de seus efeitos colaterais é a nefrotoxicidade. Uma forma conjugada lipídica de cidofovir, o brincidofovir, parece ter maior atividade e menor toxicidade em relação ao cidofovir e está sendo testada em ensaios clínicos. A transfusão de células T CMV-específicas provenientes do doador tem reduzido a carga viral em uma pequena série de pacientes. Esse resultado sugere que a imunoterapia (p. ex., células T do banco de células) poderá desempenhar um papel no tratamento dessa doença no futuro. **Para discussão adicional, ver Capítulo 195.**

Herpes-vírus humano 6 e 7 O herpes-vírus humano tipo 6 (HHV-6), que é responsável pela roséola em crianças, é um herpes-vírus ubíquo que sofre reativação (conforme determinado pela reação em cadeia da polimerase [PCR] plasmática quantitativa) em cerca de 50% dos receptores de TCTH 2 a 4 semanas após o transplante. A reativação é mais comum entre pacientes que necessitam de glicocorticoides para a DECH, bem como entre aqueles que recebem um segundo transplante. A reativação do HHV-6, principalmente do tipo B, pode estar associada a um enxerto tardio de monócitos e plaquetas. A encefalite límbica que se desenvolve após o transplante tem sido associada à presença do HHV-6 no líquido cerebrospinal (LCS). A causalidade da associação não está bem definida; em vários casos, foi detectada a ocorrência de viremia no plasma bem antes do início da encefalite. Todavia, muitos pacientes com encefalite tiveram cargas virais muito altas no plasma na época da doença do SNC, e o antígeno viral tem sido detectado em astrócitos do hipocampo. Algumas vezes, verifica-se a presença do DNA do HHV-6 em amostras pulmonares após o transplante. Entretanto, o seu papel na pneumonite não está bem esclarecido, visto que copatógenos frequentemente estão presentes. Embora o HHV-6 seja sensível ao foscarnete ou ao cidofovir (e, possivelmente, ao ganciclovir) *in vitro*, a eficácia do tratamento antiviral ainda não foi bem estudada. Embora o tratamento da encefalite por HHV-6 seja recomendado, não há ensaios clínicos controlados e randomizados demonstrando a eficácia de qualquer agente antiviral, e o tratamento da DNAemia (a detecção de DNA nas amostras de plasma, sangue total e leucócitos isolados do sangue periférico) não é recomendado. Pouco se sabe a respeito do herpes-vírus HHV-7 relacionado ou de seu papel na infecção pós-transplante. Para discussão adicional, ver Capítulo 195.

Vírus Epstein-Barr A infecção primária pelo EBV pode ser fatal nos receptores de TCTH; a reativação do EBV pode causar doença linfoproliferativa de células B-EBV (DLP-EBV), que pode ser fatal em pacientes que fazem uso de agentes imunossupressores. A infecção latente de células B pelo EBV leva a diversos fenômenos interessantes em receptores de TCTH. A ablação da medula, que ocorre como parte do procedimento de TCTH, pode algumas vezes eliminar o EBV latente do hospedeiro. A infecção pode ser então readquirida imediatamente após o transplante, por meio da transferência de células B infectadas do doador. Raramente, o transplante a partir de um doador soronegativo pode resultar em cura. A seguir, o receptor corre risco de adquirir uma segunda infecção primária.

A DLP-EBV pode desenvolver-se nas células B do receptor (caso algumas delas sobrevivam à ablação da medula óssea), porém é mais provavelmente uma consequência do crescimento excessivo das células infectadas do doador. Tanto a replicação lítica quanto a replicação latente do EBV têm mais tendência a ocorrer durante a imunossupressão (p. ex., estão associadas à DECH e ao uso de anticorpos contra as células T). Embora seja menos comum no transplante autólogo, a reativação pode ocorrer em receptores autólogos com depleção de células T (p. ex., pacientes aos quais são administrados anticorpos contra as células T para o tratamento de linfoma de células T com depleção da medula óssea). A DLP-EBV, que pode manifestar-se em apenas 1 a 3 meses após o enxerto, pode produzir febre alta e adenopatia cervical, lembrando os sintomas da mononucleose infecciosa; todavia, com mais frequência, apresenta-se como massa extranodal. A incidência da DLP-EBV entre receptores de TCTH alogênico é de 0,6 a 1%, o que contrasta com a incidência de cerca de 5% nos receptores de transplante renal e de até 20% nos pacientes submetidos a transplante cardíaco. Em todos os casos, a DLP-EBV tem mais tendência a ocorrer com imunossupressão prolongada em altas doses, particularmente a produzida pelo uso de anticorpos dirigidos contra as células T, glicocorticoides e inibidores da calcineurina (p. ex., ciclosporina, tacrolimo). Os receptores de sangue do cordão constituem outro grupo de alto risco devido ao atraso de função das células T. O ganciclovir, administrado para prevenir doença por CMV, pode reduzir a replicação lítica de EBV e diminuir o *pool* de células B que podem se tornar novamente infectadas e causar DLP. A evidência crescente indica que a substituição de inibidores da calcineurina por inibidores de alvo da rapamicina em mamíferos (mTOR) (p. ex., rapamicina) exerce um efeito antiproliferativo sobre as células B infectadas por EBV, o qual diminui a probabilidade de desenvolver DLP ou doenças proliferativas não relacionadas associadas com imunossupressão relacionada ao transplante.

Pode-se utilizar a PCR para monitorar a produção do EBV após TCTH. A presença de cargas virais altas ou crescentes indica uma maior probabilidade de desenvolver DLP-EBV, levando a uma rápida redução da imunossupressão e pesquisa à procura de doença nodal ou extranodal. Quando a redução da imunossupressão não possui o efeito desejado, a administração de um anticorpo monoclonal anti-CD20 (p. ex., rituximabe) no tratamento de linfomas de células B que expressam essa proteína de superfície tem produzido respostas notáveis e, hoje, constitui o tratamento de primeira linha para a DLP-EBV CD20-positiva. Todavia, a supressão em longo prazo de novas respostas aos anticorpos acompanha a terapia, sendo comum haver recidiva. Outros anticorpos dirigidos contra as células B, incluindo o anti-CD22, estão sendo estudados. O papel dos fármacos antivirais é incerto, visto que nenhum agente disponível possui atividade documentada contra as diferentes formas de infecção latente pelo EBV. Nesses pacientes, a diminuição da replicação lítica e da produção de vírion teoricamente deve produzir uma redução estatística na frequência da doença latente ao diminuir o número de vírions disponíveis que causam infecção adicional. Em relatos de casos e em estudos com animais, o ganciclovir e/ou altas doses de zidovudina, juntamente com outros agentes, foram utilizados para erradicar a DLP-EBV e linfomas do SNC, outra complicação do transplante associada ao EBV. Tanto a interferona quanto o ácido retinoico têm sido utilizados no tratamento da DLP-EBV, assim como a IgIV, porém nenhum estudo prospectivo amplo avaliou a eficácia de qualquer um desses agentes. Vários outros fármacos estão sendo objeto de avaliação pré-clínica. São utilizados esquemas quimioterápicos convencionais se a doença persistir após a redução de agentes imunossupressores e administração de anticorpos. As células T EBV-específicas geradas a partir do doador têm sido utilizadas experimentalmente na prevenção e no tratamento da DLP-EBV em receptores alogênicos, e esforços estão sendo feitos para aumentar a atividade e a especificidade de células T geradas *ex vivo*. Para discussão adicional, ver Capítulo 194.

Herpes-vírus humano 8 (KSHV) O gama-herpes-vírus KSHV, que está etiologicamente associado ao sarcoma de Kaposi, ao linfoma de efusão primário e à doença de Castleman multicêntrica, raramente resulta em doença nos receptores de TCTH, embora tenham sido relatados alguns casos de aplasia medular associada a vírus no período peritransplante. A soroprevalência relativamente baixa do KSHV na população e a duração limitada da supressão profunda das células T após o TCTH fornecem uma explicação plausível para a incidência atualmente baixa da doença por KSHV, comparada com aquela dos receptores de transplantes de órgãos sólidos e dos pacientes com infecção por HIV. Para discussão adicional, ver Capítulo 195.

Outros vírus (não herpes) e pneumonia O diagnóstico de pneumonia em receptores de TCTH apresenta problemas especiais. Como os pacientes foram submetidos a tratamento com múltiplos agentes quimioterápicos e, algumas vezes, radioterapia, seu diagnóstico diferencial deve incluir – além das pneumonias bacteriana e fúngica – a pneumonite por CMV, a pneumonia de outras etiologias virais, a pneumonia por parasitose, a hemorragia alveolar difusa e a pneumonite associada a substâncias químicas ou radiação. Como os fungos e os vírus (p. ex., vírus da influenza A e B, vírus sincicial respiratório [VSR], vírus da parainfluenza [tipos 1-4], adenovírus, enterovírus, bocavírus, metapneumovírus humano, coronavírus e rinovírus [cada vez mais detectado por PCR múltipla]) também constituem causas de pneumonia nesse contexto, é importante se obter um diagnóstico específico. As modalidades de diagnóstico incluem coloração de Gram, cultura microbiológica, teste de antígeno e, cada vez mais, PCR de múltiplos patógenos e estudos de espectrometria de massa. Os receptores de TCTH provavelmente apresentarão dificuldade em responder às infecções pelo SARS-CoV-2 e podem ter doença prolongada e/ou infecções secundárias.

CONSIDERAÇÕES GLOBAIS

O *M. tuberculosis* tem sido uma causa incomum de pneumonia entre receptores de TCTH nos países ocidentais (respondendo por < 0,1-0,2% dos casos), porém é comum em Hong Kong (5,5%) e em países onde a prevalência da tuberculose é elevada. A história de exposição do receptor é fundamental na avaliação das infecções pós-transplante.

Tanto o VSR quanto os vírus da parainfluenza, particularmente o tipo 3, podem causar pneumonia grave e até mesmo fatal em receptores de TCTH. As infecções por esses agentes ocorrem alguma vezes como epidemias hospitalares desastrosas. O tratamento com palivizumabe ou ribavirina para infecção por VSR permanece controverso. Novos agentes, alguns direcionados ao hospedeiro, estão sendo estudados. A influenza também ocorre em receptores de TCTH e, em geral, reflete a presença de infecção na comunidade. A evolução para pneumonia é mais comum quando a infecção ocorre precocemente após o transplante e o receptor apresenta linfopenia. Os inibidores da neuraminidase, oseltamivir (oral) e zanamivir (em aerossol), mostram-se ativos contra os vírus da influenza A e B e são uma opção de tratamento razoável. Formas parenterais dos inibidores da neuraminidase, como peramivir (IV) estão disponíveis em alguns países, e vários novos agentes orais ainda estão sendo avaliados em estudos. O baloxavir, um agente oral de dose única, tem excelente atividade, mas pode ocorrer resistência. Uma medida preventiva importante consiste na imunização dos membros domiciliares, da equipe hospitalar e de outros contatos frequentes. Os adenovírus podem ser isolados dos receptores de TCTH em taxas que variam de 5 a ≥ 18%. Como na infecção por CMV, a infecção por adenovírus em geral ocorre no primeiro ao terceiro mês após o transplante e é muitas vezes assintomática, embora se tenha relatado a ocorrência de pneumonia, cistite/nefrite hemorrágica, gastrenterite grave com hemorragia e infecção disseminada fatal e podem ser específicas da cepa. A terapia com células T específica para o vírus está sendo estudada para infecção por adenovírus (bem como para infecções por CMV e EBV).

Embora diversos vírus respiratórios possam algumas vezes provocar pneumonia grave e insuficiência respiratória em pacientes submetidos a TCTH, a infecção leve ou até mesmo assintomática pode ser mais comum. Por exemplo, os rinovírus e os coronavírus constituem copatógenos frequentes em receptores de TCTH; entretanto, não se sabe se esses vírus contribuem independentemente na infecção pulmonar significativa. No momento atual, a contribuição global desses patógenos respiratórios virais para a carga de doença do trato respiratório inferior em receptores de TCTH requer estudos adicionais. Podem ocorrer infecções pelo parvovírus B19 (que se manifesta na forma de anemia ou, em certas ocasiões, pancitopenia) e por enterovírus disseminados (algumas vezes fatais). A infecção pelo parvovírus B19 pode ser tratada com IgIV (Cap. 197).

Os rotavírus constituem uma causa de gastrenterite nos receptores de TCTH, mais frequentemente em crianças. O norovírus é uma causa comum de vômitos e diarreia, e os sintomas podem ser prolongados nos receptores de TCTH. O vírus BK (um poliomavírus) é encontrado em altos títulos na urina de pacientes que estão profundamente imunossuprimidos. A virúria por BK pode estar associada à cistite hemorrágica nesses pacientes. Em comparação com a incidência observada entre pacientes com comprometimento da função das células T devido a Aids (4-5%), a leucoencefalopatia multifocal progressiva causada pelo vírus JC é relativamente rara entre os receptores de TCTH (Cap. 138). Quando transmitido por mosquitos ou por transfusão sanguínea, o vírus do Nilo Ocidental (WNV) pode causar encefalite e morte após o TCTH.

INFECÇÕES EM RECEPTORES DE TRANSPLANTE DE ÓRGÃOS SÓLIDOS

As taxas de morbidade e mortalidade entre os receptores de transplante de órgãos sólidos (TOS) diminuíram com o uso de antibióticos efetivos. Os microrganismos que causam infecções agudas em receptores de TOS são diferentes daqueles que infectam os receptores de TCTH, visto que os receptores de TOS não passam por um período de neutropenia. Todavia, como o procedimento do transplante envolve uma cirurgia de grande porte, os receptores de TOS estão sujeitos a infecções nos locais de anastomose e a infecções da ferida cirúrgica. Quando comparados com os receptores de TCTH, os pacientes submetidos a TOS permanecem imunossuprimidos por um período de tempo mais prolongado (e, com frequência, permanentemente). Assim, eles são suscetíveis a muitos dos mesmos microrganismos dos pacientes com comprometimento crônico da imunidade das células T (Cap. 74, especialmente Tab. 74-1). Além disso, a má combinação persistente de HLA entre células imunes do receptor (p. ex., células T efetoras) e o órgão do doador (aloenxerto) coloca o órgão em risco permanentemente aumentado de infecção.

Durante o período inicial (< 1 mês após o transplante; Tab. 143-4), as infecções são mais comumente causadas por bactérias extracelulares (estafilococos, estreptococos, enterococos e *Escherichia coli* e outros microrganismos Gram-negativos, incluindo microrganismos nosocomiais com ampla resistência a antibióticos), que se originam com frequência na ferida cirúrgica ou nos locais de anastomose. O tipo de transplante determina, em grande parte, o espectro da infecção. A incidência e tipo da infecção do sítio cirúrgico variam de maneira dramática conforme o órgão transplantado, com os transplantes renais apresentando a menor incidência e os transplantes intestinais e multiviscerais tendo a maior incidência e os mais variados tipos de microrganismos. O *S. aureus* e o *Staphylococcus* coagulase-negativa estão entre as causas mais comuns de infecção após o transplante renal, enquanto os receptores de transplante de pulmão, além de serem infectados por *Staphylococcus*, também estão sujeitos a infecções por *Burkholderia*, *Pseudomonas* e *Stenotrophomonas*. Nas semanas subsequentes, as consequências da administração de agentes que suprimem a imunidade celular tornam-se evidentes, e pode ocorrer aquisição ou, mais comumente, reativação de vírus, micobactérias, fungos endêmicos e parasitas (a partir do receptor ou do órgão transplantado). A infecção pelo CMV constitui frequentemente um problema, sobretudo nos primeiros 6 meses após o transplante, e pode manifestar-se como doença sistêmica grave ou infecção do órgão transplantado. A reativação do HHV-6 (determinada pela PCR plasmática), que é observada

TABELA 143-4 ■ Infecções comuns após transplante de órgão sólido, por local da infecção

	Período após o transplante		
Local da infecção	**Inicial (< 1 mês)**	**Médio (1-4 meses)**	**Tardio (> 6 meses)**
Órgão do doador	Infecções bacterianas e fúngicas do enxerto, local anastomótico e ferida cirúrgica	Infecção por CMV	Infecção por EBV (pode se apresentar no órgão com aloenxerto)
Sistêmicas	Bacteriemia e candidemia (muitas vezes resultante da colonização do cateter venoso central)	Infecção por CMV (febre, supressão da medula óssea)	Infecção por CMV, especialmente em pacientes que receberam profilaxia pós-transplante precoce; síndromes proliferativas por EBV (podem ocorrer em órgãos doadores)
Pulmões	Pneumonia por aspiração bacteriana com microrganismos nosocomiais prevalentes associadas a intubação e sedação	Infecção por *Pneumocystis*; pneumonia por CMV; infecção por *Aspergillus*	Infecção por *Pneumocystis*; doenças pulmonares granulomatosas (nocárdicas, doenças fúngicas e micobacterianas reativadas)
Rins	Infecções (cistite, pielonefrite) bacterianas e fúngicas (*Candida*) associadas a cateteres do trato urinário (risco mais alto no transplante de rim)	Infecção por vírus BK (associada a nefropatia); infecção por vírus JC	Infecções bacterianas (infecções do trato urinário tardias, geralmente não associadas a bacteriemia); infecção por vírus BK (nefropatia, falha do enxerto, vasculopatia generalizada)
Fígado e trato biliar	Colangite	Hepatite por CMV	Hepatite por CMV
Coração		Infecção por *Toxoplasma gondii* (risco mais alto no transplante do coração); endocardite (*Aspergillus* e organismos Gram-negativos mais comuns do que na população geral)	*T. gondii* (risco mais alto no transplante de coração)
Trato gastrintestinal	Peritonite, especialmente após o transplante de fígado	Colite secundária à infecção por *Clostridium difficile* (o risco pode persistir)	Colite secundária à infecção por *C. difficile* (o risco pode persistir)
Sistema nervoso central		Infecção por *Listeria* (meningite); infecção por *T. gondii*; infecção por CMV	Meningite por *Listeria*; meningite criptocócica; abscesso por *Nocardia*; LEMP associada ao vírus JC

Siglas: CMV, citomegalovírus; EBV, vírus Epstein-Barr; LEMP, leucoencefalopatia multifocal progressiva.

nas primeiras 2 a 4 semanas após o transplante, pode estar associada a febre, leucopenia e casos muito raros de encefalite. Os dados sugerem que a replicação do HHV-6 e do HHV-7 pode exacerbar a doença induzida pelo CMV. O CMV está associado não apenas à imunossupressão generalizada, mas também a síndromes relacionadas com a rejeição de órgãos específicos: glomerulopatia nos receptores de transplante de rins, bronquiolite obliterante nos receptores de transplantes pulmonares, vasculopatia em receptores de transplante cardíaco e síndrome dos ductos biliares evanescentes nos receptores de transplante hepático. Uma complexa interação entre a replicação aumentada do CMV e o aumento da rejeição do enxerto está bem estabelecida: a imunossupressão elevada leva a uma replicação aumentada do CMV, que está associada à rejeição do enxerto. Por essa razão, uma atenção considerável tem sido dispensada ao diagnóstico, à profilaxia e ao tratamento da infecção pelo CMV em receptores de TOS. Foi relatada a transmissão precoce do WNV a receptores de transplante de um órgão doado ou de transfusão de sangue; contudo, o risco de aquisição desse vírus foi reduzido pela implementação de procedimentos de triagem. Em casos raros, o vírus da raiva e o vírus da coriomeningite linfocítica também foram agudamente transmitidos nesse cenário; embora acompanhadas por síndromes clínicas distintas, ambas as infecções virais resultaram em encefalite fatal. Como a triagem para vírus incomuns não é feita rotineiramente, apenas a avaliação cautelosa do futuro doador pode prevenir o uso de um órgão infectado.

Depois de 6 meses após o transplante, as infecções características de pacientes com defeitos na imunidade celular – por exemplo, infecções por *Listeria*, *Nocardia*, *Rhodococcus*, micobactérias, diversos fungos e outros patógenos intracelulares – podem representar um problema. Os pacientes internacionais e os indivíduos que viajam pelo mundo podem sofrer reativação de infecções latentes por tripanossomas, *Leishmania*, *Plasmodium*, *Strongyloides* e outros parasitas. A reativação de infecção por *M. tuberculosis* latente, que é rara nas regiões ocidentais, é bem mais comum entre pessoas de países em desenvolvimento. Em geral, o receptor é fonte, embora possa ocorrer a reativação e a disseminação pelo órgão do doador. Enquanto a doença pulmonar permanece mais comum, locais atípicos podem estar envolvidos e as taxas de mortalidade podem ser altas (até 30%). Nesse ínterim, a vigilância, a profilaxia/terapia antecipada (quando indicada) e o diagnóstico e tratamento rápidos das infecções podem salvar a vida dos receptores de TOS, que, ao contrário da maioria dos receptores de TCTH, permanecem imunossuprimidos.

Os receptores de TOS mostram-se suscetíveis à DLP-EBV de 2 meses até muitos anos após o transplante. A prevalência dessa complicação aumenta com o uso intensivo e prolongado de agentes supressores das células T. Em alguns casos, a redução do grau de imunossupressores pode reverter a condição. Entre os pacientes submetidos a TOS, aqueles com transplantes de coração e de pulmão – que são submetidos aos esquemas imunossupressores mais intensivos – têm mais tendência a desenvolver DLP-EBV, particularmente nos pulmões. Embora a doença origine-se geralmente nas células B do receptor, foram observados diversos casos originados no doador, particularmente no órgão transplantado. O alto conteúdo órgão-específico de tecidos linfoides B (p. ex., tecido linfoide associado aos brônquios nos pulmões), os fatores anatômicos (p. ex., a falta de acesso das células T do hospedeiro ao órgão transplantado devido a alterações dos vasos linfáticos) e as diferenças nos *loci* de histocompatibilidade principal entre as células T do hospedeiro e o órgão (p. ex., ausência de migração celular ou falta de cooperação efetiva entre células T e macrófagos) podem resultar em eliminação deficiente das células B infectadas pelo EBV. Os receptores de TOS também são altamente suscetíveis ao desenvolvimento do sarcoma de Kaposi e, com menos frequência, aos distúrbios proliferativos das células B associados ao KSHV, como linfoma de efusão primário e doença de Castleman multicêntrica. O sarcoma de Kaposi é 550 a 1.000 vezes mais comum nos receptores de TOS do que na população geral, pode surgir rapidamente após o transplante e também pode ocorrer no aloenxerto. Todavia, como a soroprevalência de KSHV é muito baixa nos países ocidentais, o sarcoma de Kaposi não é comum. Os receptores (ou doadores) da Islândia, Oriente Médio, países da região do Mediterrâneo e África correm risco mais alto de contrair a doença. Os dados sugerem que uma troca de agentes imunossupressores – dos inibidores de calcineurina (ciclosporina, tacrolimo) por agentes ativos ao trajeto mTor (sirolimo, everolimo) – após a cicatrização adequada da ferida cirúrgica pode reduzir significativamente a probabilidade de desenvolvimento de sarcoma de Kaposi e talvez de DLP-EBV e outras doenças malignas pós-transplante.

TRANSPLANTE RENAL

Ver Tabela 143-4.

Infecções precoces Com frequência, as bactérias provocam infecções que surgem no período imediatamente após o transplante renal. Há um papel para a profilaxia antibiótica perioperatória, e cada centro deve considerar os padrões locais de resistência. A administração dentro de 60 a 120 minutos da incisão cirúrgica é recomendada. A dosagem deve ser ajustada para o peso e a duração da cirurgia. As infecções do trato urinário que surgem logo após o transplante estão geralmente relacionadas com alterações anatômicas decorrentes da cirurgia. Essas infecções precoces podem necessitar de tratamento prolongado (p. ex., 6 semanas de administração de antibióticos para a pielonefrite). As infecções do trato urinário que surgem > 6 meses após o transplante podem ser tratadas por períodos mais curtos, visto que não parecem estar associadas à elevada taxa de pielonefrite ou de recidiva observada nas infecções que ocorrem nos primeiros 3 meses.

A profilaxia com SMX-TMP durante os primeiros 4 a 6 meses após o transplante diminui a incidência de infecções precoces e no período intermediário (ver adiante, Tabs. 143-4 e 143-5).

Infecções do período intermediário Devido à imunossupressão contínua, os receptores de transplante renal estão predispostos a infecções pulmonares características dos pacientes com deficiência de células T (i.e., infecções por bactérias intracelulares, micobactérias, nocárdias, fungos, vírus e parasitas). Uma elevada taxa de mortalidade associada à infecção por *Legionella pneumophila* (Cap. 159) levou ao fechamento das unidades de transplante renal em hospitais com legionelose endêmica.

Cerca de 50% de todos os receptores de transplantes renais que apresentam febre cerca de 1 a 4 meses após o transplante exibem evidências de doença por CMV; o próprio CMV é responsável pela febre em mais de dois terços dos casos e, portanto, constitui o patógeno predominante durante esse período. A infecção por CMV (Cap. 195) também pode se manifestar

TABELA 143-5 ■ Esquemas profiláticos mais comuns usados para diminuir o risco de infecção nos receptores de transplante[a]

Fatores de risco	Microrganismo	Medicamentos profiláticos	Exames[b]
Viagem ou residência em área com risco conhecido de infecção fúngica endêmica	*Histoplasma, Blastomyces, Coccidioides*	Considerar o uso de azólicos com base na avaliação clínica e laboratorial	Radiografia de tórax, teste com antígeno, sorologia
Herpes-vírus latentes	HSV, VZV, CMV, EBV	Aciclovir após TCTH para prevenir infecção por HSV e VZV ou reativação; letermovir ou ganciclovir para prevenir infecção por CMV, com possível efeito sobre infecções por EBV/KSHV (HHV-8)/HHV-6 em alguns cenários	Testes sorológicos para HSV, VZV, CMV, HHV-6, EBV, KSHV (HHV-8); PCR
Fungos e parasitas latentes	*Pneumocystis jirovecii, Toxoplasma gondii*	Sulfametoxazol-trimetoprima (ou alternativas)	Sorologia para *Toxoplasma*
História de exposição à tuberculose ativa ou latente	*Mycobacterium tuberculosis*	Isoniazida ou rifampicina em pacientes com soroconversão recente ou radiografia torácica positiva e/ou ausência de tratamento prévio	Radiografia de tórax; TCT e/ou ensaio baseado em células

[a]Para informação sobre infecção latente pelo vírus da hepatite B ou C, ver Capítulo 341. [b]Exame sorológico, teste com TCT e ensaios com interferon podem ser menos confiáveis após o transplante.

Siglas: CMV, citomegalovírus; EBV, vírus Epstein-Barr; HHV-6, herpes-vírus humano tipo 6; TCTH, transplante de células-tronco hematopoiéticas; HSV, herpes-vírus simples; KSHV, herpes-vírus associado ao sarcoma de Kaposi; PCR, reação em cadeia da polimerase; TCT, teste cutâneo com tuberculina; VZV, vírus varicela-zóster.

na forma de artralgias, mialgias ou sintomas específicos do órgão. Durante esse período, essa infecção pode representar a doença primária (no caso de um receptor soronegativo de rim de doador soropositivo) ou pode constituir a reativação de uma doença ou uma superinfecção. Os pacientes podem apresentar linfocitose atípica. Todavia, ao contrário dos pacientes imunocompetentes, eles raramente possuem linfadenopatia ou esplenomegalia. Por conseguinte, a suspeita clínica e a confirmação laboratorial são necessárias para o estabelecimento do diagnóstico. A síndrome clínica pode ser acompanhada de supressão da medula óssea (particularmente leucopenia). O CMV também provoca glomerulopatia e está associado a uma incidência aumentada de outras infecções oportunistas. Devido à frequência e à gravidade da doença, foram feitos esforços consideráveis para a prevenção e o tratamento da infecção por CMV em receptores de transplante renal. O ganciclovir (ou valganciclovir) é benéfico para a profilaxia (quando indicado) e para tratamento da doença grave por CMV. A disponibilidade do valganciclovir permitiu que a maioria dos centros adotasse a profilaxia oral para os receptores de transplantes. A infecção por outros herpes-vírus pode tornar-se evidente cerca de 6 meses após o transplante ou mais tarde. Logo após o transplante, o HSV pode causar lesões orais ou anogenitais, que geralmente respondem ao aciclovir. As lesões ulcerativas grandes na área anogenital podem levar à disfunção vesical e retal, além de predispor à infecção bacteriana. O VZV pode causar infecção disseminada fatal em receptores não imunes de transplante renal; todavia, em pacientes imunocompetentes, a reativação do herpes-zóster geralmente não se dissemina fora do dermátomo. Por conseguinte, a infecção disseminada pelo VZV representa uma complicação menos temida no transplante renal do que no TCTH. A reativação do HHV-6 pode ocorrer (apesar de ser habitualmente assintomática) e pode estar associada a febre, exantema, supressão da medula óssea ou raramente, dano renal, hepatite, colite ou encefalite.

A doença pelo EBV é mais grave; pode manifestar-se na forma de proliferação extranodal de células B que invadem o SNC, a nasofaringe, o fígado, o intestino delgado, o coração e outros órgãos, incluindo o rim transplantado. A doença é diagnosticada pela identificação de uma massa de células B EBV-positivo em proliferação. A incidência de DLP-EBV é elevada entre os pacientes que adquirem infecção pelo EBV do doador, bem como entre aqueles que recebem altas doses de ciclosporina, tacrolimo, glicocorticoides e anticorpos anticélulas T. A doença pode regredir uma vez restaurada a imunocompetência. A infecção pelo KSHV pode ser transmitida pelo rim do doador e resultar em desenvolvimento de sarcoma de Kaposi, apesar de representar mais frequentemente uma reativação de infecção latente do receptor. Com frequência, o sarcoma de Kaposi aparece cerca de 1 ano após o transplante, embora o momento do início seja amplo (1 mês a cerca de 20 anos). O não uso de agentes imunossupressores que inibem a calcineurina tem sido associado a menos sarcoma de Kaposi, menos doença por EBV e até menos replicação do CMV. O uso de rapamicina (sirolimo) levou de forma independente à regressão do sarcoma de Kaposi.

Os poliomavírus BK e vírus JC (poliomavírus hominis tipos 1 e 2) foram cultivados a partir da urina de receptores de transplantes renais (assim como de receptores de TCTH) em situação de imunossupressão profunda. Os níveis elevados de replicação do vírus BK detectados pela PCR na urina e no sangue são preditivos de patologia, especialmente no contexto do transplante renal. O vírus JC pode raramente causar doença similar no transplante renal. A excreção urinária do vírus BK e a viremia por BK estão associadas ao desenvolvimento de estenoses ureterais, nefropatia associada a poliomavírus (1-10% dos receptores de transplantes renais) e (menos comumente) vasculopatia generalizada. A detecção no momento oportuno e a redução precoce da imunossupressão são de suma importância e podem reduzir a taxa de perda de enxerto relacionada com a nefropatia associada a poliomavírus de 90% para 10 a 30%. Foram relatadas respostas terapêuticas a IgIV, quinolonas, leflunomida e cidofovir, porém a eficácia desses fármacos ainda não foi comprovada por estudos clínicos adequados. Muitos centros abordam o problema reduzindo a imunossupressão em um esforço de aumentar a imunidade do hospedeiro e diminuir os títulos virais. O vírus JC está associado a casos raros de leucoencefalopatia multifocal progressiva. Os adenovírus podem persistir e provocar nefrite/cistite hemorrágica com a imunossupressão contínua nesses pacientes, mas a doença disseminada como aquela observada em receptores de TCTH é muito menos comum.

Os receptores de transplante renal também estão sujeitos a infecções por outros microrganismos intracelulares. Esses pacientes podem desenvolver infecções pulmonares por *Mycobacterium*, *Aspergillus* e espécies de *Mucor*, bem como infecções por outros patógenos, nas quais o eixo célula T/macrófagos desempenha um importante papel. A *L. monocytogenes* constitui uma causa comum de bacteriemia ≥ 1 mês após o transplante renal, e a sua presença deve ser seriamente considerada em receptores de transplante renal que apresentam febre e cefaleia. Os receptores de transplante renal podem desenvolver bacteriemia por *Salmonella*, podendo levar a infecções endovasculares e exigir tratamento prolongado. As infecções pulmonares por *Pneumocystis* são comuns, a não ser que o paciente receba profilaxia com SMX-TMP. A nefrite intersticial aguda causada por SMX-TMP é rara. Entretanto, como podem ocorrer aumentos transitórios na creatinina (artefatual) e hiperpotassemia (tratável), a interrupção precoce da profilaxia, especialmente após o transplante de rim, é recomendada por alguns grupos. Embora o monitoramento adicional seja recomendado, os benefícios da SMX-TMP nos receptores de transplante de rim podem superar os riscos; por outro lado, agentes profiláticos de segunda linha devem ser usados. A infecção por *Nocardia* (Cap. 174) pode se manifestar na pele, ossos e pulmões ou no SNC, onde ela geralmente assume a forma de múltiplos abscessos cerebrais. Em geral, a nocardiose ocorre ≥ 1 mês após o transplante e pode ser observada após tratamento imunossupressor para um episódio de rejeição. As manifestações pulmonares consistem mais comumente de doença localizada, com ou sem cavidades, porém a doença pode ser disseminada. O diagnóstico é estabelecido pela cultura do microrganismo a partir de amostra de escarro ou do nódulo acometido. A exemplo do *P. jirovecii*, a profilaxia com SMX-TMP é frequentemente eficaz na prevenção da nocardiose.

A toxoplasmose pode ocorrer em pacientes soropositivos, porém é menos comum do que em outras situações de transplante e, em geral, surge nos primeiros meses após o transplante renal. Neste caso também, o SMX-TMP mostra-se útil na prevenção. Em áreas endêmicas, a histoplasmose, a coccidioidomicose e a blastomicose podem causar infiltrados pulmonares ou doença disseminada.

Infecções tardias As infecções tardias (> 6 meses após o transplante renal) podem acometer o SNC e incluem retinite por CMV, bem como outras manifestações do SNC da doença por CMV. Os pacientes (particularmente aqueles cuja imunossupressão aumentou) correm risco de meningite subaguda por *Cryptococcus neoformans*. A doença criptocócica pode manifestar-se de maneira insidiosa (algumas vezes, como infecção cutânea antes do aparecimento de achados bem definidos do SNC). A meningite por *Listeria* pode ser aguda e exige tratamento imediato para evitar um desfecho fatal. A profilaxia com SMX-TMP pode reduzir a frequência de infecções por *Listeria*.

Os pacientes que continuam utilizando glicocorticoides estão predispostos à infecção contínua. O "cotovelo do transplante", uma infecção bacteriana recorrente no cotovelo e ao seu redor, que se acredita resulte de uma combinação de tensão precária da pele dos pacientes tratados com esteroides e de miopatia proximal induzida por esteroides faz o paciente ter que se apoiar sobre os cotovelos para levantar de uma cadeira. Os episódios de celulite (geralmente causada por *S. aureus*) recidivam até que os pacientes sejam providos de proteção para os cotovelos.

Os receptores de transplante renal mostram-se suscetíveis a infecções fúngicas invasivas, incluindo aquelas causadas por *Aspergillus* e *Rhizopus*, que podem se manifestar por lesões superficiais antes da disseminação. A infecção por micobactérias (particularmente por *Mycobacterium marinum*) pode ser diagnosticada pelo exame da pele do paciente. A infecção por *Prototheca wickerhamii* (uma alga aclorofílica) tem sido diagnosticada por meio de biópsia da pele. As verrugas causadas por papilomavírus humanos (HPV) representam uma consequência tardia da imunossupressão persistente; o imiquimode ou outras formas de terapia local são geralmente satisfatórios. O carcinoma de células de Merkel, um tumor de pele neuroendócrino raro e agressivo cuja frequência é cinco vezes maior em receptores de TOS idosos (especialmente rim), tem sido associado a um poliomavírus novo, o poliomavírus das células de Merkel.

Notavelmente, embora a replicação do vírus BK e a doença associada a vírus possam ser detectadas mais precocemente, o tempo mediano para o estabelecimento do diagnóstico clínico de nefropatia associada a poliomavírus é cerca de 300 dias, qualificando-a como doença de início tardio. Com a introdução de procedimentos de triagem mais aprimorados (p. ex., citologia da urina, carga de ácido nucleico na urina, PCR no plasma), o início da doença é detectado mais precocemente (ver "Infecções do período intermediário", anteriormente), e estratégias antecipadas (diminuição ou modificação da imunossupressão) estão sendo instituídas mais prontamente, visto que a eficácia da terapia antiviral não está bem estabelecida.

TRANSPLANTE CARDÍACO

Infecções precoces A infecção da ferida esternal e mediastinite constituem complicações precoces do transplante cardíaco. É comum haver uma evolução indolente, com febre ou ligeira elevação da contagem dos leucócitos precedendo o aparecimento de hipersensibilidade ou drenagem locais. A suspeita clínica baseada em evidências de instabilidade do esterno e ausência de cicatrização pode levar ao diagnóstico. Os microrganismos comuns residentes na pele (p. ex., *S. aureus*, incluindo cepas resistentes à meticilina, e *Staphylococcus epidermidis*), bem como microrganismos Gram-negativos (p. ex., *Pseudomonas aeruginosa*) e fungos (p. ex., *Candida*), estão frequentemente envolvidos. Em casos raros, a mediastinite em receptores de transplante cardíaco também pode ser causada por *Mycoplasma hominis* (Cap. 188); como esse microrganismo exige um ambiente anaeróbio para seu crescimento e pode ser difícil visualizá-lo em meios de cultura convencionais, o laboratório deve ser alertado da suspeita de infecção por *M. hominis*. A mediastinite pelo *M. hominis* tem sido curada com uma combinação de desbridamento cirúrgico (exigindo, algumas vezes, a colocação de retalho muscular) e administração de clindamicina e tetraciclina. A cultura dos microrganismos associados à mediastinite pode às vezes ser efetuada a partir do líquido pericárdico.

Infecções do período intermediário O *T. gondii* (Cap. 228) residente no coração de um doador soropositivo pode ser transmitido a um receptor soronegativo. Por conseguinte, o rastreamento sorológico para infecção pelo *T. gondii* é importante antes do transplante cardíaco, bem como nos meses subsequentes. Raramente, a doença ativa pode ser introduzida por ocasião do transplante. A incidência global da toxoplasmose é tão elevada nos casos de transplante cardíaco que a profilaxia sempre se justifica. Embora se disponha de fármacos alternativos, o agente utilizado com mais frequência é o SMX-TMP, que impede a infecção pelo *Pneumocystis*, bem como por *Nocardia* e várias outras bactérias patogênicas. O CMV também é transmitido pelo transplante cardíaco. *Toxoplasma*, *Nocardia* e *Aspergillus* podem causar infecções do SNC. Deve-se considerar a possibilidade de meningite por *L. monocytogenes* em receptores de transplante cardíaco com febre e cefaleia.

A infecção por CMV está associada a resultados ruins de transplantes cardíacos. O vírus normalmente pode ser detectado cerca de 1 a 2 meses após o transplante, produz sinais precoces e anormalidades laboratoriais (geralmente febre e linfocitose atípica ou leucopenia e trombocitopenia) com 2 a 3 meses e pode provocar doença grave (p. ex., pneumonia) em 3 a 4 meses. Uma observação interessante é que os receptores soropositivos geralmente apresentam viremia mais rapidamente do que os pacientes nos quais a infecção primária pelo CMV representa uma consequência do transplante. Entre 40 e 70% dos pacientes desenvolvem doença sintomática pelo CMV na forma de (1) pneumonia por CMV, a forma com mais tendência a ser fatal; (2) esofagite e gastrite por CMV, algumas vezes acompanhadas de dor abdominal, com ou sem ulcerações e sangramento; e (3) a síndrome do CMV, que consiste na presença do vírus no sangue juntamente com febre, leucopenia, trombocitopenia e anormalidades das enzimas hepáticas. O ganciclovir mostra-se eficaz no tratamento da infecção por CMV; a profilaxia com ganciclovir ou, possivelmente, com outros agentes antivirais pode reduzir a incidência global de doença relacionada com o CMV.

Infecções tardias A infecção pelo EBV manifesta-se habitualmente na forma de proliferação de células B, semelhante a um linfoma, em uma fase tardia após transplante cardíaco, sobretudo em pacientes mantidos com terapia imunossupressora intensa. Um subgrupo de receptores de transplantes cardíacos e de coração-pulmão pode desenvolver DLP-EBV fulminante precoce (dentro de 2 meses). O tratamento consiste em redução da imunossupressão (se possível), administração de glicocorticoides e esquemas poupadores-inibidores da calcineurina e consideração de terapia com anticorpos anticélulas B (rituximabe e possivelmente outros). Agentes imunomoduladores e antivirais continuam sendo pesquisados. A profilaxia com ganciclovir para doença por CMV pode reduzir indiretamente o risco de DLP-EBV por meio da disseminação reduzida de replicação de EBV para células B intactas. A quimioterapia agressiva representa um último recurso, conforme discutido anteriormente para pacientes submetidos a TCTH. Em receptores de transplantes cardíacos, foi relatada a ocorrência de doença associada ao KSHV, como sarcoma de Kaposi e linfoma de efusão primário. A profilaxia de DECH com sirolimo pode diminuir o risco tanto da rejeição quanto da proliferação de células infectadas por KSHV. A terapia antitumoral é discutida no Capítulo 73. Nesses pacientes, é necessária a profilaxia para a infecção por *Pneumocystis* (ver "Transplante de pulmão, Infecções tardias", adiante).

Dispositivos de assistência ao ventrículo esquerdo Cada vez mais, os dispositivos de assistência ao ventrículo esquerdo (DAVEs) têm sido usados como "ponte para o transplante". Esses dispositivos são bombas implantáveis que dão assistência a ventrículos esquerdos em falência. A bomba interna é conectada a uma fonte de energia externa através de um cabo tunelizado por via subcutânea chamado de *driveline*, e eles podem ser usados por longos períodos (> 80% durando pelo menos 1 ano). Porém, as infecções são comuns, em grande medida na *driveline*, afetando 12 a 35% dos pacientes. O *S. aureus* e os estafilococos coagulase-negativos são as causas mais comuns de infecção, seguidos por enterococos, *Corynebacterium*, *P. Aeruginosa*, *Klebsiella* spp. e *E. coli*. Vários regimes antibióticos profiláticos têm sido usados em diversos centros. Acredita-se que a causa mais comum de infecção após a cirurgia esteja relacionada a trauma na *driveline*, sendo importante o cuidado local no sítio de entrada.

TRANSPLANTE DE PULMÃO

Infecções precoces Não é surpreendente o fato de que os receptores de transplante pulmonar tenham predisposição ao desenvolvimento de pneumonia. A combinação de isquemia e consequente lesão das mucosas, juntamente com denervação e ausência de drenagem linfática, provavelmente contribui para a elevada taxa de pneumonia (66% em uma série). O uso profilático de altas doses de antibióticos de amplo espectro nos primeiros 3 a 4 dias após a cirurgia pode diminuir a incidência de pneumonia. Os patógenos Gram-negativos (Enterobacteriaceae e espécies de *Pseudomonas*) são problemáticos nas primeiras 2 semanas após a cirurgia (o período de vulnerabilidade máxima). A pneumonia também pode ser causada por *Candida* (incluindo cepas de *C. auris* resistentes aos fármacos), possivelmente em consequência da colonização do pulmão do doador, e por *Aspergillus* e *Cryptococcus*. Muitos centros utilizam profilaxia antifúngica (em geral, fluconazol ou anfotericina B lipossomal) durante as 1 a 2 semanas iniciais.

A mediastinite, que pode ocorrer com frequência ainda maior entre receptores de transplantes pulmonares do que entre receptores de transplantes cardíacos, desenvolve-se mais comumente cerca de 2 semanas após a cirurgia. Na ausência de profilaxia, a pneumonite por CMV (que pode ser transmitida em consequência do transplante) surge geralmente entre 2 semanas e 3 meses após a cirurgia, ocorrendo a doença primária mais tardiamente do que a doença por reativação.

Infecções do período intermediário A incidência da infecção por CMV, seja por reativação ou primária, é de 75 a 100% se o doador ou o receptor forem soropositivos para o CMV. A doença induzida por CMV após TOS parece ser mais grave em receptores de transplantes de pulmão e de coração-pulmão. Não se sabe se essa gravidade está relacionada com a incompatibilidade entre a apresentação de antígenos pulmonares e as células imunes do hospedeiro ou se é atribuível a fatores não imunológicos. Mais de metade dos receptores de transplante de pulmão com doença sintomática por CMV apresentam pneumonia. A dificuldade em distinguir o quadro radiográfico da infecção por CMV daquele de outras infecções ou da rejeição do órgão complica ainda mais o tratamento. O CMV também pode causar bronquiolite obliterante nos transplantes de pulmão. O desenvolvimento de pneumonite relacionada com o HSV levou ao uso profilático do aciclovir. Essa profilaxia também pode diminuir as taxas de doença por CMV, porém o ganciclovir é mais ativo contra o CMV e também possui atividade contra o HSV. Para receptores de transplantes pulmonares, recomenda-se a profilaxia da infecção por CMV com ganciclovir IV – ou cada vez mais com valganciclovir, o agente alternativo oral. Os agentes alternativos antivirais foram discutidos na seção anterior sobre TCTH. Embora a incidência global de doença grave esteja diminuída durante a profilaxia, pode ocorrer doença tardia quando se interrompe a profilaxia – um padrão observado com frequência crescente nesses últimos anos. Com a recuperação das complicações peritransplante e, em muitos casos, uma redução da imunossupressão, o receptor frequentemente está mais bem equipado para combater uma infecção tardia.

Infecções tardias A incidência de infecção por *Pneumocystis* (que pode levar a uma escassez de achados) apresenta-se elevada entre os receptores de transplantes de pulmão e de coração-pulmão. Alguma forma de profilaxia está indicada para pneumonia por *Pneumocystis* em todas as situações de transplantes de órgãos (Tab. 143-5). A profilaxia com SMX-TMP durante 12 meses após o transplante pode ser suficiente para prevenir a doença por *Pneumocystis* em pacientes cuja imunossupressão não foi aumentada.

Como nos receptores de outros transplantes, a infecção pelo EBV em receptores de pulmão e de coração-pulmão pode causar uma síndrome semelhante à mononucleose ou DLP-EBV. A tendência das células B blásticas a estarem presentes no pulmão parece ser maior após transplante pulmonar do que do transplante de outros órgãos, possivelmente devido a uma fonte rica em células B no tecido linfoide associado aos brônquios. A redução da imunossupressão e a mudança de esquemas, conforme discutido em seções anteriores, provocam remissão em alguns casos, porém os inibidores mTOR, como a rapamicina, podem contribuir para a toxicidade pulmonar. A compressão das vias aéreas pode ser fatal, e, portanto, pode ser necessária uma intervenção rápida. A abordagem para a DLP-EBV assemelha-se àquela descrita em outras seções.

TRANSPLANTE DE FÍGADO

Infecções precoces Assim como em outros tipos de transplante, as infecções bacterianas precoces constituem um importante problema após o transplante de fígado. Muitos centros administram antibiótico sistêmico de amplo espectro nas primeiras 24 horas ou, algumas vezes, posteriormente após a cirurgia, mesmo na ausência de infecção documentada. Entretanto, apesar da profilaxia, as complicações infecciosas são comuns e se correlacionam com a duração do procedimento cirúrgico e com o tipo de drenagem biliar. Uma cirurgia com > 12 horas de duração está associada a uma probabilidade aumentada de infecção. Os pacientes submetidos à coledocojejunostomia com drenagem do ducto biliar para uma alça jejunal em Y de Roux apresentam mais infecções fúngicas do que aqueles cuja bile é drenada por uma anastomose do ducto colédoco do doador com o ducto colédoco do receptor. Todavia, os pacientes submetidos a transplante de fígado possuem uma alta incidência de infecções fúngicas, e a incidência dessas infecções (muitas vezes por *Candida*) no contexto de coledocojejunostomia correlaciona-se com retransplante, níveis elevados de creatinina, procedimentos longos, transfusão de > 40 unidades de sangue, nova operação, uso pré-operatório de glicocorticoides, tratamento prolongado com agentes antibacterianos e colonização fúngica 2 dias antes e 3 dias após a cirurgia. Muitos centros fornecem profilaxia com agentes antifúngicos nesse contexto.

A peritonite e os abscessos intra-abdominais são complicações comuns do transplante de fígado. A peritonite bacteriana ou os abscessos localizados podem resultar de extravasamentos biliares. Os extravasamentos precoces são ainda mais comuns nos transplantes de fígado de doadores vivos. A peritonite em receptores de transplantes de fígado é frequentemente polimicrobiana, envolvendo, em geral, enterococos, bactérias Gram-negativas aeróbias, estafilococos, anaeróbios, *Candida* ou, algumas vezes, outros fungos invasivos. Apenas cerca de um terço dos pacientes com abscessos intra-abdominais apresenta bacteriemia. No primeiro mês após a cirurgia, os abscessos podem ocorrer não apenas no fígado e ao seu redor, como também no baço, na área pericólica e na pelve. O tratamento inclui a administração de antibióticos e, se necessário, drenagem. Não é de surpreender que a colite por *C. difficile* também seja um problema nesses casos (Cap. 134).

Infecções do período intermediário O desenvolvimento de estenose biliar pós-operatória predispõe o paciente à colangite. A incidência de estenoses apresenta-se aumentada no transplante de fígado de doador vivo. Os receptores de transplante que desenvolvem colangite podem apresentar picos de febre alta e tremores, porém frequentemente carecem dos sinais e sintomas característicos da colangite clássica, incluindo dor abdominal e icterícia. Embora esses achados possam sugerir rejeição do enxerto, a rejeição é geralmente acompanhada de elevação pronunciada das enzimas de função hepática. Já na colangite observada em receptores de transplante, os resultados das provas de função hepática (com a possível exceção dos níveis de fosfatase alcalina) estão frequentemente dentro da faixa normal. O diagnóstico definitivo de colangite em receptores de transplante hepático exige a demonstração de neutrófilos agregados em amostras de biópsia do ducto biliar. Infelizmente, os próprios exames invasivos do trato biliar (colangiografia com tubo em T ou colangiopancreatografia retrógrada endoscópica) podem levar à colangite. Por esse motivo, muitos médicos recomendam o tratamento empírico com antibióticos com cobertura contra microrganismos Gram-negativos e anaeróbios antes da realização desses procedimentos, bem como cobertura antibiótica se os procedimentos forem futuramente realizados.

A reativação da hepatite viral é uma complicação comum do transplante de fígado (Cap. 339). As infecções recorrentes de hepatites B e C, para as quais o transplante pode ser realizado, são problemáticas. Para prevenir a reinfecção pelo vírus da hepatite B, recomenda-se atualmente uma profilaxia com um agente antiviral ideal ou com uma combinação de agentes (lamivudina, adefovir, entecavir) e imunoglobulina anti-hepatite B, embora a dose ideal, a via de administração e a duração do tratamento permaneçam controversos. O sucesso na prevenção da reinfecção pelo vírus da hepatite B aumentou nesses últimos anos. As complicações relacionadas à infecção pelo vírus da hepatite C são a razão mais comum para transplante de fígado nos Estados Unidos. Sem tratamento, a reinfecção do enxerto pelo vírus da hepatite C ocorre em todos os pacientes em um período de tempo variável. Estudos recentes utilizando antivirais de ação direta forneceram resultados impressionantes tanto no tratamento de infecções existentes antes do transplante como na prevenção de infecções após o transplante em pacientes com hepatite C (Cap. 339).

Assim como em outros tipos de transplantes, a doença por reativação dos herpes-vírus é comum (Tab. 143-3). Os herpes-vírus podem ser transmitidos nos órgãos doados. Embora ocorra hepatite por CMV em cerca de 4% dos receptores de transplantes de fígado, geralmente a hepatite não é grave a ponto de exigir um novo transplante. Na ausência de profilaxia, a doença por CMV desenvolve-se na maioria dos receptores soronegativos de órgãos obtidos de doadores positivos para o CMV; todavia, as taxas de mortalidade são menores entre receptores de transplantes de fígado do que entre receptores de transplantes de pulmão ou de coração-pulmão. A doença causada por CMV também foi associada à síndrome do ducto biliar evanescente após transplante hepático. Os receptores de transplante hepático com altos níveis de CMV respondem ao tratamento com ganciclovir; a profilaxia com formas orais de ganciclovir ou valganciclovir diminui a frequência da doença. Foi proposto um papel para a reativação do HHV-6 na febre e leucopenia observadas precocemente após transplante, embora as sequelas mais graves descritas no TCTH sejam incomuns. O HHV-6 e o HHV-7 parecem exacerbar a doença por CMV nesse contexto. A DLP-EBV após transplante hepático demonstra uma propensão ao comprometimento do fígado, e essa doença pode ter a sua origem no doador. Ver seções anteriores para uma discussão das infecções por EBV no TOS.

TRANSPLANTE DE PÂNCREAS

O transplante de pâncreas é realizado com mais frequência junto com o transplante de rim ou após, embora ele possa ser realizado isoladamente. O transplante de pâncreas pode ser complicado por infecções bacterianas e fúngicas precoces. Os transplantes de pâncreas são drenados, em sua maioria, para o intestino, e o restante é drenado para a bexiga. Utiliza-se uma bainha do duodeno na anastomose entre o enxerto pancreático e o intestino ou a bexiga. A drenagem intestinal está associada a um risco de infecção intra-abdominal e do enxerto precoce por bactérias entéricas e leveduras. Essas infecções podem resultar em perda do enxerto. A drenagem vesical provoca uma elevada taxa de infecção do trato urinário e cistite estéril; todavia, a infecção pode geralmente ser curada com agentes antimicrobianos apropriados. Em ambos os procedimentos, é comum o uso profilático de agentes antimicrobianos por ocasião da cirurgia. A imunossupressão intensiva, especialmente quando o paciente recebe um rim e um pâncreas de diferentes doadores, é associada a infecções fúngicas e virais sistêmicas de início tardio; por conseguinte, muitos centros administram um fármaco antifúngico e um agente antiviral (ganciclovir ou um congênere) para profilaxia estendida.

Os problemas relacionados com o desenvolvimento de infecção por CMV, DLP-EBV e infecções por patógenos oportunistas em pacientes submetidos a transplante pancreático assemelham-se aos de outros pacientes submetidos a TOS.

TRANSPLANTE DE TECIDOS COMPOSTOS

O alotransplante de tecidos compostos (ATC) é um novo campo em que, em vez de um único órgão, múltiplos tipos de tecidos que compõem uma parte do corpo maior são transplantados. Os locais envolvidos têm incluído mãos, pés, braços, pernas, face, traqueia e parede abdominal. Os números de receptores são limitados. Os diferentes procedimentos e as complicações infecciosas associadas variam. Todavia, algumas tendências iniciais relacionadas a complicações infecciosas tornaram-se aparentes, visto que imunossupressão muito intensa e prolongada é necessária para prevenir a rejeição. Por exemplo, no período pós-operatório inicial, as infecções bacterianas são especialmente frequentes nos receptores de transplante facial. A profilaxia perioperatória é feita para os microrganismos com probabilidade de complicação nos diferentes procedimentos. Como nos receptores de TOS, as infecções complicadas por CMV foram observadas em vários contextos de ATC, particularmente quando o receptor é soronegativo e o doador é soropositivo. Em alguns pacientes, a imunoglobulina anti-CMV além do ganciclovir (conforme usado nos receptores de TCTH com pneumonia por CMV) foi necessária para controlar a doença, e a resistência ao ganciclovir requerendo terapias alternativas se desenvolveu em vários pacientes. As complicações infecciosas pela reativação de outros membros da família do herpes-vírus humano e de outros vírus latentes também causaram morbidade significativa, conforme discutido para receptores de TOS. A profilaxia para infecção por CMV, infecção por *P. jirovecii*, toxoplasmose e infecção fúngica é administrada por vários meses com base nos estudos limitados disponíveis.

OUTRAS INFECÇÕES EM TRANSPLANTES DE ÓRGÃOS SÓLIDOS

Infecções do cateter IV de demora O uso prolongado de cateteres IV de demora para a administração de medicamentos, hemocomponentes e nutrição é comum em diversos contextos de transplantes e impõe um risco de infecções locais e da corrente sanguínea. A infecção no local de saída é geralmente causada por espécies de estafilococos. A infecção da corrente sanguínea desenvolve-se, com mais frequência, em 1 semana após a colocação do cateter ou em pacientes que se tornam neutropênicos. Os estafilococos coagulase-negativos constituem os isolados mais comuns do sangue. Embora a endocardite infecciosa nos receptores de TCTH seja rara, a incidência de endocardite em receptores de TOS foi estimada em até 1%, e essa infecção é associada com mortalidade excessivamente alta nessa população. Embora os estafilococos predominem, o envolvimento de microrganismos fúngicos e Gram-negativos pode ser mais comum do que na população em geral. **Para uma discussão mais detalhada do diagnóstico diferencial e das opções terapêuticas, ver Capítulo 74.**

Tuberculose A incidência da tuberculose nos primeiros 12 meses após o transplante de órgãos sólidos é maior que aquela observada após TCTH (0,23-0,79%) e varia amplamente no mundo inteiro (1,2-15%), refletindo a prevalência da tuberculose nas populações locais. As lesões que sugerem tuberculose prévia na radiografia de tórax, a idade mais avançada, o diabetes, a doença hepática crônica, a ocorrência de DECH e a imunossupressão intensa são preditivos de reativação da tuberculose e desenvolvimento de doença disseminada em um hospedeiro com doença latente. A tuberculose raramente é transmitida a partir de um órgão doado. Em contraste com a baixa taxa de mortalidade entre receptores de TCTH, as taxas de mortalidade entre pacientes submetidos a TOS atingem até 30%. A vigilância é indicada, visto que a apresentação da doença é frequentemente extrapulmonar (gastrintestinal, geniturinária, do SNC, endócrina, musculoesquelética, laríngea) e atípica; a tuberculose nesse contexto se manifesta algumas vezes na forma de febre de origem obscura. O ideal é obter-se uma cuidadosa anamnese e uma avaliação direta do receptor e do doador antes da realização do transplante. O teste cutâneo do receptor com derivado proteico purificado pode não ser confiável devido à doença crônica e/ou imunossupressão. Ensaios baseados em células que medem a produção de interferon-γ e/ou citocinas podem se provar, no futuro, mais sensíveis. A toxicidade da isoniazida não tem sido um problema importante, exceto no contexto do transplante de fígado. Portanto, a profilaxia apropriada deve ser empregada (ver as recomendações do Centers for Disease Control and Prevention [CDC] em *www.cdc.gov/tb/topic/treatment/ltbi.htm*). A avaliação da necessidade de tratar a doença latente deve incluir uma cuidadosa consideração sobre a possibilidade de um resultado falso-negativo. Enquanto se aguarda a confirmação final da tuberculose suspeita, indica-se o tratamento vigoroso com múltiplos fármacos, de acordo com as diretrizes do CDC, da Infectious Diseases Society of America e da American Thoracic Society, devido à taxa elevada de mortalidade entre esses pacientes. A alteração do metabolismo dos fármacos (p. ex., com coadministração de medicamentos antituberculosos e determinados agentes imunossupressores) pode ser controlada por meio de cuidadosa monitoração dos níveis dos fármacos e ajuste apropriado da dose. Justifica-se um acompanhamento rigoroso das enzimas hepáticas. A tuberculose resistente a fármacos é especialmente problemática nesses indivíduos (Cap. 178).

SARS-CoV-2 As infecções por SARS-CoV-2 em receptores de TOS estão associadas a alta mortalidade, doença prolongada e infecções com novas cepas do vírus após a resolução da infecção inicial. Infelizmente, os estudos iniciais com as vacinas indicam que os receptores de TOS não respondem tão bem como os controles saudáveis. Há necessidade de estudos adicionais para definir as abordagens terapêuticas ideais e a prevenção da doença neste grupo. Enquanto isso, como no caso da influenza, recomenda-se a vacinação dos familiares e de outros contatos próximos.

Neoplasias malignas associadas a vírus Além das neoplasias malignas associadas à infecção por gama herpes-vírus (EBV, KSHV) e das verrugas simples (HPV), outros tumores que estão associados a vírus ou com suspeita de associação a vírus têm mais tendência a se desenvolver em receptores de transplante, particularmente aqueles que necessitam de imunossupressão em longo prazo, em comparação com a população geral. O intervalo até o aparecimento do tumor é geralmente > 1 ano. Os receptores de transplante desenvolvem cânceres de pele ou dos lábios não melanomas, que, ao contrário dos cânceres de pele *de novo*, apresentam uma alta relação entre células escamosas e células basais. O HPV pode desempenhar um importante papel nessas lesões. Os carcinomas cervicais e vulvares, que estão claramente associados ao HPV, se desenvolvem com frequência aumentada em mulheres receptoras de transplante. A frequência do carcinoma de células de Merkel associada com o poliomavírus das células de Merkel também é aumentada em transplantados; contudo, não se sabe se os receptores infectados com HTLV-1 correm risco aumentado de leucemia. Entre os receptores de transplante renal, as taxas de incidência de melanoma estão moderadamente aumentadas, enquanto as de cânceres de rim e de bexiga estão elevadas. As recomendações para lidar com esses problemas incluem a vacinação contra HPV, a mudança dos inibidores da calcineurina para inibidores de mTOR (ver anteriormente), além da redução da imunossupressão para o menor nível possível sem a rejeição do enxerto.

VACINAÇÃO DOS RECEPTORES DE TRANSPLANTE

(Ver também Cap. 123) Além do uso de profilaxia com antibióticos, os receptores de transplante devem ser vacinados contra patógenos prováveis (Tab. 143-6). No caso de receptores de TCTH, as respostas ideais só podem ser obtidas após a reconstituição imune, a despeito da imunização prévia do doador e do receptor. Os receptores de um TCTH alogênico devem ser reimunizados para serem protegidos contra esses patógenos. A situação está menos definida no caso do transplante autólogo. As células T e B no sangue periférico podem reconstituir a resposta imune se forem transferidas em números adequados. Todavia, os pacientes com câncer (particularmente aqueles com doença de Hodgkin, nos quais a vacinação foi extensamente estudada) submetidos a quimioterapia não respondem normalmente à imunização, e os títulos de anticorpos contra agentes infecciosos declinam mais rapidamente do que nos indivíduos sadios. Por conseguinte, até mesmo os pacientes imunossuprimidos que não foram submetidos a TCTH podem necessitar de reforços de vacinas. Se as células de memória forem especificamente eliminadas como parte do procedimento de "limpeza" das células-tronco, será necessário reimunizar o receptor com uma nova série primária. Os períodos ideais para as imunizações de diferentes populações transplantadas estão sendo avaliados. A imunização anual dos contatos domiciliares e outros contatos (incluindo profissionais de saúde) contra a influenza beneficia o paciente ao evitar a disseminação local.

Na ausência de dados definitivos sobre o momento ideal de imunização, é razoável administrar as vacinas conjugadas contra o penumococo e o *H. influenzae* tipo b a receptores de TCTH tanto autólogo quanto alogênico, começando 12 meses após o transplante. Na atualidade, recomenda-se (de acordo com as diretrizes dos CDC) uma série incluindo as vacinas conjugadas pneumocócica 13-valente (Prevnar®) e polissacarídica 23-valente (Pneumovax®). As vacinas pneumocócica e anti-*H. influenzae* tipo b são particularmente importantes para pacientes submetidos à esplenectomia. A vacina conjugada polissacarídica de *Neisseria meningiditis* (Menactra® ou Menveo®) também é recomendada. Além disso, as vacinas antidiftérica, antitetânica, antipertússis acelular e inativada contra a poliomielite podem ser administradas nesses mesmos intervalos (12 meses e, se necessário, 24 meses após o transplante). Algumas autoridades recomendam uma nova série primária da vacina contra o tétano/difteria/pertússis e vacina inativada contra a poliomielite cerca de 12 meses após o transplante. A vacinação para prevenir hepatite B e hepatite A (ambas vacinas inativadas) também parece ser recomendável. A vacinação para HPV, que pode prevenir verrugas genitais bem como cânceres específicos, é recomendada a partir dos 26 anos para adultos jovens saudáveis que não foram previamente imunizados ou não receberam a série completa. A vacina de vírus vivo para sarampo, caxumba e rubéola (MMR) pode ser administrada a receptores de TCTH autólogo cerca de 24 meses após o transplante, bem como à maioria dos receptores de TCTH alogênico com 24 meses após transplante se não estiverem recebendo terapia de manutenção com agentes imunossupressores e não tiverem DECH ativa. O risco de contágio a partir de um contato domiciliar é baixo para a vacina MMR. Em partes do mundo onde a vacina poliovírus vivo é usada, os pacientes, bem como os contatos, devem ser aconselhados a receber apenas a vacina inativada. Nos raros cenários onde o doador e o receptor não tiveram contato com o VZV e o receptor

TABELA 143-6 ■ Vacinação dos receptores de transplante de células-tronco hematopoiéticas (TCTH) e de transplante de órgãos sólidos (TOS)

	Tipo de transplante	
Vacinas	**TCTH**	**TOS**[a]
Streptococcus pneumoniae, Haemophilus influenzae, Neisseria meningitidis	Imunizar após o transplante com vacina conjugada contra *H. influenzae* e vacina conjugada contra *N. meningitidis*. A vacina contra *S. pneumoniae* é administrada em duas etapas.[b]	Imunizar antes do transplante com as vacinas conjugada contra *H. influenzae* e conjugada contra *N. meningitidis*. A vacina contra *S. pneumoniae* é administrada em duas etapas.[b]
Influenza	Vacinar no outono. Vacinar contatos próximos.	Vacinar no outono. Vacinar contatos íntimos.
Poliomielite	Administrar vacina inativada.	Administrar vacina inativada.
Sarampo/caxumba/rubéola	Imunizar 24 meses após o transplante se o paciente não tiver DECH.	Imunizar antes do transplante.
Tétano, difteria, pertússis	Reimunizar após transplante com série primária, DTaP. Ver *www.cdc.gov/vaccines/hcp/acip-recs/general-recs/immunocompetence.html*.	Imunizar ou reforçar antes do transplante com Tdap; administrar reforços em intervalos de 10 anos ou quando necessário.
Hepatites B e A	Reimunizar após o transplante. Ver recomendações.	Imunizar antes do transplante.
Papilomavírus humano	3 doses para pessoas de 9-45 anos de idade[c]	3 doses para pessoas de 9-45 anos de idade[c]

[a]Devem-se administrar imunizações antes do TOS, sempre que possível. [b]Etapa 1: Administrar uma dose da vacina conjugada pneumocócica Prevnar® (vacina pneumocócica 13-valente, PCV13) para todos os candidatos a transplante. Se um candidato já tiver sido vacinado com Pneumovax® (vacina pneumocócica 23-valente, PPSV23), deve ter passado pelo menos 6 meses antes da administração da Prevnar. Etapa 2: Administrar uma dose de Pneumovax pelo menos 8 semanas após a vacinação com PCV13; seguir com dose de reforço de Pneumovax 5 anos depois. Se o paciente já tiver sido vacinado com Pneumovax (i.e., antes de receber a Prevnar), deve ter passado pelo menos 3 anos antes da administração da segunda dose de Pneumovax. [c]A segunda e a terceira dose devem ocorrer após 1-2 meses e 6 meses da primeira dose, respectivamente. Recomendações atuais do Centers for Disease Control and Prevention (CDC): *https://www.cdc.gov/vaccines/hcp/acip-recs/general-recs/immunocompetence.html*. Algumas autoridades recomendam a vacinação de todos os receptores de transplante devido ao risco de novos contatos sexuais mais tarde e ao potencial para a replicação do papilomavírus humano em pacientes imunocomprometidos.

Nota: As recomendações do CDC devem ser verificadas regularmente, uma vez que elas mudam com frequência no receptor de novas informações clínicas e novas formulações de vacinas específicas. Ver *www.cdc.gov/vaccines/hcp/acip-recs/general-recs/immunocompetence.html*.

Siglas: DTaP, toxoides em nível completo para difteria e tétano e pertússis acelular adsorvida; DECH, doença do enxerto contra o hospedeiro; Tdap, toxoide tetânico, toxoide para difteria reduzido e pertússis acelular.

não está mais recebendo profilaxia com aciclovir ou ganciclovir, o paciente deve ser aconselhado a receber imunoglobulina para varicela-zóster (VariZIG®) em até 10 dias após uma exposição a uma pessoa com varíola ou sem imunização para zóster; tais pacientes devem evitar o contato com pessoas recentemente vacinadas com Varivax®. Nem os pacientes nem seus contatos domiciliares devem ser vacinados com vaccinia, a menos que tenham sido expostos ao vírus da varíola. Em pacientes que apresentem DECH ativa e/ou que estejam recebendo altas doses de manutenção de glicocorticoides, pode ser prudente evitar todas as vacinas de vírus vivos.

No caso de receptores de TOS, a administração de todas as vacinas usuais e das doses de reforço indicadas deve ser concluída antes da imunossupressão, se possível, para maximizar as respostas. Se as vacinações não tiverem sido completadas antes do transplante, muitos centros aguardariam 3 a 6 meses antes da vacinação. Uma exceção é a vacina sazonal da influenza, a qual pode ser administrada 1 mês após o transplante com bons resultados, devendo ser administrada se um atraso resultar na perda da proteção durante a estação. Para pacientes em uso de agentes imunossupressores, a administração da vacina antipneumocócica deve ser repetida a cada 5 anos. Não há dados disponíveis a respeito da vacina meningocócica, porém é provavelmente razoável administrá-la junto com a vacina pneumocócica. A vacina conjugada contra *H. influenzae* é segura e deve ser eficaz nessa população; por conseguinte, recomenda-se sua administração antes do transplante. As doses de reforço dessa vacina não são recomendadas para adultos. Os receptores de TOS que continuam utilizando agentes imunossupressores não devem receber vacinas de vírus vivos. Uma pessoa desse grupo exposta ao sarampo deve ser tratada com imunoglobulina antissarampo. De forma semelhante, um paciente imunocomprometido, soronegativo para varicela e que entra em contato com uma pessoa que tenha varicela deve receber imunoglobulina antivaricela-zóster o mais cedo possível (de forma ideal em 96 horas; até 10 dias após o contato); se isso não for possível, um curso de 10 a 14 dias de tratamento com aciclovir deve ser imediatamente iniciado. Com a suspensão do tratamento, a doença clínica ainda pode ocorrer em um pequeno número de pacientes; por esse motivo, indica-se a vigilância. O retratamento rápido com aciclovir deve limitar os sintomas da doença. Os contatos domiciliares de receptores de transplante devem receber a vacina de VZV vivo atenuado; todavia, os indivíduos vacinados devem evitar qualquer contato direto com o paciente, caso apareça um exantema. As vacinas de partículas semelhantes a vírus foram licenciadas para prevenção da infecção pelos vários sorotipos de HPV mais implicados em carcinomas cervicais e anais, bem como em verrugas anogenitais e laríngeas. Essas vacinas não são vivas; as recomendações atuais do CDC são de que sejam administradas três doses em hospedeiros imunocomprometidos.

Os pacientes imunocomprometidos que viajam podem se beneficiar de algumas vacinas, mas não de todas (Caps. 123 e 124). Em geral, esses pacientes devem receber qualquer vacina de vírus mortos ou inativados apropriada para a região que irão visitar; essa recomendação inclui as vacinas contra encefalite japonesa, hepatites A e B, poliomielite, infecção meningocócica e febre tifoide. Não se recomenda o uso de vacinas vivas contra a febre tifoide na maioria dos pacientes imunocomprometidos; todavia, pode-se utilizar a vacina inativada ou de polissacarídeo purificada. A vacina com vírus vivo contra febre amarela não deve ser administrada, nem a vacina viva contra cólera. Por outro lado, indica-se a imunização primária ou o reforço com a vacina anti-hepatite B de proteína purificada. A vacina anti-hepatite A inativada também deve ser usada no cenário apropriado (Cap. 123). Na atualidade, dispõe-se de uma vacina combinada que fornece proteção dupla contra a hepatite A e a hepatite B. Se a vacina contra a hepatite A não for administrada, os viajantes devem considerar uma proteção passiva com imunoglobulina (cuja dose irá depender da duração da viagem na área de alto risco).

IN MEMORIAM

O Dr. Robert W. Finberg, Richard M. Haidack Distinguished Professor and Chair of Medicine, University of Massachusetts Chan Medical School (2000-2020), Professor of Medicine and Chair of Infectious Diseases, Dana Farber Cancer Institute (1996-1999), faleceu em 30 de agosto de 2021. Além deste capítulo, ele escreveu o Capítulo 74, "Infecções em pacientes com câncer". O Dr. Finberg era um médico-cientista de renome internacional, além de ser um líder acadêmico com uma carreira que abrangia quatro décadas. Um brilhante e talentoso pesquisador focado na patogênese viral, ele também era um clínico habilidoso que atendeu pacientes à beira do leito durante toda a sua carreira. O Dr. Finberg desempenhou um papel importante na pandemia de Covid-19 ao liderar ensaios clínicos de vacinas e tratamentos contra o SARS-CoV-2. Um homem amável, generoso e com um humor afiado, ele era um devotado chefe de família, colega e amigo. Como educador e mentor, ele realmente se preocupava com o treinamento da próxima geração, conforme evidenciado pelo legado de um número enorme de alunos que deixou para trás. Somos agradecidos ao Dr. Finberg por sua enorme contribuição para nove edições do Harrison's Principles of Internal Medicine e por suas consideráveis e significativas contribuições para o campo da saúde humana.

LEITURAS ADICIONAIS

Abbo LM et al: Surgical site infections: Guidelines from the American Society of Transplantation Infectious Diseases Community of Practice. Clin Transplant 33:e13489, 2019.

Danziger-Isakov L et al: Vaccination of solid organ transplant candidates and recipients: Guidelines from the American Society of Transplantation Infectious Diseases Community of Practice. Clin Transplant 33:e13563, 2019.

Kumar R, Ison MG: Opportunistic infections in transplant patients. Infect Dis Clin North Am 33:1143, 2019.

Pereira MR et al: COVID-19 in solid organ transplant recipients: Initial report from the US epicenter. Am J Transplant 20:1800, 2020.

White SL et al: Infectious diseases transmission in solid organ transplantation: Donor evaluation, recipient risk, and outcomes of transmission. Transplant Direct 5:e416, 2018.

Zinoviev R et al: In full flow: Left ventricular assist device infections in the modern era. Open Forum Infect Dis 7:ofaa124, 2020.

Seção 4 Tratamento das doenças bacterianas

144 Tratamento e profilaxia das infecções bacterianas

David C. Hooper, Erica S. Shenoy, Ramy H. Elshaboury

Os agentes antimicrobianos tiveram grande impacto sobre a saúde humana. Com as vacinas, contribuíram para redução da mortalidade, maior longevidade e melhor qualidade de vida. Todavia, entre os fármacos usados na medicina humana, esses agentes são distintos, uma vez que o seu uso promove o desenvolvimento de resistência nos patógenos contra os quais são dirigidos, bem como em outros microrganismos que não são alvos do tratamento. De fato, a história de desenvolvimento de agentes antimicrobianos tem sido estimulada, em grande parte, pela necessidade médica suscitada em decorrência do aparecimento de resistência a cada geração de fármacos. Por conseguinte, o uso cuidadoso e apropriado dos agentes antimicrobianos é particularmente importante, não apenas para otimizar a sua eficácia e reduzir ao máximo os efeitos adversos, mas também para minimizar o risco de resistência e preservar o valor dos agentes já existentes. Embora este capítulo focalize os agentes antibacterianos, o uso ideal de todos os antimicrobianos depende de uma compreensão dos mecanismos de ação, espectro de atividade, mecanismos de resistência, farmacologia e perfil de efeitos adversos de cada fármaco. Essa informação é aplicada ao contexto do quadro clínico do paciente, das condições subjacentes e da epidemiologia para definir o local e a provável natureza da infecção ou outra condição e, assim, escolher o melhor tratamento. É especialmente importante reunir informações microbiológicas para melhorar as escolhas terapêuticas com base em dados documentados sobre os patógenos e sua sensibilidade sempre que possível; essa informação também possibilita escolher uma terapia mais dirigida, reduzindo o risco de seleção de bactérias resistentes. A duração da terapia é escolhida de acordo com a natureza da infecção e a resposta do paciente ao tratamento e é fornecida por estudos clínicos, quando disponíveis, com o entendimento de que os ciclos mais curtos têm menos tendência do que os ciclos mais longos a promover o surgimento de resistência. Este capítulo e o próximo fornecem informações específicas necessárias para efetuar escolhas bem embasadas entre os agentes antibacterianos disponíveis. Os mecanismos de ação dos agentes antibacterianos são discutidos em detalhes no texto deste capítulo, e os mecanismos de resistência são discutidos em detalhes no Capítulo 145. Ambos os tipos de mecanismos, que estão relacionados entre si, são resumidos para os grupos de agentes mais usados na Tabela 145-1. A Figura 145-1 fornece um esquema dos alvos antibacterianos.

MECANISMOS DE AÇÃO (VER TAB. 145-1)

Vários componentes essenciais das estruturas celulares e do metabolismo das bactérias têm sido alvos dos agentes antibacterianos usados em medicina clínica, e a interação de um agente com o seu alvo resulta em inibição do crescimento e da replicação das bactérias (*efeito bacteriostático*) ou em sua destruição (*efeito bactericida*). Em geral, os alvos têm sido selecionados porque não existem nas células e na fisiologia dos mamíferos ou são suficientemente diferentes de seus equivalentes bacterianos para possibilitar um direcionamento bacteriano seletivo. O tratamento com agentes bacteriostáticos é efetivo quando as defesas do hospedeiro são suficientes para contribuir para a erradicação do patógeno infectante. Nos pacientes com comprometimento das defesas do hospedeiro (p. ex., neutropenia) ou com infecções em locais do corpo com defesas comprometidas ou limitadas (p. ex., meningite e endocardite), os agentes bactericidas geralmente são preferidos.

INIBIÇÃO DA SÍNTESE DA PAREDE CELULAR

A parede celular das bactérias, que é externa à membrana citoplasmática e que não tem equivalente nas células dos mamíferos, protege as células bacterianas contra a lise em baixas condições osmóticas. A parede celular é um peptidoglicano de ligação cruzada, composto de um polímero de unidades alternadas de *N*-acetilglicosamina (NAG) e ácido *N*-acetilmurâmico (NAM), quatro peptídeos-tronco de quatro aminoácidos ligados a cada NAM e uma ligação cruzada peptídica que liga os peptídeos-tronco adjacentes para formar uma estrutura semelhante a uma rede. Várias etapas na síntese do peptidoglicano constituem alvos para os agentes antibacterianos. A inibição da síntese da parede celular geralmente resulta em efeito bactericida, o qual está ligado à lise da célula. Esse efeito resulta não apenas do bloqueio da formação de nova parede celular, mas da ação desinibida das enzimas de remodelagem da parede celular, denominadas *autolisinas*, as quais clivam o peptidoglicano como parte do crescimento normal da parede celular.

Nas bactérias Gram-positivas, o peptidoglicano constitui a estrutura celular mais externa; todavia, nas bactérias Gram-negativas, existe uma membrana externa lipídica assimétrica externamente ao peptidoglicano, a qual contém canais de difusão, denominados *porinas*. O espaço entre a membrana externa e o peptidoglicano e a membrana citoplasmática é denominado *espaço periplasmático*. A maioria dos agentes antibacterianos penetra nas células das bactérias Gram-negativas por meio de um canal de porina, visto que a membrana externa atua como importante barreira de difusão. Embora a camada de peptidoglicano seja mais espessa nas bactérias Gram-positivas (20 a 80 nm) do que nas Gram-negativas (1 nm), o próprio peptidoglicano constitui apenas uma barreira de difusão limitada para os agentes antibacterianos.

β-lactâmicos Os agentes β-lactâmicos, incluindo penicilinas, cefalosporinas, monobactâmicos e carbapenêmicos, são direcionados para enzimas transpeptidases (também denominadas *proteínas de ligação às penicilinas* [PBPs]) envolvidas na etapa de ligação cruzada do peptídeo-tronco. Os inibidores de β-lactamases – enzimas bacterianas que conseguem degradar os β-lactâmicos – são usados em combinação com alguns β-lactâmicos para expandir seu espectro de atividade.

Glicopeptídeos e lipoglicopeptídeos Os glicopeptídeos, incluindo vancomicina e teicoplanina, e os lipoglicopeptídeos, incluindo telavancina, dalbavancina e oritavancina, ligam-se aos dois resíduos D-alanina terminais do peptídeo-tronco, impedindo a ação da glicosiltransferase envolvida na polimerização das unidades NAG-NAM além das transpeptidases. A vancomicina liga-se também ao intermediário lipídico II, que fornece subunidades precursoras da parede celular. A ligação adicional de teicoplanina, telavancina, dalbavancina e oritavancina com a membrana citoplasmática bacteriana contribui para sua maior potência. Tanto os β-lactâmicos quanto os glicopeptídeos interagem com seus alvos externos à membrana citoplasmática.

Bacitracina (tópica) e fosfomicina Esses agentes interrompem as etapas enzimáticas na produção dos precursores do peptidoglicano no citoplasma.

INIBIÇÃO DA SÍNTESE DE PROTEÍNAS

Os inibidores da síntese de proteínas das bactérias são direcionados, em sua maioria, para os ribossomos bacterianos, cuja diferença dos ribossomos eucarióticos possibilita uma ação antibacteriana seletiva. Alguns inibidores ligam-se à subunidade 30S do ribossomo, enquanto outros se ligam à subunidade 50S. Os agentes inibidores da síntese de proteínas são, em sua maioria, bacteriostáticos; os aminoglicosídeos constituem uma exceção e são bactericidas.

Aminoglicosídeos Os aminoglicosídeos (amicacina, gentamicina, canamicina, netilmicina, estreptomicina, tobramicina e plazomicina) ligam-se irreversivelmente ao RNA ribossômico (rRNA) 16S da subunidade 30S do ribossomo, bloqueando a translocação do peptidil-RNA de transferência (tRNA) do sítio A (aminoacil) para o sítio P (peptidil) e, em baixas concentrações, causando uma leitura incorreta de códons do RNA mensageiro (mRNA) e, portanto, a introdução de aminoácidos incorretos na cadeia peptídica. Na presença de concentrações mais altas, a translocação da cadeia peptídica é bloqueada. A captação celular dos aminoglicosídeos depende do gradiente eletroquímico por meio da membrana bacteriana. Em condições anaeróbias, esse gradiente é reduzido, com consequente redução na captação e atividade dos aminoglicosídeos. A espectinomicina é um antibiótico aminociclitol relacionado que também se liga ao rRNA 16S da subunidade 30S do ribossomo, porém em um local diferente. Esse fármaco inibe a translocação da cadeia peptídica em crescimento, porém não provoca uma leitura incorreta do códon e apenas exerce um efeito bacteriostático.

Tetraciclinas As tetraciclinas (doxiciclina, minociclina, tetraciclina) ligam-se de modo reversível ao rRNA 16S da subunidade 30S do ribossomo e bloqueiam a ligação do aminoacil tRNA ao sítio ribossômico A, inibindo, assim, o alongamento do peptídeo. O transporte ativo das tetraciclinas nas células bacterianas, mas não nas células de mamíferos, contribui para a seletividade desses agentes. A tigeciclina, um derivado da minociclina e a única glicilciclina disponível, atua de modo semelhante às tetraciclinas, porém é distinta em função de sua capacidade de evitar os mecanismos mais comuns de resistência às tetraciclinas. Outros novos derivados da tetraciclina – eravaciclina, uma fluorociclina, e omadaciclina, uma aminometilciclina –, como a tigeciclina, são notáveis por serem pouco afetados por mecanismos de resistência prévios comuns das tetraciclinas.

Macrolídeos e cetolídeos Diferentemente dos aminoglicosídeos e das tetraciclinas, os macrolídeos (azitromicina, claritromicina, eritromicina) e os cetolídeos (telitromicina) ligam-se ao rRNA 23S da subunidade ribossômica 50S. Esses agentes bloqueiam a translocação da cadeia peptídica em crescimento por meio de sua ligação ao túnel a partir do qual a cadeia sai do ribossomo.

Lincosamidas A clindamicina é a única lincosamida de uso clínico. Liga-se ao rRNA 23S da subunidade 50S do ribossomo, interagindo com ambos os sítios A e P ribossômicos e bloqueando a formação da ligação peptídica.

Estreptograminas A única estreptogramina de uso clínico é uma combinação de quinupristina, uma estreptogramina do grupo B, com a dalfopristina, uma estreptogramina do grupo A. Ambos os componentes ligam-se ao rRNA 23S do ribossomo 50S: a dalfopristina liga-se a ambos os sítios A e P do centro da peptidil transferase, enquanto a quinupristina liga-se a um sítio que se sobrepõe ao sítio de ligação de macrolídeos, bloqueando o aparecimento do peptídeo nascente do ribossomo. A combinação é bactericida, porém as bactérias resistentes aos macrolídeos exibem resistência cruzada à quinupristina, e a atividade remanescente da dalfopristina isoladamente é apenas bacteriostática.

Cloranfenicol O cloranfenicol liga-se reversivelmente ao rRNA 23S da subunidade 50S, interferindo no posicionamento correto do componente aminoacil do tRNA no sítio A. Esse sítio de ligação situa-se próximo daqueles dos macrolídeos e das lincosamidas.

Oxazolidinonas A linezolida e a tedizolida são as únicas oxazolidinonas de uso clínico. Elas ligam-se diretamente ao sítio A no rRNA 23S da subunidade 50S do ribossomo e bloqueiam a ligação do aminoacil-tRNA, inibindo a iniciação da síntese de proteínas.

Pleuromutilinas A lefamulina é a única pleuromutilina sistêmica de uso clínico. Ela se liga ao centro de peptidil transferase da subunidade 50S do ribossomo e impede o posicionamento correto dos tRNAs, inibindo, assim, a formação de ligações peptídicas e a síntese de proteínas.

Mupirocina A mupirocina (ácido pseudomônico) é usada topicamente. Compete com a isoleucina pela sua ligação à isoleucil-tRNA-sintetase, com consequente depleção das reservas de isoleucil-tRNA e, portanto, inibição da síntese proteica.

INIBIÇÃO DO METABOLISMO BACTERIANO

Os inibidores (antimetabólitos) disponíveis têm como alvo a via de síntese do folato, que é um cofator de diversas reações de transferência de um carbono envolvidas na síntese de alguns ácidos nucleicos, incluindo pirimidina, timidina e todas as purinas (adenina e guanina), bem como alguns aminoácidos (metionina e serina) e acetilcoenzima A (acetil-CoA). Duas etapas sequenciais na síntese de folato são afetadas. O efeito antibacteriano seletivo baseia-se na incapacidade das células de mamíferos de sintetizar o folato; com efeito, elas dependem de fontes exógenas. Todavia, a atividade antibacteriana pode ser reduzida na presença de altas concentrações exógenas de produtos finais da via do folato (p. ex., timidina e purinas) que podem ocorrer em algumas infecções como resultado da degradação local de leucócitos e tecidos do hospedeiro.

Sulfonamidas As sulfonamidas, incluindo sulfadiazina, sulfisoxazol e sulfametoxazol, inibem a di-hidropteroato-sintetase (DHPS), que adiciona ácido *p*-aminobenzoico (PABA) à pteridina, produzindo di-hidropteroato. As sulfonamidas são análogos estruturais do PABA e atuam como substratos enzimáticos competitivos.

Trimetoprima As etapas subsequentes na síntese de folato são catalisadas pela di-hidrofolato-sintase, que adiciona glutamato ao di-hidropteroato, e di-hidrofolato-redutase (DHFR), que, então, gera o produto final, o tetra-hidrofolato. A trimetoprima é um análogo estrutural da pteridina, que inibe a DHFR. A trimetoprima está disponível isoladamente, porém é usada com mais frequência em produtos de combinação que também contêm sulfametoxazol, bloqueando, assim, duas etapas sequenciais na síntese de folato.

INIBIÇÃO DA SÍNTESE OU ATIVIDADE DO DNA E DO RNA

Diversos agentes antibacterianos atuam nesses processos.

Quinolonas As quinolonas incluem o ácido nalidíxico, o primeiro agente da classe, e derivados fluorados (fluoroquinolonas) mais amplamente usados, incluindo norfloxacino, ciprofloxacino, levofloxacino, moxifloxacino, gemifloxacino e delafloxacino. As quinolonas são compostos sintéticos que inibem a síntese de DNA bacteriano por meio de sua interação com os complexos de DNA de duas enzimas essenciais, a DNA-girase e a DNA-topoisomerase IV, as quais alteram a topologia do DNA. As quinolonas aprisionam complexos de enzima-DNA de modo a bloquear o movimento do aparelho de replicação do DNA e gerar quebras letais de fita dupla do DNA, resultando em atividade bactericida. Embora as células dos mamíferos também tenham DNA-topoisomerases tipo II relacionadas a girase e topoisomerase IV, as estruturas das enzimas dos mamíferos são suficientemente diferentes daquelas das enzimas bacterianas para que as quinolonas possam exercer uma atividade antibacteriana substancialmente seletiva.

Rifamicinas A rifamicina, a rifabutina e a rifapentina são derivados semissintéticos da rifamicina B que se ligam à subunidade β da RNA-polimerase bacteriana, bloqueando, assim, o alongamento do mRNA. A sua ação é altamente seletiva contra a enzima bacteriana, em relação com as RNA-polimerases dos mamíferos.

Nitrofurantoína A redução da nitrofurantoína, um composto nitrofurano, pelas enzimas bacterianas produz derivados altamente reativos, os quais se acredita serem os responsáveis pela quebra das fitas de DNA. A nitrofurantoína é usada apenas para o tratamento das infecções das vias urinárias baixas.

Metronidazol O metronidazol é um nitroimidazol sintético com atividade limitada contra bactérias anaeróbias e alguns protozoários anaeróbios. A redução de seu grupo nitro pelo sistema de transporte de elétrons nas bactérias anaeróbias produz intermediários reativos que lesionam o DNA e resultam em atividade bactericida. Tanto a nitrofurantoína quanto o metronidazol possuem atividade antibacteriana seletiva, visto que a atividade redutora necessária para produzir derivados ativos é gerada apenas por enzimas bacterianas, mas não por enzimas de mamíferos.

RUPTURA DA INTEGRIDADE DA MEMBRANA

A integridade da membrana citoplasmática bacteriana – e, nas bactérias Gram-negativas, da membrana externa – é importante para a viabilidade das bactérias. Dois agentes bactericidas têm como alvo a membrana.

Polimixinas As polimixinas, incluindo a polimixina B e a polimixina E (colistina), são polipeptídeos cíclicos catiônicos que provocam ruptura da membrana citoplasmática e da membrana externa (essa última por ligação ao lipopolissacarídeo, que tem carga negativa).

Daptomicina A daptomicina é um lipopeptídeo que se liga à membrana citoplasmática das bactérias Gram-positivas na presença de cálcio, criando um canal que leva ao extravasamento de íons potássio citoplasmáticos e à despolarização da membrana.

FARMACOCINÉTICA E FARMACODINÂMICA

O termo *famacocinética* descreve a disposição de um fármaco no corpo, enquanto a *farmacodinâmica* descreve a ação de um fármaco sobre o patógeno em relação aos fatores farmacocinéticos. É necessário ter uma compreensão dos princípios que governam essas duas áreas para uma seleção efetiva dos fármacos, posologia e prevenção das toxicidades.

FARMACOCINÉTICA

O processo de disposição de um fármaco consiste em quatro fases principais: absorção, distribuição, metabolismo e excreção. Essas fases determinam a sequência temporal das concentrações do fármaco no soro e em outros tecidos e líquidos corporais.

Absorção Quando um fármaco é administrado, a *absorção* é definida como a porcentagem da dose que alcança a vasculatura. Porém, a fração de um fármaco que alcança a circulação sistêmica ou o local de ação farmacológica é chamada de *biodisponibilidade*. A biodisponibilidade é mais relevante quando são usadas vias não intravenosas (IV) – por exemplo, as vias oral (VO), intramuscular (IM), subcutânea (SC) e tópica. Por exemplo, como a administração IV possibilita o acesso direto à circulação sistêmica, a biodisponibilidade é de 100%. A administração IV e VO de agentes altamente biodisponíveis resulta em concentrações sistêmicas equivalentes; os exemplos desses agentes incluem metronidazol, fluoroquinolonas, tetraciclinas e linezolida. Além disso, muitos fatores podem influenciar a biodisponibilidade oral de um fármaco, incluindo o momento de consumo de alimento em relação à administração do fármaco, enzimas envolvidas no metabolismo do fármaco, transportadores de efluxo, solubilidade dependente da concentração e degradação ácida. Condições subjacentes, como diarreia ou íleo, também podem afetar o local de absorção dos fármacos e, assim, alterar sua biodisponibilidade. Certos fármacos administrados por VO podem ter menor biodisponibilidade devido ao *efeito de primeira passagem* – o processo pelo qual os fármacos são absorvidos no intestino delgado por meio da circulação portal e, em seguida, transportados diretamente até o fígado para o seu metabolismo antes de alcançar o local de ação pretendido.

Distribuição A *distribuição* descreve o processo pelo qual um fármaco é transferido reversivelmente entre a circulação geral e os tecidos. Após sua absorção na circulação geral e no compartimento central (os órgãos com extensa perfusão), o fármaco também irá se distribuir no compartimento periférico (tecidos menos perfundidos). O volume de distribuição (Vd) é um parâmetro farmacocinético que descreve a quantidade do fármaco no corpo em determinado momento em relação à sua concentração sérica. Propriedades como a lipofilicidade do fármaco, o coeficiente de partição dentro de diferentes tecidos corporais, a ligação a proteínas, o fluxo sanguíneo, a penetração na barreira hematencefálica e o pH podem afetar o Vd e subsequentemente a concentração nos vários tecidos. Os fármacos com Vd menor ficam limitados a determinadas áreas dentro do corpo (em geral o líquido extracelular), enquanto aqueles com maior Vd penetram extensamente nos tecidos. Alguns fármacos antibacterianos podem se ligar a proteínas séricas, resultando em Vd tipicamente menor, pois apenas a fração não ligada (livre) do fármaco se distribui pelos tecidos e fluidos corporais. Assim, somente a fração não ligada do fármaco é considerada terapeuticamente ativa e disponível para exercer efeitos antibacterianos.

Metabolismo O *metabolismo* refere-se à transformação química de um fármaco pelo corpo. Essa modificação pode ocorrer dentro de várias áreas, e o fígado constitui o órgão geralmente mais envolvido. Os fármacos são metabolizados por enzimas, porém os sistemas enzimáticos possuem uma capacidade limitada de metabolizar um substrato. Se um fármaco for administrado em uma dose em que a sua concentração não ultrapasse a taxa de seu metabolismo, o processo metabólico é geralmente linear. Se a dose ultrapassar a quantidade que pode ser metabolizada, podem ocorrer acúmulo do fármaco e toxicidade potencial. Os fármacos são metabolizados por reações de fase I ou de fase II. Nas reações de fase I, o fármaco torna-se mais polar por meio de desalquilação, hidroxilação, oxidação e desaminação. A polaridade aumenta a solubilidade em água, facilitando sua remoção do corpo (p. ex., eliminação renal). As reações de fase II, que incluem glicuronidação, sulfatação e acetilação, resultam em compostos maiores e mais polares do que o fármaco original. Geralmente ambas as fases inativam o fármaco original, porém alguns se tornam mais ativos. O sistema de enzimas hepáticas citocromo P450 (CYP) é o principal responsável pelas reações de fase I. A CYP3A4 é uma subfamília comum dentro desse sistema, a qual é responsável pela maior parte do metabolismo de fase I. Os agentes antibacterianos podem ser substratos, inibidores ou indutores de determinada enzima CYP. Os indutores, por exemplo, a rifampicina, podem aumentar a produção de enzimas CYP e, consequentemente, aumentar o metabolismo de outros fármacos. Os inibidores, como os macrolídeos, causam redução em uma atividade enzimática e, assim, um aumento na concentração do fármaco que interage ao reduzir a taxa de seu metabolismo.

Excreção A *excreção* descreve os mecanismos de eliminação dos fármacos do corpo. Os fármacos podem ser eliminados por mais de um mecanismo. A depuração renal, que constitui a via mais comum, inclui eliminação pela filtração glomerular, secreção tubular e/ou difusão passiva. Alguns agentes sofrem depuração não renal e dependem do trato biliar ou do intestino para sua excreção. A taxa de excreção afeta a meia-vida de um fármaco – isto é, o tempo levado para que a concentração sanguínea de determinado fármaco diminua pela metade. Esse valor pode variar de poucos minutos a vários dias. A meia-vida e a depuração global de um fármaco podem ser aumentadas se o órgão responsável pela depuração estiver comprometido. Exemplificando, os pacientes com comprometimento renal ou hepático podem necessitar de ajustes da dose para levar em consideração a depuração tardia e evitar a toxicidade em consequência do acúmulo do fármaco. Por exemplo, a maioria dos agentes betalactâmicos é depurada predominantemente por filtração glomerular, e, na presença de comprometimento renal, o intervalo entre as doses em geral é maior para compensar o aumento de sua meia-vida.

FARMACODINÂMICA

O termo *farmacodinâmica* descreve a relação entre as concentrações séricas que determinam a eficácia do fármaco e aquelas que podem produzir efeitos tóxicos. No caso de um agente antibacteriano, o enfoque farmacodinâmico é o tipo de exposição ao fármaco necessário para um efeito antibacteriano ideal em relação à concentração inibitória mínima (CIM) – a menor concentração de um fármaco capaz de inibir o crescimento visível de um microrganismo em condições laboratoriais padronizadas. O efeito antibacteriano correlaciona-se geralmente com um ou mais dos seguintes parâmetros: (1) destruição dependente da concentração (definida como a relação entre a concentração sérica de pico e a CIM), (2) destruição dependente do tempo (definida como a duração das concentrações do fármaco acima da CIM) ou (3) a área sob a curva concentração-tempo para a CIM (AUC/CIM) (Fig. 144-1).

Para os agentes bactericidas *dependentes da concentração*, como o próprio nome indica, quanto mais alta a concentração de pico do fármaco ($C_{máx}$), maior a taxa e a extensão da atividade bactericida. Os aminoglicosídeos encaixam-se no modelo $C_{máx}$/CIM de atividade farmacodinâmica, e uma determinada concentração sérica máxima é frequentemente direcionada para produzir uma atividade bactericida ideal. Por outro lado, os agentes bactericidas *dependentes do tempo* alcançam um limiar no qual concentrações mais altas não resultam em aumento dos efeitos. Em vez disso, esses agentes são ativos contra bactérias apenas quando a concentração do fármaco é superior à CIM. T > CIM indica uma eficácia clínica para todos os β-lactâmicos. Quanto mais tempo a concentração do β-lactâmico permanecer acima da CIM para um patógeno infectante durante um intervalo entre as doses, maior é o efeito bactericida. As fluoroquinolonas e a vancomicina exemplificam os agentes para os quais a razão AUC/CIM constitui um preditor de eficácia. Por exemplo, estudos mostraram que uma relação AUC/CIM > 30 maximizará a destruição do *S. pneumoniae* pelas fluoroquinolonas, enquanto relações AUC/CIM > 125 são necessárias para exercer seus efeitos contra os patógenos Gram-negativos. Por fim, para algumas classes de fármacos antibacterianos, como o aminoglicosídeos, um *efeito pós-antibiótico* – um crescimento mais demorado das bactérias sobreviventes após exposição ao antibiótico – sustenta o uso de doses menos frequentes.

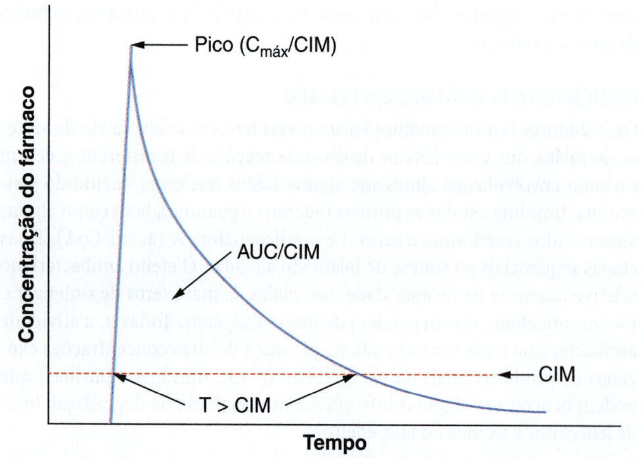

FIGURA 144-1 Modelo farmacocinético e farmacodinâmico para prever a eficácia dos agentes antibacterianos. AUC, área sob a curva de tempo-concentração; $C_{máx}$, concentração sérica máxima do fármaco; CIM, concentração inibitória mínima; T > CIM, duração das concentrações do fármaco acima da CIM.

ABORDAGEM À TERAPIA

A abordagem à antibioticoterapia é determinada por fatores do hospedeiro, pelo local de infecção e pelos perfis de resistência locais dos patógenos suspeitos ou identificados. Além disso, a escassez de fármacos e as restrições dos formulários nacionais e locais podem afetar as terapias disponíveis. O monitoramento regular do paciente e a coleta de dados laboratoriais devem ser realizados para agilizar a terapia antibacteriana quando apropriado e para investigar a possibilidade de fracasso do tratamento se o paciente não responder de forma adequada.

TERAPIA EMPÍRICA E DIRECIONADA

A terapia é considerada *empírica* quando o agente etiológico ainda não foi identificado e as decisões terapêuticas baseiam-se na gravidade da doença e na avaliação dos prováveis patógenos pelo médico, levando em consideração a síndrome clínica, as condições médicas e a terapia prévia do paciente e os fatores epidemiológicos relevantes. Para pacientes com doença grave, a terapia empírica frequentemente consiste em uma combinação de antibacterianos para proporcionar uma ampla cobertura de diversos agentes e, assim, assegurar o tratamento adequado dos possíveis patógenos, enquanto se coletam dados adicionais. A terapia *direcionada* baseia-se na identificação do patógeno, na determinação de seu perfil de sensibilidade e no estabelecimento da extensão da infecção. Em geral, a terapia direcionada possibilita o uso de agentes antibacterianos mais direcionados e de espectro mais estreito do que a terapia empírica.

Informações sobre epidemiologia, exposições e padrões de sensibilidade locais a agentes antibacterianos podem ajudar a orientar a terapia empírica. Quando o tratamento empírico é clinicamente adequado, é preciso ter cuidado para obter amostras clínicas para análise microbiológica antes de iniciar a terapia e ajustar a terapia à medida que forem obtidas novas informações sobre a condição clínica do paciente e os patógenos causadores. A mudança para a terapia direcionada pode limitar os riscos desnecessários de efeitos colaterais dos medicamentos, além da seleção de resistência aos antibacterianos.

LOCAL DE INFECÇÃO

O local de infecção deve ser considerado na terapia antibacteriana, em grande parte devido às diferentes capacidades dos fármacos de penetrar em locais específicos do corpo e alcançar concentrações adequadas. Por exemplo, para ser efetivo no tratamento da meningite, um agente deve ser (1) capaz de atravessar a barreira hematencefálica e alcançar concentrações adequadas no líquido cerebrospinal (LCS) e (2) ativo contra o(s) patógeno(s) relevante(s). A dexametasona, administrada com a primeira dose de um agente antibacteriano ou 15 a 20 minutos antes, demonstrou melhorar os resultados em pacientes com alguns tipos de meningite bacteriana aguda, porém seu uso pode reduzir a penetração de alguns agentes antibacterianos, como a vancomicina, no LCS. Nesse caso, adiciona-se a rifampicina, visto que sua penetração não é reduzida pela dexametasona. As infecções em locais onde os patógenos estão protegidos das defesas normais do hospedeiro, onde a penetração de um fármaco antibacteriano é limitada e onde as condições locais (p. ex., pH baixo) limitam a atividade de alguns agentes incluem, além da meningite, a osteomielite, a prostatite, as infecções intraoculares e os abscessos. Nesses casos, é preciso considerar a via de administração do fármaco (p. ex., injeções intravítreas), bem como as intervenções para drenagem, desbridamento ou para reduzir de outro modo a carga bacteriana e o material necrótico que pode reduzir a atividade antibacteriana.

FATORES DO HOSPEDEIRO

Os fatores do hospedeiro, incluindo função imune, gravidez, alergias, idade, função renal e hepática, interações medicamentosas, condições comórbidas e exposições ocupacionais ou sociais, devem ser considerados.

Disfunção imunológica Os pacientes com deficiências da função imune que reduzem a resposta às infecções bacterianas, incluindo neutropenia, imunidade humoral deficiente e asplenia (cirúrgica ou funcional), correm risco aumentado de infecção bacteriana grave. Esses pacientes devem ser tratados de modo agressivo e, com frequência, amplamente nos estágios iniciais de infecção suspeita enquanto se aguardam os resultados dos exames microbiológicos. Para pacientes com asplenia, o tratamento deve incluir uma cobertura para microrganismos encapsulados, particularmente *S. pneumoniae*, os quais podem causar infecções que rapidamente comportam risco de morte. Para os pacientes neutropênicos, o tratamento inicial tipicamente inclui agentes antibacterianos com ampla atividade contra bactérias Gram-negativas.

Gestação A gravidez afeta as decisões relativas à terapia antibacteriana em dois aspectos. Em primeiro lugar, a gravidez está associada a risco aumentado de determinadas infecções (p. ex., causadas por *Listeria*). Em segundo lugar, é preciso considerar os riscos potenciais associados a fármacos específicos para o feto. À semelhança de outros fármacos, a segurança da maioria dos agentes antibacterianos durante a gestação não foi estabelecida, e esses agentes são classificados dentro das categorias B e C pela Food and Drug Administration (FDA). Os fármacos nas categorias D e X estão contraindicados durante a gestação ou a lactação devido aos riscos estabelecidos. Observe que, conforme a Pregnancy and Lactation Labeling Final Rule (PLLR), os fármacos submetidos à aprovação pela FDA após 2015 não utilizam as categorias de risco gestacional. Os riscos associados ao uso de agentes antibacterianos durante a gestação e a lactação estão resumidos na Tabela 144-1.

Alergias As alergias a antibióticos estão entre as alergias mais comuns relatadas, e, sempre que possível, deve-se obter a história de alergia antes de escolher a terapia. Uma história detalhada de alergia pode estabelecer o tipo de reação apresentada anteriormente e se é aconselhável uma reexposição ao mesmo medicamento ou a um fármaco relacionado (e, em caso positivo, em quais circunstâncias). As alergias às penicilinas são as mais comuns. Embora até 10% dos pacientes possam relatar uma alergia à penicilina, os estudos sugerem que mais de 90% desses pacientes podem tolerar uma penicilina ou cefalosporina. Os efeitos adversos (Tab. 144-2) devem ser distinguidos das alergias verdadeiras para assegurar a seleção apropriada da terapia antibacteriana.

Interações medicamentosas Os pacientes costumam receber outros fármacos passíveis de interagir com os agentes antibacterianos. A Tabela 144-3 resume as interações medicamentosas mais comuns com base na classe dos agentes antibacterianos.

Exposições As exposições, tanto ocupacionais quanto sociais, podem fornecer indícios sobre os prováveis patógenos. Quando relevante, uma pesquisa sobre exposição a contatos enfermos, animais, insetos e água deve ser incluída na anamnese, juntamente com os locais de residência e viagens.

Outros fatores do hospedeiro A idade, a função renal e hepática e as condições comórbidas devem ser todas consideradas na escolha e no esquema de tratamento. Ajustes posológicos devem ser feitos de acordo com as circunstâncias. Nos pacientes com absorção oral diminuída ou duvidosa, o tratamento IV pode ser preferido para garantir níveis sanguíneos adequados do fármaco e o transporte do agente antibacteriano até o local de infecção. Em geral, o tratamento inicial para infecções graves e potencialmente fatais é administrado por injeção IV para garantir uma oferta adequada do fármaco.

DURAÇÃO DO TRATAMENTO

A duração do tratamento, seja empírico ou direcionado, deve ser determinada na maioria das situações clínicas. As diretrizes que sintetizam a literatura disponível e a opinião de especialistas fornecem recomendações sobre a duração do tratamento, as quais se baseiam no microrganismo infectante, no sistema orgânico acometido e em fatores do paciente. Por exemplo, a American Heart Association publicou diretrizes aprovadas pela Infectious Diseases Society of America (IDSA) sobre o diagnóstico, a terapia antibacteriana e o manejo das complicações da endocardite infecciosa. Há diretrizes semelhantes às da IDSA para meningite bacteriana, infecções do trato urinário (incluindo aquelas associadas a cateter), infecções intra-abdominais, pneumonia comunitária e adquirida no hospital, infecções de pele e tecidos moles, além de outras infecções. Em geral, quando há dados sobre a duração adequada do tratamento, os cursos mais breves são preferidos para reduzir a probabilidade de efeitos medicamentosos adversos e de seleção de bactérias resistentes.

FALHA DO TRATAMENTO

Quando um paciente não responde à terapia, as investigações frequentemente devem incluir exames de imagem e coleta de amostras adicionais para pesquisa microbiológica, quando indicado. A ausência de resposta pode resultar de um esquema antibacteriano que não seja adequado contra o microrganismo etiológico subjacente, do desenvolvimento de resistência durante o tratamento ou da existência de um foco de infecção em um local de pouco acesso para a terapia sistêmica. Algumas infecções também podem exigir intervenções cirúrgicas (p. ex., grandes abscessos, mionecrose).

TABELA 144-1 ■ Riscos associados ao uso de agentes antibacterianos durante a gestação e a lactação

Categoria na gravidez[a]	Agente antibacteriano	Recomendação relacionada ao risco fetal[b]	Recomendação relacionada ao risco durante a amamentação[b]
B	Azitromicina	Dados limitados em seres humanos. Os dados em animais sugerem baixo risco.	Dados limitados em seres humanos; provavelmente compatível.
	Cefalosporinas (incluindo cefalexina, cefuroxima, cefixima, cefpodoxima, cefotaxima, ceftriaxona)	Compatível	Compatível
	Ceftazidima-avibactam	Sem dados em seres humanos; ausência de dano fetal nos estudos com animais.	A ceftazidima é excretada no leite humano em concentrações baixas. O avibactam é excretado no leite de ratas lactantes; não foram realizados estudos em seres humanos.
	Ceftolozana-tazobactam	Compatível	Desconhecido
	Clindamicina	Compatível	Compatível
	Ertapenem	Nenhum dado em seres humanos; provavelmente compatível.	Dados limitados em seres humanos; provavelmente compatível.
	Eritromicina	Compatível (excluindo o sal estolato)	Compatível
	Meropenem e meropenem-vaborbactam	Nenhum dado em seres humanos. Os dados em animais sugerem baixo risco.	Nenhum dado em seres humanos; provavelmente compatível.
	Metronidazol	Os dados em seres humanos sugerem baixo risco.	Interromper a amamentação por 12-24 horas após dose única de 2 g. Dados limitados em seres humanos; toxicidade potencial em doses divididas.
	Nitrofurantoína	Os dados em seres humanos sugerem risco no terceiro trimestre.	Dados limitados em seres humanos; provavelmente compatível. Risco maior associado a lactentes de menos idade e aqueles com deficiência de G6PD.
	Penicilinas (incluindo amoxicilina, ampicilina, cloxacilina)	Compatível	Compatível
	Quinupristina-dalfopristina	Compatível. O benefício materno precisa ultrapassar de longe o risco para o embrião/feto.	Nenhum dado em seres humanos; toxicidade potencial.
	Vancomicina	Compatível	Dados limitados em seres humanos; provavelmente compatível.
C	Cloranfenicol	Compatível	Dados limitados em seres humanos; toxicidade potencial.
	Fluoroquinolonas	Os dados em seres humanos sugerem baixo risco.	Dados limitados em seres humanos; provavelmente compatível.
	Claritromicina	Dados limitados em seres humanos. Os dados em animais sugerem alto risco.	Nenhum dado em seres humanos; provavelmente compatível.
	Imipenem-cilastatina	Dados limitados em seres humanos. Os dados em animais sugerem baixo risco.	Dados limitados em seres humanos; provavelmente compatível.
	Linezolida	Compatível. O benefício materno precisa ultrapassar de longe o risco para o embrião/feto.	Nenhum dado em seres humanos; toxicidade potencial.
	Telavancina	Nenhum dado em seres humanos. Estudos em animais revelaram evidências de teratogenicidade.[c]	Nenhum dado em seres humanos. Estudos em animais revelaram evidências de teratogenicidade.[c]
	Tedizolida	Dados limitados. Estudos de embriões-fetos em camundongos, ratos e coelhos demonstraram toxicidades para o desenvolvimento fetal. Utilizar apenas se o benefício superar o risco.	Excretada no leite materno de ratos; desconhecida em seres humanos; usar com cautela.
	Dalbavancina	Dados limitados em seres humanos. Quando administrada em altas doses em estudos de animais, ocorreu maturação fetal tardia e aumento de mortalidade dos embriões e da prole. Utilizar apenas se o benefício superar o risco.	Excretada no leite materno de animais; desconhecida em seres humanos; usar com cautela.
	Oritavancina	Dados limitados em seres humanos. Estudos em ratos e em coelhos demonstraram não haver prejuízo com 25% da dose humana recomendada. Utilizar apenas se o benefício superar o risco.	Excretada no leite materno de ratos; desconhecida em seres humanos; usar com cautela.
C/D	Amicacina	Os dados em seres humanos sugerem baixo risco.	Compatível
	Gentamicina	Os dados em seres humanos sugerem baixo risco.	Compatível
D	Canamicina	Os dados em seres humanos sugerem risco.	Dados limitados em seres humanos; provavelmente compatível.
	Estreptomicina	Os dados em seres humanos sugerem risco.	Compatível
	Sulfonamidas	Os dados em seres humanos sugerem risco no terceiro trimestre.	Dados limitados em seres humanos; toxicidade potencial. Evitar em lactentes doentes, estressados e prematuros, bem como em lactentes com hiperbilirrubinemia e deficiência de G6PD.
	Tetraciclinas	Contraindicadas no segundo e terceiro trimestres.	Compatível
	Tigeciclina	Dados em seres humanos sugerem risco no segundo e terceiro trimestres.	Nenhum dado em seres humanos; toxicidade potencial.
Não atribuída[d]	Cefiderocol	Não há dados controlados na gestação humana; estudos com animais ainda não forneceram evidências de dano fetal.	Não se sabe se é excretado no leito humano; é excretado no leite de animais.
	Eravaciclina	Não há dados controlados na gestação humana; os dados em animais indicam que o fármaco atravessa a placenta e está associado com risco em doses mais altas.	Não se sabe se é excretada no leite humano; é excretada no leite de animais. Não recomendada durante e por um período após o tratamento.
	Imipenem-cilastatina-relebactam	Não há dados controlados na gestação humana; estudos em animais não revelaram teratogenicidade, mas mostraram evidências de perda fetal aumentada.	Imipenem e cilastatina são excretados no leite humano; não há dados sobre o relebactam no leite humano. O relebactam é excretado no leite de animais. Não há dados em humanos em relação ao efeito potencial em lactentes.

(Continua)

TABELA 144-1 ■ Riscos associados ao uso de agentes antibacterianos durante a gestação e a lactação *(Continuação)*

Categoria na gravidez[a]	Agente antibacteriano	Recomendação relacionada ao risco fetal[b]	Recomendação relacionada ao risco durante a amamentação[b]
	Lefamulina[e]	Não há dados controlados na gestação humana; estudos em animais revelaram evidências de dano fetal.	Não se sabe se é excretada no leite humano; é excretada no leite de animais. A amamentação não é recomendada durante o uso e por 2 dias após.
	Meropenem-vaborbactam	Não há dados controlados na gestação humana; estudos em animais revelaram evidências de dano fetal (relacionado ao componente vabobarctam).	O meropenem é excretado no leite humano; não se sabe se o vabobarctam é excretado no leite humano. Os dados sobre o vabobarctam no leite de animais são desconhecidos.
	Omadaciclina	Não há dados controlados na gestação humana; porém, como é um antibiótico da classe das tetraciclinas, pode causar descoloração da dentição decídua e inibição do crescimento ósseo no segundo e terceiro trimestres da gestação; os dados em animais demonstraram letalidade embriofetal, teratogenicidade e toxicidade embriofetal.	Não se sabe se é excretada no leite humano; não há dados disponíveis sobre a excreção no leite de animais. Não é recomendada durante e por um período após o tratamento.
	Plazomicina	Não há dados controlados na gestação humana; porém, sabe-se que os antibióticos aminoglicosídeos causam dano fetal na gestação.	Não se sabe se é excretada no leite humano; é excretada no leite de animais.

[a]*Categoria B: Ou* estudos de reprodução em animais não conseguiram demonstrar qualquer risco para o feto e não existem estudos adequados e bem controlados em mulheres grávidas; *ou* estudos em animais demonstraram um efeito adverso, porém estudos adequados e bem controlados em mulheres grávidas não conseguiram demonstrar qualquer risco para o feto em qualquer trimestre. *Categoria C:* Estudos de reprodução em animais demonstraram um efeito adverso sobre o feto e não existem estudos adequados e bem controlados nos seres humanos, porém os benefícios potenciais podem justificar o uso do fármaco em mulheres grávidas apesar dos riscos potenciais. *Categoria D:* Há evidências positivas de risco para o feto humano, com base em dados de reações adversas em experimentos ou estudos de pesquisa ou comercialização em seres humanos, porém os benefícios potenciais podem justificar o uso do fármaco em mulheres grávidas, apesar dos riscos potenciais. [b]Recomendação sobre risco fetal e risco de amamentação adaptada de GG Briggs et al (eds): *Drugs in Pregnancy and Lactation*, 9th ed. Philadelphia, Lippincott Williams and Wilkins, 2011; e U.S. Food and Drug Administration (Drugs@FDA). [c]Nos Estados Unidos, foi estabelecido um registro para monitorar os resultados da gestação de mulheres grávidas expostas à telavancina. Os médicos são incentivados a registrar as mulheres grávidas ou elas próprias podem se inscrever. [d]A Food and Drug Administration está eliminando gradualmente o uso das categorias gestacionais A, B, C, D e X. [e]Está disponível um programa de farmacovigilância: se este fármaco for inadvertidamente administrado durante a gestação ou se uma paciente engravidar enquanto recebe este fármaco, os profissionais de saúde ou os pacientes devem relatar a exposição ao fármaco.
Sigla: G6PD, glicose-6-fosfato-desidrogenase.

A febre em consequência de reação alérgica a fármacos algumas vezes pode complicar a avaliação da resposta do paciente ao tratamento antibacteriano.

ORIENTAÇÕES ESPECIALIZADAS

Referências na internet com informações e orientações atualizadas para o médico incluem as seguintes:

- Johns Hopkins ABX Guide (*www.hopkins-abxguide.org*)
- IDSA Practice Guidelines (*https://www.idsociety.org/practice-guideline/practice-guidelines/#/date_na_dt/DESC/0/+/*)
- Center for Disease Dynamics, Economics and Policy Antibiotic Resistance Map (*https://resistancemap.cddep.org/AntibioticResistance.php*)
- Centers for Disease Control and Prevention Antibiotic/Antimicrobial Resistance (*www.cdc.gov/drugresistance/*)

USO CLÍNICO DOS AGENTES ANTIBACTERIANOS

A aplicação clínica da terapia antibacteriana é orientada pelo espectro do agente e pelos patógenos suspeitos ou conhecidos. Na Tabela 144-4, são listadas as infecções para as quais agentes antibacterianos específicos constituem os fármacos de escolha, juntamente com patógenos associados e dados de sensibilidade. As taxas de resistência dos microrganismos específicos são dinâmicas e devem ser consideradas na abordagem à terapia antibacteriana. Enquanto as taxas de resistência nacionais podem servir de referência, a referência de maior utilidade para o médico é fornecida pelo teste de sensibilidade mais recente dos laboratórios locais, o qual fornece detalhes sobre os padrões de resistência local, frequentemente em base anual ou semestral.

β-LACTÂMICOS

A classe dos antibióticos *β*-lactâmicos é constituída pelas penicilinas, cefalosporinas, carbapenêmicos e monobactâmicos. O termo *β-lactâmico* reflete o anel lactâmico de quatro membros dos fármacos, o qual constitui a sua estrutura central. As diferentes cadeias laterais entre os agentes dessa família determinam o espectro de atividade. Todos os β-lactâmicos exercem um efeito bactericida, inibindo a síntese da parede celular das bactérias. Os β-lactâmicos são classificados como agentes bactericidas dependentes do tempo; por conseguinte, a sua eficácia clínica está mais bem correlacionada com o tempo do intervalo entre as doses, durante o qual os níveis do fármaco permanecem acima da CIM para o patógeno-alvo.

Penicilinas e inibidores da β-lactamase A penicilina, o primeiro β-lactâmico, foi descoberta por Alexander Fleming em 1928. As penicilinas naturais, como a penicilina G, são ativas contra bactérias Gram-positivas e Gram-negativas não produtoras de β-lactamases, anaeróbios e alguns cocos Gram-negativos. A penicilina G é usada para infecções estreptocócicas causadas por cepas sensíveis à penicilina, meningite pneumocócica e meningocócica, endocardite enterocócica e sífilis. As penicilinas antiestafilocócicas, que apresentam potente atividade contra *S. aureus* sensível à meticilina (MSSA), incluem a nafcilina, a oxacilina, a dicloxacilina e a flucloxacilina. As aminopenicilinas, como a ampicilina e a amoxicilina, proporcionam uma cobertura adicional além da penicilina contra cocos Gram-negativos, como *Haemophilus influenzae*, e algumas Enterobacterales, incluindo *Escherichia coli*, *Proteus mirabilis*, *Salmonella* e *Shigella*. As aminopenicilinas são hidrolisadas por numerosas β-lactamases comuns. Esses fármacos são comumente usados para infecções causadas por espécies suscetíveis de enterococos e estreptococos. A ampicilina IV é comumente usada na meningite e na endocardite. A amoxicilina oral pode ser uma opção para otite média, infecções do trato respiratório e infecções do trato urinário. As penicilinas antipseudomonas incluem a ticarcilina e a piperacilina. Esses grupos de penicilinas geralmente oferecem uma cobertura adequada contra anaeróbios; as exceções incluem espécies de *Bacteroides* (como *Bacteroides fragilis*), as quais produzem β-lactamases e geralmente são resistentes. A prevalência crescente de bactérias produtoras de β-lactamase levou ao maior uso de combinações de β-lactâmicos/inibidores da β-lactamase, como ampicilina-sulbactam, amoxicilina-clavulanato, ticarcilina-clavulanato, piperacilina-tazobactam, ceftolozana-tazobactam, ceftazidima-avibactam, meropenem-vaborbactam e imipenem-relebactam. Os inibidores da β-lactamase em si são desprovidos de atividade antibacteriana (com exceção do sulbactam, que possui atividade contra *Acinetobacter baumannii*), porém costumam inibir a β-lactamase de classe A do *S. aureus*, as β-lactamases de *H. influenzae* e espécies de *Bacteroides* e diversas β-lactamases codificadas por plasmídeos. Em geral, esses agentes em associação são usados quando há necessidade de uma cobertura de espectro mais amplo – por exemplo, na pneumonia e nas infecções intra-abdominais. A piperacilina-tazobactam é um agente útil para ampla cobertura em pacientes neutropênicos febris. Avibactam, vaborbactam e relebactam inibem um espectro mais amplo de β-lactamases em comparação com outros inibidores, incluindo β-lactamases de espectro estendido (ESBLs), AmpC β-lactamases e algumas carbapenemases (ver Cap. 145).

Cefalosporinas A classe das cefalosporinas compreende várias gerações, distintas pelo espectro de atividade antibacteriana. A primeira geração (cefazolina, cefadroxila, cefalexina) possui atividade em grande parte contra bactérias Gram-positivas, com alguma atividade adicional contra *E. coli*, *P. mirabilis* e *Klebsiella pneumoniae*. As cefalosporinas de primeira geração são geralmente usadas para infecções causadas por MSSA e estreptococos (p. ex., infecções da pele e dos tecidos moles). A cefazolina constitui uma escolha frequente para profilaxia cirúrgica contra microrganismos da pele. As cefalosporinas de

TABELA 144-2 ■ Reações adversas comuns aos agentes antibacterianos

Antibacteriano(s)	Possíveis efeitos adversos	Comentários
β-lactâmicos	Reações de hipersensibilidade	Incluem desde exantema até anafilaxia. A reatividade cruzada entre β-lactâmicos está relacionada com a estrutura química e a semelhança das cadeias laterais.
	Neurotoxicidade	Mais descrita com a cefepima e o imipenem, porém trata-se provavelmente de um efeito de classe. O risco aumenta em pacientes com história de crises convulsivas, comprometimento renal e idade avançada.
	Neutropenia/reações hematológicas	Podem estar relacionadas com as altas doses e a duração prolongada do tratamento.
Vancomicina	Nefrotoxicidade	O risco aumenta com a vancomicina em níveis > 20 μg/mL ou administração concomitante de outros agentes potencialmente nefrotóxicos. O efeito é geralmente reversível.
	Reação infusional anteriormente chamada de "síndrome do homem vermelho"	Pode ser controlada com infusão mais lenta de vancomicina e tratamento prévio com anti-histamínico.
Telavancina	Prolongamento do QT	
	Interferência nos testes da coagulação	Pode afetar falsamente a INR, o TP e o TTPa. Realizar esses exames antes da dose seguinte de telavancina (quando os níveis séricos do fármaco estiverem mínimos).
	Distúrbios do paladar	
	Nefrotoxicidade	
Oritavancina	Interferência nos testes da coagulação	Pode afetar falsamente a INR, o TP e o TTPa. Realizar esses exames pelo menos 24 h após a administração da dose.
	Desconforto gastrintestinal	
Dalbavancina	Desconforto gastrintestinal	
Daptomicina	Miopatia	Monitorar os níveis de CPK durante a terapia. Foi relatada a ocorrência de rabdomiólise, porém parece ser rara.
	Pneumonia eosinofílica	
Aminoglicosídeos	Nefrotoxicidade	Associada ao uso prolongado; geralmente reversível.
	Ototoxicidade	Pode causar toxicidade tanto vestibular quanto coclear. A toxicidade pode ser irreversível.
Fluoroquinolonas	Prolongamento do QT_c	O moxifloxacino parece ter mais tendência do que outras quinolonas a exercer esse efeito. O risco de arritmia aumenta quando esses fármacos são administrados concomitantemente com outros agentes que prolongam o QT_c.
	Tendinite	O risco é maior em idosos e pacientes em uso de esteroides.
	Disglicemia	
	Exacerbação da miastenia gravis	
Rifampicina	Hepatotoxicidade	O risco é maior quando o fármaco é administrado com outros agentes antituberculose. Quando a rifampicina é administrada isoladamente, os valores das PFHs podem estar transitoriamente elevados, sem sintomas.
	Coloração alaranjada dos fluidos corporais	
Tetraciclinas, incluindo tigeciclina, eravaciclina e omadaciclina	Fotossensibilidade	
	Desconforto gastrintestinal	Alta incidência de diarreia, náusea e vômito.
Macrolídeos	Desconforto gastrintestinal	A eritromicina é usada em certas ocasiões como agente terapêutico para alguns distúrbios de motilidade gástrica.
	Prolongamento do QT_c	O uso da azitromicina está associado a risco aumentado de morte por causas cardiovasculares em pacientes com alto risco basal.
Metronidazol	Neuropatia periférica	Associada a uso prolongado.
Clindamicina	Diarreia e colite pseudomembranosa	
Linezolida, tedizolida	Mielossupressão	Associada a uso prolongado.
	Neuropatia óptica e periférica	Associada a uso prolongado.
	Acidose láctica	
SMX-TMP	Reações de hipersensibilidade	Alergia geralmente associada ao componente sulfonamida.
	Nefrotoxicidade	Associada a doses altas.
	Efeitos hematológicos	Associada a uso prolongado.
Nitrofurantoína	Pneumonite e outras reações pulmonares	Associada a uso prolongado.
	Neuropatia periférica	Associada ao acúmulo de nitrofurantoína na insuficiência renal. Evitar o uso na presença de comprometimento renal.
Fosfomicina	Efeitos gastrintestinais	
Polimixinas	Nefrotoxicidade	Associada a doses altas.
	Neurotoxicidade	O bloqueio neuromuscular e a fraqueza muscular estão bem descritos e são geralmente reversíveis.
Quinupristina--dalfopristina	Artralgias e mialgias	
Cloranfenicol	Supressão da medula óssea	Anemia aplásica ou toxicidade hematopoiética.
Pleuromutilina	Gastrintestinais	Diarreia
	Prolongamento do QT_c	Quando usada em conjunto com substratos do CYP3A4

Nota: Todos os antibióticos sistêmicos têm o potencial de alterar a flora abdominal e induzir infecção por *Clostridium difficile*.

Siglas: CPK, creatina-fosfocinase; INR, razão normalizada internacional; PFH, prova de função hepática; QTc, intervalo QT corrigido; SMX-TMP, sulfametoxazol-trimetoprima; TP, tempo de protrombina; TTPa, tempo de tromboplastina parcial ativada.

TABELA 144-3 ■ Interações significativas dos agentes antibacterianos

Antibacteriano(s)	Agente(s) com o(s) qual(is) interage(m)	Possível efeito e manejo
Nafcilina	Varfarina, ciclosporina, tacrolimo	Efeitos reduzidos dos fármacos com os quais interagem através da indução do CYP3A4. Monitorar rigorosamente os níveis do fármaco afetado se os agentes forem administrados concomitantemente.
Ceftriaxona	Soluções IV contendo cálcio	O uso concomitante está contraindicado para recém-nascidos (< 28 dias); a combinação pode levar à precipitação de partículas ceftriaxona-cálcio. A ceftriaxona e soluções contendo cálcio podem ser administradas a lactentes com > 28 dias de idade, contanto que sejam administradas de modo sequencial e os acessos sejam totalmente lavados entre as infusões ou infundidos por acessos distintos.
Carbapenêmicos	Ácido valproico	Níveis diminuídos de ácido valproico. Monitorar rigorosamente os níveis de ácido valproico se os fármacos forem administrados concomitantemente e considerar terapias alternativas.
Linezolida, tedizolida	Agentes serotonérgicos e adrenérgicos (p. ex., ISRS, vasopressores)	Níveis aumentados de agentes serotonérgicos e adrenérgicos. Monitorar à procura da síndrome serotoninérgica. A tedizolida pode ter menos potencial do que a linezolida para causar essa interação medicamentosa.
Quinupristina--dalfopristina	Substratos do CYP3A4 (p. ex., varfarina, ritonavir, ciclosporina, diazepam, verapamil)	Pode resultar em níveis aumentados do fármaco com o qual interage.
Fluoroquinolonas	Teofilina[a]	Pode resultar em toxicidade da teofilina.
	Sucralfato; antiácidos contendo alumínio, cálcio ou magnésio; sulfato ferroso e multivitamínicos contendo zinco	Pode resultar em absorção oral diminuída das fluoroquinolonas. Administrar a fluoroquinolona 2 h antes ou 6 h depois do fármaco da interação.
	Tizanidina[a]	Pode resultar em níveis aumentados de tizanidina e efeitos hipotensores e sedativos. Monitorar o aparecimento de efeitos colaterais se os fármacos forem administrados concomitantemente.
	Fármacos que prolongam o QT_c (p. ex., azóis, sotalol, amiodarona, dofetilida, fluoxetina)	Risco aumentado de cardiotoxicidade e arritmias. Monitorar o QT_c.
Rifampicina	Substratos do CYP3A4 (p. ex., varfarina, ritonavir, ciclosporina, diazepam, verapamil, inibidores da protease, voriconazol) Substratos do CYP2C19 (p. ex., omeprazol, lansoprazol) Substratos do CYP2C9 (p. ex., varfarina, tolbutamida) Substratos do CYP2C8 (p. ex., repaglinida, rosiglitazona) Substratos do CYP2B6 (p. ex., efavirenz)	Pode resultar em níveis reduzidos do fármaco que interage. Evitar o uso concomitante, se possível. Se forem administrados concomitantemente, monitorar os níveis do fármaco, se possível.
	Terapia hormonal (p. ex., noretindrona)	Pode resultar em níveis diminuídos de hormônio. Se contraceptivos orais e a rifampicina forem administrados concomitantemente, utilizar uma forma alternativa ou adicional de método contraceptivo.
Tetraciclinas	Antiácidos ou fármacos contendo cálcio, magnésio, ferro ou alumínio	Pode resultar em absorção oral diminuída das tetraciclinas. Administrar a tetraciclina 2 h antes ou 6 h depois do fármaco da interação.
	Varfarina	Efeitos aumentados da varfarina. Monitorar rigorosamente os níveis se os fármacos forem administrados concomitantemente.
	Eravaciclina: indutores fortes do CYP3A4 (p. ex., rifampicina)	Redução da eficácia da eravaciclina.
Macrolídeos[b]	Substratos do CYP3A4 (p. ex., varfarina, ritonavir, ciclosporina, diazepam, verapamil, amiodarona)	Evitar a administração concomitante, se possível.
	Agentes que causam prolongamento do QT_c (p. ex., fluoroquinolonas, sotalol)	Risco aumentado de cardiotoxicidade e arritmias. Monitorar o QT_c.
	Inibidores da protease (p. ex., ritonavir)	Pode resultar em níveis aumentados de macrolídeos e dos inibidores da protease. Se os fármacos forem administrados concomitantemente, monitorar os níveis de ambos, se possível.
	Cimetidina	A cimetidina pode aumentar os níveis de macrolídeos.
Metronidazol	Etanol	Pode resultar em reação tipo dissulfiram. O etanol pode ser encontrado em algumas formulações de suspensões orais (p. ex., ritonavir).
	Varfarina	Pode aumentar os efeitos da varfarina. Monitorar rigorosamente a INR se os fármacos forem administrados concomitantemente.
SMX-TMP	Varfarina	Efeitos aumentados da varfarina. Monitorar rigorosamente os níveis se os fármacos forem administrados concomitantemente.
	Fenitoína	Níveis aumentados da fenitoína. Monitorar rigorosamente os níveis se os fármacos forem administrados concomitantemente.
	Metotrexato	Níveis aumentados de metotrexato e exposição prolongada. Monitorar rigorosamente os níveis se os fármacos forem administrados concomitantemente.
Oritavancina	Substratos do CYP3A4 (p. ex., ciclosporina, varfarina) e CYP2D6 (p. ex., aripiprazol) Substratos do CYP2C19 (p. ex., omeprazol) e CYP2C9 (p. ex., aripiprazol)	Pode resultar em níveis diminuídos do fármaco da interação. Evitar o uso concomitante, se possível. Se os fármacos forem administrados concomitantemente, monitorar os níveis de ambos, se possível.
Lefamulina	Fármacos que prolongam o QT_c (p. ex., azóis, sotalol, amiodarona, dofetilida, fluoxetina)	Risco aumentado de cardiotoxicidade e arritmias. Monitorar o QT_c.
	Indutores fortes do CYP3A4 (p. ex., rifampicina)	Redução da eficácia da lefamulina
	Inibidores fortes do CYP3A4 (p. ex., ritonavir)	Exposição aumentada à lefamulina

[a]Reação medicamentosa descrita apenas com o ciprofloxacino. [b]A claritromicina e a eritromicina são inibidores potentes da CYP3A4; a probabilidade de interação medicamentosa com a azitromicina é menor.

Siglas: CYP, citocromo P450; INR, razão normalizada internacional; ISRS, inibidor seletivo de recaptação da serotonina; IV, intravenoso; QT_c, intervalo QT corrigido; SMX-TMP, sulfametoxazol--trimetoprima.

TABELA 144-4 ■ Indicações de fármacos para infecções específicas, patógenos associados e taxas de sensibilidade das amostras

Antimicrobiano(s)	Infecções	Patógenos comuns (% de sensibilidade); resistência conforme referido[a]
Penicilina G	Sífilis; bouba; leptospirose; infecções estreptocócicas; infecções pneumocócicas; actinomicose; infecções orais e periodontais; meningite meningocócica e meningococemia; endocardite por estreptococo *viridans*; mionecrose por *Clostridium*; tétano; febre por mordedura de rato; infecções por *Pasteurella multocida*; erisipeloide (*Erysipelothrix rhusiopathiae*)	*Neisseria meningitidis*; estreptococos *viridans* (69%); *Streptococcus pneumoniae* (sem meningite 97%; meningite 75%)
Ampicilina, amoxicilina	Salmonelose; otite média aguda; meningite e epiglotite por *Haemophilus influenzae*; meningite por *Listeria monocytogenes*; ITU por *Enterococcus faecalis*	*Escherichia coli* (51%); *H. influenzae* (70%); *Salmonella* spp. (85%)
Nafcilina, oxacilina	Bacteriemia e endocardite por MSSA	*Staphylococcus aureus* (70%); estafilococos coagulase-negativos (50%)
Piperacilina-tazobactam	Infecções intra-abdominais (bacilos Gram-negativos entéricos facultativos mais anaeróbios estritos); infecções causadas por flora mista (pneumonia de aspiração, úlceras do pé diabético); infecções causadas por *Pseudomonas aeruginosa*	*P. aeruginosa* (82%)
Cefazolina	ITU por *E. coli*; profilaxia cirúrgica; bacteriemia e endocardite por MSSA	*E. coli* (82%)
Cefoxitina, cefotetana	Infecções intra-abdominais e doença inflamatória pélvica	*Bacteroides fragilis* (60%)[b]
Ceftriaxona	Infecções gonocócicas; meningite pneumocócica; endocardite por estreptococo *viridans*; salmonelose e febre tifoide; infecções hospitalares causadas por bacilos entéricos Gram-negativos facultativos não *Pseudomonas*	*S. pneumoniae* (91% meningite; 99% sem meningite); *E. coli* (90%); *Klebsiella pneumoniae* (88%)
Ceftazidima, cefepima	Infecções hospitalares causadas por bacilos Gram-negativos facultativos e *Pseudomonas* spp.	*P. aeruginosa* (86%)
Ceftarolina	PAC causada por *S. pneumoniae*, MSSA, *H. influenzae*, *K. pneumoniae*, *Klebsiella oxytoca* e *E. coli*; infecções bacterianas agudas da pele e suas estruturas causadas por MSSA, MRSA, *Streptococcus pyogenes*, *Streptococcus agalactiae*, *E. coli*, *K. pneumoniae* e *Klebsiella oxytoca*	Em grande medida suscetíveis; quatro cepas de MRSA com CIM de ceftarolina > 4 μg/mL relatadas em isolados de um único hospital da Grécia[c]; outros relatos de casos, incluindo pacientes sem exposição prévia à ceftarolina[d,e]
Ceftazidima-avibactam, meropenem-vaborbactam	ITUs complicadas (ceftazidima-avibactam e meropenem-vaborbactam) e infecções intra-abdominais complicadas (ceftazidima-avibactam em combinação com metronidazol) causadas por microrganismos Gram-negativos resistentes, incluindo *Pseudomonas* e alguns anaeróbios	*P. aeruginosa* (84-97%)[f] Enterobacteriaceae MDR, incluindo Enterobacterales resistentes aos carbapenêmicos que produzem KPCs Sem atividade contra metalo-β-lactamases (p. ex., NDM)
Ceftolozana-tazobactam	ITUs complicadas e infecções intra-abdominais complicadas (em combinação com metronidazol) causadas por microrganismos Gram-negativos resistentes, incluindo *Pseudomonas* e alguns anaeróbios	*P. aeruginosa* (> 86% em geral; 60-80% das cepas resistentes a ceftazidima e meropenem)[f] Enterobacterales MDR Sem atividade contra microrganismos produtores de KPC
Imipenem, meropenem	Infecções intra-abdominais; infecções causadas por *Enterobacter* spp. e por bacilos Gram-negativos produtores de ESBL	*P. aeruginosa* (84%); complexo *Acinetobacter calcoaceticus-baumannii* (85%) (relatada suscetibilidade ao meropenem)
Ertapenem	PAC; ITU complicada, incluindo pielonefrite; infecções pélvicas agudas; infecções intra-abdominais complicadas; infecções complicadas da pele e suas estruturas, excluindo infecções do pé diabético acompanhadas de osteomielite ou causadas por *P. aeruginosa*	*Enterobacter cloacae* (90%); *K. pneumoniae* (98%)
Aztreonam	IAH causadas por bacilos Gram-negativos facultativos e por *Pseudomonas* em pacientes alérgicos à penicilina	*P. aeruginosa* (69%)
Vancomicina	Bacteriemia, endocardite e outras doenças invasivas causadas por MRSA; meningite pneumocócica; formulação oral para DACD	*S. aureus* (100%); *E. faecalis* (96%); *E. faecium* (34%)
Telavancina	Pneumonia hospitalar ou associada à ventilação mecânica ou infecções cutâneas e dos tecidos moles causadas por MRSA	*S. aureus*: nenhum relato
Dalbavancina, oritavancina	Infecções cutâneas e dos tecidos moles complicadas	*S. aureus*: raros relatos para a dalbavancina,[g] raros relatos para a oritavancina[h]
Daptomicina	Infecções por VRE; bacteriemia por MRSA	*E. faecalis* (99.9%)[i]; *E. faecium* (99.7%)[i]; *S. aureus* (99.9%)[g]
Gentamicina, tobramicina, amicacina	Combinadas com penicilina para endocardite estafilocócica, enterocócica ou estreptocócica; combinadas com β-lactâmicos para bacteriemia por microrganismos Gram-negativos; pielonefrite	*E. coli* (gentamicina, 91%); *P. aeruginosa* (amicacina, 82%; gentamicina, 84%); complexo *A. calcoaceticus-baumannii* (gentamicina, 89%)
Azitromicina, claritromicina, eritromicina	Infecções por *Legionella*, *Campylobacter* e *Mycoplasma*; PAC; faringite por EGA em pacientes alérgicos à penicilina; angiomatose bacilar; infecções gástricas causadas por *Helicobacter pylori*; infecções por MAC	*S. pneumoniae* (60%); estreptococos do grupo A (82%); *H. pylori* (75%)[j]
Clindamicina	Infecções por EGA invasivas e graves (com β-lactâmicos); infecções causadas por anaeróbios obrigatórios; infecções causadas por estafilococos sensíveis	*S. aureus* (70%)
Doxiciclina, minociclina	Exacerbações bacterianas agudas da bronquite crônica; granuloma inguinal; brucelose (com estreptomicina); tularemia; mormo; melioidose; espiroquetose causada por *Borrelia* (doença de Lyme e febre recorrente; doxiciclina); infecções causadas por *Vibrio vulnificus*; algumas infecções por *Aeromonas*; infecções por *Stenotrophomonas* (minociclina); peste; erliquiose; infecções por clamídias (doxiciclina); infecções granulomatosas por *Mycobacterium marinum* (minociclina); infecções por riquétsias; PAC leve; infecções cutâneas e dos tecidos moles causadas por cocos Gram-positivos (p. ex., infecções por MRSA-AC); leptospirose; sífilis; e actinomicose no paciente alérgico à penicilina	*S. pneumoniae* (63%); *S. aureus* (97%)

(Continua)

TABELA 144-4 ■ Indicações de fármacos para infecções específicas, patógenos associados e taxas de sensibilidade das amostras ***(Continuação)***

Antimicrobiano(s)	Infecções	Patógenos comuns (% de sensibilidade); resistência conforme referido[a]
Tigeciclina	PAC causada por *S. pneumoniae*, *H. influenzae* ou *Legionella pneumophila*; infecções cutâneas complicadas causadas por *E. coli*, MRSA, MSSA, *S. pyogenes*, *Streptococcus anginosus*, *S. agalactiae*, *B. fragilis*; infecções intra-abdominais complicadas causadas por *E. coli*, *E. faecalis* sensível à vancomicina, *Citrobacter freundii*, *Enterobacter cloacae*, *K. pneumoniae*, *K. oxytoca*, *Bacteroides* spp., *Clostridium perfringens* e *Peptostreptococcus* spp.	Principalmente sensíveis; embora haja relatos de casos de resistência com *A. baumannii* e *K. pneumoniae*
SMX-TMP	ITU adquirida na comunidade; infecções cutâneas e dos tecidos moles causadas por MRSA-AC	*E. coli* (73%); *S. aureus* (95%)
Sulfonamidas	Infecções por *Nocardia*; hanseníase (dapsona); toxoplasmose (sulfadiazina)	Desconhecido
Ciprofloxacino, levofloxacino, moxifloxacino, delafloxacino	PAC (levofloxacino e moxifloxacino); ITU; gastrenterite bacteriana; infecções por Gram-negativos entéricos adquiridas no hospital; infecções por *Pseudomonas* (ciprofloxacino e levofloxacino); infecções de pele e suas estruturas (delafloxacino)	*S. pneumoniae* (99% levofloxacino); *E. coli* (79% para ciprofloxacino e levofloxacino); *P. aeruginosa* (ciprofloxacino, 76%; levofloxacino, 70%); *Salmonella* spp. (72% para ciprofloxacino e levofloxacino)
Rifampicina	Infecções por corpo estranho estafilocócicas em associação com outros agentes antiestafilocócicos; pneumonia por *Legionella*; *Mycobacterium tuberculosis*; infecção por micobactérias não tuberculosas atípicas; meningite pneumocócica quando os microrganismos são sensíveis ou a resposta é tardia	*S. aureus* (99%), embora ocorra rápido desenvolvimento de resistência dos estafilococos com monoterapia
Metronidazol	Bactérias Gram-negativas anaeróbias obrigatórias (p. ex., *Bacteroides* spp.); abscesso em pulmão, cérebro ou abdome; vaginose bacteriana; DACD	Principalmente sensíveis; a resistência é muito rara
Linezolida, tedizolida	VRE; infecções cutâneas e dos tecidos moles não complicadas e complicadas causadas por MSSA e MRSA; PAC com bacteriemia concomitante; pneumonia hospitalar	Principalmente sensíveis; resistência ocasionalmente observada com VRE
Cloranfenicol	IAH por microrganismos Gram-positivos e Gram-negativos resistentes a alternativas convencionais (p. ex., *Burkholderia*)	Desconhecido
Colistina	Infecções por bacilos Gram-negativos resistentes a todo outro tipo de quimioterapia (p. ex., *P. aeruginosa*, *Acinetobacter* spp. e *Stenotrophomonas maltophilia*)	*P. aeruginosa* (relatos de casos, surtos)
Quinupristina-dalfopristina	VRE; infecções cutâneas e das estruturas cutâneas complicadas devido a MSSA e *S. pyogenes*	*E. faecalis* (< 20%)[k]; *E. faecium* (> 90%)[k]
Mupirocina	Aplicação tópica às narinas para descolonização de *S. aureus*	*S. aureus* (74-100%)[l]
Nitrofurantoína	ITU causada pela maioria dos bacilos Gram-negativos e alguns microrganismos Gram-positivos; profilaxia na cistite recorrente	*E. coli* (95%); *E. faecalis* (99%)
Fosfomicina	ITU causada pela maioria dos bacilos Gram-negativos e alguns microrganismos Gram-positivos; profilaxia na cistite recorrente	Considerada de baixa prevalência[l]
Cefiderocol	ITUs complicadas e/ou pielonefrites causadas por bactérias Gram--negativas resistentes a múltiplos fármacos, incluindo microrganismos produtores de carbapenemases ou betalactamases de espectro estendido e cepas multirresistentes de *P. aeruginosa*, *A. baumannii*, *Stenotrophomonas maltophilia* e complexo *Burkholderia cepacia*	Taxas de resistência muito baixas nos estudos iniciais
Eravaciclina	Infecções intra-abdominais complicadas causadas por *E. coli*, *K. pneumoniae*, *C. freundii*, *E. cloacae*, *K. oxytoca*, *E. faecalis*, *E. faecium*, *S. aureus*, grupo *S. anginosus*, *C. perfringens*, *Bacteroides* spp. e *Parabacteroides distasonis*	Resistência observada em bactérias Gram-negativas e Gram-positivas[m]
Imipenem-cilastatina--relebactam	Infecções intra-abdominais complicadas, pneumonia e ITUs complicadas, incluindo a pielonefrite causada por microrganismos resistentes a múltiplos fármacos, como Enterobacterales e algumas cepas de *P. aeruginosa* não suscetíveis ao imipenem	Baixas taxas de resistência nos estudos iniciais
Lefamulina[e]	PAC causada por MRSA, *S. pneumoniae* e patógenos atípicos de PAC	Baixas taxas de resistência em patógenos-alvo nos estudos iniciais
Meropenem-vabobarctam	ITU complicada causada por Enterobacteriaceae produtora de KPC	Identificada em cepas de *K. pneumoniae*[n] produtoras de KPC
Omadaciclina	Pneumonia bacteriana adquirida na comunidade causada por *S. pneumoniae*, *S. aureus* (isolados suscetíveis à meticilina), *H. influenzae*, *Haemophilus parainfluenzae*, *K. pneumoniae*, *L. pneumophila*, *Mycoplasma pneumoniae* e *Chlamydophila pneumoniae*	Amplo espectro em geral, mas a resistência pode ocorrer em isolados Gram-negativos; não ativa contra *Pseudomonas*
Plazomicina	ITUs complicadas causadas por Enterobacteriaceae produtoras de carbapenemase	Resistência incomum exceto em isolados infrequentes com metilases modificadoras de ribossomo codificadas em plasmídeos

[a]A não ser que assinalado de outro modo, as taxas de sensibilidade baseiam-se em isolados do Massachusetts General Hospital Clinical Microbiology Laboratory coletados entre janeiro e dezembro de 2012. As taxas locais variam. [b]JA Karlowsky et al: Antimicrob Agents Chemother 56:1247, 2012. [c]RE Mendes et al: J Antimicrob Chemother 67:1321, 2012. [d]SW Long et al: Antimicrob Agents Chemother 58:6668, 2014. [e]M Nigo et al: Antimicrob Agents Chemother 61:e01235, 2017. [f]D Van Duin, RA Bonomo: Clin Infect Dis 63:234, 2016. [g]SP McCurdy et al: Antimicrob Agents Chemother 59:5007, 2015. [h]JA Karlowsky et al: Diag Microbiol Infect Dis 87:349, 2017. [i]HS Sader et al: J Chemother 23:200, 2011. [j]J Torres et al: J Clin Microbiol 39:2677, 2001. [k]WS Oh et al: Antimicrob Agents Chemother 49:5176, 2005. [l]AE Simor et al: Antimicrob Agents Chemother 51:3880, 2007; S Demirci-Duarte et al: Diagn Microbiol Infect Dis 98:115098, 2020. [m]LJ Scott: Drugs 79:315, 2019. [n]D Sun et al: Antimicrob Agents Chemother 61:e01694, 2017.

Siglas: CIM, concentração inibitória mínima; DACD, diarreia associada a *Clostridium difficile*; EGA, estreptococo do grupo A; ESBL, β-lactamase de espectro estendido; ITU, infecção do trato urinário; ITU-AC, ITU adquirida na comunidade; KPC, carbapenemases de *Klebsiella pneumoniae*; MAC, complexo *Mycobacterium avium*; MDR, resistente a múltiplos fármacos; MRSA, *Staphylococcus aureus* resistente à meticilina; MRSA-AC, MRSA adquirido na comunidade; MSSA, *S. aureus* sensível à meticilina; NDM, Nova Délhi metalo-β-lactamase; PAC pneumonia adquirida na comunidade; SMX-TMP, sulfametoxazol-trimetoprima; VRE, enterococos resistentes à vancomicina; IAH, infecção adquirida no hospital.

segunda geração (cefamandol, cefuroxima, cefaclor, cefprozila, axetilcefuroxima, cefoxitina, cefotetana) têm atividade adicional contra *H. influenzae* e *Moraxella catarrhalis*. A cefoxitina e a cefotetana também exercem atividade potente contra anaeróbios. As cefalosporinas de segunda geração são usadas no tratamento da pneumonia adquirida na comunidade, em virtude de sua atividade contra *S. pneumoniae*, *H. influenzae* e *M. catarrhalis*. Também são usadas para outras infecções leves ou moderadas, como otite média aguda e rinossinusite. As cefalosporinas de terceira geração caracterizam-se por sua maior potência contra bacilos Gram-negativos e potência reduzida contra cocos Gram-positivos. Essas cefalosporinas, incluindo cefoperazona, cefotaxima, ceftazidima, ceftriaxona, cefdinir, cefixima e cefpodoxima, são usadas para infecções causadas por Enterobacterales, embora a resistência desses microrganismos seja uma preocupação crescente. A ceftriaxona penetra o LCS e pode ser usada no tratamento da meningite causada por *H. influenzae*, por *N. meningitidis* e por cepas sensíveis de *S. pneumoniae*. É também usada no tratamento da doença de Lyme de estágio mais tardio, infecções gonocócicas e endocardite estreptocócica. É interessante observar que a ceftazidima constitui a única cefalosporina de terceira geração com atividade contra *Pseudomonas aeruginosa*, porém sem atividade contra bactérias Gram-positivas. Esse fármaco é frequentemente usado para infecções pulmonares na fibrose cística, na meningite pós-neurocirurgia e na neutropenia febril. As cefalosporinas de quarta geração incluem a cefepima e cefpiroma, que são agentes de ampla cobertura com atividade potente contra bacilos Gram-negativos, incluindo *P. aeruginosa*, e cocos Gram-positivos. A quarta geração tem aplicações clínicas semelhantes àquelas da terceira geração, podendo oferecer atividade adicional em relação às de primeira, segunda e terceira geração na presença de determinadas β-lactamases. Esses agentes podem ser usados em casos de bacteriemia, neutropenia febril e infecções intra-abdominais ou urinárias. A ceftarolina, uma cefalosporina de quinta geração, difere das outras cefalosporinas pela sua atividade adicional contra *S. aureus* resistente à meticilina (MRSA), que é resistente a todos os outros β-lactâmicos. A atividade da ceftarolina contra microrganismos Gram-negativos assemelha-se àquela das cefalosporinas de terceira geração, porém não inclui *P. aeruginosa*. A ceftarolina pode ser usada na pneumonia adquirida na comunidade e nas infecções da pele, tendo surgido dados apoiando o seu uso no tratamento de infecções mais graves, como bacteriemia. As reações adversas à ceftarolina têm incluído reações de hipersensibilidade e neutropenia. Ceftolozana-tazobactam e ceftazidime-avibactam são combinações novas de cefalosporina-inibidor da β-lactamase com atividade contra bactérias Gram-negativas, incluindo *Pseudomonas* e alguns anaeróbios. Ambos os agentes foram estudados em infecções intra-abdominais complicadas e em infecções urinárias complicadas. Acredita-se que a ceftolozana-tazobactam seja estável contra muitos microrganismos produtores de ESBL devido ao componente tazobactam. A adição de avibactam à ceftazidima gera um agente combinado com atividade contra microrganismos produtores de AmpC, ESBL e *K. pneumoniae* carbapenemase (KPC). Essas combinações de cefalosporina-inibidor da β-lactamase podem ser de benefício clínico nas infecções por Gram-negativos resistente a múltiplos fármacos.

Carbapenêmicos Os carbapenêmicos, incluindo doripenem, imipenem, meropenem e ertapenem, oferecem uma cobertura mais confiável contra cepas contendo ESBLs. Todos os carbapenêmicos têm ampla atividade contra cocos Gram-positivos, bacilos Gram-negativos e anaeróbios. Nenhum apresenta atividade contra MRSA, porém todos são ativos contra MSSA, espécies de *Streptococcus* e Enterobacterales. O ertapenem é o único carbapenem com pouca atividade contra *P. aeruginosa* e *Acinetobacter*. O imipenem é ativo contra *Enterococcus faecalis* sensível à penicilina, mas não contra *Enterococcus faecium*. Os carbapenêmicos não são ativos contra Enterobacterales que contêm carbapenemases. A *Stenotrophomonas maltophilia* e algumas espécies de *Bacillus* exibem resistência intrínseca aos carbapenêmicos, devido à carbapenemase dependente de zinco. A adição de vaborbactam ao meropenem e de relebactam ao imipenem resulta na inibição de AmpC β-lactamases, ESBLs e KPCs, mas não de metalo-carbapenemases, como a Nova Délhi metalo-β-lactamase (NDM).

Monobactâmicos O aztreonam é o único monobactâmico de uso clínico. Sua atividade limita-se a bactérias Gram-negativas e inclui *P. aeruginosa* e a maioria das outras Enterobacterales. Esse fármaco é inativado pelas ESBLs e carbapenemases. O aztreonam é principalmente usado como alternativa para penicilinas, cefalosporinas ou carbapenêmicos em pacientes com grave alergia aos β-lactâmicos. O aztreonam está estruturalmente relacionado à ceftazidima e deve ser usado com cautela em indivíduos com alergia grave à ceftazidima. Ele é usado na neutropenia febril e nas infecções intra-abdominais quando outros β-lactâmicos não podem ser usados.

Reações adversas aos β-lactâmicos Os agentes pertencentes à classe dos β-lactâmicos são conhecidos por causarem vários efeitos adversos. Os efeitos colaterais gastrintestinais, principalmente diarreia, são comuns, porém as reações de hipersensibilidade constituem os efeitos adversos mais frequentes dos β-lactâmicos. A gravidade das reações pode incluir desde exantema até anafilaxia, mas a taxa de reações anafiláticas verdadeiras é de apenas 0,05%. Um indivíduo com reação acelerada mediada por imunoglobulina E (IgE) a um agente β-lactâmico pode ainda receber outro agente da mesma classe; todavia, é preciso ter cautela, e um β-lactâmico que tenha uma cadeia lateral diferente e um baixo nível de reatividade cruzada seria a opção preferencial. Por exemplo, as cefalosporinas de segunda, terceira e quarta gerações e os carbapenêmicos exibem reatividade cruzada muito baixa em pacientes com alergia à penicilina. O aztreonam é o único β-lactâmico que não apresenta reatividade cruzada com o grupo das penicilinas. Nos casos de alergia grave, a dessensibilização (exposição gradativa) ao β-lactâmico indicado, com rigoroso monitoramento, pode ser necessária se não houver outras opções de antibacterianos apropriados.

Os β-lactâmicos raramente causam doença do soro, síndrome de Stevens-Johnson, nefropatia, reações hematológicas e neurotoxicidade. A neutropenia parece estar relacionada com altas doses ou uso prolongado. A neutropenia e a nefrite intersticial causadas por β-lactâmicos geralmente regridem com a interrupção do uso do fármaco. O imipenem e a cefepima estão associados a risco aumentado de crises convulsivas, porém esse risco provavelmente constitui um efeito de classe e está relacionado com a administração de altas doses ou com doses não ajustadas na presença de comprometimento renal.

GLICOPEPTÍDEOS E LIPOGLICOPEPTÍDEOS

A vancomicina é um antibiótico glicopeptídeo que possui atividade contra estafilococos (incluindo MRSA e estafilococos coagulase-negativos), estreptococos (incluindo *S. pneumoniae*) e enterococos. Ela não é ativa contra microrganismos Gram-negativos. A vancomicina também apresenta atividade contra espécies de *Bacillus*, *Corynebacterium jeikeium* e anaeróbios Gram-positivos, como espécies de *Peptostreptococcus*, *Actinomyces*, *Clostridium* e *Propionibacterium*. A vancomicina tem vários usos clínicos importantes. Ela é usada para infecções graves causadas por MRSA, incluindo pneumonia associada aos serviços de saúde, bacteriemia, osteomielite e endocardite. Ela também costuma ser usada para infecções de pele e tecidos moles. A vancomicina oral não sofre absorção sistêmica e é reservada para o tratamento da infecção por *Clostridium difficile*. A vancomicina também constitui uma alternativa para o tratamento das infecções causadas por MSSA em pacientes que não conseguem tolerar os β-lactâmicos. A resistência à vancomicina gera preocupação crescente. As cepas de *S. aureus* de resistência intermediária à vancomicina (VISA) e enterococos resistentes à vancomicina (VRE) não são raros. A vancomicina parece ser um agente bactericida dependente da concentração, sendo a razão AUC/CIM o melhor preditor de sua eficácia (Fig.144-1). As diretrizes recomendam a obtenção de um nível de vale (mínimo) de vancomicina de 15-20 μg/mL nas infecções por MRSA para manter uma razão AUC/CIM de > 400. Quando se administra vancomicina, é preciso monitorar a ocorrência de nefrotoxicidade. O risco de nefrotoxicidade aumenta quando os níveis mínimos são de > 20 μg/mL. A terapia concomitante com outros agentes nefrotóxicos, como aminoglicosídeos, também aumenta o risco. Foi relatada a ocorrência de ototoxicidade com as primeiras formulações de vancomicina; todavia, é atualmente incomum, devido à disponibilidade de formulações mais puras. Ambos os efeitos adversos são reversíveis com a interrupção da vancomicina. Os médicos devem estar atentos para a reação infusional anteriormente chamada de "síndrome do homem vermelho", uma reação comum que se manifesta na forma de início rápido de erupção eritematosa ou prurido na cabeça, na face, no pescoço e na parte superior do tronco. Essa reação, causada pela liberação de histamina dos basófilos e mastócitos, pode ser tratada com difenidramina e redução da velocidade de infusão da vancomicina.

A telavancina, a dalbavancina e a oritavancina assemelham-se estruturalmente à vancomicina e são designadas como *lipoglicopeptídeos*. Possuem atividade antibacteriana contra *S. aureus* (incluindo MRSA e algumas cepas de VISA e *S. aureus* resistentes à vancomicina [VRSA]), estreptococos e enterococos. A oritavancina pode ter atividade contra algumas cepas de VRE. Esses agentes lipoglicopeptídeos apresentam também boa atividade contra microrganismos Gram-positivos anaeróbios, exceto espécies de *Lactobacillus* e algumas espécies de *Clostridium*. A eficácia clínica da telavancina foi demonstrada em infecções cutâneas e dos tecidos moles, bem como na pneumonia hospitalar, enquanto a eficácia da dalbavancina e oritivancina foi demonstrada em infecções cutâneas e dos tecidos moles. O fenótipo de resistência à vancomicina pode reduzir a potência de todos os três lipoglicopeptídeos, porém as taxas de resistência de isolados de *S. aureus* e dos enterococos a esses fármacos têm sido baixas. Os efeitos adversos da telavancina incluem nefrotoxicidade, gosto metálico e efeitos colaterais gastrintestinais. Os médicos devem estar atentos para o potencial de prolongamento do QT_c no eletrocardiograma, que pode aumentar o risco de arritmias cardíacas quando a telavancina é usada concomitantemente com outros agentes que causam prolongamento do QT_c. A telavancina pode interferir em certos testes da coagulação (p. ex., produzindo elevações falsas no tempo de protrombina). Dalbavancina e oritavancina têm perfis de segurança semelhantes àqueles da vancomicina, com efeitos geralmente relatados de cefaleia e efeitos colaterais gastrintestinais. Esses glicolipopeptídeos devem ser usados com cuidado em pacientes com reações de hipersensibilidade à vancomicina, pois é possível haver alergia cruzada.

LIPOPEPTÍDEOS

A daptomicina é um antibiótico lipopeptídico com atividade contra uma ampla variedade de microrganismos Gram-positivos. Esse fármaco é ativo contra estafilococos (incluindo MRSA e estafilococos coagulase-negativos), estreptococos e enterococos. A daptomicina continua sendo ativa contra enterococos resistentes à vancomicina. Além disso, exibe atividade contra espécies de *Bacillus, Corynebacterium, Peptostreptococcus* e *Clostridium*. O parâmetro farmacodinâmico da daptomicina para a sua eficácia consiste em sua ação bactericida dependente da concentração. A resistência à daptomicina é rara, porém as CIMs podem ser mais altas para algumas cepas de VISA. A daptomicina pode ser usada em infecções cutâneas e de tecidos moles, bacteriemia, endocardite e osteomielite. Trata-se de uma importante alternativa para infecções por MRSA e outros microrganismos Gram-positivos quando há necessidade de terapia bactericida e a vancomicina não pode ser usada. Em geral, a daptomicina é bem tolerada, e sua principal toxicidade consiste em elevação dos níveis de creatina-fosfocinase (CPK) e miopatia. A CPK deve ser monitorada durante o tratamento com daptomicina, e o fármaco deve ser interrompido caso ocorra toxicidade muscular. Houve também relatos de casos de pneumonia eosinofílica reversível associada ao uso da daptomicina.

AMINOGLICOSÍDEOS

Os aminoglicosídeos são uma classe de agentes antibacterianos com atividade dependente da concentração contra a maioria dos microrganismos Gram-negativos. Os aminoglicosídeos mais utilizados incluem gentamicina, tobramicina e amicacina, embora outros, como estreptomicina, canamicina, neomicina e paromomicina, possam ser usados em circunstâncias especiais. A plazomicina é um novo aminoglicosídeo que é menos afetado pelos mecanismos de resistência comuns, estando aprovado para o tratamento de infecções do trato urinário complicadas e pielonefrite aguda. Os aminoglicosídeos exercem um efeito pós-antibiótico dependente da dose significativo; isto é, eles possuem efeito antibacteriano até mesmo quando os níveis séricos do fármaco caem abaixo das concentrações inibitórias. O efeito pós-antibiótico e a atividade bactericida dependente da concentração formam a base racional para a posologia dos aminoglicosídeos, com intervalo extenso entre as doses, em que se administra uma dose mais alta uma vez ao dia em lugar de doses menores várias vezes ao dia. Os aminoglicosídeos são ativos contra bacilos Gram-negativos, como Enterobacterales, *P. aeruginosa* e *Acinetobacter*. Eles também intensificam a atividade dos agentes ativos contra a parede celular, como β-lactâmicos ou vancomicina contra algumas bactérias Gram-positivas, incluindo estafilococos e enterococos. Essa terapia de combinação é denominada *sinérgica*, visto que o efeito de ambos os agentes proporciona uma atividade bactericida maior do que o previsto pelos efeitos de cada agente isoladamente. A amicacina e a estreptomicina possuem atividade contra *Mycobacterium tuberculosis*, e a amicacina é ativa contra o complexo *Mycobacterium avium*. Os aminoglicosídeos são desprovidos de atividade contra anaeróbios, *S. maltophilia* ou *Burkholderia cepacia*. Esses fármacos são usados na prática clínica em uma variedade de infecções causadas por microrganismos Gram-negativos, incluindo bacteriemia e infecções do trato urinário. Com frequência, são usados isoladamente ou em associação para o tratamento da infecção por *P. aeruginosa*. Quando usadas em associação com um agente ativo contra a parede celular, a gentamicina e a estreptomicina também são importantes no tratamento da endocardite por bactérias Gram-positivas. Todos os aminoglicosídeos podem causar nefrotoxicidade e ototoxicidade. O risco de nefrotoxicidade não está bem definido; porém, alguns estudos indicaram que o efeito pode estar relacionado com a duração da terapia e pelo uso concomitante de outros agentes nefrotóxicos. A nefrotoxicidade costuma ser reversível, porém a ototoxicidade pode não ser.

MACROLÍDEOS E CETOLÍDEOS

Os macrolídeos (azitromicina, claritromicina, eritromicina) e os cetolídeos (telitromicina) são classes de antibióticos que inibem a síntese de proteínas. Em comparação com a eritromicina (o antibiótico mais antigo), a azitromicina e a claritromicina têm melhor absorção oral e tolerabilidade. A azitromicina, a claritromicina e a telitromicina apresentam espectros de atividade mais amplos do que a eritromicina, que é usada com menos frequência. Esses agentes são comumente utilizados no tratamento das infecções das vias aéreas superiores e inferiores causadas por *S. pneumoniae*, *H. influenzae*, *M. catarrhalis* e microrganismos atípicos (p. ex., *Chlamydophila pneumoniae*, *Legionella pneumophila* e *Mycoplasma pneumoniae*); faringite por estreptococos do grupo A em pacientes alérgicos à penicilina; e infecções micobacterianas não tuberculosas (p. ex., causados por *Mycobacterium marinum* e *Mycobacterium chelonae*), bem como na profilaxia e no tratamento da infecção pelo complexo *M. avium* em pacientes com vírus da imunodeficiência humana (HIV)/síndrome da imunodeficiência adquirida (Aids) e na terapia de combinação para a infecção por *H. pylori* e bartonelose. Enterobacterales, espécies de *Pseudomonas* e *Acinetobacter* exibem resistência intrínseca aos macrolídeos em consequência de uma diminuição da permeabilidade da membrana, embora a azitromicina seja ativa contra patógenos Gram-negativos causadores de diarreia. Os principais efeitos adversos dessa classe de fármacos incluem náusea, vômitos, diarreia e dor abdominal, prolongamento do intervalo QT_c, exacerbação da miastenia gravis, zumbido e surdez reversível, especialmente nos idosos. A azitromicina, especificamente, foi associada a um risco aumentado de morte, em particular entre pacientes com doença cardíaca subjacente, devido ao risco de prolongamento do intervalo QT_c e arritmia *torsades des pointes*. A eritromicina, a claritromicina e a telitromicina inibem a enzima CYP3A4 envolvida no metabolismo hepático de fármacos e podem resultar em níveis elevados de fármacos coadministrados, incluindo benzodiazepínicos, estatinas, varfarina, ciclosporina e tacrolimo. A azitromicina não inibe o CYP3A4 e, assim, não interage com esses fármacos.

CLINDAMICINA

A clindamicina é uma lincosamida, um antibiótico bacteriostático contra alguns microrganismos e bactericida contra outros. A clindamicina é usada com mais frequência no tratamento de infecções bacterianas causadas por anaeróbios (p. ex., *B. fragilis*, *Clostridium perfringens*, espécies de *Fusobacterium*, *Prevotella melaninogenicus* e espécies de *Peptostreptococcus*) e estafilococos e estreptococos sensíveis. A clindamicina é usada no tratamento das infecções dentárias, abscesso pulmonar por anaeróbios e infecções cutâneas e de tecidos moles. É administrada juntamente com agentes bactericidas (penicilinas ou vancomicina) para inibir a nova síntese de toxina no tratamento da síndrome do choque tóxico estreptocócico ou estafilocócico. Outros usos incluem o tratamento de infecções causadas por *Capnocytophaga canimorsus*, terapia de combinação para babesiose e, ocasionalmente, malária e terapia para toxoplasmose. A clindamicina possui excelente biodisponibilidade oral. Os efeitos adversos consistem em náusea, vômitos, diarreia, diarreia e colite pseudomembranosa associadas à *C. difficile*, exantema maculopapular e (raramente) síndrome de Stevens-Johnson.

TETRACICLINAS

As antigas (doxiciclina, minociclina e tetraciclina) e as novas tetraciclinas (tigeciclina, eravaciclina e omadaciclina) inibem a síntese de proteínas e são bacteriostáticas. Esses fármacos têm vários usos clínicos. Eles são usados no tratamento das infecções cutâneas e de tecidos moles causadas por cocos Gram-positivos (incluindo MRSA), espiroquetoses (p. ex., doença de Lyme, sífilis, leptospirose e febre recorrente), infecções por riquétsias (p. ex., febre maculosa das Montanhas Rochosas, tifo murino), pneumonia atípica, infecções sexualmente transmissíveis (p. ex., infecção por *Chlamydia trachomatis*, linfogranuloma venéreo e granuloma inguinal), infecções por *Nocardia* e *Actinomyces*, brucelose, tularemia, doença de Whipple e malária. A tigeciclina é uma glicilciclina derivada da minociclina, disponível apenas em formulação IV. Ela está indicada no tratamento de infecções cutâneas e dos tecidos moles complicadas, de infecções intra-abdominais complicadas e de pneumonia bacteriana adquirida na comunidade em adultos. A tigeciclina tem atividade contra MRSA, enterococos sensíveis à vancomicina, muitas Enterobacterales e espécies de *Bacteroides*; ela não tem atividade contra *P. aeruginosa*. Esse fármaco tem sido usado em associação com a colistina para o tratamento de infecções graves por microrganismos Gram-negativos resistentes a múltiplos fármacos. Uma análise agrupada de 13 ensaios clínicos concluiu que há risco aumentado de morte e falha terapêutica entre pacientes que recebem apenas a tigeciclina; por causa disso, a FDA exigiu um alerta na embalagem do medicamento. A eravaciclina é um derivado da fluorociclina disponível em formulação IV com espectro semelhante, mas sendo mais potente que a tigeciclina *in vitro*. Ela foi aprovada para as infecções intra-abdominais complicadas. A omadaciclina é um derivado da aminometilciclina disponível em formulação IV e oral. Sua atividade é semelhante àquela da tigeciclina contra patógenos Gram-positivos, mas é menos ativa contra patógenos Gram-negativos. A omadaciclina foi aprovada para tratamento de infecções bacterianas de pele estruturas cutâneas e para a pneumonia bacteriana adquirida na comunidade. As tetraciclinas apresentam absorção reduzida quando coadministradas oralmente com compostos que contêm cálcio e ferro, incluindo o leite, e deve-se estabelecer um intervalo de pelo menos 2 horas entre as doses. As principais reações adversas das antigas e novas tetraciclinas são náusea, vômitos, diarreia e fotossensibilidade. As tetraciclinas têm sido associadas a anormalidades no crescimento ósseo fetal e devem ser evitadas durante a gravidez e no tratamento de crianças com < 8 anos de idade.

SULFAMETOXAZOL-TRIMETOPRIMA

O sulfametoxazol-trimetoprima (SMX-TMP) é um antibiótico com dois componentes que inibem etapas distintas da síntese de folato e exercem atividade antibacteriana. O SMX-TMP é ativo contra bactérias Gram-positivas, como estafilococos e estreptococos; todavia, o seu uso contra MRSA limita-se habitualmente a infecções adquiridas na comunidade, e a sua atividade contra *Streptococcus pyogenes* pode não ser confiável. Esse fármaco também é ativo contra muitas bactérias Gram-negativas, incluindo *H. influenzae*, *E. coli*, *P. mirabilis*, *Neisseria gonorrhoeae* e *S. maltophilia*. SMX-TMP não tem atividade contra anaeróbios ou *P. aeruginosa*. Tem muitas aplicações devido a seu amplo espectro de atividade e sua alta biodisponibilidade oral. As infecções do trato urinário, as infecções cutâneas e de tecidos moles e as infecções do trato respiratório estão entre as indicações terapêuticas comuns. Outra indicação importante consiste na profilaxia e no tratamento das infecções por *Pneumocysitis jirovecii* em pacientes imunocomprometidos. A resistência ao SMX-TMP tem limitado o seu uso contra muitas Enterobacterales. As taxas de resistência entre isolados urinários de *E. coli* alcançam quase 25% nos Estados Unidos. As reações adversas mais comuns associadas ao SMX-TMP consistem em efeitos gastrintestinais, como náusea, vômitos e diarreia. Além disso, o exantema constitui uma reação alérgica comum, a qual pode impedir o uso subsequente de outras sulfonamidas. Com uso prolongado, pode haver desenvolvimento de leucopenia, trombocitopenia e granulocitopenia. O SMX-TMP também pode causar nefrotoxicidade, hiperpotassemia e hiponatremia, que são comuns em altas doses. O SMX-TMP apresenta várias interações importantes com outros fármacos (Tab. 144-3), incluindo varfarina, fenitoína e metotrexato.

FLUOROQUINOLONAS

As fluoroquinolonas incluem norfloxacino, ciprofloxacino, ofloxacino, levofloxacino, moxifloxacino, gemifloxacino e delafloxacino. O ciprofloxacino e levofloxacino são os que apresentam maior espectro de atividade contra bactérias Gram-negativas, incluindo *P. aeruginosa* (semelhante ao das cefalosporinas de terceira geração). Devido ao risco de seleção de resistência durante o tratamento de infecções graves por pseudomonas com fluoroquinolonas, esses agentes costumam ser usados em associação com um β-lactâmico antipseudomonas. O levofloxacino, o moxifloxacino, o gemifloxacino e o delafloxacino apresentam atividade adicional contra microrganismos Gram-positivos, incluindo *S. pneumoniae* e algumas cepas de MSSA, e, com exceção do delafloxacino, são usados no tratamento da pneumonia adquirida na comunidade. As cepas de MRSA são comumente resistentes a todas as fluoroquinolonas, com exceção do delafloxacino. O moxifloxacino é usado como componente de esquemas de segunda linha para a tuberculose resistente a múltiplos fármacos. As fluoroquinolonas não são mais usadas no tratamento da gonorreia por causa da resistência comum na *N. gonorrhoeae*. As fluoroquinolonas exibem atividade bactericida dependente da concentração, são bem absorvidas por VO e apresentam meias-vidas de eliminação que, em geral, sustentam a administração de uma ou duas doses ao dia. A coadministração oral com compostos contendo altas concentrações de alumínio, magnésio ou cálcio pode reduzir a absorção das fluoroquinolonas. A penetração das fluoroquinolonas no tecido prostático possibilita o seu uso na prostatite bacteriana. Em geral, as fluoroquinolonas são bem toleradas, mas podem causar efeitos estimulantes sobre o sistema nervoso central (SNC), incluindo crises convulsivas, neuropatia periférica, desregulação da glicose e tendinopatia associada à ruptura do tendão do calcâneo, particularmente em pacientes idosos, receptores de transplante de órgãos e pacientes em uso de glicocorticoides. Outros efeitos potenciais em tecidos conectivos incluem uma associação com risco aumentado de aneurisma aórtico. O agravamento da miastenia gravis também foi associado ao uso de quinolonas. O moxifloxacino provoca prolongamento moderado do intervalo QT_c e deve ser usado com cautela em pacientes em uso de outros fármacos que prolongam o QT_c.

RIFAMICINAS

As rifamicinas incluem a rifampicina, a rifabutina e a rifapentina. A rifampicina é a rifamicina mais comumente usada. Para quase todas as indicações terapêuticas, a rifampicina é usada em associação com outros agentes para reduzir a probabilidade de seleção de resistência de alto nível à rifampicina. A rifampicina está indicada principalmente para o tratamento das infecções micobacterianas – especificamente como base da terapia de combinação para a infecção por *M. tuberculosis* ou como único agente no tratamento da infecção latente por *M. tuberculosis*. Além disso, é frequentemente usada no tratamento das infecções por micobactérias não tuberculosas. A rifampicina é administrada em esquemas de combinação para o tratamento de infecções estafilocócicas, particularmente endocardite de prótese valvar e infecções ósseas com material retido. Trata-se de um componente da terapia de combinação para brucelose (com doxiciclina) e para a hanseníase (com dapsona para a hanseníase tuberculoide e com dapsona e clofazimina para a doença lepromatosa). A rifampicina pode ser usada isoladamente para a profilaxia em contatos próximos de pacientes com meningite por *H. influenzae* ou *N. meningitidis*. O fármaco possui alta biodisponibilidade oral, que é ainda mais aumentada quando tomado com estômago vazio. A rifampicina tem vários efeitos adversos, incluindo elevação dos níveis de aminotransferase (14%), exantema (1-5%) e eventos gastrintestinais, como náuseas, vômitos e diarreia (1-2%). Em virtude de suas numerosas interações medicamentosas clinicamente relevantes (Tab. 144-3), é necessário que o médico proceda a uma cuidadosa revisão dos medicamentos do paciente antes de iniciar a rifampicina, para avaliar a sua segurança e a necessidade de monitoramento adicional.

METRONIDAZOL

O metronidazol é usado no tratamento das infecções por bactérias anaeróbias, bem como nas infecções por protozoários (p. ex., amebíase, giardíase, tricomoníase). Trata-se do agente de escolha como componente da terapia de combinação para abscessos polimicrobianos no pulmão, no cérebro ou no abdome, cuja etiologia frequentemente inclui bactérias anaeróbias, bem como para a vaginose bacteriana, a doença inflamatória pélvica e as infecções anaeróbias, como aquelas causadas por espécies de *Bacteroides*, *Fusobacterium* e *Prevotella*. Este fármaco é um agente alternativo para o tratamento da diarreia leve associada ao *C. difficile*. O metronidazol é um agente bactericida contra bactérias anaeróbias que possui atividade bactericida dependente da concentração. Possui alta biodisponibilidade oral e penetração tecidual, incluindo através da barreira hematencefálica. As espécies de *Actinomyces*, *Propionibacterium* e *Lactobacillus* exibem, em sua maioria, resistência intrínseca ao metronidazol. Os principais efeitos adversos consistem em náusea, diarreia e gosto metálico. A ingestão concomitante de álcool pode resultar em reação tipo dissulfiram, e os pacientes são geralmente instruídos a evitar o consumo de álcool durante o tratamento. O tratamento em longo prazo está associado a um risco de leucopenia, neutropenia, neuropatia periférica e toxicidade do SNC, que se manifesta na forma de confusão, disartria, ataxia, nistagmo e oftalmoparesia. Por meio de seu efeito sobre a enzima CYP2C9 envolvida no metabolismo dos fármacos, a administração concomitante de metronidazol com varfarina pode resultar em diminuição do metabolismo e aumento dos efeitos anticoagulantes, exigindo monitoramento rigoroso. A administração concomitante de metronidazol com lítio pode resultar em níveis séricos elevados de lítio e toxicidade associada; a sua coadministração com fenitoína pode resultar em toxicidade da fenitoína e, possivelmente, em níveis diminuídos de metronidazol.

OXAZOLIDINONAS

A linezolida é um agente bacteriostático que está indicado para infecções graves causadas por bactérias Gram-positivas resistentes, como MRSA e VRE. A resistência intrínseca das bactérias Gram-negativas é mediada principalmente por bombas de efluxo endógenas. A linezolida possui excelente biodisponibilidade oral. Os efeitos adversos consistem em mielossupressão e neuropatia ocular e periférica com tratamento prolongado. A neuropatia periférica pode ser irreversível. A linezolida é um inibidor fraco e reversível da monoaminoxidase, e sua coadministração com simpatomiméticos e alimentos ricos em tiramina deve ser evitada. A linezolida tem sido associada à síndrome serotoninérgica quando coadministrada com inibidores seletivos da recaptação de serotonina. A tedizolida possui propriedades semelhantes àquelas da linezolida; todavia, com uma dose mais baixa devido à maior potência, pode ter menos tendência a causar efeitos hematológicos e neuropáticos adversos.

PLEUROMUTILINAS

A lefamulina é o único membro da classe das pleuromutilinas aprovado para uso sistêmico; ela está disponível em formulações IV e oral. A lefamulina tem atividade *in vitro* contra *S. aureus* (incluindo MRSA), *S. pneumoniae*, *H. influenzae* e patógenos respiratórios atípicos, incluindo *L. pneumophila*, *M. pneumoniae* e *C. pneumoniae*, tendo sido aprovada para o tratamento da pneumonia bacteriana adquirida na comunidade. Os efeitos adversos são mais comumente gastrintestinais, incluindo diarreia (12%), náuseas (5%) e vômitos (3%). O prolongamento do intervalo QTc e as elevações das transaminases hepáticas ocorrem em alguns pacientes. Pode haver interação com fármacos que sejam indutores ou inibidores do CYP3A4 ou do transportador da glicoproteína-P.

NITROFURANTOÍNA

A atividade antibacteriana da nitrofurantoína resulta de sua conversão em intermediários altamente reativos capazes de provocar lesão do DNA bacteriano e de outras macromoléculas. A nitrofurantoína é bactericida, e a sua ação é dependente da concentração. Ela tem atividade contra uma variedade de bactérias Gram-positivas, incluindo *S. aureus*, *Staphylococcus epidermidis*, *Staphylococcus saprophyticus*, *E. faecalis*, *Streptococcus agalactiae*, estreptococos do grupo D, estreptococos *viridans* e corinebactérias, bem como microrganismos Gram-negativos, incluindo *E. coli* e espécies de *Enterobacter*, *Salmonella* e *Shigella*. A nitrofurantoína é principalmente utilizada no tratamento das infecções do trato urinário e é preferida no tratamento dessas infecções durante a gravidez. Pode ser usada para a prevenção da cistite recorrente. Recentemente, houve interesse no uso da nitrofurantoína para o tratamento das infecções do trato urinário causadas por Enterobacterales produtoras de ESBL, como *E. coli*, embora tenha havido uma resistência crescente na América Latina e em partes da Europa. Deve-se evitar a coadministração da nitrofurantoína com magnésio devido a uma diminuição de sua absorção, e os pacientes devem ser incentivados a tomar o fármaco com alimento para aumentar a sua biodisponibilidade e diminuir o risco de efeitos adversos, os quais incluem náusea, vômitos e diarreia. A nitrofurantoína também pode causar fibrose pulmonar e hepatite induzida por fármacos. Como o risco de reações adversas aumenta com a idade, não se recomenda a administração de nitrofurantoína a pacientes idosos. Os pacientes com deficiência de glicose-6-fosfato-desidrogenase (G6PD) correm risco elevado de anemia hemolítica associada à nitrofurantoína.

POLIMIXINAS

A colistina e a polimixina B atuam por meio de ruptura da integridade da membrana celular e mostram-se ativas contra os patógenos não entéricos *P. aeruginosa* e *A. baumannii*, mas não contra *Burkholderia*. Esses fármacos também exibem atividade contra muitas Enterobacterales, com exceção das espécies de *Proteus*, *Providencia* e *Serratia*. Elas carecem de atividade contra bactérias Gram-positivas. As polimixinas são bactericidas e estão disponíveis em formulações IV. O colistimetato é convertido em sua forma ativa (colistina) no plasma. As polimixinas são usadas com mais frequência para infecções causadas por patógenos resistentes a vários outros agentes antibacterianos, incluindo infecções do trato urinário, pneumonia hospitalar e infecções da corrente sanguínea. As formulações nebulizadas têm sido usadas como tratamento adjuvante da pneumonia refratária associada à ventilação mecânica. O efeito adverso mais importante consiste em nefrotoxicidade reversível dependente da dose. A neurotoxicidade, incluindo parestesias, fraqueza muscular e confusão, é reversível e menos comum do que a nefrotoxicidade.

QUINUPRISTINA-DALFOPRISTINA

A quinupristina-dalfopristina contém dois membros da classe de estreptograminas e tem atividade bactericida por meio da inibição da síntese de proteínas. O espectro antibacteriano da quinupristina-dalfopristina inclui estafilococos (incluindo MRSA), estreptococos e *E. faecium* (mas não *E. faecalis*). Esse fármaco também é ativo contra espécies de *Corynebacterium* e contra a *L. monocytogenes*. A quinupristina-dalfopristina não é seguramente ativa contra microrganismos Gram-negativos. Ela exibe atividade bactericida dose-dependente, com eficácia prevista pela relação AUC/CIM. A quinupristina-dalfopristina é usada clinicamente, em grande parte, para infecções causadas por *E. faecium* resistente à vancomicina e outras infecções por bactérias Gram-positivas. O fármaco demonstrou ter eficácia em uma variedade de infecções, incluindo infecções do trato urinário, infecções ósseas e articulares e bacteriemia. Os efeitos adversos associados à quinupristina-dalfopristina consistem em reações relacionadas com infusão, artralgias e mialgias. As artralgias e mialgias podem ser graves o suficiente para justificar a interrupção do fármaco. A quinupristina-dalfopristina inibe a enzima CYP3A4 envolvida no metabolismo de fármacos, com consequentes interações medicamentosas (Tab. 144-3).

FOSFOMICINA

A fosfomicina é o antibiótico do ácido fosfônico que exibe maior atividade em ambientes ácidos, sendo excretada em sua forma ativa na urina. Assim, seu uso é primariamente a profilaxia e o tratamento da cistite não complicada, devendo ser evitada se houver suspeita de pielonefrite. O fármaco é administrado em dose única de 3 g, resultando em concentrações urinárias altas por um período de até 48 horas. A fosfomicina é ativa contra *S. aureus*, contra enterococos sensíveis à vancomicina e VRE e contra uma ampla variedade de microrganismos Gram-negativos, incluindo *E. coli*, espécies de *Enterobacter*, *Serratia marcescens*, *P. aeruginosa* e *K. pneumoniae*. De maneira notável, a maioria das Enterobacterales produtoras de ESBL é sensível à fosfomicina. *A. baumannii* e as espécies de *Burkholderia* são resistentes. O desenvolvimento de resistência à fosfomicina não foi observado durante o tratamento da cistite, porém foi documentado durante o tratamento de infecções do trato respiratório e da osteomielite. Os poucos efeitos adversos relatados consistem em náusea e diarreia.

CLORANFENICOL

O uso do cloranfenicol é limitado pelas suas toxicidades potencialmente graves. Quando outros agentes estão contraindicados ou são ineficazes, o cloranfenicol constitui um tratamento alternativo para infecções, incluindo meningite causada por bactérias sensíveis, como *N. meningitidis*, *H. influenzae* e *S. pneumoniae*. Além disso, o cloranfenicol tem sido usado no tratamento do antraz, brucelose, infecções por *Burkholderia*, infecções por clamídias, infecções por clostrídeos, erliquiose, infecções por riquétsias e febre tifoide. As reações adversas consistem em anemia aplásica, mielossupressão e "síndrome do bebê cinzento". O cloranfenicol inibe as enzimas CYP2C19 e CYP3A4 envolvidas no metabolismo dos fármacos e, consequentemente, aumenta os níveis de muitas classes de fármacos.

ABORDAGEM À PROFILAXIA DAS INFECÇÕES

A profilaxia antibacteriana está indicada apenas em circunstâncias selecionadas (Tab. 144-5) e deve ser sustentada por estudos bem planejados ou recomendações por grupos de especialistas. Em todos os casos, o risco ou a gravidade da infecção a ser evitada devem ser maiores do que as consequências adversas da terapia antibacteriana, incluindo o potencial de seleção de resistência. Além disso, o momento apropriado e a duração do tratamento antibacteriano devem ser definidos para obter um efeito máximo e a exposição mínima necessária. A profilaxia de infecções do sítio cirúrgico é direcionada contra bactérias passíveis de contaminar a ferida durante o procedimento cirúrgico, incluindo a flora cutânea do paciente ou da equipe cirúrgica e o ar no centro cirúrgico. A administração do agente antibacteriano dentro de 1 hora antes da incisão cirúrgica é mais efetiva. Para procedimentos prolongados, pode ser necessária a administração de outra dose para manter os níveis sanguíneos e teciduais efetivos até ocorrer o fechamento da ferida. Doses adicionais não são recomendadas após o fechamento da ferida. Nos pacientes portadores nasais de *S. aureus*, a descolonização pré-operatória com mupirocina nasal diminui a taxa de infecções do local cirúrgico por *S. aureus* e geralmente é recomendada para procedimentos de alto risco, como cirurgia cardíaca e implantação de próteses ortopédicas. Para

TABELA 144-5 ■ Profilaxia das infecções bacterianas em adultos

Condição	Agentes antibacterianos[a]	Momento apropriado ou duração da profilaxia
Cirurgia		
Limpa (cardíaca, torácica, neurológica, ortopédica, vascular, plástica)	Cefazolina (vancomicina,[b] clindamicina)	1 h antes da incisão; repetir a dose com procedimentos de longa duração
Limpa (oftálmica)	Neomicina-polimixina B-gramicidina tópicas, moxifloxacino tópico	A cada 5-15 min por 5 doses imediatamente antes do procedimento
Limpa-contaminada (cabeça e pescoço)	Cefazolina + metronidazol, ampicilina-sulbactam[c] (clindamicina)	1 h antes da incisão; repetir a dose com procedimentos de longa duração
Limpa-contaminada (histerectomia, gastroduodenal, biliar, intestino delgado não obstruído, urológica)	Cefazolina, ampicilina-sulbactam[c] (clindamicina + aminoglicosídeo, aztreonam ou fluoroquinolona)	1 h antes da incisão; repetir a dose com procedimentos de longa duração
Limpa-contaminada (colorretal, apendicectomia)	Cefazolina + metronidazol, ampicilina-sulbactam,[c] ertapenem (clindamicina + aminoglicosídeo, aztreonam ou fluoroquinolona)	1 h antes da incisão; repetir a dose com procedimentos de longa duração
Suja (ruptura de vísceras)	Esquema terapêutico direcionado para anaeróbios e bactérias Gram-negativas (p. ex., ceftriaxona + metronidazol)	1 h antes da incisão; repetir a dose com procedimentos de longa duração; continuar por 3-5 dias após o procedimento
Suja (ferida traumática)	Esquema terapêutico: cefazolina (clindamicina ± aminoglicosídeo, aztreonam ou fluoroquinolona)	1 h antes da incisão; repetir a dose com procedimentos de longa duração; continuar por 3-5 dias após o procedimento
Não cirúrgica		
Procedimentos dentários, orais ou das vias aéreas superiores em pacientes com lesões cardíacas de alto risco (próteses valvares, defeitos cardíacos congênitos, endocardite prévia)	Amoxicilina VO, ampicilina IM (clindamicina VO, IV)	Agentes orais 1 h antes do procedimento; injeção 30 min antes do procedimento
Infecções cutâneas recorrentes por *S. aureus*[d]	Mupirocina[e]	Aplicação intranasal por 5 dias
Celulite recorrente associada à ruptura linfática[d]	Penicilina benzatina IM mensalmente, penicilina oral ou eritromicina 2×/dia	Não definidos
Cistite recorrente em mulheres[d]	Nitrofurantoína, SMX-TMP, fluoroquinolona	Após a relação sexual *ou* 3 × semana, por um período de até 1 ano
Feridas por mordeduras	Amoxicilina-clavulanato (doxiciclina, moxifloxacino)	3-5 dias
Peritonite bacteriana espontânea recorrente em pacientes cirróticos[d]	Fluoroquinolona[f]	Não definidos
Meningite pneumocócica recorrente em paciente com vazamento do LCS ou defeito imune humoral[d]	Penicilina	Não definidos
Exposição a paciente com meningite meningocócica	Rifampicina, ciprofloxacino	2 dias (rifampicina), dose única (ciprofloxacino)
Neutropenia de alto risco (CAN, ≤ 100/μL durante > 7 dias)[d]	Levofloxacino ou ciprofloxacino[f]	Até a resolução da neutropenia ou a febre exigir o uso de outros agentes antibacterianos

[a]Os esquemas entre parênteses são alternativas para pacientes alérgicos aos β-lactâmicos. [b]A vancomicina pode ser administrada juntamente com cefazolina a pacientes que apresentam colonização por *Staphylococcus aureus* resistente à meticilina. [c]Pode-se considerar também o uso de cefoxitina ou cefotetana. [d]O seu uso não deve ser considerado rotineiro para todos os pacientes, porém uma opção aceitável entre abordagens alternativas. [e]Geralmente em associação com lavagem com antisséptico cutâneo contendo clorexidina. [f]A escolha da profilaxia com fluoroquinolona deve ser avaliada em relação ao risco de seleção de resistência.

Siglas: CAN, contagem absoluta de neutrófilos; IM, intramuscular; IV, intravenoso; LCS, líquido cerebrospinal; SMX-TMP, sulfametoxazol-trimetoprima; VO, via oral

procedimentos dentários, são administrados agentes antibacterianos antes do procedimento para evitar a bacteriemia transitória durante o procedimento e o surgimento de certas lesões cardíacas de alto risco. A profilaxia também é usada em situações sem procedimento, em determinados pacientes que apresentam infecções recorrentes ou que correm risco de infecção grave em consequência de exposição específica (p. ex., contato próximo com um paciente com meningite meningocócica). A extensão da profilaxia além do período de risco de infecção (24 horas no caso de procedimentos cirúrgicos) não contribui com um benefício adicional e pode aumentar o risco de seleção de cepas resistentes ou doença por *C. difficile*.

SUPERVISÃO ANTIMICROBIANA

Em uma época de crescente prevalência de bactérias resistentes a múltiplos fármacos e uso inapropriado de quantidades substanciais de agentes antimicrobianos, a necessidade de uma prescrição racional desses fármacos nunca foi tão grande (Cap. 145). A *supervisão antimicrobiana* descreve a prática de promover a seleção apropriada do fármaco, da dose, da via de administração e da duração da terapia antimicrobiana. Os programas de supervisão antimicrobiana implementam uma variedade de estratégias para (1) melhorar a assistência aos pacientes por meio do uso de antimicrobianos apropriados; (2) preservar um recurso de assistência à saúde fundamental ao inibir o desenvolvimento de resistência dentro de populações de pacientes; (3) diminuir incidência de efeitos adversos; e (4) controlar os custos. As diretrizes do Centers for Disease Control and Prevention (CDC), a The Joint Commission (TJC) Medication Management Standards e o Centers for Medicare and Medicaid Services (CMS) Conditions of Participation, além do National Action Plan for Combating Antibiotic-Resistant Bacteria de 2015, apoiam a *supervisão antimicrobiana* em diversos cenários de assistência à saúde. Em geral, os programas de supervisão antimicrobiana são multidisciplinares e, com frequência, incluem infectologistas, farmacêuticos clínicos (habitualmente com treinamento especial em doenças infecciosas), microbiologistas clínicos, especialistas em sistemas de informação, médicos especializados na prevenção e no controle das infecções e epidemiologistas. Essas equipes empregam uma variedade de abordagens para alcançar as metas do programa.

As estratégias estabelecidas dos programas de supervisão antimicrobiana incluem as seguintes: (1) auditoria prospectiva do uso de antimicrobianos, com intervenção e *feedback*; (2) restrição nos formulários; e (3) autorização prévia. *Auditoria prospectiva* e *feedback* costumam ser realizados por um infectologista ou um farmacêutico. Nesse processo, as prescrições de antimicrobianos de amplo espectro (p. ex., carbapenêmicos) ou agentes com alternativas de maior custo-benefício (p. ex., daptomicina, ceftazidima-avibactam) são revisadas de modo regular quanto à sua pertinência. Nas circunstâncias em que o uso de antimicrobianos pode ser otimizado, a equipe de supervisão antimicrobiana pode intervir para recomendar uma alternativa. Esse processo foi bem-sucedido em vários estudos *quasi*-experimentais, resultando em declínio no uso de fármacos de amplo espectro e diminuição de eventos adversos, como infecção por *C. difficile*. A *restrição nos formulários* consiste na inclusão de um conjunto limitado de agentes antimicrobianos no formulário do hospital com a finalidade de limitar o uso indiscriminado de agentes antimicrobianos na ausência de benefício demonstrado. Essas restrições servem também para evitar gastos desnecessários com fármacos. A *autorização prévia* é a prática de exigir dos médicos a obtenção de uma aprovação antes do uso de agentes antimicrobianos selecionados. A aprovação pode ser fornecida eletronicamente, com o sofisticado *software* Computerized Provider Order Entry (CPOE), após preencher critérios específicos para uso ou após comunicação com um especialista em doenças infecciosas designado pelo programa de supervisão. Essas estratégias levaram a uma diminuição das infecções por *C. difficile* e a uma melhora nos padrões de sensibilidade a fármacos.

Outras estratégias empregadas em ambientes específicos de assistência à saúde incluem diretrizes e programas, otimização das doses, conversão da via parenteral para a VO, período sem antibióticos e descalonamento da terapia. A documentação da indicação de cada antibiótico também é estimulada. Por fim, as equipes de supervisão antimicrobiana fornecem educação continuada sobre as melhores práticas antimicrobianas. Sendo uma área em evolução e cada vez mais ativa na pesquisa clínica para a identificação das melhores práticas, a supervisão antimicrobiana continua a crescer como serviço essencial em vários ambientes de assistência à saúde. A IDSA, em colaboração com várias outras organizações profissionais, publicou diretrizes para o desenvolvimento de programas institucionais de supervisão antimicrobiana (*www.idsociety.org/Antimicrobial_Agents/*).

Agradecimento *Os autores agradecem a Christy A. Varughese por suas significativas contribuições a este capítulo nas edições anteriores.*

LEITURAS ADICIONAIS

Barlam TF et al: Implementing an antibiotic stewardship program: Guidelines by the Infectious Diseases Society of America and the Society for Healthcare Epidemiology of America. Clin Infect Dis 62:e51, 2016.

Bratzler DW et al: Clinical practice guidelines for antimicrobial prophylaxis in surgery. Surg Infect (Larchmt) 14:73, 2013.

Grayson ML et al (eds): *Kucers' The Use of Antibiotics. A Clinical Review of Antibacterial, Antifungal, Antiparasitic and Antiviral Drugs*, 7th ed. Boca Raton, CRC Press, 2018.

Infectious Diseases Society of America: Practice guidelines by organ system. Available at *http://www.idsociety.org/Organ_System/*. Accessed February 21, 2017.

Jeffries MN et al: Consequences of avoiding β-lactams in patients with β-lactam allergies. J Allergy Clin Immunol 137:1148, 2016.

Labreche MJ et al: Recent updates on the role of pharmacokinetics–pharmacodynamics in antimicrobial susceptibility testing as applied to clinical practice. Clin Infect Dis 61:1446, 2015.

Rotschafer J et al (eds): *Antibiotic Pharmacodynamics. Methods in Pharmacodynamics and Toxicology.* New York, Humana Press, 2016.

Shenoy ES et al: Evaluation and management of penicillin allergy: A review. JAMA 321:188, 2019.

Thomas Z et al: A multicenter evaluation of prolonged empiric antibiotic therapy in adult ICUs in the United States. Crit Care Med 43:2527, 2015.

145 Resistência bacteriana aos agentes antimicrobianos

David C. Hooper

DEFINIÇÃO DE RESISTÊNCIA

A ação dos agentes antimicrobianos em diversos alvos dentro da célula bacteriana pode resultar na inibição do crescimento bacteriano ou na morte da célula bacteriana (Cap. 144). A redução ou perda do efeito bacteriano é chamada de *resistência*, e as propriedades ou alterações nas bactérias que resultam em redução da atividade bacteriana são chamadas de *mecanismos de resistência*. As bactérias podem ser resistentes a um ou a múltiplos antimicrobianos, conforme detalhado nas próximas seções. A ocorrência e a magnitude da resistência costumam ser avaliadas em laboratórios de microbiologia clínica pela medida da menor concentração de fármaco que inibe o crescimento de uma bactéria (concentração inibitória mínima, ou CIM) com as condições padronizadas de inóculo e crescimento. Os valores da CIM são geralmente interpretados como representando a suscetibilidade bacteriana, a suscetibilidade intermediária ou a resistência; a interpretação se baseia em correlações dos valores da CIM com a farmacocinética e oferta de um fármaco ao local de infecção no corpo, bem como com dados de ensaios clínicos. Assim, um resultado clínico laboratorial de "suscetibilidade" para uma bactéria prediz uma provável resposta clínica a um antimicrobiano em dose adequada em um paciente infectado por aquele microrganismo, enquanto um resultado de "resistente" prediz resposta ruim ou ausente àquele fármaco. Os valores de corte da CIM para a classificação de bactérias como suscetíveis, intermediárias ou resistentes são geralmente desenvolvidos por grupos reguladores e conselhos e costumam se basear na distribuição dos valores da CIM em um grande conjunto recente de isolados clínicos bacterianos. Os estudos sobre os mecanismos e a epidemiologia da resistência podem, em alguns casos, usar definições diferentes e menos rígidas de resistência baseadas na determinação de um aumento reprodutível no valor de CIM em relação a uma CIM basal de referência, independentemente dos valores de corte clínicos.

MECANISMOS DE RESISTÊNCIA

As bactérias utilizam uma ampla variedade de mecanismos para bloquear ou escapar da atividade dos agentes antibacterianos (Tab. 145-1 e Fig. 145-1). Embora sejam numerosos, esses mecanismos geralmente podem ser divididos em três categorias: (1) alteração ou desvio de alvos que exibem ligação reduzida ao fármaco, (2) acesso alterado do fármaco a seu alvo por meio de redução de sua absorção, ou aumento no efluxo ativo e (3) modificação do fármaco, reduzindo sua atividade. Esses mecanismos resultam de mutações nos genes cromossômicos das bactérias, as quais ocorrem espontaneamente durante a replicação do DNA bacteriano ou a aquisição de novos genes por meio de transferência do DNA de outras bactérias ou absorção de DNA exógeno. Os novos genes são mais frequentemente adquiridos por plasmídeos de alta replicação ou outros elementos do DNA transferidos de outras bactérias. Todavia, algumas bactérias, como *Streptococcus pneumoniae* e *Neisseria gonorrhoeae*, também podem retirar fragmentos do DNA presentes no ambiente de espécies bacterianas relacionadas e recombinar esse DNA diretamente em seus próprios cromossomos, um processo denominado *transformação*. Não raramente, as bactérias resistentes exibem combinações de mecanismos de resistência dentro de uma categoria ou entre várias categorias, e muitos plasmídeos contêm mais de um gene de resistência. Por conseguinte, a própria aquisição de plasmídeos pode, em muitos casos, conferir resistência a múltiplos agentes antibacterianos. A resistência a múltiplos antibióticos estruturalmente não relacionados também pode ocorrer por mutações que causem aumento da expressão de determinadas bombas de efluxo bacteriano, algumas das quais têm amplos perfis de substratos que permitem o transporte de múltiplos agentes antibacterianos para fora da célula.

Muitos agentes antibacterianos derivam de produtos naturais de espécies microbianas do ambiente. Alguns genes que codificam resistência a esses fármacos surgem no microrganismo produtor para protegê-lo de seu produto, mobilizando-o em plasmídeos, que o disseminam para outros microrganismos. As bactérias sobreviventes não produtoras no ambiente natural exposto também podem desenvolver resistência sob pressão seletiva, aumentando o reservatório de mecanismos de resistência. A exposição a agentes antibacterianos na natureza ou durante o uso humano, animal ou de outro tipo resulta na seleção de cepas resistentes dentro de uma população bacteriana suscetível. Em alguns casos, os mecanismos podem conferir desvantagens, que tornam o crescimento bacteriano ou a aptidão para a sobrevivência inferior aos das cepas suscetíveis. Porém, em vários exemplos, os defeitos de aptidão costumam ser menos intensos ao longo do tempo por mecanismos compensatórios que tornam a bactéria resistente e apta, dessa forma com mais chance de persistir em um reservatório mesmo na ausência de pressões continuadas de seleção antimicrobiana. Adiante são discutidas as principais classes de agentes antimicrobianos atualmente usados e os mecanismos mais importantes de resistência encontrados nas infecções clínicas.

β-lactâmicos Os β-lactâmicos, a maior classe de antibióticos, inibem a síntese da parede celular bacteriana por meio da ligação a transpeptidases da parede celular, enzimas de ligação cruzada que também são chamadas de proteínas de ligação às penicilinas (PBPs); as PBPs são alvos exclusivos das bactérias, não tendo iguais entre os mamíferos. O mecanismo de resistência mais comum aos β-lactâmicos, particularmente nas bactérias Gram-negativas, consiste em sua degradação por β-lactamases, isto é, enzimas que degradam o anel β-lactâmico central e destroem a atividade do fármaco. As β-lactamases diferem quanto ao espectro de β-lactâmicos que conseguem degradar. Algumas β-lactamases são codificadas no cromossomo bacteriano, e a sua atividade contribui para o perfil de sensibilidade intrínseca de determinada espécie. As β-lactamases codificadas em

TABELA 145-1 ■ Mecanismos mais comuns de resistência aos agentes antibacterianos

Agente(s) antibacteriano(s)	Principal alvo	Mecanismo(s) de ação	Mecanismo(s) de resistência
β-lactâmicos (penicilinas, cefalosporinas, monobactâmicos, carbapenêmicos)	Síntese da parede celular	Ligam-se à enzima de ligação cruzada da parede celular (PBPs, transpeptidases)	1. Inativação do fármaco por β-lactamases 2. Alteração dos alvos das PBPs 3. Redução da difusão através dos canais de porina 4. Alteração das proteínas de captação de ferro (cefiderocol)
Glicopeptídeos e lipoglicopeptídeos (vancomicina, teicoplanina, telavancina, dalbavancina, oritavancina)	Síntese da parede celular	Bloqueiam as glicosiltransferases da parede celular por meio de ligação da extremidade terminal do peptídeo-tronco D-Ala-D-Ala Teicoplanina, telavancina, dalbavancina e oritavancina: afetam a função da membrana	1. Alteração do alvo D-Ala-D-Ala (D-Ala-D-Lac) 2. Aumento da ligação do alvo D-Ala-D-Ala em sítios distantes das enzimas de síntese da parede celular
Bacitracina	Síntese da parede celular	Bloqueia o carreador lipídico dos precursores da parede celular	Efluxo ativo do fármaco
Fosfomicina	Síntese da parede celular	Bloqueia a ligação do peptídeo-tronco a NAG pela enoiltransferase	1. Hiperexpressão da enzima-alvo 2. Enzimas modificadoras do fármaco
Aminoglicosídeos (gentamicina, tobramicina, amicacina, plazomicina)	Síntese de proteínas	Ligam-se à subunidade 30S do ribossomo Bloqueiam a translocação da cadeia peptídica Provocam leitura incorreta do mRNA	1. Enzimas modificadoras do fármaco 2. Metilação no sítio de ligação do ribossomo 3. Permeabilidade diminuída ao alvo devido ao efluxo ativo
Tetraciclinas (tetraciclina, doxiciclina, minociclina)	Síntese de proteínas	Ligam-se à subunidade 30S do ribossomo Inibição do alongamento de peptídeos	1. Efluxo ativo do fármaco 2. Proteínas de proteção ribossômicas
Tigeciclina, eravaciclina, omadaciclina	Síntese de proteínas	Iguais aos das tetraciclinas	Efluxo ativo do fármaco (bombas diferentes daquelas que afetam as tetraciclinas)
Macrolídeos (eritromicina, claritromicina, azitromicina) e cetolídeo (telitromicina)	Síntese de proteínas	Ligam-se à subunidade 50S do ribossomo Bloqueiam a saída da cadeia peptídica	1. Metilação no sítio de ligação do ribossomo 2. Efluxo ativo do fármaco
Lincosamidas (clindamicina)	Síntese de proteínas	Ligam-se à subunidade 50S do ribossomo Bloqueiam a formação da ligação peptídica	Metilação no sítio de ligação do ribossomo
Estreptograminas (quinupristina, dalfopristina)	Síntese de proteínas	Iguais aos dos macrolídeos	1. Iguais aos dos macrolídeos 2. Enzimas modificadoras do fármaco
Cloranfenicol	Síntese de proteínas	Liga-se à subunidade 50S do ribossomo Bloqueia o posicionamento do aminoacil--tRNA	Enzimas modificadoras do fármaco
Oxazolidinonas (linezolida, tedizolida)	Síntese de proteínas	Ligam-se à subunidade 50S do ribossomo Inibem a iniciação da síntese peptídica	1. Alteração do sítio de ligação do rRNA 2. Metilação do sítio de ligação do ribossomo
Pleuromutilinas (lefamulina)	Síntese de proteínas	Ligam-se à subunidade 50S do ribossomo Bloqueiam o centro da peptidil transferase	1. Alteração dos sítios L3 e L4 da proteína 2. Metilação do sítio de ligação do ribossomo
Mupirocina	Síntese de proteínas	Bloqueia a isoleucil-tRNA-sintetase	1. tRNA-sintetase resistente adquirida (desvio do fármaco) 2. Alteração do alvo nativo da tRNA--sintetase
Sulfonamidas (sulfadiazina, sulfisoxazol e sulfametoxazol)	Síntese de folato	Inibem a di-hidropteroato-sintetase	Di-hidropteroato-sintetase resistente adquirida (desvio do fármaco)
Trimetoprima	Síntese de folato	Inibe a di-hidrofolato-redutase	Di-hidrofolato-redutase resistente adquirida (desvio do fármaco)
Quinolonas (norfloxacino, ciprofloxacino, ofloxacino, levofloxacino, moxifloxacino, gemifloxacino, delafloxacino)	Síntese de DNA	Inibe a DNA-girase e a DNA-topoisomerase IV Complexo enzima-DNA-fármaco: bloqueio do aparato de replicação do DNA	1. Alvo(s) alterado(s) 2. Efluxo ativo 3. Proteção do alvo do fármaco 4. Enzima modificadora do fármaco (ciprofloxacino)
Rifamicinas (rifampicina, rifabutina, rifapentina)	Síntese de RNA	Inibem a RNA-polimerase	Alteração do alvo
Nitrofurantoína	Síntese de ácido nucleico	Reduz os derivados reativos do fármaco que danificam o DNA	Enzimas ativadoras do fármaco alteradas
Metronidazol	Síntese de ácido nucleico	Reduz os derivados reativos do fármaco que danificam o DNA	1. Enzima ativadora do fármaco alterada 2. Enzimas de desintoxicação adquiridas 3. Efluxo ativo
Polimixinas (polimixina B e polimixina E [colistina])	Membrana celular	Ligam-se aos LPS e provocam ruptura das membranas externa e citoplasmática	Alteração da carga da membrana celular com redução da ligação do fármaco
Daptomicina	Membrana celular	Produz extravasamento dos canais de membrana e da membrana	Alteração da carga da membrana celular com redução da ligação do fármaco

Siglas: LPS, lipopolissacarídeo; mRNA, RNA mensageiro; NAG, *N*-acetilglicosamina; PBP, proteína de ligação às penicilinas; rRNA, RNA ribossômico; tRNA, RNA transportador.

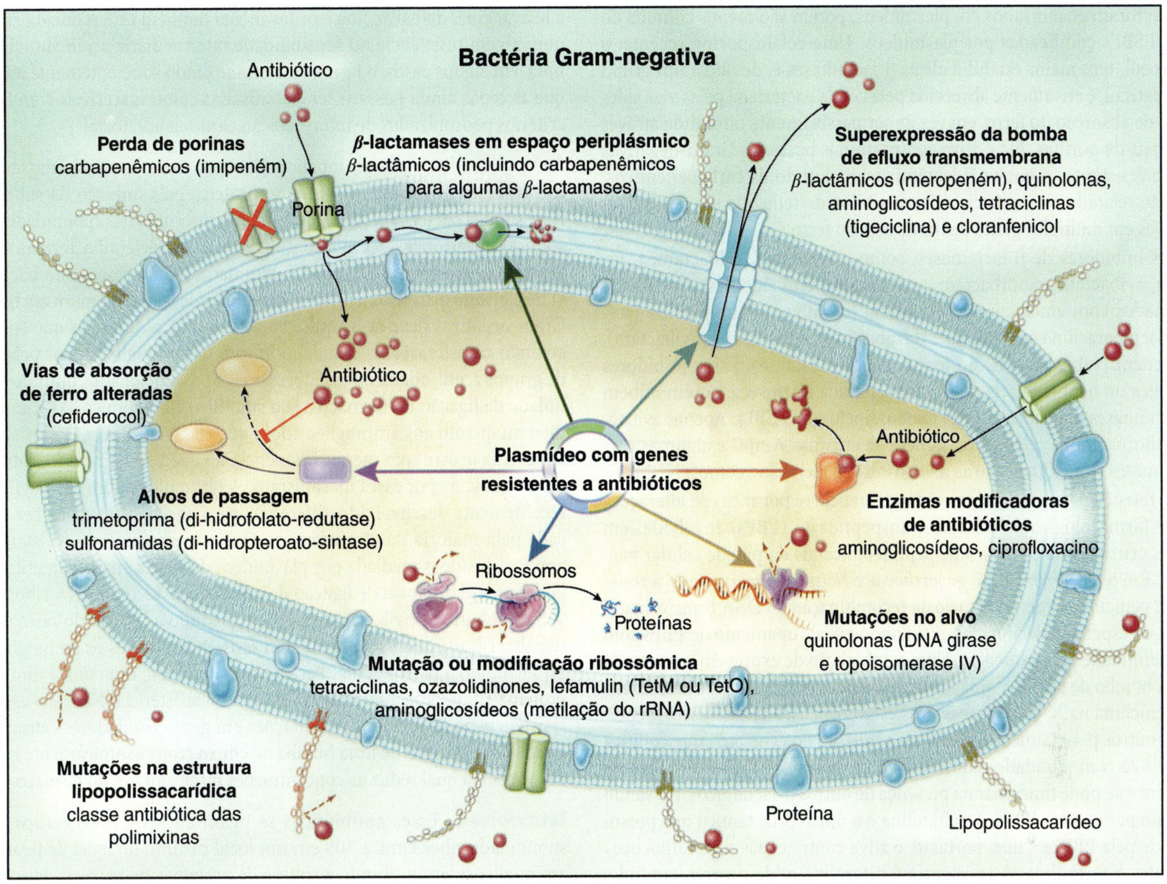

FIGURA 145-1 Alvos antibacterianos e mecanismos de resistência a agentes antibacterianos, conforme ilustrado em uma bactéria Gram-negativa. Mecanismos semelhantes são encontrados em bactérias Gram-positivas, mas a ausência de uma membrana externa faz as β-lactamases serem excretadas para fora da célula, em vez do espaço periplasmático entre as membranas interna e externa, reduzindo a eficiência das bombas de efluxo porque os fármacos exportados podem entrar novamente na célula após cruzar uma única membrana, em vez das duas membranas das bactérias Gram-negativas. As esferas vermelhas indicam antibióticos. *(De AY Peleg, DC Hooper: Hospital-acquired infections due to gram-negative bacteria. N Engl J Med 362:1084, 2010. Direitos autorais de 2010 da Massachusetts Medical Society. Reimpressa com permissão de Massachusetts Medical Society.)*

cromossomos podem ser produzidas em quantidades variadas que afetam o grau de resistência. Em alguns casos, a expressão das enzimas é fisiologicamente induzida pela exposição a determinados β-lactâmicos; em outros casos, a expressão das enzimas pode ser constante ou constitutiva através de mutações em genes que codificam os reguladores da expressão de um gene de β-lactamases. Outras β-lactamases são codificadas por genes em plasmídeos adquiridos, sendo geralmente expressadas de forma constitutiva. Os perfis de resistência aos plasmídeos podem estar presentes em algumas cepas de uma espécie, mas não em outras, dependendo de quais plasmídeos a cepa adquiriu. Nas bactérias Gram-positivas, as β-lactamases são secretadas no ambiente extracelular, ao passo que, nas bactérias Gram-negativas, essas enzimas são secretadas no espaço periplasmático entre as membranas citoplasmática e externa – um espaço limitado que permite a presença de concentrações altas de β-lactamases. Por conseguinte, nas bactérias Gram-negativas, o acesso dos β-lactâmicos às suas PBP-alvo e às β-lactamases exige a sua difusão através da membrana externa, geralmente por meio dos canais de difusão de porinas. As reduções nos canais de difusão da membrana externa devidas a mutações podem aumentar ainda mais a eficiência da degradação de β-lactâmicos pelas β-lactamases: a difusão lenta atua junto com as concentrações altas de enzimas no espaço periplasmático para potencializar a degradação do fármaco e a resistência.

As cepas de *Staphylococcus aureus* produzem, em sua maioria, uma β-lactamase codificada por plasmídeos, a qual degrada a penicilina, mas não as penicilinas semissintéticas, como a oxacilina e a nafcilina. A maior diversidade entre as β-lactamases, porém, é encontrada nas bactérias Gram-negativas. As β-lactamases codificadas por plasmídeos mais comuns e primeiramente identificados das bactérias Gram-negativas são capazes de inativar todas as penicilinas e a maioria das cefalosporinas de primeiras gerações. Múltiplas variantes dessas primeiras β-lactamases de espectro estendido (ESBLs) surgiram e estão agora amplamente disseminadas. Essas ESBLs podem degradar as cefalosporinas de gerações mais recentes (ceftriaxona, cefotaxima, ceftazidima), além do monobactâmico aztreonam, e algumas ESBLs também degradam a cefalosporina de quarta geração cefepima. Os carbapenêmicos (imipenem, meropenem, ertapenem, doripenem) não são geralmente degradados pelas ESBLs; todavia, outras β-lactamases, denominadas *carbapenemases*, que degradam os carbapenêmicos e a maioria ou todos os outros β-lactâmicos, começaram a surgir e estão aumentando em prevalência. Nos Estados Unidos, carbapenemases de *Klebsiella pneumoniae* (KPCs), que costumam ser encontradas em cepas de *Escherichia coli* e *K. pneumoniae*, são mais disseminadas, mas as Nova Délhi metalo-β-lactamases (NDM-carbapenemases), que foram inicialmente encontradas no subcontinente indiano, têm aparecido em vários casos nos Estados Unidos, assim como uma carbapenemase do grupo OXA, OXA-48. Em alguns casos, níveis altos de expressão de uma ESBL ou de uma enzima AmpC (ver adiante), junto com redução dos canais de difusão da porina, também podem resultar em resistência aos carbapenêmicos. Na *Pseudomonas aeruginosa*, a resistência aos carbapenêmicos pode ocorrer por mutações que causam reduções no canal de difusão OprD para o imipeném ou por expressão aumentada de bombas de efluxo que podem remover o meropenem da célula bacteriana.

A β-lactamase cromossômica de *Klebsiella pneumoniae* degrada preferencialmente as penicilinas, mas não as cefalosporinas. Por outro lado, a β-lactamase cromossômica de *Enterobacter* e gêneros relacionados, AmpC, é capaz de degradar quase todas as cefalosporinas, porém normalmente é expressa em pequenas quantidades. As mutações em genes reguladores que causam a produção de quantidades aumentadas de AmpC conferem uma resistência completa às penicilinas e cefalosporinas; as exceções são a cefoxitina e a cefepima, que são relativamente estáveis a AmpC. Entretanto, pode haver desenvolvimento de resistência à cefepima por meio dos efeitos combinados de mutações que causam produção aumentada de AmpC e diminuição dos canais de difusão de porinas. Os genes que codificam AmpC também foram encontrados em plasmídeos, porém são menos comuns do que as ESBLs codificadas por plasmídeos. Uma cefalosporina recente, o cefiderocol, tem maior estabilidade às β-lactamases e, devido a um grupo lateral catecol, é ativamente absorvida pela célula bacteriana pelas vias sideróforas de absorção do ferro, em vez de ser passivamente difundida através dos canais de porinas. Ela é ativa contra muitas bactérias Gram-negativas que são resistentes a outros β-lactâmicos, incluindo os carbapenêmicos. Tem sido relatada a ocorrência de suscetibilidade reduzida em cepas com mutações em múltiplos genes de transporte do ferro.

Os inibidores de β-lactamases, como clavulanato, sulbactam, tazobactam, avibactam, vaborbactam e relebactam, têm sido desenvolvidos e combinados com amoxicilina e ticarcilina (clavulanato), ampicilina (sulbactam), piperacilina e ceftolozana (tazobactam), ceftazidima (avibactam), meropenem (vaborbactam) ou imipenem (relebactam). Esses inibidores têm pouca ou nenhuma atividade antibacteriana intrínseca, porém inibem as β-lactamases mediadas por plasmídeos, incluindo ESBLs. Apenas avibactam, vaborbactam e relebactam inibem as enzimas AmpC e algumas carbapenemases (KPCs, mas não as metalo-carbapenemases, como a NDM).

A resistência aos β-lactâmicos também ocorre por meio de alterações no alvo farmacológico de enzimas transpeptidases (PBPs) envolvidas em ligações cruzadas da estrutura de peptideoglicanos da parede celular bacteriana. Em *S. pneumoniae, N. gonorrhoeae* e *Neisseria meningitidis*, a resistência à penicilina ocorre por meio de recombinação do DNA transformado a partir de espécies relacionadas, resultando em agrupamento de PBPs com menor afinidade pela penicilina. Uma combinação de expressão aumentada de uma bomba de efluxo e uma mutação de porina também causa resistência à penicilina na *N. gonorrhoeae*. Nos estafilococos, a resistência à meticilina e a outros β-lactâmicos ocorre pela aquisição do gene *mec*, que codifica uma PBP2a com afinidade reduzida pelo fármaco. A PBP2a é um alvo de passagem que pode funcionar na presença de outros β-lactâmicos, passando seu efeito para outras PBPs. A ceftarolina é o único β-lactâmico que possui afinidade pela PBP2a e que, portanto, é ativa contra cepas de estafilococos resistentes à meticilina. A resistência à cetarolina pode ocorrer, contudo, por mutações no gene que codifica a PBP2a que reduzem sua afinidade pelo fármaco.

Glicopeptídeos e lipoglicopeptídeos Glicopeptídeos e lipoglicopeptídeos inibem a síntese da parede celular bacteriana por meio de ligação a dois aminoácidos terminais D-alanina de peptídeos estruturais da parede celular de peptideoglicanos, os quais estão envolvidos em ligações cruzadas de peptideoglicanos. Desta forma, esses fármacos bloqueiam as enzimas transpeptidase de ligações cruzadas e as glicosiltransferases necessárias para a síntese da parede celular. A resistência à vancomicina nos enterococos deve-se à aquisição de um grupo de genes *van* que resultam (1) na produção de D-alanina-D-lactato – em lugar da D-alanina-D-alanina normal – na extremidade do peptídeo estrutural do peptideoglicano e (2) na redução dos peptídeos com terminação D-alanina-D-alanina existentes. A vancomicina liga-se à D-alanina-D-lactato com afinidade mil vezes menor do que à D-alanina-D-alanina. Os genes *van* foram originados em microrganismos que naturalmente produzem vancomicina e têm sido mobilizados e reorganizados em elementos genéticos móveis transpóson e em plasmídeos, os quais podem ser transferidos entre enterococos. Em casos raros, os cassetes de genes *van* têm sido transferidos de enterococos para *S. aureus*, com a consequente geração de resistência completa à vancomicina. No *S. aureus*, a resistência intermediária à vancomicina é mais comum que a resistência completa à vancomicina e se deve a diferentes mecanismos que resultam de uma série de várias mutações cromossômicas, que levam a espessamento da parede celular com defeitos em suas ligações cruzadas. Essa parede celular modificada contém peptídeos estruturais adicionais terminados em D-alanina-D-alanina que se ligam à vancomicina em local distante da membrana celular, adjacente ao qual novos peptideoglicanos são sintetizados e onde a ligação da vancomicina bloqueia as enzimas transpeptidase e transglicosilase. Assim, a ligação da vancomicina a essas terminações distantes impede seu acesso aos locais de ligação proximal que resultam na inibição da síntese de peptideoglicanos. Esse fenótipo de resistência intermediária foi reconhecido pela primeira vez em pacientes recebendo ciclos prolongados de vancomicina que criaram uma oportunidade para a seleção das mutações múltiplas necessárias para a produção da parede celular modificada. Devido ao consumo de energia de uma parede celular espessada, esse fenótipo de resistência intermediária pode ser instável, com as cepas retornando à suscetibilidade na ausência de pressão de seleção da vancomicina. A sensibilidade à telavancina, dalbavancina e oritavancina também está reduzida em cepas que exigem resistência ou sensibilidade intermediária à vancomicina, embora, em alguns casos, o fármaco continue sendo suficientemente ativo para que as cepas ainda possam ser classificadas como suscetíveis com base em critérios padronizados de interpretação clínica laboratorial.

Aminoglicosídeos Os aminoglicosídeos são uma das várias classes de antimicrobianos que inibem a síntese proteica pela inibição da subunidade ribossômica bacteriana 30S ou 50S (ambas diferindo das subunidades ribossômicas eucarióticas), com a consequente atividade antibacteriana seletiva. Os aminoglicosídeos se ligam à subunidade 30S do ribossomo bacteriano. O mecanismo de resistência aos aminoglicosídeos mais comum em bactérias Gram-negativas deve-se à aquisição de genes de plasmídeos que codificam enzimas transferases, as quais modificam os aminoglicosídeos pela adição de grupos acetil, adenil ou fosfato; esses grupos adicionados diminuem a afinidade de ligação do fármaco a seu sítio-alvo ribossômico. As transferases diferem quanto aos aminoglicosídeos que elas modificam, e a resistência à amicacina ocorre com menos frequência do que a resistência à gentamicina ou tobramicina por esses mecanismos. A plazomicina, um aminoglicosídeo recentemente desenvolvido, difere por permanecer ativa e não ser modificada pela maioria das transferases. Outro mecanismo de resistência aos aminoglicosídeos mediada por plasmídeos deve-se a enzimas metilases que podem metilar o local de ligação do aminoglicosídeo no RNA ribossômico 16S da subunidade ribossômica 30S, reduzindo a ligação do fármaco com seu alvo ribossômico, resultando em resistência a todos os aminoglicosídeos, incluindo a plazomicina. Para a estreptomicina, uma única mutação de proteína ribossômica também pode causar resistência. Na *P. aeruginosa*, a resistência pode ocorrer por mutações em genes reguladores causando aumento da expressão de uma bomba de efluxo cromossomicamente codificada, MexXY, a qual reduz as concentrações intracelulares do fármaco.

Tetraciclinas Esses antibióticos se ligam ao RNA ribossômico 16S da subunidade ribossômica 30S em um local distinto do local de ligação dos aminoglicosídeos, inibindo a síntese de proteínas da bactéria. No caso das tetraciclinas, incluindo a doxiciclina e a minociclina, a resistência é frequentemente mediada por plasmídeos e devida a bombas de efluxo ativas, as quais geralmente são específicas para tetraciclinas ou a proteínas que protegem o ribossomo da ação das tetraciclinas. Várias bombas de efluxo de amplo espectro cromossomicamente codificadas também podem incluir as tetraciclinas entre seus substratos, e mutações reguladoras que causam expressão aumentada da bomba podem conferir resistência a tetraciclinas, junto com a resistência a outros agentes. Há derivados recentes das tetraciclinas, incluindo a glicilciclina, a tigeciclina, a fluorociclina, a eravaciclina, a aminometilciclina e a omadaciclina, que apresentam modificações no anel estrutural central das tetraciclinas fazendo com que sejam menos ou nada afetados pelos mecanismos de resistências comuns às tetraciclinas. Porém, a resistência às novas tetraciclinas pode ocorrer através de mutações que causam a expressão excessiva de algumas bombas de efluxo de amplo espectro, particularmente em espécies de *Proteus*. Um mecanismo incomum de modificação das tetraciclinas codificado por plasmídeos também pode causar resistência aos agentes mais novos.

Macrolídeos, cetolídeos, lincosamidas e estreptograminas Esses antibióticos também são inibidores da síntese proteica bacteriana, neste caso através da sua ligação ao RNA 23S da subunidade ribossômica 50S. Eles geralmente não têm atividade contra bactérias Gram-positivas. A resistência aos macrolídeos, à clindamicina e à quinupristina deve-se, com mais frequência, a metilases Erm adquiridas que modificam o sítio de ligação do fármaco no ribossomo, reduzindo sua ligação. A resistência à quinupristina por esse mecanismo torna a combinação quinupristina-dalfopristina mais bacteriostática do que bactericida. A telitromicina, um cetolídeo estruturalmente relacionado aos macrolídeos, apresenta um sítio de ligação adicional no ribossomo e permanece ativa na presença de algumas metilases. A expressão do gene da metilase pode ser induzida pela exposição à maioria dos macrolídeos, mas geralmente não aos cetolídeos (p. ex., telitromicina); porém, as cepas bacterianas que expressam de maneira constitutiva genes de metilase podem demonstrar resistência a macrolídeos e cetolídeos. Genes adquiridos que codificam bombas de efluxo ativas também podem contribuir para a resistência aos macrolídeos nos estreptococos e para a resistência aos macrolídeos, à clindamicina e à dalfopristina nos estafilococos. Enzimas modificadoras do fármaco adquiridas por plasmídeos nos estafilococos também podem produzir resistência à quinupristina e dalfopristina. A resistência aos macrolídeos devido a mutações do rRNA 23S no local de ligação do fármaco é incomum nos estafilococos e estreptococos devido às múltiplas cópias dos genes de rRNA nos cromossomos dessas espécies; entretanto, essa resistência pode ocorrer mais frequentemente nas micobactérias, no *Helicobacter pylori* e em espécies de *Treponema* que só apresentam uma ou duas cópias cromossômicas desses genes do rRNA. Entre as bactérias Gram-negativas, muitas das quais não são suscetíveis aos macrolídeos atuais por absorção inadequada do fármaco, foram descritas algumas cepas com genes adquiridos para enzimas modificadoras de macrolídeos.

Cloranfenicol O cloranfenicol inibe a síntese proteica bacteriana por meio de ligação ao rRNA 23S da subunidade 50S em um local sobreposto ao local de ligação do macrolídeo. O cloranfenicol é pouco usado na medicina humana devido à toxicidade infrequente, mas potencialmente grave, para a medula óssea. A resistência ao cloranfenicol costuma ser causada por acetiltransferases modificadoras do fármaco codificadas por plasmídeos, encontradas em bactérias Gram-positivas e Gram-negativas e cuja expressão pode ser induzida pela exposição ao fármaco. Entre os estafilococos, foi descoberto que algumas cepas resistentes têm uma metilase ribossômica codificada por plasmídeos que confere resistência a cloranfenicol, clindamicina e oxazolidinonas. Como no caso dos macrolídeos, as mutações ribossômicas que causam resistência ao cloranfenicol são incomuns devido a múltiplas cópias de genes do rRNA na maioria dos patógenos humanos. Bombas de efluxo codificadas por plasmídeos afetando especificamente o cloranfenicol foram encontradas em bactérias Gram-negativas, e outras bombas afetando cloranfenicol e oxazolidinonas foram encontradas em bactérias Gram-positivas.

Oxazolidinonas A linezolida e a tedizolida são os únicos membros da classe das oxazolidinonas de antimicrobianos em uso clínico e ambas são ativas apenas contra bactérias Gram-positivas; a falta de atividade suficiente em bactérias Gram-negativas resulta da capacidade das bombas de efluxo nativas nessas bactérias de limitar o acesso do fármaco a seus alvos ribossômicos citoplasmáticos. As oxazolidinonas têm como alvo o ribossomo bacteriano e inibem a síntese proteica através da ligação ao rRNA 23S da subunidade 50S em um local distinto que se sobrepõe ao local de ligação do cloranfenicol. A resistência tem sido observada mais frequentemente nos enterococos do que nos estafilococos e, em ambos os microrganismos, deve-se mais comumente a mutações em múltiplas cópias dos genes rRNA 23S que reduzem a ligação do fármaco ao ribossomo. Um gene para metilase ribossômica adquirido por plasmídeos que permite a alteração ribossômica, em um local que confere resistência tanto à linezolida quanto ao cloranfenicol, também foi encontrado em algumas cepas de *S. aureus* e estafilococos coagulase-negativos, porém ainda não está disseminado. Foi descrita uma bomba de efluxo ativa codificada por plasmídeos conferindo resistência a oxazolidinonas (linezolida e tedizolida) e ao cloranfenicol em isolados de animais e em um pequeno número de isolados de humanos de *Enterococcus faecalis*.

Pleuromutilinas A lefamulina foi recentemente aprovada, sendo a única pleuromutilina sistêmica em uso clínico. A retapamulina está disponível para uso tópico em infecções cutâneas. As pleuromutilinas inibem a síntese de proteínas bacterianas por meio de ligação ao centro de peptidil transferase na subunidade ribossomal 50S, e a lefamulina costuma ser ativa contra bactérias Gram-positivas, *Haemophilus influenzae*, *Moraxella catarrhalis* e patógenos respiratórios atípicos, como o *Mycoplasma pneumoniae* e a *Legionella* spp. Embora exista sobreposição parcial entre o sítio de ligação da lefamulina e aqueles da ligação de outros antibacterianos à subunidade ribossomal 50S, é incomum haver resistência cruzada com macrolídeos, oxazolidinonas, lincosamidas e estreptograminas. A resistência à lefamulina pode ocorrer por mutações nas proteínas L3 e L4 da subunidade 50S que alteram o sítio de ligação da lefamulina. Além disso, a metilase Cfr codificada por plasmídeos, a qual confere resistência ao cloranfenicol e às oxazolidinonas, também pode causar resistência à lefamulina ao alterar seu sítio de ligação. Os transportadores Vga, os quais causam resistência às lincosamidas e às estreptograminas, também afetam as pleuromutilinas.

Mupirocina A mupirocina é usada apenas em formulações tópicas, geralmente para a eliminação nasal de *S. aureus* no portador assintomático. Ela tem como alvo a sintetase bacteriana leucil-tRNA e inibe a síntese proteica. A resistência à mupirocina ocorre por mutação da leucil-tRNA-sintetase alvo (resistência de baixo nível) ou pela aquisição de uma tRNA-sintetase resistente codificada por plasmídeos (resistência de alto nível), o que evita a inibição pelo fármaco da sintetase nativa suscetível.

Sulfonamidas e trimetoprima Esses agentes inibem a via de biossíntese de folato em etapas diferentes. As sulfonamidas são estruturalmente semelhantes ao ácido *para*-aminobenzoico (PABA) e inibem de forma competitiva a di-hidropteroato-sintetase, a qual, em uma etapa anterior da via, utiliza o PABA para sintetizar di-hidropteroato, um precursor de di-hidrofolato. A trimetoprima inibe a di-hidrofolato-redutase em uma etapa posterior na via que gera o tetra-hidrofolato. O uso clínico de inibidores da via do folato na maioria das vezes consiste na combinação de sulfametoxazol e trimetoprima; porém, algumas vezes, a trimetoprima ou várias outras sulfonamidas são usadas individualmente. A resistência a ambos desses antimetabólitos pode resultar da mutação em seus alvos enzimáticos ou pode dever-se a genes adquiridos por plasmídeos que codificam enzimas resistentes que escapam da inibição das enzimas nativas suscetíveis – uma di-hidropteroato-sintetase resistente no caso das sulfonamidas e uma di-hidrofolato-redutase resistente no caso da trimetoprima. A resistência à combinação de sulfametoxazol e trimetoprima exige que a cepa bacteriana tenha mecanismos de resistência para ambos os agentes, o que não é incomum. A resistência causada por efluxo do fármaco ou por modificação do fármaco tem sido limitada para as sulfonamidas ou a trimetoprima.

Quinolonas As quinolonas são inibidores sintéticos da síntese bacteriana de DNA. Elas se ligam a duas enzimas necessárias para a síntese de DNA: DNA girase e DNA topoisomerase IV, as quais alteram a conformação do DNA e a interligação das moléculas replicadas. Além da inibição das funções catalíticas das enzimas para alterar a topologia do DNA, elas estabilizam complexos enzima-DNA que formam uma barreira para a maquinaria de replicação do DNA e são precursores de quebra letais no DNA de fita dupla. Embora enzimas topoisomerases relacionadas estejam envolvidas na síntese de DNA em mamíferos, as enzimas bacterianas e de mamíferos são suficientemente diferentes entre si para que as quinolonas tenham atividade seletiva contra as bactérias. A resistência às quinolonas deve-se, com mais frequência, a mutações cromossômicas que alteram as enzimas-alvo, a DNA-girase e a DNA-topoisomerase IV, com consequente redução na ligação do fármaco, ou a mutações que aumentam a expressão das bombas de efluxo de amplo espectro nativas das quais as quinolonas (entre outros compostos) são substratos. Além disso, três tipos de genes adquiridos podem conferir redução da suscetibilidade ou resistência de baixo nível por meio de proteção dos alvos enzimáticos, modificação de algumas quinolonas (particularmente ciprofloxacino e norfloxacino) para reduzir sua atividade ou geração de um efluxo de quinolonas. Esses genes estão geralmente localizados em plasmídeos de resistência a múltiplos fármacos que se disseminaram no mundo inteiro. A sua presença pode promover níveis maiores de resistência às quinolonas por aumentar a seleção de mutações em genes alvos cromossômicos com a exposição às quinolonas, podendo ligar a resistência às quinolonas à resistência a outros antibacterianos codificada pelo mesmo plasmídeo.

Rifampicina e rifabutina Os antimicrobianos da classe das rifamicinas têm como alvo a RNA-polimerase bacteriana e, assim, inibem a transcrição do RNA mensageiro e a expressão de genes. Sua atividade é geralmente limitada a bactérias Gram-positivas porque as bombas de efluxo nativas na maioria das bactérias Gram-negativas reduzem o acesso do fármaco ao alvo enzimático no citoplasma. Mutações únicas na subunidade β da RNA-polimerase constituem o principal mecanismo de resistência adquirida à rifampicina, a qual é de alto nível. Por conseguinte, a rifampicina e outras rifamicinas são usadas no tratamento de infecções apenas em associação com outros agentes antibacterianos para reduzir a probabilidade de seleção de resistência de alto nível.

Metronidazol O metronidazol é ativamente captado pela maioria das bactérias anaeróbias e depois convertido a derivados reativos do fármaco que danificam de forma inespecífica os ácidos nucleicos e as proteínas citoplasmáticas. Assim, o metronidazol não tem um alvo celular específico. A resistência adquirida das espécies de *Bacteroides* ao metronidazol é rara. Essa resistência foi relatada em cepas que não possuem nitrorredutase ativadora endógena ou que adquiriram genes *nim* responsáveis pela redução adicional de intermediários nitrosos que causam lesão do DNA a um derivado inativo. A resistência também tem sido associada a efluxo ativo e a mecanismos de reparo intensificado do DNA.

Nitrofurantoína A nitrofurantoína é usada apenas para tratamento de infecções do trato urinário baixo, pois concentrações adequadas do fármaco são encontradas apenas na urina. O seu mecanismo de ação não é completamente conhecido, mas acredita-se que envolva a geração de moléculas derivadas reativas (como ocorre com o metronidazol) que danificam o DNA e os ribossomos. A resistência de *Escherichia coli* à nitrofurantoína pode emergir por meio de uma série de mutações que diminuem progressivamente a atividade de nitrorredutase necessária para a geração de metabólitos nitrofurano ativos. Essas alterações também têm seu desenvolvimento prejudicado; esse prejuízo possivelmente explique a ocorrência rara de resistência com o uso clínico da nitrofurantoína.

Polimixinas Devido à emergência de resistência a múltiplos fármacos nas bactérias Gram-negativas, a colistina e a polimixina B estão sendo usadas cada vez mais para infecções causadas por Enterobacterales, *P. aeruginosa* e espécies de *Acinetobacter* resistentes. As polimixinas são moléculas peptídicas catiônicas cíclicas que se ligam a lipopolissacarídeos de carga negativa na membrana externa de bactérias Gram-negativas, com a subsequente ruptura e permeabilização da estrutura da membrana externa e da membrana citoplasmática. Assim, as polimixinas são bactericidas. A resistência é rara, mas pode surgir durante o tratamento por meio de mutações que provocam reduções na carga negativa da superfície celular das bactérias Gram-negativas, reduzindo, assim, a ligação da colistina de carga positiva. Recentemente também foi descoberta a resistência à colistina mediada por plasmídeos e causada por *mcr-1*, um gene que codifica uma fosfoetanolamina-transferase que também reduz a carga negativa na superfície celular. Bactérias entéricas contendo *mcr-1* foram identificadas na Ásia, Europa e Estados Unidos.

Daptomicina A daptomicina é ativa contra bactérias Gram-positivas, interagindo e rompendo a membrana citoplasmática de uma maneira dependente de cálcio, resultando em atividade bactericida. Os mecanismos de resistência à daptomicina são complexos e envolvem mutações em vários genes capazes de alterar a estrutura e a carga da membrana celular e reduzir a ligação da daptomicina. A resistência à daptomicina é relativamente rara, porém surgiu em algumas cepas de *S. aureus* com suscetibilidade intermediária à vancomicina, em pacientes tratados com vancomicina, mas não expostos à daptomicina. Em algumas cepas de *S. aureus* resistente à meticilina, a resistência à daptomicina foi associada à sensibilidade adquirida aos β-lactâmicos; as combinações de daptomicina com nafcilina ou ceftarolina têm sido bem-sucedidas para o tratamento de pacientes infectados por cepas resistentes quando a daptomicina isoladamente ou em associação com outros agentes fracassou. O mecanismo desse efeito ainda não está claro, mas pode envolver alteração na carga de superfície e aumento da ligação da daptomicina na presença de β-lactâmicos. A resistência à daptomicina também foi relatada em enterococos.

EPIDEMIOLOGIA DA RESISTÊNCIA E REDUÇÃO DE SUA OCORRÊNCIA

A resistência a múltiplos fármacos em infecções bacterianas de humanos tem aumentado nos últimos anos, substancialmente limitando o número de antibióticos que podem ser usados para tratar algumas infecções. A prevalência de resistência a diversos antimicrobianos entre patógenos de humanos pode, contudo, variar muito em diferentes regiões geográficas e mesmo em diferentes instituições na mesma região. Assim, dados locais específicos sobre a ocorrência de vários tipos de resistência são um componente importante na escolha dos antimicrobianos para tratamento empírico de infecções até que o patógeno responsável seja identificado e sua suscetibilidade específica seja determinada pelo laboratório de microbiologia clínica. Também é importante o ajuste imediato do antimicrobiano escolhido inicialmente com base na espécie e em dados de suscetibilidade para melhor guiar a terapia. Esses princípios enfatizam a importância de obter amostras adequadas para cultura ou outras modalidades diagnósticas e testes de suscetibilidade – sempre que possível, antes da administração de antimicrobianos. Eles também reforçam a importância de métodos diagnósticos rápidos e sensíveis e da imediata comunicação de seus resultados aos médicos informando as melhores opções de antimicrobianos.

A prevalência geral de resistência pode ser afetada por vários fatores, incluindo (1) a extensão dos reservatórios de resistência na população de pacientes; (2) as pressões seletivas do uso de antimicrobianos favorecendo cepas resistentes em relação àquelas suscetíveis; e (3) a extensão em que a resistência é amplificada pela transmissão de cepas resistentes a pacientes a partir de seu ambiente ou de outras pessoas, direta ou indiretamente pelas mãos contaminadas de profissionais de saúde, quando a higiene das mãos e outras práticas de controle de infecção não são adequadamente seguidas. A probabilidade de que um paciente individual seja infectado com um patógeno resistente também é afetada por seu histórico. Os estudos têm demonstrado que tratamento antibiótico prévio, infecção prévia por patógenos resistentes e hospitalizações prévias aumentam essa probabilidade.

Esses fatores enfatizam a importância do uso apropriado de antimicrobianos (particularmente evitar o seu uso em condições clínicas onde não sejam necessários), o uso do ciclo mais breve de terapia suficiente para um desfecho clínico bem-sucedido e a implementação de programas de supervisão do uso de antimicrobianos (Cap. 144), além de práticas cuidadosas e consistentes de controle de infecção nas instituições de assistência à saúde de curto e longo prazo. Os agentes antimicrobianos são diferentes de outras classes de fármacos na medicina humana pelo fato de – apesar de seu evidente valor clínico quando usados adequadamente – o uso prolongado poder comprometer sua utilidade no futuro devido à resistência. A incrível capacidade dos patógenos para adquirir resistência é inerente à sua biologia, enfatizando a necessidade de que médicos e instituições estejam atentos a esses fatores que podem ser controlados por meio do uso cauteloso de antimicrobianos e práticas preventivas e rigorosas de controle de infecção.

No mundo todo, há esforços para abordar o problema causado pela resistência. O Centers for Disease Control and Prevention (CDC) recentemente estimou que > 2,8 milhões de infecções bacterianas resistentes ocorrem nos Estados Unidos anualmente, com 35.900 mortes, tendo identificado patógenos particularmente resistentes de maior preocupação devido a seus efeitos gerais na saúde pública (Tab. 145-2). As bactérias entéricas (como espécies de *E. coli*, *K. pneumoniae* e *Enterobacter*) que são resistentes aos carbapenêmicos são incluídas na categoria "urgente" devido à sua crescente ocorrência no mundo todo e porque elas costumam ser altamente resistentes a múltiplos fármacos, com poucos ou nenhum antimicrobiano ativo disponível para o tratamento. A *N. gonorrhoeae* resistente é incluída nessa categoria também por causa da facilidade com que a gonorreia pode se disseminar entre as pessoas e por haver poucos agentes ativos atualmente disponíveis. Outras resistências são comuns e também afetam o cuidado clínico, muitas vezes exigindo o uso de alternativas aos agentes de primeira linha, que podem ser menos eficazes e menos bem toleradas. Também afetando os cuidados clínicos e consideradas urgentes são as infecções devido a *Clostridioides difficile*. Embora não diretamente causada por resistência adquirida, a doença por *C. difficile*, como as infecções por

TABELA 145-2 ■ Risco de resistência a antibióticos nos Estados Unidos, 2019

Categoria do risco	Microrganismos
Urgente	*Acinetobacter* resistente a carbapenêmicos *Candida auris* *Clostridioides difficile* Enterobacterales resistentes a carbapenêmicos *Neisseria gonorrhoeae* resistente a fármacos
Sério	*Campylobacter* resistente a fármacos *Candida* resistente a fármacos Enterobacterales produtoras de β-lactamase de espectro estendido *Enterococcus* resistente à vancomicina *Pseudomonas aeruginosa* resistente a múltiplos fármacos *Salmonella* não tifoide resistente a fármacos *Salmonella* sorotipo *Typhi* resistente a fármacos *Shigella* resistente a fármacos *Staphylococcus aureus* resistente à meticilina *Streptococcus pneumoniae* resistente a fármacos *Mycobacterium tuberculosis* resistente a fármacos
Preocupante	*Streptococcus* do grupo A resistente à eritromicina *Streptococcus* do grupo B resistente à clindamicina
Em observação	*Aspergillus fumagatis* resistente a azólicos *Mycoplasma genitalium* resistente a fármacos *Bordetella pertussis* resistente a fármacos

Fonte: U.S. Centers for Disease Control and Prevention.

bactérias resistentes, está ligada ao uso de antibacterianos (por alteração do microbioma normal do trato gastrintestinal em vez de seleção direta de resistência) e à sua capacidade de se espalhar em ambientes de assistência à saúde como bactéria formadora de esporos. Para abordar os problemas de resistência antimicrobiana, o CDC tem enfatizado um conjunto de cinco ações principais. (1) *Prevenção e controle da infecção*: Esses esforços se concentram na implementação de atividades baseadas em evidências para reduzir os riscos e a incidência de infecções relacionadas a dispositivos em geral e na melhora da adesão às práticas de controle de infecção que evitam a transmissão entre as pessoas, como a higiene das mãos e as precauções de isolamento em ambientes de cuidados de saúde e de cuidados de longo prazo. (2) *Rastreamento e dados*: Esforços que visam aumentar o relato e compartilhamento da ocorrência de resistência para reforçar os dados epidemiológicos e informar o direcionamento das intervenções preventivas. (3) *Uso e acesso aos antibióticos*: Os programas de supervisão do uso de antimicrobianos com componentes específicos para rastrear o uso e orientar os médicos sobre o uso apropriado se tornaram uma necessidade nos hospitais, e o CDC implementou esforços para a redução do uso inadequado em ambientes ambulatoriais, com particular atenção a doenças do trato respiratório superior que geralmente não necessitam de antimicrobianos devido a suas causas comumente virais e autolimitadas. (4) *Vacinas, terapêuticas e diagnósticos*: O Congresso dos Estados Unidos e a Food and Drug Administration recentemente desenvolveram incentivos e vias regulatórias melhoradas para a aprovação de fármacos que as companhias farmacêuticas podem usar para o desenvolvimento de antimicrobianos que abordam especificamente patógenos resistentes. Tanto as empresas pequenas como as grandes têm realizado esforços nessa área. Novas tecnologias também estão sendo desenvolvidas por diversas empresas de diagnóstico, para a detecção rápida de resistência e suscetibilidade, com o objetivo de facilitar a escolha apropriada dos antimicrobianos mais cedo na evolução da doença, fornecendo uma ferramenta importante para os programas de supervisão do uso de antimicrobianos. (5) *Ambiente e saneamento*: Pode haver reservatórios de bactérias resistentes e de genes de resistência em elementos genéticos móveis na agricultura, na produção de alimentos e em animais domésticos, havendo a possibilidade de introdução em seres humanos. Assim, o uso de antibióticos nesses ambientes pode amplificar os reservatórios de resistência e aumentar as chances de exposição humana. Dessa maneira, as intervenções de saúde pública que discutem essas questões em uma abordagem One Health (*https://www.cdc.gov/onehealth/index.html*) são um componente importante no manejo do risco de resistência.

LEITURAS ADICIONAIS

Bush K, Bradford PA: Interplay between β-lactamases and new β-lactamase inhibitors. Nat Rev Microbiol 17:295, 2019.

Centers for Disease Control and Prevention: Antibiotic resistance threats in the United States, 2019. Available at *https://www.cdc.gov/drugresistance/pdf/threats-report/2019-ar-threats-report-508.pdf*. Accessed June 23, 2020.

French GL: Antimicrobial resistance and healthcare-associated infections, in *Hospital Epidemiology and Infection Control*, 4th ed. GC Mayhall (ed). Philadelphia, Lippincott Williams & Wilkins, 2012, pp 1297–1310.

Rice LB: Mechanisms of resistance and clinical relevance of resistance to β-lactams, glycopeptides, and fluoroquinolones. Mayo Clin Proc 87:198, 2012.

Silver LL, Bush K (eds): *Antibiotics and Antibiotic Resistance*. Cold Spring Harbor Perspectives in Medicine. New York, Cold Spring Harbor Laboratory Press, 2016.

Seção 5 Doenças causadas por bactérias Gram-positivas

146 Infecções pneumocócicas

David Goldblatt, Katherine L. O'Brien

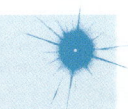

No final do século XIX, Louis Pasteur, na França, e George Sternberg, um médico do exército norte-americano, foram os primeiros a identificar pares de micrococos no sangue de coelhos, após a injeção de saliva humana. O importante papel desses micrococos na doença humana não foi reconhecido naquela época. Por volta de 1886, quando o microrganismo foi designado como "pneumokokkus" e *Diplococcus pneumoniae*, ele já tinha sido isolado por muitos pesquisadores independentes, e o seu papel na etiologia da pneumonia era bem conhecido. Na década de 1930, a pneumonia foi a terceira causa principal de morte nos Estados Unidos (atrás de doença cardíaca e câncer) e foi responsável por cerca de 7% de todas as mortes tanto nos Estados Unidos quanto na Europa. Embora a pneumonia fosse causada por numerosos patógenos, a pneumonia lobar – um padrão mais provavelmente produzido pelo pneumococo – respondeu por cerca de metade de todas as mortes por pneumonia nos Estados Unidos em 1929. Em 1974, o microrganismo foi reclassificado como *Streptococcus pneumoniae*.

MICROBIOLOGIA

Agente etiológico Os pneumococos são bactérias Gram-positivas esféricas do gênero *Streptococcus*. Dentro desse gênero, a divisão celular ocorre ao longo de um único eixo, e as bactérias crescem em cadeias ou pares – explicando o nome *Streptococcus*, do grego *streptos*, que significa "torcido", e *kokkos*, que significa "baga". São reconhecidas pelo menos 22 espécies de estreptococos, as quais ainda são divididas em grupos com base em suas propriedades hemolíticas. O *S. pneumoniae* pertence ao grupo α-hemolítico, que produz uma cor esverdeada em ágar-sangue devido à redução do ferro da hemoglobina (Fig. 146-1). As bactérias são fastidiosas e crescem melhor em CO_2 a 5%, porém necessitam de uma fonte de catalase (p. ex., sangue) para o seu crescimento em placas de ágar, onde desenvolvem colônias mucoides (lisas/brilhantes). Os pneumococos sem cápsula produzem colônias com superfície rugosa. Diferentemente de outros estreptococos α-hemolíticos, o seu crescimento é inibido na presença de optoquina (cloridrato de etil-hidrocupreína), e eles são solúveis em bile.

Em comum com outras bactérias Gram-positivas, os pneumococos possuem uma membrana celular abaixo da parede celular, a qual, por sua vez, é recoberta por uma cápsula de polissacarídeo. Os pneumococos são divididos em sorogrupos ou sorotipos com base na estrutura polissacarídica capsular, identificada com antissoros policlonais de coelho; ocorre intumescimento das cápsulas na presença de antissoro específico (reação de Quellung). Os sorotipos descobertos mais recentemente, 6C, 6D, 6F, 6G, 6H, 11E, 20A, 20B e 35D, foram identificados com anticorpos monoclonais e por meios sorológicos, genéticos e bioquímicos. Os 98 sorotipos atualmente reconhecidos são distribuídos em 21 sorogrupos, contendo, cada um deles, dois a oito sorotipos com cápsulas estreitamente relacionadas. As análises genéticas detalhadas do *locus* que codifica a cápsula

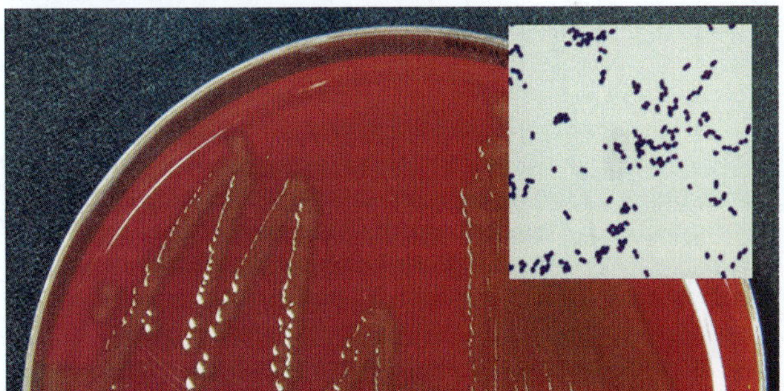

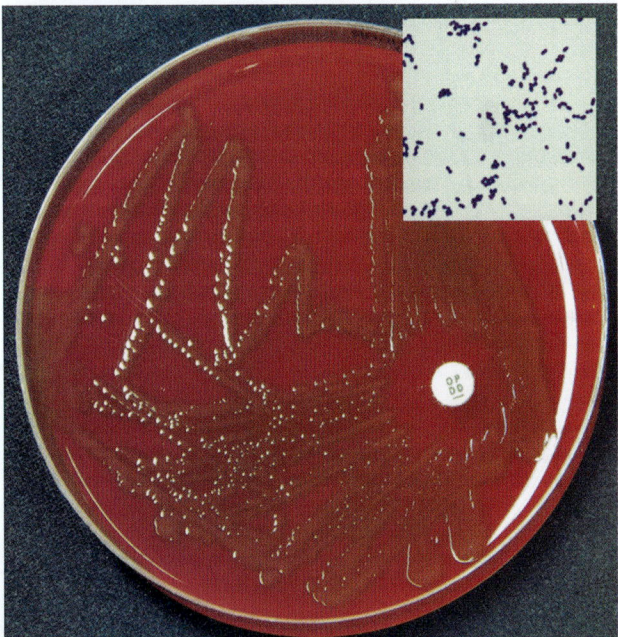

FIGURA 146-1 Pneumococos crescendo em ágar-sangue, ilustrando a α-hemólise e a sensibilidade à optoquina (zona ao redor do disco de optoquina). *Detalhe:* Coloração de Gram, ilustrando diplococos Gram-positivos. (*As fotografias são cortesia de Paul Turner, University of Oxford, Reino Unido.*)

polissacarídica, o *locus cps*, continuam a revelar possíveis novos polissacarídeos capsulares, variantes dentro de sorogrupos existentes e designados com um "X". Na ausência de anticorpos tipo-específicos, a cápsula protege a bactéria contra a fagocitose pelas células do hospedeiro, sendo considerada como o determinante mais importante da virulência pneumocócica. Variantes não encapsuladas são ocasionalmente identificadas em casos de doença pneumocócica invasiva; porém, quando seu genótipo é avaliado, elas costumam ter genes capsulares. Assim, é provável que sejam encapsuladas *in vivo* e parem de produzir a cápsula durante as etapas laboratoriais de isolamento do patógeno.

Fatores de virulência No citoplasma, na membrana celular e na parede celular, foram identificadas numerosas moléculas que podem desempenhar um papel importante na patogênese e virulência dos pneumococos (Fig. 146-2). Essas proteínas estão frequentemente envolvidas em interações diretas com os tecidos do hospedeiro ou ocultas da superfície bacteriana para escapar dos mecanismos de defesa do hospedeiro. A pneumolisina (PLY) é uma citotoxina secretada, a qual se acredita que resulte em citólise das células e tecidos, enquanto a LytA aumenta a patogênese. Diversas proteínas da parede celular interferem na via do complemento, inibindo, assim, o depósito do complemento e impedindo a lise e/ou a opsonofagocitose. O inibidor H (Hic) pneumocócico impede a formação da C3-convertase, enquanto a proteína C de superfície pneumocócica (PspC), também conhecida como proteína de ligação da colina A (CbpA), liga-se ao fator H e, acredita-se, acelera a degradação de C3. A PspA e a CbpA inibem o depósito de C3b ou provocam a sua degradação. Para evitar a eliminação pelo muco, os pneumococos utilizam a metaloproteinase da matriz ZmpA, a qual cliva a imunoglobulina A (IgA) da mucosa para escapar da ativação do complemento, evitando a aglutinação e, assim, a eliminação pelo fluxo mucociliar.

Os pneumococos possuem várias proteínas que participam do processo de adesão, incluindo a adesina da superfície pneumocócica A (PsaP) e as exoglicosidases como a neuraminidase (NanA), a β-galactosidase (BgaA) e a β-N-Acetilglucosaminidase (StrH), as quais desglicosilam as glicoproteínas do hospedeiro, liberando açúcares como fonte de nutrientes e expondo receptores ocultos para a adesão. Após cruzarem a barreira epitelial, os pneumococos utilizam a PLY e o receptor C de manose tipo lectina 1 (MRC-1/CD206) na superfície de células dendríticas e de macrófagos para entrar nas células, onde eles podem sobreviver no espaço intracelular dentro de vacúolos, o que facilita sua disseminação. Para superar as outras bactérias que fazem a colonização do hospedeiro, o pneumococo produz bacteriocinas chamadas de pneumocinas, as quais fazem a mediação da competição intraespecífica. Alguns dos antígenos anteriormente mencionados são candidatos potenciais para uso em vacinas (ver "Prevenção" adiante). A produção de biofilme pelos pneumococos já é bem reconhecida, sendo provavelmente um importante mecanismo de ajuda na sobrevivência dos pneumococos no trato respiratório superior e contribuindo para as manifestações locais da doença, como na otite média.

Embora a cápsula que circunda a parede celular de *S. pneumoniae* constitua a base para a categorização por sorotipo, o potencial patogênico de determinado sorotipo também está relacionado com a composição genética da cepa. Assim, a epidemiologia e a genotipagem molecular são fundamentais, e a técnica que é o padrão-ouro para as análises epidemiológicas é o sequenciamento dos genes de manutenção por tipagem de sequências baseadas em multilócus (MLST). Para o *S. pneumoniae*, os alelos de cada um dos *loci* (*aroE*, *gdh*, *gki*, *recP*, *spi*, *xpt* e *ddl*) são sequenciados e comparados com todos os alelos conhecidos naquele *locus*. A combinação de sete alelos confere o tipo de sequência (ST) único. O *site* sobre MLST de pneumococos (*pubmlst.org/spneumoniae/*) facilita a atribuição de alelos e dados de ST. Os usuários de quase todos os países do mundo e de todos os principais laboratórios de saúde pública e de referência submetem seus dados ao *site* PubMLST para atribuição e curadoria. Assim, a genotipagem MLST baseada na sequência fornece uma nomenclatura clara para as investigações epidemiológicas.

O primeiro genoma pneumocócico (uma cepa de sorotipo 4 conhecida como TIGR4) foi sequenciado há quase 20 anos. Com o advento recente de técnicas de sequenciamento de alto rendimento e relativamente baratas, o sequenciamento do genoma completo facilitou ainda mais a epidemiologia molecular de precisão: STs de sete *locus* são simples de definir, e a epidemiologia genômica melhorada pode ser realizada com o uso de MLST ribossomal (rMLST; > 50 genes ribossomais) e MLST do genoma central (cgMLST; > 1.300 genes centrais), também através do *site* PubMLST. O banco de

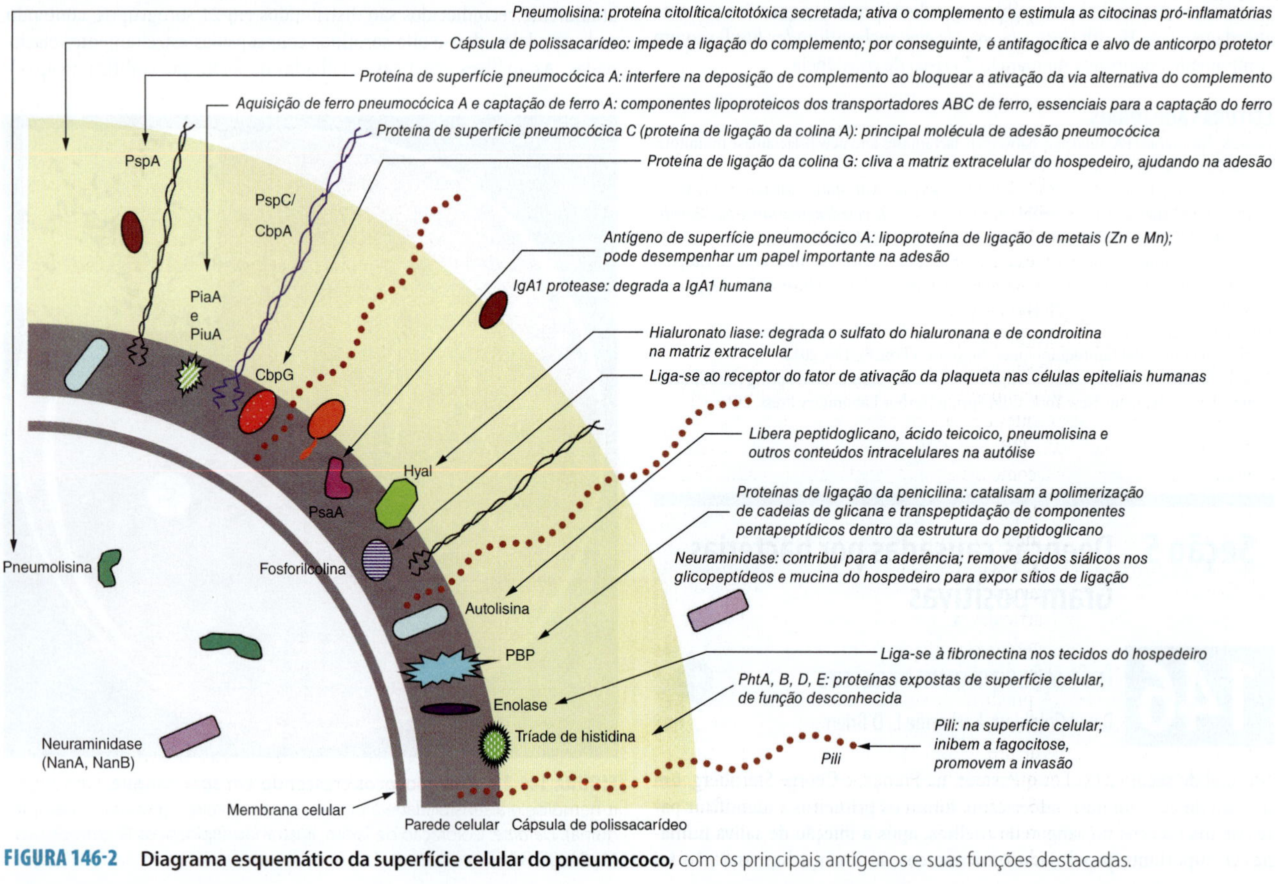

FIGURA 146-2 Diagrama esquemático da superfície celular do pneumococo, com os principais antígenos e suas funções destacadas.

dados de pneumococos atualmente contém quase 50 mil isolados, mais de 275 mil alelos e quase 15 mil genomas. Isso inclui a PubMLST Pneumococcal Genome Library de genomas curados, publicados e sequenciados, além de dados de proveninência isolados (*pubmlst.org/spneumoniae/pgl/*). Todos os dados do PubMLST estão publicamente disponíveis e são de livre acesso. Nos últimos anos, as análises de sequências genômicas fizeram grandes contribuições para a compreensão da epidemiologia molecular, biologia, diversidade, patogenicidade e impacto das vacinas.

EPIDEMIOLOGIA

(Ver também "Saúde global", adiante.) As infecções pneumocócicas continuam sendo uma importante causa global de morbidade e mortalidade, em particular entre crianças e idosos. A aprovação rápida e administração rotineira da vacina pneumocócica conjugada (PCV) com proteína polissacarídica a crianças levaram a mudanças rápidas e notáveis na epidemiologia dessa doença durante os últimos 20 anos em vários países desenvolvidos. Com a introdução da PCV nos países com renda baixa e média (PRBM), estão ocorrendo alterações adicionais profundas na ecologia pneumocócica e na epidemiologia da doença. A carga de doença e a distribuição dos sorotipos na era da PCV são influenciados não apenas pela redução na doença causada pelos sorotipos incluídos na PCV, mas também pela substituição de sorotipos como resultado de reduções nos sorotipos da vacina; tendências seculares concomitantes nas cepas pneumocócicas não relacionadas ao uso da vacina; impacto do uso de antibióticos sobre a ecologia das cepas pneumocócicas; e atributos do sistema de vigilância que podem eles mesmos afetar a análise das características epidemiológicas da doença e das cepas pneumocócicas.

Distribuição dos sorotipos Nem todos os sorotipos de pneumococos têm tendência semelhante a causar doença; a distribuição observada dos sorotipos varia de acordo com a idade, a síndrome mórbida e a geografia. As diferenças geográficas podem ser causadas por variações na prevalência relativa das síndromes que causam doença em vez de reais diferenças na distribuição de sorotipos, pois determinados sorotipos são causas mais comuns de algumas síndromes que outros (p. ex., pneumonia e meningite). A maioria dos dados disponíveis sobre a distribuição dos sorotipos está relacionada à doença pneumocócica invasiva (DPI, definida como a ocorrência de infecção de um local normalmente estéril) pediátrica; há muito menos informações sobre a distribuição global ou regional de sorotipos para a doença nos adultos. Na era anterior ao uso da PCV, cinco a sete sorotipos eram responsáveis por > 60% dos casos de DPI em crianças com < 5 anos de idade na maior parte do mundo, e sete sorotipos (1, 5, 6A, 6B, 14, 19F e 23F) respondiam por cerca de 60% dos casos em todas as áreas do mundo; todavia, em uma região específica, nem todos esses sete sorotipos apareciam como as cepas mais comuns causadoras de doença. Alguns sorotipos (p. ex., os tipos 1 e 5) não apenas tendem a causar doença em áreas com alta carga mórbida, como também provocam ondas de doenças em áreas de menor carga (p. ex., Europa) ou surtos (p. ex., em acampamentos militares; meningite na África Subsaariana). O uso generalizado das PCVs alterou de maneira significativa a epidemiologia de sorotipos específicos, com alguns dos sorotipos identificados anteriormente causando agora doença pouco invasiva nos países com programas de vacinação bem-sucedidos, além de sorotipos emergentes, que não eram proeminentes na era pré-vacina conjugada, aparecendo como causas importantes de doença invasiva. Estão incluídos sorotipos como 15BC, 22F, 10A, 23B, 12F, 33F, 15A, 8 e 24F, enquanto alguns sorotipos incluídos em PCVs, como o 3 e o 19A, continuam a causar DPI.

Portadores nasofaríngeos Os pneumococos são residentes intermitentes da nasofaringe de seres humanos saudáveis e são transmitidos por gotículas respiratórias. Nas crianças, a ecologia nasofaríngea dos pneumococos varia de acordo com a região geográfica, o nível socioeconômico, o clima, o grau de aglomeração e, em particular, a intensidade de exposição a outras crianças, com observação de maiores taxas de colonização em crianças que frequentam creches. Nos países desenvolvidos, as crianças atuam como os principais transmissores dos pneumococos. Por volta de 1 ano de idade, cerca de 50% das crianças já tiveram pelo menos um episódio de colonização pneumocócica. Os dados de prevalência transversais mostram taxas de portadores de pneumococos que variam de 20 a 50% entre crianças com < 5 anos de idade e de 5 a 15% entre adultos jovens e de meia-idade; a Figura 146-3 mostra dados relevantes do Reino Unido. Os dados sobre as taxas de colonização em idosos saudáveis são limitados. Nos PRBMs, a aquisição de pneumococos ocorre muito mais cedo, algumas vezes nos primeiros dias após o nascimento, e quase todos os lactentes já tiveram pelo menos um episódio de colonização aos 2 meses de idade. Os estudos transversais mostram que, até os 5 anos de idade, 70 a 90% das crianças são portadoras de *S. pneumoniae* na nasofaringe, e uma proporção significativa de adultos (algumas vezes mais de 40%) também é colonizada. Em virtude de suas altas taxas de colonização, os adultos representam uma importante fonte de transmissão, podendo afetar a dinâmica de transmissão da comunidade.

Doença invasiva e pneumonia Ocorre DPI quando o *S. pneumoniae* invade a corrente sanguínea e dissemina-se para outros órgãos ou alcança diretamente o líquido cerebrospinal (LCS) por extensão local. A aspiração de pneumococos pode ser seguida de pneumonia, embora apenas 10 a 30% dos casos de pneumonia pneumocócica estejam associados a uma hemocultura positiva (contribuindo, assim, para a carga medida da DPI). A notável variação observada nas taxas de DPI com a idade é ilustrada pelos dados dos Estados Unidos para 1998 a 1999, um período que antecedeu a introdução da PCV. As taxas de DPI foram mais altas em crianças com < 2 anos de idade e em adultos com ≥ 65 anos (188 e 60 casos/100.000, respectivamente; Fig. 146-4). Desde a introdução da PCV, as taxas de DPI entre lactentes e crianças nos Estados Unidos caíram em > 75%, uma redução produzida pela eliminação praticamente completa da DPI pela vacina. Um impacto semelhante da PCV sobre as taxas de DPI por sorotipos da vacina foi consistentemente observado em países onde a PCV foi introduzida no calendário de vacinação pediátrico. Entretanto, a magnitude das mudanças nas taxas de DPI por sorotipos não incluídos na vacina em vários países foi heterogênea, e a interpretação dessa heterogeneidade é um problema complexo. Nos Estados Unidos, Canadá e Austrália, as taxas de DPI por sorotipos não presentes na vacina aumentaram, porém a magnitude desse aumento é, em geral, pequena em relação às reduções substanciais da DPI por sorotipos da vacina. Por outro lado, em outras áreas (p. ex., comunidades nativas do Alasca e adultos no Reino Unido), a redução da DPI por sorotipos da vacina foi contrabalançada por notáveis aumentos nas taxas da doença causada por sorotipos não incluídos na vacina. As explicações para a heterogeneidade dos achados incluem doença de substituição em consequência da pressão exercida pela vacina, alterações na investigação dos casos clínicos, tendências seculares não relacionadas ao uso da PCV, pressão dos antibióticos levando à seleção de microrganismos resistentes, mudanças nos sistemas de vigilância ou notificação, velocidade da introdução da PCV e inclusão de uma campanha de vacinação de recuperação. A substituição de sorotipos na DPI ocorre após o uso de PCV7, PCV10 e PCV13, mas a magnitude deste fenômeno é pequena em relação à redução em doenças causadas pelos sorotipos vacinais nas populações vacinadas. Porém, nos adultos do Reino Unido, onde as taxas de DPI devido a sorotipos da vacina caíram após a introdução da PCV, o aumento na DPI secundária a sorotipos não vacinais está comprometendo o impacto original da PCV. Além disso, nem todos os sorotipos vacinais diminuíram, e a persistência da doença pelos sorotipos 3 e 19A tem sido observada em muitos cenários.

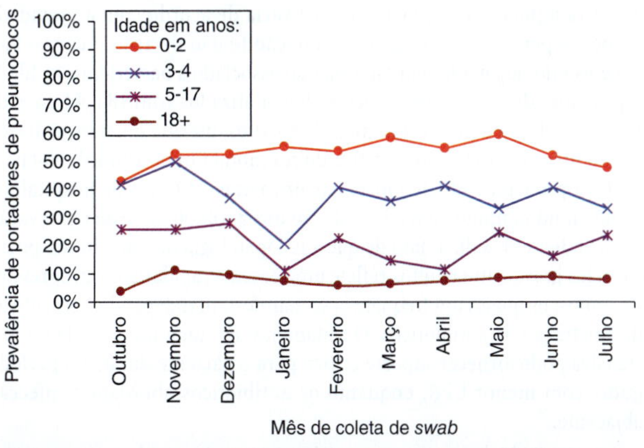

FIGURA 146-3 Prevalência de adultos e crianças portadores de pneumococos residentes no Reino Unido, dos quais foram obtidos *swabs* nasofaríngeos mensalmente, durante 10 meses (nenhuma tendência sazonal; tendência do teste-*t*, > 0,05). *(Dados adaptados de D Goldblatt et al: J Infect Dis 192:387, 2005.)*

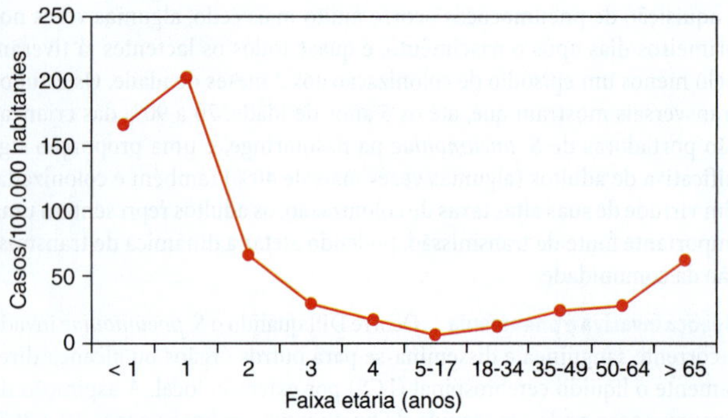

FIGURA 146-4 Taxas de doença pneumocócica invasiva antes da introdução da vacina pneumocócica conjugada, de acordo com a faixa etária: Estados Unidos, 1998. *(Fonte: CDC, Active Bacterial Core Surveillance/Emerging Infectious Program Network, 2000. Dados adaptados de MMWR 49[RR-9], 2000.)*

A pneumonia é a mais comum das síndromes de doença pneumocócica grave e representa um desafio especial do ponto de vista clínico e da saúde pública. Os casos de pneumonia pneumocócica não estão associados, em sua maioria, à bacteriemia, e, nesses casos, é difícil ou impossível o estabelecimento de um diagnóstico etiológico definitivo. Em consequência, as estimativas da carga de doença focalizam principalmente as taxas de DPI e deixam de incluir a importante parte da carga de doença pneumocócica grave. Entre as crianças, os ensaios de PCV desenhados para a coleta de dados de eficácia dos desfechos com base em síndromes (p. ex., pneumonia confirmada radiograficamente, diagnóstico clínico de pneumonia) revelaram a carga da pneumonia pneumocócica com cultura negativa. Esses estudos forneceram os meios para inferir que apenas cerca de 5 a 20% dos casos de pneumonia pneumocócica resultam em bacteriemia. Um importante ensaio clínico controlado e randomizado de PCV entre idosos na Holanda (o estudo CAPiTA) revelou a pequena fração de pacientes adultos com pneumonia pneumocócica que também têm bacteriemia. O uso de amostras de escarro de alta qualidade e, no caso de adultos com baixa probabilidade de colonização na ausência de doença, a detecção de antígeno urinário contribuem para o diagnóstico de pneumonia pneumocócica sem bacteriemia. Além disso, continuam a surgir evidências de que os eventos de pneumonia pneumocócica são muitas vezes o resultado de coinfecção com patógenos virais e outras bactérias. Assim, um caso de pneumonia resultante de infecção pulmonar com um único patógeno provavelmente seja um evento raro; em vez disso, a maioria dos casos de pneumonia provavelmente resulte da coinfecção sequencial ou recente de um hospedeiro com múltiplos patógenos, geralmente tanto vírus quanto bactérias.

As razões de casos:letalidade (CFR, de *case-fatality ratios*) para a pneumonia pneumocócica e a DPI variam de acordo com a idade, a condição clínica subjacente e o acesso à assistência médica. Além disso, a CFR para a pneumonia pneumocócica varia de acordo com a gravidade da doença por ocasião de sua manifestação (e não de acordo com o fato de o episódio de pneumonia estar ou não associado à bacteriemia) e idade do paciente (de < 5% entre pacientes hospitalizados com 18 a 44 anos de idade até > 12% naqueles com mais de 65 anos, mesmo quando se dispõe de tratamento apropriado e instituído no momento oportuno). Notavelmente, a probabilidade de morte nas primeiras 24 horas de hospitalização não mudou muito com a introdução dos antibióticos; essa observação surpreendente ressalta o fato de que a fisiopatologia da pneumonia pneumocócica grave entre adultos reflete uma cascata rapidamente progressiva de eventos, os quais com frequência se manifestam independentemente da administração de antibióticos. O tratamento em uma unidade de terapia intensiva pode fornecer suporte crítico para o paciente durante o período agudo, com menor CFR, enquanto os antibióticos abordam a infecção subjacente.

As taxas de doença pneumocócica variam de acordo com a estação, sendo mais altas nos meses mais frios que nos meses mais quentes nos climas temperados; com o sexo, sendo os indivíduos do sexo masculino mais frequentemente acometidos que os do sexo feminino; e com o grupo de risco, em que os fatores de risco incluem condições clínicas subjacentes, questões comportamentais (p. ex., tabagismo) e grupo étnico. Nos Estados Unidos, algumas populações norte-americanas nativas (incluindo nativos do Alasca) e afro-americanas apresentam taxas mais altas da doença do que a população geral; o risco aumentado é provavelmente atribuível às condições socioeconômicas e à prevalência de fatores de risco subjacentes para a doença pneumocócica. As condições clínicas que aumentam o risco de infecção pneumocócica estão listadas na Tabela 146-1. Os surtos da doença são bem reconhecidos em condições de aglomerações em indivíduos suscetíveis, como creches para lactentes, acampamentos militares e clínicas geriátricas. Além disso, existe uma associação evidente entre a ocorrência anterior de doença respiratória viral (em particular, mas não exclusivamente, gripe) e o risco de infecções pneumocócicas secundárias. O papel significativo da pneumonia pneumocócica nas taxas de morbidade e mortalidade associadas a influenza sazonal e pandêmica está sendo cada vez mais reconhecido.

Resistência antibiótica A redução da sensibilidade dos pneumococos à penicilina foi observada pela primeira vez em 1967, porém somente na década de 1990 a sensibilidade reduzida aos antibióticos emergiu como problema clínico e de saúde pública significativo, com prevalência crescente de pneumococos isolados, resistentes a uma classe única ou a múltiplas classes de antibióticos, além de um aumento na magnitude absoluta das concentrações inibitórias mínimas (CIM). Na atualidade, são encontradas cepas com sensibilidade reduzida à penicilina G, cefotaxima, ceftriaxona, macrolídeos e outros antibióticos no mundo inteiro, sendo responsáveis por uma proporção significativa de cepas causadoras de doença em muitas localidades, em particular entre as crianças. A resistência à vancomicina ainda não foi observada em amostras clínicas de pneumococos. A ausência de sensibilidade antimicrobiana está

TABELA 146-1 ■ Grupos de risco clínico para infecção pneumocócica

Grupo de risco clínico	Exemplos
Asplenia ou disfunção esplênica	Anemia falciforme e outras hemoglobinopatias, doença celíaca
Doença respiratória crônica	Doença pulmonar obstrutiva crônica, bronquiectasia, fibrose cística, fibrose pulmonar intersticial, pneumoconiose, displasia broncopulmonar, risco de aspiração, doença neuromuscular (p. ex., paralisia cerebral), asma grave
Doença cardíaca crônica	Doença cardíaca isquêmica, cardiopatia congênita, hipertensão com complicações cardíacas, insuficiência cardíaca crônica
Doença renal crônica	Síndrome nefrótica, insuficiência renal crônica, transplante renal
Hepatopatia crônica	Cirrose, atresia biliar, hepatite crônica
Diabetes melito	Diabetes melito exigindo insulina ou agentes hipoglicemiantes orais
Imunocomprometimento/imunossupressão	Infecção pelo vírus da imunodeficiência humana (HIV), imunodeficiência primária incluindo distúrbios de células B, células T e do complemento e alguns distúrbios fagocíticos, leucemia, linfoma, doença de Hodgkin, mieloma múltiplo, neoplasia maligna generalizada, quimioterapia, transplante de órgãos ou de medula óssea, tratamento sistêmico com glicocorticoides durante > 1 mês, em uma dose equivalente a ≥ 20 mg/dia (crianças, ≥ 1 mg/kg/dia)
Próteses cocleares	...
Extravasamento do líquido cerebrospinal	...
Outros	Lactentes e idosos; hospitalização prévia; alcoolismo; desnutrição; tabagismo; frequente presença em creches; residência em acampamentos de treinamento militar, presídios, abrigos para pessoas em situação de rua

Nota: Os grupos para os quais a vacina pneumocócica é recomendada pelo Advisory Committee on Immunization Practices podem ser encontrados em *www.cdc.gov/vaccines/schedules/*.

relacionada a um subgrupo de sorotipos, muitos dos quais causam, desproporcionalmente, doença entre crianças. Os fenótipos de resistência se baseiam em um arranjo diverso de eventos mutacionais e fenômenos de transferência de genes inter e intraespécies realizados por vários tipos de elementos genéticos móveis, com a consequente disseminação de clones resistentes bem-sucedidos. O ciclo vicioso de exposição a antibióticos, seleção de microrganismos resistentes na nasofaringe e transmissão desses microrganismos na comunidade, resultando em infecções de tratamento difícil e exposição aumentada aos antibióticos, foi interrompido, em certo grau, pela introdução e uso rotineiro da PCV. As implicações clínicas da ausência de sensibilidade dos pneumococos aos antimicrobianos são consideradas adiante, na seção "Tratamento".

PATOGÊNESE

Os pneumococos colonizam a nasofaringe humana em uma idade precoce; os eventos relacionados à colonização são geralmente descritos como assintomáticos, porém há evidências que associam a aquisição dos pneumococos a sintomas respiratórios leves, em particular na criança muito pequena. As bactérias sobrevivem na nasofaringe protegidas por vários fatores, incluindo sua cápsula bacteriana e a formação de um biofilme. A partir da nasofaringe, as bactérias propagam-se, através da corrente sanguínea, para áreas distantes (p. ex., cérebro, articulações, ossos, cavidade peritoneal) ou localmente para superfícies mucosas, onde podem causar otite média ou pneumonia. Pode ocorrer disseminação direta da nasofaringe para o sistema nervoso central (SNC) em casos raros de fratura da base do crânio, embora a maioria dos casos de meningite pneumocócica seja secundária à disseminação hematogênica. O pneumococo não é uma bactéria estática; em vez disso, ele modifica sua expressão da cápsula em adaptação ao ambiente externo. Na nasofaringe, o pneumococo faz sub-regulação (*downregulation*) da expressão capsular, evitando mecanismos imunológicos protetores que reconhecem a cápsula; o fenótipo em culturas é de colônias rugosas. Para a invasão do epitélio, o pneumococo faz suprarregulação (*upregulation*) de sua expressão capsular, transformando sua aparência na cultura em colônias lisas – uma mudança que ilustra a natureza dinâmica do microrganismo em resposta ao ambiente local. Os pneumococos podem causar doença em quase todos os órgãos ou partes do corpo; entretanto, a otite média, a pneumonia, a bacteriemia e a meningite são mais comuns. A colonização é um evento relativamente frequente; todavia, a doença é rara. Na nasofaringe, os pneumococos sobrevivem no muco secretado pelas células epiteliais e em um biofilme criado por eles, onde podem evitar fatores imunes locais, como os leucócitos e o complemento. O próprio muco é um componente dos mecanismos de defesa locais, e o fluxo de muco (impelido, em parte, pelos cílios em um processo conhecido como *escada rolante mucociliar*) efetua o *clearance* dos pneumococos. Embora muitos episódios de colonização sejam de curta duração, estudos longitudinais realizados em adultos e em crianças revelaram uma colonização persistente de um sorotipo específico durante muitos meses. A colonização, por fim, leva à produção de anticorpos IgG séricos específicos contra a cápsula e as proteínas, os quais se acredita que desempenhem um papel ao mediar a eliminação das bactérias da nasofaringe. Os anticorpos IgG dirigidos contra a parede celular exposta na superfície ou as proteínas secretadas também aparecem na circulação, dependendo da idade, ou após a colonização; é provável que esses anticorpos tenham um papel protetor e/ou de modificação da doença. A aquisição recente de um novo sorotipo colonizador tem mais tendência a estar associada à invasão subsequente, presumivelmente em consequência da ausência de imunidade tipo-específica. As infecções virais intercorrentes tornam o hospedeiro mais suscetível à colonização pneumocócica, e a doença pneumocócica em um indivíduo colonizado frequentemente ocorre após desequilíbrio da mucosa nasofaríngea por essas infecções. Acredita-se que a produção local de citocinas após uma infecção viral suprarregule os fatores de adesão no epitélio respiratório, possibilitando a adesão dos pneumococos a uma variedade de moléculas de adesinas de superfície, incluindo PsaA, PspA, CbpA, PspC, Hyl, pneumolisina e as neuraminidases (Fig. 146-2). A adesão acoplada à inflamação induzida por fatores pneumocócicos, como peptideoglicanos e ácidos teicoicos, resulta em invasão. É a inflamação induzida por vários fatores derivados das bactérias que é responsável pela patologia associada à infecção pneumocócica. Os ácidos teicoicos e os peptideoglicanos derivados da parede celular pneumocócica induzem uma variedade de citocinas, incluindo as citocinas pró-inflamatórias, a interleucina (IL) 1, IL-6 e o fator de necrose tumoral (TNF), e ativam o complemento por meio da via alternativa. Em consequência, os leucócitos polimorfonucleares são atraídos e inicia-se uma intensa resposta inflamatória. A pneumolisina também é importante na patologia local, induzindo a produção de citocinas pró-inflamatórias pelos monócitos locais.

A cápsula do pneumococo, que consiste em polissacarídeos com propriedades antifagocíticas (i.e., a capacidade de resistir à deposição de complemento na ausência de anticorpos tipo-específicos), desempenha um papel importante na patogênese. Enquanto a maioria dos tipos capsulares pode causar doença humana, determinados tipos capsulares são mais comuns de serem isolados dos locais de infecção. O motivo do predomínio de alguns sorotipos em relação a outros na DPI não está bem esclarecido.

MECANISMOS DE DEFESA DO HOSPEDEIRO

Imunidade inata Conforme descrito anteriormente, a integridade do epitélio respiratório e diversos fatores imunes inespecíficos ou inatos (p. ex., muco, função esplênica, neutrófilos e macrófagos) constituem a primeira linha de defesa contra os pneumococos. Os fatores físicos, como o reflexo da tosse e escada rolante mucociliar, são importantes na eliminação das bactérias dos pulmões. Os fatores imunológicos também são de importância fundamental: a proteína C-reativa se liga à fosforilcolina na parede celular pneumocócica, induzindo à ativação do complemento e levando à eliminação das bactérias; o receptor semelhante ao Toll 2 (TLR2, do inglês *Toll-like receptor 2*) reconhece as lipoproteínas derivadas de pneumococos. Em modelos animais, a ausência de TLR2 no hospedeiro leva à infecção mais generalizada e ao comprometimento da eliminação da colonização nasofaríngea. O TLR4 parece ser necessário para o efeito pró-inflamatório da pneumolisina sobre os macrófagos. A importância do reconhecimento do TLR é ressaltada pelas descrições de uma deficiência hereditária da cinase 4 associada ao receptor de IL-1 (IRAK-4) humana, a qual se manifesta na forma de suscetibilidade rara à infecção por bactérias, incluindo *S. pneumoniae*. A IRAK-4 é essencial para a função normal de vários TLRs. Outros fatores que interferem nesses mecanismos inespecíficos (p. ex., infecções virais, fibrose cística, bronquiectasia, deficiência de complemento, doença pulmonar obstrutiva crônica) predispõem ao desenvolvimento da pneumonia pneumocócica. Os pacientes que não possuem de baço ou que apresentam uma função esplênica anormal (p. ex., indivíduos com doença falciforme) correm alto risco de desenvolver doença pneumocócica resistente.

Imunidade adquirida A imunidade adquirida, induzida após colonização ou por meio de exposição a antígenos de reatividade cruzada, depende, em grande parte, da produção de anticorpos IgG séricos específicos contra o polissacarídeo capsular pneumocócico. Quase todos os polissacarídeos são antígenos independentes das células T; as células B podem produzir anticorpos contra esses antígenos sem o auxílio das células T. Todavia, em crianças com < 1 a 2 anos de idade, essas respostas das células B estão pouco desenvolvidas. Essa ontogenia tardia da IgG específica contra cápsulas em crianças de pouca idade está associada a uma suscetibilidade à infecção pneumocócica (Fig. 146-5). O risco extremamente alto de infecção pneumocócica na ausência de Igs séricas (i.e., em condições como agamaglobulinemia) ressalta o importante papel dos anticorpos anticapsulares na proteção contra a doença. A cápsula de cada sorotipo é quimicamente distinta, mesmo que a distinção química entre alguns sorotipos e outros seja pequena; assim, a imunidade tende a ser sorotipo-específica, embora haja alguma imunidade cruzada. Por exemplo, os anticorpos induzidos pela vacina conjugada, dirigidos contra o sorotipo 6B, impedem a infecção causada pelo sorotipo 6A. Entretanto, a proteção cruzada contra sorotipos dentro de sorogrupos não é universal; por exemplo, os anticorpos dirigidos contra o sorotipo 19F induzidos por algumas vacinas não parecem conferir proteção contra a doença causada pelo sorotipo 19A. Anticorpos contra a superfície exposta ou proteínas pneumocócicas secretadas (como pneumolisina, PsaA e PspA) também aparecem na circulação com o aumento de idade do hospedeiro e provavelmente contribuem para a proteção. Dados obtidos de modelos murinos sugerem que as células T CD4+ podem desempenhar algum papel na prevenção da colonização e da doença pneumocócica, e dados experimentais recentes obtidos de seres humanos indicam que as células T CD4+ secretoras de IL-17 podem ser relevantes.

ABORDAGEM AO PACIENTE
Infecções pneumocócicas

A doença pneumocócica não tem nenhuma apresentação patognomônica; os pacientes podem manifestar uma ou mais síndromes clínicas (p. ex., pneumonia, meningite e sepse). O *S. pneumoniae* pode infectar quase qualquer tipo de tecido no corpo e manifestar-se como uma doença cuja gravidade varia de leve e autolimitada até potencialmente fatal. O diagnóstico diferencial das síndromes clínicas comuns, como pneumonia, otite média, febre de origem indeterminada e meningite, deve sempre incluir a infecção pneumocócica. Um diagnóstico confirmado microbiologicamente é feito apenas em uma minoria de casos pneumocócicos, pois, na maioria das situações (e especialmente na pneumonia e na otite média), o líquido do local de infecção não está disponível para a determinação da etiologia, e a infecção de fluidos corporais distantes do local de infecção (p. ex., sangue no caso de pneumonia) ocorre apenas em uma minoria de casos verdadeiramente pneumocócicos. Com frequência, indica-se a terapia empírica, a qual inclui tratamento apropriado do *S. pneumoniae*.

Foram desenvolvidos algoritmos para avaliação e tratamento de crianças enfermas (IMCI; Integrated Management of Childhood Illness) para uso nas regiões em desenvolvimento ou em outros contextos nos quais pode não ser possível uma avaliação por um médico treinado. Não há algoritmos assim para o tratamento de adultos com suspeita da doença. As crianças que apresentam sinais associados a risco aumentado de doença grave, como incapacidade de ingerir líquidos, convulsões, letargia e desnutrição grave, são consideradas portadoras de doença muito grave sem qualquer avaliação adicional pelo profissional de saúde da comunidade, recebem antibióticos e são imediatamente encaminhadas a um hospital para diagnóstico e tratamento. As crianças que apresentam tosse e taquipneia (sendo esta última definida de acordo com os estratos etários específicos) são classificadas em categorias de gravidade com base na presença ou ausência de tiragem intercostal e subcostal e são tratadas tanto com antibióticos isoladamente quanto com antibióticos e encaminhamento a um hospital. As crianças com tosse, porém sem taquipneia, são classificadas como portadoras de doença respiratória sem pneumonia.

MANIFESTAÇÕES CLÍNICAS

As manifestações clínicas da doença pneumocócica dependem do local de infecção e da duração da doença. As síndromes clínicas são classificadas como não invasivas (p. ex., otite média) ou invasivas (p. ex., pneumonia bacteriêmica, meningite) conforme exista infecção de um local normalmente estéril. A patogênese da doença não invasiva envolve a disseminação contígua da nasofaringe ou pele; a doença invasiva envolve a infecção de líquido corporal normalmente estéril ou ocorre após bacteriemia. Independentemente do mecanismo, todas as infecções pneumocócicas resultam da aquisição nasofaríngea do microrganismo.

Pneumonia A pneumonia, que constitui a síndrome pneumocócica grave mais comum, é considerada invasiva quando associada à hemocultura positiva. Ainda existe debate sobre a classificação da pneumonia pneumocócica não bacteriêmica como invasiva ou não invasiva.

A pneumonia pneumocócica tanto pode ocorrer como infecção leve adquirida na comunidade quanto como doença potencialmente fatal, exigindo intubação e suporte intensivo.

MANIFESTAÇÕES INICIAIS A apresentação da pneumonia pneumocócica não a diferencia de modo confiável da pneumonia de outras etiologias. Em um subgrupo de casos, a pneumonia pneumocócica é reconhecida no início como associada a uma infecção respiratória superior viral e caracteriza-se pelo início abrupto de tosse e dispneia, acompanhadas de febre, calafrios com tremores e mialgias. A tosse evolui desde um escarro não purulento até um escarro produtivo purulento e, algumas vezes, com presença de sangue. Os pacientes podem descrever uma dor torácica pleurítica e dispneia significativa, indicando o comprometimento da pleura parietal. No idoso, os sintomas clínicos iniciais podem ser menos específicos, com confusão ou mal-estar, mas sem febre ou tosse. Nesses casos, é necessário ter um elevado índice de suspeita, visto que a pneumonia pneumocócica, quando não tratada imediatamente em um paciente idoso, tende a resultar em rápida evolução da infecção, com maior gravidade, morbidade e risco de morte.

ACHADOS NO EXAME FÍSICO Os sinais clínicos associados à pneumonia pneumocócica em adultos consistem em taquipneia (definida como > 20 incursões respiratórias/min) e taquicardia, hipotensão nos casos graves e febre na maioria dos casos (embora não seja observada em todos os pacientes idosos). Os sintomas respiratórios variam, incluindo macicez à percussão em áreas do tórax com consolidação significativa, crepitações à ausculta, expansão reduzida do tórax em alguns casos como consequência da limitação para reduzir a dor, respiração brônquica em uma minoria de casos, atrito pleural em casos ocasionais e cianose nos casos com hipoxemia significativa. Nos lactentes com pneumonia grave, é comum a ocorrência de tiragem intercostal e batimento das asas do nariz. Os achados não respiratórios podem incluir dor abdominal superior se a pleura diafragmática estiver acometida, bem como alterações do estado mental, em particular, confusão em pacientes idosos.

DIAGNÓSTICO DIFERENCIAL O diagnóstico diferencial da pneumonia pneumocócica inclui condições cardíacas como infarto do miocárdio e insuficiência cardíaca com edema pulmonar atípico; condições pulmonares, como atelectasia; e pneumonia causada por patógenos virais, micoplasmas, *Haemophilus influenzae*, *Klebsiella pneumoniae*, *Staphylococcus aureus*, *Legionella* ou (em indivíduos infectados pelo vírus da imunodeficiência humana [HIV] e hospedeiros imunocomprometidos) *Pneumocystis jirovecii*. Nos casos que apresentam sintomas abdominais, o diagnóstico diferencial inclui colecistite, apendicite, doença ulcerosa péptica perfurada e abscesso subfrênico. O desafio nos casos com sintomas abdominais consiste em lembrar de incluir pneumonia pneumocócica – um processo não abdominal – no diagnóstico diferencial.

DIAGNÓSTICO Algumas autoridades recomendam tratar a pneumonia não complicada e não grave adquirida na comunidade sem estabelecer a etiologia microbiológica, visto que essa informação provavelmente não irá alterar o tratamento clínico. Entretanto, os esforços para identificar a causa da pneumonia são importantes quando a doença é mais grave e quando o diagnóstico de pneumonia não está bem estabelecido. O padrão-ouro para o diagnóstico etiológico da pneumonia pneumocócica consiste em exame patológico do tecido pulmonar. Em vez desse procedimento, a evidência de um infiltrado na radiografia de tórax justifica um diagnóstico de pneumonia. Entretanto, ocorrem casos de pneumonia sem evidência radiográfica. O infiltrado pode estar ausente no início da evolução da doença ou na presença de desidratação; com a reidratação, em geral se observa o aparecimento de um infiltrado. O aspecto radiográfico da pneumonia pneumocócica é variado; classicamente, consiste em consolidação lobar ou segmentar (Fig. 146-5), mas, em alguns casos, é difusa. Pode haver comprometimento de mais de um lobo em cerca de 30% dos casos. A consolidação pode estar associada a pequeno derrame pleural ou empiema nos casos complicados. Nas crianças, a "pneumonia redonda", uma consolidação nitidamente esférica na radiografia de tórax, está associada a uma etiologia pneumocócica. A pneumonia redonda é rara em adultos. O *S. pneumoniae* não constitui a única causa dessas lesões; é preciso considerar outras causas, particularmente o câncer.

Amostras de sangue de pacientes com suspeita de pneumonia pneumocócica podem ser usadas para exames complementares de suporte ou definitivos. As hemoculturas são positivas em uma minoria (< 30%) dos casos de pneumonia por pneumococos, conforme evidenciado especialmente em estudos clínicos de vacinas, os quais fornecem um método independente para revelar a contribuição do pneumococo nos casos de pneumonia. Os achados inespecíficos consistem em contagem elevada dos leucócitos polimorfonucleares (> 15.000/μL e acima de 40.000/μL em alguns casos), leucopenia em menos de 10% dos casos (um sinal de mau prognóstico associado a desfecho fatal) e valores elevados das provas de função hepática (p. ex., hiperbilirrubinemia tanto conjugada quanto não conjugada). Em cerca de 20 a 30% dos pacientes, ocorrem anemia, baixos níveis séricos de albumina, hiponatremia e níveis séricos elevados de creatinina.

Os testes de antígeno pneumocócico na urina, baseados na identificação um polissacarídeo da parede celular que está sempre presente, facilitaram o diagnóstico etiológico, mas a aplicação dos resultados é confundida pelo fato de que a colonização nasofaríngea com pneumococos, na ausência de doença, também resulta em teste positivo. Assim, em adultos, um teste positivo para o antígeno pneumocócico na urina tem valor preditivo para a atribuição etiológica da pneumonia, pois a prevalência da colonização

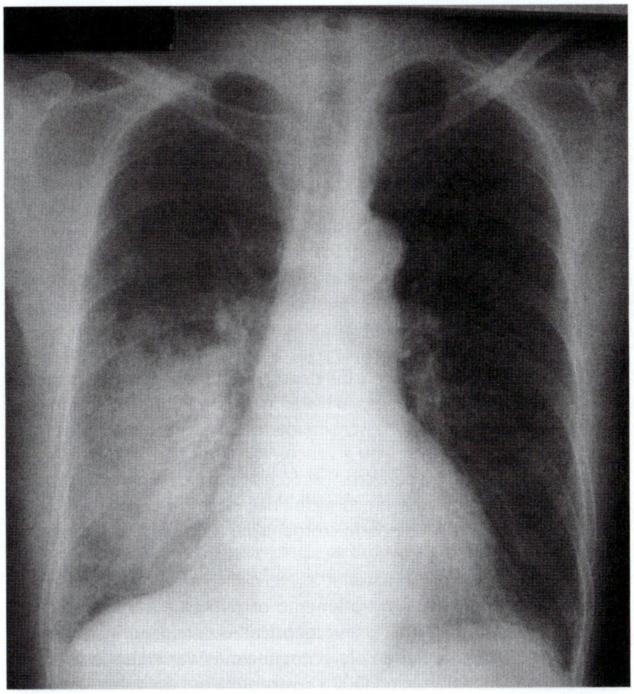

FIGURA 146-5 Radiografia de tórax mostrando a pneumonia pneumocócica lobar clássica no lobo inferior direito do pulmão de um paciente idoso.

nasofaríngea por pneumococos é relativamente baixa. Em comunidades, principalmente em países de baixa renda, onde as taxas de colonização entre adultos são altas, os testes para o antígeno urinário podem ser menos úteis. O mesmo acontece com as crianças, nas quais um teste positivo para o antígeno urinário costuma não acrescentar informações para a atribuição etiológica da pneumonia, pois as taxas de colonização costumam ser altas. Um avanço recente é o desenvolvimento de testes para detecção do antígeno urinário que são quantitativos e sorotipo-específicos; sua aplicação em adultos e crianças parece promissora, especialmente na detecção de sorotipos que são raramente identificados no portador assintomático (p. ex., sorotipo 1), mesmo entre crianças.

Os casos de pneumonia pneumocócica em adultos são diagnosticados, em sua maioria, por meio da coloração de Gram e da cultura de escarro. A utilidade de uma amostra de escarro está diretamente relacionada com a sua qualidade e com o estado de tratamento antibiótico do paciente.

COMPLICAÇÕES O empiema constitui a complicação focal mais comum da pneumonia pneumocócica, ocorrendo em menos de 5% dos casos. Quando a presença de líquido no espaço pleural é acompanhada de febre e leucocitose (mesmo em baixo grau) depois de 4 a 5 dias de tratamento antibiótico apropriado para a pneumonia pneumocócica, deve-se considerar a possibilidade de empiema. Os derrames parapneumônicos são mais comuns do que o empiema e representam uma resposta inflamatória autolimitada à pneumonia. O líquido pleural com pus franco, bactérias (detectadas ao exame microscópico) ou pH $\leq$ 7,1 indica empiema e exige drenagem vigorosa e completa, em geral com inserção de tubo torácico.

Meningite Em geral, a meningite pneumocócica manifesta-se como uma condição piogênica clinicamente indistinguível da meningite de outras etiologias bacterianas. A meningite pode constituir a apresentação clínica primária da doença pneumocócica ou uma complicação de outras condições, como fratura de crânio, otite média, bacteriemia ou mastoidite. Na atualidade, com o uso rotineiro da vacina contra *H. influenzae* tipo b em crianças, o *S. pneumoniae* e a *Neisseria meningitidis* constituem as causas bacterianas mais comuns de meningite tanto em adultos quanto em crianças. A meningite piogênica, incluindo aquela causada por *S. pneumoniae*, está clinicamente associada a achados que incluem cefaleia intensa e generalizada de início gradual, febre e náusea, bem como a manifestações específicas do SNC, como rigidez da nuca, fotofobia, convulsões e confusão. Os sinais clínicos incluem aspecto toxêmico, alteração da consciência, bradicardia e hipertensão, indicando aumento da pressão intracraniana. Uma pequena proporção de pacientes adultos apresenta o sinal de Kernig ou de Brudzinski ou paralisia de nervos cranianos (particularmente o III e VI nervos cranianos).

O diagnóstico definitivo de meningite pneumocócica depende do exame do LCS à procura de (1) evidência de turvação (na inspeção visual); (2) níveis elevados de proteínas, contagem elevada de leucócitos e concentração reduzida de glicose (medida quantitativa); e (3) identificação específica do agente etiológico (cultura, coloração pelo método de Gram, teste de antígeno ou reação em cadeia da polimerase [PCR]). Uma hemocultura positiva para *S. pneumoniae* em associação com as manifestações clínicas de meningite também é considerada como prova confirmatória. Conforme discutido anteriormente na seção "Pneumonia", nos adultos, a detecção do antígeno pneumocócico na urina é considerada altamente específica devido à baixa prevalência da colonização nasofaríngea nesse grupo etário.

A taxa de mortalidade da meningite pneumocócica é de cerca de 20%. Além disso, até 50% dos que sobrevivem têm complicações agudas ou crônicas, incluindo surdez, hidrocefalia e deficiência intelectual em crianças e edema cerebral difuso, hemorragia subaracnóidea, hidrocefalia, complicações vasculares cerebrais e perda auditiva em adultos.

Outras síndromes invasivas O *S. pneumoniae* pode causar outras síndromes invasivas, acometendo praticamente qualquer região do corpo. Essas síndromes consistem em bacteriemia primária sem outros locais de infecção (bacteriemia sem fonte; bacteriemia oculta), osteomielite, artrite séptica, endocardite, pericardite e peritonite. A abordagem diagnóstica essencial consiste na coleta de líquido do local de infecção por técnica estéril e exame pela coloração de Gram, cultura e, quando relevante, ensaio para antígeno capsular ou PCR. A doença pneumocócica invasiva pode ser complicada pela síndrome hemolítico-urêmica.

Síndromes não invasivas As principais síndromes não invasivas causadas pelo *S. pneumoniae* são a rinossinusite, a bronquite bacteriana e a otite média; esta última constitui a síndrome pneumocócica mais comum, afetando com mais frequência crianças pequenas. As manifestações da otite média consistem em início agudo de dor intensa, febre, surdez e zumbido, em geral no contexto de uma infecção recente das vias aéreas superiores. Os sinais clínicos consistem em membrana timpânica avermelhada, edemaciada e, com frequência, protuberante, com redução do movimento na insuflação ou timpanometria. A vermelhidão da membrana timpânica não é suficiente para estabelecer o diagnóstico de otite média.

A rinossinusite pneumocócica também constitui uma complicação de infecções do trato respiratório superior e manifesta-se na forma de dor facial, congestão, febre e, em muitos casos, tosse noturna persistente. O diagnóstico definitivo é estabelecido pela aspiração e cultura do material dos seios da face; entretanto, um tratamento presuntivo costuma ser iniciado após a aplicação de um conjunto estrito de critérios diagnósticos clínicos. A bronquite pneumocócica costuma ser vista no contexto de problemas pulmonares preexistentes como as bronquiectasias e a doença pulmonar obstrutiva crônica (DPOC), podendo ser causada por cepas não tipáveis.

TRATAMENTO

Infecções pneumocócicas

Historicamente, a atividade da penicilina contra pneumococos tornou a penicilina G parenteral o fármaco de escolha para doença causada por microrganismos sensíveis, incluindo a pneumonia adquirida na comunidade. Atualmente, os fármacos β-lactâmicos parenterais, como a ampicilina, a cefotaxima, a ceftriaxona e a cefuroxima frequentemente são usadas como agentes de primeira linha para as infecções adquiridas na comunidade. Os macrolídeos e as cefalosporinas constituem alternativas para pacientes alérgicos à penicilina. Embora os agentes como clindamicina, tetraciclina e sulfametoxazol-trimetoprima exibam alguma atividade contra os pneumococos, observa-se, com frequência, resistência a esses fármacos em diferentes partes do mundo.

Os pneumococos resistentes à penicilina foram descritos pela primeira vez em meados da década de 1960, quando já haviam sido relatadas cepas resistentes às tetraciclinas e aos macrolídeos. Cepas resistentes a múltiplos fármacos foram descritas pela primeira vez na década de 1970; entretanto, foi durante a década de 1990 que a resistência dos pneumococos aos fármacos usados alcançou proporções pandêmicas. O uso de antibióticos leva à seleção de pneumococos resistentes, e, hoje, são encontradas cepas resistentes aos β-lactâmicos e a múltiplos fármacos no mundo inteiro. Foi também descrita a emergência de altas taxas de resistência aos macrolídeos e às fluoroquinolonas. Os pneumococos resistentes aos fármacos são consideradas como um risco sério pelo Centers for Disease Control and Prevention.

A base molecular da resistência do *S. pneumoniae* à penicilina consiste na alteração dos genes da proteína de ligação à penicilina (PBP) por meio de transformação e transferência horizontal do DNA de espécies estreptocócicas relacionadas. Essa alteração nas PBP resulta em menor afinidade pelas penicilinas. Dependendo da(s) PBP específica(s) e do número de PBP alteradas, o nível de resistência varia de intermediário a alto. Durante muitos anos, os pontos de corte de sensibilidade à penicilina foram definidos pelas CIM da seguinte maneira: sensível, ≤ 0,06 μg/mL e resistente, ≥ 2,0 μg/mL. Entretanto, os resultados *in vitro* frequentemente não eram preditores da resposta do paciente ao tratamento de doenças pneumocócicas distintas da meningite. As recomendações revisadas foram baseadas nos pontos de corte revistos da penicilina G, estabelecidos em 2008 pelo Clinical and Laboratory Standards Institute. Para o tratamento intravenoso (IV) da meningite com pelo menos 24 milhões de unidades por dia, em oito doses fracionadas, o ponto de corte de sensibilidade permanece em ≤ 0,06 μg/mL, e as CIM de ≥ 0,12 μg/mL indicam resistência. Para o tratamento IV de infecções que não comprometem as meninges com 12 milhões de unidades por dia, em seis doses fracionadas, os pontos de corte são de ≤ 2 μg/mL para microrganismos sensíveis e de ≥ 8 μg/mL para microrganismos resistentes; recomenda-se uma dose de 18 a 24 milhões de unidades por dia para cepas com CIM na categoria intermediária.

Embora as diretrizes para a antibioticoterapia devam ser determinadas, em parte, pelos padrões locais de resistência, as diretrizes de organizações nacionais em muitos países (p. ex., Infectious Diseases Society of America/American Thoracic Society, British Thoracic Society e European Respiratory Society) estabelecem abordagens baseadas em evidências. As diretrizes apresentadas a seguir para o tratamento de síndromes de sepse individuais baseiam-se naquelas recomendadas pela American Academy of Pediatrics e publicadas no *Red Book* de 2018.

MENINGITE PROVÁVEL OU COMPROVADAMENTE CAUSADA POR *S. PNEUMONIAE*

Nas regiões do mundo com prevalência aumentada dos pneumococos resistentes, a terapia de primeira linha para indivíduos com 1 mês ou mais de idade consiste em uma combinação de vancomicina (adultos, 30 a 60 mg/kg/dia; lactentes e crianças, 60 mg/kg/dia) e cefotaxima (adultos, 8 a 12 g/dia em 4 a 6 doses fracionadas; crianças, 225 a 300 mg/kg/dia em 1 ou 2 doses fracionadas) ou ceftriaxona (adultos, 4 g/dia em 1 ou 2 doses fracionadas; crianças, 100 mg/kg/dia em 1 ou 2 doses fracionadas). Nas regiões com prevalência baixa e quando o paciente não tenha recentemente viajado, a vancomicina não é incluída na terapia de primeira linha. Se as crianças forem hipersensíveis aos agentes β-lactâmicos (penicilinas e cefalosporinas), a cefotaxima ou a ceftriaxona podem ser substituídas pela rifampicina (adultos, 600 mg/dia; crianças, 20 mg/dia em 1 ou 2 doses fracionadas) como segundo agente. Deve-se considerar a realização de uma punção lombar depois de 48 horas se o microrganismo não for sensível à penicilina e a informação sobre a sensibilidade às cefalosporinas ainda não estiver disponível, se a condição clínica do paciente não melhorar ou se deteriorar ou se a dexametasona tiver sido administrada e interferir com a capacidade de interpretar as respostas clínicas no paciente que piora. Uma vez obtidos os dados de sensibilidade aos antibióticos, o tratamento deve ser modificado, quando necessário. Se o microrganismo isolado for sensível à penicilina, a vancomicina pode ser interrompida, e a penicilina pode substituir a cefalosporina, ou a cefotaxima ou ceftriaxona podem ser continuadas isoladamente. Se o microrganismo isolado exibir qualquer resistência à penicilina, porém for sensível às cefalosporinas, a vancomicina pode ser interrompida, e a cefotaxima ou ceftriaxona são continuadas. Se o isolado exibir qualquer resistência à penicilina e não for suscetível a cefotaxima ou ceftriaxona, vancomicina e doses altas de cefotaxima ou ceftriaxona podem ser continuadas, e a rifampicina pode ser acrescentada. Os dados sustentam o uso de corticosteroides nos países de alta renda, mas não parecem ter efeito benéfico nos países de baixa renda. Esta discrepância na eficácia dos corticosteroides pode estar relacionada a diferenças na disponibilidade do cuidado médico apropriado e oportuno. Os glicocorticoides reduzem significativamente as taxas de mortalidade, a perda pronunciada da audição e as sequelas neurológicas em adultos e devem ser administrados àqueles que apresentam meningite bacteriana adquirida na comunidade. Se a dexametasona for administrada a adultos ou crianças, deve ser antes ou juntamente com a primeira dose de antibiótico.

SEPSE (EXCLUINDO MENINGITE)

Nas crianças previamente saudáveis e com doença não crítica, a terapia com um antibiótico recomendado deve ser iniciada nas doses habitualmente recomendadas: ampicilina 200 mg/kg/dia (doses com intervalos de 6 horas), cefotaxima 75-225 mg/kg/dia (doses com intervalos de 8 horas), ceftriaxona 50-75 mg/kg/dia (doses com intervalos de 12-24 horas) ou penicilina G 250.000-400.000 unidades/kg/dia (em doses divididas a cada 4-6 horas). Para crianças em estado crítico, incluindo aquelas com miocardite ou pneumonia multilobular com hipoxia ou hipotensão, pode-se acrescentar a vancomicina se o microrganismo isolado for possivelmente resistente aos agentes β-lactâmicos, sendo o seu uso revisto quando obtidos dados de sensibilidade. Se o microrganismo for resistente aos agentes β-lactâmicos, o tratamento deve ser modificado com base na resposta clínica e na sensibilidade do microrganismo a outros antibióticos. A clindamicina ou a vancomicina podem ser usadas como agente de primeira linha para crianças com acentuada hipersensibilidade aos β-lactâmicos, porém a vancomicina não deve ser continuada se for demonstrada sensibilidade do microrganismo a outros antibióticos não β-lactâmicos.

Para tratamento ambulatorial, a amoxicilina oral (45-90 mg/kg/dia a cada 8 h) proporciona um tratamento efetivo para praticamente todos os casos de pneumonia pneumocócica. As cefalosporinas, que são muito mais dispendiosas, não oferecem qualquer vantagem em relação à amoxicilina. O levofloxacino (500 a 750 mg/dia em dose única) e o moxifloxacino (400 mg/dia em dose única) também têm alta probabilidade de serem efetivos nos Estados Unidos, exceto em pacientes que provêm de populações fechadas, onde esses fármacos são amplamente usados, ou que foram recentemente tratados com uma quinolona. A clindamicina (600 a 1.200 mg/dia, a cada 6 h) mostra-se efetiva em 90% dos casos, e a azitromicina (500 mg no dia 1, seguidos de 250 a 500 mg/dia) ou a claritromicina (500 a 750 mg/dia em dose única), em 80% dos casos. Em pacientes tratados empiricamente com azitromicina, foi amplamente documentada falha do tratamento, resultando em doença bacteriêmica devido a cepas isoladas resistentes aos macrolídeos. Conforme já assinalado, as taxas de resistência a todos esses antibióticos são relativamente baixas em alguns países e muito mais altas em outros; a amoxicilina em doses altas continua sendo a melhor opção no mundo inteiro.

A duração ideal do tratamento da pneumonia pneumocócica é indeterminada, porém a sua continuação durante pelo menos 5 dias após o paciente ficar afebril parece constituir uma abordagem prudente – embora, em adultos, 5 dias no total costumem ser suficientes. Os casos com um segundo foco de infecção (p. ex., empiema ou artrite séptica) exigem tratamento prolongado.

OTITE MÉDIA AGUDA

A amoxicilina (80-90 mg/kg/dia) é recomendada para lactentes < 6 meses de idade e para aqueles com 6-23 meses de idade com doença bilateral. A observação e o tratamento baseado em sintomas sem antibióticos são defendidos para doença não grave e diagnóstico indeterminado em crianças com 6 meses a 2 anos de idade e para doença não grave (mesmo se o diagnóstico for aparentemente certo) em crianças com mais de 2 anos de idade. Embora a duração ideal do tratamento não tenha sido estabelecida de modo conclusivo, recomenda-se um ciclo de 10 dias para crianças de menos idade e para aquelas com doença grave em qualquer idade. Para crianças com mais de 6 anos de idade que apresentam doença leve ou moderada, um ciclo de 5 a 7 dias é considerado adequado. Os pacientes cuja doença não responde devem ser reavaliados dentro de 48 a 72 horas. Se a otite média aguda for confirmada e o tratamento antibiótico não tiver sido instituído, deve-se iniciar a administração de amoxicilina. Se a antibioticoterapia não tiver sucesso, indica-se uma modificação. A ausência de resposta aos antibióticos de segunda linha (como a amoxicilina-clavulanato em doses altas) também indica a possível necessidade de miringotomia ou timpanocentese para obter amostras para cultura.

As recomendações anteriores também podem ser seguidas para o tratamento da rinossinusite. Informações detalhadas sobre o tratamento adicional dessas condições em crianças foram publicadas pela American Academy of Pediatrics, pela American Academy of Famiy Physicians, pela Pediatric Infectious Diseases Society e pela Infectious Diseases Society of America.

PREVENÇÃO

As medidas para prevenção da doença pneumocócica incluem vacinação contra *S. pneumoniae* e influenzavírus, redução das comorbidades que aumentam o risco de doença pneumocócica e prevenção do uso excessivo de antibióticos, que aumenta a resistência dos pneumococos.

Vacinas polissacarídicas capsulares A vacina polissacarídica pneumocócica 23-valente (PPSV23), que contém 25 μg de cada polissacarídeo capsular, está aprovada para uso desde 1983. As recomendações para o seu uso variam de acordo com o país. O U.S. Advisory Committee on Immunization Practices (ACIP) recomenda a PPSV23 para todas as pessoas com ≥ 65 anos de idade e para aquelas entre 2 e 64 anos apresentando condições clínicas subjacentes que as colocam em situação de risco aumentado de doença pneumocócica ou, se estiverem infectadas, de doença de maior gravidade (Tab. 146-1; ver também *www.cdc.gov/vaccines/schedules*). O comitê atualizou suas recomendações para incluir o uso combinado da vacina pneumocócica conjugada e da PPSV23 nos indivíduos de risco (ver "Vacinas polissacarídicas conjugadas com proteína", adiante). Recomenda-se a revacinação 5 anos depois da primeira dose para indivíduos com > 2 anos de idade que apresentam condições clínicas subjacentes, mas não de modo rotineiro para indivíduos cuja única indicação é a idade de ≥ 65 anos. A PPSV23 não induz resposta anamnéstica, e as concentrações de anticorpos diminuem com o passar do tempo; por conseguinte, a revacinação é particularmente importante para indivíduos com condições que resultam em perda dos anticorpos. As preocupações sobre uma revacinação repetida concentraram-se na segurança (i.e., reações locais) e na indução de hiporresponsividade imune. Nem a relevância clínica nem a base biológica da hiporresponsividade estão claras; entretanto, tendo em vista a possibilidade de sua ocorrência, não se recomenda mais de uma revacinação.

A efetividade da PPSV23 contra a DPI, a pneumonia pneumocócica, a pneumonia de todas as etiologias e a evolução para a morte é controversa, com ampla variação nas observações realizadas. As numerosas metanálises publicadas da eficácia da PPSV costumam chegar a conclusões opostas no que concerne a uma determinada entidade clínica. Em geral, os estudos observacionais citam uma maior eficácia do que os ensaios clínicos controlados. O consenso é de que a PPSV é efetiva contra a DPI, porém menos efetiva contra a pneumonia pneumocócica sem bacteriemia. Entretanto, resultados de alguns ensaios clínicos publicados, estudos observacionais e metanálises contradizem essa opinião. Com frequência, a eficácia é menor no idoso e em pacientes imunodeficientes cuja condição está associada a uma resposta humoral reduzida às vacinas em comparação com populações mais saudáveis e mais jovens. Quando a PPSV é efetiva, a duração da proteção depois de uma dose única da vacina é estimada em cerca de 5 anos.

O que não é questionado é a necessidade de melhores vacinas pneumocócicas para adultos. Mesmo no contexto da vacinação rotineira de lactentes com conjugado pneumocócico (que protege indiretamente os adultos das cepas dos sorotipos da vacina), a doença causada por sorotipos não incluídos na vacina conjugada continua representando uma carga significativa entre adultos.

Vacinas polissacarídicas conjugadas com proteína Os lactentes e as crianças pequenas respondem de modo insatisfatório à PPSV, a qual contém antígenos independentes das células T. Por esse motivo, foi desenvolvida outra classe de vacinas pneumocócicas, as PCV, especificamente para lactentes e crianças pequenas. O primeiro produto, uma PCV 7-valente, foi aprovado em 2000, nos Estados Unidos. Desde 2020, estão disponíveis no comércio dois produtos de PCV, contendo 10 e 13 sorotipos, respectivamente. Os sorotipos incluídos nessas PCV constituem causas importantes de DPI e de resistência a antibióticos entre crianças pequenas. Ensaios clínicos controlados e randomizados demonstraram um grau alto de eficácia das PCV contra a DPI por sorotipos incluídos na vacina, bem como uma eficácia contra pneumonia, otite média, colonização nasofaríngea e mortalidade por todas as causas. As PCV são recomendadas pela Organização Mundial da Saúde para inclusão nos calendários de vacinação infantil no mundo inteiro, em particular nos países com taxa elevada de mortalidade infantil. Até o momento, 144 países mantêm a PCV em seu programa nacional de imunização, 16 estão planejamento sua introdução, e 34 ainda não decidiram.

A introdução da PCV em locais de renda alta resultou em uma redução de mais de 90% da DPI por sorotipos incluídos na vacina entre a população geral. Esse declínio foi observado não apenas nos grupos etários vacinados, mas também em adultos, e é atribuído à quase eliminação da colonização nasofaríngea por sorotipos incluídos na vacina em lactentes imunizados, reduzindo a disseminação para adultos. Essa proteção dos membros da comunidade não vacinados por meio da vacinação de um subgrupo de indivíduos da comunidade é denominada *efeito indireto*. Têm sido detectados aumentos nas taxas de colonização - e, concomitantemente, na doença causada - por cepas de sorotipos não vacinais (i.e., substituição da colonização e doença). A proporção de doença por substituição varia geograficamente com o impacto comprometendo os efeitos da vacina de forma significativa em idosos no Reino Unido, havendo relativamente pouco impacto nos Estados Unidos (ver "Epidemiologia", acima). Como as cepas dos sorotipos contidos na vacina costumam ser mais resistentes aos antibióticos do que os sorotipos que não estão na vacina, o uso da PCV também resultou em um notável declínio na proporção e nas taxas absolutas de doença pneumocócica resistente a fármacos. As recomendações do ACIP para o uso das vacinas conjugadas podem ser encontradas em *www.cdc.gov/vaccines/hcp/acip-recs/vacc-specific/pneumo.html*. Foi constatado que a PCV previne a ocorrência de infecção pneumocócica em adultos infectados pelo HIV. Nos Estados Unidos, recomenda-se, atualmente, a PCV13 seguida de uma dose de PPSV23 para todas as crianças e os adultos imunocomprometidos. Até 2019, essa também era a recomendação nos Estados Unidos para as pessoas ≥ 65 anos de idade, mas esta recomendação foi alterada. A tomada de decisão compartilhada com um médico deve determinar se a PCV13, em adição à PPSV23, será usada em adultos ≥ 65 anos e saudáveis em outros aspectos. Duas novas vacinas com valências estendidas contendo até 15 sorotipos foram aprovadas em 2021 – VAXNEUVANCE (Merck) e PREVNAR 20 (Pfizer).

Outras estratégias de prevenção A doença pneumocócica pode ser evitada por meio da prevenção de doenças que predispõem o indivíduo a infecções pneumocócicas. As medidas relevantes incluem a cessação do tabagismo e a vacinação contra influenza, além do melhor tratamento e controle de diabetes, infecção pelo HIV, doença cardíaca e doença pulmonar. Por fim, a redução do uso inadequado de antibióticos constitui uma estratégia para a prevenção da doença pneumocócica, visto que a resistência aos antimicrobianos perpetua, direta e indiretamente, a transmissão dos microrganismos e a doença na comunidade.

SAÚDE GLOBAL

As infecções pneumocócicas causam um número estimado de cerca de 317.000 mortes anualmente no mundo todo entre crianças de 1 a 59 meses de idade, tendo sido responsáveis por 9,7% dos 3,2 milhões de mortes por todas as causas nessa faixa etária em 2015. Estimativas confiáveis de casos e mortes em adultos globalmente são mais difíceis de estabelecer, devido aos dados limitados de algumas regiões do mundo onde ocorre a maior parte dos casos. As taxas de doença pneumocócica e sua mortalidade variam muito entre os ambientes geográficos, com as taxas mais altas em países selecionados da África Subsaariana e no sudeste da Ásia, onde os fatores de risco para doença pneumocócica – incluindo infecção por HIV, falta de amamentação para lactentes e crianças, desnutrição, anemia falciforme e acesso limitado aos cuidados médicos – são prevalentes. Os sorotipos que causam a doença exibem alguma heterogeneidade entre os ambientes geográficos, mas um pequeno número de sorotipos é universalmente responsável pela maior parte da doença na ausência de vacinação; assim, o desenvolvimento de vacinas e os programas de vacinação são globalmente relevantes. As reduções nos casos de infecções pneumocócicas estão ligadas à prevenção por meio da inclusão de vacinas pneumocócicas em programas de imunização de lactentes, avaliação rápida e tratamento adequado de pessoas com infecções pneumocócicas e redução dos fatores de risco para a doença pneumocócica. A disponibilidade de vacinas para a prevenção da doença pneumocócica em adultos, particularmente entre idosos, está atualmente restrita aos países de renda alta, com praticamente nenhuma disponibilidade nos países de renda baixa onde ocorre a maioria dos casos da doença.

LEITURAS ADICIONAIS

Krone CL et al: Immunosenescence and pneumococcal disease: An imbalance in host–pathogen interactions. Lancet Respir Med 2:141, 2014.

MacKenzie GA et al: Effect of the introduction of pneumococcal conjugate vaccination on invasive pneumococcal disease in The Gambia: A population-based surveillance study. Lancet Infect Dis 16:703, 2016.

Matanock A et al: Use of 13-valent pneumococcal conjugate vaccine and 23-valent pneumococcal polysaccharide vaccine among adults aged ≥65 years. MMWR Morb Mortal Wkly Rep 68:1069, 2019.
Subramanian K et al: Pneumolysin binds to the mannose receptor C type 1 (MRC-1) leading to anti-inflammatory responses and enhanced pneumococcal survival. Nat Microbiol 4:62, 2019.
Van Der Poll T, Opal SM: Pathogenesis, treatment, and prevention of pneumococcal pneumonia. Lancet 374:1543, 2009.

SITES

American Academy of Pediatrics: Red Book: The report of the Committee on Infectious Diseases. Available at: *aapredbook.aappublications.org.*
Cochrane: Corticosteroids for Bacterial Meningitis. Available at: *www.cochrane.org/CD004405/ARI_corticosteroids-bacterial-meningitis.*
U.S. Department of Health and Human Services: Antibiotic Resistance Threats in the United States 2019. Available at: *www.cdc.gov/drugresistance/pdf/threats-report/2019-ar-threats-report-508.pdf.*
Organização Mundial da Saúde: Summary of WHO Position Paper on Pneumococcal conjugate vaccines in infants and children under 5 years of age, February 2019. Available at: *www.who.int/immunization/policy/position_papers/who_pp_pcv_2019_summary.pdf.*

147 Infecções estafilocócicas

Franklin D. Lowy

O *Staphylococcus aureus*, a mais virulenta das muitas (≥ 40) espécies de estafilococos, tem demonstrado sua versatilidade pelo fato de ainda ser uma causa significativa de morbidade e mortalidade apesar da disponibilidade de vários antibióticos antiestafilocócicos eficazes. O *S. aureus* é um patógeno muito versátil, podendo causar doenças mediadas por toxinas ou por mecanismos diretos. Ele é responsável por numerosas infecções hospitalares e adquiridas na comunidade, as quais incluem desde infecções de pele e de tecidos moles (IPTMs) relativamente menores até infecções sistêmicas que comportam risco de vida.

Os "outros" estafilococos, os estafilococos coagulase-negativos (CoNS), são menos virulentos do que o *S. aureus*, porém ainda são patógenos importantes em ambientes selecionados, como nas infecções associadas a dispositivos protéticos.

MICROBIOLOGIA E TAXONOMIA

Os estafilococos, que são cocos Gram-positivos da família Micrococcaceae, formam estruturas semelhantes a cachos de uva na coloração de Gram (Fig. 147-1). Esses microrganismos (cerca de 1 μm de diâmetro) são catalase-positivos (diferentemente das espécies de estreptococos), imóveis, aeróbios e anaeróbios facultativos. São capazes de sobrevida prolongada em superfícies do ambiente, em condições variáveis. Algumas espécies têm uma gama de hospedeiros relativamente ampla, incluindo mamíferos e aves, enquanto outras têm uma gama de hospedeiros relativamente estreita, isto é, limitada a um ou dois animais estreitamente relacionados.

O *S. aureus* é diferenciado das demais espécies estafilocócicas por produzir coagulase, uma enzima de superfície capaz de converter o fibrinogênio em fibrina. Porém, vários CoNS, incluindo o *S. pseudintermedius* e o *S. argenteus*, são coagulase-positivos. Assim, a descrição desses outros estafilococos como estafilococos não *S. Aureus* (NSaS) é mais acurada.

O *S. aureus* também fermenta o manitol, é positivo para a proteína A e produz DNAse. Em placas de ágar-sangue, o *S. aureus* forma colônias β-hemolíticas douradas, enquanto os NSaS formam pequenas colônias não hemolíticas brancas. *Kits* de látex para a detecção da proteína A e do fator de agregação podem diferenciar o *S. aureus* da maioria das outras espécies de estafilococos. Também podem ser usados testes realizados em pontos de atendimento para a detecção rápida de colonização estafilocócica. Novos métodos, como a espectrometria de massa com ionização e dessorção a *laser* assistida por matriz – *time of flight* (MALDI-TOF), estão sendo cada vez mais usados para definir as espécies estafilocócicas.

A análise para determinar se as diversas cepas isoladas de estafilococos de diferentes pacientes são iguais ou diferentes costuma ser relevante quando houver dúvida de que um surto hospitalar de infecção estafilocócica seja devido a uma fonte de contaminação comum (p. ex., instrumento

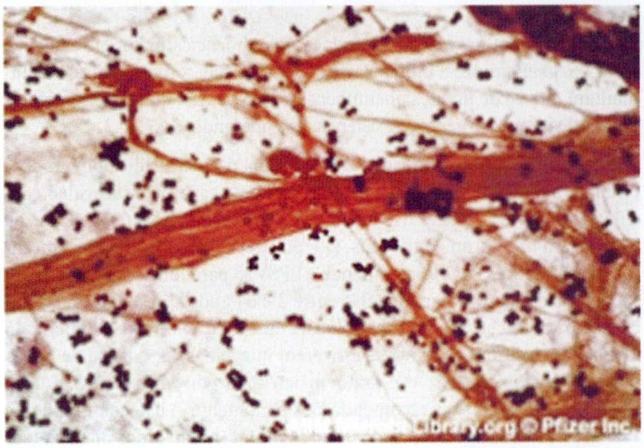

FIGURA 147-1 **Coloração de Gram de *S. aureus*** em amostra de escarro, ilustrando os agregados estafilocócicos. *(Obtida de ASM MicrobeLibrary.org. © Pfizer, Inc.)*

médico contaminado). Os métodos de tipagem molecular, como a eletroforese em gel de campo pulsado e técnicas baseadas em sequência (p. ex., tipagem da proteína estafilocócica A [SpA]), têm sido utilizados com essa finalidade. Mais recentemente, o sequenciamento do genoma completo surgiu como padrão-ouro para discriminar entre diferentes isolados.

INFECÇÕES POR *S. AUREUS*

EPIDEMIOLOGIA

O *S. aureus* é um patógeno tanto comensal quanto oportunista. Aproximadamente 20 a 40% dos indivíduos saudáveis são colonizados pelo *S. aureus*, e uma menor porcentagem (cerca de 10%) apresenta colonização persistente com a mesma cepa. A taxa de colonização apresenta-se elevada entre diabéticos tipo 1, pacientes infectados pelo vírus da imunodeficiência humana (HIV), pacientes submetidos à hemodiálise, usuários de drogas injetáveis e indivíduos com lesões cutâneas. A parte inferior das narinas e a orofaringe constituem locais frequentes de colonização no ser humano, embora a pele (particularmente quando lesionada), a vagina, as axilas e o períneo também possam ser colonizados. Esses locais de colonização atuam como reservatórios potenciais para infecções futuras.

Os indivíduos que adquirem infecções por *S. aureus* são infectados, em sua maioria, por uma cepa que já constitui parte de sua própria flora comensal. A infecção pelo *S. aureus* é iniciada através de rupturas da pele ou das mucosas. A transmissão do *S. aureus* entre pessoas também ocorre, mais frequentemente por contato pessoal direto com um local do corpo infectado. Embora rara, foi relatada a disseminação de estafilococos em aerossóis de secreções respiratórias ou nasais de indivíduos maciçamente colonizados.

Algumas doenças aumentam o risco de infecção pelo *S. aureus*; o diabetes, por exemplo, combina uma taxa aumentada de colonização pelo *S. aureus* e o uso de insulina injetável com a possibilidade de comprometimento da função dos leucócitos. Os indivíduos com defeitos qualitativos ou quantitativos congênitos ou adquiridos dos leucócitos polimorfonucleares (PMNs) correm risco aumentado de infecções por *S. aureus*; esse grupo engloba os pacientes neutropênicos (p. ex., os que recebem agentes quimioterápicos), aqueles com doença granulomatosa crônica e aqueles com síndrome de hiperimunoglobulina E autossômica dominante (síndrome de Job) ou de Chédiak-Higashi. Outros grupos que correm risco incluem indivíduos com doença renal em fase terminal, infecção pelo HIV, anormalidades cutâneas ou portadores de próteses.

O *S. aureus* constitui uma importante causa de infecções associadas a ambientes de assistência à saúde (Cap. 142). Ele é a causa mais comum de infecções de feridas cirúrgicas e é superado apenas pelos NSaS como causa de bacteriemia primária. Esses microrganismos isolados geralmente são resistentes a múltiplos antibióticos, de modo que as opções terapêuticas disponíveis podem ser limitadas. Na comunidade, o *S. aureus* ainda é uma causa importante de IPTMs, de infecções respiratórias e (especialmente entre usuários de drogas injetáveis) de endocardite infecciosa.

A prevalência crescente da terapia de infusão domiciliar também é uma causa de infecções estafilocócicas adquiridas na comunidade.

Nessas últimas três décadas, houve uma notável mudança na epidemiologia das infecções causadas por *S. aureus* resistente à meticilina (MRSA, de *methicillin-resistant S. aureus*). Além de seu importante papel como patógeno hospitalar, o MRSA tornou-se um patógeno estabelecido na comunidade. Foram relatados numerosos surtos de infecções por MRSA adquirido na comunidade (MRSA-AC), em ambientes tanto rurais quanto urbanos, em regiões amplamente distantes no mundo inteiro.

Essa tendência parece dever-se, em parte, ao dramático aumento na colonização por MRSA encontrada na comunidade em diferentes partes do mundo. Os surtos de infecções por MRSA-AC ocorreram entre grupos distintos, como crianças, prisioneiros, atletas, indígenas norte-americanos e usuários de drogas. Os fatores de risco comuns a esses surtos incluem condições higiênicas precárias, contato próximo, material contaminado e lesão da pele. Em algumas regiões geográficas do mundo, as infecções têm sido causadas por uma única cepa de MRSA-AC, enquanto, em outras, várias cepas de MRSA-AC têm sido responsáveis. Nos Estados Unidos, a sequência de cepa tipo 8 (PFGE tipo USA300) tem sido o clone predominante (Fig. 147-2). Embora as infecções causadas por essas cepas tenham acometido, em sua maioria, a pele e os tecidos moles, 5 a 10% dos casos foram invasivos e potencialmente fatais. As cepas de MRSA-AC também têm sido responsáveis por um crescente número de infecções hospitalares. A maior capacidade do MRSA-AC de causar doença em indivíduos imunocompetentes tem sido objeto de preocupação.

PATOGÊNESE

Conceitos gerais O *S. aureus* é um patógeno piogênico conhecido por sua capacidade de induzir a formação de abscessos em sítios locais e distantes (i.e., infecções metastáticas). Essa resposta patológica clássica ao *S. aureus* define as condições básicas em que a infecção evoluirá. As bactérias desencadeiam uma resposta inflamatória, que se caracteriza por uma infiltração inicial intensa de PMNs, seguida da infiltração por macrófagos e fibroblastos. A resposta celular do hospedeiro (incluindo o depósito de fibrina e colágeno) controla a infecção com a formação de uma cápsula fibrosa, ou o processo espalha-se para os tecidos adjacentes ou para a corrente sanguínea.

Na doença estafilocócica mediada por toxinas, a infecção nem sempre está presente. Por exemplo, na intoxicação alimentar estafilocócica, uma vez liberada a enterotoxina termoestável nos alimentos, pode haver sintomas na ausência de bactérias viáveis. Na síndrome do choque tóxico (SCT) estafilocócico, as condições que permitem a elaboração da toxina nos locais colonizados (p. ex., a presença de um tampão superabsorvente) são suficientes para desencadear doença clínica.

O genoma do *S. Aureus* Os genomas completos de cepas de *S. aureus* já estão disponíveis. Entre as descobertas interessantes, destacam-se (1) o alto grau de semelhança nas sequências de nucleotídeos dos genomas centrais de diferentes cepas; (2) a aquisição de uma quantidade relativamente grande de informações genéticas por transferência horizontal a partir de outras espécies bacterianas; e (3) a presença de ilhas "genômicas" ou de "patogenicidade" singulares – elementos genéticos móveis que contêm grupos de genes para enterotoxinas e exotoxinas e/ou determinantes de resistência a antimicrobianos. Entre os genes presentes nessas ilhas, encontra-se o *mecA*, o gene responsável pela resistência à meticilina. As ilhas que contêm genes para a resistência à meticilina foram denominadas tipos de cassete estafilocócico do cromossomo *mec* (SCC*mec*). Há diferentes tipos de SCC*mec* variando de tamanho entre cerca de 20 a 60 kb. Entre os tipos mais comuns de SCC*mec*, os tipos 1 a 3 estão tradicionalmente associados a casos de MRSA hospitalares, enquanto os tipos 4 a 6 foram associados a cepas de MRSA-AC epidêmicas.

Um número relativamente limitado de clones de MRSA tem sido responsável pela maioria das infecções adquiridas na comunidade e infecções hospitalares no mundo inteiro. A comparação dessas cepas com as de surtos anteriores (p. ex., as cepas de fago 80/81 da década de 1950) revelou a preservação da sequência de nucleotídeos no decorrer do tempo. Essa observação sugere que tais cepas possuem determinantes que facilitam a sobrevida e a disseminação.

Regulação da expressão dos genes de virulência Nas doenças causadas pelo *S. aureus* mediadas por toxinas ou outros mecanismos, a expressão dos determinantes de virulência associados à infecção depende de uma série de genes reguladores (p. ex., gene regulador acessório [*agr*] e regulador acessório estafilocócico [*sar*]) que controlam de maneira coordenada a expressão dos numerosos genes de virulência. O *agr* faz parte de uma via de transdução de sinais sensível ao quórum que percebe e responde à densidade de bactérias. As proteínas de superfície dos estafilococos são sintetizadas durante a fase de crescimento bacteriano exponencial *in vitro*. Por outro lado, muitas proteínas secretadas, como a toxina α, as enterotoxinas e enzimas variadas, são liberadas durante a fase de crescimento pós-exponencial em resposta à transcrição da molécula efetora de *agr*, RNAIII.

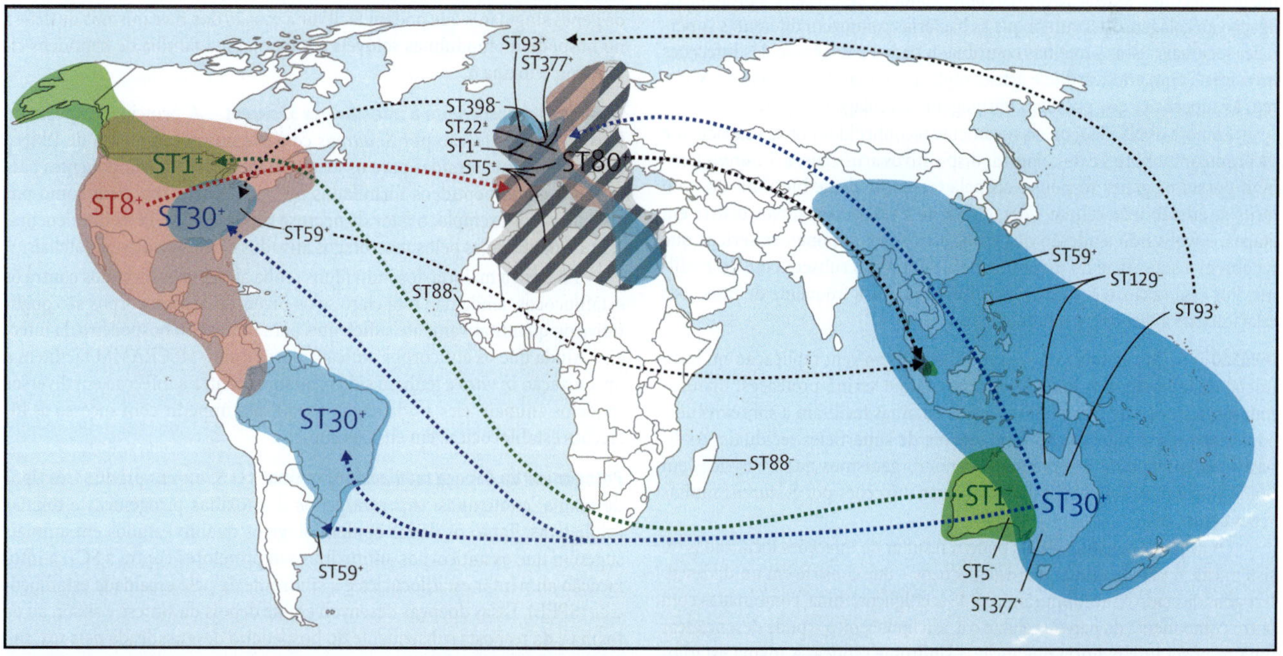

FIGURA 147-2 Distribuição global do *S. aureus* resistente à meticilina associado à comunidade. As linhas pontilhadas indicam possíveis vias de disseminação. As estimativas das áreas são mostradas onde foram relatadas infecções com as principais cepas - isto é, ST1 (*verde*), ST8 (*vermelho*), ST30 (*azul*) e ST80 (*cinza hachurado*). +, cepas Panton Valentine Leukocidin (PVL)-positivas; –, cepas PVL-negativas; ±, cepas PVL-positivas e -negativas. *(Reproduzida com permissão de FR DeLeo, M Otto, BN Kreiswirth, HF Chambers: Community-associated meticillin-resistant Staphylococcus aureus. Lancet 375:1557, 2010.)*

Esses genes reguladores parecem ter uma função semelhante *in vivo*. A invasão bem-sucedida depende da expressão sequencial desses diferentes elementos bacterianos. Adesinas bacterianas são necessárias à iniciação da colonização das superfícies teciduais do hospedeiro. A liberação subsequente de várias enzimas permite que a colônia obtenha suporte nutricional e que as bactérias se propaguem para os tecidos adjacentes. Estudos com cepas em que esses genes reguladores são inativados demonstraram uma redução da virulência em vários modelos animais de infecção por *S. aureus*.

Patogênese da infecção por *S. aureus* invasiva Os estafilococos são oportunistas. Para que esses microrganismos possam invadir o hospedeiro e causar infecção, são necessárias algumas das seguintes etapas ou todas elas: contaminação e colonização de superfícies teciduais do hospedeiro, ruptura das barreiras cutâneas ou mucosas, estabelecimento de uma infecção localizada, invasão, evasão da resposta do hospedeiro e disseminação metastática. As cepas colonizadoras ou as cepas transmitidas de outras exposições são introduzidas na pele lesionada, em uma ferida ou na corrente sanguínea. As recidivas das infecções por *S. aureus* são comuns, aparentemente devido à capacidade desses microrganismos de persistir em estado de latência em vários tecidos e, por fim, causar infecções recidivantes quando surgirem condições favoráveis.

COLONIZAÇÃO DAS SUPERFÍCIES CORPORAIS POR *S. AUREUS* A parte anterior das narinas e a orofaringe são os principais locais de colonização estafilocócica. Nas narinas, a colonização parece envolver a fixação do *S. aureus* às células epiteliais queratinizadas. Outros fatores que contribuem para a colonização são a influência de outras bactérias nasais da flora residente e sua densidade, fatores do hospedeiro e lesão da mucosa nasal (p. ex., provocada pelo uso de drogas inaladas). Outros locais do corpo colonizados, como a pele lesionada, a virilha e a orofaringe, podem constituir reservatórios particularmente importantes de cepas de MRSA-AC.

INOCULAÇÃO E COLONIZAÇÃO DAS SUPERFÍCIES TECIDUAIS Os estafilococos podem ser inoculados nos tecidos por meio de escoriações mínimas (p. ex., picadas de mosquitos), da administração de fármacos como a insulina ou da instalação de acessos intravenosos (IV) por cateteres. Após sua introdução nos tecidos, as bactérias se replicam e colonizam a superfície tecidual do hospedeiro. Uma família de proteínas de superfície do *S. aureus* estruturalmente relacionadas, designadas como componentes da superfície microbiana que reconhecem as moléculas de adesão da matriz (MSCRAMMs), desempenha um importante papel como mediadora da adesão a esses diferentes locais. Por meio de sua adesão às moléculas da matriz (p. ex., fibrinogênio, colágeno, fibronectina), as MSCRAMMs, como o fator de agregação e a proteína de ligação ao colágeno, permitem que as bactérias colonizem diferentes superfícies teciduais; essas proteínas contribuem para a patogênese das infecções invasivas, como endocardite e artrite séptica, facilitando a adesão do *S. aureus* às superfícies que possuem fibrinogênio ou colágeno exposto.

Embora os NSaS sejam classicamente reconhecidos por sua capacidade de produzir biofilmes e de colonizar dispositivos artificiais, o *S. aureus* também possui os genes responsáveis pela formação desse biofilme, como o *locus* de adesão intracelular (*ica*). A fixação a esses dispositivos ocorre em etapas, envolvendo a adesão dos estafilococos a componentes séricos que recobrem a superfície do dispositivo e a elaboração subsequente do biofilme. Por essa razão, o *S. aureus* constitui uma causa frequente de infecções relacionadas a dispositivos biomédicos.

INVASÃO Após a colonização, os estafilococos sofrem replicação no local inicial de infecção, produzindo enzimas, como serina-proteases, hialuronidases, termonucleases e lipases. Essas enzimas facilitam a sobrevivência bacteriana e a disseminação local através de superfícies teciduais. As lipases podem facilitar a sobrevida dos microrganismos nas áreas ricas em lipídeos, como os folículos pilosos, onde as infecções por *S. aureus* muitas vezes começam.

Os achados constitucionais podem resultar de infecções localizadas ou sistêmicas. A parede celular dos estafilococos – que consiste em unidades alternadas de ácido *N*-acetilmurâmico e *N*-acetilglicosamina, combinadas com outro componente da parede celular, o ácido lipoteicoico – pode desencadear uma resposta inflamatória que inclui a síndrome séptica. A toxina estafilocócica α é uma toxina estafilocócica fundamental. Ela provoca a formação de poros em várias células eucarióticas e também pode desencadear uma resposta inflamatória com manifestações clínicas sugestivas de sepse. A toxina do *S. aureus*, conhecida como leucocidina de Panton-Valentine, provoca a citólise dos PMNs, macrófagos e monócitos. As cepas que produzem essa toxina foram epidemiologicamente relacionadas a infecções cutâneas e a infecções mais graves (i.e., pneumonia) causadas por cepas de MSRA-AC.

EVASÃO DOS MECANISMOS DE DEFESA DO HOSPEDEIRO Os estafilococos têm estratégias de evasão imune que são fundamentais para sua sobrevivência. Esses microrganismos possuem uma microcápsula polissacarídica antifagocitária. A maioria das infecções humanas por *S. aureus* é causada por cepas com tipos capsulares 5 e 8. A cápsula do *S. aureus* zwitteriônica (com cargas tanto positivas quanto negativas) também desempenha um papel de importância crítica na indução da formação de abscesso. A proteína A, uma MSCRAMM típica do *S. aureus*, funciona como um receptor de Fc, ligando-se à porção Fc das IgG de subclasses 1, 2 e 4 e impedindo o processo de opsonofagocitose pelos PMNs. Tanto a proteína inibitória da quimiotaxia dos estafilococos (CHIPS, uma proteína secretada) quanto a proteína de adesão extracelular (EAP, uma proteína de superfície) interferem na migração dos PMNs para os locais de infecção. Há várias toxinas citolíticas, incluindo a toxina α e a toxina Panton-Valentine, que são secretadas pelos estafilococos, causando lise de diferentes células do hospedeiro e contribuindo para o dano aos tecidos do hospedeiro.

Um mecanismo potencial adicional de evasão do *S. aureus* é sua capacidade de sobrevida intracelular. Os fagócitos inespecíficos e especializados internalizam os estafilococos. A internalização dessas bactérias pelas células endoteliais pode proporcionar um refúgio que protege as bactérias contra as defesas do hospedeiro. Esse fenômeno parece ser especialmente relevante para as células de Kupffer hepáticas durante bacteriemias estafilocócicas. O ambiente intracelular favorece a expressão fenotípica de variantes de colônias pequenas de *S. aureus*, que são encontradas em pacientes que recebem terapia antimicrobiana (p. ex., aminoglicosídeos) e naqueles com fibrose cística ou osteomielite. Essas variantes, sejam elas intracelulares ou extracelulares, podem facilitar a sobrevida prolongada dos estafilococos em diferentes locais teciduais e aumentar a probabilidade de recidivas. Por fim, o *S. aureus* pode sobreviver dentro dos PMNs e usar essas células para disseminar-se e colonizar outros tecidos.

PATOGÊNESE DAS INFECÇÕES POR MRSA ADQUIRIDOS NA COMUNIDADE Vários determinantes de virulência específicos contribuem para a patogênese das infecções por MRSA-AC. Existe uma forte associação epidemiológica entre a presença do gene para a leucocidina de Panton-Valentine e IPTMs, bem como pneumonia necrosante pós-influenza. Outros determinantes que podem desempenhar um papel importante na patogênese dessas infecções incluem o elemento móvel catabólico da arginina (ACME), um agrupamento de genes singulares que podem facilitar a evasão dos mecanismos de defesa do hospedeiro; modulinas solúveis em fenol, uma família de peptídeos citolíticos; e toxina α.

Resposta do hospedeiro à infecção por *S. aureus* A principal resposta do hospedeiro à infecção por *S. aureus* consiste no recrutamento de PMNs. Essas células são atraídas para os locais de infecção por componentes bacterianos como peptídeos formilados ou peptideoglicana, bem como por citocinas, por exemplo, o fator de necrose tumoral (TNF) e as interleucinas (IL) 1 e 6, liberadas pelos macrófagos ativados e pelas células endoteliais.

Embora a maioria dos indivíduos tenha anticorpos dirigidos contra os estafilococos, ainda não está claro se os níveis desses anticorpos são qualitativa ou quantitativamente suficientes para proteger o hospedeiro da infecção. Ainda que os anticorpos anticapsulares e anti-MSCRAMM facilitem a opsonização *in vitro* e tenham sido protetores contra a infecção em diversos modelos animais, eles ainda não conseguiram impedir com sucesso as infecções estafilocócicas em ensaios clínicos.

Patogênese da doença mediada por toxina O *S. aureus* produz três tipos de toxina: citotoxinas, superantígenos das toxinas pirogênicas e toxinas esfoliativas. Tanto os dados epidemiológicos quanto estudos em animais sugerem que os anticorpos antitoxinas são protetores contra a SCT, a intoxicação alimentar estafilocócica e a síndrome da pele escaldada estafilocócica (SPEE). Essas doenças desenvolvem-se depois da síntese e absorção da toxina e da resposta subsequente do hospedeiro desencadeada pela toxina.

ENTEROTOXINA E TOXINA 1 DA SÍNDROME DO CHOQUE TÓXICO (TSCT-1) Os superantígenos de toxinas pirogênicas formam uma família de proteínas de pequeno peso molecular e estruturalmente semelhantes, responsáveis por duas doenças: a SCT e a intoxicação alimentar. A SCT resulta da capacidade da TSCT-1 e de enterotoxinas funcionarem como mitógenos de células T. No processo normal de apresentação de antígenos, o antígeno é primeiro processado dentro da célula, e os peptídeos são depois apresentados no sulco do complexo de histocompatibilidade principal (MHC) de classe II, iniciando uma resposta medida de células T. Em contraste, a TSCT-1 e as enterotoxinas se ligam diretamente à região não variante do MHC – fora do sulco do MHC de classe II. Em seguida, a TSCT-1 e as enterotoxinas podem ligar-se a receptores das células T por meio da cadeia vβ, e essa ligação resulta em uma acentuada hiperexpansão dos clones de células T (até 20% da população total de células T). A consequência dessa expansão de células T consiste em uma "tempestade de citocinas", com liberação de mediadores inflamatórios, como interferon-γ, IL-1, IL-6, TNF-α e TNF-β. A doença multissistêmica resultante produz um conjunto de achados que simulam aqueles do choque endotóxico; contudo, os mecanismos patogênicos são diferentes.

Outra região da molécula de enterotoxina é responsável pelos sintomas da intoxicação alimentar. As enterotoxinas são termoestáveis e podem sobreviver a condições que destroem as bactérias. A doença resulta da ingestão da toxina pré-formada; assim, o período de incubação é curto (1-6 h). A toxina estimula o nervo vago e o centro do vômito no encéfalo. Além disso, estimula a atividade peristáltica do intestino.

TOXINAS ESFOLIATIVAS E SPEE As toxinas esfoliativas são responsáveis pela SPEE mais comumente vista em recém-nascidos. As toxinas que produzem doença nos seres humanos são de dois sorotipos: ETA e ETB. Essas toxinas são serina-proteases, as quais clivam as caderinas dos desmossomos na camada superficial da pele, provocando esfoliação. O resultado é uma separação da epiderme na camada granulosa, responsável pela descamação superficial da pele que caracteriza essa doença.

DIAGNÓSTICO

As infecções estafilocócicas são facilmente diagnosticadas pela coloração de Gram (Fig. 147-1) e pelo exame microscópico do conteúdo de um abscesso ou dos tecidos infectados. Em geral, a cultura rotineira do material infectado fornece resultados positivos, e as hemoculturas são positivas em alguns casos, mesmo quando as infecções estão localizadas em focos extravasculares. O *S. aureus* raramente é um contaminante em hemoculturas. Os testes baseados na reação em cadeia da polimerase (PCR) costumam ser usados para o diagnóstico rápido de infecção por *S. aureus*. Dispõe-se de vários testes de execução local para a triagem de pacientes para colonização pelo MRSA. Ainda existe dificuldade em determinar se os pacientes com bacteriemia por *S. aureus* documentada também têm endocardite infecciosa ou um foco infeccioso metastático. As hemoculturas uniformemente positivas coletadas em diferentes momentos sugerem uma infecção endovascular, como a endocardite (ver "Bacteriemia, sepse e endocardite infecciosa", adiante).

TABELA 147-1 ■ Doenças comuns causadas por *Staphylococcus aureus*

Infecções da pele e dos tecidos moles
Foliculites
Abscesso, furúnculo, carbúnculo
Celulite
Impetigo
Mastite
Infecções de feridas cirúrgicas
Infecções musculoesqueléticas
Artrite séptica
Osteomielite (disseminação hematogênica ou contígua)
Piomiosite
Abscesso do psoas
Infecções do trato respiratório
Pneumonia hospitalar ou associada à ventilação mecânica
Êmbolos pulmonares sépticos
Pneumonia pós-viral (p. ex., influenza)
Empiema
Bacteriemia e suas complicações
Sepse, choque séptico
Focos metastáticos de infecção (rins, articulações, ossos, pulmões)
Endocardite infecciosa
Endocardite infecciosa
Associada ao uso de drogas injetáveis
Valva nativa
Prótese valvar
Hospitalar
Infecções associadas a dispositivos (p. ex., cateteres intravasculares, próteses articulares)
Doenças mediadas por toxinas
Síndrome do choque tóxico
Intoxicação alimentar
Síndrome da pele escaldada estafilocócica
Infecções invasivas associadas ao *S. aureus* resistente à meticilina adquirido na comunidade
Fascite necrosante
Síndrome de Waterhouse-Friderichsen
Pneumonia necrosante
Púrpura fulminante

SÍNDROMES CLÍNICAS
(Tab. 147-1)

Infecções da pele e dos tecidos moles O *S. aureus* causa uma variedade de infecções cutâneas. Os fatores predisponentes comuns para a infecção cutânea por *S. aureus* incluem afecções crônicas da pele (p. ex., eczema), lesões cutâneas (p. ex., picadas de insetos, traumatismos mínimos), injeções (p. ex., diabéticos e usuários de drogas injetáveis) e higiene pessoal precária. Essas infecções caracterizam-se pela formação de bolhas contendo pus, as quais geralmente começam nos folículos pilosos e espalham-se para os tecidos adjacentes. A *foliculite* é uma infecção superficial que envolve o folículo piloso, com uma área central de purulência (pus) circundada por induração e eritema. Os *furúnculos* são lesões mais dolorosas e extensas que tendem a ocorrer nas regiões pilosas e úmidas do corpo e a espalhar-se a partir dos folículos pilosos, formando um abscesso propriamente dito com área de purulência central. Os *carbúnculos* localizam-se mais comumente na região inferior do pescoço e são lesões ainda mais graves e dolorosas que resultam da coalescência de outras lesões que acometem as camadas mais profundas dos tecidos subcutâneos. Em geral, os furúnculos e carbúnculos são diagnosticados de imediato e frequentemente há pus, o qual pode ser espremido do abscesso ou drenado espontaneamente. Outras infecções cutâneas por *S. aureus* incluem impetigo e celulite. Essa bactéria constitui uma das causas mais comuns de infecção de feridas cirúrgicas.

Ocorre *mastite* em 1 a 3% das mães nutrizes. Essa infecção das mamas, que geralmente ocorre de 2 a 3 semanas após o parto, caracteriza-se por um quadro clínico que varia da celulite à formação de abscesso. Os sinais sistêmicos, como febre e calafrios, geralmente estão presentes nos casos mais graves.

Infecções musculoesqueléticas O *S. aureus* é uma causa comum de infecções ósseas – tanto as que resultam da disseminação hematogênica quanto as que surgem por contiguidade a partir de um foco infeccioso dos tecidos moles. Na maioria dos casos, a *osteomielite hematogênica* das crianças acomete os ossos longos. As infecções causam febre e dor óssea, ou a criança reluta em sustentar peso sobre o membro acometido. A contagem de leucócitos e a velocidade de hemossedimentação geralmente estão elevadas. As hemoculturas são positivas em cerca de 50% dos casos. Quando necessário, as biópsias ósseas a fim de obter material para cultura e o exame histopatológico geralmente confirmam o diagnóstico.

Em adultos, a osteomielite hematogênica dos ossos longos é menos comum. Entretanto, a *osteomielite vertebral* é uma das apresentações clínicas mais frequentes. As infecções da coluna vertebral são observadas com mais frequência em pacientes com endocardite, indivíduos em hemodiálise, diabéticos e usuários de drogas IV. Essas infecções podem causar dor lombar intensa e febre, mas também podem passar despercebidas clinicamente, causando dor lombar crônica e febre baixa. O *S. aureus* constitui a causa mais comum de abscesso epidural, uma complicação que pode causar disfunção neurológica. Os pacientes queixam-se de dificuldade para urinar ou deambular e de dor radicular, além dos sintomas associados à osteomielite. Nesses casos, a intervenção cirúrgica geralmente constitui uma emergência médica.

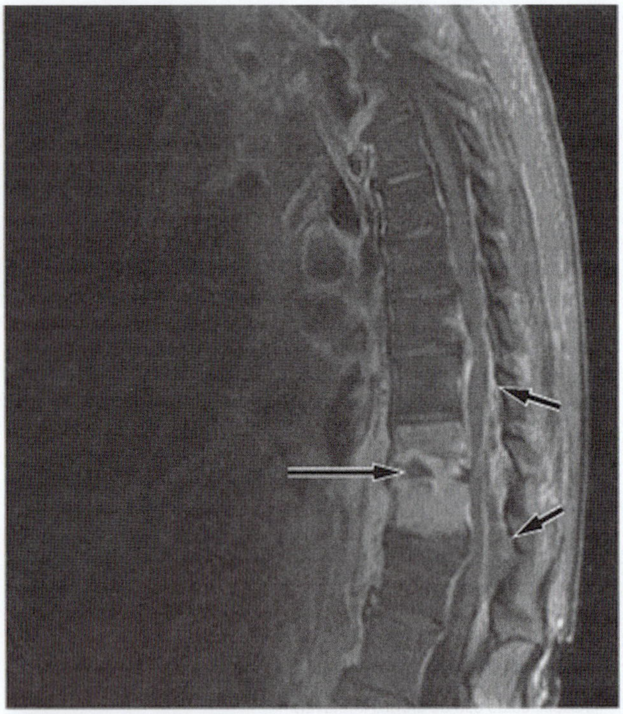

FIGURA 147-3 Osteomielite vertebral e abscesso epidural por *S. aureus* envolvendo o disco torácico entre T9 e T10. A ressonância magnética sagital após contraste ilustra a destruição do espaço intervertebral T9-T10 com reforço (*seta longa*). Há compressão da medula torácica, e observa-se uma coleção epidural que se estende de T9 até T11 (*setas curtas*).

A ressonância magnética (RM) é a modalidade de imagem mais confiável para ajudar a estabelecer o diagnóstico de osteomielite (Fig. 147-3). As radiografias de rotina são uma primeira etapa adequada, mas os achados podem ser normais por até 14 dias depois do início dos sintomas. Se a RM não estiver disponível, a tomografia computadorizada (TC) é uma alternativa aceitável.

As infecções ósseas resultantes da disseminação contígua tendem a desenvolver-se a partir das infecções dos tecidos moles, como as associadas a úlceras diabéticas ou vasculares, cirurgia ou traumatismo. Osso exposto, fístula com drenagem, dificuldade de cicatrização ou drenagem persistente sugerem envolvimento do osso subjacente. A ocorrência de comprometimento ósseo é confirmada por cultura e exame histopatológico do osso (que revela sinais de infiltração de PMNs). A contaminação do material de cultura pelos tecidos adjacentes poderá dificultar o diagnóstico da osteomielite quando não for possível confirmá-lo pelo exame histopatológico. As amostras obtidas durante a cirurgia são as mais confiáveis. A RM é o exame radiológico mais confiável para diferenciar entre osteomielite e infecção dos tecidos moles sobrejacentes com osteíte subjacente.

Tanto em crianças quanto em adultos, o *S. aureus* constitui a causa mais comum da *artrite séptica* em articulações naturais. Sem tratamento, essa infecção evolui rapidamente e pode estar associada à destruição extensa da articulação. O paciente tem dor intensa à mobilização da articulação afetada, edema e febre. A aspiração da articulação demonstra líquido turvo com > 50.000 PMN/μL e cocos Gram-positivos em cachos na coloração de Gram (Fig. 147-1). Nos adultos, a artrite séptica pode resultar de traumatismo, cirurgia ou disseminação hematogênica. As articulações acometidas com maior frequência são os joelhos, os ombros, o quadril e as falanges. A infecção frequentemente se desenvolve nas articulações já lesionadas por osteoartrite ou artrite reumatoide. Também podem ocorrer infecções iatrogênicas resultantes da aspiração ou injeção de bactérias dentro da articulação. Nesses casos, o paciente tem agravamento da dor, edema da articulação envolvida e febre.

A *piomiosite* é uma infecção rara dos músculos esqueléticos, diagnosticada principalmente nas regiões de clima tropical, mas que também ocorre em pacientes imunocomprometidos (p. ex., infectados pelo HIV). Acredita-se que se origine de bacteriemia oculta. A piomiosite manifesta-se na forma de febre, edema e dor localizada sobre o músculo acometido. A aspiração do líquido do tecido acometido revela a presença de pus. Embora a infecção possa estar associada a uma história de traumatismo, a patogênese não está bem esclarecida.

Infecções do trato respiratório As infecções respiratórias causadas pelo *S. aureus* ocorrem em algumas situações clínicas especiais. Essa bactéria causa infecções graves do trato respiratório em recém-nascidos e lactentes; tais infecções produzem dispneia, febre e insuficiência respiratória. As radiografias de tórax podem demonstrar pneumatoceles (cavidades irregulares de paredes finas). O pneumotórax e o empiema são complicações reconhecidas.

Nos adultos, as infecções pulmonares hospitalares causadas por *S. aureus* são comuns entre pacientes intubados em unidades de terapia intensiva. Os pacientes com colonização nasal correm maior risco de adquirir essas infecções. A apresentação clínica não é diferente das infecções pulmonares causadas por outras bactérias. Os pacientes produzem grandes volumes de secreção brônquica e manifestam insuficiência respiratória, febre e infiltrados pulmonares novos. A diferenciação entre pneumonia bacteriana e outras causas de insuficiência respiratória ou infiltrados pulmonares novos em pacientes em estado crítico é difícil e depende de um conjunto de manifestações clínicas, bem como achados radiológicos e laboratoriais.

As infecções respiratórias adquiridas na comunidade, causadas pelo *S. aureus*, costumam ocorrer após infecções virais, geralmente influenza. Os pacientes podem apresentar febre, expectoração de escarro sanguinolento e pneumatoceles nos campos pulmonares médios ou múltiplos infiltrados pulmonares de distribuição irregular. O diagnóstico é firmado pela coloração de Gram e por cultura. Embora sejam úteis, as hemoculturas em geral são negativas.

Bacteriemia, sepse e endocardite infecciosa A bacteriemia por *S. aureus* pode ser complicada por sepse, endocardite, vasculite ou disseminação metastática (formação de coleções supurativas em outros locais teciduais). Entre os órgãos mais acometidos pelos focos metastáticos, estão as articulações, os rins, os ossos e os pulmões. A frequência da disseminação metastática durante a bacteriemia foi estimada em até 31%. A incidência dessas complicações aumenta com a duração da bacteriemia.

O reconhecimento dessas complicações apenas por critérios clínicos é difícil. As comorbidades que em geral são observadas em associação à bacteriemia por *S. aureus* e que aumentam o risco de complicações incluem diabetes, infecção pelo HIV e insuficiência renal. Outros fatores do hospedeiro que aumentam o risco de complicações consistem em bacteriemia por *S. aureus* adquirido na comunidade, ausência de um foco primário detectável de infecção e presença de dispositivos ou materiais protéticos.

Clinicamente, a sepse pelo *S. aureus* causa um quadro semelhante ao observado na sepse associada a outras bactérias. A evolução bem conhecida das alterações hemodinâmicas – começando com alcalose respiratória e achados clínicos de hipotensão e febre – é comum. O diagnóstico microbiológico é estabelecido por hemoculturas positivas.

A incidência global da endocardite por *S. aureus* tem aumentado ao longo dos últimos 20 anos. Na atualidade, o *S. aureus* constitui a principal causa de endocardite no mundo inteiro, respondendo por 25 a 35% dos casos. Esse aumento se deve, pelo menos em parte, ao maior uso de dispositivos intravasculares e, mais recentemente, ao aumento no uso de drogas injetáveis. Estudos utilizando a ecocardiografia transesofágica encontraram uma incidência de endocardite de cerca de 25% entre pacientes com bacteriemia por *S. aureus* associada a cateter intravascular. Outros fatores associados a risco aumentado de endocardite incluem hemodiálise, presença de dispositivos protéticos intravasculares por ocasião da bacteriemia e imunossupressão. Os pacientes com dispositivos cardíacos implantáveis (p. ex., marca-passos permanentes) correm risco aumentado de endocardite ou infecções relacionadas ao uso de dispositivos. Apesar da disponibilidade de antibióticos eficazes, as taxas de mortalidade associadas a tais infecções ainda variam de 20 a 40%, dependendo do tipo de hospedeiro e da natureza da infecção. As complicações da endocardite associada ao *S. aureus* são insuficiência das valvas cardíacas, embolia periférica, disseminação metastática, vasculite e acometimento do sistema nervoso central (SNC) (p. ex., aneurismas infecciosos, acidente vascular cerebral embólico).

A endocardite por *S. aureus* é encontrada em quatro situações clínicas: (1) endocardite das câmaras direitas associada ao uso de drogas injetáveis; (2) endocardite das valvas esquerdas naturais; (3) endocardite de próteses valvares; e (4) endocardite hospitalar. Em cada uma dessas situações, deve-se suspeitar do diagnóstico pela história do paciente e pela identificação de sinais clínicos sugestivos de endocardite. Esses achados incluem

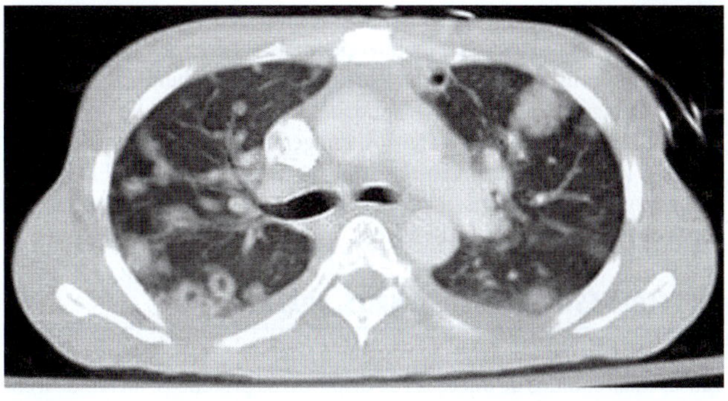

FIGURA 147-4 Tomografia computadorizada ilustrando êmbolos pulmonares sépticos em um paciente com bacteriemia por *Staphylococcus aureus* resistente à meticilina.

manifestações cardíacas, como sopros cardíacos valvares recentes ou modificados; evidências cutâneas, como lesões vasculíticas, nódulos de Osler ou lesões de Janeway; sinais de doença embólica direita ou esquerda; e história sugestiva de risco de bacteriemia por *S. aureus*. Se o paciente não tiver sido tratado anteriormente com antibióticos, as hemoculturas quase sempre serão positivas. Embora seja menos sensível do que a ecocardiografia transesofágica, a ecocardiografia transtorácica é menos invasiva e geralmente identifica a existência de vegetações valvares. Os critérios de Duke (Cap. 128) são comumente usados para ajudar a estabelecer este diagnóstico.

A endocardite aguda da valva tricúspide direita pelo *S. aureus* costuma ser mais diagnosticada entre usuários de drogas injetáveis. A apresentação clínica clássica inclui febre alta, aspecto clínico de toxemia, dor torácica pleurítica e expectoração de secreção purulenta (sanguinolenta em alguns casos). As radiografias de tórax ou a TC revelam evidências de êmbolos pulmonares sépticos (pequenas lesões circulares periféricas que podem formar cavidades com o passar do tempo) (Fig. 147-4). Uma porcentagem elevada dos pacientes acometidos não tem história de lesão valvar preexistente. No início da doença, tais pacientes podem ter apenas febre, sem outras anormalidades cardíacas ou sinais que indiquem a origem do processo. Por essa razão, um grau elevado de suspeita é essencial para o diagnóstico.

Os indivíduos com lesão antecedente de valvas cardíacas apresentam mais comumente endocardite de valva nativa esquerda, a qual acomete a valva lesionada. Esses pacientes tendem a ter idade mais avançada do que os indivíduos com endocardite no lado direito, seu prognóstico é mais reservado, e a incidência de complicações (incluindo êmbolos periféricos, descompensação cardíaca, eventos cerebrovasculares e disseminação metastática) é maior.

O *S. aureus* é uma das causas mais comuns de endocardite de próteses valvares. A infecção é particularmente fulminante no período pós-operatório imediato e está associada a taxas elevadas de morbidade e mortalidade. Na maioria dos casos, o tratamento clínico não é suficiente, e o paciente deve ser reoperado em caráter de urgência para substituir a valva acometida. Os pacientes tendem a desenvolver insuficiência valvar ou abscessos miocárdicos que se formam na região onde a valva foi implantada.

A frequência aumentada de endocardite hospitalar (15-30% dos casos, dependendo da série) reflete em parte o uso crescente dos dispositivos intravasculares. Esse tipo de endocardite geralmente é causado pelo *S. aureus*. Esses pacientes costumam estar criticamente enfermos, estão recebendo antibióticos por várias outras razões e têm comorbidades. Assim, as hemoculturas podem ser negativas, e o diagnóstico passa despercebido.

Infecções associadas a dispositivos protéticos O *S. aureus* é responsável por uma grande porcentagem das infecções relacionadas com dispositivos protéticos. Essas infecções incluem cateteres intravasculares e peritoneais, próteses valvares, dispositivos ortopédicos, marca-passos, dispositivos de suporte ventricular esquerdo e enxertos vasculares. Diferentemente da apresentação mais indolente das infecções por NSaS, as infecções pelo *S. aureus* relacionadas com dispositivos são mais agudas, com manifestações tanto localizadas quanto sistêmicas, e tendem a progredir mais rapidamente. É relativamente comum encontrar uma coleção piogênica no local em que o dispositivo está implantado. A aspiração de tais coleções e a realização de hemoculturas são elementos importantes para a confirmação do diagnóstico. As infecções por *S. aureus* tendem a ser mais comuns pouco depois da implantação, a menos que o dispositivo seja usado como acesso (p. ex., cateteres intravasculares ou de hemodiálise). Neste último caso, infecções podem ocorrer a qualquer momento. Como na maioria das infecções de dispositivos protéticos, o sucesso do tratamento em geral depende da remoção do dispositivo. Se permanecerem no local, os dispositivos funcionarão como um nicho potencial para infecções persistentes ou recidivantes.

Infecções do trato urinário As infecções do trato urinário (ITU) raramente são causadas pelo *S. aureus*. A presença de *S. aureus* na urina geralmente sugere disseminação hematogênica. Em alguns casos, as infecções ascendentes por *S. aureus* são causadas pela instrumentação do trato geniturinário.

Infecções associadas ao MRSA adquirido na comunidade Embora a pele e os tecidos moles constituam de longe os locais mais comuns de infecção associada ao MRSA-AC, 5 a 10% dessas infecções são de caráter invasivo e podem até mesmo comportar risco de morte. Estas últimas infecções singulares, incluindo fascite necrosante, pneumonia necrosante e sepse com síndrome de Waterhouse-Friderichsen ou púrpura fulminante, raramente eram associadas ao *S. aureus* antes da emergência do MRSA-AC. Essas infecções potencialmente fatais revelam a virulência aumentada das cepas de MRSA-AC.

Doenças mediadas por toxinas • INTOXICAÇÃO ALIMENTAR O *S. aureus* está entre os agentes etiológicos mais comuns dos surtos de infecção transmitida por alimentos nos Estados Unidos. A intoxicação alimentar causada por estafilococos resulta da inoculação do *S. aureus* produtor de toxinas nos alimentos pelas mãos colonizadas das pessoas que preparam os alimentos. Em seguida, a toxina é produzida nos alimentos que favorecem o crescimento bacteriano, como creme de ovos, salada de batata ou carnes processadas. Ainda que as bactérias sejam eliminadas pelo aquecimento, a toxina termoestável não é destruída. O início da doença é rápido, ocorrendo dentro de 1 a 6 horas da ingestão; a doença se caracteriza por náuseas e vômitos, embora possa haver diarreia, hipotensão e desidratação. O diagnóstico diferencial inclui diarreia de outras etiologias, em especial aquela causada por toxinas semelhantes (p. ex., toxinas elaboradas pelo *Bacillus cereus*). O início rápido, a ausência de febre e a natureza epidêmica da apresentação clínica (sem disseminação secundária) deve produzir a suspeita de intoxicação alimentar estafilocócica. Em geral, os sintomas regridem dentro de 8 a 10 horas. O diagnóstico pode ser estabelecido pelo isolamento das bactérias ou pela demonstração de enterotoxina no alimento implicado. O tratamento consiste unicamente em medidas de suporte.

SÍNDROME DO CHOQUE TÓXICO A SCT despertou a atenção no início da década de 1980, quando ocorreu um surto nacional entre mulheres jovens e saudáveis mulheres que menstruam. Os estudos epidemiológicos demonstraram que tais casos estavam associados ao uso de tampões altamente absorventes que haviam sido lançados recentemente no mercado. Estudos subsequentes demonstraram o papel da TSCT-1 nessas doenças. A retirada do mercado dos referidos absorventes internos resultou no rápido declínio da incidência da doença. Entretanto, casos não relacionados e relacionados a menstruação continuam a ser relatados. São observados casos não relacionados com a menstruação em pacientes com infecções cirúrgicas ou de ferida pós-parto, especialmente quando há curativos em feridas.

A apresentação clínica é semelhante na SCT em mulheres em casos relacionados e não relacionados a menstruação. As evidências de infecção clínica por *S. aureus* não são pré-requisitos. A SCT é decorrente da produção de uma enterotoxina ou da TSCT-1, estruturalmente semelhante à enterotoxina. Mais de 90% dos casos menstruais são causados pela TSCT-1, e uma porcentagem alta dos casos não menstruais é provocada por enterotoxinas (p. ex., enterotoxina B). A SCT começa com sintomas gripais relativamente inespecíficos. Nos casos menstruais, a doença geralmente tem início 2 ou 3 dias depois do começo da menstruação. As pacientes têm febre, hipotensão e eritrodermia de intensidade variável. O acometimento das mucosas é comum (p. ex., hiperemia conjuntival). A doença pode evoluir rapidamente e causar sintomas como vômitos, diarreia, confusão, mialgias e dor abdominal. Essas manifestações clínicas refletem a natureza multissistêmica da doença, na qual há acometimento do fígado, dos rins, do trato gastrintestinal e/ou do SNC. A descamação da pele ocorre durante o período de convalescença, geralmente 1 a 2 semanas depois do início da doença. Os achados laboratoriais podem incluir azotemia, leucocitose, hipoalbuminemia, trombocitopenia e anormalidades da função hepática.

O diagnóstico de SCT ainda depende de um conjunto de achados, e não de um achado específico e da ausência de evidências de outras infecções possíveis (Tab. 147-2). Esses outros diagnósticos incluem toxicidade

TABELA 147-2 ■ Definição dos casos de síndrome do choque tóxico causada por *S. aureus*

Critérios clínicos
Doença com as seguintes manifestações clínicas:
• Febre: temperatura ≥ 38,9°C
• Exantema: eritrodermia macular difusa
• Descamação: 1-2 semanas após o início do exantema
• Hipotensão: pressão arterial sistólica ≤ 90 mmHg para adultos ou menos do que o quinto percentil, por idade, para crianças < 16 anos de idade
• Envolvimento multissistêmico (≥ 3 dos seguintes sistemas orgânicos)
• Gastrintestinal: vômitos ou diarreia nos estágios iniciais da doença
• Muscular: mialgia severa ou nível de creatina-fosfocinase pelo menos o dobro do ULN
• Mucosas: hiperemia vaginal, orofaríngea ou conjuntival
• Renal: nível de ureia ou creatinina pelo menos o dobro do ULN ou sedimento urinário com piúria (≥ 5 leucócitos por campo de alta amplificação) na ausência de infecção do trato urinário
• Hepática: nível total de bilirrubinas ou aminotransferases pelo menos o dobro do ULN
• Hematológico: contagem de plaquetas < $10^5/\mu L$
• Sistema nervoso central: desorientação ou alteração da consciência sem sinais neurológicos focais, na ausência de febre e hipotensão
Critérios laboratoriais
Resultados negativos nos seguintes testes, quando realizados:
• Culturas de sangue ou líquido cerebrospinal para outro patógeno[a]
• Testes sorológicos para febre maculosa das Montanhas Rochosas, leptospirose ou sarampo
Classificação de casos
Provável: caso que preenche os critérios laboratoriais e no qual quatro dos cinco critérios clínicos são preenchidos
Confirmado: caso que preenche os critérios laboratoriais e em que todos os cinco critérios clínicos são preenchidos, incluindo a descamação (a menos que o paciente morra antes de ocorrer descamação)

[a]As hemoculturas podem ser positivas para *S. aureus*.

Sigla: ULN, limite superior da normalidade.

Fonte: Centers for Disease Control and Prevention (*www.cdc.gov/nndss/conditions/toxic-shock-syndrome-other-than-streptococcal/case-definition/2011/*).

medicamentosa, exantemas virais, febre maculosa das Montanhas Rochosas, sepse e doença de Kawasaki. Essa doença ocorre apenas nos indivíduos que não possuem anticorpos contra TSCT-1. Recidivas são possíveis se o paciente não produzir anticorpos após a doença.

SÍNDROME DA PELE ESCALDADA ESTAFILOCÓCICA A SPEE afeta principalmente recém-nascidos e crianças. A doença pode variar desde uma bolha localizada até esfoliação de grande parte da superfície cutânea. A pele costuma ser frágil e, com frequência, hipersensível, com bolhas cheias de líquido e de paredes finas (Fig. 147-5). A aplicação de pressão suave resulta em ruptura das lesões, deixando a pele subjacente desnuda. As mucosas geralmente estão preservadas. Nos casos de infecção mais generalizada, muitas vezes há sintomas constitucionais como febre, letargia e irritabilidade, com diminuição da ingestão alimentar. Quantidades significativas de líquido podem ser perdidas nos casos mais extensos. Em geral, a doença ocorre depois da infecção localizada em um entre vários locais possíveis. A SPEE é muito menos comum em adultos, mas pode ocorrer após infecções causadas por cepas que produzem toxina esfoliativa.

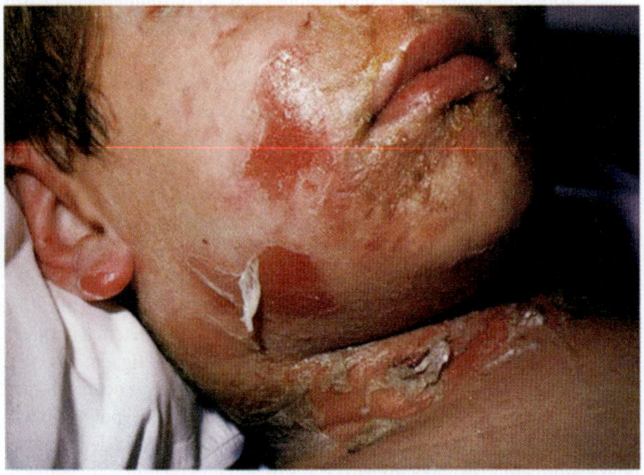

FIGURA 147-5 Síndrome da pele escaldada estafilocócica em menino de 6 anos. O sinal de Nikolsky é visível, com separação da camada superficial da camada epidérmica externa. *(Adaptada de LA Schenfeld: Staphylococcal scalded skin syndrome: N Engl J Med 342:1178, 2000.)*

INFECÇÕES ESTAFILOCÓCICAS NÃO *S. AUREUS*

Embora sejam menos virulentos do que o *S. aureus*, os NSaS estão entre as causas mais comuns de infecções de dispositivos protéticos, incluindo a endocardite. Eles também são cada vez mais reconhecidos como causa de endocardite de válvula nativa e de infecções potencialmente fatais de corrente sanguínea em neonatos e em pacientes neutropênicos. Cerca de metade das espécies identificadas de NSaS foram associadas a infecções humanas. Entre essas espécies, o *Staphylococcus epidermidis* é o patógeno humano mais comum. Ele é um componente da flora humana normal e é encontrado na pele (onde constitui a espécie de bactéria mais abundante), bem como na orofaringe e na vagina. O *Staphylococcus saprophyticus*, que é uma espécie resistente à novobiocina, é um patógeno comum nas ITUs.

PATOGÊNESE

O *S. epidermidis* é a espécie de NSaS mais associada a infecções de dispositivos protéticos. Essa infecção caracteriza-se por um processo de duas etapas, com adesão inicial ao dispositivo, seguida de colonização. O *S. epidermidis* está particularmente adaptado para colonizar tais dispositivos porque possui a capacidade de formar o polissacarídeo extracelular (glicocálice ou muco viscoso) que facilita a formação de um biofilme protetor na superfície do dispositivo.

O material artificial implantado é recoberto rapidamente pelas moléculas da matriz do hospedeiro, como o fibrinogênio ou a fibronectina. Essas moléculas funcionam como ligantes potenciais de fixação, facilitando a adesão inicial das bactérias à superfície do dispositivo. Diversas proteínas associadas à superfície, como a autolisina (AtlE), a proteína de ligação do fibrinogênio e a proteína associada ao acúmulo (PAA), parecem desempenhar um papel importante na fixação das bactérias às superfícies artificiais conservadas ou modificadas. A adesina intercelular, um polissacarídeo, facilita a subsequente colonização, agregação e acúmulo sobre a superfície dos dispositivos. Os genes da *ica* são mais comumente encontrados em cepas de *S. epidermidis* associadas às infecções de dispositivos do que nas cepas associadas à colonização das superfícies mucosas. O biofilme atua como barreira protetora das bactérias contra os mecanismos de defesa do hospedeiro, bem como dos antibióticos, ao mesmo tempo em que fornece um ambiente adequado para a mutação, a sobrevida e a potencial disseminação desses microrganismos.

Duas espécies adicionais de NSaS, *Staphylococcus lugdunensis* e *Staphylococcus schleiferi*, produzem infecções mais graves (endocardite de valvas nativas e osteomielite) do que outros NSaS. O mecanismo dessa virulência mais intensa é desconhecido, embora as duas espécies pareçam compartilhar de mais determinantes de virulência com o *S. aureus* (p. ex., fator aglutinante e lipase) do que o NSaS.

A capacidade do *S. saprophyticus* de causar ITU em mulheres jovens parece estar relacionada à presença de adesinas que facilitam a aderência às células do epitélio urinário. Uma hemaglutinina/adesina de 160 kDa pode contribuir para essa afinidade.

DIAGNÓSTICO

Embora a detecção de NSaS nos focos infecciosos ou na corrente sanguínea não seja difícil pelos métodos convencionais de cultura microbiológica, a interpretação desses resultados costuma ser problemática. Como tais microrganismos estão presentes em grandes quantidades na pele, eles frequentemente contaminam as culturas. Algumas estimativas indicaram que apenas 10 a 20% das hemoculturas positivas para NSaS realmente revelam bacteriemia. Surgem problemas semelhantes quando são obtidas culturas de outros locais. Entre as manifestações clínicas sugestivas de bacteriemia verdadeira, estão febre, sinais de infecção localizada (p. ex., eritema ou secreção purulenta no local de acesso do cateter IV), leucocitose e sinais sistêmicos de sepse. As alterações laboratoriais sugestivas de bacteriemia verdadeira consistem em repetidos isolamentos da mesma cepa (i.e., da mesma espécie com teste de sensibilidade igual ou um *fingerprint* de DNA muito semelhante) em culturas separadas, crescimento da cepa em 48 horas e crescimento bacteriano em frascos de cultura aeróbia e anaeróbia.

SÍNDROMES CLÍNICAS

Os NSaS causam infecções relacionadas com diversos tipos de dispositivos protéticos, incluindo as que acometem próteses de valvas cardíacas e articulações, enxertos vasculares, dispositivos intravasculares e *shunts* do SNC. Em todas essas situações, a apresentação clínica é semelhante. Os sinais de infecção localizada geralmente são sutis, a taxa de progressão da doença é lenta, e com frequência há poucas manifestações sistêmicas. Os sinais de infecção, como secreção purulenta, dor localizada ou afrouxamento dos implantes artificiais, são evidentes em alguns casos. É comum haver febre, mas isso nem sempre ocorre, e pode haver leucocitose leve. Os níveis dos reagentes de fase aguda, a velocidade de hemossedimentação e a concentração de proteína C-reativa podem estar elevados.

As infecções não associadas a dispositivos protéticos, conforme observado, incluem a endocardite de valvas naturais causada pelos NSaS, responsável por cerca de 5% dos casos descritos. As infecções em lactentes pré-termo e em paciente neutropênicos em geral estão associadas com a necessidade de dispositivos intravasculares. O *S. lugdunensis* parece ser um patógeno mais virulento nessa circunstância, causando mortalidade mais alta e destruição valvar rápida com formação de abscesso em comparação com outros NSaS.

TRATAMENTO

Infecções estafilocócicas

PRINCÍPIOS GERAIS DE TRATAMENTO

O controle da fonte (p. ex., incisão e drenagem de coleções supurativas ou remoção de dispositivos protéticos infeccionados), junto com a rápida instituição de terapia antimicrobiana apropriada, é fundamental para o manejo de todas as infecções estafilocócicas. A emergência do MRSA como patógeno da comunidade aumentou a importância de realizar culturas de todos os locais de infecção com o objetivo de determinar a sensibilidade a antimicrobianos.

DURAÇÃO DO TRATAMENTO ANTIMICROBIANO

A terapia para a bacteriemia por *S. aureus* costuma ser prolongada (4-6 semanas) devido ao alto risco de complicações (p. ex., endocardite, focos metastáticos de infecção). Entre as anormalidades associadas às complicações das bacteriemias, estão (1) as hemoculturas persistentemente positivas por 96 horas depois de iniciado o tratamento, (2) a aquisição da infecção na comunidade, (3) a não eliminação de um foco de infecção removível (p. ex., cateter intravascular) e (4) a presença de infecções profundas. Os pacientes com bacteriemias não complicadas em geral são definidos por um foco de infecção removível, resposta imediata ao tratamento antimicrobiano (i.e., ausência de febre e hemoculturas positivas após 3-4 dias), ausência de evidências de focos metastáticos de infecção e ausência de próteses implantadas. Nessas últimas infecções, pode-se administrar ciclos curtos de tratamento (2 semanas); porém, esses achados nem sempre são preditivos de bacteriemias não complicadas. A ecocardiografia transesofágica para descartar a endocardite geralmente é necessária porque nem os achados clínicos nem laboratoriais podem detectar de forma confiável o envolvimento cardíaco. Uma investigação radiológica abrangente para identificar possíveis coleções metastáticas também está indicada. Todos os locais sintomáticos precisam ser cuidadosamente avaliados.

Estudos recentes demonstraram que a terapia parenteral nem sempre é necessária para completar um ciclo de tratamento para infecções estafilocócicas invasivas como a endocardite e a osteomielite.

O tratamento dos NSaS é complicado pela possibilidade de que um único isolado possa ser um contaminante. A terapia por 7 a 14 dias é recomendada para as infecções documentadas (i.e., hemoculturas com a mesma cepa com intervalo ≥ 24 horas) na ausência de endocardite ou locais adicionais de infecção.

ESCOLHA DOS AGENTES ANTIMICROBIANOS

A escolha dos antimicrobianos usados para tratar infecções causadas por estafilococos tanto coagulase-positivos quanto coagulase-negativos costuma ser difícil em virtude da prevalência de cepas resistentes a múltiplos fármacos e do número limitado de ensaios clínicos comparando os agentes disponíveis. A resistência dos estafilococos à maioria das famílias de antibióticos, incluindo β-lactâmicos, aminoglicosídeos, fluoroquinolonas e (em menor grau) glicopeptídeos, aumentou. Essa tendência é ainda mais aparente com os NSaS; > 80% dos isolados nosocomiais são resistentes à meticilina, e essas cepas resistentes à meticilina costumam ser resistentes a muitos outros antibióticos. Como a seleção dos agentes antimicrobianos para as infecções por *S. aureus* é semelhante àquela para as infecções por NSaS, as opções de tratamento para esses patógenos são analisadas em conjunto e estão resumidas na **Tabela 147-3**.

Poucas cepas de estafilococos (≤ 5%) permanecem suscetíveis à penicilina. Isso é resultado da ampla disseminação de plasmídeos contendo a enzima penicilinase. As cepas resistentes à penicilina são tratadas com penicilinas semissintéticas resistentes à penicilinase (SPRPs), como a oxacilina ou nafcilina. A meticilina foi a primeira SPRP sintetizada, mas atualmente já não é utilizada. As cefalosporinas são agentes terapêuticos alternativos para essas infecções. As cefalosporinas de segunda e terceira geração não oferecem vantagem terapêutica em relação às cefalosporinas de primeira geração para o tratamento de infecções estafilocócicas, e algumas cefalosporinas de terceira geração (p. ex., ceftazidima) têm atividade consideravelmente menor. Os carbapenêmicos também têm excelente atividade contra *S. aureus* sensível à meticilina, mas não contra MRSA.

O isolamento dos MRSA foi descrito 1 ano após a introdução da meticilina. Desde então, a prevalência do MRSA aumentou continuamente. Em muitos hospitais dos Estados Unidos, 40 a 50% das cepas de *S. aureus* são resistentes à meticilina. A resistência à meticilina indica uma resistência a todas as SPRPs, bem como a todas as cefalosporinas (com exceção da ceftarolina). A produção de uma nova proteína de ligação à penicilina (PBP2a) é responsável pela resistência à meticilina. Essa proteína é sintetizada pelo gene *mecA*, o qual (conforme descrito) faz parte de um extenso grupo de elementos genéticos – uma ilha de patogenicidade ou genômica – conhecido como SCC*mec*. Alguns pesquisadores sugeriram a hipótese de que o *mecA* tenha sido adquirido por meio da transferência horizontal a partir de espécies estafilocócicas relacionadas. A expressão fenotípica da resistência à meticilina pode ser constitutiva (i.e., expressa por todas as células de uma população) ou heterogênea (i.e., demonstrada apenas por uma parte da população total de células). A detecção de resistência à meticilina é reforçada pelo crescimento de culturas em temperaturas reduzidas (≤ 35°C por 24 horas) e com maiores concentrações de sal no meio de cultura. As técnicas de cultura estão cada vez mais sendo substituídas por métodos baseados em PCR ou outros (p. ex., aglutinação de látex), os quais permitem a rápida detecção de resistência à meticilina.

Recomenda-se a vancomicina ou a daptomicina como fármaco de escolha para o tratamento de infecções invasivas por MRSA. A suscetibilidade do MRSA à vancomicina tem diminuído em muitas regiões do mundo. É importante observar que a vancomicina é menos efetiva do que as SPRPs para o tratamento das infecções causadas por cepas sensíveis à meticilina. Em pacientes com história de alergia grave aos β-lactâmicos, as alternativas às SPRPs para o tratamento de infecções invasivas devem ser usadas apenas após consideração cuidadosa. A dessensibilização aos β-lactâmicos ainda é uma opção para as infecções potencialmente fatais.

Surgiram três tipos de resistência dos estafilococos à vancomicina. (1) A "ascensão" da concentração inibitória mínima (CIM; uma medida de suscetibilidade *in vitro*) refere-se ao aumento gradual da CIM da vancomicina que foi detectado em várias áreas geográficas. Os estudos sugerem que a morbidade e a mortalidade estão aumentadas nas infecções causadas por cepas de *S. aureus* com CIM para vancomicina de ≥ 1,5 μg/mL. (2) Em 1997, foi descrita no Japão uma cepa de *S. aureus* com sensibilidade reduzida à vancomicina (*S. aureus* de resistência intermediária à vancomicina [VISA]). Subsequentemente, foram relatados outros isolados clínicos de VISA. Todas essas cepas eram resistentes à meticilina e a muitos outros antibióticos. As cepas de VISA parecem ter evoluído (sob a pressão seletiva da vancomicina) a partir das cepas sensíveis à vancomicina, mas são heterogêneas, pois uma pequena porcentagem da população bacteriana expressa o fenótipo de resistência. O mecanismo de resistência dos VISA deve-se, em parte, a uma parede celular anormalmente espessa. A vancomicina é retida pela ligação cruzada anormal dos peptideoglicanos e é incapaz de ter acesso a seu sítio-alvo. Genes regulatórios envolvidos no metabolismo da parede celular parecem desempenhar um papel importante nesse tipo de resistência. (3) Em 2002, foi relatado o primeiro isolado clínico de *S. aureus* resistente à vancomicina (VRSA). A resistência dessa cepa e de vários outros isolados clínicos era devida à presença do *vanA*, o gene responsável pela expressão a resistência à vancomicina nos enterococos. Tal constatação sugeriu que a resistência tenha sido

TABELA 147-3 ■ Tratamento antimicrobiano das infecções estafilocócicas[a]

Sensibilidade/resistência da cepa isolada	Fármaco de escolha	Alternativa(s)	Comentários
Terapia parenteral para infecções graves			
Sensível à penicilina	Penicilina G (4 mU a cada 4 h)	Nafcilina ou oxacilina (2 g a cada 4 h), cefazolina (2 g a cada 8 h), vancomicina (15-20 mg/kg a cada 8 h[b])	Menos de 5% dos microrganismos isolados são sensíveis à penicilina. O laboratório de microbiologia clínica precisa verificar se a cepa não é produtora de β-lactamase.
Sensível à meticilina; resistente à penicilina	Nafcilina ou oxacilina (2 g a cada 4 h)	Cefazolina (2 g a cada 8 h), daptomicina (6-10 mg/kg IV a cada 24 h[b,d]), vancomicina (15-20 mg/kg a cada 8 h[b])	Os pacientes com alergia à penicilina podem ser tratados com uma cefalosporina se a alergia não envolver uma reação anafilática ou acelerada; a dessensibilização aos β-lactâmicos pode estar indicada para casos selecionados de infecção grave, quando há necessidade de atividade bactericida máxima (p. ex., endocardite de prótese valvar[c]). A vancomicina é uma opção menos efetiva que os β-lactâmicos.
Resistente à meticilina	Vancomicina (15 a 20 mg/kg a cada 8 a 12 h[b]), daptomicina (6-10 mg/kg IV a cada 24 h[b,d]) para bacteriemia, endocardite, osteomielite e infecções cutâneas complicadas	Linezolida (600 mg a cada 12 h VO ou IV), ceftarolina (600 mg IV a cada 8-12 h), telavancina (7,5-10 mg/kg IV a cada 24 h)[b], SMX-TMP (5 mg [baseado em TMP]/kg IV a cada 8-12h)[f] Outros agentes incluem tedizolida (200 mg 1 x/dia IV), oritavancina (dose única de 1.200 mg), dalbavancina (dose única de 1.500 mg), delafloxacino (300 mg a cada 12 h IV), omadaciclina (100 mg 1 x/dia). Esses fármacos estão primariamente aprovados para o tratamento das infecções de pele e de tecidos moles.[g]	É necessária a realização de teste de sensibilidade antes de escolher um fármaco alternativo. A eficácia do tratamento adjuvante não está bem estabelecida em muitas situações. Linezolida, ceftarolina e telavancina têm atividade *in vitro* contra a maioria das cepas de VISA e VRSA. Ver o rodapé para o tratamento da endocardite de prótese valvar.[c]
Resistente à meticilina, com resistência intermediária ou total à vancomicina[e]	Daptomicina (6-10 mg/kg a cada 24 h[b,d]) para bacteriemia, endocardite, osteomielite e infecções cutâneas complicadas	Igual à alternativa para cepas resistentes à meticilina (verificar o teste de sensibilidade) *ou* Ceftarolina (600 mg IV a cada 8-12 h) Os novos agentes incluem tedizolida (200 mg 1×/dia IV ou VO), oritavancina (dose única de 1.200 mg) e dalbavancina (dose única de 1.500 mg). Esses fármacos estão aprovados apenas para o tratamento de infecções de pele e de tecidos moles.	Igual à alternativa para cepas resistentes à meticilina; verificar o teste de sensibilidade. A ceftarolina é usada isoladamente ou em combinação com a daptomicina.
Ainda desconhecida (i.e., tratamento empírico)	Vancomicina (15 a 20 mg/kg a cada 8 a 12 h[b]), daptomicina (6-10 mg/kg a cada 24 h[b,d]) para bacteriemia, endocardite, osteomielite e infecções cutâneas complicadas	–	O tratamento empírico é administrado quando a sensibilidade da cepa isolada não é conhecida. Recomenda-se a vancomicina com ou sem um β-lactâmico para suspeita de infecção por *Staphylococcus aureus* adquirida na comunidade ou hospitalar, devido à frequência aumentada de cepas resistentes à meticilina na comunidade. Se isolados com CIM elevada para a vancomicina (≥ 1,5 μg/mL) forem comuns na comunidade, a daptomicina pode ser preferível.
Terapia oral para infecções de pele e de tecidos moles			
Sensível à meticilina	Dicloxacilina (500 mg 4×/dia), cefalexina (500 mg 4×/dia) ou cefadroxila (1 g a cada 12 h)	Minociclina ou doxiciclina (100 mg a cada 12 h[b]), SMX-TMP (1 ou 2 comprimidos de dupla concentração, 2×/dia), clindamicina (300 a 450 mg 3×/dia), linezolida (600 mg VO a cada 12 h), tedizolida (200 mg VO a cada 24 h)	É importante conhecer a sensibilidade das cepas isoladas aos antibióticos na região geográfica específica. Todas as coleções devem ser drenadas, e o material, cultivado.
Resistente à meticilina	Clindamicina (300-450 mg 3×/dia), SMX-TMP (1 ou 2 comprimidos de dupla concentração, 2×/dia), minociclina ou doxiciclina (100 mg a cada 12 h[b]), linezolida (600 mg, 2×/dia) ou tedizolida (200 mg 1×/dia)	Delafloxacino 450 mg a cada 12 h, omadaciclina 300 mg 1 x/dia	É importante conhecer a sensibilidade das cepas isoladas aos antibióticos na região geográfica específica. Todas as coleções devem ser drenadas, e o material, cultivado.

[a]As doses recomendadas são para adultos com funções renal e hepática normais. [b]Deve-se ajustar a dose para pacientes com redução da depuração de creatinina. [c]Para o tratamento da endocardite de próteses valvares, recomenda-se a adição de gentamicina (1 mg/kg, a cada 8 h) e rifampicina (300 mg VO a cada 8 h), com ajuste da dose de gentamicina se a depuração de creatinina estiver reduzida. [d]A daptomicina não pode ser utilizada para tratamento da pneumonia. [e]Foram relatadas cepas isoladas de infecções clínicas por *S. aureus* resistentes à vancomicina. [f]SMX-TMP pode ser menos efetivo que a vancomicina. [g]Dados disponíveis são limitados sobre a eficácia desses fármacos para tratamento de infecções invasivas.

Siglas: IV, intravenoso; SMX-TMP, sulfametoxazol-trimetoprima; VISA, *S. aureus* de resistência intermediária à vancomicina; VO, via oral; VRSA, *S. aureus* resistente à vancomicina; CIM, concentração inibitória mínima.

Fonte: Modificado de C Liu et al: Clin Infect Dis 52:285, 2011; DL Stevens et al: Clin Infect Dis 59:148, 2014; DL Stevens et al: Med Lett Drugs Ther 56:39, 2014; e LM Baddour et al: Circulation 132:1435, 2015.

adquirida em consequência da transferência conjugal horizontal desse gene a partir de uma cepa de *Enterococcus faecalis* resistente à vancomicina. Vários dos pacientes infectados com a cepa do VRSA tinham MRSA e enterococos resistentes à vancomicina cultivados a partir dos locais de infecção. O gene *vanA* é responsável pela síntese do dipeptídeo D-Ala-D-Lac em vez do D-Ala-D-Ala. A vancomicina é incapaz de ligar-se ao peptídeo alterado. Embora os isolados com CIMs ≥ 1,5 μg/mL sejam relativamente comuns em algumas regiões, isolados VISA e VRSA são incomuns.

A daptomicina, um novo agente bactericida parenteral com atividade antiestafilocócica, foi aprovada para o tratamento da bacteriemia (incluindo a endocardite do lado direito) e das infecções cutâneas complicadas. Esse antibiótico é ineficaz para o tratamento das infecções respiratórias. A daptomicina possui um mecanismo único de ação: ela altera a membrana citoplasmática. Foi relatada ocorrência de resistência estafilocócica à daptomicina. A resistência pode surgir durante o tratamento; os pacientes previamente tratados com vancomicina podem ter CIMs elevadas para a daptomicina. Os pacientes devem ser monitorados quanto a rabdomiólise com medidas da creatina-fosfocinase e quanto a pneumonia eosinofílica.

A linezolida – a primeira das oxazolidinonas – possui atividade bacteriostática contra os estafilococos e oferece a vantagem de exibir uma biodisponibilidade comparável após administração oral ou parenteral. Não existem descrições de resistência cruzada com outros inibidores da síntese de proteína. Foi relatada ocorrência cada vez maior de resistência à linezolida. As reações adversas graves à linezolida consistem em trombocitopenia, casos ocasionais de neutropenia e casos raros de acidose láctica ou neuropatia periférica e óptica. Essas reações tendem a ocorrer após ciclos relativamente prolongados de terapia.

A tedizolida, uma segunda oxazolidinona, está disponível em preparações tanto orais quanto parenterais. Ela apresenta atividade aumentada contra bactérias Gram-positivas resistentes a antibióticos, incluindo estafilococos. A tedizolida é administrada uma vez ao dia. Os dados sobre a sua eficácia para o tratamento de infecções profundas são limitados.

A ceftarolina é uma cefalosporina de quinta geração com atividade bactericida contra o MRSA (incluindo cepas com sensibilidade reduzida a vancomicina e daptomicina). Ela costuma ser bem tolerada. A ceftarolina está aprovada para uso em pneumonia nosocomiais e para IPTMs. Ela tem sido cada vez mais usada para tratar infecções invasivas por MRSA.

A telavancina é um derivado lipoglicopeptídico da vancomicina, de uso parenteral, que foi aprovado para o tratamento das IPTMs complicadas e da pneumonia hospitalar. O fármaco tem dois alvos: a parede celular e a membrana celular. Ela continua ativa contra as cepas de VISA. Em virtude de sua potencial nefrotoxicidade, a telavancina deve ser evitada em pacientes com doença renal.

Dalbavancina e oritavancina são lipoglicopeptídeos de ação prolongada e administrados por via parenteral usados no tratamento de IPTMs complicadas. Em virtude de sua meia-vida longa, pode ser administrada semanalmente. Ambas têm sido usadas como regimes de dose única no tratamento de IPTMs. Existem apenas relatos de casos apoiando o seu uso no tratamento das infecções estafilocócicas invasivas.

Embora as quinolonas sejam razoavelmente ativas contra estafilococos *in vitro*, a frequência de resistência dos estafilococos a esses agentes tem aumentado, em especial entre as cepas resistentes à meticilina. Quanto ao MRSA, é particularmente preocupante observar a possível emergência de resistência às quinolonas durante o tratamento. Por conseguinte, as quinolonas não são recomendadas para o tratamento das infecções por MRSA. A resistência às quinolonas costuma ser cromossômica e resulta de mutações dos genes da topoisomerase IV ou da DNA-girase, embora bombas de efluxo de vários fármacos também possam contribuir. Conquanto as quinolonas mais novas mostrem mais atividade antiestafilocócica *in vitro*, ainda não está claro se esse aumento significa maior atividade também *in vivo*. O delafloxacino, uma fluoroquinolona com amplo espectro de atividade, tem excelente atividade contra MRSA, mantendo a atividade contra alguns isolados resistentes a outras fluoroquinolonas.

A tigeciclina, um análogo da minociclina de amplo espectro, possui atividade bacteriostática contra o MSRA e foi aprovada para uso no tratamento de IPTMs, bem como das infecções intra-abdominais por *S. aureus*. Ela não é recomendada para o tratamento das infecções invasivas.

Outros antibióticos mais antigos, como minociclina, doxiciclina, clindamicina e sulfametoxazol-trimetoprima, continuam sendo usados com sucesso no tratamento das infecções por MRSA.

O benefício de combinações antiestafilocócicas para potencializar a atividade bactericida no tratamento de infecções profundas ainda é controverso. Os estudos clínicos realizados não documentaram qualquer benefício terapêutico com a adição de gentamicina ou rifampicina aos regimes de fármaco único; relatos recentes demonstraram preocupação quanto à nefrotoxicidade potencial da gentamicina e às reações medicamentosas adversas e interações com a adição de rifampicina. Em consequência disso, o uso da gentamicina em associação com β-lactâmicos ou outros agentes antimicrobianos não é mais recomendado como rotina para o tratamento de infecções invasivas como a endocardite de valva nativa. A rifampicina continua sendo usada para o tratamento das infecções relacionadas a dispositivos protéticos, bem como no tratamento da osteomielite.

A omadaciclina e a eravaciclina são derivados de tetraciclina semissintéticos de amplo espectro com atividade contra MRSA. Elas estão atualmente aprovadas para o tratamento de IPTMs.

O uso de bacteriófagos com atividade contra estafilococos está sendo investigado como terapia adjunta nas infecções invasivas.

TRATAMENTO ANTIMICROBIANO PARA SITUAÇÕES SELECIONADAS

Tratamento empírico A cobertura empírica de MRSA está indicada quando a suscetibilidade antibiótica não é conhecida. A vancomicina ou a daptomicina são geralmente recomendadas. Ainda não está claro se a daptomicina é preferível quando CIMs elevadas para a vancomicina (> 1,5 μg/mL) forem comuns em um local específico.

Terapia de resgate A terapia de resgate para infecções complicadas por *S. aureus* é algumas vezes necessária quando a bacteriemia persiste (i.e. por mais de 3 ou 4 dias) apesar de tratamento adequado. O risco de desfecho ruim (i.e., mortalidade aumentada, infecções metastáticas) está aumentado quando a duração da bacteriemia é maior. Há poucas evidências de alta qualidade para orientar a terapia de resgate. A combinação de daptomicina ou vancomicina com antibiótico β-lactâmico (p. ex., ceftarolina) foi usada com sucesso no tratamento de pacientes com bacteriemia persistente por MRSA, mesmo naqueles com isolados mostrando suscetibilidade reduzida a esses agentes antimicrobianos. Essa combinação parece aumentar a atividade bactericida da daptomicina, talvez ao reduzir a carga da superfície celular das bactérias, possibilitando, dessa forma, uma maior ligação da daptomicina. No caso da vancomicina, a combinação pode permitir a ligação mais estratégica no local-alvo com espessura reduzida da parede celular. Outras combinações têm incluído sulfametoxazol-trimetoprima ou rifampicina combinada com daptomicina. Linezolida ou ceftarolina também têm sido usadas como agente alternativo único.

Endocardite Em geral, a endocardite causada pelo *S. aureus* é uma infecção aguda potencialmente fatal. Por essa razão, as hemoculturas devem ser realizadas imediatamente e seguidas pela pronta instituição do tratamento antimicrobiano empírico. Para a endocardite de valva nativa, recomenda-se o tratamento com β-lactâmico. Se for isolada uma cepa de MRSA, recomenda-se a administração de vancomicina (15-20 mg/kg a cada 8-12 h, em doses iguais, até um total de 2 g, com a dose ajustada no caso de doença renal) ou de daptomicina (6-10 mg/kg a cada 24 h). A dose de vancomicina deve ser ajustada com base nos níveis séricos mínimos do fármaco. Os pacientes costumam ser tratados por 6 semanas. Para endocardite de prótese valvar, a cirurgia, além da antibioticoterapia, é frequentemente necessária. Recomenda-se a administração de um agente β-lactâmico – ou, se a cepa for resistente a β-lactâmicos, vancomicina ou daptomicina – com um aminoglicosídeo (gentamicina, 1 mg/kg IV a cada 8 h) por 2 semanas e rifampicina (300 mg, via oral [VO] ou IV, a cada 8 h) durante ≥ 6 semanas.

Infecções de ossos e articulações Na osteomielite hematogênica ou artrite séptica das crianças, em geral é suficiente administrar um ciclo de tratamento durante 4 semanas. Em adultos, o tratamento costuma ser mais prolongado. Para as formas crônicas de osteomielite, o desbridamento cirúrgico é necessário, além da antibioticoterapia. Nas infecções articulares, um componente fundamental do tratamento é a aspiração ou artroscopia repetida da articulação afetada, a fim de evitar a destruição pelos leucócitos. A combinação de rifampicina com ciprofloxacino tem sido usada com sucesso no tratamento ou supressão das infecções das próteses articulares, sobretudo quando o dispositivo não pode ser removido. A eficácia dessa combinação pode ser devida a um aumento da atividade contra os estafilococos presentes no biofilme, bem como à obtenção de concentrações intracelulares eficazes.

Infecções de pele e de tecidos moles O aumento na incidência de IPTMs por MRSA-AC chamou atenção para a necessidade de iniciar um tratamento empírico apropriado. Mesmo os abscessos pequenos parecem se beneficiar com a terapia antibiótica além da incisão e drenagem. Os antibióticos são selecionados dependendo dos dados locais de suscetibilidade; vários agentes orais têm sido usados para tratar essas infecções, incluindo clindamicina, sulfametoxazol-trimetoprima, doxiciclina, linezolida e tedizolida. A terapia parenteral é reservada para as infecções mais complicadas.

Síndrome do choque tóxico O tratamento do choque é a base da terapia da SCT. Alguns pacientes podem necessitar de líquidos e agentes vasopressores. Os tampões ou outro material compressivo devem ser removidos imediatamente. Alguns pesquisadores recomendaram uma combinação de clindamicina com uma penicilina semissintética ou (se a cepa isolada for resistente à meticilina) vancomicina. A clindamicina é recomendada porque, como inibidor da síntese proteica, reduz a síntese das toxinas. A linezolida também parece ser efetiva. Recomenda-se o uso de uma penicilina semissintética ou de glicopeptídeo para erradicar qualquer foco infeccioso potencial e eliminar o estado de portador persistente que poderia aumentar a probabilidade de recidiva da doença. A imunoglobulina IV para tratar a SCT tem benefício incerto. Os glicocorticoides não são recomendados para o tratamento dessa doença.

Outras doenças mediadas por toxinas O tratamento da intoxicação alimentar estafilocócica inclui apenas medidas de suporte. No caso da SPEE, o tratamento com agentes antiestafilocócicos tem como objetivo erradicar o foco primário da infecção.

ABORDAGENS NÃO TRADICIONAIS À TERAPIA ANTIESTAFILOCÓCICA

Além do desenvolvimento de novos antibióticos, estão sendo investigadas abordagens terapêuticas novas e não convencionais. Isso inclui o uso de fagos ou de peptídeos derivados de fagos, além de estratégias probióticas e antivirulência, que têm como alvo certos determinantes de virulência.

PREVENÇÃO

A prevenção primária das infecções por *S. aureus* no ambiente hospitalar envolve a lavagem das mãos e uma atenção cuidadosa para os procedimentos apropriados de isolamento. Com uma cuidadosa triagem do estado de portador de MRSA e a aplicação estrita das práticas de isolamento, alguns países escandinavos conseguiram sucesso significativo na prevenção da introdução e disseminação dos MRSA nos hospitais.

As estratégias de descolonização, utilizando abordagens tanto universais quanto específicas com agentes tópicos (p. ex., mupirocina) para erradicar a colonização nasal e/ou clorexidina para eliminar a colonização de outros locais do corpo por *S. aureus*, têm sido bem-sucedidas em alguns ambientes clínicos (p. ex., unidades de terapia intensiva) onde existe alto risco de infecção. Uma análise dos ensaios clínicos sugere que a descolonização pode reduzir a incidência de infecções pós-cirúrgicas entre pessoas com colonização nasal por *S. aureus*. O risco de hospitalizações recorrentes entre pacientes com bacteriemia por *S. aureus* é alto (cerca de 22% dentro de 30 dias). A descolonização após a alta hospitalar com mupirocina e clorexidina pode reduzir a incidência de infecções recorrentes.

A aplicação de intervenções clínicas selecionadas em uma determinada sequência de etapas prescritas reduziu as taxas de infecções hospitalares relacionadas a procedimentos, como a inserção de cateteres IV, nos quais os estafilococos estão entre os patógenos mais comuns (ver Tab. 142-1). Foram avaliadas diversas estratégias de imunização para a prevenção das infecções por *S. aureus* – tanto ativas (p. ex., vacina conjugada de proteína-polissacarídeo capsular) quanto passivas (p. ex., anticorpo contra o fator de agregação). Entretanto, até o momento, nenhuma dessas estratégias teve sucesso para profilaxia ou tratamento em ensaios clínicos.

As estratégias para a prevenção de infecções recorrentes por *S. aureus* na comunidade têm tido sucesso limitado. Já foram estudadas a descolonização com mupirocina intranasal e a lavagem com clorexidina nos indivíduos infectados, além da descolonização adicional de outras pessoas que convivem no mesmo ambiente com a limpeza das superfícies e de itens pessoais. Para as pessoas com doença cutânea extensa e infecções recorrentes, o uso de banhos com alvejante (p. ex., meia xícara de alvejante em uma banheira cheia até metade da capacidade) durante 15 minutos três vezes por semana pode ser útil.

LEITURAS ADICIONAIS

Becker K et al: Coagulase-negative staphylococci. Clin Microbiol Rev 27:870, 2014.

DeLeo FR et al: Community-associated methicillin-resistant *Staphylococcus aureus*. Lancet 375:1557, 2010.

Huang SS et al: Decolonization to reduce post discharge infection risk among MRSA carriers. N Engl J Med 380:638, 2019.

Kullar R et al: When sepsis persists: A review of MRSA bacteraemia salvage therapy. J Antimicrob Chemother 71:576, 2016.

Lee AS et al: Methicillin-resistant *Staphylococcus aureus*. Nat Rev Dis Primers 4:18033:1, 2018.

Thwaites GE et al: Adjunctive rifampicin for *Staphylococcus aureus* bacteraemia (ARREST): A multicentre, randomised, double-blind, placebo-controlled trial. Lancet 391:668, 2018.

Tong SY et al: *Staphylococcus aureus* infections: Epidemiology, pathophysiology, clinical manifestations, and management. Clin Microbiol Rev 28:603, 2015.

148 Infecções estreptocócicas

Michael R. Wessels

Muitas variedades de estreptococos fazem parte da flora humana normal, as quais colonizam os tratos respiratório, gastrintestinal e geniturinário. Várias espécies constituem causas importantes de doença humana. O estreptococo do grupo A (EGA, *Streptococcus pyogenes*) é o responsável pela faringite estreptocócica, uma das infecções bacterianas mais comuns nas crianças em idade escolar, e pelas síndromes pós-infecciosas da febre reumática aguda (FRA) e glomerulonefrite pós-estreptocócica (GNPE). O estreptococo do grupo B (EGB, *Streptococcus agalactiae*) constitui a principal causa de sepse e meningite bacterianas em recém-nascidos, bem como é uma importante causa de endometrite e febre em mulheres parturientes. Os estreptococos *viridans* constituem a causa mais comum de endocardite bacteriana. Os enterococos, que se assemelham morfologicamente aos estreptococos, são atualmente considerados um gênero separado, com base em estudos de homologia do DNA. Por conseguinte, as espécies anteriormente designadas como *Streptococcus faecalis* e *Streptococcus faecium* receberam novas denominações, de *Enterococcus faecalis* e *Enterococcus faecium*, respectivamente. **Os enterococos são discutidos no Capítulo 149.**

Os estreptococos são bactérias Gram-positivas, de forma esférica a ovoide, que formam cadeias quando cultivadas em meios líquidos. Os estreptococos que causam infecções humanas são, em sua maioria, anaeróbios facultativos, embora alguns sejam anaeróbios estritos. Os estreptococos são microrganismos relativamente fastidiosos, requerendo um meio enriquecido para o seu crescimento no laboratório. Os médicos e microbiologistas clínicos identificam os estreptococos com base em vários sistemas de classificação, como o padrão hemolítico, o grupo de Lancefield, a denominação da espécie e a denominação comum ou trivial. Muitos dos estreptococos associados a infecções humanas produzem uma zona de hemólise completa beta (β) ao redor da colônia bacteriana quando cultivados em ágar-sangue. Os estreptococos β-hemolíticos que formam colônias grandes (≥ 0,5 mm) em ágar-sangue podem ser classificados pelo sistema de Lancefield, um agrupamento sorológico baseado na reação de antissoros específicos com antígenos de carboidrato da parede celular bacteriana. Com raras exceções, os microrganismos pertencentes aos grupos A, B, C e G de Lancefield são todos β-hemolíticos, e cada um deles está associado a padrões característicos de infecção humana. Outros estreptococos produzem uma zona de hemólise parcial alfa (α), frequentemente conferindo uma aparência esverdeada ao ágar. Esses estreptococos α-hemolíticos ainda são identificados por testes bioquímicos e incluem *Streptococcus pneumoniae* (Cap. 146), que constitui uma importante causa de pneumonia, meningite e outras infecções, e as várias espécies de estreptococos designados coletivamente como *Streptococcus viridans*, as quais fazem parte da microbiota oral normal e constituem agentes importantes da endocardite bacteriana subaguda. Por fim, alguns estreptococos não são hemolíticos, um padrão algumas vezes denominado *hemólise gama* (γ). Entre os microrganismos classificados sorologicamente como estreptococos do grupo D, os enterococos são classificados como gênero distinto (Cap. 149). A **Tabela 148-1** fornece um resumo da classificação dos principais grupos de estreptococos que causam infecções humanas.

TABELA 148-1 ■ Classificação dos estreptococos

Grupo de Lancefield	Espécies representativas	Padrão hemolítico	Infecções típicas
A	*S. pyogenes*	β	Faringite, impetigo, celulite, escarlatina
B	*S. agalactiae*	β	Sepse e meningite neonatais, infecção puerperal, infecção do trato urinário, infecção de úlceras diabéticas, endocardite
C, G	*S. dysgalactiae* subespécie *equisimilis*	β	Celulite, bacteriemia, endocardite
D	Enterococos[a]: *E. faecalis, E. faecium*	Geralmente não hemolíticos	Infecção do trato urinário, bacteriemia hospitalar, endocardite
	Não enterococos: *S. gallolyticus* (anteriormente *S. bovis*)	Geralmente não hemolíticos	Bacteriemia, endocardite
Variável ou não agrupável	Estreptococos *viridans*: *S. sanguis, S. mitis*	α	Endocardite, abscessos dental e cerebral
	Grupo *intermedius* ou *milleri*: *S. intermedius, S. anginosus, S. constellatus*	Variável	Abscessos cerebral e visceral
	Estreptococos anaeróbios[b]: *Peptostreptococcus magnus*	Geralmente não hemolíticos	Rinossinusite, pneumonia, empiema, abscessos cerebral e hepático

[a]Ver **Capítulo 149**. [b]Ver **Capítulo 177**.

ESTREPTOCOCOS DO GRUPO A

O grupo A de Lancefield consiste em uma única espécie, *S. pyogenes*. Como o próprio nome da espécie indica, este microrganismo está associado a uma variedade de infecções supurativas. Além disso, os EGA podem desencadear as síndromes pós-infecciosas de FRA (exclusivamente associada à infecção por *S. pyogenes*; Cap. 359) e GNPE (Cap. 314).

No mundo inteiro, as infecções por EGA e suas sequelas pós-infecciosas (principalmente FRA e cardiopatia reumática) são responsáveis por um número estimado de 500 mil mortes por ano. Embora os dados disponíveis não estejam completos, acredita-se que a incidência de todas as formas de infecções por EGA e a da cardiopatia reumática sejam 10 vezes mais altas em países com recursos limitados do que nos países desenvolvidos (Fig. 148-1).

PATOGÊNESE

O EGA elabora uma série de componentes da superfície celular e produtos extracelulares, importantes tanto na patogênese da infecção quanto na resposta imune do hospedeiro humano. A parede celular contém um antígeno de carboidrato que pode ser liberado mediante tratamento com ácido. A reação desses extratos ácidos com antissoro específico do grupo A constitui a base para a identificação definitiva de uma cepa estreptocócica, como o *S. pyogenes*. Raramente, o antígeno do grupo A pode estar presente em isolados de *S. dysgalactiae ssp. equisimilis*, os quais expressam o antígeno dos grupos C ou G (ver "Estreptococos dos grupos C e G", adiante). A principal proteína de superfície do EGA é a proteína M, que constitui a base para a sorotipagem de cepas com antissoros específicos. As moléculas da proteína M são estruturas fibrilares ancoradas na parede celular do microrganismo, as quais se estendem como projeções piliformes a partir da superfície celular. A sequência de aminoácidos da porção distal ou aminoterminal da molécula da proteína M é muito variável, contribuindo para a variação antigênica dos diferentes tipos M, enquanto as regiões mais proximais da proteína são relativamente conservadas. A tipagem M tradicional por métodos sorológicos foi em grande medida substituída por uma técnica mais recente para a determinação do tipo M em cepas isoladas de EGA pelo uso da reação em cadeia da polimerase (PCR) para amplificar a região variável do gene *emm*, que codifica a proteína M. A análise da sequência de DNA do segmento gênico amplificado pode ser comparada com um extenso banco de dados (desenvolvido no Centers for Disease Control and Prevention [CDC]) para a determinação do tipo *emm*. O uso da tipagem *emm* aumentou o número de tipos de *emm* identificados para mais de 200. Esse método elimina a necessidade de tipagem dos soros, disponível em apenas alguns laboratórios de referência. A presença da proteína M em uma cepa isolada de EGA correlaciona-se com a sua capacidade de resistir à destruição fagocítica em sangue humano fresco. Esse fenômeno parece ser devido, pelo menos em parte, à ligação do fibrinogênio plasmático às moléculas de proteína M sobre a superfície do estreptococo, interferindo na ativação do complemento e no depósito de fragmentos de complemento opsônicos na célula bacteriana. Tal resistência à fagocitose pode ser superada por anticorpos específicos contra a proteína M; assim, os indivíduos com

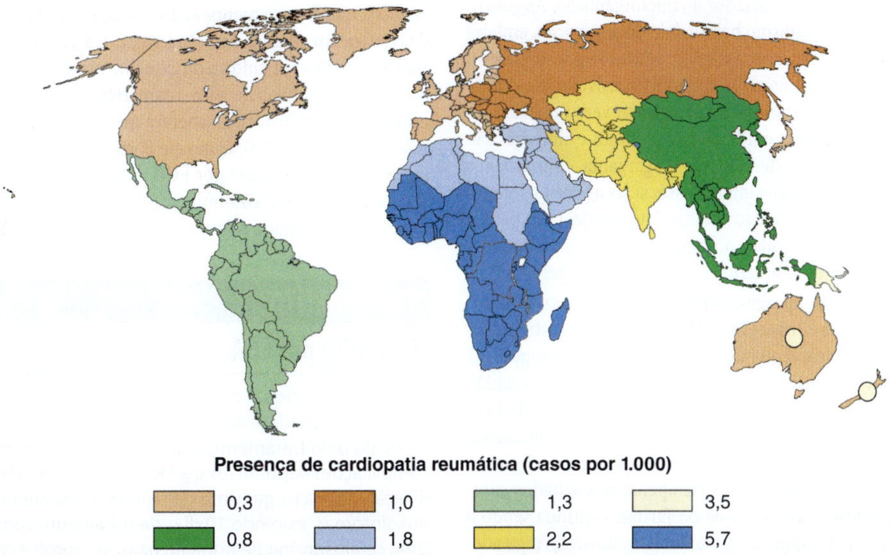

FIGURA 148-1 Prevalência da cardiopatia reumática em crianças de 5-14 anos de idade. Os *círculos* na Austrália e Nova Zelândia representam populações nativas (bem como habitantes das ilhas do Pacífico na Nova Zelândia). *(Reproduzida, com permissão, de JR Carapetis et al: The global burden of group A streptococcal diseases. Lancet Infect Dis 5:685, 2005.)*

anticorpos contra determinado tipo M adquiridos em consequência de infecção prévia ficam protegidos contra infecção subsequente por microrganismos do mesmo tipo M, mas não contra aqueles com tipos M diferentes.

O EGA também forma, em graus variáveis, uma cápsula de polissacarídeo composta de ácido hialurônico. Embora a maioria dos isolados clínicos de EGA produz uma cápsula de ácido hialurônico, as cepas de M tipo 4 ou 22 não têm cápsula, assim como alguns isolados de M tipo 89. O fato de cepas não encapsuladas serem associadas a faringite e infecção invasiva implica que a cápsula não é fundamental para a virulência. A produção de grandes quantidades de cápsula por determinadas cepas confere uma aparência mucoide característica às colônias. O polissacarídeo capsular desempenha importante papel na proteção dos EGA contra a ingestão e destruição pelos fagócitos. Diferentemente da proteína M, a cápsula de ácido hialurônico é um imunógeno fraco, e não foi constatado que os anticorpos anti-hialuronato sejam importantes na imunidade protetora. A suposta explicação reside na aparente identidade estrutural entre o ácido hialurônico estreptocócico e o ácido hialurônico dos tecidos conectivos dos mamíferos. O polissacarídeo capsular também pode agir na colonização da faringe com EGA por meio de sua ligação à CD44, uma proteína de ligação do ácido hialurônico expressa nas células epiteliais humanas da faringe.

O EGA produz um grande número de produtos extracelulares que podem ser importantes nas toxicidades local e sistêmica, bem como na disseminação da infecção por meio dos tecidos. Esses produtos incluem as estreptolisinas S e O, toxinas que causam lesão das membranas celulares e que são responsáveis pela hemólise provocada pelos microrganismos; estreptocinase; DNAses; SpyCEP, uma serina-protease que cliva e inativa a citocina quimiotática, a interleucina 8, inibindo, assim, o recrutamento para o local de infecção; e várias exotoxinas pirogênicas. Anteriormente conhecidas como toxinas eritrogênicas, as exotoxinas pirogênicas provocam o exantema da escarlatina. Desde meados da década de 1980, as cepas de EGA produtoras de exotoxinas pirogênicas foram associadas a infecções invasivas inusitadamente graves, como a fascite necrosante e a síndrome do choque tóxico (SCT) estreptocócica. Diversos produtos extracelulares estimulam as respostas de anticorpos específicos úteis no diagnóstico sorológico de infecção estreptocócica recente. Os testes para anticorpos contra estreptolisina O e DNAse B são principalmente utilizados para a detecção de infecção estreptocócica precedente em casos de suspeita de FRA ou GNPE.

MANIFESTAÇÕES CLÍNICAS

Faringite Apesar de ser observada em pacientes de todas as idades, a faringite por EGA é uma das infecções bacterianas mais comuns da infância, sendo responsável por 20 a 40% dos casos de faringite exsudativa em crianças; é rara entre crianças com menos de 3 anos de idade. As crianças de menos idade podem manifestar infecção estreptocócica com uma síndrome de febre, mal-estar e linfadenopatia sem faringite exsudativa. A infecção é adquirida por meio do contato com outro indivíduo portador do microrganismo. As gotículas respiratórias constituem o mecanismo habitual de disseminação, embora tenham sido descritas outras vias, como surtos produzidos por alimentos. O período de incubação é de 1 a 4 dias. Os sintomas consistem em dor de garganta, febre e calafrios, mal-estar, bem como, algumas vezes, queixas abdominais e vômitos, particularmente em crianças. Os sinais e sintomas são muito variáveis, indo desde um leve desconforto da garganta, com achados físicos mínimos, até febre alta e faringite intensa associadas a eritema intenso e edema da mucosa faríngea, com a presença de exsudato purulento na parede faríngea posterior e nos pilares das tonsilas. A faringite exsudativa costuma ser acompanhada de linfonodos cervicais anteriores aumentados e hipersensíveis.

O diagnóstico diferencial de faringite estreptocócica inclui as numerosas outras etiologias bacterianas e virais (Tab. 148-2). A infecção estreptocócica constitui uma causa improvável quando os sinais e sintomas sugestivos de infecção viral são proeminentes (conjuntivite, coriza, tosse, rouquidão ou lesões ulcerativas distintas nas mucosas bucal ou faríngea). Devido à diversidade de apresentações clínicas da faringite estreptocócica e ao grande número de outros agentes passíveis de produzir o mesmo quadro clínico, o diagnóstico de faringite estreptocócica com base apenas nos achados clínicos não é confiável. A cultura de amostras da orofaringe continua sendo o padrão-ouro do diagnóstico. A cultura de uma amostra da orofaringe adequadamente coletada (i.e., com fricção vigorosa de um *swab* estéril nos pilares das tonsilas) e processada constitui o método mais sensível e específico para o estabelecimento de um diagnóstico definitivo. Um *kit* diagnóstico rápido, utilizando a aglutinação em látex ou o imunoensaio enzimático de

TABELA 148-2 ■ Etiologias infecciosas da faringite aguda

Microrganismo	Síndrome(s) clínica(s) associada(s)
Vírus	
Rinovírus	Resfriado comum
Coronavírus	Resfriado comum, Covid-19
Adenovírus	Febre faringoconjuntival
Vírus da influenza	Influenza
Vírus parainfluenza	Resfriado, crupe
Vírus Coxsackie	Herpangina, doença da mão, pé e boca
Herpes-vírus simples	Gengivostomatite (infecção primária)
Vírus Epstein-Barr	Mononucleose infecciosa
Citomegalovírus	Síndrome semelhante à mononucleose
Vírus da imunodeficiência humana	Síndrome de infecção aguda (primária)
Bactérias	
Estreptococos do grupo A	Faringite, escarlatina
Estreptococos dos grupos C ou G	Faringite
Anaeróbios mistos	Angina de Vincent
Arcanobacterium haemolyticum	Faringite, exantema escarlatiniforme
Neisseria gonorrhoeae	Faringite
Treponema pallidum	Sífilis secundária
Francisella tularensis	Tularemia faríngea
Corynebacterium diphtheriae	Difteria
Yersinia enterocolítica	Faringite, enterocolite
Yersinia pestis	Peste
Clamídias	
Chlamydia pneumoniae	Bronquite, pneumonia
Chlamydia psittaci	Psitacose
Micoplasmas	
Mycoplasma pneumoniae	Bronquite, pneumonia

amostras de *swab*, constitui um adjuvante útil da cultura da orofaringe. Apesar da variação dos valores exatos de sensibilidade e especificidade, os *kits* diagnósticos rápidos geralmente apresentam uma especificidade de > 95%. Por conseguinte, a obtenção de um resultado positivo pode ser utilizada para diagnóstico definitivo, eliminando a necessidade de cultura da orofaringe. Nas situações em que a incidência de febre reumática é baixa, uma cultura confirmatória de garganta não é recomendada na avaliação de rotina da maioria dos adultos com teste rápido negativo. Porém, como os testes diagnósticos rápidos são menos sensíveis que a cultura de garganta (sensibilidade relativa em estudos comparativos, 70-90%), um resultado negativo deve ser confirmado por cultura de garganta nos indivíduos de maior risco, como aqueles com história de febre reumática, imunocomprometidos ou com familiar com essa história; pacientes que moram em ambientes de aglomeração com jovens adultos, como em dormitórios ou instituições militares, onde a incidência de faringite por EGA pode ser elevada; pessoas com exposição domiciliar a alguém com infecção comprovada por EGA; e aqueles que moram em região onde a febre reumática é endêmica.

TRATAMENTO

Faringite por EGA

Na evolução habitual da faringite estreptocócica não complicada, os sintomas regridem depois de 3 a 5 dias. O tempo de evolução é ligeiramente reduzido pelo tratamento, que é instituído principalmente para evitar as complicações supurativas e a FRA. A prevenção da FRA depende da erradicação do microrganismo da faringe, e não simplesmente da resolução dos sintomas, exigindo 10 dias de tratamento com penicilina (Tab. 148-3). Uma cefalosporina de primeira geração, como a cefalexina ou a cefadroxila, pode substituir a penicilina nos casos de alergia à penicilina, se a natureza dessa alergia não consistir em uma reação de hipersensibilidade imediata (anafilaxia ou urticária) ou outra manifestação que potencialmente comporta risco de vida (p. ex., exantema grave e febre).

TABELA 148-3 ■ Tratamento das infecções por estreptococos do grupo A

Infecção	Tratamento[a]
Faringite	Penicilina G benzatina (1,2 mU IM) *ou* penicilina V (250 mg, VO, 3×/dia ou 500 mg, VO, 2×/dia) durante 10 dias (Crianças < 27 kg: penicilina G benzatina [600 mil unidades IM] *ou* penicilina V [250 mg, VO, 2 ou 3×/dia] durante 10 dias)
Impetigo	Igual ao da faringite
Erisipela/celulite	Grave: Penicilina G (1 a 2 mU, IV, a cada 4 h) Leve a moderada: Penicilina procaína (1,2 mU IM 2×/dia)
Fascite necrosante/ miosite	Desbridamento cirúrgico *mais* penicilina G (2-4 mU IV a cada 4 h) *mais* clindamicina[b] (600 a 900 mg IV a cada 8 h)
Pneumonia/empiema	Penicilina G (2 a 4 mU IV a cada 4 h) *mais* drenagem do empiema
Síndrome do choque tóxico estreptocócica	Penicilina G (2 a 4 mU IV a cada 4 h) *mais* clindamicina[b] (600 a 900 mg IV a cada 8 h) *mais* imunoglobulina IV[b] (2 g/kg em dose única)

[a]Alergia à penicilina: Uma cefalosporina de primeira geração, como a cefalexina ou a cefadroxila, pode substituir a penicilina nos casos de alergia à penicilina, se a natureza dessa alergia não consistir em uma reação de hipersensibilidade imediata (anafilaxia ou urticária) ou outra manifestação que potencialmente comporte risco de vida (p. ex., exantema grave e febre). Os agentes alternativos para terapia oral consistem em eritromicina (10 mg/kg VO, 4×/dia, até 250 mg por dose, no máximo) e azitromicina (ciclo de 5 dias de tratamento, em uma dose de 12 mg/kg, 1×/dia, até 500 mg/dia, no máximo). A vancomicina é uma alternativa para terapia parenteral. [b]Eficácia não comprovada, porém recomendada por vários especialistas. Ver discussão no texto.
Siglas: IM, intramuscular; IV, intravenoso; VO, via oral.

Os fármacos alternativos incluem a eritromicina e a azitromicina. A azitromicina oferece as vantagens de melhor tolerabilidade gastrintestinal, dose única ao dia e ciclo de tratamento de 5 dias. A resistência à eritromicina e a outros macrolídeos é comum em cepas isoladas de vários países, incluindo Espanha, Itália, Finlândia, Japão e Coreia. A resistência aos macrolídeos pode estar se tornando mais prevalente em outras áreas com o uso crescente dessa classe de antibióticos. Nas áreas onde as taxas de resistência ultrapassam 5 a 10%, deve-se evitar o uso de macrolídeos, a não ser que os resultados do teste de sensibilidade sejam conhecidos.

A cultura de acompanhamento após o tratamento não é mais recomendada como rotina, porém pode ser justificada em casos específicos, como aqueles envolvendo pacientes ou famílias com infecções estreptocócicas frequentes ou ocorrendo em situações nas quais se acredita que o risco de FRA seja alto (p. ex., quando casos de FRA foram recentemente notificados na comunidade).

Complicações As complicações supurativas da faringite estreptocócica tornaram-se raras com o uso disseminado de antibióticos para a maioria dos casos sintomáticos. Essas complicações resultam da disseminação da infecção da mucosa faríngea para tecidos mais profundos por extensão direta ou por via hematogênica ou linfática, podendo consistir em linfadenite cervical, abscesso periamigdaliano ou retrofaríngeo, rinossinusite, otite média, meningite, bacteriemia, endocardite e pneumonia. As complicações locais, como a formação de abscesso periamigdaliano ou parafaríngeo, devem ser consideradas em paciente que apresenta sintomas incomumente graves ou prolongados ou dor localizada associada à febre alta e aparência toxêmica. As complicações não supurativas incluem FRA (Cap. 358) e GNPE (Cap. 314), e acredita-se que ambas possam resultar de respostas imunes à infecção estreptocócica. O tratamento da faringite estreptocócica com penicilina reduz a probabilidade de FRA, mas não de GNPE.

FALHA DO TRATAMENTO BACTERIOLÓGICO E ESTADO DE PORTADOR ASSINTOMÁTICO

As culturas de vigilância mostraram que até 20% dos indivíduos em determinadas populações podem apresentar colonização assintomática da faringe com EGA. Não há diretrizes definitivas para o controle desses portadores assintomáticos ou de indivíduos assintomáticos que ainda têm uma cultura da orofaringe positiva depois de um ciclo completo de tratamento para a faringite sintomática. Uma atitude razoável consiste em ministrar um único ciclo de 10 dias de penicilina para a faringite sintomática, e, se as culturas positivas persistirem, não tratar novamente, a não ser que haja recidiva dos sintomas. Os estudos da história natural do estado de portador e da infecção estreptocócica mostraram que o risco de desenvolver FRA e transmitir a infecção a outros indivíduos é consideravelmente menor entre portadores assintomáticos do que entre indivíduos com faringite sintomática. Por conseguinte, as tentativas vigorosas de eliminar o estado de portador provavelmente não se justificam na maioria das circunstâncias. Uma exceção é a situação em que um portador assintomático constitui uma fonte potencial de infecção para outros. Os surtos de infecção provocada por alimentos e de infecção puerperal hospitalar têm sido atribuídos a portadores assintomáticos, os quais podem abrigar os microrganismos na garganta, na vagina, no ânus ou na pele.

TRATAMENTO

Colonização assintomática da faringe por EGA

Quando um portador está transmitindo a infecção para outras pessoas, as tentativas de eliminar o estado de portador se justificam. Os dados são limitados sobre o melhor esquema para eliminar EGA quando a penicilina isoladamente fracassa. Os esquemas relatados como de eficácia superior àquela da penicilina isoladamente para eliminação do estado de portador incluem (1) uma cefalosporina de primeira geração como a cefalexina (30 mg/kg; 500 mg no máximo) 2 vezes ao dia por 10 dias ou (2) clindamicina oral (7 mg/kg; 300 mg no máximo) 3 vezes ao dia por 10 dias. Um ciclo de 10 dias de vancomicina oral (250 mg, 4 vezes ao dia) e rifampicina (600 mg, 2 vezes ao dia) eliminou a colonização retal. A azitromicina em dose única (20 mg/kg; 1.000 mg no máximo) tem sido usada para profilaxia/eliminação em massa da colonização nas situações de surtos.

Escarlatina A escarlatina consiste em uma infecção estreptocócica, habitualmente faringite, acompanhada de exantema característico (Fig. 148-2). O exantema surge em consequência dos efeitos de uma de várias toxinas, atualmente designadas como *exotoxinas pirogênicas estreptocócicas* e anteriormente conhecidas como *toxinas eritrogênicas* ou *da escarlatina*. No passado, acreditava-se que a escarlatina pudesse refletir a infecção de um indivíduo que não tinha imunidade específica para a toxina por uma cepa de EGA produtora de toxina. A suscetibilidade à escarlatina foi correlacionada com resultados do teste de Dick, em que uma pequena quantidade de toxina eritrogênica injetada na derme produzia eritema local em indivíduos suscetíveis, porém não desencadeava nenhuma reação naqueles com imunidade específica. Estudos subsequentes sugeriram que o desenvolvimento do

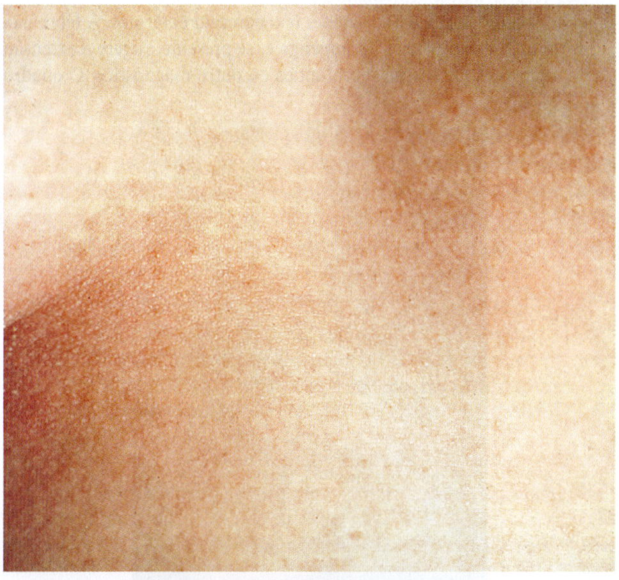

FIGURA 148-2 Exantema da escarlatina. O eritema finamente pontilhado tornou-se confluente (escarlatiniforme); podem ocorrer petéquias, que possuem uma configuração linear dentro do exantema nas dobras corporais (linhas de Pastia). *(De TB Fitzpatrick, RA Johnson, K Wolff: Color Atlas and Synopsis of Clinical Dermatology, 4th ed, New York, McGraw-Hill, 2001, com permissão.)*

exantema da escarlatina pode refletir uma reação de hipersensibilidade, exigindo exposição prévia à toxina. Por razões que não estão claras, a escarlatina ficou menos comum nos últimos anos, embora grandes surtos tenham ocorrido recentemente na China e no Reino Unido. Os sintomas da escarlatina são iguais aos da faringite. O exantema surge no primeiro ou segundo dias da doença, na parte superior do tronco, e dissemina-se para acometer os membros, poupando as palmas das mãos e plantas dos pés. O exantema é constituído de minúsculas pápulas, conferindo à pele uma sensação característica de lixa. Os achados associados incluem palidez perioral, "língua em morango" (aumento das papilas em uma língua revestida, que mais tarde pode tornar-se desnuda) e acentuação do exantema nas pregas cutâneas (*linhas de Pastia*). A diminuição do exantema em 6 a 9 dias é seguida, no decorrer de vários dias, de descamação das palmas das mãos e plantas dos pés. O diagnóstico diferencial da escarlatina inclui outras causas de febre e exantema generalizado, como sarampo e outros exantemas virais, doença de Kawasaki, SCT e reações alérgicas sistêmicas (p. ex., erupções medicamentosas).

Infecções de pele e de tecidos moles O EGA – e, em certas ocasiões, outras espécies de estreptococos – pode provocar uma variedade de infecções que acometem a pele, os tecidos subcutâneos, os músculos e a fáscia. Embora várias síndromes clínicas ofereçam um meio útil para a classificação dessas infecções, nem todos os casos enquadram-se exatamente em determinada categoria. As síndromes clássicas constituem diretrizes gerais para antecipar o nível de acometimento tecidual em determinado paciente, a provável evolução clínica e a possível necessidade de intervenção cirúrgica ou de suporte vigoroso à vida.

IMPETIGO (PIODERMITE)

O impetigo, uma infecção superficial da pele, é causado primariamente por EGA e, em certas ocasiões, por outros estreptococos ou pelo *Staphylococcus aureus*. É observado com mais frequência em crianças pequenas, tende a ocorrer durante os meses mais quentes e se mostra mais comum nos climas semitropicais ou tropicais do que nas regiões mais frias. A infecção é mais comum em crianças que vivem em condições de higiene precária. Estudos prospectivos mostraram que a colonização da pele íntegra por EGA precede a infecção clínica. A seguir, traumatismos insignificantes, como arranhadura ou picada de inseto, podem servir para inocular os microrganismos na pele. Por conseguinte, a melhor maneira de prevenir o impetigo é dispensar atenção adequada à higiene. Os locais habituais de acometimento são a face (particularmente ao redor do nariz e da boca) e as pernas, embora possam ocorrer lesões em outras localizações. As lesões surgem na forma de pápulas vermelhas, que se transformam rapidamente em lesões vesiculosas e, a seguir, pustulosas, rompendo e coalescendo para formar as crostas características semelhantes a favo de mel (Fig. 148-3). Em geral, as lesões são indolores, e os pacientes não parecem enfermos. A febre não constitui uma característica do impetigo e, se presente, sugere a extensão da infecção para tecidos mais profundos ou outro diagnóstico. O quadro

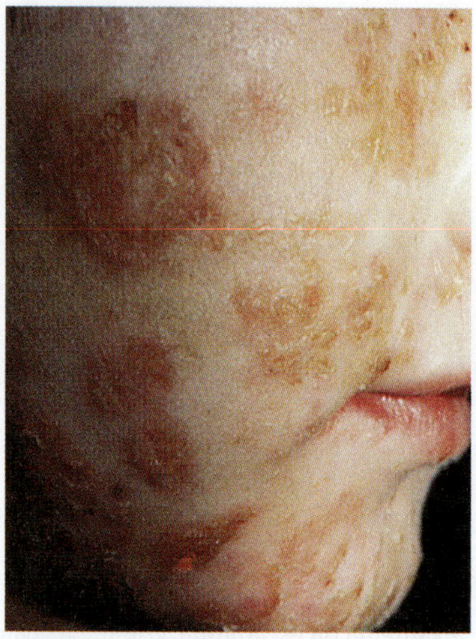

FIGURA 148-3 O impetigo é uma infecção superficial estreptocócica ou por *Staphylococcus aureus* que consiste em crostas cor de mel e erosões exsudativas eritematosas. Ocasionalmente, podem-se observar lesões bolhosas. *(Cortesia de Mary Spraker, MD; com permissão.)*

clássico do impetigo geralmente apresenta pouca dificuldade diagnóstica. As culturas das lesões impetiginosas frequentemente revelam *S. aureus*, bem como EGA. Em quase todos os casos, os estreptococos são isolados inicialmente, e os estafilococos aparecem mais tarde, presumivelmente como flora colonizadora secundária. No passado, a penicilina era quase sempre efetiva contra essas infecções. Entretanto, a frequência crescente de falha do tratamento com penicilina sugere que o *S. aureus* pode ter se tornado mais proeminente como causa do impetigo. O *impetigo bolhoso* devido ao *S. aureus* é diferenciado da infecção estreptocócica típica pela presença de lesões bolhosas mais extensas, as quais se rompem e deixam crostas finas papiráceas em lugar das crostas amareladas e espessas do impetigo estreptocócico. Outras lesões cutâneas que podem ser confundidas com o impetigo são as lesões herpéticas – as do herpes simples orolabial ou as da varicela ou do herpes-zóster. Em geral, as lesões herpéticas podem ser diferenciadas pelo seu aspecto, como vesículas agrupadas mais distintas, e pelo resultado positivo do teste de Tzanck ou por PCR específica para os vírus herpes simples ou varicela-zóster. Nos casos difíceis, as culturas do líquido das vesículas devem revelar a presença de EGA (ou *Staphylococcus aureus*) no impetigo e o vírus responsável nas infecções por herpes-vírus.

TRATAMENTO

Impetigo estreptocócico

O tratamento do impetigo estreptocócico é igual ao da faringite estreptocócica. Em virtude das evidências de que o *S. aureus* se tornou uma causa relativamente frequente do impetigo, os esquemas empíricos devem abranger tanto os estreptococos quanto o *S. aureus*. Por exemplo, podem-se administrar dicloxacilina ou cefalexina em uma dose de 250 mg, 4 vezes ao dia, durante 10 dias. A pomada de mupirocina tópica também é efetiva. A cultura pode estar indicada para excluir a possibilidade de *S. aureus* resistente à meticilina, em particular se a resposta ao tratamento empírico não for satisfatória. Na maior parte do mundo, a FRA não constitui uma sequela das infecções cutâneas estreptocócicas, embora possa ocorrer GNPE após infecção da pele ou orofaringe. A razão dessa diferença não é conhecida. Uma hipótese é a de que a resposta imune necessária para o desenvolvimento de FRA só ocorre após a infecção da mucosa faríngea. Além disso, as cepas do EGA que causam faringite geralmente são de tipos de proteína M diferentes das associadas às infecções cutâneas; por conseguinte, as cepas que causam faringite podem ter potencial reumatogênico, enquanto as cepas que infectam a pele podem não exibir esse potencial. Uma exceção a essa regra geral pode ocorrer entre nativos da Austrália e de determinados grupos das ilhas do Pacífico. A FRA e a cardiopatia reumática são prevalentes nessas populações da mesma forma que o impetigo/pioderma estreptocócico, mas não a faringite. Este padrão epidemiológico levou os investigadores a sugerir que a infecção cutânea pode desencadear a FRA nessa situação.

CELULITE

A inoculação de microrganismos na pele pode levar à *celulite*, uma infecção que acomete a pele e os tecidos subcutâneos. A porta de entrada pode consistir em uma ferida traumática ou cirúrgica, picada de inseto ou qualquer outra quebra de continuidade na integridade da pele. Com frequência, nenhum local de entrada é aparente. Uma forma de celulite estreptocócica, a *erisipela*, caracteriza-se por ter aparência eritematosa brilhante da pele acometida, a qual forma uma elevação nitidamente demarcada da pele normal circundante (Fig. 148-4). A lesão é quente ao toque, pode ser sensível e aparece brilhante e tumefeita. Com frequência, a pele exibe uma textura de *casca de laranja*, que se acredita refletir o acometimento dos vasos linfáticos superficiais; pode-se verificar a formação de vesículas ou bolhas superficiais, em geral dentro de 2 a 3 dias após o início. A lesão desenvolve-se em poucas horas e está associada a febre e calafrios. A erisipela tende a ocorrer na área malar da face (frequentemente com extensão sobre a ponte do nariz para a região malar contralateral) ou nos membros inferiores. Depois de um episódio, não é incomum recorrência no mesmo local – algumas vezes anos mais tarde. Os casos clássicos de erisipela, com manifestações típicas, são quase sempre devidos a estreptococos β-hemolíticos, habitualmente EGA e, em certas ocasiões, do grupo C ou G. Todavia, muitas vezes o aparecimento de celulite estreptocócica não é típico o suficiente para permitir o estabelecimento de um diagnóstico específico em bases clínicas. A área anatômica de

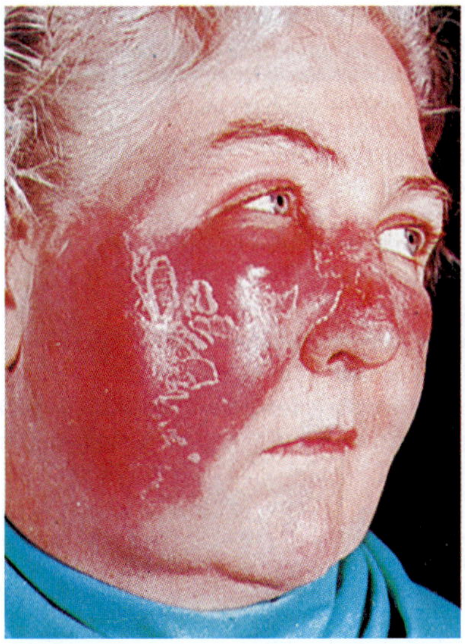

FIGURA 148-4 A erisipela é uma infecção estreptocócica da derme superficial e consiste em placas eritematosas, edematosas, quentes e bem demarcadas.

acometimento pode não ser típica da erisipela, a lesão pode ser menos intensamente eritematosa do que o habitual e pode desaparecer gradualmente na pele adjacente, e/ou o paciente pode parecer apenas levemente enfermo. Nesses casos, é prudente ampliar o espectro do tratamento antimicrobiano empírico para incluir outros patógenos, sobretudo o *S. aureus*, o qual pode provocar celulite com a mesma aparência. Deve-se suspeitar de infecção estafilocócica se a celulite surgir ao redor de ferida ou úlcera.

A celulite estreptocócica tende a desenvolver-se em locais anatômicos cuja drenagem linfática normal foi interrompida, como locais de celulite prévia, o braço ipsolateral a mastectomia e dissecção de linfonodos axilares, um membro inferior anteriormente acometido por trombose venosa profunda ou linfedema crônico ou a perna em que uma veia safena foi retirada para enxerto de uma ponte na artéria coronária. O microrganismo pode penetrar por meio de ruptura da derme a certa distância do futuro local da celulite clínica. Por exemplo, alguns pacientes com celulite recorrente na perna após a remoção da veia safena só deixam de ter episódios recorrentes após o tratamento da *tinea pedis* no membro acometido. As fissuras na pele presumivelmente servem como porta de entrada para os estreptococos que, a seguir, provocam infecção mais proximalmente na perna, no local de lesão prévia. A celulite estreptocócica também pode acometer feridas cirúrgicas recentes. O EGA situa-se entre os poucos patógenos bacterianos que produzem sinais de infecção de ferida e celulite circundante nas primeiras 24 horas após a cirurgia. Essas infecções de ferida costumam estar associadas ao exsudato fino e podem sofrer disseminação rápida na forma de celulite na pele e no tecido subcutâneo ou como infecção dos tecidos mais profundos (ver adiante). A infecção de ferida ou a celulite localizada por estreptococos também podem estar associadas à *linfangite*, a qual se manifesta por estrias eritematosas que se estendem proximalmente ao longo dos vasos linfáticos superficiais a partir do local de infecção.

TRATAMENTO
Celulite estreptocócica

Ver Tabela 148-3 e Capítulo 129.

INFECÇÕES DOS TECIDOS MOLES PROFUNDOS

A *fascite necrosante* (*gangrena estreptocócica hemolítica*) acomete as fáscias superficial e/ou profunda que revestem os músculos de um membro ou o tronco. A fonte de infecção é a pele, na qual os microrganismos são introduzidos no tecido por meio de traumatismo (algumas vezes trivial), ou a flora intestinal, em que os microrganismos são liberados durante a cirurgia abdominal ou de fonte entérica oculta, como abscesso diverticular ou apendicular. O local de inoculação pode não ser aparente e, com frequência, fica a alguma distância do local de acometimento clínico; por exemplo, a introdução de microrganismos por meio de traumatismo insignificante na mão pode estar associada à infecção clínica dos tecidos que revestem o ombro ou tórax. Em geral, os casos associados à flora intestinal são polimicrobianos, envolvendo uma mistura de bactérias anaeróbias (como *Bacteroides fragilis* ou estreptococos anaeróbios) e microrganismos facultativos (habitualmente bacilos Gram-negativos). Os casos não relacionados com contaminação por microrganismos intestinais são mais causados por EGA isoladamente ou em associação a outros microrganismos (mais frequentemente *S. aureus*). De modo geral, o EGA está implicado em cerca de 60% dos casos de fascite necrosante. O início dos sintomas costuma ser muito agudo e assinalado por dor intensa no local de acometimento, mal-estar, febre, calafrios e aparência toxêmica. Os achados físicos, em particular no início da doença, podem não ser notáveis, observando-se apenas a presença de eritema mínimo da pele sobrejacente. A dor e hipersensibilidade em geral são intensas. Por outro lado, na celulite mais superficial, o aspecto da pele é mais alterado, porém a dor e a hipersensibilidade são apenas leves ou moderadas. Com a evolução da infecção (frequentemente em questão de várias horas), a intensidade e a extensão dos sintomas se agravam, e as alterações cutâneas tornam-se mais evidentes, com o aparecimento de eritema escuro ou manchado e edema. A hipersensibilidade pronunciada da área acometida pode evoluir para anestesia quando o processo inflamatório disseminado provoca infarto dos nervos cutâneos.

Embora a miosite seja mais comumente devida à infecção pelo *S. aureus*, o EGA provoca, em certas ocasiões, abscessos nos músculos esqueléticos (*miosite estreptocócica*), com pouco ou nenhum acometimento da fáscia adjacente ou da pele sobrejacente. A apresentação geralmente é subaguda; entretanto, foi descrita uma forma fulminante em associação à toxicidade sistêmica grave, bacteriemia e alta taxa de mortalidade. A forma fulminante pode refletir o mesmo processo mórbido básico observado na fascite necrosante; entretanto, o processo inflamatório necrosante estende-se nos próprios músculos em vez de permanecer limitado às camadas fasciais.

TRATAMENTO
Infecções estreptocócicas dos tecidos moles profundos

Quando se suspeita de fascite necrosante, a exploração cirúrgica precoce está indicada para o estabelecimento do diagnóstico e tratamento. A cirurgia revela a presença de necrose e líquido inflamatório seguindo o trajeto dos planos fasciais acima dos grupos musculares e entre eles, sem acometimento dos próprios músculos. O processo em geral estende-se além da área de acometimento clínico e é necessário efetuar um desbridamento extenso. A drenagem e o desbridamento são fundamentais no tratamento da fascite necrosante; a antibioticoterapia constitui medida adjuvante útil **(Tab. 148-3)**, porém a cirurgia salva a vida do paciente. O tratamento da miosite estreptocócica consiste em drenagem cirúrgica – geralmente por um procedimento aberto que permite a avaliação da extensão da infecção e assegura um desbridamento adequado dos tecidos acometidos – e penicilina em altas doses **(Tab. 148-3)**.

Pneumonia e empiema O EGA constitui uma causa ocasional de pneumonia, geralmente em indivíduos anteriormente saudáveis. O início dos sintomas pode ser abrupto ou gradual. As manifestações características consistem em dor torácica pleurítica, febre, calafrios e dispneia. A tosse costuma estar presente, mas pode não ser proeminente. Cerca da metade dos pacientes com pneumonia por EGA sofre derrame pleural associado. Diferentemente dos derrames parapneumônicos estéreis típicos da pneumonia pneumocócica, os que complicam a pneumonia estreptocócica são quase sempre infectados. O líquido do empiema costuma ser visível na radiografia de tórax à apresentação inicial, e seu volume pode aumentar rapidamente. Essas coleções pleurais devem ser drenadas logo no início, visto que tendem a se tornar rapidamente loculadas, resultando em reação fibrótica crônica que pode exigir toracotomia para sua remoção.

Bacteriemia, sepse puerperal e síndrome do choque tóxico estreptocócica Em adultos, a bacteriemia por EGA costuma estar associada a uma infecção local identificável, enquanto as crianças podem ter bacteriemia sem uma infecção focal associada. A bacteriemia raramente ocorre com faringite não complicada sob os demais aspectos, algumas vezes com celulite ou pneumonia, e de modo relativamente frequente com a fascite necrosante. A bacteriemia sem uma fonte identificada levanta a possibilidade de endocardite, abscesso oculto ou osteomielite. Diversas infecções focais podem surgir secundariamente a partir da bacteriemia estreptocócica, incluindo endocardite, meningite, artrite séptica, osteomielite, peritonite e abscessos viscerais. Em certas ocasiões, o EGA está implicado em complicações infecciosas do parto, habitualmente endometrite e bacteriemia associada. Na era anterior aos antibióticos, a sepse puerperal era comumente causada por EGA; na atualidade, é causada com mais frequência por EGB. Vários surtos hospitalares de infecção puerperal por EGA foram atribuídos a algum portador assintomático, em geral um indivíduo presente no parto. O local do estado de portador pode ser a pele, a garganta, o ânus ou a vagina.

No final da década de 1980, surgiram vários relatos descrevendo pacientes com infecções por EGA associadas a choque e falência de múltiplos órgãos. Essa síndrome foi denominada *SCT estreptocócica*, visto que compartilha certas características com a SCT estafilocócica. Em 1993, foi formulada uma definição de caso para a SCT estreptocócica (Tab. 148-4). As características gerais da doença consistem em febre, hipotensão, comprometimento renal e síndrome da angústia respiratória aguda. Foram descritos vários tipos de exantema; todavia, em geral, não há desenvolvimento de exantema. As anormalidades laboratoriais incluem acentuado desvio da contagem diferencial dos leucócitos para a esquerda, com numerosos granulócitos imaturos; hipocalcemia; hipoalbuminemia; e trombocitopenia, que geralmente se torna mais pronunciada no segundo ou no terceiro dias da doença. Diferentemente dos pacientes com SCT estafilocócica, a maioria dos pacientes com SCT estreptocócica apresenta bacteriemia. A infecção associada mais comum é uma infecção dos tecidos moles – fascite necrosante, miosite ou celulite –, embora se tenha descrito uma variedade de outras infecções locais associadas, incluindo pneumonia, peritonite, osteomielite e miometrite. A SCT estreptocócica está associada a uma taxa de mortalidade de ≥ 30%, sendo a maioria das mortes secundária ao choque e à insuficiência respiratória. Em virtude de sua evolução rapidamente progressiva e letal, o reconhecimento precoce da síndrome é fundamental. Os pacientes devem receber tratamento de suporte vigoroso (reanimação com líquido, pressores e ventilação mecânica), além do tratamento antimicrobiano e, nos casos associados à fascite necrosante, desbridamento cirúrgico. Não se sabe exatamente por que determinados pacientes desenvolvem esta síndrome fulminante. Os estudos iniciais das cepas estreptocócicas isoladas de tais pacientes demonstraram uma forte associação com a produção de exotoxina pirogênica A. Contudo, essa associação tem sido inconsistente nas séries de casos subsequentes. A exotoxina pirogênica A e várias outras exotoxinas estreptocócicas atuam como superantígenos, deflagrando a liberação de citocinas inflamatórias dos linfócitos T. A febre, o choque e a disfunção orgânica na SCT estreptocócica podem refletir, em parte, os efeitos sistêmicos da liberação de citocinas mediada por superantígenos.

TRATAMENTO

Síndrome do choque tóxico estreptocócica

Tendo em vista o possível papel das exotoxinas pirogênicas ou de outras toxinas estreptocócicas na SCT estreptocócica, o tratamento com clindamicina vem sendo defendido por algumas autoridades (Tab. 148-3), as quais argumentam que, por meio de sua ação direta sobre a síntese de proteína, a clindamicina é mais efetiva para interromper rapidamente a produção de toxina do que a penicilina – um agente que atua na parede celular. A confirmação dessa opinião provém de estudos de um modelo experimental de miosite estreptocócica, nos quais camundongos tratados com clindamicina tiveram uma taxa de sobrevida mais alta do que aqueles tratados com penicilina. Não se dispõe de dados comparáveis sobre o tratamento de infecções humanas, embora uma análise retrospectiva tenha sugerido a obtenção de um melhor resultado quando pacientes com infecção invasiva de tecidos moles são tratados com clindamicina, em lugar de antibióticos ativos contra a parede celular. Embora a resistência do EGA à clindamicina seja incomum em isolados dos Estados Unidos (< 2%), foram documentadas taxas de resistência de até 23% na Finlândia. Por conseguinte, se a clindamicina for utilizada para o tratamento inicial de um paciente em estado crítico, a penicilina também deverá ser administrada até que a sensibilidade do estreptococo isolado aos antibióticos seja conhecida. A imunoglobulina intravenosa (IgIV) tem sido utilizada como tratamento adjuvante para a SCT estreptocócica (Tab. 148-3). As preparações de imunoglobulina misturada contêm anticorpos capazes de neutralizar os efeitos das toxinas estreptocócicas. Relatos e séries de casos sugeriram respostas clínicas favoráveis à IgIV, porém não foram conduzidos ensaios clínicos controlados prospectivos adequadamente delineados. Uma metanálise de cinco estudos de pacientes com SCT estreptocócica tratados com clindamicina concluiu que o uso de IgIV estava associado a uma redução na taxa de mortalidade de 33,7 para 15,7%.

TABELA 148-4 ■ Definição de caso proposta para a síndrome do choque tóxico estreptocócica[a]

I. Isolamento de estreptococos do grupo A (*Streptococcus pyogenes*)
   A. De um local normalmente estéril
   B. De um local não estéril
II. Sinais clínicos de gravidade
   A. Hipotensão *e*
   B. ≥ 2 dos seguintes sinais
      1. Insuficiência renal
      2. Coagulopatia
      3. Comprometimento da função hepática
      4. Síndrome da angústia respiratória aguda
      5. Exantema macular eritematoso generalizado, podendo descamar
      6. Necrose dos tecidos moles, incluindo fascite necrosante ou miosite; *ou* gangrena

[a]Uma doença que preencha os critérios IA, IIA e IIB é classificada como caso *definido*. Uma doença que preencha os critérios IB, IIA e IIB é definida como caso *provável* se não for identificada nenhuma outra etiologia.

Fonte: Modificada de Working Group on Severe Streptococcal Infections: JAMA 269:390, 1993.

PREVENÇÃO

Não se dispõe de vacina contra o EGA comercialmente disponível. Uma formulação que consiste em peptídeos recombinantes contendo epítopos de 26 tipos de proteína M encontra-se em teste das fases 1 e 2 em voluntários. Os resultados iniciais indicam que a vacina é bem tolerada e produz respostas de anticorpos tipo-específicos. As vacinas com base em uma região conservada da proteína M ou combinação de outros antígenos proteicos conservados do EGA encontram-se em fases mais iniciais de desenvolvimento.

Os contatos domiciliares de indivíduos com infecção invasiva por EGA (p. ex., bacteriemia, fascite necrosante e SCT estreptocócica) correm maior risco de infecção invasiva do que a população geral. A colonização assintomática da faringe com EGA foi detectada em até 25% dos indivíduos com exposição de > 4 horas/dia a um caso-índice na mesma sala. Todavia, o CDC não recomenda a profilaxia com antibióticos de forma rotineira para os contatos de pacientes com doença invasiva, visto que essa abordagem (se for efetiva) exigirá o tratamento de centenas de contatos para evitar um único caso. A profilaxia pode ser considerada para os contatos de casos raros graves ou para pessoas com risco aumentado de infecção invasiva.

ESTREPTOCOCOS DOS GRUPOS C E G

Os estreptococos dos grupos C e G são bactérias β-hemolíticas que, em certas ocasiões, provocam infecções humanas semelhantes às causadas por EGA. As cepas que formam colônias pequenas em ágar-sangue (< 0,5 mm) geralmente são membros do grupo *Streptococcus milleri* (*Streptococcus intermedius*, *Streptococcus anginosus*) (ver "Estreptococos *viridans*", adiante). Atualmente, os estreptococos dos grupos C e G de origem humana, os quais formam grandes colônias, são considerados como uma única espécie: *Streptococcus dysgalactiae*, subespécie *equisimilis*. Esses microrganismos têm sido associados à faringite, celulite e infecções de tecidos moles, pneumonia, bacteriemia, endocardite e artrite séptica. Foi também relatada a ocorrência de sepse puerperal, meningite, abscesso epidural, abscesso intra-abdominal, infecção do trato urinário e sepse neonatal. A bacteriemia causada por estreptococos dos grupos C ou G afeta com mais frequência pacientes idosos ou cronicamente enfermos e, na ausência de infecção local óbvia, tende a refletir a presença de endocardite. A artrite séptica, que algumas vezes acomete múltiplas articulações, pode complicar a endocardite ou desenvolver-se na sua ausência. Espécies distintas de estreptococos do grupo C de Lancefield provocam infecções em animais domesticados, em particular cavalos e gado; algumas infecções humanas são adquiridas por meio do contato com animais ou do consumo de leite não pasteurizado. Esses microrganismos zoonóticos incluem *Streptococcus equi*, subespécie *zooepidemicus*, e *S. equi*, subespécie *equi*.

TRATAMENTO
Infecção por estreptococos dos grupos C ou G

A penicilina é o fármaco de escolha para as infecções pelos grupos C ou G. O tratamento antibiótico é o mesmo de síndromes semelhantes causadas por EGA (Tab. 148-3). Os pacientes com bacteriemia ou artrite séptica devem receber penicilina IV (2-4 mU, a cada 4 h). Todos os estreptococos dos grupos C e G são sensíveis à penicilina; quase todos são inibidos *in vitro* por concentrações ≤ 0,03 μg/mL. Cepas ocasionais isoladas exibem tolerância: embora sejam inibidas por baixas concentrações de penicilina, são destruídas apenas por concentrações significativamente mais altas. A importância clínica da tolerância não é conhecida. Devido à resposta clínica insatisfatória de alguns pacientes à penicilina administrada como único medicamento, algumas autoridades recomendam a adição de gentamicina (1 mg/kg, a cada 8 horas, para os pacientes com função renal normal) para o tratamento da endocardite ou artrite séptica causadas por estreptococos dos grupos C ou G; entretanto, o tratamento de combinação não foi constatado como superior à penicilina como monoterapia. Os pacientes com infecções articulares frequentemente exigem aspirações repetidas ou drenagem aberta e desbridamento para a cura; a resposta ao tratamento pode ser lenta, em particular nos pacientes debilitados e naqueles com comprometimento de múltiplas articulações. A infecção de próteses articulares quase sempre exige a remoção da prótese além da antibioticoterapia.

ESTREPTOCOCOS DO GRUPO B

Identificados pela primeira vez como causa da mastite em vacas, os estreptococos que pertencem ao grupo de B de Lancefield foram, desde então, reconhecidos como importante causa de sepse e meningite em recém-nascidos humanos. O EGB também constitui uma causa frequente da febre periparto em mulheres e uma causa ocasional da infecção grave em mulheres adultas não grávidas. Desde a instituição disseminada de triagem pré-natal para EGB na década de 1990, a incidência de infecção neonatal por 1.000 nascimentos vivos caiu de cerca de 2 a 3 casos para aproximadamente 0,6 caso. Durante o mesmo período, a infecção por EGB em adultos com doenças crônicas subjacentes tornou-se mais comum; hoje, os adultos respondem por uma proporção maior de infecções invasivas por EGB do que os recém-nascidos. O grupo B de Lancefield é constituído por uma única espécie, *S. agalactiae*, identificada definitivamente com antissoro específico para o antígeno de carboidrato associado à parede celular de estreptococos do grupo B. Uma cepa isolada de estreptococo pode ser classificada de modo presuntivo como EGB, com base em testes bioquímicos, incluindo hidrólise do hipurato de sódio (em que 99% das cepas isoladas são positivas), hidrólise de bile-esculina (em que 99 a 100% são negativas), sensibilidade à bacitracina (em que 92% são resistentes) e produção do fator CAMP (Christie, Atkins e Munch-Petersen) (em que 98 a 100% são positivas). O fator CAMP é uma fosfolipase produzida pelo EGB que provoca hemólise sinérgica com a β-lisina produzida por determinadas cepas de *S. aureus*. Sua presença pode ser demonstrada por semeadura cruzada do isolado do teste e uma cepa estafilocócica apropriada na placa de ágar-sangue. Os EGB que causam infecções humanas são encapsulados por 1 de 10 polissacarídeos antigenicamente distintos. O polissacarídeo capsular é um importante fator de virulência. Os anticorpos dirigidos contra o polissacarídeo capsular conferem proteção contra o EGB do mesmo tipo capsular (mas não de um tipo diferente).

INFECÇÃO EM RECÉM-NASCIDOS

Dois tipos gerais de infecção por EGB em lactentes são definidos pela idade do paciente na apresentação. As *infecções de início precoce* ocorrem na primeira semana de vida, com idade mediana de 20 horas no início da doença. Cerca da metade desses lactentes apresenta sinais de doença por EGB ao nascimento. A infecção é adquirida durante o nascimento ou pouco antes a partir do trato genital materno colonizado. Os estudos de vigilância mostraram que 5 a 40% das mulheres são portadoras vaginais ou retais de EGB. Cerca de 50% dos lactentes nascidos por parto vaginal de mães portadoras tornam-se colonizados, embora apenas 1 a 2% dos colonizados desenvolvam infecção clinicamente evidente. A prematuridade, o trabalho de parto prolongado, as complicações obstétricas e a febre materna constituem fatores de risco para a infecção de início precoce. A apresentação da infecção de início precoce é igual à de outras formas de sepse neonatal. Os achados típicos consistem em angústia respiratória, letargia e hipotensão. Praticamente todos os lactentes com doença de início precoce apresentam bacteriemia, cerca de um terço a metade têm pneumonia e/ou síndrome da angústia respiratória aguda, e aproximadamente um terço apresentam meningite.

Ocorrem *infecções de início tardio* em lactentes de 1 semana a 3 meses de idade e, em raros casos, em lactentes de mais idade (idade média de início de 3-4 semanas). O microrganismo infectante pode ser adquirido no decorrer do parto (como nos casos de início precoce) ou durante o contato posterior com a mãe colonizada, equipe de enfermagem ou outra fonte. A meningite constitui a manifestação mais comum da infecção de início tardio e, na maioria dos casos, está associada a uma cepa tipo III capsular. Os lactentes apresentam febre, letargia ou irritabilidade, alimentação precária e convulsões. Os vários outros tipos de infecção de início tardio consistem em bacteriemia sem fonte identificada, osteomielite, artrite séptica e celulite facial associada à adenite submandibular ou pré-auricular.

TRATAMENTO
Infecção por estreptococos do grupo B em recém-nascidos

A penicilina constitui o agente de escolha para todas as infecções por EGB. Em geral, o tratamento empírico de amplo espectro para os casos suspeitos de sepse bacteriana, consistindo em ampicilina e gentamicina, deve ser administrado até que sejam obtidos os resultados da cultura de urina. Quando as culturas revelam a presença de EGB, muitos pediatras continuam a administrar gentamicina, juntamente com ampicilina ou penicilina, durante alguns dias, até que a melhora clínica se torne evidente. Os lactentes com bacteriemia ou com infecção de tecidos moles devem receber penicilina em uma dosagem de 200.000 unidades/kg ao dia, em doses fracionadas. Para a meningite, os lactentes de ≤ 7 dias de idade devem receber 250.000 a 450.000 unidades/kg ao dia, em três doses fracionadas; os lactentes com > 7 dias devem receber 450.000 a 500.000 unidades/kg ao dia, em quatro doses fracionadas. A meningite deve ser tratada pelo menos por 14 dias, devido ao risco de recidiva com ciclos mais curtos.

Prevenção A incidência da infecção por EGB é incomumente alta entre os lactentes de mulheres com fatores de risco: parto prematuro, ruptura precoce das membranas (> 24 horas antes do parto), trabalho de parto prolongado, febre ou corioamnionite. Como a fonte habitual dos microrganismos que infectam um neonato é o canal de parto da mãe, são feitos esforços para evitar infecções por EGB pela identificação das mães portadoras de alto risco e seu tratamento com várias formas de profilaxia antibiótica ou imunoprofilaxia. A administração profilática de ampicilina ou penicilina a essas pacientes durante o parto reduz o risco de infecção no recém-nascido. Essa abordagem tem sido dificultada por problemas logísticos na identificação de mulheres colonizadas antes do parto; os resultados das culturas vaginais no início da gravidez são indicadores inadequados do estado de portador por ocasião do parto. O CDC recomenda a triagem das mulheres para colonização anogenital, com 35 a 37 semanas de gestação, por meio da cultura de *swab* da vagina inferior e região anorretal; recomenda-se a quimioprofilaxia intraparto para as mulheres com culturas positivas e as que, independentemente do resultado da cultura, tenham dado à luz previamente um recém-nascido com infecção por EGB ou que possuam história de bacteriúria de EGB durante a gravidez. As mulheres cujo resultado de cultura não é conhecido e que apresentam trabalho de parto prematuro (< 37 semanas), ruptura prolongada das membranas (> 18 horas) ou febre intraparto ou que apresentam um teste positivo de amplificação de ácido nucleico intraparto para EGB também devem receber quimioprofilaxia intraparto. O esquema recomendado para a quimioprofilaxia consiste em uma dose inicial de 5 milhões de unidades de penicilina G, seguidos de 2,5 milhões de unidades, a cada 4 horas, até o parto. A cefazolina constitui uma alternativa para as mulheres com história de alergia à penicilina, as quais não se acredita que corram alto risco de anafilaxia. Para mulheres com história de hipersensibilidade imediata, pode-se utilizar clindamicina, porém apenas se a cepa isolada colonizadora demonstrar ser sensível. Se os resultados do teste de sensibilidade não estiverem disponíveis ou indicarem resistência, deverá ser utilizada a vancomicina nessa situação.

O tratamento de todas as mulheres grávidas colonizadas ou que apresentam fatores de risco para infecção neonatal irá resultar na exposição de até um terço das mulheres grávidas e dos recém-nascidos a antibióticos, com os riscos associados de reações alérgicas e seleção de microrganismos resistentes. Embora ainda esteja em fase de desenvolvimento, uma vacina de

EGB poderá, finalmente, oferecer melhor solução para a prevenção. Como a passagem transplacentária de anticorpos maternos produz níveis de anticorpos protetores nos recém-nascidos, iniciativas são realizadas no sentido de desenvolver uma vacina contra o EGB que possa ser administrada a mulheres em idade fértil, antes ou no decorrer da gestação. Os resultados dos estudos clínicos da fase 1 de vacinas conjugadas de proteína-polissacarídeo capsular de EGB sugerem que uma vacina conjugada multivalente deve ser segura e altamente imunogênica.

INFECÇÃO EM ADULTOS

As infecções por EGB em adultos saudáveis sob os demais aspectos estão relacionadas, em sua maioria, com a gravidez e o parto. A febre periparto, que constitui a manifestação mais comum, é algumas vezes acompanhada de sinais e sintomas de endometrite ou corioamnionite (distensão abdominal e sensibilidade uterina ou dos anexos). As hemoculturas e culturas de *swab* vaginal costumam ser positivas. Em geral, a bacteriemia é transitória; todavia, em certas ocasiões, resulta em meningite ou endocardite. As infecções em adultos não associadas ao período periparto acometem, em geral, indivíduos idosos ou que apresentam alguma doença crônica subjacente, como diabetes melito ou neoplasia maligna. Entre as infecções que se desenvolvem com certa frequência em adultos, destacam-se celulite e infecção dos tecidos moles (como úlceras cutâneas diabéticas infectadas), infecção do trato urinário, pneumonia, endocardite e artrite séptica. Outras infecções documentadas incluem a meningite, a osteomielite e os abscessos intra-abdominais ou pélvicos. Em cerca de 4% dos casos, documenta-se a ocorrência de recidiva ou recorrência da infecção invasiva dentro de semanas a meses depois do primeiro episódio.

TRATAMENTO

Infecção por estreptococos do grupo B em adultos

O EGB é menos sensível à penicilina do que o EGA, exigindo doses ligeiramente mais altas. Os adultos com infecções localizadas graves (pneumonia, pielonefrite, abscesso) devem receber doses de cerca de 12 milhões de unidades de penicilina G ao dia; os pacientes com endocardite ou com meningite devem receber 18 a 24 milhões de unidades ao dia em doses fracionadas. A vancomicina constitui uma alternativa aceitável para os pacientes alérgicos à penicilina.

ESTREPTOCOCOS DO GRUPO D NÃO ENTEROCÓCICOS

Os principais estreptococos do grupo D não enterocócicos que causam infecções humanas eram previamente considerados como uma única espécie, *Streptococcus bovis*. Os microrganismos que compreendem *S. bovis* foram reclassificados em duas espécies, cada uma delas com duas subespécies: *Streptococcus gallolyticus*, subespécie *gallolyticus*; *S. gallolyticus*, subespécie *pasteurianus*; *Streptococcus infantarius*, subespécie *infantarius*; e *S. infantarius*, subespécie *coli*. A endocardite causada por esses microrganismos costuma estar associada a neoplasias do trato gastrintestinal – mais frequentemente carcinoma ou pólipo do cólon –, mas também foi descrita em associação a outras lesões intestinais. Quando se efetua uma cuidadosa pesquisa de lesões gastrintestinais ocultas, são encontradas anormalidades em > 60% dos pacientes com endocardite causada por *S. gallolyticus* ou *S. infantarius*. Diferentemente dos enterococos, os estreptococos do grupo D não enterocócicos, como esses microrganismos, são destruídos de modo confiável pela penicilina como agente único, de modo que a penicilina constitui o fármaco de escolha para as infecções causadas por esses microrganismos.

ESTREPTOCOCOS *VIRIDANS* E OUTROS ESTREPTOCOCOS

ESTREPTOCOCOS *VIRIDANS*

Os estreptococos *viridans*, que consistem em múltiplas espécies de estreptococos α-hemolíticos, formam um grupo heterogêneo de microrganismos, os quais são importantes como agentes da endocardite bacteriana (Cap. 128). Várias espécies de estreptococos *viridans*, incluindo *Streptococcus salivarius*, *Streptococcus mitis*, *Streptococcus sanguis* e *Streptococcus mutans*, fazem parte da microbiota oral normal, onde vivem em estreita associação com os dentes e as gengivas. Algumas espécies contribuem para o desenvolvimento de cáries dentárias.

Anteriormente conhecido como *Streptococcus morbillorum*, a *Gemella morbillorum* foi colocada em um gênero distinto, juntamente com a *Gemella haemolysans*, com base em estudos de relação genética. Essas espécies assemelham-se aos estreptococos *viridans* quanto ao seu hábitat no hospedeiro humano e às infecções associadas.

Acredita-se que a bacteriemia transitória por estreptococos *viridans*, induzida por alimentação, escovação dos dentes, uso de fio dental e outras fontes de traumatismo insignificante, juntamente com adesão a superfícies biológicas, seja responsável pela predileção desses microrganismos a causar endocardite (ver Fig. 128-1). Os estreptococos *viridans* também são isolados, frequentemente como parte de uma flora mista, dos locais de rinossinusite, do abscesso cerebral e do abscesso hepático.

A bacteriemia por estreptococos *viridans* ocorre com relativa frequência em pacientes neutropênicos, em particular após transplante de medula óssea ou altas doses de quimioterapia para o câncer. Alguns desses pacientes desenvolvem uma síndrome de sepse com febre alta e choque. Os fatores de risco para a bacteriemia por estreptococos *viridans* consistem em quimioterapia com altas doses de citosina arabinosídeo, tratamento prévio com sulfametoxazol-trimetoprima ou uma fluoroquinolona, tratamento com antiácidos ou antagonistas da histamina, mucosite e neutropenia profunda.

O grupo do *S. milleri* (também designado como grupo do *S. intermedius* ou *S. anginosus*) inclui três espécies que causam doença humana: *S. intermedius*, *S. anginosus* e *Streptococcus constellatus*. Esses microrganismos costumam ser considerados estreptococos *viridans*, embora sejam ligeiramente diferentes dos outros estreptococos *viridans* quanto ao seu padrão hemolítico (podem ser α, β ou não hemolíticos) e às síndromes de doença que causam. Tal grupo comumente provoca infecções supurativas, em particular abscesso cerebral e das vísceras abdominais, bem como infecções relacionadas com a cavidade oral ou o trato respiratório, como abscesso periamigdaliano, abscesso pulmonar e empiema.

TRATAMENTO

Infecção por estreptococos *viridans*

As cepas isoladas de pacientes neutropênicos com bacteriemia são frequentemente resistentes à penicilina. Por conseguinte, esses pacientes devem ser tratados, de modo presuntivo, com vancomicina até a obtenção dos resultados do teste de sensibilidade. Os estreptococos *viridans* isolados em outras situações clínicas são habitualmente sensíveis à penicilina. Devem ser realizados testes de suscetibilidade para orientar o tratamento de infecções graves.

ESPÉCIES DE *ABIOTROPHIA* E *GRANULICATELLA* (ESTREPTOCOCOS NUTRICIONALMENTE VARIANTES)

As cepas isoladas ocasionais cultivadas a partir do sangue de pacientes com endocardite não conseguem crescer quando subcultivadas em meios sólidos. Esses *estreptococos nutricionalmente variantes* exigem compostos tióis suplementares ou formas ativas de vitamina B_6 (piridoxal ou piridoxamina) para o crescimento em laboratório. Em geral, os estreptococos nutricionalmente variantes são agrupados com os estreptococos *viridans*, visto que causam tipos de infecções semelhantes. Entretanto, foram reclassificados com base em comparações da sequência do RNA ribossômico 16S em dois gêneros distintos: *Abiotrophia*, com uma única espécie (*Abiotrophia defectiva*), e *Granulicatella*, com três espécies associadas à infecção humana (*Granulicatella adiacens*, *Granulicatella para-adiacens* e *Granulicatella elegans*).

TRATAMENTO

Infecção por estreptococos nutricionalmente variantes

A falha do tratamento e a ocorrência de recidiva parecem ser mais comuns nos casos de endocardite por estreptococos nutricionalmente variantes do que nas causadas pelos estreptococos *viridans* habituais. Por conseguinte, recomenda-se a adição de gentamicina (1 mg/kg, a cada 8 horas para os pacientes com função renal normal) ao esquema de penicilina no tratamento da endocardite causada pelos microrganismos nutricionalmente variantes.

OUTROS ESTREPTOCOCOS

O *Streptococcus suis* é um patógeno importante em suínos, tendo sido relatado que essa espécie provoca meningite em seres humanos, em geral indivíduos com exposição ocupacional a porcos. O *S. suis* tem sido relatado como a causa mais comum de meningite bacteriana no Vietnã, sendo também responsável por surtos na China. As cepas de *S. suis* associadas a infecções humanas costumam reagir com soro de tipagem do grupo R de Lancefield e, algumas vezes, também com soro de tipagem do grupo D. As cepas isoladas podem ser α ou β-hemolíticas e são sensíveis à penicilina. O *Streptococcus iniae*, um patógeno de peixes, tem sido associado a infecções em seres humanos que manipulam peixes vivos ou recentemente mortos. A celulite da mão constitui a forma mais comum de infecção humana, embora se tenha relatado a ocorrência de bacteriemia e endocardite. Os estreptococos anaeróbios ou peptostreptococos fazem parte da flora normal da cavidade oral, do intestino e da vagina. As infecções causadas pelos estreptococos anaeróbios são discutidas no Capítulo 177.

LEITURAS ADICIONAIS

Bruckner L, Gigliotti F: Viridans group streptococcal infections among children with cancer and the importance of emerging antibiotic resistance. Semin Pediatr Infect Dis 17:153, 2006.

Parks T et al: Polyspecific intravenous immunoglobulin in clindamycin-treated patients with streptococcal toxic shock syndrome: A systematic review and meta-analysis. Clin Infect Dis 67:1434, 2018.

Raabe V, Shane A: Group B *Streptococcus* (*Streptococcus agalactiae*), in *Gram-Positive Pathogens*, 3rd ed, Fischetti V et al (eds). Washington, DC, ASM Press, 2019, pp 228–238.

Shulman ST et al: Clinical practice guideline for the diagnosis and management of group A streptococcal pharyngitis: 2012 update by the Infectious Diseases Society of America. Clin Infect Dis 55:1279, 2012.

Stevens DL, Bryant AE: Necrotizing soft tissue infections. N Engl J Med 377:2253, 2017.

149 Infecções enterocócicas

William R. Miller, Cesar A. Arias,
Barbara E. Murray

Os enterococos foram reconhecidos, há mais de um século, como patógenos humanos potenciais, porém apenas recentemente esses microrganismos adquiriram destaque como causa de infecções hospitalares. Em virtude da capacidade dos enterococos de sobreviver e/ou se disseminar no ambiente hospitalar e adquirir determinantes de resistência a antibióticos, o tratamento de algumas infecções enterocócicas representa um grande desafio em pacientes em estado crítico. Os enterococos foram citados pela primeira vez na literatura francesa em 1899; o "entérocoque" foi encontrado no trato gastrintestinal humano. A primeira descrição patológica de uma infecção enterocócica data do mesmo ano. Uma cepa clínica isolada de um paciente que morreu em consequência de endocardite foi inicialmente designada como *Micrococcus zymogenes* e, posteriormente, denominada *Streptococcus faecalis* subespécie *zymogenes*; na atualidade, seria classificada como *Enterococcus faecalis*. A capacidade dessa cepa isolada de causar doença grave tanto em coelhos quanto em camundongos ilustrou a sua letalidade potencial em condições particulares.

MICROBIOLOGIA E TAXONOMIA

Os enterococos são microrganismos Gram-positivos. Em amostras clínicas, os enterococos aparecem habitualmente como células isoladas, diplococos ou cadeias curtas (Fig. 149-1), embora sejam observadas cadeias longas com algumas cepas. Os enterococos foram originalmente classificados como estreptococos, visto que os microrganismos dos dois gêneros compartilham muitas características morfológicas e fenotípicas, incluindo uma reação catalase geralmente negativa. Somente os estudos de hibridização do ácido desoxirribonucleico (DNA, de *deoxyribonucleic acid*) e, em seguida, o sequenciamento do rRNA 16S demonstraram claramente que os enterococos deveriam ser agrupados como gênero distinto dos estreptococos. Todavia, ao contrário da maioria dos estreptococos, os enterococos hidrolisam a esculina na presença de sais biliares a 40% e crescem em altas concentrações de sal (p. ex., 6,5%) e em temperaturas elevadas (46 °C). Os enterococos costumam ser descritos pelo laboratório clínico como microrganismos não hemolíticos, com base na sua incapacidade de lisar os eritrócitos ovinos ou bovinos comumente usados em placas de ágar; entretanto, algumas cepas de *E. faecalis* lisam efetivamente eritrócitos de seres humanos,

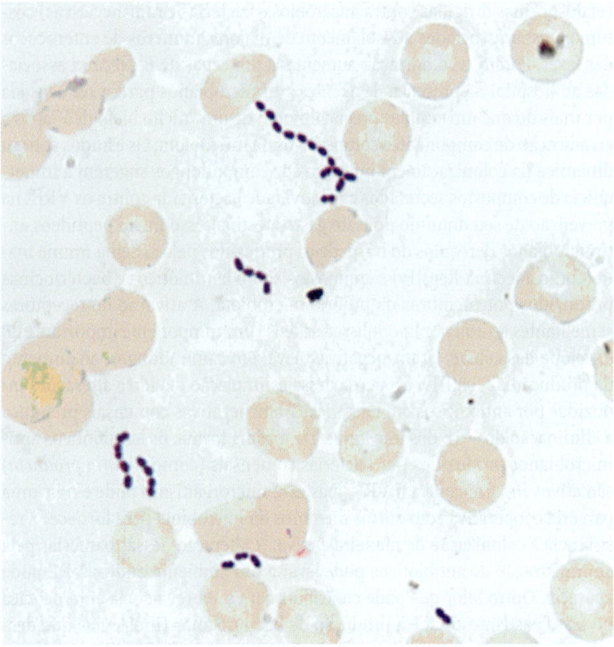

FIGURA 149-1 Coloração de Gram de hemocultura de um paciente com bacteriemia enterocócica. As bactérias Gram-positivas ovais estão dispostas em diplococos e cadeias curtas. *(Cortesia de Audrey Wanger, PhD.)*

cavalos e coelhos devido à presença de um gene de hemolisina/citolisina adquirido. As espécies de enterococos clinicamente relevantes hidrolisam, em sua maioria, a pirrolidonil-β-naftilamida (PYR); essa característica é valiosa para diferenciar os enterococos dos microrganismos do grupo de *Streptococcus gallolyticus* (anteriormente chamado de *S. bovis* e que inclui *S. gallolyticus*, *S. pasteurianus* e *S. infantarius*) e da espécie de *Leuconostoc*. Embora tenham sido isoladas pelo menos 18 espécies de enterococos de infecções humanas, a grande maioria dos casos é causada por duas espécies: *E. faecalis* e *E. faecium*. Com menos frequência, as espécies isoladas incluem *Enterococcus gallinarum*, *E. durans*, *E. hirae* e *E. avium*.

PATOGÊNESE

Nos seres humanos, os enterococos são habitantes normais do intestino grosso de adultos, embora em geral representem < 1% da microflora intestinal passível de cultura. No hospedeiro humano saudável, os enterococos são simbiontes, coexistindo com outras bactérias gastrintestinais; com efeito, a utilidade de determinadas cepas enterocócicas como probióticos no tratamento da diarreia sugere o seu possível papel na manutenção do equilíbrio homeostático do intestino humano. Esses comensais são importantes na *resistência à colonização*, ou a capacidade de uma microbiota gastrintestinal saudável impedir o estabelecimento de uma população de bactérias resistentes aos fármacos, como os enterococos resistentes à vancomicina (VREs, de *vancomycin-resistant enterococci*). A resistência à colonização surge de um conjunto complexo de interações metabólicas e imunológicas entre o hospedeiro, o patógeno e a microbiota intestinal, muitas das quais são alteradas nos pacientes hospitalizados ou cronicamente enfermos.

Vários estudos realizados mostraram que os níveis mais altos de colonização gastrintestinal constituem um fator crítico na patogênese das infecções enterocócicas. Entretanto, os mecanismos pelos quais os enterococos colonizam com sucesso o intestino e têm acesso aos vasos linfáticos e/ou à corrente sanguínea ainda não foram totalmente definidos. Fatores físicos, como o pH estomacal e a camada de mucina no interior da luz intestinal, fornecem uma barreira e limitam o acesso dos patógenos ao epitélio intestinal. Em ambientes hospitalares, a administração de medicamentos que suprimem a secreção ácida estomacal ou a degradação da camada de mucina por comensais intestinais durante períodos de redução da ingesta oral podem romper essas camadas de proteção.

Um dos fatores mais importantes e que promove aumento da colonização gastrintestinal por enterococos é a administração de agentes antimicrobianos, pois os enterococos são intrinsecamente resistentes a vários antibacterianos comumente utilizados. Em particular, os antibióticos que são excretados na bile e possuem atividade de amplo espectro (p. ex., certas cefalosporinas dirigidas contra anaeróbios e bactérias Gram-negativas) costumam estar associados ao isolamento de maiores números de enterococos das fezes. Porém, a colonização aumentada por cepas de *E. faecium* associadas ao hospital na presença de agentes antimicrobianos parece ser causada por mais do que um simples preenchimento de um "nicho biológico" após a erradicação de componentes competitivos da microbiota. Os estudos sobre a dinâmica da colonização em intestinos de camundongos sugerem a importância de compostos secretados com atividade bactericida contra os VREs na prevenção de seu domínio do trato gastrintestinal. Isso inclui peptídeos antimicrobianos derivados do hospedeiro produzidos pelo sistema imune inato (como a lectina RegIIIγ) e compostos como lantibióticos e bacteriocinas produzidos por membros da própria microbiota. A ativação de receptores semelhantes ao Toll por lipopolissacarídeos (um componente importante do envelope das células Gram-negativas) leva, em camundongos, ao aumento da produção de RegIIIγ, e a perda dessa estimulação devido a alterações induzidas por antibióticos em bactérias Gram-negativas comensais prejudica a eliminação do VRE dos intestinos. Da mesma forma, os lantibióticos antimicrobianos produzidos por bactérias comensais (como *Blautia producta*) são ativos *in vitro* contra o VRE, mas esse microrganismo pode exigir uma parceria cooperativa com outros membros da microbiota para fornecer a resistência à colonização de maneira efetiva. A alteração dessas parcerias pela administração de antibióticos pode levar a um ambiente onde o VRE pode aparecer. Outro fator que pode contribuir para a sobrevivência enterocócica no trato gastrintestinal é a produção de bacteriocinas (moléculas que destroem as bactérias competidoras). De fato, cepas de *E. faecalis* portadoras de plasmídeos para a produção de feromônios que codificam bacteriocinas são capazes de superar, na competição, os enterococos que não têm esses plasmídeos. Além disso, a transferência *in vivo* desses plasmídeos ocorre por conjugação, aumentando a sobrevivência dos receptores. Na ausência de antibióticos, as linhagens de *E. faecium* associadas a hospitais parecem ser menos adaptadas à sobrevivência no trato gastrintestinal em relação às cepas comensais de *E. faecium*. Os estudos que examinaram a taxa de portador de VRE em pacientes após a alta hospitalar documentaram um tempo médio de eliminação entre 2 e 4 meses nos pacientes sem fatores de risco continuados, como o uso continuado de antibióticos, a residência em instituição de cuidados de longo prazo e a necessidade de hemodiálise.

Vários modelos de vertebrados, helmintos e insetos foram desenvolvidos para estudar o papel de possíveis determinantes patogênicos de *E. faecalis* e *E. faecium*. Três grupos principais de fatores podem aumentar a capacidade dos enterococos de colonizar o trato gastrintestinal e/ou de causar doença. O primeiro grupo, constituído pelos *fatores secretados enterocócicos*, consiste em moléculas liberadas fora da célula bacteriana, as quais contribuem para o processo de infecção. Entre essas moléculas, as que foram mais bem estudadas incluem a hemolisina/citolisina enterocócica e duas proteases enterocócicas (gelatinase e serina-protease). A citolisina enterocócica é uma toxina heterodimérica produzida por algumas cepas de *E. faecalis*, tendo a capacidade de lisar eritrócitos humanos (além de equinos, mas não ovinos), bem como leucócitos polimorfonucleares e macrófagos. Acredita-se que a gelatinase e a serina-protease de *E. faecalis* possam mediar a virulência por meio de vários mecanismos, incluindo a degradação dos tecidos do hospedeiro e a modificação de componentes críticos do sistema imune. Os mutantes que não possuem os genes que correspondem a essas proteínas são altamente atenuados em modelos animais experimentais de peritonite, endocardite e endoftalmite.

Um segundo grupo de fatores de virulência, os *componentes da superfície enterocócica*, inclui adesinas, e acredita-se que possam contribuir para a ligação das bactérias a moléculas da matriz extracelular do hospedeiro humano. Várias moléculas na superfície dos enterococos foram caracterizadas, e foi constatado que elas desempenham um papel importante na patogênese das infecções enterocócicas. Entre as adesinas caracterizadas, destaca-se a *substância de agregação* de *E. faecalis*, que medeia a fixação das células entre si, facilitando, assim, a troca de plasmídeos por conjugação. Várias linhas de evidências indicam que a substância de agregação e a citolisina enterocócica atuam de modo sinérgico para aumentar o potencial de virulência das cepas de *E. faecalis* na endocardite experimental. A proteína de superfície adesina de colágeno de *E. faecalis* (Ace, de *adhesin of collagen of* E. faecalis) e seu homólogo em *E. faecium* (Acm) são componentes da superfície microbiana que reconhecem as moléculas de adesão da matriz (MSCRAMMs, de *microbial surface components recognizing adhesive matrix molecules*); elas reconhecem as moléculas de adesão da matriz envolvidas na ligação entre as bactérias e as proteínas do hospedeiro, como colágeno, fibronectina e fibrinogênio. Tanto Ace como Acm são adesinas do colágeno importantes na patogênese da endocardite experimental. As fímbrias (*pili*) das bactérias Gram-positivas são importantes mediadores da fixação e da invasão dos tecidos do hospedeiro e são consideradas como alvos potenciais para imunoterapia. Tanto *E. faecalis* quanto *E. faecium* possuem fímbrias de superfície. Os mutantes de *E. faecalis* que não possuem fímbrias (*pili*) são atenuados na produção de biofilme, na endocardite experimental e em infecções do trato urinário (ITUs). Outras proteínas de superfície que compartilham uma homologia estrutural com os MSCRAMMs e que parecem desempenhar um papel na fixação dos enterococos ao hospedeiro e na virulência incluem a proteína de superfície enterocócica (Esp) de *E. faecalis* e o seu homólogo em *E. faecium* (Esp_{fm}), a segunda adesina do colágeno de *E. faecium* (Scm), as proteínas de superfície de *E. faecium* (Fms), SgrA (que se liga a componentes da lâmina basal) e EcbA (que se liga ao colágeno tipo V). Outros componentes de superfície aparentemente associados à patogênese incluem a proteína Erl (uma proteína da família WxL) e polissacarídeos, os quais se acredita que tenham a capacidade de interferir na fagocitose do microrganismo por células imunes do hospedeiro. Algumas cepas de *E. faecalis* parecem apresentar pelo menos três classes distintas de polissacarídeo capsular; alguns desses polissacarídeos desempenham um papel na virulência e constituem alvos potenciais da imunoterapia. Os ácidos teicoicos na superfície enterocócica parecem ser imunogênicos, e os anticorpos contra essas moléculas são protetores em alguns modelos animais.

O terceiro grupo de fatores de virulência não foi bem caracterizado, mas inclui a proteína de estresse de *E. faecalis*, Gls24, que tem sido associada à resistência enterocócica a sais biliares e parece ser importante na patogênese da endocardite, e os plasmídeos contendo hyl_{Efm} de *E. faecium*, os quais são transferíveis entre cepas e aumentam a colonização gastrintestinal por *E. faecium*. Na peritonite murina, a aquisição desses plasmídeos aumentou a letalidade de uma cepa comensal de *E. faecium*, aumentando a colonização do epitélio urinário. Recentemente, foi identificado um gene que codifica um regulador do estresse oxidativo (AsrR) como importante fator de virulência de *E. faecium*.

EPIDEMIOLOGIA

De acordo com dados coletados entre 2015 e 2017 pela National Healthcare Safety Network do Centers for Disease Control and Prevention, os enterococos constituem os segundos isolados mais comuns (depois dos estafilococos) em infecções hospitalares nos Estados Unidos. Embora *E. faecalis* ainda seja a espécie predominante isolada nas infecções hospitalares, o isolamento de *E. faecium* tem aumentado consideravelmente nos últimos 20 anos, sendo responsável por cerca de um terço de todas as infecções enterocócicas identificadas até o nível de espécie. Esse ponto é importante, pois *E. faecium* é, de longe, a espécie mais resistente e difícil de tratar entre os enterococos. Mais de 90% dos isolados de *E. faecium* são resistentes à ampicilina (historicamente o agente β-lactâmico mais efetivo contra os enterococos), enquanto a resistência à ampicilina é rara em *E. faecalis*. A resistência à vancomicina em isolados de *E. faecium* varia desde 83% nos hospitais de cuidados agudos nos Estados Unidos até 93% nas instituições de cuidados de longo prazo. A resistência à vancomicina em isolados de *E. faecalis* é menos comum, com uma maior incidência nas infecções associadas a dispositivos (7,2%) em relação às infecções de local cirúrgico (3,4%).

A dinâmica da transmissão e da disseminação dos enterococos no ambiente hospitalar foi extensamente estudada, com enfoque nos VREs. Esses estudos revelaram que a colonização do trato gastrintestinal por VRE constitui uma etapa crítica no desenvolvimento da doença enterocócica e que uma proporção substancial de pacientes colonizados por VRE permanecem colonizados por longos períodos (algumas vezes > 1 ano) e têm mais tendência que os pacientes sem VRE para desenvolver doença relacionada com *Enterococcus* (p. ex., bacteriemia). Os fatores importantes associados à colonização e à persistência do VRE no intestino incluem hospitalização prolongada; ciclos longos de antibioticoterapia; hospitalização em instituições de cuidados prolongados, unidades cirúrgicas e/ou unidades de terapia intensiva; transplante de órgãos; insuficiência renal (em particular em pacientes submetidos à hemodiálise) e/ou diabetes; escores APACHE (Acute Physiology and Chronic Health Evaluation) elevados; e proximidade física de pacientes infectados ou colonizados por VRE ou permanência nos quartos desses pacientes. Quando o paciente é colonizado por VRE, vários fatores-chave estão envolvidos na disseminação dos microrganismos no ambiente hospitalar. Os VREs podem sobreviver à exposição ao calor e a determinados desinfetantes e foram encontrados em vários objetos inanimados no hospital, incluindo grades de leitos, equipamento médico, maçanetas, luvas, telefones e teclados de computador. Por conseguinte, os profissionais de saúde e o ambiente desempenham papéis fundamentais na transmissão dos enterococos entre pacientes, e as medidas de controle de infecção são cruciais para romper a cadeia de transmissão. Além disso, duas metanálises constataram que, independentemente do estado clínico do paciente, a infecção por VRE aumenta o risco de morte, em comparação com indivíduos infectados por uma cepa enterocócica sensível a glicopeptídeos.

A epidemiologia da doença enterocócica e a emergência de VRE seguiram tendências um tanto diferentes em outras partes do mundo em comparação com os Estados Unidos. Na Europa, a emergência de VRE em meados da década de 1980 foi observada principalmente em isolados de animais e seres humanos saudáveis, e não de pacientes hospitalizados. A presença de VRE foi associada ao uso do glicopeptídeo avoparcina como promotor do crescimento em rações para animais; essa associação levou a União Europeia a proibir o uso desse composto na pecuária em 1996. Entretanto, após uma diminuição inicial no isolamento de VRE de animais e seres humanos, a prevalência de infecções hospitalares por VRE aumentou lentamente em alguns países da Europa, com importantes diferenças regionais. Por exemplo, as taxas de resistência à vancomicina entre isolados clínicos de *E. faecium* na Europa são mais altas na Grécia, na Irlanda, na Romênia, na Hungria, na Eslováquia e na Polônia (25-35%), enquanto as taxas em países escandinavos e na Holanda são < 5%. Essas diferenças regionais foram atribuídas, em parte, à implementação de políticas de controle de infecção do tipo "procure e destrua" vigorosas em países como a Holanda; essas políticas mantiveram as frequências de *Staphylococcus aureus* resistente à meticilina (MRSA, de *methicillin-resistant* Staphylococcus aureus) e do VRE hospitalares muito baixas. Apesar das diferenças regionais, a Europa tem visto uma tendência geral para taxas crescentes de VRE na última década, embora essas taxas continuem a ser muito menores que nos Estados Unidos. Os motivos não estão totalmente esclarecidos, embora se tenha postulado que a diferença está relacionada aos maiores níveis de uso de antibióticos nos Estados Unidos. Dados recentes também demonstraram taxas crescentes de resistência à vancomicina em enterococos nos países da América Latina, com 34% dos isolados clínicos de *E. faecium* sendo resistentes em um estudo multicêntrico incluindo hospitais da Colômbia, da Venezuela, do Equador e do Peru. Na Ásia, as taxas de resistência à vancomicina entre enterococos parecem ser semelhantes às dos hospitais norte-americanos.

A capacidade de efetuar o sequenciamento dos genomas bacterianos ampliou nossa compreensão sobre a diversidade, a evolução e a patogênese das bactérias, bem como sobre os mecanismos de resistência a antibióticos. Atualmente, dispõe-se das sequências de genoma de mais de 8 mil cepas de enterococos, e algumas foram totalmente completas e registradas. Isso permitiu que os pesquisadores rastreassem a trajetória evolutiva dos enterococos desde sua origem até o surgimento de clones adaptados a hospitais. As análises das sequências sugerem que o gênero surgiu há cerca de 400 milhões de anos com o advento dos animais terrestres. Várias características fundamentais auxiliaram essa transição, incluindo a capacidade de recombinar grandes porções de DNA cromossômico do *genoma central* além de um *genoma acessório* maleável consistindo em plasmídeos, fagos e elementos genéticos móveis. Essa plasticidade genômica contribui para as taxas crescentes de resistência antibiótica vista no gênero e, em especial, em *E. faecium*.

Uma grande proporção dos genomas disponíveis para análise pertence a *E. faecium*, devido à sua importância como patógeno hospitalar e a projetos de vigilância epidemiológica que rastreiam a disseminação de cepas resistentes à vancomicina. A população pode ser dividida em dois grandes grupos, ou clados, de microrganismos: um clado A associado a hospitais e um clado B associado à comunidade. O clado associado a hospitais parece estar evoluindo rapidamente, e as comparações genômicas sugerem que essa linhagem tenha surgido há 75 a 80 anos – um momento que coincide com a introdução dos fármacos antimicrobianos – e evoluído, talvez de forma contínua, a partir de cepas animais, e não de isolados comensais humanos. As cepas que pertencem ao clado A são mais frequentemente identificadas como isolados que causam doença invasiva e têm mais chance de carregar determinantes de resistência aos fármacos, enquanto os isolados da classe B retêm, em grande medida, um fenótipo de suscetibilidade.

Uma razão para a propensão das cepas do clado A para adquirir determinantes de resistência é que elas mais frequentemente deixam de apresentar um sistema CRISPR-cas funcional (*clustered regularly interspaced short palindromic repeats* [repetições palindrômicas curtas agrupadas interespaçadas regularmente]). Esses sistemas servem como "sistema imune" primitivo e fornecem uma defesa genômica para que as bactérias se defendam contra DNA estranho, como fagos, mas também servem para reduzir a frequência de aquisição de genes de resistência transmitidos por elementos genéticos móveis. Outra razão para sua sobrevivência no ambiente hospitalar é que os isolados do clado A tendem a possuir alelos da proteína 5 de ligação às penicilinas (PBP5, de *penicillin-binding protein 5*) associados com alto nível de resistência aos β-lactâmicos em *E. faecium*, podendo expressar maiores níveis dessa enzima que as cepas comensais.

Uma característica notável da distribuição das cepas no clado A em alguns estudos é que elas compartilham um ancestral relativamente recente com *E. faecium* de origem no gado. O uso de antibióticos em qualquer criação de animais como terapêutica ou como promotor de crescimento tem sido ligado à resistência em diversos contextos importantes, incluindo os glicopeptídeos mencionados anteriormente. Isso sugere que a vigilância continuada e uma compreensão crescente da estrutura populacional dos enterococos podem ajudar na identificação de possíveis reservatórios de resistência, orientando as políticas para limitar sua disseminação.

SÍNDROMES CLÍNICAS

Infecção do trato urinário e prostatite Os enterococos constituem causas bem conhecidas de ITU hospitalar – a infecção mais comum causada por esses microrganismos (Cap. 135). As ITUs enterocócicas em geral estão associadas a cateterismo de demora, instrumentação ou anormalidades anatômicas do trato geniturinário, e, com frequência, é difícil diferenciar uma infecção verdadeira da colonização (particularmente em pacientes com cateteres de demora crônicos). Seu papel como patógenos em mulheres na pré-menopausa saudáveis em outros aspectos com cistite está menos claro, com os dados de um estudo sugerindo que os enterococos isolados em culturas do jato médio urinário não eram preditivos de bacteriúria em uma amostra subsequente coletada por sondagem vesical. A presença de leucócitos na urina juntamente com manifestações sistêmicas (p. ex., febre) ou sinais e sintomas localizados de infecção, sem outra explicação, e a obtenção de uma cultura de urina positiva (≥ 10^5 unidades formadoras de colônias [UFC]/mL) sugerem o diagnóstico. Além disso, as ITUs por enterococos com frequência ocorrem em pacientes em estado crítico ou com doença crônica, cujas comorbidades podem obscurecer o diagnóstico. Em muitos casos, a retirada do cateter de demora pode ser suficiente para erradicar o microrganismo, sem necessidade de terapia antimicrobiana específica. Em raras circunstâncias, as ITUs causadas por enterococos podem seguir uma evolução complicada, com desenvolvimento de pielonefrite e abscessos perinefréticos que podem constituir uma porta de entrada para infecções da corrente sanguínea (ver adiante). Os enterococos também constituem uma causa conhecida de prostatite crônica, em particular em homens nos quais houve manipulação cirúrgica ou endoscópica do trato urinário. Pode ser difícil tratar essas infecções, visto que os agentes mais potentes contra os enterococos (i.e., aminopenicilinas e glicopeptídeos) penetram pouco no tecido prostático. A infecção prostática crônica pode constituir uma fonte de bacteriemia enterocócica recorrente.

Bacteriemia e endocardite A bacteriemia sem endocardite é outra apresentação frequente da doença enterocócica. Esses episódios de bacteriemia em geral estão associados ao uso de cateteres intravasculares e outros dispositivos (Cap. 142). Outras fontes bem conhecidas de bacteriemia enterocócica incluem os tratos gastrintestinal e hepatobiliar; focos pélvicos e intra-abdominais; e, com menos frequência, infecções de feridas, ITUs e infecções ósseas. Nos Estados Unidos, os enterococos ocupam o segundo lugar (depois dos estafilococos) como agentes etiológicos da bacteriemia associada ao uso de acessos venosos centrais. Os pacientes com bacteriemia enterocócica costumam apresentar comorbidades e permaneceram internados por períodos longos; em geral, receberam vários ciclos de antibióticos. Diversos estudos indicam que o isolamento de *E. faecium* do sangue pode levar a resultados mais graves e a uma taxa de mortalidade mais alta do que quando outras espécies de enterococos são isoladas. Esse achado pode estar relacionado com maior prevalência de resistência de *E. faecium* à vancomicina e à ampicilina em relação a outras espécies de enterococos, com consequente redução das opções terapêuticas. Em alguns casos (habitualmente quando o trato gastrintestinal constitui a fonte), a bacteriemia enterocócica pode ser polimicrobiana, com isolamento concomitante de microrganismos Gram-negativos. Além disso, foram documentados casos graves em que a bacteriemia enterocócica foi associada à síndrome de hiperinfecção por *Strongyloides stercoralis* em pacientes imunocomprometidos.

Os enterococos constituem causas importantes de endocardite adquirida na comunidade e associada a cuidados médicos, ocupando o segundo lugar depois dos estafilococos nessas infecções. A suposta fonte inicial de bacteriemia que leva à endocardite é o trato gastrintestinal ou geniturinário – por exemplo, em pacientes que apresentam distúrbios malignos ou inflamatórios do intestino ou que foram submetidos a procedimentos com manipulação desses tratos. Os pacientes acometidos tendem a ser homens e indivíduos idosos e a apresentar outras doenças debilitantes e problemas cardíacos. Tanto as próteses valvares quanto as valvas nativas podem estar acometidas; as valvas atrioventricular esquerda e da aorta são afetadas com mais frequência. A endocardite adquirida na comunidade (geralmente causada por *E. faecalis*) também ocorre em pacientes sem fatores de risco aparentes ou anormalidades cardíacas. A endocardite em mulheres de idade fértil foi bem descrita no passado. A apresentação típica da endocardite enterocócica é de curso subagudo de febre, perda de peso, mal-estar e sopro cardíaco; os estigmas típicos da endocardite (p. ex., petéquias, nódulos de Osler, manchas de Roth) são observados em apenas uma minoria de pacientes. As manifestações atípicas incluem artralgias e manifestações de doença metastática (abscessos esplênicos, soluços, dor no flanco esquerdo, derrame pleural e espondilodiscite). As complicações embólicas são variáveis e podem afetar o cérebro. A insuficiência cardíaca constitui uma complicação comum da endocardite enterocócica, e a substituição valvar pode ser crítica na cura dessa infecção, em particular quando estão envolvidos microrganismos resistentes a múltiplos fármacos ou complicações significativas. Vários sistemas de escores clínicos (designados NOVA e DENOVA) foram propostos para ajudar a diferenciar a bacteriemia enterocócica da endocardite verdadeira. A duração da terapia costuma ser de 4 a 6 semanas, e foram sugeridos ciclos mais prolongados para cepas isoladas resistentes a múltiplos fármacos na ausência de substituição valvar.

Meningite A meningite enterocócica é uma doença incomum (responsável por apenas cerca de 4% dos casos de meningite), que costuma estar associada a intervenções neurocirúrgicas e a condições como *shunts*, traumatismo do sistema nervoso central (SNC) e extravasamento do líquido cerebrospinal (LCS). Em alguns casos – habitualmente em pacientes com condição debilitante, como doença cardiovascular ou doença cardíaca congênita, insuficiência renal crônica, neoplasia maligna, terapia imunossupressora ou vírus da imunodeficiência humana (HIV, de *human immunodeficiency virus*)/síndrome da imunodeficiência adquirida (Aids, de *acquired immunodeficiency syndrome*) –, a suposta disseminação hematogênica das meninges é observada em infecções como a endocardite ou bacteriemia. A febre e as alterações do estado mental são comuns, enquanto os sinais meníngeos francos são menos frequentes. Os achados no LCS são compatíveis com infecção bacteriana – isto é, pleocitose com predomínio de leucócitos polimorfonucleares (em média, cerca de 500/μL), nível elevado de proteínas (em geral, > 100 mg/dL) e concentração diminuída de glicose (em média, 28 mg/dL). A coloração pelo método de Gram fornece um resultado positivo em cerca de metade dos casos, com alta taxa de isolamento do microrganismo de culturas do LCS; as espécies isoladas mais comuns são *E. faecalis* e *E. faecium*. As complicações consistem em hidrocefalia, abscessos cerebrais e acidente vascular cerebral. Conforme assinalado anteriormente para a bacteriemia, foi também documentada uma associação com a hiperinfecção por *Strongyloides*.

Infecções intra-abdominais, pélvicas e de tecidos moles Como mencionado anteriormente, os enterococos fazem parte da microbiota comensal do trato gastrintestinal e podem produzir peritonite espontânea em indivíduos cirróticos e em pacientes submetidos à diálise peritoneal ambulatorial crônica (Cap. 132). Esses microrganismos são comumente encontrados (em geral, com outras bactérias, incluindo espécies Gram-negativas entéricas e anaeróbios) em amostras clínicas de pacientes com condições intra-abdominais e pélvicas. A presença de enterococos em infecções intra-abdominais é, algumas vezes, considerada de pouca relevância clínica. Vários estudos mostraram que o papel dos enterococos nas infecções intra-abdominais que se originam na comunidade e acometem pacientes previamente saudáveis é de pouca importância, visto que a cirurgia e os agentes antimicrobianos de amplo espectro não dirigidos especificamente contra enterococos são, com frequência, suficientes para o tratamento bem-sucedido dessas infecções. Entretanto, nessas últimas décadas, esses microrganismos tornaram-se proeminentes como causa de infecções intra-abdominais em pacientes hospitalizados, devido à emergência e à disseminação da resistência à vancomicina entre enterococos e a um aumento nas taxas de infecções hospitalares por isolados de *E. faecium* resistentes a múltiplos fármacos. Com efeito, vários estudos documentaram, atualmente, fracassos do tratamento devido a enterococos, com consequente aumento nas taxas de complicações pós-operatórias e de mortalidade nas infecções intra-abdominais. Por conseguinte, recomenda-se o tratamento contra enterococos na peritonite hospitalar em pacientes imunocomprometidos ou gravemente enfermos que permaneceram hospitalizados por um período prolongado, foram submetidos a múltiplos procedimentos, apresentam sepse e coleções abdominais persistentes ou exibem fatores de risco para o desenvolvimento de endocardite (p. ex., próteses valvares ou lesão de valvas cardíacas). Por outro lado, o tratamento para enterococos no primeiro episódio de infecção intra-abdominal que se origina na comunidade e acomete pacientes previamente saudáveis sem fatores de risco cardíacos importantes para a endocardite não parece ser benéfico.

Os enterococos são comumente isolados de infecções de tecidos moles (Cap. 129), em particular as que envolvem feridas cirúrgicas (Cap. 142). Na verdade, esses microrganismos ocupam o terceiro lugar como agentes de infecção cirúrgica hospitalar, com *E. faecalis* como a espécie mais isolada. A relevância clínica dos enterococos em algumas dessas infecções – como nas infecções intra-abdominais – é objeto de controvérsia; a diferenciação entre colonização e infecção verdadeira pode representar um desafio, embora, em alguns casos, os enterococos tenham sido isolados de abscessos pulmonares, hepáticos e cutâneos. O pé diabético e as úlceras de decúbito são frequentemente colonizados com enterococos e podem constituir a porta de entrada para infecções ósseas.

Outras infecções Os enterococos constituem causas bem conhecidas de infecções neonatais, incluindo sepse (principalmente de início tardio), bacteriemia, meningite, pneumonia e ITU. Foram documentados surtos de sepse enterocócica em unidades neonatais. Os fatores de risco para a doença enterocócica em recém-nascidos incluem prematuridade, baixo peso ao nascer, dispositivos de demora e cirurgia abdominal. Os enterococos também foram descritos como agentes etiológicos de infecções ósseas e articulares, incluindo osteomielite vertebral, habitualmente em pacientes com condições subjacentes, como diabetes ou endocardite. De forma semelhante, foram isolados enterococos de infecções ósseas em pacientes que foram submetidos à artroplastia ou à reconstrução de fraturas com colocação de próteses. Como os enterococos podem produzir um biofilme que tende a alterar a eficácia dos agentes ativos contra os enterococos, o tratamento das infecções que envolvem material estranho é desafiador, e pode ser necessária a retirada da prótese para erradicar a infecção. Foram descritos raros casos de pneumonia enterocócica, abscesso pulmonar e empiema espontâneo.

TRATAMENTO

Infecções enterocócicas

PRINCÍPIOS GERAIS

Os enterococos são intrinsecamente resistentes e/ou tolerantes a muitos agentes antimicrobianos (*tolerância* é definida como ausência de destruição com concentrações de fármaco 32 vezes maiores que a concentração inibitória mínima [CIM]). A monoterapia com um antibiótico β-lactâmico para a endocardite (ao qual muitos enterococos são tolerantes) tem produzido resultados insatisfatórios, com taxas altas de recaída no fim da terapia. Entretanto, a adição de um aminoglicosídeo a um agente ativo contra a parede celular (β-lactâmico ou glicopeptídeo) aumenta as taxas de cura e erradica os microrganismos; além disso, essa combinação é sinérgica e bactericida *in vitro*. Por conseguinte, durante muitas décadas, a terapia de combinação com um agente ativo contra a parede celular e um aminoglicosídeo tem sido o padrão de tratamento para infecções endovasculares causadas por enterococos. Esse efeito sinérgico pode ser explicado, pelo menos em parte, pela maior penetração do aminoglicosídeo na célula bacteriana, presumivelmente em consequência de alterações da parede celular atribuíveis ao β-lactâmico (ou ao glicopeptídeo). Entretanto, tem sido cada vez mais difícil obter atividade bactericida sinérgica no tratamento das infecções enterocócicas graves – particularmente aquelas causadas por *E. faecium* – devido ao desenvolvimento de resistência a quase todos os antibióticos disponíveis para essa finalidade.

O tratamento de *E. faecalis* difere daquele para *E. faecium* (**Tabs. 149-1 e 149-2**), principalmente devido a diferenças nos perfis de resistência (ver adiante). Por exemplo, a resistência à ampicilina e à vancomicina é rara em *E. faecalis*, enquanto esses antibióticos são apenas raramente úteis contra cepas isoladas atuais de *E. faecium*. Além disso, em consequência dos desafios e das limitações terapêuticas impostos pela emergência de resistência a fármacos, pode ser necessário considerar a substituição

TABELA 149-1 ■ Esquemas sugeridos para o tratamento de infecções causadas por *Enterococcus faecalis*

Síndrome clínica	Opções terapêuticas sugeridas[a]
Infecções endovasculares (incluindo endocardite)	• Ampicilina[b] (12 g/dia, IV, em doses fracionadas, de 4/4 h) mais ceftriaxona (2 g, IV, de 12/12 h) • Ampicilina[b] (12 g/dia, IV, em doses fracionadas, de 4/4 h, ou por infusão contínua) ou penicilina (18-30 mUI/dia, IV, em doses fracionadas, de 4/4 h ou por infusão contínua) *mais* um aminoglicosídeo[c] • Vancomicina[d] (15 mg/kg por dose, IV) mais um aminoglicosídeo[c] • Daptomicina em alta dose[e] ± outro agente ativo[f] • Ampicilina[b] mais imipeném
Bacteriemia não endovascular[g]	• Ampicilina (12 g/dia, IV, em doses fracionadas, de 4/4 h) ou penicilina (18 mUI/dia, IV, em doses fracionadas, de 4/4 h) ± um aminoglicosídeo[c] ou ceftriaxona • Vancomicina[d] (15 mg/kg por dose, IV) • Daptomicina em alta dose[e] ± outro agente ativo[f] • Linezolida (600 mg, IV/VO, de 12/12 h)
Meningite	• Ampicilina (20-24 g/dia, IV, em doses fracionadas, de 4/4 h) ou penicilina (24 mUI/dia, IV, em doses fracionadas, de 4/4 h) *mais* um aminoglicosídeo[c,h] e considerar a adição de ceftriaxona (2 g, IV, de 12/12 h) • Vancomicina (500-750 mg, IV, de 6/6 h)[d] *mais* um aminoglicosídeo[c] ou rifampicina • Linezolida • Daptomicina em alta dose[e] (mais daptomicina intratecal) ± outro agente ativo[f]
Infecções do trato urinário (não complicadas)	• Fosfomicina (3 g, VO, uma dose)[i] • Ampicilina (500 mg, IV ou VO, de 6/6 h) • Nitrofurantoína (100 mg, VO, de 6/6 h)

[a]As preferências dos autores estão sublinhadas em cada categoria; muitos desses esquemas não estão aprovados. [b]Em casos raros, podem ser encontrados isolados produtores de β-lactamase. Como esses isolados não são detectados pela determinação convencional da concentração inibitória mínima, são recomendados testes adicionais (p. ex., disco de nitrocefina) para isolados de endocardite. O uso de ampicilina/sulbactam (12-24 g/dia) é sugerido nesses casos. [c]Apenas se o microrganismo não exibir resistência de alto nível (HLR) aos aminoglicosídeos. Esse teste é realizado pelo laboratório de microbiologia clínica apenas para gentamicina ou estreptomicina (crescimento de enterococos em ágar contendo gentamicina [500 μg/mL] ou estreptomicina [2.000 μg/mL]). Se for documentada uma HLR, o aminoglicosídeo não irá atuar de modo sinérgico com o outro agente na combinação. Porém, a HLR para um desses aminoglicosídeos não indica resistência ao outro agente (conforme relatado individualmente). Uma HLR à gentamicina indica ausência de sinergismo com a tobramicina e a amicacina. A gentamicina (1-1,5 mg/kg, IV, de 8/8 h) e a estreptomicina (15 mg/kg/dia, IV/IM, em duas doses divididas) são os dois únicos aminoglicosídeos recomendados. [d]A vancomicina é recomendada apenas como alternativa aos agentes β-lactâmicos em casos de alergia ou toxicidade mais a impossibilidade de fazer a dessensibilização. Os alvos farmacológicos específicos para as concentrações mínimas não foram clinicamente avaliados na bacteriemia enterocócica; concentrações mínimas de 15-20 mg/L foram associadas a taxas aumentadas de nefrotoxicidade. As concentrações no LCS devem ser determinadas em casos de meningite. Foram relatadas cepas de *E. faecalis* resistentes à vancomicina. [e]Considerar doses de 10-12 mg/kg, uma vez ao dia, se o fármaco for usado em combinação, e doses de 10-12 mg/kg/dia, quando usado isoladamente. Recomenda-se a monitoração dos níveis de creatina-fosfocinase durante toda a terapia devido à possível ocorrência de rabdomiólise. [f]Os agentes potencialmente ativos podem incluir um aminoglicosídeo (se não for detectada HLR), ampicilina, ceftarolina, tigeciclina ou fluoroquinolona (que pode ser preferida na meningite se a cepa isolada for sensível). A presença de mutações em *liaFSR* parece aumentar a suscetibilidade à ampicilina e à ceftarolina, e as combinações de daptomicina com esses compostos são bactericidas *in vivo* contra essas cepas. [g]Em casos selecionados de bacteriemia associada a cateter, a remoção do cateter e um ciclo curto de terapia (cerca de 5-7 dias) podem ser suficientes. Uma única hemocultura positiva que provavelmente está associada ao uso de cateter em um paciente que está evoluindo bem nos demais aspectos pode não exigir tratamento após a remoção do cateter. Os pacientes com alto risco de infecções endovasculares ou com doença grave podem se beneficiar da terapia de combinação sinérgica. [h]Algumas autoridades sugeriram a adição de terapia intratecal ou intraventricular com gentamicina (2-10 mg/dia), se o microrganismo não exibir HLR, ou vancomicina (10-20 mg/dia), quando a cepa isolada é sensível. Pode-se considerar a adição de rifampicina sistêmica (um bom agente para penetração no LCS). A combinação de ampicilina e ceftriaxona pode ter benefício clínico (por analogia com a endocardite), porém não foi relatado nenhum caso tratado com essa combinação; os autores usariam essa combinação. [i]Aprovada pela Food and Drug Administration apenas para infecções não complicadas do trato urinário causadas por *E. faecalis* sensível à vancomicina.
Siglas: IV, intravenoso; VO, via oral; IM, intramuscular; LCS, líquido cerebrospinal.

valvar no tratamento da endocardite causada por enterococos resistentes a múltiplos fármacos. As infecções menos graves com frequência estão relacionadas ao uso de cateteres intravasculares de demora; a remoção do cateter aumenta a probabilidade de erradicação dos enterococos com um ciclo curto subsequente de terapia antimicrobiana apropriada.

TABELA 149-2 ■ Esquemas sugeridos para o tratamento de infecções causadas por *Enterococcus faecium* resistente à vancomicina e à ampicilina

Síndrome clínica	Opções terapêuticas sugeridas[a]
Infecções endovasculares (incluindo endocardite)	• Daptomicina em alta dose[b] mais outro agente[c] ± um aminoglicosídeo[d] • Linezolida (600 mg, IV, de 12/12 h) • Ampicilina em alta dose (se a CIM for ≤ 64 μg/mL) ± um aminoglicosídeo[d] • Ampicilina mais imipeném (se a CIM para ampicilina for ≤ 32 μg/mL) • Q/D[e] (22,5 mg/kg/dia, em doses fracionadas, de 8/8 h) ± outro agente ativo[f]
Bacteriemia não endovascular[g]	• Daptomicina em alta dose[b] ± outro agente[c] ± um aminoglicosídeo[d] • Linezolida (600 mg, IV, de 12/12 h) • Q/D (22,5 mg/kg/dia, em doses fracionadas, de 8/8 h) ± outro agente ativo[f]
Meningite	• Linezolida (600 mg, IV, de 12/12 h) ± outro agente ativo que penetre no LCS[h] • Daptomicina em alta dose[b] (mais daptomicina intraventricular) ± outro agente ativo que penetre no LCS[h,i] • Q/D (22,5 mg/kg/dia, em doses fracionadas, de 8/8 h, mais Q/D intraventricular)[j] ± outro agente ativo[h]
Infecções do trato urinário	• Fosfomicina (3 g, VO, uma dose)[k] • Nitrofurantoína (100 mg, VO, de 6/6 h) • Ampicilina ou amoxicilina (2 g, IV/VO, de 4/4 ou 6/6 h)[l]

[a]As preferências dos autores estão sublinhadas em cada categoria; muitos desses esquemas não estão aprovados. [b]É sugerida a daptomicina em doses de 10-12 mg/kg, uma vez ao dia (não aprovada com essa indicação). Recomenda-se uma rigorosa monitoração dos níveis de creatina-fosfocinase durante toda a terapia devido à possível ocorrência de rabdomiólise. [c]Os agentes potencialmente ativos podem incluir ampicilina ou ceftarolina (mesmo se a cepa infectante for resistente *in vitro*) ou tigeciclina. Observa-se um sinergismo *in vitro* da daptomicina com ampicilina ou ceftarolina contra algumas cepas isoladas, que subsequentemente tornam-se resistentes à daptomicina durante o tratamento. O sinergismo entre daptomicina e β-lactâmicos está associado a mutações em *liaFSR*. Considerar a terapia combinada se a concentração inibitória mínima (CIM) da daptomicina for ≥ 3 μg/mL. [d]Apenas se o microrganismo não exibir resistência de alto nível aos aminoglicosídeos (ver **Tab. 149-1**, nota de rodapé *c*). [e]Quinupristina/dalfopristina (Q/D) perdeu a aprovação da Food and Drug Administration (FDA) para infecções devido a *Enterococcus* resistente à vancomicina. [f]Os agentes que podem ser úteis em combinação com Q/D (se o isolado for suscetível a cada agente) incluem doxiciclina com rifampicina (um caso relatado) ou as fluoroquinolonas (um caso relatado). [g]Em casos selecionados de bacteriemia associada a cateter, a remoção do cateter e um curso breve de terapia (cerca de 5-7 dias) pode ser suficiente. Uma única hemocultura positiva que provavelmente está associada ao uso de cateter em um paciente que está evoluindo bem nos demais aspectos pode não exigir tratamento após a remoção do cateter. [h]As fluoroquinolonas (p. ex., moxifloxacino) e a rifampicina (se o microrganismo isolado for sensível a cada agente) alcançam níveis terapêuticos no líquido cerebrospinal (LCS). [i]Gentamicina intratecal (2-10 mg/dia) se a resistência de alto nível não tiver sido detectada. A daptomicina intraventricular foi usada em dois casos de meningite. [j]Q/D intratecal (1-5 mg/dia) tem sido usada em combinação com a terapia sistêmica com Q/D na meningite. Se a Q/D for escolhida, sugere-se o uso simultâneo da terapia sistêmica e intratecal. [k]Aprovada pela FDA apenas para infecções não complicadas do trato urinário causadas por *E. faecalis* sensível à vancomicina. [l]As concentrações de amoxicilina e de ampicilina na urina ultrapassam acentuadamente as concentrações séricas e podem ser potencialmente efetivas até mesmo contra microrganismos isolados com CIM elevada. Sugere-se o uso de doses de até 12 g/dia para isolados com CIM ≥ 64 μg/mL.
Siglas: IV, intravenoso; VO, via oral.

ESCOLHA DOS AGENTES ANTIMICROBIANOS

Entre os agentes β-lactâmicos, os mais ativos são as aminopenicilinas (ampicilina, amoxicilina) e as ureidopenicilinas (i.e., piperacilinas); em seguida, os de maior atividade são a penicilina G e o imipeném. As cefalosporinas, com a possível exceção da ceftarolina, não são ativas como monoterapia. Para *E. faecium*, foi sugerida uma combinação de ampicilina em dose alta (até 30 g/dia) e um aminoglicosídeo – mesmo para cepas resistentes à ampicilina, se a CIM for ≤ 64 μg/mL –, visto que é possível obter uma concentração plasmática de ampicilina mais alta que isso com o uso de altas doses. Os únicos dois aminoglicosídeos recomendados para terapia sinérgica nas infecções enterocócicas graves são a gentamicina e a estreptomicina. Isso ocorre porque a enzima mais comumente adquirida para conferir resistência de alto nível à gentamicina também é ativa contra a tobramicina e a amicacina, mas não a estreptomicina, e os mecanismos de resistência que causam resistência de alto nível à estreptomicina não afetam a gentamicina. O uso de amicacina deve ser evitado, pois é pouco frequente que ela seja ativa, e a tobramicina nunca deve ser usada para tratamento de infecções por *E. faecium* devido à presença de uma enzima modificadora da tobramicina codificada em cromossomos e específica da espécie, não devendo nesses casos ser utilizada a monoterapia com aminoglicosídeo. A vancomicina constitui uma alternativa para os agentes β-lactâmicos no tratamento das infecções por *E. faecalis*, porém tem menos utilidade contra *E. faecium* devido à ocorrência comum de resistência.

Conforme mencionado anteriormente, o uso da combinação aminoglicosídeo-ampicilina para as infecções por *E. faecalis* tornou-se cada vez mais complicado devido à toxicidade em pacientes em estado crítico e às taxas aumentadas de resistência de alto nível aos aminoglicosídeos. Um estudo observacional comparativo e não randomizado, incluindo uma coorte multicêntrica, foi conduzido em 17 hospitais na Espanha e em um hospital na Itália; os resultados indicaram que um curso de 6 semanas de ampicilina mais ceftriaxona é tão efetivo quanto ampicilina mais gentamicina no tratamento da endocardite por *E. faecalis*, com menos risco de toxicidade. Assim, esse regime deve ser considerado em pacientes sob risco para toxicidade por aminoglicosídeos ou naqueles com isolados mostrando resistência de alto nível aos aminoglicosídeos, sendo atualmente recomendado como terapia de primeira linha para a endocardite por *E. faecalis*. O uso de regimes β-lactâmicos duplos para isolados de *E. faecium* sensíveis à ampicilina ainda não foi estudado em situações clínicas. Dados limitados *in vitro* sugerem que o sinergismo entre ampicilina e ceftriaxona não é ativo de maneira confiável contra esses isolados.

A linezolida é o único agente aprovado pela Food and Drug Administration (FDA) para o tratamento de algumas infecções por VRE **(Tab. 149-2)** (uma aprovação anterior para a quinupristina/dalfopristina foi removida). A linezolida não é bactericida, e seu uso em infecções endovasculares graves tem produzido resultados mistos; portanto, é recomendada apenas como alternativa para outros agentes nessas infecções. Além disso, a linezolida pode causar toxicidade significativa (trombocitopenia, neuropatia periférica, neurite óptica e acidose láctica) quando usada em esquemas administrados por > 2 semanas. Todavia, esse fármaco pode desempenhar um papel no tratamento da meningite enterocócica e de outras infecções do SNC, embora os dados clínicos disponíveis sejam limitados.

O lipopeptídeo daptomicina é um antibiótico bactericida com potente atividade *in vitro* contra todos os enterococos. Embora a daptomicina não tenha sido aprovada pela FDA para o tratamento de infecções por VRE ou por *E. faecium*, ela tem sido usada isoladamente (em doses altas) ou em combinação com outros agentes (ampicilina, ceftarolina e tigeciclina) com sucesso aparente contra infecções enterocócicas resistentes a múltiplos fármacos **(Tabs. 149-1 e 149-2)**. As principais reações adversas à daptomicina consistem em níveis elevados de creatina-fosfocinase e pneumonite eosinofílica (rara). A daptomicina não é útil contra infecções pulmonares, visto que o surfactante pulmonar inibe a sua atividade antibacteriana.

Várias metanálises examinaram a questão de qual agente deve ser preferido na bacteriemia por VRE – linezolida ou daptomicina. Esses estudos concluíram que não havia diferença entre os grupos ou favoreceram a linezolida devido a uma menor mortalidade por todas as causas ou relacionada à infecção, mas eles foram limitados pelo pequeno número de pacientes e pela heterogeneidade dos desfechos. Um subsequente grande estudo observacional retrospectivo do banco de dados do Veterans Affairs relatou menores taxas de mortalidade por todas as causas em 30 dias e menos falha microbiológica (i.e., culturas positivas apesar da terapia) com a daptomicina em comparação com a linezolida. Uma observação importante dessas investigações é que a eficácia da daptomicina depende da dose, com melhores desfechos vistos com a terapia com daptomicina em doses altas (≥ 10 mg/kg) em comparação com a terapia com dose padrão (6 mg/kg). O sequenciamento genômico dos isolados clínicos revelou que mutações nos genes associados com resistência à daptomicina não são incomuns (ver "Resistência antimicrobiana", adiante) e estavam associadas com o surgimento de resistência à daptomicina em regimes simulados de doses menores (6 mg/kg) em modelos experimentais de infecção. Esses dados levaram o Clinical and Laboratory Standards Institute (CLSI) a mudar o ponto de corte para resistência à daptomicina em 2019. Para *E. faecium*, todos os isolados com CIM ≤ 4 mg/L são colocados em uma categoria "suscetível dependente da dose" com base em um regime de dose de 8 a 12 mg/kg, enquanto aqueles com CIM ≥ 8 mg/L são considerados resistentes. Para todos os outros enterococos, os isolados são considerados suscetíveis com CIM ≤ 2 mg/L, intermediários com CIM de 4 mg/L e resistentes com CIM ≥ 8 mg/L.

A glicilciclina tigeciclina é ativa *in vitro* contra todos os enterococos, independentemente da suscetibilidade dos isolados à vancomicina. Porém, seu uso como monoterapia para infecções enterocócicas endovasculares ou graves não é recomendado devido aos baixos níveis sanguíneos obtidos. As tetraciclinas de última geração, como a eravaciclina e a omadaciclina, também mostram atividade *in vitro*, mas seu papel no tratamento de infecções enterocócicas ainda não foi avaliado.

A telavancina, um lipoglicopeptídeo aprovado pela FDA para o tratamento das infecções de pele e de tecidos moles, bem como da pneumonia associada ao hospital, mostra-se ativa contra enterococos sensíveis à vancomicina, mas não contra o VRE. Da mesma forma, a dalbavancina, um antibiótico lipoglicopeptídeo com meia-vida terminal longa, foi aprovada pela FDA para infecções de pele e de tecidos moles devido a cepas suscetíveis de *E. faecalis*, mas não tem atividade contra VRE. A oritavancina, um novo glicopeptídeo com atividade contra VRE, foi aprovada para o tratamento de infecções bacterianas agudas de pele e de tecidos moles por microrganismos suscetíveis, incluindo *E. faecalis* suscetível à vancomicina. As CIMs de oritavancina contra VRE são baixas, e esse composto pode ser um fármaco promissor para o tratamento de VRE no futuro.

Por fim, a tedizolida – uma nova oxazolidinona atualmente disponível para uso clínico – está aprovada apenas para o tratamento de infecções por *E. faecalis*. A tedizolida é mais potente que a linezolida *in vitro* contra as cepas de VRE; porém, seu papel nas infecções graves por VRE ainda não está determinado.

RESISTÊNCIA ANTIMICROBIANA

A resistência aos agentes β-lactâmicos continua a ser observada apenas infrequentemente no caso de *E. faecalis*, mas ela é característica de *E. faecium*. O mecanismo de resistência à ampicilina em *E. faecium* está relacionado com uma proteína de ligação às penicilinas (PBP) designada PBP5, que constitui o alvo dos antibióticos β-lactâmicos. A PBP5 exibe baixa afinidade pela ampicilina e pode sintetizar a parede celular na presença desse antibiótico, mesmo quando outras PBPs são inibidas. A versão dessa proteína encontrada em cepas hospitalares resistentes à ampicilina tem múltiplas diferenças em aminoácidos que reduzem ainda mais a afinidade da PBP5 pela ampicilina; essas alterações e/ou a hiperprodução de PBP5 são os dois mecanismos mais comuns de resistência de alto nível à ampicilina (p. ex., CIM > 32 μg/mL) em cepas clínicas.

A vancomicina é um antibiótico glicopeptídico que inibe a síntese de peptideoglicanos da parede celular nos enterococos sensíveis. Esse fármaco tem sido amplamente usado contra infecções enterocócicas na prática clínica, quando a utilidade dos β-lactâmicos é limitada pela resistência, por alergia ou por reações adversas. Esse efeito é mediado pela ligação do antibiótico a precursores peptideoglicanos (UDP-MurNAc-pentapeptídeos) com a sua saída do citoplasma bacteriano. A interação da vancomicina com o peptideoglicano é específica e envolve os últimos dois resíduos de D-alanina do precursor. Os primeiros isolados de VRE foram notificados em 1986, e, desde então, a resistência à vancomicina (particularmente em *E. faecium*) aumentou consideravelmente no mundo inteiro. O mecanismo envolve a substituição do último resíduo de D-alanina dos precursores peptideoglicanos por D-lactato (p. ex., VanA e VanB) ou D-serina (p. ex., VanC), com a consequente resistência de alto e de baixo nível, respectivamente. Existe uma heterogeneidade significativa entre os microrganismos isolados, porém ambas as substituições diminuem, de modo considerável, a afinidade da vancomicina pelo peptideoglicano; com a substituição do D-lactato, a afinidade pela ligação ao precursor pentapeptídeo é reduzida em até 1.000 vezes. Os microrganismos resistentes à vancomicina também produzem enzimas que destroem os precursores com terminação de D-alanina-D-alanina, assegurando a não disponibilidade de sítios de ligação adicionais para a vancomicina.

Os genes que codificam a maquinaria responsável pela resistência à vancomicina se localizam no óperon *van* e provavelmente se originam em bactérias do solo. Diversas variantes do óperon foram descritas, mas VanA é a mais comum em isolados clínicos nos Estados Unidos, na América Latina e na Europa, enquanto isolados VanB são mais frequentes na Austrália. Duas espécies de enterococos, *E. gallinarum* e *E. casseliflavus*, têm resistência de baixo nível intrínseca à vancomicina devido à presença do óperon VanC no cromossomo.

A resistência de alto nível aos aminoglicosídeos (dos quais a gentamicina e a estreptomicina são os únicos dois testados em laboratórios clínicos) anula o sinergismo observado entre os agentes ativos contra a parede celular e o aminoglicosídeo. Esse fenótipo importante é rotineiramente investigado pelos laboratórios clínicos em isolados de infecções graves (Tabs. 149-1 e 149-2). Os genes que codificam as enzimas modificadoras dos aminoglicosídeos normalmente constituem a causa de resistência de alto nível a esses compostos e estão amplamente disseminados entre os enterococos, diminuindo as opções de tratamento para as infecções enterocócicas graves. Além disso, as metiltransferases ribossômicas, enzimas que metilam o rRNA e, como consequência, rompem o sítio de ligação dos aminoglicosídeos, também podem levar à resistência de alto nível.

A resistência à daptomicina é agora bem documentada tanto em *E. faecalis* como em *E. faecium*. A daptomicina exerce sua ação formando complexos com o cálcio e ligando-se ao fosfatidilglicerol na membrana bacteriana. Após a ligação, a daptomicina forma oligômeros, com os dados recentes sugerindo que ela desloca enzimas importantes para a síntese do envelope celular (MurG e PlsX) e que ela pode formar um complexo com moléculas de lipídeo II fundamentais para a síntese da parede celular, entre outros efeitos na membrana. A resistência a esse antibiótico surge nos enterococos por duas vias. A primeira envolve mutações nos genes que coordenam a resposta ao estresse da membrana celular e da parede celular, mais comumente um sistema de três componentes designado LiaFSR (de *lipid II interfering antibiotics*). Essas mutações levam à ativação do sistema, com expressão aumentada de uma proteína extracelular conhecida como LiaX capaz de ligar-se à daptomicina e potencializar a resposta de sinalização. Em isolados clínicos, mutações no LiaFSR podem levar à tolerância (perda de atividade bactericida) geralmente nos isolados com CIMs próximas ao ponto de corte da daptomicina (i.e., 3-4 mg/L). A segunda via está relacionada a alterações em genes envolvidos no metabolismo de fosfolipídeos. Acredita-se que mutações que preparam o sistema de resposta ao estresse ocorrem primeiramente, com o subsequente acréscimo de alterações em fosfolipídeos que levam a um fenótipo de resistência completa. A exposição prévia à daptomicina tem sido identificada como fator de risco para o surgimento de *E. faecium* resistente à daptomicina em pacientes com câncer. A resistência na ausência de exposição ao fármaco também foi descrita, possivelmente devido à semelhança desse antibiótico com peptídeos antimicrobianos do sistema imune inato. Assim, há necessidade de consideração criteriosa de características do paciente, do fenótipo bacteriano e da dose da daptomicina, sendo aconselhável obter um parecer de infectologista nas infecções por VRE complicadas.

As oxazolidinonas (linezolida e tedizolida) agem ligando-se ao ribossomo e inibindo a ligação de aminoacil-tRNAs, impedindo a síntese de proteínas. A resistência a essa classe de antibióticos geralmente se deve a alterações do sítio de ligação, seja por mutações em genes 23S rRNA ou pela presença de uma metilase do rRNA. Como os enterococos carregam múltiplas cópias do gene que codifica o 23S rRNA, a exposição prolongada às oxazolidinonas pode selecionar níveis crescentes de resistência ao favorecer a propagação do alelo de resistência via recombinação. As alterações em proteínas ribossômicas acessórias também foram associadas com a resistência à linezolida e podem agir para mitigar os defeitos de aptidão (*fitness*) das mutações no rRNA. Mais preocupante é o surgimento dos genes de resistência transmitidos por plasmídeos, os quais podem ser prontamente transferidos entre cepas de enterococos. Vários desses genes foram primeiramente reconhecidos em isolados bacterianos de origem animal, provavelmente sob pressão seletiva de antibióticos como o florfenicol. O gene *cfr* (de *chloramphenicol-florfenicol resistance*) codifica uma metilase de rRNA que modifica o 23S rRNA, levando a aumentos na CIM da linezolida. A tedizolida tende a exibir CIMs menores na presença de *cfr*; porém, modelos animais sugerem que algumas variantes da enzima podem comprometer a atividade desse fármaco. Dois novos genes de resistência transferíveis (*optrA* e *poxtA*) codificam um fator de proteção implicado na resistência à linezolida em cepas enterocócicas de origem humana e animal. Embora ainda sejam apenas raramente encontrados na prática clínica, esses determinantes foram identificados no mundo todo e poderiam representar uma fonte emergente de resistência.

A tigeciclina mantém a atividade na presença de representantes de resistência à tetraciclina típicos, incluindo bombas de efluxo de fármacos e fatores de proteção ribossômicos. Porém, a resistência foi documentada e parece estar relacionada a alterações na proteína ribossômica S10, a qual se situa próximo ao sítio de ligação do fármaco.

LEITURAS ADICIONAIS

Bouza E et al: The NOVA score: A proposal to reduce the need for transesophageal echocardiography in patients with enterococcal bacteremia. Clin Infect Dis 60:528, 2015.

Garcia-Solache M, Rice L: The enterococcus: A model of adaptablility to its environment. Clin Microbiol Rev 32:e00058, 2019.

Khan A et al: Antimicrobial sensing coupled with cell membrane remodeling mediates antibiotic resistance and virulence in *Enterococcus faecalis*. Proc Natl Acad Sci USA 116:26925, 2019.

Lebreton F et al: Tracing the enterococci from Paleozoic origins to the hospital. Cell 169:849, 2017.

Satlin MJ et al: Development of daptomycin susceptibility breakpoints for *Enterococcus faecium* and revision of the breakpoints for other enterococcal species by the Clinical and Laboratory Standards Institute. Clin Infect Dis 70:1240, 2020.

150 Difteria e outras infecções causadas por corinebactérias

William R. Bishai, John R. Murphy

DIFTERIA

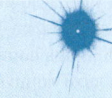

A difteria é uma infecção nasofaríngea e cutânea causada pelo *Corynebacterium diphtheriae*. As cepas toxigênicas do *C. diphtheriae* produzem uma toxina proteica que provoca efeitos tóxicos sistêmicos, miocardite e polineuropatia. A toxina está associada à formação de pseudomembranas na faringe durante a difteria respiratória. Enquanto as cepas toxigênicas causam mais frequentemente difteria faríngea, as cepas não toxigênicas costumam produzir doença cutânea.

ETIOLOGIA

O *C. diphtheriae* é um bacilo Gram-positivo, não encapsulado, imóvel e sem esporulação. Esse microrganismo foi identificado microscopicamente pela primeira vez em 1883, por Klebs e, 1 ano depois, foi isolado em cultura pura por Löffler no laboratório de Robert Koch. Essas bactérias exibem uma aparência bacilar em forma de bastão característico e costumam formar conjuntos de séries paralelas ou *paliçadas*, designadas como "ideogramas chineses". Os meios específicos recomendados para a cultura de *C. diphtheriae* baseiam-se no telurito, na colistina e no ácido nalidíxico para o isolamento seletivo do microrganismo na presença de outros micróbios faríngeos autóctones. O *C. diphtheriae* pode ser isolado de indivíduos com fenótipos não toxigênicos (*tox*$^-$) e toxigênicos (*tox*$^+$). Uchida e Pappenheimer demonstraram que o corinebacteriófago beta transporta o gene estrutural *tox*, codificando a toxina diftérica, e que uma família de corinebacteriófagos estreitamente relacionados é responsável pela conversão toxigênica do *C. diphtheriae tox*$^-$ no fenótipo *tox*$^+$. Além disso, foi constatado que a conversão lisogênica de um fenótipo não toxigênico em fenótipo toxigênico ocorre *in situ*. O crescimento de cepas toxigênicas de *C. diphtheriae* em condições de restrição de ferro leva à expressão ideal da toxina diftérica, e acredita-se que isso seja um mecanismo patogênico durante a infecção humana. Menos comumente, uma doença tipo difteria pode ser causada por *Corynebacterium ulcerans* e *Corynebacterium pseudotuberculosis*, os quais expressam a mesma toxina e são considerados membros do grupo *C. diphtheriae* (discutido adiante).

EPIDEMIOLOGIA

Embora a difteria tenha sido controlada em muitas regiões nesses últimos anos com vacinação efetiva, houve surtos esporádicos nos Estados Unidos e na Europa. A difteria ainda é comum no Caribe, na América Latina e no subcontinente indiano, onde não se realizam programas de imunização em massa. Epidemias de difteria em larga escala ocorreram nos estados independentes da antiga União Soviética. Outros surtos foram recentemente relatados na África e na Ásia. Nas regiões de clima temperado, a difteria respiratória ocorre durante todo o ano, mas é mais comum nos meses de inverno.

O *C. diphtheriae* é transmitido por aerossóis, em geral durante o contato próximo com uma pessoa infectada. Não existem reservatórios significativos além dos seres humanos. O período de incubação para a difteria respiratória é de 2 a 5 dias; todavia, o início da doença tem sido observado dentro de até 10 dias após a exposição. Antes do advento das vacinas, a maioria dos indivíduos acima de 10 anos de idade era imune ao *C. diphtheriae*; os lactentes eram protegidos pelos anticorpos imunoglobulina G (IgG) maternos, porém tornavam-se suscetíveis depois de cerca de 6 meses de idade. Por conseguinte, a doença era observada principalmente em crianças e em adultos jovens não imunes.

O desenvolvimento da antitoxina diftérica em 1898, por von Behring, e da vacina com toxoide diftérico em 1924, por Ramon, levou à quase eliminação da difteria nos países ocidentais. Nos Estados Unidos, em 1921, a taxa de incidência anual máxima foi de 191 casos por 100.000 habitantes (206.000 casos), com 15.520 mortes. Em contraste, desde 1980, a taxa anual nos Estados Unidos tem sido de menos de 5 casos por 100.000, com apenas dois casos sendo relatados entre 2004 e 2017. Contudo, ainda há focos de colonização na América do Norte, e os grupos ou indivíduos que resistem à vacinação permanecem sob risco. A imunidade à difteria induzida pela vacinação na infância diminui gradualmente na vida adulta. Estima-se que 30% dos homens de 60 a 69 anos de idade tenham títulos de antitoxina abaixo do nível protetor. Além da idade avançada e da falta de vacinação, os fatores de risco para surtos de difteria incluem alcoolismo, baixo nível socioeconômico, residência em condições aglomeradas e origem étnica dos indígenas norte-americanos. Um surto de difteria ocorrido em Seattle, Washington, entre 1972 e 1982, incluiu 1.100 casos, dos quais a maioria consistiu em doença cutânea. Durante a década de 1990, nos estados da antiga União Soviética, uma epidemia muito maior de difteria foi responsável por mais de 140.000 casos e mais de 4.000 mortes; no seu auge, em 1995, foram relatados mais de 50.412 casos. As cepas toxigênicas clonalmente relacionadas do *C. diphtheriae* do complexo ET8 foram associadas a esse surto. Começando em 1998, essa epidemia foi controlada por programas de vacinação maciça, e, entre 2000 e 2009, a incidência de difteria caiu > 95%, com os países de alta carga, como a Letônia, relatando menos de 10 casos. Durante a epidemia, a taxa de incidência foi elevada entre indivíduos de 16 a 50 anos de idade. A epidemia foi atribuída a múltiplos fatores, incluindo instabilidade socioeconômica, migração, deterioração dos programas de saúde pública, contraindicações desnecessárias à vacinação, formulações de vacinas com baixa dose, escassez frequente de vacinas e antitoxinas, implementação tardia de vacinação e tratamento em resposta aos casos, desconfiança do público e falta de conscientização.

Desde 2010, surtos significativos de difteria e de mortalidade relacionada a difteria continuam a ser relatados em muitos países em desenvolvimento, incluindo República Dominicana, Nigéria, Índia, Laos, Tailândia, Indonésia e Brasil. As estatísticas coletadas pela Organização Mundial da Saúde indicaram que 7.321 casos de difteria foram relatados em 2014, mas é provável que muitos outros casos não tenham sido relatados. Embora cerca de 86% da população mundial tenha sido adequadamente vacinada, apenas 28% dos países vacinaram com sucesso > 80% dos indivíduos em todos os distritos.

A difteria cutânea costuma ser uma infecção secundária que ocorre após uma lesão primária da pele devido a traumatismo, alergia ou autoimunidade. Com mais frequência, as bactérias isoladas não possuem o gene *tox* e, portanto, não expressam a toxina diftérica. Em regiões tropicais, a difteria cutânea é mais comum do que a difteria respiratória. Diferentemente da doença respiratória, a difteria cutânea não é uma doença notificável nos Estados Unidos. As cepas não toxigênicas de *C. diphtheriae* também foram associadas à ocorrência de faringite na Europa, causando surtos entre homens homossexuais e usuários de drogas intravenosas (IV) ilícitas.

PATOGÊNESE E IMUNOLOGIA

A toxina diftérica, produzida por cepas tox^+ do *C. diphtheriae*, constitui o principal fator de virulência na doença clínica. A toxina é sintetizada na forma de precursor, liberada como proteína de cadeia simples de 535 aminoácidos e, nas espécies sensíveis (p. ex., cobaia e seres humanos, mas não camundongos ou ratos), tem uma dose letal de 50% de cerca de 100 ng/kg de peso corporal. A toxina é produzida na lesão pseudomembranosa e penetra na corrente sanguínea, por meio da qual é distribuída para todos os sistemas orgânicos. Uma vez ligada ao seu receptor de superfície celular (um precursor semelhante ao fator de crescimento da epiderme de ligação da heparina), a toxina é internalizada por endocitose mediada pelo receptor e penetra no citosol, proveniente de um compartimento endossômico acidificado. A toxina *in vitro* pode ser separada em duas cadeias após a sua digestão com serina-proteases: o fragmento A N-terminal e o fragmento B C-terminal. A liberação do fragmento A no citosol da célula eucariótica resulta em inibição irreversível da síntese de proteínas por ribosilação do difosfato de adenosina dependente de adenina-nicotinamida-dinucleotídeo $(NAD)^+$ do fator de alongamento 2. O resultado é a morte da célula.

Em 1926, Ramon, do Instituto Pasteur, verificou que a formalinização da toxina diftérica resultava na produção de toxoide diftérico, o qual não era tóxico, porém altamente imunogênico. Estudos subsequentes mostraram que a imunização com toxoide diftérico induzia a produção de anticorpos que neutralizavam a toxina e impediam a maioria das manifestações da doença. Na década de 1930, começou, nos Estados Unidos e na Europa, a imunização em massa de crianças e adultos suscetíveis com toxoide diftérico.

Os indivíduos com título de antitoxina diftérica de > 0,01 U/mL correm baixo risco de doença. Nas populações em que a maioria dos indivíduos apresenta títulos de antitoxina protetores, a taxa do estado de portador de cepas toxigênicas de *C. diphtheriae* diminui e observa-se redução no risco global de difteria entre indivíduos suscetíveis. Entretanto, os indivíduos com títulos não protetores podem contrair a difteria em viagens ou após exposição a indivíduos que recentemente voltaram de regiões onde a doença é endêmica.

Os achados patológicos característicos da difteria consistem em úlceras da mucosa com um revestimento pseudomembranoso constituído de uma faixa interna de fibrina e faixa luminal de neutrófilos. As pseudomembranas, que a princípio são brancas e firmemente aderentes, tornam-se, na difteria avançada, cinzentas ou, até mesmo, verdes ou pretas com a progressão da necrose. As úlceras da mucosa resultam da necrose do epitélio induzida pela toxina, acompanhada de edema, hiperemia e congestão vascular da base submucosa. Observa-se a formação de um exsudato fibrinossupurativo significativo da úlcera na pseudomembrana. As úlceras e as pseudomembranas na difteria respiratória grave podem estender-se da faringe para as vias aéreas brônquicas de tamanho médio. As membranas em expansão e descamação podem resultar em obstrução fatal das vias aéreas.

ABORDAGEM AO PACIENTE

Difteria

Embora seja rara nos Estados Unidos e em outros países desenvolvidos, a difteria deve ser considerada quando o paciente apresenta faringite grave, em particular com dificuldade na deglutição, comprometimento respiratório ou sinais de doença sistêmica (p. ex., miocardite ou fraqueza generalizada). As principais causas de faringite incluem vírus respiratórios (rinovírus, influenzavírus, vírus parainfluenza, coronavírus e adenovírus; cerca de 25% dos casos), estreptococos do grupo A (15 a 30%), estreptococos do grupo C (cerca de 5%), bactérias atípicas, como *Mycoplasma pneumoniae* e *Chlamydia pneumoniae* (15-20% em algumas séries), e outros vírus, como herpes-vírus simples (cerca de 4%) e vírus Epstein-Barr (< 1% na mononucleose infecciosa). As causas menos comuns consistem em infecção aguda pelo vírus da imunodeficiência humana (HIV), gonorreia, infecção por fusobactérias (p. ex., síndrome de Lemierre), candidíase oral por *Candida albicans* ou outras espécies de *Candida* e difteria. A presença de uma pseudomembrana faríngea ou de exsudato extenso deve levar à consideração de difteria (Fig. 150-1).

MANIFESTAÇÕES CLÍNICAS

Difteria respiratória O diagnóstico clínico de difteria baseia-se na combinação de faringite, lesões pseudomembranosas aderentes nas tonsilas, na faringe ou no nariz e febre baixa. Além disso, o diagnóstico requer o isolamento do *C. diphtheriae* ou o isolamento histopatológico de microrganismos Gram-positivos compatíveis. O Centers for Disease Control and Prevention (CDC) reconhece a difteria respiratória *confirmada* (comprovada por laboratório ou epidemiologicamente ligada a um caso confirmado por cultura) e a difteria respiratória *provável* (clinicamente compatível, mas não comprovada por laboratório nem ligada epidemiologicamente). Os portadores são definidos como indivíduos que apresentam culturas positivas para *C. diphtheriae*, assintomáticos ou com sintomas, mas que não possuem pseudomembranas. A maioria dos pacientes procura assistência

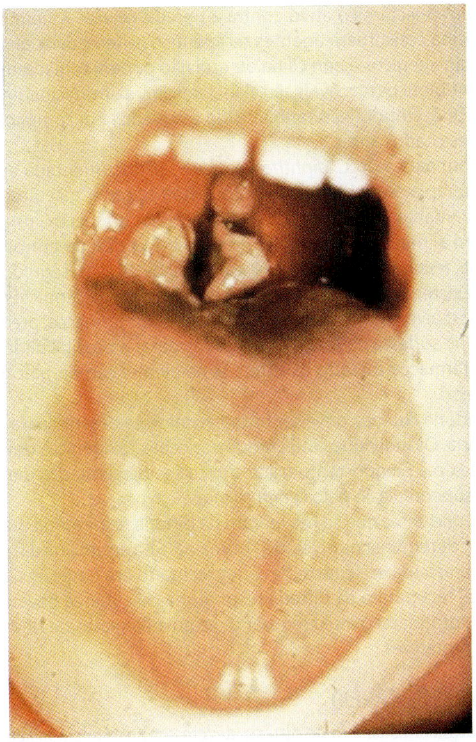

FIGURA 150-1 Difteria respiratória devido a *C. diphtheriae* toxigênico, produzindo faringite exsudativa em uma criança apresentando pseudomembrana que se estende da úvula até a parede da faringe. A pseudomembrana branca característica é causada por necrose da camada epitelial respiratória mediada pela toxina diftérica, provocando um exsudato coagulativo fibrinoso. O edema da submucosa contribui para o estreitamento das vias aéreas. A faringite é de início agudo e pode ocorrer obstrução respiratória devido à pseudomembrana nos casos graves. A inoculação de fragmentos de pseudomembrana ou de *swabs* submembranosos em meio seletivo de Löffler ou telurito revela *C. diphtheriae*. *(Fotografia cortesia de Centers for Disease Control and Prevention and Immunization Action Coalition, usada com permissão.)*

médica devido à ocorrência de faringite e febre com vários dias de doença. Em certas ocasiões, as manifestações iniciais consistem em fraqueza, disfagia, cefaleia e mudança da voz. O edema do pescoço e a dificuldade na respiração são observados nos casos mais avançados e apresentam prognóstico ruim.

As manifestações sistêmicas da difteria decorrem da toxina diftérica e consistem em fraqueza em consequência da neurotoxicidade e arritmias cardíacas ou insuficiência cardíaca congestiva devido à miocardite. Em geral, a lesão pseudomembranosa localiza-se na região tonsilofaríngea. Com menos frequência, as lesões são detectadas na laringe, nas narinas e na traqueia ou nas passagens brônquicas. As pseudomembranas grandes estão associadas à doença grave e prognóstico ruim. Alguns pacientes desenvolvem tumefação massiva das tonsilas e apresentam difteria "em pescoço de touro", que resulta do edema maciço das regiões submandibular e paratraqueal, e caracteriza-se, além disso, por halitose, fala grossa e respiração com estridor. A pseudomembrana diftérica é cinzenta ou esbranquiçada e nitidamente demarcada. Diferentemente da lesão exsudativa associada à faringite estreptocócica, a pseudomembrana na difteria adere firmemente aos tecidos subjacentes. A tentativa de retirar a membrana pode causar sangramento. A rouquidão sugere difteria laríngea, e, nesse caso, a laringoscopia pode ser útil para o diagnóstico.

Difteria cutânea Esta dermatose caracteriza-se por lesões ulcerativas em saca-bocado, com descamação necrótica ou formação de pseudomembrana (Fig. 150-2). O diagnóstico requer a cultura do *C. diphtheriae* das lesões, as quais ocorrem mais comumente nos membros inferiores e superiores, cabeça e tronco.

Infecções causadas por espécies de *Corynebacterium* não *diphtheriae* e por *C. diphtheriae* não toxigênico As espécies de *Corynebacterium* não *diphtheriae* e gêneros relacionados (discutidos adiante), bem como cepas não toxigênicas do próprio *C. diphtheriae*, foram encontrados em casos de infecções da corrente sanguínea e respiratória, com frequência em indivíduos com imunossupressão ou doença respiratória crônica. Esses microrganismos podem causar manifestações de doença e não devem ser necessariamente ignorados como colonizadores.

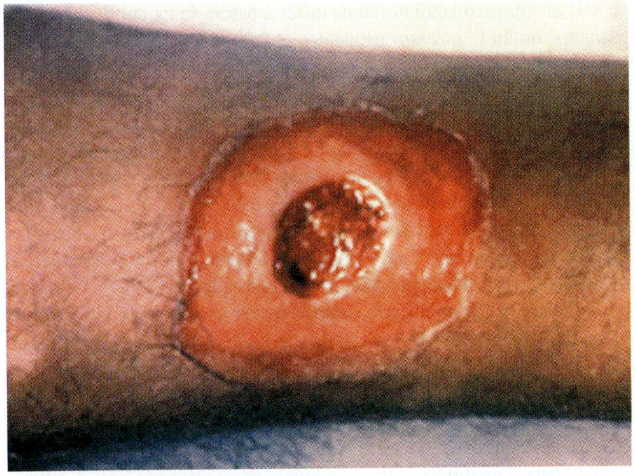

FIGURA 150-2 Difteria cutânea causada por *C. diphtheriae* não toxigênico no membro inferior. *(De Centers for Disease Control and Prevention, Public Health Image Library [PHIL]. #1941.)*

Outras manifestações clínicas O *C. diphtheriae* é responsável por casos raros de endocardite e artrite séptica, com mais frequência em paciente com fatores de risco preexistentes, como valvas cardíacas anormais, uso de drogas injetáveis ou cirrose.

COMPLICAÇÕES

A obstrução das vias aéreas representa um risco precoce significativo em pacientes com difteria avançada. As pseudomembranas podem desprender-se e provocar obstrução das vias aéreas ou podem estender-se para a laringe ou a árvore traqueobrônquica. As crianças são mais propensas à obstrução por causa das vias aéreas pequenas.

A polineuropatia e a miocardite constituem manifestações tóxicas tardias da difteria. Durante um surto de difteria na República do Quirguistão, em 1999, foi constatada a ocorrência de miocardite em 22% e neuropatia em 5% de 676 pacientes hospitalizados. A taxa de mortalidade foi de 7% entre pacientes com miocardite, em contraposição com 2% dos pacientes sem manifestações miocárdicas. O intervalo mediano até a morte nos pacientes hospitalizados foi de 4,5 dias. A miocardite está geralmente associada a arritmias e miocardiopatia dilatada.

A polineuropatia é observada dentro de 3 a 5 semanas após o início da difteria e tem uma evolução lenta e indolente. Todavia, os pacientes podem desenvolver anormalidades neurológicas graves e prolongadas. Em geral, os distúrbios ocorrem na boca e no pescoço, com dormência lingual ou facial, bem como disfonia, disfagia e parestesias de nervos cranianos. Os sinais mais graves consistem em fraqueza dos músculos ventilatórios e abdominais e paresia dos membros. Também são observadas manifestações sensitivas e ataxia sensitiva. A disfunção de nervos cranianos costuma preceder os distúrbios do tronco e dos membros devido à proximidade do local de infecção. A disfunção autonômica também está associada à polineuropatia, podendo resultar em hipotensão. A polineuropatia geralmente é reversível em pacientes que sobrevivem à fase aguda.

Outras complicações da difteria incluem pneumonia, insuficiência renal, encefalite, infarto cerebral, embolia pulmonar e doença do soro em consequência do tratamento com antitoxina.

DIAGNÓSTICO

O diagnóstico de difteria baseia-se nos sinais e sintomas clínicos, juntamente com confirmação laboratorial. Deve-se considerar a possibilidade de difteria respiratória em pacientes que apresentam faringite, exsudatos faríngeos e febre. Outros sintomas podem incluir rouquidão, estridor ou paralisia do palato. A presença de pseudomembrana deve levar a uma forte consideração de difteria. Uma vez estabelecido o diagnóstico clínico de difteria, deve-se administrar antitoxina diftérica o mais rápido possível.

O diagnóstico laboratorial de difteria baseia-se na cultura do *C. diphtheriae* ou do *C. ulcerans* toxigênico obtido do local da infecção ou na demonstração de lesões locais com histopatologia característica. O *Corynebacterium pseudodiphtheriticum*, um microrganismo não toxigênico, é um componente comum da flora orofaríngea normal e não representa um risco significativo. Devem-se enviar amostras da orofaringe ao laboratório para cultura, com a notificação de suspeita de difteria. Essa informação exige uma cultura em meio seletivo especial e realização de teste bioquímico subsequente para diferenciar o *C. diphtheriae* de outras corinebactérias comensais da nasofaringe. Todos os isolados laboratoriais do *C. diphtheriae*, incluindo cepas não toxigênicas, devem ser enviados ao CDC.

O diagnóstico de difteria cutânea requer confirmação laboratorial, visto que as lesões não são características e são clinicamente indistinguíveis de outras dermatoses. Em certas ocasiões, as úlceras diftéricas apresentam – mas não de maneira consistente – um aspecto "em saca-bocado" (Fig. 150-2). Nos pacientes em que se identifica a difteria cutânea, deve-se efetuar uma cultura da nasofaringe para *C. diphtheriae*. O meio laboratorial para amostras de difteria cutânea é igual àquele utilizado para a difteria respiratória: meio seletivo de Löffler ou de Tinsdale, além de meio não seletivo, como ágar-sangue. Conforme já mencionado, a difteria respiratória continua sendo uma doença notificável nos Estados Unidos, ao contrário da difteria cutânea.

TRATAMENTO
Difteria

ANTITOXINA DIFTÉRICA

A administração imediata de antitoxina diftérica é fundamental no manejo da difteria respiratória. A antitoxina diftérica, um antissoro equino, é efetiva para reduzir a extensão da doença local, bem como o risco de complicações da miocardite e neuropatia. A rápida instituição do tratamento com antitoxina está associada a uma redução significativa no risco de mortalidade. Como a antitoxina diftérica não consegue neutralizar a toxina ligada às células, sua instituição imediata é importante. Este produto, o qual não está mais comercialmente disponível nos Estados Unidos, pode ser obtido no CDC Emergency Operations Center (*site: www.cdc.gov/diphtheria/dat.html*) após um primeiro contato com as autoridades de saúde locais. O protocolo atual para o uso da antitoxina diftérica envolve uma dose de teste para excluir a possibilidade de hipersensibilidade imediata. Os pacientes que demonstram hipersensibilidade necessitam de dessensibilização antes da administração da dose terapêutica integral de antitoxina.

Como o suprimento mundial de toxina equina antidiftérica é limitado, está sendo desenvolvido um anticorpo monoclonal humano com potencial para oferecer uma alternativa mais segura que a terapia com antitoxina equina.

TERAPIA ANTIMICROBIANA

Os antibióticos são utilizados no controle da difteria principalmente para evitar a transmissão a outros contatos suscetíveis. Os antibióticos também impedem a produção adicional de toxina e reduzem a gravidade da infecção local. As opções de tratamento recomendadas para pacientes com difteria respiratória são as seguintes:

- Eritromicina, em uma dose de 500 mg IV a cada 6 horas (para crianças: 40-50 mg/kg ao dia IV, em duas ou quatro doses fracionadas), até que o paciente possa deglutir sem dificuldade; em seguida, são administrados 500 mg via oral (VO), quatro vezes ao dia, até completar um ciclo de 14 dias.
- Penicilina G procaína, em uma dose de 600.000 U intramuscular (IM) a cada 12 horas (para crianças: 12.500-25.000 U/kg IM a cada 12 h), até que o paciente possa deglutir sem dificuldade; a seguir, administra-se penicilina V oral, 125-250 mg, quatro vezes ao dia, até completar um ciclo de 14 dias.

Um estudo clínico conduzido no Vietnã verificou que a penicilina estava associada a uma resolução mais rápida da febre e a uma menor taxa de resistência bacteriana do que a eritromicina; todavia, as recidivas foram mais comuns no grupo tratado com penicilina. O tratamento com eritromicina atua sobre a síntese de proteínas e, por conseguinte, oferece o suposto benefício de interromper a síntese de toxina mais rapidamente do que um β-lactâmico ativo contra a parede celular. A rifampicina e a clindamicina constituem agentes terapêuticos alternativos para pacientes que são alérgicos à penicilina ou que não podem tomar eritromicina. Outros antibióticos razoáveis são claritromicina, azitromicina, linezolida e vancomicina, embora não tenham sido estudados em comparação com os agentes citados antes.

A eliminação do *C. diphtheriae* deve ser documentada após completar a terapia antimicrobiana. Recomenda-se repetir a cultura de garganta 2 semanas depois. Para os pacientes em que os microrganismos não foram eliminados depois de um ciclo de 14 dias de eritromicina ou penicilina, recomenda-se um ciclo adicional de 10 dias, seguido de nova cultura. Existem cepas de *C. diphtheriae* resistentes a fármacos, e vários relatos descreveram cepas resistentes a múltiplos fármacos, predominantemente no sudeste da Ásia. Deve-se considerar a possibilidade de resistência a fármacos quando os esforços na eliminação do patógeno não têm sucesso.

A difteria cutânea deve ser tratada conforme descrito para a doença respiratória. Os indivíduos infectados por cepas toxigênicas devem receber antitoxina. É importante tratar a causa subjacente das dermatoses, além da superinfecção pelo *C. diphtheriae*.

Nos pacientes que se recuperam da difteria respiratória ou cutânea, devem-se determinar os níveis de antitoxina. Se a antitoxina diftérica tiver sido administrada, esse teste deve ser realizado em 6 meses. Os pacientes que se recuperam da difteria respiratória ou cutânea devem receber a vacina apropriada para assegurar o desenvolvimento de títulos de anticorpos protetores.

ESTRATÉGIAS DE MANEJO

Os pacientes com suspeita de difteria devem ser hospitalizados em quartos com isolamento respiratório e monitoração da função cardiorrespiratória. Recomenda-se uma avaliação cardíaca para verificar a possibilidade de miocardite. Nos pacientes com pseudomembranas extensas, recomenda-se consultar um anestesista ou um otorrinolaringologista devido à possível necessidade de traqueostomia ou intubação. Em algumas situações, as pseudomembranas podem ser removidas cirurgicamente. Não foi constatado que o tratamento com glicocorticoides tenha reduzido o risco de miocardite ou polineuropatia.

PROGNÓSTICO

A taxa de mortalidade por difteria é de 5 a 10%, mas pode chegar a 20% em crianças < 5 anos e em adultos > 40 anos de idade. Ocorre difteria pseudomembranosa fatal geralmente em pacientes com títulos de anticorpos não protetores e naqueles não imunizados. A pseudomembrana pode, na verdade, aumentar de tamanho em relação ao momento em que foi observada pela primeira vez. Os fatores de risco que levam à morte incluem difteria "em pescoço de touro", miocardite com taquicardia ventricular, fibrilação atrial, bloqueio atrioventricular completo, idade de > 60 anos ou < 6 meses, alcoolismo, aumento extenso da pseudomembrana e comprometimento da laringe, traqueia ou brônquios. Outro preditor importante de evolução fatal é o intervalo entre o início da doença local e a administração de antitoxina. A difteria cutânea apresenta baixa taxa de mortalidade e raramente está associada a miocardite ou neuropatia periférica.

PREVENÇÃO

Vacinação As campanhas constantes de vacinação de crianças e a vacinação de reforço adequada de adultos são responsáveis pela incidência extremamente baixa da difteria na maioria dos países desenvolvidos. Na atualidade, a vacina de toxoide diftérico é coadministrada com a vacina antitetânica (com ou sem vacina pertússis acelular). A DTaP (toxoides diftérico e tetânico e vacina antipertússis acelular, adsorvidos, em nível integral) é atualmente recomendada para crianças até 6 anos de idade; a DTaP substituiu a vacina contra difteria, tétano e pertússis (DTP) com vacina pertússis de células inteiras em 1997. A Tdap é uma vacina de toxoide tetânico, toxoide diftérico reduzido e pertússis acelular formulada para adolescentes e adultos. A Tdap foi aprovada para uso nos Estados Unidos em 2005, sendo agora recomendada para crianças ≥ 7 anos de idade e para adultos. Recomenda-se que todos os adultos (i.e., pessoas com > 19 anos de idade) recebam uma dose única de Tdap se ainda não a receberam, independentemente do intervalo entre a última dose de Td (toxoide tetânico e diftérico de dose reduzida, adsorvidos). A vacinação com Tdap é uma prioridade para profissionais de saúde, mulheres grávidas, adultos com previsão de contato com lactentes e adultos não previamente vacinados contra pertússis. Os adultos que receberam vacinas pertússis acelular devem continuar recebendo vacinações de reforço com Td a intervalos de 10 anos. O calendário de vacinação é apresentado detalhadamente no Capítulo 123.

Administração de profilaxia a contatos Os contatos próximos de pacientes com difteria devem efetuar culturas de amostras de orofaringe para determinar se são portadores. Após a obtenção de amostras de orofaringe para cultura, deve-se considerar a profilaxia antibacteriana para todos os contatos, mesmo aqueles com cultura negativa. As opções consistem em 7 a 10 dias de eritromicina oral ou uma dose de penicilina G benzatina IM (1,2 milhão de unidades para indivíduos com ≥ 6 anos de idade ou 600.000 unidades para crianças com < 6 anos).

Os contatos de pacientes com difteria cujo estado de imunização seja incerto devem receber vacina apropriada contendo toxoide diftérico. Hoje, a vacina Tdap (em lugar da Td) constitui a vacina de reforço de escolha para adultos que recentemente não receberam vacina pertússis acelular. Os portadores do *C. diphtheriae* devem ser tratados e vacinados quando identificados.

OUTRAS INFECÇÕES POR CORINEBACTÉRIAS E *RHODOCOCCUS*

As corinebactérias não diftéricas, designadas como *difteroides* ou bactérias *corineformes*, são frequentemente consideradas como colonizadoras ou contaminantes; entretanto, foram associadas à ocorrência de doença invasiva, principalmente em pacientes imunocomprometidos. É importante observar que, embora sejam chamadas de corinebactérias não diftéricas, o *C. ulcerans* e o *C. pseudotuberculosis* podem produzir a toxina diftérica e, assim, causar doença grave em seres humanos. Esses microrganismos têm sido isolados na corrente sanguínea, especialmente em associação com infecção de cateter, endocardite, infecção de próteses valvares, meningite, abscesso cerebral, osteomielite e peritonite. Os fatores de risco incluem cateteres de longa permanência IV ou peritoneais e derivações neurocirúrgicas. Os pacientes infectados com esses microrganismos costumam ser imunossuprimidos ou ter comorbidades médicas significativas. As bactérias corineformes não diftéricas compreendem um conjunto diverso de bactérias reunidas taxonomicamente no gênero *Corynebacterium*, com base em seus nucleotídeos de assinatura de rDNA 16S. Apesar das assinaturas de rDNA compartilhadas, esses microrganismos isolados são muito diversos. Por exemplo, o conteúdo de guanina-citosina varia de 45 a 70%. Várias corinebactérias não difteroides, incluindo *Corynebacterium jeikeium* e *Corynebacterium urealyticum*, estão associadas à resistência a múltiplos antibióticos. O *Rhodocuccus equi* está associado à pneumonia necrosante e à infecção granulomatosa, particularmente em indivíduos imunocomprometidos.

MICROBIOLOGIA E DIAGNÓSTICO LABORATORIAL

Esses microrganismos são bacilos aeróbios ou anaeróbios facultativos, catalase-positivos e não álcool-ácido-resistentes. A morfologia das colônias em ágar-sangue varia; algumas espécies são pequenas e α-hemolíticas (à semelhança dos lactobacilos), enquanto outras formam grandes colônias brancas (semelhantes a leveduras). Muitas bactérias corineformes não diftéricas exigem meios de cultura especiais, como meio de Löffler, Tinsdale ou telureto. Essas idiossincrasias de cultura levaram a uma complexa classificação taxonômica dos microrganismos.

EPIDEMIOLOGIA

Os seres humanos são reservatórios naturais de várias bactérias corineformes não diftéricas, incluindo *C. xerosis*, *C. pseudodiphtheriticum*, *C. striatum*, *C. minutissimum*, *C. jeikeium*, *C. urealyticum* e *Arcanobacterium haemolyticum*. Os reservatórios animais, incluindo o leite, são responsáveis pelo estado de portador do *C. ulcerans* e do *C. pseudotuberculosis*. O solo constitui o reservatório natural do *R. equi*.

MANIFESTAÇÕES CLÍNICAS

C. ulcerans Esse microrganismo provoca uma doença semelhante à difteria e produz uma toxina diftérica, bem como uma toxina dermonecrótica. O microrganismo é comensal em cavalos e no gado e foi isolado do leite de vaca. Em contraste com a difteria, essa infecção é considerada uma zoonose, e casos foram rastreados até contatos com animais portadores, como cães e porcos. O *C. ulcerans* provoca faringite exsudativa, principalmente durante os meses de verão, em áreas rurais e entre indivíduos expostos a animais. Deve-se iniciar o tratamento com antitoxina e antibióticos nos casos em que se identifica o *C. ulcerans* respiratório, e deve-se efetuar uma pesquisa de contatos (incluindo culturas de amostras de garganta para determinar a necessidade de profilaxia antimicrobiana e, nos contatos não imunizados, administração da vacina apropriada contendo toxoide diftérico). O microrganismo cresce em meios de Löffler, de Tinsdale e de telurito, bem como em ágar-sangue. Além da faringite exsudativa, foi relatada a ocorrência de doença cutânea causada pelo *C. ulcerans*. O *C. ulcerans* mostra-se sensível a um amplo painel de antibióticos. A eritromicina e os macrolídeos parecem constituir os agentes de primeira linha.

C. pseudotuberculosis O *C. pseudotuberculosis* é um importante patógeno de animais (mais notavelmente as ovelhas) que raramente causa doença humana. O *C. pseudotuberculosis* causa linfadenite granulomatosa supurativa e síndrome de pneumonia eosinofílica em indivíduos que manuseiam ovelhas; cavalos, gado bovino, cabras, cervos e leite cru também foram implicados. A excisão cirúrgica dos linfonodos acometidos deve ser realizada quando possível e tem sido relatado o tratamento bem-sucedido com eritromicina ou tetraciclina. Algumas cepas expressam a toxina diftérica e produzem uma doença tipo difteria, a qual deve ser tratada com antitoxina.

***C. jeikeium* (grupo JK)** Originalmente descrita em hospitais norte-americanos, a infecção por *C. jeikeium* foi subsequentemente relatada na Europa. Depois de uma investigação de doenças causadas por corinebactérias não diftéricas em 1976, o grupo JK do CDC emergiu como importante patógeno oportunista entre pacientes com neutropenia e infecção pelo HIV. Hoje, o microrganismo foi classificado como espécie separada. O *C. jeikeium* forma pequenas colônias não hemolíticas brilhantes, de cor cinzenta a branca em ágar-sangue. Essa espécie não produz urease e nitrato-redutase e não fermenta a maioria dos carboidratos. A síndrome predominante associada ao *C. jeikeium* é a sepse, algumas vezes associada com pneumonia, endocardite, meningite, osteomielite e abscesso epidural. Os fatores de risco para a infecção por *C. jeikeium* incluem neoplasia maligna hematológica, neutropenia de afecções comórbidas, hospitalização prolongada, exposição a múltiplos antibióticos e ruptura da pele. Há evidências de que o *C. jeikeium* faz parte da flora inguinal, axilar, genital e perirretal de pacientes hospitalizados.

O tratamento antimicrobiano de amplo espectro parece selecionar a colonização desses microrganismos. Os microrganismos aparecem como formas cocobacilares Gram-positivas, as quais se assemelham ligeiramente aos estreptococos. O *C. jeikeium* é resistente à maioria das classes de antibióticos com exceção das oxazolidinonas (p. ex., linezolida) e dos glicopeptídeos (p. ex., vancomicina). O tratamento efetivo envolve a remoção da fonte de infecção, seja um cateter, uma prótese articular ou uma prótese valvar. Tem-se tentado evitar as infecções por *C. jeikeium* com a instituição estrita de protocolos de controle de infecção em pacientes de alto risco, particularmente aqueles em unidades de terapia intensiva.

***C. urealyticum* (grupo D2)** Identificado como *Corynebacterium* não diftérico urease-positivo em 1972, o *C. urealyticum* é um patógeno oportunista que provoca sepse e infecção do trato urinário. Esse microrganismo parece ser o agente etiológico de uma síndrome grave do trato urinário, conhecida como *cistite incrustada alcalina,* uma infecção inflamatória crônica da bexiga associada ao depósito de fosfato de amônio-magnésio sobre a superfície e as paredes de lesões ulcerativas na bexiga. Além disso, o *C. urealyticum* tem sido associado a pneumonia, peritonite, endocardite, osteomielite e infecção de feridas. Assemelha-se ao *C. jeikeium* na sua resistência à maioria dos antibióticos, exceto oxazolidinonas e glicopeptídeos. A terapia com vancomicina tem sido usada com sucesso no tratamento das infecções graves.

***C. minutissimum* (eritrasma)** O eritrasma é uma infecção cutânea que produz placas intertriginosas castanho-avermelhadas, maculares, descamativas e pruriginosas. Ao exame com lâmpada de Wood, essas lesões dermatológicas apresentam fluorescência vermelho-coral. O *C. minutissimum* parece constituir uma causa comum de eritrasma, embora haja evidências de uma etiologia polimicrobiana em certas situações. Esse microrganismo também foi associado à bacteriemia em pacientes com neoplasia maligna hematológica. O eritrasma responde à aplicação tópica de eritromicina, claritromicina, clindamicina ou ácido fusídico, embora as infecções mais graves possam exigir tratamento oral com macrolídeos.

Outras corinebactérias não diftéricas O *C. xerosis* é um comensal humano encontrado na conjuntiva, na nasofaringe e na pele. Esse microrganismo não toxigênico é algumas vezes identificado como fonte de infecção invasiva em pacientes imunocomprometidos ou no pós-operatório, bem como em receptores de próteses articulares. O *C. amycolatum* é uma espécie intimamente relacionada, mas tende a demonstrar mais resistência antibiótica. O *C. striatum* é encontrado na parte anterior das narinas, na pele, na face e na parte superior do tronco de indivíduos saudáveis. Esse microrganismo, que também é não toxigênico, tem sido associado a infecções oportunistas invasivas em pacientes gravemente enfermos ou imunocomprometidos. O *C. glucuronolyticum* é uma espécie não lipofílica que causa infecções do trato geniturinário masculino, como prostatite e uretrite. Essas infecções podem ser tratadas com sucesso por meio de uma ampla variedade de agentes antibacterianos, incluindo β-lactâmicos, rifampicina, aminoglicosídeos ou vancomicina; todavia, esse microrganismo parece ser resistente às fluoroquinolonas, aos macrolídeos e às tetraciclinas. O *C. imitans* foi identificado na Europa Oriental como causa não toxigênica de faringite. O *C. auris* foi identificado em crianças com otite média; mostra-se sensível às fluoroquinolonas, rifampicina, tetraciclina e vancomicina, porém é resistente à penicilina G e variavelmente sensível aos macrolídeos. O *C. pseudodiphtheriticum* é uma espécie não toxigênica que faz parte da flora humana normal. Apenas raramente, foram relatadas infecções humanas – em particular endocardite de próteses valvares ou de valvas nativas e pneumonia invasiva. Embora o *C. pseudodiphtheriticum* possa ser isolado da nasofaringe de pacientes com suspeita de difteria, ele é parte da flora normal e não produz toxina diftérica. O *C. propinquum*, uma espécie estreitamente relacionada ao *C. pseudodiphtheriticum*, faz parte do grupo D-1 do CDC e foi isolado do trato respiratório e do sangue de seres humanos. O *C. afermentans* e subespécies pertencem ao grupo ANF-1 do CDC; trata-se de um patógeno humano raro que foi isolado do sangue e de abscessos.

Rhodococcus As espécies de *Rhodococcus* estão filogeneticamente relacionadas com as corinebactérias. Esses cocobacilos Gram-positivos têm sido associados a infecções semelhantes à tuberculose em seres humanos com patologia granulomatosa. Embora o *R. equi* seja mais conhecido, outras espécies bem próximas foram identificadas nas infecções humanas, incluindo *R. fascians*, *R. erythropolis*, *R. rhodochrous*, *Gordonia bronchialis*, *G. sputi*, *G. terrae* e *Tsukamurella paurometabola*.

O *R. equi* tem sido reconhecido como causa de pneumonia em cavalos desde a década de 1920 e como causa de infecções relacionadas em gado bovino, ovino e suíno. Ele é encontrado no solo como microrganismo ambiental. Os microrganismos variam no seu comprimento; aparecem como bastonetes esféricos a longos, curvos ou em forma de clava e produzem grandes colônias mucoides irregulares. O *R. equi* não fermenta carboidratos nem liquefaz a gelatina e, com frequência, é álcool-ácido-resistente. O *R. equi*, um patógeno intracelular de macrófagos, pode causar necrose granulomatosa e caseificação. Esse microrganismo foi identificado mais comumente em infecções pulmonares; todavia, foram também relatadas infecções do cérebro, dos ossos e da pele. Com mais frequência, a doença causada pelo *R. equi* manifesta-se na forma de pneumonia cavitária e/ou nodular do lobo superior – um quadro semelhante àquele observado na tuberculose ou na nocardiose. Os pacientes são, em sua maioria, imunocomprometidos, frequentemente com infecção pelo HIV. Foram também identificadas lesões nodulares subcutâneas. Deve-se considerar a participação do *R. equi* em todo paciente que apresente uma síndrome semelhante à tuberculose.

A infecção causada por *R. equi* tem sido tratada com sucesso por meio de antibióticos que penetram no interior da célula, incluindo macrolídeos, clindamicina, rifampicina e sulfametoxazol-trimetoprima. Os antibióticos β-lactâmicos não têm sido úteis. O microrganismo é rotineiramente sensível à vancomicina, que é considerado o fármaco de escolha.

Arcanobacteria O *A. haemolyticum* foi identificado como agente de infecções de feridas em soldados norte-americanos no sul do Pacífico durante a Segunda Guerra Mundial. Ele parece ser um comensal da nasofaringe e da pele de seres humanos, mas também foi implicado como causa de faringite verdadeira e de úlceras de pele crônicas. Em contraste com a faringite muito mais comum causada por *Streptococcus pyogenes*, a faringite pelo *A. haemolyticum* está associada a um exantema escarlatiniforme no tronco e na parte proximal dos membros em cerca de metade dos casos; em certas ocasiões, essa doença é confundida com a síndrome do choque tóxico. Como a faringite causada pelo *A. haemolyticum* afeta principalmente adolescentes, foi postulado que a síndrome de exantema-faringite pode representar copatogenicidade, sinergismo ou infecção secundária oportunista pelo vírus Epstein-Barr. O *A. haemolyticum* também foi relatado como causa de bacteriemia, infecção de tecidos moles, osteomielite e pneumonia cavitária, predominantemente no contexto de diabetes melito subjacente. O microrganismo mostra-se sensível a β-lactâmicos, macrolídeos, fluoroquinolonas, clindamicina, vancomicina e doxiciclina. Porém, a resistência ao sulfametoxazol-trimetoprima e às tetraciclinas é comum.

LEITURAS ADICIONAIS

Kim R, Reboli AC: Other coryneform bacteria and *Rhodococcus*, in *Mandell, Douglas, and Bennett's Principles and Practice of Infectious Diseases*, 9th ed. JE Bennett et al (eds). Philadelphia, Elsevier, 2020, pp 2532–2542.

Moore LS et al: *Corynebacterium ulcerans* cutaneous diphtheria. Lancet Infect Dis 15:1100, 2015.

Saleeb PG: *Corynebacterium diphtheriae* (diphtheria), in *Mandell, Douglas, and Bennett's Principles and Practice of Infectious Diseases*, 9th ed. JE Bennett et al (eds). Philadelphia, Elsevier, 2020, pp 2526–2531.

Sharma NC et al: Diphtheria. Nat Rev Dis Primers 5:81, 2019.

Wiedermann BL: Diphtheria in the 21st century: New insights and a wake-up call. Clin Infect Dis 71:98, 2020.

151 Infecções por *Listeria monocytogenes*

Jennifer P. Collins, Patricia M. Griffin

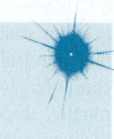

Listeria monocytogenes é um saprófito ambiental onipresente e um patógeno intracelular em vários animais. Os seres humanos desenvolvem infecção por *L. monocytogenes* – listeriose – primariamente por transmissão por meio dos alimentos. O espectro clínico da listeriose varia desde uma gastrenterite febril em pessoas saudáveis até doença invasiva, incluindo bacteriemia e meningoencefalite. Os grupos de risco típicos para doença invasiva são as gestantes e seus neonatos, os idosos e as pessoas imunocomprometidas.

MICROBIOLOGIA

Listeria monocytogenes é um bastonete Gram-positivo curto, facultativamente anaeróbio e não esporulado, o qual cresce bem em ágar-sangue e demonstra pequenas zonas de β hemólise. Os microrganismos algumas vezes parecem Gram-variáveis e lembram cocos, diplococos ou difteroides; essa aparência pode dificultar o diagnóstico. À microscopia óptica, *L. monocytogenes* demonstra uma característica motilidade em "cambalhotas". Esse microrganismo cresce idealmente a 30 a 37 °C, mas pode crescer em temperaturas de refrigerador de até mesmo 4 °C. Os sorotipos costumam ser determinados com base nos antígenos somático (O) e flagelar (H). Quase todos os casos de doença em humanos são causados pelos sorotipos 1/2a, 1/2b e 4b.

PATOGÊNESE

Listeria monocytogenes vive no solo e na matéria vegetal em decomposição. Numerosas espécies de aves e mamíferos servem como reservatório. Além de sua capacidade de crescer em temperaturas frias, a tolerância da *Listeria* a ambientes com pH baixo e ricos em sal facilita sua sobrevivência no ambiente. Em geral, a infecção em seres humanos ocorre por meio da ingestão de alimentos contaminados. A dose infecciosa não foi bem estabelecida, mas é provável que seja muito baixa em pessoas com imunidade celular muito comprometida. O aumento no pH gástrico, como o que ocorre devido aos inibidores da bomba de prótons, provavelmente promove a sobrevivência do microrganismo no trato gastrintestinal. Após a transcitose através do epitélio intestinal, a bactéria passa pelos linfonodos mesentéricos e pela corrente sanguínea até o fígado e o baço, seus órgãos-alvo; pode haver disseminação para outros órgãos. *Listeria monocytogenes* também pode migrar através da barreira hematencefálica e da placenta.

Os fatores de virulência, incluindo uma citolisina formadora de poros (listeriolisina O [LLO]) e fosfolipases, facilitam a evitação da destruição intracelular ao mediarem o escape do vacúolo de internalização; então, o microrganismo pode penetrar no citosol da célula hospedeira. A proteína de superfície ActA facilita a movimentação direta entre as células dentro do citosol, permitindo que *L. monocytogenes* evite encontrar componentes do sistema imune do hospedeiro, como anticorpos e complemento, durante a disseminação. O ferro promove o crescimento de *Listeria in vitro*, um efeito que explica por que a listeriose está associada a condições de sobrecarga de ferro, incluindo a hemocromatose.

RESPOSTA IMUNE

Embora *L. monocytogenes* seja onipresente no ambiente, a infecção é rara por causa das respostas imunes inata e adaptativa. Os estudos em camundongos têm contribuído para uma compreensão detalhada da resposta imune à infecção. A ativação da imunidade inata é importante para a sobrevivência do hospedeiro. O interferon-γ e o fator de necrose tumoral α (TNF-α, de *tumor necrosis factor* α) estão entre as principais citocinas envolvidas nessa resposta. As células T estão entre os primeiros promotores da resposta imune adaptativa, aumentando a depuração das células infectadas. As células T citotóxicas (CD8+) são os principais contribuidores para a imunidade de longo prazo.

Esses mecanismos imunes explicam a associação entre a listeriose invasiva e condições de imunocomprometimento, particularmente a imunidade celular prejudicada. À luz de numerosos relatos de listeriose invasiva em pacientes tratados com inibidores do TNF-α, a Food and Drug Administration (FDA) acrescentou a listeriose nos alertas da bula dessa classe de medicamentos. Como *L. monocytogenes* induz uma resposta imune celular vigorosa, as cepas atenuadas que expressam antígenos estranhos estão sendo estudadas como imunoterapia do câncer.

EPIDEMIOLOGIA

Mais de 50 anos após *L. monocytogenes* ter sido identificado como patógeno humano, a investigação de um surto em 1983 implicou uma salada de repolho, estabelecendo, dessa forma, a transmissão por alimentos. É atualmente reconhecido que a transmissão de *L. monocytogenes* ocorre quase sempre por alimentos. A listeriose é uma doença notificável nos Estados Unidos. Conforme a Foodborne Diseases Active Surveillance Network (FoodNet) do Centers for Disease Control and Prevention (CDC), a incidência de listeriose invasiva foi de 2,4 a 3,7 casos a cada 1 milhão de habitantes durante o período de 2008 a 2019 (Fig. 151-1). A listeriose é um contribuidor importante para as mortes devido a doenças transmitidas por alimentos, apesar de ser uma causa de doença relativamente incomum.

Apenas cerca de 3% dos casos de listeriose são parte de um surto reconhecível – isto é, têm uma fonte determinada; porém, as investigações dos surtos fornecem dados sobre as principais fontes alimentares. Os cachorros-quentes e os frios (carnes) estavam entre as principais fontes de surtos nos Estados Unidos até 2002, quando um surto relacionado a frios derivados de perus resultou em oito mortes e na retirada do mercado de mais de 15 mil toneladas de carne. Após o surto, o Food Safety and Inspection Service (FSIS) do Department of Agriculture dos Estados Unidos estabeleceu novos regulamentos e intensificou a testagem para *L. monocytogenes* nas plantas de carne bovina e de frango prontas para o consumo, além de os produtores acrescentarem inibidores do crescimento. Desde então, esses produtos têm sido raramente implicados em surtos, ainda que a incidência de listeriose não tenha diminuído de maneira significativa em cerca de duas décadas (Fig. 151-1). As evidências de que outras fontes são atualmente mais importantes são apoiadas pelo acentuado declínio nos isolados de *L. monocytogenes* em carnes prontas para o consumo (Fig. 151-1). Os produtos lácteos são uma fonte importante, especialmente os queijos macios feitos com leite cru (não pasteurizado) ou produzidos a partir de leite pasteurizado em instituições com instalações sanitárias precárias; sorvetes e leite cru também já foram causas de surtos. As hortaliças cruas são outra fonte importante; surtos já foram rastreados até mesmo em saladas embaladas, brotos, melão e outras frutas, maçãs caramelizadas e vegetais congelados. Uma única cepa de *L. monocytogenes* pode sobreviver em uma linha de produção durante anos. Uma pequena quantidade de contaminação durante a produção pode levar a níveis muito maiores quando o alimento é ingerido devido à capacidade do microrganismo de crescer em temperatura de refrigerador.

A maioria das pessoas com listeriose invasiva é formada por adultos mais velhos cujo risco aumenta a cada década acima dos 59 anos de idade. A maioria dos outros pacientes tem comprometimento da imunidade celular associada a doenças malignas hematológicas, transplantes de órgãos sólidos ou medula óssea, infecção por vírus da imunodeficiência humana (HIV, de *human immunodeficiency virus*) e uso de glicocorticoides ou de outros fármacos imunossupressivos. O grupo de maior risco é o das gestantes, que muito comumente apresentam apenas sintomas gripais, mas transmitem a infecção para o feto através da placenta. Alguns neonatos podem adquirir a infecção no hospital, conforme ilustrado por um surto associado ao óleo mineral contaminado. Raramente, crianças e adultos sem fatores de risco desenvolvem listeriose invasiva, provavelmente por meio de uma grande contaminação alimentar. O diagnóstico de listeriose em um paciente hospitalizado com sintomas novos deve levar à investigação do alimento

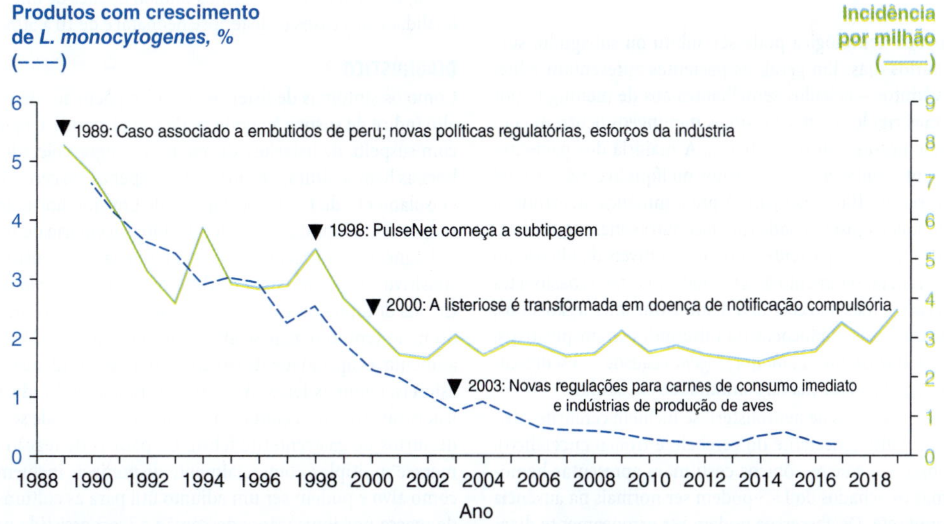

FIGURA 151-1 Incidência de listeriose e porcentagem de produtos de carne bovina e frango "prontos para o consumo" com culturas positivas para *Listeria monocytogenes* nos Estados Unidos, 1989-2019. Os dados de incidência são do sistema de vigilância ativa do Centers for Disease Control and Prevention e incluem dados de um sistema de vigilância anterior (1986-1995) e do banco de dados da Foodborne Diseases Active Surveillance Network (FoodNet) (1996-2019). A incidência foi de 7,3 casos a cada 1 milhão em 1986. Os dados dos produtos de 1990-2017 estão disponíveis ao público por meio do Microbiological Testing Program for Ready-to-Eat Meat and Poultry Products do Food Safety and Inspection Service do Department of Agriculture dos Estados Unidos.

fornecido durante a hospitalização como possível fonte. Na verdade, foram rastreados surtos a alimentos servidos para pacientes hospitalizados, especialmente aqueles imunocomprometidos; os alimentos implicados incluem sanduíches, manteiga, aipo pré-cortado, queijo *camembert*, salsichas, salada de atum e sorvetes. Um grande surto de listeriose na África do Sul em 2017 e 2018, ligado a carnes processadas prontas para o consumo, afetou de maneira desproporcional as pessoas com HIV e as gestantes. Não foram detectados casos associados ao surto nos outros 15 países que importaram o mesmo produto; essa discrepância sugere que a listeriose passe despercebida nos países de renda baixa e média, particularmente aqueles com alta prevalência de infecção por HIV.

MANIFESTAÇÕES CLÍNICAS

A infecção por *L. monocytogenes* pode se manifestar de várias maneiras. O período de incubação difere conforme fatores do hospedeiro e a dose consumida; em média, esse intervalo é < 24 horas para a gastrenterite e de cerca de 11 dias para a doença invasiva, embora possa ser muito mais longo. Dados de investigações de surtos sugerem que o período de incubação é maior nas gestantes em relação a adultos não gestantes.

Gastrenterite febril *Listeria* geralmente passa pelas pessoas saudáveis sem causar sintomas, mas pode ocorrer gastrenterite febril. As investigações de surtos de gastrenterite febril por *L. monocytogenes* identificaram altas densidades de microrganismos nos alimentos implicados, sugerindo que um inóculo grande precisa ser ingerido para causar doença. As principais manifestações são febre, diarreia, cefaleia e sintomas constitucionais. A doença costuma ser autolimitada, com sintomas que duram 1 a 3 dias, em média.

Bacteriemia A bacteriemia sem foco é a manifestação clínica mais comum da listeriose invasiva. Os principais achados são febre, calafrios, mialgias e artralgias, algumas vezes precedidos por náuseas e diarreia – marcadores da infecção intestinal inicial. A bacteriemia pode causar neurolisteriose ou infecção localizada em outros locais, quando, então, o diagnóstico pode ser sugerido por achados neurológicos ou em outros locais. Em um grande estudo de coorte francês, a taxa de mortalidade em 3 meses para a bacteriemia por *L. monocytogenes* foi de 46%; a morte foi associada à idade avançada, ao sexo feminino, à neoplasia, à falência de múltiplos órgãos, à piora da disfunção orgânica preexistente e à monocitopenia (< 200 células/μL).

Neurolisteriose *Listeria monocytogenes* tem afinidade pelo sistema nervoso central. A neurolisteriose é a segunda manifestação mais comum de listeriose invasiva. Sinais de meningite juntamente com alteração do estado mental, convulsões ou achados neurológicos focais sugerem meningoencefalite. Um estudo de coorte francês recente concluiu que 84% dos pacientes com neurolisteriose apresentavam meningoencefalite. Os sistemas de vigilância baseados nos isolados podem não diferenciar entre meningite e meningoencefalite.

O início da doença neurológica pode ser súbito ou subagudo, surgindo ao longo de vários dias. Em geral, os pacientes apresentam febre, cefaleia, náuseas e vômitos – achados semelhantes aos de meningite por outras bactérias –, mas rigidez de nuca e sinais meníngeos ocorrem com menor frequência que nessas outras condições. A maioria dos pacientes (cerca de 75%) apresenta contagens de leucócitos no líquido cerebrospinal (LCS) < 1.000/μL (variação, 100-5.000/μL). A predominância neutrofílica no LCS é geralmente menos pronunciada que nas outras meningites bacterianas. Cerca de 30 a 40% dos pacientes têm baixos níveis de glicose no LCS. A coloração de Gram do sedimento do LCS pode mostrar os bastonetes Gram-positivos esperados, mas não costuma demonstrar microrganismos, e algumas vezes mostra cocos, diplococos ou difteroides Gram-positivos. Em um estudo dos Estados Unidos, *L. monocytogenes* causou < 5% dos casos de meningite bacteriana adquirida na comunidade em adultos.

As manifestações incomuns de neurolisteriose incluem cerebrite, abscesso focal e rombencefalite (encefalite do cerebelo e tronco encefálico). Os pacientes com abscessos macroscópicos costumam apresentar hemoculturas positivas, mas os achados do LCS podem ser normais na ausência de meningite concomitante. Os abscessos podem ser erroneamente diagnosticados como câncer primário ou metastático; eles raramente ocorrem no cerebelo ou na medula espinal. A rombencefalite afeta, de maneira desproporcional, os idosos saudáveis em outros aspectos. A apresentação clássica é bifásica, iniciando com febre e cefaleia e continuando após vários dias com sinais de envolvimento do tronco encefálico ou cerebelo, como paralisias assimétricas de nervos cranianos, ataxia, tremor, hemiparesia ou déficits hemissensoriais. Quase metade dos pacientes com rombencefalite apresentam insuficiência respiratória. O diagnóstico pode atrasar devido à evolução subaguda e aos achados do LCS, o qual costuma estar apenas minimamente alterado. A ressonância magnética (RM) é superior à tomografia computadorizada (TC) no diagnóstico da neurolisteriose, incluindo a rombencefalite.

Em geral, a taxa de mortalidade da neurolisteriose em 3 meses foi de 30% em um recente estudo de coorte francês; a morte foi associada com os mesmos fatores de risco documentados para a bacteriemia. A mortalidade associada à listeriose também foi maior entre pacientes com uma hemocultura positiva e entre os pacientes tratados com dexametasona. Quase metade dos sobreviventes apresentou comprometimento neurológico em longo prazo.

Infecções focais A disseminação hematogênica de *L. monocytogenes* com pouca frequência causa endocardite, pneumonia, abscessos localizados no fígado e em outros órgãos internos, peritonite, artrite séptica, osteomielite, infecção do trato urinário ou lesões cutâneas. A inoculação direta foi relatada como causa rara de infecção ocular, infecção cutânea e linfadenite.

Infecções durante a gestação e em recém-nascidos A listeriose associada à gestação é mais comum no terceiro trimestre, presumivelmente pelo comprometimento da imunidade celular materna. Em geral, as gestantes são assintomáticas ou apresentam uma síndrome gripal leve com febre, cefaleia, mialgias ou artralgias. Neurolisteriose e morte são raras em gestantes sem outros fatores de risco. Embora quase todas as mulheres infectadas tenham se recuperado totalmente, apenas uma minoria (cerca de 5%) apresentam parto e evolução pós-parto normais. Em um estudo de 107 gestações em que *L. monocytogenes* foi isolado da mãe, do feto ou do neonato, 24% terminaram em perda fetal, 45%, em parto prematuro e 21%, em parto a termo anormal (i.e., febre, liberação de mecônio no líquido amniótico, frequência cardíaca fetal anormal). Além disso, 88% dos 82 neonatos nascidos vivos estavam enfermos, incluindo 49% que necessitaram de unidade de terapia intensiva (UTI). A perda fetal é incomum após 29 semanas de gestação. A granulomatose infantisséptica é uma grave infecção intrauterina causada por *L. monocytogenes* e se caracteriza por microabscessos e granulomas disseminados na pele, no fígado e no baço; a maioria dos lactentes com essa condição é natimorta ou morre logo após o nascimento. A infecção neonatal costuma manifestar-se em uma de duas maneiras: acredita-se que a sepse de início precoce resulte de infecção intrauterina, pois ela é geralmente diagnosticada dentro de 48 horas após o nascimento e costuma se associar à prematuridade, enquanto a meningite de início tardio é considerada resultado da infecção adquirida ao nascimento ou logo após, pois ela é, em geral, diagnosticada com cerca de 2 semanas de idade nos lactentes a termo. Um estudo de 128 casos de listeriose associados a gestações concluiu que 47 (62%) de 76 neonatos enfermos tinham doença de início precoce. A taxa de letalidade dos casos de listeriose neonatal é de 10 a 50%.

DIAGNÓSTICO

Como os sintomas de listeriose se sobrepõem aos de outras infecções, um alto índice de suspeição pode facilitar o diagnóstico oportuno. As gestantes com suspeita de listeriose devem ter o sangue coletado para culturas, embora as hemoculturas sejam positivas apenas em cerca de metade dos casos. O isolamento de *L. monocytogenes* de um sítio normalmente estéril, como sangue, LCS, líquido amniótico, tecido placentário ou tecido fetal, confirma o diagnóstico. *Listeria* deve ser diferenciada de outros bastonetes Gram-positivos, especialmente os difteroides. *Listeria monocytogenes* pode ser isolada de amostras estéreis nos meios de rotina; o enriquecimento seletivo do meio (como o ágar seletivo para *Listeria* PALCAM ou o ágar Oxford) aumenta a capacidade de isolamento do microrganismo em amostras não estéreis, como as fezes. A coprocultura não está indicada na avaliação da listeriose invasiva; a cultura em meios seletivos pode ser útil na investigação de surtos de gastrenterite febril. Os painéis de reação em cadeia da polimerase multiplex comercialmente disponíveis incluem *L. monocytogenes* como alvo e podem ser um adjunto útil para as culturas. A espectrometria de massa por ionização e dessorção a *laser* assistida por matriz – *time of flight* (MALDI-TOF MS, de *matrix-assisted laser desorption/ionization–time of flight mass spectrometry*) pode identificar rapidamente um isolado de *L. monocytogenes*. O sequenciamento total do genoma tem sido uma ferramenta útil para a resolução de surtos de listeriose, incluindo um surto hospitalar associado com sorvetes servidos em *milkshakes* no hospital.

TRATAMENTO

Infecções por *Listeria monocytogenes*

O tratamento de *L. monocytogenes* não foi avaliado em ensaios clínicos. As recomendações se baseiam em estudos *in vitro* em animais e em dados clínicos observacionais. As doses altas de ampicilina (dose em adultos, 2 g, intravenosa [IV], de 4/4 horas) ou de penicilina G (dose em adultos, 4 milhões de unidades, IV, de 4/4 horas) constituem a terapia de primeira linha. Como as penicilinas são apenas fracamente bactericidas contra *L. monocytogenes*, muitos especialistas recomendam a adição de gentamicina para sinergismo (1-1,7 mg/kg, de 8/8 horas, se a função renal for normal), particularmente se a infecção for grave. Os estudos pequenos têm tido resultados variáveis em relação aos benefícios da gentamicina. Um grande estudo forneceu evidências favorecendo a amoxicilina-gentamicina como terapia de primeira linha. Os pacientes alérgicos à penicilina devem ser submetidos à dessensibilização ou ser tratados com sulfametoxazol-trimetoprima (SMX-TMP; 5 mg/kg por dose do componente trimetoprima, IV, de 6/6 a 12/12 horas). O SMX-TMP deve ser evitado durante o primeiro trimestre de gestação, porque foi associado a defeitos do tubo neural e cardiovasculares, e no período neonatal, porque pode aumentar o risco de *kernicterus*. A resistência ao SMX-TMP tem sido relatada; assim, devem-se realizar testes de suscetibilidade antibiótica se esse fármaco for considerado. Têm sido relatadas falhas terapêuticas com o meropeném apesar da suscetibilidade do microrganismo *in vitro*. *Listeria monocytogenes* é suscetível *in vitro* a vários outros fármacos, incluindo vancomicina, linezolida, tetraciclina, macrolídeos e fluoroquinolonas de quarta geração (p. ex., moxifloxacino), mas os relatos clínicos relevantes são limitados. As cefalosporinas não são efetivas. Um estudo retrospectivo com 31 pacientes encontrou taxas de sobrevida significativamente reduzidas em pacientes tratados com dexametasona; os autores sugerem que se evite esse fármaco na neurolisteriose. O tratamento antibiótico pré-parto das gestantes com listeriose aumenta as chances de um parto de uma criança saudável.

A duração ideal da terapia antibiótica ainda não foi estabelecida. A duração do tratamento costuma depender da síndrome clínica, da gravidade da doença, de atributos do paciente e da resposta ao tratamento. A duração mínima típica do tratamento é de 2 semanas para bacteriemia, 2 semanas para doença neonatal de início precoce, 3 semanas para meningite, 4 a 6 semanas para endocardite e 6 a 8 semanas para abscesso cerebral ou encefalite. Ciclos mais longos podem ser necessários quando os pacientes são imunocomprometidos ou quando não melhoram conforme esperado. Os pacientes com neurolisteriose não costumam necessitar de punção lombar de seguimento se estiverem melhorando clinicamente durante a terapia antibiótica.

PREVENÇÃO

O cuidado dos pacientes com listeriose deve ser realizado com as precauções padrão, pois a transmissão entre pessoas é rara. A implementação de precauções gerais para evitar a doença transmitida por alimentos pode ajudar a evitar a listeriose. Essas medidas incluem o cozimento completo das carnes; a lavagem das hortaliças frescas; a limpeza das mãos, dos utensílios e das superfícies da cozinha após manusear alimentos não cozidos; e a evitação de produtos lácteos não pasteurizados. As pessoas com risco aumentado para listeriose devem tomar precauções adicionais, incluindo evitar queijos macios (particularmente aqueles feitos com leite não pasteurizado) e evitar alimentos prontos para o consumo e alimentos frios (incluindo carnes, cachorros-quentes e frutos do mar defumados), ou devem aquecer esses alimentos até uma temperatura interna de 74 °C ou até que estejam fumegando. Recomendações adicionais do CDC podem ser encontradas em *www.cdc.gov/listeria/prevention.html*. Os serviços nutricionais de hospitais devem implementar procedimentos de segurança para o preparo de alimentos para pacientes imunocomprometidos e não devem servir alimentos de maior risco para esses pacientes. A testagem e o tratamento não estão indicados para pessoas assintomáticas que tenham ingerido um produto retirado do mercado por contaminação por *L. monocytogenes*, mesmo que a pessoa tenha fatores de risco para listeriose invasiva. O SMX-TMP fornecido como profilaxia contra infecções por *Pneumocystis jirovecii* (p. ex., a pessoas infectadas por HIV ou receptoras de transplante de órgãos) ajuda a evitar a listeriose.

LEITURAS ADICIONAIS

Charlier C et al: Clinical features and prognostic factors of listeriosis: The MONALISA National Prospective Cohort Study. Lancet Infect Dis 17:510, 2017.

Farley MM: *Listeria monocytogenes*, in *Principles and Practice of Pediatric Infectious Diseases*, 5th ed, Long SS et al (eds). Philadelphia, Elselvier, 2018, pp 781–785.

Gottlieb SL et al: Multistate outbreak of listeriosis linked to turkey deli meat and subsequent changes in US regulatory policy. Clin Infect Dis 42:29, 2006.

Hof H: An update on the medical management of listeriosis. Expert Opin Pharmacother 5:1727, 2004.

McCollum JT et al: Multistate outbreak of listeriosis associated with cantaloupe. N Engl J Med 369:944, 2013.

Radoshevich L, Cossart P: *Listeria monocytogenes*: Towards a complete picture of its physiology and pathogenesis. Nat Rev Microbiol 16:32, 2018.

Silk BJ et al: Foodborne listeriosis acquired in hospitals. Clin Infect Dis 59:532, 2014.

Thomas J et al: Outbreak of listeriosis in South Africa associated with processed meat. N Engl J Med 382:632, 2020.

152 Tétano

C. Louise Thwaites, Lam Minh Yen

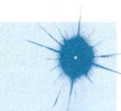

O tétano é uma doença aguda, manifestada por espasmo da musculatura esquelética e distúrbio do sistema nervoso autônomo. É causado por uma poderosa neurotoxina produzida pela bactéria *Clostridium tetani* e é totalmente passível de prevenção por vacinação. O *C. tetani* é encontrado no mundo inteiro, e o tétano ocorre comumente onde a taxa de vacinação é baixa. Nos países desenvolvidos, a doença é observada em certas ocasiões em indivíduos que não estão totalmente vacinados. Em qualquer contexto, o tétano estabelecido é uma doença grave, com elevada taxa de mortalidade.

DEFINIÇÃO

O tétano é diagnosticado em bases clínicas (algumas vezes, com confirmação laboratorial da presença de *C. tetani*; ver "Diagnóstico", adiante), e as definições de casos costumam ser empregadas para facilitar as avaliações clínicas e epidemiológicas. O Centers for Disease Control and Prevention (CDC) define tétano provável como "uma doença aguda com espasmos musculares ou hipertonia na ausência de um diagnóstico mais provável". O tétano *neonatal* é definido pela Organização Mundial da Saúde (OMS) como "uma doença que ocorre em uma criança com capacidade normal de sugar e chorar nos primeiros 2 dias de vida, mas que perde essa capacidade entre 3 e 28 dias de idade e torna-se rígida e apresenta espasmos." Tendo em vista a manifestação singular do tétano neonatal, a história em geral possibilita uma classificação acurada da doença com alto grau de probabilidade. O tétano *materno* é definido pela OMS como o tétano que ocorre durante a gravidez ou dentro de 6 semanas após a sua conclusão, seja por nascimento, aborto espontâneo ou aborto induzido.

ETIOLOGIA

O *C. tetani* é um bastonete Gram-positivo, formador de esporos e anaeróbio, cujos esporos são altamente resistentes e podem sobreviver facilmente no ambiente em todo o mundo. Os esporos resistem à fervura e a muitos desinfetantes. Além disso, os esporos do *C. tetani* e bacilos sobrevivem nos sistemas intestinais de muitos animais, e a eliminação fecal é comum. Os esporos ou as bactérias penetram no corpo por meio de abrasão, feridas ou (no caso de recém-nascidos) coto umbilical. Uma vez encontrado um ambiente anaeróbio apropriado, os microrganismos crescem, multiplicam-se e liberam a toxina tetânica, uma exotoxina que entra no sistema nervoso e provoca doença. Concentrações muito baixas dessa toxina altamente potente podem resultar em tétano (dose letal humana mínima: 2,5 ng/kg).

Em 20 a 30% dos casos de tétano, não se encontra nenhuma ferida para a entrada do microrganismo. As abrasões superficiais dos membros constituem o local mais comum de infecção nos adultos. As infecções mais profundas (p. ex., atribuídas a fratura exposta, aborto ou injeções de drogas) estão associadas a doença mais grave e pior prognóstico. Nos recém-nascidos, a infecção do coto umbilical pode resultar de cuidados inadequados do cordão umbilical; em algumas culturas, por exemplo, o cordão é cortado com capim ou aplica-se esterco ao coto. A circuncisão ou perfuração da orelha também podem resultar em tétano neonatal.

EPIDEMIOLOGIA

O tétano é uma doença rara nos países desenvolvidos. Dois casos de tétano neonatal ocorreram nos Estados Unidos desde 2009. Em 2018, foram notificados 23 casos de tétano ao sistema de vigilância nacional dos Estados Unidos, quase todos ocorrendo em adultos. A maioria dos casos de tétano ocorre em indivíduos que não estão totalmente vacinados ou que não foram vacinados. O estado de vacinação é conhecido em 25% dos casos notificados nos Estados Unidos entre 2009 e 2015; entre esses casos, apenas 20% dos pacientes haviam recebido três ou mais doses de vacina contendo toxoide tetânico.

Os indivíduos com mais de 60 anos de idade correm maior risco de tétano, visto que os níveis de anticorpos diminuem com o passar do tempo. Cerca de um quarto dos casos recentes nos Estados Unidos ocorreu em indivíduos com > 65 anos de idade. O diabetes está associado com risco aumentado de tétano, representando 13% de todos os casos e 25% das mortes em 2009-2015. Os usuários de drogas injetáveis – particularmente os que injetam heroína por via subcutânea (*skin-popping*) – também são reconhecidos como grupo de alto risco. Cerca de 6% de todos os casos de tétano entre 2009 e 2015 ocorreram em usuários de drogas injetáveis. Os motivos para esses surtos ainda não estão bem esclarecidos, porém acredita-se que envolvam uma combinação de contaminação da heroína, injeção subcutânea e vacinação incompleta.

A incidência global de tétano neonatal reduziu de forma significativa após um programa de eliminação organizado pela OMS em parceira com o United Nations Children's Fund (UNICEF) e o United Nations Population Fund (UNFPA). A incidência de tétano em crianças mais velhas e adultos é desconhecida, pois poucos países têm bons sistemas de vigilância, embora em 2015 tenha havido um número estimado entre 30 mil e 62 mil mortes por tétano nesse grupo etário.

PATOGÊNESE

O sequenciamento do genoma do *C. tetani* possibilitou a identificação de várias exotoxinas e fatores de virulência. Apenas as bactérias que produzem toxina tetânica (tetanospasmina) podem causar tétano. Embora esteja estreitamente relacionada com as toxinas botulínicas na sua estrutura e no seu modo de ação, a toxina tetânica sofre transporte retrógrado no sistema nervoso central (SNC) e, portanto, produz efeitos clínicos diferentes daqueles causados pelas toxinas botulínicas, as quais permanecem na junção neuromuscular.

A toxina tetânica é transportada intra-axonalmente até os núcleos motores dos nervos cranianos e cornos ventrais da medula espinal. Essa toxina é produzida na forma de uma única proteína de 150 kDa, que é clivada, produzindo cadeias pesadas (100 kDa) e leves (50 kDa) ligadas por uma ponte de dissulfeto e forças não covalentes. A extremidade carboxiterminal da cadeia C liga-se a componentes específicos da membrana nas terminações nervosas α-motoras pré-sinápticas; evidências sugerem uma ligação a polissialogangliosídeos e a proteínas de membrana. Essa ligação resulta na internalização da toxina e sua captação nos nervos. Uma vez no interior do neurônio, a toxina entra em uma via de transporte retrógrado, por intermédio da qual é transportada proximalmente até o corpo do neurônio motor. Sabe-se que a toxina tetânica exibe várias conformações diferentes dependendo do pH e, assim, pode interagir com diversos receptores diferentes. Durante sua passagem desde a periferia até o SNC, a toxina tetânica pode ter acesso aos sistemas de tráfego neuronal e escapar da degradação.

Após o transporte retrógrado no neurônio motor, a toxina tetânica passa por translocação através da sinapse para os terminais inibitórios interneuronais pré-sinápticos GABAérgicos. Nesse local, a cadeia leve, que é uma endopeptidase dependente de zinco, cliva a proteína 2 de membrana associada à vesícula (VAMP2, também conhecida como *sinaptobrevina*). Essa molécula é necessária para ligação pré-sináptica e liberação do neurotransmissor; dessa maneira, a toxina tetânica impede a liberação do transmissor e bloqueia efetivamente a descarga interneuronal inibitória. O resultado consiste em uma atividade desregulada do sistema nervoso motor. A atividade semelhante no sistema autônomo é responsável pelas manifestações características de espasmo da musculatura esquelética e distúrbio do sistema autônomo. Os níveis circulantes aumentados de catecolaminas no tétano grave estão associados a complicações cardiovasculares.

Pouco se sabe acerca dos processos de recuperação do tétano. A recuperação pode levar várias semanas. O brotamento de nervos periféricos está envolvido na recuperação do botulismo e pode ocorrer um brotamento semelhante do SNC no tétano. Outras evidências sugerem a degradação da toxina como mecanismo de recuperação.

ABORDAGEM AO PACIENTE

Tétano

As manifestações clínicas do tétano apenas ocorrem quando a toxina tetânica alcança os nervos inibitórios pré-sinápticos. Quando esses efeitos se tornam aparentes, pouco pode ser feito para modificar a evolução da doença. O tratamento não deve ser adiado enquanto são aguardados os resultados dos exames laboratoriais. As estratégias de manejo visam neutralizar a toxina não ligada remanescente e sustentar as funções vitais até o desaparecimento dos efeitos da toxina. Recentemente, houve interesse por métodos intratecais de administração de antitoxina para neutralizar a toxina dentro do SNC e limitar a progressão da doença (ver "Tratamento", adiante).

MANIFESTAÇÕES CLÍNICAS

O tétano produz um amplo espectro de manifestações clínicas, as quais podem ser amplamente divididas em generalizadas (incluindo neonatais) e locais. Na forma habitualmente leve do tétano local, apenas áreas isoladas do corpo são acometidas e apenas pequenas áreas de espasmo muscular local podem ser evidentes. Se houver comprometimento dos nervos cranianos no tétano cefálico localizado, podem ocorrer espasmos dos músculos faríngeos ou laríngeos, com consequente aspiração ou obstrução das vias aéreas, de modo que o prognóstico pode ser ruim. Na progressão típica do tétano generalizado (Fig. 152-1), os músculos da face e da mandíbula costumam ser os primeiros a serem acometidos, presumivelmente devido à menor distância de trajeto da toxina dos nervos motores para alcançar as terminações pré-sinápticas. Em geral, os recém-nascidos são incapazes de sugar.

Na avaliação do prognóstico, a velocidade de desenvolvimento do tétano é importante. O período de incubação (intervalo entre a ferida e o aparecimento do primeiro sintoma) e o período de início (intervalo entre o primeiro sintoma e o primeiro espasmo generalizado) são de importância particular; os intervalos mais curtos estão associados a pior prognóstico. No tétano neonatal, quanto mais novo o lactente no momento em que aparecem os sintomas, mais grave o prognóstico.

Os sintomas iniciais mais comuns consistem em trismo (mandíbula travada), dor e rigidez musculares, dor nas costas e dificuldade na deglutição. Nos recém-nascidos, a apresentação habitual consiste na dificuldade de alimentação. Com a evolução da doença, surgem espasmos musculares. O espasmo muscular generalizado pode ser muito doloroso. Em geral, os músculos laríngeos são acometidos inicialmente ou até mesmo de modo isolado. Trata-se de um evento potencialmente fatal, visto que pode ocorrer obstrução completa das vias aéreas. O espasmo dos músculos ventilatórios resulta em falência respiratória. Sem suporte ventilatório, a insuficiência respiratória constitui a causa mais comum de morte no tétano. Foram relatados espasmos fortes o suficiente para produzir avulsões dos tendões e fraturas por esmagamento, porém esse evento é extremamente raro.

O distúrbio autonômico é máximo durante a segunda semana de tétano grave, e a morte em consequência de eventos cardiovasculares passa a constituir um importante risco. A pressão arterial costuma estar lábil, com rápidas flutuações de alta para baixa, acompanhadas de taquicardia. Podem ocorrer episódios de bradicardia e bloqueio atrioventricular. O comprometimento autonômico manifesta-se por estase gastrintestinal, sudorese, aumento das secreções traqueais e insuficiência renal aguda (frequentemente de alto débito).

DIAGNÓSTICO

O diagnóstico de tétano baseia-se nos achados clínicos. Conforme assinalado anteriormente, o tratamento não deve ser adiado enquanto são realizados os exames laboratoriais. A cultura do *C. tetani* a partir de uma ferida fornece evidências confirmatórias. A imunoglobulina G sérica antitetânica pode ser medida em uma amostra coletada antes da administração de antitoxina ou imunoglobulina; níveis > 0,1 UI/mL (medidos por ensaio padrão imunoabsorvente ligado à enzima) são considerados protetores e não sustentam um diagnóstico de tétano. Se os níveis forem abaixo desse limiar, um bioensaio

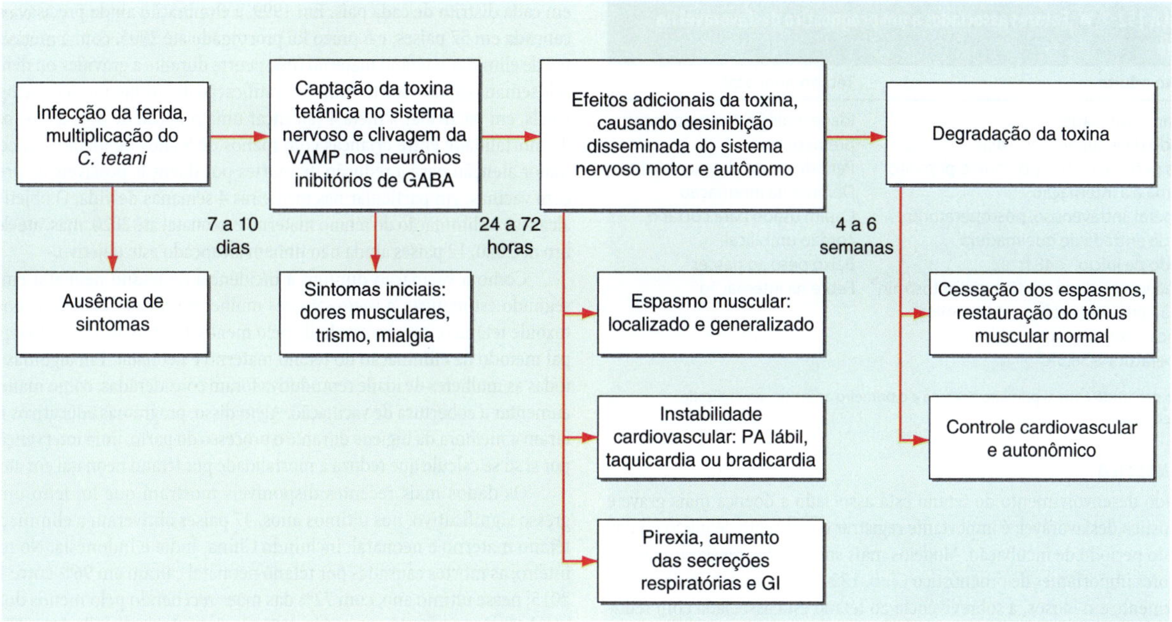

FIGURA 152-1 Progressão clínica e patológica do tétano. GABA, ácido γ-aminobutírico; GI, gastrintestinal; PA, pressão arterial; VAMP, proteína de membrana associada à vesícula (sinaptobrevina).

para a toxina tetânica no soro pode ser útil; entretanto, um resultado negativo não afasta a possibilidade do diagnóstico, e esse exame não costuma ser realizado. A reação em cadeia da polimerase também tem sido usada para a detecção da toxina tetânica, mas sua sensibilidade não é conhecida e, da mesma forma, um resultado negativo não exclui o diagnóstico.

As poucas condições que simulam o tétano generalizado incluem envenenamento por estricnina e reações distônicas a agentes antidopaminérgicos. Em geral, a rigidez dos músculos abdominais é contínua no tétano, porém episódica nessas últimas duas condições. O tétano cefálico pode ser confundido com outras causas de trismo, como infecção orofaríngea. A hipocalcemia e a meningoencefalite são incluídas no diagnóstico diferencial do tétano neonatal.

TRATAMENTO

Tétano

Quando possível, a ferida de entrada deve ser identificada, com limpeza e desbridamento do material necrótico para remover focos anaeróbios da infecção e impedir a produção adicional de toxina. O metronidazol (400 mg por via retal ou 500 mg intravenoso [IV] a cada 6 horas, durante 7 dias) é o antibiótico preferido. Uma alternativa é a penicilina (100.000-200.000 UI/kg ao dia), embora esse fármaco possa, teoricamente, exacerbar os espasmos, e um estudo mostrou a sua associação com aumento da mortalidade. A impossibilidade de remover focos de infecção vigente pode resultar em tétano recorrente ou prolongado.

A antitoxina deve ser administrada precocemente na tentativa de inativar qualquer toxina tetânica circulante e impedir a sua captação no sistema nervoso. Dispõe-se de duas preparações: a imunoglobulina antitetânica (TIG) humana e a antitoxina equina. A TIG constitui a preparação de escolha, visto que tem menos tendência a estar associada a reações anafilactoides. Uma única dose intramuscular (IM) (500-5.000 UI) é administrada, com uma porção sendo injetada ao redor da ferida. A antitoxina equina está amplamente disponível e é usada nos países de baixa renda; após um teste para hipersensibilidade, uma dose de 10.000 a 20.000 U é administrada por via IM em dose única ou em doses fracionadas. Algumas evidências indicam que a administração intratecal de TIG inibe a progressão da doença e leva a um prognóstico mais satisfatório. Os resultados de estudos relevantes foram confirmados por uma metanálise de ensaios clínicos envolvendo tanto adultos quanto recém-nascidos, com doses de TIG de 50-1.500 UI administradas por via intratecal. Porém, a maioria das preparações não está aprovada para uso intratecal.

Os espasmos são controlados com sedação intensa utilizando benzodiazepínicos. A clorpromazina e o fenobarbital costumam ser usados no mundo inteiro, e o sulfato de magnésio IV tem sido administrado como relaxante muscular. Um problema significativo com todos esses tratamentos é o fato de que as doses necessárias para controlar os espasmos também causam depressão respiratória; por conseguinte, em situações com recursos limitados, sem ventiladores mecânicos, o controle dos espasmos com manutenção de uma ventilação adequada é problemático, e a insuficiência aérea constitui uma causa comum de morte. Em locais onde se dispõe de equipamento de ventilação, os espasmos intensos são mais bem controlados com uma combinação de sedativos ou magnésio e agentes bloqueadores neuromusculares não despolarizantes de ação curta e inertes quanto a efeitos cardiovasculares, os quais possibilitam uma titulação da intensidade dos espasmos. As infusões de propofol também têm sido usadas com sucesso para controlar os espasmos e fornecer sedação.

É importante estabelecer uma via respiratória segura no início do tétano grave. Em condições ideais, os pacientes devem ser mantidos em um ambiente calmo e tranquilo, visto que luz e ruídos podem desencadear espasmos. Ocorre aumento das secreções traqueais no tétano, e a disfagia causada pelo comprometimento faríngeo, combinada com a hiperatividade dos músculos laríngeos, dificulta a intubação endotraqueal. Os pacientes podem necessitar de suporte com ventilação durante várias semanas. Por conseguinte, a traqueostomia constitui o método habitual de assegurar as vias aéreas no tétano grave.

É muito difícil tratar a instabilidade cardiovascular no tétano grave. Podem ocorrer rápidas flutuações na pressão arterial e na frequência cardíaca. A estabilidade cardiovascular melhora mediante sedação crescente com sulfato de magnésio IV (concentração plasmática de 2 a 4 mmol/L ou titulada em relação ao desaparecimento do reflexo patelar), morfina, fentanil ou outros sedativos. Além disso, podem ser necessários fármacos que atuam especificamente sobre o sistema cardiovascular (p. ex., esmolol, antagonistas do cálcio e agentes inotrópicos). Os fármacos de ação curta que possibilitam uma rápida titulação são preferidos; deve-se ter cuidado particular quando se administram β-antagonistas de ação mais longa, visto que o seu uso tem sido associado à parada cardíaca hipotensiva.

As complicações decorrentes do tratamento são comuns e incluem tromboflebite associada à injeção de diazepam, pneumonia associada ao ventilador, infecções de acesso venoso central e septicemia. Em alguns centros, a profilaxia contra a trombose venosa profunda e o tromboembolismo é rotineira.

A recuperação do tétano pode levar 4 a 6 semanas. Os pacientes precisam receber um ciclo primário completo de vacinação, visto que a toxina tetânica é pouco imunogênica e a resposta imune após a infecção natural é inadequada.

TABELA 152-1 ■ Fatores associados a um prognóstico desfavorável no tétano

Tétano adulto	Tétano neonatal
> 70 anos de idade	Idade mais jovem, nascimento prematuro
Período de incubação < 7 dias	Período de incubação < 6 dias
Curto período de tempo entre o primeiro sintoma e a internação	Demora na internação
Puerperal, intravenoso, pós-operatório, local de entrada de queimadura	Capim usado para cortar o cordão umbilical
Período de início[a] < 48 h	Baixo peso ao nascer
Frequência cardíaca > 140 batimentos/min[b]	Febre na internação
Pressão arterial sistólica > 140 mmHg[b]	
Doença grave ou espasmos[b]	
Temperatura > 38,5°C[b]	

[a]Tempo decorrido entre o primeiro sintoma e o primeiro espasmo generalizado.
[b]Na internação.

PROGNÓSTICO

O rápido desenvolvimento do tétano está associado a doença mais grave e prognóstico desfavorável; é importante registrar o momento de início e a duração do período de incubação. Modelos mais sofisticados revelaram outros preditores importantes de prognóstico (Tab. 152-1). Em muitos adultos, particularmente em idosos, a sobrevivência ao tétano está associada com redução das medidas de desfecho funcional em longo prazo. Estudos realizados em crianças e recém-nascidos sugeriram maior incidência de sequelas neurológicas. Os recém-nascidos podem correr risco aumentado de incapacidades de aprendizagem, problemas de comportamento, paralisia cerebral e surdez.

PREVENÇÃO

A prevenção do tétano é obtida por meio de tratamento adequado da ferida e imunização (Cap. 123). Nos recém-nascidos, o uso de práticas limpas e seguras de parto e cuidados do cordão umbilical, bem como a vacinação materna, são essenciais. As diretrizes da OMS para a vacinação contra tétano consistem em uma série primária de três doses para lactentes, doses de reforço aos 4 a 7 e 12 a 15 anos de idade e um reforço na idade adulta. Nos Estados Unidos, o CDC sugere uma dose adicional com 15 a 18 meses de idade e reforços com 11 a 12 anos e a cada 10 anos depois disso. Para aqueles com a série de vacinação primária incompleta na infância, estão publicados esquemas vacinais específicos de "resgate". Para aqueles com 7 anos de idade ou mais, a recomendação é de uma série primária de três doses com intervalo de 4 semanas entre as primeiras duas doses, seguidas por um reforço 6 a 12 meses depois. Os esquemas de resgate para as crianças com menos de 7 anos envolvem uma série primária de quatro doses da vacina contendo toxoide tetânico se a criança tiver menos de 12 meses quando a primeira dose for administrada ou de três doses nas crianças com mais de 12 meses na primeira dose.

As recomendações padrões da OMS para prevenção do tétano materno e neonatal exigem a administração de duas doses de toxoide tetânico com intervalo de pelo menos 4 semanas para mulheres grávidas previamente não vacinadas. Uma terceira dose deve ser administrada 6 meses depois, seguida por uma dose nas gestações subsequentes (ou intervalos de pelo menos 1 ano) até um total de cinco doses para fornecer imunidade por longo prazo. Todavia, em áreas de alto risco, uma abordagem mais intensiva foi bem-sucedida, na qual todas as mulheres de idade reprodutiva recebem uma série primária, juntamente com educação sobre práticas seguras de parto e pós-natal.

Os indivíduos que sofrem feridas sujeitas a tétano devem ser imunizados se o seu estado de vacinação for incompleto ou desconhecido ou se o último reforço foi administrado há mais de 10 anos. Os pacientes com estado de vacinação inadequado que têm feridas não classificadas como limpas ou mínimas também devem receber imunização passiva com TIG. Recomenda-se a administração de toxoide tetânico juntamente com toxoide diftérico em uma preparação com ou sem pertússis acelular: DTaP para crianças com < 7 anos de idade, Td para crianças de 7 a 9 anos e Tdap para crianças de > 9 anos e adultos.

No início da década de 1980, o tétano causava mais de 1 milhão de mortes por ano, sendo responsável por uma porcentagem estimada de 5% de mortes maternas e 14% de todas as mortes neonatais. Em 1989, a World Health Assembly adotou uma resolução para eliminar o tétano neonatal no ano 2000. A eliminação foi definida como < 1 caso/1.000 nascimentos vivos em cada distrito de cada país. Em 1999, a eliminação ainda precisava ser alcançada em 57 países, e o prazo foi prorrogado até 2005, com a meta adicional de eliminar o tétano materno (que ocorre durante a gravidez ou dentro de seis semanas após o seu término). A ratificação das Millennium Development Goals, em particular a meta 4 (alcançar uma redução de dois terços na taxa de mortalidade entre crianças com menos de 5 anos de idade), concentrou maior atenção para a redução de mortes por doenças possíveis de prevenir com vacinas, em particular nas primeiras 4 semanas de vida. O objetivo era alcançar a eliminação do tétano materno e neonatal até 2020, mas, até dezembro de 2020, 12 países ainda não tinham alcançado este objetivo.

Como a vacinação diminui a incidência de tétano neonatal em 94%, segundo estimativas, a vacinação das mulheres grávidas com duas doses de toxoide tetânico, com intervalo de pelo menos 4 semanas, tem sido o principal método de eliminação do tétano materno e neonatal. Em algumas áreas, todas as mulheres de idade reprodutiva foram consideradas, como maneira de aumentar a cobertura de vacinação. Além disso, programas educativos ressaltaram a melhora da higiene durante o processo do parto, uma intervenção que por si só se calcule que reduza a mortalidade por tétano neonatal em até 40%.

Os dados mais recentes disponíveis mostram que foi feito um progresso significativo: nos últimos anos, 47 países obtiveram a eliminação do tétano materno e neonatal, incluindo China, Índia e Indonésia. No mundo inteiro, as mortes causadas por tétano neonatal caíram em 96% entre 1990 e 2015; nesse último ano, com 72% das mães recebendo pelo menos duas doses da vacina contendo toxoide tetânico e uma estimativa de 34 mil mortes por tétano neonatal, principalmente na África e no sudeste da Ásia. Apesar desse sucesso relativo, os programas de imunização precisam ser contínuos, visto que não existe nenhum efeito de imunidade de grupo contra o tétano, e a contaminação do solo e das fezes por *C. tetani* é disseminada.

A taxa de cobertura da vacinação primária em lactentes (três doses de DTP) é de 86%, mas as taxas para os reforços subsequentes necessários no longo prazo para a proteção não são conhecidas. Não há iniciativas dedicadas na saúde pública, e os relatos continuados de séries de casos consideráveis na literatura médica sugerem que o tétano continua a impor uma carga significativa na saúde global.

LEITURAS ADICIONAIS

Borrow R et al: The immunological basis for immunization series. Module 3: Tetanus update 2018. Edited by Vaccines and Biologicals Immunization. World Health Organization, 2018.

Kyu HH et al: Mortality from tetanus between 1990 and 2015: Findings from the global burden of disease study 2015. BMC Public Health 17:179, 2017.

Rodrigo C et al: Pharmacological management of tetanus: An evidence-based review. Crit Care 18:217, 2014.

Yen LM, Thwaites CL: Tetanus. Lancet 393:1657, 2019.

SITES

Centers for Disease Control and Prevention: Pink Book. Tetanus. 1997. *www.cdc.gov/vaccines/pubs/pinkbook/downloads/tetanus.pdf.*

Health Protection Agency: Tetanus: Information for health professionals. 2013. *www.gov.uk/government/publications/tetanus-advice-for-health-professionals.*

Organização Mundial da Saúde: Maternal and neonatal tetanus (MNT) elimination. *www.who.int/immunization/diseases/MNTE_initiative/en/.*

153 Botulismo

Carolina Lúquez, Jeremy Sobel

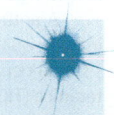

O botulismo é uma doença rara e potencialmente fatal caracterizada por paralisias de nervos cranianos e paralisia flácida simétrica descendente. Foram descritas quatro formas de botulismo de ocorrência natural: botulismo alimentar, botulismo do lactente, botulismo de feridas e colonização intestinal do adulto. Outras formas de botulismo incluem o botulismo iatrogênico e o botulismo inalatório. O tratamento efetivo depende do diagnóstico clínico precoce.

ETIOLOGIA E PATOGÊNESE

O botulismo é causado por neurotoxinas botulínicas (BoNTs, de *botulinum neurotoxins*), as quais são produzidas por *Clostridium botulinum*. Raras cepas de *Clostridium butyricum* e *Clostridium baratii* também podem produzir BoNTs. Sete sorotipos distintos de BoNTs (A a G) estão bem caracterizados; há relatos de que os sorotipos A, B, E e F causam doença em humanos. Novos sorotipos – BoNT/FA (ou H ou HA), BoNT/En e BoNT/X – foram propostos, mas a comunidade científica ainda não chegou a um consenso sobre se cada um deles representa um novo sorotipo ou uma combinação de sorotipos conhecidos, como no caso de BoNT/FA (ou H ou HA), ou se representam toxinas verdadeiras ou proteínas do tipo botulínicas, como no caso de BoNT/En e BoNT/X. As BoNTs são codificadas pelo gene *bont*, o qual também é diverso em sua sequência de ácido desoxirribonucleico (DNA, de *deoxyribonucleic acid*). Pelo menos 40 subtipos únicos de BoNT foram identificados dentro dos sorotipos A, B, E e F. Por definição, uma variante de BoNT representa um novo subtipo quando sua sequência de aminoácidos difere em pelo menos 2,6% daquela de todos os subtipos conhecidos dentro daquele sorotipo em particular. Embora 2,6% seja um limite arbitrário, esse número forneceu a base para as designações de subtipos genéticos na última década, auxiliando na classificação das BoNTs à medida que novas sequências de DNA ou aminoácidos se tornam publicamente disponíveis. Além disso, em geral os genes *bont* se encontram dentro de dois tipos de agregados de genes. Um tipo inclui os genes *ha* que codificam proteínas hemaglutininas e facilitam a absorção de toxinas através das barreiras epiteliais. O outro tipo de agregado inclui os genes *orfX* que codificam proteínas com funções desconhecidas. Ambos os tipos de agregados incluem um gene *ntnh* que codifica uma proteína não hemaglutinina e não tóxica. Foi proposto que essas proteínas acessórias formam um complexo com as BoNTs e as protegem contra a atividade proteolítica externa.

Apesar de sua variabilidade estrutural, todas as BoNTs têm mecanismos de ação semelhantes: elas têm como alvo os neurônios e bloqueiam a neurotransmissão ao clivarem proteínas da família SNARE no hospedeiro, com a consequente inibição da liberação de acetilcolina. As BoNTs são metaloproteases compostas por uma cadeia leve e uma cadeia pesada. A cadeia leve tem atividade catalítica, e a cadeia pesada contém um domínio de translocação e um domínio de ligação ao receptor. O domínio de ligação ao receptor da cadeia pesada faz a mediação da ligação neuroespecífica das BoNTs, o que leva à sua internalização em compartimentos endocíticos. A interação do domínio de translocação da cadeia pesada com a membrana das vesículas endocíticas leva à translocação da cadeia leve para dentro do citosol. Uma vez no citosol, a cadeia leve cliva proteínas específicas da família SNARE. Os sorotipos A e E clivam a SNAP-25; os sorotipos B, D, F e G clivam a VAMP; e o sorotipo C cliva a SNAP-25 e a sintaxina. A clivagem de qualquer dessas proteínas perturba a montagem dos complexos de fusão sináptica, e essa alteração inibe a fusão da membrana da vesícula sináptica contendo acetilcolina com a membrana celular neuronal. Clinicamente, o resultado é a paralisia flácida dos músculos voluntários. A ligação irreversível das BoNTs a seus alvos tem uma consequência clínica: uma vez ocorrida a ligação à toxina, a paralisia resultante persiste por semanas ou meses, até que a terminação nervosa tenha sido regenerada.

As BoNTs são produzidas por *C. botulinum* e por algumas cepas de *C. butyricum* e *C. baratii*, que são bactérias anaeróbias Gram-positivas, formadoras de esporos e com formato de bastonete. Sob a maioria das condições ambientais, *C. botulinum* existe como esporos resistentes ao calor e onipresentes no solo. Em geral, os esporos de *C. botulinum* exigem temperaturas acima daquela de fervura para que sua destruição seja garantida; sua resistência térmica aumenta em condições de pH mais alto e com menor conteúdo de sal. Os esporos presentes em alimentos podem sobreviver à maioria dos métodos de preservação e, se as condições permitirem, podem germinar e produzir BoNTs em quantidades suficientes para causar doença.

As BoNTs estão entre as substâncias mais tóxicas conhecidas. Quantidades extremamente pequenas de BoNT podem causar doença grave e morte. A gravidade da doença varia conforme a dose, o sorotipo e a via de exposição. A dose letal da BoNT em seres humanos não é conhecida, mas pode ser estimada por extrapolação dos dados de toxicidade de estudos em animais. A dose letal humana estimada de BoNT adquirida por via intravenosa (IV) ou intramuscular (IM) é de 0,1 a 1 ng/kg de peso corporal. A dose letal humana de BoNT adquirida por inalação de toxinas aerossolizadas é estimada em 1 a 75 ng/kg. O grau de toxicidade da BoNT adquirida por via oral é estimada como muito menor: 0,1 a 1 μg/kg.

Conforme citado anteriormente, são conhecidas quatro formas de ocorrência natural e duas formas não naturais do botulismo. O botulismo alimentar é causado pela ingestão de alimentos contaminados com BoNT. O botulismo de feridas ocorre quando esporos de espécies de *Clostridium* produtoras de BoNT contaminam uma ferida e germinam, multiplicam-se e produzem toxinas. O botulismo do lactente é causado por espécies de *Clostridium* produtoras de BoNT que colonizam o trato intestinal de lactentes ≤ 1 ano de idade. A colonização intestinal em adultos é semelhante ao botulismo do lactente, mas afeta pessoas com > 1 ano de idade. O botulismo iatrogênico ocorre quando um paciente que recebe injeções de BoNT experimenta sinais de botulismo sistêmico. As BoNTs também podem ser aerossolizadas e usadas como arma biológica, penetrando no corpo humano por inalação.

Botulismo alimentar O botulismo alimentar é a forma mais comumente relatada em muitos países. Todo caso de botulismo alimentar representa uma emergência de saúde pública devido ao potencial para causar surtos. O botulismo alimentar é uma intoxicação em que é ingerido um alimento contendo a toxina pré-formada. Os esporos de espécies de *Clostridium* produtoras de BoNT são onipresentes no solo e podem ser encontrados em vegetais e em outros alimentos. *Clostridium botulinum* tipo E é comumente encontrado em ambientes e em animais aquáticos. Como os esporos são encontrados em muitos alimentos, a preparação ou o armazenamento impróprios podem produzir a confluência de condições que permite a germinação e o crescimento de espécies de *Clostridium* produtoras de BoNT, o que acaba resultando na produção de BoNT. Tanto historicamente como no presente, os alimentos enlatados são motivo de preocupação por criarem ambientes anaeróbios. Para que esses alimentos sejam seguros, há necessidade de procedimentos adequados de processamento em condições de calor e pressão suficientes para inativar os esporos de *Clostridium*, junto com acidez, salinidade ou outros métodos de preservação suficientes para limitar o crescimento do microrganismo e sua produção de BoNT. Alimentos com baixa acidez, como milho, pimenta, batata e beterraba, representam um risco maior. Uma série de surtos de botulismo a partir de alimentos enlatados no início do século XX resultou na padronização dos métodos de envase em latas e na promulgação e aplicação dos códigos de segurança de produção. O consumo de peixe ou de outros alimentos de origem marinha pode causar botulismo se forem preparados ou conservados de maneira inadequada. A maioria dos casos de botulismo nos Estados Unidos é causada por vegetais enlatados em casa, como os feijões verdes; porém, os alimentos preparados comercialmente, incluindo caldo de galinha, suco de cenoura, molho de pimenta para cachorro-quente e queijo *nacho*, também foram implicados em surtos recentes. Produtos de peixes e mamíferos marinhos tradicionalmente preparados por nativos e indígenas do Alasca são a principal fonte de botulismo no Alasca e no Canadá.

Botulismo de feridas O botulismo de feridas é causado pela germinação e pelo crescimento de esporos de *C. botulinum* em uma ferida ou tecido necrótico onde eles produzem BoNT, a qual penetra na circulação e produz doença sistêmica. Poucos casos de botulismo de feridas foram descritos nos Estados Unidos até 1981, quando o primeiro caso associado ao uso de drogas injetáveis foi relatado. Desde então, os casos de botulismo devido ao uso de drogas injetáveis, especialmente em associação com a injeção subcutânea ou tecidual (*skin popping*) de heroína de "alcatrão preto", aumentaram substancialmente nos Estados Unidos. A heroína de "alcatrão preto" foi introduzida nos Estados Unidos na década de 1970 e, desde o fim da década de 1980, tornou-se a forma predominante de heroína ao oeste do Rio Mississippi. A heroína de "alcatrão preto" é contaminada por subprodutos do processo de manufatura, adulterantes e diluentes e, assim, é considerada como a fonte mais provável de esporos de *C. botulinum*. Nas últimas décadas, os poucos casos de botulismo de feridas não associados com o uso de drogas injetáveis foram associados a acidentes automobilísticos, ferimentos de espingarda, feridas de fratura exposta e ferimentos penetrantes causados por objetos contaminados.

Botulismo do lactente O botulismo do lactente é a forma mais comum de botulismo nos Estados Unidos. Ele afeta lactentes ≤ 1 ano de idade, com uma média de idade no começo da doença de 14 semanas. Foi sugerido que a microbiota intestinal de lactentes pode induzir à suscetibilidade ao botulismo; modelos animais parecem apoiar essa ideia. Os esporos de espécies de *Clostridium* produtoras de BoNT podem entrar no corpo pela ingestão. Os esporos altamente resistentes sobrevivem à passagem pelo estômago e colonizam o intestino, onde germinam, crescem e produzem BoNT *in situ*. Os lactentes continuam excretando *C. botulinum* durante semanas após a recuperação clínica. Já foram encontrados esporos de espécies de *Clostridium* produtoras de BoNT no mel. O consumo de mel tem sido epidemiologicamente implicado no botulismo do lactente; assim, não se deve oferecer mel a bebês com ≤ 1 ano de idade. Porém, a exposição ao mel explica apenas uma pequena proporção dos casos. Como os esporos são encontrados na poeira e no solo, a maioria dos pacientes com botulismo do lactente provavelmente adquire as espécies de *Clostridium* produtoras de BoNT ao deglutir partículas de poeira. Ainda não se sabe o porquê de apenas algumas dezenas de lactentes serem afetados a cada ano quando presumivelmente a maioria dos lactentes ingere regularmente esporos de *Clostridium*.

Botulismo intestinal do adulto Da mesma forma que o botulismo do lactente, a colonização intestinal do adulto é causada por esporos de espécies de *Clostridium* produtoras de BoNT que colonizam o intestino delgado, crescem e produzem BoNT *in situ*. Embora os esporos sejam rotineiramente ingeridos e excretados por seres humanos, o trato intestinal do adulto não possibilita a germinação dos esporos e a produção de toxinas sob as circunstâncias normais. A colonização intestinal do adulto geralmente está associada a anormalidades anatômicas congênitas, cirurgia gastrintestinal ou uso prolongado de antibióticos, o que pode alterar a microbiota intestinal normal e facilitar a colonização por espécies de *Clostridium* produtoras de BoNT. Embora essas condições associadas sejam relativamente comuns, menos de 30 casos de colonização intestinal do adulto foram relatados no mundo todo.

Botulismo iatrogênico O botulismo iatrogênico ocorre em pacientes que recebem injeções de doses altas de BoNT para o tratamento de complicações musculares relacionadas a condições como a paralisia cerebral e a distonia espástica. As pequenas doses de toxina botulínica utilizadas para a eliminação de rugas na prática dermatológica não costumam ser suficientes para causar doença sistêmica. Em 2004, ocorreu nos Estados Unidos um surto de quatro casos causados pela injeção de um produto altamente concentrado de BoNT não aprovado para o uso com propósitos cosméticos. Da mesma forma, em 2017, ocorreu um surto de nove casos no Egito em associação com uma preparação altamente concentrada de BoNT não aprovada para o uso.

Botulismo inalatório As BoNTs foram transformadas em arma por programas de armas biológicas de vários países no século XX. As BoNTs aerossolizadas podem ser usadas como arma biológica, exercendo seu efeito ao penetrar no corpo pela inalação. Nos Estados Unidos, as BoNTs são designadas como agentes selecionados do nível 1 – isto é, agentes que apresentam o maior risco de uso deliberado com potencial significativo para casualidades em massa ou efeitos devastadores na economia, na infraestrutura crítica ou na confiança pública. Os agentes do nível 1 significam uma grave ameaça à saúde e à segurança pública. Os terroristas já tentaram usar BoNTs como arma biológica: Aum Shinrikyo, um culto japonês, tentou, sem sucesso, aerossolizar BoNT em ataques terroristas em vários locais do Japão entre 1990 e 1995.

EPIDEMIOLOGIA

Botulismo alimentar Nos Estados Unidos, o botulismo alimentar é a terceira forma mais comum de botulismo. Entre 2001 e 2017, foram notificados 326 casos de botulismo alimentar nesse país, com média de 19 casos por ano. A maioria dos casos (65%) foi causada pela BoNT de sorotipo A, a qual foi seguida em frequência pelo sorotipo E (25%). Os sorotipos B e F causaram 7 e 1% dos casos de botulismo alimentar, respectivamente. Os surtos causados pelo sorotipo E costumam ter um período de incubação mais curto; aqueles causados pelo tipo A tiveram maiores números de pacientes que necessitaram de ventilação mecânica; e aqueles causados pelo tipo B tiveram menores números de mortes.

Os casos de botulismo alimentar costumam ser esporádicos (i.e., os casos ocorrem de maneira individual), mas também podem ocorrer surtos pequenos e grandes. Entre 2001 e 2017, foram relatados cinco surtos de botulismo alimentar afetando 10 ou mais pessoas nos Estados Unidos (Tab. 153-1). Todo caso de botulismo alimentar é considerado como emergência de saúde pública, pois pode ser o primeiro de um surto envolvendo outros pacientes.

A maioria dos casos de botulismo alimentar nos Estados Unidos se deve a uma ampla variedade de vegetais envasados em casa e vegetais em conserva (p. ex., beterraba, feijões verdes, cenouras, cogumelos, aspargos, pimentas, feijões, grãos de mostarda, milho, molho de tomate, azeitonas e manteiga de abóbora), vegetais assados em papel-alumínio (p. ex., batatas e beterrabas), conservas caseiras de carnes (p. ex., atum, pé de porco em conserva, cozidos e massa em molho de carne), alimentos à base de óleo (p. ex., massa e molho pesto em conserva ou óleo caseiro com infusão de alho), chá herbáceo de chifre-de-veado, tofu caseiro fermentado, sopas de mariscos comerciais ou produtos comerciais de grãos e vegetais. No Alasca, os alimentos tradicionais dos nativos locais ligados a casos de botulismo alimentar incluíram óleo de foca, carne de foca, arenque seco em óleo de

TABELA 153-1 ■ Surtos totais de botulismo alimentar com 10 casos ou mais relatados nos Estados Unidos entre 2001 e 2017

Ano	Estado	Fonte alimentar	Número de casos confirmados
2001	Texas	Chili	16
2007	Vários estados	Molho de pimenta para cachorro-quente comercialmente enlatado	10
2015	Ohio	Conserva caseira de batatas usada para preparar salada de batatas, servida em um encontro de igreja	27
2016	Mississippi	Pruno, bebida alcoólica ilegal consumida por detentos em uma instituição federal	19
2017	Califórnia	Queijo *nacho* produzido comercialmente, vendido em uma loja de conveniência	10

foca, barbatana de foca fermentada, *stinkheads* e outras cabeças de peixe fermentadas, *stinkfish*, ovas de salmão, rabo de castor, peixe branco, ovas de peixe, beluga fermentada e carne de baleia.

Os processos comerciais de manufatura de alimentos incluem o envase de retorta, no qual as altas temperatura e pressão destroem os esporos de *Clostridium* altamente resistentes, e manipulações que inibem o crescimento bacteriano, como a acidificação ou a adição de inibidores do crescimento que impedem a germinação e o crescimento de espécies de *Clostridium* produtoras de BoNT e a produção de BoNT. Porém, os alimentos comerciais algumas vezes ainda causam botulismo se não forem seguidos ou se houver falha nos processos seguros de manufatura ou se forem usados de forma inadequada pelo revendedor ou consumidor. Por exemplo, um surto de 10 casos associados com molho comercial de pimenta para cachorro-quente ocorreu em 2007 como resultado de deficiências no processo de envase. Outros surtos associados a alimentos comerciais que ocorreram nos Estados Unidos entre 2001 e 2017 incluem um surto de 2001 com 16 casos ligados a um chili armazenado em temperatura inadequada e mais tarde servido em um evento de igreja no Texas, nos Estados Unidos, e um surto de 2006 ligado a suco de cenoura comercial, o qual incluiu quatro casos nos Estados Unidos e dois casos no Canadá. A investigação deste último surto levou à retirada do produto do mercado internacional. O suco, que não tinha açúcar, sal ou conservadores acrescentados, era armazenado em temperaturas inadequadas.

Pruno, uma bebida alcoólica ilícita produzida em prisões, causou um surto de botulismo pela primeira vez em uma prisão da Califórnia em 2004, afetando quatro prisioneiros. Em 2011, um segundo surto por pruno foi relatado e envolveu oito pacientes em uma prisão de Utah. Em 2012, dois surtos associados com pruno ocorreram em uma única prisão do Arizona, com quatro e oito casos, respectivamente. O maior surto causado por pruno ocorreu em 2016 em uma prisão do Mississippi; 31 casos foram identificados, incluindo 19 confirmados e 12 suspeitos.

Botulismo de feridas O botulismo de feridas era raro nos Estados Unidos, mas sua frequência tem aumentado nas últimas décadas, sendo agora a segunda forma mais comum de botulismo. Entre 2001 e 2017, foram relatados 372 casos de botulismo de feridas, com uma média de 22 casos por ano. A maioria dos casos (92%) foi causada por BoNT de sorotipo A, e 5%, pelo sorotipo B. A maioria dos casos (95%) ocorreu em pessoas que usavam drogas injetáveis (principalmente heroína de "alcatrão preto"), e os 5% restantes se deveram a lesões traumáticas.

Botulismo do lactente O botulismo do lactente é a forma mais comum de botulismo nos Estados Unidos. Entre 2001 e 2017, foram relatados 1.858 casos de botulismo do lactente. As BoNTs de sorotipos A e B causaram a maioria dos casos (40 e 58%, respectivamente). Apenas dois casos se deveram ao sorotipo E. Um desses dois casos foi causado por *C. botulinum* tipo E e o outro por *C. butyricum* tipo E; ambos os casos representaram os primeiros casos de botulismo do lactente nos Estados Unidos causados por esses microrganismos. Uma pequena fração (< 1%) dos casos foi causada pelo sorotipo F. É importante observar que 13 casos de botulismo do lactente foram causados por cepas de *C. botulinum* que podem produzir dois sorotipos de BoNT (A e B ou B e F).

Botulismo de outras etiologias Entre 2001 e 2017, 49 casos foram relatados como de "origem desconhecida ou de outra etiologia". Essa categoria inclui casos de botulismo confirmados em laboratório que não preenchem a definição de botulismo alimentar, do lactente ou de feridas. A maioria desses casos foi causada pelo sorotipo A (65%) e sorotipo F (25%). Acredita-se que muitos casos fossem de colonização intestinal do adulto, embora a confirmação dessa forma de botulismo nem sempre seja possível.

MANIFESTAÇÕES CLÍNICAS

O botulismo produz uma síndrome caracterizada por paralisias cranianas bilaterais que podem ser seguidas por paralisia flácida simétrica descendente que pode causar parada respiratória. Não há déficits sensoriais; os pacientes estão plenamente conscientes, com função intelectual normal, embora as paralisias de nervos cranianos possam dar a impressão errônea de alteração da consciência. O período de incubação (com base em dados dos casos de botulismo alimentar, nos quais a exposição foi identificada) é de 1 ou 2 dias, mas foi relatada a variação de 6 horas a > 7 dias. Várias revisões sistemáticas recentes reforçam as observações há muito tempo conhecidas de que a síndrome é essencialmente idêntica para todos os tipos de botulismo em pacientes de todas as idades, embora a manifestação dos sinais e sintomas típicos possa ser difícil em lactentes e crianças pequenas. Uma recente revisão sistemática de 16 casos de botulismo em gestantes relatou a mesma síndrome clínica de não gestantes. Em todas as síndromes de botulismo, a primeira manifestação neurológica costuma ser a ptose, a qual pode ser marcante. Os achados oculares de visão borrada ou diplopia franca são causados por paralisia da musculatura extraocular devido a paralisias dos nervos cranianos III, IV e VI. Uma face plana, de aspecto jovial sem rugas e sem expressão é produzida pela paralisia do nervo craniano VII (nervo facial). A disartria também é uma manifestação proeminente. A regurgitação oral e nasal de alimentos ou bebidas é causada por paralisia do nervo craniano IX (nervo glossofaríngeo). O sistema autonômico pode ser afetado, produzindo anidrose que se manifesta como eritema e dor faríngea severa que tem sido confundida com faringite; paradoxalmente, outros pacientes experimentam incapacidade de controlar as secreções orais abundantes. A disfunção autonômica pode produzir instabilidade hemodinâmica, necessitando de monitoramento. A paralisia de nervo craniano pode produzir flacidez da musculatura faríngea, causando colapso da via aérea e parada respiratória precocemente na evolução da doença, enquanto a redução na função da musculatura acessória e do diafragma pode causar comprometimento respiratório após horas ou dias. As paralisias de nervos cranianos podem ser seguidas por paralisia flácida simétrica descendente dos músculos do pescoço, dos ombros, dos membros superiores e dos membros inferiores; os grupos musculares proximais de cada membro são afetados antes dos grupos musculares distais.

Uma análise recente de 332 casos de botulismo nos Estados Unidos encontrou as seguintes frequências de sintomas relatados pelos pacientes: dificuldade para deglutir (86%), fadiga (85%), visão borrada (80%), fala arrastada (78%), visão dupla (76%), falta de ar (65%) e boca seca (62%). A análise também relatou as seguintes frequências de sinais observados: temperatura corporal afebril (99%), paralisia descendente (93%), estado orientado e alerta (93%), ptose (81%), fraqueza de membros (78%), reflexo palatal reduzido (54%), paralisia facial (47%) e pupilas dilatadas. A intubação e a ventilação mecânica foram necessárias em 66% dos pacientes. Esses achados são semelhantes aos relatados em muitas séries menores. Raramente, são relatadas paralisias assimétricas de nervos cranianos ou de músculos distais, e, pelo menos em alguns casos (especialmente aqueles descritos em relatos baseados em abstrações do prontuário), isso pode refletir um exame neurológico incompleto ou incompletamente registrado. Apesar do sensório intacto, sintomas como ptose, disartria e instabilidade da marcha podem ser confundidos com diminuição da consciência e falta de coordenação, podendo ser erroneamente atribuídos à intoxicação por álcool ou por outras substâncias. Parestesias têm sido relatadas em alguns pacientes; essas sensações não são explicadas pela atividade conhecida da toxina botulínica. Pode haver paralisia do diafragma e dos músculos acessórios da respiração, produzindo comprometimento respiratório. Os reflexos tendíneos distais diminuem de forma simétrica. Ocorre constipação devido à paralisia intestinal em quase todos os pacientes. Náuseas e vômitos podem ocorrer no botulismo alimentar, precedendo os sintomas neurológicos. Não se sabe se essas manifestações são causadas pela BoNT, por outros produtos das espécies de *Clostridium* produtoras de BoNT ou por contaminantes em alimentos. Esses sintomas gastrintestinais não foram relatados no botulismo de feridas.

Nos pacientes não tratados durante as primeiras horas a dias após o início da doença, a morte é causada por obstrução das vias aéreas por paralisia dos músculos da faringe e volume corrente inadequado, devido à paralisia do diafragma e dos músculos ventilatórios acessórios. A combinação de face sem expressão por paralisia de nervos cranianos e imobilidade por paralisia dos músculos voluntários pode dar aos pacientes com botulismo um aspecto plácido que mascara a agitação esperada pelo desconforto respiratório. O comprometimento respiratório ocorre precocemente na evolução da doença em uma proporção substancial de pacientes: a maior revisão sistemática da literatura até hoje sobre casos de botulismo alimentar e de feridas (402 pacientes) relatou que o tempo médio entre o início dos sintomas e a hospitalização era de 2 dias e que, no momento da internação hospitalar, 42% dos pacientes tinham sintomas respiratórios; entre esses pacientes, 42% não apresentavam fraqueza de extremidades. Na mesma revisão, 87% dos pacientes que necessitaram de ventilação mecânica foram intubados durante os primeiros 2 dias da hospitalização. A gravidade da doença varia muito entre os pacientes, sendo provavelmente definida pela dose da toxina à qual o paciente foi exposto. Sem tratamento, alguns pacientes não progridem além da ptose e da paralisia leve em um ou dois nervos cranianos; outros experimentam paralisias fulminantes de nervos cranianos e progressão rápida da paralisia flácida descendente que acaba afetando a maioria ou todos os músculos voluntários, além de insuficiência respiratória que necessita de intubação e ventilação mecânica em questão de horas.

Os diferentes sorotipos de BoNT estão associados a variações na síndrome do botulismo. A BoNT tipo A está associada à progressão mais rápida da doença, a comprometimento respiratório e ventilação mecânica mais frequentes e a uma maior duração da paralisia. O tipo B está associado a uma síndrome mais leve, com paralisia menos grave e de duração mais curta. A intoxicação com o tipo F de ocorrência rara produz uma síndrome de paralisia rapidamente progressiva que costuma levar à insuficiência respiratória, com recuperação mais rápida do que com outros tipos de toxinas. Porém, todos os tipos de toxinas que causam doença em seres humanos podem causar doença grave; a abordagem clínica é a mesma para todos.

A paralisia do botulismo pode demorar semanas ou meses – o tempo necessário para a regeneração das terminações nervosas afetadas e a recuperação da função da musculatura voluntária. Em pacientes com comprometimento grave de paralisia extensa, o manejo consiste em cuidados intensivos protraídos, com detecção e tratamento de outros riscos não específicos do botulismo, como a pneumonia associada ao ventilador, as úlceras de decúbito e o trauma psicológico. Nos Estados Unidos, mais de 95% dos pacientes com botulismo não de lactentes se recuperam; a alta hospitalar costuma ser seguida por cuidados protraídos de reabilitação. A taxa de sobrevida para o botulismo do lactente é próxima de 100%.

DIAGNÓSTICO CLÍNICO E CONFIRMAÇÃO LABORATORIAL

O rápido diagnóstico clínico é fundamental. Um recurso diagnóstico para o botulismo, "Clinical Criteria to Trigger Suspicion of Botulism", foi publicado por consultores em botulismo no Centers for Disease Control and Prevention (CDC; disponível em *https://academic.oup.com/cid/article/66/suppl_1/S38/4780423*). A paralisia do botulismo dura semanas a meses, e a administração de antitoxina botulínica (ATB) de origem equina – a terapia específica para interromper a progressão da paralisia – depende do diagnóstico correto. Neste momento, a confirmação laboratorial do botulismo, a qual pode necessitar de ≥ 24 horas, deve ocorrer em um laboratório de saúde pública especializado. Assim, o tratamento efetivo em tempo hábil depende do diagnóstico clínico rápido do botulismo em um paciente com achados clínicos compatíveis. Um médico que suspeite de botulismo não de lactentes em um paciente deve fazer contato imediato com o atendimento de emergência 24 horas do departamento de saúde local. Nos Estados Unidos, o estado irá conectar o médico com um consultor clínico de botulismo no CDC (ou, no Alasca e na Califórnia, no departamento de saúde local), o qual irá revisar o caso com o médico, auxiliar no envio das amostras adequadas para o laboratório de saúde pública para o diagnóstico definitivo e, quando indicado, preparar o envio imediato da ATB sem custos a partir dos estoques federais. Um médico que suspeite de botulismo do lactente em um paciente deve fazer contato imediato com o médico de plantão no Infant Botulism Treatment and Prevention Program, o qual irá fornecer consultoria, auxiliar na coleta de amostras e, quando indicado, ajudar na provisão de antitoxina botulínica (BabyBIG) de origem humana, um tratamento específico aprovado para o botulismo do lactente.

O exame neurológico é fundamental para o diagnóstico clínico, pois ele prontamente revela os déficits de nervos cranianos que invariavelmente estarão presentes no botulismo e se concentra no diagnóstico diferencial. Em princípio, a síndrome distinta de paralisias cranianas bilaterais e paralisia flácida descendente em um paciente plenamente consciente deve sugerir o diagnóstico e levar ao tratamento rápido do botulismo. A apresentação de dois ou mais pacientes com essa síndrome é quase patognomônica, pois outras doenças consideradas durante o diagnóstico diferencial de botulismo não produzem surtos. Porém, na prática, os casos esporádicos (isolados) de botulismo são erroneamente diagnosticados, e algumas vezes o diagnóstico passa despercebido mesmo em casos de surtos. Em parte, essas falhas podem ser causadas pela raridade do botulismo e pela pouca familiaridade do médico com a sua apresentação. Uma possível causa de diagnósticos errados é a falha em realizar um exame neurológico completo; de fato, a revisão de alguns prontuários de pacientes com botulismo revela a documentação do primeiro exame neurológico, o qual sugere o diagnóstico correto, apenas dias após a admissão hospitalar. Conforme citado anteriormente, a combinação de ptose, disartria e percepção de instabilidade da marcha por paralisia muscular em alguns casos pode ser erroneamente interpretada como intoxicação por álcool ou outras substâncias. Em outros casos, o botulismo rapidamente progressivo pode resultar em colapso faríngeo e comprometimento respiratório relativamente cedo na evolução, levando a equipe clínica a se concentrar no manejo da via aérea e em diagnósticos primariamente respiratórios, adiando a avaliação neurológica.

Os exames clínicos padronizados, incluindo exames de sangue e radiologia, não são úteis no diagnóstico de botulismo. Diferentemente dos achados na síndrome de Guillain-Barré (SGB; ver adiante), os valores do líquido cerebrospinal (LCS) na punção lombar – e especificamente o nível de proteínas – costumam ser normais no botulismo. O nível de proteínas no LCS pode estar muito discretamente elevado em uma minoria dos casos de botulismo. O fato de o botulismo não produzir achados anormais nos exames de imagem pode ajudar a descartar raros acidentes vasculares cerebrais (AVCs) de artéria basilar que produzem sintomas não lateralizantes. O teste com edrofônio ajuda a descartar a miastenia *gravis*. A eletromiografia, quando realizada por um profissional experiente, pode ajudar a apoiar o diagnóstico. O botulismo é indicado por achados consistentes com bloqueio da junção neuromuscular, condução axonal normal e potencialização com a estimulação repetitiva rápida nos músculos afetados.

Após um exame neurológico revelar as paralisias de nervos cranianos do botulismo e qualquer paralisia flácida bilateral adicional, o diagnóstico diferencial pode incluir SGB, miastenia *gravis*, síndrome de Lambert-Eaton e paralisia por carrapatos. As condições menos prováveis incluem intoxicação por tetrodotoxina ou frutos do mar, paralisia associada a antimicrobianos e intoxicações mais raras. Uma história e um exame físico cuidadosos podem ajudar a estreitar a gama de diagnósticos. A SGB é uma polineuropatia desmielinizante autoimune rara (cerca de 1 caso a cada 100 mil habitantes por ano nos Estados Unidos) que ocorre após infecções agudas por *Campylobacter jejuni*, alguns vírus e outras bactérias. Em 95% dos casos, a SGB se apresenta como uma paralisia ascendente. Relatos recentes do Peru indicam surtos maciços de SGB de causa desconhecida, desafiando a noção prévia de que as outras condições que causam paralisia flácida, com exceção do botulismo, ocorrem apenas como casos esporádicos. Os 5% de casos de SGB que se apresentam como a variante de Miller Fisher se caracterizam pela tríade de oftalmoplegia, ataxia e arreflexia, o que pode lembrar a paralisia descendente inicial. O nível de proteínas no LCS está elevado na SGB, mas o aumento pode ocorrer dias após o início dos sintomas; assim, níveis normais de LCS devem considerar a duração dos sintomas, e pode haver necessidade de repetir a punção lombar. A eletromiografia realizada por um profissional experiente pode detectar achados indicativos de SGB,' e não de botulismo. Um teste com edrofônio fortemente positivo, com ou sem a presença de autoanticorpos, confirma a miastenia *gravis*; testes positivos limítrofes com edrofônio têm sido relatados em pacientes com botulismo. Na maioria dos pacientes com AVC, o exame físico deve revelar paralisia assimétrica e sinais do neurônio motor superior; os exames de imagem cerebrais podem ajudar a revelar raros AVCs basilares que podem produzir paralisias bulbares simétricas. A história e o exame físico devem descartar a síndrome de Lambert-Eaton, a qual se caracteriza por fraqueza proximal nos membros em pacientes com câncer avançado.

Os testes laboratoriais confirmam o botulismo diagnosticado clinicamente e determinam o sorotipo de BoNT que causa a doença. Além disso, os testes laboratoriais podem confirmar os dados epidemiológicos ao demonstrar a presença de BoNT no alimento suspeito. Os casos de botulismo são confirmados pelo laboratório quando a BoNT é identificada em amostras de soro ou fezes ou quando espécies de *Clostridium* produtoras de BoNT são isoladas em amostras de fezes ou culturas de feridas. A identificação de BoNT pré-formada em alimentos consumidos pelos pacientes também confirma o botulismo alimentar.

O padrão-ouro para a identificação e a sorotipagem de BoNTs em amostras clínicas ou de alimentos é o bioensaio em camundongos. O problema é que esse método altamente sensível e específico exige o uso de animais. As amostras são injetadas por via intraperitoneal (IP) nos camundongos com e sem antitoxinas; os camundongos são, então, observados por até 96 horas quanto a sinais de botulismo. Se a amostra contiver BoNT em níveis suficientes para afetar rapidamente o camundongo, os resultados podem estar disponíveis dentro de 24 horas da injeção. Baixos níveis de toxina podem produzir sinais mais tardios, de forma que o camundongo deve ser monitorado por 4 dias após a injeção. Foram desenvolvidos muitos métodos *in vitro* para a detecção de BoNTs e de espécies de *Clostridium* produtoras de BoNTs em amostras clínicas e de alimentos. Por exemplo, os laboratórios de saúde pública nos Estados Unidos podem usar o teste de reação em cadeia da polimerase em tempo real que detecta genes *bont* que codificam os sorotipos A a G. Esse teste é um método de triagem útil para determinar se há espécies de *Clostridium* produtoras de BoNTs nas culturas de amostras clínicas, mas os resultados positivos devem ser confirmados. Outro método *in vitro*, o ensaio de espectrometria em massa Endopep (Endopep-MS), é altamente sensível e específico, podendo detectar BoNT em amostras clínicas e de alimentos. A vantagem do Endopep-MS é que ele detecta BoNTs ativas e, assim, representa uma alternativa ideal para o bioensaio com camundongos. Os ensaios imunológicos podem fornecer resultados rápidos e sensíveis; sua principal limitação é que detectam antígenos, o que pode não necessariamente representar BoNTs ativas. Os ensaios *in vitro* baseados em células também são alternativas possíveis para o bioensaio com camundongos, pois detectam a atividade biológica das BoNTs.

TRATAMENTO

Botulismo

O tratamento do botulismo consiste em dois componentes: monitoramento minucioso e cuidados de suporte, incluindo a admissão a uma unidade de terapia intensiva quando indicado, e a administração de ATB, a única terapia específica para o botulismo, o mais rapidamente possível. A paralisia do botulismo pode ser rapidamente progressiva. A capacidade vital e, geralmente, os parâmetros hemodinâmicos devem ser frequentemente monitorados, sendo a ventilação mecânica instituída imediatamente quando necessário. A paralisia induzida pela BoNT dura semanas a meses, e os pacientes com paralisia extensa exigem cuidados intensivos para evitar complicações associadas à imobilização prolongada, como a pneumonia dependente do respirador, as úlceras de decúbito e o trauma psicológico. Os pacientes que se recuperaram do botulismo grave relatam que sua aparência e imobilidade geralmente leva os profissionais a supor que estejam inconscientes; como consequência, os pacientes eram algumas vezes sujeitos a procedimentos dolorosos sem aviso, além de ouvirem comentários insensíveis. Uma sinalização deve lembrar todos os profissionais de que os pacientes com botulismo estão conscientes, mas "bloqueados". O apoio psicológico deve ser instituído para os pacientes com botulismo intubados desde o início do quadro. Com o cuidado de suporte apropriado, > 95% dos pacientes com botulismo nos Estados Unidos se recuperam, mesmo sem a terapia antitoxina; porém, a antitoxina, se prontamente administrada, pode reduzir, de forma substancial, a extensão e a duração da doença (ver adiante).

A ATB é o único tratamento específico para o botulismo. A antitoxina evita a progressão da paralisia, mas não reverte a paralisia existente. Se administrada suficientemente cedo na evolução da doença, ela pode impedir o comprometimento respiratório, evitar a intubação e a ventilação mecânica e prevenir a paralisia prolongada e a hospitalização com suas complicações associadas. Assim, é fundamental administrar a antitoxina o mais cedo possível. Uma recente revisão sistemática e metanálise da literatura abrangendo quase um século da literatura publicada sobre pacientes com botulismo de não lactentes confirmou os achados conhecidos de estudos menores ao demonstrar taxas de mortalidade significativamente reduzidas entre os pacientes tratados com antitoxina equina, especialmente quando o tratamento era administrado dentro de 48 horas do início dos sintomas. Recentemente, outra grande revisão sistemática da literatura sobre botulismo pediátrico não de lactentes demonstrou risco de mortalidade significativamente reduzido entre crianças tratadas com a antitoxina equina. Os estudos publicados demonstraram uma redução substancial na duração e na gravidade da doença entre pacientes com botulismo do lactente tratados com a ATB de origem humana.

A ATB equina usada para tratar o botulismo não de lactentes consiste em anticorpos produzidos em cavalos imunizados com toxoides botulínicos (toxinas inativadas) e toxinas. Os anticorpos são tipo-específicos (anti-A neutraliza a BoNT tipo A, e assim por diante). A antitoxina atualmente aprovada nos Estados Unidos – ATB heptavalente – contém anticorpos contra BoNTs dos tipos A, B, C, D, E, F e G. Esses anticorpos equinos foram submetidos à desespeciação para reduzir a antigenicidade e o risco de anafilaxia a proteínas estranhas. Uma recente revisão sistemática da literatura, junto com estudos sobre o uso de ATB, indicaram que < 2% das pessoas que recebem o produto experimentam reações adversas graves. A administração de uma ampola de ATB desencadeia concentrações circulantes de antitoxinas suficientes para neutralizar níveis de toxina uma ou duas ordens de magnitude maiores que aqueles encontrados no soro da maioria dos pacientes com botulismo. Conforme citado antes, o médico que suspeita de botulismo em um paciente deve ligar imediatamente para o contato de emergência do departamento de saúde local para ser colocado em contato com um consultor clínico em botulismo que irá revisar o caso e auxiliar em seu manejo, incluindo o envio da ATB sem custos a partir dos estoques federais. A ATB utilizada para tratar lactentes, a BabyBIG, consiste em anticorpos humanos obtidos de voluntários hiperimunizados. O produto está aprovado para o tratamento do botulismo do lactente causado pelos tipos A e B, e, conforme citado antes, ele pode ser obtido por meio do Infant Botulism Treatment and Prevention Program.

Não existe nenhum tratamento profilático para o botulismo. As pessoas que podem ter sido expostas à toxina botulínica devem ser avaliadas por um médico e cuidadosamente observadas quanto ao desenvolvimento dos sintomas de botulismo. Se os sintomas aparecerem, o paciente deve ser tratado imediatamente com a ATB.

PREVENÇÃO

Não há vacina aprovada para a prevenção de botulismo. Nos Estados Unidos, uma vacina com toxoide botulínico estava disponível por meio do CDC até 2011, mas ela foi suspensa devido a uma queda na imunogenicidade de alguns sorotipos e a um aumento na ocorrência de reações locais moderadas. Atualmente, há vários candidatos a vacinas sendo estudados.

Como a maioria dos casos de botulismo alimentar é causada por alimentos envasados em casa ou preservados em casa, a prevenção do botulismo alimentar depende principalmente da preparação e da preservação adequadas que garantam a destruição dos esporos de espécies de *Clostridium* produtoras de BoNT que podem estar presentes no alimento ou da criação de um ambiente que não permita a germinação e o crescimento desses esporos, como um pH baixo ou uma baixa atividade de água. A atividade de água é uma medida de quanta água está livre, não ligada e, dessa forma, disponível para que os microrganismos usem-na para seu crescimento. Se os alimentos tiverem baixa atividade de água, significa que eles não têm muita água livre, e o crescimento de *C. botulinum* será limitado ou inibido. O uso de equipamentos de envase sob pressão e o uso de itens de limpeza adequados no processo de envase em latas podem reduzir o risco de botulismo alimentar. Entre outros recursos, o *USDA Complete Guide to Home Canning* fornece uma descrição detalhada das práticas seguras para produção de conservas caseiras. Outras maneiras de evitar o botulismo alimentar incluem a refrigeração de óleos caseiros infundidos com alho ou ervas e o descarte de quaisquer desses óleos que não tiverem sido usados após 4 dias; a manutenção de batatas assadas ou alimentos semelhantes enrolados em papel alumínio em temperaturas acima de 60 °C até serem servidos e a refrigeração das sobras; a refrigeração de alimentos enlatados ou em conserva após a abertura da embalagem; e a fervura de conservas caseiras antes do consumo, especialmente os alimentos com baixa acidez.

O botulismo de feridas acomete, em grande medida, pessoas que usam drogas injetáveis, especialmente a heroína de "alcatrão preto". O uso de práticas seguras de injeção pode ajudar a evitar o botulismo de feridas e muitas outras infecções, como as infecções pelo vírus da imunodeficiência humana (HIV, de *human immunodeficiency virus*) e pelo vírus da hepatite C. Assim, a educação dos usuários de drogas injetáveis sobre a prevenção do botulismo de feridas e de outras infecções é vital na proteção de sua saúde. Como o botulismo de feridas também pode ocorrer após lesões traumáticas, é importante manter as feridas limpas.

Os fatores de risco para o botulismo do lactente não são completamente compreendidos, mas as possíveis fontes de esporos de espécies de *Clostridium* produtoras de BoNTs incluem alimentos e poeira. Na maioria dos casos de botulismo do lactente, não se identifica qualquer fonte de esporos. O mel é o único alimento que foi identificado como um reservatório de esporos epidemiologicamente associado a espécies de *Clostridium* produtoras de BoNT. O mel não deve ser usado na alimentação de lactentes ≤ 1 ano de idade.

CONSIDERAÇÕES GLOBAIS

O botulismo tem sido relatado em todas as partes do mundo. O European Centre for Disease Prevention and Control (ECDC) relatou uma média de 110 casos de botulismo anualmente entre 2007 e 2018. Durante esse período, foram relatados 1.315 casos de botulismo em 25 países, com a maioria dos casos na Itália (311 casos), na Romênia (239 casos) e na Polônia (202 casos). O botulismo alimentar é a forma mais comum de botulismo na Europa. A maioria dos casos confirmados em laboratório na Itália, na Romênia e na Polônia foi devida à BoNT de sorotipo B. A Geórgia tem uma alta incidência de botulismo (0,9 caso a cada 100 mil habitantes) em comparação com as taxas da União Europeia (< 0,1/100.000) e dos Estados Unidos (0,01/100.000). Entre 1980 e 2002, um total de 879 casos de botulismo foram relatados na Geórgia; todos eles tratavam-se de botulismo alimentar, a maioria foi associada com vegetais em conservas caseiras, e a maioria foi causada pelo sorotipo B. Entre 1958 e 1983, 986 surtos de botulismo alimentar afetando 4.377 pessoas foram relatados na China. A maioria dos casos foi causada pelo sorotipo A e associada com produtos contendo feijões. O botulismo na Tailândia tem sido associado com brotos de bambu fermentados e soja fermentada. Em 2006, um grande surto de botulismo associado com brotos de bambu ocorreu na Tailândia e afetou 209 pessoas que frequentaram um festival local. Na América do Sul, o Brasil e a Argentina relataram vários surtos de botulismo alimentar. Por exemplo, entre 2001 e 2008, o Brasil relatou 18 surtos, a maioria deles associada com alimentos contendo carnes, como carne em conserva caseira, patê caseiro de fígado de porco e patê de fígado envasado comercialmente. Entre 1994 e 2007, a Argentina relatou 36 surtos, mais frequentemente envolvendo conservas caseiras de vegetais. Embora os relatos de botulismo alimentar na África sejam raros, foram relatados cinco surtos na África do Sul entre 1959 e 2002, com a maioria sendo causada pelo sorotipo B e estando associada com alimentos não comerciais. Além disso, um surto de 91 casos foi relatado no Egito em 1991 e foi causado pelo sorotipo E em associação a um peixe salgado tradicional.

Foram relatados casos de botulismo de feridas com mais frequência nos Estados Unidos, seguido por Reino Unido e, ocasionalmente, Itália, França e Austrália. É raro que ocorram agregados de botulismo de feridas, mas, conforme o ECDC, 23 casos de botulismo de feridas em pessoas que usavam heroína injetável foram relatados na Noruega e na Escócia entre dezembro de 2014 e fevereiro de 2015. Outros países que relataram casos de botulismo de feridas incluem Argentina, China e Equador.

Embora raramente relatados, casos de botulismo do lactente têm sido observados em todos os continentes com exceção da África. Fora dos Estados Unidos (onde houve 2.419 casos), a Argentina relatou o maior número de casos (366) e a Austrália ficou logo atrás (32) entre 1976 e 2006. Canadá, Itália e Japão também relataram um número relativamente grande de casos (27, 26 e 22, respectivamente).

LEITURAS ADICIONAIS

Centers for Disease Control and Prevention: Botulism in the United States, 1899–1996, *Handbook for Epidemiologists, Clinicians, and Laboratory Workers*. Atlanta, Centers for Disease Control and Prevention, 1998.

Centers for Disease Control and Prevention: National Botulism Surveillance. Available at *https://www.cdc.gov/botulism/surveillance.html*. Accessed September 27, 2020.

Chatham-Stephens K et al: Clinical features of foodborne and wound botulism: A systematic review of the literature, 1932–2015. Clin Infect Dis 66:S11, 2017.

European Centre for Disease Prevention and Control: *Botulism*. Available at *https://www.ecdc.europa.eu/en/botulism*. Accessed September 27, 2020.

Fleck-Derderian S et al: The epidemiology of foodborne botulism outbreaks: A systematic review. Clin Infect Dis 66:S73, 2017.

Griese SE et al: Pediatric botulism and use of equine botulinum antitoxin in children: A systematic review. Clin Infect Dis 66:S17, 2017.

Koepke R et al: Global occurrence of infant botulism, 1976–2006. Pediatrics 122:e73, 2008.

National Center for Home Food Preservation: *USDA Complete Guide to Home Canning, 2015 Revision.* Available at *https://nchfp.uga.edu/publications/publications_usda.html.* Accessed September 27, 2020.

O'Horo JC et al: Efficacy of antitoxin therapy in treating patients with foodborne botulism: A systematic review and meta-analysis of cases, 1923–2016. Clin Infect Dis 66:S43, 2017.

Peck M et al: Historical perspectives and guidelines for botulinum neurotoxin subtype nomenclature. Toxins (Basel) 9:38, 2017.

Pirazzini M et al: Botulinum neurotoxins: Biology, pharmacology, and toxicology. Pharmacol Rev 69:200, 2017.

Rao AK et al: Clinical criteria to trigger suspicion for botulism: An evidence-based tool to facilitate timely recognition of suspected cases during sporadic events and outbreaks. Clin Infect Dis 66:S38, 2017. (Also available at *https://academic.oup.com/cid/article/66/suppl_1/S38/4780423.* Accessed September 27, 2020.)

Yu PA et al: Safety and improved clinical outcomes in patients treated with new equine-derived heptavalent botulinum antitoxin. Clin Infect Dis 66:S57, 2017.

154 Gangrena gasosa e outras infecções por clostrídeos

Amy E. Bryant, Dennis L. Stevens

O gênero *Clostridium* abrange mais de 60 espécies, as quais podem ser comensais da microflora intestinal ou podem causar uma variedade de infecções nos seres humanos e animais por meio da produção de uma grande quantidade de exotoxinas proteináceas. O *C. tetani* e o *C. botulinum*, por exemplo, causam doença clínica específica por meio de toxinas únicas, porém altamente potentes. Em contrapartida, o *C. perfringens* e o *C. septicum* provocam infecções necrosantes agressivas, que são atribuíveis a múltiplas toxinas, incluindo proteases, fosfolipases e citotoxinas bacterianas.

AGENTE ETIOLÓGICO

As células vegetativas das espécies de *Clostridium* são pleomórficas, em formato de bastonete e ocorrem isoladamente ou em cadeias curtas (Fig. 154-1); as células exibem extremidades arredondadas ou, algumas vezes, pontiagudas. Embora os clostrídeos tenham uma coloração Gram-positiva nos estágios iniciais de seu crescimento, podem tornar-se, posteriormente, Gram-negativos ou variáveis quanto à sua coloração Gram durante o ciclo de crescimento ou em amostras de tecido infectado. As cepas são móveis e deslocam-se por meio de flagelos peritríquios; o *C. septicum* desloca-se em meios sólidos. As espécies imóveis incluem o *C. perfringens*, o *C. ramosum* e o *C. innocuum*. As espécies são, em sua maioria, anaeróbios obrigatórios, embora haja uma ampla variação na tolerância dos clostrídeos ao oxigênio; algumas espécies (p. ex., *C. septicum, C. tertium*) crescem, porém não esporulam no ar.

Os clostrídeos produzem mais toxinas proteicas do que qualquer outro gênero bacteriano, e foram identificadas mais de 25 toxinas de clostrídeos letais para camundongos. Essas proteínas consistem em neurotoxinas, enterotoxinas, citotoxinas, colagenases, permeases, toxinas necrosantes, lipases, lecitinases, hemolisinas, proteinases, hialuronidases, DNAses, difosfato de adenosina (ADP)-ribosiltransferases e neuraminidases. As neurotoxinas botulínicas e tetânicas são as mais potentes toxinas conhecidas, com doses letais de 0,2-10 ng/kg nos seres humanos. A toxina épsilon, uma proteína de 33-kDa produzida por *C. perfringens* dos tipos B e D, provoca edema e hemorragia no cérebro, no coração, na medula espinal e nos rins de animais. Está entre as mais letais das toxinas de clostrídeos e é considerada como agente potencial de bioterrorismo. Na atualidade, dispõe-se das sequências genômicas de alguns clostrídeos patogênicos, o que provavelmente facilitará uma abordagem abrangente para compreender os fatores de virulência envolvidos na patogênese dos clostrídeos.

EPIDEMIOLOGIA E TRANSMISSÃO

As espécies de *Clostridium* estão disseminadas na natureza, formando endosporos que costumam ser encontrados no solo, nas fezes, em detritos e nos sedimentos marinhos. A ecologia do *C. perfringens* no solo é

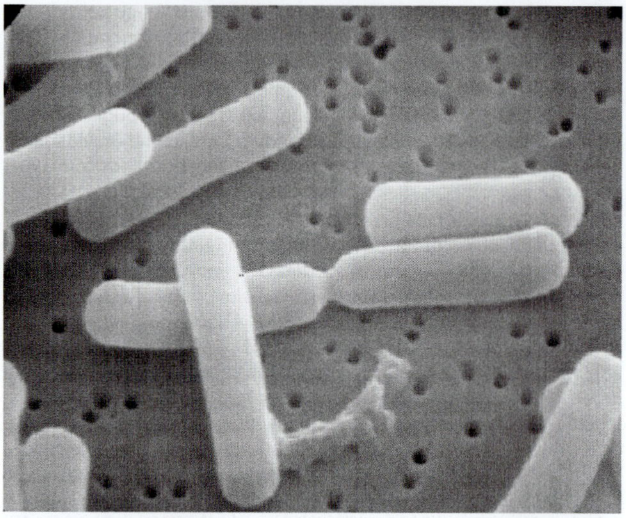

FIGURA 154-1 Micrografia eletrônica de varredura do *C. perfringens*.

acentuadamente influenciada pelo grau e pela duração da atividade pecuária em determinado local e é relevante para a incidência da gangrena gasosa causada por contaminação de feridas de guerra com solo. Por exemplo, a incidência de gangrena gasosa por clostrídeos é maior em regiões agrícolas da Europa do que no Deserto do Saara da África. De modo semelhante, as incidências do tétano e do botulismo transmitido por alimentos estão claramente relacionadas com a presença de esporos de clostrídeos no solo, na água e em muitos alimentos. Os clostrídeos são encontrados em grandes números na microbiota nativa do trato intestinal de seres humanos e animais, no trato genital feminino e na mucosa oral. É importante ressaltar que nem todos os clostrídeos comensais são toxigênicos.

As infecções causadas por clostrídeos continuam sendo um grave problema de saúde pública no mundo inteiro. Nos países em desenvolvimento, a intoxicação alimentar, a enterocolite necrosante e a gangrena gasosa são comuns, visto que uma grande porção da população é pobre e tem pouco ou nenhum acesso imediato à assistência médica. Essas infecções também continuam prevalentes nos países desenvolvidos. A gangrena gasosa costuma ocorrer após feridas por faca ou arma de fogo ou acidentes por veículos ou desenvolve-se como complicação de cirurgia ou de carcinoma gastrintestinal. As infecções graves por clostrídeos surgiram como ameaça à saúde nos usuários de drogas injetáveis e nas mulheres parturientes ou que fizeram aborto. Historicamente, a gangrena gasosa por clostrídeos foi o flagelo dos campos de batalha. A situação política global prevê outro cenário possível, envolvendo vítimas em massa da guerra ou do terrorismo, com lesões extensas propícias à gangrena gasosa. Por conseguinte, existe uma contínua necessidade de desenvolver novas estratégias para prevenir ou atenuar o curso das infecções por clostrídeos tanto em civis quanto em militares. A vacinação contra exotoxinas importantes na patogênese seria de grande benefício nos países em desenvolvimento e também poderia ser usada com segurança em populações de risco, como idosos, pacientes com diabetes que possam necessitar de cirurgia dos membros inferiores devido a traumatismo ou circulação deficiente e pacientes submetidos à cirurgia intestinal. Além disso, uma globulina hiperimune seria uma ferramenta importante para profilaxia em vítimas de lesão traumática aguda ou para atenuação da disseminação da infecção em pacientes com gangrena gasosa estabelecida.

SÍNDROMES CLÍNICAS

As infecções por clostrídeos potencialmente fatais incluem desde intoxicações (p. ex., intoxicação alimentar, tétano) até enterite/colite necrosante, bacteriemia, mionecrose e síndrome do choque tóxico (SCT). **Tétano e botulismo são discutidos nos Capítulos 152 e 153, respectivamente. A colite por *C. difficile* é discutida no Capítulo 134.**

CONTAMINAÇÃO DE FERIDAS POR CLOSTRÍDEOS

Entre as feridas traumáticas abertas, 30 a 80% são contaminadas por espécies de clostrídeos. Na ausência de tecido desvitalizado, a presença de clostrídeos não leva necessariamente à infecção. Nas lesões traumáticas, os clostrídeos são isolados com igual frequência de feridas supurativas e feridas com boa cicatrização. Por conseguinte, o diagnóstico e o tratamento da infecção por clostrídeos devem basear-se nos sinais e sintomas clínicos, e não apenas nos achados bacteriológicos.

INFECÇÕES POLIMICROBIANAS ENVOLVENDO CLOSTRÍDEOS

Espécies de clostrídeos podem ser encontradas em infecções polimicrobianas que também envolvem componentes microbianos da flora nativa. Nessas infecções, os clostrídeos com frequência aparecem em associação a anaeróbios não formadores de esporos e a microrganismos facultativos ou aeróbios. As infecções de cabeça e pescoço, a conjuntivite, o abscesso cerebral, a rinossinusite, a otite, a pneumonia por aspiração, o abscesso pulmonar, o empiema pleural, a colecistite, a artrite séptica e as infecções ósseas podem envolver clostrídeos. Essas condições costumam estar associadas à inflamação local grave, mas podem ter ausência dos sinais sistêmicos característicos de toxicidade e rápida progressão observados em outras infecções causadas por clostrídeos. Além disso, os clostrídeos são isolados de cerca de dois terços das infecções intra-abdominais em que houve comprometimento da integridade da mucosa do intestino ou do sistema respiratório. Nesse contexto, o *C. ramosum*, o *C. perfringens* e o *C. bifermentans* constituem as espécies mais isoladas. Sua presença nem sempre resulta em desfecho ruim. Os clostrídeos têm sido isolados de infecções supurativas do trato genital feminino (p. ex., abscesso ovariano ou pélvico) e de vesícula biliar acometida por doença. Embora a espécie isolada com mais frequência seja *C. perfringens*, a gangrena não é observada; entretanto, a formação de gás no sistema biliar pode levar à colecistite enfisematosa, particularmente em pacientes diabéticos. O *C. perfringens* em associação a micróbios aeróbios e anaeróbios mistos pode causar fascite necrosante tipo I ou gangrena de Fournier potencialmente fatal.

O tratamento da infecção aeróbia/anaeróbia mista do abdome, períneo ou órgãos ginecológicos deve basear-se na coloração de Gram, cultura e informação do teste de sensibilidade. Um tratamento empírico razoável consiste em ampicilina ou ampicilina/sulbactam em combinação com clindamicina ou metronidazol (Tab. 154-1). Pode ser necessária uma cobertura mais ampla contra microrganismos Gram-negativos caso o paciente tenha sido recentemente hospitalizado ou tratado com antibióticos. Pode-se efetuar essa cobertura pela substituição da ampicilina por ticarcilina/ácido clavulânico, piperacilina/sulbactam ou um antibiótico carbapenêmico ou pela adição de uma fluoroquinolona ou um aminoglicosídeo ao esquema. O tratamento empírico deve ser administrado por 10 a 14 dias ou até a obtenção de uma melhora da condição clínica do paciente.

INFECÇÕES ENTÉRICAS POR CLOSTRÍDEOS

O *C. perfringens* tipo A constitui uma das causas bacterianas mais comuns de intoxicação alimentar nos Estados Unidos e no Canadá. Os alimentos implicados incluem carne inadequadamente cozida e produtos contendo carne (p. ex., molho com caldo de carne), nos quais esporos residuais germinam e proliferam durante o resfriamento lento ou o reaquecimento insuficiente. A doença resulta da ingestão de alimento contendo pelo menos cerca de 10^8 células vegetativas viáveis, as quais esporulam no ambiente alcalino do intestino delgado, produzindo enterotoxina do *C. perfringens* no processo. A diarreia que surge dentro de 7 a 30 horas após o consumo de alimento contaminado é, em geral, leve e autolimitada; entretanto, no indivíduo muito jovem, no idoso e no indivíduo imunocomprometido, os sintomas são mais graves e, em certas ocasiões, fatais. O *C. perfringens* produtor de enterotoxina tem sido implicado como agente etiológico de diarreia persistente em pacientes idosos em clínicas geriátricas e instituições de cuidados terciários, e acredita-se que tenha um papel na diarreia associada a antibióticos sem colite pseudomembranosa.

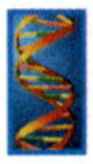

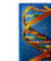

As cepas do *C. perfringens* associadas à intoxicação alimentar possuem o gene (*cpe*) que codifica a enterotoxina, o qual atua por meio da formação de poros nas membranas celulares do hospedeiro. As cepas de *C. perfringens* isoladas de doenças não transmitidas por alimento, como a diarreia associada a antibióticos e a diarreia esporádica, transportam o *cpe* em um plasmídeo que pode ser transmitido a outras cepas. Foram descritos vários métodos para a detecção da enterotoxina do *C. perfringens* nas fezes, incluindo ensaio para cultura celular (células Vero), ensaio imunoabsorvente ligado à enzima, aglutinação em látex de fase invertida e amplificação do *cpe* por reação em cadeia da polimerase (PCR). Cada um desses métodos tem as suas vantagens e limitações.

A *enterite necrótica* (gangrena gasosa do intestino) é uma doença clínica fulminante, caracterizada por necrose extensa da mucosa e parede intestinais. Podem ocorrer casos esporadicamente em adultos ou como epidemia em indivíduos de todas as idades. A enterite necrótica é causada por cepas de *C. perfringens* tipo C produtoras de toxina α e toxina β; a toxina β está localizada em um plasmídeo e é responsável principalmente pela patogênese do processo. Essa infecção que comporta risco de vida provoca necrose isquêmica do jejuno. Em Papua Nova Guiné, durante a década de 1960, foi constatado ser a enterite necrótica (conhecida, nessa região, como *pigbel*) a causa mais comum de morte na infância; foi associada a banquetes de porcos e tem ocorrido tanto esporadicamente quanto em surtos. A imunização intramuscular contra a toxina β resultou em diminuição da incidência da doença em Papua Nova Guiné, embora a condição permaneça comum. A enterite necrótica também foi reconhecida nos Estados Unidos, no Reino Unido, na Alemanha (onde é conhecida como *darmbrand*) e em outros países desenvolvidos; os indivíduos particularmente acometidos são adultos desnutridos ou portadores de diabetes, doença hepática alcoólica ou neutropenia.

A *enterocolite necrosante*, uma doença que se assemelha à enterite necrótica, mas que está associada ao *C. perfringens* tipo A, foi encontrada na América do Norte em adultos previamente saudáveis. Trata-se também de uma doença gastrintestinal grave de lactentes (prematuros) de baixo

TABELA 154-1 ■ Tratamento das infecções por clostrídeos

Condição	Antibioticoterapia	Alergia à penicilina	Tratamento adjuvante/nota
Contaminação de ferida	Nenhuma	–	O tratamento deve basear-se nos sinais e sintomas clínicos, conforme listado adiante, e não apenas nos achados bacteriológicos.
Infecções anaeróbias polimicrobianas envolvendo clostrídeos (p. ex., da parede abdominal, ginecológicas)	Ampicilina (2 g, IV, a cada 4 h) ***mais*** Clindamicina (600-900 mg, IV, a cada 6 a 8 h) ***mais*** Ciprofloxacino (400 mg, IV, a cada 6 a 8 h)	Vancomicina (1 g, IV, a cada 12 h) ***mais*** Metronidazol (500 mg, IV, a cada 6 h) ***mais*** Ciprofloxacino (400 mg, IV, a cada 6 a 8 h)	O tratamento empírico deve ser iniciado. A terapia deve basear-se na coloração de Gram e nos resultados de cultura e teste de sensibilidade, quando disponíveis. Acrescentar uma cobertura contra microrganismos Gram-negativos, quando indicado (ver o texto).
Sepse por clostrídeos	Penicilina (3-4 mU, IV, a cada 4 a 6 h) ***mais*** Clindamicina (600-900 mg, IV, a cada 6 a 8 h)	Clindamicina isoladamente ***ou*** Metronidazol (conforme acima) ***ou*** Vancomicina (conforme acima)	A bacteriemia transitória sem sinais de toxicidade sistêmica pode ser clinicamente insignificante.
Gangrena gasosa[a]	Penicilina G (4 mU, IV, a cada 4 a 6 h) ***mais*** Clindamicina (600-900 mg, IV, a cada 6 a 8 h)	Cefoxitina (2 g, IV, a cada 6 h) ***mais*** Clindamicina (600-900 mg, IV, a cada 6 a 8 h)	A exploração cirúrgica emergencial e o desbridamento amplo são de suma importância. A terapia com oxigênio hiperbárico pode ser considerada após a cirurgia e após iniciar os antibióticos.

[a]O *C. tertium* é resistente à penicilina, às cefalosporinas e à clindamicina. A antibioticoterapia apropriada para a infecção causada pelo *C. tertium* consiste em vancomicina (1 g, a cada 12 h, IV) ou metronidazol (500 mg, a cada 8 h, IV). *Sigla:* IV, intravenoso.

peso ao nascer, hospitalizados em unidades de terapia intensiva neonatais. A etiologia e a patogênese dessa doença permaneceram enigmáticas por mais de quatro décadas. As semelhanças patológicas entre a enterocolite necrosante e a enterite necrótica incluem o padrão de necrose do intestino delgado, que acomete a submucosa, a mucosa e a muscular; a presença de gás dissecando os planos teciduais; e o grau de inflamação. Diferentemente da enterite necrótica, a qual acomete mais comumente o jejuno, a enterocolite necrosante acomete o íleo e, com frequência, a válvula ileocecal. Ambas as doenças podem manifestar-se na forma de cistos gasosos intestinais, embora essa característica seja mais comum na enterocolite necrosante. As fontes do gás, que contêm hidrogênio, metano e dióxido de carbono, provavelmente derivam das atividades fermentativas das bactérias intestinais, incluindo os clostrídeos. Os dados epidemiológicos sustentam que o *C. perfringens* ou outros microrganismos produtores de gás (p. ex., *C. neonatale*, vários outros clostrídeos ou espécies de *Klebsiella*) desempenham um importante papel na patogênese da enterocolite necrosante.

Os pacientes com suspeita de infecção entérica por clostrídeos devem ser submetidos à aspiração nasogástrica e receber líquidos intravenosos (IV). O pirantel é administrado por via oral e efetua-se um repouso intestinal com jejum. Administra-se benzilpenicilina (1 mU), por via IV, a cada 4 horas, e observa-se o paciente quanto à possível ocorrência de complicações que exijam cirurgia. Os pacientes com casos leves recuperam-se sem intervenção cirúrgica. Entretanto, na presença de indicação cirúrgica (gás na cavidade peritoneal, ausência dos sons intestinais, hipersensibilidade de rebote, rigidez abdominal), a taxa de mortalidade varia de 35 a 100%; a evolução fatal deve-se, em parte, à perfuração do intestino.

Como o *pigbel* continua sendo uma doença comum em Papua Nova Guiné, é preciso considerar o uso de uma vacina de toxoide β de *C. perfringens* tipo C em áreas locais. Duas doses administradas com intervalo de 3 a 4 meses são preventivas.

BACTERIEMIA POR CLOSTRÍDEOS

As espécies de *Clostridium* constituem causas importantes de infecções da corrente sanguínea. Estudos epidemiológicos moleculares de bacteriemia por anaeróbios identificaram o *C. perfringens* e o *C. tertium* como as duas espécies isoladas com mais frequência; esses microrganismos são responsáveis por até 79 e 5% dos casos de bacteriemia por clostrídeos, respectivamente. Em certas ocasiões, ocorre bacteriemia por *C. perfringens* na ausência de infecção identificável em outro local. Quando associada à mionecrose, a bacteriemia tem prognóstico grave.

O *C. septicum* também está comumente associado à bacteriemia. Essa espécie é isolada apenas raramente das fezes de indivíduos saudáveis, mas pode ser encontrada no apêndice normal. Mais de 50% dos pacientes cujas hemoculturas são positivas para esse microrganismo apresentam alguma anomalia gastrintestinal (p. ex., doença diverticular) ou neoplasia maligna subjacente (p. ex., carcinoma do cólon). Além disso, foi observada uma associação clinicamente importante da bacteriemia por *C. septicum* com a neutropenia de qualquer origem – e, mais especificamente, com a enterocolite neutropênica acometendo o íleo terminal ou ceco. Os pacientes com diabetes melito, doença cardiovascular aterosclerótica grave ou mionecrose anaeróbia (gangrena gasosa) também podem desenvolver bacteriemia por *C. septicum*. O *C. septicum* tem sido isolado da corrente sanguínea de pacientes cirróticos, assim como *C. perfringens*, *C. bifermentans* e outros clostrídeos. As infecções da corrente sanguínea por *C. sordellii* e *C. perfringens* têm sido associadas à SCT.

A infecção da corrente sanguínea pelo *C. tertium*, isoladamente ou em combinação com *C. septicum* ou *C. perfringens*, pode ser encontrada em pacientes com doença subjacente grave, como neoplasia maligna ou pancreatite aguda, com ou sem enterocolite neutropênica; a sua frequência não foi sistematicamente estudada. O *C. tertium* pode apresentar problemas especiais no que concerne à sua identificação e ao seu tratamento. Esse microrganismo pode exibir coloração Gram-negativa, é aerotolerante e mostra-se resistente ao metronidazol, clindamicina e cefalosporinas.

Outros clostrídeos do grupo do *C. clostridioforme* (incluindo *C. clostridioforme*, *C. hathewayi* e *C. bolteae*) podem causar bacteriemia.

Nunca é demais enfatizar a importância clínica de identificar a presença de bacteriemia por clostrídeos – em particular aquela causada por *C. septicum* – e iniciar imediatamente o tratamento adequado (Tab. 154-1). Em geral, os pacientes com essa condição estão gravemente enfermos, e a infecção pode metastatizar para locais anatômicos distantes, resultando em mionecrose espontânea (ver seção seguinte). Atualmente, não se dispõe de métodos alternativos para identificar cepas de clostrídeos que causam bacteriemia, como a PCR ou outros exames complementares rápidos. As hemoculturas de anaeróbios e a interpretação da coloração de Gram continuam sendo os melhores testes diagnósticos nesse contexto.

INFECÇÕES DE PELE E DE TECIDOS MOLES POR CLOSTRÍDEOS

As espécies histotóxicas de clostrídeos, como *C. perfringens*, *C. histolyticum*, *C. septicum*, *C. novyi* e *C. sordellii*, causam infecções necrosantes agressivas de pele e de tecidos moles. Essas infecções são atribuíveis, em parte, à produção de proteases, fosfolipases e citotoxinas bacterianas. As infecções necrosantes de tecidos moles por clostrídeos são rapidamente progressivas e caracterizam-se por acentuada destruição tecidual, presença de gás nos tecidos e choque; com frequência, levam à morte. A dor intensa, a crepitação, a induração pronunciada com rápida progressão para a descamação da pele, a formação de bolhas violáceas e a taquicardia acentuada constituem características encontradas na maioria dos pacientes.

Mionecrose por clostrídeos (gangrena gasosa) • GANGRENA GASOSA TRAUMÁTICA A mionecrose (gangrena gasosa) por *C. perfringens* constitui uma das infecções mais fulminantes por bactérias Gram-positivas em seres humanos. Mesmo com antibioticoterapia apropriada e tratamento em uma unidade de terapia intensiva, a destruição tecidual pode progredir rapidamente. A gangrena gasosa é acompanhada de bacteriemia, hipotensão e falência múltipla de órgãos, sendo invariavelmente fatal se não for tratada. A gangrena gasosa é uma verdadeira emergência, a qual exige desbridamento cirúrgico imediato.

O desenvolvimento da gangrena gasosa exige um ambiente anaeróbio e a contaminação de uma ferida com esporos ou microrganismos vegetativos. O tecido desvitalizado, os corpos estranhos e a isquemia reduzem localmente os níveis disponíveis de oxigênio e favorecem o crescimento exagerado de células vegetativas e esporos. Por conseguinte, as condições que predispõem à gangrena gasosa traumática incluem lesão por esmagamento, laceração de artérias de grande ou médio calibre e fraturas expostas de ossos longos, contaminadas com solo ou pedaços de roupa contendo esporos bacterianos. Ocorre gangrena gasosa da parede abdominal e dos flancos após lesões penetrantes, como feridas por faca ou arma de fogo, as quais são suficientes para comprometer a integridade intestinal, com consequente extravasamento do conteúdo intestinal para os tecidos moles. A proximidade de fontes fecais de bactérias constitui um fator de risco para casos após cirurgia de quadril, injeções de epinefrina nas nádegas ou amputação da perna para doença vascular isquêmica. Nessa última década, a gangrena gasosa cutânea causada por *C. perfringens*, *C. novyi* e *C. sordellii* foi descrita nos Estados Unidos e no norte da Europa em indivíduos que injetavam heroína "alcatrão preto" por via subcutânea.

O período de incubação para a gangrena gasosa traumática pode ser curto, de apenas 6 horas, porém é habitualmente menor que 4 dias. A infecção caracteriza-se pelo início súbito de dor excruciante no lado acometido e pelo rápido desenvolvimento de ferida de odor fétido contendo uma secreção sorossanguinolenta fina e bolhas de gás. Há desenvolvimento de edema e induração acentuados, seguidos de vesículas cutâneas contendo um líquido azulado a castanho-avermelhado. Posteriormente, esse tecido pode tornar-se liquefeito e descamar. A margem entre o tecido saudável e o tecido necrótico com frequência avança vários centímetros por hora, a despeito da antibioticoterapia apropriada, e a amputação radical continua sendo a única intervenção capaz de salvar a vida da pessoa. A gangrena gasosa costuma ser acompanhada de choque e falência de órgãos; quando o paciente apresenta bacteriemia, a taxa de mortalidade ultrapassa 50%.

O diagnóstico de gangrena gasosa traumática não é difícil, visto que a infecção sempre começa no local de traumatismo significativo, está associada à presença de gás no tecido e é rapidamente progressiva. A coloração pelo Gram da drenagem ou do tecido obtido por biópsia é geralmente definitiva, demonstrando presença de grandes bastonetes Gram-positivos (ou Gram-variáveis), ausência de células inflamatórias e necrose disseminada do tecido mole.

GANGRENA GASOSA ESPONTÂNEA (NÃO TRAUMÁTICA) Em geral, a gangrena gasosa espontânea ocorre por disseminação hematogênica para o músculo normal por clostrídeos histotóxicos – principalmente *C. perfringens*, *C. septicum* e *C. novyi* e, em certas ocasiões, *C. tertium* – a partir de uma porta de entrada do trato gastrintestinal (como na neoplasia maligna colônica, doença inflamatória intestinal, diverticulite, enterocolite necrosante, cecite ou ileíte distal ou após cirurgia gastrintestinal, incluindo polipectomia colonoscópica). Essas patologias gastrintestinais possibilitam o acesso das bactérias à corrente sanguínea; em consequência, o *C. septicum* aerotolerante pode proliferar nos tecidos normais. Os pacientes que sobrevivem à bacteriemia ou gangrena espontânea por *C. septicum* devem ser submetidos a exames complementares intensivos para excluir a possibilidade de patologia gastrintestinal.

Outros fatores predisponentes do hospedeiro incluem leucemia, distúrbios linfoproliferativos, quimioterapia do câncer, radioterapia e síndrome da imunodeficiência adquirida (Aids). A neutropenia cíclica, congênita ou adquirida também está fortemente associada a uma incidência aumentada de gangrena gasosa espontânea por *C. septicum*; nesses casos, é comum a ocorrência de enterocolite necrosante, cecite ou ileíte distal, particularmente em crianças.

O primeiro sintoma de gangrena gasosa espontânea pode consistir em confusão, seguida de início abrupto de dor excruciante na ausência de traumatismo. Esses achados, juntamente com febre, devem aumentar a suspeita de gangrena gasosa espontânea. Entretanto, devido à ausência de uma porta de entrada óbvia, o diagnóstico correto costuma ser atrasado ou omitido. A infecção caracteriza-se pela rápida progressão de destruição tecidual, com presença de gás demonstrável no tecido (Fig. 154-2). O edema aumenta, e aparecem bolhas repletas de líquido claro, turvo, hemorrágico ou arroxeado. A pele circundante tem uma tonalidade púrpura, o que pode refletir o comprometimento vascular em decorrência da difusão de toxinas bacterianas para os tecidos circundantes. Ocorre rapidamente invasão do tecido saudável, com rápida progressão para o choque e a falência múltipla de órgãos. As taxas de mortalidade, nesse contexto, variam de 67 a 100% nos adultos; entre crianças, a taxa de mortalidade é de 59%, ocorrendo morte, em sua maior parte, dentro de 24 horas após o início.

PATOGÊNESE DA GANGRENA GASOSA Na gangrena gasosa traumática, os microrganismos são introduzidos no tecido desvitalizado. É importante reconhecer que, no caso do *C. perfringens* e do *C. novyi*, o traumatismo deve ser suficiente para interromper o suprimento sanguíneo e, dessa maneira, estabelecer um ambiente anaeróbio ideal para o crescimento dessas espécies. Essas condições não são estritamente necessárias para as espécies mais aerotolerantes, como o *C. septicum* e o *C. tertium*, os quais podem invadir os tecidos normais a partir de lesões gastrintestinais. Uma vez introduzidos em um nicho apropriado, os microrganismos proliferam no local e produzem exotoxinas.

As principais toxinas extracelulares do *C. perfringens* implicadas na gangrena gasosa são a toxina α e a toxina θ. A toxina α, uma hemolisina

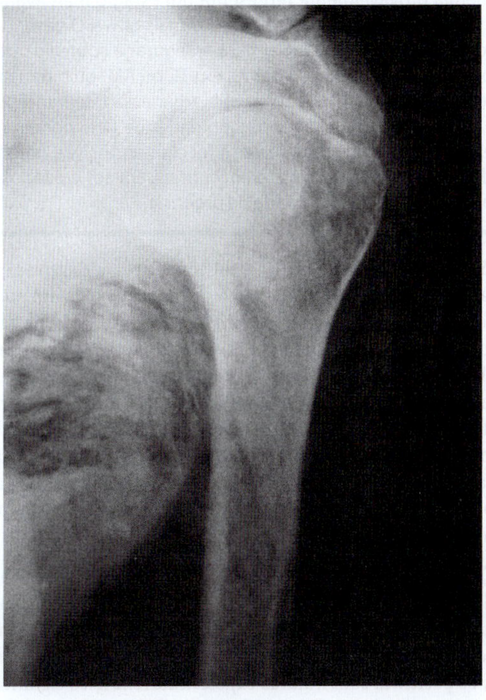

FIGURA 154-2 Radiografia de paciente com gangrena gasosa espontânea causada por *C. septicum*, mostrando o gás no braço e ombro acometidos.

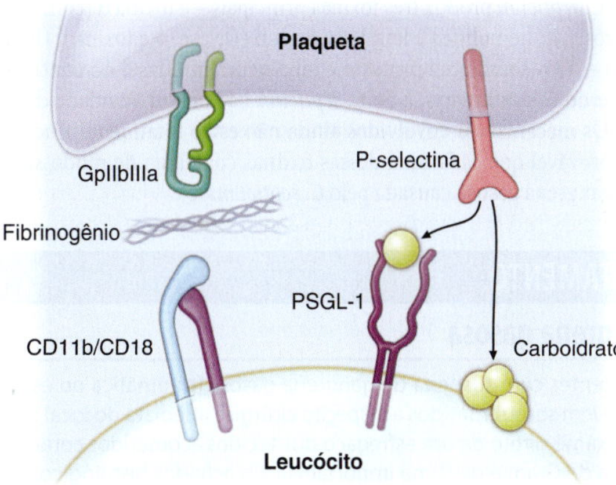

FIGURA 154-3 Ilustração esquemática dos mecanismos moleculares dos agregados de plaquetas/neutrófilos induzidos pela toxina do *C. perfringens*. Os agregados homotípicos de plaquetas (não ilustrados) e os agregados heterotípicos de plaquetas e leucócitos são produzidos pela ativação induzida pela toxina α do receptor de fibrinogênio gpIIb/IIIa e pela suprarregulação de CD11b/CD18 dos leucócitos. A ligação do fibrinogênio (*vermelho*) estabelece a conexão entre essas moléculas de adesão em células adjacentes. Foi também demonstrado um papel auxiliar da suprarregulação induzida pela toxina α da P-selectina plaquetária e sua ligação ao ligante de glicoproteína da P-selectina 1 (PSGL-1) ou outros carboidratos de superfície do leucócito.

letal que possui atividade tanto da fosfolipase C quanto da esfingomielinase, foi implicada como principal fator de virulência do *C. perfringens*. A imunização de camundongos com o domínio C-terminal da toxina α proporciona proteção contra a exposição letal ao *C. perfringens*, e cepas mutantes isogênicas com deficiência de toxina α do *C. perfringens* não são letais em um modelo murino de gangrena gasosa. Recentemente, foi desenvolvido um anticorpo recombinante humano de cadeia única contra a toxina α com significativa eficácia preventiva e terapêutica em camundongos.

Em modelos experimentais, foi constatado que a dor intensa, a rápida progressão, a destruição tecidual acentuada e a ausência de neutrófilos na gangrena gasosa causada por *C. perfringens* são atribuíveis, em grande parte, à oclusão dos vasos sanguíneos induzida pela toxina α por agregados heterotípicos de plaquetas e neutrófilos. A formação desses agregados, que ocorre dentro de poucos minutos, é mediada, em grande parte, pela capacidade da toxina α de ativar a molécula de adesão plaquetária gpIIb/IIIa (Fig. 154-3); a implicação é que os inibidores da glicoproteína plaquetária (p. ex., eptifibatida, abciximabe) podem ser terapêuticos para a manutenção do fluxo sanguíneo tecidual.

A toxina θ do *C. perfringens* (*perfringolisina O* [PFO]) é um membro da família de citolisinas ativadas por tióis, conhecidas como citolisinas dependentes de colesterol, as quais incluem a estreptolisina O do *Streptococcus* do grupo A, a pneumolisina do *Streptococcus pneumoniae* e várias outras toxinas. As citolisinas dependentes de colesterol ligam-se na forma de oligômeros ao colesterol nas membranas celulares do hospedeiro. Quando presentes em altas concentrações, essas toxinas formam poros semelhantes a anéis, resultando em lise celular. Em concentrações baixas, a toxina θ hiperativa os fagócitos e as células endoteliais vasculares. Também foi relatada a ativação do inflamassoma do macrófago mediada pela toxina θ, com a produção de interleucina 1β.

O colapso cardiovascular e a falência de órgãos-alvo ocorrem numa fase avançada da evolução da gangrena gasosa causada pelo *C. perfringens* e são atribuíveis, em grande parte, aos efeitos tanto diretos quanto indiretos das toxinas α e θ. Em modelos experimentais, a toxina θ provoca uma acentuada redução da resistência vascular sistêmica, porém com aumento do débito cardíaco (p. ex., "choque quente"), provavelmente por meio da indução de mediadores endógenos (p. ex., prostaciclina, fator de ativação das plaquetas) que produzem vasodilatação. Esse efeito assemelha-se àquele observado na sepse por microrganismos Gram-negativos. Em nítido contraste, a toxina α suprime diretamente a contratilidade do miocárdio; em consequência, ocorre hipotensão profunda devido a uma súbita redução do débito cardíaco. Os papéis de outros mediadores endógenos, como citocinas (p. ex., fator de necrose tumoral, interleucina 1, interleucina 6) e vasodilatadores (p. ex., bradicinina), ainda não estão totalmente elucidados.

O *C. septicum* produz três toxinas principais – a toxina α (com atividade necrosante, hemolítica e letal), a toxina β (DNase) e a toxina γ (hialuronidase) – bem como uma protease e uma neuraminidase. Ao contrário da toxina α do *C. perfringens*, a do *C. septicum* não possui atividade de fosfolipase. Os mecanismos envolvidos ainda não estão totalmente elucidados, mas é provável que cada uma dessas toxinas contribua de modo singular para a gangrena gasosa causada pelo *C. septicum*.

TRATAMENTO

Gangrena gasosa

Os pacientes com suspeita de gangrena gasosa (traumática ou espontânea) devem ser submetidos à inspeção cirúrgica imediata do local infectado. O exame direto de um esfregaço dos tecidos acometidos corado pelo método de Gram é de suma importância. Os achados histológicos característicos na gangrena gasosa por clostrídeos incluem destruição tecidual disseminada, escassez de leucócitos nos tecidos infectados, juntamente com acúmulo de leucócitos nos vasos adjacentes **(Fig. 154-4)**, e presença de bastonetes Gram-positivos (com ou sem esporos). A tomografia computadorizada (TC) e a ressonância magnética (RM) são muito úteis para determinar se a infecção está localizada ou se ela está disseminada ao longo dos planos fasciais; aspirado de agulha ou biópsia por *punch* podem proporcionar um diagnóstico etiológico em pelo menos 20% dos casos. Entretanto, essas técnicas não devem substituir a exploração cirúrgica, a coloração de Gram e o exame histopatológico. Quando há suspeita de gangrena gasosa espontânea, deve-se obter uma hemocultura, visto que a bacteriemia em geral precede as manifestações cutâneas em várias horas.

Para pacientes com evidências de gangrena gasosa por clostrídeos, o desbridamento cirúrgico emergente completo é muito importante. Todo o tecido desvitalizado deve ser amplamente ressecado até atingir o músculo viável e a pele saudáveis, de modo a eliminar as condições que poderiam permitir a proliferação contínua dos microrganismos anaeróbios. O fechamento das feridas traumáticas ou fraturas expostas deve ser adiado por 5 a 6 dias até que se tenha certeza de que esses locais estão livres de infecção.

Exceto pela infecção causada por *C. tertium* (ver adiante), o tratamento da gangrena gasosa traumática ou espontânea com antibióticos **(Tab. 154-1)** consiste na administração de penicilina e clindamicina durante 10 a 14 dias. A penicilina é recomendada com base nos dados de sensibilidade *in vitro*; recomenda-se a clindamicina em virtude de sua maior eficácia em comparação com a penicilina em modelos animais de gangrena gasosa por *C. perfringens* e em alguns relatos clínicos. Não foram conduzidos ensaios clínicos controlados comparando a eficácia desses fármacos nos seres humanos. No paciente alérgico à penicilina, a clindamicina pode ser usada como único agente. A eficácia superior da clindamicina deve-se, provavelmente, à sua capacidade de inibir a produção de toxinas proteicas bacterianas, à sua falta de sensibilidade ao tamanho da carga bacteriana ou ao estágio de crescimento das bactérias e à sua capacidade de modular a resposta imune do hospedeiro.

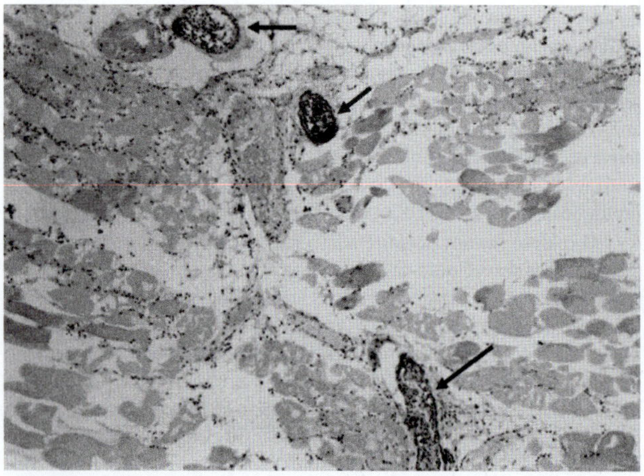

FIGURA 154-4 Histopatologia da gangrena gasosa experimental causada pelo *C. perfringens*, mostrando a necrose muscular disseminada, a escassez de leucócitos nos tecidos infectados e o acúmulo de leucócitos em vasos adjacentes (*setas*). Essas características devem-se aos efeitos das toxinas α e θ sobre as células musculares, as plaquetas, os leucócitos e as células endoteliais.

Embora o *C. perfringens* ainda seja bastante suscetível aos antibióticos de primeira linha, a resistência antibiótica tem sido relatada. Relatos de casos do Reino Unido e da Espanha descreveram o *C. perfringens* resistente à clindamicina em celulite e am abscessos espontâneos, respectivamente. Estudos maiores no Canadá e em Taiwan também mostraram resistência crescente à vancomicina entre isolados na corrente sanguínea. Em 2014, Marchand-Austin e colaboradores publicaram um estudo canadense prospectivo de 2 anos que examinou a suscetibilidade antimicrobiana de bactérias anaeróbias isoladas no sangue, fluidos corporais e abscessos. Entre 1.412 isolados submetidos a testes de suscetibilidade, 68 eram de *C. perfringens*. Entre esses, todos eram universalmente suscetíveis à penicilina, mas 3,8% eram resistentes à clindamicina. É interessante notar que, entre outras espécies de *Clostridium* que não o *C. perfringens* (n = 289), 14,2% eram resistentes à penicilina e 21,6% eram resistentes à clindamicina. Um estudo mais recente, realizado no Irã, concluiu que 21,2% dos isolados de *C. perfringens* eram resistentes à penicilina. Por fim, um estudo de 2019, da Hungria, encontrou resistência à penicilina (2,6%) e clindamicina (3,8%) entre isolados de *C. perfringens* (n = 313) em tecidos com gangrena gasosa. Entre os isolados de gangrena gasosa não *perfringens* (n = 59), foi observada uma resistência maior à penicilina e à clindamicina (6,8% e 8,5%, respectivamente). Esses achados, embora não sejam universais, salientam a importância de bons testes de suscetibilidade microbiológica para anaeróbios para fornecer informações atualizadas que orientem o manejo clínico ideal das infecções por clostrídeos.

O *C. tertium* é resistente à penicilina, às cefalosporinas e à clindamicina. A antibioticoterapia apropriada para a infecção causada pelo *C. tertium* consiste em vancomicina (1 g a cada 12 h IV) ou metronidazol (500 mg a cada 8 h IV).

O valor do tratamento adjuvante com oxigênio hiperbárico (OHB) para a gangrena gasosa permanece controverso. Os estudos científicos básicos sugerem que o OHB pode inibir o crescimento do *C. perfringens*, mas não o do *C. septicum* mais aerotolerante. *In vitro*, o sangue e músculo macerado inibem o potencial bactericida do OHB. Vários estudos conduzidos em animais demonstram pouca eficácia do OHB isoladamente, enquanto os antibióticos como único tratamento – em particular aqueles que inibem a síntese de proteínas bacterianas – conferem um acentuado benefício. A inclusão do OHB no esquema terapêutico fornece algum benefício adicional, porém apenas se o tratamento com OHB for precedido de cirurgia e administração de antibióticos.

Para concluir, a gangrena gasosa é uma infecção rapidamente progressiva, cujo prognóstico depende de reconhecimento imediato, cirurgia de emergência e administração, no momento oportuno, de antibióticos que inibem a produção de toxinas. A gangrena gasosa associada à bacteriemia provavelmente representa um estágio mais avançado da doença e está associada a um prognóstico mais grave. O desbridamento cirúrgico de emergência é crucial para assegurar a sobrevida do indivíduo, e os procedimentos auxiliares (p. ex., TC ou RM) ou o transporte do paciente à unidade de OHB não devem adiar essa intervenção. Alguns centros de traumatismo associados a unidades de OHB podem ter habilidade especial no tratamento dessas infecções agressivas, porém a proximidade e velocidade de transferência precisam ser cuidadosamente avaliadas em relação à necessidade de urgência.

PROGNÓSTICO DA GANGRENA GASOSA O prognóstico para pacientes com gangrena gasosa é mais favorável quando a infecção acomete um membro, e não o tronco ou os órgãos viscerais, devido à maior dificuldade de desbridamento desses locais. A gangrena gasosa tem mais tendência a progredir para o choque e a morte em pacientes com bacteriemia associada e hemólise intravascular. As taxas de mortalidade são mais altas para pacientes em estado de choque no momento do diagnóstico. As taxas de mortalidade são relativamente altas entre pacientes com gangrena gasosa espontânea, em particular aquela causada por *C. septicum*. Os sobreviventes da gangrena gasosa podem sofrer múltiplos desbridamentos e enfrentar longos períodos de hospitalização e reabilitação.

PREVENÇÃO DA GANGRENA GASOSA O desbridamento agressivo inicial do tecido desvitalizado pode reduzir o risco de gangrena gasosa em feridas profundas contaminadas. As intervenções que devem ser evitadas incluem aplicação prolongada de torniquetes e fechamento cirúrgico de feridas traumáticas; os pacientes com fraturas expostas correm risco significativo de gangrena gasosa se a ferida for fechada cirurgicamente. A vacinação contra a toxina α é protetora em modelos animais experimentais de gangrena gasosa por *C. perfringens*, porém ainda não foi investigada nos seres humanos.

Além disso, conforme assinalado anteriormente, uma globulina hiperimune pode representar um avanço significativo para profilaxia em vítimas de lesão traumática aguda ou para atenuação da disseminação da infecção em pacientes com gangrena gasosa estabelecida.

Síndrome do choque tóxico A infecção do endométrio por clostrídeos, principalmente pelo *C. sordellii*, pode ocorrer após procedimentos ginecológicos, parto ou aborto (espontâneo ou eletivo, cirúrgico ou médico) e, uma vez estabelecida, evolui rapidamente para a SCT e a morte. As manifestações sistêmicas, incluindo edema, derrames, leucocitose acentuada e hemoconcentração, são seguidas de rápido início de hipotensão e falência múltipla de órgãos. A elevação do hematócrito para 75 a 80% e a leucocitose de 50.000 a 200.000 células/μL com desvio para a esquerda constituem características da infecção por *C. sordellii*. A dor pode não ser uma manifestação proeminente, e pode não haver febre. Em uma série, 18% de 45 casos de infecção por *C. sordellii* foram associados ao parto normal; 11%, ao aborto clinicamente induzido; e 0,4%, ao aborto espontâneo; a taxa de mortalidade por caso foi de 100% nesses grupos. Entre as infecções dessas séries que não foram associadas a procedimentos ginecológicos ou partos, 22% ocorreram em usuárias de drogas injetáveis, e 50% dessas pacientes morreram. Outras infecções ocorreram após traumatismo ou cirurgia (42%), principalmente em pessoas saudáveis, e 53% delas morreram. De modo global, a taxa de mortalidade foi de 69% (31 de 45 casos). Das pacientes que sucumbiram, 85% morreram dentro de 2 a 6 dias após o início da infecção ou após procedimentos. Também foi descrita a endometrite necrosante espontânea e rapidamente fatal por *C. bifermentans* com choque tóxico, reação leucemoide e extravasamento capilar.

O diagnóstico precoce das infecções causadas pelo *C. sordellii* costuma ser difícil por vários motivos. Em primeiro lugar, a prevalência dessas infecções é baixa. Em segundo lugar, os sintomas iniciais são inespecíficos e francamente enganosos. No início da evolução, a doença assemelha-se a qualquer uma de várias doenças infecciosas, incluindo síndromes virais. Tendo em vista esses sintomas vagos e a ausência de febre, os médicos em geral não solicitam outros exames complementares. Em virtude da ausência de sinais locais de infecção e de febre, o diagnóstico precoce da infecção por *C. sordellii* é particularmente problemático em pacientes que desenvolvem infecção de localização profunda após parto, aborto terapêutico, cirurgia gastrintestinal ou traumatismo. Com frequência, esses casos são avaliados para embolia pulmonar, hemorragia digestiva, pielonefrite ou colecistite. Lamentavelmente, esses atrasos no estabelecimento do diagnóstico aumentam o risco de morte, e, como na maioria das infecções necrosantes de tecidos moles, os pacientes são hipotensos, com evidências de disfunção orgânica por ocasião do aparecimento de sinais e sintomas locais. Por outro lado, é mais fácil suspeitar da infecção em usuários de drogas injetáveis que apresentam edema local, dor e vermelhidão nos locais de injeção; o reconhecimento precoce provavelmente contribui para a menor taxa de mortalidade observada nesse grupo.

Os médicos devem suspeitar da infecção pelo *C. sordellii* em pacientes que procuram assistência médica dentro de 2 a 7 dias após lesão, cirurgia, injeção de drogas, parto ou aborto e se queixam de dor, náusea, vômitos e diarreia, mas não apresentam febre. Existe pouca informação acerca do tratamento apropriado para as infecções causadas pelo *C. sordellii*. Na verdade, o intervalo entre o aparecimento dos sintomas e a ocorrência de morte costuma ser tão curto que existe pouco tempo disponível para iniciar a terapia antimicrobiana empírica. Com efeito, as hemoculturas e culturas de aspirado de feridas anaeróbias levam tempo, e muitos laboratórios hospitalares não realizam rotineiramente um teste de sensibilidade para anaeróbios. Os dados de sensibilidade a antibióticos de estudos mais antigos sugerem que o *C. sordellii*, à semelhança da maioria dos clostrídeos, é sensível aos antibióticos β-lactâmicos, à clindamicina, à tetraciclina e ao cloranfenicol, porém é resistente aos aminoglicosídeos e às sulfonamidas. Os antibióticos que suprimem a síntese de toxinas (p. ex., clindamicina) possivelmente podem ser úteis como adjuvantes terapêuticos, visto que são efetivos nas infecções necrosantes causadas por outros microrganismos Gram-positivos produtores de toxinas.

Outras infecções de pele e de tecidos moles por clostrídeos A *celulite crepitante* (também denominada *celulite anaeróbia*) ocorre principalmente em pacientes diabéticos e acomete os tecidos subcutâneos ou retroperitoneais, enquanto o músculo e a fáscia não são acometidos. Essa infecção pode evoluir para a doença sistêmica fulminante.

Foram também documentados casos de infecção pelo *C. histolyticum* com celulite, formação de abscesso ou endocardite em usuários de drogas injetáveis. Foi descrita a ocorrência de endoftalmite por *C. sordellii* ou *C. perfringens*. O *C. ramosum* também é isolado frequentemente de amostras clínicas, incluindo sangue e tecidos intra-abdominal e moles. Essa espécie pode ser resistente à clindamicina e a múltiplas cefalosporinas.

LEITURAS ADICIONAIS

Aldape MJ et al: *Clostridium sordellii* infection: Epidemiology, clinical findings, and current perspectives on diagnosis and treatment. Clin Infect Dis 43:1436, 2006.

Bodey GP et al: Clostridial bacteremia in cancer patients. A 12-year experience. Cancer 67:1928, 1991.

Bos J et al: Fatal necrotizing colitis following a foodborne outbreak of enterotoxigenic *Clostridium perfringens* type A infection. Clin Infect Dis 40:e78, 2005.

Bryant AE et al: Clostridial gas gangrene II: Phospholipase C–induced activation of platelet gpIIb/IIIa mediates vascular occlusion and myonecrosis in *C. perfringens* gas gangrene. J Infect Dis 182:808, 2000.

Leong HN et al: Management of complicated skin and soft tissue infections with a special focus on the role of newer antibiotics. Infect Drug Resist 11:1959, 2018.

Marchand-Austin A et al: Antimicrobial susceptibility of clinical isolates of anaerobic bacteria in Ontario, 2010-2011. Anaerobe 28:120-125, 2014.

Obladen M: Necrotizing enterocolitis—150 years of fruitless search for the cause. Neonatology 96:203, 2009.

Peetermans M et al: Necrotizing skin and soft-tissue infections in the intensive care unit. Clin Microbiol Infect 26:8, 2020.

Sayeed S et al: Beta toxin is essential for the intestinal virulence of *Clostridium perfringens* type C disease isolate CN3685 in a rabbit ileal loop model. Mol Microbiol 67:15, 2008.

Stevens DL, Bryant AE: Necrotizing soft tissue infections. N Engl J Med 377:2253, 2017.

Stevens DL et al: Practice guidelines for the diagnosis and management of skin and soft tissue infections: 2014 update by the Infectious Diseases Society of America. Clin Infect Dis 59:e10, 2014.

Stevens DL et al: *Clostridium*, in *Manual of Clinical Microbiology*, 11th ed, JH Jorgensen et al (eds). Washington, DC, ASM Press, 2015, pp 940–966.

Wang C et al: Hyperbaric oxygen for treating wounds: A systematic review of the literature. Arch Surg 138:272, 2003.

Seção 6 Doenças causadas por bactérias Gram-negativas

155 Infecções meningocócicas

Manish Sadarangani, Andrew J. Pollard

DEFINIÇÃO

A infecção por *Neisseria meningitidis* manifesta-se geralmente como colonização assintomática da nasofaringe de adolescentes e adultos saudáveis. Raramente, ocorre doença invasiva, que em geral se apresenta como meningite bacteriana ou de septicemia meningocócica. Os pacientes também podem apresentar bacteriemia oculta, pneumonia, artrite séptica, conjuntivite e meningococemia crônica.

ETIOLOGIA E MICROBIOLOGIA

A *N. meningitidis* é um diplococo aeróbio Gram-negativo que coloniza somente os seres humanos e provoca doença após transmissão a um indivíduo suscetível. Foram identificados vários microrganismos do gênero *Neisseria* relacionados, incluindo o patógeno *N. gonorrhoeae* e os comensais *N. lactamica*, *N. flavescens*, *N. mucosa*, *N. sicca* e *N. subflava*. A *N. meningitidis* é um microrganismo catalase e oxidase-positivo que utiliza a glicose e a maltose para produzir ácido.

Os meningococos associados à doença invasiva costumam ser encapsulados com polissacarídeo, e a natureza antigênica da cápsula é que determina o grupo capsular (sorogrupo) do microrganismo (Tab. 155-1). Ao todo, foram identificados 12 grupos capsulares (A-C, X-Z, E, W, H-J e L); todavia, apenas seis desses – A, B, C, X, Y e W (anteriormente W135) – respondem pela maioria dos casos de doença invasiva. O grupo D é frequentemente listado como o 13º grupo capsular, mas foi recentemente identificado como uma variante não encapsulada do grupo C. Os meningococos acapsulares são geralmente isolados da nasofaringe em estudos de

TABELA 155-1 ■ Estrutura da cápsula de polissacarídeo dos meningococos que comumente causam doença

Grupo capsular meningocócico	Estrutura química do oligossacarídeo	Epidemiologia atual da doença
A	2-acetamido-2-desóxi-D--manopiranosilfosfato	Doença epidêmica principalmente na África Subsaariana; casos esporádicos no mundo inteiro
B	Ácido α-2,8-*N*-acetilneuramínico	Casos esporádicos no mundo inteiro; propensão a causar doença hiperendêmica
C	Ácido α-2,9-*O*-acetilneuramínico	Pequenos surtos e doença esporádica
Y	Ácido 4-*O*-α-D-glicopiranosil-*N*-acetilneuramínico	Doença esporádica e pequenos surtos ocasionais em instituições
W	Ácido 4-*O*-α-D-galactopiranosil-*N*-acetilneuramínico	Doença esporádica; surtos da doença associados a aglomerações em massa; epidemias na África Subsaariana
X	(α1→ 4) *N*-acetil-D-glicosamina-1-fosfato	Doença esporádica e grandes surtos no cinturão da meningite da África

portadores; a perda da cápsula é frequentemente um resultado da variação de fase da expressão da cápsula, mas até 16% dos isolados não possuem os genes para a síntese e montagem da cápsula. Esses meningococos sem cápsula e aqueles que expressam cápsulas diferentes de A, B, C, X, Y e W apenas raramente estão associados à doença invasiva e são mais comumentes identificados na nasofaringe de portadores assintomáticos.

Abaixo da cápsula, os meningococos são circundados por uma membrana fosfolipídica externa contendo lipopolissacarídeo (LPS, endotoxina) e múltiplas proteínas de membrana externa (Figs. 155-1 e 155-2). A variabilidade antigênica nas porinas expressas na membrana externa define o sorotipo (PorB) e o sorossubtipo (PorA) do microrganismo, enquanto as diferenças estruturais no LPS determinam o imunotipo. Os métodos sorológicos para tipagem dos meningococos são restritos pela disponibilidade limitada de reagentes sorológicos capazes de distinguir entre as proteínas de superfície altamente variáveis dos microrganismos. Quando disponível, o sequenciamento dos genes de antígenos de alta taxa de rendimento substituiu a sorologia para a tipagem dos meningococos. Um grande banco de dados de sequências gênicas de antígenos para proteínas da membrana externa PorA, PorB, FetA, Opa, NadA, antígeno de ligação de Neisseria com heparina (NHBA) e proteína de ligação do fator H (fHbp) está disponível *online* (*pubmlst.org/organisms/neisseria-spp*). O número de proteínas

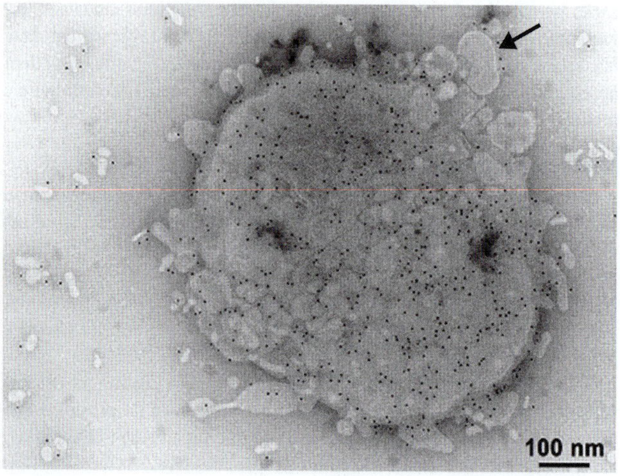

FIGURA 155-1 Eletromicrografia de *Neisseria meningitidis*. Os pontos pretos são anticorpos policlonais marcados com ouro ligando-se a proteínas de opacidade de superfície. Vesículas na membrana exterior podem ser vistas sendo liberadas na superfície bacteriana (*seta*). *(Cortesia de D. Ferguson, Oxford University.)*

especializadas reguladas pelo ferro encontradas na membrana externa dos meningococos (p. ex., FetA e proteínas de ligação da transferrina) ressalta a dependência dos microrganismos em relação ao ferro de fontes humanas. Uma fina parede celular de peptideoglicano separa a membrana externa da membrana citoplasmática.

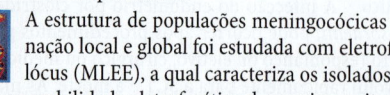

A estrutura de populações meningocócicas envolvidas em disseminação local e global foi estudada com eletroforese enzimática multilócus (MLEE), a qual caracteriza os isolados de acordo com diferenças na mobilidade eletroforética das enzimas citoplasmáticas. Entretanto, essa técnica foi substituída pela tipagem de sequências baseadas em multilócus (MLST), na qual os meningococos são caracterizados pelos tipos de sequências estabelecidos com base em sequências de fragmentos internos de sete genes de manutenção. O banco de dados de MLST *online* atualmente inclui mais de 15 mil tipos singulares de sequências de *Neisseria*. Foi identificado um número limitado de linhagens hiperinvasivas de *N. meningitidis*, as quais são responsáveis pela maioria dos casos de doença meningocócica invasiva no mundo inteiro. As linhagens hiperinvasivas podem estar associadas a mais de um grupo capsular. A aparente estabilidade genética desses clones meningocócicos ao longo de décadas e durante a sua ampla disseminação geográfica indica que eles estão bem-adaptados ao ambiente nasofaríngeo do hospedeiro e à sua transmissão eficiente. Embora a MLST tenha se estabelecido como principal método de genotipagem dos meningococos em muitos laboratórios de referência durante os últimos 15 anos, o sequenciamento do genoma completo está gradualmente substituindo essa abordagem, com mais de 4.500 genomas já disponíveis na biblioteca nacional do Reino Unido.

O genoma dos meningococos do grupo B tem um comprimento de > 2 megabases e contém 2.158 regiões de codificação. Muitos genes sofrem variação de fase, tornando possível o controle de sua expressão; essa capacidade é provavelmente importante na adaptação dos meningococos ao ambiente do hospedeiro e na evasão da resposta imune. Os meningococos podem obter DNA de seu ambiente e podem adquirir novos genes – incluindo o óperon capsular –, podendo ocorrer *mudança de cápsula* de um grupo capsular para outro.

EPIDEMIOLOGIA

Padrões de doença Acredita-se que até 500 mil casos de doença meningocócica ocorram anualmente no mundo todo, embora os números estejam diminuindo recentemente como resultado de programas de imunização e de tendências seculares. Cerca de 10% das pessoas acometidas morrem. A doença possui vários padrões: epidêmica, em surtos (pequenos grupamentos de casos), hiperendêmica e esporádica ou endêmica.

As epidemias continuaram ocorrendo desde a descrição original da doença meningocócica, afetando particularmente o cinturão de meningite subsaariano da África, onde podem ser registradas dezenas a centenas de milhares de casos (provocados principalmente pelo grupo capsular A, mas também pelos grupos capsulares C, W e X) durante uma temporada, com taxas que podem atingir até 1.000 casos por 100.000 indivíduos. Epidemias do grupo capsular A ocorreram na Europa e América do Norte após a Primeira e a Segunda Guerras Mundiais, e foram documentados surtos causados pelo grupo capsular A no decorrer dos últimos 30 anos na Nova Zelândia, na China, no Nepal, na Mongólia, na Índia, no Paquistão, na Polônia e na Rússia. Porém, 65% dos surtos relatados no cinturão da meningite entre 2010 e 2017 foram causados pelo grupo capsular C e 35%, pelos meningococos do grupo capsular W, ocorrendo após uma campanha de imunização para controlar surtos causados pelo grupo capsular A.

Grupos (*clusters*) de casos ocorrem onde existe oportunidade para transmissão aumentada – isto é, em comunidades fechadas ou semifechadas, como escolas, faculdades, universidades, centros de treinamento militares e campos de refugiados. Recentemente, tais *clusters* têm sido especialmente ligados a um clone particular (sequência tipo 11) que está principalmente associado ao grupo capsular C ou W, mas foi primeiro descrito em associação com o grupo capsular B. Os *clusters* de doença pelo grupo capsular W, associados com a peregrinação do Hajj em 2000/2001, levaram à exigência de vacinação contra a doença meningocócica para viagens à Arábia Saudita. Surtos mais amplos e prolongados na comunidade (doença hiperendêmica) devido a clones únicos do grupo capsular meningocócico B respondem por ≥ 10 casos por 100.000. As regiões afetadas na última década incluem o noroeste do Pacífico nos Estados Unidos, a Nova Zelândia (ambas as ilhas) e a província da Normandia, na França.

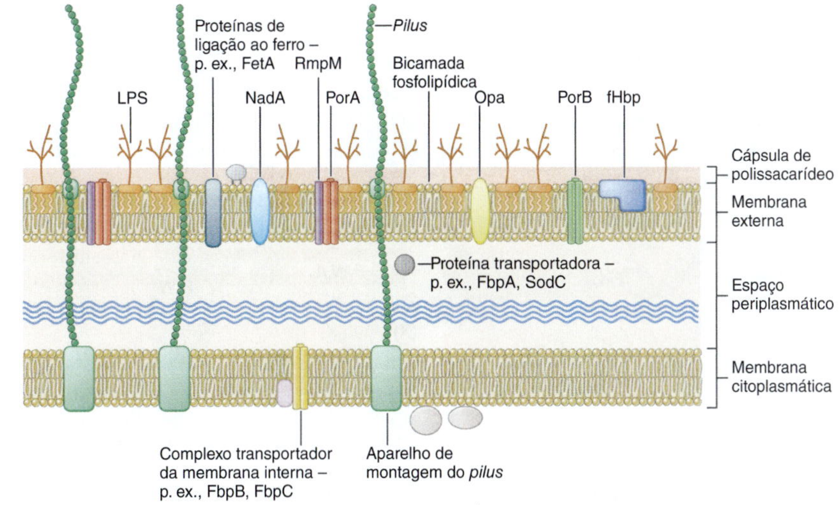

FIGURA 155-2 **Corte transversal através das estruturas de superfície de *Neisseria meningitidis*.** LPS, lipopolissacarídeo. *(Reproduzida, com permissão, de M Sadarangani, AJ Pollard: Serogroup B meningococcal vaccines–an unfinished story. Lancet Infect Dis 10:112, 2010.)*

Na atualidade, a maioria dos países apresenta casos predominantemente esporádicos (0,3-5 casos por 100.000 habitantes), com muitos clones diferentes causadores de doença envolvidos e, em geral, sem uma ligação epidemiológica evidente entre um caso e outro. A incidência da doença e a distribuição das cepas meningocócicas variam em diferentes regiões do mundo, bem como em qualquer localização com o passar do tempo. Por exemplo, nos Estados Unidos, a incidência da doença meningocócica caiu de 1,2 casos por 100.000 habitantes em 1997 para 0,10 casos por 100.000 em 2018 (Fig.155-3). A doença meningocócica nos Estados Unidos era dominada pelos grupos capsulares B e C; porém, o grupo capsular Y surgiu durante a década de 1990, e, em 2018, o grupo B era predominante em crianças < 5 anos de idade, enquanto os adultos com 45 anos ou mais eram infectados pelos grupos B, C e Y (Fig. 155-4). Por outro lado, a incidência da doença na Inglaterra e no País de Gales aumentou para > 5 casos por 100.000 durante a década de 1990 devido a um aumento dos casos provocados pelo clone do grupo capsular C ST11. Como resultado de um programa de imunização em massa contra o grupo capsular C em 1999, o grupo capsular B passou a predominar. A introdução da vacina MenB desde 2015 levou a uma redução significativa nos casos provocados pelo grupo B, com um aumento nos anos recentes das infecções pelo grupo capsular W (Fig. 155-4). Durante essa última década, a maioria dos países industrializados testemunhou uma redução geral na incidência de doença meningocócica; essa redução está ligada à imunização contra meningococos do grupo capsular C na Europa, no Canadá e na Austrália e a programas de vacinação de adolescentes para os grupos capsulares A, C, Y e W nos Estados Unidos. Entretanto, outros fatores, incluindo alterações na imunidade da população e dos clones de meningococos prevalentes (fatores que, em combinação, provavelmente expliquem a natureza cíclica das taxas de doença meningocócica), bem como uma redução do tabagismo e da exposição passiva à fumaça de tabaco (motivada pela proibição de fumar em prédios e em lugares públicos) nos países ricos, provavelmente tenham contribuído para a queda nos casos. Na última década, um clone hiperinvasivo ST11 com cápsula W surgiu na América do Sul e se espalhou para o Reino Unido, tendo também surgido em outros países na Europa e na Austrália, levando a um considerável aumento em casos provocados pelo grupo capsular W. Aumentos na doença causada pelo grupo capsular Y foram observados em vários países da Europa, Canadá e África do Sul.

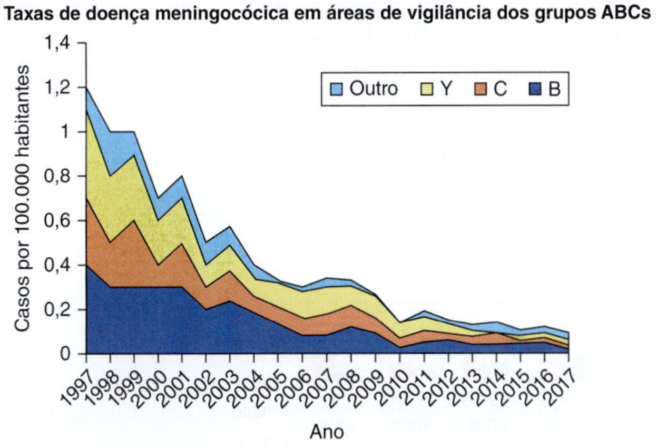

FIGURA 155-3 **Doença meningocócica nos Estados Unidos, 1997-2017.** ABCs, núcleos bacterianos ativos. *(Adaptada de ABC Surveillance data, Centers for Disease Control and Prevention; www.cdc.gov.)*

Fatores associados ao risco e à suscetibilidade à doença O principal determinante da suscetibilidade à doença é a idade, com incidência máxima no primeiro ano de vida (Fig.155-5). A suscetibilidade da criança muito pequena presumivelmente resulta da ausência de imunidade adaptativa específica, em combinação com contato muito próximo com indivíduos colonizados, incluindo os pais. Em comparação com outros grupos etários, os lactentes parecem ser particularmente sensíveis à doença causada pelo grupo capsular B: nos Estados Unidos, > 30% de casos provocados pelo grupo capsular B ocorrem durante o primeiro ano de vida. No início da década de 1990, na América do Norte, a mediana de idade dos pacientes com doença causada pelos grupos capsulares B, C, Y e W foi de 6, 17, 24 e 33 anos, respectivamente.

Depois da primeira infância, observa-se um segundo pico da doença em adolescentes e adultos jovens (15-25 anos de idade) na Europa e na América do Norte. Acredita-se que esse pico esteja relacionado a comportamentos sociais e a exposições ambientais nesse grupo etário, conforme discutido adiante. Na atualidade, os casos de infecção por *N. meningitidis* nos países desenvolvidos são, em sua maioria, esporádicos, e a raridade da doença sugere que a suscetibilidade individual pode ser importante. Diversos fatores provavelmente contribuem para a suscetibilidade individual, incluindo a constituição genética do hospedeiro, o ambiente e o contato com um indivíduo portador ou um caso.

A associação genética melhor documentada com a doença meningocócica é a deficiência do complemento, principalmente dos componentes terminais do complemento (C5-9), properdina ou fator D; essa deficiência aumenta o risco de doença em até 600 vezes e pode resultar em ataques recorrentes. Acredita-se que os componentes do complemento sejam importantes para a atividade bactericida do soro, a qual é considerada como o principal mecanismo de imunidade contra a doença meningocócica invasiva. Entretanto, quando investigada, a deficiência do complemento apenas é encontrada em uma proporção muito pequena de indivíduos com doença meningocócica (0,3%). Por outro lado, 7 a 20% dos indivíduos cuja doença é causada pelos grupos capsulares menos comuns (W, X, Y, Z, E) apresentam deficiência do complemento. A deficiência do complemento parece estar associada apenas raramente à doença pelo grupo capsular B. Os indivíduos com recidiva da doença meningocócica, em particular daquela causada por grupos capsulares não B, devem ser avaliados para a deficiência do complemento por meio da mensuração da atividade hemolítica total do complemento. Existem também evidências limitadas de que o hipoesplenismo (por

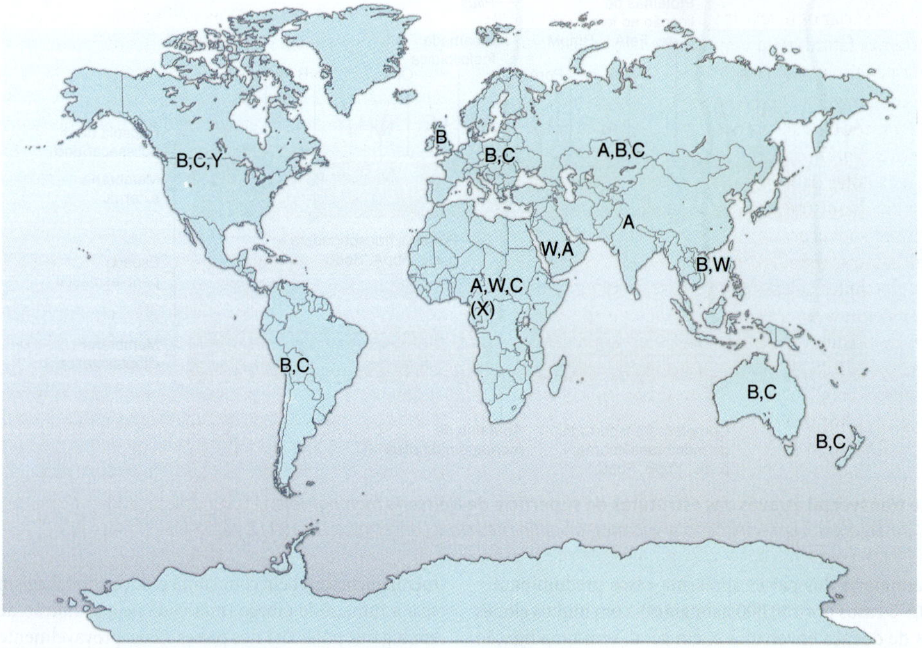

FIGURA 155-4 Distribuição global dos grupos capsulares meningocócicos, 1999-2009.

meio de redução da atividade fagocítica) e a hipogamaglobulinemia (por meio da ausência de anticorpos específicos) aumentam o risco de doença meningocócica. Os estudos genéticos realizados revelaram a existência de várias associações com a suscetibilidade à doença, incluindo deficiência do complemento e de lectina de ligação à manose, polimorfismos de um único nucleotídeo no receptor semelhante ao Toll (TLR) 4 e fator H do complemento e variantes dos receptores Fc gama.

Os fatores que aumentam a probabilidade de um indivíduo suscetível adquirir *N. meningitidis* por via aérea também aumentam o risco de doença meningocócica. A transmissão ocorre por meio de contato próximo com portadores em consequência de aglomeração excessiva (p. ex., em situações socioeconômicas precárias, campos de refugiados, durante a peregrinação de Hajj à cidade de Meca, durante a residência dos calouros em dormitórios universitários) e de certos comportamentos sociais (p. ex., frequentar bares e boates, beijar). Podem ocorrer casos secundários em contatos próximos de um caso-índice (p. ex., familiares, pessoas que beijam o indivíduo infectado); o risco desses contatos pode ser de até 1.000 vezes a taxa basal na população. Os fatores que provocam lesão do epitélio nasofaríngeo também aumentam o risco tanto de colonização com *N. meningitidis* quanto de doença invasiva. Entre esses fatores, os mais importantes são o tabagismo (razão de chances de 4,1) e exposição passiva à fumaça de cigarro. Além disso, uma infecção viral recente do trato respiratório, a infecção por espécies de *Mycoplasma* e o inverno ou a estação seca têm sido associados à doença meningocócica; presumivelmente, todos esses fatores aumentam a expressão das moléculas de adesão na nasofaringe, elevando, assim, a adesão dos meningococos ou facilitando a sua invasão na corrente sanguínea.

PATOGÊNESE

A *N. meningitidis* desenvolveu-se como um microrganismo colonizador efetivo da nasofaringe humana, e são descritas taxas de infecção assintomática de > 25% em algumas séries de adolescentes e adultos jovens, bem como entre residentes de comunidades com alta densidade populacional. Estudos de prevalência pontual revelam taxas amplamente divergentes de estado de portador para diferentes tipos de meningococos. A variação sugere que alguns tipos podem estar adaptados a um estado de portador de curta duração, com transmissão frequente para manter a população, enquanto outros podem ser transmitidos de modo menos eficiente, podendo superar essa desvantagem por meio de colonização durante um longo período. Apesar dessas taxas elevadas do estado de portador entre adolescentes e adultos jovens, apenas cerca de 10% dos adultos são portadores de meningococos, e a colonização é muito rara no início da infância. Muitos dos mesmos fatores que aumentam o risco de doença meningocócica também aumentam o risco de estado de portador. A colonização da nasofaringe envolve uma série de interações de adesinas meningocócicas (p. ex., proteínas Opa e *pili*) com seus ligantes na mucosa epitelial. A *N. meningitidis* produz uma protease imunoglobulina A (IgA) 1, que tende a reduzir a interrupção da colonização pela IgA da mucosa.

A colonização deve ser considerada o estado normal da infecção meningocócica, e o risco aumentado de invasão constitui a infeliz consequência (tanto para o hospedeiro quanto para o microrganismo) de adaptações de linhagens meningocócicas hiperinvasivas. A cápsula meningocócica constitui um importante fator de virulência: as cepas acapsulares apenas raramente provocam doença invasiva. A cápsula proporciona resistência à fagocitose e pode ser importante na prevenção da dessecação durante sua

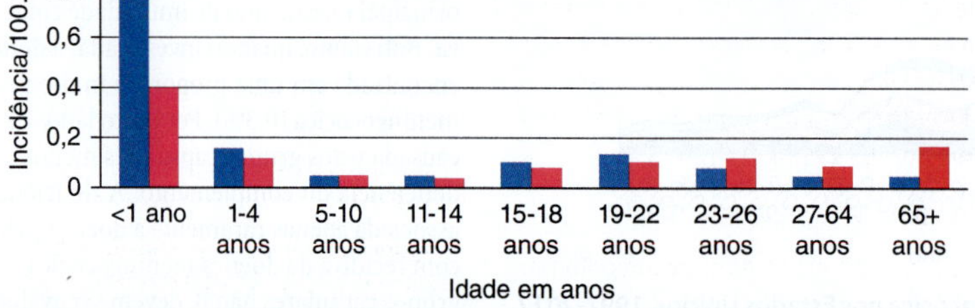

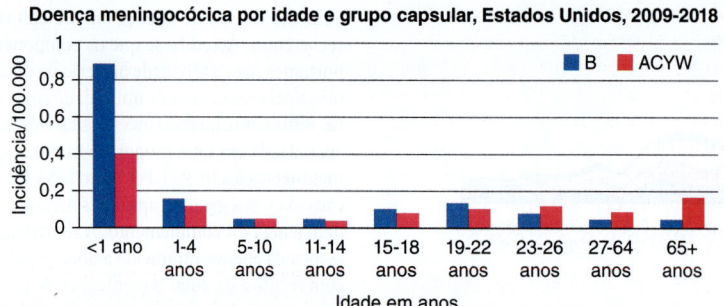

FIGURA 155-5 Distribuição etária dos grupos capsulares B e ACWY de doença meningocócica nos Estados Unidos, 2009-2018. *(Adaptada de www.cdc.gov/meningococcal/surveillance/surveillance-data.html#figure01.)*

transmissão entre hospedeiros. A diversidade antigênica das estruturas de superfície e a capacidade de variar os níveis de sua expressão provavelmente evoluíram como importantes fatores para manter populações de meningococos dentro de cada hospedeiro e entre eles.

A invasão da corrente sanguínea por meio da mucosa ocorre raramente e em geral dentro de poucos dias após a aquisição de uma cepa invasiva por um indivíduo suscetível. Foram documentados apenas casos ocasionais de colonização prolongada antes da invasão. Uma vez na corrente sanguínea, o crescimento do microrganismo pode ser limitado se o indivíduo for parcialmente imune, embora possa ocorrer bacteriemia após o seu estabelecimento em outro local, como as meninges ou as articulações. De modo alternativo, a proliferação descontrolada pode prosseguir, resultando em altas contagens de bactérias na circulação. Durante o crescimento, os meningococos liberam vesículas da membrana externa (Fig. 155-1) contendo proteínas de membrana externa e LPS. A endotoxina liga-se à molécula CD14 fixada à célula em associação com o TLR4, desencadeando uma cascata inflamatória, com liberação de altos níveis de vários mediadores, incluindo o fator de necrose tumoral (TNF) α, o receptor do TNF solúvel, a interleucina (IL) 1, o antagonista do receptor de IL-1, IL-1β, IL-6, IL-8, IL-10, o inibidor do ativador do plasminogênio tipo 1 (PAI-1) e o fator inibitório da leucemia. A endotoxina solúvel ligada à CD14 atua como mediadora da ativação endotelial. A gravidade da doença meningocócica está relacionada com os níveis de endotoxina no sangue e com a magnitude da resposta inflamatória. Esta última é determinada, em certo grau, por polimorfismos nos genes de resposta inflamatória (e seus inibidores), e a liberação da cascata inflamatória anuncia o desenvolvimento de septicemia meningocócica (meningococemia). A lesão endotelial constitui um aspecto central para muitas das características clínicas da meningococemia, incluindo aumento da permeabilidade vascular, alterações patológicas do tônus vascular, perda da tromborresistência, coagulação intravascular e disfunção miocárdica. A lesão endotelial resulta em aumento da permeabilidade vascular (atribuído à perda de glicosaminoglicanos e das proteínas endoteliais), com consequente proteinúria macroscópica. O extravasamento de líquidos e eletrólitos dos capilares para os tecidos ("síndrome de extravasamento capilar") resulta em hipovolemia, edema tecidual e edema pulmonar. A compensação inicial leva a vasoconstrição e taquicardia, embora ocorra, por fim, uma queda do débito cardíaco. Embora a reidratação possa restaurar o volume circulante, o edema tecidual continua aumentando, e, nos pulmões, a consequência pode ser insuficiência respiratória.

A trombose intravascular (causada pela ativação de vias procoagulantes em associação à suprarregulação do fator tecidual no endotélio) é observada em alguns pacientes com doença meningocócica e resulta em púrpura fulminante e infarto de áreas da pele ou até mesmo de membros inteiros. Ao mesmo tempo, múltiplas vias anticoagulantes são infrarreguladas por meio da perda dos receptores de proteína C e trombomodulina endotelial e diminuição dos níveis de antitrombina III, proteína C, proteína S e inibidor da via do fator tecidual. A trombólise é também profundamente prejudicada na sepse menimngocócica, através da liberação de altos níveis de PAI-1.

O choque na septicemia meningocócica parece ser atribuível a uma combinação de fatores, incluindo hipovolemia, que resulta da síndrome de extravasamento capilar secundária à lesão endotelial, e depressão do miocárdio, induzida por hipovolemia, hipoxia, alterações metabólicas (p. ex., hipocalcemia) e citocinas (p. ex., IL-6). A perfusão diminuída dos tecidos em consequência de trombose intravascular, vasoconstrição, edema tecidual e redução do débito cardíaco na septicemia meningocócica pode causar disfunção orgânica disseminada, incluindo comprometimento renal e – posteriormente, durante a evolução da doença – diminuição do nível de consciência, devido ao comprometimento do sistema nervoso central.

As bactérias que alcançam as meninges provocam uma resposta inflamatória local – com liberação de um espectro de citocinas semelhantes àquelas observadas na septicemia –, a qual se manifesta, clinicamente, como meningite e acredita-se que seja o fator determinante da gravidade da lesão neuronal. A lesão endotelial local pode resultar em edema cerebral e rápida elevação da pressão intracraniana em alguns casos.

MANIFESTAÇÕES CLÍNICAS

Conforme discutido anteriormente, a forma mais comum de infecção por *N. meningitidis* consiste no estado de portador assintomático do microrganismo na nasofaringe. Apesar da localização da infecção na via aérea superior, a faringite meningocócica raramente é relatada; entretanto, é comum a ocorrência de sintomas das vias aéreas superiores antes da apresentação da doença invasiva. Ainda não foi esclarecido se esses sintomas estão relacionados a infecção viral precedente (que pode promover a aquisição dos meningococos e/ou invasão) ou à própria aquisição dos microrganismos. Após adquirir o meningococo, os indivíduos suscetíveis desenvolvem manifestações da doença em 1 a 10 dias (em geral < 4 dias, embora se tenha documentado uma colonização durante 11 semanas).

No espectro de apresentações da doença meningocócica, as síndromes clínicas mais comuns consistem em meningite e septicemia meningocócica. Nos casos fulminantes, pode ocorrer morte dentro de poucas horas após o aparecimento dos primeiros sintomas. A bacteriemia oculta também é reconhecida e, se não for tratada, progride em cerca de dois terços dos casos para a infecção focal, incluindo meningite ou septicemia. A doença meningocócica também pode se manifestar na forma de pneumonia, artrite piogênica ou osteomielite, pericardite purulenta, endoftalmite, conjuntivite, peritonite primária ou (raramente) uretrite. Talvez em virtude da dificuldade de diagnóstico, a pneumonia meningocócica não costume ser relatada, porém está associada aos grupos capsulares Y, W e Z e parece acometer com mais frequência indivíduos com > 10 anos de idade.

Exantema (*rash*) O exantema (petequial ou purpúrico) esbranquiçado se desenvolve em mais de 80% dos casos de doença meningocócica; entretanto, frequentemente está ausente no início da doença. Em geral, o exantema da infecção meningocócica, que inicialmente tem natureza esbranquiçada (máculas, maculopápulas ou urticária) e é indistinguível dos exantemas virais mais comuns, torna-se petequial e francamente purpúrico dentro de várias horas após o seu aparecimento. Nos casos mais graves, verifica-se o desenvolvimento de grandes lesões purpúricas (púrpura fulminante; Fig. A1-41). Alguns pacientes (inclusive aqueles com sepse avassaladora) podem não apresentar exantema. Embora o exantema petequial e a febre sejam sinais importantes de doença meningocócica, menos de 10% das crianças (e, em alguns contextos clínicos, menos de 1% dos pacientes) com essa apresentação têm doença meningocócica. A maioria dos pacientes que apresentam exantema petequial ou purpúrico apresenta uma infecção viral (Tab. 155-2). As lesões cutâneas exibem necrose endotelial disseminada e oclusão de pequenos vasos na derme e nos tecidos subcutâneos, com infiltrado neutrofílico.

Meningite A meningite meningocócica costuma apresentar inicialmente manifestações inespecíficas, incluindo febre, vômitos e (particularmente em lactentes e crianças pequenas) irritabilidade, e é indistinguível de outras formas de meningite bacteriana, a não ser que exista um exantema petequial ou purpúrico associado, o qual é observado em cerca de dois terços dos casos. A cefaleia raramente é descrita no início da infância, sendo mais comum no final da infância e na vida adulta. Quando ocorre cefaleia, as seguintes características, em associação com febre ou com história de febre, são sugestivas de meningite bacteriana: rigidez de nuca, fotofobia, diminuição do nível de consciência, convulsões ou estado epiléptico e sinais neurológicos focais. Os sinais clássicos de meningite, como rigidez da nuca e fotofobia, costumam estar ausentes em lactentes e crianças pequenas com meningite bacteriana, os quais apresentam mais frequentemente febre e irritabilidade e podem exibir protrusão da fontanela.

TABELA 155-2 ■ Causas comuns de exantemas petequiais ou purpúricos
Enterovírus
Vírus influenza e outros vírus respiratórios
Vírus do sarampo
Vírus Epstein-Barr
Citomegalovírus
Parvovírus
Deficiência de proteína C ou S (incluindo deficiência de proteína S após varicela)
Distúrbios plaquetários (p. ex., púrpura trombocitopênica idiopática, efeitos farmacológicos, infiltração da medula óssea)
Púrpura de Henoch-Schönlein, distúrbios do tecido conectivo, traumatismo (incluindo lesões não acidentais em crianças)
Sepse pneumocócica, estreptocócica, estafilocócica ou por bactérias Gram-negativas

Embora 30 a 50% dos pacientes apresentem síndrome de meningite isolada, até 40% dos pacientes com meningite também exibem algumas características de septicemia. Os casos fatais por meningite meningocócica isolada (i.e., sem septicemia) estão associados, em sua maioria, a uma elevação da pressão intracraniana, que se manifesta na forma de nível reduzido de consciência, bradicardia relativa e hipertensão, sinais neurológicos focais, postura anormal e sinais de comprometimento do tronco encefálico – por exemplo, pupilas desiguais, dilatadas ou pouco reativas; movimento ocular anormal e comprometimento das respostas corneanas (Cap. 28).

Septicemia A septicemia meningocócica isoladamente responde por até 20% dos casos de doença meningocócica. A condição pode evoluir desde sintomas inespecíficos iniciais até morte dentro de poucas horas. As taxas de mortalidade entre crianças com essa síndrome têm sido elevadas (25-40%), porém o tratamento precoce agressivo (conforme discutido adiante) pode reduzir esse valor para < 10%. Os sintomas iniciais são inespecíficos e sugerem doença semelhante a influenza, com febre, cefaleia e mialgia acompanhadas de vômito e dor abdominal. Conforme discutido anteriormente, o exantema, quando presente, pode ter aspecto viral no início da doença até o desenvolvimento de petéquias ou lesões purpúricas. Nos casos graves, ocorre púrpura fulminante (Fig. A1-41), com múltiplas lesões purpúricas grandes e sinais de isquemia periférica. Pesquisas realizadas em pacientes indicaram que dor nos membros, palidez (incluindo aparência manchada e cianose) e mãos e pés frios podem ser proeminentes. O choque manifesta-se na forma de taquicardia, perfusão periférica deficiente, taquipneia e oligúria. A diminuição da perfusão cerebral leva à confusão, agitação ou diminuição do nível de consciência. Na presença de choque progressivo, ocorre falência múltipla de órgãos; a hipotensão constitui um sinal tardio em crianças, as quais costumam apresentar choque compensado (taquicardia, perfusão periférica deficiente e pressão arterial normal). O mau prognóstico está associado a uma ausência de meningismo, hipotensão, idade jovem, coma, temperatura relativamente baixa (< 38°C), leucopenia e trombocitopenia. A hemorragia espontânea (pulmonar, gástrica ou cerebral) pode resultar do consumo de fatores da coagulação e da trombocitopenia.

Meningococcemia crônica A meningococcemia crônica, que é raramente reconhecida, manifesta-se como episódios repetidos de exantema petequial (Fig. A1-42) associado a febre, dor articular, manifestações de artrite e de esplenomegalia, podendo evoluir para a septicemia meningocócica aguda se não for tratada. Durante a erupção recidivante, a bacteriemia regride sem tratamento e, em seguida, sofre recidiva. O diagnóstico diferencial inclui endocardite bacteriana, febre reumática aguda, púrpura de Henoch-Schönlein, mononucleose infecciosa, infecção gonocócica disseminada e vasculite imunomediada. Esse distúrbio tem sido associado a uma deficiência do complemento em alguns casos e à terapia inadequada com sulfonamidas em outros.

Um estudo conduzido na Holanda constatou que metade dos microrganismos isolados de pacientes com meningococcemia crônica apresentava um lipídeo A (parte da molécula de LPS de superfície) com acilação deficiente devido a uma mutação do gene *lpxL1*, o que reduz de forma acentuada a resposta inflamatória à endotoxina.

Doença reativa pós-meningocócica Em uma pequena proporção de pacientes, verifica-se o desenvolvimento de uma doença por imunocomplexos dentro de cerca de 4 a 10 dias após o início da doença meningocócica, com manifestações que incluem exantema maculopapular ou vasculítico (2% dos casos), artrite (até 8% dos casos), irite (1%), pericardite e/ou polisserosite associada com febre. Os imunocomplexos envolvem o antígeno polissacarídico meningocócico e resultam em depósito de Igs e de complemento, com infiltrado inflamatório. Essas manifestações sofrem resolução espontânea, sem sequelas. É importante identificar essa condição, visto que um novo início de febre e exantema e/ou artrite pode levar a uma preocupação sobre a possibilidade de recidiva da doença meningocócica e a um tratamento desnecessariamente prolongado com antibióticos.

DIAGNÓSTICO

À semelhança de outras infecções bacterianas invasivas, a doença meningocócica pode produzir elevação da contagem de leucócitos e dos níveis de marcadores inflamatórios (p. ex., níveis de proteína C-reativa e procalcitonina ou velocidade de hemossedimentação). Os valores podem estar normais ou baixos na doença rapidamente progressiva, e a ausência de elevação nesses exames laboratoriais não descarta a possibilidade do diagnóstico. Entretanto, na presença de febre e de exantema petequial, essas elevações sugerem doença meningocócica. Em pacientes com septicemia meningocócica grave, os achados laboratoriais comuns consistem em hipoglicemia, acidose, hipopotassemia, hipocalcemia, hipomagnesemia, hipofosfatemia, anemia e coagulopatia.

Embora a doença meningocócica com frequência seja diagnosticada em bases clínicas, nos casos com suspeita de meningite meningocócica ou meningococemia, deve-se coletar rotineiramente uma amostra de sangue para cultura, a fim de confirmar o diagnóstico e facilitar as investigações de saúde pública; as hemoculturas são positivas em até 75% dos casos. Devem-se evitar os meios de cultura contendo polianetol sulfonato de sódio, que pode inibir o crescimento dos meningococos. A viabilidade desses microrganismos é reduzida se houver qualquer demora no transporte da amostra até o laboratório de microbiologia para cultura ou plaqueamento de amostras de líquido cerebrospinal (LCS). Nos países onde o tratamento com antibióticos antes da hospitalização é recomendado para doença meningocócica, a maioria dos casos com suspeita clínica apresenta culturas negativas. A análise de amostras de sangue total com reação em cadeia da polimerase (PCR) em tempo real aumenta o rendimento diagnóstico em mais de 40%, e os resultados obtidos com esse método podem permanecer positivos por vários dias após a administração de antibióticos. De fato, no Reino Unido, mais de metade dos casos com suspeita clínica são atualmente identificados pela PCR.

A não ser que haja contraindicações (elevação da pressão intracraniana, choque não corrigido, distúrbio da coagulação, trombocitopenia, insuficiência respiratória, infecção local, convulsões constantes), deve-se efetuar uma punção lombar para identificar e confirmar a etiologia da meningite meningocócica suspeita, cuja apresentação não pode ser diferenciada daquela da meningite de outras causas bacterianas. Algumas autoridades recomendaram a realização de tomografia computadorizada (TC) do crânio antes da punção lombar devido ao risco de herniação cerebral em pacientes com elevação da pressão intracraniana. Entretanto, não é incomum a obtenção de uma TC normal na presença de elevação da pressão intracraniana na meningite meningocócica, e a decisão quanto à realização de punção lombar deve ser tomada com bases clínicas. As características da meningite meningocócica no LCS (elevação dos níveis de proteína e da contagem de leucócitos, nível diminuído de glicose) são indistinguíveis daquelas de outros tipos de meningite bacteriana, a não ser que seja identificado um diplococo Gram-negativo (a coloração pelo método de Gram tem uma sensibilidade de até 80% para a meningite meningocócica). O LCS deve ser submetido à cultura (sensibilidade de 90%) e (quando disponível) à análise por PCR. O teste do antígeno do LCS com aglutinação em látex não é sensível e deve ser substituído pelo diagnóstico molecular, quando possível.

Em geral, deve-se evitar a punção lombar na septicemia meningocócica, visto que a posição do paciente para a realização do procedimento pode comprometer criticamente a sua circulação na presença de choque hipovolêmico. A punção lombar tardia ainda pode ser útil quando o diagnóstico permanece incerto, em particular se a tecnologia molecular estiver disponível.

Em outros tipos de infecção focal, a cultura e a análise por PCR de líquidos corporais normalmente estéreis (p. ex., líquido sinovial) podem ajudar no estabelecimento do diagnóstico. Embora algumas autoridades tenham recomendado a realização de culturas de raspados ou aspirados de lesões cutâneas, esse procedimento pouco contribui para o rendimento diagnóstico em comparação com uma combinação de hemocultura e análise por PCR. O teste do antígeno urinário também é insensível, e o teste sorológico para infecção meningocócica ainda não foi adequadamente estudado. Como a *N. meningitidis* é um componente normal da flora nasofaríngea humana, a identificação do microrganismo em *swabs* de garganta tem valor diagnóstico limitado, mas as cepas identificadas na nasofaringe no contexto de um provável caso têm boas chances de serem aquelas responsáveis pela doença.

TRATAMENTO

Infecções meningocócicas

A morte por doença meningocócica está associada geralmente ao choque hipovolêmico (meningococemia) e, em certas ocasiões, a uma elevação da pressão intracraniana (meningite meningocócica). Por conseguinte, a abordagem deve ser direcionada para o tratamento desses problemas clínicos urgentes, além da administração de terapia antibiótica específica. O reconhecimento tardio da doença meningocócica e de suas alterações fisiológicas associadas, juntamente com tratamento de emergência inadequado, está associado a prognóstico ruim. Como a doença é rara, foram desenvolvidos protocolos para atendimento de emergência (ver *www.meningitis.org*).

A permeabilidade das vias aéreas pode estar comprometida se o nível de consciência estiver deprimido, em consequência de choque (comprometimento da perfusão cerebral) ou da elevação da pressão intracraniana; essa situação pode exigir uma intervenção. Na meningococemia, o edema e a oligoemia pulmonares (que se manifesta na forma de hipoxia) exigem oxigenoterapia ou intubação endotraqueal eletiva. Nos casos de choque, a reidratação vigorosa (com reposição do volume circulante em várias vezes nos casos graves) e o suporte inotrópico podem ser necessários para manter o débito cardíaco. Se o choque persistir após restauração do volume com 40 mL/kg, o risco de edema pulmonar apresenta-se elevado, e recomenda-se a intubação eletiva para melhorar a oxigenação e diminuir o trabalho da respiração. Os distúrbios metabólicos, incluindo hipoxemia, acidose, hipopotassemia, hipocalcemia, hipomagnesemia, hipofosfatemia, anemia e coagulopatia, devem ser antecipados e corrigidos. Contudo, foi demonstrado que a reposição vigorosa de fluidos com soluções eletrolíticas não tamponadas aumentava a mortalidade em crianças africanas febris. Há necessidade de estudos sobre os efeitos de volumes menores de soluções tamponadas e de estudos semelhantes em locais com mais recursos. Na presença de elevação da pressão intracraniana, o manejo consiste em correção do choque coexistente e tratamento neurointensivo para manter a perfusão cerebral.

A terapia antibiótica empírica para a suspeita de doença meningocócica consiste em uma cefalosporina de terceira geração, como a ceftriaxona (75 a 100 mg/kg/dia [máximo de 4 g/dia] em uma ou duas doses intravenosas [IV] fracionadas) ou cefotaxima (200 mg/kg/dia [máximo de 8 g/dia] em quatro doses IV fracionadas), para proporcionar cobertura contra as várias outras bactérias (potencialmente resistentes à penicilina) que podem produzir uma síndrome clínica indistinguível. Embora seja incomum na maioria dos microrganismos isolados, a redução da sensibilidade dos meningococos à penicilina (concentração inibitória mínima de 0,12 a 1,0 μg/mL) tem sido relatada.

Tanto a meningite quanto a septicemia meningocócicas são tratadas de modo convencional durante 7 dias, embora ciclos de 3 a 5 dias possam ser igualmente efetivos. Além disso, a ceftriaxona em dose única ou o cloranfenicol em suspensão oleosa têm sido usados com sucesso em áreas de poucos recursos. Não se dispõe de nenhum dado para orientar a duração do tratamento da infecção meningocócica em outros focos (p. ex., pneumonia, artrite); em geral, a terapia antimicrobiana é continuada até obter evidências clínicas e laboratoriais de resolução da infecção. Em geral, as culturas tornam-se estéreis dentro de 24 horas após o início da quimioterapia antibiótica apropriada..

O uso de glicocorticoides para o tratamento adjuvante da meningite meningocócica continua controverso, visto que os estudos relevantes não tiveram poder suficiente para estabelecer uma verdadeira eficácia. Um estudo de grande porte conduzido em adultos indicou uma tendência a um benefício, e, na prática clínica, qualquer decisão quanto ao uso de glicocorticoides geralmente precisa preceder o estabelecimento de um diagnóstico microbiológico definitivo. As doses terapêuticas de glicocorticoides não são recomendadas na septicemia meningocócica, porém muitos intensivistas recomendam doses de reposição de glicocorticoides para pacientes que apresentam choque refratário em associação ao comprometimento da responsividade das glândulas suprarrenais, um manejo que é sustentado por evidências limitadas.

Várias outras terapias adjuvantes para doença meningocócica foram consideradas, porém poucas foram objeto de ensaios clínicos e nenhuma pode ser atualmente recomendada. Um anticorpo dirigido contra o LPS (HA1A) não conferiu nenhum benefício demonstrável. A proteína de aumento da permeabilidade/bactericida recombinante (que atualmente não está disponível) foi testada em um estudo que não teve poder adequado para demonstrar um efeito sobre as taxas de mortalidade; todavia, houve uma tendência a uma menor taxa de mortalidade entre pacientes aos quais foi administrada uma infusão completa, e esse grupo também foi submetido a menos amputações e menos transfusões de hemoderivados e apresentou uma melhora significativa nos resultados funcionais. Como as concentrações de proteína C estão reduzidas na doença meningocócica, foi considerado o uso da proteína C ativada. Foi demonstrado benefício de sobrevida em ensaios clínicos de sepse em adultos; entretanto, os estudos clínicos de sepse pediátrica (de importância particular para doença meningocócica) não encontraram nenhum benefício e indicaram um risco potencial de complicações hemorrágicas com o uso da proteína C ativada.

A síndrome inflamatória por imunocomplexos pós-meningocócica tem sido tratada com agentes anti-inflamatórios não esteroides até a ocorrência de resolução espontânea.

COMPLICAÇÕES

Cerca de 10% dos pacientes com doença meningocócica morrem, a despeito da disponibilidade de terapia antimicrobiana e outras intervenções clínicas intensivas. A complicação mais comum da doença meningocócica (10% dos casos) consiste em cicatrizes após necrose das lesões cutâneas purpúricas, para as quais pode ser necessária a realização de enxerto cutâneo. Os membros inferiores são mais acometidos; seguem-se, por ordem de frequência, os membros superiores, o tronco e a face. Ocorre comprometimento de 13%, em média, da área de superfície cutânea. São necessárias amputações em cerca de 1 a 2% dos que sobrevivem à doença meningocócica, devido a uma perda da viabilidade dos tecidos após isquemia periférica ou síndromes compartimentais. A não ser que exista alguma infecção local, a amputação em geral deve ser adiada para possibilitar que a demarcação entre tecido viável e tecido não viável fique aparente. Cerca de 5% dos pacientes com doença meningocócica sofrem perda auditiva, e 7% apresentam complicações neurológicas. Em um estudo, foi relatada a ocorrência de dor em 21% dos sobreviventes, e, em uma análise recente da doença meningocócica causada pelo grupo capsular B (o estudo MOSAIC), até um quarto dos sobreviventes teve transtornos psicológicos. Em algumas investigações, a taxa de complicações é maior para a doença causada pelo grupo capsular C (principalmente associada ao clone ST11) do que para a doença provocada pelo grupo capsular B. Em pacientes com choque hipovolêmico grave, a perfusão renal pode ser prejudicada e é comum a insuficiência pré-renal, mas é raro haver necessidade de terapia de substituição renal permanente.

Vários estudos sugerem desfechos psicossociais adversos após a doença meningocócica, com redução da qualidade de vida, menor autoestima e pior desenvolvimento neurológico, incluindo maiores taxas de transtorno do déficit de atenção/hiperatividade e necessidades educacionais especiais. Outros estudos não encontraram evidências dessas consequências.

PROGNÓSTICO

Vários sistemas de escores prognósticos foram desenvolvidos para identificar pacientes com doença meningocócica que têm menos probabilidade de sobreviver. Os fatores associados a prognóstico mais desfavorável consistem em choque; idade jovem (lactentes), idade avançada e adolescência; coma; púrpura fulminante; coagulação intravascular disseminada; trombocitopenia; leucopenia; ausência de meningite; acidose metabólica; baixas concentrações plasmáticas de antitrombina e das proteínas S e C; níveis sanguíneos elevados de PAI-1; e baixa velocidade de hemossedimentação ou do nível de proteína C-reativa. O escore prognóstico de Glasgow para septicemia meningocócica (Glasgow Meningococcal Septicaemia Prognostic Score; GMSPS) tem bom desempenho e pode ser clinicamente útil para a avaliação da gravidade na doença meningocócica. Entretanto, os sistemas de pontuação não orientam o médico quanto a intervenções específicas, e a prioridade de tratamento deve consistir no reconhecimento de comprometimento das vias aéreas, respiração ou circulação e intervenção urgente e direta. A maioria dos pacientes melhora rapidamente com antibióticos apropriados e terapia de suporte. A meningococemia fulminante tem mais tendência a resultar em morte ou perda isquêmica da pele do que a meningite; o tratamento de emergência ideal pode reduzir as taxas de mortalidade entre os pacientes mais gravemente acometidos.

PREVENÇÃO

Tendo em vista que as taxas de mortalidade na doença meningocócica permanecem elevadas, apesar dos avanços no tratamento intensivo, a imunização constitui a única vantagem racional para a prevenção em nível populacional. Os casos secundários são comuns entre contatos domiciliares e também pelo beijo, e a profilaxia secundária com antibióticos é amplamente recomendada para esses contatos (ver adiante).

Vacinas polissacarídicas O polissacarídeo capsular meningocócico purificado tem sido usado para imunização desde a década de 1960. Na atualidade, as vacinas polissacarídicas meningocócicas são formuladas na forma de vacinas bivalentes (grupos capsulares A e C) ou quadrivalentes (grupos capsulares A, C, Y e W), com 50 μg de cada polissacarídeo por dose. Podem ocorrer reações locais (eritema, endurecimento e sensibilidade) em até 40% dos indivíduos vacinados, porém a ocorrência de efeitos adversos graves (incluindo convulsões febris em crianças pequenas) é relatada muito raramente. Nos adultos, as vacinas são imunogênicas, mas a imunidade parece ser de duração relativamente curta (com níveis de anticorpos acima dos valores basais durante apenas 2 a 10 anos), e as doses de reforço não induzem qualquer aumento adicional nas concentrações de anticorpos. De fato, foi amplamente relatado o aparecimento de um estado de hiporresponsividade imunológica após doses de reforço de vacinas polissacarídicas. As unidades repetitivas dessas vacinas estabelecem ligações cruzadas com receptores de células B, estimulando as células B de memória específicas a se transformar em plasmócitos e a produzir anticorpos. Como os polissacarídeos meningocócicos são antígenos independentes de células T, não há produção de células B de memória após imunização, e ocorre depleção do reservatório de células B de memória, resultando em menor disponibilidade de células específicas de polissacarídeos para responder a uma dose subsequente da vacina (Fig. 155-6). A importância clínica da hiporresponsividade não é conhecida. As vacinas polissacarídicas simples em geral não são imunogênicas no início da infância, possivelmente pelo fato de que as células B da zona marginal estão envolvidas nas respostas aos polissacarídeos, e a maturação da zona marginal do baço só se completa com 18 meses a 2 anos de idade. A eficácia do componente do grupo capsular C meningocócico é de > 90% em adultos jovens; não se dispõe de nenhum dado de eficácia para os polissacarídeos dos sorogrupos Y e W nessa faixa etária.

Os polissacarídeos meningocócicos do grupo A são uma exceção, visto que são efetivos na prevenção da doença em indivíduos de todas as idades. Duas doses administradas com intervalo de 2 a 3 meses a crianças de 3 a 18 meses de idade ou uma dose única administrada a crianças de mais idade ou a adultos tem uma taxa de eficácia protetora de > 95%. A vacina foi previamente usada de forma ampla no controle de surtos de doença meningocócica no cinturão de meningite da África. A duração da proteção parece ser de apenas 3 a 5 anos. As vacinas polissacarídicas simples foram em grande parte substituídas por vacinas conjugadas proteicas-polissacarídicas.

Não existe nenhuma vacina polissacarídica meningocócica simples com grupo capsular B, visto que o ácido α-2,8-*N*-acetilneuramínico é expresso na superfície das células neurais no feto, de tal modo que o polissacarídeo B é percebido como "próprio" e, portanto, não é imunogênico nos seres humanos.

Vacinas conjugadas A pouca imunogenicidade das vacinas polissacarídicas puras na lactância foi superada pela conjugação química dos polissacarídeos a uma proteína carreadora (CRM_{197}, toxoide tetânico ou toxoide diftérico). Foram desenvolvidos conjugados que contêm polissacarídeo do grupo capsular C monovalente e vacinas quadrivalentes com polissacarídeos A, C, Y e W, bem como vacinas que incluem várias outras combinações de antígenos (p. ex., conjugados tetânicos com polissacarídeo de grupo capsular C e/ou Y e polissacarídeo de *Haemophilus influenzae* tipo b). Após a imunização, acredita-se convencionalmente que os peptídeos da proteína carreada, são apresentados por células B polissacarídeo-específicas para células T peptídeo-específicas em associação com moléculas de classe II do complexo de histocompatibilidade principal (MHC) (alguns dados recente sugerem que o peptídeo proteico carreador pode na verdade ser apresentado em associação com um oligossacarídeo e MHCII). O resultado é uma resposta imune dependente de células T que permite a produção de anticorpos e a geração de um reservatório maior de células B de memória. Diferentemente das respostas a doses de reforço de polissacarídeos puros, as respostas a doses de reforço de vacinas conjugadas exibem as características de respostas de memória. Com efeito, as vacinas conjugadas superam a

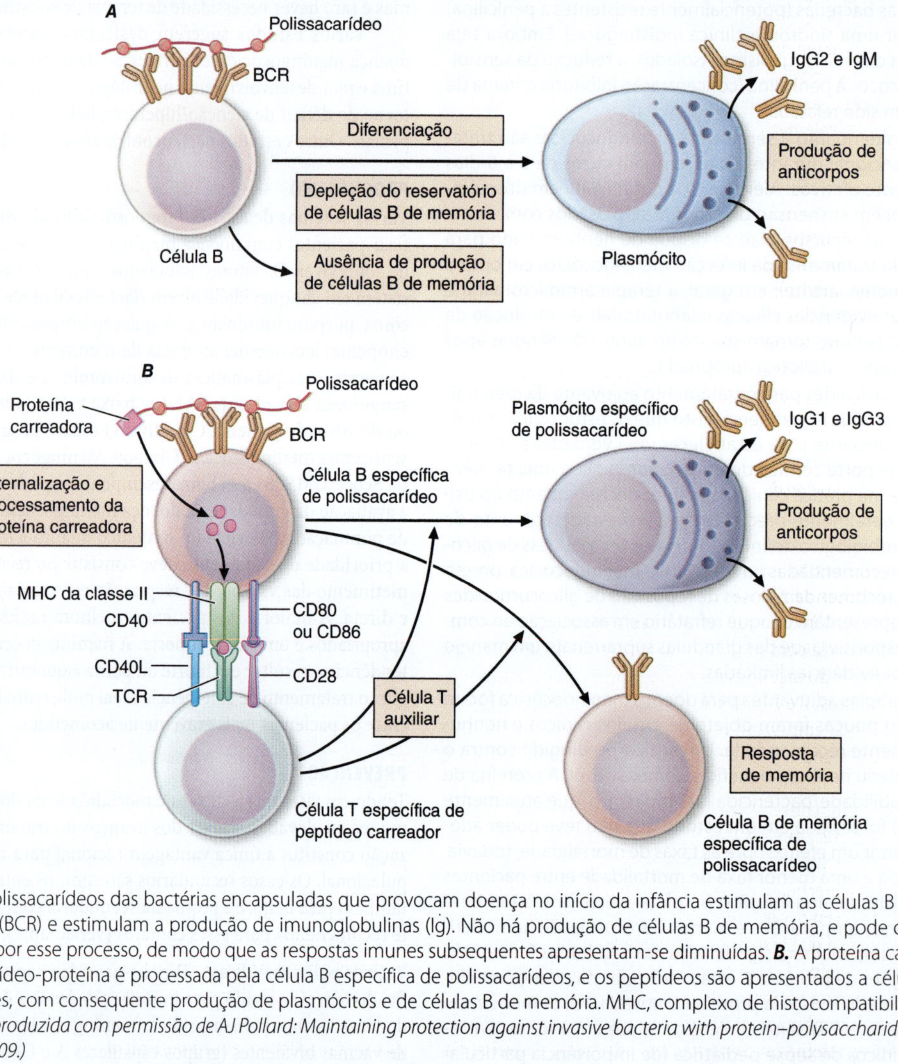

FIGURA 155-6 ***A.*** Os polissacarídeos das bactérias encapsuladas que provocam doença no início da infância estimulam as células B por ligação cruzada do receptor de células B (BCR) e estimulam a produção de imunoglobulinas (Ig). Não há produção de células B de memória, e pode ocorrer depleção do reservatório de células B por esse processo, de modo que as respostas imunes subsequentes apresentam-se diminuídas. ***B.*** A proteína carreadora de vacinas conjugadas de polissacarídeo-proteína é processada pela célula B específica de polissacarídeos, e os peptídeos são apresentados a células T específicas de peptídeos transportadores, com consequente produção de plasmócitos e de células B de memória. MHC, complexo de histocompatibilidade principal; TCR, receptor de células T. *(Reproduzida com permissão de AJ Pollard: Maintaining protection against invasive bacteria with protein–polysaccharide conjugate vaccines. Nat Rev Immunol 9:213, 2009.)*

hiporresponsividade induzida por polissacarídeos puros por meio de repleção do reservatório de memória. A reatogenicidade das vacinas conjugadas assemelha-se àquelas das vacinas polissacarídicas puras.

O primeiro uso amplo da vacina meningocócica conjugada do grupo capsular C (MenC) ocorreu em 1999 no Reino Unido após aumento nos casos de doença pelo grupo capsular C. Foi realizada uma campanha de vacinação em massa envolvendo todos os indivíduos com < 19 anos de idade, e o número de casos de doença por grupo capsular C confirmados no laboratório caiu de 955 em 1998 a 1999 para apenas 29 em 2011 a 2012. A eficiência do programa de vacinação foi atribuída tanto à proteção direta dos indivíduos imunizados quanto à redução da transmissão de microrganismo na população em consequência das taxas diminuídas de colonização entre os indivíduos imunizados (i.e., imunidade de rebanho). Dados de imunogenicidade e eficiência mostraram que a duração da proteção é curta quando a vacina é administrada no início da infância; por esse motivo, são necessárias doses de reforço para manter a imunidade da população. Por outro lado, a imunidade após uma dose de vacina administrada na adolescência parece ser mais prolongada.

Em 2005, a primeira vacina conjugada meningocócica quadrivalente contendo os polissacarídeos A, C, Y e W conjugados ao toxoide diftérico foi inicialmente recomendada para todas as crianças com > 11 anos de idade, nos Estados Unidos, e para pessoas de 2 a 55 anos de idade no Canadá. Essas vacinas são atualmente recomendadas pelo Advisory Committee on Immunization Practices (ACIP) para administração de rotina a pessoas de 11 a 18 anos de idade, com uma dose de reforço 3 anos mais tarde; apenas uma dose única é administrada a pessoas > 16 anos de idade. Essas vacinas também são recomendadas para pessoas de alto risco com idade entre 2 meses e 55 anos (ver *www.cdc.gov/mmwr/preview/mmwrhtml/mm6324a2.htm*).

A aceitação foi inicialmente lenta, porém os dados atuais nos Estados Unidos sugerem uma taxa de eficácia de 82% no primeiro ano após a vacinação, com declínio para 59% dentro de 3 a 6 anos após a vacinação. Dados iniciais limitados do U.S. Vaccine Adverse Events Reporting System indicaram que poderia ocorrer um aumento de curto prazo no risco de síndrome de Guillain-Barré após imunização com a vacina com conjugado diftérico; entretanto, pesquisas adicionais não confirmaram esse achado. Vacinas conjugadas quadrivalentes com tétano ou CRM_{197} como proteína carreadora estão atualmente disponíveis em muitos países, sendo usadas para grupos de alto risco e em programas de rotina para crianças entre 1 e 3 anos e em adolescentes.

Uma vacina de grupo capsular A monovalente fabricada na Índia foi aprovada em 2010 e aplicada em países do cinturão da meningite da África Subsaariana em uma campanha de imunização em massa. Há fortes evidências de que essa vacina tenha sido altamente efetiva no controle da doença meningocócica epidêmica na região, com > 90% de redução na incidência da doença nas populações vacinadas. Contudo, a doença causada pelos grupos capsulares C, X e W persiste, e estão sendo desenvolvidas vacinas de nova geração com cobertura mais ampla.

Vacinas baseadas em antígenos subcapsulares A falta de imunogenicidade da cápsula do grupo B levou ao desenvolvimento de vacinas baseadas em antígenos subcapsulares. Vários componentes de superfície foram estudados em ensaios clínicos de fase inicial. As vesículas da membrana externa (VMEs) que contêm proteínas, fosfolipídeo e LPS da membrana externa podem ser extraídas de culturas de *N. meningitidis* mediante tratamento com detergente (Fig. 155-7). As VMEs preparadas dessa maneira foram usadas em ensaios clínicos de eficácia com uma cepa do surto norueguês e reduziram em 53% a incidência de doença causada pelo grupo B entre crianças em idade escolar de 14 a 16 anos. De forma semelhante, foram relatadas taxas de eficácia de mais de 70% com vacinas de VME preparadas a partir de cepas de surtos locais em Cuba e na Nova Zelândia. Essas vacinas de VME parecem produzir respostas imunes contra cepas específicas, com proteção cruzada apenas limitada; por conseguinte, são mais apropriadas para surtos clonais (p. ex., os que ocorreram em Cuba e na Nova Zelândia, bem como outros na Noruega e na Província da Normandia, na França).

Várias proteínas de superfície purificadas foram avaliadas em ensaios clínicos de fase 1, porém o seu desenvolvimento ainda não prosseguiu devido à variabilidade antigênica ou baixa imunogenicidade (p. ex., proteínas de ligação da transferrina, proteína A de superfície de *Neisseria*). Foram identificados outros candidatos para vacinas desde o sequenciamento do genoma meningocócico. A vacina combinada 4CMenB, que inclui a vacina de VME da Nova Zelândia e três proteínas recombinantes (adesina A de *Neisseria*,

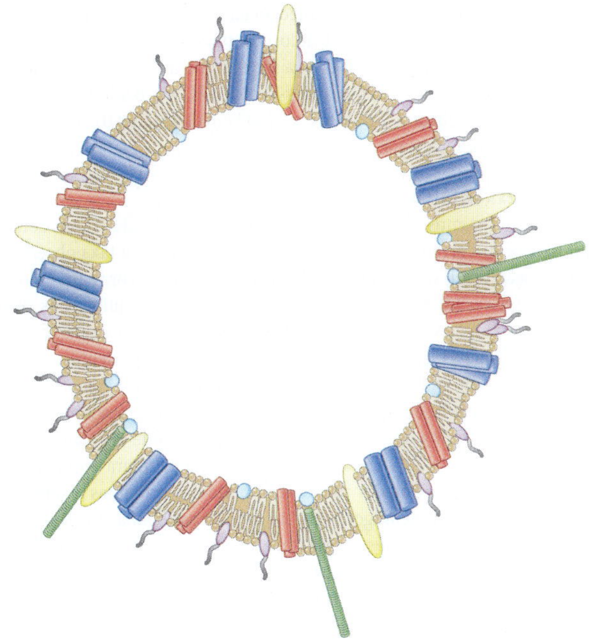

FIGURA 155-7 Ilustração da vesícula da membrana externa meningocócica contendo estruturas da membrana externa.

proteína de ligação do fator H e antígeno de ligação da heparina de *Neisseria*), é imunogênica em lactentes e foi aprovada para uso nos Estados Unidos, Canadá e Austrália. Essa vacina foi usada com aparente sucesso no controle de vários surtos universitários nos Estados Unidos e em um surto comunitário em uma região de Quebec, Canadá. A vacina 4CMenB tem um perfil de segurança aceitável, com a febre sendo proeminente em lactentes e a dor no local da injeção sendo frequentemente relatada em crianças mais velhas e em adultos. A vacina também está sendo usada em muitos países para a imunização de grupos de alto risco. Em setembro de 2015, a 4CMenB foi recomendada para uso rotineiro no Reino Unido para todos os lactentes nascidos a partir de maio de 2015; uma análise recente relatou uma redução de 75% nas faixas etárias totalmente elegíveis para vacinação, com uma taxa de cobertura de 95%. O calendário aprovado é de três doses iniciais antes dos 6 meses de idade e uma dose de reforço aos 12 meses de idade. Foi observada uma efetividade vacinal não significativa de 53% após duas doses, sendo encontrada uma efetividade de 59% após a dose de reforço com 1 ano de idade.

Como a doença é muito rara, a custo-efetividade da vacina do grupo capsular B em programas de imunização de lactentes, conforme a avaliação pelos limiares convencionais, é limítrofe no Reino Unido. Como os lactentes não costumam ser colonizados por meningococos do grupo capsular B, qualquer impacto sobre a carga populacional total de microrganismos transportados será pequeno. Assim, é improvável que um programa de imunização de lactentes ofereça valor adicional por meio de indução de imunidade de rebanho. As taxas de portadores do grupo capsular B são maiores em adolescentes e adultos jovens em comparação com outras idades (com exceção dos lactentes). Um recente e grande estudo randomizado em *cluster* realizado na Austrália não encontrou efeito com o uso da 4CMenB sobre portadores de meningococos causadores de doença, salientando que o benefício dessa vacina se dá provavelmente por proteção direta.

Uma vacina imunogênica baseada em duas variantes da proteína de ligação ao fator H (fHbp2) foi desenvolvida para uso em adolescentes e está aprovada nos Estados Unidos e na Europa. A vacina é imunogênica contra cepas indicadoras representativas, induzindo aumento de quatro vezes nos títulos de anticorpos bactericidas em 50 a 92% das pessoas. A fHbp2 tem um perfil de segurança aceitável, sendo comumente relatadas dor no local da injeção, fadiga e cefaleia. Essa vacina pode ser usada com uma gama de vacinas rotineiramente administradas na adolescência, incluindo as vacinas Tdap (tétano-difteria-pertússis acelular), papilomavírus humano e MenACWY. A fHbp2 tem sido usada para controle de surtos de doença meningocócica em instituições de ensino nos Estados Unidos, mas ainda não foram realizados estudos formais sobre sua efetividade. Estudos do Reino Unido estão avaliando o impacto da 4CMenB e da fHbp2 contra o estado de portador meningocócico em adolescentes.

Ambas as novas vacinas meningocócicas do grupo capsular B estão aprovadas para uso nos Estados Unidos em pessoas com 10 a 25 anos de idade. Além disso, o ACIP recomenda a sua administração a pessoas de alto risco para a doença pelo grupo capsular B, com a 4CMenB administrada em duas doses (intervalo de 1-2 meses) e a fHbp2 em duas (com 0 e 6 meses) ou três doses (em 0, 1-2 e 6 meses).

MANEJO DOS CONTATOS

Os contatos próximos (domiciliares e pelo beijo) de indivíduos com doença meningocócica correm risco aumentado (até 1.000 vezes a taxa observada na população geral) de desenvolver doença secundária; ocorre um caso secundário em até 3% dos casos esporádicos. Cerca de um quinto dos casos secundários são, na verdade, casos coprimários – isto é, casos que ocorrem logo após o caso primário e cuja transmissão acredita-se que tenha ocorrido a partir do mesmo indivíduo. A taxa de casos secundários é maior durante a semana após a apresentação do caso-índice. O risco cai rapidamente, porém permanece acima do valor basal por um período de até 1 ano após o caso-índice; ocorrem 30% de casos secundários na primeira semana, 20% na segunda semana e a maior parte do restante nas próximas 6 semanas. Em surtos de doença meningocócica, foi usada a profilaxia em massa; entretanto, dados limitados sustentam uma intervenção em nível populacional e surgiu muita preocupação quanto a reações adversas e desenvolvimento de resistência. Por esses motivos, a profilaxia costuma ser restrita a (1) indivíduos com maior risco que têm contato próximo e/ou domiciliar com o caso-índice e (2) profissionais de saúde que foram diretamente expostos a secreções respiratórias. Na maioria dos casos, não se oferece profilaxia a membros de comunidades maiores (p. ex., escolas ou faculdades).

A meta da profilaxia é erradicar a colonização dos contatos próximos com a cepa que causou doença invasiva no caso-índice. A profilaxia deve ser administrada a todos os contatos ao mesmo tempo, a fim de evitar a recolonização por meningococos transmitidos por contatos não tratados, e também deve ser usada o mais cedo possível para tratamento da doença inicial nos casos secundários. Se o caso-índice for tratado com um antibiótico que não elimina a colonização de modo confiável (p. ex., penicilina), esse paciente deve receber um agente profilático no final do tratamento, a fim de evitar a recidiva ou a transmissão adiante. Embora a rifampicina tenha sido mais amplamente usada e estudada, não se trata do agente ideal, visto que não consegue erradicar o estado de portador em 15 a 20% dos casos, as taxas de reações adversas são altas, a adesão do paciente ao tratamento é afetada pela necessidade de quatro doses e foi relatado o aparecimento de resistência. A ceftriaxona, na forma de intramuscular (IM) ou IV única, é altamente efetiva (97%) na erradicação no estado de portador e pode ser administrada em todas as idades e durante a gravidez. Em certas ocasiões, foi relatada sensibilidade reduzida dos isolados à ceftriaxona. O ciprofloxacino ou o ofloxacino são preferidos em alguns países; esses fármacos são altamente efetivos e podem ser administrados por via oral, porém não são recomendados durante a gravidez. Foi relatada a ocorrência de resistência às fluoroquinolonas em alguns meningococos na América do Norte, Europa e Ásia.

Na doença documentada causada pelos grupos capsulares A, B, C, Y ou W, pode-se oferecer uma imunização (de preferência com a vacina MenACWY conjugada ou com a vacina MenB, conforme a necessidade) aos contatos, além da quimioprofilaxia, para proporcionar proteção além da duração da antibioticoterapia. A vacinação em massa tem sido usada com sucesso para controlar a doença durante surtos em comunidades fechadas (estabelecimentos educacionais e militares), bem como durante epidemias em comunidades abertas.

LEITURAS ADICIONAIS

Christensen H et al: Meningococcal carriage by age: A systematic review and meta-analysis. Lancet Infect Dis 10:853, 2010.

Cohn AC et al: Prevention and control of meningococcal disease: Recommendations of the Advisory Committee on Immunization Practices (ACIP). MMWR Recomm Rep 62(RR-2):1, 2013.

Gossger N et al: Immunogenicity and tolerability of recombinant serogroup B meningococcal vaccine administered with or without routine infant vaccinations according to different immunization schedules: A randomized controlled trial. JAMA 307:573, 2012.

Jafri RZ et al: Global epidemiology of invasive meningococcal disease. Popul Health Metr 11:17, 2013.

Ladhani SN et al: Vaccination of infants with meningococcal group B vaccine (4CMenB) in England. N Engl J Med 382:309, 2020.

Marshall HS et al: Meningococcal B vaccine and meningococcal carriage in adolescents in Australia. N Engl J Med 382:318, 2020.

Pollard AJ et al: Maintaining protection against invasive bacteria with protein–polysaccharide conjugate vaccines. Nat Rev Immunol 9:213, 2009.

Read RC et al: Effect of a quadrivalent meningococcal ACWY glycoconjugate or a serogroup B meningococcal vaccine on meningococcal carriage: An observer-blind, phase 3 randomised clinical trial. Lancet 384:2123, 2014.

Vieusseux M: Memoire sur le maladie qui a regne a Geneva au printemps de 1805. J Med Clin Pharm 11:163, 1805.

156 Infecções gonocócicas

Sanjay Ram, Peter A. Rice

DEFINIÇÃO

A gonorreia é uma infecção sexualmente transmissível (IST) do epitélio que comumente se manifesta por cervicite, uretrite, proctite e conjuntivite. Quando não tratadas, as infecções nesses locais podem levar a complicações, como endometrite, salpingite, abscesso tubovariano, bartolinite, peritonite e peri-hepatite em pacientes do sexo feminino; periuretrite e epididimite nos pacientes do sexo masculino; e oftalmia neonatal em recém-nascidos. A gonococemia disseminada é um evento raro cujas manifestações consistem em lesões cutâneas, tenossinovite, artrite e (em raros casos) endocardite ou meningite.

MICROBIOLOGIA

A *Neisseria gonorrhoeae* é um microrganismo Gram-negativo, imóvel e não esporulado que cresce isolado ou aos pares (i.e., monococos e diplococos, respectivamente). Exclusivamente um patógeno de seres humanos, o gonococo contém, em média, três cópias do genoma por célula bacteriana, polidiploidia que permite alto nível de variação antigênica e sobrevivência do microrganismo em seu hospedeiro. Os gonococos, como todas as espécies de *Neisseria*, são positivos para a oxidase. Distinguem-se das outras *Neisseria* pela sua capacidade de crescer em meios seletivos e utilizar glicose, mas não maltose, sacarose ou lactose.

EPIDEMIOLOGIA

A incidência da gonorreia vinha declinando progressivamente nos Estados Unidos, mas foram notificados cerca de 616.000 casos novos em 2018 – 56% a mais que em 2015. Com 87 milhões de casos estimados pela Organização Mundial da Saúde (OMS) tendo ocorrido globalmente em 2016, a gonorreia continua sendo um grande problema de saúde pública em todo o mundo e uma causa importante de morbidade nos países em desenvolvimento, tendo um papel importante na promoção da transmissão do vírus da imunodeficiência humana (HIV).

A gonorreia acomete predominantemente os jovens, não brancos, solteiros e aqueles com menor grau de escolaridade das populações urbanas. O número de casos relatados provavelmente representa metade do total real de casos – discrepância que resulta de subnotificação, autotratamento, tratamento inespecífico sem diagnóstico comprovado laboratorialmente e infecção assintomática. O número de novos casos de gonorreia notificados nos Estados Unidos aumentou de cerca de 250.000 no início da década de 1960 para um pico de 1,01 milhão em 1978. A incidência registrada de gonorreia nos tempos modernos atingiu o seu máximo em 1975, com 468 novos casos notificados por 100.000 habitantes nos Estados Unidos. Esse pico foi atribuído à interação de diversas variáveis, como a maior precisão do diagnóstico, alteração nos padrões de uso dos contraceptivos e mudanças no comportamento sexual. O declínio na incidência geral da gonorreia nos Estados Unidos, nas últimas duas décadas, pode refletir o aumento do uso de preservativos, resultante dos esforços da política de saúde pública para reduzir a transmissão do HIV. Contudo, em 2019, foram relatados 187,8 novos casos por 100.000 habitantes nos Estados Unidos, representando um aumento de 5% em 1 ano e um aumento de 92% desde o ponto historicamente mais baixo em 2009; esse número é o maior entre os países industrializados. Simultaneamente, a resistência aos antibióticos está aumentando nos Estados Unidos e em outros países, o que levou o Centers for Disease Control and Prevention (CDC) a considerar a *N. gonorrhoeae* resistente a antibióticos como uma das três ameaças mais urgentes desse tipo. Atualmente, a taxa de ataque nos Estados Unidos é mais alta entre as mulheres de 15 a 24 anos e em homens de 20 a 29 anos de idade; > 70% de todos os casos notificados ocorrem nesses dois grupos reunidos. Do ponto de vista da etnia, as taxas são mais altas nos negros e mais baixas em pessoas de origem asiática.

A incidência da gonorreia é mais alta nos países em desenvolvimento do que nos industrializados. A exata incidência de qualquer IST é difícil de determinar nos países em desenvolvimento devido a limitações da vigilância e variação dos critérios diagnósticos. Taxas extremamente altas de gonorreia foram relatadas entre populações indígenas na Namíbia e aborígines na Austrália. Estudos na África demonstraram claramente que as ISTs não ulcerativas, como a gonorreia (além das ISTs ulcerativas), constituem um fator de risco independente para a transmissão do HIV (Cap. 202).

A gonorreia é transmitida de maneira mais eficaz dos homens para as mulheres do que na direção oposta. A taxa de transmissão para a mulher durante uma única relação sexual desprotegida com um homem infectado é de cerca de 50 a 70%. Ocorre gonorreia orofaríngea em cerca de 20% das mulheres que praticam felação com parceiros infectados. A taxa de transmissão em ambas as direções é rara com a cunilíngua.

Em qualquer população, há uma minoria de indivíduos que tem altas taxas de aquisição de novos parceiros. Esses "membros do grupo central" ou "transmissores de alta frequência" são fundamentais à manutenção da transmissão das ISTs no nível populacional. Outro fator útil à manutenção da gonorreia na população é o grande número de indivíduos infectados assintomáticos ou que têm sintomas mínimos ignorados. Essas pessoas, diferentemente dos indivíduos sintomáticos, podem não interromper suas atividades sexuais e, por isso, continuar transmitindo a infecção. Tal situação marca a importância da investigação dos contatos e do tratamento empírico dos parceiros sexuais dos casos-índices.

PATOGÊNESE, IMUNOLOGIA E RESISTÊNCIA AOS ANTIMICROBIANOS

Proteínas da membrana externa • *PILI* Os isolados clínicos recentemente obtidos da *N. gonorrhoeae* inicialmente formam colônias com *pili* (fímbrias) distinguíveis em ágar transparente. A expressão dos *pili* é rapidamente interrompida com subculturas não selecionadas devido ao rearranjo nos genes dos *pili*. Essa alteração é a base para a variação antigênica do gonococo. As cepas fimbriadas aderem melhor às células da superfície mucosa humana e são mais virulentas nos modelos de culturas de órgãos, bem como em experimentos de inoculação em seres humanos do que as variantes não fimbriadas. Em um modelo de tecido retirado da tuba uterina, os *pili* medeiam a fixação gonocócica às células epiteliais colunares não ciliadas. Esse evento inicia a aderência dos gonococos, a invasão e o seu transporte por meio dessas células para o espaço intercelular próximo da membrana basal ou diretamente dentro do tecido subepitelial. Os *pili* também são essenciais à competência genética e transformação da *N. gonorrhoeae*, o que permite a transferência horizontal de material genético entre diferentes linhagens gonocócicas *in vivo*.

PROTEÍNA ASSOCIADA À OPACIDADE Outra proteína de superfície gonocócica importante na adesão às células epiteliais é a proteína associada à opacidade (Opa, antigamente chamada proteína II). A Opa contribui para a adesão intergonocócica, responsável pela natureza opaca das colônias gonocócicas em ágar transparente e pela adesão do microrganismo a várias células eucarióticas, como os leucócitos polimorfonucleares (PMNs). Algumas variantes de Opa promovem a invasão das células epiteliais, efeito que se relacionou à habilidade da Opa de ligar-se à vitronectina, proteoglicanas de heparan sulfato e diversos membros da família dos receptores da molécula de adesão celular relacionada ao antígeno carcinoembrionário (CEACAM). A ligação dos gonococos à CEACAM epitelial impede a esfoliação do epitélio através de um mecanismo que envolve o óxido nítrico produzido durante o metabolismo bacteriano anaeróbico e a sobrerregulação de CD105 (um membro da família de receptores do fator de crescimento transformador beta), o que pode interferir na eliminação das bactérias. As proteínas Opa da *N. gonorrhoeae* que se ligam à CEACAM1, expressas principalmente por linfócitos T CD4+, suprimem a ativação e a proliferação desses linfócitos. As proteínas Opa selecionadas podem ligar-se à CEACAM3, a qual está expressa nos neutrófilos, com consequente fagocitose não opsônica (i.e., fagocitose independente de anticorpos e do complemento) e destruição das bactérias.

PORINA A porina (previamente chamada de proteína I) é a proteína de superfície mais abundante nos gonococos. As moléculas de porina existem como trímeros que formam canais aquosos para o transporte de ânions por meio da membrana externa de outro modo hidrófoba. A porina exibe variação antigênica estável entre cepas e forma a base para a sorotipagem gonocócica. Dois sorotipos principais foram identificados: as cepas PorB.1A estão frequentemente associadas à infecção gonocócica disseminada (IGD), enquanto as cepas PorB.1B em geral causam apenas infecções genitais locais. As cepas de IGD costumam ser resistentes à ação destruidora do soro humano normal e não deflagram resposta inflamatória local significativa, por isso podem não causar sintomas genitais. Tais características podem estar relacionadas à habilidade das cepas PorB.1A de se ligarem a moléculas inibidoras do complemento, resultando em diminuição da resposta inflamatória. A porina pode translocar-se para a membrana citoplasmática das células do hospedeiro – um processo que poderia iniciar a endocitose e a invasão gonocócica. A PorB.1B presente nas vesículas da membrana externa liberadas durante o crescimento bacteriano inibe a capacidade das células dendríticas de induzirem a proliferação de células T, podendo contribuir para a capacidade dos gonococos de subverterem a imunidade adaptativa.

OUTRAS PROTEÍNAS DA MEMBRANA EXTERNA Outras proteínas notáveis da membrana externa incluem a H.8, uma lipoproteína presente em altas concentrações na superfície de todas as cepas gonocócicas, sendo um excelente alvo para testes diagnósticos baseados em anticorpos. As proteínas de ligação à transferrina (Tbp1 e Tbp2), as proteínas de ligação à lactoferrina (LbpA e LbpB) e as proteínas de ligação à hemoglobina/haptoglobina (HpuA e HpuB) são necessárias para a varredura do ferro da transferrina, lactoferrina e heme *in vivo*. Foi demonstrado que a transferrina e o ferro intensificam a fixação da *N. gonorrhoeae* carente de ferro às células endometriais humanas. TdfH e TdfJ permitem que os gonococos façam a varredura do zinco do hospedeiro a partir da calprotectina e da proteína de ligação ao cálcio S100 A7 (psoriasina). A protease de imunoglobulina A (IgA) 1 é produzida pela *N. gonorrhoeae* e pode proteger o microrganismo da ação da IgA da mucosa.

Lipo-oligossacarídeo O lipo-oligossacarídeo (LOS) gonocócico consiste em um lipídeo A e um oligossacarídeo central, o qual carece da cadeia lateral antigênica de carboidratos O repetidos, observada em muitas outras bactérias Gram-negativas. O LOS gonocócico tem acentuada atividade endotóxica e contribui para o efeito citotóxico local em um modelo de tuba uterina. Os açúcares do *core* do LOS sofrem alto grau de variação fásica sob diferentes condições de crescimento; essas variações refletem a regulação e a expressão gênicas dos genes da glicotransferase que ordenam a estrutura do carboidrato do LOS. Essas alterações fenotípicas podem afetar as interações da *N. gonorrhoeae* com elementos do sistema imune humoral (anticorpos e complemento) e também podem influenciar a ligação direta dos microrganismos aos fagócitos profissionais e fagócitos não profissionais (células epiteliais). Por exemplo, os gonococos que são sialilados em seus sítios LOS inibem a via clássica do complemento ao reduzir a ligação de IgG e também se ligam ao fator H do complemento para inibir a via alternativa do complemento. A sialilação do LOS também pode diminuir a associação não opsônica com os neutrófilos mediada pela Opa e inibir o estresse oxidativo nos PMNs. A ligação do resíduo de lactosamina terminal não sialilado do LOS a um receptor de asialoglicoproteína nas células epiteliais masculinas facilita a adesão e a invasão subsequente dessas células pelos gonococos. Além disso, as estruturas oligossacarídicas do LOS podem modular as respostas imunes do hospedeiro. Por exemplo, o monossacarídeo terminal expresso pelo LOS determina o receptor de lectina tipo C nas células dendríticas, o qual atua como alvo para as bactérias. Por sua vez, o receptor de leptina tipo C específico ativado influencia o desencadeamento de uma resposta tipo T_H1 ou T_H2; esta última resposta pode ser menos favorável para a eliminação da infecção gonocócica.

Fatores do hospedeiro Além das estruturas gonocócicas que interagem com as células epiteliais, os fatores do hospedeiro parecem ser importantes na mediação da entrada do gonococo nas células não fagocitárias. A ativação da fosfolipase C específica para fosfatidilcolina e da esfingomielinase ácida pela *N. gonorrhoeae*, que resulta na liberação de diacilglicerol e ceramida, é um pré-requisito para a entrada de *N. gonorrhoeae* nas células epiteliais. O acúmulo de ceramida dentro das células causa apoptose, a qual pode romper a integridade epitelial e facilitar a entrada do gonococo no tecido subepitelial. A liberação de fatores quimiotáticos como resultado da ativação do complemento contribui para a inflamação, como faz o efeito tóxico do LOS, ao provocar a liberação de citocinas inflamatórias.

A importância da imunidade humoral na defesa do hospedeiro contra as infecções por *Neisseria* é mais bem ilustrada pela predisposição das pessoas com deficiência dos componentes terminais do complemento (C5-C9) às infecções gonocócicas bacteriêmicas recorrentes e à meningococemia ou meningite meningocócica recorrentes. A porina gonocócica induz uma resposta proliferativa das células T em pessoas com doença gonocócica urogenital. Um aumento significativo dos linfócitos T CD4+ e CD8+ específicos da porina e produtores de interleucina (IL) 4 é observado nos indivíduos com doença gonocócica da mucosa. Uma parte desses linfócitos que apresentam resposta do tipo T_H2 porina-específica poderia dirigir-se à superfície mucosa e desempenhar um papel na proteção imunológica contra a doença. Contudo, poucos dados indicam claramente que a imunidade protetora possa ser adquirida de infecção gonocócica prévia, embora anticorpos bactericidas e opsonofagocitários contra a porina e o LOS possam oferecer proteção parcial. Por outro lado, as mulheres infectadas que adquirem altos níveis de anticorpos contra outra proteína de membrana externa, a Rmp (proteína modificadora da redução, antigamente chamada proteína III), podem ser especialmente propensas a se reinfectarem por *N. gonorrhoeae*, pois os anticorpos anti-Rmp bloqueiam o efeito dos anticorpos bactericidas contra a porina e o LOS. A Rmp apresenta pouca ou nenhuma variação antigênica entre as cepas; por isso, os anticorpos contra Rmp podem, potencialmente, bloquear a morte mediada por anticorpos de todos os gonococos. Contudo, o mecanismo de bloqueio não foi totalmente caracterizado, mas os anticorpos contra a Rmp inibem de maneira não competitiva a ligação dos anticorpos contra a porina e o LOS devido à proximidade de todas essas estruturas na membrana externa gonocócica. Em voluntários masculinos sem história de gonorreia, o efeito final de tais eventos pode influenciar o resultado da exposição experimental à *N. gonorrhoeae*. Como a Rmp exibe ampla homologia com a OmpA das enterobactérias e a proteína da classe 4 dos meningococos, é possível que esses anticorpos bloqueadores resultem da exposição prévia a proteínas de reação cruzada em tais espécies e que também desempenhem um papel na infecção primária por *N. gonorrhoeae*.

Resistência gonocócica aos agentes antimicrobianos Não é surpresa que a *N. gonorrhoeae*, com sua incrível capacidade de alterar sua estrutura antigênica e adaptar-se às alterações no microambiente, tenha se tornado resistente a vários antibióticos. Os primeiros agentes eficazes contra a gonorreia foram as sulfonamidas, introduzidas na década de 1930, e em uma década se tornaram ineficazes. A penicilina foi, então, empregada como fármaco de escolha para o tratamento da gonorreia. Em 1965, 42% dos gonococos isolados já haviam desenvolvido baixos níveis de resistência à penicilina G. A resistência provocada pela produção de penicilinase surgiu mais tarde.

Os gonococos tornam-se totalmente resistentes aos antibióticos por mutações cromossômicas ou pela aquisição dos fatores R (plasmídeos). Foram descritos dois tipos de mutações cromossômicas. O primeiro tipo, específico do fármaco, envolve uma única alteração e leva a um alto grau de resistência. O segundo tipo envolve mutações em vários *loci* cromossômicos, que se combinam para determinar o nível e o padrão da resistência. As cepas com mutações em genes cromossômicos foram observadas inicialmente no final da década de 1950. Mais recentemente, em 2007, as mutações cromossômicas foram responsáveis pela resistência à penicilina, tetraciclina ou ambas em cerca de 16% das cepas examinadas nos Estados Unidos.

As cepas produtoras de β-lactamase (penicilinase) de *N. gonorrhoeae* (PPNG), portadoras de plasmídeos para β-lactamase, disseminaram-se rapidamente pelo mundo no início dos anos 1980. As cepas de *N. gonorrhoeae* com resistência às tetraciclinas mediadas por plasmídeos (TRNG) podem mobilizar alguns plasmídeos que codificam β-lactamase, e a PPNG e a TRNG ocorrem juntas, às vezes acompanhando cepas que exibem resistência mediada por cromossomos (CMRNG). A penicilina, a ampicilina e a tetraciclina não são mais fármacos seguros para o tratamento da gonorreia, não devendo ser usadas.

Os esquemas que contêm quinolonas também já foram recomendados para o tratamento das infecções gonocócicas; as fluoroquinolonas ofereciam a vantagem da atividade anticlamidiana quando administradas durante 7 dias. No entanto, a *N. gonorrhoeae* resistente às quinolonas (QRNG) apareceu logo após esses agentes terem sido usados pela primeira vez para tratar a gonorreia. A QRNG é particularmente comum nas ilhas do Pacífico (incluindo o Havaí) e na Ásia, onde, em certas áreas, todas as cepas de gonococos são agora resistentes às quinolonas. Atualmente, a QRNG também é comum em partes da Europa e do Oriente Médio. Nos Estados Unidos, a QRNG já foi identificada em todas as áreas, mas predominantemente nos estados da costa do Pacífico, onde as cepas resistentes foram observadas pela primeira vez. As alterações da DNA-girase e topoisomerase IV foram implicadas como os mecanismos de resistência às fluoroquinolonas.

A resistência à espectinomicina, usada no passado como um agente alternativo, já foi descrita. Como esse agente não costuma estar associado a resistência a outros antibióticos, a espectinomicina pode ser reservada para uso contra cepas de *N. gonorrhoeae* resistentes a múltiplos fármacos. No entanto, já se documentaram surtos causados por cepas resistentes à espectinomicina na Coreia e Inglaterra, quando o fármaco foi usado para o tratamento primário da gonorreia.

As cefalosporinas de terceira geração continuaram sendo altamente efetivas como tratamento em dose única para a gonorreia; todavia, o isolamento recente de cepas altamente resistentes à ceftriaxona (concentração inibitória mínima [CIM], 2 μg/mL) no Japão e em alguns países da Europa é motivo de preocupação. Embora a CIM da ceftriaxona para determinadas cepas possa alcançar 0,015 a 0,125 μg/mL (mais alta do que as CIMs de 0,0001 a 0,008 μg/mL das cepas totalmente sensíveis), esses níveis são acentuadamente ultrapassados no sangue, na uretra e no colo do útero quando se administra a dose parenteral rotineiramente recomendada de ceftriaxona. As CIMs crescentes da cefixima oral (a cefalosporina de terceira geração oral alternativa previamente recomendada) contra *N. gonorrhoeae*, associadas a essa capacidade limitada do fármaco de alcançar níveis suficientemente mais altos do que a CIM no sangue, na uretra, no colo do útero e, particularmente, na faringe, levaram à remoção da cefixima da lista de agentes de primeira linha para o tratamento da gonorreia não complicada. Cepas de *N. gonorrhoeae* com suscetibilidade reduzida a ceftriaxona e cefixima (i. e., cepas resistentes/intermediárias a cefalosporinas) contêm mutações (1) no alelo *penA*, o qual é o principal determinante de resistência e codifica uma proteína de ligação à penicilina (PBP2) cuja sequência pode diferir em até 60 a 70 aminoácidos daquela da PBP2 de tipo selvagem; (2) no gene regulador de resistência transferível múltipla (*mtrR*) que resulta em aumento do efluxo de fármaco através da bomba de efluxo MtrCDE; e (3) no *penB*, que reduz o influxo de fármaco através de PorB.

A resistência à azitromicina pode ser resultado de alterações do alvo de ligação ribossômica da azitromicina e – como no caso das cefalosporinas – a expressão aumentada e reduzida dos sistemas de efluxo e de influxo. A resistência combinada a cefalosporinas e azitromicina foi relatada em muitas situações no mundo todo.

MANIFESTAÇÕES CLÍNICAS

Infecções gonocócicas em homens A uretrite aguda constitui a manifestação clínica mais comum da gonorreia nos homens. O período de incubação habitual após uma exposição é de 2 a 7 dias, embora o intervalo possa ser mais longo, e a maioria dos homens permaneça assintomática. As cepas do sorotipo PorB.1A tendem a causar uma proporção maior de casos de uretrite leve ou assintomática do que as cepas PorB.1B. Quando ocorrem, a secreção uretral e a disúria, em geral sem frequência e urgência urinárias, são os principais sintomas. A secreção inicialmente é escassa e mucoide, mas se torna profusa e purulenta em 1 a 2 dias. A coloração pelo Gram da secreção uretral pode revelar PMNs e monococos e diplococos Gram-negativos intracelulares (Fig. 156-1). As manifestações clínicas da uretrite gonocócica costumam ser mais graves e mais francas do que aquelas da uretrite não gonocócica, incluindo uretrite causada por *Chlamydia trachomatis* (Cap. 189); todavia, as exceções são comuns e, com frequência,

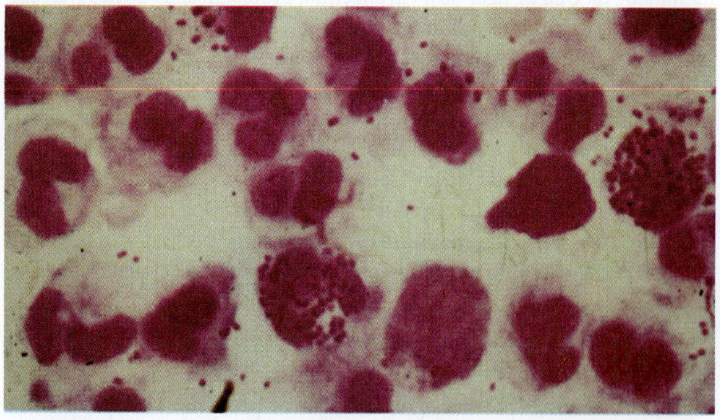

FIGURA 156-1 A coloração de Gram da secreção uretral de um paciente com gonorreia demonstra monococos e diplococos Gram-negativos intracelulares. *(Fonte: Todos os direitos reservados. Canadian Guidelines on Sexually Transmitted Infections. Public Health Agency of Canada, modified 2020. Adaptada e reproduzida com permissão do Minister of Health, 2021.)*

é impossível distinguir as causas de uretrite baseando-se apenas nos achados clínicos. A maioria dos casos de uretrite observados atualmente nos Estados Unidos não é causada por *N. gonorrhoeae* e/ou *C. trachomatis*. Embora vários outros microrganismos possam ser responsáveis, a maior parte dos casos não tem um agente etiológico identificado. Alguns clones de *Neisseria meningitidis*, o segundo membro da espécie patogênica *Neisseria*, têm sido associados a uretrite em homens que fazem sexo com homens (HSH) na Europa e em homens heterossexuais no sul e meio-oeste dos Estados Unidos.

A maioria dos homens sintomáticos com gonorreia procura tratamento e deixa de ser infectante. Os demais homens, os quais, em grande parte, são assintomáticos, tornam-se mais numerosos com o passar do tempo e constituem cerca de dois terços de todos os homens infectados em determinado momento; juntamente com os homens que estão incubando o microrganismo (que disseminam o microrganismo, mas que são assintomáticos), atuam como fonte de disseminação da infecção. Antes da era dos antibióticos, os sintomas de uretrite persistiam por cerca de 8 semanas. A epididimite é atualmente uma complicação rara, e a prostatite gonocócica ocorre raramente ou nunca. Outras complicações locais incomuns da uretrite gonocócica são o edema peniano devido à linfangite ou tromboflebite dorsais, infiltração inflamatória submucosa "leve" da parede uretral, abscesso periuretral ou fístula, inflamação ou abscesso da glândula de Cowper e vesiculite seminal. A balanite pode acometer homens não circuncidados.

Infecções gonocócicas em mulheres • CERVICITE GONOCÓCICA A cervicite mucopurulenta é um diagnóstico de IST comum em mulheres americanas e pode ser causada por *N. gonorrhoeae*, *C. trachomatis* e outros microrganismos, incluindo *Mycoplasma genitalium* (Cap. 188). A cervicite pode coexistir com a vaginite por *Candida* ou *Trichomonas*. A *N. gonorrhoeae* infecta principalmente o epitélio colunar do óstio cervical. As glândulas de Bartholin às vezes são infectadas.

As mulheres infectadas por *N. gonorrhoeae* geralmente desenvolvem sintomas. No entanto, as que permanecem assintomáticas ou têm apenas sintomas leves podem demorar a procurar auxílio médico. Tais sintomas menores podem incluir escassa secreção vaginal proveniente do colo do útero inflamado (sem vaginite ou vaginose) e disúria (frequentemente sem urgência ou polaciúria), a qual pode estar associada à uretrite gonocócica. Embora o período de incubação da gonorreia seja menos bem definido nas mulheres do que nos homens, os sintomas geralmente surgem 10 dias após a infecção, sendo mais agudos e intensos do que os da cervicite por *Chlamydia*.

O exame físico revela secreção mucopurulenta (mucopus) drenando pelo óstio cervical ou um colo uterino avermelhado (inflamado) mesmo na ausência de sintomas relatados. Como a coloração de Gram não é sensível para o diagnóstico de gonorreia em mulheres, as amostras devem ser obtidas para cultura ou para outro exame (ver "Diagnóstico laboratorial", adiante). A ectopia cervical edematosa e friável e o sangramento endocervical induzido pela aplicação suave de *swab* são observados com mais frequência na infecção por clamídia. A infecção gonocócica pode se estender o suficiente para produzir dispareunia e dor abdominal baixa ou lombar. Nesses casos, é fundamental considerar um diagnóstico de doença inflamatória pélvica (DIP) e administrar tratamento para essa doença (Caps. 136 e 189).

A *N. gonorrhoeae* pode ser isolada da uretra e do reto das mulheres com cervicite, mas poucas vezes esses são os únicos locais infectados. A uretrite nas mulheres pode produzir sintomas de disúria interna, frequentemente atribuídos a "cistite". A piúria e ausência de bacteriúria, visíveis na coloração de Gram de urina centrifugada, acompanhadas por urocultura que não mostra > 10^2 colônias de bactérias, em geral associada à infecção do trato urinário, indicam uma possível uretrite por *C. trachomatis*. A infecção uretral por *N. gonorrhoeae* também pode ocorrer nesse contexto, mas em tal circunstância as uroculturas são geralmente positivas.

VAGINITE GONOCÓCICA A mucosa vaginal de uma mulher saudável é formada por epitélio estratificado pavimentoso e raramente se infecta por *N. gonorrhoeae*. No entanto, a vaginite gonocócica pode ocorrer em mulheres anestrogênicas (p. ex., meninas pré-púberes e mulheres na pós-menopausa), nas quais há com frequência apenas um epitélio estratificado pavimentoso adelgaçado sobre a camada basal, a qual pode, então, ser infectada por *N. gonorrhoeae*. A intensa inflamação da vagina torna o exame físico (especular e bimanual) extremamente doloroso. A mucosa vaginal apresenta-se vermelha e edematosa, e, com frequência, observa-se a presença de secreção purulenta abundante. A infecção da uretra, bem como a das glândulas de Skene e Bartholin, com frequência acompanha a vaginite gonocócica. Também podem ocorrer erosões cervicais inflamatórias ou abscessos nos cistos de Naboth. A cervicite coexistente pode resultar em pus no óstio cervical.

Gonorreia anorretal Como a anatomia feminina permite a propagação do exsudato cervical para o reto, a *N. gonorrhoeae* é às vezes isolada do reto de uma mulher com cervicite gonocócica não complicada. O reto é o único local de infecção em apenas 5% das mulheres com gonorreia. Tais mulheres geralmente são assintomáticas, mas, por vezes, têm proctite aguda manifestada por dor anorretal ou prurido, tenesmo, secreção retal purulenta e sangramento retal. Entre HSH, a frequência de infecções gonocócicas, incluindo a infecção retal, caiu ≥ 90% em todo o território dos Estados Unidos no início dos anos 1980, mas já se documentou um ressurgimento de casos em várias cidades a partir da década de 1990, com as taxas estimadas de casos relatados tendo mais do que duplicado em um período recente de 3 anos. Os isolados gonocócicos do reto dos HSH tendem a ser mais resistentes aos antimicrobianos que os gonococos isolados de outros locais. Os isolados gonocócicos com uma mutação do *mtrR* ou da região promotora do gene que codifica esse regulador transcricional exibem maior resistência a substâncias antimicrobianas hidrofóbicas, como os ácidos biliares e ácidos graxos presentes nas fezes, sendo, por isso, encontrados com maior frequência nos HSH. Tal situação pode ter sido responsável pelas taxas mais altas de fracasso do tratamento da gonorreia anorretal com os antigos esquemas de penicilina ou tetraciclinas.

Gonorreia faríngea A gonorreia faríngea é leve ou assintomática, embora ocasionalmente ocorra faringite sintomática com linfadenite cervical. O modo de aquisição é a exposição sexual orogenital, sendo a felação um meio mais eficaz de transmissão que a cunilíngua. Em certas populações de adolescentes do sexo feminino nos Estados Unidos, a gonorreia faríngea tornou-se tão comum quanto a gonorreia genital. A maioria dos casos resolve espontaneamente, e a transmissão a partir da faringe para os contatos sexuais é rara. A infecção faríngea quase sempre coexiste com a infecção genital. Os *swabs* da faringe devem ser semeados diretamente em meios seletivos para gonococos. A colonização faríngea com *N. meningitidis* precisa ser diferenciada da colonização por outras espécies de *Neisseria*. Como as *Neisseria* comensais orofaríngeas costumam ser resistentes aos antimicrobianos, a transferência horizontal de genes entre esses microrganismos e a *N. gonorrhoeae* pode ser importante no desenvolvimento de resistência antibiótica da *N. gonorrhoeae*.

Gonorreia ocular em adultos Em geral, a gonorreia ocular no adulto resulta de autoinoculação de *N. gonorrhoeae* a partir de um local genital infectado. Assim como se dá na infecção genital, as manifestações variam de doença grave a ocasionalmente leve ou assintomática. A variabilidade das manifestações clínicas pode ser atribuída a diferenças da capacidade das cepas infectantes de deflagrarem resposta inflamatória. A infecção pode resultar em edema palpebral, hiperemia grave, quemose e secreção purulenta profusa. A conjuntiva intensamente inflamada pode dobrar-se sobre a córnea e o limbo. As enzimas líticas dos PMNs infiltrados às vezes causam ulceração da córnea e, raramente, perfuração.

O reconhecimento e tratamento imediatos dessa afecção são cruciais. A coloração de Gram e cultura da secreção purulenta estabelecem o diagnóstico. Também se deve realizar a cultura das secreções genitais.

Gonorreia em mulheres grávidas, recém-nascidos e crianças A gonorreia na gravidez pode ter graves consequências para a mãe e o lactente. O rápido reconhecimento da gonorreia na gravidez também identifica uma população de risco para outras ISTs, principalmente infecção por *Chlamydia*, sífilis e tricomoníase. Os riscos de salpingite e DIP – condições associadas à alta taxa de perda fetal – são mais altos durante o primeiro trimestre. A infecção faríngea, mais frequentemente assintomática, pode ser mais comum durante a gravidez devido a alterações nas práticas sexuais. Ruptura prolongada das membranas, parto prematuro, corioamnionite, funisite (infecção do coto do cordão umbilical) e sepse do lactente (com *N. gonorrhoeae* detectada no aspirado gástrico do recém-nascido durante o parto) são complicações comuns da presença de infecção gonocócica materna a termo. Outras condições e microrganismos, incluindo *Mycoplasma hominis*, *Ureaplasma urealyticum*, *C. trachomatis* e vaginose bacteriana (frequentemente acompanhada de infecção por *Trichomonas vaginalis*), têm sido associados a complicações semelhantes.

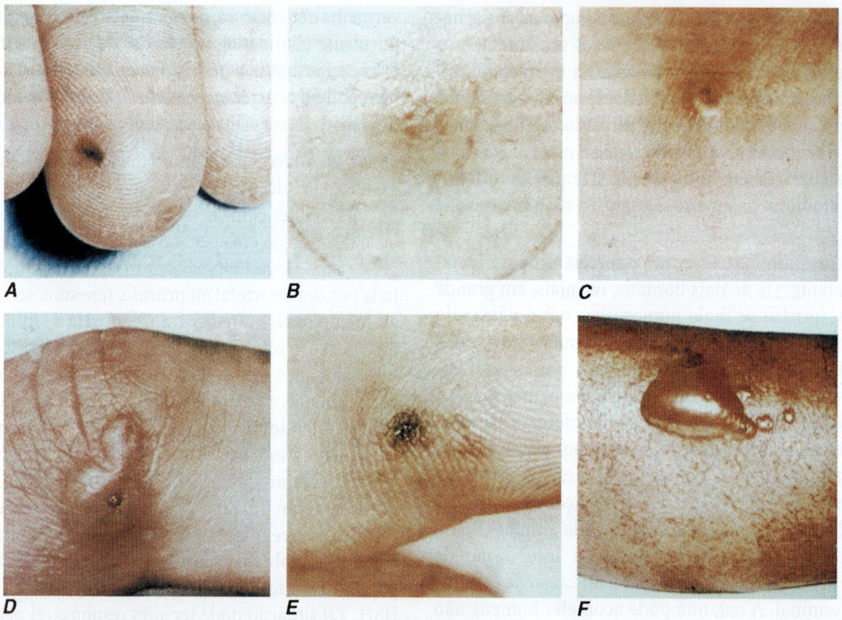

FIGURA 156-2 Lesões cutâneas características em pacientes com bacteriemia por gonococos comprovada. As lesões encontram-se em vários estágios de evolução. ***A.*** Petéquia muito precoce em um dedo. ***B.*** Lesão papulosa precoce com 7 mm de diâmetro na parte inferior da perna. ***C.*** Pústula com escara central resultante de lesão petequial inicial. ***D.*** Lesão pustulosa em um dedo. ***E.*** Lesão madura com necrose central (preta) sobre base hemorrágica. ***F.*** Bolha na região tibial anterior. *(Reimpressa com permissão de TF Murphy, GI Parameswaran: Clin Infect Dis 49:124, 2009, com permissão. © 2009 Infectious Diseases Society of America.)*

A forma mais comum de gonorreia nos neonatos é a oftalmia neonatal, que resulta da exposição às secreções cervicais infectadas durante o parto. A instilação ocular neonatal de um agente profilático (p. ex., colírio de nitrato de prata a 1% ou preparações oftálmicas contendo eritromicina ou tetraciclina) previne a oftalmia neonatal, porém não é efetiva para o seu tratamento, o qual exige o uso de antibióticos sistêmicos. As manifestações clínicas são agudas e em geral surgem 2 a 5 dias após o nascimento. A conjuntivite inicial inespecífica com secreção serossanguínea é seguida de edema tenso de ambas as pálpebras, quemose e secreção purulenta espessa e profusa. Ulceração da córnea que resulta em opacidade ou perfuração pode levar a sinéquia anterior, estafiloma anterior, pan-oftalmite e cegueira. As infecções descritas em outros locais mucosos do lactente, como vaginite, rinite e infecção anorretal, provavelmente são assintomáticas. Foi demonstrada a colonização faríngea em 35% dos lactentes com oftalmia gonocócica, sendo a tosse o sintoma mais proeminente nesses casos. A artrite séptica (ver adiante) é a manifestação mais comum da infecção sistêmica ou IGD no recém-nascido. O início geralmente se dá aos 3 a 21 dias de idade, sendo comum o envolvimento poliarticular. Em casos raros, observam-se sepse, meningite e pneumonia.

Qualquer IST nas crianças após o período neonatal suscita a possibilidade de abuso sexual. A vulvovaginite gonocócica é a manifestação mais comum de infecção gonocócica em crianças após a fase de lactente. As infecções anorretal e faríngea são comuns nessas crianças, sendo frequentemente assintomáticas. Raramente estão envolvidas a uretra, as glândulas de Skene e Bartholin, assim como o trato genital superior. Todas as crianças com infecção gonocócica também devem ser avaliadas para infecções por *Chlamydia*, sífilis e possível infecção pelo HIV.

Artrite gonocócica IGD (artrite gonocócica) resulta de bacteriemia gonocócica. Na década de 1970, a IGD ocorreu em cerca de 0,5 a 3% dos indivíduos com infecção gonocócica não tratada das mucosas. A incidência atual mais baixa de IGD provavelmente é atribuída ao declínio na prevalência de cepas particularmente propensas a disseminar-se. Contudo, surtos esporádicos de IGD ainda ocorrem na América do Norte. As cepas de IGD resistem à ação bactericida do soro humano e em geral não desencadeiam inflamação nos locais genitais, provavelmente devido à limitação na formação dos fatores quimiotáticos. As cepas isoladas de casos de IGD na década de 1970 eram frequentemente do sorotipo PorB.1A, mostravam-se altamente suscetíveis à penicilina e tinham necessidades especiais para o seu crescimento – incluindo arginina, hipoxantina e uracila –, tornando o microrganismo mais fastidioso e mais difícil de isolar.

A menstruação é um fator de risco para a disseminação, e cerca de dois terços dos casos de IGD ocorrem em mulheres. Em cerca de metade das mulheres acometidas, os sintomas de IGD iniciam-se dentro de 7 dias após o início da menstruação. As deficiências do complemento, principalmente dos componentes envolvidos na montagem do complexo de ataque à membrana (C5-C9), predispõem à bacteriemia por *Neisseria*, e pessoas com mais de um episódio de IGD devem se submeter a um ensaio da atividade hemolítica total do complemento. A IGD também está associada ao uso do anticorpo monoclonal bloqueador do complemento C5 eculizumabe.

As manifestações clínicas da IGD algumas vezes são classificadas em dois estágios: um estágio bacteriêmico, hoje menos comum, e outro estágio de localização articular, com artrite supurativa. Geralmente, não se evidencia evolução bem definida. Os pacientes no estágio bacteriêmico apresentam temperaturas mais altas, e a febre é mais frequentemente acompanhada de calafrios. As articulações dolorosas são comuns e costumam ocorrer com tenossinovite e lesões cutâneas. As poliartralgias em geral incluem os joelhos, cotovelos e articulações mais distais; o esqueleto axial geralmente é poupado. Em cerca de 75% dos pacientes, são observadas lesões cutâneas, as quais consistem em pápulas e pústulas, frequentemente com componente hemorrágico **(Fig. 156-2; ver também Fig. A1-43)**. Outras manifestações de dermatite não infecciosa, como lesões nodulares, urticária e eritema multiforme, já foram descritas. Essas lesões geralmente localizam-se nas extremidades e variam de 5 a 40 em número. O diagnóstico diferencial do estágio bacteriêmico da IGD inclui artrite reativa, artrite reumatoide aguda, sarcoidose, eritema nodoso, artrite medicamentosa e infecções virais (p. ex., hepatite B e infecção aguda pelo HIV). A distribuição dos sintomas articulares na artrite reativa difere daquela da IGD **(Fig. 156-3)**, assim como as manifestações cutâneas e genitais **(Cap. 362)**.

A artrite supurativa envolve uma ou duas articulações, mais frequentemente joelhos, pulsos, tornozelos e cotovelos (por ordem decrescente de frequência); outras articulações são ocasionalmente acometidas. Muitos pacientes que apresentam artrite séptica gonocócica o fazem sem poliartralgia ou lesões cutâneas prévias; na ausência de infecção genital sintomática, essa doença é indistinguível da artrite séptica causada por outros patógenos. O diagnóstico diferencial da artrite aguda em adultos jovens é discutido no **Capítulo 130**. Raramente, a osteomielite complica a artrite séptica das pequenas articulações da mão.

A endocardite gonocócica, apesar de atualmente ser rara, era uma complicação relativamente comum da IGD na era pré-antibiótica, respondendo por cerca de um quarto dos casos relatados de endocardite. Outra complicação incomum da IGD é a meningite.

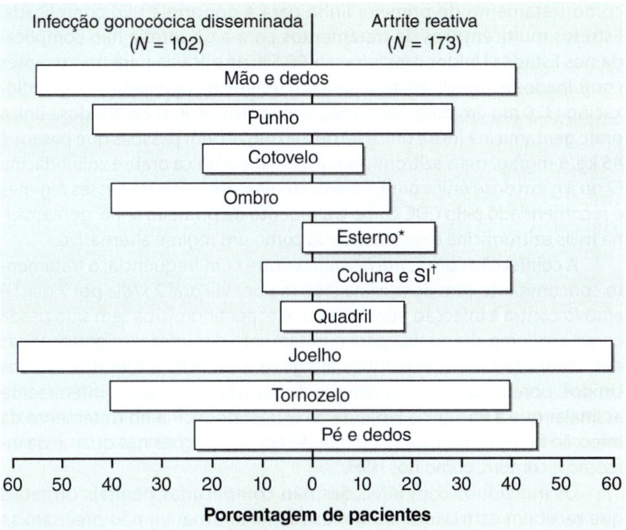

FIGURA 156-3 **Distribuição das articulações com artrite** em 102 pacientes com infecção gonocócica disseminada e em 173 pacientes com artrite reativa. *Inclui as articulações esternoclaviculares. †SI, articulação sacroilíaca.

Infecções gonocócicas em indivíduos infectados pelo HIV Em vários estudos bem controlados, principalmente no Quênia e no Zaire, comprovou-se a associação entre gonorreia e aquisição do HIV. As ISTs não ulcerativas aumentam em 3 a 5 vezes a transmissão do HIV; para isso, podem contribuir a transmissão de células imunes infectadas pelo HIV e o aumento da eliminação do vírus por indivíduos com uretrite ou cervicite (Cap. 202). O HIV foi detectado por reação em cadeia da polimerase (PCR) mais comumente no sêmen de homens HIV-positivos com uretrite gonocócica do que nos HIV-positivos com uretrite não gonocócica. A positividade da PCR é duas vezes menor após o tratamento apropriado da uretrite. A gonorreia não apenas intensifica a transmissão do HIV como também pode aumentar o risco de o indivíduo adquiri-lo. O mecanismo proposto é o número significativamente maior de linfócitos T CD4+ e células dendríticas, as quais podem ser infectadas pelo HIV, nas secreções endocervicais das mulheres com ISTs não ulcerativas do que naquelas com ISTs ulcerativas.

DIAGNÓSTICO LABORATORIAL

Pode-se obter um diagnóstico rápido de infecção gonocócica nos homens por coloração de Gram do exsudato uretral (Fig. 156-1). A detecção de monococos e diplococos Gram-negativos intracelulares costuma ser altamente específica e sensível no diagnóstico de uretrite gonocócica em homens sintomáticos, mas tem sensibilidade de apenas cerca de 50% no diagnóstico de cervicite gonocócica. Devem-se coletar as amostras com *swabs* de Dacron ou raiom. Deve-se semear parte da amostra em uma placa com meio Thayer-Martin modificado ou outro meio de cultura seletivo para gonococos. É importante processar todas as amostras imediatamente, pois os gonococos não toleram o ressecamento. Se as placas não puderem ser incubadas de imediato, poderão ser conservadas com segurança por várias horas à temperatura ambiente em jarra de anaerobiose antes da incubação. Se o processamento ocorrer em 6 horas, o transporte das amostras poderá ser facilitado pelo uso de sistemas não nutritivos de transporte de *swabs*, como os meios de Stuart ou de Amies. Para períodos de espera mais prolongados (p. ex., quando as amostras para cultura necessitam de postagem), podem-se usar meios de cultura com sistemas internos de geração de CO_2 (como os sistemas JEMBEC ou Gono-Pak). Também devem-se obter amostras para o diagnóstico de infecção por *Chlamydia* (Cap. 189).

Com frequência, observam-se PMNs nas secreções endocervicais, na coloração de Gram, e um número anormalmente aumentado (≥ 30 PMNs por campo microscópico em pelo menos cinco campos de imersão em óleo com ampliação de 1.000×) estabelece a presença de secreção inflamatória. Infelizmente, a presença ou a ausência de monococos ou diplococos Gram-negativos intracelulares nos esfregaços cervicais não prediz com certeza quais pacientes têm gonorreia, devendo o diagnóstico nesse contexto ser feito por cultura ou outro método fidedigno de diagnóstico. A sensibilidade de uma única cultura endocervical é de cerca de 80 a 90%. Se uma história de sexo anal for obtida, deverá ser cultivado um *swab* da parede retal (não contaminada por fezes). Um diagnóstico presuntivo de gonorreia não pode ser definido com base nos esfregaços de diplococos Gram-negativos da faringe, na qual outras espécies de *Neisseria* são componentes da microbiota normal.

Vários testes de amplificação de ácido nucleico (NAATs), incluindo Roche COBAS AMPLICOR, Gen-Probe Aptima Combo 2 e BD ProbeTec ET, estão amplamente disponíveis em plataformas semiautomatizadas ou completamente automatizadas, sendo esses os exames mais usados para diagnóstico de gonorreia. Esses testes também detectam *C. trachomatis* e são mais sensíveis que a cultura para a identificação de *N. gonorrhoeae* ou *C. trachomatis*. Os testes Gen-Probe e BD oferecem a vantagem de que as amostras de urina podem ser testadas com uma sensibilidade semelhante ou superior àquela obtida quando amostras uretrais ou de *swabs* cervicais são avaliadas por outros testes diferentes do NAAT ou cultura, respectivamente. Um teste baseado em NAAT para ser usado no local dos cuidados (Binx *io*) para gonorreia e clamídia com tempo de execução de 30 minutos foi aprovado pela Food and Drug Administration (FDA). Em HSH, é importante fazer triagem retal e faríngea, pois a triagem urinária isolada não detectará a maioria dos casos. Uma desvantagem dos ensaios não baseados na cultura é que a *N. gonorrhoeae* não pode ser cultivada a partir dos sistemas de transporte. Assim, um teste confirmatório por cultura e um teste de sensibilidade convencional não podem, se necessário, ser realizados.

Devido às implicações legais, o método preferível para o diagnóstico da infecção gonocócica em crianças é uma cultura padronizada. Dois NAATs positivos, cada um direcionado para uma sequência diferente de ácido nucleico, podem substituir a cultura do colo do útero ou da uretra como evidência legal de infecção em crianças. Embora exames diferentes da cultura para a infecção gonocócica não tenham sido aprovados pela FDA para uso em amostras obtidas da faringe e do reto de crianças infectadas, os NAATs desses locais são preferidos para avaliação diagnóstica em adultos com suspeita de abuso sexual, em particular quando os NAATs foram avaliados pelo laboratório local e demonstraram ser superiores. Devem-se obter culturas da faringe e do ânus de meninas e meninos, da uretra de meninos e da vagina de meninas; não se recomenda a obtenção de amostras cervicais de meninas pré-púberes. Para os meninos com secreção uretral, uma amostra meatal da secreção é adequada para cultura. As colônias presuntivas de *N. gonorrhoeae* devem ser identificadas definitivamente por pelo menos dois métodos independentes.

Devem-se realizar hemoculturas nos casos suspeitos de IGD. O uso de tubos de hemocultura Isolator pode aumentar a taxa de positividade. A probabilidade de hemocultura positiva diminui após 48 horas de doença. Deve-se inocular o líquido sinovial em meio líquido para hemocultura e semeá-lo em placas de ágar-chocolate em vez de meios seletivos, pois é improvável que esse líquido esteja contaminado por bactérias comensais. Os gonococos raramente são isolados de derrames articulares iniciais que contenham < 20.000 leucócitos/μL, mas podem ser detectados em derrames com > 80.000 leucócitos/μL. Os microrganismos raramente são isolados do sangue e líquido sinovial do mesmo paciente.

TRATAMENTO

Infecções gonocócicas

A falha do tratamento pode resultar na continuidade da transmissão e na emergência de resistência antibiótica. Nunca é demais enfatizar a importância do tratamento adequado com um esquema ao qual o paciente irá aderir. Foram desenvolvidos esquemas em dose única altamente eficazes para o tratamento das infecções gonocócicas não complicadas. As diretrizes terapêuticas para infecções gonocócicas do CDC foram revisadas em 2020 e estão resumidas na **Tabela 156-1**. A ceftriaxona, uma cefalosporina de terceira geração, é atualmente recomendada como esquema de primeira linha para uso em dose duas vezes maior que a anterior (atualmente, 500 mg intramuscular [IM], dose única) com base na duplicação das CIMs das cepas atuais em comparação com as CIMs de 20 anos atrás. O desenvolvimento de sensibilidade reduzida à ceftriaxona no mundo todo necessitará do desenvolvimento de novos regimes efetivos. A azitromicina, que tem sido recomendada para fornecer tratamento adicional da gonorreia (também para incluir o tratamento de infecções por clamídias), não é mais recomendada como parte de um tratamento de primeira linha. A resistência à azitromicina nos isolados de *N. gonorrhoeae* nos Estados Unidos, que era de menos de 0,6% há vários

TABELA 156-1 ■ Tratamento recomendado para as infecções gonocócicas: adaptado das Diretrizes para Infecções Gonocócicas de 2020 do Centers for Disease Control and Prevention

Diagnóstico	Tratamento de escolha[a]
Infecção gonocócica não complicada de colo do útero, uretra, faringe[b] ou reto	
Esquema de primeira linha	Ceftriaxona (500 mg IM em dose única) *mais* Doxiciclina (100 mg VO 2×/dia por 7 dias) para tratamento de infecção por clamídia se esta não puder ser excluída
Regimes alternativos se a ceftriaxona não estiver disponível	Gentamicina (240 mg IM em dose única) mais azitromicina (2 g VO em dose única)[c] Cefixima (800 mg VO em dose única) *ou* espectinomicina (2 g IM em dose única)[d,e] *mais* Doxiciclina (100 mg VO 2×/dia por 7 dias) para tratamento de infecção por clamídia se esta não puder ser excluída
Epididimite	Ver Capítulo 136
Doença inflamatória pélvica	Ver Capítulo 136
Conjuntivite gonocócica em adultos	Ceftriaxona (1 g IM em dose única)[f]
Oftalmia neonatal[g]	Ceftriaxona (25-50 mg/kg IV, em dose única, sem ultrapassar 125 mg)
Infecção gonocócica disseminada[h]	
Tratamento inicial[i]	
Pacientes tolerantes aos β-lactâmicos	Ceftriaxona (1 g IM ou IV a cada 24 h; recomendado) *ou* cefotaxima (1 g IV a cada 8 h) *ou* ceftizoxima (1 g IV a cada 8 h)
Pacientes alérgicos aos β-lactâmicos	Espectinomicina (2 g IM a cada 12 h)[d]
Continuação do tratamento[j]	Cefixima (400 mg VO 2×/dia)
Meningite ou endocardite	Ver o texto para recomendações específicas[k]

[a]O fracasso verdadeiro do tratamento com um esquema recomendado é raro e deve levar a uma avaliação para reinfecção, infecção por cepa resistente a fármacos ou um diagnóstico alternativo. [b]A ceftriaxona é o agente mais confiável recomendado para o tratamento da infecção faríngea. [c]A destruição sinérgica *in vitro* da *N. gonorrhoeae* por gentamicina mais azitromicina é leve a moderada; a azitromicina serve primariamente para o tratamento da infecção por clamídia. [d]A espectinomicina não está disponível nos Estados Unidos; na infecção gonocócica não complicada, ela deve ser usada em dose maior (4 g IM em dose única) nas regiões do mundo onde há resistência aumentada à espectinomicina. [e]A espectinomicina pode não ser efetiva para o tratamento da gonorreia faríngea. [f]Mais lavagem do olho infectado com solução salina (uma vez). [g]Os esquemas profiláticos são discutidos no texto. [h]A hospitalização está indicada se o diagnóstico estiver incerto, se o paciente tiver estágio localizado em articulação com artrite supurativa ou se não for possível confiar na adesão do paciente ao tratamento. [i]Todos os esquemas iniciais devem também incluir doxiciclina (100 mg, VO, 2×/dia, por 7 dias) para tratamento de infecção por clamídias se esta não puder ser excluída. [j]A terapia gonocócica deve ser continuada por 24-48 horas após iniciar a melhora clínica, quando ela pode ser trocada por um agente oral (p. ex., cefixima) caso a sensibilidade antimicrobiana possa ser documentada pela cultura do microrganismo causador. Se não for isolado nenhum microrganismo e o diagnóstico for seguro, deve-se manter o tratamento com ceftriaxona durante pelo menos 1 semana. [k]A hospitalização está indicada para descartar a suspeita de meningite ou endocardite.
Siglas: IM, intramuscular; IV, intravenoso; VO, via oral.

anos, aumentou mais de sete vezes para 4,6% no último ano em que foi relatada. Se a infecção por clamídia não puder ser excluída, recomenda-se o tratamento concomitante com doxiciclina (100 mg por via oral 2 x/dia por 7 dias). As recomendações para a gonorreia não complicada aplicam-se aos pacientes infectados pelo HIV, bem como àqueles não infectados por esse vírus.

O esquema atualmente recomendado para o tratamento da infecção gonocócica não complicada da uretra, colo uterino, reto ou faringe (dose única IM de ceftriaxona) quase sempre resulta em cura efetiva. Os esquemas que contêm quinolonas não são mais recomendados nos Estados Unidos como tratamento de primeira linha em virtude da resistência ampla a esses agentes. Os valores crescentes da CIM da cefixima no mundo inteiro levaram o CDC a retirar a recomendação desse agente como tratamento de primeira linha para a gonorreia não complicada. Estudos multicêntricos de tratamentos para a gonorreia não complicada nos Estados Unidos mostraram ≥ 99,5% de eficácia para dois regimes combinados e 96% de eficácia para um regime de agente único: gemifloxacino (320 mg em dose única oral) mais azitromicina (2 g em dose única oral); gentamicina (dose única IM de 240 mg ou, em pessoas que pesam ≤ 45 kg, 5 mg/kg) mais azitromicina (2 g em dose única oral); e zoliflodacina (2 ou 3 g em dose única oral). Porém, atualmente nenhum desses regimes é recomendado pelo CDC como tratamento de primeira linha; gentamicina mais azitromicina é recomendado como um regime alternativo.

A coinfecção com *C. trachomatis* ocorre com frequência; o tratamento concomitante com doxiciclina (100 mg por via oral 2 x/dia por 7 dias) é efetivo contra a infecção por clamídia. A espectinomicina tem sido usada como esquema alternativo para o tratamento das infecções gonocócicas não complicadas em indivíduos alérgicos à penicilina fora dos Estados Unidos, porém não está atualmente disponível neste país. É interessante assinalar que a eficiência limitada da espectinomicina no tratamento da infecção faríngea reduz a sua utilidade em populações nas quais essa infecção é comum, como nos HSH.

Os indivíduos com infecções não complicadas genitais ou retais que recebem ceftriaxona ou um esquema alternativo não precisam se submeter a um teste de cura. Entretanto, devem ser realizadas culturas para *N. gonorrhoeae* quando os sintomas persistirem após terapia com um esquema estabelecido, e qualquer gonococo isolado deve ser submetido a teste de sensibilidade aos antimicrobianos. As pessoas com infecção faríngea devem ser submetidas a um teste de cura independentemente do regime de tratamento 7 a 14 dias após o tratamento para confirmar a erradicação ou a detecção de uma possível falha terapêutica. A faringite gonocócica sintomática é mais difícil de erradicar do que a infecção genital. As pessoas que não toleram as cefalosporinas podem ser tratadas com um esquema alternativo. O tratamento com espectinomicina resulta em taxa de cura de ≤ 52%; as pessoas que recebem espectinomicina devem ter uma amostra faríngea subsequente enviada para cultura precocemente (3-5 dias) após o tratamento como teste de cura. Uma dose única de 2 g de azitromicina pode ser usada se o microrganismo infectante é sabidamente sensível ou em áreas onde as taxas de resistência à azitromicina sejam baixas. As quinolonas podem ser usadas se o microrganismo infectante for sabidamente sensível. Se a cultura não estiver prontamente disponível e o NAAT for positivo, todos os esforços devem ser envidados para a realização de uma cultura confirmatória. Todos os isolados de culturas para teste de cura devem ser submetidos a teste de sensibilidade. Devido às taxas elevadas de reinfecção por *N. gonorrhoeae* (e *C. trachomatis*) dentro de 6 a 12 meses, recomenda-se repetir o teste dentro de 3 meses após o tratamento nas pessoas tratadas para gonorreia.

Os tratamentos para a epididimite gonocócica e a DIP são discutidos no **Capítulo 136**. Devem-se tratar as infecções oculares gonocócicas em crianças maiores e adultos com uma dose única de ceftriaxona combinada à irrigação da conjuntiva com soro fisiológico (ambas realizadas prontamente), devendo os pacientes se submeterem a uma avaliação oftalmológica cuidadosa que inclua um exame com lâmpada de fenda.

A IGD, particularmente o estágio localizado em articulações com artrite supurativa, pode necessitar de doses maiores e tratamentos mais longos **(Tab. 156-1)**. A internação está indicada se o diagnóstico for incerto, se o paciente tiver doença articular localizada que necessite de aspiração ou se não se puder contar com a sua adesão ao tratamento. A drenagem aberta é necessária apenas em alguns casos – por exemplo, no tratamento das infecções do quadril, que podem ser de difícil drenagem por via percutânea. Os anti-inflamatórios não esteroides podem estar indicados para aliviar a dor e acelerar a melhora clínica das articulações acometidas.

A meningite e endocardite gonocócicas devem ser tratadas no hospital com altas doses intravenosas (IV) de ceftriaxona (1 a 2 g IV a cada 12-24 h); o tratamento deve continuar durante 10 a 14 dias para a meningite e pelo menos por 4 semanas para a endocardite. Todas as pessoas que apresentem mais de um episódio de IGD devem ser avaliadas quanto à deficiência de complemento.

PREVENÇÃO E CONTROLE

Quando usados de forma adequada, os preservativos oferecem proteção eficaz contra a transmissão e a aquisição de gonorreia, assim como outras infecções transmissíveis para e a partir da superfície mucosa genital. As preparações espermicidas usadas com um diafragma ou as esponjas cervicais impregnadas com nonoxinol-9 oferecem alguma proteção contra as infecções por gonorreia e *Chlamydia*. No entanto, o uso frequente de preparações que contenham nonoxinol-9 está associado à lesão da mucosa, o que paradoxalmente eleva o risco de infecção pelo HIV durante a exposição. Devem-se instruir todos os pacientes a encaminhar os parceiros para avaliação e tratamento. Todos os parceiros sexuais de pessoas com gonorreia deverão ser avaliados e tratados para infecções por *N. gonorrhoeae* e *C. trachomatis* se o seu último contato com o paciente tiver ocorrido há 60 dias ou menos antes do início dos sintomas ou do diagnóstico da infecção no paciente. Se a última exposição sexual potencial do paciente tiver ocorrido há mais de 60 dias antes do início dos sintomas ou do diagnóstico, deverá ser tratado o parceiro sexual mais recente do paciente. Os medicamentos ou a prescrição de medicamentos para gonorreia e infecção por clamídias, fornecidos pelo próprio paciente ao parceiro, diminuem a probabilidade de reinfecção (ou recidiva) no paciente infectado. Nos Estados Unidos, em estados onde isso não é proibido, a referida abordagem é uma opção para a conduta frente ao parceiro. Os pacientes devem ser instruídos a se abster do ato sexual até que o tratamento seja concluído e ele e o seu parceiro sexual não tenham mais sintomas. Deve-se dar maior ênfase à prevenção pela educação para a saúde pública, pelo aconselhamento individual do paciente e pela modificação do seu comportamento, particularmente em relação ao uso de preservativos. Deve-se oferecer triagem das ISTs às pessoas sexualmente ativas, especialmente aos adolescentes. Nos homens, o NAAT na urina ou um *swab* uretral podem ser usados para triagem. Prevenir a disseminação da gonorreia pode ajudar a reduzir a transmissão do HIV. Ainda não há vacina disponível contra a gonorreia, mas estão sendo testados vários candidatos, incluindo um ensaio clínico a campo de uma vacina meningocócica aprovada para o grupo B (Bexsero), a qual em seu protótipo demonstrou reduzir a incidência de gonorreia em uma população que recebeu a vacina para controlar uma epidemia meningocócica causada pelo grupo B.

LEITURAS ADICIONAIS

Bolan GA et al: The emerging threat of untreatable gonococcal infection. N Engl J Med 366:485, 2012.

St. Cyr S et al: Update to CDC's Treatment Guidelines for Gonococcal Infection, 2020. MMWR Morb Mortal Wkly Rep 69:1911, 2020.

Golden MR et al: Effect of expedited treatment of sex partners on recurrent or persistent gonorrhea or chlamydial infections. N Engl J Med 352:676, 2005.

Petousis-Harris EH et al: Effectiveness of a group B outer membrane vesicle meningococcal vaccine against gonorrhoea in New Zealand: A retrospective case-control study. Lancet 390:1603, 2017.

Rice PA: Gonococcal arthritis (disseminated gonococcal infection). Infect Dis Clin North Am 19:853, 2005.

Taylor SN et al: Single-dose zoliflodacin (ETX0914) for treatment of urogenital gonorrhea. N Engl J Med 379:1835, 2018.

Unemo M et al: Antimicrobial resistance expressed by *Neisseria gonorrhoeae*: A major global public health problem in the 21st century. Microbiol Spectr 4:10.1128/microbiolspec.EI10-0009-2015, 2016.

Unemo MM et al: Gonorrhoea. Nat Rev Dis Primers 5:80, 2019.

157 Infecções por *Haemophilus* e *Moraxella*

Timothy F. Murphy

HAEMOPHILUS INFLUENZAE

MICROBIOLOGIA

O *Haemophilus influenzae* foi reconhecido pela primeira vez em 1892 por Pfeiffer, que concluiu erroneamente que a bactéria era a causa da influenza. O *H. influenzae* é um pequeno microrganismo (1 × 0,3 μm) Gram-negativo de formato variável; por conseguinte, é em geral descrito como cocobacilo pleomórfico. Em amostras clínicas, como o líquido cerebrospinal (LCS) e o escarro, o microrganismo com frequência se cora apenas fracamente com safranina, podendo facilmente passar despercebido.

O *H. influenzae* prolifera aeróbia e anaerobiamente. A proliferação aeróbia necessita de dois fatores: hemina (fator X) e dinucleotídeo de adenina-nicotinamida (fator V). Esses requisitos são usados no laboratório clínico para identificar a bactéria. Porém, o uso de métodos fenotípicos para a diferenciação entre as espécies de *Haemophilus* tem limitações, pois o número crescente de sequências genômicas completas de isolados de *Haemophilus* do trato respiratório humano está revelando relações genéticas complexas entre as espécies de *Haemophilus* (ver "Diagnóstico", adiante).

TABELA 157-1 ■ Características das cepas do tipo b e não tipáves do *Haemophilus influenzae*

Característica	Cepas do tipo b	Cepas não tipáveis
Cápsula	Fosfato de ribosil-ribitol	Não encapsuladas
Patogênese	Infecções invasivas por disseminação hematogênica	Infecções mucosas por disseminação por contiguidade
Manifestações clínicas	Meningite e infecções invasivas em lactentes e crianças imunizados de maneira incompleta	Otite média em lactentes e crianças; infecções do trato respiratório inferior em adultos com bronquite crônica
História evolutiva	Basicamente clonais	Geneticamente diversas
Vacina	Vacinas conjugadas altamente eficazes	Proteína D usada como proteína carreadora na vacina pneumocócica aprovada na Europa: GSK Synflorix. Outras em desenvolvimento

Identificaram-se seis principais sorotipos de *H. influenzae*; designados como *a* até *f*, esses sorotipos apresentam diferenças antigênicas nas cápsulas de polissacarídeo. Além disso, algumas cepas carecem de cápsula polissacarídica e são chamadas de *não tipáveis*. O tipo b e as cepas não tipáveis constituem as cepas clinicamente mais relevantes (Tab. 157-1), embora cepas encapsuladas de outros tipos que não o tipo b possam causar doença. O *H. influenzae* foi o primeiro microrganismo de vida livre a ter todo o seu genoma sequenciado.

A cápsula do tipo b antigenicamente distinta é um polímero linear composto de fosfato de ribosil-ribitol. As cepas de *H. influenzae* tipo b (Hib) causam doença principalmente em lactentes e crianças com menos de 6 anos de idade. As cepas não tipáveis são basicamente patógenos das mucosas, mas ocasionalmente causam doença invasiva.

EPIDEMIOLOGIA E TRANSMISSÃO

O *H. influenzae*, um patógeno exclusivamente humano, dissemina-se por gotículas veiculadas pelo ar ou por contato direto com secreções e fômites. A colonização com o *H. influenzae* não tipável é um processo dinâmico; novas cepas são adquiridas e outras são substituídas periodicamente.

O uso disseminado de vacinas conjugadas contra o Hib em muitos países industrializados resultou em notáveis reduções das taxas de colonização nasofaríngea por Hib e da incidência de infecção por Hib (Fig. 157-1). Em todo o mundo, a doença invasiva por Hib ocorre predominantemente em crianças não imunizadas ou nas que não concluíram a série primária de imunização. A maioria dos países-membros da Organização Mundial da Saúde (OMS) introduziu a vacinação conjugada Hib, mas um grande número das crianças no mundo todo ainda não estão imunizadas, principalmente nos países sem programas nacionais de vacinas. Certos grupos apresentam maior incidência de doença invasiva por Hib do

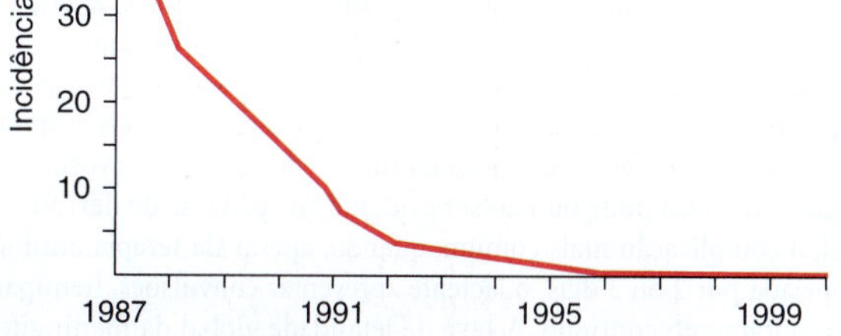

FIGURA 157-1 Incidência estimada (taxa por 100.000) de doença invasiva causada pelo *Haemophilus influenzae* tipo b entre crianças com menos de 5 anos: 1987-2000. Menos de 40 casos por ano foram notificados desde 2000. *(Dados do Centers for Disease Control and Prevention).*

que a população geral, incluindo crianças negras e aborígenes australianas e grupos nativos norte-americanos. Embora essa maior incidência ainda não tenha sido explicada, vários fatores podem ser relevantes, como a idade no momento da exposição à bactéria, as condições socioeconômicas e as diferenças genéticas.

PATOGÊNESE

As cepas Hib causam doença sistêmica por invasão e disseminação hematogênica a partir do trato respiratório para locais distantes, como as meninges, os ossos e as articulações. A cápsula de polissacarídeo do tipo b é um fator de virulência importante que se relaciona com capacidade da bactéria de evitar a opsonização e causar doença sistêmica.

As cepas não tipáveis causam doença por invasão local da superfície mucosa. A otite média ocorre quando a bactéria alcança a orelha média por meio da tuba auditiva. Os adultos com doença pulmonar obstrutiva crônica (DPOC) apresentam infecções recorrentes do trato respiratório inferior provocadas por cepas não tipáveis. Além disso, o *H. influenzae* não tipável persiste nas vias aéreas inferiores de adultos com DPOC em localização extracelular e intracelular contribuindo para a inflamação das vias aéreas que é típica da doença. As cepas não tipáveis que causam infecção em adultos com DPOC diferem, quanto ao potencial patogênico e conteúdo de genomas, das cepas que causam otite média. Na orelha média, as cepas não tipáveis formam biofilmes. Mais resistentes aos mecanismos de depuração do hospedeiro e aos antibióticos do que as bactérias do plâncton, os biofilmes estão associados à otite média crônica e recorrente. O *H. influenzae* não tipável persiste no trato respiratório humano e causa infecção ao alterar a expressão de genes através de pareamento incorreto de fita deslizada e por expressão fase-variável dos genes de metilase do DNA que controlam a expressão de múltiplos genes importantes para a virulência.

A incidência de doença invasiva causada por cepas não tipáveis é baixa, mas parece estar aumentando na última década. A maioria das cepas que provocam doença invasiva é genética e fenotipicamente diversa.

RESPOSTA IMUNE

Os anticorpos contra a cápsula são importantes na proteção contra as infecções por cepas de Hib. O nível de anticorpos séricos (adquiridos da mãe) contra o polissacarídeo capsular, que é um polímero de fosfato de ribose-polirribitol (PRP), declina desde o nascimento até os 6 meses e, na ausência de vacinação, permanece baixo até cerca de 2 ou 3 anos de idade. A idade dos títulos mínimos dos anticorpos correlaciona-se ao pico de incidência da doença causada por cepas do tipo b. Os anticorpos contra o PRP surgem, a partir de então, em parte como resultado da exposição ao Hib, em parte como resposta a antígenos de reação cruzada. A doença sistêmica por Hib é rara após os 6 anos de idade devido à presença de anticorpos protetores. Foram desenvolvidas vacinas nas quais o PRP é conjugado a moléculas proteicas transportadoras, amplamente utilizadas hoje. Essas vacinas geram uma resposta dos anticorpos contra o PRP em lactentes e previnem de maneira eficaz as infecções invasivas em lactentes e crianças.

Como as cepas não tipáveis não possuem cápsula, a resposta imune à infecção é direcionada aos antígenos não capsulares. Esses antígenos geraram considerável interesse como alvos da resposta imune humana e como possíveis componentes de vacinas. Resposta imune humana a cepas não tipáveis parece ser específica para a cepa, uma característica que explica, em parte, a propensão dessas cepas a causar otite média recorrente e exacerbações recorrentes de bronquite crônica em hospedeiros imunocompetentes.

MANIFESTAÇÕES CLÍNICAS

Hib A manifestação mais grave da infecção por Hib é a *meningite* (Cap. 138), que acomete principalmente crianças com < 2 anos de idade. As manifestações clínicas da meningite por Hib são semelhantes às causadas por outros patógenos bacterianos. As características mais comuns na apresentação são febre e alteração da função do sistema nervoso central. A rigidez de nuca pode ou não ser evidente. Suspeita-se de derrame subdural, a complicação mais comum, quando, apesar da terapia antibiótica apropriada por 2 ou 3 dias, o lactente apresentar convulsões, hemiparesia ou embotamento contínuo. A taxa de letalidade global da meningite por Hib é de cerca de 5%, e a taxa de morbidade é alta. Entre os sobreviventes, 6% têm surdez neurossensorial permanente, e cerca de um quarto tem incapacidade significativa de algum tipo. Se forem pesquisadas incapacidades mais sutis, até metade dos sobreviventes apresentam alguma sequela neurológica, como perda da acuidade auditiva e atraso no desenvolvimento da linguagem.

A *epiglotite* (Cap. 35) é uma infecção por Hib potencialmente fatal que consiste em celulite da epiglote e dos tecidos supraglóticos. Ela pode levar à obstrução aguda das vias aéreas altas. Suas características epidemiológicas únicas são a ocorrência em uma faixa etária mais elevada (2-7 anos) que a das outras infecções por Hib e a sua ausência, nos Estados Unidos, entre os americanos nativos Navajo e os esquimós do Alasca. A faringite e a febre evoluem rapidamente para disfagia, salivação e obstrução das vias aéreas. A epiglotite também ocorre em adultos.

A *celulite* (Cap. 129) causada por Hib ocorre em crianças pequenas. Os locais mais comuns são a cabeça e o pescoço, e as áreas envolvidas às vezes tomam uma cor vermelho-azulada característica. Muitos pacientes têm bacteriemia, e 10% têm focos de infecção adicionais.

O Hib causa *pneumonia* em lactentes. A infecção não se distingue clinicamente dos outros tipos de pneumonia bacteriana (p. ex., pneumonia pneumocócica), exceto pelo fato de que o Hib tem maior probabilidade de envolver a pleura. Várias outras afecções invasivas menos comuns podem ser manifestações clínicas importantes da infecção por Hib em crianças. Elas incluem osteomielite, artrite séptica, pericardite, celulite orbital, endoftalmite, infecção do trato urinário, abscesso e bacteriemia sem um foco identificável.

As cepas encapsuladas de *H. influenzae* sem ser do tipo b (tipos a, c, d, e e f) constituem causas incomuns de infecção invasiva, a qual se manifesta predominantemente por bacteriemia e pneumonia. As infecções por *H. influenzae* tipo a são vistas com frequência crescente em populações indígenas da América do Norte, e essas cepas são predominantemente clonais. A maioria das infecções por cepas encapsuladas de grupos não b ocorre em casos de doenças subjacentes.

***H. influenzae* não tipável** O *H. influenzae* não tipável constitui a causa bacteriana mais comum de exacerbações da DPOC; essas exacerbações caracterizam-se por aumento da tosse, produção de escarro e dispneia. A febre é baixa, e não há evidências de infiltrados na radiografia de tórax. As cepas não tipáveis também causam pneumonia bacteriana adquirida na comunidade em adultos, em particular entre pacientes com DPOC ou síndrome da imunodeficiência humana (Aids). As manifestações clínicas da pneumonia por *H. influenzae* são semelhantes às de outros tipos de pneumonia bacteriana (como a pneumonia pneumocócica).

O *H. influenzae* não tipável é uma das três causas mais comuns de otite média na infância (as outras duas são *Streptococcus pneumoniae* e *Moraxella catarrhalis*) (Cap. 35). Os lactentes mostram-se febris e irritados, enquanto as crianças mais velhas relatam otalgia. Com frequência, a otite média é precedida por sintomas de infecção viral do trato respiratório superior. O diagnóstico é feito por otoscopia pneumática. O diagnóstico etiológico, embora não seja rotineiramente procurado, pode ser estabelecido por timpanocentese e cultura do líquido da orelha média. As características clínicas associadas à otite média por *H. influenzae* incluem história de episódios recorrentes, fracasso do tratamento, conjuntivite concomitante, otite média bilateral e terapia antimicrobiana recente. O uso crescente das vacinas conjugadas polissacarídicas pneumocócicas em muitos países resultou em redução global na otite média e em suas complicações. Porém, houve um aumento relativo na proporção da otite média causada por *H. influenzae* em crianças que não respondem à terapia antimicrobiana inicial ou com episódios recorrentes. O monitoramento continuado da incidência e etiologia da otite média será importante.

O *H. influenzae* não tipável também causa sepse puerperal e constitui uma causa importante de bacteriemia neonatal. Essas cepas não tipáveis, provisoriamente chamadas de *Haemophilus quentini*, estão estreitamente relacionadas com o *H. haemolyticus*, tendem a ser do biotipo IV e causam doença invasiva após colonização do trato genital feminino.

O *H. influenzae* não tipável causa sinusite (Cap. 35) em adultos e crianças. Além disso, a bactéria é uma causa menos comum de várias infecções invasivas. Essas infecções incluem bacteriemia, empiema, epiglotite no adulto, pericardite, celulite, artrite séptica, osteomielite, endocardite, colecistite, infecções intra-abdominais, infecções do trato urinário, mastoidite e infecções de enxerto aórtico. A maioria das infecções invasivas por *H. influenzae* nos países onde as vacinas Hib são usadas amplamente é causada pelas cepas não tipáveis, tendo sido recentemente observado um aumento na incidência dessas infecções. Embora a maioria das cepas de *H. influenzae* não tipável que causa infecções invasivas seja geneticamente diversa, *clusters* localizados recentemente de infecções foram causados por cepas clonalmente relacionadas. A monitoração continuada será importante. Muitos pacientes com bacteriemia por *H. influenzae* apresentam uma condição subjacente, como infecção pelo vírus da imunodeficiência humana (HIV), doença cardiopulmonar, alcoolismo ou câncer.

DIAGNÓSTICO

O método mais confiável para estabelecer o diagnóstico de infecção invasiva por *H. influenzae* é o isolamento do microrganismo na cultura de um local do corpo normalmente estéril, como o sangue, o LCS ou o líquido articular.

O *H. influenzae* isolado no trato respiratório deve ser diferenciado de uma flora complexa e de outras espécies de *Haemophilus*. É necessário cuidado especial na distinção entre o *H. influenzae* e o *H. haemolyticus*, um comensal do trato respiratório que tem, em relação ao seu crescimento, necessidades idênticas. O *H. haemolyticus* era classicamente diferenciado do *H. influenzae* pela hemólise da primeira espécie em ágar-sangue equino. Entretanto, verificou-se agora que uma proporção significativa de isolados de *H. haemolyticus* não produz hemólise. A análise de vários marcadores genotípicos, incluindo sequências ribossômicas 16S, superóxido-dismutase, proteína P6 da membrana externa, proteína D e fuculose-cinase, pode ser usada para distinguir essas duas espécies. A disponibilidade de sequências do genoma completo de um número crescente de isolados de *Haemophilus* do trato respiratório humano revelou relações genômicas complexas entre espécies de *Haemophilus*, sugerindo um contínuo genético entre algumas espécies de *Haemophilus*.

A presença de cocobacilos Gram-negativos corados no LCS pelo Gram é uma forte evidência de meningite por Hib. O isolamento do microrganismo no LCS confirma o diagnóstico. As culturas de outros locais do corpo normalmente estéreis, como o sangue, o líquido articular, o líquido pleural, o líquido pericárdico e a coleção subdural, confirmam as outras infecções.

A detecção do PRP é um complemento importante da cultura no diagnóstico rápido da meningite por Hib. A imunoeletroforese, a aglutinação do látex, a coaglutinação e o ensaio imunoabsorvente ligado à enzima são eficazes na detecção do PRP. Esses ensaios são particularmente úteis quando os pacientes receberam tratamento antimicrobiano prévio e, por essa razão, são mais propensos a ter culturas negativas.

Como o *H. influenzae* é primariamente um patógeno das mucosas, ele constitui um componente de uma microbiota mista; por esse motivo, o diagnóstico etiológico representa um desafio. A infecção pelo *H. influenzae* não tipável é fortemente sugerida pela predominância de cocobacilos Gram-negativos entre leucócitos polimorfonucleares abundantes na coloração de Gram de uma amostra de escarro de um paciente no qual se suspeita de pneumonia. Embora a bacteriemia seja detectável em uma pequena proporção de pacientes com pneumonia causada por *H. influenzae* não tipável, a maior parte desses pacientes tem hemoculturas negativas.

O diagnóstico de otite média baseia-se na detecção de líquido na orelha média por otoscopia pneumática. O diagnóstico etiológico requer timpanocentese, mas não é buscado rotineiramente. Também é necessário um procedimento invasivo para determinar a etiologia da sinusite; assim, quando se suspeita do diagnóstico com base nos sintomas clínicos e nas radiografias dos seios paranasais, o tratamento é frequentemente empírico.

TRATAMENTO

Haemophilus influenzae

O tratamento inicial para a meningite causada por Hib deve consistir em uma cefalosporina, como a ceftriaxona ou a cefotaxima. Para crianças, a dose de ceftriaxona é de 75 a 100 mg/kg/dia em duas doses, a cada 12 horas. A dose pediátrica da cefotaxima é de 200 mg/kg/dia em quatro doses, a cada 6 horas. As doses para adultos são 2 g a cada 12 horas de ceftriaxona e 2 g a cada 4 a 6 horas de cefotaxima. Um esquema alternativo para o tratamento inicial é ampicilina (200-300 mg/kg/dia em quatro doses diárias) mais cloranfenicol (75-100 mg/kg/dia em quatro doses fracionadas). O tratamento deve continuar por um total de 1 a 2 semanas.

A administração de glicocorticoides a pacientes com meningite por Hib reduz a incidência de sequelas neurológicas. O mecanismo suposto é a redução da inflamação induzida pelos mediadores presentes na parede celular bacteriana, liberados quando as células são mortas pelos antimicrobianos. Recomenda-se a dexametasona (0,6 mg/kg/dia intravenoso [IV] em quatro doses fracionadas durante 2 dias) para o tratamento da meningite por Hib nas crianças com mais de 2 meses de idade.

Outras infecções invasivas que não a meningite são tratadas com os mesmos agentes antimicrobianos. Para a epiglotite, a dose de ceftriaxona é de 50 mg/kg/dia, enquanto a dose de cefotaxima é de 150 mg/kg/dia, em três doses fracionadas, com intervalo de 8 horas. A epiglotite é uma emergência médica e a manutenção de vias aéreas é decisiva. A resposta clínica determina a duração do tratamento. Geralmente é apropriado um ciclo de 1 a 2 semanas.

Podem-se tratar muitas infecções causadas por cepas não tipáveis de *H. influenzae*, como otite média, sinusite e exacerbações de DPOC, com antimicrobianos orais. Aproximadamente 20 a 35% das cepas não tipáveis produzem β-lactamase (sendo a exata proporção dependente da localização geográfica) e são resistentes à ampicilina. Vários agentes têm excelente atividade contra o *H. influenzae* não tipável, incluindo a amoxicilina/ácido clavulânico, várias cefalosporinas de amplo espectro e os macrolídeos azitromicina e claritromicina. As fluoroquinolonas são altamente ativas contra o *H. influenzae* e são úteis em adultos com exacerbações da DPOC. Entretanto, as fluoroquinolonas não são recomendadas atualmente para o tratamento de crianças ou mulheres grávidas devido aos possíveis efeitos sobre a cartilagem articular.

Além da produção de β-lactamase, a alteração das proteínas de ligação às penicilinas – um segundo mecanismo de resistência à ampicilina – já foi detectada em isolados de *H. influenzae*. Embora raras nos Estados Unidos, essas cepas resistentes à ampicilina e β-lactamase-negativas são comuns no Japão, e sua prevalência está aumentando na Europa. A resistência aos macrolídeos também está sendo observada com frequência crescente no mundo todo. Será importante a monitoração contínua da evolução dos padrões de sensibilidade do *H. influenzae* aos antimicrobianos.

PREVENÇÃO

Vacinação (Ver também o Cap. 123) Três vacinas conjugadas que previnem infecções invasivas por Hib em lactentes e crianças estão licenciadas nos Estados Unidos. Além de induzir a produção de anticorpos protetores, essas vacinas previnem a doença reduzindo as taxas de colonização faríngea por Hib. A ampla utilização das vacinas conjugadas reduziu drasticamente a incidência de doença por Hib nos países desenvolvidos. Embora a fabricação da vacina Hib seja dispendiosa, a vacinação é custo-efetiva. A Global Alliance for Vaccines and Immunizations reconheceu a subutilização das vacinas conjugadas contra o Hib.

A carga da doença foi reduzida nos países em desenvolvimento que implementaram a vacinação de rotina (p. ex., Gâmbia, Chile). Um obstáculo importante ao uso mais amplo da vacinação é a inexistência, em muitos países em desenvolvimento, de dados sobre a epidemiologia e a carga da doença por Hib.

Todas as crianças devem ser imunizadas com vacinas conjugadas contra o Hib, recebendo a primeira dose em torno dos 2 meses de idade, o restante da série primária entre 2 e 6 meses, bem como uma dose de reforço aos 12 a 15 meses. As recomendações específicas variam para cada uma das vacinas conjugadas. O leitor deve consultar as recomendações da American Academy of Pediatrics (Cap. 123 e *www.cispimmunize.org*).

Atualmente, não se dispõe de nenhuma vacina especificamente para prevenção da doença causada por *H. influenzae* não tipável. Todavia, uma vacina contendo proteína D – uma proteína de superfície do *H. influenzae* – conjugada com polissacarídeos pneumocócicos foi aprovada em outros países e é amplamente usada no mundo todo. A vacina demonstrou ter eficácia parcial na prevenção da otite média por *H. influenzae* em ensaios clínicos. As formulações da vacina que incluem antígenos de proteínas de superfície estão sendo avaliadas em ensaios clínicos, sendo previsto um progresso adicional no desenvolvimento de vacinas contra o *H. influenzae* não tipável.

Quimioprofilaxia O risco de doença secundária é maior que o normal entre os contatos domiciliares de pacientes com doença por Hib. Por conseguinte, todas as crianças e adultos (exceto as mulheres grávidas) em domicílios com caso-índice e pelo menos um contato não completamente vacinado com < 4 anos de idade devem receber profilaxia com rifampicina oral.

Quando dois ou mais casos de doença invasiva por Hib ocorrem no período de 60 dias em uma creche que atende crianças com vacinação incompleta, a administração de rifampicina estará indicada para todas as crianças e funcionários, assim como é recomendada para os contatos domiciliares. A quimioprofilaxia não está indicada para os contatos no berçário e creche de um único caso-índice. O leitor pode consultar as recomendações da American Academy of Pediatrics.

HAEMOPHILUS DUCREYI

O *Haemophilus ducreyi* é o agente etiológico do cancro mole (Cap. 136), uma infecção sexualmente transmissível, caracterizada por ulceração genital e adenite inguinal. Além de ser uma causa de morbidade em si, o cancro mole está associado à infecção pelo HIV devido ao papel da ulceração genital na transmissão do HIV. O cancro mole aumenta a eficiência da transmissão e o grau de suscetibilidade à infecção pelo HIV. O *H. ducreyi* também foi reconhecido como causa importante de úlceras cutâneas não sexualmente transmitidas.

MICROBIOLOGIA

O *H. ducreyi* é um cocobacilo Gram-negativo altamente fastidioso cujo crescimento requer o fator X (hemina). Embora a bactéria tenha sido classificada no gênero *Haemophilus*, tendo em vista essa exigência, os estudos de homologia do DNA e de quimiotaxonomia estabeleceram diferenças substanciais entre o *H. ducreyi* e outras espécies de *Haemophilus*. A reclassificação taxonômica do microrganismo é provável no futuro, porém aguarda estudos adicionais. As úlceras contêm predominantemente células T. O fato de os pacientes que tiveram cancro mole poderem apresentar infecções repetidas indica que a infecção não confere proteção.

EPIDEMIOLOGIA E PREVALÊNCIA

A prevalência do cancro mole tem diminuído de forma constante nos Estados Unidos e no mundo todo nos últimos 15 anos. A infecção parece ser mais comum nos países em desenvolvimento. A transmissão é predominantemente heterossexual, e os casos nos homens têm ultrapassado o número de casos em mulheres por uma razão de 3:1 a 25:1 durante surtos. O contato com profissionais do sexo e o uso de drogas ilícitas estão fortemente associados ao cancro mole. A maioria dos casos nos países desenvolvidos é esporádica.

O *H. ducreyi* surgiu como causa importante de úlceras cutâneas em crianças nos países em desenvolvimento, especialmente no sul do Pacífico e na África. As cepas que causam úlceras cutâneas têm sequências genômicas quase idênticas às cepas de classe I (de duas classes relacionadas) de *H. ducreyi* que causam úlceras genitais.

MANIFESTAÇÕES CLÍNICAS E DIAGNÓSTICO DIFERENCIAL

A infecção é adquirida devido a uma ruptura do epitélio durante o contato sexual com uma pessoa infectada. Após um período de incubação de 4 a 7 dias, aparece a lesão inicial – uma pápula com eritema circundante. Em 2 ou 3 dias, a pápula evolui para uma pústula, com ruptura espontânea e formação de uma úlcera bem circunscrita, a qual geralmente não é endurecida (Fig. 157-2). As úlceras são dolorosas e sangram com facilidade; pouca ou nenhuma inflamação é evidente na pele ao redor. Cerca de metade dos pacientes desenvolvem aumento e sensibilidade dos linfonodos inguinais, os quais com frequência tornam-se flutuantes e rompem-se espontaneamente. Em geral, os pacientes procuram auxílio médico após 1 a 3 semanas de sintomas dolorosos.

A apresentação do cancro mole em geral não inclui todas as características clínicas, sendo às vezes atípica. Várias úlceras podem coalescer e formar uma úlcera gigante. As úlceras podem aparecer e em seguida regredir, seguidas de adenite inguinal (Fig. 157-2) e supuração dentro de 1 a 3 semanas; esse quadro clínico pode ser confundido com o do linfogranuloma venéreo (Cap. 189). Várias úlceras pequenas podem assemelhar-se à foliculite. Outros diagnósticos diferenciais a serem considerados são as várias infecções que causam ulceração genital, como a sífilis primária, a sífilis secundária (condiloma plano), o herpes genital e a donovanose. Em raros casos, as lesões do cancro mole tornam-se secundariamente infectadas por bactérias; o resultado é uma inflamação extensa.

As úlceras cutâneas não transmitidas sexualmente causadas por *H. ducreyi* lembram aquelas de bouba causadas por subespécie *pertenue*, de *Treponema pallidum*, a qual é endêmica nas regiões onde são vistas as

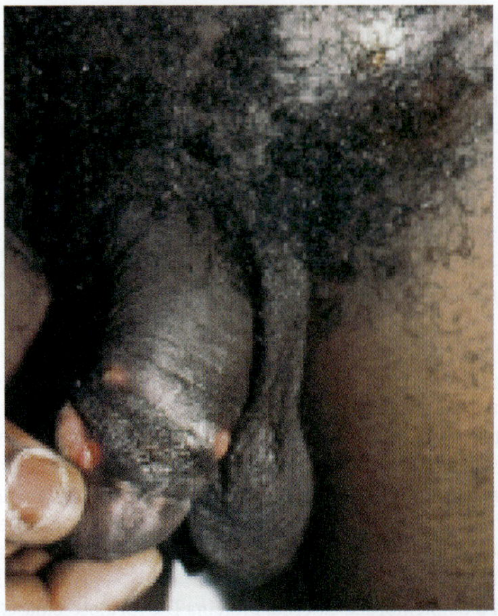

FIGURA 157-2 Cancro mole com úlceras penianas características, acompanhadas por adenite inguinal esquerda (bubão).

úlceras cutâneas por *H. ducreyi*. As úlceras causadas por *H. ducreyi* têm menos chances que aquelas de bouba de mostrar tecido de granulação central e menos chances de ter bordas endurecidas, mas há sobreposição substancial das características clínicas.

DIAGNÓSTICO

O diagnóstico clínico do cancro mole muitas vezes é impreciso e deve-se tentar uma confirmação laboratorial nos casos suspeitos. O diagnóstico acurado de cancro mole depende da cultura do *H. ducreyi* a partir da lesão ou de um aspirado de linfonodos supurativos. Como o crescimento do microrganismo é difícil, é necessário o uso de meios seletivos e enriquecidos. Não se dispõe, no comércio, de nenhum ensaio de reação em cadeia da polimerase (PCR) para *H. ducreyi*; esses testes podem ser realizados por laboratórios clínicos com certificação do Clinical Laboratory Improvement Amendment (CLIA) que desenvolveram seus próprios ensaios.

Pode-se estabelecer um diagnóstico provável de cancro mole sexualmente transmitido quando são preenchidos os seguintes critérios: (1) uma ou mais úlceras genitais dolorosas; (2) nenhuma evidência de infecção por *T. pallidum* ao exame em campo escuro de exsudato da úlcera ou teste sorológico negativo para sífilis realizado pelo menos 7 dias após o aparecimento da úlcera; (3) apresentação clínica típica de cancroide; e (4) teste negativo para herpes-vírus simples no exsudato da úlcera.

Um teste sorológico para sífilis não diferencia entre úlceras cutâneas causadas por *H. ducreyi* e aquelas de bouba. Um exame de PCR tem sido usado em estudos clínicos para estabelecer uma etiologia pelo *H. ducreyi*, mas, conforme citado anteriormente, não existe um exame comercialmente disponível.

TRATAMENTO

Haemophilus ducreyi

Os esquemas de tratamento para infecções genitais e cutâneas incluem: (1) uma dose oral única de 1 g de azitromicina; (2) ceftriaxona (250 mg, via intramuscular, em dose única); (3) ciprofloxacino (500 mg via oral duas vezes ao dia durante 3 dias); e (4) eritromicina base (500 mg via oral três vezes ao dia durante 7 dias). Os isolados de pacientes que não respondem imediatamente ao tratamento devem ser submetidos a um teste para resistência a antimicrobianos. Nos pacientes com infecção pelo HIV, a resolução pode ser lenta, e às vezes são necessários ciclos mais longos de tratamento. Uma falha do tratamento clínico em pacientes HIV-soropositivos pode refletir coinfecção, especialmente pelo herpes-vírus simples. Os contatos de pacientes com cancro mole devem ser identificados e tratados, com ou sem sintomas, caso tenham tido relações sexuais com o paciente nos últimos 10 dias antes do início dos sintomas deste.

MORAXELLA CATARRHALIS

MICROBIOLOGIA

A *M. catarrhalis* é um diplococo Gram-negativo não encapsulado, cujo nicho ecológico é o trato respiratório humano. O microrganismo foi inicialmente designado como *Micrococcus catarrhalis*. Em 1970, seu nome mudou para *Neisseria catarrhalis* devido às semelhanças fenotípicas com espécies comensais de *Neisseria*. Com base em uma análise mais rigorosa de sua relação genética, a *Moraxella catarrhalis* é, hoje, a designação amplamente aceita para essa espécie.

EPIDEMIOLOGIA

A colonização nasofaríngea pela *M. catarrhalis* é comum em lactentes, com taxas de colonização que variam entre 33 e 100%, dependendo da localização geográfica. Diversos fatores provavelmente são responsáveis por essa variação geográfica, incluindo condições de vida, creches, higiene, tabagismo em casa e genética da população. A prevalência da colonização diminui uniformemente com a idade.

O uso disseminado de vacinas pneumocócicas conjugadas em alguns países resultou em mudanças nos padrões de colonização nasofaríngea em populações residentes. Ocorreu um aumento relativo na colonização por sorotipos de pneumococos não incluídos na vacina, *H. influenzae* não tipável e *M. catarrhalis*. Essas alterações dos padrões de colonização podem estar modificando a distribuição dos patógenos tanto da otite média quanto da sinusite em crianças.

PATOGÊNESE

A *M. catarrhalis* provoca infecções da mucosa das vias aéreas por meio de disseminação contígua a partir de seu local de colonização nas vias aéreas superiores. Uma infecção viral precedente das vias aéreas superiores constitui um evento desencadeante comum para a otite média. Nas exacerbações da DPOC, a aquisição de novas cepas é de importância crítica na patogênese. As cepas exibem acentuada diversidade genética e diferenças nas suas propriedades de virulência.

A expressão de várias moléculas de adesina com diferentes especificidades para vários receptores da célula do hospedeiro reflete a importância da adesão à superfície epitelial respiratória na patogênese da infecção. A *M. catarrhalis* invade múltiplos tipos celulares. Sua localização intracelular no tecido linfoide proporciona um reservatório potencial para a sua persistência no trato respiratório humano. À semelhança de muitas bactérias Gram-negativas, a *M. catarrhalis* elimina vesículas no meio circundante. As vesículas são internalizadas por células do hospedeiro e medeiam vários mecanismos de virulência, incluindo indução de inflamação e liberação de β-lactamase, a qual pode promover a sobrevida de copatógenos.

MANIFESTAÇÕES CLÍNICAS

Nas crianças, a *M. catarrhalis* provoca infecções predominantemente da mucosa quando a bactéria migra da nasofaringe para a orelha média ou para os seios nasofaríngeos (Cap. 35). O evento desencadeante para a otite média e a sinusite consiste, com frequência, em uma infecção viral precedente. De modo global, as culturas do líquido da orelha média obtido por timpanocentese indicam que a *M. catarrhalis* responde por 15 a 20% dos casos de otite média aguda. A análise molecular mais sensível do fluido da orelha média detecta a *M. catarrhalis* isoladamente ou com outros patógenos em 30 a 50% das amostras do fluido da orelha média de crianças com otite média. A otite média aguda causada por *M. catarrhalis* ou por *H. influenzae* não tipável é clinicamente mais leve do que aquela causada por *S. pneumoniae*, com menos febre e menor prevalência de protuberância da membrana timpânica avermelhada. Entretanto, a sobreposição substancial impede que se possa prever a etiologia em determinada criança com base nas manifestações clínicas.

Uma pequena proporção de infecções virais do trato respiratório superior é complicada por sinusite bacteriana. As culturas de aspirados dos seios nasais por punção mostram que a *M. catarrhalis* é responsável por cerca de 20% dos casos de sinusite bacteriana aguda em crianças e por uma menor proporção nos adultos.

A *M. catarrhalis* constitui uma causa comum de exacerbações em adultos com DPOC. A bactéria passou despercebida nesse contexto clínico, visto que era considerada, há muito tempo, como comensal e em razão de ser facilmente confundida com espécies comensais de *Neisseria* em culturas de secreções respiratórias (ver "Diagnóstico", a seguir). Várias linhas

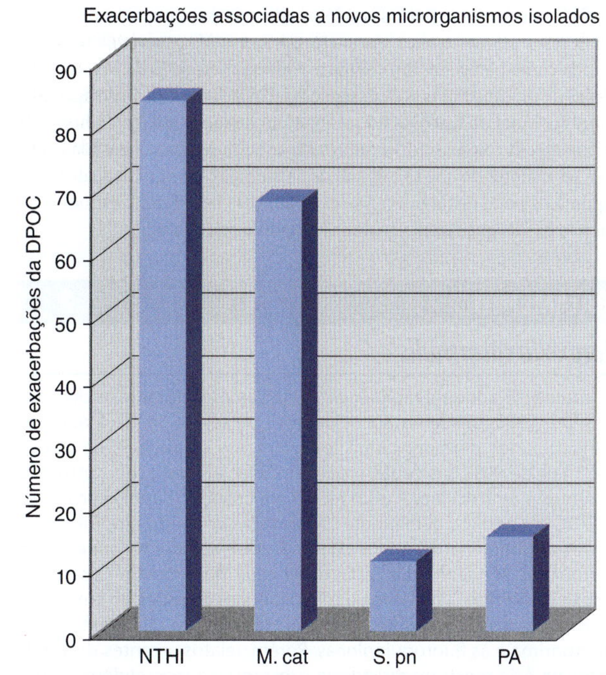

FIGURA 157-3 Resultados cumulativos de um estudo prospectivo (1994-2004) de infecção bacteriana na doença pulmonar obstrutiva crônica (DPOC), mostrando a etiologia das exacerbações. Os números de exacerbações mostrados indicam a aquisição de uma nova cepa simultaneamente com sintomas clínicos de exacerbação. NTHI, *H. influenzae* não tipável; M. cat, *M. catarrhalis*; S. pn, *Streptococcus pneumoniae*; PA, *Pseudomonas aeruginosa*. *(Reproduzida com permissão de JC Goldstein, TF Murphy: Moraxella catarrhalis, a human respiratory tract pathogen. Clin Infect Dis 49:124, 2009.)*

independentes de evidências estabeleceram a *M. catarrhalis* como patógeno na DPOC. Elas incluem (1) a demonstração da *M. catarrhalis* nas vias aéreas inferiores durante exacerbações, (2) a associação da exacerbação à aquisição de novas cepas, (3) elevações dos marcadores inflamatórios em associação à *M. catarrhalis* e (4) o desenvolvimento de respostas imunes específicas após a infecção. A *M. catarrhalis* constitui a segunda causa bacteriana mais comum de exacerbações da DPOC (depois do *H. influenzae*), conforme demonstrado em um estudo prospectivo de 10 anos; a distribuição das exacerbações associadas à aquisição de novas cepas é mostrada na Figura 157-3. Não estão incluídos casos com cultura negativa ou casos a partir dos quais um patógeno foi previamente isolado. Com a aplicação de critérios clínicos rigorosos para definir a etiologia das exacerbações (com culturas tanto positivas quanto negativas), cerca de 10% de todas as exacerbações no mesmo estudo foram causadas por *M. catarrhalis*. As manifestações clínicas de uma exacerbação causada por *M. catarrhalis* assemelham-se àquelas das exacerbações por outros patógenos bacterianos, incluindo *H. influenzae* e *S. pneumoniae*. Os principais sintomas consistem em tosse com produção aumentada de escarro, purulência do escarro e dispneia em comparação com os sintomas basais.

A pneumonia causada pela *M. catarrhalis* ocorre no idoso, em particular na presença de doença cardiopulmonar subjacente, embora seja infrequente. As infecções invasivas, como bacteriemia, endocardite, meningite neonatal e artrite séptica, são raras.

DIAGNÓSTICO

A timpanocentese é necessária para o diagnóstico etiológico da otite média, porém esse procedimento não é realizado de modo rotineiro. Por esse motivo, o tratamento da otite média geralmente é empírico. De modo semelhante, o diagnóstico etiológico de sinusite requer um procedimento invasivo, que não costuma estar disponível para o médico. O isolamento da *M. catarrhalis* de uma amostra de escarro expectorado de um adulto com sintomas clínicos de exacerbação é sugestivo, mas não diagnóstico de *M. catarrhalis* como fator etiológico.

Nas culturas, as colônias de *M. catarrhalis* assemelham-se àquelas das neissérias que fazem parte da microbiota normal das vias aéreas superiores. Conforme assinalado anteriormente, a dificuldade em diferenciar as colônias de *M. catarrhalis* das colônias de neissérias em culturas de secreções respiratórias explica, em parte, por que a *M. catarrhalis* tem sido ignorada como patógeno. Em contraste com essas espécies de *Neisseria*, as colônias de *M. catarrhalis* podem ser deslizadas pela superfície do ágar sem ruptura (o "sinal do disco de hóquei"). Além disso, depois de 48 horas de crescimento, as colônias de *M. catarrhalis* adquirem uma cor rosada e tendem a ser maiores do que as colônias de neissérias. Uma variedade de testes bioquímicos pode distinguir a *M. catarrhalis* das neissérias. Dispõe-se no comércio de *kits* que fazem uso dessas reações bioquímicas.

TRATAMENTO

Moraxella catarrhalis

A *M. catarrhalis* adquiriu rapidamente β-lactamases durante as décadas de 1970 e 1980; desde então, os padrões de sensibilidade a agentes antimicrobianos permaneceram relativamente estáveis, e, na atualidade, mais de 90% das cepas produzem β-lactamase e, portanto, são resistentes à amoxicilina. A otite média em crianças e as exacerbações da DPOC em adultos geralmente são tratadas de modo empírico com agentes antibacterianos ativos contra *S. pneumoniae, H. influenzae* e *M. catarrhalis*. A maioria das cepas de *M. catarrhalis* mostra-se sensível à amoxicilina/ácido clavulânico, a cefalosporinas de espectro ampliado, aos novos macrolídeos (azitromicina, claritromicina), ao sulfametoxazol-trimetoprima e às fluoroquinolonas. Porém, relatos recentes de vários centros na Ásia mostram resistência substancial a macrolídeos e fluoroquinolonas, indicando o surgimento de resistência. Será importante a monitoração contínua dos padrões de suscetibilidade antimicrobiana global da *M. catarrhalis*.

LEITURAS ADICIONAIS

Ahearn CP et al: Insights on persistent airway Infection by nontypeable *Haemophilus influenzae* in chronic obstructive pulmonary disease. Pathog Dis 75:ftx042, 2017.

Blakeway LV et al: Virulence determinants of *Moraxella catarrhalis*: Distribution and considerations for vaccine development. Microbiology 163:1371, 2017.

Jalalvand F, Riesbeck K: Update on non-typeable *Haemophilus influenzae*-mediated disease and vaccine development. Expert Rev Vaccines 17:503, 2018.

Lewis DA, Mitja O: *Haemophilus ducreyi*: From sexually transmitted infection to skin ulcer pathogen. Curr Opin Infect Dis 29:52, 2016.

Perez AC, Murphy TF: A *Moraxella catarrhalis* vaccine to protect against otitis media and exacerbations of COPD: An update on current progress and challenges. Hum Vacc Immunother 3:2322, 2017.

158 Infecções causadas pelo grupo HACEK e por outras bactérias Gram-negativas

Tamar F. Barlam

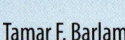

GRUPO HACEK

Os microrganismos HACEK (*Haemophilus parainfluenzae, H. paraphrophilus, Aggregatibacter* spp. [*actinomycetemcomitans, aphrophilus*], *Cardiobacterium* spp. [*hominis, valvarum*], *Eikenella corrodens* e *Kingella kingae*) são um grupo de bactérias Gram-negativas fastidiosas, cujo crescimento lento exige uma atmosfera contendo dióxido de carbono. Esses microrganismos não crescem nos meios rotineiramente usados para bactérias entéricas (p. ex., ágar MacConkey). Entre as espécies que compõem esse grupo, estão diversas espécies de *Haemophilus*, espécies de *Aggregatibacter* (anteriormente *Actinobacillus*), espécies de *Cardiobacterium*, *Eikenella corrodens* e *Kingella kingae*. As bactérias HACEK normalmente residem na cavidade oral e têm sido associadas a infecções locais da boca. São também conhecidas como causa de infecções sistêmicas graves – mais frequentemente endocardite bacteriana, que pode desenvolver-se em valvas nativas ou em próteses valvares (Cap. 128). Em uma pesquisa de nível nacional na Dinamarca, as bacteriemias causadas por HACEK foram mais comumente causadas por espécies de *Haemophilus*, seguidas por espécies de *Aggregatibacter*. A bacteriemia por HACEK é fortemente preditiva de endocardite infecciosa subjacente (valor preditivo positivo global, 60%). Porém, essa associação varia muito conforme o microrganismo. Por exemplo, em um estudo, a endocardite infecciosa foi diagnosticada em 100% dos pacientes com bacteriemia por *Aggregatibacter actinomycetemcomitans*, em 55% dos pacientes com bacteriemia por *Haemophilus parainfluenzae*, mas em nenhum paciente com bacteriemia por *Eikenella*.

Em grandes casuísticas, até 0,8 a 6% dos casos de endocardite infecciosa são atribuídos a microrganismos HACEK, mais frequentemente espécies de *Aggregatibacter*, espécies de *Haemophilus* e *Cardiobacterium hominis*. Em geral, ocorre infecção invasiva no contexto de procedimento dentário recente ou infecção nasofaríngea em pacientes com história de cardiopatia valvar ou próteses valvares. As valvas aórtica e mitral são as mais acometidas. A evolução clínica da endocardite por HACEK tende a ser subaguda, em particular a causada por *Aggregatibacter* ou *Cardiobacterium*. No entanto, a endocardite por *K. kingae* pode ter uma apresentação mais agressiva. Em comparação com a endocardite não HACEK, a HACEK ocorre em pacientes mais jovens e está mais associada a manifestações embólicas, vasculares e imunológicas. É comum haver embolização sistêmica. A prevalência global de grandes êmbolos associados à endocardite por HACEK varia de 28 a 71% nas diferentes séries. No ecocardiograma, são observadas vegetações valvares em 85% dos pacientes. As espécies de *Aggregatibacter* e *Haemophilus*, na maioria dos casos, causam vegetações na valva mitral; o *Cardiobacterium* está associado a vegetações na valva aórtica.

O laboratório de microbiologia deve ser alertado da suspeita de microrganismo HACEK. A maioria das culturas que dão resultados positivos para microrganismos HACEK fica positiva dentro da primeira semana, especialmente com sistemas de cultura melhorados como o BACTEC. Os estudos não demonstraram que a incubação prolongada aumente o crescimento laboratorial de isolados clinicamente significativos de HACEK. As técnicas de reação em cadeia da polimerase (PCR), como a amplificação de genes de 16S rRNA, podem facilitar o diagnóstico de infecção por HACEK no sangue e em valvas cardíacas. Outras ferramentas, como a espectometria de massa por ionização e dessorção a *laser* assistida por matriz – *time of flight* (MALDI-TOF MS) realizada diretamente em colônias de ágar, podem aumentar a acurácia e a rapidez do diagnóstico de infecções por HACEK.

Em razão do crescimento lento dos microrganismos HACEK, o teste de sensibilidade antimicrobiana pode ser difícil, e a produção de β-lactamases pode não ser detectada. Resistência é mais encontrada nas espécies de *Haemophilus* e *Aggregatibacter*. A metodologia do Etest pode aumentar a acurácia do teste de sensibilidade. Em estudos recentes, ceftriaxona e levofloxacino têm sido ativos contra todos os isolados. O prognóstico geral para os casos de endocardite por HACEK em valvas nativas ou protéticas é excelente e significativamente melhor do que para as endocardites causadas por patógenos não HACEK.

Espécies de *Haemophilus* O *Haemophilus parainfluenzae* é a espécie de *Haemophilus* mais isolada nos casos de endocardite por HACEK. Entre os pacientes com endocardite por HACEK causada por espécies de *Haemophilus*, 60% terão estado doentes há menos de 2 meses da apresentação, e 19 a 50% evoluem com insuficiência cardíaca congestiva. Em séries mais antigas, foram relatadas taxas de mortalidade de até 30 a 50%; entretanto, estudos mais recentes documentaram taxas de mortalidade inferiores a 5%. O *H. parainfluenzae* foi isolado em outros quadros infecciosos, como meningite; abscessos cerebrais, dentários, pélvicos e hepáticos; pneumonia; infecção urinária; e septicemia.

Espécies de *Aggregatibacter* As espécies de *Aggregatibacter* são a causa mais comum de endocardite por HACEK; as espécies mais frequentemente envolvidas são *A. actinomycetemcomitans, A.* (anteriormente *Haemophilus*) *aphrophilus* e *A. paraphrophilus*. As espécies de *Aggregatibacter* estão com mais frequência associadas à endocardite de prótese valvar do que as de *Haemophilus*. O *A. actinomycetemcomitans* pode ser isolado de infecções e abscessos de tecidos moles em associação ao *Actinomyces israelii*. Em geral, os pacientes que desenvolvem endocardite por *Aggregatibacter* apresentam doença periodontal grave ou foram submetidos recentemente a procedimentos odontológicos na presença de lesão cardíaca valvar subjacente. A doença é insidiosa; ela pode evoluir por vários meses antes do estabelecimento do diagnóstico. As complicações mais frequentes são fenômenos embólicos, insuficiência cardíaca congestiva e insuficiência renal.

O *A. actinomycetemcomitans* foi isolado em pacientes com abscesso cerebral, meningite, endoftalmite, parotidite, osteomielite, infecção urinária, pneumonia e empiema, entre outras infecções. O *A. aphrophilus* está frequentemente associado a infecções ósseas e articulares, sendo uma causa importante de abscesso cerebral. Em uma série, o *A. aphrophilus* foi isolado em abscessos cerebrais de 10% dos casos – uma taxa desproporcional ao seu isolamento na flora oral. Essa espécie também foi descrita como causa de abscesso em outros sistemas orgânicos.

Espécies de *Cardiobacterium* Espécies de *Cardiobacterium*, geralmente o *C. hominis*, causam principalmente endocardite em pacientes com cardiopatia valvar subjacente ou com próteses valvares. Esses microrganismos acometem com mais frequência a valva aórtica. Muitos pacientes apresentam sinais e sintomas de infecção crônica antes do diagnóstico, com evidências de embolização arterial, vasculite, acidentes vasculares cerebrais, glomerulonefrite por imunocomplexos ou artrite na apresentação. As complicações comuns incluem embolização, aneurismas micóticos e insuficiência cardíaca congestiva. Uma segunda espécie, o *C. valvarum*, foi descrita em associação a endocardite.

Eikenella corrodens A *E. corrodens* é mais frequentemente isolada de locais de infecção juntamente com outras espécies bacterianas. As fontes clínicas da *E. corrodens* incluem locais de feridas por mordedura humana (lesões por punho fechado), endocardite, infecções de tecidos moles, osteomielite, infecções de cabeça e pescoço, infecções respiratórias, corioamnionite, infecções ginecológicas associadas a dispositivos intrauterinos, meningite e abscessos cerebrais, bem como abscessos viscerais. Esse microrganismo é a causa menos comum de endocardite por HACEK.

Kingella kingae Mais da metade dos casos de infecção por *K. kingae* ocorrem em ossos e articulações; a maioria dos demais é formada por endocardite infecciosa, bacteriemia e meningite. As infecções invasivas por *K. kingae* com bacteriemia estão associadas a infecções do trato respiratório superior e a estomatite em 80% dos casos. As taxas de colonização orofaríngea com *K. kingae* são mais altas nos primeiros 3 anos de vida (detectada em cerca de 5-10% das crianças) e parecem maiores nas crianças que frequentam creches regularmente, coincidindo com a maior incidência de infecções ósseas e outras infecções invasivas por esse microrganismo com idade entre 6 meses e 4 anos. A *K. kingae* pode ser transmitida entre crianças e tem sido a causa de surtos entre crianças mais jovens. A bacteriemia por *K. kingae* pode manifestar-se na forma de exantema petequial semelhante àquele observado na sepse por *Neisseria meningitidis*.

Em razão do aprimoramento das metodologias microbiológicas e dos métodos moleculares, como a PCR em tempo real, o isolamento de *K. kingae* é cada vez mais comum. A inoculação de amostras clínicas (p. ex., líquido sinovial) em frascos de hemocultura para aeróbios aumenta o isolamento desse microrganismo. Com o exame de PCR do sangue ou líquido sinovial, é possível identificar a *K. kingae* nos casos com cultura negativa. Alguns trabalhos demonstram que a *K. kingae* ultrapassou o *Staphylococcus aureus* como principal causa de artrite séptica e osteomielite em crianças.

A endocardite infecciosa, ao contrário de outras infecções causadas pela *K. kingae*, ocorre em crianças mais velhas e adultos. A maioria dos pacientes apresenta doença valvar preexistente. Há alta incidência de complicações, incluindo embolia arterial, acidentes vasculares cerebrais, insuficiência tricúspide e insuficiência cardíaca congestiva com colapso cardiovascular.

TRATAMENTO

Endocardite por HACEK

(Tab.158-1) A ceftriaxona (2 g/dia) é a terapia de primeira linha para a endocardite por HACEK, com um desfecho favorável em 80-90% dos casos. Os dados sobre o uso de levofloxacino (750 mg/dia) para tratamento de endocardite por HACEK são insuficientes, mas esse medicamento pode ser considerado uma alternativa para pacientes intolerantes à terapia com β-lactâmico. Vale ressaltar que a *Eikenella* é resistente a clindamicina, metronidazol e aminoglicosídeos.

A endocardite de valvas nativas deve ser tratada durante 4 semanas com antibióticos, enquanto a endocardite de próteses valvares exige 6 semanas de tratamento. As taxas de cura para a endocardite de próteses valvares por HACEK parecem ser altas. Ao contrário da endocardite de próteses valvares causada por outros microrganismos Gram-negativos, a endocardite por HACEK é frequentemente curada com tratamento antibiótico isolado – isto é, sem necessidade de intervenção cirúrgica. Em um recente estudo de caso-controle, a mortalidade em 1 ano foi significativamente menor que na endocardite infecciosa causada por *Streptococcus viridans*.

OUTRAS BACTÉRIAS GRAM-NEGATIVAS FASTIDIOSAS

Espécies de *Capnocytophaga* Como os microrganismos HACEK, esse gênero de cocobacilos Gram-negativos fusiformes e fastidiosos é anaeróbio facultativo, o qual necessita de atmosfera enriquecida com dióxido de carbono para seu crescimento ideal. Espécies de *Capnocytophaga*, como *C. ochracea*, *C. gingivalis*, *C. haemolytica* e *C. sputigena*, são parte da flora oral; a maioria das infecções é contígua à orofaringe (p. ex., doença periodontal, infecções do trato respiratório, abscessos cervicais, endoftalmite). Esses microrganismos também foram associados a sepse em hospedeiros imunocomprometidos, particularmente pacientes neutropênicos com ulcerações orais, meningite, endocardite, celulite, osteomielite e artrite séptica. Essas espécies também foram isoladas de muitos outros locais, em geral

TABELA 158-1 ■ Tratamento de infecções causadas pelo grupo HACEK e outros microrganismos Gram-negativos fastidiosos

Microrganismos	Terapia preferencial	Agentes alternativos	Comentários
Haemophilus spp. *Aggregatibacter* spp. *Cardiobacterium* spp. *Eikenella corrodens* *Kingella kingae*	Ceftriaxona (2 g/dia)	Ampicilina/sulbactam (3 g de ampicilina, a cada 6 h) Levofloxacino (750 mg/dia)	Foi descrita resistência à ampicilina/sulbactam em infecções por espécies de *Haemophilus* e de *Aggregatibacter*. Os dados sobre o uso de levofloxacino para tratamento de endocardite são insuficientes. As fluoroquinolonas não são recomendadas para tratamento de pacientes < 18 anos de idade. A penicilina (16-18 milhões de unidades, a cada 4 h) ou ampicilina (2 g, a cada 4 h) podem ser usadas se o microrganismo for sensível. Entretanto, considerando o crescimento lento das bactérias do grupo HACEK, o teste de sensibilidade pode ser difícil de realizar e talvez não se detecte a produção de β-lactamase.
Capnocytophaga spp.	Ampicilina/sulbactam (1,5-3 g de ampicilina, a cada 6 h)	Ceftriaxona (2 g/dia, a cada 12-24 h)	Deve-se optar por penicilina (12-18 milhões de unidades, a cada 4 h) se o isolado for sabidamente sensível.
Pasteurella multocida	Ampicilina/sulbactam (1,5-3 g de ampicilina, a cada 6 h)	Ceftriaxona (1-2 g/dia, a cada 12-24 h)	Deve-se optar por penicilina se o isolado for sabidamente sensível. A *P. multocida* também é sensível a tetraciclinas e fluoroquinolonas.

como parte de infecção polimicrobiana. Há uma alta prevalência de resistência a β-lactâmicos e macrolídeos na *Capnocytophaga*; a cavidade oral serve como reservatório para genes resistentes àqueles agentes.

A *C. canimorsus* e a *C. cynodegmi* são endógenas na boca de caninos e felinos (Cap. 141). Os pacientes infectados por essas espécies com frequência relatam mordedura por cão ou gato ou exposição sem arranhões ou mordeduras. A asplenia, a terapia com glicocorticoides e o abuso de álcool constituem condições predisponentes que podem estar associadas à sepse grave com choque e coagulação intravascular disseminada. Em geral, os pacientes apresentam exantema petequial, o qual pode evoluir de lesões purpúricas para gangrena.

TRATAMENTO
Infecções por *Capnocytophaga*

(Tab. 158-1) Considerando a produção crescente de β-lactamase, atualmente recomenda-se administrar um derivado da penicilina associado a um inibidor da β-lactamase – como ampicilina/sulbactam (1,5-3,0 g de ampicilina a cada 6 h) – para tratamento empírico das infecções causadas por espécies de *Capnocytophaga*. Se o isolado for sabidamente sensível, as infecções por *C. canimorsus* devem ser tratadas com penicilina (12 a 18 milhões de unidades, a cada 4 h). A *Capnocytophaga* é também suscetível a clindamicina (600-900 mg, a cada 6-8 h) e cefalosporinas de terceira geração, como a ceftriaxona (2 g a cada 12-24 h). Os antibióticos devem ser administrados profilaticamente a pacientes asplênicos que tenham sofrido lesões por mordedura de cão.

Pasteurella multocida A *P. multocida* é um cocobacilo Gram-negativo fastidioso de coloração bipolar que coloniza os tratos respiratórios e gastrintestinal de animais domésticos; as taxas de colonização da orofaringe são de 70 a 90% em gatos e de 50 a 65% em cães. A *P. multocida* pode ser transmitida a seres humanos por meio de mordeduras ou arranhaduras, pelo trato respiratório, por contato com poeira contaminada ou gotículas infecciosas, ou, ainda, por depósito do microrganismo sobre pele ou mucosas lesionadas durante as lambidas. A maior parte das infecções nos seres humanos acomete a pele e os tecidos moles; quase dois terços dessas infecções são causadas por gatos. Os pacientes nos extremos de idade ou com distúrbios subjacentes graves (p. ex., cirrose, diabetes melito) correm maior risco de manifestações sistêmicas, incluindo meningite, peritonite, osteomielite e artrite séptica, endocardite, choque séptico e púrpura fulminante; eles têm mais chance de não ter evidências de mordedura animal. Porém, também tem havido casos em pessoas saudáveis de todas as idade. Quando inalada, a *P. multocida* pode causar infecção aguda do trato respiratório, particularmente em pacientes com doença subjacente dos seios da face ou dos pulmões.

TRATAMENTO
Infecções por *Pasteurella multocida*

(Tab. 158-1) A *P. multocida* é sensível a penicilina, ampicilina, ampicilina/sulbactam, cefalosporinas de segunda e de terceira gerações, tetraciclinas e fluoroquinolonas. Foram relatadas cepas produtoras de β-lactamase.

OUTRAS BACTÉRIAS GRAM-NEGATIVAS

Achromobacter xylosoxidans O *Achromobacter* (anteriormente *Alcaligenes*) *xylosoxidans* é um microrganismo Gram-negativo aeróbio e não fermentador que provavelmente faz parte da microbiota intestinal endógena. Ele foi isolado de várias fontes de água, incluindo água de poços, fluidos intravenosos (IV) e umidificadores. Os hospedeiros imunocomprometidos, incluindo pacientes com câncer e com neutropenia pós-quimioterapia, cirrose, insuficiência renal crônica e fibrose cística, têm risco aumentado de infecção. Os surtos hospitalares e os pseudossurtos de infecção pelo *A. xylosoxidans* foram atribuídos a líquidos contaminados, e a doença clínica foi associada a isolados de vários locais, incluindo o sangue (frequentemente na presença de dispositivos intravasculares). A bacteriemia por *A. xylosoxidans* adquirida na comunidade costuma ocorrer no contexto da pneumonia. Há lesões cutâneas metastáticas presentes em um quinto dos casos. A taxa de mortalidade relatada chega a 67% – um percentual semelhante às taxas para outras pneumonias bacteriêmicas por microrganismos Gram-negativos.

TRATAMENTO
Infecções por *Achromobacter xylosoxidans*

(Tab. 158-2) O tratamento baseia-se no teste de sensibilidade *in vitro* de todos os isolados clinicamente relevantes; é comum haver resistência a múltiplos antibióticos. Carbapenêmicos, tigeciclina e colistina normalmente são os agentes mais ativos.

Espécies de *Aeromonas* *Aeromonas* é uma bactéria facultativa anaeróbia Gram-negativa. As infecções por *Aeromonas* são mais comumente causadas por *A. hydrophila*, *A. caviae*, *A. veronii* e *A. dhakensis*. A *Aeromonas* prolifera em água potável, na água doce e no solo. Ainda há controvérsia sobre a *Aeromonas* ser causa de gastrenterite bacteriana; com frequência, ocorre colonização assintomática do trato intestinal por *Aeromonas*, e nunca foi documentado surto de diarreia clonalmente relacionado. Entretanto, comprovou-se que alguns casos raros de síndrome hemolítico-urêmica após diarreia sanguinolenta foram secundários à presença de *Aeromonas*.

A *Aeromonas* causa sepse e bacteriemia associada a cuidados de saúde em lactentes com múltiplos problemas médicos e em hospedeiros imunocomprometidos, em particular naqueles com câncer ou doença hepatobiliar, incluindo cirrose. A *A. caviae* está associada à bacteriemia relacionada com cuidados de saúde. As infecções adquiridas na comunidade incluem bacteriemia, peritonite bacteriana espontânea, infecções do trato biliar e infecções de pele e de tecidos moles. As infecções graves de pele e de tecidos moles, como a fascite necrosante, são mais comuns em Taiwan do que nos países ocidentais; a *Aeromonas* foi o patógeno mais comumente associado com infecções da pele e de tecidos moles após o tsunami na Tailândia. Juntamente com outros microrganismos Gram-negativos como *Shewanella* e *Chromobacterium*, as infecções por *Aeromonas* estão associadas a inundações e outros desastres hidrológicos. Podem ocorrer infecção e sepse por *Aeromonas* em pacientes que sofreram traumatismo (incluindo traumatismo grave com mionecrose), em pacientes com feridas contaminadas por água do mar e em pacientes queimados expostos ao microrganismo por contaminação ambiental (com água doce ou terra) das feridas. As taxas de mortalidade relatadas variam de 25% em adultos imunocomprometidos com sepse a > 90% em pacientes com mionecrose. Os pacientes com bacteriemia por *A. dhakensis* têm maiores taxas de mortalidade em 14 dias em relação àqueles cuja bacteriemia é atribuída a outras espécies. A *Aeromonas* pode causar ectima gangrenoso (vesículas hemorrágicas circundadas por borda de eritema com necrose e ulceração centrais; ver Fig. A1-34), lembrando as lesões observadas na infecção por *Pseudomonas aeruginosa*. Esse microrganismo causa infecções hospitalares relacionadas a cateteres, incisões cirúrgicas ou uso de sanguessugas. Outras manifestações incluem meningite, peritonite, pneumonia e infecções oculares.

TABELA 158-2 ■ Opções de tratamento para outras bactérias Gram-negativas[a]

Microrganismo	Opções de tratamento
Achromobacter xylosoxidans	Carbapenêmicos, tigeciclina, colistina
Aeromonas spp.	Fluoroquinolonas, cefalosporinas de terceira e quarta gerações, carbapenêmicos, aminoglicosídeos
Elizabethkingia/*Chryseobacterium* spp.	Fluoroquinolonas, minociclina, tigeciclina, piperacilina/tazobactam
Rhizobium radiobacter	Fluoroquinolonas, cefalosporinas de terceira e quarta gerações, carbapenêmicos
Shewanella spp.	Fluoroquinolonas, cefalosporinas de terceira e quarta gerações, β-lactâmico/inibidor de β-lactamase, carbapenêmicos, aminoglicosídeos
Chromobacterium violaceum	Carbapenêmicos, fluoroquinolonas, sulfametoxazol-trimetoprima

[a]O tratamento deve ser baseado em teste de sensibilidade *in vitro*; é comum a resistência a múltiplos antibióticos nesses microrganismos.

TRATAMENTO
Infecções por *Aeromonas*

(Tab. 158-2) As espécies de *Aeromonas* geralmente são sensíveis às fluoroquinolonas (p. ex., ciprofloxacino na dose de 500 mg, via oral [VO], a cada 12 h ou 400 mg, IV, a cada 12 h), às cefalosporinas de terceira e quarta gerações, aos carbapenêmicos e aos aminoglicosídeos, mas há relatos de resistência a todos esses agentes. Como a *Aeromonas* pode produzir várias β-lactamases, incluindo carbapenemases, deve-se realizar teste de sensibilidade para orientar o tratamento. A profilaxia com antibióticos (p. ex., com ciprofloxacino) é indicada quando são usadas sanguessugas medicinais.

Espécies de *Elizabethkingia/Chryseobacterium* A *Elizabethkingia meningoseptica* (anteriomente *Chryseobacterium meningosepticum*), um bacilo Gram-negativo aeróbio não fermentador e não fastidioso, é uma causa importante de infecções hospitalares, incluindo surtos causados por líquidos contaminados (p. ex., contaminação de pias, desinfetantes e antibióticos aerossolizados) e infecções esporádicas por dispositivos de demora, sondas de nutrição e outros dispositivos associados a líquidos. A maioria dos trabalhos publicados é da Ásia, particularmente de Taiwan. Um relato da Coreia do Sul descreveu infecções com alta taxa de letalidade dos casos em associação com a ventilação mecânica. Surtos causados por esse microrganismo têm persistido até a realização de limpeza vigorosa das superfícies ambientais e de equipamentos. A infecção hospitalar por *E. meningoseptica* acomete geralmente recém-nascidos pré-termo, pacientes com imunossupressão subjacente (p. ex., relacionada com neoplasia maligna ou diabetes) ou pacientes expostos a antibióticos em unidades de terapia intensiva. Há relatos de meningite causada por *E. meningoseptica* (principalmente em recém-nascidos), assim como pneumonia, sepse, endocardite, bacteriemia, infecções oculares e infecções de tecidos moles. Outras espécies de *Elizabethkingia* estão surgindo, identificadas pelo uso de MALDI-TOF e do sequenciamento de 16S rRNA. Em um relato de 86 isolados clínicos, apenas 12 (19,8%) dos isolados eram de *E. meningoseptica*; a maioria era de *E. anophelis* (51 isolados; 59,3%). Mais de três quartos dos isolados eram do trato respiratório inferior, e 9,3% era de hemoculturas. Em um estudo dos Estados Unidos com 11 pacientes com infecção por *E. anophelis*, todos tinham infecções da corrente sanguínea. Nessa série, os pacientes tinham comorbidades e exposição recente a cuidados de saúde; a taxa de mortalidade foi de 18,2%.

O *Chryseobacterium indologenes* causou bacteriemia, sepse, peritonite, meningite e pneumonia tipicamente em pacientes imunocomprometidos com dispositivos de longa permanência. As taxas de mortalidade têm sido de até 50% em alguns relatos; não está claro se o prognóstico ruim está relacionado às comorbidades subjacentes ou ao fenótipo de resistência a múltiplos fármacos do microrganismo.

TRATAMENTO
Infecções por *Elizabethkingia/Chryseobacterium*

(Tab. 158-2) Esses microrganismos costumam ser suscetíveis a fluoroquinolonas, minociclina, tigeciclina e rifampicina. Eles podem ser sensíveis a agentes β-lactâmicos/inibidores da β-lactamase, como piperacilina-tazobactam, mas os isolados resistentes a múltiplos fármacos estão aumentando e podem produzir β-lactamase de espectro ampliado e metalo-β-lactamase. Os testes de suscetibilidade *in vitro* costumam indicar atividade dos agentes usados contra bactérias Gram-positivas (p. ex., vancomicina), mas não está claro que esses agentes sejam clinicamente confiáveis. Pode haver necessidade de terapia combinada para o tratamento bem-sucedido. O teste de suscetibilidade deve ser realizado para orientar a escolha dos agentes ideais.

OUTROS MICRORGANISMOS

O *Rhizobium* (anteriormente *Agrobacterium*) *radiobacter* geralmente tem sido associado a infecções na presença de dispositivos médicos, incluindo infecções relacionadas a cateteres intravasculares, infecções de próteses articulares e valvares e peritonite causada por cateteres de diálise. Também foram descritos casos de endoftalmite após cirurgia de catarata. A maior parte das infecções por *R. radiobacter* ocorre em hospedeiros imunocomprometidos, particularmente em indivíduos com neoplasia maligna ou infecção por vírus da imunodeficiência humana (HIV). Também foram relatados pacientes idosos com choque séptico, diarreia aquosa e insuficiência renal aguda. As cepas geralmente são sensíveis a fluoroquinolonas, cefalosporinas de terceira e de quarta gerações e carbapenêmicos (Tab. 158-2).

Espécies de *Shewanella* são microrganismos Gram-negativos ubíquos e não fermentadores encontrados na água do mar e em ambientes marinhos. A doença em humanos é causada primariamente por *S. putrefaciens* e *S. algae*; a *S. algae* pode ser a espécie mais virulenta. A maioria das infecções envolve pele e tecidos moles, variando entre impetigo e fascite necrosante. Os pacientes são expostos ao microrganismo por meio de contato de mordeduras, feridas abertas ou tecidos desvitalizados com água do mar, animais marinhos ou frutos do mar frescos ou ainda pela ingestão de água do mar ou de frutos do mar crus ou não adequadamente cozidos, especialmente mariscos. As espécies de *Shewanella* também causam úlceras nas extremidades inferiores, osteomielite, infecções do trato biliar, pneumonia, bacteriemia, sepse e, potencialmente, otite média crônica. A evolução fulminante está associada a cirrose, hemocromatose, diabetes melito, neoplasia maligna ou outras condições subjacentes graves. Em uma série de casos da Martinica, 13% das infecções foram fatais. Esses microrganismos frequentemente são suscetíveis a fluoroquinolonas, cefalosporinas de terceira e quarta gerações, β-lactâmicos/inibidores de β-lactamase, carbapenêmicos e aminoglicosídeos (Tab. 158-2).

O *Chromobacterium violaceum* é um microrganismo anaeróbio facultativo encontrado no solo e na água em regiões tropicais e subtropicais. Após a exposição, ele pode causar infecções raras, porém graves - muitas vezes fatais - de pele e tecidos moles dos membros, embora vários relatos recentes sugiram uma evolução mais benigna com menor mortalidade. Infecções potencialmente fatais com sepse grave e abscessos metastáticos ocorrem mais comumente em pacientes com doença subjacente, particularmente em crianças com defeito na função de neutrófilos (p. ex., aquelas com doença granulomatosa crônica). O *C. violaceum* é frequentemente resistente a múltiplos fármacos; os carbapenêmicos costumam ser usados empiricamente. Fluoroquinolonas e sulfametoxazol-trimetoprima também podem ser ativos (Tab. 158-2).

O *Ochrobactrum anthropi* causa infecções relacionadas a cateteres venosos centrais em hospedeiros imunocomprometidos; foram descritas outras infecções invasivas como a bacteriemia. A *Pseudomonas* (anteriormente *Flavimonas*) *oryzihabitans* pode causar infecções de corrente sanguínea relacionadas a cateteres em pacientes imunocomprometidos. O *Sphingobacterium* é uma causa rara de infecção em humanos em hospedeiros imunocomprometidos. Ele pode colonizar sistemas de água, equipamentos respiratórios e instrumentos de laboratório. A *Sphingomonas paucimobilis* é encontrada no solo e em fontes de água, sendo uma causa rara de infecção em pacientes saudáveis ou imunocomprometidos. Este microrganismo pode causar infecções da corrente sanguínea, disfunção respiratória e sepse. Ela tem predileção por infecções de ossos e tecidos moles, osteomielite e artrite séptica. Uma espécie diferente, a *Sphingomonas koreensis*, foi associada a um pequeno agregado de casos nosocomiais em um hospital, sendo rastreada até um reservatório no sistema de encanamento. Espécies de *Ralstonia* também podem contaminar os suprimentos de água, incluindo os sistemas hospitalares de água. Foram descritos casos de bacteriemia, osteomielite, pneumonia e meningite. Outros microrganismos implicados em infecções nos seres humanos incluem espécies de *Weeksella*; espécies de *Bergeyella*; grupos variados do Centers for Disease Control and Prevention; e *Oligella urethralis*. Recomenda-se ao leitor consultar livros de referências especializados para informações adicionais sobre esses microrganismos.

LEITURAS ADICIONAIS

Chambers ST et al: HACEK infective endocarditis: Characteristics and outcomes from a large multi-national cohort. PLoS One 8:e63181, 2013.

Choi MH et al: Risk factors for *Elizabethkingia* acquisition and clinical characteristics of patients, South Korea. Emerg Infect Dis 25:42, 2019.

Kormondi S et al: Human *pasteurellosis* health risk for elderly persons living with companion animals. Emerg Infect Dis 25:229, 2019.

Lutzen L et al: Incidence of HACEK bacteremia in Denmark: A 6-year population-based study. Int J Infect Dis 68:83, 2018.

159 Infecções por *Legionella*

Steven A. Pergam, Thomas R. Hawn

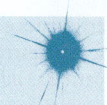

As bactérias da espécie *Legionella* causam duas doenças primárias em humanos: a pneumonia por *Legionella* (geralmente chamada de doença dos legionários) e a febre de Pontiac; coletivamente, essas doenças são chamadas de *legionelose*. A doença dos legionários foi primeiramente descrita em 1976 em um surto entre membros da American Legion que participavam de uma conferência em um hotel na Filadélfia, Pensilvânia, nos Estados Unidos. Desde sua descrição original, as infecções relacionadas a *Legionella* aumentaram em frequência no mundo todo à medida que as técnicas para o seu diagnóstico melhoraram, atrasar a conscientização clínica aumentou, as cidades cresceram e os sistemas de água envelheceram e ficaram mais complexos. A maioria dos casos de legionelose está ligada a exposições transmitidas pela água. Essas infecções podem ser esporádicas ou causadas pela exposição a uma fonte comum na comunidade ou hospital. Os surtos de legionelose são bem descritos. Após a exposição, a legionelose ocorre primariamente entre pessoas com fatores de risco para a doença, incluindo idosos e aqueles com disfunção primária de órgãos, imunocomprometimento ou outras doenças crônicas. A conscientização clínica é importante, pois a semelhança dos sinais e sintomas de legionelose com aqueles de outras doenças respiratórias pode atrasar o tratamento. Apesar do tratamento adequado, a pneumonia por *Legionella* está associada com morbidade e mortalidade significativas.

PATÓGENO E PATOGENICIDADE

Legionella é uma bactéria Gram-negativa onipresente em ambientes aquáticos, solos úmidos e matéria orgânica decomposta. Entre as mais de 60 espécies de *Legionella*, cerca de metade causa doença clínica documentada, mas a maior parte das doenças clínicas é causada por *Legionella pneumophila*, primariamente o sorotipo 1. Os hábitats primários para o crescimento e replicação de *Legionella* são as amebas e outros protozoários de vida livre, nos quais essas espécies de bactérias podem prosperar intracelularmente; os seres humanos são hospedeiros acidentais. As legionelas dependem de aminoácidos e nutrientes derivados do hospedeiro para a replicação intracelular. O microrganismo tem um ciclo vital bifásico: uma fase replicativa em condições ricas em nutrientes (p. ex., em seus hospedeiros protozoários) e uma fase transmissiva não infecciosa sob escassez de recursos. Assim, ele pode persistir em biofilmes complexos tanto em sistemas de água naturais como naqueles criados artificialmente (p. ex., encanamento de água potável – sistema de bombeamento de água quente e fria em um prédio) e é fagocitado pelos protozoários presentes na água. Nesses sistemas onde a temperatura e os nutrientes sustentam os protozoários hospedeiros de *Legionella*, as bactérias podem se replicar até concentrações suficientes para causar infecção em humanos.

Após a exposição a *Legionella* por meio da inalação ou aspiração de pequenas partículas aerossolizadas, o microrganismo se liga às células imunes e é fagocitado. Após a fagocitose, ele pode escapar das defesas intracelulares e se replicar em macrófagos e monócitos alveolares humanos. As espécies patogênicas de *Legionella* têm numerosos sistemas de virulência que elas utilizam para escapar do sistema imune humano, incluindo o desenvolvimento de vacúolos contendo *Legionella* dentro das células imunes, a sub-regulação dos receptores de citocinas, a inibição da síntese proteica do hospedeiro e a evitação da degradação lisossomal. Apesar de sua capacidade de se replicar e persistir no ambiente intracelular, os componentes imunes inatos que têm como alvo patógenos intracelulares – especificamente, os receptores de reconhecimento de padrões, incluindo os receptores semelhantes ao Toll e os receptores semelhantes ao domínio de oligomerização ligante de nucleotídeos – ativam as respostas imunes. O envolvimento de células T CD8 citotóxicas e CD4 adaptativas e essas respostas imunes inatas acabam levando à produção de interferon-γ e fator de necrose tumoral, à promoção do recrutamento de neutrófilos nos pulmões e a outras respostas pró-inflamatórias. Essa cascata pode ser benéfica e resultar na eliminação do patógeno. Porém, essas respostas inflamatórias também podem causar imunopatologia e desfechos adversos. *Legionella pneumophila* é mais citopatogênico que a maioria das espécies de *Legionela* não *pneumophila*, uma característica que pode ser parcialmente responsável por sua associação com doença grave.

EPIDEMIOLOGIA

As espécies de *Legionella* são responsáveis por > 50% de todos os surtos transmitidos pela água e > 10% das doenças relacionadas com água potável nos Estados Unidos. Um relato da National Academies of Sciences, Engineering and Medicine estima que 50 mil a 70 mil norte-americanos desenvolvem a doença dos legionários anualmente. As taxas de incidência da legionelose nos Estados Unidos são relatadas como de 2 a 3 casos a cada 100 mil habitantes, mas taxas maiores foram relatadas em outras partes do mundo. Vários estudos epidemiológicos globais avaliando a legionelose mostraram uma prevalência crescente nas últimas décadas; tem sido sugerido que esse aumento se deve a diversas causas, incluindo o envelhecimento da população, a melhora no diagnóstico, mudanças na temperatura global e o envelhecimento das infraestruturas de água. A legionelose está associada com custos substanciais dos cuidados de saúde.

As espécies de *Legionella* são encontradas no mundo todo, mas a maioria dos dados epidemiológicos se concentra na legionelose em grandes regiões metropolitanas na Austrália/Nova Zelândia, Europa e América do Norte. As taxas de infecção em outras partes do mundo não são conhecidas, pois os sistemas de vigilância e a testagem laboratorial são menos confiavelmente disponíveis em grandes partes da África e da Ásia. Mais de 80% dos casos de doença dos legionários estão ligados a *L. pneumophila* – em particular o sorotipo 1, o qual é a espécie de *Legionella* mais frequentemente isolada. Embora *L. pneumophila* predomine como causa de doença, a predileção das espécies varia conforme a região. Na Austrália e na Nova Zelândia, por exemplo, a taxa de doença causada por *Legionella longbeachae* se aproxima ou excede aquela de *L. pneumophila*.

Conforme citado anteriormente, a maioria dos casos relatados é causada por *L. pneumophila* sorotipo 1 – um reflexo de sua patogenicidade. Porém, essa predominância também se deve à frequência e à facilidade de uso do teste para antígeno urinário, o qual tem como alvo esse patógeno e permite o diagnóstico mais efetivo na comunidade. Não está claro o papel das espécies não *pneumophila* e de *L. pneumophila* não sorotipo 1 na doença. Porém, em estudos europeus, onde as culturas respiratórias são mais frequentemente realizadas, quase 10% dos pacientes com doença dos legionários foram infectados com espécies que não *L. pneumophila*. Nos Estados Unidos, quase 10% dos casos conformados em culturas são causados por *L. pneumophila* não sorotipo 1. Os pacientes imunossuprimidos, como aqueles com câncer e receptores de transplantes, podem ter mais chance de desenvolver pneumonia causada por espécies não *pneumophila*, como *Legionella micdadei*, *Legionella bozemanii* e *L. longbeachae*.

Apesar do aumento em casos nos Estados Unidos (Fig. 159-1) e no mundo todo, ainda se acredita que a incidência de casos seja sub-relatada. Muitos estudos de coorte de pneumonia adquirida na comunidade não exigem a testagem rotineira para *Legionella* ou avaliam apenas *L. pneumophila* sorotipo 1 (por teste de antígeno urinário) e, assim, podem subestimar a prevalência real. Por exemplo, um grande banco de dados administrativo de estudos mostra que, entre os pacientes com pneumonia adquirida na comunidade clinicamente comprovada, apenas 26% foram submetidos à testagem específica para *Legionella*; mesmo os pacientes com fatores de risco documentados para a legionelose nem sempre são testados para *Legionella*. Em estudos que rotineiramente avaliam a legionelose, a prevalência de pneumonia por *Legionella* varia entre 2 e 10% de todos os casos de pneumonia adquirida na comunidade. Além disso, as apresentações extrapulmonares da febre de Pontiac têm menos chances de ser identificadas ou de resultar em apresentação para os cuidados de saúde, e essa tendência leva a ainda mais subestimação da verdadeira carga de legionelose.

Sazonalidade e clima Acredita-se que mudanças geoclimáticas, tempestades e sazonalidade sejam componentes importantes da epidemiologia de *Legionella*. A incidência da doença por *Legionella* aumenta no verão e no outono – especificamente, no clima mais quente e com aumento das chuvas e da umidade. Os estudos que rastreiam todas as amostras respiratórias para *Legionella* mostram que a legionelose é realmente diagnosticada com mais frequência nos Estados Unidos durante os meses mais quentes do verão/outono e nos períodos de maior umidade. Além disso, as tempestades sazonais, as quais sobrecarregam os sistemas hidráulicos ou causam inundações, podem resultar em contaminação dos sistemas de água com matéria orgânica e levar a exposições a *Legionella*. Existe uma preocupação de que, com as alterações climáticas em andamento e a elevação da temperatura global, os casos de legionelose possam seguir aumentando.

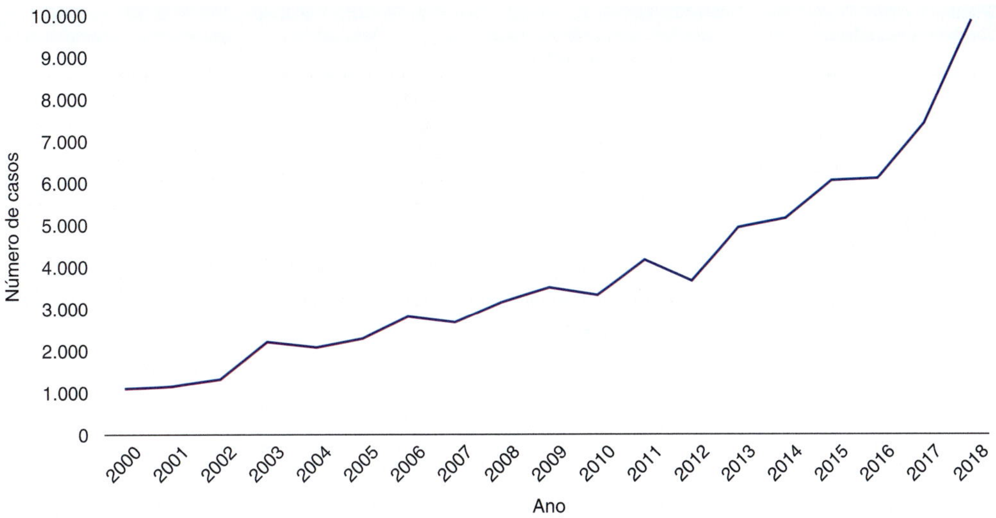

FIGURA 159-1 Incidência crescente da doença por *Legionella* nos Estados Unidos nas duas últimas décadas (2000-2018). *(De https://www.cdc.gov/legionella/about/history.html.)*

Surtos na comunidade e associados a cuidados de saúde Pequenos e grandes *clusters* e surtos pontuais de casos de *Legionella* levam a investigações de saúde pública, mas essas situações são responsáveis por apenas cerca de 5 a 10% de todos os casos de *Legionella* anualmente. Os surtos ocorrem quando duas ou mais pessoas adoecem após a exposição compartilhada em uma comunidade. Nos sistemas de saúde, um único caso comprovado deve desencadear uma investigação para *Legionella*. O Centers for Disease Control and Prevention (CDC) recomenda a investigação de um surto se um único paciente com *Legionella* for identificado, o qual não tenha deixado a instituição/*campus* nos 10 dias anteriores ao início da doença. Além disso, a investigação de um surto dentro do sistema de saúde é necessária se houver pelo menos dois possíveis pacientes com *Legionella* que tenham passado algum tempo no hospital/instituição de saúde com um intervalo de até 12 meses (ver "Manifestações clínicas", adiante).

Os surtos mais comuns estão ligados a fontes de água que dispersam gotículas de aerossol que aumentam a área de disseminação de partículas (p. ex., torres de resfriamento ou fontes) ou a sistemas hidráulicos de grandes prédios que causam múltiplas exposições prolongadas (p. ex., em hospitais, hotéis, apartamentos). As fontes mais comumente relatadas incluem não apenas torres de resfriamento e fontes, mas também sistemas de água nebulizada no ambiente; sistemas centralizados de aquecimento, ventilação e ar-condicionado; banheiras de hidromassagem; piscinas; máquinas de gelo; e chuveiros e pias em grandes estruturas hidráulicas prediais (Fig. 159-2). Quando usadas como fontes primárias de água, as águas subterrâneas e poços também têm sido associados com exposições a *Legionella*. A maioria das exposições está relacionada a sistemas de água quente, os quais costumam ser mantidos com temperaturas que limitam a fervura, mas que são ideais para o crescimento de *Legionella*. As espécies de *Legionella* também podem ser encontradas na água fria, particularmente nos meses de clima mais quente, como consequência da temperatura mais quente da água; problemas de engenharia (p. ex., lâmpadas de aquecimento em fontes); ou rupturas inesperadas em sistemas de encanamento (p. ex., válvulas de mistura termostáticas com defeito), o que pode levar à contaminação dos sistemas de água fria com água quente.

As construções com padrões de uso inconsistentes, como os hotéis em destinos de viagem sazonais, podem estar ligadas a surtos de legionelose, pois a estagnação da água leva a baixos níveis de cloro/desinfetante, e a proliferação de microrganismos pode alcançar níveis suficientemente altos para causar doenças. Surtos também têm sido ligados a barcos e navios de cruzeiro. Devido às recomendações de isolamento relacionadas à pandemia de SARS-CoV-2 (Covid-19), existe a preocupação de que, com a reabertura dos prédios afetados (p. ex., hotéis), a movimentação limitada da água e sua estagnação poderia levar a aumento nos casos de legionelose. Os prédios modernos com dispositivos de economia de água, os quais visam limitar o uso de água e energia, podem aumentar o risco de legionelose, pois podem reduzir a temperatura da água e limitar seu fluxo.

Os surtos em instituições de saúde e para cuidados de longo prazo são identificados mais frequentemente que os surtos em outras instituições, pois elas costumam conter pacientes de risco, exposições prolongadas à água, acesso a testes, maior conscientização da doença e regulações que ajudam a garantir que os casos sejam mais facilmente ligados a fontes comuns. Os exemplos de surtos listados na Tabela 159-1 demonstram a ampla variedade de fontes comuns e o número de casos associados a esses fatores. Como citado antes, a maioria dos surtos grandes envolve torres de resfriamento, as quais podem disseminar gotículas de aerossol sobre uma grande área. O maior surto relatado até o momento

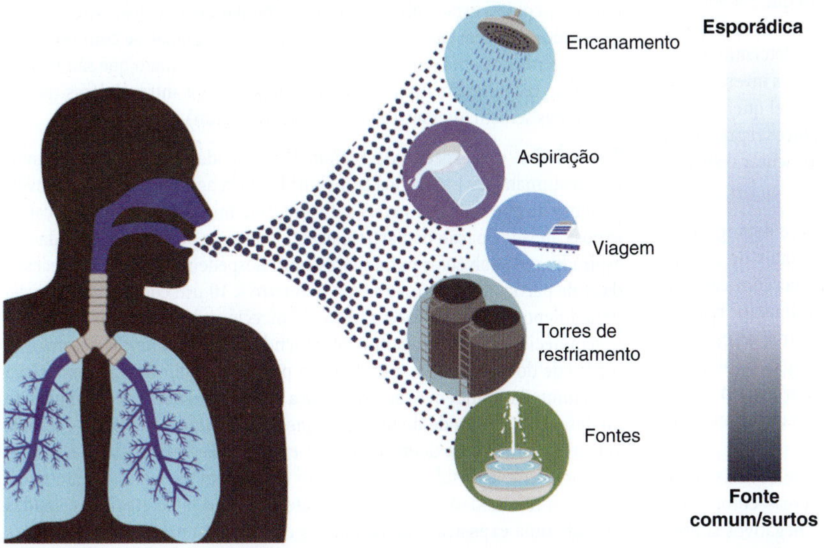

FIGURA 159-2 Fontes aquáticas de exposições a *Legionella* e espectro de apresentação. O espectro de surtos esporádicos até fontes comuns é um *continuum*. Por exemplo, o sistema de encanamento em um grande prédio de escritórios pode levar a um grande surto, e as exposições em viagens podem estar relacionadas a grandes surtos. A maioria dos casos esporádicos não tem uma fonte de exposição documentada, embora os surtos geralmente envolvam mecanismos que disseminam gotículas de água em aerossol a longas distâncias (p. ex., torres de resfriamento), com a consequente capacidade de infectar mais pessoas. *(Reproduzida com permissão de Kyoko Kurosawa.)*

TABELA 159-1 ■ Exemplos de surtos de fonte comum de infecções por *Legionella pneumophila* indicam a ampla variedade de fontes e casos

Local	Ano	Espécie/sorotipo	Fonte(s) relatada(s)	Casos
Hotel[a]	2012	*L. pneumophila* sorotipo 1	Água potável, fonte, *spa*	85 (mais 29 suspeitos)
Hospital[b]	2012	*L. pneumophila*	Água potável	22
Comunidade[c]	2014	*L. pneumophila* sorotipo 1	Torre de resfriamento	334
Hospital/comunidade[d]	2014-2015	*L. pneumophila*	Água potável, domicílios, torres de resfriamento	86
Instituições para cuidados de longo prazo[e]	2015	*L. pneumophila*	Água potável	74
Comunidade[f]	2015	*L. pneumophila*	Torres de resfriamento em hotel	128
Hospital[g]	2018	*L. pneumophila* sorotipo 1	Água potável, chuveiros	13
Hotel[h]	2019	*L. pneumophila*	Fonte	13 (mais 66 suspeitos)
Comunidade[i]	2019	*L. pneumophila*	Painel de banheira de hidromassagem	141

Nota: Grandes surtos na comunidade foram mais comumente ligados a torres de resfriamento. Nem todos os sorotipos são relatados.
[a]Smith SS et al: Open Forum Infect Dis 2:ofv164, 2015. [b]Office of the Inspector General, Department of Veterans Affairs, 2013. Disponível em *https://www.va.gov/oig/pubs/VA-OIG-13-00994-180.pdf*. Acesso em 19 de maio de 2021. [c]Shivaji T et al: Euro Surveill 19:20991, 2014. [d]Smith AF et al: Environ Health Perspect 127:127001, 2019. [e]Auditor General, State of Illinois, Auditor General, 2019. Disponível em *https://auditor.illinois.gov/Audit-Reports/Performance-Special-Multi/Performance-Audits/2019_Releases/19-Quincy-Legionnaires-Disease-Perf-Digest.pdf*. Acesso em 19 de maio de 2021. [f]Commissioner, New York City Department of Health and Mental Hygiene, 2015. Disponível em *https://www1.nyc.gov/assets/doh/downloads/pdf/han/alert/legionella-in-bronx-source-identified.pdf*. Acesso em 19 de maio de 2021. [g]Kessler MA et al: Am J Infect Control S0196-6553(21)00091-2, 2021. Publicado eletronicamente antes de impresso. [h]Brown E: *New York Times*, 2019. Disponível em *https://www.nytimes.com/2019/08/16/us/legionnaires-disease-atlanta-hotel-reopen.html*. Acesso em 14 de maio de 2021. [i]North Carolina Department of Health and Human Services, 2019. Disponível em *https://epi.dph.ncdhhs.gov/cd/legionellosis/MSFOutbreakReport_FINAL.pdf*. Acesso em 19 de maio de 2021. [j]Não do sorotipo 1.

envolve uma torre de resfriamento na Espanha que foi ligada a 449 casos documentados de doença dos legionários. Os surtos são cada vez mais discutidos na mídia, como os surtos ligados a torres de resfriamento no bairro do Bronx em Nova York, um grande surto em um hotel em Atlanta e surtos associados com a crise hídrica em Flint, Michigan. Não é incomum que haja litígios quando há mortes ligadas a surtos.

Casos esporádicos A grande maioria dos casos de doença dos legionários ocorre de forma esporádica na comunidade, manifestando-se como pneumonia adquirida na comunidade. A identificação da fonte de transmissão é mais difícil em casos adquiridos na comunidade do que naqueles nosocomiais, apesar da notificação e revisão pelas autoridades de saúde pública locais. Em quase 90% de todos os casos de legionelose, uma fonte de exposição nunca é identificada. Como o espectro de exposições à água na comunidade é tão amplo e os períodos de incubação podem ser longos, a identificação de exposições individuais não costuma ser possível. As exposições transitórias a fontes comuns, as exposições relacionadas a viagens e as exposições a fontes menos comumente relacionadas (p. ex., substratos e compostos) também podem ser difíceis de identificar. Além disso, estudos sobre sistemas domésticos de água quente demonstraram que 5 a 30% dos domicílios podem ter espécies de *Legionella* detectadas, mas o papel que os domicílios desempenham na legionelose clínica é difícil de determinar, pois a testagem das águas residenciais não costuma fazer parte das investigações habituais dos contatos. Devido ao subdiagnóstico, é provável que os casos adquiridos na comunidade e diagnosticados como esporádicos representem apenas os pacientes suficientemente doentes a ponto de procurar o sistema de saúde para avaliação.

Fatores de risco Vários fatores de risco epidemiológicos e demográficos estão associados à legionelose. A idade avançada é um fator de risco; a maioria dos estudos sugere que o risco começa a aumentar com cerca de 40 anos de idade. Além disso, os pacientes idosos estão sob maior risco de complicações importantes. Os homens têm risco cerca de três vezes maior de legionelose que as mulheres na maioria dos estudos epidemiológicos. Acredita-se que as crianças tenham menos chance de desenvolver infecções graves. Porém, como a testagem de rotina é menos comum em crianças, os casos podem ser sub-relatados.

O tabagismo tem sido fortemente ligado à legionelose. A inalação da fumaça leva a alterações anatômicas no epitélio das vias aéreas, compromete a fagocitose por neutrófilos e monócitos e tem efeitos negativos sobre a depuração ciliar das vias aéreas – tudo isso aumenta o risco de pneumonia. Os estudos demonstraram que o tabagismo é um fator de risco dose-dependente. O fumo de maconha também foi associado a um risco aumentado. O risco e a gravidade da doença ainda estão associados a doenças pulmonares relacionadas ao tabagismo, como a doença pulmonar obstrutiva crônica ou o enfisema, o que acaba aumentando o risco de complicações. Os pacientes com disfunção/falência orgânica, como aqueles com doença renal (incluindo aqueles em diálise), doença hepática, doença pulmonar não relacionada ao tabagismo e doença cardíaca, estão sob risco aumentado para legionelose, embora não esteja claro se esses fatores estão relacionados à gravidade da doença ou a uma maior conscientização e consequente reconhecimento pelos profissionais de saúde.

Os pacientes imunossuprimidos estão sob risco aumentado de legionelose e de complicações relacionadas a *Legionella*. Os pacientes sob tratamento para câncer (incluindo aqueles que recebem transplante de células-tronco hematopoiéticas) e os receptores de transplante de órgãos sólidos estão sob alto risco para legionelose devido à imunossupressão e a comorbidades relacionadas à doença ou ao tratamento. O uso de prednisona e de outros glicocorticoides está fortemente associado à legionelose; porém, devido à heterogeneidade dos agentes imunossupressivos e de seu uso, ainda não está claro se a maioria dos outros agentes isoladamente está tão fortemente associada com a doença. Os regimes imunossupressivos combinados aumentam o risco. Os pacientes tratados com esses regimes têm mais chances de desenvolver legionelose não *pneumophila* e infecções por *L. pneumophila* não sorotipo 1 que podem passar despercebidas com o uso rotineiro do teste de antígeno urinário. Os pacientes com doenças autoimunes que recebem inibidores do fator de necrose tumoral, com ou sem glicocorticoides, estão sob risco aumentado para legionelose. Além disso, os estudos sugerem uma possível associação da legionelose com polimorfismos genéticos em componentes do sistema imune inato que são importantes no reconhecimento e na resposta a patógenos intracelulares (p. ex., receptores semelhantes ao Toll e genes de interferon).

Transmissão As espécies de *Legionella* envolvidas na doença em humanos costumam ser patógenos transmitidos pela água. Porém, o desenvolvimento de doença exige níveis suficientes de microrganismos no local da exposição, a formação de partículas pequenas que possam ser inaladas ou aspiradas até os alvéolos pulmonares e um hospedeiro de risco. Há necessidade de partículas de aerossol com diâmetro < 10 μm contendo *Legionella* para a deposição nos alvéolos. A dose infecciosa durante as exposições é desconhecida, mas provavelmente depende do hospedeiro: o desenvolvimento de doença nas pessoas de risco pode necessitar de uma exposição mais limitada. Também se acredita que a virulência da cepa seja importante no desenvolvimento da doença. *Legionella pneumophila* sorotipo 1 é mais apta a causar surtos e doença que, por exemplo, *Legionella anisa*, que apenas raramente tem sido associada com doença em pacientes de alto risco. Devido à necessidade desses vários fatores, as taxas de ataque estimadas durante uma exposição são de apenas cerca de 5% para as apresentações pneumônicas. Acredita-se que as taxas de ataque para a febre de Pontiac sejam maiores – até 90% entre os expostos.

A maioria das exposições ocorre por meio da inalação de aerossóis contaminados de brumas, *sprays* ou outros mecanismos que produzem pequenas gotículas de água que podem ser inaladas até os alvéolos distais. Nas residências, os locais mais comuns de exposição são os chuveiros e as pias, os quais são especialmente aptos a produzir partículas suficientemente pequenas para a inalação. O papel desempenhado pela aspiração ou pela microaspiração nas exposições é mais controverso, mas se acredita que seja uma via secundária para o desenvolvimento de pneumonia. Embora a transmissão entre humanos não seja uma via comum, foi relatado um caso presuntivo. Após a exposição, *L. pneumophila* tem um período de incubação de cerca de 2 a 10 dias; esse período tem sido relatado como maior em hospedeiros imunodeprimidos. Por outro lado, os sintomas de febre de Pontiac ocorrem dentro de 24 a 48 horas após a exposição.

MANIFESTAÇÕES CLÍNICAS

Pneumonia por *Legionella* A pneumonia por *Legionella* é a manifestação mais comum da legionelose. Na prática clínica, a pneumonia por *Legionella* costuma ser chamada pelos médicos de "pneumonia atípica" (i.e., pneumonia que não apresenta os sinais e sintomas clássicos da broncopneumonia), e outros patógenos bacterianos, como *Chlamydia pneumoniae* e *Mycoplasma pneumoniae*, também são considerados agentes etiológicos. Os sintomas iniciais de pneumonia por *Legionella* são inespecíficos e incluem febre, mialgias, cefaleia, falta de ar e tosse seca ou produtiva (Tab. 159-2). Os pacientes com pneumonia que apresentam sintomas neurológicos ou gastrintestinais como anorexia, náuseas ou vômitos podem ter mais chance que outros de apresentar legionelose. Os pacientes imunossuprimidos podem se apresentar sem os sintomas típicos, como febre. Os pacientes que viajaram recentemente, que consultam durante um surto conhecido ou possível de *Legionella* ou que desenvolvem pneumonia durante a hospitalização devem ser submetidos à testagem para legionelose. Os pacientes com apresentações de pneumonia grave, incluindo insuficiência respiratória aguda, e aqueles com pneumonia e apresentação tipo sepse devem ser submetidos à testagem para *Legionella* conforme as diretrizes atuais para a pneumonia adquirida na comunidade.

TABELA 159-2 ■ Características clínicas e epidemiológicas da pneumonia por *Legionella* (doença dos legionários) e febre de Pontiac

Característica	Pneumonia por *Legionella*	Febre de Pontiac
Período de incubação	2-10 dias[a]	24-72 h
Patogênese	Infecções por *Legionella*	Infecções ou exposições a *Legionella*
Sintomas comuns	Dor abdominal ou torácica Anorexia Tosse, produção de escarro Confusão[b] Diarreia[b] Fadiga Febre/calafrios Cefaleia Mialgias Náuseas/vômitos[b] Falta de ar	Tosse Diarreia Fadiga Febre/calafrios Cefaleia Mialgias Náuseas/vômitos Vertigem
Fatores de risco	Idade > 40 anos Sexo masculino Tabagismo Hospedeiro imunossuprimido Doenças neurológicas Doença pulmonar crônica Disfunção de órgão/doença crônica	Fatores associados com exposição aumentada
Taxa de ataque entre pessoas expostas	Cerca de 5%[c]	Cerca de 90%
Taxa de hospitalização	> 90%	< 1%
Taxa de admissão em UTI	30-50%	Extremamente baixa
Tratamento	Antibióticos (macrolídeos ou fluoroquinolonas)	Medidas de suporte
Taxa de letalidade[d]	10%	Extremamente baixa

[a]O período de incubação em hospedeiros imunocomprometidos pode ser maior que 14 dias. [b]Este sintoma está fortemente associado com a pneumonia por *Legionella*. [c]As taxas de ataque são altamente dependentes do método de exposição, do nível de patógenos na fonte de água e do nível de risco do hospedeiro. [d]As taxas de letalidade são muito maiores em pacientes imunossuprimidos e naqueles com doença pulmonar subjacente grave, variando de 30 a 50%.

Sigla: UTI, unidade de terapia intensiva.

Fonte: Modificada de *https://www.cdc.gov/legionella/clinicians/clinical-features.html.*

Ao exame clínico, os pacientes com pneumonia por *Legionella* classicamente apresentam estertores, roncos e – quando há consolidação – egofonia e macicez à percussão. Nem todos os pacientes, particularmente os pacientes imunossuprimidos, apresentam achados pulmonares ao exame clínico. Os achados laboratoriais iniciais em pacientes com pneumonia por *Legionella* incluem leucocitose ou leucopenia, trombocitopenia e elevação de enzimas hepáticas; hiponatremia e/ou disfunção renal são achados frequentes. Os níveis de marcadores laboratoriais inespecíficos de inflamação, como a proteína C-reativa, também podem estar elevados; porém, os níveis de procalcitonina podem não ser tão úteis como ferramenta diagnóstica. Embora os sintomas clínicos e achados laboratoriais tendam a ser inespecíficos, foram desenvolvidas várias ferramentas de predição clínica, como a Winthrop-University Hospital Criteria e o *Legionella* Score, para auxiliar no diagnóstico da pneumonia por *Legionella*. Esses sistemas de escore podem ser mais úteis por seu valor preditivo negativo que pelo valor preditivo positivo.

Um subgrupo importante de casos de pneumonia por *Legionella* é daqueles ligados ao sistema de saúde – isto é, casos nosocomiais. Embora os casos de legionelose adquirida no hospital sejam raros, sua identificação é necessária, pois podem indicar a contaminação dos sistemas de água, dispositivos e/ou fontes de água potável. Devido à raridade dos casos nosocomiais, os surtos algumas vezes têm ocorrido ao longo de anos antes que a fonte seja identificada dentro do sistema de saúde. Nesse aspecto, o CDC oferece as definições a seguir. (1) Um caso *presuntivo* de doença dos legionários associado a cuidados de saúde é aquele que ocorre em um paciente com pneumonia por *Legionella* após ≥ 10 dias de estadia contínua em uma instituição de saúde durante os 14 dias antes do início dos sintomas. (2) Um caso *possível* é aquele que ocorre em um paciente com pneumonia por *Legionella* que tenha passado uma porção dos 14 dias anteriores ao início dos sintomas em uma ou mais instituições de saúde, mas não o suficiente para satisfazer os critérios para um caso presuntivo. Para garantir que os casos individuais levem a avaliações sistêmicas mais amplas, o CDC também recomenda uma investigação se um sistema de saúde detecta um ou mais casos de doença dos legionários presuntiva associada a cuidados de saúde a qualquer momento ou dois ou mais possíveis casos dentro de um intervalo de 12 meses.

FEBRE DE PONTIAC

A febre de Pontiac é descrita como uma doença tipo influenza cujos sintomas primários são febre, cefaleia, mialgias, calafrios, vertigem, náuseas, vômitos e diarreia (Tab. 159-2). Em comparação com a pneumonia por *Legionella*, a febre de Pontiac é uma doença autolimitada mais leve que é definida pela ausência de pneumonia. Embora os estudos tenham mostrado que a febre de Pontiac está associada com a exposição a maiores contagens de unidades formadoras de colônia em fontes de água, o papel do patógeno na doença não está claro. Os sintomas costumam se desenvolver 24 a 48 horas após a exposição e podem durar 2 a 5 dias. Como muitas outras doenças lembram a febre de Pontiac, o diagnóstico costuma se basear no reconhecimento das características clínicas típicas durante um surto; assim, é provável que os casos passem despercebidos mesmo quando os pacientes procuram o sistema de saúde. Os estudos que documentam as espécies específicas de *Legionella* como causa de agregados da febre de Pontiac mostram que a maioria se deve à exposição a *L. pneumophila*; porém, espécies não *pneumophila*, como *L. anisa*, também têm sido associadas a essa apresentação.

Doença extrapulmonar Várias apresentações raras de legionelose foram descritas. Foram relatadas infecções da pele e dos tecidos moles que lembram a celulite, incluindo casos provocados por contaminação de feridas cirúrgicas por água da torneira. A endocardite, primariamente a endocardite de prótese valvar com culturas negativas, e a miocardite/pericardite também foram relatadas. Raramente, as espécies de *Legionella* têm sido associadas com artrite séptica e sinusite.

DIAGNÓSTICO

O diagnóstico de legionelose com base apenas nos achados clínicos é difícil. Há necessidade de avaliação adicional para fazer um diagnóstico definitivo, mesmo quando os casos estão potencialmente ligados a um possível surto. Para fazer o diagnóstico, há necessidade de confirmação laboratorial, e pode haver necessidade de procedimentos invasivos – por exemplo,

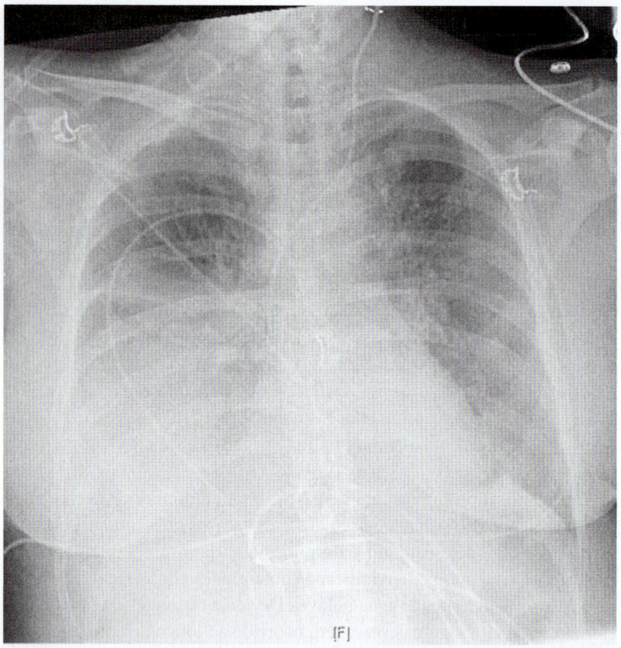

FIGURA 159-3 Radiografia de tórax de um paciente com pneumonia por *Legionella* e consolidação no lobo inferior direito. Uma mulher de 64 anos apresentou febre, tosse seca e falta de ar 7 dias após retornar de uma viagem internacional. O teste de antígeno urinário para *Legionella* foi positivo para *L. pneumophila* sorotipo 1.

broncoscopia, particularmente nos pacientes cujos resultados no teste de antígeno urinário são negativos e que não conseguem produzir escarro suficiente para a testagem ou para pacientes com doença grave que necessite de admissão em unidade de terapia intensiva (UTI). Como as diretrizes atuais para tratamento de pneumonia adquirida na comunidade recomendam a cobertura empírica que inclua antibióticos ativos contra espécies de *Legionella*, a testagem diagnóstica não é rotineira mesmo entre pessoas que preenchem critérios para a testagem específica para *Legionella*. Além disso, nem todos os ensaios laboratoriais diagnósticos atualmente disponíveis são acessíveis ou rapidamente disponíveis na atenção primária, em instituições para cuidados de urgência e nas salas de emergência onde os pacientes podem apresentar os sintomas iniciais.

Achados radiológicos Na radiografia de tórax, a pneumonia por *Legionella* se apresenta como infiltrados ou consolidações focais, mais frequentemente nos lobos inferiores, que são indistinguíveis daqueles de outras causas de pneumonia (Fig. 159-3). Na tomografia computadorizada (TC), a doença dos espaços aéreos em um ou mais lobos costuma estar associada com opacidade em vidro fosco (Fig. 159-4); derrames pleurais e linfadenopatia são vistos com menos frequência. Em pacientes imunocomprometidos, *Legionella* pode se apresentar com consolidações semelhantes em lobos inferiores ou de forma atípica com nódulos pulmonares – com ou sem cavitação – que simulam infecções fúngicas (Fig. 159-5) ou até mesmo abscessos pulmonares. A progressão durante a terapia inicial não é incomum nos pacientes imunocomprometidos.

Diagnóstico laboratorial • CULTURA As culturas – de escarro, fluido de lavado broncoalveolar, tecido pulmonar ou sítios extrapulmonares – são o padrão-ouro para o diagnóstico de pneumonia por *Legionella* porque são fundamentais para as investigações epidemiológicas. As espécies de *Legionella* necessitam de nutrientes especiais, como a cisteína, para o crescimento e, assim, exigem meios especializados, como o ágar de extrato de levedura de carvão vegetal tamponado (BCYE, de *buffered charcoal yeast extract*). As legionelas crescem lentamente, em geral mais de 3 a 5 dias, com as espécies não *pneumophila* muitas vezes necessitando de períodos de incubação maiores. Após o crescimento ser observado, *Legionella* pode ser corado com a coloração de Gram, e as colônias costumam fluorescer em azul ou branco sob luz ultravioleta. *Legionella micdadei* é a única espécie de *Legionella* que também é positiva em coloração álcool-ácido modificada. A sensibilidade varia conforme a amostra, mas é maior em amostras do trato respiratório inferior. Em alguns centros de referência, as amostras do trato inferior de populações de pacientes imunossuprimidos de alto risco são rotineiramente enviadas para cultura. Infelizmente, devido às diretrizes atuais para a pneumonia adquirida na comunidade, os pacientes costumam ser tratados empiricamente, e muitos nunca têm suas amostras enviadas para culturas específicas de *Legionella* ou têm suas amostras coletadas apenas após a administração de antibióticos, o que reduz a sensibilidade. As culturas respiratórias de pacientes com legionelose são fundamentais durante investigações de surtos, pois as culturas clínicas e ambientais podem ser comparadas por eletroforese em gel pulsado ou por sequenciamento molecular para ajudar a identificar surtos de fontes comuns; as culturas também são usadas para a sorotipagem de *L. pneumophila*.

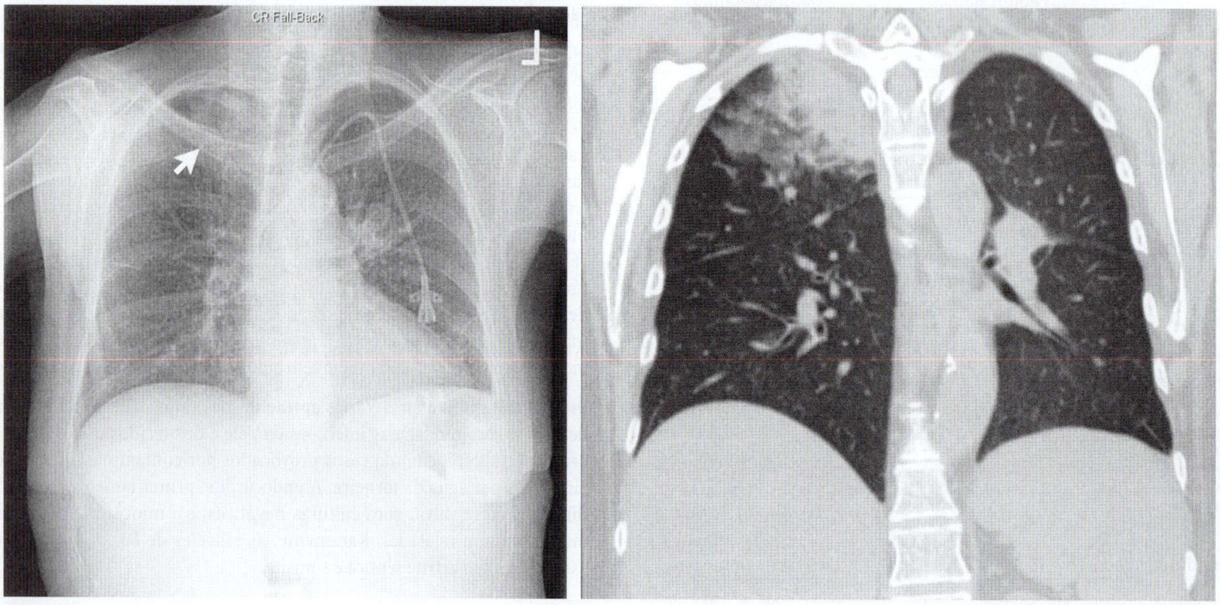

A B

FIGURA 159-4 Infiltrado em lobo superior direito em paciente com pneumonia por *Legionella pneumophila* na radiografia e na tomografia computadorizada (TC) de tórax. Um paciente imunossuprimido de uma instituição para cuidados de longo prazo apresentou tosse, produção de escarro, febre e calafrios. Foram documentadas insuficiência renal nova e hiponatremia. Uma radiografia de tórax (***A***) foi consistente com um pequeno infiltrado em lobo superior direito (*seta branca*), o qual foi confirmado pela TC (***B***). O teste de antígeno urinário para *L. pneumophila* sorotipo 1 foi negativo, mas a reação em cadeia da polimerase no fluido do lavado broncoalveolar foi positivo para *L. pneumophila*.

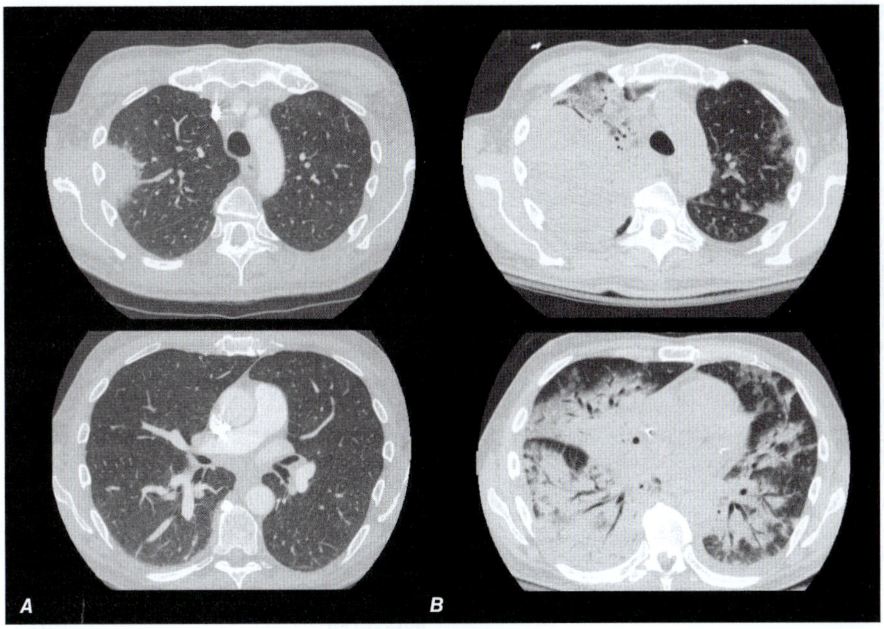

FIGURA 159-5 Apresentação de doença nodular à tomografia computadorizada (TC) em paciente imunossuprimido infectado por *Legionella micdadei*. *A.* TC de apresentação em receptor de transplante de células hematopoiéticas que apresentava febre e tosse. Um nódulo pulmonar foi notado no lobo superior direito. A broncoscopia foi realizada; as culturas foram positivas no quinto dia para pequenas colônias brancas em placas de extrato de leveduras de carvão vegetal tamponado, e essas colônias acabaram sendo identificadas como *L. micdadei*. ***B.*** A TC repetida 12 dias depois demonstrou crescimento do nódulo, infiltrados difusos e possível cavitação. O paciente necessitou de admissão em unidade de terapia intensiva e intubação apesar de terapia antibiótica direcionada adequada.

TESTE DE ANTÍGENOS URINÁRIOS Os testes de antígenos urinários estão amplamente disponíveis em muitos hospitais e laboratórios comerciais, e caracterizam-se pela facilidade de uso, pela coleta simples de amostra, pelo tempo de execução rápido, pela alta sensibilidade e pela capacidade de detectar a espécie de *Legionella* mais prevalente em associação com doença clínica – *L. pneumophila* sorotipo 1. Porém, o teste de antígeno urinário tem limitações: ele detecta apenas *L. pneumophila* sorotipo 1 e gera resultados falso-negativos na maioria dos casos provocados por *L. pneumophila* não sorotipo 1 e espécies não *pneumophila* clinicamente importantes. A sensibilidade para *L. pneumophila* sorotipo 1 é de cerca de 70% para a maioria dos ensaios, mas a especificidade é muito alta. O teste de antígeno urinário pode ser negativo logo no início da doença e pode permanecer positivo por meses após a infecção, particularmente em populações de pacientes imunossuprimidos; ele não pode ser usado em pacientes anúricos. O teste de antígeno urinário não é recomendado para uso rotineiro na triagem para exposições entre pacientes assintomáticos em investigações de surtos.

SOROLOGIA Os títulos de anticorpos de fase aguda e de convalescença para *Legionella* têm sensibilidade limitada no diagnóstico da doença dos legionários aguda, mas pode ser útil durante investigações de surtos. Um caso é *confirmado* pela documentação de um aumento de quatro vezes ou mais no título de anticorpos séricos específicos contra *L. pneumophila* sorotipo 1. Um caso é *suspeito* em testes que utilizam antígenos agrupados por (1) elevação de quatro vezes ou mais no título de anticorpos contra uma espécie específica (p. ex., *L. longbeachae*) ou *L. pneumophila* não sorotipo 1 ou (2) elevação de quatro vezes ou mais no título de anticorpos contra múltiplas espécies de *Legionella*. Alguns especialistas acreditam que um único nível de anticorpos ≥ 1:256 pode ser adequado como base para diagnóstico de um caso presuntivo, mas a maioria prefere a sorologia em conjunto para a confirmação. A sorologia é uma ferramenta imperfeita; os dados sugerem que até 20 a 30% dos pacientes com legionelose comprovada podem não montar uma resposta de anticorpos suficiente para o diagnóstico, e a sensibilidade e a especificidade da soroconversão com relação a espécies de *Legionella* não *pneumophila* não estão claras em pacientes com imunidade alterada. A sorologia pode fornecer informações importantes para as investigações epidemiológicas, auxiliando a identificar casos adicionais não detectados por outros métodos diagnósticos. Além disso, o uso da testagem sorológica durante estudos de surtos permite a investigação de pacientes sem doença grave (p. ex., aqueles com febre de Pontiac).

TESTE DE ANTICORPO FLUORESCENTE DIRETO A sensibilidade do teste de anticorpo fluorescente direto (AFD) no escarro é menor que aquela de outras modalidades de testagem, variando de 20 a 70% dependendo do ensaio usado. A maioria dos ensaios disponíveis tem como alvo espécies (p. ex., *L. pneumophila*) ou sorotipos específicos. A testagem de AFD pode ter um valor preditivo positivo maior em pacientes com pneumonia grave ou sintomas consistentes com a doença dos legionários, mas não é recomendada para triagem de pacientes de baixo risco devido à frequência de resultados falso-positivos.

TESTAGEM MOLECULAR Reação em cadeia da polimerase (PCR, de *polymerase chain reaction*), amplificação isotérmica mediada por alça (LAMP, de *loop-mediated isothermal amplification*) e outros testes de amplificação do ácido nucleico são altamente sensíveis para amostras do trato respiratório inferior (p. ex., escarro) e estão ficando mais amplamente disponíveis. Os métodos moleculares podem detectar *Legionella* em múltiplas fontes, mas são mais comumente utilizados em amostras respiratórias como escarro e fluido de lavado broncoalveolar. A PCR é mais sensível que a cultura; em alguns estudos, até 2 a 4 vezes mais casos de doença do trato inferior foram detectados apenas por métodos moleculares. As técnicas moleculares também são usadas no diagnóstico de infecção em pacientes durante a terapia antibiótica. Porém, os métodos de PCR não são usados para determinar os sorotipos de *L. pneumophila* – informação necessária para investigações epidemiológicas –, e a maioria dos ensaios comercialmente disponíveis tem como alvo apenas *L. pneumophila*. Os testes de PCR multiplex para pneumonia e outros patógenos respiratórios estão cada vez mais disponíveis e podem incluir *L. pneumophila*.

TRATAMENTO

Pneumonia por *Legionella*

O tratamento da pneumonia por *Legionella* envolve antibióticos dirigidos contra patógenos intracelulares, enquanto os pacientes com febre de Pontiac não necessitam de antibioticoterapia. Macrolídeos e fluoroquinolonas são os agentes de primeira linha para a pneumonia por *Legionella*, conforme as diretrizes dos Estados Unidos e da Europa (**Tab. 159-3**). Os macrolídeos interrompem a produção de proteínas fundamentais para a sobrevivência do microrganismo. Embora a eritromicina ou a claritromicina

TABELA 159-3 ■ Opções de tratamento para a doença por *Legionella*

	Opções para a gravidade da doença indicada[a]	
Doença	**Leve**	**Moderada/grave[b]**
Febre de Pontiac	Nenhuma	n/a
Pneumonia por *Legionella*	***Qualquer***	***Qualquer***
	Uma fluoroquinolona	Uma fluoroquinolona
	Levofloxacino, 750 mg, VO, 1×/dia; *ou*	**Levofloxacino, 750 mg, IV, 1×/dia**; *ou*
	Ciprofloxacino, 500 mg, VO, 2×/dia; *ou*	Ciprofloxacino, 500 mg, IV, 2×/dia; *ou*
	Moxifloxacino, 400 mg, VO, 1×/dia	Moxifloxacino, 400 mg, VO, 2×/dia
	ou	***ou***
	Um macrolídeo	Um macrolídeo
	Azitromicina, 500 mg, VO, 1×/dia; *ou*	**Azitromicina, 500 mg, IV, 1×/dia**; *ou*
	Claritromicina, 400 mg, VO, 1×/dia; *ou*	Claritromicina, 400 mg, IV, 2×/dia; *ou*
	Eritromicina, 500 mg, VO, 1×/dia	Eritromicina, 1.000 mg, IV, 4×/dia
		ou
		Terapia combinada[c]

[a]Agentes em negrito são considerados tratamentos de primeira linha. [b]Todos os pacientes imunossuprimidos devem ser considerados como tendo doença moderada ou grave, devendo iniciar com terapia IV, se possível. Todos os pacientes que necessitam de hospitalização devem receber terapia IV até que sua condição melhore, quando podem ter o tratamento trocado para um agente oral. [c]Pode-se considerar a terapia combinada apesar de dados limitados demonstrando melhores desfechos nos pacientes criticamente enfermos. As combinações incluem (1) uma fluoroquinolona mais um macrolídeo ou (2) uma fluoroquinolona ou um macrolídeo mais um agente secundário. Os agentes secundários incluem doxiciclina, minociclina, rifampicina e sulfametoxazol-trimetoprima, todos com eficácia variada no tratamento.

Siglas: IV, intravenoso; n/a, não aplicável; VO, via oral.

sejam efetivas, a azitromicina é o agente preferido, pois é mais fácil de tolerar e está envolvido em menos interações medicamentosas. Azitromicina e claritromicina também alcançam maiores concentrações intracelulares que a eritromicina.

As fluoroquinolonas são agentes potentes contra as espécies de *Legionella*. Dados de modelos de infecção *in vitro* e *in vivo* sugerem que as fluoroquinolonas podem ser mais efetivas que os macrolídeos, mas até o momento nenhum ensaio clínico randomizado comparou as duas classes de fármacos para tratamento da legionelose. Em estudos observacionais não randomizados, foi demonstrado que as fluoroquinolonas são mais efetivas que os macrolídeos (eritromicina e claritromicina) em termos de resolução da febre e redução da duração da hospitalização; outros estudos não mostraram diferenças nos desfechos.

Tanto macrolídeos como fluoroquinolonas estão disponíveis em formulações intravenosas (IV) e orais. A maioria dos especialistas prefere a terapia IV nos primeiros dias de tratamento para pacientes com pneumonia grave por *Legionella*. Agentes secundários, como a rifampicina, a doxiciclina, a minociclina e, menos frequentemente, o sulfametoxazol-trimetoprima, também têm sido usados com resultados variados. A tigeciclina, uma glicilciclina de terceira geração relacionada às tetraciclinas, tem sido usada para tratamento de pacientes com alergia significativa a antibióticos. O novo antibiótico do grupo das aminometilciclinas, omadaciclina, parece ser eficaz *in vitro*, mas sua eficácia clínica ainda não foi estudada, e ele não é atualmente recomendado para uso rotineiro. Embora os dados sejam limitados, a terapia combinada não parece melhorar os resultados.

A duração do tratamento em pacientes com doença leve costuma ser de 10 a 14 dias, mas a maioria dos sintomas melhora nos primeiros 3 a 5 dias de tratamento. Para pacientes imunossuprimidos e pacientes com doença grave, recomenda-se um curso de terapia de 3 semanas. A duração da terapia para as manifestações extrapulmonares da infecção por *Legionella* não é conhecida, dependendo do local envolvido e da melhora clínica. A resistência aos macrolídeos e às fluoroquinolonas tem sido relatada apenas raramente. Os testes de suscetibilidade não são rotineiramente realizados, mas estão disponíveis em laboratórios especializados e em departamentos de saúde pública.

DESFECHOS

As infecções por *Legionella* estão associadas com significativa morbidade e mortalidade, levando a hospitalização e admissão em UTI para a maioria dos pacientes que desenvolvem pneumonia. As taxas de letalidade da pneumonia por *Legionella* relatadas são de cerca de 10%, com a morte sendo mais provável em pacientes admitidos na UTI ou com comorbidades importantes. Entre os pacientes nos quais o tratamento antibiótico é atrasado, as taxas de mortalidade são cerca de três vezes maiores que naqueles tratados precocemente. Os pacientes que desenvolvem pneumonia nosocomial atribuível a exposições associadas a cuidados de saúde, particularmente aquelas causadas por *L. pneumophila*, apresentam taxas de letalidade de cerca de 25%. A morte é um desfecho muito mais comum em hospedeiros imunocomprometidos, cujas taxas de mortalidade chegam a cerca de 30 a 50%. A avaliação do seguimento de longo prazo dos pacientes que sobrevivem à pneumonia por *Legionella* mostra que mais de um quarto tem complicações continuadas após a recuperação, incluindo hospitalizações recorrentes, insuficiência renal aguda, complicações respiratórias e pneumonias recorrentes, entre aqueles que se recuperam de doença grave. Por outro lado, a recuperação da febre de Pontiac costuma ocorrer em 3 a 5 dias, pois a doença é autolimitada; hospitalização, complicações e morte relacionadas com a febre de Pontiac são extremamente raras.

PREVENÇÃO

A prevenção da legionelose começa com a abordagem dos sistemas de água. Grandes sistemas de água municipais fornecem água no mundo todo, mas a qualidade desses sistemas varia regionalmente; muitas regiões têm acesso limitado à água potável. Apenas algumas regiões têm os recursos para abordar a contaminação da água por *Legionella*; a maioria das agências de monitoramento da água se concentra no controle de patógenos entéricos, como *Escherichia coli* e outras bactérias coliformes, não tendo infraestrutura adequada para abordar *Legionella*. Mesmo em países e cidades com sistemas hídricos mais complexos, existe ampla variação em como os patógenos transmitidos pela água são abordados, e as regras e regulamentações costumam variar em cada país. Na Holanda, por exemplo, o uso de cloro não é rotineiro, enquanto o Reino Unido e a maioria dos países da União Europeia usam o cloro rotineiramente como modo primário de desinfecção dos sistemas hídricos públicos. Embora sob regulação da Environmental Protection Agency (EPA), as estratégias de manejo e tratamento nos Estados Unidos variam conforme o estado e, em algumas situações, conforme a cidade.

A prevenção nos Estados Unidos se concentra em organizações de cuidados de saúde e hospitais, onde as exposições relacionadas à água são mais comumente ligadas a casos fatais. As exigências federais para a redução do risco de *Legionella* nos Estados Unidos foram estabelecidas inicialmente em junho de 2017, quando o Centers for Medicare and Medicaid Services (CMS) exigiu que todas as organizações de cuidados de saúde desenvolvessem e aderissem a planos de manejo da água. Esses planos exigem o desenvolvimento de equipes multidisciplinares, a compreensão do sistema de água da organização, a identificação de áreas de alto risco (p. ex., unidades de transplante, setores de oncologia), a identificação de estruturas sob risco para o crescimento de *Legionella*, a implementação e o monitoramento de medidas de controle, métodos para intervenção em caso de falha das medidas de controle e procedimentos para garantir a documentação de que as políticas são seguidas. Todos os centros médicos devem conhecer a qualidade da água e manter sistemas que ajudem a evitar a pneumonia nosocomial por *Legionella*. Essas políticas deixam a avaliação da qualidade da água, incluindo a testagem para *Legionella*, a cargo de cada instituição. Além dos hospitais, um número crescente de cidades, incluindo Nova York, exige planos de manejo da água semelhantes para torres de resfriamento, com registro, testagem e opções de mitigação.

Mesmo quando detectada em sistemas de água regionais, *Legionella* se torna um patógeno humano apenas após a replicação em sistemas de encanamento de água. Nos prédios, *Legionella* encontra o ambiente ideal para crescimento logarítmico, o que leva a exposições e doença subsequente. Uma primeira etapa importante na prevenção em hospitais é uma revisão dos sistemas de encanamento para a identificação de áreas de preocupação e uma revisão de áreas de impacto, como clínicas dentárias,

UTIs, unidades de reabilitação e unidades que abrigam pacientes de alto risco. Recursos hídricos específicos, como piscinas terapêuticas, máquinas de gelo e fontes decorativas, necessitam de políticas de limpeza e desinfecção. As abordagens direcionadas para o manejo de torres de resfriamento, como os eliminadores de deriva de alta eficiência e a manutenção de rotina, são considerações importantes. Além disso, as áreas que foram submetidas a construção ou reforma recente devem ser marcadas, com políticas de prevenção definidas para abordar os riscos associados. Novas construções ou atualizações estruturais podem causar estagnação de água, enquanto as modificações no encanamento podem romper os biofilmes. Acredita-se que as unidades com encanamentos antigos estejam sob risco maior, mas mesmo as instalações novas podem ser colonizadas durante a construção, com consequentes surtos.

A testagem para *Legionella* é uma etapa importante quando ocorrem casos de pneumonia nosocomial presuntivos ou possíveis, e ela pode ajudar a abordar os riscos potenciais de uma instalação. Há vários métodos para a testagem de *Legionella* no ambiente, mas as culturas do ambiente são usadas na maioria dos hospitais porque quantificam os níveis de *Legionella*, permitem a identificação/sorotipagem das espécies e podem ligar as fontes ambientais a surtos nosocomiais. A testagem costuma se concentrar nos locais onde o paciente-índice pode ter tido uma possível exposição à água (p. ex., em chuveiros e pias). Outras áreas adjacentes, junto com aquelas identificadas como locais de alto risco dentro do hospital, devem ser consideradas para testagem adicional; os resultados positivos devem ampliar a área de testagem. A testagem proativa está cada vez mais sendo usada para evitar os casos nosocomiais; porém, se a testagem for planejada, ela deve ser combinada com um plano de manejo que aborde a forma como *Legionella* será tratada caso seja encontrada no sistema de água, além de onde e com que frequência a testagem deve ser feita; recomendamos a testagem 2 a 4 vezes por ano nos locais selecionados dentro dos sistemas hospitalares.

Se for descoberta uma fonte comum, diversas abordagens podem ser usadas para lidar com *Legionella*. Independentemente da fonte, a limitação imediata de exposições continuadas à água no caso de pacientes no quarto, unidade ou andar afetados é uma etapa fundamental para evitar casos adicionais. Pode ser necessário remover ou substituir os recursos de água associados a exposições, como fontes decorativas e dispositivos de encanamento ou equipamentos afetados. Intervenções imediatas como o choque térmico (temperaturas crescentes de água por um período limitado) e a hipercloração também podem ser úteis como etapas de curto prazo para abordar um surto.

A adição de um desinfetante ao sistema de água é uma das maneiras mais comuns de lidar com a presença de *Legionella*. Desinfecção química com agentes como o cloro ou a monocloramina e a ionização com cobre e prata são comumente utilizadas na desinfecção secundária. O uso de desinfetantes exige a manutenção de rotina e o monitoramento dos níveis de substâncias químicas ou iônicas para garantir que sejam suficientes para a prevenção. A falta de monitoramento e as falhas no sistema têm levado a surtos nosocomiais de *Legionella*. Outra opção é a filtração da água, que pode servir como método primário para a prevenção ou pode ser usada em combinação com a desinfecção secundária. Os filtros – sejam em linha com o encanamento ou nos pontos de uso – podem ser considerados para a prevenção em curto ou longo prazo durante um surto. Porém, os filtros têm duração limitada, podem enfraquecer a pressão da água e sua manutenção é cara.

LEITURAS ADICIONAIS

Cassell K et al: Estimating the true burden of Legionnaires' disease. Am J Epidemiol 188:1686, 2019.

Centers for Disease Control and Prevention: Developing a water management program to reduce *Legionella* growth and spread in buildings: A practical guide to implementing industry standards. June 5, 2017. Available at *https://www.cdc.gov/legionella/wmp/toolkit/index.html*. Accessed May 19, 2021.

Centers for Disease Control and Prevention: Legionnaires' disease surveillance summary report, United States 2016–2017. Available at *https://www.cdc.gov/legionella/health-depts/surv-reporting/2016-17-surv-report-508.pdf*. Accessed May 19, 2021.

National Academies of Sciences, Engineering, and Medicine: *Management of Legionella in Water Systems*. Washington, DC, The National Academies Press, 2020.

Pierre DM et al: Diagnostic testing for Legionnaires' disease. Ann Clin Microbiol Antimicrob 16:1, 2017.

160 Pertússis e outras infecções por *Bordetella*

Karina A. Top, Scott A. Halperin

A pertússis (ou coqueluche) é uma infecção aguda do trato respiratório causada pela *Bordetella pertussis*. O termo pertússis significa "tosse violenta", que descreve apropriadamente a característica mais constante e proeminente da doença. O ruído inspiratório produzido no final de um episódio de tosse paroxística dá origem ao nome comum da doença, "coqueluche (tosse comprida)". Entretanto, essa característica mostra-se variável: é incomum em lactentes com ≤ 6 meses de idade e com frequência ausente em crianças mais velhas e adultos. A denominação chinesa para a pertússis é "tosse de 100 dias", descrevendo precisamente a evolução clínica da doença. A identificação da *B. pertussis* foi inicialmente relatada por Bordet e Gengou, em 1906, e as vacinas foram produzidas nas duas décadas seguintes.

MICROBIOLOGIA

Entre as 10 espécies identificadas do gênero *Bordetella*, apenas três são de importância clínica significativa. A *B. pertussis* infecta somente os seres humanos e constitui a espécie de *Bordetella* mais importante causadora de doença humana. A *B. parapertussis* produz uma doença em seres humanos que se assemelha à pertússis, porém é mais leve; foram documentadas coinfecções por *B. parapertussis* e *B. pertussis*. Com o aprimoramento da metodologia diagnóstica da reação em cadeia da polimerase (PCR), até 20% dos pacientes com síndrome semelhante à pertússis foram identificados com infecção por *B. holmesii*, a qual antigamente se acreditava ser uma causa incomum de bacteriemia. A *B. bronchiseptica* é um importante patógeno de animais domésticos que causa tosse canina em cães, rinite atrófica e pneumonia em porcos, bem como pneumonia em gatos. Tanto a infecção respiratória quanto infecções oportunistas por *B. bronchiseptica* são relatadas, em certas ocasiões, no homem. *B. petrii*, *B. hinzii* e *B. ansorpii* foram isoladas de pacientes imunocomprometidos.

As espécies de *Bordetella* são bacilos Gram-negativos pleomórficos aeróbios que compartilham características genotípicas comuns. A *B. pertussis* e *B. parapertussis* são as espécies mais parecidas, mas a *B. parapertussis* não expressa o gene que codifica a toxina da pertússis. A *B. pertussis* é um microrganismo fastidioso de crescimento lento que necessita de meio de cultura seletivo e que forma pequenas colônias bifurcadas e brilhantes. As colônias suspeitas são provavelmente identificadas como *B. pertussis* por meio do teste do anticorpo fluorescente direto ou aglutinação com antissoro específico de cada espécie. A *B. pertussis* é, ainda, diferenciada de outras espécies de *Bordetella* pelas suas características bioquímicas e de motilidade.

A *B. pertussis* produz uma ampla série de toxinas e produtos biologicamente ativos, importantes na sua patogênese e imunidade. Esses fatores de virulência estão, em sua maioria, sob controle de um único *locus* genético que regula a sua produção, resultando em modulação antigênica e variação de fase. Embora esses processos ocorram tanto *in vitro* quanto *in vivo*, sua importância na biopatologia de tais microrganismos permanece desconhecida; podem desempenhar um papel na persistência intracelular e disseminação de pessoa a pessoa. O fator de virulência mais importante do microrganismo é a *toxina da pertússis*, composta por uma subunidade B de ligação a oligômeros e um promotor A, enzimaticamente ativo, que ribosila uma proteína reguladora de ligação dos nucleotídeos da guanina (proteína G) com difosfato de adenosina (ADP) nas células-alvo, produzindo uma variedade de efeitos biológicos. A toxina da pertússis apresenta uma atividade mitogênica importante, afeta a circulação dos linfócitos e serve como adesina para a ligação das bactérias às células ciliadas respiratórias. Outros fatores de virulência e adesinas importantes incluem a *hemaglutinina filamentosa*, um componente da parede celular, e a *pertactina*, uma proteína da membrana externa. As *fímbrias*, apêndices bacterianos que desempenham um papel na fixação das bactérias, constituem os principais antígenos contra os quais os anticorpos aglutinadores são dirigidos. Esses anticorpos aglutinadores foram, historicamente, os principais meios de sorotipagem das cepas de *B. pertussis*. Outros fatores de virulência incluem a citotoxina traqueal, um fragmento de peptideoglicano que provoca lesão inflamatória do epitélio respiratório; a toxina da adenilato-ciclase-hemolisina, a qual compromete a função das células fagocíticas do hospedeiro; a toxina dermonecrótica, que pode contribuir para a lesão da mucosa respiratória; e o lipo-oligossacarídeo, que possui propriedades semelhantes às das outras endotoxinas de bactérias Gram-negativas. Desde 2010, o surgimento de cepas negativas para pertactina tem sido observado no mundo todo, e essas cepas atualmente predominam em algumas regiões, talvez devido à pressão imune resultante do uso de vacinas acelulares para pertússis contendo pertactina.

EPIDEMIOLOGIA

A pertússis é uma doença altamente contagiosa, cuja taxa de infectividade é de 80 a 100% entre os contatos domiciliares não imunizados e de 20% entre os contatos domiciliares em populações bem imunizadas. A infecção tem uma distribuição mundial, com surtos cíclicos a cada 3 a 5 anos (um padrão que vem persistindo a despeito da imunização disseminada). A pertússis ocorre em todos os meses; todavia, na América do Norte, atinge o seu pico de atividade no outono e no inverno.

Nos países em desenvolvimento, a pertússis continua sendo uma importante causa de morbidade e mortalidade infantis. A incidência relatada de pertússis no mundo inteiro diminuiu em decorrência de uma melhor cobertura com vacinas (Fig. 160-1). Todavia, as taxas de cobertura ainda são de < 60% em muitos países em desenvolvimento; a Organização Mundial da Saúde (OMS) estima que 90% da carga da pertússis ocorrem em regiões em desenvolvimento. Além disso, o relato superestimado da cobertura de imunização e a subnotificação da doença resultam em considerável subestimativa da carga global da pertússis. A OMS estimou que, em 2014, ocorreram 161 mil mortes por pertússis entre crianças < 5 anos de idade.

Antes da instituição de programas de imunização disseminados no mundo desenvolvido, a pertússis era uma das causas infecciosas mais comuns de morbidade e óbito. Nos Estados Unidos, antes da década de 1940, entre 115.000 e 270.000 casos da doença eram notificados anualmente, com taxa anual média de 150 casos por 100.000 habitantes. Com a imunização infantil universal, o número de casos notificados caiu em mais de 90%, com redução ainda maior nas taxas de mortalidade. Apenas 1.010 casos de pertússis foram notificados em 1976 (Fig. 160-2). Depois disso, as baixas taxas históricas da pertússis aumentaram lentamente. Nos últimos anos, foram relatadas epidemias de pertússis com frequência cada vez maior em vários países de renda alta, incluindo Austrália, Reino Unido e Estados Unidos. Os Estados Unidos tiveram surtos disseminados de pertússis em 2005, 2010, 2012 e 2014 em níveis não relatados nos últimos 40 a 50 anos (48 mil casos notificados em 2012).

Embora seja considerada uma doença infantil, a pertússis pode afetar pessoas de todas as idades, sendo uma causa reconhecida de doença tussígena prolongada em adolescentes e adultos. Em populações não imunizadas, a incidência de pertússis atinge o seu pico nos anos pré-escolares, e bem mais de 50% das crianças apresentam a doença antes de atingir a idade adulta. Nas populações altamente imunizadas, como a da América do Norte, a incidência máxima é observada entre lactentes com menos de 1 ano de idade que ainda não concluíram a série de imunização primária com três doses. Um aumento na incidência de pertússis entre adolescentes e adultos começou no final da década de 1990 e levou à introdução de um reforço nos adolescentes na América do Norte em 2006. Embora a carga de doença entre adolescentes tenha diminuído inicialmente, as crianças de 7 a 10 anos de idade surgiram como grupo de alto risco durante um surto importante em 2010. A maioria das crianças afetadas estava totalmente imunizada. Surtos subsequentes em 2012 e 2014 mostraram uma mudança na epidemiologia, com a incidência de pertússis aumentando em adolescentes e ainda permanecendo elevada entre crianças de 10 anos de idade. As coortes mais altamente afetadas foram aquelas que receberam vacinas acelulares de pertússis na infância. Embora os adultos contribuam com uma proporção menor de casos notificados de pertússis em comparação com crianças e adolescentes, essa diferença pode estar relacionada com um maior grau de subidentificação e subnotificação. Diversos estudos de doença tussígena prolongada sugerem que a pertússis pode constituir o agente etiológico em 12 a 30% dos adultos com tosse que não melhora em 2 semanas. Em um estudo da eficácia de uma vacina pertússis acelular em adolescentes e adultos, a incidência de pertússis no grupo que recebeu placebo foi de 3,7 a 4,5 casos por 1.000 pessoas/ano. Embora esse estudo prospectivo de coorte tenha fornecido uma estimativa mais baixa que os estudos de doença tussígena, seus resultados ainda significam cerca de 1 milhão de casos de pertússis em adultos por ano nos Estados Unidos. Além disso, a infecção assintomática por pertússis é comum e parece contribuir para a transmissão da doença.

Todavia, a morbidade grave e a elevada taxa de mortalidade estão quase totalmente restritas aos lactentes. Entre 2008 e 2011, nos Estados Unidos, 83% das mortes por pertússis envolveram lactentes ≤ 3 meses, e > 35% dos lactentes com pertússis necessitaram de hospitalização. Embora as crianças de idade escolar constituam a fonte de infecção para a maioria dos contatos domiciliares, os adultos representam a provável fonte para os lactentes de alto risco e podem servir de reservatório da infecção entre os anos epidêmicos.

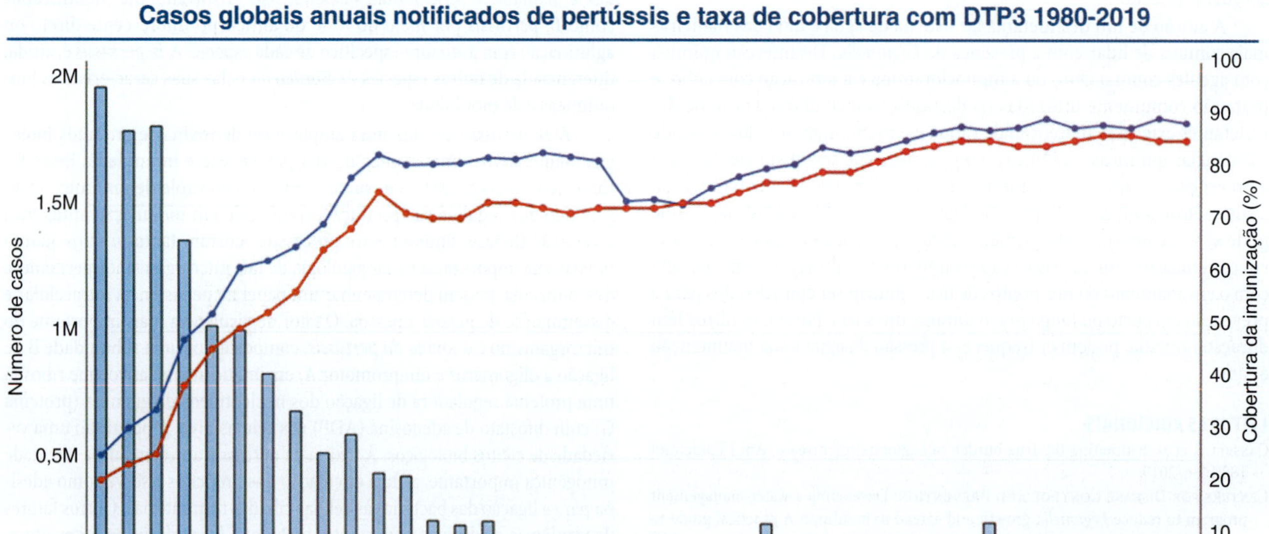

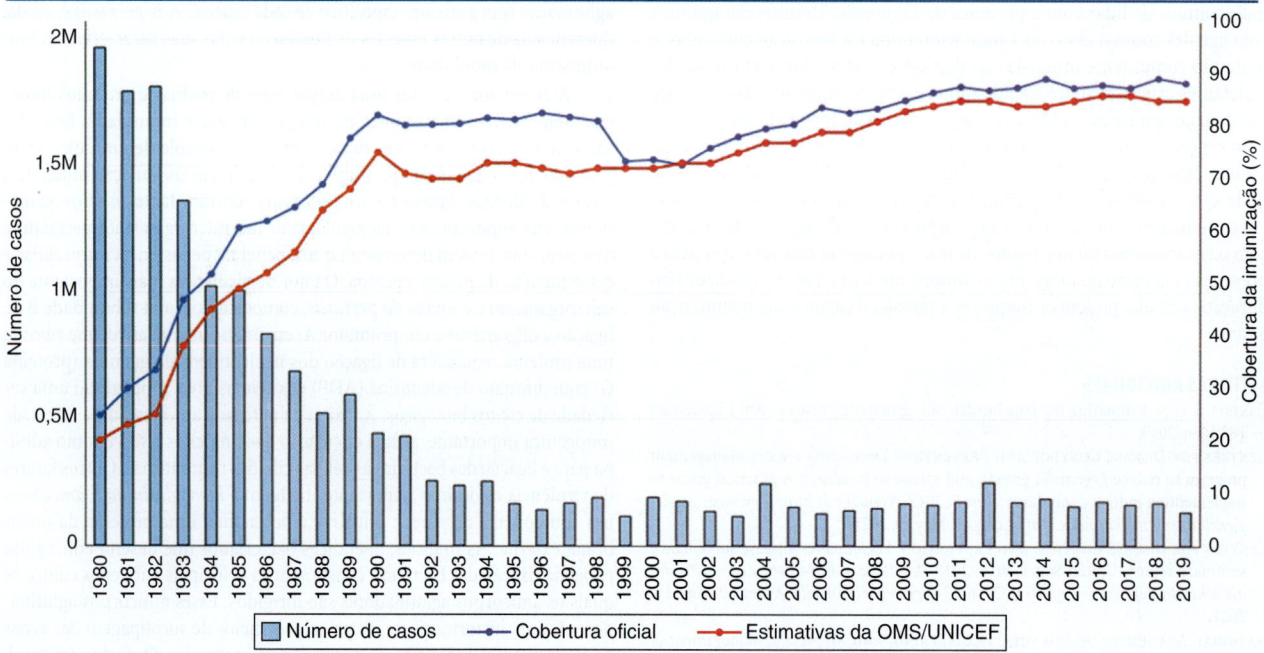

FIGURA 160-1 Casos globais anuais notificados de pertússis e taxa de cobertura com DTP3 (vacina adsorvida difteria, tétano e pertússis; três doses), 1980 a 2019. OMS, Organização Mundial da Saúde; UNICEF, Fundo das Nações Unidas para a Infância. *(Reproduzida de www.who.int/immunization/monitoring_surveillance/burden/vpd/surveillance_type/passive/pertussis_coverage_2019.jpg. World Health Organization; 2019. Licença: CC BY-NC-SA 3.0 IGO. Acesso em 4 de junho de 2021.)*

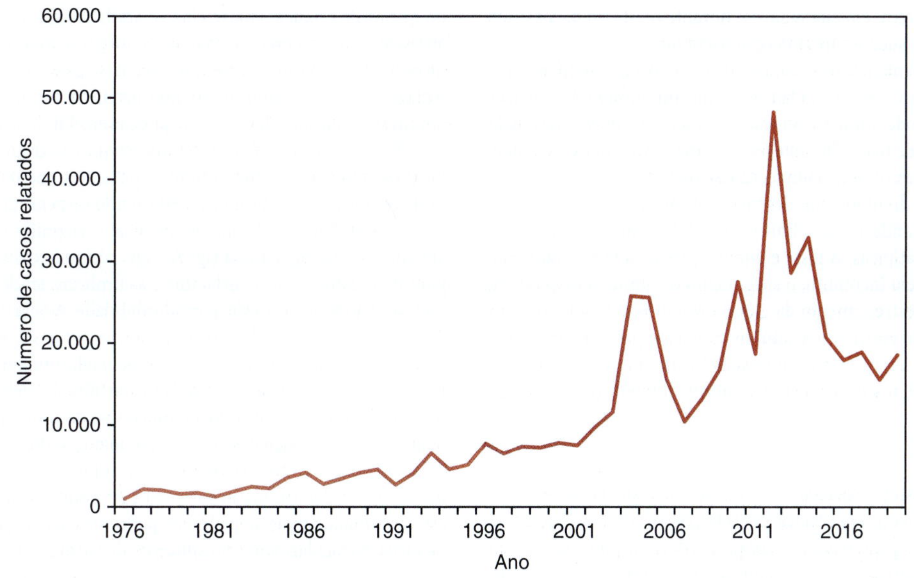

FIGURA 160-2 Casos relatados de pertússis por ano nos Estados Unidos, 1976-2019. *(De Centers for Disease Control and Prevention, www.cdc.gov/pertussis/surv-reporting/cases-by-year.html. Acesso em 4 de junho de 2021.)*

PATOGÊNESE

A infecção por *B. pertussis* começa pela fixação do microrganismo às células epiteliais ciliadas da nasofaringe. A fixação é mediada por adesinas de superfície (p. ex., pertactina e hemaglutinina filamentosa) que se ligam à família das integrinas das proteínas de superfície celular, provavelmente em associação com a toxina da pertússis. O papel das fímbrias na adesão e manutenção da infecção ainda não foi totalmente elucidado. Talvez como resultado da redundância de adesinas, não foram detectadas diferenças na virulência ou nas manifestações clínicas com o surgimento de cepas negativas para a pertactina. No local de fixação, o microrganismo multiplica-se, produzindo uma variedade de outras toxinas que causam lesão na mucosa local (citotoxina traqueal, toxina dermonecrótica). O comprometimento da defesa do hospedeiro pela *B. pertussis* é mediado pela toxina da pertússis e toxina da adenilato-ciclase-hemolisina. Ocorre invasão celular local com persistência intracelular da bactéria; entretanto, não há disseminação sistêmica. As manifestações sistêmicas (linfocitose) resultam dos efeitos das toxinas.

A patogênese das manifestações clínicas da pertússis ainda está pouco elucidada. Não se sabe o que causa a tosse paroxística característica. Foi proposto um papel importante para a toxina da pertússis, mas isso não foi confirmado. Acredita-se que os eventos neurológicos observados na pertússis, como as convulsões e a encefalopatia, sejam causados mais pela hipoxia decorrente dos paroxismos da tosse ou apneia do que pelos efeitos de produtos bacterianos específicos. A pneumonia por *B. pertussis* ocorre em até 10% dos lactentes com pertússis, sendo habitualmente infecção primária bilateral difusa. Nas crianças mais velhas e nos adultos com pertússis, a pneumonia deve-se, com frequência, à infecção bacteriana secundária por estreptococos ou estafilococos. As mortes por pertússis entre lactentes de pouca idade estão frequentemente associadas a níveis muito altos de leucocitose e hipertensão pulmonar.

IMUNIDADE

Acredita-se que tanto a imunidade humoral quanto a celular sejam importantes na pertússis. Embora a imunidade após a infecção natural fosse considerada permanente, as evidências soroepidemiológicas demonstram que isso não ocorre, sendo os episódios subsequentes de pertússis clínica evitados por infecções subclínicas intermitentes. As aglutininas da pertússis foram correlacionadas com proteção em estudos iniciais de vacinas celulares integrais contra a pertússis. Os anticorpos contra a toxina da pertússis, hemaglutinina filamentosa, pertactina e fímbrias são protetores em modelos animais. Não foram estabelecidos correlatos sorológicos da proteção conferida pelas vacinas pertússis acelulares, apesar de o anticorpo contra pertactina, contra fímbrias e (em menor grau) contra a toxina da pertússis ter sido mais bem correlacionado com a proteção em dois estudos clínicos de eficácia. A duração da imunidade após a administração da vacina celular integral contra a pertússis é curta, com persistência de pouca proteção depois de 10 a 12 anos. A redução gradual da imunidade é ainda mais rápida em adolescentes e crianças que receberam toda a sua imunização com vacinas acelulares – i.e., dentro de 2 a 4 anos após a quinta ou sexta dose. O tipo de resposta imune desencadeada pode ter um efeito sobre a duração da proteção; a infecção natural e a vacina pertússis celular total desencadeiam uma resposta predominante TH1/TH17, enquanto as vacinas pertússis acelulares estimulam uma resposta predominantemente TH2.

MANIFESTAÇÕES CLÍNICAS

A pertússis é uma doença tussígena prolongada, com manifestações clínicas que variam de acordo com a idade (Tab. 160-1). Apesar de não ser incomum entre adolescentes e adultos, a pertússis clássica é observada com mais frequência nas crianças em idades pré-escolar e escolar. Depois de um período de incubação que se estende, em média, por 7 a 10 dias, surge uma doença indistinguível do resfriado comum, caracterizada por coriza, lacrimejamento, tosse leve, febre baixa e mal-estar. Depois de 1 a 2 semanas, essa *fase catarral* evolui para a *fase paroxística*: a tosse torna-se mais frequente e espasmódica, com acessos repetidos de 5 a 10 tossidas, em geral com uma única expiração. Os vômitos pós-tosse são frequentes, e, em certas ocasiões, um tampão mucoso é expelido no final de um episódio. O episódio pode terminar com um guincho audível, que ocorre com uma rápida inspiração contra a glote fechada no final do paroxismo. Durante o espasmo, pode haver a distensão pronunciada das veias do pescoço, olhos esbugalhados, protrusão da língua e cianose. Os paroxismos podem ser precipitados por ruído, alimento ou contato físico. Entre os acessos, a aparência do paciente é normal; entretanto, observa-se fadiga crescente. A frequência dos episódios paroxísticos varia muito, de vários por hora a 5 a 10 por dia. Em geral, os episódios agravam-se à noite e interferem no sono.

TABELA 160-1 ■ Manifestações clínicas da pertussis por grupo etário e fase do diagnóstico

	Porcentagem de pacientes	
Característica	**Adolescentes e adultos**	**Lactentes e crianças**
Tosse		
Paroxística	70-99	89-93
Piora noturna	61-87	41
Guincho	8-82	69-92
Vômitos pós-tosse	17-65	48-60

Fonte: Republicado com permissão da American Society for Microbiology from Pertussis: Microbiology, disease, treatment, and prevention, PE Kilgore et al: 29:449, 2016; permissão concedida através de Copyright Clearance Center, Inc.

As complicações ocorrem, em sua maioria, durante o estágio paroxístico. A febre é infrequente e sugere superinfecção bacteriana.

Depois de 2 a 4 semanas, os episódios de tosse tornam-se menos frequentes e menos graves – essas mudanças anunciam o início da *fase convalescente*. Essa fase pode durar 1 a 3 meses e caracteriza-se pela resolução gradual dos episódios de tosse. Durante 6 a 12 meses, infecções virais intercorrentes podem estar associadas a um recrudescimento da tosse paroxística.

Nem todos os indivíduos que desenvolvem pertússis apresentam a doença clássica. As manifestações clínicas em adolescentes e adultos são, com mais frequência, atípicas. A tosse é intensa, prolongada e, geralmente, paroxística. Embora seja incomum, o surgimento de guincho inspiratório (som produzido pelo estreitamento da glote) e vômitos com a tosse é um sinal mais específico de pertússis em adultos com tosse prolongada. Outras características sugestivas consistem em tosse noturna, episódios de sudorese entre paroxismos de tosse e exposição a outros indivíduos com doença tussígena prolongada.

COMPLICAÇÕES

A pertússis costuma estar associada a complicações, as quais são mais comuns entre lactentes do que em crianças mais velhas ou adultos. O aumento da pressão intratorácica gerado por acessos graves de tosse pode resultar em hemorragias subconjuntivais, hérnias inguinais e abdominais, pneumotórax e petéquias na face e no tronco. Pode ocorrer perda ponderal em consequência de diminuição na ingestão calórica. Foram relatados incontinência urinária, fratura de costela, aneurisma da artéria carótida e síncope por tosse em adolescentes e adultos com pertússis. Em uma série de mais de 1.100 crianças com menos de 2 anos de idade hospitalizadas com pertússis, 27,1% tiveram apneia, 9,4%, pneumonia, 2,6%, convulsões, e 0,4%, encefalopatia; 10 crianças (0,9%) morreram. A pneumonia, relatada em menos de 5% dos adolescentes e adultos, aumenta de frequência depois dos 50 anos de idade. Diferentemente da pneumonia por *B. pertussis* primária, que se desenvolve em lactentes, a pneumonia observada em adolescentes e adultos com pertússis em geral é causada por infecção secundária por microrganismos encapsulados, como o *Streptococcus pneumoniae* ou *Haemophilus influenzae*.

DIAGNÓSTICO

Se os sintomas clássicos da pertússis estiverem presentes, o diagnóstico clínico não será difícil. Todavia, particularmente em crianças mais velhas e adultos, é difícil diferenciar as infecções causadas por *B. pertussis* e *B. parapertussis* das outras infecções do trato respiratório com base em critérios clínicos. Por conseguinte, deve-se recorrer à confirmação laboratorial em todos os casos. A linfocitose (contagem absoluta de linfócitos de > 10^8 a 10^9/L) é comum entre crianças pequenas, nas quais é incomum na presença de outras infecções, mas não entre adolescentes e adultos. A cultura das secreções nasofaríngeas continua sendo o padrão-ouro do diagnóstico devido à sua especificidade de 100%, embora a detecção do DNA pela PCR tenha substituído a cultura em muitos laboratórios devido à sua maior sensibilidade e à obtenção mais rápida dos resultados. Uma metodologia apropriada da PCR deve incluir *primers* para diferenciar entre *B. pertussis*, *B. parapertussis* e *B. holmesii*. A melhor amostra é coletada por aspiração nasofaríngea, na qual um cateter de plástico fino e flexível, conectado a uma seringa de 10 mL, é introduzido na nasofaringe e retirado enquanto se aplica uma aspiração suave. Como a *B. pertussis* é altamente sensível ao ressecamento, as secreções para cultura devem ser inoculadas sem demora em um meio apropriado (Bordet-Gengou ou Regan-Lowe), ou o cateter deve ser lavado com um soro fisiológico tamponado com fosfato para cultura e/ou PCR. Uma alternativa para o aspirado consiste em um *swab* nasofaríngeo de Dacron ou raiom; nesse caso, a inoculação em placas de cultura deve ser imediata, ou deve-se utilizar um meio de transporte apropriado (p. ex., meio com carvão de Regan-Lowe). Os resultados da PCR podem ser obtidos em poucas horas; as culturas tornam-se positivas no quinto dia de incubação.

As culturas nasofaríngeas na pertússis não tratada permanecem positivas durante um período de 3 semanas, em média, após o início da doença; essas culturas tornam-se negativas 5 dias após a instituição do tratamento antimicrobiano apropriado. A duração da PCR positiva na pertússis não tratada ou após tratamento não é conhecida, sendo, porém, maior que a das culturas positivas. Como a maior parte do período durante o qual o microrganismo pode ser isolado da nasofaringe estende-se pela fase catarral, quando ainda não se suspeita da etiologia da infecção, existe apenas uma pequena janela de oportunidade para a confirmação do diagnóstico por cultura. As culturas de lactentes e crianças pequenas costumam ser mais positivas do que as de crianças mais velhas e adultos; essa diferença pode refletir a apresentação mais precoce da doença, no primeiro grupo, aos cuidados médicos. Os testes de anticorpos fluorescentes das secreções nasofaríngeas para o diagnóstico direto ainda estão disponíveis em alguns laboratórios, mas não devem ser utilizados devido à sua pouca sensibilidade e especificidade.

Em virtude das dificuldades decorrentes do diagnóstico laboratorial da pertússis em adolescentes, adultos e pacientes que têm sintomas por mais de 4 semanas, crescente atenção está sendo dispensada ao diagnóstico sorológico. Foram desenvolvidos imunoensaios enzimáticos para a detecção de anticorpos imunoglobulina (Ig) A e IgG contra a toxina da pertússis, hemaglutinina filamentosa, a pertactina e as fímbrias, tendo sido esses imunoensaios avaliados quanto à sua reprodutibilidade. A observação de aumentos de 2 ou 4 vezes nos títulos de anticorpos sugere pertússis, apesar de a reatividade cruzada com alguns antígenos (como hemaglutinina filamentosa e pertactina) entre as espécies de *Bordetella* tornar difícil a dependência diagnóstica da soroconversão envolvendo um único tipo de anticorpo. Os critérios para o diagnóstico sorológico baseados na comparação dos resultados de uma única amostra de soro com valores estabelecidos na população estão ganhando aceitação, e a determinação sorológica do anticorpo antitoxina da pertússis está se tornando mais amplamente padronizada e disponível para fins diagnósticos, particularmente em situações de surto e para vigilância.

DIAGNÓSTICO DIFERENCIAL

A criança que apresenta tosse paroxística, vômitos pós-tosse e guincho inspiratório talvez tenha uma infecção causada por *B. pertussis* ou *B. parapertussis*; a presença de linfocitose aumenta a probabilidade de uma etiologia por *B. pertussis*. Vírus, como o vírus sincicial respiratório, o rinovírus e o adenovírus, foram isolados de pacientes com pertússis clínica, mas provavelmente representam uma coinfecção, particularmente em crianças < 1 ano de idade.

Nos adolescentes e adultos, os quais com frequência não apresentam tosse paroxística ou guincho inspiratório, o diagnóstico diferencial de doença tussígena prolongada é mais extenso. Deve-se suspeitar de pertússis quando um paciente apresenta tosse que não melhora no decorrer de 14 dias, tem tosse paroxística de qualquer duração, tosse seguida de vômitos (adolescentes e adultos) ou quaisquer sintomas respiratórios após o contato com um caso de pertússis confirmado pelo laboratório. Outras etiologias a considerar incluem infecções causadas por *Mycoplasma pneumoniae*, *Chlamydia pneumoniae*, adenovírus, vírus influenza e outros vírus respiratórios. O uso de inibidores da enzima conversora de angiotensina (IECAs), a doença reativa das vias aéreas e a doença por refluxo gastresofágico constituem causas não infecciosas bem descritas de tosse prolongada em adultos.

TRATAMENTO

Pertússis

ANTIBIÓTICOS

A finalidade da terapia antibiótica na pertússis consiste em erradicar as bactérias infectantes da nasofaringe; o tratamento não altera consideravelmente a evolução clínica, a não ser que seja instituído no início da fase catarral. Os antibióticos macrolídeos constituem os fármacos de escolha para o tratamento da pertússis **(Tab. 160-2)**; foram relatadas cepas de *B. pertussis* resistentes aos macrolídeos, embora sejam raras. Recomenda-se o sulfametoxazol-trimetoprima como alternativa para os indivíduos alérgicos aos macrolídeos.

MEDIDAS DE SUPORTE

Os lactentes pequenos apresentam as maiores taxas de complicação e mortalidade por pertússis; por conseguinte, os lactentes (e as crianças de mais idade com doença grave) devem ser, em sua maioria, hospitalizados. Um ambiente calmo pode diminuir a estimulação passível de desencadear episódios paroxísticos. Algumas autoridades têm recomendado o uso de agonistas β-adrenérgicos e/ou glicocorticoides, porém essa conduta não provou ser efetiva. Os supressores da tosse não são efetivos nem desempenham qualquer papel no tratamento da pertússis.

MEDIDAS DE CONTROLE DA INFECÇÃO

Os pacientes hospitalizados com pertússis devem ser colocados em isolamento respiratório, sendo adotadas precauções apropriadas contra a disseminação dos patógenos por grandes gotículas respiratórias.

TABELA 160-2 ■ Terapia antimicrobiana para a pertússis

Fármaco	Dose diária para adulto	Frequência	Duração, dias	Comentários
Estolato de eritromicina	500 mg	3-4 vezes ao dia	7-14	Efeitos colaterais gastrintestinais frequentes
Claritromicina	500 mg	2 vezes ao dia	7	–
Azitromicina	500 mg no primeiro dia e 250 mg subsequentemente	1 dose diária	5	–
Sulfametoxazol-trimetoprima	800 mg de sulfametoxazol, 160 mg de trimetoprima	2 vezes ao dia	14	Para os pacientes alérgicos aos macrolídeos; dados limitados sobre a sua eficácia

Fonte: T Tiwari et al: Recommended antimicrobial agents for the treatment and postexposure prophylaxis of pertussis: 2005 CDC guidelines. MMWR Recomm Rep 54(RR-14):1, 2005.

O isolamento deve estender-se por 5 dias após o início do tratamento com macrolídeos ou, em pacientes não tratados, por 3 semanas (i.e., até que as culturas de nasofaringe estejam consistentemente negativas).

PREVENÇÃO

Quimioprofilaxia Como o risco de transmissão da *B. pertussis* no ambiente doméstico é alto, a quimioprofilaxia é altamente recomendada para os contatos domiciliares de casos de pertússis independentemente de seu estado de imunização, devendo ser iniciada dentro de 21 dias do início da tosse no caso-índice. A efetividade da quimioprofilaxia é apoiada por diversos estudos epidemiológicos de surtos em instituições e na comunidade. No único estudo randomizado e controlado com placebo, o estolato de eritromicina (50 mg/kg/dia; dose máxima de 1 g/dia) foi efetivo para reduzir em 67% a incidência da pertússis confirmada bacteriologicamente; entretanto, não houve declínio na incidência da doença clínica. Apesar desses resultados, muitas autoridades continuam a recomendar a quimioprofilaxia, em particular aos contatos domiciliares dos membros que correm alto risco de doença grave (crianças com menos de 1 ano de idade, mulheres grávidas). Os dados sobre o uso dos macrolídeos mais recentes para quimioprofilaxia não estão disponíveis, porém esses fármacos são comumente utilizados em virtude de sua maior tolerabilidade e sua efetividade.

Imunização (Ver também Cap. 123) A base da prevenção da pertússis consiste em imunização ativa. A vacina pertússis passou a ser amplamente usada na América do Norte depois de 1940; subsequentemente, o número de casos de pertússis notificados caiu em > 90%. As vacinas celulares inteiras contra a pertússis são preparadas por meio de aquecimento, inativação química e purificação de microrganismos inteiros de *B. pertussis*. Apesar de sua eficácia (estimativa média de 85%; faixa para diferentes produtos de 30 a 100%), as vacinas de células inteiras contra pertússis estão associadas a eventos adversos – tanto comuns (febre, dor, eritema e edema no local de injeção, irritabilidade) quanto incomuns (convulsões febris, episódios hipotônicos hiporresponsivos). As associações alegadas da vacina de células inteiras contra a pertússis com encefalopatia, síndrome de morte súbita do lactente e autismo, apesar de não corroboradas, geraram pressão de grupos anti-imunização. O desenvolvimento de vacinas pertússis acelulares efetivas, porém menos reatogênicas, aliviou muito a preocupação quanto à inclusão da vacina contra a pertússis no calendário de imunizações infantis combinadas.

Apesar do desenvolvimento de ampla variedade de vacinas pertússis acelulares, apenas algumas ainda são largamente comercializadas; todas contêm o toxoide da pertússis e a hemaglutinina filamentosa. Uma vacina pertússis acelular também contém pertactina, enquanto outra apresenta pertactina e dois tipos de fímbrias. As formulações das vacinas pertússis acelulares para adultos mostraram-se seguras, imunogênicas e eficazes em estudos clínicos de adolescentes e adultos, sendo, na atualidade, recomendadas para a imunização rotineira desses grupos em vários países.

Embora as vacinas de células inteiras ainda sejam utilizadas extensamente em regiões do mundo em desenvolvimento, as vacinas acelulares são utilizadas exclusivamente para imunização infantil em grande parte dos países desenvolvidos. À luz das evidências de diminuição precoce da eficácia em crianças que receberam a vacina acelular para pertússis na infância, o Strategic Advisory Group of Experts (SAGE) da OMS recomenda que os países que utilizam a vacina pertússis de célula inteira para a série de imunização primária em lactentes continuem a fazê-lo. Em países que usam vacinas acelulares para pertússis em lactentes, recomenda-se reforços adicionais da imunização em crianças maiores, adolescentes e adultos para a prevenção de pertússis em lactentes de alto risco. A imunização contra pertússis também é recomendada durante a gestação para aumentar a transferência passiva de anticorpos maternos para o feto. Estudos em países de renda alta demonstram que a imunização de mulheres durante a gestações tem efetividade de 90 a 93% na prevenção de pertússis em lactentes < 2 meses de idade, além de ser segura. Na América do Norte, as vacinas pertússis acelulares para crianças são administradas, em uma série primária de três doses, aos 2, 4 e 6 meses de idade, com doses de reforço aos 15 a 18 meses de idade e aos 4 a 6 anos de idade. Os adolescentes (11-18 anos de idade) e todos os adultos não vacinados devem receber uma dose da formulação adulta da vacina difteria-tétano-pertússis acelular. A imunização é especificamente recomendada para os profissionais de saúde, para pessoas em contato próximo com lactentes e para mulheres durante o terceiro trimestre de cada gestação. A cobertura da vacina para pertússis entre adolescentes nos Estados Unidos era de 86,4% em 2015, e a cobertura entre gestantes era de 48,8% em 2015-2016. Porém, a cobertura entre adultos permanece baixa (23,1% em 2015). Avanços adicionais na cobertura de adultos com essa vacina podem permitir um melhor controle da pertússis em todo o espectro etário, com proteção colateral dos lactentes muito pequenos para serem vacinados. Todavia, vacinas mais efetivas, com proteção mais duradoura, serão necessárias para controlar essa doença.

LEITURAS ADICIONAIS

De Serres G et al: Morbidity of pertussis in adolescents and adults. J Infect Dis 182:174, 2000.

Forsyth KD et al: Recommendations to control pertussis prioritized relative to economies: A Global Pertussis Initiative update. Vaccine 36:7270, 2018.

Havers FP et al: Use of tetanus toxoid, reduced diphtheria toxoid, and acellular pertussis vaccines: Updated recommendations of the Advisory Committee on Immunization Practices—United States, 2019. MMWR Morb Mortal Wkly Rep 69:77, 2020.

Kilgore PE et al: Pertussis: Microbiology, disease, treatment, and prevention. Clin Microbiol Rev 29:449, 2016.

Skoff TH: Sources of infant pertussis infection in the United States. Pediatrics 136:635, 2015.

Winter K et al: Pertussis in California: A tale of 2 epidemics. Pediatr Infect Dis J 37:324, 2018.

161 Doenças causadas por bacilos Gram-negativos entéricos

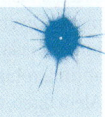

Thomas A. Russo, James R. Johnson

PRINCÍPIOS E CARACTERÍSTICAS GERAIS

A era pós-antibióticos já começou. Para a maioria das pessoas, essa é a primeira vez em suas vidas que um tratamento efetivo para uma infecção bacteriana pode não existir. As Enterobacteriaceae estão na vanguarda dessa crise atual da saúde pública. Por exemplo, o Centers for Disease Control and Prevention (CDC) e a Organização Mundial da Saúde (OMS) designaram as Enterobacteriaceae resistentes aos carbapenêmicos (CRE) como representantes de um nível de ameaça "urgente" e "prioridade número um, fundamental", respectivamente. As Enterobacteriaceae são responsáveis por uma proporção significativa das mortes atribuídas a bactérias resistentes aos antimicrobianos, um número estimado em 23 mil e 25 mil anualmente nos Estados Unidos e na União Europeia, respectivamente, com números 3 a 5 vezes maiores (*per capita*) nos países de rendas baixa e média (p. ex., Tailândia). Esses patógenos causam uma ampla variedade de infecções, as quais acometem diversos locais anatômicos tanto em hospedeiros sadios quanto imunocomprometidos. Por conseguinte, é necessário adquirir um perfeito conhecimento das manifestações clínicas e das escolhas terapêuticas apropriadas para obter resultados ideais. *Escherichia coli, Klebsiella, Proteus, Enterobacter, Serratia, Citrobacter, Morganella, Providencia, Cronobacter* e *Edwardsiella* são bacilos Gram-negativos (BGNs) entéricos, membros da família Enterobacteriaceae, que comumente causam infecções extraintestinais. *Salmonella, Shigella* e *Yersinia*, que também são da família Enterobacteriaceae, mas que mais comumente causam infecções gastrintestinais, são discutidos nos **Capítulos 165**, **166** e **171**, respectivamente.

EPIDEMIOLOGIA

Escherichia coli, Klebsiella, Proteus, Enterobacter, Serratia, Citrobacter, Morganella, Providencia, Cronobacter e *Edwardsiella* são componentes da microbiota colônica animal e humana normal e/ou da microbiota de uma variedade de hábitats ambientais, incluindo instituições para cuidados a longo prazo e hospitais. Em consequência, esses gêneros são, com a exceção de certos patótipos de *E. coli* patogênicos para o intestino, patógenos globais. A incidência de infecção causada por esses agentes está aumentando devido a uma combinação de envelhecimento da população e resistência crescente aos agentes antimicrobianos. Nos seres humanos saudáveis, *E. coli* constitui a espécie predominante de BGNs na microbiota do cólon, seguida por *Klebsiella* e *Proteus*. Os BGNs (principalmente *E. coli, Klebsiella* e *Proteus*) podem colonizar a orofaringe e a pele, mas, em indivíduos saudáveis, tendem a fazer isso apenas transitoriamente. Em contrapartida, no contexto das instituições para cuidados a longo prazo e dos hospitais, uma variedade de BGNs emerge como colonizadores dominantes das superfícies epiteliais mucosas e cutâneas, particularmente em associação ao uso de antimicrobianos, a doenças graves e aos tempos prolongados de internação. As instituições para cuidados a longo prazo estão emergindo como importante reservatório para BGNs resistentes. Essa colonização com BGNs pode levar a infecção extraintestinal subsequente; por exemplo, a colonização orofaríngea pode causar pneumonia, e a colonização colônica/perineal pode causar infecção do trato urinário (ITU). O uso da ampicilina ou da amoxicilina em Taiwan foi associado a um risco aumentado de infecção subsequente devido à variante hipervirulenta de *Klebsiella pneumoniae*; essa associação sugere que alterações na quantidade ou na prevalência de bactérias colonizadoras podem influenciar o risco de infecção de forma significativa. A infecção por *Serratia, Enterobacter* e, menos comumente, *Citrobacter* pode ser adquirida diretamente por meio de uma variedade de infusatos (p. ex., medicamentos, hemoderivados, produtos de células-tronco não aprovados pela Food and Drug Administration [FDA]). As infecções por *Edwardsiella* são adquiridas por meio de exposição à água doce e aos ambientes marinhos e são mais comuns no Sudeste Asiático.

ESTRUTURA E FUNÇÃO

Os BGNs entéricos possuem uma membrana externa extracitoplasmática que consiste em uma bicamada lipídica com proteínas, lipoproteínas e polissacarídeos associados (cápsula, lipopolissacarídeo [LPS]). A membrana externa faz interface com o ambiente externo, incluindo o hospedeiro humano. Diversos componentes da membrana externa são determinantes de importância crítica na patogênese (p. ex., cápsula) e na resistência a agentes antimicrobianos (p. ex., barreira de permeabilidade, bombas de efluxo). Além disso, os produtos secretados desempenham um papel importante na infecção do hospedeiro (p. ex., moléculas de aquisição de ferro) e na sobrevida e colonização no nicho ambiental (p. ex., sistemas de secreção tipo VI).

PATOGÊNESE

Múltiplos fatores de virulência bacteriana são necessários para a patogênese de infecções causadas pelos BGNs. A presença de genes de virulência especializados define os patógenos e os capacita a infectar o hospedeiro de maneira eficiente. Os hospedeiros e seus patógenos cognatos vêm se coadaptando ao longo da história evolutiva. Durante a "partida de xadrez" disputada entre hospedeiro e patógeno ao longo do tempo, surgiram várias estratégias redundantes, tanto nos patógenos quanto nos hospedeiros **(Tab. 161-1)**.

Os mecanismos patogênicos intestinais (causadores de diarreia) são discutidos adiante. Os membros da família Enterobacteriaceae que causam infecções extraintestinais são patógenos principalmente extracelulares que, portanto, compartilham certas características patogênicas. Os principais componentes da defesa do hospedeiro contra as Enterobacteriaceae, independentemente da espécie, são a imunidade inata (incluindo barreiras intactas em pele e mucosas; retenção de nutrientes; e atividades do complemento, peptídeos antimicrobianos e fagócitos profissionais) e a imunidade humoral. Tanto a suscetibilidade à infecção quanto a gravidade dela aumentam com a disfunção ou a deficiência desses componentes no hospedeiro. Por outro lado, os fatores de virulência de *E. coli* patogênico intestinal – isto é, as cepas distintas que podem causar doença diarreica – são, em sua maior parte, diferentes daqueles das cepas de *E. coli* patogênicas extraintestinais (ExPEC, de *extraintestinal pathogenic* E. coli) e de outros BGNs que causam infecções extraintestinais. Essa distinção reflete diferenças sítio-específicas nos ambientes do hospedeiro, nos mecanismos de defesa e nas perturbações fisiológicas que levam à doença.

TABELA 161-1 ■ Interações entre *Escherichia coli* patogênico extraintestinal e o hospedeiro humano: um paradigma para bactérias Gram-negativas patogênicas extracelulares e extraintestinais

Objetivo da bactéria	Obstáculo interposto pelo hospedeiro	Solução encontrada pela bactéria
Adesão extraintestinal	Fluxo urinário, elevador mucociliar	Múltiplas adesinas (p. ex., fímbrias tipo 1, S e F1C; *pili* P)
Aquisição de nutriente para crescimento	Sequestro de nutrientes (p. ex., de ferro por armazenamento intracelular e depuração extracelular por lactoferrina e transferrina)	Lise celular (p. ex., hemolisina); múltiplos mecanismos de competição pelo ferro (p. ex., sideróforos) e por outros nutrientes
Prevenção inicial da atividade bactericida do hospedeiro	Complemento, fagócitos, peptídeos antimicrobianos	Polissacarídeos capsulares, lipopolissacarídeos
Disseminação (dentro do hospedeiro e entre hospedeiros)	Barreiras teciduais intactas	Lesão tecidual irritativa resultando no aumento da excreção (p. ex., toxinas como as hemolisinas), invasão do endotélio cerebral
Evitação tardia da atividade bactericida do hospedeiro	Imunidade adquirida (p. ex., anticorpos específicos), tratamento com antibióticos	Penetração nas células, aquisição de resistência aos antibióticos

Uma determinada cepa de enterobactéria possui, habitualmente, múltiplas adesinas para a sua ligação a uma variedade de células do hospedeiro (p. ex., em *E. coli*: fímbrias tipo 1, S e F1C; *pili* P). A aquisição de nutrientes (p. ex., de ferro, por meio de sideróforos) requer muitos genes que são necessários, mas não suficientes, para a patogênese. A capacidade de resistir à atividade bactericida do complemento e aos fagócitos na ausência de anticorpos (tal como a conferida, por exemplo, pela cápsula ou pelo componente do antígeno O do LPS) é um dos traços definidores de um patógeno extracelular. O dano tecidual (p. ex., conforme mediado pela hemolisina de *E. coli*) pode facilitar a aquisição de nutrientes e a disseminação dentro do hospedeiro. Sem dúvida alguma, muitos genes de virulência importantes aguardam a sua identificação.

A capacidade de induzir choque séptico é outro aspecto definidor desses gêneros. Os BGNs são as causas mais comuns dessa síndrome potencialmente letal. Os padrões moleculares associados aos patógenos (PAMPs, de *pathogen-associated molecular patterns*; p. ex., o lipídeo A do LPS) estimulam uma resposta pró-inflamatória do hospedeiro por meio de receptores de reconhecimento de padrões (p. ex., receptores semelhante ao Toll ou de lectina tipo C) que ativam as vias de sinalização de defesa do hospedeiro; quando francamente exuberante, essa resposta resulta em choque **(Cap. 304)**. A lesão bacteriana direta do tecido do hospedeiro (p. ex., por toxinas) ou a lesão colateral em consequência da resposta do hospedeiro podem resultar na liberação de padrões moleculares associados à lesão (DAMPs, de *damage-associated molecular patterns*; p. ex., proteínas do grupo 1 de alta mobilidade [HMGB-1]), as quais podem propagar uma resposta pró-inflamatória prejudicial do hospedeiro.

A maior parte dos gêneros de BGN se compõe de muitas variantes antigênicas (sorotipos). Por exemplo, *E. coli* tem > 150 antígenos O (somáticos), 80 antígenos K (capsulares) e 53 antígenos H (flagelares). Essa variabilidade antigênica, que possibilita a evasão imune à infecção recorrente por diferentes cepas da mesma espécie, tem impedido o desenvolvimento de uma vacina **(Cap. 123)**.

SÍNDROMES INFECCIOSAS

Dependendo do hospedeiro e do patógeno, o BGN pode infectar quase qualquer órgão ou cavidade corporal. *Escherichia coli* pode causar infecção intestinal ou extraintestinal, dependendo do seu tipo particular de patótipo, enquanto *Edwardsiella tarda* pode causar tanto infecção intestinal quanto extraintestinal. *Klebsiella* causa primariamente infecção extraintestinal, mas uma variante produtora de toxina de *Klebsiella oxytoca* tem sido associada à colite hemorrágica, e *Providencia alcalifaciens* e *Escherichia albertii* têm sido associadas à gastrenterite.

Escherichia coli e – em menor grau – *Klebsiella* são responsáveis pela maioria das infecções extraintestinais causadas por BGN. Essas espécies (para *K. pneumoniae*, primariamente seu patótipo hipervirulento) são os patógenos mais virulentos dentro desse grupo, conforme demonstrado por sua capacidade de causar infecção grave em hospedeiros ambulatoriais saudáveis da comunidade. Entretanto, os outros gêneros de BGN também são patógenos extraintestinais importantes, em particular entre residentes de instituições para cuidados a longo prazo e pacientes hospitalizados devido, em grande parte, à resistência intrínseca ou adquirida desses microrganismos a agentes antimicrobianos e ao número crescente de indivíduos com comprometimento de suas defesas. A taxa de mortalidade é substancial em muitas infecções por BGNs e está relacionada com a gravidade da doença, com a condição subjacente do hospedeiro e, em alguns casos, com a resistência do patógeno infectante aos antimicrobianos, o que pode resultar em terapia abaixo do ideal. Especialmente problemáticos são pneumonia, sepse e choque séptico (surgindo de qualquer local de infecção), para as quais as taxas de mortalidade associadas são de 20 a 60%.

DIAGNÓSTICO

O isolamento de um BGN a partir de locais anatômicos estéreis sempre implica infecção, ao passo que o seu isolamento de locais não estéreis, particularmente em feridas abertas e no trato respiratório, requer correlação clínica para diferenciar a colonização da infecção. Os laboratórios de microbiologia clínica estão cada vez mais incorporando novas metodologias diagnósticas (p. ex., espectrometria de massa por ionização e dessorção a *laser* assistida por matriz – *time of flight* [MALDI-TOF MS, de *matrix-assisted laser desorption ionization-time-of-flight mass spectrometry*] e reação em cadeia da polimerase [PCR, de *polymerase chain reaction*]) e imunoensaios para aumentar a sensibilidade, a acurácia e a rapidez dos resultados de identificação do patógeno e de genes de resistência. Essa informação pode ser usada para aumentar a prontidão e/ou a acurácia da seleção da terapia antimicrobiana empírica, melhorando os desfechos.

TRATAMENTO

Princípios que orientam o tratamento na era de crescente resistência aos antimicrobianos

(Ver também Cap. 144) O início da terapia antimicrobiana empírica apropriada cedo na evolução da infecção por BGNs (particularmente aquelas mais graves) leva a melhores desfechos clínicos. A crescente prevalência de BGNs resistentes a múltiplos fármacos (MDR, de *multidrug-resistant*) e extensamente resistentes a fármacos (XDR, de *extensively drug-resistant*); o atraso entre as taxas de resistência publicadas e atuais; e as variações da suscetibilidade antimicrobiana de acordo com as espécies, a localização geográfica, o uso regional de antimicrobianos e o local no hospital (p. ex., unidade de terapia intensiva [UTI] vs. enfermarias) exigem uma familiaridade com os padrões em evolução de resistência aos antimicrobianos para a seleção de uma terapia empírica apropriada.

Os fatores do paciente preditivos de resistência em um determinado isolado incluem uso recente de antimicrobianos, associação a cuidados de saúde (p. ex., hospitalização recente ou atual, diálise, residência em instituições para cuidados a longo prazo, transplante, câncer hematológico) ou viagem internacional (p. ex., Ásia, América Latina, África, Europa Oriental). É praticamente uma certeza o fato de que as taxas de resistência aumentarão com o tempo e provavelmente serão maiores do que mostrado aqui quando este capítulo for publicado. É preocupante o número crescente de relatos de Enterobacteriaceae resistentes que causam infecções em pacientes ambulatoriais sem fatores de risco conhecidos.

Nessa era de crescente resistência aos antimicrobianos, é essencial efetuar uma cultura do local de infecção antes de iniciar a terapia antimicrobiana e, no caso de pacientes com doença sistêmica, obter hemoculturas. Os testes *in vitro* podem nem sempre detectar resistência antimicrobiana; assim, é importante avaliar a resposta clínica do paciente ao tratamento. É fundamental ressaltar que a resistência pode surgir durante o tratamento (ver a discussão das β-lactamases AmpC, adiante). Além disso, a drenagem de abscessos, a ressecção de tecido necrótico e a remoção de corpos estranhos, algumas vezes chamadas de "controle da fonte", costumam ser necessárias para a cura.

Para pacientes adequadamente selecionados, pode ser inicialmente prudente, enquanto se aguardam os resultados de sensibilidade, utilizar dois agentes potencialmente ativos como forma de aumentar a probabilidade de que pelo menos um deles será ativo contra o microrganismo do paciente. Se o tratamento de amplo espectro já tiver sido iniciado, é importante mudar para o agente de espectro mais estreito e mais apropriado quando forem obtidas as informações de sensibilidade a antimicrobianos. Essa supervisão antimicrobiana responsável deve ajudar a romper o ciclo crescente de seleção de bactérias cada vez mais resistentes, diminuir a probabilidade de infecção por *Clostridium difficile*, diminuir os custos e aumentar ao máximo a longevidade útil dos agentes antimicrobianos disponíveis. De forma semelhante, é importante evitar o tratamento de pacientes que estão colonizados, porém não infectados (p. ex., que apresentam uma cultura de escarro positiva, porém sem evidência de pneumonia, ou que têm uma urocultura positiva sem manifestações clínicas de ITU).

No momento, os agentes antimicrobianos mais confiáveis e amplamente ativos *in vitro* contra as Enterobacteriaceae são os carbapenêmicos (com exceção do imipeném, ao qual os Proteeae [*Proteus*, *Morganella*, *Providencia*] são intrinsecamente resistentes); os aminoglicosídeos amicacina e plazomicina (com exceção dos Proteeae); a cefalosporina de quarta geração cefepima; os agentes combinados com inibidores da β-lactamase piperacilina-tazobactam, ceftolozana-tazobactam, ceftazidima-avibactam, meropeném-vaborbactam; e a nova cefalosporina-siderófora cefiderocol. Uma limitação do imipeném/cilastatina-relebactam; dos derivados de tetraciclina tigeciclina, omadaciclina e eravaciclina; e das polimixinas B e E (colistina) (que são, de outro modo, muito ativos) é sua pouca atividade contra os Proteeae e *Serratia*. Além disso, os derivados de tetraciclina alcançam concentrações abaixo das ideais em vários sítios anatômicos (incluindo urina e sangue). Os dados clínicos são limitados para o cefiderocol com exceção das ITUs; assim, deve-se ter cautela com o uso em infecções graves.

O número de agentes antimicrobianos efetivos contra determinadas Enterobacteriaceae está diminuindo, havendo BGNs realmente pan-resistentes. Por conseguinte, é preciso usar de modo criterioso os antimicrobianos atualmente disponíveis. A resistência extensa aos agentes disponíveis pode deixar o médico com pouca ou nenhuma opção terapêutica ideal. Contudo, o uso de um regime que considera o local da infecção, os níveis alcançáveis do fármaco no local (p. ex., maiores concentrações de muitos agentes na urina) e as estratégias de administração guiadas pela farmacodinâmica (p. ex., infusão prolongada de agentes β-lactâmicos para manter os níveis do fármaco acima da concentração inibitória mínima [CIM]) podem aumentar as chances de sucesso. No futuro próximo, a identificação de mecanismos de resistência dos BGNs no próprio ponto de cuidados permitirá uma abordagem baseada na medicina de precisão específica para o paciente e a cepa, o que poderia predizer melhores desfechos.

Os BGNs estão comumente envolvidos em infecções polimicrobianas, nas quais o papel de cada patógeno individual é incerto **(Cap. 177)**. Embora alguns BGNs sejam mais patogênicos que outros, é habitualmente prudente, quando possível, planejar um esquema antimicrobiano que seja ativo contra todos os BGNs identificados, já que cada um deles pode, por sua própria capacidade, ser o único responsável pela patogenicidade. Para pacientes inicialmente tratados com esquema empírico de amplo espectro, o esquema deve ser reduzido o mais rápido possível uma vez obtidos os resultados do teste de sensibilidade e quando o paciente responde ao tratamento.

A duração do tratamento deve ser individualizada com base na condição subjacente do hospedeiro e no local de infecção. Porém, para pacientes selecionados e não criticamente enfermos com controle da fonte e resposta satisfatória ao tratamento, 7 dias de tratamento podem ser suficientes.

TRATAMENTO ANTIMICROBIANO E MECANISMOS DE RESISTÊNCIA

Os mecanismos de resistência mais comuns desenvolvidos pelas Enterobacteriaceae estão resumidos na **Tabela 161-2**. Contudo, a hidrólise enzimática (p. ex., β-lactamases, das quais já foram descritas > 3.000 variantes)

TABELA 161-2 ■ Mecanismos comuns de resistência antimicrobiana em Enterobacteriaceae

Mecanismo	Antimicrobianos mais afetados	Mediadores de resistência comuns
Efluxo	Tetraciclinas, fluoroquinolonas (FQ)	Bombas de efluxo
Redução da permeabilidade	Fosfomicina	Alterações no sistema de captação
Superprodução ou alteração do sítio-alvo	FQ, sulfametoxazol-trimetoprima (SMX-TMP) e polimixinas	DNA-girase e topoisomerase IV para FQ; enzimas para a síntese de ácido fólico para SMX-TMP Lipídeo A para polimixinas
Hidrólise enzimática de antimicrobianos	Penicilinas, cefalosporinas, cefamicinas, carbapenêmicos	β-lactamases de amplo espectro (p. ex., TEM, SHV) ESBLs (p. ex., CTX-M, TEM modificada e SHV) β-lactamases AmpC Carbapenemases (p. ex., KPC baseada em serina, SME, OXA; e NDM baseada em metal, VIM, IMP)
Modificação enzimática de antimicrobianos	Aminoglicosídeos	AAC, ANT, APH

Siglas: AAC, *N*-acetiltransferases; ANT, *O*-adeniltransferases; APH, *O*-fosfotransferases; CTX, β-lactamase da cefotaxima; ESBL, β-lactamase de espectro estendido; IMP, ativa em imipeném; KPC, carbapenemase de *Klebsiella pneumoniae*; NDM, Nova Délhi metalo-β-lactamase; OXA, oxacilinase; SHV, β-lactamase variável sulfidril-reagente; SME, enzima de *Serratia marcescens*; TEM, β-lactamase temoniera; VIM, metalo-β-lactamase mediada por íntegrons de Verona.

e a modificação de antimicrobianos são os principais mediadores de resistência em BGNs e serão discutidas em detalhes adiante. É importante observar que é cada vez mais reconhecido que BGNs MDR e XDR costumam apresentar múltiplos plasmídeos e genes que codificam múltiplas β-lactamases.

As *β-lactamases de amplo espectro* medeiam a resistência a muitas penicilinas e cefalosporinas de primeira geração e são frequentemente expressas nos BGNs entéricos. Essas enzimas são inibidas por inibidores das β-lactamases (p. ex., clavulanato, sulbactam, tazobactam, avibactam). Em sua forma selvagem, elas não hidrolisam as cefalosporinas de terceira e de quarta gerações ou as cefamicinas (p. ex., cefoxitina).

As *β-lactamases de espectro estendido* (*ESBLs*, de *extended-spectrum β-lactamases*) são enzimas de amplo espectro modificadas que hidrolisam cefalosporinas de terceira geração, aztreonam e (em algumas situações) cefalosporinas de quarta geração além dos fármacos hidrolisados por β-lactamases de amplo espectro. Os BGNs que expressam ESBLs podem também exibir mutações de porina que resultam em redução da captação de agentes β-lactâmicos relevantes (cefalosporinas, combinações de β-lactâmicos/inibidores de β-lactamase e carbapenêmicos), reduzindo ainda mais a suscetibilidade a esses agentes. A prevalência da produção de ESBL adquirida, particularmente enzimas do tipo CTX-M, está aumentando nos BGNs do mundo inteiro, em grande medida devido à presença dos genes correspondentes em plasmídeos transferíveis (conjugáveis), os quais são variavelmente ligados ou associados com resistência às fluoroquinolonas, ao sulfametoxazol-trimetoprima (SMX-TMP), aos aminoglicosídeos, às tetraciclinas e (mais recentemente) à fosfomicina. Até o momento, as ESBLs são mais prevalentes em *E. coli* (especialmente ST131), *K. pneumoniae* e *K. oxytoca*, mas essas enzimas podem ocorrer em todas as Enterobacteriaceae. A prevalência regional aproximada de BGNs produtores de ESBL atualmente acompanha um gradiente descendente da seguinte forma: China > Europa Oriental > outras partes da Ásia (p. ex., Índia) > América Latina e África > Europa Ocidental, Estados Unidos, Canadá e Austrália. As viagens para regiões de alta prevalência aumentam a probabilidade de colonização por essas cepas. A incidência de infecções adquiridas na comunidade causadas por Enterobacteriaceae produtoras de ESBLs aumentou no mundo todo, incluindo nos Estados Unidos.

Os carbapenêmicos são os agentes ativos β-lactâmicos de ação mais confiável contra as cepas que expressam ESBLs. A piperacilina-tazobactam, quando ativa *in vitro*, tem sido usada como alternativa poupadora de carbapenêmicos, mas dados recentes do estudo MERINO não apoiam seu uso para infecções da corrente sanguínea. Ceftazidima-avibactam, ceftolozana-tazobactam (menos ativa contra *Klebsiella*, *Enterobacter* e *Citrobacter*), meropeném-vaborbactam, imipeném/cilastatina-relebactam e plazomicina são ativos contra a maioria das cepas produtoras de ESBL, havendo dados clínicos limitados para apoiar sua possível utilidade. O papel da tigeciclina, da eravaciclina e da omadaciclina não está claro apesar da excelente atividade *in vitro* desses agentes contra a maioria das Enterobacteriaceae; porém, eles não são ativos contra *Proteus*, *Morganella*, *Providencia* e *Serratia*.

As opções orais para tratamento de cepas que expressam ESBLs são limitadas. Fosfomicina, nitrofurantoína (para *E. coli*, 75-90% de suscetibilidade), pivmecilinam e omadaciclina são os agentes ativos mais confiáveis. As tetraciclinas mais antigas (p. ex., doxiciclina e minociclina) também costumam ser ativas, embora os níveis urinários possam não ser suficientes e a experiência clínica com infecções por Gram-negativos seja limitada.

As *β-lactamases AmpC*, quando induzidas ou desreprimidas de modo estável para níveis elevados de expressão, conferem resistência aos mesmos substratos das ESBLs mais as cefamicinas (p. ex., cefoxitina e cefotetana). Os genes que codificam essas enzimas estão principalmente localizados em cromossomos e, portanto, podem não exibir a resistência ligada ao SMX-TMP, aos aminoglicosídeos e às tetraciclinas que é comum com as ESBLs. Essas enzimas são problemáticas para o médico: pode haver desenvolvimento de resistência durante a terapia com cefalosporinas de terceira geração, resultando em falha clínica, particularmente na presença de bacteriemia. Embora as β-lactamases AmpC cromossômicas estejam presentes em quase todos os membros da família Enterobacteriaceae (com as notáveis exceções de *K. pneumoniae*, *K. oxytoca* e *Proteus mirabilis*), o risco de indução clinicamente significativa de expressão de alto nível ou de seleção de mutantes com desrepressão estável no tratamento com cefalosporinas não é uniforme entre as espécies, sendo maior com *Enterobacter cloacae*, *Klebsiella* (anteriormente *Enterobacter*) *aerogenes*, *Citrobacter freundii* e *Hafnia alvei*, e menor com *Serratia marcescens*, *Providencia* e *Morganella morganii*. Além disso, raras cepas de *E. coli*, *K. pneumoniae* e outras Enterobacteriaceae adquiriram plasmídeos contendo genes de β-lactamase AmpC.

Para as cepas que expressam AmpC, os carbapenêmicos são uma opção terapêutica apropriada, em especial para os pacientes gravemente enfermos. As metanálises apoiam o uso de piperacilina-tazobactam como possível opção. A cefalosporina de quarta geração cefepima pode constituir uma opção apropriada se for possível excluir a presença concomitante de ESBLs (uma tarefa que atualmente excede a capacidade da maioria dos laboratórios de microbiologia clínica) e se for obtido o controle da fonte. Vaborbactam e avibactam são os inibidores de β-lactamase mais potentes. Ceftazidima-avibactam, imipeném/cilastatina-relebactam e cefiderocol são ativos *in vitro*, mas os dados clínicos são limitados. As alternativas poupadoras de carbapenêmicos a considerar caso os microrganismos isolados sejam sensíveis *in vitro* incluem fluoroquinolonas, SMX-TMP e aminoglicosídeos. Tigeciclina, eravaciclina e omadaciclina são ativas *in vitro* (com exceção de *Proteus*, *Morganella*, *Providencia* e *Serratia*).

As *carbapenemases* Ambler classe A (mecanismo hidrolítico baseado em serina; carbapenemase de *K. pneumoniae* [KPC, de K. pneumoniae *carbapenemase*], enzima de *S. marcescens* [SME, de S. marcescens *enzyme*]) e classe B (mecanismo hidrolítico baseado em metal [zinco]; Nova Délhi metalo-β-lactamase [NDM], metalo-β-lactamase mediada por íntegrons de Verona [VIM, de *Verona integron-mediated metallo-β-lactamase*], ativa em imipeném [IMP]) conferem resistência aos mesmos fármacos que as ESBLs, mais as cefamicinas e os carbapenêmicos. Por outro lado, as carbapenemases Ambler classe D (mecanismo hidrolítico baseado em serina, p. ex., oxacilinase [OXA]) hidrolisam os carbapenêmicos e as penicilinas, mas apresentam atividade mínima contra cefalosporinas de espectro estendido. À semelhança das ESBLs, os genes que codificam carbapenemases podem estar presentes em plasmídeos transferíveis, os quais frequentemente codificam resistência ligada às fluoroquinolonas, ao SMX-TMP, às tetraciclinas e aos aminoglicosídeos. A disseminação mediada por transpóson (p. ex., TN4401 para KPC) também é importante. Embora todas as principais carbapenemases tenham sido descritas ao redor do mundo, a KPC é mais comum nas Américas, a NDM, na Ásia e a OXA, na Europa. O portador intestinal assintomático pode facilitar a disseminação.

A produção de carbapenemases pelas Enterobacteriaceae (CPE, de *carbapenemase production by Enterobacteriaceae*) é mais prevalente em *K. pneumoniae* e, secundariamente, em *Enterobacter* spp. e *E. coli*, porém foi descrita em quase todos os membros da família. *Morganella morganii*, *Proteus* e *Providencia* exibem resistência intrínseca de baixo nível ao imipeném. Embora o Clinical and Laboratory Standards Institute (CLSI) não recomende mais a identificação de rotina de CPE para isolados resistentes aos carbapenêmicos, esses dados poderiam informar a vigilância epidemiológica, os esforços de controle de infecção, a supervisão antimicrobiana e as decisões terapêuticas, especialmente se os dados de suscetibilidade aos agentes selecionados não estiverem disponíveis. Os métodos genotípicos e fenotípicos podem detectar genes de carbapenemases ou a sua atividade. Cada uma dessas metodologias tem prós e contras. No momento em que escrevemos, o CLSI endossa o método de inativação de carbapenêmicos modificado e o teste Carba NP.

Para o tratamento de infecções causadas por Enterobacteriaceae que produzem carbapenemases classe A ou D (hidrólise baseada em serina; KPC, OXA, SME), a ceftazidima-avibactam está surgindo como agente de primeira linha particularmente para bacteriemias, mas tem sido observada uma eficácia abaixo do ideal em pneumonias e em pacientes sob terapia de substituição renal, e a resistência ocorre em até 10% dos casos. As polimixinas também são ativas. O sucesso clínico contra CREs produtoras de KPC também foi relatado com meropeném-vaborbactam e, em menor grau, com imipeném/cilastatina-relebactam; porém, é importante ressaltar que nenhum desses agentes é ativo contra as CREs produtoras de OXA. No caso de SME, com base em dados limitados *in vitro*, o vaborbactam é mais efetivo, seguido pelo avibactam, enquanto o relebactam é significativamente menos ativo; isso sugere que meropeném-vaborbactam ou ceftazidima-avibactam devem ser opções de tratamento viáveis para CREs produtoras de SME. Ceftazidima, cefepima e aztreonam são ativos contra CREs produtoras de OXA tipo 48.

O tratamento de infecções causadas por CREs produtoras de metalo-β-lactamase classe B é mais difícil. As polimixinas B e E constituem atualmente uma das últimas linhas de defesa contra cepas que produzem metalo-carbapenemases (p. ex., NDM-1). Porém, a potencial nefrotoxicidade e neurotoxicidade desses agentes, sua limitada eficácia clínica e o recente surgimento do gene *mcr-1* de resistência à polimixina em um plasmídeo transferível estável e de resistência independente de *mcr-1* ameaçam a sua utilidade.

O aztreonam é ativo contra as metalocarbapenemases, mas é hidrolisado por ESBLs e β-lactamases AmpC, que costumam coexistir em cepas XDR. Há estudos em andamento avaliando aztreonam mais avibactam, uma combinação promissora com atividade *in vitro* contra enzimas de classes A, B e D para o tratamento de cepas de CRE que produzem NDM mais KPC ou OXA. Uma alternativa envolvendo fármacos aprovados disponíveis é a coadministração de ceftazidima-avibactam e aztreonam; o avibactam protege o aztreonam da hidrólise pelas ESBLs e β-lactamases AmpC.

Embora tigeciclina, eravaciclina e omadaciclina sejam ativas *in vitro*, há limitações farmacocinéticas-farmacodinâmicas, e, junto com as polimixinas, elas exibem pouca atividade contra Proteeae e *Serratia*. O cefiderocol é ativo *in vitro* contra KPC, a maioria das carbapenemases NDM e OXA (i.e., enzimas de classes A, B e D); estudos clínicos sobre o tratamento de BGNs resistentes a carbapenêmicos estão em andamento. Os aminoglicosídeos, dos quais a plazomicina é o mais ativo, podem ter alguma utilidade para a terapia combinada. A fosfomicina costuma ser ativa *in vitro*, mas os dados clínicos no tratamento de infecções graves causadas por CRE são limitados, pode haver desenvolvimento de resistência com a monoterapia e ainda não há formulação parenteral disponível nos Estados Unidos e em alguns outros países. Em conjunto, essas considerações recomendam a fosfomicina como agente de segunda linha e para uso em terapia combinada, com a possível exceção da prostatite devido à sua penetração superior.

Pode ocorrer *resistência aos carbapenêmicos na ausência de carbapenemases* na presença de ESBLs ou β-lactamases AmpC em combinação com mutações de porina (CRE não CP); porém, a maioria dos laboratórios não conseguirá diferenciar CPE de CRE não CP. O fenótipo CRE não CP é mais comumente visto em espécies de *E. coli* e *Enterobacter*. Em geral, a resistência a classes de antimicrobianos não carbapenêmicos é menor, mas os dados são limitados em relação à abordagem de manejo ideal para CRE não CP.

A *resistência ao inibidor de β-lactamase* é um fenótipo incomum (4% dos isolados sanguíneos de *E. coli/K. pneumoniae*), mas cada vez mais reconhecido, que se caracteriza por resistência aos inibidores de β-lactamase, mas não a cefalosporinas de terceira geração. Esse mecanismo de resistência é distinto da produção de ESBLs, β-lactamases AmpC e carbapenemases e ainda está sendo delineado. Evidências limitadas sugerem que a ceftriaxona é uma opção terapêutica apropriada para essas cepas.

A *resistência às fluoroquinolonas* em geral se deve a alterações ou à proteção do local-alvo na DNA-girase e topoisomerase IV, com ou sem redução da permeabilidade e efluxo ativo. A resistência a fluoroquinolonas é cada vez mais prevalente entre os BGNs e está associada a uma resistência a outras classes de antimicrobianos; por exemplo, 20 a 80% dos BGNs entéricos produtores de ESBL também são resistentes às fluoroquinolonas. Atualmente, as fluoroquinolonas não devem ser consideradas confiáveis no tratamento empírico das infecções por BGNs em pacientes criticamente doentes.

A *resistência aos aminoglicosídeos* em Enterobacteriaceae é conferida via modificação enzimática por *N*-acetiltransferases, *O*-adeniltransferases ou *O*-fosfotransferases, o que, por sua vez, afeta a ligação ribossômica. A amicacina é menos afetada por essas transferases que a gentamicina e a tobramicina e, assim, costuma ser mais ativa. A plazomicina não é afetada por todas essas enzimas que conferem resistência à amicacina, à gentamicina e à tobramicina, o que a torna um agente alternativo importante no tratamento de cepas XDR selecionadas (com exceção de Proteeae, contra os quais a plazomicina é pouco ativa). Um mecanismo de resistência ainda incomum envolve metilases de RNA ribossômico 16S, as quais impedem que todos os aminoglicosídeos (incluindo a plazomicina) se liguem a seus alvos ribossômicos. Até o momento, essas metilases são mais comuns em cepas que apresentam metalocarbapenemases (p. ex., NDM).

PREVENÇÃO

(Ver também Cap. 142) Determinadas medidas são amplamente aplicáveis para a redução do risco de infecção. Os programas de supervisão antimicrobiana devem ser instituídos para facilitar o uso adequado de antimicrobianos, o que minimizará o desenvolvimento de resistência. A adesão cuidadosa aos protocolos de higiene das mãos pelos profissionais de saúde e a limpeza/desinfecção ou o uso por um único paciente dos objetos de contato (p. ex., estetoscópios e esfigmomanômetros) são fundamentais. Os dispositivos de longa permanência (p. ex., cateteres urinários e intravasculares) devem ser usados apenas quando necessário e inseridos conforme um protocolo adequado; devem ser implementados protocolos para avaliação diária do uso e imediata remoção. Se possível, frascos de medicamentos de múltiplos usos devem ser evitados. A aplicação oral de clorexidina diminui a incidência de pneumonia entre pacientes em ventilação mecânica. Dados crescentes sustentam a implementação de descolonização universal (p. ex., banho com clorexidina) para prevenir a infecção em pacientes na UTI. A ameaça das CREs à saúde pública resultou em recomendações adicionais, especialmente para CREs produtoras de carbapenemases, que são uma preocupação ainda maior. Essas recomendações incluem precauções de contato para pacientes colonizados ou infectados por CRE, notificação da instituição acolhedora a partir das instituições que estão transferindo o paciente, além de limpeza diária do ambiente. O rastreamento de contatos e a vigilância ativa para essas bactérias também podem ser adequados.

INFECÇÕES POR *ESCHERICHIA COLI*

Todas as cepas de *E. coli* compartilham um genoma central de cerca de 2 mil genes. Em contrapartida, a capacidade de determinada cepa de *E. coli* de causar infecções e a natureza dessas infecções são definidas, em grande parte, por genes auxiliares (i.e., não centrais, não essenciais) que codificam vários fatores de virulência. A composição do genoma acessório de *E. coli* está continuamente em fluxo, conforme demonstrado pela recente evolução de *E. coli* enteroaderente produtora de toxina Shiga.

CEPAS COMENSAIS

As variantes comensais de *E. coli* são um constituinte importante da microbiota intestinal normal que confere benefício ao hospedeiro (p. ex., resistência à colonização com microrganismos patogênicos). Essas cepas geralmente carecem dos fatores de virulência especializados que capacitam as cepas de *E. coli* patogênicas intestinais e extraintestinais a causar doença dentro ou fora do trato gastrintestinal, respectivamente. Entretanto, até mesmo as cepas comensais de *E. coli* podem estar envolvidas em infecções extraintestinais na presença de um fator agravante, como corpo estranho (p. ex., um cateter urinário), comprometimento do hospedeiro (p. ex., anormalidades anatômicas ou funcionais locais, como obstrução dos tratos urinário ou biliar ou imunodeficiência sistêmica) ou um inóculo que é grande ou que contenha uma variedade de espécies bacterianas (p. ex., contaminação fecal da cavidade peritoneal).

CEPAS PATOGÊNICAS EXTRAINTESTINAIS

As cepas ExPEC constituem os BGNs entéricos mais comuns que causam infecções bacterianas adquiridas na comunidade e associadas a cuidados de saúde. A tendência emergente dessas cepas a adquirir novos mecanismos de resistência a antimicrobianos (p. ex., mutações de resistência a fluoroquinolonas, ESBLs, carbapenemases) representa novos desafios no manejo da infecção causada por ExPEC. Vários grupos clonais de ExPEC (p. ex., tipos de sequência [STs, de *sequence types*] ST131, ST95, ST69 e ST73) são reconhecidos por terem tido disseminação global. Os mecanismos subjacentes ao sucesso epidemiológico dessas linhagens disseminadas ainda são uma área de investigação ativa. No caso de ST131, a transmissão eficiente entre seres humanos seguida por colonização e persistência de longo prazo na microbiota intestinal parece ser um fator fundamental. Embora a aquisição de *E. coli* produtora de ESBL a partir da cadeia alimentar tenha sido descrita, essa ocorrência parece ser relativamente incomum.

Tal como *E. coli* comensal (mas diferentemente da *E. coli* patogênica intestinal), as cepas ExPEC são frequentemente encontradas na microbiota intestinal de indivíduos saudáveis e, com exceção de raras cepas quiméricas ExPEC/*E. coli* patogênica intestinal, não causam gastrenterite em seres humanos. A penetração dessas cepas a partir de seu local de colonização (p. ex., cólon, vagina ou orofaringe) em um local extraintestinal normalmente estéril (p. ex., trato urinário, cavidade peritoneal ou pulmões) constitui a etapa limitadora de velocidade para a infecção. As cepas ExPEC adquiriram genes acessórios que codificam diversos fatores de virulência que capacitam a bactéria a causar infecções fora do trato gastrintestinal em hospedeiros normais e comprometidos (Tab. 161-1). Esses genes de virulência definem as ExPEC e são, em sua maior parte, distintos daqueles genes de virulência que tornam as cepas patogênicas intestinais capazes de causar doença diarreica (Tab. 161-3). Todos os grupos etários, todos os tipos de hospedeiro e quase todos os órgãos e locais anatômicos são suscetíveis à infecção por ExPEC. Até mesmo hospedeiros previamente saudáveis podem ficar gravemente doentes ou morrer infectados com ExPEC; entretanto, os desfechos adversos são mais comuns entre hospedeiros com comorbidades e imunocomprometidos. A diversidade e o impacto médico e econômico das infecções por ExPEC são evidentes quando se consideram as seguintes síndromes específicas.

Síndromes infecciosas extraintestinais • INFECÇÃO DO TRATO URINÁRIO O trato urinário é o local mais frequentemente infectado pelas ExPEC. As ITUs são extraordinariamente comuns entre pacientes ambulatoriais e respondem por 1% das consultas ambulatoriais nos Estados Unidos. Entre as infecções que determinam hospitalização, elas são ultrapassadas apenas pelas infecções do trato respiratório inferior. É melhor considerar as ITUs conforme a síndrome clínica (p. ex., cistite, pielonefrite e ITUs associadas a cateter) e no contexto de hospedeiros específicos (p. ex., mulheres em pré-menopausa, hospedeiros imunocomprometidos; Cap. 135). *Escherichia coli* é o patógeno mais comumente isolado em todas as combinações de síndromes de ITU/grupos de hospedeiros. Ele causa anualmente nos Estados Unidos 80 a 90% dos 6 a 8 milhões de episódios estimados de cistite que ocorrem em mulheres atendidas no ambulatório na pré-menopausa com trato urinário anatômica e funcionalmente normal (i.e., cistite não complicada). Além disso, 20% das mulheres com episódio inicial de cistite sofrem recidivas frequentes.

A cistite não complicada, a síndrome de ITU aguda mais comum, caracteriza-se por disúria, polaciúria, urgência e dor suprapúbica. A progressão para infecção mais grave é rara; a história natural é a resolução espontânea lenta dos sintomas, acelerada pela terapia antimicrobiana. A presença de febre e/ou dor nas costas sugere progressão para pielonefrite. Até mesmo com tratamento apropriado da pielonefrite, a febre pode levar 5 a 7 dias para desaparecer por completo. A persistência ou a piora da febre, da dor no flanco e das contagens de neutrófilos indicam a necessidade de uma avaliação quanto à presença de um abscesso intrarrenal ou perinefrético e/ou obstrução. Com pouca frequência, a pielonefrite causa lesão do parênquima renal e perda da função renal, primariamente em associação com obstrução urinária, que pode ser preexistente ou, raramente, ocorrer *de novo* em pacientes diabéticos que desenvolvem necrose papilar renal em consequência de infecção renal. As gestantes estão sob risco extraordinariamente alto de desenvolver pielonefrite, a qual pode afetar de modo adverso o desfecho da gestação. Consequentemente, a triagem pré-natal para detecção e tratamento de bacteriúria assintomática é um procedimento padrão durante a gestação. A infecção prostática (prostatite), uma possível complicação da ITU em homens, pode se apresentar agudamente (grave), o que é raro, ou de maneira crônica (cistite recorrente), o que é muito mais comum. Pielonefrite aguda, prostatite aguda e outras doenças sistêmicas causadas por ITU podem ser coletivamente designadas de *urossepse*, *ITU febril* ou *ITU sistêmica*, podendo ou não ser acompanhadas de bacteriemia. O diagnóstico e o tratamento da ITU, conforme detalhados no Capítulo 135, devem ser individualizados para o hospedeiro, a natureza e o local de infecção e os padrões locais de sensibilidade aos antimicrobianos.

INFECÇÕES ABDOMINAIS E PÉLVICAS O abdome e a pelve são o segundo local mais comum de infecção extraintestinal por *E. coli*. Uma ampla variedade de síndromes clínicas ocorre nessas localizações, incluindo peritonite aguda secundária à contaminação fecal, peritonite bacteriana espontânea, peritonite associada à diálise, diverticulite, apendicite, abscessos intraperitoneais ou viscerais (hepáticos, pancreáticos, esplênicos), pseudocistos pancreáticos infectados e colangite e/ou colecistite. Nas infecções intra-abdominais, *E. coli* pode ser isolada como único microrganismo ou (como ocorre mais frequentemente) em associação a outros membros facultativos e/ou anaeróbios da microbiota intestinal (Cap. 132).

PNEUMONIA *Escherichia coli* não costuma ser considerada uma causa importante de pneumonia (Cap. 126). De fato, os BGNs entéricos respondem por apenas 1 a 3% dos casos de pneumonia adquirida na comunidade, em parte porque esses microrganismos colonizam apenas transitoriamente a orofaringe em uma minoria de indivíduos saudáveis. Entretanto, as taxas de colonização oral com *E. coli* e outros BGNs aumentam com a gravidade da

TABELA 161-3 ■ *Escherichia coli* patogênica intestinal

Patótipo	Epidemiologia	Síndromes clínicas[a]	Traço molecular definidor	Elemento genético responsável[b]
STEC/EHEC/ STEAEC	Alimento, água, pessoa a pessoa; todas as idades, países industrializados	Colite hemorrágica, síndrome hemolítico-urêmica	Toxina Shiga	Bacteriófago lambda símile codificando Stx1 ou Stx2
ETEC	Alimento, água; crianças pequenas e pessoas que viajam para países em desenvolvimento	Diarreia do viajante	Enterotoxinas termoestável e termolábil, fatores de colonização	Plasmídeo(s) de virulência
EPEC	Pessoa a pessoa; crianças pequenas e neonatos em países em desenvolvimento	Diarreia aquosa, diarreia persistente	Adesão localizada, lesão por adesão e supressão no epitélio intestinal	Ilha de patogenicidade em plasmídeo com fator de adesão para EPEC (*locus* para a supressão dos enterócitos [LEE])
EIEC	Alimento, água; crianças e pessoas que viajam para países em desenvolvimento	Diarreia aquosa, ocasionalmente disenteria	Invasão das células epiteliais do cólon, multiplicação intracelular, disseminação de célula para célula	Múltiplos genes contidos primariamente em um grande plasmídeo de virulência
EAEC	Alimento, água; crianças e pessoas que viajam para países em desenvolvimento; todas as idades, países industrializados	Diarreia do viajante, diarreia aguda, diarreia persistente	Adesão agregativa/difusa, fatores de virulência regulados por AggR	Genes de adesão e toxinas associados a cromossomos ou plasmídeos

[a]Síndromes clássicas; ver o texto para mais detalhes sobre o espectro de doenças. [b]A patogênese envolve múltiplos genes, incluindo outros genes além dos listados.
Siglas: EAEC, *E. coli* enteroaderente; EHEC, *E. coli* êntero-hemorrágica; EIEC, *E. coli* enteroinvasiva; EPEC, *E. coli* enteropatogênica; ETEC, *E. coli* enterotoxigênica; STEAEC, *E. coli* enteroaderente produtora de toxina Shiga; STEC, *E. coli* produtora de toxina Shiga.

doença e o uso de antibióticos. Por conseguinte, os BGNs constituem uma causa mais comum de pneumonia entre residentes de instituições para cuidados a longo prazo e representam a causa mais comum (60-70% dos casos) das pneumonias hospitalares (Cap. 142), em particular entre pacientes no pós-operatório e na UTI (p. ex., pneumonia associada à ventilação mecânica).

A infecção pulmonar é habitualmente adquirida por aspiração de pequenos volumes, mas, às vezes, ocorre por disseminação hematogênica, caso em que infiltrados nodulares multifocais podem ser observados. É comum a ocorrência de necrose tecidual, provavelmente devido a citotoxinas bacterianas. A despeito de importante variação institucional, *E. coli* é geralmente o terceiro ou quarto tipo de BGN mais isolado nas pneumonias adquiridas no hospital, respondendo por 5 a 8% dos episódios em estudos feitos nos Estados Unidos e na Europa. Independentemente do hospedeiro, a pneumonia causada por ExPEC é uma doença grave, com altas taxas brutas e atribuíveis de mortalidade (20-60% e 10-20%, respectivamente).

MENINGITE (Ver também Cap. 138) *Escherichia coli* é uma das principais causas de meningite neonatal, junto com *Streptococcus* do grupo B. A maior parte das cepas de *E. coli* que provocam meningite neonatal possui o antígeno capsular K1 e origina-se de um número limitado de grupos clonais associados à meningite. É comum ocorrer ventriculomegalia. Depois do primeiro mês de vida, a meningite por *E. coli* é incomum, ocorrendo predominantemente no contexto de ruptura cirúrgica ou traumática das meninges ou na cirrose hepática. Em pacientes com cirrose que desenvolvem meningite, as meninges são presumivelmente semeadas como resultado de bacteriemia por depuração hepática deficiente da veia porta.

CELULITE/INFECÇÃO MUSCULOESQUELÉTICA *Escherichia coli* contribui com frequência para a infecção de úlceras de decúbito e, por vezes, para a infecção de úlceras e feridas das extremidades inferiores e feridas em pacientes diabéticos ou em outros hospedeiros com comprometimento neurovascular. Nesses contextos, pode ocorrer osteomielite secundária à disseminação por contiguidade. *Escherichia coli* também causa celulite ou infecções de locais de queimadura e feridas cirúrgicas (respondendo por cerca de 10% das infecções de sítios cirúrgicos), particularmente quando a infecção se origina próximo do períneo. *Escherichia coli* causa osteomielite adquirida por via hematogênica, especialmente de corpos e discos vertebrais, sendo responsável por até 10% dos casos em algumas séries (Cap. 131). *Escherichia coli* às vezes causa infecção associada a dispositivos ortopédicos ou artrite séptica e, raramente, miosite hematogênica. A miosite ou a fascite da coxa causada por *E. coli* devem ser prontamente avaliadas quanto a uma possível fonte abdominal a partir da qual houve disseminação por contiguidade.

INFECÇÃO ENDOVASCULAR A despeito de ser uma das causas mais comuns de bacteriemia, *E. coli* raramente infecta valvas cardíacas nativas. Quando infecta valvas nativas, o microrganismo habitualmente o faz no contexto de uma doença valvar prévia. As infecções de aneurismas, da veia porta (*pileflebite*) e de enxertos vasculares por *E. coli* são muito incomuns.

INFECÇÕES DIVERSAS *Escherichia coli* pode causar infecção em quase todos os órgãos e locais anatômicos. Em certas ocasiões, provoca mediastinite pós-operatória ou sinusite complicada e, raramente, causa endoftalmite, ectima gangrenoso ou abscesso cerebral.

BACTERIEMIA A bacteriemia por *E. coli* pode surgir de infecção em qualquer local extraintestinal. Além disso, a bacteriemia por *E. coli* pode ter origem a partir de dispositivos intravasculares percutâneos ou biópsias transretais de próstata ou do aumento da permeabilidade da mucosa intestinal que se observa em neonatos e em pacientes com cirrose avançada, neutropenia, mucosite induzida por quimioterapia, traumatismo e queimaduras extensas. A bacteriemia por *E. coli* causada por cepas produtoras de ESBL também tem sido relatada após transplante de microbiota fecal em pacientes com aumento da permeabilidade da mucosa. Proporções aproximadamente iguais de casos de bacteriemia por *E. coli* originam-se na comunidade e em ambientes de cuidados de saúde. O isolamento de *E. coli* no sangue tem quase sempre importância clínica e pode ser acompanhado por síndrome séptica (disfunção de pelo menos um órgão ou sistema) ou choque séptico (Cap. 304).

O trato urinário é a fonte mais comum de bacteriemia por *E. coli*, respondendo por metade a dois terços dos episódios. A bacteriemia originária do trato urinário é particularmente comum em pacientes com pielonefrite, obstrução do trato urinário ou instrumentação feita na presença de urina infectada. O abdome é a segunda fonte mais comum, respondendo por cerca de 25% dos episódios. Embora muitos desses episódios resultem de obstrução biliar (cálculos, tumores) e da ruptura do intestino, as quais são reconhecidas com facilidade, algumas fontes abdominais (p. ex., abscessos) são notavelmente silenciosas clinicamente e requerem identificação por meio de exames de imagem (p. ex., tomografia computadorizada). Assim, especialmente considerando a alta prevalência de bacteriúria assintomática entre idosos e pessoas funcionalmente comprometidas, o médico deve ter cuidado ao atribuir a bacteriemia por *E. coli* a uma fonte urinária na ausência de sinais e sintomas característicos de ITU. As infecções de tecidos moles, ossos e pulmões e por cateteres intravasculares são outras fontes de bacteriemia por *E. coli*.

Diagnóstico As cepas de *E. coli* que causam infecções extraintestinais geralmente crescem nos meios diagnósticos padrão em até 24 horas, tanto em aerobiose quanto em anaerobiose, e são facilmente identificadas pelo laboratório de microbiologia clínica por critérios bioquímicos de rotina. Mais de 90% das cepas de ExPEC são fermentadoras rápidas de lactose e indol-positivas.

TRATAMENTO

Infecções extraintestinais por *E. coli*

Escherichia coli não apresenta resistência intrínseca clinicamente significativa aos antimicrobianos; porém, a resistência adquirida tem aumentado e tornado o tratamento problemático. Embora existam diferenças geográficas, em geral, a prevalência de resistência é > 20% para ampicilina, amoxicilina-clavulanato, ampicilina-sulbactam, cefazolina, SMX-TMP e fluoroquinolonas, mesmo nas infecções adquiridas na comunidade. Essa resistência impede o uso empírico desses agentes para infecções graves. As viagens para o exterior, a exposição prévia a um agente antimicrobiano ou a exposição a um ambiente de cuidados de saúde aumentam ainda mais a possibilidade de resistência. Felizmente, mais de 90% dos isolados que causam cistite não complicada permanecem sensíveis a nitrofurantoína e fosfomicina.

Entre 2015 e 2017, a National Healthcare Safety Network (NHSN) identificou 24% de isolados clínicos de *E. coli* como produtores de ESBL. Prevalências maiores são relatadas na Ásia, no Leste Europeu, na América do Sul e na África; a prevalência também é maior em isolados de ambientes de cuidados de saúde, especialmente naqueles para cuidados a longo prazo. Porém, as ITUs adquiridas na comunidade causadas por cepas de *E. coli* que produzem ESBLs CTX-M são cada vez mais comuns. As opções de tratamento com fármacos orais para essas cepas são limitadas; todavia, dados *in vitro* e dados clínicos limitados indicam que, para cistite, a fosfomicina, o pivmecilinam e a nitrofurantoína são altamente ativos e podem ser usados, sendo provável que a omadaciclina seja ativa com base em dados *in vitro*. Para a terapia parenteral de cepas sensíveis a carbapenêmicos, os agentes previsivelmente mais ativos (> 90%) incluem carbapenêmicos, amicacina, plazomicina, ceftazidima-avibactam, ceftolozana-tazobactam, meropeném-vaborbactam, imipeném/cilastatina-relebactam, piperacilina-tazobactam, polimixinas, cefiderocol, tigeciclina, eravaciclina e omadaciclina. O tratamento de cepas produtoras de carbapenemases depende da classe de enzimas produzidas (ver "Carbapenemase", anteriormente). Há incertezas sobre o tratamento ideal para *E. coli* CR não CP.

As decisões para tratamento empírico em pacientes criticamente enfermos devem ser ditadas pelos padrões locais de suscetibilidade e por fatores de risco específicos do paciente (prevalência de 1,2% a partir dos dados de 2015-2017 da NHSN). Tão importante como a instituição imediata de terapia empírica efetiva para pacientes gravemente enfermos é o uso de agentes apropriados de espectro mais estreito para o tratamento definitivo sempre que possível, além da evitação do tratamento em pacientes colonizados, mas não infectados.

CEPAS PATOGÊNICAS INTESTINAIS

Patótipos Certas cepas de *E. coli* são capazes de causar doença diarreica. (Outros patógenos intestinais importantes são discutidos nos Caps. 133, 134 e 165-168.) Pelo menos no mundo industrializado, as cepas patogênicas intestinais de *E. coli* raramente são encontradas na microbiota fecal de pessoas saudáveis. Em vez disso, parecem ser essencialmente patógenos obrigatórios. Essas cepas desenvolveram uma capacidade especial de causar enterite, enterocolite e colite quando ingeridas em quantidade suficiente por um hospedeiro não imune. Há pelo menos cinco patótipos de *E. coli* patogênicos intestinais: (1) *E. coli* produtora de toxina Shiga (STEC), que inclui os subgrupos de *E. coli* êntero-hemorrágica (EHEC) e de *E. coli* enteroaderente produtora de toxina Shiga (STEAEC) recentemente evoluída; (2) *E. coli* enterotoxigênica (ETEC); (3) *E. coli* enteropatogênica (EPEC); (4) *E. coli* enteroinvasiva (EIEC); e (5) *E. coli* enteroaderente (EAEC). *Escherichia coli* difusamente aderente (DAEC) e *E. coli* citodesagregadora são supostos patótipos adicionais. Por fim, uma variante denominada *E. coli* invasiva aderente (AIEC) foi associada à doença de Crohn (embora o seu papel etiológico ainda não esteja comprovado), mas não provoca doença diarreica aguda.

Água e alimentos contaminados são os veículos primários para a transmissão de ETEC, STEC/EHEC/STEAEC, EIEC e EAEC, enquanto a disseminação entre pessoas (direta ou indireta) é a via de transmissão primária de EPEC e uma via de transmissão secundária de STEC/EHEC/STEAEC. A acidez gástrica confere alguma proteção contra a infecção; portanto, as pessoas com redução dos níveis gástricos de ácido são especialmente suscetíveis. Os seres humanos são o principal reservatório dessas cepas (exceto STEC/EHEC, para as quais os bovinos são os principais portadores); a variedade de hospedeiros parece depender de fatores relativos à adesão espécie-específica das bactérias. Embora seja observada alguma sobreposição, cada patótipo possui uma combinação distintiva de traços de virulência, o que resulta em um mecanismo patogênico patótipo-específico (Tab. 161-3). Com raras exceções, essas cepas são, em grande parte, incapazes de causar doença fora do trato intestinal. Enquanto a doença causada por STEC/EHEC/STEAEC ocorre principalmente em países de alta renda, a doença causada por ETEC, EPEC e EIEC ocorre principalmente em países de renda baixa e média na Ásia, na África e na América Latina, e a doença por EAEC ocorre no mundo todo.

E. COLI PRODUTORA DE TOXINA SHIGA As cepas STEC/EHEC/STEAEC são patógenos capazes de causar colite hemorrágica e síndrome hemolítico-urêmica (SHU). Em contrapartida a outros patótipos intestinais, as STEC/EHEC/STEAEC causam infecções mais frequentemente em países industrializados do que em regiões em desenvolvimento. Vários grandes surtos, originados do consumo de alimentos frescos (p. ex., alface, espinafre, brotos) e de carne moída malcozida, receberam considerável atenção da mídia. Além disso, um dramático surto em 2011 – principalmente na Alemanha – envolveu uma cepa EAEC que adquiriu um fago codificador da toxina Shiga, resultando em um novo genótipo, STEAEC (O104:H4). Essa cepa foi transmitida aos casos primários por sementes de feno grego germinadas, com a subsequente transmissão entre humanos, resultando em > 4 mil casos e 54 mortes.

As cepas STEC são a quarta causa mais notificada de diarreia bacteriana nos Estados Unidos (depois de *Campylobacter*, *Salmonella* e *Shigella*). O157:H7 é o sorotipo mais proeminente entre as cepas STEC; entretanto, muitos outros sorotipos também foram descritos, incluindo O6, O26, O45, O55, O91, O103, O111, O113, O121 e O145. Os ruminantes domesticados, particularmente gado bovino e bezerros jovens, são o principal reservatório das STEC/EHEC. A carne moída ou mecanicamente amaciada – a fonte mais comum de cepas STEC/EHEC – é frequentemente contaminada por bactérias intestinais das fontes animais durante o processamento. Além disso, o esterco de gado ou de outros animais (incluindo aquele na forma de fertilizante) pode contaminar os produtos (batatas, alface, espinafre, brotos, frutas caídas, nozes, morangos), e os remanescentes fecais desse esterco podem contaminar os sistemas de abastecimento de água. Os laticínios e os animais em jardins zoológicos constituem fontes adicionais de infecção.

Estima-se que < 10^2 unidades formadoras de colônias (UFCs) de STEC/EHEC/STEAEC possam causar doença. Portanto, não apenas os baixos níveis de contaminação dos alimentos ou do ambiente contaminado (p. ex., na água engolida ao nadar) resultam em doença, mas também a transmissão de pessoa para pessoa (p. ex., nas creches e em instituições) constitui uma importante via de disseminação secundária. Ocorrem também infecções associadas aos laboratórios. A doença causada por esse grupo de patógenos atinge um pico nos meses de verão e ocorre na forma de surtos ou de casos esporádicos.

Para STEC/EHEC/STEAEC, a produção de toxina Shiga (Stx2a-g e/ou Stx1a,c,d) é um fator fundamental para a ocorrência de doença clínica, conforme demonstrado pelo surto de STEAEC em 2011. O gene *stx* está presente em prófagos integrados aos cromossomos, podendo ocorrer várias combinações de tipos e subtipos *stx* em uma determinada cepa. As cepas de *Shigella dysenteriae* que produzem uma toxina intimamente relacionada com a toxina Shiga também podem causar colite hemorrágica e SHU. Stx2 (especialmente Stx2a,c,d) parece ser mais importante que Stx1 no desenvolvimento de SHU. Todas as toxinas Shiga estudadas até o presente são multímeros compostos por uma subunidade A enzimaticamente ativa e por cinco subunidades B idênticas, os quais medeiam a ligação às globosilceramidas, que são glicolipídeos associados à membrana expressos em certas células do hospedeiro. Como na ricina, a subunidade Stx A cliva uma adenina do rRNA 28S da célula hospedeira, inibindo, de modo irreversível, a função dos ribossomos (i.e., síntese proteica) e levando potencialmente à apoptose.

Para a patogenicidade completa, as cepas STEC necessitam de propriedades adicionais, como tolerância aos ácidos e adesão a células epiteliais. A maior parte dos isolados causadores de doença possui o *locus* cromossômico para a supressão dos enterócitos (LEE, de *locus for enterocyte effacement*). Essa ilha de patogenicidade foi descrita pela primeira vez em cepas de EPEC e contém genes que medeiam a aderência às células epiteliais intestinais e um sistema que subverte as células do hospedeiro pela translocação de proteínas bacterianas (sistema de secreção tipo III). As cepas de EHEC constituem o subgrupo de cepas de STEC que possuem stx_1 e/ou stx_2, bem como LEE. Em contrapartida, a cepa STEAEC do surto de 2011 não apresentava LEE, ainda assim estava associada a uma maior proporção de pacientes desenvolvendo SHU (22%) do que a média histórica para surtos de STEC/EHEC (2-8%). Os dados sustentam o papel fundamental dos fatores de virulência associados à cepa EAEC do surto de 2011 (p. ex., AAF/fímbrias I, serina-proteases SigA, SepA) para adesão, inflamação aumentada e ruptura da barreira epitelial intestinal, o que aumenta a translocação sistêmica de Stx2a.

Após a exposição a STEC/EHEC/STEAEC e um período de incubação de 3 a 4 dias, a colonização do cólon e talvez do íleo resulta em sintomas. O edema do cólon e a diarreia secretora não sanguinolenta inicial podem evoluir para a síndrome característica de diarreia francamente sanguinolenta (identificada por anamnese ou exame). São comuns a dor abdominal importante e a presença de leucócitos fecais (70% dos casos), ao passo que febre não é frequente; a ausência de febre pode levar incorretamente à suspeita diagnóstica de afecções não infecciosas (p. ex., intussuscepção e doença inflamatória intestinal ou isquêmica). Por vezes, as infecções causadas por *C. difficile*, *K. oxytoca* (ver "Infecções por *Klebsiella*", adiante), *Campylobacter* e *Salmonella* apresentam-se de modo similar. A doença por STEC/EHEC em geral é autolimitada, durando 5 a 10 dias.

Uma temida complicação da infecção por cepas STEC/EHEC é a SHU, a qual ocorre 2 a 14 dias após a diarreia, mais comumente em crianças pequenas (estima-se que ocorra em 15% das crianças infectadas com < 10 anos de idade) ou em pacientes idosos. Estima-se que, nos Estados Unidos, > 50% de todos os casos de SHU – e 90% dos casos de SHU em crianças, sendo uma causa importante de insuficiência renal aguda nesta última população – sejam causados por STEC/EHEC. Por outro lado, na infecção por STEAEC, a SHU ocorre mais comumente em adultos não idosos, especialmente mulheres jovens. A SHU é mediada pela translocação sistêmica de toxinas Shiga. Os eritrócitos podem servir como carreadores de Stx para as células endoteliais localizadas nos pequenos vasos dos rins e do cérebro. O desenvolvimento subsequente de microangiopatia trombótica (talvez com efeitos diretamente mediados pela toxina sobre várias células não endoteliais) comumente produz uma combinação de febre, anemia hemolítica, trombocitopenia, insuficiência renal e encefalopatia. A ativação do complemento mediada por Stx também pode desempenhar um papel no desenvolvimento da SHU. Embora, com o suporte de hemodiálise, a taxa de mortalidade da SHU seja < 10%, os sobreviventes costumam ter disfunção persistente renal e neurológica.

E. COLI ENTEROTOXIGÊNICA ETEC é uma causa importante de diarreia endêmica em países de renda baixa e média; estima-se que seja responsável por 800 milhões de casos anualmente. Nesses locais, as crianças, após o desmame, comumente experimentam vários episódios de infecção por ETEC durante os primeiros 3 anos de vida. A incidência da doença diminui com a idade, um padrão que se correlaciona com o desenvolvimento de imunidade de mucosa aos fatores de colonização (i.e., adesinas).

Nos países industrializados, ETEC é o agente mais comum da diarreia do viajante, causando 25 a 75% dos casos. A incidência da infecção pode ser reduzida ao evitar com prudência o consumo de líquidos e alimentos potencialmente contaminados, em particular itens crus, inadequadamente cozidos, não descascados ou não refrigerados (Cap. 124). A infecção por ETEC é incomum nos Estados Unidos, mas já ocorreram surtos secundários ao consumo de produtos alimentares importados de áreas endêmicas. É necessário um grande inóculo (10^6-10^8 UFC) para produzir doença, a qual habitualmente se desenvolve depois de um período de incubação de 12 a 72 horas.

Após a adesão de ETEC aos enterócitos por meio de fatores de colonização (p. ex., CFA/I, CS), a doença é mediada primariamente por uma enterotoxina termolábil (LT, de *heat-labile toxin*) e/ou uma enterotoxina termoestável (STa, de *heat-stable toxin*), levando à doença diarreica. A doença é menos grave com cepas que produzem apenas a LT. Tanto LT quanto STa causam secreção líquida por meio da ativação de adenilato-ciclase e/ou guanilato-ciclase C (STa) no jejuno e no íleo. O resultado é uma diarreia aquosa acompanhada por cólicas.

A LT consiste em uma subunidade A e em uma subunidade B pentamérica e é estrutural e funcionalmente similar à toxina do cólera. A forte ligação da subunidade B ao gangliosídeo GM_1 presente na superfície das células epiteliais intestinais leva à translocação da subunidade A, a qual funciona como uma difosfato de adenosina (ADP)-ribosiltransferase. A STa madura é um peptídeo com 18 ou 19 aminoácidos secretados que leva a aumento da concentração intracelular de monofosfato de guanosina cíclico (GMPc). Caracteristicamente ausentes na doença mediada por ETEC são as alterações histopatológicas do intestino delgado; o muco, o sangue e as células inflamatórias nas fezes; e a febre.

O espectro da infecção por ETEC varia desde um quadro leve a uma síndrome coleriforme potencialmente fatal. Embora os sintomas sejam habitualmente autolimitados (durando 3-5 dias), a infecção pode resultar em significativa morbidade e mortalidade (> 250 mil mortes anualmente, principalmente como resultado de depleção profunda de volume) quando o acesso aos serviços de saúde ou a reidratação apropriada são limitados e quando são afetadas crianças pequenas e/ou desnutridas.

E. COLI ENTEROPATOGÊNICA EPEC causa doença principalmente em crianças pequenas, incluindo neonatos. Tendo sido o primeiro patótipo de *E. coli* reconhecido como um agente de doença diarreica, EPEC foi responsável por surtos de diarreia em lactentes (incluindo berçários de hospital) em países industrializados nas décadas de 1940 e 1950. No momento, a infecção por EPEC é incomum nos países ricos, mas, entre os lactentes de países de renda baixa e média, é uma causa importante de diarreia (esporádica ou epidêmica), muitas vezes acompanhada por vômitos e febre. A amamentação diminui a incidência de infecção por EPEC. Pode ocorrer rápida transmissão de pessoa a pessoa.

Os sintomas aparecem após a colonização do intestino delgado e um breve período de incubação (1 ou 2 dias). A adesão localizada inicial aos enterócitos por meio de *pili* formadores de feixes tipo IV leva ao apagamento característico das microvilosidades, com a formação de pedestais semelhantes a cálices, ricos em actina, mediados por fatores no LEE. A produção de diarreia é um processo complexo e regulado no qual a modulação da célula hospedeira por um sistema de secreção tipo III desempenha um importante papel. As cepas que carecem de *pili* formadores de feixes foram classificadas como EPEC atípica (aEPEC); dados crescentes sustentam um papel para essas cepas como patógenos intestinais em todas as faixas etárias e entre pessoas infectadas pelo vírus da imunodeficiência humana (HIV, de *human immunodeficiency virus*). As fezes diarreicas frequentemente contêm muco, mas não sangue. Embora a diarreia por EPEC costume ser autolimitada (com 5-15 dias de duração), ela pode persistir por várias semanas.

E. COLI ENTEROINVASIVA EIEC, uma causa relativamente incomum (ou talvez sub-reconhecida) de diarreia, é raramente identificada nos Estados Unidos, embora alguns surtos relacionados com alimentos tenham sido descritos. Em países de renda baixa e média, a doença esporádica é reconhecida infrequentemente em crianças e viajantes.

EIEC compartilha muitas características genéticas e clínicas, bem como um ancestral comum, com *Shigella*. Ambos são patógenos intracelulares cuja virulência é mediada pela presença de fatores específicos e pela perda ou inativação de outros fatores (genes antivirulência), os quais presumivelmente ocorreram durante a transição desses microrganismos de um estilo de vida extracelular para outro intracelular.

A colonização e a invasão da mucosa colônica, seguidas por replicação e disseminação entre as células (em parte por meio do sistema de secreção tipo III), resulta no desenvolvimento de colite inflamatória. Porém, diferentemente de *Shigella*, EIEC produz doença apenas com inóculo grande (10^8-10^{10} UFC) e é menos virulento, geralmente causando apenas diarreia aquosa leve e autolimitada (7-10 dias). A doença costuma começar após um período de incubação de 1 a 3 dias. Ocasionalmente, EIEC pode causar uma síndrome tipo shigelose (disenteria) caracterizada por febre, dor abdominal, tenesmo e fezes escassas contendo muco, sangue e células inflamatórias.

E. COLI ENTEROADERENTE E DIFUSAMENTE ADERENTE EAEC tem sido principalmente descrita em países de renda baixa e média e em crianças pequenas. Entretanto, estudos recentes indicam que EAEC também pode ser uma causa relativamente comum de diarreia em todos os grupos etários nos países industrializados. EAEC tem sido cada vez mais reconhecida como uma importante causa de diarreia do viajante. Ela está altamente adaptada aos seres humanos, os quais constituem o provável reservatório. Um grande inóculo é necessário para a ocorrência de infecção, que em geral se manifesta como diarreia aquosa e, algumas vezes, persistente em hospedeiros saudáveis, mas também em desnutridos e infectados pelo HIV.

In vitro, as células EAEC exibem um padrão difuso ou em "tijolos empilhados" de adesão às células epiteliais do intestino delgado. Os fatores de virulência que provavelmente são necessários para a doença são regulados em grande parte pelo ativador da transcrição AggR. A patogênese da doença por EAEC começa com a adesão intestinal, a qual resulta da estimulação à produção de muco epitelial e à formação de biofilme bacteriano, esta última mediada por fímbrias e, possivelmente, mucinase Pic e dispersina. A inflamação surge, resultando na esfoliação de células epiteliais e secreção intestinal mediada pelas enterotoxinas Pet, EAST-1, ShET1 e HlyE.

Outro patótipo entérico, DAEC, está associado com doença diarreica, principalmente em crianças de 2 a 6 anos de idade em alguns países em desenvolvimento, e pode causar diarreia do viajante. As adesinas Afa/Dr podem contribuir para a patogênese dessas infecções.

Diagnóstico A diarreia infecciosa aguda pode ser classificada como não inflamatória (mais comumente viral) ou inflamatória (geralmente bacteriana); esta última é sugerida por fezes grosseiramente sanguinolentas ou mucoides ou por um teste positivo para leucócitos fecais, lactoferrina ou calprotectina (Cap. 133). ETEC, EPEC, DAEC e EAEC causam diarreia não inflamatória. A identificação desses agentes pode ser feita com uma plataforma comercial (p. ex., os painéis gastrintestinais BioFire® Film Array® conseguem detectar STEC, ETEC, EPEC, EAEC e EIEC). Porém, a identificação dos microrganismos raramente é necessária porque as doenças associadas são autolimitadas. ETEC causa a maioria e EAEC causa uma minoria dos casos da diarreia do viajante não inflamatória; aqui, também, o diagnóstico definitivo não costuma ser necessário para o manejo (conforme discutido adiante). Se a diarreia persistir por > 10 dias, apesar do tratamento, deve-se investigar a presença de *Giardia* ou *Cryptosporidium* (ou, em hospedeiros imunocomprometidos, de outros patógenos oportunistas).

Devido à importância considerável para a saúde pública das infecções por STEC/EHEC/STEAEC, incluindo a ameaça de SHU, o CDC atualmente recomenda que todos os pacientes com diarreia adquirida na comunidade, inflamatória ou não, sejam avaliados para esses patógenos por cultura simultânea (para fornecer um isolado para a sorotipagem e para detecção e controle de surtos) e pela detecção da toxina Shiga ou de seus genes correspondentes. A base lógica para testar todos os casos de diarreia adquirida na comunidade, independentemente das características clínicas, é de que sangue e leucócitos (ou lactoferrina) nas fezes não estão presentes de forma confiável nas infecções por STEC/EHEC/STEAEC. Além disso, o uso de ambos os testes aumenta a sensibilidade diagnóstica em relação a qualquer dos testes isoladamente.

STEC/EHEC O157 podem ser identificadas por meio de cultura por triagem das cepas de *E. coli* que não fermentam o sorbitol, com sorotipagem subsequente e teste para toxina Shiga. Meios seletivos ou de triagem não estão disponíveis para a detecção baseada em cultura de cepas não O157 de STEC/EHEC/STEAEC. A detecção das toxinas Shiga ou dos genes de toxinas por meio de ensaios baseados no DNA, de imunoabsorção ligada à enzima e citotoxicidade oferece as vantagens de rapidez e detecção de cepas STEC/EHEC/STEAEC não O157. As amostras positivas para toxina, porém com cultura negativa para O157, devem ser encaminhadas para o laboratório de saúde pública local ou estadual para exames especializados.

TRATAMENTO

Infecções intestinais por *E. coli*

A base do tratamento para todas as síndromes diarreicas consiste na reposição de água e eletrólitos. Essa medida é particularmente importante para a infecção causada por STEC/EHEC/STEAEC, visto que a expansão apropriada do volume pode proteger contra a lesão renal e melhorar o desfecho.

O uso de antibióticos profiláticos para prevenir a diarreia do viajante deve ser, em geral, desencorajado, especialmente à luz das altas taxas de resistência aos antimicrobianos. Todavia, em pacientes selecionados (p. ex., naqueles que não podem suportar uma doença breve ou que têm predisposição à infecção), é razoável utilizar a rifaximina, que não é absorvível e é bem tolerada.

Quando não há muco e sangue nas fezes, o tratamento precoce da diarreia do viajante, iniciado pelo próprio paciente com uma fluoroquinolona ou com azitromicina, diminui a duração da doença, e o uso de loperamida pode fazer cessar os sintomas em poucas horas. Embora a disenteria causada por EIEC seja autolimitada, o tratamento antimicrobiano acelera a resolução dos sintomas, em particular nos casos graves. Por outro lado, o tratamento antimicrobiano da infecção por STEC/EHEC/STEAEC (cuja presença é sugerida por diarreia visivelmente sanguinolenta sem febre) deve ser evitado, já que os antibióticos podem aumentar a incidência de SHU (possivelmente mediante o aumento da produção/liberação de Stx). No tratamento da SHU, a plasmaférese não tem benefício, e o valor da inibição de C5 (via eculizumabe) não está definido.

INFECÇÕES POR *KLEBSIELLA*

Klebsiella pneumoniae é, sob o ponto de vista médico, a mais importante espécie de *Klebsiella*, causando infecções adquiridas na comunidade e nas instituições para cuidados a longo prazo e infecção hospitalar. *Klebsiella oxytoca* e *K.* (anteriormente *Enterobacter*) *aerogenes* são primariamente patógenos de instituições de cuidados a longo prazo e hospitais. As espécies de *Klebsiella* são amplamente prevalentes no ambiente e colonizam as superfícies mucosas dos mamíferos. Em seres humanos saudáveis, a prevalência de colonização por *K. pneumoniae* é de 5 a 35% no cólon e de 1 a 5% na orofaringe; a pele costuma ser colonizada apenas de modo transitório.

Nos países ocidentais, as infecções por *Klebsiella* são causadas, em sua maioria, por *K. pneumoniae* "clássica" (cKP) e ocorrem em hospitais e em instituições para cuidados a longo prazo. As síndromes clínicas mais comumente causadas por cKP são pneumonia, ITU, infecção abdominal, infecção de dispositivo intravascular, infecção de sítio cirúrgico, infecção de tecidos moles e bacteriemia secundária. As cepas de cKP ganharam notoriedade por sua propensão para a aquisição de determinantes de resistência antimicrobiana confundidores do tratamento, além de causar surtos localizados ou disseminados, como na disseminação global de cepas de cKP produtoras de NDM-1 da Índia em associação com o turismo médico. Os grupos clonais STs 11, 15, 101, 307 e 258/512, muitos membros dos quais produzem carbapenemases, estão sendo disseminados internacionalmente. A transmissão dentro de instituições ou entre elas é comum. *Klebsiella pneumoniae* é quase quatro vezes mais transmissível que *E. coli*, e, de maneira desconcertante, as cepas produtoras de carbapenemase estão associadas a maior disseminação em comparação com as cepas suscetíveis aos carbapenêmicos.

Além disso, recentemente surgiram cepas de *K. pneumoniae* hipervirulenta (hvKP, de *hypervirulent* K. pneumoniae) que são fenotípica e clinicamente distintas da cKP, após seu reconhecimento inicial em Taiwan em 1986. Embora as infecções por hvKP tenham ocorrido globalmente em todos os grupos étnicos, a maioria dos casos foi relatada em pessoas de etnia asiática que moram em países da margem do Pacífico, mas também de outros países asiáticos. As pessoas afetadas costumam ter diabetes melito. Essas características demográficas levantam a possibilidade de uma distribuição desse microrganismo específico para o local ou de suscetibilidade aumentada em hospedeiros asiáticos, especialmente naqueles diabéticos. Em contrapartida ao contexto habitual associado a cuidados de saúde para as infecções por cKP no Ocidente, a hvKP é capaz de causar infecções graves que ameaçam os órgãos e a vida em pessoas saudáveis e mais jovens da comunidade, podendo se disseminar metastaticamente a partir do sítio da infecção primária ou apresentar-se com múltiplos sítios de infecção. É preocupante que relatos recentes de países asiáticos tenham demonstrado que a hvKP seja responsável por um número crescente de infecções associadas a cuidados de saúde ou adquiridas no hospital.

A infecção por hvKP inicialmente foi caracterizada e diferenciada das infecções tradicionais causadas por cepas de cKP por (1) apresentação como abscesso hepático piogênico monomicrobiano adquirido na comunidade **(Fig. 161-1, *superior*)**, (2) ocorrência em pacientes sem história de doença hepatobiliar e (3) propensão para disseminação metastática para

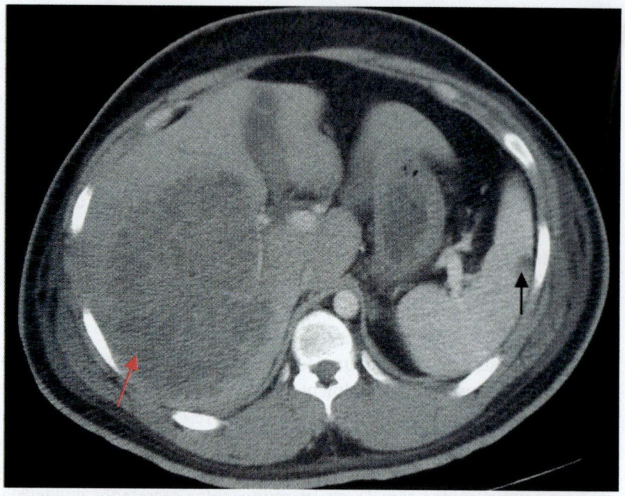

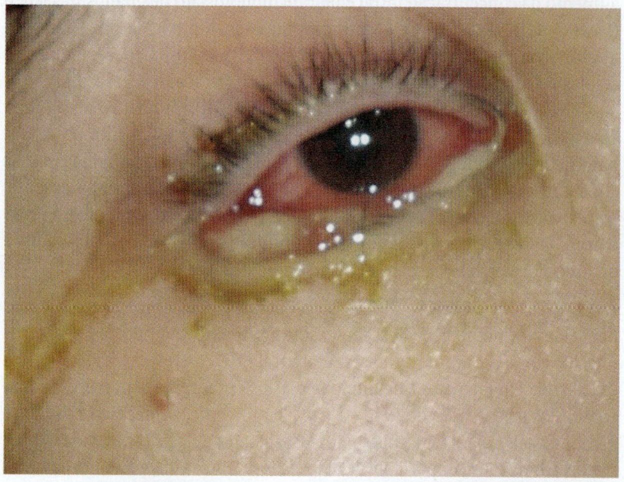

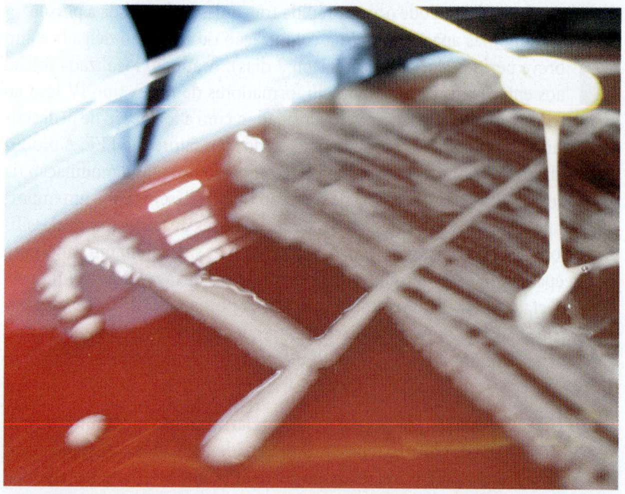

FIGURA 161-1 Patótipo hipervirulento de *Klebsiella pneumoniae* (hvKP). ***Superior:*** Tomografia computadorizada do abdome de um homem vietnamita de 24 anos de idade previamente saudável, mostrando um abscesso hepático primário (*seta vermelha*), com disseminação metastática para o baço (*seta preta*). *(Cortesia dos Drs. Chiu-Bin Hsaio e Diana Pomakova.)* ***Meio:*** Um homem chinês de 33 anos de idade previamente saudável apresentou endoftalmite. *(AS Shon, RP Bajwa, TA Russo: Hypervirulent (hypermucoviscous) Klebsiella pneumoniae: A new and dangerous breed. Virulence 4:107, 2013.)* ***Inferior:*** Um fenótipo hipermucoviscoso (que não significa necessariamente um fenótipo mucoide) foi associado a cepas de hvKP. É mostrado um teste da corda (*string test*) positivo. Porém, esse teste não é idealmente sensível nem específico. A identificação da combinação dos biomarcadores *iucA*, *iroB*, *peg-344*, *rmpA* e *rmpA2* é atualmente a forma mais acurada de identificar a hvKP.

locais distantes. Subsequentemente, o patótipo hvKP foi reconhecido como causa de abscessos extra-hepáticos e infecções com ou sem envolvimento hepático, incluindo pneumonia; meningite (na ausência de trauma ou neurocirurgia); endoftalmite (Fig. 161-1, *meio*); abscesso esplênico, de psoas, prostático, epidural e cerebral; e fascite necrosante. Os sobreviventes com frequência padecem de morbidade catastrófica, como perda da visão e sequelas neurológicas importantes. Mais recentemente, os médicos enfrentam um desafio ainda maior – a confluência de determinantes de resistência antimicrobiana possuídos pela cKP e os fatores de virulência possuídos pela hvKP no mesmo plasmídeo ou em plasmídeos coexistentes. O resultado é a evolução de hvKP MDR e XDR.

Klebsiella pneumoniae subespécie *rhinoscleromatis* é o agente etiológico do rinoscleroma, uma infecção granulomatosa da mucosa do trato respiratório superior que progride lentamente (no decorrer de meses ou anos) e que provoca necrose e, em certas ocasiões, obstrução das vias nasais. *Klebsiella pneumoniae* subespécie *ozaenae* já foi implicada como causa de rinite atrófica crônica e, raramente, de doença invasiva em hospedeiros comprometidos. *Klebsiella* (*Calymmatobacterium*) *granulomatis* é um patógeno transmitido sexualmente e é o agente causador de granuloma inguinal (donovanose) que resulta em úlceras genitais crônicas (Cap. 173). Esses patótipos de *Klebsiella* são habitualmente isolados de pacientes que residem em climas tropicais e são genomicamente distintos de cKP e hvKP.

SÍNDROMES INFECCIOSAS

Pneumonia Embora cKP seja responsável por apenas uma pequena proporção de casos de pneumonia adquirida na comunidade nos países ocidentais (Cap. 126), cKP e *K. oxytoca* constituem causas comuns de pneumonia entre residentes de instituições para cuidados a longo prazo e pacientes hospitalizados devido às taxas aumentadas de colonização orofaríngea por esses microrganismos nessas pessoas. A ventilação mecânica constitui um importante fator de risco. Na Ásia e na África do Sul, a pneumonia adquirida na comunidade causada por hvKP está se tornando cada vez mais comum, competindo com *Streptococcus pneumoniae*, e, com frequência, ocorre em pacientes mais jovens na ausência de doença subjacente. *Klebsiella* também representa uma causa comum de pneumonia em crianças gravemente desnutridas em países em desenvolvimento.

Tal como em todas as pneumonias causadas por BGNs entéricos, as manifestações típicas incluem produção de escarro purulento e evidências de doença das vias aéreas. A apresentação com infecção mais precoce e menos extensa é atualmente mais comum do que aquela com infiltrado lobar, abaulamento de fissuras e escarro tipo geleia de groselha. A infecção pulmonar causada por hvKP que sofre disseminação metastática (p. ex., a partir de um abscesso hepático) inclui habitualmente densidades bilaterais nodulares, mais comumente nos lobos inferiores. Com a progressão da doença, podem ocorrer necrose pulmonar, derrame pleural e empiema.

ITU A cKP é responsável por apenas 1 a 2% dos episódios de ITU em adultos saudáveis, mas por 5 a 17% dos episódios de ITU em pacientes com anormalidades anatômicas e funcionais do trato urinário, incluindo o uso de cateter de demora (ITU complicada). A ITU causada por hvKP manifesta-se mais comumente na forma de abscesso renal ou prostático devido à disseminação da bacteriemia do que na forma de infecção ascendente a partir da uretra e da bexiga.

Infecção abdominal A cKP causa um espectro de infecções abdominais semelhantes às causadas por *E. coli*, porém é menos frequentemente isolada nessas infecções em comparação com *E. coli*. A hvKP é uma causa comum de abscesso hepático piogênico monomicrobiano adquirido na comunidade e, na orla asiática do Pacífico, tem sido isolada com frequência uniformemente crescente nas últimas duas décadas, substituindo *E. coli* como patógeno mais comum responsável por essa síndrome. A hvKP é cada vez mais descrita como causa de peritonite bacteriana espontânea e abscesso esplênico.

Outras infecções Quando cKP e *K. oxytoca* causam celulite ou infecção de tecidos moles, o processo envolve com mais frequência tecidos desvitalizados (p. ex., úlceras de decúbito e diabéticas, feridas de queimaduras) e hospedeiros imunocomprometidos. cKP e *K. oxytoca* provocam alguns casos de infecção de locais cirúrgicos e sinusite hospitalar, além de casos ocasionais de osteomielite contígua a infecções de tecidos moles, miosite não tropical e meningite (tanto no período neonatal quanto após neurocirurgia). Por outro lado, a hvKP tornou-se uma importante causa de fascite necrosante monomicrobiana adquirida na comunidade, meningite, endoftalmite (Fig. 161-1, *meio*) e abscessos cerebrais, de espaço subdural e epidural, em particular na orla asiática do Pacífico, mas também no mundo inteiro. As cepas de *K. oxytoca* produtoras de citotoxinas foram implicadas como causa de colite hemorrágica associada a antibióticos não causada por *C. difficile*.

Bacteriemia A infecção por *Klebsiella* em qualquer local pode produzir bacteriemia. As ITUs, do trato respiratório e do abdome (especialmente abscesso hepático) respondem por 15 a 30% dos episódios de bacteriemia por *Klebsiella*. As infecções relacionadas com dispositivos intravasculares respondem por outros 5 a 15% dos episódios, enquanto as infeções de locais cirúrgicos e outras infecções são responsáveis pelos demais casos. *Klebsiella* é uma causa ocasional de sepse em neonatos e de bacteriemia em pacientes neutropênicos. Porém, como os BGNs entéricos em geral, *Klebsiella* raramente causa endocardite ou outras infecções endovasculares, embora a endocardite possa envolver destruição valvar extensa.

DIAGNÓSTICO

As espécies de *Klebsiella* são prontamente isoladas e identificadas no laboratório. Esses microrganismos costumam fermentar a lactose, embora as subespécies *rhinoscleromatis* e *ozaenae* sejam não fermentadoras e indol-negativas. Em geral, a hvKP possui um fenótipo hipermucoviscoso (Fig. 161-1, *inferior*), embora a sensibilidade e a especificidade do teste da corda não sejam ideais. A identificação da combinação dos biomarcadores *iucA*, *iroB*, *peg-344*, *rmpA* e *rmpA2* é atualmente a maneira mais acurada para identificar a hvKP, embora esses testes não estejam rotineiramente disponíveis.

TRATAMENTO

Infecções por *Klebsiella*

Klebsiella (previamente *Enterobacter*) *aerogenes* tem um perfil de resistência semelhante ao de *E. cloacae*, cujo tratamento é discutido adiante. *Klebsiella pneumoniae* e *K. oxytoca* têm perfis de resistência antibiótica semelhantes; ambas são intrinsecamente resistentes à ampicilina. A prevalência de resistência adquirida em *K. pneumoniae* e *K. oxytoca* é geralmente > 30% para amoxicilina-clavulanato, ampicilina-sulbactam, nitrofurantoína e SMX-TMP e de cerca de 10 a 20% para fluoroquinolonas, piperacilina-tazobactam, fosfomicina e omadaciclina.

Dados de 2015 a 2017 da NHSN identificaram 25% de *K. pneumoniae* como cepas produtoras de ESBL; taxas maiores são relatadas na Ásia, na América do Sul e na África. Embora a prevalência de cepas produtoras de ESBL seja maior nas instituições para cuidados a longo prazo, os isolados de cKP que produzem ESBLs CTX-M são cada vez mais descritos na comunidade. O tratamento oral para infecções por cepas produtoras de ESBL é mais difícil com *Klebsiella* que com *E. coli* devido à atividade relativamente ruim da nitrofurantoína, uma menor atividade da fosfomicina (cerca de 80%) e dados disponíveis limitados em relação a pivmecilinam (> 80%) e omadaciclina (suscetibilidade de 75-100% para isolados produtores de ESBL, mas 60% em caso de resistência à tetraciclina).

De maneira previsível, o maior uso de carbapenêmicos desencadeado pelas ESBLs selecionou cepas de cKP e *K. oxytoca* que expressam carbapenemases (8-18% com base em estudo e dados locais, prevalência de 8,6% nos dados de 2015-2017 da NHSN). O tratamento pode ser problemático para esses microrganismos, especialmente para aqueles com uma metalo-β-lactamase (p. ex., NDM), o que apresenta maior prevalência em isolados de cKP e *K. oxytoca* da Europa Oriental e da Ásia e entre isolados associados a cuidados de saúde. Da mesma forma, cepas de hvKP da Ásia também são cada vez mais relatadas como produtoras de ESBLs e carbapenemases.

As opções de tratamento para *Klebsiella* resistente aos carbapenêmicos são semelhantes às descritas para *E. coli* e dependem da classe de carbapenemase produzida (ver "Carbapenemases", anteriormente); aconselha-se consultoria com especialistas na área. Para as cepas sensíveis aos carbapenêmicos, os agentes mais previsivelmente ativos incluem carbapenêmicos, amicacina, plazomicina, ceftazidima-avibactam, ceftolozana-tazobactam, meropeném-vaborbactam, imipeném/cilastatina-relebactam, polimixinas, cefiderocol, tigeciclina, eravaciclina e omadaciclina. As decisões sobre tratamento empírico nos pacientes criticamente enfermos devem ser ditadas pelos padrões locais de suscetibilidade e por fatores de risco específicos do paciente.

INFECÇÕES POR *PROTEUS*

As espécies de *Proteus* são parte da microbiota colônica de uma ampla variedade de mamíferos, aves, peixes e répteis. A capacidade desses BGNs de produzir histamina em peixes contaminados os implicou na patogênese do envenenamento por escombroide (peixe) (Cap. 460).

Proteus mirabilis causa 90% das infecções por *Proteus* que ocorrem na comunidade, nas instituições para cuidados a longo prazo e nos hospitais. Por outro lado, *Proteus vulgaris* e *Proteus penneri* estão associados principalmente a infecções adquiridas em instituições para cuidados a longo prazo ou em hospitais. Da mesma forma, *P. mirabilis* coloniza seres humanos saudáveis (prevalência de 50%), enquanto *P. vulgaris* e *P. penneri* são isolados principalmente de indivíduos com doença subjacente. O local mais comum de infecção por *Proteus* é o trato urinário, onde os principais fatores conhecidos de urovirulência de *Proteus* incluem adesinas, flagelos, protease imunoglobulina A (IgA)-IgG, sistemas de aquisição de ferro e urease. Menos comumente, *Proteus* causa infecções em uma variedade de outros sítios extraintestinais.

SÍNDROMES INFECCIOSAS

ITU *Proteus mirabilis* causa apenas 1 a 2% das ITUs em mulheres saudáveis, enquanto espécies de *Proteus* coletivamente são responsáveis por apenas 5% das ITUs adquiridas no hospital. Contudo, *Proteus* é responsável por 10 a 15% dos casos de ITU complicada, primariamente os associados à cateterização; de fato, *Proteus* é responsável por 20 a 45% dos isolados urinários de pacientes em uso de cateterização crônica. Essa alta prevalência se deve em parte à produção, pela bactéria, de urease, que hidrolisa a ureia em amônia e produz alcalinização da urina. Na urina alcalina, há precipitação de compostos orgânicos e inorgânicos, contribuindo para a formação de cristais de estruvita e carbonato-apatita, biofilmes em cateteres e/ou cálculos francos. *Proteus* se associa aos cálculos e biofilmes; a partir daí, só pode ser erradicado pela remoção dos cálculos e do cateter. Com o tempo, podem formar-se cálculos coraliformes dentro da pelve renal, que levam à obstrução e à insuficiência renal. Embora seja biologicamente plausível, ainda não há suporte clínico para o conceito de que as amostras de urina exibindo alcalinidade inexplicada devem ser cultivadas e de que o isolamento de uma espécie de *Proteus* (ou de outro microrganismo que desdobre a ureia) deve levar à consideração de avaliação para urolitíase.

Outras infecções *Proteus* ocasionalmente causa pneumonia (principalmente em residentes de instituições para cuidados a longo prazo ou em pacientes hospitalizados), sinusite nosocomial, abscessos intra-abdominais, infecções do trato biliar, infecções de sítio cirúrgico, infecções dos tecidos moles (especialmente úlceras de decúbito e diabéticas) e osteomielite (principalmente por contato); em raras ocasiões, causa miosite não tropical. Além disso, *Proteus* raramente causa meningite neonatal, sendo o umbigo a fonte comumente implicada; com frequência, essa doença é complicada pelo desenvolvimento de abscesso cerebral. Ocorrem também abscessos cerebrais otogênicos.

Bacteriemia A maioria dos episódios de bacteriemia por *Proteus* se origina no trato urinário; porém, potenciais fontes são dispositivos intravasculares e qualquer dos locais menos comuns de infecção por *Proteus*. A infecção endovascular é rara. As espécies de *Proteus* são ocasionalmente os agentes de sepse em neonatos e de bacteriemia em pacientes neutropênicos.

DIAGNÓSTICO

Proteus é prontamente isolado e identificado no laboratório. As cepas são, em sua maioria, lactose-negativas, produzem H_2S e demonstram motilidade característica semelhante a enxame nas placas de ágar. *Proteus mirabilis* e *P. penneri* são indol-negativos, enquanto *P. vulgaris* é indol-positivo. A incapacidade de produzir ornitina-descarboxilase diferencia *P. penneri* de *P. mirabilis*.

TRATAMENTO

Infecções por *Proteus*

A resistência intrínseca ocorre em todas as espécies de *Proteus* a nitrofurantoína, polimixinas, imipeném e derivados da tetraciclina (p. ex., tigeciclina, eravaciclina, omadaciclina) e, no caso de *P. vulgaris* e *P. penneri*, também a ampicilina e cefalosporinas de primeira e segunda geração. A resistência adquirida (% dos isolados) ocorre em *P. mirabilis* à ampicilina (15-65%) e em espécies de *Proteus* a fluoroquinolonas (10-55%), fosfomicina (7-22%) e SMX-TMP (20-50%). Em *P. mirabilis*, a ampicilina-sulbactam é mais ativa que a ampicilina, com prevalências de resistência de 6 a 18%, mas a prevalência de produção de ESBL (o que confere resistência a ampicilina-sulbactam) está aumentando nos Estados Unidos (5-10%) e na Ásia (até 60%). Isolados de *P. mirabilis* que produzem ESBL CTX-M foram obtidos de pacientes ambulatoriais sem contato recente com assistência médica (ver seção sobre o tratamento das infecções extraintestinais por *E. coli* para considerações sobre o tratamento). O uso de cefalosporinas de terceira geração pode induzir ou selecionar a desrepressão estável da β-lactamase AmpC em *P. vulgaris*. A resistência adquirida a carbapenêmicos permanece relativamente infrequente (< 10%). Porém, a produção de uma metalo-β-lactamase de classe B (p. ex., NDM) limita as opções de tratamento devido à resistência inerente de espécies de *Proteus* a polimixinas e derivados da tetraciclina (ver "Carbapenemases", anteriormente). Nos pacientes criticamente enfermos, os agentes com excelente atividade geral contra espécies de *Proteus* (90-100% dos isolados suscetíveis) incluem carbapenêmicos (com exceção do imipeném), amicacina, piperacilina-tazobactam, aztreonam, cefepima, ceftazidima-avibactam, ceftolozana-tazobactam e meropeném-vaborbactam.

INFECÇÕES POR *ENTEROBACTER* E *CRONOBACTER*

O complexo *E. cloacae* é responsável pela maioria das infecções por *Enterobacter*, enquanto *Cronobacter sakazakii* (anteriormente *Enterobacter sakazakii*), *Cronobacter malonaticus*, *Enterobacter cancergenus* e *Enterobacter gergoviae* são menos comumente isolados (< 1% para cada um deles). *Enterobacter bugandensis* foi recentemente descrito como agente de sepse em neonatos e foi isolado na Estação Espacial Internacional. As espécies de *Enterobacter* causam principalmente infecções relacionadas com cuidados de saúde. Os microrganismos são amplamente prevalentes nos alimentos, em fontes ambientais (incluindo o equipamento de instituições de assistência à saúde) e em uma variedade de animais.

A colonização por esses microrganismos é incomum em seres humanos saudáveis, mas aumenta significativamente nas pessoas que vivem em instituições para cuidados a longo prazo ou recentemente hospitalizadas. Embora a colonização seja um importante antecedente na gênese da infecção, também ocorre a introdução direta por meio de cateteres intravenosos (IV) (p. ex., líquidos IV ou monitores de pressão contaminados) ou por produtos de células hematopoiéticas não aprovados pela FDA. Uma resistência extensa aos antibióticos se desenvolveu em espécies de *Enterobacter* e provavelmente contribuiu para a emergência desses microrganismos como proeminentes patógenos nosocomiais. Os fatores de risco para infecção por *Enterobacter* incluem tratamento antibiótico prévio, comorbidades e estadia na UTI. As espécies de *Enterobacter* causam um espectro de infecções extraintestinais semelhante ao descrito para os outros BGNs.

SÍNDROMES INFECCIOSAS

As síndromes mais comumente encontradas incluem pneumonia, ITUs (particularmente relacionadas com cateter), infecções relacionadas com dispositivos intravasculares, infecções de sítio cirúrgico e infecções abdominais (principalmente pós-operatórias ou relacionadas com dispositivos como *stents* biliares). A sinusite nosocomial, a meningite relacionada com procedimentos neurocirúrgicos (incluindo o uso de monitores de pressão intracraniana), a osteomielite e a endoftalmite que surge após cirurgia ocular são menos frequentes. Os neonatos (particularmente aqueles com baixo peso ao nascer) estão sob risco de infecção por *C. sakazakii*, incluindo bacteriemia neonatal, enterocolite necrosante e meningite (geralmente complicada por abscesso cerebral ou ventriculite). Fórmulas em pó para lactentes contaminadas têm sido implicadas como fonte dessas infecções neonatais. A OMS recomenda que, para reduzir o número inicial de bactérias, as fórmulas em pó para lactentes devem ser reconstituídas com água quente (> 70 °C), e, para limitar a replicação de bactérias residuais, a fórmula reconstituída deve ser armazenada a < 5 °C ou o seu tempo de armazenamento deve ser minimizado.

A bacteriemia por *Enterobacter* pode resultar de infecção primária em qualquer local anatômico. Na bacteriemia de origem incerta, particularmente em casos de surtos, as fontes a serem consideradas devem incluir medicamentos ou fluidos IV contaminados, hemoderivados ou plasma, fluidos de irrigação de cateteres e equipamento de diálise. *Enterobacter* também pode causar bacteriemia em pacientes neutropênicos. A endocardite por *Enterobacter* é rara, ocorrendo principalmente em associação ao uso de drogas ilícitas IV ou valvas protéticas.

DIAGNÓSTICO

Enterobacter é prontamente isolado e identificado em laboratório. A maior parte das cepas é lactose-positiva e indol-negativa.

TRATAMENTO

Infecções por *Enterobacter*

Enterobacter cloacae é intrinsecamente resistente a ampicilina, ampicilina-sulbactam, ampicilina-clavulanato, cefalosporinas de primeira geração e cefamicinas. A prevalência de resistência adquirida tem variado de 15 a 40% para piperacilina-tazobactam, de 5 a 23% para polimixina E, de 15 a 17% para fosfomicina, de 15 a 30% para SMX-TMP e de 5 a 20% para fluoroquinolonas, sendo de cerca de 10% para omadaciclina (53% se houver resistência à tetraciclina). Os dados de 2015 a 2017 da NHSN identificaram 8,9% dos isolados de *E. cloacae* como supostamente produtores de ESBL, com base na resistência à cefepima. A prevalência de ESBLs em *E. cloacae* fora dos Estados Unidos é de 20 a 50%. O uso de cefalosporinas de terceira geração pode induzir ou selecionar a desrepressão estável de β-lactamases AmpC. Como pode surgir resistência durante o tratamento (em um estudo, esse fenômeno foi documentado em 20% dos isolados clínicos), esses agentes devem ser evitados no tratamento de infecções graves por *Enterobacter*.

A cefepima é estável na presença de β-lactamases AmpC; sendo assim, é uma opção adequada para o tratamento de infecções por *Enterobacter*, contanto que não haja ESBL coexistente. Em geral, a prevalência de resistência varia de 10 a 25% para cefepima e de 25 a 50% para aztreonam e cefalosporinas de terceira geração. A resistência a carbapenêmicos ainda é relativamente incomum (dados de 2015-2017 da NHSN identificaram prevalência de 5%) e está mais comumente associada com a expressão aumentada de AmpC e a redução da permeabilidade devido a mutações de porinas em vez da produção de carbapenemases, embora a aquisição de genes de carbapenemases esteja aumentando (ver "Carbapenemases", anteriormente). Ainda há dúvidas sobre o tratamento ideal para espécies de *Enterobacter* CR não CP. Felizmente, em geral, a porcentagem de suscetibilidade é alta (90-99%) para carbapenêmicos, amicacina, plazomicina, ceftazidima-avibactam, meropeném-vaborbactam, imipeném/cilastatina-relebactam, cefiderocol, tigeciclina, eravaciclina e omadaciclina (estes três últimos para isolados suscetíveis à tetraciclina). Uma vez obtidos os dados de sensibilidade do isolado de um paciente, é aconselhável o descalonamento do esquema antimicrobiano, sempre que possível.

INFECÇÕES POR *SERRATIA*

Serratia marcescens causa > 90% e o complexo *Serratia liquefaciens* causa < 10% das infecções por *Serratia*. As espécies de *Serratia* são encontradas principalmente no ambiente (inclusive o das instituições de assistência à saúde), particularmente em locais úmidos. Elas têm sido isoladas de uma variedade de animais, insetos e plantas, porém apenas infrequentemente em seres humanos saudáveis. Nas instituições para cuidados a longo prazo e nos hospitais, os reservatórios dos microrganismos incluem as mãos e as unhas de profissionais de saúde, alimentos, leite (em unidades neonatais), pias, equipamento médico, soluções IV ou medicamentos parenterais (particularmente aqueles fornecidos por farmácias de manipulação), seringas prontas para uso e frascos de medicamento com múltiplos acessos (p. ex., heparina, propofol, solução salina), hemoderivados (p. ex., plaquetas), sabão e loções para as mãos, soluções de irrigação e até mesmo desinfetantes como a clorexidina.

A infecção resulta de inoculação direta (p. ex., por contaminação de substâncias injetáveis [líquidos IV, medicamentos ou drogas recreacionais] ou picadas de cobras) ou de colonização (principalmente do trato respiratório). As infecções esporádicas são mais frequentes, mas também ocorrem surtos (envolvendo frequentemente cepas MDR em UTIs de adultos e neonatais). Higiene, um padrão para a manipulação de medicamentos, técnicas estéreis e programas de controle de infecções são medidas fundamentais para evitar as infecções.

O espectro de infecções extraintestinais causadas por *Serratia* é similar ao de outros BGNs. As espécies de *Serratia* são habitualmente consideradas como agentes que causam principalmente infecção associada à assistência médica e respondem por 1 a 3% das infecções hospitalares. Entretanto, estudos de vigilância laboratorial em nível populacional no Canadá e na Austrália demonstraram que as infecções por *Serratia* adquiridas na comunidade ocorrem com mais frequência do que se acreditava, e relatos de casos documentaram infecção grave em hospedeiros saudáveis em outros aspectos. *Serratia* também é um dos patógenos associados com doença granulomatosa crônica.

SÍNDROMES INFECCIOSAS

Os sítios primários mais comuns de infecções por *Serratia* são os tratos respiratório e geniturinário, dispositivos intravasculares, olho (ceratite associada a lentes de contato e outras infecções oculares), feridas cirúrgicas e corrente sanguínea (por infusões contaminadas), embora a maioria dos episódios de bacteriemia por *Serratia* surja a partir das infecções focais listadas em vez de por infusatos contaminados. As síndromes menos comuns são as infecções dos tecidos moles (incluindo miosite, fascite, mastite), a osteomielite, a infecção abdominal e do trato biliar (após procedimento) e a artrite séptica (principalmente em consequência de injeções intra-articulares). As espécies de *Serratia* são causa incomum de meningite neonatal; meningite pós-cirúrgica, endoftalmite ou infecção de implantes mamários; e de bacteriemias em pacientes neutropênicos. A endocardite é rara, ocorrendo mais comumente em usuários de drogas injetáveis.

DIAGNÓSTICO

As espécies de *Serratia* são prontamente cultivadas e identificadas por laboratório. São habitualmente negativas para lactose e indol. A pigmentação vermelha de algumas cepas de *S. marcescens* e de *Serratia rubidaea* pode produzir achados clínicos únicos (p. ex., leite materno ou hipópio rosados; pseudo-hemoptise).

TRATAMENTO

Infecções por *Serratia*

A maioria das cepas de *Serratia* (> 80%) é intrinsecamente resistente a ampicilina, amoxicilina-clavulanato, ampicilina-sulbactam, cefalosporinas de primeira e segunda geração, cefamicinas, nitrofurantoína e polimixinas; da mesma forma, os derivados da tetraciclina são pouco ativos. Por outro lado, fluoroquinolonas, SMX-TMP, piperacilina-tazobactam, fosfomicina e omadaciclina são ativos contra 85 a 95% dos isolados nos Estados Unidos e na Europa, incluindo aqueles resistentes à tetraciclina. Tanto nos Estados Unidos quanto em todo o mundo, a prevalência de isolados produtores de ESBL é geralmente baixa (< 10%), porém foram relatadas taxas de 20 a 30% na Ásia e na América Latina. O uso de cefalosporinas de terceira geração pode resultar na indução ou na seleção de variantes com desrepressão estável de β-lactamases cromossômicas AmpC durante o tratamento, embora seja incomum. A prevalência de resistência geralmente varia de 10 a 20% para aztreonam e cefalosporinas de terceira geração. A aquisição de genes que codificam carbapenemases é incomum, mas está aumentando. A produção de uma metalo-β-lactamase de classe B (p. ex., NDM) limita as opções de tratamento devido à resistência previsível de *Serratia* a polimixinas e derivados da tetraciclina (ver "Carbapenemases", anteriormente). Em pacientes criticamente enfermos, os agentes mais ativos (> 90% de suscetibilidade) são carbapenêmicos, piperacilina-tazobactam, cefepima, amicacina, plazomicina, ceftazidima-avibactam, ceftolozana-tazobactam e meropeném-vaborbactam.

INFECÇÕES POR *CITROBACTER*

Citrobacter freundii e *Citrobacter koseri* causam a maior parte das infecções humanas por *Citrobacter*, as quais são epidemiológica e clinicamente similares às infecções por *Enterobacter*. As espécies de *Citrobacter* estão comumente presentes na água, nos alimentos, no solo e em certos animais. A colonização por esses microrganismos é incomum em seres humanos saudáveis, mas aumenta significativamente em moradores de instituições para cuidados a longo prazo e com a hospitalização. As espécies de *Citrobacter* respondem por 1 a 2% das infecções nosocomiais. Os hospedeiros acometidos costumam ser imunocomprometidos e/ou ter comorbidades ou lesões em pele ou mucosas. A infecção por tratamento com produtos de células-tronco não aprovados pela FDA contaminados tem sido descrita. *Citrobacter* causa infecções extraintestinais similares às descritas para os outros BGNs.

O trato urinário responde por 40 a 50% das infecções por *Citrobacter*. Locais menos envolvidos incluem a árvore biliar (particularmente com cálculos ou obstrução), o trato respiratório, os sítios cirúrgicos, os tecidos moles (p. ex., úlceras de decúbito), o peritônio e os dispositivos intravasculares. Raramente, ocorrem osteomielite (habitualmente de um foco contíguo), infecção do sistema nervoso central no adulto (ruptura neurocirúrgica ou outros tipos de ruptura das meninges) e miosite. *Citrobacter* (principalmente *C. koseri*) também é responsável por 1 a 2% dos casos de meningite neonatal, dos quais 50 a 80% são complicados por abscesso cerebral. Além disso, relatos de casos em adultos sugerem que a infecção por *C. koseri* tem predileção pela formação de abscesso. A bacteriemia é mais frequentemente provocada pelas ITUs, por infecções biliares ou abdominais ou por infecções de dispositivos intravasculares. A endocardite e outras infecções endovasculares são raras.

DIAGNÓSTICO

As espécies de *Citrobacter* são prontamente isoladas e identificadas; 35 a 50% dos isolados são lactose-positivos, enquanto 100% são oxidase-negativos. *Citrobacter freundii* é indol-negativo, ao passo que *C. koseri* é indol-positivo.

TRATAMENTO

Infecções por *Citrobacter*

Citrobacter freundii é mais extensamente resistente aos antibióticos do que *C. koseri*. A maioria dos isolados de *C. freundii* é intrinsecamente resistente a ampicilina, ampicilina-sulbactam, amoxicilina-clavulanato, cefalosporinas de primeira geração e cefamicinas. *Citrobacter koseri* exibe resistência intrínseca a ampicilina e ampicilina-sulbactam. Em geral, a prevalência de resistência adquirida costuma variar entre 15 e 35% para cefalosporinas de terceira geração, piperacilina-tazobactam, fluoroquinolonas e SMX-TPM, sendo de cerca de 10% para nitrofurantoína e omadaciclina (mas de 39% para omadaciclina se houver resistência à tetraciclina). A prevalência de produção de ESBLs varia de 5 a 30%. O uso de cefalosporinas de terceira geração pode resultar em indução ou seleção de variantes com desrepressão estável de β-lactamases cromossômicas AmpC durante o tratamento. Atualmente, < 10% dos isolados têm carbapenemases adquiridas (ver "Carbapenemases", anteriormente). Carbapenêmicos, amicacina, plazomicina, fosfomicina, polimixinas, cefepima, ceftazidima-avibactam, cefiderocol, tigeciclina, eravaciclina e omadaciclina (os últimos três se houver suscetibilidade à tetraciclina) são os agentes mais ativos contra isolados de *Citrobacter* (> 90% de suscetibilidade).

INFECÇÕES POR *MORGANELLA* E *PROVIDENCIA*

Morganella morganii, *Providencia stuartii* e (menos frequentemente) *Providencia rettgeri* são os membros de seus respectivos gêneros que causam infecções em seres humanos. *Providencia alcalifaciens* é implicado como causa de gastrenterite transmitida por alimentos. As associações epidemiológicas, as propriedades patogênicas e as manifestações clínicas desses microrganismos assemelham-se às das espécies de *Proteus*. *Morganella* e *Providencia* ocorrem mais comumente entre moradores de instituições para cuidados a longo prazo do que em pacientes hospitalizados, em grande parte devido ao uso crônico de cateteres urinários. Devido à resistência intrínseca desses microrganismos a polimixinas e tigeciclina, eles podem se tornar cada vez mais comuns em ambientes com uso extenso desses agentes.

SÍNDROMES INFECCIOSAS

Essas espécies são principalmente patógenos do trato urinário, causando ITU, mais frequentemente associadas a cateterismo de longo prazo (> 30 dias). Essas infecções costumam levar à formação de biofilmes e crostas no cateter (às vezes causando a sua obstrução) ou ao desenvolvimento de cálculos vesicais ou renais de estruvita (às vezes causando obstrução renal, abscesso e extensão extrarrenal e servindo como foco para recidiva). Elas podem causar urina de cor púrpura ("síndrome da bolsa púrpura") da mesma forma que *P. mirabilis*, *K. pneumoniae*, *E. coli* e *P. aeruginosa*. *Morganella* também é comumente isolada de infecção por picada de cobra.

Outras síndromes infecciosas menos comuns causadas por *Morganella* e *Providencia* incluem infecção no sítio cirúrgico, infecção de tecidos moles (envolvendo primariamente úlceras de decúbito e diabéticas), infecção em queimaduras, pneumonias (particularmente as associadas ao ventilador), infecção de dispositivos intravasculares e infecção intra-abdominal. Raramente, podem ocorrer as outras infecções extraintestinais descritas para os BGNs. A bacteriemia é incomum; quando ela ocorre, qualquer local infectado pode atuar como fonte, porém o trato urinário é responsável pela maioria dos casos, seguido por infecções de sítios cirúrgicos, tecidos moles e infecções hepatobiliares.

DIAGNÓSTICO

Morganella morganii e *Providencia* são prontamente isolados e identificados. Quase todos os isolados são lactose-negativos e indol-positivos.

TRATAMENTO

Infecções por *Morganella* e *Providencia*

Morganella e *Providencia* são intrinsecamente resistentes a ampicilina, ampicilina-clavulanato, ampicilina-sulbactam, cefalosporinas de primeira geração, nitrofurantoína, tetraciclinas e derivados (p. ex., tigeciclina), imipeném (mas não outros carbapenêmicos) e polimixinas. *Providencia stuartii* também exibe resistência intrínseca a gentamicina e tobramicina, da mesma forma que *M. morganii* às cefalosporinas de segunda geração. A fosfomicina é pouco ativa (> 50% de resistência). A prevalência de resistência geralmente varia entre 10 e 30% para cefalosporinas de terceira geração, entre 10 e 40% para fluoroquinolonas e entre 20 e 40% para SMX-TMP; a prevalência é mais variável para piperacilina-tazobactam. A prevalência de produção de ESBL é geralmente < 10%. O uso de cefalosporinas de terceira geração pode induzir ou selecionar a desrepressão estável de β-lactamases AmpC para *Morganella* e *Providencia*. A prevalência da produção de carbapenemase adquirida é < 10%. A produção de uma metalo-β-lactamase de classe B (p. ex., NDM) limita as opções de tratamento devido à resistência inerente dos *Proteeae* às polimixinas e aos derivados da tetraciclina (ver "Carbapenemases", anteriormente). Em geral, os agentes mais ativos (> 90% dos isolados suscetíveis) são carbapenêmicos (com exceção do imipeném), amicacina, cefepima, ceftazidima-avibactam, ceftolozana-tazobactam, meropeném-vaborbactam e cefiderocol. A remoção de um cálculo ou cateter urinário colonizado pode ser essencial para a erradicação de uma ITU.

INFECÇÕES POR *EDWARDSIELLA*

Edwardsiella tarda é o único membro do gênero *Edwardsiella* associado à doença em seres humanos. Esse microrganismo é predominantemente encontrado em ambientes de água doce e marinhos e nas espécies animais aquáticas associadas. A aquisição humana ocorre principalmente durante a interação com esses reservatórios e após a ingestão de animais aquáticos crus ou inadequadamente cozidos. A infecção por *E. tarda* é rara nos Estados Unidos, onde a aquisição ocorre principalmente ao longo do Golfo do México; os casos recentemente relatados se originam principalmente na Ásia. Esse patógeno compartilha manifestações clínicas com espécies de *Salmonella* (como patógeno intestinal; Cap. 165), *Vibrio vulnificus* (como patógeno extraintestinal; Cap. 168) e com *Aeromonas hydrophila* (como patógeno tanto intestinal quanto extraintestinal; Cap. 158).

SÍNDROMES INFECCIOSAS

A gastrenterite é a síndrome infecciosa predominante em associação com *Edwardsiella* (50-80% dos casos relatados). Uma diarreia aquosa autolimitada é mais comum, mas também ocorre colite grave. A infecção extraintestinal mais comum é a infecção de ferida decorrente de inoculação direta, frequentemente associada a lesões sofridas em contato com água doce ou salobra, picadas de cobras ou trauma relacionado a peixes. Um caso de pneumonia ocorreu após um incidente de quase afogamento. Colecistite, colangite e abscesso hepático podem ser causados por infecção ascendente pela árvore biliar. Outras síndromes infecciosas resultam da invasão do trato gastrintestinal e da bacteriemia subsequente. Uma síndrome bacteriêmica primária, algumas vezes complicada por meningite, tem uma taxa de letalidade de 40%; a disseminação hematogênica pode resultar em abscessos hepáticos e intra ou extraperitoneais, endocardite, aneurisma micótico, artrite séptica, osteomielite, fascite necrosante e empiema. A maior parte dos hospedeiros que desenvolvem infecção sistêmica por *Edwardsiella* tem comorbidades significativas (p. ex., doença hepatobiliar ou sobrecarga de ferro, câncer ou diabetes melito).

DIAGNÓSTICO

Embora *E. tarda* possa ser prontamente isolado e identificado, a maior parte dos laboratórios não procura identificar rotineiramente sua presença em amostras fecais. A produção de sulfeto de hidrogênio constitui uma propriedade bioquímica característica.

TRATAMENTO

Infecções por *Edwardsiella*

Edwardsiella tarda é sensível à maior parte dos agentes antimicrobianos apropriados para uso contra os BGNs. A gastrenterite é geralmente autolimitada, mas o tratamento com uma fluoroquinolona pode acelerar a resolução. No contexto de uma sepse grave, as fluoroquinolonas, as cefalosporinas de terceira e quarta gerações, os carbapenêmicos e a amicacina – isoladamente ou em combinação – constituem as escolhas mais seguras enquanto se aguardam os dados de suscetibilidade.

INFECÇÕES CAUSADAS POR GÊNEROS DIVERSOS

Outros microrganismos Gram-negativos, como as espécies de *Hafnia*, *Kluyvera*, *Cedecea*, *Pantoea*, *Ewingella*, *Leclercia*, *Raoultella* e *Photorhabdus*, são ocasionalmente isolados de amostras clínicas diversas, incluindo sangue, escarro, urina, líquido cerebrospinal, líquido articular, bile e feridas. Esses microrganismos causam infecção predominantemente em hospedeiros comprometidos ou em associação com procedimento invasivo ou corpo estranho. As cefalosporinases de *Kluyvera* foram implicadas como progenitoras das ESBLs CTX-M. *Kluyvera* e *Raoultella* podem produzir carbapenemases.

LEITURAS ADICIONAIS

ANESI JA et al: Poor clinical outcomes associated with community-onset urinary tract infections due to extended-spectrum cephalosporin-resistant Enterobacteriaceae. Infect Control Hosp Epidemiol 39:1431, 2018.

BAKER TM et al: Epidemiology of bloodstream infections caused by *Escherichia coli* and *Klebsiella pneumoniae* that are piperacillin-tazobactam-nonsusceptible but ceftriaxone-susceptible. Open Forum Infect Dis 5:ofy300, 2018.

BOISEN N et al: Shiga toxin 2a and enteroaggregative *Escherichia coli*—A deadly combination. Gut Microbes 6:272, 2015.

BONTEN M et al: Epidemiology of *Escherichia coli* bacteremia: A systematic literature review. Clin Infect Dis 72:1211, 2021.

CHENG MP et al: Beta-lactam/beta-lactamase inhibitor therapy for potential AmpC--producing organisms: A systematic review and meta-analysis. Open Forum Infect Dis 6:ofz248, 2019.

DAVID S et al: Epidemic of carbapenem-resistant *Klebsiella pneumoniae* in Europe is driven by nosocomial spread. Nat Microbiol 4:1919, 2019.

GURIEVA T et al: The transmissibility of antibiotic-resistant Enterobacteriaceae in intensive care units. Clin Infect Dis 66:489, 2018.

HARRIS PNA et al: Effect of piperacillin-tazobactam vs meropenem on 30-day mortality for patients with *E coli* or *Klebsiella pneumoniae* bloodstream infection and ceftriaxone resistance: A randomized clinical trial [published correction appears in JAMA 321:2370, 2019]. JAMA 320:984, 2018.

HOLY O, FORSYTHE S: *Cronobacter spp*. as emerging causes of healthcare-associated infection. J Hosp Infect 86:169, 2014.

KAMIYAMA S et al: *Edwardsiella tarda* bacteremia, Okayama, Japan, 2005-2016. Emerg Infect Dis 25:1817, 2019.

LIM C et al: Epidemiology and burden of multidrug-resistant bacterial infection in a developing country. Elife 5:E18082, 2016.

NORDMANN P et al: Carbapenem resistance in Enterobacteriaceae: Here is the storm! Trends Mol Med 18:263, 2012.

PEIRANO G, PITOUT JDD: Extended-spectrum β-lactamase-producing Enterobacteriaceae: Update on molecular epidemiology and treatment options. Drugs 79:1529, 2019.

RUSSO TA, MARR CM: Hypervirulent *Klebsiella pneumoniae*. Clin Microbiol Rev 32:e00001, 2019.

VAN DUIN D et al: Molecular and clinical epidemiology of carbapenem-resistant Enterobacterales in the USA (CRACKLE-2): A prospective cohort study Lancet Infect Dis 20:731, 2020. [Erratum in Lancet Infect Dis 19:30755, 2020].

WEINER-LASTINGER LM et al: Antimicrobial-resistant pathogens associated with adult healthcare-associated infections: Summary of data reported to the National Healthcare Safety Network, 2015-2017. Infect Control Hosp Epidemiol 41:1, 2020.

162 Infecções por *Acinetobacter*

Rossana Rosa, L. Silvia Munoz-Price

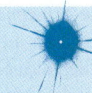

DEFINIÇÃO

As espécies de *Acinetobacter* foram descritas pela primeira vez em 1911 e chamadas de *Micrococcus calcoaceticus*. A partir de então, o gênero mudou de nome várias vezes; desde 1950, ele é conhecido como *Acinetobacter*. As espécies de *Acinetobacter* são cocobacilos Gram-negativos não fermentadores e não móveis que são oxidase-negativos, sendo facilmente cultivados em meios de cultura padrão. A diferenciação entre as espécies de *Acinetobacter* com base nas características fenotípicas isoladamente é muito difícil. Os métodos moleculares – como a espectrometria de massa por ionização e dessorção a *laser* assistida por matriz – *time of flight* (MALDI-TOF MS) e a reação em cadeia da polimerase (PCR) quantitativa em tempo real – costumam ser necessários para identificar o *Acinetobacter baumannii*, a espécie mais clinicamente relevante do gênero.

ETIOLOGIA E EPIDEMIOLOGIA

As espécies de *Acinetobacter* são naturalmente encontradas na água e no solo, tendo também sido recuperadas em frutas e vegetais. Em seres humanos, o *Acinetobacter* pode ser encontrado na pele e nos tratos respiratório e gastrintestinal. O *A. baumannii* é capaz de sobreviver durante semanas em caso de dessecação ambiental; essa característica é importante sob a perspectiva do controle de infecções, pois permite que o microrganismo persista no ambiente hospitalar e nos equipamentos.

O *Acinetobacter* era historicamente considerado um patógeno de climas quentes e úmidos. Nos últimos anos, porém, surtos hospitalares causados por *A. baumannii* foram relatados no mundo todo, mesmo em climas temperados. Nos Estados Unidos, o Centers for Disease Control and Prevention (CDC) estima que ocorram 12 mil infecções por *Acinetobacter* a cada ano, 7.300 das quais sendo causadas por cepas resistentes a múltiplos fármacos, com 500 mortes atribuíveis. O aumento no número de infecções por *A. baumannii* é sugerido como sendo causado pela rápida disseminação de determinadas linhagens genéticas distintas; entre as três linhagens clonais internacionais (ICLs), ICL I e ICL II são resistentes a múltiplos fármacos. A predominância dessas linhagens permanece inexplicada, embora tenha sido proposto que essa estrutura populacional seja o resultado de duas ondas de expansão. A primeira onda aconteceu após um gargalo (possivelmente ligado a um nicho ecológico restrito) que ocorreu no passado distante. A segunda onda está em andamento e está sendo alimentada pela rápida expansão de um número limitado de clones resistentes a múltiplos fármacos.

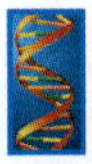

A análise do pangenoma do *A. baumannii* (a soma de genomas do *core* e dispensáveis) mostrou que essa organização se caracteriza por um pequeno genoma central e um grande genoma acessório ou descartável. Essa organização reflete a grande plasticidade do *A. baumannii*, o que permite que ele adquira material genético exógeno. Com poucas exceções, as funções genéticas associadas com virulência são encontradas no *core* do genoma; essa observação sugere um papel limitado para a aquisição de novos traços de virulência na recente expansão nosocomial de clones de *A. baumannii*. Genes associados com resistência a agentes antimicrobianos são encontrados nos genomas do *core* e acessório da espécie. No genoma acessório, esses genes foram encontrados em ilhas externas, muitas vezes ao lado de integrases, transposases ou sequências de inserção. Esse padrão sugere a possível aquisição por transferência horizontal de genes a partir de outras cepas de *Acinetobacter* ou mesmo a partir de espécies bacterianas diferentes presentes no ambiente próximo. A aquisição desses genes de resistência a antibióticos é considerada como causa da recente e rápida expansão de linhagens clonais altamente homogêneas, cuja principal diferença em relação ao *A. baumannii* não clonal parece ser sua resistência aos antimicrobianos.

Infecções associadas a cuidados de saúde As infecções causadas por *A. baumannii* ocorrem frequentemente entre pacientes internados em unidades de terapia intensiva (UTIs). Os fatores de risco para a colonização e a infecção com esse patógeno incluem a moradia em clínica geriátrica, a estadia prolongada em UTI, o cateterismo venoso central, a traqueostomia, a ventilação mecânica, a alimentação enteral e o tratamento com cefalosporinas de terceira geração, fluoroquinolonas e carbapenêmicos. A aquisição de *A. baumannii* resistente a carbapenêmicos é mais comum em pacientes expostos a carbapenêmicos. A disseminação do *A. baumannii* em regiões diferentes é facilitada pelo movimento dos pacientes entre os sistemas de saúde e em todo o contínuo de cuidados de saúde. Dentro do hospital, a disseminação ambiental do *A. baumannii* ocorre como resultado da higiene inadequada das mãos entre profissionais de saúde que cuidam de pacientes infectados ou colonizados e da contaminação de equipamentos hospitalares, como equipamentos de terapia respiratória e ventilação. O ar em torno do paciente também pode ser importante na colonização ambiental por *A. baumannii*, especialmente em áreas hospitalares sem barreiras físicas entre pacientes e com número inadequado de trocas de ar.

As cepas de *A. baumannii* identificadas durante surtos hospitalares são tipicamente resistentes a mais classes de antibióticos que as cepas da comunidade. A prevalência de colonização com *A. baumannii* no momento da admissão ou durante a permanência em hospitais para cuidados agudos de longo prazo (HCALP) ou clínicas geriátricas é variável e depende da microbiota regional. Foram descritos surtos de *A. baumannii* em hospitais para cuidados agudos e HCALP que "compartilham" pacientes em Ohio, Michigan, Illinois e Indiana.

Infecções adquiridas na comunidade Infecções adquiridas na comunidade causadas por *Acinetobacter* têm sido descritas na Austrália e na Ásia. Foram relatados poucos casos em regiões de clima temperado, e mesmo esses poucos casos ocorreram durante meses quentes e úmidos. Os fatores de risco para pneumonia adquirida na comunidade causada por esse microrganismo incluem uma história de abuso de álcool, diabetes melito, tabagismo e doença pulmonar crônica.

Infecções associadas a zonas de guerra As infecções causadas por *Acinetobacter* em zonas de guerra incluem infecções de pele e tecidos moles associadas a lesões traumáticas e infecções da corrente sanguínea. As investigações de surtos de infecções por *A. baumannii* entre militares que retornaram do Iraque e do Afeganistão sugeriram a aquisição do *A. baumannii* em hospitais de campo em vez da colonização da pele antes de uma lesão. Essa visão é sustentada pelo cultivo de isolados de *A. baumannii* com características genéticas semelhantes em superfícies inanimadas em hospitais de campo e em pacientes.

Medicina de desastres O *A. baumannii* está ligado a infecções entre vítimas de trauma durante tsunamis, terremotos e ataques terroristas. Os tipos de infecções mais frequentemente observados nessas situações são lesões de tecidos moles, mas as infecções da corrente sanguínea e a pneumonia também foram relatadas. Além disso, foram descritos surtos de infecções por *A. baumannii* em UTIs que atendem vítimas de desastres.

PATOGÊNESE

Os mecanismos de patogênese e virulência nas espécies de *Acinetobacter* não foram totalmente elucidados. Porém, o *A. baumannii* parece ter maior potencial de virulência do que outras espécies de *Acinetobacter*, conforme evidenciado por sua capacidade de crescer a 37°C e de resistir à absorção por macrófagos.

A colonização inicial do hospedeiro e do ambiente por *A. baumannii* é facilitada pela capacidade do microrganismo de aderir a superfícies e células humanas e de criar biofilmes. A capacidade de formar biofilmes está fenotipicamente associada à produção de exopolissacarídeos e à formação de fímbrias (*pili*). Uma molécula detectora de *quorum* (*quorum sensing*) codificada pelo gene autoindutor sintase *abaI* tem sido implicada na formação de biofilme por *A. baumannii* em superfícies abióticas. As porinas da membrana externa parecem mediar a apoptose celular. O *A. baumannii* pode sobreviver em ambientes hostis dentro do hospedeiro e em superfícies inanimadas modificando a estrutura de seu lipídeo A, com consequente redução na suscetibilidade a antibióticos e peptídeos antimicrobianos e aumento na sobrevida à dessecação.

As espécies de *Acinetobacter* produzem uma cápsula extracelular que protege a bactéria de ameaças externas, incluindo a destruição mediada pelo complemento. Estudos em modelos murinos mostraram que espécies de *Acinetobacter* podem aumentar a produção capsular na presença de níveis subinibitórios de antibióticos – uma capacidade que leva a um aumento da resistência à destruição mediada pelo complemento e a um fenótipo hipervirulento.

A fosfolipase C e a fosfolipase D foram identificadas como fatores de virulência no *A. baumannii*. Essas enzimas exercem efeitos citotóxicos nas células epiteliais e facilitam sua invasão.

Os sistemas de aquisição de ferro também são mecanismos de virulência importantes no *A. baumannii*. Por meio da secreção de sideróforos (compostos de ligação de ferro de massa molecular baixa), o *A. baumannii* é capaz de crescer apesar de deficiências de ferro no ambiente circundante (p. ex., hospedeiro humano).

Vários sistemas de secreção de proteínas foram identificados no *A. baumannii*. O mais recentemente descrito é um sistema de secreção tipo II. O substrato para esse sistema, a lipase LipA, é necessário para o crescimento em meios contendo lipídeos como única fonte de carbono. Os mutantes que não têm os genes para o sistema de secreção tipo II ou seu substrato exibem crescimento defeituoso *in vitro* no modelo murino neutropênico de bacteriemia. O *A. baumannii* também tem um sistema de secreção tipo VI cuja função primária parece ser secretar toxinas antibacterianas que destroem as bactérias competidoras, incluindo outras cepas da mesma espécie.

O sistema autotransportador tipo V tem sido caracterizado no *A. baumannii*. Em um modelo sistêmico murino de infecções por *Acinetobacter*, o autotransportador trimérico do *Acinetobacter* medeia a formação e a manutenção de biofilme; a adesão a componentes da matriz celular, como colágeno I, II e IV; e a virulência.

As vesículas da membrana externa (VMEs) são importantes na secreção proteica. Muitas cepas de *A. baumannii* secretam VMEs contendo diversos fatores de virulência, incluindo proteína A da membrana externa (OmpA), proteases e fosfolipases. As proteínas da membrana em VMEs são responsáveis por desencadear uma potente resposta imune inata. Vários estudos têm demonstrado que as VMEs do *A. baumannii* poderiam ser usadas como vacina acelular para controlar de forma efetiva as infecções por *A. baumannii*.

As cepas nosocomiais de *Acinetobacter* podem ter múltiplos mecanismos de resistência, incluindo alterações em porinas e bombas de efluxo e expressão de β-lactamases. Mais especificamente, espécies de *Acinetobacter* podem reduzir a expressão de porinas, dificultando a passagem de antibióticos β-lactâmicos para o espaço periplasmático. Essas espécies podem aumentar a expressão de bombas de efluxo bacteriano e diminuir a concentração de antibióticos β-lactâmicos no espaço periplasmático. As bombas de efluxo podem também ativamente remover quinolonas, tetraciclinas, cloranfenicol, desinfetantes e tigeciclina. Espécies de *Acinetobacter* possuem cefalosporinases codificadas cromossomicamente e são capazes de adquirir β-lactamases, incluindo serina e metalo-β-lactamases. As β-lactamases AmpC são β-lactamases de classe C intrínsecas a todas as cepas de *A. baumannii*. Embora essas enzimas sejam expressas em níveis baixos e não sejam induzíveis, a adição da sequência de inserção *ISAba1* próxima do gene AmpC aumenta a produção de β-lactamase, resultando em resistência a cefalosporinas.

A resistência a carbapenêmicos em espécies de *Acinetobacter* está principalmente ligada ao surgimento de oxacilinases Ambler classe D do grupo 2d, algumas das quais são intrínsecas e cromossômicas (p. ex., tipo OXA-51), enquanto outras são adquiridas e são encontradas em plasmídeos ou são codificadas cromossomicamente (p. ex., tipo OXA-23, 24 [tipo 33, tipo 40], tipo 58, tipo 143 e tipo 235).

MANIFESTAÇÕES CLÍNICAS

Pneumonia O *A. baumannii* é uma conhecida causa de pneumonia nosocomial, mais frequentemente entre pacientes com necessidade de ventilação mecânica prolongada. O início da doença tende a ser mais tardio que aquela causada por outros bacilos Gram-negativos; porém, os sintomas clínicos de pneumonia hospitalar ou associada à ventilação devido ao *A. baumannii* são semelhantes aos de pneumonia associada à ventilação ou nosocomial causada por outros patógenos nosocomiais. Assim, os indicadores mais comuns de infecção incluem febre e aumento da produção de escarro. A positividade das culturas respiratórias na maioria dos casos representa um desafio para o médico, pois a colonização das vias aéreas com o *A. baumannii* é um fator de risco para a própria infecção. Os achados radiológicos são inespecíficos e podem incluir consolidações lobares e derrames pleurais, mas raramente são vistas cavitações. As taxas de mortalidade brutas em associação com a pneumonia hospitalar por *A. baumannii* são de até 65%. Porém, como essas infecções ocorrem em pacientes debilitados, sua mortalidade atribuída tem sido difícil de estabelecer.

A pneumonia adquirida na comunidade por *A. baumannii* é uma entidade relativamente rara. Sua apresentação clínica se caracteriza por febre, sintomas respiratórios graves e disfunção de múltiplos órgãos. Os pacientes frequentemente têm dispneia, dor torácica e tosse que produz escarro purulento. Os exames de imagem costumam mostrar consolidação lobar. As taxas de mortalidade associadas a esse processo são > 50%.

Infecções da corrente sanguínea As infecções da corrente sanguínea por *A. baumannii* são mais frequentes entre pacientes de UTI e costumam ocorrer na presença de um cateter venoso central ou como complicação secundária de pneumonia hospitalar ou associada à ventilação. O crescimento polimicrobiano tem sido relatado em 20 a 36% dos episódios de bacteriemia. A febre é o sinal mais comum da infecção (ocorrendo em > 95% dos casos), e a apresentação com choque séptico e coagulopatia intravascular disseminada foi descrita em até 25 e 30% dos pacientes, respectivamente. As infecções da corrente sanguínea por *A. baumannii* costumam resultar em maior custo de hospitalização e maior tempo de permanência na UTI. As taxas de mortalidade brutas por essa infecção são de até 40%; porém, as taxas podem ser de até 70% nas infecções causadas por isolados resistentes aos carbapenêmicos. Em pacientes com infecções causadas por cepas extremamente resistentes aos fármacos, acredita-se que os desfechos ruins sejam causados pelo atraso na instituição de terapia antimicrobiana adequada.

Infecções de pele e de tecidos moles As espécies de *Acinetobacter* têm sido descritas como parte da microbiota cutânea, ainda que a maioria dos microrganismos desse gênero que colonizam a pele não seja aqueles associados a infecções nosocomiais. É difícil a diferenciação entre infecção e colonização de feridas. Os ferimentos por arma de fogo e na presença de dispositivos ortopédicos de fixação externa são comuns entre pacientes com infecções da pele e dos tecidos moles por *A. baumannii* associadas a trauma em combates. O relato de uma série de casos de oito militares dos Estados Unidos descreveu as apresentações clínicas de suas infecções como evoluindo de um aspecto de edematose tipo *peau d'orange* (casca de laranja) para um aspecto de lixa com vesículas sobrejacentes e, depois, para um processo necrosante com bolhas hemorrágicas. Outras séries de casos também incluíram fascite necrosante. O *A. baumannii* é um patógeno importante em unidades de queimados no mundo todo. Grandes queimaduras fornecem as condições ideais para o *A. baumannii* e facilitam a transmissão entre pacientes. A presença de *A. baumannii* em feridas contribui para atrasos na cicatrização e perdas de enxerto. Além disso, a colonização da ferida é um fator de risco para infecções da corrente sanguínea entre pacientes com queimaduras extensas.

Foram relatadas infecções por *A. baumannii* resultantes de trauma em tecidos moles em casos de desastres naturais, como tsunamis e terremotos. A implicação é de que o *A. baumannii* deve ser considerado no diagnóstico diferencial de infecções de tecidos moles após a exposição a ambientes tropicais e subtropicais.

Infecções do trato urinário O *A. baumannii* representa uma causa infrequente de infecção do trato urinário. A maioria dos casos relatados é de infecção associada a cateter, refletindo a capacidade do *A. baumannii* de formar biofilmes nesses dispositivos. Alguns relatos descreveram infecções adquiridas na comunidade, ocorrendo em casos de nefrolitíase e após transplante renal.

Meningite As infecções do sistema nervoso central por *A. baumannii* foram relatadas no contexto de surtos, lesões traumáticas, procedimentos neurocirúrgicos e drenagem ventricular externa. Uma série de casos descreveu exantema petequial em até 30% dos pacientes. As espécies de *Acinetobacter* podem ser parecidas com as de *Neisseria meningitidis* em uma coloração de Gram do líquido cerebrospinal; ambas parecem cocos pareados Gram-negativos.

Outras infecções Alguns casos de ceratite por *A. baumannii* associados ao uso de lentes de contato foram relatados. Também foram descritos casos de endocardite de valvas nativas e protéticas.

TRATAMENTO

Infecções por *Acinetobacter*

O tratamento de infecções por *Acinetobacter* é difícil, pois o *Acinetobacter* pode desenvolver resistência à maioria dos antibióticos disponíveis. Assim, a escolha da terapia empírica deve se basear na epidemiologia local e no estado de colonização do paciente. A terapia definitiva deve ser determinada pelos testes de suscetibilidade aos antimicrobianos. As opções de antimicrobianos para o manejo de infecções causadas por *A. baumannii* são mostradas na **Tabela 162-1**.

TABELA 162-1 ■ Opções terapêuticas para o manejo de infecções por *Acinetobacter baumannii* resistente a múltiplos fármacos

Antibiótico	Dose[a]	Comentários
Sulbactam	3-9 g/dia (9-27 g/dia se usado em combinação com ampicilina)	Não disponível como fármaco isolado em muitos países (incluindo os Estados Unidos)
Meropeném	2 g, a cada 8 h	A infusão prolongada (3-4 h) tem sido usada; dados limitados
Imipeném	500 mg, a cada 6 h	A infusão prolongada (3-4 h) tem sido usada; dados limitados
Cefiderocol	2g, a cada 8 h	A infusão prolongada (3 h) é usada em modelos farmacocinéticos
Colistina	Dose inicial de 5 mg/kg, seguida por 2,5-5,0 mg/kg/dia de colistina base, administrada em 2-4 doses fracionadas	A dosagem ideal não é conhecida A formulação inalatória tem sido usada como tratamento adjunto em infecções pulmonares
Polimixina B	1,5-3 mg/kg, a cada 12 h	
Tigeciclina	100 mg em dose inicial, seguida de 50 mg a cada 12 h	Concentrações séricas baixas e atividade bacteriostática limitam o uso em bacteriemia
Minociclina	100 mg, a cada 12 h	Tem sido usada uma dose inicial de 200 mg IV
Eravaciclina	1 mg/kg a cada 12 h	
Amicacina	15 mg/kg/dia	A formulação inalatória de tobramicina tem sido usada como tratamento adjunto em infecções pulmonares
Rifampicina	600 mg, 1 ×/dia, ou 600 mg, a cada 12 h	Usar em terapia combinada
Fosfomicina	4 g, a cada 12 h, VO	Usar em terapia combinada A formulação IV não está disponível nos Estados Unidos

[a]Todos os fármacos são administrados por via intravenosa a menos que indicado de outro modo.
Siglas: IV, intravenoso; VO, via oral.

As espécies de *Acinetobacter* têm β-lactamases intrínsecas que inativam as cefalosporinas de primeira e segunda geração. Por meio da aquisição de β-lactamases de espectro estendido, os microrganismos também podem se tornar resistentes às cefalosporinas de terceira e quarta geração. Contudo, quando o isolado for suscetível, os agentes β-lactâmicos são os fármacos de escolha para o tratamento do *A. baumannii*. Entre os inibidores da β-lactamase, o sulbactam é ativo contra o *A. baumannii* e é tão efetivo quanto carbapenêmicos e polimixinas. O cefiderocol é uma nova cefalosporina que é estável contra muitas classes de β-lactamases, incluindo as β-lactamases de espectro estendido, AmpC e carbapenemases. O cefiderocol demonstrou atividade *in vitro* contra isolados de *A. baumannii* produtores de OXA-23, OXA-40, OXA-58, NDM e IMP. Porém, os ensaios clínicos publicados não incluíram pacientes com infecções causadas por cepas resistentes a carbapenêmicos.

Os carbapenêmicos têm sido os fármacos preferidos para o tratamento de infecções invasivas ou hospitalares. Infelizmente, os dados de vigilância de hospitais dos Estados Unidos mostram que até 50% dos isolados de *A. baumannii* cultivados de UTIs são resistentes aos carbapenêmicos, e as taxas de resistência aos carbapenêmicos são ainda maiores ao redor do mundo.

Os aminoglicosídeos têm utilidade limitada contra o *A. baumannii* devido à toxicidade e à ausência de penetração pulmonar. As formulações inalatórias de tobramicina têm sido usadas com sucesso variável.

As polimixinas são detergentes catiônicos que caíram em desuso como resultado de nefrotoxicidade e neurotoxicidade. *In vitro*, elas são os agentes mais ativos contra o *A. baumannii* resistente a carbapenêmicos. A colistina tem sido usada em formulações intravenosas e inalatórias, embora a dosagem ideal ainda não tenha sido determinada. A terapia combinada usando colistina como base tem sido preferida há muito tempo, mas os ensaios clínicos controlados randomizados não conseguiram demonstrar melhor sobrevida em comparação com a monoterapia com colistina.

A tigeciclina é uma glicilciclina com atividade clínica contra o *A. baumannii*. Ela alcança apenas concentrações séricas baixas e, assim, não pode ser usada em infecções da corrente sanguínea. A suscetibilidade dos isolados é variável, especialmente em surtos, e foi relatado o surgimento de resistência durante o tratamento.

A minociclina é uma tetraciclina que tem efeito bacteriostático contra o *A. baumannii*. Pode-se observar atividade sinergística e bactericida quando a minociclina é usada em combinação com colistina ou carbapenêmicos.

A eravaciclina é uma nova tetraciclina com atividade *in vitro* contra cepas de *A. baumannii* resistentes a múltiplos fármacos e extensamente resistentes a fármacos. Porém, os estudos clínicos incluíram apenas um pequeno número de isolados resistentes a carbapenêmicos. Além disso, a eravaciclina foi aprovada para o tratamento de infecções intra-abdominais complicadas, mas se mostrou inferior ao levofloxacino e ao ertapenem no manejo de infecções do trato urinário complicadas.

A fosfomicina é um inibidor da síntese de peptideoglicanos que não tem atividade direta contra o *A. baumannii*, mas foi observado que ela é sinergística *in vitro* em combinação com a colistina ou o sulbactam. Os dados clínicos têm demonstrado taxas maiores de cura microbiológica com as combinações de fosfomicina e colistina, mas sem diferenças na resposta clínica.

Os dados *in vitro* favorecem a terapia combinada com colistina em muitos esquemas diferentes contendo carbapenêmico (imipenem, meropenem), rifampicina, minociclina, ceftazidima, azitromicina, doxiciclina, sulfametoxazol-trimetoprima ou ampicilina-sulbactam. Porém, os dados clínicos não mostraram que essa terapia combinada seja superior à colistina isoladamente.

A terapia com bacteriófagos contra o *A. baumannii* resistente a múltiplos fármacos foi relatada com taxas variadas de sucesso. Além disso, a dosagem e a duração da terapia variam conforme a síndrome e pode surgir resistência durante o tratamento.

COMPLICAÇÕES E PROGNÓSTICO

As infecções causadas por *A. baumannii* podem estar associadas com altas taxas de mortalidade. Acredita-se que os fatores que contribuem para maior mortalidade incluam a gravidade da doença subjacente do paciente e a resistência da cepa infectante aos fármacos.

CONTROLE E PREVENÇÃO DA INFECÇÃO

As espécies de *Acinetobacter* são capazes de sobreviver nas superfícies hospitalares por períodos prolongados. No ambiente hospitalar, o *A. baumannii* tem sido associado ao estabelecimento de uma *pátina fecal*; esse termo se refere a uma cobertura de microrganismos entéricos que pode recobrir a pele de pacientes colonizados e se estender ao ambiente adjacente. As concentrações de microrganismos entéricos são maiores no reto do paciente colonizado, com disseminação em um padrão concêntrico tipo alvo que cobre o corpo do paciente e o ambiente adjacente. Áreas de contato frequente em quartos ocupados por pacientes colonizados por *A. baumannii* têm mais chances de estarem contaminadas. As mãos, as luvas e os aventais de profissionais de saúde podem estar contaminados após a entrada no quarto de um paciente colonizado por *A. baumannii* (Fig. 162-1).

Os surtos causados por *A. baumannii* são frequentemente mono ou oligoclonais. Uma fonte comum de infecção é identificada em cerca de 50% dos surtos. Essas fontes incluem os equipamentos de terapia respiratória, as mãos de profissionais de saúde, os umidificadores à beira do leito, a água de banho quente, a água destilada preparada pelo hospital, as comadres, os papagaios coletores de urina, a solução salina heparinizada, os colchões, os transdutores de pressão reutilizáveis em acessos arteriais e os fluidos usados para a lavagem de feridas.

O controle de surtos de *Acinetobacter* resistente a múltiplos fármacos começa com o reconhecimento precoce, evitando-se a disseminação subsequente da infecção na instituição e prevenindo-se o estabelecimento de uma cepa endêmica. É importante identificar a cepa do surto e diferenciá-la de cepas não causadoras do surto, de modo que as atividades de controle da infecção possam ser mais bem direcionadas. Tradicionalmente, a cepa era identificada com sistemas de tipagem fenotípica (biotipagem) ou por determinação dos padrões de suscetibilidade antimicrobiana. Os sistemas de tipagem molecular inauguraram uma era de epidemiologia molecular que permite a identificação mais precisa das cepas de surtos pelo uso de técnicas como a ribotipagem, a eletroforese em gel de campo pulsado, a PCR baseada em sequências repetitivas e a testagem de sequências multilócus.

Durante surtos, a introdução simultânea de medidas múltiplas ("agrupadas") dificulta a avaliação do impacto de cada medida individual. Essas intervenções incluem a limpeza vigorosa do ambiente geral, a vigilância ativa, o isolamento de contato de pacientes colonizados ou infectados, a formação de coortes na equipe médica, o reforço da adesão à higiene das mãos pelos profissionais de saúde e o uso de dispositivos de cuidados assépticos.

A colonização com o *A. baumannii* é um forte preditor de subsequente infecção clínica pelo microrganismo. A exposição a carbapenêmicos é um fator de risco para a aquisição inicial desse patógeno; assim, são fundamentais esforços para reduzir o uso desnecessário de antibióticos para a prevenção da colonização dos pacientes pelo *A. baumannii* e o estabelecimento desse organismo nas instituições de cuidados de saúde.

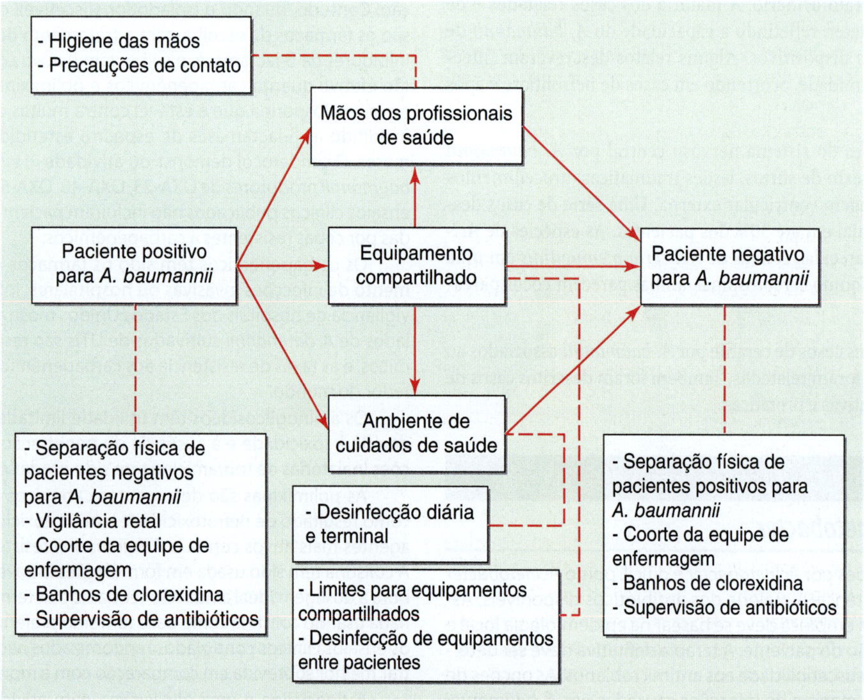

FIGURA 162-1 **Estratégias para a prevenção da disseminação do *Acinetobacter baumannii* em instituições de cuidados de saúde.**

LEITURAS ADICIONAIS

Adams-Haduch JM et al: Molecular epidemiology of carbapenem-nonsusceptible *Acinetobacter baumannii* in the United States. J Clin Microbiol 49:3849, 2011.

Antunes LC et al: *Acinetobacter baumannii*: Evolution of a global pathogen. Pathog Dis 71:292, 2014.

Chen W: Host innate immune responses to *Acinetobacter baumannii* infection. Front Cell Infect Microbiol 10:486, 2020.

Dexter C et al: Community-acquired *Acinetobacter baumannii*: Clinical characteristics, epidemiology and pathogenesis. Expert Rev Anti Infect Ther 13:567, 2015.

Garnacho-Montero J: Optimum treatment strategies for carbapenem-resistant *Acinetobacter baumannii*: Bacteremia. Expert Rev Anti Infect Ther 13:769, 2015.

Isler B et al: New treatment options against carbapenem-resistant *Acinetobacter baumannii* infections. Antimicrob Agents Chemother 63:e01110, 2018.

Lee CR et al: Biology of *Acinetobacter baumannii*: Pathogenesis, antibiotic resistance mechanisms, and prospective treatment options. Front Cell Infect Microbiol 7:55, 2017.

Munoz-Price LS: Controlling multi-drug resistant gram-negative bacilli in your hospital: A transformational journey. J Hosp Infect 89:254, 2015.

Munoz-Price LS, Weinstein RA: *Acinetobacter* infection. N Engl J Med 358:1271, 2008.

Peleg AY et al: *Acinetobacter baumannii*: Emergence of a successful pathogen. Clin Microbiol Rev 21:538, 2008.

Tal-Jasper R et al: Clinical and epidemiological significance of carbapenem resistance in *Acinetobacter baumannii* infections. Antimicrob Agents Chemother 60:3127, 2016.

Wong D et al: Clinical and pathophysiological overview of *Acinetobacter* infections: A century of challenges. Clin Microbiol Rev 30:409, 2017.

163 Infecções por *Helicobacter pylori*

John C. Atherton, Martin J. Blaser

O *Helicobacter pylori* coloniza o estômago de cerca de 50% da população humana do mundo, praticamente durante toda a vida, a não ser que seja erradicado com tratamento antibiótico. A colonização por esse microrganismo constitui o principal fator de risco para ulceração péptica **(Cap. 324)**, bem como para o adenocarcinoma gástrico e o linfoma gástrico de tecido linfoide associado à mucosa (MALT) **(Cap. 80)**. O tratamento do *H. pylori* revolucionou a conduta diante da úlcera péptica, resultando em cura definitiva na maioria dos casos. Esse tratamento também representa uma terapia de primeira linha para pacientes com linfoma MALT gástrico de baixo grau. O tratamento do *H. pylori* não tem nenhum benefício no tratamento do adenocarcinoma gástrico, porém a prevenção da colonização pelo *H. pylori* ou a sua erradicação com tratamento poderiam evitar potencialmente o câncer gástrico e a úlcera péptica. Por outro lado, há evidências crescentes indicando que a colonização permanente pelo *H. pylori* pode oferecer alguma proteção contra complicações da doença do refluxo gastresofágico (DRGE), incluindo adenocarcinoma esofágico. As pesquisas recentes procuraram estabelecer se a colonização pelo *H. pylori* também constitui um fator de risco para algumas doenças extragástricas e se a sua presença protege contra alguns problemas clínicos recentemente emergentes, como a asma de início na infância e outras condições alérgicas e metabólicas.

AGENTE ETIOLÓGICO

Helicobacter pylori O *H. pylori* é um bacilo Gram-negativo, o qual coloniza naturalmente os seres humanos há pelo menos 100 mil anos e, provavelmente, no decorrer de toda a evolução humana. Ele reside na mucosa gástrica, com uma proporção de bactérias aderentes à mucosa, havendo, possivelmente, um número muito pequeno que entra nas células ou penetra na mucosa. A distribuição desse microrganismo é mucosa em vez de sistêmica. O *H. pylori* tem forma helicoidal e flagelos, conferindo-lhe mobilidade no ambiente mucoso. Ele possui vários mecanismos de resistência ao ácido, principalmente a alta expressão de urease, a qual catalisa a hidrólise da ureia produzindo amônia tamponante. O *H. pylori* é microaerofílico (i.e., necessita de baixos níveis de oxigênio), apresenta crescimento lento e exige meios de crescimento complexos *in vitro*.

Outras espécies de *Helicobacter* Uma proporção muito pequena de infecções gástricas por *Helicobacter* é causada por espécies diferentes do *H. pylori*, possivelmente adquiridas como zoonoses. Essas espécies de *Helicobacter* não *pylori* gástricas estão associadas à inflamação de baixo nível, e, em certas ocasiões, há ocorrência de doença. Em hospedeiros imunocomprometidos, várias espécies de *Helicobacter* não gástricas (intestinais) podem causar doença com manifestações clínicas que lembram aquelas das infecções por *Campylobacter*; essas espécies são discutidas no **Capítulo 167**.

EPIDEMIOLOGIA

Prevalência e fatores de risco A prevalência de *H. pylori* em adultos é < 30% na maior parte dos Estados Unidos, Europa e Oceania, sendo > 60% em muitas partes da África, América do Sul e Oeste da Ásia. Nos Estados Unidos, a prevalência varia com a idade: ocorre colonização de até 50% dos indivíduos com 60 anos de idade, cerca de 20% dos indivíduos com 30 anos e menos de 10% das crianças. O *H. pylori* geralmente é adquirido na infância. A associação com a idade se deve principalmente a um efeito de coorte por ano de nascimento, pelo qual os indivíduos que têm atualmente 60 anos de idade foram mais comumente colonizados na infância do que as crianças hoje. A aquisição espontânea ou a eliminação do *H. pylori* na idade adulta são raras. A aquisição na infância explica por que os principais fatores de risco para infecção constituem marcadores de aglomerações e privação social na infância. Estudos longitudinais têm demonstrado prevalências decrescentes nos últimos 50 anos, concomitantemente com o desenvolvimento socioeconômico e os tratamentos antibacterianos disseminados.

Transmissão Os seres humanos são o único reservatório importante do *H. pylori*. As crianças podem adquirir o microrganismo de seus pais (mais frequentemente do cuidador principal) ou de outras crianças. A primeira situação é mais comum nos países desenvolvidos, e a segunda, nos países menos desenvolvidos. Não se sabe se a transmissão ocorre com mais frequência por via fecal-oral ou pela via oral-oral, mas o *H. pylori* é facilmente cultivado no material de vômitos e de refluxo gastresofágico, mas menos facilmente a partir das fezes. A maior parte da aquisição de *H. pylori* ocorre durante os anos iniciais da infância.

PATOLOGIA E PATOGÊNESE

A colonização pelo *H. pylori* induz *gastrite superficial crônica*, uma resposta tecidual no estômago que consiste em infiltração da mucosa por células tanto mononucleares quanto polimorfonucleares. (O termo *gastrite* deve ser empregado especificamente para descrever aspectos histológicos; também tem sido utilizado para descrever os aspectos endoscópicos e, até mesmo, os sintomas; todavia, apenas a endoscopia com amplificação se correlaciona com os achados microscópicos ou mesmo com a presença do *H. pylori*, e mesmo isso não é suficiente para o diagnóstico.) Embora seja capaz de numerosas adaptações que impedem a estimulação excessiva do sistema imune, a colonização pelo *H. pylori* é acompanhada de uma considerável resposta imune local e sistêmica persistente, incluindo a produção de anticorpos e respostas mediadas por células. Entretanto, essas respostas são ineficazes na eliminação da bactéria. Essa eliminação ineficiente parece dever-se em parte à inibição, pelo *H. pylori*, do sistema imune, o que facilita a sua persistência.

A maioria dos indivíduos colonizados pelo *H. pylori* não apresenta sequelas clínicas. O fato de algumas pessoas manifestarem doença franca e outras não se relaciona a uma combinação de fatores: diferenças nas cepas bacterianas, suscetibilidade do paciente à doença e fatores ambientais.

Fatores de virulência bacteriana Vários fatores de virulência do *H. pylori* são mais comuns nas cepas associadas à doença que entre as cepas que não o são. A ilha *cag* corresponde a um grupo de genes que codificam um sistema de secreção bacteriana tipo IV. Por meio desse sistema, uma proteína efetora, a CagA, é translocada para o interior das células epiteliais, onde pode ser ativada por fosforilação. Essa proteína induz a transdução de sinais nas células do hospedeiro, resultando em alterações proliferativas, citoesqueléticas e inflamatórias na célula. A proteína no ápice do aparelho secretor, CagL, liga-se a integrinas na superfície celular, transduzindo ainda mais a sinalização. Por fim, componentes solúveis da parede celular de peptideoglicano penetram na célula por um processo mediado pelo mesmo sistema secretor. Esses componentes são reconhecidos pelo receptor bacteriano intracelular, Nod1, que estimula uma resposta das citocinas pró-inflamatórias, resultando em aumento da resposta tecidual. O portador de cepas *cag*-positivas aumenta o risco de úlcera péptica ou adenocarcinoma gástrico. Um segundo fator importante de interação com o hospedeiro é a citotoxina de vacuolização VacA, a qual forma poros nas membranas celulares. A VacA é polimórfica, e a presença de formas mais ativas também aumenta o risco de doença ulcerosa e câncer gástrico. Outros fatores bacterianos que estão associados a um risco aumentado de doença incluem adesinas, como BabA (que se liga a antígenos de grupos sanguíneos nas células epiteliais).

Fatores genéticos e ambientais do hospedeiro Os determinantes de doença no hospedeiro mais bem caracterizados consistem em polimorfismos genéticos, que acarretam aumento na ativação da resposta imune inata, incluindo polimorfismos em genes das citocinas ou genes que codificam proteínas de reconhecimento bacteriano, como os receptores semelhantes ao Toll. Por exemplo, indivíduos colonizados com polimorfismos no gene da interleucina 1, que aumenta a produção dessa citocina em resposta à infecção por *H. pylori*, correm risco aumentado de adenocarcinoma gástrico. Além disso, os cofatores ambientais são importantes na patogênese. O tabagismo aumenta os riscos de úlceras duodenais e de câncer gástrico nos indivíduos positivos para *H. pylori*. As dietas ricas em sal e os alimentos em conserva aumentam o risco de câncer, e as dietas ricas em antioxidantes e vitamina C conferem proteção modesta.

Distribuição da gastrite e risco diferencial de doença O padrão de resposta tecidual gástrica se associa ao risco de doença: gastrite predominantemente antral é mais estreitamente relacionada com ulceração duodenal, ao passo que a pangastrite e a gastrite predominante de corpo estão ligadas à ulceração gástrica e ao adenocarcinoma. Essa diferença provavelmente explica por que os pacientes com úlcera duodenal não correm alto risco de desenvolver adenocarcinoma gástrico mais tarde na vida, a despeito de serem colonizados por *H. pylori*.

PATOGÊNESE DA ULCERAÇÃO DUODENAL O modo pelo qual a colonização gástrica provoca ulceração duodenal está agora se tornando claro. A resposta tecidual do antro pilórico induzida pelo *H. pylori* diminui o número de células D produtoras de somatostatina. Como a somatostatina inibe a liberação de gastrina, os níveis de gastrina estão mais altos do que nos indivíduos *H. pylori*-negativos, e esses níveis mais elevados levam a um aumento da secreção ácida estimulada pelas refeições no corpo gástrico relativamente preservado. Ainda existem controvérsias sobre o modo pelo qual isso aumenta o risco de úlcera duodenal, porém a secreção aumentada de ácido pode contribuir para a formação da metaplasia gástrica potencialmente protetora no duodeno. A metaplasia gástrica no duodeno pode tornar-se colonizada por *H. pylori* e, subsequentemente, inflamada e ulcerada.

PATOGÊNESE DA ULCERAÇÃO GÁSTRICA E DO ADENOCARCINOMA GÁSTRICO A patogênese dessas condições não está bem elucidada, embora ambas surjam em associação com pangastrite ou gastrite predominante no corpo gástrico. As alterações hormonais anteriormente descritas ainda ocorrem, mas a resposta tecidual do corpo gástrico significa que ele produz menos ácido (hipocloridria), a despeito da hipergastrinemia. As úlceras gástricas costumam ocorrer na junção das mucosas do antro e do corpo gástrico, uma área que, com frequência, é particularmente inflamada. O câncer gástrico costuma surgir em estômagos com extensa gastrite atrófica e hipocloridria e provavelmente deriva de dano progressivo ao DNA e da sobrevivência de clones celulares epiteliais anormais. Acredita-se que a lesão do DNA advenha principalmente de espécies reativas do oxigênio e nitrogênio oriundas das células inflamatórias e, talvez, em relação a outras bactérias que sobrevivem em um estômago hipoclorídrico. Análises longitudinais de amostras de biópsia gástrica, obtidas do mesmo paciente com anos de intervalo, mostram que o tipo *intestinal* comum de adenocarcinoma gástrico se segue a alterações passo a passo que vão desde uma simples gastrite até atrofia gástrica, metaplasia e displasia. Um segundo tipo *difuso* de adenocarcinoma gástrico, encontrado com mais frequência em adultos mais jovens, pode surgir diretamente a partir da gastrite crônica, sem quaisquer alterações atróficas. Nos últimos anos, houve aumento progressivo nos cânceres gástricos centrados no corpo gástrico e ocorrendo em adultos mais jovens (< 50 anos de idade) e de maneira desproporcional em mulheres; isso parece ocorrer na ausência de *H. pylori*.

PATOGÊNESE DO LINFOMA MALT GÁSTRICO Os linfomas MALT de células B de baixo grau são cânceres raros, relatados com taxa de cerca de 1 por milhão de habitantes por ano antes da descoberta do *H. pylori*. Desde então, as taxas relatadas têm aumentado substancialmente, possivelmente refletindo o sobrediagnóstico. Esses tumores surgem a partir do substrato de estimulação crônica de populações linfocitárias pela colonização persistente pelo *H. pylori*. É importante observar que há inúmeros relatos desses tumores de baixo grau que respondem de maneira dramática às terapias de erradicação do *H. pylori*. Porém, a fronteira entre o câncer verdadeiro e a hipertrofia linfoide benigna é incerta. Entre aqueles que respondem à erradicação do *H. pylori*, a maioria não tem a característica translocação t(11;18)(q21;q21) do câncer, e eles podem não ter cânceres verdadeiros, mas apenas uma proliferação linfoide policlonal benigna. Cepas de *H. pylori* CagA-positivas foram significativamente associadas com o linfoma MALT gástrico positivo para t(11;18)(q21;q21) em comparação com os casos negativos para a translocação.

MANIFESTAÇÕES CLÍNICAS

Praticamente todos os indivíduos colonizados pelo *H. pylori* apresentam gastrite histológica, porém apenas cerca de 10 a 15% desenvolvem doenças associadas, como úlcera péptica, adenocarcinoma gástrico ou linfoma gástrico (Fig. 163-1). Apesar de taxas semelhantes de colonização por *H. pylori*, a taxa dessas doenças nas mulheres é de menos da metade daquela dos homens.

DOENÇA ULCEROSA PÉPTICA

Em todo o mundo, cerca de 70% das úlceras duodenais e cerca de 50% das úlceras gástricas estão relacionadas com a colonização pelo *H. pylori*

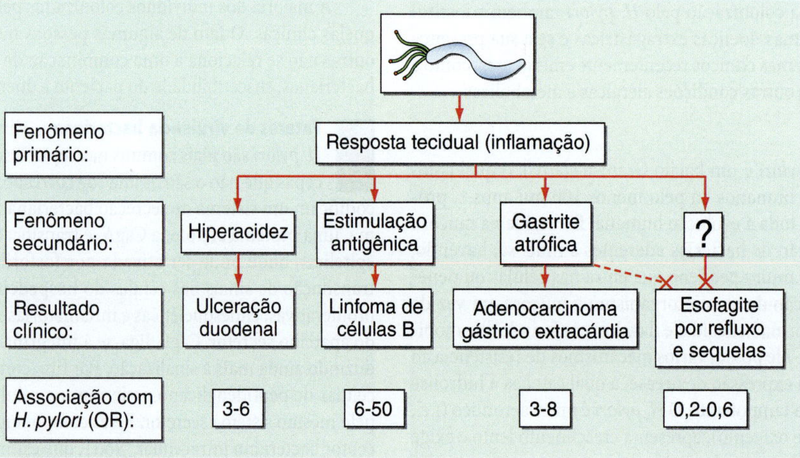

FIGURA 163-1 Esquema das relações entre a colonização por *Helicobacter pylori* e as doenças do trato gastrintestinal alto. Essencialmente, todos os indivíduos colonizados por *H. pylori* desenvolvem uma resposta do hospedeiro, a qual é geralmente denominada *gastrite crônica*. A natureza da interação do hospedeiro com a população bacteriana em questão determina a evolução clínica. A colonização por *H. pylori* aumenta o risco de doença ulcerosa péptica, câncer gástrico fora da cárdia e linfoma gástrico não Hodgkin de células B durante toda a vida (razão de chances [OR] para todos > 3). Em contrapartida, existem evidências crescentes indicando que a colonização por *H. pylori* (particularmente por cepas *cagA*$^{+}$) protege o indivíduo contra o adenocarcinoma do esôfago (e o adenocarcinoma do cárdia algumas vezes relacionado) e contra lesões pré-malignas, como o esôfago de Barrett (OR < 1). Embora as incidências de doença ulcerosa péptica (casos que não se devem ao uso de anti-inflamatórios não esteroides) e de câncer gástrico não localizado na cárdia estejam declinando nos países desenvolvidos, a incidência do adenocarcinoma de esôfago está crescendo. *(Reproduzida, com permissão, de MJ Blaser: Hypothesis: The changing relationships of Helicobacter pylori and humans: Implications for health and disease. J Infect Dis 179:1523, 1999.)*

(Cap. 324). Todavia, em particular, a proporção de úlceras gástricas provocadas pelo ácido acetilsalicílico e por anti-inflamatórios não esteroides (AINEs) está aumentando, e, em muitos países desenvolvidos, esses fármacos ultrapassaram *H. pylori* como causa de ulceração gástrica. As principais linhas de evidência sobre o papel do *H. pylori* na promoção de úlceras são as seguintes: (1) a presença do microrganismo constitui um fator de risco para o desenvolvimento de úlceras, (2) as úlceras não induzidas por AINEs raramente ocorrem na ausência de *H. pylori*, (3) a erradicação do *H. pylori* praticamente elimina a ocorrência de recidiva em longo prazo da úlcera e (4) a infecção experimental de gerbos por *H. pylori* pode causar ulceração gástrica. Assim, o *H. pylori* não é necessário nem suficiente para o desenvolvimento de doença ulcerosa péptica, mas ele é um fator de risco muito forte para sua ocorrência, e a remoção do *H. pylori* muda a história natural da doença ulcerosa.

Adenocarcinoma e linfoma gástricos Estudos de caso-controle agrupados prospectivos mostraram que a colonização pelo *H. pylori* constitui um fator de risco para adenocarcinomas da parte distal (não cárdica) do estômago (Cap. 80). A infecção experimental em longo prazo de gerbos também pode resultar em adenocarcinoma gástrico. Além disso, o *H. pylori* pode induzir o linfoma gástrico primário, embora esta condição seja muito menos comum e as abordagens para avaliações histopatológicas e citogenéticas não estejam padronizadas. Muitos linfomas gástricos de células B de baixo grau diagnosticados dependem do *H. pylori* para o seu crescimento contínuo e proliferação, e esses tumores podem regredir por completo ou parcialmente após a erradicação do *H. pylori*. Porém, eles exigem o monitoramento cuidado em curto e longo prazo; qualquer caso que não seja confinado à mucosa superficial (e alguns que são) necessitam de tratamento adicional com agentes quimioterapêuticos ou radioterapia.

Dispepsia funcional Muitos pacientes apresentam sintomas gastrintestinais altos, porém têm resultados normais na endoscopia digestiva alta (a denominada dispepsia funcional ou não ulcerosa; Cap. 324). Como o *H. pylori* é comum, alguns desses pacientes são colonizados pelo microrganismo. A erradicação do *H. pylori* leva à resolução dos sintomas em até 15% a mais que o tratamento com placebo. Não está claro se esses pacientes possuem úlcera péptica em remissão no momento da endoscopia ou se um pequeno subgrupo de pacientes com dispepsia funcional "verdadeira" responde ao tratamento do *H. pylori*. De qualquer maneira, como a dispepsia funcional costuma ser persistente e difícil de tratar, a maioria das diretrizes de consenso recomenda a erradicação do *H. pylori* nesses pacientes. Se esse conselho for seguido, é importante considerar que apenas um pequeno subgrupo de pacientes tratados apresentará benefício.

Proteção contra a doença esofágica péptica, incluindo adenocarcinoma de esôfago Tem havido muito interesse por um possível papel protetor do *H. pylori* contra a DRGE (Cap. 323), contra o esôfago de Barrett (Cap. 323) e contra o adenocarcinoma do esôfago e da cárdia gástrica (Cap. 80). As principais linhas de evidência para esse papel protetor são as seguintes: (1) existe uma relação temporal entre a diminuição da prevalência da colonização gástrica pelo *H. pylori* e uma incidência crescente dessas condições; (2) na maioria dos estudos, a prevalência da colonização por *H. pylori* (em particular por cepas de $cagA^+$ pró-inflamatória) é significativamente menor em pacientes com essas doenças esofágicas do que entre indivíduos de controle; (3) em estudos agrupados prospectivos (ver anteriormente), a presença do *H. pylori* está inversamente relacionada com esses cânceres. O mecanismo subjacente a esse efeito protetor consiste provavelmente em hipocloridria induzida pelo *H. pylori*. Como, em nível individual, a intensidade da DRGE podem diminuir, agravar-se ou permanecer inalterada após o tratamento do *H. pylori*, a preocupação com a DRGE não deve afetar as decisões sobre o tratamento do *H. pylori* em um paciente individual quando existe uma indicação clara; se não houver indicação clara, os médicos devem ponderar cuidadosamente as considerações de benefício e dano.

Outras patologias O *H. pylori* tem um papel cada vez mais reconhecido em outras patologias gástricas. Ele pode predispor alguns pacientes à deficiência de ferro por meio de perda oculta de sangue e/ou hipocloridria e redução da absorção de ferro. Além disso, várias patologias não gastrintestinais associam-se à colonização pelo *H. pylori*, embora as evidências de causalidade não sejam tão fortes. Vários estudos sobre o tratamento do *H. pylori* na púrpura trombocitopênica idiopática descreveram consistentemente uma melhora ou, até mesmo, uma normalização das contagens de plaquetas. Uma associação (protetora) potencialmente importante, porém ainda mais controversa, é a que existe com a cardiopatia isquêmica e com a doença cerebrovascular. Entretanto, a força de tais associações é pequena quando se levam em conta os fatores de confusão, e nosso conhecimento atual é incompleto. A maioria das autoridades considera a associação como não causal. Um número crescente de estudos demonstrou uma associação inversa do *H. pylori* $cagA^+$ com a asma de início na infância, a rinite alérgica e distúrbios atópicos. Essas associações demonstraram ser causais em modelos animais, porém a magnitude do efeito em humanos ainda não foi estabelecida.

DIAGNÓSTICO

Os testes para a presença de *H. pylori* são classificados em dois grupos: os testes que exigem endoscopia digestiva alta e testes mais simples, os quais podem ser realizados no consultório (Tab. 163-1).

Testes com base na endoscopia Em geral, a endoscopia não é necessária no manejo inicial de pacientes jovens com dispepsia simples; entretanto, costuma ser usada para excluir a possibilidade de neoplasia maligna e para estabelecer um diagnóstico positivo em pacientes idosos ou naqueles com sintomas de "alarme". Se a endoscopia for realizada, o exame mais conveniente baseado na biópsia será o teste da urease, no qual duas amostras pequenas ou uma amostra grande de biópsia do antro são colocadas em gel contendo ureia e um indicador. A presença de urease do *H. pylori* leva a uma elevação do pH e, por conseguinte, a uma mudança de cor, a qual com frequência ocorre em alguns minutos, mas pode requerer até 24 horas. O exame histológico da amostra de biópsia para *H. pylori* também é acurado, desde que seja usado um corante especial (p. ex., o corante de Giemsa modificado, de prata ou o imunocorante) que permita a visualização ótima do microrganismo. Se forem obtidas amostras de biópsia do antro e do corpo gástrico, o exame histológico fornece informações adicionais, incluindo o grau e o padrão de inflamação, bem como a presença de qualquer atrofia, metaplasia ou displasia. A cultura microbiológica é mais específica, mas pode ser insensível devido à dificuldade de isolamento do *H. pylori*. Uma vez que o microrganismo seja cultivado, sua identificação como *H. pylori* pode ser confirmada pelo seu aspecto típico na coloração de Gram e suas reações positivas nos testes de oxidase, catalase e urease. Além disso, pode-se definir a sensibilidade do microrganismo aos antibióticos, e essa informação pode ter utilidade clínica nos casos difíceis. As amostras de biópsia que eventualmente contenham espécies gástricas menos comuns de *Helicobacter*, isto é, espécies outras que não o *pylori*, produzem apenas

TABELA 163-1 ■ Testes comumente empregados para detectar *Helicobacter pylori*

Teste	Vantagens	Desvantagens
Testes com base na biópsia endoscópica		
Teste da urease na biópsia	Rápido, simples	Alguns testes comerciais não são totalmente sensíveis antes de 24 h
Histologia	Pode fornecer informações histológicas adicionais	A sensibilidade depende da experiência e do uso de corantes especiais
Cultura	Permite determinar a sensibilidade aos antibióticos	A sensibilidade depende da experiência
Testes não invasivos		
Sorologia	De baixo custo e conveniente; não é afetada pelo uso recente de antibióticos ou inibidores da bomba de prótons no mesmo grau que o teste de depuração respiratória e o teste nas fezes	Não pode ser usada para monitorar o sucesso do tratamento; alguns *kits* comerciais não são acurados, e a maioria é menos acurada do que o teste respiratório com ureia
Teste respiratório com ureia C^{13}	De baixo custo e mais simples do que a endoscopia; útil para acompanhamento após o tratamento	Exige jejum; não é tão conveniente quanto os testes em amostras de sangue ou de fezes
Teste de antígeno fecal	De baixo custo e conveniente; útil para acompanhamento após o tratamento; pode ser particularmente útil em crianças	Os testes com base no exame de fezes não são preferidos por pessoas de algumas culturas

resultados fracamente positivos no teste de urease na biópsia. A identificação positiva dessas bactérias exige a visualização das estruturas helicoidais longas e compactas características em cortes histológicos; pode não ser fácil efetuar a cultura desses microrganismos.

Testes não invasivos Os exames não invasivos para a pesquisa de *H. pylori* são a norma quando não é necessário excluir o câncer gástrico por endoscopia. O exame estabelecido há mais tempo (e muito acurado) é o *teste respiratório com ureia*. Nesse teste simples, o paciente ingere uma solução de ureia marcada com o isótopo não radioativo C^{13} e, em seguida, sopra dentro de um tubo. Se a urease do *H. pylori* estiver presente, a ureia será hidrolisada e o dióxido de carbono marcado será detectado nas amostras de ar exalado. O teste do *antígeno nas fezes*, um exame simples e acurado que utiliza anticorpos monoclonais específicos contra antígenos do *H. pylori*, é mais conveniente e potencialmente menos dispendioso do que o teste respiratório com ureia, porém alguns pacientes têm aversão pela coleta de fezes. Os testes mais simples para determinar a presença de *H. pylori* são os *ensaios sorológicos* que medem os níveis de imunoglobulina G (IgG) específica no soro, por imunoensaio enzimático ou por *immunoblot*. Os melhores entre esses testes são quase tão precisos quanto os outros métodos diagnósticos, mas muitos testes comerciais – especialmente os testes rápidos para uso no consultório – não têm bom desempenho.

Uso de testes para avaliar o sucesso do tratamento O teste respiratório com ureia, o teste de antígeno nas fezes e os exames de biópsia podem ser usados para avaliar o sucesso do tratamento (Fig. 163-2). Entretanto, como esses testes dependem da quantidade de *H. pylori*, seu uso antes de 4 semanas após o tratamento pode produzir resultados falso-negativos. A supressão inicial do número de bactérias pode levar a resultados falso-negativos, pois o novo crescimento do microrganismo pode resultar na sua detecção algumas semanas depois. Pela mesma razão, esses testes também não são confiáveis quando realizados no período de 4 semanas após tratamento intercorrente com antibióticos ou compostos de bismuto ou cerca de 2 semanas após a interrupção do tratamento com inibidores da bomba de próton (IBPs). Na avaliação do sucesso terapêutico, os testes não invasivos costumam ser preferidos. Porém, após úlceras gástricas, a endoscopia deve ser repetida para assegurar a cicatrização e excluir carcinoma gástrico com amostras histológicas adicionais; se os IBPs tiverem sido suspensos por pelo menos 2 semanas e não tiverem sido administrados antibióticos nem compostos de bismuto por pelo menos 4 semanas, há uma oportunidade para avaliar o sucesso do tratamento com testes baseados na biópsia. Os testes sorológicos não são usados para monitorar o sucesso do tratamento, visto que a queda gradual nos títulos de anticorpos específicos contra *H. pylori* é muito lenta (exigindo > 14 semanas) para ter valor prático.

TRATAMENTO

Infecção por *Helicobacter pylori*

INDICAÇÕES

As indicações mais precisas para tratamento consistem em úlceras duodenais ou gástricas relacionadas ao *H. pylori* e linfoma MALT gástrico de células B de baixo grau. Independentemente da presença de úlceras atualmente ativas ou não, o *H. pylori* deve ser erradicado em pacientes com doença ulcerosa documentada a fim de evitar a ocorrência de recidiva (Fig. 163-2). As diretrizes têm recomendado o tratamento do *H. pylori* em pacientes colonizados com dispepsia funcional caso estejam entre a pequena porcentagem que se beneficia de tal terapia (além do efeito placebo). Também foi documentada a erradicação do *H. pylori* no tratamento de condições não definitivamente reconhecidas como responsáveis, mas isso não é universalmente apoiado; essas condições incluem púrpura trombocitopênica idiopática, deficiência de vitamina B_{12} e anemia ferropriva quando outras causas foram cuidadosamente excluídas. Para indivíduos com forte história familiar de câncer gástrico, o tratamento para a erradicação do *H. pylori* na esperança de reduzir o risco de câncer é razoável, porém não tem valor comprovado: ela reduz modestamente a incidência de câncer no futuro, mas não há evidências de que reduza a mortalidade por todas as causas. Para pacientes mais velhos com dispepsia na comunidade ou para aqueles com sintomas de "alarme" (p. ex., perda de peso) associados à sua dispepsia, a endoscopia gastrintestinal alta está indicada para pesquisar um diagnóstico e fazer o teste para *H. pylori*; a decisão de erradicar o microrganismo pode se basear na indicação. A endoscopia costuma ser considerada desnecessária em pacientes jovens com dispepsia na comunidade sem sintomas de alarme (com o ponto de corte preciso da idade dependendo das

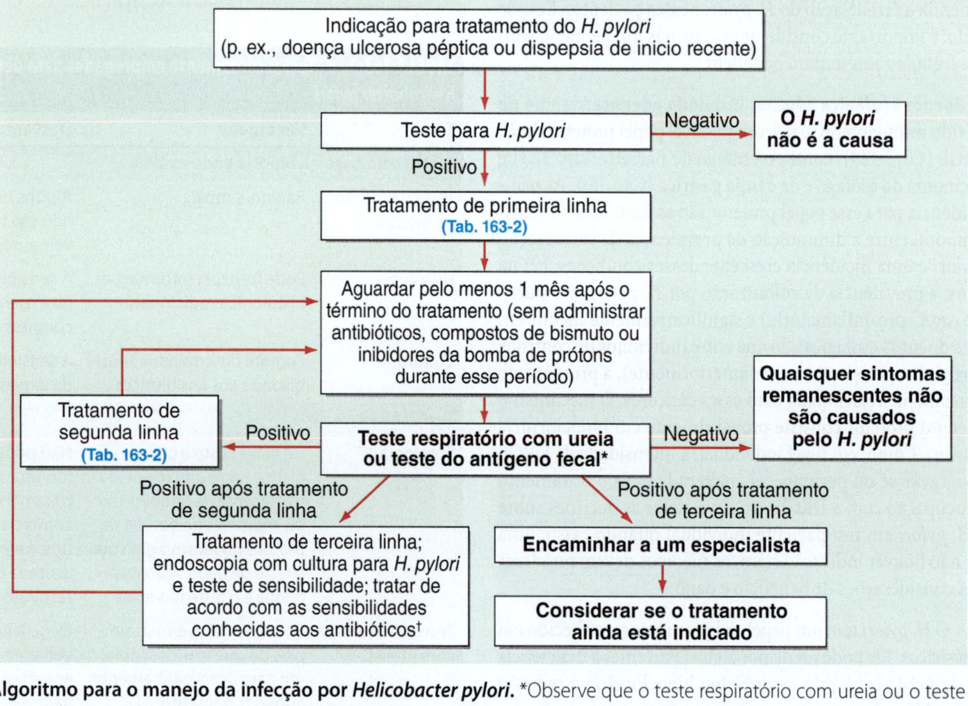

FIGURA 163-2 Algoritmo para o manejo da infecção por *Helicobacter pylori*. *Observe que o teste respiratório com ureia ou o teste do antígeno fecal podem ser usados neste algoritmo. Em certas ocasiões, a endoscopia e um exame com base em biópsia são usados em vez desses testes no acompanhamento do paciente após o tratamento. A principal indicação para esses testes invasivos é o seguimento após a ulceração gástrica; nessa situação, ao contrário da úlcera duodenal, é importante verificar a cura e excluir um adenocarcinoma gástrico subjacente. Todavia, mesmo nessa situação, pacientes submetidos à endoscopia ainda podem estar recebendo tratamento com inibidores da bomba de próton, o que impede a realização do teste para *H. pylori*. Por conseguinte, o teste respiratório com ureia ou o teste de antígeno fecal ainda são necessários dentro de um intervalo apropriado após o término do tratamento, a fim de estabelecer se o tratamento foi bem-sucedido (ver o texto). Algumas autoridades utilizam esquemas empíricos de terceira linha, vários dos quais já foram descritos.

diretrizes locais). Se a prevalência de *H. pylori* na comunidade for abaixo de cerca de 20%, esses pacientes são tratados com um curso breve de supressão ácida usando IBPs. Se esses pacientes não responderem ou tiveram recaída após a suspensão do tratamento ou se a prevalência de *H. pylori* na comunidade for > 20%, muitas diretrizes nacionais recomendam uma estratégia de teste não invasivo para *H. pylori* e erradicação se ele for encontrado. Essa estratégia beneficiará os pacientes com úlceras pépticas e os cerca de 5-10% de pacientes com dispepsia funcional que respondem à erradicação do *H. pylori*, mas a maioria dos pacientes será tratada de forma desnecessária. Na atualidade, a triagem ampla do *H. pylori* na comunidade e o seu tratamento como profilaxia primária do câncer gástrico e das úlceras pépticas não são recomendados na maioria dos países, em grande parte porque ainda não foi definido o grau de redução consequente no risco de câncer. Vários estudos constataram redução modesta do risco de câncer após o tratamento, porém o período de acompanhamento ainda é muito curto, e a magnitude do efeito em diferentes populações ainda não está elucidada. Outros motivos para não tratar o *H. pylori* em populações assintomáticas no momento incluem (1) os efeitos adversos (que são comuns e podem ser graves em raros casos) dos esquemas de múltiplos antibióticos usados; (2) a resistência aos antibióticos, podendo surgir no *H. pylori* ou em outras bactérias incidentalmente presentes; (3) a ansiedade, podendo surgir em indivíduos saudáveis sob demais aspectos, em particular se o tratamento não for bem-sucedido; e (4) a existência de um subgrupo de indivíduos que irão desenvolver sintomas de DRGE após o tratamento. Apesar da ausência de estratégias de triagem, muitos médicos tratam o *H. pylori* quando comprovadamente presente (particularmente em crianças e adultos jovens), mesmo quando o paciente é assintomático. A justificativa é que o tratamento diminui a preocupação do paciente, pode reduzir o futuro risco de câncer gástrico e que qualquer redução do risco provavelmente será maior em pacientes mais jovens. Todavia, essas práticas não contribuem com qualquer benefício potencial contra a colonização pelo *H. pylori*. De modo global, apesar da ampla atividade clínica nessa área, a maior parte dos tratamentos para o portador assintomático de *H. pylori* é ministrada sem nenhuma base firme de evidências. Como uma proporção de pacientes (até 70%) entre aqueles diagnosticados com linfomas MALT de células B de baixo grau gástricos respondem à erradicação do *H. pylori*, ela deve ser feita em todos os casos, independentemente de o *H. pylori* ser detectado pelas modalidades diagnósticas usadas, pois pode haver resultados falso-negativos. Porém, nem todos esses casos representam verdadeiros cânceres, de modo que a taxa de sucesso relatada pode refletir a erradicação de processos benignos. O exame dos tecidos quanto às translocações cromossômicas características deve ser feito para ajudar entre processos benignos e malignos e para guiar as abordagens terapêuticas adicionais. Estes costumam ser tumores lentamente progressivos, de modo que o tempo necessário para a erradicação do *H. pylori* e posterior avaliação não irá interferir com o uso subsequente de quimioterapia e/ou radioterapia, quando necessárias.

ESQUEMAS

Embora o *H. pylori* seja sensível a uma ampla variedade de antibióticos *in vitro*, a monoterapia não costuma ser bem-sucedida, provavelmente em razão da distribuição inadequada do antibiótico ativo no nicho da colonização. A falha clínica da monoterapia levou ao desenvolvimento de esquemas com múltiplos fármacos. Os esquemas atuais consistem em IBP e dois ou três agentes antimicrobianos administrados durante 10 a 14 dias **(Tab. 163-2)**. Os esquemas ideais variam em diferentes partes do mundo, dependendo das taxas conhecidas de resistência antibiótica primária na maioria das cepas de *H. pylori* em um determinado local. Por essa razão, as diretrizes sobre os esquemas ideais para a erradicação do *H. pylori* em países individuais estão em evolução, e os médicos devem pesquisar a diretriz clínica mais atualizada.

Os dois fatores mais importantes para o tratamento bem-sucedido do *H. pylori* são a adesão rígida do paciente ao esquema terapêutico e o uso de fármacos contra os quais as cepas do *H. pylori* do paciente não tenham desenvolvido resistência. A falha de tratamento após pequenos lapsos na sua adesão é um evento comum e com frequência leva a resistência adquirida. Para enfatizar a importância da adesão ao tratamento, devem-se fornecer instruções por escrito ao paciente e informá-lo sobre os efeitos colaterais menores do esquema terapêutico. Níveis crescentes de resistência primária do *H. pylori* a claritromicina, levofloxacino e – em menor grau – metronidazol são uma preocupação cada vez maior. Na maioria das regiões do mundo (a principal exceção sendo o noroeste da Europa), a taxa de resistência primária à claritromicina é suficientemente alta para que os esquemas contendo claritromicina mais um outro antibiótico geralmente falhem; os esquemas com claritromicina e dois outros antibióticos ainda são uma opção, pois é provável que os outros dois antibióticos erradiquem o *H. pylori* mesmo se a cepa for resistente à claritromicina. Quando se sabe que um paciente foi exposto – mesmo que remotamente – à claritromicina ou a uma fluoroquinolona, esses antibióticos geralmente devem ser evitados. A resistência a amoxicilina ou tetraciclina é incomum, mesmo se esses antibióticos tiverem sido usados previamente, e a resistência ao metronidazol é apenas parcial; assim, não há necessidade de evitar o uso desses antibióticos independentemente de terem sido usados antes. Independentemente do regime antibiótico usado, as metanálises mostram que o uso de doses altas em vez de moderadas de IBPs para a supressão gástrica junto com os antibióticos aumenta a efetividade do esquema. Da mesma forma, o uso de vonoprazana, um bloqueador ácido competitivo com potássio altamente efetivo, atualmente aprovado no Japão, foi associado a maiores taxas de erradicação em conjunto com amoxicilina e claritromicina do que o uso de IBP para supressão ácida.

A avaliação da sensibilidade aos antibióticos antes do tratamento seria o ideal; mas, em geral, não é realizada, pois a endoscopia e a biópsia da mucosa são necessárias para obter o *H. pylori* para cultura e a maior parte dos laboratórios de microbiologia é inexperiente com o cultivo de *H. pylori*. Se o tratamento inicial do *H. pylori* falhar, a abordagem habitual consiste em repetição do tratamento empírico com outro esquema farmacológico **(Tab. 163-2)**. A abordagem de terceira linha idealmente deve consistir em endoscopia, biópsia e cultura, juntamente com tratamento baseado na sensibilidade documentada aos antibióticos. Entretanto, costumam ser utilizados tratamentos empíricos de terceira linha.

As espécies de *Helicobacter* gástrico não *pylori* são tratadas da mesma maneira que *H. pylori*. Todavia, na ausência de ensaios clínicos, não se

TABELA 163-2 ■ Esquemas de tratamento comumente recomendados para *Helicobacter pylori*

Esquema[a] (duração)	Fármaco 1	Fármaco 2	Fármaco 3	Fármaco 4
Esquema 1: OCM (14 dias)[b]	Omeprazol (20 mg, 2×/dia[c])	Claritromicina (500 mg, 2×/dia)	Metronidazol (500 mg, 2×/dia)	–
Esquema 2: OCA (14 dias)[b]	Omeprazol (20 mg, 2×/dia[c])	Claritromicina (500 mg, 2×/dia)	Amoxicilina (1 g, 2×/dia)	–
Esquema 3: OBTM (14 dias)[d]	Omeprazol (20 mg, 2×/dia[c])	Subsalicilato de bismuto (2 comprimidos, 4×/dia)	Cloridrato de tetraciclina (500 mg, 4×/dia)	Metronidazol (500 mg, 3×/dia)
Esquema 4: concomitante (14 dias)[e]	Omeprazol (20 mg, 2×/dia[c])	Amoxicilina (1 g, 2×/dia)	Claritromicina (500 mg, 2×/dia)	Tinidazol (500 mg, 2×/dia[f])
Esquema 5: OAL (10 dias)[g]	Omeprazol (20 mg, 2×/dia[c])	Amoxicilina (1 g, 2×/dia)	Levofloxacino (500 mg, 2×/dia)	–

[a]Os esquemas de primeira linha recomendados na maior parte do mundo estão indicados em negrito. [b]Esses esquemas apenas devem ser usados em populações nas quais foi constatado que a prevalência de cepas resistentes à claritromicina é < 20%. Na prática, essa restrição limita a variedade apropriada dos esquemas principalmente à Europa setentrional. [c]Muitas autoridades e algumas diretrizes recomendam duplicar essa dose de omeprazol, visto que os ensaios clínicos demonstram um aumento resultante da eficácia com algumas combinações de antibióticos. O omeprazol pode ser substituído por qualquer inibidor da bomba de próton (IBP) em uma dose equivalente. Como os metabolizadores extensivos de IBPs são prevalentes na população branca, muitas autoridades recomendam o esomeprazol (40 mg, 2×/dia) ou o rabeprazol (20 mg, 2×/dia), particularmente para os esquemas 4 e 5. [d]Os dados que sustentam esse esquema provêm principalmente da Europa e baseiam-se no uso do subcitrato de bismuto (um comprimido 4×/dia) e metronidazol (400 mg, 3×/dia). Trata-se do esquema de primeira linha recomendado na maioria dos países e o esquema de segunda linha recomendado no norte da Europa. [e]Esse esquema pode ser usado como alternativa do esquema 3. [f]O metronidazol (500 mg , 2×/dia) pode ser usado como alternativa. [g]Este esquema é usado como tratamento de segunda linha em muitos países (particularmente onde a terapia quádrupla ou concomitante é usada como esquema de primeira linha) e como tratamento de terceira linha em outros. Ele pode ser menos efetivo onde as taxas de uso das fluoroquinolonas são elevadas e tem mais chance de não ser efetivo se houver história pessoal de uso de fluoroquinolonas para tratamento prévio de outras infecções.

sabe ao certo se um resultado positivo representa sempre um tratamento bem-sucedido ou se algumas vezes resulta da eliminação natural das bactérias.

PREVENÇÃO

O estado de portador de *H. pylori* é uma questão de saúde pública importante nos países economicamente mais ricos, onde está associado à doença ulcerosa péptica e ao adenocarcinoma gástrico, e em alguns, mas não todos, países economicamente mais pobres, nos quais o adenocarcinoma gástrico pode constituir uma causa ainda mais comum de morte por câncer na idade avançada. Se a prevenção em massa fosse contemplada, a vacinação seria o método mais óbvio, e a imunização experimental de animais já forneceu resultados promissores, sendo que o primeiro ensaio clínico relatado em humanos demonstrou alguma eficácia. Novos estudos estão em andamento. Entretanto, como o *H. pylori* coevoluiu com o seu hospedeiro humano durante milênios, a prevenção da colonização em uma base populacional pode ter custos biológicos e clínicos. Por exemplo, a ausência permanente do *H. pylori* representa um fator de risco para a DRGE e suas complicações, incluindo o adenocarcinoma esofágico. Especulamos que o desaparecimento do *H. pylori* também possa estar associado a um risco aumentado de outras doenças emergentes, refletindo aspectos do atual estilo de vida ocidental, como asma e alergia de início na infância, conforme apoiado por estudos epidemiológicos e em modelos animais.

LEITURAS ADICIONAIS

AMIEVA M, PEEK RM: Pathobiology of *Helicobacter pylori*–induced gastric cancer. Gastroenterology 150:64, 2016.

ANDERSON WF et al: The changing face of noncardia gastric cancer incidence among US non-Hispanic whites. J Natl Cancer Inst 110:608, 2018.

ARNOLD IC et al: *Helicobacter pylori* infection prevents allergic asthma in mouse models through the induction of regulatory T cells. J Clin Invest 121:3088, 2011.

ATHERTON JC, BLASER MJ: Co-adaptation of *Helicobacter pylori* and humans: Ancient history and modern implications. J Clin Invest 119:2475, 2009.

CHEN Y, BLASER MJ: Inverse associations of *Helicobacter pylori* with asthma and allergies. Arch Intern Med 167:821, 2007.

CHEN Y et al: Association between *Helicobacter pylori* and mortality in the NHANES II study. Gut 62:1262, 2013.

CHOW WH et al: An inverse relation between *cagA*+ strains of *Helicobacter pylori* infection and risk of esophageal and gastric cardia adenocarcinoma. Cancer Res 58:588, 1998.

DEGUCHI H et al: Current status of *Helicobacter pylori* diagnosis and eradication therapy in Japan using a nationwide database. Digestion 101:441, 2020.

FORD AC et al: *Helicobacter pylori* eradication therapy to prevent gastric cancer in healthy asymptomatic infected individuals: Systematic review and meta-analysis of randomized controlled trials. BMJ 348:g3174, 2014.

GRAHAM DY et al: Rifabutin-based triple therapy (RHB-105) for *Helicobacter pylori* eradication: A double-blind, randomized, controlled trial. Ann Intern Med 172:795, 2020.

HOOI JKY et al: Global prevalence of *Helicobacter pylori* infection: Systematic review and meta-analysis. Gastroenterology 153:420, 2017.

KUO S-H et al: First-line antibiotic therapy in *Helicobacter pylori*-negative low-grade gastric mucosa-associated lymphoid tissue lymphoma. Scientific Rep 7:14333, 2017.

LINZ B et al: An African origin for the intimate association between humans and *Helicobacter pylori*. Nature 445:915, 2007.

MAIXNER F et al: The 5300-year-old *Helicobacter pylori* genome of the Iceman. Science 351:162, 2016.

MARSHALL BJ, WARREN JR: Unidentified curved bacilli in the stomach of patients with gastritis and peptic ulceration. Lancet 1:1311, 1984.

PLUMMER M et al: Global burden of gastric cancer attributable to *Helicobacter pylori*. Int J Cancer 136:487, 2015.

164 Infecções causadas por espécies de *Pseudomonas*, *Burkholderia* e *Stenotrophomonas*

Reuben Ramphal

As pseudomonas são um grupo heterogêneo de bactérias Gram-negativas, que têm em comum a incapacidade de fermentar lactose. Outrora classificados no gênero *Pseudomonas*, os membros desse grupo são agora alocados em três gêneros de importância médica – *Pseudomonas*, *Burkholderia* e *Stenotrophomonas* –, cujos comportamentos biológicos têm, ao mesmo tempo, similaridades e notáveis diferenças e cujos repertórios genéticos diferem em muitos aspectos. A patogenicidade da maior parte das pseudomonas baseia-se no oportunismo; as exceções são *Burkholderia pseudomallei* e *Burkholderia mallei*, os quais podem ser considerados patógenos primários.

O gênero *Pseudomonas* atualmente contém > 140 espécies. A *Pseudomonas aeruginosa*, o principal patógeno do grupo, constitui uma causa significativa de infecções em pacientes hospitalizados e naqueles com fibrose cística (FC; Cap. 291). A quimioterapia citotóxica, a ventilação mecânica e o tratamento com antibióticos de amplo espectro prepararam as condições que predispõem a colonização e infecção de um número crescente de pacientes hospitalizados por esse patógeno. Outros membros significativos do gênero – *Pseudomonas putida, Pseudomonas fluorescens, Pseudomonas oryzihabitans* e *Pseudomonas stutzeri*– infectam seres humanos com pouca frequência e são geralmente oportunistas sempre presentes no ambiente.

O gênero *Burkholderia* compreende mais de 20 espécies, das quais a *Burkholderia cepacia* é a mais encontrada nos países ocidentais. Da mesma forma que a *P. aeruginosa*, a *B. cepacia* (agora chamada de espécies do complexo *B. cepacia*) é um patógeno nosocomial oportunista e uma causa de infecção na FC. Os outros membros desse gênero de importância médica são *B. pseudomallei* e *B. mallei*, os agentes etiológicos da melioidose e do mormo, respectivamente.

O gênero *Stenotrophomonas* contém uma espécie de significância clínica, a *Stenotrophomonas maltophilia*. Trata-se de um microrganismo estritamente oportunista que prolifera de forma excessiva em situações em que se usam antibióticos de largo espectro.

PSEUDOMONAS AERUGINOSA

EPIDEMIOLOGIA

A *P. aeruginosa* pode ser encontrada na maior parte dos ambientes úmidos. O solo, as plantas, os vegetais, a água de torneira e a superfície de bancadas são todos reservatórios potenciais desse microrganismo, visto que suas necessidades nutricionais são simples. Tendo em vista a ubiquidade da *P. aeruginosa*, está claro que o simples contato com o microrganismo não é suficiente para a colonização ou a infecção. Observações clínicas e experimentais sugerem que a infecção por *P. aeruginosa* ocorra concomitantemente ao comprometimento da defesa do hospedeiro, aos traumatismos da mucosa, ao desarranjo fisiológico e à supressão da microbiota normal ocasionada por antibióticos. Assim, não chega a ser surpresa que a maior parte das infecções por *P. aeruginosa* ocorra em unidades de terapia intensiva (UTIs), onde esses fatores com frequência convergem. O microrganismo é inicialmente adquirido de fontes ambientais, porém a disseminação de um paciente para outro também ocorre em clínicas de FC.

No passado, os pacientes queimados eram particularmente suscetíveis a *P. aeruginosa*. Por exemplo, nos anos de 1959 a 1963, a sepse por *Pseudomonas* devido a queimaduras foi a principal causa de morte em 60% dos pacientes queimados no U.S. Army Institute of Surgical Research. Por razões desconhecidas, a infecção por *P. aeruginosa* em queimados não é mais o grande problema que era durante os anos 1950 e 1960. De forma semelhante, nos anos 1960, a *P. aeruginosa* aparecia como um patógeno comum em pacientes que recebiam quimioterapia citotóxica em muitas instituições dos Estados Unidos, porém depois perdeu essa importância. A despeito desse declínio, a *P. aeruginosa* continua sendo um dos mais temíveis patógenos nessas populações devido à sua alta mortalidade atribuível.

Em algumas partes da Ásia e da América Latina, a *P. aeruginosa* continua sendo a causa mais comum de bacteriemia por Gram-negativos em pacientes neutropênicos.

Em contraste com as tendências entre os pacientes queimados e neutropênicos nos Estados Unidos, a incidência de infecções por *P. aeruginosa* entre os pacientes com FC não se alterou. A *P. aeruginosa* continua sendo o fator contribuidor mais comum para a insuficiência respiratória na FC e é a responsável pela maioria das mortes entre pacientes com essa doença.

CARACTERÍSTICAS LABORATORIAIS

A *P. aeruginosa* é um bacilo Gram-negativo não fastidioso, móvel, que cresce nos meios de laboratório mais comuns, incluindo o ágar-sangue e o MacConkey. Ela é facilmente identificada no laboratório em placas de ágar de isolamento primário pela produção de um pigmento que lhe confere uma aparência amarela a verde-escura ou, até mesmo, azulada. As colônias têm uma aparência brilhante de "metal de arma" e um odor característico de fruta. Duas das características bioquímicas que identificam a *P. aeruginosa* são incapacidade de fermentar lactose no ágar MacConkey e reação positiva no teste da oxidase. A maior parte das cepas é identificada com base nesses aspectos laboratoriais prontamente detectáveis, mesmo antes da realização de testes bioquímicos mais extensos. Alguns isolados de pacientes com FC são facilmente identificados por sua aparência mucoide, decorrente da produção de grande quantidade de alginato ou exopolissacarídeo mucoide.

PATOGÊNESE

A elucidação dos mecanismos subjacentes à doença causada por *P. aeruginosa* mostrou-se desafiadora. Entre as bactérias Gram-negativas comuns, nenhuma outra espécie produz um número tão grande de supostos fatores de virulência (Tab. 164-1). Ainda assim, a *P. aeruginosa* raramente dá início a um processo infeccioso na ausência de uma lesão ou comprometimento do hospedeiro e poucos ou nenhum dos seus fatores de virulência mostram-se definitivamente envolvidos na doença de seres humanos. A despeito de sua versatilidade metabólica e de ter múltiplos fatores de colonização, a *P. aeruginosa* não tem nenhuma vantagem competitiva sobre as bactérias entéricas do intestino humano nem é um habitante normal do trato gastrintestinal humano, a despeito da contínua exposição ambiental do hospedeiro ao microrganismo.

Atributos de virulência envolvidos nas infecções agudas por *P. aeruginosa*

• **MOTILIDADE E COLONIZAÇÃO** Um dogma geral da patogênese bacteriana é que a maior parte das bactérias deve aderir a superfícies ou colonizar um nicho do hospedeiro a fim de iniciar a doença. A maior parte das bactérias Gram-negativas estudadas até agora possui fatores de adesão denominados *adesinas*. A *P. aeruginosa* não é exceção. Entre as suas várias adesinas, estão as fímbrias (*pili*), que têm propriedades adesivas para uma variedade de células e aderem melhor a superfícies celulares lesadas. No flagelo do microrganismo, existe uma molécula, a flagelina, que se liga às células; a extremidade do flagelo se liga a mucinas mediante o reconhecimento de cadeias de glicanas. Outras adesinas de *P. aeruginosa* incluem a estrutura externa da molécula de lipopolissacarídeo (LPS), o qual se liga ao regulador de condutância transmembrana da fibrose cística (CFTR), facilitando a internalização do microrganismo, e a cobertura de alginato das cepas mucoides, que intensifica a adesão às células e mucinas. Além disso, as proteínas e lectinas de membrana foram propostas como fatores de colonização. A deleção de qualquer adesina específica não é suficiente para anular a capacidade de *P. aeruginosa* de colonizar superfícies. A motilidade é importante na invasão do hospedeiro por meio das superfícies mucosas em alguns modelos animais; entretanto, as cepas imóveis não são uniformemente avirulentas. Já foi bem demonstrado que cepas não móveis de *P. aeruginosa* são pouco fagocitadas, possivelmente levando a aumento da virulência desse microrganismo.

EVASÃO DAS DEFESAS DO HOSPEDEIRO A transição da colonização bacteriana para a doença requer a capacidade de escapar das defesas do hospedeiro, seguida de invasão dos microrganismos. A *P. aeruginosa* parece estar bem equipada para isso. Mediante um sistema de secreção tipo III, as bactérias aderidas injetam quatro toxinas conhecidas (ExoS ou ExoU, ExoT e ExoY), as quais lhes permitem evadir-se das células fagocíticas, seja por citotoxicidade, seja por inibição da fagocitose. Estudos clínicos sugerem que a taxa de mortalidade é maior em pacientes infectados por cepas que secretam a toxina ExoU. Outro sistema de secreção – o sistema tipo II – secreta toxinas capazes de matar animais, e algumas das toxinas secretadas, como a exotoxina A, têm o potencial de destruir células fagocitárias. Múltiplas proteases secretadas por esse sistema podem degradar moléculas efetoras, como citocinas e quimiocinas, as quais são liberadas em resposta à infecção.

TABELA 164-1 ■ Principais fatores de virulência atribuídos a *Pseudomonas aeruginosa*

Substância/organela	Função	Virulência em doença de animais
Pili	Adesão às células	?
Flagelos	Adesão, motilidade, inflamação	Sim
Lipopolissacarídeo	Atividade antifagocítica, inflamação	Sim
Sistema de secreção tipo III	Atividade tóxica (ExoU, ExoS)	Sim
Sistema de secreção tipo II	Atividade tóxica	Sim
Proteases	Atividade proteolítica	?
Fosfolipases	Citotoxicidade	?
Exotoxina A	Citotoxicidade	?
Piocianina	Citotoxicidade	Sim

LESÃO TECIDUAL Entre as bactérias Gram-negativas, a *P. aeruginosa* é a que provavelmente produz o maior número de substâncias tóxicas para as células e que, por essa razão, tem potencial para lesar os tecidos. As toxinas secretadas pelo sistema de secreção tipo III do microrganismo têm a capacidade de lesar os tecidos. Entretanto, sua liberação requer a adesão do microrganismo às células. Assim, os efeitos destas toxinas provavelmente são locais ou dependem da presença de um grande número de bactérias no sítio da infecção ou na corrente sanguínea. Por outro lado, as toxinas difusíveis, que são secretadas pelo sistema de secreção tipo II do microrganismo, podem agir livremente onde quer que entrem em contato com as células. Os possíveis efetores deste sistema incluem a exotoxina A, pelo menos quatro proteases diferentes e pelo menos duas fosfolipases. Além dessas toxinas secretadas, ramnolipídeos, piocianinas - pigmentos que conferem a cor e odor característicos das colônicas de *P. aeruginosa* - e ácido hidrociânico são produzidos pela *P. aeruginosa* e são capazes de causar lesão tecidual no hospedeiro e até mesmo a morte de neutrófilos.

COMPONENTES INFLAMATÓRIOS As respostas inflamatórias ao componente lipídico A dos LPS da *Pseudomonas* e à sua flagelina, mediadas pelo sistema de receptores semelhantes ao Toll (TLR) (principalmente TLR4 e TLR5, respectivamente), têm sido considerados como fatores importantes na causa da doença. Embora essas respostas inflamatórias sejam necessárias para uma defesa bem-sucedida contra *P. aeruginosa* (i.e., em sua ausência, os animais são indefesos contra a infecção por *P. aeruginosa*), as respostas exuberantes tendem a resultar em doença. Assim, quando a síndrome séptica e o choque séptico surgem na infecção por *P. aeruginosa*, eles provavelmente são o resultado da resposta do hospedeiro a uma ou ambas as substâncias, porém a lesão pulmonar causada por toxinas de *Pseudomonas* também pode resultar em síndromes de sepse, possivelmente ao causar morte das células e liberação de componentes celulares (p. ex., proteínas de choque térmico) capazes de ativar o sistema de TLR ou outro sistema pró-inflamatório. Assim, a virulência desta bactéria em infecções agudas é provavelmente multifatorial com uma grande redundância de moléculas efetoras sendo produzidas.

Infecções crônicas por *P. aeruginosa*

A infecção crônica por *P. aeruginosa* ocorre principalmente nos pulmões, na vigência de doenças pulmonares estruturais. O exemplo clássico é a FC; outros exemplos incluem bronquiectasia e pan-bronquiolite recidivante crônica, uma doença observada no Japão e em algumas ilhas do Pacífico. Uma característica dessas doenças é um defeito grave na função depuradora mucociliar, a qual resulta em estase e acúmulo de muco nos pulmões. Há provavelmente um fator comum que seleciona a *P. aeruginosa*, facilitando a colonização por esse microrganismo nessas doenças pulmonares – talvez a adesão da *P. aeruginosa* ao muco, um fenômeno que não é observado na maior parte das outras bactérias Gram-negativas comuns, e/ou a capacidade que a *P. aeruginosa* tem de evadir-se das defesas do hospedeiro presentes no muco. Além disso, a *P. aeruginosa* passa por adaptações evolutivas e diversificação de modo a propiciar a sua sobrevida prolongada no pulmão, sem acarretar a morte precoce do hospedeiro. As cepas encontradas em pacientes com FC exibem mínima produção de fatores de virulência. Muitas cepas até mesmo perdem a capacidade de produzir fímbrias (*pili*) e flagelos, e a maioria torna-se sensível ao complemento por perda da cadeia lateral O de suas moléculas de LPS. Além disso, a maioria das cepas encontradas em pacientes com FC produz excessivamente um exopolissacarídeo mucoide. Essa modificação provavelmente impede a resposta do hospedeiro, permitindo que o organismo sobreviva no muco em casos de FC. Acredita-se que, durante o crescimento no muco, a *P. aeruginosa* perca a sua capacidade de secretar muitas de suas toxinas injetáveis. Embora se considere que tenha um papel na sobrevivência dos microrganismos, a cobertura de alginato não é essencial, visto que as cepas não mucoides podem predominar por longos períodos de tempo. Em resumo, a virulência nas infecções crônicas pode ser mediada pela resposta inflamatória crônica, porém atenuada, do hospedeiro, provocando lesão dos pulmões ao longo de várias décadas.

A *P. aeruginosa* infecta quase todos os locais do corpo, mas exibe uma predileção marcada pelos pulmões. As infecções encontradas mais comumente em pacientes hospitalizados são descritas adiante.

Bacteriemia Foram relatadas taxas globais de mortalidade superiores a 50% em pacientes com bacteriemia por *P. aeruginosa*. Consequentemente, essa entidade clínica já foi muito temida, e o seu tratamento foi tentado com o uso de múltiplos antibióticos. As publicações mais recentes descrevem taxas de letalidade atribuída de 28 a 44%; o número preciso depende da adequação e prontidão do tratamento e da gravidade da doença subjacente. No passado, um paciente com bacteriemia por *P. aeruginosa* era classicamente neutropênico ou apresentava lesão por queimadura. Hoje, entretanto, apenas uma minoria desses pacientes tem infecções bacteriêmicas por *P. aeruginosa*. Em vez disso, a bacteriemia por *P. aeruginosa* é vista com mais frequência em pacientes de UTIs com pulmões, trato urinário, acessos venosos centrais ou feridas sendo os sítios de entrada mais importantes para a invasão sistêmica.

A apresentação clínica da bacteriemia por *P. aeruginosa* raramente difere daquela observada na sepse em geral (Cap. 304). Os pacientes costumam estar febris, porém os mais gravemente doentes podem estar em choque e, até mesmo, hipotérmicos. A única diferença entre essa entidade e a sepse por outros Gram-negativos pode ser a presença de lesões da pele próprias da infecção por *Pseudomonas* (ectima gangrenoso), as quais ocorrem quase exclusivamente em pacientes notavelmente neutropênicos e em pacientes com síndrome da imunodeficiência adquirida (Aids). Essas lesões, pequenas ou grandes, dolorosas, avermelhadas, maculopapulares, têm margem geográfica; são inicialmente róseas, depois escuras ou purpúricas e, por fim, enegrecidas e necróticas (Fig. 164-1). Os estudos histopatológicos indicam que as lesões se devem à invasão vascular e estão repletas de bactérias. Embora lesões semelhantes possam ocorrer em aspergilose, mucormicose e, algumas vezes, bacteriemia por *Staphylococcus aureus*, sua presença em um paciente neutropênico geralmente sugere bacteriemia por *P. aeruginosa* como causa mais provável.

TRATAMENTO

Bacteriemia por *P. aeruginosa*

(Tab. 164-2) O tratamento antimicrobiano da bacteriemia por *P. aeruginosa* é controverso. A terapia combinada com um β-lactâmico antipseudomonas e um aminoglicosídeo se tornou o padrão de cuidados por causa do péssimo prognóstico com a monoterapia, principalmente com aminoglicosídeos e polimixinas, antes de 1971 - primeiro para bacteriemia por *P. aeruginosa* em pacientes neutropênicos febris e depois extrapolado para todas as infecções com bacteriemia por *P. aeruginosa* em pacientes neutropênicos e não neutropênicos.

Com a introdução dos novos fármacos antipseudomonas, alguns estudos retornaram à questão da escolha entre o tratamento em combinação e a monoterapia para bacteriemia por *Pseudomonas*. Embora alguns médicos ainda prefiram o tratamento em combinação, a maior parte dos estudos observacionais recentes indica que um único agente β-lactâmico antipseudomonas moderno, para o qual o isolado seja sensível, é tão eficaz quanto uma combinação. Mesmo em pacientes sob risco máximo de morte precoce por bacteriemia por *P. aeruginosa* (i.e., aqueles com febre e neutropenia), a monoterapia antipseudomonas empírica é, segundo as diretrizes práticas da Infections Diseases Society of America (IDSA), tida como tão eficaz quanto o tratamento empírico em combinação. Uma conclusão consistente é a de que a monoterapia com um aminoglicosídeo não é ideal.

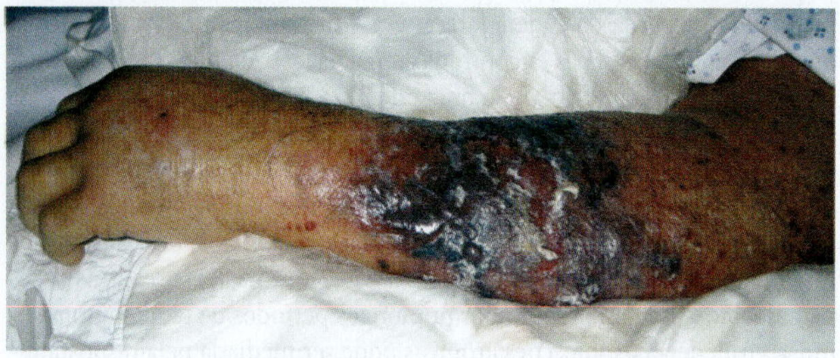

FIGURA 164-1 Ectima gangrenoso com 3 dias de evolução em um paciente neutropênico.

Há, naturalmente, instituições e países onde as taxas de sensibilidade de *P. aeruginosa* aos antibióticos de primeira linha são inferiores a 80%. Por conseguinte, quando um paciente séptico com alta probabilidade de infecção por *P. aeruginosa* se encontra em tal situação, um tratamento empírico em combinação deve ser administrado até que o patógeno seja identificado e os dados de sensibilidade estejam disponíveis. Posteriormente, se um ou dois agentes devem ser mantidos continua sendo uma questão de preferência individual. Estudos recentes sugerem que a infusão prolongada de β-lactâmicos, como cefepima, piperacilina-tazobactam ou meropenem, pode levar a melhores resultados na bacteriemia por *Pseudomonas* e, possivelmente, na pneumonia por *Pseudomonas*. A duração da terapia antibiótica se tornou uma consideração importante devido ao crescente isolamento de cepas de *P. aeruginosa* resistentes a múltiplos fármacos (MDR) e extensamente resistentes aos fármacos (XDR). Estudos recentemente publicados sustentam fortemente o uso de esquemas mais curtos de terapia (7 dias) em vez de durações mais longas (10-14 dias) que são comumente recomendadas em muitos casos de bacteriemia por *Pseudomonas*.

Pneumonia aguda As infecções respiratórias são as mais comuns entre as infecções causadas por *P. aeruginosa*. A *P. aeruginosa* é comum na pneumonia adquirida no hospital (PAH) e na pneumonia associada a ventilação mecânica (PAV). Esse microrganismo está em primeiro ou segundo lugar entre as causas de PAV. Entretanto, há muito debate sobre o real papel da *P. aeruginosa* na PAV. Muitos dos dados sobre isso se baseiam em culturas de escarro ou em aspirados do tubo endotraqueal e podem representar apenas colonização não patogênica da árvore traqueobrônquica, biofilmes sobre o tubo endotraqueal ou, simplesmente, traqueobronquite.

Os antigos relatos de pneumonia por *P. aeruginosa* descreviam pacientes com uma síndrome clínica aguda de febre, calafrios, tosse e pneumonia necrosante, indistinguível de outras pneumonias por bactérias Gram-negativas. Os relatos tradicionais descreviam uma infecção fulminante. As radiografias de tórax mostravam pneumonia bilateral, com frequentes densidades nodulares com ou sem cavitações. Esse quadro é agora notavelmente raro. Hoje, o paciente típico que está sob ventilação mecânica tem um infiltrado lentamente progressivo e já foi colonizado por *P. aeruginosa* por alguns dias. Embora alguns casos possam progredir rapidamente durante 48 a 72 horas, eles são exceções. Densidades nodulares geralmente não são observadas. Entretanto, os infiltrados podem evoluir para necrose. A pneumonia necrosante também já foi vista na comunidade (p. ex., após inalação de água contaminada de banheiras quentes para relaxamento com *P. aeruginosa*). O paciente típico tem febre, leucocitose e secreção brônquica, e a radiografia de tórax mostra um novo infiltrado ou a expansão de um infiltrado preexistente. A coloração de Gram do escarro mostrando predomínio de neutrófilos polimorfonucleares (PMNs) acompanhada de cultura positiva para *P. aeruginosa* sugere, nesse contexto, um diagnóstico de pneumonia aguda por *P. aeruginosa*.

Há relatos crescentes de ocorrência de pneumonia por *P. aeruginosa* adquirida na comunidade em pacientes com doenças pulmonares subjacentes. Embora isso sem dúvida ocorra, é difícil fazer esse diagnóstico com alto grau de certeza com o uso de culturas de escarro em uma população propensa a colonização da via aérea por múltiplas cepas de bactérias. A população de pacientes em que a possibilidade de pneumonia por *P. aeruginosa* adquirida na comunidade deve ser ponderada é a de pacientes neutropênicos, considerando o papel importante dos neutrófilos na defesa contra esta bactéria. Esses pacientes, estejam hospitalizados ou vindos da comunidade para o hospital com pneumonia, devem ser tratados empiricamente para *P. aeruginosa*.

TRATAMENTO

Pneumonia aguda

(Tab. 164-2) A terapia para a pneumonia por *P. aeruginosa* ainda é insatisfatória. Os relatos sugerem taxas de mortalidade de 40 a 80%, mas não se sabe quantas dessas mortes são, na verdade, atribuíveis à doença subjacente. Os fármacos de escolha para a pneumonia por *P. aeruginosa* são similares aos empregados na bacteriemia. Um potente β-lactâmico antipseudomonas é a base do tratamento. As taxas de falha foram altas quando os aminoglicosídeos foram usados como agentes únicos, possivelmente devido à sua pouca penetração nas vias aéreas e à sua ligação às secreções das vias aéreas. Contudo, para o tratamento de pacientes com alto risco de morte, alguns especialistas sugerem a combinação de

TABELA 164-2 ■ Tratamento antibiótico de infecções por *Pseudomonas aeruginosa* e espécies relacionadas

Infecção	Antibióticos e doses	Outras considerações
Bacteriemia		
Hospedeiro não neutropênico	Ceftazidima (2 g IV a cada 8 h) *ou* cefepima (2 g IV a cada 8 h) *ou* piperacilina/tazobactam (3,375 g IV a cada 4 h) *ou* imipenem (500 mg IV a cada 6 h) *ou* meropenem (1 g IV a cada 8 h) *ou* doripenem (500 mg IV a cada 8 h) ***Opcional:*** Amicacina (7,5 mg/kg IV a cada 12 h ou 15 mg/kg IV a cada 24 h)	Acrescentar um aminoglicosídeo para pacientes em choque e em regiões ou hospitais onde as taxas de resistência aos agentes β-lactâmicos primários sejam altas. A tobramicina pode ser usada no lugar da amicacina (se a sensibilidade permitir). A duração do tratamento é de 7 dias para pacientes sem neutropenia. Os pacientes neutropênicos devem ser tratados até a resolução da neutropenia.
Hospedeiro neutropênico	Cefepima (2 g IV a cada 8 h) *ou* todos os outros agentes anteriores (exceto o doripenem) nas dosagens acima	
Endocardite	Esquemas antibióticos como os usados para bacteriemia por 6-8 semanas	É comum o aparecimento de resistência durante o tratamento. A cirurgia é necessária nas recaídas.
Pneumonia	Fármacos e doses como os usados para bacteriemia, exceto que os carbapenêmicos disponíveis não devem ser os únicos fármacos primários por causa das altas taxas de resistência durante o tratamento	As diretrizes da IDSA recomendam o acréscimo de um aminoglicosídeo ou de ciprofloxacino. A duração do tratamento é de 7 dias.
Infecção óssea, otite externa maligna	Cefepima ou ceftazidima nas mesmas doses que as usadas na bacteriemia; os aminoglicosídeos não são um componente necessário ao tratamento; o ciprofloxacino (500-750 mg, VO, a cada 12 h) pode ser usado	A duração do tratamento varia com o fármaco usado (p. ex., 6 semanas para agentes β-lactâmicos; pelo menos 3 meses para tratamento oral, exceto na osteomielite por feridas penetrantes, para as quais a duração do tratamento deve ser de 2-4 semanas).
Infecção do sistema nervoso central	Ceftazidima ou cefepima (2 g, IV, a cada 8 h) *ou* meropenem (1 g, IV, a cada 8 h)	Abscessos ou outras infecções de espaço fechado podem requerer drenagem. A duração do tratamento é de ≥ 2 semanas.
Infecções oculares		
Ceratite/úlcera	Tratamento tópico com colírio de tobramicina/ciprofloxacino/levofloxacino	Usar a maior concentração disponível ou manipulada pela farmácia. O tratamento deve ser administrado por 2 semanas ou até resolução das lesões oculares, o que for mais rápido.
Endoftalmite	Ceftazidima ou cefepima como para a infecção do sistema nervoso central ***mais*** Tratamento tópico	
Infecções do trato urinário (ITUs)	Ciprofloxacino (500 mg, VO, a cada 12 h) *ou* levofloxacino (750 mg, a cada 24 h) *ou* qualquer aminoglicosídeo (dose diária total administrada 1 vez/dia). Cefepima ou ceftazidima (1 g, a cada 8 h) *ou* piperacilina-tazobactam (4,5 g, a cada 8 h)	A cistite não complicada pode ser tratada por 3 dias com agentes orais. Pode ocorrer recaída na presença de obstrução ou corpo estranho. A duração do tratamento para ITU complicada é de 7-10 dias (até 2 semanas para pielonefrite).
Infecção por *P. aeruginosa* MDR e XDR	Ceftazidima/avibactam (2,5 g, a cada 8 h, infundida em 2 h) *ou* ceftolozana/tazobactam (1,5 g, a cada 8 h) *ou* meropenem/vaborbactam (2 g, a cada 8 h) *ou* imipenem/relebactam (500 mg, a cada 6 h) *ou* cefiderocol (2 g, a cada 8 h) *ou* colistina (100 mg, a cada 12 h, IV, pelo menor período possível para obter uma resposta clínica)	Pode haver necessidade de doses maiores de ceftolozana/tazobactam para pneumonias. As doses de colistina usadas têm variado. O ajuste das doses de colistina é necessário na insuficiência renal. A colistina inalada pode ser acrescentada para pneumonia (100 mg a cada 12 h).
Infecção pelo complexo *Burkholderia cepacia*	Meropenem (1 g a cada 8 h IV) *ou* SMX-TMP (1.600/320 mg a cada 12 h IV) durante 14 dias	A resistência a ambos os agentes está aumentando. Não devem ser usados em combinação em função do possível antagonismo.
Melioidose (*B. pseudomallei*), mormo (*B. mallei*)	Ceftazidima (2 g a cada 6 h) *ou* meropenem (1 g a cada 8 h) *ou* imipeném (500 mg a cada 6 h) durante 2 semanas ***seguido de*** SMX-TMP (1.600/320 mg VO a cada 12 h durante 3 meses)	
Infecção por *Stenotrophomonas maltophilia*	SMX-TMP (1.600/320 mg a cada 12 h IV) *mais* ticarcilina/clavulanato (3,1 g a cada 4 h IV) durante 14 dias	A resistência a todos os agentes está crescendo. O levofloxacino e a tigeciclina podem ser alternativas, porém há pouca experiência clínica publicada com esses agentes.

Siglas: IDSA, Infectious Diseases Society of America; IV, intravenoso; SMX-TMP, sulfametoxazol-trimetoprima; VO, via oral; MDR, resistentes a múltiplos fármacos; XDR, extensamente resistentes aos fármacos.

um agente β-lactâmico e uma fluoroquinolona ou aminoglicosídeo antipseudomonas. Quanto à duração do tratamento, as diretrizes recentes da IDSA/American Thoracic Society (ATS) recomendam 7 dias de tratamento para PAH ou PAV, mesmo quando a *P. aeruginosa* é o agente causador. Porém, o desfecho em pacientes neutropênicos é ruim, especialmente se acompanhado por bacteriemia; assim, a terapia deve ser estendida até a resolução da neutropenia.

Infecções crônicas do trato respiratório A *P. aeruginosa* é responsável por infecções crônicas das vias aéreas associadas a várias condições subjacentes ou predisponentes – geralmente FC (Cap. 291). Um estado de colonização crônica que começa logo na infância é observado em algumas populações asiáticas acometidas de pan-bronquiolite crônica ou difusa, doença de etiologia desconhecida. A *P. aeruginosa* é um dos microrganismos que coloniza os brônquios lesionados na bronquiectasia, doença secundária a múltiplas causas, na qual grandes anormalidades estruturais das vias aéreas resultam em estase do muco.

TRATAMENTO

Infecções crônicas do trato respiratório

A conduta ideal diante da infecção pulmonar crônica por *P. aeruginosa* ainda não foi determinada. Os pacientes respondem clinicamente ao tratamento antipseudomonas, mas o microrganismo raramente é erradicado. Como a erradicação é improvável, o objetivo do tratamento da infecção crônica é debelar as exacerbações da inflamação. Os esquemas são similares aos usados para pneumonia, mas um aminoglicosídeo é quase sempre adicionado, pois a resistência é comum na doença crônica. Entretanto, pode ser apropriado usar um aminoglicosídeo por via inalatória com o objetivo de maximizar os níveis do fármaco nas vias aéreas. As cepas MDR são agora comumente encontradas em tais pacientes, considerando sua maior expectativa de vida e os cursos repetidos de antibióticos que recebem.

Infecções endovasculares A endocardite infecciosa por *P. aeruginosa* é uma doença de usuários de drogas intravenosas (IV) com envolvimento de valvas nativas. A endocardite de valva protética por esse microrganismo também já foi descrita. Nas valvas nativas, os locais previamente lesionados pela injeção de material estranho, como talco ou fibras, provavelmente servem de nicho para a adesão bacteriana à valva cardíaca. As manifestações de endocardite por *P. aeruginosa* em usuários de drogas IV lembram as de outras formas de endocardite aguda, exceto que a doença é mais indolente que a endocardite por *Staphylococcus aureus*. Embora a maior parte da doença envolva o lado direito do coração, a endocardite do lado esquerdo não é rara, e a doença multivalvar é comum. A febre é uma manifestação comum, assim como o envolvimento pulmonar (que se deve a êmbolos sépticos para os pulmões). Por essa razão, os pacientes também podem apresentar dor torácica e hemoptise. O acometimento do lado esquerdo do coração pode levar a sinais de insuficiência cardíaca, embolização sistêmica e envolvimento cardíaco local, com abscessos dos seios de Valsalva e defeitos de condução. As manifestações cutâneas são raras nessa doença, e o ectima gangrenoso não é comumente observado nesses pacientes. A **osteomielite** vertebral e a artrite séptica da articulação esternoclavicular são complicações incomuns, mas patognomônicas, dessa doença. O diagnóstico é baseado em hemoculturas positivas juntamente com sinais clínicos de endocardite.

TRATAMENTO
Infecções endovasculares

(Tab. 164-2) Tem sido habitual usar combinações de antibióticos sinérgicos para tratar a endocardite por *P. aeruginosa*, tendo em vista o desenvolvimento de resistência durante o tratamento com um único β-lactâmico antipseudomonas. O tratamento de combinação preferível é, no entanto, incerto, já que todas as combinações falharam. É provável que o tratamento obtenha sucesso em casos de endocardite do lado direito. Casos de endocardite por *P. aeruginosa* que não respondem ou recaem na vigência de tratamento são com frequência causados por microrganismos resistentes e podem necessitar de tratamento cirúrgico. Outras considerações para substituição de valva são semelhantes àquelas de outras formas de endocardite (Cap. 128).

Infecções de ossos e articulações A *P. aeruginosa* constitui uma causa infrequente de infecções ósseas e articulares. Todavia, foi documentado que a bacteriemia por *Pseudomonas* ou a endocardite infecciosa decorrente da injeção de drogas ilícitas contaminadas resultam em osteomielite vertebral e artrite da articulação esternoclavicular. A apresentação clínica da osteomielite vertebral por *P. aeruginosa* é mais indolente que a da osteomielite estafilocócica. A duração dos sintomas em usuários de drogas IV com osteomielite vertebral por *P. aeruginosa* varia de semanas a meses. A febre não está uniformemente presente; quando presente, tende a ser de baixo grau. Pode haver sensibilidade leve no local do envolvimento. As hemoculturas costumam ser negativas, a menos que haja endocardite concomitante. A velocidade de hemossedimentação (VHS) geralmente é alta. A osteomielite vertebral por *P. aeruginosa* também já foi descrita em idosos, casos em que se origina de infecções do trato urinário (ITUs). A infecção geralmente envolve a área lombossacra, porque a drenagem venosa (plexo de Batson) é partilhada entre coluna lombossacra e pelve. A artrite séptica esternoclavicular por *P. aeruginosa* é observada quase exclusivamente em usuários de drogas IV. Essa doença pode ocorrer com ou sem endocardite, e o local primário de infecção com frequência não é encontrado. As radiografias simples mostram envolvimento da articulação ou do osso. O tratamento dessas formas da doença em geral é bem-sucedido.

A osteomielite do pé por *Pseudomonas* frequentemente é consequência de lesões puntiformes produzidas por solas de calçados de borracha, afetando com mais frequência crianças. A principal manifestação é a dor no pé, às vezes com celulite superficial em torno de uma lesão puntiforme, e sensibilidade à palpação profunda da ferida. Múltiplas articulações ou ossos do pé podem estar envolvidos. Os sintomas sistêmicos geralmente estão ausentes, e as hemoculturas são negativas. As radiografias podem ou não ser anormais, porém a cintilografia óssea costuma ser positiva, assim como a ressonância magnética (RM). A aspiração por agulha em geral resulta no diagnóstico. A cirurgia imediata, com exploração do trajeto da perfuração por prego e o desbridamento dos ossos e cartilagens envolvidos, geralmente é recomendada, além do tratamento antibiótico.

A osteomielite por *P. aeruginosa* também é vista após trauma e em úlceras de decúbito. Nessas situações, a causa de osteomielite costuma ser polimicrobiana, e o papel da *P. aeruginosa* pode ser questionado. Assim, é fundamental solicitar biópsias ósseas profundas para definir sua significância.

TRATAMENTO
Infecções de ossos e articulações

O tratamento de infecções de ossos e articulações por *P. aeruginosa* costuma ser orientado pela infecção primária por *Pseudomonas*. Como a endocardite costuma ser a infecção primária, os agentes usados para endocardite conduzirão o tratamento. Em outras situações, um curso de terapia de 6 semanas com um β-lactâmico antipseudomonas é recomendado, e, no caso de osteomielite por ferimento puntiforme, pode-se usar o ciprofloxacino oral.

Infecções do sistema nervoso central (SNC) As infecções do sistema nervoso central (SNC) por *P. aeruginosa* são relativamente raras. O envolvimento do SNC é quase sempre secundário a procedimento cirúrgico, traumatismo craniano, dispositivos implantados e, raramente, bacteriemia. A entidade clínica mais observada é a meningite pós-operatória ou pós-traumática. A infecção subdural ou epidural às vezes resulta da contaminação dessas áreas. Também já foi descrita a ocorrência de abscessos cerebrais decorrentes de doença embólica por endocardite em usuários de drogas IV. O perfil do líquido cerebrospinal (LCS) na meningite por *P. aeruginosa* não é diferente daquele da meningite piogênica de qualquer outra etiologia.

TRATAMENTO
Infecções do sistema nervoso central

(Tab. 164-2) O tratamento da meningite por *Pseudomonas* é difícil; há poucas informações publicadas. Entretanto, os princípios gerais envolvidos no tratamento das meningites se aplicam, incluindo a necessidade de altas doses de antibióticos bactericidas para obter altos níveis do fármaco no LCS. O agente de maior experiência publicada na meningite por *P. aeruginosa* é a ceftazidima, mas outros β-lactâmicos antipseudomonas que alcançam concentrações razoáveis no LCS, como a cefepima, a piperacilina-tazobactam e o meropenem, também já foram usados com sucesso. As outras formas de infecção do SNC por *P. aeruginosa*, como abscessos cerebrais, abscesso epidural e empiema subdural, em geral requerem drenagem cirúrgica, além de tratamento com antibióticos.

Infecções oculares As infecções oculares por *P. aeruginosa* ocorrem principalmente como consequência da inoculação direta no interior dos tecidos por traumatismos ou lesões superficiais por lentes de contato. A ceratite e as úlceras de córnea são os tipos mais comuns de doença ocular e com frequência se associam às lentes de contato (especialmente as de uso prolongado). A ceratite pode progredir lenta ou rapidamente, mas a descrição clássica é a de uma doença que progride durante 48 horas para envolver toda a córnea, com opacificação e, às vezes, perfuração. A ceratite por *P. aeruginosa* deve ser considerada emergência médica por causa da rapidez com que pode progredir para a perda da visão. A endoftalmite por *P. aeruginosa* secundária à bacteriemia é a mais devastadora das infecções oculares por *P. aeruginosa*. A doença é fulminante, com dor intensa, quemose, diminuição da acuidade visual, uveíte anterior, envolvimento do vítreo e pan-oftalmite. Ela também é uma rara complicação da remoção de catarata com inserção de lente.

TRATAMENTO
Infecções oculares

(Tab. 164-2) O tratamento habitual para a ceratite é a administração de antibióticos tópicos. O tratamento da endoftalmite inclui o uso de altas doses de antibióticos locais e sistêmicos (para obter altas concentrações do fármaco no olho) e vitrectomia.

Infecções da orelha As infecções da orelha por *P. aeruginosa* variam desde leves "orelhas de nadador" a graves infecções potencialmente fatais e com sequelas neurológicas. A "orelha de nadador" é mais comum entre crianças e resulta de infecção de pele úmida e macerada do meato acústico externo. A maior parte dos casos resolve com tratamento, mas alguns pacientes desenvolvem secreção crônica. A "orelha de nadador" é tratada com antibióticos tópicos (soluções auriculares). O uso de dispositivos auditivos também pode predispor a esse tipo de infecção. Vários nomes já foram dados à forma mais séria de infecção da orelha por *Pseudomonas*: duas dessas designações, *otite externa maligna* e *otite externa necrosante*, são agora usadas para a mesma entidade. Essa doença foi originalmente descrita em pacientes diabéticos idosos, nos quais a maior parte dos casos ainda ocorre. Entretanto, já foi descrita em pacientes com Aids e em pacientes idosos sem diabetes ou imunodeficiência subjacente. Os sintomas habituais de apresentação são queda da audição e dor de ouvido, a qual pode ser grave e lancinante. O lóbulo da orelha geralmente fica dolorido. O meato acústico externo também pode estar doloroso e quase sempre mostra sinais de inflamação, com tecido de granulação e exsudato. A sensibilidade anterior ao tragus da orelha pode se estender até a articulação temporomandibular e ao processo mastoide. Uma minoria de pacientes tem sintomas sistêmicos. Os pacientes nos quais o diagnóstico é feito tardiamente podem apresentar-se com paralisias de nervos cranianos, mais comumente do nervo craniano VII, e até mesmo com trombose do seio cavernoso. A VHS está invariavelmente elevada (≥ 100 mm/h). O diagnóstico é feito em bases clínicas nos casos graves; entretanto o "padrão-ouro" é uma cintilografia óssea com tecnécio-99 positiva em um paciente com otite externa por *P. aeruginosa*. Em pacientes diabéticos, uma captação óssea positiva constitui evidência presuntiva para esse diagnóstico e deve indicar a imediata realização de uma biópsia ou de tratamento empírico.

TRATAMENTO

Infecções da orelha

(Tab. 164-2) Tendo em vista a infecção da cartilagem auricular, às vezes com envolvimento do mastoide ou da crista do petroso, os pacientes com otite externa maligna (necrosante) são tratados como se tivessem osteomielite.

Infecções do trato urinário As ITUs por *P. aeruginosa* geralmente ocorrem como uma complicação da presença de cateter no trato urinário, de obstrução ou cálculo no sistema geniturinário, de instrumentação ou cirurgias urológicas. A ITU por *P. aeruginosa* na comunidade costuma sinalizar a presença de uma anormalidade no trato urinário. Foi relatado que o trato urinário é o segundo local mais importante de infecção que leva a bacteriemia por *Pseudomonas*.

TRATAMENTO

Infecções do trato urinário

(Tab. 164-2) As ITUs por *P. aeruginosa* são, em sua maior parte, consideradas como complicadas e devem ser tratadas por mais tempo que a cistite não complicada. Em geral, um curso de 7 a 10 dias de tratamento é suficiente, com 10-14 dias de tratamento em casos de pielonefrite. Cateteres urinários, *stents* ou cálculos devem ser removidos para prevenir a recaída, a qual é comum e pode dever-se não à resistência antibiótica, mas a outros fatores, como corpo estranho não retirado ou obstrução mantida. A remoção de uma sonda urinária permitirá cursos mais breves de antibioticoterapia se este for o único fator predisponente.

Infecções da pele e dos tecidos moles Além do pioderma (ectima) gangrenoso em pacientes neutropênicos, a foliculite e outras lesões papulares ou vesiculares causadas por *P. aeruginosa* têm sido descritas e são coletivamente denominadas *dermatites*. Múltiplos surtos já foram relacionados com banheiras de hidromassagem, *spas* e piscinas. Para impedir tais surtos, a proliferação de *P. aeruginosa* no lar ou em ambientes de recreação deve ser controlada por cloração adequada da água. Os casos de foliculite em banheiras quentes para relaxamento são, em sua maior parte, autolimitados e necessitam apenas que se evite a reexposição à fonte de água contaminada.

As infecções das membranas interdigitais ocorrem com frequência especial nos trópicos. A "síndrome da unha verde" é causada por paroníquia por *P. aeruginosa* e resulta da frequente submersão das mãos em água. Nessa última entidade, o esverdeamento resulta da difusão de piocianina para o interior do leito ungueal. A *P. aeruginosa* continua sendo uma importante causa de infecção em queimaduras em algumas partes do mundo. O tratamento dessas infecções deve ser realizado por especialistas em unidade de queimados.

Infecções em pacientes neutropênicos febris Na neutropenia febril, a *P. aeruginosa* tem sido, historicamente, um microrganismo para o qual a cobertura empírica é sempre essencial. Embora essas infecções sejam agora menos comuns nos países ocidentais, sua importância não diminuiu, pois seus índices de mortalidade continuam elevados. Em outras partes do mundo, a *P. aeruginosa* continua a ser um importante problema na neutropenia febril, causando maior proporção de infecções em pacientes neutropênicos febris do que qualquer outro microrganismo isoladamente. A *P. aeruginosa* foi, por exemplo, responsável por 28% das infecções documentadas em 499 pacientes neutropênicos febris em um estudo realizado no subcontinente indiano e por 31% dessas infecções em um outro estudo. Em um grande estudo de infecções em pacientes leucêmicos realizado no Japão, a *P. aeruginosa* foi a causa mais documentada de infecção bacteriana. Em estudos realizados na América do Norte, no norte da Europa e na Austrália, a incidência de bacteriemia por *P. aeruginosa* na neutropenia febril foi bem variável. Em uma revisão dos 97 relatos publicados em 1987 a 1994, a incidência foi descrita como 1 a 2,5% em pacientes neutropênicos febris tratados empiricamente e de 5 a 12% nos pacientes com infecções com documentação microbiológica. As síndromes clínicas mais encontradas foram bacteriemia, pneumonia e infecções dos tecidos moles, manifestando-se principalmente como ectima gangrenoso.

TRATAMENTO

Infecções em pacientes neutropênicos febris

(Tab. 164-2) Muitos estudos têm descrito, em comparação com os valores de três décadas atrás, melhores índices de resposta ao tratamento antibiótico. Um estudo de 127 pacientes demonstrou redução da taxa de mortalidade de 71 para 25% com a introdução da ceftazidima e do imipeném. Como os neutrófilos – as defesas normais do hospedeiro contra este microrganismo – estão ausentes nos pacientes neutropênicos febris, doses máximas de antibióticos β-lactâmicos antipseudomonas devem ser usadas para controlar a bacteriemia por *P. aeruginosa*.

Infecções em pacientes com Aids As infecções por *P. aeruginosa* foram documentadas em pacientes com Aids antes do advento do tratamento antirretroviral. Desde a introdução dos inibidores da protease, as infecções por *P. aeruginosa* têm sido observadas com menos frequência em pacientes com Aids, embora ainda ocorram, em particular sob a forma de sinusite. Embora essa entidade seja agora incomum nos países desenvolvidos, ainda há muitos pacientes com infecções não tratadas pelo vírus da imunodeficiência humana (HIV) ou com doença mal controlada nos países em desenvolvimento e que provavelmente sofrem infecções por *P. aeruginosa*. A apresentação clínica da infecção por *Pseudomonas* em pacientes com Aids (especialmente pneumonia e bacteriemia) é característica no sentido de que pode ser fatal não obstante a sua aparência por vezes não muito grave. Os pacientes com bacteriemia podem ter apenas febre baixa e apresentarem-se com ectima gangrenoso. A pneumonia, com ou sem bacteriemia, é, talvez, o tipo mais comum de infecção por *P. aeruginosa*. Os pacientes com pneumonia por *P. aeruginosa* exibem os clássicos sinais e sintomas clínicos de pneumonia, como febre, tosse produtiva e dor torácica. A infecção pode ser lobar, multilobar e não exibir qualquer predisposição por uma determinada localização. O aspecto mais marcante é a alta frequência de doença cavitária.

TRATAMENTO

Infecções em pacientes com Aids

O tratamento de qualquer um desses quadros clínicos em pacientes com Aids não é diferente do empregado nos outros pacientes. Entretanto, a recaída é a regra, a menos que a contagem de células T CD4+ do paciente suba para > 50/μL ou que um tratamento antibiótico supressivo seja administrado. Para curar e prevenir as recaídas, o tratamento tende a ser mais prolongado do que no caso de um paciente imunocompetente.

Infecções gastrintestinais Uma síndrome pouco compreendida causada por *P. aeruginosa* tem sido descrita no Extremo Oriente, sendo chamada de *febre de Shanghai* e *enterocolite por Pseudomonas*. Essa síndrome ocorre em crianças menores; sua ocorrência em adultos parece ser rara. A febre de Shanghai se manifesta como doença entérica grave, sepse com doença invasiva e complicações, enquanto a enterolite por *Pseudomonas* se caracteriza por febre prolongada e diarreia sanguinolenta ou mucoide simulando a enterocolite bacteriana. A taxa de mortalidade varia entre 23 e 89%, com o ectima gangrenoso ocorrendo em > 50% dos casos. O reconhecimento precoce e tratamento levou a uma redução na taxa de mortalidade. Há uma ocorrência acima da média do gene *exoU* entre os isolados de *Pseudomonas* nos pacientes com essa síndrome.

Infecções resistentes a múltiplos fármacos (Tab. 164-2) A *P. aeruginosa* tem notória propensão a desenvolver resistência aos antibióticos. Durante três décadas, o impacto da resistência foi minimizado pelo rápido desenvolvimento de muitos potentes β-lactâmicos e fluoroquinolonas antipseudomonas. Porém, as taxas de resistência a esses agentes que revolucionaram o tratamento da *P. aeruginosa* aumentaram até o ponto em que alguns são quase inutilizáveis empiricamente devido ao surgimento global de cepas que carregam determinantes que medeiam a resistência. Taxas extremamente altas de cepas MDR foram relatadas no Leste e Sul da Europa, na América Latina, na Índia e na China, especialmente em UTIs. Os médicos têm tido que recorrer a fármacos como a colistina ou a polimixina B, as quais tinham sido abandonadas décadas atrás. Este aumento na resistência é mediado por múltiplos mecanismos que algumas vezes convergem em cepas individuais. Entre esses, são importantes as penicilinases cromossômicas ou transmitidas por plasmídeos, as β-lactamases de espectro estendido, as cefalosporinases e as carbapenemases. Quaisquer desses mecanismos podem se combinar com mutações de permeabilidade e hiperexpressão de bombas de efluxo. O maior inimigo em relação a isso é a presença global de carbapenemases em *P. aeruginosa* causando resistência à maioria dos β-lactâmicos, com exceção de alguns dos agentes mais novos recentemente desenvolvidos. Esses novos agentes costumam ser combinações de uma cefalosporina ou um carbapenêmico mais comumente com um novo inibidor de β-lactamase. Vários deles foram aprovados para uso clínico, e todos eles são ativos contra a *P. aeruginosa* MDR em graus variados. Os agentes atualmente aprovados incluem ceftolozana/tazobactam, ceftazidima/avibactam, meropenem/vaborbactam e imipeném/relebactam. Uma nova cefalosporina, o cefiderocol, que utiliza a via de captação de ferro da *P. aeruginosa*, também demonstra atividade contra as cepas MDR. Como as *P. aeruginosa* MDR e XDR são imprevisíveis com relação aos mecanismos de resistência subjacentes, os testes laboratoriais são absolutamente necessários antes do uso de quaisquer desses agentes. A maioria das instituições acadêmicas restringe o uso desses agentes, pois existe a preocupação com o desenvolvimento de resistência, como já foi observado, além das implicações de custo relativas ao uso inadequado.

ESPÉCIES DE *BURKHOLDERIA*

COMPLEXO *BURKHOLDERIA CEPACIA*

O complexo *B. cepacia* (CBC) ganhou notoriedade como causa da síndrome rapidamente fatal de sofrimento respiratório e sepse (a "síndrome por cepacia") em pacientes com FC. Entre as mais de 20 espécies deste complexo, as três mais frequentemente vistas em pacientes com FC são *B. cenocepacia*, *B. multivorans* e *B. stabilis*. Além de sua ocorrência na FC, os membros deste complexo eram não incomumente encontrados em pacientes de UTI (previamente designados como *Pseudomonas cepacia*) e em pacientes com doença granulomatosa crônica, nos quais causavam doença pulmonar. Os microrganismos do CBC são microrganismos ambientais que habitam ambientes úmidos e são encontrado na rizosfera. Eles possuem múltiplos fatores de virulência, os quais podem ter papel na doença, e também fatores de colonização capazes de promover a ligação ao muco do pulmão – uma habilidade que pode explicar a predileção da *B. cepacia* pelos pulmões na FC. A *B. cenocepacia* é móvel, secreta elastase e possui os componentes de um sistema de secreção de toxina injetável semelhante ao da *P. aeruginosa*; seu LPS está entre os mais potentes estimuladores de resposta inflamatória nos pulmões. A inflamação pode constituir a principal causa da doença pulmonar observada na síndrome por *cepacia*. Além de infectar os pulmões na FC, os microrganismos do CBC surgem como colonizadores das vias aéreas durante o tratamento com antibióticos de amplo espectro e são causas de PAV, infecções associadas a cateter e infecções de feridas.

TRATAMENTO

Infecções pelo complexo *B. cepacia*

Os microrganismos do CBC são intrinsecamente resistentes a muitos antibióticos, o que dificulta o tratamento empírico. O tratamento deve, portanto, ser adaptado de acordo com as sensibilidades. O sulfametoxazol-trimetoprima (SMX-TMP), o meropenem e a minociclina são os agentes mais efetivos *in vitro* e podem ser iniciados como agentes de primeira linha (Tab. 164-2). Porém, relatos recentes indicam estar havendo resistência crescente a esses agentes especialmente nos pacientes com FC. Algumas cepas são sensíveis às ureidopenicilinas de terceira geração, às cefalosporinas avançadas e às fluoroquinolonas, e esses agentes podem ser usados contra os isolados sabidamente sensíveis. Novos antibióticos como ceftolozana/tazobactam e ceftazidima/avibactam mostram boa atividade contra cepas MDR *in vitro*. Porém, a experiência clínica com esses agentes é muito limitada.

BURKHOLDERIA PSEUDOMALLEI

A *B. pseudomallei* é o agente causal da melioidose, uma doença de seres humanos e animais geograficamente restrita ao sudoeste da Ásia e ao norte da Austrália, com casos esporádicos em países como a Índia e a China. Esse microrganismo pode ser isolado de indivíduos que retornam diretamente dessas regiões endêmicas e de militares que serviram em regiões endêmicas. Os sintomas dessa doença podem se desenvolver com grande atraso pela capacidade do microrganismo em causar infecção latente, o que tem sido atribuído à sua capacidade de sobreviver dentro das células. A *B. pseudomallei* é encontrada no solo e na água. Os seres humanos e os animais infectam-se por inoculação, inalação ou ingestão; só raramente o microrganismo é transmitido de pessoa a pessoa. Não há colonização sem infecção em seres humanos. Entre as pseudomonas, a *B. pseudomallei* talvez seja a mais virulenta. O comprometimento do hospedeiro não é um pré-requisito essencial para a doença, embora muitos pacientes comumente tenham doenças médicas subjacentes (p. ex., diabetes melito, insuficiência renal ou abuso de álcool). A *B. pseudomallei* é um microrganismo intracelular facultativo, cuja replicação nos PMNs e nos macrófagos pode ser auxiliada por apresentar uma cápsula de polissacarídeo. O microrganismo também possui elementos de um sistema de secreção tipo III, o qual tem um papel na sua sobrevivência intracelular. Durante a infecção, há uma exuberante resposta inflamatória cujo papel na doença não é claro.

A *B. pseudomallei* causa um amplo espectro de condições, as quais variam desde uma infecção assintomática até abscessos, pneumonia e doença disseminada. Em áreas endêmicas, é uma importante causa de pneumonia e septicemia fatais adquiridas na comunidade, com mortalidade de até 44% descrita na Tailândia. A infecção pulmonar aguda constitui a forma mais diagnosticada de melioidose. A pneumonia pode ser assintomática (com radiografias de tórax de rotina mostrando principalmente infiltrados dos lobos superiores) ou pode se apresentar como doença necrosante grave. A *B. pseudomallei* também causa infecções pulmonares crônicas com manifestações sistêmicas que mimetizam as da tuberculose, incluindo tosse crônica, febre, hemoptise, suores noturnos e doença pulmonar cavitária. Além da pneumonia, a outra forma principal de doença por *B. pseudomallei* é a ulceração cutânea acompanhada de linfangite e linfadenopatia regional. A disseminação a partir dos pulmões ou da pele, mais frequentemente documentada em indivíduos debilitados, dá origem a formas septicêmicas de melioidose, as quais têm alta mortalidade.

TRATAMENTO

Infecções por *B. pseudomallei*

A *B. pseudomallei* é sensível a penicilinas avançadas, cefalosporinas e carbapenêmicos (Tab. 164-2). O tratamento é dividido em dois estágios: uma fase intensiva de 2 semanas de tratamento com ceftazidima ou um carbapenêmico, seguido por pelo menos 12 semanas de SMX-TMP oral para erradicar o microrganismo e evitar recaídas. As diretrizes australianas para tratamento dessa condição recomendam períodos mais longos de terapia intensiva (4-8 semanas para infecções graves, osteomielite e infecções do SNC). O reconhecimento dessa bactéria como um potencial agente de guerra biológica estimulou o interesse pelo desenvolvimento de uma vacina.

BURKHOLDERIA MALLEI

A *B. mallei* causa o mormo, uma doença equina da África, Ásia e América do Sul. O microrganismo foi erradicado da Europa e da América do Norte décadas atrás. O último caso visto nos Estados Unidos ocorreu em 2001, em um laboratorista; antes disso, a *B. mallei* tinha sido vista nesse país em 1949. Em contrapartida aos outros microrganismos discutidos neste capítulo, a *B. mallei* não é um microrganismo ambiental e não persiste fora dos hospedeiros equinos. Consequentemente, a infecção por *B. mallei* – em áreas do mundo onde ainda existe – é um risco ocupacional de tratadores de cavalos, açougueiros de carne de cavalo e veterinários. A cápsula polissacarídica é um crítico determinante da virulência; os diabéticos são considerados mais suscetíveis à infecção por este microrganismo. O microrganismo é transmitido do animal para seres humanos por inoculação na pele, causando infecção local com nódulos e linfadenite. A linfadenopatia regional é comum. As secreções respiratórias dos cavalos infectados são extremamente infectantes. A inalação resulta em sinais clínicos de pneumonia típica, mas também pode causar doença febril aguda com ulceração da traqueia. O microrganismo pode disseminar-se a partir da pele ou dos pulmões para causar septicemia com sinais de sepse. A forma septicêmica associa-se frequentemente ao choque e a uma alta mortalidade. A infecção também pode entrar em uma fase crônica e apresentar-se como abscessos disseminados. A infecção por *B. mallei* pode apresentar-se tão precocemente como 1 a 2 dias após a inalação ou (na doença cutânea) não se tornar evidente durante meses.

TRATAMENTO

Infecções por *B. mallei*

O padrão de sensibilidade antibiótica da *B. mallei* é similar ao da *B. pseudomallei*; além disso, o microrganismo é sensível aos macrolídeos azitromicina e claritromicina. A infecção por *B. mallei* deve ser tratada com os mesmos fármacos e durante o mesmo tempo que a melioidose.

STENOTROPHOMONAS MALTOPHILIA

A *S. maltophilia* é o único patógeno humano potencial em um gênero de microrganismos ubíquos na rizosfera (i.e., no solo ao redor das raízes das plantas). O microrganismo é um oportunista adquirido a partir do ambiente, mas é ainda mais limitado do que *P. aeruginosa* em sua capacidade de colonizar pacientes ou causar infecção. A imunodeficiência não é suficiente para permitir esse evento; sem dúvida, grandes perturbações da microbiota humana costumam ser necessárias para o estabelecimento de uma infecção por *S. maltophilia*. Consequentemente, a maior parte dos casos de infecção humana ocorre no contexto de um tratamento antibiótico de espectro muito amplo feito com fármacos avançados, como as cefalosporinas e os carbapenêmicos, que erradicam a microbiota normal e outros patógenos. A notável capacidade da *S. maltophilia* em resistir a quase todas as classes de antibióticos é atribuível a bombas de efluxo de antibióticos e a duas β-lactamases (L1 e L2), as quais medeiam a resistência aos β-lactâmicos, incluindo os carbapenêmicos. Felizmente, a virulência da *S. maltophilia* parece ser limitada. Embora uma serina-protease esteja presente em algumas cepas, a virulência provavelmente é resultado da resposta inflamatória do hospedeiro a componentes do microrganismo, como o LPS e a flagelina. A *S. maltophilia* é mais encontrada no trato respiratório de pacientes submetidos à ventilação mecânica, casos em que é frequentemente difícil fazer a distinção entre o seu papel como um colonizador e o seu papel como patógeno. Entretanto, a *S. maltophilia* causa pneumonia e bacteriemia nesses pacientes, e essas infecções podem levar a choque séptico. Também é comum a infecção associada a um acesso venoso central (com ou sem bacteriemia), que tem sido descrita com mais frequência em pacientes com câncer. A *S. maltophilia* é uma causa rara de ectima gangrenoso em pacientes neutropênicos. Já foi isolada de cerca de 5% dos pacientes com FC, mas não se acredita que seja um patógeno importante nesse contexto.

TRATAMENTO

Infecções por *S. maltophilia*

A resistência intrínseca de *S. maltophilia* à maior parte dos antibióticos dificulta o tratamento da infecção. Os antibióticos aos quais é mais frequentemente (embora não uniformemente) sensível consistem em SMX-TMP, ticarcilina/clavulanato, levofloxacino e tigeciclina **(Tab. 164-2)**. Consequentemente, uma combinação de SMX-TMP com ticarcilina/clavulanato é recomendada para o tratamento inicial enquanto se aguarda pelos testes de suscetibilidade. Os cateteres devem ser removidos no tratamento da bacteriemia. O tratamento da PAV por *S. maltophilia* é muito mais difícil que o da bacteriemia, sendo frequente o desenvolvimento de resistência durante o tratamento. As novas combinações de β-lactâmico/inibidor de β-lactamase mostram resultados mistos contra o microrganismo.

LEITURAS ADICIONAIS

Bauer KA et al: Extended-infusion cefepime reduces mortality in patients with *Pseudomonas aeruginosa* infections. Antimicrob Agents Chemother 57:2907, 2013.

Bowers DR et al: Outcomes of appropriate empiric combination versus monotherapy for *Pseudomonas aeruginosa* bacteremia. Antimicrob Agents Chemother 157:1270, 2013.

Brooke JS: *Stenotrophomonas maltophilia*: An emerging global opportunistic pathogen. Clin Microbiol Rev 25:2, 2012.

Cattaneo C et al: *P. aeruginosa* bloodstream infections among hematological patients: An old or new question? Ann Hematol 91:1299, 2012.

Chuang C-H et al: Shanghai fever: A distinct *Pseudomonas aeruginosa* enteric disease. Gut 63:736, 2014.

Fabre V et al: Antibiotic therapy for *Pseudomonas aeruginosa* bloodstream infections: How long is long enough? Clin Infect Dis 69:2011, 2019.

Horcajada JP et al: Epidemiology and treatment of multidrug-resistant and extensively drug-resistant *Pseudomonas aeruginosa* infections. Clin Microbiol Rev 32:e00031, 2019.

Kalil AC et al: Executive summary: Management of adults with hospital-acquired and ventilator-associated pneumonia: 2016 clinical practice guidelines by the Infectious Diseases Society of America and the American Thoracic Society. Clin Infect Dis 63:575, 2016.

Peña C et al: Influence of virulence genotype and resistance profile in the mortality of *Pseudomonas aeruginosa* bloodstream infections. Clin Infect Dis 60:539, 2015.

Van Zandt KE et al: Glanders: An overview of infections in humans. Orphanet J Rare Dis 8:131, 2013.

Wunderlink RG et al: Cefiderocol versus high-dose, extended-infusion meropenem for the treatment of Gram-negative nosocomial pneumonia (APEKS-NP): A randomized, double-blind, phase 3, non-inferiority trial. Lancet Infect Dis 21:213, 2021.

165 Salmonelose

David A. Pegues, Samuel I. Miller

As bactérias do gênero *Salmonella* são altamente adaptadas para o crescimento tanto em seres humanos quanto em animais, sendo responsáveis por um amplo espectro de doenças. O crescimento de sorotipos de *Salmonella typhi* e *Salmonella paratyphi* limita-se a hospedeiros humanos, nos quais esses microrganismos provocam febre entérica (tifoide). Os sorotipos remanescentes (*Salmonella* não tifoide [SNT]) podem colonizar o trato gastrintestinal de uma ampla variedade de animais, incluindo mamíferos, répteis, aves e insetos. Mais de 200 sorotipos de *Salmonella* são patogênicos para os seres humanos, nos quais frequentemente causam gastrenterite e podem estar associados a infecções localizadas e/ou bacteriemia.

ETIOLOGIA

Esse grande gênero de bacilos Gram-negativos pertencente à família Enterobacteriaceae consiste em duas espécies: *Salmonella enterica*, que contém seis subespécies, e *Salmonella bongori*. A *S. enterica* subespécie I inclui quase todos os sorotipos patogênicos para os seres humanos. Os membros das sete subespécies de *Salmonella* são classificados em > 2.500 sorotipos (sorovariantes); para maior simplicidade, os sorotipos de *Salmonella* (em sua maioria designados de acordo com a cidade onde foram identificados) são frequentemente usados como designação da espécie. Por exemplo, a designação taxonômica completa de *S. enterica*, subespécie *enterica*, sorotipo *Typhimurium*, pode ser simplificada para *Salmonella* sorotipo *Typhimurium* ou, simplesmente, *S. typhimurium*. A sorotipagem baseia-se em estruturas de superfície antigenicamente diversas: o antígeno O somático (componentes da parede celular de lipopolissacarídeo), o antígeno Vi de superfície (restrito a *S. typhi* e *S. paratyphi* C) e antígeno H flagelar.

As salmonelas são bacilos Gram-negativos anaeróbios facultativos e não formadores de esporos que medem 2 a 3 μm por 0,4 a 0,6 μm. A identificação inicial das salmonelas no laboratório de microbiologia clínica baseia-se nas características de crescimento. As salmonelas, a exemplo de outras Enterobacteriaceae, produzem ácido à fermentação da glicose, reduzem nitratos e não produzem citocromo-oxidase. Além disso, quase todas as salmonelas, exceto *Salmonella gallinarum-pullorum*, são móveis por meio de flagelos peritríquios, e praticamente todas, à exceção de *S. typhi*, produzem gás (H_2S) com a fermentação de açúcar. É notável assinalar que apenas 1% dos isolados clínicos fermentam a lactose; deve-se manter um alto nível de suspeita para detectar esses raros isolados clínicos fermentadores de lactose.

Embora a sorotipagem de todos os antígenos de superfície possa ser utilizada para identificação formal, a maioria dos laboratórios recorre a algumas reações de aglutinação simples, as quais definem sorogrupos de antígeno O específicos, designados como A, B, C_1, C_2, D e E. As cepas desses seis sorogrupos causam cerca de 99% das infecções por *Salmonella* nos seres humanos e em outros animais homeotérmicos. São utilizados métodos de tipagem molecular, incluindo eletroforese em gel de campo pulsado, análise multilócus do número variável de repetição em *tandem* e sequenciamento de genoma completo em pesquisas epidemiológicas, para diferenciar as cepas de *Salmonella* de um sorotipo comum.

PATOGÊNESE

Todas as infecções por *Salmonella* começam com a ingestão de microrganismos, mais comumente em água ou alimentos contaminados. A dose infecciosa varia de 200 a 10^6 unidades formadoras de colônias (UFC), e a dose ingerida constitui um importante determinante do período de incubação e da gravidade da doença. As situações que diminuem a acidez do estômago (idade < 1 ano, terapia de supressão ácida ou doença acloridrica) ou a integridade intestinal (doença inflamatória intestinal, quimioterapia citotóxica, história pregressa de cirurgia gastrintestinal ou alteração da microbiota intestinal em consequência da administração de antibióticos) aumentam a suscetibilidade à infecção por *Salmonella*.

Após alcançarem o intestino delgado, as *S. typhi* e *S. paratyphi* penetram na camada de muco do intestino e atravessam a camada intestinal por meio das células de microdobras (M) fagocíticas que residem nas placas de Peyer. As salmonelas podem desencadear a formação de pregas na membrana de células epiteliais normalmente não fagocíticas. Essas pregas alcançam e englobam bactérias aderentes dentro de grandes vesículas por meio de *endocitose mediada por bactérias*. Esse processo depende da liberação direta de proteínas de *Salmonella* no citoplasma das células epiteliais pelo sistema de secreção bacteriano especializado tipo III. Essas proteínas bacterianas medeiam alterações no citoesqueleto de actina necessárias para a captação da *Salmonella*.

Após atravessarem a camada epitelial do intestino delgado, as *S. typhi* e *S. paratyphi*, responsáveis pela febre entérica (tifoide), são fagocitadas por macrófagos. Essas salmonelas sobrevivem ao ambiente antimicrobiano do macrófago emitindo sinais ambientais que deflagram alterações nos sistemas reguladores das bactérias fagocitadas. Por exemplo, o PhoP/PhoQ (o sistema regulador mais bem caracterizado) desencadeia a alteração da membrana externa aumentando a síntese e o transporte de diferentes proteínas da membrana externa, lipopolissacarídeos e glicerofosfolipídeos, de modo que a superfície alterada da bactéria possa resistir às atividades microbicidas e alterar potencialmente a sinalização das células do hospedeiro. Além disso, as salmonelas codificam um segundo sistema de secreção tipo III, o qual transporta diretamente proteínas bacterianas por meio da membrana do fagossomo para o citoplasma dos macrófagos. Esse sistema de secreção funciona para remodelar o vacúolo que contém *Salmonella*, promovendo, assim, a sobrevida e replicação das bactérias.

Uma vez fagocitadas, as salmonelas tifoides disseminam-se por todo o corpo nos macrófagos por meio dos vasos linfáticos e colonizam os tecidos reticuloendoteliais (fígado, baço, linfonodos e medula óssea). Os pacientes apresentam relativamente poucos ou nenhum sinal ou sintoma durante esse estágio de incubação inicial. Os sinais e sintomas, como febre e dor abdominal, provavelmente resultam da secreção de citocinas pelos macrófagos e pelas células epiteliais em resposta aos produtos bacterianos reconhecidos por receptores imunes inatos quando ocorre replicação de um número crítico de microrganismos. Com o decorrer do tempo, o desenvolvimento de hepatoesplenomegalia provavelmente fica relacionado ao recrutamento de células mononucleares e ao desenvolvimento de uma resposta imune celular adquirida específica contra a colonização por *S. typhi*. O recrutamento de células mononucleares e de linfócitos adicionais para as placas de Peyer durante as várias semanas após a colonização/infecção inicial pode resultar em acentuado aumento e necrose das placas de Peyer, podendo o processo ser mediado por produtos bacterianos que promovem a morte celular, bem como a resposta inflamatória. No caso da *S. typhi*, muitas cepas produzem uma toxina, a qual provavelmente contribui para os sintomas sistêmicos, bem como para os estados neuropsiquiátricos incomuns que podem ser vistos na doença tifoide grave.

Diferentemente da febre entérica, que se caracteriza por infiltração de células mononucleares na mucosa do intestino delgado, a gastrenterite por SNT caracteriza-se por infiltração maciça de leucócitos polimorfonucleares (PMN) na mucosa do intestino grosso e intestino delgado. Essa resposta parece depender da indução da interleucina (IL) 8, um poderoso fator quimiotático de neutrófilos, que é secretado pelas células intestinais em consequência da colonização por SNT e translocação de proteínas bacterianas no citoplasma das células do hospedeiro. A desgranulação e a liberação de substâncias tóxicas pelos neutrófilos podem resultar em lesão da mucosa intestinal, causando a diarreia inflamatória observada na gastrenterite não tifoide. Outro fator importante na persistência de SNTs no trato intestinal e na capacidade do microrganismo de competir com a microbiota endógena consiste na capacidade de utilizar o composto contendo enxofre, tetrationato, para metabolismo em um ambiente microaerofílico. Na presença de inflamação intestinal, o tetrationato é gerado a partir do tiossulfato produzido pelas células epiteliais por meio da produção de espécies reativas do oxigênio pelas células inflamatórias.

FEBRE ENTÉRICA (TIFOIDE)

A febre entérica (tifoide) é uma doença sistêmica, caracterizada por febre e dor abdominal e causada pela disseminação de *S. typhi* ou *S. paratyphi*. A doença foi inicialmente denominada *febre tifoide* em virtude de sua semelhança clínica com o tifo. Todavia, no início dos anos 1800, a febre tifoide foi claramente definida, em termos patológicos, como uma doença singular com base na sua associação a um aumento das placas de Peyer e dos linfonodos mesentéricos. Em 1869, devido ao local anatômico da infecção, foi proposto o termo *febre entérica* como denominação alternativa para diferenciar a febre tifoide do tifo. Entretanto, até hoje as duas designações são utilizadas como sinônimos.

EPIDEMIOLOGIA

Ao contrário de outros sorotipos de *Salmonella*, os agentes etiológicos da febre entérica – *S. typhi* e *S. paratyphi* sorotipos A, B e C – não possuem outros hospedeiros conhecidos, a não ser os seres humanos. Mais comumente, a transmissão por alimentos ou pela água resulta da contaminação fecal por portadores crônicos doentes ou assintomáticos. Foi descrita a transmissão sexual da doença entre parceiros do sexo masculino. Em certas ocasiões, os profissionais de saúde adquirem febre entérica após exposição a pacientes infectados ou durante o processamento de amostras clínicas e culturas.

Com a melhora na manipulação dos alimentos e no tratamento de água/esgotos, a febre entérica tornou-se rara nos países desenvolvidos. Em 2017, no mundo todo, houve um número estimado de 14,3 milhões de casos de febre entérica com 136 mil mortes. A incidência anual é maior (> 100 casos/100.000 indivíduos) no Centro Sul e Sudeste da Ásia; média (10 a 100 casos/100.000) no restante da Ásia, África, América Latina e Oceania (excluindo a Austrália e a Nova Zelândia); e baixa em outras partes do mundo **(Fig. 165-1)**. Uma alta incidência de febre entérica está relacionada com a mistura da água potável com o esgoto humano. Nas regiões endêmicas, a febre entérica é mais comum nas áreas pobres do que nas rurais e entre crianças pequenas e adolescentes do que em outros grupos etários. Os fatores de risco consistem em água potável ou gelo contaminados com matéria fecal, inundações, bebidas e alimentos adquiridos de vendedores de rua, frutas e vegetais crus cultivados em campos fertilizados com esgoto,

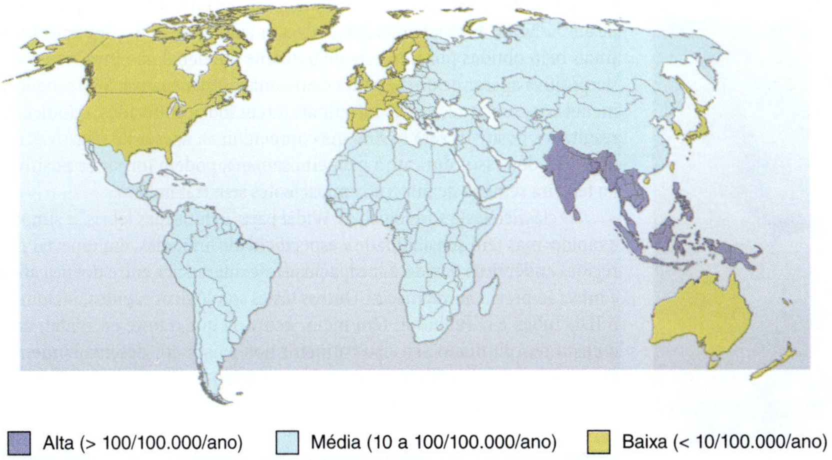

FIGURA 165-1 Incidência anual da febre tifoide por 100.000 habitantes. *(Reproduzida com permissão, de JA Crump: The global burden of typhoid fever. Bull World Health Organ 82:346, 2004.)*

contatos domiciliares doentes, falta de lavagem das mãos e de acesso a banheiro, bem como evidências de infecção anterior por *Helicobacter pylori* (associação provavelmente relacionada com a redução crônica da acidez gástrica). Estima-se que ocorra um caso de febre paratifoide para cada quatro casos de febre tifoide, porém a incidência da infecção associada à *S. paratyphi* parece estar aumentando, especialmente na Índia; esse aumento pode ser o resultado da vacinação contra *S. typhi*.

Na década de 1980, surgiram cepas de *S. typhi* resistentes a múltiplos fármacos (MDR) na China e no sudeste da Ásia, as quais se disseminaram amplamente. Essas cepas contêm plasmídeos que codificam resistência ao cloranfenicol, à ampicilina e à trimetoprima – antibióticos que vêm sendo utilizados há muito tempo no tratamento da febre entérica. Com o uso crescente das fluoroquinolonas para tratar a febre entérica por cepas MDR na década de 1990, surgiram cepas de *S. typhi* e *S. paratyphi* com sensibilidade diminuída ao ciprofloxacino (DCS, de *decreased ciprofloxacin susceptibility*; concentração inibitória mínima [CIM] ≥ 0,125 μg/mL) ou com resistência ao ciprofloxacino (CIM ≥ 1 μg/mL) no subcontinente indiano, e se disseminaram com a migração humana para o sul da Ásia e mais recentemente para o sul da África. Essas cepas representam o clone H58, que é cada vez mais associado a falhas clínicas no tratamento com fluoroquinolonas. A determinação da resistência de cepas isoladas ao ácido nalidíxico, uma quinolona de primeira geração, detecta muitas das cepas com sensibilidade reduzida ao ciprofloxacino, mas não todas, e não é mais recomendada. Desde 2017, um grande surto de *S. typhi* H58 com resistência à ceftriaxona mediada por plasmídeos está em andamento, centrado nas favelas urbanas do Paquistão. O surto tem afetado de maneira predominante crianças com idade de 15 anos ou menos e está associado à água potável contaminada por fezes.

Em 2015, nos Estados Unidos, foram relatados 309 casos de febre tifoide e 71 casos de febre paratifoide. A média de idade dos pacientes com febre tifoide era de 23 anos, e de febre paratifoide era 29 anos. A maioria dos casos de febre entérica foi associada com viagens internacionais (78%), predominantemente para a Índia, Paquistão e Bangladesh e para visitar amigos e familiares. Apenas 3% dos indivíduos que fizeram viagens com diagnóstico de febre entérica tinham sido vacinados contra *S. typhi* nos últimos 5 anos. Em 2015, 66% das *S. typhi* nos Estados Unidos eram DSC, e cerca de 10% eram resistentes a ampicilina, cloranfenicol e sulfametoxazol-trimetoprima (SMX-TMP). A infecção por *S. typhi* com DCS foi associada a viagens para o subcontinente indiano. Nos Estados Unidos, os casos de febre entérica adquiridos domesticamente são menos provavelmente DSC ou MDR em comparação com os casos associados a viagens e são mais comumente esporádicos, embora surtos ligados a alimentos contaminados e portadores crônicos não reconhecidos previamente continuem a ocorrer.

EVOLUÇÃO CLÍNICA

Febre entérica é uma denominação incorreta, visto que as características essenciais dessa doença – febre e dor abdominal – são variáveis. Enquanto a febre é documentada na apresentação em > 75% dos casos, ocorre dor abdominal em apenas 30 a 40%. Por conseguinte, é necessário ter um alto índice de suspeita para essa doença sistêmica potencialmente fatal quando uma pessoa apresenta febre e história de viagem recente a um país em desenvolvimento.

O período de incubação da *S. typhi* é de 10 a 14 dias, porém varia de 5 a 21 dias, dependendo do tamanho do inóculo, bem como do estado de saúde e imunológico do paciente. O sintoma mais proeminente consiste em febre prolongada (38,8-40,5°C), que pode persistir por até 4 semanas se não for tratada. Acredita-se que a *S. paratyphi* A provoque doença mais leve do que a *S. typhi*, com sintomas predominantemente gastrintestinais. Entretanto, um estudo prospectivo de 669 casos consecutivos de febre entérica em Kathmandu, Nepal, constatou que as infecções causadas por esses microrganismos eram clinicamente indistinguíveis. Nessa série, os sintomas relatados na avaliação médica inicial consistiram em cefaleia (80%), calafrios (35-45%), tosse (30%), sudorese (20-25%), mialgias (20%), mal-estar (10%) e artralgia (2-4%). Os sintomas gastrintestinais consistiram em anorexia (55%), dor abdominal (30-40%), náuseas (18-24%), vômitos (18%) e diarreia (22-28%) mais comumente do que constipação (13-16%). Os achados físicos consistiram em língua saburrosa (51-56%), esplenomegalia (5-6%) e hipersensibilidade abdominal (4-5%).

Os achados físicos precoces da febre entérica consistem em exantema ("manchas róseas"; 30%), hepatoesplenomegalia (3-6%), epistaxe e bradicardia relativa por ocasião do pico de febre alta (< 50%). As manchas róseas **(Fig. 165-2; ver também Fig. A1-9)** formam um exantema maculopapular discreto, cor de salmão, que empalidece à pressão, localizado principalmente no tronco e no tórax. O exantema é evidente em cerca de 30% dos pacientes no final da primeira semana e regride sem deixar marcas depois de 2 a 5 dias. Os pacientes podem ter dois ou três agrupamentos de lesões, podendo a *Salmonella* ser cultivada a partir de amostras de biópsia por punção dessas lesões. A sutileza do exantema torna difícil sua detecção em pacientes de pele muito pigmentada.

Estima-se que ocorram complicações da febre tifoide em cerca de 27% dos pacientes hospitalizados, o que se correlaciona com maior duração dos sintomas antes da hospitalização, fatores do hospedeiro (genética do hospedeiro, imunossupressão, terapia de supressão ácida, exposição prévia e estado vacinal), inóculo e virulência da cepa e escolha da antibioticoterapia. A hemorragia digestiva (6%) e a perfuração intestinal (1%), ocorrendo mais comumente na terceira e quarta semanas de doença, resultam de hiperplasia, ulceração e necrose das placas de Peyer ileocecais no local inicial de infiltração da *Salmonella* **(Fig. 165-3)**. Ambas as complicações comportam risco de morte e exigem hidratação e intervenção cirúrgica imediatas, com cobertura antibiótica de espectro ampliado para a peritonite polimicrobiana **(Cap. 132)** e tratamento da hemorragia gastrintestinal, incluindo ressecção intestinal. Ocorrem manifestações neurológicas em 2 a 40% dos pacientes, como meningite, síndrome de Guillain-Barré, neurite e sintomas neuropsiquiátricos

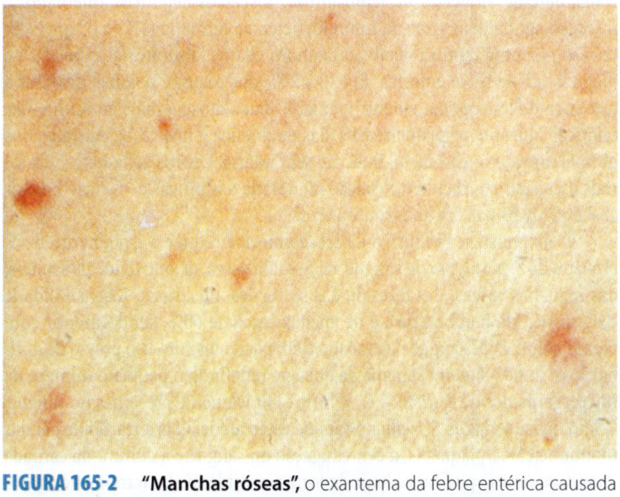

FIGURA 165-2 "Manchas róseas", o exantema da febre entérica causada por *Salmonella typhi* ou *Salmonella paratyphi*.

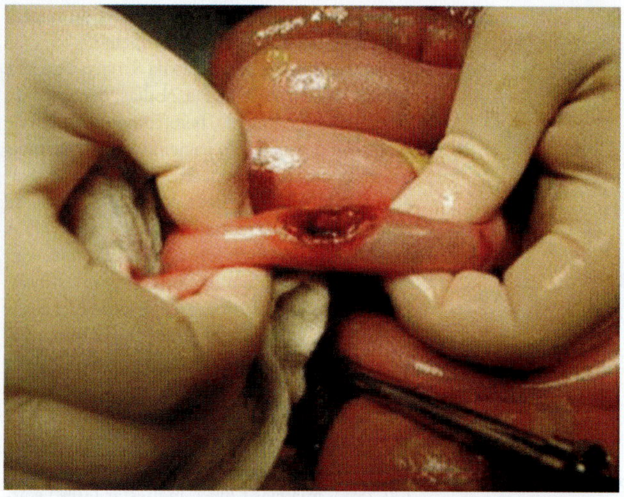

FIGURA 165-3 Perfuração ileal típica associada à infecção por *Salmonella typhi*. *(De JM Saxe, R Cropsey: Is operative management effective in treatment of perforated typhoid? Am J Surg 189:342, 2005.)*

(descritos como "*delirium* murmurante" ou "coma vígil"), com atos de mexer na roupa de cama ou apanhar objetos imaginários.

As complicações incomuns, cuja incidência é reduzida pela instituição imediata de terapia antibiótica, consistem em coagulação intravascular disseminada, síndrome hematofagocítica, pancreatite, abscesso, assim como granulomas hepáticos e esplênicos, endocardite, pericardite, miocardite, orquite, hepatite, glomerulonefrite, pielonefrite, síndrome hemolítico-urêmica, pneumonia grave, artrite, osteomielite e parotidite. Até 10% dos pacientes sofrem recidiva leve, em geral dentro de 2 a 3 semanas após a resolução da febre, bem como em associação ao mesmo tipo de cepa e perfil de sensibilidade.

Até 10% dos pacientes com febre tifoide sem tratamento excretam *S. typhi* nas fezes por um período de até 3 meses, e 2 a 5% tornam-se portadores assintomáticos crônicos, eliminando *S. typhi* na urina ou nas fezes durante mais de 1 ano. O estado de portador crônico é mais comum entre mulheres, lactentes e indivíduos que apresentam anormalidades biliares ou infecção concomitante da bexiga por *Schistosoma haematobium*. A *S. typhi* e outras salmonelas estão adaptadas para sobreviver no ambiente da vesícula biliar pela formação de biofilmes nos cálculos biliares e por invasão das células epiteliais da vesícula biliar. O estado de portador crônico está associado a risco aumentado de câncer da vesícula biliar, o qual é muito mais comum em locais onde a *S. typhi* é comum, como no subcontinente indiano.

DIAGNÓSTICO

Como a apresentação clínica da febre entérica é relativamente inespecífica, é preciso considerar esse diagnóstico em todo indivíduo febril que viajou e retorna de uma região em desenvolvimento, em especial o subcontinente indiano, as Filipinas ou a América Latina. Outros diagnósticos que devem ser considerados nesses viajantes incluem malária, hepatite, enterite bacteriana, dengue, riquetsioses, leptospirose, abscessos hepáticos amebianos e infecção aguda pelo vírus da imunodeficiência humana (HIV) (Cap. 124). Exceto por uma cultura positiva, nenhum exame laboratorial específico é diagnóstico da febre entérica. Em 15 a 25% dos casos, é possível detectar a presença de leucopenia e neutropenia. A leucocitose é mais comum entre crianças, durante os primeiros 10 dias da doença e nos casos complicados por perfuração intestinal ou infecção secundária. Outros achados laboratoriais inespecíficos incluem elevação moderada das provas de função hepática e dos níveis das enzimas musculares.

O diagnóstico definitivo da febre entérica requer o isolamento de *S. typhi* ou de *S. paratyphi* do sangue, da medula óssea, de outros locais estéreis, das manchas róseas, das fezes ou das secreções intestinais. A sensibilidade diagnóstica da hemocultura é de apenas cerca de 60%, sendo menor com baixos volumes de sangue na amostra e em pacientes com uso prévio de antibióticos ou na primeira semana da doença, refletindo o pequeno número de microrganismos de *S. typhi* (i.e., < 15/mL) tipicamente presentes no sangue. Como quase todas as *S. typhi* no sangue estão associadas à fração de células mononucleares/plaquetas, a centrifugação do sangue e a cultura da camada leucoplaquetária podem reduzir de forma considerável o tempo necessário para o isolamento do microrganismo, porém sem aumentar a sensibilidade.

A cultura de medula óssea possui sensibilidade de > 80%, e, diferentemente da hemocultura, seu rendimento não é reduzido por um período de até 5 dias de antibioticoterapia prévia. A cultura de secreções intestinais (mais bem obtidas por um teste de barbante duodenal não invasivo) pode ser positiva apesar de uma cultura de medula óssea negativa. Se o sangue, a medula óssea e as secreções intestinais forem todos cultivados, o índice de resultados positivos será > 90%. As coproculturas, apesar de negativas em 60 a 70% dos casos durante a primeira semana, podem tornar-se positivas na terceira semana de infecção em pacientes sem tratamento.

O clássico teste sorológico de Widal para "aglutininas febris" é simples e rápido, mas tem sensibilidade e especificidade limitadas, em especial nas regiões endêmicas devido à incapacidade de diferenciar entre doença ativa e infecção prévia ou vacinação. Outros testes sorológicos rápidos, incluindo o IDL Tubex e o Typhidot, têm maior acurácia que o teste de Widal, mas o custo tem limitado seu uso rotineiro nos países em desenvolvimento. Os métodos de identificação baseados em ácido nucleico ainda não estão comercialmente disponíveis.

TRATAMENTO

Febre entérica (tifoide)

A febre entérica está associada com uma taxa de letalidade geral de 2,5%, aumentando para 4,5% em pacientes hospitalizados. A administração imediata de terapia antibiótica apropriada impede as complicações graves da febre entérica e reduz a mortalidade para < 1%. A escolha inicial dos antibióticos depende da sensibilidade das cepas de *S. typhi* e *S. paratyphi* na área de residência ou viagem do paciente (Tab. 165-1). Para o tratamento da febre tifoide sensível a fármacos, as fluoroquinolonas constituem a classe de fármacos mais efetiva, com taxas de cura de cerca de 98%, bem como taxas de recidiva e estado de portador fecal < 2%.

TABELA 165-1 ■ Terapia antibiótica para a febre entérica em adultos

Indicação	Agente	Dose (via)	Duração (dias)
Tratamento empírico			
	Ceftriaxona[a]	2 g/dia (IV)	10-14
	Azitromicina[b]	1 g/dia (VO)	5
Totalmente sensível			
Tratamento ideal	Ciprofloxacino[c]	500 mg, 2×/dia (VO), ou 400 mg, a cada 12 h (IV)	5-7
	Azitromicina	1 g/dia (VO)	5
Tratamento alternativo	Amoxicilina	1 g, 3×/dia (VO), ou 2 g, a cada 6 h (IV)	14
	Cloranfenicol	25 mg/kg 3×/dia (VO ou IV)	14-21
	Sulfametoxazol-trimetoprima	800/160 mg, 2×/dia (VO)	7-14
Resistente a múltiplos fármacos, sensível a fluoroquinolonas			
Tratamento ideal	Ceftriaxona[a]	2 g/dia (IV)	10-14
	Azitromicina	1 g/dia (VO)	5
Tratamento alternativo	Ciprofloxacino	500 mg, 2×/dia (VO), ou 400 mg, a cada 12 h (IV)	5-14
Resistente a fluoroquinolonas			
Tratamento ideal	Ceftriaxona	2 g/dia (IV)	10-14
	Azitromicina	1 g/dia (VO)	5
Resistente a ceftriaxona			
Tratamento ideal	Meropenem[d]	1 g, a cada 8 h (IV)	10-14
	Azitromicina	1 g/dia (VO)	5
Erradicação do estado de portador			
Tratamento ideal	Ciprofloxacino	500/750 mg, 2×/dia (VO)	28
Tratamento alternativo	Amoxicilina[e]	2 g, 3×/dia (VO)	28-42

[a]Ou outra cefalosporina de terceira geração (p. ex., cefotaxima, 2 g, a cada 8 h, IV; ou cefixima, 400 mg, 2×/dia, VO). [b]Ou 1 g no primeiro dia seguido de 500 mg/dia VO por 6 dias. [c]Ou ofloxacino, 400 mg, 2×/dia, VO, por 2-5 dias. [d]Ou imipeném, 500 mg, a cada 6 h, IV. [e]Se for resistente a fluoroquinolonas e suscetível a ampicilina.

A experiência é mais extensa com o ciprofloxacino. De modo semelhante, um ciclo curto de terapia com ofloxacino é bem-sucedido contra a infecção causada por cepas sensíveis à quinolona. Porém, devido à alta prevalência de DSC e de cepas de *S. typhi* e *S. paratyphi* com suscetibilidade reduzida ao ciprofloxacino (CIM > 0,125 μg/mL) no subcontinente Indiano, no Nepal e em algumas regiões da África, as fluoroquinolonas não devem mais ser usadas para tratamento empírico da febre entérica nessas regiões. Os pacientes infectados com cepas DCS de *S. typhi* ou *S. paratyphi* devem ser tratados com ceftriaxona ou azitromicina. Os pacientes com suspeita de infecção por *S. typhi* resistente à ceftriaxona devem ser tratados empiricamente com um carbapenêmico.

A ceftriaxona, a cefotaxima e a cefixima (oral) são efetivas para o tratamento da febre entérica por cepas MDR, incluindo aquela causada por cepas com DCS e resistentes às fluoroquinolonas. Esses agentes eliminam a febre em cerca de 1 semana, com taxas de falha de cerca de 5 a 10%, taxas do portador fecal < 3% e taxas de recidiva de 3 a 6%. A azitromicina por via oral resulta em defervescência em 4 a 6 dias, com taxas de recidiva e portador fecal convalescente de < 3%. Para as cepas com DCS, a azitromicina está associada a taxas mais baixas de falha do tratamento e a uma menor duração de hospitalização do que as fluoroquinolonas. Apesar da destruição *in vitro* eficiente da *Salmonella*, as cefalosporinas de primeira e segunda gerações, bem como os aminoglicosídeos, são ineficazes no tratamento das infecções clínicas.

Os pacientes com febre entérica não complicada podem ter, em sua maioria, tratamento domiciliar com antibióticos e antipiréticos orais. Os pacientes com vômitos, diarreia e/ou distensão abdominal persistentes devem ser hospitalizados e receber tratamento de suporte, bem como cefalosporina de terceira geração, fluoroquinolona ou carbapenêmico por via parenteral, dependendo do perfil de sensibilidade do microrganismo. O tratamento deve ser administrado durante pelo menos 10 dias ou por 5 dias após a resolução da febre.

Em um estudo duplo-cego prospectivo e randomizado de pacientes em estado crítico com febre entérica (i.e., em estado de choque e com obnubilação) na Indonésia, conduzido no início da década de 1980, a administração de dexametasona (dose inicial de 3 mg/kg, seguida de oito doses de 1 mg/kg a cada 6 h) com cloranfenicol foi associada a uma taxa de mortalidade consideravelmente mais baixa do que o tratamento com apenas cloranfenicol (10 vs. 55%). Embora esse estudo não tenha sido repetido na "era pós-cloranfenicol", a febre entérica grave continua sendo uma das poucas indicações para o tratamento de infecção bacteriana aguda com glicocorticoides.

Os 2 a 5% dos pacientes que desenvolvem o estado de portador crônico de *Salmonella* podem ser tratados durante 4 semanas com ciprofloxacino ou outra fluoroquinolona oral, com taxa de erradicação de cerca de 80%. A amoxicilina oral está associada a menores taxas de erradicação que as fluoroquinolonas, mas ela pode ser considerada em pessoas com cepas resistentes a fluoroquinolonas que sejam suscetíveis à ampicilina. Nos casos de anormalidade anatômica (p. ex., litíase biliar ou renal), a erradicação frequentemente exige terapia antibiótica e correção cirúrgica.

PREVENÇÃO E CONTROLE

Teoricamente, é possível eliminar as salmonelas que causam a febre entérica, uma vez que essas bactérias sobrevivem apenas em hospedeiros humanos e disseminam-se pela água e pelos alimentos contaminados. Entretanto, tendo em vista a alta prevalência da doença nos países em desenvolvimento que carecem de um sistema de esgoto e tratamento de água adequados, esse objetivo não é, neste momento, realista. Por conseguinte, os viajantes para países em desenvolvimento devem ser aconselhados a controlar com cuidado a ingestão de alimentos e água, bem como a considerar seriamente a vacinação contra *S. typhi*.

Há duas vacinas tifoides comercialmente disponíveis nos Estados Unidos. (1) Ty21a, vacina oral de *S. typhi* viva atenuada (administrada nos dias 1, 3, 5 e 7, com revacinação com uma série de 4 doses completas a cada 5 anos); em janeiro de 2021, a produção da Ty21a foi suspensa devido a reduções em viagens internacionais relacionadas à Covid-19; e (2) Vi CPS, vacina parenteral que consiste em polissacarídeo Vi purificado da cápsula bacteriana (administrada em dose única, com reforço a cada 2 anos). As idades mínimas para vacinação são de 6 anos para a Ty21a e 2 anos para a Vi CPS. Em uma metanálise recente de 18 ensaios clínicos randomizados de vacinas para prevenção da febre tifoide em populações de áreas endêmicas, a eficácia cumulativa foi de 50% para Ty21a em 2,5 a 3 anos e de 55% para Vi CPS em 3 anos. Embora os dados sobre as vacinas para febre tifoide em viajantes sejam limitados, evidências recentes sugerem que as vacinas tifoides têm eficácia moderada (80%) em viajantes dos Estados Unidos. Na atualidade, não existe nenhuma vacina licenciada contra a febre paratifoide.

A vacina da febre tifoide Vi CPS é pouco imunogênica em crianças com < 5 anos de idade devido às propriedades independentes das células T. Por outro lado, em um estudo de 2021, um protótipo de vacina tifoide conjugada Vi-EPA (antígeno Vi conjugado com a exotoxina A da *Pseudomonas aeruginosa*) apresentou eficácia de 91% em 27 meses na prevenção da febre tifoide em crianças vietnamitas de 2 a 5 anos de idade. Esta vacina não está disponível comercialmente. Em um ensaio clínico randomizado, a vacina conjugada com polissacarídeo Vi-toxoide tetânico (Vi-TT) reduziu a incidência de febre tifoide confirmada por hemocultura em 82% em comparação com uma vacina meningocócica de controle em crianças nepalesas de 6 meses a 16 anos de idade. A soroconversão foi de 99% após a vacinação Vi-TT. A Organização Mundial da Saúde atualmente recomenda a Vi-TT administrada como dose única de 0,5 mL para lactentes e crianças entre 9 meses e 15 anos de idade em locais com alta carga da doença. Nas regiões endêmicas para febre tifoide, a imunização com Vi-TT ou Vi CPS é recomendada para pessoas infectadas pelo HIV e outros tipos de imunocomprometimento. A vacina Vi-TT não está aprovada nos Estados Unidos.

A vacina contra a febre tifoide não é exigida para viagens internacionais, porém é recomendada para viajantes com destino a áreas onde existe um risco moderado a alto de exposição a *S. typhi*, particularmente para aqueles que viajam para o sul da Ásia e outras regiões em desenvolvimento da Ásia, da África, do Caribe e das Américas Central e do Sul e que ficarão expostos à água e a alimentos potencialmente contaminados. A vacina contra febre tifoide deve ser considerada também para as pessoas que planejam uma viagem com menos de 2 semanas de duração para áreas de alto risco. Além disso, os funcionários de laboratório de pesquisa ou de análises clínicas sob risco de exposição ocupacional à *S. typhi* e os indivíduos que têm contato domiciliar com portadores conhecidos de *S. typhi* devem ser vacinados. Como a eficácia protetora da vacina pode ser superada pelos grandes inóculos que comumente são encontrados nas exposições a alimentos contaminados, a vacinação constitui um procedimento auxiliar, e não substitui a conduta de evitar alimentos e bebidas com alto risco de contaminação. A imunização não é recomendada para o tratamento de pessoas que podem ter sido expostas em um surto de fonte comum.

A febre entérica é uma doença notificável nos Estados Unidos. As unidades de saúde têm suas próprias diretrizes quanto à autorização para que manipuladores de alimentos ou profissionais de saúde doentes ou colonizados retornem ao trabalho. O sistema de notificação permite às unidades de saúde pública identificar os pacientes de fonte potencial e tratar os portadores crônicos a fim de evitar surtos posteriores. Além disso, como 1 a 4% dos pacientes com infecção por *S. typhi* tornam-se portadores crônicos, é importante monitorar os pacientes (especialmente os que fornecem cuidados a crianças e manipuladores de alimentos) para a identificação do estado de portador crônico e tratamento dessa condição, quando indicado.

SALMONELOSE NÃO TIFOIDE

EPIDEMIOLOGIA

No mundo todo, a SNT causa cerca de 93 milhões de infecções entéricas e 155 mil mortes anualmente. Nos Estados Unidos, a SNT é responsável por cerca de 12 milhões de casos por ano, e a incidência permaneceu relativamente inalterada no decorrer das últimas duas décadas. Em 2017, a incidência de infecção por SNT nos Estados Unidos foi de 16,0 casos por 100.000 indivíduos – a segunda maior taxa alcançada após o *Campylobacter* (19,1 casos por 100.000 indivíduos) entre os 10 patógenos entéricos transmitidos por alimentos sob vigilância ativa. Os quatro sorotipos mais comuns foram *Enteritidis*, *Typhimurium*, *Newport* e *Javiana*, os quais em conjunto respondem por cerca de 40% das infecções por SNT nos Estados Unidos.

A incidência de SNT é mais alta durante a estação chuvosa em climas tropicais e durante os meses mais quentes em climas temperados, coincidindo com pico de surtos de origem alimentar. As taxas de morbidade e mortalidade associadas à SNT são mais altas entre os idosos, lactentes e indivíduos imunocomprometidos, incluindo os que apresentam hemoglobinopatias, infecção pelo HIV ou infecções que provocam bloqueio do sistema reticuloendotelial (p. ex., bartonelose, malária, esquistossomose e histoplasmose). A SNT é responsável por uma significativa maioria de doenças e hospitalizações associadas com surtos alimentares em mútiplos estados dos Estados Unidos.

A doença invasiva por SNT é uma causa importante de morbidade e mortalidade global, especialmente na África Subsaariana e no Sudeste da Ásia, causando um número estimado de 535 mil casos e 77.500 mortes anualmente. A doença invasiva por SNT não é tão comum como a enterocolite por *Salmonella*, mas está associada com letalidade muito maior (14,5%), especialmente em crianças; nos idosos; naqueles com desnutrição, malária ou infecção pelo HIV; e nas regiões de baixo desenvolvimento sociodemográfico. Na África Subsaariana, tipos de cepas endêmicas de SNT específicas, como a *S. typhimurium* com tipo de sequência (ST) 131, a *S. enteritidis* ST 11, a *S. dublin* e a *S. isangi*, são as causas predominantes de doença invasiva por SNT. As enterites ST 11, *S.Dublin* e *S. Isangi* são a causa predominante de doença invasiva por SNT.

Diferentemente da *S. typhi* e *S. paratyphi*, cujo único reservatório é o ser humano, a SNT pode ser adquirida de múltiplos reservatórios animais que são parte do suprimento alimentar típico. A transmissão está mais comumente associada a produtos alimentares de origem animal (particularmente ovos, aves domésticas, carne moída inadequadamente cozida e laticínios), produtos frescos contaminados com excrementos de animais e contato com animais ou seu ambiente. Nos Estados Unidos, a SNT é a segunda causa mais comum de surtos transmitidos por alimentos após o norovírus, causando 30% dos surtos e 35% das doenças associadas a surtos.

A infecção por *S. enteritidis* associada a ovos de galinha surgiu como importante causa de doença de origem alimentar durante as décadas de 1980 e 1990. A infecção por *S. enteritidis* dos ovários e do tecido do oviduto superior de galinhas resulta em contaminação do conteúdo dos ovos antes da deposição da casca. A infecção dissemina-se para galinhas poedeiras de bandos de procriação e por meio do contato com roedores e estrume. O número de surtos de *S. enteritidis* e a proporção atribuível a alimentos contendo ovos têm diminuído de forma continuada desde meados da década de 1990; essa diminuição coincidiu com intervenções na produção de ovos e em indústrias de serviços alimentares. Apesar desses esforços de controle, continua havendo surtos de infecção por *S. enteritidis* associados a ovos. Em 2010, um surto nacional de infecção por *S. enteritidis* resultou em mais de 1.900 casos notificados de doença e no recolhimento de 500 milhões de ovos. A transmissão por ovos contaminados pode ser evitada pelo cozimento dos ovos até que a gema fique solidificada e por meio da pasteurização dos produtos à base de ovos.

A *Salmonella* sorotipo 4,[5],12:i:-, uma variante antigênica de *S. typhimurium* que não apresenta o antígeno flagelar de segundo estágio, surgiu de forma dramática como patógeno transmitido por alimentos em associação a porcos e produtos suínos. Este sorotipo é atualmente a segunda SNT mais comum na Europa e a quinta mais comum nos Estados Unidos. Essas cepas são resistentes a múltiplos fármacos; além de resistência a ampicilina, estreptomicina, sulfonamidas e tetraciclina, as cepas dos Estados Unidos também apresentam fenótipo de resistência aos antimicrobianos veterinários enrofloxacino e cefdinir, que são amplamente usados na produção de porcos.

A centralização do processamento dos alimentos e sua ampla distribuição contribuíram para a maior incidência de SNT nos países desenvolvidos. A SNT é responsável por uma significativa maioria de doenças e hospitalizações associadas com surtos de transmissão alimentar em mútiplos estados dos Estados Unidos. Os alimentos manufaturados responsabilizados por recentes surtos de *Salmonella* em múltiplos estados incluem manteiga de amendoim, derivados do leite, incluindo fórmulas para lactentes, e vários alimentos processados, como cereais matinais embalados, molhos, refeições preparadas congeladas e alimentos para lanche. Grandes surtos também foram associados a produtos frescos, incluindo brotos de alfafa, nozes e sementes, melão, mangas, mamão papaia, tomates e substitutos de refeições cruas em pó; esses itens tornam-se contaminados por estrume ou água em um único local e, a seguir, são amplamente distribuídos.

De acordo com as estimativas, 6% das infecções esporádicas por *Salmonella* nos Estados Unidos são atribuídas a contatos com répteis e anfíbios, especialmente iguanas, serpentes, tartarugas e lagartos. Outros animais de estimação, como os porcos-espinhos, aves, roedores, pintos, patos, cães e gatos, também constituem fontes potenciais de SNT. Em comparação com os surtos transmitidos por alimentos, os surtos de SNT ligados ao contato com animais mais comumente afetam crianças pequenas (< 1-4 anos de idade), resultam em hospitalização e são mais sustentados.

A crescente resistência aos antibióticos nas espécies de SNT é um problema global que tem sido associado ao uso disseminado de agentes antimicrobianos em animais e, especialmente, em rações para animais. No início da década de 1990, o fago definitivo tipo 104 (DT104) de *S. typhimurium*, caracterizado por sua resistência a pelo menos cinco antibióticos (ampicilina, cloranfenicol, estreptomicina, sulfonamidas e tetraciclinas; ACSSuT tipo R), surgiu no mundo inteiro. Em 2015, foi relatada uma resistência a pelo menos ACSSuT em torno de 2,7% das cepas isoladas de SNT nos Estados Unidos, incluindo 10,8% de cepas de *S. typhimurium*. A aquisição está associada à exposição a animais de granja doentes e a vários produtos derivados da carne, como carne moída crua ou malcozida. Embora não sejam provavelmente mais virulentas do que as cepas sensíveis de *S. typhimurium*, as cepas DT104 estão associadas ao maior risco de infecção da corrente sanguínea e hospitalização.

Devido à maior resistência a antibióticos convencionais, como ampicilina e SMX-TMP, as cefalosporinas de espectro ampliado e as fluoroquinolonas passaram a constituir os agentes de escolha para o tratamento das infecções por SNT MDR. Em 2015, 2,7% das cepas de SNT nos Estados Unidos eram resistentes à ceftriaxona. A maioria dos isolados resistentes à ceftriaxona contém β-lactamases AmpC codificadas por plasmídeos, provavelmente adquiridas por transferência genética horizontal de cepas de *Escherichia coli* em animais criados para alimentação – evento associado ao uso disseminado da cefalosporina utilizada em veterinária, o ceftiofur.

Desde o início da década de 2000, surgiram cepas de SNT com DCS (CIM ≥ 0,125 μg/mL), as quais foram associadas a uma resposta tardia e falha do tratamento. Em 2015, 5,8% dos isolados de SNT nos Estados Unidos eram DSC. Essas cepas exibem diversos mecanismos de resistência, incluindo mutações isoladas e múltiplas nos genes da DNA-girase *gyrA* e *gyrB*, mutações na região determinante de resistência a quinolonas codificada cromossomicamente e genes de resistência a quinolonas codificada por plasmídeos que podem não ser confiavelmente detectados pelo teste de sensibilidade ao ácido nalidíxico ou pela difusão padrão em disco para o ciprofloxacino. Em 2012, o J.S. Clinical Laboratory Standards Institute propôs um menor ponto de quebra de sensibilidade ao ciprofloxacino (≥ 0,06 μg/mL) para todas as espécies de *Salmonella* a fim de solucionar esse problema. Como os sistemas de testes comerciais não contêm concentrações de ciprofloxacino baixas o suficiente para possibilitar o uso desses pontos de corte, os laboratórios precisam determinar a CIM do ciprofloxacino pelo método de Etest ou por outro método alternativo.

Embora as cepas de SNT com suscetibilidade reduzida à azitromicina (CIM ≥ 32 μg/mL) ainda sejam incomuns nos Estados Unidos (0,3% em 2015), em 2018-2019 houve um surto de 255 casos de infecção por *S. newport* resistente à azitromicina em 32 estados ligado a carne obtida nos Estados Unidos e a queijos macios obtidos no México. Casos esporádicos de cepas de SNT resistentes a carbapenêmicos foram relatadas na Europa, Norte da África e Sul da Ásia.

MANIFESTAÇÕES CLÍNICAS

Gastrenterite A infecção por SNT resulta com mais frequência em gastrenterite indistinguível daquela causada por outros patógenos entéricos. Ocorrem náuseas, vômitos e diarreia dentro de 6 a 48 horas após a ingestão de alimentos ou água contaminados. Em geral, os pacientes têm cólica abdominal e febre (38-39°C). As fezes diarreicas costumam ser amolecidas, não sanguinolentas e de volume moderado. Entretanto, podem ocorrer fezes aquosas de grande volume, fezes sanguinolentas ou sintomas de disenteria. Raramente, a SNT provoca pseudoapendicite ou doença que simula a doença inflamatória intestinal.

A gastrenterite causada por SNT é habitualmente autolimitada. A diarreia cede em 3 a 7 dias, e a febre, em 72 horas. As coproculturas permanecem positivas por 4 a 5 semanas após a infecção e – em casos raros de estado de portador crônico (< 1%) – durante mais de 1 ano. A infecção persistente por SNT e a diarreia recidivante foram descritas em uma pequena fração de pacientes israelenses, estando associadas com mutações em reguladores de virulência importantes de nucleotídeo único ocorridas no próprio hospedeiro. Na gastrenterite aguda por SNT, o tratamento com antibióticos em geral não é recomendado e pode prolongar o estado de portador fecal. Os recém-nascidos, indivíduos idosos e pacientes imunossuprimidos (p. ex., receptores de transplantes, indivíduos infectados pelo HIV) com gastrenterite por SNT são particularmente suscetíveis a desidratação e infecção invasiva, podendo exigir hospitalização e antibioticoterapia. Em um estudo recente conduzido na Espanha, a gastrenterite aguda por SNT foi associada a um aumento de três vezes no risco de dispepsia e síndrome do intestino irritável em 1 ano.

Bacteriemia e infecções endovasculares Até 8% dos pacientes com gastrenterite por SNT apresentam bacteriemia, e 5 a 10% desses indivíduos desenvolvem infecções localizadas. A bacteriemia e a infecção metastática são mais comuns com *Salmonella choleraesuis* e *Salmonella dublin*, bem como entre lactentes, indivíduos idosos e pacientes imunocomprometidos, em particular aqueles com infecção pelo HIV. Deve-se suspeitar de infecção endovascular por SNT na bacteriemia com alto inóculo bacteriano, principalmente com cardiopatia valvar preexistente, doença vascular aterosclerótica, enxerto vascular protético e aneurisma aórtico. Deve-se suspeitar de arterite em pacientes idosos com febre prolongada e dores nas costas, torácica e abdominal que aparecem depois de um episódio de gastrenterite. A endocardite e arterite são raras (< 1% dos casos), porém estão associadas a complicações potencialmente fatais, como perfuração de valva cardíaca, abscesso endomiocárdico, trombo mural infectado, pericardite, aneurismas micóticos, ruptura de aneurisma, fístula aortoentérica e osteomielite vertebral.

A doença invasiva por SNT está entre as causas mais comuns de bacteriemia em crianças e em adultos infectados pelo HIV na África Subsaariana e no Sudeste da Ásia, causando 39% das infecções de corrente sanguínea adquiridas na comunidade em um estudo. A bacteriemia por SNT entre essas crianças não está associada à diarreia e tem sido associada ao estado nutricional ruim, à malária, à anemia falciforme e à infecção pelo HIV. A *S. typhimurium* ST 131, a causa mais comum de doença invasiva por SNT na África Subsaariana, forma um clado específico que está associado com redução de genoma e perda de traços necessários para a resistência ao estresse ambiental, o que provavelmente contribui para que esta cepa seja mais adaptada aos seres humanos, talvez como resultado do estado de portador por pessoas imunossuprimidas com HIV.

Infecções localizadas • **INFECÇÕES INTRA-ABDOMINAIS** As infecções intra-abdominais causadas por SNT são raras, manifestando-se, em geral, como abscessos hepáticos ou esplênicos ou como colecistite. Os fatores de risco consistem em anormalidades anatômicas hepatobiliares (p. ex., cálculos biliares), neoplasia abdominal e anemia falciforme (especialmente com abscessos esplênicos). A erradicação da infecção exige, com frequência, a correção cirúrgica das anormalidades e drenagem percutânea dos abscessos.

INFECÇÕES DO SISTEMA NERVOSO CENTRAL A meningite por SNT desenvolve-se mais comumente em lactentes de 1 a 4 meses de idade e em adultos infectados pelo HIV. Com frequência, resulta em sequelas graves (como convulsões, hidrocefalia, infarto cerebral e retardo mental), com morte em até 60% dos casos. Outras infecções raras do sistema nervoso central incluem ventriculite, empiema subdural e abscessos cerebrais.

INFECÇÕES PULMONARES As infecções pulmonares por SNT costumam se manifestar na forma de pneumonia lobar, e as complicações consistem em abscesso pulmonar, empiema e formação de fístulas broncopleurais. A maioria dos casos ocorre em pacientes com câncer de pulmão, doença pulmonar estrutural, anemia falciforme ou uso de glicocorticoides.

INFECÇÕES DOS TRATOS URINÁRIO E GENITAL As infecções do trato urinário causadas por SNT manifestam-se como cistite ou pielonefrite. Os fatores de risco consistem em neoplasia maligna, urolitíase, anormalidades estruturais, infecção pelo HIV e transplante renal. As infecções genitais por SNT são raras e consistem em abscessos ovarianos e testiculares, prostatite e epididimite. A exemplo de outras infecções focais, as infecções do trato geniturinário podem ser complicadas pela formação de abscessos.

INFECÇÕES DOS OSSOS, DAS ARTICULAÇÕES E DOS TECIDOS MOLES A osteomielite por *Salmonella* acomete mais comumente o fêmur, a tíbia, o úmero ou as vértebras lombares, sendo, com mais frequência, observada em associação com anemia falciforme, hemoglobinopatias ou doença óssea preexistente (p. ex., fraturas). Recomenda-se tratamento prolongado com antibióticos para diminuir o risco de recidiva e a osteomielite crônica. A artrite séptica, que ocorre na mesma população de pacientes acometidos por osteomielite, em geral afeta as articulações do joelho, quadril ou ombro. A gastrenterite por SNT pode ser acompanhada de artrite reativa, a qual é observada mais frequentemente em indivíduos com o antígeno de histocompatibilidade HLA-B27. A SNT raramente pode causar infecções dos tecidos moles, geralmente em áreas de traumatismo local em pacientes imunossuprimidos.

DIAGNÓSTICO

O diagnóstico de infecção por SNT baseia-se no isolamento do microrganismo de fezes recém-eliminadas ou do sangue ou outro líquido corporal normalmente estéril. A *Salmonella* é cada vez mais identificada por testes diagnósticos independentes de cultura devido à maior sensibilidade, ao menor tempo de execução e à possibilidade de detectar múltiplos patógenos entéricos em um único teste. As amostras positivas independentes de cultura devem ter o isolamento primário realizado para a replicação dos resultados e a recuperação dos isolados de SNT. Todos os isolados de SNT devem ser remetidos a unidades locais de saúde pública para sorotipagem. Devem-se efetuar hemoculturas sempre que um paciente tiver febre prolongada ou recorrente. Deve-se suspeitar de infecção endovascular se houver bacteriemia de alto grau (> 50% de três ou mais hemoculturas positivas). A ecocardiografia, a tomografia computadorizada (TC) e a cintilografia com leucócitos marcados com índio são utilizadas para identificar a infecção localizada. Nos casos em que há suspeita de outra infecção localizada, devem-se efetuar culturas do líquido articular, da drenagem do abscesso ou do líquido cerebrospinal, quando clinicamente indicado.

TRATAMENTO

Salmonelose não tifoide

Os antibióticos não devem ser utilizados rotineiramente no tratamento da gastrenterite por SNT não complicada. Os sintomas costumam ser autolimitados, e a duração da febre e da diarreia não é significativamente reduzida pela terapia antibiótica. Além disso, o tratamento antibiótico tem sido associado a aumento na taxa de recidiva, colonização gastrintestinal prolongada e reações medicamentosas adversas. A desidratação secundária à diarreia deve ser tratada com reposição hidreletrolítica.

Deve-se considerar o tratamento antibiótico antecipado **(Tab. 165-2)** para pacientes com maior risco de infecção invasiva por SNT, como os recém-nascidos (provavelmente até 3 meses de idade), indivíduos com mais de 50 anos de idade com aterosclerose suspeitada ou conhecida e pacientes com imunossupressão, anormalidades de valvas cardíacas ou

TABELA 165-2 ■ Terapia antibiótica para a infecção por *Salmonella* não tifoide em adultos

Indicação	Agente	Dose (via)	Duração (dias)
Tratamento antecipado[a]			
	Ciprofloxacino[b]	500 mg, 2×/dia (VO)	2-3
Gastrenterite grave[c]			
	Ciprofloxacino	500 mg, 2×/dia (VO), ou 400 mg, a cada 12 h (IV)	7
	Azitromicina	500 mg, 1×/dia	5
	Sulfametoxazol-trimetoprima	800/160 mg, 2×/dia (VO)	7
	Amoxicilina	1 g, 3×/dia (VO)	7
	Ceftriaxona	1-2 g/dia (IV)	7
Bacteriemia			
	Ceftriaxona[d]	2 g/dia (IV)	7-14
	Ciprofloxacino	400 mg, a cada 12 h (IV); a seguir, 500 mg, 2×/dia (VO)	
Endocardite ou arterite			
	Ceftriaxona	2 g/dia (IV)	42
	Ciprofloxacino	400 mg, a cada 8 h (IV); a seguir, 750 mg, 2×/dia (VO)	
	Ampicilina	2 g, a cada 4 h (IV)	
Meningite			
	Ceftriaxona	2 g, a cada 12 h (IV)	14-21
	Ampicilina	2 g, a cada 4 h (IV)	
Outra infecção localizada			
	Ceftriaxona	2 g/dia (IV)	14-28
	Ciprofloxacino	500 mg, 2×/dia (VO), ou 400 mg, a cada 12 h (IV)	
	Ampicilina	2 g, a cada 6 h (IV)	

[a]Considerar para recém-nascidos, indivíduos com > 50 anos de idade com possível doença vascular aterosclerótica e pacientes com imunossupressão, enxerto endovascular ou prótese articular. [b]Ou ofloxacino, 400 mg, 2×/dia (VO). [c]Considerar em uma base individual para pacientes com diarreia intensa e febre alta que necessitam de hospitalização. [d]Ou cefotaxima, 2 g a cada 8 horas (IV).
Siglas: IV, intravenoso; VO, via oral.

endovasculares ou doença articular significativa. O tratamento consiste em um antibiótico oral ou intravenoso administrado durante 48 a 72 horas ou até o paciente se tornar afebril. Os indivíduos imunocomprometidos podem necessitar de até 7 a 14 dias de tratamento. Em < 1% dos indivíduos que apresentam estado de portador crônico de SNT, deve-se administrar um ciclo prolongado de antibióticos, conforme descrito anteriormente para o estado de portador crônico de *S. typhi*.

Em virtude da prevalência cada vez maior de resistência a antibióticos, o tratamento empírico para a bacteriemia por SNT potencialmente fatal ou infecção focal por SNT deve incluir uma cefalosporina de terceira geração ou uma fluoroquinolona **(Tab. 165-2)**. Se a bacteriemia for de baixo inóculo (< 50% de hemoculturas positivas), o paciente deve ser tratado durante 7 a 14 dias. Os pacientes com HIV/síndrome da imunodeficiência adquirida (Aids) e com bacteriemia por SNT devem receber 1 a 2 semanas de terapia antibiótica intravenosa, seguida de 4 semanas de tratamento oral com uma fluoroquinolona. Os pacientes cujas infecções sofrem recidiva depois desse esquema devem receber tratamento supressor em longo prazo com uma fluoroquinolona ou SMX-TMP, conforme indicado pelo teste de sensibilidade.

Se o paciente tiver endocardite ou arterite, indica-se o tratamento durante 6 semanas com um antibiótico β-lactâmico intravenoso (como ceftriaxona ou ampicilina). O ciprofloxacino intravenoso, seguido de tratamento oral prolongado, constitui uma opção. Recomenda-se a ressecção cirúrgica precoce de aneurismas infectados ou outros locais endovasculares infectados. Os pacientes com enxertos vasculares protéticos infectados que não podem ser ressecados têm sido mantidos com sucesso com tratamento supressor oral crônico. Para infecções extraintestinais não vasculares, recomenda-se habitualmente um ciclo de 2 a 4 semanas de antibioticoterapia (dependendo do local da infecção). Na osteomielite crônica, nos abscessos ou na infecção urinária ou hepatobiliar associados a anormalidades anatômicas, pode ser necessário efetuar uma ressecção cirúrgica ou drenagem além da antibioticoterapia prolongada para erradicar a infecção.

PREVENÇÃO E CONTROLE

A despeito dos esforços para evitar ou reduzir a contaminação bacteriana dos produtos alimentares de origem animal, bem como para melhorar a educação e o treinamento na segurança dos alimentos, o recente declínio na incidência de SNT nos Estados Unidos tem sido modesto em comparação com a redução da incidência de outros patógenos de origem alimentar. Essa observação provavelmente reflete a complexa epidemiologia da SNT. A identificação de estratégias efetivas para a redução dos riscos exige a monitoração de cada etapa da cadeia de produção de alimentos, incluindo a criação, o abate e o processamento de produtos animais ou vegetais crus, o armazenamento e o transporte e a preparação de alimentos prontos. Os alimentos contaminados podem se tornar seguros para o consumo por meio de pasteurização, irradiação ou cozimento apropriado. Todos os casos de infecção por SNT devem ser notificados às unidades locais de saúde pública, visto que a descoberta e a monitoração desses casos podem levar à identificação da(s) fonte(s) de infecção e ajudar as autoridades a antecipar grandes surtos. O uso prudente de agentes antimicrobianos, tanto em seres humanos quanto em animais, é necessário para limitar o aparecimento de *Salmonella* MDR. Nos países em desenvolvimento, vacinas conjugadas imunogênicas contra a SNT e testes diagnósticos rápidos para uso no local de cuidados são criticamente necessários para reduzir a morbidade e a mortalidade associadas com infecções invasivas por SNT.

LEITURAS ADICIONAIS

Cruz Espinoza LM et al: Occurrence of typhoid fever complications and their relation to duration of illness preceding hospitalization: A systematic literature review and meta-analysis. Clin Infect Dis 69(Suppl 6):S435, 2019.

GBD 2017 Non-Typhoidal Salmonella Invasive Disease Collaborators: The global burden of non-typhoidal salmonella invasive disease: A systematic analysis for the Global Burden of Disease Study 2017. Lancet Infect Dis 19:1312, 2019.

Milligan R et al: Vaccines for preventing typhoid fever. Cochrane Database Syst Rev 5:CD001261, 2018.

Onwuezobe IA et al: Antimicrobials for treating symptomatic non-typhoidal *Salmonella* infection. Cochrane Database Syst Rev CD001167, 2012.

Shakya M et al: Phase 3 efficacy analysis of a typhoid conjugate vaccine trial in Nepal. N Engl J Med 381:2209, 2019.

Singeltary LA et al: Loss of multicellular behavior in epidemic African nontyphoidal *Salmonella enterica* serovar Typhimurium ST313 strain D23580. mBio 7:e02265, 2015.

Wain J et al: Typhoid fever. Lancet 385:1136, 2015.

166 Shigelose

Philippe J. Sansonetti, Jean Bergounioux

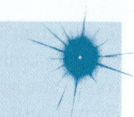

A descoberta da *Shigella* como agente etiológico da disenteria – uma síndrome clínica de febre, cólicas intestinais e evacuação frequente de fezes mucopurulentas, sanguinolentas e de pequeno volume – é atribuída ao microbiologista japonês Kiyoshi Shiga, que isolou o bacilo Shiga (atualmente conhecido como *Shigella dysenteriae* tipo 1) das fezes de pacientes em 1897, durante uma grande e devastadora epidemia de disenteria. A *Shigella* não pode ser diferenciada da *Escherichia coli* por hibridização do DNA e continua sendo uma espécie distinta apenas em bases históricas e clínicas.

AGENTE ETIOLÓGICO

A *Shigella* é uma bactéria Gram-negativa não formadora de esporos que, ao contrário da *E. coli*, é imóvel e não produz gás a partir de açúcares, assim como não descarboxila a lisina nem hidrolisa a arginina. Algumas sorovariantes produzem indol, e cepas ocasionais utilizam acetato de sódio. A *Shigella dysenteriae*, a *Shigella flexneri*, a *Shigella boydii* e a *Shigella sonnei* (sorogrupos A, B, C e D, respectivamente) podem ser diferenciadas com base nas suas características bioquímicas e sorológicas.

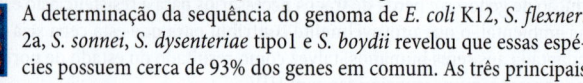

A determinação da sequência do genoma de *E. coli* K12, *S. flexneri* 2a, *S. sonnei*, *S. dysenteriae* tipo1 e *S. boydii* revelou que essas espécies possuem cerca de 93% dos genes em comum. As três principais "assinaturas" genômicas de *Shigella* são as seguintes: (1) um plasmídeo de virulência de 215 kb que transporta a maior parte dos genes necessários para a patogenicidade do microrganismo (particularmente a sua capacidade de invasão); (2) a ausência ou alteração das sequências genéticas que codificam produtos (p. ex., lisina-descarboxilase) que, quando expressas, atenuam a patogenicidade; e (3) na *S. dysenteriae* tipo 1, a presença de genes que codificam a toxina Shiga, uma poderosa citotoxina.

EPIDEMIOLOGIA

O trato intestinal humano constitui o principal reservatório da *Shigella*, que também é encontrada (ainda que raramente) em primatas superiores. Como a excreção das shigelas é maior na fase aguda da doença, as bactérias são transmitidas de maneira mais eficiente pela via fecal-oral, por meio de seu transporte pelas mãos; entretanto, alguns surtos refletem uma transmissão pela água ou pelos alimentos. Em regiões mais pobres, a *Shigella* pode ser transmitida por moscas. O elevado grau de infectividade da *Shigella* reflete-se pelo inóculo muito pequeno necessário para produzir infecção experimental em voluntários (100 unidades formadoras de colônias [UFC]), pelas taxas muito altas de ataque durante surtos em creches (33-73%) e pelas taxas elevadas de casos secundários entre familiares de crianças doentes (26-33%). A shigelose também pode ser transmitida sexualmente.

Em toda a história, as epidemias de *Shigella* frequentemente ocorreram em contextos de aglomeração humana em condições precárias de higiene – por exemplo, entre soldados em campanhas militares, habitantes de cidades sitiadas, grupos em peregrinações e refugiados em campos. A epidemia segue um padrão cíclico em determinadas áreas, como o subcontinente indiano e a África Subsaariana. Essas epidemias devastadoras, as quais são mais causadas pelas *S. dysenteriae* tipo 1, caracterizam-se por altas taxas de ataque e mortalidade. Por exemplo, em Bangladesh, uma epidemia causada por *S. dysenteriae* tipo 1 foi associada a um aumento de 42% nas taxas de mortalidade de crianças de 1 a 4 anos de idade. Fora essas epidemias, a shigelose é fundamentalmente uma doença endêmica, e 99% dos casos ocorrem nos países em desenvolvimento, com prevalência mais elevada nas áreas de maior pobreza, onde a higiene pessoal e geral está aquém dos padrões. A *S. flexneri* predomina em áreas menos desenvolvidas, enquanto a *S. sonnei* é mais prevalente em regiões economicamente emergentes e nos países industrializados.

Prevalência nas regiões em desenvolvimento Em uma revisão publicada sob os auspícios da Organização Mundial da Saúde (OMS), o número total anual de casos entre 1966 e 1997 foi estimado em 165 milhões, dos quais 69% ocorreram em crianças com menos de 5 anos de idade. Nessa revisão, o número anual de mortes foi calculado entre 500 mil e 1,1 milhão. Dados (2000-2004) de seis países asiáticos indicam que, apesar de a incidência da shigelose permanecer estável, as taxas de mortalidade associadas a essa doença podem ter diminuído significativamente, talvez como resultado da melhora do estado nutricional. Entretanto, o uso extenso e essencialmente descontrolado de antibióticos, que também pode ser responsável pelo declínio das taxas de mortalidade, aumentou a taxa de emergência de cepas de *Shigella* resistentes a múltiplos fármacos. Um estudo prospectivo de casos-controle de 2013 com crianças < 5 anos de idade enfatiza a importância da *Shigella* na carga e na etiologia de doenças diarreicas nos países em desenvolvimento. A *Shigella* é um dos quatro principais patógenos associados a diarreia moderada a grave e é atualmente considerado o primeiro entre crianças com 12 a 59 meses de idade. Esses casos moderados a graves são responsáveis por um aumento de 8,5 vezes na mortalidade em comparação com a mortalidade média relacionada a doenças diarreicas. Os autores do estudo concluíram que a *Shigella* permanece sendo um patógeno importante a ser combatido pelos programas de saúde pública.

Uma complicação da shigelose que costuma passar despercebida consiste no comprometimento em curto e longo prazos do estado nutricional das crianças infectadas nas áreas endêmicas. A enteropatia exsudativa resultante das abrasões da mucosa, combinada com a anorexia, contribui para a rápida deterioração do estado nutricional do paciente. Por conseguinte, a shigelose é um importante fator contribuinte para o atraso do crescimento entre crianças de países em desenvolvimento.

A shigelose endêmica, cuja incidência máxima é observada na população pediátrica, é rara em adultos jovens e de meia-idade provavelmente devido à imunidade adquirida naturalmente. Então, a incidência volta a aumentar na população idosa.

Prevalência no mundo industrializado Em populações pediátricas, ocorrem surtos locais quando normas de higiene apropriadas e adaptadas não são implementadas em instituições como creches e instituições para indivíduos com deficiência intelectual. Nos adultos, assim como nas crianças, são observados casos esporádicos entre viajantes que retornam de áreas endêmicas, e raros surtos de magnitude variável podem ocorrer após infecções transmitidas por água e alimentos.

PATOGÊNESE E PATOLOGIA

A infecção por *Shigella* ocorre essencialmente por meio de contaminação oral, por transmissão fecal-oral direta, devido à pouca adaptação do microrganismo para a sua sobrevivência no meio ambiente. A resistência a condições de pH baixo permite a sobrevivência das shigelas em sua passagem pela barreira gástrica, e essa capacidade pode explicar, em parte, a razão pela qual um pequeno inóculo (apenas 100 UFCs) é suficiente para causar infecção.

A diarreia aquosa que geralmente precede a síndrome disentérica é atribuível à secreção ativa e reabsorção anormal de água – um efeito secretor em nível jejunal que foi descrito em macacos *rhesus* com infecção experimental. Essa evacuação inicial provavelmente é provocada pela ação combinada de uma enterotoxina (ShET-1) e inflamação da mucosa. A síndrome disentérica, manifestando-se por fezes sanguinolentas e mucopurulentas, reflete invasão da mucosa.

A patogênese da *Shigella* é essencialmente determinada por um plasmídeo de virulência grande de 214 kb, compreendendo cerca de 100 genes, dos quais 25 codificam um sistema de secreção tipo III que é introduzido na membrana da célula do hospedeiro, permitindo que efetores transitem do citoplasma da bactéria para o citoplasma da célula do hospedeiro (Fig. 166-1). Por conseguinte, as bactérias são capazes de invadir as células epiteliais intestinais ao induzir sua própria captação diretamente na abertura das criptas colônicas ou após inicialmente atravessar a barreira epitelial através das células M (as células epiteliais de translocação especializadas encontradas no epitélio associado aos folículos, que recobre os nódulos linfoides da mucosa). A *Shigella* induz apoptose dos macrófagos residentes subepiteliais. Uma vez no interior do citoplasma das células epiteliais intestinais, os efetores de *Shigella* induzem os rearranjos do citoesqueleto necessários para a captação direta do microrganismo na célula epitelial. A seguir, o vacúolo contendo *Shigella* é rapidamente lisado, liberando as bactérias no citosol.

A seguir, as shigelas intracelulares utilizam componentes do citoesqueleto para a sua propulsão no interior da célula infectada; quando o microrganismo em movimento e a membrana da célula do hospedeiro entram em contato, formam-se protrusões celulares, as quais são fagocitadas pelas células adjacentes. Essa série de eventos permite a disseminação bacteriana de uma célula para outra.

As citocinas liberadas por um número crescente de células epiteliais intestinais infectadas atraem números aumentados de células imunes (particularmente leucócitos polimorfonucleares [PMNs]) ao local de infecção, desestabilizando ainda mais a barreira epitelial, exacerbando a inflamação e levando à colite aguda que caracteriza a shigelose. As evidências indicam que alguns efetores injetados do sistema de secreção tipo III podem controlar a extensão da inflamação, facilitando, assim, a sobrevida das bactérias.

A toxina Shiga produzida pela *S. dysenteriae* tipo 1 aumenta a gravidade da doença. Essa toxina pertence a um grupo de toxinas proteicas A1-B5, cuja subunidade B liga-se ao receptor globotriaosilceramida na superfície da célula-alvo, enquanto a subunidade A catalítica é internalizada por meio de endocitose mediada por receptor e interage com o mecanismo subcelular para inibir a síntese de proteína ao expressar atividade de RNA-*N*-glicosidase no RNA ribossômico 28S. Esse processo leva à inibição da ligação do amino-acil-tRNA à subunidade ribossômica 60S e, portanto, a uma interrupção geral na biossíntese de proteínas da célula. As toxinas Shiga são translocadas do intestino para a circulação. Após a ligação das toxinas às células-alvo no rim, as alterações fisiopatológicas podem resultar na síndrome hemolítico-urêmica (SHU; ver adiante).

MANIFESTAÇÕES CLÍNICAS

A apresentação e a gravidade da shigelose dependem, em certo grau, do sorotipo infectante, porém ainda mais da idade e do estado imunológico e nutricional do hospedeiro. A pobreza e os padrões de higiene precários estão fortemente relacionadas com o número e a gravidade dos episódios de diarreia, particularmente em crianças com menos de 5 anos de idade que foram desmamadas.

A shigelose evolui por meio de quatro fases: incubação, diarreia aquosa, disenteria e fase pós-infecciosa. O período da incubação costuma ser de 1 a 4 dias, mas pode estender-se para até 8 dias. As manifestações iniciais típicas consistem em febre transitória, diarreia aquosa limitada, mal-estar e anorexia. Os sinais e sintomas podem incluir desde um discreto desconforto abdominal até cólicas intensas, diarreia, febre, vômitos e tenesmo. As manifestações geralmente são exacerbadas em crianças, com temperaturas de até 40 a 41°C e anorexia e diarreia aquosa mais graves. Essa fase inicial pode representar a única manifestação clínica da shigelose, em particular nos países desenvolvidos. Nos demais contextos, ocorre disenteria em algumas horas ou dias, caracterizada pela excreção ininterrupta de pequenos volumes de fezes mucopurulentas e sanguinolentas, com tenesmo aumentado e cólicas abdominais. Nesse estágio, a *Shigella* provoca colite aguda, acometendo principalmente o cólon distal e o reto. Diferentemente da maioria das síndromes diarreicas, as síndromes disentéricas raramente apresentam desidratação como importante característica. A endoscopia demonstra uma mucosa edematosa e hemorrágica, com ulcerações e, possivelmente, exsudatos sobrejacentes que se assemelham a pseudomembranas. A extensão

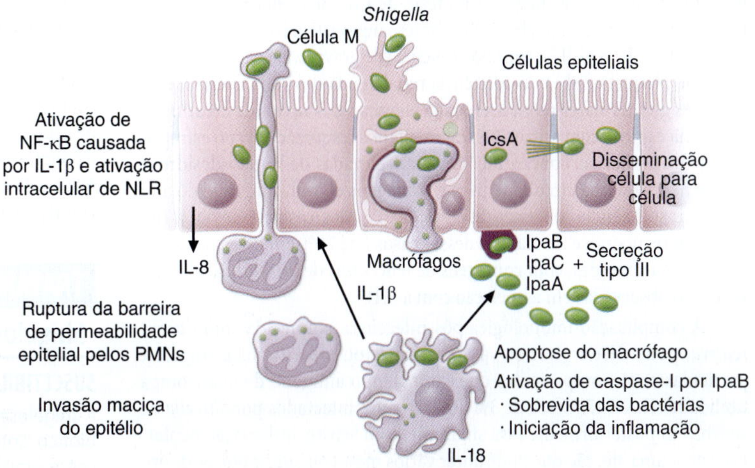

FIGURA 166-1 Estratégia de invasão da *Shigella flexneri*. IL, interleucina; NF-κB, fator nuclear κB; NLR, receptor semelhante ao NOD; PMN, leucócito polimorfonuclear.

das lesões correlaciona-se com o número e a frequência de evacuações, bem como com o grau de perda de proteína por meio de mecanismos exsudativos. Os episódios são, em sua maioria, autolimitados e regridem sem qualquer tratamento em 1 semana. Com tratamento apropriado, a recuperação ocorre em poucos dias a 1 semana, sem nenhuma sequela.

As complicações agudas potencialmente fatais são observadas com mais frequência em crianças com menos de 5 anos de idade (em particular naquelas que estão desnutridas) e em pacientes idosos. Os fatores de risco para a morte em um caso clinicamente grave incluem diarreia não sanguinolenta, desidratação moderada a grave, bacteriemia, ausência de febre, hipersensibilidade abdominal e prolapso retal. As principais complicações são predominantemente intestinais (p. ex., megacólon tóxico, perfurações intestinais, prolapso retal) ou metabólicas (p. ex., hipoglicemia, hiponatremia, desidratação). A bacteriemia é rara, e sua ocorrência é relatada, com mais frequência, em pacientes gravemente desnutridos e infectados pelo vírus da imunodeficiência humana (HIV). Podem ocorrer alterações da consciência, incluindo convulsões, *delirium* e coma, especialmente em crianças com menos de 5 anos de idade; essas alterações estão associadas a um mau prognóstico. A febre e as alterações metabólicas graves constituem mais frequentemente as principais causas de alteração da consciência do que a meningite ou a síndrome de Ekiri (encefalopatia tóxica associada a postura bizarra, edema cerebral e degeneração gordurosa das vísceras), cuja ocorrência foi relatada principalmente em crianças japonesas. Raramente, foi registrada a ocorrência de pneumonia, vaginite e ceratoconjuntivite por *Shigella*. Na ausência de desnutrição grave, as manifestações clínicas graves e muito incomuns, como a meningite, podem estar associadas a defeitos genéticos da função imune inata (i.e., deficiência de cinase 4 associada ao receptor de interleucina 1 [IRAK-4]), podendo exigir uma investigação genética.

O megacólon tóxico e a SHU constituem duas complicações de importância particular. O megacólon tóxico é uma consequência da inflamação grave, a qual se estende até a camada muscular lisa do cólon, causando paralisia e dilatação. O paciente apresenta distensão e hipersensibilidade abdominais, com ou sem sinais de peritonite localizada ou generalizada. A radiografia do abdome revela dilatação pronunciada do cólon transverso (com maior distensão nos segmentos ascendente e descendente); impressões digitais causadas pelo edema inflamatório da mucosa; e perda do padrão haustral normal associado a pseudopólipos, estendendo-se frequentemente no lúmen. A pneumatose colônica é um achado ocasional. Se ocorrer perfuração, os sinais radiográficos de pneumoperitônio podem tornar-se aparentes. Deve-se investigar os fatores predisponentes (p. ex., hipopotassemia e uso de opioides, anticolinérgicos, loperamida, sementes de *psyllium* e antidepressivos).

A toxina Shiga produzida pela *S. dysenteriae* tipo 1 foi associada à SHU nos países em desenvolvimento, porém raramente nos países industrializados, onde a *E. coli* êntero-hemorrágica (EHEC) predomina como agente etiológico dessa síndrome. A SHU é uma complicação precoce, surgindo mais frequentemente depois de vários dias de diarreia. O exame clínico revela palidez, astenia e irritabilidade e, em alguns casos, sangramento do nariz e das gengivas, oligúria e edema progressivo. A SHU é uma anemia hemolítica não imune (negativa no teste de Coombs), definida por uma tríade diagnóstica: anemia hemolítica microangiopática (nível de hemoglobina < 80 g/L [< 8 g/dL]), trombocitopenia (de gravidade leve a moderada; < 60.000 plaquetas/μL) e insuficiência renal aguda devido à trombose dos capilares glomerulares (com acentuada elevação dos níveis de creatinina). A anemia é grave, com eritrócitos fragmentados (esquizócitos) no esfregaço de sangue periférico, concentrações séricas elevadas de lactato-desidrogenase e hemoglobina circulante livre e contagens elevadas de reticulócitos. Ocorre insuficiência renal aguda em 55 a 70% dos casos; todavia, a função renal recupera-se na maioria desses casos (até 70% em diversas séries). Reações leucemoides, com contagens de leucócitos de 50.000/μL, algumas vezes são observadas em associação com a SHU.

A complicação imunológica pós-infecciosa, conhecida como *artrite reativa*, pode desenvolver-se várias semanas ou meses após a shigelose, particularmente em pacientes que expressam o antígeno de histocompatibilidade HLA-B27. Cerca de 3% dos pacientes infectados por *Shigella* desenvolvem posteriormente essa síndrome, com artrite, inflamação ocular e uretrite – uma afecção que pode durar vários meses ou anos e que pode evoluir para uma artrite crônica de tratamento difícil. A artrite pós-infecciosa só ocorre após infecção pela *S. flexneri*, e não após a infecção por outros sorotipos de *Shigella*.

DIAGNÓSTICO LABORATORIAL

O diagnóstico diferencial em pacientes com síndrome disentérica depende dos contextos clínico e ambiental. Em áreas em desenvolvimento, deve-se considerar a possibilidade de diarreia infecciosa causada por outras bactérias patogênicas invasivas (*Salmonella*, *Campylobacter jejuni*, *Clostridium difficile*, *Yersinia enterocolitica*) ou por parasitas (*Entamoeba histolytica*). Apenas os exames bacteriológicos e parasitológicos das fezes podem realmente diferenciar esses patógenos. Uma primeira crise de doença inflamatória intestinal, como doença de Crohn ou retocolite ulcerativa (Cap. 326), deve ser considerada em pacientes de países industrializados. Apesar dos sintomas semelhantes, a anamnese diferencia a shigelose, a qual costuma surgir após uma viagem recente em uma região endêmica, dessas outras afecções.

O exame microscópico de esfregaços de fezes revela trofozoítos eritrofagocíticos com um número muito pequeno de PMNs na infecção por *E. histolytica*, enquanto as infecções bacterianas enteroinvasivas (particularmente a shigelose) caracterizam-se por contagens elevadas de PMNs em cada campo microscópico. Entretanto, como a shigelose manifesta-se frequentemente apenas como diarreia aquosa, são necessárias tentativas sistemáticas de isolamento de *Shigella*.

O "padrão-ouro" para o diagnóstico de infecção por *Shigella* continua sendo o isolamento e a identificação do patógeno de amostras de fezes. Uma dificuldade significativa, encontrada particularmente nas áreas endêmicas onde os recursos laboratoriais não estão imediatamente disponíveis, consiste na fragilidade da *Shigella* e no seu desaparecimento comum durante o transporte das amostras, sobretudo com rápidas mudanças de temperatura e de pH. Na ausência de um meio de enriquecimento confiável, pode-se utilizar o soro fisiológico com glicerol tamponado ou meio de Cary-Blair como meio de conservação; todavia, a inoculação imediata em meio de isolamento é indispensável. A probabilidade de isolamento do microrganismo é maior quando a amostra de fezes que contém material sanguinolento e/ou mucopurulento é diretamente coletada. Podem-se utilizar *swabs* retais, visto que oferecem a maior taxa de isolamento bem-sucedido durante a fase aguda da doença. As hemoculturas são positivas em menos de 5% dos casos, porém devem ser efetuadas se o paciente apresentar um quadro clínico de sepse grave.

Além do rápido processamento, o uso de diversos meios aumenta a probabilidade de isolamento bem-sucedido do microrganismo: um meio não seletivo, como ágar-lactose bromocresol-púrpura; um meio de baixa seletividade, como o meio de MacConkey ou eosina-azul de metileno; e um meio de alta seletividade, como o meio de Hektoen, *Salmonella-Shigella*, ou ágar xilose-lisina-desoxicolato. Após incubação nesses meios durante 12 a 18 horas a 37°C, as shigelas aparecem como colônias não fermentadoras de lactose, com diâmetro de 0,5 a 1 mm e superfície lisa convexa e translúcida. As colônias suspeitas em meio não seletivo ou de baixa seletividade podem ser repicadas em meio de alta seletividade antes de sua identificação específica ou identificação direta por sistemas comerciais padronizados com base em quatro características principais: positividade para glicose (geralmente sem produção de gás), negatividade para lactose, negatividade para H_2S e ausência de motilidade. A seguir, os quatro sorogrupos de *Shigella* (A-D) podem ser diferenciados por características adicionais. Essa abordagem requer mais tempo e aumenta a dificuldade no processo de identificação; entretanto, após estabelecimento do diagnóstico, deve-se considerar o uso de métodos sorológicos (p. ex., aglutinação em lâmina, com antissoros específicos de grupo e, a seguir, específicos de tipo). Os antissoros específicos de grupo estão amplamente disponíveis; em contrapartida, devido ao grande número de sorotipos e subsorotipos, os antissoros específicos de tipo são raros e de maior custo e, portanto, limitam-se, com frequência, a laboratórios de referência.

TRATAMENTO

Shigelose

SUSCETIBILIDADE DA *SHIGELLA* AOS ANTIBIÓTICOS

A shigelose, por ser uma doença enteroinvasiva, requer tratamento antibiótico. Entretanto, desde meados da década de 1960, a resistência crescente a múltiplos fármacos tem sido um fator dominante nas decisões de tratamento. As taxas de resistência são altamente dependentes da área geográfica. A disseminação clonal de determinadas cepas e a transferência horizontal de determinantes de resistência, em particular por meio de plasmídeos e transpósons, contribuem para a resistência dos microrganismos a múltiplos fármacos. O estado global atual – isto é, taxas elevadas de resistência aos antibióticos clássicos de primeira linha, como a amoxicilina – levou a uma rápida mudança para as quinolonas, como o ácido nalidíxico. Entretanto, a resistência a essas quinolonas de geração inicial também emergiu e propagou-se rapidamente em decorrência de mutações cromossômicas, afetando a DNA-girase e a topoisomerase IV; essa resistência exigiu o uso de quinolonas de geração mais avançada como antibióticos de primeira linha em muitas áreas. Por exemplo, uma revisão da história de resistência da *Shigella* a antibióticos na Índia constatou que, após a sua introdução no final da década de 1980, as quinolonas de segunda geração, norfloxacino, ciprofloxacino e ofloxacino, foram altamente efetivas no tratamento da shigelose, incluindo casos provocados por cepas de *S. dysenteriae* tipo 1 resistentes a múltiplos fármacos. Entretanto, pesquisas de surtos subsequentes na Índia e em Bangladesh detectaram uma resistência ao norfloxacino, ao ciprofloxacino e ao ofloxacino em 5% das cepas isoladas. Nos Estados Unidos, a taxa de resistência da *Shigella* às fluoroquinolonas alcançou 87% durante 2014-2015. A incidência de resistência a múltiplos fármacos segue paralelamente ao uso disseminado e descontrolado de antibióticos e requer o uso racional de fármacos efetivos. Apesar da proporção alarmante de *Shigella* resistente, faltam estudos que avaliem a resistência de cepas adquiridas na comunidade.

TRATAMENTO ANTIBIÓTICO DA SHIGELOSE (TAB. 166-1)

Com a terapia antibiótica efetiva, ocorre melhora clínica dentro de 48 horas, resultando em menor risco de complicações e morte, menor duração dos sintomas e eliminação da *Shigella* das fezes. Devido à pronta transmissibilidade da *Shigella*, as recomendações atuais de saúde pública nos Estados Unidos consistem no tratamento de todos os casos com antibióticos. O uso de fluoroquinolonas (primeira linha, preferivelmente ciprofloxacino) e de cefalosporinas e β-lactâmicos (segunda linha) por 7 a 10 dias é recomendado para o tratamento da shigelose. Enquanto as infecções causadas por *Shigella* não *dysenteriae* em indivíduos imunocompetentes são rotineiramente tratadas com um ciclo de 3 dias de antibióticos, recomenda-se que as infecções por *S. dysenteriae* tipo 1 sejam tratadas durante 5 dias e que as infecções causadas por *Shigella* em pacientes imunocomprometidos sejam tratadas durante 7 a 10 dias.

O tratamento da shigelose deve ser adaptado ao contexto clínico, com o reconhecimento de que os pacientes mais frágeis são crianças com menos de 5 anos de idade, as quais representam dois terços de todos os casos no mundo inteiro. Existem poucos dados sobre o uso das quinolonas em crianças, porém a disenteria induzida por *Shigella* constitui uma indicação bem reconhecida para o seu uso. A meia-vida do ciprofloxacino é mais longa em lactentes do que em indivíduos de mais idade. Em geral, a dose de ciprofloxacino geralmente recomendada para crianças é de 30 mg/kg/dia, divididos em duas doses. Os adultos que vivem em áreas com altos padrões de higiene tendem a desenvolver doença mais leve e de duração mais curta, enquanto os lactentes em áreas endêmicas podem desenvolver disenteria grave e, algumas vezes, fatal. No primeiro contexto, o tratamento continua sendo mínimo, e, com frequência, obtém-se uma prova bacteriológica de infecção após a resolução dos sintomas; na segunda situação, o tratamento antibiótico e as medidas mais agressivas, incluindo, possivelmente, reanimação, são frequentemente necessários.

Os estudos sobre vacinas para a *S. flexneri* foram prejudicados pela inexistência de modelos animais ideais. Novos achados documentam a imunogenicidade e eficácia pré-clínica da vacina contra *S. flexneri* em camundongos, sugerindo que novos estudos podem ajudar a elucidar respostas imunes relevantes e, por fim, sua eficácia clínica em seres humanos.

TABELA 166-1 ■ Tratamento antimicrobiano recomendado na shigelose

Agente antimicrobiano	Esquema de tratamento		Limitações
	Crianças	Adultos	
Primeira linha			
Ciprofloxacino	15 mg/kg	500 mg	
	2×/dia, durante 3 dias, VO		
Segunda linha			
Pivmecilinam	20 mg/kg	100 mg	Custo
	4×/dia, durante 5 dias, VO		Sem formulação pediátrica Administração frequente Resistência crescente
Ceftriaxona	50-100 mg/kg	–	Eficácia não validada Deve ser injetada
	1×/dia IM, durante 2-5 dias		
Azitromicina	6-20 mg/kg	1-1,5 g	Custo
	1×/dia, durante 1-5 dias, VO		Eficácia não validada Concentração inibitória mínima próxima da concentração sérica Rápido aparecimento de resistência, que se dissemina para outras bactérias

Fonte: Reproduzido com permissão de World Health Organization: Guidelines for the control of shigellosis, including epidemics due to Shigella dysenteriae type 1.
Siglas: IM, intramuscular; VO, via oral.

REIDRATAÇÃO E NUTRIÇÃO

A infecção por *Shigella* raramente provoca desidratação significativa. Os casos que necessitam de reidratação agressiva (particularmente nos países industrializados) são raros. Nos países em desenvolvimento, a desnutrição continua sendo o principal indicador de morte relacionada à diarreia, ressaltando a importância da nutrição no tratamento inicial. A reidratação deve ser oral, a não ser que o paciente esteja comatoso ou em choque. Devido à melhor eficiência da solução de reidratação oral de osmolaridade reduzida (especialmente para crianças com diarreia aguda não causada por cólera), a OMS e o Fundo das Nações Unidas para a Infância (UNICEF) recomendam, normalmente, uma solução padrão de 245 mOsm/L (75 mmol/L de sódio, 65 mmol/L de cloreto, 75 mmol/L de glicose [anidra], 20 mmol/L de potássio, 10 mmol/L de citrato). Na shigelose, o transporte acoplado de sódio e glicose pode ser afetado de modo variável, porém o tratamento com reidratação oral continua sendo a forma de reidratação mais fácil e mais eficiente, sobretudo nos casos graves.

A nutrição deve ser iniciada o mais cedo possível após completar a reidratação inicial. A reintrodução precoce da alimentação é segura, bem tolerada e clinicamente benéfica. Como o aleitamento materno diminui as perdas diarreicas e a necessidade de reidratação oral em lactentes, deve ser mantido na ausência de contraindicações (p. ex., infecção materna pelo HIV).

TRATAMENTO SINTOMÁTICO INESPECÍFICO

Os agentes de antimotilidade foram implicados na febre prolongada que ocorreu em voluntários com shigelose. Suspeita-se que esses agentes possam aumentar o risco de megacólon tóxico, e acredita-se que tenham sido responsáveis pela SHU em crianças infectadas por cepas de EHEC. Por motivos de segurança, é melhor evitar o uso de agentes de antimotilidade na diarreia sanguinolenta.

TRATAMENTO DE COMPLICAÇÕES

Não existe nenhum consenso a respeito do melhor tratamento para o megacólon tóxico. O paciente deve ser examinado frequentemente por uma equipe clínica e cirúrgica. A anemia, a desidratação e os déficits eletrolíticos (particularmente a hipopotassemia) podem agravar a atonia colônica e devem ser tratados ativamente. A aspiração nasogástrica ajuda a desinflar o cólon. A nutrição parenteral não demonstrou ser benéfica. A febre que persiste por mais de 48 a 72 horas levanta a possibilidade de perfuração local ou abscesso. A maioria dos estudos recomenda a colectomia caso a distensão colônica persista depois de 48 a 72 horas. Entretanto, alguns médicos recomendam a continuação do tratamento clínico por um período de até 7 dias quando o paciente parece estar melhorando clinicamente a despeito do megacólon persistente sem perfuração livre. A perfuração intestinal, seja ela isolada ou como complicação do megacólon tóxico, exige tratamento cirúrgico e suporte clínico intensivo.

O prolapso retal deve ser tratado o mais rápido possível. Com o uso de luvas cirúrgicas e um tecido úmido, morno e macio, o profissional de saúde, com o paciente em posição genupeitoral, reintroduz o reto prolapsado em sua posição. Se o edema da mucosa retal for evidente (dificultando a reintegração), pode ser osmoticamente reduzido pela aplicação de gaze impregnada em solução morna de sulfato de magnésio saturado. Com frequência, o prolapso retal sofre recidiva, porém geralmente regride com a resolução da disenteria.

A SHU deve ser tratada com restrição hídrica, incluindo interrupção da solução de reidratação oral e alimentação rica em potássio. Em geral, há necessidade de hemofiltração.

PREVENÇÃO

Recomenda-se a lavagem das mãos após a defecação ou manipulação das fezes de crianças e antes do manuseio de alimentos. A descontaminação das fezes (p. ex., com hipoclorito de sódio), juntamente com um protocolo de limpeza para a equipe médica, bem como para os pacientes, demonstrou ter utilidade comprovada, limitando a disseminação da infecção durante surtos de *Shigella*. Idealmente, os pacientes devem ter uma coprocultura negativa para que sua infecção seja considerada curada. As recidivas são raras se as medidas terapêuticas e preventivas forem corretamente implementadas.

Embora várias possíveis vacinas vivas atenuadas orais e de subunidades parenterais tenham sido produzidas e estejam em fase de estudos clínicos, não se dispõe, no momento atual, de nenhuma vacina contra a shigelose. Devido à rápida progressão da resistência da *Shigella* a antibióticos, em particular, a necessidade de uma vacina é urgente.

LEITURAS ADICIONAIS

Arena ET et al: Bioimage analysis of *Shigella* infection reveals targeting of colonic crypts. Proc Natl Acad Sci USA 112:E3282, 2015.

Bennish ML, Wojtyniak BJ: Mortality due to shigellosis: Community and hospital data. Rev Infect Dis 13(Suppl 4):S245, 1991.

Cossart P, Sansonetti PJ: Bacterial invasion: The paradigms of enteroinvasive pathogens. Science 304:242, 2004.

Kotloff KL et al: The incidence, aetiology, and adverse clinical consequences of less severe diarrhoeal episodes among infants and children residing in low-income and middle-income countries: A 12-month case-control study as a follow-on to the Global Enteric Multicenter Study (GEMS). Lancet Glob Health 7:E568, 2019.

Mani S et al: Status of vaccine research and development for *Shigella*. Vaccine 34:2887, 2016.

Niyogi SK: Shigellosis. J Microbiol 43:133, 2005.

Phalipon A, Sansonetti PJ: *Shigella's* ways of manipulating the host intestinal innate and adaptive immune system: A tool box for survival? Immunol Cell Biol 85:119, 2007.

Traa BS et al: Antibiotics for the treatment of dysentery in children. Int J Epidemiol 39(Suppl 1):i70, 2010.

World Health Organization: Guidelines for the control of shigellosis, including epidemics due to *Shigella dysenteriae* type 1. WHO Library Cataloguing-in-Publication Data. *www.who.int/cholera/publications/shigellosis/en/*.

167 Infecções por *Campylobacter* e microrganismos relacionados

Martin J. Blaser

DEFINIÇÃO

As bactérias do gênero *Campylobacter* e dos gêneros relacionados *Arcobacter* e *Helicobacter* **(Cap. 163)** causam uma variedade de condições inflamatórias. Embora as doenças diarreicas agudas sejam mais comuns, esses microrganismos podem provocar infecções em quase todas as partes do corpo, sobretudo em hospedeiros imunocomprometidos, e essas infecções podem ter sequelas não supurativas tardias. A designação *Campylobacter* provém do grego e significa "bastão curvo", referindo-se à morfologia do microrganismo semelhante a um vibrião.

ETIOLOGIA

Os microrganismos *Campylobacter* são bastonetes Gram-negativos móveis, curvos e que não formam esporos. Originalmente conhecidos como *Vibrio fetus*, esses bacilos foram reclassificados como novo gênero em 1973, após o reconhecimento de sua diferença em relação aos outros vibriões. Desde então, foram identificadas mais de 20 espécies. Na atualidade, essas espécies são divididas em três gêneros: *Campylobacter*, *Arcobacter* e *Helicobacter*. Nem todas as espécies são patógenos de seres humanos. Os patógenos humanos são divididos em dois grupos principais: os que causam primariamente doença diarreica e aqueles que provocam infecção extraintestinal. O principal patógeno diarreico é o *Campylobacter jejuni*, que responde por 80-90% de todos os casos de doença reconhecida causada por *Campylobacter* e gêneros relacionados. Outros microrganismos que podem causar diarreia incluem *Campylobacter coli*, *Campylobacter upsaliensis*, *Campylobacter lari*, *Campylobacter hyointestinalis*, *Campylobacter fetus*, *Arcobacter butzleri*, *Arcobacter cryaerophilus*, *Helicobacter cinaedi* e *Helicobacter fennelliae*. As duas espécies de *Helicobacter* que provocam doença diarreica, *H. cinaedi* e *H. fennelliae*, são microrganismos intestinais, mais do que gástricos; quanto às características clínicas das doenças que causam, essas espécies assemelham-se mais estreitamente ao *Campylobacter* do que ao *Helicobacter pylori* **(Cap. 163)** e, assim, são consideradas neste capítulo. A importância patogênica do *Campylobacter concisus*, *Campylobacter ureolyticus* e *Campylobacter troglodytis* não está determinada. Uma nova subespécie – *C. fetus* subespécie *testudinum* – foi descrita, principalmente em países asiáticos; sua grande semelhança com cepas isoladas de répteis sugere uma origem alimentar.

A principal espécie que provoca doenças extraintestinais é o *C. fetus*. Entretanto, qualquer um dos agentes diarreicos anteriormente citados também pode causar infecção sistêmica ou localizada, particularmente em hospedeiros imunocomprometidos. Esses microrganismos microaerófilos, que não são aeróbios nem anaeróbios estritos, estão adaptados para sobreviver na camada mucosa gastrintestinal. Este capítulo irá enfocar o *C. jejuni* e *C. fetus* como principais patógenos e protótipos de seus grupos. As características essenciais da infecção estão relacionadas de acordo com a espécie (excluindo o *C. jejuni*, que é descrito de modo detalhado no texto adiante) na **Tabela 167-1**.

EPIDEMIOLOGIA

Os *Campylobacter* são encontrados no trato gastrintestinal de muitos animais utilizados para alimentação (incluindo aves, gado bovino, ovinos e suínos) e muitos animais domésticos (incluindo pássaros, cães e gatos). Esses microrganismos não costumam causar doença em seus hospedeiros animais, mas algumas vezes isso pode ocorrer (especialmente em cães filhotes). Na maioria dos casos, eles são transmitidos aos seres humanos em produtos alimentares crus ou malcozidos ou por meio de contato direto com animais infectados. Nos Estados Unidos e em outros países desenvolvidos, a ingestão de aves domésticas contaminadas que não foram cozidas o suficiente constitui o modo de aquisição mais comum (30-70% dos casos). Outros modos incluem a ingestão de leite cru (não pasteurizado) ou água não tratada, contato com animais domésticos infectados, ingestão de frutos do mar contaminados, viagem para países em desenvolvimento (os *Campylobacter* estando entre as principais causas de diarreia dos viajantes; **Caps. 124 e 133**), contato sexual oral-anal, contaminação cruzada a partir de qualquer fonte e (ocasionalmente) contato com um caso-índice com incontinência fecal.

As infecções por *Campylobacter* são comuns. A vigilância ativa de infecções transmitidas por alimentos nos Estados Unidos estima a incidência de diarreia por *Campylobacter* como em 20 casos por 100.000 habitantes – semelhante à incidência de *Salmonella* e mais comum que de *Shigella*. As infecções ocorrem durante o ano inteiro, porém sua incidência atinge um pico durante o verão e no início do outono. Indivíduos de todas as idades são acometidos; todavia, as taxas de ataque por *C. jejuni* são mais altas entre crianças pequenas e adultos jovens, enquanto as de *C. fetus* são mais altas nos extremos de idade. As infecções sistêmicas causadas por *C. fetus* (e por outros *Campylobacter* e espécies relacionadas) são mais comuns entre hospedeiros imunocomprometidos. Os indivíduos com risco elevado incluem aqueles com síndrome da imunodeficiência adquirida (Aids), deficiências de imunoglobulinas, neoplasia, doença hepática, diabetes melito e aterosclerose generalizada, bem como recém-nascidos e mulheres grávidas; o uso de inibidores da bomba de próton também aumenta o risco. Entretanto, mulheres não grávidas e aparentemente saudáveis desenvolvem, em certas ocasiões, bacteriemia transitória por *Campylobacter* como parte de uma doença gastrintestinal (0,1-1% dos casos).

Por outro lado, em muitos países em desenvolvimento onde as condições sanitárias são ruins, as infecções por *C. jejuni* são hiperendêmicas, sendo as taxas mais altas observadas entre crianças com menos de 2 anos de idade. De acordo com grandes estudos de coorte prospectivos em países de renda baixa e média, as infecções por *Campylobacter* – mesmo quando assintomáticas – estão associadas a baixa estatura. As taxas de infecção clinicamente aparente declinam com a idade, assim como a relação entre doença e infecção, o que é consistente com o desenvolvimento de imunidade.

PATOLOGIA E PATOGÊNESE

As infecções por *C. jejuni* podem ser subclínicas, sobretudo em hospedeiros em países em desenvolvimento que tiveram múltiplas infecções prévias e que podem ser parcialmente imunes. As infecções sintomáticas ocorrem principalmente em 2 a 4 dias (variação de 1-7 dias) após exposição ao microrganismo. Os locais de lesão tecidual incluem jejuno, íleo e cólon.

TABELA 167-1 ■ Manifestações clínicas associadas à infecção por *Campylobacter* "atípico" e espécies relacionadas implicadas como causas de doença humana

Espécie	Manifestações clínicas comuns	Manifestações clínicas menos comuns	Informações adicionais
Campylobacter coli	Febre, diarreia, dor abdominal	Bacteriemia[a]	Clinicamente indistinguível de *C. jejuni*
Campylobacter fetus	Bacteriemia,[a] sepse, meningite, infecções vasculares	Diarreia, febre recorrente	Geralmente não isolado de meios contendo cefalotina ou incubado a 42°C
Campylobacter upsaliensis	Diarreia aquosa, febre baixa, dor abdominal	Bacteriemia, abscessos	Isolamento difícil devido à sensibilidade à cefalotina
Campylobacter lari	Dor abdominal, diarreia	Colite, apendicite	Gaivotas frequentemente colonizadas; em geral, o microrganismo é transmitido a seres humanos por meio da água contaminada
Campylobacter hyointestinalis	Diarreia aquosa ou sanguinolenta, vômitos, dor abdominal	Bacteriemia	Provoca enterite proliferativa em suínos
Helicobacter fennelliae	Diarreia leve crônica, cólicas abdominais, proctite	Bacteriemia[a]	Melhor tratada com fluoroquinolonas
Helicobacter cinaedi	Diarreia leve crônica, cólicas abdominais, proctite	Bacteriemia[a]	Melhor tratada com fluoroquinolonas; identificado, em *hamsters* saudáveis
Campylobacter jejuni subespécie *doylei*	Diarreia	Gastrite crônica, bacteriemia[b]	Papel incerto como patógeno humano
Arcobacter cryaerophilus	Diarreia	Bacteriemia	Aves, frutos do mar. Cultivado em condições aeróbias
Arcobacter butzleri	Febre, diarreia, dor abdominal, náuseas; ou assintomático	Bacteriemia, apendicite	Cultivado em condições aeróbias; enzoótico em primatas não humanos
Campylobacter sputorum	Abscessos pulmonares, perianais, inguinais e axilares; diarreia	Bacteriemia	Três biovares clinicamente relevantes: *sputorum*, *faecalis* e *paraureolyticus*

[a]Em hospedeiros imunocomprometidos, particularmente indivíduos infectados pelo vírus da imunodeficiência humana (HIV). [b]Em crianças.
Fonte: Adaptada de BM Allos, MJ Blaser: Clin Infect Dis 20:1092, 1995.

As biópsias revelam uma reação inflamatória inespecífica aguda, com neutrófilos, monócitos e eosinófilos na lâmina própria, bem como lesão do epitélio, incluindo perda de muco, degeneração glandular e abscessos das criptas. Os achados da biópsia podem ser compatíveis com a doença de Crohn ou a retocolite ulcerativa, porém essas doenças inflamatórias crônicas "idiopáticas" não devem ser diagnosticadas, a não ser que tenha sido excluída a colite infecciosa, incluindo especificamente a decorrente de infecção por espécies de *Campylobacter* e microrganismos relacionados.

Os componentes da imunidade protetora contra *Campylobacter* em humanos não são bem compreendidos. A elevada frequência de infecções por *C. jejuni* e sua gravidade e recorrência entre pacientes com deficiências de imunoglobulinas sugerem que os anticorpos são importantes na imunidade protetora. A experiência de estudos de campo e de modelos de infecções experimentais em humanos sugere que a proteção imune pode ter curta duração ou ser incompleta na ausência de exposição contínua. O conhecimento da patogênese da infecção também é incompleto. Tanto a motilidade da cepa quanto sua capacidade de adesão aos tecidos do hospedeiro parecem favorecer a doença; todavia, as enterotoxinas e citotoxinas clássicas (incluindo a toxina distensora citoletal) não parecem desempenhar um papel significativo na lesão tecidual ou na produção de doença. Os microrganismos já foram visualizados dentro do epitélio, embora em números baixos. A documentação de uma resposta tecidual significativa e, em certas ocasiões, de bacteriemia por *C. jejuni* também sugere que a invasão tecidual é clinicamente significativa, e os estudos realizados *in vitro* são compatíveis com essa característica patogênica.

A patogênese das infecções por *C. fetus* é mais bem definida. Praticamente todos os isolados clínicos de *C. fetus* possuem uma estrutura proteinácea semelhante a uma cápsula (uma camada S), a qual torna o microrganismo resistente à destruição e opsonização mediadas pelo complemento. Em consequência, o *C. fetus* pode causar bacteriemia e estabelecer residência em locais além do trato intestinal. A capacidade do microrganismo de mudar as proteínas expressas na camada S – um fenômeno que resulta em variabilidade antigênica – pode contribuir para a cronicidade e a elevada taxa de recorrência das infecções por *C. fetus* em hospedeiros comprometidos.

MANIFESTAÇÕES CLÍNICAS

As manifestações clínicas das infecções por *Campylobacter* e pelas espécies relacionadas de *Arcobacter* e *Helicobacter* intestinal, as quais causam doença entérica, parecem ser muito semelhantes. O *C. jejuni* pode ser considerado o protótipo, em parte pelo fato de ser incomparavelmente o patógeno entérico mais comum no grupo. Com frequência, ocorre um pródromo de febre, cefaleia, mialgia e/ou mal-estar em 12 a 48 horas antes do aparecimento dos sintomas diarreicos. Os sinais e os sintomas mais comuns da fase intestinal consistem em diarreia, dor abdominal e febre. O grau da diarreia varia de várias evacuações de fezes amolecidas aquosas até fezes nitidamente sanguinolentas (cerca de 10% dos casos em adultos); a maioria dos pacientes que procuram assistência médica apresenta ≥ 10 evacuações no pior dia da doença. A dor abdominal geralmente consiste em cólicas e pode ser o sintoma mais proeminente. Em geral, a dor é generalizada, mas pode tornar-se localizada; a infecção por *C. jejuni* pode provocar pseudoapendicite. A febre pode ser a única manifestação inicial da infecção pelo *C. jejuni*, uma situação que simula os estágios iniciais da febre tifoide. As crianças pequenas febris podem apresentar convulsões. Em geral, a enterite por *Campylobacter* é autolimitada; todavia, os sintomas persistem por mais de 1 semana em 10 a 20% dos pacientes que procuram assistência médica, e ocorrem recidivas clínicas em 5 a 10% desses pacientes não tratados. Estudos de epidemia de fonte comum indicam que comumente podem ocorrer doenças mais leves ou infecções assintomáticas.

O *C. fetus* pode causar uma doença diarreica semelhante àquela causada pelo *C. jejuni*, particularmente em hospedeiros imunocompetentes. Esse microrganismo também pode provocar diarreia intermitente ou dor abdominal inespecífica, sem sinais de localização. As sequelas são incomuns, e o desfecho é benigno. O *C. fetus* também pode causar doença sistêmica recidivante prolongada (com febre, calafrios e mialgias) que não tem nenhuma fonte primária óbvia; essa manifestação é mais comum entre hospedeiros comprometidos. A disseminação secundária para um órgão (p. ex., meninges, cérebro, osso, trato urinário ou tecido mole) complica a evolução, podendo ser fulminante. As infecções pelo *C. fetus* exibem tropismo para os tecidos vasculares: podem ocorrer endocardite, aneurisma micótico e tromboflebite séptica. A infecção durante a gestação frequentemente leva à morte fetal. Diversas espécies de *Campylobacter* e *H. cinaedi* podem causar celulite recorrente com febre e bacteriemia em hospedeiros imunocomprometidos.

COMPLICAÇÕES

Exceto no caso da infecção pelo *C. fetus*, a bacteriemia é incomum e surge, com mais frequência, em hospedeiros imunocomprometidos, bem como nos extremos de idade. Foram observados três padrões de infecção extraintestinal: (1) bacteriemia transitória no hospedeiro normal com enterite (evolução benigna, não havendo necessidade de nenhum tratamento específico); (2) bacteriemia duradoura ou infecção focal no hospedeiro normal (bacteriemia em decorrência de enterite, com resposta satisfatória dos pacientes ao tratamento antimicrobiano); e (3) bacteriemia duradoura ou infecção focal em hospedeiro imunocomprometido. A enterite pode não estar clinicamente aparente. O tratamento antimicrobiano, que possivelmente deve ser prolongado, é necessário para a supressão ou a cura da infecção.

As infecções por *Campylobacter*, *Arcobacter* e *Helicobacter* intestinal em pacientes com Aids ou com deficiência de imunoglobulinas (em geral a imunodeficiência comum variável) podem ser graves, persistentes e extraintestinais; é comum a ocorrência de recidiva após a cessação do tratamento. Os pacientes com deficiência de imunoglobulinas também podem desenvolver osteomielite e exantema semelhante à erisipela ou à celulite.

As complicações supurativas locais da infecção consistem em colecistite, pancreatite e cistite; as complicações distantes incluem meningite, endocardite, artrite, peritonite, celulite e aborto séptico. Todas essas complicações são raras, exceto nos hospedeiros imunocomprometidos. Em certas ocasiões, a infecção aguda é complicada por hepatite, nefrite intersticial e síndrome hemolítico-urêmica. As duas sequelas pós-infecciosas mais comuns são a artrite reativa e a síndrome de Guillain-Barré. A artrite reativa tem sido relatada em até 2,5% dos casos, embora sintomas reumatológicos inespecíficos sejam mais comuns (~10%). Pode-se verificar o desenvolvimento de artrite reativa várias semanas após a infecção, particularmente em indivíduos com o fenótipo antígeno leucocitário humano (HLA)-B27. Os joelhos são mais frequentemente envolvidos, mas é comum haver acometimento de tornozelos, punhos e pequenas articulações das mãos, com uma média de 3,2 articulações afetadas. As infecções sintomáticas ou assintomáticas por *Campylobacter* são raramente seguidas de síndrome de Guillain-Barré ou de sua variante de Miller Fisher (polineuropatia craniana) – isto é, 1 em cada 1.000 a 2.000 casos ou, para determinados sorotipos de *C. jejuni* (como O19), 1 em cada 100 a 200 casos. Apesar da baixa frequência dessa complicação, estima-se, atualmente, que as infecções por *Campylobacter*, em virtude de sua elevada incidência, podem desencadear 20 a 40% de todos os casos de síndrome de Guillain-Barré. A presença de lipopolissacarídeos sialilados em cepas de *C. jejuni* leva a uma forma de mimetismo molecular que promove o reconhecimento autoimune das moléculas de superfícies celulares sialiladas em axônios. A doença imunoproliferativa do intestino delgado (*doença da cadeia alfa*), uma forma de linfoma originada no tecido linfoide associado à mucosa do intestino delgado, tem sido associada a *C. jejuni*; o tratamento antimicrobiano resultou em acentuada melhora clínica.

DIAGNÓSTICO

Nos pacientes com enterite por *Campylobacter*, as contagens de leucócitos no sangue periférico refletem a gravidade do processo inflamatório. Além disso, as fezes de quase todos os pacientes infectados por *Campylobacter* que procuram assistência médica nos Estados Unidos contêm leucócitos ou eritrócitos. Os esfregaços de amostras fecais com coloração de Gram ou de Wright devem ser examinados em todos os casos suspeitos. Quando há suspeita de diagnóstico de enterite por *Campylobacter* com bases nos achados que indicam diarreia inflamatória (febre, leucócitos fecais), o médico pode solicitar, ao laboratório de microbiologia, a busca dos microrganismos com morfologia vibrioide característica por meio de exame microscópico direto das fezes com coloração de Gram ou uso de microscopia de contraste de fase ou de campo escuro para identificação da motilidade "dardejante" típica dos microrganismos. A confirmação do diagnóstico de infecção por *Campylobacter* se baseia na identificação de um isolado em culturas de fezes, sangue ou outro sítio; as espécies específicas podem ser identificadas por espectrometria de massa por ionização e dessorção a *laser* assistida por matriz - *time of flight* (MALDI-TOF MS). Devem-se utilizar meios específicos para *Campylobacter* para a cultura de fezes de todos os pacientes com diarreia inflamatória ou sanguinolenta. Como as espécies de *Campylobacter* são fastidiosas, não costumam ser isoladas sem que sejam utilizados meios seletivos ou outras técnicas seletivas. A impossibilidade de isolar o *Campylobacter* nas fezes por cultura não descarta totalmente a sua presença. Embora a cultura ainda seja o padrão-ouro diagnóstico, as técnicas de reação em cadeia da polimerase (PCR) em tempo real específicas para as espécies parecem ser mais sensíveis que a cultura. Embora a PCR e outros testes diagnósticos independentes de cultura (TDIC), incluindo os testes de detecção de antígenos, possam detectar bactérias não viáveis e possam ser falsamente positivos, eles são usados com frequência para diagnosticar a infecção por *Campylobacter* e outras bactérias entéricas em laboratórios de microbiologia clínica. A detecção dos microrganismos nas fezes por cultura nos Estados Unidos quase sempre implica infecção ativa ou recente, mas a positividade em TDIC é mais questionável.

De qualquer modo, testes de seguimento após a resolução clínica de uma infecção aguda raramente são necessários. O *Campylobacter sputorum* e microrganismos relacionados encontrados na cavidade oral são comensais que apenas raramente demonstram importância patogênica. Devido aos baixos níveis de atividade metabólica das espécies de *Campylobacter* nos meios padrões de hemocultura, pode ser difícil detectar a bacteriemia por *Campylobacter*.

DIAGNÓSTICO DIFERENCIAL

Os sintomas de enterite por *Campylobacter* não são raros o suficiente para diferenciar essa doença daquela causada por *Salmonella*, *Shigella*, *Yersinia*, *Escherichia coli* entero-hemorrágica e outros patógenos. A combinação de febre e leucócitos ou eritrócitos fecais indica diarreia inflamatória, e o diagnóstico definitivo baseia-se na cultura, nos TDICs ou na demonstração dos microrganismos característicos em esfregaços fecais corados. A doença extraintestinal por *Campylobacter* é diagnosticada por cultura. Deve-se suspeitar de infecção por *Campylobacter* no contexto do aborto séptico e também da infecção por *C. fetus*, especificamente no contexto da tromboflebite séptica. É importante reiterar que (1) a apresentação da enterite por *Campylobacter* pode simular a da retocolite ulcerativa ou da doença de Crohn, (2) a enterite por *Campylobacter* é muito mais comum do que as últimas duas (em particular entre adultos jovens) e (3) a biópsia pode não ser capaz de diferenciar essas entidades. Por conseguinte, o diagnóstico de doença inflamatória intestinal apenas deve ser estabelecido quando for excluída a infecção por *Campylobacter*, sobretudo em indivíduos com história de viagem ao exterior, contato significativo com animais, imunodeficiência ou exposição implicando alto risco de transmissão.

TRATAMENTO

Infecção por *Campylobacter*

A reposição hidreletrolítica é fundamental no tratamento das doenças diarreicas (Cap. 133). Até mesmo nos pacientes que procuram assistência médica com enterite por *Campylobacter*, nem todos se beneficiam claramente do tratamento antimicrobiano específico. As indicações para o tratamento incluem febre alta, diarreia sanguinolenta, diarreia intensa, persistência por mais de 1 semana e agravamento dos sintomas. Um curso de 3 dias de azitromicina (500 mg, 1×/dia) é o esquema de escolha. Um esquema de 1 dia de azitromicina (1.000 mg administrados como dois comprimidos de 500 mg) também pode ser útil. Os esquemas alternativos em adultos consistem em fluoroquinolonas – ciprofloxacino (500 mg via oral [VO] 2×/dia, por 3 dias) ou levofloxacino (750 mg/dia, por 3 dias) –, mas a resistência a essa classe de agentes além da tetraciclina é substancial; cerca de 27% dos isolados de *Campylobacter* em humanos nos Estados Unidos em 2014 eram resistentes ao ciprofloxacino, e as taxas são maiores em muitos outros países; assim, as infecções por *Campylobacter* relacionadas a viagens devem ser consideradas como resistentes a fluoroquinolonas até que se prove o contrário. Como a resistência aos macrolídeos costuma ser muito menos comum (< 10%), esses são os agentes empíricos de escolha. Os pacientes infectados por cepas resistentes a antibióticos correm maior risco de desfechos adversos. Não se recomenda o uso de agentes antimotilidade, os quais podem prolongar a duração dos sintomas e têm sido associados ao megacólon tóxico e à morte. É importante observar que *C. jejuni* e *C. coli* são resistentes a trimetoprima e aos antibióticos β-lactâmicos, incluindo penicilina e a maioria das cefalosporinas.

Para pacientes imunocomprometidos e com enterite complicada causada por *C. jejuni*, a duração da terapia deve ser estendida para 7 a 14 dias. Para infecções sistêmicas, o tratamento com um carbapenêmico (imipenem, 500 mg intravenoso [IV] a cada 6 h; ou meropeném, 1-2 g IV a cada 8 h) deve ser iniciado empiricamente, devendo-se sempre realizar os testes de suscetibilidade. Para infecções potencialmente fatais, pode-se adicionar gentamicina (1,0-1,7 mg/kg IV a cada 8 h após uma dose inicial de 1,5-2 mg/kg). Na ausência de envolvimento endovascular, a terapia para infecções sistêmicas deve ser administrada por 7 a 14 dias. Para pacientes imunocomprometidos com infecções sistêmicas causadas por *C. fetus* e para aqueles com infecções endovasculares por qualquer espécie, costuma ser necessário um tratamento prolongado (por um período de até 4 semanas). Para as infecções recorrentes em hospedeiros imunocomprometidos, o tratamento/profilaxia permanente é algumas vezes necessário.

PROGNÓSTICO

Quase todos os pacientes recuperam-se por completo da enterite por *Campylobacter*, seja de modo espontâneo ou após tratamento antimicrobiano. A depleção de volume provavelmente contribui para as poucas mortes notificadas. Conforme assinalado anteriormente, alguns pacientes desenvolvem artrite reativa ou síndrome de Guillain-Barré ou suas variantes. A infecção sistêmica por *C. fetus* é muito mais frequentemente fatal do que aquela causada por espécies relacionadas; essa maior taxa de mortalidade reflete, em parte, a população acometida. O prognóstico depende da rapidez com que o tratamento apropriado é instituído. Os hospedeiros saudáveis sob os demais aspectos em geral sobrevivem às infecções por *C. fetus* sem quaisquer sequelas. Com frequência, os hospedeiros imunocomprometidos apresentam infecções recorrentes e/ou potencialmente fatais devido a uma variedade de espécies de *Campylobacter*.

LEITURAS ADICIONAIS

Amour C et al: Epidemiology and impact of *Campylobacter* infection in children in 8 low-resource settings: Results from the MAL-ED Study. Clin Infect Dis 63:1171, 2016.

Costa D, Iraola G: Pathogenomics of emerging *Campylobacter* Species. Clin Microbiol Rev 32:e00072, 2019.

Dai L et al: New and alternative strategies for the prevention, control, and treatment of antibiotic-resistant *Campylobacter*. Transl Res 223:76, 2020.

Fernández-Cruz A et al: *Campylobacter* bacteremia: Clinical characteristics, incidence, and outcome over 23 years. Medicine (Baltimore) 89:319, 2010.

Man SM: The clinical importance of emerging *Campylobacter* species. Nat Rev Gastroenterol Hepatol 8:669, 2011.

Marder EP et al: Incidence and trends of infections with pathogens transmitted commonly through food and the effect of increasing use of culture-independent diagnostic tests on surveillance—Foodborne Diseases Active Surveillance Network, 10 U.S. sites, 2013–2016. Morb Mortal Wkly Rep 66:397, 2017.

Montgomery MP et al: Multidrug-resistant *Campylobacter jejuni* outbreak linked to puppy exposure–United States, 2016-2018. Morb Mortal Wkly Rep 67:1032, 2018.

Riddle MS et al: ACG clinical guideline: Diagnosis, treatment, and prevention of acute diarrheal infections in adults. Am J Gastroenterol 111:602, 2016.

Same RG, Tamma PD: *Campylobacter jejuni* infections in children. Pediatr Rev 39:533, 2018.

Ternhag A et al: A meta-analysis of the effects of antibiotic treatment on duration of symptoms caused by infection with *Campylobacter* species. Clin Infect Dis 44:696, 2007.

168 Cólera e outras vibrioses

Matthew K. Waldor, Edward T. Ryan

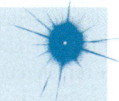

Os membros do gênero *Vibrio* causam diversas síndromes infecciosas importantes. Entre elas, a síndrome clássica é representada pela cólera, uma doença diarreica devastadora causada pelo *Vibrio cholerae*, que foi responsável por sete pandemias globais e por muito sofrimento nos últimos dois séculos. A cólera epidêmica continua sendo uma preocupação de saúde pública significativa no mundo em desenvolvimento atual. Outras vibrioses causadas por outras espécies de *Vibrio* incluem síndromes de diarreia, infecção de tecidos moles ou sepse primária. Todas as espécies de *Vibrio* são bastonetes Gram-negativos curvos, altamente móveis e anaeróbios facultativos, com um ou mais flagelos. Na natureza, os vibriões residem mais comumente em rios com marés e em baías em condições de salinidade moderada. Proliferam nos meses de verão, quando a temperatura da água ultrapassa 20°C. Como seria esperado, as doenças que eles causam também aumentam de frequência durante os meses de calor.

CÓLERA

DEFINIÇÃO

A cólera é uma doença diarreica aguda que pode, em questão de horas, produzir desidratação rapidamente progressiva e profunda, levando à morte. Por conseguinte, a *cholera gravis* (a forma grave) é uma doença muito temida, particularmente em sua manifestação epidêmica. Felizmente, a reposição hídrica imediata e vigorosa e a assistência de suporte podem evitar a elevada taxa de mortalidade historicamente associada à cólera. Embora tenha sido ocasionalmente aplicado a qualquer doença diarreica secretora gravemente desidratante, de etiologia infecciosa ou não, o termo *cólera* refere-se, hoje, à doença causada pelo *V. cholerae* do sorogrupo O1 ou O139 – isto é, os sorogrupos com potencial epidêmico.

MICROBIOLOGIA E EPIDEMIOLOGIA

A espécie *V. cholerae* é classificada em mais de 200 sorogrupos, com base nos constituintes de carboidrato de seus antígenos O de lipopolissacarídeo (LPS). Embora alguns sorogrupos de *V. cholerae* não O1 (cepas que não sofrem aglutinação em antissoros contra o antígeno do grupo O1) tenham causado, em certas ocasiões, surtos esporádicos de diarreia, o sorogrupo O1 foi, até o aparecimento do sorogrupo O139, em 1992 (ver adiante), a causa exclusiva da cólera epidêmica. Cada biotipo é, ainda, subdividido em dois sorotipos, denominados *Inaba* e *Ogawa*. Dois biotipos de *V. cholerae* O1, clássico e El Tor, foram descritos, mas acredita-se que o primeiro tenha sido extinto.

O hábitat natural do *V. cholerae* é a água salgada costeira e os estuários salobros, onde o microrganismo vive em estreita relação com o plâncton. O *V. cholerae* também pode existir na água doce na presença de nutrientes adequados e calor. Os seres humanos tornam-se infectados casualmente; entretanto, uma vez infectados, podem atuar como veículos de disseminação. A ingestão de água contaminada por fezes humanas constitui o meio mais comum de aquisição do *V. cholerae*. O consumo de alimentos contaminados também pode contribuir para a disseminação. Não existe nenhum reservatório animal conhecido. Embora a dose infectante seja relativamente alta, é acentuadamente reduzida em indivíduos com hipocloridria, nos que fazem uso de antiácidos e quando a acidez gástrica é tamponada por uma refeição. A cólera é predominantemente uma doença pediátrica em áreas endêmicas; todavia, acomete da mesma forma adultos e crianças quando recém-introduzido em determinada população. Nas áreas endêmicas, a carga da doença com frequência é maior durante nas "estações de cólera" associadas a altas temperaturas, chuvas fortes e inundações, embora a cólera possa ocorrer o ano todo.

A cólera é nativa do delta do Ganges no subcontinente indiano. Desde 1817, ocorreram sete pandemias globais. A pandemia atual (a sétima) – a primeira causada pelo biotipo El Tor – começou na Indonésia, em 1961, e propagou-se em ondas seriadas por toda a Ásia, conforme o *V. cholerae* El Tor substituía o biotipo clássico endêmico, o que se acredita que tenha causado as seis pandemias prévias. No início da década de 1970, a cólera causada por El Tor eclodiu na África, causando grandes epidemias antes de se tornar um problema endêmico persistente. Na atualidade, mais de 95% dos casos de cólera notificados anualmente à Organização Mundial da Saúde (OMS) são da África e da Ásia **(Fig. 168-1)**, mas a verdadeira carga e distribuição de cólera não são conhecidas, visto que o diagnóstico é, com frequência, sindrômico, e muitos países com cólera endêmica não notificam a doença à OMS. É possível que mais de 1 a 4 milhões de casos de cólera ocorram anualmente (dos quais apenas cerca de 200.000 são notificados à OMS), com esses casos resultando em mais de 20.000 a 140.000 mortes por ano (das quais menos de 2.000 são notificadas à OMS).

Depois de um século sem cólera na América Latina, a pandemia atual alcançou as Américas Central e do Sul em 1991. Após uma disseminação inicial explosiva que afetou milhões, a carga da doença diminuiu marcadamente na América Latina. Em 2010, um surto grave de cólera iniciou no Haiti, um país sem história registrada dessa doença. Várias linhas de evidências indicam que a cólera foi provavelmente introduzida no Haiti pelas forças de segurança das Nações Unidas da Ásia, sugerindo a possibilidade de que portadores assintomáticos do *V. cholerae* sejam importantes na transmissão de cólera a longas distâncias. O surto haitiano envolveu mais de 800.000 pessoas, resultando em milhares de mortes. Em 2016, um surto de cólera eclodiu no Iêmen em um cenário de guerra civil, deslocamento de populações e desmanche da infraestrutura de saúde. O surto ainda está em andamento e resultou em mais de 1,2 milhões de casos e milhares de mortos. A história recente da cólera tem sido pontuada por tais surtos graves, em particular entre indivíduos pobres ou desalojados. Esses surtos com frequência são precipitados pela guerra ou por outras circunstâncias que levam a uma desorganização das medidas de saúde pública. Esse é também o caso de campos para refugiados de Ruanda instalados em 1994 ao redor de Goma, Zaire; em 2008-2009 no Zimbábue; e em 2015 no Sudão do Sul e na República Democrática do Congo.

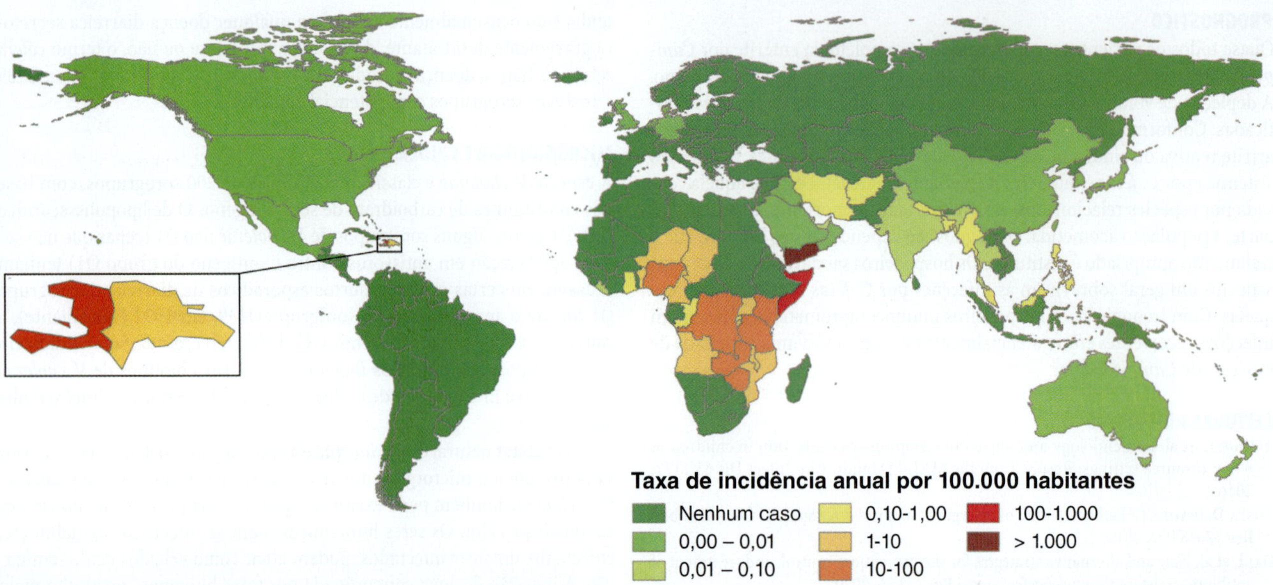

FIGURA 168-1 **Distribuição mundial de cólera em 2016-2018.** *(Reproduzida com permissão de Dr. M. Piarroux, Université de la Méditerranée, France.)*

As infecções endêmicas esporádicas, causadas por cepas de *V. cholerae* O1 relacionadas com a cepa da sétima pandemia, foram reconhecidas ao longo da costa do Golfo de Louisiana e Texas, nos Estados Unidos. Em geral, essas infecções estão associadas ao consumo de moluscos e crustáceos contaminados coletados no local. Em certas ocasiões, casos registrados em locais dos Estados Unidos distantes da Costa do Golfo foram associados a frutos do mar provenientes da Costa do Golfo.

Em outubro de 1992, ocorreu um surto em larga escala de cólera clínica causado por um novo sorogrupo, O139, no sudeste da Índia. O microrganismo parece derivar do El Tor O1, porém apresenta um LPS distinto e uma cápsula de polissacarídeo de antígeno O imunologicamente relacionada (os microrganismos O1 não são encapsulados). Após uma disseminação inicial por 11 países asiáticos, o *V. cholerae* O139 foi, de novo, quase totalmente substituído por cepas O1. As manifestações clínicas da doença causada pelo *V. cholerae* O139 são indistinguíveis daquelas de cólera O1. Entretanto, a imunidade a um deles não é protetora contra o outro.

PATOGÊNESE

Em última análise, a cólera é uma doença mediada por toxina. A diarreia aquosa característica de cólera deve-se à ação da toxina da cólera, uma potente enterotoxina proteica elaborada pelo microrganismo no intestino delgado. O *pilus* corregulado pela toxina (TCP, de *toxin-coregulated pilus*), assim denominado pelo fato de sua síntese ser regulada paralelamente com a da toxina do cólera, é essencial para a sobrevida e multiplicação do *V. cholerae* (colonização) no intestino delgado. A produção da toxina do cólera, TCP e vários outros fatores de virulência é regulada de modo coordenado pela ToxR. Essa proteína modula a expressão dos genes que codificam os fatores de virulência em resposta a sinais ambientais, por meio de uma cascata de proteínas reguladoras. Outros processos reguladores, incluindo respostas bacterianas à densidade da população bacteriana (em um fenômeno conhecido como *sensor do quorum*), modulam a virulência do *V. cholerae*.

Uma vez estabelecido no intestino delgado humano, o microrganismo produz a toxina do cólera, a qual consiste em um componente enzimático monomérico (a subunidade A) e uma parte pentamérica de ligação (a subunidade B). O pentâmero B liga-se ao gangliosídeo GM_1, um glicolipídeo presente na superfície das células epiteliais que atua como receptor da toxina e possibilita a liberação da subunidade A ao seu alvo citosólico. A subunidade A ativada (A_1) transfere, de modo irreversível, o difosfato de adenosina (ADP)-ribose do dinucleotídeo de adenina nicotinamida à sua proteína-alvo específica, o componente regulador de ligação do trifosfato de guanosina (GTP) da adenilato-ciclase. A proteína G ADP-ribosilada suprarregula a atividade da adenilato-ciclase; o resultado consiste no acúmulo intracelular de altos níveis de monofosfato de adenosina (AMP) cíclico. Nas células epiteliais do intestino, o AMP cíclico inibe o sistema de transporte absortivo de sódio nas células das vilosidades e ativa o sistema de transporte secretor de cloreto nas células das criptas, eventos que levam ao acúmulo de cloreto de sódio na luz intestinal. Como a água se move passivamente para manter a osmolalidade, ocorre o acúmulo de líquido isotônico na luz. Quando o volume de líquido excede a capacidade do restante do intestino de reabsorvê-lo, ocorre a diarreia aquosa. A não ser que o líquido e os eletrólitos perdidos sejam adequadamente repostos, ocorrem choque (devido à desidratação profunda) e acidose (devido à perda de bicarbonato). Embora a perturbação da via da adenilato-ciclase constitua o mecanismo primário pelo qual a toxina da cólera provoca secreção excessiva de líquido, a toxina também intensifica a secreção intestinal através das prostaglandinas e/ou receptores da histamina neurais.

O genoma do *V. cholerae* compreende dois cromossomos circulares. A transferência gênica lateral desempenhou um papel essencial na evolução do *V. cholerae* epidêmico. Os genes que codificam a toxina do cólera (*ctxAB*) fazem parte do genoma de um bacteriófago, CTX Φ. O receptor desse fago na superfície do *V. cholerae* é o fator de colonização intestinal TCP. Como *ctxAB* faz parte de um elemento genético móvel (CTX Φ), a transferência horizontal desse bacteriófago pode ser responsável pela emergência de novos sorogrupos toxigênicos de *V. cholerae*. Muitos dos outros genes importantes para a patogenicidade do *V. cholerae*, incluindo os genes que codificam a biossíntese de TCP, os que codificam fatores de colonização acessórios e os que regulam a expressão dos genes de virulência, estão agrupados na ilha de patogenicidade do *V. cholerae*. Um grupamento semelhante de genes de virulência é encontrado em outros patógenos bacterianos. Acredita-se que as ilhas de patogenicidade sejam adquiridas por transferência horizontal de genes. O *V. cholerae* O139 provavelmente deriva de uma cepa O1 El Tor, a qual adquiriu os genes para a síntese de antígeno O O139 por transferência horizontal de genes.

MANIFESTAÇÕES CLÍNICAS

Os indivíduos infectados pelo *V. cholerae* O1 ou O139 exibem uma gama de manifestações clínicas. Alguns indivíduos são assintomáticos ou apenas apresentam diarreia leve; outros apresentam início súbito de diarreia explosiva e potencialmente fatal (*cholera gravis*). As razões para a gama de sinais e sintomas da doença não são bem compreendidas, mas incluem o nível de imunidade preexistente, o tipo sanguíneo (pessoas com o tipo sanguíneo O estão sob maior risco de doença grave em caso de infecção, enquanto aquelas com o tipo AB têm o menor risco) e estado nutricional. Em um indivíduo não imune, depois de um período de incubação de 24-48 horas, o cólera começa com a ocorrência súbita de diarreia aquosa indolor, a qual pode tornar-se rapidamente volumosa. Com frequência, os pacientes apresentam vômitos. Nos casos graves, a perda de volume pode ultrapassar 250 mL/kg nas primeiras 24 horas. Se não houver reposição de líquidos e eletrólitos, podem sobrevir choque hipovolêmico e morte. Em geral, não há febre. É comum a ocorrência de cãibras musculares devido aos distúrbios

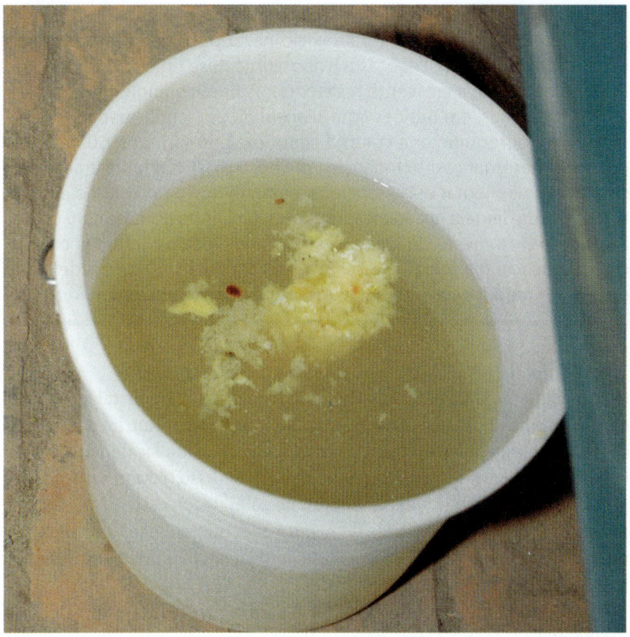

FIGURA 168-2 **Fezes em água de arroz da cólera.** Observe o muco que flutua e a aparência aquosa acinzentada. *(Cortesia do Dr. A. S. G. Faruque, International Centre for Diarrhoeal Disease Research, Dhaka; com permissão.)*

eletrolíticos. As fezes exibem uma aparência característica: um líquido cinzento, ligeiramente turvo e sem bile, com fragmentos de muco, sem sangue e odor de peixe. Foram denominadas fezes em "água de arroz" em virtude de sua semelhança com a água na qual foi lavado o arroz (Fig. 168-2). Os sintomas clínicos ocorrem conforme a contração do volume: com perdas de menos de 5% do peso corporal normal, observa-se o aparecimento de sede; com perdas de 5 a 10%, ocorrem hipotensão postural, fraqueza, taquicardia e diminuição do turgor da pele; com mais de 10%, as características consistem em oliguria, pulso fraco ou ausente, olhos fundos (e, nos lactentes, fontanelas fundas), pele enrugada ("de lavadeira"), sonolência e coma. As complicações derivam exclusivamente dos efeitos da depleção de volume e eletrólitos e incluem insuficiência renal por necrose tubular aguda. Por conseguinte, se o paciente for adequadamente tratado com líquidos e eletrólitos, as complicações são evitadas, e o processo torna-se autolimitado, com resolução em poucos dias.

Em geral, os dados laboratoriais revelam hematócrito elevado (devido à hemoconcentração) nos pacientes não anêmicos; leucocitose neutrofílica leve; níveis sanguíneos elevados de ureia e creatinina compatíveis com azotemia pré-renal; níveis normais de sódio, potássio e cloreto; acentuada redução do nível de bicarbonato (< 15 mmol/L); e hiato iônico (*anion gap*) elevado (devido a aumentos nos níveis séricos de lactato, proteína e fosfato). O pH arterial em geral mostra-se baixo (cerca de 7,2).

DIAGNÓSTICO

Deve-se suspeitar de cólera quando um paciente ≥ 5 anos de idade desenvolve diarreia aquosa aguda em uma região que sabidamente apresenta cólera ou desenvolve desidratação grave ou morre por diarreia aquosa aguda, mesmo em uma região em que não se reconhece a presença de cólera. A suspeita clínica de cólera pode ser confirmada pela identificação do *V. cholerae*; entretanto, o microrganismo precisa ser especificamente pesquisado. Com experiência, ele pode ser detectado diretamente por microscopia de campo escuro, em preparação a fresco de fezes, e pode-se estabelecer o seu sorotipo por imobilização com antissoro específico. O isolamento laboratorial do microrganismo requer o uso de meio seletivo, como ágar telurite-taurocolato-gelatina (TTG) ou ágar de tiossulfato-citrato-sais biliares-sacarose (TCBS). Se for esperado um atraso no processamento da amostra, o meio de transporte de Carey-Blair e/ou um meio de enriquecimento de água peptonada alcalina também podem ser usados. Nas áreas endêmicas, há pouca necessidade de confirmação e caracterização bioquímicas, embora essas tarefas possam ser valiosas em locais onde o *V. cholerae* constitui um microrganismo isolado incomum. O teste bioquímico microbiológico padrão para as Enterobacteriaceae será suficiente para a identificação do *V. cholerae*. Todos os vibriões são oxidase-positivos. Na atualidade, dispõe-se no comércio de ensaios com tira para detecção do antígeno da cólera realizados junto ao paciente para uso em campo ou onde faltam recursos laboratoriais.

TABELA 168-1 ■ Avaliação do grau de desidratação em pacientes com cólera

Grau de desidratação	Achados clínicos
Nenhum ou leve, porém com diarreia	Sede em alguns casos; perda de menos de 5% do peso corporal total
Moderado	Sede, hipotensão postural, fraqueza, taquicardia, diminuição do turgor da pele, ressecamento da boca/língua, ausência de lágrimas; perda de 5-10% do peso corporal total
Grave	Perda da consciência, letargia ou "flacidez"; pulso fraco ou ausente; incapacidade de ingerir líquidos; olhos fundos (e, em lactentes, fontanelas fundas); perda de mais de 10% do peso corporal total

TRATAMENTO

Cólera

A morte por cólera ocorre em consequência do choque hipovolêmico; por conseguinte, o tratamento de indivíduos com cólera requer, em primeiro lugar e acima de tudo, reidratação e manejo. Tendo em vista o nível de desidratação **(Tab. 168-1)** e a idade e peso do paciente, a euvolemia deve ser rapidamente restaurada, em primeiro lugar; a seguir, deve-se manter uma hidratação adequada para repor as perdas hídricas continuadas **(Tab. 168-2)**. A administração de solução de reidratação oral (SRO) aproveita o mecanismo de cotransporte de hexose-Na+ para transportar o Na+ através da mucosa intestinal, juntamente com uma molécula ativamente transportada, como a glicose (ou a galactose), a qual é seguida pelo Cl^- e pela água. Esse mecanismo de transporte permanece intacto,

TABELA 168-2 ■ Tratamento de cólera com base no grau de desidratação[a]

Grau de desidratação, idade (peso) do paciente	Tratamento[b]
Nenhum ou leve, porém com diarreia[c]	
< 2 anos	¼-½ xícara (50-100 mL) de SRO, até 0,5 L/dia, no máximo
2-9 anos	½-1 xícara (100-200 mL) de SRO, até 1 L/dia, no máximo
≥ 10 anos	A quantidade necessária de SRO, até 2 L/dia, no máximo
Moderado[c,d]	
Menos de 4 meses (< 5 kg)	200-400 mL de SRO
4-11 meses (5 a < 8 kg)	400-600 mL de SRO
12-23 meses (8 a < 11 kg)	600-800 mL de SRO
2-4 anos (11 a < 16 kg)	800-1.200 mL de SRO
5-14 anos (16 a < 30 kg)	1.200-2.200 mL de SRO
≥ 15 anos (≥ 30 kg)	2.200-4.000 mL de SRO
Grave[c]	
Todas as idades e pesos	Reposição de líquidos IV com Ringer lactato (ou, se não estiver disponível, soro fisiológico). Administrar 100 mL/kg nas primeiras 3 horas (ou nas primeiras 6 horas para crianças < 12 meses de idade); iniciar rapidamente, depois reduzir. Administrar um total de 200 mL/kg nas primeiras 24 horas. Continuar até que o paciente esteja acordado, possa ingerir o SRO e não tenha mais o pulso fraco.

[a]Adaptado da Organização Mundial da Saúde: First steps for managing an outbreak of acute diarrhoea. Global Task Force on Cholera Control, 2009 (atualizado em 2010; *http://www.who.int/cholera/publications/firststeps/en/*). [b]Continuar a alimentação normal durante o tratamento. [c]Reavaliar regularmente; monitorar o volume de fezes e vômitos. [d]As quantidades indicadas de SRO devem ser administradas nas primeiras 4 horas.

Siglas: IV, intravenoso; SRO, solução de reidratação oral.

TABELA 168-3 ■ Composição da solução de reidratação oral (SRO) de osmolaridade reduzida da Organização Mundial da Saúde[a,b]

Componente	Concentração, mmol/L
Na^+	75
K^+	20
Cl^-	65
Citrato[c]	10
Glicose	75
Osmolaridade total	245

[a]Contém (por embalagem, a ser adicionada a 1 L de água potável): NaCl, 2,6 g; $Na_3C_6H_5O_7 \cdot 2H_2O$, 2,9 g; KCl, 1,5 g; e glicose (anidra), 13,5 g. [b]Se a SRO já preparada não estiver disponível, uma alternativa caseira simples poderá ser obtida combinando 3,5 g de NaCl (cerca de meia colher de chá) com 50 g de cereal de arroz pré-cozido ou 6 colheres de chá de açúcar (sacarose) em 1 L de água potável. Nesse caso, o potássio deverá ser fornecido separadamente (p. ex., em suco de laranja ou água de coco). [c]10 mmol de citrato por litro, que fornecem 30 mmol de HCO_3/L.

mesmo quando a toxina da cólera é ativa. A SRO pode ser preparada pela adição de água potável a sachês contendo sais e açúcar ou pela adição de meia colher de chá (i.e., 1 colherada pequena) de sal de cozinha e seis colheres de chá rasas (i.e., 6 colheradas pequenas) de açúcar a 1 L de água potável. Deve-se incentivar a ingestão de potássio presente em bananas ou água de coco-verde. Dispõe-se de várias formulações de SRO, e, na atualidade, a OMS recomenda uma SRO de "baixa osmolaridade" para o tratamento de indivíduos com diarreia causadora de desidratação de qualquer etiologia **(Tab. 168-3)**. Quando disponível, a SRO à base de arroz é considerada superior à SRO padrão para o tratamento de cólera. A SRO pode ser administrada por sonda nasogástrica a indivíduos que não podem ingerir líquidos; entretanto, o tratamento ideal de indivíduos com desidratação grave inclui a administração de líquidos e eletrólitos intravenosos (IV). Como a acidose profunda (pH < 7,2) é comum nesse grupo, a solução de Ringer lactato é a melhor opção entre os produtos comerciais **(Tab. 168-4)**; deve ser usada com suplementação de potássio, preferivelmente por via oral (VO). O déficit hídrico total nos pacientes gravemente desidratados (mais de 10% do peso corporal) pode ser reposto de modo seguro nas primeiras 3 a 4 horas de terapia, sendo a metade na primeira hora. É comum a ocorrência de câimbras musculares transitórias e tetania. Posteriormente, a terapia oral em geral pode ser iniciada, tendo como objetivo manter um aporte de líquido igual à sua eliminação. Entretanto, os pacientes com diarreia volumosa contínua podem necessitar de tratamento IV prolongado para compensar as perdas hídricas gastrintestinais. Pode haver desenvolvimento de hipopotassemia grave, a qual responderá ao potássio administrado por vias IV ou oral. Na ausência de uma equipe adequada para monitorar a evolução do paciente, a via oral de reidratação e reposição de potássio é mais segura do que a via IV.

Embora não seja necessário para a cura, o uso de um antibiótico ao qual o microrganismo seja sensível diminui a duração e o volume da perda hídrica e acelera a eliminação do microrganismo pelas fezes. Assim, antibióticos adjuntos devem ser administrados a pacientes com desidratação moderada ou grave por cólera. Em muitas regiões, macrolídeos como a eritromicina (adultos, 250 mg VO 4×/dia por 3 dias; crianças, 12,5 mg/kg por dose 4×/dia por 3 dias) ou azitromicina (adultos, uma dose única de 1 g; crianças, uma dose única de 20 mg/kg) são os agentes de escolha. A crescente resistência às tetraciclinas é disseminada; porém, em regiões com suscetibilidade confirmada, pode-se usar a tetraciclina (adultos não gestantes, 500 mg VO 4×/dia, por 3 dias; crianças > 8 anos, 12,5 mg/kg por dose, 4×/dia, por 3 dias) ou a doxiciclina (adultos não gestantes, uma dose única de 300 mg; crianças > 8 anos, uma dose única de 4-6 mg/kg). Da mesma forma, a crescente resistência às fluoroquinolonas está sendo relatada, mas, em regiões com suscetibilidade confirmada, pode-se usar uma fluoroquinolona como o ciprofloxacino (adultos, 500 mg 2×/dia por 3 dias; crianças, 15 mg/kg 2×/dia por 3 dias). A administração oral de zinco suplementar está associada a uma redução no volume e na intensidade da diarreia em crianças menores, incluindo aquelas com cólera. As crianças < 6 meses de idade com cólera devem ser tratadas com 10 mg de zinco ao dia por 10 dias; as crianças com 6 a < 60 meses de idade devem ser tratadas com 20 mg de zinco oral diariamente por 10 dias.

TABELA 168-4 ■ Composição eletrolítica das fezes na cólera e da solução de reidratação intravenosa

	Concentração, mmol/L			
Substância	Na^+	K^+	Cl^-	Base
Fezes				
Adulto	135	15	100	45
Criança	100	25	90	30
Ringer lactato	130	4[a]	109	28

[a]Os suplementos de potássio, administrados preferencialmente por via oral, são necessários para repor as perdas habituais de potássio nas fezes.

PREVENÇÃO

O fornecimento de água potável e a disponibilidade de instalações para eliminação sanitária das fezes, bem como uma melhor nutrição, e a atenção no preparo e no armazenamento dos alimentos no lar podem reduzir significativamente a incidência de cólera. Além disso, devem ser tomadas precauções para evitar a disseminação de cólera por pessoas infectadas e potencialmente assintomáticas de regiões endêmicas e não endêmicas do mundo (como provavelmente foi o caso no surto atual no Haiti; ver "Microbiologia e epidemiologia", anteriormente).

Muitos esforços foram envidados para o desenvolvimento de uma vacina efetiva contra cólera nessas últimas décadas, com ênfase especial em cepas vacinais orais. Para tentar maximizar as respostas das mucosas, foram desenvolvidos dois tipos de vacinas orais para cólera: vacinas inativadas orais e vacinas vivas atenuadas. Atualmente, três vacinas inativadas orais contra cólera foram pré-qualificadas pela OMS e estão internacionalmente disponíveis. A vacina BivWC (Shanchol™; Shantha Biotechnics, Hyderabad, Índia) contém biotipos e sorotipos de *V. cholerae* O1 e *V. cholerae* O139 sem suplementação com subunidade B da toxina da cólera. Uma vacina relacionada é produzida na Coreia do Sul (Euvichol™, Euvichol-Plus™; Eubiologics, Seul). A vacina WC-rBS (Dukoral®; Valneva, Lyon, França) contém biotipos e sorotipos de *V. cholerae* O1 suplementados com 1 mg de subunidade B da toxina da cólera recombinante por dose. As vacinas são administradas como um regime de 2 ou 3 doses, com as doses geralmente separadas por 14 dias. Elas fornecem cerca de 60 a 85% de proteção nos primeiros meses. São recomendadas imunizações de reforço de WC-rBS após 2 anos para pessoas ≥ 6 anos de idade e após 6 meses para crianças entre 2 e 5 anos de idade. Para a BivWC, desenvolvida mais recentemente, não há recomendação formal referente a imunizações de reforço. Porém, a BivWC foi associada a cerca de 60% de proteção ao longo de 5 anos entre receptores de todas as idades em um estudo em Kolkata, Índia; a taxa de proteção entre crianças ≤ 5 anos de idade foi de aproximadamente 40%. Em situações de surtos, mesmo uma única dose de BivWC pode oferecer alguma proteção: 40 e 63% de proteção ajustada por 6 meses para cólera geral e causadora de desidratação grave, respectivamente; contudo, não há evidência de proteção em crianças menores de 5 anos de idade. Modelos predizem uma imunização populacional significativa quando as taxas de cobertura vacinal ficam acima de 50%. As vacinas com microrganismos inativados foram administradas com segurança em populações com altas taxas de infecção pelo vírus da imunodeficiência humana (HIV).

As vacinas orais vivas atenuadas para *V. cholerae* O1 também estão sendo desenvolvidas. Essas cepas têm em comum o fato de não apresentarem os genes que codificam a toxina da cólera. Uma dessas vacinas, CVD 103-HgR (Vaxchora™; PaxVax, Redwood City, Califórnia), está aprovada pela Food and Drug Administration para uso em pessoas que viajam para regiões endêmicas para cólera. A vacina teve eficácia de 90 e 80% contra cólera grave após a infecção experimental de voluntários americanos 10 e 90 dias após a vacinação, respectivamente. A Vaxchora está aprovada para uso em pessoas de 2 a 64 anos de idade; não há recomendações atualmente disponíveis sobre o momento ou a necessidade de vacinações de reforço. Outras cepas candidatas a vacinas vivas atenuadas foram preparadas a partir do *V. cholerae* El Tor e O139 e foram testadas em estudos com voluntários. Uma vantagem das vacinas vivas atenuadas para cólera é que elas podem induzir proteção após uma única dose oral. Também estão sendo desenvolvidas vacinas conjugadas e com subunidades do cólera.

Reconhecendo que ainda pode demorar décadas antes de água potável e saneamento adequado se tornarem uma realidade para aqueles com maior risco de cólera, a OMS recomendou a incorporação da vacinação contra cólera em estratégias de controle abrangente, estabelecendo um estoque internacional de vacina oral com microrganismos mortos contra cólera para auxiliar na resposta aos surtos. Uma estratégia global para o controle da cólera foi lançada em 2017. Esta abordagem específica para cada país visa reduzir em 90% as mortes por cólera e eliminar a cólera em até 20 países até 2030. Os componentes integrais dessa estratégia são melhorias nos programas de fornecimento de água, saneamento e higiene (WASH, de *water, sanitation, and hygiene*) além do uso da vacina para cólera. Entre 2016 e 2020, > 64 milhões de doses da vacina para cólera foram solicitadas ao Global Vaccine Stockpile, e > 33 milhões foram enviadas para os países solicitantes para uso nos programas de controle.

OUTRAS ESPÉCIES DE *VIBRIO*

O gênero *Vibrio* inclui diversos patógenos humanos que não causam cólera. Encontrados em abundância nas águas costeiras do mundo inteiro, os vibriões não coléricos podem alcançar altas concentrações nos tecidos de moluscos filtradores. Em consequência, a ingestão de água do mar ou de moluscos crus ou inadequadamente cozidos é geralmente seguida de infecção humana (Tab. 168-5). Os vibriões não coléricos podem ser cultivados, em sua maioria, em sangue ou ágar de MacConkey, que contém sal suficiente para sustentar o crescimento dessas espécies halofílicas. No laboratório de microbiologia, as espécies de vibriões não coléricos são diferenciadas por testes bioquímicos padronizados. Os mais importantes desses microrganismos são o *Vibrio parahaemolyticus* e *Vibrio vulnificus*. A vibriose causa um número estimado de 80 mil doenças e 100 mortes anualmente nos Estados Unidos.

Os dois principais tipos de síndromes provocadas por esses vibriões não coléricos consistem em doença gastrintestinal (causada por *V. parahaemolyticus*, *V. cholerae* não O1/O139, *Vibrio mimicus*, *Vibrio fluvialis*, *Vibrio hollisae* e *Vibrio furnissii*) e infecções de tecidos moles (causadas por *V. vulnificus*, *Vibrio alginolyticus* e *Vibrio damselae*). O *V. vulnificus* também constitui uma causa da sepse primária em alguns indivíduos imunocomprometidos.

ESPÉCIES ASSOCIADAS PRIMARIAMENTE COM DOENÇA GASTRINTESTINAL

V. parahaemolyticus O *V. parahaemolyticus* halofílico, encontrado disseminado nos ambientes marinhos, é a principal causa de enterite transmitida por frutos do mar em todo o mundo. Essa espécie foi originalmente implicada na enterite no Japão, em 1953, tendo sido responsável por 24% dos casos relatados em um estudo – uma taxa presumivelmente decorrente da prática comum de ingerir frutos do mar crus naquele país. Nos Estados Unidos, surtos de diarreia da mesma fonte, causados por esses microrganismos, foram ligados ao consumo de frutos do mar malcozidos ou inapropriadamente manipulados ou de outros alimentos contaminados pela água do mar. Desde meados da década de 1990, a incidência de infecções por *V. parahaemolyticus* aumentou em vários países, incluindo nos Estados Unidos. Os sorotipos O3:K6, O4:K68 e O1:K-não tipável, os quais estão geneticamente relacionados entre si, são, em parte, responsáveis por esse aumento. A enteropatogenicidade do *V. parahaemolyticus* está associada à sua capacidade de causar hemólise através de uma hemolisina termoestável direta (Vp-TDH). Embora os mecanismos pelos quais o microrganismo provoca diarreia não sejam completamente definidos, a maioria dos genomas do *V. parahaemolyticus* codifica dois sistemas de secreção tipo III, que injetam diretamente proteínas bacterianas tóxicas nas células do hospedeiro. A atividade de um desses sistemas de secreção é necessária para a colonização intestinal e virulência em modelos animais. O *V. parahaemolyticus* deve ser considerado como possível agente etiológico em todos os casos de diarreia que possam estar ligados epidemiologicamente ao consumo de frutos do mar ou ao próprio mar. A incidência de infecção por *V. parahaemolyticus* nos Estados Unidos pode estar aumentando, com essa espécie sendo responsável por quase metade de todos os isolados de *Vibrio* relatados nesse país em 2014.

As infecções por *V. parahaemolyticus* podem resultar em duas apresentações gastrintestinais distintas. A mais comum dessas duas apresentações (incluindo quase todos os casos na América do Norte) caracteriza-se por diarreia aquosa, a qual costuma ocorrer em associação a cólicas abdominais, náusea e vômitos, sendo acompanhada, em cerca de 25% dos casos, por febre e calafrios. Depois de um período de incubação de 4 horas a 4 dias, os sintomas surgem e persistem por um tempo mediano de 3 dias. A disenteria, que constitui a apresentação menos comum, caracteriza-se por cólicas abdominais intensas, náusea, vômitos e fezes sanguinolentas ou mucoides. O *V. parahaemolyticus* também é responsável por casos raros de infecção de feridas e otite e por casos muito raros de sepse.

Os casos de doença gastrintestinal associada ao *V. parahaemolyticus*, independentemente da apresentação, são, em sua maioria, autolimitados. Deve ser enfatizada a reposição de líquidos. Os agentes antimicrobianos podem ser benéficos na doença moderada ou grave. Doxiciclina, fluoroquinolonas, macrolídeos ou cefalosporinas de terceira geração costumam ser usados. As mortes são extremamente raras entre indivíduos imunocompetentes. As infecções graves estão associadas a doenças subjacentes, incluindo diabetes, doença hepática preexistente, estados de sobrecarga de ferro ou imunossupressão.

***V. cholerae* não O1/O139 (não cólera)** Não é possível distinguir os microrganismos heterogêneos *V. cholerae* não O1/O139 do *V. cholerae* O1 ou O139 por meio de exames bioquímicos de rotina; entretanto, eles não aglutinam em antissoro contra O1 ou O139. As cepas não O1/O139 têm causado vários surtos bem estudados de gastrenterite transmitidos por alimentos e também têm sido responsáveis por casos esporádicos de otite média, infecção de feridas e bacteriemia. Em geral, as cepas de *V. cholerae* não O1/O139 não produzem a toxina da cólera e não causam grandes epidemias de doença diarreica. A exemplo de outros vibriões, os microrganismos *V. cholerae* não O1/O139 estão amplamente distribuídos em ambientes marinhos. Na maioria das vezes, os casos reconhecidos nos Estados Unidos têm sido associados ao consumo de ostras cruas ou a viagem recente. O amplo espectro clínico da doença diarreica causada por esses microrganismos deve-se, provavelmente, aos atributos de virulência heterogêneos do grupo.

Nos Estados Unidos, cerca de metade dos isolados de *V. cholerae* não O1/O139 provêm de amostras fecais. O período de incubação típico para a gastrenterite causada por esses microrganismos é inferior a 2 dias; e a doença dura cerca de 2 a 7 dias. As fezes dos pacientes podem ser copiosas e aquosas, ou parcialmente formadas, menos volumosas e sanguinolentas ou mucoides. A diarreia pode resultar em desidratação grave. Muitos casos apresentam cólicas abdominais, náuseas, vômitos e febre. A exemplo

TABELA 168-5 ■ Características de vibrioses não coléricas selecionadas

Microrganismo	Veículo ou atividade	Hospedeiro sob risco	Síndromes
Vibrio parahaemolyticus	Moluscos e crustáceos, água do mar	Normal	Gastrenterite
	Água do mar	Normal	Infecção de feridas
Vibrio cholerae não O1/O139	Moluscos e crustáceos, viagem	Normal	Gastrenterite
	Água do mar	Normal	Infecção de feridas, otite média
Vibrio vulnificus	Moluscos e crustáceos	Imunossuprimido[a]	Sepse, celulite secundária
	Água do mar	Normal, imunossuprimido[a]	Infecção de feridas, celulite
Vibrio alginolyticus	Água do mar	Normal	Infecção de feridas, celulite, otite
	Água do mar	Queimado, outros pacientes imunossuprimidos	Sepse

[a]Particularmente com doença hepática ou hemocromatose.
Fonte: Tabela 161-3 em *Medicina Interna de Harrison*, 14ª edição.

dos pacientes com cólera, os pacientes que apresentam desidratação grave devem receber hidratação oral ou IV; o valor dos antibióticos não foi bem definido.

As infecções extraintestinais causadas por *V. cholerae* não O1/O139 geralmente ocorrem após exposição ocupacional ou recreacional à água do mar. Cerca de 10% dos isolados de *V. cholerae* não O1/O139 provêm de casos de infecção de feridas; 10%, de casos de otite média; e 20%, de casos de bacteriemia (que tende a desenvolver-se particularmente em pacientes com doença hepática). As infecções extraintestinais devem ser tratadas com antibióticos. As informações para orientar a seleção e dose do antibiótico são limitadas, porém a maioria das cepas se mostra sensível *in vitro* à tetraciclina, ao ciprofloxacino e às cefalosporinas de terceira geração.

ESPÉCIES ASSOCIADAS PRIMARIAMENTE COM INFECÇÃO DE TECIDOS MOLES OU BACTERIEMIA

(Ver também Cap. 129)

V. vulnificus A infecção pelo *V. vulnificus* é rara, porém esse microrganismo constitui a causa mais comum de infecções graves por *Vibrio* nos Estados Unidos. À semelhança da maioria dos vibriões, o *V. vulnificus* prolifera nos meses quentes de verão e necessita de um ambiente salino para o seu crescimento. Nos Estados Unidos, as infecções humanas ocorrem nos estados costeiros, entre maio e outubro, e acometem geralmente homens com mais de 40 anos de idade. O *V. vulnificus* tem sido ligado a duas síndromes distintas: a sepse primária, que costuma ocorrer em pacientes com doença hepática subjacente, e a infecção primária de feridas, que em geral acomete pessoas sem doença subjacente (*vulnificus* é uma palavra latina que significa "causador de feridas"). Alguns autores sugeriram que o *V. vulnificus* também provoca gastrenterite, independentemente de outras manifestações clínicas. Ele é dotado de diversos atributos de virulência, incluindo uma cápsula que confere resistência à fagocitose e à atividade bactericida do soro humano, bem como uma citolisina. Medida como dose 50% letal em camundongos, a virulência do microrganismo aumenta consideravelmente em condições de sobrecarga de ferro, observação compatível com a tendência do *V. vulnificus* a infectar pacientes que apresentam hemocromatose.

A sepse primária desenvolve-se, com mais frequência, em pacientes com cirrose ou hemocromatose. Entretanto, a bacteriemia por *V. vulnificus* também pode acometer indivíduos que apresentam distúrbios hematopoiéticos ou insuficiência renal crônica, pacientes em uso de medicamentos imunossupressores ou álcool ou (em casos raros) os que não apresentam doença subjacente conhecida. Depois de um período de incubação mediano de 16 horas, o paciente apresenta mal-estar, calafrios, febre e prostração. Cerca de um terço dos pacientes desenvolve hipotensão, frequentemente evidente na admissão. Na maioria dos casos, surgem manifestações cutâneas (em geral, aproximadamente 36 horas após o início) que acometem os membros (os membros inferiores mais do que os superiores). Em uma sequência comum, placas eritematosas são seguidas de equimoses, vesículas e bolhas. Com efeito, a sepse e as lesões cutâneas bolhosas hemorrágicas sugerem o diagnóstico nos contextos apropriados. A necrose e descamação também podem ser evidentes. Os exames de laboratório revelam leucopenia mais frequentemente do que leucocitose, trombocitopenia ou níveis elevados de produtos de degradação da fibrina. O *V. vulnificus* pode ser cultivado a partir de amostras de sangue ou de lesões cutâneas. A taxa de mortalidade aproxima-se de 50%, sendo a maioria das mortes causada por sepse descontrolada (Cap. 304). Por conseguinte, o tratamento imediato é de suma importância e deve incluir a administração empírica de antibióticos, desbridamento extenso e cuidados gerais de suporte. O *V. vulnificus* mostra-se sensível *in vitro* a diversos antibióticos, como a tetraciclina, as fluoroquinolonas e as cefalosporinas de terceira geração. Dados obtidos de modelos animais sugerem que uma fluoroquinolona ou a combinação de uma tetraciclina e uma cefalosporina de terceira geração devem ser utilizadas no tratamento da septicemia por *V. vulnificus*.

A infecção de tecidos moles associada com *V. vulnificus* pode complicar uma ferida recente ou antiga que entra em contato com água do mar; o paciente pode ou não apresentar doença subjacente. Depois de um curto período de incubação (4 horas a 4 dias; média de 12 horas), a doença começa com edema, eritema e (em muitos casos) dor intensa ao redor da ferida. Esses sinais e sintomas são seguidos de celulite, que se dissemina rapidamente e, algumas vezes, é acompanhada de lesões vesiculosas, bolhosas ou necróticas. Os eventos metastáticos são incomuns. A maioria dos pacientes apresenta febre e leucocitose. O *V. vulnificus* pode ser cultivado a partir de lesões cutâneas e, em certas ocasiões, do sangue. A terapia antibiótica imediata e o desbridamento costumam ser curativos.

V. alginolyticus Identificado pela primeira vez como patógeno de seres humanos em 1973, o *V. alginolyticus* provoca, em certas ocasiões, infecções nos olhos, nas orelhas e em feridas. Essa espécie é a mais tolerante ao sal entre os vibriões, podendo crescer em concentrações salinas > 10%. Os isolados clínicos provêm, em sua maioria, de feridas superinfectadas, as quais presumivelmente se tornaram contaminadas na praia. Apesar de sua variação quanto à gravidade, a infecção por *V. alginolyticus* não tende a ser grave e, em geral, responde de modo satisfatório à terapia antibiótica e drenagem. Foram descritos casos de otite externa, otite média e conjuntivite causados por esse patógeno. Em geral, o tratamento com tetraciclina resulta em cura. O *V. alginolyticus* constitui uma causa rara de bacteriemia em hospedeiros imunocomprometidos.

LEITURAS ADICIONAIS

Domman D et al: Integrated view of *Vibrio cholerae* in the Americas. Science 358:789, 2017.

Islam MS et al: Environmental reservoirs of *Vibrio cholera*. Vaccine 38(Suppl 1):A52, 2020.

Qadri F et al: Emergency deployment of oral cholera vaccine for the Rohingya in Bangladesh. Lancet 391:1877, 2018.

Qadri F et al: Efficacy of a single-dose regimen of inactivated whole-cell oral cholera vaccine: Results from 2 years of follow-up of a randomised trial. Lancet Infect Dis 18:666, 2018.

Weill FX et al: Genomic history of the seventh pandemic of cholera in Africa. Science 358:785, 2017.

World Health Organization: Cholera vaccines: WHO position paper. Wkly Epidemiol Rec 92:477, 2017.

169 Brucelose

Nicholas J. Beeching

DEFINIÇÃO

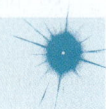

A brucelose é uma zoonose bacteriana transmitida de modo direto ou indireto aos seres humanos a partir de animais infectados, predominantemente ruminantes e suínos domesticados. A doença é conhecida coloquialmente como *febre ondulante* em razão de seu caráter remitente. Embora a brucelose se apresente comumente na forma de doença febril aguda, suas manifestações clínicas variam amplamente, podendo não haver sinais definitivos que indiquem o diagnóstico. Por conseguinte, o diagnóstico clínico em geral deve ser confirmado pelos resultados dos exames bacteriológicos e/ou sorológicos.

AGENTES ETIOLÓGICOS

A brucelose humana é causada por cepas de *Brucella*, um gênero de bactéria que anteriormente foi considerado, com base em análises genéticas, como uma única espécie, a *B. melitensis*, com diversas variantes biológicas com preferência por hospedeiros específicos. Esse ponto de vista foi questionado com base em diferenças detalhadas na estrutura cromossômica e na preferência por hospedeiros. Hoje, prefere-se a classificação tradicional em nomenclatura de espécies, tendo em vista essas diferenças e o fato de este esquema de classificação refletir estritamente os padrões epidemiológicos da infecção. O sistema de nomenclatura reconhece a *B. melitensis*, a causa mais comum de doença sintomática em seres humanos e cujas principais fontes são ovelhas, cabras e camelos; a *B. abortus*, geralmente adquirida de bovinos ou búfalos; a *B. suis*, em geral contraída a partir de suínos, mas com uma variante enzoótica em renas e caribus e outra em roedores; e a *B. canis*, adquirida com mais frequência de cães. A *B. ovis*, a qual causa doença reprodutiva em ovinos, não foi claramente implicada em doenças de humanos, embora raras infecções em humanos tenham sido relatadas com a *B. neotomae*, que é encontrada em roedores. Foram identificadas duas espécies relativamente novas, *B. ceti* e *B. pinnipedialis*, em mamíferos marinhos, incluindo focas e golfinhos. Pelo menos um caso de doença em humano adquirida em laboratório e causada por uma dessas espécies foi descrita, e vários casos naturais de infecção em humanos foram relatados. Como as infecções em mamíferos marinhos parecem ser disseminadas, talvez sejam identificados mais casos dessa zoonose em humanos. Outras espécies recentemente descritas incluem *B. microti*, isolada do rato do campo, *B. papionis*, isolada de babuínos, *B. vulpis*, isolada em raposas, e

B. inopinata, isolada de uma paciente com implante de mama. Outras novas cepas foram descritas com origem em diversas espécies, como sapos, morcegos e diversos roedores, e esse gênero provavelmente irá se expandir nos próximos anos. Além disso, é provável que a *Brucella* esteja estreitamente relacionada com o gênero *Ochrobactrum*, o qual inclui bactérias ambientais algumas vezes associadas a infecções oportunistas. Os estudos genômicos começam a esclarecer a via de evolução de bactérias de vida livre no solo para bactérias patógenas intracelulares altamente bem-sucedidas.

Todas as brucelas são pequenos bastonetes ou cocobacilos Gram-negativos não encapsulados e não esporulados. Elas têm crescimento aeróbio em meios à base de peptona, incubados a 37°C; o crescimento de alguns tipos é estimulado por CO_2 suplementar. *In vivo*, as brucelas comportam-se como parasitas intracelulares facultativos. Os microrganismos mostram-se sensíveis à luz solar, à radiação ionizante e ao calor moderado; são destruídos por fervura e pasteurização, porém são resistentes ao congelamento e ao ressecamento. A resistência ao ressecamento torna as brucelas estáveis na forma de aerossol, facilitando sua transmissão aérea. Os microrganismos podem sobreviver por períodos de até 2 meses em queijos de consistência macia fabricados com leite de cabra ou ovelha; durante pelo menos 6 semanas em solo seco contaminado com urina, secreção vaginal ou tecidos placentários ou fetais infectados; e durante pelo menos 6 meses em solo úmido ou esterco líquido mantido em condições frias e de escuridão. As brucelas são facilmente destruídas por uma ampla variedade de desinfetantes comuns utilizados em condições ideais, porém tendem a ser muito mais resistentes em baixas temperaturas ou na presença de contaminação orgânica maciça.

EPIDEMIOLOGIA

A brucelose é uma zoonose cuja ocorrência e controle estão estreitamente relacionados com sua prevalência em animais domesticados. Possui distribuição mundial, exceto pelos poucos países onde foi erradicada do reservatório animal. A verdadeira prevalência global da brucelose humana permanece desconhecida em razão de imprecisão no diagnóstico e inadequação dos sistemas de notificação e vigilância em muitos países. Recentemente, reconheceu-se a grande incidência da brucelose na Índia, Paquistão, Sri Lanka e algumas regiões da China e de casos importados para países na Oceania, como Fiji, e na Ásia, como Tailândia e Vietnã. Na Europa, a incidência de brucelose em um dado país é inversamente proporcional ao seu produto interno bruto, e, tanto em países desenvolvidos quanto em ambientes com menos recursos, a brucelose humana está relacionada com pobreza rural e acesso inadequado à atenção à saúde. A insuficiência de programa de controle sanitário em razão de conflitos ou por razões econômicas é outro fator que contribui para o aparecimento e reaparecimento da doença em alguns países do lado leste do Mediterrâneo.

Mesmo em ambientes com suficiência de recursos, a verdadeira incidência de brucelose em animais domésticos pode ser de 10 a 20 vezes superior aos dados relatados. A brucelose bovina foi alvo de programas de controle em muitas partes do mundo, tendo sido erradicada da população de bovinos na maior parte da Europa, Austrália, Nova Zelândia e Canadá, entre outros países. Sua incidência foi reduzida a um nível baixo nos Estados Unidos e na maioria dos países da Europa Ocidental, com um quadro variado em outras partes do mundo. Os esforços para erradicar a infecção pela *B. melitensis* dos rebanhos de ovelhas e cabras tiveram muito menos sucesso. Esses esforços contaram principalmente com os programas de vacinação, os quais tenderam a flutuar de acordo com as mudanças das condições econômicas e políticas. Em alguns países (p. ex., Israel), a *B. melitensis* provocou graves surtos no gado bovino. As infecções por *B. melitensis* ainda representam um grande problema de saúde pública nos países do Mediterrâneo; em países do oeste, centro e sul da Ásia; e em partes da África, assim como das Américas do Sul e Central. As infecções por *B. abortus* são comuns em comunidades criadoras de gado bovino em países africanos como Quênia e Uganda. A infecção de cães pela *B. canis* está presente na maioria dos países - a incidência parece estar aumentando na América do Norte e em vários países europeus, geralmente em associação com a importação de cães de uma região endêmica.

A brucelose humana costuma estar associada à exposição ocupacional ou doméstica a animais infectados ou produtos derivados desses animais. Os lavradores, pastores de ovelhas e cabras, veterinários e trabalhadores em matadouros e fábricas de processamento de carnes em áreas endêmicas sofrem exposição ocupacional à infecção. Os caçadores de porcos selvagens estão sob risco de infecção por *B. suis* em vários países, incluindo a Austrália. Os familiares de indivíduos envolvidos nos cuidados a animais podem correr risco, embora com frequência seja difícil diferenciar a infecção transmitida por alimentos da contaminação ambiental nessas circunstâncias. Os funcionários de laboratórios envolvidos na manipulação de culturas ou amostras infectadas também correm risco. Em geral, os viajantes e residentes de centros urbanos adquirem a infecção por meio do consumo de alimentos contaminados. Nos países que erradicaram a doença, os novos casos são mais comumente adquiridos no exterior. Os laticínios, em especial queijos de consistência macia, leite não pasteurizado e sorvete, constituem as fontes de infecção implicadas com maior frequência; a carne crua e a medula óssea podem constituir fontes de infecção em circunstâncias excepcionais. Foram relatadas infecções adquiridas por meio de tratamentos estéticos utilizando materiais de origem fetal. A transmissão interpessoal é extremamente rara, assim como a transmissão da infecção por meio de doação de sangue ou tecidos. Apesar de a brucelose ser uma infecção intracelular crônica, não há evidências de aumento da prevalência ou de gravidade entre indivíduos que apresentem infecção pelo vírus da imunodeficiência humana (HIV) ou imunodeficiência ou imunossupressão de outras etiologias.

A brucelose pode ser adquirida por ingestão, inalação ou exposição mucosa ou percutânea. A injeção ou ingestão acidental de cepas de vacinas vivas de *B. abortus* (S19 e RB51) e *B. melitensis* (Rev 1) pode causar doença. A *B. melitensis* e a *B. suis* foram desenvolvidas como armas biológicas por vários países, podendo ser utilizadas para bioterrorismo **(Cap. S3)**. Deve-se ter essa possibilidade em mente no evento de surtos súbitos e inexplicados.

IMUNIDADE E PATOGÊNESE

A exposição à brucelose desencadeia respostas imunes tanto humoral quanto celular. Presume-se que os mecanismos da imunidade protetora contra brucelose humana sejam semelhantes aos documentados em animais de laboratório, mas essas generalizações devem ser interpretadas com cautela. A resposta à infecção e seu desfecho são influenciados por virulência, fase e espécie da cepa infectante. Foram relatadas diferenças entre a *B. abortus* e a *B. suis* no modo de penetração celular, bem como na compartimentalização e no processamento subsequentes. Os anticorpos promovem a eliminação da brucelose extracelular por ação bactericida e a facilitação da fagocitose por fagócitos polimorfonucleares e mononucleares; entretanto, os anticorpos isoladamente são incapazes de erradicar a infecção. Os microrganismos capturados pelos macrófagos e por outras células podem estabelecer infecções intracelulares persistentes. A célula-alvo fundamental é o macrófago, e os mecanismos bacterianos para suprimir a destruição e a apoptose intracelulares resultam em populações intracelulares muito grandes. As bactérias opsonizadas são ativamente fagocitadas por granulócitos neutrofílicos e monócitos. Nessas, bem como em outros tipos de células, a fixação inicial ocorre por meio de receptores específicos, como Fc, C3, fibronectina e proteínas ligantes de manose. As bactérias opsonizadas – mas não as não opsonizadas – deflagram um surto oxidativo no interior dos fagócitos. As bactérias não opsonizadas são internalizadas por meio de receptores semelhantes, porém com eficiência bem menor. As cepas lisas penetram as células do hospedeiro via transporte de lipídeos. O lipopolissacarídeo (LPS) liso, a β-glicana cíclica e, possivelmente, uma proteína de ligação-invasão (IaIB) estão envolvidos nesse processo. O fator de necrose tumoral α (TNF-α), produzido precocemente no curso da infecção, estimula os linfócitos citotóxicos e ativa os macrófagos, que podem matar as brucelas intracelulares (talvez principalmente por meio da produção de reativos intermediários de nitrogênio e oxigênio) e eliminar a infecção. Entretanto, as células de *Brucella* virulentas podem suprimir a resposta ao TNF-α e, nessa situação, o controle da infecção depende da ativação dos macrófagos e das respostas do interferon-γ (IFN-γ). Citocinas, como a interleucina (IL) 12, estimulam a produção de IFN-γ, que desencadeia respostas do tipo T_H1 e ativa os macrófagos. Citocinas inflamatórias, como IL-4, IL-6 e IL-10, regulam para menos a resposta protetora. Como em outros tipos de infecção intracelular, supõe-se que a replicação inicial das brucelas ocorra no interior das células dos linfonodos que drenam o ponto de entrada. A disseminação hematogênica subsequente pode resultar em infecção crônica localizada em quase qualquer local, embora o sistema reticuloendotelial, os tecidos musculoesqueléticos e o sistema geniturinário sejam os alvos mais frequentes. Ocorrem respostas inflamatórias tanto agudas quanto crônicas na brucelose, e a reação tecidual local pode incluir a formação de granuloma com ou sem necrose e caseificação. Além disso, podem surgir abscessos, especialmente na infecção crônica localizada.

Os determinantes da patogenicidade da *Brucella* ainda não foram totalmente caracterizados, e os mecanismos subjacentes às manifestações da brucelose não estão inteiramente elucidados. O microrganismo é um patógeno "furtivo", cuja estratégia de sobrevida baseia-se em processos que evitem o desencadeamento de reações imunes inatas e que permitam sua sobrevida no interior de células monocíticas. Esses processos incluem a evasão da destruição intracelular pela restrição da fusão de vacúolos contendo *Brucella* dependentes do sistema de secreção tipo IV com os compartimentos lisossômicos, a inibição da apoptose de células mononucleares infectadas e o impedimento da maturação de células dendríticas, da apresentação de antígenos e da ativação de células T *naïve*. O LPS liso da *Brucella*, com uma composição incomum de cadeia O e lipídeo central, possui atividade relativamente baixa de endotoxina e desempenha um papel essencial na pirogenicidade, bem como na resistência à fagocitose e à destruição sérica no hospedeiro não imune. Além disso, acredita-se que o LPS possa desempenhar um papel na supressão da fusão fagossomo-lisossomo e no direcionamento das bactérias internalizadas para vacúolos localizados no retículo endoplasmático, onde ocorre replicação intracelular. Ainda não foram isoladas exotoxinas específicas, porém foi identificado um sistema de secreção tipo IV (VirB) que regula a sobrevida e o trânsito intracelulares. Na *B. abortus*, esse sistema pode ter ativação extracelular, ao passo que, na *B. suis*, ele é ativado (por pH baixo) apenas durante o crescimento intracelular. A seguir, as brucelas produzem proteínas estáveis em meio ácido, o que facilita a sobrevida dos microrganismos em fagossomos e pode aumentar sua resistência aos intermediários reativos de oxigênio. Um sistema de secreção tipo III, com base em modificação de estruturas do flagelo, também foi inferido, embora ainda não tenha sido confirmado. As brucelas virulentas mostram-se resistentes às defensinas e produzem uma Cu-Zn superóxido-dismutase que aumenta sua resistência a intermediários reativos de oxigênio. Uma proteína semelhante à hemolisina pode desencadear a liberação de brucelas das células infectadas.

CARACTERÍSTICAS CLÍNICAS

A brucelose quase sempre provoca febre, a qual pode estar associada à sudorese profusa, especialmente à noite. Nas áreas endêmicas, pode ser difícil distinguir entre a brucelose e as demais causas de febre. Entretanto, duas características identificadas no século XIX diferenciam a brucelose de outras febres tropicais, como a febre tifoide e a malária: (1) sem tratamento, a febre da brucelose mostra um padrão ondulante que persiste durante semanas antes do início de um período afebril que pode ser seguido por recaídas; e (2) a febre da brucelose está associada com sinais e sintomas musculoesqueléticos em cerca de metade dos pacientes.

As síndromes clínicas produzidas pelas diferentes espécies são semelhantes, porém a *B. melitensis* tende a estar associada a uma apresentação mais aguda e agressiva, enquanto a *B. suis* está associada à indução de abscessos focais. As infecções por *B. abortus* podem ter início mais insidioso e tendem a se tornar crônicas. As infecções por *B. canis* são geralmente consideradas como menos graves, mas, como as outras espécies, elas podem causar doença grave como a endocardite.

O período de incubação varia de 1 semana a vários meses, e o início da febre e de outros sintomas pode ser repentino ou insidioso. Além de febre e sudorese, os pacientes tornam-se cada vez mais apáticos e cansados, perdem o apetite e o peso e apresentam mialgia, cefaleia e calafrios inespecíficos. De modo global, o quadro clínico da brucelose frequentemente segue um de três padrões: doença febril, que se assemelha à febre tifoide, porém menos grave; febre e monoartrite aguda, que acomete o quadril ou o joelho, em crianças pequenas; e febre de longa duração, sofrimento e dor lombar ou no quadril em homens idosos. Em áreas endêmicas (p. ex., em grande parte do Oriente Médio), até que se prove o contrário, deve-se considerar como portador de brucelose o paciente com febre e dificuldade de caminhar até o ambulatório.

Os indícios diagnósticos na história do paciente incluem viagem para área endêmica, trabalho em laboratório de diagnóstico microbiológico, consumo de laticínios não pasteurizados (incluindo queijos macios), contato com animais, inoculação acidental com vacinas contra *Brucella* de uso veterinário e – na situação endêmica – história de doença semelhante na família (documentada em quase 50% dos casos). Na maioria dos pacientes, há manifestações focais. As mais comuns consistem em dor musculoesquelética e achados físicos no esqueleto periférico e axial (cerca de 40% dos casos). A osteomielite costuma acometer mais as vértebras torácicas inferiores e lombares do que as colunas cervical e torácica superior. As articulações mais frequentemente acometidas por artrite séptica são joelho, quadril, sacroilíaca, ombro e articulação esternoclavicular; o padrão pode ser de monoartrite ou poliartrite. A osteomielite também pode acompanhar a artrite séptica.

TABELA 169-1 ■ Radiologia da coluna vertebral: diferenças entre brucelose e tuberculose

	Brucelose	Tuberculose
Local	Lombar e outros	Dorsolombar
Vértebras	Múltiplas ou contíguas	Contíguas
Discite	Tardia	Precoce
Corpo	Intacto até um estágio tardio	Perda precoce da morfologia
Compressão do canal	Raras	Comum
Epifisite	Anterossuperior	Geral: regiões discais superior e inferior, central, subperióstea
Osteófito	Anterolateral (bico de papagaio)	Incomum
Deformidade	Acunhamento incomum	Cunha anterior, giba
Recuperação	Esclerose, todo o corpo vertebral	Variável
Abscesso paravertebral	Pequeno, bem localizado	Comum e perda isolada, processo transverso
Abscesso do psoas	Raro	Maior probabilidade

Além das causas usuais de osteomielite vertebral ou artrite séptica, o diagnóstico diferencial mais importante é a tuberculose. Esse aspecto influencia a abordagem terapêutica, bem como o prognóstico, uma vez que vários agentes antimicrobianos utilizados no tratamento da brucelose também são prescritos para o tratamento da tuberculose. A artrite séptica na brucelose evolui lentamente, começando com pequenas erosões pericapsulares. Nas vértebras, as erosões anteriores da lâmina terminal superior são as primeiras características a se tornarem evidentes, com eventual comprometimento e esclerose de toda a vértebra. Por fim, surgem osteófitos anteriores, mas a destruição vertebral ou a invasão da medula espinal são raras e, em geral, sugerem tuberculose (Tab. 169-1).

Outros sistemas podem ser acometidos de modo semelhante à febre tifoide. Cerca de um quarto dos pacientes apresenta tosse seca, em geral com poucas alterações visíveis na radiografia de tórax, embora possam ocorrer pneumonia, empiema, adenopatia intratorácica ou abscesso pulmonar. As culturas de escarro ou de derrame pleural raramente são positivas nesses casos, os quais respondem bem ao tratamento padrão para brucelose. Em um quarto dos pacientes, observa-se hepatoesplenomegalia, e 10 a 20% apresentam linfadenopatia significativa. O diagnóstico diferencial inclui quadros semelhantes ao da febre glandular, como o causado por vírus Epstein-Barr, *Toxoplasma*, citomegalovírus, HIV ou *Mycobacterium tuberculosis*. Até 10% dos homens apresentam epididimorquite aguda, a qual deve ser diferenciada da causada pela caxumba ou decorrente de problemas cirúrgicos, como a torção. Podem ocorrer prostatite, inflamação das vesículas seminais, salpingite e pielonefrite. Há maior incidência de perda fetal entre mulheres grávidas infectadas, embora não tenha sido descrita teratogenicidade e a tendência a abortos seja muito menos evidente em seres humanos do que nos animais de fazenda.

O comprometimento neurológico é comum, com depressão e letargia, cuja gravidade talvez não seja totalmente percebida pelo paciente ou pelo médico até depois do tratamento. Uma pequena proporção de pacientes se apresenta com meningoencefalite linfocitária, cujo quadro é semelhante ao de neurotuberculose, leptospirose atípica ou distúrbios não infecciosos, podendo ser complicada por abscessos intracerebrais, diversos déficits de nervos cranianos ou ruptura de aneurismas micóticos.

Ocorre endocardite em cerca de 1% dos casos, comprometendo, com maior frequência, a valva aórtica (natural ou prótese). Qualquer local do corpo pode estar envolvido com formação de abscessos metastáticos ou inflamação; as mamas femininas e a glândula tireoide são acometidas de forma particularmente frequente. Exantemas maculopapulares inespecíficos e outras manifestações cutâneas são incomuns e, quando ocorrem, raramente são percebidos pelo paciente.

DIAGNÓSTICO

Como o quadro clínico de brucelose não é característico, o diagnóstico deve basear-se em história de possível exposição, apresentação clínica compatível com a doença e achados laboratoriais que a confirmem. Em geral, os resultados dos exames bioquímicos de rotina estão dentro dos limites normais, embora os níveis séricos das enzimas hepáticas e da bilirrubina possam estar elevados. As contagens de leucócitos do sangue periférico geralmente estão normais ou baixas, com linfocitose relativa. É possível haver anemia leve. Podem ocorrer trombocitopenia e coagulação intravascular disseminada, com níveis elevados de produtos da degradação do fibrinogênio. A velocidade de hemossedimentação e os níveis de proteína C-reativa costumam estar normais, mas podem estar elevados.

Nos líquidos corporais, como o cerebrospinal (LCS) ou o articular, a linfocitose e a presença de baixos níveis de glicose são a regra. Níveis elevados de adenosina-desaminase no LCS não podem ser utilizados para diagnosticar meningite tuberculosa, visto que também podem ser encontrados na brucelose. As amostras de biópsia de tecidos, como linfonodos ou fígado, podem revelar granulomas não caseosos sem bacilos álcool-ácido-resistentes. As características radiológicas da doença óssea ocorrem tardiamente e são muito mais sutis do que as da tuberculose ou da artrite séptica de outras etiologias, com menos destruição óssea e articular. A cintilografia com isótopos é mais sensível do que a radiografia simples e continua fornecendo resultados positivos muito tempo após o tratamento bem-sucedido.

O isolamento de brucelas em sangue, LCS, medula óssea ou líquido articular ou de aspirado de tecido ou amostra de biópsia é definitivo, sendo que as tentativas de isolamento são bem-sucedidas em 50 a 70% dos casos. As hemoculturas com o uso de sistemas de sinalização modernos não radiométricos ou semelhantes (p. ex., Bactec) geralmente ficam positivas dentro de 7 dias. Os médicos devem alertar o laboratório para a possibilidade de brucelose se houver a suspeita, pois todas as culturas devem ser manuseadas com os cuidados apropriados para patógenos perigosos. As espécies de *Brucella* podem ser identificadas erroneamente como *Agrobacterium*, *Ochrobactrum* ou *Psychrobacter* (*Moraxella*) *phenylpyruvicus* pelas tiras de identificação de balcão comumente utilizadas no laboratório de diagnóstico. Nos últimos anos, a espectrometria de massa por ionização e dessorção a *laser* assistida por matriz – *time of flight* (MALDI-TOF MS) surgiu como uma ferramenta poderosa para identificação de bactérias. A homogeneidade relativa das espécies clássicas de *Brucella* dificulta a identificação além do gênero, embora aprimoramentos complementares talvez venham a facilitar a discriminação das espécies, particularmente em laboratórios de referência. O papel dessa técnica na rotina prática diagnóstica dependerá de novos aprimoramentos. Até então, os autores conhecem casos em que isolados em hemoculturas foram incorretamente identificados utilizando MALDI-TOF MS.

A reação em cadeia da polimerase (PCR) no sangue periférico possui enorme potencial para detectar a presença de bacteriemia, prever a ocorrência de recidiva e excluir "brucelose crônica". Esse método é provavelmente mais sensível e, certamente, mais rápido que a hemocultura, e não está associado ao risco biológico imposto pela cultura. Na atualidade, as técnicas de amplificação de ácido nucleico já são amplamente utilizadas, embora não se tenha adotado nenhum procedimento padronizado. Os *primers* para a região separadora entre os genes que codificam os RNAs ribossômicos 16S e 23S (*rrs-rrl*), diversos genes que codificam proteínas da membrana externa, a sequência de inserção *IS711* e a proteína *BCSP31* são sensíveis e específicos. O sangue e outros tecidos são as amostras mais apropriadas para análise. A significância clínica de uma positividade prolongada da PCR, comumente vista no sangue após o tratamento bem-sucedido, ainda é controversa.

O exame sorológico frequentemente fornece os únicos achados laboratoriais positivos na brucelose. Na infecção aguda, os anticorpos imunoglobulina M (IgM) surgem no início e são seguidos por IgG e IgA. Todos esses anticorpos são ativos nos testes de aglutinação, sejam realizados por métodos de tubo, placa ou microaglutinação. A maioria dos pacientes apresenta aglutininas detectáveis nesse estágio. Com a evolução da doença, os níveis de IgM declinam e ocorre mudança na avidez e na distribuição das subclasses de IgG e IgA. O resultado consiste em títulos reduzidos ou indetectáveis de aglutininas. Entretanto, os anticorpos são detectáveis por testes alternativos, como o teste de fixação do complemento, o teste de antiglobulina de Coombs e o imunoensaio enzimático. Não existe nenhum valor de corte (*cutoff*) bem definido para um título diagnóstico. Com efeito, os resultados sorológicos devem ser interpretados no contexto da história de exposição e do quadro clínico. Em áreas endêmicas ou em situações de possível exposição ocupacional, títulos de aglutinina de 1:320 a 1:640 ou mais são considerados diagnósticos; em áreas não endêmicas, um título ≥ 1:160 é considerado significativo. A repetição do teste depois de 2 a 4 semanas pode demonstrar a elevação dos títulos.

Na maioria dos centros, o teste padrão de aglutinação (ou derivados como o teste de microaglutinação) ainda se baseia no diagnóstico sorológico. No contexto endêmico, mais de 90% dos pacientes com bacteriemia aguda apresentam títulos no teste de aglutinação padrão de no mínimo 1:320 no momento da apresentação inicial. Alguns investigadores confiam no teste de Rosa Bengal, o qual foi apenas parcialmente validado para uso diagnóstico em humanos, mas pode ser usado para triagem. Foram desenvolvidos exames com tiras reagentes para IgM anti-*Brucella*, mas são pouco utilizados. Outros testes para uso próximo ao paciente ou no local do atendimento ainda estão em estágio de desenvolvimento.

O anticorpo contra a cadeia O do LPS de *Brucella* – o antígeno dominante – é detectado por todos os testes convencionais que empregam células lisas de *B. abortus* como antígeno. Como a *B. abortus* apresenta reação cruzada com a *B. melitensis* e a *B. suis*, não há vantagem na replicação de testes com esses antígenos. Também ocorrem reações cruzadas com as cadeias O de algumas outras bactérias Gram-negativas, como *Yersinia enterocolitica* O:9, *Escherichia coli* O157, *Francisella tularensis*, *Salmonella enterica* do grupo N, *Stenotrophomonas maltophilia* e *Vibrio cholerae*. Não há reações cruzadas com os antígenos de superfície celular das cepas rugosas de *Brucella*, como a *B. canis* ou a *B. ovis*; os testes sorológicos para essas espécies devem empregar um antígeno preparado a partir de cada uma delas. Da mesma forma, a vacina com microrganismos vivos da cepa RB51 da *B. abortus* não induziu reação de anticorpos nos testes sorológicos que utilizam antígenos lisos, e esse fato deve ser levado em consideração caso sejam empregados testes sorológicos na tentativa de identificar ou acompanhar o curso de infecções em indivíduos acidentalmente expostos à vacina.

TRATAMENTO

Brucelose

Os objetivos gerais da terapia antimicrobiana são tratar e aliviar os sintomas da infecção atual e prevenir recidivas. As apresentações focais da doença podem exigir intervenção específica, além de terapia antibiótica personalizada e mais prolongada. Além disso, a tuberculose deve ser sempre excluída, ou – para impedir o desenvolvimento de resistência – o tratamento deve ser individualizado para excluir especificamente os fármacos ativos contra tuberculose (p. ex., rifampicina utilizada isoladamente) ou para incluir um esquema antituberculose completo.

A experiência inicial de monoterapia com estreptomicina mostrou que era comum a ocorrência de recidiva; por conseguinte, a terapia dupla com tetraciclinas tornou-se a norma. Essa ainda é a combinação mais efetiva; entretanto, podem-se utilizar alternativas, e as opções dependem das políticas locais ou nacionais sobre o uso de rifampicina no tratamento de infecções não causadas por micobactérias. Quanto aos diversos agentes antimicrobianos ativos *in vivo*, geralmente é possível predizer sua eficácia por meio de testes *in vitro*. Todavia, numerosas cepas de *Brucella* apresentam sensibilidade *in vitro* a uma ampla variedade de agentes antimicrobianos que são terapeuticamente ineficazes, incluindo β-lactâmicos variados. Além disso, o uso de fluoroquinolonas continua controverso apesar da boa atividade *in vitro* e penetração da maioria dos agentes dessa classe nos leucócitos. O pH intravacuolar baixo constitui, provavelmente, um fator que influencia o baixo desempenho desses fármacos.

Para adultos com brucelose não focal aguda (duração < 1 mês), é necessário um ciclo de 6 semanas de tratamento, incluindo pelo menos dois agentes antimicrobianos. A doença complexa ou focal pode requerer ≥ 3 meses de tratamento. A adesão do paciente ao esquema terapêutico é muito importante, e a falta de adesão ao tratamento está por trás de quase todos os casos de fracasso terapêutico evidente; essa falha raramente decorre do aparecimento de resistência ao fármaco, embora tenha sido relatada resistência crescente ao sulfametoxazol-trimetoprima (SMX-TMP) em um dos centros de tratamento. Há boas evidências retrospectivas de que o ciclo com dois agentes por 3 semanas é tão efetivo quanto o de 6 semanas para tratamento e prevenção de recidivas em crianças; todavia, esse dado ainda não foi investigado em estudos prospectivos.

O padrão-ouro para tratamento da brucelose em adultos consiste em estreptomicina intramuscular (0,75-1 g/dia, durante 14-21 dias), juntamente com doxiciclina (100 mg, 2×/dia durante 6 semanas). Em ensaios clínicos e em estudos observacionais, esse tratamento é seguido de recidiva em 5 a 10% dos casos. O esquema alternativo usual (e a recomendação atual da Organização Mundial da Saúde) consiste em rifampicina (600-900 mg/dia) mais doxiciclina (100 mg, 2×/dia) durante 6 semanas. Em condições de ensaio clínico, a taxa de recidiva/falha é de cerca de 10%, mas aumenta para > 20% em muitas situações fora do ambiente dos ensaios clínicos, possivelmente porque os níveis de doxiciclina são reduzidos e as taxas de depuração aumentadas com a administração concomitante de rifampicina. Os pacientes que não consigam tolerar ou tenham contraindicação para administração de tetraciclinas (crianças, mulheres grávidas) podem ser tratados com altas doses de SMX-TMP (2 ou 3 comprimidos de concentração padrão, 2×/dia para adultos, dependendo do peso).

Evidências crescentes corroboram o uso de um aminoglicosídeo como a gentamicina (5-6 mg/kg/dia durante no mínimo 2 semanas) no lugar da estreptomicina. Ciclos mais curtos foram associados a taxas elevadas de falha em adultos. Um ciclo de 5 a 7 dias de tratamento com gentamicina e um ciclo de 3 semanas de SMX-TMP podem ser suficientes para crianças com doença não complicada, porém ainda são necessários ensaios clínicos prospectivos para confirmar essa recomendação. A experiência inicial com monoterapia de fluoroquinolona foi desanimadora, embora tenha sido sugerido que o uso de ofloxacino, ou de ciprofloxacino, associado à rifampicina durante 6 semanas seria uma alternativa aceitável aos outros esquemas de 6 semanas para adultos. Uma metanálise substancial não sustentou o uso de fluoroquinolonas em esquemas de tratamento de primeira linha, e esses fármacos não foram recomendados por um grupo de consenso de especialistas (o Ioannina Recommendations), exceto no contexto de ensaios clínicos bem planejados. Entretanto, uma metanálise mais recente foi mais favorável à eficácia desses agentes, e um ensaio prospectivo com força estatística suficiente será necessário para definir seu papel na terapia combinada padrão. Em uma metanálise, um esquema tríplice – doxiciclina e rifampicina combinadas com um ciclo inicial com aminoglicosídeo – mostrou-se superior ao esquema de dois fármacos. O esquema tríplice deve ser considerado para todos os pacientes com doença complicada, bem como para aqueles cuja adesão ao tratamento tende a ser problemática.

A doença neurológica significativa causada por espécies de *Brucella* requer tratamento prolongado (i.e., 3-6 meses), geralmente com suplementação do esquema padrão com ceftriaxona. A endocardite decorrente de *Brucella* é tratada com pelo menos três fármacos (um aminoglicosídeo, uma tetraciclina e rifampicina), e muitos especialistas acrescentam a ceftriaxona e/ou uma fluoroquinolona para reduzir a necessidade de substituição valvar. O tratamento costuma ser mantido por pelo menos 4-6 meses, sendo, com frequência, difícil definir os parâmetros finais de avaliação clínica para sua interrupção. A cirurgia ainda é necessária na maioria dos casos de infecção de próteses de valvas cardíacas e próteses articulares.

Não há evidências para orientar a profilaxia após exposição a espécies de *Brucella* (p. ex., no laboratório), imunização inadvertida com vacina viva para uso em animais ou exposição a brucelas liberadas deliberadamente. A maioria das autoridades tem recomendado a administração de rifampicina mais doxiciclina durante 3 semanas após exposição de baixo risco (p. ex., acidente laboratorial inespecífico) e durante 6 semanas após exposição significativa a aerossol ou material injetado. Entretanto, esses esquemas não são bem tolerados, podendo ser substituídos pela monoterapia com doxiciclina com a mesma duração (atualmente, a monoterapia é a recomendação padrão no Reino Unido, mas não nos Estados Unidos). A rifampicina deve ser omitida após a exposição à cepa vacinal RB51, a qual é resistente à rifampicina, sendo substituída por outro agente como o SMX-TMP em combinação com a doxiciclina. Após exposição significativa à brucelose, aconselha-se solicitar o parecer de um especialista para pacientes que estejam (ou possam estar) grávidas.

PROGNÓSTICO E ACOMPANHAMENTO

Ocorre recidiva em até 30% dos pacientes com baixa adesão ao tratamento. Por conseguinte, o ideal é acompanhar os pacientes clinicamente por um período de até 2 anos para detectar recidiva, que responde a um ciclo prolongado do mesmo tratamento utilizado inicialmente. Bem-estar geral e peso corporal do paciente são indicadores mais úteis do que a sorologia para ausência de recidiva. Os níveis de anticorpos IgG detectados com teste de aglutinação padrão e suas variantes podem se manter na faixa diagnóstica por > 2 anos após tratamento bem-sucedido. Os títulos de fixação do complemento costumam cair para níveis normais cerca de 1 ano após a cura. A imunidade não é permanente; os pacientes podem ser reinfectados com nova exposição. Menos de 1% dos pacientes morrem de brucelose. Quando o desfecho é fatal, a morte geralmente ocorre em consequência de comprometimento cardíaco; mais raramente, resulta de doença neurológica grave. Apesar da baixa taxa de mortalidade, a recuperação do paciente com brucelose é lenta, e a doença pode causar inatividade prolongada com consequências domésticas e econômicas.

A existência de um estado crônico prolongado da brucelose após tratamento bem-sucedido permanece controversa. Para a avaliação dos pacientes nos quais se esteja considerando a hipótese desse estado (frequentemente pacientes com exposição ocupacional a brucelas), há necessidade de excluir cuidadosamente as possibilidades de simulação, síndrome de fadiga crônica inespecífica e outras causas de sudorese excessiva, como alcoolismo e obesidade. No futuro, a disponibilidade de ensaios mais sensíveis para detectar o antígeno ou o DNA de *Brucella* poderá ajudar a identificar os pacientes com infecção ativa.

PREVENÇÃO

As vacinas à base de cepas vivas atenuadas de *Brucella*, como a cepa 19BA ou 104M de *B. abortus*, têm sido utilizadas em alguns países para proteger as populações de alto risco; entretanto, tais vacinas demonstraram eficácia apenas em curto prazo e elevada reatogenicidade. Foram desenvolvidas vacinas com subunidades; entretanto, seu valor é incerto, e, no momento atual, seu uso não pode ser recomendado. As pesquisas nessa área foram estimuladas pelo interesse na biodefesa (Cap. S3) e podem resultar em novos produtos. O princípio básico da prevenção veterinária reside no compromisso nacional com testagem e abate dos rebanhos infectados (com indenização aos proprietários dos animais), controle do deslocamento de animais e imunização ativa dos rebanhos. Essas medidas geralmente são suficientes para controlar a doença em seres humanos. Na sua ausência, a pasteurização dos laticínios antes do consumo é suficiente para prevenir a transmissão não ocupacional dos animais para os seres humanos. Todos os casos de brucelose em animais e seres humanos devem ser notificados às autoridades competentes de saúde pública.

LEITURAS ADICIONAIS

Ariza J et al: Perspectives for the treatment of brucellosis in the 21st century: The Ioannina recommendations. PLoS Med 4:e317, 2007.

Beeching NJ et al: Brucellosis. BMJ Best Practice, 2019. *https://bestpractice.bmj.com/topics/en-us/911*.

Centers for Disease Control and Prevention: Brucellosis. *https://www.cdc.gov/brucellosis/index.html*.

Dean AS et al: Clinical manifestations of human brucellosis: a systematic review and metaanalysis. PLoS Negl Trop Dis 6:e1929, 2012.

Norman FF et al: Imported brucellosis: a case series and literature review. Travel Med Infect Dis 14:182, 2016.

Yagupsky P et al: Laboratory diagnosis of human brucellosis. Clin Microbiol Rev 33:e00073, 2019.

170 Tularemia

Max Maurin, Didier Raoult

DEFINIÇÃO

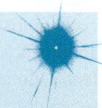

A tularemia é uma zoonose causada pela bactéria Gram-negativa facultativa intracelular *Francisella tularensis*. Este microrganismo foi isolado pela primeira vez em 1911 por McCoy e Chapin em roedores em Tulare, Califórnia, nos Estados Unidos, e depois em seres humanos em 1914, por Wherry e Lamb. Devido à evolução taxonômica, apenas duas subespécies de *F. tularensis* estão atualmente associadas com a tularemia: *F. tularensis* subespécie *tularensis* e *F. tularensis* subespécie *holarctica*, que são responsáveis pelas tularemias tipo A e tipo B, respectivamente. Essas duas subespécies são patógenos humanos altamente virulentos que pertencem à categoria A de potenciais agentes de ameaça biológica, conforme a definição do Centers for Disease Control and Prevention (CDC).

ESPÉCIES, SUBESPÉCIES E CLADOS DE *FRANCISELLA*

O gênero *Francisella* atualmente abrange sete espécies. *Francisella tularensis* se divide em quatro subespécies: *F. tularensis* subespécie *tularensis* (tipo A); *F. tularensis* subespécie *holarctica* (tipo B); *F. tularensis* subespécie *mediasiatica*, restrita à Ásia Central e à Rússia, mas nunca associada à doença de seres humanos; e *F. tularensis* subespécie *novicida*, uma bactéria aquática e um raro patógeno humano oportunista. Métodos moleculares (especialmente aqueles baseados no sequenciamento do genoma completo) têm permitido a caracterização de um grande número de genótipos de *F. tularensis*, os quais são divididos em clados e subclados. Os principais clados são A1 (dividido em A1a e A1b) e A2 para as cepas tipo A, e B4, B6, B12 e B16 para as cepas tipo B. Esses clados variam em termos de distribuição geográfica, virulência e resistência aos macrolídeos; as cepas do clado B12 são naturalmente muito resistentes à eritromicina.

EPIDEMIOLOGIA

DISTRIBUIÇÃO GEOGRÁFICA

As regiões endêmicas para tularemia são principalmente distribuídas no Hemisfério Norte (Fig. 170-1). Casos de tularemia humana são descritos na América do Norte (Estados Unidos, Canadá e parte da América Central), na Ásia (Japão, China, Mongólia, Rússia, Paquistão, Turquia, Irã, Casaquistão, Geórgia, Armênia e Azerbaijão) e na Europa (quase todos os países com exceção de Islândia, Irlanda, Reino Unido, Portugal e os países do sul dos Bálcãs). As cepas do tipo A são classicamente restritas à América do Norte, embora algumas cepas (provavelmente cepas de laboratório importadas) tenham sido detectadas em artrópodes na Eslováquia. As cepas do tipo B são classicamente encontradas em todo o Hemisfério Norte, mas também têm sido detectadas no sul da Austrália. Nos Estados Unidos, os casos de tularemia humana predominam nos estados do sul e centrais (especialmente, em ordem descendente de incidência, Arkansas, Oklahoma, Dakota do Sul, Kansas, Missouri, Dakota do Norte e Nebraska) e, em menor grau, nos estados do leste (principalmente Massachusetts e Martha's Vineyard) e nos estados do oeste (especialmente Califórnia, Oregon e Montana).

Há uma distribuição geográfica específica, complexa e sobreposta entre clados e subclados de *F. tularensis* (Fig. 170-1). O clado A1 é encontrado em toda a América do Norte, enquanto o clado A2 está restrito aos estados do oeste dos Estados Unidos. O clado B4 predomina na América do Norte, mas também foi detectado na Escandinávia, na Alemanha e no oeste da China. O clado B6 está disseminado por toda a Europa Ocidental (com predomínio do subclado B44), mas também na Europa Central, na Escandinávia e na América do Norte. O clado B12 tem sido encontrado principalmente na Europa Oriental, na Escandinávia e na Ásia (p. ex., Rússia e China). Por fim, o clado B16 está atualmente restrito a Japão, Turquia, Austrália e oeste da China.

RESERVATÓRIOS E MODOS DE TRANSMISSÃO

Francisella tularensis pode infectar uma ampla gama de mamíferos, pássaros, anfíbios, répteis e peixes, fazendo muitas dessas espécies de vertebrados desenvolverem infecções graves e muitas vezes fatais. Como esse microrganismo pode infectar tantas espécies animais, o real reservatório animal de *F. tularensis* não é conhecido. Porém, pequenos roedores terrestres e semiaquáticos (incluindo camundongos, gerbos, castores, lêmingues e ratos-do-mato) e lagomorfos (lebres e coelhos) são as fontes animais predominantes para os casos de tularemia humana.

Alguns artrópodes conseguem transmitir *F. tularensis* entre as espécies animais, incluindo de animais para seres humanos. Os carrapatos Ixodidae são os vetores primários da tularemia e também podem representar um reservatório devido à transmissão transestadial de *F. tularensis*. Os mosquitos (especialmente as espécies de *Aedes*) são os vetores desse microrganismo na Suécia e na Finlândia. Outros artrópodes que se alimentam de sangue (especialmente os tabanídeos) também podem transmitir a tularemia em áreas restritas. *Francisella tularensis* sobrevive por semanas a meses em ambientes de água ou solo contaminado, o que possivelmente representa outros reservatórios naturais para essa bactéria.

Os modos de transmissão de *F. tularensis* para seres humanos variam, o que reflete a natureza onipresente desse micróbio. Um modo de infecção comum é o contato direto com animais infectados ou, menos frequentemente, por meio de mordeduras de animais. Os lagomorfos e outros animais de caça e pequenos roedores estão mais frequentemente envolvidos. Os animais domésticos, especialmente cães e gatos, são algumas vezes envolvidos na transmissão para seres humanos ou como receptores do micróbio a partir de animais selvagens. A tularemia também pode ser adquirida pelo consumo de alimentos (especialmente a partir de carnes de caça) ou água (geralmente água não potável de poços ou nascentes) contaminados. Os casos de tularemia transmitidos por artrópodes ocorrem principalmente por meio de picadas de carrapato, com exceção da Suécia e da Finlândia, onde os mosquitos são os vetores primários. As infecções humanas também ocorrem pelo contato com ambientes de solo ou água contaminados ou pela inalação de poeira contaminada.

EXPOSIÇÕES E POPULAÇÕES DE RISCO

Nas regiões endêmicas, as pessoas de maior risco para tularemia são aquelas frequentemente expostas a animais selvagens, picadas de artrópodes (principalmente de carrapato) e ambientes hidrotelúricos contaminados.

Risco ocupacional A tularemia é reconhecida como doença ocupacional na maioria das regiões endêmicas. Os grupos ocupacionais de alto risco incluem criadores, fazendeiros, veterinários, controladores de caças, guardas

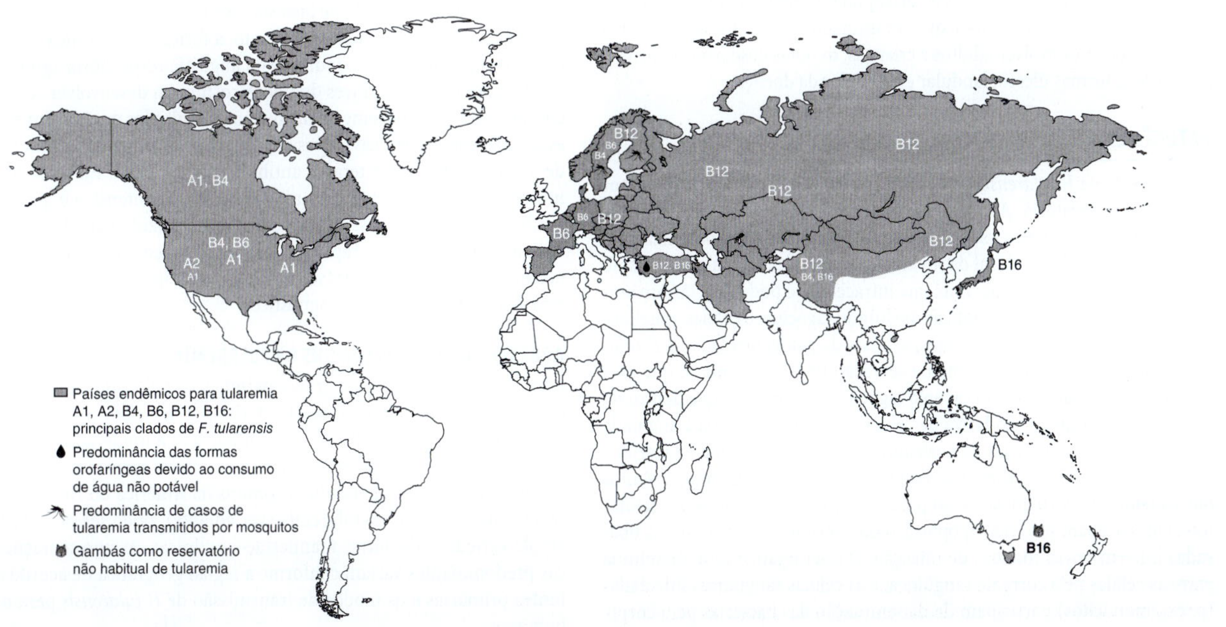

FIGURA 170-1 Distribuição global dos casos relatados (ou fortemente suspeitos) de tularemia humana autóctones. São mostrados os principais clados detectados em regiões específicas – A1, A2, B4, B6, B12 e B16. Na maioria dos países, as regiões endêmicas reais são pouco definidas. A distribuição real dos clados e dos subclados é complexa e mostra sobreposição. Lagomorfos, pequenos roedores e carrapatos são a fonte primária dos casos de tularemia humana, com exceção das situações específicas indicadas.

florestais, paisagistas, caçadores, tingidores de couro, funcionários de abatedouros, derretedores de banha, empregados de jardins zoológicos, açougueiros que manuseiam carnes de caça, militares (especialmente durante o treinamento com obstáculos) e equipes de laboratórios que manuseiam culturas de *F. tularensis*.

Risco associado ao lazer As atividades de lazer potencialmente associadas com a exposição a *F. tularensis* incluem a caça, o uso de armadilhas, a jardinagem, cortar grama, a exploração de cânions, a pesca ou a natação em água doce contaminada e caminhar ou andar de bicicleta em florestas ou áreas infestadas com carrapatos. Ter animais de estimação que podem ser portadores de *F. tularensis* (especialmente animais incomuns como cães-de-pradaria) também é um fator de risco.

Populações de risco e variações sazonais A população de maior risco varia conforme a região geográfica e o modo de contaminação predominante. Quando as infecções ocorrem por meio de contato com a fauna silvestre e picadas de carrapato, os homens de meia-idade que vivem em áreas rurais estão mais frequentemente envolvidos. A contaminação relacionada a caças geralmente ocorre durante as estações de caça (outono e inverno), enquanto os casos de tularemia transmitidos por carrapatos são mais frequentes durante as estações quentes. As infecções causadas pelo consumo de água contaminada ocorrem durante o ano todo e envolvem homens, mulheres e crianças. Os casos de tularemia transmitidos por mosquitos predominam durante a estação quente em adultos e crianças na Escandinávia.

CICLOS NATURAIS DE *F. TULARENSIS*

Os aspectos clínicos e epidemiológicos altamente variáveis da tularemia em diferentes regiões geográficas sugerem vários ciclos naturais para *F. tularensis*. Esses ciclos provavelmente variam conforme os reservatórios animais predominantes, os vetores artrópodes, as condições climáticas e as espécies e linhagens de *F. tularensis*. Porém, foi sugerido que dois ciclos explicam a manutenção espaço-temporal da tularemia. No ciclo *terrestre*, considera-se que lagomorfos, roedores terrestres e carrapatos estão primariamente envolvidos. As infecções humanas ocorrem principalmente por meio de contato com a fauna silvestre terrestre e por picadas de carrapatos. O ciclo se caracteriza por casos esporádicos de tularemia na população mais exposta (geralmente homens de meia-idade), com predomínio das formas ulceroglandular e glandular. No ciclo *aquático*, roedores semiaquáticos e o ambiente aquático têm papel significativo. Na Turquia, a maioria dos pacientes é infectada pelo consumo de água não potável (especialmente água de nascentes). Têm ocorrido surtos de tularemia transmitida pela água envolvendo adultos e crianças, com predomínio das formas orofaríngeas. Na Suécia e na Finlândia, predominam os casos de tularemia transmitidos por mosquitos. É provável que esses artrópodes se infectem durante seu ciclo larval em ambientes aquáticos contaminados. Os surtos de tularemia podem recorrer e envolver adultos e crianças, os quais desenvolvem principalmente as formas ulceroglandular e glandular da doença.

PATOGÊNESE

A inoculação de *F. tularensis* pode ocorrer pela pele, pela conjuntiva e por via oral ou respiratória. Após um curto período de incubação (geralmente 3-5 dias), os pacientes experimentam uma doença tipo influenza com sintomas localizados no local da invasão tecidual inicial. O microrganismo sobrevive principalmente no ambiente intracelular e pode infectar um amplo espectro de células eucarióticas, incluindo fagócitos e células epiteliais. Após a fagocitose pelos macrófagos, as ilhas de patogenicidade de *F. tularensis* que codificam um sistema de secreção tipo VI permitem que essa bactéria saia rapidamente do vacúolo fagocítico e se multiplique dentro do citoplasma. A resposta oxidativa da célula fagocítica infectada é atenuada e adiada, em parte por causa da estrutura específica do lipopolissacarídeo de *F. tularensis*, a qual escapa dos receptores Toll do sistema imune. Muitos outros fatores de virulência foram parcialmente caracterizados. As células infectadas acabam sofrendo apoptose, o que permite que as bactérias liberadas iniciem novas rodadas de infecção. O microrganismo se dissemina entre as células pela corrente sanguínea, e as células sanguíneas infectadas (p. ex., monócitos) participam da disseminação das bactérias pelo corpo. Algumas poucas bactérias são suficientes para induzir uma infecção grave, resultando na morte do paciente em questão de dias no caso das cepas mais virulentas de *F. tularensis*. Porém, com maior frequência a infecção é controlada pelas respostas imunes humorais e celulares.

Os órgãos inicialmente infectados – e, assim, as manifestações clínicas iniciais – dependem da via de infecção. A infecção pela pele resulta em uma lesão no local de inoculação e no desenvolvimento de linfadenopatia regional em questão de dias. A inoculação conjuntival leva à conjuntivite com linfadenopatia local. A via oral de infecção se manifesta como faringite com linfadenopatia cervical, mas o envolvimento intestinal pode algumas vezes levar à enterite e, em outras, ao envolvimento de órgãos intra-abdominais. A inalação de um aerossol contaminado pode resultar em pneumonia aguda, subaguda ou crônica. Todas essas infecções localizadas podem levar à bacteriemia por *F. tularensis* (daí o termo *tularemia*) e à infecção secundária de quase todos os órgãos.

MANIFESTAÇÕES CLÍNICAS

A tularemia pode ser considerada como duas doenças distintas: uma doença grave e, muitas vezes, potencialmente fatal observada na América do Norte e causada pelas cepas mais virulentas do tipo A; e uma doença de intensidade leve a moderada, com manifestações clínicas protraídas que costumam lembrar aquelas de outras doenças infecciosas – na verdade, na maioria dos casos, essas outras doenças são suspeitadas antes que se faça o diagnóstico de tularemia. O período de incubação da tularemia é geralmente curto (3-5 dias, em média), mas pode durar até 3 semanas.

TULAREMIA GRAVE TIPO A

As cepas mais virulentas de *F. tularensis* subespécie *tularensis* (genótipo A1b) podem causar doença sistêmica grave, geralmente de início agudo. Essas infecções justificam a classificação de *F. tularensis* como agente selecionado de nível 1 nos Estados Unidos e em muitos outros países. Nos casos graves de tularemia tipo A, o modo de contaminação mais frequentemente relatado é a inalação de um aerossol infectado. Esse evento resulta no rápido desenvolvimento de pneumonia ou pleuropneumonia aguda e potencialmente fatal, a qual é a apresentação mais grave da chamada forma pneumônica da tularemia. As infecções sistêmicas são adquiridas por outros modos de contaminação, incluindo a ingestão de alimentos ou água contaminados e picadas de artrópodes. Uma doença grave tipo tifoide (chamada de forma tifoide da tularemia) é consistente com uma combinação de febre alta, sepse e sintomas neurológicos (variando desde confusão até coma profundo), mas sem infecção localizada (p. ex., sem lesão de inoculação cutânea e sem linfadenopatia). As formas agudas pneumônica e tifoide da tularemia costumam estar associadas com bacteriemia por *F. tularensis*, embora a infecção da corrente sanguínea possa não ser detectada na internação hospitalar por sua natureza intermitente e transitória.

A tularemia grave tipo A não se restringe a pessoas com a imunidade comprometida ou com distúrbios subjacentes, podendo ocorrer em adultos jovens e saudáveis. Sem tratamento, a forma pneumônica aguda rapidamente progride para a síndrome da angústia respiratória aguda. Os pacientes com infecções graves do tipo A costumam desenvolver sepse grave, choque séptico e síndrome de disfunção de múltiplos órgãos. Em conjunto, essas infecções sistêmicas graves estão associadas com taxas de mortalidade de até 40 a 60% sem a terapia antibiótica apropriada. Entre os pacientes internados precocemente em unidade de terapia intensiva e que recebem antibióticos apropriados, a taxa de morte é reduzida para 3 a 5%. Porém, o diagnóstico etiológico rápido dessas apresentações clínicas inespecíficas permanece difícil, e um atraso no início da terapia antibiótica apropriada está associado com piores prognósticos.

APRESENTAÇÕES MAIS COMUNS DA TULAREMIA

Além das formas agudas e graves da infecção pelo tipo A, a maioria dos casos humanos de tularemia se caracteriza por manifestações clínicas subagudas de início progressivo de intensidade leve a moderada. Essas formas menos graves da doença representam quase todas as formas observadas na Europa e na Ásia, sendo também comuns na América do Norte. Além das seis formas clássicas de tularemia (ver adiante), pode ser observada uma ampla variedade de outras manifestações clínicas. As apresentações clínicas predominantes variam conforme a região geográfica de acordo com as fontes primárias e os modos de transmissão de *F. tularensis* para os seres humanos.

Doença gripal prodrômica Uma proporção desconhecida das pessoas infectadas por *F. tularensis* não desenvolve sintomas clínicos ou apresenta uma doença febril autolimitada e não busca atenção médica. Nos pacientes sintomáticos, as manifestações clínicas iniciais costumam corresponder a uma doença tipo influenza e podem incluir febre, cefaleia, calafrios, mal-estar, artralgias e mialgias.

Formas clássicas de tularemia Após o período prodrômico, a tularemia costuma evoluir para uma de suas seis formas clássicas, as quais algumas vezes se combinam.

FORMA ULCEROGLANDULAR Essa forma é a apresentação mais comum e típica da tularemia no mundo todo. Ela ocorre após a inoculação de *F. tularensis* pela pele (p. ex., durante a manipulação de um animal infectado ou por picada de artrópode). Ocorre uma lesão de inoculação cutânea que pode ser papular ou vesicular, mas que costuma evoluir para uma úlcera cutânea, persistindo por várias semanas antes da cicatrização. Alguns dias após a infecção, ocorre linfadenopatia regional em locais que variam conforme o sítio da inoculação (p. ex., axilar, epitroclear ou inguinal). O diagnóstico diferencial da combinação de uma lesão cutânea com linfadenopatia regional é difícil e inclui a doença da arranhadura do gato causada por *Bartonella henselae* (Cap. 172) além das riquetsioses (Cap. 187). Porém, em pacientes com a apresentação clínica anterior, a tularemia deve ser considerada.

FORMA GLANDULAR A forma glandular é semelhante à forma ulceroglandular, mas a lesão cutânea não se desenvolveu ou já cicatrizou no momento em que o paciente busca atenção médica. Essa forma é uma apresentação clínica comum, mas clinicamente menos típica. Como muitos agentes infecciosos podem causar linfadenopatia regional, o diagnóstico de tularemia costuma demorar a ser feito.

FORMA OCULOGLANDULAR A infecção através da conjuntiva geralmente causa conjuntivite granulomatosa unilateral dolorosa. A conjuntivite bilateral devido à contaminação de ambos os olhos é rara. Em poucos dias, há o desenvolvimento de linfadenopatia periauricular. Assim, a tularemia é uma rara etiologia da síndrome oculoglandular de Parinaud. *Bartonella henselae* (a causa da doença da arranhadura do gato) é a etiologia mais comum dessa síndrome, mas a tularemia deve ser considerada como diagnóstico alternativo.

FORMA OROFARÍNGEA A via oral de contaminação (geralmente pelas mãos ou pelo consumo de água ou alimentos contaminados) corresponde à faringite dolorosa e ao desenvolvimento, dentro de dias, de linfadenopatia submandibular ou cervical. A forma orofaríngea lembra uma infecção por *Streptococcus* do grupo A (Cap. 148), mas com linfadenopatia cervical na maioria dos pacientes e quase sem eficácia da terapia com β-lactâmicos. Essa forma também pode incluir sintomas digestivos de intensidade variável, incluindo náuseas e vômitos, dor abdominal, diarreia sanguinolenta e, algumas vezes, envolvimento de outros órgãos intra-abdominais.

FORMA PNEUMÔNICA A inalação de um aerossol contendo *F. tularensis* pode resultar em pneumonia ou pleuropneumonia. Porém, as apresentações mais comuns dessa forma clínica consistem em envolvimento pulmonar subagudo com febre de baixo grau e sintomas pulmonares leves (tosse seca, dispneia moderada e dor torácica leve). Alguns pacientes sofrem de sintomas clínicos prolongados, com febre intermitente, fadiga, perda ponderal progressiva e deterioração da condição geral. O diagnóstico costuma demorar semanas ou meses até que a radiografia ou a tomografia computadorizada (TC) revele linfadenopatia hilar ou mediastinal, geralmente com lesões pulmonares ausentes ou mínimas. A tuberculose e o linfoma costumam ser suspeitados antes da tularemia. O diagnóstico de tularemia costuma ser fortuito e obtido graças a análises histológicas e bacteriológicas dos linfonodos mediastinais ou hilares cirurgicamente removidos.

FORMA TIFOIDE Na Europa e na Ásia, um diagnóstico de tularemia tifoide pode ser considerado em pacientes que apresentam sepse e confusão, mas sem uma infecção localizada (sem lesão cutânea, linfadenopatia, faringite ou conjuntivite). Porém, o prognóstico dessa forma de doença é muito melhor que aquele das infecções do tipo A na América do Norte. Muitos desses pacientes experimentam bacteriemia por *F. tularensis*. Os casos fatais são raros e mais comumente ocorrem em pacientes debilitados e idosos.

Manifestações cutâneas Além das lesões de inoculação cutânea, os pacientes com tularemia podem apresentar vários outros tipos de envolvimento cutâneo. As manifestações relatadas incluem exantema, síndrome de Sweet, dermatite, urticária, erupção acneiforme, erupção tipo vasculite, linfangite, celulite, abscessos subcutâneos, eritema nodoso, eritema multiforme e livedo reticular.

Complicações Até 20 a 30% dos pacientes com tularemia sintomática e as apresentações clínicas comuns exigem hospitalização, seja na fase inicial da doença – devido a sintomas clínicos severos – ou após várias semanas ou meses de evolução – devido a uma evolução desfavorável.

BACTERIEMIA, SEPSE E CHOQUE SÉPTICO Essas complicações são raras em pacientes com as formas clássicas de tularemia descritas anteriormente, tendo sido relatadas mais frequentemente em pessoas imunocomprometidas, receptores de transplantes, pessoas com distúrbios subjacentes graves e idosos.

SUPURAÇÃO DE LINFONODOS, INFECÇÕES DE TECIDOS MOLES E ABSCESSOS PROFUNDOS Devido ao diagnóstico tardio, 30 a 40% dos pacientes com tularemia com linfadenopatia regional experimentam progressão para supuração de linfonodos, os quais podem apresentar drenagem espontânea por fístula cutânea. As infecções de tecidos moles costumam ocorrer na região adjacente à linfadenopatia supurativa, podendo consistir em celulite ou abscessos subcutâneos. A linfadenopatia periauricular pode levar à infecção parotídea. Também foi relatada a presença de miosite e rabdomiólise. Pode haver abscessos profundos de localização variável a partir da difusão de um linfonodo supurado para os tecidos adjacentes ou por disseminação hematogênica de bactérias.

COMPLICAÇÕES OCULARES A conjuntivite por tularemia raramente evolui para infecções oculares mais graves. Casos raros de dacriocistite, ceratite, coriorretinite, ciclite e neurite óptica foram relatados.

OTITE A otite média é uma rara complicação que provavelmente ocorre em consequência da tularemia orofaríngea ou por inoculação direta de *F. tularensis* através de uma perfuração timpânica.

MENINGITE, MENINGOENCEFALITE E DOENÇA NEUROLÓGICA A meningite e a meningoencefalite são complicações hematogênicas que, embora incomuns, podem ocorrer como manifestação clínica inicial e isolada. Sua apresentação clínica é inespecífica, e o diagnóstico de tularemia costuma ser estabelecido pelo isolamento de *F. tularensis* no líquido cerebrospinal. A meningite tem sido mais comumente relatada nos Estados Unidos que na Europa e na Ásia. Outras complicações neurológicas raras incluem abscessos cerebrais, polineurite craniana, ataxia e síndrome de Guillain-Barré.

INFECÇÕES CARDIOVASCULARES A endocardite (incluindo a endocardite de prótese valvar), a miocardite, a pericardite e a aortite são raras complicações da tularemia. Assim, o diagnóstico pode ser particularmente difícil, a menos que as hemoculturas permitam o isolamento rápido de *F. tularensis*.

INFECÇÕES ABDOMINAIS Raras complicações abdominais incluem hepatite granulomatosa, peritonite, insuficiência renal aguda e abscessos ou nódulos hepáticos ou esplênicos.

INFECÇÕES OSTEOARTICULARES As infecções osteoarticulares, incluindo osteomielite, artrite e infecções de próteses articulares, são raras complicações hematogênicas da tularemia.

DESFECHOS GESTACIONAIS ADVERSOS A tularemia não é considerada uma doença responsável por complicações durante a gestação nem por anormalidades fetais. Foi relatado um único caso de tularemia no primeiro trimestre de gestação, seguido por morte fetal intrauterina no terceiro trimestre.

DIAGNÓSTICO

O diagnóstico de tularemia costuma passar despercebido ou demorar. Esse atraso pode estar relacionado ao conhecimento inadequado da doença por alguns médicos, à falta de sintomas clínicos específicos e a uma alta frequência de doença leve com recuperação espontânea. Após a suspeita clínica, o diagnóstico de tularemia costuma ser prontamente confirmado por exames laboratoriais específicos.

ACHADOS BIOLÓGICOS INESPECÍFICOS

Os exames de sangue de rotina não são muito informativos no diagnóstico da tularemia. A contagem de leucócitos pode ser normal ou moderadamente elevada, em geral com aumento relativo das células mononucleares. A trombocitopenia moderada é mais frequentemente observada. A velocidade de hemossedimentação costuma estar elevada, e o nível de proteína C-reativa também pode estar um pouco elevado. Os níveis das enzimas hepáticas, incluindo fosfatase alcalina, aspartato-aminotransferase, alanina-aminotransferase e gama-glutamiltranspeptidase, podem estar moderadamente elevados. São encontrados altos níveis de creatina-fosfocinase em pacientes com rabdomiólise.

ACHADOS RADIOLÓGICOS

Os exames radiológicos (p. ex., TC, ressonância magnética, ultrassonografia) podem ser úteis para a detecção e a especificação da extensão das linfadenopatias e do envolvimento do pulmão ou de outros órgãos. Embora geralmente não sejam específicos da tularemia, os achados radiológicos podem incluir linfadenopatias superficiais ou profundas; abscessos de tecidos moles, linfonodos ou de outros órgãos; envolvimento do tecido cerebral; doença cardiovascular; envolvimento pulmonar ou pleural; e lesões osteoarticulares. A forma pneumônica da tularemia pode estar associada com achados radiológicos variáveis, incluindo infiltrados unilaterais ou bilaterais, consolidação pulmonar, abscesso pulmonar, lesões cavitárias, derrame pleural e aumento hilar ou mediastinal devido a linfadenopatias.

AMOSTRAS CLÍNICAS

As amostras de sangue devem ser coletadas em frascos de hemocultura (aeróbios e anaeróbios) quando os pacientes apresentam doença febril. Com base nas manifestações clínicas, podem ser obtidas amostras biológicas para cultura e testes de reação em cadeia da polimerase (PCR, de *polymerase chain reaction*), incluindo amostras de biópsias cutâneas ou exsudatos (em especial da lesão de inoculação), exsudatos conjuntivais ou faríngeos, aspirados e biópsias de linfonodos, vários abscessos e supurações, escarro e outras secreções do trato respiratório inferior, líquido cerebrospinal e biópsias de órgãos.

DIAGNÓSTICO SOROLÓGICO

Uma amostra de sangue deve ser coletada assim que possível e analisada para anticorpos contra *F. tularensis*. Idealmente, uma segunda amostra sérica deve ser coletada pelo menos 2 semanas depois. O diagnóstico sorológico de tularemia é amplamente utilizado e é sensível. Os anticorpos são medidos por diferentes técnicas, dependendo do laboratório. Os exames incluem o teste de microaglutinação, os ensaios de imunofluorescência (IFAs, de *immunofluorescence assays*), os ensaios imunoabsorventes ligados à enzima (ELISAs, de *enzyme-linked immunosorbent assays*) e os *Western blots*. Os métodos de IFA e ELISA permitem a titulação distinta dos anticorpos dos tipos IgM e IgG. Títulos significativos de anticorpos (i.e., títulos acima do ponto de corte da técnica usada) costumam ser detectados 2 a 3 semanas após o início da doença, com os ELISAs permitindo a detecção mais precoce. Os títulos de anticorpos atingem um pico 4 a 6 semanas após o início da doença e depois diminuem progressivamente ao longo dos meses seguintes. Porém, em muitos pacientes, títulos residuais de IgG e, em menor grau, títulos de IgM persistem por vários anos.

Podem ser obtidos resultados falso-negativos no estágio inicial da tularemia ou nos raros pacientes que não montam uma resposta significativa de anticorpos. Os resultados falso-positivos classicamente surgem como resultado de reações antigênicas cruzadas entre *F. tularensis* e outras espécies de bactérias, incluindo espécies de *Brucella* e *Yersinia enterocolitica*. O risco de resultados falso-positivos ligados a reações antigênicas cruzadas é alto em pacientes com títulos de anticorpos próximos aos limiares de corte. Além disso, a persistência por longo prazo de anticorpos anti-*F. tularensis* em pacientes com infecção prévia também pode levar a resultados falso-positivos. A ausência de mudança entre os títulos de anticorpos nas amostras de soro iniciais e (quando disponíveis) tardias pode permitir a diferenciação entre infecções recentes e prévias.

DIAGNÓSTICO BASEADO EM CULTURAS

Francisella tularensis é uma bactéria altamente infecciosa e virulenta. As culturas desse patógeno devem ser manuseadas em um laboratório de biossegurança de nível 3 para evitar a contaminação da equipe do laboratório. Há necessidade de meios enriquecidos com sangue (especialmente ágar-chocolate suplementado com vitaminas) para o isolamento dessa bactéria de crescimento fastidioso. Os sistemas atuais de hemocultura são adequados para o isolamento de *F. tularensis* dentro de 5 dias da incubação. *Francisella tularensis* também pode ser isolado de várias outras amostras clínicas.

Francisella tularensis pode ser presuntivamente identificado pela coloração de Gram (pequenos cocobacilos Gram-negativos), alguns testes bioquímicos, aglutinação e espectrometria de massa por ionização e dessorção a *laser* assistida por matriz – *time of flight* (MALDI-TOF MS, de *matrix-assisted laser desorption ionization–time of flight mass spectrometry*). Os testes moleculares são o padrão-ouro para a determinação das espécies, das subespécies e dos genótipos envolvidos (ver adiante).

DIAGNÓSTICO MOLECULAR

O DNA de *F. tularensis* pode ser detectado no sangue e em outras amostras clínicas. A PCR em tempo real disponível é rápida e acurada. O sequenciamento do genoma completo de um grande número de cepas de *F. tularensis* permitiu o desenvolvimento de testes moleculares para a detecção e a identificação desse patógeno e da espécie, subespécie e genótipo. O fato de que a PCR costuma permanecer positiva apesar de 1 a 2 semanas de antibióticos pode ajudar a estabelecer o diagnóstico de tularemia, enquanto as culturas específicas podem já ser negativas neste momento.

As amostras de sangue podem ser PCR-positivas, especialmente quando coletadas de pacientes com bacteriemia por *F. tularensis*. Porém, os resultados da PCR são mais frequentemente positivos em outras amostras clínicas, especialmente em amostras de linfonodos, úlceras cutâneas e exsudatos conjuntivais e faríngeos. É interessante que tecidos dos linfonodos removidos cirurgicamente devido à supuração várias semanas após o início da doença são PCR-positivos em > 90% dos casos, enquanto *F. tularensis* raramente é isolado dessas amostras.

ESTRATÉGIA DIAGNÓSTICA OTIMIZADA

Os testes moleculares são a ferramenta diagnóstica mais útil para o diagnóstico rápido da tularemia. Na fase aguda da doença, o DNA de *F. tularensis* pode ser detectado em várias amostras biológicas coletadas conforme as manifestações clínicas, incluindo sangue, lesões de inoculação cutânea, exsudatos conjuntivais ou faríngeos, escarro ou líquido pleural e líquido cerebrospinal. A PCR em tempo real pode fornecer um diagnóstico rápido (dentro de 2 horas) e acurado da tularemia pneumônica aguda, especialmente no contexto de bioterrorismo. Os testes moleculares também são úteis em pacientes com manifestações clínicas tardias, especialmente aqueles com supuração de linfonodos. A combinação de vários testes moleculares permite uma pesquisa rápida de vários patógenos responsáveis por manifestações clínicas semelhantes. Por exemplo, em pacientes com uma lesão de inoculação cutânea e linfadenopatia regional, o teste de PCR de uma biópsia da lesão cutânea permite a detecção rápida de *B. henselae*, espécies de *Rickettsia* e *F. tularensis*.

A cultura para *F. tularensis* ainda é a técnica diagnóstica mais específica, fornecendo a confirmação do diagnóstico definitivo em qualquer sítio de isolamento, embora esse patógeno seja mais frequentemente isolado em amostras sanguíneas. Porém, o isolamento de *F. tularensis* é difícil e classicamente tem < 10% de sensibilidade.

Os métodos sorológicos ainda são úteis em pacientes com as formas clínicas comuns de tularemia quando não há amostra clínica disponível para cultura ou PCR. Os achados sorológicos devem ser interpretados conforme o contexto clínico e epidemiológico. Apenas a soroconversão ou um aumento de quatro vezes ou mais nos títulos de anticorpos contra *F. tularensis* entre duas amostras séricas coletadas com pelo menos 2 semanas de intervalo são considerados como confirmação diagnóstica da tularemia. Um único título de anticorpos maior que o ponto de corte (*cutoff*) deve ser interpretado com cautela e pode representar um resultado falso-positivo.

TRATAMENTO

Tularemia

TERAPIA ANTIBIÓTICA

Três classes de antibióticos são comumente utilizadas no tratamento da tularemia: aminoglicosídeos, tetraciclinas e fluoroquinolonas. Não há relato de resistência adquirida a esses antibióticos entre cepas naturais de *F. tularensis*. O cloranfenicol é agora raramente usado devido à toxicidade da medula óssea. Os β-lactâmicos são considerados inefetivos e os macrolídeos são pouco efetivos; porém, a azitromicina é bacteriostática *in vitro* contra *F. tularensis* (com exceção dos genótipos B12). A **Tabela 170-1** resume as recomendações terapêuticas atuais para pacientes nos Estados Unidos e na Europa.

Os aminoglicosídeos estreptomicina e gentamicina permanecem o padrão-ouro para o tratamento da tularemia grave devido à sua atividade bactericida significativa e rápida contra *F. tularensis*. A doxiciclina ou uma

TABELA 170-1 ■ Diretrizes para tratamento da tularemia e profilaxia pós-exposição

Região, grupo de pacientes	
Estados Unidos, adultos não gestantes[a]	
Primeira linha	Estreptomicina, 1 g, IM, 2×/dia, por 10 dias; *ou* Gentamicina,[b] 5 mg/kg/dia, IM ou IV, por 10 dias
Segunda linha	Doxiciclina, 100 mg, IV, 2×/dia, por 14-21 dias; *ou* Cloranfenicol,[b] 15 mg/kg, IV, 4×/dia, por 14-21 dias; *ou* Ciprofloxacino,[b] 400 mg, IV, 2×/dia, por 10 dias
Profilaxia	Doxiciclina, 100 mg, VO, 2×/dia, por 14 dias; *ou* Ciprofloxacino,[b] 500 mg, VO, 2×/dia, por 14 dias
Estados Unidos, gestantes[a]	
Primeira linha	Gentamicina,[b] 5 mg/kg/dia, IM ou IV, por 10 dias; *ou* Estreptomicina, 1 g, IM, 2×/dia, por 10 dias
Segunda linha	Doxiciclina, 100 mg, IV, 2×/dia, por 14-21 dias; *ou* Ciprofloxacino,[b] 400 mg, IV, 2×/dia, por 10 dias
Profilaxia	Ciprofloxacino,[b] 500 mg, VO, 2×/dia, por 14 dias; *ou* Doxiciclina, 100 mg, VO, 2×/dia, por 14 dias
Europa, adultos não gestantes e gestantes	
Primeira linha	Gentamicina, 5 mg/kg, IM ou IV, ao dia ou 2×/dia, por 10 dias; *ou* Estreptomicina, 1 g, IM, 2×/dia, por 10 dias
Segunda linha[c]	Ciprofloxacino, 400 mg, IV, 2×/dia, depois 500 mg, VO, 2×/dia, por 14 dias; *ou* Ofloxacino, 400 mg, IV, 2×/dia, depois 400 mg, VO, 2×/dia, por 14 dias; *ou* Levofloxacino, 500 mg/dia, IV, depois 500 mg/dia, VO, por 14 dias
Terceira linha[c]	Doxiciclina, 100 mg, IV, 2×/dia, depois 100 mg, VO, 2×/dia, por 21 dias
Profilaxia	Ciprofloxacino, 500 mg, VO, 2×/dia, por 14 dias; *ou* Ofloxacino, 400 mg, VO, 2×/dia, por 14 dias; *ou* Levofloxacino, 500 mg/dia, VO, por 14 dias; *ou* Doxiciclina, 100 mg, VO, 2×/dia, por 14 dias[d]

[a]As pessoas que começam com o uso IM ou IV de doxiciclina, ciprofloxacino ou cloranfenicol podem mudar para a administração VO do antibiótico quando clinicamente indicado. [b]Uso não aprovado pela Food and Drug Administration. [c]As pessoas que começam com tratamento IV podem mudar para a administração VO do antibiótico quando clinicamente indicado. [d]Segunda linha.

Siglas: IM, intramuscular; IV, intravenoso; VO, via oral.

fluoroquinolona costumam ser prescritas para tratamento das formas clínicas comuns de gravidade leve a moderada. As fluoroquinolonas costumam estar associadas com menores taxas de falha terapêutica e recaídas que a doxiciclina.

Porém, a eficácia da terapia antibiótica varia muito conforme o tipo e a duração das manifestações clínicas e do estado imune do hospedeiro. A eficácia antibiótica costuma ser ruim para curar as linfadenopatias supurativas ou outros abscessos de tecidos moles ou órgãos. Não há tratamento padronizado definido para as complicações da tularemia, como meningite, endocardite e infecções osteoarticulares. Isso também é verdadeiro para infecções que ocorrem em pacientes imunocomprometidos. A combinação de um aminoglicosídeo com doxiciclina ou uma fluoroquinolona costuma ser usada nessas situações específicas, embora a superioridade da terapia dupla em relação à monoterapia não tenha sido demonstrada.

Para as gestantes nos Estados Unidos, a gentamicina é defendida como tratamento de primeira linha e a doxiciclina ou uma fluoroquinolona como tratamentos de segunda linha. Todos esses antibióticos têm possíveis efeitos colaterais na mãe e no feto e, assim, devem ser classicamente evitados antes do parto – e, mais importante, durante o primeiro trimestre da gestação. A azitromicina tem sido usada com sucesso em algumas gestantes com doença leve na Europa Ocidental, onde os casos de tularemia são causados apenas por cepas de *F. tularensis* tipo B suscetíveis a esse antibiótico.

TRATAMENTO CIRÚRGICO

A remoção dos linfonodos supurados em pacientes com tularemia e linfadenopatia regional é a principal causa de intervenção cirúrgica. A combinação de cirurgia e terapia antibiótica apropriada é o tratamento mais efetivo para essa complicação. Algumas vezes são necessárias várias cirurgias para obter a cura definitiva. A cirurgia também pode ser necessária em outras situações clínicas, incluindo abscessos cutâneos ou subcutâneos, celulite, abscessos profundos, endocardite, infecções osteoarticulares e complicações oculares.

PROGNÓSTICO

O prognóstico de pacientes com tularemia depende da condição imunológica do paciente, da forma clínica da doença e da cepa de *F. tularensis* envolvida. Classicamente, as taxas de mortalidade espontânea variam de 5 a 15% para a tularemia tipo A e são < 1% para a doença tipo B. Recebendo o tratamento antibiótico adequado, < 2% dos pacientes com tularemia tipo A morrem. As formas pneumônica e tifoide têm sido associadas com taxas de mortalidade de até 30%. Uma avaliação mais recente das taxas de mortalidade de casos de tularemia confirmados por cultura nos Estados Unidos salientou variações significativas dependendo do genótipo de *F. tularensis* envolvido: 24% para A1b, 4% para A1a, 7% para B e 0% para as cepas A2. Assim, uma avaliação prognóstica adequada da tularemia tipo A necessitará da genotipagem da cepa de *F. tularensis* implicada.

PREVENÇÃO

AUSÊNCIA DE TRANSMISSÃO ENTRE HUMANOS

A transmissão de *F. tularensis* entre humanos é considerada improvável. Na literatura, essa transmissão foi relatada em apenas duas situações específicas: a autópsia de uma pessoa que morreu de tularemia e o transplante de órgãos de uma pessoa que morreu de tularemia. Assim, não há necessidade de medidas de isolamento para pacientes com tularemia durante o cuidado médico de rotina, mesmo para aqueles com a forma pneumônica da doença.

PREVENÇÃO DA EXPOSIÇÃO

As medidas profiláticas mais efetivas contra a tularemia são aquelas que reduzem o risco de exposição a *F. tularensis*. As pessoas que manipulam animais contaminados (especialmente lagomorfos e pequenos roedores) ou suas carcaças devem usar equipamento de proteção adequado (luvas, óculos, máscara respiratória e roupas de proteção). O uso de repelentes contra artrópodes (especialmente carrapatos) também é fundamental nas regiões endêmicas para tularemia. Os casos de tularemia transmitidos por água ou alimentos podem ser prevenidos pelo consumo de água potável e de alimentos bem-cozidos. As fontes hidrotelúricas de contaminação são mais difíceis de identificar e, assim, de evitar. Por fim, as equipes de laboratório que manuseiam culturas de *F. tularensis* devem trabalhar em instalações de biossegurança de nível 3 com equipamentos de segurança adequados.

PROFILAXIA PÓS-EXPOSIÇÃO

A situação de maior risco é a exposição a um aerossol de *F. tularensis*. Uma inalação altamente suspeita de aerossol com *F. tularensis* exige a profilaxia antibiótica pós-exposição. A necessidade desse tratamento é mais facilmente identificada no caso de equipes de laboratório que manuseiam culturas de *F. tularensis*. As recomendações atuais são o tratamento da pessoa exposta com doxiciclina ou uma fluoroquinolona por 14 dias (Tab. 170-1). Costuma ser realizado um monitoramento clínico subsequente e, possivelmente, sorológico. Parece razoável realizar pelo menos 1 mês de vigilância após o fim do tratamento.

VACINAÇÃO

A cepa da vacina viva (LVS, de *live vaccine strain*), uma cepa de *F. tularensis* tipo B de virulência atenuada, foi amplamente usada antes e depois da Segunda Guerra Mundial para vacinar as pessoas altamente expostas (especialmente as equipes de laboratórios). Essa vacina foi abandonada por sua eficácia limitada contra a pneumonia grave tipo A, por apresentar um fenótipo de colônias instável e pela possibilidade de efeitos colaterais graves no sítio de inoculação, além do medo de uma potencial reversão da LVS em uma cepa virulenta. Nos últimos anos, têm sido feitos grandes esforços para o desenvolvimento de vacinas novas e mais seguras. Foram desenvolvidos mutantes de *F. tularensis* para enzimas metabólicas, fatores de virulência ou proteínas reguladoras. Porém, atualmente não há vacina autorizada pela Food and Drug Administration (FDA) ou pelas agências de proteção à saúde em outros países.

LEITURAS ADICIONAIS

Bossi P et al: Bichat guidelines for the clinical management of tularaemia and bioterrorism-related tularaemia. Euro Surveill 9:E9, 2004.

Centers for Disease Control and Prevention: Tularemia: United States. Available at *https://www.cdc.gov/tularemia/index.html*. Accessed October 3, 2020.

Dennis DT et al: Tularemia as a biological weapon: Medical and public health management. JAMA 285:2763, 2001.

Maurin M, Gyuranecz M: Tularaemia: Clinical aspects in Europe. Lancet Infect Dis 16:113, 2016.

World Health Organization: *WHO Guidelines on Tularaemia*. Geneva, WHO Press, 2007.

171 Peste e outras infecções por *Yersinia*

Michael B. Prentice

PESTE

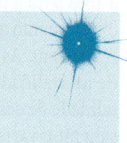

A peste é uma zoonose sistêmica causada por *Yersinia pestis*. Ela afeta predominantemente pequenos roedores em áreas rurais da África, da Ásia e das Américas e em geral é transmitida ao ser humano por um artrópode vetor (a pulga). Com menos frequência, a infecção ocorre após contato com tecidos animais ou gotículas respiratórias. A peste é uma doença febril aguda, passível de tratamento com agentes antimicrobianos, embora a taxa de mortalidade entre pacientes sem tratamento seja alta. Estudos de DNAs antigos confirmaram que tanto a Peste Negra do século XIV quanto a Praga de Justiniano na Europa no século VI foram causadas pela infecção por *Y. pestis*. Os pacientes podem apresentar a forma bubônica, septicêmica ou pneumônica da doença. Embora exista uma preocupação quanto à disseminação epidêmica da peste por via aérea, essa não constitui a via mais comum de transmissão da doença, e existem medidas de controle da infecção estabelecidas para a peste respiratória. Entretanto, os casos fatais associados à peste e a capacidade de infecção por meio do trato respiratório fazem com que a *Y. pestis* preencha o perfil de um agente potencial de bioterrorismo (Cap. S3). Em consequência, foram tomadas medidas para restringir o acesso ao microrganismo, incluindo uma legislação que controla os procedimentos diagnósticos e de pesquisa em alguns países (p. ex., Estados Unidos).

ETIOLOGIA

O gênero *Yersinia* compreende bactérias Gram-negativas da ordem Enterobacterales (classe *Gammaproteobactria*). Evidências paleogenômicas e taxonômicas decisivas mostram que a *Y. pestis* evoluiu recentemente a partir da *Yersinia pseudotuberculosis*, um patógeno entérico de mamíferos que se dissemina por via fecal-oral e que, portanto, apresenta um fenótipo claramente diferente daquele de *Y. pestis*. Quando cresce *in vivo* ou a 37°C, a *Y. pestis* forma uma cápsula amorfa produzida a partir de uma proteína de fímbria específica de plasmídeo, o antígeno Caf ou de fração 1 (F1), que é um marcador imunodiagnóstico de infecção.

EPIDEMIOLOGIA

Em geral, a peste humana ocorre após um surto em uma população de roedores hospedeiros (epizoótica). A morte em massa entre os roedores hospedeiros primários faz as pulgas procurarem novos hospedeiros, com consequente infecção incidental de outros mamíferos. A causa precipitante de uma epizootia pode estar relacionada, em última análise, com o clima ou com outros fatores ambientais. O reservatório para que a *Y. pestis* cause peste enzoótica em focos endêmicos naturais entre surtos epizoóticos (i.e., quando pode ser difícil detectar o microrganismo em roedores ou em pulgas) é um tópico de pesquisa contínua e pode não ser o mesmo em todas as regiões. O padrão enzoótico/epizoótico pode resultar de complexas interações dinâmicas entre roedores hospedeiros que apresentam diferentes suscetibilidades à peste e a diferentes pulgas vetoras; como alternativa, um reservatório ambiental pode ser importante.

CONSIDERAÇÕES GLOBAIS

Em geral, as áreas enzoóticas de peste são regiões pouco povoadas da Ásia, da África e das Américas (Fig. 171-1). Entre janeiro de 2013 e dezembro de 2018, foram notificados à Organização Mundial da Saúde (OMS), conforme a International Health Regulations, 2.886 casos de peste com uma letalidade global de 17%. Mais de 97% desses casos ocorreram na África. A maioria dos casos em cada ano ocorreram na ilha de Madagascar, que em 2017 experimentou um surto urbano de mais de 2.400 casos clinicamente suspeitos, com uma proporção incomumente elevada de peste pneumônica (78%). Um declínio nos relatos da República Democrática do Congo (RDC) pode refletir o conflito continuado naquele país afetando a vigilância em vez de uma real diminuição. Na década passada, surtos de peste pneumônica foram relatados na RDC, em Uganda, na Algéria, em Madagascar, na China e no Peru.

A peste foi introduzida na América do Norte pelo Porto de São Francisco, em 1900, como parte da Terceira Pandemia, a qual se propagou pelo mundo a partir de Hong Kong. Na atualidade, a doença é enzoótica no oeste do continente, desde o sudoeste do Canadá até o México. A maioria dos casos em humanos nos Estados Unidos ocorre em duas regiões: os "Quatro Cantos" (o ponto de junção do Novo México, Arizona, Colorado e Utah), particularmente norte do Novo México, norte do Arizona e sul do Colorado; e mais a oeste na Califórnia, sul do Oregon e oeste de Nevada (*http://www.cdc.gov/plague/maps/*). Entre 1970 e 2017, foram notificados 482 casos de peste nos Estados Unidos; nas últimas décadas a incidência caiu para uma média de 7 casos por ano. A maioria ocorre entre os meses de maio e

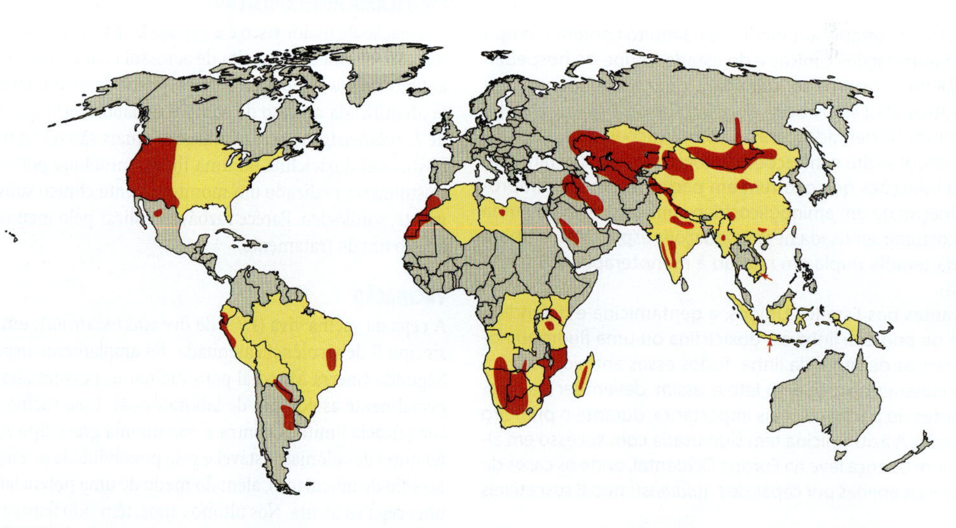

FIGURA 171-1 Distribuição global aproximada da *Yersinia pestis*. *(Compilada da Organização Mundial da Saúde, do Centers for Disease Control and Prevention e de fontes de vários países. De DT Dennis, GL Campbell: Plague and other Yersinia infections, in Harrison's Principles of Internal Medicine, 17th ed, AS Fauci et al [eds]. New York, McGraw-Hill, Chap. 152, 2008.)*

outubro – a época do ano em que as pessoas saem de casa e os roedores com suas pulgas são mais abundantes. O contato prévio com o animal ocorre em pelo menos 50% dos casos, e cerca de 60% desses casos incluem animais domésticos (geralmente cães e gatos) que trazem animais selvagens ou pulgas infectadas com peste para casa. Gatos e cães infectados podem transmitir a peste diretamente para seres humanos pela via respiratória. Uma porcentagem um pouco menor de contato prévio com o animal envolve o manuseio de pequenos mamíferos selvagens vivos ou mortos (p. ex., coelhos, lebres e cães de pradaria) ou carnívoros selvagens (p. ex., gatos silvestres, coiotes ou pumas). Em 2014, um surto de peste pneumônica não fatal no Colorado afetou quatro pessoas expostas a um cão infectado, com a possível transmissão entre humanos em um dos casos. Antes desse relato, o caso mais recente de transmissão entre pessoas nos Estados Unidos tinha ocorrido em Los Angeles durante o surto de peste pneumônico de 1924.

A peste desenvolve-se com mais frequência em regiões com condições sanitárias precárias e infestações de ratos – particularmente o rato comum de telhado, *Rattus rattus* e o rato marrom, *Rattus norvegicus* (que serve de modelo laboratorial da peste). O controle dos ratos em armazéns e depósitos de mercadorias foi reconhecido como importante na prevenção da disseminação da peste desde o início do século XX e consta nas atuais regulações internacionais de saúde da OMS. Os roedores urbanos adquirem a infecção de roedores silvestres, e a proximidade dos primeiros com os seres humanos aumenta o risco de transmissão. A pulga do rato oriental *Xenopsylla cheopis* constitui o vetor mais eficiente para transmissão da peste entre ratos e, adiante, para os seres humanos na Ásia, na África e na América do Sul.

Em todo o mundo, a peste bubônica constitui a forma predominante notificada (80-95% dos casos suspeitos), com taxas de mortalidade de 10-20%. A taxa de mortalidade é maior (22%) na pequena proporção de pacientes (10-20%) com peste septicêmica primária (i.e., sepse sistêmica por *Y. pestis* sem bubões; ver "Manifestações clínicas", adiante) e atinge o máximo com a peste pulmonar primária. Essa última é geralmente a menos comum entre as principais apresentações da peste, mas, no surto de 2017 em Madagascar, ela ocasionalmente predomina. Taxas de mortalidade de 50% ou mais para a peste pulmonar primária foram relatadas com atrasos no tratamento antimicrobiano em pequenas séries de casos da literatura mais antiga. Foram relatados surtos raros de peste faríngea após o consumo de carne de camelo ou de cabra crua ou cozida de modo inadequado.

Nos Estados Unidos, entre 1900 e 2012, 744 (82%) dos 913 casos de peste com características clínicas documentadas notificados (de 1.006 casos relatados totais) consistiram em doença bubônica primária, 87 (10%) foram de doença septicêmica e 74 (8%) foram de doença pneumônica primária; 6 casos (1%) foram faríngeos. Dezesseis por cento dos casos foram fatais na era pós-antibióticos a partir de 1942 em comparação com 66% no período de 1900 a 1941.

PATOGÊNESE

Conforme assinalado anteriormente, evidências genéticas sugerem que a *Y. pestis* é um clone derivado do patógeno entérico *Y. pseudotuberculosis* no passado recente do processo evolutivo (há 7.000 a 50.000 anos). A mudança de uma infecção transmitida por via fecal-oral para um ciclo biológico em duas fases, com parasitismo alternado de hospedeiros artrópodes e mamíferos, ocorreu pela aquisição de dois genes de plasmídeos (*pla* em pPCP1/pPst e *ymt* em pFra/pMT1) e a inativação de alguns poucos genes de *Y. pseudotuberculosis* em conjunto com propriedades preexistentes do ancestral *Y. pseudotuberculosis* (incluindo a presença de um plasmídeo de virulência, *pYV* e a capacidade de causar septicemia. Na parte de seu ciclo biológico em que a *Y. pestis* parasita artrópodes, o microrganismo multiplica-se e forma agregados embebidos em um biofilme no intestino médio da pulga após ingestão de uma refeição de sangue contendo bactérias. Em algumas pulgas, as bactérias embebidas no biofilme acabam ocupando o pró-ventrículo (uma válvula que conecta o esôfago ao intestino médio), bloqueando a ingestão normal de sangue. As pulgas "bloqueadas" e aquelas contendo massas de *Y. pestis* embebidas no biofilme sem bloqueio completo inoculam *Y. pestis* em cada local de picada. A capacidade da *Y. pestis* de colonizar a pulga e multiplicar-se nela exige a fosfolipase D codificada pelo gene *ymt* no plasmídeo pFra (pMT1), enquanto a síntese de biofilme necessita do *locus hms* cromossômico compartilhado com a *Y. pseudotuberculosis*. Três genes de *Y. pseudotuberculosis* que inibem a formação de biofilme ou promovem a sua degradação são inativados na *Y. pestis*, junto com a urease (a atividade da urease de outro modo causa toxicidade gastrintestinal aguda nas pulgas. O bloqueio leva vários dias ou semanas para se estabelecer após a infecção inicial da pulga e é seguido da morte do artrópode. Muitos vetores pulgas (incluindo a *X. cheopis*) também são capazes de transmitir a peste na fase inicial sem bloqueio por até uma semana após a alimentação, mas há necessidade de 10 pulgas nesse estado para a infecção de um hospedeiro mamífero (transmissão em massa).

A *Y. pestis* dissemina-se do local de inoculação no hospedeiro mamífero, em um processo inicialmente dependente do ativador do plasminogênio Pla, que é codificado pelo pequeno plasmídeo pPCP1 (pPst). Essa protease de superfície ativa o plasminogênio do mamífero, degrada o complemento e adere ao componente da matriz extracelular, a laminina. O Pla é essencial para a virulência de alto nível da *Y. pestis* nos camundongos por injeção subcutânea ou intradérmica (substituto laboratorial das picadas de pulgas) e para o desenvolvimento da peste pneumônica primária. Quando se utiliza uma verdadeira inoculação por picada de pulga em modelos de camundongos, a proteína formadora da cápsula fimbrial (Ca1 ou fração 1; antígeno F1) codificada no pFra aumenta a eficiência da transmissão, e o ativador do plasminogênio é necessário para a formação do bubão.

A paleogenômica (sequenciamento de extratos de DNA de dentes de remanescentes humanos ancestrais) mostra que a *Y. pestis* era uma causa comum de morte na Eurásia na Era do Bronze. É importante observar que o gene *ymt* está ausente do plasmídeo pFra (pMT1) em sequências de *Y. pestis* de remanescentes com mais de 4 mil anos, enquanto *pla* está presente. Isso sugere que a peste era uma infecção humana fatal comum antes da possibilidade de transmissão por pulgas, presumivelmente disseminada pela via pneumônica ou gastrintestinal.

Macrófagos, neutrófilos e células dendríticas estão envolvidos na resposta imune inata contra a *Y. pestis* transmitida por pulgas. O microrganismo é captado por macrófagos, mas consegue evitar a própria destruição por autofagia e pode também sobreviver e replicar nos neutrófilos. Ocorre o transporte rápido das bactérias para os linfonodos regionais. A *Y. pestis* faz replicação extracelular, com expressão total de seu sistema antifagocítico: o mecanismo de secreção tipo III e seus efetores codificados por pYV, bem como a cápsula F1. Esses fatores impedem a captação pelos neutrófilos e o efetor de secreção tipo III também bloqueia a extrusão de DNA microbicida pelos neutrófilos, além de desencadear a morte celular apoptótica. Ocorre o direcionamento contra células imunes após a ligação ao receptor N-formilpeptídeo (FPR1) nas células fagocíticas pelo LcrV, a proteína de cobertura de agulha do sistema de secreção III. A produção excessiva de LcrV também exerce um efeito anti-inflamatório, reduzindo as respostas imunes do hospedeiro. De forma semelhante, o lipopolissacarídeo da *Y. pestis* é modificado para minimizar a estimulação do receptor semelhante ao Toll 4 do hospedeiro, reduzindo, assim, a resposta inflamatória protetora do hospedeiro durante a infecção periférica e prolongando a sobrevida do hospedeiro com bacteriemia de alto grau – um efeito que provavelmente aumenta a transmissão subsequente do patógeno pela picada de pulga.

A replicação da *Y. pestis* em um linfonodo regional resulta em edema local do linfonodo e da região periglandular, conhecido como bubão. Ao exame histológico, o linfonodo apresenta-se hemorrágico ou necrótico, com trombose dos vasos sanguíneos e substituição das células linfoides e da arquitetura normal por grandes números de bactérias e fibrina. Os tecidos periglandulares estão inflamados e também contêm grandes quantidades de bactérias em um exsudato gelatinoso sorossanguinolento.

A disseminação contínua através dos vasos linfáticos para linfonodos contíguos produz bubões primários de segunda ordem. A infecção é inicialmente contida nos linfonodos regionais infectados, embora se possa detectar a ocorrência de bacteriemia transitória. Com a progressão da infecção, a disseminação através dos linfáticos eferentes para o ducto torácico produz bacteriemia de alto grau. Segue-se a disseminação hematogênica para o baço, o fígado e os bubões secundários, com septicemia descontrolada subsequente levando à morte. Em alguns pacientes, essa fase septicêmica ocorre sem desenvolvimento anterior evidente de bubão ou doença pulmonar (peste septicêmica). A disseminação hematogênica para os pulmões resulta em pneumonia secundária da peste, inicialmente com presença de bactérias mais proeminente no interstício do que nos espaços aéreos (observa-se o inverso na pneumonia primária da peste). Pode ocorrer disseminação hematogênica para outros órgãos, incluindo as meninges.

MANIFESTAÇÕES CLÍNICAS

Peste bubônica Depois de um período de incubação de 2 a 6 dias, o início da peste bubônica é súbito e caracteriza-se por febre (mais de 38°C), mal-estar, mialgia, tontura e dor crescente devido à linfadenite progressiva nos linfonodos regionais, próximo ao local de picada da pulga ou outro local de inoculação. A linfadenite manifesta-se como edema hipersensível e distendido (bubão) que, à palpação, apresenta uma consistência edematosa, com centro duro subjacente. Em geral, existe um bubão doloroso e eritematoso com edema periganglionar circundante. O bubão costuma ser inguinal, mas também pode ser crural, axilar (Fig. 171-2), cervical ou submaxilar, dependendo do local da picada. Pode ocorrer dor abdominal devido ao comprometimento de linfonodos intra-abdominais, sem outros sinais visíveis. As crianças têm mais tendência a apresentar bubões cervicais ou axilares.

O diagnóstico diferencial inclui linfadenopatia focal aguda de outras etiologias, como infecção estreptocócica ou estafilocócica, tularemia, doença da arranhadura do gato, tifo do carrapato, mononucleose infecciosa ou filariose linfática. Essas infecções não progridem tão rapidamente, não são tão dolorosas e estão associadas à celulite visível ou linfangite ascendente – as quais estão ausentes na peste.

Sem tratamento, ocorre disseminação da *Y. pestis*, que provoca doença grave, incluindo pneumonia (peste pneumônica secundária) e meningite. A peste pneumônica secundária pode constituir a fonte de transmissão interpessoal de infecção respiratória por meio de tosse produtiva (infecção por meio de gotículas), com consequente desenvolvimento de pneumonia primária da peste. O tratamento apropriado da peste bubônica resulta em resolução da febre dentro de 2 a 5 dias, porém os bubões podem permanecer aumentados por mais de 1 semana após o tratamento inicial e tornar-se flutuantes.

Peste septicêmica primária Em uma minoria de casos (10-25%) a infecção pela *Y. pestis* se manifesta na forma de septicemia Gram-negativa (hipotensão, choque), sem linfadenopatia precedente. A peste septicêmica ocorre em todos os grupos etários, porém os indivíduos com mais de 40 anos de idade correm risco elevado. Algumas condições crônicas podem predispor à peste septicêmica: em 2009, nos Estados Unidos, uma infecção fatal foi adquirida em laboratório com uma cepa atenuada de *Y. pestis* manifestada como peste septicêmica em um pesquisador de 60 anos de idade com diabetes melito e hemocromatose não diagnosticada. Essas condições também conferem risco aumentado de septicemia com outras espécies patogênicas de *Yersinia*. O termo *peste septicêmica* pode ser confuso, visto que a maioria dos pacientes com bubões apresenta bacteriemia detectável em algum estágio, com ou sem sinais sistêmicos de sepse. Entretanto, em experimentos laboratoriais, a doença septicêmica sem alterações histológicas dos linfonodos é observada em uma minoria de camundongos infectados por picadas de pulgas.

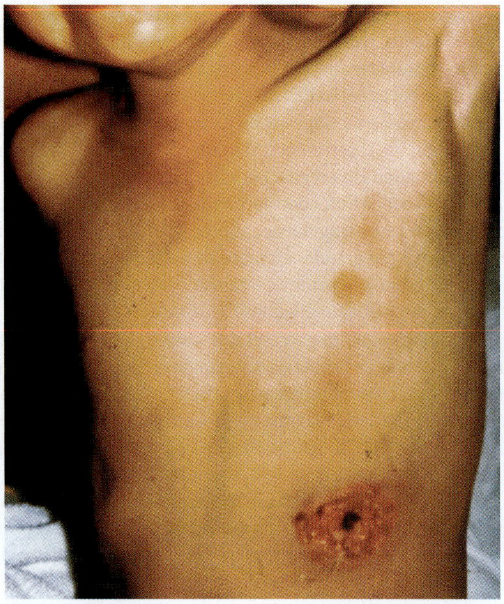

FIGURA 171-2 Paciente com peste no Sudoeste dos Estados Unidos, com um bubão axilar esquerdo e uma úlcera incomum de peste e escara no local de picada pela pulga infectante. *(Reproduzida, com permissão, de AS Fauci et al: Harrison's Principles of Internal Medicine, 17th ed. New York: McGraw-Hill; 2008.)*

Peste pneumônica A peste pneumônica primária resulta da inalação de bactérias infecciosas em gotículas expelidas por outra pessoa ou por um animal com pneumonia primária ou secundária da peste. Essa síndrome possui um curto período de incubação, em média de poucas horas a 2 a 3 dias (variação de 1 a 7 dias) e caracteriza-se pelo início súbito de febre, cefaleia, mialgia, fraqueza, náusea, vômitos e tontura. Em geral, os sinais respiratórios – tosse, dispneia, dor torácica e produção de escarro com hemoptise – surgem depois de 24 horas. Pode ocorrer progressão da pneumonite segmentar inicial para a pneumonia lobar e, em seguida, para o comprometimento bilateral dos pulmões (Fig. 171-3). A possível liberação de *Y. pestis* aerossolizadas em um ataque de bioterrorismo, manifestando-se como surto de peste pneumônica primária em regiões não endêmicas ou em um contexto urbano onde a peste raramente é observada, tem sido objeto de preocupação de saúde pública. A peste pneumônica secundária é uma consequência da bacteriemia que ocorre em cerca de 10 a 15% dos pacientes com peste bubônica. São observados infiltrados alveolares bilaterais na radiografia de tórax, e é típica a ocorrência de pneumonite intersticial difusa com produção escassa de escarro.

Meningite A peste meníngea é incomum e ocorre em 6% ou menos dos casos de peste notificados nos Estados Unidos. Em geral, a apresentação com cefaleia e febre ocorre dentro de mais de uma semana após o início da peste bubônica ou septicêmica e pode estar associada a um tratamento antimicrobiano subótimo (tratamento tardio, administração de penicilina ou tratamento com baixas doses de tetraciclina) e bubões cervicais ou axilares.

Faringite A faringite da peste sintomática pode ocorrer após o consumo de carne contaminada de um animal que morreu de peste ou contato com pessoas ou animais com peste pneumônica. A faringite da peste pode assemelhar-se à tonsilite, com abscesso peritonsilar e linfadenopatia cervical. Pode ocorrer também um estado de portador faríngeo assintomático da *Y. pestis* em contatos íntimos de pacientes com peste pneumônica.

DIAGNÓSTICO LABORATORIAL

Devido à escassez de recursos laboratoriais em regiões onde a infecção humana por *Y. pestis* é mais comum e devido à relevância potencial do isolamento da *Y. pestis* em uma área não endêmica ou em uma região onde a peste humana estava ausente há muitos anos, a OMS recomenda um diagnóstico presuntivo inicial, seguido de confirmação por um laboratório de referência (Tab. 171-1). Nos Estados Unidos, foram implementados meios diagnósticos nacionais abrangentes para a peste desde 2009 (Laboratory Response Network for Biological Threats; *emergency.cdc.gov/lrn/*) para detectar o possível uso de agentes de bioterrorismo, incluindo a *Y. pestis*. Os laboratórios de microbiologia clínica para diagnóstico de rotina que estão incluídos nessa rede como laboratórios em nível de sentinela usam protocolos comuns do Centers for Disease Control and Prevention (CDC) e da American Society for Microbiology (*https://asm.org/Articles/Policy/Laboratory-Response-Network-LRN-Sentinel-Level-C*) para identificar isolados suspeitos de *Y. pestis* e encaminhar essas amostras a laboratórios de referência da LRN para testes confirmatórios. A *Y. pestis* é designada como "agente selecionado nível 1" no Public Health Security e no Bioterrorism Preparedness and Response Act, em 2002 e em ordens executivas subsequentes; as cláusulas desse estatuto, do Patriot Act de 2001 e de ordens executivas relacionadas aplicam-se a todos os laboratórios dos Estados Unidos e indivíduos que trabalham com a *Y. pestis*. Os detalhes dos regulamentos aplicáveis estão disponíveis no CDC (*www.selectagents.gov*).

As espécies de *Yersinia* são cocobacilos Gram-negativos (bastonetes curtos com extremidades arredondadas) de 1 a 3 μm de comprimento e 0,5 a 0,8 μm de diâmetro. A *Y. pestis*, em particular, tem aspecto bipolar (com aparência de "alfinete de segurança fechado") e pleomórfico quando corada com um corante policromático (Wayson ou Wright-Giemsa; Fig. 171-4). A ausência de motilidade distingue a *Y. pestis* de outras espécies de *Yersinia*, as quais são móveis a 25°C e imóveis a 37°C. O meio de transporte (p. ex., meio de Cary-Blair) preserva a viabilidade da *Y. pestis* se houver demora no seu transporte.

As amostras apropriadas para diagnóstico da peste bubônica, pneumônica e septicêmica consistem em aspirado de bubão, líquido do lavado broncoalveolar ou escarro e sangue, respectivamente. A cultura de amostras de biópsia de órgão *post mortem* também pode ser diagnóstica. Obtém-se

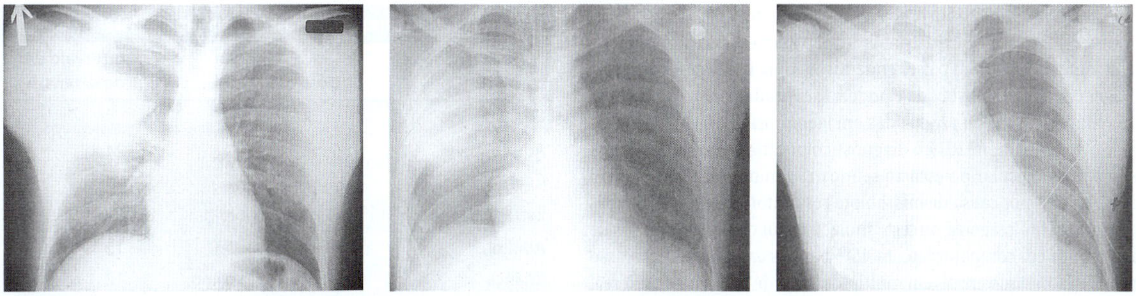

FIGURA 171-3 Radiografias sequenciais de tórax de um paciente com pneumonia primária da peste fatal. *À esquerda:* Incidência posteroanterior ortostática efetuada no serviço de emergência, no terceiro dia da doença, mostrando a consolidação segmentar do lobo superior direito. ***Centro:*** Radiografia anteroposterior realizada 8 horas após a internação, mostrando a extensão da pneumonia para os lobos médio e inferior direitos. ***À direita:*** Radiografia anteroposterior realizada 13 horas após a internação (quando o paciente apresentou síndrome da angústia respiratória aguda), mostrando a infiltração difusa por todo o pulmão direito e infiltração circunscrita do lobo inferior esquerdo. Posteriormente, houve formação de uma cavidade no local da consolidação inicial do lobo superior direito. *(Reproduzida, com permissão, de AS Fauci et al: Harrison's Principles of Internal Medicine, 17th ed. New York: McGraw-Hill; 2008.)*

um aspirado de bubão pela injeção de 1 mL de soro fisiológico estéril em um bubão sob anestesia local e aspiração de uma pequena quantidade de líquido (geralmente tingido de sangue). A OMS forneceu orientações provisórias sobre como aspirar os bubões e coletar escarro de pacientes com suspeita de peste pneumônica (*www.who.int/csr/disease/plague/collecting-sputum-samples.PDF*). A coloração dessas amostras pelo Gram pode revelar bastonetes Gram-negativos, que aparecem bipolares na coloração de Wayson ou Wright-Giemsa. Essas bactérias podem até mesmo ser visíveis em esfregaços sanguíneos diretos na peste septicêmica (Fig. 171-4); esse achado indica a presença de quantidades muito elevadas de bactérias circulantes e mau prognóstico.

TABELA 171-1 ■ Definições de casos de peste de acordo com a Organização Mundial da Saúde

Caso suspeito
Apresentação clínica compatível
e
Características epidemiológicas consistentes, como exposição a animais ou a seres humanos infectados e/ou evidências de picadas de pulgas e/ou residência ou viagem para um foco endêmico conhecido nos 10 dias precedentes
Caso presuntivo
Preenchendo a definição de um caso suspeito
mais
Foco novo ou reemergente suposto: ≥ 2 dos seguintes testes positivos
• Microscopia: cocobacilos Gram-negativos em material de bubão, amostra de sangue ou escarro; aspecto bipolar na coloração de Wayson ou de Wright-Giemsa
• Detecção do antígeno F1 no aspirado de bubão, amostra de sangue ou escarro
• Uma única sorologia anti-F1 sem qualquer evidência de infecção por *Y. pestis* prévia ou imunização
• Detecção da *Y. pestis* por reação em cadeia da polimerase (PCR) no aspirado de bubão, amostra de sangue ou de escarro
Focos endêmicos conhecidos: ≥ 1 dos seguintes testes positivos
Caso confirmado
Preenchendo a definição de um caso suspeito
mais
• Identificação de isolado de uma amostra clínica como *Y. pestis* (morfologia das colônias e dois dos quatro seguintes testes positivos: lise das culturas por fagos a 20-25°C e a 37°C; detecção do antígeno F1; PCR; perfil bioquímico da *Y. pestis*)
ou
• Elevação de quatro vezes nos títulos anti-F1 em amostras pareadas de soro
ou
• Em áreas endêmicas, quando não se pode efetuar outro teste confirmatório, obtenção de um teste diagnóstico rápido positivo com imunocromatografia para detecção do antígeno F1

Fonte: Reproduzido com permissão de Interregional meeting on prevention and control of plague, World Health Organization, 2006.

A *Y. pestis* cresce em ágar nutriente e em outros meios de cultura convencionais, porém forma colônias menores do que outras Enterobacteriaceae. As amostras devem ser inoculadas em meios ricos em nutrientes, como ágar-sangue de carneiro (SBA), em caldo rico em nutriente, como caldo de infusão de cérebro-coração e em ágar seletivo, como ágar de MacConkey e ágar de eosina azul de metileno (EMB). O ágar CIN (cefsulodina, triclosana [Irgasan], novobiocina) específico para *Yersinia* pode ser útil para cultura de amostras contaminadas, como o escarro. Deve-se efetuar uma hemocultura em um sistema padrão de hemocultura. A temperatura ideal para crescimento é de menos de 37°C (25-29°C), com aparecimento de colônias muito pequenas apenas em SBA dentro de 24 horas. Ocorre crescimento mais lento a 37°C. A *Y. pestis* é oxidase-negativa, catalase-positiva, ureia-negativa, indol-negativa e lactose-negativa. Os sistemas automáticos de identificação bioquímica ou por espectrometria de massa podem identificar de forma incorreta a *Y. pestis* como *Y. pseudotuberculosis* ou outra espécie bacteriana.

Os testes realizados em laboratórios de referência para a identificação definitiva de isolados incluem a imunofluorescência direta para o antígeno F1; reação em cadeia da polimerase (PCR) específica para alvos como o antígeno F1, o gene da pesticina e o gene do ativador do plasminogênio; e lise por bacteriófago específico. A PCR também pode ser usada em amostras diagnósticas, assim como a imunofluorescência direta para o antígeno F1 (produzido em grandes quantidades por *Y. pestis*) por microscopia em lâmina. Em Madagascar, foi desenvolvido um teste imunocromatográfico para a

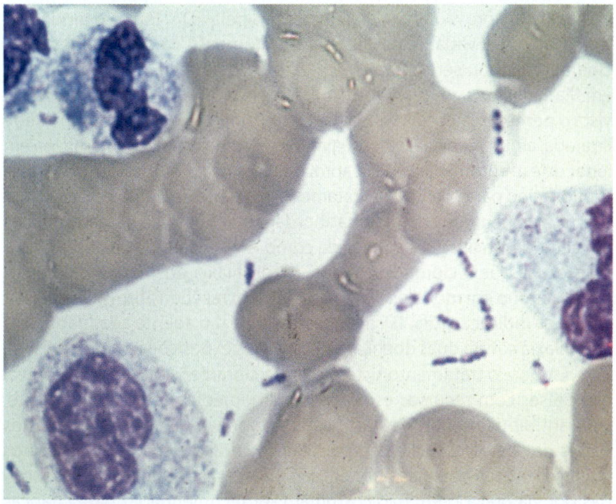

FIGURA 171-4 Esfregaço de sangue periférico de um paciente com septicemia fatal da peste e choque, mostrando os bacilos de *Yersinia pestis* com coloração bipolar característica (coloração de Wright, imersão em óleo). *(Reproduzida, com permissão, de AS Fauci et al: Harrison's Principles of Internal Medicine, 17th ed. New York: McGraw-Hill; 2008.)*

detecção do antígeno F1 por anticorpos monoclonais em amostras clínicas. Esse método é efetivo tanto para uso laboratorial quanto para uso à beira do leito e é amplamente usado em países endêmicos. Uma fita teste semelhante para o antígeno Pla foi desenvolvida e poderia ser usada para a detecção de cepas virulentas selvagens ou produzidas em laboratório negativas para F1. No surto de Madagascar em 2017 o diagnóstico por fita para o antígeno F1 ou o diagnóstico molecular no escarro se mostraram mais difíceis que em aspirados de bubões por causa da microbiota respiratória normal. A positividade da cultura, fita reagente ou teste molecular foi de 23% nos casos de peste pneumônica em comparação com 45% para os casos bubônicos. Isso sugere que os exames que envolvem múltiplos alvos de PCR em tempo real são necessários para melhorar as culturas convencionais de escarro. A *Yersinia pestis* está incluída no Biofire® FilmArray® Next Generation Diagnostic System (NGDS) Warrior Panel, o qual é aprovado pela FDA para uso com o sistema FilmArray® 2.0 (Biomérieux) como um dispositivo de diagnóstico clínico adequado para sangue total (EDTA), hemoculturas e amostras de escarro usado pelos laboratórios do U.S. Department of Defense e por laboratórios designados pelo Department of Defense. Dados detalhados de sequências de DNA filogeográficas baseadas em amostras de culturas foram acumulados para traçar a evolução da peste e essa abordagem poderia ser adaptada no futuro para a epidemiologia da peste clínica em tempo real.

Na ausência de outros testes laboratoriais diagnósticos positivos, pode-se estabelecer um diagnóstico sorológico retrospectivo com base em títulos crescentes de anticorpo hemaglutinante contra o antígeno F1. Dispõe-se também de ensaio imunoabsorvente ligado à enzima (ELISA) para anticorpos IgG e IgM contra o antígeno F1.

Em geral, a contagem de leucócitos está elevada (10.000-20.000/μL) na peste, com leucocitose neutrofílica e desvio para a esquerda (presença de numerosos neutrófilos imaturos); todavia, em alguns casos, a contagem de leucócitos está normal, ou ocorre leucopenia. Em certas ocasiões, as contagens de leucócitos estão muito elevadas, particularmente em crianças (mais de 100.000/μL). Os níveis de produtos de degradação do fibrinogênio estão elevados na maioria dos pacientes, porém as contagens de plaquetas habitualmente estão normais ou no limite inferior da normalidade. Entretanto, em uma minoria significativa de pacientes, ocorre coagulação intravascular disseminada, com baixas contagens de plaquetas, prolongamento do tempo de protrombina, nível reduzido de fibrinogênio e níveis elevados de produtos de degradação do fibrinogênio.

TRATAMENTO

Peste

As diretrizes para o tratamento da peste são fornecidas na **Tabela 171-2**. Recomenda-se um curso de terapia antimicrobiana de 10 a 14 dias (ou um curso continuado até 2 dias após a melhora da febre). Historicamente, a estreptomicina tem sido o tratamento de escolha parenteral para a peste e está aprovada para essa indicação pela FDA. Embora ainda não tenha sido aprovada pela FDA para o tratamento da peste, a gentamicina demonstrou ser segura e efetiva em ensaios clínicos na Tanzânia e em Madagascar e em casos retrospectivos nos Estados Unidos. Tendo em vista o perfil de reações adversas da estreptomicina e sua disponibilidade limitada, alguns especialistas atualmente recomendam a gentamicina em lugar da estreptomicina. A FDA aprovou levofloxacino, moxifloxacino e ciprofloxacino para profilaxia e tratamento da peste (incluindo a peste septicêmica e pneumônica) sob uma abordagem regulatória baseada apenas em estudos em animais, conhecida como Animal Rule. O levofloxacino é mais eficaz que o ciprofloxacino para a profilaxia pós-exposição de antraz inalatório em modelos animais e também recebeu aprovação da FDA para essa indicação **(Cap. S3)**; assim, trata-se de um agente adequado para a profilaxia contra duas doenças em possíveis exposições a bioterrorismo.

Embora o tratamento sistêmico com cloranfenicol esteja disponível nos países com recursos escassos primariamente afetados pela peste, esse antibiótico tende a estar menos disponível ou não ser usado nos países de alto nível socioeconômico, em virtude de seu perfil de efeitos adversos. As tetraciclinas também são eficazes e podem ser administradas por via oral, porém não costumam ser recomendadas para crianças com menos de 7 anos de idade devido à pigmentação dos dentes. A doxiciclina constitui a tetraciclina de escolha; em uma dose oral de 100 mg 2 vezes ao dia, esse fármaco mostrou-se tão efetivo quanto a gentamicina intramuscular (IM) (2,5 mg/kg, 2×/dia) em um ensaio clínico realizado na Tanzânia. Há evidências recentes de que a doxiciclina não causa pigmentação dentária em crianças, pois ela se liga ao cálcio menos prontamente que outras tetraciclinas. Devido à eficácia reduzida em alguns modelos animais não primatas de peste pneumônica, o CDC recomenda a doxiciclina como agente de primeira linha para a peste bubônica e como agente alternativo para a peste septicêmica e pneumônica.

Embora a *Y. pestis* seja sensível a agentes β-lactâmicos *in vitro* e esses fármacos tenham sido eficazes contra a peste em alguns modelos animais, a resposta às penicilinas têm sido insatisfatória em alguns casos clínicos; por esse motivo, os β-lactâmicos e os macrolídeos geralmente não são recomendados como terapia de primeira linha. O cloranfenicol, isoladamente ou em associação, é recomendado para algumas complicações focais da peste (p. ex., meningite, endoftalmite, miocardite), em virtude de suas propriedades de penetração nos tecidos. As fluoroquinolonas, efetivas *in vitro* e em modelos animais, são recomendadas nas diretrizes para possível peste pneumônica associada a bioterrorismo e são cada vez mais usadas na terapia da peste.

TABELA 171-2 ■ Diretrizes para o tratamento da peste

Fármaco	Dose diária	Intervalo de dosagens, h	Via
Gentamicina			
Adulto	5 mg/kg[a]	24	IM/IV
Criança	4,5-7,5 mg/kg[a]	24	IM/IV
Estreptomicina			
Adulto	2 g	12	IM
Criança	30 mg/kg (máximo, 1 g/dose)	12	IM
Levofloxacino			
Adulto (criança > 50 kg)	750 (500-750) mg	24	VO/IV
Criança < 50 kg e ≥ 6 meses de idade	16 mg/kg (máximo, 250 mg/dose)	12	VO/IV
Ciprofloxacino			
Adulto	1.500 mg	12	VO
	1.200 mg	8	IV
Criança	30-45 mg/kg (máximo, 500 mg/dose)	8-12	VO
	20-30 mg/kg (máximo, 400 mg/dose)	8-12	IV
Moxifloxacino			
Adulto	400 mg (sem dose inicial)	24	VO/IV
Doxiciclina			
Adulto e criança ≥ 45 kg	200 mg (200 mg de dose inicial)	12	VO/IV
Criança <45 kg	4,4 mg/kg (máximo, 100 mg/dose), 4,4 mg/kg de dose inicial	12	VO/IV
Tetraciclina			
Adulto	2 g	6	VO/IV
Criança > 8 anos	40-50 mg/kg	6	VO/IV
Cloranfenicol			
Adulto	50-100 mg/kg	6	VO/IV
Criança > 2 anos	50-100 mg/kg (máximo, 4 g)	6	VO/IV

[a]A dose de aminoglicosídeo é ajustada conforme a função renal. Não existem dados de estudos clínicos publicados para a gentamicina 1 vez ao dia como tratamento para a peste em adultos ou crianças, mas esse esquema é eficaz na sepse de outras etiologias Gram-negativas e foi bem-sucedido em um surto recente de peste pneumônica na República Democrática do Congo. Os neonatos (até 1 semana de idade) devem receber a gentamicina 4 mg/kg IV 1x/dia.

Fonte: TV Inglesby et al: Plague as a biological weapon: Medical and public health management. Working Group on Civilian Biodefense. JAMA 283:2281, 2000; e *https://www.cdc.gov/plague/healthcare/clinicians.html*. Para as diretrizes detalhadas sobre os esquemas recomendados para peste pneumônica verus bubônica, peste meníngea, tratamento durante gravidez e lactação e infecção neonatal, ver CA Nelson et al: Antimicrobial treatment and prophylaxis of plague: Recommendations for naturally acquired infections and bioterrorism response. MMWR Recomm Rep 70(No. RR-3):1, 2021.

Siglas: IM, intramuscular; IV, intravenosa; VO, via oral.

PREVENÇÃO

Nas áreas endêmicas, o controle da peste em seres humanos baseia-se na redução da probabilidade de picadas por pulgas infectadas ou exposição a gotículas infectadas de seres humanos ou animais com pneumonia da peste. Nos Estados Unidos, a residência ou a atividade ao ar livre ou o contato com animais selvagens ou domésticos em áreas rurais dos estados do oeste onde ocorre peste epizoótica constituem os principais fatores de risco de infecção. Para avaliar os riscos potenciais em seres humanos que habitam áreas específicas, a vigilância para a infecção por *Y. pestis* entre animais hospedeiros e vetores é realizada de modo regular, bem como em resposta a mortes de animais. As medidas protetoras pessoais incluem evitar áreas onde foi identificada e divulgada a ocorrência de peste epizoótica (p. ex., sinais de alerta ou fechamento de áreas de acampamento). Os animais doentes ou mortos não devem ser manipulados pelo público geral. Os caçadores, zoologistas e donos de animais de estimação devem usar luvas quando manipulam carcaças de animais silvestres em áreas endêmicas. As medidas gerais para evitar picadas de pulgas de roedores durante atividades ao ar livre são apropriadas e incluem o uso de repelentes para insetos, inseticidas e roupas protetoras. As medidas gerais para reduzir o contato humano peridoméstico ou ocupacional com roedores são recomendadas e incluem construções e depósitos para lixo alimentar à prova de roedores e remoção de seus hábitats potenciais (p. ex., pilhas de lenha e montes de lixo). O controle das pulgas mediante tratamento dos roedores silvestres com inseticida é um meio efetivo de minimizar o contato humano com a peste se for identificado um surto epizoótico em uma área próxima a habitações humanas. Qualquer tentativa de reduzir o número de roedores deve ser precedida de supressão das pulgas para diminuir a migração das pulgas infectadas para hospedeiros humanos. Uma vacina oral de subunidade F1-V usando poxvírus de guaxinim (RCN) como vetor (vacina da peste silvática) é parcialmente protetora contra a peste quando administrada em cães selvagens de pradarias em ensaios clínicos de campo e pode, no futuro, fornecer uma maneira de reduzir o risco de exposição humana à *Y. pestis*.

Os pacientes com suspeita de peste pneumônica devem ser isolados (com pressão negativa, quando disponível), com precauções contra gotículas até que a pneumonia seja excluída ou até a administração de tratamento antimicrobiano efetivo por 48 horas. A revisão da literatura publicada antes do advento dos agentes antimicrobianos sugere que o principal risco infeccioso é representado por pacientes nos estágios finais da doença, os quais expectoram escarro com quantidade abundante de sangue e/ou pus visíveis. As máscaras de algodão e gaze demonstraram ser protetoras nessas circunstâncias. As máscaras cirúrgicas atuais com capacidade de proteção de barreira contra gotículas, incluindo grandes partículas respiratórias, são provavelmente efetivas, mas o diagnóstico diferencial de febre e hemoptise em regiões endêmicas para peste inclui infecções transmitidas por aerossóis, como a tuberculose. Além disso, as orientações da OMS recomendam que os equipamentos de proteção individual para procedimentos com potencial para gerar aerossóis (p. ex., coleta de amostras respiratórias de pacientes com peste suspeita ou confirmada) devem incluir máscara facial N95 bem adaptada, avental, luvas e escudo facial ou óculos.

Profilaxia antimicrobiana A profilaxia antimicrobiana pós-exposição, com duração de sete dias, é recomendada após contato domiciliar, hospitalar ou outro contato íntimo com indivíduos que apresentam peste pneumônica não tratada (*Contato íntimo* é definido como contato < 2 metros com um paciente). Em estudos de infecção de animais por aerossol, levofloxacino e ciprofloxacino estão associados com maiores taxas de sobrevida que a doxiciclina (Tab. 171-3).

Imunização Estudos de possíveis vacinas contra a peste em modelos animais mostram que os anticorpos neutralizantes fornecem proteção contra a exposição, mas que a imunidade celular é fundamental para a proteção e a eliminação da *Y. pestis* do hospedeiro. Uma vacina de células integrais mortas usada em seres humanos exigia a administração de múltiplas doses, causava reações locais e sistêmicas significativas e não era protetora contra a peste pneumônica; essa vacina não está atualmente disponível. Uma vacina viva atenuada, baseada na cepa EV76, continua sendo utilizada em países da antiga União Soviética e na China, porém apresenta efeitos colaterais significativos. Diferentes vacinas de subunidades desenvolvidas por agências governamentais nos Estados Unidos, Reino Unido e China abrangem o F1 recombinante (rF1) e várias proteínas V recombinantes (rV) produzidas em *Escherichia coli*, combinadas como proteína de fusão ou como mistura, purificadas e adsorvidas ao hidróxido de alumínio para injeção estão próximas da aprovação. Essa combinação protege os camundongos e vários primatas não humanos em modelos de laboratório de peste bubônica e pneumônica e foi avaliada em ensaios clínicos de fase 2. Os estudos de eficácia a campo pré-aprovação (estudos de fase 3) são difíceis de realizar devido à epidemiologia da peste. Nos Estados Unidos, a FDA irá avaliar as vacinas contra a peste para uso humano de acordo com a Animal Rule, usando dados de eficácia de estudos em animais, bem como anticorpos e outros correlatos de imunidade de receptores humanos da vacina (*www.fda.gov/emergencypreparedness/counterterrorism/medicalcountermeasures/mcmregulatoryscience/ucm391604.htm*), e a vacina de subunidade rF1-V tem a condição de fármaco órfão. A Organização Mundial de Saúde produziu um perfil-alvo de produto (PAP) para o delineamento de estudos de fase 3 e a priorização dos 17 candidatos conhecidos a vacina. Isso inclui vacinas de subunidades proteicas, vacinas vivas atenuadas e vetores bacterianos, virais e bacteriófagos, ou vesículas da membrana externa, contendo antígenos da *Y. pestis*. Outros antígenos que não F1 e V estão sendo investigados devido ao isolamento de cepas de *Y. pestis* negativas para F1 em fontes naturais e a observação de que o antígeno F1 não é necessário para a virulência em modelos primatas de peste pneumônica.

TABELA 171-3 ■ Diretrizes para a profilaxia da peste

Fármaco	Dose diária	Intervalo de dosagem, h	Via
Doxiciclina			
Adulto	200 mg	12 ou 24	VO
Criança ≥ 8 anos	≥ 45 kg: dose de adulto	12	VO
	≤ 45 kg: 2,2 mg/kg, 2×/dia (máximo, 200 mg)	12	VO
Tetraciclina			
Adulto	2 g	6 ou 12	VO
Criança ≥ 8 anos	40 mg/kg (máximo, 500 mg/dose)	6 ou 12	VO
Levofloxacino			
Adulto e criança > 50 kg	500-750 mg	24	VO
Criança < 50 kg e ≥ 6 meses de idade	16 mg/kg (máximo, 250 mg/dose)	12	VO
Ciprofloxacino			
Adulto	1-1,5 g	12	VO
Criança	30 mg/kg (máximo, 750 mg/dose)	12	VO

Fonte: TV Inglesby et al: Plague as a biological weapon: Medical and public health management. Working Group on Civilian Biodefense. JAMA 283:2281, 2000; *https://www.cdc.gov/plague/healthcare/clinicians.html*; CA Nelson et al: Antimicrobial treatment and prophylaxis of plague: Recommendations for naturally acquired infections and bioterrorism response. MMWR Recomm Rep 70(No. RR-3):1, 2021.
Sigla: VO, via oral.

YERSINIOSE

A *yersiniose* é uma infecção zoonótica por uma espécie enteropatogênica de *Yersinia*, geralmente *Y. enterocolitica* ou *Y. pseudotuberculosis*. Os hospedeiros habituais desses microrganismos consistem em suínos e outros animais silvestres e domésticos; os seres humanos costumam ser infectados por via oral e ocorrem surtos devido a alimentos contaminados. A yersiniose é mais comum na infância e em climas mais frios. Os pacientes apresentam dor abdominal e, algumas vezes, diarreia (que pode não ocorrer em até 50% dos casos). A *Y. enterocolitica* está mais fortemente associada a ileíte terminal, enquanto a *Y. pseudotuberculosis* está mais associada à adenite mesentérica, embora ambos os microrganismos possam causar adenite mesentérica e sintomas de dor e hipersensibilidade abdominais, que resultam em pseudoapendicite, com remoção cirúrgica de um apêndice normal. O diagnóstico historicamente se baseava na cultura do microrganismo ou na sorologia de convalescença, mas sistemas comerciais de PCR múltipla para o diagnóstico de infecções gastrintestinais atualmente incluem a *Y. enterocolitica*. A *Y. pseudotuberculosis* e algumas cepas mais raras de *Y. enterocolitica* (sorogrupo O:8) tendem particularmente a causar infecção sistêmica, a qual também é mais provável em pacientes com diabetes ou com sobrecarga de ferro. A sepse é passível de tratamento com agentes antimicrobianos, porém a artropatia pós-infecciosa responde de modo insatisfatório a esse tratamento. Atualmente são reconhecidas outras 16 espécies de *Yersinia* sem o plasmídeo de virulência pYV comum a *Y. pestis*, *Y. pseudotuberculosis* e *Y.*

enterocolitica. Elas são, no máximo, patógenos oportunistas em humanos (*Y. aldovae, Y. aleksiciae, Y. bercovieri, Y. entomophaga, Y. frederiksenii, Y. hibernica, Y. intermedia, Y. kristensenii, Y. massiliensis, Y. mollaretii, Y. nurmii, Y. pekkanenii, Y. rohdei, Y. similis, Y. ruckeri* e *Y. wautersii*). O sequenciamento do genoma completo recentemente detectou várias outras prováveis novas espécies de *Yersinia*. A filogenia molecular mostra que a *Y. enterocolitica* está mais distantemente relacionada com a *Y. pseudotuberculosis* do que com essas outras espécies de *Yersinia* e é provável que os plasmídeos de virulência semelhantes que elas compartilham tenham sido adquiridos de maneira independente por pelo menos uma das duas, já que as espécies divergiram.

EPIDEMIOLOGIA

Y. enterocolitica A *Y. enterocolitica* possui distribuição mundial e tem sido isolada de uma ampla variedade de animais silvestres e domésticos e amostras ambientais, incluindo amostras de alimento e água. *In vitro*, a *Y. enterocolitica* é resistente ao efeito predador pelo protozoário *Acanthamoeba castellanii*, podendo sobreviver dentro dele, o que sugere um possível modo de persistência ambiental. As cepas são diferenciadas por reações bioquímicas combinadas (biovar) e sorogrupos, e cada vez mais pela sequência do genoma completo. As infecções clínicas estão associadas, em sua maioria, aos sorogrupos O:3, O:9 e O:5,27, com uma redução do número de infecções por O:8 na América do Norte. Algumas infecções por O:8, previamente confinadas à América do Norte, foram relatadas na Europa e no Japão nos últimos anos, e as infecções pro O:8 causaram uma alta porcentagem dos casos de yersiniose na Polônia em 2008-2011, com um declínio subsequente. A yersiniose, > 99% dos casos devido a *Y. enterocolítica*, continua sendo a terceira zoonose bacteriana mais comumente transmitida por alimentos relatada na Europa, em especial na Alemanha e na Escandinávia. A incidência é maior entre crianças; as crianças com menos de 4 anos de idade têm mais tendência a apresentar diarreia do que as crianças de mais idade. A dor abdominal com adenite mesentérica e ileíte terminal é mais proeminente entre crianças de mais idade e em adultos. A septicemia tem mais tendência a ocorrer em pacientes com condições preexistentes, como diabetes melito, doença hepática, qualquer distúrbio envolvendo uma sobrecarga de ferro (incluindo talassemia e hemocromatose), idade avançada, neoplasia maligna ou vírus da imunodeficiência humana (HIV)/síndrome da imunodeficiência adquirida (Aids). Como na enterite de outras etiologias bacterianas, as complicações pós-infecciosas, como artrite reativa, são observadas principalmente em indivíduos positivos para antígeno leucocitário humano (HLA)-B27. O eritema nodoso (Fig. A1-39) após a infecção por *Yersinia* não está associado a HLA-B27 e é mais comum nas mulheres do que nos homens.

O consumo ou o preparo de produtos com carne de porco crua (p. ex., tripas de porco) e alguns produtos com carne de porco processada estão fortemente associados à infecção, visto que uma elevada porcentagem de porcos apresentam cepas patogênicas de *Y. enterocolitica*. Surtos de infecção por *Y. enterocolitica* têm sido associados ao consumo de leite (pasteurizado, não pasteurizado e com chocolate) e de vários alimentos contaminados com água de nascentes. Há suspeita de transmissão interpessoal em alguns casos (p. ex., em surtos hospitalares e familiares), porém isso tem menos probabilidade de ocorrer com a *Y. enterocolitica* do que com outras causas de infecção gastrintestinal, como *Salmonella*. Uma análise multivariada indica que o contato com animais de estimação constitui um fator de risco para a infecção por *Y. enterocolitica* entre crianças na Suécia, e foi relatada uma colonização de baixo nível de cães e gatos por *Y. enterocolitica*. A septicemia por *Y. enterocolitica* associada à transfusão tem sido, por mais de 30 anos, reconhecida como evento muito raro mas frequentemente fatal e difícil de erradicar.

Y. pseudotuberculosis A *Y. pseudotuberculosis* é relatada com muito menos frequência como causa de doença humana do que a *Y. enterocolitica*, e a infecção causada pela *Y. pseudotuberculosis* tem mais tendência a se manifestar na forma de febre e dor abdominal devido à linfadenite mesentérica e de ser identificada em isolado de hemocultura. Esse microrganismo está associado a mamíferos silvestres (roedores, coelhos e cervos), aves e porcos domésticos. Embora os surtos costumem ser raros, vários ocorreram recentemente na Finlândia e foram associados ao consumo de alface, cenouras cruas ou leite não pasteurizado. As cepas têm sido historicamente diferenciadas por reações bioquímicas combinadas (biovares) e sorogrupos. A tipagem de sequência multilócus revelam que algumas cepas previamente definidas como *Y. pseudotuberculosis* pertencem a uma espécie intimamente relacionada, mas distinta, atualmente chamada de *Yersinia wautersii* (patogênica) e *Yersinia similis* (não patogênica).

PATOGÊNESE

A via habitual de infecção é oral. Estudos realizados com *Y. enterocolitica* e *Y. pseudotuberculosis* em modelos animais sugerem que a replicação inicial desses microrganismos no intestino delgado é seguida de invasão das placas de Peyer do íleo distal por meio das células M, com disseminação para os linfonodos mesentéricos. O fígado e o baço também podem ser acometidos após infecção oral. O aspecto histológico característico da *Yersinia enteropatogênica* após invasão do tecido do hospedeiro consiste em microabscessos extracelulares circundados por uma lesão granulomatosa epitelioide.

Os experimentos envolvendo a infecção oral de camundongos com *Y. enterocolitica* marcada mostram que apenas uma proporção muito pequena de bactérias no intestino invade os tecidos. Os clones bacterianos individuais de uma mistura inoculada por via oral dão origem a microabscessos em uma placa de Peyer, e o hospedeiro restringe a invasão das placas de Peyer anteriormente infectadas. Um modelo prévio que postulava a disseminação progressiva das bactérias das placas de Peyer e dos linfonodos mesentéricos para o fígado e o baço parece ser inexato: a disseminação da *Y. pseudotuberculosis* e da *Y. enterocolitica* para o fígado e o baço de camundongos ocorre independentemente da colonização dos linfonodos regionais, bem como em camundongos que carecem de placas de Peyer.

A invasão requer a expressão de várias adesinas não relacionadas com as fímbrias, como a invasina (Inv) e – na *Y. pseudotuberculosis* – adesina de *Yersinia* A (YadA). A Inv interage diretamente com integrinas β1, que são expressas na superfície apical das células M, mas não dos enterócitos. A YadA da *Y. pseudotuberculosis* interage com proteínas da matriz extracelular, como o colágeno e a fibronectina, facilitando a associação à integrina e invasão das células do hospedeiro. A YadA da *Y. enterocolitica* carece de uma região N-terminal crucial e liga-se ao colágeno e à laminina, mas não à fibronectina, e não produz invasão. A Inv é codificada por cromossomos, enquanto a YadA é codificada no plasmídeo de virulência pYV. A YadA também ajuda a conferir resistência sérica na *Y. enterocolitica* por meio de sua ligação a reguladores do complemento do hospedeiro, como fator H e proteína de ligação de C4. Outro gene cromossômico, *ail* (*locus* de fixação e invasão), codifica a proteína extracelular Ail, que é o principal fator que confere resistência sérica na *Y. pseudotuberculosis* por meio de ligação a esses reguladores do complemento.

Com a sua ligação à superfície das células do hospedeiro, a YadA possibilita a marcação das células efetoras imunes como alvos pelo sistema de secreção tipo III codificado pelo plasmídeo pYV (injectissoma). Em consequência, ocorre alteração da resposta imune inata do hospedeiro; toxinas (proteínas externas de Yersinia ou Yop) são injetadas nos macrófagos, neutrófilos e células dendríticas do hospedeiro, afetando as vias de transdução de sinais, com consequente redução da fagocitose e inibição da produção de espécies de oxigênio reativo pelos neutrófilos e deflagração da apoptose dos macrófagos. Outros fatores funcionais na doença invasiva incluem a yersiniabactina (Ybt), um sideróforo produzido por algumas cepas de *Y. pseudotuberculosis* e *Y. enterocolitica*, bem como por outras Enterobacterales. A Ybt faz as bactérias terem acesso ao ferro da lactoferrina saturada durante a infecção e reduz a produção de espécies de oxigênio reativo pelas células efetoras imunes inatas, diminuindo, assim, a destruição das bactérias. A *Y. pseudotuberculosis* e a Y. *pestis* fazem outros sideróforos além da Ybt.

MANIFESTAÇÕES CLÍNICAS

A diarreia autolimitada constitui a manifestação mais comum relatada na infecção por *Y. enterocolitica* patogênica, particularmente em crianças com menos de 4 anos de idade, as quais formam o maior grupo na maioria das séries de casos. Pode-se detectar a presença de sangue nas fezes diarreicas. As crianças de mais idade e os adultos têm mais tendência do que as crianças pequenas a apresentar dor abdominal, que pode se localizar na fossa ilíaca direita – um local que frequentemente leva à laparotomia pela suspeita de apendicite (pseudoapendicite). A apendicectomia não está indicada para a infecção por *Yersinia* que causa pseudoapendicite. O espessamento do íleo terminal e do ceco é observado na endoscopia e ultrassonografia, com lesões arredondadas ou ovais elevadas que podem se localizar sobre as placas de Peyer. Os linfonodos mesentéricos estão aumentados. São observadas ulcerações da mucosa na endoscopia. As complicações gastrintestinais consistem em apendicite granulomatosa, uma condição inflamatória crônica que acomete o apêndice e é responsável por 2% ou menos dos casos de apendicite; a *Yersinia* está envolvida em uma minoria de casos. A infecção por *Y. enterocolitica* pode se manifestar como faringite aguda, com ou sem outros sintomas gastrintestinais. Foi relatada a ocorrência de faringite fatal por *Y. enterocolitica*. A bacteriemia por *Y. enterocolitica* pode ser seguida de aneurisma micótico, bem como de infecção focal (abscesso) em muitos outros locais e compartimentos do corpo (fígado, baço, rim, osso, meninges, endocárdio).

A *Y. pseudotuberculosis* tem mais tendência a se manifestar como dor abdominal e febre do que como diarreia. Uma toxina superantigênica – o mitógeno de *Y. pseudotuberculosis* (YPM) – é produzida por cepas observadas na Rússia Oriental em associação a uma febre semelhante à febre escarlatina do Extremo Oriente, uma doença infantil com exantema descamativo, artralgia e choque tóxico. Uma doença semelhante é identificada no Japão (febre de Izumi) e na Coreia. Foram observadas semelhanças com a doença de Kawasaki, a vasculite sistêmica aguda idiopática da infância. Existe uma ligação epidemiológica entre a exposição de populações à *Y. pseudotuberculosis* com superantígeno positivo e a incidência elevada de doença de Kawasaki.

A septicemia por *Y. enterocolitica* ou *Y. pseudotuberculosis* se manifesta como doença grave com febre e leucocitose, com frequência sem manifestações localizadas, e está significativamente associada a condições predisponentes, como diabetes melito, doença hepática e sobrecarga de ferro. A hemocromatose combina vários desses fatores de risco. A administração de quelantes do ferro, como a desferroxamina, que fornecem ferro acessível à *Yersinia* (e que exercem um efeito inibitório sobre a função dos neutrófilos), pode resultar em septicemia por *Yersinia* em pacientes com sobrecarga de ferro, os quais presumivelmente apresentam infecção gastrintestinal leve nos demais aspectos. HIV/Aids tem sido associado à septicemia por *Y. pseudotuberculosis*. O fenômeno incomum de septicemia associada à transfusão está ligado à capacidade de multiplicação da *Y. enterocolitica* na temperatura do refrigerador (microrganismo psicrotrófico). Em geral, a unidade de transfusão foi armazenada por mais de 20 dias, e acredita-se que pequenas quantidades de yersínias de um doador aparentemente sadio com bacteriemia subclínica são amplificadas, alcançando quantidades muito altas por crescimento dentro da bolsa a 4°C ou menos, com consequente choque séptico após a transfusão. A prevenção completa desse evento muito raro (faixa de 1 caso em 500.000 a vários milhões de unidades transfundidas em países como os Estados Unidos e a França) sem restrição inaceitável do suprimento de sangue ainda não foi desenvolvida.

FENÔMENOS PÓS-INFECCIOSOS

Como em outras infecções invasivas de origem intestinal (salmonelose, shigelose), ocorre artrite reativa (artrite de múltiplas articulações, que se desenvolve dentro de 2 a 4 semanas após infecção precedente) em consequência da atividade autoimune desencadeada pelo depósito de componentes bacterianos (e não de bactérias viáveis) nas articulações, em associação à resposta imune contra as bactérias invasoras. Os indivíduos acometidos com artrite reativa devido a *Yersinia* são, em sua maioria, positivos para HLA-B27. Na artrite reativa associada à *Yersinia* pode ocorrer miocardite, com anormalidades do segmento ST no eletrocardiograma. A maioria dos casos associados à *Yersinia* é observada após a infecção por *Y. enterocolitica* (presumivelmente por ser mais comum do que a infecção causada por outras espécies); todavia, a artrite reativa associada à *Y. pseudotuberculosis* também está bem documentada na Finlândia, onde infecções esporádicas ou surtos por Y. pseudotuberculosis são mais comuns do que em outros países. Entre os indivíduos infectados identificados em um surto recente de *Y. pseudotuberculosis* do sorotipo O:3 na Finlândia, 12% desenvolveram artrite reativa acometendo as pequenas articulações das mãos e dos pés, joelhos, tornozelos e ombros, com duração de mais de seis meses na maioria dos casos. Ocorre eritema nodoso **(Fig. A1-39)** após a infecção por *Yersinia* (mais comumente em mulheres) sem evidência de ligação com o HLA-B27.

Existe uma associação de longa data entre os anticorpos antitireoidianos e anti-*Yersinia*. Presença de anticorpos que evidenciam infecção prévia por *Y. enterocolitica* na doença de Graves e níveis elevados de anticorpos antitireoidianos em pacientes com anticorpos dirigidos contra *Y. enterocolitica* foram observados pela primeira vez na década de 1970. A *Y. enterocolitica* contém um sítio de ligação do hormônio estimulante da tireoide (TSH), que é reconhecido por anticorpos anti-TSH de pacientes com doença de Graves. Foram encontrados títulos elevados de anticorpos contra células inteiras de *Y. enterocolitica* e Yops em algumas séries de pacientes com doença de Graves, mas não em outras. Ainda não foi esclarecido se essa reatividade cruzada é significativa na etiologia da doença de Graves.

DIAGNÓSTICO LABORATORIAL

Podem-se utilizar métodos padronizados de cultura em laboratório para isolar espécies de *Yersinia* enteropatogênicas a partir de amostras estéreis, incluindo sangue e líquido cerebrospinal. A cultura em meios seletivos específicos (ágar CIN), com ou sem pré-enriquecimento em caldo ou soro fisiológico tamponado com fosfato a 4°C ou 16°C, constitui a base da maioria dos esquemas para o isolamento das yersínias de amostras de fezes ou outras amostras não estéreis. Fora das regiões com alta incidência conhecida, a cultura específica pode ser realizada apenas sob solicitação para o laboratório, ou quando um painel de PCR múltipla detectar o DNA específico da *Y. enterocolitica* nas fezes. Vários *kits* aprovados pela FDA e comercializados no mercado europeu para patógenos entéricos atualmente oferecem a detecção de *Y.enterocolítica* (os alvos exatos dos exames não são declarados), e seu uso aumentou a detecção da *Y. enterocolitica*. Um padrão para a detecção por PCR para *Y. enterocolitica* e *Y. pseudotuberculosis* patogênicas em amostras de alimentos está disponível na International Organization for Standardization.

Os sistemas de espectrometria de massa por ionização e dessorção a *laser* assistida pela matriz – *time of flight* (MALDI-TOFMS) podem definir espécies de isolados de *Y. enterocolitica* e *Y. pseudotuberculosis* (mas não diferenciam entre *Y. similis* ou *Y. pestis* e *Y. pseudotuberculosis*). As cepas de *Y. enterocolitica* negativas para plasmídeos de virulência podem ser isoladas de culturas de fezes de indivíduos assintomáticos, em particular após enriquecimento frio. Em geral, essas cepas diferem no seu biotipo (tipicamente biovar 1a) das cepas que possuem plasmídeos de virulência; embora algumas exibam patogenicidade aparente em modelo murino e todas sejam patogênicas em um modelo de inseto, as cepas negativas para plasmídeos de virulência não costumam ser consideradas como patógenos humanos. Devido à frequência com que há perda do plasmídeo de virulência em subcultura laboratorial, a identificação bioquímica (com determinação do biotipo de acordo com um esquema-padrão) e a identificação sorológica combinadas são habitualmente necessárias para interpretar o significado de um isolado de *Y. enterocolitica* de um local não estéril. Na atualidade, as cepas patogênicas de *Y. enterocolitica* isoladas de seres humanos são, em sua maioria, do sorogrupo O:3/biovar 4 ou do sorogrupo O:9/biovar 2; esse padrão é válido até mesmo nos Estados Unidos, onde as cepas do sorogrupo O:8/biovar 1B eram anteriormente predominantes. O sequenciamento do DNA genômico completo com a aplicação de esquema MLST de sete genes para todo o gênero Yersinia pode identificar a espécie de *Y. enterocolitica*, *Y. pestis* e *Y. pseudotuberculosis*, além de diferenciar os biotipos de *Y. enterocolitica*. Um esquema de MLST do genoma central foi recentemente desenvolvido, fornecendo uma estrutura populacional ainda mais detalhada e revelando novas espécies de *Yersinia* ainda não definidas fenotipicamente.

Títulos de anticorpos aglutinantes ou por ELISA contra tipos específicos de antígeno O são utilizados no diagnóstico retrospectivo das infecções causadas tanto por *Y. enterocolitica* quanto por *Y. pseudotuberculosis*. Os anticorpos IgA e IgG persistem em pacientes com artrite reativa. As reações cruzadas sorológicas entre a *Y. enterocolitica* do sorogrupo O:9 e a *Brucella* devem-se à semelhança de suas estruturas de lipopolissacarídeo. São necessários múltiplos ensaios para incluir até mesmo os sorogrupos predominantes (*Y. enterocolitica* O:3, O5,27 e O:9; *Y. pseudotuberculosis* O:1a, O:1b e O:3), e, em geral, esses ensaios estão apenas disponíveis em laboratórios de referência. O ELISA e o teste *Western blot* para anticorpos contra Yops, os quais são expressos por todas as cepas patogênicas de *Y. enterocolitica* e *Y. pseudotuberculosis*, também estão disponíveis; a maior parte dos resultados positivos desses ensaios provavelmente reflete uma infecção prévia por *Y. enterocolitica*.

TRATAMENTO

Yersiniose

Os casos de diarreia causados por *Yersinia* enteropatogênica são, em sua maioria, autolimitados. Dados de ensaios clínicos não sustentam o tratamento antimicrobiano para adultos ou crianças com diarreia por *Y. enterocolitica*. Em geral, as infecções sistêmicas com bacteriemia ou as infecções focais fora do trato gastrintestinal exigem tratamento antimicrobiano. Os lactentes com menos de 3 meses de idade que apresentam infecção documentada por *Y. enterocolitica* podem necessitar de tratamento antimicrobiano devido à maior probabilidade de bacteriemia nesse grupo etário. As cepas de *Y. enterocolitica* quase sempre expressam β-lactamases. Devido à raridade relativa da infecção sistêmica por *Y. enterocolitica*, não se dispõe de dados de ensaios clínicos para orientar a escolha dos antimicrobianos ou para sugerir a dose ideal e a duração da terapia. Com base em séries de casos retrospectivos e dados de sensibilidade *in vitro*, o tratamento com fluoroquinolonas é efetivo para a bacteriemia em adultos; por exemplo, o ciprofloxacino é administrado na dose típica de 500 mg, 2 vezes ao dia, VO, ou 400 mg 2 vezes ao dia, IV, durante pelo menos duas semanas (ou por mais tempo se as hemoculturas positivas persistirem). Uma alternativa é uma cefalosporina de terceira geração – por exemplo, cefotaxima (dose típica de 6 a 8 g/dia, em 3 ou 4 doses fracionadas) ou a ceftriaxona. Nas crianças, as cefalosporinas de terceira geração são efetivas; por exemplo, administra-se cefotaxima a crianças com 1 mês ou mais de idade, em uma dose típica de 75 a 100 mg/kg/dia, em 3 ou 4 doses fracionadas, com aumento para 150-200 mg/kg/dia nos casos graves (dose diária máxima de 8-10 g). A amoxicilina e amoxicilina/clavulanato demonstraram ter pouca eficácia em séries de casos. O sulfametoxazol-trimetoprima, a gentamicina e o imipeném são todos ativos *in vitro*. As cepas de *Y. pseudotuberculosis* não expressam β-lactamase, porém são intrinsecamente resistentes à polimixina. Como a infecção humana pela *Y. pseudotuberculosis* é menos comum do que aquela causada por *Y. enterocolitica*, dispõe-se de menos casos para informações; entretanto, os estudos realizados em camundongos sugerem que a ampicilina não é efetiva. Devem-se utilizar fármacos semelhantes àqueles administrados para *Y. enterocolitica*. Os melhores resultados foram obtidos com uma quinolona.

Alguns ensaios clínicos de tratamento para a artrite reativa (com uma grande proporção de casos devido a *Yersinia*) constataram que o tratamento com ciprofloxacino oral durante três meses não afetou os resultados. Um ensaio clínico em que o mesmo tratamento foi administrado especificamente para a artrite reativa causada por *Y. enterocolitica* verificou que, embora na realidade o prognóstico não fosse afetado, houve uma tendência a uma remissão mais rápida dos sintomas no grupo tratado. Um acompanhamento de 4 a 7 anos após o tratamento antibiótico inicial da artrite reativa (predominantemente após infecções por *Salmonella* e *Yersinia*) demonstrou uma eficácia aparente na prevenção da artrite crônica em indivíduos positivos para HLA-B27. Um ensaio clínico mostrando que o tratamento com azitromicina não afetou os resultados na artrite reativa incluiu casos que supostamente ocorreram após a yersiniose, embora nenhuma análise dos casos tenha sido fornecida.

PREVENÇÃO E CONTROLE

As medidas atuais de controle assemelham-se àquelas utilizadas contra outros patógenos entéricos, como *Salmonella* e *Campylobacter*, os quais colonizam o intestino de animais usados para alimentação. O foco é o manuseio e o processamento seguros dos alimentos. Nenhuma vacina é efetiva na prevenção da colonização intestinal de animais usados para alimentação por *Yersinia* enteropatogênica. O consumo de alimento preparado com carne de porco crua (popular na Alemanha e na Bélgica) deve ser desencorajado atualmente, visto não ser possível eliminar a contaminação por cepas enteropatogênicas de *Yersinia* encontradas em suínos do mundo inteiro. A exposição de lactentes ao intestino de porco cru durante a preparação doméstica de tripas de porco é desaconselhável. A modificação da técnica de abatedouro nos países escandinavos a partir da década de 1990 incluiu a remoção dos intestinos dos porcos em uma bolsa de plástico fechado; os níveis de contaminação das carcaças por *Y. enterocolitica* foram reduzidos, porém essa contaminação não foi eliminada. Foram estabelecidos rebanhos de porcos livres de *Y. enterocolitica* O:3 patogênica (e também de *Salmonella*, *Campylobacter*, *Toxoplasma* e *Trichinella*) por meio de procriação seletiva na Noruega, mas eles ainda são raros. Na indústria alimentícia, é necessária uma vigilância devido ao potencial de grandes surtos se houver contaminação por pequeno número de yersínias enteropatogênicas de qualquer alimento pronto para consumo, cuja preservação segura baseia-se na sua refrigeração antes do consumo.

Foi constatada a impossibilidade de erradicar o raro fenômeno de contaminação do sangue para transfusão. Entretanto, a depleção de leucócitos é atualmente praticada na maioria dos centros de transfusão, principalmente para impedir reações transfusionais febris não hemolíticas e aloimunização contra antígenos HLA. Essa medida reduz, mas não elimina o risco de contaminação do sangue por *Yersinia*.

A notificação da yersiniose é atualmente obrigatória em alguns países.

LEITURAS ADICIONAIS

Peste

Bertherat E: Plague around the world in 2019. Wkly Epidemiol Rec 94:289, 2019.

Campbell SB et al: Animal exposure and human plague, United States, 1970–2017. Emerg Infect Dis 25:2270, 2019.

Demeure C et al: *Yersinia pestis* and plague: An updated view on evolution, virulence determinants, immune subversion, vaccination and diagnostics. Microbes Infect 21:202, 2019.

Hinnebusch BJ et al: Ecological opportunity, evolution, and the emergence of flea-borne plague. Infect Immun 84:1932, 2016.

Kool JL: Risk of person-to-person transmission of pneumonic plague. Clin Infect Dis 40:1166, 2005.

Nelson CA et al: Antimicrobial treatment and prophylaxis of plague: Recommendations for naturally acquired infections and bioterrorism response. MMWR Recomm Rep 70(No. RR-3):1, 2021.

Randremanana R et al: Epidemiological characteristics of an urban plague epidemic in Madagascar, August-November, 2017: An outbreak report. Lancet Infect Dis 19:537, 2019.

Sun W et al: Plague vaccine: Recent progress and prospects. NPJ Vaccines 4:11. 2019.

Yersiniose

Francis MS et al: The pathogenic Yersiniae—advances in the understanding of physiology and virulence. Front Cell Infect Microbiol 9:119, 2019.

Savin C et al: Genus-wide *Yersinia* core-genome multilocus sequence typing for species identification and strain characterization. Microbial Genomics 5:e000301, 2019.

172 Infecções por *Bartonella*, incluindo a doença da arranhadura do gato

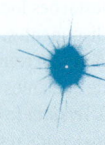

Michael Giladi, Moshe Ephros

As espécies de *Bartonella* são bactérias Gram-negativas intracelulares facultativas, fastidiosas e de crescimento lento, causando um amplo espectro de doenças nos seres humanos. Esse gênero compreende cerca de 40 espécies ou subespécies distintas, das quais pelo menos 16 foram reconhecidas como patógenos humanos potenciais ou confirmados; *Bartonella bacilliformis*, *Bartonella quintana* e *Bartonella henselae* são as espécies mais comumente identificadas (Tab. 172-1). A maioria das espécies de *Bartonella* adaptou-se com sucesso à sobrevida em mamíferos domésticos ou selvagens específicos. A infecção intraeritrocítica prolongada nesses animais cria um nicho onde as bactérias estão protegidas da imunidade inata e adaptativa e que serve como reservatório para infecções em humanos. A *Bartonella* caracteristicamente escapa do sistema imune do hospedeiro pela modificação de seus fatores de virulência (p. ex., lipopolissacarídeos ou flagelos) e pela atenuação da resposta imune. A *B. bacilliformis* e a *B. quintana*, que não são zoonóticos, representam exceções. Artrópodes vetores com frequência estão envolvidos. O isolamento e a caracterização das espécies de *Bartonella* são difíceis e exigem o uso de técnicas especiais. Em geral, a apresentação clínica depende tanto da espécie de *Bartonella* infectante quanto do estado imunológico do indivíduo infectado. As espécies de *Bartonella* mostram-se sensíveis a muitos antibióticos *in vitro*; entretanto, as respostas clínicas ao tratamento e os estudos realizados em modelos animais sugerem que as concentrações inibitórias mínimas de muitos agentes antimicrobianos exibem pouca correlação com a eficácia *in vivo* dos fármacos em pacientes com infecções por *Bartonella*.

DOENÇA DA ARRANHADURA DO GATO

DEFINIÇÃO E ETIOLOGIA

A doença da arranhadura do gato (DAG), que em geral é uma doença autolimitada, possui duas apresentações clínicas gerais. A DAG *típica*, mais comum, caracteriza-se por linfadenopatia regional subaguda; a DAG *atípica* é a designação coletiva para numerosas manifestações extranodais que envolvem vários órgãos. A *B. henselae* é o agente etiológico principal da DAG. Raros casos foram associados com *Afipia felis* e outras espécies de *Bartonella*.

EPIDEMIOLOGIA

A DAG possui distribuição mundial, preferindo climas quentes e úmidos. Em climas temperados, a incidência atinge um pico durante o outono e inverno. Os adultos são acometidos quase tão frequentemente quanto as crianças. É raro haver agrupamento intrafamiliar, e não ocorre transmissão interpessoal. Os gatos aparentemente sadios constituem o principal reservatório de *B. henselae*, e a pulga do gato (*Ctenocephalides felis*) pode ser responsável pela transmissão entre gatos. Em geral, a DAG ocorre após contato com gatos (particularmente filhotes), mas outros animais (p. ex., cães) foram implicados como possíveis reservatórios em casos raros. Nos

TABELA 172-1 ■ Espécies de *Bartonella* como patógenos humanos conhecidos ou suspeitos

Espécies de *Bartonella*[a]	Doença[b]	Hospedeiro reservatório[c]	Artrópode vetor
B. henselae	Doença da arranhadura do gato, angiomatose bacilar, peliose bacilar, bacteriemia, endocardite	Gatos, outros felinos	Pulgas de gato (*Ctenocephalides felis*): associadas à transmissão de um gato para outro, mas não do gato para seres humanos
B. quintana	Febre das trincheiras, bacteriemia crônica, angiomatose bacilar, endocardite	Humanos	Piolhos do corpo humano (*Pediculus humanus corporis*)
B. baciliformis	Doença de Carrión	Humanos	Mosquito-palha (*Lutzomyia verrucarum*)
B. elizabethae	Endocardite	Ratos, cães	Desconhecido
B. grahamii[d]	Linfadenopatia	Camundongos, ratazanas	Pulgas
B. vinsonii subesp. *arupensis*	Endocardite, doença febril	Camundongos, cães	Carrapatos
B. vinsonii subesp. *berkhoffii*	Endocardite	Cães domésticos, coiotes, raposa cinzenta	Carrapatos
B. washoensis	Endocardite, miocardite, meningite	Esquilos, possivelmente outros roedores	Pulgas
B. alsatica	Endocardite, linfadenite, infecção de enxerto vascular	Coelhos	Pulgas
B. koehlerae	Endocardite	Gatos	Desconhecido
B. clarridgeiae	Possivelmente doença da arranhadura do gato	Gatos	Desconhecido
B. rochalimae	Bacteriemia, febre, esplenomegalia	Desconhecido	Possivelmente pulgas
B. tamiae	Bacteriemia, febre, mialgia, exantema	Desconhecido	Desconhecido
B. melophagi	Várias manifestações clínicas	Ovelhas	Moscas de ovelhas
B. ancashensis	Verruga peruana	Desconhecido	Desconhecido
Candidatus B. mayotimonensis[e]	Endocardite	Morcegos	Desconhecido

[a]Existem muitas outras espécies de *Bartonella*, porém, não são reconhecidas como patógenos humanos. [b]Espécies de *Bartonella* associadas a animais (*B. henselae*, *B. doshiae*, *B. schoenbuchensis* e *B. tribocorum*) foram isoladas do sangue de pacientes que relataram picadas de carrapatos e sintomas crônicos como fadiga e mialgia. O DNA de *B. henselae*, *B. vinsonii* subesp. *berkhoffii*, *B. koehlerae* ou *B. melophagi* ou coinfecção com mais de uma espécie de *Bartonella* foram detectados por reação em cadeia da polimerase (PCR) em amostras de sangue de pacientes com exposição extensa a artrópodes e animais e apresentavam síndromes neurológicas e neurocognitivas crônicas. A relação causal entre bacteriemia com esses patógenos, picadas de carrapatos e manifestações clínicas ainda precisa ser estabelecida. [c]Os animais são implicados quando as evidências disponíveis sustentam sua infecção por espécies de *Bartonella*. Pode não haver dados que confirmam a ocorrência de transmissão de animais para seres humanos. [d]Retinite também pode estar associada com *B. grahamii*. [e]*Candidatus* é um estado taxonômico para bactérias que não podem ser descritas com detalhes suficientes para necessitarem do estabelecimento de uma nova taxonomia ou que não podem ser cultivadas ou propagadas em meios de cultura. A relação filogenética dessas bactérias foi determinada por amplificação de genes e análises de sequências.

Estados Unidos, a incidência estimada da doença é de cerca de 5 casos por 100 mil habitantes. Aproximadamente 5% dos pacientes são hospitalizados.

PATOGÊNESE

Embora as pulgas de gatos sejam provavelmente responsáveis pela transmissão entre gatos, o modo de transmissão de gatos para seres humanos não está determinado. A saliva de gatos infectados pela *B. henselae* se espalha para as garras pelo ato de lamber-se, e as fezes das pulgas contaminadas por *B. henselae* podem ser inoculadas por uma arranhadura ou mordida. A exposição de mucosas ou conjuntivas por meio de gotículas ou lambida também pode estar envolvida. Com a drenagem linfática para um ou mais linfonodos regionais em hospedeiros imunocompetentes, a resposta T_H1 pode resultar em linfadenite granulomatosa necrosante. As células dendríticas, juntamente com suas quimiocinas associadas, desempenham papel na resposta inflamatória do hospedeiro e na formação de granuloma.

MANIFESTAÇÕES CLÍNICAS E PROGNÓSTICO

Entre os pacientes com DAG, 85 a 90% apresentam doença *típica*. A lesão primária, uma pequena pápula ou pústula eritematosa indolor (0,3 a 1 cm), aparece no local de inoculação dentro de poucos dias a 2 semanas em cerca de um terço a dois terços dos pacientes (Fig. 172-1*A*, *B*). Verifica-se o desenvolvimento de linfadenopatia dentro de 1 a 3 semanas ou mais após o contato com o gato. O(s) linfonodo(s) acometido(s) estão aumentados e em geral são dolorosos, apresentam algumas vezes eritema sobrejacente e supuram em cerca de 10% dos casos (Fig. 172-1*C*, *D* e *E*). Os linfonodos axilares/epitrocleares são os mais acometidos, seguidos por cabeça/pescoço e inguinais/femorais. Cerca de 50% dos pacientes apresentam febre, mal-estar e anorexia. Uma proporção menor sofre perda de peso e sudorese noturna, simulando a apresentação do linfoma. A febre costuma ser baixa, porém raramente alcança ≥ 39°C. A resolução é lenta, exigindo várias semanas (para a febre, a dor e os sinais e sintomas associados) a meses (para a resolução dos linfonodos).

A DAG *atípica* ocorre em 10-15% dos pacientes na ausência ou presença de linfadenopatia. A doença atípica inclui a síndrome oculoglandular de Parinaud (conjuntivite granulomatosa com linfadenite pré-auricular ipsilateral; Fig. 172-1*E*), doença hepatoesplênica, neurorretinite (geralmente com deterioração unilateral da visão; Fig. 172-1*F*) e outras manifestações oftalmológicas, manifestações neurológicas (encefalite, convulsões, mielite, cerebelite, paralisias de nervo facial ou outros nervos cranianos ou periféricos), febre de origem obscura, pneumonite, mialgia debilitante, artrite ou artralgia (afetando principalmente mulheres > 20 anos de idade), osteomielite (incluindo doença multifocal), tendinite e manifestações dermatológicas (incluindo eritema nodoso [ver Fig. A1-39], algumas vezes acompanhado por artrite). A febre de origem obscura associada à DAG é uma síndrome ímpar que pode ser grave e debilitante, costuma simular um câncer e pode se apresentar com envolvimento de múltiplos órgãos, incluindo lesões expansivas hepatoesplênicas, linfadenopatia abdominal/mediastinal, doença ocular e osteomielite multifocal. A febre pode ser contínua ou recorrente. Outras manifestações e síndromes (derrame pleural, púrpura trombocitopênica idiopática, púrpura de Henoch-Schönlein, eritema multiforme [ver Fig. A1-24], glomerulonefrite, miocardite) também foram associadas à DAG. Nos pacientes idosos (mais de 60 anos de idade), a linfadenopatia costuma estar ausente, porém a encefalite e a febre de origem obscura são mais comuns do que em pacientes mais jovens. Em pessoas imunocompetentes, a DAG – típica ou atípica – geralmente melhora sem tratamento e sem sequelas, embora algumas das manifestações oftalmológicas possam ocasionalmente resultar em perda visual moderada a grave. A imunidade permanente é a regra.

DIAGNÓSTICO

Os exames laboratoriais de rotina em geral fornecem resultados normais ou inespecíficos. No início, a histopatologia revela hiperplasia linfoide e, posteriormente, demonstra granulomas estrelados com necrose, microabscessos coalescentes e células gigantes multinucleadas ocasionais; esses achados, apesar de serem inespecíficos, podem reduzir o diagnóstico diferencial. Os testes sorológicos (imunofluorescência ou imunoensaio enzimático) constituem a abordagem diagnóstica laboratorial mais usada, com sensibilidade e especificidade variáveis. O diagnóstico sorológico da DAG costuma se basear na presença apenas da IgG (i.e., na ausência de IgM) e a soroconversão pode demorar algumas semanas; esses dois fatores podem dificultar a interpretação dos resultados sorológicos. Outros testes têm baixa sensibilidade (cultura, coloração pela prata de Warthin-Starry),

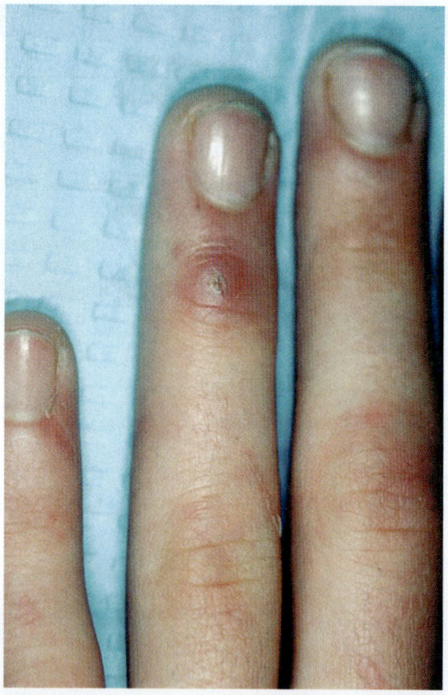
A

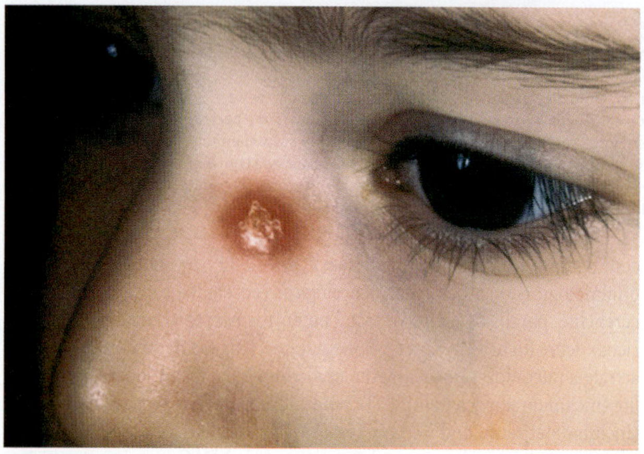
B

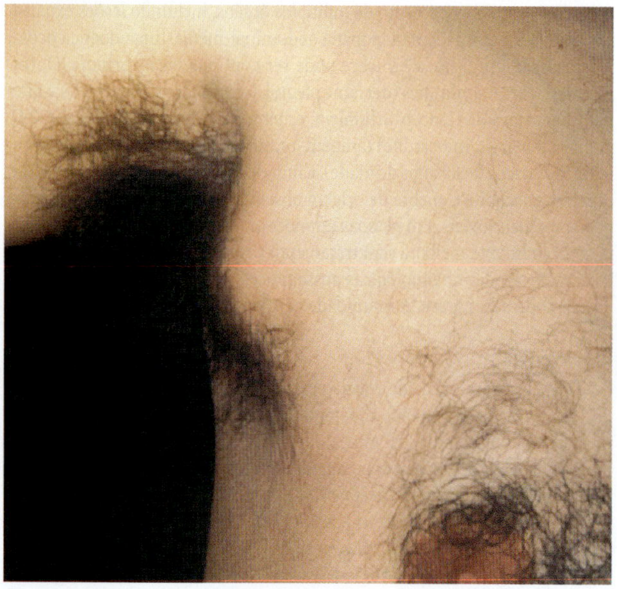
C

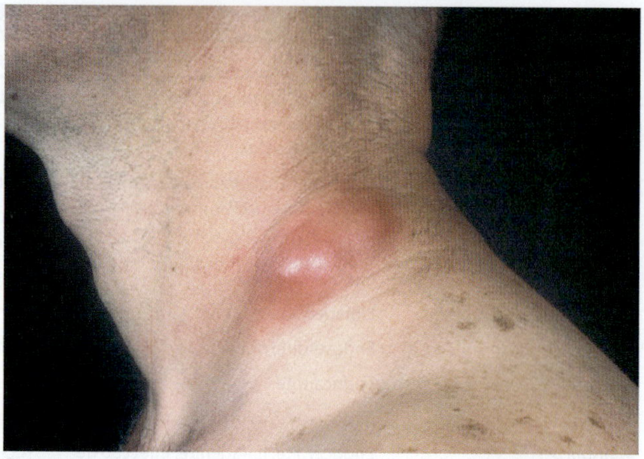
D

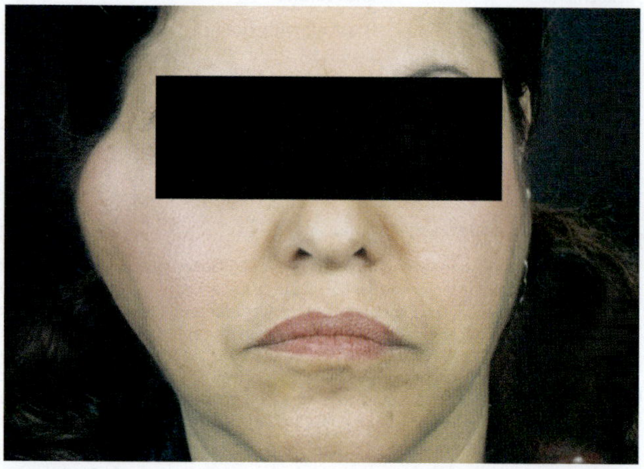
E

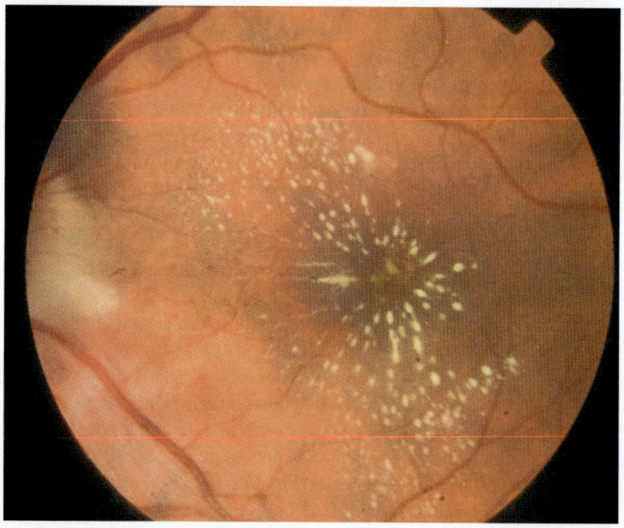
F

FIGURA 172-1 **Manifestações da doença da arranhadura do gato. *A.*** Lesão de inoculação primária. A linfadenite axilar e epitroclear surgiu duas semanas depois. ***B.*** Lesão de inoculação primária. Linfadenite submentoniana apareceu 10 dias depois. ***C.*** Linfadenopatia axilar de duas semanas de duração. A pele sobrejacente parece normal. ***D.*** Linfadenopatia cervical de 6 semanas de duração. A pele sobrejacente é vermelha. Foi aspirado pus espesso e inodoro (12 mL). ***E.*** Linfadenopatia pré-auricular. ***F.*** Neurorretinite no olho esquerdo. Observar o papiledema e os exsudatos maculares estrelados ("estrela macular").

baixa especificidade (citologia, histopatologia) ou disponibilidade limitada nos laboratórios diagnósticos de rotina (reação em cadeia da polimerase [PCR], imuno-histoquímica). A PCR de pus aspirado de linfonodo ou lesão primária da inoculação é altamente sensível e específica e mostra-se particularmente útil para o diagnóstico rápido e definitivo em pacientes soronegativos. A PCR de uma biópsia de linfonodo pode ser menos sensível, talvez devido a erros de amostragem.

ABORDAGEM AO PACIENTE

Doença da arranhadura do gato

Uma história de contato com gatos, uma lesão primária de inoculação e a ocorrência de linfadenopatia regional – especialmente axilar/epitroclear – são altamente sugestivas de DAG. O diagnóstico torna-se muito provável com a evolução clínica característica e os resultados confirmatórios dos exames laboratoriais. Por outro lado, quando as amostras de soro da fase aguda e fase convalescente são negativas (conforme observado em 10 a 20% dos pacientes com DAG), quando não ocorre regressão espontânea do tamanho dos linfonodos e, particularmente, quando os sintomas constitucionais persistem, deve-se excluir a possibilidade de neoplasia maligna. Deve-se considerar também a possibilidade de linfadenite piogênica, infecção micobacteriana, brucelose, sífilis, tularemia, peste, toxoplasmose, esporotricose e histoplasmose. No indivíduo soronegativo com suspeita clínica de DAG, a aspiração com agulha fina pode ser adequada, e a PCR pode confirmar o diagnóstico. Quando os dados são menos confirmatórios de DAG, prefere-se a biópsia dos linfonodos à aspiração com agulha fina. Em pacientes soronegativos para DAG com linfadenopatia e complicações graves (p. ex., encefalite ou neurorretinite), a biópsia precoce é importante para estabelecer o diagnóstico específico.

TRATAMENTO

Doença da arranhadura do gato

(Tab. 172-2) Os esquemas de tratamento se baseiam apenas em dados limitados. Os nódulos supurativos devem ser drenados mediante aspiração por agulha de grande calibre e não por incisão e drenagem para evitar tratos de drenagem crônicos. Antibióticos sistêmicos são recomendados em pacientes imunocomprometidos.

PREVENÇÃO

Evitar contato com gatos (particularmente filhotes) e instituir um controle das pulgas constituem opções para pacientes imunocomprometidos e para os que apresentam cardiopatia valvar.

TABELA 172-2 ▪ Tratamento antimicrobiano para a doença causada por espécies de *Bartonella* em adultos

Doença	Terapia antimicrobiana
Doença da arranhadura do gato típica	Não rotineiramente indicada; para pacientes com linfadenopatia extensa, considerar a azitromicina (500 mg VO no dia 1; em seguida, 250 mg VO 1×/dia durante 4 dias)
Neurorretinite da doença da arranhadura do gato	O valor dos antibióticos sistêmicos é controverso, particularmente quando a acuidade visual não está significativamente comprometida. Para casos mais graves, administra-se doxiciclina (100 mg VO 2×/dia) *mais* rifampicina (300 mg VO 2×/dia) durante 4-6 semanas. Considerar a adição de glicocorticoides sistêmicos.
Outras manifestações atípicas da doença da arranhadura do gato[a]	Como para a neurorretinite. A duração do tratamento deve ser individualizada.
Febre das trincheiras ou bacteriemia crônica por *B. quintana*	Gentamicina (3 mg/kg IV 1×/dia, durante 14 dias) *mais* doxiciclina (200 mg VO 1×/dia, ou 100 mg VO 2×/dia, durante 6 semanas)
Suspeita de endocardite por *Bartonella*	Gentamicina[b] (1 mg/kg IV a cada 8 h, durante ≥ 14 dias) *mais* doxiciclina (100 mg VO/IV 2×/dia, durante 6 semanas[c]) mais ceftriaxona (2 g IV 1×/dia, durante 6 semanas)
Endocardite confirmada por *Bartonella*	Como na endocardite por *Bartonella* suspeita *menos* ceftriaxona
Angiomatose bacilar	Eritromicina[d] (500 mg VO 4×/dia, durante 3 meses) *ou* Doxiciclina (100 mg VO 2×/dia, durante 3 meses)
Peliose bacilar	Eritromicina[d] (500 mg VO 4×/dia, durante 4 meses) *ou* Doxiciclina (100 mg VO 2×/dia, durante 4 meses)
Doença de Carrión	
Febre de Oroya	Cloranfenicol (500 mg VO/IV 4×/dia, durante 14 dias) *mais* outro antibiótico (β-lactâmico de preferência) *ou* Ciprofloxacino (500 mg VO 2×/dia, durante 10 dias) +/– ceftriaxona (1-2 g IV 1×/dia, durante 10 dias)
Verruga peruana	Azitromicina (500 mg VO 1×/dia, durante 7 dias) *ou* Ciprofloxacino (500 mg VO 2×/dia, durante 7-10 dias) *ou* Rifampicina (10 mg/kg VO 1×/dia, até uma dose máxima de 600 mg, durante 14 dias) *ou* Estreptomicina (15-20 mg/kg 1×/dia, durante 10 dias)

[a]Faltam dados sobre a eficácia do tratamento para a encefalite e para a DAG hepatoesplênica. É razoável instituir um tratamento similar àquele administrado para a neurorretinite. [b]Alguns especialistas recomendam a gentamicina, 3 mg/kg IV 1 vez ao dia. Se a gentamicina estiver contraindicada, pode-se acrescentar rifampicina (300 mg VO 2 vezes ao dia) à doxiciclina para a endocardite por *Bartonella* documentada. [c]Alguns especialistas recomendam estender a terapia com doxiciclina oral por 3 a 6 meses. [d]Outros macrolídeos provavelmente são efetivos e podem substituir a eritromicina ou a doxiciclina.

Fonte: Recomendações modificadas de JM Rolain et al: Antimicrob Agents Chemother 48:1921, 2004.

Siglas: IV, intravenoso; VO, via oral.

FEBRE DAS TRINCHEIRAS E BACTERIEMIA CRÔNICA

DEFINIÇÃO E ETIOLOGIA

A febre das trincheiras, também conhecida como *febre de 5 dias ou febre quintã*, é uma doença febril causada pela *B. quintana*. Ela foi descrita pela primeira vez como uma epidemia nas trincheiras da Primeira Guerra Mundial; porém, estudos paleomicrobiológicos recentes forneceram evidências de que a *B. quintana* já estava associada a infecções em humanos há 4 mil anos. Essa infecção ressurgiu recentemente como bacteriemia crônica mais comumente em moradores de rua, também chamada de *febre das trincheiras urbanas* ou *contemporâneas*.

EPIDEMIOLOGIA

Além da epidemia durante a Primeira e Segunda Guerras Mundiais, foram relatados surtos esporádicos de febre das trincheiras em muitas regiões do mundo. O piolho do corpo humano foi identificado como vetor, sendo os seres humanos os únicos reservatórios conhecidos. Depois de um intervalo de várias décadas, durante o qual a febre das trincheiras foi quase esquecida, foram relatados, esporadicamente, pequenos grupamentos de casos de bacteriemia crônica por *B. quintana*, principalmente nos Estados Unidos e na França, em moradores de rua não infectados pelo vírus da imunodeficiência humana (HIV). O alcoolismo e a infestação por piolhos foram identificados como fatores de risco.

MANIFESTAÇÕES CLÍNICAS

O período de incubação típico é de 15 a 25 dias (faixa de 3 a 38 dias). A febre das trincheiras "clássica", como foi descrita em 1919, abrange desde uma doença febril leve até uma doença recorrente ou prolongada e debilitante. Com frequência, a febre é periódica, de 4 a 5 dias de duração, com intervalo de cinco dias (faixa de 3 a 8 dias) entre os episódios. Outros sinais e sintomas incluem cefaleia, dor lombar e nos membros, sudorese profusa, tremores, mialgia, artralgia, esplenomegalia, exantema maculopapular em casos ocasionais e rigidez da nuca em alguns casos. Sem tratamento, a doença costuma durar 4 a 6 semanas. A morte é rara. O espectro clínico da bacteriemia por *B. quintana* em moradores de rua varia desde uma infecção assintomática até uma doença febril com cefaleia, dor intensa nas pernas e trombocitopenia. Algumas vezes, verifica-se o desenvolvimento de endocardite.

DIAGNÓSTICO

O diagnóstico definitivo requer o isolamento da *B. quintana* em hemocultura. Alguns pacientes apresentam hemoculturas positivas durante várias semanas. Os pacientes com febre das trincheiras aguda desenvolvem títulos significativos de anticorpos contra *Bartonella*, enquanto aqueles que apresentam bacteriemia crônica por *B. quintana* podem ser soronegativos. Os pacientes com títulos elevados de anticorpos imunoglobulina (Ig) G devem ser avaliados quanto à possibilidade de endocardite. Nas epidemias, a febre das trincheiras deve ser diferenciada do tifo epidêmico transmitido por piolhos e da febre recidivante, que ocorrem em condições semelhantes e compartilham muitas características.

TRATAMENTO

Bacteriemia por *B. quintana*

(Tab. 172-2) Em um pequeno estudo clínico randomizado, controlado por placebo, envolvendo moradores de rua com bacteriemia por *B. quintana*, o tratamento com gentamicina e doxiciclina foi superior à administração de placebo na erradicação da bacteriemia. O tratamento da bacteriemia é importante, mesmo nos casos clinicamente leves, a fim de evitar o desenvolvimento de endocardite. O tratamento ideal para a febre das trincheiras sem bacteriemia documentada não está bem definido.

ENDOCARDITE POR *BARTONELLA*

DEFINIÇÃO E ETIOLOGIA

A *Coxiella burnetii* (Cap. 187) e espécies de *Bartonella* são os patógenos mais comuns na endocardite com cultura negativa (Cap. 128). Na França, por exemplo, foram identificadas espécies de *Bartonella* como agentes etiológicos em 28% de 348 casos de endocardite com cultura negativa. Entretanto, a prevalência varia de acordo com a localização geográfica e o contexto epidemiológico. Além da *B. quintana* e da *B. henselae* (espécies de *Bartonella* mais comuns implicadas na endocardite, sendo a primeira mais frequentemente envolvida do que a segunda), foram relatadas outras espécies de *Bartonella* em casos raros (Tab. 172-1).

EPIDEMIOLOGIA

A endocardite por *Bartonella* tem sido relatada no mundo inteiro. A maioria dos casos é observada em adultos, acometendo mais homens do que mulheres. Os fatores de risco associados à endocardite por *B. quintana* incluem falta de moradia, alcoolismo e infestação por piolhos do corpo; entretanto, também foi diagnosticada a endocardite por *Bartonella* em indivíduos sem fatores de risco. A endocardite por *B. henselae* está associada à exposição a gatos. A maioria dos casos é observada em valvas nativas, e não em próteses valvares; a valva aórtica responde por cerca de 60% dos casos. Os pacientes com endocardite por *B. henselae* em geral têm valvopatia preexistente, enquanto a *B. quintana* com frequência infecta valvas normais.

MANIFESTAÇÕES CLÍNICAS

As manifestações clínicas costumam ser características da endocardite subaguda de qualquer etiologia. Entretanto, um número substancial de pacientes apresenta doença prolongada e minimamente febril ou até mesmo doença indolente afebril, com sintomas inespecíficos discretos de várias semanas ou meses de duração antes do estabelecimento do diagnóstico. A ecocardiografia inicial pode não revelar a presença de vegetações. A doença agressiva aguda é rara.

DIAGNÓSTICO

As hemoculturas, mesmo com o uso de técnicas especiais (centrifugação para lise ou tubos contendo ácido etilenodiaminotetracético [EDTA]), são positivas em apenas cerca de 25% dos casos – principalmente aqueles causados por *B. quintana*, e apenas raramente aqueles causados por *B. henselae*. É necessário um período prolongado de incubação das culturas (até seis semanas). Os testes sorológicos – imunofluorescência ou imunoensaio enzimático – habitualmente demonstram títulos elevados (≥ 1:800) de anticorpos IgG contra *Bartonella*. Devido à antigenicidade cruzada, a sorologia de rotina não permite diferenciar a *B. quintana* da *B. henselae* e também pode exibir reatividade cruzada em baixos títulos com outros patógenos, como *C. burnetti* e espécies de *Chlamydia*. A identificação da *Bartonella* até o nível de espécie é habitualmente efetuada pela aplicação de métodos de PCR e sequenciamento de DNA em tecido valvar.

TRATAMENTO

Endocardite por *Bartonella*

(Tab. 172-2) Para pacientes que apresentam endocardite com cultura negativa supostamente causada por espécies de *Bartonella*, o tratamento empírico consiste em gentamicina, doxiciclina e ceftriaxona; o principal papel da ceftriaxona nesse esquema consiste em tratar adequadamente outras causas potenciais de endocardite com cultura negativa, incluindo membros do grupo HACEK (Cap. 158). Uma vez estabelecido o diagnóstico de endocardite por *Bartonella*, a ceftriaxona é suspensa. Os aminoglicosídeos, os únicos antibióticos comprovadamente bactericidas contra a *Bartonella*, devem ser incluídos no esquema durante duas semanas ou mais. As indicações para cirurgia valvar são as mesmas que na endocardite subaguda causada por outros patógenos; entretanto, a proporção de pacientes submetidos à cirurgia (cerca de 60%) é elevada, provavelmente em consequência do diagnóstico tardio.

ANGIOMATOSE E PELIOSE BACILAR

DEFINIÇÃO E ETIOLOGIA

A angiomatose bacilar (algumas vezes denominada *angiomatose epitelioide bacilar* ou *angiomatose epitelioide*) é uma doença de indivíduos gravemente imunocomprometidos, causada por *B. henselae* ou *B. quintana*; caracteriza-se por lesões proliferativas neovasculares acometendo vários órgãos. Ambas as espécies causam lesões cutâneas; as lesões hepatoesplênicas são causadas apenas por *B. henselae*, enquanto as lesões ósseas líticas e subcutâneas estão mais associadas à *B. quintana*. A peliose bacilar é um distúrbio angioproliferativo estreitamente relacionado, causado pela *B. henselae*, que acomete principalmente o fígado (peliose hepática), mas também o baço e os linfonodos. A peliose bacilar caracteriza-se por estruturas císticas preenchidas com sangue, cujo tamanho varia desde dimensões microscópicas a vários milímetros.

EPIDEMIOLOGIA

A angiomatose bacilar e a peliose bacilar ocorrem primariamente em pessoas infectadas pelo HIV (Cap. 202) com contagens de células T CD4+ < 100/μL, mas também afetam outros pacientes imunossuprimidos e, em raras situações, pacientes imunocompetentes. A incidência diminuiu desde a introdução da terapia antirretroviral efetiva e o uso rotineiro de rifabutina e macrolídeos para prevenir a infecção pelo complexo *Mycobacterium avium* em pacientes com Aids. O contato com gatos ou com pulgas de gato eleva o risco de infecção por *B. henselae*. Os fatores de risco para a infecção por *B. quintana* consistem em baixa renda, falta de moradia e infestação por piolhos do corpo.

MANIFESTAÇÕES CLÍNICAS

A angiomatose bacilar manifesta-se mais comumente na forma de uma ou mais lesões cutâneas, as quais são indolores e cuja cor pode variar de castanho, vermelho ou púrpura. Observa-se também a presença de nódulos subcutâneos geralmente dolorosos, placas ulceradas superficiais (Fig. 172-2) e crescimento verrucoso. As formas nodulares assemelham-se àquelas observadas nas infecções fúngicas ou micobacterianas. As lesões ósseas dolorosas, que costumam acometer os ossos longos, podem surgir abaixo das lesões cutâneas e, em certas ocasiões, podem ocorrer na sua ausência. Outros órgãos raramente são envolvidos. Em geral, os pacientes apresentam sintomas constitucionais, incluindo febre, calafrios, mal-estar, cefaleia, anorexia, perda de peso e sudorese noturna. Nos pacientes com imunodeficiência avançada, a *B. henselae* e a *B. quintana* constituem causas importantes de febre de origem obscura. Na doença óssea, as lesões líticas geralmente são identificadas na radiografia, e a cintilografia com tecnécio revela captação focal. O diagnóstico diferencial da angiomatose bacilar cutânea inclui sarcoma de Kaposi, granuloma piogênico, tumores subcutâneos e verruga peruana. Na peliose bacilar, áreas hepáticas hipodensas são habitualmente evidentes no exame de imagem.

PATOLOGIA

A angiomatose bacilar consiste em proliferações lobulares de pequenos vasos sanguíneos revestidos por células endoteliais aumentadas, intercaladas com infiltrados mistos de neutrófilos e linfócitos, com predomínio dos primeiros. O exame histológico de órgãos com peliose bacilar revela pequenas lesões

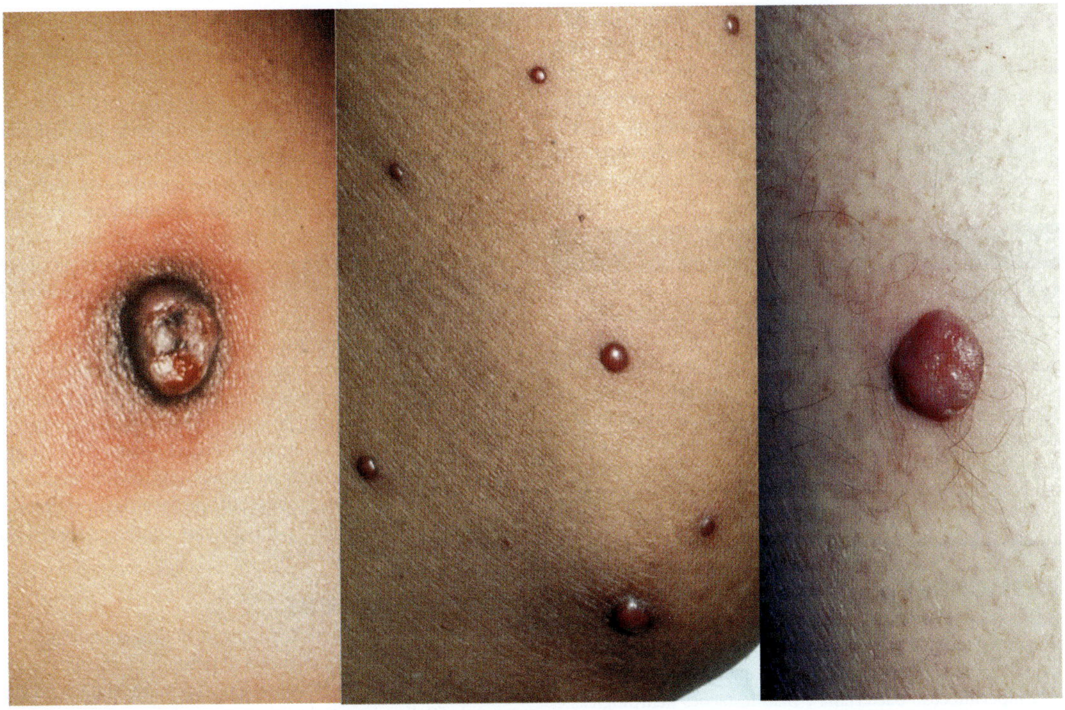

FIGURA 172-2 Lesões de angiomatose bacilar (AB) cutânea em três pacientes com Aids e imunocomprometimento grave. O painel da esquerda mostra uma lesão de AB ulcerada e sangrante de 1,5 cm com uma base eritematosa; o painel do meio mostra numerosas lesões pequenas difusas de AB com 2 mm; o painel da direita mostra uma lesão friável de AB com 2,0 cm na coxa. *(Fotos cortesia de Timothy Berger, MD; Jordan Tappero, MD, MPH; e Jane Koehler, MA, MD.)*

císticas repletas de sangue, parcialmente revestidas por células endoteliais, as quais podem ter vários milímetros de tamanho. As lesões pelióticas são circundadas por estroma fibromixoide contendo células inflamatórias, capilares dilatados e agregados de material granuloso. A coloração pela prata de Warthin-Starry das lesões da angiomatose bacilar e da peliose bacilar revela grupamentos de bacilos. As culturas geralmente são negativas.

DIAGNÓSTICO

A angiomatose bacilar e a peliose bacilar são diagnosticadas com base no exame histológico. As hemoculturas podem ser positivas.

TRATAMENTO

Angiomatose e peliose bacilar

(Tab. 172-2) Recomenda-se o tratamento prolongado com macrolídeo ou doxiciclina para a angiomatose e a peliose bacilares.

PREVENÇÃO

As estratégias razoáveis para indivíduos infectados pelo HIV consistem em controlar a infestação de pulgas do gato e evitar arranhaduras de gatos (para prevenção da *B. henselae*), bem como em evitar e tratar a infestação por piolhos do corpo (para prevenção da *B. quintana*). Não se recomenda a profilaxia primária, porém a terapia supressora com macrolídeo ou doxiciclina está indicada para pacientes infectados pelo HIV que apresentam angiomatose ou peliose bacilares, até obter contagens de células T CD4+ acima de 200/μL. A recidiva pode exigir tratamento supressor permanente em casos individuais.

DOENÇA DE CARRIÓN (FEBRE DE OROYA E VERRUGA PERUANA)

DEFINIÇÃO E ETIOLOGIA

A doença de Carrión é uma doença bifásica causada pela *B. bacilliformis*. A febre de Oroya é a forma sistêmica bacteriêmica inicial, e a verruga peruana é sua manifestação eruptiva de início tardio.

EPIDEMIOLOGIA E PREVENÇÃO

A infecção é endêmica nos Vales dos Andes geograficamente restritos do Peru, do Equador e da Colômbia (cerca de 500-3.200 m acima do nível do mar). Ocorrem epidemias esporádicas. A doença é transmitida pelo flebótomo, o mosquito-pólvora *Lutzomyia verrucarum*. Foi relatada a ocorrência de transmissão materno-fetal e de transmissão por transfusão sanguínea. Os seres humanos são os únicos reservatórios conhecidos da *B. bacilliformis*. As medidas de controle dos mosquitos-pólvora (p. ex., inseticidas) e as medidas de controle pessoal (p. ex., repelentes, telas protetoras, redes para cama) podem diminuir o risco de infecção.

PATOGÊNESE

Após inoculação pelo mosquito-pólvora, as bactérias invadem o endotélio dos vasos sanguíneos e proliferam; o sistema reticuloendotelial e vários órgãos também podem ser acometidos. Com o seu retorno aos vasos sanguíneos, a *B. bacilliformis* invade os eritrócitos, multiplica-se e, por fim, os destrói, com consequente hemólise maciça e anemia súbita grave. A trombose microvascular resulta em isquemia dos órgãos-alvo. Algumas vezes, os pacientes que sobrevivem desenvolvem lesões hemangiomatosas cutâneas, as quais se caracterizam por várias células inflamatórias, proliferação endotelial e presença de *B. bacilliformis* (verruga peruana).

MANIFESTAÇÕES CLÍNICAS

O período de incubação é de 3 semanas (faixa de 2 a 14 semanas). A febre de Oroya pode manifestar-se como doença febril bacteriêmica inespecífica sem anemia, ou na forma de anemia hemolítica grave aguda, com hepatomegalia e icterícia de início rápido, levando a colapso vascular e sensório rebaixado. Pode haver desenvolvimento de mialgia, artralgia, linfadenopatia e dor abdominal. A temperatura corporal está elevada, porém não atinge graus extremos; a presença de febre alta pode sugerir infecção intercorrente. Também ocorre infecção subclínica assintomática. Na verruga peruana, surgem lesões vasculares cutâneas, semelhantes a hemangiomas, de cor vermelha e de vários tamanhos dentro de semanas a meses após a doença sistêmica, ou sem história pregressa sugestiva. Essas lesões persistem por vários meses até 1 ano. Além disso, pode haver desenvolvimento de lesões mucosas e internas.

DIAGNÓSTICO E ABORDAGEM AO PACIENTE

A doença sistêmica (com ou sem anemia) ou o desenvolvimento de lesões cutâneas em um indivíduo que esteve em uma área endêmica levantam a possibilidade de infecção por *B. bacilliformis*. Pode ocorrer anemia grave com reticulose exuberante – e, algumas vezes, trombocitopenia. Na doença sistêmica, os esfregaços de sangue corados com Giemsa mostram os típicos bacilos intraeritrocíticos. As culturas de sangue e medula óssea podem ser positivas, mas o crescimento é lento (1-6 semanas) e exige a incubação em temperaturas mais baixas. Os ensaios sorológicos podem ser úteis. O diagnóstico de verruga peruana é em grande medida clínico, embora a biópsia possa ser necessária para confirmar o diagnóstico. Foram descritos vários exames de PCR; porém, seu papel no diagnóstico ainda não foi clinicamente validado. O diagnóstico diferencial inclui doenças febris sistêmicas coendêmicas (p. ex., febre tifoide, malária, brucelose) e doenças que produzem lesões vasculares cutâneas (p. ex., hemangiomas, angiomatose bacilar, sarcoma de Kaposi).

TRATAMENTO

Doença de Carrión

(Tab. 172-2) A terapia antibiótica para a infecção sistêmica por *B. bacilliformis* habitualmente resulta em rápida prostração. Com frequência, há necessidade de tratamento adicional da infecção intercorrente (particularmente salmonelose) com antibióticos. Pode ser necessário administrar transfusões de sangue. O tratamento da verruga peruana nem sempre é necessário. Os pacientes com numerosas lesões, particularmente lesões que se apresentaram há pouco tempo, podem responder bem à terapia antibiótica.

COMPLICAÇÕES E PROGNÓSTICO

Foram relatadas taxas de mortalidade associadas à febre de Oroya de até 40% sem tratamento; todavia, essas taxas são consideravelmente mais baixas (cerca de 10%) com tratamento. Com frequência, ocorrem complicações, como superinfecção bacteriana e manifestações neurológicas e cardíacas. O edema maciço generalizado (anasarca) e as petéquias estão associados a um mau prognóstico. Em geral, verifica-se o desenvolvimento de imunidade permanente.

LEITURAS ADICIONAIS

Deng H et al: Molecular mechanisms of *Bartonella* and mammalian erythrocyte interactions: A review. Front Cell Infect Microbiol 8:431, 2018.

Fournier PE et al: Epidemiologic and clinical characteristics of *Bartonella quintana* and *Bartonella henselae* endocarditis: A study of 48 patients. Medicine (Baltimore) 80:245, 2001.

Gomes C, Ruiz J: Carrion's disease: The sound of silence. Clin Microbiol Rev 31:e56, 2018.

Koehler JE et al: Molecular epidemiology of *Bartonella* infections in patients with bacillary angiomatosis-peliosis. N Engl J Med 337:1876, 1997.

Landes M et al: Cat scratch disease presenting as fever of unknown origin is a unique clinical syndrome. Clin Infect Dis 71:2818, 2020.

Rolain JM et al: Recommendations for treatment of human infections caused by *Bartonella* species. Antimicrob Agents Chemother 48:1921, 2004.

Rose SR, Koehler JE: *Bartonella* including cat scratch disease, in *Principles and Practice of Infectious Diseases*, 9th ed, GL Mandell et al (eds). Philadelphia, Elsevier, Inc. 2020, pp 2824-2843.

173 Donovanose

Nigel O'Farrell

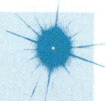

A donovanose é uma infecção bacteriana progressiva crônica que costuma acometer a região genital. A doença geralmente é considerada uma infecção sexualmente transmitida de baixa infectividade. Essa infecção ficou conhecida por muitas outras denominações, das quais a mais comum é *granuloma inguinal*.

ETIOLOGIA

O microrganismo etiológico foi reclassificado como *Klebsiella granulomatis comb nov* com base na análise filogenética, embora continue havendo controvérsia sobre essa decisão. Algumas autoridades consideram a nomenclatura original (*Calymmatobacterium granulomatis*) mais apropriada à luz da análise das sequências do gene rRNA 16s.

A donovanose foi descrita pela primeira vez em Calcutá, em 1882, e o microrganismo causador foi reconhecido por Charles Donovan em Madras, em 1905. Ele identificou os corpúsculos de Donovan característicos, que medem 1,5 por 0,7 μm, em macrófagos e no estrato de Malpighii. O microrganismo só foi cultivado de modo reprodutível em meados da década de 1990, quando foi relatado seu isolamento de monócitos do sangue periférico e linhagens de células epiteliais humanas.

EPIDEMIOLOGIA

A donovanose possui uma distribuição geográfica incomum, incluindo Papua Nova Guiné, partes do sul da África, Índia, Caribe, Guiana Francesa, Brasil e comunidades aborígenes na Austrália. Na Austrália, a donovanose foi praticamente eliminada por meio de um programa contínuo respaldado por forte compromisso político e recursos ao nível de assistência primária à saúde. Na África do Sul, a donovanose também está muito próxima de ser eliminada. Embora poucos casos sejam atualmente notificados nos Estados Unidos, a donovanose já foi prevalente nesse país, com 5.000 a 10.000 casos notificados em 1947. O maior registro epidêmico foi na Guiné Holandesa, onde foram identificados 10 mil casos em uma população de 15 mil (povo Marind-anim) entre 1922 e 1952.

A donovanose está associada à higiene precária e é mais comum em grupos socioeconômicos mais baixos do que naqueles com maiores recursos, sendo mais comum nos homens. A infecção em parceiros sexuais do caso índice ocorre em grau limitado. A donovanose é um fator de risco para a infecção pelo vírus da imunodeficiência humana (HIV) (Cap. 202).

Globalmente, a incidência da donovanose diminuiu de forma significativa nos últimos anos. Esse declínio provavelmente reflete um maior foco no tratamento efetivo das úlceras genitais, considerando seu papel na facilitação da transmissão do HIV.

CARACTERÍSTICAS CLÍNICAS

A lesão se inicia na forma de pápula ou nódulo subcutâneo, que posteriormente úlcera após traumatismo. O período de incubação é incerto, mas as infecções experimentais em seres humanos indicam uma duração de cerca de 50 dias. Foram descritos quatro tipos de lesões: (1) a lesão ulcerogranulomatosa clássica (Fig.173-1), uma úlcera vermelho vivo que sangra facilmente ao contato; (2) úlcera hipertrófica ou verrucosa com borda irregular elevada; (3) úlcera necrótica de odor repugnante, que causa destruição tecidual; e (4) lesão esclerótica ou cicatricial com tecido fibroso e cicatricial.

A genitália é acometida em 90% dos pacientes, e a região inguinal, em 10%. Os locais mais comuns de infecção são prepúcio, sulco coronal, frênulo e glande nos homens e lábios menores do pudendo e frênulo nas mulheres. As lesões cervicais podem simular o carcinoma do colo uterino. Nos homens, as lesões estão associadas à ausência de circuncisão. A linfadenite é incomum. Ocorrem lesões extragenitais em 6% dos casos, podendo acometer lábios, gengivas, bochechas, palato, faringe, laringe e tórax. Foi relatada a ocorrência de disseminação hematogênica para fígado e osso. Durante a gravidez, as lesões tendem a desenvolver-se mais rapidamente e a responder de modo mais lento ao tratamento. A poliartrite e a osteomielite são complicações raras. No recém-nascido, a donovanose pode manifestar-se como infecção de orelha. Os casos em crianças foram atribuídos a sentar no colo de adultos infectados. Com a redução na incidência da donovanose, o número de relatos de casos incomuns parece estar aumentando.

Entre as complicações estão alterações neoplásicas, pseudoelefantíase e estenose de uretra, vagina ou ânus.

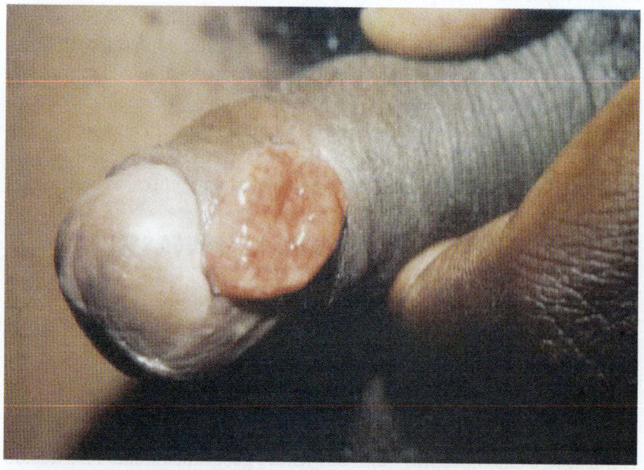

FIGURA 173-1 Lesão ulcerogranulomatosa do pênis na donovanose, com algumas características hipertróficas.

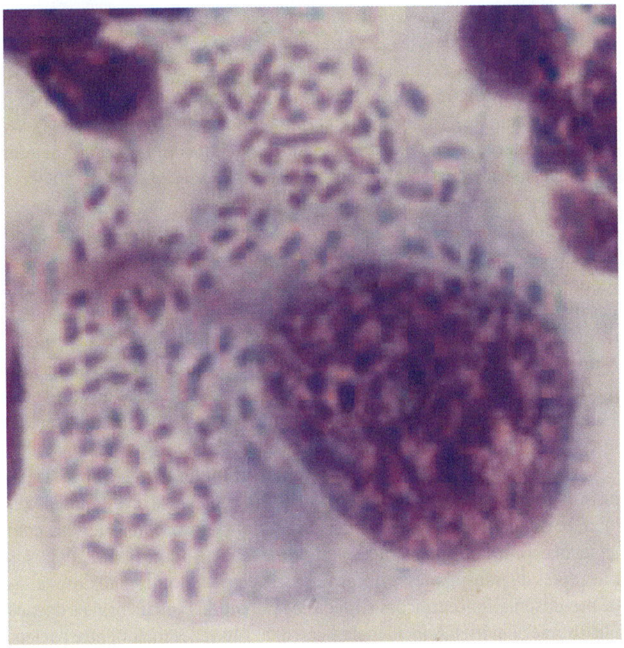

FIGURA 173-2 **Célula de Pund corada pela técnica rápida de Giemsa (RapiDiff).** É possível visualizar numerosos corpúsculos de Donovan.

DIAGNÓSTICO

O diagnóstico clínico da donovanose feito por médico experiente com base na aparência da lesão geralmente tem alto valor preditivo positivo. O diagnóstico é confirmado pela identificação microscópica dos corpúsculos de Donovan (Fig. 173-2) em esfregaços de tecido. A preparação de um esfregaço de boa qualidade é importante. Se houver suspeita clínica de donovanose, o esfregaço para corpúsculos de Donovan deve ser realizado antes que amostras de *swab* sejam coletadas para testar outras causas de ulceração genital, de modo que se possa coletar uma quantidade suficiente de material da úlcera. O *swab* deve ser passado firmemente sobre uma úlcera previamente limpa com *swab* seco para remover os *debris*. Os esfregaços podem ser examinados em ambiente clínico por microscopia direta com coloração rápida pelos métodos de Giemsa ou de Wright. Como alternativa, pode-se utilizar uma pequena amostra de tecido de granulação esmagado e espalhado entre duas lâminas. Os corpúsculos de Donovan podem ser observados no interior de grandes células mononucleares (Pund) como cistos Gram-negativos intracitoplasmáticos repletos de corpúsculos densamente corados, os quais podem ter a aparência de um alfinete de segurança. Por fim, esses cistos sofrem ruptura e liberam os microrganismos infecciosos. As alterações histológicas consistem em inflamação crônica com infiltração de plasmócitos e neutrófilos. As alterações epiteliais incluem ulceração, microabscessos e alongamento das cristas epidérmicas.

Há teste diagnóstico de reação em cadeia da polimerase (PCR), com base na observação de que duas alterações básicas singulares no gene *phoE* eliminam os sítios de restrição Hae111, permitindo a diferenciação da *K. granulomatis comb nov* das espécies relacionadas de *Klebsiella*. Atualmente, é possível realizar análise por PCR com sistema de detecção colorimétrico nos laboratórios de análise clínica. Foi desenvolvida uma PCR múltipla para úlceras genitais que inclui a *K. granulomatis*. Os testes sorológicos são pouco específicos e atualmente não são empregados.

O diagnóstico diferencial para a donovanose inclui cancro sifilítico primário, sífilis secundária (condiloma lata), cancro mole, linfogranuloma venéreo, herpes genital, neoplasia e amebíase. É comum a ocorrência de infecções mistas. As características histológicas devem ser diferenciadas daquelas do rinoscleroma, da leishmaniose e da histoplasmose.

TRATAMENTO

Donovanose

Muitos pacientes com donovanose procuram assistência médica tardiamente com ulceração extensa. Eles podem estar envergonhados e com baixa autoestima em razão da doença. É importante tranquilizá-los quanto à possibilidade de tratamento da doença, assim como reforçar a importância da terapia antibiótica e de monitoramento durante um período (ver adiante). Recomendam-se tratamento epidemiológico dos parceiros sexuais e aconselhamento sobre a melhora da higiene genital.

TABELA 173-1 ■ **Antibióticos eficazes para o tratamento da donovanose**

Antibióticos	Dose oral
Azitromicina	1 g no dia 1; em seguida, 500 mg ao dia, durante 7 dias, ou 1 g por semana, durante 4 semanas
Sulfametoxazol-trimetoprima	960 mg 2×/dia, durante 14 dias
Doxiciclina	100 mg 2×/dia, durante 14 dias
Eritromicina	500 mg 4×/dia, durante 14 dias (em gestantes)
Tetraciclina	500 mg 4×/dia, durante 14 dias

Os esquemas de tratamento da donavonose preconizados são apresentados na **Tabela 173-1**. A gentamicina pode ser adicionada se a resposta for lenta. A ceftriaxona, o cloranfenicol e o norfloxacino também são efetivos. Os pacientes tratados durante 14 dias devem ser monitorados até a cicatrização completa das lesões. Aqueles tratados com azitromicina provavelmente não necessitam desse acompanhamento rigoroso.

A cirurgia pode estar indicada para as lesões mais avançadas.

CONTROLE E PREVENÇÃO

A donovanose é provavelmente a causa de úlcera genital mais facilmente identificada clinicamente. Na atualidade, a donovanose limita-se a poucas áreas específicas, e sua erradicação global é possível.

LEITURAS ADICIONAIS

Muller EE, Kularatne R: The changing epidemiology of genital ulcer disease in South Africa: Has donovanosis been eliminated? Sex Transm Infect 96:596, 2020.

O'Farrell N: Donovanosis, in *Sexually Transmitted Diseases*, 4th ed. KK Holmes et al (eds). McGraw-Hill, 2008, pp 701–708.

Rajam RV, Rangiah PN: Donovanosis (granuloma inguinale, granuloma venereum). Monogr Ser World Health Organ 24:1, 1954.

Sehgal VN, Prasad AL: Donovanosis. Current concepts. Int J Dermatol 5:8, 1986.

Seção 7 Outras infecções bacterianas

174 Nocardiose

Gregory A. Filice

A nocardiose pode ocorrer após infecção por bactérias do gênero *Nocardia*, actinomicetos aeróbios saprofíticos que comumente residem no solo no mundo inteiro e contribuem para a decomposição da matéria orgânica. As nocárdias são relativamente inativas nos testes bioquímicos padrões, e a diferenciação por espécies é difícil com os métodos bioquímicos tradicionais. Nos últimos 20 anos, as técnicas filogenéticas moleculares identificaram mais de 100 espécies de *Nocardia*, com mais de 50 delas estando implicadas em doenças humanas.

No passado, a maioria dos isolados associados com pneumonia e doença sistêmica foi identificada bioquimicamente como *Nocardia asteroides*, mas a linhagem do tipo de cepa era confusa, e a maioria dos isolados em humanos na verdade pertence a outras espécies. Nove espécies ou complexos de espécies estão comumente associados à doença em humanos (Tab. 174-1). A maioria das doenças sistêmicas envolve *N. cyriacigeorgica*, *N. farcinica*, *N. pseudobrasiliensis* e espécies nos complexos *N. transvalensis* e *N. nova*. A *N. brasiliensis* está geralmente associada à doença limitada à pele. A *N. asteroides stricto sensu* está raramente associada com doença em humanos. Porém, a maioria dos laboratórios clínicos não consegue fazer a identificação das espécies dos isolados com precisão, identificando-os simplesmente como *N. asteroides* ou espécie de *Nocardia*.

TABELA 174-1 ■ Espécies de *Nocardia* mais associadas à doença humana e seus padrões de suscetibilidade *in vitro*

Espécie	Suscetibilidade[a]	Resistência[b]
N. abscessus	Amicacina, amoxicilina/clavulanato, ampicilina, ceftriaxona, gentamicina, linezolida, minociclina, tigeciclina, SMX-TMP	Ciprofloxacino, claritromicina (v), imipeném (v), moxifloxacino
Complexo *N. brevicatena/paucivorans* (*N. brevicatena*, *N. paucivorans*, *N. carnea*, outros)	Amicacina, ampicilina, ceftriaxona, ciprofloxacino (v), claritromicina (v), gentamicina, imipeném, linezolida, minociclina (v), moxifloxacino, tigeciclina, tobramicina, SMX-TMP	Amoxicilina/clavulanato (v)
Complexo *N. nova* (*N. nova*, *N. veterana*, *N. africana*, *N. kruczakiae*, *N. elegans*, outros)	Amicacina, ampicilina (v), ceftriaxona (v), claritromicina, gentamicina (v), imipeném, linezolida, tigeciclina (v), SMX-TMP	Amoxicilina/clavulanato, ciprofloxacino, minociclina, moxifloxacino, tobramicina
Complexo *N. transvalensis* (*N. blacklockiae*, *N. wallacei*, outros)	Ceftriaxona (v), ciprofloxacino (v), linezolida, moxifloxacino, SMX-TMP (v)	Amicacina (v), amoxicilina/clavulanato (v), ampicilina, claritromicina, gentamicina, imipeném, minociclina (v), tobramicina
N. farcinica	Amicacina, amoxicilina/clavulanato (v), linezolida, moxifloxacino (v), SMX-TMP	Ampicilina, ceftriaxona, ciprofloxacino (v), claritromicina, gentamicina, imipeném (v), minociclina, tigeciclina (v), tobramicina
N. cyriacigeorgica	Amicacina, ceftriaxona, gentamicina, linezolida, tigeciclina, tobramicina, SMX-TMP	Amoxicilina/clavulanato, ampicilina, ciprofloxacino, claritromicina, imipeném (v), minociclina, moxifloxacino
N. brasiliensis	Amicacina, amoxicilina/clavulanato, linezolida, tigeciclina, tobramicina, SMX-TMP	Ampicilina, ceftriaxona (v), ciprofloxacino, claritromicina, imipeném, minociclina (v), moxifloxacino
N. pseudobrasiliensis	Amicacina (v), ciprofloxacino, claritromicina, linezolida, tobramicina, SMX-TMP (v)	Amoxicilina/clavulanato, ampicilina, ceftriaxona, imipeném, minociclina
Complexo *N. otitidiscaviarum*	Amicacina, gentamicina (v), linezolida, tobramicina (v), SMX-TMP	Amoxicilina/clavulanato, ampicilina, ceftriaxona, ciprofloxacino, claritromicina, imipeném, minociclina (v), moxifloxacino (v)

[a]Entre 85 e 100% dos isolados são suscetíveis, a menos que o nome do fármaco seja seguido por (v), em cujo caso 50 a 84% são suscetíveis. [b]Entre 0 a 15% dos isolados são suscetíveis, a menos que o nome do fármaco seja seguido por (v), em cujo caso 16 a 49% são suscetíveis.
Siglas: SMX-TMP, sulfametoxazol-trimetoprima; v, variável.
Fonte: Adaptada de várias fontes.

EPIDEMIOLOGIA

A nocardiose pulmonar e/ou sistêmica ocorre no mundo todo. A incidência anual, estimada em três continentes (América do Norte, Europa e Austrália), é de cerca de 0,375 casos por 100 mil indivíduos e pode estar crescendo. Há alguma variação geográfica nas frequências das espécies; por exemplo, as infecções por *N. asiatica*, *N. beijingensis* e *N. terpenica* parecem estar mais comumente envolvidas em casos do leste da Ásia. Porém, as prevalências exatas das espécies são difíceis de determinar com precisão, pois as infecções por nocárdias não são notificáveis e a maioria das publicações consiste em relatos de casos ou séries de casos.

O micetoma é uma doença da pele e tecidos subjacentes indolente e lentamente progressiva com edema nodular e trajetos fistulosos. O actinomicetoma se refere a casos de micetoma associados com actinomicetos, diferentemente de fungos e outras ordens bacterianas, e as cepas de *Nocardia* comumente associadas com actinomicetomas incluem *N. brasiliensis*, *N. otitidiscaviarum* e complexo *N. transvalensis*. O actinomicetoma ocorre principalmente em regiões tropicais e subtropicais. A maioria dos casos é relatada no Sudão, México e Índia. Os fatores de risco mais importantes são estado socioeconômico baixo e contato frequente com o solo ou matéria vegetal; consequentemente, muitos pacientes são agricultores ou mulheres que realizam tarefas externas como coleta de madeira.

A nocardiose pulmonar e/ou sistêmica é mais comum nos adultos do que nas crianças e mais comum em homens do que em mulheres. Quase todos os casos são esporádicos, mas surtos têm sido associados à contaminação do ambiente hospitalar, a procedimentos estéticos e ao uso parenteral de drogas ilícitas. A disseminação interpessoal não está bem documentada. Não existe nenhuma sazonalidade conhecida. Nas regiões do mundo em que a tuberculose é relativamente comum, a nocardiose é diagnosticada em 1 a 5% dos pacientes com suspeita de tuberculose pulmonar, e tuberculose e nocardiose podem ocorrer no mesmo paciente.

A maioria dos casos de doença pulmonar ou disseminada ocorre em pessoas imunocomprometidas. A maioria tem deficiência da imunidade celular, particularmente aquela associada a linfoma, transplante, terapia com glicocorticoides ou síndrome da imunodeficiência adquirida (Aids). Nos receptores de transplantes, a nocardiose tem sido associada com doses altas de prednisona, concentrações elevadas de inibidor da calcineurina e doença por citomegalovírus. A incidência é cerca de 140 vezes maior entre pacientes com Aids e cerca de 340 vezes maior entre receptores de transplante de medula óssea do que na população em geral. Na Aids, a nocardiose acomete habitualmente indivíduos com < 250 linfócitos T CD4+/μL. A nocardiose também tem sido associada à proteinose alveolar pulmonar, tuberculose e outras doenças por micobactérias, doença granulomatosa crônica, deficiência de interleucina 12 e autoanticorpos contra o fator estimulador das colônias de granulócitos-macrófagos (GM-CSF). Toda criança com nocardiose sem causa conhecida de imunossupressão deve ser submetida a testes para determinar a adequação da explosão respiratória fagocítica. Há casos associados com os fármacos imunomoduladores mais novos, especialmente os inibidores do fator de necrose tumoral e da calcineurina. A *Nocardia* é frequentemente isolada e pode persistir em secreções respiratórias de pacientes com fibrose cística e pode estar associada com deterioração da função pulmonar, mas essa associação não foi estabelecida de maneira convincente.

PATOLOGIA E PATOGÊNESE

Acredita-se que tanto a pneumonia quanto a doença disseminada resultam da inalação de micélios bacterianos fragmentados. O aspecto histológico característico da nocardiose consiste em um abscesso com extensa infiltração de neutrófilos e necrose proeminente. Em geral, as lesões são circundadas por tecido de granulação, porém a ocorrência de fibrose extensa ou encapsulação é incomum.

O actinomicetoma caracteriza-se por inflamação supurativa com formação de fístulas. Grânulos – microcolônias compostas por massas densas de filamentos bacterianos, que se estendem radialmente a partir de um núcleo central – são algumas vezes observados em preparações histológicas. Os grânulos com frequência são encontrados em secreções de lesões de actinomicetoma, mas quase nunca em secreções de lesões de outras formas de nocardiose.

As espécies de *Nocardia* desenvolveram diversas propriedades que lhes permitem sobreviver dentro dos fagócitos, como neutralização de oxidantes, prevenção da fusão fagossomo-lisossomo e prevenção da acidificação do fagossomo. Os neutrófilos fagocitam os microrganismos e limitam o seu crescimento, mas não os destroem de maneira eficiente. A imunidade celular é importante para o controle definitivo e a eliminação das nocárdias. Os anticorpos contra GM-CSF foram encontrados na maioria dos pacientes com proteinose alveolar pulmonar e parecem ser centrais para a patogênese dessa doença. As nocárdias estimulam a produção de GM-CSF em fagócitos *in vitro*, e a infecção por nocárdia foi recentemente observada em vários pacientes com autoanticorpos contra GM-CSF, a maioria dos quais não apresentava proteinose alveolar pulmonar. As relações entre proteinose alveolar pulmonar, nocardiose e anticorpos contra o GM-CSF ainda não estão completamente definidas.

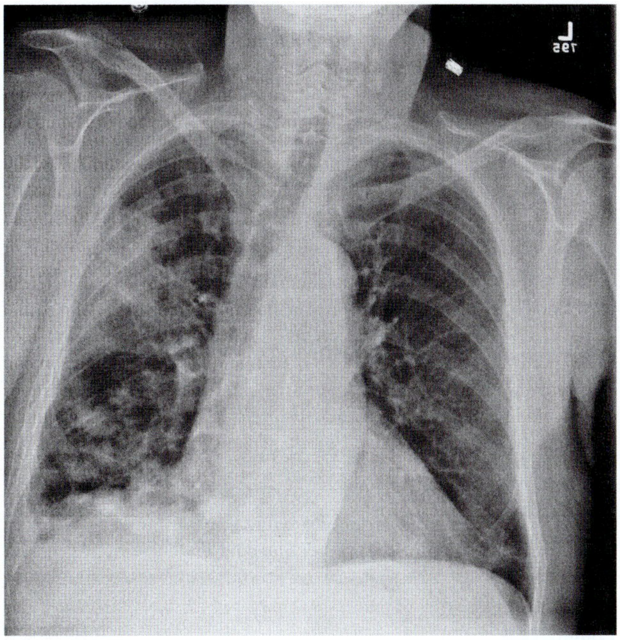

FIGURA 174-1 Pneumonia por *Nocardia*. Densa infiltração com possível cavidade e vários nódulos estão aparentes no pulmão direito.

MANIFESTAÇÕES CLÍNICAS

Doença do trato respiratório A pneumonia, que constitui a forma mais comum de doença do trato respiratório causada por nocárdias, em geral é subaguda, e os sintomas geralmente já estão presentes há alguns dias ou semanas por ocasião da apresentação. O início é algumas vezes mais agudo em pacientes imunossuprimidos. A tosse é proeminente e produz pequenas quantidades de secreção brônquica espessa e purulenta, que não é fétida. É comum a ocorrência de febre, anorexia, perda ponderal e mal-estar, enquanto dispneia, dor pleurítica e hemoptise são menos frequentes. As remissões e as exacerbações no decorrer de várias semanas são frequentes. Os padrões radiográficos variam, porém alguns são altamente sugestivos de pneumonia por *Nocardia*. Os infiltrados variam em tamanho e são normalmente densos. Nódulos únicos ou múltiplos são comuns (Figs. 174-1 e 174-2), sugerindo, algumas vezes, tumor ou metástase. Os infiltrados e os nódulos tendem a cavitar (Fig. 174-2). Verifica-se a presença de empiema em cerca de um quarto dos casos.

A nocardiose pode disseminar-se diretamente dos pulmões para os tecidos adjacentes. Foi relatada a ocorrência de pericardite, mediastinite e síndrome da veia cava superior. Laringite, traqueíte, bronquite e rinossinusite por *Nocardia* são muito menos comuns do que pneumonia. Nas vias aéreas principais, a doença manifesta-se frequentemente na forma de massa nodular ou granulomatosa. As nocárdias são às vezes isoladas das secreções respiratórias de pessoas sem doença aparente por nocárdias, geralmente indivíduos que têm anormalidades pulmonares ou das vias aéreas subjacentes.

Doença extrapulmonar Em metade dos casos de nocardiose pulmonar, a doença aparece fora dos pulmões. Em um quinto dos casos de doença disseminada, a doença pulmonar não é aparente. O local mais comum de disseminação é o cérebro. São outros locais comuns a pele e estruturas de sustentação, rins, ossos, músculos e olhos, mas praticamente qualquer órgão pode estar envolvido. Peritonite foi relatada em pacientes que se submetem à diálise peritoneal. Foram isoladas nocárdias do sangue de alguns casos de pneumonia, doença disseminada ou infecção de cateter venoso central. Endocardite por nocárdia raramente ocorre e pode acometer valvas nativas ou próteses valvares.

A manifestação típica da disseminação extrapulmonar consiste em abscesso subagudo. Em um pequeno número de casos, os abscessos fora dos pulmões ou do sistema nervoso central (SNC) formam fístulas e secretam pequenas quantidades de pus. Nas infecções do SNC, os abscessos cerebrais são geralmente supratentoriais, com frequência são multiloculados e podem ser simples ou múltiplos (Fig. 174-3). Foram relatados casos em fossa posterior e medula espinal, mas são menos comuns. Os abscessos cerebrais tendem a penetrar nos ventrículos ou a estender-se para o espaço subaracnóideo. Os sinais e sintomas são ligeiramente mais indolentes do que os de outros tipos de abscesso cerebral bacteriano. A meningite é incomum e, em geral, resulta da disseminação de abscesso cerebral adjacente. As nocárdias não são facilmente isoladas do líquido cerebrospinal (LCS).

Doença que ocorre após inoculação transcutânea A doença que ocorre após inoculação transcutânea de nocárdia geralmente assume uma de três formas: celulite, síndrome linfocutânea ou actinomicetoma.

Em geral, a *celulite* começa cerca de 1 a 3 semanas após a ocorrência de uma solução de continuidade identificada na pele, frequentemente com contaminação pelo solo. No decorrer de vários dias a semanas, verifica-se o desenvolvimento de celulite subaguda com dor, edema, eritema e calor. As lesões são geralmente firmes, sem flutuação. A doença pode evoluir de

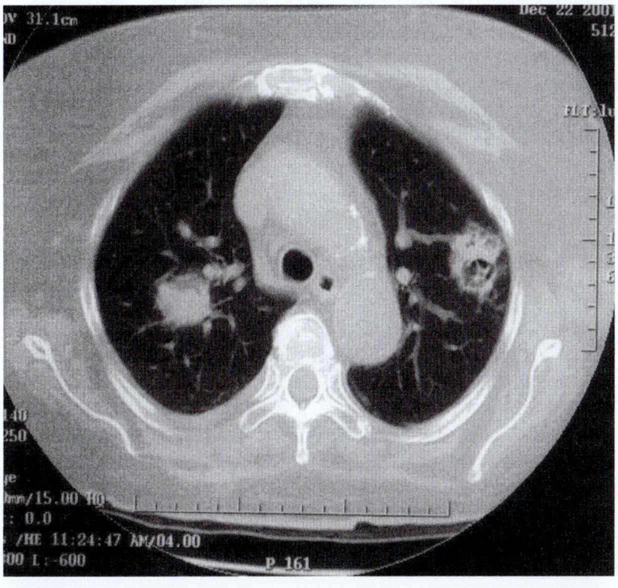

FIGURA 174-2 Pneumonia por *Nocardia*. Um exame de tomografia computadorizada mostra nódulos bilaterais, com cavitação no nódulo no pulmão esquerdo.

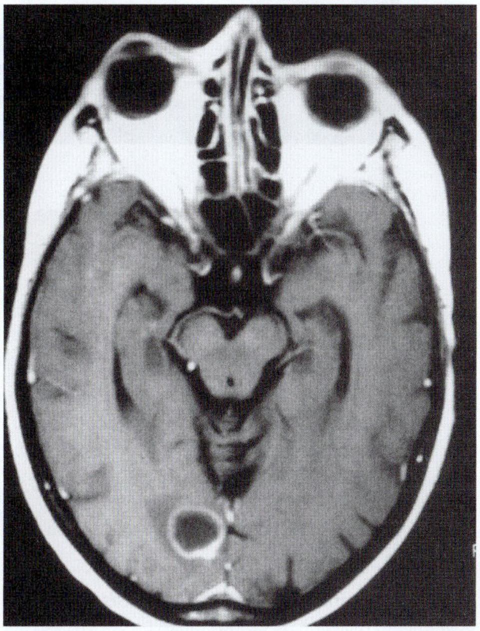

FIGURA 174-3 Abscessos por *Nocardia* no lobo occipital direito.

modo a acometer músculos, tendões, ossos ou articulações subjacentes. A disseminação é rara. A *N. brasiliensis* e espécies no complexo da *N. otitidiscaviarum* são mais comuns nos casos de celulite.

A *doença linfocutânea* começa geralmente com um nódulo piodermatoso no local de inoculação, com ulceração central e drenagem purulenta ou cor de mel. Com frequência, aparecem nódulos subcutâneos ao longo dos vasos linfáticos que drenam a lesão primária. A maioria dos casos de síndrome linfocutânea por nocárdias está associada a *N. brasiliensis*. Uma doença similar ocorre com outros patógenos, mais notavelmente *Sporothrix schenckii* (Cap. 219) e *Mycobacterium marinum* (Cap. 180).

Em geral, o *actinomicetoma* começa com edema nodular, algumas vezes em local de traumatismo. Normalmente, as lesões (Fig. 174-4*A*) se desenvolvem nos pés ou nas mãos, mas podem envolver a parte posterior do pescoço, o dorso superior, a cabeça e outros locais. Por fim, o nódulo decompõe-se, e aparece uma fístula, seguida por outras. As fístulas tendem a aparecer e desaparecer, com formação de novas fístulas à medida que as antigas desaparecem. A secreção é serosa ou purulenta, pode ser sanguinolenta e, com frequência, contém grânulos brancos de 0,1 a 2 mm que consistem em massas de micélios (Figs. 174-4*C* e 174-4*D*). As lesões disseminam-se lentamente ao longo dos planos fasciais, acometendo áreas adjacentes da pele, do tecido subcutâneo e do osso. No decorrer de vários meses ou anos, pode ocorrer extensa deformação da parte acometida. As lesões que acometem tecidos moles são apenas ligeiramente dolorosas; as que afetam ossos ou articulações produzem dor mais intensa (Fig. 174-4*B*). Os sintomas sistêmicos são ausentes ou mínimos, mas os casos de micetoma costumam estar associados a incapacidade grave e prolongada. A infecção raramente se dissemina a partir do micetoma, mas as lesões de cabeça, pescoço e tronco podem invadir localmente e envolver órgãos profundos.

Infecções oculares As espécies de *Nocardia* constituem causas incomuns de ceratite subaguda, geralmente após traumatismo ocular. Pode ocorrer desenvolvimento de endoftalmite por nocárdias após cirurgia ocular. Em uma série, as nocárdias responderam por mais da metade dos casos de endoftalmite comprovados por cultura após cirurgia de catarata. A endoftalmite também pode ocorrer durante a doença disseminada. Foi relatada a infecção das glândulas lacrimais por *Nocardia*.

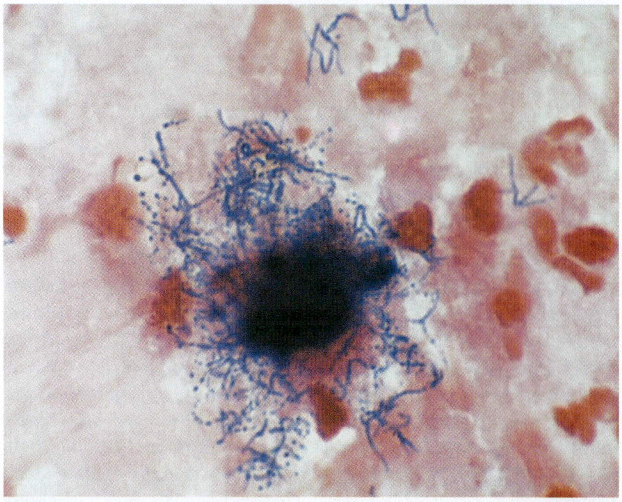

FIGURA 174-5 Secreção brônquica corada pelo método de Gram de paciente com pneumonia por *Nocardia*. *(Imagem fornecida por Charles Cartwright e Susan Nelson, Hennepin County Medical Center, Minneapolis, MN.)*

DIAGNÓSTICO

A primeira etapa no diagnóstico consiste no exame de amostras de escarro ou secreção brônquica à procura de filamentos Gram-positivos curvos, ramificados, em forma de rosário, de 1 μm de largura e de até 50 μm de comprimento (Fig. 174-5). As nocárdias são, em sua maioria, álcool-ácido-resistentes em esfregaços diretos se for utilizado um ácido fraco para descoloração (p. ex., nos métodos modificados de Kinyoun, Ziehl-Neelsen e Fite-Faraco). Com frequência, os microrganismos captam os corantes de prata. Os isolados das espécies contendo uma microbiota mista podem ser melhorados com um meio seletivo (ágar de ácido nalidíxico-colistina, ágar de Thayer-Martin modificado ou ágar com extrato de levedura de carvão tamponado). As nocárdias crescem bem na

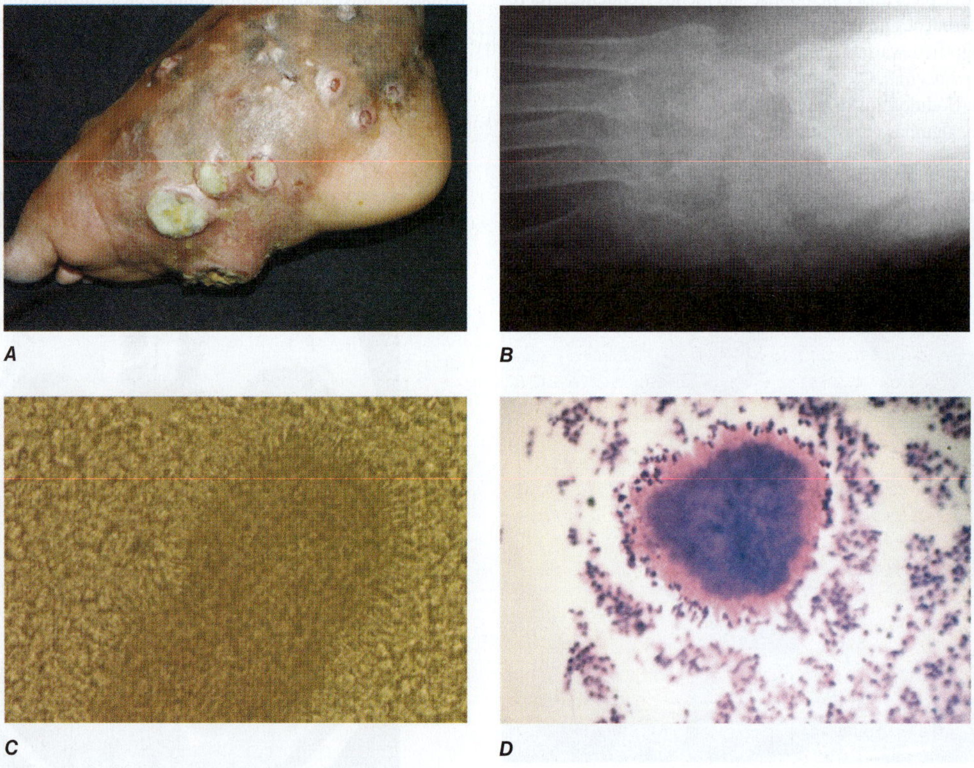

FIGURA 174-4 Micetoma por *Nocardia brasiliensis*. *A.* Drenagem fistulosa e grãos brancos gigantes com secreção seropurulenta. ***B.*** Radiografia do pé mostrando aumento marcado de tecidos moles e lesões ósseas líticas. ***C.*** Microscopia direta de grânulos corados com solução de Lugol (40×). ***D.*** Coloração de ácido periódico de Schiff de biópsia cutânea (40×). *(Imagens fornecidas por Roberto Arenas e Mahreen Ameen, St. John's Institute of Dermatology, Guy's & St Thomas' NHS Trust, London, UK. Reimpressa de R Arenas, M Ameen: Lancet Infect Dis 10:66, 2010, com permissão de Elsevier.)*

maioria dos meios fúngicos e micobacterianos, mas os procedimentos usados para descontaminação dos espécimes para cultura micobacteriana podem matar as nocárdias e não devem ser usados quando há suspeita desses organismos.

As nocárdias crescem de modo relativamente lento; as colônias podem levar até 2 semanas para aparecer e podem não desenvolver seu aspecto característico – branco, amarelo ou laranja, com micélios aéreos e micélios substratos delicados, dicotomicamente ramificados – por até 4 semanas. Vários sistemas de hemocultura sustentam o crescimento das nocárdias, embora elas possam não ser detectadas por até 2 semanas. O crescimento das nocárdias é tão diferente daquele dos patógenos mais comuns que o laboratório deve ser alertado quando há suspeita de nocardiose para maximizar a probabilidade de isolamento.

Na pneumonia causada por nocárdias, os esfregaços de amostras de escarro são frequentemente negativos. A não ser que o diagnóstico possa ser estabelecido nesses casos de esfregaço negativo pela obtenção de amostras de lesões em locais mais acessíveis, a broncoscopia ou a aspiração pulmonar geralmente tornam-se necessárias. Para avaliar a possibilidade de disseminação em pacientes com pneumonia por nocárdia, deve-se efetuar uma cuidadosa anamnese e proceder a exame físico completo. Os sinais ou sintomas sugestivos devem ser investigados com exames diagnósticos adicionais. Ressonância magnética (RM) ou tomografia computadorizada (TC) de crânio com contraste devem ser realizadas, quando possível, em casos de doença pulmonar ou disseminada. Quando clinicamente indicado, o LCS ou a urina devem ser concentrados e, então, submetidos à cultura. Actinomicetoma, eumicetoma (casos envolvendo fungos; **Cap. 219**) e botriomicose (casos envolvendo cocos ou bacilos, muitas vezes *Staphylococcus aureus*) são de difícil distinção clínica, mas são prontamente distinguíveis com teste microbiológico ou biópsia. Os grânulos devem ser inspecionados em qualquer secreção. Partículas suspeitas devem ser lavadas em solução salina, examinadas microscopicamente e submetidas a culturas. Os grânulos nos casos de actinomicetoma são geralmente brancos, amarelo-claro, cor-de-rosa ou vermelhos. Vistos microscopicamente, eles consistem em massas espessas de filamentos finos (0,5-1 μm de largura) projetando-se para fora a partir de um núcleo central **(Fig. 174-5)**. Os grânulos de eumicetomas são brancos, amarelos, pretos ou verdes; sob a microscopia, eles aparecem como massas de filamentos amplos (2-5 μm de largura) dentro de uma matriz. Os grânulos de botriomicose consistem em massas soltas de cocos ou bacilos. Os microrganismos também podem ser vistos nas secreções da ferida ou espécimes histológicos. A maneira mais confiável de diferenciação entre os vários organismos associados a micetoma é pela cultura.

O isolamento de espécies de nocárdia em amostras de escarro ou sangue representa, algumas vezes, colonização, infecção transitória ou contaminação. Nos casos típicos de colonização do trato respiratório, as amostras coradas pelo método de Gram são negativas, sendo as culturas apenas intermitentemente positivas. Em geral, a obtenção de uma cultura de escarro positiva em um paciente imunossuprimido reflete a presença de doença. Quando são isoladas espécies de nocárdia do escarro de um paciente imunocompetente sem doença aparente por nocárdia, este deve ser cuidadosamente observado sem tratamento. O paciente com defeito nos mecanismos de defesas do hospedeiro que aumenta o risco de nocardiose geralmente deve receber tratamento antimicrobiano.

O DNA da *Nocardia* tem sido detectado em amostras do trato respiratório de pacientes com nocardiose pulmonar comprovada ou suspeita, em outras doenças pulmonares crônicas e em controles saudáveis. A sensibilidade e especificidade da testagem do DNA ainda não foi bem definida.

As espécies são determinadas de forma definitiva por técnicas moleculares. A espectrometria de massa por ionização e dessorção a *laser* assistida por matriz - *time of flight* (MALDI-TOF) é acurada em 75% dos casos ou mais em comparação com a testagem genética. A MALDI-TOF é muito mais prática em laboratórios clínicos e está se tornando comum em laboratórios de países com maiores recursos.

Como a nocardiose é incomum, os dados sobre a relação entre os resultados do teste de suscetibilidade para fármacos específicos e os resultados clínicos em pacientes tratados com esses fármacos são escassos. Um monitoramento clínico cuidadoso é essencial, e muitas vezes é necessário consultar médicos com experiência em nocardiose. A suscetibilidade aos agentes antimicrobianos *in vitro* é mais bem determinada com um teste de diluição em caldo aprovado pelo Clinical Laboratory Standards Institute (CLSI). Os testes de suscetibilidade com os métodos radiométricos E-test ou BACTEC são menos definitivos. O crescimento de *Nocardia* é mais lento do que o crescimento de muitas bactérias clinicamente importantes, e as nocárdias tendem a se acumular em suspensão, de modo que os resultados do teste de suscetibilidade são difíceis de interpretar; assim, há necessidade de experiência para a leitura confiável dos resultados. Se um isolado puder ter a espécie definida de forma acurada, sua suscetibilidade aos antimicrobianos pode ser prevista com razoável acurácia.

A definição da espécie por métodos moleculares ou MALDI-TOF não é prática em muitos países com recursos escassos. Assim, a terapia da nocardiose costuma ser iniciada sem a definição da espécie ou o conhecimento dos resultados da sensibilidade. Para casos leves ou moderados, o tratamento com fármacos eficazes contra a maioria dos isolados em geral é adequado. Para casos graves ou que não respondem prontamente ao tratamento antimicrobiano, os isolados devem ser enviados para um laboratório com experiência em microbiologia de *Nocardia* para identificação e teste de suscetibilidade, sempre que possível.

TRATAMENTO

Nocardiose

Sulfametoxazol-trimetoprima (SMX-TMP) é o fármaco de escolha para a maioria dos casos **(Tabs. 174-1 e 174-2)**. As taxas relatadas de suscetibilidade ao SMX-TMP variaram muito, e há controvérsia sobre a confiabilidade das sulfonamidas para tratamento. Contudo, a resposta clínica ao tratamento apropriado com sulfonamidas ao redor do mundo é geralmente satisfatória. No início, administram-se diariamente 10 a 20 mg/kg de TMP e 50 a 100 mg/kg de SMX em duas doses fracionadas. Posteriormente, doses diárias podem ser diminuídas para até 5 mg/kg e 25 mg/kg, respectivamente. Nos indivíduos com alergia às sulfonamidas, a dessensibilização geralmente permite a continuação do tratamento com esses fármacos efetivos e baratos.

A experiência clínica com outras drogas orais é limitada. A minociclina (100-200 mg, 2×/dia) é com frequência efetiva; outras tetraciclinas são geralmente menos eficazes. A linezolida é o agente antimicrobiano mais consistentemente ativo, mas os efeitos adversos são comuns e limitam o uso em muitos pacientes após 2 a 3 semanas. A amoxicilina (875 mg) combinada com o clavulanato (125 mg), administrada 2×/dia, tem sido efetiva nos casos de *N. brasiliensis* e em alguns casos de *N. farcinica*. Entre as quinolonas, o moxifloxacino e o gemifloxacino parecem ser mais ativos.

A amicacina, o fármaco parenteral mais bem estabelecido com exceção de casos envolvendo o complexo *N. transvalensis*, é administrada em doses de 5 a 7,5 mg/kg, a cada 12 horas, ou 15 mg/kg, a cada 24 horas. Os níveis de fármacos séricos devem ser monitorados durante o

TABELA 174-2 ■ Duração do tratamento da nocardiose

Doença	Duração
Pulmonar ou sistêmica	
Defesas do hospedeiro intactas	6-12 meses
Deficiência das defesas do hospedeiro	12 meses[a]
Doença do sistema nervoso central (SNC)	12 meses[b]
Celulite, síndrome linfocutânea	2 meses
Osteomielite, artrite, laringite, rinossinusite	4 meses
Actinomicetoma	6-12 meses após a cura clínica
Ceratite	Tópica: até obter uma cura aparente
	Sistêmica: até 2-4 meses após a obtenção de uma cura aparente

[a]Em alguns pacientes com síndrome da imunodeficiência adquirida (Aids), contagem de linfócitos T CD4+ < 200/μL ou doença granulomatosa crônica, o tratamento da doença pulmonar ou sistêmica deve ser mantido indefinidamente. [b]Se toda a doença aparente do SNC for eliminada, a duração do tratamento pode ser reduzida para 6 meses.

tratamento prolongado em pacientes com diminuição da função renal e em pacientes idosos. Ceftriaxona e imipeném são habitualmente efetivos, exceto quando indicado na **Tabela 174-1**. A tigeciclina parece ser ativa *in vitro* contra algumas espécies, mas pouca experiência clínica foi registrada.

Pacientes com doença grave são inicialmente tratados com uma combinação incluindo SMX-TMP, amicacina e ceftriaxona ou imipeném. A melhora clínica é geralmente perceptível após 1 a 2 semanas de terapia, mas pode levar mais tempo, especialmente em caso de doença no SNC. Após a melhora clínica definitiva, a terapia pode prosseguir com um fármaco único, geralmente SMX-TMP. Alguns especialistas usam dois ou mais fármacos para todo o curso da terapia, mas não se sabe se o uso de múltiplos fármacos é melhor do que um agente único, e o acréscimo de fármacos aumenta o risco de toxicidade. Nos pacientes com nocardiose que necessitam de tratamento imunossupressor para doença subjacente ou prevenção da rejeição de transplante, a terapia com imunossupressor deve ser continuada.

O uso de SMX e TMP em populações de alto risco para prevenir a doença por *Pneumocystis* ou infecções do trato urinário parece reduzir, mas não eliminar, o risco de nocardiose. A incidência de nocardiose é tão baixa que a profilaxia unicamente para prevenir essa doença não é recomendada.

O tratamento cirúrgico da doença por *Nocardia* assemelha-se ao de outras doenças bacterianas. Os abscessos cerebrais devem ser aspirados, drenados ou excisados se o diagnóstico não for claro, se o abscesso for grande e acessível ou se o abscesso não responder à quimioterapia. Os abscessos cerebrais pequenos ou inacessíveis devem ser tratados clinicamente; deve-se observar melhora clínica em 1 a 2 semanas. As imagens do cérebro devem ser repetidas para documentar a resolução das lesões, embora os resultados nas imagens só apareçam, com frequência, após a melhora clínica.

Em geral, a terapia antimicrobiana é suficiente para o actinomicetoma por nocárdia. Nos casos profundos ou extensos, a drenagem ou a excisão do tecido com acometimento maciço podem facilitar a cura, porém a estrutura e a função devem ser preservadas sempre que possível. A ceratite é tratada com sulfonamida tópica ou gotas de amicacina mais sulfonamida ou um fármaco alternativo administrado via oral.

As infecções por nocárdia tendem a sofrer recidiva (particularmente em pacientes com doença granulomatosa crônica), sendo necessários longos ciclos de tratamento antimicrobiano **(Tab. 174-2)**. Se a doença tiver uma extensão incomum ou se a resposta ao tratamento for lenta, devem-se ampliar as recomendações fornecidas na **Tabela 174-2**.

Com o tratamento apropriado, a taxa de mortalidade da nocardiose pulmonar ou disseminada fora do SNC deve ser < 5%. A doença do SNC é associada a uma maior taxa de mortalidade. Os pacientes devem ser cuidadosamente acompanhados durante pelo menos 6 meses após o término do tratamento. O actinomicetoma costuma responder melhor à terapia que o micetoma associado a fungos, mas ocorrem recaídas em uma minoria de pacientes, e a incapacidade pode ser persistente.

LEITURAS ADICIONAIS

Abbas M et al: The disabling consequences of mycetoma. PLoS Negl Trop Dis 12:e0007019, 2018.

Body B et al: Evaluation of the Vitek MS v3.0 Matrix-Assisted Laser Desorption Ionization–Time of Flight Mass Spectrometry System for identification of mycobacterium and nocardia. J Clin Microbiol 56:e00237, 2018.

Coussement J et al: *Nocardia* infection in solid organ transplant recipients: A multicenter European case-control study. Clin Infect Dis 63:338, 2016.

Haussaire D et al: Nocardiosis in the south of France over a 10-years period, 2004–2014. Int J Infect Dis 57:13, 2017.

Huang L et al: Clinical features, identification, antimicrobial resistance patterns of *Nocardia* species in China: 2009–2017. Diagn Microbiol Infect Dis 94:165, 2019.

Mei-Zahav M et al: The spectrum of nocardia lung disease in cystic fibrosis. Pediatr Infect Dis J 34:909, 2015.

Paige EK, Spelman D: Nocardiosis: 7-year experience at an Australian tertiary hospital. Intern Med J 49:373, 2019.

Rosen LB et al: Nocardia-induced granulocyte macrophage colony-stimulating factor is neutralized by autoantibodies in disseminated/extrapulmonary nocardiosis. Clin Infect Dis 60:1017, 2015.

Schlaberg R et al: Susceptibility profiles of nocardia isolates based on current taxonomy. Antimicrob Agents Chemother 58:795, 2014.

Viscuse PV, Mohabbat AB: 69-year-old woman with fatigue, dyspnea, and lower extremity pain. Mayo Clin Proc. 94:149, 2019.

175 Actinomicose

Thomas A. Russo

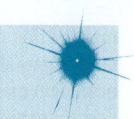

A actinomicose é incomum, e a experiência pessoal da maioria dos médicos com suas apresentações clínicas é limitada. A identificação laboratorial dos agentes etiológicos da ordem dos Actinomycetales não faz parte da rotina. Assim, a actinomicose permanece sendo um diagnóstico difícil, mesmo para o médico experiente. Porém, essa infecção costuma ser curável com o tratamento clínico isoladamente. Portanto, o conhecimento do espectro total dessas síndromes clínicas pode acelerar o diagnóstico e o tratamento, minimizando intervenções cirúrgicas desnecessárias, a morbidade e a mortalidade.

A actinomicose é uma infecção indolente e lentamente progressiva, causada por bactérias anaeróbias ou microaerofílicas, principalmente do gênero *Actinomyces*, que colonizam a boca, o cólon e a vagina. A ruptura da mucosa pode levar à infecção em praticamente qualquer local do corpo. O crescimento dos actinomicetos *in vivo* resulta geralmente na formação de agregados característicos denominados *grãos* ou *grânulos de enxofre*. As manifestações clínicas da actinomicose são numerosas. De ocorrência comum na era pré-antibiótica, a sua incidência diminuiu, assim como a sua pronta detecção. A actinomicose foi designada como a doença mais diagnosticada de modo incorreto, e foi dito que nenhuma doença passa tão frequentemente despercebida por médicos experientes.

Três apresentações clínicas "clássicas" que devem levar à suspeita dessa infecção singular são: (1) combinação de cronicidade, progressão por meio das fronteiras teciduais e características semelhantes a um tumor (simulando uma neoplasia maligna, com a qual muitas vezes é confundida); (2) aparecimento de fístula, que pode sofrer resolução espontânea e recorrer; e (3) infecção refratária ou recidivante após um breve ciclo de tratamento, visto que a cura da actinomicose estabelecida exige tratamento prolongado.

AGENTES ETIOLÓGICOS

A actinomicose é mais comumente causada por *A. israelii*, *A. naeslundii*, *A. odontolyticus*, *A. viscosus*, *A. meyeri*, *A. graevenitzii* e *A. gerencseriae*. A infecção causada por *A. neuii* tem sido cada vez mais reconhecida. A maioria das infecções actinomicóticas, senão todas, é polimicrobiana. *Aggregatibacter (Actinobacillus) actinomycetemcomitans*, *Eikenella corrodens*, Enterobacteriaceae e espécies de *Fusobacterium*, *Bacteroides*, *Capnocytophaga*, *Staphylococcus* e *Streptococcus* são comumente isolados com actinomicetos em várias combinações, dependendo do local de infecção. A contribuição dessas outras espécies para a patogênese da actinomicose é incerta.

A determinação da sequência comparativa do gene do rRNA 16S levou à identificação de uma lista crescente de espécies de *Actinomyces* e à nova classificação de algumas espécies para outros gêneros. Atualmente, são reconhecidas 53 espécies e 2 subespécies (*https://www.bacterio.net/genus/actinomyces*), com 25 espécies sendo implicadas como causa de doença em humanos. *A. europaeus*, *A. neuii*, *A. radingae*, *A. turicensis*, *A. cardiffensis*, *A. urogenitalis*, *A. hongkongensis*, *A. georgiae*, *A. massiliensis*, *A. timonensis* e *A. funkei*, bem como duas antigas espécies de *Actinomyces* – *Trueperella* (*Arcanobacterium*) *pyogenes* e *Trueperella* (*Arcanobacterium*) *bernardiae* –, e *Propionibacterium propionicum* constituem causas adicionais de actinomicose humana, embora nem sempre com uma apresentação "clássica".

EPIDEMIOLOGIA

A actinomicose não tem limites geográficos e ocorre em qualquer idade, com incidência máxima nas décadas médias de vida do indivíduo. Os homens apresentam uma incidência três vezes maior do que as mulheres, possivelmente devido a uma higiene dentária mais precária e/ou a traumatismos mais frequentes. A melhora da higiene dentária e o início do tratamento antimicrobiano antes do desenvolvimento completo da doença provavelmente contribuem para diminuição da incidência desde o advento dos antibióticos. Indivíduos que não procuram assistência médica ou que não têm acesso a ela, aqueles que têm dispositivo intrauterino (DIU) contraceptivo mantido durante um período prolongado (ver "Doença pélvica", adiante) e aqueles que recebem tratamento com bisfosfonato (ver "Doença orocervicofacial", adiante) provavelmente estão correndo maior risco.

PATOGÊNESE E PATOLOGIA

Os agentes etiológicos da actinomicose são membros da microbiota oral normal e, com frequência, são cultivados a partir dos brônquios, do trato gastrintestinal e do trato genital feminino. A etapa fundamental no desenvolvimento da actinomicose é a ruptura da barreira mucosa. Em consequência, pode sobrevir infecção local. Uma vez estabelecida, a actinomicose dissemina-se por contiguidade de maneira lenta e progressiva, ignorando os planos teciduais. Embora a inflamação aguda possa surgir inicialmente no local de infecção, a marca típica da actinomicose consiste na sua fase indolente crônica característica, que se manifesta como lesões que aparecem geralmente como áreas endurecidas únicas ou múltiplas. Ocorre necrose central, que consiste em neutrófilos e grânulos de enxofre, e o seu desenvolvimento é praticamente diagnóstico. Em geral, as paredes fibróticas da massa são descritas como "lenhosas". Os fatores bacterianos e/ou do hospedeiro responsáveis ainda não foram identificados. Com o decorrer do tempo, podem surgir fístulas na pele, órgãos adjacentes ou ossos. Em raras situações, pode ocorrer disseminação hematogênica a distância; a disseminação linfática e a linfadenopatia associada são incomuns. Conforme assinalado anteriormente, essas características singulares da actinomicose simulam uma neoplasia maligna, com a qual é frequentemente confundida.

Corpos estranhos parecem facilitar a infecção. Essa associação envolve mais frequentemente o uso de DIU. Os relatos têm descrito uma associação da actinomicose com infecção pelo vírus da imunodeficiência humana (HIV); transplante; imunodeficiência comum variável; doença granulomatosa crônica; tratamento com agentes antifator de necrose tumoral α, glicocorticoides ou bisfosfonatos; e radioterapia ou quimioterapia. As infecções mucosas ulcerativas (p. ex., por herpes-vírus simples ou citomegalovírus) podem facilitar o desenvolvimento da doença.

MANIFESTAÇÕES CLÍNICAS

Doença orocervicofacial A actinomicose ocorre mais frequentemente em uma localização bucal, cervical ou facial, geralmente na forma de edema, abscesso ou lesão expansiva ou ulcerativa que, muitas vezes, confunde-se com uma neoplasia. Doenças ou procedimentos dentários são fatores precipitantes comuns. O ângulo da mandíbula está geralmente acometido, porém deve-se considerar um diagnóstico de actinomicose na presença de qualquer lesão expansiva ou infecção recidivante na cabeça e no pescoço. A radioterapia e especialmente o tratamento com bisfosfonatos foram reconhecidos como contribuintes para uma incidência crescente de infecção actinomicótica da mandíbula e do maxilar (Fig. 175-1). Pode haver desenvolvimento de canaculite (também comumente devido a *Propionibacterium propionicum*), otite, rinossinusite e doença laríngea. Dor, febre e leucocitose são variavelmente relatadas. A extensão contígua para crânio, coluna cervical ou tórax constitui uma sequela potencial.

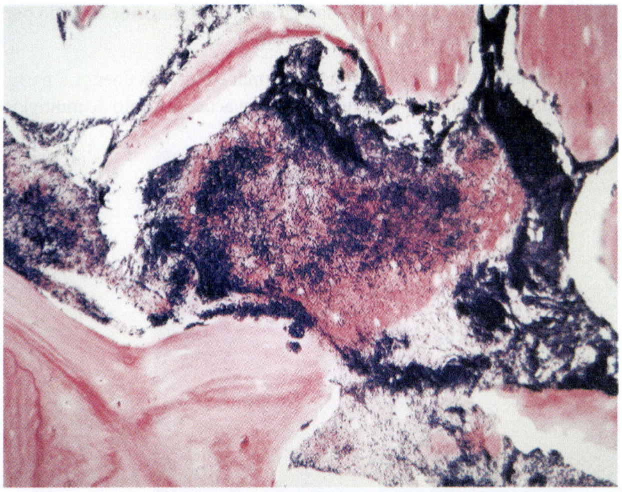

FIGURA 175-1 Osteomielite maxilar associada ao bisfosfonato devido a *Actinomyces viscosus*. Um grânulo de enxofre é observado dentro do osso. *(Reimpressa, com permissão, de NH Naik, TA Russo: Bisphosphonate related osteonecrosis of the jaw: The role of Actinomyces. Clin Infect Dis 49:1729, 2009. © 2009 Oxford University Press.)*

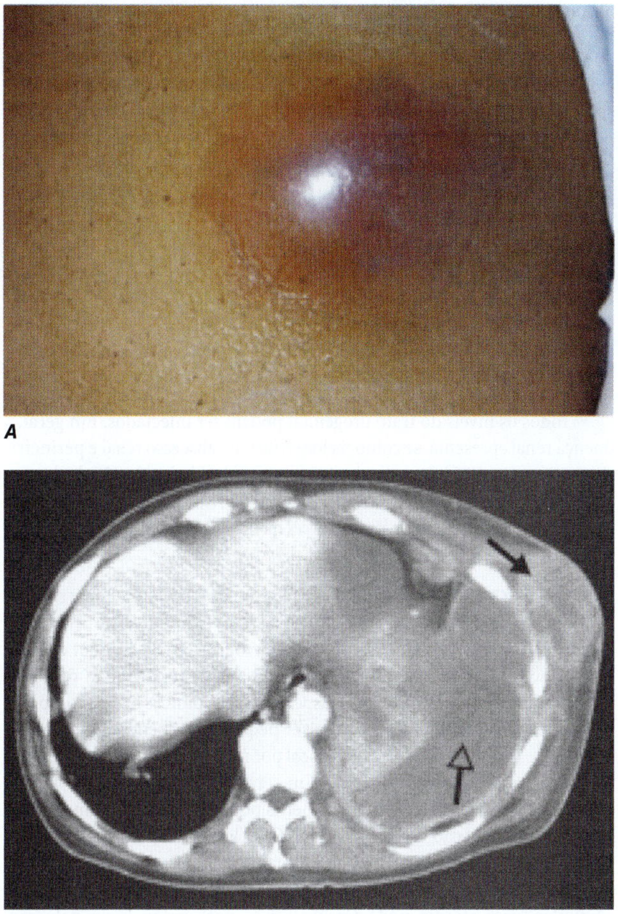

FIGURA 175-2 Actinomicose torácica. *A.* Uma massa na parede torácica por extensão de infecção pulmonar. ***B.*** A infecção pulmonar é complicada por empiema (*seta vazada*) e pela extensão na parede torácica (*seta sólida*). *(Cortesia de Dr.C. B. Hsiao, Division of Infectious Diseases, Department of Medicine, State University of New York at Buffalo.)*

Doença torácica A actinomicose torácica, que pode ser facilitada por material estranho aspirado, segue geralmente uma evolução progressiva indolente, com envolvimento do parênquima pulmonar e/ou do espaço pleural. É comum a ocorrência de dor torácica, febre e perda ponderal. A tosse, quando presente, é variavelmente produtiva. O achado radiográfico habitual consiste em lesão expansiva ou pneumonia. Na tomografia computadorizada (TC), podem-se observar áreas centrais de baixa atenuação e realce anelar; pode haver desenvolvimento de doença cavitária. Mais de 50% dos casos incluem espessamento pleural, derrame ou empiema (Fig. 175-2). Raramente, ocorrem nódulos pulmonares ou lesões endobrônquicas. As lesões pulmonares sugestivas de actinomicose podem atravessar fissuras ou a pleura; podem acometer mediastino, ossos contíguos ou parede torácica (*empyema necessitatis*); ou podem estar associados à fístula. Na ausência desses achados, a actinomicose torácica é geralmente confundida com neoplasia ou pneumonia devido a causas mais comuns.

A infecção mediastinal não é incomum, geralmente surgindo por extensão torácica, mas raramente resulta de perfuração do esôfago, trauma ou extensão de doença de cabeça e pescoço ou abdominal. As estruturas no mediastino e o coração podem ser acometidos em várias combinações; consequentemente, as apresentações possíveis são diversas. Foi descrita a ocorrência de endocardite primária (na qual a *A. neuii* é cada vez mais descrita), infecção esofágica e doença isolada da mama.

Doença abdominal A actinomicose abdominal representa um grande desafio diagnóstico. Em geral, meses ou anos se passam a partir do evento desencadeante (p. ex., apendicite, diverticulite, doença ulcerosa péptica, derramamento de cálculos biliares ou bile durante a colecistectomia laparoscópica, perfuração por corpo estranho, cirurgia intestinal ou ascensão de doença pélvica associada a DIU) até o reconhecimento clínico. Devido ao fluxo de líquido peritoneal e/ou à extensão direta da doença primária, praticamente qualquer órgão, região ou espaço abdominal pode ser acometido. Em geral, a doença apresenta-se como abscesso, massa ou lesão mista, que frequentemente está fixa ao tecido subjacente, sendo confundida com um tumor. Na TC, o realce é mais frequentemente heterogêneo, e há espessamento do intestino adjacente. Podem surgir trajetos fistulosos para a parede abdominal, região perianal ou entre o intestino e outros órgãos, simulando doença inflamatória intestinal (Cap. 326). Doença recorrente ou uma ferida ou fístula que não cicatrizam são sugestivas de actinomicose.

A infecção hepática geralmente se apresenta como um ou mais abscessos ou massas (Fig. 175-3). A doença isolada presumivelmente desenvolve-se por disseminação hematogênica a partir de focos ocultos. As técnicas de imagem e percutâneas resultaram em melhora do diagnóstico e do tratamento.

Todos os níveis do trato urogenital podem ser infectados. Em geral, a doença renal apresenta-se como pielonefrite e/ou abscesso renal e perinéfrico. O comprometimento da bexiga, geralmente devido à extensão da doença pélvica, pode resultar em obstrução ureteral ou fístulas para intestino, pele ou útero. Pode-se detectar o *Actinomyces* na urina com colorações e culturas apropriadas.

Doença pélvica O envolvimento da pelve pelo *Actinomyces* ocorre mais comumente em associação com DIU, mas também pode estar associado com outros corpos estranhos, como telas cirúrgicas. Nos casos em que um DIU está no local ou estava, mas foi recentemente removido, a presença de sintomas pélvicos deve levar à suspeita de actinomicose. O risco, apesar de não ter sido quantificado, parece ser pequeno. A doença raramente se desenvolve quando o DIU esteve no local por menos de 1 ano, porém o risco aumenta com o decorrer do tempo. Em geral, os sintomas são indolentes; os mais comuns consistem em febre, perda ponderal, dor abdominal e sangramento ou secreção vaginal anormal. O estágio mais precoce da doença – frequentemente endometrite – costuma progredir para massas pélvicas ou abscesso tubo-ovariano (Fig. 175-4). Infelizmente, como o diagnóstico muitas vezes é tardio, pode desenvolver-se, por ocasião de sua detecção, uma "pelve congelada", simulando uma neoplasia maligna ou endometriose, podendo levar a cirurgias desnecessárias. Os níveis de Ca125 podem estar elevados, contribuindo para o diagnóstico incorreto. Em contraste com doença maligna e tuberculose, a actinomicose pélvica apenas incomumente inclui ascite e linfadenopatia. Uma biópsia de endométrio pode permitir o diagnóstico de maneira minimamente invasiva.

A identificação dos microrganismos semelhantes ao *Actinomyces* (ALOs), nos espécimes de Papanicolau em (uma média) de 7% de mulheres que usam DIU, possui um baixo valor preditivo para o diagnóstico. A detecção de ALO na ausência de sintomas justifica uma orientação da paciente e um rigoroso acompanhamento, mas não a remoção do DIU, a não ser que a paciente aceite um método alternativo adequado de contracepção. Na presença de sintomas inexplicados, parece prudente remover o DIU e – se for excluída doença avançada – iniciar tratamento empírico por 14 dias para possível endometrite inicial.

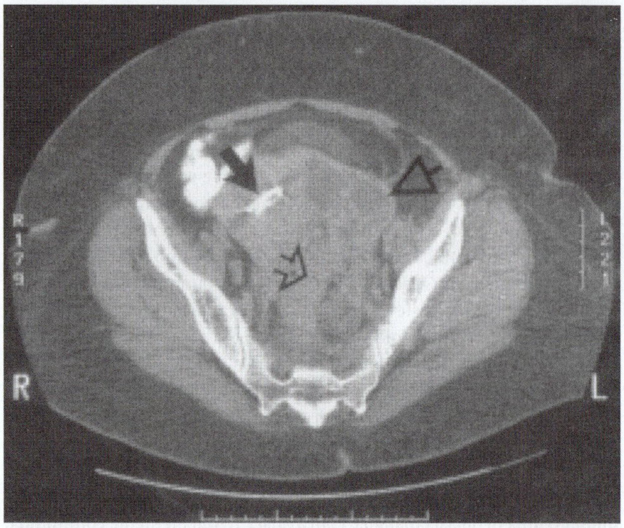

FIGURA 175-4 Tomografia computadorizada mostrando actinomicose pélvica associada com um dispositivo contraceptivo intrauterino. O dispositivo está envolto pela fibrose endometrial (*seta sólida*); também visível está a fibrose paraendometrial (*ponta de seta vazada*) e uma área de supuração (*seta vazada*).

Doença do sistema nervoso central A actinomicose do sistema nervoso central (SNC) é rara. É mais comum haver abscessos cerebrais únicos ou múltiplos. As pessoas com telangiectasia hemorrágica hereditária têm risco aumentado de abscesso cerebral com *Actinomyces* como agente etiológico potencial. Em geral, o abscesso aparece na TC como uma lesão de realce anelar, com parede espessa que pode ser irregular ou nodular. Foram descritos também os achados de perfusão por ressonância magnética e espectroscopia, bem como a ocorrência de meningite, infecção dos espaços epidural ou subdural e síndrome do seio cavernoso.

Infecção musculoesquelética e dos tecidos moles A infecção actinomicótica de ossos e articulações geralmente é devida à infecção do tecido mole adjacente, mas pode estar associada a trauma, injeções, cirurgia (p. ex., próteses), osteorradionecrose e osteonecrose por bisfosfonatos (limitada aos ossos mandibulares e maxilares) ou disseminação hematogênica. Em virtude da progressão lenta da doença, pode-se observar concomitantemente a ocorrência de formação de novo osso e destruição óssea. A infecção de tecidos moles não é comum e geralmente resulta de traumatismo. O actinomicetoma é uma infecção lentamente progressiva da pele e tecido subcutâneo que costuma ser vista em climas quentes. Apesar de o nome sugerir o *Actinomyces* como agente causador, ele é mais comumente causado por espécies de *Nocardia* ou *Actinomadura* (Cap. 174).

Doença disseminada A disseminação hematogênica da doença a partir de qualquer localização raramente resulta em acometimento de múltiplos

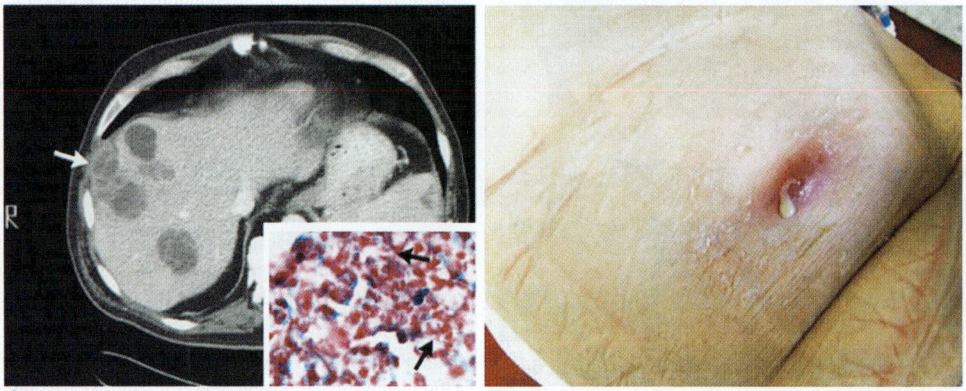

A *B*

FIGURA 175-3 Actinomicose hepatoesplênica. *A.* Tomografia computadorizada mostrando múltiplos abscessos hepáticos e uma pequena lesão esplênica causada por *Actinomyces israelii*. A *seta* indica a extensão fora do fígado. *Detalhe:* Coloração do líquido do abscesso pelo método de Gram, demonstrando bacilos Gram-positivos. ***B.*** Formação subsequente de fístula. *(Reimpressa, com permissão, de Saad M: Actinomyces hepatic abscess with cutaneous fistula. N Engl J Med 353:e16, 2005. © 2005 Massachusetts Medical Society. Todos os direitos reservados.)*

órgãos. O *A. meyeri* está mais comumente envolvido. Pulmões e fígado são mais acometidos, com aparecimento de múltiplos nódulos que simulam uma neoplasia maligna disseminada. A apresentação clínica pode ser surpreendentemente indolor, tendo em vista a extensão da doença.

DIAGNÓSTICO

O diagnóstico de actinomicose raramente é considerado. Com muita frequência, a primeira menção à actinomicose é feita pelo patologista após cirurgia extensa. Como o tratamento clínico é frequentemente suficiente para obter a cura, o desafio para o médico é considerar a possibilidade de actinomicose, diagnosticá-la de maneira menos invasiva e evitar uma cirurgia desnecessária. As manifestações clínicas e os achados radiográficos sugestivos de actinomicose foram discutidos anteriormente. É importante observar que o hipermetabolismo foi demonstrado pela TC por emissão de pósitrons com ^{18}F-fluorodesoxiglicose (FDG-PET) na doença actinomicótica. As aspirações e as biópsias (com ou sem orientação por TC ou ultrassonografia) estão sendo utilizadas com sucesso para obter material clínico para diagnóstico, embora possa haver necessidade de cirurgia. A identificação microscópica de grânulos de enxofre (uma matriz *in vivo* de bactérias, fosfato de cálcio e material do hospedeiro) em pus ou tecidos, que aumenta conforme o exame de novos cortes histopatológicos e o uso de lâminas com carga positiva para otimizar a aderência, é o meio mais comum para o diagnóstico. Em certas ocasiões, esses grânulos são identificados macroscopicamente na drenagem das fístulas ou na secreção brônquica. Embora os grânulos de enxofre sejam uma característica que define a actinomicose, são também encontrados grânulos no micetoma **(Caps. 174 e 219)** e na botriomicose (infecção bacteriana supurativa crônica de tecidos moles ou, em casos raros, de tecido visceral, que produz grumos de bactérias semelhantes a grânulos). Essas entidades podem ser facilmente diferenciadas da actinomicose por meio de exames histopatológicos e microbiológicos apropriados. A identificação microbiológica de actinomicetos é frequentemente impedida pelo tratamento antimicrobiano prévio ou pela incapacidade de efetuar culturas microbiológicas apropriadas. Para a obtenção de um resultado ideal, é obrigatório evitar-se até mesmo uma dose única de antibióticos. Embora algumas espécies possam ter crescimento aeróbio, o isolamento é maximizado sob condições anaeróbias, geralmente necessitando de 5 a 7 dias, mas potencialmente até 2 a 4 semanas. O uso de sequenciamento e amplificação genética de 16S rRNA em laboratórios de microbiologia clínica está aumentando, elevando a sensibilidade e especificidade do diagnóstico. A espectrometria de massa por ionização e dessorção a *laser* assistido pela matriz – *time of flight* (MALDI-TOF MS) também é promissora, mas os bancos de dados ainda estão sendo otimizados. Como os actinomicetos são componentes da microbiota normal da boca e do trato genital, a sua identificação na ausência de grânulos de enxofre, no escarro, em lavados brônquicos e em secreções cervicovaginais tem pouco valor.

TRATAMENTO

Actinomicose

As decisões acerca do tratamento baseiam-se na experiência clínica coletiva dos últimos 70 anos. A actinomicose requer tratamento prolongado com altas doses de agentes antimicrobianos; os agentes antimicrobianos apropriados e aqueles considerados inadequados estão listados na **Tabela 175-1**. Supõe-se que a necessidade de tratamento intensivo decorra da pouca penetração do fármaco nas massas de paredes espessas comuns nessa infecção e/ou dos próprios grânulos de enxofre, que podem representar um biofilme. Embora o tratamento precise ser individualizado, a administração intravenosa (IV) de 18 a 24 milhões de unidades de penicilina ao dia durante 2 a 6 semanas, seguida de tratamento oral com penicilina ou amoxicilina (duração total de 6-12 meses), constitui uma diretriz razoável para infecções graves e doença volumosa. Para pacientes alérgicos à penicilina, as alternativas razoáveis são tetraciclinas, ceftriaxona ou carbapenêmicos. A doença menos extensa, particularmente com envolvimento da região orocervicofacial ou isolamento de *Actinomyces* na ausência de alterações teciduais associadas a actinomicose, pode ser curada com um tratamento mais curto. Para a terapia domiciliar IV, a facilidade do uso 1x/dia torna a ceftriaxona atraente em determinadas circunstâncias; porém, seria desejável haver um volume robusto de literatura apoiando sua eficácia. A disponibilidade de bombas de infusão portáteis para a terapia domiciliar permite a dosagem apropriada e a administração mais prática da penicilina IV. Para infecções em locais críticos (p. ex., SNC), essa abordagem permanece a mais segura até a disponibilidade de maiores informações sobre outros agentes. As propriedades farmacocinéticas, a disponibilidade de formulações orais e parenterais e a potencial eficácia da azitromicina também tornam este agente atraente. Infelizmente, há poucos dados *in vitro* e nenhum dado clínico sobre o seu uso para tratar a actinomicose. Se o tratamento se estender além da resolução da doença mensurável por exames de imagem, o risco de recidiva – uma característica clínica dessa infecção – será minimizado; a TC e a ressonância magnética (RM) constituem, em geral, as técnicas mais sensíveis e objetivas que permitem alcançar esse objetivo. Uma abordagem semelhante é razoável para pacientes imunocomprometidos, embora tenha sido descrita a ocorrência de doença refratária em indivíduos infectados pelo HIV. Embora a função exercida pelos micróbios "associados" na actinomicose não esteja bem esclarecida, muitos isolados são patógenos legítimos, e é razoável ministrar um esquema que cubra esses microrganismos durante o período de tratamento inicial. O isolamento de *Actinomyces* em hemoculturas na ausência de infecção definida pode representar contaminação ou bacteriemia transitória a partir de um sítio de colonização mucosa, em cujo caso o tratamento pode não ser necessário.

O tratamento clínico cirúrgico combinado ainda é defendido em alguns registros. Todavia, um volume crescente de literatura sustenta, hoje, uma tentativa inicial de cura com tratamento clínico apenas, mesmo na presença de doença extensa. A TC e a RM devem ser utilizadas para monitorar a resposta ao tratamento. Na maioria dos casos, pode-se evitar a cirurgia ou pode-se efetuar um procedimento menos extenso. Essa conduta é particularmente valiosa para preservar órgãos críticos, como bexiga ou órgãos reprodutores em mulheres de idade fértil. Para um abscesso bem definido, a drenagem percutânea em associação com o tratamento clínico constitui uma abordagem razoável. Quando uma área crítica está acometida (p. ex., espaço epidural, SNC), quando há hemoptise significativa ou quando o tratamento clínico adequado falha, a intervenção

TABELA 175-1 ■ Terapia antibiótica apropriada e inapropriada para actinomicose[a]

Categoria	Agente
Experiência clínica extensa bem-sucedida[b]	Penicilina: 3-4 milhões de unidades IV a cada 4 h[c,d] Amoxicilina: 500 mg VO a cada 6 h Eritromicina: 500-1.000 mg IV a cada 6 h, ou 500 mg VO a cada 6 h[c] Tetraciclina: 500 mg VO a cada 6 h Doxiciclina: 100 mg IV ou VO a cada 12 h Minociclina: 100 mg IV ou VO a cada 12 h Clindamicina: 900 mg IV a cada 8 h, ou 300-450 mg VO a cada 6 h[c]
Experiência clínica bem-sucedida informal	Ceftriaxona[d] Ceftizoxima Imipeném-cilastatina Piperacilina-tazobactam
Agentes previsivelmente eficazes com base na sua atividade *in vitro*	Vancomicina Linezolida Quinupristina-dalfopristina Rifampicina Ertapeném[d] Tigeciclina[d] Azitromicina[d]
Agentes que devem ser evitados	Metronidazol Aminoglicosídeos Oxacilina, dicloxacilina Cefalexina Fluoroquinolonas

[a]Pode ser necessária cobertura adicional para bactérias "associadas" concomitantes. [b]Não foram efetuadas avaliações controladas. A dose e a duração devem ser individualizadas de acordo com o hospedeiro, o local e a extensão da infecção. Como regra geral, é necessária uma dose parenteral máxima do antimicrobiano durante 2-6 semanas, seguida de tratamento oral, com duração total de 6-12 meses, para infecções graves e doença volumosa, enquanto um ciclo mais curto pode ser suficiente para a doença menos extensa, sobretudo na região orocervicofacial. O monitoramento do impacto da terapia com tomografia computadorizada (TC) ou ressonância magnética (RM) é aconselhável quando apropriado. [c]Dados recentes *in vitro* demonstraram resistência em até 33% dos isolados. [d]Esse agente pode ser considerado para terapia parenteral domiciliar; a penicilina requer uma bomba de infusão contínua.
Siglas: IV, intravenoso; VO, via oral.

cirúrgica pode ser apropriada. Na ausência de dados favoráveis, a combinação de um ciclo prolongado de tratamento antimicrobiano e ressecção – pelo menos de osso necrótico para osteonecrose dos maxilares associada ao uso de bisfosfonatos (ONMAB) – é uma conduta razoável.

LEITURAS ADICIONAIS

Barberis C et al: Antimicrobial susceptibility of clinical isolates of *Actinomyces* and related genera reveals an unusual clindamycin resistance among *Actinomyces urogenitalis* strains. J Glob Antimicrob Resist 8:115, 2017.

Bonnefond S et al: Clinical features of actinomycosis: A retrospective, multicenter study of 28 cases of miscellaneous presentations. Medicine 95:e3923, 2016.

Fong P et al: Identification and diversity of *Actinomyces* species in a clinical microbiology laboratory in the MALDI-TOF MS era. Anaerobe 54:151, 2018.

Heo SH et al: Imaging of actinomycosis in various organs: A comprehensive review. Radiographics 34:19, 2014.

Jeffery-Smith A et al: Is the presence of *Actinomyces* spp. in blood culture always significant? J Clin Microbiol 54:1137, 2016.

Karanfilian KM et al: Cervicofacial actinomycosis. Int J Dermatol 59:1185, 2020.

Kononen E, Wade WG: *Actinomyces* and related organisms in human infections. Clin Microbiol Rev 28:419, 2015.

Lo Muzio L et al: The contribution of histopathological examination to the diagnosis of cervico-facial actinomycosis: A retrospective analysis of 68 cases. Eur J Clin Microbiol Infect Dis 33:1915, 2014.

Lynch T et al: Species-level identification of *Actinomyces* isolates causing invasive infections: Multiyear comparison of Vitek MS (matrix-assisted laser desorption ionization-time of flight mass spectrometry) to partial sequencing of the 16S rRNA gene. J Clin Microbiol 54:712, 2016.

Qiu L et al: Pulmonary actinomycosis imitating lung cancer on (18)F-FDG PET/CT: A case report and literature review. Korean J Radiol 16:1262, 2015.

Yang WT, Grant M: *Actinomyces neuii*: A case report of a rare cause of acute infective endocarditis and literature review. BMC Infect Dis 19:511, 2019.

176 Doença de Whipple

Thomas A. Russo, Seth R. Glassman

A doença de Whipple (DW), descrita por George Whipple em 1907, é uma infecção crônica causada por *Tropheryma whipplei*. Mais comumente, passam-se anos desde o início dos sintomas até o reconhecimento da doença devido à sua raridade, às suas manifestações variadas simulando outras condições e à necessidade de realizar exames diagnósticos que não fazem parte da rotina. A crença de que a DW é uma infecção foi sustentada por observações na sua responsividade ao tratamento antimicrobiano na década de 1950 e na identificação de bacilos via microscopia eletrônica em amostras de biópsia do intestino delgado nos anos 1960. Essa hipótese foi finalmente confirmada por amplificação e sequenciamento de um fragmento gerado por reação em cadeia da polimerase (PCR, de *polymerase chain reaction*) do rRNA 16S parcial a partir do tecido duodenal em 1991. O cultivo bem-sucedido subsequente de *T. whipplei* permitiu a sequência completa do genoma e o desenvolvimento de testes diagnósticos adicionais. O desenvolvimento de diagnósticos baseados em PCR ampliou nossa compreensão de epidemiologia e das síndromes clínicas atribuídas a *T. whipplei*. A exposição a *T. whipplei*, que parece ser mais comum do que se pensava, pode ser seguida por portadores assintomáticos, doença aguda ou infecção crônica. A infecção crônica – DW – é um desenvolvimento raro após exposição. A DW "clássica" se manifesta por alguma combinação de artralgia/artrite, perda ponderal, diarreia crônica, dor abdominal e febre. O envolvimento variável de outros locais também ocorre; é mais comum haver doença neurológica e cardíaca. A infecção aguda e a doença crônica na ausência de envolvimento intestinal (ver "Infecção isolada", adiante) são descritas com frequência crescente. Visto que a DW não tratada é muitas vezes fatal e o diagnóstico tardio pode levar a lesão irreparável nos órgãos (p. ex., no sistema nervoso central [SNC]), o conhecimento dos cenários clínicos nos quais a DW deve ser considerada e de uma estratégia diagnóstica apropriada é fundamental.

AGENTE ETIOLÓGICO

Tropheryma whipplei é um bacilo Gram-positivo de coloração fraca. Os dados da sequência genômica revelaram que o microrganismo tem um cromossomo pequeno (< 1 megabase), com muitos trajetos biossintéticos ausentes ou incompletos. Esse achado é consistente com um patógeno intracelular dependente do hospedeiro ou um patógeno que requer um ambiente extracelular nutricionalmente rico. Trata-se de um dos patógenos humanos de crescimento mais lento, com tempo de duplicação de 18 dias. Um esquema de genótipos baseado em uma região variável revelou mais de 100 genótipos até hoje. Todos os genótipos parecem ser capazes de causar síndromes clínicas semelhantes.

EPIDEMIOLOGIA

A DW é rara, porém tem sido cada vez mais reconhecida desde o advento das ferramentas diagnósticas com base na PCR. A prevalência foi previamente estimada em 1 a 3 casos a cada 1 milhão de habitantes, embora uma análise epidemiológica recente nos Estados Unidos sugira algo mais próximo de 10 casos a cada 1 milhão. Estudos de soroprevalência indicam que cerca de 50% dos europeus ocidentais e cerca de 75% dos africanos de comunidades rurais do Senegal tenham sido expostos a *T. whipplei*. A maior prevalência pode ser atribuída a diferenças de saneamento. Os seres humanos são o único hospedeiro conhecido. Na maioria dos estudos, os homens desenvolvem a DW com maior frequência; a DW é mais comum em brancos e aumenta com a idade. Até o momento, não foi demonstrado nenhum reservatório animal ou ambiental. Todavia, o microrganismo foi identificado pela PCR na água de esgoto e nas fezes humanas. Os trabalhadores com exposição direta à água de esgoto provavelmente são mais colonizados de forma assintomática do que os controles, um padrão sugestivo de disseminação fecal-oral. As taxas de detecção fecal por PCR de 38% entre familiares de portadores ou de pacientes com infecção sustentam a disseminação oral-oral ou fecal-oral, embora não se possa excluir uma exposição ambiental comum. Além disso, o desenvolvimento de pneumonia aguda por *T. whipplei* em crianças eleva a possibilidade de transmissão por gotículas ou pelo ar.

PATOGÊNESE E PATOLOGIA

As taxas de portadores assintomáticos de *T. whipplei* são muito maiores que as taxas de infecção crônica (< 0,01% daqueles expostos). É provável que tanto a redução da resposta inflamatória do hospedeiro específica para o patógeno como a modulação desencadeada pelo patógeno da resposta inflamatória do hospedeiro sejam importantes no estabelecimento da infecção crônica. Os alelos do antígeno leucocitário humano (HLA, de *human leukocyte antigen*) DRB1*13 e DQB1*06, os quais estimulam as respostas imunes humorais em vez de celulares, estão associados a um aumento no risco de infecção. Porém, apenas uma minoria dos pacientes infectados apresenta esses haplótipos, sugerindo um papel para outros fatores do hospedeiro. O IRF4, um fator de transcrição envolvido na resposta imune, poderia ser esse fator, conforme evidenciado por quatro familiares com DW que apresentavam haploinsuficiência de IRF4 devido a uma mutação de perda de função; a distribuição da DW nessa família estendida foi consistente com um traço autossômico dominante com penetrância incompleta.

A citometria de fluxo realizada em pacientes com DW demonstra anormalidades em um subgrupo de células B em comparação com controles pareados. A infecção crônica está associada com comprometimento da resposta das células T_H1, aumento da produção de citocinas anti-inflamatórias, aumento na atividade das células reguladoras T, polarização de macrófagos M2 com redução da atividade antimicrobiana e déficit de fusão fagossomo-lisossomo e consequente apoptose e desenvolvimento atenuado de células T específicas para *T. whipplei*. As terapias que atenuam as respostas imunes celulares do hospedeiro (p. ex., glicocorticoides sistêmicos e agentes antifator de necrose tumoral α [TNF-α, de *tumor necrosis factor alpha*]) podem acelerar a progressão da doença crônica. O comprometimento da imunidade celular pode ser importante no desenvolvimento do estado de portador crônico de *T. whipplei*, conforme evidenciado pelas maiores taxas de detecção nas secreções de pessoas infectadas pelo vírus da imunodeficiência humana (HIV, de *human immunodeficiency virus*).

Tropheryma whipplei possui um tropismo para células mieloides, as quais ele invade e nas quais pode evitar ser exterminado. A infiltração de tecidos infectados por grande número de macrófagos esponjosos contendo inclusões coradas pelo ácido periódico de Schiff (PAS, de *periodic acid-Schiff*) (representando bactérias ingeridas) é uma característica e o achado mais comum. Com a progressão da doença gastrintestinal, observam-se atrofia de vilosidades, linfangiectasia, hiperplasia de criptas e apoptose de células epiteliais superficiais no intestino delgado, com resultante diarreia por redução da absorção e aumento do fluxo de vazamento de água e solutos. O envolvimento do tecido linfático ou hepático pode se manifestar como granulomas não caseosos semelhantes à sarcoidose ou à vasculite granulomatosa.

MANIFESTAÇÕES CLÍNICAS

Colonização assintomática/estado de portador Estudos usando PCR detectaram a sequência de *T. whipplei* nas fezes, na saliva, no tecido duodenal e (raramente) no sangue na ausência de sintomas. Embora as taxas de prevalência ainda estejam sendo definidas, nos países da Europa Ocidental, a detecção na saliva (0,2%) é menos comum do que nas fezes (1-11%) e parece ocorrer somente com o estado de portador fecal concomitante. A prevalência do estado de portador fecal é elevada entre pessoas com exposição à água de efluentes ou esgoto (12-26%) e entre crianças que vivem na África tropical e na Ásia (20-48%). Foi descrita a condição de portador por 7 anos com a mesma cepa em um trabalhador do sistema de esgotos. A evolução do estado de portador para a doença crônica é incomum. As cargas bacterianas são mais leves no estado de portador assintomático do que na doença ativa.

Infecção aguda *Tropheryma whipplei* é implicado como uma causa de gastrenterite aguda nas crianças. Ele foi detectado por PCR no sangue em 4,6% dos pacientes febris (75% dos quais tinham < 15 anos de idade) de dois vilarejos rurais no Senegal em comparação com 0,25% dos controles saudáveis. Além disso, *T. whipplei* é implicado como uma causa de pneumonia aguda. Esses dados sugerem que a aquisição primária pode resultar em infecção intestinal ou pulmonar sintomática ou em uma síndrome febril, o que talvez seja mais comum do que é geralmente apreciado.

Infecção crônica • DW "CLÁSSICA" A chamada DW clássica foi a síndrome clínica reconhecida inicialmente, com consequente identificação de *T. whipplei*. Essa infecção crônica é definida pelo envolvimento do duodeno e/ou do jejuno que se desenvolve com o passar dos anos. Na maioria das pessoas, a fase inicial da doença se manifesta primariamente como artrite soronegativa ou oligo ou poliartralgia intermitente, geralmente simétrica, ocasionalmente crônica e raramente destrutiva e migratória, envolvendo joelhos, punhos, tornozelos e articulações metacarpais-interfalângicas. Menos frequentemente, espondilite, sacroileíte, discite, tenossinovite, bursite e infecção de prótese do quadril também foram descritas. Febre intermitente, mialgias e nódulos cutâneos podem acompanhar os sintomas articulares. Testes para fator reumatoide e fatores antinucleares em geral são negativos. Esse estágio inicial é com frequência confundido com uma variedade de distúrbios reumatológicos e dura em média 6 a 8 anos antes que os sintomas gastrintestinais iniciem. O tratamento da artrite supostamente inflamatória com agentes imunossupressores (p. ex., glicocorticoides, anti-TNF-α, anakinra) pode acelerar a progressão da doença; assim, a triagem para a DW antes de iniciar a terapia imunossupressora pode ser adequada, dependendo do cenário clínico. De modo alternativo, a terapia antimicrobiana para outra indicação pode reduzir os sintomas, e essa situação deve também levar à consideração de DW. Os sintomas intestinais que se desenvolvem na maioria dos casos são caracterizados por diarreia com perda de peso e podem estar associados à febre e à dor abdominal. Perda sanguínea gastrintestinal oculta, deficiências de vitaminas, hepatoesplenomegalia (10-15%) e ascite (10%) são menos comuns. Anemia e hipereosinofilia podem ser detectadas. O achado mais comum na tomografia computadorizada (TC) abdominal é linfadenopatia mesentérica e/ou retroperitoneal (geralmente levando a uma suspeita de linfoma). A observação endoscópica ou por cápsula de vídeo de mucosa amarelada, pálida ou desgrenhada com eritema ou ulceração após a primeira porção do duodeno sugere DW (Fig. 176-1). Quando a endoscopia com biópsia duodenal não é diagnóstica, um exame com cápsula de vídeo pode ajudar a identificar lesões mais distais para subsequente biópsia. A TC por emissão de pósitrons com ^{18}F-fluordesoxiglicose (FDG-PET) em pacientes com DW sugere que todo o intestino delgado pode estar envolvido. O diagnóstico mal direcionado pode ser causado pela coinfecção com *Giardia lamblia*, que ocasionalmente é identificada. A fase intestinal também pode ser confundida com doença celíaca ou de Crohn. Além da doença reumatológica e intestinal, as doenças neurológica (6-63%), cardíaca (17-55%), pulmonar (10-50%), linfática (10-55%), ocular (5-10%), dermatológica (5-30%) e menos comumente em outros locais são variavelmente envolvidas na DW clássica.

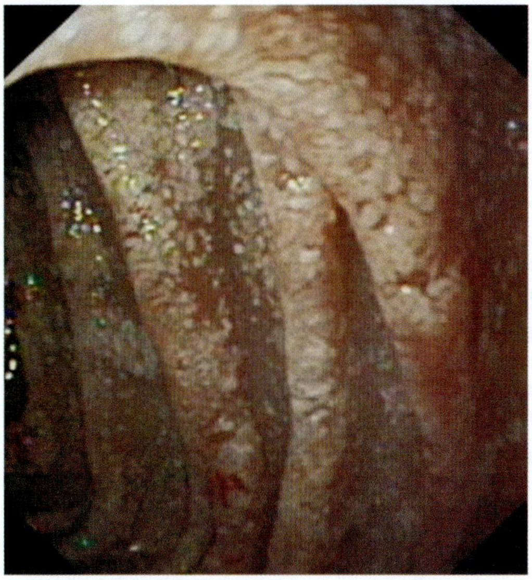

FIGURA 176-1 Vista endoscópica da mucosa jejunal demonstrando uma mucosa espessa e granular e "pontos brancos" devido aos vasos linfáticos dilatados. *(Reimpressa, com permissão, de J Bureš et al: Whipple's disease: Our own experience and review of the literature. Gastroenterol Res Pract, 2013.)*

Doença neurológica A doença do SNC, definida por detecção de T. whipplei baseada em PCR no líquido cerebrospinal (LCS), ocorre em cerca de 50% dos pacientes, muitos dos quais são assintomáticos. Diversas manifestações neurológicas foram relatadas e representam um prognóstico desfavorável. As mais comuns são alterações cognitivas, incluindo comprometimento da memória, progredindo para demência, alterações de personalidade e humor, envolvimento hipotalâmico (p. ex., poliúria/polidipsia, distúrbios do ciclo do sono) e oftalmoplegia supranuclear. Além disso, manifestações neuro-oftalmológicas da DW incluem paralisia supranuclear do olhar (geralmente vertical), miorritmia oculomastigatória e oculofacial (altamente sugestiva da condição), nistagmo e neurite retrobulbar. Apresentações neurológicas focais (dependentes do local da lesão), convulsões, ataxia, meningite, encefalite, rombencefalite ou encefalite límbica, hidrocefalia, mielopatia, mioclonia, movimentos coreiformes e polineuropatia distal também foram descritos. Sequelas neurológicas ocorrem com a doença no SNC, e o risco de mortalidade é significativo.

Os resultados da ressonância magnética (RM) podem ser normais. As lesões identificadas (solitárias ou multifocais) são geralmente hiperintensas em T2 e *fluid-attenuated inversion recovery* (FLAIR) e podem ser intensificadas com gadolínio. Todos os locais podem ser envolvidos, e a natureza das lesões é variável (p. ex., nodular, infiltrativa, expansiva). Embora os achados de imagem sejam variados e não diagnósticos, o lobo temporal mediano, o mesencéfalo, o hipotálamo e o tálamo são comumente envolvidos. A FDG-PET pode revelar aumento da captação. A análise do LCS pode ser normal; quando anormal, leucocitose (geralmente de predominância de linfócito) e uma elevada concentração de proteína são comuns. Um nível de glicose do LCS diminuído foi relatado.

Doença cardíaca A endocardite é cada vez mais reconhecida na DW (85% dos casos em homens), causando 2,6 a 6,3% dos casos de endocardite com culturas negativas e podendo ser complicada por insuficiência cardíaca congestiva (40% dos casos), eventos embólicos, arritmias, aneurismas micóticos ou, raramente, hipotensão. Frequentemente não há febre, e os critérios clínicos de Duke raramente são preenchidos. As vegetações são identificadas pela ecocardiografia em 50 a 75% dos casos. Todas as valvas, isoladas ou em combinação, podem ser afetadas; as mais envolvidas são as valvas aórtica e mitral. A doença valvar preexistente é encontrada em apenas uma minoria dos casos, embora a infecção de valvas protéticas biológicas tenha sido descrita. A doença mural, do miocárdio ou do pericárdio também ocorre isolada ou em combinação com o envolvimento valvar. A pericardite constritiva não se desenvolve com frequência. O diagnóstico de doença cardíaca raramente é feito antes da intervenção cirúrgica.

Doença pulmonar Observa-se uma combinação de doença intersticial, nódulos, infiltrados parenquimatosos e efusão pleural. Uma associação com hipertensão pulmonar também foi relatada. A significância clínica da sequência de *T. whipplei* identificada em fluido de lavado broncoalveolar (LBA) de pessoas assintomáticas infectadas pelo HIV ou em um caso de doença pulmonar intersticial não está definida, mas sugere cautela no diagnóstico de pneumonia "isolada" com base apenas na sequência. É importante observar que, embora a bactéria pareça existir nas vias aéreas de pessoas infectadas pelo HIV em taxas mais altas, sua presença não está claramente associada com aumento da inflamação ou com redução discernível da função pulmonar.

Doença linfática A linfadenopatia mesentérica e a linfadenopatia retroperitoneal são comuns na doença intestinal, e a adenopatia do mediastino pode estar associada à infecção pulmonar. A adenopatia periférica é menos comum.

Doença ocular (não neuro-oftalmológica) A uveíte é a forma mais comum de doença ocular, geralmente se apresentando como uma mudança na visão ou "moscas volantes". Uveíte anterior (câmara anterior), intermediária (vítreo) e posterior (retina/coroide) podem ocorrer sozinhas ou em combinação. O tratamento com glicocorticoides isoladamente pode piorar a uveíte e desmascarar a doença extraocular. Da mesma forma, o uso de glicocorticoides locais ou sistêmicos após cirurgia ocular pode precipitar a infecção ocular, provavelmente como resultado de doença assintomática ou subclínica. Também foram relatadas ceratite, ceratopatia cristalina e neurite óptica. Os pacientes podem ser erroneamente diagnosticados com sarcoidose ou doença de Behçet antes do reconhecimento da DW.

Doença dermatológica A hiperpigmentação da pele, em particular em áreas expostas à luz na ausência de disfunção suprarrenal, é sugestiva de DW. Uma variedade de outras manifestações cutâneas foi descrita, incluindo lesões maculares eritematosas, púrpura não trombocitopênica, nódulos subcutâneos e hiperceratose.

Locais variados Envolvimentos da tireoide, renal, testicular, epididimal, da vesícula biliar, do músculo esquelético e da medula óssea foram descritos. Na verdade, quase qualquer órgão pode estar envolvido na DW clássica, com frequência variada, combinações variadas e uma miríade de sinais e sintomas. Como resultado, a DW deve ser considerada no cenário de um processo multissistêmico crônico. Apesar de sua raridade, a combinação de doença reumatológica e intestinal com perda de peso com ou sem envolvimento neurológico ou cardíaco justifica o aumento da suspeita.

INFECÇÃO ISOLADA Essa entidade foi definida como uma infecção na ausência de sintomas intestinais, embora uma ocasional biópsia do intestino delgado possa ser, neste cenário, positiva na PAS ou, mais comumente, positiva na PCR. "Infecção isolada" é um termo impróprio, visto que os locais não intestinais múltiplos de infecção por *T. whipplei* não são incomuns. A infecção nos mesmos locais não intestinais (simples ou múltiplos) que estão variavelmente envolvidos na DW clássica pode se apresentar como "infecção isolada". Além disso, doença intestinal pode ocorrer posteriormente. Endocardite, doença neurológica, uveíte, manifestações reumatológicas e envolvimento pulmonar são mais descritos. Os sinais e sintomas são aqueles descritos para a infecção por *T. whipplei* desses locais na DW clássica. Com o avanço das capacidades diagnósticas com base na PCR, a infecção por *T. whipplei* sem envolvimento intestinal concomitante (do qual a endocardite é o melhor exemplo) provavelmente será diagnosticada com cada vez mais frequência.

REINFECÇÃO/DOENÇA RECORRENTE/SÍNDROME INFLAMATÓRIA DE RECONSTITUIÇÃO IMUNE (SIRI) Foi sugerido que, se um defeito imune subjacente do hospedeiro colocar o indivíduo em risco de infecção crônica, então essa pessoa pode correr risco de nova infecção devido à exposição ocupacional ou ao contato com membros da família que estão assintomaticamente colonizados. Um caso de reinfecção aparente devido a um genótipo diferente sustenta essa afirmação.

Os esquemas e as durações de tratamento ideais ainda estão sendo definidos. Contudo, está claro, especialmente no cenário da doença no SNC oculta ou evidente, que o tratamento com tetraciclina oral ou sulfametoxazol-trimetoprima (SMX-TMP) isolado pode resultar em recidiva da doença. Foram descritas recidivas ou, talvez, reinfecções ocorrendo anos a décadas após a terapia inicial.

Assim como nos pacientes tratados para HIV ou doença micobacteriana, a SIRI tem sido descrita em até 17% dos pacientes tratados para infecção por *T. whipplei*. A terapia prévia com imunossupressores aumenta a probabilidade de SIRI, na qual a inflamação recorre após uma resposta clínica inicial ao tratamento e perda de detecção por PCR de *T. whipplei*. As manifestações incluem o desenvolvimento de febre, artrite, lesões cutâneas, nódulos subcutâneos, pleurite, uveíte e inflamação orbital e periorbital; alguns casos são fatais.

DIAGNÓSTICO

Considerar a infecção por *T. whipplei* e garantir que os testes apropriados sejam feitos são os passos cruciais na realização do diagnóstico, que, de outra maneira, provavelmente passaria despercebido. A sorologia tem pouco valor, pois os pacientes com infecção ativa costumam ter fraca resposta de imunoglobulina M (IgM)/IgG a *T. whipplei*, e um resultado positivo advém mais provavelmente de exposição prévia com resolução. A apresentação clínica irá, em parte, ditar quais amostras clínicas têm mais probabilidade de permitir o diagnóstico. Na presença (e talvez na ausência) de sintomas gastrintestinais, devem ser feitas biópsias de duodeno pós-bulbar, embora um aspecto macroscópico normal seja comum. Como regra geral, a produção diagnóstica é maior para espécimes teciduais do que para líquidos corporais. A biópsia da pele de aparência normal pode detectar *T. whipplei* no cenário da DW clássica e servir como um meio minimamente invasivo para estabelecer o diagnóstico. É prudente coletar LCS mesmo na ausência de sintomas no SNC; a doença assintomática é comum, o SNC é o local mais comum de recidiva, e, assim, a informação obtida com o exame do LCS pode influenciar no plano e na duração do esquema de tratamento.

O diagnóstico da DW clássica era originalmente baseado em achados histológicos nas amostras de biópsia intestinal. Embora esse procedimento diagnóstico ainda seja importante, sua sensibilidade não é a ideal. Observa-se infiltração da lâmina própria com macrófagos contendo inclusões PAS-positivas resistentes à diástase. Contudo, o PAS é não específico, produzindo igualmente resultados positivos com micobactérias (que podem ser diferenciadas com coloração de Ziehl-Neelsen e cultura), *Rhodococcus equi*, *Bacillus cereus*, espécies de *Corynebacterium* e espécies de *Histoplasma*. *Tropheryma whipplei* pode ser detectado com coloração de prata, Brown-Brenn (fracamente positivo) ou laranja de acridina, e não é corado por calcoflúor. A coloração de outros tecidos (p. ex., aspirações oculares) para inclusões PAS-positivas nos macrófagos pode ser usada para apoiar o diagnóstico. A sensibilidade da identificação de inclusões PAS-positivas na DW pode diminuir com a terapia anti-TNF-α. A microscopia eletrônica pode ser usada para identificar a parede celular trilaminar de *T. whipplei*. Quando disponível, a imuno-histoquímica possui especificidade e sensibilidade maiores que a coloração do PAS e pode ser feita em um tecido fixado arquivado. De modo alternativo, o uso de hibridização por fluorescência *in situ* (FISH, de *fluorescence in situ hybridization*) foi relatado como ferramenta diagnóstica complementar em várias amostras teciduais.

O desenvolvimento e a implementação do diagnóstico com base na PCR específica têm aumentado significativamente a sensibilidade e a especificidade da identificação de *T. whipplei*. A PCR pode ser aplicada aos tecidos afetados (com maior sensibilidade para aqueles fixados sem formalina do que para os tecidos fixados com formalina) como apoio dos achados histológicos e a vários líquidos corporais (p. ex., LCS; humor aquoso ou vítreo; líquido articular, do pericárdio ou pleural; LBA; sangue; urina). É importante observar que a interpretação da abordagem diagnóstica com base na PCR deve levar em consideração limitações, como resultados falso-positivos devidos à contaminação de amostra e resultados falso-negativos devido à baixa carga do microrganismo, à qualidade ruim da amostra, à extração inadequada do DNA e à variabilidade no desempenho dos vários testes de PCR. Como em outros exames diagnósticos, a consideração da probabilidade pré-teste é fundamental para a interpretação, e um resultado negativo não exclui a DW. A PCR para *T. whipplei* na urina pode ser promissora para o diagnóstico não invasivo de DW clássica ou isolada. Em um estudo recente de 12 casos, a PCR na urina foi positiva em 9 (75%) dos 12 casos antes do tratamento em comparação com 0 (0%) de 110 controles, incluindo 11 controles que eram supostos portadores nos quais a PCR das fezes era positiva, embora não houvesse evidência da doença. Além disso, a PCR na urina é uma possível ferramenta para avaliar o sucesso da terapia da DW. A PCR salivar ou fecal é inadequada como ferramenta diagnóstica para a DW devido ao baixo valor preditivo positivo, o que mais comumente identifica colonização em vez de doença; um resultado positivo exige confirmação em tecido de órgão-alvo ou fluido corporal adequado.

Tropheryma whipplei tem sido cultivado com sucesso em sangue, LCS, líquido sinovial, LBA, tecido valvar, tecido duodenal, músculo esquelético e linfonodos, mas a cultura não é prática, visto que leva meses para se obter um resultado positivo.

Os sítios anatômicos afetados em pacientes com DW podem demonstrar captação na FDG-PET, o que pode orientar a coleta de tecido para uso em testes específicos.

TRATAMENTO

Doença de Whipple

Há o surgimento de dados sobre o tratamento, mas ainda não estão claros o esquema e a duração ideais para a infecção crônica, o que pode depender do local da infecção (p. ex., SNC e valva cardíaca). O tratamento apropriado geralmente resulta em resposta clínica rápida – às vezes marcante (p. ex., na doença do SNC), mas a erradicação exige tratamento prolongado. A manutenção de uma resposta durável tem sido mais difícil devido às recidivas e à predisposição para reinfecção.

As taxas de recidiva, em particular da doença do SNC, foram inaceitáveis com monoterapia oral com tetraciclina ou SMX-TMP. A sequência de dados indica agora que a TMP não é ativa contra *T. whipplei* (devido à ausência de di-hidrofolato-redutase em *T. whipplei*) e que pode ocorrer resistência ao SMX e à sulfadiazina. Porém, um ensaio controlado randomizado em 40 pacientes, os quais receberam ceftriaxona (2 g, intravenoso [IV], de 24/24 horas) ou meropeném (1 g, IV, de 8/8 horas) durante 2 semanas, seguidos de SMX-TMP (800/160 mg) 2×/dia durante 1 ano, demonstrou eficácia impressionante. O único caso de falha da terapia – em um caso de infecção do SNC assintomática que não foi erradicada por qualquer esquema – foi subsequentemente curado com minociclina e cloroquina (250 mg/dia, após uma dose inicial) orais. Um ensaio de acompanhamento relatou eficácia similar com um esquema de ceftriaxona (2 g, IV, de 24/24 horas) durante 2 semanas, seguida por SMX-TMP durante 3 meses. Um aspecto nesses ensaios foi que as doses – e talvez também a duração do tratamento com ceftriaxona e meropeném – não eram ideais para a infecção do SNC. Por outro lado, em uma pequena série retrospectiva de casos, o desfecho foi melhor em pacientes tratados oralmente com doxiciclina (100 mg, 2×/dia) mais hidroxicloroquina (200 mg, 3×/dia; para aumentar o pH fagossômico e a atividade do fármaco *in vitro*) do que em pacientes tratados inicialmente com SMX-TMP.

Até que se tenha disponibilidade de mais dados, parece prudente – pelo menos na doença do SNC assintomática/sintomática (que está presente em muitos casos de DW) – primeiro administrar doses otimizadas para o SNC de ceftriaxona IV (2 g, de 12/12 horas) ou meropeném (2 g, de 8/8 horas) por pelo menos 2 a 4 semanas, seguidos por doxiciclina oral ou minociclina mais hidroxicloroquina orais por pelo menos 1 ano, se tolerado. Embora o SMX-TMP tenha sido frequentemente usado como alternativa oral com relato de sucesso, foram relatadas várias recaídas ou reinfecções com o tratamento com SMX-TMP, sugerindo a necessidade de cautela para seu uso em pacientes com infecção em locais críticos como o SNC e o coração. Embora não existam dados sobre o uso de PCR para orientar a terapia, parece razoável que a detecção continuada de *T. whipplei* pela PCR, especialmente no LCS e talvez na urina, deve ditar pelo menos a continuação da terapia e talvez a consideração de um esquema alternativo se também houver uma resposta clínica ruim.

À medida que os diagnósticos moleculares ficam mais disponíveis, *T. whipplei* pode ser cada vez mais reconhecido como causa de endocardite, e, assim, seu reconhecimento oportuno pode resultar na cura com o manejo clínico isoladamente. A cirurgia pode ser necessária em casos de endocardite com disfunção valvar significativa ou abscesso miocárdico. As atuais diretrizes europeias para tratamento da endocardite causada por *T. whipplei* recomendam doxiciclina e hidroxicloroquina orais por ≥ 18 meses ou, de modo alternativo, ceftriaxona (2 g, IV, de 24/24 horas) ou penicilina (2 milhões de unidades, IV, de 4/4 horas) mais estreptomicina (1 g, IV, de 24/24 horas) por 2 a 4 semanas, seguidos por SMX-TMP oral (800 mg, de 12/12 horas); um pequeno estudo espanhol relatou que durações de tratamento de 12 a 13 meses com esses esquemas ou variações eram eficazes.

Dados sobre infecção isolada e aspectos do tratamento específicos do local são ainda mais limitados. Relatos empíricos descrevem o tratamento bem-sucedido da uveíte com SMX-TMP oral com ou sem rifampicina, ao passo que o tratamento com tetraciclina isolada resultou em recidiva. Embora tenha sido registrado um papel para a terapia intraocular adjunta, os dados sobre esse ponto não são conclusivos. Há um único relato de caso sobre a eliminação da infecção em um paciente com recaídas crônicas com a adição de interferona-γ aos antibióticos. A suplementação dos antimicrobianos pode ser uma consideração para abordar a doença refratária ou problemas potenciais de resistência aos antibióticos.

Embora dados sobre o tratamento de infecção associada a corpos estranhos sejam praticamente inexistentes, o tratamento clínico para uma infecção do quadril protético foi aparentemente bem-sucedido; contudo, o acompanhamento foi limitado.

Foi descrita a ocorrência de uma reação de Jarisch-Herxheimer dentro de 24 horas a partir do início do tratamento, com uma rápida resolução. A adição de glicocorticoides pode ser benéfica no manejo da SIRI, e a talidomida tem sido usada nos casos refratários aos esteroides.

É importante observar que, embora não existam dados, devido ao risco inerente de recaídas ou reinfecções, tem sido defendida a terapia supressiva pela vida toda com doxiciclina após completar o esquema de tratamento inicial. Independentemente da abordagem terapêutica empregada, um esforço para garantir a adesão e o acompanhamento próximo para uma potencial recidiva (ou talvez nova infecção), que pode ocorrer muitos anos após uma aparente cura, maximiza as chances de um bom desfecho.

LEITURAS ADICIONAIS

Bally JF et al: Systematic review of movement disorders and oculomotor abnormalities in Whipple's disease. Mov Disord 33:1700, 2018.

Crews NR et al: Diagnostic approach for classic compared with localized Whipple disease. Open Forum Infect Dis 5:ofy136, 2018.

Damaraju D et al: Clinical problem-solving: A surprising cause of chronic cough. N Engl J Med 373:561, 2015.

Guérin A et al: IRF4 haploinsufficiency in a family with Whipple's disease. Elife 7:e32340, 2018.

Gunther U et al: Gastrointestinal diagnosis of classical Whipple disease: Clinical, endoscopic, and histopathologic features in 191 patients. Medicine 94:e714, 2015.

Lagier JC, Raoult D: Whipple's disease and *Tropheryma whipplei* infections: When to suspect them and how to diagnose and treat them. Curr Opin Infect Dis 31:463, 2018.

Mcgee M et al: *Tropheryma whipplei* endocarditis: Case presentation and review of the literature. Open Forum Infect Dis 6:ofy330, 2018.

Meunier M et al: Rheumatic and musculoskeletal features of Whipple disease: A report of 29 cases. J Rheumatol 40:2061, 2013.

Moter A et al: Potential role for urine polymerase chain reaction in the diagnosis of Whipple's Disease. Clin Infect Dis 68:1089, 2019.

Watanuki S et al: Sutton's Law: Keep going where the money is. J Gen Intern Med 30:1711, 2015.

177 Infecções causadas por microrganismos anaeróbios mistos

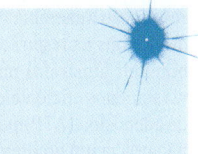

Neeraj K. Surana, Dennis L. Kasper

Os anaeróbios compreendem a classe predominante de bactérias da microbiota humana normal, que se situa sobre as membranas mucosas e predomina em muitos processos infecciosos, em particular naqueles que surgem das superfícies das mucosas. Esses organismos geralmente causam doença subsequente à ruptura das barreiras mucosas e a translocação da microbiota para locais normalmente estéreis. As infecções que resultam da contaminação pela microbiota são geralmente polimicrobianas e envolvem bactérias aeróbias e anaeróbias. Contudo, as dificuldades encontradas no manuseio dos espécimes nos quais os anaeróbios podem ser importantes e os desafios técnicos vinculados no cultivo e identificação desses organismos em laboratórios de microbiologia clínica continuam a deixar a etiologia anaeróbia de um processo infeccioso, em muitos casos, sem comprovação. Portanto, uma compreensão dos tipos de infecções nas quais os anaeróbios podem desempenhar um papel importante é crucial na seleção das ferramentas microbiológicas apropriadas para identificar os organismos nos espécimes clínicos e na escolha do tratamento mais apropriado, incluindo antibióticos e drenagem cirúrgica ou desbridamento do local infectado. Este capítulo se concentra nas infecções causadas por bactérias anaeróbias que não as espécies de *Clostridium*, que são cobertas em outros locais (Caps. 134 e 154).

PERSPECTIVA HISTÓRICA

Os microrganismos anaeróbios foram primeiramente identificados por Antonie van Leeuwenhoek em 1680 – quase um século antes do próprio oxigênio ser descoberto. Leeuwenhoek preparou um meio de cultura (pó de pimenta esmagada e água da chuva limpa) em dois frascos de vidro – um aberto para o ambiente e o outro fechado – que ficaram incubados por vários dias. Embora não esperasse observar nada no frasco fechado, ele ficou surpreso em encontrar "animálculos" em ambos os frascos. Ele observou que essas bactérias no frasco fechado eram "maiores que o maior tipo" do frasco que ficou aberto. Apenas em meados e final do século XIX os achados de Leeuwenhoek foram confirmados por Pasteur e outros. Porém, esses princípios descritos por Leeuwenhoek salientam a patogênese básica das infecções anaeróbias: o desenvolvimento de um ambiente anaeróbio em um espaço fechado deve-se ao consumo de oxigênio pelos microrganismos aeróbios, resultando no crescimento de microrganismos anaeróbios.

DIFERENÇAS ENTRE MICRORGANISMOS ANAERÓBIOS E AERÓBIOS

As bactérias anaeróbias podem ser classificadas como *anaeróbios obrigatórios* (destruídos na presença de ≥ 0,5% de oxigênio), *microrganismos aerotolerantes* (podem tolerar a presença de oxigênio, mas não conseguem usá-lo para o crescimento) e *anaeróbios facultativos* (conseguem crescer na presença ou ausência de oxigênio). Os anaeróbios mais clinicamente relevantes, como *Bacteroides fragilis*, *Prevotella melaninogenica* e *Fusobacterium nucleatum*, são relativamente aerotolerantes. Esses microrganismos contrastam com os *aeróbios obrigatórios,* que exigem altas concentrações de oxigênio para o crescimento, e com os *microrganismos microaerófilos*, os quais são prejudicados por concentrações atmosféricas de oxigênio (cerca de 21%), mas exigem baixas concentrações de oxigênio (geralmente 2-10%) para o crescimento. Como o oxigênio molecular pode reduzir o superóxido (O_2^-) e o peróxido de hidrogênio (H_2O_2), que são prejudiciais às células, a capacidade de tolerar a presença de oxigênio deve-se, em parte, à expressão de superóxido-dismutase e catalase. A variação em microrganismos anaeróbios que toleram entre < 0,5 a 8% de O_2 pode refletir a quantidade dessas enzimas que é produzida.

Além disso, os microrganismos aeróbios e anaeróbios diferem em seu metabolismo energético. A respiração celular exige o estabelecimento de um gradiente eletroquímico através da membrana, resultando em potencial elétrico (geralmente relacionado a um gradiente protônico) através da membrana. Na respiração aeróbia, os elétrons são carregados por uma cadeia de transporte de elétrons, com o oxigênio como o receptor final de elétrons. Os microrganismos anaeróbios podem metabolizar energia por respiração anaeróbia ou fermentação. Considerando que o receptor final de elétrons na respiração anaeróbia (p. ex., sulfato, nitrato, dióxido de carbono ou fumarato) não é tão altamente oxidante como o oxigênio, essa via é menos eficiente que a respiração aeróbia e produz menos trifosfato de adenosina (ATP) por molécula de glicose. Em contraste, a fermentação não utiliza um gradiente eletroquímico. Em vez disso, ela libera energia de uma molécula orgânica (p. ex., piruvato e seus derivados) através de fosforilação em nível de substratos e é, assim, um processo menos eficiente que a respiração aeróbia ou anaeróbia; para efeito de comparação, a fermentação resulta em cerca de 5% da energia liberada pela respiração aeróbia. Por essas razões, os anaeróbios facultativos irão preferencialmente utilizar oxigênio se ele estiver disponível; em situações com limitação de oxigênio, os microrganismos usarão a respiração anaeróbia em vez de processos fermentativos, quando possível.

ANAERÓBIOS DA MICROBIOTA HUMANA

A maioria das superfícies mucocutâneas abriga uma rica microbiota composta de bactérias aeróbias e anaeróbias. Essas superfícies são dominadas por bactérias anaeróbias que, muitas vezes, respondem por 99 a 99,9% da microbiota cultivável e variam em concentração de 10^3/mL no nariz até 10^{12}/mL na raspagem gengival e no cólon (Tab. 177-1). É interessante observar que os anaeróbios habitam muitas áreas do corpo que são expostas ao ar: pele, nariz, boca e garganta. Acredita-se que os anaeróbios residem nas porções desses locais que são relativamente bem protegidas do oxigênio (p. ex., sulcos gengivais) ou que têm um ambiente anaeróbio local conferido por microrganismos aeróbios das redondezas (p. ex., superfícies dentárias). A capacidade de cultivar esses microrganismos está aumentando, e – com atenção estrita às condições anaeróbias – mais de 80% das contagens microscópicas em amostras fecais podem ser cultivadas. Porém, abordagens independentes da cultura (p. ex., sequenciamento do gene 16S rDNA) mostram que uma quantidade extremamente grande de espécies bacterianas presentes em baixas quantidades na microbiota ainda não são cultivadas. Vários projetos, incluindo o Human Microbiome Project (financiado pelo U.S. National Institutes of Health) e o MetaHIT (financiado pela European Commission), caracterizaram a microbiota normal de pessoas saudáveis e demonstraram a presença de > 10.000 espécies bacterianas diferentes na microbiota humana coletiva. O intestino humano isoladamente abriga > 1.000 espécies bacterianas, com 100 a 200 espécies presentes em cada pessoa individualmente.

O principal reservatório de bactérias anaeróbias é o trato gastrintestinal baixo, mas esses microrganismos também estão presentes em números consideráveis na cavidade oral, na pele e no trato genital feminino (Tab. 177-1). Na cavidade oral, a relação entre bactérias anaeróbias e aeróbias varia de 1:1 na superfície de um dente até 1.000:1 no sulco gengival. As espécies *Prevotella* e *Porphyromonas* compreendem grande parte da microbiota anaeróbia oral natural. As espécies de *Fusobacterium* e *Bacteroides* (grupo não *B. fragilis*) estão presentes em números menores. As bactérias anaeróbias não são encontradas em números apreciáveis no estômago normal e no intestino delgado superior. No íleo distal, a microbiota começa a lembrar aquela do cólon, onde a relação entre espécies anaeróbias e aeróbias é alta (cerca de 1.000:1). Os anaeróbios predominantes no intestino humano pertencem aos filos Bacteroidetes e Firmicutes e incluem um número de espécies de *Prevotella* e *Bacteroides* (p. ex., membros do grupo *B. fragilis*, como *B. fragilis*, *B. thetaiotaomicron*, *B. ovatus*, *B. vulgatus*, *B. uniformis* e *Parabacteroides distasonis*), bem como várias espécies clostridiais, peptostreptococos, de *Blautia* e fusobacterianas. No trato genital feminino, há cerca de 10^9 microrganismos por mililitro de secreções, com uma relação entre anaeróbios e aeróbios de cerca de 10:1. Os anaeróbios predominantes

TABELA 177-1 ■ Microbiota humana anaeróbia: visão geral

Local anatômico	Bactérias totais[a]	Relação anaeróbios/aeróbios	Patógenos potenciais
Nariz	10^3-10^4	2:1	*Peptostreptococcus* spp., *Prevotella* spp.
Cavidade oral			
Saliva	10^8-10^9	10:1	*Fusobacterium nucleatum*, *Prevotella melaninogenica*, grupo da *Prevotella oralis*, grupo do *Bacteroides ureolyticus*, *Peptostreptococcus* spp.
Superfície dos dentes	10^{10}-10^{11}	1:1	
Sulcos gengivais	10^{11}-10^{12}	10^3:1	
Trato gastrintestinal			
Estômago	10^0-10^3	1:10	*Lactobacillus* spp.
Duodeno	10^1-10^5	1:1	*Lactobacillus* spp., *Streptococcus* spp.
Jejuno	10^3-10^6	1:1	*Streptococcus* spp., *Lactobacillus* spp., *Peptostreptococcus* spp.
Íleo	10^4-10^9	10:1	*Bacteroides* spp., *Streptococcus* spp., *Enterococcus* spp.
Ceco e cólon	10^{11}-10^{12}	10^3:1	*Bacteroides* spp. (principalmente membros do grupo do *B. fragilis*), *Prevotella* spp., *Clostridium* spp.
Trato genital feminino	10^7-10^9	10:1	*Peptostreptococcus* spp., *Bacteroides* spp., *Prevotella bivia*
Pele	10^4-10^6	100:1	*Cutibacterium acnes*

[a]Por grama ou mililitro.

no trato genital feminino são *Prevotella*, *Bacteroides*, *Fusobacterium*, *Clostridium* e as espécies de *Lactobacillus* anaeróbios. A microbiota da pele contém também anaeróbios; *Cutibacterium acnes* (que era chamado de *Propionibacterium acnes* e será considerado como uma das espécies de *Propionibacterium* no restante desse capítulo) é a espécie predominante, e outras espécies de propionibactérias e peptoestreptococos estão presentes em menores quantidades.

ANAERÓBIOS E SAÚDE HUMANA

Os anaeróbios comensais foram implicados como mediadores cruciais das funções fisiológicas, metabólicas e imunológicas do hospedeiro mamífero. A microbiota intestinal é fundamental para a fermentação dos carboidratos da dieta nas formas mais utilizáveis pelo hospedeiro, entre as quais os polissacarídeos são a fonte biológica de energia mais abundante. Entre os microrganismos encontrados nos intestinos, as espécies de *Bacteroides* expressam a maior gama de enzimas degradadoras de polissacarídeos, fornecendo importantes nutrientes para o hospedeiro e outros microrganismos comensais. Por exemplo, o *B. thetaiotaomicron* expressa 172 glicosil-hidrolases. A microbiota intestinal anaeróbia também é responsável pela produção de produtos secretados que promovem a saúde humana (p. ex., vitamina K e ácidos biliares úteis na absorção de gordura e regulação do colesterol).

Um dos papéis mais importantes dos anaeróbios como componentes da microbiota colônica normal é a promoção de resistência à colonização. A presença de bactérias comensais interfere efetivamente na colonização por espécies bacterianas patogênicas potencializadas através de depleção de oxigênio e nutrientes, da produção de enzimas e produtos finais tóxicos e da modulação da resposta imune inata intestinal. Por exemplo, a microbiota intestinal normal desempenha um papel importante na proteção contra infecções entéricas, incluindo aquelas causadas por *Salmonella enterica* sorotipo *Typhimurium* e *Clostridium difficile*.

A microbiota intestinal anaeróbia também tem propriedades imunomoduladoras que ajudam a regular o sistema imune. O primeiro exemplo disso foi demonstrado com o *B. fragilis*, o qual pode equilibrar as funções efetoras de células T no sistema imune periférico e induzir as células T reguladoras colônicas por meio da expressão de polissacarídeo A (PSA). Além disso, o *B. fragilis* expressa um glicoesfingolipídeo que regula o número de células T *natural killer* invariantes no cólon. Atualmente há numerosos exemplos de anaeróbios comensais que conseguem modular diferentes aspectos do sistema imune intestinal e extraintestinal – qualquer coisa desde células T efetoras específicas, passando por células dendríticas e até peptídeos antimicrobianos.

Claramente, a microbiota do trato digestivo confere muitos benefícios, e sua desregulação pode contribuir na patogênese da doença caracterizada por inflamação e respostas imunes anormais, como doença inflamatória intestinal, artrite reumatoide, esclerose múltipla, asma e diabetes tipo 1. Além disso, a microbiota do trato digestivo tem sido associada a obesidade e síndrome metabólica. Uma discussão completa da interseção entre a microbiota e a saúde humana é abordada no **Capítulo 471**.

ETIOLOGIA

Há > 10.000 espécies de bactérias – a grande maioria sendo de anaeróbios – na microbiota humana, com cada pessoa sendo colonizada por centenas de espécies. As infecções anaeróbias ocorrem quando a relação harmoniosa entre o hospedeiro e a microbiota do hospedeiro é rompida. Qualquer local do corpo é suscetível à infecção por esses microrganismos nativos se eles forem introduzidos em tecido sob outros aspectos estéril, seja por ruptura de superfícies mucosas (p. ex., perfuração intestinal, isquemia, cirurgia) ou por inoculação direta do microrganismo no tecido (p. ex., feridas de mordeduras, trauma). Como os locais colonizados por anaeróbios contêm muitas espécies de bactérias, as infecções resultantes costumam ser polimicrobianas, envolvendo múltiplas espécies de anaeróbios em combinação com microrganismos de ação sinérgica facultativos e/ou microaerofílicos.

Apesar da complexa variedade de bactérias na microbiota normal, relativamente poucos gêneros são comumente isolados de infecções humanas **(Fig. 177-1)**. Embora os microrganismos específicos identificados variem conforme o local e a fonte de infecção, os agentes etiológicos geralmente refletem a microbiota adjacente. Por exemplo, os microrganismos normalmente encontrados na microbiota oral e da nasofaringe

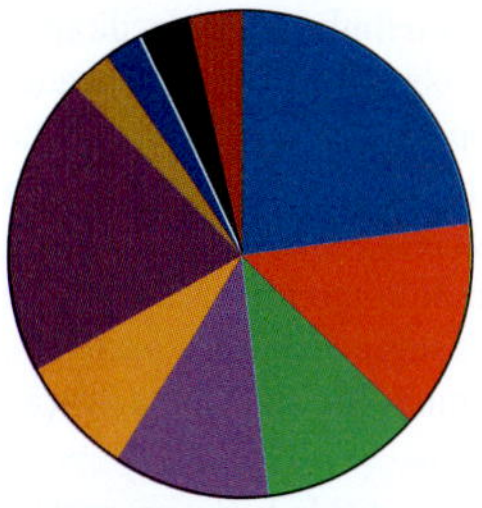

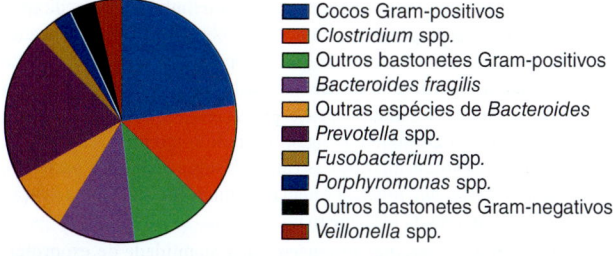

FIGURA 177-1 Distribuição de microrganismos anaeróbios isolados de materiais clínicos. *(Dados combinados de Y Park et al: Clinical features and prognostic factors of anaerobic infections: A 7-year retrospective study. Korean J Intern Med 24:13, 2009; e Japanese Association for Anaerobic Infections Research: Anaerobic infections (general): Epidemiology of anaerobic infections. J Infect Chemother 17[Suppl 1]:4, 2011.)*

(p. ex., *P. melaninogenica*, *Fusobacterium necrophorum*, *F. nucleatum*, espécies de *Peptostreptococcus*, *Porphyromonas gingivalis*, *Porphyromonas asaccharolytica* e espécies de *Actinomyces*) podem causar doença em áreas contíguas, incluindo infecções odontogênicas, infecções de espaços perifaríngeos, sinusite crônica e infecções pleuropulmonares. Nas infecções do trato genital feminino, os microrganismos que colonizam normalmente a vagina (p. ex., *Prevotella bivia* e *Prevotella disiens*) são os isolados mais comuns. *Escherichia coli* e *B. fragilis*, ambos componentes da microbiota intestinal, são os isolados mais comumente identificados de abscessos intra-abdominais. De fato, o grupo *B. fragilis*, que abrange 25 espécies e inclui *B. thetaiotaomicron*, *B. vulgatus*, *B. uniformis* e *B. ovatus*, contém os microrganismos anaeróbios mais frequentemente isolados de infecções clínicas.

É útil pensar sobre etiologias infecciosas anaeróbias em relação não apenas à sua localização anatômica, mas também a suas características microbiológicas. Embora muitos bacilos Gram-negativos anaeróbios causem doenças (p. ex., *Prevotella*, *Bacteroides*, *Fusobacterium* e espécies de *Porphyromonas*), as espécies de *Veillonella*, que são parte da microbiota oral e intestinal, estão entre os poucos cocos Gram-negativos anaeróbios implicados em doença em humanos. Da mesma forma, os peptostreptococos (p. ex., *P. micros*, *P. asaccharolyticus* e *P. anaerobius*) e o *Finegoldia magnus* (que era previamente chamado de *Peptostreptococcus magnus* e será considerado como parte dos peptostreptococos no restante deste capítulo) são os principais cocos Gram-positivos anaeróbios com potencial patogênico. Espécies de *Clostridium* são os principais bastonetes Gram-positivos anaeróbios formadores de esporos a produzirem doença em humanos **(Cap. 154)**. É pouco frequente que os bacilos Gram-positivos anaeróbios não formadores de esporos causem infecção; o *C. acnes*, um componente da microbiota da pele e uma causa de infecções por corpos estranhos, e as espécies de *Actinomyces* são exemplos relevantes.

PATOGÊNESE

Em primeiro lugar e antes de tudo, as infecções anaeróbias exigem um ambiente anaeróbio com menor potencial de oxidação-redução. Em algumas circunstâncias, esse ambiente pode ocorrer diretamente – por exemplo, em isquemia tecidual, trauma, cirurgia ou víscera perfurada. Em muitas outras situações, a infecção é polimicrobiana, e os microrganismos facultativos mantêm um menor potencial de oxidação-redução no microambiente local que permite a propagação de anaeróbios obrigatórios. Após o estabelecimento do ambiente anaeróbio, os microrganismos ainda devem lidar com as defesas imunes do hospedeiro. Da mesma forma que os microrganismos aeróbios, os anaeróbios expressam uma gama de fatores de virulência que ajudam a escapar das defesas do hospedeiro, podem formar abscessos como medida protetora e podem agir sinergicamente com outras bactérias para melhor persistirem no hospedeiro.

Fatores de virulência associados a anaeróbios conferem a capacidade de evadir as defesas do hospedeiro, aderir às superfícies celulares, produzir toxinas e/ou enzimas ou demonstrar estruturas de superfícies como polissacarídeos e lipopolissacarídeos capsulares que contribuem para o potencial patogênico. A capacidade de um microrganismo de aderir aos tecidos do hospedeiro costuma ser fundamental para o estabelecimento da infecção. Algumas espécies orais aderem ao epitélio na cavidade oral. A *P. gingivalis*, um isolado comum na doença periodontal, possui fímbrias que facilitam a adesão. Em placas supragengivais, muitos anaeróbios orais conseguem aderir diretamente a bactérias aeróbias (p. ex., espécies de *Streptococcus*) que estão aderidas à superfície do dente. O *F. nucleatum* é um notável exemplo desses colonizadores secundários: ele expressa receptores aos quais quase todas as bactérias orais podem se ligar, servindo como importante ponte entre os colonizadores primários e as camadas subsequentes de bactérias. O *B. fragilis* sintetiza *pili*, *fímbrias* e hemaglutininas que ajudam na ligação às superfícies celulares do hospedeiro no intestino.

As bactérias anaeróbias produzem uma quantidade de exoproteínas que pode aumentar a virulência dos microrganismos. A *P. gingivalis* produz uma colagenase que aumenta a destruição tecidual. As exotoxinas produzidas pelas espécies de clostrídeos, incluindo toxinas botulínicas, toxina tetânica, toxinas *C. difficile* A e B e cinco toxinas produzidas por *Clostridium perfringens*, estão entre as toxinas bacterianas mais virulentas em ensaios de letalidade de ratos. As bactérias Gram-negativas anaeróbias, como *B. fragilis*, *P. gingivalis* e *Prevotella intermedia*, possuem moléculas lipídicas A (endotoxinas) que são 100 a 1.000 vezes menos potentes biologicamente que as endotoxinas associadas com bactérias Gram-negativas aeróbias; essas diferenças podem estar relacionadas a variações no estado de acetilação, comprimento de ácido graxos e número de grupos fosfato. Essa inatividade biológica relativa pode ser responsável pela frequência mais baixa de coagulação intravascular disseminada e púrpura na bacteriemia por Gram-negativos anaeróbios do que na bacteriemia bacilar Gram-negativa facultativa e aeróbia. Uma exceção é o lipopolissacarídeo do *Fusobacterium*, que pode ser responsável pela gravidade da síndrome de Lemierre (ver "Complicações de infecções anaeróbias de cabeça e pescoço" a seguir).

O fator de virulência mais extensamente estudado dos anaeróbios não esporulados é o complexo polissacarídeo capsular do *B. fragilis*. Esse microrganismo é único entre os anaeróbios em seu potencial de virulência durante o crescimento em locais normalmente estéreis. Embora constitua apenas 0,5 a 1% da microbiota colônica normal, o *B. fragilis* é o anaeróbio mais comumente isolado das infecções intra-abdominais e bacteriemia. Em um modelo de sepse intra-abdominal, o polissacarídeo capsular foi identificado como o principal fator de virulência do *B. fragilis*; esse polímero desempenha um papel central específico na indução de abscessos. Uma série de estudos moleculares e biológicos detalhados desse fator de virulência demonstrou que o *B. fragilis* produz pelo menos oito polissacarídeos capsulares distintos, bem mais do que o número registrado por qualquer outra bactéria encapsulada. O *B. fragilis* pode exibir diferentes superfícies de polissacarídeos isolados ou em combinação pela regulagem da expressão dessas diferentes cápsulas em uma maneira liga/desliga por meio de uma inversão reversível de segmentos de DNA dentro de promotores para óperons contendo os genes requeridos para a síntese de polissacarídeo. A análise estrutural de dois desses polissacarídeos, PSA e polissacarídeo B (PSB), revelou que cada polímero consiste em unidades repetidas com grupos de aminoácidos livres positivamente carregados e grupos negativamente carregados. Esse aspecto estrutural é raro entre polissacarídeos bacterianos, e a capacidade do PSA – e, em uma extensão menor, do PSB – de induzir abscessos em animais depende de um modelo zwiteriônico. A indução de abscesso intra-abdominal está relacionada com a capacidade do PSA de estimular a liberação de citocinas e quimiocitonas – em particular, interleucina (IL) 8, IL-17 e fator de necrose tumoral α (TNF-α) – de células peritoneais residentes por meio de um mecanismo dependente do receptor do tipo Toll 2. A liberação de citocinas e quimiocinas resulta na quimiotaxia de neutrófilos polimorfonuclaeares (PMNs) no peritônio, onde aderem às células mesoteliais induzidas por TNF-α para induzir a expressão de molécula de adesão intercelular 1 (ICAM-1). Os PMNs aderentes às células que expressam ICAM-1 representam provavelmente o foco para a formação de um abscesso. O PSA também ativa as células T para produzir certas citocinas, incluindo IL-17 e interferon-γ, que são necessárias para a formação de abscesso.

Esses fatores de virulência não apenas promovem a persistência do anaeróbio que os produz, mas também auxiliam na sobrevida de microrganismos espectadores, resultando em sinergias bacterianas. Clinicamente, essas sinergias são evidenciadas pelo fato de que as infecções anaeróbias geralmente envolvem três a seis microrganismos diferentes. Exemplos dessa patogênese sinergística incluem a criação de um ambiente favorável ao crescimento (p. ex., estabelecimento e manutenção de um ambiente anaeróbio por microrganismos facultativos), inibição das defesas do hospedeiro (p. ex., produção de ácidos graxos de cadeia curta e de ácido succínico que inibem a capacidade dos fagócitos de eliminar os microrganismos facultativos), provisão de fatores de crescimento necessários para outros microrganismos (p. ex., difteroides orais que produzem vitamina K, a qual é necessária para o *P. melaninogenica*) e criação de dano tecidual que promove a disseminação da infecção. Dessa maneira, os anaeróbios facultativos e obrigatórios potencializam sinergisticamente a formação de abscesso.

ABORDAGEM AO PACIENTE

Infecções por bactérias anaeróbias

O médico deve considerar vários pontos quando for abordar o paciente com possível infecção devido a bactérias anaeróbias.

1. Os microrganismos que colonizam as mucosas são comensais, muito poucos geralmente causando doença. Quando esses microrganismos causam doença, frequentemente são encontrados próximos à mucosa que colonizam.
2. Para que os anaeróbios possam causar infecção tecidual, devem disseminar-se além das barreiras mucosas normais.
3. São necessárias condições que favoreçam a propagação dessas bactérias, particularmente um potencial de oxidação-redução diminuído. Tais condições são encontradas em locais de traumatismo, destruição tecidual, comprometimento do suprimento vascular e necrose.
4. Frequentemente, pode-se encontrar uma gama complexa de micróbios infectantes, ocasionalmente com > 10 espécies diferentes isoladas de um local de supuração.
5. Os microrganismos anaeróbios tendem a ser encontrados em cavidades de abscessos ou em tecido necrótico. A ausência de produção de microrganismos em cultura de rotina de um abscesso fornece um indício de que ele provavelmente contém bactérias anaeróbias. Com frequência, os esfregaços desse "pus estéril" revelam quantidades abundantes de bactérias quando se utiliza a coloração de Gram. Embora alguns organismos facultativos (p. ex., *Staphylococcus aureus*) também sejam capazes de causar abscessos, os abscessos nos órgãos ou tecidos corporais mais profundos devem levantar suspeita de infecção anaeróbia.
6. Verifica-se a presença de gás em muitas infecções anaeróbias de tecidos profundos; todavia, o gás não é diagnóstico, visto que também pode ser produzido por bactérias aeróbias.
7. Embora um local de infecção ou a secreção com odor pútrido sejam considerados diagnósticos de infecção anaeróbia, essas manifestações desenvolvem-se geralmente em uma fase tardia da evolução e só são observadas em 30 a 50% dos casos.
8. Algumas espécies (sendo o melhor exemplo o grupo do *B. fragilis*) exigem tratamento específico. Entretanto, muitas infecções sinérgicas podem ser curadas com antibióticos dirigidos contra alguns, mas não todos os microrganismos envolvidos. A terapia antibiótica, combinada com desbridamento e drenagem, rompe a relação interdependente entre as bactérias, e algumas espécies resistentes ao antibiótico não sobrevivem sem os microrganismos coinfectantes.
9. As manifestações de sepse grave e de coagulação intravascular disseminada são incomuns em pacientes com infecção puramente anaeróbia.

EPIDEMIOLOGIA

A dificuldade de realização de culturas apropriadas, a contaminação de culturas por componentes da microbiota normal e a falta de técnicas de cultura confiáveis e prontamente disponíveis tornaram difícil obter dados acurados sobre a incidência ou a prevalência de infecções anaeróbias. Porém, as infecções anaeróbias são encontradas frequentemente, com os anaeróbios sendo responsáveis por 7 a 8% e 13 a 15% dos isolados bacterianos de pacientes hospitalizados e ambulatoriais, respectivamente. Bacteriemia e infecções de tecidos moles são os tipos mais comuns de infecção anaeróbia (Fig. 177-2). Geralmente, as bactérias anaeróbias respondem por < 1% dos casos de bacteriemia.

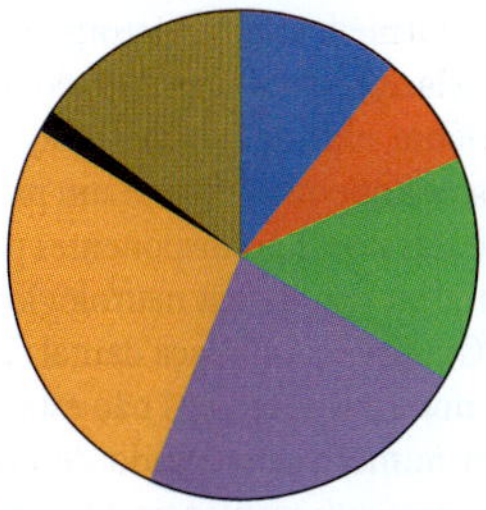

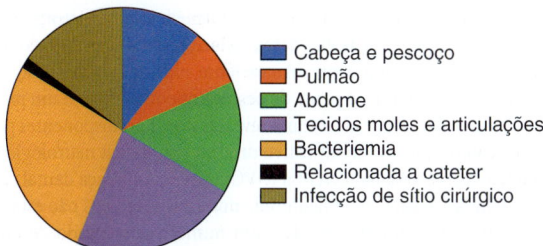

FIGURA 177-2 Distribuição dos tipos de infecção em que foram cultivados microrganismos anaeróbios em um único hospital em um período de 7 anos. As infecções de cabeça e pescoço incluíam sinusite, otite média e abscesso retrofaríngeo; as infecções abdominais incluíam abscesso hepático, infecção do trato biliar, obstrução intestinal e abscesso intra-abdominal; as infecções relacionadas a cateter incluíam aquelas relacionadas a cateteres de diálise peritoneal e derivações ventriculoperitoneais. *(Dados de Y Park et al: Clinical features and prognostic factors of anaerobic infections: A 7-year retrospective study. Korean J Intern Med 24:13, 2009.)*

MANIFESTAÇÕES CLÍNICAS

Embora os anaeróbios possam causar infecção em qualquer lugar do corpo, determinadas características e achados clínicos são comumente encontrados. Isso inclui formação de abscesso, purulência pútrida (devido a subprodutos de ácidos graxos voláteis), tromboflebite séptica, necrose tecidual e falha de resposta clínica a antibióticos de amplo espectro sem atividade contra anaeróbios.

Infecções anaeróbias de boca, cabeça e pescoço As bactérias anaeróbias estão comumente envolvidas em infecções de boca, cabeça e pescoço (Cap. 35). Os isolados predominantes são componentes da microbiota normal das vias aéreas superiores – principalmente espécies de *Prevotella*, *P. asaccharolytica*, espécies de *Fusobacterium*, peptostreptococos e estreptococos microaerófilos.

INFECÇÕES OROFACIAIS As infecções orais mais comuns são odontogênicas e incluem cáries dentárias e doença periodontal (gengivite e periodontite). Enquanto as cáries dentárias costumam se manifestar com dor, sensibilidade e descoloração do dente, a doença periodontal envolve inflamação das gengivas e tecidos subjacentes. Em suas formas mais graves, a periodontite pode resultar em dificuldade mastigatória, dentes soltos e, algumas vezes, perda de dentes. Muitas infecções orofaciais normalmente se desenvolvem como consequência de infecção dentária, e a infecção pode se espalhar do dente para diferentes regiões anatômicas com menor resistência, resultando em infecções periapicais, periodontais e pericoronais. Se a superfície dentária estiver completamente rompida, pode ocorrer infecção endodôntica (pulpite). Nos estágios tardios da pulpite, o dente costuma estar muito sensível ao calor, mas os estímulos frios podem oferecer alívio. Sem tratamento, a pulpite pode progredir invadindo o osso alveolar e desenvolvendo um abscesso periapical. Os abscessos, particularmente aqueles envolvendo o segundo e terceiro molares, podem algumas vezes se estender para os espaços submandibular, sublingual e submentoniano (*angina de Ludwig*). Essa infecção resulta em acentuado edema local dos tecidos, com dor, trismo, bem como deslocamento superior e posterior da língua. O edema submandibular do pescoço e a obstrução causada pela língua podem comprometer a deglutição e causar obstrução respiratória. Em alguns casos, a traqueostomia pode salvar a vida.

Microbiologicamente, as cáries dentárias começam com a ligação de *Streptococcus mutans* e *Streptococcus sanguisto* à superfície do dente, com subsequente colonização por anaeróbios. Em contraste, a periodontite está normalmente associada com *P. gingivalis*, *Tannerella forsythensis*, *Aggregatibacter actinomycetemcomitans* e *Treponema denticola*. Espécies de *Fusobacterium*, *Actinomyces*, *Peptostreptococcus* e *Bacteroides* (com exceção do *B. fragilis*) são os microrganismos mais comumente isolados de abscessos periapicais.

GENGIVITE ULCERATIVA NECROSANTE AGUDA A gengivite pode se tornar uma infecção necrosante (*boca de trincheira, estomatite de Vincent*). Em geral, o início da doença é súbito, sendo associado a gengivas hemorrágicas hipersensíveis, mau hálito e gosto ruim. A mucosa gengival, especialmente as papilas entre os dentes, torna-se ulcerada e pode ser coberta por uma "pseudomembrana" branco-amarelada ou cinza, passível de remoção com leve pressão. Os pacientes podem tornar-se sistemicamente enfermos, desenvolvendo febre, mal-estar, linfadenopatia cervical e leucocitose. Algumas vezes a infecção se estende até a faringe, resultando em dor de garganta intensa, hálito fétido e pilares tonsilares edemaciados, vermelhos, ulcerados ou cobertos por uma pseudomembrana. Espécies de *Prevotella*, *Treponema* e *Fusobacterium* têm sido implicadas.

Em alguns casos, a gengivite necrosante aguda pode progredir rapidamente para noma (*cancrum oris*), uma infecção gangrenosa que destrói os tecidos moles e duros relacionados à cavidade oral. A noma ocorre mais frequentemente em crianças menores (1-4 anos de idade) com disfunção imune relacionada a desnutrição e infecções endêmicas (particularmente sarampo). Essa infecção ocorre no mundo todo, mas é mais comum na África Subsaariana, onde a incidência é de 1 a 7 casos por 1.000 crianças. Embora a patogênese não seja totalmente compreendida, acredita-se que a infecção por *F. necrophorum* e *P. intermedia* seja o principal desencadeante dessa doença. Sem tratamento, a taxa de mortalidade é de 70 a 90%.

INFECÇÕES DO ESPAÇO PERIFARÍNGEO Essas infecções originam-se da disseminação de microrganismos provenientes das vias aéreas superiores para espaços potenciais formados pelos planos fasciais da cabeça e do pescoço. A etiologia geralmente é polimicrobiana e representa a microbiota normal da mucosa do local de origem.

O abscesso peritonsilar (*quinsy*) é a infecção perifaríngea mais comum, ocorrendo como complicação da tonsilite aguda. De modo consistente com a sua associação com tonsilite, os adolescentes são mais comumente acometidos. Os pacientes apresentam dor de garganta, disfagia, edema peritonsilar, voz abafada e desvio da úvula para o lado contralateral. O material do abscesso geralmente mostra crescimento de *Streptococcus* do grupo A em conjunto com anaeróbios obrigatórios (p. ex., espécies de *Bacteroides*, *Prevotella* e *Peptostreptococcus*) (Cap. 35). Os abscessos retrofaríngeos em geral ocorrem em crianças de 2 a 4 anos de idade, embora possam ocorrer em qualquer idade. Embora uma infecção supurativa dos linfonodos retrofaríngeos seja o precursor habitual desses abscessos em crianças, a ingestão de corpo estranho e/ou o trauma local são mais comumente o fator incitante em adultos. A apresentação clínica compartilha muitas características com os abscessos peritonsilares, mas a dificuldade na extensão do pescoço e o torcicolo são mais comuns com os abscessos retrofaríngeos. Os agentes etiológicos são os mesmos dos abscessos peritonsilares, com microrganismos aeróbios adicionais (p. ex., *S. aureus*, *Streptococcus viridans*) também desempenhando algum papel.

SINUSITE E OTITE As bactérias anaeróbias foram implicadas na sinusite crônica, porém desempenham um pequeno papel na sinusite aguda. Foram realizados vários estudos relacionados à microbiologia da sinusite crônica; em média, as bactérias anaeróbias foram encontradas em dois terços dos pacientes, com muitos estudos demonstrando sua presença em > 90% dos pacientes. As bactérias anaeróbias representam aproximadamente 40% de todas as bactérias cultivadas, com espécies de *Peptostreptococcus*, *Prevotella* e *Porphyromonas* sendo os anaeróbios isolados mais comumente. *S. aureus* e Enterobacteriaceae são os aeróbios mais comumente cultivados em casos de sinusite crônica. As bactérias anaeróbias têm sido isoladas em cerca de 60% dos casos de otite supurativa crônica em crianças, mas não estão envolvidas na otite média aguda.

COMPLICAÇÕES DE INFECÇÕES ANAERÓBIAS DE CABEÇA E PESCOÇO A extensão direta dessas infecções para regiões contíguas pode resultar em outras manifestações patológicas. A disseminação craniana dessas infecções pode resultar em osteomielite do crânio ou da mandíbula ou em infecções intracranianas, como abscesso cerebral e empiema subdural. A disseminação caudal pode provocar mediastinite ou infecção pleuropulmonar. As complicações hematogênicas também podem resultar de infecções anaeróbias da cabeça e pescoço. A bacteriemia, que, em certas ocasiões, é polimicrobiana, pode levar à endocardite ou a outras infecções em locais distantes. A síndrome de Lemierre (Cap. 35), que costuma ser causada por *F. necrophorum*, é uma infecção orofaríngea aguda com tromboflebite séptica secundária da veia jugular interna e embolização séptica frequente, geralmente para o pulmão. Em geral, essa infecção começa com faringite, seguida de invasão local do espaço faríngeo lateral com consequente tromboflebite da veia jugular interna.

Infecções do sistema nervoso central (SNC) As infecções do sistema nervoso central (SNC) associadas a bactérias anaeróbias são abscesso cerebral, abscesso epidural e empiema subdural, nas quais os anaeróbios são cultivados em até 30, 20 e 10% dos casos, respectivamente. A frequência com que os anaeróbios são cultivados depende em grande parte da razão subjacente para a infecção. Por exemplo, os abscessos cerebrais são geralmente causados por disseminação hematogênica, disseminação contígua, trauma craniano penetrante ou intervenção cirúrgica recente. As bactérias anaeróbias estão mais comumente associadas a abscessos cerebrais, resultando de disseminação contígua (relacionada a infecções otogênicas, odontogênicas e sinusais), e os patógenos cultivados são os mesmos que nessas infecções antecedentes. Os estreptococos e coliformes facultativos ou microaerófilos frequentemente fazem parte de uma microbiota infectante mista nos abscessos cerebrais. A localização do abscesso cerebral também pode oferecer indicações de seus patógenos. Os abscessos do lobo frontal (geralmente associados com sinusite) são causados por anaeróbios, estreptococos e estafilococos; os abscessos de lobo temporal e cerebelares costumam estar relacionados com a microbiota oral e patógenos de orelha média.

Os anaeróbios obrigatórios raramente causam meningite. Apenas um anaeróbio obrigatório foi identificado em um estudo seminal de 188 isolados de meningite bacteriana, e um estudo de vigilância nacional dos Estados Unidos com 18.642 desses isolados coletados entre 1977 e 1981 encontrou apenas cinco anaeróbios obrigatórios. Essa baixa incidência pode dever-se, em parte, ao fato de que muitos laboratórios de microbiologia clínica não realizam culturas de rotina do líquido cerebrospinal (LCS) para anaeróbios.

Infecções pleuropulmonares Os pulmões são constantemente "semeados" com microrganismos da microbiota oral por meio de microaspirações subclínicas que ocorrem normalmente em todas as pessoas. Mesmo que o pulmão seja o local das trocas de oxigênio e, assim, seja um ambiente extremamente aeróbio, os microrganismos mais abundantes no trato respiratório inferior (avaliados por métodos de cultura independente) incluem anaeróbios como espécies de *Prevotella* e *Veillonella*, com as espécies estreptocócicas microaerofílicas orais (p. ex., o grupo *Streptococcus milleri*) também presentes em quantidades significativas. Em pacientes com déficit na eliminação de bactérias (devido a redução da tosse, transporte mucociliar disfuncional ou intoxicação alcoólica) e/ou taxas aumentadas de aspiração (devido a distúrbios neurológicos, diminuição da consciência ou disfunção da deglutição), essas bactérias anaeróbias podem estabelecer uma infecção e resultar em pneumonia aspirativa, abscesso pulmonar ou empiema. Essas infecções anaeróbias têm evolução indolente que pode servir como indicação clínica para diferenciá-las de condições com outras etiologias (p. ex., pneumonite química, pneumonia pneumocócica) que costumam se manifestar mais agudamente.

PNEUMONIA POR ASPIRAÇÃO A pneumonia por aspiração bacteriana deve ser diferenciada de duas outras síndromes clínicas associadas à aspiração que não são de etiologia bacteriana. Uma síndrome resulta da aspiração de alimento ou, raramente, outros corpos estranhos. A obstrução das vias aéreas principais resulta em dificuldade respiratória, atelectasia e inflamação inespecífica moderada. A terapia consiste na remoção dos corpos estranhos. A segunda síndrome de aspiração está relacionada à pneumonite química causada por inalação ou aspiração de irritantes alveolares. Talvez a causa mais comum de pneumonite química seja a *síndrome de Mendelson*, a qual resulta da regurgitação e aspiração do suco gástrico ácido. A inflamação pulmonar – incluindo a destruição do revestimento alveolar com transudação de líquido no espaço alveolar – ocorre com notável velocidade. Em geral, essa síndrome desenvolve-se em 4 a 6 horas, frequentemente após anestesia, quando o reflexo do vômito se encontra deprimido. O paciente fica taquipneico, taquicárdico e hipóxico, geralmente na ausência de febre. A contagem de leucócitos pode aumentar, e a radiografia de tórax pode repentinamente passar do padrão normal para "opacificação total" bilateral em 8 a 24 horas. A produção de escarro é mínima. Os sinais e sintomas pulmonares costumam melhorar rapidamente com terapia sintomática, mas essa condição pode culminar em insuficiência respiratória devido, em parte, ao edema pulmonar. A terapia antibiótica não é indicada, a não ser que sobrevenha superinfecção bacteriana.

Diferentemente dessas síndromes, a pneumonia por aspiração bacteriana desenvolve-se no decorrer de um período de vários dias ou semanas em lugar de poucas horas. A patogênese inclui alguma combinação de aumento da carga bacteriana, aumento da virulência dos microrganismos aspirados e dano potencial às vias aéreas relacionado à aspiração do fluido gástrico. Os pacientes geralmente relatam febre, mal-estar e produção de escarro. Em alguns pacientes, a perda de peso e a anemia refletem um processo mais crônico. A anamnese costuma revelar fatores predisponentes para a aspiração, como consumo significativo de álcool ou déficit neurológico devido a um acidente vascular cerebral (AVC) prévio. A doença dental severa costuma estar associada com pneumonia por aspiração, mas não está claro se essa associação está relacionada a um número aumentado de micróbios orais e/ou à presença de microrganismos com virulência aumentada. Em geral, o escarro não é fétido, a não ser que o processo esteja evoluindo há pelo menos 1 semana. As radiografias de tórax revelam consolidação nos segmentos pulmonares dependentes: nos segmentos basais dos lobos inferiores se o paciente tiver aspirado enquanto estava em posição ortostática; e no segmento posterior do lobo superior (geralmente do lado direito, já que brônquio principal direito é mais verticalizado) ou no segmento superior do lobo inferior se tiver aspirado enquanto estava em decúbito dorsal.

A coloração de Gram do escarro revela população bacteriana mista com numerosos PMNs. O escarro expectorado não é confiável para as culturas anaeróbias devido a inevitável contaminação pela microbiota oral normal. Podem-se obter amostras confiáveis para cultura por aspiração transtraqueal ou transtorácica – técnicas raramente utilizadas hoje. Embora a cultura de amostras de escovado protegido ou de lavado broncoalveolar obtidas por broncoscopia seja controversa, dados mais recentes sugerem que essas abordagens podem ser usadas sem contaminação orofaríngea, podendo recuperar microrganismos anaeróbios do trato respiratório inferior de maneira direcionada ao local. Há necessidade de mais pesquisas para determinar como essas abordagens se comparam com os padrões-ouro prévios.

ABSCESSOS PULMONARES ANAERÓBIOS (Ver também Cap. 127) Esses abscessos resultam de infecção pulmonar anaeróbia subaguda. A apresentação clínica em geral consiste em história de sinais e sintomas constitucionais (como mal-estar, perda de peso, febre, sudorese noturna e escarro fétido), talvez por um período de 1 a 3 semanas antes da hospitalização. Os pacientes que desenvolvem abscessos pulmonares geralmente, mas nem sempre, têm infecção dentária antecedente. As cavidades do abscesso podem ser simples ou múltiplas e geralmente ocorrem em segmentos pulmonares dependentes (Fig. 177-3). O diagnóstico diferencial de abscessos pulmonares inclui pneumonia (incluindo pneumonia necrosante), um derrame pleural purulento com fístula broncopleural e uma pneumatocele. É importante observar que a infecção com alguns microrganismos aeróbios, particularmente *S. aureus*, pode evoluir para um abscesso pulmonar sem componente anaeróbio. Cerca de 90% dos casos têm um anaeróbio identificado – geralmente três a seis isolados por amostra – se for prestada atenção no manuseio e processamento da amostra do abscesso. Os isolados mais comuns incluem espécies de peptostreptococos, *Prevotella* e *Porphyromonas*, além de *F. nucleatum*. Um achado importante é que cerca de 90% das culturas também demonstram a presença de microrganismos aeróbios, como *S. aureus*, *Streptococcus pneumoniae* e *Klebsiella pneumoniae*. De modo consistente com a noção de que os anaeróbios estão contribuindo para a doença, os pacientes não costumam melhorar clinicamente até que recebam um esquema antibiótico que inclua cobertura anaeróbia.

EMPIEMA Empiema é uma manifestação de infecção prolongada anaeróbia do pulmão, manifestando-se com material purulento espesso no espaço pleural, muitas vezes em associação com fístula broncopleural. De modo alternativo, uma infecção subdiafragmática pode se estender até o espaço pleural e também resultar em empiema. A apresentação clínica lembra aquela de outras infecções pulmonares anaeróbias, podendo incluir escarro fétido, dor torácica pleurítica e dor importante à palpação da parede torácica. Esse processo patológico deve ser diferenciado de um derrame parapneumônico resultante de causas mais comuns de pneumonia (p. ex., *S. pneumoniae*). Neste último caso, o líquido é um exsudato fino com uma contagem média de leucócitos de cerca de 5.000 células/mL, um nível de lactato desidrogenase de > 200 UI/L e um pH de cerca de 7,4. Em contraste, o empiema se caracteriza por pus espesso fétido com uma contagem média de leucócitos de cerca de 55.000 células/mL, um nível de lactato desidrogenase > 1.000 UI/L e um pH de < 7,2, bem como loculações e espessamento pleural nos exames de imagem. Há necessidade de drenagem e, algumas vezes, decorticação das pleuras visceral e parietal. A defervescência, o retorno

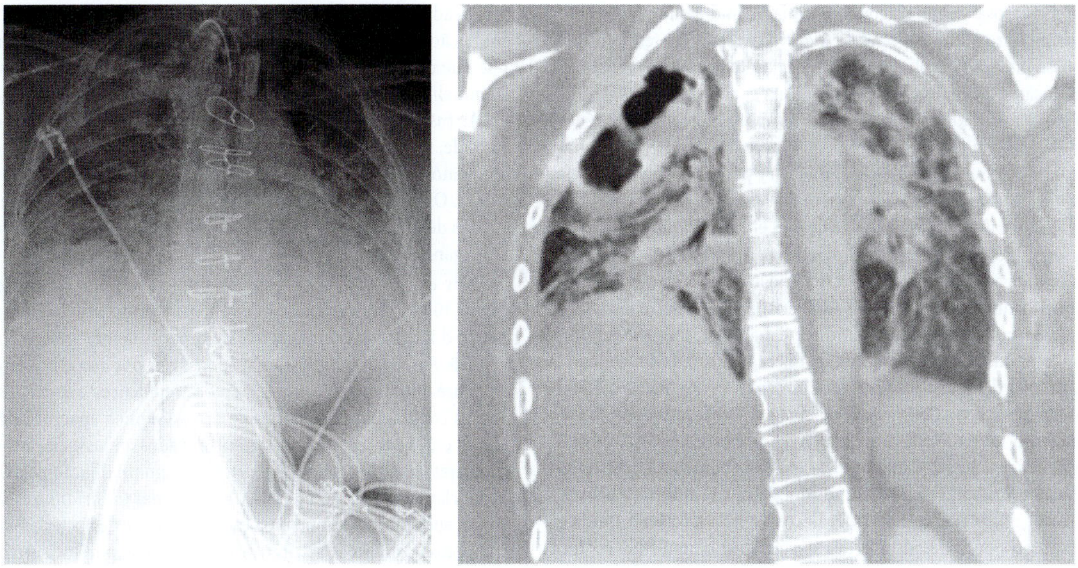

FIGURA 177-3 Radiografia de tórax (*esquerda*) e imagem de tomografia computadorizada (TC) (*direita*) de um abscesso pulmonar. O paciente aspirou em posição supina e desenvolveu um abscesso no segmento posterior do lobo superior direito. As culturas foram pré-tratadas e mostraram apenas *Klebsiella pneumoniae*. *(Imagens fornecidas por Gita N. Mody, MD, MPH, Division of Cardiothoracic Surgery, Department of Surgery, The University of North Carolina at Chapel Hill.)*

a uma sensação de bem-estar e a resolução do processo podem levar vários meses, particularmente na ausência de intervenção cirúrgica.

Infecções intra-abdominais A ruptura da superfície mucosa intestinal (p. ex., por trauma, perfuração intestinal ou câncer) permite que membros da microbiota penetrem no peritôneo normalmente estéril. Assim, os microrganismos causadores refletem a microbiota na região intestinal afetada. Por exemplo, a recuperação de espécies de *Candida* de infecções intra-abdominais deve levar a uma avaliação do estômago e do intestino delgado proximal quanto a uma potencial perfuração. Além disso, um estudo de pacientes com apendicite perfurada ou gangrenosa demonstrou que praticamente todas as amostras mostravam *E. coli* e membros do grupo *B. fragilis*; peptostreptococos e *Bilophila wadsworthia* – outros componentes da microbiota do apêndice e do cólon – também eram recuperadas de > 50% das amostras. De maneira interessante, alguns estudos identificaram uma média de 10 diferentes espécies bacterianas, com uma relação entre anaeróbios e aeróbios de cerca de 3:1. Considerando que > 1.000 espécies bacterianas estão presentes na microbiota colônica, a dominância de um repertório limitado de gêneros e espécies bacterianas cultivados de infecções intra-abdominais reflete uma combinação de dois fatores: a propensão aumentada desses microrganismos para formar abscessos intra-abdominais e a dificuldade encontrada pelos laboratórios de microbiologia clínica na cultura de diversos microrganismos presentes nessas amostras. **Ver Capítulo 132 para uma discussão completa das infecções intra-abdominais.**

A enterocolite neutropênica (tiflite) envolve espessamento marcante da parede intestinal (em geral > 4 mm) em casos de neutropenia, dor abdominal e febre. Essa condição mais comumente afeta o ceco e pode se estender ao íleo terminal adjacente e/ou cólon proximal, mas qualquer região intestinal pode estar envolvida. A tiflite geralmente ocorre após 1 a 2 semanas de neutropenia induzida por quimioterapia associada com tratamento de câncer hematológico ou, menos comumente, de tumores sólidos, mas pode ocorrer independentemente da causa da neutropenia. Acredita-se que pelo menos 5% dos adultos hospitalizados por câncer desenvolvam tiflite, mas é provável que isso esteja subestimado. Embora o quadrante inferior direito seja a localização mais comum de dor abdominal e de hipersensibilidade à palpação, esses sintomas estão ausentes em quase metade dos casos; além disso, alguns pacientes, particularmente aqueles que usam glicocorticoides, podem não apresentar nenhuma dor abdominal. Considerando-se a menor integridade da parede intestinal e a neutropenia associada, os pacientes costumam desenvolver bacteriemia por um ou mais microrganismos relacionados à microbiota do segmento intestinal afetado. Os pacientes que desenvolvem bacteriemia causada por *Clostridium septicum* costumam ter doença relativamente grave, e a identificação desse microrganismo está altamente associada com a presença de câncer – notavelmente o câncer de cólon. O manejo médico incluindo repouso intestinal, descompressão intestinal e administração de antibióticos de amplo espectro costuma ser bem-sucedido, embora a intervenção cirúrgica possa ser necessária em casos de sangramento intestinal persistente, necrose intestinal ou deterioração clínica sugestiva de processo intestinal continuado.

Infecções pélvicas Com frequência são encontrados anaeróbios na doença inflamatória pélvica, abscessos pélvicos, endometrite, abscessos tubo-ovarianos, aborto séptico e infecções pós-operatórias ou de pós-parto. Essas infecções são, com frequência, de etiologia mista, envolvendo tanto anaeróbios quanto coliformes; as infecções anaeróbias puras sem coliformes ou outras espécies bacterianas facultativas ocorrem mais frequentemente em locais pélvicos do que intra-abdominais. Os principais patógenos anaeróbios em abscessos pélvicos são *P. bivia*, *P. disiens* e o grupo *B. fragilis*, mas muitos outros anaeróbios também foram implicados. **Ver Capítulo 136 para uma discussão completa da doença inflamatória pélvica.**

As bactérias anaeróbias têm sido consideradas fatores contribuintes na vaginose bacteriana. Essa síndrome de etiologia desconhecida caracteriza-se por secreção vaginal fétida profusa e mudança na ecologia bacteriana, resultando na substituição da microbiota normal dominada por *Lactobacillus* por crescimento excessivo de espécies bacterianas anaeróbias. Abordagens baseadas em cultura e independentes de cultura identificaram numerosos microrganismos, incluindo *Gardnerella vaginalis*, peptostreptococos, micoplasmas genitais e espécies dentro dos gêneros *Prevotella*, *Mobiluncus*, *Atopobium*, *Leptotrichia*, *Megasphaera* e *Eggerthella*. Essa ampla gama de bactérias implicadas pode refletir diferenças no espectro geral da vaginose bacteriana e/ou uma resposta fisiológica compartilhada a esses diferentes microrganismos.

Infecções de pele e de tecidos moles Da mesma forma que em outros locais anatômicos, a lesão da pele ou dos tecidos moles por trauma, isquemia ou cirurgia cria um ambiente apropriado para infecções anaeróbias. As bactérias infectantes são introduzidas diretamente (p. ex., feridas associadas com cirurgia intestinal, úlceras de decúbito ou mordeduras de humanos) ou se originam de áreas contíguas (p. ex., abscessos cutâneos, abscessos retais e infecções de glândulas sudoríparas axilares [*hidradenite supurativa*]). Os anaeróbios também são frequentemente cultivados de úlceras do pé de pacientes diabéticos. Os locais mais comuns para a celulite anaeróbia incluem pescoço, tronco, virilha (incluindo a genitália) e as pernas. As infecções dos tecidos moles profundos associadas a bactérias anaeróbias consistem em gangrena gasosa, celulite sinérgica (progressiva e necrosante), fascite necrosante e miosite **(Caps. 129 e 154)**.

A gangrena gasosa (celulite crepitante) é mais comumente causada por *C. perfringens*, embora outras espécies de *Clostridium* também tenham sido implicadas. Essa infecção envolve extensiva formação de gás nos tecidos levando à crepitação e a uma secreção escura, fina e, algumas vezes, fétida. A gangrena gasosa verdadeira normalmente se apresenta com febre e dor ao redor da lesão, podendo progredir rapidamente; em contraste, há formas um pouco mais indolentes de celulite anaeróbia que podem envolver alguma formação de gás, mas geralmente se apresentam sem febre ou dor local importante, podendo se disseminar ao longo de dias em vez de minutos.

A gangrena sinérgica bacteriana progressiva (*gangrena de Meleney*) se caracteriza por uma área de muita dor, vermelhidão e edema seguido de ulceração. À medida que a úlcera aumenta de tamanho, ela é circundada por um anel violáceo que acaba em uma borda edematosa rosada. Se não for imediatamente tratada, a úlcera continua a aumentar de tamanho, podendo surgir novas úlceras distantes. Os sintomas limitam-se à dor; não é comum haver febre. Peptoestreptococos e estreptococos microaerofílicos são comumente encontrados na borda principal da lesão, e espécies de *S. aureus* e *Proteus* podem ser isoladas da lesão ulcerada. O tratamento consiste na remoção cirúrgica do tecido necrótico e administração de antimicrobianos. Em contraste, a celulite necrosante sinérgica envolve a fáscia profunda e ocorre próximo ao ponto de entrada das bactérias. É comum haver dor, febre e sintomas sistêmicos. Se essa forma de celulite envolver o escroto, períneo e parede abdominal anterior, é chamada de *gangrena de Fournier*. *S. aureus*, o grupo *B. fragilis*, espécies de *Peptostreptococcus*, espécies de *Clostridium*, espécies de *Fusobacterium* e membros da família Enterobacteriaceae são os microrganismos predominantes identificados.

A *fascite necrosante*, uma doença destrutiva de rápida disseminação da fáscia, é geralmente atribuída a estreptococos do grupo A (Cap. 148), mas também pode ser uma infecção mista envolvendo anaeróbios e aeróbios. A fascite necrosante polimicrobiana difere da fascite necrosante estereotípica por estreptococos do grupo A porque as lesões iniciais eritematosas, edematosas e dolorosas progridem ao longo de 3 a 5 dias (e não em 1 a 3 dias), com a consequente ruptura da pele e gangrena cutânea. Febre, gás subcutâneo, desenvolvimento de anestesia (geralmente antes da necrose cutânea) e secreção fétida são comuns. Os achados clínicos particulares algumas vezes sugerem o agente causal: linfadenopatia regional sugere o grupo *B. fragilis*; necrose e gangrena sugerem espécies de *Clostridium*, peptoestreptococos, o grupo *B. fragilis* e Enterobacteriaceae; lesões bolhosas sugerem Enterobacteriaceae; odor fétido sugere espécies de *Bacteroides* e *Clostridium*; e gás subcutâneo sugere peptostreptococos, espécies de *Clostridium* e o grupo *B. fragilis*. Além disso, as infecções em diabéticos costumam estar associadas com espécies de *Bacteroides*, Enterobacteriaceae e *S. aureus*, e as infecções relacionadas a trauma estão associadas com espécies de *Clostridium*.

Embora o *S. aureus* seja a causa típica de miosite, os anaeróbios – particularmente o *C. perfringens* – costumam ser cultivados de pacientes com miosite piogênica. Na mionecrose estreptocócica anaeróbia, os peptostreptococos costumam ser identificados junto com estreptococos do grupo A e *S. aureus*. Os pacientes normalmente apresentam febre, dor muscular, fadiga e elevação do nível de creatina-cinase, sugestiva de inflamação muscular.

Infecções de ossos e articulações Uma revisão abrangente da literatura mundial sobre infecções ósseas anaeróbias inclui > 650 casos. Entre eles, cerca de 400 casos foram causados por espécies de *Actinomyces*; cocos anaeróbios e *Bacteroides*, *Fusobacterium* e espécies de *Clostridium* foram mais comumente identificados nos casos restantes. O envolvimento actinomicótico da mandíbula foi a infecção óssea mais comum, com a mandíbula sendo envolvida com frequência quatro vezes maior que o maxilar. Os pacientes com actinomicose cervicofacial (Cap. 175) costumam ser descritos como tendo um "abaulamento na mandíbula" devido ao edema proeminente de tecidos moles que é algumas vezes confundido com câncer ou doença granulomatosa. Essas infecções podem ter natureza crônica, podem incluir o desenvolvimento de fístulas, podem progredir através de fronteiras de tecidos normais e podem necessitar de tratamento antibiótico prolongado para evitar recaídas. As vértebras são a segunda localização mais comum da infecção por *Actinomyces*; o envolvimento do tórax, abdome ou pelve é muito menos frequente.

A osteomielite envolvendo anaeróbios que não as espécies de *Actinomyces* ocorre mais comumente por extensão de uma infecção adjacente (p. ex., tecidos moles, seios paranasais ou infecção de orelha média). Por exemplo, as úlceras do pé diabético e as úlceras de decúbito podem ser complicadas pela osteomielite aeróbia-anaeróbia mista (Cap. 131). A disseminação hematogênica de anaeróbios para ossos é incomum, e acredita-se que ocorra em menos de 10% dos casos. Os locais mais comuns de osteomielite anaeróbia são a cabeça (crânio e mandíbula) e as extremidades. As fusobactérias têm sido isoladas em culturas puras de infecções de mastoide, mandíbula e maxilar. Espécies de *Clostridium* têm sido relatadas como patógenos anaeróbios em casos de osteomielite de ossos longos após trauma. Os cocos anaeróbios e microaerofílicos são mais frequentemente isolados de infecções envolvendo o crânio ou a mastoide; geralmente, esses microrganismos estão presentes em culturas mistas.

Em contraste com a osteomielite anaeróbia, a artrite anaeróbia (Cap. 130) é incomum, geralmente envolvendo um isolado simples, e a maioria dos casos é secundária à disseminação hematogênica. Embora as espécies de *Fusobacterium* fossem responsáveis por quase um terço dos casos na era pré-antibióticos, *C. acnes*, peptoestreptococos e *B. fragilis* estão agora entre as causas mais frequentes de artrite séptica anaeróbia. Peptoestreptococos e *C. acnes* costumam ser encontrados em associação com próteses articulares, as espécies de *Fusobacterium* têm predileção pelas articulações esternoclaviculares e sacroilíacas, e a artrite por *Clostridium* é especialmente comum após trauma. Como uma causa frequente de bacteriemia, o *B. fragilis* é uma causa comum de artrite séptica anaeróbia; porém, a artrite ocorre em menos de 5% dos pacientes com bacteriemia por *B. fragilis*.

Bacteriemia O *B. fragilis* é o anaeróbio mais comumente isolado de hemoculturas. Embora a frequência de culturas positivas parecesse estar diminuindo na década de 1980, evidências mais recentes sugerem que a taxa está aumentando e que o aumento pode estar relacionado a mudanças demográficas, com mais pacientes idosos, imunocomprometidos e/ou recebendo medicamentos que podem romper barreiras mucosas (p. ex., quimioterapia). A fonte da bacteriemia é mais comumente um abscesso no abdome, trato genital feminino ou tecidos moles. Em um grande hospital terciário nos Estados Unidos, 0,8% de todas as hemoculturas positivas mostravam um bacilo Gram-negativo anaeróbio, com 0,5% mostrando *B. fragilis*. Um estudo semelhante na França revelou que 0,6% de todas as hemoculturas positivas mostravam um microrganismo anaeróbio; 60% desses isolados eram espécies de *Bacteroides* e 22% eram espécies de *Clostridium*. Espécies de *Peptostreptococcus* e *Fusobacterium* também são encontradas com frequência significativa.

Uma vez identificado o microrganismo no sangue, tanto a porta de entrada na corrente sanguínea quanto o problema subjacente que provavelmente levou à disseminação para a corrente sanguínea frequentemente podem ser deduzidos com base no conhecimento do local de residência normal do microrganismo. Por exemplo, a bacteriemia por anaeróbios mistos, como *B. fragilis*, implica normalmente uma patologia colônica com ruptura da mucosa decorrente de neoplasia, diverticulite ou alguma outra lesão inflamatória. As manifestações iniciais são determinadas pela porta de entrada e refletem a afecção localizada. Embora as manifestações clínicas da bacteriemia por *B. fragilis* (p. ex., calafrios, febre héctica) sejam semelhantes àquelas da bacteriemia por bacilos aeróbios Gram-negativos, a incidência de choque séptico é menor com o *B. fragilis*. Essa disparidade pode dever-se a diferenças nos efeitos imunoestimulatórios das estruturas das diferentes endotoxinas.

Em praticamente todos os casos, o isolamento de um membro do grupo *B. fragilis* no sangue indica infecção subjacente associada com taxa de mortalidade de 60% sem tratamento. Foi sugerido que a taxa de mortalidade depende em parte das espécies recuperadas (*B. thetaiotaomicron* > *P. distasonis* > *B. fragilis*), mas não está claro se as diferenças nas taxas de mortalidade estão relacionadas a diferenças intrínsecas na virulência desses microrganismos, em seus perfis de suscetibilidade aos antimicrobianos e/ou na resposta imune do hospedeiro. As taxas de fatalidade de caso parecem aumentar conforme a idade do paciente (com taxas registradas de > 66% entre pacientes com > 60 anos de idade), o isolamento de espécies múltiplas da corrente sanguínea e a falha em remover cirurgicamente um foco de infecção.

Endocardite (Ver também Cap. 128) Embora as bactérias anaeróbias Gram-negativas apenas raramente causem endocardite, seu envolvimento está associado com taxas de mortalidade significativas (21-43%). Os membros do grupo *B. fragilis* são os anaeróbios Gram-negativos mais comumente identificados na endocardite. Os estreptococos anaeróbios, que com frequência classificados de modo incorreto, são provavelmente responsáveis por essa doença mais frequentemente do que se costuma estimar.

Em comparação com a endocardite bacteriana aeróbia, a endocardite por espécies de *Bacteroides* tem menos chance de estar associada com história de doença cardiovascular e tem mais chance de envolver complicações tromboembólicas.

DIAGNÓSTICO

Existem três etapas fundamentais no diagnóstico de infecção anaeróbia: (1) coleta apropriada de amostra; (2) transporte rápido das amostras para o laboratório de microbiologia, preferencialmente em meios de transporte anaeróbios; e (3) correta manipulação das amostras pelo laboratório. As amostras devem ser coletadas meticulosamente dos locais infectados, evitando a contaminação pela microbiota normal. As amostras de locais que sabidamente abrigam numerosos anaeróbios (p. ex., boca, nariz, vagina, fezes) não são aceitáveis para culturas anaeróbias, pois a presença da microbiota normal complicará a interpretação dos resultados de maneira clinicamente significativa. Em contraste, as amostras de locais normalmente estéreis (p. ex., sangue, líquido pleural, líquido peritoneal, LCS e amostras de aspirado ou biópsia de locais normalmente estéreis) são apropriadas para culturas anaeróbias em laboratórios de microbiologia clínica. Como regra geral, amostras de líquidos ou tecidos são preferidas; se forem usadas amostras de *swab*, sistemas especiais de *swabs* anaeróbios devem ser usados para ajudar a manter a persistência dos anaeróbios. As amostras de líquido devem ser coletadas em uma seringa sem ar, a qual é logo tampada, injetada em frascos de transporte anaeróbio ou rapidamente transportadas para o laboratório de microbiologia clínica para cultura imediata.

Devido ao tempo e à dificuldade envolvidos no isolamento de bactérias anaeróbias, o diagnóstico de infecções anaeróbias frequentemente deve basear-se em evidências presuntivas. Conforme citado antes, as infecções anaeróbias são algumas vezes sugeridas por fatores clínicos específicos, como a origem em local com microbiota rica em anaeróbios (p. ex., trato intestinal, orofaringe), a presença de um abscesso, o envolvimento de locais com menor potencial de oxidação-redução (p. ex., tecidos necróticos avasculares), o odor fétido e a presença de gás nos tecidos. Nenhum desses fatores é necessariamente patognomônico ou necessário para o diagnóstico de infecções anaeróbias, mas são indicações úteis para se ter em mente ao construir um diagnóstico diferencial.

Quando as culturas de locais obviamente infectados ou de material purulento não exibem nenhum crescimento, apresentam apenas estreptococos ou uma única espécie aeróbia (como *E. coli*) e a coloração de Gram revela uma população bacteriana mista, deve-se suspeitar de envolvimento de anaeróbios; a conclusão é de que os microrganismos anaeróbios não cresceram devido a técnicas inadequadas de transporte e/ou de cultura. É também importante lembrar que a terapia antibiótica prévia diminui a possibilidade de cultura dessas bactérias. A ausência de resposta de uma infecção a antibióticos que não são ativos contra anaeróbios (p. ex., aminoglicosídeos e, em algumas circunstâncias, penicilina, cefalosporinas ou tetraciclinas) sugere uma etiologia anaeróbia.

TRATAMENTO

Infecções anaeróbias

Da mesma forma que o tratamento bem-sucedido de outros tipos de infecção, tratamento para infecções anaeróbias exige a administração de antibióticos apropriados, desbridamento cirúrgico de tecidos desvitalizados e drenagem de qualquer abscesso grande. Qualquer ruptura de mucosa deve ser fechada prontamente para evitar infecção continuada.

RESISTÊNCIA AO TRATAMENTO COM ANTIBIÓTICOS

Os antibióticos usados para tratar as infecções anaeróbias devem ser ativos contra organismos aeróbios e anaeróbios porque muitas dessas infecções são de etiologia mista. Os esquemas antibióticos podem geralmente ser selecionados empiricamente com base no local da infecção (o que oferece informação sobre as prováveis espécies envolvidas), na gravidade da infecção e no conhecimento dos padrões locais de resistência aos antimicrobianos. Outros fatores que influenciam a seleção de antibióticos incluem necessidade de penetração em determinados órgãos (como o cérebro) e a toxicidade associada **(Cap. 144)**. Como em todas as infecções, a máxima geral é usar o(s) agente(s) com o espectro menos amplo possível de forma a minimizar o impacto sobre a microbiota normal e o desenvolvimento de resistência.

Devido à taxa de crescimento lento de muitos anaeróbios, à falta de testes padronizados e de padrões clinicamente relevantes para resistência, bem como em virtude dos resultados geralmente satisfatórios obtidos com o tratamento empírico, o papel dos testes de suscetibilidade antibiótica desses microrganismos tem sido limitado na maioria dos laboratórios de microbiologia clínica. Em vez disso, os isolados são enviados para testes de suscetibilidade em laboratórios de referência quando uma infecção é grave (p. ex., abscesso cerebral, meningite, infecção articular), é refratária ou exige terapia prolongada (p. ex., osteomielite, infecção de prótese articular, endocardite). Esses testes devem também ser considerados quando um paciente não responde à terapia antimicrobiana como esperado; já foram relatados anaeróbios resistentes a múltiplos fármacos. O teste de suscetibilidade antimicrobiana também é útil para monitorar a atividade de novos fármacos e registrar os padrões de resistência atuais entre patógenos anaeróbios.

A necessidade do teste de suscetibilidade de microrganismos anaeróbios é reforçada pelas taxas crescentes de resistência aos antimicrobianos, diferenças geográficas e institucionais nos perfis de suscetibilidade, antibiogramas específicos para espécies e o potencial para piores desfechos clínicos quando se usa antibióticos ineficazes. Essas diferenças impedem que se faça qualquer generalização em relação à terapia antibiótica para infecções anaeróbias. Por exemplo, as taxas de resistência a piperacilina/tazobactam têm permanecido baixas (≤ 1%) para todas as espécies de *Bacteroides* nos Estados Unidos, mas os isolados de *B. thetaiotaomicron* na Coreia têm taxa de resistência notavelmente elevada (17%). A clindamicina era historicamente efetiva contra membros do grupo *B. fragilis*, mas as taxas de resistência aumentaram para 30 a 43% nos Estados Unidos e são > 80% em algumas regiões do mundo. Além disso, o metronidazol é efetivo contra muitos microrganismos anaeróbios diferentes e é considerado um agente de primeira linha para muitas infecções anaeróbias no mundo todo, mas, em uma população de pacientes colombianos com periodontite refratária, 45% dos isolados de *Fusobacterium* e 25% das cepas de *Prevotella* e *Porphyromonas* eram resistentes ao metronidazol; esse achado salienta a importância da compreensão do antibiograma local e de se avaliar os perfis de suscetibilidade na doença refratária.

Tratamento empírico Nem todos os isolados anaeróbios devem ser especificamente o alvo do esquema antibiótico. Como as infecções envolvendo anaeróbios costumam ser polimicrobianas, o cultivo e a identificação dos anaeróbios é difícil (i.e., nem todos os microrganismos podem ser recuperados) e os microrganismos costumam depender um do outro para sua persistência, a resolução clínica da infecção costuma ser obtida com antibióticos empíricos que tenham como alvo os principais microrganismos recuperados. Os antibióticos que não demonstram atividade útil contra anaeróbios incluem aminoglicosídeos, monobactâmicos e sulfametoxazol-trimetoprima. Tendo em mente que os perfis de suscetibilidade podem mudar ao longo do tempo e conforme a geografia, os antibióticos que são comumente usados empiricamente contra bactérias anaeróbias incluem metronidazol, combinações de β-lactâmico/inibidor de β-lactamase, clindamicina, carbapenêmicos e cloranfenicol **(Tab. 177-2)**.

TABELA 177-2 ■ Terapia antimicrobiana geralmente ativa contra anaeróbios comumente encontrados

Antibiótico(s)	Cuidados
Metronidazol	Este fármaco não é clinicamente confiável contra anaeróbios Gram-positivos não formadores de esporos (p. ex., *Actinomyces* spp., *Propionibacterium* spp., *Peptostreptococcus* spp.).
Combinações de β-lactâmico/inibidor da β-lactamase (ampicilina/sulbactam, ticarcilina/ácido clavulânico, piperacilina/tazobactam)	As taxas de resistência estão aumentando em alguns anaeróbios Gram-negativos. As novas combinações de cefalosporinas/inibidor de β-lactamase têm atividade limitada contra anaeróbios.
Clindamicina	As taxas de resistência estão aumentando para *Bacteroides* spp.
Carbapenêmicos (meropeném, imipeném, ertapeném, doripeném)	As taxas de resistência são atualmente muito baixas (< 5%), embora algumas cepas produtoras de carbapenemase tenham sido identificadas.
Cloranfenicol	Algumas falhas clínicas foram observadas, mesmo quando o isolado é suscetível pelo teste *in vitro*.

O metronidazol é ativo contra anaeróbios Gram-negativos, incluindo quase todos os isolados da espécie *Bacteroides*, e microrganismos Gram-positivos formadores de esporos, como o *C. difficile* **(Cap. 134)** e outras espécies de *Clostridium*. Considerando a suscetibilidade intrinsecamente reduzida, o metronidazol não é clinicamente confiável contra microrganismos Gram-positivos não formadores de esporos, como *Actinomyces*, *Propionibacterium*, *Lactobacillus*, *Bifidobacterium*, *Eubacterium* e *Peptostreptococcus*. É importante observar que alguns isolados de *Bacteroides* resistentes ao metronidazol foram identificados nos Estados Unidos, e as taxas dessa resistência estão aumentando na Europa. Além disso, a taxa de resistência ao metronidazol provavelmente foi bastante subestimada em alguns países (p. ex., Reino Unido) que usam a suscetibilidade ao metronidazol para discriminar entre anaeróbios obrigatórios e facultativos (com os anaeróbios obrigatórios definidos por sua suscetibilidade). Embora a maioria dos isolados resistentes ao metronidazol tenham sido identificados em pacientes expostos a esse fármaco, microrganismos resistentes também foram encontrados em pacientes sem exposição ao metronidazol.

Mais de 90% dos isolados clínicos do grupo *B. fragilis* produzem β-lactamases que são predominantemente ativas contra cefalosporinas e que são altamente ativas, associadas a células e produzidas de forma constitutiva. Assim, os membros do grupo *B. fragilis* são considerados resistentes a penicilina e ampicilina, mas podem permanecer suscetíveis a penicilinas de espectro estendido, particularmente em combinação com um inibidor de β-lactamase (p. ex., ampicilina-sulbactam, piperacilina-tazobactam). As taxas de resistência a ampicilina-sulbactam estão aumentando, particularmente no *P. distasonis*, o qual tem taxa de resistência relatada de 21% nos Estados Unidos. Como a produção de β-lactamase não é comum em espécies de *Clostridium*, esses agentes combinados costumam ser efetivos. É importante observar que as novas cefalosporinas/inibidor de β-lactamase (p. ex., ceftolozana-tazobactam, ceftazidima-avibactam) têm atividade anaeróbia limitada.

A clindamicina é ativa contra muitos anaeróbios. Porém, as taxas de resistência à clindamicina entre espécies de *Bacteroides* aumentaram nos Estados Unidos de 7% em 1981 para 33% em 2010 a 2012. A resistência à clindamicina entre anaeróbios Gram-negativos não *Bacteroides* é muito menos comum (< 10%). Algumas espécies de *Clostridium* são resistentes à clindamicina, embora o *C. perfringens* normalmente não o seja.

Os carbapenêmicos (ertapeném, doripeném, meropeném e imipeném) são ativos contra anaeróbios, com menos de 3% das espécies de *Bacteroides* sendo resistentes. Há pouca diferença entre as taxas de resistência para espécies específicas, e, entre os carbapenêmicos, o imipeném em geral tem a menor taxa de resistência. Embora a β-lactamase produzida pela maioria das espécies de *Bacteroides* seja incapaz de inativar os carbapenêmicos, foram relatadas raras cepas de *B. fragilis* produtoras de carbapenemase.

A resistência ao cloranfenicol é rara em espécies de *Bacteroides*. Pesquisas em nível nacional dos Estados Unidos não identificaram microrganismos resistentes, mas foram observados alguns isolados com concentrações inibitórias mínimas (CIMs) elevadas – isto é, 16 μg/mL. Embora o cloranfenicol tenha excelente atividade *in vitro* contra todos os anaeróbios clinicamente relevantes, algumas falhas clínicas foram documentadas. Assim, esse fármaco pode ser menos preferível se outros agentes ativos estiverem disponíveis.

Outros antibióticos com atividade variável contra anaeróbios incluem fluoroquinolonas e tigeciclina. Embora muitas fluoroquinolonas (p. ex., ciprofloxacino, levofloxacino, ofloxacino) demonstrem razoável atividade contra microrganismos anaeróbios que não da espécie *Bacteroides*, esses agentes exibem pouca atividade contra o grupo *B. fragilis*. As taxas de resistência ao moxifloxacino são relativamente altas (39-83%) entre isolados de *Bacteroides* obtidos nos Estados Unidos, mas são muito menores entre isolados de *B. fragilis* e *B. thetaiotaomicron* coletados na Coreia (8 e 2%, respectivamente) ou Taiwan (8 e 15%, respectivamente). A tigeciclina é ativa contra a maioria das bactérias anaeróbias, embora as CIMs sejam um pouco mais elevadas para espécies de *Clostridium*. A eficácia da tigeciclina para tratamento de infecções intra-abdominais complicadas é comparável àquela do imipeném, sendo recomendada como terapia de agente único para essas infecções.

Infecções em locais específicos Em situações clínicas, os esquemas antibióticos e a duração do tratamento específicos devem ser ajustados ao local inicial de infecção; o leitor deve procurar os capítulos específicos sobre as infecções em locais específicos para recomendações. Em geral, as infecções anaeróbias costumam ser amplamente categorizadas como originando-se acima ou abaixo do diafragma. Essa distinção é clinicamente útil já que os patógenos predominantes – e, assim, os esquemas antibióticos empíricos – diferem entre essas duas categorias de infecção.

As infecções acima do diafragma costumam refletir a microbiota orodental, a qual inclui espécies de *Prevotella*, *Porphyromonas*, *Fusobacterium* e *Bacteroides* que não o grupo *B. fragilis* junto com estreptococos (aeróbios e microaerofílicos). Assim, os esquemas antibióticos devem cobrir bactérias aeróbias e anaeróbias. Como > 70% dessas infecções incluem microrganismos produtores de β-lactamase, os fármacos β-lactâmicos (penicilinas e cefalosporinas) são opções ruins como monoterapia. Os esquemas recomendados incluem clindamicina, uma combinação de β-lactâmicos/inibidores de β-lactamase ou metronidazol em combinação com um fármaco ativo contra estreptococos microaerófilos e aeróbios (p. ex., penicilina).

As infecções anaeróbias que surgem abaixo do diafragma (p. ex., infecções colônicas e intra-abdominais) devem ser tratadas especificamente com agentes ativos contra espécies de *Bacteroides*, incluindo o *B. fragilis*. Agentes isoladamente adequados para esse propósito incluem cefoxitina, moxifloxacino, uma combinação de β-lactâmico/inibidor da β-lactamase ou um carbapenêmico. Um esquema de dois fármacos é uma opção, com um fármaco ativo contra anaeróbios e o outro ativo contra coliformes (p. ex., metronidazol com uma cefalosporina ou uma fluoroquinolona). Além disso, se o médico suspeitar que haja envolvimento de microrganismos facultativos Gram-positivos como enterococos, os esquemas terapêuticos devem incluir ampicilina ou vancomicina. Embora a clindamicina e a cefotetana tenham sido previamente consideradas opções aceitáveis para infecções intra-abdominais envolvendo anaeróbios, esses fármacos não são mais recomendados devido às taxas crescentes de resistência no grupo do *B. fragilis*. A ampicilina/sulbactam não é recomendada devido a altas taxas de resistência entre cepas de *E. coli* adquiridas na comunidade em vez de resistência nas bactérias anaeróbias.

As infecções do SNC envolvendo microrganismos anaeróbios podem ser tratadas com metronidazol, um carbapenêmico, cloranfenicol ou – se houver apenas anaeróbios Gram-positivos envolvidos – penicilina. Clindamicina e cefoxitina têm pouca penetração no LCS e não devem ser usadas. Os casos de osteomielite em que uma infecção polimicrobiana é identificada a partir de amostra de biópsia óssea devem ser tratados com um esquema que cubra aeróbios e anaeróbios, pois alguns microrganismos que costumam ser considerados como contaminação (p. ex., *C. acnes*) podem ter papel patogênico. Quando um microrganismo anaeróbio é reconhecido como patógeno importante ou único que infecta uma articulação, a duração do tratamento deve ser semelhante à da artrite causada por bactérias aeróbias **(Cap. 130)**.

Embora nem todo anaeróbio precise ser coberto pela terapia direcionada aos patógenos na maioria das infecções polimicrobianas, vários estudos de bacteriemia por *Bacteroides* demonstraram claramente que os pacientes que recebem terapia efetiva têm menores taxas de mortalidade e esterilização mais rápida das culturas sanguíneas do que pacientes que recebem terapia ineficaz.

FALHA DO TRATAMENTO

As infecções anaeróbias que não respondem ao tratamento ou que sofrem recidiva devem ser reavaliadas. As causas potenciais incluem uma fonte de infecção não controlada (p. ex., vazamento intestinal continuado para o peritôneo), superinfecção com um novo microrganismo e/ou falha do antibiótico. Os exames de imagem adicionais podem ser úteis para definir se há necessidade de drenagem cirúrgica ou desbridamento. A obtenção de amostras adicionais para cultura irá ajudar a identificar se há um microrganismo resistente aos antibióticos sendo usados. Deve-se considerar fortemente a obtenção de perfil de sensibilidade para os isolados.

LEITURAS ADICIONAIS

Brook I: Antimicrobial therapy of anaerobic infections. J Chemother 28:143, 2016.

Cooley L, Teng J: Anaerobic resistance: Should we be worried? Curr Opin Infect Dis 32:523, 2019.

Finegold SM: Anaerobes: Problems and controversies in bacteriology, infections, and susceptibility testing. Rev Infect Dis 12(Suppl 2):S223, 1990.

Kierzkowska M et al: Trends and impact in antimicrobial resistance among *Bacteroides* and *Parabacteroides* species in 2007-2012 compared to 2013-2017. Microb Drug Resist 26:1452, 2020.

Styrt B, Gorbach SL: Recent developments in the understanding of the pathogenesis and treatment of anaerobic infections (2). N Engl J Med 321:240, 1989.

Wexler HM: *Bacteroides*: The good, the bad, and the nitty-gritty. Clin Microbiol Rev 20:593, 2007.

Seção 8 Doenças micobacterianas

178 Tuberculose

Mario C. Raviglione, Andrea Gori

A tuberculose (TB), causada por bactérias do complexo *Mycobacterium tuberculosis*, é uma das doenças mais antigas conhecidas que acomete os seres humanos e é uma das principais causas de morte em todo o mundo, excluindo-se a Covid-19. Estudos genômicos populacionais sugerem que *M. tuberculosis* pode ter surgido há aproximadamente 70 mil anos na África e foi subsequentemente disseminado junto com os seres humanos anatomicamente modernos, expandindo-se globalmente durante a Era Neolítica à medida que a densidade populacional humana começou a aumentar. Os progenitores de *M. tuberculosis* provavelmente afetaram os pré-hominídeos. Essa doença acomete mais frequentemente os pulmões, embora outros órgãos sejam acometidos em até um terço dos casos. Se adequadamente tratada, a TB causada por cepas suscetíveis aos fármacos é curável na grande maioria dos casos. Sem tratamento, a doença pode acabar sendo fatal em mais de 70% das pessoas. A transmissão ocorre geralmente por disseminação aérea de aerossóis produzidos pelos pacientes com TB pulmonar infecciosa. Por meio da profilaxia farmacológica, o desenvolvimento da doença pode ser evitado naqueles que contraíram a infecção por TB.

AGENTE ETIOLÓGICO

As micobactérias pertencem à família Mycobacteriaceae e à ordem Actinomycetales. Das espécies patogênicas pertencentes ao complexo *M. tuberculosis*, que abrange oito subgrupos distintos, o agente mais comum e importante da doença humana é *M. tuberculosis* (*stricto sensu*). Um microrganismo intimamente relacionado isolado nas regiões Ocidental, Central e Oriental da África é *M. africanum*. O complexo inclui alguns membros zoonóticos, como *M. bovis* (o bacilo da doença bovina – caracteristicamente resistente à pirazinamida e que já foi uma causa importante de TB transmitida por leite não pasteurizado, sendo atualmente responsável por cerca de 140 mil casos em humanos no mundo todo, metade dos quais ocorre na África) e *M. caprae* (relacionado a *M. bovis*). Além disso, outros microrganismos relatados como causas raras de TB incluem *M. pinnipedii* (um bacilo que infecta focas e leões-marinhos no Hemisfério Sul e recentemente isolado em humanos), *M. mungi* (isolado de mangustos-listrados no sul da África), *M. orygis* (descrito em órix e outros bovídeos na África e na Ásia e uma causa potencial de infecção em humanos) e *M. microti* (o bacilo do "rato-calunga", um microrganismo menos virulento). Por fim, *M. canetti* é um raro isolado de casos no leste da África que produz colônias lisas incomuns em meios sólidos, sendo considerado como intimamente relacionado a um suposto tipo progenitor. Não há reservatório ambiental conhecido para nenhum desses microrganismos.

Mycobacterium tuberculosis é uma bactéria aeróbia delgada, em formato de bastonete, não formadora de esporos, que mede 0,5 μm por 3 μm. As micobactérias, incluindo *M. tuberculosis*, são frequentemente neutras na coloração de Gram. Entretanto, uma vez corados, os bacilos não podem ser descorados pelo álcool-ácido, característica que justifica sua classificação como bacilos álcool-ácido-resistentes (BAARs; Fig. 178-1). A resistência ao álcool-ácido deve-se, principalmente, ao elevado teor de ácidos micólicos, de ácidos graxos de cadeia longa e ligação cruzada, bem como de outros lipídeos da parede celular do microrganismo. Outros microrganismos além das micobactérias que exibem alguma resistência ao álcool-ácido incluem espécies de *Nocardia* e *Rhodococcus*, *Legionella micdadei*, assim como os protozoários *Isospora* e *Cryptosporidium*. Na parede celular das micobactérias, os lipídeos (p. ex., ácidos micólicos) estão ligados a arabinolactanos e peptideoglicanos subjacentes. Essa estrutura resulta em permeabilidade muito baixa da parede celular, reduzindo, assim, a eficiência da maioria dos antibióticos. Outra molécula na parede celular das micobactérias, a lipoarabinomanana, está envolvida na interação do patógeno com o hospedeiro e facilita a sobrevida de *M. tuberculosis* no interior dos macrófagos.

A sequência completa do genoma de *M. tuberculosis* compreende 4,4 milhões de pares de bases, 4.043 genes que codificam 3.993 proteínas e 50 genes que codificam RNAs estáveis; seu alto conteúdo de guanina mais citosina (65,6%) indica um "estilo de vida" aeróbio. Uma grande proporção dos genes está dedicada à produção de enzimas envolvidas no metabolismo da parede celular. Há variabilidade genética substancial entre inúmeras cepas de *M. tuberculosis* de diferentes partes do mundo. Com base nessa variabilidade genética, é possível diferenciar e comparar diferentes cepas. Sua distinção é importante para estudar a dinâmica de transmissão e identificar surtos. Começando na década de 1990, os métodos de genotipagem reprodutíveis foram desenvolvidos para a tipagem da bactéria. Inicialmente, eles incluíam a sequência de inserção 6110 (IS6110), a tipagem por polimorfismo do comprimento de fragmentos de restrição (RFLP, de *restriction fragment lenght polymorphism*) e a espoligotipagem. Mais recentemente, a maioria dos estudos utiliza número variável de repetições em *tandem* de unidades repetitivas interespaçadas micobacterianas (MIRU-VNTRs, de *mycobacterial interspersed repetitive unit variable number tandem repeats*) e análise por sequenciamento do genoma completo.

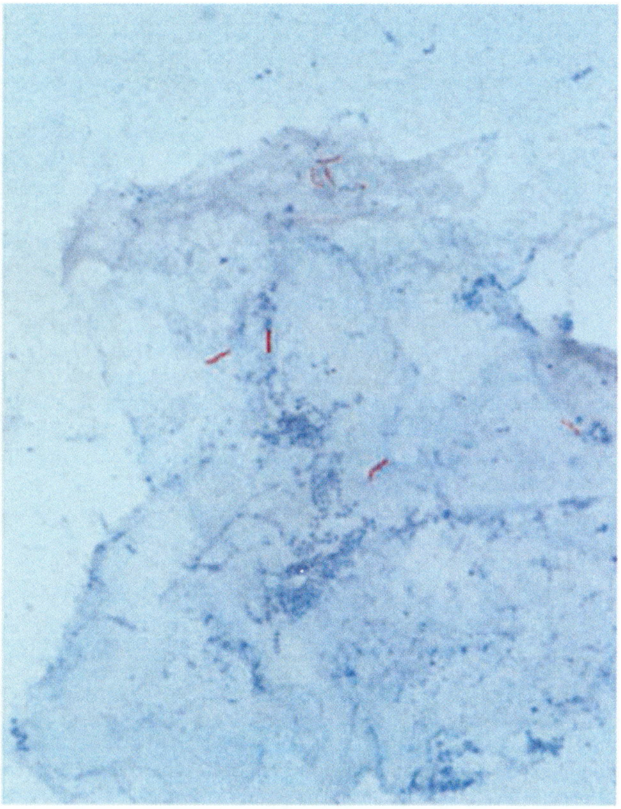

FIGURA 178-1 Esfregaço de bacilos álcool-ácido-resistentes que mostra bacilos de *Mycobacterium tuberculosis*. *(Cortesia do Centers for Disease Control and Prevention, Atlanta.)*

EPIDEMIOLOGIA

Em 2019, 7,1 milhões de novos casos de TB (todas as formas, tanto pulmonar quanto extrapulmonar) foram notificados à Organização Mundial da Saúde (OMS) por seus Estados-membros; 97% dos casos foram notificados em países de renda baixa e média. Todavia, devido a uma notificação de detecção de casos insuficiente e incompleta, os casos relatados representam apenas cerca de dois terços dos casos totais estimados. A OMS estimou em 10 milhões (faixa: 9-11 milhões; taxa de 130 a cada 100 mil habitantes) o número de novos (incidentes) casos de TB no mundo inteiro em 2019, dos quais 97% ocorrendo em países de renda baixa e média da Ásia (6,1 milhões), da África (2,4 milhões), do Oriente Médio (0,8 milhão) e da América Latina (0,28 milhão). Oito países foram responsáveis por dois terços de todos os novos casos: Índia, Indonésia, China, Filipinas, Paquistão, Nigéria, Bangladesh e África do Sul. Entre todos os casos, 57% ocorreram em homens, 32% em mulheres e 11% em crianças. Além disso, estima-se que tenham ocorrido 1,4 milhão (faixa: 1,3-1,6 milhão) de mortes por TB em 2019, incluindo 0,21 milhão entre pessoas que vivem com a infecção pelo vírus da imunodeficiência humana (HIV), das quais 98% ocorreram em países de renda baixa e média. Estimativas das taxas de incidência de TB (a cada 100 mil habitantes) e os números de mortes relacionadas com a TB em 2018 são mostrados nas Figuras 178-2 e 178-3, respectivamente. No fim da década

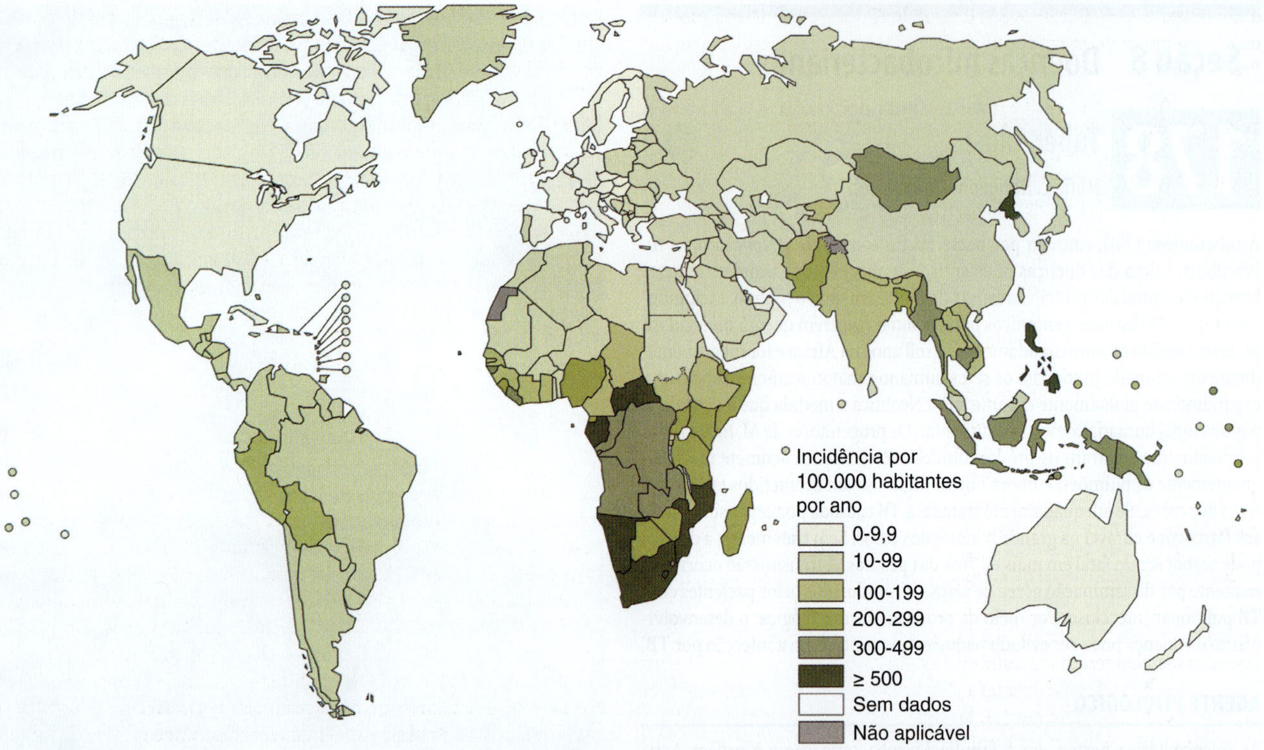

FIGURA 178-2 Taxas estimadas de incidência da tuberculose (TB) (a cada 100.000 habitantes) em 2018. As designações empregadas e a apresentação do material neste mapa não implicam a expressão de qualquer opinião por parte da Organização Mundial da Saúde (OMS) acerca da situação legal de qualquer país, território, cidade ou área ou suas autoridades, nem acerca da delimitação de suas fronteiras ou limites. As *linhas pontilhadas*, *tracejadas* e *brancas* nos mapas representam fronteiras aproximadas, para as quais ainda pode não ter havido consenso total. *(Reproduzida com permissão de Global Tuberculosis Report 2019. Geneva, World Health Organization; 2019.)*

de 1980 e início da década de 1990, os números de casos notificados de TB aumentaram nos países de renda alta após anos de declínio. Esses aumentos estiveram relacionados, em grande parte, com a imigração de pessoas de países com alta incidência de TB; com a disseminação mundial da epidemia de HIV; com os problemas sociais, como o aumento da urbanização e a maior pobreza urbana relacionada, falta de moradia e abuso de drogas; além do desmantelamento dos serviços de assistência à TB. No decorrer dos últimos anos, o número de casos notificados começou a declinar novamente ou a estabilizar na maioria dos países industrializados. Nos Estados Unidos, com o restabelecimento de programas de controle mais robustos, o declínio recomeçou em 1993, e, durante o período de 2007 a 2012, a taxa de declínio foi, em média, de 6,5% ao ano. Mais tarde, entre 2012 e 2019, essa taxa anual

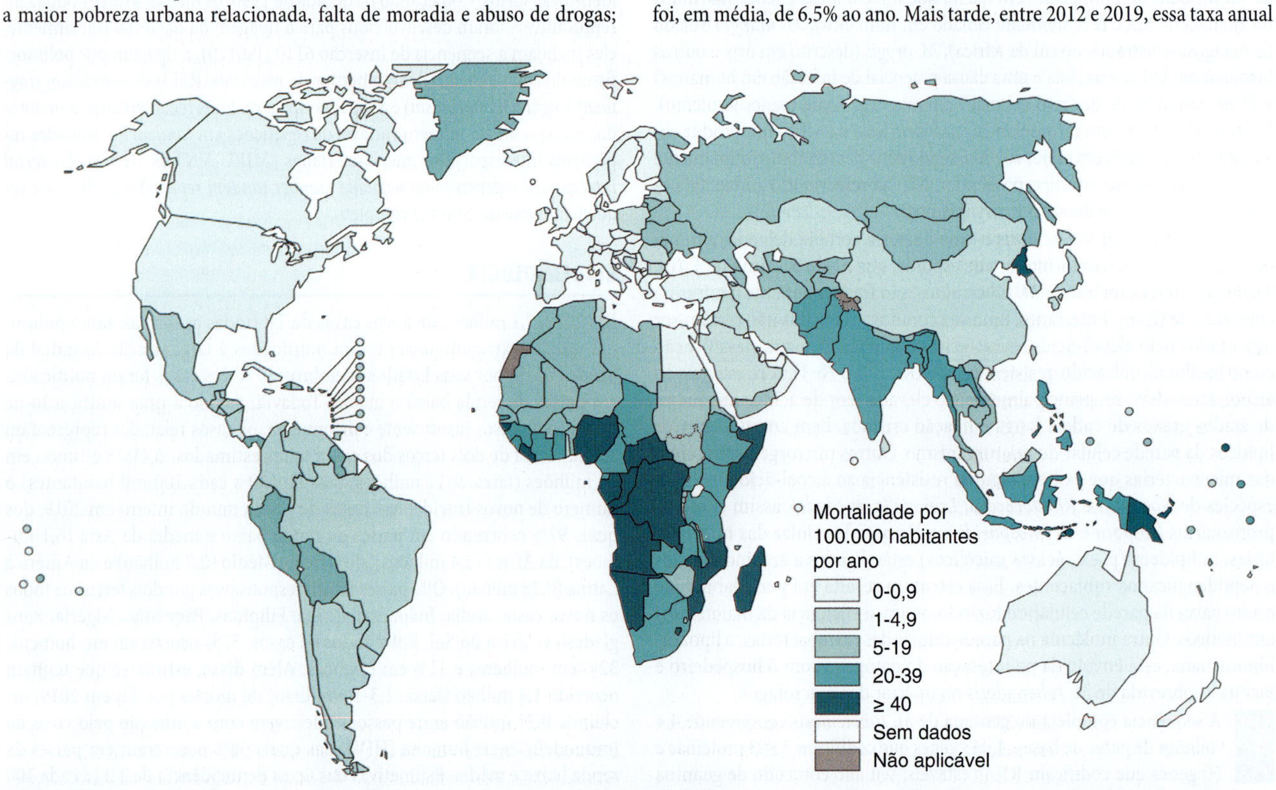

FIGURA 178-3 Taxas estimadas de mortalidade por tuberculose (TB) em pessoas negativas para o vírus da imunodeficiência humana (HIV) em 2018. *(Ver termo de responsabilidade na legenda da* **Figura 178-2**. *Reproduzida com permissão de Global Tuberculosis Report 2019. Geneva, World Health Organization; 2019.)*

diminuiu para 2,1%. Em 2019, 8.920 casos de TB (2,7 casos/100 mil habitantes) foram preliminarmente notificados ao Centers for Disease Control and Prevention (CDC) dos Estados Unidos.

Nos Estados Unidos, a TB é incomum entre adultos jovens brancos de descendência europeia, que apenas raramente foram expostos à infecção por *M. tuberculosis* nas últimas décadas. Em contrapartida, devido ao elevado risco de transmissão no passado, a prevalência da infecção por *M. tuberculosis* é relativamente alta entre brancos idosos. Em geral, adultos ≥ 65 anos de idade têm a maior taxa de incidência *per capita* e crianças < 14 anos de idade, a menor taxa. Entre as pessoas nascidas nos Estados Unidos, os negros respondem pela maior proporção de casos (35%; 905 em 2019), seguidos pelos brancos (756 casos) e pelos hispânicos/latinos (628 casos). A TB nos Estados Unidos também é uma doença de adultos que pertencem a populações infectadas pelo HIV (4,9% de todos os casos), à população estrangeira (71% de todos os casos em 2019) e às populações desfavorecidas/marginalizadas. Dos 6.322 casos relatados entre não nascidos nos Estados Unidos em 2019, 33% ocorreram em hispânicos/latinos e 47%, em pessoas nascidas na Ásia. Em geral, as maiores taxas *per capita* ocorreram entre asiáticos não nascidos nos Estados Unidos (26 casos/100 mil habitantes) e nativos do Havaí/Ilhas do Pacífico (25 casos/100 mil habitantes). Um total de 515 mortes foram causadas por TB nos Estados Unidos em 2017. No Canadá, os casos de TB e as taxas a cada 100 mil habitantes aumentaram entre 2014 e 2017 (de 1.615/4,5 para 1.796/4,9). Em 2017, 1.796 casos de TB foram relatados (4,9 casos/100 mil habitantes); 72% (1.290) desses casos ocorreram em estrangeiros e 17,4% (313 casos) ocorreram em indígenas canadenses, cuja taxa *per capita* é desproporcionalmente alta (21,5 casos/100 mil habitantes). A taxa mais alta foi encontrada no território Nunavut, com 265 casos/100 mil habitantes – uma taxa semelhante à de muitos países altamente endêmicos. Da mesma forma, na Europa, a TB surgiu como um importante problema de saúde pública, principalmente como resultado de casos entre imigrantes de países com alta incidência e entre populações marginalizadas, geralmente em grandes centros urbanos, como Londres. Em 2018, 36% de todos os casos relatados na Inglaterra ocorreram em Londres, 82% deles entre pessoas estrangeiras; embora em redução, a taxa *per capita* (19 casos/100 mil habitantes) é duas vezes maior que a da Inglaterra, com um distrito (Newham) alcançando 47 casos a cada 100 mil habitantes. Da mesma forma, em muitos países da Europa Ocidental, há mais casos anualmente entre estrangeiros do que nas populações nativas.

Dados recentes relativos à tendência global da doença indicam que, em 2019, a incidência da TB foi estável ou declinou na maioria das regiões; essa tendência começou no início dos anos 2000 e parece ter continuado, com um declínio médio anual de 1,7% globalmente e de 2,3% entre 2018 e 2019. Essa redução global é explicada, em grande parte, pela redução da incidência de TB na África Subsaariana, onde as taxas aumentaram muito desde a década de 1980 como resultado da epidemia de HIV e da falta de capacidade dos sistemas de saúde de lidar com o problema de maneira efetiva e, em menor grau, na Europa Oriental, onde a incidência aumentou rapidamente durante a década de 1990 devido à deterioração das condições socioeconômicas e da infraestrutura do atendimento de saúde (embora, após o pico em 2001, a incidência na Europa Oriental tenha declinado lentamente desde então).

Dos 10 milhões de novos casos estimados em 2019, 8,2% (0,82 milhão) foram associados à infecção pelo HIV, e 73% desses casos associados ao HIV ocorreram na África. Estima-se que 0,21 milhão de pessoas com TB associada ao HIV morreram em 2019. Além disso, um número estimado de 465 mil (variação: 400 mil-535 mil) casos de TB resistente à rifampicina (RR-TB) e de TB resistente a múltiplos fármacos (MDR-TB) – uma forma da doença causada por bacilos resistentes pelo menos a isoniazida e rifampicina – ocorreu em 2019, representando 3,3 e 18%, respectivamente, de todos os casos novos e previamente tratados. Apenas 44% desses casos foram diagnosticados devido à falta de testes de cultura e sensibilidade a fármacos (TSF) em muitos locais no mundo todo. Assim, um número estimado de 200 mil pessoas com MDR/RR-TB morreram em 2019. Os países da antiga União Soviética relataram as proporções mais altas de doença por MDR/RR entre novos casos de TB (37% na Bielorrússia, 35% na Rússia, 29% no Quirguistão, na Moldávia e na Ucrânia). No geral, metade de todos os casos de MDR/RR-TB ocorreu na Índia (27%), na China (14%) e na Federação Russa (9%). Desde 2006, 131 países, incluindo os Estados Unidos, relataram casos de TB extensamente resistente a múltiplos fármacos (XDR-TB), nos quais a MDR-TB é acompanhada por resistência adicional a quaisquer fluoroquinolonas e pelo menos um dos fármacos injetáveis amicacina, canamicina e capreomicina. (Importante: Em janeiro de 2021, a OMS publicou as seguintes novas definições: (i) pré-XDR-TB, como a TB causada por cepas de *Mycobacterium tuberculosis* que preenchem critérios da definição de MDR/RR-TB e que também são resistentes a qualquer fluoroquinolona; (ii) XDR-TB, como a TB causada por cepas de *M. tuberculosis* que preenchem critérios da definição de MDR/RR-TB e que também são resistentes a qualquer fluoroquinolona e pelo menos um fármaco adicional do grupo A, incluindo levofloxacino ou moxifloxacino, bedaquilina e linezolida.) Cerca de 6,2% dos casos de MDR-TB em todo o mundo podem ser XDR-TB, mas a grande maioria de casos de XDR-TB continua não diagnosticada porque faltam métodos confiáveis para TSF e a capacidade laboratorial é limitada principalmente nos países de baixa renda. Ultimamente, há relatos de alguns casos considerados resistentes a todos os fármacos anti-TB; no entanto, essa informação deve ser interpretada com cautela, porque testes de suscetibilidade aos fármacos de segunda linha não são nem acurados, nem reprodutíveis.

DA EXPOSIÇÃO À INFECÇÃO

Mycobacterium tuberculosis é mais comumente transmitido de uma pessoa com TB pulmonar infecciosa por núcleos de gotículas contendo bactérias *M. tuberculosis*, que são aerossolizados por tosse, espirro ou fala. As minúsculas gotículas secam rapidamente; as menores (< 5-10 μm de diâmetro) podem permanecer suspensas no ar durante várias horas e alcançar as vias aéreas terminais quando inaladas. Pode haver até 3 mil núcleos infecciosos por episódio de tosse. Outras vias de transmissão do bacilo da TB (p. ex., por meio da pele ou da placenta) são incomuns, carecendo de importância epidemiológica. O risco de transmissão e subsequente aquisição da infecção por *M. tuberculosis* é determinado principalmente por fatores exógenos, embora fatores endógenos também possam estar envolvidos. A probabilidade de contato com uma pessoa que apresenta a forma infecciosa de TB, a intimidade e a duração desse contato, o grau de infectividade do caso e o ambiente compartilhado no contato constituem importantes determinantes da probabilidade de transmissão. Diversos estudos sobre situações de contatos próximos demonstraram claramente que os pacientes com TB cujo escarro contém BAARs visíveis à microscopia (casos de esfregaço de escarro positivo) têm maior tendência a transmitir a infecção. Os pacientes mais infectantes apresentam doença pulmonar cavitária – ou, menos comumente, TB laríngea – e produzem escarro que contém até 10^5 a 10^7 BAAR/mL. Os pacientes que apresentam TB com esfregaço de amostra de escarro negativo/cultura positiva são menos infectantes, embora tenham sido responsáveis por até 20% da transmissão em alguns estudos nos Estados Unidos. Aqueles com TB pulmonar de cultura negativa e TB extrapulmonar são essencialmente não infecciosos. Como os indivíduos com infecção pelo HIV e TB têm menos tendência a apresentar cavitações, podem ser menos infectantes do que os sem coinfecção pelo HIV. A aglomeração em salas pouco ventiladas constitui um dos fatores mais importantes na transmissão de bacilos da TB, visto que aumenta a intensidade de contato com um caso. A virulência do microrganismo transmitido também é um fator importante no estabelecimento da infecção. Fatores endógenos, como o grau de competência imune, também são importantes. Em particular, pacientes infectados pelo HIV, pessoas em tratamento para câncer e aquelas que recebem fármacos imunossupressivos podem estar sob maior risco de aquisição da infecção por TB.

Devido à demora na procura de atendimento médico e no estabelecimento de um diagnóstico, estima-se que, em condições de alta prevalência, até 20 contatos (ou 3-10 pessoas por ano) sejam infectados para cada caso BAAR-positivo antes do diagnóstico de TB no caso-índice. As tentativas de estimar o número reprodutivo básico R_0 para a TB resultaram em uma ampla gama de valores dependendo de condições ambientais e comportamentos sociais das populações: de 0,24 na Holanda durante o período de 1933 a 2007 a 4,3 na China em 2012, refletindo o estado de controle da doença.

DA INFECÇÃO À DOENÇA

Diferentemente do risco de aquisição da infecção por *M. tuberculosis*, o risco de desenvolver a doença após ter sido infectado depende, em grande parte, de fatores endógenos, como as defesas imunológicas inatas e não imunológicas do indivíduo, bem como o nível em que está funcionando a imunidade mediada por célula isoladamente. A doença clínica que ocorre diretamente após a infecção é classificada como *TB primária*, sendo a sua ocorrência comum entre crianças nos primeiros anos de vida e entre indivíduos imunocomprometidos. Embora a TB primária possa ser grave e disseminada, geralmente não está associada a alto nível de transmissibilidade. Quando a infecção é

TABELA 178-1 ■ Fatores de risco para a tuberculose (TB) ativa entre indivíduos infectados pelo bacilo da TB

Fator	Risco relativo/chances[a]
Infecção recente (< 1 ano)	12,9
Lesões fibróticas (cicatrização espontânea)	2-20
Comorbidades e causas iatrogênicas	
Infecção pelo vírus da imunodeficiência humana (HIV)	21 a > 30
Silicose	30
Insuficiência renal crônica/hemodiálise	10-25
Diabetes	2-4
Uso de drogas intravenosas	10-30
Uso excessivo de álcool	3
Tratamento imunossupressor	10
Inibidores do fator de necrose tumoral α	4-5
Gastrectomia	2-5
Derivação jejunoileal	30-60
Período pós-transplante (de rim, coração)	20-70
Tabagismo	2-3
Desnutrição e peso acentuadamente baixo	2

[a]Infecção antiga = 1.

adquirida mais tarde durante a vida, a probabilidade de que o sistema imune maduro possa contê-la pelo menos temporariamente é maior. Entretanto, os bacilos latentes podem persistir durante anos antes de serem reativados, produzindo *TB secundária* (ou *pós-primária*), que, devido à frequente ocorrência de cavitação, é mais comumente infectante do que a doença primária. De modo geral, estima-se que até 10% dos indivíduos infectados acabarão desenvolvendo TB ativa durante a sua vida – metade deles durante os primeiros 18 meses após a infecção. O risco é muito maior entre indivíduos imunocomprometidos e, particularmente, naqueles infectados pelo HIV. A reinfecção de um indivíduo previamente infectado, comum em áreas com altas taxas de transmissão de TB, também pode favorecer o desenvolvimento da doença. No auge do ressurgimento da TB nos Estados Unidos, no início da década de 1990, a tipagem molecular e a comparação de cepas de *M. tuberculosis* sugeriram que até um terço dos casos de TB ativa em algumas comunidades do interior foi decorrente de uma transmissão recente mais do que de reativação de infecção latente antiga. A idade representa um importante determinante do risco de doença após a infecção. Entre as pessoas infectadas, a incidência de TB é mais alta no fim da adolescência e no início da idade adulta; as razões disso ainda não foram esclarecidas. A incidência entre mulheres atinge o seu pico entre 25 a 34 anos de idade. Nesse grupo etário, as taxas entre mulheres podem ser mais altas que as dos homens, enquanto ocorre o oposto em idades mais avançadas. O risco pode aumentar no indivíduo idoso, possivelmente devido ao declínio da imunidade e a comorbidades.

Diversas doenças e condições favorecem o desenvolvimento da TB ativa (Tab. 178-1). Em termos absolutos, o fator de risco mais potente para a TB entre indivíduos infectados é claramente a coinfecção pelo HIV, a qual suprime a imunidade celular. O risco de a infecção evoluir para doença ativa está diretamente relacionado com o grau de imunossupressão do paciente. Em um estudo de indivíduos infectados pelo HIV, com resultado positivo do teste cutâneo com tuberculina (TCT), esse risco variou de 2,6 a 13,3 casos a cada 100 pessoas-ano e aumentou com o declínio da contagem de células T CD4+.

HISTÓRIA NATURAL DA DOENÇA

Os estudos conduzidos em diversos países antes do advento da terapia antimicrobiana para TB mostraram que a TB sem tratamento é frequentemente fatal. Cerca de um terço dos pacientes morria no período de 1 ano após o diagnóstico. Dados históricos também mostram que 55% dos casos com esfregaço de escarro positivo morriam dentro de 5 anos e que até 86% (média ponderada de 70%), dentro de 10 anos. Uma letalidade menor (cerca de 20%) foi estimada para os casos paucibacilares com esfregaço negativo sem tratamento em 5 anos. Entre os sobreviventes depois de 5 anos, cerca de 60% sofriam remissão espontânea, enquanto o restante ainda excretava o bacilo da TB. Com a terapia antimicrobiana efetiva, oportuna e correta da TB, os pacientes têm uma probabilidade muito alta de cura. Entretanto, o uso inadequado dos agentes tuberculostáticos, apesar de reduzir as taxas de mortalidade, também pode resultar em grande número de casos infectantes crônicos, frequentemente com bacilos resistentes a fármacos.

PATOGÊNESE E IMUNIDADE

INFECÇÃO E INVASÃO DE MACRÓFAGOS

A interação de *M. tuberculosis* com o hospedeiro humano começa quando núcleos de gotículas que contêm microrganismos viáveis propagados no ar por pacientes infectantes são inalados por uma pessoa próxima. Embora os bacilos inalados sejam, em sua maioria, retidos nas vias aéreas superiores e expelidos pelas células mucosas ciliadas, uma fração (normalmente < 10%) alcança os alvéolos, um ambiente imunorregulador exclusivo. Assim, nas fases muito iniciais da infecção, as células predominantemente infectadas por *M. tuberculosis* são as células dendríticas mieloides. Subsequentemente, macrófagos alveolares que ainda não foram ativados (macrófagos prototípicos alternativamente ativados) fagocitam os bacilos. A aderência de micobactérias aos macrófagos resulta, em grande parte, da ligação da parede celular bacteriana a uma variedade de moléculas receptoras de superfície celular do macrófago, como receptores do complemento, receptor de manose, receptor G Fcγ de imunoglobulina e receptores de varredura do tipo A. Os surfactantes também podem ser importantes na fase inicial de interação entre o hospedeiro e o patógeno, e a proteína D surfactante pode impedir a fagocitose. A fagocitose é aumentada por ativação do complemento que leva à opsonização de bacilos com ativação de derivados de C3 como C3b e C3bi. De forma concomitante, a ligação de determinados receptores, como o receptor de manose, regula os eventos pós-fagocíticos, como a fusão fagossomo-lisossomo e a produção de citocina inflamatória. Após a formação de um fagossomo, a sobrevida de *M. tuberculosis* no seu interior parece depender, em parte, de uma redução da acidificação devido à falta de montagem de próton-adenosina-trifosfatase vesicular completa. O lipoglicano da parede celular bacteriana, a lipoarabinomanana, que inibe o aumento intracelular de Ca^{2+}, desencadeia uma complexa série de eventos. Em consequência, ocorre comprometimento da via Ca^{2+}/calmodulina (que leva à fusão do fagossomo-lisossomo), e os bacilos podem sobreviver no interior dos fagossomos ao bloquearem a fusão. O fagossomo de *M. tuberculosis* inibe a produção de fosfatidilinositol-3-fosfato, a qual normalmente marca os fagossomos para classificação na membrana e maturação (incluindo a formação de fagolisossomo), o que destruiria as bactérias. Fatores bacterianos bloqueiam a defesa de autofagia do hospedeiro, na qual a célula sequestra o fagossomo em uma vesícula de membrana dupla (*autofagossomo*) que se destina a fundir com os lisossomos. Se os bacilos tiverem sucesso na interrupção da maturação do fagossomo, a replicação começa e o macrófago acaba sofrendo ruptura, liberando seu conteúdo bacilar. Esse processo é mediado pelo sistema de secreção ESX-1 que é codificado por genes contidos na região de diferença 1 (RD1). Então, outras células fagocíticas não infectadas são recrutadas para continuar o ciclo da infecção por meio da ingestão dos macrófagos que estão morrendo e de seu conteúdo bacilar, tornando-se, assim, elas próprias infectadas e expandindo a infecção.

VIRULÊNCIA DE BACILOS DA TUBERCULOSE

Mycobacterium tuberculosis deve ser visto como um complexo formado por uma grande variedade de cepas que diferem em virulência e são capazes de produzir diversas manifestações da doença. Desde a elucidação do genoma de *M. tuberculosis* em 1998, grandes coleções mutantes foram geradas e muitos genes de bactérias que contribuem para a virulência por *M. tuberculosis* foram encontrados. Padrões diferentes de defeitos de virulência foram definidos em vários modelos animais, predominantemente camundongos, mas também porquinhos-da-índia, coelhos e primatas não humanos. O gene *katG* codifica uma enzima catalase/peroxidase que protege contra o estresse oxidativo e é necessário para ativação da isoniazida e subsequente atividade bactericida. RD1 é um *locus* de 9,5 kb que codifica dois antígenos proteicos pequenos essenciais – antígeno ESAT-6 (de *early secretory antigen-6*) de 6 kDa e proteína 10 do filtrado de cultura (CFP-10, de *culture filtrate protein-10*) –, assim como o suposto aparelho de secreção que pode facilitar seu egresso; a ausência desse *locus* da vacina na cepa de vacina do bacilo de Calmette-Guérin (BCG) de *M. bovis* é uma mutação atenuante importante. Em *M. marinum*, uma mutação no *locus* de virulência de RD1 que codifica o sistema de secreção ESX-1 prejudica a capacidade de macrófagos apoptóticos de recrutar células não infectadas para outros ciclos de infecção. Os resultados são menos replicação e menos granulomas novos. Essas observações em *M. marinum* são semelhantes, em parte, a eventos relacionados com a virulência de *M. tuberculosis*; porém, ESX-1, embora necessário, é provavelmente insuficiente para explicar a virulência, e outros mecanismos podem ser importantes. Os mutantes que não possuem enzimas essenciais de biossíntese bacteriana tornam-se auxotróficos para o substrato faltante e frequentemente são totalmente incapazes de proliferar em animais; estes incluem os mutantes *leuCD* e *panCD*, que requerem leucina e ácido pantotênico, respectivamente. O gene da isocitrato-liase (*icl1*) codifica uma etapa essencial no *shunt* de glioxilato que facilita o crescimento bacteriano nos substratos de ácido graxo; esse gene é necessário para a persistência de longo prazo da infecção por *M. tuberculosis* em camundongos com TB crônica. Os mutantes de *M. tuberculosis* nos genes reguladores como fator C sigma e fator H sigma (*sigC* e *sigH*) estão associados a crescimento bacteriano normal em camundongos, mas falham em evocar patologia tecidual completa. Por fim, a proteína micobacteriana CarD (expressa pelo gene *carD*) parece essencial para o controle de transcrição de rRNA que é necessário para replicação e persistência na célula hospedeira. Sua perda expõe micobactérias a estresse oxidativo, inanição, lesão do DNA e, finalmente, sensibilidade para serem mortas por uma variedade de mutagênicos e mecanismos de defesa do hospedeiro.

RESISTÊNCIA INATA À INFECÇÃO

Diversas observações sugerem que os fatores genéticos desempenham um papel fundamental na resistência inata à infecção por *M. tuberculosis* e ao desenvolvimento de doença. A existência dessa resistência, de natureza poligênica, é sugerida pelos diferentes graus de sensibilidade à TB em diferentes populações. Esse mecanismo de eliminação do patógeno pode ser acompanhado por resultados negativos no TCT e no ensaio de liberação de interferon-γ (IFN-γ) (IGRA, de *interferon-γ release assay*). Em camundongos, um gene denominado *Nramp1* (proteína de macrófago 1 associada à resistência natural) desempenha um papel regulador na resistência/sensibilidade às micobactérias. O homólogo humano NRAMP1, mapeado no cromossomo 2q, pode ter um papel na determinação da suscetibilidade à TB, conforme sugerido por um estudo realizado com africanos ocidentais. Estudos em camundongos identificaram um novo gene de resistência do hospedeiro, *ipr1*, que é codificado dentro do *locus sst1*; *ipr1* codifica uma proteína nuclear induzível por IFN que interage com outras proteínas nucleares nos macrófagos estimulados por IFN ou infectados por *M. tuberculosis*. Além disso, os polimorfismos em múltiplos genes, como os que codificam vários alelos de complexo de histocompatibilidade principal (MHC, de *major histocompatibility complex*), IFN-γ, fator de crescimento de células T β, interleucina (IL) 10, proteína de ligação da manose, receptor de IFN-γ, receptor semelhante ao Toll 2, receptor de vitamina D e IL-1, foram associados à suscetibilidade à TB.

RESPOSTA DO HOSPEDEIRO, FORMAÇÃO DE GRANULOMA E "LATÊNCIA"

No estágio inicial da interação hospedeiro-bactéria, antes do início de uma resposta de imunidade mediada por células (IMC) adquirida, *M. tuberculosis* dissemina-se amplamente por meio dos vasos linfáticos, espalhando-se para outros locais nos pulmões e outros órgãos, e passa por um período de crescimento extenso dentro de macrófagos não ativados imaturos; outros macrófagos imaturos são recrutados para o granuloma inicial. A forma como o bacilo tem acesso ao tecido do parênquima ainda precisa ser elucidada; ele pode infectar diretamente as células epiteliais ou transmigrar por meio de macrófagos infectados pelo epitélio. Os monócitos ou células dendríticas infectados começam, então, a transportar os bacilos para o sistema linfático. Estudos sugerem que *M. tuberculosis* usa mecanismos de virulência específicos para subverter a sinalização celular do hospedeiro e para evocar uma resposta inicial pró-inflamatória que promove expansão do granuloma e crescimento bacteriano durante essa fase inicial importante. Um estudo de infecção por *M. marinum* em peixe-zebra delineou um mecanismo molecular provável pelo qual as micobactérias induzem formação de granuloma. A proteína micobacteriana ESAT-6 induz secreção de metaloproteinase matricial 9 (MPM9) por células epiteliais vizinhas que estão em contato com macrófagos infectados. A MPM9, por sua vez, estimula o recrutamento de macrófagos imaturos, induzindo, assim, maturação do granuloma e crescimento bacteriano. A perturbação da função de MPM9 resulta em redução do crescimento bacteriano. Outro estudo mostrou que o monofosfato de adenosina (AMP, de *adenosine monophosphate*) cíclico derivado de *M. tuberculosis* é secretado pelos fagossomos para os macrófagos hospedeiros, subvertendo as vias de transdução do sinal da célula e estimulando uma elevação na secreção do fator de necrose tumoral α (TNF-α, de *tumor necrosis factor α*) e recrutamento celular pró-inflamatório adicional. Por fim, as quimiocinas e os produtos bacterianos liberados durante as rodadas repetidas de lise celular e infecção de macrófagos de chegada recente possibilitam que as células dendríticas tenham acesso aos bacilos; essas células migram para linfonodos de drenagem e apresentam antígenos micobacterianos aos linfócitos T. Nesse ponto, o desenvolvimento de imunidade celular e humoral inicia-se. Esses estágios iniciais da infecção são geralmente assintomáticos.

Cerca de 2 a 4 semanas após a infecção, surgem duas respostas do hospedeiro a *M. tuberculosis*: uma resposta da IMC de ativação dos macrófagos e uma resposta de lesão tecidual. A *resposta de ativação dos macrófagos* é um fenômeno mediado por células T que leva à ativação de macrófagos capazes de matar e digerir os bacilos da TB. A *resposta de lesão tecidual* resulta de uma reação de hipersensibilidade do tipo tardio a vários antígenos bacilares; destrói os macrófagos inativados que contêm bacilos em multiplicação, mas também provoca necrose caseosa dos tecidos acometidos (ver adiante). Embora ambas as respostas possam inibir o crescimento das micobactérias, é o equilíbrio entre as duas que determina as formas de TB que irão surgir subsequentemente. Com o desenvolvimento da imunidade específica e o acúmulo de grandes números de macrófagos ativados no local da lesão primária, formam-se lesões granulomatosas. Essas lesões consistem em acúmulos de linfócitos e macrófagos ativados que evoluem para morfologias de células epitelioides e células gigantes. A princípio, a resposta de lesão tecidual pode limitar o crescimento das micobactérias no interior dos macrófagos. Conforme assinalado anteriormente, essa resposta, mediada por diversos produtos bacterianos, não apenas destrói os macrófagos como também provoca necrose sólida precoce no centro do granuloma. Embora *M. tuberculosis* possa sobreviver, seu crescimento é inibido dentro desse ambiente necrótico pela baixa tensão de oxigênio e pelo baixo pH. Nesse ponto, algumas lesões podem cicatrizar por fibrose, com a subsequente calcificação, enquanto outras lesões apresentam inflamação e necrose. Algumas observações questionaram a visão tradicional de que qualquer encontro entre micobactérias e macrófagos resulta em infecção crônica. É possível que uma resposta imune capaz de erradicar a infecção inicial possa algumas vezes ocorrer em consequência, por exemplo, de mutações incapacitantes nos genomas micobacterianos que tornam inefetiva a sua replicação. Os granulomas individuais formados durante essa fase de infecção podem variar em tamanho e composição; alguns conseguem conter a disseminação das micobactérias, enquanto outros não o fazem. A infecção por TB ocorre como resultado desse equilíbrio dinâmico entre o microrganismo e o hospedeiro. Há muitos anos, a infecção por TB tem sido chamada de "infecção latente por TB (ILTB)". Essa terminologia era usada para definir um estado de resposta imune persistente à estimulação por antígenos de *M. tuberculosis* sem evidência de TB ativa clinicamente manifesta. A qualificação "latente" pode oferecer alguma conveniência para diferenciar entre infecção e doença, embora seja uma descrição imprecisa de um processo que abrange gerações de bactérias que não estão adormecidas. Foi especulado que, dessa forma, *latência* pode ser um termo impreciso porque os bacilos permanecem ativos durante esse estágio "latente", formando biofilmes em regiões necróticas dentro das quais eles se escondem temporariamente. Assim, alguns autores propuseram o termo *persistente* como mais acurado para indicar o comportamento do bacilo nessa fase. É importante reconhecer que infecção e doença não representam um estado binário, mas um *continuum* ao longo do qual a infecção se move na direção de contenção total ou doença. A capacidade de prever, por meio de biomarcadores sistêmicos, quais indivíduos afetados irão progredir para doença seria de imenso valor para a realização de intervenções profiláticas.

RESPOSTA ATIVADORA DE MACRÓFAGOS

A IMC é fundamental neste estágio inicial. Na maioria das pessoas afetadas, os macrófagos locais são ativados quando antígenos bacilares processados por macrófagos estimulam os linfócitos T a liberar diversas linfocinas. Esses macrófagos ativados se juntam ao redor do centro da lesão e neutralizam, de forma efetiva, os bacilos da TB sem aumentar a destruição tecidual. Na parte central da lesão, o material necrótico lembra um queijo macio (*necrose caseosa*) – um fenômeno que também pode ser observado em outras condições, como as neoplasias. Mesmo quando ocorre cicatrização, os bacilos viáveis podem permanecer adormecidos dentro de macrófagos ou no material necrótico por muitos anos. Essas lesões "cicatrizadas" no parênquima pulmonar e nos linfonodos hilares podem, mais tarde, sofrer calcificação.

HIPERSENSIBILIDADE TARDIA

Em uma minoria de casos, a resposta ativadora de macrófagos é fraca, e o crescimento das micobactérias pode ser inibido apenas por reações intensificadas de hipersensibilidade tardia, o que causa destruição do tecido pulmonar. A lesão tende a aumentar ainda mais de tamanho, e o tecido circundante é progressivamente danificado. No centro da lesão, o material caseoso sofre liquefação. As paredes brônquicas e os vasos sanguíneos são invadidos e destruídos, e formam-se cavidades. O material caseoso liquefeito, contendo grande quantidade de bacilos, é drenado através dos brônquios. Dentro dessa cavidade, os bacilos tuberculosos se multiplicam, há derramamento para as vias aéreas e eles são eliminados no ambiente por meio de manobras respiratórias como a tosse e a fala. Nos estágios iniciais da infecção, os bacilos costumam ser transportados por macrófagos até os linfonodos regionais, a partir dos quais eles ganham acesso ao retorno venoso central; a partir deste local, eles podem novamente se espalhar para os pulmões e podem também se disseminar para além da vasculatura pulmonar por todo o corpo pela circulação sistêmica. As lesões extrapulmonares resultantes podem passar pela mesma evolução das pulmonares, embora a maioria tenda a cicatrizar. Em crianças pequenas com imunidade natural precária, a disseminação hematogênica pode resultar em TB miliar fatal ou meningite tuberculosa.

PAPEL DOS MACRÓFAGOS E MONÓCITOS

Enquanto a IMC confere proteção parcial contra *M. tuberculosis*, a imunidade humoral desempenha um papel bem menos definido na proteção (embora haja crescentes evidências da existência de anticorpos para lipoarabinomanana, que podem impedir a disseminação da infecção em crianças). No caso da IMC, dois tipos de células são essenciais: os macrófagos, que fagocitam diretamente os bacilos da TB, e as células T (principalmente linfócitos T CD4+, embora o papel de linfócitos T CD8+ tenha sido recentemente sujeito a muita pesquisa), que induzem proteção por meio da produção de citocinas, especialmente IFN-γ. Após infecção por *M. tuberculosis*, os macrófagos alveolares secretam diversas citocinas responsáveis por vários eventos (p. ex., formação de granulomas), bem como por efeitos sistêmicos (p. ex., febre e perda de peso). No entanto, macrófagos alveolares alternativamente ativados podem ser particularmente suscetíveis ao crescimento de *M. tuberculosis* logo no início, dadas as suas atividades pró-inflamatória e bactericida limitadas, que estão relacionadas, em parte, com serem banhados em surfactante. Novos monócitos e macrófagos atraídos para o local constituem os componentes-chave da resposta imune. Seu principal mecanismo está provavelmente relacionado com a produção de oxidantes (como intermediários de oxigênio reativo ou óxido nítrico), que possuem atividade antimicobacteriana e aumentam a síntese de citocinas, como TNF-α e IL-1, as quais regulam a liberação de intermediários de oxigênio reativo e intermediários reativos de nitrogênio. Além disso, os macrófagos podem sofrer apoptose – um mecanismo de defesa para evitar a liberação de citocinas e bacilos por meio de seu sequestro na célula apoptótica. Um trabalho recente também descreve o envolvimento de neutrófilos na resposta do hospedeiro, embora o momento oportuno de seu surgimento e sua eficácia permaneçam incertos.

PAPEL DOS LINFÓCITOS T

Os macrófagos alveolares, os monócitos e as células dendríticas também são fundamentais no processamento e na apresentação de antígenos aos linfócitos T, principalmente as células T CD4+ e CD8+; o resultado consiste na ativação e na proliferação de linfócitos T CD4+, cruciais na defesa do hospedeiro contra *M. tuberculosis*. Defeitos qualitativos e quantitativos nas células T CD4+ explicam a incapacidade dos indivíduos infectados pelo HIV de conter a proliferação de micobactérias. Os linfócitos T CD4+ ativados podem sofrer diferenciação em células T_H1 ou T_H2 produtoras de citocinas. As células T_H1 produzem IFN-γ – um ativador de macrófagos e monócitos – e IL-2. As células T_H2 produzem IL-4, IL-5, IL-10 e IL-13, podendo também promover a imunidade humoral. A inter-relação dessas várias citocinas e a sua regulação cruzada determinam a resposta do hospedeiro. Entretanto, o papel das citocinas na promoção da destruição intracelular de micobactérias ainda não foi totalmente elucidado. O IFN-γ pode induzir a geração de intermediários reativos de nitrogênio e regular genes envolvidos nos efeitos bactericidas. O TNF-α também é importante. Embora os mecanismos exatos sejam complexos e ainda não estejam esclarecidos, foi sugerido um modelo que prevê um cenário ideal para o TNF-α entre a ativação excessiva – com a consequente piora das reações imunopatológicas – e a ativação insuficiente – com a resultante ausência de contenção – no controle da infecção por TB. As observações feitas originalmente em camundongos *knockout* transgênicos e, mais recentemente, em seres humanos sugerem que outros subgrupos de células T, especialmente as células T CD8+, podem desempenhar um papel importante. As células T CD8+ foram associadas a atividades protetoras em função de respostas citotóxicas e lise das células infectadas, bem como à produção de IFN-γ e TNF-α. Por fim, as células *natural killer* atuam como correguladoras das atividades líticas das células T CD8+, e acredita-se, cada vez mais, que as células T γδ estejam envolvidas em respostas protetoras nos seres humanos.

LIPÍDEOS E PROTEÍNAS MICOBACTERIANOS

Os lipídeos são envolvidos no reconhecimento das micobactérias pelo sistema imune inato, e as lipoproteínas (como a lipoproteína de 19 kDa) deflagram potentes sinais por meio de receptores semelhantes ao Toll presentes nas células dendríticas sanguíneas. *Mycobacterium tuberculosis* possui diversos antígenos proteicos. Alguns se encontram no citoplasma e na parede celular, enquanto outros são secretados. A maior importância desses antígenos secretados na produção de uma resposta dos linfócitos T é sugerida por experimentos que documentaram o aparecimento de imunidade protetora em animais após imunização com micobactérias vivas secretoras de proteínas. Entre os antígenos que podem desempenhar um papel protetor, destacam-se os antígenos 30 kDa (ou 85B) e ESAT-6. É provável que a imunidade protetora resulte da reatividade a numerosos antígenos micobacterianos diferentes. Esses antígenos estão sendo incorporados em vacinas recentemente projetadas em várias plataformas.

REATIVIDADE DO TESTE CUTÂNEO

Juntamente com o aparecimento de imunidade, verifica-se o desenvolvimento de hipersensibilidade tardia a *M. tuberculosis*. Essa reatividade constitui a base do TCT, utilizado principalmente para o diagnóstico da infecção por *M. tuberculosis* em indivíduos assintomáticos. Os mecanismos celulares responsáveis pela reatividade ao TCT estão relacionados principalmente com os linfócitos T CD4+ previamente sensibilizados, que são atraídos ao local do teste cutâneo. Nesse local, proliferam-se e produzem citocinas. Embora a hipersensibilidade tardia esteja associada à imunidade protetora (os indivíduos TCT-positivos são menos suscetíveis a uma nova infecção por *M. tuberculosis* do que as pessoas TCT-negativas), ela não garante nenhuma proteção contra a reativação. Na verdade, casos de TB ativa são frequentemente acompanhados de reações fortemente positivas ao teste cutâneo. Há também evidências de reinfecção por uma nova cepa de *M. tuberculosis* em pacientes com doença ativa previamente tratada. Essa evidência ressalta o fato de que a infecção prévia ou a TB ativa podem não conferir imunidade protetora total.

MANIFESTAÇÕES CLÍNICAS

A TB é classificada em pulmonar, extrapulmonar ou ambas. Dependendo de vários fatores ligados ao estado imunológico do hospedeiro e a cepas bacterianas, a TB extrapulmonar pode ocorrer em 10 a 40% dos pacientes. Além disso, até dois terços dos pacientes infectados pelo HIV que apresentam TB podem ter TB tanto pulmonar quanto extrapulmonar ou apenas TB extrapulmonar.

TB PULMONAR

A TB pulmonar pode ser convencionalmente classificada em primária ou pós-primária (do tipo adulto, secundária). Essa distinção foi desafiada por evidências moleculares decorrentes de áreas endêmicas para TB, indicando que uma grande porcentagem de casos de TB pulmonar no adulto resulta de infecção recente (seja infecção primária ou reinfecção), e não de reativação.

Doença primária A TB pulmonar primária ocorre pouco depois da infecção inicial. Ela pode ser assintomática ou se apresentar com febre e, algumas vezes, dor torácica pleurítica. Em áreas com muita transmissão de TB, essa forma de doença costuma ser vista em crianças. Como a maior parte do ar inspirado se distribui nas regiões média e inferior dos pulmões, essas áreas geralmente estão mais acometidas na TB primária. A lesão formada após a infecção inicial (*nódulo de Ghon*) costuma ser periférica e acompanhada por linfadenopatia transitória hilar ou paratraqueal, podendo ou não ser visível na radiografia de tórax padrão **(Fig. 178-4)**. Alguns pacientes desenvolvem eritema nodoso nas pernas **(ver Fig. A1-39)** ou conjuntivite flictenular. Na maioria dos casos, a lesão cicatriza espontaneamente e torna-se evidente apenas na forma de um pequeno nódulo calcificado. A reação pleural sobrejacente a foco subpleural também é comum. O nódulo de Ghon, com ou sem reação pleural, espessamento e linfadenopatia regional subjacentes, é chamado de *complexo de Ghon*.

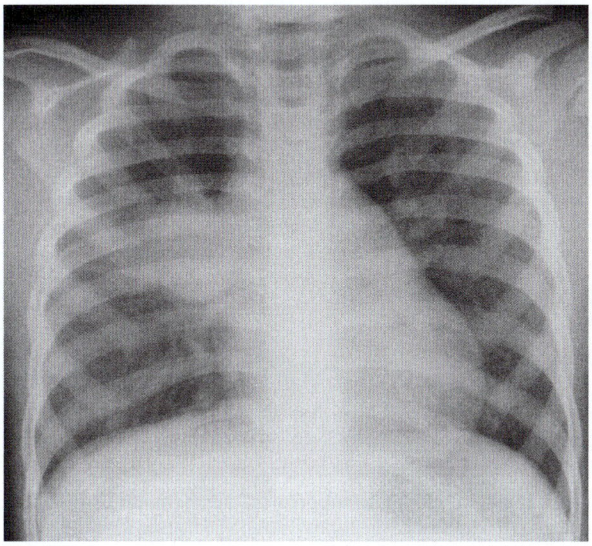

FIGURA 178-4 **Radiografia de tórax mostrando aumento de linfonodo hilar direito com infiltração para o tecido pulmonar circundante** em uma criança com tuberculose primária. *(Cortesia do Prof. Robert Gie, Department of Paediatrics and Child Health, Stellenbosch University, África do Sul; com permissão.)*

Em crianças jovens com IMC imatura e nos indivíduos com comprometimento da imunidade (p. ex., aqueles com desnutrição ou infecção pelo HIV), a TB primária pode evoluir rapidamente para doença clínica. A lesão inicial aumenta de tamanho, podendo evoluir de diferentes maneiras. O derrame pleural, observado em até dois terços dos casos, resulta da penetração de bacilos no espaço pleural a partir de um foco subpleural adjacente. Nos casos graves, o sítio primário aumenta rapidamente, sua parte central sofre necrose, e verifica-se o desenvolvimento de cavitação (*TB primária progressiva*). A TB em crianças pequenas é quase sempre acompanhada de linfadenopatia hilar ou paratraqueal devido à disseminação de bacilos do parênquima pulmonar pelos vasos linfáticos. Os linfonodos aumentados podem comprimir os brônquios, causando obstrução total com colapso distal, obstrução parcial com sibilo de via aérea de grande calibre ou efeito de movimento de válvula (*ball-valve effect*) com hiperinsuflação segmentar/lobar. Os linfonodos também podem romper-se na via aérea com desenvolvimento de pneumonia, frequentemente incluindo áreas de necrose e cavitação, distal à obstrução. Bronquiectasia (Cap. 290) pode se desenvolver em qualquer segmento/lobo lesionado por pneumonia caseosa progressiva. A disseminação hematogênica oculta geralmente acompanha infecção primária. No entanto, na ausência de uma resposta imune adquirida suficiente, que em geral contém a infecção, pode ocorrer doença disseminada ou miliar (Fig. 178-5).

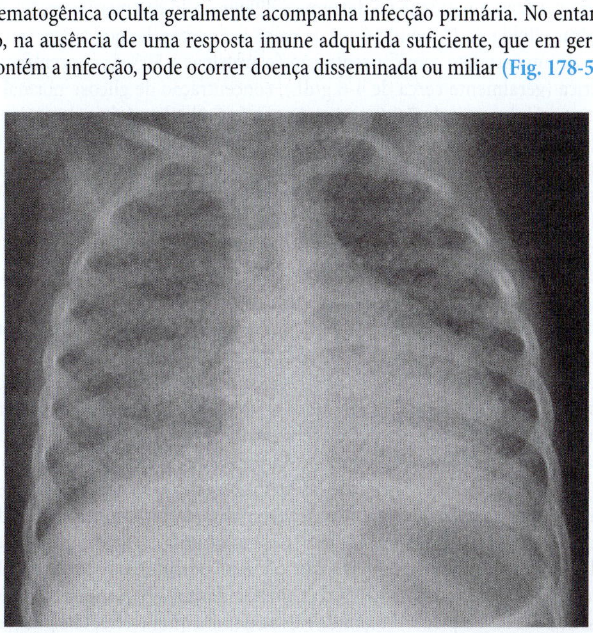

FIGURA 178-5 **Radiografia de tórax mostrando infiltrados miliares bilaterais** em uma criança. *(Cortesia do Prof. Robert Gie, Department of Paediatrics and Child Health, Stellenbosch University, África do Sul; com permissão.)*

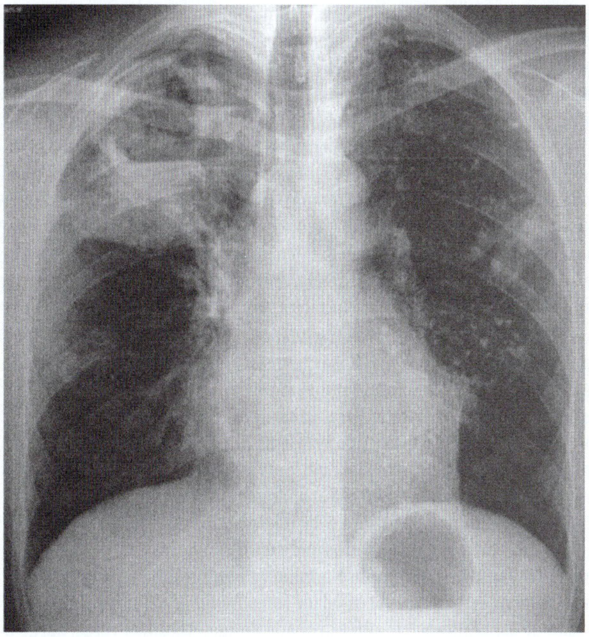

FIGURA 178-6 **Radiografia de tórax mostrando infiltrado de lobo superior direito e uma cavidade com nível ar-líquido** em um paciente com tuberculose ativa. *(Cortesia de Dr. Andrea Gori, Infectious Diseases Unit, Fondazione IRCCS Ca' Granda Ospediale Maggiore Policlinico, Universidade de Milão, Milão, Itália; com permissão.)*

Há desenvolvimento de lesões granulomatosas em múltiplos órgãos, e elas podem causar doença localmente progressiva ou resultar em meningite tuberculosa; essa é uma preocupação especial em crianças jovens e em indivíduos imunocomprometidos (p. ex., pacientes com infecção pelo HIV).

Doença pós-primária (tipo adulto) Também denominada *TB de reativação* ou *secundária*, a TB pós-primária provavelmente é mais precisamente chamada de *TB do tipo adulto*, pois pode resultar da reativação endógena de infecção distante ou recente (infecção primária ou reinfecção). Localiza-se, geralmente, nos segmentos apicais e posteriores dos lobos superiores, onde a tensão de oxigênio média consideravelmente mais alta (em comparação com a das regiões inferiores) favorece o crescimento das micobactérias. Os segmentos superiores dos lobos inferiores também ficam frequentemente acometidos. A extensão do comprometimento do parênquima pulmonar varia acentuadamente, desde infiltrados pequenos até doença cavitária extensa. Com a formação de cavidades, o conteúdo necrótico liquefeito é, em última análise, liberado nas vias aéreas e pode sofrer disseminação broncogênica, resultando em lesões-satélite dentro dos pulmões, que, por sua vez, podem sofrer cavitação (Figs. 178-6 e 178-7). O comprometimento maciço

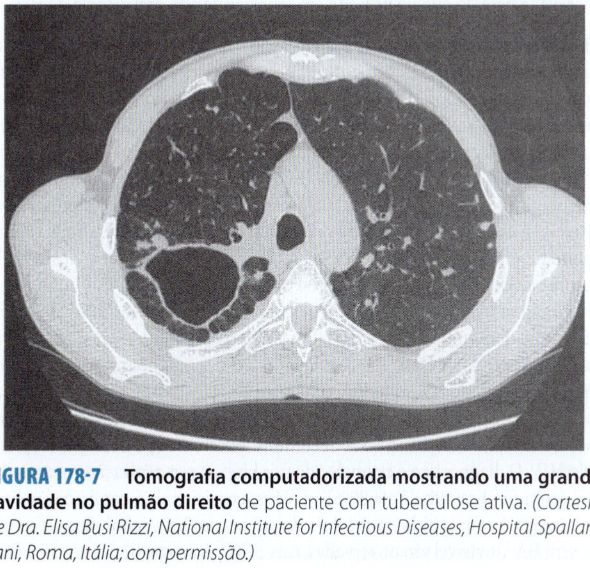

FIGURA 178-7 **Tomografia computadorizada mostrando uma grande cavidade no pulmão direito** de paciente com tuberculose ativa. *(Cortesia de Dra. Elisa Busi Rizzi, National Institute for Infectious Diseases, Hospital Spallanzani, Roma, Itália; com permissão.)*

de segmentos ou lobos pulmonares, com coalescência das lesões, provoca pneumonia caseosa. Enquanto até um terço dos pacientes sem tratamento sucumbe à TB pulmonar grave em poucas semanas ou meses após o início da doença (a "consunção galopante" clássica do passado), outros podem sofrer um processo de remissão espontânea ou seguem um curso crônico, progressivamente debilitante ("consunção" ou *tísica*). Nessas circunstâncias, algumas lesões pulmonares tornam-se fibróticas e, posteriormente, podem sofrer calcificação; entretanto, as cavidades persistem em outras partes dos pulmões. Os indivíduos com essa doença crônica continuam eliminando bacilos da TB no meio ambiente. A maioria dos pacientes responde ao tratamento com defervescência, diminuição da tosse, ganho ponderal e melhora geral do bem-estar em várias semanas.

No início da evolução da doença, os sinais e sintomas são frequentemente inespecíficos e insidiosos, consistindo principalmente em febre geralmente diurna e sudorese noturna causada por defervescência, perda de peso, anorexia, mal-estar geral e fraqueza. Todavia, em até 90% dos casos, surge finalmente tosse – com frequência, inicialmente improdutiva e limitada pela manhã e, mais tarde, acompanhada da produção de secreção brônquica purulenta, algumas vezes com raias de sangue. Há desenvolvimento de hemoptise em 20 a 30% dos casos, e pode ocorrer hemoptise maciça em consequência da erosão de vaso sanguíneo na parede de uma cavidade. Todavia, a hemoptise também pode resultar da ruptura de um vaso dilatado dentro de uma cavidade (*aneurisma de Rasmussen*) ou da formação de aspergiloma em uma cavidade antiga. Algumas vezes, surge dor torácica pleurítica em pacientes com lesões parenquimatosas subpleurais ou doença pleural. A doença extensa pode produzir dispneia e, em casos raros, síndrome da angústia respiratória aguda. Os achados físicos são de valor limitado na TB pulmonar. Muitos pacientes não apresentam anormalidades detectáveis ao exame de tórax, enquanto outros exibem estertores nas áreas acometidas durante a inspiração, particularmente após a tosse. Em determinadas ocasiões, podem-se auscultar roncos devido à obstrução brônquica parcial, bem como os sopros anfóricos clássicos em áreas com grandes cavidades. As manifestações sistêmicas incluem febre (frequentemente baixa e intermitente) em até 80% dos casos e emagrecimento. Entretanto, a ausência de febre não exclui a TB. Em alguns casos recorrentes e entre pessoas com baixo escore na escala Karnofsky, tem sido relatado baqueteamento digital. Os achados hematológicos mais comuns consistem em anemia discreta, leucocitose e trombocitose com velocidade de hemossedimentação e/ou nível de proteína C-reativa ligeiramente elevada. Nenhum desses achados é compatível ou suficientemente preciso para propósitos diagnósticos. Foi também relatada a ocorrência de hiponatremia devido à síndrome de secreção inapropriada de hormônio antidiurético.

TB EXTRAPULMONAR

Por ordem descendente de frequência, os locais extrapulmonares mais acometidos na TB são linfonodos, pleura, trato geniturinário, ossos e articulações, meninges, peritônio e pericárdio. Entretanto, praticamente todos os sistemas orgânicos podem ser acometidos. Em consequência da disseminação hematogênica em indivíduos infectados pelo HIV, a TB extrapulmonar é mais observada hoje do que no passado em cenários de alta prevalência de HIV.

TB nos linfonodos (linfadenite tuberculosa) A apresentação mais comum da TB extrapulmonar, tanto em pacientes soronegativos para HIV quanto em infectados por HIV (35% dos casos em todo o mundo e > 40% dos casos nos Estados Unidos em séries recentes), é a doença dos linfonodos, que é particularmente frequente entre pacientes infectados pelo HIV e em crianças (Fig. 178-8). Nos Estados Unidos, além das crianças, as mulheres (particularmente as não brancas) também parecem ser especialmente suscetíveis. Anteriormente causada principalmente por *M. bovis*, hoje a linfadenite tuberculosa é provocada, em grande parte, por *M. tuberculosis*. A TB nos linfonodos manifesta-se na forma de tumefação indolor dos linfonodos, em geral em locais supraclaviculares e cervicais posteriores (afecção historicamente denominada *escrófula*). Em geral, os linfonodos são discretos no estágio inicial da doença, mas evoluem, com o tempo, para massa indolor coalescente e podem resultar em um trajeto fistuloso drenando material caseoso. Há presença de doença pulmonar associada em menos de 50% dos casos, e sintomas sistêmicos são incomuns, exceto nos pacientes infectados pelo HIV. O diagnóstico é estabelecido por biópsia por aspiração com agulha fina (com rendimento de até 80%) ou biópsia excisional. A confirmação bacteriológica é conseguida na maioria dos casos, lesões granulomatosas com ou sem BAAR visível são observadas, e as culturas são positivas em 70 a 80% dos casos. Entre os pacientes infectados pelo HIV, os granulomas são menos organizados e frequentemente são inteiramente ausentes, mas as cargas bacterianas são maiores do que nos pacientes negativos para HIV, com maior rendimento em microscopia e cultura. O diagnóstico diferencial inclui uma variedade de doenças infecciosas, doenças neoplásicas, como linfomas ou carcinomas metastáticos, e distúrbios raros, como a doença de Kikuchi (linfadenite histiocítica necrosante), doença de Kimura e doença de Castleman.

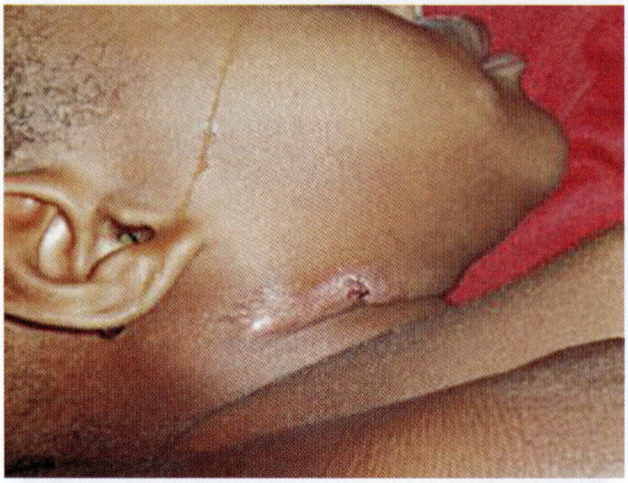

FIGURA 178-8 Linfadenite tuberculosa acometendo os linfonodos cervicais em uma criança de 2 anos de idade do Malawi. *(Cortesia de Prof. S. Graham, Centre for International Child Health, University of Melbourne, Austrália; com permissão.)*

TB pleural O acometimento da pleura responde por cerca de 20% dos casos extrapulmonares nos Estados Unidos e em outros locais. O derrame pleural isolado em geral reflete infecção primária recente, e o acúmulo de líquido no espaço pleural representa uma resposta de hipersensibilidade aos antígenos micobacterianos. A doença pleural também pode resultar da disseminação parenquimatosa contígua, como em muitos casos de pleurite que acompanha a doença pós-primária. Conforme a extensão da reatividade, o derrame pode ser pequeno, permanecer despercebido e sofrer resolução espontânea, ou ser grande o suficiente para causar sintomas, como febre, dor torácica pleurítica e dispneia. Os achados físicos são os do derrame pleural: macicez à percussão e ausência de ruídos respiratórios. A radiografia de tórax revela o derrame e, em até um terço dos casos, também demonstra lesão do parênquima. É necessário efetuar uma toracocentese para verificar a natureza do derrame e diferenciá-lo das manifestações de outras etiologias. O líquido é cor de palha e, às vezes, hemorrágico; trata-se de um exsudato com concentração de proteínas > 50% da concentração sérica (geralmente cerca de 4-6 g/dL), concentração de glicose normal a baixa, pH de cerca de 7,3 (ocasionalmente < 7,2) e leucócitos detectáveis (geralmente 500-6.000/μL). Os neutrófilos podem predominar no estágio inicial, mas a predominância linfocítica constitui o achado típico posterior. Em geral, as células mesoteliais são raras ou ausentes. BAARs raramente são observados em esfregaço direto, e as culturas frequentemente podem ser falsamente negativas para *M. tuberculosis*; culturas positivas são mais comuns entre casos pós-primários. A determinação da concentração pleural de adenosina-desaminase (ADA) constitui teste de triagem útil, e a TB pode ser excluída se os valores forem muito baixos. A lisozima também está presente no derrame pleural. A mensuração de IFN-γ, seja diretamente ou por meio de estimulação de células T sensibilizadas com antígenos micobacterianos, pode ser útil. Com frequência, a biópsia por agulha da pleura é necessária para o diagnóstico e é recomendada em vez do líquido pleural; ela revela granulomas e/ou produz cultura positiva em até 80% dos casos. A biópsia pleural pode produzir resultado positivo em cerca de 75% dos casos quando é utilizada amplificação automatizada em tempo real do ácido nucleico (o ensaio Xpert® MTB/RIF [Cepheid, Sunnyvale, Califórnia]; ver "Tecnologia de amplificação do ácido nucleico", adiante); o teste do líquido pleural com esse ensaio não é recomendado devido à baixa sensibilidade. Essa forma de TB pleural responde rapidamente à quimioterapia e pode ter resolução espontânea. A administração concomitante de glicocorticoides pode reduzir a duração da febre e/ou dor torácica, mas não apresenta benefício comprovado.

O empiema tuberculoso é uma complicação menos comum da TB pulmonar. Em geral, resulta da ruptura de uma cavidade, com vazamento de grande número de microrganismos no espaço pleural. Esse processo pode criar uma fístula broncopleural com a presença de ar no espaço pleural. A radiografia de tórax revela hidropneumotórax com nível hidroaéreo. O líquido pleural é purulento e espesso, contendo grande número de linfócitos. O esfregaço para BAAR e as culturas para micobactérias são frequentemente positivos. Em geral, a drenagem cirúrgica é necessária como adjuvante da quimioterapia. O empiema tuberculoso pode resultar em fibrose pleural grave e doença pulmonar restritiva. Em certas ocasiões, é necessário remover a pleura visceral espessada (*decorticação*) para melhorar a função pulmonar.

TB das vias aéreas superiores A TB das vias aéreas superiores, que quase sempre é uma complicação da TB pulmonar cavitária avançada, pode acometer a laringe, a faringe e a epiglote. Os sintomas consistem em rouquidão, disfonia e disfagia, além de tosse produtiva crônica. Os achados dependem do local de comprometimento, e podem-se observar ulcerações na laringoscopia. O esfregaço do escarro para BAAR é frequentemente positivo, porém a realização de biópsia pode ser necessária em alguns casos para estabelecer o diagnóstico. O carcinoma da laringe pode apresentar características semelhantes, mas costuma ser indolor.

TB geniturinária A TB geniturinária, que responde por cerca de 10 a 15% dos casos extrapulmonares nos Estados Unidos e em outros locais, pode acometer qualquer parte do trato geniturinário. As manifestações clínicas são obscuras e arrastadas. Os pacientes podem ser assintomáticos, e a doença só é descoberta após o desenvolvimento de lesões destrutivas graves dos rins. Os sintomas costumam ser inespecíficos, incluindo aqueles de infecção do trato urinário com polaciúria, disúria, noctúria e hematúria, além de dor abdominal ou no flanco. Sem um elevado índice de suspeição, essa forma de TB pode resultar em diagnóstico tardio com dano irreversível aos órgãos. Até 75% dos pacientes apresentam anormalidades na radiografia do tórax sugerindo doença pulmonar prévia ou concomitante. O exame de urina fornece resultados anormais em 90% dos casos, revelando piúria e hematúria. A documentação de piúria com cultura negativa em urina ácida levanta a suspeita de TB. A pielografia intravenosa, a tomografia computadorizada (TC) do abdome ou a ressonância magnética (RM) (Fig. 178-9) podem revelar deformidades e obstruções; calcificações e estenoses ureterais constituem achados sugestivos. A cultura de três amostras de urina pela manhã fornece o diagnóstico definitivo em quase 90% dos casos. Estenoses ureterais graves podem causar hidronefrose, dano renal grave e, por fim, insuficiência renal. A TB genital geralmente é mais diagnosticada em mulheres do que em homens. Nas pacientes, acomete as tubas uterinas e o endométrio, podendo provocar infertilidade, dor pélvica e anormalidades menstruais. O diagnóstico requer biópsia ou cultura de amostras obtidas por dilatação e curetagem. Nos pacientes do sexo masculino, a TB genital acomete preferencialmente o epidídimo, produzindo uma massa ligeiramente hipersensível que pode drenar para o exterior por meio de um trajeto fistuloso; pode haver também desenvolvimento de orquite e prostatite. Em quase metade dos casos de TB geniturinária, verifica-se também a presença de doença do trato urinário. A TB geniturinária responde de modo satisfatório à quimioterapia.

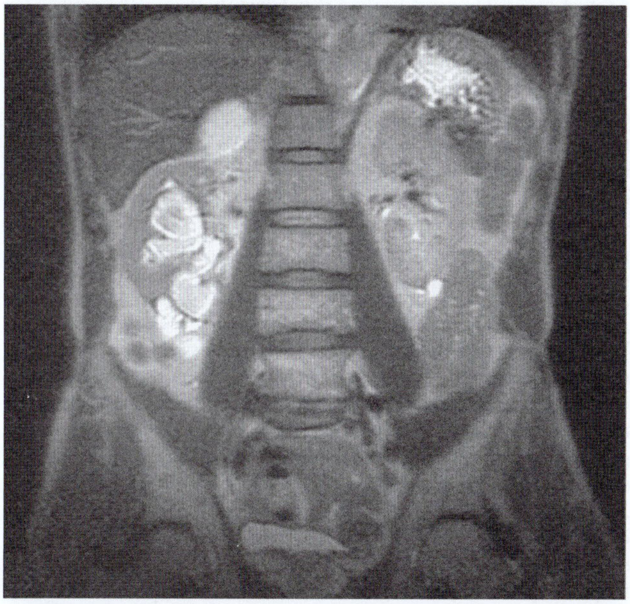

FIGURA 178-9 Ressonância magnética de tuberculose renal confirmada por cultura. Plano coronal ponderado em T2: cortes coronais mostrando várias lesões renais tanto no tecido cortical quanto no tecido medular do rim direito. *(Cortesia de Dr. Alberto Matteelli, Departamento de Doenças Infecciosas, Universidade de Brescia, Itália; com permissão.)*

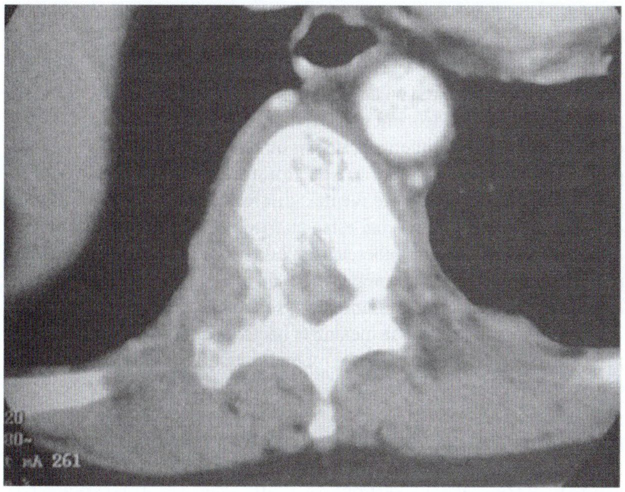

FIGURA 178-10 Tomografia computadorizada demonstrando a destruição do pedículo direito da T10 devido ao mal de Pott. A paciente, uma mulher asiática de 70 anos de idade, apresentou dor lombar, perda de peso e tuberculose comprovada por biópsia. *(Cortesia de Charles L. Daley, MD, University of California, San Francisco, Estados Unidos; com permissão.)*

TB esquelética Nos Estados Unidos, a TB osteoarticular é responsável por cerca de 10% dos casos extrapulmonares. Na doença osteoarticular, a patogênese está relacionada com a reativação de focos hematogênicos ou com a disseminação a partir de linfonodos paravertebrais adjacentes. As articulações que sustentam peso (a coluna vertebral em 40% dos casos, os quadris em 13% e os joelhos em 10%) são geralmente as mais acometidas. A TB da coluna vertebral (mal de Pott ou espondilite tuberculosa; Fig. 178-10) acomete frequentemente dois ou mais corpos vertebrais adjacentes. Enquanto a coluna torácica superior constitui o local mais comum de TB da coluna vertebral em crianças, as vértebras torácicas inferiores e as vértebras lombares superiores são geralmente acometidas nos adultos. A partir do ângulo anterossuperior ou do inferior dos corpos vertebrais, a lesão alcança lentamente o corpo adjacente, afetando posteriormente o disco intervertebral. Na doença avançada, o colapso dos corpos vertebrais resulta em cifose (*giba*). Além disso, pode haver formação de um abscesso "frio" paravertebral. Na parte superior da coluna, esse abscesso pode crescer e penetrar na parede torácica, ocorrendo na forma de massa de tecido mole; na parte inferior da coluna, pode atingir os ligamentos inguinais ou manifestar-se na forma de abscesso do psoas. A TC ou a RM revelam a lesão característica e sugerem a sua etiologia. O diagnóstico diferencial inclui tumores e outras infecções. A osteomielite bacteriana piogênica, em particular, acomete precocemente o disco e provoca rápida esclerose. A aspiração do abscesso ou a biópsia óssea confirmam a etiologia tuberculosa, visto que as culturas são geralmente positivas e os achados histológicos, muito típicos. Uma complicação catastrófica do mal de Pott é a paraplegia, geralmente decorrente de abscesso ou lesão que comprime a medula espinal. A paraparesia provocada por um grande abscesso representa uma emergência médica, exigindo rápida drenagem. A TB das articulações do quadril, que geralmente acomete a cabeça do fêmur, provoca dor; a TB do joelho provoca dor e tumefação. Se a doença não for identificada, pode ocorrer destruição das articulações. O diagnóstico requer o exame do líquido sinovial, cujo aspecto é espesso, com alta concentração de proteína e contagem celular variável. Embora a cultura do líquido sinovial seja positiva em uma elevada porcentagem de casos, a biópsia sinovial e a cultura de tecido podem ser necessárias para estabelecer o diagnóstico. A TB esquelética responde à quimioterapia, porém os casos graves podem necessitar de cirurgia.

Meningite tuberculosa e tuberculoma A TB do sistema nervoso central (SNC) responde por cerca de 5% dos casos extrapulmonares nos Estados

Unidos. É observada com mais frequência em crianças pequenas, mas também ocorre em adultos, particularmente nos infectados pelo HIV. A meningite tuberculosa resulta da disseminação hematogênica da TB pulmonar primária ou pós-primária ou da ruptura de um tubérculo subependimário no espaço subaracnóideo. Em mais da metade dos casos, são encontradas evidências de lesões pulmonares antigas ou de um padrão miliar na radiografia de tórax. Com frequência, a doença manifesta-se de modo sutil na forma de cefaleia e alterações mentais discretas depois de um pródromo de semanas de febre baixa, mal-estar, anorexia e irritabilidade. Se não for reconhecida, a meningite tuberculosa pode evoluir de modo agudo com cefaleia intensa, confusão, letargia, alteração do sensório e rigidez de nuca. Em geral, a doença evolui durante 1 a 2 semanas, ou seja, apresenta uma evolução mais longa que a da meningite bacteriana. Como o envolvimento meníngeo é pronunciado na base do crânio, a paresia dos nervos cranianos (em particular dos nervos oculares) constitui um achado frequente, e o acometimento das artérias cerebrais pode ocasionar isquemia focal. A evolução final leva ao coma, com hidrocefalia e hipertensão intracraniana.

A punção lombar constitui a base do diagnóstico. Em geral, o exame do líquido cerebrospinal (LCS) revela alta contagem de leucócitos (até 1.000/μL), geralmente com predomínio de linfócitos, porém algumas vezes com predomínio de neutrófilos nos estágios iniciais, concentração de proteína de 1 a 8 g/L (100-800 mg/dL) e baixa concentração de glicose. Entretanto, qualquer um desses três parâmetros pode estar dentro da faixa normal. BAARs são observados com pouca frequência no esfregaço direto do sedimento do LCS, e a repetição das punções lombares aumenta a taxa de resultados positivos. A cultura do LCS é diagnóstica em até 80% dos casos e continua sendo o padrão-ouro. A amplificação automatizada em tempo real do ácido nucleico (o ensaio Xpert MTB/RIF) tem sensibilidade de até 80%, sendo a opção de diagnóstico inicial preferida. O tratamento deve ser iniciado imediatamente se houver resultado positivo no Xpert MTB/RIF. Um resultado negativo não exclui diagnóstico de TB e requer exame diagnóstico adicional. Os exames de imagem (TC e RM) podem revelar hidrocefalia e aumento anormal das cisternas da base ou do epêndima. Se não for diagnosticada, a meningite tuberculosa é uniformemente fatal. A doença responde à quimioterapia; entretanto, são documentadas sequelas neurológicas em 25% dos casos tratados, na maioria dos quais o diagnóstico foi tardio. Os estudos clínicos demonstraram que os pacientes tratados com glicocorticoides adjuvantes podem apresentar resolução mais rápida das anormalidades do LCS e da pressão elevada do LCS, resultando em menores taxas de morte ou de incapacidade grave e recidiva. Em um estudo, dexametasona adjuvante aumentou significativamente as chances de sobrevida entre pessoas > 14 anos de idade, mas não reduziu a frequência de sequelas neurológicas. O esquema de dexametasona foi (1) 0,4 mg/kg/dia, administrados por via intravenosa (IV), com redução gradual de 0,1 mg/kg/semana até a quarta semana, quando 0,1 mg/kg/dia foi administrado; seguido de (2) 4 mg/dia, administrados por via oral, com redução gradual de 1 mg/semana, até a quarta semana, quando 1 mg/dia foi administrado. A OMS atualmente recomenda que a terapia adjuvante com glicocorticoides (dexametasona ou prednisolona), reduzida gradualmente ao longo de 6 a 8 semanas, seja usada na TB do SNC.

O tuberculoma, manifestação incomum de TB do SNC, manifesta-se na forma de uma ou mais lesões expansivas e, em geral, provoca convulsões e sinais focais. A TC ou a RM revela lesões em anel contrastadas, porém é necessária uma biópsia para estabelecer o diagnóstico.

TB gastrintestinal A TB gastrintestinal é incomum, sendo responsável por 3,5% dos casos extrapulmonares nos Estados Unidos. Vários mecanismos patogênicos estão envolvidos: deglutição de escarro com disseminação direta, disseminação hematogênica ou (em grande parte, nos países em desenvolvimento) ingestão de leite de vaca com TB bovina. Embora qualquer parte do trato gastrintestinal possa ser afetada, o íleo terminal e o ceco constituem os locais mais acometidos. Os achados comuns à apresentação consistem em dor abdominal (que, algumas vezes, assemelha-se àquela associada à apendicite) e tumefação, obstrução, hematoquezia e massa palpável no abdome. É também comum a ocorrência de febre, perda ponderal, anorexia e sudorese noturna. Com o comprometimento da parede intestinal, as ulcerações e fístulas podem simular a doença de Crohn; o diagnóstico diferencial dessa entidade é sempre difícil. A presença de fístulas anais deve levar a uma avaliação para TB retal. Como a cirurgia é necessária na maioria dos casos, o diagnóstico pode ser estabelecido pelo exame histológico e pela cultura de amostras obtidas durante a cirurgia.

A peritonite tuberculosa ocorre por disseminação direta dos bacilos da TB a partir de linfonodos que sofreram ruptura e de órgãos intra-abdominais (p. ex., TB genital em mulheres) ou por disseminação hematogênica. A dor abdominal inespecífica, a febre e a ascite devem levantar a suspeita de peritonite tuberculosa. A coexistência de cirrose (Cap. 342) em pacientes com peritonite tuberculosa complica o diagnóstico. Na peritonite tuberculosa, a paracentese revela um líquido exsudativo com alta concentração de proteína e leucocitose, que geralmente é linfocítica (embora haja predomínio de neutrófilos em certas ocasiões). A taxa de resultados positivos do esfregaço direto e da cultura é relativamente baixa; a cultura de um grande volume de líquido ascítico pode aumentar a positividade, mas, com frequência, é necessária a realização de biópsia peritoneal (com uma amostra melhor obtida por laparoscopia) para estabelecer o diagnóstico.

TB pericárdica (pericardite tuberculosa) Devido à extensão direta de linfonodos mediastinais ou hilares adjacentes ou à disseminação hematogênica, a TB pericárdica muitas vezes tem sido uma doença de idosos em países com baixa prevalência de TB. No entanto, ela também ocorre com frequência em pacientes infectados pelo HIV. As taxas de casos fatais alcançam 40% em algumas séries. O início pode ser subagudo, ainda que seja possível uma apresentação aguda, com dispneia, febre, dor retroesternal surda e atrito pericárdico. Por fim, ocorre derrame em muitos casos; podem aparecer sinais e sintomas cardiovasculares de tamponamento cardíaco (Cap. 270). Na presença de derrame, deve-se suspeitar de TB se o paciente pertencer a uma população de alto risco (infecção pelo HIV, origem de país com alta prevalência), se houver evidências de TB prévia em outros órgãos ou se a ecocardiografia, a TC ou a RM revelar derrame e espessamento ao longo do espaço pericárdico. Pode-se estabelecer um diagnóstico definitivo por pericardiocentese sob orientação ecocardiográfica. O líquido pericárdico deve ser submetido à avaliação bioquímica, citológica e microbiológica. O derrame é de natureza exsudativa, com alta contagem de linfócitos e monócitos. É comum haver derrame hemorrágico. O exame direto do esfregaço é muito raramente positivo. A cultura do líquido pericárdico revela *M. tuberculosis* em até dois terços dos casos, enquanto a biópsia pericárdica fornece maior positividade. Níveis elevados de ADA, lisozima e IFN-γ podem sugerir etiologia tuberculosa.

Sem tratamento, a TB pericárdica é geralmente fatal. Mesmo com tratamento, podem surgir complicações, como pericardite constritiva crônica com o espessamento do pericárdio, fibrose e, algumas vezes, calcificação, que pode ser visível na radiografia de tórax. Revisões sistemáticas e metanálises mostram uma tendência de benefício com o tratamento com glicocorticoides em relação à morte e à pericardite constritiva. Porém, o estudo maior e mais recente – o estudo IMPI – não demonstrou benefício. Entre os pacientes arrolados no estudo, 67% eram infectados pelo HIV e apenas uma fração deles recebia terapia antirretroviral (TARV). Uma análise suplementar entre as pessoas sem HIV mostrou um pequeno benefício na mortalidade, assim como outro estudo pequeno em pessoas infectadas pelo HIV. A OMS atualmente recomenda que, nos pacientes com pericardite tuberculosa, se possa usar terapia inicial adjuvante com glicocorticoides. As diretrizes de 2016 da American Thoracic Society (ATS), o CDC e a Infectious Diseases Society of America (IDSA), por outro lado, sugerem que a terapia com glicocorticoides não seja rotineiramente administrada.

Causada por extensão direta do pericárdio ou por extensão linfática retrógrada a partir de linfonodos mediastinais acometidos, a miocardite tuberculosa é uma doença extremamente rara. Em geral, é fatal e é diagnosticada *post mortem*.

TB miliar ou disseminada A TB miliar deve-se à disseminação hematogênica dos bacilos da TB. Embora em crianças seja frequentemente a consequência de infecção primária, nos adultos pode ser decorrente de infecção recente ou reativação de antigos focos disseminados. As lesões consistem geralmente em nódulos amarelados de 1 a 2 mm de diâmetro, que lembram sementes de milho (daí o termo *miliar*, criado por patologistas no século XIX). As manifestações clínicas são inespecíficas e multiformes, dependendo do local de acometimento predominante. Na maioria dos casos, os sintomas de apresentação consistem em febre, sudorese noturna, anorexia, fraqueza e perda de peso. Algumas vezes, os pacientes apresentam tosse e outros sintomas respiratórios devido ao comprometimento pulmonar, bem como sintomas abdominais. Os achados físicos consistem em hepatomegalia, esplenomegalia e linfadenopatia. O exame oftalmológico pode revelar tubérculos coroidianos, que são patognomônicos da TB miliar, em até 30% dos casos. Ocorre meningismo em < 10% dos casos.

É necessário ter elevado índice de suspeita para o diagnóstico de TB miliar. Com frequência, a radiografia de tórax (Fig. 178-5) revela um padrão reticulonodular miliar (mais facilmente observado em radiografia pouco penetrada), embora possa não haver anormalidade radiográfica evidente no estágio inicial da doença e entre pacientes infectados pelo HIV. Outros achados radiológicos consistem em grandes infiltrados, infiltrados intersticiais (particularmente em pacientes infectados pelo HIV) e derrame pleural. A microscopia do esfregaço de escarro é negativa na maioria dos casos. Podem-se observar várias anormalidades hematológicas, como anemia com leucopenia, linfopenia, leucocitose neutrofílica, reações leucemoides e policitemia. Foi relatada a ocorrência de coagulação intravascular disseminada. Em pacientes com grave comprometimento hepático, são detectadas elevações dos níveis de fosfatase alcalina e outras anormalidades nas provas de função hepática. O resultado do TCT pode ser negativo em até metade dos casos, porém a reatividade pode ser restabelecida durante a quimioterapia. O lavado broncoalveolar e a biópsia transbrônquica tendem a fornecer confirmação bacteriológica, e os granulomas são evidentes em amostras de biópsia de fígado ou medula óssea de muitos pacientes. Se não for diagnosticada, a TB miliar é fatal; entretanto, com tratamento precoce e apropriado, a doença é passível de cura. O tratamento com glicocorticoides não demonstrou ser benéfico.

Uma apresentação rara observada em idosos é a *TB miliar críptica*, que possui uma evolução crônica caracterizada por febre leve intermitente, anemia e, por fim, comprometimento meníngeo precedendo a morte. Uma forma septicêmica aguda, a *TB miliar não reativa*, ocorre muito raramente e se deve à disseminação hematogênica maciça de bacilos da TB. A pancitopenia é comum nessa forma de doença, que é rapidamente fatal. Ao exame *post mortem*, são detectadas múltiplas lesões necróticas, porém não granulomatosas ("não reativas").

Formas extrapulmonares menos comuns A TB pode causar coriorretinite, uveíte, panoftalmite e conjuntivite flictenular dolorosa relacionada à hipersensibilidade. A otite tuberculosa é rara e se apresenta como perda auditiva, otorreia e perfuração da membrana timpânica. Na nasofaringe, a TB pode simular granulomatose com poliangeíte. As manifestações cutâneas da TB consistem em infecção primária por inoculação direta, abscessos e úlceras crônicas, escrofulodermia, lúpus vulgar (doença indolente com nódulos, placas e fissuras), lesões miliares e eritema nodoso. A mastite tuberculosa resulta de disseminação linfática retrógrada, geralmente a partir dos linfonodos axilares. A TB suprarrenal decorre de doença disseminada, manifestando-se raramente na forma de insuficiência suprarrenal. Por fim, a TB congênita resulta da disseminação transplacentária dos bacilos da TB para o feto ou da ingestão de líquido amniótico contaminado. Essa doença rara afeta o fígado, o baço, os linfonodos e vários outros órgãos.

Complicações pós-TB A TB pode causar dano pulmonar persistente em pacientes cuja infecção foi considerada curada em bases clínicas. O comprometimento crônico das funções pulmonares, a bronquiectasia, os aspergilomas e a aspergilose pulmonar crônica (APC) (Cap. 217) foram associados à TB. A APC pode manifestar-se como aspergiloma simples (bola fúngica) ou como aspergilose cavitária crônica. Estudos iniciais revelaram que, especialmente na presença de cavidades residuais grandes, *Aspergillus fumigatus* pode colonizar a lesão e produzir sintomas como comprometimento respiratório, hemoptise, fadiga persistente e perda de peso, frequentemente resultante em diagnóstico errado de recorrência de TB. A detecção de precipitinas (imunoglobulina G [IgG]) para *Aspergillus* no sangue sugere APC, assim como as anormalidades radiográficas, como espessamento da pleura e das paredes cavitárias ou a presença de uma bola fúngica dentro da cavidade. O tratamento é difícil. Estudos preliminares recentes sobre o uso de itraconazol por ≥ 6 meses indicam melhora ou estabilização de 60 a 75% das manifestações radiológicas e clínicas. A remoção cirúrgica das lesões é arriscada, com exceção do aspergiloma simples.

TB associada ao HIV (Ver também Cap. 202) A TB é uma das doenças mais comuns em pessoas infectadas pelo HIV no mundo todo. Sendo responsável por até 30% de toda a mortalidade relacionada ao HIV (208 mil mortes por ano), é provável que a TB seja a principal causa de morte nessa população. Em determinados ambientes urbanos em alguns países africanos, a prevalência de infecção por HIV em pacientes com TB chega a 70 a 80% (Fig. 178-11).

Uma pessoa com TCT positivo que adquire infecção pelo HIV tem risco anual de 3 a 13% de desenvolver TB ativa, com o risco exato dependendo do grau de imunossupressão quando se inicia a observação. Além disso, uma nova infecção por TB adquirida por uma pessoa infectada pelo HIV pode evoluir para doença ativa em questão de semanas em vez de meses ou anos. A TB pode aparecer em qualquer estágio da infecção pelo HIV, e a sua apresentação varia de acordo com o estágio. Quando a IMC está apenas parcialmente comprometida, a TB pulmonar apresenta-se de maneira típica (Figs. 178-6 e 178-7), com infiltrados no lobo superior e cavitação e sem linfadenopatia significativa ou derrame pleural. Nos estágios

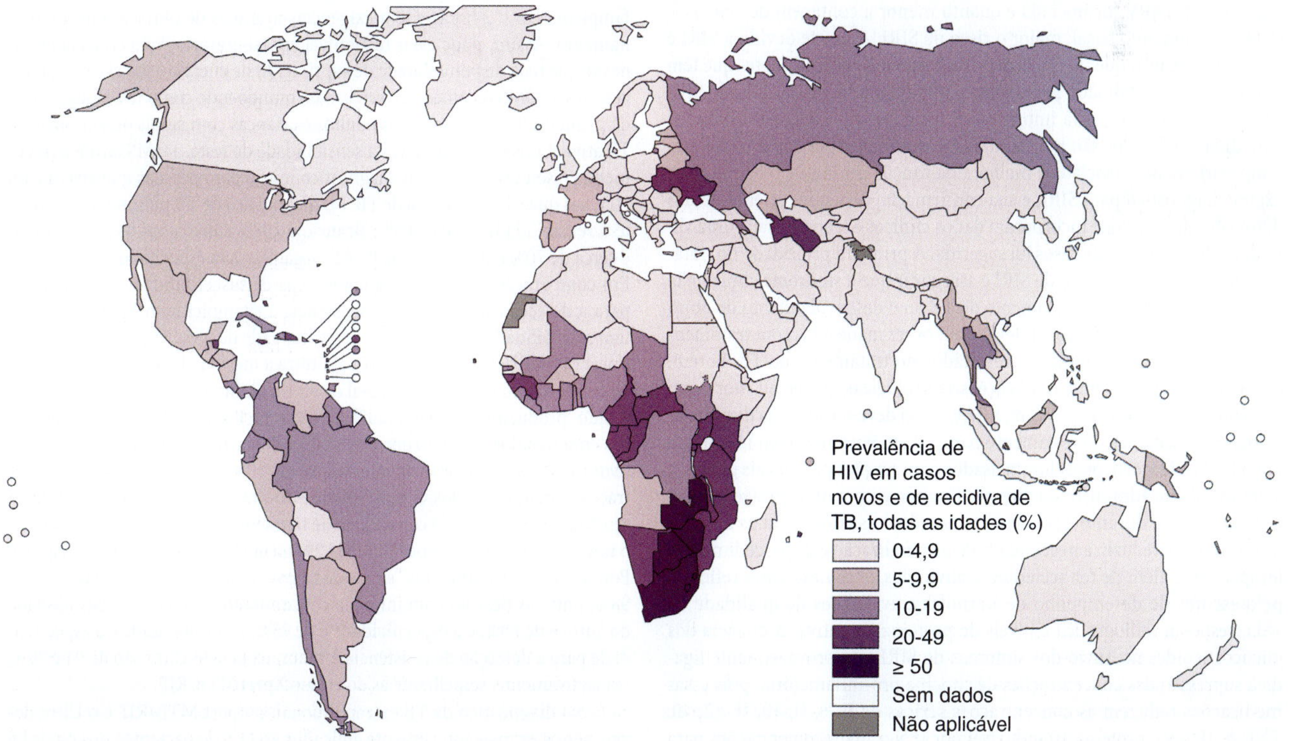

FIGURA 178-11 Prevalência estimada do vírus da imunodeficiência humana (HIV) em casos novos e de recidiva de tuberculose (TB) em 2018. *(Ver termo de responsabilidade na legenda da* **Figura 178-2***. Reproduzida com permissão de Global Tuberculosis Report 2019. Geneva, World Health Organization; 2019.)*

avançados da infecção pelo HIV, quando a contagem de células T CD4+ é < 200/μL, é mais comum haver um padrão semelhante ao da TB primária, com infiltrados intersticiais difusos e sutis, pouca ou nenhuma cavitação, derrame pleural e linfadenopatia intratorácica. Porém, essas formas estão se tornando menos comuns devido ao uso expandido da TARV. De modo geral, as amostras de escarro são positivas com menos frequência entre pacientes tuberculosos com infecção pelo HIV do que nos pacientes sem essa infecção; por conseguinte, o diagnóstico de TB pela tecnologia tradicional pode ser difícil, particularmente devido à variedade de afecções pulmonares relacionadas com o HIV que simulam a TB. A TB extrapulmonar é comum em pacientes infectados pelo HIV. Em várias séries, foi documentada a ocorrência de TB extrapulmonar – isoladamente ou em associação com doença pulmonar – em 40 a 60% dos casos em indivíduos coinfectados pelo HIV. As formas mais comuns são a linfática, a disseminada, a pleural e a pericárdica. A micobacteriemia e a meningite também são comuns, particularmente na doença avançada pelo HIV. O diagnóstico de TB em pacientes infectados pelo HIV pode ser complicado não apenas pela maior frequência de resultados negativos do esfregaço de escarro (até 40% em casos pulmonares comprovados por cultura), mas também por achados radiológicos atípicos, ausência de formação clássica de granuloma nos estágios avançados e resultado negativo do TCT. O ensaio Xpert MTB/RIF é a opção diagnóstica inicial preferida para a TB pulmonar, garantindo uma sensibilidade de 81% e uma especificidade de 98%, e a terapia deve ser iniciada com base em um resultado positivo, porque atrasos no tratamento podem ser fatais. Porém, um resultado negativo no teste Xpert MTB/RIF não exclui diagnóstico de TB. A cultura ainda é o padrão-ouro. A avaliação recente de um teste baseado na detecção do antígeno micobacteriano lipoarabinomanana na urina mostrou resultados favoráveis para auxiliar na detecção de TB em pessoas positivas para o HIV (ver "Procedimentos diagnósticos adicionais", adiante).

A *síndrome inflamatória de reconstituição imune (SIRI)* ou *doença de reconstituição imune da TB* consiste em exacerbações nas manifestações sistêmicas (linfadenopatia, febre) ou sinais respiratórios (piora dos infiltrados pulmonares, derrame pleural), além de manifestações laboratoriais ou radiográficas da TB. Essa síndrome foi associada com a administração de TARV e ocorre em cerca de 10% dos pacientes com TB infectados pelo HIV. Em geral desenvolvendo-se 1 a 3 meses após o início de TARV, a SIRI é mais comum entre pacientes com imunossupressão avançada e TB extrapulmonar. A "SIRI do tipo *unmasking*" pode se desenvolver após o início de TARV em pacientes com TB subclínica não diagnosticada. Quanto mais cedo a TARV for iniciada e quanto menor a contagem de células T CD4+ de momento basal, maior o risco de SIRI. A morte devido à SIRI é relativamente infrequente e ocorre principalmente entre pacientes que têm alto risco de mortalidade preexistente. A patogênese presumida de SIRI consiste em uma resposta imune que é evocada por antígenos liberados à medida que bacilos são mortos durante quimioterapia eficaz e que está temporariamente associada à melhora da função imune. Não há nenhum exame diagnóstico para SIRI, e sua confirmação depende fortemente das definições de casos que incorporam dados clínicos e laboratoriais; uma variedade de definições de casos foi sugerida. A primeira prioridade no tratamento de um possível caso de SIRI é assegurar que a síndrome clínica não represente uma falha do tratamento de TB ou o desenvolvimento de outra infecção. As reações paradoxais leves podem ser manejadas com tratamento sintomático e não pioram os resultados do tratamento da TB. Porém, a SIRI pode resultar em complicações neurológicas graves ou morte em pacientes com TB do SNC. Assim, a TARV não deve ser iniciada durante as primeiras 8 semanas do tratamento para TB em pacientes com meningite por TB. Os glicocorticoides foram usados para reações paradoxais graves, e a prednisolona, administrada durante 4 semanas com uma dosagem baixa (1,5 mg/kg/dia, durante 2 semanas, e metade dessa dose para as 2 semanas restantes), reduziu a necessidade de hospitalização e de procedimentos terapêuticos, além de ter acelerado o alívio dos sintomas, como refletido pelo escores de desempenho de Karnofsky, avaliações de qualidade de vida, resposta radiográfica e níveis de proteína C-reativa. A eficácia dos glicocorticoides no alívio dos sintomas de SIRI está provavelmente ligada à supressão das concentrações de citocina pró-inflamatória, pois essas medicações reduzem as concentrações séricas de IL-6, IL-10, IL-12p40, TNF-α, IFN-γ e proteína 10 induzível por IFN-γ. As recomendações para a prevenção e o tratamento da TB em indivíduos infectados pelo HIV são apresentadas adiante.

DIAGNÓSTICO

A chave para o diagnóstico precoce de TB é um elevado índice de suspeita. O diagnóstico não é difícil em pessoas pertencentes a populações de alto risco que apresentam sintomas típicos e uma radiografia de tórax clássica que mostra infiltrados no lobo superior com cavidades (Fig. 178-6). Por outro lado, o diagnóstico pode facilmente passar despercebido no caso de idoso residente em asilo ou de adolescente com infiltrado focal. Com frequência, o diagnóstico é sugerido pela primeira vez quando a radiografia de tórax de um paciente avaliado para sintomas respiratórios é anormal. Se o paciente não tiver afecções clínicas que produzam imunossupressão, a radiografia de tórax pode mostrar infiltrados típicos no lobo superior com cavitação (Fig. 178-6). Quanto maior o tempo transcorrido entre o aparecimento dos sintomas e o diagnóstico, mais provável o achado de doença cavitária. Por outro lado, os pacientes imunossuprimidos, como os com infecção pelo HIV, podem apresentar achados "atípicos" na radiografia de tórax – por exemplo, infiltrados nas regiões inferiores sem formação de cavidades – ou apenas doença intersticial.

As várias abordagens diagnósticas de TB requerem, acima de tudo, uma rede laboratorial de microbiologia bem organizada com uma distribuição adequada das tarefas em diferentes níveis do sistema de cuidados de saúde. Além da avaliação clínica e da radiografia, o rastreamento e o encaminhamento são as principais tarefas em nível periférico e de comunidade. O diagnóstico em um nível secundário (p. ex., hospital distrital tradicional em local de alta incidência) pode ser feito atualmente por tecnologia de amplificação do ácido nucleico automatizada em tempo real (p. ex., ensaio Xpert MTB/RIF, o qual também permite a detecção de resistência a fármacos) ou por meio de microscopia tradicional para BAAR, em que as novas ferramentas ainda não foram introduzidas. Em nível terciário, há necessidade de tecnologia adicional, incluindo testes moleculares, cultura rápida e TSF.

TECNOLOGIA DE AMPLIFICAÇÃO DO ÁCIDO NUCLEICO

Vários sistemas de testes baseados em amplificação do ácido nucleico micobacteriano tornaram-se disponíveis nos últimos anos, sendo atualmente os testes diagnósticos de primeira linha preferidos. Esses testes estão progressivamente substituindo a microscopia em lâmina, pois garantem a rápida confirmação de todos os tipos de TB. Um sistema que possibilita o diagnóstico rápido de TB com alta especificidade e sensibilidade (aproximando-se às da cultura em meio líquido) é a tecnologia de amplificação do ácido nucleico em tempo real completamente automatizada, conhecida como ensaio Xpert MTB/RIF. Esse ensaio pode detectar simultaneamente TB e resistência à rifampicina em < 2 horas e tem exigências mínimas de biossegurança e treinamento. Assim, pode estar disponível em laboratórios não convencionais desde que haja disponibilidade de suprimento de energia estável e sem interrupções. A OMS recomenda o seu uso no mundo todo como teste diagnóstico de primeira linha em todos os adultos e crianças com sinais ou sintomas de TB ativa. Considerando-se a alta sensibilidade do teste, a OMS também recomenda o seu uso como teste diagnóstico inicial para pessoas que vivem com HIV nas quais haja suspeita de TB. No diagnóstico de TB pulmonar, esse teste tem sensibilidade geral de 85%, alcançando 98% entre casos BAAR-positivos e cerca de 70% entre amostras BAAR-negativas; sua especificidade é de 98%. Em comparação com os testes fenotípicos de suscetibilidade aos fármacos para a detecção simultânea de resistência à rifampicina, o Xpert MTB/RIF tem sensibilidade geral de 96% e especificidade de 98%. O ensaio mais novo Xpert MTB/RIF Ultra (Ultra), o qual utiliza a mesma plataforma diagnóstica GeneXpert, tem sensibilidade geral de 90% incluindo "sinais de traços" (i.e., o "ruído" produzido pela detecção de DNA de bacilos não viáveis) como positivos com o maior aumento entre os casos esfregaço-negativos e cultura-positivos (+17%) e entre pessoas infectadas pelo HIV (+12%). Se esses "sinais de traços" forem excluídos, a sensibilidade diminui para 86%. Por causa dessa sensibilidade maior e da capacidade de também detectar bacilos não viáveis, o novo teste Ultra tem especificidade 2% menor em relação ao teste original. Porém, com a exclusão dos "sinais de traços", a especificidade aumenta para 98%. Entre as pessoas com infecção concomitante pelo HIV, a sensibilidade do Ultra é de 88%, e a especificidade é de 95%. A sensibilidade e a especificidade para a detecção de resistência à rifampicina pelo Ultra são de 94 e 99%, respectivamente, semelhante às do ensaio Xpert MTB/RIF.

No diagnóstico da TB extrapulmonar, o Xpert MTB/RIF e o Ultra devem ser os exames inicialmente aplicados ao LCS de pacientes nos quais há suspeita de meningite tuberculosa, bem como exames de substituição (preferíveis em relação à microscopia convencional, à cultura e à histopatologia) para amostras não respiratórias selecionadas – obtidas por lavagem gástrica, aspiração por agulha fina ou biópsia pleural ou de outros locais. A sensibilidade varia conforme o tipo de amostra, sendo a menor no líquido pleural (50% com o Xpert MTB/RIF e 71% com o Ultra) e a maior no líquido sinovial (97%) e na biópsia de linfonodo (100% com o Ultra). "Sinais de traços" em amostras de pessoas com TB extrapulmonar, além de pacientes infectados pelo HIV e crianças, devem ser considerados como verdadeiramente positivos, dado o alto risco de morbidade grave e morte prematura, enquanto em outros casos eles merecem exames adicionais para confirmar o diagnóstico de TB e evitar o sobretratamento. Entre os pacientes com história recente de TB, esses "sinais de traços" podem representar positividade falsa devido ao DNA de bacilos mortos em degradação.

Truenat MTB e MTC Plus são dois testes moleculares rápidos recentemente introduzidos com sensibilidade de 83 e 89%, respectivamente, em comparação com a cultura bacteriológica, com especificidade de 98 e 99%, respectivamente. O Truenat MTB-Rif Dx detecta a resistência à rifampicina com sensibilidade de 93% e especificidade de 95%. Esses testes rápidos, desenvolvidos na Índia pela MolBio Diagnostics Pvt Ltd Goa, têm acurácia comparável à do Xpert MTB/RIF e à do Ultra. Por serem portáteis e funcionarem com baterias, eles podem ser usados nos locais de cuidados mais periféricos. Novas plataformas automatizadas de alto rendimento para o diagnóstico da TB e de variantes resistentes aos fármacos estão sendo disponibilizadas (Abbott RealTime MTB e RIF/INH, FluoroType MTBDR, BD MAX MDR-TB). Essas plataformas são adequadas para laboratórios centralizados e têm a vantagem de processar um grande número de amostras em um tempo razoável. A sensibilidade é superior a 91%, e a especificidade varia entre 97 e 100%. Estudos comparativos com o Xpert MTB/RIF mostraram desempenho comparável. Outro teste molecular disponível para a detecção de *M. tuberculosis* se baseia na tecnologia independente da temperatura da amplificação isotérmica mediada por alça (LAMP, de *loop-mediated isothermal amplification*) que amplifica o DNA, é relativamente simples de usar e é interpretado por meio de um monitor visual. O novo ensaio TB-LAMP (conjunto de detecção do complexo *M. tuberculosis* LoopampTM; Eiken Chemical Company, Japão) exige infraestrutura laboratorial mínima e tem poucas exigências de biossegurança. Ele pode ser usado como substituto da microscopia do escarro em lâmina na TB pulmonar de adultos e como teste de seguimento para a microscopia em lâmina para a investigação adicional de amostras com lâmina negativa de adultos com suspeita de TB pulmonar. O ensaio TB-LAMP não deve substituir os testes moleculares rápidos que detectam tanto a TB quanto a resistência à rifampicina, e sua utilidade em pessoas infectadas pelo HIV com suspeita de TB permanece incerta.

MICROSCOPIA PARA BAAR

Em muitos países de renda baixa e média, o diagnóstico presuntivo ainda se baseia comumente no achado de BAAR no exame microscópico de uma amostra diagnóstica, como esfregaço de escarro expectorado ou de tecido (p. ex., biópsia de linfonodos). Apesar do baixo custo, a microscopia para BAAR possui sensibilidade relativamente baixa (40-60%) nos casos confirmados por cultura de TB pulmonar. O método tradicional – microscopia óptica de amostras coradas com corantes de fucsina básica de Ziehl-Neelsen – é satisfatório, embora seja demorado e dependente do operador. A maioria dos laboratórios modernos que processam números grandes de amostras diagnósticas usa coloração de auramina-rodamina e microscopia fluorescente; essa abordagem é mais sensível que o método de Ziehl-Neelsen. No entanto, ela é cara, pois requer lâmpadas de vapor de mercúrio de alto custo e uma sala escura. Microscópios fluorescentes menos caros com diodo emissor de luz (LED, de *light-emitting diode*) são atualmente recomendados pela OMS como ferramenta de escolha para a microscopia. Eles são tão ou mais sensíveis que os microscópios de fluorescência tradicionais. Como resultado, os microscópios de luz convencional e de fluorescência estão sendo substituídos por essa tecnologia mais recente, especialmente nos países em desenvolvimento. Nos pacientes com sinais ou sintomas suspeitos de TB pulmonar, tem-se recomendado que uma ou duas amostras de escarro, coletadas de preferência no início da manhã, sejam enviadas ao laboratório para esfregaço para BAAR e cultura micobacteriológica. Caso se obtenha uma amostra de tecido, é fundamental que parte da amostra reservada para cultura não seja colocada em líquido de conservação como o formaldeído. O uso de microscopia para BAAR na urina ou no líquido de lavagem gástrica é limitado pelo baixo número de microrganismos, o que pode causar resultados falso-negativos, ou pela presença de micobactérias comensais, que podem produzir resultados falso-positivos.

CULTURA DE MICOBACTÉRIAS

O diagnóstico definitivo depende do isolamento e da identificação de *M. tuberculosis* em uma amostra clínica. Sistemas de culturas líquidas comercialmente disponíveis, como o Mycobacterial Growth Indicator Tube (MGIT) (Becton Dickinson; Franklin Lakes, Nova Jersey), são atualmente recomendados pela OMS como padrão de referência para a cultura. O sistema MGIT utiliza um composto fluorescente sensível à presença de oxigênio dissolvido no meio líquido. O surgimento da fluorescência detectada por tecnologia fluorométrica indica crescimento ativo de micobactérias. As culturas em MGIT costumam ficar positivas após um período que varia de 10 dias a 2 a 3 semanas; os tubos são lidos semanalmente até a 8ª semana de incubação antes de o resultado ser declarado negativo. As amostras podem também ser inoculadas em meio à base de ovo ou ágar (p. ex., Löwenstein-Jensen ou Middlebrook 7H10 ou 7H11) e incubadas a 37 °C (em CO_2 a 5% para o meio Middlebrook). Como a maioria das espécies de micobactérias cresce lentamente, incluindo *M. tuberculosis*, podem ser necessárias 4 a 8 semanas para a detecção de crescimento nesses meios de cultura convencionais. Embora *M. tuberculosis* possa ser identificado de modo presuntivo com base no tempo de crescimento bem como na pigmentação e na morfologia das colônias, diversos testes bioquímicos têm sido tradicionalmente utilizados para determinar a espécie de isolados de micobactérias. Em laboratórios modernos, bem-equipados, a cultura de meio líquido comercialmente disponível para isolamento e identificação das espécies por métodos moleculares ou cromatografia líquida por alta pressão de ácidos micólicos substituiu o isolamento em meio sólido e a identificação por exames bioquímicos. Um ensaio de fluxo lateral imunocromatográfico rápido, de baixo custo, baseado na detecção de antígeno MTP64, também pode ser usado para identificar as espécies do complexo *M. tuberculosis* em isolados de cultura. Esses novos métodos, que são cada vez mais usados em locais com poucos recursos, reduziram o tempo necessário para a confirmação bacteriológica de TB para 2 a 3 semanas.

TESTE DE SENSIBILIDADE A FÁRMACOS

O TSF universal é considerado pela OMS como o padrão atual de cuidados para todos os pacientes com TB e deve consistir em TSF de pelo menos rifampicina para todos os isolados iniciais de *M. tuberculosis*, pois a resistência à rifampicina é um excelente indicador para o diagnóstico de MDR-TB. O teste de suscetibilidade é particularmente importante se forem identificados um ou mais fatores de risco para a resistência aos fármacos, se o paciente não responder ao tratamento inicial ou se ele sofrer recidiva após o término do tratamento (ver "Falha do tratamento e recidiva", adiante). Além disso, o teste de suscetibilidade expandido e rápido para isoniazida e fármacos anti-TB de segunda linha (especialmente as fluoroquinolonas e os fármacos injetáveis) é obrigatório quando RR-TB é encontrada para orientar a seleção do regime terapêutico adequado. O teste de sensibilidade pode ser realizado diretamente por técnicas moleculares (com a amostra clínica) ou indiretamente (com culturas micobacterianas) em meios sólidos ou líquidos. Os resultados são obtidos com rapidez pelo teste de sensibilidade direto em meio líquido, com tempo médio de 3 semanas para a obtenção dos resultados. Com o teste indireto em meio sólido, os resultados podem não estar disponíveis durante $\geq$ 8 semanas. Foram desenvolvidos métodos genotípicos altamente confiáveis para a rápida identificação de mutações em regiões genéticas reconhecidamente associadas à resistência à rifampicina (como aqueles em *rpo*B) e à isoniazida (como aqueles em *kat*G e *inh*A) e estão sendo amplamente implementados para triagem de pacientes com aumento de risco de TB resistente a fármacos. Além dos ensaios Xpert MTB/RIF, Xpert MTB/RIF Ultra e Truenat MTB-Rif Dx, que, como mencionado anteriormente, detectam efetivamente a resistência à rifampicina, os mais amplamente utilizados são os ensaios de sonda em linha (LPAs, de *line probe assays*) moleculares. Os LPAs são uma família de testes de DNA baseados em tiras que podem detectar o DNA bacteriano e identificar mutações associadas com resistência aos fármacos. Após a extração do DNA dos isolados de *M. tuberculosis* ou de amostras clínicas, as regiões genéticas de resistência são amplificadas por reação em cadeia da polimerase (PCR, de *polymerase chain reaction*), e os produtos rotulados e hibridizados por sonda são detectados por desenvolvimento colorimétrico. Esse ensaio revela a presença de *M. tuberculosis*, bem como mutações em regiões genéticas de resistência-alvo. Considerando-se a rapidez e a acurácia dos LPAs comercialmente disponíveis, a OMS recomenda que eles (em vez dos testes baseados em cultura fenotípicos) possam ser usados para detectar resistência à isoniazida e à rifampicina quando os pacientes têm amostras de escarro com lâmina positiva ou um isolado de cultura de *M. tuberculosis*. Essas recomendações não eliminam a necessidade de testes convencionais baseados em cultura para a identificação de resistência a outros fármacos e para o monitoramento do surgimento de resistência a outros fármacos. Uma abordagem semelhante foi desenvolvida para fármacos anti-TB de segunda linha, como as fluoroquinolonas e os fármacos injetáveis canamicina, amicacina e capreomicina. Assim, os LPAs de segunda linha (em vez do TSF baseado em cultura fenotípico) são atualmente recomendados pela OMS como teste inicial para a detecção rápida de resistência às fluoroquinolonas em isolados de pacientes com RR-TB ou MDR-TB confirmadas. Como ocorre com os LPAs de primeira linha, essas recomendações não eliminam a necessidade de testes convencionais fenotípicos baseados em cultura para a identificação de resistência a outros fármacos e para o monitoramento do surgimento de resistência adicional. A detecção de resistência à pirazinamida é importante em pessoas com MDR/RR-TB. A OMS recentemente recomendou o uso de um LPA com tecnologia baseada em hibridização reversa em isolados de culturas em lugar dos TSFs baseados em cultura fenotípicos. Por fim, alguns métodos para teste de sensibilidade e cultura baratos e não comerciais (p. ex., suscetibilidade aos fármacos observada ao microscópio, nitrato-redutase e ensaio indicador de redox colorimétrico) têm sido usados em locais com poucos recursos. Seu uso é restrito a laboratórios de referência nacionais com proficiência comprovada e controle de qualidade externa adequado como uma solução intermediária enquanto a tecnologia de cultura líquida automatizada ou genotípica é introduzida.

O sequenciamento total do genoma (WGS, de *whole genome sequencing*) de *M. tuberculosis* fornece informações abrangentes sobre mutações que conferem resistência, sendo uma alternativa promissora aos métodos existentes de TSF fenotípicos e moleculares. Estudos recentes confirmaram o potencial do WGS para identificar polimorfismos genéticos que predizem, de maneira confiável, fenótipos de suscetibilidade aos fármacos em um prazo clinicamente relevante e com custo comparável. Porém, o uso clínico do WGS tem sido dificultado pela necessidade de uma amostra de cultura antes do processamento do DNA. Recentemente, a amplificação e o sequenciamento de alvos genômicos relevantes diretamente de amostras de escarro foram testados com sucesso, e agora o sequenciamento direcionado de última geração (tNGS, de *targeted new-generation sequencing*) é uma opção possível. Há cada vez mais evidências apoiando a aplicação clínica de sistemas diagnósticos baseados em NGS para a TB em substituição aos testes diagnósticos tradicionais no futuro.

PROCEDIMENTOS RADIOGRÁFICOS

A radiografia de tórax é uma técnica de imagem rápida que tem sido usada historicamente como ferramenta primária para detecção da TB pulmonar. A radiografia de tórax tem alta sensibilidade, mas pouca especificidade. Embora a TB possa muitas vezes estar presente com padrões típicos sugerindo a doença, algumas anormalidades vistas na TB também estão presentes em várias outras condições pulmonares. A suspeita inicial de TB pulmonar baseia-se, com frequência, em achados anormais na radiografia de tórax de paciente submetido à triagem por sintomas respiratórios. A presença de lesões sugestivas de TB deve levar a investigações bacteriológicas em todos os casos, sem exceção. Embora o quadro "clássico" seja de doença do lobo superior com infiltrados e cavidades (Fig. 178-6), pode-se observar praticamente qualquer padrão radiológico – desde um filme normal ou um nódulo pulmonar solitário até infiltrados alveolares difusos em um paciente com síndrome da angústia respiratória aguda. Na era do HIV/Aids, nenhum padrão radiográfico pode ser considerado patognomônico, mas a radiografia de tórax pode ajudar no diagnóstico da TB ou para descartá-la antes de iniciar qualquer tratamento preventivo. A radiografia de tórax também é útil como teste de rastreamento usado antes de ensaios moleculares rápidos para melhorar seu valor preditivo. A radiografia de tórax com tecnologia digital, que permite mostrar as imagens em formato digital em uma tela de computador em vez de filme de raio X, oferece várias vantagens: o tempo do procedimento é reduzido, os custos totais são menores, a imagem tem qualidade superior e há disponibilidade de assistência para telemedicina, incluindo a detecção auxiliada por computador (DAC) e a interpretação dos achados com o uso de programas de computador que analisam as imagens digitais para anormalidades compatíveis com TB. Porém, as evidências limitadas disponíveis sugerem que, embora a sensibilidade possa ser alta, a especificidade é variável. Uma revisão sistemática de estudos de DAC concluiu que a acurácia diagnóstica dessa tecnologia ainda é limitada e que a capacidade de generalização para ambientes de baixa prevalência ainda é incerta.

A TC (Fig. 178-7) pode ser útil na interpretação de achados questionáveis na radiografia simples de tórax, bem como no diagnóstico de algumas formas de TB extrapulmonar (p. ex., doença intra-abdominal, mal de Pott; Fig. 178-10). Um estudo recente mostrou o potencial da tomografia por emissão de pósitrons combinada com a TC para a detecção de doença subclínica que pode estar progredindo para TB clinicamente manifesta em pessoas infectadas pelo HIV. A RM é útil no diagnóstico de lesões ósseas e da TB intracraniana.

PROCEDIMENTOS DIAGNÓSTICOS ADICIONAIS

Outros testes diagnósticos podem ser utilizados quando houver suspeita de TB pulmonar. A indução de escarro por nebulização ultrassônica de soro fisiológico hipertônico pode ser útil para os pacientes incapazes de produzir espontaneamente amostras de escarro. Com frequência, os pacientes que exibem anormalidades radiográficas compatíveis com outros diagnósticos (p. ex., carcinoma broncogênico) são submetidos à broncoscopia de fibra óptica com escovados brônquicos ou à biópsia endobrônquica ou transbrônquica da lesão. Pode-se efetuar também um lavado broncoalveolar de segmento pulmonar que contenha anormalidade. Em todos os casos, é fundamental que as amostras sejam submetidas para teste molecular com o ensaio Xpert MTB/RIF, cultura para micobactérias e BAAR em lâmina. Para o diagnóstico de TB pulmonar primária em crianças, que frequentemente não expectoram escarro, amostras de escarro induzidas e amostras de lavado gástrico pela manhã podem resultar em resultados positivos no ensaio Xpert MTB/RIF ou na cultura.

Os procedimentos diagnósticos invasivos são indicados para os pacientes com suspeita de TB extrapulmonar. Além das amostras dos locais acometidos (p. ex., LCS para a meningite tuberculosa, líquido pleural e amostras de biópsia para doença pleural), a biópsia e a cultura de medula óssea e tecido hepático apresentam um bom resultado diagnóstico na TB disseminada (miliar), particularmente em pacientes infectados pelo HIV, que também apresentam alta frequência de hemoculturas positivas. O Xpert MTB/RIF deve sempre ser o teste diagnóstico inicial em pacientes com suspeita de meningite por TB; qualquer resultado positivo deve levar ao início imediato do tratamento, enquanto resultados negativos devem ser seguidos por exames adicionais. Em alguns casos, os resultados de culturas ou ensaio Xpert MTB/RIF são negativos, porém o diagnóstico clínico de TB é sustentado por evidências epidemiológicas consistentes (p. ex., história de contato próximo com paciente infectante), bem como respostas clínica e radiográfica compatíveis com o tratamento. Nos Estados Unidos e em outros países industrializados com baixas taxas de TB, alguns pacientes com anormalidades limitadas às radiografias de tórax e escarro positivo para BAAR estão infectados por micobactérias não tuberculosas, mais comumente microrganismos do complexo *M. avium* ou *M. kansasii* (Cap. 180). Os fatores que favorecem o diagnóstico de doença micobacteriana não tuberculosa em lugar de TB incluem ausência de fatores de risco para TB e presença de doença pulmonar crônica subjacente.

Os pacientes com TB associada ao HIV apresentam vários problemas diagnósticos (ver "TB associada ao HIV", anteriormente). Os pacientes infectados pelo HIV com TB com cultura de escarro e BAAR positivos podem apresentar radiografia de tórax normal. O ensaio Xpert MTB/RIF é o exame diagnóstico rápido preferido nessa população de pacientes devido à sua simplicidade e à sensibilidade aumentada (cerca de 60-70% entre os casos de cultura positiva negativos para BAAR e de 97-98% entre os casos positivos para BAAR). Com o advento da TARV, a ocorrência de doença disseminada pelo complexo *M. avium*, que pode ser confundida com a TB, tornou-se muito menos comum. Um teste baseado na detecção do antígeno micobacteriano lipoarabinomanana na urina surgiu como um teste potencialmente útil no próprio local de cuidados para TB em pessoas infectadas pelo HIV com baixas contagens de células T CD4+. O ensaio de lipoarabinomanana urinário com fluxo lateral pode ser realizado manualmente e com leitura visual. Após uma revisão sistemática das evidências, a OMS recomenda que esse ensaio seja usado para ajudar no diagnóstico de TB em adultos com HIV que apresentem sinais e sintomas de TB e uma contagem de células T CD4+ ≤ 100 células/μL ou em pacientes HIV-positivos gravemente doentes independentemente da contagem das células T CD4+ ou com uma contagem de células T CD4+ desconhecida. A OMS recomenda que esse teste não seja usado, enquanto se aguardam informações de avanços recentes em testes tecnológicos promissores, para o diagnóstico de TB ou como teste de rastreamento para TB em qualquer outra categoria de pacientes. Uma limitação do teste de lipoarabinomanana disponível para uso no local de cuidados, o AlereLAM (Alere Determine TB LAM Ag), é sua baixa sensibilidade (45%). Um novo ensaio, FujiLAM (SILVAMP TB LAM), demonstrou recentemente sensibilidade de 70%.

TESTES SOROLÓGICOS E OUTROS TESTES DIAGNÓSTICOS PARA TB ATIVA

Vários testes sorológicos baseados na detecção de anticorpos a uma variedade de antígenos micobacterianos foram cuidadosamente avaliados pela OMS e não foram considerados úteis como auxiliares no diagnóstico devido a sua baixa sensibilidade e especificidade, além de sua pouca reprodutibilidade. Em 2011, após avaliação rigorosa desses exames, a OMS publicou uma recomendação "negativa" para evitar seu abuso no setor privado de muitos países com recursos limitados. Vários métodos destinados a detectar antígenos micobacterianos em amostras diagnósticas estão sendo investigados, embora sejam, agora, limitados em virtude de sua baixa sensibilidade. As determinações dos níveis de ADA e IFN-γ no líquido pleural podem ser úteis como testes adjuvantes no diagnóstico de TB pleural; sua utilidade no diagnóstico de outras formas de TB extrapulmonar (p. ex., pericárdica, peritoneal e meníngea) ainda não foi bem estabelecida.

BIOMARCADORES

Em vista das limitações diagnósticas atuais, a pesquisa sobre biomarcadores de TB e de bioassinaturas de múltiplos marcadores, os quais poderiam ser usados como teste no local de cuidados para a doença ou para triagem, é uma alta prioridade e tem sido cristalizada pela OMS em perfis-alvo de produtos bem-definidos. Revisões sistemáticas recentes revelaram que os biomarcadores promissores do hospedeiro sendo estudados, como anticorpos, citocinas, quimiocinas e assinaturas de RNA, excedem em muito os biomarcadores do patógeno que podem ser obtidos na urina ou no sangue. Porém, atualmente os candidatos a biomarcadores exigem estudos adicionais para uma avaliação completa de seu desempenho.

DIAGNÓSTICO DE INFECÇÃO POR *M. TUBERCULOSIS*

Atualmente existem dois testes para a identificação de pessoas com infecção por TB: o TCT e o IGRA, ambos medindo a resposta imunológica do hospedeiro aos antígenos da TB. Esses testes têm limitações, especialmente em locais ou populações com alta prevalência de TB e/ou HIV.

Teste cutâneo com tuberculina Em 1891, Robert Koch descobriu que componentes de *M. tuberculosis* em meio de cultura de líquido concentrado, subsequentemente denominados "tuberculina envelhecida", eram capazes de desencadear uma reação cutânea quando injetados por via subcutânea em pacientes com TB. Em 1932, Seibert e Munday purificaram esse produto por precipitação com sulfato de amônio, produzindo uma fração proteica ativa, conhecida como *derivado proteico purificado* (PPD, de *purified protein derivative*) de tuberculina. Em 1941, o PPD-S, desenvolvido por Seibert e Glenn, foi escolhido como padrão internacional. Mais tarde, a OMS e o Fundo das Nações Unidas para a Infância (UNICEF) patrocinaram a produção em larga escala de um lote referencial de PPD (RT23), tornando-o disponível para uso geral. A maior limitação do PPD é sua falta de especificidade para as espécies de micobactérias, uma propriedade decorrente do grande número de proteínas presentes nesse produto que são altamente conservadas nas diversas espécies. Além disso, a subjetividade da interpretação da reação cutânea que depende do operador, a deterioração do produto e as variações de lote para lote limitam a utilidade do PPD.

O teste cutâneo com PPD-tuberculina (TCT) é mais amplamente utilizado na triagem para infecção por TB. Ele provavelmente mede a resposta à estimulação antigênica por células T que residem na pele, e não a resposta das células T de memória recirculantes. O teste possui valor limitado no diagnóstico de TB ativa em virtude de sua sensibilidade e especificidade relativamente baixas, bem como incapacidade de discriminar entre infecção por TB e doença ativa. As reações falso-negativas são comuns em pacientes imunossuprimidos e naqueles com TB massiva. Reações falso-positivas podem ser causadas por infecções com micobactérias não tuberculosas (Cap. 180) e por vacinação com BCG. O TCT repetido pode produzir tamanhos maiores de reação devido ao reforço ou à conversão verdadeira. O efeito "*booster*" é uma conversão espúria de TCT que resulta de reforço da reatividade nas semanas 1 a 5 subsequentes ao TCT após o teste inicial. Distinguir o *booster* da verdadeira conversão é difícil, porém importante, e pode basear-se em considerações clínicas e epidemiológicas. Por exemplo, as verdadeiras conversões são prováveis após vacinação com BCG em uma pessoa previamente negativa para TCT ou em um contato próximo de um paciente infeccioso.

Ensaios de liberação de IFN-γ Dois ensaios *in vitro* que medem a liberação de IFN-γ pelas células T em resposta à estimulação com os antígenos altamente específicos da TB, ESAT-6 e CFP-10, codificados por RD1, foram introduzidos no início da década de 2000 e tornaram-se comercialmente disponíveis. O teste T-SPOT para TB (Oxford Immunotec; Oxford, Reino Unido) é um ensaio *immunospot* ligado à enzima, e o QuantiFERON®-TB Gold (Qiagen GmbH; Hilden, Alemanha) é um ensaio imunoabsorvente ligado à enzima do sangue total para determinação da IFN-γ. O ensaio QuantiFERON®-TB Gold In-Tube (QFT-GIT), que facilita a coleta de sangue e a incubação inicial, também contém outro antígeno específico, o TB7.7. Esses exames medem principalmente a resposta de células T de memória recirculantes – normalmente parte de um reservatório no baço, na medula óssea e nos linfonodos – para bacilos persistentes que produzem sinais antigênicos. Porém, as células CD8+ também podem liberar IFN-γ *in vitro* em resposta à estimulação com antígenos da TB, e elas parecem fazê-lo especialmente na fase inicial da infecção e na fase de reativação. Assim, uma nova versão do teste QFT-GIT, chamada QuantiFERON-TB Gold Plus (QFT-Plus), foi desenvolvida e opera com dois tubos de antígenos: TB1, contendo peptídeos longos de ESAT-6 e CFP-10 e induzindo uma resposta de células T CD4+, e TB2, que também contém peptídeos mais curtos estimulando as células CD8+. O QFT-Plus pode ter maior sensibilidade em comparação com o QFT-GIT, mas essa conclusão precisa ser confirmada.

Em locais ou grupos populacionais com carga baixa de TB e HIV, os IGRAs foram anteriormente relatados como mais específicos que o TCT como resultado de menor reatividade cruzada com a vacinação com BCG e a sensibilização por micobactérias não tuberculosas; isto é, os antígenos RD1 não são codificados no genoma de cepas BCG nem na maioria das micobactérias não tuberculosas. Estudos recentes sugerem que IGRAs podem não ter um bom desempenho em testes seriados (p. ex., entre profissionais da área de saúde) e que a interpretação dos resultados depende dos valores de corte usados para definir positividade. As vantagens potenciais de IGRAs incluem conveniência logística, necessidade de menos visitas do paciente para concluir o exame e o fato de evitar medições algumas vezes subjetivas, como endurecimento da pele. Porém, os IGRAs exigem que seja retirado sangue e que este seja encaminhado ao laboratório em tempo hábil. Os IGRAs também exigem que o teste seja realizado por técnicos especialmente treinados em ambiente de laboratório. Essas exigências representam desafios semelhantes para aqueles que enfrentam o TCT, incluindo exigências de cadeia fria e variações de lote a lote. Devido à maior especificidade e à maior disponibilidade de recursos, os IGRAs geralmente têm substituído o TCT para diagnóstico de infecção por TB em ambientes com baixa incidência e de alta renda. Porém, em locais e grupos populacionais com alta incidência de TB e HIV, as evidências sobre o desempenho e a utilidade dos IGRAs ainda são limitadas, e as considerações de custos podem limitar seu uso mais disseminado.

Inúmeras diretrizes nacionais sobre o uso de IGRAs para teste de infecção por TB foram publicadas. Nos Estados Unidos, um IGRA é preferido ao teste de TCT para a maioria das pessoas com mais de 5 anos de idade que estão sendo triadas para infecção por TB. Entretanto, para aqueles com alto risco de progressão para TB ativa (p. ex., pessoas infectadas com HIV), um ou outro teste pode ser usado – ou, para otimizar a sensibilidade, ambos. Devido à escassez de dados sobre o uso de IGRAs em crianças, o TCT é preferível para teste de infecção por TB em crianças com menos de 5 anos de idade. No Canadá e em alguns países da Europa, uma abordagem em duas etapas para aqueles com TCT positivo – ou seja, TCT inicial seguido de IGRA – é geralmente recomendada. Entretanto, um TCT pode reforçar uma resposta de IGRA se o intervalo entre os dois testes exceder 3 dias.

Em conclusão, tanto o TCT como os IGRAs, embora úteis como auxiliares no diagnóstico, são testes imperfeitos para a infecção por TB: embora possam identificar pessoas infectadas, têm baixo valor preditivo na identificação de pessoas com o risco maior de progressão para doença, não conseguem diferenciar entre TB ativa e infecção por TB, não diferenciam infecções novas de reinfecções e têm sensibilidade reduzida em pacientes imunocomprometidos.

TRATAMENTO

Tuberculose

Os dois principais objetivos do tratamento da TB são (1) evitar morbidade e morte ao curar a TB enquanto se evitam recorrências e o surgimento de resistência a fármacos e (2) interromper a transmissão, tornando os pacientes não infecciosos para os outros. A quimioterapia da TB tornou-se possível com a descoberta da estreptomicina em 1943. Estudos clínicos randomizados indicaram claramente que a administração de estreptomicina a pacientes com TB crônica reduzia as taxas de mortalidade e levava à cura na maioria dos casos. Entretanto, a monoterapia com estreptomicina foi logo associada ao desenvolvimento de resistência a esse fármaco e à consequente falha do tratamento. Com a introdução, na prática clínica, do ácido *para*-aminossalicílico (PAS) e da isoniazida, tornou-se um axioma no início da década de 1950 que a cura da TB exigia a administração concomitante de pelo menos dois fármacos aos quais o microrganismo fosse sensível. Além disso, estudos clínicos preliminares demonstraram que era necessário um longo período de tratamento – isto é, 12 a 24 meses – para evitar a ocorrência de recidiva. A introdução da rifampicina no início da década de 1970 anunciou a era da quimioterapia efetiva de ciclo curto, com duração de tratamento < 12 meses. A descoberta de que a pirazinamida, utilizada pela primeira vez na década de 1950, aumentava a potência dos esquemas de isoniazida/rifampicina, levou ao uso de um ciclo de 6 meses desse esquema tríplice como padrão de tratamento. A estreptomicina foi acrescentada como quarto fármaco principalmente para evitar o surgimento de resistência aos fármacos. Esses quatro fármacos (com a estreptomicina sendo substituída pelo etambutol) ainda formam a base do regime terapêutico ideal para a TB suscetível à rifampicina. O surgimento da TB resistente aos fármacos na década de 1990 levou a tentativas de padronizar a abordagem ao tratamento dessa condição principalmente com base na opinião de especialistas. Esse evento também estimulou pesquisas e o desenvolvimento de novos agentes anti-TB nos últimos 15 anos. Em 2013 e 2014, respectivamente, bedaquilina e delamanida – os primeiros dois fármacos especificamente desenvolvidos para a TB durante quase meio século – receberam aprovação condicional da Food and Drug Administration (FDA) e de outras autoridades reguladoras; a aprovação se baseou em resultados de ensaios clínicos de fase 2b nos quais os fármacos foram acrescentados ao esquema de 18 a 24 meses recomendado pela OMS para a MDR-TB. Bedaquilina e delamanida estão sendo cada vez mais usadas no tratamento da MDR-TB sob condições específicas. Em 2019, outro fármaco novo, a pretomanida, foi aprovado pela FDA como parte de um novo regime combinado com bedaquilina e linezolida para pacientes com MDR-TB causada por uma cepa com resistência adicional a uma fluoroquinolona ou um fármaco injetável de segunda linha, que eram intolerantes à terapia ou nos quais o tratamento havia falhado.

FÁRMACOS

Quatro fármacos principais são considerados agentes de primeira linha no tratamento da TB: isoniazida, rifampicina, pirazinamida e etambutol. A **Tabela 178-2** apresenta as dosagens atualmente recomendadas em adultos e crianças. Alguns estudos sugeriram maior efetividade quando isoniazida, rifampicina e pirazinamida são administradas em doses maiores; assim, se esses achados forem confirmados, as doses poderão ser revisadas no futuro. Esses fármacos são bem absorvidos após a administração oral, com níveis séricos de pico em 2 a 4 horas e eliminação quase completa dentro de 24 horas. Isoniazida e rifampicina, dois fármacos fundamentais contra a TB, são recomendados com base em sua atividade bactericida (i.e., sua capacidade de rapidamente reduzir o número de microrganismos viáveis e tornar os pacientes não infectantes). Todos os quatro agentes são recomendados com base em sua atividade esterilizante (i.e., sua capacidade de esterilizar os tecidos afetados, medida em termos da capacidade de evitar recaídas) e no risco diminuído de que bacilos mutantes resistentes aos fármacos sejam selecionados quando os fármacos são usados em combinação. Duas rifamicinas adicionais, rifapentina e rifabutina, também estão disponíveis; no entanto, o nível de resistência cruzada com rifampicina é alto. Para uma discussão mais detalhada dos fármacos utilizados no tratamento da TB, ver **Capítulo 181**.

TABELA 178-2 ■ Dosagem recomendada[a] para tratamento inicial da tuberculose em adultos e crianças

	Dose diária	
Fármaco	**Adulto**	**Criança**
Isoniazida	5 mg/kg, máx. de 300 mg	10 (7-15) mg/kg, máx. de 300 mg
Rifampicina	10 mg/kg, máx. de 600 mg	15 (10-20) mg/kg, máx. de 600 mg
Pirazinamida	25 mg/kg, máx. de 2 g	35 (30-40) mg/kg
Etambutol[b]	15 mg/kg	20 (15-25) mg/kg

[a]A duração do tratamento com cada fármaco varia de acordo com o esquema, conforme detalhado na **Tabela 178-3**. [b]Em certas situações, a estreptomicina (15 mg/kg/dia, com dose máxima de 1 g; ou 25-30 mg/kg, 3 ×/semana, com dose máxima de 1,5 g) pode substituir o etambutol na fase inicial do tratamento. No entanto, em geral a estreptomicina não é mais considerada um fármaco de primeira linha.

Fonte: Com base nas recomendações da American Thoracic Society/Infectious Diseases Society of America/Centers for Disease Control and Prevention e da Organização Mundial da Saúde.

Em razão de um menor grau de efetividade e tolerabilidade, várias classes de fármacos de segunda linha costumam ser apenas utilizadas no tratamento de pacientes com TB resistente aos fármacos. Esses agentes foram anteriormente classificados de várias maneiras para facilitar uma abordagem padronizada ao seu uso. Na recomendação mais recente da OMS sobre o tratamento de MDR-TB, eles são agrupados em três categorias listadas com o propósito de delinear esquemas mais individualizados com 18 a 20 meses de duração. Os fármacos do grupo A incluem três classes de agentes orais: as fluoroquinolonas levofloxacino e moxifloxacino; a oxazolidinona linezolida; e a diarilquinolina recentemente introduzida bedaquilina, a qual recebeu aprovação acelerada pela FDA no fim de 2012. Os fármacos do grupo B incluem dois outros agentes orais: clofazimina e ciclosserina (ou seu análogo terizidona). Os fármacos do grupo C incluem o nitroimidazólico delamanida; imipeném-cilastatina ou meropeném; os aminoglicosídeos injetáveis amicacina e estreptomicina (o último anteriormente considerado como de primeira linha e agora raramente usado na TB resistente a fármacos devido aos níveis de resistência elevados no mundo inteiro e por ser mais tóxico que os outros fármacos da mesma classe); etionamida ou protionamida; e PAS. Além disso, os fármacos anti-TB de primeira linha etambutol e pirazinamida (ambos incluídos no grupo C) e a isoniazida em altas doses (apenas para esquemas mais curtos; ver adiante) são usados no tratamento da MDR-TB. Informações sobre os fármacos usados no tratamento da TB resistente aos fármacos (incluindo as dosagens) podem ser encontradas no seguinte manual da OMS: *http://apps.who.int/iris/bitstream/10665/130918/1/9789241548809_eng.pdf*. Informações recentes sobre o ensaio clínico de fase 3 sobre a delamanida (um fármaco que recebeu aprovação acelerada pela European Medicines Agency [EMA] no fim de 2013) acrescentado a um regime de base da OMS mais longo mostram que o sucesso do tratamento não é diferente daquele obtido com a adição de placebo. O futuro papel da delamanida como fármaco substituto no tratamento da MDR-TB ainda deve ser avaliado. O novo esquema de classificação exclui o aminoglicosídeo injetável de segunda linha canamicina e o polipeptídeo capreomicina. A amitiozona, que foi associada a reações cutâneas graves e por vezes fatais – incluindo a síndrome de Stevens-Johnson – em pacientes com HIV, não é mais recomendada. Por fim, a combinação amoxicilina-ácido clavulânico é recomendada apenas como adjunto aos carbapenêmicos.

ESQUEMAS

Os esquemas padrão são divididos em uma fase intensiva (bactericida) e uma fase de continuação (esterilizante). Durante a fase intensiva, a maioria dos bacilos da TB é destruída, ocorre resolução dos sintomas, e o paciente geralmente se torna não infectante. A fase de continuação é necessária para eliminar as micobactérias persistentes e evitar a recidiva.

O esquema terapêutico de escolha para praticamente todas as formas de TB suscetível ao fármaco em adultos consiste em uma fase inicial de 2 meses (ou intensiva) de isoniazida, rifampicina, pirazinamida e etambutol, seguida de uma fase de continuação de 4 meses de isoniazida e rifampicina **(Tab. 178-3)**. Esse esquema pode curar a TB em mais de 90% dos pacientes. Em crianças, a maioria das formas de TB na ausência de infecção pelo HIV ou resistência suspeita à isoniazida pode ser tratada com segurança sem etambutol na fase intensiva. O tratamento deve ser administrado diariamente durante todo o curso. Revisões sistemáticas demonstraram que o uso de um esquema intermitente 3 ×/semana na fase intensiva está associado a maior risco de falha terapêutica, recidiva e aquisição de resistência aos fármacos. Além disso, um esquema de 3 ×/semana na fase de continuação também foi associado a maiores taxas de falha e recidiva, enquanto um esquema de 2 ×/semana na fase de continuação aumentou o risco de aquisição de resistência aos fármacos além das taxas de falha e recidiva. Assim, a OMS atualmente recomenda que o tratamento da TB seja administrado diariamente em todos os casos. As diretrizes de 2016 da ATS, do CDC e da IDSA, embora recomendem a administração diária dos fármacos, incluem uma provisão para o uso de esquemas intermitentes 3 ×/semana supervisionados em pacientes não infectados pelo HIV e com baixo risco de recidiva (i.e., com TB pulmonar causada por microrganismos suscetíveis aos fármacos que, no início do tratamento, seja não cavitária e/ou com escarro negativo). As mesmas

TABELA 178-3 ■ Esquemas recomendados de tratamento da tuberculose (TB)

	Fase inicial		Fase de continuação	
Indicação	**Duração (meses)**	**Fármacos**	**Duração (meses)**	**Fármacos**
Novos casos com esfregaço ou cultura positivos	2	HRZE[a,b]	4	HR[a,c]
Novos casos com cultura negativa	2	HRZE[a]	4	HR[a,d]
Gestação	2	HRE[e]	7	HR
Recidivas e interrupção de tratamento[f]	← Adaptado de acordo com teste rápido de sensibilidade aos fármacos →			
Falhas[f]	← Adaptado de acordo com teste rápido de sensibilidade aos fármacos →			
Resistência (ou intolerância) à H	Completa (6)	RZEQ		
Resistência (ou intolerância) à R	← Mesmo que para MDR-TB; ver a seguir →			
MDR-TB (resistência a pelo menos H + R)	← Ver Tabelas 178-4 e 178-5 →			
XDR-TB	← Ver Tabela 178-4 →			
Intolerância à Z	2	HRE	7	HR

[a]Todos os fármacos devem ser administrados diariamente. [b]Um esquema de 4 meses com 8 semanas de uso diário de rifapentina, isoniazida, pirazinamida e moxifloxacino seguido por 9 semanas de uso diário de rifapentina, isoniazida e moxifloxacino é uma alternativa possível. [c]Um estudo mostrou que pacientes HIV-negativos com tuberculose pulmonar não cavitária com escarro negativo para BAAR após a fase inicial de tratamento podem receber rifapentina/isoniazida 1 ×/semana na fase de continuação. Porém, esse regime raramente é usado. [d]A American Thoracic Society, o Centers for Disease Control and Prevention e a Infectious Diseases Society of America sugerem que uma fase de continuação de 2 meses pode ser usada em pacientes HIV-negativos com lâmina e cultura negativas para TB. [e]O esquema de 6 meses com pirazinamida pode provavelmente ser usado com segurança durante a gestação e é recomendado pela OMS e pela International Union Against Tuberculosis and Lung Disease. Se a pirazinamida não for incluída no esquema inicial, a duração mínima de tratamento é de 9 meses. [f]A disponibilidade dos métodos moleculares rápidos para identificar resistência aos fármacos possibilita início de um esquema adequado no começo do tratamento.

Siglas: E, etambutol; H, isoniazida; MDR-TB, tuberculose resistente a múltiplos fármacos; OMS, Organização Mundial da Saúde; Q, um antibiótico quinolona; R, rifampicina; XDR-TB, tuberculose extensamente resistente aos fármacos; Z, pirazinamida; BAAR, bacilos álcool-ácido-resistentes.

diretrizes sugerem que um esquema de 4 meses consistindo em isoniazida, rifampicina, pirazinamida e etambutol possa ser adequado para o tratamento de adultos HIV-negativos com escarro negativo e na TB pulmonar com cultura negativa (i.e., TB paucibacilar).

Uma fase de continuação com rifapentina e isoniazida 1 ×/semana é efetiva em pacientes HIV-negativos sem cavitação na radiografia de tórax. Porém, esse esquema geralmente deve ser usado com muita cautela. Pacientes com TB pulmonar cavitária e conversão tardia da cultura do escarro (i.e., aqueles que continuam com cultura positiva aos 2 meses) devem ser retestados imediatamente para TB resistente aos fármacos, e uma mudança no esquema deve ser considerada. Um curso completo de 6 meses da terapia quádrupla deve ser administrado sem incluir interrupções maiores que 4 semanas. Em alguns países em desenvolvimento, onde a capacidade de assegurar a adesão do paciente ao tratamento é limitada, um esquema de fase contínua de isoniazida e etambutol diariamente, durante 6 meses, foi usado no passado. Esse esquema está claramente associado a uma taxa mais elevada de recidiva, falha terapêutica e morte, particularmente entre pacientes infectados pelo HIV, não sendo mais recomendado pela OMS. Na última década, foram conduzidos vários estudos tentando reduzir a duração do tratamento para 4 meses com o uso de fluoroquinolonas (com o moxifloxacino substituindo o etambutol ou a isoniazida ou o gatifloxacino substituindo o etambutol). O principal achado foi que esquemas mais curtos (4 meses) contendo fluoroquinolonas estão associados com taxas significativamente maiores de recidiva em 18 meses em comparação com o esquema padrão de 6 meses contendo rifampicina. Além disso, os estudos não mostraram redução em eventos adversos com o esquema contendo fluoroquinolonas nem diferença nas taxas de mortalidade por TB ou por todas as causas. Assim, o encurtamento da duração do tratamento para 4 meses com o uso de fluoroquinolonas não é recomendado. Todavia, o recente Tuberculosis Trials Consortium Study 31/AIDS Clinical Trials Group A5349 (Study 31/A5349) mostrou que um regime diário de 4 meses incluindo isoniazida, pirazinamida, rifapentina em uma dose diária de 1.200 mg e moxifloxacino em uma dose diária de 400 mg foi não inferior ao regime padrão de 6 meses, tendo um perfil de efeitos colaterais semelhante. Assim, no início de 2021, essa opção foi considerada pela OMS como possível alternativa ao antigo padrão desde que seja garantida supervisão antibacteriana rigorosa especialmente para evitar a resistência à fluoroquinolona e para que a rifapentina esteja mais amplamente disponível. Os esquemas alternativos para os pacientes que apresentam intolerância aos medicamentos ou reações adversas estão listados na **Tabela 178-3**. Porém, é incomum a ocorrência de efeitos colaterais graves que exijam a interrupção de qualquer fármaco de primeira linha e o uso desses agentes alternativos. Para evitar a neuropatia relacionada com a isoniazida, deve-se acrescentar piridoxina (10-25 mg/dia) ao esquema administrado a pessoas com alto risco de deficiência de vitamina B_6 (p. ex., alcoolistas, desnutridos, mulheres grávidas e em fase de lactância, bem como pacientes com afecções, como insuficiência renal crônica, diabetes e infecção pelo HIV, as quais também estão associadas à neuropatia). Por fim, para facilitar a absorção da rifampicina, o fármaco deve ser tomado com o estômago vazio e sem refeições.

CUIDADO E APOIO AO PACIENTE

A má adesão do paciente ao tratamento é o obstáculo mais importante à cura. Além disso, os bacilos da TB dos pacientes que não aderem completamente ao esquema prescrito têm probabilidade de adquirir resistência aos fármacos aos quais foram expostos de maneira irregular. Fatores relacionados tanto com o paciente quanto com o profissional de saúde podem afetar a adesão ao tratamento. Os fatores relacionados com o paciente incluem a falta de crença de que a doença valha o custo da adesão; a existência de condições clínicas concomitantes (notavelmente, abuso de álcool ou drogas); a falta de apoio social; o medo do estigma e da discriminação associados à TB; e a pobreza, com desemprego e falta de moradia. Fatores relacionados com o provedor que podem impedir a adesão incluem a falta de suporte, educação e incentivo dos pacientes, além da oferta de serviços em horários inconvenientes.

Várias intervenções para aumentar as chances de completar o tratamento com duração de meses estão disponíveis. Em primeiro lugar, um pacote de intervenções sociais complementares e não mutuamente excludentes, consistindo em bens e serviços educacionais, psicológicos e materiais, pode permitir que as pessoas com TB abordem obstáculos para a adesão ao tratamento. Educação e aconselhamento em saúde sobre a gravidade da doença e as soluções e sobre a importância da adesão ao tratamento até a cura devem ser fornecidos a todos os pacientes no início e ao longo do tratamento para a TB. O apoio psicológico (i.e., sessões de aconselhamento ou apoio em grupo) pode ser particularmente relevante no contexto do estigma e da discriminação que costuma afetar as pessoas com TB e seus familiares. O suporte material (p. ex., alimentos ou suporte financeiro na forma de refeições, cestas de alimentos, suplementos alimentares, vale-refeição, subsídios para transporte, abrigo, auxílio-moradia ou bônus financeiro) reduz os custos indiretos para os pacientes ou seus cuidadores no acesso aos serviços de saúde e reduz as consequências da perda de renda relacionada à doença.

Em segundo lugar, é fundamental que os serviços de saúde sejam arranjados de maneira a satisfazer as necessidades e as expectativas razoáveis dos pacientes. Os componentes de serviços de saúde ideais incluem localização geográfica adequada, horário adequado às necessidades dos pacientes, canais funcionais de comunicação entre pacientes e seus provedores de cuidados (p. ex., sistema de mensagens curtas por telefone, capacidade de ligações de áudio/vídeo, consultas domiciliares ou no ambiente de trabalho) e uma equipe atenciosa e competente para cuidar de pessoas com TB para avaliar suas preocupações, baseando seus cuidados em padrões éticos elevados.

Em terceiro lugar, é fundamental oferecer ao paciente uma opção adequada para administração do tratamento que minimize a chance de não adesão. Essas opções tradicionalmente incluem a terapia autoadministrada sem supervisão; o tratamento diretamente observado (DOT, de *directly observed therapy*) presencial; e o DOT não diário (p. ex., supervisão não para todas as doses, mas semanalmente ou algumas vezes por semana) em um local mutuamente acordado entre paciente e profissional de saúde, com a responsabilidade de supervisão confiada a uma pessoa qualificada. A supervisão direta da adesão é fundamental, tendo em vista a falta de ferramentas para predizer de forma acurada a adesão ao tratamento autoadministrado e a importância da TB para a saúde pública. A OMS, junto com a ATS, o CDC e a IDSA, afirma que idealmente todos os pacientes devem ter seu tratamento diretamente supervisionado, especialmente durante a fase inicial, com apoio social adequado com base em abordagem centrada no paciente conforme descrito anteriormente. Em vários países, o pessoal para supervisão da terapia costuma estar disponível por meio de programas de controle da TB nos departamentos locais de saúde pública, muitas vezes envolvendo membros da comunidade aceitos pelo paciente e adequadamente treinados e orientados por profissionais de saúde para desempenhar o papel de supervisão. Foi demonstrado que a supervisão direta com suporte social aumenta, de forma significativa, a proporção de pacientes que concluem o tratamento em todos os locais e reduz muito as chances de falha, recidiva e ausências. Em geral, o DOT baseado na comunidade ou domicílio é recomendado em relação ao DOT baseado em serviços de saúde ou ao tratamento não supervisionado; o DOT administrado por provedores leigos treinados ou por profissionais de saúde é recomendado em relação ao DOT administrado por familiares. Recentemente, a comparação de terapia observada por vídeo (VOT, de *video observed therapy*) com DOT presencial mostrou desfechos semelhantes. Em um ensaio clínico controlado e randomizado multicêntrico e com cegamento dos analisadores sobre a VOT por meio de observação remota diária com o uso de um aplicativo de *smartphone versus* DOT realizado 3 a 5 vezes por semana em casa, na comunidade ou na clínica, a VOT foi superior ao DOT para garantir a observação programada da ingesta dos fármacos. Assim, a VOT pode substituir o DOT quando o acesso à internet é bom e há disponibilidade de tecnologia para comunicação por vídeo (p. ex., *smartphones*, *tablets*, computadores). O sistema pode ser adequadamente organizado e operado por profissionais de saúde e pacientes. Outras ferramentas de saúde digitais podem facilitar o monitoramento da adesão, incluindo monitores digitais de medicamentos; esses monitores podem registrar quando a caixa de medicamentos é aberta, com opções de emitir sinais de áudio ou uma mensagem curta para lembrar os pacientes de tomar os medicamentos. Essas ferramentas são customizadas para as necessidades e as preferências do paciente individual e do profissional.

Além das medidas anteriores para a promoção de adesão, a provisão de produtos combinados de dose fixa que reduzem o número de comprimidos que o paciente precisa engolir é recomendada em relação a formulações com os fármacos separados. Vários produtos combinados com doses fixas estão disponíveis (p. ex., isoniazida/rifampicina, isoniazida/rifampicina/pirazinamida e isoniazida/rifampicina/pirazinamida/etambutol). Combinações com dose fixa aumentam a satisfação do paciente e minimizam a probabilidade de erro de prescrição ou de desenvolvimento de resistência aos fármacos resultante da monoterapia se um fármaco ficar fora de estoque ou se o paciente preferir um fármaco em relação a outros. Além disso, essas combinações facilitam o manejo programático da procura e do suprimento. No passado, a biodisponibilidade da rifampicina era considerada abaixo do padrão em algumas formulações de combinações de dose fixa. As autoridades reguladoras devem garantir que os produtos de combinação sejam de boa qualidade; entretanto, padrões elevados para garantir a qualidade dos fármacos nem sempre são operacionais, especialmente em países com recursos limitados. Os prescritores devem estar alertas para esse potencial problema.

MONITORAMENTO DA RESPOSTA AO TRATAMENTO E TOXICIDADE MEDICAMENTOSA

A avaliação bacteriológica por meio de sistemas de cultura líquidos comercialmente disponíveis (ou, quando não há possibilidade de cultura em líquido, por meio de microscopia em lâmina) é fundamental para monitorar a resposta ao tratamento da TB. Além disso, o peso do paciente deve ser monitorado regularmente, e a dosagem do fármaco deve ser ajustada caso haja qualquer mudança de peso significativa. Os pacientes com doença pulmonar devem fazer um exame de escarro a cada mês até que as culturas se tornem negativas para possibilitar detecção precoce da falha do tratamento. Com o esquema de primeira linha padrão recomendado de 6 meses, mais de 80% dos pacientes com TB suscetível aos fármacos terão culturas de escarro negativas no fim do segundo mês de tratamento. No fim do terceiro mês, o escarro de quase todos os pacientes deve apresentar cultura negativa. Em alguns pacientes, especialmente aqueles com doença cavitária extensa e um grande número de microrganismos, a conversão de esfregaço de BAAR pode demorar mais que a conversão da cultura, como resultado da expectoração e da visualização microscópica de bacilos mortos. Assim, à medida que os recursos aumentam, a microscopia em lâmina deve ser progressivamente abandonada como ferramenta de monitoramento em favor da cultura em líquido. Como observado anteriormente, os pacientes com doença cavitária na qual a conversão da cultura do escarro não ocorre em 2 meses exigem testes ou retestagem imediatos de resistência a fármacos. Quando as lâminas ou culturas de escarro de um paciente permanecem positivas com ≥ 3 meses apesar de boa adesão, é provável que haja falha terapêutica causada por resistência aos fármacos. O padrão de resistência aos fármacos deve orientar a escolha da melhor opção terapêutica (ver adiante). Uma amostra de escarro deve ser coletada ao fim do tratamento para documentar a cura. Quando as culturas de micobactérias não estiverem disponíveis, o monitoramento por exame de esfregaço de BAAR deve ser realizado em 2, 5 e 6 meses. O monitoramento bacteriológico dos pacientes com TB extrapulmonar é mais difícil e muitas vezes não é viável. Nesses casos, a resposta ao tratamento deve ser avaliada clinicamente com auxílio de exames de imagem.

O monitoramento da resposta à quimioterapia por meio de tecnologia de amplificação de ácido nucleico, como o ensaio Xpert MTB/RIF, não é adequado, pois esses testes podem produzir resultados positivos devido a bacilos não viáveis. Da mesma maneira, radiografias seriadas de tórax não são recomendadas, visto que as alterações radiológicas podem demorar, só ocorrendo após a resposta bacteriológica; além disso, não são altamente sensíveis. Após a conclusão do tratamento, não se recomendam nem o exame de escarro nem as radiografias de tórax para acompanhamento de rotina. Todavia, uma radiografia de tórax obtida no final do tratamento pode ser útil para fins comparativos se o paciente apresentar sintomas de TB recorrente após vários meses ou anos. Os pacientes devem ser orientados a procurar imediatamente assistência médica caso tenham qualquer um desses sintomas.

Durante o tratamento, os pacientes também devem ser monitorados quanto à toxicidade farmacológica. A reação adversa mais comum de significância entre pessoas tratadas para TB suscetível aos fármacos é hepatite. Os pacientes devem ser cuidadosamente orientados sobre os sinais e sintomas de hepatite induzida por fármaco (p. ex., urina escura, falta de apetite, náuseas), devendo ser instruídos a interromper imediatamente o tratamento e procurar o seu médico caso surjam essas manifestações. Embora a monitoração bioquímica não seja rotineiramente recomendada, todos os pacientes adultos devem ser submetidos a uma avaliação basal da função hepática (p. ex., determinação dos níveis séricos de aminotransferases hepáticas e bilirrubina). Os pacientes de idade mais avançada, aqueles com doenças concomitantes, aqueles com história de doença hepática (especialmente hepatite C) e aqueles que consomem álcool diariamente devem ser monitorados de modo rigoroso (i.e., a cada mês), com determinações repetidas das aminotransferases durante a fase inicial do tratamento. Até 20% dos pacientes apresentam pequenos aumentos de aspartato-aminotransferase (AST) (até três vezes o limite superior do normal) que não são acompanhados de sintomas e não têm consequências. Deve ser considerada a suspensão do tratamento em pacientes com hepatite sintomática, especialmente quando acompanhada por elevação de pelo menos três vezes nos níveis de AST e/ou alanina-aminotransferase (ALT), e nos pacientes sem sintomas de lesão hepática com elevações significativas (pelo menos cinco vezes) nos níveis séricos de AST e/ou ALT. Os fármacos devem ser reintroduzidos um de cada vez após a função hepática retornar ao normal. Em geral, as reações de hipersensibilidade exigem a interrupção de todos os medicamentos e a sua reintrodução para determinar o agente responsável. Devido à variedade de esquemas disponíveis, normalmente não é necessário – embora seja possível – dessensibilizar o paciente. A hiperuricemia e a artralgia causadas pela pirazinamida podem geralmente ser controladas pela administração de ácido acetilsalicílico; todavia, o tratamento com pirazinamida deve ser interrompido caso o paciente venha a desenvolver artrite gotosa. Os indivíduos que desenvolvem trombocitopenia autoimune secundária ao tratamento com rifampicina não devem mais receber esse medicamento. De modo semelhante, a ocorrência de neurite óptica com o uso de etambutol constitui indicação para a interrupção permanente desse fármaco. Outras manifestações comuns de intolerância medicamentosa, como prurido e desconforto gastrintestinal, geralmente podem ser tratadas sem a interrupção do tratamento. O tratamento com agentes de segunda linha para a TB resistente a fármacos está associado a uma variedade de reações farmacológicas adversas que são mais frequentes e graves que nos pacientes que recebem os esquemas de primeira linha (ver adiante). A probabilidade de interações medicamentosas também é maior quando são usados esquemas de segunda linha.

FALHA DO TRATAMENTO E RECIDIVA

Conforme assinalado anteriormente, deve-se suspeitar de falha do tratamento quando as culturas de um paciente (ou lâminas de escarro, quando as culturas não estiverem disponíveis) permanecerem positivas depois de 3 meses de tratamento. No manejo desses pacientes, é imperativo que o isolado atual seja urgentemente retestado (ou testado pela primeira vez se, por alguma razão, o teste rápido de suscetibilidade molecular não tiver sido realizado no início do tratamento) quanto à suscetibilidade aos agentes de primeira linha e, se for detectada resistência à rifampicina, também aos agentes de segunda linha. A abordagem terapêutica deve começar com a testagem molecular pelo menos da resistência à rifampicina e à isoniazida. Como os resultados são esperados em alguns dias, as mudanças no esquema podem ser adiadas até esse momento. Entretanto, se houver deterioração rápida do estado clínico do paciente, pode-se indicar uma mudança mais precoce do esquema. Uma regra importante nesta última situação é sempre acrescentar mais de um fármaco, preferivelmente dois ou três, de uma só vez a um regime falho; na prática, há necessidade de iniciar um esquema empírico para MDR-TB (ver "TB resistente a fármacos", adiante). O paciente pode continuar tomando isoniazida e rifampicina, juntamente com esses novos fármacos, enquanto se aguardam os resultados dos testes de sensibilidade.

Os pacientes com recorrência após um tratamento aparentemente bem-sucedido (i.e., recidivas) têm menos tendência a abrigar cepas resistentes a fármacos do que as cepas dos pacientes cujo tratamento falhou. A resistência adquirida é incomum entre cepas de pacientes que sofrem recidiva após completar adequadamente um esquema padrão de 6 meses. A decisão terapêutica depende de uma avaliação geral do risco de resistência aos fármacos, da gravidade do caso e dos resultados do teste rápido de suscetibilidade. Os pacientes cujo tratamento foi interrompido e que têm alta probabilidade de MDR-TB devem receber um esquema empírico para MDR-TB que inclua agentes de segunda linha (Tab. 178-3). Após os resultados dos testes de sensibilidade aos fármacos estarem disponíveis, o esquema pode ser ajustado adequadamente.

TB RESISTENTE A FÁRMACOS

As cepas de *M. tuberculosis* resistentes a fármacos específicos surgem por mutações pontuais espontâneas no genoma das micobactérias, que ocorrem em taxas baixas, porém previsíveis (10^{-7} a 10^{-10} para fármacos importantes). A resistência à rifampicina está associada a mutações no gene *rpoB* em 95% dos casos; a resistência à isoniazida, a mutações principalmente nos genes *katG* (50-95% dos casos) e à região do gene promotor *inhA* (até 45%); a resistência à pirazinamida, no gene *pncA* (até 98%); a resistência ao etambutol, no gene *embB* (50-65%); a resistência às fluoroquinolonas, nos genes *gyrA-gyrB* (75-95%); e a resistência aos aminoglicosídeos, principalmente no gene *rrs* (até 80%). A mutação C-12T é a mutação mais comum na região promotora *eis* associada com resistência aos aminoglicosídeos, especialmente em países da Europa Oriental. Como não há resistência cruzada entre as classes de fármacos comumente utilizadas, a probabilidade de que uma cepa seja resistente a duas classes de fármacos é o produto das probabilidades de resistência a cada classe de fármacos, sendo, portanto, baixa. O desenvolvimento de TB resistente a fármacos resulta quase invariavelmente de monoterapia – isto é, falha do profissional de saúde em prescrever pelo menos dois fármacos aos quais o bacilo da TB seja sensível; falha do paciente que não absorve ou não segue corretamente o tratamento prescrito; ou falha da biodisponibilidade ou má qualidade dos fármacos ou preparações (i.e., devido ao esmagamento dos comprimidos). A TB resistente a fármacos pode ser primária ou adquirida. Na resistência primária aos fármacos, o paciente é infectado desde o início por uma cepa resistente aos fármacos. A resistência adquirida se desenvolve na cepa infectante durante o tratamento. Na América do Norte, na Europa Ocidental, na maior parte da América Latina e em estados do Golfo da Pérsia, as taxas de resistência primária geralmente são baixas, e a resistência à isoniazida é a mais comum. Nos Estados Unidos, embora as taxas de resistência primária à isoniazida tenham permanecido estáveis em cerca de 7 a 8%, a taxa de MDR-TB primária caiu de 2,5% em 1993 para < 1% desde 2000. Como descrito anteriormente, no mundo inteiro, a MDR-TB representa um problema cada vez mais grave em algumas regiões, especialmente nos estados da antiga União Soviética e em alguns países da Ásia (Fig. 178-12). Ainda mais grave é a ocorrência de cepas MDR que

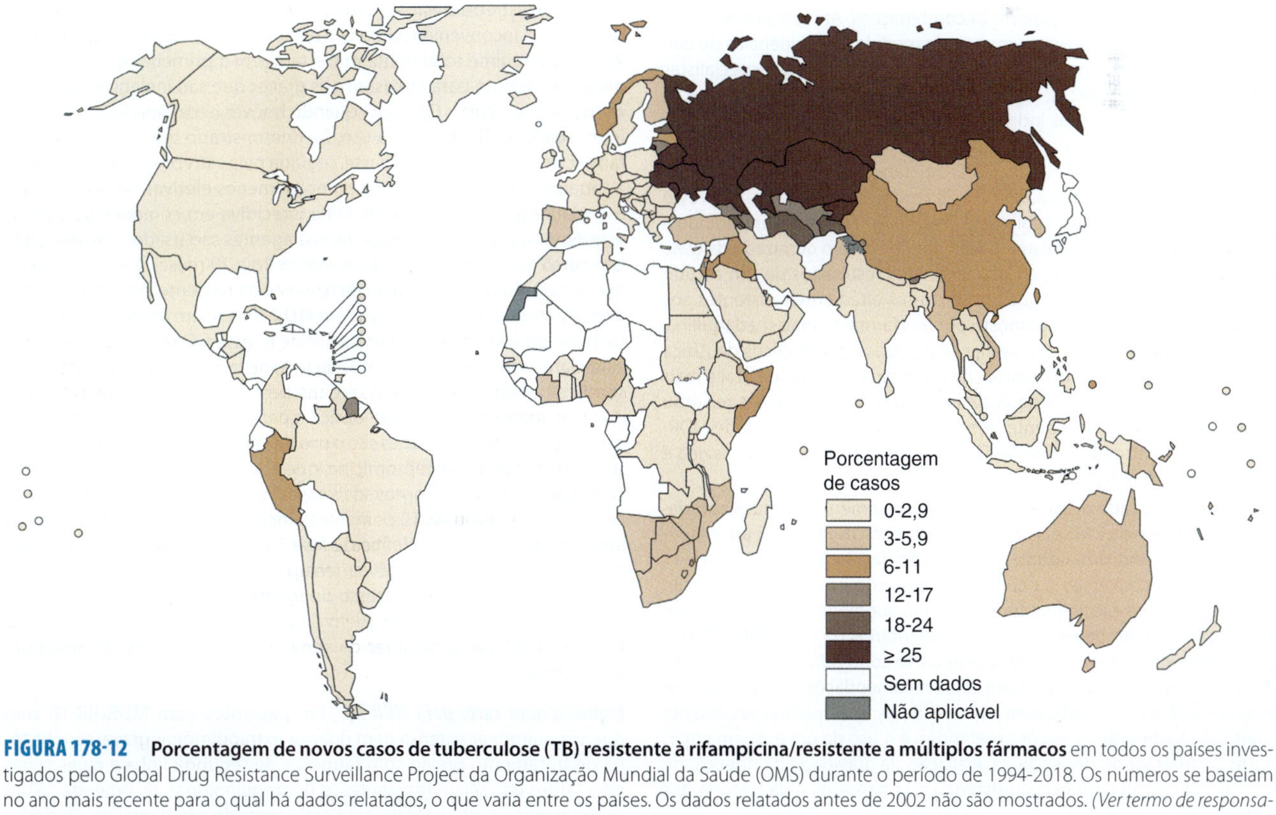

FIGURA 178-12 Porcentagem de novos casos de tuberculose (TB) resistente à rifampicina/resistente a múltiplos fármacos em todos os países investigados pelo Global Drug Resistance Surveillance Project da Organização Mundial da Saúde (OMS) durante o período de 1994-2018. Os números se baseiam no ano mais recente para o qual há dados relatados, o que varia entre os países. Os dados relatados antes de 2002 não são mostrados. *(Ver termo de responsabilidade na legenda da* **Figura 178-2**. *Reproduzida com permissão de Global Tuberculosis Report 2019. Geneva, World Health Organization; 2019.)*

também são resistentes a outros agentes de segunda linha usados no tratamento, como as fluoroquinolonas. O desenvolvimento de TB resistente a fármacos pode ser evitado por adesão aos princípios do tratamento sensato: a inclusão de pelo menos dois fármacos bactericidas com garantia de qualidade aos quais o organismo seja sensível; o uso de esquemas combinados efetivos; a supervisão do tratamento com suporte do paciente; e a verificação de que os pacientes concluem o curso prescrito. O uso de produtos combinados com doses fixas pode evitar a ingesta seletiva dos fármacos e, assim, pode proteger contra a criação de resistência aos fármacos. A transmissão de cepas resistentes a fármacos pode ser evitada pela implementação de medidas respiratórias de controle de infecção (ver adiante) e pela detecção precoce de pessoas com TB ativa, seguidas pelo início imediato do tratamento com esquema efetivo.

TB resistente à isoniazida Para o tratamento de pacientes com doença resistente à isoniazida, recomenda-se o uso de uma combinação de rifampicina, etambutol, pirazinamida e levofloxacino por 6 meses. Este esquema contendo fluoroquinolona não deve ser usado até que a resistência à rifampicina tenha sido excluída por um teste diagnóstico confiável para evitar o tratamento inadvertido da MDR-TB com um esquema inadequado. Idealmente, um teste laboratorial para a suscetibilidade também deve ser feito para fluoroquinolonas e pirazinamida. Se a fluoroquinolona estiver contraindicada devido à intolerância ou à resistência, o paciente pode receber um esquema de 6 meses de rifampicina, etambutol e pirazinamida. A isoniazida provavelmente não contribui para um desfecho bem-sucedido nesses esquemas, mas pode ser mantida (também para facilitar o tratamento com a formulação de dose fixa com quatro fármacos). É improvável que outros fármacos, como os aminoglicosídeos injetáveis, sejam importantes no tratamento da maioria dos casos de TB resistente à isoniazida. Porém, eles podem ser considerados na presença de resistência adicional (p. ex., à pirazinamida e ao etambutol) ou de intolerância aos fármacos.

RR-TB, MDR-TB A MDR-TB, em que os bacilos são resistentes a (pelo menos) isoniazida e rifampicina, é mais difícil de tratar do que a doença causada por microrganismos sensíveis aos fármacos, pois esses dois fármacos bactericidas são os agentes de primeira linha mais potentes disponíveis e porque a resistência a outros fármacos de primeira linha associada (p. ex., etambutol) não é incomum. O tratamento da RR-TB e da MDR-TB tem sido tradicionalmente um tópico de muito debate, dada a sua complexidade, longa duração, toxicidade e limitada eficácia; ao custo da maioria dos fármacos de segunda linha; e à ausência de ensaios clínicos controlados e randomizados para dar suporte às combinações. Até recentemente, as recomendações se baseavam, em grande medida, em evidências de baixa qualidade de estudos observacionais e em consensos de especialistas sobre as melhores práticas. Algumas conquistas recentes incluem o acúmulo de bancos de dados individuais de pacientes tratados no mundo todo, a liberação dos achados de dois ensaios clínicos randomizados e controlados de fase 3 (o estudo STREAM Stage 1 comparando um regime mais curto de 9 meses para MDR-TB com o regime otimizado prévio básico da OMS; e o ensaio clínico 213 de fase 3 da Otsuka comparando a adição do novo fármaco delamanida ao regime básico otimizado da OMS com a adição de placebo), a publicação dos resultados de um estudo aberto de um único grupo que arrolou casos altamente resistentes aos fármacos para um regime composto por três fármacos orais (bedaquilina, pretomanida e linezolida) e a avaliação de dados pragmáticos da África do Sul sobre o uso em ampla escala de um regime totalmente oral e mais curto contendo a bedaquilina. A avaliação dessas informações resultou em uma atualização das orientações da OMS para o tratamento de MDR-TB e todos os outros casos de RR-TB nos quais a resistência à isoniazida é ausente ou desconhecida.

Como resultado disso, atualmente são recomendadas duas abordagens principais pela OMS para o tratamento de MDR/RR-TB: (1) um esquema mais longo individualizado com duração de 18 a 20 meses (ou 15-17 meses após a conversão da cultura) consistindo em uma combinação ideal de fármacos escolhidos conforme uma abordagem racional e usando o agrupamento de medicamentos prioritários da OMS **(Tab. 178-4)**; e (2) um esquema totalmente oral e mais curto contendo bedaquilina com 9 a 12 meses de duração. Embora essas recomendações possam mudar quando dados novos indicarem a necessidade, os esquemas totalmente orais são atualmente as opções preferidas, e o uso de um esquema mais curto ou mais longo depende da avaliação da gravidade da doença, do conhecimento do padrão de resistência aos fármacos e da história dos tratamentos prévios.

TABELA 178-4 ■ Grupos de fármacos recomendados para uso em esquemas mais longos para MDR-TB e abordagem para o delineamento de um esquema mais longo para adultos e crianças

Grupo	Fármaco
Grupo A: Fármacos a serem priorizados e incluídos em todos os esquemas, a menos que não possam ser usados	Levofloxacino *ou* moxifloxacino Bedaquilina Linezolida
Grupo B: Fármacos a serem acrescentados, a menos que não possam ser usados	Clofazimina Ciclosserina *ou* terizidona
Grupo C: Fármacos a serem usados para completar o esquema e quando os fármacos dos grupos A e B não puderem ser usados	Etambutol Delamanida Pirazinamida Imipeném-cilastatina *ou* meropeném Amicacina *ou* estreptomicina Etionamida *ou* protionamida Ácido *p*-aminossalicílico

Fonte: Adaptada da Organização Mundial da Saúde, 2018.

Esquemas mais longos para MDR-TB Em pacientes com MDR/RR-TB nos quais as cepas infectantes apresentem ou sejam suspeitas de resistência adicional (p. ex., resistências às fluoroquinolonas), naqueles com doença pulmonar ou extrapulmonar grave ou naqueles que já foram tratados com fármacos de segunda linha, recomenda-se um esquema mais longo. A **Tabela 178-4** mostra os agrupamentos prioritários de fármacos recomendados pela OMS e a abordagem para o delineamento de um esquema mais longo para adultos e crianças. Tanto quanto for possível, o esquema deve ser composto por todos os agentes do grupo A e pelo menos um agente do grupo B. O uso de bedaquilina e linezolida é promovido, junto com uma fluoroquinolona (levofloxacino ou moxifloxacino), sempre que possível, em todos os pacientes. Clofazimina e ciclosserina (grupo B) são as duas opções preferenciais a serem acrescentadas aos fármacos do grupo A. Os fármacos do grupo C podem substituir os agentes dos grupos A e B que não podem ser usados, e a escolha deve se basear no teste de sensibilidade aos fármacos, nos níveis de resistência aos fármacos na população, na história do paciente de uso prévio desses fármacos e na possibilidade de intolerância ou toxicidade. Os agentes injetáveis (p. ex., amicacina, estreptomicina e carbapenêmicos) recebem menor prioridade devido à inconveniência do uso e à toxicidade dos aminoglicosídeos. Assim, um regime totalmente oral é também a primeira opção e a mais desejável mesmo para os casos mais graves que são inelegíveis para um esquema mais curto. Contudo, quando houver necessidade de fármacos injetáveis e o TSF apoiar seu uso, foi demonstrado que a amicacina é o fármaco mais efetivo nesta classe, seguida pela estreptomicina, enquanto a canamicina e a capreomicina parecem menos efetivas, ambas estando associadas a maiores riscos de falha e recidiva em comparação com os esquemas mais longos em que outros agentes são usados em seu lugar. Um curso de tratamento de pelo menos 18 a 20 meses é recomendado, mas a duração pode depender da resposta do paciente. As considerações importantes ao tratar pacientes com MDR-TB incluem a segurança e a efetividade do uso da bedaquilina além de 6 meses. Da mesma forma, não está clara a duração ideal do uso da linezolida, que é reconhecida como sendo altamente efetiva, mas que também, com muita frequência, produz toxicidade (p. ex., neurite óptica e periférica e supressão da medula óssea). Outras considerações são o uso da pirazinamida e dos aminoglicosídeos amicacina e estreptomicina, que atualmente são restritos a casos com suscetibilidade comprovada a esses agentes. O papel da delamanida no tratamento da MDR-TB permanece incerto, embora, conforme citado antes, dados do ensaio clínico de fase 3 com esse agente como adição ao esquema mais longo previamente recomendado pela OMS não demonstrem maior taxa de sucesso do tratamento do que a obtida com o regime básico mais placebo. Além disso, as evidências sobre a segurança e a efetividade da delamanida administrada por > 6 meses ainda são incompletas.

Esquema mais curto para MDR-TB Em pacientes com MDR/RR-TB sem doença pulmonar extensa nem doença extrapulmonar grave, sem história de tratamento prévio com fármacos de segunda linha e cujas cepas infectantes não sejam resistentes às fluoroquinolonas, recomenda-se um esquema mais curto e totalmente oral contendo a bedaquilina. Os dados pragmáticos observacionais recentes da África do Sul, avaliados pela OMS em 2019, mostraram que um esquema totalmente oral começando com 6 meses de bedaquilina, acompanhada por 4 a 6 meses de levofloxacino ou moxifloxacino, etionamida, etambutol, pirazinamida, altas doses de isoniazida (10-15 mg/kg/dia) e clofazimina, seguidos por 5 meses de levofloxacino (ou moxifloxacino), clofazimina, pirazinamida e etambutol, foi associado com baixa toxicidade e melhores desfechos que o antigo esquema padronizado contendo medicamentos injetáveis quando usado em pacientes, incluindo aqueles infectados por HIV, sem doença pulmonar extensa nem doença extrapulmonar grave, resistência a fluoroquinolonas ou história prévia de uso de fármacos de segunda linha. Assim, atualmente a OMS recomenda a adoção desse esquema e o progressivo abandono do esquema mais curto contendo fármacos injetáveis anteriormente recomendado. A OMS também recomenda que quaisquer modificações de um esquema mais curto, em que os medicamentos injetáveis são substituídos por fármacos que não a bedaquilina, devem ser testadas sob condições operacionais de pesquisa e não adotadas em escala pragmática ampla até que as evidências demonstrem sua segurança, tolerabilidade e eficácia.

Os critérios usados para definir os pacientes elegíveis estão listados na **Tabela 178-5**. Adultos e crianças elegíveis para o esquema mais curto ainda podem receber a opção de um novo regime mais longo se receberem suporte adequado para completar toda a duração do esquema; com o esquema mais longo, a probabilidade de cura livre de recidiva pode aumentar, e sua administração é totalmente oral. Como em qualquer esquema anti-TB, o risco de criar resistência adicional é alto se o esquema for usado de forma inadequada (p. ex., em alguém com resistência prévia a fluoroquinolonas).

Como em recomendações anteriores, deve-se buscar consentimento informado em pacientes tratados com todos os esquemas para MDR-TB, sendo recomendado o monitoramento ativo da segurança dos fármacos contra a TB. Os pacientes que utilizam fármacos que prolongam o intervalo QT (bedaquilina, delamanida, clofazimina e fluoroquinolonas) devem ser cuidadosamente monitorados, com a eletrocardiografia sendo realizada no início do tratamento e repetida durante o tratamento; os pacientes com um intervalo QTc > 500 ms ou com história de arritmias ventriculares não devem receber esses fármacos. Os pacientes que utilizam amicacina devem ser submetidos a audiometrias seriadas para detectar precocemente qualquer perda auditiva. Incentivos e outras formas de suporte podem estimular os pacientes a não interromper o tratamento.

Os pacientes com MDR-TB e resistência adicional a fluoroquinolonas e outros medicamentos de segunda linha têm menos opções de tratamento e piores prognósticos. Porém, os novos esquemas mais longos oferecem mais opções para um regime razoavelmente efetivo e tolerável. O delineamento de regimes para padrões complexos de MDR-TB segue os mesmos princípios descritos na **Tabela 178-4** por meio da seleção de agentes com probabilidade de serem efetivos e tolerados. Estudos observacionais demonstraram que o manejo vigoroso desses pacientes, com a testagem precoce da suscetibilidade aos fármacos, o uso de uma combinação racional de pelo menos cinco fármacos efetivos, a adesão estrita ao DOT, o monitoramento bacteriológico mensal e o suporte intensivo ao paciente, pode – além de interromper a transmissão – aumentar as chances de cura e evitar a morte. Para os pacientes com doença localizada e reserva pulmonar suficiente, a lobectomia ou a ressecção em cunha podem ser consideradas como parte do tratamento. Um novo regime composto por bedaquilina, o novo composto nitroimidazólico pretomanida e a linezolida (BPaL), administrado oralmente por 6 meses, foi testado pela Global Alliance for TB Drug Development na África do Sul em um estudo aberto e de um grupo único que arrolou 109 pacientes com MDR-TB causada por uma cepa com resistência adicional a uma fluoroquinolona ou a um fármaco injetável de segunda linha, que eram intolerantes à terapia ou nos quais o tratamento tinha falhado. A taxa de cura foi de 90% após um curso de tratamento de 6 meses; a principal toxicidade, devido à linezolida, consistiu em neuropatia periférica (81%) e mielossupressão (48%), as quais foram passíveis de manejo com a redução da dose ou a interrupção do uso do fármaco. Com base nesses achados, em agosto de 2019 a FDA aprovou o novo fármaco pretomanida pela Limited Population Pathway for Antibacterial and Antifungal Drugs (LPAD) como parte de um esquema totalmente oral de três fármacos por 6 meses para o tratamento de uma população de pacientes com MDR-TB causada por uma cepa com resistência adicional a uma fluoroquinolona ou a um fármaco injetável de segunda linha, que fossem intolerantes à terapia ou nos quais o tratamento tivesse falhado. Embora aprovado pela FDA e comprovado como altamente eficaz no único estudo disponível, no fim de 2019 a OMS sugeriu que esse novo esquema de 6 a 9 meses seja usado sob condições operacionais de pesquisa até que mais informações estejam disponíveis sobre a segurança e a eficácia ou como último recurso em pacientes individuais difíceis de tratar. Um novo estudo com cegamento para doses e relatado em 2021 sugeriu que os esquemas BPaL em que a linezolida era usada com dose diária reduzida (de 1.200 mg a 600 mg) e/ou por um período mais curto (de 6 para 2 meses) eram mais seguros. Outro esquema sendo testado pela Global Alliance é composto por bedaquilina, pretomanida, moxifloxacino e pirazinamida (BPaMZ). Em um estudo de fase 2b, pacientes com MDR-TB tiveram as culturas negativadas dentro de 8 semanas de tratamento três vezes mais rapidamente que os pacientes com TB sensível aos fármacos tratados com o esquema padrão. O esquema BPaMZ está sendo testado para MDR-TB e para TB sensível a fármacos com o objetivo de reduzir a duração do tratamento para 6 meses e 4 meses, respectivamente. Os resultados são aguardados para o fim de 2021.

Como o tratamento da MDR-TB é complicado tanto por fatores sociais quanto clínicos, a assistência desses pacientes gravemente enfermos deve ser fornecida de preferência em centros especializados ou, na sua ausência, no contexto de programas com recursos e capacidade adequados, incluindo suporte na comunidade. Quando as condições do paciente forem estáveis, deve-se priorizar o tratamento e cuidados ambulatoriais em instituição de saúde descentralizada, pois essa abordagem pode aumentar o sucesso do tratamento e reduzir a perda de seguimento. Porém, essa abordagem não deve impedir a hospitalização, quando esta for necessária. As medidas respiratórias de controle de infecção devem ser observadas durante o tratamento. Como parte de uma abordagem centrada no paciente, devem ser oferecidos cuidados paliativos e terminais como prioridade quando todas as opções terapêuticas recomendadas forem esgotadas.

TABELA 178-5 ■ Critérios para oferecer um esquema mais curto e totalmente oral (9-11 meses) para pacientes com tuberculose (TB) resistente a múltiplos fármacos ou à rifampicina (MDR/RR)

- Ausência confirmada de resistência ou ausência de suspeita de ineficácia de um fármaco do esquema mais curto para MDR-TB (com exceção da resistência à isoniazida)
- Ausência de história de exposição a um ou mais fármacos de segunda linha usados no esquema mais curto para MDR-TB (incluindo a bedaquilina) por > 1 mês
- Doença com suscetibilidade confirmada a fluoroquinolonas
- Ausência de intolerância aos fármacos usados no esquema mais curto para MDR-TB ou de risco de toxicidade (p. ex., interações medicamentosas)
- Ausência de gestação
- Ausência de doença pulmonar extensa
- Ausência de TB disseminada, meníngea ou do sistema nervoso central
- Disponibilidade de todos os fármacos do esquema mais curto para MDR-TB

Fonte: Adaptada da Organização Mundial da Saúde, 2019.

TB ASSOCIADA AO HIV

Vários estudos observacionais e ensaios controlados randomizados mostraram que o tratamento da TB associada ao HIV com fármacos anti-TB e o uso simultâneo de TARV estão associados a reduções significativas do risco de mortalidade e eventos relacionados com a Aids. Evidências de ensaios controlados randomizados mostram que o início precoce de TARV durante o tratamento anti-TB está associado a 34 a 68% de redução das taxas de mortalidade, com resultados especialmente bons em pacientes com contagens de células T CD4+ < 50/μL. Portanto, o principal objetivo no tratamento da TB associada ao HIV é iniciar um tratamento anti-TB e considerar imediatamente o início ou a continuação da TARV. Todos os pacientes com TB infectados pelo HIV, independentemente da contagem de células T CD4+, são candidatos à TARV, que é idealmente iniciada assim que possível após o diagnóstico de TB e com a forte recomendação de começar dentro das primeiras 8 semanas de terapia anti-TB; a TARV deve ser iniciada dentro das primeiras 2 semanas do tratamento da TB em pacientes profundamente imunossuprimidos com contagens de células T CD4+ < 50/μL. Em geral, o esquema padrão diário de 6 meses é igualmente eficaz em pacientes HIV-negativos e HIV-positivos para o tratamento de TB sensível a fármacos. Porém, na situação incomum em que um paciente infectado pelo HIV não recebe TARV, pode ser considerado o prolongamento da fase de continuação do tratamento da TB por 3 meses. Como em qualquer paciente com TB, os esquemas intermitentes não devem ser usados em pessoas infectadas pelo HIV. Para qualquer outro adulto que vive com o HIV **(Cap. 202)**, a TARV de primeira linha para pacientes com TB consiste em dois inibidores nucleosídeos da transcriptase reversa (INTRs) mais um inibidor não nucleosídeo da transcriptase reversa (INNTR) ou um inibidor da integrase ou protease. As diretrizes recentes também consideram um tratamento com dois fármacos consistindo em um INTR mais um inibidor da integrase. Embora as modalidades de tratamento de TB sejam semelhantes às dos pacientes HIV-negativos, os efeitos adversos dos fármacos podem ser mais pronunciados em pacientes infectados por HIV. Nesse sentido, três considerações importantes são relevantes: uma frequência aumentada de reações paradoxais, interações entre componentes da TARV e rifamicinas e o desenvolvimento de monorresistência à rifampicina com tratamento intermitente. A SIRI – isto é, a exacerbação dos sinais e sintomas de TB – foi descrita anteriormente. A rifampicina, um potente indutor de enzimas do sistema do citocromo P450, diminui os níveis séricos de muitos inibidores da protease do HIV e de alguns INNTRs – fármacos essenciais utilizados na TARV. Nesses casos, a rifabutina, que apresenta menor atividade indutora enzimática, tem sido usada no lugar da rifampicina. No entanto, os ajustes de dosagem para rifabutina e inibidores da protease ou integrase ainda estão sendo avaliados. Diversos estudos clínicos verificaram que os pacientes com TB associada ao HIV cujo grau de imunossupressão é avançado (p. ex., contagens de células T CD4+ < 100/μL) são propensos a uma falha do tratamento e a sofrer recidiva com microrganismos resistentes à rifampicina quando tratados com esquemas que contêm rifampicina "altamente intermitentes" (i.e., administrada 1 ou 2 ×/semana). Consequentemente, recomenda-se que todos os pacientes com TB que estão infectados pelo HIV, como qualquer outro paciente com TB e doença suscetível à rifampicina, recebam um esquema contendo rifampicina diariamente. Como as recomendações são atualizadas com frequência, recomenda-se a consulta dos seguintes *sites*: *www.who.int/hiv*, *www.who.int/tb*, *www.cdc.gov/hiv* e *www.cdc.gov/tb*.

SITUAÇÕES CLÍNICAS ESPECIAIS

Embora os estudos clínicos comparativos do tratamento da TB extrapulmonar sejam limitados, as evidências disponíveis indicam que a maioria das formas da doença deve ser tratada com o esquema de 6 meses recomendado para pacientes com doença pulmonar. Para a meningite por TB, a ATS, o CDC e a IDSA recomendam a extensão da fase de continuação por 7 a 10 meses. A OMS e a American Academy of Pediatrics recomendam que as crianças com TB osteoarticular, meningite tuberculosa ou TB miliar recebam tratamento por até 12 meses (tratamento de indução por 2 meses seguido por 10 meses de tratamento de consolidação). O tratamento da TB pode ser complicado por problemas clínicos subjacentes que exijam considerações especiais. Como regra, os pacientes com insuficiência renal crônica não devem receber aminoglicosídeos, só devendo ser tratados com etambutol se for possível monitorar os níveis séricos. A isoniazida, a rifampicina e a pirazinamida podem ser administradas nas doses habituais em casos de insuficiência renal leve a moderada, porém as doses de isoniazida e pirazinamida devem ser reduzidas para todos os pacientes com insuficiência renal grave, exceto os submetidos à hemodiálise. Os pacientes com doença hepática representam um problema especial devido à hepatotoxicidade da isoniazida, da rifampicina e da pirazinamida. Os pacientes com doença hepática grave podem ser tratados com etambutol, estreptomicina e, possivelmente, outro fármaco (p. ex., uma fluoroquinolona); se houver necessidade, a isoniazida e a rifampicina podem ser administradas sob supervisão estrita. O uso de pirazinamida por pacientes com insuficiência hepática deve ser evitado. A silicotuberculose requer prolongamento do tratamento em pelo menos 2 meses.

O esquema de escolha para mulheres grávidas **(Tab. 178-3)** é de 9 meses de tratamento com isoniazida e rifampicina suplementadas com etambutol durante os primeiros 2 meses. Embora a OMS tenha recomendado o uso rotineiro da pirazinamida em mulheres grávidas em combinação com isoniazida e rifampicina, esse fármaco não foi recomendado para gestantes nos Estados Unidos devido à falta de dados suficientes para documentar a sua segurança na gravidez. A estreptomicina é contraindicada, pois provoca lesão do nervo craniano VIII (nervo vestibulococlear) no feto. As tioamidas, a bedaquilina e a delamanida também devem ser evitadas no tratamento de gestantes com MDR-TB. O tratamento da TB não constitui uma contraindicação para o aleitamento materno; a maioria dos fármacos administrados está presente em pequenas quantidades no leite materno, embora em concentrações muito baixas para proporcionar qualquer benefício terapêutico ou profilático à criança.

O CDC Regional Training and Medical Consultation Centers (*www.cdc.gov/tb/education/rtmc/*) oferece consultoria médica para casos de tratamento difícil.

PREVENÇÃO

A maneira primária de prevenir a TB é diagnosticar e isolar rapidamente os casos infectantes, bem como administrar tratamento apropriado até que o paciente se torne não infectante (em geral 2-4 semanas após o início de tratamento adequado) e a doença seja curada. Outras estratégias consistem na vacinação com BCG e tratamento preventivo de indivíduos com infecção por TB que correm alto risco de desenvolver doença ativa.

VACINAÇÃO COM BCG

Historicamente uma das vacinas mais usadas na medicina, a BCG era derivada de uma cepa atenuada de *M. bovis* e foi administrada pela primeira vez em humanos em 1921. Dispõe-se de muitas vacinas com BCG no mundo inteiro; todas derivam da cepa original, porém essas vacinas variam na sua eficácia: desde 80% a nenhuma eficácia em estudos clínicos randomizados e controlados por placebo. Foi constatada faixa semelhante de eficácia em estudos de observação (controle de casos, coorte histórica e transversais) em áreas onde os lactentes são vacinados ao nascimento. Esses estudos e uma metanálise também verificaram taxas mais altas de eficácia na proteção de lactentes e crianças pequenas contra formas disseminadas graves de TB da infância, como meningite tuberculosa e TB miliar. A vacina com BCG é segura e raramente causa complicações graves. A resposta tecidual local começa 2 a 3 semanas após a vacinação, com formação de cicatriz e resolução em 3 meses. Em 1 a 10% dos indivíduos vacinados, ocorrem efeitos colaterais – mais comumente, ulceração no local da vacinação e linfadenite regional. Algumas cepas da vacina causaram osteomielite em cerca de 1 caso a cada 1 milhão de doses administradas. Ocorreram infecção disseminada e morte pela BCG ("BCGite") em 1 a 10 casos a cada 10 milhões de doses administradas, embora esse problema seja restrito quase exclusivamente a indivíduos com comprometimento da imunidade, como crianças com síndrome de imunodeficiência combinada grave ou adultos com infecção pelo HIV. A vacinação com BCG induz uma reatividade do TCT, que tende a desaparecer com o tempo. A presença e o tamanho das reações do TCT após a vacinação não indicam o grau de proteção conferida.

A vacina com BCG é recomendada para uso rotineiro ao nascimento nos países ou populações com alta prevalência de TB **(Fig. 178-13)**. Entretanto, devido ao baixo risco de transmissão da TB nos Estados Unidos e outros países de alta renda, à variabilidade da proteção conferida pela BCG e ao seu impacto sobre o TCT, a vacina não é recomendada para uso geral. Os adultos e as crianças infectados pelo HIV não devem receber a vacina com BCG. Além disso, os lactentes cujo *status* de HIV seja desconhecido, mas têm sinais e sintomas compatíveis com infecção por HIV ou que nascem de mães infectadas pelo HIV, não devem receber a BCG.

Na última década, foi feita uma pesquisa renovada e há esforços de desenvolvimento em direção a uma nova vacina para TB, tendo sido desenvolvidos e testados vários candidatos. A MVA-85A foi a primeira nova vacina contra TB a ser testada em um estudo de prova de conceito de fase 2B em lactentes na África do Sul. Os resultados publicados em 2013 mostraram que a MVA-85A foi bem tolerada e modestamente imunogênica, mas não conferiu proteção significativa contra a TB clínica nem contra a infecção por *M. tuberculosis*. Um segundo e mais promissor candidato a vacina, M72/AS01$_E$, uma vacina de subunidade que combina dois antígenos de *M. tuberculosis* (32A e 39A) com o adjuvante M72/AS01$_E$, foi recentemente testado em um estudo randomizado com 3.575 pacientes com infecção por *M. tuberculosis* para evitar o desenvolvimento de doença ativa. A TB ocorreu em 13 participantes entre aqueles que receberam a vacina e em 26 entre os que receberam placebo, com uma eficácia estimada de 49,7% em 36 meses. Os eventos adversos não foram diferentes entre os dois grupos. Essa vacina está sendo considerada para desenvolvimento adicional.

Até o fim de 2020, 14 candidatos a vacina estavam em vários estágios de estudos clínicos. Eles incluíam as vacinas com vetores virais de célula completa, vacina de célula completa micobacteriana ou lisada, além das vacinas proteicas recombinantes adjuvantes. Várias dificuldades devem ser enfrentadas no desenvolvimento de uma vacina para TB. Por exemplo, a ausência

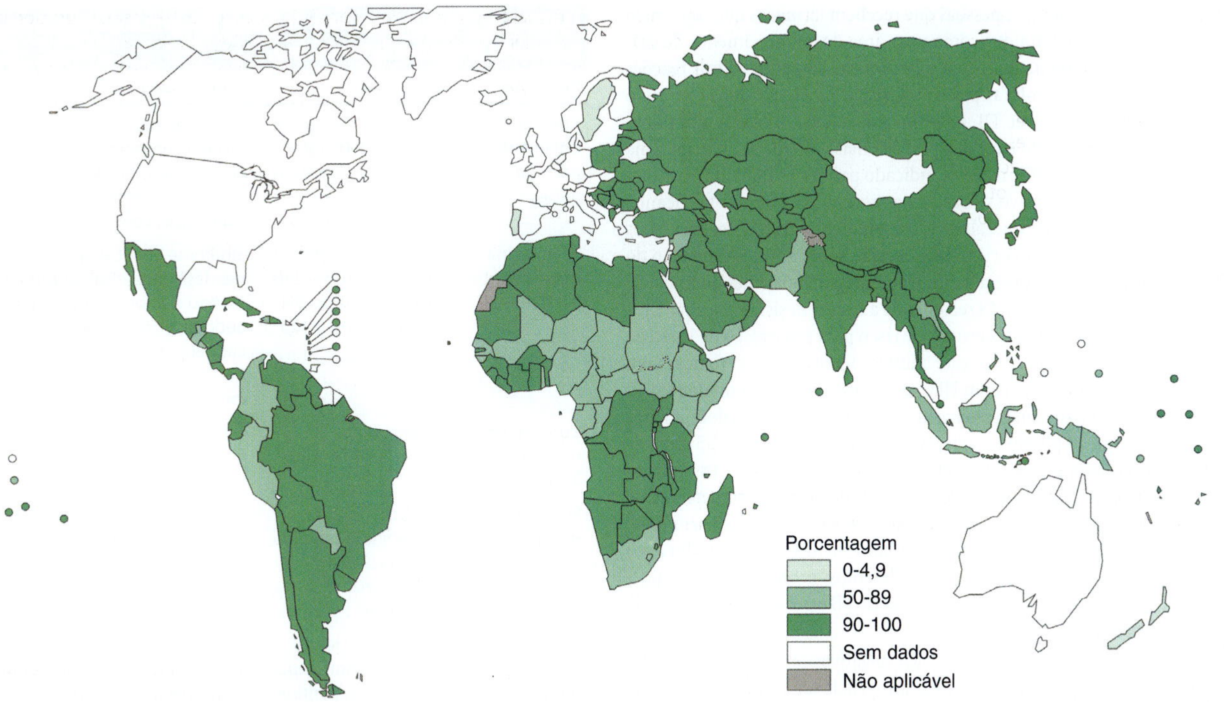

FIGURA 178-13 **Cobertura da vacinação com bacilo de Calmette-Guérin (BCG) em 2018.** A população-alvo da cobertura com BCG varia conforme as políticas nacionais, mas é geralmente o número de nascidos vivos no ano de relato. *(Ver termo de responsabilidade na legenda da* **Figura 178-2**. *Reproduzida com permissão de Global Tuberculosis Report 2019. Geneva, World Health Organization; 2019.)*

de modelos animais preditivos e correlatos de proteção torna os estudos longos e caros. Além disso, é complexa a decisão sobre se um candidato a vacina deve ser desenvolvido para a prevenção de infecção (pré-exposição) ou prevenção de reativação (pós-exposição) sem uma compreensão exata de seu mecanismo de ação preciso. Assim, a introdução de uma nova vacina em larga escala não é provável em um futuro próximo. Essa etapa necessitará de investimento intensificado e muito maior em pesquisa e desenvolvimento.

TRATAMENTO PREVENTIVO DA TB (TPT)

Estima-se que cerca de 1,7 bilhão de pessoas, ou mais de um quarto da população humana, tenham sido infectadas por *M. tuberculosis*. Embora apenas uma pequena fração dessas infecções evolua para doença ativa, novos casos ativos irão continuar a surgir desse *pool* de indivíduos infectados. Assim, o tratamento preventivo da TB (TPT, também chamado de *quimioprofilaxia* ou *quimioterapia preventiva*, e anteriormente conhecido como *tratamento da infecção latente por TB*) é uma intervenção fundamental nas estratégias de controle e eliminação.

A infecção pode ser testada com o uso de TCT ou IGRA, embora esses testes meçam apenas a resposta imune do hospedeiro aos antígenos da TB. Infelizmente, no momento, não existe um exame padrão-ouro que possa confirmar infecção verdadeira (em oposição à memória imunológica da exposição prévia) ou predizer quais pessoas infectadas desenvolverão TB ativa. Assim, as decisões terapêuticas devem incluir a consideração dos riscos de progressão em um indivíduo. Para o teste cutâneo, cinco unidades de tuberculina de PPD estabilizado em polissorbato devem ser injetadas por via intradérmica na superfície volar do antebraço (i.e., método de Mantoux). Os testes com múltiplas punções não são recomendados. Efetua-se a leitura das reações em 48 a 72 horas, medindo o diâmetro transverso (em milímetros) do endurecimento; o diâmetro do eritema não é considerado. Em alguns indivíduos, a reatividade ao TCT declina com o tempo, mas pode ser reforçada com um segundo teste cutâneo administrado ≥ 1 semana após o primeiro (i.e., teste em duas etapas). Para indivíduos submetidos periodicamente ao TCT, como profissionais de saúde e indivíduos internados em instituições de assistência crônica, o teste inicial em duas etapas pode evitar erros subsequentes de classificação das pessoas com efeito *booster* como conversores de TCT. O ponto de corte para um TCT positivo (e, portanto, para TPT) está relacionado tanto com a probabilidade de a reação representar uma reação verdadeira quanto com a probabilidade de que o indivíduo, se estiver realmente infectado, venha a desenvolver TB. A **Tabela 178-6** sugere um possível ponto de corte convencional por grupo de risco. Assim, reações positivas para pessoas com infecção por HIV, contatos próximos recentes de casos infecciosos, receptores de transplante de órgãos, pessoas previamente não tratadas cuja radiografia de tórax mostra lesões fibrosadas

TABELA 178-6 ■ Dimensão da reação à tuberculina e ponto de corte para o tratamento preventivo da tuberculose (TB)

Grupo de risco	Dimensão da reação à tuberculina (mm)
Pessoas infectadas pelo HIV	≥ 5
Contatos recentes de um paciente com TB	≥ 5[a]
Receptor de transplante de órgãos	≥ 5
Pessoas com lesões fibróticas compatíveis com TB antiga na radiografia de tórax	≥ 5
Pessoas que são imunossuprimidas, p. ex., devido ao uso de glicocorticoides ou inibidores do fator de necrose tumoral α	≥ 5
Indivíduos com afecções clínicas de alto risco[b]	≥ 5
Imigrantes recentes (≤ 5 anos) de países com alta prevalência	≥ 10
Usuários de drogas injetáveis	≥ 10
Equipe do laboratório de micobacteriologia; residentes e funcionários em ambientes congregados de alto risco[c]	≥ 10
Crianças < 5 anos de idade; crianças e adolescentes expostos a adultos em categorias de alto risco	≥ 10
Indivíduos de baixo risco[d]	≥ 15

[a]Os contatos não reativos à tuberculina, especialmente as crianças, devem receber profilaxia durante 2-3 meses após o término do contato e, a seguir, repetir o teste cutâneo com tuberculina (TCT). Aqueles cujos resultados permanecem negativos devem interromper a profilaxia. Os contatos infectados pelo vírus da imunodeficiência humana (HIV) devem receber um ciclo completo de tratamento independentemente dos resultados do TCT. [b]Essas afecções incluem silicose e doença renal em estágio terminal tratada com hemodiálise. [c]Esses ambientes incluem instalações correcionais, asilos, abrigos para pessoas em situação de rua e hospitais e outros locais para atendimento de saúde. [d]Exceto para fins profissionais, em que se antecipa uma triagem longitudinal com TCT, o TCT não é indicado para esses indivíduos de baixo risco. A decisão quanto ao tratamento deve ser baseada em considerações individuais de risco/benefício.

Fonte: Adaptada de Centers for Disease Control and Prevention: TB elimination – treatment options for latent tuberculosis infection (2011). Disponível em *http://www.cdc.gov/tb/publications/factsheets/testing/skintestresults.pdf*.

compatíveis com TB antiga e pessoas que recebem fármacos que suprimem o sistema imune são definidos como uma área de endurecimento de diâmetro ≥ 5 mm. Um ponto de corte de 10 mm é usado para definir reações positivas na maioria das outras pessoas de risco. Para indivíduos com risco muito baixo de desenvolver TB, se forem infectados, utiliza-se um ponto de corte de 15 mm (exceto para fins profissionais, em que se antecipa uma triagem longitudinal, o TCT não está indicado para esses indivíduos de baixo risco). Um IGRA positivo se baseia nas recomendações do fabricante. A boa prática clínica exige que, além dos resultados do teste, fatores clínicos e epidemiológicos também orientem a decisão sobre a implementação do TPT, além de que a TB ativa seja definitivamente excluída antes do início de um esquema profilático. A OMS recomenda a testagem sistemática para infecção e TPT para os seguintes grupos de risco para progressão de infecção a doença ou de exposição e infecção: adultos, adolescentes e crianças com mais de 12 meses que vivem com HIV; lactentes com HIV com idade < 12 meses que têm contato com pessoas com TB; todos os contatos domiciliares de pacientes com TB pulmonar infecciosa, incluindo crianças < 5 anos de idade; pacientes com silicose, pacientes que começam a receber tratamento anti-TNF, pacientes em diálise e pacientes em preparo para transplante de órgãos ou hematológico. Além disso, a testagem e o TPT podem ser considerados para pessoas que moram ou trabalham em instituições de alto risco ou em condições de aglomeração, como detentos, profissionais de saúde, imigrantes recentes de países com alta carga de TB e pessoas em situação de rua que utilizam drogas.

Alguns indivíduos com TCT e IGRA negativos também são candidatos ao TPT. Após uma avaliação clínica apropriada ter excluído a TB ativa, deve-se oferecer o TPT aos lactentes e às crianças < 5 anos de idade que tiveram contato com casos infecciosos mesmo na ausência de teste positivo para infecção por TB. Os indivíduos > 1 ano de idade infectados pelo HIV que foram expostos a um paciente com TB infectante devem receber tratamento independentemente do resultado do TCT. Qualquer candidato a TPT infectado por HIV deve ser triado cuidadosamente para excluir TB ativa, que exigiria tratamento completo. O uso de algoritmo clínico baseado nos quatro sinais/sintomas (tosse atual, febre, perda de peso e sudorese noturna) ajuda a decidir se pessoa infectada pelo HIV pode começar o TPT. A ausência de todos os quatro sintomas tende a excluir TB ativa nas pessoas com HIV. A presença de uma dessas quatro manifestações, por outro lado, justifica maior investigação para TB ativa antes de o TPT ser iniciado. Embora teste de infecção por TB seja prudente antes de iniciar o TPT, esse teste não é um requisito absoluto – dados os desafios logísticos – entre contatos < 5 anos e pessoas que vivem com HIV em ambientes com alta incidência de TB e baixos recursos.

Entre as pessoas com HIV e que recebem TARV, a conversão do TCT de negativo a positivo pode ocorrer durante os primeiros meses de TPT. As conversões (de negativo para positivo) e as reversões (de positivo para negativo) são mais comuns com os IGRAs do que com TCT em profissionais de saúde testados de maneira seriada nos Estados Unidos.

O TPT em pessoas de risco selecionadas visa prevenir a doença ativa e, na ausência de uma vacina imunizante, é um componente fundamental das estratégias de eliminação da TB. A Tabela 178-6 lista os candidatos potenciais ao TPT. Essa intervenção se baseia nos resultados de um grande número de estudos clínicos randomizados e controlados por placebo, demonstrando que um ciclo de isoniazida de 6 a 9 meses diminui o risco de TB ativa nos indivíduos infectados em até 90%. A análise dos dados disponíveis indica que a duração ideal do tratamento com esse fármaco é de aproximadamente 9 meses. Na ausência de reinfecção, acredita-se que o efeito protetor seja permanente. Os estudos clínicos realizados também demonstraram que a isoniazida reduz as taxas de TB entre indivíduos infectados pelo HIV com TCT positivo. Estudos realizados em pacientes infectados pelo HIV também demonstraram a eficiência de regimes mais curtos de TPT contendo uma rifamicina. Vários esquemas de TPT (Tab. 178-7) podem ser usados. O mais amplamente utilizado tem sido aquele baseado apenas em isoniazida, com uma dose diária de 5 mg/kg (até 300 mg/dia) por 9 meses. Com base nas análises de custo-benefício e preocupações com viabilidade, um período de 6 meses de tratamento com a mesma dose é considerado adequado pela OMS. Um esquema alternativo para adultos consiste em 4 meses de rifampicina diária, o que também deve ser efetivo contra as cepas resistentes à isoniazida. Um esquema de 3 meses de isoniazida e rifampicina diária é usado em alguns países (p. ex., Reino Unido) tanto para adultos como para crianças sabidamente sem infecção pelo HIV. Um esquema

TABELA 178-7 ■ Esquemas recomendados e dosagens dos fármacos para o tratamento preventivo da tuberculose[a]

Esquema	Dose	Eventos adversos
Isoniazida isoladamente por 6 ou 9 meses	Adultos: 5 mg/kg/dia (máx. de 300 mg) Crianças < 10 anos de idade: 10 mg/kg/dia (variação: 7-15 mg)	Lesão hepática induzida por fármaco, náuseas, vômitos, dor abdominal, erupção cutânea, neuropatia periférica, tontura, sonolência, convulsões
Rifampicina isoladamente por 4 meses	Adultos: 10 mg/kg/dia Crianças < 10 anos de idade: 15 mg/kg/dia (variação: 10-20 mg)	Síndrome gripal, erupção cutânea, lesão hepática induzida por fármacos, anorexia, náuseas, dor abdominal, neutropenia, trombocitopenia, reações renais (p. ex., necrose tubular aguda e nefrite intersticial)
Isoniazida mais rifampicina por 3 meses	Como acima	Como acima
Rifapentina mais isoniazida por 3 meses	Adultos e crianças: Isoniazida: 15 mg/kg/semana (900 mg) Rifapentina: 15-30 mg/kg/semana (900 mg)	Reações de hipersensibilidade, exantema petequial, lesão hepática induzida por fármacos Anorexia, náuseas, dor abdominal Reações de hipotensão
Rifapentina mais isoniazida por 1 mês	Apenas com idade > 13 anos: isoniazida 300 mg e rifapentina 600 mg/dia (28 doses)	Essencialmente como aqueles da isoniazida isoladamente com neutropenia mais comum e elevação dos níveis de enzimas hepáticas e neuropatia sendo menos comuns

[a]Ver o texto para descrição completa das evidências e as limitações desses esquemas.
Fonte: Reproduzida com permissão da Organização Mundial da Saúde.

previamente recomendado de 2 meses de rifampicina e pirazinamida esteve associado à hepatotoxicidade grave ou até mesmo fatal, e o seu uso geralmente não é recomendado. Devem-se considerar os esquemas com rifampicina para os indivíduos que provavelmente tenham sido infectados por uma cepa resistente à isoniazida. Um ensaio clínico recente mostrou que um esquema de isoniazida (900 mg) e rifapentina (900 mg) administrado 1 ×/semana, por 12 semanas, é tão eficaz quanto um esquema padrão de 9 meses de isoniazida. Esse esquema foi associado a maiores taxas de conclusão do tratamento (82 vs. 69%) e menos hepatotoxicidade (0,4 vs. 2,7%) do que a isoniazida isoladamente, embora a taxa de descontinuação permanente devido a um evento adverso seja mais alta (4,9 vs. 3,7%).

Atualmente, o esquema de isoniazida-rifapentina não é recomendado para crianças < 2 anos de idade nem para gestantes. Recentemente, um estudo randomizado e aberto de fase 3, de não inferioridade, mostrou que, entre pessoas infectadas pelo HIV, um esquema de 1 mês de rifapentina mais isoniazida diariamente foi não inferior ao esquema com 9 meses de isoniazida diária e garantiu uma maior taxa de tratamentos completados. Assim, a OMS incluiu um esquema de 1 mês composto por uso diário de isoniazida (300 mg) e rifapentina (600 mg) entre as opções disponíveis para pessoas com 13 anos de idade ou mais. Rifampicina e rifapentina estão contraindicadas em pessoas infectadas pelo HIV que recebem inibidores da protease, a maioria dos INNTRs (p. ex., nevirapina) e, no caso daqueles com hepatite B crônica, o tenofovir alafenamida. Porém, o efavirenz e o tenofovir desoproxila podem ser usados para administração simultânea com rifampicina sem ajuste da dose. Contudo, a dose do inibidor da integrase dolutegravir deve ser aumentada para 50 mg, 2 ×/dia, quando administrado com a rifampicina, uma dose que costuma ser bem tolerada e oferece eficácia equivalente em termos de supressão viral e recuperação de contagens de células CD4+ em comparação com o efavirenz. Foi concluído que a administração de rifapentina com raltegravir é segura e bem tolerada. Um recente estudo de fase 1/2 com o esquema de 3 meses de isoniazida mais rifapentina e dolutegravir em adultos com HIV relatou boa tolerância e supressão da carga viral, ausência de eventos adversos de grau > 3, além de não indicar que a rifapentina reduzisse os níveis de dolutegravir o suficiente para exigir ajuste de dose. Ensaios clínicos para avaliar a eficácia da administração em longo prazo da isoniazida (i.e., por pelo menos 3 anos) entre pessoas que vivem com o HIV em ambientes de alta transmissão de TB mostraram que esse esquema pode ser mais eficaz do que 9 meses de isoniazida, sendo, portanto, recomendado sob essas circunstâncias. Estão sendo realizados estudos que observam se um tratamento mais breve com esquemas baseados em rifapentina podem alcançar eficácia semelhante. A isoniazida não deve ser administrada a indivíduos com doença hepática ativa. Todas as pessoas que recebem isoniazida com risco aumentado de hepatotoxicidade (p. ex., aqueles que fazem uso abusivo de álcool diariamente e aqueles com história de doença hepática) devem ser submetidas a uma avaliação da função hepática no início do tratamento e, depois, mensalmente; elas devem ser cuidadosamente orientadas sobre a hepatite e instruídas a suspender o uso do fármaco imediatamente se houver desenvolvimento de qualquer sintoma. Além disso, esses pacientes devem ser vistos e questionados todos os meses durante o tratamento acerca do aparecimento de reações adversas, devendo receber, a cada consulta, um suprimento de medicamentos que não ultrapasse 1 mês de uso. As pessoas que recebem isoniazida em altas doses e que estão sob risco para deficiência de vitamina B_6 (piridoxina), conforme listado anteriormente, devem receber piridoxina para prevenir a neuropatia periférica.

O TPT entre pessoas propensas a terem sido infectadas por uma cepa resistente a múltiplos fármacos é um desafio, porque não há resultado de ensaio clínico disponível para orientar o tratamento. A observação rigorosa para os primeiros sinais da doença é uma opção. Porém, em contatos domiciliares selecionados de alto risco de pacientes com MDR-TB (p. ex., crianças, receptores de tratamento imunossupressor), o TPT pode ser considerado com base na avaliação do risco individualizado e em critérios clínicos. Na ausência de evidências de eficácia de qualquer esquema, fatores importantes na decisão de tratar incluem a intensidade da exposição, a certeza sobre um caso-fonte, informações sobre o padrão de resistência aos fármacos do caso-índice e eventos adversos potenciais. Geralmente há necessidade de confirmação de infecção com a testagem disponível. A seleção de fármacos deve se basear no perfil de suscetibilidade aos fármacos do caso-índice. Um esquema recomendado pela OMS é o uso diário de levofloxacino (750-1.000 mg/dia em adultos) por 6 meses.

Pode ser mais difícil assegurar a adesão ao TPT em comparação com o tratamento da TB ativa. Se os familiares de pacientes com casos ativos de TB estiverem sendo tratados, a adesão ao tratamento e a monitoração podem ser mais fáceis. Quando possível, o tratamento supervisionado pode aumentar a probabilidade de ser concluído. Como nos casos ativos, o oferecimento de incentivos também pode ser útil. Atualmente, não há evidência que demonstre que o TPT em larga escala leve ao desenvolvimento significativo de resistência aos fármacos. Porém, antes de iniciar o TPT, é mandatório excluir cuidadosamente a TB ativa para evitar o subtratamento e o desenvolvimento de resistência.

PRINCÍPIOS DE CONTROLE DA TB

A mais alta prioridade de qualquer programa de controle da TB é a imediata detecção dos casos e o fornecimento de tratamento a todos os pacientes com TB em condições apropriadas de tratamento do caso, incluindo DOT e suporte social. Além disso, recomenda-se a triagem para grupos de alto risco, incluindo imigrantes de países de alta prevalência, trabalhadores imigrantes, indivíduos em situação de rua, indivíduos que fazem uso abusivo de substâncias e pessoas soropositivas para HIV. Indivíduos de alto risco positivos para TCT ou IGRA devem receber TPT, como descrito anteriormente. A investigação dos contatos constitui um importante componente do controle eficiente da TB. Nos Estados Unidos e em outros países em todo o mundo, tem sido dada muita atenção à transmissão da TB (particularmente em associação com a infecção pelo HIV) em ambientes institucionais, como hospitais, abrigos para pessoas em situação de rua e presídios. As medidas para limitar essa transmissão incluem isolamento respiratório das pessoas com suspeita de TB até a comprovação de que não são infectantes (pelo menos pela negatividade do esfregaço de escarro para BAAR), ventilação adequada nos quartos dos pacientes com TB infecciosa, uso de irradiação ultravioleta em áreas de maior risco de transmissão da TB, uso correto de equipamentos de proteção individual e triagem periódica do pessoal que possa ter contato com casos comprovados ou não suspeitos de TB. No passado, preconizava-se a investigação radiológica, em especial a realizada com equipamento portátil e filmes em miniatura, para a detecção de casos. Todavia, hoje a prevalência da TB nos países industrializados é baixa o suficiente a ponto de a realização em massa de radiografias não apresentar relação custo-benefício favorável.

Nos países de alta prevalência, a maioria dos programas de controle da TB fez um progresso notável na redução das taxas de morbidade e mortalidade desde meados de 1990, adotando e implementando os padrões e estratégias internacionalmente promovidos pela OMS. Entre 2000 e 2018, estima-se que mais de 60 milhões de vidas tenham sido salvas. Os elementos essenciais do bom cuidado e controle da TB foram estabelecidos em meados da década de 1990 e consistem em intervenções bem definidas que eram a base da "estratégia DOTS": detecção precoce de casos e confirmação bacteriológica do diagnóstico; administração de quimioterapia padronizada de curso breve, com supervisão direta para garantir a adesão ao tratamento e a provisão de suporte social aos pacientes; disponibilidade de fármacos de qualidade comprovada, com suprimento efetivo e sistema de administração; e um sistema de monitoramento e avaliação, incluindo a avaliação dos resultados do tratamento – por exemplo, cura, término do tratamento sem comprovação bacteriológica de cura, morte, falha terapêutica e ausência – em todos os casos registrados e notificados, além de medidas do impacto dos métodos de controle sobre indicadores clássicos da TB, como mortalidade, incidência, prevalência e resistência aos fármacos. Em 2006, a OMS indicou que, além de buscar esses elementos essenciais que ainda são os componentes fundamentais de qualquer estratégia de controle, etapas adicionais deveriam ser buscadas para alcançar os objetivos internacionais de controle da TB. Essas etapas incluíam a abordagem de TB associada ao HIV e de MDR-TB com medidas adicionais; operação em harmonia com os serviços de saúde gerais; engajamento de todos os provedores de cuidados além dos provedores públicos; empoderamento das pessoas com TB e suas comunidades; e capacitação e promoção de pesquisas. Os novos International Standards for Tuberculosis Care, baseados em evidências – focados para o diagnóstico, o tratamento e a responsabilidades de saúde pública – foram introduzidos para uma ampla adoção por sociedades médicas e profissionais, instituições acadêmicas e todos os profissionais do mundo inteiro.

O cuidado e o controle da TB associada ao HIV são particularmente desafiadores em países pobres, pois as intervenções existentes requerem colaboração entre programas de HIV/Aids e TB, assim como serviços padronizados. Os programas de TB devem testar todos os pacientes para o HIV para fornecer acesso à profilaxia com sulfametoxazol-trimetoprima contra infecções comuns e à TARV. Os programas de HIV/Aids devem rastrear regularmente as pessoas que vivem com HIV/Aids para a TB ativa, fornecer TPT e garantir o controle de infecção em locais onde as pessoas convivem com o HIV.

A detecção precoce e ativa de casos é considerada uma intervenção importante, não apenas em pessoas que vivem com HIV/Aids, mas também em outras populações vulneráveis, pois reduz a transmissão em uma comunidade e fornece cuidado inicial eficaz. Medidas adicionais estão indicadas para o manejo de MDR-TB, RR-TB e outras formas de TB resistente a fármacos; elas incluem melhoras na capacitação de laboratórios para a realização de TSF rápido e garantia de vigilância para resistência a fármacos; disponibilidade de esquemas farmacológicos recomendados para RR/MDR-TB, com qualidade garantida dos fármacos; e medidas de controle de infecção em todos os locais em que os pacientes com formas resistentes aos fármacos de TB podem conviver. Na nova era dos United Nations Sustainable Development Goals (2016-2030), a abordagem ao controle e aos cuidados para a TB deve evoluir mais e se tornar multissetorial e mais holística. O engajamento além dos programas dedicados e mesmo o setor de saúde é atualmente fundamental. Assim, a nova estratégia de "acabar com a TB" promovida pela OMS desde 2016 se baseia em três pilares e depende de maiores investimentos e esforços de todos os governos, seus programas nacionais e vários parceiros dentro e fora do setor de saúde: (1) cuidado integrado, centrado no paciente e prevenção; (2) políticas audaciosas e sistemas de suporte; e (3) pesquisa intensificada e inovação. O primeiro pilar incorpora todas as inovações tecnológicas, como abordagens diagnósticas iniciais (incluindo TSF universal e triagem sistemática de grupos de alto risco identificados, específicos de um local); esquemas de tratamento bem designados para todas as formas de TB; tratamento adequado de TB associada ao HIV e outras comorbidades; e tratamento preventivo de pessoas de alto risco. O segundo pilar é fundamental e normalmente fica além do escopo de programas dedicados, dependendo de políticas forjadas pelas autoridades governamentais e de saúde do mais alto nível: disponibilidade de recursos humanos e financeiros adequados; engajamento das organizações da sociedade civil e de todos os provedores públicos e privados relevantes para buscar o cuidado a todos os pacientes e a prevenção para as pessoas de risco; uma política de cobertura de saúde universal (que, junto com a proteção social, implica evitar gastos catastróficos causados pela TB entre os mais pobres); estruturas reguladoras para notificações de casos, registro vital, uso de medicamentos racional e de qualidade e controle de infecção; mecanismos de proteção social como parte de estratégias de alívio da pobreza; e promoção de intervenções contra os determinantes mais amplos de TB. Por fim, o terceiro pilar da nova estratégia enfatiza a intensificação da pesquisa e o desenvolvimento de novas ferramentas e intervenções, bem como a implementação ideal e a adoção rápida de novas ferramentas em países endêmicos. Além do cuidado clínico específico e das intervenções de controle descritos neste capítulo, a eliminação da TB em uma sociedade irá exigir controle e atenuação da grande variedade de fatores de risco diretos (p. ex., infecção por HIV, tabagismo, abuso de álcool e diabetes) e determinantes socioeconômicos (p. ex., pobreza extrema, condições de vida inadequadas e poluição do ar interna) com políticas claramente implementadas dentro do setor de saúde e em outros setores ligados ao desenvolvimento e bem-estar humanos.

LEITURAS ADICIONAIS

Conradie F et al: Treatment of highly drug-resistant pulmonary tuberculosis. N Engl J Med 382:893, 2020.

Dorman SE et al: Four-month rifapentine regimens with or without moxifloxacin for tuberculosis. N Engl J Med 384:1705, 2021.

Getahun H et al: Latent *Mycobacterium tuberculosis* infection. N Engl J Med 372:2127, 2015.

Nahid P et al: An Official American Thoracic Society/Centers for Disease Control and Prevention/European Respiratory Society/Infectious Diseases Society of America clinical practice guideline: Treatment of drug-resistant tuberculosis. Am J Respir Crit Care Med 200:e93, 2019.

Nahid P et al: An Official American Thoracic Society/Centers for Disease Control and Prevention/Infectious Diseases Society of America clinical practice guidelines: Treatment of drug-susceptible tuberculosis. Clin Infect Dis 63:853, 2016.

Pai M et al: Tuberculosis. Nat Rev Dis Primers 2:16076, 2016.

Swindells S et al: One month of rifapentine plus isoniazid to prevent HIV-related tuberculosis. N Engl J Med 380:1001, 2019.

Tait DR et al: Final analysis of a trial of M72/AS01 vaccine to prevent tuberculosis. N Engl J Med 381:2429, 2019.

Uplekar M et al: WHO's new End TB strategy. Lancet 385:1799, 2015.

SITES

Organização Mundial da Saúde: Global tuberculosis report 2020, Geneva, WHO, 2020. *https://www.who.int/publications/i/item/9789240013131*

Organização Mundial da Saúde: Treatment of tuberculosis. Guidelines for treatment of drug-susceptible tuberculosis and patient care. 2017 update. Geneva, WHO, 2017. *https://apps.who.int/iris/bitstream/handle/10665/255052/9789241550000-eng.pdf?sequence=1*

Organização Mundial da Saúde: WHO Consolidated Guidelines on Tuberculosis, Module 4: Treatment. Drug-Resistant Tuberculosis Treatment. Geneva, WHO, 2020. *https://www.who.int/publications/i/item/9789240007048*

Organização Mundial da Saúde: WHO consolidated guidelines on tuberculosis. Module 3: Diagnosis. Rapid diagnostics for tuberculosis detection. 2021 update. Geneva, WHO, 2021. *https://www.who.int/publications/i/item/9789240029415*

179 Hanseníase

Jan H. Richardus, Hemanta K. Kar, Zoica Bakirtzief, Wim H. van Brakel

A hanseníase, também chamada de doença de Hansen, é uma doença infecciosa crônica causada por *Mycobacterium leprae*. As manifestações clínicas são, em grande medida, confinadas à pele, ao sistema nervoso periférico, aos olhos e ao trato respiratório superior. As diferentes respostas imunes a *M. leprae* resultam em um espectro de doença que varia desde a hanseníase tuberculoide até a hanseníase lepromatosa. *Mycobacterium leprae* tem predileção pelos nervos periféricos, e estados reacionais imunologicamente mediados podem causar dano aos nervos da face, dos braços e das pernas; esse dano costuma resultar em incapacidade, o que pode levar a estigma e exclusão social. O desfiguramento físico que acompanha a hanseníase deixou marcas na sociedade que têm durado muito tempo após o desaparecimento da doença em muitos países. Na linguagem diária, a hanseníase, ou "lepra", tornou-se uma metáfora para uma condição horrível que merece a exclusão social. A hanseníase é uma doença negligenciada e costuma ser considerada como atualmente inexistente. Porém, foram relatados 202.185 novos casos em 150 países em 2019. Uma ausência geral de conscientização entre o público e os profissionais de saúde costuma atrasar o diagnóstico e o tratamento e, assim, resulta em comprometimento irreversível. O diagnóstico e o tratamento precoces da hanseníase e das reações à hanseníase podem curar a doença e evitar a maioria das complicações crônicas.

ETIOLOGIA

Mycobacterium leprae é uma bactéria em formato de bastão, álcool-ácido-resistente e intracelular obrigatório que mede 1 a 8 μm de comprimento e 0,3 μm de diâmetro. *Mycobacterium leprae* geralmente aparece com coloração irregular e fragmentado ou granular, quando, então, o microrganismo costuma ser considerado morto. As poucas bactérias que se coram de forma brilhante e uniforme são consideradas como bacilos sólidos e viáveis. O índice morfológico é uma medida de bacilos sólidos uniformemente corados ao exame de baciloscopia (de *slit-skin smear*) e é calculado como a porcentagem de bacilos viáveis entre o número total de bacilos contados sob microscopia de imersão em óleo. À baciloscopia feita na extremidade lepromatosa do espectro da doença, *M. leprae* é predominantemente encontrado em agregados ou globos dentro de macrófagos (*células leprosas*). Dentro dessas células, *M. leprae* se multiplica de maneira irrestrita, podendo haver centenas de bacilos; os microrganismos são dispostos em arranjos paralelos colocados lado a lado como resultado da presença de lipídeos na superfície (*substâncias gliais*). O índice bacteriológico é uma medida em escala logarítmica da densidade de bacilos de todas as formas encontrados na derme ao exame de baciloscopia, variando de 0 a 6+ (com ou sem globos) desde a extremidade tuberculoide até a lepromatosa do espectro da doença. O índice bacteriológico diminui uma média de 1 unidade logarítmica por ano com a terapia de múltiplos fármacos. *Mycobacterium leprae* infecta principalmente macrófagos e células de Schwann. O bacilo nunca foi cultivado em meios artificiais. A reprodução ocorre por fissão binária, e o microrganismo cresce lentamente (ao longo de 12-14 dias) em coxins plantares de camundongos. A temperatura necessária para a sobrevida e a proliferação – entre 27 e 30 °C – explica o maior impacto da doença em áreas de superfície como a pele, os nervos periféricos, os testículos e as vias aéreas superiores, com menos envolvimento de vísceras internas. *Mycobacterium leprae* permanece viável por 9 dias no ambiente.

Características ultraestruturais de *M. leprae* A microscopia eletrônica revela que *M. leprae* tem citoplasma, membrana plasmática, parede celular e cápsula. O citoplasma contém estruturas comuns em microrganismos Gram-positivos. A membrana plasmática tem uma dupla camada lipídica permeável contendo proteínas de interação – os antígenos proteicos da superfície. Da mesma forma que outras micobactérias, a parede celular de *M. leprae*, a qual está aderida à membrana plasmática, é composta por peptideoglicanos ligados a polissacarídeos de cadeia ramificada; esses peptideoglicanos são arabinogalactanas, os quais sustentam ácidos micólicos, e lipoarabinomananas (LAM). A cápsula – estrutura mais externa – contém lipídeos, particularmente o ftiocerol dimicocerosato e o glicolipídeo fenólico (PGL-1, de *phenolic glycolipid*), o qual apresenta um trissacarídeo ligado a lipídeos por uma molécula de fenol. Como esse trissacarídeo é antigenicamente específico para *M. leprae*, sua detecção é útil no diagnóstico sorológico da hanseníase.

Genoma de *M. leprae* A análise comparativa da genômica de polimorfismos de um único nucleotídeo indica que quatro cepas distintas de *M. leprae* se originaram na África Oriental ou na Ásia Central. Uma mutação disseminou-se para a Europa e, posteriormente, sofreu duas mutações distintas, que foram seguidas de disseminação para a África Ocidental e para as Américas. O genoma de *M. leprae* é circular. Estima-se que sua massa molecular seja de $2,2 \times 10^9$ Da, com 3.268.203 pares de bases e um conteúdo guanina mais citosina de 57,8%.

Dificuldades da cultura Em comparação com o genoma de *Mycobacterium tuberculosis*, aquele de *M. leprae* sofreu evolução redutiva, resultando em um genoma menor rico em genes inativos ou totalmente deletados. Essa evolução redutiva, decaimento genético e redução genômica pode explicar o tempo de geração anormalmente longo, podendo ser responsável pela impossibilidade de cultivo do bacilo da hanseníase em meios artificiais. Assim, a propagação de *M. leprae* tem sido restrita a modelos animais, incluindo o tatu e os camundongos normais, atímicos e com nocaute gênico. Esses sistemas têm fornecido os recursos básicos para os estudos genéticos, metabólicos e antigênicos do bacilo. O crescimento de *M. leprae* em coxins plantares de camundongos também fornece uma ferramenta para a avaliação da viabilidade das bactérias e para a testagem da suscetibilidade aos fármacos nos isolados clínicos.

Propriedades imunológicas de *M. leprae* *Mycobacterium leprae* induz respostas imunes tanto humorais quanto celulares. Os componentes imunogênicos de *M. leprae* incluem polissacarídeos e proteínas. Os componentes polissacarídeos induzem principalmente uma resposta imune humoral, enquanto os componentes proteicos induzem respostas imunes humorais e celulares. Os imunógenos em *M. leprae* formam dois grupos distintos: antígenos citoplasmáticos e antígenos da célula micobacteriana. Conforme citado antes, um glicolipídeo fenólico espécie-específico, PGL-1, foi identificado em *M. leprae*. Outras variedades de antígenos de *M. leprae* identificadas com anticorpos monoclonais incluem antígenos de 18, 28, 7, 14, 36, 65 e 70 kDa que podem induzir uma resposta imune.

Mycobacterium lepromatosis Em 2008, uma nova espécie micobacteriana, *M. lepromatosis*, foi isolada em pacientes com um tipo especial de hanseníase lepromatosa difusa conhecida como *hanseníase difusa de Lucio e Latapí*. Essa variedade clínica de hanseníase é encontrada principalmente no México e na América Central. *Mycobacterium lepromatosis* é muito semelhante a *M. leprae* sob o ponto de vista microbiológico e clínico. Sob o ponto de vista microbiológico, ambas as espécies são álcool-ácido-resistentes e não cultiváveis, infectando preferivelmente a pele e os nervos periféricos. Clinicamente, a diferenciação entre *M. lepromatosis* e *M. leprae* em pacientes individuais não é necessária sob o ponto de vista diagnóstico, pois ambos os microrganismos respondem bem aos mesmos esquemas antimicobacterianos.

EPIDEMIOLOGIA

Incidência, prevalência e incapacidade A verdadeira incidência da hanseníase é difícil de estabelecer porque o número é muito baixo e porque os sinais e sintomas iniciais costumam ser insidiosos, o que faz nem todos os casos serem detectados. Em 2019, conforme citado antes, foram relatados 202.185 novos casos à Organização Mundial da Saúde (OMS) em 150 países. A detecção de novos casos por ano é comumente utilizada como substituta para a incidência, mas fatores operacionais, como a intensidade da detecção de casos, o uso de pesquisas específicas, o uso de rastreamento de casos, o nível de conscientização da comunidade e a qualidade e disponibilidade dos cuidados de saúde, têm impacto profundo sobre as taxas de detecção de casos. Em países não endêmicos no mundo todo, a hanseníase costuma ser erroneamente diagnosticada simplesmente porque não é considerada.

A prevalência registrada de hanseníase é definida como o número de pacientes que recebem tratamento em um determinado momento (geralmente ao final de um determinado ano). A prevalência registrada é uma medida substituta para a prevalência real, a qual incluiria os casos existentes que ainda não foram detectados. Os dois fatores que determinam a prevalência registrada são a taxa de detecção de novos casos e a duração do tratamento; mudanças em qualquer dos fatores afetarão a prevalência registrada.

O sistema de graduação de incapacidade causada por hanseníase da OMS classifica os pacientes conforme a presença de incapacidades em olhos, mãos e pés. Para as mãos e os pés, grau 0 significa ausência de anestesia e ausência de comprometimento visível; grau 1 significa anestesia sem comprometimento visível; e grau 2 indica comprometimento visível. Para os olhos, grau 0 significa ausência de problemas oculares causados pela hanseníase e ausência de evidências de perda visual; grau 1 significa problemas oculares causados pela hanseníase sem efeitos graves na visão; e grau 2 indica comprometimento visual grave (escore visual pior que 6/60; incapacidade para contar dedos a 6 metros) e também inclui lagoftalmo, iridociclite e opacidades corneanas. A soma do escore para esses seis sítios corporais é chamada de escore olhos-mãos-pés (OMP), e é usado como indicador geral do estado de comprometimento de uma pessoa com hanseníase. A incapacidade grau 2 relacionada à hanseníase costuma ser relatada como a proporção de pessoas com essa incapacidade em qualquer local entre pacientes recentemente diagnosticados com hanseníase em um ano específico.

A tendência global na detecção de novos casos desde 1985 é apresentada na Figura 179-1. A tendência estava bastante estática até o ano de 2001, com um pico ao redor do ano 2000; caiu dramaticamente entre 2001 e 2005; e estabilizou desde 2006. O fator contribuidor mais importante para a rápida tendência de baixa foi o declínio nas atividades de controle da hanseníase após a declaração da OMS em 2000 de que a hanseníase estava eliminada como "problema de saúde pública". A *eliminação* foi definida como uma prevalência de < 1 caso a cada 10 mil habitantes em nível global. Esta foi uma grande conquista, mas levou muitas pessoas a acreditar que o problema da hanseníase estava totalmente resolvido. Esse mal-entendido levou a uma redução do comprometimento político com os serviços e programas de controle da hanseníase, com a consequente redução do tamanho e do financiamento. A estabilização da taxa de detecção de novos casos em pouco mais de 200 mil casos anualmente desde 2006 indica que a transmissão de *M. leprae* continua a ocorrer, impondo um enorme desafio para o controle da hanseníase.

Sexo, idade e distribuição geográfica Cerca de 40% de todos os casos relatados de hanseníase são de mulheres, mas a baixa proporção em alguns países levanta a suspeita de subdiagnóstico em mulheres devido ao acesso escasso a serviços de saúde, ao analfabetismo, à condição social inferior e a outros fatores culturais. A incidência idade-específica costuma mostrar um padrão bimodal, com picos na adolescência e na vida adulta. Cerca de 8% de todos os casos recentemente detectados são encontrados em crianças (< 15 anos de idade), uma medida que costuma ser usada como indicador de transmissão continuada (recente). A hanseníase é rara em crianças < 5 anos de idade. Cerca de 5% de todos os pacientes têm uma incapacidade grau 2.

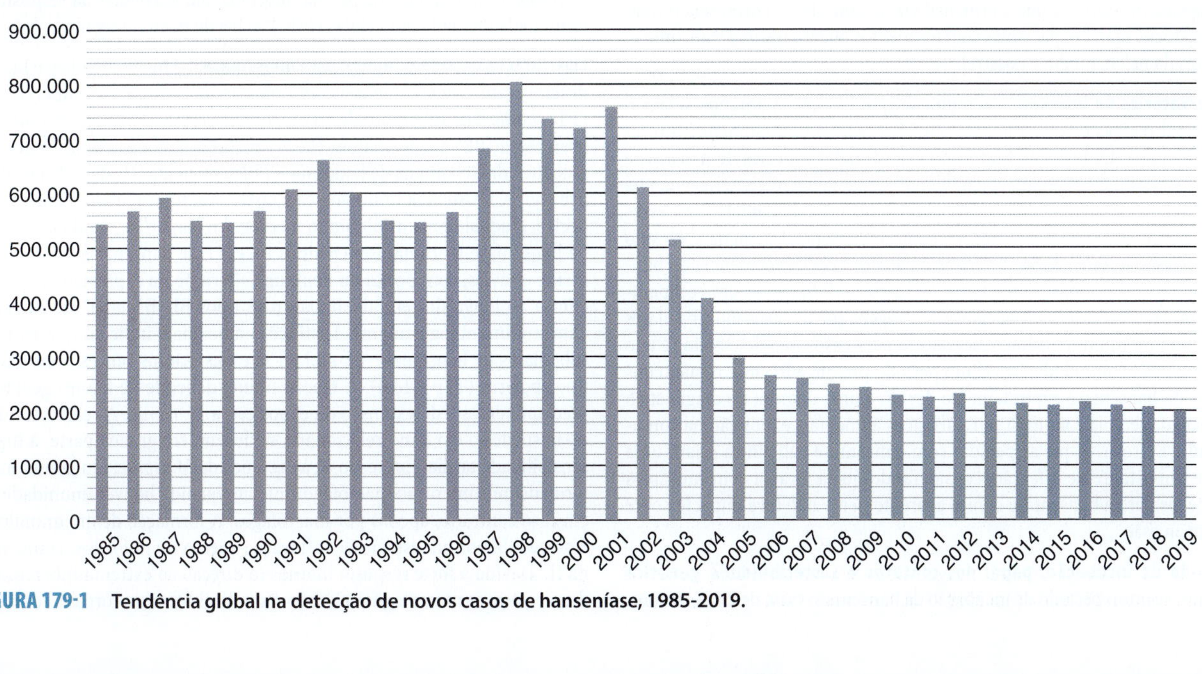

FIGURA 179-1 **Tendência global na detecção de novos casos de hanseníase, 1985-2019.**

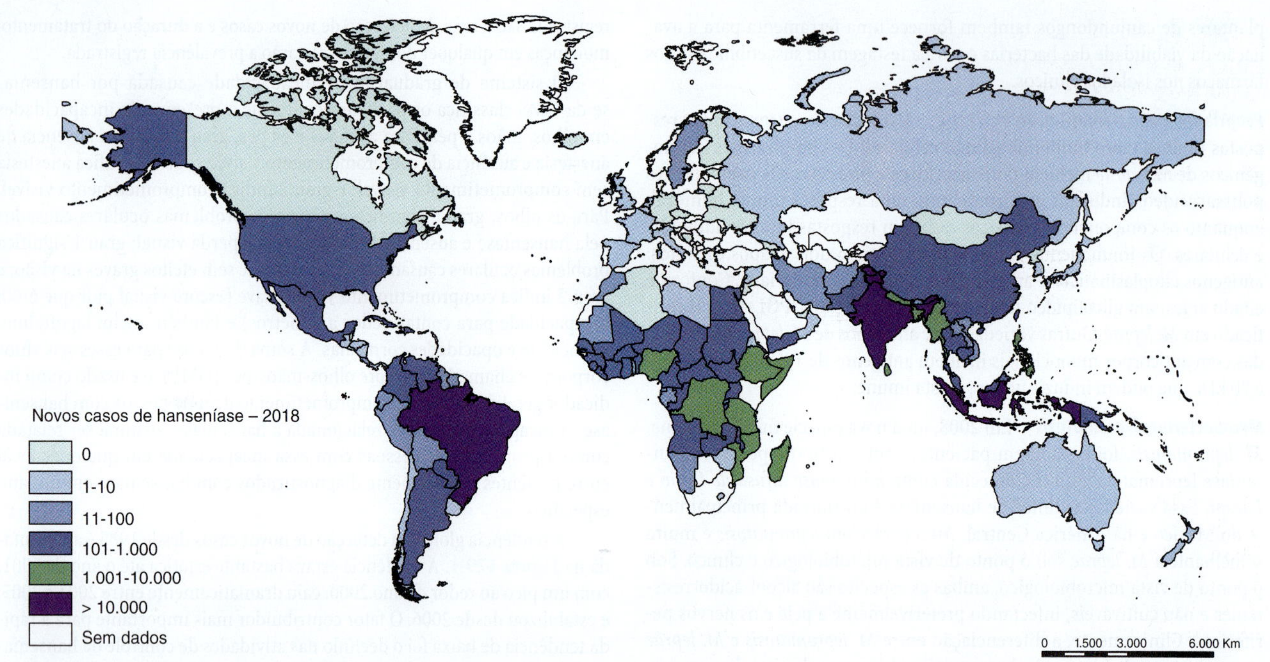

FIGURA 179-2 **Distribuição geográfica dos novos casos de hanseníase, 2018.** *(Reproduzida com permissão de Global leprosy update, 2018: moving towards a leprosy-free world. Wkly Epidemiol Rec 35/36:389, 2019.)*

Há grandes variações entre países e regiões do mundo nas taxas de detecção de novos casos. Cerca de 80% da detecção global de novos casos são relatados na Índia, no Brasil e na Indonésia. Também há variações geográficas distintas dentro dos países, com diferenças entre comunidades urbanas e rurais e agregados de casos no nível de distritos ou bairros. As variações geográficas podem ser causadas por diferenças na provisão de serviços de saúde, desenvolvimento socioeconômico, isolamento e pobreza. A Figura 179-2 mostra a distribuição geográfica dos novos casos de hanseníase em 2018.

Transmissão A compreensão da transmissão de *M. leprae* é limitada. As evidências existentes são, em grande parte, circunstanciais devido ao longo período de incubação desde a exposição até a doença, à incapacidade de cultivar *M. leprae* e à dificuldade de diagnosticar a infecção e a doença inicial. Os microrganismos *M. leprae* podem ser eliminados em grande número a partir da boca ou do nariz de pacientes com hanseníase multibacilar não tratada (infecção por perdigotos) e algumas vezes por pele lesada, mas não está claro se os pacientes com hanseníase paucibacilar podem disseminar o vírus. Há evidências de transmissão entre humanos e – nos estados do sul dos Estados Unidos – de transmissão zoonótica a partir de tatus selvagens. Presume-se que a principal via de entrada no corpo seja o trato respiratório, mas, em pacientes com ferimentos ou tatuagens, a transmissão através da pele também é possível.

Reservatórios de infecção Acredita-se que os seres humanos sejam o principal reservatório da infecção por *M. leprae*. O tatu também é um reservatório para a infecção humana. Determinadas espécies de macacos e esquilos-vermelhos são infectadas com *M. leprae* na natureza, mas não há evidências de transmissão para humanos por meio do contato com esses animais. As evidências são fracas quanto ao potencial da água e do solo como fontes ambientais de *M. leprae*. A maior taxa de incidência da hanseníase entre contatos domiciliares de casos multibacilares em comparação com aqueles de casos paucibacilares sugere que os casos multibacilares representam um importante reservatório para casos não detectados e não tratados na comunidade; isto é, um período prolongado entre o início dos sinais da hanseníase e o tratamento devido a uma demora no diagnóstico e início da terapia com múltiplos fármacos aumenta a exposição na comunidade. É provável que as pessoas com hanseníase subclínica sejam uma fonte importante de infecção, considerando que a terapia com múltiplos fármacos para a hanseníase clínica aparentemente não teve impacto sobre a transmissão.

Período de incubação, papel dos contatos e suscetibilidade genética Estima-se que o período de incubação da hanseníase varie de 2 a ≥ 10 anos. O período de incubação para a hanseníase multibacilar parece ser maior (5 a ≥ 10 anos) do que aquele da hanseníase paucibacilar (cerca de 2-5 anos). Os fatores associados à pobreza, como o baixo nível de instrução, a má higiene e a escassez de alimentos, foram identificados como fatores de risco para a hanseníase, mas os fatores de risco mais importantes estão associados à intimidade e à duração do contato com um paciente com hanseníase, em particular com um caso-índice de hanseníase multibacilar, além da intensidade do contato e a distância física em relação ao paciente-índice. Evidências crescentes de estudos em gêmeos e de estudos observacionais sustentam a suscetibilidade genética do hospedeiro à hanseníase. Estudos em andamento estão explorando os mecanismos subjacentes à suscetibilidade genética à hanseníase e suas manifestações clínicas.

PATOGÊNESE

Qualquer que seja a via de entrada de *M. leprae* no corpo humano, o processo patogênico começa nos nervos periféricos. Após os bacilos serem englobados pelas células de Schwann, as alterações histopatológicas em nervos e pele – e, assim, o tipo de hanseníase desenvolvido – dependem da resistência imunológica da pessoa infectada, em particular da resposta da imunidade mediada por células (IMC) ao bacilo e seus antígenos.

Classificação de Ridley-Jopling para hanseníase Em 1962, Ridley e Jopling descreveram cinco categorias sobrepostas de hanseníase: tuberculoide (TT), *borderline* tuberculoide (BT), *borderline* média (BB), *borderline* lepromatosa (BL) e lepromatosa (LL). Uma manifestação clínica precoce é reconhecida e chamada de hanseníase indeterminada (IL, de *indeterminate leprosy*). A resistência imunológica é forte no extremo tuberculoide do espectro, gradualmente diminuindo no espectro *borderline*, sendo mais fraca na hanseníase lepromatosa. Os tipos LL e TT de hanseníase são relativamente estáveis, com pouca ou nenhuma alteração na expressão da doença clínica ao longo do tempo, enquanto os tipos BL, BB e BT são instáveis clínica e imunologicamente. Distinções adicionais indicam que os tipos subpolares de hanseníase TT e LL (TTs e LLs) são menos estáveis que os tipos polares (TTp e LLp). A reação imune depende de fatores genéticos predisponentes e da extensão da exposição a *M. leprae*. A reação tecidual do hospedeiro e o dano relacionado se devem, em grande parte, à hipersensibilidade tardia. Em resposta à presença de *M. leprae*, um granuloma é formado pela interação macrófago-linfócito quando houver imunidade ou, em caso contrário, apenas por macrófagos. A formação de um granuloma é precedida por um estágio de infiltração apenas de linfócitos, como visto na IL. Devido à forte resposta imune em direção ao extremo tuberculoide do espectro, os macrófagos, junto com muitos linfócitos, tornam-se células epitelioides fixas, e grupos dessas células se tornam células gigantes. O granuloma tuberculoide leva à destruição neural, resultando em anestesia e fraqueza muscular. A resposta celular é menos focal e menos destrutiva na porção *borderline* do espectro; consequentemente, há menos dano aos nervos e poucos bacilos presentes. Na hanseníase BL, há granulomas de macrófagos junto com linfócitos, mas pouco dano neural e mais bacilos. Na hanseníase LL, os bacilos se multiplicam dentro de células de Schwann e células perineurais. Os bacilos liberados por essas células são englobados por histiócitos, tornando-se macrófagos errantes e viajando pelo corpo para outros nervos e tecidos via sangue, linfa e fluidos teciduais. Além disso, há lepromas difusos na hanseníase LL, os quais consistem em histiócitos e/ou macrófagos, com muito poucos linfócitos e plasmócitos. Os bacilos preenchem os macrófagos chamados de *globos* ou permanecem fora de macrófagos isolados ou em pequenos grupos.

Classificação clínica simplificada da OMS para hanseníase A classificação de Ridley-Jopling exige experiência clínica e patológica que não existe em muitas situações. Assim, a OMS introduziu um sistema de classificação simplificado baseado na baciloscopia: os pacientes com baciloscopia negativa em todos os sítios corporais são classificados como tendo hanseníase paucibacilar, enquanto os pacientes com baciloscopia positiva em qualquer sítio corporal são classificados como tendo hanseníase multibacilar. Porém, como a capacidade para a baciloscopia não está disponível nem é confiável em muitos países, a maioria dos programas de controle da hanseníase utiliza apenas critérios clínicos para classificar a hanseníase e decidir sobre o esquema de tratamento apropriado para os pacientes individuais. Nessas circunstâncias, a hanseníase paucibacilar é definida como de 1 a 5 lesões cutâneas e envolvimento neural ausente ou de apenas um nervo, enquanto a hanseníase multibacilar é definida como 6 ou mais lesões cutâneas e/ou mais de um nervo periférico envolvido.

MANIFESTAÇÕES CLÍNICAS

A hanseníase é uma doença que afeta principalmente a pele, os nervos cutâneos e periféricos, as membranas mucosas e, menos comumente, outros locais como articulações, linfonodos, olhos e testículos. Outras manifestações sistêmicas podem ocorrer, particularmente na doença BL e LL, com ou sem reações da hanseníase. A maioria dos nervos dérmicos e cutâneos responsáveis pela inervação das lesões cutâneas é afetada – por exemplo, os nervos supraorbital, grande auricular, cutâneo radial, infrapatelar, fibular superficial e sural, além dos nervos cutâneos da coxa. Os nervos periféricos envolvidos incluem ulnar, mediano, radial (nos membros superiores), poplíteo lateral e tibial posterior (nos membros inferiores). Os nervos cranianos comumente envolvidos são o trigêmeo e o facial.

Hanseníase indeterminada (IL) Esse tipo clínico inicial se manifesta como uma ou poucas lesões maculares hipopigmentadas ou levemente eritematosas, mal ou bem definidas e medindo 1 a 5 cm de diâmetro. Essas lesões invariavelmente ocorrem nos aspectos externos dos membros, das nádegas e da face, com comprometimento leve a moderado da sensibilidade térmica e/ou para o toque. Não há espessamento dos nervos cutâneos ou periféricos correspondentes. A IL costuma ser, mas nem sempre é, o primeiro sinal clínico da hanseníase. Esse tipo cicatriza espontaneamente ou progride para uma forma determinada da doença (TT, BT, BB, BL ou LL), dependendo da condição da IMC.

Hanseníase tuberculoide (TT) A hanseníase TT (Fig. 179-3) apresenta-se como mácula hipopigmentada bem definida ou como placa elevada eritematosa/marrom/cor de cobre com margens bem definidas. As lesões podem ser encontradas em qualquer parte da pele e se caracterizam pela completa perda da sensibilidade térmica e ao toque suave sobre sua superfície. As lesões cutâneas são únicas ou poucas (até três) e podem ter qualquer tamanho, mas raramente medem > 10 cm de diâmetro. Nas lesões tipo placa, a borda elevada e bem definida costuma ter um declive interno em direção a uma área central plana e algumas vezes hipopigmentada, adquirindo uma configuração anelar. A superfície cutânea das lesões maculares ou placas é seca, não tem pelos e apresenta anestesia devido à destruição dos nervos cutâneos superficiais subjacentes. Os nervos cutâneos maiores correspondentes estão espessados em alguns casos. Na face, o comprometimento sensorial pode ser difícil de demonstrar devido ao suprimento generoso e bilateral das terminações nervosas sensoriais. O dano aos nervos autonômicos dentro da lesão é responsável pela superfície ressecada e perda de sudorese

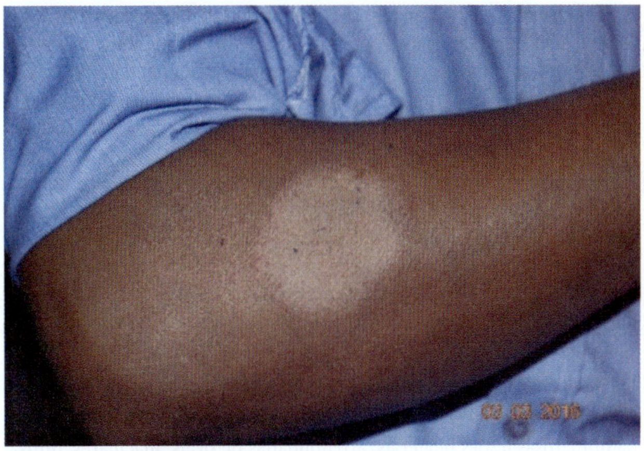

FIGURA 179-3 **Hanseníase tuberculoide (TT).** Lesão macular hipopigmentada com uma margem bem definida e perda da sensibilidade ao toque suave. *(De Dr. H. K. Kar, com permissão.)*

sobre a lesão. Um tronco solitário de nervo periférico nas proximidades de uma lesão pode estar espessado, com perda sensorial na área suprida e com ou sem comprometimento motor. À baciloscopia, normalmente não são encontrados bacilos álcool-ácido-resistentes (BAARs). O teste cutâneo com lepromina é fortemente positivo, o que significa uma boa condição da IMC do hospedeiro.

Hanseníase *borderline* tuberculoide (BT) A hanseníase BT (Fig. 179-4) se caracteriza por lesões tipo mácula ou placa em número de 3 a 9 ou mais e com localização assimétrica em qualquer parte do corpo, com tamanhos e contornos variáveis. As margens da lesão variam desde mal até bem definidas; algumas vezes, ambos os tipos de margens são vistos na mesma lesão. Pode haver lesões-satélite ao redor de uma maior, especialmente nos lados onde a margem é menos definida; essa característica indica uma redução de grau da lesão de hanseníase TT para BT. As margens das lesões em placa podem apresentar declive para fora em contrapartida às lesões TT, as quais têm declive internamente; as placas podem desaparecer aos poucos externamente, acabando por se misturar com a pele de aspecto normal. A perda de sensação é menos intensa que nas lesões TT e o ressecamento da superfície é menos evidente. É provável que vários nervos periféricos estejam aumentados de tamanho em um padrão assimétrico, com déficits sensoriais e motores. Uma das características mais marcantes da hanseníase BT é a suscetibilidade a uma reação hansênica tipo 1 (T1R; ver adiante) que exacerba as lesões cutâneas e/ou nervos periféricos. Se não for precocemente diagnosticada e tratada, a doença desses pacientes tende a apresentar redução de grau no espectro para hanseníase BB, BL ou LL, com um índice bacteriológico crescente e uma resposta de IMC menor causando dano neural ao longo do caminho. A baciloscopia mostra índices bacteriológicos que variam de negativo a 1+.

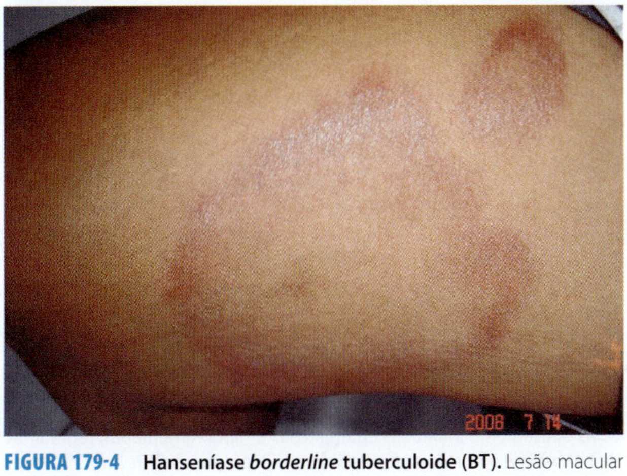

FIGURA 179-4 **Hanseníase *borderline* tuberculoide (BT).** Lesão macular com margem irregular e moderadamente definida, além de lesão-satélite e perda de sensibilidade. *(De Dr. W. H. van Brakel, com permissão de NLR.)*

Hanseníase *borderline* média (BB) Essa forma de hanseníase é instável. Muitos casos regridem para doença BL e LLs, especialmente se não forem tratados. Há múltiplas lesões em placas e, não infrequentemente, lesões maculares; as lesões têm vários formatos e tamanhos, são bilaterais e costumam ocorrer em distribuição mais ou menos simétrica. Nas lesões anelares, a margem interna é bem demarcada e "em saca-bocado", com a margem externa pouco definida e se confundindo com a pele de aspecto normal. A superfície das lesões é moderadamente brilhante, e a área central parece pálida. Há mínima perda de sensibilidade sobre as lesões. O dano neural é variável na hanseníase BB. Muitos nervos podem estar espessados, e esse efeito pode ser assimétrico. A hanseníase BB não é comumente observada e muda rapidamente seu espectro – raramente para hanseníase BT, mas mais frequentemente para doença BL. O teste da lepromina é negativo. A baciloscopia das lesões mostra um número moderado de BAAR (2+ a 3+).

Hanseníase *borderline* lepromatosa (BL) Na hanseníase BL (Fig. 179-5), há numerosas lesões bilaterais, arredondadas ou ovais, maculares, difusamente infiltradas, eritematosas ou hipopigmentadas com bordas moderadamente definidas. As lesões costumam ter 2 a 3 cm de diâmetro, podem ter coloração de cobre e tendem a ser simétricas. Pode ser detectada alguma perda de sensibilidade, em especial sobre as lesões mais antigas; porém, não é observada perda de sensibilidade sobre as lesões recentes. Com a progressão da doença, há desenvolvimento de pápulas, nódulos e placas sobre as lesões maculares. Em pacientes não tratados, as novas lesões mal definidas continuam a surgir. O espessamento disseminado, mas assimétrico, dos nervos periféricos, com ou sem dor, leva a déficits sensoriais e motores. O teste da lepromina gera resultados negativos, como em todos os graus da hanseníase lepromatosa. A baciloscopia das lesões mostra um índice bacteriológico que varia de 3+ a 4+.

Hanseníase lepromatosa (LL) A hanseníase LL (Fig. 179-6) se apresenta com inúmeras placas bilaterais, simétricas, difusamente induradas, eritematosas e com cor de cobre ou cor da pele. Não há perda de sensibilidade nas lesões, as quais têm superfície lisa e brilhante. As lesões se disseminam sobre a face, o lóbulo da orelha, a orelha, os aspectos extensores das extremidades superiores e inferiores, o dorso e as nádegas. A induração pode ser prontamente reconhecida quando as lesões são visualizadas tangencialmente sob a luz do sol natural. A induração inicialmente é mais fina, mas gradualmente fica mais grosseira, e as lesões progridem para pápulas, placas e nódulos. Ocorre espessamento do lóbulo da orelha e das sobrancelhas. A induração grosseira algumas vezes resulta em pregas cutâneas espessas que levam a uma aparência chamada de "face leonina", particularmente quando associada com a perda das sobrancelhas e o espessamento dos lóbulos da orelha. Entre todos os casos de hanseníase LL, 10 a 15% são do tipo polar (LLp) desde o início das lesões; os casos restantes são regressões do espectro *borderline* não tratado para a hanseníase LLs (subpolar). Os pacientes com doença LLs desenvolvem dano neural durante os estágios *borderline*. Na doença LLp, o envolvimento dos nervos periféricos ocorre tardiamente e é bilateral e simétrico, com perda sensorial em uma distribuição tipo "luva e meia". A baciloscopia demonstra um índice bacteriológico de 4+ a 6+ com globos.

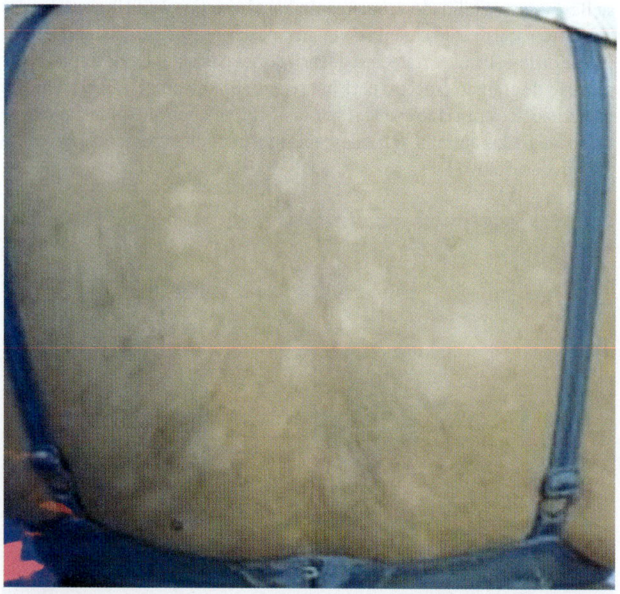

FIGURA 179-5 Hanseníase *borderline* lepromatosa (BL). Numerosas máculas difusamente infiltradas eritematosas e hipopigmentadas, regredindo de hanseníase *borderline* tuberculoide para lepromatosa. *(De Dra. C. L. M. van Hees, Department of Dermatology, Erasmus MC, University Medical Center, Rotterdam, Países Baixos,, com permissão.)*

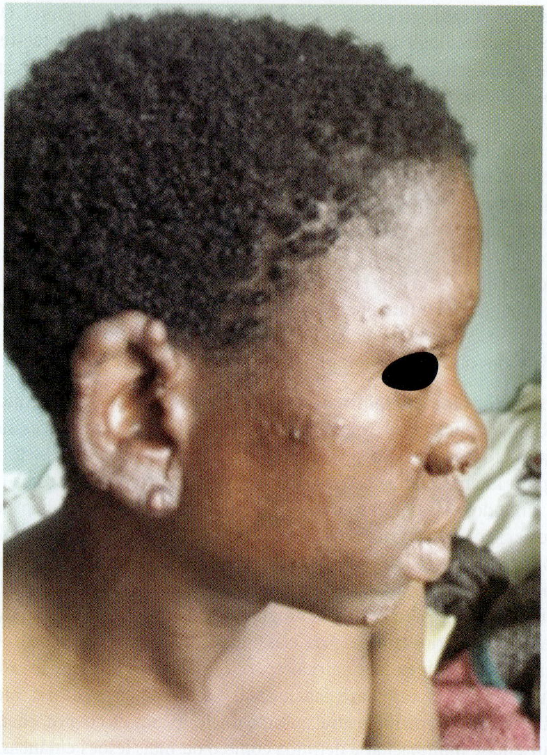

FIGURA 179-6 Hanseníase lepromatosa (LL). Múltiplos nódulos nas orelhas e na face com perda das sobrancelhas. *(De Dr. K. Mponda, Department of Dermatology, Queen Elisabeth Central Hospital, Blantyre, Malawi, com permissão.)*

ENVOLVIMENTO SISTÊMICO Na hanseníase LL, são encontrados BAARs em linfonodos, baço, fígado, medula óssea, glândulas suprarrenais, músculos lisos e estriados, polpa dentária, testículos, cavidade oral, nariz, laringe e olhos. O envolvimento dos testículos leva primeiro à esterilidade e, depois, à ginecomastia e à impotência. O envolvimento ocular inclui a anestesia corneana; inicialmente, essa manifestação se deve à infiltração bacilar dos nervos corneanos, enquanto mais tarde ela se deve ao dano à divisão oftálmica do nervo trigêmeo. Além disso, o envolvimento ocular inclui episclerite, iridociclite, atrofia da íris, catarata e glaucoma, lagoftalmo, ulceração e perfuração da córnea e cegueira. O nariz é a porta de entrada para *M. leprae*, sendo o sítio mais precoce de envolvimento na hanseníase LL. Ocorre edema e espessamento mucoso no corneto nasal inferior e no septo nasal, com formação de crostas e epistaxe. Mais tarde, os pacientes desenvolvem rinite crônica com perda do olfato. A perfuração septal causada por destruição óssea, com a típica alteração de nariz em sela, é comum na doença LL avançada. Na hanseníase LL avançada, ocorre ulceração da língua, da faringe, do palato duro e mole (levando à perfuração do palato), dos pilares amigdalianos e da úvula. Nas mãos, começa uma lenta reabsorção, começando pela extremidade distal da falange distal e continuando proximalmente até envolver as falanges média e proximal.

HANSENÍASE HISTOIDE A hanseníase histoide é uma forma rara de hanseníase LL na qual são observados nódulos e placas cerosas, brilhantes, firmes e simétricos ou assimétricos sobre a pele de aparência normal. O exame histológico dessas lesões mostra granulomas de células fusiformes específicas. A baciloscopia revela altos índices bacteriológicos e microbiológicos sem globos na maioria dos casos.

HANSENÍASE DIFUSA DE LUCIO E LATAPÍ Essa forma rara de hanseníase LL não nodular que ocorre no México e na América Central se caracteriza por infiltração difusa e brilhante da pele com perda sensorial disseminada. A pele tem aspecto ceroso e brilhante ("lepra bonita") com endurecimento difuso evidente dos lóbulos da orelha e da fronte, além de perda das sobrancelhas, algumas vezes dos cílios e, não infrequentemente, de todos os pelos corporais. Essa forma de hanseníase pode ser complicada por uma reação incomum conhecida como fenômeno de Lucio (ver adiante).

Hanseníase neurítica primária Em alguns países, como Índia e Nepal, a doença neurítica primária é observada em 2 a 10% de todos os casos de hanseníase, com envolvimento apenas de nervos periféricos e sem lesões cutâneas. Ocorre espessamento de nervos e perda sensitiva na área afetada, com ou sem um déficit motor. A hanseníase neurítica primária, mesmo que não descrita por Ridley e Jopling, pode se manifestar em diferentes pontos ao longo do espectro da doença. Para propósitos práticos, a hanseníase neurítica primária é classificada como paucibacilar ou multibacilar com base na ausência ou presença de BAAR em cortes da biópsia de nervos ou no número de nervos espessados (único ou múltiplos).

REAÇÕES HANSÊNICAS

As reações hansênicas são fenômenos imunológicos que ocorrem antes, durante ou depois do tratamento. Elas são complicações graves que precisam ser diagnosticadas e tratadas precocemente para evitar o comprometimento da função dos nervos e o subsequente desfiguramento e cegueira.

Reação hansênica tipo 1 (T1R) A T1R é uma reação de hipersensibilidade tardia associada com a súbita alteração na condição da IMC e que leva a um desvio na posição do paciente no espectro da hanseníase. Essa reação é marcada por infiltração de lesões por linfócitos T CD4+ ativados, em especial as células T auxiliares. A T1R também é chamada de *reação reversa* devido à progressão da condição da IMC. A T1R costuma ser observada na porção *borderline* do espectro. As lesões cutâneas se caracterizam por edema e vermelhidão agudos (Fig. 179-7). Os nervos podem ser dolorosos e sensíveis ao toque devido à neurite, com o consequente dano neural e desfiguramento. Na forma grave de T1R, pode haver a formação de abscessos neurais. A perda da função nervosa pode ser muito menos evidente que o habitual quando ocorre sem outros sinais de inflamação. Esta "neurite silenciosa" pode levar a comprometimento sensorial e motor nas mãos, nos pés e na face. Algumas vezes ocorre artralgia ou artrite. Raramente, o paciente pode desenvolver febre e mal-estar, tenossinovite e edema dos pés e das mãos.

Reação hansênica tipo 2 (T2R) A reação hansênica tipo 2 (T2R), também chamada de eritema nodoso leproso (ENL), é uma síndrome mediada por imunocomplexos (i.e., uma reação antígeno-anticorpo envolvendo o complemento) que causa inflamação da pele, dos nervos e de outros órgãos, além de mal-estar geral. O ENL é um exemplo de reação de hipersensibilidade tipo III (classificação de Coombs e Gell) ou fenômeno de Arthus. Essa reação ocorre principalmente durante a terapia com múltiplos fármacos, mas também pode ocorrer em pacientes não tratados. Há o aparecimento súbito de lesões evanescentes maculopapulares, papulares, nodulares ou em placas cor-de-rosa a vermelhas geralmente acompanhadas por sintomas constitucionais como mal-estar e febre, com ou sem edema doloroso das articulações (Fig. 179-8). Esses agregados de lesões cutâneas ocorrem nos aspectos externos das coxas, das pernas e da face. Eles são dolorosos ou sensíveis e quentes à palpação, branqueiam à pressão leve do dedo e duram alguns dias. As lesões mudam de cor-de-rosa/vermelho para azulado ou amarronzado após 24 a 48 horas, escurecendo dentro de 1 semana. Raramente, as lesões do ENL se tornam vesiculares, pustulosas, bolhosas e necróticas, rompendo e produzindo ulceração (eritema nodoso necrótico). O paciente pode apresentar outros sinais associados, como aumento de linfonodos, miosite, artrite, sinovite, rinite, epistaxe, laringite, iridociclite, glaucoma, dactilite dolorosa, epidídimo-orquite aguda, nefrite e insuficiência renal, hepatoesplenomegalia e – em um estágio tardio – amiloidose. A T2R grave pode incluir troncos nervosos edemaciados, dolorosos e sensíveis ao toque com déficits sensoriais e motores.

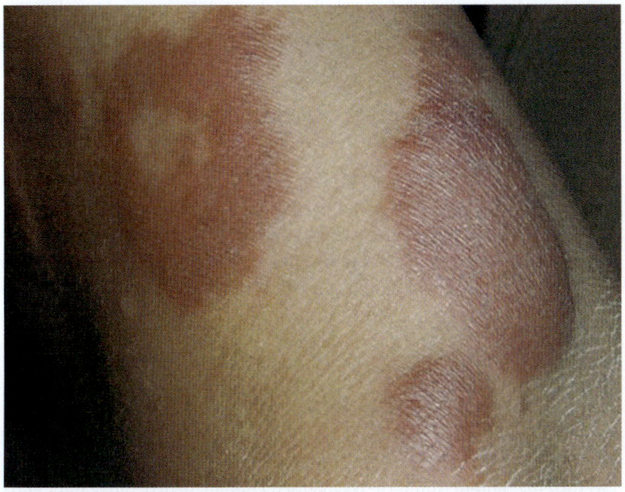

FIGURA 179-7 Reação hansênica tipo 1. Aumento da inflamação em lesões existentes. *(De Dr. W. H. van Brakel, com permissão de NLR.)*

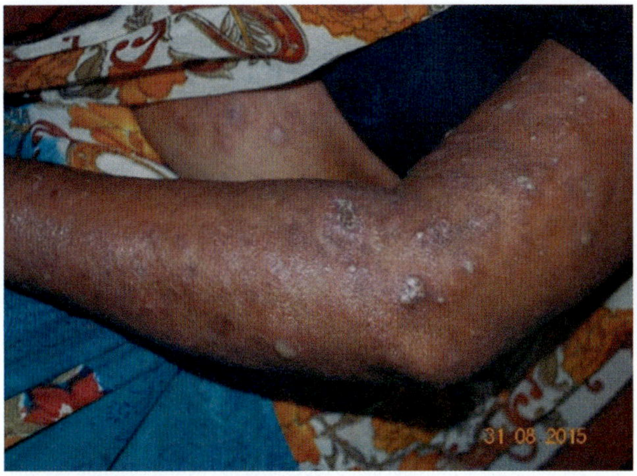

FIGURA 179-8 Reação hansênica tipo 2. Eritema nodoso leproso com lesões pustulosas. *(De Dr. H. K. Kar, com permissão.)*

Fenômeno de Lucio O fenômeno de Lucio é observado na hanseníase difusa de Lucio e Latapí, podendo ser uma variante do eritema nodoso necrótico. A vasculite marcada e a trombose dos vasos superficiais e profundos resultam em hemorragia e infarto da pele. Clinicamente, a reação cutânea começa como placas discretamente induradas, de cor azulada/vermelha, mal definidas, dolorosas e raramente palpáveis com um halo eritematoso, geralmente se desenvolvendo em um membro, mas algumas vezes em outras regiões do corpo. As lesões são irregulares ou triangulares. Após alguns dias, elas ficam arroxeadas em seu centro; pode ocorrer um infarto hemorrágico central com ou sem a formação de bolhas, podendo logo depois surgir uma escara necrótica que sai facilmente e deixa uma úlcera de formato irregular. A úlcera cicatriza, deixando uma escara superficial. Os pacientes permanecem afebris durante o episódio.

Comprometimento da função nervosa, neurite e desfiguramento Os termos *comprometimento da função nervosa*, *dano neural*, *neuropatia* e *neurite* costumam ser usados como sinônimos para os déficits nervosos sensoriais, motores e/ou anatômicos que ocorrem devido aos processos patológicos que resultam da infecção neural por *M. leprae*. A neurite (inflamação neural) na hanseníase costuma ser um evento subagudo, desmielinizante e continuado que envolve nervos cutâneos e nervos periféricos maiores. A "neurite silenciosa" ou "paralisia nervosa silenciosa" é definida como o comprometimento sensorial ou motor progressivo na ausência de sintomas como dor, parestesia ou sensibilidade ao toque do nervo na ausência de sinais evidentes de reações hansênicas. A neurite pode ocorrer a qualquer momento durante a hanseníase, mas é mais comum e grave durante as reações hansênicas, principalmente a T1R. A neuropatia sensorial e motora pode levar a comprometimentos secundários nas extremidades superiores e inferiores, como atrofia muscular, contraturas articulares móveis e fixas, absorção óssea em dedos e rachaduras e feridas.

DIAGNÓSTICO

Diagnóstico clínico Três sinais cardinais indicam diagnóstico de hanseníase. O diagnóstico pode ser estabelecido quando dois destes três sinais estiverem presentes:

1. Lesões cutâneas hipopigmentadas ou eritematosas com perda definida ou comprometimento da sensibilidade: a apresentação clínica de placas cutâneas é diagnóstica quando estão associadas com perda definida ou comprometimento da sensibilidade (toque suave, dor e/ou temperatura). Surgem dilemas diagnósticos no estágio indeterminado da hanseníase por causa da perda variável de sensibilidade e da presença de lesões faciais (i.e., porque a densidade da inervação na face pode compensar o dano em certos ramos nervosos).
2. Envolvimento de nervos periféricos, conforme demonstrado por espessamento definido com comprometimento sensorial: o espessamento de um nervo periférico deve ser avaliado pela palpação do nervo afetado e pela comparação com o nervo contralateral correspondente. Na hanseníase multibacilar, o espessamento neural costuma ser bilateral. A dor à palpação neural é estabelecida pela aplicação de pressão leve sobre o nervo durante a palpação com a ponta dos dedos. Os nervos periféricos comumente palpados em um paciente com hanseníase são os nervos auricular maior, ulnar, radial, cutâneo radial, mediano, poplíteo lateral, tibial posterior, sural e fibular superficial.
3. Resultado positivo para BAAR na baciloscopia, estabelecimento da presença de BAAR em esfregaço de pele ou amostra de biópsia ou resultado positivo na reação em cadeia da polimerase (PCR, de *polymerase chain reaction*) da biópsia.

Ferramentas diagnósticas • TESTE DA SENSIBILIDADE CUTÂNEA A sensibilidade ao toque suave é testada com um algodão ou uma pena. A dor é avaliada como a capacidade do paciente para diferenciar entre a ponta afiada ou romba de um palito de dente de madeira ou bambu. Os limiares da sensibilidade térmica são avaliados com equipamentos de testes sensoriais assistidos por computador.

BACILOSCOPIA Em geral, a baciloscopia é realizada em quatro sítios: o lóbulo da orelha direita, a fronte acima das sobrancelhas, o queixo e a nádega esquerda em homens ou a parte superior da coxa esquerda em mulheres. O material é corado pelo reagente de Ziehl-Neelsen e examinado com microscopia óptica. O índice bacteriológico é determinado com uma escala logarítmica padronizada e classificado de 0 a 6. O índice microbiológico é determinado como a porcentagem de BAARs corados sólidos.

BIÓPSIA DE PELE Uma biópsia de pele é realizada para confirmar o diagnóstico de hanseníase, para classificar a doença, para dar suporte ao diagnóstico das reações e para determinar a cura após completar o tratamento com múltiplos fármacos. Quando se suspeita que lesões maculares sejam reflexo da IL, uma amostra de biópsia deve ser coletada do meio da lesão; no caso de placas, uma amostra deve ser obtida da borda indurada ativa. Quando houver numerosas lesões cutâneas com diferentes morfologias, há necessidade de mais de uma biópsia para a avaliação adequada do espectro da doença. A identificação das lesões iniciais de hanseníase por técnicas histopatológicas é reforçada pela técnica imuno-histoquímica, a qual revela a presença de antígenos de *M. leprae*.

TESTE DE ANTICORPO PGL-1 PGL-1 é um lipídeo específico da parede celular de *M. leprae*. Um ensaio imunoabsorvente ligado à enzima (ELISA) para PGL-1 tem sido usado para o diagnóstico sorológico da hanseníase, gerando resultados positivos em 90 a 95% dos casos multibacilares e em 25 a 60% dos casos paucibacilares. Com o uso do antígeno PGL-1 e a adoção de uma técnica imunocromatográfica, foi desenvolvido um ensaio rápido de fluxo lateral – o teste de fluxo ML – para a detecção de anticorpos contra PGL-1. Esse ensaio gera resultados positivos em 92 a 97% dos pacientes com hanseníase multibacilar e em 32 a 40% dos pacientes com doença paucibacilar.

TESTE DE LEPROMINA O teste cutâneo com lepromina (ou Mitsuda) mede a imunidade celular contra a lepromina. Uma suspensão de bacilos padronizada pelo número de bacilos *M. leprae* inativados que ela contém é injetada logo abaixo da pele. A reação à lepromina é medida como a induração em milímetros 3 a 4 semanas após a inoculação intradérmica. O resultado fornece informações sobre a capacidade das células T da pessoa de responderem a *M. leprae* e a probabilidade de formação de granuloma naquela pessoa. Um teste de lepromina negativo costuma ser visto em pacientes com hanseníase LL ou BL, indicando a ausência de resposta celular protetora.

TÉCNICA DE AMPLIFICAÇÃO GENÉTICA (PCR) A amplificação genética aumenta significativamente a detecção de *M. leprae*, especialmente na hanseníase com índice bacteriológico negativo e em casos que não preenchem critérios para os sinais cardinais de hanseníase. Os vários métodos de PCR desenvolvidos para a amplificação de diferentes segmentos de genes de *M. leprae* incluem a PCR convencional baseada em DNA, a PCR por transcriptase reversa e a PCR múltipla. Como principais genes para a detecção de alvos da doença, a PCR utiliza genes específicos de *M. leprae* que codificam o antígeno de 36 kDa, o antígeno de 18 kDa, o complexo de antígenos 85 de 65 kDa, o RNA ribossômico (rRNA) 16S e sequências repetitivas. Esses ensaios são sensíveis mesmo com apenas 1 a 10 bacilos e geram resultados positivos em 60 a 75% dos casos com baciloscopia negativa. A PCR múltipla utilizando os genes que codificam o elemento repetitivo RLEP, SodA e rRNA 16S pode ser usada para o diagnóstico precoce e para o diagnóstico de infecção subclínica entre contatos domiciliares.

Diagnóstico diferencial A hanseníase costuma ser diagnosticada tardiamente, com consequente aumento no risco de dano neural e das incapacidades resultantes. As máculas hipopigmentadas da hanseníase devem ser diferenciadas de uma variedade de condições, incluindo pitiríase alba, vitiligo, hipomelanose macular progressiva, pitiríase versicolor, pitiríase rósea, hipopigmentação pós-inflamatória, sarcoidose, leishmaniose dérmica pós-calazar e morfeia. Na avaliação de placas e lesões nodulares, deve-se considerar condições como granuloma anular, sarcoidose cutânea, leishmaniose cutânea, *lupus miliaris disseminatus faciei*, histiocitose nodular, lúpus eritematoso, linfomas cutâneos de células T (especialmente micose fungoide) e sífilis secundária. As lesões de ENL devem ser diferenciadas do eritema nodoso de outras etiologias, da vasculite nodular e da poliarterite nodosa cutânea. No caso de mononeuropatias, deve-se considerar diabetes, amiloidose e mixedema. Nas polineuropatias de início agudo, deve-se considerar a síndrome de Guillain-Barré e a polineuropatia tóxica.

Ferramentas diagnósticas para o comprometimento da função nervosa Todas as modalidades sensoriais, a função autonômica e a função motora dos nervos motores podem ser afetadas pela hanseníase em graus variados. As modalidades mediadas por fibras pequenas não mielinizadas, como a sensação térmica e de dor e a função autonômica, são afetadas primeiro. O comprometimento clinicamente detectável da sensação de toque e da função motora frequentemente ocorre após vários meses. Infelizmente, as ferramentas que permitem a testagem segura e confiável da sensação de dor e temperatura e da função autonômica não costumam estar disponíveis nas instituições de saúde periféricas, mas testes simples e confiáveis da sensação de tato e da função motora fornecem um reflexo da neuropatia subjacente.

TESTE DA SENSAÇÃO DE TATO Os nervos ulnar e mediano e o nervo tibial posterior costumam ser testados para a sensação de tato. O teste mais confiável é o teste com monofilamento de Semmes-Weinstein. Se o comprometimento tiver duração < 6 meses e/ou se um novo comprometimento da função neural for diagnosticado, deve-se administrar o tratamento com glicocorticoides. Como os filamentos não estão disponíveis na maioria dos centros de saúde periféricos, a OMS recomenda que, em seu lugar, seja usada uma caneta esferográfica. O protocolo do teste é o mesmo do teste de Semmes-Weinstein: o estímulo é aplicado tocando-se o sítio de teste com a ponta de uma caneta esferográfica em um ângulo de cerca de 45° em relação à pele.

TESTAGEM DE MÚSCULOS VOLUNTÁRIOS A função motora das mãos e dos pés deve ser avaliada por meio da testagem de músculos voluntários. As funções musculares mais afetadas na hanseníase são o fechamento ocular (nervo facial), a abdução dos dedos (nervo ulnar), a oposição do polegar (nervo mediano), a extensão do punho (nervo radial) e a extensão do tornozelo (nervo fibular comum). A força é avaliada com um sistema recomendado pela OMS como forte, fraca ou paralisada.

TESTES DE CONDUÇÃO NERVOSA A testagem dos parâmetros de condução nervosa é sensível na detecção dos sinais iniciais da neuropatia periférica na hanseníase. Os parâmetros da condução nervosa sensorial costumam ser afetados vários meses antes dos testes clínicos (p. ex., teste de Semmes-Weinstein). Porém, um teste terapêutico com glicocorticoides para essas alterações iniciais não mostrou melhora nos desfechos de longo prazo, talvez sugerindo que os glicocorticoides não conseguem interromper ou reverter o processo patológico.

TESTAGEM DOS NERVOS COM ULTRASSOM O aumento de volume palpável de determinados nervos periféricos é um dos sinais cardinais da hanseníase. O aumento definido é facilmente estabelecido, mas graus menores são muito mais difíceis de diagnosticar pela palpação. As imagens de ultrassom e a medida dos diâmetros neurais – mesmo com um equipamento portátil – podem detectar o aumento dos nervos de forma acurada. Essa técnica pode ser usada para dar suporte ao diagnóstico de hanseníase e pode indicar o início de uma neuropatia que mereça tratamento anti-inflamatório.

OUTROS TESTES DA FUNÇÃO DE NERVOS PERIFÉRICOS A sensação de dor e temperatura é comumente afetada na neuropatia hansênica. Porém, essas sensações são difíceis de testar de maneira segura e confiável a campo. Os estudos têm demonstrado que os limiares de detecção do calor costumam ser afetados muitos meses antes do comprometimento da sensação de toque. A mensuração com *laser* e Doppler dos reflexos vasomotores autonômicos é um método sensível para a detecção de lesão dos nervos autonômicos periféricos nos pacientes com hanseníase.

TRATAMENTO

Hanseníase, reações hansênicas e outras manifestações importantes

TRATAMENTO DA HANSENÍASE

Terapia com múltiplos fármacos Apenas um esquema de múltiplos fármacos é recomendado pela OMS para o tratamento da hanseníase. Esse esquema consiste em uma combinação de dois ou três dos seguintes fármacos: rifampicina, dapsona e clofazimina (Tab. 179-1). A pedra fundamental da terapia com múltiplos fármacos recomendada pela OMS para a hanseníase multibacilar é uma dose mensal de rifampicina junto com doses diárias de dapsona e doses diárias e mensais de clofazimina. Os pacientes com hanseníase paucibacilar são tratados com dois fármacos, recebendo doses mensais de rifampicina e doses diárias de dapsona. A duração do tratamento é de 12 meses para a doença multibacilar e 6 meses para a doença paucibacilar. Se os pacientes completarem a terapia, as taxas de falha terapêutica são muito baixas.

Alguns estudos investigaram um esquema uniforme de três fármacos por 6 meses. Em uma revisão sistemática recente sobre as evidências de possíveis benefícios e riscos desse esquema mais curto, a OMS concluiu que as evidências relevantes são limitadas e inconclusivas, com um possível aumento no risco de recidivas. Assim, a OMS não recomenda um tratamento mais curto para a hanseníase multibacilar.

A OMS ainda recomenda a ingesta supervisionada, mas a prática varia conforme o país. Por meio da OMS, a terapia com múltiplos fármacos é fornecida gratuitamente como cartelas para adultos em todos os países que relatam hanseníase. As cartelas também são fornecidas para pessoas de 10 a 14 anos, enquanto as crianças menores recebem doses ajustadas de acordo com seu peso (Tab. 179-1).

TABELA 179-1 ■ Tratamento com múltiplos fármacos recomendado pela OMS para hanseníase

Fármaco, grupo etário	Hanseníase paucibacilar[a]	Hanseníase multibacilar[b]
Dapsona		
Adultos	100 mg/dia	100 mg/dia
Crianças com idade 10-14 anos	50 mg/dia	50 mg/dia
Crianças < 10 anos	Dose ajustada pelo peso	Dose ajustada pelo peso
Rifampicina		
Adultos	600 mg/mês	600 mg/mês
Crianças com idade 10-14 anos	450 mg/mês	450 mg/mês
Crianças < 10 anos	Dose ajustada pelo peso	Dose ajustada pelo peso
Clofazimina[c]		
Adultos	–	50 mg/dia mais 300 mg/mês
Crianças com idade 10-14 anos	–	50 mg/dia mais 150 mg/mês
Crianças < 10 anos	–	Dose ajustada pelo peso

[a]Duração: 6 doses (6 cartelas). [b]Duração: 12 doses (12 cartelas). [c]Em 2018, a Organização Mundial da Saúde (OMS) sugeriu a inclusão da clofazimina no esquema de tratamento com múltiplos fármacos também para a hanseníase paucibacilar, mas é questionável se essa sugestão será implementada devido à possibilidade de que a descoloração da pele comprometa a adesão ao tratamento. Além disso, essa alteração envolveria uma grande mudança na produção de cartelas, as quais atualmente não incluem a clofazimina para os pacientes com hanseníase paucibacilar (conforme a recomendação original da OMS).

Eventos adversos • **Rifampicina** A rifampicina atua inibindo a RNA-polimerase dependente de DNA, interferindo na síntese bacteriana de RNA. A rifampicina é bem absorvida por via oral. Pode ocorrer hepatotoxicidade com elevação transitória das aminotransferases hepáticas, mas essa reação é rara nas doses e nos intervalos recomendados para hanseníase, não sendo uma indicação para a suspensão do tratamento. Como a rifampicina é administrada apenas uma vez ao mês no esquema de múltiplos fármacos recomendado pela OMS, os efeitos adversos reconhecidos por seu uso na tuberculose provavelmente não ocorrem. Uma dose mensal de rifampicina provavelmente não causa indução do citocromo P450 hepático, mas isso não foi formalmente avaliado. Ocorre uma alteração na cor da urina, a qual não causa problemas.

Dapsona A dapsona (4,4-diaminodifenil sulfona [DDS]) atua bloqueando a síntese de ácido fólico, e sua atividade bactericida é fraca. A absorção oral é boa, e o fármaco tem uma meia-vida longa de cerca de 28 horas. A dapsona tem um perfil de segurança ruim, e seu uso deve ser cuidadosamente monitorado. Nas doses recomendadas para hanseníase, ela pode causar hemólise discreta e pode causar anemia ou, raramente, psicose. A deficiência de glicose-6-fosfato-desidrogenase raramente causa problemas, e os níveis enzimáticos não são rotineiramente testados antes do início da terapia com múltiplos fármacos. Por outro lado, a "síndrome DDS" (também chamada de *síndrome de hipersensibilidade à dapsona*) é um evento adverso grave que não é incomum em alguns países. Ela costuma ocorrer 6 semanas após o início da administração de dapsona e se manifesta como febre, exantema, eosinofilia, linfadenopatia, hepatite e encefalopatia. Outras reações adversas cutâneas raras, mas graves, são o eritema multiforme, a síndrome de Stevens-Johnson, a necrólise epidérmica tóxica e a dermatite esfoliativa. A taxa de letalidade da síndrome DDS é de 10%, com a morte ocorrendo por falência hepática, sepse e falência da medula óssea. A maioria dos pacientes precisa de tratamento com corticosteroides sistêmicos. Em todos os casos, o tratamento com a dapsona precisa ser interrompido. Agranulocitose, hepatite e icterícia colestática raramente ocorrem com a terapia com dapsona.

Clofazimina A clofazimina é um corante cristalino lipossolúvel vermelho-tijolo. O mecanismo de sua ação fracamente bactericida contra *M. leprae* não é conhecido. São encontradas altas concentrações do fármaco na mucosa intestinal, em linfonodos mesentéricos e na gordura corporal. O evento adverso mais evidente é a descoloração da pele, variando desde vermelho até roxo ou preto, com o grau de descoloração dependendo da dosagem. A clofazimina pode se acumular em lesões cutâneas ativas de hanseníase, o que as torna mais proeminentes. A pigmentação anormal geralmente diminui dentro de 6 a 12 meses da suspensão da clofazimina, embora traços de descoloração possam permanecer por até 4 anos. A descoloração da pele associada à clofazimina é psicologicamente perturbadora para muitas pessoas. Os pacientes geralmente param de tomar o medicamento porque a descoloração é socialmente incapacitante, pois alerta seu ambiente social para o fato de estarem tomando um medicamento contra hanseníase e, assim, rompe a confidencialidade do tratamento. A urina, o escarro e o suor podem ficar rosados durante a administração da clofazimina. A clofazimina também produz uma ictiose característica nas canelas e nos antebraços. Eventos gastrintestinais adversos, variando desde cólicas leves até diarreia e perda ponderal, podem resultar da deposição de cristais de clofazimina na parede do intestino delgado.

Recidivas A taxa de cura da hanseníase com a terapia de múltiplos fármacos é de 99%, mas é possível haver recidivas. Na hanseníase multibacilar, a recidiva é definida como a multiplicação de *M. leprae*, com aumento de pelo menos 2+ em relação ao valor anterior no índice bacteriológico em qualquer sítio; essa mudança geralmente ocorre em conjunto com evidências de deterioração clínica (p. ex., novas placas ou nódulos cutâneos e/ou dano neural novo). As taxas de recidiva são bem abaixo de 1%, com exceção da pequena proporção de pacientes com carga bacilar muito alta no início do tratamento (índice bacteriológico

≥ 4). Em diferentes estudos, foram registradas 4 a 7 recidivas por 100 pessoas-ano. Essas recidivas ocorreram < 5 anos após o fim da terapia com múltiplos fármacos. Como a resistência antimicrobiana à combinação de fármacos usados no tratamento com múltiplos fármacos é rara, os pacientes com recidivas podem ser novamente tratados com o mesmo esquema multibacilar.

Pode ser difícil reconhecer uma recidiva na hanseníase paucibacilar, pois os sintomas podem lembrar T1R. Porém, a recidiva da doença paucibacilar é muito rara. A administração de um teste terapêutico com glicocorticoides aos pacientes com lesões novas pode ajudar a diferenciar entre esses dois fenômenos: uma melhora definida dentro de 4 semanas do início da terapia com glicocorticoide indica T1R, enquanto uma ausência de resposta favorece o diagnóstico de recidiva clínica. Os pacientes com doença multibacilar que apresentam recidiva são retratados com o esquema de múltiplos fármacos independentemente de qualquer mudança na classificação. Os pacientes com doença paucibacilar necessitam de 2 anos de monitoramento após o tratamento, e os pacientes com doença multibacilar, de pelo menos 5 anos. A reinfecção por cepas diferentes de *M. leprae* é possível e pode ser confundida com uma recidiva.

Resistência à rifampicina e fármacos de segunda linha A resistência à rifampicina tem sido relatada em muitos países, embora o número de pacientes envolvidos seja pequeno. Não há evidências disponíveis sobre o possível benefício e os riscos do uso de esquemas alternativos para a hanseníase resistente a fármacos. Assim, as recomendações fornecidas pela OMS para os esquemas de segunda linha se baseiam na opinião de especialistas e na atividade conhecida dos fármacos alternativos, incluindo a probabilidade de resistência cruzada. No caso da hanseníase resistente à rifampicina, as diretrizes da OMS recomendam o tratamento diário com pelo menos dois fármacos de segunda linha – claritromicina, minociclina ou uma quinolona (ofloxacino, levofloxacino ou moxifloxacino) – mais clofazimina por 6 meses, seguido por clofazimina mais um dos fármacos de segunda linha diariamente por mais 18 meses. Os pacientes com hanseníase infectados por *M. leprae* resistente à rifampicina e ao ofloxacino podem ser tratados diariamente com o seguinte esquema: claritromicina, minociclina e clofazimina por 6 meses, seguido por claritromicina ou minociclina mais clofazimina por mais 18 meses.

TRATAMENTO DAS REAÇÕES HANSÊNICAS

Reações tipo 1 Os glicocorticoides orais de ação curta são o tratamento de escolha para a T1R. A prednisolona é mais comumente usada em uma dose inicial de 1 mg/kg, 1×/dia, geralmente até a dose máxima de 60 a 80 mg. Se os protocolos de tratamento padrão forem seguidos, como é o caso na maioria dos programas de hanseníase nos países endêmicos, uma dose inicial de 40 mg de prednisolona é recomendada pela OMS. A dose é lentamente reduzida, geralmente 5 mg a cada 2 semanas ao longo de 20 semanas – um esquema que resulta em melhores desfechos e menor taxa de recidiva da reação que o regime anteriormente recomendado de 12 semanas de glicocorticoides. Porém, a resposta clínica deve orientar o tratamento. Os pacientes devem ser examinados a cada 2 semanas, e o exame deve incluir uma rápida avaliação da função nervosa. Não infrequentemente, a reação reaparece com a redução da dose do glicocorticoide para < 10 a 20 mg. Os possíveis benefícios de tratamentos mais longos devem ser ponderados contra os riscos do uso prolongado de corticosteroides, em especial com doses mais altas.

Reações tipo 2 Os primeiros episódios de T2R (ou ENL) leves com nódulos cutâneos localizados podem ser tratados com ácido acetilsalicílico e pentoxifilina. Se houver necessidade de efeito rápido, o fármaco mais efetivo no momento é a talidomida, a qual suprime rapidamente os sinais clínicos, incluindo o comprometimento neural e a irite. Porém, o fármaco está proibido em muitos países devido à sua teratogenicidade. Quando disponível, ela deve ser administrada com grande cautela nas mulheres em idade fértil – apenas após cuidadoso aconselhamento e teste de gestação negativo, além da adesão estrita à contracepção. Uma dose de 100 a 200 mg é administrada 1 ou 2×/dia. Em primeiros episódios agudos, o tratamento com talidomida deve ser gradualmente reduzido e suspenso após 1 a 2 semanas. Se houver envolvimento de outros tecidos além da pele – por exemplo, olhos (irite/uveíte), testículos (orquite), rins (nefrite) ou articulações (artrite) –, pode haver necessidade de tratamento mais longo até a resolução dos sinais e sintomas. Em pacientes com ENL grave e recorrente, uma dose de manutenção diária de 50 mg de talidomida pode ser efetiva para suprimir novos episódios. Devido ao uso e à disponibilidade restritos da talidomida, os pacientes com ENL costumam ser tratados com glicocorticoides. A T2R tende a ser transitória, geralmente melhorando em cerca de 2 semanas. Assim, a estratégia de tratamento é suprimir os sinais e sintomas agudos com altas doses de prednisolona oral e reduzir rapidamente o tratamento em 2 a 3 semanas para zero ou para uma dose de manutenção baixa se o paciente tiver apresentado ataques prévios. A clofazimina em altas doses também é efetiva na prevenção do ENL recorrente, mas a obtenção de um efeito máximo demora semanas. O esquema habitual é de 300 mg ao dia por 1 mês, seguidos por 200 mg ao dia por 1 mês e, subsequentemente, 100 mg ao dia como dose de manutenção pelo tempo necessário. O uso prolongado de altas doses de clofazimina pode causar efeitos gastrintestinais adversos significativos. Um efeito colateral importante é o escurecimento da pele. Embora essa alteração de cor melhore gradualmente após a suspensão do fármaco, trata-se de uma das principais razões para os pacientes relutarem ou recusarem o uso de clofazimina.

TRATAMENTO E PROGNÓSTICO DO COMPROMETIMENTO DA FUNÇÃO NERVOSA

Episódios de comprometimento da função nervosa sensorial ou motora sem sinas cutâneos são comuns. A neuropatia pode ocorrer sem neurite evidente. Ainda assim, o tratamento dessa "neuropatia silenciosa" é o mesmo daquele da T1R. A prednisolona em altas doses é o fármaco de escolha. Alguns especialistas acreditam que os pacientes se beneficiam com a cirurgia de descompressão nervosa, mas não há evidências de ensaios clínicos randomizados.

Se o tratamento com glicocorticoides for iniciado logo após o desenvolvimento de comprometimento da função nervosa, o prognóstico para uma recuperação completa é bom. Em geral, alguma recuperação ainda pode ser esperada até 6 meses após o início, mas a probabilidade de recuperação diminui a cada novo episódio. O comprometimento da função nervosa que tenha persistido por > 6 meses não costuma melhorar com o tratamento com glicocorticoide.

TRATAMENTO DA DOR (NEUROPÁTICA)

A dor é comum em pessoas afetadas pela hanseníase e costuma ter origem neuropática. Há poucas informações baseadas em evidências disponíveis sobre a origem e o tratamento da dor na hanseníase. Em geral, para o tratamento da dor neuropática, três classes de medicamentos estão disponíveis: antidepressivos tricíclicos, fenotiazinas e anticonvulsivantes (carbamazepina, oxcarbazepina, gabapentina e pregabalina). Esses agentes podem ser combinados com analgésicos e anti-inflamatórios conforme as necessidades do paciente.

MANEJO DA DOENÇA DURANTE O TRATAMENTO

A hanseníase pode ser curada efetivamente, mas a longa duração da terapia com múltiplos fármacos significa que há necessidade de um manejo cuidadoso para ajudar o paciente a completar o tratamento. As consultas regulares em um centro de saúde podem levantar dúvidas na comunidade, o que pode ameaçar a privacidade do paciente, causando problemas mentais e ameaçando a adesão ao tratamento. O aconselhamento é fundamental, assim como horários adequados ao paciente para a coleta dos fármacos do tratamento. A doença, seu tratamento e suas possíveis complicações devem ser discutidos, incluindo a consideração do prognóstico da doença, a resolução das placas cutâneas, a descoloração da pele com a clofazimina, a ausência de contagiosidade durante a terapia com múltiplos fármacos e a capacidade de relações familiares irrestritas, incluindo a vida conjugal e a atividade sexual. A possível estigmatização, incluindo a autoestigmatização, também deve ser discutida.

Devido às diversas complicações possíveis, em especial nos pacientes com hanseníase multibacilar, há necessidade de uma abordagem multidisciplinar ao paciente. Nos países de baixa renda, a responsabilidade pelo tratamento costuma recair sobre profissionais do setor de controle da hanseníase ou sobre o clínico geral. Nos países de renda média e alta, as principais responsabilidades do tratamento recaem geralmente sobre um dermatologista. Deve haver suporte adicional de um neurologista ou neurofisiologista para o diagnóstico de comprometimento da função nervosa, podendo haver necessidade de um médico de reabilitação, um fisioterapeuta, um infectologista e/ou um psicólogo. Algumas vezes, está indicado o suporte especializado com relação a órteses, oftalmologia, terapia ocupacional, cirurgia reconstrutiva e/ou reabilitação baseada na comunidade.

Terapia supervisionada com múltiplos fármacos O tratamento regular é importante, em especial a dose supervisionada a cada 4 semanas da rifampicina e da clofazimina. Porém, a adesão ao tratamento pode ser facilitada por esquemas flexíveis; por exemplo, pode-se permitir que os pacientes levem para casa uma cartela para mais de 4 semanas no caso de ausência por viagem ou trabalho sazonal. Nesses casos, um familiar ou outra pessoa responsável pode ficar encarregado da supervisão da dose mensal.

Avaliação mensal da função nervosa Como o dano neural pode ser insidioso e silencioso, é importante conduzir uma breve avaliação da função neural em cada consulta durante a terapia com múltiplos fármacos. Essa avaliação regular é especialmente importante em pacientes com fatores de risco conhecidos para comprometimento da função neural. Com o risco mais alto, estão os pacientes com doença multibacilar que já apresentam dano neural no início do tratamento. Seu risco de dano neural adicional é de até 65%. Os pacientes com hanseníase multibacilar sem comprometimento da função nervosa ao diagnóstico e os pacientes com hanseníase paucibacilar *com* esse comprometimento ao diagnóstico têm 16% de chances de desenvolver dano e dano adicional, respectivamente. Os pacientes com doença paucibacilar que não apresentam comprometimento da função nervosa ao diagnóstico estão sob menor risco (3%); para eles, pode ser suficiente uma avaliação no início e outra ao fim do tratamento com múltiplos fármacos. As reações hansênicas e o dano neural novo também podem ocorrer após o término do tratamento com múltiplos fármacos. Embora o risco diminua com o tempo, essas manifestações podem ocorrer até 3 anos após a conclusão do tratamento.

Educação em saúde Durante o tratamento, os pacientes terão dúvidas que precisam ser esclarecidas para garantir sua adesão ao tratamento. Podem surgir questões difíceis em relação à vida diária na família e no trabalho que, se não forem adequadamente abordadas, podem levar ao esquivamento social e a problemas de saúde mental. Os pontos fundamentais para a educação em saúde são o momento do diagnóstico e o fim do tratamento. Ao comunicar o diagnóstico, o médico deve explicar que a doença é causada por uma infecção microbiana curável e deve abordar os principais desconfortos da ingesta de fármacos, a interrupção da transmissão da doença com a ingesta dos fármacos e a importância da adesão ao tratamento para obter a cura. Ao fim da terapia com múltiplos fármacos, a ênfase deve ser colocada na separação do conceito de cura (atividade bacteriana) e das sequelas da doença (comprometimento da função nervosa, reações hansênicas e incapacidades) e na explicação ao paciente de que ele pode necessitar de cuidados de saúde continuados, incluindo cirurgias reconstrutivas, devido às sequelas da doença. Os pacientes costumam associar a cura com a ausência de sintomas, o que não é acurado na hanseníase. Alguns pacientes experimentarão desconforto durante a atividade bacteriana, mas não apresentarão sequelas após o tratamento. Em outros, o comprometimento da função nervosa ou as reações hansênicas podem causar desfiguramento com desconforto físico após a cura; essas sequelas necessitarão de manejo adicional. As incapacidades como a mão em garra e o pé neuropático exigem cuidados crônicos.

Diretrizes após o término da terapia com múltiplos fármacos Os pacientes devem receber aconselhamento no momento da liberação do tratamento. Os tópicos cobertos devem incluir a tranquilização de que a pessoa não é mais infectante, que em alguns pacientes a hipopigmentação nas lesões cutâneas pode não melhorar totalmente por um longo tempo e que a descoloração da pele pela clofazimina irá gradualmente desaparecer nos meses seguintes. O comprometimento neural pode continuar a melhorar após a liberação do tratamento, mas isso não é, de forma alguma, uma certeza. É importante observar que os pacientes devem ser instruídos a retornar para consulta se ocorrerem novas lesões cutâneas ou novo dano neural. Essa situação não é incomum, costuma dever-se a uma reação hansênica e deve ser manejada com cuidado sob a perspectiva médica e social, pois os pacientes e outras pessoas em seu ambiente interpretarão isso como "o retorno da lepra". Os pacientes sob risco de episódios adicionais de reação e/ou comprometimento adicional da função nervosa (p. ex., pacientes com comprometimento preexistente da função neural e infecção multibacilar ou pacientes que já experimentaram um episódio reacional durante o tratamento) devem ser orientados a retornar para uma revisão a cada 6 meses por pelo menos 3 anos após serem liberados do tratamento.

REABILITAÇÃO E ASPECTOS SOCIAIS

Reabilitação física A neuropatia periférica e suas consequências secundárias incapacitantes geralmente necessitam de reabilitação física. Esse esforço pode incluir a cirurgia reconstrutiva no caso de paralisia facial, ulnar, mediana ou tibial posterior. Nesse caso, a fisioterapia pré e pós-operatória tem importância fundamental. A fisioterapia está indicada quando os músculos não estão completamente paralisados ou quando as contraturas são rígidas demais para permitir a cirurgia. Como a paralisia costuma ser acompanhada por neuropatia sensorial e autonômica, a terapia ocupacional também é útil; os terapeutas devem ensinar os pacientes a minimizar o risco de lesão adicional, além de outras técnicas para a prevenção de incapacidades. O princípio fundamental é ensinar os pacientes e os ex-pacientes sobre o automanejo de suas incapacidades. Em muitos programas, esse ensinamento ocorre no ambiente de grupos de autocuidado. Uma rotina de autocuidados bem testada e baseada em evidências para mãos e pés consiste na **i**nspeção, **s**ubmersão, retirada de **s**aliências e imersão em **ó**leo (ISSO). Especificamente, na rotina ISSO a pessoa inspeciona os membros afetados quanto a pontos sensíveis (evidência de estresse aumentado em uma área da pele): ferimentos, rachaduras e calosidades. Depois, o membro afetado é colocado em submersão em água por 15 minutos. Com a pele ainda molhada, as áreas com excesso de calosidades são raspadas com uma pedra áspera ou com outro objeto áspero. A pele é, então, esfregada com vaselina ou com outro óleo sem fragrância para manter a umidade. Se essa rotina for realizada diariamente, a pele pode ser mantida elástica e em boas condições, apesar do dano sensorial e autonômico. Se a sensibilidade na planta dos pés estiver prejudicada, a pessoa deve usar calçados protetivos. Calçados simples (p. ex., sandálias e tênis) disponíveis no mercado são adequados desde que tenham solado resistente e uma palmilha mole de etileno-vinil acetato ou de borracha microcelular que distribua a pressão – uma característica especialmente importante quando os músculos dos pés estiverem fracos ou paralisados ou quando a arquitetura do pé estiver comprometida, como costuma ser o caso nas neuropatias. Em ambientes com mais recursos, podem ser fornecidos calçados ortopédicos feitos sob medida.

Suporte mental e social Como em outras condições de saúde crônicas, a hanseníase exige que os pacientes colaborem com a carga de novas rotinas na vida diária. Além de lidarem com o estigma, eles precisam se organizar para o tratamento prolongado, a prevenção de incapacidades e as atividades de reabilitação. Além disso, como em outras doenças tropicais negligenciadas (DTNs) (ver "Doenças tropicais negligenciadas", adiante), a hanseníase pode levar a uma saúde mental ruim. Essas doenças são acompanhadas pela exclusão social na forma de pouco acesso aos serviços como cuidados de saúde, educação, emprego e moradia. Essa exclusão é responsável por comorbidades comuns na saúde mental em pacientes com hanseníase e em seus familiares, incluindo depressão, ansiedade e pensamentos suicidas. A hanseníase é provavelmente a mais conhecida de todas as condições de saúde estigmatizantes, e o estigma social é o problema que mais comumente desencadeia sofrimento mental. Outras doenças infecciosas que suscitam esses problemas incluem a infecção por vírus da imunodeficiência humana (HIV), a tuberculose e as DTNs como a filariose, a úlcera de Buruli e a leishmaniose dérmica. Embora as razões para o estigma variem, as manifestações e as intervenções que efetivamente reduzem o estigma são semelhantes entre as condições e os países. Assim, intervenções conjuntas que abordem estigmas relacionados à saúde para múltiplas condições seriam atrativas sob o ponto de vista estratégico e financeiro. A necessidade de introduzir o cuidado da saúde mental nos serviços de hanseníase é urgente. Encontros de grupos terapêuticos entre pacientes institucionalizados e grupos de autocuidado na comunidade, com foco na prevenção de incapacidades e no bem-estar mental, sabidamente melhoram a depressão, estimulam a autoaceitação e promovem a confiança.

DOENÇAS TROPICAIS NEGLIGENCIADAS A hanseníase é uma doença de um grupo clinicamente diverso de 20 DTNs. Esse grupo inclui doenças infecciosas causadas por bactérias, vírus, fungos e parasitas, além de algumas condições não infecciosas, como a podoconiose e as mordidas de cobra. As DTNs foram agrupadas por afetarem 1,5 bilhão entre as pessoas mais pobres da Terra, sendo amplamente negligenciadas em domínios como políticas públicas, financiamentos e desenvolvimento de diagnósticos e tratamentos. A hanseníase é o arquétipo da DTN, apresentando todas as características principais: uma doença infecciosa tratável, uma população de risco conhecida, quimioterapias preventivas disponíveis, complicações da doença que podem causar incapacidades graves e um estigma social pervasivo que causa discriminação, exclusão social e consequências mentais graves. Contudo, a prioridade atribuída à hanseníase na agenda de saúde pública da maioria dos países endêmicos é muito baixa. Ao se associarem na defesa de direitos, captação de fundos e desenvolvimento de estratégias de controle conjuntas, as organizações de saúde podem aumentar substancialmente o perfil de prioridade das DTNs, beneficiando cada um dos programas individuais de controle das doenças. Essa abordagem conjunta serve aos objetivos da cobertura de saúde universal e ajuda a fortalecer os serviços de saúde mais efetivamente que os programas verticais.

PREVENÇÃO E CONTROLE

Interrupção da transmissão e novas estratégias preventivas O controle da hanseníase era tradicionalmente baseado na detecção precoce de casos e no tratamento com múltiplos fármacos. Com exceção da educação em saúde e das campanhas de prevenção da hanseníase, não há medida preventiva disponível. Na década de 1990, as autoridades acreditavam que a transmissão de *M. leprae* na comunidade pudesse ser interrompida por meio da detecção oportuna dos casos e a provisão de terapia com múltiplos fármacos, levando a um declínio na incidência de hanseníase. Infelizmente, isso não aconteceu (Fig. 179-1). A incapacidade de reduzir a incidência da hanseníase em muitos países e o maior interesse nas DTNs revigoraram as pesquisas sobre novas técnicas para o diagnóstico da doença e da infecção, vacinas contra a hanseníase, melhores esquemas de quimioprofilaxia pós-exposição, ferramentas epidemiológicas (p. ex., sistemas de informação geográfica para a identificação de focos de hanseníase), vigilância da resistência aos antimicrobianos e fármacos e esquemas de tratamento alternativos.

Vacinas contra a hanseníase A vacina de bacilo de Calmette-Guérin (BCG) usada contra a tuberculose fornece graus variáveis de proteção contra a hanseníase, sendo usada rotineiramente como imunoprofilaxia pós-exposição para os contatos de pacientes com hanseníase no Brasil. Dois promissores candidatos a vacina são vislumbrados: a vacina MIP da Índia, a qual se baseia no bacilo morto *Mycobacterium indicus pranii*, e a vacina sintética LepVax desenvolvida pelo Infectious Disease Research Institute da University of Washington nos Estados Unidos. Se elas se mostrarem efetivas, essas vacinas, como a vacina BCG, serão usadas como profilaxia pós-exposição para os contatos de pacientes com hanseníase. Os estudos ainda são iniciais, e provas de eficácia suficientes demorarão anos.

Quimioprofilaxia pós-exposição A introdução de quimioprofilaxia pós-exposição (PPE) para contatos domiciliares e outros próximos de pacientes com hanseníase é uma inovação importante. Um grande ensaio clínico randomizado controlado mostrou que uma dose única de rifampicina administrada a contatos domiciliares, vizinhos e contatos sociais reduz em cerca de 60% o risco de hanseníase no receptor do esquema. Estudos de implementação têm mostrado que a PPE com dose única de rifampicina é factível e bem aceita pelos pacientes, pelos contatos e pelos profissionais de saúde em vários cenários de cuidados. Além disso, estudos de modelamento indicaram o possível impacto da PPE na transmissão de *M. leprae* em populações endêmicas. Essa intervenção foi incluída nas Guidelines for the Diagnosis, Treatment, and Prevention of Leprosy de 2018 da OMS e está sendo atualmente introduzida em muitos países. Há pesquisas continuadas sobre regimes de PPE melhorados para aqueles contatos íntimos com risco aumentado de hanseníase (p. ex., familiares e contatos próximos de pacientes com hanseníase multibacilar).

"Hanseníase zero" A OMS formulou sua nova Global Leprosy Strategy 2021-2030. Como nas estratégias anteriores da organização, é defendida uma abordagem holística para o controle da hanseníase, com foco em zero de infecção e doença, zero de incapacidade e zero de estigma e discriminação. Para 2030, a OMS está estabelecendo alvos ambiciosos de alcançar 120 países com zero novos casos de hanseníase autóctone, reduzir em 70% o número anual de novos casos detectados, reduzir em 90% a taxa de novos casos com incapacidade grau 2 por milhão de habitantes (como indicador do atraso na detecção) e reduzir em 90% a taxa de novos casos infantis de hanseníase por milhão de crianças (como indicador de transmissão recente). A ampla implementação da PPE com dose única de rifampicina é uma das principais estratégias para alcançar esses objetivos. A "Triple Zero Strategy" (*zeroleprosy.org*) também foi assumida pelos parceiros unidos na Global Partnership for Zero Leprosy, na International Federation of Anti-Leprosy Associations, na Novartis Foundation, na Sasakawa Health Foundation e na International Association for Integration, Dignity, and Economic Advancement.

O prognóstico para alcançar a "hanseníase zero" nas próximas décadas é melhor do que nunca, mas esse objetivo é sabidamente muito ambicioso. Isso pode ser alcançado apenas quando todos os países endêmicos para hanseníase reforçarem suas atividades de controle da hanseníase para incluir: (1) estratégias ativas para busca de casos, incluindo melhorias no diagnóstico; (2) rastreamento de contatos; (3) implementação de PPE; (4) melhores serviços de prevenção de incapacidades; e (5) atividades para reduzir o estigma e a discriminação, além de promover a inclusão social e o bem-estar mental dos pacientes afetados e seus familiares. Juntamente com esses esforços, uma importante ameaça deve ser confrontada. Com a redução gradual do interesse na hanseníase e a integração do manejo da doença em sistemas de saúde não especializados, o número de médicos e profissionais de saúde na atenção primária com experiência no diagnóstico e no tratamento da hanseníase diminuiu de maneira substancial no mundo todo. É difícil recuperar a experiência após ela ser perdida. Assim, mais recursos e energia devem ser investidos no aumento da capacidade técnica em todos os aspectos dos serviços de hanseníase, com o objetivo de reforçar o sistema de saúde de forma integrada e não deixar ninguém para trás.

Agradecimentos *Agradecemos à Dra. Colette L.M. van Hees, dermatologista no Erasmus MC, University Medical Center Rotterdam, pela revisão crítica deste capítulo.*

LEITURAS ADICIONAIS

Bratschi MW et al: Current knowledge on *Mycobacterium leprae* transmission: A systematic literature review. Lepr Rev 86:142, 2015.

Kumar B, Kar HK (eds.): *IAL Textbook of Leprosy*, 2nd ed. New Delhi, Jaypee Brothers Medical Publishers (P) Ltd, 2017.

Scollard DM, Gillis TP (eds): *International Textbook of Leprosy*. Available at *https://internationaltextbookofleprosy.org*. Accessed February 7, 2021.

Smith WC et al: The missing millions: A threat to the elimination of leprosy. PLoS Negl Trop Dis 9 e0003658, 2015.

World Health Organization: Guidelines for the diagnosis, treatment and prevention of leprosy. New Delhi, WHO Regional Office for South-East Asia, 2018. Available at *https://apps.who.int/iris/handle/10665/274127*. Accessed February 7, 2021.

180 Infecções micobacterianas não tuberculosas

Steven M. Holland

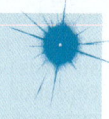

Vários termos – micobactérias não tuberculosas (MNTs), micobactérias atípicas, micobactérias outras que não tuberculose e micobactérias ambientais – referem-se a outras micobactérias que não o *Mycobacterium tuberculosis*, aos seus parentes próximos (*M. bovis, M. caprae, M. africanum, M. pinnipedii, M. canetti*) e ao *M. leprae*. O número de espécies identificadas de MNTs está crescendo e continuará a crescer por causa do uso da tipagem em sequência de DNA para determinação de espécies. Atualmente, o número de espécies conhecidas excede 199. As MNTs são altamente adaptáveis, podendo habitar ambientes hostis, inclusive solventes industriais.

EPIDEMIOLOGIA

As MNTs são ubíquas no solo e na água. Microrganismos específicos têm nichos recorrentes, como o *M. simiae* em certos aquíferos, o *M. fortuitum* em águas de pedicures e o *M. immunogenum* em fluidos de trabalho em metal. A maioria das MNTs causa doença em seres humanos apenas raramente, a menos que algum aspecto das defesas do hospedeiro esteja deficiente, como na bronquiectasia, ou rompido, como por inoculação (p. ex., lipoaspiração, trauma, cirurgia cardíaca). Há poucos exemplos de transmissão de MNTs entre seres humanos, o que ocorre quase exclusivamente na fibrose cística. Como as infecções por MNTs raramente são notificadas às agências de saúde e visto que sua identificação às vezes é problemática, faltam dados confiáveis sobre sua incidência e prevalência. A doença disseminada denota disfunção imune significativa (p. ex., infecção avançada por vírus da imunodeficiência humana [HIV]), ao passo que a doença pulmonar, que é muito mais comum, está altamente associada a defeitos epiteliais pulmonares, mas não à imunodeficiência sistêmica.

Nos Estados Unidos, a incidência e a prevalência de infecção pulmonar por MNTs, em sua maioria em associação com bronquiectasia (Cap. 290), por muitos anos têm sido várias vezes mais altas que as cifras correspondentes para tuberculose, e as taxas das primeiras estão aumentando entre os idosos à medida que as taxas de tuberculose continuam a diminuir. Entre pacientes com fibrose cística, que frequentemente têm bronquiectasia, as taxas de infecção clínica com MNT variam de 3 a 15%, com taxas ainda mais altas entre pacientes mais velhos. Embora as MNTs possam ser obtidas da expectoração de muitos indivíduos, é crucial diferenciar a doença ativa do estado de portador comensal dos microrganismos. Um esquema para ajudar no diagnóstico apropriado da infecção pulmonar causada por MNTs foi desenvolvido pela American Thoracic Society e é amplamente utilizado. A maior parte das doenças micobacterianas não tuberculosas na América do Norte deve-se a *M. kansasii*, microrganismos do complexo *M. avium* (MAC) e *M. abscessus*.

Na Europa, na Ásia e na Austrália, a distribuição de MNTs em espécimes clínicos é de modo geral semelhante àquela da América do Norte, com espécies MAC e microrganismos de crescimento rápido, como o *M. abscessus*, encontrados frequentemente. O *M. xenopi* e o *M. malmoense* são especialmente proeminentes no norte da Europa. O *M. ulcerans* causa a entidade clínica distinta úlcera de Buruli, que ocorre nas zonas tropicais, especialmente na África Ocidental. O *M. marinum* é uma causa comum de infecções cutâneas e de tendões em regiões litorâneas e entre indivíduos expostos a aquários ou piscinas.

A real epidemiologia internacional de infecções por MNTs é difícil de se determinar porque o isolamento desses microrganismos frequentemente não é relatado e a determinação de espécies muitas vezes não é realizada para *M. tuberculosis* e MNTs. Isto é um problema especialmente importante durante o tratamento para tuberculose quando lâminas positivas para BAAR são consideradas evidências de falha terapêutica. A crescente facilidade de identificação e definição da espécie desses microrganismos já está tendo um impacto importante na descrição da epidemiologia internacional dinâmica da tuberculose e das infecções por MNTs.

BIOPATOLOGIA

Visto que a exposição às MNTs é essencialmente universal e que a doença é rara, pode-se presumir que as defesas normais do hospedeiro contra esses microrganismos devem ser fortes e que indivíduos saudáveis sob outros aspectos nos quais se desenvolve doença significativa têm alta probabilidade de terem fatores de suscetibilidade específicos, os quais permitem que as MNTs se estabeleçam, se multipliquem e causem doença. No advento de infecção por HIV, os linfócitos T CD4+ foram reconhecidos como células efetoras chave contra MNTs; o desenvolvimento de doença disseminada por MAC foi altamente correlacionado com declínio dos números de linfócitos T CD4+. Tal diminuição também tem sido implicada na infecção disseminada por MAC em pacientes com linfocitopenia T CD4+ idiopática. Inibidores potentes do fator de necrose tumoral α (TNF-α), como infliximabe, adalimumabe, certolizumabe, golimumabe e etanercepte, neutralizam esta citocina fundamental, com a subsequente inibição da formação de granulomas. O resultado ocasional é uma grave infecção micobacteriana ou fúngica; essas associações indicam que o TNF-α é um elemento crucial no controle micobacteriano. Contudo, em casos sem os fatores de risco mencionados, muito da base genética da suscetibilidade à infecção disseminada por MNTs pode ser atribuída a mutações específicas na síntese e vias de resposta do interferon-γ (IFN-γ)/interleucina 12 (IL-12).

Em geral, as micobactérias são fagocitadas por macrófagos, que respondem com a produção de IL-12, um heterodímero composto das metades IL-12p35 e IL-12p40, que, juntas, formam IL-12p70. A IL-12 ativa linfócitos T e células *natural killer* por meio de ligação a seu receptor (composto de IL-12Rβ1 e IL-12Rβ2/IL-23R), com a fosforilação consequente de STAT4. A estimulação de STAT4 por IL-12 leva à secreção de IFN-γ, que ativa neutrófilos e macrófagos para produzir oxidantes reativos, aumenta a expressão do complexo maior de histocompatibilidade e receptores Fc e concentra certos antibióticos intracelularmente. A sinalização por IFN-γ por meio de seu receptor (composto de IFN-γ-R1 e IFN-γ-R2) leva à fosforilação de STAT1, que, por sua vez, regula genes responsivos ao IFN-γ, como aqueles que codificam para IL-12 e TNF-α. TNF-α sinaliza utilizando seu próprio receptor por meio de um complexo a jusante contendo o modulador essencial do fator nuclear κB (NF-κB) – NEMO. Portanto, a alça de *feedback* positivo entre IFN-γ e IL-12/IL-23 direciona a resposta imune a micobactérias e a outras infecções intracelulares. Sabe-se que esses genes são cruciais na via do controle micobacteriano: mutações mendelianas específicas têm sido identificadas em *IFNGR1*, *IFNGR2*, *STAT1*, *GATA2*, *ISG15*, *IRF8*, *IL-12A*, *IL-12RB1*, *IL-12RB2*, *CYBB* (que codifica a proteína gp91*phox* da fosfato de dinucleotídeo de adenina-nicotinamida [NADPH]-oxidase), *SPP2A* e *IKBKG* (que codifica NEMO) (Fig. 180-1). Apesar da identificação de genes associados à doença disseminada, somente cerca de 70% dos casos de infecções micobacterianas não tuberculosas disseminadas, que não são associadas à infecção por HIV, têm um diagnóstico genético; a implicação é que ainda não foram identificados outros genes e vias de suscetibilidade micobacteriana.

Em contraste com os genes e mecanismos reconhecidos associados à infecção micobacteriana não tuberculosa disseminada, a condição subjacente mais bem reconhecida para infecção pulmonar por MNTs é a bronquiectasia (Cap. 290). A maioria das formas bem caracterizadas de bronquiectasia, incluindo fibrose cística, discinesia ciliar primária, síndrome hiper-IgE deficiente em STAT3 e bronquiectasia idiopática, tem taxas altas de associação com infecção micobacteriana não tuberculosa. O mecanismo preciso pelo qual a bronquiectasia predispõe a envolvimento destrutivo local, mas não sistêmico, é desconhecido.

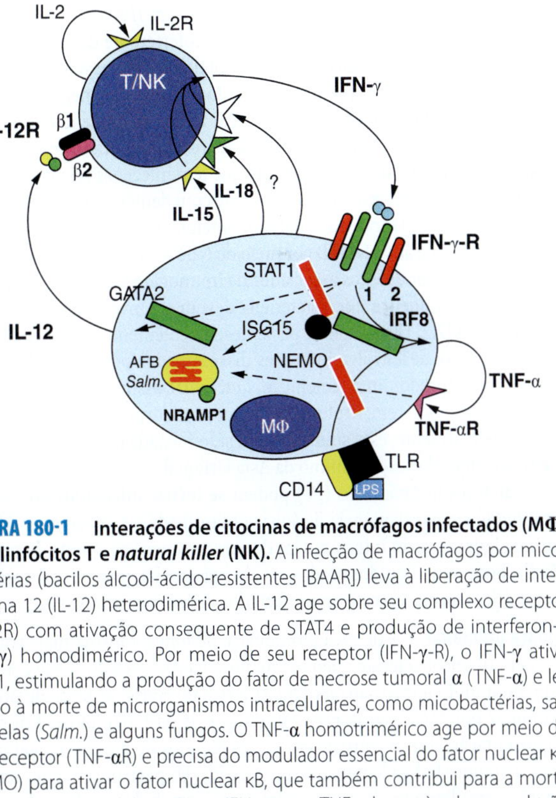

FIGURA 180-1 Interações de citocinas de macrófagos infectados (MΦ) com linfócitos T e *natural killer* (NK). A infecção de macrófagos por micobactérias (bacilos álcool-ácido-resistentes [BAAR]) leva à liberação de interleucina 12 (IL-12) heterodimérica. A IL-12 age sobre seu complexo receptor (IL-12R) com ativação consequente de STAT4 e produção de interferon-γ (IFN-γ) homodimérico. Por meio de seu receptor (IFN-γ-R), o IFN-γ ativa STAT1, estimulando a produção do fator de necrose tumoral α (TNF-α) e levando à morte de microrganismos intracelulares, como micobactérias, salmonelas (*Salm.*) e alguns fungos. O TNF-α homotrimérico age por meio de seu receptor (TNF-αR) e precisa do modulador essencial do fator nuclear κB (NEMO) para ativar o fator nuclear κB, que também contribui para a morte de bactérias intracelulares. Tanto IFN-γ como TNF-α levam à sobrerregulação de IL-12. Anticorpos bloqueadores de TNF-α agem ou por bloqueio do ligante (infliximabe, adalimumabe, certolizumabe, golimumabe) ou provendo receptor solúvel (etanercepte). Mutações em *IFNGR1*, *IFNGR2*, *IL12B*, *IL12RB1*, *IL12RB2*, *STAT1*, *GATA2*, *ISG15*, *IRF8*, *CYBB* e *IKBKG* (NEMO) têm sido associadas a uma predisposição a infecções micobacterianas. Outras citocinas, como IL-15 e IL-18, também contribuem para a produção de IFN-γ. A sinalização por meio do complexo receptor semelhante ao Toll (TLR) e de CD14 também sobrerregula a produção de TNF-α. IRF8, fator 8 regulador do interferon; ISG15, gene 15 estimulado pelo interferon; LPS, lipopolissacarídeo; NRAMP1, proteína 1 de macrófago associada à resistência natural.

Diferentemente da infecção disseminada ou pulmonar, o "pulmão da banheira quente" representa hipersensibilidade pulmonar a MNTs – frequentemente microrganismos MAC – crescendo em água com pouca cloração, geralmente em banheiras de ambientes internos.

MANIFESTAÇÕES CLÍNICAS

Doença disseminada Infecções disseminadas por MAC ou *M. kansasii* em pacientes com infecção avançada por HIV atualmente são incomuns na América do Norte por causa da profilaxia antimicobacteriana efetiva e melhora do tratamento da infecção por HIV. Quando a doença micobacteriana era comum, a porta de entrada era o intestino, com disseminação para a medula óssea e para a corrente sanguínea. Surpreendentemente, infecções disseminadas com MNTs de crescimento rápido (p. ex., *M. abscessus*, *M. fortuitum*) são muito raras em pacientes infectados com HIV, mesmo naqueles com infecção por HIV avançada. Como esses microrganismos são de virulência intrínseca muito baixa e só se disseminam em conjunto com imunidade deficiente, a doença disseminada pode ser indolente e progressiva ao longo de semanas a meses. As manifestações típicas de mal-estar geral, febre e perda de peso frequentemente são acompanhadas por organomegalia, linfadenopatia e anemia. Visto que culturas ou colorações especiais são necessárias para identificar os microrganismos, o passo mais crítico no diagnóstico é suspeitar da infecção por MNT. Hemoculturas podem ser negativas, mas os órgãos envolvidos têm cargas significativas de microrganismos, algumas vezes com uma resposta granulomatosa visivelmente prejudicada.

Em uma criança, o envolvimento disseminado (i.e., comprometimento de dois ou mais órgãos) sem uma causa iatrogênica subjacente deve estimular uma investigação da via IFN-γ/IL-12. Mutações recessivas em *IFNGR1* e *IFNGR2* tipicamente levam à infecção grave com MNT. Em contraste, mutações negativas dominantes em *IFNGR1*, que levam ao acúmulo excessivo de um receptor mutante interferente defeituoso na superfície celular, inibem a sinalização normal de IFN-γ e, assim, favorecem a osteomielite micobacteriana não tuberculosa. Mutações negativas dominantes em *STAT1* e mutações recessivas em *IL-12RB1* podem ter fenótipos variáveis consistentes com suas capacidades residuais para síntese de IFN-γ e resposta. Pacientes do sexo masculino que têm infecções micobacterianas não tuberculosas disseminadas, juntamente com dentes cônicos, em estacas ou faltantes, e um padrão anormal dos cabelos, devem ser avaliados para defeitos na via que ativa NF-κB por meio de NEMO (*IKBKG*). Tais pacientes também podem ter defeitos associados de imunoglobulinas. Pacientes com mielodisplasia e doença micobacteriana devem ser investigados para deficiência de GATA2. Um grupo de pacientes, recentemente reconhecido, que frequentemente desenvolve infecções disseminadas por MNTs de crescimento rápido (predominantemente *M. abscessus*), assim como outras infecções oportunistas, tem título alto de autoanticorpos neutralizantes de IFN-γ. Até o presente, essa síndrome tem sido relatada mais frequentemente em pacientes do sexo feminino da Ásia Oriental.

Cateteres intravenosos (IV) podem se tornar infectados por MNTs, geralmente em consequência de água contaminada. *M. abscessus* e *M. fortuitum* algumas vezes infectam vias de acesso venoso profundo de permanência, bem como líquidos usados em cirurgia ocular, injeções subcutâneas e anestésicos locais. Os cateteres infectados devem ser removidos.

Doença pulmonar A doença pulmonar é de longe a forma mais comum de infecção micobacteriana não tuberculosa na América do Norte e no restante do mundo industrializado. Na América do Norte, as taxas de doença pulmonar por MNT são muito maiores que as da tuberculose. Em geral, a apresentação clínica consiste em meses ou anos de pigarro na garganta, tosse irritante e fadiga lentamente progressiva. Os pacientes frequentemente terão consultado médicos múltiplas vezes e recebido terapia sintomática ou transitória antes que o diagnóstico tenha sido cogitado e as amostras tenham sido enviadas para colorações e culturas para micobactérias. Como nem todos os pacientes podem produzir expectoração, a broncoscopia pode ser necessária para o diagnóstico. A lacuna típica entre o início dos sintomas e o diagnóstico é de cerca de 5 anos em mulheres mais velhas. Fatores predisponentes incluem doenças pulmonares subjacentes, como bronquiectasia (Cap. 290), pneumoconiose (Cap. 289), doença pulmonar obstrutiva crônica (Cap. 292), discinesia ciliar primária (Cap. 290), deficiência de α^1 antitripsina (Cap. 292) e fibrose cística (Cap. 291). A bronquiectasia e a infecção micobacteriana não tuberculosa coexistem frequentemente e progridem em conjunto. Essa situação torna difícil a determinação da causalidade em um dado caso-índice, mas a bronquiectasia está certamente entre os fatores predisponentes mais críticos exacerbados pela infecção.

Os microrganismos MAC representam a causa mais comum de infecção micobacteriana não tuberculosa pulmonar na América do Norte, mas as taxas são um tanto variáveis por região. A infecção por MAC desenvolve-se mais comumente durante a sexta ou sétima década de vida em mulheres que tenham tido meses ou anos de tosse intermitente irritativa e fadiga, com ou sem produção de expectoração ou dor torácica. A constelação de doença pulmonar devido a MNTs em uma mulher alta e magra, que pode ter anormalidades da parede torácica, é referida frequentemente como síndrome de Lady Windermere, em alusão a uma personagem de Oscar Wilde do mesmo nome. De fato, a infecção pulmonar por MAC aflige mulheres brancas não fumantes mais velhas mais do que homens, com início aproximadamente aos 60 anos. As pacientes tendem a ser mais altas e mais magras que a população geral, com taxas altas de escoliose, prolapso de valva mitral e anormalidades do tipo *pectus*. Enquanto fumantes masculinos com doença cavitária do lobo superior tendem a albergar a mesma cepa única de MAC indefinidamente, as mulheres não fumantes com bronquiectasia nodular tendem a ser portadoras de várias cepas de MAC simultaneamente, com alterações ao longo do curso de sua doença.

O *M. kansasii* pode causar uma síndrome clínica que se assemelha fortemente à tuberculose, consistindo em hemoptise, dor torácica e doença pulmonar cavitária. As MNTs de crescimento rápido, como o *M. abscessus*, têm sido associadas a distúrbios da motilidade esofágica, como acalasia. Os pacientes com proteinose alveolar pulmonar são predispostos a infecções pulmonares por micobactérias não tuberculosas e *Nocardia*; o mecanismo subjacente pode ser inibição da função de macrófagos alveolares devido aos autoanticorpos ao fator estimulante de colônias de granulócitos e macrófagos encontrados em muitos desses pacientes.

Gânglios linfáticos cervicais A forma mais comum de infecção micobacteriana não tuberculosa entre crianças de pouca idade na América do Norte é a linfadenopatia cervical isolada, causada mais frequentemente por microrganismos MAC, mas também por outras MNTs. A tumefação cervical é firme e relativamente indolor, com escassez de sinais sistêmicos. Visto que o diagnóstico diferencial de adenopatia indolor inclui neoplasias malignas, muitas crianças têm a infecção por MNTs diagnosticada inadvertidamente na biópsia; culturas e colorações especiais podem não ter sido solicitadas porque a doença micobacteriana não tinha suspeição alta no diagnóstico diferencial. Fístulas locais geralmente resolvem por completo, com ressecção e/ou terapia antibiótica. De modo semelhante, a entidade de infecção micobacteriana não tuberculosa intratorácica pediátrica isolada, que provavelmente está relacionada com infecção de gânglio linfático cervical, geralmente é confundida com câncer. Nem nas infecções por MNTs cervicais isoladas, nem nas intratorácicas isoladas, têm sido identificadas crianças com defeitos imunes subjacentes, tampouco as crianças afetadas continuam a desenvolver outras infecções oportunistas.

Doença de pele e partes moles O envolvimento cutâneo com MNTs geralmente requer um rompimento na pele para introdução das bactérias. A infecção com *M. fortuitum* associada à água usada por pedicures é mais provável se a abrasão da pele (p. ex., durante a depilação da perna) houver ocorrido logo antes da atividade da pedicure. Surtos de infecção de pele frequentemente são causados por MNTs de crescimento rápido (especialmente *M. abscessus*, *M. fortuitum* e *M. chelonae*) adquiridas em contaminação cutânea por instrumentos cirúrgicos (especialmente em cirurgia estética), injeções e outros procedimentos. Geralmente, tais infecções são acompanhadas por nódulos subcutâneos supurativos, eritematosos e dolorosos, geralmente sem febre associada ou sintomas sistêmicos.

O *M. marinum* vive em muitas fontes de água e pode ser adquirido a partir de aquários, piscinas, crustáceos e escamas de peixes. Esse microrganismo causa pápulas ou úlceras ("granuloma de aquário"), mas a infecção pode progredir para tendinite, com prejuízo significativo da destreza manual. As lesões aparecem dias a semanas depois da inoculação de microrganismos por um trauma pequeno (p. ex., sofrido durante a limpeza de barcos ou manuseio de peixes). Nódulos doloridos devidos ao *M. marinum* podem avançar braço acima, em um padrão também visto com *Sporothrix schenckii* (*disseminação esporotricoide*). O envolvimento típico do tendão do carpo pode ser a primeira manifestação de apresentação, podendo levar à exploração cirúrgica ou à injeção de esteroide. O índice de suspeita para infecções por *M. marinum* deve ser alto para assegurar que amostras apropriadas obtidas durante procedimentos sejam enviadas para cultura.

O *M. ulcerans*, outro patógeno cutâneo veiculado pela água, é encontrado principalmente nos trópicos, especialmente em áreas tropicais da África. A infecção é subsequente a traumatismos cutâneos ou a picadas de insetos, que possibilitam a entrada de água contaminada. As lesões de pele geralmente são úlceras limpas, indolores, que descamam e podem causar osteomielite. A toxina micolactona justifica a resposta inflamatória modesta do hospedeiro e as ulcerações indolores.

DIAGNÓSTICO

As MNTs podem ser detectadas em esfregaços de escarro ou de outros fluidos corpóreos, corados para bacilos álcool-ácido-resistentes ou com fluorocromos. Quando a carga de microrganismos é alta, estes podem aparecer como bastonetes Gram-positivos em colar de contas, mas esse achado não é confiável (em contraste, as nocárdias podem aparecer como bactérias Gram-positivas e em colar de contas, mas filamentosas). Novamente, o passo necessário e mais sensível no diagnóstico de qualquer doença micobacteriana é pensar em incluí-la no diagnóstico diferencial. Em quase todos os laboratórios, o processamento, a coloração e a cultura de amostra micobacteriana são conduzidos separadamente dos testes bacteriológicos de rotina; assim, muitas infecções ficam sem diagnóstico por causa da falha do médico em não solicitar o teste apropriado. Além disso, as micobactérias geralmente requerem meios de hemocultura separados. As MNTs são largamente diferenciadas em formas de crescimento rápido (< 7 dias) e de crescimento lento (≥ 7 dias). Como o *M. tuberculosis* leva ≥ 2 semanas para crescer, muitos laboratórios recusam-se a considerar resultados finais de cultura até que 6 semanas tenham decorrido. Técnicas mais novas, usando meios de cultura líquidos, permitem o isolamento mais rápido de micobactérias em espécimes do que é possível com os meios tradicionais. As espécies mais prontamente detectadas com incubação a 30°C incluem *M. marinum*, *M. haemophilum* e *M. ulcerans*. O *M. haemophilum* prefere suplementação com ferro ou sangue, ao passo que o *M. genavense* requer meio suplementado com a micobactina J aditiva. A formação de pigmento bacteriano em condições de luminosidade (*fotocromogenicidade*) ou escuridão (*escotocromogenicidade*) ou a falta de formação de pigmento bacteriano (*não cromogenicidade*) tem sido usada historicamente para ajudar a categorizar as MNTs. Em contraste com as colônias de MNTs, as colônias de *M. tuberculosis* são de cor bege, ásperas, secas e planas. Os esquemas atuais de identificação podem usar confiavelmente bioquímica, ácido nucleico ou composição da parede celular, conforme avaliação por cromatografia líquida de alto desempenho, ou espectrometria de massa, para determinação de espécie. Com o declínio notável de casos de tuberculose nos Estados Unidos ao longo das décadas recentes, as MNTs tornaram-se as micobactérias mais isoladas de seres humanos na América do Norte. Entretanto, nem todos os isolamentos de MNTs, especialmente do pulmão, refletem doença e precisam de tratamento. Conquanto a identificação de um microrganismo em um espécime de sangue ou biópsia de órgão, em um cenário clínico compatível, seja diagnóstica, a American Thoracic Society recomenda que a infecção pulmonar causada por MNTs só seja diagnosticada quando a doença for claramente demonstrável – isto é, em uma situação clínica e radiográfica apropriada (nódulos, bronquiectasia, cavidades) e com o isolamento repetido de MNTs a partir de secreção expectorada ou por recuperação de MNTs em espécimes de broncoscopia ou biópsia. Dado o grande número de espécies de MNTs e a importância do diagnóstico acurado para a implementação de terapia apropriada, a identificação desses microrganismos é, de preferência, levada ao nível de espécies.

O derivado proteico purificado (PPD) da tuberculina é administrado por via intradérmica para evocar uma resposta de células T de memória a antígenos micobacterianos. Esse teste é designado variavelmente como teste PPD, teste cutâneo tuberculínico e reação de Mantoux, entre outras denominações. Infelizmente, a resposta imune cutânea a essas proteínas filtradas derivadas da tuberculina não diferencia bem entre infecção por algumas MNTs e por *M. tuberculosis*. Visto que reações intermediárias (cerca de 10 mm) ao PPD na tuberculose latente e em infecções micobacterianas não tuberculosas podem se sobrepor significativamente, o declínio progressivo da tuberculose ativa nos Estados Unidos significa que as MNTs provavelmente sejam responsáveis pelas proporções crescentes de reatividade ao PPD. Além disso, o *bacilo de Calmette-Guérin* (BCG) pode causar algum grau de reatividade cruzada, representando problemas de interpretação para pacientes que tenham recebido a vacina BCG. Ensaios para mensurar a elaboração de IFN-γ em resposta às proteínas ESAT6 e CFP10, relativamente específicas para tuberculose, formam a base para ensaios de liberação de IFN-γ (IGRAs). Tais ensaios podem ser realizados com sangue total ou em membranas. É importante observar que *M. marinum*, *M. kansasii* e *M. szulgai* também têm ESAT6 e CFP10 e podem causar reações falso-positivas em IGRAs. Apesar da reatividade cruzada com MNTs, reações fortes ao PPD (> 15 mm) geralmente significam tuberculose. De modo inverso, no caso de autoanticorpos anti-IFNγ o teste de IGRA é indeterminado (impossibilidade de detecção de IFNγ em resposta a antígenos e mitógenos específicos devido a autoanticorpos neutralizantes anti-IFNγ).

O isolamento de MNTs em amostras de sangue é evidência clara de doença. Enquanto as micobactérias de crescimento rápido podem proliferar em meios de hemocultura de rotina, as MNTs de crescimento lento não o fazem; assim, é imperativo suspeitar do diagnóstico e usar os frascos corretos para culturas. O isolamento de MNTs a partir de um espécime de biópsia constitui evidência forte para infecção, mas casos de contaminação em laboratório realmente ocorrem. A identificação de microrganismos em secções coradas de material de biópsia confirma a autenticidade da cultura. Certas MNTs requerem temperaturas de incubação mais baixas (*M. genavense*) ou aditivos especiais (*M. haemophilum*) para crescimento. Algumas MNTs (p. ex., *M. tilburgii*) permanecem não cultiváveis, mas podem ser identificadas molecularmente em amostras clínicas.

O aspecto radiológico da doença micobacteriana não tuberculosa no pulmão depende da doença subjacente, da gravidade da infecção e da modalidade de estudo de imagem utilizada. O advento e o aumento do uso da tomografia computadorizada (TC) tem possibilitado a identificação de alterações características que são altamente compatíveis com infecção micobacteriana não tuberculosa, como o padrão "árvore em brotamento" de inflamação bronquiolar (Fig. 180-2). O envolvimento do lobo da língula e do lobo médio direito é visto comumente na TC de tórax, mas é difícil de apreciar na radiografia simples. Bronquiectasia grave e formação de cavidade são comuns na doença mais avançada. O isolamento de MNTs de amostras respiratórias pode ser causa de confusão. O *M. gordonae* frequentemente é recuperado de amostras respiratórias, mas geralmente não é visto em esfregaços e quase nunca é um patógeno. Pacientes com bronquiectasia ocasionalmente têm MNTs presente na cultura de escarro, com um esfregaço negativo. A American Thoracic Society desenvolveu diretrizes para o diagnóstico de infecção com MAC, *M. abscessus* e *M. kansasii*. Um diagnóstico positivo requer o crescimento de MNTs em duas de três amostras de expectoração, independentemente dos achados de esfregaço; ou uma biópsia de amostra do parênquima pulmonar com inflamação granulomatosa ou micobactérias encontradas na secção e MNTs na cultura. Essas diretrizes provavelmente também se aplicam a outras MNTs.

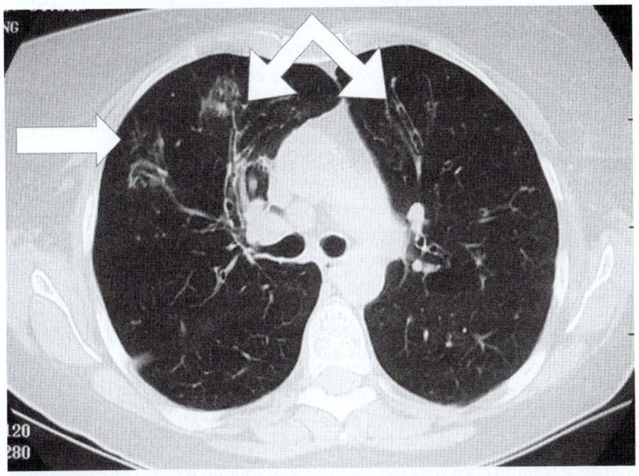

FIGURA 180-2 Tomografia computadorizada do tórax de um paciente com infecção pulmonar pelo complexo *Mycobacterium avium*. As *setas* indicam o padrão em "árvore em brotamento" de inflamação bronquiolar (periferia do pulmão direito) e bronquiectasia (área central dos pulmões direito e esquerdo).

Conquanto muitos laboratórios usem sondas de DNA para identificar *M. tuberculosis*, MAC, *M. gordonae* e *M. kansasii*, a determinação da espécie de MNT ajuda a definir a terapia antimicobacteriana a ser usada. Somente os testes de sensibilidade de microrganismos MAC à claritromicina e de *M. kansasii* à rifampicina estão indicados; poucos dados dão suporte a outros testes de sensibilidade *in vitro*, embora eles pareçam atrativos. Isolados de MAC que não tenham sido expostos a macrolídeos quase sempre são sensíveis. MNTs que tenham persistido após um curso de terapia antimicrobiana frequentemente são testadas para sensibilidade a antibióticos, mas o valor e o significado desses testes são indeterminados.

PREVENÇÃO

A profilaxia da doença por MAC em pacientes infectados por HIV é iniciada quando a contagem de linfócitos T CD4+ cai a < 50/μL. Azitromicina (1.200 mg/semana), claritromicina (1.000 mg/dia) ou rifabutina (300 mg/dia) são efetivos. A profilaxia com macrolídeo em pacientes imunodeficientes suscetíveis às MNTs (p. ex., aqueles com defeitos no eixo IFN-γ/IL-12) não tem sido validada de modo prospectivo, mas parece prudente.

TRATAMENTO
Micobactérias não tuberculosas

As MNTs causam infecções crônicas que evoluem de forma relativamente lenta durante um período de semanas a anos. Portanto, raramente é necessário iniciar tratamento emergencial antes que o diagnóstico esteja claro e a espécie infectante seja conhecida. O tratamento de MNTs é complexo, frequentemente mal tolerado e potencialmente tóxico. Do mesmo modo que na tuberculose, a terapia inadequada com fármaco único quase sempre se associa ao surgimento de resistência antimicrobiana e recaída.

A infecção por MAC frequentemente exige terapia com múltiplos fármacos, tendo como base um macrolídeo (claritromicina ou azitromicina), etambutol e uma rifamicina (rifampicina ou rifabutina). Para a doença micobacteriana não tuberculosa disseminada em pacientes infectados por HIV, o uso de rifamicinas apresenta problemas especiais – isto é, interações das rifamicinas com inibidores de protease. Para a doença pulmonar por MAC, a administração 3 vezes/semana de um macrolídeo, uma rifamicina e etambutol tem sido bem-sucedida. A terapia é prolongada, geralmente continuando por 12 meses após a conversão da cultura; normalmente, um curso dura pelo menos 18 meses. Outros fármacos com atividade contra microrganismos MAC incluem aminoglicosídeos intravenosos (IV) e em aerossol, fluoroquinolonas e clofazimina. Em pacientes idosos, a rifabutina pode exercer toxicidade significante. Contudo, com esforços apenas modestos, a maioria dos esquemas antimicrobianos é bem tolerada pela maioria dos pacientes. A ressecção de lesões cavitárias ou de segmentos com bronquiectasia grave tem sido defendida para alguns pacientes, especialmente aqueles com infecções resistentes a macrolídeos. O sucesso da terapia para infecções pulmonares por MAC depende de a doença ser nodular ou cavitária, inicial ou avançada, variando de 20 a 80%.

A doença pulmonar por *M. kansasii* é semelhante à tuberculose em muitas maneiras e também é tratada efetivamente com isoniazida (300 mg/dia), rifampicina (600 mg/dia) e etambutol (15 mg/kg/dia). Outros fármacos com atividade de nível muito alto contra *M. kansasii* incluem claritromicina, fluoroquinolonas e aminoglicosídeos. O tratamento deve continuar até que as culturas tenham sido negativas por pelo menos 1 ano. Na maioria dos casos, a infecção por *M. kansasii* é facilmente curada. A linfadenopatia volumosa, grave e necrosante por *M. kansasii*, especialmente no mediastino, está fortemente associada com deficiência de GATA2.

As micobactérias de crescimento rápido apresentam problemas terapêuticos especiais. A doença extrapulmonar em um hospedeiro imunocompetente geralmente deve-se à inoculação (p. ex., por meio de cirurgia, injeções ou trauma) ou à infecção de via de acesso e, frequentemente, é tratada com sucesso com um macrolídeo e outro fármaco (com a escolha baseada na sensibilidade *in vitro*), juntamente com a remoção do foco ofensivo. Em contraste, a doença pulmonar, especialmente a causada por *M. abscessus*, é extremamente difícil de curar. Cursos repetidos de tratamento geralmente são efetivos na redução da carga infecciosa e dos sintomas. O tratamento geralmente inclui um macrolídeo juntamente com um agente administrado por via IV, como amicacina, um carbapenêmico, cefoxitina ou tigeciclina. Outros agentes orais (usados de acordo com os testes de sensibilidade *in vitro* e a tolerância) incluem fluoroquinolonas, doxiciclina, linezolida e os novos fármacos da família das tetraciclinas omadaciclina e eravaciclina. Como as infecções micobacterianas não tuberculosas são crônicas, devem ser tomados cuidados no uso prolongado de fármacos com neurotoxicidade, como linezolida e etambutol. A piridoxina profilática tem sido sugerida nesses casos. A duração das terapias para doença pulmonar por *M. abscessus* são difíceis de predizer, pois muitos casos são crônicos e requerem terapia intermitente. Consultas e tratamento com especialistas são fortemente recomendados.

Uma vez reconhecida, a infecção por *M. marinum* é altamente responsiva à terapia antimicrobiana e é curada com relativa facilidade por qualquer combinação de um macrolídeo, etambutol e uma rifamicina. O tratamento deve ser mantido por 1 a 2 meses depois da resolução clínica de doença isolada de partes moles; o envolvimento de tendões e ossos pode precisar de cursos mais longos à luz da evolução clínica. Outros fármacos com atividade contra *M. marinum* incluem sulfonamidas, sulfametoxazol-trimetoprima, doxiciclina e minociclina.

O tratamento das outras MNTs é menos bem definido, mas os macrolídeos e aminoglicosídeos geralmente são efetivos, com outros agentes adicionados conforme indicado. A consulta com um especialista é fortemente encorajada para infecções difíceis ou incomuns por MNTs.

PROGNÓSTICO

Os desfechos das infecções micobacterianas não tuberculosas estão intimamente ligados à condição subjacente (p. ex., defeito da via IFN-γ/IL-12, fibrose cística) e podem variar da recuperação ao óbito. Sem tratamento ou com tratamento inadequado, os sintomas e sinais podem ser debilitantes, incluindo tosse persistente, febre, anorexia e grave destruição pulmonar. Com o tratamento, os pacientes recuperam força e energia. A duração ideal da terapia quando persistem MNTs na expectoração é desconhecida, mas o tratamento nessa situação pode ser prolongado. Em geral, para as deficiências subjacentes graves, recomenda-se o transplante de células-tronco hematopoiéticas, o qual pode ser útil na resolução de doença micobacteriana grave.

CONSIDERAÇÕES GLOBAIS

Em muitos países, a tuberculose pulmonar é diagnosticada somente por esfregaço, que também é o método usado para monitoramento de resposta e recaída. Entretanto, o exame de micobactérias dos pacientes afetados por "recidivas" mostra que uma proporção significativa de isolados, na verdade, são MNTs. No geral, quando as taxas de tuberculose diminuem, a proporção de esfregaços positivos causados por MNTs aumentará. Avanços na determinação de espécies distinguirão a tuberculose de infecções micobacterianas não tuberculosas e, dessa maneira, afetarão as taxas presumidas de recaída e resistência, levando a uma terapia mais direcionada e apropriada.

LEITURAS ADICIONAIS

Flume PA et al: Advances in bronchiectasis: Endotyping, genetics, microbiome, and disease heterogeneity. Lancet 392:880, 2018.

Holland SM et al: Case 28-2017. A 13-month-old girl with pneumonia and a 33-year-old woman with hip pain. N Engl J Med 377:1077, 2017.

Hong GH et al: Natural history and evolution of anti-interferon-γ autoantibody-associated immunodeficiency syndrome in Thailand and the United States. Clin Infect 71:53, 2020.

Kim RD et al: Pulmonary nontuberculous mycobacterial disease: Prospective study of a distinct preexisting syndrome. Am J Respir Crit Care Med 178:1066, 2008.

Lovell JP et al: Mediastinal and disseminated *Mycobacterium kansasii* disease in GATA2 deficiency. Ann Am Thorac Soc 13:2169, 2016.

Marras TK et al: Relative risk of all-cause mortality in patients with nontuberculous mycobacterial lung disease in a US managed care population. Respir Med 145:80, 2018.

Olivier KN et al: Inhaled amikacin for treatment of refractory pulmonary nontuberculous mycobacterial disease. Ann Am Thorac Soc 11:30, 2014.

Spinner MA et al: GATA2 deficiency: A protean disorder of hematopoiesis, lymphatics, and immunity. Blood 123:809, 2014.

Szymanski EP et al: Pulmonary nontuberculous mycobacterial infection. A multisystem, multigenic disease. Am J Respir Crit Care Med 192:618, 2015.

Wu UI et al: Patients with idiopathic pulmonary nontuberculous mycobacterial disease have normal Th1/Th2 cytokine responses but diminished Th17 cytokine and enhanced granulocyte-macrophage colony-stimulating factor production. Open Forum Infect Dis 6:ofz484, 2019.

181 Agentes antimicobacterianos

Divya Reddy, Sebastian G. Kurz, Max R. O'Donnell

Os agentes usados para o tratamento de infecções micobacterianas, inclusive tuberculose (TB), hanseníase e infecções por micobactérias não tuberculosas (MNTs), são administrados em regimes de múltiplos fármacos para cursos prolongados. Atualmente, mais de 160 espécies de micobactérias já foram identificadas, sendo que a maioria não causa doença em seres humanos. Embora a incidência da doença causada por *Mycobacterium tuberculosis* venha declinando nos Estados Unidos, a TB permanece uma causa importante de morbidade e mortalidade nos países de renda baixa e média – por exemplo, na África Subsaariana e na Ásia, onde a epidemia de vírus da imunodeficiência humana (HIV) é devastadora. Uma infraestrutura bem organizada para o diagnóstico precoce e o tratamento da infecção e da doença por TB, além do desenvolvimento de vacinas e regimes farmacológicos efetivos, permanecem sendo vitais para as estratégias globais para o controle da TB (Caps. 472 e 474). As infecções por MNTs têm ganhado proeminência nos Estados Unidos e em outros países desenvolvidos. Frequentemente, esses microrganismos amplamente ambientais estabelecem infecção em pacientes imunocomprometidos ou em pessoas com doença pulmonar estrutural.

TUBERCULOSE

PRINCÍPIOS GERAIS

O primeiro caso humano registrado de TB foi há 9 mil anos. As modalidades terapêuticas iniciais, como a sangria, foram substituídas pelo movimento dos sanatórios no fim do século XIX, com foco no ar fresco, na nutrição e no repouso para tratar os pacientes com quadros consuntivos e tinham o benefício de isolar os indivíduos infectados. A descoberta da estreptomicina, em 1943, iniciou a era do tratamento antibiótico para TB. Ao longo das décadas subsequentes, a descoberta de agentes adicionais e o uso de regimes com múltiplos fármacos permitiram o encurtamento progressivo do curso do tratamento de anos para apenas 6 meses para TB com sensibilidade aos fármacos. A infecção latente da TB (ILTB) e a TB ativa são diagnosticadas por anamnese, exame físico, estudos de imagem radiográficos, teste cutâneo tuberculínico, ensaios de liberação de interferon-γ, coloração álcool-ácido-resistente, culturas micobacterianas e/ou novos diagnósticos moleculares. A ILTB é tratada com isoniazida mais rifapentina (1×/semana, por 3 meses), rifampicina (diariamente, por 4 meses), isoniazida mais rifampicina (diariamente, por 3 meses) ou isoniazida (idealmente com uso diário ou 2×/semana por 6-9 meses) (Tab. 181-1). O esquema de uso semanal por 3 meses de isoniazida e rifapentina é atualmente o esquema de escolha em crianças > 2 anos e em adultos, incluindo aqueles HIV-positivos. Esse regime não é recomendado para mulheres grávidas ou para pessoas com reação de hipersensibilidade à isoniazida ou à rifampicina. Os esquemas de duração mais curta baseados em rifampicina (rifampicina isoladamente por 4 meses ou por 3 meses em combinação com isoniazida) são atualmente preferidos para o tratamento da ILTB em vez da isoniazida por 6 a 9 meses em adultos e crianças devido a sua efetividade, segurança e tolerabilidade. Recomenda-se cautela em pessoas HIV-positivas devido ao potencial para interações medicamentosas, à falta de dados de efetividade definitivos e à possibilidade de doença subclínica por TB que poderia facilitar o desenvolvimento de resistência à rifampicina.

As taxas de tratamentos completados para esquemas semanais autoadministrados de isoniazida mais rifapentina por 3 meses com monitoramento mensal foram não inferiores às vistas com a terapia com observação direta (DOT, de *directly observed therapy*) nos Estados Unidos, e, assim, esse esquema é considerado uma estratégia aceitável para o tratamento da ILTB em países com foco na prevenção secundária da doença por TB. Recentemente, um esquema diário por 1 mês com rifapentina e isoniazida em pessoas HIV-positivas foi considerado não inferior ao esquema com 9 meses de isoniazida; esse esquema será incluído nas novas diretrizes de tratamento da ILTB da Organização Mundial da Saúde (OMS).

Para TB ativa ou suspeita, fatores clínicos, incluindo coinfecção por HIV, duração dos sintomas, aspecto radiológico e preocupações de saúde pública sobre transmissão de TB, orientam os testes diagnósticos e o início do tratamento. A confirmação da TB ativa se baseia na detecção de *M. tuberculosis* por cultura ou testagem molecular. Uma combinação de fármacos é usada para o tratamento de doença por TB (Tab. 181-2). Para a doença suscetível aos fármacos, um esquema padronizado é usado com uma fase intensiva consistindo em quatro fármacos – isoniazida, rifampicina, pirazinamida e etambutol –, administrados por 2 meses, seguida por uma fase de continuação de isoniazida e rifampicina por 4 meses, com uma duração total do tratamento de 6 meses. As diretrizes dos Estados Unidos recomendam a extensão da fase de continuação para 7 meses (para uma duração total do tratamento de 9 meses) para pacientes com doença cavitária; se o curso de 2 meses de pirazinamida não for concluído; ou se as culturas de escarro permanecerem positivas além de 2 meses (atraso de conversão da cultura), o que também requer a avaliação para desenvolvimento de resistência a fármacos.

O tratamento da TB em indivíduos coinfectados com HIV apresenta desafios significativos, mas algum progresso está sendo feito. Para melhorar a sobrevida, as recomendações atuais incluem o início de terapia antirretroviral (TARV) em pacientes com HIV coinfectados com *M. tuberculosis* dentro de 2 semanas do início do tratamento para TB (exceto na meningite por TB) se a contagem das células T CD4+ for ≤ 50/μL e 8 a 12 semanas após o início do tratamento da TB se a contagem das células T CD4+ for ≥ 50/μL. Interações da rifampicina com inibidores de protease ou inibidores não nucleosídeos da transcriptase reversa podem ser significantes e requerem monitoramento cuidadoso e ajustes de dosagem. Um estudo recente que comparou a segurança e a eficácia da rifampicina por 4 meses em pacientes com ILTB mostrou que ela era tão efetiva quanto a isoniazida por 9 meses, sendo ainda bem tolerada e segura para o tratamento de pessoas portadoras do HIV. A rifabutina é a alternativa farmacológica de escolha em pacientes com HIV coinfectados com *M. tuberculosis*, pois se trata de um inibidor menos potente do citocromo P3A em comparação com a rifampicina. A síndrome inflamatória de reconstituição imune (SIRI) da TB pode aparecer cedo, 1 semana depois do início da TARV, e se manifesta como piora paradoxal ou desmascaramento de infecção preexistente por TB. O tratamento conservador consiste em administração continuada de TARV e medicamentos para TB. Entretanto, a SIRI grave ou debilitante tem sido tratada em séries de casos com doses variáveis de glicocorticoides. Um estudo randomizado, duplo-cego e controlado com placebo mostrou que um curso de 4 semanas de prednisona reduzia significativamente a necessidade de hospitalização e acelerava a melhora dos sintomas e da qualidade de vida na SIRI por TB. A terapia antimicobacteriana intermitente em pacientes

TABELA 181-1 ■ Esquemas para o tratamento da infecção latente da tuberculose em adultos

Esquema	Posologia	Duração	Comentários
Isoniazida mais rifapentina	900 mg (15 mg/kg)/semana mais 900 mg (para peso > 50 kg)/semana	3 meses	A terapia com observação direta é recomendada para o tratamento semanal em pessoas positivas e negativas para vírus da imunodeficiência humana (HIV); esse regime pode ser suplementado com piridoxina (25-50 mg/dia)
Rifampicina	600 mg/dia (10 mg/kg)	4 meses	Recomendado em pessoas HIV-negativas e em crianças; não há dados disponíveis sobre a efetividade em pessoas HIV-positivas
Isoniazida mais rifampicina	300 mg/dia (5 mg/kg) mais 600 mg/dia (10 mg/kg)	3 meses	O risco de hepatotoxicidade pode ser maior com o esquema combinado em comparação com aquele dos fármacos individuais
Isoniazida	300 mg/dia (5 mg/kg) Alternativa: 900 mg, 2×/semana (15 mg/kg)	6-9 meses (6 meses é aceitável)	Suplementar com piridoxina (25-50 mg/dia) A duração de 6 meses é fortemente recomendada em pessoas HIV-negativas e é condicional em pessoas HIV-positivas; o regime de 9 meses pode ser mais efetivo, mas com maior risco de hepatotoxicidade; os regimes bissemanais requerem terapia com observação direta

Fonte: Sterling TR et al. Guidelines for the treatment of latent tuberculosis infection: Recommendations from the National Tuberculosis Controllers Association and CDC, 2020. MMWR Recomm Rep 69(No. RR-1):1, 2020.

TABELA 181-2 ■ Abordagem simplificada ao tratamento da tuberculose (TB) ativa em adultos

Resultados da cultura	Fase intensiva	Fase de continuação	Duração total do tratamento
Cultura positiva, suscetível aos fármacos	HRZE por 2 meses, diariamente[a] ou 3×/semana (com ajuste de dose)	HR por 4 meses, diariamente ou 5 dias/semana *ou* HR por 4 meses, 3×/semana[b] (com ajuste de dose)	Fase de continuação estendida para 7 meses se os 2 meses de Z não forem completados, se o paciente estiver infectado pelo HIV e não receber terapia antirretroviral ou se a conversão da cultura for prolongada e/ou se houver cavitação evidente na radiografia de tórax (diretrizes dos Estados Unidos)[c]
Cultura negativa	HRZE por 2 meses	HR por 2 meses, diariamente ou 2 ou 3×/semana[d]	Fase de continuação estendida para 4 meses se o paciente estiver infectado pelo HIV
Extrapulmonar, suscetível aos fármacos	HRZE por 2 meses	HR por 4-7 meses, diariamente ou 5 dias/semana[e]	Fase de continuação estendida para 10 meses na meningite por TB; período de 7 meses é recomendado por alguns autores para TB em ossos/articulações

[a]Tratamento diário é preferido; porém, pode-se considerar terapia 3×/semana na fase intensiva (com ou sem 2 semanas iniciais de terapia diária) em pacientes não infectados pelo HIV e com baixo risco de recaída (i.e., na TB pulmonar causada por microrganismos suscetíveis aos fármacos que, no início do tratamento, seja não cavitária e/ou com lâmina negativa). [b]Usar o regime com cuidado em pacientes com HIV e/ou naqueles com doença cavitária, pois a omissão de doses pode levar a falha terapêutica, recaída e resistência adquirida aos fármacos. [c]A conversão da cultura é prolongada se ela ultrapassa 2 meses. [d]Esquemas de tratamento 2×/semana não são recomendados em pacientes infectados pelo HIV e naqueles com doença pulmonar cavitária suspeita de ser TB. [e]O esquema padrão de tratamento diário por 6 meses para TB é considerado adequado para a maioria das formas de TB extrapulmonar, incluindo a TB miliar. Para meningite por TB, recomenda-se a adição de glicocorticoides.

Siglas: E, etambutol; H, isoniazida; R, rifampicina; Z, pirazinamida; HIV, vírus da imunodeficiência humana.

Fontes: Official American Thoracic Society/Centers for Disease Control and Prevention/Infectious Diseases Society of America: Clinical practice guidelines: Treatment of drug-susceptible tuberculosis. Clin Infect Dis 63:e147, 2016.

coinfectados por HIV e *M. tuberculosis* tem sido associada a níveis plasmáticos baixos de vários fármacos-chave para TB e a taxas mais altas de falha do tratamento ou de recidiva; portanto, a terapia intermitente bissemanal para TB em indivíduos coinfectados por HIV não é recomendada.

A adesão aos medicamentos é crucial para a obtenção de cura com terapia antimicobacteriana. Além da DOT por equipe treinada, na clínica ou em casa, intervenções de manejo dos casos como educação/aconselhamento do paciente, consultas a campo/domiciliares e lembretes para o paciente também são recomendadas para melhorar a adesão ao tratamento. O uso de tecnologias de saúde móveis, incluindo DOT por vídeo, mensagens de texto e dispensadores de medicamentos de última geração, mostra-se promissor para promover a adesão ao tratamento da TB. Na TB suscetível aos fármacos, o fornecimento mensal dos medicamentos para TB também é aconselhado para todos os pacientes a fim de permitir o monitoramento clínico essencial para a hepatotoxicidade causada por esses medicamentos. O monitoramento clínico inclui pelo menos avaliação mensal de sintomas (náusea, vômitos, desconforto abdominal e fadiga inexplicável) e sinais (icterícia, urina escura, fezes claras, prurido difuso) de hepatotoxicidade, embora os últimos representem manifestações comparativamente tardias (Tab. 181-3). A presença desses sinais e sintomas demanda a suspensão

TABELA 181-3 ■ Monitoramento e manejo clínico do tratamento da tuberculose (TB) em adultos[a]

Fármaco	Avaliação	Manejo
Tratamento da ILTB		
Com fatores de risco hepático,[b] verificar ALT e bilirrubina basais; se ALT for ≥ 3× ULN ou bilirrubina total > 2× ULN, adiar o tratamento e reavaliar		
Isoniazida	Determinar se há fatores de risco hepático presentes; se houver, obter valores de ALT e bilirrubinas basais e periódicos	Se ALT for 5× ULN (ou 3× ULN com sintomas)[c] ou se a bilirrubina atingir níveis de icterícia (geralmente > 2× ULN), deve-se interromper o tratamento; com a normalização, considerar um agente alternativo
Rifampicina	Mesmo que o anterior	Mesmo que o anterior
Tratamento da TB		
Verificar ALT, bilirrubina, plaquetas, creatinina e testes de hepatite basais em todos os pacientes; se fatores de risco hepático estiverem presentes, verificar ALT e bilirrubina mensalmente		
Isoniazida	Se ALT for > 5× ULN (ou > 3× ULN com sintomas de hepatite)[c]	Obter história de consumo de álcool e uso concomitante de drogas Na maioria dos casos, suspender H, Z, R e outros fármacos hepatotóxicos; considerar agentes alternativos; obter sorologias para hepatite viral Reexposição: com a normalização das enzimas hepáticas, R e H podem ser reintroduzidas sequencialmente; se não houver recorrência da hepatotoxicidade, a Z não é reintroduzida em muitos casos; protocolos alternativos de reexposição têm sido usados
Rifampicina	Se a elevação primária for de bilirrubina e fosfatase alcalina, mais provavelmente deve-se à rifampicina	Suspender R se a bilirrubina total atingir níveis de icterícia (geralmente > 2× ULN) Pode-se tentar reintroduzir; se não tolerada, pode ser substituída por Q
Etambutol	Diminuição da acuidade visual ou da visão de cores no rastreamento mensal	Suspender etambutol e repetir exame ocular; neuropatia periférica pode ser um precursor de toxicidade ocular; se esta ocorrer, considerar a repetição do exame ocular
Pirazinamida	Se ALT for > 5× ULN (ou > 3× ULN com sintomas)[c]	Mesmo que para H
Fluoroquinolonas, bedaquilina, delamanida	O prolongamento do QTc é uma preocupação e deve ser monitorado, especialmente se forem usados fármacos em combinação	O prolongamento assintomático do QTc deve levar à consideração de interromper fármacos que sabidamente prolongam o QT e/ou de monitoramento cuidadoso, dependendo da situação clínica e do grau de prolongamento; o prolongamento sintomático do QTc (p. ex., palpitações ou arritmias) deve levar à suspensão dos fármacos
Linezolida	Comprometimento visual; monitorar a neuropatia periférica e a supressão da medula óssea, incluindo anemia, trombocitopenia e leucopenia	Suspender a linezolida se houver desenvolvimento de toxicidade visual; a retestagem após a resolução completa, especialmente com uma dose menor, é uma opção; suspender se houver desenvolvimento de neuropatia periférica ou supressão da medula óssea

[a]Todos os regimes requerem monitoramento clínico mensal. [b]Fatores de risco hepático: uso crônico de álcool, hepatite viral, doença preexistente no fígado, gravidez ou ≤ 3 meses pós-parto, medicamentos hepatotóxicos. [c]Manifestações relevantes incluem náusea, vômitos, dor abdominal, icterícia ou fadiga inexplicável.

Siglas: ALT, alanina-aminotransferase; H, isoniazida; ILTB, infecção latente por tuberculose; Q, fluoroquinolonas; QTc, intervalo QT corrigido; R, rifampicina; ULN, limite superior da normalidade; Z, pirazinamida.

Fontes: JJ Saukkonen et al: An official ATS statement: Hepatotoxicity of antituberculosis therapy. Am J Respir Crit Care Med 174:935, 2006; American Thoracic Society/Centers for Disease Control and Prevention/Infectious Diseases Society of America: Treatment of tuberculosis. Am J Respir Crit Care Med 167:603, 2003; WHO consolidated guidelines on drug-resistant tuberculosis treatment. Geneva: World Health Organization; 2019. License: CC BY-NC-SA 3.0 IGO.

temporária dos agentes potencialmente tóxicos; a suspensão no início dos sintomas de hepatite reduz o risco de progressão para hepatite fatal. Embora o monitoramento bioquímico não seja rotineiramente recomendado, a avaliação basal da função hepática é recomendada em adultos, incluindo a testagem pelo menos dos níveis de alanina-aminotransferase (ALT) e de bilirrubina total (Tab. 181-3) (Ver Cap. 178 para mais detalhes). Para os pacientes com TB ativa, culturas mensais do escarro para micobactérias são recomendadas até que seja confirmado que os microrganismos tenham desaparecido e que o paciente tenha respondido à terapia ou até que não haja secreção disponível para cultura.

Se não ocorrer melhora clínica significativa ou se a condição do paciente deteriorar durante o curso da terapia, as possibilidades incluem falha do tratamento devido à falta de adesão, à má-absorção de medicamento ou ao desenvolvimento de resistência. Para pacientes coinfectados com HIV e *M. tuberculosis*, a SIRI, que é um diagnóstico de exclusão, também deve ser considerada. Os testes de sensibilidade aos fármacos devem ser repetidos nesse ponto. Se a resistência for documentada ou fortemente suspeitada, pelo menos dois fármacos eficazes aos quais o isolado seja sensível ou que o paciente ainda não tenha tomado devem ser acrescentados ao esquema terapêutico.

A tuberculose resistente a múltiplos fármacos (MDR-TB, de *multidrug-resistant tuberculosis*) é definida como doença causada por uma cepa de *M. tuberculosis* que é resistente tanto à isoniazida como à rifampicina – os mais eficazes dos medicamentos de primeira linha para TB. O risco de MDR-TB é elevado em pacientes procedentes de áreas geográficas, nas quais ≥ 5% da TB incidente é MDR-TB, e em pacientes previamente tratados para TB. Os esquemas de tratamento para MDR-TB estão evoluindo rapidamente, e, em 2019, a OMS publicou uma nova classificação dos agentes de segunda linha para tratamento da doença resistente aos fármacos (ver Tab. 178-4). As recomendações atuais da OMS estão enfatizando um esquema totalmente oral contendo bedaquilina com o objetivo de limitar a duração do tratamento a 9 a 11 meses em comparação com as durações convencionais de 18 a 20 meses (Tab. 181-4).

Os resultados de vários grandes ensaios clínicos recentes formaram a base dessas recomendações. O "esquema Bangladesh" foi o primeiro esquema curto para MDR-TB sistematicamente estudado no ensaio clínico STREAM-1, conseguindo reduzir a duração do tratamento para 9 a 12 meses com desfechos favoráveis em até 90% dos pacientes. Esse regime consiste em fase intensiva com 7 fármacos (canamicina, protionamida, isoniazida, fluoroquinolona, etambutol, pirazinamida e clofazimina) e uma fase de continuação com quatro fármacos (fluoroquinolona, etambutol, pirazinamida e clofazimina). Em 2018, uma grande metanálise, a qual agregou dados individuais de > 12 mil pacientes arrolados em 50 estudos, avaliou o papel de fármacos individuais no tratamento da MDR-TB. Essa análise mostrou uma associação de desfechos significativamente melhores com o tratamento quando eram usadas linezolida, bedaquilina, clofazimina, carbapenêmicos e fluoroquinolonas de última geração, sendo piores os desfechos com a canamicina e a capreomicina nesses pacientes. Como resultado dessa análise, as combinações de fármacos orais são atualmente priorizadas, enquanto vários fármacos de segunda linha tradicionais, incluindo canamicina e capreomicina, não são mais recomendados. Um passo adiante em direção a um esquema mais curto e totalmente oral foi o estudo Nix-TB, o qual mostrou que um esquema de 6 meses de bedaquilina, pretomanida e linezolida (esquema BPaL) para tratamento da TB altamente resistente a fármacos era associado a desfechos favoráveis (ausência de falha terapêutica clínica ou bacteriológica ou de recidiva dentro de 6 meses do término do tratamento) em 89% dos pacientes. Embora tenha sido um grande avanço, foram levantadas dúvidas em relação a maiores taxas de efeitos colaterais, principalmente devido à linezolida e à ausência de um braço-controle. O esquema BPaL é atualmente recomendado apenas sob condições operacionais de pesquisa.

A mudança em direção a esquemas totalmente orais de duração menor foi possibilitada pela introdução de novos fármacos, principalmente a bedaquilina e a pretomanida, além do reposicionamento de agentes existentes para o tratamento da MDR-TB (p. ex., linezolida, clofazimina). O alto custo e o acesso limitado a esses novos fármacos são barreiras que precisam ser superadas para facilitar a adaptação global desses novos esquemas.

FÁRMACOS ANTITUBERCULOSE DE PRIMEIRA LINHA

A discussão a seguir de agentes anti-TB individuais enfoca o tratamento para TB em adultos, a menos que seja feita observação em contrário. Vários agentes estão sendo pesquisados ativamente durante o período atual notável de desenvolvimento de fármacos para tratamento de TB.

Isoniazida A isoniazida é um fármaco indispensável para o tratamento tanto da doença por TB como da ILTB. Ela tem atividade bactericida excelente tanto para *M. tuberculosis* intracelular como extracelular em divisão ativa. Esse fármaco é bacteriostático contra microrganismos que se dividem lentamente. No tratamento da ILTB, a isoniazida é geralmente bem tolerada, tem eficácia bem estabelecida e é barata. Nesse cenário, o fármaco é ingerido diariamente, o que é a dosagem preferida, ou de forma intermitente (i.e., 2×/semana) usando a DOT por 6 meses, o que mostrou ser equivalente aos 9 meses tradicionais na maioria das situações. Um esquema de isoniazida e rifapentina semanais, administrado ao longo de 3 meses sob DOT, mostrou ser não inferior à isoniazida diária administrada por 9 meses, apresentando maior taxa de conclusão do tratamento que o esquema de um único fármaco. Evidências mais recentes também sugerem que as taxas de conclusão do tratamento de um esquema autoadministrado de 3 meses com isoniazida e rifapentina semanais eram não inferiores àquelas vistas com a DOT nos Estados Unidos. Espera-se que um esquema diário de 1 mês em combinação com a rifapentina seja acrescentado às diretrizes da OMS.

TABELA 181-4 ■ Abordagem simplificada ao tratamento da tuberculose (TB) resistente a fármacos em adultos[a]

Resultados de cultura	Fase intensiva	Fase de continuação	Duração total do tratamento
Resistente à H	Lfx RZE[b] por 6 meses	...	Prolongamento da conversão da cultura e/ou cavitação na radiografia de tórax
Resistente a HR (MDR)[c]			
Esquema curto da OMS[d]	Bdq, Lfx ou Mfx, Eto, E, Z, Hh, Cfz por 4-6 meses	Lfx ou Mfx, Cfz, Z, E por 5 meses	Prolongamento da conversão da cultura, resposta demorada e/ou evidência de cavitação na radiografia de tórax
Esquema estendido da OMS[e]	Pelo menos cinco agentes efetivos de segunda linha, incluindo todos do grupo A e pelo menos um do grupo B; acrescentar o grupo C se houver intolerância aos fármacos do grupo A ou B por 5-7 meses	4 fármacos por um total de 18-20 meses ou por 15-17 meses após a conversão da cultura	Prolongamento da conversão da cultura, resposta demorada e/ou evidência de cavitação na radiografia de tórax

[a]Os esquemas de tratamento para TB resistente a fármacos devem ser construídos e o cuidado deve ser oferecido em colaboração próxima com médicos experientes em TB resistente a fármacos. O tratamento cirúrgico também deve ser considerado nos casos apropriados. [b]A duração prolongada da pirazinamida pode estar associada com risco aumentado de hepatotoxicidade. [c]A monorresistência a R é rara e deve ser tratada como MDR. [d]O esquema curto da OMS é reservado a pacientes sem exposição prévia aos fármacos de segunda linha e com suscetibilidade documentada às Q. Os pacientes com intolerância aos agentes antimicobacterianos, TB disseminada ou gestação devem ser excluídos dos esquemas curtos. Eles não são atualmente endossados pelas sociedades dos Estados Unidos. [e]Os pacientes não qualificados para os esquemas curtos da OMS devem ser tratados com o uso de esquemas de tratamento estendidos para MDR-TB. A construção de esquemas estendidos é orientada pela necessidade de seleção de agentes antimicobacterianos efetivos, pela necessidade de combinar medicamentos suficientes para maximizar a sobrevida livre de recidivas e pela necessidade de minimizar a toxicidade.

Siglas: Bdq, bedaquilina; Cfz, clofazimina; E, etambutol; Eto, etionamida; H, isoniazida; Hh, dose alta de isoniazida; Lfx, levofloxacino; MDR, resistente a múltiplos fármacos; Mfx, moxifloxacino; OMS, Organização Mundial da Saúde; Pa, pretomanida; Q, fluoroquinolonas; R, rifampicina; Z, pirazinamida.

Fontes: Official American Thoracic Society/Centers for Disease Control and Prevention/Infectious Diseases Society of America: Clinical practice guidelines: Treatment of drug-resistant tuberculosis. Am J Respir Crit Care Med 200:e93, 2019; World Health Organization consolidated guidelines on drug-resistant tuberculosis treatment. WHO 2019; Rapid Communication: Key changes to the treatment of drug-resistant tuberculosis, WHO December 2019.

Para o tratamento de TB, a isoniazida é usada em combinação com outros agentes para garantir a morte das micobactérias *M. tuberculosis*, tanto em divisão ativa como de crescimento lento, "persistentes". A menos que o microrganismo seja resistente, o regime padrão inclui isoniazida, rifampicina, etambutol e pirazinamida (Tab. 181-2). A isoniazida frequentemente é dada junto com 25 a 50 mg de piridoxina por dia, para prevenir a neuropatia periférica relacionada com o fármaco.

MECANISMO DE AÇÃO A isoniazida é um profármaco ativado pela catalase/peroxidase KatG micobacteriana; ela se acopla à desidrogenase do dinucleotídeo de adenina-nicotinamida (NADH) reduzida. O complexo nicotínico acil-NADH resultante bloqueia a cetoenoil-redutase micobacteriana conhecida como InhA, ligando-se a seu substrato e inibindo a ácido graxo-sintetase e, por fim, a síntese de ácido micólico. Os ácidos micólicos são componentes essenciais da parede celular micobacteriana. A ativação da isoniazida por KatG também resulta na liberação de radicais livres que têm atividade antimicobacteriana, inclusive o óxido nítrico.

As concentrações inibitórias mínimas (CIMs) de isoniazida para cepas do tipo selvagem (não tratadas) sensíveis são < 0,1 μg/mL para *M. tuberculosis* e de 0,5 a 2 μg/mL para *M. kansasii*.

FARMACOLOGIA A isoniazida é a hidrazida do ácido isonicotínico, uma molécula pequena e hidrossolúvel. A dose diária oral habitual de 300 mg, para adultos, resulta em um pico nos níveis séricos de 3 a 5 μg/mL dentro de 30 minutos a 2 horas após a ingestão – bem acima da CIM para a maioria das cepas sensíveis de *M. tuberculosis*. Preparados tanto orais como intramusculares (IM) de isoniazida atingem níveis efetivos no corpo, embora antiácidos e refeições ricas em carboidratos possam interferir na absorção oral. A isoniazida difunde-se bem pelo corpo, alcançando concentrações terapêuticas em cavidades e líquidos corporais, com as concentrações no líquido cerebrospinal (LCS) comparáveis às do soro.

A isoniazida é metabolizada no fígado por meio de acetilação pela *N*-acetiltransferase 2 (NAT2) e hidrólise. Ocorrem fenótipos tanto de acetilação rápida como lenta; os pacientes que são "acetiladores rápidos" podem ter níveis séricos mais baixos de isoniazida, ao passo que os "acetiladores lentos" podem ter níveis mais altos e experimentar mais toxicidade. Níveis satisfatórios de isoniazida são atingidos na maioria dos acetiladores NAT2 rápidos homozigotos recebendo uma dose de 6 mg/kg e na maioria dos acetiladores lentos homozigotos recebendo apenas 3 mg/kg. A genotipagem está sendo usada de modo crescente para caracterizar respostas farmacogenômicas relacionadas com a isoniazida.

As interações da isoniazida com outros fármacos devem-se principalmente à sua inibição do sistema do citocromo P450. Entre os fármacos com interações significativas com a isoniazida, estão varfarina, carbamazepina, benzodiazepínicos, paracetamol, clopidogrel, maraviroque, dronedarona, salmeterol, tamoxifeno, eplerenona e fenitoína.

DOSES A dose diária de isoniazida recomendada para o tratamento da TB é de 5 mg/kg para adultos e 10 mg/kg para crianças (as diretrizes dos Estados Unidos recomendam 10-15 mg), com uma dose diária máxima de 300 mg para ambos. Para terapia intermitente em adultos (geralmente 2×/semana), a dose é de 15 mg/kg, com uma dose máxima diária de 900 mg. A isoniazida não requer ajuste de dosagem em pacientes com doença renal. Quando é usado o regime de ILTB de 12 doses semanais por 3 meses, a dose de isoniazida é de 15 mg/kg, com uma dose máxima de 900 mg, e o fármaco é administrado junto com rifapentina. O novo esquema de 1 mês utiliza 300 mg de isoniazida em conjunto com a rifapentina em pessoas > 13 anos sem ajuste de peso.

RESISTÊNCIA Embora a isoniazida, juntamente com a rifampicina, seja a base dos regimes de tratamento de TB, cerca de 7% dos isolados clínicos de *M. tuberculosis* nos Estados Unidos são resistentes. As taxas de resistência primária à isoniazida entre pacientes não tratados são significativamente mais altas em muitas populações nascidas fora dos Estados Unidos. Cinco vias separadas de resistência à isoniazida já foram elucidadas. A maioria das cepas tem alterações de aminoácidos, ou no gene catalase-peroxidase (*katG*), ou no gene micobacteriano cetoenoil-redutase (*inhA*). Com frequência menor, alterações em *kasA*, o gene para uma enzima envolvida no alongamento do ácido micólico, e a perda de atividade da desidrogenase 2 NADH conferem resistência à isoniazida. Em 20 a 30% dos isolados de *M. tuberculosis* resistentes à isoniazida, a expressão aumentada de genes de bomba de efluxo, como *efpA*, *mmpL7*, *mmr*, *p55* e o gene semelhante a Tap, *Rv1258c*, tem sido implicada como o mecanismo de resistência subjacente.

EFEITOS ADVERSOS Embora, de modo geral, a isoniazida seja bem tolerada, lesão hepática induzida pelo fármaco e neuropatia periférica são efeitos adversos significativos associados a esse agente. A isoniazida pode causar elevação transitória assintomática dos níveis de aminotransferases (frequentemente denominada *adaptação hepática*) em até 20% dos pacientes que a recebem. Outras reações adversas incluem erupção cutânea (2%), febre (1,2%), anemia, acne, sintomas artríticos, uma síndrome semelhante ao lúpus eritematoso sistêmico, atrofia óptica, convulsões e sintomas psiquiátricos. Hepatite sintomática ocorre em < 0,1% das pessoas tratadas com isoniazida isoladamente para ILTB, e hepatite fulminante com insuficiência hepática aparece em < 0,01%. A hepatite associada à isoniazida é idiossincrática, mas sua incidência aumenta com a idade, com o consumo diário de álcool e em mulheres que estejam dentro de 3 meses após o parto.

Em pacientes que têm distúrbios hepáticos ou infecção por HIV, gestantes ou no período de 3 meses pós-parto, com história de doença do fígado (p. ex., hepatite B ou C, hepatite alcoólica ou cirrose), que consumem álcool regularmente, que têm múltiplos problemas médicos ou que têm outros fatores de risco para hepatopatia crônica, os riscos e os benefícios do tratamento da ILTB com isoniazida devem ser ponderados. Se o tratamento for realizado, esses pacientes devem ter concentrações séricas basais de ALT dosadas. O teste hepático rotineiro de ALT basal somente devido à idade > 35 anos é opcional e depende de considerações individuais. O monitoramento bioquímico mensal durante o tratamento com isoniazida está indicado para pacientes cujas provas de função hepática na linha de base tiverem resultados anormais e para os pacientes em risco de doença hepática, inclusive os grupos já mencionados. Diretrizes recomendam que a isoniazida seja suspensa na presença de sintomas de hepatite ou icterícia e nível de ALT ou aspartato-aminotransferase (AST) três vezes o limite superior da normalidade ou, na ausência de sintomas, com um nível de ALT ou AST cinco vezes o limite superior da normalidade (Tab. 181-3).

A neuropatia periférica associada à isoniazida ocorre em até 2% dos pacientes recebendo 5 mg/kg. A isoniazida parece interferir no metabolismo da piridoxina (vitamina B_6). O risco de neurotoxicidade relacionada com isoniazida é maior para os pacientes com distúrbios preexistentes que também representam um risco de neuropatia, como infecção por HIV; para aqueles com diabetes melito, abuso de álcool ou má nutrição; e para aqueles recebendo simultaneamente outros medicamentos potencialmente neuropáticos, como estavudina. Esses pacientes devem receber profilaxia com piridoxina (25-50 mg/dia).

Rifampicina

A rifampicina é um derivado semissintético de *Amycolatopsis rifamycinica* (conhecido anteriormente como *Streptomyces mediterranei*). Sendo o mais ativo agente antimicobacteriano disponível, a rifampicina é a base do tratamento de primeira linha da TB. Introduzido em 1968, esse fármaco finalmente possibilitou um encurtamento drástico do curso de tratamento da TB. A rifampicina tem atividade esterilizadora e bactericida contra *M. tuberculosis* em divisão ou não. O medicamento também é ativo contra uma variedade de outros microrganismos, inclusive algumas bactérias Gram-positivas e Gram-negativas, *Legionella*, *M. kansasii* e *Mycobacterium marinum*.

MECANISMO DE AÇÃO A rifampicina exerce atividade bactericida, tanto intracelular como extracelular. Como outras rifamicinas, a rifampicina prende-se especificamente e inibe a RNA-polimerase micobacteriana dependente de DNA, bloqueando a síntese de RNA. Cepas sensíveis de *M. tuberculosis*, bem como de *M. kansasii* e *M. marinum*, são inibidas por concentrações de rifampicina de 1 μg/mL.

FARMACOLOGIA A rifampicina é uma molécula macrocíclica complexa, lipossolúvel, rapidamente absorvida após administração oral. Níveis séricos de 10 a 20 μg/mL são conseguidos 2,5 horas após a dose oral habitual de adulto de 10 mg/kg (tomada sem alimento). A rifampicina tem uma meia-vida de 1,5 a 5 horas. O fármaco distribui-se bem pela maioria dos tecidos do corpo, inclusive pelo LCS. A rifampicina confere aos líquidos corpóreos, como urina, saliva, secreção e lágrimas, uma coloração laranja-avermelhada – um efeito que oferece um meio simples de avaliar a adesão do paciente a esse medicamento. A rifampicina é excretada primariamente por meio da bile e entra na circulação êntero-hepática; < 30% de uma dose é excretada pelos rins.

Como um indutor potente do sistema do citocromo hepático P450, a rifampicina pode reduzir a meia-vida de alguns fármacos, como digoxina, varfarina, fenitoína, prednisona, ciclosporina, metadona, contraceptivos orais, claritromicina, agentes antifúngicos azólicos, quinidina, inibidores de protease antirretrovirais e inibidores não nucleosídeos da transcriptase reversa. O Centers for Disease Control and Prevention (CDC) divulgou diretrizes para o manejo de interações medicamentosas durante o tratamento da coinfecção por HIV e *M. tuberculosis* (*www.cdc.gov/tb/*).

DOSES A dose diária de rifampicina é de 10 mg/kg para adultos e 10 a 20 mg/kg para crianças, com um máximo de 600 mg/dia para ambos. O fármaco é administrado 1×/dia, 2×/semana ou 3×/semana. Nenhum ajuste de dose ou de frequência é necessário em pacientes com insuficiência renal.

RESISTÊNCIA A resistência à rifampicina em *M. tuberculosis*, *M. leprae* e outros microrganismos é consequência de mutações pontuais espontâneas, com "troca de sentido" (*missense*), em uma região central do gene bacteriano que codifica para a subunidade β da RNA-polimerase (*rpoB*). A RNA-polimerase alterada dessa maneira não está mais sujeita à inibição pela rifampicina. A maioria das MNTs de crescimento rápido e lento alberga resistência intrínseca à rifampicina, para a qual o mecanismo ainda não foi determinado.

EFEITOS ADVERSOS Os eventos adversos associados à rifampicina são incomuns e geralmente leves. A hepatotoxicidade devida à rifampicina isoladamente é incomum na ausência de doença hepática preexistente e, frequentemente, consiste em hiperbilirrubinemia isolada, em vez de elevação de aminotransferase. Outras reações adversas incluem erupção cutânea, prurido, sintomas gastrintestinais e pancitopenia. Raramente, uma reação de hipersensibilidade pode ocorrer com a terapia intermitente, manifestando-se como febre, calafrios, mal-estar geral, exantema e – em alguns casos – insuficiência renal e hepática.

Pirazinamida

Um análogo da nicotinamida, a pirazinamida é um fármaco bactericida importante, usado na fase inicial do tratamento da TB. Sua administração pelos primeiros 2 meses de terapia com rifampicina e isoniazida permite que a duração do tratamento seja encurtada de 9 meses para 6 meses e diminui as taxas de recidiva.

MECANISMO DE AÇÃO A atividade antimicobacteriana da pirazinamida é limitada, essencialmente, a *M. tuberculosis*. O fármaco é mais ativo contra os microrganismos que replicam lentamente do que contra microrganismos que replicam ativamente. A pirazinamida é um profármaco que é convertido pela pirimidase micobacteriana à forma ativa, o ácido pirazinoico (POA, de *pyrazinoic acid*). Esse agente só é ativo em ambientes ácidos (pH < 6), como os encontrados dentro de fagócitos ou de granulomas. O mecanismo exato de ação do POA é obscuro, mas a ácido graxo-sintetase I pode ser o alvo primário em *M. tuberculosis*. Cepas suscetíveis de *M. tuberculosis* são inibidas por concentrações de pirazinamida de 16 a 50 µg/mL em pH 5,5.

FARMACOLOGIA E DOSES A pirazinamida é bem absorvida após administração oral, com pico de concentrações séricas de 20 a 60 µg/mL em 1 a 2 horas após a ingestão da dose diária de adulto recomendada de 15 a 30 mg/kg (máximo de 2 g/dia). Ela se distribui bem em vários compartimentos do corpo, inclusive no LCS, e é um componente importante do tratamento para meningite tuberculosa. A meia-vida sérica do fármaco é de 9 a 11 horas, com funções renal e hepática normais. A pirazinamida é metabolizada no fígado em POA, 5-hidroxipirazinamida e 5-hidróxi-POA. Uma proporção alta de pirazinamida e de seus metabólitos (cerca de 70%) é excretada na urina. A dose deve ser ajustada de acordo com o nível de função renal em pacientes com depuração de creatinina reduzida.

EFEITOS ADVERSOS Nas doses mais elevadas usadas anteriormente, a hepatotoxicidade era vista em 15% dos pacientes tratados com pirazinamida. Entretanto, nas dosagens recomendadas atualmente, ela ocorre menos comumente quando esse fármaco é administrado com isoniazida e rifampicina durante o tratamento da TB. Idade mais avançada, doença hepática ativa, infecção por HIV e níveis baixos de albumina podem aumentar o risco de hepatotoxicidade. O uso de pirazinamida com rifampicina para o tratamento de ILTB não é mais recomendado por causa de taxas inaceitáveis de hepatotoxicidade e morte nesse cenário. Hiperuricemia é um efeito adverso comum da terapia com pirazinamida, que, geralmente, pode ser manejado de forma conservadora. A gota clinicamente manifesta é rara.

Embora a pirazinamida seja recomendada por organizações internacionais para uso de rotina na gravidez, isso não ocorre nos Estados Unidos por causa de dados inadequados sobre teratogenicidade.

RESISTÊNCIA A base da resistência de *M. tuberculosis* à pirazinamida é uma mutação no gene *pncA* que codifica para pirazinamidase, a enzima que converte o profármaco em POA ativo. Resistência à pirazinamida está associada à perda de atividade da pirazinamidase, que impede a conversão de pirazinamida em POA. Dos isolados de *M. tuberculosis* resistentes à pirazinamida, 72 a 98% têm mutações em *pncA*. Métodos convencionais de testes para sensibilidade à pirazinamida podem produzir tanto resultados falso-negativos quanto falso-positivos, porque o ambiente de alta acidez necessário para a ativação do fármaco também inibe o crescimento de *M. tuberculosis*. Há alguma controvérsia quanto ao significado clínico da resistência à pirazinamida *in vitro*.

Etambutol

O etambutol é um agente antimicobacteriano bacteriostático, primeiramente sintetizado em 1961. Um componente do regime padrão de primeira linha, o etambutol propicia sinergismo com os outros fármacos do esquema e geralmente é bem tolerado. As espécies suscetíveis incluem *M. tuberculosis*, *M. marinum*, *M. kansasii* e microrganismos do complexo *Mycobacterium avium* (MAC); entretanto, dos fármacos de primeira linha, o etambutol é o menos potente contra *M. tuberculosis*. Esse agente também é usado em combinação com outros agentes na fase de manutenção do tratamento quando pacientes não podem tolerar isoniazida ou rifampicina ou são infectados com microrganismos resistentes a um desses fármacos.

MECANISMO DE AÇÃO O etambutol é bacteriostático contra *M. tuberculosis*. Seu mecanismo de ação primário é a inibição das arabinosiltransferases envolvidas na síntese da parede celular, que provavelmente impede a formação de arabinogalactano e lipoarabinomanana. A CIM do etambutol para cepas suscetíveis de *M. tuberculosis* é de 0,5 a 2 µg/mL.

FARMACOLOGIA E DOSES De uma só dose de etambutol, 75 a 80% são absorvidos dentro de 2 a 4 horas da administração. Os níveis séricos atingem o pico em 2 a 4 µg/mL após a dose diária padrão de adultos, de 15 mg/kg. O etambutol é bem distribuído por todo o corpo, exceto no LCS; uma dosagem de 25 mg/kg é necessária para atingir um nível no LCS metade do sérico. Para terapia intermitente, a dose é de 25 a 35 mg/kg, 3×/semana. Para prevenir toxicidade, a dosagem deve ser diminuída, e a frequência de administração, reduzida nos pacientes com insuficiência renal.

EFEITOS ADVERSOS O etambutol geralmente é bem tolerado e não tem interações significativas com outros fármacos. A neurite óptica, o efeito adverso mais grave relatado, apresenta-se como acuidade visual reduzida, escotoma central e perda da capacidade de ver a cor verde (ou, menos comumente, a cor vermelha). A causa dessa neurite é desconhecida, mas pode ser devida a um efeito do etambutol sobre as células amácrinas e bipolares da retina. Em geral, os sintomas se desenvolvem vários meses após o início da terapia, mas tem sido descrita toxicidade ocular logo depois da introdução do etambutol. O risco de toxicidade ocular depende da dose, ocorrendo em 1 a 5% dos pacientes, e pode ser aumentado por insuficiência renal. O uso rotineiro de etambutol em crianças pequenas não é recomendado, pois o monitoramento de complicações visuais pode ser difícil. Se houver suspeita de TB resistente a fármacos, o etambutol pode ser usado no tratamento de crianças.

Todos os pacientes que iniciam uma terapia com etambutol devem ter um teste basal para acuidade visual, campos visuais e visão de cores e submeter-se a um exame de fundo de olho. A acuidade visual e a visão de cores devem ser monitoradas mensalmente ou com frequência menor, conforme necessário. A suspensão do etambutol em resposta a sintomas precoces de toxicidade ocular resulta em reversão do déficit dentro de vários meses. A recuperação completa da função visual pode levar até 1 ano. Os déficits podem ser permanentes nos idosos e em pacientes cujos sintomas não são reconhecidos precocemente. Alguns especialistas acham que a suplementação com hidroxocobalamina (vitamina B_{12}) é benéfica para pacientes com toxicidade ocular relacionada com etambutol. Outros efeitos adversos do etambutol são raros. Neuropatia sensitiva periférica ocorre raramente.

RESISTÊNCIA A resistência ao etambutol de *M. tuberculosis* e MNTs está associada principalmente a mutações *missense* no gene *embB* que codifica para arabinosiltransferase. Mutações têm sido encontradas em cepas resistentes no códon 306, em 50 a 70% dos casos. Mutações em *embB*306 podem causar aumento significativo da CIM de etambutol, resultando em resistência clínica.

OUTRAS RIFAMICINAS

Rifabutina A rifabutina, um derivado semissintético da rifamicina S, inibe a RNA-polimerase micobacteriana dependente de DNA. A rifabutina é recomendada em lugar da rifampicina para o tratamento da TB em indivíduos coinfectados com HIV que estejam tomando inibidores de protease ou inibidores não nucleosídeos da transcriptase reversa, particularmente nevirapina. Um estudo na Índia mostrou melhores desfechos do tratamento da TB em pacientes coinfectados pelo HIV que receberam diariamente rifabutina mais atazanavir/ritonavir em comparação com aqueles que receberam 3×/semana rifabutina mais atazanavir/ritonavir. O efeito da rifabutina sobre a indução de enzimas hepáticas é menos pronunciado que o da rifampicina. Os inibidores da protease podem causar aumentos significativos em níveis de rifabutina por meio da inibição do metabolismo hepático. A rifabutina é mais ativa *in vitro* que a rifampicina contra microrganismos MAC e outras MNTs, mas sua superioridade clínica ainda não foi estabelecida.

FARMACOLOGIA Assim como a rifampicina, a rifabutina é lipofílica e absorvida rapidamente após administração oral, atingindo pico de níveis séricos 2 a 4 horas após a ingestão. A rifabutina se distribui melhor nos tecidos, alcançando níveis 5 a 10 vezes mais altos que os alcançados no plasma. Ao contrário da rifampicina, a rifabutina e seus metabólitos são parcialmente depurados pelo sistema microssômico hepático. A depuração lenta da rifabutina resulta em uma meia-vida sérica média de 45 horas, muito mais longa que a meia-vida de 3 a 5 horas da rifampicina. A claritromicina (mas não a azitromicina) e o fluconazol parecem aumentar os níveis de rifabutina por inibição do metabolismo hepático.

EFEITOS ADVERSOS Os efeitos adversos mais comuns do tratamento com rifabutina são gastrintestinais; outras reações incluem erupção cutânea, cefaleia, astenia, dor torácica, mialgia e insônia. Entre as reações colaterais menos comuns, estão febre, calafrios, síndrome gripal, uveíte anterior, hepatite, diarreia associada a *Clostridium difficile*, síndrome de polimialgia difusa e coloração amarela da pele ("pseudoicterícia"). Anormalidades laboratoriais incluem neutropenia, leucopenia, trombocitopenia e níveis aumentados de enzimas hepáticas. A rifabutina parece ser mais bem tolerada pela maioria (72%) dos adultos com TB que tenham desenvolvido efeitos adversos relacionados à rifampicina. As mulheres, as pessoas coinfectadas por hepatites B ou C e as pessoas com colestase, reações dermatológicas ou artralgias relacionadas à rifampicina têm mais chances de desenvolver efeitos colaterais leves a intensos relacionados à rifabutina.

RESISTÊNCIA De modo semelhante à resistência à rifampicina, a resistência à rifabutina é mediada por algumas mutações em *rpoB*.

Rifapentina A rifapentina é uma ciclopentil rifamicina semissintética que compartilha um mecanismo de ação com a rifampicina. A rifapentina é lipofílica e tem uma meia-vida prolongada que permite dosagem semanal ou bissemanal. Por isso, a rifapentina é alvo de pesquisa clínica intensiva, visando determinar a dosagem e a frequência de administração ideais. Atualmente, a rifapentina é uma alternativa à rifampicina na fase de continuação do tratamento para pacientes com TB pulmonar não cavitária suscetível a fármacos em pacientes soronegativos para HIV que têm esfregaços de escarro negativos ao completar a fase inicial do tratamento. Quando administrada nessas circunstâncias específicas, a rifapentina (10 mg/kg, até 600 mg) é administrada 1×/semana com isoniazida. Por causa das taxas mais altas de recidiva, esse regime não é recomendado para pacientes com doença por TB e coinfecção por HIV; além disso, não foi aprovado para crianças < 12 anos de idade. Em um estudo de fase 2, a substituição de rifampicina por rifapentina diária resultou em maiores taxas de esterilização do escarro após 2 meses de tratamento intensivo. Doses mais altas de rifapentina (20 mg/kg vs. 10 mg/kg) obtiveram melhores resultados e foram seguras e bem toleradas. Os regimes contendo altas doses de rifapentina estão sendo avaliados para analisar a possibilidade de encurtar o tratamento da TB para < 6 meses.

FARMACOLOGIA A absorção da rifapentina é melhorada quando o fármaco é tomado com uma refeição. Depois da administração oral, atinge o pico de concentração sérica em 5 a 6 horas e consegue um estado de equilíbrio constante em 10 dias. A meia-vida da rifapentina e de seu metabólito ativo, 25-desacetil rifapentina, é de cerca de 13 horas. A dose administrada é excretada pelo fígado (70%).

EFEITOS ADVERSOS O perfil de efeitos adversos da rifapentina é similar ao de outras rifamicinas. A rifapentina é teratogênica em modelos animais e é relativamente contraindicada na gravidez.

RESISTÊNCIA A resistência à rifapentina é mediada por mutações em *rpoB*. As mutações que causam resistência à rifampicina também causam resistência à rifapentina.

FÁRMACOS ANTITUBERCULOSE DE SEGUNDA LINHA

Os agentes antituberculose de segunda linha são indicados para o tratamento de TB resistente a fármacos, para pacientes que são intolerantes ou alérgicos a agentes de primeira linha e quando medicamentos suplementares de primeira linha não estão disponíveis. Conforme o seu perfil de uso, eles são divididos em três grupos pela OMS.

Grupo A • FLUOROQUINOLONAS As fluoroquinolonas inibem a DNA-girase micobacteriana e a topoisomerase IV, prevenindo a replicação celular e a síntese proteica, e são bactericidas. Considerando a sua excelente atividade, elas estão sendo investigadas por seu potencial para encurtar o tratamento da TB suscetível a fármacos de 6 para 4 meses. Em contrapartida aos estudos prévios, um grande ensaio clínico recente controlado, randomizado e aberto (TBTC Study 31) gerou resultados promissores para o encurtamento do tratamento da TB. Os pacientes com doença por TB suscetível a fármacos foram randomizados para receber o esquema padrão de 6 meses para TB ou um esquema de 4 meses contendo rifapentina (8 semanas de uso diário de rifapentina, isoniazida, pirazinamida e etambutol, seguido por 9 semanas de uso diário de rifapentina e isoniazida) ou um esquema de 4 meses contendo rifapentina e moxifloxacino (8 semanas de uso diário de rifapentina, isoniazida, pirazinamida e moxifloxacino, seguido por 9 semanas de uso diário de rifapentina, isoniazida e moxifloxacino). O estudo demonstrou que um esquema de 4 meses usando diariamente rifapentina e moxifloxacino (mas não a rifapentina isoladamente) era não inferior ao esquema padrão de 6 meses para TB usando um desfecho de sobrevida livre de TB em 12 meses após a randomização. A combinação do uso diário de rifapentina e moxifloxacino permite a ação sinérgica sobre a conversão do escarro em uma opção diária mais afeita à adesão pelo paciente. As recomendações atuais continuam a ser o esquema padrão de 6 meses, embora se preveja que esses resultados servirão para informar as diretrizes futuras. O gatifloxacino caiu em desuso devido à disglicemia significativa. Ciprofloxacino e ofloxacino não são mais recomendados para o tratamento de TB por causa da baixa eficácia. Apesar da resistência documentada a fluoroquinolonas de geração inicial (p. ex., ofloxacino e ciprofloxacino), o uso de uma fluoroquinolona de última geração em pacientes com TB resistente a fármacos tem sido associado a resultados favoráveis. As fluoroquinolonas também são consideradas alternativas seguras para pacientes que desenvolvem efeitos adversos limitadores do tratamento devidos a agentes de primeira linha. Tanto o levofloxacino como o moxifloxacino têm sido usados efetivamente no tratamento de MDR-TB. A dose ideal de levofloxacino para essa indicação está sendo estudada ativamente, mas doses de pelo menos 750 mg são geralmente usadas. O moxifloxacino em altas doses (800 mg) é recomendado para os esquemas mais curtos padronizados para MDR-TB.

As fluoroquinolonas são bem absorvidas oralmente, atingem níveis séricos altos e se distribuem bem nos tecidos e fluidos corporais. Sua absorção é diminuída pela coingestão de produtos contendo cátions multivalentes, como antiácidos. Efeitos adversos são relativamente incomuns (0,5-10% de pacientes) e incluem intolerância gastrintestinal, exantemas, tontura e cefaleia. A maioria dos estudos de efeitos colaterais das fluoroquinolonas tem sido baseada na administração de prazo relativamente curto para infecções bacterianas, mas os experimentos atuais têm mostrado a relativa segurança e a tolerabilidade de fluoroquinolonas administradas por meses durante o tratamento de TB em adultos. Embora o potencial para prolongar o intervalo QTc, levando a arritmias cardíacas, tenha sido uma fonte de preocupação com as fluoroquinolonas, a suspensão do tratamento devido a esse efeito adverso é rara. Como os benefícios podem superar os riscos no tratamento da TB resistente aos fármacos, há crescente interesse no uso de fluoroquinolonas em crianças, o que tem sido tradicionalmente evitado devido aos riscos de ruptura de tendão e dano a cartilagens.

Múltiplos cursos de terapia empírica com fluoroquinolonas para suposta pneumonia adquirida na comunidade estão associados com atraso no diagnóstico de TB pulmonar ativa e aumento da resistência a fluoroquinolonas em *M. tuberculosis*. Mutações nos genes codificando para DNA-girase (*gyrA* e *gyrB*) estão implicadas na maioria dos casos – mas não em todos – de resistência clínica às fluoroquinolonas.

DIARILQUINOLINAS A bedaquilina (TMC207 ou R207910) é uma diarilquinolina com um novo mecanismo de ação: inibição da bomba de prótons trifosfato de adenosina (ATP)-sintetase micobacteriana. A bedaquilina é bactericida contra *M. tuberculosis*. Tem sido relatada resistência, a qual se deve a mutações pontuais no gene *atpE* que codifica para a subunidade c da ATP-sintetase. Resistência clínica à bedaquilina também foi relatada devido a mutações fora do alvo em Rv0678 (um repressor negativo da bomba de efluxo MmpL5) e PepQ (uma peptidase citoplasmática), ambos podendo causar resistência cruzada com a clofazimina. A bedaquilina é metabolizada pelo citocromo hepático CYP3A4. A rifampicina baixa os níveis de bedaquilina em 50%, e os inibidores da protease também interagem significativamente com esse fármaco. Como o efavirenz induz o CYP3A4, existe a preocupação com níveis mais baixos de bedaquilina com a sua coadministração. Em um estudo de cotratamento com bedaquilina e efavirenz em voluntários saudáveis, os níveis de bedaquilina foram reduzidos em apenas 20%; porém, em um estudo simulando a coadministração crônica desses dois fármacos, a redução dos níveis de bedaquilina foi estimada em 50%, levando muitos programas nacionais de controle de TB a evitar a coadministração de efavirenz com a bedaquilina.

A biodisponibilidade oral da bedaquilina parece ser excelente. A dosagem é de 400 mg/dia para as primeiras 2 semanas e, depois, 200 mg, 3×/semana, geralmente por um total de 6 meses. A meia-vida de eliminação é longa (> 14 dias). Uma dose única desse fármaco pode inibir o crescimento de *M. tuberculosis* por até 1 semana, com uma combinação de meia-vida plasmática longa, alto nível de penetração tecidual e meia-vida longa nos tecidos. A bedaquilina adicionada a um regime de fundo melhorou a taxa de conversão de cultura de escarro em 2 meses em estudos multicêntricos randomizados controlados por placebo, e esses resultados levaram à aprovação pela Food and Drug Administration (FDA). Entretanto, em um estudo, foi observada taxa de mortalidade mais alta no grupo da bedaquilina que no grupo-controle (11,4 vs. 2,5%); o resultado foi um alerta na bula pela FDA, que também incluiu prolongamento do QT. Estudos subsequentes não encontraram associação com mortalidade significativa. O CDC fez uma recomendação provisória para o uso de bedaquilina por 24 semanas em adultos com MDR-TB pulmonar confirmada em laboratório, quando nenhum outro regime terapêutico efetivo pode ser provido. A bedaquilina é parte integral dos esquemas de tratamento mais curtos e totalmente orais para MDR-TB endossados pela OMS.

OXAZOLIDINONAS A linezolida é uma oxazolidinona usada principalmente para o tratamento de infecções bacterianas Gram-positivas resistentes a fármacos. Entretanto, esse agente é ativo *in vitro* contra *M. tuberculosis* e MNTs. Várias séries de casos têm sugerido que a linezolida pode ajudar a eliminar micobactérias de forma relativamente rápida, quando incluída em um regime para tratamento de casos complexos de TB resistente a fármacos. O mecanismo de ação da linezolida é a interrupção da síntese proteica por ligação ao ribossomo bacteriano 50S. A linezolida tem quase 100% de biodisponibilidade oral, com boa penetração em tecidos e fluidos, inclusive no LCS. A resistência clínica à linezolida foi relatada e está geralmente associada a mutações no rRNA 23S e em duas proteínas ribossômicas, L3 (*rplC*) e L4 (*rplD*). Os efeitos adversos podem incluir neuropatia óptica e periférica, pancitopenia e acidose láctica, estando geralmente associados a doses mais altas. A linezolida é um inibidor fraco da monoaminoxidase e pode estar associada à síndrome serotoninérgica quando administrada concomitantemente com fármacos serotonérgicos (principalmente antidepressivos, como inibidores seletivos de recaptação da serotonina). Foi demonstrado que cerca de 80% dos pacientes com MDR-TB podem ser tratados com sucesso com regimes anti-TB individualizados contendo linezolida com base no teste de suscetibilidade a fármacos. A substituição de etambutol por linezolida por 2 a 4 semanas durante a fase intensiva do tratamento da TB suscetível aos fármacos está atualmente sendo avaliada quanto a uma possível conversão mais rápida do escarro e um regime de tratamento mais curto. Para o tratamento de MDR-TB, a linezolida geralmente é administrada em uma dose de 600 mg (ou menos, em alguns casos), 1×/dia, o que parece ser efetivo. A dose única diária está associada a menos eventos adversos do que a dosagem 2×/dia.

A sutezolida, uma versão modificada de oxazolidinonas e inibidor da síntese proteica, tem maior atividade bactericida inicial em comparação com a linezolida e está sendo avaliada atualmente em estudos de fase 2A. Ela é atualmente aprovada pela FDA para infecções cutâneas complexas e parece ter menos efeitos colaterais em comparação com a linezolida; o perfil de efeitos adversos com a exposição de longo prazo em comparação ao da linezolida ainda merece investigação adicional.

Grupo B • CLOFAZIMINA A clofazimina é um corante riminofenazina lipossolúvel usado principalmente no tratamento da hanseníase em todo o mundo. Atualmente, ela está ganhando popularidade no tratamento de TB resistente a fármacos por causa de seu baixo custo e atividade intra e extracelular. Por aumentar espécies reativas de oxigênio e causar desestabilização da membrana, a clofazimina pode promover a morte de microrganismos *M. tuberculosis* persistentes tolerantes a antibióticos. Além da atividade antimicrobiana, o fármaco tem outras propriedades farmacológicas – por exemplo, anti-inflamatórias, pró-oxidantes e imunofarmacológicas. A clofazimina tem meia-vida de aproximadamente 70 dias em seres humanos, e concentrações médias em estado constante são conseguidas em cerca de 1 mês. A ingestão com refeições gordurosas pode melhorar suas taxas baixas e variáveis de absorção (45-62%). Efeitos colaterais comuns incluem intolerância gastrintestinal e coloração laranja a acastanhada reversível da pele, dos fluidos corpóreos e das secreções. O ajuste da dose pode ser necessário em pacientes com deficiência hepática grave. A clofazimina foi estudada como parte de um regime desenvolvido em Bangladesh para encurtamento potencial do curso do tratamento de MDR-TB. Uma metanálise sugeriu que a inclusão de clofazimina em um regime de múltiplos fármacos para tratamento de MDR-TB foi associada a resultado favorável. Análogos mais novos com farmacocinética melhorada e formulações alternativas de clofazimina (lipossômica, nanossuspensão, inalatória) estão sendo estudados.

CICLOSSERINA A ciclosserina é um análogo do aminoácido D-alanina e impede a síntese da parede celular bacteriana. Ela inibe a ação de enzimas, inclusive alanina-racemase, que estão envolvidas na produção de peptideoglicanos. A ciclosserina é ativa contra uma variedade de bactérias, incluindo *M. tuberculosis*. Os mecanismos de resistência micobacteriana não são bem compreendidos, mas a expressão excessiva de alanina-racemase pode conferir resistência a *Mycobacterium smegmatis*. A ciclosserina é bem absorvida após administração oral e é amplamente distribuída pelos fluidos corpóreos, inclusive o LCS. A dose utilizada para adultos é de 250 mg, 2 ou 3×/dia. Os efeitos colaterais potenciais graves incluem convulsões e psicose (com suicídio em alguns casos), neuropatia periférica, cefaleia, sonolência e reações alérgicas. Os níveis do fármaco são monitorados para conseguir a dose ideal e para reduzir o risco de efeitos adversos, especialmente em pacientes com insuficiência renal. A ciclosserina deve ser administrada como DOT somente com cautela e com o suporte de médicos experientes em TB a pacientes com epilepsia, abuso ativo de álcool, insuficiência renal grave ou história de depressão ou psicose.

Grupo C • NITROIMIDAZÓIS Os profármacos delamanida (OPC-67683) e pretomanida (PA 824) são novos derivados nitrodi-hidroimidazoxazóis que são ativados por nitrorredutases dependentes de flavina específicas de *M. tuberculosis*, cuja atividade antimicobacteriana é atribuível à inibição da biossíntese do ácido micólico. Foi demonstrado, em um experimento clínico multinacional, randomizado e controlado por placebo, que a delamanida melhora significativamente a taxa de conversão de cultura em 2 meses. O prolongamento do QT ocorreu com frequência significativamente maior em pacientes tratados com delamanida, mas nenhum evento clinicamente relevante foi relatado. Em um subsequente ensaio clínico randomizado de fase 3, não houve diferença significativa na conversão do escarro em 6 meses entre delamanida e placebo nos pacientes com um esquema de base otimizado. Atualmente, ela é parte de vários estudos em andamento incluindo a combinação com bedaquilina. É recomendada para uso em crianças menores de 6 anos com TB resistente à rifampicina. A dose habitual em adultos é de 100 mg, 2×/dia.

A pretomanida, o segundo novo agente dessa classe, mostrou resultados promissores no tratamento da TB resistente a fármacos em combinação com a bedaquilina. Uma combinação de pretomanida com moxifloxacino e pirazinamida para tratamento da TB suscetível aos fármacos demonstrou taxas mais altas de conversão da cultura em 8 semanas comparada com HRZE; porém, um estudo subsequente de fase 3 levantou preocupações quanto à frequência maior de hepatotoxicidade potencialmente fatal. Ela está atualmente sendo avaliada em vários estudos de fase 3 em diversas combinações, incluindo com fluoroquinolonas e pirazinamida. Com base nos resultados citados antes com o esquema BPaL (estudo Nix-TB), a FDA concedeu a aprovação para casos específicos de TB altamente resistente. A dose de tratamento em adultos é de 200 mg/dia.

AMOXICILINA-CLAVULANATO E CARBAPENÊMICOS Os agentes β-lactâmicos são amplamente ineficazes para o tratamento de *M. tuberculosis* por causa da resistência conferida por uma β-lactamase classe A hidrolisadora, BlaC. Os carbapenêmicos são substratos ruins para a BlaC, e o ácido clavulânico leva à inibição irreversível. Embora o uso de amoxicilina-ácido clavulânico ou de carbapenêmicos isoladamente para as formas altamente resistentes de TB tenha tido relatos esporádicos com resultados incertos, a combinação de meropeném e ácido clavulânico se mostrou altamente ativa *in vitro*. Recentemente, foi demonstrado que a combinação tem atividade bactericida efetiva precoce, e, em grandes metanálises de dados de pacientes individuais, a combinação foi associada com desfechos positivos. Não obstante, a necessidade de administrar esses carbapenêmicos pela via intravenosa (IV) e a falta de informações sobre efeitos colaterais dos fármacos em longo prazo têm restringido seu uso somente a certos casos graves. As doses diárias recomendadas são imipeném-cilastatina 1 g (cada componente), IV, 2×/dia, ou meropeném 1 g, IV, 3×/dia, cada um deles em combinação com ácido clavulânico 125 mg, por via oral (VO), 2×/dia, que só está disponível em combinação com a amoxicilina.

AMINOGLICOSÍDEOS Os aminoglicosídeos já foram importantes no tratamento das infecções por micobactérias. A amicacina e a estreptomicina são aminoglicosídeos que exercem atividade micobacteriana por ligação à subunidade ribossômica 16S. O espectro de atividade antibiótica para amicacina e estreptomicina inclui *M. tuberculosis*, várias espécies de MNTs e bactérias aeróbias Gram-negativas e Gram-positivas. Devido à necessidade de injeções dolorosas IM ou IV, além de seu grave perfil de efeitos colaterais, a OMS recomenda limitar seu uso devido à ampla disponibilidade de novos agentes orais. A canamicina e a capreomicina, um polipeptídeo cíclico semelhante aos aminoglicosídeos, não são mais recomendados devido aos piores desfechos terapêuticos e à maior mortalidade. Essa recomendação se baseia em uma grande metanálise de dados de pacientes individuais de estudos observacionais de coorte e provavelmente se deve à maior toxicidade vista com esses agentes. A estreptomicina foi o primeiro agente antimicobacteriano usado para o tratamento de TB. Derivada de *Streptomyces griseus*, a estreptomicina é bactericida contra microrganismos *M. tuberculosis* em divisão, mas tem atividade bactericida inicial apenas de baixo nível. Nos países em desenvolvimento, ela continua a ser amplamente usada devido ao seu baixo custo. A dose diária habitual de estreptomicina (administrada IM diariamente ou 5 dias/semana) é de 15 mg/kg para adultos e 20 a 40 mg/kg para crianças, com um máximo de 1 g/dia para ambos, com redução da dose recomendada para pacientes ≥ 60 anos ou com comprometimento renal. A penetração no sistema nervoso central é ruim.

A resistência à amicacina é menos disseminada, e as cepas resistentes à estreptomicina podem ainda ser suscetíveis a ela. A dose diária habitual em adultos é de 15 a 30 mg/kg administrada IM ou IV (dose diária máxima de 1 g). Ela é frequentemente utilizada para tratar as infecções graves por micobactérias não tuberculosas.

A resistência micobacteriana aos aminoglicosídeos se deve a mutações nos genes que codificam o gene ribossômico RNA 16S (*rrs*). Os efeitos adversos da amicacina e da estreptomicina incluem ototoxicidade (em até 10% dos que as recebem, com disfunção auditiva ocorrendo com mais frequência que a toxicidade vestibular), nefrotoxicidade e neurotoxicidade.

ETIONAMIDA A etionamida é um derivado do ácido isonicotínico. Seu mecanismo de ação é por meio da inibição do produto do gene *inhA* proteína transportadora enoil-acil (acp)-redutase, que está envolvida na síntese do ácido micólico. A etionamida é bacteriostática contra *M. tuberculosis* metabolicamente ativo e algumas MNTs. Ela é usada no tratamento da TB resistente a fármacos, mas sua utilização é limitada pelas reações gastrintestinais intensas (inclusive dor abdominal, náusea e vômitos), assim como por efeitos colaterais neurológicos centrais e periféricos, hepatite reversível (em cerca de 5% dos que a recebem), reações de hipersensibilidade e hipotireoidismo. A etionamida deve ser tomada com alimento, a fim de reduzir efeitos gastrintestinais, e com piridoxina (50-100 mg/dia), para limitar os efeitos colaterais neuropáticos.

ÁCIDO *PARA*-AMINOSSALICÍLICO O ácido *para*-aminossalicílico (PAS; ácido 4-aminossalicílico) é um agente oral usado no tratamento de TB resistente a fármacos. Sua atividade bacteriostática deve-se à inibição da síntese de folato e da captação de ferro. O PAS tem relativamente pouca atividade como agente anti-TB. Os efeitos adversos podem incluir náusea, vômitos e diarreia em alto grau. Ele pode causar hemólise em pacientes com deficiência de glicose-6-fosfato-desidrogenase. O fármaco deve ser ingerido com alimentos ácidos para melhorar a absorção. Grânulos de PAS com revestimento entérico (4 g, VO, de 8/8 horas) parecem ser mais bem tolerados que outras formulações e produzem níveis sanguíneos terapêuticos mais altos. O PAS tem uma meia-vida curta (1 hora), e 80% da dose são excretados na urina.

FÁRMACOS EM DESENVOLVIMENTO

O horizonte de novos fármacos contra a TB está mudando rapidamente. O leitor deve consultar o Working Group on New TB Drugs para as informações mais atualizadas (*https://www.newtbdrugs.org/pipeline/clinical*).

MICOBACTÉRIAS NÃO TUBERCULOSAS

Mais de 150 espécies de MNTs já foram identificadas. Somente uma minoria desses microrganismos ambientais, que são encontrados no solo e na água, são patógenos humanos importantes. As MNTs causam doença extensa, principalmente em pessoas com doença pulmonar preexistente ou comprometimento imune, mas também podem causar doença nodular/bronquiectasia em hospedeiros aparentemente saudáveis sob outros aspectos. Infecções disseminadas por MNTs são comuns em pessoas imunocomprometidas. As MNTs também são causas importantes de infecções de pele e tecidos moles em situações cirúrgicas. As duas classes principais de MNTs são as de crescimento lento e de crescimento rápido subculturas das últimas crescem dentro de 1 semana. As características de crescimento das MNTs têm implicações diagnósticas, terapêuticas e prognósticas. A velocidade de crescimento pode fornecer informações preliminares úteis dentro de um contexto clínico específico, visto que o crescimento dentro de 2 a 3 semanas é muito mais provável de indicar uma MNT do que *M. tuberculosis*. Quando MNTs crescem em culturas, a colonização deve ser distinguida de doença ativa a fim de otimizar o risco e o benefício do tratamento com múltiplos medicamentos. De acordo com as recomendações da American Thoracic Society e da Infectious Diseases Society of America, manifestações clínicas significativas e/ou evidência radiográfica de doença progressiva compatível com MNT, bem como resultados de cultura de escarro reprodutíveis, ou uma única cultura positiva por broncoscopia, são necessários para o diagnóstico de doença pulmonar por MNTs. O isolamento de MNTs do sangue ou de um sítio extrapulmonar aparentemente infectado, como tecido mole ou osso, geralmente é indicativo de infecção por MNTs disseminada ou local (Cap. 180). O tratamento da doença por MNTs é prolongado e requer múltiplos medicamentos. Os efeitos colaterais dos esquemas empregados são comuns, e a terapia intermitente frequentemente é usada para diminuir esses eventos adversos. Os regimes de tratamento dependem da espécie de MNT, da extensão ou do tipo da doença e – em algum grau – dos resultados dos testes de sensibilidade aos fármacos.

CONSIDERAÇÕES TERAPÊUTICAS PARA MNTs ESPECÍFICAS

Micobactérias de crescimento lento As micobactérias de crescimento lento podem ser divididas em três categorias com base em sua capacidade de produzir pigmentos e – se produzirem pigmento – sua necessidade de luz para fazê-lo. As *fotocromogênicas*, incluindo *M. marinum* e *M. kansasii*, podem produzir pigmento laranja-amarelado apenas quando expostas à luz. As *escotocromogênicas*, incluindo *Mycobacterium gordonae* e *Mycobacterium scrofulaceum*, podem produzir pigmento independentemente da exposição à luz. Os microrganismos MAC e *Mycobacterium ulcerans* são *não cromogênicos* – isto é, são incapazes de produzir pigmento independentemente da exposição à luz.

COMPLEXO *MYCOBACTERIUM AVIUM* Entre as MNTs, os microrganismos MAC geralmente são os que mais causam doença em humanos. Em hospedeiros imunocompetentes, as espécies MAC são encontradas mais frequentemente em associação a doença pulmonar significativa subjacente, como doença pulmonar obstrutiva crônica ou bronquiectasia. Para pacientes com doença pulmonar por MAC nodular ou bronquiectásica, um regime inicial consistindo em claritromicina ou azitromicina, rifampicina ou rifabutina (esta última preferível em pacientes com HIV que recebem TARV) e etambutol é administrado 3×/semana por pelo menos 12 meses após a conversão das culturas. Um regime diário desses três fármacos, considerando a amicacina ou a estreptomicina na fase inicial do tratamento, é recomendado para pacientes com doença pulmonar fibrocavitária por MAC ou doença grave nodular/bronquiectásica. Testes de rotina iniciais para resistência a macrolídeos são recomendados, bem como testes aos 6 meses em regimes que falharem (i.e., com culturas persistentemente positivas para MNTs). A interpretação dos testes de suscetibilidade aos fármacos que não os macrolídeos e os aminoglicosídeos é prejudicada pela má correlação com os desfechos clínicos. A amicacina tem sido reformulada como suspensão lipossomal com maior penetração em biofilmes das vias aéreas. O estudo CONVERT mostrou que a adição de amicacina lipossomal inalatória ao esquema padrão de três fármacos de azitromicina ou claritromicina, rifampicina e etambutol na doença pulmonar por MAC refratária ao tratamento (positividade persistente no escarro após pelo menos 6 meses) aumenta, de forma significativa, as taxas de conversão das culturas de 9 para 26% em 6 meses. Eventos adversos respiratórios (primariamente disfonia, tosse e dispneia) foram relatados em 87,4% dos pacientes que receberam a amicacina lipossomal inalatória em comparação com 50% do grupo de terapia padrão; porém, as taxas de eventos adversos graves não foram diferentes entre os esquemas. A amicacina lipossomal inalatória está atualmente aprovada para uso nas infecções pulmonares refratárias por MAC (culturas positivas persistentes após pelo menos 6 meses de tratamento). Ela está atualmente sendo avaliada como agente de primeira linha e como substituto da rifampicina no tratamento da doença pulmonar por MAC.

A ressecção cirúrgica deve ser considerada para pessoas cujas infecções se localizem em um pulmão, com função pulmonar adequada para tolerar a ressecção pulmonar, com resposta ruim ao tratamento clínico e/ou que desenvolveram doença por MAC resistente aos macrolídeos.

O tratamento da MAC em pessoas com HIV deve ser iniciado em colaboração com um infectologista. Nos pacientes infectados pelo HIV com a doença bem controlada e contagens de linfócitos T CD4 na faixa normal, o tratamento da MAC é idêntico ao de pacientes sem HIV, com exceção das interações medicamentosas entre os antimicobacterianos e a TARV, as quais devem ser cuidadosamente monitoradas. Os pacientes infectados pelo HIV com baixas contagens de CD4 (contagem de células T CD4+ > 100/μL) estão sob risco de infecção disseminada por MAC. Nesses indivíduos, a doença por MAC geralmente é tratada com claritromicina, etambutol e rifabutina. A azitromicina pode ser preferida em relação à claritromicina, dependendo dos efeitos adversos e da tolerância do paciente. A amicacina e as fluoroquinolonas frequentemente são usadas em esquemas de resgate. O tratamento para infecção disseminada por MAC em pacientes com Aids pode ser necessário pelo resto da vida na ausência de reconstituição imune. A terapia é recomendada por pelo menos 12 meses após a conversão da cultura e pelo menos 6 meses de reconstituição imune efetiva com TARV (contagem de células CD4+ > 100/μL).

MYCOBACTERIUM KANSASII *Mycobacterium kansasii* é a segunda MNT mais comum causadora de doença em humanos nos Estados Unidos. É também a segunda causa mais comum de doença pulmonar por MNT nos Estados Unidos, onde é relatada mais frequentemente na região sudeste. A infecção por *M. kansasii* pode ser tratada com rifampicina, etambutol e isoniazida ou com um macrolídeo; a terapia continua por pelo menos 18 meses ou por 12 meses após a conversão da cultura. A American Thoracic Society e a Infectious Diseases Society of America recomendam o teste de suscetibilidade de rotina apenas para a rifampicina. A resistência à isoniazida e ao etambutol pode ser adquirida durante a terapia, mas costuma estar associada também com a resistência à rifampicina. *Mycobacterium kansasii* resistente à rifampicina é tratado com regime de três fármacos incluindo agentes como ciprofloxacino, azitromicina, etambutol, rifabutina, amicacina, sulfametoxazol-trimetoprima e estreptomicina após o teste de suscetibilidade aos fármacos.

MYCOBACTERIUM MARINUM *Mycobacterium marinum* é uma MNT encontrada em água salgada e em água doce, inclusive em piscinas e aquários. É uma causa de infecções localizadas de tecidos moles, as quais podem necessitar de tratamento cirúrgico. Regimes de combinação incluem claritromicina e etambutol ou rifampicina. Outros agentes com atividade contra *M. marinum* são doxiciclina, minociclina e sulfametoxazol-trimetoprima. O teste de suscetibilidade aos fármacos é recomendado apenas se a cultura do *swab* permanecer positiva após 3 meses de tratamento apropriado.

Micobactérias de crescimento rápido As micobactérias de crescimento rápido que causam doença em humanos incluem *Mycobacterium abscessus*, *Mycobacterium fortuitum* e *Mycobacterium chelonae*. O tratamento dessas micobactérias é complexo e deve ser realizado com interveniência de clínicos experientes. É importante observar que o teste para resistência aos macrolídeos em micobactérias de crescimento rápido é complicado, pois um gene induzível *erm* pode conferir resistência a macrolídeos *in vivo* a isolados que são sensíveis *in vitro*.

Mycobacterium abscessus é o terceiro patógeno MNT mais comum nos Estados Unidos. Ele é endêmico nos estados do sudeste dos Estados Unidos entre o Texas e a Flórida. Ocorrem infecções de pele, tecidos moles e ossos, geralmente após trauma acidental ou cirurgia. Esse microrganismo parece ter predileção para causar infecções pulmonares em mulheres brancas não tabagistas > 60 anos sem doença pulmonar preexistente. Os isolados de *M. abscessus* costumam ser resistentes aos regimes padrão anti-TB. As infecções de pele e tecidos moles costumam ser tratadas por um mínimo de 4 meses com um macrolídeo (claritromicina ou azitromicina) e um agente parenteral como amicacina, cefoxitina ou imipeném. As infecções ósseas são tratadas por pelo menos 6 meses. Esse regime pode ser usado para o tratamento de infecções pulmonares, mas costuma não obter sucesso devido a efeitos adversos e toxicidades dos fármacos. Um esquema consistindo em uma combinação de pelo menos três fármacos ativos (amicacina, linezolida, tigeciclina, imipeném, azitromicina, desde que o microrganismo seja suscetível aos macrolídeos) é recomendado com base nos testes de sensibilidade aos fármacos *in vitro*. Uma metanálise recente mostrou que as taxas gerais de eficiência terapêutica na infecção pulmonar por *M. abscessus* são baixas (cerca de 35%); a incorporação de amicacina, imipeném, linezolida e/ou tigeciclina foi associada com melhores desfechos. Em contrapartida, a resistência aos macrolídeos tem sido associada a piores desfechos. A ressecção cirúrgica deve ser considerada em todos os pacientes com boa reserva pulmonar e com infecção localizada.

FÁRMACOS PARA O TRATAMENTO DE MNTs

Claritromicina A claritromicina é um antibiótico macrolídeo com atividade ampla contra muitas bactérias Gram-positivas e Gram-negativas, bem como MNTs. Esse fármaco é ativo contra microrganismos MAC e muitas outras espécies de MNTs, inibindo a síntese proteica por ligação à subunidade ribossômica bacteriana 50S. A resistência de MNTs aos macrolídeos provavelmente é causada por expressão excessiva do gene *ermB*, com metilação consequente do sítio de ligação. As cepas de *M. abscessus* subespécie *abscessus* abrigam um mecanismo de resistência indutível aos macrolídeos codificado por *erm41*, o que leva à metilação ribossômica e se torna aparente após a incubação de macrolídeos por 3 a 5 dias, reduzindo o sucesso do tratamento de maneira significativa. Cerca de 20% das cepas têm um gene *erm41* não funcional. A claritromicina é bem absorvida por via oral e se distribui bem nos tecidos. Ela é depurada tanto por via hepática como renal; a dosagem deve ser reduzida na insuficiência renal. A claritromicina é um substrato para o citocromo 3A4 e o inibe e não deve ser administrada com cisaprida, pimozida ou terfenadina, pois podem ocorrer arritmias cardíacas. Numerosos fármacos interagem com a claritromicina pela via metabólica CYP3A4. A rifampicina baixa os níveis de claritromicina; inversamente, os níveis de rifampicina são aumentados pela claritromicina. Entretanto, a relevância clínica dessa interação não parece ser grande.

Para pacientes com infecção por MAC nodular/bronquiectásica, a dose de claritromicina é de 500 mg, administrados pela manhã e à noite, 3×/semana. Para o tratamento de infecção por MAC fibrocavitária ou nodular/bronquiectásica grave, uma dose de 500 a 1.000 mg é administrada diariamente. A infecção disseminada por MAC é tratada com 1.000 mg/dia. A claritromicina é usada em regimes de combinação que incluem etambutol e uma rifamicina, a fim de evitar o desenvolvimento de resistência a macrolídeos. Os efeitos adversos incluem intolerância gastrintestinal frequente, hepatotoxicidade, cefaleia, erupção cutânea e casos raros de hipoglicemia. A claritromicina é contraindicada durante a gravidez por causa de teratogenia em modelos animais.

Azitromicina A azitromicina é um derivado da eritromicina. Embora seja tecnicamente um azalídeo, e não um macrolídeo, ela funciona de modo semelhante aos macrolídeos, inibindo a síntese proteica por meio de ligação com a subunidade ribossômica 50S. A azitromicina é preferida em relação à claritromicina devido à dosagem única diária, à melhor tolerabilidade, a menos interações medicamentosas e à eficácia semelhante. A resistência à azitromicina é quase sempre associada à resistência cruzada completa com claritromicina. A azitromicina é bem absorvida por VO, com boa penetração tecidual e meia-vida longa (em torno de 48 horas). A dose habitual para tratamento de infecção por MAC é de 250 mg/dia ou 500 mg, 3×/semana. A azitromicina é usada em combinação com outros agentes para evitar o desenvolvimento de resistência. Para profilaxia contra infecção disseminada por MAC em indivíduos imunocomprometidos, administra-se uma dose de 1.200 mg, 1×/semana. Como a azitromicina não é metabolizada pelo citocromo P450, ela interage com poucos fármacos. O ajuste da dose com base na função renal não é necessário.

Suspensão inalatória lipossomal de amicacina (SILA) A suspensão inalatória lipossomal de amicacina (SILA) é uma formulação nova do aminoglicosídeo amicacina, a qual permite uma melhor penetração no pulmão com redução da toxicidade. Ela está aprovada para tratamento da infecção pulmonar refratária por MAC com positividade persistente do escarro em 6 meses durante esquema de base apropriado. A dose típica é de 590 mg (1 ampola/dia) por 6 meses junto com o esquema padrão de três fármacos com macrolídeo, rifampicina e etambutol. Não há necessidade de ajuste de doses em pacientes com disfunção hepática e renal. Em geral, a meia-vida de eliminação ocorre em cerca de 5,9 a 9,5 horas. São comuns os efeitos colaterais respiratórios como broncospasmo, tosse, disfonia e dispneia. O monitoramento da toxicidade sistêmica dos aminoglicosídeos deve ser considerado.

Imipeném O imipeném inibe primariamente a biossíntese da parede celular por meio da ligação a proteínas de ligação à penicilina. Ele está rapidamente ganhando importância no tratamento de *M. abscessus* com uma metanálise demonstrando melhores desfechos com a sua inclusão em um esquema de múltiplos fármacos. Ele é usado em dose de 500 mg a 1 g, 2 ou 3×/dia, como parte de um esquema combinado para tratamento de *M. abscessus*. A meia-vida do imipeném é de cerca de 1 hora, e, como ele é metabolizado nos rins, há necessidade de ajuste de dose na disfunção renal. Os efeitos adversos incluem anemia, trombocitopenia e disfunção hepática.

Cefoxitina A cefoxitina é uma cefalosporina parenteral de segunda geração com atividade contra MNTs de crescimento rápido, particularmente *M. abscessus* e *M. chelonae*. Seu mecanismo de ação contra MNTs é desconhecido, mas pode envolver inativação de enzimas de síntese da parede celular. Doses altas são usadas para tratamento de MNTs: 200 mg/kg, IV, 3 ou 4×/dia, com dose máxima diária de 12 g. A meia-vida da cefoxitina é de cerca de 1 hora, com depuração principalmente renal que requer ajuste na insuficiência renal. Efeitos adversos são incomuns, mas incluem manifestações gastrintestinais, erupção cutânea, eosinofilia, febre e neutropenia.

Novos fármacos Três novas classes de fármacos – as oxazolidinonas, as glicilciclinas e os cetolídeos – estão sendo avaliadas para possível uso no tratamento de infecções por MNTs, especialmente aquelas causadas por *M. abscessus*. Cerca de 50% dos isolados de *M. abscessus* mostram algum grau de suscetibilidade *in vitro* à linezolida, uma oxazolidinona. A tigeciclina, que é uma glicilciclina e um derivado de tetraciclinas, e a telitromicina, um cetolídeo, também parecem ter atividade *in vitro* contra *M. abscessus*. Porém, esses fármacos ainda não foram clinicamente testados em pacientes.

Além disso, alguns fármacos anti-TB, incluindo clofazimina e bedaquilina, estão sendo avaliados como agentes alternativos para tratamento de infecções refratárias por MNTs. Em particular, a clofazimina parece agir de maneira sinérgica em combinação com amicacina, bedaquilina ou tigeciclina. O papel exato desses agentes no tratamento de infecções refratárias por MNTs ainda não está claro. A terapia supressiva com fármacos periódicos parenterais/orais para limitar a progressão da doença e controlar os sintomas pode ser uma alternativa apropriada ao tratamento curativo.

CONCLUSÃO

O tratamento de infecções micobacterianas requer regimes com múltiplos fármacos, os quais, frequentemente, exercem efeitos colaterais significativos, com potencial para limitar a tolerabilidade. A duração prolongada do tratamento tem melhorado muito os resultados em relação àqueles obtidos em décadas passadas, mas são necessários fármacos que encurtem a duração do tratamento e limitem efeitos e interações farmacológicas adversas.

LEITURAS ADICIONAIS

Collaborative Group for the Meta-Analysis of Individual Patient Data in Mdr-Tb Treatment–2017: Treatment correlates of successful outcomes in pulmonary multidrug-resistant tuberculosis: An individual patient data meta-analysis. Lancet 392:821, 2018.

Daley CL et al: Treatment of nontuberculous mycobacterial pulmonary disease: An official ATS/ERS/ESCMID/IDSA clinical practice guideline. Clin Infect Dis 71:e1, 2020.

Nahid P et al: Official American Thoracic Society/Centers for Disease Control and Prevention/Infectious Diseases Society of America clinical practice guidelines: Treatment of drug-susceptible tuberculosis. Clin Infect Dis 63:e147, 2016.

Sterling TR et al: Guidelines for the treatment of latent tuberculosis infection: Recommendations from the National Tuberculosis Controllers Association and CDC, 2020. MMWR Recomm Rep 69(No. RR-1):1, 2020.

World Health Organization: Consolidated guidelines on drug-resistant tuberculosis treatment. Geneva: World Health Organization, 2019. License: cc by-nc-sa 3.0 igo.

Seção 9 Doenças causadas por espiroquetas

182 Sífilis

Sheila A. Lukehart

DEFINIÇÃO

A sífilis, uma infecção sistêmica crônica causada por *Treponema pallidum* subespécie *pallidum*, em geral é sexualmente transmissível e se caracteriza por episódios de doença ativa, interrompidos por períodos assintomáticos (latência). Depois de um período de incubação em média de 2 a 6 semanas, aparece uma lesão primária – frequentemente associada à linfadenopatia regional –, que regride sem tratamento. A fase secundária, associada a lesões mucocutâneas disseminadas e linfadenopatia generalizada, também melhora espontaneamente e é seguida por um período latente de infecção subclínica durando anos ou décadas. A invasão do sistema nervoso central (SNC) pode ocorrer no início da infecção, e o envolvimento do SNC pode ser sintomático ou assintomático. Na era anterior aos antibióticos, cerca de um terço dos pacientes não tratados desenvolvia sífilis terciária, caracterizada por lesões destrutivas mucocutâneas, esqueléticas ou parenquimatosas; aortite; ou manifestações tardias do SNC.

ETIOLOGIA

As Spirochaetales incluem quatro gêneros que são patogênicos para seres humanos e para uma variedade de outros animais: espécies de *Leptospira* (leptospirose, Cap. 184); *Borrelia* e espécies de *Borreliella* (febre recorrente e doença de Lyme, respectivamente; Caps. 185 e 186); espécies de *Brachyspira* (infecções gastrintestinais); e espécies de *Treponema* (sífilis e as treponematoses endêmicas; ver também Cap. 183). As subespécies de *Treponema* incluem *T. pallidum* subespécie *pallidum* (sífilis venérea); *T. pallidum* subespécie *pertenue* (bouba); *T. pallidum* subespécie *endemicum* (sífilis endêmica ou bejel); e *T. carateum* (pinta). Historicamente, as subespécies eram diferenciadas pelas síndromes clínicas que produziam, mas análises filogenéticas de sequências do genoma completo de um número relativamente pequeno de cepas (excluindo *T. carateum*) geram os três grupos de subespécies citados. Não está claro se esses grupos representam variações geográficas ou diferenças biológicas verdadeiras. O cruzamento de fronteiras de subespécies por algumas "assinaturas moleculares" e o recente reconhecimento dos treponemas do genótipo *endemicum* em úlceras genitais sexualmente adquiridas (cancros) e exantemas secundários (Cap. 183) sustentam o conceito de um "contínuo" genético e clínico entre as cepas e as subespécies dos treponemas patogênicos.

Subespécies de *T. pallidum* são microrganismos espiralados finos com um corpo celular circundado por uma membrana citoplasmática trilaminar, uma delicada camada de peptideoglicano e uma membrana externa rica em lipídeos. Endoflagelos enroscam-se em torno do corpo da célula no espaço periplásmico e são responsáveis pela sua motilidade.

Historicamente, *T. pallidum* não podia ser cultivado *in vitro*, mas a propagação de longo prazo da cepa Nichols de *T. pallidum* em meios complexos com células eucarióticas foi recentemente relatada. Até o momento, as subespécies *pertenue* e *endemicum* não foram cultivadas. Todas as subespécies de *T. pallidum* têm capacidades metabólicas muito limitadas, sendo altamente dependentes de aminoácidos, carboidratos e lipídeos derivados do hospedeiro. As análises genéticas têm revelado a existência de uma família de 12 membros de genes (*tpr*) que codificam antígenos da membrana externa. Um membro, TprK, tem regiões variáveis discretas que sofrem variação antigênica durante a infecção, fornecendo um mecanismo para evasão imune.

O único hospedeiro natural conhecido para *T. pallidum* subespécie *pallidum* (chamado a partir de agora de *T. pallidum*) é o ser humano. *Treponema pallidum* pode infectar muitos mamíferos, mas somente seres humanos, macacos mais evoluídos e poucos animais de laboratório desenvolvem lesões sifilíticas. Coelhos são usados para propagar *T. pallidum* e servem como o modelo animal que melhor reflete a doença humana e sua imunopatologia.

TRANSMISSÃO E EPIDEMIOLOGIA

Quase todos os casos de sífilis são adquiridos por contato sexual com lesões infecciosas (i.e., cancro, placa mucosa, erupção cutânea ou condilomas planos; ver Fig. A1-20). Modos de transmissão menos comuns incluem contato cutâneo não sexual, infecção intrauterina, transfusão de sangue e transplante de órgão.

SÍFILIS NOS ESTADOS UNIDOS

Após a introdução da penicilina na década de 1940, o número de casos relatados de sífilis em todos os estágios nos Estados Unidos diminuiu 95% até um mínimo de 31.575 casos em 2000, com 5.979 casos relatados de sífilis primária e secundária (P&S) (os casos P&S são infecciosos e são um indicador melhor da atividade da doença que o número total de casos de sífilis). Desde 2000, o total de casos aumentou 3,6 vezes até 115.045, e o número de casos P&S aumentou quase 6 vezes, com 35.063 casos em 2018 (Fig. 182-1). Nacionalmente, cerca de 54% desses casos ocorreram em homens que fazem sexo com homens (HSH), com aproximadamente 41,6% deles coinfectados com vírus da imunodeficiência humana (HIV). Entre 2017 e 2018, os casos P&S aumentaram 11,7% entre todos os homens e 34,2% entre as mulheres, com aumentos em todos os grupos raciais e étnicos e em todas as regiões geográficas dos Estados Unidos. Como a incidência da sífilis congênita aumenta paralelamente com a sífilis infecciosa nas mulheres, o grande aumento de sífilis inicial em mulheres resultou em aumento dramático na sífilis congênita. Em 2018, foram relatados 1.306 casos de sífilis congênita, resultando em 78 natimortos e em 16 mortes em lactentes. Desde 2014, o número de casos relatados em lactentes < 1 ano de idade aumentou quase três vezes. Os dados de 2018 mostram que quase 12% das mulheres com sífilis relataram o uso de drogas injetáveis nos 12 meses anteriores, e quase 8% relataram o uso de heroína.

As populações com maior risco de adquirir sífilis têm mudado com o tempo, com surtos entre HSH na era pré-HIV no fim dos anos 1970 e início dos anos 1980, bem como no presente. Os dramáticos aumentos recentes da sífilis e outras infecções sexualmente transmissíveis em HSH podem ser devidos ao sexo sem proteção entre pessoas que são concordantes quanto ao HIV e à desinibição facilitada por terapias antirretrovirais (TARVs) altamente efetivas. Muitos HSH diagnosticados com sífilis já tiveram sífilis antes, e o rastreamento mais frequente (a cada 3 meses) para sífilis e outras infecções sexualmente transmissíveis é necessário nessas populações de alto risco. Os casos de sífilis P&S entre negros aumentou 2,7 vezes entre 2000 e 2018, e a taxa (28,1 a cada 100.000 habitantes) permanece mais alta que as taxas para outros grupos raciais/étnicos.

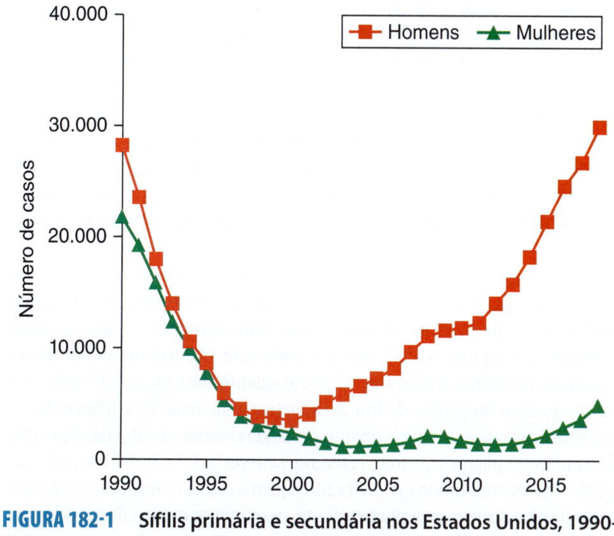

FIGURA 182-1 Sífilis primária e secundária nos Estados Unidos, 1990-2018, por sexo. *(Dados do Centers for Disease Control and Prevention.)*

Entre as pessoas nomeadas como contatos sexuais de pessoas com sífilis infecciosa, muitas já terão desenvolvido manifestações de sífilis quando vistas pela primeira vez, e cerca de 30% dos contatos assintomáticos examinados dentro de 30 dias da exposição realmente têm infecção em incubação e, mais tarde, desenvolverão a sífilis infecciosa se não forem tratados. Assim, a identificação e o tratamento de todos os contatos sexuais recentemente expostos continuam sendo aspectos importantes do controle da sífilis.

SÍFILIS GLOBAL

A sífilis continua sendo um problema de saúde globalmente significativo; o número de novas infecções é estimado em 6 a 8 milhões por ano. As regiões mais afetadas incluem África Subsaariana, América do Sul, China e Sudeste Asiático. A taxa de incidência para a sífilis total na China continua a aumentar, e as taxas de sífilis P&S aumentaram de forma dramática entre HSH na Europa, na Ásia e na América do Sul. Globalmente, por meio dos esforços da Organização Mundial da Saúde (OMS), tem havido progresso na prevenção da sífilis congênita, embora ainda haja cerca de 988 mil gestantes com sífilis anualmente, com 661 mil casos de sífilis congênita, incluindo 200 mil natimortos e mortes em lactentes.

EVOLUÇÃO NATURAL E PATOGÊNESE DA SÍFILIS NÃO TRATADA

Treponema pallidum penetra rapidamente nas membranas mucosas intactas ou abrasões microscópicas na pele e, dentro de poucas horas, invade os linfáticos e o sangue para produzir infecção sistêmica e focos metastáticos muito antes do aparecimento de uma lesão primária. O sangue de um paciente com sífilis em incubação ou fase precoce é contagioso. Estima-se que o tempo de geração de *T. pallidum* durante a doença inicial seja de aproximadamente 30 horas, e o período de incubação da sífilis é inversamente proporcional ao número de microrganismos transmitidos. A dose infecciosa de 50% para inoculação intradérmica em seres humanos tem sido calculada em 57 microrganismos, e a concentração de treponemas geralmente atinge 10^7/g de tecido antes que apareça uma lesão clínica. O período mediano de incubação em seres humanos (cerca de 21 dias) sugere um inóculo médio de 500 a 1.000 microrganismos infecciosos para a doença naturalmente adquirida; o período de incubação raramente ultrapassa 6 semanas.

A lesão primária aparece no local da inoculação, geralmente persiste por 4 a 6 semanas e depois cicatriza espontaneamente. O exame histopatológico mostra infiltração perivascular, principalmente por linfócitos T CD4+ e CD8+, plasmócitos e macrófagos, com proliferação endotelial capilar e obliteração subsequente de pequenos vasos sanguíneos. A infiltração celular produz um perfil de citocinas do tipo T_H1, consistente com a ativação de macrófagos. A fagocitose de microrganismos opsonizados pelos macrófagos ativados acaba causando sua destruição, resultando na resolução espontânea do cancro.

As manifestações generalizadas parenquimatosas, constitucionais e mucocutâneas da sífilis secundária geralmente aparecem em torno de 6 a 12 semanas após a infecção, embora manifestações primárias e secundárias possam algumas vezes se sobrepor. Em contrapartida, alguns pacientes podem entrar na fase latente sem que as lesões secundárias jamais sejam reconhecidas. Os aspectos histopatológicos das lesões de pele maculopapulosas secundárias compreendem hiperceratose da epiderme, proliferação capilar com tumefação endotelial na derme superficial e – na derme mais profunda – infiltração perivascular por linfócitos T CD8+, linfócitos T CD4+, macrófagos e números variáveis de plasmócitos. *Treponema pallidum* se dissemina durante as primeiras semanas de infecção e invade muitos tecidos, incluindo o SNC; as anormalidades no líquido cerebrospinal (LCS) podem ser detectadas em até 40% dos pacientes durante a fase secundária. É raro haver hepatite clínica e glomerulonefrite induzida por imunocomplexos, mas elas são manifestações reconhecidas da sífilis secundária. Linfadenopatia indolor generalizada é observada em 85% dos pacientes com sífilis secundária. O aspecto paradoxal das manifestações secundárias, mesmo após o desenvolvimento de uma resposta imune que elimina as lesões primárias, provavelmente resulta da evasão imune devido à variação antigênica de antígenos de superfície TprK. As lesões secundárias geralmente regridem dentro de 2 a 6 semanas, e a infecção entra na fase latente, que só é detectável por testes sorológicos. Na era pré-antibióticos, até 25% dos pacientes não tratados experimentavam pelo menos uma recaída das lesões secundárias, geralmente durante o primeiro ano. Portanto, a identificação e o exame dos contatos sexuais são mais importantes para pacientes de sífilis com duração < 1 ano.

Na era pré-antibióticos, cerca de um terço dos pacientes com sífilis latente não tratada desenvolvia doença terciária clinicamente aparente, as mais comuns sendo a goma (uma lesão granulomatosa geralmente benigna); a sífilis cardiovascular (geralmente envolvendo os *vasa vasorum* da aorta ascendente e resultando em aneurisma); e a neurossífilis sintomática tardia (*tabes dorsalis* e paresia). Nos países ocidentais, atualmente, o tratamento específico para sífilis precoce e latente e a terapia coincidente (i.e., terapia com antibióticos utilizados para outras condições, mas ativos contra treponemas) têm quase eliminado a sífilis terciária. Contudo, o envolvimento assintomático do SNC ainda é demonstrável em até 40% das pessoas com sífilis precoce e em 25% dos pacientes com sífilis latente tardia, e casos modernos de paresia geral e *tabes dorsalis* estão sendo relatados na China. Os fatores que contribuem para o desenvolvimento e a progressão da doença terciária são desconhecidos.

MANIFESTAÇÕES CLÍNICAS

SÍFILIS PRIMÁRIA

O cancro primário típico geralmente começa como uma pápula indolor isolada, a qual rapidamente se torna erodida e fica endurecida, com uma consistência cartilaginosa característica à palpação da borda e da base da úlcera. Lesões primárias múltiplas são vistas em uma minoria de pacientes. Em homens heterossexuais, o cancro geralmente está localizado no pênis (**Fig. 182-2; ver também Fig. A1-17**), enquanto, em HSH, ele também pode ser encontrado no canal anal, no reto ou na boca. Sexo oral tem sido identificado como a fonte de infecção em alguns HSH. Nas mulheres, os sítios primários comuns são o colo do útero, a parede vaginal e os lábios vaginais, além do canal anal e da boca. Consequentemente, a sífilis primária passa despercebida mais frequentemente em mulheres e HSH do que em homens heterossexuais.

É comum haver lesões primárias atípicas, podendo ser múltiplas, pequenas ou parcialmente resolvidas. Portanto, a sífilis deve ser considerada na avaliação de lesões genitais triviais ou atípicas, com campo escuro negativo. As lesões genitais que devem ser diferenciadas mais comumente daquelas da sífilis primária incluem aquelas causadas por infecção pelo herpes-vírus simples (**Cap. 192**), cancroide (**Cap. 157**), lesão traumática e donovanose (**Cap. 173**). Linfadenopatia regional (geralmente inguinal) acompanha a lesão sifilítica primária, aparecendo dentro de 1 semana do início da lesão. Os gânglios são firmes, não supurativos e indolores. A linfadenopatia inguinal é bilateral e pode ocorrer com cancros anais, bem como da genitália. O cancro geralmente cicatriza dentro de 4 a 6 semanas (variação de 2-12 semanas), mas a linfadenopatia pode persistir por meses.

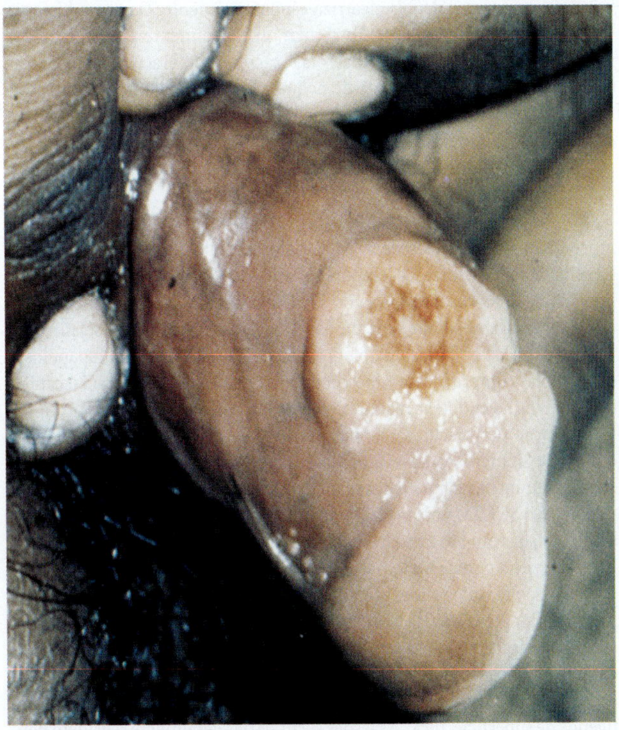

FIGURA 182-2 **Sífilis primária** com cancro não doloroso e firme.

SÍFILIS SECUNDÁRIA

As manifestações clássicas da fase secundária incluem lesões mucocutâneas ou cutâneas e linfadenopatia indolor generalizada. O cancro primário em cicatrização pode ainda estar presente em cerca de 15% dos casos – mais frequentemente em pessoas com infecção concomitante por HIV. A erupção cutânea consiste em sifílides maculosas, papulosas, papuloescamosas e, ocasionalmente, pustulosas; frequentemente mais de uma forma está presente ao mesmo tempo. A erupção pode ser muito sutil, e 25% dos pacientes com um exantema discernível podem não ter percebido que têm manifestações dermatológicas. As lesões iniciais são máculas discretas, de um vermelho-pálido ou róseas, não pruriginosas, que são amplamente distribuídas e com frequência envolvem as palmas das mãos e as plantas dos pés (**Fig. 182-3; ver também Figs. A1-18 e A1-19**). Raramente, lesões necróticas graves (*lues maligna*) podem aparecer; elas são relatadas mais comumente em indivíduos infectados com HIV. Envolvimento dos folículos pilosos pode resultar em áreas de alopecia do couro cabeludo, das sobrancelhas ou da barba em até 5% dos casos.

Em áreas quentes, úmidas, intertriginosas (geralmente a região perianal, a vulva e a bolsa escrotal), as pápulas podem aumentar e produzir lesões largas, úmidas, róseas ou cinza-esbranquiçadas, altamente infecciosas (*condilomas planos*; **ver Fig. A1-20**) em 10% dos pacientes com sífilis secundária. Erosões mucosas superficiais (*placas mucosas*) ocorrem em 10 a 15% dos pacientes e geralmente envolvem a mucosa oral ou genital (**ver Fig. A1-21**). A placa mucosa típica é uma erosão cinza-prateada rodeada por uma periferia vermelha. O DNA de *T. pallidum* tem sido detectado em *swabs* da mucosa oral de pessoas com sífilis inicial, mas sem lesões orais visíveis. As implicações desse achado para a transmissão não estão claras, mas merecem pesquisas adicionais.

Os sinais e sintomas constitucionais que podem acompanhar ou preceder a sífilis secundária compreendem dor de garganta (15-30%), febre (5-8%), perda de peso (2-20%), mal-estar geral (25%), anorexia (2-10%), cefaleia (10%) e meningismo (5%). A *meningite aguda* ocorre em apenas 1 a 2% dos casos, mas as células e as concentrações de proteína no LCS estão aumentadas em até 40% dos pacientes com sífilis inicial, e microrganismos *T. pallidum* viáveis têm sido recuperados do LCS durante sífilis primária e secundária em 30% dos casos, algumas vezes sem outras anormalidades do LCS. As pessoas com sífilis secundária atual ou recente podem apresentar manifestações oculares ou otológicas. Os achados oculares incluem anormalidades pupilares e neurite óptica, bem como a clássica irite ou uveíte. O diagnóstico de sífilis secundária frequentemente é considerado em pacientes afetados somente quando não respondem à terapia com esteroides tópicos. A uveíte anterior tem sido relatada em 5 a 10% dos pacientes com sífilis secundária, e *T. pallidum* tem sido demonstrado no humor aquoso desses pacientes. Pode surgir cegueira permanente se não houver diagnóstico e tratamento imediatos. A sífilis otológica pode se apresentar como perda auditiva neurossensorial, vertigem ou zumbido. A recente publicação de vários relatos de sífilis ocular e otológica lembra aos médicos a necessidade de perguntar sobre manifestações neurológicas em todos os estágios da sífilis. Em um estudo recente, 7,9% dos pacientes com sífilis, quando questionados, relataram alterações visuais ou auditivas recentes, e mais da metade daqueles que relataram alterações tinham achados anormais no LCS ou oftalmológicos consistentes com sífilis.

As complicações geralmente reconhecidas da sífilis secundária incluem hepatite, nefropatia, envolvimento gastrintestinal (gastrite hipertrófica, áreas de proctite ou uma massa retossigmoide – algumas vezes confundida com um câncer), artrite e periostite. O envolvimento hepático é comum na sífilis; embora geralmente assintomáticos, até 25% dos pacientes podem ter provas de função hepática anormais. É raro haver hepatite sifilítica franca. O envolvimento renal geralmente resulta da deposição de imunocomplexos e produz proteinúria associada à síndrome nefrótica aguda. Do mesmo modo que as da sífilis primária, as manifestações da fase secundária resolvem espontaneamente, geralmente dentro de 1 a 6 meses.

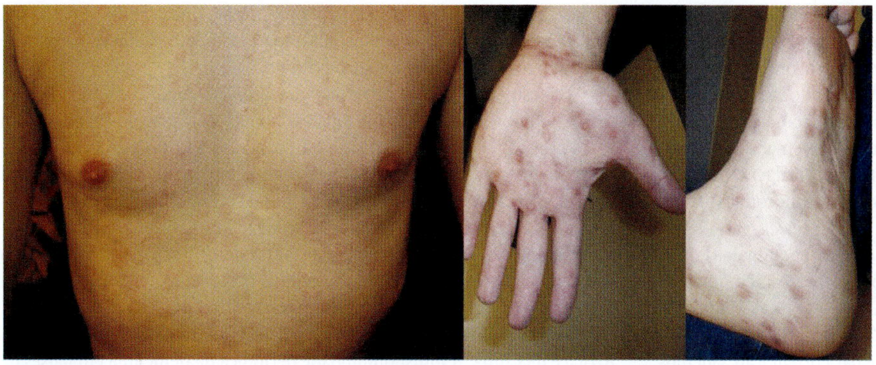

FIGURA 182-3 **Sífilis secundária.** ***À esquerda:*** Erupção maculopapulosa no tronco. ***No centro:*** Pápulas nas palmas das mãos. ***À direita:*** Pápulas nas plantas dos pés. *(Cortesia de Jill McKenzie e Christina Marra.)*

SÍFILIS LATENTE

Testes sorológicos para sífilis positivos, juntamente com exame de LCS normal e ausência de manifestações clínicas de sífilis, indicam um diagnóstico de sífilis latente em uma pessoa não tratada. O diagnóstico pode ser feito após uma triagem sorológica de rotina ou pode ser suspeitado com base em uma história de lesões primárias ou secundárias, uma história de exposição à sífilis ou o parto de um lactente com sífilis congênita. Um teste sorológico não reagente anterior ou uma história clara de lesões ou exposição pode ajudar a estabelecer a duração da infecção latente, o que é um fator importante na seleção da terapia apropriada. A sífilis *latente precoce* limita-se ao primeiro ano após a infecção, ao passo que a sífilis *latente tardia* é definida como aquela com ≥ 1 ano de duração (ou de duração desconhecida). A definição clássica de sífilis latente precoce incluiria uma pessoa cujo exantema da sífilis secundária já desapareceu, além de uma pessoa cujo cancro já cicatrizou, mas que ainda não desenvolveu manifestações secundárias. O Centers for Disease Control and Prevention (CDC) revisou recentemente as definições de caso com propósito de vigilância e notificação para refletir melhor o reconhecimento de que algumas manifestações clínicas podem aparecer em vários estágios da infecção. Essas definições incluem os tradicionais estágios primário e secundário, além da "sífilis inicial não primária e não secundária", descrevendo as infecções com < 12 meses de duração, e a "sífilis de duração desconhecida ou tardia", abrangendo as classificações anteriores latente tardia e tardia (terciária). Nesse novo esquema, as manifestações clínicas neurológicas, oculares, otológicas e tardias são notificadas separadamente no contexto de suas categorias distintas primária, secundária, inicial não primária e não secundária e de duração desconhecida ou tardia.

Acreditava-se previamente que a sífilis latente tardia não tratada tinha três desfechos possíveis: (1) infecção persistente pelo resto da vida; (2) desenvolvimento de sífilis terciária; ou (3) cura espontânea, com reversão de testes sorológicos para negativos. Embora a progressão para sífilis tardia clinicamente evidente seja muito rara hoje, a ocorrência de cura microbiológica espontânea é duvidosa.

Como *T. pallidum* continua a estar presente ao longo da infecção não tratada, ele pode se disseminar pela corrente sanguínea de forma intermitente durante o estágio latente, e uma gestante com sífilis latente pode infectar seu feto *in utero*. Além disso, a sífilis tem sido transmitida por meio de transfusão de sangue ou doação de órgão de pacientes com sífilis latente.

REINFECÇÃO POR SÍFILIS

Um número crescente de pessoas, particularmente HSH, estão adquirindo múltiplos episódios de sífilis, com importantes implicações para a apresentação clínica e a testagem sorológica. Embora não existam dados nacionais disponíveis, 32% dos participantes (a maioria HSH) em um recente estudo longitudinal de 18 anos sobre o envolvimento do SNC apresentaram múltiplos episódios de sífilis. Está bem reconhecido que, após o tratamento, as pessoas com sífilis prévia têm menos chances de reverter para não reagentes nos testes Venereal Disease Research Laboratory (VDRL)/reagina plasmática rápida (RPR) em comparação com as pessoas com o primeiro episódio de sífilis, e os testes treponêmicos permanecerão reativos. Porém, vários estudos recentes também indicam que episódios subsequentes de sífilis têm mais chances de ser assintomáticos que os episódios iniciais, menos chances de ter *T. pallidum* identificado no sangue ou no LCS e menos chances de ter neurossífilis definida em laboratório. Esses casos seriam detectáveis apenas por triagem sorológica, reforçando a utilidade da triagem frequente nas populações de alto risco.

ENVOLVIMENTO DO SNC

Tradicionalmente, a neurossífilis tem sido considerada uma manifestação tardia de sífilis, mas esse ponto de vista é impreciso. A sífilis do SNC representa um contínuo abrangendo a invasão inicial (geralmente dentro das primeiras semanas de infecção), meses a anos de envolvimento assintomático e, em alguns casos, desenvolvimento de manifestações neurológicas precoces ou tardias. A neurossífilis precoce inclui a sífilis meningovascular e a meningite sintomática ou assintomática; a neurossífilis tardia inclui *tabes dorsalis* e paresia geral.

Neurossífilis assintomática O diagnóstico de neurossífilis assintomática é feito em pacientes que não têm sintomas e sinais neurológicos, mas que têm anormalidades do LCS, inclusive pleocitose mononuclear, concentrações aumentadas de proteína ou reatividade do LCS no VDRL. Anormalidades do LCS são demonstradas em até 40% dos casos de sífilis primária ou secundária não tratadas e em 25% dos casos de sífilis latente não tratada. *Treponema pallidum* foi recuperado por inoculação de LCS em coelhos em até 30% dos pacientes com sífilis primária ou secundária, mas menos frequentemente em pacientes com sífilis com duração > 1 ano. A presença de *T. pallidum* no LCS frequentemente está associada a outras anormalidades liquóricas, mas microrganismos podem ser recuperados de pacientes com LCS normal sob os demais aspectos. Embora as implicações prognósticas desses achados na sífilis precoce sejam incertas, pode ser apropriado concluir que mesmo pacientes com sífilis precoce que têm anormalidades no LCS realmente tenham neurossífilis assintomática e devem ser tratados para neurossífilis; esse tratamento é particularmente importante em pacientes com infecção concomitante não tratada por HIV. Antes do advento da penicilina, o risco de desenvolvimento de neurossífilis clínica em pessoas assintomáticas não tratadas era grosseiramente proporcional à intensidade das alterações no LCS, com a probabilidade geral cumulativa de progressão para neurossífilis clínica de cerca de 20% nos primeiros 10 anos de infecção, mas aumentando com o tempo. Em vários estudos grandes, a neurossífilis foi associada a um título de RPR ≥ 1:32, independentemente da fase clínica ou do estado de infecção para HIV. Embora muitos especialistas concordem que a neurossífilis é mais comum entre pessoas com infecção não tratada pelo HIV, a reconstituição imune vista com a TARV efetiva pode ter um efeito protetor contra o desenvolvimento de neurossífilis clínica em pessoas infectadas pelo HIV e com sífilis. Contudo, um título de RPR ≥ 1:32 ainda está associado com VDRL reagente no LCS mesmo em pessoas que tomam TARV efetiva. As pessoas não infectadas pelo HIV com sífilis latente não tratada e LCS normal provavelmente têm risco muito baixo de neurossífilis subsequente.

Neurossífilis sintomática As principais categorias clínicas de neurossífilis sintomática compreendem sífilis meníngea e meningovascular inicial e parenquimatosa tardia. A última categoria inclui paresia geral e *tabes dorsalis.* O início dos sintomas geralmente ocorre < 1 ano após a infecção para sífilis meníngea, até 10 anos após a infecção para sífilis meningovascular, aos 20 anos, aproximadamente, para paresia geral e aos 25 a 30 anos para *tabes dorsalis.* A neurossífilis é sintomática mais frequentemente em pacientes que estão coinfectados com HIV e não tratados, particularmente no cenário de contagem baixa de linfócitos T CD4+. Além disso, evidências sugerem que a infecção sifilítica piora a deficiência cognitiva vista em pessoas infectadas por HIV e que esse efeito persiste depois do tratamento para sífilis.

A *sífilis meníngea* pode se apresentar como cefaleia, náusea, vômitos, rigidez de nuca, envolvimento de nervos cranianos, convulsões e alterações do estado mental. Essa condição pode ser concomitante ou pode ser subsequente à fase secundária. Os pacientes que se apresentam com uveíte, irite ou perda auditiva frequentemente têm sífilis meníngea, mas esses achados clínicos também podem ser vistos em pacientes com LCS normal.

A *sífilis meningovascular* reflete meningite junto com vasculite inflamatória de pequenos, médios ou grandes vasos. A apresentação mais comum é uma síndrome de acidente vascular cerebral envolvendo a artéria cerebral média de adulto relativamente jovem. Entretanto, ao contrário da síndrome usual de acidente vascular cerebral trombótico ou embólico, de início súbito, a sífilis meningovascular frequentemente se manifesta depois de um pródromo encefálico subagudo (com cefaleias, vertigem, insônia e anormalidades psicológicas), que é seguido por uma síndrome vascular gradualmente progressiva.

As manifestações de *paresia geral* refletem lesão parenquimatosa disseminada tardia e incluem anormalidades correspondentes ao mnemônico *paresis*: *p*ersonalidade, *a*feto, *r*eflexos (hiperativos), olho (*eye* [p. ex., pupilas de Argyll Robertson]), *s*ensório (ilusões, delírios, alucinações), *i*ntelecto (uma diminuição da memória recente e da capacidade para orientação, cálculos, julgamento e percepção) e fala (*speech*). *Tabes dorsalis* é uma manifestação tardia da sífilis que apresenta sinais e sintomas de desmielinização das colunas posteriores, raízes dorsais e gânglios de raízes dorsais, incluindo ataxia, pé caído, parestesia, distúrbios vesicais, impotência, arreflexia e perda da sensibilidade proprioceptiva, dolorosa profunda e térmica. A pupila de Argyll Robertson, pequena, irregular, um aspecto tanto da *tabes dorsalis* como da paresia, reage à acomodação, mas não à luz. *Atrofia óptica* também ocorre frequentemente em associação a *tabes*.

OUTRAS MANIFESTAÇÕES DA SÍFILIS TARDIA

A doença inflamatória lentamente progressiva que leva à doença terciária começa cedo durante a infecção, embora essas manifestações possam não se tornar clinicamente aparentes por anos ou décadas. A aortite sifilítica precoce torna-se evidente pouco depois que as lesões secundárias regridem, e os treponemas que desencadeiam o desenvolvimento de gomas podem ter alcançado o tecido anos antes.

Sífilis cardiovascular As manifestações cardiovasculares, que geralmente aparecem 10 a 40 anos depois da infecção, são atribuíveis à endarterite obliterante dos *vasa vasorum*, que fornecem o suprimento sanguíneo aos grandes vasos; DNA de *T. pallidum* tem sido detectado por reação em cadeia da polimerase (PCR, de *polymerase chain reaction*) no tecido aórtico. O envolvimento cardiovascular resulta em aortite não complicada, insuficiência aórtica, aneurisma sacular (geralmente da aorta ascendente) ou estenose dos óstios coronarianos. Na era pré-antibióticos, complicações cardiovasculares sintomáticas se desenvolviam em cerca de 10% das pessoas com sífilis tardia não tratada. Atualmente, a sífilis cardiovascular raramente é vista no mundo desenvolvido.

Sífilis benigna tardia (goma) As gomas geralmente são lesões solitárias, variando de microscópicas a vários centímetros de diâmetro. O exame histológico mostra uma inflamação granulomatosa, com uma área central de necrose devido à endarterite obliterante. *Treponema pallidum* tem sido detectado por PCR dessas lesões, e o tratamento com penicilina resulta em regressão rápida, confirmando o estímulo dos treponemas para a inflamação. Sítios comuns compreendem a pele e o sistema esquelético; contudo, qualquer órgão (inclusive o cérebro) pode ser envolvido. As gomas da pele produzem lesões nodulares ou ulcerativas endurecidas, indolentes, indolores, que podem se assemelhar a outras condições granulomatosas crônicas. As gomas esqueléticas podem afetar qualquer osso ou cartilagem. Gomas respiratórias superiores podem levar à perfuração do septo nasal ou do palato.

SÍFILIS CONGÊNITA

A transmissão de *T. pallidum* pela placenta de uma mulher sifilítica para seu feto pode ocorrer em qualquer estágio da gravidez, mas o dano fetal geralmente não ocorre até depois do quarto mês de gestação, quando a competência imunológica fetal começa a se desenvolver. Esse posicionamento no tempo sugere que a patogênese da sífilis congênita, de modo semelhante à sífilis do adulto, depende da resposta imune do hospedeiro em vez de um efeito tóxico direto de *T. pallidum*. O risco de infecção fetal durante sífilis materna precoce não tratada é de aproximadamente 75 a 95%, diminuindo para cerca de 35% na sífilis materna com > 2 anos de duração. O tratamento adequado da mulher antes da 16ª semana de gravidez deve prevenir o dano fetal, e o tratamento antes do terceiro trimestre deve curar adequadamente o feto infectado. A infecção materna não tratada pode resultar em uma taxa de perda fetal de até 40% com abortamento espontâneo no segundo trimestre, natimortos, prematuridade e morte neonatal. Entre os lactentes nascidos vivos, somente a sífilis congênita fulminante é clinicamente aparente ao nascimento, e esses bebês têm um prognóstico muito ruim. O problema clínico mais comum é o de um neonato aparentemente saudável, nascido de uma mãe com um teste sorológico positivo.

Os testes sorológicos de rotina para sífilis no começo da gravidez são custo-efetivos em praticamente todas as populações, mesmo em áreas com baixa prevalência pré-natal de sífilis. Testes de baixa tecnologia para o próprio local de cuidados foram desenvolvidos e implantados largamente para facilitar os exames pré-natais em situações de pobreza de recursos. Globalmente, os últimos 10 anos viram uma redução dramática na sífilis congênita apesar das taxas relativamente constantes de sífilis materna, mostrando a efetividade de um melhor rastreamento e tratamento antenatal. Porém, a progressão foi desigual, com importantes avanços na Tailândia, em Cuba, em vários Estados Bálticos e na Índia, mas ainda havendo altos níveis na África e na China. A indisponibilidade periódica da penicilina em países de renda baixa e média impede o tratamento das mulheres soropositivas. A integração de programas para evitar a sífilis congênita com programas para impedir a transmissão materna do HIV seria altamente custo-efetiva, mas é dificultada por restrições impostas pelos fundos focados no HIV.

Todas as gestantes devem ser rastreadas em sua primeira consulta antenatal. Onde a prevalência de sífilis é alta ou quando a paciente está em alto risco de reinfecção, os testes sorológicos devem ser repetidos no terceiro trimestre e no parto. A sífilis congênita neonatal deve ser diferenciada de outras infecções congênitas generalizadas, incluindo rubéola, infecção pelo citomegalovírus ou herpes-vírus simples e toxoplasmose, assim como da eritroblastose fetal.

As manifestações de sífilis congênita podem aparecer precocemente (dentro dos primeiros 2 anos de vida, geralmente com 2-10 semanas de idade) ou tardiamente (após 2 anos). As manifestações mais precoces da sífilis congênita incluem rinite (23%); lesões mucocutâneas (35-41%); alterações ósseas (61%), inclusive periostite, detectáveis por exame radiográfico de ossos longos; hepatoesplenomegalia (50%); linfadenopatia (32%); anemia (34%); icterícia (30%); trombocitopenia; e leucocitose. A invasão do SNC por *T. pallidum* é detectável em 22% dos neonatos infectados. A morte neonatal geralmente se deve à hemorragia pulmonar, à infecção bacteriana secundária ou à hepatite grave. A sífilis congênita tardia (não tratada depois de 2 anos de idade) é subclínica em 60% dos casos; o espectro clínico dos casos restantes pode incluir ceratite intersticial (que ocorre entre 5-25 anos de idade), surdez do oitavo nervo e artropatia recorrente. Neurossífilis foi documentada em cerca de um quarto dos pacientes não tratados com sífilis congênita tardia na era pré-antibióticos. A periostite gomosa ocorre dos 5 aos 20 anos de idade e, como na sífilis endêmica não venérea, tende a causar lesões destrutivas do palato e do septo nasal. Os estigmas clássicos incluem *dentes de Hutchinson* (incisivos centrais superiores com chanfradura central, largamente espaçados, em forma de estacas), molares em amora (molares do sexto ano com cúspides múltiplas, mal desenvolvidas), nariz em sela e canelas em sabre.

EXAMES LABORATORIAIS

DEMONSTRAÇÃO DO MICRORGANISMO

Historicamente, a microscopia de campo escuro e a coloração por imunofluorescência de anticorpos têm sido usadas para identificar *T. pallidum* em amostras de lesões úmidas, como cancros ou condilomas planos, mas esses testes são raramente disponíveis fora dos laboratórios de pesquisa. Testes de PCR sensíveis e específicos foram desenvolvidos, mas não estão disponíveis comercialmente, embora muitos laboratórios realizem testes de PCR validados internamente. Os avanços recentes no cultivo de *T. pallidum* em um sistema de cultura de tecidos ainda não foram implementados nos laboratórios clínicos.

Treponema pallidum pode ser encontrado em tecidos por imunofluorescência ou métodos imuno-histoquímicos, usando-se anticorpos específicos monoclonais ou policlonais a *T. pallidum*. As colorações de prata devem ser interpretadas com cautela, pois costumam ser vistos artefatos que lembram *T. pallidum*. O DNA de *T. pallidum* foi detectado por PCR em *swabs* de lesões, amostras de tecido, sangue, LCS, líquido ocular, urina e *swabs* orofaríngeos.

TESTES SOROLÓGICOS PARA SÍFILIS

Testes treponêmicos e lipoidais Há dois tipos de testes sorológicos para sífilis: lipoidais (chamados de não treponêmicos) e treponêmicos. Ambos são reativos em pessoas com qualquer infecção por treponemas, inclusive sífilis, bouba, pinta e sífilis endêmica.

Os testes de anticorpos lipoidais mais amplamente usados são os testes RPR e VDRL, que dosam imunoglobulina (Ig) G e IgM direcionadas contra um complexo antigênico cardiolipina-lecitina-colesterol. O teste RPR é mais fácil de realizar e usa soro ou plasma não aquecido; ele é o teste de escolha para diagnóstico sorológico rápido em situação clínica. O teste VDRL permanece o padrão para exame de LCS e é superior ao RPR para esse propósito. Ambos os testes são recomendados para triagem ou quantificação de anticorpo sérico. O título reflete atividade da doença, elevando-se durante a sífilis precoce, frequentemente excedendo 1:32 na sífilis secundária e declinando lentamente depois disso sem tratamento. Depois da terapia para sífilis precoce, uma queda persistente de quatro vezes ou mais (p. ex., um declínio de 1:32 para 1:8) é considerada uma resposta adequada. Os títulos de VDRL não correspondem diretamente aos títulos de RPR, e testes quantitativos sequenciais (como para resposta à terapia) devem empregar um só método. Um teste de triagem VDRL/RPR reagente deve ser confirmado por um teste treponêmico para descartar uma reação biológica falso-positiva.

Os testes treponêmicos dosam anticorpos a antígenos nativos ou recombinantes de *T. pallidum* e incluem o teste de anticorpo treponêmico fluorescente absorvido (FTA-ABS, de *fluorescent treponemal antibody-absorbed*) e o teste de aglutinação de partículas de *T. pallidum* (TPPA, de *T. pallidum particle agglutination*) – ambos são mais sensíveis para sífilis primária que os testes lipoidais. Quando usados para confirmar resultados reagentes em testes lipoidais, os testes treponêmicos têm um valor preditivo positivo muito alto para o diagnóstico de sífilis.

Imunoensaios enzimáticos ou de quimioluminescência (EIA/CIA) treponêmicos, baseados amplamente na reatividade a antígenos recombinantes, são hoje usados como testes de triagem por grandes laboratórios. Quando esses testes são usados para triagem, uma alta proporção dos soros reagentes por EIA/CIA são não reagentes pelos testes lipoidais. Esses soros devem ser examinados pelo teste TPPA, o qual inclui diferentes antígenos e uma plataforma diferente. Se o teste TPPA for não reagente, é improvável que o paciente tenha sífilis; se for reagente, é provável que o paciente tenha sífilis atual ou prévia. Tanto os testes lipoidais como os treponêmicos podem ser não reagentes no início da sífilis primária, embora os treponêmicos sejam levemente mais sensíveis (85-90%) durante essa fase que os testes não treponêmicos (cerca de 80%). Todos os testes são reagentes durante a sífilis secundária (menos de 1% dos pacientes com títulos altos têm um teste lipoidal que é não reagente, ou fracamente reagente, com soro não diluído, mas é reagente com soro diluído – o *fenômeno prozona*). A sensibilidade e os títulos de VDRL e RPR podem diminuir em pessoas não tratadas com sífilis latente tardia, mas os testes treponêmicos permanecem sensíveis na sífilis tardia. Depois do tratamento para sífilis precoce, os testes lipoidais geralmente diminuirão ou se tornarão não reagentes, ao passo que os testes treponêmicos frequentemente permanecem reagentes após a terapia, e não são úteis para determinar o estado de infecção de pessoas com sífilis pregressa. Existe a preocupação na literatura em relação a pessoas nas quais o título dos testes lipoidais não fica não reagente ou permanece reagente em baixos títulos após o tratamento. As implicações desses casos não estão claras, mas o retratamento raramente alcança o objetivo desejado e não é recomendado na ausência de achados clínicos.

Testes sorológicos falso-positivos para sífilis Os antígenos lipídicos dos testes não treponêmicos são semelhantes aos encontrados em tecidos humanos, e os testes podem ser reagentes (geralmente com títulos ≤ 1:8) em pessoas sem infecção por treponema, o que é, em grande parte, limitado a pessoas com condições autoimunes ou uso de drogas injetáveis. Entre pacientes sendo triados para sífilis por causa de fatores de risco, suspeita clínica ou história de exposição, cerca de 1% dos testes reagentes são falsamente positivos. Em um paciente com um teste não treponêmico falso-positivo, a sífilis é excluída por um teste treponêmico não reagente.

Reações falso-positivas também podem ocorrer com os testes treponêmicos, particularmente os testes EIA/CIA. O rastreamento de uma população de baixa prevalência para sífilis com um teste treponêmico pode resultar em reações verdadeiro-positivas sendo superadas em número pelas reações falso-positivas, levando ao tratamento desnecessário. Assim, o rastreamento com testes lipoidais é altamente recomendado.

AVALIAÇÃO PARA NEUROSSÍFILIS

O envolvimento do SNC é detectado pelo exame do LCS para pleocitose (> 5 leucócitos/μL), concentração de proteína aumentada (> 45 mg/dL) ou reatividade do LCS para VDRL. Contagens de células e concentrações de proteína elevadas no LCS não são específicas para neurossífilis e podem ser confundidas pela coinfecção por HIV. Como a pleocitose no LCS também pode ser causada pelo HIV, alguns estudos têm sugerido um ponto de corte de leucócitos no LCS de 20 células/μL como diagnóstico de neurossífilis em pacientes de sífilis infectados com HIV. O teste de VDRL no LCS é altamente específico e, quando reagente, é considerado diagnóstico de neurossífilis; entretanto, esse teste é pouco sensível e pode ser não reagente mesmo em casos de neurossífilis sintomática. O teste de RPR não deve substituir o teste de VDRL para exame do LCS. O teste FTA-ABS no LCS é reagente com frequência bem maior que o VDRL no LCS em todas as fases da sífilis, mas a reatividade pode refletir transferência passiva de anticorpo sérico para o LCS. Um teste FTA-ABS não reagente no LCS, contudo, pode ser usado para afastar a neurossífilis assintomática. Foi demonstrado que a medida de CXCL13 no LCS diferencia entre neurossífilis e anormalidades do LCS relacionadas ao HIV.

Todos os pacientes infectados com *T. pallidum* com sinais ou sintomas compatíveis com doença neurológica (p. ex., meningite, perda auditiva) ou oftálmica (p. ex., uveíte, irite) devem fazer um exame do LCS, independentemente da fase da doença. O manejo apropriado de pessoas assintomáticas é menos claro. A punção lombar de todos os pacientes assintomáticos com sífilis não tratada não é prática e é desnecessária. Mesmo em altas doses, a penicilina G benzatina não consegue resultar em níveis treponemicidas no LCS, e *T. pallidum* viáveis têm sido isolados no LCS de pacientes (com e sem infecção por HIV) após o tratamento com penicilina G benzatina para sífilis inicial. Assim, é importante identificar as pessoas com maior risco de ter ou desenvolver neurossífilis de modo que o tratamento apropriado seja administrado. Estudos prospectivos em larga escala têm fornecido diretrizes baseadas em evidências para determinar quais pacientes com sífilis podem se beneficiar mais do exame de LCS. Especificamente, pacientes com títulos de RPR ≥ 1:32 estão em risco mais alto de ter neurossífilis (11 vezes e 6 vezes mais alto em pessoas infectadas e não infectadas por HIV, respectivamente), assim como pacientes infectados com HIV com contagens de células T CD4+ ≤ 350/μL. As pessoas com sífilis terciária ativa e aquelas com suspeita de falha terapêutica também devem ter seu LCS examinado para determinar o tratamento apropriado.

AVALIAÇÃO DE PACIENTES INFECTADOS PELO HIV PARA SÍFILIS

Como as pessoas em risco mais alto para sífilis também têm risco aumentado de infecção por HIV, essas duas infecções frequentemente coexistem. Há evidências de que a sífilis e outras doenças com úlceras genitais são fatores de risco importantes para aquisição e transmissão de infecção por HIV. Algumas manifestações da sífilis podem ser alteradas em pacientes com infecção por HIV concomitante não tratada, e múltiplos casos de recaída neurológica depois da terapia padrão têm sido relatados nesses pacientes.

As pessoas com infecção por HIV recém-diagnosticada devem ser testadas para sífilis; inversamente, todos os pacientes com sífilis recentemente diagnosticada devem ser testados para infecção por HIV. Alguns especialistas, persuadidos por relatos de persistência de *T. pallidum* no LCS de pessoas infectadas com HIV depois da terapia padrão para sífilis precoce, recomendam exame do LCS para evidência de neurossífilis em todos os pacientes coinfectados, independentemente da fase da sífilis, com tratamento para neurossífilis se forem encontradas anormalidades no LCS. Outros, com base em sua própria experiência clínica, acreditam que a terapia padrão – sem exame do LCS – seja suficiente para todos os casos de sífilis precoce em pacientes infectados com HIV sem sinais ou sintomas neurológicos. Como descrito anteriormente, o título de RPR e a contagem de células T CD4+ podem ser usados para identificar pacientes em risco mais alto de neurossífilis para punção lombar, embora alguns casos de neurossífilis sejam perdidos, mesmo quando esses critérios são usados. Testes sorológicos após tratamento são importantes para todos os pacientes com sífilis, particularmente para aqueles também infectados com HIV.

TRATAMENTO

Sífilis

TRATAMENTO DA SÍFILIS ADQUIRIDA

As diretrizes de 2015 do CDC para o tratamento de sífilis estão resumidas na **Tabela 182-1** e são discutidas adiante. A penicilina G é o fármaco

TABELA 182-1 ■ Recomendações para o tratamento de sífilis[a]

Fase da sífilis	Pacientes sem alergia à penicilina	Pacientes com alergia confirmada à penicilina
Primária, secundária ou latente precoce	*LCS normal ou não examinado:* penicilina G benzatina (dose única de 2,4 mUI, IM) *LCS anormal:* tratar como neurossífilis	*LCS normal ou não examinado:* doxiciclina (100 mg, VO, 2 ×/dia) ou tetraciclina HCl (500 mg, VO, 4 ×/dia) por 2 semanas *LCS anormal:* tratar como neurossífilis
Latente tardia (ou latente de duração incerta), cardiovascular ou terciária benigna	*LCS normal ou não examinado:* penicilina G benzatina (2,4 mUI, IM, 1 ×/semana a cada 3 semanas) *LCS anormal:* tratar como neurossífilis	*LCS normal e paciente não infectado pelo HIV:* doxiciclina (100 mg, VO, 2 ×/dia) ou tetraciclina HCl (500 mg, VO, 4 ×/dia) por 4 semanas *LCS normal e paciente infectado por HIV:* dessensibilizar e tratar com penicilina se a adesão não puder ser garantida *LCS anormal:* tratar como neurossífilis
Neurossífilis (assintomática ou sintomática)	Penicilina G cristalina aquosa (18-24 mUI/dia, IV, administrada como 3-4 mUI, de 4/4 h ou em infusão contínua) durante 10-14 dias *ou* Penicilina G procaína aquosa (2,4 mUI/dia, IM) mais probenecida oral (500 mg, 4×/dia), ambas por 10-14 dias	Dessensibilizar e tratar com penicilina
Sífilis na gravidez	De acordo com a fase	Dessensibilizar e tratar com penicilina

[a]Ver o texto para indicações de exame do LCS.

Siglas: HCl, ácido clorídrico; HIV, vírus da imunodeficiência humana; IM, intramuscular; IV, intravenoso; LCS, líquido cerebrospinal; mUI, milhão de unidades; VO, via oral.

Fonte: Adaptada de 2015 Sexually Transmitted Diseases Treatment Guidelines do Centers for Disease Control and Prevention. Disponível em *https://www.cdc.gov/std/tg2015/default.htm.*

de escolha para todas as fases da sífilis. *Treponema pallidum* é morto por concentrações muito baixas de penicilina G, embora um período longo de exposição à penicilina seja necessário, por causa da velocidade de multiplicação do microrganismo incomumente lenta. A eficácia da penicilina contra a sífilis permanece não diminuída depois de 75 anos de uso, e não há evidências de resistência de *T. pallidum* à penicilina. Outros antibióticos efetivos na sífilis incluem as tetraciclinas e as cefalosporinas. Os aminoglicosídeos e a espectinomicina inibem *T. pallidum* somente em doses muito altas, e as sulfonamidas e as quinolonas são inativas. A azitromicina tem-se demonstrado significativamente promissora como agente oral efetivo contra *T. pallidum*; porém, as cepas com mutações rDNA 23S, que conferem resistência aos macrolídeos, são disseminadas. Essas cepas representam > 80 a 90% dos isolados recentes de grandes cidades dos Estados Unidos, da Europa e da China, embora a prevalência de cepas resistentes varie conforme a localização geográfica. O tratamento rotineiro da sífilis com azitromicina não é recomendado. Deve ser assegurado o acompanhamento cuidadoso de qualquer paciente tratado para sífilis com azitromicina.

Pacientes com sífilis precoce e seus contatos A penicilina G benzatina é o agente mais comumente usado para o tratamento da sífilis precoce (2,4 milhões de unidades; **Tab. 182-1**) e para o tratamento preventivo de pessoas que foram expostas a sífilis infecciosa nos 3 meses anteriores. *Os esquemas recomendados para prevenção são os mesmos que os recomendados para sífilis precoce.* A penicilina G benzatina cura > 95% dos casos de sífilis precoce, embora a recaída clínica possa seguir-se ao tratamento, particularmente em pacientes com infecção não tratada pelo HIV. Como o risco de recaída neurológica pode ser mais alto em pacientes infectados com HIV, o exame do LCS é recomendado em indivíduos soropositivos para HIV com sífilis em qualquer fase, particularmente aqueles com um título sérico de RPR ≥ 1:32 ou uma contagem de células T CD4+ ≤ 350/μL. Terapia apropriada para neurossífilis deve ser administrada se houver alguma evidência de doença do SNC.

Sífilis latente tardia ou sífilis de duração desconhecida Se o LCS é normal ou não foi examinado, o tratamento recomendado é penicilina G benzatina (total de 7,2 milhões de unidades; **Tab. 182-1**). Se forem encontradas anormalidades no LCS, o paciente deve ser tratado para neurossífilis.

Sífilis terciária Deve ser realizado um exame do LCS. Se o LCS for normal, o tratamento recomendado é penicilina G benzatina (total de 7,2 milhões de unidades; **Tab. 182-1**). Se forem encontradas anormalidades no LCS, o paciente deve ser tratado para neurossífilis. A resposta clínica ao tratamento da sífilis terciária benigna costuma ser impressionante, mas as respostas da sífilis cardiovascular não são drásticas, pois aneurismas aórticos e insuficiência aórtica não podem ser revertidos com antibióticos.

Sífilis em pacientes alérgicos à penicilina Para pacientes com sífilis alérgicos à penicilina, um curso de tratamento de 2 (sífilis precoce) ou 4 semanas (sífilis tardia ou latente tardia) com doxiciclina ou tetraciclina é recomendado (**Tab. 182-1**). Esses regimes parecem ser bastante efetivos na sífilis precoce, mas não têm sido testados para sífilis tardia ou latente tardia, e a adesão pode ser problemática. Estudos limitados sugerem que a ceftriaxona (1 g/dia, administrado por via intramuscular [IM] ou intravenosa [IV], por 8-10 dias) é efetiva para a sífilis precoce. Esses regimes sem penicilina ainda não foram avaliados cuidadosamente em indivíduos infectados com HIV e devem ser usados com cautela. Se adesão e seguimento não puderem ser garantidos, as pessoas infectadas com HIV alérgicas à penicilina, com sífilis latente tardia ou sífilis tardia, devem ser dessensibilizadas e tratadas com penicilina.

Neurossífilis A penicilina G benzatina, mesmo em doses altas, não produz concentrações detectáveis de penicilina G no LCS e não deve ser usada para tratamento de neurossífilis. A neurossífilis assintomática pode recidivar como doença sintomática após tratamento com penicilina benzatina, e o risco de recidiva pode ser mais alto em pacientes infectados com HIV. Tanto a neurossífilis sintomática como a assintomática devem ser tratadas com penicilina aquosa (**Tab. 182-1**). Acredita-se que a administração de penicilina G cristalina aquosa IV ou de penicilina G procaína aquosa IM mais probenecida oral, nas doses recomendadas, assegure concentrações treponemicidas de penicilina G no LCS. A resposta clínica à terapia com penicilina para sífilis meníngea é dramática, mas o tratamento da neurossífilis com dano parenquimatoso existente pode apenas deter a progressão da doença. Nenhum dado sugere que terapia adicional (p. ex., penicilina G benzatina por 3 semanas) seja benéfica após tratamento para neurossífilis.

O uso de outros antibióticos que não a penicilina G para o tratamento de neurossífilis não tem sido estudado, embora dados limitados sugiram que a ceftriaxona (1-2 g/dia, IV, por 10-14 dias) possa ser utilizada. Em pacientes com alergia confirmada à penicilina, recomenda-se a dessensibilização e o tratamento com penicilina.

Manejo da sífilis na gravidez Toda mulher grávida deve se submeter a um teste lipoidal de rastreamento em sua primeira consulta pré-natal e, se em alto risco de exposição, novamente no terceiro trimestre e no parto. Na paciente grávida não tratada com sífilis presumida, o tratamento imediato e apropriado para a fase da doença é essencial. As pacientes devem ser alertadas sobre o risco de uma reação de Jarisch-Herxheimer, que pode se associar a contrações prematuras leves, mas raramente resulta em parto prematuro.

A penicilina é o único agente recomendado para o tratamento da sífilis na gravidez. Se a paciente tiver uma alergia documentada à penicilina, dessensibilização e terapia com penicilina devem ser realizadas de acordo com as diretrizes de 2015 do CDC. Depois do tratamento, um teste não treponêmico quantitativo deve ser repetido mensalmente durante toda a gravidez para avaliar a eficácia terapêutica. As mulheres tratadas cujos títulos de anticorpos se elevem por quatro vezes, ou cujos títulos não diminuam por quatro vezes ao longo de um período de 3 meses, devem ser tratadas novamente.

AVALIAÇÃO E TRATAMENTO DA SÍFILIS CONGÊNITA

Estejam infectados ou não, os recém-nascidos de mulheres com testes sorológicos reagentes podem eles próprios ter testes positivos por causa da transferência transplacentária de anticorpos IgG maternos.

Para lactentes assintomáticos nascidos de mães tratadas adequadamente com penicilina durante o primeiro ou o segundo trimestre da gestação, testes não treponêmicos quantitativos mensais podem ser realizados para monitorar a redução apropriada dos títulos de anticorpo. Títulos em elevação ou persistentes indicam infecção, e o lactente deve ser tratado. A detecção de anticorpo IgM neonatal não é sensível, e nenhum teste disponível comercialmente é recomendado atualmente.

Um lactente deve ser tratado ao nascer se (1) o estado de tratamento da mãe soropositiva for desconhecido; (2) a mãe recebeu terapia inadequada ou não penicilínica; (3) a mãe recebeu tratamento com penicilina no terceiro trimestre; ou (4) o lactente seja difícil de acompanhar. O LCS deve ser examinado para que se obtenham valores basais antes do tratamento. A penicilina é o único fármaco recomendado para o tratamento da sífilis em lactentes. Recomendações específicas para o tratamento de lactentes e crianças maiores estão incluídas nas diretrizes de tratamento do CDC de 2015.

REAÇÃO DE JARISCH-HERXHEIMER

Uma reação drástica, embora autolimitada, consistindo em febre, calafrios, mialgias, cefaleia, taquicardia, frequência respiratória aumentada, contagem de neutrófilos circulantes aumentada e vasodilatação com hipotensão leve pode seguir-se ao início do tratamento para sífilis. Acredita-se que essa reação seja uma resposta a lipoproteínas liberadas pelos microrganismos *T. pallidum* que estão morrendo. A reação de Jarisch-Herxheimer ocorre em cerca de 50% dos pacientes com sífilis primária, em 90% daqueles com sífilis secundária e em uma proporção mais baixa das pessoas com a fase tardia da doença. A defervescência acontece dentro de 12 a 24 horas. Em pacientes com sífilis secundária, o eritema e o edema das lesões cutâneas podem aumentar. Os pacientes devem ser avisados para prever esses sintomas, os quais podem ser controlados com tratamento sintomático. Esteroides não são necessários para essa reação transitória leve.

AVALIAÇÃO DE SEGUIMENTO DAS RESPOSTAS À TERAPIA

A eficácia do tratamento deve ser analisada por avaliação clínica e monitoramento do título quantitativo de VDRL ou RPR para um declínio de quatro vezes (p. ex., de 1:32 para 1:8). Os pacientes com sífilis primária ou secundária devem ser examinados aos 6 e 12 meses após o tratamento, e as pessoas com sífilis latente ou tardia, aos 6, 12 e 24 meses. Exames clínicos e sorológicos mais frequentes (3, 6, 9, 12 e 24 meses) são recomendados para pacientes infectados concomitantemente com HIV, independentemente da fase da sífilis.

Depois do tratamento bem-sucedido do primeiro episódio soropositivo de sífilis primária ou secundária, o título de VDRL ou RPR declina progressivamente, tornando-se não reativo em 12 meses em 40 a 75% dos casos primários soropositivos e em 20 a 40% dos casos secundários. Em pacientes com infecção por HIV ou história de sífilis prévia, os testes de VDRL e RPR têm menos chances de ficarem não reagentes. As velocidades de declínio dos títulos sorológicos parecem ser mais lentas e as falhas de tratamento definidas sorologicamente são mais comuns entre os pacientes infectados com HIV do que entre aqueles sem essa coinfecção; entretanto, a TARV efetiva pode reduzir essas diferenças. A repetição do tratamento deve ser considerada se as respostas sorológicas não forem adequadas ou se sinais clínicos persistirem ou recorrerem. Como é difícil diferenciar a falha do tratamento da reinfecção, o LCS deve ser examinado, com tratamento para neurossífilis se o LCS for anormal e tratamento para sífilis latente tardia se o LCS for normal. Uma minoria de pacientes tratados para sífilis precoce pode experimentar aumento de título de uma diluição dentro de 14 dias após o tratamento; contudo, essa elevação inicial não afeta de modo significativo o desfecho sorológico aos 6 meses depois do tratamento. Os pacientes tratados para sífilis latente tardia frequentemente têm títulos iniciais de VDRL ou RPR baixos e podem não ter um declínio de quatro vezes depois da terapia com penicilina. Nesses pacientes, a repetição do tratamento não é indicada, a menos que o título se eleve ou que apareçam sinais e sintomas de sífilis. Visto que os testes treponêmicos podem permanecer positivos apesar do tratamento para sífilis soropositiva, esses testes não são úteis no acompanhamento da resposta à terapia.

A atividade da neurossífilis (sintomática ou assintomática) correlaciona-se melhor com a pleocitose no LCS, e essa mensuração fornece o indicador mais sensível de resposta ao tratamento. Exames repetidos do LCS devem ser realizados a cada 6 meses até que a contagem de células seja normal. Uma contagem elevada de células no LCS cai para o normal em 3 a 12 meses nos pacientes não infectados com HIV tratados adequadamente. A persistência de pleocitose leve em pacientes infectados por HIV pode ser devida à presença de HIV no LCS; esse cenário pode ser difícil de distinguir da falha de tratamento. Níveis elevados de proteína no LCS caem mais lentamente, e o título de VDRL no LCS declina gradualmente ao longo de vários anos. Em pacientes tratados para neurossífilis, uma redução de quatro vezes no título sérico de RPR tem sido correlacionada positivamente com a normalização do LCS; essa correlação é mais forte em pacientes não infectados com HIV e em pacientes infectados com HIV recebendo TARV efetiva.

IMUNIDADE À SÍFILIS

A velocidade do desenvolvimento de resistência adquirida a *T. pallidum* depois de infecção natural ou experimental depende tanto do tamanho do inóculo infectante como da duração da infecção antes do tratamento. Tanto as respostas humorais como as celulares são importantes na cicatrização de lesões precoces. A infiltração celular, predominantemente por linfócitos T e macrófagos, produz um ambiente de citocinas dominado por interferon-γ e resulta na eliminação de microrganismos por macrófagos ativados. Anticorpos específicos contra antígenos de superfície potencializam a fagocitose. A variação antigênica da proteína TprK contribui para o desenvolvimento dos estágios subsequentes da sífilis, para a persistência da infecção e para a suscetibilidade à reinfecção com outra cepa. Estudos genômicos comparativos revelaram genes com variações de sequência entre cepas de *T. pallidum*, levando ao desenvolvimento de métodos de tipagem molecular usados no exame de surtos de sífilis. Trabalhos recentes demonstraram que a imunização com a proteína da membrana externa Tp0751 reduz significativamente a disseminação de *T. pallidum* durante a infecção sifilítica em um modelo animal. Estão sendo realizados estudos de vacinas com este e outros antígenos.

LEITURAS ADICIONAIS

Beale MA et al: Genomic epidemiology of syphilis reveals independent emergence of macrolide resistance across multiple circulating lineages. Nat Commun 10:3255, 2019.

Dombrowski JC et al: Prevalence estimates of complicated syphilis. Sex Transm Dis 42:702, 2015.

Edmondson DG et al: Long-term in vitro culture of the syphilis spirochete *Treponema pallidum* subsp. *pallidum*. mBio 9:e01153, 2018.

Kenyon C et al: Repeat syphilis is more likely to be asymptomatic in HIV-infected individuals: A retrospective cohort analysis with important implications for screening. Open Forum Infect Dis 5:ofy096, 2018.

Marra CM et al: Previous syphilis alters the course of subsequent episodes of syphilis. Clin Infect Dis 71:1243, 2020.

183 Treponematoses endêmicas

Sheila A. Lukehart, Lorenzo Giacani

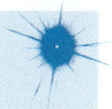

As treponematoses endêmicas são doenças crônicas transmitidas por contato direto, geralmente durante a infância, e, como a sífilis, podem causar manifestações tardias graves anos após a infecção inicial. Essas doenças são causadas por espécies muito próximas do *Treponema pallidum* subespécie *pallidum*, o agente etiológico da sífilis venérea (Cap. 182). Bouba, pinta e sífilis endêmica (bejel) têm sido distinguidas tradicionalmente da sífilis venérea por modo de transmissão, idade de aquisição, distribuição geográfica e aspectos clínicos; entretanto, há alguma superposição para cada um desses fatores. Nosso "conhecimento" sobre essas infecções se baseia em observações de profissionais da saúde que visitaram áreas endêmicas nos últimos 70 anos. Com exceção dos atuais programas de administração de fármacos em massa (AFM) para a erradicação da bouba promovidos pela Organização Mundial da Saúde (OMS), não foi conduzido praticamente nenhum estudo bem delineado sobre a história natural, o diagnóstico e o tratamento dessas infecções. As infecções classicamente definidas por treponema são comparadas e contrastadas na Tabela 183-1.

TABELA 183-1 ■ Comparação dos treponemas e doenças associadas

Característica	Sífilis venérea	Bouba	Sífilis endêmica (bejel)	Pinta
Microrganismo	*T. pallidum* subsp. *pallidum*	*T. pallidum* subsp. *pertenue*	*T. pallidum* subsp. *endemicum*	*T. carateum*
Modos comuns de transmissão	Sexual, transplacentária	Pele a pele	Boca a boca ou por meio de utensílios de comer/beber compartilhados[a]	Pele a pele
Idade comum de aquisição	Maturidade sexual ou na vida intrauterina	Início da infância	Início da infância, vida adulta recentemente	Fim da infância
Lesão primária	Úlcera cutânea (cancro)	Papiloma, frequentemente ulcerativo	Pápula mucosa, raramente vista	Pápula não ulcerativa com satélites, pruriginosa
Localização comum	Genital, oral, anal	Membros	Oral	Extremidades, face
Lesões secundárias	Erupção cutânea e lesões mucocutâneas; condiloma plano	Lesões cutâneas papilomatosas ou ulcerativas; condilomas planos, osteoperiostite	Lesões mucocutâneas (placa mucosa, pápula fendida, condilomas planos); osteoperiostite	Pintas, pigmentadas, pruriginosas
Recaídas infecciosas	Cerca de 25%	Comum	Desconhecido	Desconhecido
Complicações tardias	Gomas, envolvimento cardiovascular ou do sistema nervoso central[b]	Gomas destrutivas de pele, osso, cartilagem	Gomas destrutivas de pele, osso, cartilagem	Máculas não destrutivas, discrômicas, acrômicas

[a]A transmissão sexual foi recentemente postulada para a sífilis endêmica (ver texto). [b]O envolvimento do sistema nervoso central e a infecção congênita foram postulados por alguns investigadores nas treponematoses endêmicas (ver texto).

EPIDEMIOLOGIA

Em geral, a bouba prospera em regiões tropicais úmidas (Fig. 183-1); a sífilis endêmica é encontrada primariamente em climas áridos do oeste da África e no Oriente Médio; e a pinta é encontrada em focos temperados nas Américas. Como não há dados epidemiológicos recentes disponíveis sobre bejel e pinta, a extensão atual dessas infecções conforme classicamente descritas é desconhecida. As treponematoses endêmicas têm sido tradicionalmente limitadas a áreas rurais de nações em desenvolvimento e são vistas em países desenvolvidos primariamente entre imigrantes recentes de regiões endêmicas.

Em uma campanha de erradicação em massa patrocinada pela OMS, de 1952 a 1969, mais de 160 milhões de pessoas na África, na Ásia e na América do Sul foram examinadas para infecções por treponemas e mais de 50 milhões de casos, contatos e infecções latentes foram tratados. Essa campanha reduziu a prevalência de bouba ativa de > 20% para < 1% em muitas áreas. Em décadas subsequentes, a falta de vigilância focalizada e o desvio de recursos resultou em um ressurgimento documentado dessas infecções em algumas regiões. Entre os quase 100 países previamente endêmicos para a bouba, há 15 países com casos atuais de bouba e três outros com casos suspeitos; não há dados para os demais países. Em 2018, foi relatado um total de 80.472 casos suspeitos, primariamente de países em que tentativas de detecção e tratamento com foco em bouba estão em andamento. As áreas de ressurgência da morbidade por bouba na África incluem Costa do Marfim, Gana, Togo, Benim, República Central Africana, Nigéria e República Democrática do Congo. A prevalência de sífilis endêmica é estimada em > 10% em algumas regiões de Gana setentrional, Mali, Níger, Burquina Fasso e Senegal, embora os dados sejam escassos. Na Ásia e nas ilhas do Pacífico, relatos documentam surtos ativos de bouba na Indonésia, em Papua-Nova Guiné, nas Ilhas Salomão, no Timor Leste e em Vanuatu. A Índia renovou ativamente seu foco sobre controle da bouba em

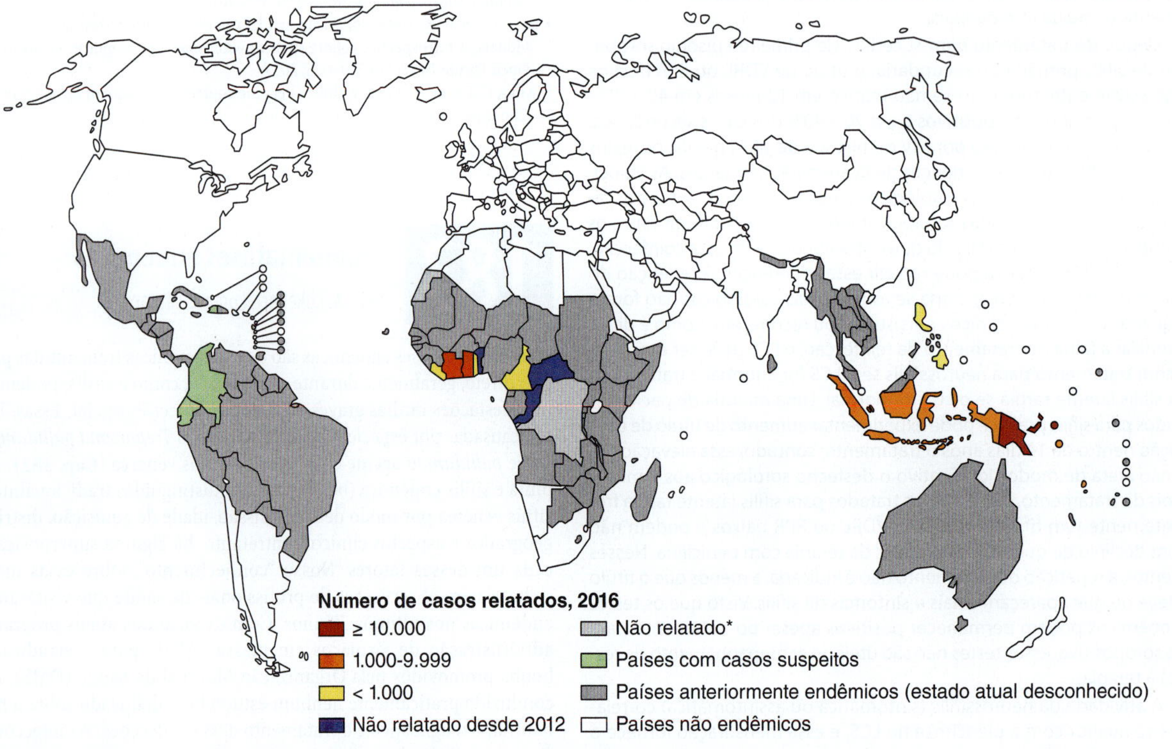

FIGURA 183-1 Distribuição geográfica da bouba em 2016. *Não há dados relatados desde 2008 (Timor Leste) ou 2009 (República Democrática do Congo). *(Adaptada de http://www.who.int/yaws/epidemiology/Yaws_map_2012.png?ua=1. Dados de 2016 disponíveis em http://apps.who.int/gho/data/node.main.NTDYAWSNUM?lang=en e http://apps.who.int/gho/data/node.main.NTDYAWSEND?lang=en. Reimpressa com permissão da Organização Mundial da Saúde.)*

1996, conseguiu zerar os casos em 2003, declarou a erradicação em 2006 e foi declarada livre de bouba em 2016. Nas Américas, casos suspeitos de bouba foram recentemente relatados no Haiti, na Colômbia e no Equador, com dados recentes insuficientes no Peru, no Brasil, na Guiana, no Suriname e em muitas ilhas do Caribe. Acredita-se que a pinta seja limitada à América Central e ao norte da América do Sul, onde ela é raramente encontrada e apenas em vilas remotas. Evidências de lesões genitais e do tipo bouba, com reatividade sorológica para treponema, foram encontradas em várias espécies de primatas não humanos (PNHs) na África Subsaariana, levando à especulação de que possa haver um reservatório animal para a bouba. Foram identificados microrganismos muito parecidos em nível genômico com isolados do conhecido *T. pallidum* subespécie *pertenue* em lesões de PNHs afetados, embora a transmissão direta de PNHs para humanos não tenha sido confirmada.

MICROBIOLOGIA

Os agentes etiológicos das treponematoses endêmicas estão listados na Tabela 183-1. Esses microrganismos pouco estudados são morfologicamente idênticos a *T. pallidum* subespécie *pallidum* (o agente da sífilis venérea), e até o presente não foram identificadas diferenças antigênicas definitivas entre eles. Tem havido controvérsia em relação a treponemas patogênicos serem realmente microrganismos distintos, pois o sequenciamento do genoma indica que os treponemas da bouba, do bejel e da sífilis são 99,8% idênticos, e vários estudos sustentam a capacidade desses patógenos para trocarem DNA entre as subespécies. Dos quatro agentes etiológicos, três são classificados como subespécies de *T. pallidum*; o quarto (*T. carateum*) permanece como uma espécie separada simplesmente porque não tem havido microrganismos disponíveis para estudos genéticos. Com base na análise de um número limitado de cepas disponíveis para estudos genômicos, têm sido identificadas assinaturas moleculares – avaliadas por abordagens que variam desde polimorfismo de comprimento dos fragmentos de restrição até sequenciamento genético – que podem diferenciar as subespécies de *T. pallidum*. Ainda não foi determinado se essas diferenças genéticas menores estão relacionadas com as características clínicas distintas dessas doenças. O sequenciamento completo do genoma de uma cepa não classificada anteriormente (Fribourg-Blanc), isolada de um babuíno em 1966 e que causa infecção experimental em humanos, mostra um grau muito alto de homologia com cepas disponíveis de *T. pallidum* subespécie *pertenue*. Análises genômicas recentes de amostras adicionais de PNHs indicam uma relação genética muito próxima com isolados conhecidos de bouba, mas a importância do reservatório de primatas não humanos para a infecção em humanos ainda não é conhecida.

CARACTERÍSTICAS CLÍNICAS

Todas as infecções por treponemas, inclusive sífilis, são crônicas e caracterizadas por estágios mórbidos definidos, com uma lesão primária localizada, lesões secundárias disseminadas, períodos de latência e possíveis lesões tardias. Os estágios primário e secundário se sobrepõem mais frequentemente na bouba e na sífilis endêmica do que na sífilis venérea, e as manifestações tardias da pinta são muito leves em relação às lesões destrutivas das outras treponematoses. A preferência atual é dividir o curso clínico das treponematoses endêmicas em fases "inicial" e "tardia".

Historicamente, as principais distinções clínicas feitas entre a sífilis venérea e as infecções não venéreas são a falta aparente de transmissão congênita e de envolvimento do sistema nervoso central (SNC) nas infecções não venéreas. Não se sabe se essas distinções são totalmente acuradas. Por causa do alto grau de parentesco genético entre os microrganismos, há pouca razão biológica para pensar que *T. pallidum* subespécie *endemicum* e *T. pallidum* subespécie *pertenue* sejam incapazes de atravessar a barreira hematencefálica ou de invadir a placenta. Esses microrganismos são semelhantes a *T. pallidum* subespécie *pallidum* quanto ao fato de se disseminarem obviamente a partir do local inicial de infecção e poderem persistir por décadas. A falta de infecção congênita reconhecida pode se dever ao fato de que as infecções na infância frequentemente estão na fase latente (carga bacteriana baixa) antes que as meninas atinjam a maturidade sexual, reduzindo, dessa forma, a probabilidade de infecção fetal. O envolvimento neurológico pode não ser reconhecido por causa da falta de pessoal médico treinado em regiões endêmicas, do atraso de muitos anos entre infecção e possíveis manifestações do SNC ou por uma taxa baixa de doença sintomática do SNC. Algumas evidências publicadas dão suporte à transmissão congênita, bem como ao envolvimento cardiovascular, oftalmológico e do SNC na bouba e na sífilis endêmica. Embora os estudos relatados tenham sido pequenos, tenham falhado em controlar outras causas de anormalidades do SNC e, em alguns exemplos, não tenham incluído confirmação sorológica, pode ser errôneo aceitar sem questionamento a crença repetida frequentemente de que esses microrganismos não causam essas manifestações.

Bouba Também conhecida como *piã* ou *framboesia*, a bouba é caracterizada pelo desenvolvimento de uma ou várias lesões primárias ("bouba-mãe") seguidas por múltiplas lesões de pele disseminadas. Todas as lesões de pele iniciais são infecciosas e podem persistir por muitos meses; as recidivas cutâneas são comuns durante os primeiros cinco anos. As manifestações tardias, afetando cerca de 10% das pessoas não tratadas, são destrutivas e podem envolver pele, ossos e articulações.

A infecção é transmitida por contato direto com lesões infecciosas, frequentemente durante brincadeiras ou quando se dorme em grupo, e pode ser aumentada por solução de continuidade da pele por picadas de insetos ou abrasões. Embora o DNA de *T. pallidum* subespécie *pertenue* tenha sido detectado em moscas e fômites de regiões endêmicas, ainda não há evidências convincentes de transmissão da infecção por insetos ou fômites. Depois de uma média de 3 a 4 semanas, a primeira lesão começa como uma pápula – geralmente em uma extremidade – e depois aumenta (particularmente durante clima úmido e quente), para se tornar ulcerada (Fig. 183-2*A*) ou papilomatosa ("tipo framboesa", daí o nome "framboesia"). É importante observar que dados recentes indicam que uma grande proporção de lesões ulcerativas em regiões endêmicas para bouba contém *Haemophilus ducreyi* como agente etiológico único ou em combinação com *T. pallidum* subespécie *pertenue*. O DNA de *H. ducreyi* também foi detectado em moscas e fômites, conforme descrito anteriormente para *T. pallidum* subespécie *pertenue*. Desenvolve-se linfadenopatia regional, e a lesão geralmente cicatriza em 6 meses; acredita-se que a disseminação ocorra durante as semanas iniciais de infecção. Uma erupção secundária disseminada acompanhada por linfadenopatia generalizada aparece concomitantemente ou depois da lesão primária; pode assumir várias formas (macular, papular ou papilomatosa) (Fig. 183-2*B*); e pode se tornar infectada secundariamente por outras bactérias, incluindo *H. ducreyi*. Lesões papilomatosas dolorosas nas plantas dos pés resultam em uma marcha semelhante à de um caranguejo ("bouba do caranguejo"), e periostite (Fig. 183-2*C*) pode provocar dor óssea noturna

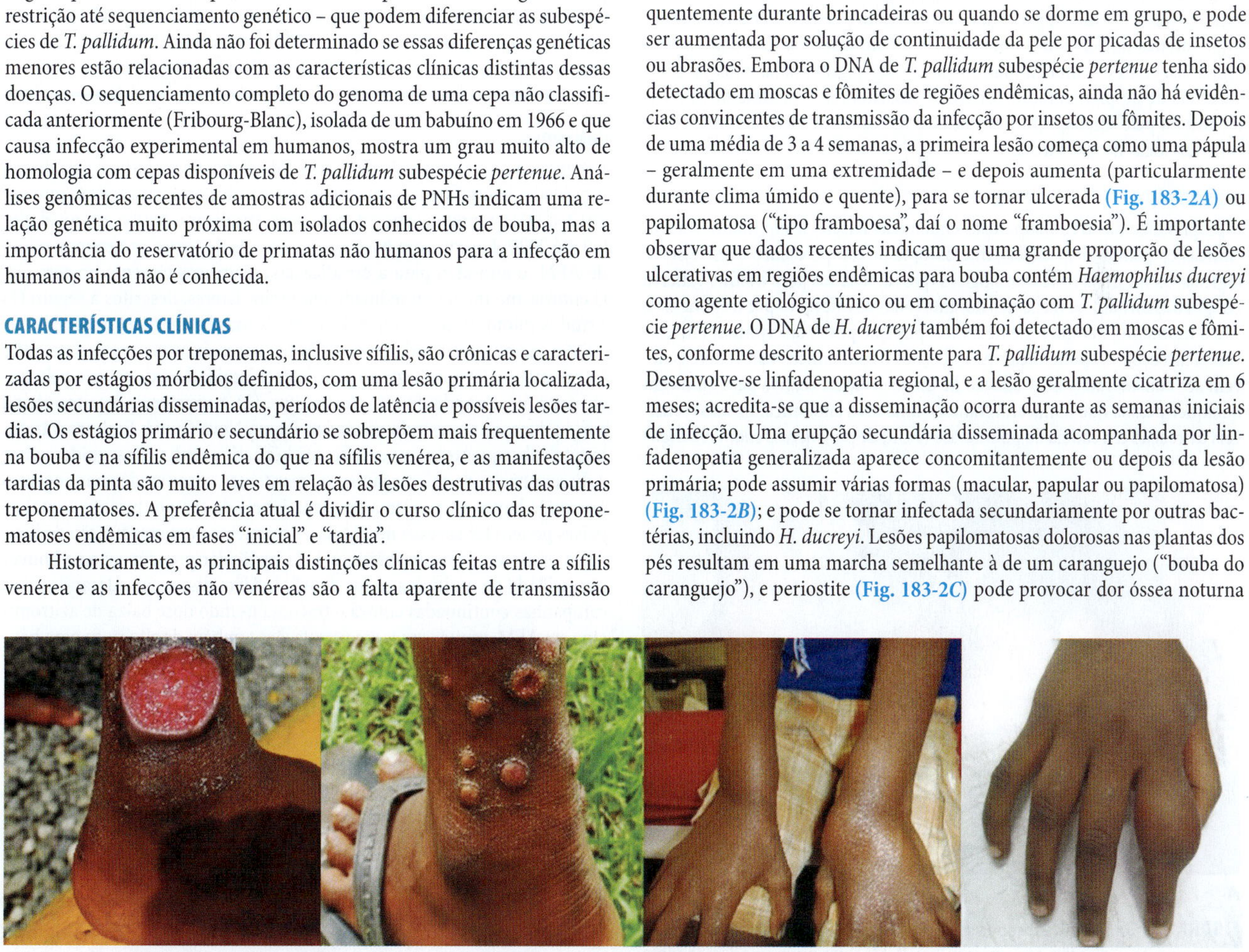

A *B* *C* *D*

FIGURA 183-2 Manifestações clínicas da bouba precoce. ***A.*** Úlcera primária. ***B.*** Papilomas secundários. ***C.*** Periostite. ***D.*** Polidactilite. *(Fotografias obtidas durante um estudo de eliminação da bouba em Papua-Nova Guiné e publicadas com permissão do Dr. Oriol Mitjà.)*

e polidactilite (Fig. 183-2*D*). A bouba tardia se manifesta por gomas na pele e em ossos longos, hiperceratoses palmoplantares, osteíte e periostite e hidrartroses. Em geral, as lesões gomosas tardias são extensas. A destruição do nariz, da mandíbula, do palato e da faringe é denominada *gangosa* e é semelhante às lesões destrutivas vistas na hanseníase e na leishmaniose.

Sífilis endêmica As lesões iniciais da sífilis endêmica (*bejel, siti, dichuchwa, njovera, skerljevo*) são localizadas principalmente nas superfícies cutâneas e mucosas. Está relatado que a infecção é transmitida por contato direto, por beijos, pela pré-mastigação de alimentos ou pelo compartilhamento de utensílios para beber e comer. Porém, recentemente, *T. pallidum* subespécie *endemicum* foi identificado em lesões genitais (consideradas cancro) e em lesões secundárias em vários ambientes (Paris, Cuba, Japão), sugerindo a transmissão sexual. A lesão inicial, geralmente uma pápula intraoral, pode não ser reconhecida e é seguida por placas mucosas (Fig. 183-3*A*) na mucosa oral e lesões mucocutâneas semelhantes aos condilomas planos da sífilis secundária. Essa erupção pode durar meses ou até anos, e os treponemas podem ser prontamente demonstrados nas lesões iniciais. Periostite e linfadenopatia regional são comuns. Depois de um período variável de latência, podem aparecer manifestações tardias, inclusive gomas ósseas e cutâneas. Gomas destrutivas, osteíte e gangosa são mais comuns na sífilis endêmica que na bouba.

Pinta A pinta (*mal del pinto, carate, azul, purupuru*) é a mais benigna das infecções por treponemas. Essa doença tem três estágios que são caracterizados por alterações marcantes na cor da pele (Fig. 183-3*B*), mas a pinta não parece causar lesões destrutivas nem envolver tecidos além da pele. A pápula inicial é localizada mais frequentemente nas extremidades ou na face e é pruriginosa. Depois de ≥ 1 mês de infecção, aparecem numerosas lesões secundárias disseminadas (*pintidas*). Essas lesões inicialmente são vermelhas, mas se tornam profundamente pigmentadas, finalmente assumindo um tom azul-acinzentado-escuro. As lesões secundárias são contagiosas e altamente pruriginosas, podendo persistir por anos. Lesões pigmentadas tardias são chamadas de *máculas discrômicas* e contêm treponemas. Com o tempo, a maioria das lesões pigmentadas mostra graus variáveis de despigmentação, tornando-se castanhas e finalmente brancas e dando à pele um aspecto mosqueado. As lesões brancas acrômicas são características da fase tardia.

DIAGNÓSTICO

O diagnóstico das treponematoses endêmicas baseia-se em manifestações clínicas e, quando disponíveis, microscopia de campo escuro e testes sorológicos. Os mesmos testes sorológicos que são usados para a sífilis venérea (Cap. 182) tornam-se reagentes durante todas as infecções por treponemas. Até o momento, não há teste de anticorpos que possa discriminar entre as várias infecções treponêmicas. As infecções treponêmicas não venéreas devem ser consideradas na avaliação de uma sorologia reativa para sífilis em qualquer pessoa que tenha emigrado de uma área endêmica. Ensaios sensíveis de reação em cadeia da polimerase (PCR, de *polymerase chain reaction*) podem ser usados para confirmar infecção por treponema e para identificar o agente etiológico em laboratórios de pesquisa.

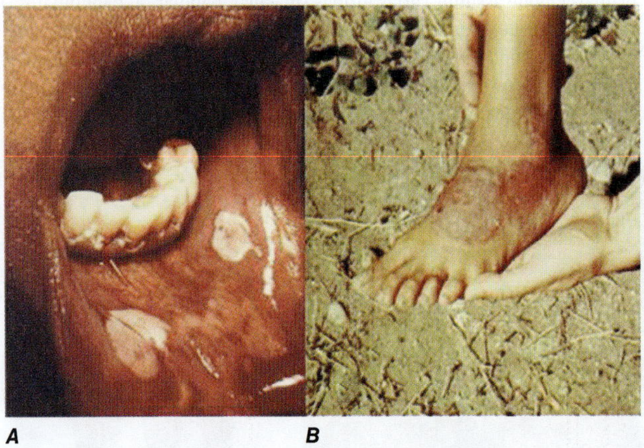

A ***B***

FIGURA 183-3 Manifestações clínicas de sífilis endêmica e pinta. *A.* Placas mucosas da sífilis endêmica inicial. ***B.*** Máculas pigmentadas da pinta inicial. *(Fotografias reimpressas com permissão de PL Perine et al: Handbook of Endemic Treponematoses. Geneva, World Health Organization, Color Plates 54, 60; 1984.)*

TRATAMENTO

Treponematoses endêmicas

A terapia atualmente recomendada pela OMS para pacientes e seus contatos inclui azitromicina (30 mg/kg, até um máximo de 2 g) ou penicilina G benzatina (1,2 milhão de unidades, intramuscular [IM], para adultos; 600.000 unidades para crianças < 10 anos de idade); foi demonstrado em um estudo recente que esses dois fármacos são equivalentes. A dose recomendada de penicilina benzatina é a metade da recomendada para sífilis venérea inicial, e nenhum estudo controlado de eficácia foi conduzido até o momento. Evidências de resistência genética à penicilina estão faltando, embora lesões recidivantes tenham sido relatadas depois do tratamento com penicilina na Papua-Nova Guiné.

A eficácia da dose única de azitromicina forneceu, ao programa de erradicação da bouba revitalizado da OMS, um regime muito mais fácil para uso no tratamento em massa. A resistência aos macrolídeos se tornou comum em cepas circulantes de *T. pallidum* subespécie *pallidum* em muitas partes do mundo, e a análise de amostras de bouba da Papua-Nova Guiné forneceu evidências de mutações para resistência aos antibióticos macrolídeos, incluindo azitromicina, em um número pequeno de pacientes. É fundamental a vigilância adicional. Dados limitados sugerem a eficácia da tetraciclina para o tratamento da bouba, mas não existem dados para outras treponematoses endêmicas. Somente com base na experiência com sífilis venérea, acredita-se que doxiciclina ou tetraciclina (em doses apropriadas para sífilis; **Cap. 182**) sejam alternativas, além da azitromicina, para pacientes alérgicos à penicilina. Uma reação de Jarisch-Herxheimer (**Cap. 182**) pode ocorrer subsequentemente ao tratamento de treponematoses endêmicas. Títulos sorológicos não treponêmicos (no teste de lâmina do Venereal Disease Research Laboratory [VDRL] ou no teste de reagina plasmática rápida [RPR]) geralmente declinam depois da terapia efetiva, mas os pacientes podem não se tornar soronegativos.

CONTROLE

Encorajada pela eliminação bem-sucedida da bouba na Índia e pela disponibilidade de um fármaco barato em dose única oral para tratamento em 2012, a OMS renovou seus esforços para erradicar a bouba em nível global até 2020. Porém, com base nos resultados de vários programas-piloto de AFM, o ano-alvo para a erradicação será provavelmente postergado. O entusiasmo inicial foi reduzido por vários fatores, descritos a seguir. (1) Estudos-piloto indicaram que deve ser alcançado um nível muito alto de AFM e que múltiplas rodadas de AFM são necessárias nas regiões afetadas. O tratamento deve ser seguido pela detecção cuidadosa de casos e pelo tratamento direcionado de casos e contatos. (2) A resistência à azitromicina surgiu durante um estudo-piloto em Papua-Nova Guiné. Embora o tratamento subsequente com penicilina G benzatina tenha conseguido conter a disseminação de microrganismos resistentes, essas evidências sugerem que pode haver apenas uma pequena janela de tempo durante a qual os países podem ter sucesso no uso da azitromicina para erradicação da bouba. A resistência aos antibióticos é de particular preocupação se houver necessidade de múltiplos ciclos de AFM. Além disso, considerando-se as campanhas continuadas contra o tracoma usando dose baixa de azitromicina em AFM, muitas vezes em populações também de alto risco para bouba, a resistência mais disseminada aos macrolídeos parece ser inevitável. (3) Por fim, a possibilidade de reservatório em animais deve ser avaliada, particularmente na África. A eliminação da bouba necessitará da rápida implementação e do escalonamento da cobertura farmacológica de alto nível em regiões endêmicas, sendo fundamental a vigilância continuada e cuidadosa pelos centros de saúde locais para o sucesso desse esforço oportuno e importante.

LEITURAS ADICIONAIS

Giacani L, Lukehart SA: The endemic treponematoses. Clin Microbiol Rev 27:89, 2014.

Knauf S et al: Nonhuman primates across sub-Saharan Africa are infected with the yaws bacterium *Treponema pallidum* subsp. *pertenue*. Emerg Microbes Infect 7:157, 2018.

Mitjà O et al: Re-emergence of yaws after a single mass azithromycin treatment followed by targeted treatment: A longitudinal study. Lancet 391:1599, 2018.

184 Leptospirose

Jiři F. P. Wagenaar, Marga G. A. Goris

A leptospirose é uma doença zoonótica de importância global, cuja ressurgência aparente é ilustrada por surtos recentes em praticamente todos os continentes. A doença é causada por espécies patogênicas de *Leptospira* e caracteriza-se por um largo espectro de manifestações clínicas, variando de infecção assintomática a doença fulminante e fatal. Em sua forma leve, a leptospirose pode se apresentar com sintomas inespecíficos, como febre, cefaleia e mialgia. A leptospirose grave, caracterizada por icterícia, disfunção renal e diátese hemorrágica, frequentemente é designada como *síndrome de Weil*. Com ou sem icterícia, a hemorragia pulmonar grave é reconhecida de modo crescente como uma apresentação importante da doença grave.

AGENTE ETIOLÓGICO

As espécies de *Leptospira* são espiroquetas pertencentes à ordem Spirochaetales e à família Leptospiraceae. Tradicionalmente, o gênero *Leptospira* compreendia duas espécies: a *L. interrogans*, patogênica, e a *L. biflexa*, de vida livre, agora designadas como *L. interrogans lato sensu* e *L. biflexa lato sensu*, respectivamente. Sessenta e quatro espécies de *Leptospira* com estado patogênico (17 espécies), intermediário (21 espécies) e não patogênico (26 espécies) já foram descritas com base em análises filogenéticas e de virulência (Fig. 184-1). Já foram publicadas as sequências genômicas de todas as espécies de *Leptospira*, e isso sem dúvida levará a uma melhor compreensão da patogênese da leptospirose. Entretanto, a classificação baseada em diferenças sorológicas serve melhor aos propósitos clínicos, diagnósticos e epidemiológicos. Espécies patogênicas de *Leptospira* são divididas em sorovares de acordo com sua composição antigênica. Há mais de 260 sorovares patogênicos conhecidos, os quais são arranjados em 26 sorogrupos.

As leptospiras são microrganismos espiralados, finos, altamente móveis, que têm extremidades em gancho e dois flagelos periplásmicos, com extrusões polares da membrana citoplasmática responsáveis pela motilidade (Fig. 184-2). Esses microrganismos têm 6 a 20 μm de comprimento e cerca de 0,1 μm de diâmetro; eles se coram pobremente, mas podem ser vistos ao microscópio por exame de campo escuro e, depois da coloração dos tecidos, por impregnação pela prata. As leptospiras precisam de meios de cultura e condições especiais para crescimento; pode levar semanas a meses para que culturas se tornem positivas.

EPIDEMIOLOGIA

A leptospirose tem uma distribuição mundial, mas ocorre mais comumente nos trópicos e subtrópicos por causa do clima, e, ocasionalmente, más condições de higiene favorecem a sobrevivência e a distribuição do patógeno. Na maioria dos países, a leptospirose é um problema subestimado. A maioria dos casos ocorre em homens, com um pico de incidência durante o verão e o outono, tanto no Hemisfério Norte como no Sul, e durante a estação chuvosa nos trópicos.

Dados confiáveis sobre morbidade e mortalidade por leptospirose têm começado a aparecer gradualmente. Informações globais atuais sobre leptospirose humana variam, mas indicam que aproximadamente 1 milhão de casos graves ocorrem por ano, com uma taxa média de letalidade de quase 10%.

Como uma zoonose, a leptospirose afeta quase todas as espécies de mamíferos e representa um ônus veterinário significativo. Roedores, especialmente ratos, constituem o reservatório mais importante, embora outros mamíferos selvagens, assim como animais domésticos e de fazenda, também possam albergar esses microrganismos. As leptospiras estabelecem uma relação de simbiose com seu hospedeiro e podem persistir no trato urogenital por anos. Alguns sorovares geralmente estão associados a animais em particular – p. ex., Icterohaemorrhagiae e Copenhageni com ratos, Grippotyphosa com arganazes, Hardjo com gado, Canicola com cães e Pomona com porcos –, mas também podem ocorrer em outros animais.

A leptospirose se apresenta tanto como uma doença endêmica como epidêmica. A transmissão de leptospiras pode ser subsequente ao contato direto com urina, sangue ou tecidos de um animal infectado ou, o que é mais comum, à contaminação ambiental. O dogma de que a transmissão entre seres humanos é muito rara é contestado por achados recentes sobre aglomeração domiciliar, colonização renal assintomática e excreção prolongada de leptospiras (os dois últimos aspectos implicam fontes de infecção

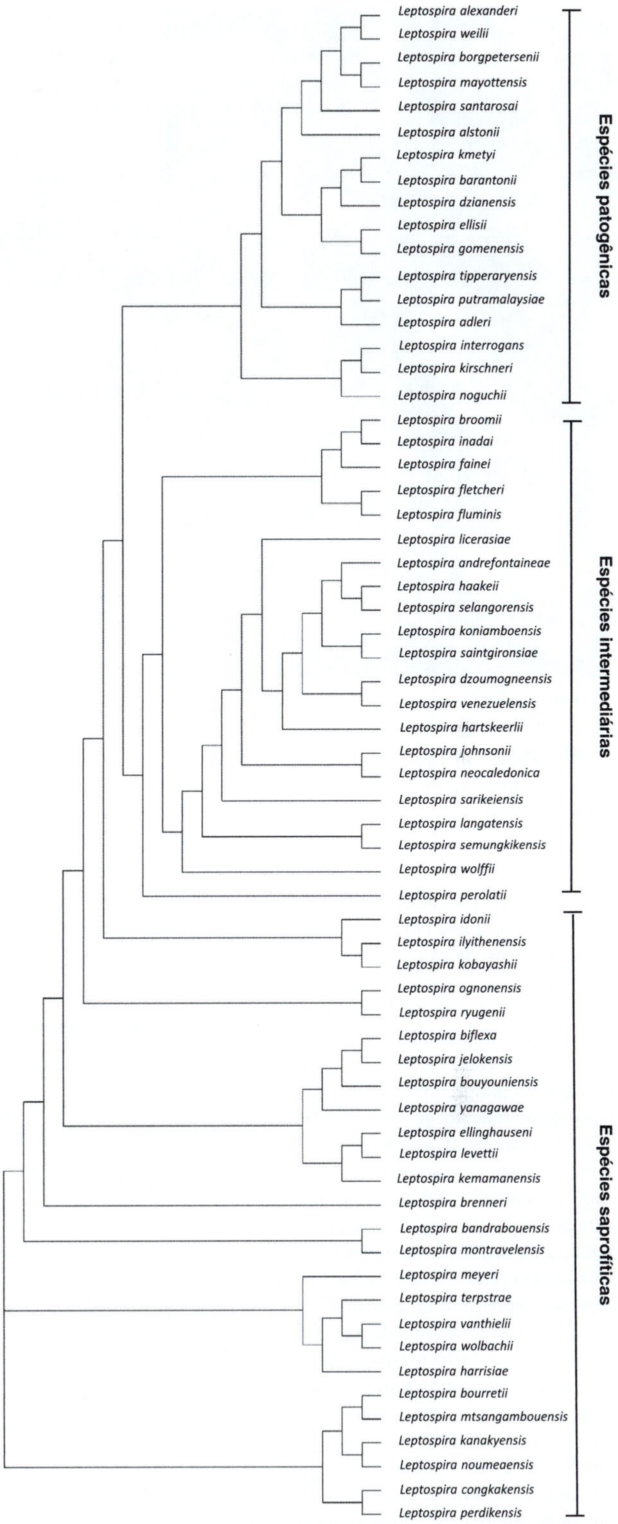

FIGURA 184-1 Diferenciação de espécies patogênicas, intermediárias e não patogênicas (saprofíticas) de *Leptospira* por análise filogenética molecular usando comparação de genomas centrais (CgMLST). *(Reproduzida com permissão de Dr. A. Ahmed, Leptospirosis Reference Center, Academic Medical Center, Medical Microbiology, Amsterdã, Países Baixos.)*

humana que não são reconhecidas). Como as leptospiras podem sobreviver em ambiente úmido durante muitos meses, a água é um veículo importante em sua transmissão. Epidemias de leptospirose não são bem compreendidas. Surtos podem resultar de exposição a águas de inundação contaminadas com urina de animais infectados, como tem sido relatado em vários países. Contudo, é verdadeiro também que surtos podem ocorrer sem inundações, e inundações acontecem frequentemente sem surtos.

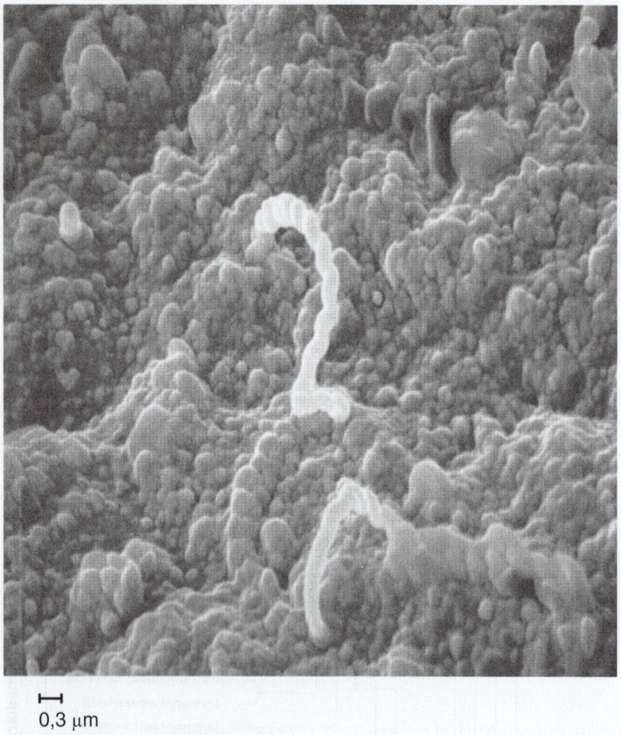

FIGURA 184-2 Imagem microscópica eletrônica da transmissão de *Leptospira interrogans* invadindo tecido conjuntival equino. *(Imagem fornecida gentilmente por Dr. J. E. Nally, National Animal Disease Center, U.S. Department of Agriculture, Ames, IA).*

A maioria das infecções por *Leptospira* não causa doença ou causa somente doença leve em seres humanos. Uma pequena porcentagem de infecções (cerca de 1%) leva a complicações graves, potencialmente fatais. A proporção de casos de leptospirose que são leves é desconhecida, porque os pacientes ou não procuram, ou não têm acesso à assistência médica, ou porque os sintomas inespecíficos são interpretados como uma doença semelhante à gripe. Os casos notificados seguramente representam uma subestimativa significante do número total. Certos grupos ocupacionais estão em risco especialmente alto, inclusive veterinários, trabalhadores agrícolas, trabalhadores em esgotos, empregados de abatedouros e trabalhadores da indústria de pescados. Fatores de risco incluem contato direto ou indireto com animais, inclusive exposição à água e ao solo contaminados com urina de animais. A leptospirose também tem sido reconhecida em zonas centrais deterioradas de cidades e em áreas suburbanas, onde as populações de ratos e camundongos estão em expansão.

Exposição recreativa e contato com animais domésticos são fontes proeminentes de leptospirose. Atividades de recreação em água doce, como canoagem, windsurfe, natação e esqui aquático, colocam as pessoas em risco de infecção. Vários surtos foram subsequentes a eventos esportivos. Por exemplo, um surto ocorreu em 1998 entre atletas de uma competição de triátlon em Springfield, Illinois. A ingestão de um ou mais goles de água do lago durante o trecho de natação do triátlon foi um fator de risco importante para a doença. As chuvas pesadas que precederam o triátlon, com o consequente escoamento agrícola, provavelmente aumentaram o nível de contaminação da água do lago com leptospiras. Em outro surto, 42% dos participantes contraíram leptospirose durante a corrida de resistência multiesportiva Ecochallenge-Sabah 2000, em Bornéu (Malásia). Demonstrou-se que nadar no rio Segama foi um fator de risco independente. Além disso, foram relatados surtos entre atletas que participam nas recentemente populares "corridas na lama".

A leptospirose também é uma doença de viajantes. Boa parte dos pacientes adquire a infecção enquanto viaja por países tropicais, geralmente durante atividades de aventura, como *rafting* em corredeiras, caminhadas na selva e exploração de cavernas. Dados recentes da GeoSentinel Global Surveillance Network descreveram em detalhes 180 viajantes que retornaram de viagem (74% homens) com leptospirose entre janeiro de 1997 e dezembro de 2016. A infecção foi predominantemente adquirida no Sudeste da Ásia (52% [n = 93]; principalmente da Tailândia [n = 52]); ao todo, 110 pacientes (59%) foram hospitalizados e um paciente morreu. A transmissão por meio de acidentes em laboratórios tem sido relatada, mas é rara. Dados novos indicam que a leptospirose pode se desenvolver após imersão imprevista em água contaminada (p. ex., em um acidente de automóvel) mais frequentemente do que em geral se pensava e pode resultar também de uma mordida de animal.

PATOGÊNESE

A transmissão ocorre através de lacerações, abrasões da pele ou das membranas mucosas, especialmente a mucosa da conjuntiva e a oral. Depois da penetração, os microrganismos altamente móveis proliferam, atravessam barreiras teciduais e se disseminam por via hematogênica a todos os órgãos (fase leptospirêmica). Durante esse período de incubação inicial, leptospiras podem ser isoladas da corrente sanguínea (Fig. 184-3). Claramente, a *Leptospira* consegue sobreviver no hospedeiro não imune por evasão das respostas imunes inatas como a fagocitose e destruição mediada pelo complemento; porém, estudos anteriores salientaram a relação entre uma resposta imune pró-inflamatória exagerada e a mortalidade. Durante a fase imune, o aparecimento de anticorpos coincide com o

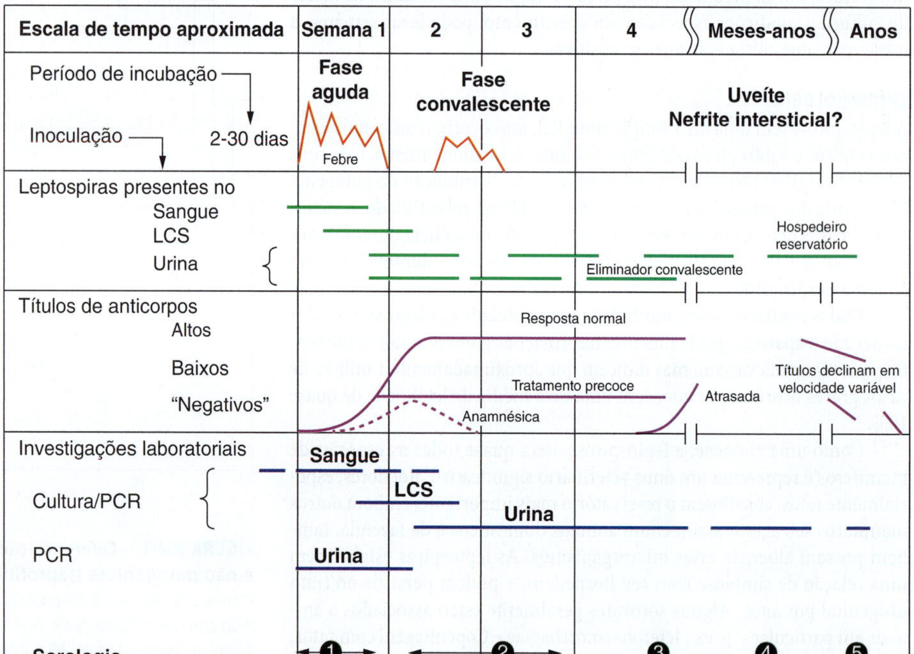

FIGURA 184-3 Natureza bifásica da leptospirose e investigações relevantes em diferentes fases da doença. Os espécimes 1 e 2 para sorologia são amostras de soro de fase aguda; o espécime 3 é uma amostra de soro de fase convalescente que pode facilitar a detecção de uma resposta imune atrasada; e os espécimes 4 e 5 são amostras de soro de seguimento que podem fornecer informações epidemiológicas, como o grupo sorológico infectante presumido. LCS, líquido cerebrospinal; PCR, reação em cadeia da polimerase. *(Reimpressa com permissão de American Society for Microbiology, from Leptospirosis, PN Levett, 14:296, 2001; permissão concedida por Copyright Clearance Center, Inc.)*

desaparecimento das leptospiras do sangue. Entretanto, as bactérias persistem em vários órgãos, inclusive fígado, pulmão, rim, coração e cérebro. Achados de necrópsia ilustram o envolvimento de múltiplos sistemas orgânicos na doença grave. A patologia renal mostra tanto lesão tubular aguda como nefrite intersticial. As lesões tubulares agudas progridem no tempo para edema intersticial e necrose tubular aguda. Nefrite grave é observada em pacientes que sobrevivem tempo suficiente para desenvolvê-la e parece ser uma resposta secundária à lesão epitelial aguda. A desregulação relatada da expressão de vários transportadores ao longo do néfron contribui para o comprometimento da absorção de sódio, a perda tubular de potássio e a poliúria. A histopatologia do fígado mostra necrose focal (necrose hepatocelular disseminada geralmente não é encontrada), focos de inflamação e oclusão de canalículos biliares. Também foi documentada a apoptose de hepatócitos. Trabalhos experimentais mostraram infiltração de *Leptospira* no espaço de Disse (espaço perissinusoidal) e migração entre os hepatócitos com descolamento das junções intercelulares e ruptura de canalículos biliares levando ao vazamento de bile. Petéquias e hemorragias são observadas no coração, pulmões **(Fig. 184-4)**, rins (e suprarrenais), pâncreas, fígado, trato gastrintestinal (inclusive gordura retroperitoneal, mesentério e omento), músculos, próstata, testículos e cérebro (sangramento subaracnóideo). Vários estudos mostram uma associação entre hemorragia e trombocitopenia. Embora os mecanismos subjacentes da trombocitopenia não tenham sido elucidados, parece provável que o consumo de plaquetas desempenhe um papel importante. Uma coagulopatia de consumo pode ocorrer, com marcadores elevados de ativação da coagulação (complexos trombina-antitrombina, fragmentos 1 e 2 de protrombina, D-dímeros), marcadores anticoagulantes diminuídos (antitrombina e proteína C) e atividade fibrinolítica desregulada. Coagulação intravascular disseminada (CIVD) franca foi documentada em vários estudos. Níveis plasmáticos elevados de E-selectina solúvel e fator de von Willebrand em pacientes com leptospirose refletem ativação de células endoteliais. Modelos experimentais mostram que leptospiras patogênicas ou proteínas de leptospiras são capazes de ativar células endoteliais *in vitro* e de romper a função de barreira das células endoteliais, promovendo a disseminação. Tem sido demonstrado que plaquetas se agregam sobre o endotélio ativado no pulmão humano, enquanto a histologia revela tumefação de células endoteliais ativadas, mas sem vasculite ou necrose evidente. Depósito de imunoglobulina e complemento tem sido demonstrado no tecido pulmonar envolvido na hemorragia pulmonar.

As espécies de *Leptospira* têm uma estrutura de parede celular típica de dupla membrana, albergando uma variedade de proteínas associadas à membrana, inclusive um número incomumente alto de lipoproteínas. A camada de peptideoglicano está localizada perto da membrana citoplasmática. O lipopolissacarídeo (LPS) na membrana externa tem uma estrutura incomum, com uma potência endotóxica relativamente baixa. Porém, a imunidade do hospedeiro depende da produção de anticorpos circulantes a um LPS específico para sorovar. Não está claro se outros antígenos desempenham um papel significativo na imunidade humoral protetora.

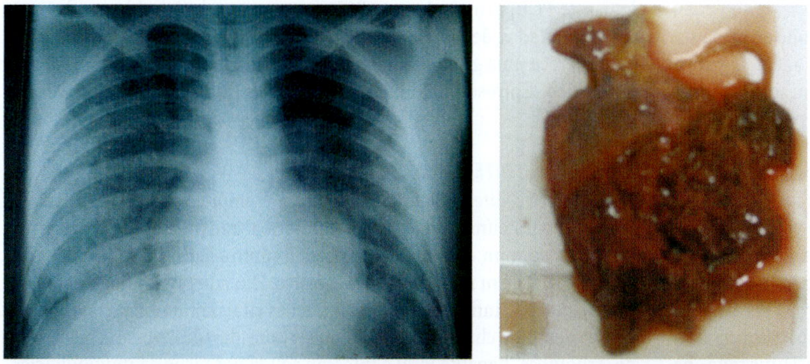

FIGURA 184-4 Hemorragia pulmonar grave na leptospirose. ***Painel esquerdo:*** Radiografia de tórax. ***Painel direito:*** Aspecto macroscópico dos lobos inferiores direitos do pulmão à necrópsia. Este paciente, um adolescente de 15 anos de idade da cidade de Iquitos, Amazônia peruana, morreu vários dias depois da apresentação com doença aguda, icterícia e hemoptise. A hemocultura revelou *Leptospira interrogans* sorovar Copenhageni/Icterohaemorrhagiae. *(Adaptada com permissão de E Segura et al: Clin Infect Dis 40:343, 2005. © 2005 pela Infectious Diseases Society of America.)*

As leptospiras patogênicas contêm uma variedade de genes codificando para proteínas envolvidas na motilidade e na adesão e invasão de células e tecidos, os quais representam fatores de virulência em potencial. Muitos destes são proteínas da membrana externa (PME) expostas à superfície. É provável que várias proteínas expostas à superfície medeiem interações patógeno-célula do hospedeiro, e essas proteínas podem representar componentes candidatos à vacina. Embora estudos de modelos animais tenham mostrado vários graus de eficácia de vacinas para diversas PME putativas associadas a virulência, ainda não está claro se tais proteínas provocam níveis aceitáveis de imunidade esterilizadora. Os avanços continuados na manipulação genética da *Leptospira* e o sequenciamento do genoma completo irão sem dúvida fornecer mais informações sobre a biologia e virulência deste patógeno.

MANIFESTAÇÕES CLÍNICAS

Embora a leptospirose seja uma doença potencialmente fatal, com sangramento e falência de múltiplos órgãos como seus marcos clínicos, acredita-se que a maioria dos casos seja relativamente leve, apresentando-se como o início súbito de uma doença febril. O período de incubação geralmente é de 1 a 2 semanas, mas varia de 2 a 30 dias. A leptospirose é descrita classicamente como bifásica. A *fase leptospirêmica* aguda caracteriza-se por febre de 3 a 10 dias de duração, tempo durante o qual o microrganismo pode ser cultivado a partir do sangue e detectado por reação em cadeia da polimerase (PCR). Durante a *fase imune*, a resolução dos sintomas pode coincidir com o aparecimento de anticorpos, e leptospiras podem ser cultivadas a partir da urina. A distinção entre a primeira e a segunda fase nem sempre é clara: os casos mais leves nem sempre incluem a segunda fase, e a doença grave pode ser monofásica e fulminante. A ideia de que síndromes clínicas distintas estão associadas a grupos sorológicos específicos tem sido refutada, embora alguns sorovares tendam a causar doença mais grave que outros.

Leptospirose leve A maioria dos pacientes é assintomática ou apenas levemente doente e não busca assistência médica. Evidência sorológica de infecção pregressa inaparente é encontrada frequentemente em pessoas que foram expostas, mas não ficaram doentes. A leptospirose leve sintomática geralmente se apresenta como uma doença semelhante à gripe, de início súbito, com febre, calafrios, cefaleia, náusea, vômitos, dor abdominal, sufusão de conjuntivas (vermelhidão sem exsudato) e mialgia. A dor muscular é intensa e afeta especialmente as panturrilhas, o dorso e o abdome. A cefaleia é intensa, localizada na região frontal ou retro-orbitária (semelhante à que ocorre na dengue) e, às vezes, acompanhada de fotofobia. Meningite asséptica pode estar presente e é mais comum em crianças que em adultos. Embora leptospiras possam ser cultivadas a partir do líquido cerebrospinal (LCS) na fase inicial, a maioria dos casos segue um curso benigno com relação ao sistema nervoso central; os sintomas geralmente desaparecem dentro de poucos dias, mas podem persistir por semanas.

O exame físico pode incluir qualquer dos seguintes achados, nenhum dos quais é patognomônico para leptospirose: febre, sufusão conjuntival, congestão da faringe, dolorimento muscular, linfadenopatia, exantema, meningismo, hepatomegalia e esplenomegalia. Caso ocorra, o exantema muitas vezes é transitório; pode ser macular, maculopapular, eritematoso ou hemorrágico (com petéquias ou equimoses); e pode ser mal diagnosticado como tifo endêmico ou infecção viral. A ausculta pulmonar pode revelar estertores. Pode haver icterícia leve.

A evolução natural da leptospirose leve geralmente envolve resolução espontânea dentro de 7 a 10 dias, mas sintomas persistentes têm sido documentados. Na ausência de um diagnóstico clínico e terapia antimicrobiana, a taxa de mortalidade da leptospirose leve é baixa.

Leptospirose grave Embora o início da leptospirose grave possa não ser diferente do da leptospirose leve, a doença grave com frequência é rapidamente progressiva e está associada a uma taxa de letalidade variando de 1 a 50%. As taxas de mortalidade mais altas estão associadas a idade > 40 anos, estado mental alterado, insuficiência renal aguda, insuficiência respiratória, hipotensão e arritmias. A apresentação clássica, frequentemente designada como *síndrome de Weil*, abrange a tríade de hemorragia, icterícia e lesão renal aguda.

Os pacientes morrem de choque séptico com falência de múltiplos órgãos e/ou complicações hemorrágicas graves, que envolvem mais frequentemente os pulmões (hemorragia pulmonar), o trato gastrintestinal (melena, hematoquezia), o trato urogenital (hematúria) e a pele (petéquias, equimoses e sangramento em locais de punção venosa). A hemorragia pulmonar (com ou sem icterícia) é reconhecida atualmente como um problema de saúde pública disseminado, apresentando-se com tosse, dor torácica, dificuldade respiratória e hemoptise, que pode não ser aparente até que os pacientes sejam intubados.

Icterícia ocorre em 5 a 10% de todos os pacientes com leptospirose; ela pode ser profunda e dar uma tonalidade alaranjada à pele, mas geralmente não está associada com necrose hepática fulminante. O exame físico pode revelar fígado aumentado e doloroso.

A lesão renal aguda é comum na doença grave, apresentando-se depois de vários dias de doença e pode ou não ser oligúrica. Anormalidades eletrolíticas típicas incluem hipopotassemia e hiponatremia. A perda de magnésio na urina está associada peculiarmente à nefropatia por leptospiras. A hipotensão está associada a necrose tubular aguda, oligúria ou anúria, requerendo reidratação e, às vezes, terapia com vasopressores. A hemodiálise pode salvar vidas, com a função renal geralmente retornando ao normal nos sobreviventes.

Na leptospirose grave, a alteração do estado mental pode refletir meningite por leptospiras. O diagnóstico de meningite por leptospiras pode ser difícil, pois os pacientes podem estar anictéricos ou não apresentar outras características diagnósticas da leptospirose grave. Sem o tratamento antibiótico adequado, foi relatada taxa de mortalidade de 13%; em contraste, entre pacientes tratados com antibióticos, a taxa de mortalidade é de 2%. Sequelas neurológicas são descritas até meses após a doença aguda.

Outras síndromes incluem pancreatite (necrosante), colecistite, envolvimento musculoesquelético e rabdomiólise com níveis moderadamente elevados de creatina-cinase sérica. O envolvimento cardíaco geralmente é refletido no eletrocardiograma como alterações inespecíficas de ST e onda T. Anormalidades de repolarização e arritmias são consideradas fatores de prognóstico ruim. A ocorrência de miocardite já foi descrita. Complicações hematológicas raras incluem hemólise, púrpura trombocitopênica trombótica e síndrome hemolítico-urêmica.

Sintomas de longa duração subsequentes à leptospirose grave incluem fadiga, mialgia, mal-estar geral e cefaleia, podendo persistir por anos. Uveíte autoimune associada, uma condição potencialmente crônica, é uma sequela reconhecida da leptospirose.

DIAGNÓSTICO

O diagnóstico clínico de leptospirose deve basear-se em história apropriada de exposição combinada com uma das manifestações variáveis da doença. Viajantes retornando de áreas endêmicas geralmente têm uma história de atividades recreativas em água doce ou outro contato percutâneo ou de mucosas com águas superficiais contaminadas ou solo. Para não viajantes, contato recreativo ou acidental com água/solo e perigos ocupacionais que envolvem contato direto ou indireto com animais devem ser investigados (ver "Epidemiologia", anteriormente).

Embora achados bioquímicos, hematológicos e de exame de urina sejam inespecíficos na leptospirose aguda, certos padrões podem sugerir o diagnóstico. Os resultados laboratoriais geralmente mostram sinais de uma infecção bacteriana, incluindo leucocitose, com um desvio para a esquerda e marcadores de inflamação elevados (nível de proteína C-reativa, procalcitonina e velocidade de hemossedimentação). Trombocitopenia (contagem de plaquetas $\leq 100 \times 10^9$/L) é comum e está associada a sangramento e insuficiência renal. Na doença grave, sinais de ativação da coagulação podem estar presentes, variando de anormalidades limítrofes a um distúrbio grave compatível com CIVD, conforme definido por critérios internacionais. Os rins estão invariavelmente envolvidos na leptospirose. Os achados relacionados variam desde alterações no sedimento urinário (leucócitos, hemácias e cilindros hialinos ou granulosos) e proteinúria discreta, na doença leve, até insuficiência renal e azotemia, na leptospirose grave. Insuficiência renal com hipopotassemia e sem oligúria (ver "Manifestações clínicas", anteriormente) é característica da leptospirose inicial. Os níveis séricos de bilirrubina podem estar altos, ao passo que aumentos dos níveis de aminotransferases e fosfatase alcalina geralmente são moderados. Embora sintomas clínicos de pancreatite não sejam um achado comum, os níveis de amilase frequentemente estão elevados. Quando sintomas de meningite ocorrem, o exame do LCS mostra pleocitose, que pode variar de poucas células a > 1.000 células/μL, com um predomínio de linfócitos. Já foi relatada a pleocitose predominantemente polimorfonuclear. Este fenômeno pode estar relacionado com o momento da punção lombar: acredita-se que as células polimorfonucleares sejam encontradas no início da doença e sejam depois substituídas por linfócitos. Embora os níveis de proteína e glicose no LCS estejam geralmente normais, os níveis de proteínas podem estar discretamente elevados.

Na leptospirose grave, anormalidades radiográficas pulmonares são mais comuns do que seria esperado com base no exame físico (Fig. 184-4). O achado radiográfico mais comum é um padrão alveolar bilateral esparso, que corresponde à hemorragia dispersa. Essas anormalidades afetam predominantemente os lobos inferiores. Outros achados incluem densidades com base na pleura (representando áreas de hemorragia) e atenuação difusa em vidro fosco típica da síndrome da angústia respiratória aguda (SARA).

Um diagnóstico definitivo de leptospirose baseia-se no isolamento do microrganismo do paciente, em resultado positivo da PCR ou na soroconversão ou aumento no título de anticorpos. Em casos com evidências clínicas fortes de infecção, um título de anticorpo isolado de 1:200 a 1:800 (dependendo se o caso ocorre em uma área de endemicidade baixa ou alta) no teste de aglutinação microscópica (MAT) é necessário. Preferivelmente, um aumento de título ≥ 4 vezes é detectado entre espécimes de soro nas fases aguda e convalescente. Os anticorpos geralmente não atingem níveis detectáveis até a segunda semana de doença. A resposta de anticorpos pode ser afetada pelo tratamento precoce com antibióticos.

O MAT, que usa uma bateria de cepas vivas de leptospiras, e o ensaio imunoabsorvente ligado à enzima (ELISA), que utiliza um antígeno amplamente reagente, são os procedimentos sorológicos padrão. O MAT geralmente está disponível apenas em laboratórios especializados e é usado para determinação do título de anticorpo e para tentativa de identificação do sorogrupo de leptospira envolvido – e, quando informação do retrospecto epidemiológico está disponível, do sorovar putativo. Esse ponto destaca a importância de testar antígenos representativos dos sorovares prevalentes na área geográfica em particular. Entretanto, reações cruzadas ocorrem frequentemente, e, assim, a identificação definitiva do sorovar ou grupo sorológico infectante não é possível sem isolamento do microrganismo causador. Como os testes sorológicos carecem de sensibilidade na fase aguda inicial da doença (até o quinto dia), eles não podem ser usados como base para decidir quando iniciar o tratamento.

Além do MAT e do ELISA, vários testes rápidos com valor diagnóstico já foram desenvolvidos, e alguns deles estão disponíveis comercialmente. Esses testes rápidos aplicam principalmente metodologia de fluxo lateral, aglutinação (látex) ou ELISA e são razoavelmente sensíveis e específicos, embora os resultados relatados na literatura variem, provavelmente em consequência de diferenças na interpretação dos testes, riscos de (re)exposição, distribuição de sorovares e uso de painéis de soro enviesados. Esses métodos não requerem instalações para cultura ou MAT e são úteis em locais que carecem de uma infraestrutura médica forte. Metodologias de PCR, principalmente PCR em tempo real, têm sido amplamente implementadas de forma crescente. Em comparação com a sorologia, a PCR oferece uma grande vantagem: a capacidade de confirmar o diagnóstico de leptospirose com alto grau de precisão durante os primeiros 5 dias de doença.

DIAGNÓSTICO DIFERENCIAL

O diagnóstico diferencial da leptospirose é amplo, refletindo as diversas apresentações clínicas da doença. Embora a transmissão da leptospirose seja mais comum em regiões tropicais e subtropicais, a ausência de uma história de viagem não exclui o diagnóstico. Quando predominam febre, cefaleia e mialgia, influenza e outras infecções virais comuns e menos comuns (p. ex., dengue e chikungunya) devem ser consideradas. Malária, febre tifoide, erliquiose, hepatite viral e infecção aguda por vírus da imunodeficiência humana (HIV) podem simular as fases iniciais da leptospirose, sendo importante reconhecê-las. Doenças por riquétsias, dengue e infecções por hantavírus (febre hemorrágica com síndrome renal ou síndrome cardiorrespiratória do hantavírus) compartilham aspectos epidemiológicos e clínicos com a leptospirose. Infecções duplas têm sido relatadas. Em vista disso, é aconselhável realizar testes sorológicos para riquétsias, vírus da dengue e hantavírus quando se suspeita de leptospirose. Quando sangramento é detectado, febre hemorrágica da dengue e outras febres hemorrágicas virais inclusive infecção por hantavírus, febre amarela, febre do vale do Rift, infecções por filovírus e febre de Lassa devem ser consideradas.

TRATAMENTO

Leptospirose

A leptospirose grave deve ser tratada com penicilina intravenosa (IV) (Tab. 184-1) assim que o diagnóstico seja considerado. As leptospiras são altamente suscetíveis a uma ampla gama de antibióticos, incluindo β-lactâmicos, cefalosporinas, aminoglicosídeos e macrolídeos, mas não são suscetíveis a vancomicina, rifampicina, metronidazol e cloranfenicol. A intervenção precoce pode evitar o desenvolvimento de falência orgânica importante ou reduzir sua gravidade. Embora estudos dando suporte à terapia com antibióticos tenham produzido resultados conflitantes, os ensaios clínicos são difíceis de serem realizados em situações onde os pacientes frequentemente se apresentam à assistência médica com estágios tardios da doença. Os antibióticos têm menor probabilidade de beneficiar pacientes nos quais lesão de órgãos já tenha acontecido. Dois estudos randomizados abertos comparando penicilina com cefotaxima parenteral, ceftriaxona parenteral e doxiciclina não mostraram diferenças significativas entre os antibióticos com relação a complicações e risco de mortalidade. Assim, ceftriaxona, cefotaxima ou doxiciclina são alternativas satisfatórias à penicilina para o tratamento da leptospirose grave. O teste de suscetibilidade aos antimicrobianos não é uma prática rotineira em casos individuais de leptospirose; até o momento, porém, a resistência aos antibióticos não foi relatada em isolados de pacientes ou do ambiente.

Em casos leves, o tratamento oral com doxiciclina, azitromicina, ampicilina ou amoxicilina é recomendado. Em regiões onde doenças por riquétsias também são endêmicas, doxiciclina ou azitromicina é o fármaco de escolha. Em casos raros, uma reação de Jarisch-Herxheimer se desenvolve dentro de horas após o início da terapia antimicrobiana.

Um tratamento de suporte vigoroso para leptospirose é essencial e pode salvar a vida do paciente. Pacientes com disfunção renal sem oligúria precisam de reidratação vigorosa com líquidos e eletrólitos para evitar a desidratação e a precipitação de insuficiência renal com oligúria. Diálise peritoneal ou hemodiálise deve ser providenciada para pacientes com insuficiência renal e oligúria. Foi demonstrado que o início rápido de hemodiálise reduz o risco de mortalidade e, geralmente, é necessária somente por períodos curtos. Pacientes com hemorragia pulmonar podem ter complacência pulmonar diminuída (como visto na SARA) e se beneficiar de ventilação mecânica com volumes correntes baixos para evitar pressões de ventilação altas. As evidências são contraditórias quanto ao uso de glicocorticoides e desmopressina como terapia adjunta para o envolvimento pulmonar associado à leptospirose grave.

TABELA 184-1 ■ Tratamento e quimioprofilaxia da leptospirose em adultos[a]

Indicação	Esquema
Tratamento	
Leptospirose leve	Doxiciclina[b] (100 mg VO 2×/dia) *ou* Amoxicilina (500 mg VO 3×/dia) *ou* Ampicilina (500 mg VO 3×/dia)
Leptospirose moderada/grave	Penicilina (1,5 milhão de unidades IV ou IM de 6/6 h) *ou* Ceftriaxona (2 g/dia IV) *ou* Cefotaxima (1 g IV de 6/6 h) *ou* Doxiciclina[b] (dose inicial de 200 mg IV; depois 100 mg IV de 12/12 h)
Quimioprofilaxia	
	Doxiciclina[b] (200 mg VO 1×/semana) *ou* Azitromicina (250 mg VO 1 ou 2×/semana)

[a]Todos os regimes são administrados por 7 dias. [b]A doxiciclina não deve ser administrada a mulheres grávidas ou crianças. [c]A eficácia da profilaxia com doxiciclina em cenários endêmicos ou epidêmicos permanece obscura. Experimentos em modelos animais e um modelo de custo-efetividade indicam que a azitromicina tem várias características que podem torná-la eficaz no tratamento e na profilaxia.
Siglas: IM, intramuscular; IV, intravenosa; VO, via oral.

PROGNÓSTICO

A maioria dos pacientes com leptospirose se recupera. Entretanto, sintomas pós-leptospirose, principalmente aqueles de natureza semelhante à depressão, podem ocorrer e persistir por anos depois da doença aguda. As taxas de mortalidade são mais altas entre os pacientes idosos e aqueles que têm doença grave (hemorragia pulmonar, síndrome de Weil). A leptospirose durante a gravidez está associada a taxas elevadas de mortalidade fetal. O seguimento em longo prazo de pacientes com insuficiência renal e disfunção hepática tem documentado boa recuperação da função dos rins e do fígado.

PREVENÇÃO

Indivíduos que podem ser expostos às leptospiras em função de suas ocupações ou de seu envolvimento em atividades recreativas em água doce devem ser informados sobre os riscos. As medidas para controle da leptospirose incluem evitar a exposição à urina e a tecidos de animais infectados pelo uso de equipamentos protetores para olhos, pés e outros. Estratégias dirigidas para o controle de roedores devem ser consideradas.

Vacinas para animais de agricultura e de companhia geralmente estão disponíveis, e seu uso deve ser encorajado. A vacina veterinária usada em uma dada área deve conter os sorovares que se sabe estarem presentes ali. Infelizmente, alguns animais vacinados ainda excretam leptospiras em sua urina. A vacinação de seres humanos contra um sorovar específico prevalente na área tem sido realizada em alguns países da Europa e da Ásia e tem se comprovado efetiva. Embora um experimento de larga escala da vacina em seres humanos tenha sido relatado em Cuba, nenhuma conclusão sobre eficácia e reações adversas pode ser tirada por causa de detalhes insuficientes sobre o desenho do estudo. A eficácia da quimioprofilaxia com doxiciclina (200 mg, uma vez/semana) ou azitromicina (em mulheres gestantes e crianças) está sendo contestada, mas a administração focalizada pré-exposição e pós-exposição está indicada em casos de exposição de curta duração bem definida (Tab. 184-1).

LEITURAS ADICIONAIS

Adler A: *Leptospira and Leptospirosis*, 1st ed. Berlin Heidelberg, Springer-Verlag, 2015.
de Vries SG et al: Leptospirosis among returned travelers: A GeoSentinel Site Survey and Multicenter Analysis–1997–2016. Am J Trop Med Hyg 99:127, 2018.
Haake DA, Levett PN: Leptospirosis in humans. Curr Top Microbiol Immunol 387:65, 2015.
van Samkar A et al: Suspected leptospiral meningitis in adults: Report of four cases and review of the literature. Neth J Med 73:464, 2015.
Vincent AT et al: Revisiting the taxonomy and evolution of pathogenicity of the genus Leptospira through the prism of genomics. PLoS Negl Trop Dis 13:e0007270, 2019.

185 Febre recorrente e doença por *Borrelia miyamotoi*

Alan G. Barbour

A febre recorrente é causada por infecção por qualquer das várias espécies de espiroquetas *Borrelia*. Médicos na Grécia antiga distinguiam a febre recorrente de outros distúrbios febris por sua apresentação clínica característica: dois ou mais episódios de febre separados por períodos variáveis de bem-estar. No século XIX, a febre recorrente foi uma das primeiras doenças a ser associada com um micróbio específico em virtude de seu achado laboratorial característico: a presença de grande número de espiroquetas do gênero *Borrelia* no sangue.

O hospedeiro responde com inflamação sistêmica que resulta em uma enfermidade variando de uma síndrome gripal a sepse. Outras manifestações são consequências do envolvimento do sistema nervoso central (SNC) e distúrbios da coagulação. A variação antigênica das proteínas na superfície dos espiroquetas é responsável pelo curso recorrente da infecção. Imunidade adquirida segue-se ao desenvolvimento seriado de anticorpos para cada uma das diversas variantes que aparecem durante uma infecção. O tratamento com antibióticos resulta em cura rápida, mas com o risco de uma reação de Jarisch-Herxheimer moderada a grave.

A febre recorrente veiculada por piolhos (LBRF, de *louse-borne relapsing fever*) causou grandes epidemias até o século XX e, atualmente, ocorre no nordeste da África e entre imigrantes dessa região. No presente, entretanto, a maioria dos casos de febre recorrente é originária de carrapatos. Casos esporádicos e pequenos surtos são distribuídos de modo focal na maioria dos continentes, sendo a África e a Ásia Central os mais afetados. Na América do Norte, a maioria dos relatos de febre recorrente tem sido do oeste dos Estados Unidos e do Canadá.

Outro membro do gênero, *Borrelia miyamotoi*, causa uma doença febril aguda com sintomas constitucionais inespecíficos e algumas vezes com meningoencefalite na mesma distribuição geográfica da doença de Lyme (Cap. 186) na Eurásia e na América do Norte.

AGENTE ETIOLÓGICO

Filamentos microscópicos finos enrolados, que nadam em uma direção e depois se enrolam antes de se dirigir para outra, foram observados primeiramente no sangue de pacientes com febre recorrente nos anos 1880. Esses micróbios foram classificados como espiroquetas e agrupados no gênero *Borrelia*. Os meios de cultura da época eram ricos em ingredientes, variando desde simples (p. ex., *N*-acetilglucosamina) até mais complexos (p. ex., soro). A capacidade biossintética limitada das células de *Borrelia* é explicada por um conteúdo de genoma que é um quarto daquele de *Escherichia coli*.

Como outros espiroquetas, as células de *Borrelia* em formato de hélice têm duas membranas, e a mais externa delas é fixada mais frouxamente que em outras bactérias de membrana dupla, como *E. coli*. Em consequência, microrganismos fixos com membranas danificadas podem assumir uma variedade de morfologias em esfregaços e preparações histológicas. Os flagelos dos espiroquetas correm entre as duas membranas e não estão na superfície da célula. Embora sejam tecnicamente Gram-negativas, as células de *Borrelia*, com 10 a 20 μm de comprimento e diâmetro de 0,2 a 0,3 μm, são estreitas demais para serem vistas por microscopia em esfregaços de Gram.

EPIDEMIOLOGIA

As várias espécies de *Borrelia* que causam febre recorrente têm distribuições geográficas restritas (Tab. 185-1). A exceção é *Borrelia recurrentis*, que também é a única espécie veiculada por um inseto. A LBRF é adquirida de um piolho-do-corpo (*Pediculus humanus corporis*), ou possivelmente um piolho-da-cabeça (*Pediculus capitis*), com seres humanos servindo como reservatório. A aquisição ocorre não pela picada em si, mas por esfregar as fezes do inseto para dentro do sítio da picada com os dedos em resposta à irritação ou pela inoculação nas conjuntivas ou em uma ferida aberta. Embora a transmissão da LBRF esteja limitada atualmente à Etiópia, à Eritreia e à Somália, a doença teve uma distribuição global no passado, e esse potencial permanece. Epidemias de LBRF, geralmente em associação com tifo, podem ocorrer sob circunstâncias de fome, migração de refugiados, guerra e falta de moradia. A transmissão de LBRF pode ocorrer em campos de migrantes longe de seus países de origem.

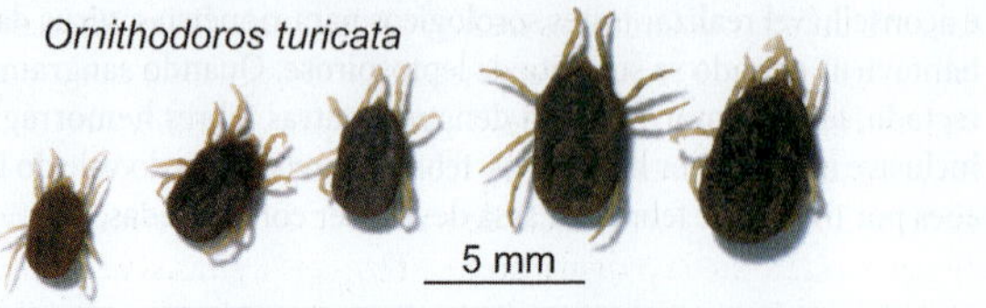

FIGURA 185-1 **Carrapatos moles *Ornithodoros turicata*** de diferentes idades.

Todas as outras espécies conhecidas de agentes da febre recorrente são veiculadas por carrapatos – na maioria dos casos, por carrapatos moles do gênero *Ornithodoros* (Fig. 185-1). A febre recorrente veiculada por carrapatos (TBRF, de *tick-borne relapsing fever*) é encontrada na maioria dos continentes, mas está ausente em ambientes tropicais, de deserto baixo ou árticos. Para a maioria das espécies, os reservatórios de infecção são mamíferos de tamanho pequeno a médio, geralmente roedores, mas às vezes porcos e outros animais domésticos vivendo em hábitat humano ou no entorno. Entretanto, uma espécie, *Borrelia duttonii*, na África Subsaariana, é mantida amplamente pela transmissão de carrapatos entre seres humanos. Na América do Norte, a TBRF ocorre como casos isolados ou pequenos aglomerados de casos pela exposição transitória de pessoas a edificações infestadas ou cavernas em áreas menos populosas, onde mamíferos têm ninhos ou dormem. As duas principais espécies de *Borrelia* envolvidas na América do Norte são *Borrelia hermsii* (no Oeste montanhoso) e *Borrelia turicatae* (nas regiões Sudoeste e Centro-Sul). Normalmente, os carrapatos moles vetores se alimentam por não mais que 30 minutos, geralmente enquanto a vítima está dormindo. A transmissão transovariana de uma geração de carrapatos para a próxima significa que o risco de infecção pode persistir em uma área muito depois que os mamíferos incriminados como reservatórios tiverem sido removidos.

Borrelia miyamotoi pertence ao mesmo clado de espécies da febre recorrente, mas é transmitido a seres humanos a partir de outros mamíferos por carrapatos duros (p. ex., *Ixodes scapularis* no leste dos Estados Unidos) que também transmitem doença de Lyme, babesiose, anaplasmose e encefalite viral. *Borrelia miyamotoi* é adquirido em atividades externas ou por contato com carrapatos em áreas de floresta ou arbustos, durante recreação, trabalho ou atividades próximas à residência, da mesma forma que a doença de Lyme (Cap. 186). Entre residentes da maioria das áreas onde *B. miyamotoi* e *Borreliella* (também chamado de *Borrelia*) *burgdorferi* coexistem, a prevalência de anticorpos à primeira é cerca de um terço daquela da última. Em contrapartida a *B. burgdorferi*, a transmissão de *B. miyamotoi* para o hospedeiro inicia logo após o carrapato começar a se alimentar.

PATOGÊNESE E IMUNIDADE

Os espiroquetas da TBRF entram no corpo na saliva do carrapato no início da alimentação. A partir de um inóculo de poucas células, os espiroquetas proliferam no sangue, duplicando-se, a cada 6 horas, a números de 10^6 a

TABELA 185-1 ■ **Espécies de *Borrelia* da febre recorrente por região geográfica, vetor e reservatório primário**

Espécie	Região(ões)	Vetor(es) artrópode(s)	Reservatório primário
B. crocidurae	África	*Ornithodoros erraticus*, *Ornithodoros sonrai* (carrapatos moles)	Mamíferos
B. duttonii	África	*O. moubata*	Humanos
B. hermsii	América do Norte	*O. hermsi*	Mamíferos
B. hispanica	Europa, norte da África	*O. erraticus*	Mamíferos
B. johnsonii	América do Norte	*Carios kellyi* (carrapatos moles)	Morcegos
B. kalaharica	África	*O. savignyi*	Mamíferos
B. mazzottii	México, América Central	*O. talaje*	Mamíferos
B. miyamotoi	Eurásia, América do Norte	Espécies de *Ixodes* (carrapatos duros)	Mamíferos
B. persica	Eurásia	*O. tholozani*	Mamíferos
B. recurrentis	África, global[a]	*Pediculus humanus corporis* (piolho-do-corpo humano)	Humanos
B. turicatae	América do Norte	*O. turicata*	Mamíferos
B. venezuelensis	América Central e América do Sul	*O. rudis*	Mamíferos

[a]Embora a transmissão esteja limitada atualmente à Etiópia e a países adjacentes, a infecção por *B. recurrentis* teve uma distribuição global no passado, e esse potencial permanece.

10^7/mL ou mais. As espécies de *Borrelia* são patógenos extracelulares; sua presença dentro de células representa bactérias após fagocitose. A ligação dos espiroquetas a eritrócitos leva à agregação destes, seu sequestro no baço e no fígado e hepatoesplenomegalia e anemia. Um distúrbio hemorrágico provavelmente é consequência de trombocitopenia, produção hepática deficiente de fatores da coagulação e/ou bloqueio de vasos pequenos por agregados de espiroquetas, eritrócitos e plaquetas. Algumas espécies são neurotrópicas e entram no cérebro, onde são comparativamente abrigadas da imunidade do hospedeiro. Espiroquetas da febre recorrente podem cruzar a barreira materno-fetal e causar dano e inflamação na placenta, levando a atraso do crescimento intrauterino e infecção congênita.

Embora as espécies de *Borrelia* não tenham exotoxinas potentes ou uma endotoxina de lipopolissacarídeo, elas têm lipoproteínas abundantes que ativam receptores semelhantes ao Toll em células do hospedeiro, levando a um processo pró-inflamatório semelhante ao da endotoxemia, com elevações do fator de necrose tumoral α, interleucina 6 e concentrações da interleucina 8.

Anticorpos imunoglobulina M (IgM)-específicos para a lipoproteína de superfície definidora de sorotipo aparecem depois de poucos dias de infecção e logo alcançam uma concentração que causa lise de bactérias no sangue, por meio de ação bactericida direta ou opsonização. A liberação de lipoproteínas e outros produtos bacterianos das bactérias morrendo provoca uma "crise", durante a qual pode haver aumento de temperatura, hipotensão e outros sinais de choque. Um fenômeno semelhante que ocorre em alguns pacientes logo depois do tratamento antibiótico é caracterizado por uma piora abrupta da condição, chamada de reação de Jarisch-Herxheimer (RJH).

MANIFESTAÇÕES CLÍNICAS

A febre recorrente se apresenta com início súbito de febre. Períodos febris são pontuados por períodos afebris intervenientes de poucos dias; esse padrão ocorre pelo menos duas vezes. A temperatura do paciente é ≥ 39 °C e pode ser de até 43 °C. O primeiro episódio frequentemente termina em uma crise que dura cerca de 15 a 30 minutos, consistindo em calafrios, elevação adicional da temperatura e aumento do pulso e da pressão arterial. A fase de crise é seguida por diaforese profusa, queda da temperatura e hipotensão, que geralmente persiste por várias horas. Na LBRF, o primeiro episódio de febre é incessante por 3 a 6 dias; ele geralmente é seguido por um episódio único mais leve. Na TBRF, períodos febris múltiplos duram 1 a 3 dias cada um. Em ambas as formas, o intervalo entre as febres varia de 4 a 14 dias, algumas vezes com sintomas de mal-estar geral e fadiga.

Os sintomas que acompanham as febres geralmente são inespecíficos. Cefaleia, rigidez de nuca, artralgia, mialgia e vômitos podem acompanhar o primeiro episódio febril e os subsequentes. Um aumento de baço e fígado causa dor abdominal. Uma tosse não produtiva é comum durante a LBRF e – em combinação com febre e mialgias – pode sugerir influenza. Síndrome de angústia respiratória aguda pode ocorrer durante a TBRF.

Ao exame físico, o paciente pode estar delirante ou apático. Pode haver piolhos-do-corpo nas vestes do paciente ou sinais de picadas de inseto. Em regiões com infecção por *B. miyamotoi*, um carrapato duro pode estar alojado na pele. Epistaxe, petéquias e equimoses são comuns durante a LBRF, mas não na TBRF. Esplenomegalia ou dor à palpação do baço é comum em ambas as formas de febre recorrente. A maioria dos pacientes com LBRF e cerca de 10% dos pacientes com TBRF têm hepatomegalia discernível.

Achados neurológicos localizados são mais comuns na TBRF que na LBRF. Na América do Norte, a infecção por *B. turicatae* tem manifestações neurológicas mais frequentes que a infecção por *B. hermsii*. Meningoencefalite pode resultar em hemiplegia residual ou afasia. Pode haver mielite e radiculopatia. Paralisia de Bell unilateral ou bilateral e surdez por envolvimento do sétimo ou oitavo nervo craniano são as formas mais comuns de neurite craniana e, geralmente, apresentam-se no segundo ou terceiro episódio febril, não no primeiro. Deficiência visual por iridociclite ou panoftalmia unilateral ou bilateral pode ser permanente. Na LBRF, acredita-se que manifestações neurológicas, como estado mental alterado ou rigidez de nuca, são secundárias à inflamação sistêmica em vez de invasão direta do sistema nervoso.

Miocardite parece ser comum em ambas as formas de febre recorrente e é responsável por algumas mortes. A miocardite é geralmente evidenciada por galopes à ausculta cardíaca, um intervalo QT_c prolongado e cardiomegalia e edema pulmonar à radiografia do tórax.

Exames gerais de laboratório não são específicos. Anemia normocítica leve a moderada é comum, mas hemólise franca e hemoglobinúria não ocorrem. As contagens de leucócitos geralmente estão na faixa normal ou apenas levemente elevadas, e leucopenia pode ocorrer durante a crise. As contagens de plaquetas podem cair abaixo de 50.000/μL. Os níveis de proteína C-reativa e procalcitonina estão elevados. Evidências laboratoriais de hepatite podem ser encontradas, com concentrações séricas elevadas de bilirrubina não conjugada e aminotransferases; os tempos de protrombina e tromboplastina parcial podem estar moderadamente prolongados.

A análise do líquido cerebrospinal (LCS) está indicada em casos de suspeita de febre recorrente com sinais de meningite ou meningoencefalite. A presença de pleocitose mononuclear e níveis de proteína leve a moderadamente elevados justifica terapia antibiótica intravenosa (IV) na TBRF.

As manifestações e a evolução da doença por *B. miyamotoi* não são diferentes daquelas da febre recorrente. A apresentação mais comum é de febre sem sintomas respiratórios começando 1 a 2 semanas após uma picada de carrapato. Pacientes têm sido hospitalizados com diagnóstico presuntivo de sepse indiferenciada. Foi documentada meningoencefalite com espiroquetas no LCS em adultos com imunodeficiência, mas também pode ocorrer em pessoas imunocompetentes. Se o paciente apresentar doença de Lyme inicial coexistente, pode haver eritema migratório, a erupção cutânea localizada.

DIAGNÓSTICO

A febre recorrente deve ser considerada em um paciente com o padrão febril característico e história de exposição recente – isto é, dentro de 1 a 2 semanas antes do início da doença – a piolhos-do-corpo ou carrapatos moles em áreas geográficas com transmissão documentada atual ou passada. Por causa da longevidade dos carrapatos e da transmissão transovariana do patógeno entre eles, um caso de febre recorrente pode ser diagnosticado muitos anos após o último caso relatado naquele local. Os piolhos podem estar nas roupas de um imigrante. Embora os riscos para doença por *B. miyamotoi* sejam semelhantes aos da doença de Lyme, a imediata remoção de um carrapato aderido após a exposição pode não reduzir o risco de infecção desse patógeno.

Com exceção da infecção por *B. miyamotoi*, a base do diagnóstico laboratorial de LBRF e TBRF ainda é a detecção direta dos espiroquetas por microscopia do sangue. Contagens diferenciais manuais de leucócitos com colorações por Wright geralmente revelam espiroquetas em esfregaços finos de sangue se sua concentração for ≥ 10^5/mL e vários campos de imersão em óleo forem examinados (Fig. 185-2). Porém, as colorações preferidas são a Giemsa-Wright ou a Giemsa isoladamente. A densidade de *B. miyamotoi* no sangue não é suficientemente alta para o uso de um único esfregaço de sangue para o diagnóstico. Para LBRF e TBRF, o tempo preferível para obter um espécime de sangue é entre o início da febre e seu pico. Concentrações menores de espiroquetas podem ser reveladas por um esfregaço espesso de sangue que seja tratado com ácido acético a 0,5% antes da coloração. Uma alternativa é uma montagem a fresco de sangue com anticoagulante misturado com solução salina e examinado com microscopia por contraste de fase ou campo escuro para espiroquetas móveis.

Reação em cadeia da polimerase (PCR, de *polymerase chain reaction*) e procedimentos similares de amplificação de DNA são cada vez mais usados para exame de amostras de sangue ou LCS em casos suspeitos de febre recorrente. A PCR pode revelar espiroquetas circulantes entre os episódios febris. A PCR é o procedimento preferido para a detecção direta de *B. miyamotoi* no sangue ou no LCS.

Cultura de sangue ou LCS no meio de caldo de Barbour-Stoenner-Kelly ou equivalente é uma opção para isolamento de espécies de *Borrelia*. Contudo, poucos laboratórios oferecem esse serviço. Uma alternativa para espécies de *Borrelia* (mas não para *B. recurrentis*) veiculadas por carrapatos é a inoculação de sangue ou LCS em camundongos com imunodeficiência severa combinada e o exame do sangue do animal depois de alguns dias.

As opções para a confirmação sorológica da infecção são limitadas, e os resultados podem ser enganosos. Os ensaios baseados em células integrais, como o ensaio imunoabsorvente ligado à enzima (ELISA) e o *immunoblot*, e o ELISA contra o peptídeo C6 para doença de Lyme podem ser positivos na febre recorrente ou na doença por *B. miyamotoi* devido à reatividade cruzada de antígenos entre esses espiroquetas. Um ensaio comercialmente disponível baseado em GlpQ, um antígeno proteico de todas as espécies de *Borrelia*

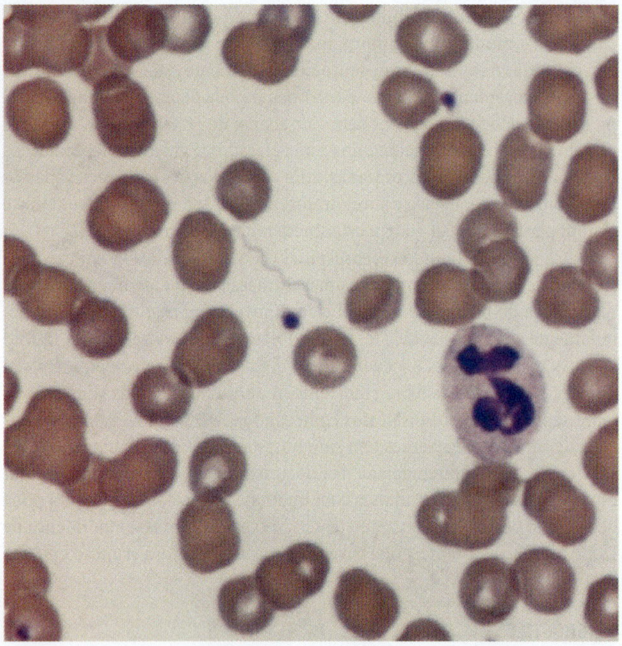

FIGURA 185-2 Fotomicrografia de espiroqueta da febre recorrente veiculada por carrapatos (*Borrelia turicatae*) em um esfregaço de sangue fino corado por Giemsa-Wright. Estão incluídos na figura um leucócito polimorfonuclear e duas plaquetas.

de febre recorrente (incluindo *B. miyamotoi*), mas de nenhuma espécie de doença de Lyme, tem melhor especificidade, mas é comumente negativo no período em que um esfregaço de sangue ou PCR seriam positivos. Os resultados dos atuais ensaios baseados em GlpQ não podem ser usados para distinguir entre as diferentes espécies de *Borrelia* como etiologia.

DIAGNÓSTICO DIFERENCIAL

Dependendo da história do paciente de exposições residenciais, ocupacionais, de viagem e recreativas, o diagnóstico diferencial da febre recorrente inclui uma ou mais das seguintes infecções que têm como característica ou periodicidade no padrão febril, ou um período febril único prolongado com sintomas constitucionais: febre do carrapato do Colorado, febre maculosa das Montanhas Rochosas e outras riquetsioses, erliquiose, anaplasmose, infecções virais transmitidas por carrapatos, febre da mordida do rato e babesiose na América do Norte, na Europa, na Rússia e no nordeste da Ásia. Em outras partes das Américas e da Ásia e na maior parte da África, malária, febre tifoide, tifo e outras riquetsioses, dengue e leptospirose também podem ser considerados. Pode haver coinfecção com malária, tifo ou febre tifoide com TBRF ou LBRF. A infecção por *B. miyamotoi* pode coexistir com a doença de Lyme, anaplasmose ou babesiose na América do Norte.

TRATAMENTO

Febre recorrente

Penicilina e tetraciclinas têm sido os antibióticos de escolha para febre recorrente há várias décadas. Eritromicina e cloranfenicol têm sido opções alternativas há muito tempo. Não há evidência de resistência adquirida a esses antibióticos. As espécies de *Borrelia* também são suscetíveis a cefalosporinas de segunda e terceira gerações. Esses espiroquetas também são relativamente resistentes à rifampicina, a sulfonamidas e a aminoglicosídeos. Espiroquetas deixam de ser detectáveis no sangue dentro de poucas horas depois da primeira dose de um antibiótico efetivo.

Sob condições de recursos limitados ou em meio a epidemias, uma dose única de antibiótico costuma ser suficiente para o tratamento bem-sucedido da LBRF **(Fig. 185-3)**. Para adultos, uma dose única de tetraciclina oral (500 mg), doxiciclina oral (200 mg) ou penicilina G procaína intramuscular (800.000 unidades) é efetiva. As doses correspondentes para crianças são tetraciclina oral, 12,5 mg/kg, doxiciclina oral, 5 mg/kg, e penicilina G procaína intramuscular, 200.000 a 400.000 unidades. Quando um paciente adulto apresenta estupor ou náuseas, a dose IV de tetraciclina é 250 a 500 mg. A tetraciclina é contraindicada em mulheres grávidas e lactantes e em crianças < 9 anos de idade; para indivíduos nesses grupos que são alérgicos à penicilina, a eritromicina oral (500 mg para adultos e 12,5 mg/kg para crianças) é uma alternativa. Embora haja pouca experiência relatada com outros macrolídeos, como a azitromicina, é provável que sejam tão efetivos como a eritromicina.

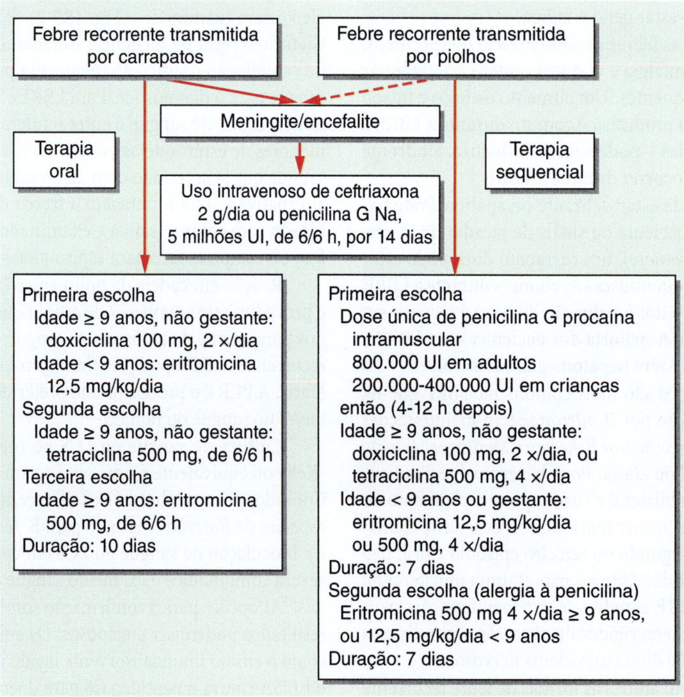

FIGURA 185-3 Algoritmo para tratamento da febre recorrente. Caso não se saiba se o paciente tem febre recorrente transmitida por carrapatos ou por piolhos, o paciente deve ser tratado para a forma transmitida por carrapatos. A *linha tracejada* indica que a invasão do sistema nervoso central na febre recorrente transmitida por piolhos é incomum. UI, unidades internacionais.

Porém, há alguns problemas com as terapias de dose única para LBRF. Com a penicilina isoladamente, pode haver recorrência em até 20% dos pacientes, e a frequência da RJH era maior após a tetraciclina que com a penicilina. Para o tratamento da LBRF em adultos na Etiópia, um esquema que reduz as taxas de recorrência e de RJH tem sido uma dose única de 400.000 unidades de penicilina G procaína intramuscular seguida várias horas depois ou no dia seguinte por doxiciclina (100 mg, por via oral [VO], 2 ×/dia) ou tetraciclina (500 mg ou 12,5 mg/kg, VO, de 6/6 horas) por 7 dias.

Os relatos acumulados sobre a terapia para TBRF indicam uma taxa de recorrência ≥ 20% após o tratamento de dose única, possivelmente devido à propensão de algumas espécies para invadir o SNC. Assim, doses múltiplas de antibiótico são recomendadas. O tratamento preferido para adultos é um curso de 10 dias de doxiciclina (100 mg, 2 ×/dia) ou tetraciclina (500 mg ou 12,5 mg/kg, VO, de 6/6 horas). Quando as tetraciclinas estão contraindicadas, a alternativa é a eritromicina (500 mg ou 12,5 mg/kg, VO, de 6/6 horas) por 10 dias. Se um antibiótico β-lactâmico for administrado e o envolvimento do SNC for confirmado ou suspeitado, é preferível administrá-lo por via IV em relação à via oral. Para adultos, o regime é penicilina G (5 milhões de unidades, IV, de 6/6 horas) ou ceftriaxona (2 g, IV, diariamente) por 10 a 14 dias. Sob condições de recursos limitados e quando o envolvimento do SNC não é suspeitado, usa-se a penicilina V potássica oral (500 mg ou 12,5 mg/kg, a cada 6-8 horas) por 10 dias.

A RJH durante o tratamento da febre recorrente pode ser grave e até mesmo terminar em morte se não forem tomadas precauções para monitoramento próximo e provisão de suporte cardiovascular parenteral e de volume quando necessário. Apreensão, calafrios, febre e hipotensão ocorrem dentro de 1 a 3 horas do início do tratamento antibiótico e podem ser acompanhados por redução adicional da contagem de plaquetas. A incidência de RJH é de 20 a 60% na LBRF após a primeira dose do antibiótico. A RJH também pode ocorrer quando um paciente com febre recorrente não suspeitada é tratado com outros tipos de antibióticos, como ciprofloxacino, que apresentam efeitos abaixo do ideal.

A experiência com o tratamento de *B. miyamotoi* é limitada, mas esse microrganismo provavelmente tem as mesmas sensibilidades a antibióticos que outras espécies de *Borrelia*. A terapia para *B. miyamotoi* segue as diretrizes da doença de Lyme. Isso incluiria a terapia parenteral no caso de envolvimento do SNC. Na ausência de contraindicações, a doxiciclina (100 mg, 2 ×/dia) é o tratamento preferido para a infecção não complicada por *B. miyamotoi*, devido à eficácia do antibiótico contra a anaplasmose e a doença de Lyme. Se ocorrer a RJH, é geralmente mais leve que aquela observada na febre recorrente.

PROGNÓSTICO

As taxas de mortalidade para LBRF e TBRF não tratadas estão nas faixas de 10 a 70% e 4 a 10%, respectivamente, e são determinadas amplamente por condições coexistentes, como desnutrição, desidratação e outras infecções. Com o tratamento antibiótico imediato, a taxa de mortalidade é de 2 a 5% para LBRF e < 2% para TBRF. Fatores associados a prognóstico ruim incluem concomitância de malária, tifo ou febre tifoide; gravidez; estupor ou coma na admissão ao hospital; sangramento difuso; função hepática pobre; miocardite; e broncopneumonia. A taxa de mortalidade por RJH na LBRF, na ausência de monitoramento adequado e medidas de reanimação, é de cerca de 5%. A febre recorrente durante a gravidez frequentemente leva a aborto ou natimorto, mas malformações congênitas não têm sido relatadas. Embora os espiroquetas ou seus remanescentes possam persistir no SNC ou em outros sítios sequestrados após a resolução da bacteriemia, não foram documentadas sequelas pós-tratamento ou incapacidade prolongada na febre recorrente ou na doença causada por *B. miyamotoi*. Imunidade parcial contra reinfecção parece se desenvolver em residentes de áreas com risco elevado perene.

PREVENÇÃO

Não há vacina para LBRF, TBRF ou doença por *B. miyamotoi*. A redução da exposição a piolhos e carrapatos é a estratégia-chave para a prevenção. A LBRF pode ser prevenida por melhora da higiene pessoal, redução da aglomeração, melhoria do acesso a instalações para lavagem de roupas com água quente (≥ 60 °C) e uso seletivo de pesticidas. As roupas são um fator importante na manutenção dos piolhos-do-corpo humanos. O risco de TBRF pode ser reduzido pela construção de casas com assoalhos de concreto ou de tabuado selado e sem tetos de palha ou paredes de taipa. As casas e cabanas em áreas de floresta significam um risco no oeste da América do Norte quando roedores criam ninhos no forro, no sótão ou em espaços em paredes ou sob a estrutura. As construções infestadas por carrapatos *Ornithodoros* podem ser tratadas com pesticidas, sendo depois protegidas contra roedores. Caso residam em ambiente de alto risco, os indivíduos não devem dormir no chão, e as camas devem ser movidas para longe da parede. As pessoas com exposição recreativa ou ocupacional a cavernas, onde mamíferos, incluindo morcegos, podem habitar, necessitam de aconselhamento sobre o risco de TBRF. No caso de exposição em um local à TBRF, o tratamento pós-exposição com doxiciclina (dose única de 100 mg, ou 200 mg no primeiro dia, seguidos por 100 mg/dia durante 4 dias) foi eficaz na prevenção da infecção em um experimento controlado por placebo. As recomendações para a prevenção da infecção por *B. miyamotoi* são as mesmas que para a redução do risco de doença de Lyme por exposição ao vetor carrapato duro (Cap. 186).

LEITURAS ADICIONAIS

Barbour AG, Schwan TG: Borrelia, in *Bergey's Manual of Systematics of Archaea and Bacteria*. WB Whitman et al (eds). John Wiley & Sons, Inc., 2018, pp 1-22.

Binenbaum Y et al: Single dose of doxycycline for the prevention of tick-borne relapsing fever. Clin Infect Dis 71:1768, 2020.

Butler T: The Jarisch-Herxheimer reaction after antibiotic treatment of spirochetal infections: A review of recent cases and our understanding of pathogenesis. Am J Trop Med Hyg 96:46, 2017.

Christensen J et al: Tickborne relapsing fever, Bitterroot Valley, Montana, USA. Emerg Infect Dis 21:217, 2015.

Gugliotta JL et al: Meningoencephalitis from Borrelia miyamotoi in an immunocompromised patient. N Engl J Med 368:240, 2013.

Isenring E et al: Infectious disease profiles of Syrian and Eritrean migrants presenting in Europe: A systematic review. Travel Med Infect Dis 25:65, 2018.

Krause PJ et al: *Borrelia miyamotoi* infection in nature and in humans. Clin Microbiol Infect 21:631, 2015.

Moran-Gilad J et al: Postexposure prophylaxis of tick-borne relapsing fever: Lessons learned from recent outbreaks in Israel. Vector Borne Zoonotic Dis 13:791, 2013.

Nordmann T et al: Outbreak of louse-borne relapsing fever among urban dwellers in Arsi Zone, Central Ethiopia, from July to November 2016. Am J Trop Med Hyg 98:1599, 2018.

Salih SY, Mustafa D: Louse-borne relapsing fever: II. Combined penicillin and tetracycline therapy in 160 Sudanese patients. Trans R Soc Trop Med Hyg 71:49, 1977.

Schwan TG et al: Tick-borne relapsing fever and *Borrelia hermsii*, Los Angeles County, California, USA. Emerg Infect Dis 15:1026, 2009.

Telford SR et al: Blood smears have poor sensitivity for confirming *Borrelia miyamotoi* disease. J Clin Microbiol 57:e01468, 2019.

von Both U, Alberer M: Images in clinical medicine. *Borrelia recurrentis* infection. N Engl J Med 375:e5, 2016.

Warrell DA: Louse-borne relapsing fever (*Borrelia recurrentis* infection). Epidemiol Infect 147:e106, 2019.

Wormser GP et al: Borrelia miyamotoi: An emerging tick-borne pathogen. Am J Med 132:136, 2019.

186 Borreliose de Lyme

Allen C. Steere

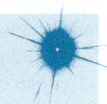

DEFINIÇÃO

A borreliose de Lyme é causada por um espiroqueta, *Borrelia* (também chamado *Borreliella*) burgdorferi *lato sensu*, que é transmitido por carrapatos do complexo *Ixodes ricinus*. A infecção geralmente começa com uma lesão cutânea expansiva característica, o eritema migratório (EM; fase 1, infecção localizada). Depois de vários dias ou semanas, o espiroqueta pode se disseminar para muitos locais diferentes (fase 2, infecção disseminada). As manifestações possíveis de infecção disseminada incluem lesões de pele anulares secundárias, meningite, neurite craniana, radiculoneurite, neurite periférica, cardite, bloqueio de nó atrioventricular ou dor musculoesquelética migratória. Meses ou anos mais tarde (geralmente depois de períodos de infecção latente), artrite intermitente ou persistente, encefalopatia ou polineuropatia crônica ou acrodermatite podem se desenvolver (fase 3, infecção persistente). A maioria dos pacientes experimenta os sintomas iniciais da doença durante o verão, mas a infecção pode não se tornar sintomática até que progrida para a fase 2 ou 3.

A doença de Lyme foi reconhecida como uma entidade separada em 1976 por causa de um aglomerado geográfico de crianças em Lyme, Connecticut, das quais se pensou que tivessem artrite reumatoide juvenil. Tornou-se aparente que a doença de Lyme era uma enfermidade multissistêmica que afetava primariamente a pele, o sistema nervoso, o coração e as articulações. Os estudos epidemiológicos de pacientes com EM implicaram certos carrapatos *Ixodes* como vetores da doença. No início do século XX, o EM havia sido descrito na Europa e atribuído a picadas do carrapato *I. ricinus*. Em 1982, um espiroqueta anteriormente desconhecido, agora chamado de *Borrelia burgdorferi*, foi recuperado de carrapatos *Ixodes scapularis* e depois de pacientes com doença de Lyme. A entidade atualmente é denominada doença de Lyme ou borreliose de Lyme.

AGENTE ETIOLÓGICO

A *B. burgdorferi*, o agente causal da doença de Lyme, é uma bactéria microaerófila fastidiosa. O genoma do espiroqueta é bastante pequeno (cerca de 1,5 Mb) e consiste em um cromossomo linear altamente inusitado de 950 kb, assim como 17 a 21 plasmídeos lineares e circulares. O aspecto mais notável do genoma da *B. burgdorferi* é que há sequências para mais de 100 lipoproteínas conhecidas ou preditas – um número maior do que em qualquer outro microrganismo. O espiroqueta tem poucas proteínas com atividade biossintética e depende de seu hospedeiro para a maioria de suas necessidades nutricionais. Ele não tem sequências para toxinas reconhecidas.

Atualmente, 20 espécies de borrélia bastante correlatas são designadas coletivamente como *Borrelia burgdorferi lato sensu* (i.e., "*B. burgdorferi* em sentido amplo"). A infecção humana borreliose de Lyme é causada primariamente por três genoespécies patogênicas: *B. burgdorferi stricto sensu* ("*B. burgdorferi* em sentido estrito", daqui em diante designada simplesmente como *B. burgdorferi*), *Borrelia garinii* e *Borrelia afzelii*. Nos Estados Unidos, a *B. burgdorferi* é a principal causa da infecção; todas as três genoespécies são encontradas na Europa, e a *B. garinii* é a causa principal na Ásia.

As cepas de *B. burgdorferi* foram subdivididas de acordo com vários sistemas de tipagem: um baseado na variação sequencial da proteína C da superfície externa (OspC), um segundo baseado em diferenças na região espaçadora intergênica rRNA 16S-23S (RST ou IGS) e um terceiro chamado *tipagem de sequência por múltiplos* loci. Por esses sistemas de tipagem, é aparente que as cepas de *B. burgdorferi* diferem em patogenicidade. As cepas OspC tipo A (RST1) parecem ser particularmente virulentas e podem ter desempenhado um papel importante no surgimento da doença de Lyme em forma epidêmica no nordeste dos Estados Unidos, no final do século XX.

EPIDEMIOLOGIA

As 20 genoespécies conhecidas de *B. burgdorferi lato sensu* vivem na natureza em ciclos enzoóticos envolvendo 14 espécies de carrapatos que fazem parte do complexo *I. ricinus*. O *I. scapularis* (Fig. 461-1) é o principal vetor no leste dos Estados Unidos, do Maine à Geórgia, e nos estados do Centro-Oeste Wisconsin, Minnesota e Michigan. O *I. pacificus* é o vetor nos estados ocidentais de Califórnia e Oregon. A doença é adquirida por toda a Europa (da Grã-Bretanha à Escandinávia e à Rússia Europeia), onde o *I. ricinus* é o vetor, e na Rússia Asiática, na China e no Japão, onde o vetor é o *I. persulcatus*. Esses carrapatos também podem transmitir outros agentes. Nos Estados Unidos, o *I. scapularis* também transmite *Babesia microti*; *Anaplasma phagocytophilum*; espécies de *Ehrlichia Wisconsin*; *Borrelia miyamotoi*; *Borrelia mayonii*; e, em raros exemplos, o vírus da encefalite de Powassan (vírus do carrapato de veado) (ver "Diagnóstico diferencial", adiante). Na Europa e Ásia, *I. ricinus* e *I. persulcatus* também transmitem vírus de encefalite veiculado por carrapatos.

Os carrapatos do complexo *I. ricinus* têm as fases de larva, ninfa e adulta. Eles requerem uma refeição de sangue em cada fase. O risco de infecção em uma dada área depende amplamente da densidade desses carrapatos, bem como de seus hábitos alimentares e hospedeiros animais, que têm evoluído diferentemente em localizações diversas. Para o *I. scapularis* no nordeste dos Estados Unidos, o camundongo de patas brancas e outros roedores são os hospedeiros preferidos das larvas imaturas e das ninfas. É crucial que ambas as fases imaturas do carrapato se alimentem no mesmo hospedeiro, porque o ciclo vital da espiroqueta depende da transmissão horizontal: no início do verão, de ninfas infectadas para camundongos, e no final do verão, de camundongos infectados para larvas, que então descamam para se tornarem as ninfas infectadas que começarão o ciclo novamente no ano seguinte. É o diminuto carrapato ninfa o responsável primário pela transmissão da doença a seres humanos, a qual atinge um pico durante os meses iniciais do verão. Os veados de cauda branca, que não estão envolvidos no ciclo vital do espiroqueta, são o hospedeiro preferido para a fase adulta de *I. scapularis* e parecem ser cruciais para a sobrevivência do carrapato.

A doença de Lyme é agora a infecção veiculada por vetores mais comum nos Estados Unidos e Europa. Desde que a vigilância começou pelo Centers for Disease Control and Prevention (CDC), em 1982, o número de casos nos Estados Unidos aumentou drasticamente. Mais de 30 mil casos novos são agora notificados a cada verão, mas o número real de casos novos provavelmente está mais perto de 300 mil anualmente. Na Europa, as frequências relatadas da doença são mais altas no meio do continente e na Escandinávia.

PATOGÊNESE E IMUNIDADE

Para manter seu complexo ciclo enzoótico, a *B. burgdorferi* precisa se adaptar a dois ambientes acentuadamente diferentes: o carrapato e o hospedeiro mamífero. O espiroqueta expressa a proteína A da superfície externa (OspA) no intestino médio do carrapato, enquanto a OspC é suprarregulada quando o microrganismo viaja para a glândula salivar do carrapato. Nesse local, a OspC prende uma proteína da glândula salivar do carrapato (Salp15), que é necessária para a infecção do hospedeiro mamífero. O carrapato geralmente deve estar aderido por pelo menos 24 horas para a transmissão da *B. burgdorferi*.

Após a entrada na pele humana, o espiroqueta sub-regula a OspC e suprarregula a lipoproteína VlsE. Essa proteína sofre variação antigênica extensa, necessária para a sobrevivência do espiroqueta. Depois de vários dias a semanas, a *B. burgdorferi* pode migrar saindo da pele, produzindo EM, e pode se disseminar por via hematogênica ou linfática para outros órgãos. Os únicos fatores conhecidos de virulência da *B. burgdorferi* são as proteínas de superfície que possibilitam à espiroqueta prender-se a proteínas de mamíferos, integrinas, glicosaminoglicanos ou glicoproteínas. Por exemplo, a disseminação por meio da pele e de outras matrizes teciduais pode ser facilitada pela ligação do plasminogênio humano e de seus ativadores à superfície do espiroqueta. Algumas cepas de *Borrelia* ligam-se a proteínas reguladoras do complemento em sua superfície (FHL-1/reconectina, ou fator H), que ajudam a proteger os espiroquetas da lise mediada por complemento. A disseminação do microrganismo no sangue é facilitada por ligação ao receptor de fibrinogênio ($\alpha_{IIb}\beta_3$) em plaquetas ativadas e ao receptor de vitronectina ($\alpha_v\beta_3$) em células endoteliais. Como o nome indica, as proteínas A e B de ligação à decorina dos espiroquetas se ligam à decorina, um glicosaminoglicano em fibrilas de colágeno, e a *B. burgdorferi* também se liga diretamente às grades (*lattices*) de colágeno nativo tipo 1. Esta ligação pode explicar o porquê de o microrganismo estar comumente alinhado às fibrilas de colágeno na matriz extracelular no coração, sistema nervoso central ou articulações.

Para controlar e erradicar a *B. burgdorferi*, o hospedeiro elabora respostas imunes tanto inatas como adaptativas, resultando na morte dos espiroquetas mediada por macrófagos e anticorpos. Como parte da resposta imune inata, o complemento pode causar a lise do espiroqueta na pele. Células em sítios afetados liberam citocinas pró-inflamatórias potentes, inclusive interleucina 6, fator de necrose tumoral α, interleucina 1β e interferon-γ (IFN-γ). Pacientes que são homozigotos para um polimorfismo de receptor semelhante ao Toll (TLR) (1805GG), particularmente quando infectados com cepas de *B. burgdorferi* RST1 altamente inflamatórias, têm níveis excepcionalmente altos de citocinas pró-inflamatórias. O propósito da resposta imune adaptativa parece ser a produção de anticorpos específicos, que opsonizam o microrganismo – um passo necessário para o extermínio ideal de espiroquetas. Os estudos com conjuntos de proteínas expressando cerca de 1.200 proteínas de *B. burgdorferi* detectaram respostas de anticorpos para um total de 120 proteínas de espiroquetas (particularmente lipoproteínas de superfície externa) em uma população de pacientes com artrite de Lyme. O exame histológico de todos os tecidos afetados revela uma infiltração de linfócitos, macrófagos e plasmócitos, com algum grau de dano vascular, inclusive vasculite leve ou oclusão hipervascular. Esses achados sugerem que o espiroqueta pode ter estado presente dentro ou em volta de vasos sanguíneos.

Na infecção enzoótica, os espiroquetas *B. burgdorferi* devem sobreviver a esse ataque imune somente durante os meses de verão, antes de retornar às larvas de carrapatos para recomeçar o ciclo no ano seguinte. Em contraste, a infecção de seres humanos é um evento "fim de linha" para o espiroqueta. Dentro de várias semanas ou meses, mecanismos imunes inatos e adaptativos – mesmo sem tratamento antibiótico – controlam a infecção amplamente disseminada, e os sintomas sistêmicos generalizados diminuem. Contudo, sem a terapia antibiótica, os espiroquetas podem sobreviver em nichos localizados por vários anos. Por exemplo, a infecção por *B. burgdorferi* nos Estados Unidos pode causar artrite persistente ou, em casos raros, encefalopatia sutil ou polineuropatia. Assim, os mecanismos imunes parecem finalmente ter sucesso na erradicação total ou quase isso da *B. burgdorferi* de nichos selecionados, inclusive as articulações ou o sistema nervoso, e os sintomas regridem na maioria dos pacientes.

MANIFESTAÇÕES CLÍNICAS

Infecção inicial: fase 1 (infecção localizada) Por causa do tamanho pequeno das ninfas dos carrapatos ixodídeos, a maioria dos pacientes não se lembra da picada de carrapato precedente. Depois de um período de incubação de 3 a 32 dias, o EM geralmente começa como uma mácula ou pápula vermelha no local da picada de carrapato, que se expande lentamente até formar uma grande lesão anular (Fig. 186-1). Quando a lesão aumenta de tamanho, frequentemente desenvolve uma borda exterior vermelho-vivo e clareamento central parcial. O centro da lesão algumas vezes se torna intensamente eritematoso e endurecido, vesicular ou necrótico. Em outros casos, a lesão em expansão permanece com um vermelho intenso, uniforme; vários anéis vermelhos são encontrados dentro de um anel externo; ou a área central se torna azul antes que a lesão desapareça. Embora o EM possa se localizar em qualquer parte, a coxa, a virilha e a axila são locais particularmente comuns. A lesão é quente, mas não é frequentemente dolorosa. Aproximadamente 20% dos pacientes não exibem essa manifestação cutânea característica.

Infecção inicial: fase 2 (infecção disseminada) Nos casos dos Estados Unidos, a *B. burgdorferi* frequentemente se espalha por via hematogênica para muitos locais, dentro de dias ou semanas após o início do EM. Nesses casos, os pacientes podem desenvolver lesões cutâneas anulares secundárias, semelhantes em aspecto à lesão inicial. O envolvimento da pele geralmente é acompanhado de cefaleia intensa, leve rigidez de nuca, febre, calafrios, dor musculoesquelética migratória, artralgias e profundo mal-estar geral e fadiga. Manifestações menos comuns compreendem linfadenopatia generalizada ou esplenomegalia, hepatite, dor de garganta, tosse não produtiva, conjuntivite, irite ou tumefação testicular. Exceto por fadiga e letargia, que frequentemente são constantes, os sinais e sintomas iniciais da doença de Lyme são intermitentes e cambiantes. Mesmo em pacientes não tratados, os sintomas iniciais geralmente se tornam menos intensos ou desaparecem dentro de várias semanas. Em cerca de 15% dos pacientes, a infecção se apresenta com esses sintomas sistêmicos inespecíficos.

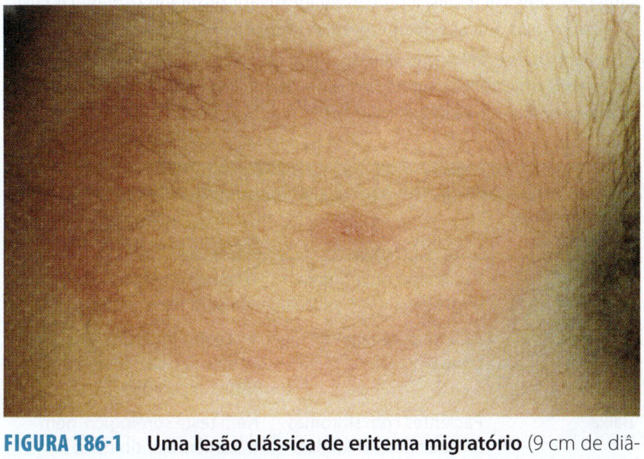

FIGURA 186-1 Uma lesão clássica de eritema migratório (9 cm de diâmetro) é mostrada perto da axila direita. A lesão tem clareamento central parcial, uma borda exterior vermelho-vivo e um centro em alvo. *(Cortesia de Vijay K. Sikand, MD; com permissão.)*

Sintomas sugestivos de irritação meníngea podem se desenvolver cedo na doença de Lyme quando EM está presente, mas geralmente não estão associados a pleocitose no líquido cerebrospinal (LCS) ou a um déficit neurológico objetivo. Depois de várias semanas ou meses, cerca de 15% dos pacientes não tratados desenvolvem anormalidades neurológicas francas, inclusive meningite, sinais sutis de encefalite, neurite craniana (inclusive paralisia facial bilateral), radiculoneuropatia motora ou sensitiva, neuropatia periférica, mononeurite múltipla, ataxia cerebelar ou mielite – isoladamente ou em várias combinações. Em crianças, o nervo óptico pode ser afetado por causa da inflamação ou pressão intracraniana aumentada, e esses efeitos podem levar à cegueira. Nos Estados Unidos, o padrão habitual consiste em sintomas flutuantes de meningite, acompanhados de paralisia facial e radiculoneuropatia periférica. Pleocitose linfocitária (cerca de 100 células/μL) é encontrada no LCS, frequentemente acompanhada de níveis elevados de proteína e concentrações de glicose normais ou levemente baixas. Na Europa e Ásia, o primeiro sinal neurológico, caracteristicamente, é dor radicular, que é seguida pelo desenvolvimento de pleocitose no LCS (chamada de meningopolineurite ou *síndrome de Bannwarth*); sinais meníngeos ou de encefalite frequentemente estão ausentes. Essas anormalidades neurológicas precoces geralmente regridem completamente dentro de meses, mas, em casos raros, doença neurológica crônica pode ocorrer mais tarde.

Dentro de várias semanas depois do início da enfermidade, cerca de 8% dos pacientes apresentam envolvimento cardíaco. A anormalidade mais comum é um grau flutuante de bloqueio atrioventricular (de primeiro grau, de Wenckebach ou bloqueio cardíaco total). Alguns pacientes têm envolvimento cardíaco mais difuso, inclusive alterações eletrocardiográficas indicativas de miopericardite aguda, disfunção ventricular esquerda evidente em cintilografias com radionuclídeos ou (em casos raros) cardiomegalia ou pancardite fatal. O envolvimento cardíaco dura apenas poucas semanas na maioria dos pacientes, mas pode recidivar nos não tratados. Alguns casos de endocardite de valva mitral ou aórtica foram relatados, com um dos casos ocorrendo anos após o envolvimento cardíaco agudo pela doença de Lyme. Miocardiopatia crônica causada por *B. burgdorferi* tem sido relatada na Europa.

Durante essa fase, dor musculoesquelética é comum. O padrão típico consiste em dor migratória em articulações, tendões, bursas, músculos ou ossos (geralmente sem edema articular), durando horas ou dias e afetando uma ou duas localizações de cada vez.

Infecção tardia: fase 3 (infecção persistente) Meses depois do início da infecção, cerca de 60% dos pacientes nos Estados Unidos que não receberam tratamento antibiótico desenvolvem artrite franca. O padrão típico compreende ataques intermitentes de artrite oligoarticular nas grandes articulações (especialmente os joelhos), durando semanas ou meses em uma dada articulação. Poucas articulações pequenas ou sítios periarticulares podem ser afetados, principalmente durante ataques iniciais. O número de pacientes que continuam a ter ataques recorrentes diminui a cada ano. Entretanto, em uma pequena porcentagem de casos, o envolvimento de grandes articulações – geralmente um ou ambos os joelhos – é persistente e pode levar à erosão de cartilagem e osso.

As contagens de leucócitos no líquido articular variam de 500 a 110.000/μL (média de 25.000/μL); a maioria dessas células é de leucócitos polimorfonucleares. Testes para fator reumatoide ou fatores antinucleares geralmente dão resultados negativos. O exame de amostras de biópsia sinovial revela depósitos de fibrina, hipertrofia vilosa, proliferação vascular, lesões microangiopáticas e uma infiltração intensa de linfócitos e plasmócitos.

Embora a maioria dos pacientes com doença de Lyme responda bem à antibioticoterapia, uma pequena porcentagem no nordeste dos Estados Unidos tem artrite por Lyme persistente (também chamada de pós-antibiótica ou refratária a antibióticos) por meses ou até por vários anos depois de receber tratamento antibiótico oral e intravenoso (IV) por 2 ou 3 meses. Apesar de a maioria desses pacientes estar infectada inicialmente com cepas OspA tipo A (RST1) de *B. burgdorferi*, não se pensa que essa complicação resulte de infecção persistente. Resultados de cultura e de reação em cadeia da polimerase (PCR) para *B. burgdorferi* no tecido sinovial, obtidas no período pós-antibiótico, têm sido uniformemente negativos. Em vez disso, a característica patogênica básica da artrite de Lyme pós-infecciosa é o desenvolvimento de uma resposta imune pró-inflamatória excessiva e desregulada, caracterizada por níveis excepcionalmente altos de IFN-γ, os quais persistem no período pós-infeccioso. Os fatores de risco para respostas excessivamente altas de IFN-γ incluem a apresentação de um epítopo de *B. burgdorferi* OspA (OspA$^{164-175}$) por determinadas moléculas do complexo de histocompatibilidade principal de classe II (particularmente HLA-DR-BI*0401); um polimorfismo de TLR tipo 1 1805GG em pacientes infectados com cepas de *B. burgdorferi* com OspC tipo A (RST1); e um desequilíbrio da relação entre células T CD4+ efetoras/reguladoras onde a maioria das células T CD4+ CD25+, que são células geralmente reguladoras, se torna células efetoras que secretam IFN-γ.

As consequências dessa resposta pró-inflamatória excessiva sinovial na doença de Lyme incluem dano vascular, processos autoimunes e citotóxicos e fibrose ou proliferação de fibroblastos semelhantes a tumores. Um importante estímulo para essas respostas imunes inatas pode ser a persistência do peptideoglicano da *B. burgdorferi* no líquido sinovial, o qual pode ser especialmente difícil de eliminar. Além disso, quatro autoantígenos que são alvo de resposta das células T e B em pacientes com doença de Lyme, particularmente aqueles com artrite pós-infecciosa, foram identificados: fator de crescimento de células endoteliais, metaloproteinase 10 da matriz, apolipoproteína B-100 e anexina A2, os quais podem ter um papel na inflamação persistente.

Embora raro, o envolvimento neurológico crônico também pode se tornar aparente de meses a vários anos depois do início da infecção, algumas vezes após longos períodos de latência. A forma mais comum de envolvimento crônico do sistema nervoso central é uma encefalopatia sutil, afetando memória, humor ou sono, e a forma mais comum de neuropatia periférica é uma polineuropatia axônica, manifestada ou como parestesia distal, ou como dor radicular espinal. Os pacientes com encefalopatia frequentemente têm evidências de prejuízo da memória em testes neuropsicológicos e resultados anormais em exames do LCS. Em casos de polineuropatia, a eletromiografia geralmente mostra anormalidades extensas de segmentos proximais e distais de nervos. Encefalomielite ou leucoencefalite, uma manifestação rara da borreliose de Lyme associada principalmente à infecção por *B. garinii* na Europa, é um transtorno neurológico grave que pode incluir paraparesia espástica, disfunção vesical do neurônio motor superior e, raramente, lesões na substância branca periventricular.

Acrodermatite crônica atrófica, a manifestação cutânea tardia da borreliose de Lyme, tem sido associada principalmente à infecção com *B. afzelii* na Europa e na Ásia. Ela tem sido observada de modo especialmente frequente em mulheres idosas. As lesões de pele, que geralmente são encontradas na superfície distal de um braço ou perna, começam de modo insidioso com descoloração avermelhado-violácea; elas se tornam escleróticas ou atróficas ao longo de um período de anos.

Os padrões básicos da borreliose de Lyme são similares em todo o mundo, mas há variações regionais, principalmente entre a enfermidade encontrada na América do Norte, que é causada exclusivamente por *B. burgdorferi*, e a encontrada na Europa, que é causada principalmente por *B. afzelii* e *B. garinii*. Com cada uma das espécies de *Borrelia*, a infecção geralmente começa com EM. Entretanto, cepas de *B. burgdorferi* no Leste dos Estados Unidos com frequência se disseminam largamente; elas são particularmente artritogênicas e especialmente as cepas OspC tipo A (RST1) podem causar artrite pós-infecciosa. Normalmente, a *B. garinii* dissemina-se de forma menos ampla, mas é especialmente neurotrópica e pode causar encefalomielite por borrélia. A *B. afzelii* frequentemente infecta apenas a pele, mas pode persistir nesse local, onde pode causar várias borrelioses dérmicas diferentes, inclusive acrodermatite crônica atrófica.

Síndrome pós-Lyme (doença de Lyme crônica) Apesar da resolução das manifestações objetivas da doença com a antibioticoterapia, cerca de 10% dos pacientes (embora as porcentagens relatadas variem extensamente) continuam a ter dor subjetiva, manifestações neurocognitivas ou sintomas de fadiga. Esses sintomas geralmente melhoram e desaparecem dentro de meses, mas podem durar anos. Na extremidade do espectro, os sintomas podem ser semelhantes ou indistinguíveis da síndrome da fadiga crônica (Cap. 450) e fibromialgia (Cap. 373). Em comparação com os sintomas da doença de Lyme ativa, os da síndrome pós-Lyme tendem a ser mais generalizados ou incapacitantes. Eles incluem fadiga marcante, cefaleia intensa, dor musculoesquelética difusa, pontos dolorosos simétricos múltiplos em localizações características, dor e rigidez em muitas articulações, parestesias difusas, dificuldade de concentração e distúrbios do sono. Os pacientes com essa condição não apresentam evidências de inflamação articular, têm resultados normais de testes neurológicos e podem exibir ansiedade e depressão. Em contraste, as manifestações tardias da doença de Lyme, inclusive artrite, encefalopatia e neuropatia, geralmente estão associadas a sintomas sistêmicos mínimos. Atualmente, nenhuma evidência indica que sintomas subjetivos persistentes, depois de esquemas recomendados de terapia antibiótica, sejam causados por infecção ativa.

DIAGNÓSTICO

A cultura de *B. burgdorferi* no meio de Barbour-Stoenner-Kelly (BSK) permite o diagnóstico definitivo, mas esse método tem sido usado principalmente em trabalhos de pesquisa. Além disso, com poucas exceções, culturas positivas só têm sido obtidas no início da doença – particularmente de amostras de biópsia de lesões cutâneas de EM, com frequência menor de amostras de plasma e, ocasionalmente, de amostras de LCS. Na infecção tardia, a PCR é muito superior à cultura para a detecção de *B. burgdorferi* no líquido articular; essa é a utilidade principal do teste de PCR na doença de Lyme. Contudo, como o DNA de *B. burgdorferi* pode persistir por pelo menos semanas depois do extermínio dos espiroquetas com antibióticos, a detecção do DNA de espiroquetas no líquido articular não é um teste acurado de infecção ativa de articulações na doença de Lyme e não pode ser usada de modo confiável para determinar a eficácia da antibioticoterapia. A sensibilidade das determinações de PCR no LCS de pacientes com neuroborreliose tem sido muito mais baixa que no líquido articular. Com os métodos atuais, parece haver pouco (se é que há algum) valor para a PCR na detecção de DNA de *B. burgdorferi* em amostras de sangue ou urina, embora essa seja uma área de pesquisa ativa. Um problema potencial é que a PCR deve ser cuidadosamente controlada para evitar a contaminação.

Por conta dos problemas associados à detecção direta de *B. burgdorferi*, a doença de Lyme geralmente é diagnosticada pelo reconhecimento de um quadro clínico característico acompanhado de confirmação sorológica. Embora os testes sorológicos possam dar resultados negativos durante as primeiras semanas de infecção, quase todos os pacientes têm uma resposta de anticorpos positiva para *B. burgdorferi* depois desse tempo quando se usa uma abordagem de dois testes de ensaio imunoabsorvente ligado à enzima (ELISA) e *Western blot* ou um protocolo de dois imunoensaios enzimáticos (EIAs). A limitação dos testes sorológicos é que eles não distinguem claramente entre infecção ativa e inativa. Após terapia antibiótica, a quantidade de anticorpos diminui, mas os resultados do *Western blot*, um teste não quantitativo, não mudam muito (ou o fazem muito lentamente). Assim, os pacientes com doença de Lyme prévia – particularmente nos casos que progridem para as fases tardias – muitas vezes permanecem soropositivos durante anos, mesmo depois de tratamento antibiótico adequado. Além disso, cerca de 10% dos pacientes são soropositivos por causa de infecção assintomática. Se os indivíduos com infecção prévia ou assintomática por *B. burgdorferi* posteriormente desenvolverem uma outra doença, o teste sorológico positivo para doença de Lyme poderá causar confusão diagnóstica. De acordo com um algoritmo publicado pelo American College of Physicians (Tab. 186-1), testes sorológicos para doença de Lyme são recomendados somente para pacientes com pelo menos uma probabilidade intermediária pré-teste de doença de Lyme, como aqueles com artrite oligoarticular. Eles não devem ser usados como um procedimento de triagem em pacientes com síndromes de dor ou fadiga. Em tais pacientes, a probabilidade de um resultado sorológico falso-positivo é mais alta que de um resultado verdadeiro-positivo.

Para análise sorológica da doença de Lyme nos Estados Unidos, o CDC recomenda uma abordagem em dois passos, na qual as amostras são testadas primeiramente por ELISA, e os resultados dúbios ou positivos são testados,

TABELA 186-1 ■ Algoritmo para teste e tratamento da doença de Lyme

Probabilidade pré-teste	Exemplo	Recomendação
Alta	Pacientes com eritema migratório	Tratamento antibiótico empírico sem teste sorológico
Intermediária	Pacientes com artrite oligoarticular	Teste sorológico e tratamento antibiótico se o resultado do teste for positivo
Baixa	Pacientes com sintomas inespecíficos (mialgias, artralgias, fadiga)	Nem teste sorológico, nem tratamento antibiótico

Fonte: Adaptada das recomendações do American College of Physicians (G Nichol et al: Ann Intern Med 128:37, 1998).

então, por *Western blot*. Esta é a chamada abordagem convencional de dois testes. Durante as primeiras semanas de infecção, tanto as respostas de imunoglobulina M (IgM) como IgG ao espiroqueta devem ser determinadas, preferivelmente em ambas as amostras de soro, aguda e convalescente. Aproximadamente 20 a 30% dos pacientes têm uma resposta positiva detectável em amostras de fase aguda (geralmente apenas uma resposta IgM positiva), ao passo que aproximadamente 70 a 80% têm uma resposta positiva durante a convalescença (2-4 semanas mais tarde). Depois de 4 a 8 semanas de infecção (tempo em que a maioria dos pacientes com doença de Lyme ativa tem infecção disseminada), a sensibilidade e a especificidade da resposta IgG ao espiroqueta são muito altas – na faixa de 99% –, quando determinada por dois testes de ELISA e *Western blot*. Nesse ponto e daí em diante, um só teste (para IgG) geralmente é suficiente. Em pessoas com doença com > 2 meses de duração, um resultado isolado de teste IgM positivo tem probabilidade de ser falso-positivo e, portanto, não deve ser usado para confirmar o diagnóstico.

De acordo com os critérios atuais adotados pelo CDC, uma IgM por *Western blot* é considerada positiva se duas das seguintes três faixas estiverem presentes: 23, 39 e 41 kDa. Contudo, a combinação de duas dessas faixas ainda pode representar um resultado falso-positivo. O uso equivocado ou a má interpretação de *blots* IgM tem sido um fator no diagnóstico incorreto da doença de Lyme em pacientes com outras enfermidades. Um *blot* IgG é considerado positivo se 5 das seguintes 10 faixas estiverem presentes: 18, 23, 28, 30, 39, 41, 45, 58, 66 e 93 kDa. Em casos da Europa, nenhum conjunto isolado de critérios para a interpretação de *immunoblots* resulta em níveis altos de sensibilidade e especificidade em todos os países.

Uma nova metodologia chamada de abordagem modificada de dois testes, a qual está aprovada pela Food and Drug Administration, é uma abordagem de dois testes que utiliza dois EIAs, dispensando, assim, o *Western blot*. Um desses métodos utiliza um ELISA sonicado de *B. burgdorferi* integral seguido por um ELISA IgG de peptídeo VIsE C6. Essa abordagem, que fornece simplesmente um resultado positivo ou negativo, aumenta a sensibilidade durante as primeiras semanas da infecção sem comprometer a especificidade. Para casos mais complexos ou naqueles com infecção tardia, ainda é útil determinar especificidades de anticorpos a múltiplas proteínas de espiroquetas, como é feito em *Western blots*. Mais recentemente, têm sido desenvolvidos *immunoblots* em linha ou outras plataformas de anticorpos múltiplos como substitutos para *Western blots*. Esses ensaios permitem a interpretação mais objetiva, e algumas plataformas podem fornecer dados quantitativos sobre respostas de anticorpos a muitas proteínas de espiroquetas. Depois do tratamento antibiótico bem-sucedido, os títulos de anticorpos declinam lentamente, mas as respostas (inclusive aquelas ao peptídeo VlsE C6) podem persistir por anos. Além do mais, não somente a resposta IgG como também a resposta IgM podem persistir por anos depois da terapia. Portanto, mesmo uma resposta IgM-positivo não pode ser interpretada como confirmação de infecção recente ou reinfecção, a menos que o quadro clínico seja condizente.

DIAGNÓSTICO DIFERENCIAL

O EM clássico é um eritema lentamente expansivo, frequentemente com clareamento central parcial. Se a lesão se expande pouco, ela pode representar a pápula vermelha de uma picada de carrapato não infectada. Se a lesão se expande rapidamente, ela pode representar celulite (p. ex., celulite estreptocócica) ou uma reação alérgica, talvez à saliva do carrapato. Pode-se pensar que os pacientes com lesões anulares secundárias tenham eritema multiforme, mas nem o desenvolvimento de lesões mucosas bolhosas, nem o envolvimento palmoplantar são aspectos da infecção por *B. burgdorferi*. No Leste dos Estados Unidos, uma lesão de pele semelhante ao EM, algumas vezes com sintomas sistêmicos leves, pode estar associada à picada do carrapato *Amblyomma americanum*. Entretanto, a causa dessa doença exantemática do Sul associada a carrapato ainda não foi identificada. Esse carrapato também pode transmitir *Ehrlichia chaffeensis*, um agente riquetsial (Cap. 187).

Como citado antes, o *I. scapularis* nos Estados Unidos pode transmitir não somente a *B. burgdorferi*, mas também a *B. microti*, um parasita de eritrócitos que causa babesiose (Cap. 225); o *A. phagocytophilum*, o agente da anaplamose granulocitotrópica humana (Cap. 187); a *B. miyamotoi*, um espiroqueta da febre recorrente (Cap. 185); *B. mayonii* e *Ehrlichia* espécie Wisconsin, espécies recém-reconhecidas que ocorrem na parte norte do Meio-Oeste dos Estados Unidos; ou, raramente, o vírus da encefalite de Powassan (o vírus do carrapato do veado, que é intimamente relacionado ao vírus da encefalite transmitida por carrapatos da Europa), o qual pode causar infecção fatal (Cap. 209). Embora babesiose e anaplasmose sejam mais frequentemente assintomáticas, a infecção por algum desses agentes pode causar sintomas sistêmicos inespecíficos, particularmente nos pacientes de pouca idade ou nos idosos, e os pacientes coinfectados podem ter sintomas mais graves ou persistentes que os infectados com um só agente. Hemogramas podem gerar pistas com relação à presença de coinfecção com *Anaplasma* ou *Babesia*. A anaplasmose pode causar leucopenia ou trombocitopenia, e a babesiose pode causar trombocitopenia ou (em casos graves) anemia hemolítica. As respostas sorológicas de IgM podem confundir o diagnóstico. Por exemplo, o *A. phagocytophilum* pode provocar uma resposta positiva de IgM para *B. burgdorferi*. A frequência de coinfecção em diferentes estudos tem sido variável. Em um estudo prospectivo, 4% dos pacientes com EM tinham evidências de coinfecção.

A paralisia facial causada por *B. burgdorferi*, que ocorre na fase disseminada inicial da infecção (frequentemente em julho, agosto ou setembro nos Estados Unidos), geralmente é reconhecida por sua associação com EM. Entretanto, em casos raros, a paralisia facial sem EM pode ser a manifestação de apresentação da doença de Lyme. Em tais casos, tanto as respostas IgM como IgG ao espiroqueta geralmente são positivas. Os agentes infecciosos mais comuns que causam paralisia facial são o herpes-vírus simples tipo 1 (paralisia de Bell; Cap. 192) e o vírus varicela-zóster (síndrome de Ramsay Hunt; Cap. 193)

Na infecção tardia, a artrite de Lyme oligoarticular assemelha-se mais à espondiloartropatia periférica em um adulto ou à forma pauciarticular da artrite idiopática juvenil em uma criança. Os pacientes com artrite de Lyme geralmente têm as respostas de anticorpo IgG mais fortes vistas na borreliose de Lyme, com reatividade a muitas proteínas do espiroqueta.

O problema mais comum no diagnóstico é confundir a doença de Lyme com a síndrome de fadiga crônica (Cap. 450) ou fibromialgia (Cap. 373). Essa dificuldade é composta pelo fato de que uma pequena porcentagem de pacientes realmente desenvolvem essas síndromes de dor ou fadiga crônica em associação a, ou logo depois da, doença de Lyme. Além disso, tem surgido uma contracultura que atribui síndromes dolorosas e de fadiga à doença de Lyme crônica, quando há pouca ou nenhuma evidência de infecção por *B. burgdorferi*. Em tais casos, o termo *doença de Lyme crônica*, que é igualado à infecção crônica por *B. burgdorferi*, é uma designação errônea, e o uso de tratamento antibiótico prolongado, perigoso e caro não está indicado.

TRATAMENTO

Borreliose de Lyme

TRATAMENTO ANTIBIÓTICO

Como delineado no algoritmo da **Figura 186-2**, as várias manifestações da doença de Lyme geralmente podem ser tratadas com sucesso com antibióticos administrados por via oral; as exceções são anormalidades neurológicas objetivas graves e bloqueio cardíaco atrioventricular de terceiro grau, que geralmente são tratados com antibióticos IV, e artrite que não responde à terapia. Para a doença de Lyme inicial, a doxiciclina é eficaz e pode ser administrada a homens e a mulheres não gestantes. Uma vantagem desse regime é que ele também é efetivo contra *A. phagocytophilum*, *B. miyamotoi* e *B. mayonii*, que são transmitidos pelo mesmo carrapato que transmite o agente da doença de Lyme. Amoxicilina, axetilcefuroxima e eritromicina ou seus congêneres são a segunda, terceira e quarta alternativas de escolha, respectivamente, para o tratamento da doença de Lyme. Em crianças, a amoxicilina é eficaz (não mais que 2 g/dia); em casos de alergia à penicilina, axetilcefuroxima ou eritromicina podem ser usadas. Em contraste com os antibióticos cefalosporinas de segunda ou terceira geração, as cefalosporinas de primeira geração, como a cefalexina, não são efetivas. Para pacientes com infecção localizada na pele, um curso de terapia de 14 dias geralmente é suficiente; em contraste, para pacientes com infecção disseminada, recomenda-se um curso de 21 dias. Aproximadamente 15% dos pacientes experimentam uma reação semelhante à de Jarisch-Herxheimer durante as primeiras 24 horas de terapia. Em estudos multicêntricos, > 90% dos pacientes cuja doença de Lyme foi tratada com esses regimes tiveram resultados satisfatórios. Embora alguns pacientes relatassem sintomas depois do tratamento, evidências objetivas de infecção persistente ou recaída foram raras, e a repetição do tratamento geralmente foi desnecessária.

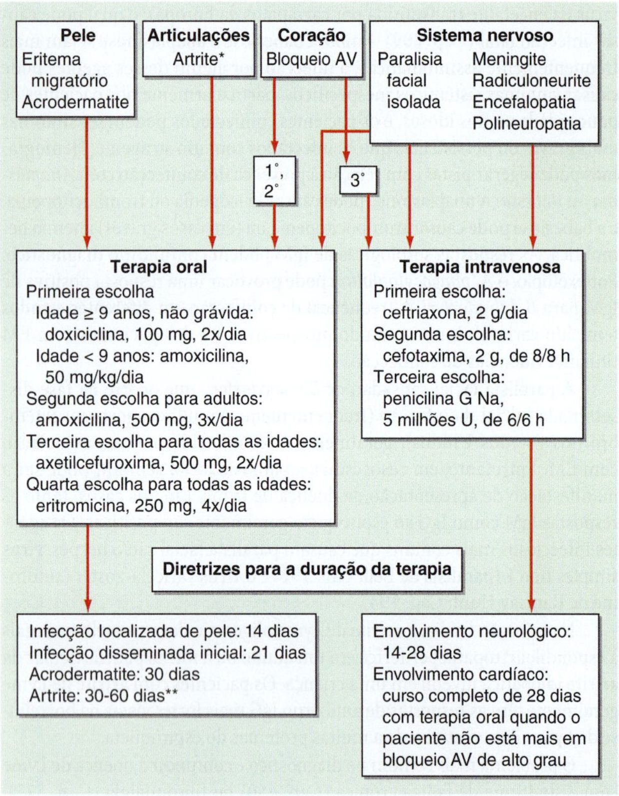

FIGURA 186-2 Algoritmo para o tratamento das várias manifestações iniciais ou tardias da borreliose de Lyme. AV, atrioventricular. *Para artrite, a terapia oral deve ser tentada primeiramente; se a artrite não responder, terapia intravenosa (IV) deve ser administrada. **Para a artrite de Lyme, a ceftriaxona IV (2 g 1 vez/dia por 14-28 dias) também é eficaz e necessária para pacientes que não respondem à terapia oral. Porém, em comparação com o tratamento oral, este regime é menos conveniente para administrar, tem mais efeitos colaterais e é mais caro.

A administração oral de doxiciclina ou amoxicilina por 30 dias é recomendada para o tratamento inicial da artrite de Lyme em pacientes que não tenham envolvimento neurológico concomitante. Entre pacientes com artrite que não respondem a antibióticos orais, a repetição do tratamento com ceftriaxona IV por 28 dias é apropriada. Em pacientes com artrite nos quais a inflamação articular persiste por meses, ou mesmo vários anos, após antibióticos tanto por via oral como IV, o tratamento com agentes anti-inflamatórios não esteroides, a terapia com fármacos antirreumáticos modificadores de doença ou a sinovectomia podem ser bem-sucedidos.

Nos Estados Unidos, a terapia com antibióticos parenterais costuma ser usada para anormalidades neurológicas objetivas graves. Pacientes com envolvimento neurológico são tratados mais comumente com ceftriaxona IV por 14 a 28 dias, mas a cefotaxima IV ou a penicilina G IV pela mesma duração também podem ser efetivas. Na Europa, resultados semelhantes têm sido conseguidos com doxiciclina oral e antibióticos IV no tratamento da neuroborreliose aguda. Embora estudos sistemáticos não tenham sido conduzidos nos Estados Unidos, a doxiciclina oral é atualmente usada por alguns médicos dos Estados Unidos para o tratamento de pacientes com anormalidades neurológicas menos graves, como paralisia facial isolada ou meningite de Lyme não complicada. Em pacientes com bloqueio atrioventricular de alto grau ou um intervalo PR > 0,3 segundo, terapia IV por pelo menos parte do curso e monitoramento cardíaco são recomendados, mas a inserção de um marca-passo permanente não é necessária.

Não está claro quando e se a infecção assintomática deve ser tratada, mas os pacientes com tal infecção frequentemente recebem um curso de antibióticos orais. Visto que a transmissão materno-fetal de *B. burgdorferi* parece ocorrer raramente (se é que ocorre), a terapia padrão para as manifestações da doença é recomendada para mulheres grávidas. Persistência de longo prazo da *B. burgdorferi* não tem sido documentada em nenhuma série grande de pacientes após o tratamento com os regimes recomendados atualmente. Embora um paciente ocasional necessite de um segundo curso de antibióticos, não há indicação para cursos de antibiótico múltiplos e repetidos no tratamento da doença de Lyme.

DOENÇA DE LYME CRÔNICA

Depois do tratamento apropriado da doença de Lyme, uma pequena porcentagem de pacientes continua a ter sintomas subjetivos, principalmente dor musculoesquelética, dificuldades neurocognitivas ou fadiga. Essa *doença de Lyme crônica*, ou *síndrome pós-Lyme*, é algumas vezes uma condição incapacitante semelhante à síndrome da fadiga crônica ou à fibromialgia. Cinco ensaios clínicos duplo-cegos e controlados com placebo conduzidos nos Estados Unidos e na Europa não demonstraram benefício com a terapia antibiótica adicional nesses pacientes. Por exemplo, em um estudo grande, um grupo de pacientes com síndrome pós-Lyme recebeu ceftriaxona IV por 30 dias, seguida por doxiciclina oral por 60 dias, enquanto outro grupo recebeu preparados orais e IV de placebo com as mesmas durações. Não foram encontradas diferenças significativas entre os grupos quanto ao número de pacientes relatando que seus sintomas tinham melhorado, ficado piores ou permanecido inalterados. Tais pacientes são mais bem tratados para alívio dos sintomas, em vez de cursos prolongados de antibióticos.

PROFILAXIA APÓS UMA PICADA DE CARRAPATO

O risco de infecção com *B. burgdorferi* após uma picada de carrapato reconhecida é tão baixo que a profilaxia com antibióticos não é indicada rotineiramente. Entretanto, se uma ninfa de *I. scapularis* fixada e ingurgitada for encontrada ou se for previsto que o acompanhamento será difícil, uma dose única de 200 mg de doxiciclina, que geralmente previne a doença de Lyme quando administrada dentro de 72 horas após a picada do carrapato, pode ser administrada.

PROGNÓSTICO

A resposta ao tratamento é melhor no início da doença. O tratamento mais tardio da borreliose de Lyme ainda é eficaz, mas o período de convalescença pode ser mais longo. Por fim, a maioria dos pacientes se recupera com nenhum ou mínimo déficit residual.

REINFECÇÃO

A reinfecção pode ocorrer depois do EM quando os pacientes são tratados com agentes antimicrobianos. Em tais casos, a resposta imune não é adequada para fornecer proteção contra infecção subsequente. Entretanto, pacientes que desenvolvem uma resposta imune expandida ao espiroqueta ao longo de um período de meses (p. ex., aqueles com artrite de Lyme) têm imunidade protetora por um período de anos e raramente, se é que ocorre, adquirem a infecção novamente.

PREVENÇÃO

As medidas de proteção para a prevenção da doença de Lyme podem incluir evitação de áreas infestadas por carrapatos, uso de repelentes e acaricidas, buscas por carrapatos e modificações paisagísticas dentro ou próximo de áreas residenciais. Embora uma vacina para a doença de Lyme tenha sido disponibilizada, o fabricante suspendeu sua produção. Outra companhia está planejando testar uma vacina semelhante nos Estados Unidos e na Europa. Porém, atualmente não há vacina disponível comercialmente para a prevenção dessa infecção.

LEITURAS ADICIONAIS

Arvikar SL, Steere AC: Diagnosis and treatment of Lyme arthritis. Infect Dis Clin North Am 29:269, 2015.

Aucott JN: Posttreatment Lyme disease syndrome. Infect Dis Clin North Am 29:309, 2015.

Branda JA, Steere AC: Laboratory diagnosis of Lyme borreliosis. Clin Micro Rev 34:e00018, 2021.

Branda JA et al: Two-tiered antibody testing for Lyme disease with use of 2 enzyme immunoassays, a whole-cell sonicate enzyme immunoassay followed by a VlsE C6 peptide enzyme immunoassay. Clin Infect Dis 53:541, 2011.

Klempner MS et al: Two controlled trials of antibiotic treatment in patients with persistent symptoms and a history of Lyme disease. N Engl J Med 345:85, 2001.

Lantos PM et al: Clinical practice guidelines by the Infectious Diseases Society of America (IDSA), American Academy of Neurology, and the American College of Rheumatology (ACR): 2020 guidelines for the prevention, diagnosis, and treatment of Lyme disease. Clin Infect Dis 72:1, 2021.

Li X et al: Burden and viability of *Borrelia burgdorferi* in skin or joints of patients with erythema migrans or Lyme arthritis. Arthritis Rheum 63:2238, 2011.

Lochhead RB et al: Robust interferon signature and suppressed tissue repair gene expression in synovial tissue from patients with postinfectious, *Borrelia burgdorferi*-induced Lyme arthritis. Cell Microbiol 21:e12954, 2019.

Oschmann P et al: Stages and syndromes of neuroborreliosis. J Neurol 245:262, 1998.

Steere AC: Lyme disease. N Engl J Med 345:115, 2001.

Steere AC: Posttreatment Lyme disease syndromes: Distinct pathogenesis caused by maladaptive host responses. J Clin Invest 130:2148, 2020.

Steere AC et al: Prospective study of serologic tests for Lyme disease. Clin Infect Dis 47:188, 2008.

Steere AC et al: Lyme borreliosis. Nat Rev Dis Primers 2:16090, 2016.

Seção 10 Doenças causadas por riquétsias, micoplasmas e clamídias

187 Riquetsioses

David H. Walker, J. Stephen Dumler, Lucas S. Blanton, Chantal P. Bleeker-Rovers

As riquétsias são um grupo heterogêneo de pequenos cocobacilos e bacilos curtos Gram-negativos intracelulares obrigatórios, a maioria transmitida por carrapatos, outros ácaros, pulgas ou piolhos, que servem como vetores. Exceto no caso do tifo transmitido por piolhos, os seres humanos são hospedeiros eventuais. Entre as riquétsias, *Coxiella burnetii*, *Rickettsia prowazekii* e *Rickettsia typhi* têm capacidade comprovada de sobreviver por longos períodos fora do reservatório ou vetor e são extremamente infecciosas: a inalação de um único microrganismo do gênero *Coxiella* pode causar pneumonia. O alto nível de infectividade e a doença grave após a inalação tornam *R. prowazekii*, *Rickettsia rickettsii*, *R. typhi*, *Rickettsia conorii* e *C. burnetii* ameaças de bioterrorismo (Cap. S3).

As infecções clínicas com riquétsias podem ser classificadas de acordo com (1) a taxonomia e características microbianas diversas dos agentes, os quais pertencem a sete gêneros (*Rickettsia*, *Orientia*, *Ehrlichia*, *Anaplasma*, *Neorickettsia*, "*Candidatus* Neoehrlichia" e *Coxiella*); (2) a epidemiologia; ou (3) as manifestações clínicas. As manifestações clínicas de todas as apresentações agudas são semelhantes nos primeiros 5 dias: febre, cefaleia e mialgias, com ou sem náuseas, vômitos e tosse. Conforme a doença evolui, as manifestações clínicas – inclusive um exantema macular, maculopapular ou vesicular, crostas, pneumonite e meningoencefalite – variam de uma doença para outra. Considerando os muitos agentes etiológicos com variados mecanismos de transmissão, distribuição geográfica e manifestações associadas da doença, a consideração das riquetsioses como entidades únicas implica desafios complexos (Tab. 187-1).

É muito difícil estabelecer o diagnóstico etiológico das riquetsioses durante o estágio agudo da doença, e geralmente o diagnóstico diferencial requer o exame de amostras pareadas de soro durante a fase aguda e após a convalescença. A suspeita clínica baseia-se nos dados epidemiológicos, na história de exposição a vetores ou reservatórios animais e de viagem para áreas endêmicas, nas manifestações clínicas (às vezes incluindo exantema ou escara) e nos achados laboratoriais característicos (inclusive trombocitopenia, leucometria normal ou baixa, níveis elevados de enzimas hepáticas e hiponatremia). Essa suspeita é suficiente para instituir o tratamento empírico imediato. A doxiciclina é o fármaco empírico de escolha para a maioria dessas infecções. Comprovou-se que apenas um agente, *C. burnetii*, causa doença crônica. Outra espécie, *R. prowasekii*, causa recrudescência (doença de Brill-Zinsser) quando a infecção latente é reativada anos após a resolução da doença aguda.

As infecções por riquétsias nas quais a febre predomina podem melhorar sem evolução clínica adicional. Contudo, após as primeiras manifestações inespecíficas, também podem evoluir por uma ou mais de várias linhas clínicas principais: (1) desenvolvimento de um exantema macular ou maculopapular; (2) desenvolvimento de uma escara no local da picada do carrapato ou ácaro, o que pode ocorrer durante o período de incubação; (3) desenvolvimento de um exantema vesicular (em geral na riquetsiose variceliforme, na infecção por *Rickettsia parkeri* e na febre africana transmitida por carrapato); (4) desenvolvimento de pneumonite com opacidades na radiografia de tórax e/ou estertores (febre Q e casos graves de febre maculosa das Montanhas Rochosas [FMMR], febre maculosa do Mediterrâneo [FMM], tifo transmitido por piolhos, erliquiose monocitotrópica humana [EMH], anaplasmose granulocitotrópica humana [AGH], febre tsutsugamushi e tifo murino); (5) desenvolvimento de meningoencefalite (do tipo transmitido por piolhos e casos graves de FMMR, febre tsutsugamushi, EMH, tifo murino, FMM e [raramente] febre Q); e (6) hipotensão progressiva e falência de múltiplos órgãos, conforme visto na sepse ou na síndrome do choque tóxico (FMMR, FMM, tifo transmitido por piolhos, tifo murino, febre tsutsugamushi, EMH, AGH e neoerliquiose).

Os indícios epidemiológicos da transmissão de um determinado patógeno incluem (1) exposição ambiental a carrapatos, pulgas ou ácaros durante a estação de atividade da espécie vetora da doença na região geográfica apropriada (riquetsioses da febre maculosa e do tifo, febre tsutsugamushi, erliquioses, anaplasmose); (2) viagem para ou residência em uma região geográfica endêmica durante o período de incubação (Tab. 187-1); (3) exposição a ruminantes, gatas e cadelas parturientes (febre Q); (4) exposição a esquilos-voadores (infecção por *R. prowazekii*); e (5) história de tifo prévio transmitido por piolho (tifo recrudescente).

Os achados clínicos laboratoriais, como trombocitopenia (em particular na febre maculosa e nas riquetsioses do grupo do tifo, erliquioses, anaplasmose e febre tsutsugamushi), leucometria normal ou baixa, elevações séricas discretas ou moderadas das aminotransferases hepáticas e hiponatremia, sugerem alguns mecanismos fisiopatológicos comuns.

A aplicação desses princípios clínicos, epidemiológicos e laboratoriais requer a consideração de um diagnóstico de doença causada por riquétsia e o conhecimento de cada doença.

RIQUETSIOSES TRANSMITIDAS POR CARRAPATOS, ÁCAROS, PIOLHOS E PULGAS

Essas doenças, causadas por microrganismos dos gêneros *Rickettsia* e *Orientia*, da família Rickettsiaceae, resultam de infecção de células endoteliais e do aumento da permeabilidade vascular. As espécies patogênicas de riquétsias são muito estreitamente relacionadas, têm genomas pequenos (como resultado de evolução redutiva que eliminou muitos genes para a biossíntese de moléculas disponíveis no meio intracelular) e são tradicionalmente separadas nos grupos do tifo e da febre maculosa com base nos antígenos lipopolissacarídicos. Algumas doenças e seus agentes (p. ex., *Rickettsia africae*, *R. parkeri* e *Rickettsia sibirica*) são tão semelhantes que dispensam descrições separadas. De fato, as semelhanças entre FMM (*R. conorii* [todas as cepas] e *Rickettsia massiliae*), tifo de carrapato do norte da Ásia (*R. sibirica*), febre maculosa japonesa (*Rickettsia japonica*) e febre maculosa da Ilha Flinders (*Rickettsia honei*) superam as variações menores. As riquétsias que causam infecções que ameaçam a vida são, em ordem decrescente de taxa de fatalidade por casos, *R. rickettsii* (FMMR); *R. prowazekii* (tifo transmitido por piolhos); *Orientia tsutsugamushi* (tifo rural); *R. conorii* (FMM); *R. typhi* (tifo murino); e, em casos raros, outros microrganismos do grupo da febre maculosa. Alguns agentes (p. ex., *R. parkeri*, *R. africae*, *Rickettsia* 364D, *Rickettsia akari*, *Rickettsia slovaca*, *R. honei*, *Rickettsia felis*, *R. massiliae*, *Rickettsia helvetica*, *Rickettsia heilongjiangensis*, *Rickettsia aeschlimannii* e *Rickettsia monacensis*) nunca foram documentados como causa de doença fatal. A febre maculosa por riquétsias mais prevalente nos Estados Unidos, *Rickettsia amblyommatis*, foi circunstancialmente associada à soroconversão assintomática na maioria das pessoas, tendo causado doença limitada em outras.

FEBRE MACULOSA DAS MONTANHAS ROCHOSAS

Epidemiologia A FMMR ocorre em 47 estados dos Estados Unidos (com a maior prevalência nos estados do Centro-Sul e Sudeste), bem como no Canadá, no México e nas Américas do Sul e Central. A infecção é transmitida por *Dermacentor variabilis*, o carrapato americano do cachorro, nos dois terços mais orientais dos Estados Unidos e na Califórnia; por *Dermacentor andersoni*, o carrapato-da-madeira das Montanhas Rochosas, na porção oeste dos Estados Unidos; por *Rhipicephalus sanguineus*, o carrapato-marrom-do-cão, no México, no estado do Arizona e, provavelmente, no Brasil;

TABELA 187-1 ■ Características de riquetsioses selecionadas

Doença	Microrganismo	Transmissão	Distribuição geográfica	Período de incubação, dias	Duração, dias	Exantema, %	Escara, %	Linfadenopatia[a]
Febre maculosa das Montanhas Rochosas	*Rickettsia rickettsii*	Picada de carrapatos: *Dermacentor andersoni*, *D. variabilis*	Estados Unidos	2-14	10-20	90	< 1	+
		Amblyomma cajennense lato sensu, *A. aureolatum*	Américas Central e do Sul					
		Rhipicephalus sanguineus	México, Brasil, Estados Unidos					
Febre maculosa do Mediterrâneo	*R. conorii*	Picada de carrapatos: *R. sanguineus*, *R. pumilio*	Sul da Europa, África, Oriente Médio, Ásia Central	5-7	7-14	97	50	+
Febre da picada do carrapato-africano	*R. africae*	Picada de carrapatos: *A. hebraeum*, *A. variegatum*	África Subsaariana, Índias Ocidentais	4-10	4-19	50	90	+++
Doença *maculatum*	*R. parkeri*	Picada de carrapatos: *A. maculatum*, *A. triste*, *A. tigrinum*, *A. ovale*	Estados Unidos, América do Sul	2-10	6-16	88	94	++
Febre do carrapato da Costa do Pacífico	*Rickettsia* 364D	Picada de carrapatos: *D. occidentalis*	Estados Unidos	3-9	5-14	14	100	+++
Riquetsiose variceliforme	*R. akari*	Picada de ácaros: *Liponyssoides sanguineus*	Estados Unidos, Ucrânia, Turquia, México, Croácia	10-17	3-11	100	90	+++
Linfadenopatia transmitida por carrapatos	*R. slovaca*	Picada de carrapatos: *D. marginatus*, *D. reticularis*	Europa	7-9	17-180	5	100	++++
Febre maculosa transmitida por pulgas	*R. felis*	Pulgas (mecanismo indeterminado): *Ctenocephalides felis*	Em todo o mundo	8-16	8-16	80	15	–
Tifo epidêmico	*R. prowasekii*	Fezes de piolhos: *Pediculus humanus humanus*, pulgas e piolhos de esquilos-voadores ou recrudescência	Em todo o mundo	7-14	10-18	80	Nenhuma	–
Tifo murino	*R. typhi*	Fezes de pulgas: *Xenopsylla cheopis*, *C. felis*, outros	Em todo o mundo	8-16	9-18	80	Nenhuma	–
Erliquiose monocitotrópica humana	*Ehrlichia chaffeensis*	Picada de carrapatos: *A. americanum*, *D. variabilis*	Estados Unidos	1-21	3-21	26	Nenhuma	++
Erliquiose Ewingii	*E. ewingii*	Picada de carrapatos: *A. americanum*	Estados Unidos	1-21	4-21	0	Nenhuma	
Erliquiose não especificada	*E. muris* ssp. *eauclairensis*	Picada de carrapatos: *Ixodes scapularis*	Estados Unidos	Desconhecido	3-14	12	Nenhuma	
Anaplasmose granulocitotrópica humana	*Anaplasma phagocytophilum*	Picada de carrapatos: *I. scapularis*, *I. ricinus*, *I. pacificus*, *I. persulcatus*, *Haemaphysalis concinna*	Estados Unidos, Europa, Ásia	4-8	3-14	Raras	Nenhuma	–
Doença não especificada	*A. capra*	*I. persulcatus*	Nordeste da China, França	Desconhecido	11-21	17	9	+
Neoerliquiose	*"Candidatus* Neoehrlichia *mikurensis"*	Picada de carrapatos: *I. ricinus*, *I. persulcatus*, *Haemaphysalis concinna*	Europa, China	≥ 8	11-75	10	Nenhuma	
Tifo rural	*Orientia tsutsugamushi*	Picada de ácaros: *Leptotrombidium deliense*, outros	Ásia, Austrália, ilhas dos Oceanos Pacífico e Índico	9-18	6-21	50	35	+++
Febre Q	*Coxiella burnetii*	Inalação de aerossóis de material infectado do parto (cabras, ovelhas, vacas, gatas, outras), ingestão de leite ou laticínios infectados	Em todo o mundo, exceto Nova Zelândia, Antártica	3-30	5-57	< 1	Nenhuma	–

[a]++++, grave; +++, marcada; ++, moderada; +, presente em uma pequena proporção de casos; –, não é uma característica observada.

e por *Amblyomma sculptum*, *Amblyomma mixtum*, *Amblyomma patinoi*, *Amblyomma cajennense*, *Amblyomma tonelliae* e *Amblyomma aureolatum* na América Central e/ou na América do Sul. Embora mantida principalmente pela transmissão transovariana de uma geração de carrapatos para a seguinte, *R. rickettsii* pode ser adquirida por carrapatos não infectados mediante a ingestão de sangue de pequenos mamíferos com riquetsioses ou pela coalimentação adjacente a um carrapato infectado.

Os seres humanos adquirem a infecção durante a estação ativa (de abril a setembro no Hemisfério Norte), embora ocorram alguns casos no inverno. A taxa de mortalidade era de 20 a 25% na era pré-antibiótico e foi relatada como de cerca de 3 a 5% na era pós-antibiótico, principalmente em decorrência de atrasos no diagnóstico e no tratamento. Relatos recentes de taxa de mortalidade relativamente baixa (0,4%) para as riquetsioses de febre maculosa são provavelmente um artefato relacionado com a abundância de espécies menos patogênicas de riquétsias causadoras de febre maculosa e com uma proporção relativamente baixa de casos com diagnóstico confirmado. De fato, as taxas relatadas de caso-letalidade em casos confirmados nos Estados Unidos e em partes do Arizona, onde *R. rickettsii* é a única espécie infectante de febre maculosa, são de 9 e 10%, respectivamente. As taxas de caso-letalidade são maiores entre crianças (< 10 anos de idade) e nas últimas décadas de vida (> 70 anos). Por razões desconhecidas, as taxas de caso-letalidade da FMMR no México e no Brasil se aproximam de 50%.

Patogênese Os microrganismos *R. rickettsii* são inoculados na derme juntamente com as secreções das glândulas salivares do carrapato, 6 horas ou mais após a alimentação. As riquétsias disseminam-se por via linfoematogênica para todo o corpo e infectam numerosos focos de células endoteliais contíguas. O período de incubação dependente da dose é de cerca de 1 semana (variação de 2-14 dias). A trombose oclusiva e a necrose isquêmica não são a base patológica fundamental da lesão dos tecidos e dos órgãos. Em vez disso, o fator responsável é o aumento da permeabilidade vascular com edema, hipovolemia e isquemia resultantes. O consumo das plaquetas resulta em trombocitopenia em 32 a 52% dos pacientes, mas é raro encontrar coagulação intravascular disseminada (CIVD) com hipofibrinogenemia. A ativação das plaquetas, a formação de trombina e a ativação do sistema fibrinolítico parecem ser respostas fisiológicas homeostáticas à lesão endotelial por plugues hemostáticos não oclusivos.

Manifestações clínicas No início da doença, quando o paciente procura atendimento médico pela primeira vez, é difícil diferenciar a FMMR de muitas outras doenças virais autolimitadas. Febre, cefaleia, mal-estar, mialgia, náuseas, vômitos e anorexia são os sintomas mais comuns durante os primeiros 3 dias. À medida que a infecção e a lesão vasculares progridem, o paciente torna-se cada vez mais enfermo. Em uma grande série, apenas um terço dos pacientes tinha recebido o diagnóstico presuntivo de FMMR no início da evolução clínica e o tratamento ambulatorial apropriado. Também com muita frequência a FMMR apenas é diagnosticada nos serviços de assistência terciária quando as manifestações graves, as quais surgem no final da primeira semana ou durante a segunda semana de doença nos pacientes que não receberam tratamento apropriado, levam ao retorno ao médico ou ao hospital e à internação imediata em unidade de terapia intensiva (UTI).

A natureza progressiva da infecção evidencia-se nitidamente na pele. A erupção é detectável em apenas 14% dos pacientes no primeiro dia da doença e em apenas 49% dos casos durante os primeiros 3 dias. As máculas (1-5 mm) aparecem inicialmente nos punhos e nos tornozelos e, em seguida, espalham-se para o restante dos membros e para o tronco. Depois, o dano vascular mais grave causa hemorragia inequívoca no centro da lesão maculopapular, formando uma petéquia que não esmaece à compressão (Fig. 187-1). Em alguns casos, essa sequência de eventos é postergada ou suprimida pelo tratamento eficaz. No entanto, o exantema é uma manifestação variável que surge no sexto dia ou mais tarde em 20% dos casos e não se desenvolve absolutamente em 9 a 16% dos casos. As petéquias ocorrem em 41 a 59% dos casos e aparecem do sexto dia em diante em 74% dos pacientes que apresentam exantema. O acometimento das palmas das mãos e das plantas dos pés, muitas vezes considerado importante para o diagnóstico, costuma ser detectado em um estágio relativamente tardio da evolução (após o quinto dia em 43% dos casos) e não ocorre em 18 a 64% dos pacientes.

A hipovolemia acarreta azotemia pré-renal e (em 17% dos casos) hipotensão. A infecção da microcirculação pulmonar ocasiona edema pulmonar não cardiogênico; 12% dos pacientes têm síndrome da angústia respiratória aguda, e 8% precisam de ventilação mecânica. O acometimento cardíaco manifesta-se por arritmia em 7 a 16% dos casos.

Além da insuficiência respiratória, o comprometimento do sistema nervoso central (SNC) é outro determinante importante do prognóstico da FMMR. A encefalite, evidenciada por confusão ou letargia, ocorre em 26 a 28% dos casos. A progressão inexorável da encefalite manifesta-se por estupor ou *delirium* em 21 a 26% dos casos, ataxia em 18%, coma em 10% e convulsões em 8%. Foram relatados vários déficits neurológicos focais. A meningoencefalite resulta em pleocitose do líquido cerebrospinal (LCS) em 34 a 38% dos pacientes; em geral, há 10 a 100 células/μL, com predomínio de mononucleares, mas, em alguns casos, há mais de 100 células/μL e predomínio de polimorfonucleares. A concentração de proteína no LCS está elevada em 30 a 35% dos pacientes, mas o nível de glicose no LCS costuma ser normal.

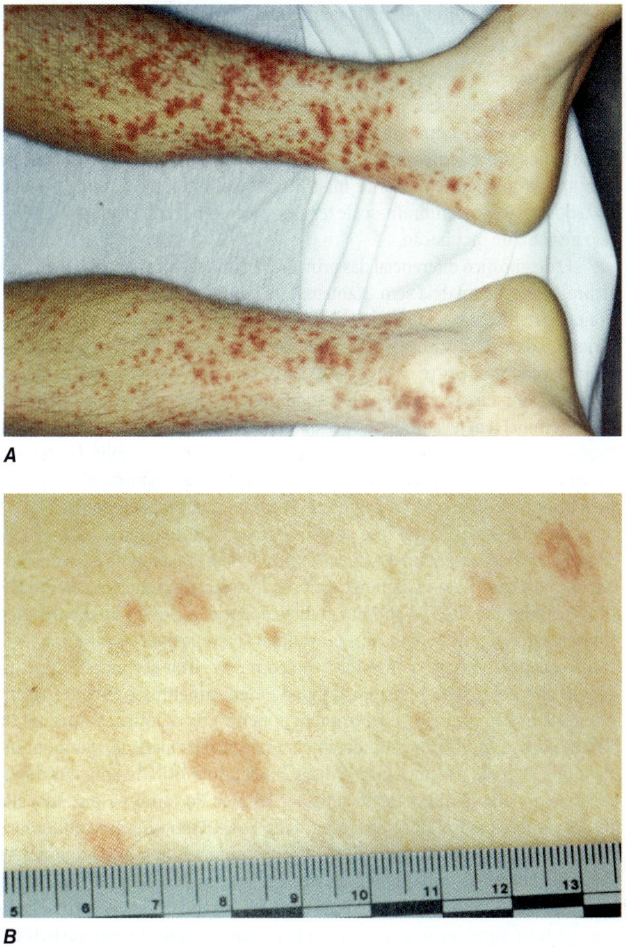

FIGURA 187-1 ***A.*** Lesões petequiais da febre maculosa das Montanhas Rochosas na parte inferior das pernas e nas plantas dos pés de um paciente jovem previamente saudável. ***B.*** Visão aproximada de lesões do mesmo paciente. *(Fotografias cortesia de Dr. Lindsey Baden; com permissão.)*

A lesão renal aguda, em geral reversível pela hidratação, é causada por necrose tubular aguda nos casos graves com choque. A lesão hepática com aumento das concentrações séricas de aminotransferases (38% dos casos) deve-se à morte multifocal de hepatócitos individuais sem insuficiência hepática. A icterícia é detectada em 9% dos casos, e uma elevada concentração sérica de bilirrubina, em 18 a 30% deles.

O sangramento potencialmente fatal é raro. Ocorre anemia em 30% dos casos e é grave a ponto de necessitar de transfusões em 11%. Detecta-se sangue nas fezes ou nos vômitos de 10% dos pacientes, e há casos de morte após hemorragia gastrintestinal alta massiva.

Outras anormalidades clínicas e laboratoriais típicas incluem aumento dos níveis plasmáticos das proteínas de resposta da fase aguda (proteína C-reativa, fibrinogênio, ferritina e outras), hipoalbuminemia e hiponatremia (em 56% dos casos) decorrente da secreção apropriada de hormônio antidiurético em resposta à hipovolemia. Às vezes, ocorre miosite, com elevações acentuadas dos níveis séricos de creatina-cinase e rabdomionecrose multifocal. O acometimento ocular causa conjuntivite em 30% dos casos e congestão das veias retinianas, hemorragias em chama de vela, obstrução arterial e papiledema com pressão normal do LCS em alguns casos.

A FMMR grave pode se apresentar como sepse ou choque séptico. Nos casos fatais não tratados, a morte ocorre 8 a 15 dias após o início da doença. A FMMR fulminante é uma apresentação clínica rara e fatal nos primeiros 5 dias. Essa apresentação fulminante é observada mais frequentemente em homens negros com deficiência de glicose-6-fosfato-desidrogenase (G6PD) e pode estar relacionada a um efeito indefinido de hemólise na riquetsiose. Embora os pacientes que sobrevivem à FMMR em geral pareçam readquirir sua saúde prévia, alguns podem apresentar sequelas permanentes após doença grave, incluindo déficits neurológicos e necessidade de amputação de membros gangrenosos.

Diagnóstico No estágio agudo, o diagnóstico da FMMR é mais difícil do que geralmente se acredita. O fator epidemiológico mais importante é a história da exposição a um ambiente potencialmente infestado por carrapatos nos 14 dias precedentes ao início da doença, durante a estação do ano na qual os vetores tendem a estar mais ativos. Contudo, na verdade, apenas 60% dos pacientes lembram-se de ter sido picados por um carrapato durante o período de incubação.

O diagnóstico diferencial das primeiras manifestações clínicas da FMMR (febre, cefaleia e mialgia sem exantema) inclui influenza, enteroviroses, mononucleose infecciosa, hepatites virais, leptospirose, febre tifoide, sepse bacteriana Gram-positiva ou Gram-negativa, EMH, AGH, tifo murino, tifo do esquilo-voador-silvestre e riquetsiose variceliforme. A enterocolite pode ser sugerida por náuseas, vômitos e dor abdominal; a proeminência da hiperestesia abdominal tem levado alguns pacientes à laparotomia exploradora. O comprometimento do SNC pode confundir-se com a meningoencefalite bacteriana ou viral. Tosse, sinais pulmonares e opacidades nas radiografias de tórax podem levar à consideração do diagnóstico de bronquite ou pneumonia.

Na apresentação durante os primeiros 3 dias da doença, apenas 3% dos pacientes apresentam a tríade clássica de febre, exantema e história de exposição a carrapatos. Quando a erupção aparece, o diagnóstico da FMMR deve ser considerado. No entanto, muitas doenças incluídas no diagnóstico diferencial também podem causar exantema, como rubéola, sarampo, meningococemia, infecção gonocócica disseminada, sífilis secundária, síndrome do choque tóxico, hipersensibilidade medicamentosa, púrpura trombocitopênica imune, púrpura trombocitopênica trombótica, síndrome de Kawasaki e vasculite por imunocomplexos. Em contrapartida, qualquer indivíduo em área endêmica com o diagnóstico provisório de uma das doenças mencionadas anteriormente pode ter FMMR. Portanto, caso se suspeite de uma infecção viral durante a estação da FMMR em uma área endêmica, deve-se sempre lembrar que a FMMR pode simular infecção viral no início da evolução; se a doença agravar-se nos 2 dias seguintes à manifestação inicial, o paciente deve voltar para uma nova avaliação.

O teste sorológico mais comum para confirmação do diagnóstico é o ensaio de imunofluorescência indireta. Um título reagente ≥ 64 em geral não pode ser detectado até 7 a 10 dias após o início da doença. A sensibilidade e a especificidade do ensaio de imunofluorescência indireta imunoglobulina (Ig) G são de 89 a 100% e 99 a 100%, respectivamente. A detecção de IgM não é mais sensível na doença inicial e está sujeita à reatividade cruzada inespecífica. É importante compreender que os exames sorológicos para FMMR em geral são negativos no momento da apresentação clínica e que o tratamento não deve ser postergado à espera de um resultado sorológico positivo.

O único teste diagnóstico que se mostrou útil durante a doença aguda é o exame imuno-histológico para detectar *R. rickettsii* em uma amostra de biópsia de pele retirada da erupção. O exame de um fragmento de 3 mm de uma biópsia por *punch* dessa lesão tem sensibilidade de 70% e especificidade de 100%, sendo provável que uma reação em cadeia da polimerase (PCR, de *polymerase chain reaction*) de uma biópsia do exantema gerasse uma sensibilidade ainda maior. A PCR com amplificação para detecção do DNA de *R. rickettsii* no sangue periférico não é adequadamente sensível. Embora as riquétsias estejam presentes em grandes quantidades nos focos de células endoteliais infectados maciçamente, existem quantidades relativamente escassas na circulação. O cultivo desses microrganismos em culturas celulares é tecnicamente viável, mas raramente realizado por dificuldades técnicas e devido ao risco biológico. O acentuado aumento observado recentemente na incidência relatada de FMMR correlaciona-se com o uso da sorologia por imunoensaio enzimático de reatividade cruzada do grupo das febres maculosas com um único título. Apenas alguns casos são especificamente atribuídos a *R. rickettsii*. Atualmente, muitas pessoas febris que não apresentam FMMR têm reatividade cruzada de anticorpos, possivelmente devido à exposição prévia à riquétsia altamente prevalente do grupo da febre maculosa *R. amblyommatis*.

TRATAMENTO

Febre maculosa das Montanhas Rochosas

O fármaco de escolha para tratamento de crianças e adultos com FMMR é a doxiciclina. Diante da gravidade da FMMR, deve-se considerar fortemente a administração empírica imediata de doxiciclina em todo paciente com quadro clínico compatível no contexto epidemiológico apropriado. A doxiciclina é administrada por via oral (VO) (ou, na presença de coma ou vômitos, intravenosa [IV]) na posologia de 100 mg, 2 ×/dia. Para as crianças em que se suspeita FMMR, podem-se administrar até 5 doses de doxiciclina com risco mínimo de manchas nos dentes. Em pacientes com alergia à doxiciclina, deve-se considerar a dessensibilização. O cloranfenicol era considerado uma alternativa durante a gestação, mas não está prontamente disponível nos Estados Unidos. Embora disponível em muitos países, ele é menos efetivo que a doxiciclina. Felizmente, há poucas evidências sustentando a ocorrência de eventos adversos associados à tetraciclina em mães (hepatotoxicidade) e fetos (coloração da dentição decídua e teratogenicidade) que recebem doxiciclina. O agente antirriquétsia deve ser administrado até que o paciente esteja afebril e apresente melhora clínica, geralmente por 3 a 5 dias após a melhora da febre. Os antibióticos β-lactâmicos, a eritromicina e os aminoglicosídeos não têm lugar no tratamento da FMMR, enquanto os antibióticos contendo sulfa estão associados com mais desfechos adversos que o não tratamento. Há pouca experiência clínica com as fluoroquinolonas, claritromicina e azitromicina, as quais não são recomendadas. Os pacientes com doença mais grave são tratados em UTIs, com administração criteriosa de líquidos para obter perfusão tecidual ideal sem desencadear edema pulmonar não cardiogênico. Em alguns pacientes muito graves, a hipoxemia exige intubação e ventilação mecânica; a insuficiência renal aguda com oligúria ou anúria requer terapia de substituição renal; as convulsões exigem a administração de anticonvulsivantes; a anemia ou hemorragia graves requerem transfusões de concentrados de hemácias; e o sangramento com trombocitopenia grave necessita de transfusões de plaquetas.

Prevenção A única medida profilática aplicável é a prevenção das picadas de carrapatos. O uso de roupas protetoras e repelentes para carrapatos, a inspeção do corpo 1 ou 2 vezes ao dia e a retirada dos carrapatos antes que eles possam inocular as riquétsias reduzem o risco de infecção. O tratamento preventivo das picadas de carrapato com doxiciclina não tem papel comprovado na profilaxia da FMMR.

FEBRE MACULOSA DO MEDITERRÂNEO (FEBRE *BOUTONNEUSE*), FEBRE AFRICANA TRANSMITIDA PELA PICADA DE CARRAPATO E OUTRAS FEBRES MACULOSAS TRANSMITIDAS POR CARRAPATOS

Epidemiologia e manifestações clínicas *Rickettsia conorii* é prevalente no sul da Europa, na África e no sudoeste e no centro-sul da Ásia. A doença caracteriza-se por febre alta, exantema e – na maioria das regiões geográficas – por uma escara de inoculação (mancha negra, do francês *tâche noire*) que aparece antes do início da febre no local da picada do carrapato. Observou-se uma forma grave da doença (taxa de mortalidade de 50%) em pacientes com diabetes, alcoolismo ou insuficiência cardíaca.

A febre africana transmitida pela picada de carrapato, causada por *R. africae*, ocorre nas áreas rurais ao sul do Saara e nas ilhas do Caribe, sendo transmitida pelos carrapatos *Amblyomma hebraeum* e *Amblyomma variegatum*. O período médio de incubação é de 4 a 10 dias. A doença leve consiste em cefaleia, febre, escara e linfadenopatia regional. Os carrapatos *Amblyomma*, uma alta proporção deles infectados por *R. africae*, costumam se alimentar em grupos, com o consequente desenvolvimento de múltiplas escaras. O exantema pode ser vesicular, esparso ou ausente. Em decorrência do turismo na África Subsaariana, a febre da picada do carrapato-africano é a riquetsiose mais frequentemente importada para a Europa e para a América do Norte. A doença *maculatum*, uma doença semelhante causada pela espécie intimamente relacionada *R. parkeri*, é transmitida por *Amblyomma maculatum* e é encontrada em uma pequena porcentagem dos carrapatos *Amblyomma americanum* nos Estados Unidos. Ela é também transmitida por *Amblyomma triste* na América do Sul e no Arizona, bem como por *Amblyomma tigrinum* e *Amblyomma ovale* na América do Sul.

Rickettsia japonica causa a febre maculosa japonesa, a qual também ocorre na Coreia e na China. Doenças semelhantes no norte da Ásia são causadas por *R. sibirica* e *R. heilongjiangensis*. O tifo do carrapato de Queensland é causado por *R. australis* e transmitido pelo carrapato *Ixodes holocyclus*. A febre maculosa da Ilha Flinders, encontrada na ilha que lhe dá o nome, bem como na Tasmânia, no continente australiano e na Ásia, é causada por *R. honei*. Na Europa, pacientes infectados por *R. slovaca* após a picada de um carrapato do inverno do gênero *Dermacentor* manifestam uma doença afebril com escara (em geral, no couro cabeludo) e linfadenopatia regional dolorosa.

Diagnóstico O diagnóstico dessas febres maculosas transmitidas por carrapatos baseia-se nas manifestações clínicas e epidemiológicas e é confirmado por sorologia, pela demonstração imuno-histoquímica de riquétsias em amostras de biópsia cutânea, pelo isolamento em cultura celular ou PCR das biópsias de pele, biópsia de escara ou *swab* ou amostras de sangue. O diagnóstico sorológico detecta anticorpos contra antígenos compartilhados pelas riquétsias do grupo da febre maculosa, o que dificulta a identificação da espécie etiológica. Em uma região endêmica, deve-se considerar um possível diagnóstico dessas febres maculosas por riquétsias quando os pacientes se apresentam com febre, exantema e/ou lesão cutânea caracterizada por área de necrose negra ou crosta circundada por eritema.

TRATAMENTO

Febres maculosas transmitidas por carrapatos

Como na FMMR, os casos graves devem ser tratados com doxiciclina (100 mg, VO, 2 ×/dia) por 3 a 5 dias após a melhora da febre. Os agentes alternativos para a doença mais leve incluem doxiciclina (100 mg, VO, 2 ×/dia, por 1-5 dias), cloranfenicol (500 mg, VO, 4 ×/dia, por 7-10 dias) e ciprofloxacino (750 mg, VO, 2 ×/dia, por 7 dias). As mulheres grávidas podem ser tratadas com josamicina (3 g/dia, VO, durante 5 dias), quando disponível. Os dados sobre a eficácia do tratamento com claritromicina ou azitromicina de crianças com doença leve não devem ser extrapolados para adultos nem para pacientes com doença moderada ou grave.

RIQUETSIOSE VARICELIFORME

Rickettsia akari infecta camundongos e seus ácaros (*Liponyssoides sanguineus*), que mantêm as riquétsias por transmissão transovariana.

Epidemiologia A riquetsiose variceliforme é reconhecida principalmente na cidade de Nova Iorque, mas foram relatados casos em outras localizações urbanas e rurais dos Estados Unidos e na Ucrânia, na Croácia, no México e na Turquia. A investigação de escaras suspeitas de representar antraz cutâneo associado ao bioterrorismo revelou que a ocorrência da riquetsiose variceliforme é mais frequente do que se acreditava.

Manifestações clínicas No local da picada do ácaro forma-se uma pápula, a qual desenvolve uma vesícula central e se transforma em uma escara crostosa preta e indolor medindo 1 a 2,5 cm, circundada por um halo eritematoso (Fig. 187-2). A hipertrofia dos linfonodos regionais que drenam a região da escara sugere que haja disseminação linfática inicial. Após um período de incubação de 10 a 17 dias durante o qual a escara e a linfadenopatia regional geralmente passam despercebidas, o início da doença é marcado por mal-estar, calafrios, febre, cefaleia e mialgia. Surge erupção macular 2 a 6 dias após o início da doença, e ela costuma evoluir sequencialmente para pápulas, vesículas e crostas que melhoram sem deixar cicatrizes (Fig. 187-3); em alguns casos, a erupção permanece macular ou maculopapular. Alguns pacientes apresentam náuseas, vômitos, dor abdominal, tosse, conjuntivite ou fotofobia. Sem tratamento, a febre persiste por 6 a 10 dias.

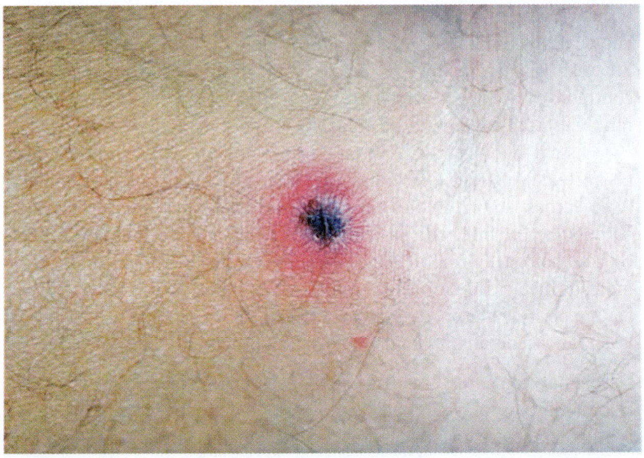

FIGURA 187-2 Escara no local da picada de ácaro em um paciente com riquetsiose variceliforme. *(Reimpressa de A Krusell et al: Emerg Infect Dis 8.727, 2002. Fotografia obtida pelo Dr. Kenneth Kaye.)*

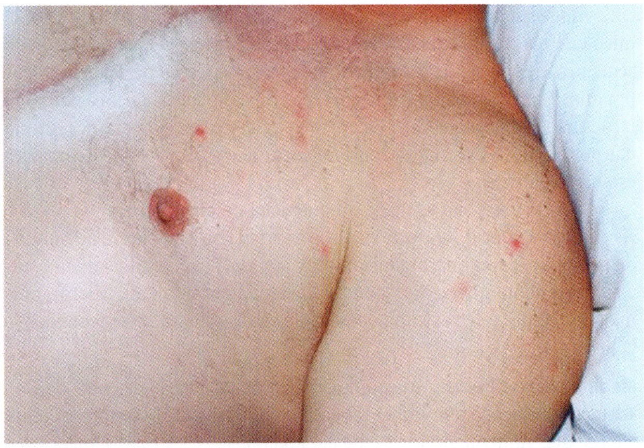

A

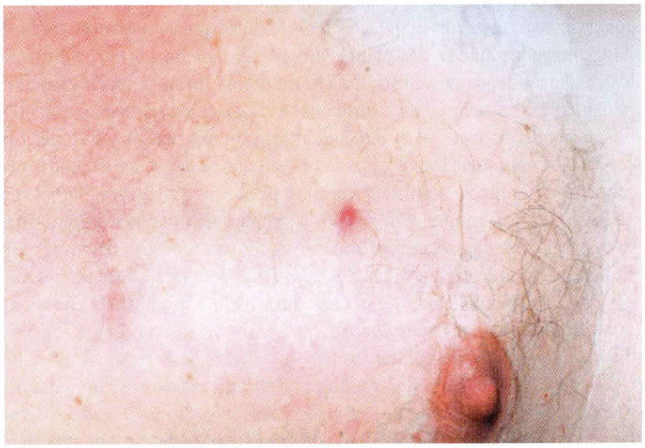

B

FIGURA 187-3 ***A.*** Lesões papulovesiculosas no tronco do paciente com riquetsiose variceliforme mostrado na **Figura 187-2**. ***B.*** Visão aproximada de lesões do mesmo paciente. *(Reimpressa de A Krusell et al: Emerg Infect Dis 8:727, 2002. Fotografias obtidas pelo Dr. Kenneth Kaye.)*

Diagnóstico e tratamento Os dados clínicos, epidemiológicos e sorológicos na fase de convalescença estabelecem o diagnóstico de uma riquetsiose do grupo das febres maculosas que raras vezes é procurado. A doxiciclina é o fármaco de escolha para o tratamento.

FEBRE MACULOSA TRANSMITIDA POR PULGAS

Suspeita-se que *Rickettsia felis* cause uma riquetsiose emergente no mundo todo. Mantida por via transovariana na pulga felina *Ctenocephalides felis*, de ampla distribuição geográfica, a infecção foi descrita como moderadamente grave, com febre, exantema, cefaleia e sintomas do SNC, gastrintestinais e pulmonares com base na PCR, a qual costuma detectar microrganismos em pessoas saudáveis. Não há suporte sorológico ou isolados de pacientes.

TIFO EPIDÊMICO (TRANSMITIDO POR PIOLHOS)

Epidemiologia O piolho-do-corpo-humano (*Pediculus humanus corporis*) vive nas roupas e está associado a condições precárias de higiene e, geralmente, a regiões frias e pobres. Os piolhos adquirem *R. prowazekii* quando ingerem sangue de um paciente com riquetsemia. As riquétsias se multiplicam nas células epiteliais do intestino do piolho e são liberadas em suas fezes. O piolho infectado deixa uma pessoa febril e deposita fezes infectadas no seu hospedeiro subsequente durante a hematofagia; o paciente autoinocula os microrganismos quando se coça. O piolho é morto pelas riquétsias e não transmite *R. prowazekii* para seus descendentes.

O tifo epidêmico é comum em regiões onde há guerras e desastres naturais. Em 1997, houve um grande surto envolvendo 100 mil pessoas em campos de refugiados do Burundi. Um pequeno foco foi documentado na Rússia em 1998; casos esporádicos foram relatados na Argélia, e surtos frequentes ocorreram no Peru e em Ruanda. Os esquilos-voadores-do-leste (*Glaucomys volans*) e seus piolhos e pulgas mantêm *R. prowazekii* em um ciclo zoonótico, transmitindo a infecção aos seres humanos.

A *doença de Brill-Zinsser* é uma doença recrudescente do tifo epidêmico que ocorre anos depois da doença aguda, provavelmente como consequência de queda na imunidade. *Rickettsia prowazekii* permanece latente por anos; sua reativação resulta em casos esporádicos da doença em populações não sujeitas a piolhos ou em uma epidemia em populações infestadas por piolhos. A recrudescência foi documentada após o tifo associado a esquilos-voadores.

As riquétsias são agentes em potencial do bioterrorismo (Cap. S3). As infecções com *R. prowazekii* e *R. rickettsii* têm altas taxas de fatalidade por casos. Esses microrganismos causam doenças de difícil diagnóstico e são altamente infecciosos quando inalados por aerossol. Microrganismos resistentes à tetraciclina ou ao cloranfenicol foram desenvolvidos no laboratório.

Manifestações clínicas Após um período de incubação de cerca de 1 a 2 semanas, a doença tem início repentino com prostração, cefaleia intensa e febre que aumenta rapidamente para 38,8 a 40 °C. A tosse é marcante e ocorre em 70% dos casos. As mialgias costumam ser intensas. O exantema começa na parte superior do tronco, em geral no quinto dia, e, em seguida, generaliza-se até envolver todas as regiões do corpo, com exceção da face, das palmas das mãos e das plantas dos pés. No início, a erupção é maculosa, e, se a doença não for tratada, o exantema torna-se maculopapular, petequial e confluente. Ele costuma não ser detectado na pele negra; 60% dos pacientes africanos têm tifo epidêmico sem máculas. A fotofobia com congestão conjuntival intensa é comum. A língua pode estar seca, marrom e saburrosa. Confusão e coma são comuns. Nos casos graves, podem ocorrer necrose cutânea, gangrena dos dedos e pneumonia intersticial. Sem tratamento, a doença é fatal em 7 a 40% dos casos, e o prognóstico depende basicamente do estado do hospedeiro. Os pacientes com infecções não tratadas desenvolvem insuficiência renal e comprometimento multissistêmico, no qual as manifestações neurológicas costumam prevalecer. Em geral, 12% dos pacientes com tifo epidêmico têm anormalidades neurológicas. A infecção associada aos esquilos-voadores na América do Norte é uma doença mais leve, mas ainda não está definido se essa infecção mais leve deve-se a fatores do hospedeiro (p. ex., estado de saúde mais favorável) ou à virulência atenuada do microrganismo.

Diagnóstico e tratamento Nos países tropicais, às vezes o tifo epidêmico é diagnosticado erroneamente como febre tifoide (Cap. 165). Em geral, não se dispõe dos recursos para estudos sorológicos do tifo transmitido por piolho. As epidemias podem ser detectadas pelo diagnóstico sorológico ou imuno-histoquímico de um único caso ou pela descoberta de *R. prowazekii* em um piolho encontrado em um paciente. Doxiciclina (100 mg, 2 ×/dia) é administrada VO ou – se o paciente estiver comatoso ou vomitando – IV, sendo continuada até 3 a 5 dias após a melhora da febre. Sob condições de epidemia, uma dose única oral de 200 mg pode ser tentada, mas ela falha em alguns casos. As mulheres grávidas devem ser examinadas e tratadas individualmente com cloranfenicol no início da gravidez ou, se necessário, doxiciclina ao final dela.

Prevenção A prevenção do tifo epidêmico depende do controle de piolhos-do-corpo. As roupas devem ser trocadas e lavadas em água quente regularmente, com a aplicação de inseticidas a cada 6 semanas para controlar a população de piolhos.

TIFO MURINO ENDÊMICO

Epidemiologia *Rickettsia typhi* é mantida por ciclos em mamíferos hospedeiros/pulgas, tendo como nicho zoonótico clássico os ratos (*Rattus rattus* e *Rattus norvegicus*) e as pulgas dos ratos orientais (*Xenopsylla cheopis*). As pulgas adquirem *R. typhi* de ratos com riquetsemia e abrigam as riquétsias por toda a sua vida. Ratos e seres humanos não imunes são infectados quando as fezes das pulgas repletas de riquétsias contaminam as lesões pruriginosas das picadas; com menor frequência, a própria picada da pulga transmite os microrganismos. Outra via de transmissão possível é a inalação de riquétsias aerossolizadas das fezes de pulgas. Os ratos infectados parecem saudáveis, embora permaneçam com riquetsemia por cerca de 2 semanas.

O tifo murino ocorre principalmente no Texas e no sul da Califórnia, onde não há o clássico ciclo nos ratos e pulgas, mas um ciclo altamente suspeito em gambás e na pulga felina (*C. felis*). Em termos globais, o tifo endêmico ocorre principalmente nas regiões quentes (em geral, áreas costeiras) dos trópicos e subtropicais, onde é altamente prevalente, embora poucas vezes detectado. A incidência atinge o máximo de abril a junho no Texas e durante os meses quentes do verão e do início do outono em outras regiões geográficas. Os pacientes raramente lembram-se de serem expostos a pulgas, mas quase 40% dos indivíduos investigados relatam exposição a animais como gatos, gambás e ratos.

Manifestações clínicas O período de incubação do tifo murino experimental é, em média, de 11 dias (variação de 8-16 dias). Cefaleia, mialgia, artralgia, náuseas e mal-estar se desenvolvem 1 a 3 dias antes do início súbito dos calafrios e da febre. Os pacientes costumam apresentar náuseas e vômitos.

A duração média da doença sem tratamento é de 12 dias (variação de 9-18 dias). Ocorre exantema em cerca de metade dos pacientes. O exantema está presente em apenas 13% dos pacientes no momento do atendimento médico (em geral, cerca de 4 dias após o início da febre) e aparece em média 2 dias depois na metade dos casos restantes. Em geral, o exantema maculoso inicial é discreto e detectado à inspeção cuidadosa das axilas ou da face medial do braço. Subsequentemente, o exantema torna-se maculopapular e envolve, mais frequentemente, o tronco que os membros; a erupção raramente é petequial ou envolve a face, as palmas das mãos ou as plantas dos pés. O exantema é detectado em apenas 20% dos pacientes com pele mais pigmentada e escura.

O comprometimento pulmonar costuma ser proeminente; 35% dos pacientes apresentam tosse improdutiva irritativa, e 23% dos indivíduos nos quais são feitas radiografias de tórax mostram condensações pulmonares decorrentes de pneumonia intersticial, edema pulmonar e derrames pleurais. Estertores bibasais são o sinal pulmonar mais comum. Outras manifestações clínicas menos comuns são dor abdominal, confusão, estupor, convulsões, ataxia, coma e icterícia. Os exames laboratoriais muitas vezes demonstram anemia e leucopenia no início da evolução, leucocitose na fase tardia, trombocitopenia, hiponatremia, hipoalbuminemia, elevação dos níveis séricos das aminotransferases hepáticas e azotemia pré-renal. As complicações podem incluir insuficiência respiratória, hematêmese, hemorragia cerebral e hemólise. A doença grave requer a transferência para UTIs de 10% dos pacientes hospitalizados. A maior gravidade com frequência está associada à idade avançada, à doença subjacente e ao tratamento com sulfas; a taxa de fatalidade de casos é de 1%.

Diagnóstico e tratamento Exames sorológicos nas fases aguda e de convalescença podem fornecer um diagnóstico, tendo-se desenvolvido um método imuno-histoquímico para a identificação de antígenos específicos do grupo do tifo em amostras de biópsia. A cultura é usada com pouca frequência e não está amplamente disponível. A PCR do sangue não é adequadamente sensível. Quando há suspeita de tifo endêmico, os pacientes devem ser tratados empiricamente com doxiciclina (100 mg, VO, 2 ×/dia, por 7 dias). Cloranfenicol, ciprofloxacino e azitromicina são alternativas menos efetivas.

TIFO RURAL

Epidemiologia *Orientia tsutsugamushi* difere muito das espécies de *Rickettsia* geneticamente e quanto à composição da parede celular (i.e., falta de lipopolissacarídeos). *Orientia tsutsugamushi* é mantido por transmissão transovariana em ácaros trombiculídeos. Após a eclosão, as larvas infectadas do ácaro (micuins, o único estágio que se alimenta nos hospedeiros) inoculam os microrganismos na pele. Os ácaros infectados podem ser encontrados particularmente nas áreas com vegetação de moitas fechadas durante a estação das chuvas, quando os ácaros depositam seus ovos.

Essa doença é endêmica e está reemergindo no leste e no sul da Ásia, no norte da Austrália e nas ilhas dos Oceanos Pacífico ocidental e Índico. As infecções são prevalentes nessas regiões; em algumas áreas, mais de 3% da população é infectada ou reinfectada a cada mês. A imunidade para a cepa homóloga diminui ao longo de 1 a 3 anos, e os microrganismos exibem marcada diversidade antigênica com perda da imunidade protetora cruzada em um período que pode ser de apenas 1 mês. Os casos emergentes no Chile e na África desafiam a epidemiologia clássica do tifo rural.

Manifestações clínicas A gravidade da doença varia de casos leves e autolimitados aos fatais. Depois de um período de incubação de 6 a 21 dias, o início caracteriza-se por febre, cefaleia, mialgia, tosse e sintomas gastrintestinais. Alguns pacientes recuperam-se espontaneamente em alguns dias. A descrição dos casos clássicos inclui uma escara no local da picada do micuim, linfadenopatia regional e exantema maculopapular – sinais raramente encontrados nos pacientes nativos. Na verdade, < 50% dos ocidentais apresentam uma escara, e < 40% têm exantema (do 4º ao 6º dia de manifestação da doença). Em geral, os casos graves têm encefalite e pneumonia intersticial decorrentes da lesão vascular. A taxa de letalidade dos casos clássicos não tratados é de 6%, mas provavelmente seria menor se todos os casos relativamente leves fossem diagnosticados.

Diagnóstico e tratamento Exames sorológicos (anticorpo fluorescente direto, imunoperoxidase indireta e imunoensaios enzimáticos) são a base do diagnóstico laboratorial. A amplificação por PCR dos genes de *Orientia* de escaras é efetiva, mas no sangue a efetividade é menor. Os pacientes são tratados com doxiciclina (100 mg, VO, 2 ×/dia, durante 7-15 dias), azitromicina (500 mg, durante 3 dias) ou cloranfenicol (500 mg, 4 ×/dia, durante 7-15 dias).

Alguns casos de tifo rural na Tailândia respondem pouco à doxiciclina ou ao cloranfenicol, mas respondem à azitromicina ou à rifampicina.

ERLIQUIOSES E ANAPLASMOSE

As erliquioses são infecções febris agudas causadas por membros da família Anaplasmataceae, constituída de microrganismos obrigatoriamente intracelulares, os quais compreendem cinco gêneros: *Ehrlichia*, *Anaplasma*, *Wolbachia*, "*Candidatus* Neoehrlichia" e *Neorickettsia*. As bactérias residem em reservatórios vertebrados e atacam vacúolos de células hematopoiéticas e, para algumas espécies, endoteliais (Fig. 187-4). Quatro espécies de *Ehrlichia*, duas de *Anaplasma* e uma de *Neoehrlichia* são transmitidas por carrapatos a seres humanos e causam infecção, a qual pode ser grave e prevalente. *Ehrlichia chaffeensis*, o agente da EMH e um agente tipo *E. muris* subespécie *eauclairensis* (EMLA) infectam predominantemente fagócitos mononucleares; *E. ewingii* e *A. phagocytophilum* infectam neutrófilos. As infecções por "*Candidatus* Neoehrlichia mikurensis" e por *A. capra* são menos bem caracterizadas, mas foi relatado o seu crescimento no endotélio e em eritrócitos humanos, respectivamente.

Ehrlichia, "*Candidatus* Neoehrlichia" e *Anaplasma* são mantidos por transmissão horizontal de carrapatos-mamíferos-carrapatos, com os seres humanos sendo infectados apenas de forma inadvertida. As espécies do gênero *Wolbachia* estão associadas à filariose humana, pois são importantes para a viabilidade e a patogenicidade das filárias; o tratamento com antibióticos contra essas espécies é uma estratégia para o controle da filariose. As neorriquétsias parasitam trematódeos que, por sua vez, parasitam caramujos aquáticos, peixes e insetos. Foi descrita apenas uma neorriquetsiose humana: a febre sennetsu, uma doença semelhante à mononucleose infecciosa, identificada pela primeira vez em 1953 e provavelmente devida à ingestão de peixe cru contendo trematódeos infectados por *N. sennetsu*.

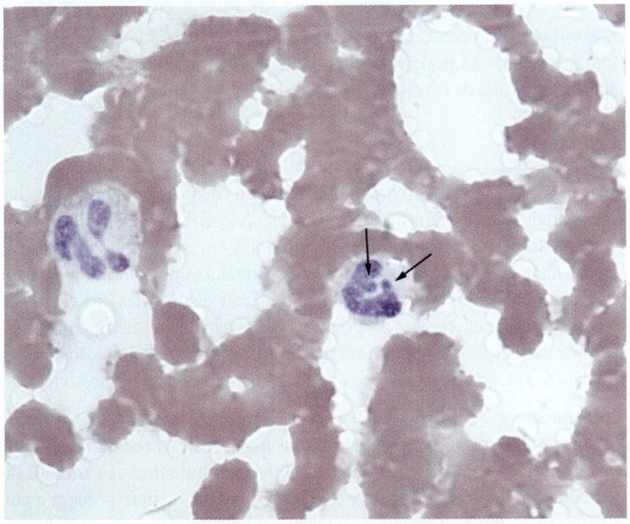

FIGURA 187-4 Esfregaço de sangue periférico de um paciente com anaplasmose granulocitotrópica humana. Um neutrófilo contém duas mórulas (vacúolos cheios de *A. phagocytophilum*). *(Fotografia cortesia do Dr. J. Stephen Dumler.)*

ERLIQUIOSE MONOCITOTRÓPICA HUMANA

Epidemiologia Mais de 20.732 casos de infecções por *E. chaffeensis* foram notificados ao Centers for Disease Control and Prevention (CDC) até janeiro de 2020. Contudo, a vigilância prospectiva ativa demonstrou incidência de até 414 casos a cada 100 mil indivíduos na população de algumas regiões dos Estados Unidos. A maioria das infecções por *E. chaffeensis* é detectada nos estados do centro-sul, do sudeste e do Atlântico médio, mas também foram reconhecidos casos na Califórnia, em Nova Iorque, na Nova Inglaterra e em estados do meio-oeste. Em todos os estágios, o vetor, o carrapato-estrela-solitária (*A. americanum*), alimenta-se nos cervos-de-cauda-branca, seu principal reservatório. Cães e coiotes também servem como reservatórios e, com frequência, carecem de sinais clínicos. Os pacientes frequentemente relatam picadas e exposições a carrapatos em áreas rurais, e 64% das infecções nos Estados Unidos ocorrem nos meses de maio a julho. A média de idade dos pacientes com EMH é de 55 anos; entretanto, 11% das infecções ocorrem em crianças ≤ 19 anos de idade, incluindo as infecções graves e fatais. Dos pacientes com EMH, 59% são do sexo masculino.

Ehrlichia chaffeensis foi detectado nas Américas do Sul e Central, na África e na Ásia.

Manifestações clínicas *Ehrlichia chaffeensis* dissemina-se por via hematogênica a partir do *pool* de sangue dérmico criado enquanto o carrapato se alimenta. Depois de um período de incubação mediano de 8 dias, a doença começa. As manifestações clínicas clássicas são inespecíficas e incluem febre (97% dos casos), cefaleia (70%), mialgia (68%) e mal-estar (77%). Observam-se, com menos frequência, náuseas, vômitos e diarreia (28-57%); tosse (30%); exantema (29% em geral, 6% à apresentação); e confusão (20%). A EMH pode ser grave: 77% dos pacientes com infecção comprovada são hospitalizados, e 2% morrem. As complicações potencialmente fatais incluem insuficiência renal, meningoencefalite, síndrome da angústia respiratória aguda, uma síndrome tipo CIVD, pneumonia, choque séptico, insuficiência cardíaca, hepatite, hemorragia e – em pacientes imunocomprometidos – infecção avassaladora por erlíquia; os pacientes com diabetes, câncer, transplante de órgãos, asplenia, hepatite C ou vírus da imunodeficiência humana (HIV) têm risco relativo de morte de 2,3. Os achados laboratoriais são valiosos para o diagnóstico diferencial de EMH; 66% dos pacientes têm leucopenia (inicialmente linfopenia, depois neutropenia), 86% têm trombocitopenia, e 89% apresentam elevações dos níveis séricos das aminotransferases hepáticas. Apesar das contagens hematológicas baixas, a medula óssea é hipercelular e pode haver granulomas não caseosos. Não ocorre vasculite na EMH.

Diagnóstico A EMH pode ser fatal. Sem o tratamento empírico com doxiciclina, 39 e 40% dos pacientes com EMH necessitaram de internação em UTI e de ventilação mecânica, respectivamente; essas medidas não são necessárias nos pacientes que recebem tratamento empírico. Além disso, as durações da hospitalização e da doença aumentam nos pacientes não tratados em 8 e 12 dias, respectivamente. O diagnóstico é sugerido por febre após exposição conhecida a carrapatos nas últimas 3 semanas, trombocitopenia e/ou leucopenia e elevação dos níveis séricos das aminotransferases. As mórulas são demonstradas em menos de 10% dos esfregaços do sangue periférico. A EMH pode ser confirmada durante a infecção ativa por amplificação por PCR de ácidos nucleicos de *E. chaffeensis* no sangue obtido antes do início da terapia com doxiciclina. O diagnóstico sorológico retrospectivo depende de um quadro clínico compatível e da quadruplicação dos títulos de anticorpos contra *E. chaffeensis* para ≥ 128 ou mais em amostras de soro pareadas e coletadas a intervalos de cerca de 3 semanas. São necessários testes diagnósticos específicos separados para a EMH e para a AGH (ver adiante).

ERLIQUIOSE *EWINGII* E INFECÇÕES TIPO *EHRLICHIA MURIS EAUCLAIRENSIS*

Ehrlichia ewingii lembra *E. chaffeensis* em seu vetor carrapato (*A. americanum*) e reservatórios em carrapatos (cervo-de-cauda-branca e cachorros). *Ehrlichia muris eauclairensis* causa infecção em humanos após exposição ao carrapato *Ixodes scapularis* nos estados de Wisconsin e Minnesota. A doença causada por *E. ewingii* e por *E. muris* é semelhante à EMH. Muitos casos ocorrem em pacientes imunocomprometidos. Infecções humanas por *E. canis* foram documentadas como erliquemia subclínica. Não há teste diagnóstico específico para essas outras erlíquias prontamente disponível, e os testes sorológicos para *E. chaffeensis* podem ser positivos quando o agente infeccioso é, na verdade, uma espécie diferente de *Ehrlichia*.

INFECÇÃO POR "*CANDIDATUS* NEOEHRLICHIA MIKURENSIS"

"*Candidatus* Neoehrlichia mikurensis", uma bactéria que se situa filogeneticamente entre *Ehrlichia* e *Anaplasma*, foi originalmente identificada em carrapatos *Ixodes ricinus* da Holanda e em camundongos e carrapatos *Ixodes ovatus* do Japão. Por meio de análise sequencial e amplificação de genes de rRNA 16S de ampla gama, esse microrganismo foi identificado como causa de doença febril grave e, algumas vezes, prolongada em pacientes imunocomprometidos da Europa com picadas ou exposição a carrapatos ou em pacientes chineses com doença febril leve após serem picados por carrapatos *Ixodes persulcatus* e *Haemaphysalis concinna*. A apresentação clínica é semelhante à de EMH e AGH. Métodos diagnósticos específicos têm sido desenvolvidos, mas não estão amplamente disponíveis.

TRATAMENTO
Erliquioses

A doxiciclina é efetiva para a EMH, bem como para outras erliquioses; o uso desse fármaco na infecção por "*Candidatus* N. mikurensis" está associado com resolução da doença. O tratamento com doxiciclina (100 mg, VO ou IV, 2 ×/dia) ou tetraciclina (250-500 mg, VO, de 6/6 h) reduz as taxas de hospitalização e encurta a duração da febre. *Ehrlichia chaffeensis* não é sensível ao cloranfenicol *in vitro*, e o uso desse antibiótico é controverso. Embora alguns relatos tenham documentado a persistência de *E. chaffeensis* em pacientes humanos, essa ocorrência é rara; a maioria das infecções é curada por ciclos breves de tratamento com doxiciclina (mantido por 3-5 dias depois da remissão da febre). Embora tenha sido pouco estudada para essa indicação, a rifampicina pode ser adequada quando a doxiciclina está contraindicada.

Prevenção A EMH, a erliquiose por *E. ewingii*, a erliquiose por *E. muris* e a infecção por "*Candidatus* N. mikurensis" podem ser prevenidas pela evitação de carrapatos em áreas endêmicas. O uso de roupas protetoras e repelentes para carrapatos, o exame cuidadoso do corpo em busca desses insetos depois das exposições e a remoção imediata de carrapatos aderidos provavelmente diminuem o risco da infecção.

ANAPLASMOSE GRANULOCITOTRÓPICA HUMANA

Epidemiologia Até janeiro de 2021, 45.186 casos de AGH tinham sido relatados ao CDC, a maioria na parte superior do meio-oeste e nordeste dos Estados Unidos. A distribuição geográfica global é semelhante à da doença de Lyme devido ao vetor compartilhado, o carrapato *Ixodes*. Os reservatórios naturais para *A. phagocytophilum* são os camundongos-de-patas-brancas, os esquilos e o cervo-de-cauda-branca nos Estados Unidos e o cervo-vermelho na Europa. A incidência da AGH atinge o auge de maio a julho no Hemisfério Norte, mas pode ocorrer durante todo o ano devido à exposição humana aos carrapatos do gênero *Ixodes*. A AGH acomete principalmente homens (59%) e pessoas mais velhas (idade mediana de 51 anos).

Manifestações clínicas Devido aos altos índices de prevalência sorológica nas regiões endêmicas, é provável que a maioria dos indivíduos desenvolva infecção subclínica. O período de incubação da AGH é de 4 a 8 dias, após o qual a doença começa com febre (75-100% dos casos), mialgia (73%), cefaleia (82%) e mal-estar (97%). Uma minoria dos pacientes apresenta náuseas, vômitos ou diarreia (20-40%); tosse (27%); ou confusão (17%). Uma erupção cutânea na AGH (5%) quase invariavelmente reflete coinfecção por *Borrelia*, resultando em eritema migratório. A maioria dos pacientes desenvolve trombocitopenia (80%) e/ou leucopenia (63%), com aumento dos níveis séricos das aminotransferases hepáticas (80%).

As complicações potencialmente fatais são mais comuns em idosos e incluem insuficiência renal, síndrome da angústia respiratória aguda, síndrome semelhante ao choque tóxico, pneumonia e uma síndrome tipo CIVD ou sepse. A meningoencefalite é rara nos casos documentados de AGH. Outras sequelas neurológicas documentadas incluem plexopatia braquial, envolvimento de nervos cranianos e polineuropatia desmielinizante. A infecção de pacientes com imunocomprometimento preexistente (diabetes, medicamentos imunossupressores, asplenia, artrite) está associada a um risco relativo de 3,0 para complicações potencialmente fatais. Entre os pacientes com AGH, 31% estão hospitalizados, e 7% necessitam de cuidados intensivos. A taxa de fatalidade dos casos é de 0,3%, mas o risco relativo de morte é de 16 se a infecção ocorrer com uma condição imunossupressora. Vasculite e granulomas não fazem parte da AGH. Embora os pacientes possam estar coinfectados por *Borrelia burgdorferi* e *Babesia microti* (transmitidos pelo mesmo vetor carrapato), há poucas evidências de que essas infecções aumentem a gravidade ou a persistência da AGH. A AGH transmitida por transfusão (incluindo a transfusão de plaquetas ou sangue leucorreduzido) foi relatada em pelo menos nove casos, incluindo uma morte.

Diagnóstico A AGH deve ser incluída no diagnóstico diferencial das doenças semelhantes à influenza durante as estações de maior atividade dos carrapatos *Ixodes* (maio a dezembro no Hemisfério Norte), em especial no caso de picadas ou exposição conhecida aos carrapatos. A detecção simultânea de trombocitopenia, leucopenia e/ou elevação das concentrações séricas de alanina-aminotransferase ou aspartato-aminotransferase aumenta ainda mais a probabilidade de AGH. Muitos pacientes com essa doença desenvolvem anticorpos para a doença de Lyme na ausência de achados clínicos compatíveis com esse diagnóstico. Portanto, a AGH deve ser considerada no diagnóstico diferencial das apresentações graves e atípicas da doença de Lyme. O exame cuidadoso de uma lâmina do sangue periférico para detectar mórulas nos neutrófilos pode diagnosticar 20 a 75% dos casos. Para os pacientes com doença em atividade, a PCR no sangue antes do início do tratamento com doxiciclina é sensível e específica. O diagnóstico sorológico é retrospectivo, exigindo a quadruplicação do título de anticorpos contra *A. phagocytophilum* (para 128 ou mais) em amostras pareadas de soro obtidas a intervalos de 1 mês. Como a soroprevalência apresenta-se elevada em algumas regiões, não se deve utilizar um único título de fase aguda para o diagnóstico.

Infecção por *Anaplasma capra* A infecção humana por *A. capra*, primeiramente isolada no sangue de cabras, foi identificada em 28 pacientes do nordeste da China. Os pacientes apresentavam febre, cefaleia, mal-estar, tonturas, mialgias e calafrios, mas essas manifestações eram menos intensas que na AGH. A hospitalização foi registrada em 18% dos pacientes, e 14% tinham distúrbios subjacentes, incluindo hiperglicemia, hipertensão, doença arterial coronariana, diabetes e câncer. Cinco pacientes apresentaram manifestações graves, incluindo um com sinais de encefalite com DNA da *A. capra* presente no LCS. *Anaplasma capra* é encontrado mais comumente em carrapatos *I. persulcatus* nessa região. Todos os pacientes responderam ao tratamento com doxiciclina e sobreviveram.

TRATAMENTO
Anaplasmose granulocitotrópica humana

Não foram conduzidos estudos prospectivos sobre a terapia para AGH. Porém, a doxiciclina (100 mg, VO, 2 ×/dia) é efetiva. O tratamento com rifampicina está associado à melhora clínica em gestantes com AGH e crianças. A febre da maioria dos pacientes tratados diminui em 24 a 48 horas.

Prevenção A prevenção da AGH depende de evitar contato com carrapatos. A transmissão pode ser documentada em até mesmo apenas 4 horas após uma picada de carrapato.

FEBRE Q

O agente da febre Q é *C. burnetii*, um pequeno cocobacilo pleomórfico com uma parede celular Gram-negativa, o qual foi primeiramente isolado em 1935 e chamado de riquétsia devido à sua presença em carrapatos, à replicação intracelular, ao tamanho pequeno e às características de coloração, mas que agora é reconhecido como geneticamente bastante distinto das Rickettsiaceae, tendo várias características próprias. Ele sobrevive em ambientes hostis, escapa da destruição intracelular em macrófagos por meio da inibição da etapa final da maturação do fagossomo e se adaptou à acidez do fagolissossomo.

Epidemiologia A febre Q é uma zoonose: a transmissão de *C. burnetii* para os seres humanos geralmente ocorre por inalação após ter sido eliminado pelos animais. As principais fontes das infecções humanas são animais infectados, como bovinos, ovinos e caprinos. Ao parto, quando grandes quantidades de *C. burnetii* estão presentes no feto, na placenta, nas membranas e nos fluidos, a bactéria prontamente contamina o ambiente. Quantidades menores podem ser eliminadas no leite, na urina e nas fezes. Após a eliminação, *C. burnetii* pode permanecer viável no estrume, no feno, no solo, etc., durante muitos anos, e, após, ela pode ser aerossolizada e inalada, mesmo após viajar quilômetros a partir da fonte com o vento. Uma variedade de outros animais vertebrados podem ser hospedeiros de *C. burnetii*, incluindo aves, gatos, cães, coelhos, gambás, guaxinins, cervos, ursos, bichos-preguiça, cangurus e animais marinhos. *Coxiella burnetii* também pode ser encontrado em várias espécies de carrapatos, o que pode ser importante para a manutenção do agente em populações veterinárias, mas a maioria dos casos de febre Q em seres humanos está associada com a transmissão por aerossol a partir do gado infectado. As infecções em animais costumam ser assintomáticas, mas abortos e natimortos têm sido observados em cabras e ovelhas prenhas. Como ela é facilmente dispersada em aerossol e devido à dose infecciosa extremamente baixa necessária para a infecção humana (provavelmente entre 1-10 bactérias viáveis), *C. burnetii* é um possível agente de bioterrorismo (Cap. S3), com alta taxa de infectividade e pneumonia como principal manifestação.

As pessoas sob risco de contrair febre Q incluem trabalhadores de abatedouros, veterinários, fazendeiros e outros indivíduos que tenham contato com animais infectados (em particular animais recém-nascidos). No Canadá e na Holanda, 65 e 72%, respectivamente, das pessoas que vivem e/ou trabalham em fazendas de gado leiteiro eram soropositivas, e, nos Estados Unidos, 22% dos veterinários eram soropositivos em comparação com cerca de 3% da população geral. O microrganismo é eliminado no leite por semanas a meses após o parto. Um surto recente de febre Q associado com a ingestão de leite cru confirmou a transmissão por VO, embora essa via não seja comum. Em raras circunstâncias, a transmissão entre pessoas seguiu-se ao trabalho de parto e ao nascimento de uma criança de uma mulher infectada, à necropsia de um indivíduo infectado ou à transfusão sanguínea. Foram relatados múltiplos surtos envolvendo funcionários de laboratórios. Algumas evidências sugerem que *C. burnetii* pode ser sexualmente transmitido entre seres humanos. Alguns modos incomuns de transmissão de *C. burnetii* para humanos incluem o tratamento com células fetais vivas de ovelhas, o que foi responsável por casos em seis pessoas na Alemanha, e a infecção percutânea após o esmagamento entre os dedos de um carrapato infectado.

As infecções causadas por *C. burnetii* ocorrem na maioria das localizações geográficas, exceto na Nova Zelândia e na Antártica. Vários fatores influenciam a epidemiologia: condições ambientais como as concentrações elevadas de animais, as altas taxas de prenhez em animais, o clima seco e a força e direção dos ventos. Além das diferenças entre as cepas de *C. burnetii*, a variabilidade inerente na suscetibilidade humana a *C. burnetii* pode influenciar a transmissão e o desenvolvimento da doença. Algumas pessoas adoecem após a exposição, enquanto outras têm apenas sintomas leves que não são suficientes para levá-las a buscar assistência médica, com cerca de 60% apresentando soroconversão assintomática. A febre Q continua sendo endêmica na Austrália e na França. Em Caiena, na Guiana Francesa, a febre Q é hiperendêmica: 40% de todas as pneumonias adquiridas na comunidade são causadas por *C. burnetii*. O maior surto conhecido ocorreu entre 2007 e 2010 na Holanda. Foram relatados mais de 4 mil casos, com mais de 40 mil pessoas sendo infectadas. O surto ocorreu por uma combinação de alta densidade de caprinos em áreas próximas a grandes populações urbanas e fatores ambientais. As fazendas onde a disseminação não ocorreu tinham elevada densidade de vegetação e menor concentração de água no solo.

As pessoas jovens parecem estar protegidas contra a doença causada por *C. burnetii*. Em um grande surto na Suíça, ocorreu infecção sintomática com frequência cinco vezes maior em pessoas com mais de 15 anos de idade do que naquelas com menos idade. Em muitos surtos, os homens são mais comumente afetados que as mulheres.

Manifestações clínicas • **FEBRE Q AGUDA** O período de incubação é de 3 a 30 dias. As manifestações primárias da febre Q aguda diferem geograficamente. Durante o surto holandês, mas também no Canadá e na Croácia, a pneumonia era a apresentação mais comum. Em alguns países onde a febre Q é endêmica, como França e Israel, a hepatite é mais comum. Essas diferenças podem refletir a via de infecção (i.e., ingestão de leite contaminado para a hepatite e inalação de aerossóis contaminados para a pneumonia) ou diferenças de cepas. No surto holandês, as sequelas da infecção em gestantes foram raras; esse não foi o caso em gestantes de outros locais. Pericardite, miocardite, colecistite acalculosa, pancreatite, linfadenite, ruptura espontânea do baço, anemia hipoplásica transitória, anemia hemolítica, linfo-histiocitose hemofagocítica, neurite óptica e eritema nodoso são manifestações menos comuns.

Os sintomas da febre Q aguda são inespecíficos; é comum a ocorrência de febre, fadiga extrema, fotofobia e cefaleia intensa, a qual é frequentemente retro-orbitária. Outros sintomas incluem calafrios, sudorese, náuseas, vômitos e diarreia. Cerca de metade dos pacientes com pneumonia associada à febre Q apresentam tosse. Um exantema inespecífico pode ser evidente em 4 a 18% dos pacientes. A leucometria costuma ser normal. Ocorre trombocitopenia em cerca de 25% dos pacientes, e a trombocitose reativa é frequente durante a fase de recuperação. Marcadores bioquímicos de autoimunidade, como anticorpos anticitoplasmáticos (ANCA), fatores antinucleares (FAN), anticorpos antimúsculo liso ou anticorpos antifosfolipídeos estão comumente presentes na febre Q aguda. A radiografia de tórax pode mostrar opacidades semelhantes às vistas na pneumonia causada por outros patógenos.

Ocasionalmente, a febre Q complica a gestação. Em uma série, ela resultou em parto prematuro em 35% dos casos e em aborto ou morte neonatal em 43%. A morte neonatal e o menor peso de nascimento são relatados com frequência até três vezes maior nas mulheres soropositivas para *C. burnetii* em algumas regiões.

SÍNDROME DA FADIGA PÓS-FEBRE Q Pode ocorrer fadiga prolongada após a febre Q em até 20% dos casos, a qual pode ser acompanhada por um conjunto de sintomas, incluindo cefaleia, sudorese, artralgia e mialgias. Há várias hipóteses para a etiologia, incluindo uma etiologia biopsicossocial com *C. burnetii* atuando como gatilho para o desenvolvimento de fadiga, fatores do hospedeiro e genéticos e desregulação de citocinas. Um estudo controlado e randomizado incluindo 155 pacientes com diagnóstico estrito de síndrome da fadiga por febre Q mostrou que o tratamento em longo prazo com doxiciclina não reduzia a intensidade da fadiga em comparação com placebo, de modo que os antibióticos não devem ser prescritos para esses pacientes. A terapia cognitivo-comportamental direcionada à cognição relacionada à fadiga e aos comportamentos que podem perpetuar os sintomas foi efetiva na redução da intensidade da fadiga em curto prazo. Porém, o efeito benéfico desse tratamento não se manteve após 1 ano.

FEBRE Q CRÔNICA Embora tenha sido recentemente proposto que essa entidade fosse renomeada para *febre Q persistente*, preferimos o termo *febre Q crônica*. Após a infecção primária, 1 a 5% dos pacientes desenvolvem febre Q crônica. Na febre Q crônica, mais frequentemente se observa endocardite, aneurismas infectados e infecção de próteses vasculares. A infecção primária costuma não ser reconhecida ou é assintomática, e o intervalo entre a infecção primária e as manifestações da infecção crônica pode ser de vários anos. O maior intervalo observado entre a infecção aguda e o diagnóstico de febre Q crônica foi > 9 anos. Os fatores de risco para o desenvolvimento de febre Q crônica incluem valvulopatia ou cirurgia valvar prévia, aneurismas, próteses vasculares, insuficiência renal, idade avançada, imunocomprometimento e câncer. O diagnóstico de febre Q crônica é difícil, pois os pacientes costumam apresentar sintomas inespecíficos como febre, sudorese noturna, perda ponderal, fadiga e mal-estar. A febre pode estar ausente, sendo frequentemente de baixo grau. A proteína C-reativa costuma estar baixa ou até mesmo normal. A endocardite da febre Q crônica difere da endocardite causada por outras bactérias, manifestando-se como nódulos recobertos por endotélio sobre as valvas, abscesso no anel aórtico ou insuficiência valvar nova ou rapidamente evolutiva. Para firmar o diagnóstico no momento oportuno, o médico deve ter alto índice de suspeita. Os pacientes com febre Q crônica frequentemente ficam doentes durante mais de 1 ano antes do estabelecimento do diagnóstico. A doença deve ser considerada em todos os pacientes com endocardite e culturas negativas. Além disso, todos os indivíduos com cardiopatia valvar, um aneurisma ou prótese vascular e perda ponderal inexplicada, febre, acidente vascular cerebral, crescimento inesperado do aneurisma e/ou insuficiência cardíaca progressiva devem fazer exames para detectar infecção por *C. burnetii*. Outras manifestações da febre Q crônica incluem linfadenite e infecções ósseas, entre elas a osteomielite vertebral e a infecção de próteses articulares. Entre 249 pacientes com febre Q crônica comprovada na Holanda, 61% desenvolveram complicações. As complicações mais frequentemente observadas foram aneurismas agudos, insuficiência cardíaca e abscessos não cardíacos. Um a cada 6 pacientes com febre Q crônica vascular desenvolvem fístulas arteriais, incluindo fístula aortoentérica, fístula aortocava, fístula aortobrônquica e fístula arteriocutânea. A positividade da PCR a qualquer momento na evolução da doença, a presença de material protético e a idade avançada foram associadas a complicações. A mortalidade relacionada à febre Q foi de 25% em pacientes diagnosticados com febre Q crônica após o surto holandês. A mortalidade relacionada à febre Q crônica foi maior em pacientes com endocardite e infecção vascular (33%), seguidos pelos pacientes apenas com infecção vascular (25%) e sendo menor nos pacientes com endocardite (12%).

Diagnóstico A cultura de *C. burnetii* em amostras de camada leucoplaquetária do sangue ou em amostras teciduais é possível, mas exige um laboratório de biossegurança nível 3, não sendo usado na prática clínica. A PCR detecta o DNA de *C. burnetii* em amostras de sangue e tecido, incluindo amostras em parafina. A detecção de anticorpos contra *C. burnetii* é o método mais comumente utilizado para o diagnóstico da febre Q. Os ensaios sorológicos disponíveis são o anticorpo de fluorescência indireta (IFA, de *indirect fluorescent antibody*), o ensaio imunoabsorvente ligado à enzima (ELISA, de *enzyme-linked immunosorbent assay*) e teste de fixação do complemento (CFT, de *complement fixation test*), com o IFA sendo o padrão-ouro. Os testes de IFA são úteis para a detecção e a discriminação entre infecção aguda e crônica, tendo excelente sensibilidade e especificidade. O diagnóstico de febre Q aguda depende da soroconversão, a qual é definida como um aumento de quatro vezes no título de IgG contra antígenos de fase II entre amostras da fase aguda e de convalescença. Nas primeiras 1 a 2 semanas de doença, a PCR no sangue ou no soro também pode ser positiva. Um título elevado de IgG de fase I (p. ex., > 512) é sugestivo de febre Q crônica, mas isoladamente não é suficiente para um diagnóstico definitivo. Uma PCR positiva para *C. burnetii* no sangue ou no tecido na ausência de infecção aguda confirma o diagnóstico, mas a PCR no sangue é negativa na maioria dos pacientes, e as amostras de tecido são frequentemente difíceis de obter. O diagnóstico de febre Q crônica deve se basear em uma combinação de critérios clínicos, laboratoriais e de imagem. Tem havido debate sobre o conjunto ideal de critérios, mas a diretriz de consenso baseada na literatura holandesa (Tab. 187-2) parece ser a mais sensível e fácil de usar.

Vegetações valvares foram detectadas em apenas 12% dos pacientes com endocardite por febre Q pela ecocardiografia transtorácica, mas o índice de detecção dessas lesões é maior (21-50%) com a ecocardiografia transesofágica. A tomografia computadorizada por emissão de pósitrons com fluorodesoxiglicose combinada com tomografia computadorizada (FDG-PET/TC) pode detectar não apenas a infecção valvar, mas também infecção intravascular em outros locais, osteomielite e linfadenite. Na endocardite de valva nativa, a especificidade é muito alta, mas a sensibilidade é baixa, de modo que a FDG-PET/TC não consegue excluir a endocardite de valva nativa. Um estudo incluindo 273 exames de FDG-PET/TC realizados no diagnóstico de pacientes com suspeita de febre Q crônica mostrou que, mesmo após a realização de sorologia, PCR e, muitas vezes, ultrassonografia ou TC, a FDG-PET/TC levou a mudança no diagnóstico ou tratamento em 20% dos pacientes. A adição da captação de FDG em uma valva cardíaca como critério maior nos critérios de Duke levou a um aumento de 1,9 vez nos diagnósticos de endocardite definida. Entre 218 exames realizados durante o seguimento, 57% resultaram em ajustes do tratamento. Na suspeita de febre Q crônica, deve-se considerar a realização de FDG-PET/TC.

TABELA 187-2 ■ Critérios diagnósticos para a febre Q crônica conforme definido pelo Dutch Q Fever Consensus Group

Febre Q crônica comprovada	Febre Q crônica provável	Febre Q crônica possível
1. PCR positiva para *Coxiella burnetii* em sangue ou tecido[a] *OU* 2. IFA ≥ 1:800 ou 1:1.024 para IgG de *C. burnetii* fase I *E* Endocardite definida conforme os critérios de Duke modificados *OU* Infecção comprovada de prótese ou grandes vasos por exames de imagem ([18]FDG-PET, TC, RM ou USA)	IFA ≥ 1:800 ou 1:1.024 para IgG de *C. burnetii* fase I *E PELO MENOS UM DOS SEGUINTES:* Valvulopatia que não preenche os critérios maiores dos critérios de Duke modificados Aneurisma conhecido e/ou prótese vascular ou valvar cardíaca sem sinais de infecção por ETE/ETT, [18]FDG-PET, TC, RM ou USA Suspeita de osteomielite ou hepatite como manifestação de febre Q crônica Gestação Sinais e sintomas de infecção crônica, como febre, perda ponderal, sudorese noturna, hepatoesplenomegalia e elevação persistente de VHS e proteína C-reativa Inflamação tecidual granulomatosa, comprovada por exame histológico Imunocomprometimento	IFA ≥ 1:800 ou 1:1.024 para IgG de *C. burnetii* fase I *sem* manifestações que preencham critérios para febre Q crônica comprovada ou provável

[a]Na ausência de infecção aguda.

Siglas: ETE, ecocardiografia transesofágica; ETT, ecocardiografia transtorácica; [18]FDG-PET, tomografia por emissão de pósitrons com fluorodesoxiglicose; IFA, anticorpo de fluorescência indireta; PCR, reação em cadeia da polimerase; USA, ultrassonografia abdominal; VHS, velocidade de hemossedimentação; IgG, imunoglobulina G; TC, tomografia computadorizada; RM, ressonância magnética.

TRATAMENTO

Febre Q

ANTIBIÓTICOS

In vitro, *C. burnetii* é suscetível a doxiciclina, quinolonas, sulfametoxazol-trimetoprima (SMX-TMP), macrolídeos e rifampicina. Embora os testes de suscetibilidade antimicrobiana não sejam rotineiramente realizados e a resistência à doxiciclina não pareça ser um problema comum na prática clínica, existem isolados resistentes à doxiciclina.

O tratamento da febre Q aguda com doxiciclina (100 mg, 2 ×/dia, durante 14 dias) costuma ser bem-sucedido. As quinolonas também são efetivas. Quando a febre Q é diagnosticada durante a gestação, o tratamento com SMX-TMP é recomendado durante toda a gestação.

Deve ser considerado o tratamento com doxiciclina e hidroxicloroquina por 6 a 12 meses após a infecção aguda em pacientes com anormalidades valvares, uma valva cardíaca protética, um aneurisma ou uma prótese vascular. Isso parece ser efetivo na prevenção da progressão para febre Q crônica em pacientes com valvulopatia. As indicações exatas e a duração da profilaxia devem se basear em uma cuidadosa consideração dos possíveis benefícios e efeitos colaterais.

As decisões sobre o tratamento da febre Q são difíceis, sendo recomendada a consultoria com um infectologista. Não há indicação para a terapia antibiótica nos pacientes com febre Q crônica possível (apenas elevação de IgG de fase I sem sintomas ou foco infeccioso). A adição de hidroxicloroquina (para alcalinizar o fagossomo) torna a doxiciclina bactericida contra *C. burnetii*, e a combinação de doxiciclina 100 mg, 2 ×/dia, com 200 mg de hidroxicloroquina, 3 ×/dia, é atualmente o esquema favorecido. Aconselha-se a determinação dos níveis séricos de doxiciclina visando concentrações entre 5 e 10 mg/L. Os pacientes tratados com esse esquema devem ser aconselhados em relação à fotossensibilidade e aos riscos de toxicidade retiniana; porém, os efeitos colaterais não devem levar à pronta interrupção do tratamento, pois esta parece ser a abordagem mais efetiva para essa infecção grave que tem alta mortalidade apesar do tratamento. Os pacientes tratados com hidroxicloroquina estão sob risco de retinopatia, de modo que devem ser avaliados por um oftalmologista antes de iniciar o tratamento e a cada 6 a 12 meses durante o tratamento. Caso não se possa usar o esquema com doxiciclina e hidroxicloroquina, a alternativa escolhida deve incluir pelo menos dois antibióticos ativos contra *C. burnetii*. Em um estudo incluindo 322 pacientes com febre Q crônica, o tratamento com doxiciclina combinada com uma quinolona pareceu ser uma alternativa segura.

A duração mínima do tratamento é de 18 meses para a endocardite de valva nativa e outras manifestações sem material protético e de 24 meses para pacientes com endocardite de valva protética ou próteses vasculares infectadas. Muitos pacientes com infecção vascular necessitam de tratamento prolongado antes da melhora da infecção, com a intervenção cirúrgica muitas vezes sendo necessária para a remoção de um enxerto infectado se o paciente não responder à terapia antibiótica. Os abscessos necessitam de drenagem para que a terapia antibiótica seja bem-sucedida. Uma redução de quatro vezes na IgG de fase I e o desaparecimento da IgM de fase II foram considerados indicadores prognósticos favoráveis para pacientes com endocardite por febre Q, mas a definição de cura da febre Q crônica após um período mínimo de tratamento deve se basear em uma combinação de exames de imagem (se forem anormais no momento do diagnóstico), redução dos títulos da sorologia, negatividade da PCR no sangue ou soro e melhora dos sintomas.

ACOMPANHAMENTO

Após a febre Q aguda, os pacientes sem fatores de risco para desenvolvimento de febre Q crônica devem ser avaliados clinicamente e por sorologia após 6 meses. Quando a IgG de fase I for < 1.024 e os sintomas clínicos não sugerirem infecção crônica, o acompanhamento pode ser interrompido. Para os pacientes com risco muito alto de desenvolver febre Q crônica e que receberam antibióticos por 6 a 12 meses ou para pacientes com imunossupressão ou outros fatores de risco não tratados com antibióticos por um período prolongado, recomenda-se o acompanhamento com sorologia e PCR a cada 3 a 6 meses durante 2 anos. Durante o tratamento da febre Q crônica, os pacientes devem ser acompanhados a cada 3 meses para avaliação dos sintomas, efeitos colaterais, sorologia e PCR. Quando houver suspeita de novas complicações, os exames de imagem devem ser repetidos. Após o fim do tratamento, foram relatadas recaídas até 5 anos depois. Assim, recomenda-se continuar o monitoramento com sorologia e PCR até um mínimo de 5 anos após o fim do tratamento.

Prevenção Uma vacina de célula total (Q-Vax) liberada na Austrália é eficaz na prevenção da febre Q em trabalhadores de abatedouros. A vacina é administrada apenas em pessoas sem história de febre Q e com resultados negativos na sorologia e no teste cutâneo realizado com a vacina diluída para *C. burnetii* intradérmica. Os casos entre pessoas que trabalham em abatedouros na Austrália declinaram acentuadamente em consequência de um programa de vacinação.

Boas práticas de tratamento animal são importantes para a prevenção da contaminação disseminada do ambiente por *C. burnetii*. Essas práticas incluem o isolamento por até 14 dias de animais que abortam, a elevação dos cochos para evitar a contaminação do alimento por excretas, a destruição dos materiais abortados (por meio de incineração ou sepultamento das membranas fetais e animais natimortos) e o uso de máscaras e luvas ao manipular materiais abortados. A vacinação de ovinos e caprinos e um programa de abate foram efetivos no surto da Holanda.

Durante um surto de febre Q e por 4 semanas após a sua cessação, nenhuma doação de sangue deve ser aceita de indivíduos que residem na área afetada.

Agradecimento *Os autores agradecem a Thomas Marrie, MD, por suas significativas contribuições para este capítulo em edições anteriores.*

LEITURAS ADICIONAIS

Biggs HM et al: Diagnosis and management of tickborne rickettsial diseases: Rocky Mountain spotted fever and other spotted fever group rickettsioses, ehrlichioses, and anaplasmosis—United States. MMWR 65:1, 2016.

Eldin C et al: From Q fever to *Coxiella burnetii* infection: A paradigm change. Clin Microbiol Rev 30:115, 2017.

Ismail N, McBride JW: Tick-borne emerging infections: Ehrlichiosis and anaplasmosis. Clin Lab Med 37:317, 2017.

Straily A et al: Antibody titers reactive with *Rickettsia rickettsii* in blood donors and implications for surveillance of spotted fever rickettsiosis in the United States. J Infect Dis 221:1371, 2020.

Weitzel T et al: Scrub typhus in continental Chile, 2016-2018. Emerg Infect Dis 25:1214, 2019.

188 Infecções por micoplasmas

R. Doug Hardy

Os micoplasmas são procariotas da classe Mollicutes. Seu tamanho (150-350 nm) os aproxima mais dos vírus do que das bactérias típicas. Entretanto, ao contrário dos vírus, os micoplasmas crescem em meios de cultura acelulares; com efeito, são os menores organismos capazes de replicação independente.

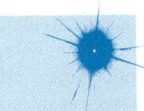

Os genomas completos de muitas espécies de *Mycoplasma* foram sequenciados, e foi constatado que estão entre os menores de todos os genomas procarióticos. A informação obtida com o sequenciamento desses genomas ajudou a definir o conjunto mínimo de genes necessários para a vida celular. A ausência de genes relacionados à síntese de aminoácidos, ao metabolismo dos ácidos graxos e ao colesterol determina a dependência parasitária ou saprofítica dos micoplasmas de um hospedeiro para obter nutrientes exógenos e, portanto, exige o uso de meios complexos e específicos para a cultura desses microrganismos. Os micoplasmas não apresentam parede celular e estão delimitados apenas por uma membrana celular. A ausência de parede celular explica a inatividade dos antibióticos β-lactâmicos (penicilinas e cefalosporinas) contra infecções causadas por esses microrganismos.

Pelo menos 13 espécies de *Mycoplasma*, duas espécies de *Acholeplasma* e duas espécies de *Ureaplasma* foram isoladas em humanos. Acredita-se que a maioria dessas espécies seja residente normal das mucosas oral e urogenital. *M. pneumoniae*, *M. hominis*, *M. genitalium*, *U. urealyticum* e *U. parvum* foram conclusivamente apontadas como patogênicas em seres humanos imunocompetentes. O *M. pneumoniae* infecta principalmente o trato respiratório, enquanto o *M. hominis*, o *M. genitalium*, o *U. urealyticum* e o *U. parvum* estão associados a uma variedade de distúrbios do trato geniturinário e infecções neonatais. Outros micoplasmas podem causar doença em indivíduos imunocomprometidos.

MYCOPLASMA PNEUMONIAE

PATOGÊNESE

Em geral, acredita-se que o *M. pneumoniae* atua como patógeno extracelular. Embora se tenha demonstrado que o microrganismo existe dentro das células humanas, nas quais ele se replica, não se sabe se esses eventos intracelulares contribuem para a patogênese da doença. O *M. pneumoniae* fixa-se às células epiteliais respiratórias ciliadas por meio de uma complexa organela terminal em uma das extremidades do microrganismo. A citoadesão é mediada por adesinas interativas e por proteínas acessórias agrupadas nessa organela. Após a sua fixação extracelular, o *M. pneumoniae* provoca lesão do tecido respiratório do hospedeiro. Acredita-se que o mecanismo de lesão seja mediado pela produção de peróxido de hidrogênio e de uma citotoxina causadora de vacuolização e ribosilação do difosfato de adenosina (ADP) do *M. pneumoniae*, a qual exibe muitas semelhanças com a toxina pertússis. Devido à ausência de uma parede celular, os micoplasmas também não apresentam estimuladores derivados da parede celular do sistema imune inato, como lipopolissacarídeo, ácido lipoteicoico e fragmentos de mureína (peptideoglicano). Todavia, as lipoproteínas existentes na membrana celular dos micoplasmas parecem ter propriedades inflamatórias, atuando, provavelmente, por meio de receptores semelhantes ao Toll (TLR, principalmente TLR2) nos macrófagos e em outras células. Amostras de biópsia pulmonar de pacientes com infecção do trato respiratório por *M. pneumoniae* revelam um processo inflamatório que acomete a traqueia, os bronquíolos e o tecido peribrônquico, com infiltrado monocítico que coincide com um exsudato luminal de leucócitos polimorfonucleares.

Evidências experimentais indicam que a imunidade inata proporciona a maior parte da defesa do hospedeiro contra a infecção por micoplasmas nos pulmões, enquanto a imunidade celular pode, na realidade, desempenhar um papel imunopatogênico, exacerbando a doença pulmonar por micoplasma. A imunidade humoral parece proporcionar uma proteção contra a disseminação da infecção pelo *M. pneumoniae*. Os pacientes com imunodeficiências humorais não apresentam doença pulmonar mais grave do que pacientes imunocompetentes nos estágios iniciais da infecção; todavia, com mais frequência, desenvolvem infecção disseminada, resultando em várias síndromes, como artrite, meningite e osteomielite. A imunidade que ocorre após infecções graves pelo *M. pneumoniae* é mais protetora e mais duradoura que a que ocorre após infecções leves. Raramente, foram relatados segundos ataques genuínos de pneumonia por *M. pneumoniae*.

EPIDEMIOLOGIA

A infecção pelo *M. pneumoniae* tem distribuição mundial. É provável que a incidência da doença respiratória superior causada pelo *M. pneumoniae* seja até 20 vezes a da pneumonia causada por esse microrganismo. A infecção é transmitida de uma pessoa para outra por gotículas respiratórias expectoradas durante a tosse e resulta em doença clinicamente aparente em 80% dos casos. O período de incubação para o *M. pneumoniae* é de 2 a 4 semanas; por conseguinte, o tempo da infecção em uma população específica pode estender-se por várias semanas. As taxas de ataque intrafamiliar atingem 84% entre crianças e 41% nos adultos. Com frequência, ocorrem surtos de doença por *M. pneumoniae* em ambientes institucionais, como bases militares, internatos e acampamentos de verão. As infecções tendem a ser endêmicas, com epidemias esporádicas a cada 4 a 7 anos.

Mais relevante é o fato de que o *M. pneumoniae* constitui uma importante causa de doença respiratória adquirida na comunidade tanto em crianças quanto em adultos e, com frequência, é incluída, juntamente com *Chlamydia pneumoniae* e espécies de *Legionella*, entre as causas bacterianas mais importantes de pneumonia "atípica" adquirida na comunidade. Para a pneumonia adquirida na comunidade em adultos, o *M. pneumoniae* é o microrganismo "atípico" detectado com mais frequência. A análise de 13 estudos de pneumonia adquirida na comunidade publicados entre 1996 e 2001 (incluindo 6.207 adultos ambulatoriais e hospitalizados) mostrou uma prevalência global do *M. pneumoniae* de 22,7%; em comparação, a prevalência da *C. pneumoniae* foi de 11,7%, e a das espécies de *Legionella*, 4,6%. O acréscimo de 26 investigações mais recentes de microrganismos "atípicos" na pneumonia adquirida na comunidade em adultos publicadas entre 2002 e 2015 mostrou que a prevalência global de *M. pneumoniae* era de 7,2%; para comparação, a prevalência de *C. pneumoniae* era de 4,3%, e de espécies de *Legionella* era de 2,8%. A pneumonia por *M. pneumoniae* é também designada como pneumonia pelo agente de Eaton (o microrganismo foi isolado pela primeira vez no início da década de 1940 por Monroe Eaton), pneumonia atípica primária e pneumonia "andante".

MANIFESTAÇÕES CLÍNICAS

Infecções do trato respiratório superior e pneumonia As infecções agudas pelo *M. pneumoniae* manifestam-se, em geral, na forma de faringite, traqueobronquite, doença reativa das vias aéreas/sibilância ou síndrome respiratória superior inespecífica. Poucas evidências sustentam o pressuposto comumente defendido de que esse microrganismo constitui uma importante causa de otite média, com ou sem miringite bolhosa. Ocorre pneumonia em 3 a 13% dos indivíduos infectados, e o seu início costuma ser gradual, estendendo-se por vários dias, apesar de poder ser mais abrupto. Embora a pneumonia por *Mycoplasma* possa começar com uma faringite, o sintoma inicial mais comum é a tosse. Em geral, a tosse é não produtiva, porém alguns pacientes expectoram escarro. Na maioria dos pacientes, observa-se a presença de cefaleia, mal-estar, calafrios e febre.

Ao exame físico, são detectados sibilos ou estertores em cerca de 80% dos pacientes com pneumonia por *M. pneumoniae*. Entretanto, em muitos pacientes, a pneumonia pode ser diagnosticada apenas pela radiografia de tórax. O padrão radiográfico mais comum consiste em pneumonia peribrônquica, com espessamento da trama vascular brônquica, raias de infiltração intersticial e áreas de atelectasia subsegmentar. A consolidação segmentar ou lobar não é incomum. Enquanto os derrames pleurais clinicamente evidentes são infrequentes, as incidências em decúbito lateral revelam que até 20% dos pacientes apresentam derrames pleurais.

De modo global, a apresentação clínica de pneumonia em determinado paciente não é útil para diferenciar a pneumonia causada pelo *M. pneumoniae* de outros tipos de pneumonia adquirida na comunidade. A possibilidade de infecção pelo *M. pneumoniae* exige uma consideração particular quando a pneumonia adquirida na comunidade não responde ao tratamento com penicilina ou cefalosporina – antibióticos que são ineficazes contra os micoplasmas. Em geral, ocorre resolução dos sintomas dentro de 2 a 3 semanas após o início da doença. Embora a pneumonia pelo *M. pneumoniae* costume ser autolimitada, a terapia antimicrobiana apropriada reduz significativamente a duração da doença clínica. A infecção resulta poucas vezes em doença grave e apenas raramente em morte. Em alguns pacientes, a resolução da pneumonia aguda pode ser seguida de sibilância recorrente ou doença reativa das vias aéreas de longo prazo. A importância da infecção crônica, em particular no que concerne à asma, constitui uma área de pesquisa ativa.

Manifestações extrapulmonares Diversas manifestações extrapulmonares podem surgir durante a infecção por *M. pneumoniae*. As mais significativas são de natureza neurológica, dermatológica, cardíaca, reumatológica e hematológica. As manifestações extrapulmonares podem ser resultado de infecção disseminada, especialmente em pacientes com imunodeficiências humorais (p. ex., artrite séptica); fenômenos autoimunes pós-infecciosos (p. ex., síndrome de Guillain-Barré); ou possivelmente pela toxina ADP-ribosilante. De modo global, essas manifestações são incomuns, tendo em vista a frequência da infecção pelo *M. pneumoniae*. Notavelmente, muitos pacientes com doença extrapulmonar causada pelo *M. pneumoniae* não apresentam doença respiratória.

As erupções cutâneas descritas na infecção causada pelo *M. pneumoniae* consistem em exantemas eritematosos (maculares ou maculopapulares), vesiculosos, bolhosos, petequiais e urticariformes. Em alguns relatos, 17% dos pacientes com pneumonia por *M. pneumoniae* tiveram exantema. O eritema multiforme maior (síndrome de Stevens-Johnson) constitui a erupção cutânea clinicamente mais significativa associada à infecção pelo *M. pneumoniae*; ele parece ocorrer mais comumente com o *M. pneumoniae* do que com outros agentes infecciosos.

Foi relatado um amplo espectro de manifestações neurológicas na infecção pelo *M. pneumoniae*. As mais comuns consistem em meningoencefalite, encefalite, síndrome de Guillain-Barré e meningite asséptica. O *M. pneumoniae* foi implicado como provável agente etiológico em 5 a 7% dos casos de encefalite. Outras manifestações neurológicas podem incluir neuropatia craniana, psicose aguda, ataxia cerebelar, encefalomielite desmielinizante aguda, eventos tromboembólicos vasculares cerebrais e mielite transversa.

As manifestações hematológicas da infecção por *M. pneumoniae* incluem anemia hemolítica, anemia aplásica, crioaglutininas, coagulação intravascular disseminada e hipercoagulopatia. Quando ocorre anemia, geralmente se desenvolve na segunda ou terceira semana de doença.

Além disso, a hepatite, a glomerulonefrite, a pancreatite, a miocardite, a pericardite, a rabdomiólise e a artrite (séptica e reativa) têm sido atribuídas de maneira convincente à infecção pelo *M. pneumoniae*. A ocorrência de artrite séptica foi mais comumente descrita em pacientes com hipogamaglobulinemia.

DIAGNÓSTICO

Os achados clínicos, os exames laboratoriais não microbiológicos e a radiografia de tórax não são úteis para diferenciar a pneumonia pelo *M. pneumoniae* de outros tipos de pneumonia adquirida na comunidade. Além disso, como o *M. pneumoniae* carece de parede celular, não é visível na coloração pelo método de Gram. Apesar de seu interesse histórico, a determinação dos títulos de crioaglutininas não é mais recomendada para o diagnóstico da infecção pelo *M. pneumoniae*, visto que os achados são inespecíficos e, na atualidade, dispõe-se de ensaios específicos para o *M. pneumoniae*.

A infecção aguda pelo *M. pneumoniae* pode ser diagnosticada pela detecção do microrganismo por reação em cadeia da polimerase (PCR) em secreções do trato respiratório ou pelo isolamento do microrganismo em cultura (Tab. 188-1). As amostras orofaríngeas, nasofaríngeas e pulmonares são todas aceitáveis para o diagnóstico de pneumonia pelo *M. pneumoniae*. Outros líquidos corporais, como líquido cerebrospinal, são aceitáveis para a infecção extrapulmonar. Não se recomenda a cultura do *M. pneumoniae* (que exige meios especiais) para o diagnóstico de rotina, visto que o crescimento do microrganismo pode levar várias semanas e é frequentemente difícil proceder seu isolamento de amostras clínicas. Por outro lado, a PCR permite o rápido estabelecimento de um diagnóstico específico numa fase mais precoce da evolução da doença clínica.

O diagnóstico também pode ser estabelecido por testes sorológicos para anticorpos imunoglobulina (Ig) M e IgG contra o *M. pneumoniae* em amostras pareadas de soro (de fase aguda e de fase convalescente); o imunoensaio ligado à enzima constitui o método sorológico recomendado. Uma amostra isolada de fase aguda não é adequada para o diagnóstico, visto que os anticorpos dirigidos contra o *M. pneumoniae* podem desenvolver-se apenas depois de 2 semanas da doença; por esse motivo, é importante obter amostras pareadas. Além disso, os anticorpos IgM contra o *M. pneumoniae* podem persistir por até 1 ano após a infecção aguda. Por conseguinte, a sua presença pode indicar uma infecção recente, mais do que uma infecção aguda.

A combinação de PCR das secreções do trato respiratório com testes sorológicos constitui a abordagem mais rápida e mais sensível para o diagnóstico da infecção pelo *M. pneumoniae*.

TABELA 188-1 ■ Exames diagnósticos para infecção respiratória por *Mycoplasma pneumoniae*[a]

Teste	Sensibilidade, %	Especificidade, %
Cultura de amostra respiratória	≤ 60	100
PCR respiratória	65-90	90-100
Exames sorológicos[b]	55-100	55-100

[a]Uma combinação de PCR e sorologia é sugerida para diagnóstico de rotina. Se houver suspeita de resistência aos macrolídeos, o teste de resistência por cultura e/ou PCR está disponível. [b]São recomendadas amostras de soro das fases aguda e convalescente.
Sigla: PCR, reação em cadeia da polimerase.

TRATAMENTO

Infecções por *Mycoplasma pneumoniae*

Embora, na maioria dos casos não tratados, os sintomas regridam dentro de 2 a 3 semanas sem morbidade associada significativa, a pneumonia por *M. pneumoniae* pode ser uma doença grave que responde ao tratamento antimicrobiano apropriado **(Tab. 188-2)**. Estudos clínicos duplos-cegos, controlados por placebo e randomizados demonstraram que o tratamento com agentes antimicrobianos diminui de forma significativa a duração de febre, tosse, mal-estar, hospitalização e anormalidades radiológicas na pneumonia causada por *M. pneumoniae*. As opções de tratamento para a infecção aguda pelo *M. pneumoniae* incluem macrolídeos (p. ex., azitromicina oral, 500 mg no dia 1, em seguida, 250 mg/dia nos dias 2 a 5), tetraciclinas (p. ex., doxiciclina oral, 100 mg 2 vezes/dia, durante 7-14 dias) e fluoroquinolonas respiratórias. Contudo, o ciprofloxacino e o ofloxacino não são recomendados devido a sua elevada concentração inibitória mínima contra isolados de *M. pneumoniae* e ao seu mau desempenho em estudos experimentais. Um ciclo de 7 a 14 dias de tratamento com quinolona parece ser adequado. Embora a terapia antibiótica apropriada reduza de modo significativo a duração da doença respiratória, ela não parece diminuir a duração de detecção do *M. pneumoniae* na cultura ou PCR; por esse motivo, não se sugere a realização de teste para cura ou erradicação.

No Japão e na China, foram relatados altíssimos níveis (até 90% ou mais) de resistência do *M. pneumoniae* aos macrolídeos. Na Europa e, em menor grau, nos Estados Unidos, o *M. pneumoniae* resistente a macrolídeos está emergindo. Nos Estados Unidos, a vigilância nacional a partir de 2018 demonstrou que 10,2% dos isolados eram resistentes aos macrolídeos. Além disso, a vigilância nacional de 2015 a 2018 mostrou uma resistência aos macrolídeos de 15,2-21,7% no leste dos Estados Unidos e de 1,9-2,8% no oeste dos Estados Unidos. Estudos clínicos demonstraram que, quando tratados com macrolídeos, os pacientes com pneumonia adquirida na comunidade por *M. pneumoniae* resistente aos macrolídeos apresentavam duração significativamente maior dos sintomas em relação aos pacientes infectados com microrganismos sensíveis aos macrolídeos; assim, a resistência do *M. pneumoniae* aos macrolídeos parece ter significância clínica. Se a resistência aos macrolídeos for proeminente em uma determinada região ou se for suspeitada, deve-se considerar um antibiótico não macrolídeo para o tratamento; além disso, nessas situações, uma amostra respiratória pode ser enviada para um laboratório de referência em micoplasmas para a detecção de resistência aos macrolídeos por cultura ou PCR.

Embora as diretrizes de 2019 da Infectious Diseases Society of America e da American Thoracic Society não recomendem o uso rotineiro de corticosteroides na pneumonia adquirida na comunidade, alguma literatura clínica sugere que a adição de glicocorticoides a um esquema antibiótico pode ser útil no tratamento da pneumonia grave ou refratária por *M. pneumoniae*. Uma metanálise de 2019 de 24 ensaios clínicos randomizados e controlados em crianças concluiu que o uso de corticosteroides na pneumonia por *M. pneumoniae* refratária aos macrolídeos reduzia a duração da hospitalização e da febre. A literatura clínica em adultos também mostra benefícios, mas esses dados são limitados e de natureza mais observacional.

O papel de antimicrobianos, glicocorticoides e imunoglobulina intravenosa (IV) no tratamento da doença neurológica causada pelo *M. pneumoniae* ainda é incerto.

TABELA 188-2 ■ Agentes antimicrobianos de escolha para infecções por *Mycoplasma*[a]

Microraganismo(s)	Fármacos
Mycoplasma pneumoniae	Azitromicina, claritromicina, eritromicina, doxiciclina, levofloxacino, moxifloxacino, gemifloxacino (*não* ciprofloxacino ou ofloxacino)
Ureaplasma urealyticum, *Ureaplasma parvum*	Azitromicina, claritromicina, eritromicina, doxiciclina
Mycoplasma hominis	Doxiciclina, clindamicina
Mycoplasma genitalium	Azitromicina, moxifloxacino

[a]Foi relatada a ocorrência de resistência dos micoplasmas a antimicrobianos, conforme descrito no texto.

MICOPLASMAS UROGENITAIS

EPIDEMIOLOGIA

M. hominis, *M. genitalium*, *U. urealyticum* e *U. parvum* podem causar doença do trato urogenital. A importância do isolamento desses microrganismos em uma variedade de outras síndromes não é conhecida e, em alguns casos, está sendo pesquisada. Não há provas convincentes de que o *M. fermentans* possa causar doença em humanos.

Embora os micoplasmas urogenitais possam ser transmitidos ao feto durante a sua passagem pelo canal do parto colonizado, o contato sexual constitui o principal modo de transmissão, e o risco de colonização aumenta acentuadamente com um número crescente de parceiros sexuais. Em mulheres assintomáticas, esses micoplasmas podem ser encontrados em todo o trato urogenital inferior. A vagina apresenta o maior número de microrganismos, seguida da área periuretral e do colo do útero mais densamente colonizados. Os ureaplasmas são isolados com menos frequência da urina do que do colo do útero, enquanto o *M. hominis* é encontrado com aproximadamente a mesma frequência nesses dois locais. Os ureaplasmas são isolados da vagina de 40 a 80% das mulheres assintomáticas sexualmente ativas, e o *M. hominis*, de 21 a 70%. Os dois microrganismos são encontrados concomitantemente em 31 a 60% das mulheres. Nos homens, a colonização por cada microrganismo é menos prevalente. Os micoplasmas foram isolados da urina, do sêmen e da parte distal da uretra de homens assintomáticos.

MANIFESTAÇÕES CLÍNICAS

Uretrite, pielonefrite e cálculos urinários Em muitos episódios de uretrite não gonocócica *Chlamydia*-negativa, os ureaplasmas podem constituir os agentes etiológicos. Esses microrganismos também podem causar sintomas miccionais crônicos em mulheres. A presença comum de ureaplasmas na uretra de homens assintomáticos sugere que apenas determinadas sorovariantes são patogênicas ou que devem existir fatores predisponentes, como ausência de imunidade, nos indivíduos que desenvolvem infecção sintomática. De modo alternativo, a doença pode desenvolver-se apenas com exposição inicial a ureaplasmas. Os ureaplasmas foram implicados na epididimite. O *M. genitalium* também parece causar uretrite. O *M. genitalium* e os ureaplasmas não desempenham nenhum papel conhecido na prostatite. O *M. hominis* não parece ter papel etiológico primário na uretrite, epididimite ou prostatite.

As evidências sugerem que o *M. hominis* é responsável por até 5% dos casos de pielonefrite aguda. Os ureaplasmas não foram associados a essa doença.

Os ureaplasmas desempenham papel limitado na produção de cálculos urinários. A frequência com que os ureaplasmas alcançam os rins, os fatores predisponentes que permitem que alcancem o rim e a frequência relativa de cálculos urinários induzidos por esses microrganismos (em comparação com outros microrganismos) não são conhecidos.

Doença inflamatória pélvica O *M. hominis* pode causar doença inflamatória pélvica. Na maioria dos episódios, o *M. hominis* ocorre como parte de uma infecção polimicrobiana, porém o microrganismo pode desempenhar um papel independente em um número limitado de casos. Alguns dados também sustentam uma associação do *M. genitalium* com doença inflamatória pélvica. Não se acredita que os ureaplasmas constituam uma causa de doença inflamatória pélvica.

Infecção pós-parto e pós-aborto Os estudos realizados implicam o *M. hominis* como patógeno primário em cerca de 5 a 10% das mulheres que apresentam febre puerperal ou pós-aborto, e os ureaplasmas foram implicados em menor grau. Em geral, essas infecções são autolimitadas; entretanto, quando os sintomas persistem, deve-se instituir um tratamento antimicrobiano específico. Os ureaplasmas também parecem desempenhar um papel em algumas infecções de ferida pós-cesárea.

Infecção não urogenital Em raras situações, o *M. hominis* causa infecções não urogenitais, como abscesso cerebral, infecção de ferida, mediastinite pós-esternotomia, endocardite e meningite neonatal. Essas infecções são mais comuns entre pacientes imunocomprometidos e com hipogamaglobulinemia. Os ureaplasmas e o *M. hominis* podem causar artrite séptica em pacientes imunodeficientes. Os ureaplasmas provavelmente causam pneumonite neonatal; seu possível papel causal no desenvolvimento de displasia broncopulmonar, a doença pulmonar crônica de prematuros, foi extensivamente investigado, com a maioria dos estudos indicando pelo menos uma associação significativa. Ainda não foi esclarecido se os ureaplasmas e o *M. hominis* causam infertilidade, abortamento espontâneo, trabalho de parto prematuro, baixo peso ao nascer ou corioamnionite.

DIAGNÓSTICO

Tanto a cultura quanto a PCR são métodos apropriados para o isolamento dos micoplasmas urogenitais. Entretanto, a cultura desses microrganismos exige técnicas especiais e meios que em geral só estão disponíveis em centros médicos de maior porte e em laboratórios de referência. Os testes sorológicos não são recomendados para o diagnóstico clínico das infecções urogenitais por micoplasmas.

TRATAMENTO

Infecções urogenitais por *Mycoplasma*

Como a colonização por micoplasmas urogenitais é comum, parece que, na atualidade, o seu isolamento do trato urogenital na ausência de doença geralmente não justifica qualquer tratamento. Macrolídeos e doxiciclina são considerados os agentes antimicrobianos de escolha para as infecções por *Ureaplasma* (Tab. 188-2). A resistência do *Ureaplasma* aos macrolídeos, à doxiciclina, às quinolonas e ao cloranfenicol foi relatada. O *M. hominis* é resistente aos macrolídeos. A doxiciclina é geralmente o fármaco de escolha para as infecções por *M. hominis*, embora tenha sido relatada resistência. A clindamicina é geralmente ativa contra o *M. hominis*. As quinolonas mostram-se ativas *in vitro* contra o *M. hominis*. Para o *M. genitalium*, o tratamento inicial de escolha parece ser a azitromicina; o moxifloxacino foi usado com sucesso para tratar o *M. genitalium* resistente à azitromicina.

LEITURAS ADICIONAIS

Getman D et al: *Mycoplasma genitalium* prevalence, coinfection, and macrolide antibiotic resistance frequency in a multicenter clinical study cohort in the United States. J Clin Microbiol 54:2278, 2016.

Waites KB et al: *Mycoplasma pneumoniae* from the respiratory tract and beyond. Clin Microbiol Rev 30:747, 2017.

Waites KB et al: Macrolide-resistant *Mycoplasma pneumoniae* in the United States as determined from a national surveillance program. J Clin Microbiol 57:e00968, 2019.

Workowski KA, Bolan GA: Sexually transmitted diseases treatment guidelines, 2015. MMWR Recomm Rep 64:1, 2015.

189 Infecções por clamídias

Charlotte A. Gaydos, Thomas C. Quinn

As clamídias são bactérias intracelulares obrigatórias que causam uma ampla variedade de doenças nos seres humanos e em animais.

AGENTES ETIOLÓGICOS

As clamídias foram originalmente classificadas em quatro espécies no gênero *Chlamydia*: *C. trachomatis*, *C. pneumoniae*, *C. psittaci* e *C. pecorum* (sendo esta última espécie encontrada em ruminantes). O grupo da *C. psittaci* foi separado em três espécies: *C. psittaci*, *C. felis* e *C. abortus*. Na atualidade, a cepa da pneumonite murina (MoPn) é classificada como *C. muridarum*, enquanto a cepa da conjuntivite de inclusão da cobaia (GPIC) é designada como *C. caviae*.

A *C. trachomatis* é dividida em duas biovariantes: tracoma e linfogranuloma venéreo (LGV). A biovariante tracoma provoca dois tipos importantes de doença nos seres humanos: o tracoma ocular, que é a principal causa infecciosa de cegueira passível de prevenção nas regiões em desenvolvimento; e as infecções urogenitais, as quais são transmitidas sexualmente ou no período neonatal. As 18 sorovariantes de *C. trachomatis* são divididas em três grupos: as sorovariantes do tracoma A, B, Ba e C; as sorovariantes oculogenitais D-K; e as sorovariantes do LGV, L_1-L_3. As sorovariantes podem ser distinguidas por tipagem sorológica com anticorpos monoclonais ou por tipagem gênica molecular. Entretanto, a identificação das sorovariantes não costuma ser clinicamente importante, visto que o padrão de sensibilidade a antibióticos é o mesmo para os três grupos. A única exceção aplica-se nos casos de suspeita de LGV em bases clínicas; nessa situação, a determinação da sorovariante é importante devido à necessidade de um tratamento de maior duração para as cepas do LGV.

BIOLOGIA, CICLO DE CRESCIMENTO E PATOGÊNESE

BIOLOGIA

Durante seu crescimento intracelular, as clamídias produzem inclusões intracitoplasmáticas características, podendo ser visualizadas por anticorpo fluorescente direto (AFD) ou coloração de Giemsa do material clínico infectado, como raspados da conjuntiva ou células epiteliais cervicais ou uretrais. As clamídias são bactérias intracelulares obrigatórias, Gram-negativas e imóveis, replicando-se dentro do citoplasma das células do hospedeiro, formando as inclusões características delimitadas por membrana, as quais constituem a base de alguns testes diagnósticos. Originalmente consideradas como grandes vírus, as clamídias diferem destes últimos pela presença de RNA e DNA, bem como de uma parede celular cuja estrutura se assemelha muito à parede celular das bactérias Gram-negativas típicas. Entretanto, as clamídias carecem de peptideoglicano; sua integridade estrutural depende da ligação de proteínas da membrana externa a dissulfeto.

CICLO DE CRESCIMENTO

Entre as características que definem as clamídias, está um ciclo de crescimento único que envolve a alternância entre duas formas morfológicas altamente especializadas (Figs. 189-1 e 189-2): o corpúsculo elementar (CE), o qual é a forma infecciosa e está especificamente adaptado para a sobrevivência extracelular, e o corpúsculo reticulado (CR) metabolicamente ativo e replicativo, o qual não é infeccioso, está adaptado para um ambiente intracelular e não sobrevive bem fora da célula do hospedeiro. O ciclo de desenvolvimento bifásico começa com a fixação do CE (diâmetro de

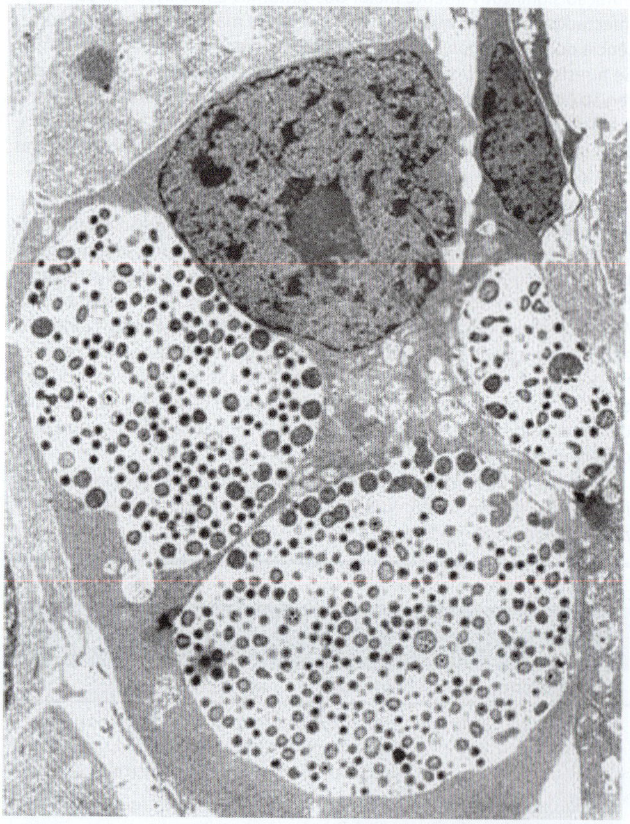

FIGURA 189-1 Inclusões intracelulares de clamídia preenchidas com corpúsculos elementares densos menores e corpúsculos reticulados maiores. *(Reimpressa com permissão de WE Stamm: Chlamydial infections, in Harrison's Principles of Internal Medicine, 17th ed., AS Fauci et al. [eds]. New York, McGraw-Hill, 2008, p. 1070.)*

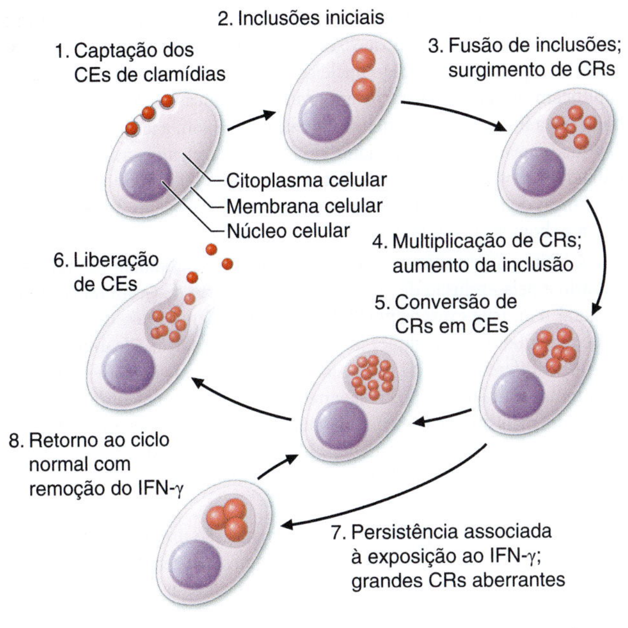

FIGURA 189-2 Ciclo biológico das clamídias. CEs, corpúsculos elementares; IFN-γ, interferon-γ; CRs, corpúsculos reticulados. *(Reimpressa com permissão de WE Stamm: Chlamydial infections, in AS Fauci et al [eds]: Harrison's Principles of Internal Medicine, 17th ed. New York, McGraw-Hill, 2008.)*

0,25 a 0,35 μm) a sítios específicos na superfície da célula do hospedeiro. O CE penetra na célula por meio de um processo semelhante à endocitose mediada por receptor e reside em uma inclusão, onde se completa todo o ciclo de desenvolvimento. As clamídias impedem a fusão entre fagossomo e lisossomo. A membrana de inclusão é modificada pela inserção de antígenos da clamídia. Uma vez no interior da célula, o CE reorganiza-se em um CR, que é maior (0,5 a 1 μm) e contém maior quantidade de RNA. Depois de cerca de 8 horas, o CR começa a se dividir por divisão binária. O corpúsculo de inclusão intracitoplasmático, delimitado por membrana e contendo os CRs, aumenta de tamanho com a multiplicação dos CRs. Aproximadamente 18 a 24 horas após a infecção da célula, esses CRs começam a se transformar em CEs por meio de um processo de reorganização ou condensação que não está bem elucidado. Após a ruptura do corpúsculo de inclusão, os CEs são liberados para iniciar outro ciclo de infecção.

As clamídias são sensíveis a muitos antibióticos de amplo espectro e possuem diversas enzimas, porém têm uma capacidade metabólica muito restrita. Nenhuma dessas reações metabólicas resulta na produção de energia. Por conseguinte, as clamídias têm sido consideradas como parasitas de energia, utilizando o trifosfato de adenosina (ATP) produzido pela célula do hospedeiro para suas próprias funções metabólicas. Muitos aspectos da biologia molecular das clamídias não estão bem elucidados, porém o sequenciamento de vários genomas de clamídias e a nova pesquisa em proteômica forneceram aos pesquisadores muitas ferramentas relevantes para elucidar a biologia do ciclo de desenvolvimento.

PATOGÊNESE

As infecções genitais são principalmente causadas pela *C. trachomatis* das sorovariantes D-K, estando as sorovariantes D, E e F envolvidas com mais frequência. A tipagem molecular do gene da proteína da membrana externa (*omp1*) principal, a partir do qual surgem diferenças nas sorovariantes, foi usada para demonstrar a possível ocorrência de polimorfismos em isolados de pacientes que são frequentemente expostos a múltiplas infecções, enquanto se observa menor variação em isolados de populações sexualmente menos ativas. Os polimorfismos na proteína de membrana externa principal podem proporcionar variação antigênica, e as diferentes formas permitem a persistência do microrganismo na comunidade, visto que a imunidade a uma delas não é protetora contra as outras.

A biovariante tracoma é essencialmente um parasita das células epiteliais escamocolunares, enquanto a biovariante LGV é mais invasiva e acomete as células linfoides. Conforme observado nas clamídias, as cepas de *C. trachomatis* são capazes de causar infecções assintomáticas crônicas e clinicamente inaparentes. Como a duração do ciclo biológico das clamídias é de cerca de 48 a 72 horas, o período de incubação das infecções sexualmente transmissíveis por clamídias é relativamente longo – em geral, 1 a 3 semanas. A *C. trachomatis* provoca morte celular como resultado de seu ciclo de replicação e pode induzir lesão celular sempre que persistir. Entretanto, são demonstrados poucos efeitos tóxicos, e a morte celular em consequência da replicação das clamídias não é suficiente para explicar as manifestações da doença, cuja maior parte se deve a mecanismos imunopatológicos ou a respostas inespecíficas do hospedeiro ao microrganismo ou seus subprodutos.

Nos últimos anos, foi efetuado o sequenciamento dos genomas completos de várias espécies de clamídias, o campo da proteômica se estabeleceu, a imunidade inata do hospedeiro foi delineada com mais precisão e foram conduzidos estudos inovadores de interação entre clamídias e células do hospedeiro. Em consequência, foram adquiridos muitos conhecimentos sobre como as clamídias se adaptam e sofrem replicação no ambiente intracelular e provocam doença. Esses conhecimentos da patogênese incluem informações sobre a regulação da expressão dos genes, a localização das proteínas, o sistema de secreção tipo III, o papel desempenhado pelos linfócitos T CD4+ e CD8+ na resposta do hospedeiro e o trânsito dos linfócitos T.

A proteína de choque térmico das clamídias, a qual compartilha epítopos antigênicos com proteínas semelhantes de outras bactérias e com a proteína de choque térmico humana, pode sensibilizar o hospedeiro, e infecções repetidas podem causar lesão das células do hospedeiro. As infecções persistentes ou recorrentes por clamídias estão associadas a fibrose, formação de cicatrizes e complicações após infecções epiteliais escamocolunares simples. Um desfecho comum dessas consequências tardias consiste em cicatrizes das membranas mucosas. As complicações genitais podem resultar em doença inflamatória pélvica (DIP) e suas consequências tardias de infertilidade, gravidez ectópica e dor pélvica crônica, enquanto as infecções oculares podem levar ao tracoma causador de cegueira. A presença de altos níveis de anticorpo dirigido contra a proteína de choque térmico humana tem sido associada à infertilidade por fator tubário e gravidez ectópica. Sem tratamento adequado, as infecções por clamídias podem persistir por vários anos, embora os sintomas, quando presentes, em geral regridam.

Os mecanismos patogênicos da *C. pneumoniae* ainda não estão totalmente elucidados. O mesmo se aplica à *C. psittaci*, exceto que esse agente infecta as células com muita eficiência e provoca doença que pode refletir efeitos citopáticos diretos.

INFECÇÕES POR *C. TRACHOMATIS*

INFECÇÕES GENITAIS (VER TAMBÉM CAP. 136)

Espectro Embora as clamídias sejam responsáveis por diversas doenças humanas, as infecções localizadas do trato genital inferior, causadas por *C. trachomatis*, e suas sequelas são as mais importantes em termos de impacto clínico e econômico. As infecções oculogenitais causadas pelas sorovariantes D-K de *C. trachomatis* são transmitidas durante o contato sexual ou da mãe para o bebê durante o parto e estão associadas a numerosas síndromes, incluindo cervicite, salpingite, síndrome uretral aguda, endometrite, gravidez ectópica, infertilidade e DIP em mulheres; uretrite, proctite e epididimite nos homens; e conjuntivite e pneumonia em lactentes. As mulheres são as que apresentam a maior carga de morbidade, devido às graves sequelas dessas infecções. As infecções não tratadas levam à DIP, e múltiplos episódios de DIP podem resultar em infertilidade por fator tubário e dor pélvica crônica. Os estudos realizados estimam que até 80 a 90% das mulheres e mais de 50% dos homens com infecções genitais por *C. trachomatis* são assintomáticos, enquanto outros pacientes exibem sintomas muito leves. Por conseguinte, um grande reservatório de indivíduos infectados continua transmitindo a infecção a seus parceiros sexuais.

Como suas próprias designações sugerem, as sorovariantes LGV (L_1, L_2 e L_3) causam LGV, uma infecção sexualmente transmissível (IST) e invasiva, caracterizada por linfadenite aguda, com formação de bubão e/ou proctite hemorrágica aguda (ver "Linfogranuloma venéreo", adiante).

Epidemiologia • EPIDEMIOLOGIA GLOBAL As infecções genitais por *C. trachomatis* são de distribuição mundial. A Organização Mundial da Saúde (OMS) estima que, em 2016, tenham ocorrido 124,3 milhões de novos casos de infecção por clamídias em adultos e adolescentes com idade de 15 a 49 anos no mundo todo, com uma taxa de incidência global para clamídias em

2016 de 34 casos por 1.000 mulheres (intervalo de incerteza [II] de 95%, 25-45) e de 33 casos por 1.000 homens (II 95%, 21-48). Este número faz com que a infecção por clamídias seja a IST bacteriana mais prevalente no mundo todo. A morbidade associada é substancial, e os custos econômicos são elevados.

EPIDEMIOLOGIA NOS ESTADOS UNIDOS Nos Estados Unidos, as infecções por clamídias são as mais notificadas entre todas as doenças infecciosas. Em 2018, 1.758.668 casos foram notificados ao Centers for Disease Control and Prevention (CDC); entretanto, o CDC estima que ocorrem 2 a 3 milhões de novos casos por ano, havendo uma subnotificação substancial devido à falta de triagem em algumas populações. As taxas de infecção têm aumentado a cada ano; as taxas maiores em mulheres que em homens refletem o foco na expansão dos programas de rastreamento para mulheres nos últimos 25 anos. O uso de testes de amplificação do ácido nucleico cada vez mais sensíveis para o diagnóstico e a ênfase crescente no relato de casos, além das melhoras nos sistemas de informação usados, elevaram o número de casos relatados a cada ano. O CDC e outras organizações profissionais recomendam uma triagem anual de todas as mulheres sexualmente ativas com < 25 anos de idade, bem como uma triagem repetida das pessoas previamente infectadas dentro de 3 meses. O número de casos em 2018 foi de 539,9 casos por 100.000 habitantes. As mulheres apresentam as maiores taxas de infecção (692,7 casos por 100.000) em comparação com a taxa entre os homens (380,6 casos por 100.000). É interessante notar que, com a maior disponibilidade de testes urinários e testes extragenitais, os homens – incluindo gays, bissexuais e outros homens que fazem sexo com homens (HSH) – estão sendo cada vez mais testados para a infecção por clamídias. Entre 2017 e 2018, as taxas de infecção por clamídias em homens aumentaram em 5,7%, enquanto as taxas em mulheres aumentaram apenas 1,3% nas idades de 15 a 19 anos e 0,8% aos 20 a 24 anos durante este período. As taxas de infecções por clamídias variam entre as diferentes populações de minorias raciais e étnicas.

As estatísticas apresentadas anteriormente baseiam-se em relatos de casos. Os estudos baseados em levantamentos de triagem estimam a prevalência da infecção cervical por *C. trachomatis* nos Estados Unidos em 5% entre universitárias assintomáticas e pacientes no pré-natal, mais de 10% em mulheres atendidas em clínicas de planejamento familiar e mais de 20% em mulheres atendidas em clínicas de IST. A prevalência das infecções genitais por *C. trachomatis* varia significativamente conforme a localização geográfica, com taxas mais altas encontradas no sudeste dos Estados Unidos. A prevalência da *C. trachomatis* no colo uterino das gestantes é 5 a 10 vezes maior do que a da *Neisseria gonorrhoeae*. A prevalência da infecção genital por um desses agentes é maior em mulheres entre 20 e 24 anos de idade. As infecções recidivantes são comuns nesses grupos de risco, sendo frequentemente adquiridas de parceiros sexuais não tratados. O uso de contracepção oral e a presença de ectopia cervical também aumentam o risco. A proporção de infecções assintomáticas parece ser maior para a *C. trachomatis* do que para a *N. gonorrhoeae*, e as infecções sintomáticas por *C. trachomatis* são clinicamente menos graves. Todavia, as infecções assintomáticas ou leves das tubas uterinas por *C. trachomatis* provocam lesão tubária contínua e infertilidade. Os custos das infecções causadas por *C. trachomatis* para o sistema de assistência à saúde dos Estados Unidos foram recentemente estimados em mais de 516,7 milhões de dólares anualmente.

Manifestações clínicas • URETRITE NÃO GONOCÓCICA E PÓS-GONOCÓCICA A *C. trachomatis* constitui a causa mais comum de uretrite não gonocócica (UNG) e de uretrite pós-gonocócica (UPG). A designação *UPG* refere-se à UNG que se desenvolve em homens dentro de 2 a 3 semanas após o tratamento da uretrite gonocócica com doses únicas de agentes, como penicilina ou cefalosporinas, as quais carecem de atividade antimicrobiana contra as clamídias. Os regimes terapêuticos atuais para gonorreia evoluíram e incluem agora terapia combinada com ceftriaxona e azitromicina; este regime atual é efetivo contra infecção concomitante por clamídias. Assim, a incidência de UPG e o papel causador da *C. trachomatis* nessa síndrome diminuíram.

Nos Estados Unidos, a maioria dos 2 milhões de casos estimados de uretrite aguda consiste em UNG, e a *C. trachomatis* está implicada em 30 a 50% desses casos. A causa da maioria dos casos restantes de UNG é incerta, porém evidências recentes sugerem que o *Mycoplasma genitalium*, a *Trichomonas vaginalis* e o herpes-vírus simples (HSV) respondem por alguns casos. A taxa de atuação da *C. trachomatis* na infecção uretral varia de 3 a 7% entre homens assintomáticos e de 15 a 20% entre homens sintomáticos atendidos em clínicas para IST. Um estudo recente em múltiplas localidades de homens em Baltimore, Seattle, Denver e São Francisco relatou uma prevalência global de clamídias de 7% em amostras urinárias avaliadas com testes de amplificação de ácido nucleico (NAATs) – testes moleculares que amplificam os ácidos nucleicos em amostras clínicas. À semelhança das mulheres, a infecção nos homens está relacionada com a idade, constituindo a idade jovem o fator de maior risco para a uretrite causada por clamídias. A prevalência nos homens é máxima com 20 a 24 anos de idade. Em clínicas de ISTs, a uretrite costuma ser menos prevalente entre HSH do que entre homens heterossexuais.

A UNG é diagnosticada pela documentação de exsudato uretral leucocitário e pela exclusão de gonorreia por coloração de Gram ou cultura. Em geral, a uretrite causada por *C. trachomatis* é menos grave do que a gonocócica, embora, em qualquer paciente, essas duas formas de uretrite não possam ser diferenciadas de modo confiável unicamente em bases clínicas. Os sintomas consistem em secreção uretral (frequentemente esbranquiçada e mucoide, mais do que francamente purulenta), disúria e prurido uretral. O exame físico pode revelar eritema e hipersensibilidade do meato uretral, bem como um exsudato uretral, o qual frequentemente só é demonstrável por ordenha da uretra.

Pelo menos um terço dos homens com infecção uretral por *C. trachomatis* não apresenta sinais ou sintomas evidentes de uretrite. A disponibilidade dos NAATs para amostras da primeira micção facilitou a pesquisa mais ampla da infecção assintomática em homens. Em consequência, a uretrite assintomática por clamídias foi demonstrada em 5 a 10% dos adolescentes masculinos sexualmente ativos submetidos à triagem em ambulatórios escolares ou em centros comunitários. Em geral, esses pacientes apresentam piúria (15 ou mais leucócitos por campo microscópico de 400× no sedimento da primeira urina), teste positivo para esterase leucocitária ou número aumentado de leucócitos em esfregaço corado pelo Gram e preparado com material obtido de *swab* urogenital introduzido 1 a 2 cm na uretra anterior. Quando não há disponibilidade de testes diagnósticos para clamídias, o exame de uma amostra endouretral quanto a aumento de leucócitos é útil na diferenciação entre uretrite verdadeira e sintomas funcionais em pacientes sintomáticos ou para fazer um diagnóstico presuntivo de infecção por *C. trachomatis* em homens assintomáticos de alto risco (p. ex., homens pacientes de clínicas de IST, parceiros sexuais de mulheres com salpingite ou cervicite mucopurulenta não gonocócica, pais de crianças com conjuntivite de inclusão). Como alternativa, pode-se proceder a uma investigação não invasiva de uretrite pelo exame de uma amostra da primeira micção à procura de piúria por meio de microscopia ou teste da esterase leucocitária. A urina (ou um *swab* uretral) também pode ser examinada diretamente para clamídias por meio de métodos de amplificação do DNA (NAATs), conforme descrito adiante (ver "Métodos de detecção").

EPIDIDIMITE A uretrite por *Chlamydia* pode ser acompanhada de epididimite aguda, porém essa condição é rara, ocorrendo geralmente em pacientes sexualmente ativos com menos de 35 anos de idade; em homens de mais idade, a epididimite em geral está associada à infecção por bactérias Gram-negativas e/ou procedimentos de instrumentação. Estima-se que 50 a 70% dos casos de epididimite aguda sejam causados por *C. trachomatis*. A condição habitualmente manifesta-se com dor escrotal unilateral com hipersensibilidade, edema e febre em homens jovens, ocorrendo com frequência em associação à uretrite por *Chlamydia*. A doença pode ser leve o suficiente para ser tratada ambulatorialmente com antibióticos de uso oral ou grave a ponto de exigir hospitalização e tratamento parenteral. Em adolescentes ou adultos jovens que apresentam dor testicular unilateral aguda sem uretrite, deve-se excluir imediatamente a possibilidade de torção do testículo por meio de cintilografia com radionuclídeos, exame do fluxo sanguíneo com Doppler ou exploração cirúrgica. Deve-se excluir a possibilidade de tumor ou infecção crônica do testículo (p. ex., tuberculose) quando um paciente com dor e edema intraescrotais unilaterais não responde à terapia antibiótica apropriada.

ARTRITE REATIVA A artrite reativa consiste em conjuntivite, uretrite (ou cervicite em mulheres), artrite e lesões mucocutâneas características. Pode desenvolver-se em 1 a 2% dos casos de UNG, e acredita-se que seja o tipo mais comum de artrite inflamatória periférica em homens jovens. A *C. trachomatis* foi isolada da uretra de 16 a 44% dos pacientes com artrite reativa e de 69% dos homens com sinais de inflamação urogenital por ocasião do exame. Foram também detectados anticorpos dirigidos contra *C. trachomatis* em 46 a 67% dos pacientes com artrite reativa, e foi documentada imunidade celular específica contra *Chlamydia* em 72% dos casos. Além disso, a *C.*

trachomatis foi isolada de amostras de biópsia sinovial em 15 de 29 pacientes em várias séries pequenas e de uma proporção menor de amostras de líquido sinovial. Foram identificados ácidos nucleicos de clamídia nas membranas sinoviais, bem como CE de clamídia no líquido articular. A patogênese da artrite reativa ainda não está bem esclarecida, mas essa condição provavelmente representa uma resposta anormal do hospedeiro a diversos agentes infecciosos, incluindo aqueles associados à gastrenterite bacteriana (p. ex., *Salmonella*, *Shigella*, *Yersinia* ou *Campylobacter*) ou à infecção por *C. trachomatis* ou *N. gonorrhoeae*. Como mais de 80% dos pacientes acometidos têm o fenótipo antígeno leucocitário humano (HLA)-B27 e tendo em vista que outras infecções das mucosas acarretam uma síndrome idêntica, acredita-se que a infecção por *Chlamydia* desencadeia uma resposta imune aberrante e hiper-reativa, a qual produz inflamação dos órgãos-alvo acometidos nesses indivíduos geneticamente predispostos. Essa hipótese é corroborada por evidências de respostas imunes celulares e humorais exageradas aos antígenos de *Chlamydia* na artrite reativa. O achado de CE e de DNA de *Chlamydia* no líquido articular e no tecido sinovial de pacientes com artrite reativa sugere que os microrganismos podem, na verdade, propagar-se dos órgãos genitais para os tecidos articulares desses pacientes, talvez no interior de macrófagos.

A UNG constitui a manifestação inicial da artrite reativa em 80% dos pacientes, ocorrendo dentro de 14 dias após exposição sexual. A uretrite pode ser discreta e até não ser percebida pelo paciente. De forma semelhante, a uretrite gonocócica pode preceder a artrite reativa, porém é difícil excluir uma coinfecção por um agente da UNG. A secreção uretral pode ser purulenta ou mucopurulenta, e o paciente pode ou não se queixar de disúria. Foi descrita a ocorrência de prostatite associada, a qual costuma ser assintomática. Em geral, a artrite começa dentro de cerca de 4 semanas após o início da uretrite, mas pode ocorrer mais cedo ou, em uma pequena porcentagem de casos, pode até mesmo preceder a uretrite. Os joelhos são mais frequentemente acometidos; em seguida, as articulações mais afetadas são os tornozelos e as pequenas articulações dos pés. A sacroiliíte, tanto simétrica quanto assimétrica, é documentada em cerca de dois terços dos pacientes. Algumas vezes, ocorrem conjuntivite bilateral leve, irite, ceratite ou uveíte, porém a sua duração é de apenas alguns dias. Por fim, são observadas manifestações dermatológicas em até 50% dos pacientes. As lesões iniciais – habitualmente pápulas com um ponto central amarelo – acometem com mais frequência as plantas dos pés e palmas das mãos e, em cerca de 25% dos pacientes, acabam epitelizando e sofrendo espessamento, produzindo ceratoderma blenorrágico. A balanite circinada, que costuma ser indolor, ocorre em menos da metade dos pacientes. O episódio inicial de artrite reativa dura habitualmente 2 a 6 meses.

PROCTITE Foram descritas infecções anais ou retais primárias por *C. trachomatis* em mulheres e HSH que mantêm relações sexuais anais. Nessas infecções, o comprometimento retal caracteriza-se inicialmente por dor anorretal intensa, secreção mucopurulenta sanguinolenta e tenesmo. Foi constatado que sorovariantes oculogenitais D-K e sorovariantes do LGV L_1, L_2 e L_3 causam proctite. As sorovariantes do LGV são muito mais invasivas e provocam doença mais gravemente sintomática, incluindo proctocolite ulcerativa grave, podendo ser confundida, ao exame clínico, com a proctite causada pelo HSV. Histologicamente, a proctite do LGV pode assemelhar-se à doença de Crohn devido à formação de células gigantes e detecção de granulomas. Nos Estados Unidos e na Europa, os casos de proctite do LGV ocorrem quase exclusivamente em HSH, muitos dos quais são positivos para infecção pelo vírus da imunodeficiência humana (HIV).

As sorovariantes não LGV de *C. trachomatis*, as quais são menos invasivas, causam proctite leve. Muitos indivíduos infectados são assintomáticos, e, nesses casos, a infecção apenas é diagnosticada por meio de cultura de rotina ou NAAT de *swabs* retais. O número de leucócitos fecais está habitualmente anormal nos casos tanto assintomáticos quanto sintomáticos. A sigmoidoscopia pode fornecer achados normais ou pode revelar alterações inflamatórias discretas ou pequenas erosões ou folículos nos últimos 10 cm do reto. O exame histológico de biópsias retais geralmente revela criptas anais e folículos proeminentes, bem como infiltração neutrofílica da lâmina própria. A proctite por *Chlamydia* é mais bem diagnosticada pelo isolamento da *C. trachomatis* do reto e pela documentação de uma resposta ao tratamento apropriado. Os NAATs são mais sensíveis do que a cultura para o estabelecimento do diagnóstico e também são específicos.

CERVICITE MUCOPURULENTA Embora a maioria das mulheres com infecções do colo do útero por *Chlamydia* não tenha sintomas, quase metade geralmente apresentam sinais locais de infecção ao exame. Em geral, a cervicite caracteriza-se pela presença de secreção mucopurulenta, com mais de 20 neutrófilos por campo microscópico visíveis em raias de muco cervical de uma preparação corada pelo Gram de esfregaço fino do exsudato endocervical. A ectopia hipertrófica do colo do útero também pode ser evidente como área edematosa próxima ao óstio do útero, que está congestionado e sangra facilmente com traumatismo mínimo (p. ex., quando se coleta uma amostra com *swab*). O esfregaço de Papanicolaou revela números aumentados de neutrófilos, bem como um padrão característico de células inflamatórias mononucleares, incluindo plasmócitos, linfócitos transformados e histiócitos. A biópsia cervical revela um infiltrado predominantemente de células mononucleares do estroma subepitelial. A experiência clínica e os estudos colaborativos indicam que um ponto de corte de mais de 30 leucócitos polimorfonucleares (PMNs)/campo de 1.000 vezes em um esfregaço de muco cervical corado pelo método de Gram correlaciona-se melhor com a cervicite por *Chlamydia* ou gonocócica.

O reconhecimento clínico da cervicite por *Chlamydia* depende de um elevado índice de suspeita e exame cuidadoso do colo do útero. Não existem sintomas genitais especificamente correlacionados com a infecção cervical por *Chlamydia*. O diagnóstico diferencial de secreção mucopurulenta do canal endocervical em uma mulher jovem sexualmente ativa inclui endocervicite gonocócica, salpingite, endometrite e inflamação causada por dispositivo intrauterino contraceptivo. O diagnóstico de cervicite baseia-se na presença de PMNs em um *swab* cervical, conforme assinalado anteriormente; a presença de clamídias é confirmada por cultura ou por NAAT.

DOENÇA INFLAMATÓRIA PÉLVICA A inflamação de partes da tuba uterina é frequentemente designada como salpingite ou DIP. A proporção de casos de salpingite aguda causados por *C. trachomatis* varia geograficamente e de acordo com a população estudada. Foi estimado que a *C. trachomatis* responde por até 50% dos casos de DIP nos Estados Unidos. A DIP ocorre por disseminação intraluminal ascendente de *C. trachomatis* ou *N. gonorrhoeae* a partir do trato genital inferior. A cervicite mucopurulenta é frequentemente seguida de endometrite, endossalpingite e, por fim, peritonite pélvica. Com frequência, são encontradas evidências de cervicite mucopurulenta em mulheres com salpingite demonstrada na laparoscopia. De modo semelhante, a endometrite, demonstrada por uma biópsia endometrial que revela a presença de infiltração do epitélio endometrial por plasmócitos, é documentada na maioria das mulheres com salpingite por clamídia (ou gonocócica) comprovada por laparoscopia. A endometrite causada por clamídias também pode ocorrer na ausência de evidências clínicas de salpingite. A prova histológica de endometrite tem sido correlacionada com uma síndrome que consiste em sangramento vaginal, dor abdominal baixa e hipersensibilidade uterina na ausência de hipersensibilidade dos anexos. A salpingite por clamídia produz sintomas mais leves do que a salpingite gonocócica e pode estar associada à hipersensibilidade menos acentuada dos anexos. Por conseguinte, em uma mulher sexualmente ativa com cervicite, a hipersensibilidade dos anexos ou do útero sugere DIP por clamídia.

A inflamação endometrial e tubária crônica sem tratamento pode resultar em cicatrizes tubárias, comprometimento da função e oclusão tubárias, bem como infertilidade, até mesmo entre mulheres que não relatam qualquer tratamento prévio para a infecção por clamídias. A *C. trachomatis* tem sido particularmente implicada na DIP "subclínica", com base na ausência de história de DIP em mulheres soropositivas para *Chlamydia* com lesão tubária e na detecção de DNA ou de antígeno de *Chlamydia* em mulheres assintomáticas com infertilidade tubária. Esses dados sugerem que o melhor método para prevenção da DIP e suas sequelas consiste em vigilância e controle das infecções do trato genital inferior, juntamente com diagnóstico e tratamento dos parceiros sexuais e prevenção de reinfecções. A promoção da identificação precoce dos sintomas e da procura de assistência médica pode reduzir a frequência e a gravidade das sequelas da DIP.

PERI-HEPATITE A síndrome de Fitz-Hugh-Curtis foi originalmente descrita como uma complicação da DIP gonocócica. Entretanto, estudos realizados nas últimas décadas sugeriram que a infecção por *Chlamydia* está mais associada à peri-hepatite do que a *N. gonorrhoeae*. Deve-se suspeitar de peri-hepatite em mulheres jovens e sexualmente ativas que desenvolvem dor no quadrante superior direito, febre ou náusea. Evidências de salpingite podem ou não ser encontradas ao exame. Com frequência, a peri-hepatite está fortemente associada a cicatrizes extensas, aderências e inflamação tubárias observadas na laparoscopia, e foram documentados títulos elevados de anticorpo contra a proteína de choque térmico de *Chlamydia* de 57 kDa. Evidências da presença de *C. trachomatis* por cultura e/ou sorologia são encontradas em três quartos das mulheres com essa síndrome.

SÍNDROME URETRAL EM MULHERES Na ausência de infecção por uropatógenos, como coliformes ou *Staphylococcus saprophyticus*, a *C. trachomatis* constitui o patógeno mais comumente isolado em mulheres universitárias com disúria, polaciúria e piúria. Estudos de triagem podem isolar a *C. trachomatis* tanto do colo do útero quanto da uretra; em até 25% das mulheres infectadas, o microrganismo é isolado apenas da uretra. A síndrome uretral feminina consiste em disúria e polaciúria, juntamente com uretrite por *Chlamydia*, piúria e ausência de bacteriúria ou patógenos urinários. Embora possam surgir sintomas da síndrome uretral em mulheres com infecção por *Chlamydia*, a maioria das mulheres atendidas em clínicas de IST para infecção por *Chlamydia* não apresenta disúria nem polaciúria. Até mesmo em mulheres com uretrite por *Chlamydia* que provoca a síndrome uretral aguda, os sinais de uretrite, como secreção uretral, vermelhidão do meato e edema são incomuns. Entretanto, a cervicite mucopurulenta em uma mulher com disúria e polaciúria sugere fortemente a presença de uretrite por *C. trachomatis*. Outras características correlacionadas com a síndrome uretral por *Chlamydia* incluem duração da disúria de mais de 7 a 10 dias, ausência de hematúria e ausência de hipersensibilidade suprapúbica. A coloração de uma amostra uretral anormal pelo método de Gram, mostrando mais de 10 PMNs/campo microscópico de 1.000 vezes em mulheres com disúria, porém sem bacteriúria coliforme, sustenta o diagnóstico de uretrite por *Chlamydia*. Outros diagnósticos possíveis incluem infecção gonocócica ou por tricomonas da uretra.

INFECÇÃO NA GESTAÇÃO E NO PERÍODO NEONATAL As infecções durante a gravidez podem ser transmitidas ao lactente durante o parto. Cerca de 20 a 30% dos lactentes expostos à *C. trachomatis* no canal do parto desenvolvem conjuntivite, e 10 a 15% desenvolvem subsequentemente pneumonia. Por esse motivo, todos os recém-nascidos recebem profilaxia ocular ao nascimento para evitar a oftalmia neonatal. Sem tratamento, a conjuntivite ocorre habitualmente com 5 a 19 dias de vida e, com frequência, resulta em secreção mucopurulenta profusa. Cerca de metade dos lactentes infectados apresentam evidências clínicas de conjuntivite de inclusão. Contudo, é impossível diferenciar a conjuntivite por clamídia de outras formas de conjuntivite neonatal (p. ex., por *N. gonorrhoeae*, *Haemophilus influenzae*, *Streptococcus pneumoniae* ou HSV) em bases clínicas; por conseguinte, é necessário estabelecer um diagnóstico laboratorial. As inclusões dentro das células epiteliais com frequência são detectadas em esfregaços conjuntivais corados pelo Giemsa, porém esses esfregaços são consideravelmente menos sensíveis do que as culturas ou os NAATs para clamídias. Os esfregaços corados pelo método de Gram podem demonstrar gonococos ou alguns cocobacilos negativos pequenos na conjuntivite por *Haemophilus*, porém os esfregaços devem ser acompanhados de culturas ou NAATs para esses agentes.

A *C. trachomatis* também tem sido isolada com frequência e persistentemente da nasofaringe, do reto e da vagina de lactentes infectados – em certas ocasiões, durante mais de 1 ano na ausência de tratamento. Em alguns casos, a infecção por *Chlamydia* adquirida no período perinatal resulta em otite média. Pode-se verificar o desenvolvimento de pneumonia em lactentes com 2 semanas a 4 meses de idade. Estima-se que a *C. trachomatis* responda por 20 a 30% dos casos de pneumonia em lactentes com menos de 6 meses de idade. Estudos epidemiológicos relacionaram a infecção pulmonar por *Chlamydia* em lactentes com aumento da incidência de doença pulmonar subaguda (bronquite, asma, sibilância) no final da infância.

LINFOGRANULOMA VENÉREO As sorovariantes L_1, L_2 e L_3 de *C. trachomatis* causam LGV, uma IST sistêmica invasiva. A incidência máxima do LGV corresponde à idade de maior atividade sexual: a segunda e a terceira décadas de vida. A incidência mundial do LGV está diminuindo, porém a doença ainda é endêmica e continua sendo uma importante causa de morbidade em partes da Ásia, da África, da América do Sul e do Caribe. O LGV é raro nos países industrializados; por mais de uma década, a incidência relatada nos Estados Unidos foi de apenas 0,1 caso por 100.000 habitantes. Nas Bahamas, foi descrito um surto aparente de LGV associado a um aumento concomitante de infecção heterossexual pelo HIV. Relatos de surtos com a variante L_{2b} recentemente identificada na Europa, na Austrália e nos Estados Unidos indicam que o LGV está se tornando mais prevalente entre HSH. Em geral, esses casos apresentam-se como proctocolite hemorrágica em homens positivos para o HIV. O uso mais disseminado de NAATs para a identificação de infecções retais pode ter aumentado o reconhecimento dos casos.

O LGV surge como uma pequena pápula indolor, a qual tende a ulcerar no local de inoculação, frequentemente escapando da atenção. Essa lesão primária cicatriza em poucos dias sem deixar marcas e em geral é reconhecida como LGV apenas de modo retrospectivo. Em certas ocasiões, cepas do LGV da *C. trachomatis* foram isoladas de úlceras genitais e da uretra de homens e da endocérvice de mulheres com adenopatia inguinal; essas áreas podem constituir os locais primários da infecção em alguns casos. A proctite é mais comum entre pessoas que praticam o coito anal receptivo, e a obtenção de uma contagem elevada de leucócitos em esfregaços anorretais pode indicar LGV nesses pacientes. A formação de úlceras pode facilitar a transmissão da infecção pelo HIV e de outras doenças transmitidas pelo sangue e sexualmente transmissíveis.

À medida que os NAATs para *C. trachomatis* estão sendo usados com mais frequência, números crescentes de casos de proctite do LGV estão sendo identificados em HSH, incluindo HSH infectados pelo HIV. Esses pacientes apresentam dor anorretal e secreção retal mucopurulenta e sanguinolenta. A sigmoidoscopia revela proctite ulcerativa ou proctocolite com exsudato purulento e sangramento da mucosa. Os achados histopatológicos na mucosa retal incluem granulomas com células gigantes, abscessos de criptas e inflamação extensa. Esses achados clínicos, sigmoidoscópicos e histopatológicos podem assemelhar-se estreitamente aos da doença de Crohn do reto.

O quadro clínico mais comum à apresentação em homens e mulheres heterossexuais é a *síndrome inguinal*, caracterizando-se por linfadenopatia inguinal dolorosa que começa dentro de 2 a 6 semanas após uma suposta exposição; em raros casos, o início dos sintomas demora alguns meses. A adenopatia inguinal é unilateral em cerca de dois terços dos casos, e o aumento palpável dos linfonodos femorais e ilíacos costuma ser evidente no mesmo lado dos linfonodos inguinais aumentados. A princípio, os linfonodos são distintos, porém a periadenite progressiva resulta na formação de uma massa emaranhada de linfonodos que se torna flutuante e supurativa. A pele que recobre essa massa torna-se fixa, inflamada e fina, e, por fim, observa-se o desenvolvimento de múltiplas fístulas de drenagem. O aumento extenso de cadeias de linfonodos inguinais acima e abaixo do ligamento inguinal ("sinal do sulco") não é específico e, apesar de não ser incomum, é documentado em apenas uma minoria de casos. Em geral, ocorre cicatrização espontânea depois de vários meses; as cicatrizes inguinais ou massas granulomatosas de vários tamanhos persistem pelo resto da vida. A linfadenopatia pélvica volumosa pode levar à realização de laparotomia exploradora.

Os sintomas constitucionais são comuns durante o estágio de linfadenopatia regional e, nos casos de proctite, podem incluir febre, calafrios, cefaleia, meningismo, anorexia, mialgias e artralgias. Outras complicações sistêmicas são raras, mas incluem artrite com derrame estéril, meningite asséptica, meningoencefalite, conjuntivite, hepatite e eritema nodoso (Fig. A1-39). As complicações da infecção anorretal não tratada consistem em abscesso perirretal, fístulas anais e fístulas retovaginais, retovesicais e isquiorretais. A infecção bacteriana secundária provavelmente contribui para essas complicações. A estenose retal constitui uma complicação tardia da infecção anorretal e costuma ocorrer a uma distância de 2 a 6 cm do orifício anal – isto é, em um local que pode ser alcançado ao toque retal. Uma pequena porcentagem de casos de LGV em homens apresenta-se como lesões infiltrativas, ulcerativas ou fistulosas crônicas e progressivas do pênis, da uretra ou da bolsa escrotal. A obstrução linfática associada pode provocar elefantíase. Quando ocorre estenose uretral, o processo acomete habitualmente a parte posterior da uretra e causa incontinência ou dificuldade na micção.

Diagnóstico • **MÉTODOS DE DETECÇÃO** Historicamente, as clamídias eram cultivadas no saco vitelino de ovos embrionados. Os microrganismos podem crescer mais facilmente em cultura tecidual, porém a cultura celular – outrora considerada como o padrão-ouro diagnóstico – foi substituída por ensaios sem cultura (Tab. 189-1). Em geral, a cultura para clamídias em amostras clínicas é efetuada, hoje, apenas em laboratórios especializados. Os primeiros ensaios sem cultura, como a coloração por AFD de amostras clínicas e o imunoensaio enzimático (EIA), foram substituídos pelos NAATs, os quais são atualmente recomendados pelo CDC como teste diagnóstico de escolha. No momento, cinco NAATs aprovados pela Food and Drug Administration (FDA) estão comercialmente disponíveis, alguns dos quais estão disponíveis como plataformas robóticas de alta taxa de transferência. Os testes diagnósticos rápidos para uso no local de cuidados estão sendo disponibilizados; eles são cada vez mais interessantes, pois os pacientes podem ser tratados antes de deixar a clínica, evitando a continuação da transmissão enquanto os pacientes aguardam pelos resultados, como ocorre com os testes mais demorados.

TABELA 189-1 ■ Testes diagnósticos para infecções sexualmente transmissíveis e infecção perinatal por *Chlamydia trachomatis*

Infecção	Sinais/sintomas sugestivos	Diagnóstico presuntivo[a]	Teste confirmatório de escolha
Homens			
UNG, UPG	Secreção, disúria	Coloração de Gram > 4 neutrófilos por campo de imersão em óleo; sem gonococos	NAAT em urina ou secreção uretral para *C. trachomatis*
Epididimite	Tumefação intraescrotal unilateral, dor, sensibilidade; febre; UNG	Coloração de Gram > 4 neutrófilos por campo de imersão em óleo; sem gonococos; piúria em exame de urina	NAAT em urina ou secreção uretral para *C. trachomatis*
Mulheres			
Cervicite	Secreção cervical mucopurulenta, sangramento e edema da zona de ectopia cervical	Coloração de Gram com 20 ou mais neutrófilos por campo de imersão em óleo do muco cervical	NAAT em urina ou secreção cervical ou vaginal para *C. trachomatis*
Salpingite	Dor abdominal baixa, sensibilidade cervical ao movimento, sensibilidade dos anexos ou massas	*C. trachomatis* sempre potencialmente presente na salpingite	NAAT em urina ou secreção cervical ou vaginal para *C. trachomatis*
Uretrite	Disúria e frequência urinária sem hematúria	CMP; piúria estéril; urocultura rotineira negativa	NAAT em urina ou secreção uretral para *C. trachomatis*
Adultos de ambos os sexos			
Proctite	Dor retal, secreção, tenesmo, sangramento, história de coito anorretal receptivo	Cultura e coloração de Gram negativas para gonococos; pelo menos 1 neutrófilo por campo de imersão em óleo na coloração de Gram da secreção retal	NAAT ou cultura retal para *C. trachomatis*
Artrite reativa	UNG, artrite, conjuntivite, lesões cutâneas típicas	Coloração de Gram > 4 neutrófilos por campo de imersão em óleo; ausência de gonococos indicando UNG	NAAT em urina ou secreção uretral para *C. trachomatis*
LGV	Adenopatia regional, lesão primária, proctite, sintomas sistêmicos	Nenhuma	Cultura para cepa do LGV a partir de linfonodo ou do reto, ocasionalmente da uretra ou do colo do útero; NAAT para *C. trachomatis* desses locais; título de FC do LGV, ≥ 1:64; título da MIF, ≥ 1:512
Recém-nascidos			
Conjuntivite	Secreção conjuntival purulenta 6 a 18 dias após o nascimento	Cultura e coloração de Gram negativas para gonococos, *Haemophilus* spp., pneumococos e estafilococos	NAAT conjuntival para *C. trachomatis*; raspado de material conjuntival corado para AF
Pneumonia do lactente	Afebril, tosse em *staccato*, estertores difusos, hiperinsuflação bilateral, infiltrados intersticiais	Nenhuma	Cultura ou NAAT de escarro, da faringe, dos olhos e do reto para clamídias; anticorpo MIF para *C. trachomatis* – alteração de quatro vezes nos títulos de anticorpos IgG ou IgM

[a]Diagnóstico provável de infecção por clamídia é frequentemente estabelecido nas síndromes listadas quando não são encontrados gonococos. Um teste positivo para *Neisseria gonorrhoeae* não exclui a participação de *C. trachomatis*, a qual costuma estar presente em pacientes com gonorreia.

Siglas: AF, anticorpo fluorescente; CMP, cervicite mucopurulenta; FC, fixação do complemento; Ig, imunoglobulina; LGV, linfogranuloma venéreo; MIF, microimunofluorescência; NAAT, teste de amplificação do ácido nucleico; UNG, uretrite não gonocócica; UPG, uretrite pós-gonocócica.

Fonte: Reimpressa com permissão de WE Stamm: Chlamydial infections, in AS Fauci et al [eds]: *Harrison's Principles of Internal Medicine*, 17th ed. New York, McGraw-Hill, 2008.

ESCOLHA DA AMOSTRA *Swabs* cervicais e uretrais têm sido tradicionalmente usados para o diagnóstico de IST em mulheres e homens, respectivamente. Entretanto, tendo em vista a sensibilidade e a especificidade acentuadamente aumentadas dos NAATs, podem-se usar amostras menos invasivas (p. ex., urina para ambos os sexos e *swabs* vaginais para mulheres). Para a triagem de mulheres assintomáticas, o CDC recomenda atualmente o uso de *swabs* vaginais coletados pela própria pessoa, os quais são ligeiramente mais sensíveis do que a urina. Entretanto, os testes de triagem na urina são frequentemente usados em programas de triagem extensos. Para mulheres sintomáticas submetidas a exame pélvico, amostras de *swabs* cervicais são convenientes, visto que apresentam contagens ligeiramente mais altas de clamídias. Para pacientes masculinos, uma amostra de urina é a amostra de escolha, mas *swabs* do meato uretral autocoletadas têm sido bastante efetivos.

TIPOS ALTERNATIVOS DE AMOSTRAS Amostras oculares de lactentes e adultos podem ser usadas para NAATs. Amostras de sítios faríngeos e retais extragenitais foram usadas previamente para detectar clamídias por NAAT com estudos de validação, mas existem atualmente vários testes com NAAT comercialmente disponíveis e liberados pela FDA para amostras extragenitais.

OUTROS PROBLEMAS DIAGNÓSTICOS Como os NAATs detectam os ácidos nucleicos em lugar dos microrganismos vivos, devem ser usados com cautela como ensaio para teste de cura. O ácido nucleico residual de células que perderam a sua infectividade por antibióticos pode continuar produzindo um resultado positivo nos NAATs por um período de até 3 semanas após o tratamento, quando os microrganismos viáveis foram definitivamente erradicados. Por conseguinte, os médicos só devem usar o NAAT para avaliação da cura após 3 semanas. Na atualidade, o CDC não recomenda um teste de cura após tratamento de infecção por *C. trachomatis*. Entretanto, como os estudos de incidência demonstraram que a infecção prévia por clamídias aumenta a probabilidade de reinfecção, o CDC recomenda uma nova triagem dos indivíduos anteriormente infectados dentro de 3 meses após o tratamento.

SOROLOGIA Os testes sorológicos podem ser úteis no diagnóstico de LGV e na pneumonia neonatal causada por *C. trachomatis*. O teste sorológico de escolha é o teste de microimunofluorescência (MIF), no qual títulos elevados de CEs purificados, misturados com material do saco vitelino de pintos embrionados, são fixados a uma lâmina de microscópio à qual são aplicadas diluições de soro. Após incubação e lavagem, são aplicados anticorpos imunoglobulina (Ig) G ou M conjugados com fluoresceína. A leitura é efetuada com um microscópio de epifluorescência, no qual a maior diluição de soro que produz uma fluorescência visível é designada como título. O teste de MIF não está amplamente disponível exceto em laboratórios de pesquisa e é extremamente trabalhoso. Embora o teste de fixação do complemento (FC) também possa ser usado, ele emprega apenas lipopolissacarídeo (LPS) como antígeno e, portanto, identifica o patógeno apenas em nível de gênero. Títulos de ponto único > 1:64 sustentam um diagnóstico de LGV, sendo difícil demonstrar títulos crescentes de anticorpos – isto é, é difícil obter amostras de soro pareadas, visto que a doença costuma fazer o paciente ser examinado pelo médico depois do estágio agudo. Qualquer título de anticorpo superior a 1:16 é considerado evidência significativa de exposição a clamídias. Todavia, o teste sorológico não é recomendado para o diagnóstico de infecções genitais não complicadas do colo do útero, da uretra e do trato genital inferior ou para triagem de *C. trachomatis* em indivíduos assintomáticos.

TRATAMENTO

Infecções genitais por *C. trachomatis*

Um curso de 7 dias de doxiciclina oral (100 mg 2x/dia) ou uma dose oral única de 1 g de azitromicina são os esquemas primários recomendados para tratamento de infecções não complicadas por clamídias. Os esquemas orais alternativos de 7 dias incluem eritromicina (500 mg 4x/dia), ou uma fluoroquinolona (ofloxacino 300 mg 2x/dia ou levofloxacino 500 mg/dia) pode ser usada. Uma dose oral única de 1 g de azitromicina é tão efetiva quanto um ciclo de 7 dias de doxiciclina para o tratamento das infecções genitais não complicadas por *C. trachomatis* em adultos. A azitromicina causa menos reações adversas gastrintestinais do que macrolídeos mais antigos, como a eritromicina. O esquema de azitromicina em dose única é muito mais agradável para o tratamento de pacientes com infecção não complicada por *Chlamydia* (particularmente pacientes assintomáticos e aqueles com tendência a pouca adesão ao tratamento) e dos parceiros sexuais de pacientes infectados. Essas vantagens precisam ser examinadas em relação ao custo consideravelmente maior da azitromicina. Sempre que possível, a dose única de 1 g deve ser administrada como terapia diretamente observada. Apesar de não ter sido aprovado pela FDA para uso durante a gravidez, esse esquema parece ser seguro e efetivo para essa finalidade. A amoxicilina (500 mg 3x/dia por 7 dias) ou a eritromicina (500 mg 4x/dia) também podem ser administradas como alternativas em gestantes. As fluoroquinolonas estão contraindicadas durante a gravidez. Recomenda-se um ciclo de 2 semanas de tratamento para as infecções complicadas por clamídias (p. ex., DIP, epididimite) e de pelo menos 3 semanas de doxiciclina (100 mg por via oral, 2 vezes/dia) ou eritromicina base (500 mg por via oral, 4 vezes/dia) para o LGV. A falha do tratamento com uma tetraciclina nas infecções genitais em geral indica adesão incompleta do paciente ao tratamento ou reinfecção, mais do que uma cepa resistente ao fármaco. Até o momento, não foi observada nenhuma resistência clinicamente significativa a fármacos na *C. trachomatis*.

Devem-se considerar o tratamento ou a realização de um teste para clamídia em pacientes infectados por *N. gonorrhoeae* devido à frequência de coinfecção. O tratamento sistêmico com eritromicina tem sido recomendado para a oftalmia neonatal e para a pneumonia por *C. trachomatis* em lactentes. Para o tratamento da conjuntivite de inclusão do adulto, uma dose única de 1 g de azitromicina foi tão efetiva quanto o tratamento convencional de 10 dias com doxiciclina. Os esquemas de tratamento recomendados para o LGV tanto bubônico quanto anogenital consistem em tetraciclina, doxiciclina ou eritromicina durante 21 dias.

PARCEIROS SEXUAIS

A persistência da alta prevalência de infecções por *Chlamydia* na maioria das regiões dos Estados Unidos é atribuída principalmente à impossibilidade de diagnosticar – e, portanto, de tratar – os pacientes com infecções sintomáticas ou assintomáticas e seus parceiros sexuais. A infecção uretral ou cervical por *C. trachomatis* foi bem demonstrada em uma alta proporção de parceiros sexuais de pacientes com UNG, epididimite, artrite reativa, salpingite e endocervicite. Se possível, devem-se efetuar testes laboratoriais confirmatórios para clamídias nesses indivíduos, porém deve-se oferecer tratamento até mesmo aos indivíduos sem testes positivos ou evidências de doença clínica que recentemente foram expostos a um caso possível ou comprovado de infecção por *Chlamydia* (p. ex., UNG). Uma nova abordagem consiste na terapia administrada ao parceiro, na qual os pacientes infectados recebem tratamento e também recebem uma dose única de azitromicina para seu(s) parceiro(s) sexual(ais).

RECÉM-NASCIDOS E LACTENTES

Nos recém-nascidos com conjuntivite ou nos lactentes com pneumonia, podem-se administrar etilsuccinato ou estolato de eritromicina por via oral, em uma dose de 50 mg/kg/dia, de preferência em quatro doses fracionadas, durante 2 semanas. É preciso dispensar uma atenção cuidadosa à adesão do paciente ao tratamento, o que constitui um problema frequente. As recidivas da infecção ocular são comuns após tratamento tópico com pomada oftálmica de eritromicina ou tetraciclina e também podem ocorrer após tratamento com eritromicina oral. Por conseguinte, devem-se efetuar culturas de acompanhamento depois do tratamento. Os pais devem ser examinados à procura de infecção por *C. trachomatis* e, se não houver disponibilidade imediata de testes diagnósticos, devem ser tratados com doxiciclina ou azitromicina.

Prevenção Como muitas infecções por *Chlamydia* são assintomáticas, o controle efetivo e a prevenção devem envolver uma triagem periódica dos indivíduos em risco. Foram desenvolvidos critérios de triagem seletivos e de relação custo-benefício favorável. Entre as mulheres, a idade jovem (geralmente menos de 25 anos) representa um fator de risco crítico para infecções por clamídia em quase todos os estudos. Outros fatores de risco incluem cervicite mucopurulenta; parceiros sexuais masculinos múltiplos, recentes ou sintomáticos; e falta de uso de contraceptivos de barreira. Em algumas situações, a triagem baseada na idade jovem pode ser tão sensível quanto critérios que incorporam medidas clínicas e comportamentais. Outra estratégia é o teste universal de todos os pacientes em populações clínicas de alta prevalência (p. ex., clínicas de IST, instituições para detenção de jovens e ambulatórios de planejamento familiar).

Vários estudos demonstraram a eficiência de uma triagem seletiva para reduzir a prevalência de infecção por clamídia em mulheres. No noroeste do Pacífico, onde foi iniciada uma extensa triagem em ambulatórios de planejamento familiar, em 1998, e em clínicas de IST, em 1993, a prevalência declinou de 10% na década de 1980 para menos de 5% em 2000. Foram observadas tendências similares em associação a programas de triagem em outros locais. Além disso, a triagem pode efetuar uma redução na doença do trato genital superior. Em Seattle, mulheres em uma grande organização de manutenção da saúde, as quais foram submetidas à triagem de rotina para infecção por clamídia, tiveram uma incidência menor de DIP sintomática do que mulheres que receberam assistência padrão e foram submetidas à triagem mais seletiva.

Em situações de prevalência baixa a moderada, é preciso definir a prevalência em que a triagem seletiva torna-se mais satisfatória em termos de custo-benefício do que a triagem universal. A maioria dos estudos chegou à conclusão de que a triagem universal é preferível nos contextos em que a prevalência de clamídia é de mais de 3 a 7%. Dependendo dos critérios empregados, a triagem seletiva tende a ser mais satisfatória em termos de custo-benefício quando a prevalência cai abaixo de 3%. Quase todas as regiões dos Estados Unidos já implantaram programas de triagem, em particular em ambulatórios de planejamento familiar e de IST. Juntamente com o tratamento em dose única, a disponibilidade de NAATs altamente sensíveis e específicos, usando amostras de urina e *swabs* vaginais obtidos pela própria pessoa, torna possível desenvolver um programa de controle efetivo de *Chlamydia* em âmbito nacional, com triagem dos indivíduos de alto risco no contexto da assistência tradicional à saúde e em novos serviços da comunidade e de longo alcance. A U.S. Preventive Services Task Force fez uma recomendação de Grau B para o rastreamento da *C. trachomatis*; isso significa que planos privados e Medicare darão cobertura a esses custos, conforme o Affordable Care Act.

TRACOMA

Epidemiologia O tracoma – uma sequela da doença ocular nos países em desenvolvimento – continua sendo uma importante causa de cegueira infecciosa passível de prevenção em todo o mundo. A OMS estima que cerca de 6 milhões de indivíduos estejam cegos em consequência do tracoma e que cerca de 1,3 milhão de pessoas nos países em desenvolvimento continua sofrendo de cegueira passível de prevenção devido ao tracoma; certamente, centenas de milhões de pessoas vivem em áreas endêmicas do tracoma. Focos de tracoma persistem na Austrália, no Sul do Pacífico e na América Latina. As sorovariantes A, B, Ba e C da *C. trachomatis* são isoladas de pacientes com tracoma clínico em áreas de endemicidade em países em desenvolvimento na África, no Oriente Médio, na Ásia e na América do Sul.

As áreas hiperendêmicas do tracoma no mundo incluem o norte da África, a África Subsaariana, o Oriente Médio, as regiões mais secas do subcontinente indiano e o sudeste da Ásia. Nas áreas hiperendêmicas, a prevalência do tracoma é essencialmente de 100% entre 2 e 3 anos de vida. A doença ativa é mais comum em crianças pequenas, as quais constituem o reservatório do tracoma. No adulto, a infecção ativa é infrequente, porém as sequelas resultam em cegueira. Nessas áreas, o tracoma constitui a principal causa de cegueira.

O tracoma é transmitido pelo contato com secreções dos olhos de pacientes infectados. A transmissão é mais comum em condições de higiene precária e, com mais frequência, ocorre entre familiares ou entre famílias com áreas compartilhadas. As moscas também podem transferir as secreções oculares mucopurulentas, transportando os microrganismos em suas patas de uma pessoa para outra. A International Trachoma Initiative, fundada pela OMS em 1998, tem como meta eliminar o tracoma como causa de cegueira globalmente até 2020.

Manifestações clínicas Tanto o tracoma endêmico quanto a conjuntivite de inclusão do adulto manifestam-se, inicialmente, como conjuntivite caracterizada por pequenos folículos linfoides na conjuntiva. Em regiões com tracoma clássico hiperendêmico associado à cegueira, a doença em geral tem início insidioso antes dos 2 anos de idade. A reinfecção é comum e provavelmente contribui para a patogênese do tracoma. Os estudos que utilizam a reação em cadeia da polimerase (PCR) ou outros NAATs indicam que o DNA das clamídias com frequência pode ser detectado nas secreções oculares de pacientes com tracoma, mesmo na ausência de culturas positivas. Por conseguinte, a infecção persistente pode ser mais comum do que se pensava anteriormente.

A córnea é acometida, com infiltrados leucocitários inflamatórios e vascularização superficial (formação de *pannus*). À medida que a inflamação prossegue, a cicatrização conjuntival acaba deformando as pálpebras, fazendo com que se virem para dentro, de modo que os cílios provocam abrasão constante do bulbo do olho (triquiase e entrópio); por fim, o epitélio da córnea sofre abrasão e pode ulcerar, com formação subsequente de cicatrizes da córnea e cegueira. A destruição das células caliciformes da conjuntiva, dos ductos e das glândulas lacrimais pode produzir uma síndrome de "olho seco", com opacificação resultante da córnea devido ao ressecamento (xerose) ou a úlceras bacterianas secundárias da córnea.

As comunidades com tracoma associado à cegueira frequentemente sofrem epidemias sazonais de conjuntivite devido ao *H. influenzae* que contribuem para a intensidade do processo inflamatório. Nessas regiões, o processo infeccioso ativo costuma regredir de modo espontâneo nos indivíduos acometidos entre 10 e 15 anos de idade, porém as cicatrizes conjuntivais continuam a sofrer retração, causando triquiase e entrópio, com cicatrizes subsequentes da córnea em adultos. Nas áreas com doença mais leve e menos prevalente, o processo pode ser muito mais lento, com persistência da doença ativa na idade adulta; a cegueira é rara nesses casos.

A infecção ocular por cepas oculogenitais de *C. trachomatis* em adultos jovens sexualmente ativos manifesta-se com início agudo de conjuntivite folicular unilateral e linfadenopatia pré-auricular semelhante àquela observada na conjuntivite aguda causada por adenovírus ou HSV. Se não for tratada, a doença pode persistir por 6 semanas a 2 anos. Com frequência, está associada à inflamação da córnea na forma de opacificações características ("infiltrados"), erosões epiteliais puntiformes e graus leves de vascularização superficial da córnea. Muito raramente, ocorrem cicatrizes conjuntivais e distorção das pálpebras, particularmente em pacientes tratados durante muitos meses com glicocorticoides tópicos. As infecções oculares recidivantes desenvolvem-se com mais frequência em pacientes cujos parceiros sexuais não são tratados com agentes antimicrobianos.

Diagnóstico O diagnóstico clínico do tracoma clássico pode ser estabelecido na presença de dois dos seguintes sinais: (1) folículos linfoides na conjuntiva tarsal superior; (2) cicatrizes conjuntivais típicas; (3) *pannus* vascular; ou (4) folículos límbicos ou suas sequelas, as depressões de Herbert. O diagnóstico clínico de tracoma endêmico deve ser confirmado por exames laboratoriais em crianças com graus relativamente acentuados de inflamação. Nessas populações, são encontradas inclusões intracitoplasmáticas de clamídias em 10 a 60% dos esfregaços conjuntivais corados pelo Giemsa, porém os NAATs para clamídia são mais sensíveis e são frequentemente positivos quando os esfregaços ou as culturas são negativos. A conjuntivite folicular em adultos europeus ou americanos que vivem em regiões endêmicas do tracoma raramente é causada pelo tracoma.

TRATAMENTO

Tracoma

A conjuntivite de inclusão do adulto responde bem ao tratamento com os mesmos esquemas usados nas infecções genitais sem complicações – isto é, azitromicina (dose única oral de 1 g) ou doxiciclina (100 mg 2 vezes/dia, durante 7 dias). O tratamento simultâneo de todos os parceiros sexuais do paciente é necessário para evitar a reinfecção ocular e a doença genital por clamídia. Não há necessidade de tratamento tópico com antibióticos para pacientes tratados com antibióticos sistêmicos.

PSITACOSE

As aves da família dos psitacídeos e muitas outras espécies de aves atuam como reservatórios naturais de microrganismos do tipo *C. psittaci*, os quais são patógenos comuns em mamíferos e aves domésticas. A espécie de *C. psittaci*, que atualmente inclui apenas cepas aviárias, acomete os seres humanos apenas como zoonose. As outras cepas anteriormente incluídas nessa espécie foram colocadas em espécies diferentes que refletem os animais que infectam: *C. abortus*, *C. muridarum*, *C. suis*, *C. felis* e *C. caviae*. Embora todas as aves sejam suscetíveis, as aves de estimação (papagaios, periquitos, araras e caturritas) e aves domésticas (perus e patos) estão mais envolvidas na transmissão da *C. psittaci* a seres humanos. A exposição é maior em pessoas que trabalham no processamento de aves domésticas e em donos de aves de estimação. As formas infecciosas dos microrganismos são eliminadas de aves tanto sintomáticas quanto aparentemente saudáveis e podem permanecer viáveis durante vários meses. A *C. psittaci* pode ser transmitida a seres humanos por contato direto com aves infectadas ou pela inalação de aerossóis de secreções nasais de aves e de fezes ou poeira de penas infecciosas de aves. Nunca foi demonstrada a transmissão interpessoal.

Em geral, o diagnóstico é estabelecido por sorologia. Nos seres humanos, a psitacose pode manifestar-se na forma de pneumonia atípica primária aguda (podendo ser fatal em até 10% dos casos não tratados), como pneumonia crônica grave ou como doença leve ou infecção assintomática em indivíduos expostos a aves infectadas.

EPIDEMIOLOGIA

Menos de 50 casos confirmados de psitacose são notificados anualmente nos Estados Unidos, embora seja provável que ocorram muito mais casos do que o número relatado. O controle da psitacose depende do controle das fontes aviárias de infecção. Uma pandemia de psitacose foi certa vez interrompida pela proibição do embarque ou da importação de psitacídeos. As aves podem receber profilaxia na forma de ração contendo tetraciclina. Na atualidade, as aves importadas são mantidas em quarentena para 30 dias de tratamento.

MANIFESTAÇÕES CLÍNICAS

Os sintomas típicos consistem em febre, calafrios, dores musculares, cefaleia intensa, hepatomegalia e/ou esplenomegalia e sintomas gastrintestinais. As complicações cardíacas podem incluir endocardite e miocardite. Os casos fatais eram comuns na era pré-antibiótica. Como resultado da quarentena das aves importadas e dos avanços nas medidas higiênicas veterinárias, os surtos e os casos esporádicos de psitacose são atualmente raros. Pode haver desenvolvimento de pneumonia grave exigindo tratamento em unidade de terapia intensiva. Podem ocorrer endocardite, hepatite e complicações neurológicas, e foram relatados casos fatais. O período de incubação costuma ser de 5 a 19 dias, mas pode estender-se por até 28 dias.

DIAGNÓSTICO

Anteriormente, o exame sorológico mais utilizado para o diagnóstico de infecções por clamídias era o teste de FC específico de gênero, no qual o ensaio de amostras pareadas de soro frequentemente revela elevações de quatro vezes ou mais nos títulos de anticorpo. O teste de FC continua sendo útil, porém o padrão-ouro atual para teste sorológico é o teste de MIF, que não está amplamente disponível (ver seção sobre diagnóstico de infecção genital por *C. trachomatis*, anteriormente). Qualquer título de anticorpo acima de 1:16 é considerado como evidência significativa de exposição a clamídias, e uma elevação de quatro vezes nos títulos em amostras pareadas de soro, em combinação com uma síndrome clinicamente compatível, pode ser usada para o diagnóstico de psitacose. Alguns testes sorológicos disponíveis no comércio, baseados na medição de anticorpos anti-LPS, podem ser úteis quando o diagnóstico clínico é compatível com uma exposição a aves; entretanto, como esses testes são reativos para todas as clamídias (i.e., todas contêm LPS), é preciso ter cautela na sua interpretação. A *C. psittaci* é atualmente considerada como um agente de ameaça biológica de categoria A, tendo sido associada a infecções adquiridas em laboratório. O CDC não recomenda a testagem para este agente quando a psitacose é suspeitada, especialmente por cultura.

TRATAMENTO

Psitacose

O antibiótico de escolha é a tetraciclina; a dose para adultos é de 250 mg 4 vezes/dia, mantida durante pelo menos 3 semanas para evitar qualquer recidiva. Os pacientes gravemente doentes podem necessitar de suporte cardiovascular e respiratório. A eritromicina (500 mg 4 vezes/dia por via oral) constitui uma alternativa.

INFECÇÕES POR *C. PNEUMONIAE*

A *C. pneumoniae* constitui uma causa comum de doenças respiratórias humanas, como pneumonia e bronquite. Foi relatado que esse microrganismo responde por até 10% dos casos de pneumonia adquirida na comunidade, cuja maior parte é diagnosticada por sorologia. Os estudos sorológicos estabeleceram uma ligação entre a *C. pneumoniae* e a aterosclerose; também foi relatado o isolamento do microrganismo, bem como a sua detecção por PCR no tecido cardiovascular. Esses achados sugerem uma gama de doenças e síndromes causadas por *C. pneumoniae*. Recentemente, estudos de coorte de casos em larga escala demonstraram alguma associação entre a *C. pneumoniae* e o câncer de pulmão, conforme avaliado por sorologia.

EPIDEMIOLOGIA

A infecção primária ocorre principalmente em crianças de idade escolar, enquanto a reinfecção é observada em adultos. As taxas de soroprevalência de 40 a 70% mostram que a *C. pneumoniae* é disseminada nos países tanto industrializados quanto em desenvolvimento. Habitualmente, a soropositividade é inicialmente detectada em crianças de idade escolar, e, em geral, as taxas aumentam em cerca de 10% por década. Cerca de 50% dos indivíduos apresentam anticorpos detectáveis aos 30 anos de idade, e a maioria tem anticorpos detectáveis na oitava década de vida. Embora, conforme mencionado, as evidências sorológicas indiquem que a *C. pneumoniae* possa estar associada a até 10% dos casos de pneumonia adquirida na comunidade, a maior parte dessas evidências baseia-se não em amostras pareadas de soro, mas em um único título elevado de IgG. Existem algumas dúvidas sobre a verdadeira prevalência e o papel etiológico da *C. pneumoniae* na pneumonia atípica, em particular tendo em vista os relatos de reatividade cruzada, os quais levantaram dúvidas quanto à especificidade da sorologia quando se utiliza apenas uma única amostra de soro para diagnóstico.

PATOGÊNESE

Pouco se sabe acerca da patogênese da infecção por *C. pneumoniae*. A infecção começa no trato respiratório superior e, em muitos indivíduos, persiste como distúrbio assintomático prolongado das mucosas do trato respiratório superior. Entretanto, as evidências de replicação dentro do endotélio vascular e das membranas sinoviais das articulações mostram que, em pelo menos alguns indivíduos, o microrganismo é transportado para locais distantes, talvez dentro de macrófagos. A proteína da membrana externa da *C. pneumoniae* pode induzir respostas imunes do hospedeiro, cuja reatividade cruzada com proteínas humanas resulta em uma reação autoimune.

O papel da *C. pneumoniae* na etiologia da aterosclerose é discutido desde 1988, quando pesquisadores finlandeses forneceram provas sorológicas de uma associação desse microrganismo com doença arterial coronariana e infarto agudo do miocárdio. Subsequentemente, o microrganismo foi identificado em lesões ateroscleróticas por cultura, PCR, imuno-histoquímica e microscopia eletrônica de transmissão. Entretanto, resultados discrepantes dos estudos conduzidos (incluindo estudos em animais) e a falha de estudos de tratamento em larga escala levantaram dúvidas sobre o papel etiológico da *C. pneumoniae* na aterosclerose. Os estudos epidemiológicos demonstraram uma associação entre evidências sorológicas de infecção por *C. pneumoniae* e a doença aterosclerótica das artérias coronárias e outras artérias. Além disso, a *C. pneumoniae* foi identificada em placas ateroscleróticas por microscopia eletrônica, hibridização do DNA e imunocitoquímica. O microrganismo foi isolado em cultura de placa ateromatosa – um resultado indicando a presença de bactérias viáveis e capazes de replicação nos vasos sanguíneos. As evidências obtidas em modelos animais sustentam a hipótese de que a infecção do trato respiratório superior por *C. pneumoniae* é seguida de isolamento do microrganismo de lesões ateromatosas na aorta e que a infecção acelera o processo de aterosclerose, particularmente em animais com hipercolesterolemia. O tratamento antimicrobiano dos animais infectados reverte o risco aumentado de aterosclerose. Nos seres humanos, dois ensaios clínicos de pequeno porte de pacientes com angina instável ou infarto do miocárdio recente sugeriram que os antibióticos reduzem a probabilidade de eventos cardíacos adversos subsequentes. Entretanto, ensaios clínicos em maior escala não documentaram qualquer efeito de vários esquemas de tratamento para clamídias sobre o risco desses eventos.

MANIFESTAÇÕES CLÍNICAS

A *C. pneumoniae* foi descrita pela primeira vez como agente etiológico de pneumonia atípica leve em recrutas militares e em estudantes universitários. O espectro clínico da infecção por *C. pneumoniae* inclui faringite, rinossinusite, bronquite e pneumonite agudas, principalmente em adultos jovens. As manifestações clínicas da infecção primária parecem ser mais graves e prolongadas que as da reinfecção. A pneumonite da pneumonia por *C. pneumoniae* assemelha-se àquela da pneumonia por *Mycoplasma*, visto que frequentemente não há leucocitose, e os pacientes muitas vezes apresentam sintomas antecedentes proeminentes do trato respiratório superior, febre, tosse não produtiva, doença leve a moderada, achados mínimos à ausculta do tórax e pequenos infiltrados segmentares na radiografia de tórax. Nos pacientes idosos, a pneumonia causada por *C. pneumoniae* pode ser particularmente grave e exigir hospitalização e suporte respiratório.

A infecção crônica por *C. pneumoniae* foi relatada entre pacientes com doença pulmonar obstrutiva crônica e também pode desempenhar um papel na história natural da asma, incluindo suas exacerbações. Os sintomas clínicos das infecções respiratórias causadas por *C. pneumoniae* são inespecíficos e não diferem daqueles produzidos por outros agentes da pneumonia atípica, como *Mycoplasma pneumoniae*.

DIAGNÓSTICO

A sorologia, a amplificação por PCR e a cultura podem ser usadas para estabelecer o diagnóstico de infecção por *C. pneumoniae*. A sorologia tem sido o método diagnóstico tradicional. O teste sorológico padrão-ouro é o teste de MIF (ver seção sobre o diagnóstico da infecção genital por *C. trachomatis*, anteriormente). Qualquer título de anticorpo superior a 1:16 é considerado evidência significativa de exposição a clamídias. De acordo com um grupo de especialistas patrocinado pelo CDC, o diagnóstico de infecção aguda por *C. pneumoniae* requer a demonstração de uma elevação de quatro vezes nos títulos em amostras pareadas de soro. Não existem recomendações oficiais para o diagnóstico das infecções crônicas, embora muitos estudos de pesquisa tenham utilizado títulos elevados de IgA como indicador. Os testes mais antigos de FC e os EIA para LPS não são recomendados, visto que não são específicos para a *C. pneumoniae*, identificando as clamídias apenas em nível de gênero. É muito difícil obter o crescimento do microrganismo em cultura tecidual, porém tem sido cultivado em células HeLa, células HEp-2 e células HL. Apesar da disponibilidade de NAAT para a *C. trachomatis* no comércio, apenas ensaios de PCR para pesquisa estão disponíveis para a *C. pneumoniae*.

TRATAMENTO

Infecções por *C. pneumoniae*

Embora tenham sido realizados poucos ensaios clínicos controlados sobre o tratamento, a *C. pneumoniae* é inibida *in vitro* por eritromicina, tetraciclina, azitromicina, claritromicina, gatifloxacino e gemifloxacino. O tratamento recomendado consiste em 2 g/dia de tetraciclina ou eritromicina, durante 10 a 14 dias. Outros macrolídeos (p. ex., azitromicina) e algumas fluoroquinolonas (p. ex., levofloxacino e gatifloxacino) também parecem ser efetivos.

LEITURAS ADICIONAIS

Centers for Disease Control and Prevention: *Sexually Transmitted Disease Surveillance, 2018.* Atlanta, GA: U.S. Department of Health and Human Services, 2019. *https://www.cdc.gov/std/chlamydia/stats.htm.*

Elwell C et al: Chlamydia cell biology and pathogenesis. Nat Rev Microbiol 14:385, 2016.

Gaydos CA, Essig A: Chlamydiaceae, in *Manual of Clinical Microbiology*, 11th ed. JH Jorgensen et al (eds). Washington, DC, ASM Press, 2015, pp 1106–1121.

Goller JL et al: Population attributable fraction of pelvic inflammatory disease associated with chlamydia and gonorrhoea: A cross-sectional analysis of Australian sexual health clinic data. Sex Transm Infect 92:525, 2016.

Hammerschlag MR et al: *Chlamydia pneumoniae*, in *Mandell, Douglas, and Bennett's Principles and Practice of Infectious Diseases*, 9th ed. JE Bennett, R Dolin, MJ Blaser (eds). Philadelphia, Elsevier, 2020, Chapter 182.

Kuypers J et al: Principles of laboratory diagnosis of STIs, in *Sexually Transmitted Diseases*, 4th ed. KK Holmes et al (eds). New York, McGraw-Hill, 2008, pp 937–948.

Papp JR et al: Recommendations for the laboratory-based detection of *Chlamydia trachomatis* and *Neisseria gonorrhoeae*, 2014. MMWR 63(RR-02):1, 2014.

Rowley J et al: Chlamydia, gonorrhea, trichomoniasis and syphilis: Global prevalence and incidence estimates, 2016. Bull World Health Organ 97:548, 2019.

Schachter J, Stephens RS: Biology of *Chlamydia trachomatis*, in *Sexually Transmitted Diseases*, 4th ed. KK Holmes et al (eds). New York, McGraw-Hill, 2008, pp 555–574.

Taylor HR: *Trachoma: A Blinding Scourge from the Bronze Age to the Twenty-First Century*. East Melbourne, Victoria, Australia, Centre for Eye Research Australia/Haddington Press, 2008, 282 pp.

Workowski KA, Bolan GA: Sexually transmitted diseases treatment guidelines, 2015. MMWR Recomm Rep 64(Rr-03):1, 2015.

Seção 11 Doenças virais: considerações gerais

190 Princípios de virologia médica

David M. Knipe

Os vírus são parasitas intracelulares obrigatórios que precisam entrar nas células para se replicarem. A infecção costuma causar lesão na célula do hospedeiro – daí o nome "vírus", derivado do termo em latim *virus*, que significa veneno ou toxina. Os vírus são uma das formas de vida mais simples e, no mínimo, apresentam um genoma de ácido nucleico com uma cobertura proteica. Eles não se dividem por divisão como as células; em vez disso, os vírus são programados para serem desmontados dentro da célula, usando seu genoma de ácido nucleico para a codificação de proteínas virais que replicam seu genoma de ácido nucleico e a montagem dos genomas da progênie em partículas virais. Os vírus da progênie são secretados ou liberados da célula hospedeira como *vírions* extracelulares que infectam as células circundantes. Os vírus dependem da célula hospedeira para muitas enzimas e organelas que sintetizam carboidratos, lipídeos, precursores nucleicos e ácidos nucleicos e moléculas de alta energia, incluindo os ribossomos da célula hospedeira, os quais são usados para fazer proteínas virais. No processo de controlar a célula hospedeira, os vírus inibem as vias metabólicas celulares normais e causam dano à célula em um processo que resulta no *efeito citopático* (CPE, do inglês *cytopathic effect*). A lesão celular e a morte celular podem causar dano tecidual e contribuir para a doença induzida pelo vírus.

Os vírus são distintos de outros parasitas intracelulares, como os viroides, os virusoides, os príons e as bactérias intracelulares. Os *viroides* são patógenos pequenos e circulares formados por RNA de fita simples que infectam plantas e não apresentam uma cobertura proteica, enquanto os *virusoides* são pequenos patógenos infecciosos formados por RNA circular que dependem dos vírus para o fornecimento de proteínas para sua replicação e cobertura proteica. Os *príons* são proteínas que apresentam enovelamento incorreto e que se disseminam de uma célula para outra, fazendo as mesmas moléculas proteicas apresentarem enovelamento incorreto na nova célula. As proteínas com enovelamento incorreto nos príons causam dano celular (Cap. 438).

ESTRUTURA VIRAL

Há muitas estruturas virais diferentes, mas quase todas são formadas a partir de poucos elementos estruturais fundamentais. A partícula mínima do vírion é composta por um complexo de ácidos nucleicos (o *genoma*) e uma capa proteica (o *capsídeo*) (Fig. 190-1). A combinação do genoma e do capsídeo é chamada de *nucleocapsídeo*. O genoma está protegido dentro do capsídeo. A superfície externa dos vírions pode consistir no capsídeo proteico ou em um envelope lipídico ao redor do capsídeo (Fig. 190-1).

Os genomas virais podem consistir em RNA ou DNA com fita simples ou dupla, podendo compreender um ou mais segmentos genômicos. Os genomas de fita simples (ss, do inglês *single-stranded*) são designados como *fita positiva* (+) quando contêm as sequências que codificam as fases de leitura aberta para as proteínas virais, sendo designadas como *fita negativa* (–) quando contêm apenas sequências complementares. Assim, um genoma viral de RNA com fita positiva pode ser traduzido para uma proteína viral após a entrada na célula do hospedeiro, enquanto um genoma de fita negativa precisa ser copiado em moléculas complementares de RNA para a tradução. Esse dilema é resolvido nos vírus de fita negativa pelo carregamento de transcriptases no genoma viral antes da encapsidação; essas enzimas transcrevem o genoma para o mRNA viral após a entrada e exposição do conteúdo viral (*uncoating*) no interior da célula.

Os capsídeos virais são formados por subunidades proteicas repetidas porque seus genomas têm capacidade de repetição limitada. Os capsídeos são construídos com poucas unidades estruturais ou capsômeros dispostos em um arranjo simétrico. Os capsídeos costumam estar organizados em uma de duas maneiras: (1) uma simetria *icosaédrica* ou *esférica* baseada em um icosaedro com eixos de simetria de duas, três e cinco vezes formados por 20 faces triangulares ou (2) uma simetria *helicoidal*. Porém, os vírus ocasionalmente têm estruturas mais complexas (p. ex., poxvírus) (Fig. 190-1).

Os vírus envelopados (p. ex., vírus do sarampo) são eficientes na infecção das células porque a membrana lipídica viral se funde facilmente com a membrana plasmática da célula hospedeira ou com membranas internas para a liberação do nucleocapsídeo no citoplasma da célula hospedeira. Assim, esses vírus são altamente transmissíveis. O envelope lipídico é suscetível à ruptura por detergentes ou solventes orgânicos; dessa maneira, vírus envelopados como o vírus do sarampo e o vírus influenza podem ser inativados por água e sabão ou por desinfetantes de mãos à base de álcool. Por outro lado, os vírus sem envelope (p. ex., norovírus ou poliovírus) têm uma capa proteica dura cuja resistência aos sais biliares no intestino delgado – surfactantes que emulsionam lipídeos – permite que eles infectem o intestino. Os vírus sem envelope, especialmente aqueles que infectam o trato gastrintestinal, não são inativados por detergentes nem solventes orgânicos, devendo ser inativados por peróxido ou hipoclorito ou ser removidos pela lavagem com água e sabão.

CLASSIFICAÇÃO DOS VÍRUS

Os vírus têm sido classificados como um grupo à parte por não estarem formalmente relacionados com organismos de nenhum dos principais reinos. O nível mais alto de classificação viral era originalmente a família, mas algumas famílias foram agrupadas em ordens, à medida que se aprendeu mais sobre elas. Os principais vírus de interesse clínico podem ser convenientemente classificados em uma de várias famílias (Tab. 190-1), cada uma delas com estruturas características de vírion e genoma (Fig. 190-2). A classificação dos vírus em famílias, gêneros e espécies se baseia em múltiplos critérios, incluindo o tipo de ácido nucleico genômico (i.e., RNA ou DNA; ss positiva ou negativa ou fita dupla), simetria do capsídeo (helicoidal, icosaédrica ou complexa), presença ou ausência de envelope, modo de replicação e tropismo (tipo celular preferido para a replicação) ou tipo de doença que causa. Análises recentes de sequências de genomas virais refinaram e mudaram algumas das classificações originais dos vírus. O International Committee on Taxonomy of Viruses especifica os nomes formais e comuns dos vírus. Por exemplo, herpes-vírus simples tipo 1 (HSV-1) é o nome comum do herpes-vírus humano 1.

REPLICAÇÃO VIRAL NAS CÉLULAS

A replicação viral ocorre na célula hospedeira conforme as seguintes etapas: ligação, entrada, exposição do conteúdo viral, transporte até o local de replicação, transcrição do mRNA, tradução das proteínas virais, replicação do genoma de entrada, montagem de partículas virais da progênie e saída da célula. Todos os vírus precisam entrar nas células por mecanismos que

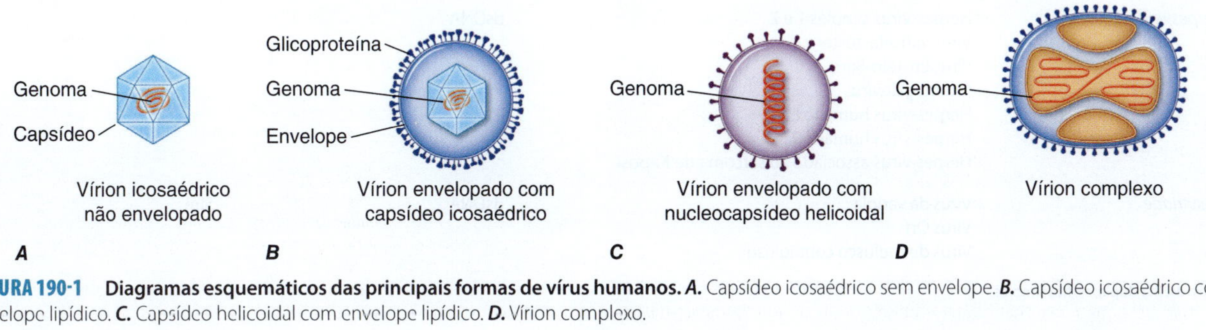

FIGURA 190-1 Diagramas esquemáticos das principais formas de vírus humanos. ***A.*** Capsídeo icosaédrico sem envelope. ***B.*** Capsídeo icosaédrico com envelope lipídico. ***C.*** Capsídeo helicoidal com envelope lipídico. ***D.*** Vírion complexo.

TABELA 190-1 ■ Principais famílias de vírus patogênicos humanos

Família	Vírus representativos	Tipo de RNA/DNA	Envelope lipídico
Picornaviridae	Vírus Coxsackie Ecovírus Enterovírus, incluindo poliovírus Rinovírus Vírus da hepatite A	(+) RNA	Não
Caliciviridae	Norovírus	(+) RNA	Não
Hepeviridae	Vírus da hepatite E	(+) RNA	Não
Togaviridae	Vírus da rubéola Vírus da encefalite equina do leste Vírus da encefalite equina do oeste	(+) RNA	Sim
Flaviviridae	Vírus da febre amarela Vírus da dengue Vírus da encefalite de St. Louis Vírus do Nilo Ocidental Vírus zika Vírus da hepatite C Vírus da hepatite G	(+) RNA	Sim
Coronaviridae	SARS-CoV-1 SARS-CoV-2 Vírus da síndrome respiratória do Oriente Médio	(+) RNA	Sim
Rhabdoviridae	Vírus da raiva Vírus da estomatite vesicular	(–) RNA	Sim
Filoviridae	Vírus Marburg Vírus ebola	(–) RNA	Sim
Paramyxoviridae	Vírus parainfluenza Vírus sincicial respiratório Vírus da doença de Newcastle Vírus da caxumba Vírus do sarampo	(–) RNA	Sim
Orthomyxoviridae	Vírus influenza A, B e C	(–) RNA, 8 segmentos	Sim
Bunyaviridae	Hantavírus Vírus da encefalite da Califórnia Vírus da febre por flebótomos	(–) RNA, 3 segmentos	Sim
Arenaviridae	Vírus da coriomeningite linfocitária Vírus da febre de Lassa Vírus da febre hemorrágica sul-americana	(–) RNA, 2 segmentos	Sim
Reoviridae	Rotavírus Reovírus Vírus da febre do carrapato do Colorado	dsRNA, 10-12 segmentos	Não
Retroviridae	Vírus linfotrópico de células T humanas 1 e 2 Vírus da imunodeficiência humana 1 e 2	(+) RNA, 2 segmentos idênticos	Sim
Hepadnaviridae	Vírus da hepatite B	dsDNA com porções ss	Sim
Parvoviridae	Parvovírus B19	ssDNA	Não
Papillomaviridae	Papilomavírus humanos	dsDNA	Não
Polyomaviridae	Vírus JC Vírus BK Vírus polioma de célula de Merkel	...	...
Adenoviridae	Adenovírus humanos	dsDNA	Não
Herpesviridae	Herpes-vírus simples 1 e 2 Vírus varicela-zóster Vírus Epstein-Barr Citomegalovírus Herpes-vírus humano 6 Herpes-vírus humano 7 Herpes-vírus associado ao sarcoma de Kaposi	dsDNA	Sim
Poxviridae	Vírus da varíola Vírus Orf Vírus do molusco contagioso	dsDNA	Sim

Siglas: ds, fita dupla; ss, fita simples.

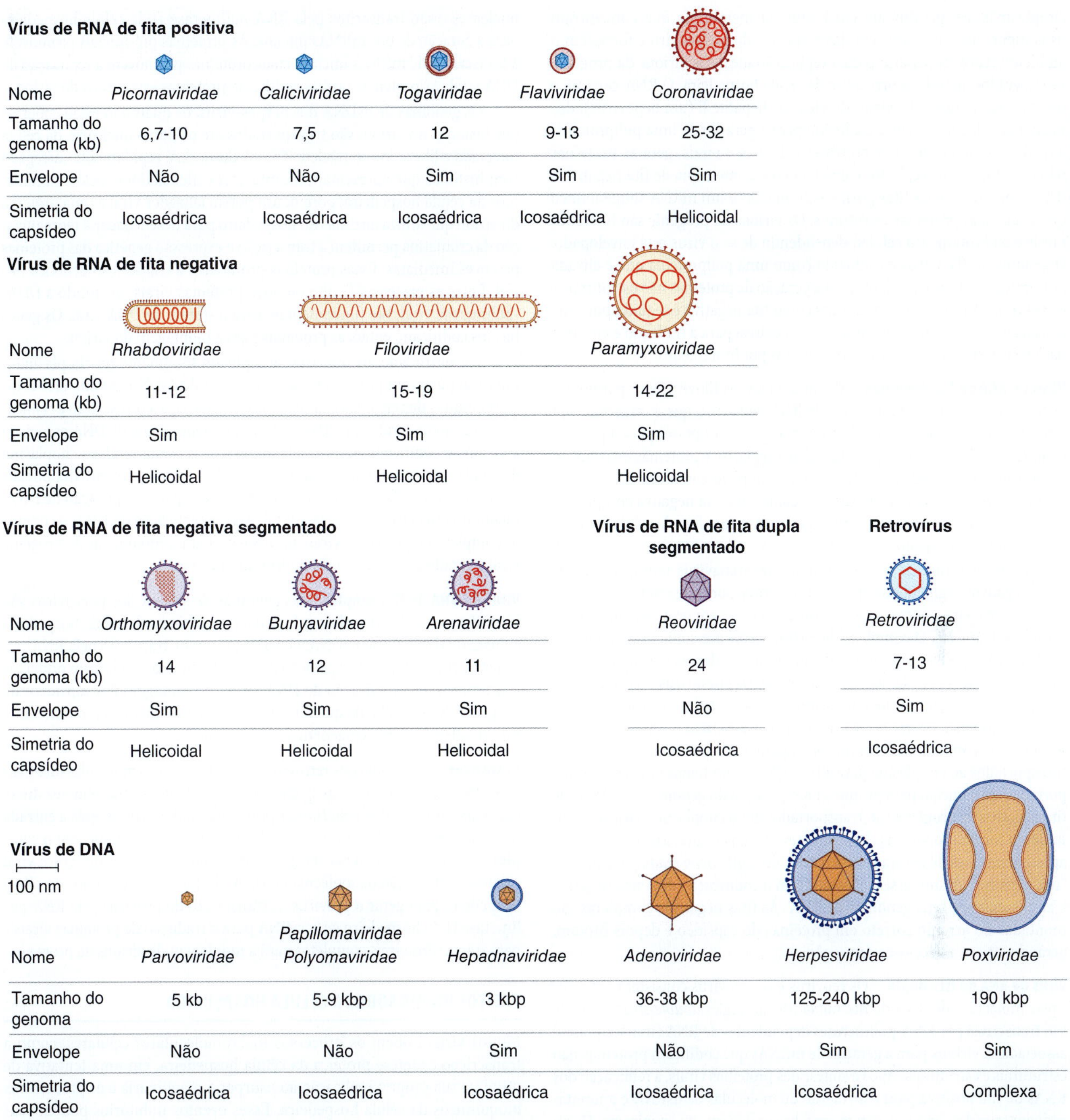

Vírus de RNA de fita positiva

Nome	*Picornaviridae*	*Caliciviridae*	*Togaviridae*	*Flaviviridae*	*Coronaviridae*
Tamanho do genoma (kb)	6,7-10	7,5	12	9-13	25-32
Envelope	Não	Não	Sim	Sim	Sim
Simetria do capsídeo	Icosaédrica	Icosaédrica	Icosaédrica	Icosaédrica	Helicoidal

Vírus de RNA de fita negativa

Nome	*Rhabdoviridae*	*Filoviridae*	*Paramyxoviridae*
Tamanho do genoma (kb)	11-12	15-19	14-22
Envelope	Sim	Sim	Sim
Simetria do capsídeo	Helicoidal	Helicoidal	Helicoidal

Vírus de RNA de fita negativa segmentado

Nome	*Orthomyxoviridae*	*Bunyaviridae*	*Arenaviridae*
Tamanho do genoma (kb)	14	12	11
Envelope	Sim	Sim	Sim
Simetria do capsídeo	Helicoidal	Helicoidal	Helicoidal

Vírus de RNA de fita dupla segmentado

Nome	*Reoviridae*
Tamanho do genoma (kb)	24
Envelope	Não
Simetria do capsídeo	Icosaédrica

Retrovírus

Nome	*Retroviridae*
Tamanho do genoma (kb)	7-13
Envelope	Sim
Simetria do capsídeo	Icosaédrica

Vírus de DNA

100 nm

Nome	*Parvoviridae*	*Papillomaviridae* *Polyomaviridae*	*Hepadnaviridae*	*Adenoviridae*	*Herpesviridae*	*Poxviridae*
Tamanho do genoma	5 kb	5-9 kbp	3 kbp	36-38 kbp	125-240 kbp	190 kbp
Envelope	Não	Não	Sim	Não	Sim	Sim
Simetria do capsídeo	Icosaédrica	Icosaédrica	Icosaédrica	Icosaédrica	Icosaédrica	Complexa

FIGURA 190-2 Diagramas esquemáticos de vírus das principais famílias que infectam humanos. Os vírus são agrupados pelo genótipo, e os víriоns são desenhados em escala aproximada. Os vírus prototípicos de cada família estão listados na Tabela 190-1. *(Fonte: Modificada da Fig. 185-2 em Harrison's Principles of Internal Medicine, 20th ed.)*

permitem a sua ligação à célula e a subsequente junção da membrana plasmática e/ou de outras membranas para obter acesso ao citoplasma. Após a entrada, os mecanismos de replicação divergem para os diferentes vírus, dependendo da natureza do genoma viral.

ENTRADA VIRAL

Os vírus se ligam a receptores específicos na superfície celular e geralmente entram por uma de três vias: (1) fusão do envelope com a superfície da membrana plasmática; (2) endocitose seguida por fusão com a membrana endossômica; ou (3) lise do endossomo ou formação de poros no endossomo. Os vírus costumam se ligar a uma molécula carregada na superfície das células e se concentram no local. Depois, eles se ligam mais especificamente a uma proteína ou molécula de carboidrato, e essa ligação desencadeia a endocitose ou fusão do envelope viral com a membrana plasmática celular. A endocitose pode ocorrer por um de vários mecanismos, incluindo a endocitose mediada por clatrina, a macropinocitose, a micropinocitose e a endocitose caveolar. Após a entrada do vírus nas vesículas endocíticas, a acidificação das vesículas leva a alterações de conformação nas glicoproteínas virais, fusão do envelope viral com a membrana endocítica e liberação do nucleocapsídeo no citoplasma. No estágio de entrada ou mais tarde, o genoma deve estar exposto ou o capsídeo suficientemente aberto para permitir a transcrição, a tradução e/ou a replicação.

ESTRATÉGIAS DE REPLICAÇÃO VIRAL

Vírus de RNA de fita positiva Os genomas de RNA dos picornavírus, calicivírus, herpes-vírus, togavírus, flavivírus e coronavírus podem ser traduzidos no citoplasma diretamente após a remoção da cobertura do capsídeo ou exposição de seu conteúdo. O RNA genômico do picornavírus é traduzido em uma poliproteína que é clivada por proteases virais e celulares para a geração de (1) proteínas não estruturais que replicam o RNA genômico como moléculas complementares de fita negativa e depois novamente como moléculas de RNA de fita positiva e (2) proteínas estruturais que montam os capsídeos para os vírions da progênie. A replicação de RNA viral de fita positiva ocorre em complexos de replicação associados a membranas citoplasmáticas, geralmente em bolsas da membrana que concentram os componentes, os protegem das respostas do hospedeiro e fornecem o ambiente redox necessário para a replicação ideal. Os vírions da progênie são liberados quando ocorre a lise da célula hospedeira. O RNA genômico de fita positiva dos calicivírus, do vírus da hepatite E (um hepevírus), dos togavírus e dos flavivírus é traduzido para a geração de uma poliproteína, a qual, quando clivada por proteases celulares e virais, gera as proteínas não estruturais que replicam o genoma viral como cópia de fita negativa e depois sintetiza novas fitas positivas completas e um mRNA subgenômico que codifica as proteínas estruturais. Os vírions da progênie são liberados por lise ou brotamento celular, dependendo de se o vírus está envelopado. O genoma do flavivírus é traduzido como uma poliproteína que é clivada por proteases virais e celulares para a geração de proteínas não estruturais e estruturais. A replicação do genoma como fita negativa é seguida por uma transição de volta para o genoma de fita positiva para a tradução e encapsidação. Os vírions da progênie são liberados por brotamento.

Vírus de RNA de fita negativa Os rabdovírus, os filovírus e os paramixovírus têm uma única fita negativa de RNA genômico que é transcrita por uma RNA-polimerase associada aos vírions (transcriptase) para a geração de mRNAs subgenômicos que codificam a replicase e proteínas estruturais. A replicase copia o RNA de fita negativa completo como um RNA de fita positiva completo e depois novamente como uma fita negativa completa, a qual é montada em nucleocapsídeos que brotam para fora da célula formando os vírions da progênie.

Os vírus influenza, os buniavírus e os arenavírus têm genomas de RNA negativos segmentados que são transcritos por transcriptases associadas a vírions para a geração de mRNAs que codificam proteínas não estruturais e estruturais. O complexo da enzima replicase copia os genomas de RNA de fita negativa como cópias de fita positiva e depois novamente como moléculas de RNA de fita negativa completas. Os buniavírus e os arenavírus se replicam inteiramente no citoplasma. Por outro lado, a transcrição viral do vírus influenza ocorre no núcleo, com as transcrições celulares nascentes servindo como iniciadores *(primers)* para a geração de mRNAs que são transportados ao citoplasma para a tradução. As proteínas virais são transportadas até o núcleo para promover a replicação do genoma, e os RNAs de fita negativa da progênie são transportados até o citoplasma para seu brotamento formando vírions descendentes. Alguns buniavírus e arenavírus apresentam fases de leitura aberta (ORFs, do inglês *open reading frames*) na "fita negativa". Assim, esses vírus utilizam a codificação de senso negativo e ambissenso de seus genomas de RNA. As fitas negativas completas são montadas no arranjo correto em proteínas do capsídeo e depois brotam, gerando vírions infecciosos da progênie.

Vírus de RNA de fita dupla Os reovírus e os rotavírus consistem em múltiplas moléculas de RNA de fita dupla (ds, do inglês *double-stranded*) que são transcritas por RNA-polimerases dependentes de RNA (transcriptases) associadas a vírions para a geração de mRNAs que codificam proteínas não estruturais e estruturais. Após a síntese das proteínas virais, a replicação dos RNAs de fita positiva para a formação de moléculas de dsRNA e a montagem em capsídeos virais ocorrem em fábricas de vírus no citoplasma. Os vírus da progênie são liberados quando ocorre a lise das células infectadas.

Vírus de DNA de fita dupla A maioria dos genomas virais de dsDNA é transportada até o núcleo da célula infectada para a transcrição e a replicação. A célula hospedeira reconhece o DNA estranho que não está completamente carregado com nucleossomos de histona com um padrão normal e tenta epigeneticamente silenciar essas moléculas; os vírus de DNA desenvolveram mecanismos para superar esses mecanismos de silenciamento epigenético. Os genomas de dsDNA dos papovavírus e dos papilomavírus são recobertos por cromatina nucleossomal no vírion e, assim, são liberados para o núcleo em uma forma que não é reconhecida como estranha. A expressão genética inicial do vírus é promovida por um potencializador adjacente ao promotor genético inicial, o qual é transcrito pela RNA-polimerase II da célula hospedeira para a geração dos mRNAs iniciais. As proteínas iniciais promovem a replicação do DNA viral pelas enzimas do hospedeiro, sendo, então, transcritos os genes tardios. As proteínas tardias codificam as proteínas do capsídeo para a montagem dos vírions da progênie.

Os genomas de dsDNA dos adenovírus são liberados até o núcleo da célula infectada coberto por uma proteína viral que esconde os genomas virais dos mecanismos de silenciamento epigenético do hospedeiro. Os genomas de DNA virais são transportados e liberados através de poros nucleares e são transcritos pela RNA-polimerase II da célula hospedeira para a geração de pré-mRNAs iniciais. As proteínas pré-iniciais promovem a transcrição de mRNAs iniciais, cujas proteínas promovem a replicação do DNA viral. As proteínas tardias codificam proteínas estruturais do vírion.

Os genomas de dsDNA dos herpes-vírus, os quais não estão cobertos por histonas no vírion, são transportados até os poros nucleares da célula infectada e liberados no núcleo. O DNA desnudo é rapidamente carregado com histonas que apresentam modificações silenciadoras pelos mecanismos da célula hospedeira; porém, um potencializador viral e uma proteína do vírion que utiliza enzimas do hospedeiro para desencadear a reorganização da cromatina permitem a transcrição e expressão genética das proteínas precoces imediatas. Essas proteínas promovem a transcrição genética inicial. Entre as proteínas E, oito ou nove proteínas virais, incluindo a DNA-polimerase viral, são fundamentais para a síntese de DNA viral. Os genes tardios codificam, então, as proteínas para a montagem do vírion.

Por outro lado, os poxvírus se replicam totalmente no citoplasma – um local incomum para a replicação de vírus de dsDNA. Assim, eles codificam muitas das enzimas e fatores necessários para a transcrição e replicação do genoma viral. Uma RNA-polimerase dependente de DNA associada a vírions e codificada por vírus transcreve o genoma viral no citoplasma da célula infectada para a geração de mRNAs iniciais. Os mRNAs iniciais codificam outros fatores de transcrição e fatores para a replicação de DNA, incluindo uma DNA-polimerase viral. Após a replicação do DNA, o conjunto completo de proteínas virais necessárias para a montagem da progênie viral é gerado pela transcrição intermediária e tardia.

Vírus de DNA de fita simples Os genomas de ssDNA dos parvovírus são liberados ao núcleo da célula infectada, e as enzimas da célula hospedeira copiam o ssDNA como dsDNA. O dsDNA é, então, transcrito pela RNA-polimerase II da célula para a geração de mRNAs, os quais codificam proteínas que promovem a replicação do DNA viral e a montagem dos capsídeos da progênie. Não se sabe de que forma os parvovírus lidam com os mecanismos de silenciamento epigenéticos do hospedeiro.

Retrovírus O genoma dos retrovírus consiste em duas moléculas idênticas de ssRNA de fita positiva, as quais não são traduzidas, mas, em vez disso, copiadas como dsDNA pela *transcriptase reversa* dos vírions após a entrada no citoplasma da célula hospedeira. O dsDNA é transportado com o complexo transcriptase reversa-integrase até o núcleo, onde a integrase viral catalisa a integração da molécula de DNA viral nos cromossomos da célula hospedeira para gerar o provírus. A transcrição do provírus pela RNA-polimerase II do hospedeiro gera mRNA para a tradução de proteínas virais e para transcritos virais completos para a montagem de vírions da progênie.

EFEITOS VIRAIS SOBRE A CÉLULA HOSPEDEIRA

Muitos vírus inibem os processos macromoleculares celulares, como a transcrição e síntese proteica da célula hospedeira, em uma tentativa de otimizar sua própria replicação ao usurpar a maquinaria e os precursores bioquímicos da célula hospedeira. Esses eventos inibitórios podem causar dano e morte celular ou necrose. Os efeitos costumam se manifestar como alterações progressivas na estrutura celular, afastamento do substrato e arredondamento, terminando em lise. Em conjunto, essas alterações são chamadas de CPE. As células podem detectar a infecção conforme descrito adiante e iniciar uma via chamada de *morte celular programada,* ou apoptose, em uma tentativa de limitar a infecção viral.

Alguns vírus induzem o crescimento da célula hospedeira para otimizar sua própria replicação ou para amplificar as células hospedeiras. Papovavírus, papilomavírus e adenovírus induzem à fase S celular para ativar as funções necessárias para a replicação do DNA viral. Esses vírus também têm como alvo proteínas celulares que controlam o crescimento celular, inativando ou degradando-as para permitir que o ciclo celular progrida para a fase S. Estudos sobre os mecanismos desses efeitos virais sobre as células hospedeiras identificaram genes supressores tumorais celulares como o *p53* e genes *pRB* de retinoblastoma. O vírus Epstein-Barr induz à proliferação para amplificar a infecção latente na sua célula hospedeira, o linfócito B. Porém, os mecanismos virais algumas vezes induzem à imortalização de uma célula que já sofreu ou que sofrerá mais tarde a transformação oncogênica que leva à célula cancerosa. Alguns retrovírus codificam versões alteradas de genes hospedeiros que podem induzir à transformação. Em conjunto, esses retrovírus e vírus de DNA são chamados de *vírus tumorais.*

RESPOSTAS ANTIVIRAIS DO HOSPEDEIRO E MECANISMOS ANTAGONISTAS VIRAIS

As células hospedeiras desenvolveram vários mecanismos para resistir à infecção viral. Elas codificam proteínas constitutivamente expressas que inibem a replicação viral em um processo chamado de *resistência intrínseca*. Um fator de resistência bem conhecido do hospedeiro é a proteína Trim5α do macaco rhesus, a qual inibe a infecção pelo vírus da imunodeficiência humana (HIV) tipo 1 logo após o *core* viral penetrar no citoplasma.

Por sua vez, os vírus desenvolveram mecanismos para escapar ou para neutralizar os fatores de resistência nas células de sua espécie de hospedeiro. A proteína da leucemia promielocítica (LPM) e suas proteínas associadas nas estruturas do domínio nuclear 10 (ND-10, do inglês *nuclear domain 10*) no núcleo de células humanas restringem a replicação do HSV, mas o HSV desenvolveu um produto genético – proteína da célula infectada 0 (ICP0, do inglês *infected cell protein 0*), uma ubiquitina-ligase E3 – que promove a degradação da proteína da LPM e antagoniza esse mecanismo antiviral. Contudo, a expressão da proteína da LPM é aumentada pela sinalização do interferon (IFN), e os níveis elevados são suficientes para reduzir a infecção pelo HSV selvagem. Assim, durante a infecção pelo HSV, existe uma corrida entre a expressão de IFN e a expressão de ICP0.

TIPOS DE INFECÇÕES CELULARES

O balanço entre fatores pró-virais e antivirais em uma célula define se ela é permissiva ou não permissiva à replicação viral. Uma infecção em que uma progênie viral é produzida é chamada de infecção *produtiva*. Se uma célula é infectada, mas não morre, o vírus pode estabelecer uma infecção *persistente*. Uma infecção *crônica* pode ocorrer se um vírus infeccioso é continuamente produzido. Ocorre uma infecção *abortiva* quando a infecção começa, mas não chega a se completar. Em infecções abortivas, a célula pode (1) morrer, se houver CPE suficiente, conforme descrito anteriormente; (2) sofrer transformação oncogênica; ou (3) abrigar uma infecção latente na qual não se encontra vírus infeccioso, mas o vírus pode ser reativado após algum tempo. Os exemplos desses resultados são a infecção oncogênica abortiva de células por poliomavírus da célula de Merkel, a infecção crônica de células hepáticas pelo vírus da hepatite B e a infecção latente dos neurônios pelo HSV.

ESTÁGIOS DA INFECÇÃO DE UM HOSPEDEIRO

Os estágios da infecção viral são (1) a entrada no hospedeiro, (2) a replicação primária e a doença no sítio de entrada, (3) a disseminação pelo hospedeiro, (4) a replicação secundária e a doença em novos sítios, (5) a persistência ou eliminação pela resposta imune do hospedeiro e (6) a transmissão ou liberação pelo hospedeiro. A infecção de um hospedeiro pode ser aguda, crônica ou latente.

Entrada As células da pele queratinizada não são viáveis e, assim, não são boas células hospedeiras para a replicação viral. Dessa forma, o vírus precisa entrar no hospedeiro em uma superfície mucosa (p. ex., em sítios orais, respiratórios e nasais), através de uma abertura corporal (p. ex., por inalação ou ingestão) ou através de uma ruptura na pele (p. ex., em sítios de picadas de mosquitos ou outros insetos). Por exemplo, o papilomavírus e o HSV entram por rupturas na pele, enquanto os vírus zika e da dengue podem ser introduzidos por picadas de insetos.

Replicação primária e doença Os vírus se replicam no sítio de entrada corporal (i.e., o sítio de infecção primária), são eliminados de volta para o ambiente e podem causar doença no sítio de entrada e/ou disseminação para causar doença sistêmica. Por exemplo, os vírus influenza podem infectar a mucosa respiratória. Os norovírus e os rotavírus podem infectar células epiteliais no trato gastrintestinal. Os vírus da dengue e zika podem infectar células dendríticas nos tecidos após uma picada de mosquito. Se a infecção viral lesar células e tecidos e causar doença no sítio de entrada, o período de incubação entre a exposição e a doença pode ser de apenas 1 ou 2 dias.

Disseminação viral Algumas infecções virais permanecem localizadas no sítio primário, mas outras se disseminam a partir do sítio primário para sítios secundários, onde o vírus infecta novas células e causa doença. Essa disseminação pode ocorrer pela linfa e pela corrente sanguínea (*viremia*). Por exemplo, o vírus do sarampo se replica inicialmente no epitélio respiratório, e as células dendríticas infectadas se disseminam pela linfa até os linfonodos, onde células T e monócitos são infectados e transmitem o vírus pela corrente sanguínea até órgãos e linfonodos pelo corpo todo. A doença sistêmica pode ser o resultado da infecção disseminada, e a disseminação viral para a pele causa o clássico exantema do sarampo. O período de incubação de 10 a 14 dias desde a exposição até os sintomas clínicos reflete o tempo necessário para múltiplas rodadas de replicação viral e disseminação dentro do corpo antes do aparecimento do exantema clássico. Da mesma forma, células dendríticas e macrófagos infectados com o vírus da dengue podem viajar pelo sistema circulatório e transmitir o vírus a sítios secundários, onde podem ocorrer a infecção e a doença.

De modo alternativo, pode ocorrer disseminação viral por vias neuronais por disseminação transináptica de vírions. O vírus da raiva se dissemina por via transináptica desde a periferia até o sistema nervoso para causar encefalite. O HSV-1 causa uma infecção primária nas superfícies mucosas e depois penetra no axônio de um neurônio sensorial e estabelece uma infecção latente no corpo celular do neurônio. A reativação costuma levar a uma infecção recorrente no sítio da infecção primária, mas algumas vezes o vírus pode se mover ao longo de tratos nervosos até o sistema nervoso central e causar encefalite.

Respostas imunes do hospedeiro A infecção viral aguda é atenuada pela rápida resposta imune inata e depois controlada pela resposta imune adaptativa mais tardia.

IMUNIDADE INATA O primeiro braço da resposta imune do hospedeiro – a resposta imune inata – é rápido, com o reconhecimento de padrões gerais de moléculas virais, mas não de antígenos específicos, cujo reconhecimento ocorre durante a resposta adaptativa mais tardia. Com o uso de receptores de reconhecimento de padrões, as células do hospedeiro reconhecem moléculas estranhas com padrões contidos em micróbios – isto é, padrões moleculares associados a patógenos (PAMPs, do inglês *pathogen-associated molecular patterns*). O reconhecimento das moléculas estranhas leva à ativação de vias de sinalização inata que induzem à expressão de IFNs, citocinas e outros produtos genéticos do hospedeiro, incluindo aqueles atribuíveis a genes estimulados por IFN, os quais servem como moléculas efetoras antivirais. O ssRNA viral é reconhecido pelo receptor 7 semelhante ao Toll (TLR7, do inglês *Toll-like receptor 7*) e pelo TLR8, os quais induzem à transcrição de genes de IFN tipo I e de genes estimulados por IFN. Os IFNs atuam sobre a célula produtora de maneira autócrina e sobre as células circundantes de maneira parácrina para a indução da expressão de genes antivirais e para a ativação de mecanismos antivirais. O dsRNA é reconhecido pelo TLR3, o qual ativa a expressão de IFNs tipo I. O ssRNA e o dsRNA são reconhecidos pelo gene I indutível pelo ácido retinoico (RIG-I, do inglês *retinoic acid-inducible gene I*) e pelo antígeno 5 associado à diferenciação do melanoma (MDA5, do inglês *melanoma differentiation-associated antigen 5*), o que induz à expressão de IFN tipo I. As glicoproteínas virais são reconhecidas por TLR2 e TLR4. O DNA viral é reconhecido pelo receptor cGAS citoplasmático, o qual ativa a expressão de IFN tipo I, e pelo receptor nuclear da proteína 16 indutível por IFN (IFI16, do inglês *IFN-inducible protein 16*), o qual ativa a expressão de IFN em alguns tipos celulares e o silenciamento epigenético do genoma de DNA viral em muitos tipos celulares. Assim, o IFI16 pode atuar como fator de resistência constitutivamente expresso ou como um gene estimulado pela IFN. As respostas inatas também direcionam as respostas imunes adaptativas tardias e mais específicas.

IMUNIDADE ADAPTATIVA Os antígenos virais são apresentados como peptídeos às células T CD4+ e CD8+ por células apresentadoras de antígenos para induzir essas células T a se transformarem em células T específicas para antígenos. Os antígenos virais são também apresentados a células B, as quais induzem à diferenciação de células B produtoras de anticorpos. Os anticorpos podem se ligar a vírions e neutralizar sua infectividade pelo impedimento de sua ligação a receptores, sua entrada, sua exposição do conteúdo ou de outras etapas da infecção (Fig. 190-3). Os anticorpos também podem se ligar a antígenos virais na superfície de vírions e de células infectadas, promovendo a fagocitose, a citotoxicidade dependente de anticorpos e a lise mediada por complemento. As células T reconhecem os peptídeos virais ligados a moléculas do complexo de histocompatibilidade principal na superfície de células infectadas, produzindo citocinas que exercem um efeito antiviral ou que ativam mecanismos de destruição celular. Assim, as respostas imunes adaptativas do hospedeiro podem ter como alvo vírions ou células infectadas, podendo eliminar a infecção.

EVOLUÇÃO VIRAL

Como as RNA-polimerases dependentes de RNA são propensas a erro e não apresentam funções de edição, as alterações de sequência são frequentemente introduzidas em seus genomas. Essas alterações podem levar a populações ou quantidades de vírus com sequências divergentes dentro da

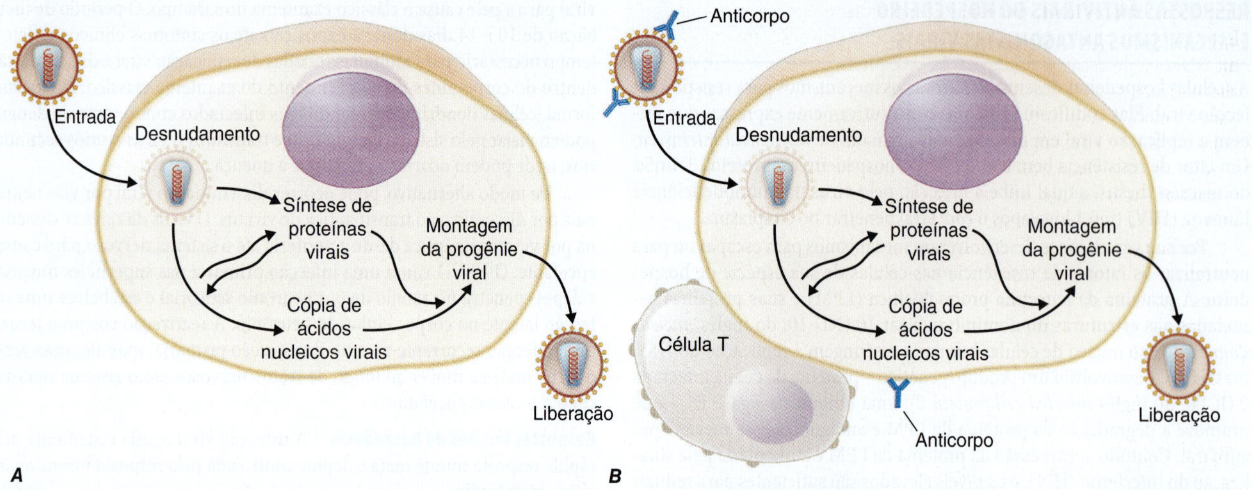

FIGURA 190-3 Etapas na infecção viral de uma célula hospedeira e efeitos dos mecanismos efetores imunes. *A.* Etapas na infecção viral de uma célula hospedeira. As etapas incluem a entrada na célula, a exposição dos ácidos nucleicos do genoma viral, a síntese de proteínas virais, a cópia dos ácidos nucleicos virais, a montagem dos vírus da progênie e a eliminação a partir da célula hospedeira. ***B.*** Mecanismos efetores imunes. Os anticorpos podem se ligar aos vírions extracelulares e neutralizar a infectividade ao impedir sua ligação aos receptores celulares, impedindo a entrada em outras etapas, impedindo a exposição do conteúdo viral ou impedindo outras etapas da infecção. As células T reconhecem os peptídeos antigênicos apresentados na superfície de células infectadas e produzem citocinas antivirais e/ou ativam a destruição celular.

população viral de uma pessoa. Devido à seleção induzida por fármacos, a pressões imunes ou a restrições do hospedeiro, as variantes preexistentes podem surgir como novas formas importantes de um vírus. Diferenças em sua capacidade de replicação podem levar ao enriquecimento de vírus mais preparados e à perda das variantes menos adaptadas. Essa tendência tem sido observada na pandemia de Covid-19 à medida que variantes mais adaptadas se tornaram as formas dominantes de SARS-CoV-2 na população.

Os vírus com genomas segmentados podem sofrer rearranjos (*reassortments*) do genoma em células coinfectadas com duas cepas virais, resultando em uma nova composição genética para um determinado vírus. Por exemplo, podem surgir novos segmentos em isolados do vírus influenza, os quais se acredita que sejam rearranjos entre as cepas humanas existentes e cepas animais ou aviárias, como aquelas de espécies suínas ou aviárias. Esse tipo de evento é a causa das principais variações antigênicas maiores (*shifts*) nos vírus influenza que ocorrem periodicamente ao longo de uma década. Essas alterações maiores devido a rearranjos e aquisição de um novo segmento genômico são chamadas de *shift antigênico*, em oposição às alterações menores devido a variações da sequência, as quais são chamadas de *drift antigênico*.

Especialmente nos vírus de DNA, mas – sob circunstâncias especiais – também em vírus de RNA como os coronavírus, os genomas virais podem sofrer recombinação entre duas cepas e gerar genomas recombinantes com novas combinações de genes que podem ser mais ou menos adaptados à sobrevivência.

As variantes virais podem adquirir a capacidade de infectar células de novas espécies de hospedeiros ou de pular barreiras entre espécies. A infecção *zoonótica* ocorre quando um vírus se dissemina de animais para seres humanos, como se acredita que tenha ocorrido com o SARS-CoV-1 e o SARS-CoV-2. Acredita-se que o ancestral viral original desses vírus – endêmicos em morcegos – tenha se disseminado para outros animais vendidos nos mercados da China, com variantes virais tendo surgido, as quais poderiam infectar com eficiência os seres humanos. A evolução de variantes que poderiam infectar de maneira eficiente e ser transmitidas por seres humanos como agentes de infecção respiratória levou à pandemia de Covid-19.

EPIDEMIOLOGIA MOLECULAR DOS VÍRUS

Várias técnicas moleculares permitem a fácil genotipagem de isolados virais. O sequenciamento direto, a análise de polimorfismos em sítios de clivagem por endonucleases de restrição e as análises por reação em cadeia da polimerase (PCR, do inglês *polymerase chain reaction*) permitem uma busca por marcadores genotípicos em isolados, com o sequenciamento sendo a definição mais precisa de uma cepa viral. Quando esses tipos de testes são aplicados, alguns vírus (p. ex., vírus influenza e vírus do sarampo) apresentam principalmente uma cepa prevalente na população em um determinado momento. Assim, apenas uma cepa viral se dissemina pela população. No caso de outros vírus, como o HIV e o HSV, quase todos os isolados não relacionados podem ser diferenciados por esses testes, e muitas cepas estão latentes e se disseminando na população, evoluindo em paralelo. Com essas técnicas moleculares, podem ser usados marcadores genotípicos para determinar se um vírus foi transmitido de uma pessoa para outra.

Estudos de sequenciamento genômico do SARS-CoV-2 identificaram várias cepas importantes circulantes em qualquer determinado momento. À medida que novas variantes surgiram, cada uma delas se tornava a cepa circulante dominante.

DETECÇÃO E QUANTIFICAÇÃO DOS VÍRUS

Os vírus e as infecções virais precisam ser detectados e quantificados com propósitos clínicos e científicos. A virologia diagnóstica utiliza os princípios científicos descritos anteriormente para a detecção de vírus e de evidências de infecção em amostras clínicas, para definir o tipo de vírus presente em uma amostra e, em alguns casos, para quantificar a quantidade de vírus ou a carga viral de um paciente. Os estudos científicos utilizam esses princípios para a detecção e quantificação de vírus em estoques laboratoriais e para a mensuração da replicação viral.

DETECÇÃO DE VÍRUS INFECCIOSOS

Devem ser usados ensaios biológicos para a detecção e mensuração de vírus infecciosos. A infectividade pode ser medida como a capacidade de infectar animais e causar doença ou como a capacidade de infectar células cultivadas e causar CPE. Por exemplo, o vírus SARS-CoV-1 foi primeiramente isolado pela introdução de uma amostra de *swab* orofaríngeo em culturas de células Vero e pela detecção de CPE.

DETECÇÃO DE PARTÍCULAS VIRAIS, SEUS COMPONENTES E PRODUTOS GENÉTICOS VIRAIS

Partículas virais A microscopia eletrônica (ME) deve ser usada para a visualização direta de vírions, pois os vírus (com exceção dos poxvírus) são menores que a resolução do microscópio óptico. Os vírions podem ser visualizados por ME com coloração negativa dos próprios vírions ou por ME de transmissão de células infectadas. Conforme citado antes, as partículas virais de síndrome respiratória aguda grave (SRAG) foram visualizadas pela primeira vez em cortes de células Vero infectadas com amostras de pacientes. O sobrenadante da cultura celular mostrou partículas de coronavírus por ME de coloração negativa. Este último método também tem sido usado para a detecção de partículas virais em fezes durante surtos de gastrenterite. Anticorpos específicos para proteínas de capsídeos virais costumam ser usados nesse ensaio para concentrar o vírus e potencializar sua detecção.

Ácidos nucleicos virais Os ácidos nucleicos virais são detectados por métodos de amplificação envolvendo PCR com *primers* específicos, o que amplifica números muito pequenos de moléculas de ácidos nucleicos virais. Esses métodos podem usar a amplificação direta do DNA em amostras clínicas para a detecção e quantificação de genomas de DNA viral; de modo alternativo, eles podem usar a transcrição reversa de RNA seguida por PCR para a detecção de um produto de DNA em amostras clínicas como maneira de detectar sequências de RNA viral. Múltiplos *primers* podem ser usados em uma reação múltipla para a detecção de múltiplos patógenos. O processo de isolamento de ácido nucleico, transcrição reversa e PCR tem sido automatizado, e instrumentos de alto rendimento medem a carga de HIV em amostras de soro. O DNA do HSV-1 pode ser medido no líquido cerebrospinal como um ensaio rápido para a encefalite por HSV. Esses métodos também foram transferidos para ensaios rápidos visando à detecção de genomas virais no próprio local de cuidados.

Antígenos virais Os antígenos virais podem ser detectados por métodos imunológicos como a imunofluorescência e o ensaio enzimático imunoabsorvente (EIA). A imunofluorescência envolve a fixação e permeabilização de células ou tecidos de amostras clínicas e a reação com (1) um anticorpo antiviral conjugado com um fluoróforo (imunofluorescência direta) ou (2) um anticorpo antiviral seguido por um anticorpo anti-imunoglobulina conjugado com um fluoróforo (imunofluorescência indireta), com a detecção do fluoróforo por microscopia de fluorescência em ambos os casos.

O EIA envolve a imobilização de um anticorpo antiviral em um substrato como uma placa de microtitulação, a incubação da amostra do paciente na placa e a incubação adicional de um anticorpo ligado a uma enzima. A enzima ligada é depois medida pela produção de um substrato colorido que pode ser lido por espectrofotometria.

Hemaglutinação Alguns vírus têm a capacidade de fazer uma ligação cruzada e aglutinar hemácias de espécies específicas, um processo chamado de *hemaglutinação*. O título viral é medido como o inverso da última diluição da amostra que causa a hemaglutinação.

Ensaios virais quantitativos Os vírus podem ser quantificados em termos de número de partículas de vírions e/ou infectividade. O número de partículas de vírions em uma amostra pode ser determinado por coloração negativa e observação por ME. O número de genomas de DNA viral pode ser determinado por PCR, enquanto os genomas de RNA podem ser determinados por PCR com transcriptase reversa (RT-PCR), conforme descrito anteriormente. De modo alternativo, as partículas virais purificadas podem ser bioquimicamente quantificadas por ensaios de espectrofotometria que medem as proteínas virais.

O número de partículas infecciosas pode ser quantificado por um ensaio de diluição terminal no qual o vírus é diluído até que apenas metade das culturas sejam infectadas; essa concentração é designada de dose infectante para cultura de tecidos para 50% das culturas ($TCID_{50}$, do inglês *tissue culture infectious dose for 50% of cultures*). Um ensaio alternativo pode determinar a dose em que metade dos animais experimentais morrem pela doença viral (dose letal para 50% dos animais de teste [LD_{50}, do inglês *lethal dose for 50% of test animals*]). Um ensaio mais quantitativo de infectividade é o ensaio em placas. Uma placa é uma área de visualização de CPE localizado. Nos ensaios de placas, as diluições das amostras virais são colocadas em células ligadas a um disco de cultura, e, após a adsorção do vírus pelas células, as células são cobertas com um meio semissólido ou com um meio contendo anticorpo, o que evita a difusão do vírus através do meio. Então, o vírus se dissemina apenas entre as células, causando uma área restrita de CPE – uma placa – na monocamada de células. O número de placas formadas por cada diluição de vírus define o título em unidades formadoras de placas (UFPs) por volume de vírus.

No caso de vírus que infectam seres humanos, a relação entre partículas virais e unidades infecciosas, ou a relação partícula:UFP, é sempre muito maior do que 1 – geralmente 10 a 1.000. Esse resultado significa um grande excesso de partículas que são defeituosas e/ou que não são contadas como infectantes em ensaios de laboratório. Assim, para o propósito experimental, acompanhar o número de partículas virais de forma visual ou bioquímica não garante que o observador está acompanhando a verdadeira via de infecção. Dessa forma, as preparações clínicas de vírus usados em vacinas, vetores de vacinas, vetores de tratamentos genéticos e vírus oncolíticos devem ser definidas com precisão e especificamente em termos de partículas *versus* unidades infectantes para uma dosagem acurada e segura. Como exemplo, uma recente vacina contra Covid-19 baseada em adenovírus foi quantificada com base na medida espectrofotométrica de vírions purificados. Após o início dos ensaios clínicos, uma reatogenicidade menor que o esperado levou a um reexame da dose da vacina. Um excipiente descoberto na vacina demonstrou ser a causa de erros na mensuração espectrofotométrica que levaram a uma superestimativa da concentração viral. Mensurações de genomas virais em paralelo com a RT-PCR permitiram uma medida mais acurada dos lotes de vetores da vacina, sendo a dose revisada para metade do nível original. Esse exemplo ilustra a importância de mensurações precisas de partículas virais e de partículas infectantes nas preparações clínicas de vírus.

DETECÇÃO DE ANTICORPOS VÍRUS-ESPECÍFICOS

A presença de anticorpos vírus-específicos fornece evidências de infecção prévia com um vírus ou exposição prévia a antígenos virais por meio de imunização; assim, os testes de anticorpos têm extrema importância clínica. Os testes mais comuns para anticorpos são o ensaio imunoabsorvente ligado à enzima (ELISA) e o *Western blot* ou ensaio *immunoblot*. Um ELISA envolve a imobilização do antígeno viral em um substrato como uma placa de microtitulação, sua incubação com o soro do paciente e a incubação posterior com um anticorpo contra a IgG humana acoplada a uma enzima. A quantidade de anticorpos ligados é medida pela detecção de um produto colorido feito pela enzima ligada. O ensaio de *Western blot* envolve a disposição de proteínas virais em um gel de poliacrilamida, sua transferência para uma membrana, a incubação com o soro do paciente e a incubação adicional com um anticorpo contra a IgG humana acoplada a uma enzima. As proteínas com anticorpos ligados são detectadas como um produto colorido feito pelo anticorpo ligado. O *Western blot* detecta antígenos de um tamanho específico e, assim, é mais específico que o ELISA. Por exemplo, a testagem sorológica do HIV envolve a triagem com ELISA de alto rendimento seguida por um ensaio *Western blot* para confirmar a especificidade de qualquer resultado positivo no ELISA.

Em um ensaio de inibição da hemaglutinação, anticorpos específicos para proteínas da superfície viral são detectados por sua capacidade de bloquear a hemaglutinação.

IMUNIZAÇÃO CONTRA DOENÇAS VIRAIS

As vacinas virais estão entre as mais efetivas medidas de saúde pública e biomédicas que foram implementadas: milhões de mortes foram prevenidas pelo seu uso. Essas vacinas são seguras porque foram desenvolvidos extensos protocolos para o monitoramento da segurança das vacinas antes e depois de sua aprovação. Historicamente, as vacinas virais se baseavam em vírus inativados ou em vírus vivos atenuados, conforme o exemplo da vacina da poliomielite de Salk e da vacina da poliomielite com vírus vivo atenuado de Sabin, respectivamente. Ambas as vacinas foram muito bem-sucedidas, oferecendo vantagens individuais. Novos tipos de vacinas foram desenvolvidos, incluindo aquelas baseadas em proteínas recombinantes, vetores virais e, mais recentemente, em mRNA. Para cada vírus, o antígeno e a estratégia de imunização ideais devem ser determinados com base em correlatos imunes específicos do vírus, anticorpos ou células T necessárias para a proteção imunológica contra a infecção e a doença. Esses conceitos são discutidos com mais detalhes no Capítulo 123.

TERAPÊUTICA ANTIVIRAL

FÁRMACOS ANTIVIRAIS

Os vírus se replicam nas células humanas e utilizam grande parte da maquinaria da célula hospedeira. Assim, os fármacos antivirais devem ter como alvo eventos específicos do vírus para otimizar a segurança. Os alvos virais para os fármacos foram identificados em estudos sobre os mecanismos de infecção e replicação viral (Cap. 191). Muitos dos fármacos antivirais de maior sucesso têm como alvo enzimas virais; os exemplos incluem os fármacos anti-HSV que têm como alvo as DNA-polimerases do vírus e a timidina-cinase (Cap. 191) e os fármacos anti-HIV que têm como alvo a transcriptase reversa, a protease e a integrase do vírus (Cap. 202).

VÍRUS COMO AGENTES TERAPÊUTICOS

Os vírus têm sido desenvolvidos para diversos propósitos médicos, incluindo a distribuição de genes e a destruição de células tumorais. Conforme descrito anteriormente, os vírus foram desenvolvidos como vacinas e como vetores de vacinas. Por exemplo, vetores baseados no vírus da estomatite vesicular têm sido usados como vacinas contra ebola. Vetores baseados em adenovírus foram usados como vetores de vacinas contra Aids e são atualmente usados como vetores em vacinas contra Covid-19. Recombinantes virais, incluindo aqueles de retrovírus e vírus associados ao grupo adeno, foram aprovados como vetores para a distribuição de genes para as células no tratamento de defeitos de um único gene. Os retrovírus se integram aos cromossomos das células e são mantidos com a expressão estável do transgene, embora tenham surgido preocupações relacionadas a uma possível ativação de promotores próximos e a efeitos adversos devido a essa ativação. Os vírus associados ao grupo adeno não são integrados, mas são estavelmente mantidos e capazes de expressão durável do transgene. Adenovírus e herpes-vírus também estão sendo testados como vetores de terapias genéticas. Por fim, uma cepa atenuada de HSV que expressa o fator estimulador de colônias de granulócitos-macrófagos foi aprovada para o tratamento do melanoma devido ao seu efeito oncolítico e propriedades imunoterapêuticas. Muitos outros estudos estão avaliando o uso dos vírus como vetores e para aplicações imunoterapêuticas e oncolíticas.

RESUMO

Como parasitas intracelulares obrigatórios, os vírus entram nas células hospedeiras, se replicam e se disseminam na forma de vírus da progênie. O dano da célula hospedeira resultante da entrada do vírus pode resultar em lesão de tecidos e órgãos. O conhecimento básico dos mecanismos subjacentes à infecção e à replicação dos vírus que infectam seres humanos forma a base dos estudos médicos da patogênese viral, de vacinas virais, de fármacos antivirais e do uso dos vírus como agentes terapêuticos. Um amplo conhecimento de todos os vírus é fundamental para estarmos preparados para a próxima epidemia ou pandemia viral.

LEITURAS ADICIONAIS

Helenius A: Virus entry: Looking back and moving forward. J Mol Biol 43:1853, 2018.

Howley PM et al (eds): *Fields Virology: Vol. 1: Emerging Viruses*, 7th ed. Philadelphia, Wolters Kluwer/Lippincott Williams & Wilkins Health, 2020.

Knipe DM, Howley PM (eds): *Fields Virology*, 6th ed. Philadelphia, Wolters Kluwer/Lippincott Williams & Wilkins Health, 2013.

Knipe DM et al: Ensuring vaccine safety. Science 370:1274, 2020.

Ksiazek TG et al: A novel coronavirus associated with severe acute respiratory syndrome. N Engl J Med 348:1953, 2003.

Voysey M et al: Safety and efficacy of the ChAdOx1 nCoV-19 vaccine (AZD1222) against SARS-CoV-2: An interim analysis of four randomised controlled trials in Brazil, South Africa, and the UK. Lancet 397:99, 2021.

Zhou P et al: A pneumonia outbreak associated with a new coronavirus of probable bat origin. Nature 579:270, 2020.

191 Quimioterapia antiviral, excluindo os agentes antirretrovirais

Jeffrey I. Cohen, Eleanor Wilson

A maioria dos fármacos antivirais inibe a replicação do DNA ou do RNA viral, mas outras atividades, como a entrada do vírus, a transcrição do RNA viral, a clivagem de proteínas pela protease viral, a exposição do conteúdo viral após a infecção e a liberação do vírus pela célula, são alvos de diferentes agentes antivirais aprovados. A inibição da replicação viral não elimina o vírus na célula; as respostas imunes da célula hospedeira são importantes para a eliminação do vírus. Os fármacos antivirais não costumam erradicar as infecções virais latentes, mas, em vez disso, costumam inibir a replicação viral; assim, quando o tratamento é interrompido, o vírus pode ser reativado e novamente se replicar. A resistência aos agentes antivirais devido a mutações em proteínas virais não é incomum, sendo mais comum para os vírus de RNA com alta taxa de mutação do que para os vírus de DNA. Essa diferença pode explicar a observação de que os vírus de DNA resistentes aos fármacos são um problema maior em pacientes imunocomprometidos, enquanto os vírus de RNA resistentes aos fármacos podem ser encontrados também em pessoas saudáveis. Os pacientes podem abrigar uma mistura de vírus resistentes e sensíveis aos fármacos, a qual é dinâmica e muda conforme a pressão do fármaco. A terapia combinada com mais de um agente antiviral, cada um com diferentes mecanismos de ação, pode ser mais efetiva que a monoterapia, particularmente contra os vírus de RNA, os quais podem se apresentar como misturas com diferentes padrões de resistência.

A testagem dos antivirais pode ser realizada em pacientes que não respondem aos fármacos antivirais ou cuja resposta diminui. No caso de alguns vírus, essa testagem envolve o sequenciamento de genes virais selecionados; porém, em muitos casos, isso envolve o crescimento do vírus na presença de diferentes concentrações do fármaco, o que significa um processo trabalhoso e demorado. A resposta à terapia antiviral tem sido tradicionalmente avaliada clinicamente, mas a reação em cadeia da polimerase (PCR, do inglês *polymerase chain reaction*) quantitativa é útil no monitoramento da resposta à terapia para os vírus que circulam no sangue (p. ex., citomegalovírus [CMV], vírus das hepatites B e C [HBV e HCV, respectivamente]). A terapia sistêmica com antivirais costuma ser mais efetiva que a terapia tópica, mas está mais comumente associada com efeitos colaterais.

AGENTES ANTIVIRAIS PARA INFECÇÕES POR HERPES-VÍRUS

ACICLOVIR, VALACICLOVIR, FANCICLOVIR E PENCICLOVIR

O aciclovir é um análogo da desoxiguanosina e é fosforilado para a forma de monofosfato pela timidina-cinase viral nas células infectadas pelo herpes-vírus simples (HSV) ou vírus varicela-zóster (VZV). As proteínas-cinases celulares ainda fosforilam o fármaco para a forma ativa trifosfato, o que inibe a DNA-polimerase viral; o fármaco é incorporado no DNA viral para interromper sua replicação. O valaciclovir, um éster de valina do aciclovir, é muito mais bem absorvido que o aciclovir; sua rápida conversão em aciclovir no fígado e no intestino resulta em níveis plasmáticos de aciclovir quatro vezes maiores do que se obtém com o aciclovir oral. Aciclovir e valaciclovir são aprovados pela Food and Drug Administration (FDA) dos Estados Unidos para o tratamento de episódios iniciais de herpes genital, herpes genital recorrente, varicela e zóster **(Tab. 191-1)**. O valaciclovir também está aprovado para o tratamento do herpes labial, para a supressão de recorrências de herpes genital e para a redução da transmissão do HSV genital. As doses de aciclovir e valaciclovir usadas no tratamento de infecções pelo VZV são maiores que aquelas usadas para as infecções por HSV, pois o VZV é menos suscetível à inibição por esses fármacos. Ambos os fármacos exibem pouca atividade contra o CMV. O aciclovir intravenoso (IV) é usado para a doença grave que exige hospitalização; aciclovir e valaciclovir orais são usados para o tratamento ambulatorial; e as formas tópicas de aciclovir, penciclovir e docosanol estão aprovadas para tratamento de herpes orolabial, mas são muito menos efetivas que os fármacos orais.

O aciclovir é excretado pelos rins. Assim, a dose de aciclovir e valaciclovir deve ser reduzida na insuficiência renal. Os efeitos colaterais no sistema nervoso central (SNC) com o aciclovir IV e o valaciclovir oral são mais comuns com níveis séricos maiores do fármaco em pessoas com insuficiência renal. A insuficiência renal reversível devido à cristalização do fármaco nos túbulos renais pode ocorrer com o aciclovir IV, especialmente em pessoas desidratadas. Cefaleia, náuseas, exantema e diarreia foram relatados com o aciclovir. Mutações na timidina-cinase do HSV ou VZV ou, menos comumente, na DNA-polimerase viral podem resultar em resistência ao aciclovir ou valaciclovir. Os vírus sem atividade da timidina-cinase também são resistentes ao fanciclovir e ao ganciclovir. HSV e VZV resistentes a aciclovir e valaciclovir são raros em pessoas imunocompetentes. Os vírus resistentes são tratados com foscarnete ou, menos comumente, cidofovir. A doença em mucosas causada por vírus resistente em pessoas imunocomprometidas é algumas vezes tratada com o uso tópico de foscarnete, trifluridina ou cidofovir.

O fanciclovir é um diacetil éster de penciclovir, o qual é convertido em penciclovir no intestino e no fígado. O penciclovir é um análogo da guanosina que é menos potente que o aciclovir, mas que, devido à sua meia-vida intracelular mais longa, tem atividade semelhante àquela do aciclovir. O penciclovir é fosforilado pela timidina-cinase e por cinases celulares de HSV e VZV, tendo atividade semelhante àquela do aciclovir para infecções por HSV e VZV. O fanciclovir está aprovado para o tratamento de zóster, supressão do herpes genital e tratamento de herpes mucocutâneo recorrente em pacientes com infecção pelo vírus da imunodeficiência humana (HIV). O fanciclovir é excretado pelos rins, e a dose é ajustada para a insuficiência renal. Os efeitos colaterais são incomuns e podem incluir cefaleia, náuseas e diarreia. Pode ocorrer resistência causada por mutações na timidina-cinase viral ou na DNA-polimerase.

O aciclovir oral reduz a duração da dor e outros sintomas, o tempo até a cicatrização e a eliminação do vírus em pacientes com seu primeiro episódio de herpes genital quando o tratamento é iniciado dentro de 6 dias da infecção.

TABELA 191-1 ■ Fármacos antivirais para tratamento e profilaxia do herpes-vírus em adultos

Doença	Fármaco	Via	Dose em adultos	Comentários
Herpes orolabial, episódio primário	Aciclovir Valaciclovir Fanciclovir	Oral Oral Oral	400 mg, 3 ×/dia, por 7-10 dias 1 g, 2 ×/dia, por 7-10 dias 500 mg, 2 ×/dia, ou 250 mg, 3 ×/dia, por 7-10 dias	Reduz a duração da febre, lesões e eliminação do vírus
Herpes orolabial, recorrência	Aciclovir Valaciclovir Fanciclovir	Oral Oral Oral	400 mg, 5 ×/dia, por 5 dias 2 g, 2 ×/dia, por 1 dia 1.500 mg, por 1 dia	Reduz a duração das lesões em 1-2 dias se administrado durante os pródromos
Herpes orolabial, supressão	Aciclovir Valaciclovir Fanciclovir	Oral Oral Oral	400 mg, 2 ×/dia 500 mg, ou 1 g, 1 ×/dia 500 mg, 2 ×/dia	Em pacientes com > 6 recorrências por ano, reduz em cerca de 50% o número de recorrências e aumenta o tempo até a primeira recorrência
Herpes genital, episódio primário	Aciclovir Valaciclovir Fanciclovir	Oral Oral Oral	400 mg, 3 ×/dia, ou 200 mg, 5 ×/dia, por 7-10 dias 1 g, 2 ×/dia, por 7-10 dias 250 mg, 3 ×/dia, por 7-10 dias	Reduz a duração dos sintomas, lesões genitais e eliminação do vírus em 2, 4 e 7 dias, respectivamente
Herpes genital, recorrência	Aciclovir Valaciclovir Fanciclovir	Oral Oral Oral	800 mg, 3 ×/dia, por 2 dias, ou 400 mg, 3 ×/dia, por 5 dias 500 mg, 2 ×/dia, por 3 dias, ou 1 g, 1 ×/dia, por 5 dias 500 mg como dose inicial; após 250 mg, 2 ×/dia, por 2 dias	Reduz a duração dos sintomas, lesões genitais e eliminação do vírus em 1-2 dias
Supressão de herpes genital	Aciclovir Valaciclovir Fanciclovir	Oral Oral Oral	400 mg, 2 ×/dia 250 mg, 2 ×/dia 500 mg a 1 g, 1 ×/dia	Em pacientes com > 6 recorrências ao ano, reduz as taxas de recorrência de 80-85% para 25-30%, reduz a eliminação do vírus e a transmissão
Encefalite por HSV	Aciclovir	IV	10-15 mg/kg, a cada 8 h, por 14-21 dias	Reduz a mortalidade e as sequelas
Ceratite por HSV	Aciclovir Trifluridina Vidarabina	Tópica Tópica Tópica	Pomada oftálmica a 3%, 5 ×/dia Solução oftálmica a 1%, 1 gota a cada 2 h durante a vigília (máximo de 9 gotas/dia) Pomada a 3%, faixa de meia polegada 5 ×/dia	Encurta a duração da doença; o aciclovir é mais bem tolerado, especialmente para tratamento prolongado
Herpes mucocutâneo em paciente imunocomprometido	Aciclovir Valaciclovir Fanciclovir	IV Oral Oral	5 mg/kg, a cada 8 h, por 7-14 dias 500 mg a 1 g, 2 ×/dia, por 7-10 dias 500 mg, 2 ×/dia, por 7-10 dias	O aciclovir IV reduz o tempo até a cicatrização, a duração da dor e a duração da eliminação do vírus
Varicela	Aciclovir Valaciclovir	Oral Oral	20 mg/kg (800 mg no máximo), 5 ×/dia, por 5 dias 20 mg/kg (1 g no máximo), 3 ×/dia, por 5 dias	Tem efeito modesto sobre os sintomas, reduz a duração da febre em 1 dia
Zóster	Aciclovir Valaciclovir Fanciclovir	Oral Oral Oral	800 mg, 5 ×/dia, por 7 dias 1 g, 3 ×/dia, por 7 dias 500 mg, 3 ×/dia, por 7 dias	Reduz o tempo até a formação da última lesão, a eliminação do vírus e a duração da dor
Varicela ou zóster, disseminados	Aciclovir	IV	10 mg/kg, a cada 8 h, por 7 dias	Reduz o tempo até a formação da última lesão e a eliminação do vírus; reduz a disseminação cutânea
Doença por citomegalovírus	Ganciclovir	IV	5 mg/kg, a cada 12 h, por 14-21 dias; depois 5 mg/kg/dia (dose de manutenção)	Neutropenia e trombocitopenia são comuns após 1 semana
	Valganciclovir	Oral	900 mg, 2 ×/dia, por 14-21 dias; depois 90 mg/dia (dose de manutenção)	Níveis e efeitos colaterais semelhantes ao ganciclovir
	Foscarnete	IV	60 mg/kg, a cada 8 h, por 14-21 dias; depois 90-120 mg/dia (dose de manutenção)	Nefrotoxicidade, anormalidades eletrolíticas; administrar com solução salina adicional
	Cidofovir	IV	5 mg/kg, 1 ×/semana, por 2 doses; depois a cada 2 semanas	Nefrotoxicidade; administrar com probenecida e solução salina

Siglas: IV, intravenoso; HSV, herpes-vírus simples.

Aciclovir, valaciclovir e fanciclovir são efetivos para o tratamento de herpes genital e orolabial primário ou recorrente, além do tratamento supressivo dessas condições. O aciclovir em creme tópico reduz a eliminação viral e o tempo até a cicatrização em 1 a 2 dias se administrado dentro de 1 dia do início dos sintomas em pessoas com herpes genital ou orolabial recorrente. Aciclovir e valaciclovir orais reduzem a gravidade da varicela quando administrados dentro de 1 dia do início da erupção cutânea. O uso oral de aciclovir, fanciclovir ou valaciclovir encurta a duração da dor e da erupção cutânea associada ao zóster se iniciado dentro de 3 dias do começo dos sintomas. O valaciclovir oral é mais efetivo que o aciclovir oral, sendo geralmente preferido por ter melhor biodisponibilidade oral e por não precisar ser administrado com tanta frequência. A terapia supressiva com valaciclovir para o herpes genital reduz em 50% a transmissão para parceiros não infectados. O aciclovir IV é usado para a encefalite herpética e para a doença disseminada por HSV ou VZV.

GANCICLOVIR E VALGANCICLOVIR

O ganciclovir é um análogo da desoxiguanosina que é fosforilado pela proteína-cinase UL97 nas células infectadas com CMV e convertido em sua forma ativa, o trifosfato de ganciclovir, por proteínas-cinases celulares. O trifosfato de ganciclovir inibe a DNA-polimerase viral e a incorporação do trifosfato de guanosina no DNA viral. O valganciclovir é um éster de valina do ganciclovir e é convertido a ganciclovir no fígado e no intestino. O valganciclovir tem biodisponibilidade oral muito melhor que a do ganciclovir; os níveis plasmáticos de valganciclovir oral e de ganciclovir IV são semelhantes. Ganciclovir e valganciclovir são usados para tratamento e prevenção da doença por CMV em pacientes imunocomprometidos, estando aprovados para a prevenção de infecção por CMV em receptores de transplantes e para o tratamento da retinite por CMV. O ganciclovir é efetivo contra HSV, VZV, herpes-vírus humano tipo 6 (HHV-6) e herpes-vírus B. Esse fármaco é excretado pelos rins, havendo necessidade de ajuste da dose na insuficiência renal. A terapia com ganciclovir costuma resultar em neutropenia e trombocitopenia após 1 semana. Menos comumente, o ganciclovir tem sido associado com sintomas do SNC, particularmente com altos níveis plasmáticos do fármaco. Mutações na proteína-cinase UL97 do CMV ou, menos comumente, na DNA-polimerase viral UL54 podem resultar em resistência ao ganciclovir e ao valganciclovir. O CMV com mutações na proteína-cinase costuma ser sensível a foscarnete e cidofovir, enquanto o CMV com mutações em proteína-cinase e em DNA-polimerase costuma ser sensível apenas ao foscarnete. As mutações são mais comuns em pessoas altamente imunocomprometidas e que já usam o fármaco há bastante tempo. O vírus resistente é tratado com foscarnete ou cidofovir.

Ganciclovir e valganciclovir são usados para o tratamento de infecções graves por CMV em pacientes imunocomprometidos, incluindo colite, pneumonite, retinite e encefalite. A terapia de indução, administrada 2 ou

3 vezes ao dia, costuma ser seguida pela terapia de manutenção administrada com menos frequência. O valganciclovir oral tem atividade semelhante àquela do ganciclovir IV. Ganciclovir e valganciclovir são usados para a prevenção da infecção por CMV em receptores de transplante quando administrados de forma preemptiva (com base na viremia) ou profilática. O ganciclovir reduz os atrasos de desenvolvimento em lactentes com doença congênita por CMV envolvendo o SNC e reduz a perda auditiva em lactentes com infecção congênita assintomática por CMV. Ganciclovir e valganciclovir são usados para tratamento da encefalite por HHV-6, da doença de Castleman associada ao HHV-8 em pacientes com infecção mal controlada pelo HIV e da doença grave por HSV ou VZV quando o aciclovir não está disponível.

FOSCARNETE

O foscarnete é um análogo pirofosfato que inibe diretamente as DNA-polimerases do herpes-vírus ligando-se ao sítio de ligação do pirofosfato na enzima. O foscarnete não exige fosforilação adicional (diferente do aciclovir, cidofovir e ganciclovir) nas células infectadas pelo vírus para a sua atividade. Esse fármaco está aprovado para o tratamento da retinite por CMV e de doença mucocutânea por HSV resistente ao aciclovir. Ele também é usado para tratar o CMV resistente ao ganciclovir e o VZV resistente ao aciclovir. O foscarnete é administrado por via IV e é excretado pelos rins; há necessidade de ajuste da dose na insuficiência renal. Até um terço dos pacientes que recebem foscarnete desenvolvem nefrotoxicidade com elevação dos níveis de creatinina e ureia, além de proteinúria. Foi relatada a ocorrência de acidose tubular renal e de nefrite intersticial. A insuficiência renal é mais comum em pessoas desidratadas, que recebem outros fármacos nefrotóxicos ou que recebem doses altas ou infusões rápidas de foscarnete. A administração de solução salina IV antes e depois de cada dose de foscarnete, além da administração do fármaco durante um período adequado, pode reduzir a nefrotoxicidade. A insuficiência renal costuma ser reversível após o tratamento, quando o fármaco é suspenso. Outros efeitos colaterais incluem hipomagnesemia e hipocalcemia, as quais podem estar associadas com arritmias, parestesias e convulsões. Outras anormalidades metabólicas incluem hipopotassemia, hipofosfatemia e hiperfosfatemia. O foscarnete também pode causar cefaleia, febre, erupção cutânea, diarreia, distonia aguda, tremores, cistite hemorrágica, ulcerações genitais, anemia e anormalidades nas provas de função hepática. Mutações na DNA-polimerase do CMV (UL54) ou na DNA-polimerase do HSV ou VZV podem resultar em resistência ao foscarnete. CMV, HSV e VZV podem ficar resistentes ao foscarnete; algumas cepas de CMV são resistentes a foscarnete, ganciclovir e cidofovir; e o HSV pode ficar resistente a aciclovir e foscarnete. O foscarnete é geralmente usado para tratar a retinite por CMV, a encefalite por HHV-6 e as infecções graves e resistentes a fármacos por CMV, HSV ou VZV em pacientes imunocomprometidos. O foscarnete tópico tem sido usado para tratar as infecções de mucosas resistentes ao aciclovir causadas por HSV.

CIDOFOVIR

O cidofovir é um análogo de desoxicitidina monofosfato e é fosforilado nas células até sua forma ativa como difosfato. A forma difosfato do cidofovir compete com o trifosfato de desoxicitidina pela incorporação no DNA do herpes-vírus. O fármaco inibe a replicação de todos os herpes-vírus humanos, além de poxvírus, papilomavírus, poliomavírus e adenovírus. O cidofovir está aprovado para tratamento da retinite por CMV em pacientes com Aids; ele também é usado para tratamento de infecções causadas por CMV com resistência ao ganciclovir devido a mutações na proteína-cinase UL97 e de infecções causadas por HSV ou VZV que demonstram mutações na timidina-cinase. Como o cidofovir é excretado pelos rins, há necessidade de ajuste da dose na insuficiência renal. Cerca de 20% dos pacientes que recebem cidofovir desenvolvem nefrotoxicidade, e o fármaco está associado a acidose metabólica e glicosúria. A terapia com cidofovir deve ser precedida por pelo menos 1 L de solução salina, e a probenecida deve ser administrada 3 horas antes, 2 horas depois e 8 horas após cada dose para reduzir a nefrotoxicidade. Recomenda-se outro litro de solução salina durante o tratamento ou logo depois. Cerca de um quarto dos pacientes que recebem cidofovir desenvolvem neutropenia; outros efeitos colaterais incluem hipotonia ocular, uveíte, irite, cefaleia, náuseas, vômitos, diarreia e erupção cutânea. Mutações na DNA-polimerase do CMV (UL54) ou na DNA-polimerase do HSV podem resultar em resistência ao cidofovir. Algumas cepas de CMV exibem resistência ao ganciclovir devido a mutações na DNA-polimerase viral e são resistentes ao cidofovir, enquanto muitas cepas de CMV e HSV exibem resistência ao foscarnete devido a mutações na DNA-polimerase, mas podem manter a sensibilidade ao cidofovir. O cidofovir costuma ser usado para tratar a doença grave por CMV resistente a ganciclovir e/ou foscarnete ou a doença por HSV resistente a aciclovir e/ou foscarnete em pacientes imunocomprometidos. O cidofovir tem sido usado como terapia preemptiva contra a infecção por CMV em receptores de transplantes. Ele também tem sido usado para tratar infecções graves por adenovírus, cistite hemorrágica por adenovírus ou vírus BK, nefropatia por BK e molusco contagioso grave, embora não tenham sido realizados estudos controlados. O cidofovir tópico tem sido usado para tratar as infecções de mucosas por HSV resistente ao aciclovir e as verrugas anogenitais.

LETERMOVIR

O letermovir é uma di-hidroquinazolina que inibe o complexo terminase de DNA do CMV (UL51, UL59), o qual é necessário para a clivagem e acondicionamento do CMV nos nucleocapsídeos. O fármaco não tem atividade contra outros herpes-vírus humanos. O letermovir está aprovado para a infecção e doença por CMV em adultos soropositivos para CMV receptores de transplante alogênico de células-tronco hematopoiéticas. O letermovir é metabolizado pelo fígado e excretado nas fezes; não há necessidade de ajuste de dose se a depuração de creatinina (CrCl, do inglês *creatinine clearance*) for > 10 mL/min. A dose de letermovir deve ser reduzida em pessoas que usam ciclosporina. O tratamento com letermovir resulta em níveis reduzidos de voriconazol e em níveis aumentados de sirolimo, tacrolimo, ciclosporina e outros fármacos metabolizados pelo CYP2C8 ou transportados por OAT1B1/3. Os efeitos colaterais do letermovir incluem cefaleia, náuseas, diarreia e edema periférico. O letermovir não causa nefrotoxicidade e não é mielossupressor. A resistência ao letermovir ocorre mais frequentemente *in vitro* do que a resistência ao ganciclovir ou foscarnete, e já foi relatada a resistência clinicamente significativa ao letermovir devido a mutações em UL56 em pacientes com doença por CMV; a resistência pode ser menos comum quando o fármaco é usado para a profilaxia em pacientes com níveis baixos ou indetectáveis de CMV. Quando administrado a pacientes soropositivos para CMV, iniciando uma média de 8 dias após o transplante de células-tronco hematopoiéticas e continuando por 14 semanas, o letermovir reduziu em 38% a incidência de infecção clinicamente significativa por CMV em comparação com o placebo. Embora haja relatos do uso de letermovir para o tratamento de doença por CMV, a resistência pode se desenvolver rapidamente.

TRIFLURIDINA E VIDARABINA

A trifluridina é um análogo da timidina que é incorporado no DNA viral e inibe a sua síntese. A vidarabina está aprovada para a terapia tópica da ceratite herpética e também tem sido usada para tratar as infecções mucosas por HSV resistente ao aciclovir. A trifluridina é ativa contra HSV resistente ao aciclovir, CMV e vírus vaccínia. A vidarabina é um análogo da adenosina que é incorporado ao DNA viral e inibe a DNA-polimerase viral. Tanto a trifluridina como a vidarabina são usadas apenas para a terapia tópica.

AGENTES EM INVESTIGAÇÃO E OUTROS

O brincidofovir é um fosfolipídeo conjugado de cidofovir que é rapidamente captado pelas células e convertido em cidofovir. Ele é ativo contra os herpes-vírus (incluindo a maioria das cepas de CMV resistentes ao ganciclovir), poxvírus, adenovírus e poliomavírus. Ele não causa nefrotoxicidade e não é mielossupressor. A diarreia é o efeito colateral mais comum. O fármaco tem sido associado à toxicidade intestinal e à doença aguda do enxerto *versus* hospedeiro do trato gastrintestinal. O fármaco não alcançou os desfechos clínicos primários em testes clínicos para doença por adenovírus ou profilaxia do CMV. Os ensaios clínicos com brincidofovir oral foram suspensos, embora ele ainda esteja sendo desenvolvido para o tratamento da varíola. Ele está disponível para pacientes com infecções graves por adenovírus ou poxvírus como parte do programa de acesso expandido. Uma formulação IV, a qual se espera que cause menos toxicidade gastrintestinal, está sendo testada para a viremia por adenovírus.

O maribavir é um benzimidazol que inibe a proteína-cinase UL97 do CMV e reduz o egresso de partículas virais a partir do núcleo. O fármaco é ativo contra a maioria das cepas de CMV resistente a ganciclovir e foscarnete. Em estudos de fase 3, o maribavir não obteve sucesso na prevenção da doença por CMV em receptores de transplantes; ele está sendo atualmente testado como terapia para infecções por CMV refratárias ao tratamento com outros agentes antivirais.

O pritelivir inibe o complexo helicase-primase necessário para a replicação do HSV. Esse fármaco reduziu a eliminação viral em pacientes com herpes genital recorrente e está sendo testado para uso contra a infecção mucocutânea por HSV resistente ao aciclovir. O pritelivir está disponível como fármaco de acesso expandido para infecções por HSV resistentes ao aciclovir.

O amenamevir é um inibidor da helicase-primase que está sendo desenvolvido para infecções por HSV e VZV.

FÁRMACOS ANTIVIRAIS PARA INFECÇÕES POR VÍRUS RESPIRATÓRIOS

INFLUENZA

Inibidores da neuraminidase Oseltamivir, zanamivir e peramivir são inibidores da neuraminidase que inibem a clivagem do ácido siálico, o que é necessário para a liberação do vírus influenza das células infectadas e sua disseminação para outras células.

O fosfato de oseltamivir é um produto oral que é clivado por estearases no fígado, trato gastrintestinal e sangue para carboxilato de oseltamivir, a forma mais ativa. Ele está aprovado para tratamento de doença não complicada por influenza A ou B quando administrado ≤ 48 horas após o início dos sintomas e para a profilaxia de influenzas A e B em pessoas com ≥ 1 ano de idade (Tab. 191-2). O oseltamivir é muito menos ativo contra a influenza B do que a influenza A. O fármaco é excretado pelos rins, e a dose deve ser ajustada na insuficiência renal. Os efeitos colaterais mais comuns são náuseas, dor abdominal e vômitos. Embora tenham sido relatados efeitos colaterais no SNC, particularmente em crianças, não está claro se eles se devem ao fármaco ou à própria infecção pelo vírus influenza. A resistência ao oseltamivir pode ocorrer como resultado de mutações na neuraminidase ou na hemaglutinina virais. Tem havido transmissão de vírus resistentes ao oseltamivir entre as pessoas. A resistência tem sido relatada em cerca de 15% das crianças saudáveis e em cerca de 1% dos adultos; a resistência é mais comum entre pessoas imunocomprometidas.

O zanamivir está aprovado para tratamento de influenzas A e B não complicada em adultos e crianças com ≥ 7 anos de idade com sintomas por ≤ 2 dias e para profilaxia em pessoas com ≥ 5 anos de idade. Como o zanamivir tem pouca biodisponibilidade oral, ele é administrado como um pó com o uso de um inalador. Assim, o uso do fármaco pode ser difícil em crianças menores e em alguns pacientes idosos. A inalação de zanamivir pode causar broncospasmo, particularmente em pessoas com doença pulmonar subjacente; ele não é recomendado para pessoas com asma, doença pulmonar obstrutiva crônica ou outras doenças das vias aéreas. O zanamivir é mais ativo que o oseltamivir contra a influenza B. Ele também é ativo contra alguns isolados do vírus influenza resistentes ao oseltamivir; a resistência ao zanamivir é menos comum que ao oseltamivir.

O peramivir está aprovado para tratamento de influenza não complicada em pacientes com ≥ 2 anos de idade com sintomas por ≤ 2 dias. Devido à sua meia-vida longa, ele é administrado como dose única IV. O peramivir é altamente ativo contra influenzas A e B. O fármaco é excretado pelos rins, e a dose deve ser ajustada na insuficiência renal. O efeito colateral mais comum é a diarreia. Embora os vírus resistentes ao peramivir sejam raros em pessoas saudáveis, foram isolados vírus resistentes ao peramivir em pessoas imunocomprometidas.

Oseltamivir, zanamivir e peramivir são efetivos para tratamento de influenzas A e B não complicadas, incluindo a doença causada pelos vírus influenza aviários (p. ex., H5N1, H7N9 e H9N2). Nenhum dos inibidores da neuraminidase está aprovado pela FDA para a influenza complicada ou para pessoas que necessitam de hospitalização pela doença. Embora não seja aprovado para o tratamento de pessoas com doença complicada, pacientes hospitalizados e gestantes, o oseltamivir é considerado o fármaco de escolha nessas situações. A eficácia do zanamivir é semelhante àquela do oseltamivir em pacientes hospitalizados. O tratamento é mais efetivo quando iniciado dentro de 2 dias do início dos sintomas e deve ser iniciado assim que possível; esse tratamento precoce reduz os sintomas em cerca de 1 dia em pessoas com doença não complicada. Para as pessoas com influenza e que necessitam de hospitalização e para aquelas com pneumonia, o tratamento com oseltamivir ou zanamivir é recomendado ainda que seja mais tarde na evolução da doença. O tratamento pode reduzir o risco de complicações e morte em pacientes hospitalizados com influenza.

Oseltamivir e zanamivir (mas não o peramivir) estão aprovados para a profilaxia de influenza, especialmente nas instituições onde os surtos podem ser graves e para a profilaxia em pessoas expostas ao vírus, naquelas de alto risco para complicações da doença e nas que não foram recentemente vacinadas. A eficácia do oseltamivir e do zanamivir para a profilaxia é estimada em cerca de 70 a 90%. Para as pessoas institucionalizadas, a profilaxia deve ser administrada por pelo menos 2 semanas e por até 1 semana após a resolução do surto. Para outras pessoas de alto risco, a profilaxia deve ser administrada dentro de 2 dias da exposição e continuada por 1 semana após a exposição. Como os inibidores da neuraminidase reduzem a eliminação dos vírus das células, eles não devem ser administrados 2 dias antes ou dentro de 2 semanas após o paciente receber uma vacina contra influenza com vírus vivo atenuado. Foi relatada resistência durante o tratamento com oseltamivir ou peramivir, especialmente em pessoas imunocomprometidas; os vírus resistentes ao oseltamivir costumam ser sensíveis ao zanamivir.

TABELA 191-2 ■ Fármacos antivirais para tratamento e profilaxia de vírus respiratórios em adultos

Doença	Fármaco	Via	Dose em adultos	Comentários
Influenzas A e B	Oseltamivir	Oral	Tratamento: 75 mg, 2 ×/dia, por 5 dias Profilaxia: 75 mg/dia	Encurta a duração dos sintomas em 1 dia quando administrado dentro de 2 dias do início dos sintomas; reduz as complicações; considerado o fármaco de escolha para pacientes com complicações da influenza
Influenzas A e B	Zanamivir	Inalatória	Tratamento: 10 mg, 2 ×/dia, por 5 dias Profilaxia: 10 mg/dia	Encurta a duração dos sintomas em 1-2 dias quando administrado dentro de 2 dias do início dos sintomas; exige o treinamento do paciente para o uso; pode causar broncospasmo; não recomendado para pessoas com asma ou doença pulmonar obstrutiva crônica
Influenzas A e B	Peramivir	IV	600 mg, dose única	Encurta a duração dos sintomas em 1-2 dias quando administrado dentro de 2 dias do início dos sintomas
Influenzas A e B	Baloxavir	Oral	40 mg, dose única; se > 80 kg, 80 mg, dose única	Encurta a duração dos sintomas em 1 dia quando administrado dentro de 2 dias do início dos sintomas; ativo contra vírus resistentes a inibidores da neuraminidase
Influenza A	Amantadina	Oral	Tratamento: 100 mg, 2 ×/dia, por 5 dias Profilaxia: 200 mg/dia	A maioria das cepas do vírus influenza é resistente; usar apenas se o vírus for sabidamente sensível
Influenza A	Rimantadina	Oral	Tratamento: 100 mg, 2 ×/dia, por 5 dias Profilaxia: 200 mg/dia	A maioria das cepas do vírus influenza é resistente; usar apenas se o vírus for sabidamente sensível
Vírus sincicial respiratório	Ribavirina	Inalatória	Aerossol de um reservatório contendo 20 mg/mL por 12-18 h/dia, por 3-6 dias	Reduz a gravidade dos sintomas em lactentes hospitalizados com doença do trato respiratório inferior; há relatos de progressão reduzida para doença do trato respiratório inferior e redução de mortalidade em pacientes com transplante de células-tronco
SARS-CoV-2	Rendesivir	IV	200 mg no dia 1; depois 100 mg, 1 ×/dia, por 4 dias	Reduz a duração da hospitalização em alguns estudos; a duração do tratamento deve ser estendida para até 10 dias se não houver melhora

Sigla: IV, intravenoso.

Baloxavir O baloxavir inibe a endonuclease dependente de *cap*, a qual é importante para iniciar a síntese de mRNA do vírus influenza. Esse fármaco está aprovado pela FDA como dose oral única na profilaxia pós-exposição à influenza e para tratamento de influenza não complicada em pessoas com ≥ 12 anos de idade com sintomas há ≤ 48 horas. O baloxavir inibe os vírus influenza A e B, incluindo as cepas aviárias e as cepas resistentes aos inibidores da neuraminidase. A eficácia do fármaco é semelhante àquela dos inibidores da neuraminidase em pessoas com influenza não complicada, reduzindo os sintomas em cerca de 1 dia. Além disso, o baloxavir exibe eficácia semelhante àquela do oseltamivir na redução dos sintomas em pacientes de alto risco. Porém, sua efetividade em pacientes hospitalizados com complicações da influenza é desconhecida. A sensibilidade reduzida do vírus influenza ao baloxavir tem sido associada a mutações na proteína ácida da polimerase viral após uma dose. As incidências de náuseas e vômitos são menores com o baloxavir que com o oseltamivir. Os níveis do fármaco são menores se ele for ingerido com produtos lácteos, com laxativos ou antiácidos polivalentes contendo cátions ou com suplementos orais contendo cálcio, ferro, magnésio, selênio ou zinco. Como o baloxavir reduz a replicação viral, ele não deve ser administrado 2 dias antes ou dentro de 2 semanas após o paciente receber uma vacina contra influenza com vírus vivo atenuado.

Adamantanas Amantadina e rimantadina inibem a proteína M2 do vírus influenza, a exposição de seu conteúdo e a fusão da membrana. Embora esses fármacos sejam ativos contra a influenza A, a resistência é disseminada e pode se desenvolver rapidamente; assim, as adamantanas não são recomendadas como tratamento ou profilaxia da influenza a menos que o vírus seja sabidamente sensível.

VÍRUS SINCICIAL RESPIRATÓRIO

Ribavirina A ribavirina é um análogo da guanosina e inibe a replicação de vários vírus de RNA e DNA. O fármaco inibe a síntese de RNA viral e a cobertura do mRNA viral e, em alguns casos, aumenta a taxa de mutação do RNA viral até níveis letais em alguns vírus. A ribavirina inibe a replicação do vírus sincicial respiratório (VSR), vírus influenza, vírus parainfluenza e muitos outros vírus de RNA *in vitro*. Embora o fármaco tenha sido usado para tratar várias infecções virais, incluindo febre de Lassa e hepatite E, ele está aprovado pela FDA apenas para uso contra o VSR e como componente da terapia combinada para a hepatite C. A ribavirina aerossolizada está aprovada para tratamento de lactentes e crianças menores hospitalizados com infecções graves do trato respiratório inferior devido ao VSR; ele é administrado por 18 horas/dia, sendo mais efetivo quando usado precocemente na evolução dessas infecções graves. A ribavirina é administrada em um gerador que produz um aerossol de partículas suficientemente pequenas para alcançar o trato respiratório inferior; o nível de absorção sistêmica é baixo. A forma aerossolizada do fármaco pode induzir broncospasmo, deterioração súbita da função respiratória (especialmente em lactentes) e erupção cutânea, podendo precipitar nos ventiladores e interferir no seu funcionamento. A ribavirina é mutagênica e teratogênica em animais; assim, ela não é recomendada para uso em gestantes, e a exposição dos profissionais de saúde deve ser minimizada com equipamentos de proteção individual. Nos estudos iniciais, a ribavirina reduziu a eliminação do VSR e a gravidade dos sintomas em lactentes hospitalizados com doença do trato respiratório inferior que não estavam sob ventilação mecânica, a duração da suplementação de oxigênio e a duração da ventilação mecânica em lactentes. Análises mais recentes da literatura sugerem que a eficácia do fármaco nessas situações é muito mais incerta, e o fármaco não é recomendado para uso rotineiro pela American Academy of Pediatrics. Em estudos retrospectivos, foi relatado que a ribavirina reduzia o risco de progressão do VSR a partir do trato respiratório superior para o inferior em receptores de transplante de células-tronco e reduzia a taxa de mortalidade nesses pacientes. Em um estudo retrospectivo, o desfecho do tratamento com ribavirina oral foi semelhante àquele obtido com o fármaco em aerossol em receptores de transplante de células-tronco hematopoiéticas com doença por VSR. Não foi demonstrado que a ribavirina afete a evolução clínica de pacientes com parainfluenza, e ela não é recomendada nesse caso. A ribavirina custa mais de 25.000 dólares por dia.

Palivizumabe O palivizumabe, um anticorpo monoclonal humanizado contra a proteína F do VSR, está aprovado para a prevenção de doença do trato respiratório inferior causada por VSR em pacientes pediátricos com alto risco de doença por VSR, incluindo lactentes prematuros e crianças com displasia broncopulmonar.

SARS-CoV-2 (VER CAP. 199)

O rendesivir é convertido em um análogo do trifosfato de adenosina que inibe a RNA-polimerase dependente de RNA de vários vírus. O fármaco está aprovado pela FDA para tratamento de pessoas com ≥ 12 anos de idade com SARS-CoV-2 que necessitam de hospitalização; ele encurta a duração da hospitalização em pessoas com doença do trato respiratório inferior. Embora os resultados dos estudos com o fármaco variem, ele é recomendado pelo National Institutes of Health para pacientes com SARS-CoV-2 que precisam de oxigênio suplementar durante a hospitalização. O fármaco é administrado por via IV e não está recomendado para pessoas com taxa de filtração glomerular (TFG) < 30 mL/min. Foram relatadas elevações nas transaminases séricas em pessoas saudáveis que receberam o rendesivir, e as enzimas hepáticas devem ser monitoradas antes e depois do tratamento. A cloroquina inibe a atividade do rendesivir *in vitro*; a hidroxicloroquina e o fosfato de cloroquina não devem ser administrados com o rendesivir.

AGENTES EM INVESTIGAÇÃO PARA INFECÇÕES POR VÍRUS RESPIRATÓRIOS

O favipiravir (T705) inibe as RNA-polimerases virais e é ativo contra influenza e outros vírus de RNA. Ele está aprovado para tratamento de novos vírus influenza no Japão. O presatovir é um inibidor da fusão do VSR que não foi efetivo em dois estudos sobre a doença por VSR. O DAS181 (Fludase) é uma sialidase que cliva o ácido siálico, um receptor para os vírus influenza A e B e parainfluenza; ele não melhorou os desfechos clínicos de pacientes com influenza, mas em relatos de casos os receptores de transplantes apresentaram melhora clínica com o fármaco. O laninamivir octanoato inibe a neuraminidase dos vírus influenza A e B, estando aprovado para o tratamento da influenza no Japão. O RSV604 interage com o nucleocapsídeo do VSR e está sendo avaliado em estudos de fase 2 em receptores de transplantes.

O molnupiravir é um análogo de ribonucleosídeo oral que inibe a replicação do SARS-CoV-2. O fármaco reduziu em cerca de 50% o risco de hospitalização ou morte em pacientes hospitalizados com Covid-19 em um ensaio clínico de fase 3. O AT-527 é um profármaco nucleotídeo oral que reduziu as cargas virais de SARS-CoV-2 em pacientes hospitalizados com Covid-19 em um ensaio clínico de fase 2. O PF-07321332 é um inibidor da protease do SARS-CoV-2 que está sendo testado em combinação com dose baixa de ritonavir em um ensaio clínico de fase 2/3 para a prevenção de infecção por Covid-19.

FÁRMACOS ANTIVIRAIS PARA INFECÇÕES POR POXVÍRUS E PAPILOMAVÍRUS HUMANO

A interferona-α (IFN-α) inibe a replicação de muitos vírus de RNA e DNA *in vitro*. A IFN-α está aprovada pela FDA para o tratamento intralesional de verrugas anogenitais externas causadas pelo papilomavírus humano (HPV). Ele é efetivo na resolução das lesões em cerca de 50% dos casos, com uma taxa de recorrência de cerca de 25%.

O imiquimode é um agonista do receptor 7 semelhante ao Toll (TLR-7) que induz à produção de IFN-α e outras citocinas. Ele está aprovado como creme tópico para tratamento de verrugas genitais e perianais externas causadas por HPV em pessoas com ≥ 12 anos de idade. Esse fármaco é efetivo na resolução das lesões em cerca de 40% dos casos.

O tecovirimate está aprovado pela FDA para tratamento da varíola e inibe a replicação dos vírus da varíola do macaco e vaccínia. A resistência ao tecovirimate ocorreu em uma pessoa tratada com o fármaco para vaccínia progressiva.

FÁRMACOS ANTIVIRAIS EM INVESTIGAÇÃO PARA PICORNAVÍRUS

O pocapavir inibe os picornavírus pela inibição da exposição do conteúdo viral e está sendo desenvolvido para reduzir a eliminação do poliovírus; a resistência ao fármaco ocorre rapidamente.

FÁRMACOS ANTIVIRAIS PARA INFECÇÃO PELO VÍRUS DA HEPATITE B

Há oito fármacos de duas classes aprovados para o tratamento da infecção crônica pelo HBV nos Estados Unidos. Uma classe, os análogos de nucleos(t)ídeos, atua como inibidores competitivos terminadores de cadeia da transcriptase reversa do HBV; a outra classe, as IFNs exógenas, simulam e potencializam o papel das interferonas endógenas (Tab. 191-3).

TABELA 191-3 ■ Fármacos antivirais para tratamento da hepatite B crônica em adultos

Fármaco	Via e dose	Desenvolvimento de resistência	Efeitos colaterais comuns[a]	Monitoramento do tratamento	Comentários
Interferonas					
Peguilada α-2a Peguilada α-2b	Injeção SC; 180 μg/semana por 48 semanas Injeção SC; 1,5 μg/kg/semana por 48 semanas	Não descrito em estudos de longo prazo	Efeitos colaterais são comuns e incluem febre, calafrios, mialgias, fadiga, neurotoxicidade e leucopenia; pode haver desenvolvimento de autoanticorpos, particularmente anticorpos antitireoide	O hemograma deve ser realizado a cada 2 semanas no primeiro mês e depois mensalmente, testes de função renal e hepática mensalmente, testes de função tireoidiana a cada 3 meses	A melhor resposta ao tratamento é vista em pacientes com infecção pelo HBV genótipo A Embora a interferona peguilada α-2b esteja aprovada para o HCV, ela é usada para HBV
Análogos nucleos(t)ídeos					
Lamivudina	Oral; 100 mg/dia	30% após 1 ano; 70% após 5 anos	Mal-estar ou fadiga, sintomas GI (náuseas/vômitos, dor abdominal, diarreia), cefaleia, infecção do trato respiratório superior	Testes de função renal e hepática a cada 3-6 meses Avaliação dos níveis de ácido láctico DNA do HBV e testagem sorológica a cada 3-6 meses	A monoterapia é recomendada se a duração prevista do tratamento é < 1 ano, como na profilaxia contra a reativação do HBV com imunossupressão ou quimioterapia
Adefovir	Oral; 10 mg/dia	20-29% após 5 anos O adefovir é geralmente ativo contra cepas de HBV resistentes à lamivudina	Cefaleia, astenia, sintomas GI (dor abdominal, náuseas)	Testes de função renal e hepática a cada 6 meses Avaliação dos níveis de ácido láctico DNA do HBV e testagem sorológica a cada 3-6 meses	–
Telbivudina	Oral; 600 mg/dia	11-25% após 2 anos A resistência cruzada é comum entre cepas de HBV resistentes a lamivudina e telbivudina	Cefaleia, fadiga, sintomas GI (dor abdominal)	Mensuração do nível de creatina-cinase se houver suspeita de miopatia Testes de função renal e hepática a cada 3-6 meses Avaliação dos níveis de ácido láctico DNA do HBV e testagem sorológica a cada 3-6 meses	–
Entecavir	Oral; 0,5-1 mg/dia	1-2% após 5 anos em pacientes que nunca usaram nucleos(t)ídeos 60% em pacientes resistentes à lamivudina	Cefaleia, fadiga, elevação dos níveis de alanina-aminotransferase	Testes de função renal e hepática a cada 3-6 meses Avaliação dos níveis de ácido láctico DNA do HBV e testagem sorológica a cada 3-6 meses	Recomendado como terapia de primeira linha Dose de 0,5 mg/dia em pacientes sem tratamento prévio, 1 mg/dia em pacientes já tratados Dose ajustada na disfunção renal
Tenofovir disoproxila	Oral; 300 mg/dia	Sem resistência após até 7 anos de tratamento	Cefaleia, fadiga, nasofaringite, infecção do trato respiratório superior, náuseas	Testes de função renal e hepática a cada 3-6 meses Avaliação do fósforo em pacientes com doença renal crônica Avaliação dos níveis de ácido láctico DNA do HBV e testagem sorológica a cada 3-6 meses	Recomendado como terapia de primeira linha Frequência de administração – mas não a dose – reduzida na doença renal crônica Pode ser usado durante a gestação; possível risco de baixo peso ao nascer
Tenofovir alafenamida	Oral; 25 mg/dia	Nenhum dado de seguimento de longo prazo disponível	Cefaleia, fadiga, nasofaringite, infecção do trato respiratório superior	Testes de função renal e hepática a cada 3-6 meses Avaliação do fósforo em pacientes com doença renal crônica Avaliação dos níveis de ácido láctico DNA do HBV e testagem sorológica a cada 3-6 meses	Recomendado como terapia de primeira linha Pode ser usado durante a gestação; possível risco de baixo peso ao nascer
Entricitabina	Oral; 200 mg/dia	Não definida	Cefaleia, sintomas GI (náuseas, diarreia, dor abdominal), fadiga, depressão, insônia, sonhos anormais, erupção cutânea, astenia, aumento da tosse, rinite	Testes de função renal e hepática a cada 3-6 meses Avaliação dos níveis de ácido láctico DNA do HBV e testagem sorológica a cada 3-6 meses	Embora não aprovada para tratamento da infecção crônica por HBV, é usada como substituto da lamivudina A frequência da dose deve ser ajustada na doença renal crônica

[a]No caso da entricitabina, os efeitos colaterais foram avaliados apenas em combinação com a terapia antirretroviral.

Siglas: GI, gastrintestinal; HBV, vírus da hepatite B; HCV, vírus da hepatite C; SC, subcutânea.

O objetivo da terapia para a hepatite B crônica é reduzir o risco de inflamação hepática, o que pode causar fibrose hepática que progride para cirrose, insuficiência hepática e carcinoma hepatocelular. Respostas virológicas (definidas como supressão da replicação do HBV), respostas bioquímicas (melhora ou normalização dos testes de função hepática) e respostas histológicas (grau de fibrose hepática visualizada em biópsia hepática) costumam ser possíveis com os tratamentos atuais. Porém, a perda do antígeno e da hepatite B (HBeAg), a eliminação do vírus com perda do antígeno de superfície da hepatite B (HBsAg) e a proteção contra o vírus (definida como um título de anticorpo contra o antígeno de superfície da hepatite B [anti-HBs] > 10 UI/mL) são incomuns com as terapias atuais.

O tratamento com um análogo nucleos(t)ídeo é considerado como terapia de primeira linha para a infecção crônica por HBV devido ao seu favorável perfil de efeitos colaterais e facilidade de administração.

Todos os fármacos nessa classe são administrados por via oral 1 vez ao dia. Embora todos os análogos nucleos(t)ídeos tragam um alerta para a acidose láctica e a hepatomegalia grave, esses eventos adversos foram observados em pacientes que usaram análogos nucleosídeos mais antigos (como a estavudina e a didanosina para tratamento de HIV) e não ocorreram em ensaios clínicos de nucleos(t)ídeos para a infecção crônica por HBV. O principal risco da terapia com nucleos(t)ídeos para a hepatite B crônica consiste no rebote do vírus e em reagudização subsequente da hepatite após a cessação do tratamento, o que pode ocorrer em até 20% dos pacientes e pode raramente levar à insuficiência hepática. Os estudos comparativos de análogos nucleos(t)ídeos demonstraram que os fármacos mais novos (entecavir e tenofovir) estão associados com menores taxas de resistência viral que os agentes mais antigos (lamivudina e adefovir), mas, se a replicação viral for efetivamente suprimida, a melhora histológica e bioquímica ocorrerá em cerca de 60 a 75% dos pacientes, sem diferença significativa entre os agentes virais ou combinações. Porém, as taxas de eliminação do HBsAg permanecem extremamente baixas (< 1-5%).

As terapias baseadas em IFN estão associadas com taxas discretamente maiores de resposta sorológica e taxas menores de resistência viral, mas também com taxas menores de respostas bioquímica e virológica (< 40% para ambas). As taxas de resposta são um pouco maiores quando as IFNs são combinadas com a terapia com nucleos(t)ídeos em pacientes sem tratamento prévio: as taxas globais de perda do HBsAg após 48 semanas de terapia combinada com IFN peguilada α-2a e fumarato de tenofovir desoproxila (TDF, do inglês *tenofovir disoproxil fumarate*) foram baixas, mas significativamente maiores do que com ambos de maneira isolada: 9,1% *versus* 0 com TDF isoladamente ($p < 0{,}001$) e 2,8% com IFN isoladamente ($p < 0{,}005$). Porém, não foi observada diferença significativa quando a IFN foi acrescentada ao esquema administrado a pacientes que já recebiam terapia com nucleos(t)ídeos. Os tratamentos baseados em IFN não costumam ser tolerados devido aos efeitos colaterais e a interações medicamentosas, sendo geralmente reservados para pacientes com infecções favoráveis por HBV de genótipo A com doença ativa com HBeAg positivo (caracterizada por cargas virais ≥ 20.000 UI/mL e níveis de aminotransferases maiores que o dobro do limite superior da normalidade) e para aqueles nos quais um curso de tratamento curto é preferido (p. ex., mulheres que estão planejando engravidar).

LAMIVUDINA

A lamivudina é um análogo da citidina oral que inibe, de forma competitiva, a transcriptase reversa viral do HIV e do HBV, impedindo a replicação viral. A lamivudina tem sido usada para a profilaxia contra a reativação do HBV durante a imunossupressão após transplante hepático ou quimioterapia, particularmente quando se espera que a duração da profilaxia seja relativamente curta. O uso por longo prazo pode ser limitado por um baixo limiar de resistência viral: as taxas se aproximam de 30% em pacientes tratados por 1 ano, chegando a 70% após 5 anos de tratamento. Alterações no motivo YMDD da DNA-polimerase do HBV estão associadas com a eficácia reduzida da lamivudina.

Embora não esteja aprovada para tratamento da infecção crônica por HBV, a entricitabina é um análogo da citosina de estrutura, atividade e resistência semelhantes à lamivudina. A entricitabina não oferece vantagens em relação à lamivudina, mas ela está disponível em combinação com o tenofovir (tanto com o TDF como o fumarato de tenofovir alafenamida [TAF]). Quando apropriado, como nos casos de resistência estabelecida aos nucleosídeos ou em pacientes coinfectados por HIV/HBV que necessitam de terapia antiviral vitalícia, essas coformulações podem ser usadas com as recomendações de monitoramento e expectativas de melhora clínica semelhantes àquelas de lamivudina e tenofovir.

ADEFOVIR

O adefovir dipivoxila é o profármaco oral do adefovir – um monofosfato nucleotídeo análogo da adenosina. Esse fármaco é ativo contra HBV, HIV, alguns herpes-vírus (HSV e CMV) e poxvírus. Os efeitos colaterais que limitam o tratamento (incluindo a rara nefrotoxicidade) dificultam o uso das doses maiores necessárias para inibir o HIV (60-120 mg/dia), as quais não estão aprovadas pela FDA para essa indicação. Os estudos com uma dose de 10 mg para a infecção por HBV demonstraram um excelente perfil de segurança e tolerabilidade, levando à aprovação pela FDA para o tratamento da infecção crônica pelo HBV. O adefovir é efetivo no tratamento de pacientes infectados por HBV sem tratamento prévio e daqueles infectados por HBV resistente à lamivudina. A resistência viral ao adefovir surge mais lentamente que a resistência à lamivudina, mas ainda ocorre em 20 a 30% dos pacientes após 5 anos de tratamento. Como o adefovir dipivoxila é eliminado pelos rins, o monitoramento rotineiro da função renal (a cada 6 meses) é aconselhado.

TELBIVUDINA

Um β-L enantiômero da timidina, a telbivudina foi aprovada pela FDA em 2006 para o tratamento da infecção crônica por HBV. Foi demonstrado que a telbivudina resulta em melhora virológica, bioquímica e histológica em pacientes com infecção crônica por HBV. O HBV resistente à telbivudina geralmente apresenta resistência cruzada com vírus resistentes à lamivudina, porém geralmente ainda é suscetível a adefovir e tenofovir. Após 2 anos de terapia, cepas resistentes à telbivudina foram observadas em 25% dos pacientes HBeAg-positivos e em 11% dos pacientes HBeAg-negativos; essa resistência tem limitado o seu uso. Como a telbivudina é rapidamente absorvida e é metabolizada pelos rins, a dose deve ser reduzida em pacientes com CrCl < 50 mL/min. Em geral, a telbivudina é bem tolerada, mas foram observados aumentos nos níveis séricos da creatina-cinase, bem como a ocorrência de fadiga e mialgias.

ENTECAVIR

O entecavir é um análogo da ciclopentil guanosina que, após a trifosforilação, bloqueia a polimerase do HBV de várias maneiras, inibindo a transcrição reversa da síntese de fita negativa e fita positiva do HBV. O entecavir inibe a replicação do HBV de maneira efetiva, resultando em melhora bioquímica e histológica. Esse fármaco é ativo contra algumas cepas de HBV resistentes à lamivudina, mas apenas em concentrações 20 a 30 vezes maiores que aquelas obtidas com a dose-padrão de 0,5 mg; assim, recomenda-se uma dose maior de entecavir (1 mg/dia) para pacientes com exposição prévia à lamivudina. A resistência ao entecavir levando ao rebote viral é incomum em pacientes sem tratamento prévio do HBV, mas pode ocorrer em até 60% dos pacientes com resistência prévia à lamivudina após 4 anos de tratamento com entecavir. As cepas resistentes ao entecavir mantêm a suscetibilidade ao tenofovir e, algumas vezes, ao adefovir. O entecavir é geralmente bem tolerado e tem alta biodisponibilidade, mas deve ser tomado com o estômago vazio porque o alimento interfere em sua absorção. O fármaco é eliminado pelos rins, e a dose deve ser ajustada em caso de CrCl < 50 mL/min.

TENOFOVIR

O tenofovir é um análogo nucleotídeo do monofosfato de adenosina com atividade contra retrovírus e hepadnavírus. O tenofovir inibe a replicação do HBV de maneira potente. A resistência clinicamente significativa ao tenofovir não foi observada com até 7 anos de tratamento. Ele está disponível como dois tipos de profármacos: TDF e TAF. Ambas as formulações de tenofovir estão aprovadas pela FDA para o tratamento da infecção pelo HIV e da infecção pelo HBV, sendo excretadas pelos rins. Devido a semelhanças estruturais entre TDF, adefovir e cidofovir (estes dois últimos fármacos podendo causar toxicidade tubular renal proximal), o TDF traz um alerta sobre toxicidade renal, incluindo a síndrome de Fanconi e o diabetes insípido, mas esses riscos não foram observados em grandes ensaios clínicos no tratamento da hepatite B. Em vez disso, um pequeno declínio (cerca de 5 mg/dL) foi observado na TFG ao longo de 2 anos de tratamento com TDF. Um pequeno declínio na densidade mineral óssea foi observado após 5 anos de tratamento com TDF, mas a significância clínica dessa alteração é desconhecida e o risco de fratura permanece baixo. Está indicado o monitoramento rotineiro da função renal durante a terapia com TDF, e a frequência da administração deve ser reduzida na doença renal crônica. O TAF tem maior estabilidade que o TDF, com concentrações maiores do fármaco dentro dos hepatócitos e menor exposição sistêmica. Um estudo comparativo revelou que, embora o TAF tenha os mesmos riscos, a magnitude do declínio na TFG e na densidade mineral óssea foi 25 a 30% daquela observada com o TDF.

INTERFERONAS

As IFNs têm um amplo espectro de atividade antiviral além da modulação do sistema imune. As IFNs são administradas por via intramuscular (IM), subcutânea (SC) ou IV. As IFNs recombinantes α, β, γ e λ têm sido avaliadas em diversas infecções virais. As IFNs também podem ser peguiladas: a ligação da IFN-α com o polietileno glicol resulta em absorção mais lenta, redução da depuração e concentrações séricas mais sustentadas da IFN, permitindo, assim, uma posologia mais conveniente de uma dose semanal. Em muitas situações, a IFN peguilada tomou o lugar da IFN convencional.

Os efeitos adversos da IFN incluem febre, mialgias, fadiga, sonolência, depressão, confusão, leucopenia e desenvolvimento de autoanticorpos, incluindo anticorpos antitireoide. A IFN-α2a está aprovada pela FDA para tratamento de pacientes com hepatite B crônica. Embora a IFN-α2b tenha sido relatada como útil na infecção pelo HBV, esse fármaco não está aprovado para o tratamento da hepatite B nos Estados Unidos.

As IFNs foram submetidas a extensos estudos para tratamento da infecção crônica pelo HBV. A administração da IFN-α2b convencional por 16 a 24 semanas a pacientes com infecção crônica estável pelo HBV resultou na perda dos marcadores de replicação do HBV (p. ex., HBeAg e DNA do HBV) em 33 a 37% dos casos; 8% dos pacientes também eliminaram o HBsAg. Na maioria dos pacientes nos quais os marcadores do DNA do HBV e o HBeAg desapareceram, as aminotransferases plasmáticas retornaram aos níveis normais e observou-se melhora em curto e longo prazos na histopatologia hepática. Os fatores preditivos de resposta favorável ao tratamento com IFN convencional incluem baixos níveis de DNA do HBV pré-tratamento, altos níveis séricos de alanina-aminotransferase (ALT) pré-tratamento, curta duração da infecção crônica pelo HBV e inflamação ativa na biópsia hepática. Os pacientes imunossuprimidos apresentam resposta ruim, incluindo aqueles com infecção pelo HIV.

Em doses altas, a IFN-α e a IFN-α peguilada são ativas contra a infecção pelo vírus da hepatite D. Na hepatite D, foi alcançada uma resposta virológica sustentada (RVS) em 25 a 35% dos pacientes tratados com IFN-α, mas em apenas 17 a 43% dos pacientes tratados com IFN-α peguilada.

Várias preparações de IFN foram estudadas e aprovadas como opções terapêuticas para a infecção crônica pelo HCV; em geral, essas preparações combinam IFN com ribavirina, um análogo nucleosídeo inespecífico com os efeitos antivirais discutidos adiante. A aprovação dos agentes antivirais de ação direta em 2014 levou a uma revisão da orientação, e a terapia com IFN não é mais recomendada para o tratamento da hepatite C.

FÁRMACOS ANTIVIRAIS PARA A INFECÇÃO POR HEPATITE C

Várias terapias direcionadas com antivirais de ação direta (DAAs, do inglês *direct-acting antivirals*) são efetivas contra o HCV (Tab. 191-4). A terapia combinada com DAA é atualmente o padrão de cuidados para o tratamento da infecção crônica pelo HCV, independentemente do genótipo ou estágio da fibrose. Os tratamentos do HCV têm três alvos farmacológicos: a RNA-polimerase NS5B dependente de RNA, a protease NS3/4 e a fosfoproteína de ligação do zinco NS5A, a qual é fundamental para a replicação do RNA do HCV. A duração do tratamento varia, sendo geralmente de 8 a 24 semanas. O objetivo do tratamento do HCV é suprimir o nível de replicação viral; se os níveis de RNA do HCV no plasma permanecerem indetectáveis quando avaliados 12 semanas após o final do tratamento, foi alcançada uma RVS. A RVS é considerada sinônimo de cura, pois está associada com supressão durável da replicação do HCV, menor mortalidade por todas as causas ou relacionada ao fígado e risco reduzido de carcinoma hepatocelular. Esses benefícios foram confirmados em pacientes com ou sem doença hepática avançada e cirrose que receberam esquemas baseados em combinações de DAAs e moderação de IFN.

Em geral, os esquemas de primeira linha baseados em DAAs para a infecção crônica por HCV são tão efetivos que as taxas de cura são de mais de 90%. Em um pequeno grupo de pacientes, a RVS não é obtida: até 6% para o genótipo 1 (o genótipo mais comum) e > 10% para o genótipo 3 (historicamente o mais difícil de tratar). Dois regimes pangenotípicos estão aprovados especificamente para o novo tratamento da infecção crônica pelo HCV após falha terapêutica: glecaprevir/pibrentasvir e sofosbuvir/velpatasvir/voxilaprevir. Embora algumas substituições de aminoácidos e polimorfismos possam ter impacto sobre a eficácia do tratamento do HCV com os esquemas combinados baseados em DAA, a significância clínica dessa suscetibilidade reduzida varia muito entre os regimes e conforme o genótipo/subtipo. Em casos de genética viral desfavorável (subgenótipos virais ou variantes virais com polimorfismos associados à resistência) ou fibrose avançada, a eficácia do tratamento pode ser frequentemente melhorada pela extensão do curso de tratamento ou pela adição de ribavirina. É útil a revisão das diretrizes conjuntas da American Association for the Study of Liver Diseases/Infectious Diseases Society of America. Além disso, para todos os tratamentos baseados em DAA, recomenda-se a revisão das interações medicamentosas antes de iniciar a terapia.

A maioria dos regimes é bem tolerada, mas todos os DAAs trazem um alerta na bula sobre a reativação do HBV após a supressão do HCV. Em alguns casos, ocorreu hepatite fulminante, reagudização hepática e morte em pacientes com infecção por HBV não tratada que foram submetidos ao tratamento para a infecção crônica pelo HCV. Esses riscos são raros e podem ser manejados com segurança pelo monitoramento de rotina; o tratamento do HCV não deve ser postergado devido à coinfecção pelo HBV.

SOFOSBUVIR E ESQUEMAS CONTENDO SOFOSBUVIR

Sofosbuvir O sofosbuvir é o profármaco de uridina que inibe a RNA-polimerase da região NS5B dependente de RNA do HCV. O nucleosídeo ativo uridina trifosfato resulta na interrupção da replicação do RNA viral. O sofosbuvir está aprovado pela FDA para o tratamento do HCV de genótipos 1 a 4, sendo ativo contra os genótipos 1 a 6. A resistência ao sofosbuvir é conferida por uma substituição S282T na proteína NS5B, mas a resistência clinicamente significativa ao tratamento com sofosbuvir apenas raramente tem sido encontrada e a recidiva (*breakthrough*) virológica durante o tratamento com sofosbuvir é extremamente rara. O sofosbuvir está aprovado para uso com outros DAAs e está disponível individualmente e como parte de três esquemas combinados com dose fixa: como esquema de dois fármacos com os inibidores da proteína NS5A ledipasvir e velpatasvir, respectivamente, e como esquema de três fármacos com velpatasvir e o inibidor da protease voxilaprevir. Tanto o sofosbuvir como seu metabólito ativo são eliminados pelos rins, e, embora a FDA tenha aprovado esse fármaco apenas para pacientes com TFG estimada ≥ 30 mL/min, vários estudos demonstraram a sua segurança e eficácia mesmo na doença renal terminal e em pacientes submetidos à diálise. O sofosbuvir não tem sido associado à toxicidade significativa nem a interações medicamentosas com uma notável exceção: o sofosbuvir potencializa a amiodarona e pode causar bradicardia grave, especialmente se coadministrado com amiodarona ou um β-bloqueador.

Sofosbuvir/ledipasvir O ledipasvir é um inibidor da proteína NS5A que está disponível apenas em combinação com o sofosbuvir. A combinação de dose fixa de ledipasvir e sofosbuvir é efetiva contra os genótipos 1, 4 e 6. A duração-padrão do tratamento é de 12 semanas para o genótipo 1 (todos os subgenótipos), genótipo 4 e genótipo 6; porém, a duração do tratamento pode ser reduzida para 8 semanas em pacientes não cirróticos sem tratamento prévio e infectados pelo genótipo 1 com níveis basais de RNA do HCV abaixo de 6 milhões de cópias/mL. O tratamento deve ser estendido para 24 semanas ou a ribavirina deve ser acrescentada em pacientes com cirrose descompensada ou com exposição prévia a DAAs. O ledipasvir é excretado por via biliar, não havendo necessidade de ajuste no caso de comprometimento renal leve ou moderado. Vários estudos demonstraram que o sofosbuvir/ledipasvir é seguro na doença renal terminal, mas ele permanece aprovado pela FDA apenas para pacientes com CrCl > 30 mL/min. Não há necessidade de redução de dose na cirrose descompensada (Child-Turcotte-Pugh classe B ou C). A absorção do ledipasvir melhora com a ingesta de alimentos, sendo inibida por antiácidos ou inibidores da bomba de prótons. O ledipasvir é um inibidor da glicoproteína P e pode aumentar os níveis do tenofovir; a função renal deve ser monitorada em pacientes que recebem ambos os medicamentos, embora interações clinicamente importantes sejam improváveis durante o período relativamente curto de tratamento. O ledipasvir costuma ser bem tolerado, e os ensaios clínicos mostraram apenas um pequeno aumento em efeitos colaterais, incluindo cefaleia e fadiga, em relação ao ocorrido com placebo.

Sofosbuvir/velpatasvir Embora quimicamente semelhante ao ledipasvir, o velpatasvir tem um espectro estendido de atividade e exibe melhor eficácia em relação ao ledipasvir contra o HCV de genótipos 2 e 3. O velpatasvir está disponível apenas em combinação com sofosbuvir para o tratamento de pacientes sem tratamento prévio com infecção pelos genótipos 1 a 6 e todos os estágios de fibrose, incluindo a cirrose descompensada. Em contrapartida ao tratamento com sofosbuvir/ledipasvir, o encurtamento da duração do tratamento com sofosbuvir/velpatasvir não está indicado nesses pacientes. Da mesma forma que o ledipasvir, o velpatasvir deve ser ingerido com alimentos, e a coadministração com antiácidos ou inibidores da bomba de prótons deve ser evitada. O velpatasvir costuma ser bem tolerado, e os efeitos colaterais relatados são mínimos.

TABELA 191-4 ■ Fármacos antivirais para tratamento da hepatite C em adultos[a]

Formulação do fármaco	Via, dose, duração	Mecanismo(s) de ação	Espectro de atividade	Efeitos colaterais comuns	Comentários
Sofosbuvir	Oral; 400 mg ao dia; duração variável (12-24 semanas)	Análogo nucleosídeo	Genótipos 1-6	Cefaleia, fadiga	Deve ser combinado com pelo menos um outro DAA de uma classe diferente
Sofosbuvir/ledipasvir	Oral; 400 mg/90 mg ao dia; 8, 12 ou 24 semanas	Análogo nucleosídeo/ inibidor de NS5A	Genótipos 1, 4 e 6	Cefaleia, fadiga	Evitar a coadministração com medicamentos antiácidos
Sofosbuvir/velpatasvir	Oral; 400 mg/100 mg ao dia; 12 semanas	Análogo nucleosídeo/ inibidor de NS5A	Genótipos 1-6	Cefaleia, fadiga	Evitar a coadministração com medicamentos antiácidos
Sofosbuvir/velpatasvir/ voxilaprevir	Oral; 400 mg/100 mg/ 100 mg, 1 ×/dia; 12 semanas	Análogo nucleosídeo/ inibidor de NS5A/inibidor da protease	Genótipos 1-6	Cefaleia, fadiga, diarreia, náuseas	Aprovado para o novo tratamento de pacientes com exposição prévia a DAAs Evitar a coadministração com medicamentos antiácidos
Paritaprevir/ritonavir/ ombitasvir + dasabuvir	Oral; 2 comprimidos de 75 mg/50 mg/12,5 mg, 1 ×/dia + 1 comprimido de 250 mg (dasabuvir) 2 ×/dia; 12 ou 24 semanas	Inibidor da protease/ agente potencializador/ inibidor de NS5A + inibidor da polimerase não nucleosídeo	Genótipos 1a e 1b	Fadiga, náuseas, prurido, insônia e astenia	Deve ser combinado com ribavirina em pacientes com infecção pelo genótipo 1a Monitorar mensalmente a função hepática durante o tratamento
Elbasvir/grazoprevir	Oral; 50 mg/100 mg, 1 ×/dia; 12 ou 16 semanas	Inibidor de NS5A/inibidor da protease	Genótipos 1 e 4	Fadiga, anemia, cefaleia, náuseas	É recomendada a testagem pré-tratamento para substituições associadas à resistência em pacientes infectados pelo genótipo 1a Monitorar o painel de função hepática com 8 semanas e novamente com 12 semanas se o paciente estiver recebendo 16 semanas de tratamento
Glecaprevir/pibrentasvir	Oral; 3 comprimidos de 100 mg/40 mg, 1 ×/dia; 8, 12 ou 16 semanas	Inibidor de NS5A/inibidor da protease	Genótipos 1-6	Cefaleia, fadiga	–
Simeprevir	Oral; cápsula de 150 mg, 1 ×/dia; 12 semanas	Inibidor de protease	Genótipos 1a, 1b e 4	Erupção cutânea, prurido, náuseas	Recomendado apenas em combinação com sofosbuvir; não é mais considerado um esquema de primeira ou segunda linha É recomendada a testagem basal para o polimorfismo Q80K associado à resistência
Daclatasvir	Oral; comprimido de 60 mg, 1 ×/dia; 12 semanas Redução da dose para 30 mg, 1 ×/dia, quando usado com um forte inibidor de CYP3A Aumento da dose para 90 mg, 1 ×/dia, quando usado com indutores moderados de CYP3A	Inibidor de NS5A	Genótipos 1 e 3	Cefaleia, fadiga	Uso recomendado apenas com sofosbuvir – com ou sem ribavirina – para infecção por genótipo 1 ou 3; não é mais considerado um esquema de primeira ou segunda linha
Ribavirina	Oral; 3-6 cápsulas de 200 mg, 1 ×/dia, ou em doses fracionadas com base no peso, história de doença cardiovascular e função renal	Análogo nucleosídeo, também mecanismos desconhecidos	Desconhecido, usado em todos os genótipos	Anemia, náuseas, teratogênico na gestação	Usado apenas como terapia combinada com DAAs ou interferona O hemograma completo deve ser monitorado após 2 semanas de tratamento e conforme clinicamente indicado depois disso A dose pode ser ajustada com base na anemia e na função renal

[a]Embora esses fármacos estejam aprovados pela Food and Drug Administration para a infecção crônica, mas não aguda, pelo vírus da hepatite C (HCV), eles têm sido recomendados para a infecção aguda por HCV pela Infectious Diseases Society of America e pela American Association for the Study of Liver Diseases.

Sigla: DAAs, antivirais de ação direta.

Sofosbuvir/velpatasvir/voxilaprevir Disponível como uma combinação de três fármacos com sofosbuvir e velpatasvir, o voxilaprevir é um inibidor da protease NS3/NS4A que é ativo contra o HCV de genótipos 1 a 6. A combinação de dose fixa é recomendada para o novo tratamento de pacientes com infecção pelos genótipos 1 a 6 nos quais não se obteve RVS após um tratamento combinado prévio com DAAs e para o tratamento de pacientes sem tratamento prévio infectados pelo genótipo 3 e com cirrose. Em pacientes com infecção pelo genótipo 3 que já utilizaram um inibidor da proteína NS5A, as taxas de RVS são menores com o sofosbuvir/velpatasvir/voxilaprevir; assim, a adição de ribavirina é recomendada nesses pacientes. Recomenda-se um curso de 12 semanas para a maioria dos pacientes, incluindo aqueles com cirrose compensada. O voxilaprevir não é recomendado para pacientes com cirrose descompensada (ver "Inibidores da protease e esquemas contendo inibidor da protease", adiante) ou naqueles com comprometimento renal significativo e CrCl < 30 mL/min. O voxilaprevir, como outros inibidores da protease, é metabolizado pelo sistema CYP3A, e o efeito do voxilaprevir pode ser reduzido na presença de outros indutores de CYP.

Sofosbuvir/daclatasvir A combinação de sofosbuvir com daclatasvir – o único inibidor da proteína NS5A disponível individualmente em vez de ser coformulado com outros DAAs – está aprovada para o tratamento do HCV de genótipos 1 e 3. O daclatasvir se liga ao N terminal da proteína NS5A, inibindo a replicação do RNA viral e bloqueando a montagem dos vírions. Ele é administrado em combinação com sofosbuvir por 12 semanas, sendo seguro para o tratamento de pacientes com cirrose descompensada. O daclatasvir é um substrato de CYP3A, e a dose deve ser ajustada quando administrado com outros substratos de CYP3A; isto é, a dose deve ser reduzida se o daclatasvir for administrado com um forte inibidor de CYP3A e aumentada se for administrado com indutores moderados de CYP3A4. A absorção do daclatasvir não é afetada pelos alimentos, e o daclatasvir é altamente ligado a proteínas. A dose não precisa ser ajustada para o comprometimento renal, e os efeitos colaterais são incomuns.

INIBIDORES DA PROTEASE E ESQUEMAS CONTENDO INIBIDOR DA PROTEASE

Os inibidores da protease são especificamente projetados para inibir a protease NS3/4A do HCV simulando o polipeptídeo do HCV e, quando ligados à protease viral, formam uma ligação covalente com resíduos catalíticos da serina NS3, bloqueando a atividade adicional e evitando a clivagem proteolítica da poliproteína do HCV nas proteínas NS4A, NS4B, NS5A e NS5B. Como uma classe, os inibidores da protease são metabolizados no fígado e, assim, não devem ser administrados a pacientes com cirrose descompensada (Child-Turcotte-Pugh classe B ou C). Para pacientes que recebem inibidores da protease, as recomendações atuais são de que os testes de função hepática sejam monitorados mensalmente.

Simeprevir O simeprevir inibe a protease NS3/4A do HCV e é ativo contra o HCV de genótipo 1 (subgenótipo 1b > 1a) e genótipo 4. Cerca de um terço dos pacientes infectados com HCV de genótipo 1b apresentam um polimorfismo (Q80K) na proteína NS3 que resulta em resistência do vírus ao fármaco; assim, se o simeprevir for usado, o vírus infectante deve ser testado para esse polimorfismo. A absorção do simeprevir é aumentada quando ele é ingerido com alimentos. O fármaco é quase todo ligado a proteínas, sendo excretado pelo trato biliar. Não há necessidade de ajuste de dose para disfunção renal. O simeprevir é metabolizado pelo sistema CYP3A e não deve ser usado em pacientes com cirrose descompensada. No passado, o simeprevir costumava ser combinado com sofosbuvir por 12 semanas, mas com as opções mais novas essa combinação de fármacos não é mais recomendada como esquema de primeira ou segunda linha.

Paritaprevir/ritonavir/ombitasvir/dasabuvir A combinação de paritaprevir (potencializado pelo ritonavir), ombitasvir e dasabuvir é um esquema de dose fixa para o tratamento do HCV. O paritaprevir é um inibidor da protease NS3/NS4A com atividade contra os genótipos 1a e 1b, 4 e 6. O paritaprevir é coformulado com o inibidor da protease do HIV ritonavir, não pela atividade antiviral, mas como inibidor da CYP3A; a coformulação com ritonavir potencializa os níveis de paritaprevir, permitindo a administração 1 vez ao dia. O ombitasvir é um inibidor da proteína NS5A com atividade contra os genótipos 1a e 1b, além dos genótipos 2, 3 e 5. O dasabuvir é um inibidor de polimerase não nucleosídeo da polimerase NS5B do HCV; sua inibição alostérica da polimerase efetivamente impede a interação da polimerase com seu sítio de ligação. A combinação está aprovada para o tratamento do HCV de genótipo 1b e pode ser usada com a adição de ribavirina para tratamento da infecção pelo genótipo 1a. A duração do tratamento é de 12 semanas para pacientes sem cirrose e de 24 semanas para pacientes com cirrose descompensada. Os medicamentos na combinação são metabolizados pelos sistemas CYP2C e CYP3A. A coadministração de paritaprevir com ritonavir resulta em interações clinicamente significativas de CYP3A4. Deve-se ter cuidado em relação a interações medicamentosas no tratamento de pacientes coinfectados com HIV e HCV que estejam recebendo terapia antirretroviral. Não há necessidade de ajuste de dose na insuficiência renal ou na doença renal terminal que exige diálise, mas o uso dessa combinação de fármacos está contraindicado na cirrose descompensada. Raramente, a descompensação hepática tem sido relatada em pacientes que recebem a combinação, e os pacientes devem ter a função hepática monitorada durante esse tratamento.

Elbasvir/grazoprevir A coformulação de elbasvir, um inibidor do complexo de replicação NS5A, e grazoprevir, um inibidor da protease NS3/NS4A, é ativa contra o HCV de genótipos 1 e 4. Porém, sua eficácia no tratamento do HCV de genótipo 1a é reduzida na presença de polimorfismos basais associados à resistência na proteína NS5A nas posições M28, Q30, L31 e Y93; assim, em pacientes infectados com o genótipo 1a, deve-se realizar a testagem basal para resistência e, se o resultado for positivo, a ribavirina deve ser acrescentada e a terapia combinada deve ser estendida para melhorar as taxas de resposta. A suscetibilidade ao grazoprevir é reduzida com as substituições D168 na proteína NS5A, mas poucos isolados resistentes foram observados em casos de falha virológica; assim, a testagem para essas substituições antes da terapia não é recomendada. A duração do tratamento é de 12 semanas (genótipo 1b ou genótipo 1a sem polimorfismos basais associados à resistência) ou 16 semanas (em combinação com ribavirina em pacientes com polimorfismos basais na proteína NS5A e em pacientes infectados pelo genótipo 4 e exposição prévia à IFN). A absorção do grazoprevir e do elbasvir não é afetada pelos alimentos, e a dose não precisa ser ajustada em pacientes com doença renal crônica ou em pessoas submetidas à diálise. O elbasvir, como o grazoprevir, é um substrato do sistema CYP3A; a coadministração com indutores moderados ou fortes de CYP3A ou com inibidores potentes não é recomendada. Ambos os componentes são bem tolerados, e poucos efeitos colaterais foram relatados. O uso dessa combinação de fármacos, como todas que contêm inibidores da protease, está contraindicado na cirrose descompensada.

Glecaprevir/pibrentasvir O tratamento com DAAs combinados mais recentemente aprovado consiste em glecaprevir, um inibidor da protease NS3/NS4A pangenotípico, e pibrentasvir, um inibidor da protease NS5A pangenotípico. Cada medicamento tem individualmente uma elevada barreira genética contra a resistência, sendo ativos contra o HCV de genótipos 1 a 6. Em pacientes infectados com outros genótipos que não o genótipo 3, a resistência basal não tem influência sobre a eficácia do tratamento com glecaprevir, e não foram observados polimorfismos basais em NS3/NS4A correlacionados com a falha virológica. A duração do tratamento varia conforme a fibrose e a experiência com tratamentos: um curso de 8 semanas de tratamento é recomendado para pacientes sem tratamento prévio infectados com qualquer genótipo e qualquer grau de fibrose até a cirrose descompensada, incluindo os pacientes com infecção pelo genótipo 3, enquanto os pacientes cirróticos com tratamento prévio devem receber 12 semanas de tratamento, e os pacientes com exposição prévia aos inibidores da proteína NS5A com ou sem cirrose compensada devem receber 16 semanas de tratamento. A combinação de glecaprevir/pibrentasvir deve ser ingerida com alimentos. A eliminação se dá por excreção biliar; assim, não há necessidade de ajuste de dose na doença renal terminal. Devido ao componente da protease, a combinação de glecaprevir/pibrentasvir não é adequada para pacientes com cirrose descompensada. O glecaprevir e o pibrentasvir são apenas indutores fracos de CYP3A, mas eles inibem a glicoproteína P, a proteína de resistência ao câncer de mama (BCRP, do inglês *breast cancer resistance protein*) e as proteínas transportadoras de ânions orgânicos P1 (OATP1). Quando usados com outros fármacos que são substratos desses transportadores, as concentrações de ambos os fármacos podem ser aumentadas. O esquema combinado costuma ser bem tolerado; foram relatadas cefaleia leve, fadiga, diarreia e náuseas.

RIBAVIRINA

A ribavirina, um análogo sintético oral da triazol guanosina, inibe as DNA e RNA-polimerases de maneira fraca, mas seu mecanismo primário no tratamento do HCV não é bem compreendido. Ela pode promover a alteração da replicação do RNA viral, fazendo surgir mutações virais pouco adaptadas ou não adaptadas e também parece estimular genes de resposta da IFN, além de modular as respostas imunes adaptativas. O papel da ribavirina na terapia do HCV tem mudado. A ribavirina era parte integral no tratamento do HCV durante a era da IFN e, em combinação com o sofosbuvir, era necessária como parte dos esquemas com diminuição de IFN antes que outros DAAs estivessem disponíveis. Porém, os efeitos adversos associados a doses maiores (em pacientes mais pesados) – incluindo anemia hemolítica, o que aumenta com a insuficiência renal – costumam limitar o tratamento. Outros efeitos colaterais incluem erupção cutânea, mialgias e fadiga. A ribavirina é teratogênica, e seu uso em mulheres em idade fértil deve ser limitado.

Com o advento de várias combinações apenas com DAAs, esquemas com diminuição de IFN, há diversas opções de tratamento sem ribavirina.

Porém, ainda há várias indicações para a potencialização com ribavirina em esquemas combinados baseados em DAAs. Mais importante, a ribavirina melhora a taxa de RVS em uma média de 5% em pacientes com ou sem tratamento prévio e infecção pelo genótipo 1, particularmente aquela causada pelo subgenótipo 1a. A adição de ribavirina ao tratamento com paritaprevir/ritonavir/ombitasvir mais dasabuvir é recomendada para pacientes com infecção pelos genótipos 1a ou 4, além dos pacientes infectados com o genótipo 1a que estejam recebendo elbasvir/grazoprevir com substituições basais associadas à resistência na proteína NS5A para superar a suscetibilidade reduzida ao elbasvir. A ribavirina é frequentemente incluída em esquemas de retratamento de pacientes infectados pelo genótipo 1 e com cirrose para preservar as taxas de RVS e encurtar a duração do retratamento. As taxas de RVS em 12 semanas foram comparáveis em pacientes cirróticos já tratados que receberam 24 semanas de ledipasvir/sofosbuvir e naqueles que receberam 12 semanas de ledipasvir/sofosbuvir mais ribavirina. A ribavirina também melhora os desfechos em pacientes já tratados com infecção pelo genótipo 3 – um desafio terapêutico continuado mesmo com os esquemas pangenotípicos atuais. A ribavirina melhora a resposta ao tratamento em outras situações clínicas também, especificamente em pacientes com cirrose descompensada nos quais o tratamento com inibidores da protease não pode ser usado e em pacientes com infecção pelo genótipo 2 em locais com poucos recursos onde a ribavirina é mais acessível que os esquemas combinados com doses fixas de DAAs. Devido aos seus efeitos antivirais amplos, a ribavirina não parece selecionar nenhuma substituição de aminoácidos associadas à resistência em particular.

A absorção da ribavirina melhora com a administração junto aos alimentos, e o fármaco é excretado pelos rins. A redução da dose do fármaco pode reduzir a toxicidade. Embora seja recomendada a determinação das contagens de hemácias e níveis de hemoglobina após 2 semanas de tratamento para monitorar a anemia hemolítica, a ribavirina pode ser administrada com segurança para a maioria dos pacientes devido ao período relativamente curto de duração da terapia baseada em DAAs. Em pacientes com insuficiência renal e naqueles com doença renal terminal submetidos à diálise, a dose precisa ser ajustada e o paciente deve ser cuidadosamente monitorado para a anemia.

Em um recente estudo de grande escala, a ribavirina foi efetiva no tratamento da infecção crônica pelo vírus da hepatite E, o qual pode causar hepatite inflamatória crônica em pacientes imunossuprimidos, particularmente nos receptores de transplante de órgãos sólidos.

INTERFERONA

A interferona peguilada em combinação com ribavirina não é mais usada para o tratamento da hepatite C, pois as taxas de resposta são inferiores e o tratamento é menos bem tolerado que com os DAAs.

LEITURAS ADICIONAIS

Acosta E et al: Advances in the development of therapeutics for cytomegalovirus infections. J Infect Dis 221(Suppl 1):S32, 2020.

American Association for the Study of Liver Diseases/Infectious Diseases Society of America: Recommendations for testing, managing, and treating hepatitis C. Available at *http://www.hcvguidelines.org*. Accessed October 18, 2020.

Chou R et al: Screening for hepatitis C virus infection in adolescents and adults: Updated evidence report and systematic review for the US Preventive Services Task Force. JAMA 323:976, 2020.

Gnann JW JR, Whitley RJ: Genital herpes. N Engl J Med 375:666, 2016.

Ison MG et al: Early treatment with baloxavir marboxil in high-risk adolescent and adult outpatients with uncomplicated influenza (CAPSTONE-2): A randomised, placebo-controlled, phase 3 trial. Lancet Infect Dis 20:1204, 2020.

Koh C et al: Pathogenesis of and new therapies for hepatitis D. Gastroenterology 156:461, 2019.

Spyrou E et al: Hepatitis B: Current status of therapy and future therapies. Gastroenterol Clin North Am 2020;49:215, 2020.

Tang LE et al: Chronic hepatitis B infection: A review. JAMA 319:1802, 2018.

Uyeki T et al: Clinical practice guidelines by the Infectious Diseases Society of America: 2018 update on diagnosis, treatment, chemoprophylaxis, and institutional outbreak management of seasonal influenza. Clin Infect Dis 68:e1, 2019.

Venkatesan S et al: Neuraminidase inhibitors and hospital length of stay: A meta-analysis of individual participant data to determine treatment effectiveness among patients hospitalized with nonfatal 2009 pandemic influenza A (H1N1) virus infection. J Infect Dis 221:356, 2020.

Seção 12 Infecções por vírus de DNA

192 Infecções por herpes-vírus simples

Lawrence Corey

DEFINIÇÃO

Os herpes-vírus simples (HSV-1, HSV-2; *Herpesvirus hominis*) produzem inúmeras infecções que afetam as superfícies mucocutâneas, o sistema nervoso periférico (SNP), o sistema nervoso central (SNC) e – às vezes – os órgãos viscerais. O reconhecimento e o tratamento imediatos reduzem as taxas de morbidade e de mortalidade associadas às infecções herpéticas.

AGENTE ETIOLÓGICO

O genoma do HSV é uma molécula de DNA linear de 152 kb, de fita dupla (peso molecular, cerca de 100×10^6), que codifica > 90 unidades de transcrição com 84 proteínas identificadas. As estruturas genômicas dos dois subtipos de HSV são semelhantes. A homologia global das sequências genômicas entre o HSV-1 e o HSV-2 é de cerca de 50%, enquanto a homologia do proteoma é > 80%. As sequências homólogas distribuem-se por todo o mapa genômico, e a maioria dos polipeptídeos especificados por um tipo viral está antigenicamente relacionada aos polipeptídeos do outro tipo viral. Existem muitas regiões tipo-específicas peculiares às proteínas do HSV-1 e do HSV-2, e várias delas parecem ser importantes para a imunidade do hospedeiro. Essas regiões tipo-específicas foram usadas para criar ensaios sorológicos que distinguem entre os dois subtipos virais. A análise ou o sequenciamento do DNA viral com endonucleases de restrição podem ser utilizados para distinguir os dois subtipos e para diferenciar as cepas de cada subtipo. Há vírus recombinantes (HSV-1/HSV-2) circulantes na natureza. A variabilidade das sequências de nucleotídeos de cepas clínicas de HSV-1 e HSV-2 é tal que os isolados HSV de dois indivíduos são distinguíveis por padrões de enzimas de restrição ou sequências genômicas. Além disso, a relação epidemiológica entre as fontes, como a que existe entre parceiros sexuais, mãe-lactente ou indivíduos envolvidos em um surto de fonte comum, pode ser inferida a partir desses padrões. O sequenciamento profundo de isolados sequenciais sugere que se pode encontrar mais de uma variante do HSV-1 ou HSV-2 em um mesmo indivíduo.

O genoma viral é empacotado em uma cápsula proteica icosaédrica regular (capsídeo), composta por 162 capsômeros (Cap. 190). A cobertura externa do vírus consiste em uma membrana contendo lipídeo (envelope) adquirida como brotos do capsídeo contendo DNA através da membrana nuclear interna da célula hospedeira. Entre o capsídeo e a bicamada lipídica do envelope encontra-se o tegumento. A replicação viral apresenta uma fase nuclear e uma fase citoplasmática. A fixação inicial à membrana celular envolve interações das glicoproteínas virais C e B com vários receptores de superfície semelhantes ao heparan sulfato. Subsequentemente, a glicoproteína D viral se liga a correceptores celulares que pertencem à família de proteínas do receptor do fator de necrose tumoral, à superfamília das imunoglobulinas (família da nectina) ou a ambas. A ubiquidade desses receptores contribui para a ampla diversidade de hospedeiros dos herpes-vírus. A replicação do HSV é altamente regulada. Após fusão e entrada, o nucleocapsídeo penetra no citoplasma e diversas proteínas virais são liberadas do vírion. Algumas dessas proteínas virais interrompem a síntese de proteínas do hospedeiro (ao aumentar a degradação do RNA celular), enquanto outras "ativam" a transcrição dos genes precoces imediatos da replicação do HSV. Esses produtos gênicos precoces imediatos, denominados *genes α*, são necessários para a síntese do grupo polipeptídeo subsequente: os polipeptídeos β, muitos dos quais consistem em proteínas reguladoras e enzimas necessárias para a replicação do DNA. A maioria dos agentes antivirais atuais interfere nas proteínas β, como a timidina-cinase (TK, do inglês *thymidine kinase*) e a DNA-polimerase virais. A terceira (γ) classe de genes do HSV codifica as proteínas estruturais e tegumentares do vírus e em grande medida exige a replicação do DNA viral para sua expressão. Estão sendo desenvolvidos novos fármacos antivirais direcionados contra a montagem e a liberação do vírus.

Após a replicação do genoma viral e a síntese das proteínas estruturais, os nucleocapsídeos são organizados no núcleo da célula. Ocorre a formação do envoltório à medida que os nucleocapsídeos brotam da membrana nuclear interna para o espaço perinuclear. Em algumas células, a replicação viral no interior do núcleo dá origem a dois tipos de corpúsculos de inclusão: os corpúsculos Feulgen-positivos basofílicos tipo A, contendo DNA viral, e os corpúsculos de inclusão eosinofílicos, que são desprovidos de ácido nucleico viral ou proteína e representam uma "cicatriz" da infecção viral. Em seguida, os vírions envelopados são transportados por meio do retículo endoplasmático e do aparelho de Golgi para a superfície celular.

Os genomas virais são mantidos por algumas células neuronais em um estado reprimido, denominado *latência*. A latência, que está associada à transcrição de apenas um número limitado de RNAs codificados por vírus, é responsável pela presença de DNA e RNA virais no tecido neural durante os períodos em que o vírus infeccioso não pode ser isolado. A manutenção e o crescimento de células neurais de gânglios com infecção latente em cultura tecidual resultam na produção de vírions infecciosos (*explantação*) e na infecção permissiva subsequente de células suscetíveis (*cocultura*). Então, a ativação do genoma viral pode ocorrer, resultando em *reativação* – o padrão normal regulado de expressão e replicação dos genes virais e liberação do HSV. A liberação de vírions do neurônio obedece a um processo complexo de transporte anterógrado ao longo dos axônios neuronais. Em animais experimentais, a luz ultravioleta, a imunossupressão sistêmica e local e o traumatismo da pele ou dos gânglios estão associados à reativação.

Uma região não codificadora do genoma viral, a qual se acreditava inicialmente que representasse três regiões não codificadoras e que atualmente se acredita ser um conjunto mais diverso de RNAs não codificadores e micro-RNAs (miRNAs) coletivamente chamados de transcritos associados à latência (LATs, do inglês *latency-associated transcripts*), é encontrada no núcleo de neurônios com infecção latente, e mutantes de deleção da região LAT exibem eficiência reduzida em sua reativação posterior. O número de cópias do DNA do HSV é altamente variável entre os neurônios, sem correlação direta entre o número de cópias do DNA do HSV e a positividade do LAT. A substituição de LATs do HSV-1 por LATs do HSV-2 induz a um padrão de reativação do HSV-1, sugerindo que essa região do genoma aparentemente mantém – em vez de estabelecer – a latência. O miRNA viral parece silenciar a expressão do fator de neurovirulência essencial, a proteína da célula infectada 34.5 (ICP34.5), e ligar-se em uma configuração antissentido ao RNA mensageiro da proteína precoce imediata ICP0 para impedir a expressão, a qual é vital para a reativação do HSV. Embora já se saiba que determinados transcritos são necessários à reativação da latência, os mecanismos moleculares da latência do HSV não estão totalmente esclarecidos, e as estratégias para interromper ou manter a latência em neurônios estão em fase de desenvolvimento.

Embora a latência seja o estado predominante do vírus na proporção por neurônio, a alta frequência de reativação oral e genital para o HSV-1 e o HSV-2 sugere que os vírus raramente estão quiescentes em todo o bioma dos tecidos ganglionares. O vírus parece estar em um estado dinâmico – "em grande parte suprimido" – mas com as células individuais continuamente demonstrando graus variados de atividade de transcrição viral, e apenas alguns poucos desses neurônios infectados originam a reativação verdadeira. Existe um crescente reconhecimento de que a infecção pelo HSV em gânglios autonômicos desempenha um papel importante em infecções iniciais e na reativação. De fato, a morte de animais com infecção por HSV-2 parece estar relacionada à disfunção autonômica do intestino. Tanto o HSV-1 como o HSV-2 são eliminados de forma subclínica. A maioria das pessoas infectadas por HSV-2 e HSV-1 tem crises subclínicas frequentes de reativação com duração de 2 a 6 horas, e o sistema imunológico do tecido do hospedeiro pode restringir a reativação viral ao tecido antes que haja reativação clinicamente evidente.

PATOGÊNESE

A exposição das superfícies mucosas ou da pele esfoliada ao HSV permite a entrada do vírus nas células da epiderme e da derme e o início de sua replicação. As infecções por HSV geralmente são adquiridas de maneira subclínica. Seja clínica ou subclínica, a aquisição do HSV se associa à replicação viral suficiente para permitir a infecção das terminações nervosas sensitivas e/ou autonômicas. Após penetrar nas células neuronais, o vírus – ou, mais provavelmente, o nucleocapsídeo – é transportado pelo axônio até os corpos das células nervosas nos gânglios. As partículas virais se prendem a proteínas celulares ao longo de microtúbulos desde as extremidades axonais (terminações neuríticas) até o corpo de células neuronais. Em humanos, o intervalo de trânsito até os gânglios após a inoculação dos vírus não foi determinado. Durante a fase inicial da infecção, ocorre replicação viral nos gânglios e no tecido nervoso contíguo. Em seguida, o vírus propaga-se para outras superfícies mucocutâneas por migração centrífuga dos vírions infecciosos, via nervos periféricos. Essa forma de disseminação ajuda a explicar a grande superfície da área afetada, a elevada frequência de novas lesões distantes do grupo inicial de vesículas, típica em pacientes com infecção genital ou orolabial primária por HSV, e a capacidade de recuperar o vírus a partir do tecido neural distante dos neurônios que inervam o local de inoculação. Além disso, pode ocorrer disseminação contígua do vírus localmente inoculado, permitindo a extensão adicional da doença na mucosa. Estudos recentes demonstraram a viremia por HSV – outro mecanismo para a extensão da infecção pelo corpo – em cerca de 30 a 40% das pessoas com infecção primária por HSV-2; a infecção latente com ambos os subtipos virais em gânglios sensitivos e autonômicos foi demonstrada. No caso da infecção pelo HSV-1, os gânglios trigeminais costumam ser mais infectados, embora também ocorra extensão para os gânglios cervicais inferior e superior. Na infecção genital, os gânglios das raízes dos nervos sacrais (S2-S5) são mais comumente afetados. Os gânglios autonômicos, nervos pélvicos e raízes nervosas vaginais são comumente infectados.

Após a resolução da doença primária, o HSV infeccioso não pode ser mais cultivado a partir dos gânglios; entretanto, a infecção neuronal, definida pela presença de DNA viral, persiste nas células ganglionares na região anatômica da infecção inicial. O mecanismo da reativação da latência é desconhecido, embora evidências crescentes de genes virais limitados ou de miRNAs tenham sido identificadas em neurônios com infecção latente. Há evidência de antígenos virais e células T do hospedeiro ativadas nos gânglios e periferia, e as respostas imunes em gânglios e tecidos periféricos parecem influenciar a frequência e a intensidade da reativação do HSV. Foram isoladas células T específicas para o HSV de gânglios das raízes dos nervos periféricos. Muitas dessas células T CD8+ residentes encontram-se justapostas aos neurônios com HSV-1 latente nos gânglios trigeminais e podem bloquear a reativação tanto com liberação de interferon (IFN)-γ quanto com degradação pela granzima B da proteína precoce imediata ICP4. Além disso, parece haver uma carga viral latente nos gânglios que mantém correlação direta com o número de neurônios infectados e com a taxa de reativação, mas inversa com o número de células T presentes. Não se sabe se os estímulos de reativação suprimem transitoriamente essas células imunes, suprarregulam de forma independente a transcrição de genes líticos, ou ambos. Ademais, a contenção na mucosa do hospedeiro tem sido demonstrada. Quando o vírus alcança a junção dermoepidérmica, há três desfechos possíveis: (1) contenção rápida da infecção pelo hospedeiro próximo do local de infecção; (2) disseminação de pequenas quantidades de vírus na epiderme com microulceração associada a baixos títulos de disseminação subclínica; e (3) replicação disseminada e necrose de células epiteliais com subsequente recorrência clínica (esta última definida clinicamente por bolhas e ulceração da pele). Histologicamente, as lesões herpéticas consistem em uma vesícula de paredes finas ou ulceração na região basal, células multinucleadas que podem conter inclusões intranucleares, necrose e resposta inflamatória aguda. Uma vez restrita a replicação viral, ocorre reepitelialização, quase sempre sem deixar cicatriz.

A análise do DNA de isolados sequenciais do HSV, ou de isolados de múltiplos gânglios infectados de um determinado indivíduo, revelou, na maioria dos casos, padrões similares, senão idênticos, de endonucleases de restrição ou de sequenciamento do DNA. À medida que são desenvolvidas tecnologias genômicas mais sensíveis, crescem os relatos de evidências de múltiplas cepas do mesmo subtipo. Por exemplo, a infecção de determinados neurônios por múltiplas cepas de vírus sensíveis e resistentes aos medicamentos em pacientes gravemente imunossuprimidos indica que os gânglios podem sofrer novos implantes durante a infecção crônica. Como a exposição à liberação pela mucosa é relativamente comum ao longo da vida de um indivíduo, os dados atuais sugerem que a infecção exógena por diferentes cepas do mesmo subtipo de fato ocorre. O papel desempenhado pelas variações das cepas nos variados padrões de reativação da doença não é conhecido.

IMUNIDADE

As respostas do hospedeiro influenciam a aquisição da doença por HSV, a gravidade da infecção, a resistência ao desenvolvimento da latência, a manutenção da latência e a frequência das recidivas. Tanto as reações mediadas por anticorpos quanto as mediadas por células são clinicamente importantes. Os pacientes imunocomprometidos por defeitos da imunidade celular apresentam infecções por HSV mais graves e mais extensas do que os pacientes com déficits da imunidade humoral, como agamaglobulinemia. A ablação experimental dos linfócitos indica que as células T têm participação importante na prevenção da doença disseminada letal, embora os anticorpos possam ajudar a reduzir os títulos virais no tecido neural. Algumas manifestações clínicas do HSV também podem estar relacionadas à resposta imune do hospedeiro (p. ex., opacidades do estroma associadas à ceratite herpética recorrente). Mostrou-se que as glicoproteínas virais de superfície são alvos de anticorpos que medeiam a neutralização e a citólise imunologicamente mediada (citotoxicidade celular dependente de anticorpos [CCDA]). Em infecções experimentais, os anticorpos monoclonais contra glicoproteínas virais do HSV conferiram proteção contra a doença neurológica subsequente ou a latência gangliônica, e não há estudos controlados de anticorpos monoclonais em humanos sobre a reativação da doença. Múltiplas populações de células, incluindo neutrófilos, macrófagos e uma variedade de linfócitos T, participam das defesas do hospedeiro contra a infecção por HSV, assim como as linfocinas produzidas pelos linfócitos T. Em animais, a transferência de linfócitos pré-ativados conferiu proteção contra agressões subsequentes por HSV. Em geral, a proteção máxima exige a ativação de múltiplas subpopulações de células T, incluindo células T citotóxicas e células T responsáveis pela hipersensibilidade tardia. Estas últimas podem conferir proteção mediante liberação de linfocinas estimulada por antígenos (p. ex., IFNs), as quais, por sua vez, exercem efeito antiviral direto e, ao mesmo tempo, ativam e intensificam a ação de outras células efetoras específicas e inespecíficas. O vírion do HSV contém uma variedade de genes dirigidos para a inibição das respostas do hospedeiro. Isso inclui o gene *ICP47*, que se liga à proteína celular ativadora do transportador TAP-1 e reduz a capacidade dessa proteína de ligar peptídeos do HSV aos antígenos leucocitários humanos (HLAs) da classe I e, dessa forma, reduz o reconhecimento das proteínas virais pelas células T citotóxicas do hospedeiro. Esse efeito pode ser sobrepujado pela adição de IFN-γ, mas essa reversão requer 24 a 48 horas; logo, o vírus tem tempo para se replicar e invadir outras células do hospedeiro. A entrada de HSV-1 e HSV-2 infecciosos inibe várias vias de sinalização das células T CD4+ e CD8+, levando ao comprometimento de sua função de destruição e influenciando o espectro de sua secreção de citocinas. A vacinação terapêutica com um HSV de replicação defeituosa sem gD, o principal antígeno neutralizante, produziu atividade aumentada de CCDA e subsequente redução na reativação em modelos de porquinhos-da-índia de HSV-2, sugerindo que as respostas imunes aos vírus associados a células podem ser importantes na resolução da doença.

As respostas de células T CD8+ específicas do HSV parecem ser um componente importante para a eliminação do vírus das lesões. Os pacientes imunossuprimidos acometidos de lesões por HSV frequentes e duradouras têm menos células T CD8+ funcionais dirigidas contra o HSV. Foi demonstrado que células T CD8+ específicas para HSV persistem na pele da região genital, na junção entre derme e epiderme contígua às terminações nervosas por meses após a resolução das lesões. Mesmo na fase de quiescência clínica, essas células T CD8+ produzem proteínas antivirais e citotóxicas indicativas de vigilância imunológica. Essas células T CD8+ de memória residentes parecem ser a "primeira resposta" capaz de controlar a reativação viral no sítio de liberação do vírus para o interior da derme. Essa rápida interação "liga e desliga" entre vírus e hospedeiro ajuda a explicar a variabilidade encontrada na intensidade das manifestações clínicas entre os episódios nos diferentes indivíduos. Diferenças de 30 a 60 minutos na reação do hospedeiro podem resultar em níveis 100 a 1.000 vezes maiores de vírus e determinar se um episódio de doença será subclínico ou clínico.

Há uma associação forte entre magnitude da resposta dos linfócitos T CD8+ e eliminação do vírus das lesões genitais. A localização, a eficiência e a longevidade dos linfócitos T CD8+ (e de outras células efetoras imunes como as respostas de células *natural killer* ou T CD4+) podem ser importantes na expressão da doença e na probabilidade de transmissão com o passar do tempo.

EPIDEMIOLOGIA

Estudos soroepidemiológicos documentaram a ocorrência de infecções por HSV no mundo inteiro. Nos últimos 15 anos foi demonstrado que a prevalência de HSV-2 é ainda maior no mundo em desenvolvimento do que no mundo desenvolvido. Na África Subsaariana, a soroprevalência de HSV-2 entre gestantes se aproxima de 60% e as taxas de aquisição anuais entre adolescentes beira 20%. A incidência global foi estimada em cerca de 23,6 milhões de infecções por ano, com > 490 milhões de pessoas infectadas no mundo todo. Assim como no mundo desenvolvido, as taxas de aquisição do HSV-2 no ato sexual e de prevalência sorológica são mais altas entre as mulheres. Em sua maioria, a infecção por HSV-2 é precedida pela do HSV-1; atualmente, é baixa a frequência de HSV-1 genital nos países de rendas baixa e média.

A infecção por HSV-1 é adquirida mais cedo e com maior frequência do que a por HSV-2. Entre 70 e 90% dos adultos possuem anticorpos contra o HSV-1 na quinta década de vida. Nas populações de baixo nível socioeconômico, a maioria das pessoas contrai o HSV-1 antes da terceira década de vida. Os anticorpos contra o HSV-2 não são rotineiramente detectados até a puberdade. As taxas de prevalência de anticorpos correlacionam-se com atividade sexual pregressa e variam de forma acentuada entre diferentes grupos populacionais. Há algumas evidências de que a prevalência de HSV-2 diminuiu levemente mais ou menos durante a última década nos Estados Unidos. Os levantamentos sorológicos indicam que cerca de 15 a 20% da população norte-americana apresenta anticorpos contra o HSV-2. Na maioria dos ambulatórios de obstetrícia e planejamento familiar, 15 a 30% das mulheres apresentam anticorpos contra o HSV-2, embora apenas 10% daquelas soropositivas para HSV-2 tenham história de lesões genitais. Até 50% dos adultos heterossexuais atendidos em ambulatórios de infecções sexualmente transmissíveis possuem anticorpos contra o HSV-2. Uma ampla variedade de levantamentos sorológicos catalogou a epidemia disseminada de HSV-2 na América Central, América do Sul e África. Na África, a soroprevalência de HSV-2 variou de 40 a 70% em populações obstétricas e outras populações com experiência sexual. As taxas de prevalência de anticorpos são, em média, cerca de 5 a 10% mais altas nas mulheres.

Muitos trabalhos continuam a mostrar que a infecção tanto incidente quanto – mais importante – prevalente pelo HSV-2 aumenta a taxa de aquisição do HIV-1. Mais especificamente, a infecção por HSV-2 está associada em nível populacional a aumento de 2 a 4 vezes na aquisição de HIV-1. Essa associação foi amplamente demonstrada em homens e mulheres heterossexuais nos países desenvolvidos e em desenvolvimento. Do ponto de vista epidemiológico, regiões do mundo com alta prevalência de HSV-2 e populações específicas nessas regiões apresentam maior incidência de base populacional de HIV-1.

Uma observação importante é que o HSV-2 facilita a disseminação do HIV a populações de baixo risco; a prevalência de HSV-2 parece aumentar em 7 a 9 vezes o risco de infecção por HIV por relação sexual. Há modelos matemáticos que sugerem que 33 a 50% das infecções por HIV-1 podem ser atribuídas ao HSV-2 na população de homens que fazem sexo com homens (HSHs) e de mulheres heterossexuais na África Subsaariana. Além disso, o HSV-2 é mais frequentemente reativado e transmitido por pessoas coinfectadas por HIV-1 em comparação com as não coinfectadas. Assim, a maior parte das áreas do planeta com alta prevalência de HIV-1 também tem alta prevalência de HSV-2. A eliminação de vírions de HIV-1 em lesões herpéticas na região genital facilita a disseminação do HIV por contato sexual. A reativação do HSV-2 está associada a uma resposta inflamatória persistente localizada, a qual consiste em altas concentrações de células T CD4+ enriquecidas por CCR5, bem como em células dendríticas inflamatórias na submucosa da pele genital. Essas células podem sustentar a infecção pelo HIV e sua replicação e, portanto, provavelmente são responsáveis pelo aumento no risco de aquisição do HIV entre indivíduos com herpes genital. Lamentavelmente, a terapia antiviral não reduz essa inflamação pós-reativação subclínica, provavelmente em razão da incapacidade dos agentes antivirais atuais de impedir a liberação de pequenas quantidades de antígeno do HSV na mucosa genital.

Diversos trabalhos sugerem que em muitos dos casos de infecção genital "assintomática" por HSV-2 o que ocorre, na verdade, é que a infecção simplesmente não é identificada ou fica restrita a regiões anatômicas do trato genital não facilmente visualizadas. Os indivíduos soropositivos assintomáticos disseminam vírus sobre as superfícies mucosas quase tão frequentemente quanto aqueles com doença sintomática. O grande reservatório de portadores não identificados do HSV-2 e a frequente reativação assintomática do vírus a partir do trato genital têm favorecido a disseminação contínua do herpes genital por todo o mundo.

As infecções por HSV ocorrem durante todo o ano. A transmissão pode resultar do contato com pessoas que têm lesões ulcerativas ativas ou com pessoas que não têm manifestações clínicas da infecção, mas que estejam excretando o HSV a partir das superfícies mucocutâneas. A reativação do HSV na pele e nas superfícies mucosas da genitália é comum. De fato, trabalhos recentes indicam que a maioria dos episódios de HSV-1 e HSV-2 duram 2 a 6 horas; assim, a replicação do vírus e a eliminação pelo hospedeiro são rápidas. Mesmo com uma única amostra diária é possível detectar o DNA do HSV com reação em cadeia da polimerase (PCR, do inglês *polymerase chain reaction*) em 20 a 30% dos dias. Os números correspondentes para HSV-1 nas secreções orais são semelhantes. As taxas de excreção são mais altas durante os anos iniciais após a aquisição, com a excreção viral ocorrendo em até 30 a 50% dos dias nesse período. Os pacientes imunossuprimidos excretam HSV das áreas de mucosa com frequência ainda mais alta (20-80% dos dias). Essas altas taxas de reativação mucocutânea sugerem que a exposição ao HSV por contato sexual ou outro contato íntimo (beijo, compartilhamento de copos ou de talheres) é comum e ajuda a explicar a disseminação contínua e a alta soroprevalência da infecção por HSV em todo o mundo. As taxas de reativação variam amplamente entre os indivíduos. Entre os pacientes HIV-positivos, a baixa contagem de células T CD4+ e a alta carga viral de HIV-1 estão associadas a maiores taxas de reativação do HSV. A quimioterapia antiviral diária para infecção pelo HSV-2 pode reduzir as taxas de excreção, mas não elimina a excreção propriamente dita, quando medida por PCR ou por cultura.

ESPECTRO CLÍNICO

O HSV já foi isolado de quase todos os locais viscerais e mucocutâneos. As manifestações clínicas e a evolução da infecção por HSV dependem do local anatômico afetado, da idade e do estado imunológico do hospedeiro, bem como do tipo antigênico do vírus. As infecções primárias por HSV (i.e., as primeiras infecções por HSV-1 ou HSV-2, nas quais o hospedeiro carece de anticorpos anti-HSV no soro da fase aguda) acompanham-se frequentemente de sinais e sintomas sistêmicos. Em comparação com os episódios recorrentes, as infecções primárias, que afetam as mucosas e os locais extramucosos, caracterizam-se por maior duração dos sintomas e isolamento do vírus das lesões. O período de incubação varia de 1 a 26 dias (mediana de 6-8 dias). Ambos os subtipos virais podem causar infecções genitais e orofaciais, e as infecções provocadas pelos dois subtipos não se distinguem clinicamente. Todavia, a frequência de reativação da infecção é influenciada pelo local anatômico e pelo tipo de vírus. A infecção genital por HSV-2 tem probabilidade duas vezes maior de reativação, em comparação com a infecção genital por HSV-1, e sofre recidivas com frequência 8 a 10 vezes maior. Por outro lado, a infecção orolabial pelo HSV-1 recidiva mais frequentemente do que a infecção orolabial pelo HSV-2. As taxas de excreção assintomática seguem o mesmo padrão.

Infecções orofaciais A gengivostomatite e a faringite são as manifestações clínicas mais comuns do primeiro episódio de infecção por HSV-1, enquanto o herpes labial recorrente é a manifestação clínica mais comum da reativação da infecção por HSV-1. A gengivostomatite e a faringite por HSV geralmente resultam de infecção primária e são mais comuns em crianças e em adultos jovens. Os sinais e sintomas clínicos, os quais consistem em febre, mal-estar, mialgia, incapacidade de alimentar-se, irritabilidade e adenopatia cervical, podem ter duração de 3 a 14 dias. As lesões podem afetar os palatos duro e mole, a gengiva, a língua, os lábios e a área facial. Em geral, a infecção da faringe por HSV-1 ou HSV-2 resulta em lesões exsudativas ou ulcerativas da faringe posterior e/ou dos pilares tonsilares. Em um terço dos casos, podem ocorrer lesões da língua, da mucosa oral ou da gengiva em uma fase tardia da evolução da doença. É comum haver febre com 2 a 7 dias de duração e adenopatia cervical. Pode ser difícil distinguir clinicamente a faringite por HSV da faringite bacteriana, das infecções por *Mycoplasma pneumoniae* e de ulcerações faríngeas de etiologia não infecciosa (p. ex., síndrome de Stevens-Johnson). Nenhuma evidência substancial sugere que a reativação da infecção orolabial por HSV esteja associada à faringite sintomática recorrente.

A reativação do HSV a partir dos gânglios trigêmeos pode estar associada à excreção assintomática do vírus na saliva, ao desenvolvimento de ulcerações da mucosa intraoral ou às ulcerações herpéticas no vermelhão labial ou na pele facial externa. Cerca de 50 a 70% dos pacientes soropositivos submetidos à descompressão da raiz do trigêmeo e 10 a 15% dos indivíduos submetidos à extração dentária desenvolvem infecção orolabial por HSV em uma média de 3 dias após esses procedimentos. A diferenciação clínica entre ulcerações mucosas intraorais decorrentes de HSV e ulcerações aftosas, traumáticas ou induzidas por fármacos é difícil.

Nos pacientes imunossuprimidos, a infecção por HSV pode estender-se para a mucosa e as camadas cutâneas profundas. Em consequência, podem ocorrer friabilidade, necrose, sangramento, dor intensa e incapacidade de ingerir alimentos ou bebidas. As lesões da mucosite por HSV são clinicamente semelhantes às lesões da mucosa causadas por agentes citotóxicos, traumatismo ou por infecções fúngicas ou bacterianas. As infecções ulcerativas persistentes por HSV estão entre as mais comuns nos pacientes com síndrome da imunodeficiência adquirida (Aids). As infecções por HSV e *Candida* muitas vezes ocorrem de modo concomitante. A terapia antiviral sistêmica acelera a velocidade de resolução e alivia a dor das infecções da mucosa por HSV em pacientes imunossuprimidos. A frequência de reativação do HSV durante as fases iniciais do transplante ou da quimioterapia de indução é alta (50-90%) e usam-se antivirais sistêmicos profiláticos, como o aciclovir ou penciclovir intravenosos (IV), ou outros congêneres orais desses fármacos, para reduzir as taxas de reativação. Os pacientes com eczema atópico também podem desenvolver infecções orofaciais graves por HSV (eczema herpético), podendo rapidamente afetar áreas extensas da pele e, em certas ocasiões, disseminar-se para órgãos viscerais. Foi obtida resolução imediata de eczema herpético extenso com a administração de aciclovir IV. O eritema multiforme também pode estar associado à infecção por HSV (ver Figs. 56-9 e A1-24); algumas evidências sugerem que a infecção por HSV seja o evento desencadeante em cerca de 75% dos casos de eritema multiforme cutâneo. Foi demonstrada a presença de antígeno do HSV em imunocomplexos circulantes e em biópsias de lesões cutâneas desses casos. Os pacientes com eritema polimorfo grave associado ao HSV são candidatos à terapia antiviral oral supressora crônica.

O HSV-1 e o vírus varicela-zóster (VZV) foram implicados na etiologia da paralisia de Bell (paralisia flácida do ramo mandibular do nervo facial). Alguns dos ensaios clínicos documentaram resolução mais rápida da paralisia facial com início imediato da terapia antiviral, com ou sem glicocorticoides. Entretanto, outros ensaios demonstraram pouco benefício. Há vantagens com o uso de fármacos antivirais e glicocorticoides na paralisia de Bell moderada a severa. Alguns especialistas acreditam que os glicocorticoides isoladamente são preferidos para a doença leve.

Infecções genitais O primeiro episódio de herpes genital primário caracteriza-se por febre, cefaleia, mal-estar e mialgias. Os sintomas locais predominantes incluem dor, prurido, disúria, secreções vaginal e uretral e linfadenopatia inguinal dolorosa. As lesões bilaterais bem-espaçadas da genitália externa são características (Fig. 192-1). As lesões podem estar presentes em vários estágios, como vesículas, pústulas ou úlceras eritematosas dolorosas. O colo uterino e a uretra são afetados em > 80% das mulheres nas primoinfecções. Os primeiros episódios de herpes genital em pacientes que tenham tido infecção por HSV-1 estão algumas vezes

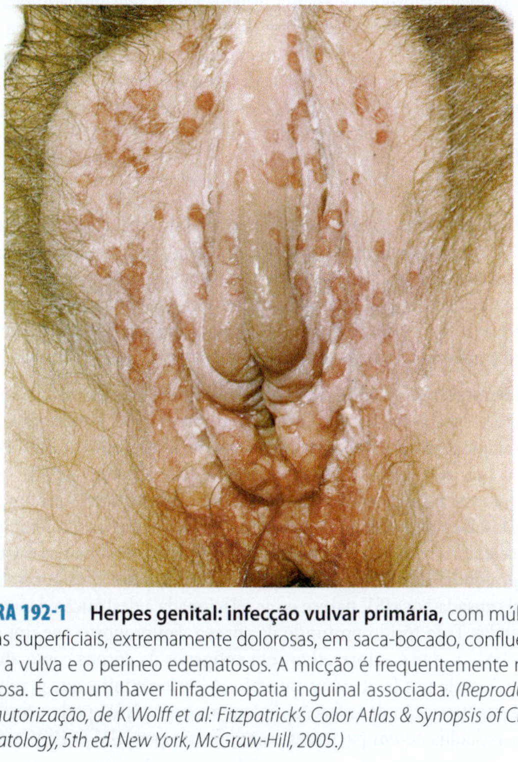

FIGURA 192-1 Herpes genital: infecção vulvar primária, com múltiplas úlceras superficiais, extremamente dolorosas, em saca-bocado, confluentes, sobre a vulva e o períneo edematosos. A micção é frequentemente muito dolorosa. É comum haver linfadenopatia inguinal associada. *(Reproduzida, com autorização, de K Wolff et al: Fitzpatrick's Color Atlas & Synopsis of Clinical Dermatology, 5th ed. New York, McGraw-Hill, 2005.)*

associados a sintomas sistêmicos; a infecção prévia pelo HSV-1 está associada com resolução mais rápida que a observada no herpes genital primário verdadeiro. A detecção do DNA do HSV no soro tem sido encontrada em cerca de 30% dos casos de herpes genital primário verdadeiro. A evolução clínica do primeiro episódio agudo de herpes genital é semelhante nas infecções por HSV-1 e por HSV-2. Todavia, as taxas de recidiva da doença genital diferem de acordo com o subtipo viral: as taxas de recorrência em 12 meses entre pacientes com primoinfecção pelo HSV-2 e pelo HSV-1 são de aproximadamente 90% e 55%, respectivamente (número mediano de recorrências: 4 e < 1, respectivamente). As taxas de recorrência das infecções genitais causadas por HSV-2 variam bastante entre os indivíduos e com o decorrer do tempo no mesmo indivíduo. O HSV foi isolado da uretra e da urina de homens e mulheres sem lesões genitais externas. Secreção mucoide clara e disúria são características da uretrite sintomática por HSV. O HSV foi isolado da uretra de 5% das mulheres com síndrome de disúria-polaciúria. Às vezes, a doença do trato genital causada por HSV manifesta-se por endometrite e salpingite em mulheres, e por prostatite nos homens. Cerca de 15% dos casos de aquisição do HSV-2 estão associados a síndromes clínicas não lesionais, como meningite asséptica, cervicite ou uretrite. Uma abordagem mais completa do diagnóstico diferencial do herpes genital é apresentada no Cap. 136.

O HSV-1 e o HSV-2 podem causar infecções retais e perianais sintomáticas ou assintomáticas. Em geral, a proctite por HSV está associada ao coito anal. Entretanto, a excreção perianal subclínica do HSV é detectada em homens e mulheres que declaram não praticar coito anal. Esse fenômeno é provocado pelo estabelecimento da latência no dermátomo sacro em decorrência de infecção anterior do trato genital, com reativação subsequente nas células epiteliais da região perianal. Essas reativações são, muitas vezes, subclínicas. Os sinais e sintomas da proctite por HSV incluem dor e secreção anorretais, tenesmo e constipação. A sigmoidoscopia revela lesões ulcerativas nos 10 cm distais da mucosa retal. As biópsias retais revelam ulceração da mucosa, necrose, infiltração polimorfonuclear e linfocítica da lâmina própria, e (em casos esporádicos) células multinucleadas com inclusões intranucleares. Observam-se também lesões herpéticas perianais em pacientes imunossuprimidos que estejam recebendo terapia citotóxica. Lesões herpéticas perianais extensas e/ou proctite por HSV são comuns entre pacientes com infecção pelo HIV.

Panarício herpético O panarício herpético – a infecção do dedo por HSV – pode ocorrer como complicação do herpes oral ou genital primário, em consequência da inoculação do vírus por uma solução de continuidade na superfície epidérmica ou por introdução direta do vírus na mão em razão de exposição ocupacional ou de outro tipo. Os sinais e sintomas clínicos incluem instalação abrupta de edema, eritema e hipersensibilidade localizada no dedo infectado. Observam-se lesões vesiculosas ou pustulosas na extremidade do dedo, as quais não se distinguem das lesões de infecção bacteriana piogênica. É comum a ocorrência de febre, linfadenite e linfadenopatias epitroclear e axilar. A infecção pode recidivar. É essencial o estabelecimento imediato do diagnóstico (para evitar a transmissão e/ou tratamento cirúrgico desnecessário e potencialmente exacerbador). Em geral, recomenda-se terapia antiviral (ver adiante).

Herpes do gladiador O HSV pode infectar praticamente qualquer área da pele. As infecções mucocutâneas por HSV no tórax, nas orelhas, na face e nas mãos já foram descritas entre praticantes de luta romana. A transmissão dessas infecções é facilitada pelo traumatismo da pele que ocorre durante as lutas. Vários surtos recentes ilustraram a importância de diagnóstico e tratamento imediatos para conter a disseminação da infecção.

Infecções oculares A infecção do olho por HSV é a causa mais comum de cegueira corneana nos Estados Unidos. A ceratite por HSV manifesta-se por início agudo de dor, borramento visual, quemose, conjuntivite e lesões dendríticas típicas da córnea. O uso de glicocorticoides tópicos pode agravar os sintomas e resultar em comprometimento das estruturas profundas do olho. Desbridamento, tratamento com antivirais tópicos e/ou terapia com IFN aceleram a resolução. Todavia, as recidivas são comuns e as estruturas mais profundas do olho podem sofrer lesão imunopatológica. A ceratite estromal causada por HSV parece estar relacionada à destruição dependente das células T do tecido profundo da córnea. Foi proposto que um epítopo do HSV-1, que é autorreativo com antígenos da córnea como alvos de células T, seria um fator nessa infecção. A coriorretinite, que geralmente é uma manifestação da infecção disseminada por HSV, pode ocorrer em recém-nascidos ou em pacientes com infecção por HIV. O HSV e o VZV podem causar retinite necrosante aguda como manifestação incomum, porém grave. Embora a infecção por VZV seja a causa mais comum de necrose retiniana aguda, tanto o HSV-1 como o HSV-2 podem estar associados com essa síndrome. Recomenda-se a consultoria oftalmológica de emergência, além do uso de terapia antiviral sistêmica e intravítrea.

Infecções dos sistemas nervosos central e periférico O HSV responde por 10 a 20% do total de casos de encefalite viral esporádica nos Estados Unidos. A incidência estimada é de cerca de 2,3 casos a cada 1 milhão de pessoas por ano. Os casos estão distribuídos por todo o ano e a distribuição etária parece ser bifásica, com incidência máxima nas faixas entre 5 e 30 e > 50 anos de idade. O HSV-1 causa > 95% dos casos.

A patogênese da encefalite causada por HSV varia. Em crianças e adultos jovens, a infecção primária por HSV pode resultar em encefalite; presumivelmente, o vírus adquirido de modo exógeno penetra no SNC por propagação neurotrópica a partir da periferia, por meio do bulbo olfatório. Todavia, a maioria dos adultos com encefalite por HSV apresenta evidências clínicas ou sorológicas de infecção mucocutânea por HSV-1 antes do início dos sintomas no SNC. Em aproximadamente 25% dos casos examinados, as cepas de HSV-1 provenientes da orofaringe e do tecido cerebral diferem no mesmo paciente; portanto, alguns casos podem resultar de reinfecção com outra cepa de HSV-1, que atinge o SNC. Foram propostas duas teorias para explicar o desenvolvimento do HSV em replicação ativa em áreas localizadas do SNC de indivíduos cujos vírus isolados nos gânglios e no SNC são semelhantes. A reativação de infecção latente por HSV-1 no trigêmeo ou em raízes nervosas autonômicas pode estar associada à extensão do vírus ao SNC através dos nervos que suprem a fossa craniana média. Foi demonstrada a presença do DNA do HSV por hibridização de DNA no tecido cerebral obtido em necrópsia – até mesmo de adultos sadios. Assim, a reativação de uma infecção latente e prolongada do SNC pode ser outro mecanismo de ocorrência da encefalite por HSV. Estudos recentes identificaram polimorfismos genéticos entre famílias com alta frequência de encefalite por HSV. As células mononucleares do sangue periférico, fibroblastos e neurônios desses pacientes (predominantemente crianças) parecem secretar níveis reduzidos de IFN em resposta ao HSV. Mutações genéticas em *TLR3* documentadas em pacientes com encefalite por HSV sugerem que alguns casos de encefalite esporádica por HSV podem estar relacionados a determinantes genéticos do hospedeiro.

A marca clínica da encefalite herpética é o início agudo de febre e sinais e sintomas neurológicos focais, sobretudo do lobo temporal (Fig. 192-2). A diferenciação clínica entre encefalite por HSV e outras encefalites virais, infecções focais ou processos não infecciosos é difícil. No exame do líquido cerebrospinal (LCS) é comum encontrar aumento das proteínas, leucocitose (com predomínio de linfócitos) e elevação das contagens de eritrócitos em consequência da necrose hemorrágica. Embora a biópsia cerebral tenha sido o padrão-ouro para definir a encefalite por HSV, ela foi, em grande parte, substituída pelo exame de PCR de alta sensibilidade e especificidade para detecção do DNA do HSV no LCS para o diagnóstico de infecção do SNC. Embora os títulos dos anticorpos anti-HSV no LCS e no soro estejam aumentados na maioria dos casos de encefalite por HSV, a elevação raramente é observada antes de 10 dias de doença e, portanto, apesar do seu valor retrospectivo, esses títulos geralmente não são úteis para o estabelecimento de um diagnóstico clínico precoce. Em casos raros, a demonstração de antígeno do HSV, de DNA do HSV ou de replicação do HSV no tecido cerebral obtido por biópsia é altamente sensível; o exame desse tecido também é uma oportunidade de identificar outras causas potencialmente tratáveis de encefalite. A terapia antiviral com aciclovir reduz a taxa de mortalidade da encefalite por HSV. A maioria das autoridades no assunto recomenda a administração de aciclovir IV a pacientes com suspeita de encefalite por HSV até que o diagnóstico seja confirmado ou que se faça um diagnóstico alternativo. Todos os casos confirmados devem ser tratados com aciclovir IV (30 mg/kg/dia, fracionados em 3 doses, durante 14-21 dias). Após o término do tratamento, foi relatada recidiva clínica da encefalite exigindo mais tratamento. Por esse motivo, algumas autoridades preferem tratar inicialmente por 21 dias, e muitos mantêm a terapia até a eliminação do DNA do HSV do LCS. Mesmo com tratamento, as sequelas neurológicas são comuns, particularmente em indivíduos com mais de 50 anos de idade.

Foi detectado o DNA do HSV no LCS de 3 a 15% dos pacientes que se apresentam no hospital com meningite asséptica. A meningite por HSV, a qual costuma ser observada em associação com infecção genital primária por HSV, é uma doença autolimitada aguda que se manifesta por cefaleia, febre

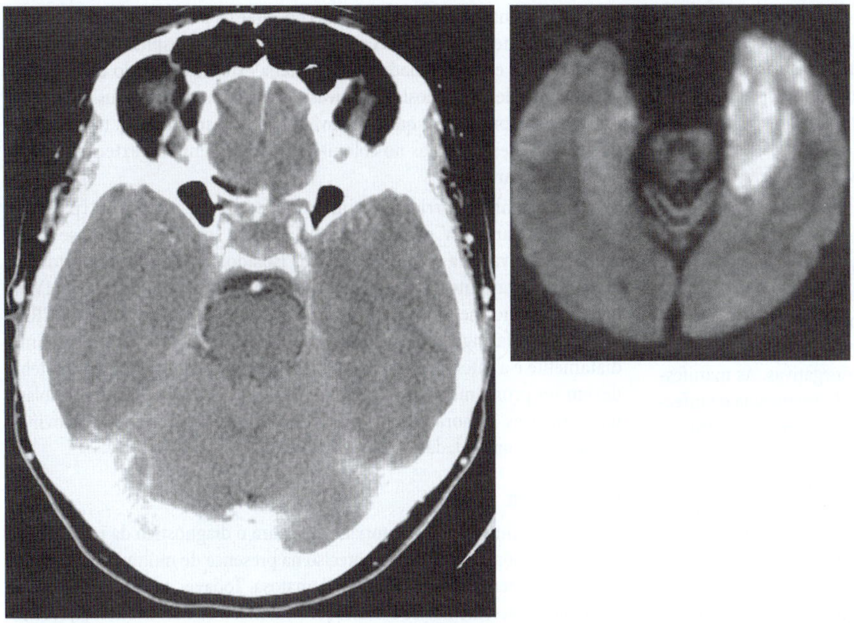

FIGURA 192-2 Tomografia computadorizada e ressonância magnética ponderada em difusão do cérebro de paciente com encefalite do lobo temporal esquerdo por herpes-vírus simples.

e fotofobia leve, durando 2 a 7 dias. É típica a pleocitose linfocítica no LCS. Sequelas neurológicas da meningite por HSV são raras. O HSV é a causa mais comumente identificada da meningite linfocítica recorrente (*meningite de Mollaret*). A demonstração de anticorpos anti-HSV no LCS ou a persistência do DNA do HSV no LCS pode estabelecer o diagnóstico. Nos indivíduos com recorrências frequentes de meningite por HSV, a terapia antiviral diária reduziu a frequência dos episódios recorrentes de meningite sintomática.

Há relatos de disfunção do sistema nervoso autônomo, sobretudo da região sacra, associada a infecções por HSV e VZV. Podem ocorrer dormência, parestesia das áreas glúteas ou perineais, retenção urinária, constipação, pleocitose do LCS e impotência (nos homens). Os sintomas parecem melhorar lentamente no decorrer de dias ou semanas. Às vezes, a hipoestesia e/ou a fraqueza dos membros inferiores persistem por muitos meses. A hipoestesia transitória da área cutânea inervada pelo trigêmeo e a disfunção do sistema vestibular (determinada por eletronistagmografia) são os sinais predominantes da doença. Raramente, a infecção por HSV é acompanhada por mielite transversa, manifestada em forma de paralisia simétrica rapidamente progressiva dos membros inferiores ou de síndrome de Guillain-Barré. De modo semelhante, o comprometimento do SNP (paralisia de Bell) ou a polineurite craniana podem estar relacionados com a reativação da infecção por HSV-1.

Há evidências experimentais crescentes sugerindo uma associação entre os herpes-vírus, especificamente o HSV-1, e o desenvolvimento de doença de Alzheimer (DA) esporádica. O DNA do HSV-1 é detectado no tecido cerebral de pacientes com DA e, epidemiologicamente, os anticorpos contra o HSV-1 são um fator de risco significativo para a DA de início tardio. Uma ampla variedade de modelos de DA indica que a infecção pelo HSV-1 pode induzir a morte neuronal, a fosforilação de *tau* e a expressão intracelular de isoformas de produtos de clivagem de proteínas precursoras do amiloide que produzem estruturas multicelulares tipo placas associadas com DA. Não há dados convincentes de que a terapia antiviral possa ter benefício para qualquer pessoa com DA.

Infecções viscerais Em geral, a infecção de órgãos viscerais por HSV resulta de viremia, sendo comum o comprometimento de múltiplos órgãos. Todavia, em certas ocasiões, as manifestações clínicas da infecção por HSV afetam apenas o esôfago, o pulmão ou o fígado. A esofagite causada por HSV pode resultar da extensão direta da infecção orofaríngea por esse vírus para o esôfago, ou pode ocorrer originalmente por reativação e disseminação do HSV para a mucosa esofágica via nervo vago. Os sintomas predominantes da esofagite causada por HSV são odinofagia, disfagia, dor subesternal e perda de peso. Surgem múltiplas ulcerações ovais sobre base eritematosa, com ou sem pseudomembrana branca. O esôfago distal é mais comumente afetado. Na doença extensa, a friabilidade difusa pode propagar-se para todo o esôfago. Nem o exame endoscópico nem o baritado são capazes de distinguir, de maneira confiável, a esofagite herpética da esofagite por *Candida* ou de ulcerações esofágicas em consequência de lesão térmica, irradiação ou substâncias corrosivas. As secreções obtidas por endoscopia para exame citológico e cultura ou detecção de DNA por PCR são o material mais útil para confirmação do diagnóstico. Em geral, a terapia antiviral sistêmica reduz a intensidade e a duração dos sintomas e propicia a cicatrização das ulcerações esofágicas.

A pneumonite por HSV é incomum, exceto em pacientes gravemente imunossuprimidos, podendo resultar de extensão da traqueobronquite herpética para o parênquima pulmonar. Em geral, verifica-se o desenvolvimento de pneumonite necrosante focal. A disseminação hematogênica do vírus a partir de doença mucocutânea oral ou genital também pode ocorrer, produzindo pneumonite intersticial bilateral. É comum o achado de patógenos bacterianos, fúngicos e parasitários na pneumonite por HSV. A letalidade da pneumonia por HSV não tratada em pacientes imunossuprimidos é elevada (> 80%). O HSV também foi isolado do trato respiratório inferior de indivíduos com síndrome da angústia respiratória aguda e intubação prolongada. A maioria das autoridades acredita que a presença do HSV em aspirados da traqueia nesses contextos ocorre em razão da reativação do vírus na região traqueal e de traqueíte localizada em indivíduos com intubação prolongada. Esses pacientes devem ser avaliados quanto à extensão da infecção pelo HSV no parênquima pulmonar. Embora revisões retrospectivas da traqueíte por HSV em pacientes de unidade de terapia intensiva sugiram benefício com a terapia antiviral, não foram conduzidos ensaios clínicos controlados com poder estatístico adequado e que tenham avaliado o papel dos agentes antivirais usados contra o HSV na morbidade e mortalidade associadas à ventilação. A participação da infecção do trato respiratório inferior por HSV nas taxas globais de morbidade e mortalidade associadas a essas condições é incerta. O HSV é uma causa incomum de hepatite em pacientes imunocompetentes. A infecção do fígado por HSV está associada à febre, à elevação abrupta das bilirrubinas e das aminotransferases séricas e à leucopenia (< 4.000 leucócitos/μL). Além disso, é possível haver coagulação intravascular disseminada.

Outras complicações relatadas associadas à infecção por HSV incluem artrite monoarticular, necrose suprarrenal, trombocitopenia idiopática e glomerulonefrite. A infecção disseminada por HSV em pacientes imunocompetentes é rara. Em pacientes imunocomprometidos ou queimados e em indivíduos desnutridos, o HSV às vezes se dissemina para outros órgãos viscerais, como glândulas suprarrenais, pâncreas, intestinos delgado e grosso e medula óssea. A disseminação, até mesmo a disseminação recorrente, está sendo cada vez mais reconhecida em pessoas com leucemia linfocítica crônica. Raramente, a infecção primária por HSV durante a gravidez é disseminada, podendo provocar a morte da mãe e do feto. Esse evento incomum geralmente está associado à aquisição da infecção primária no terceiro trimestre. A infecção disseminada por HSV é mais bem detectada pela presença de DNA do HSV no plasma ou no sangue.

Infecções neonatais por HSV De todas as populações infectadas por HSV, os recém-nascidos (lactentes com < 6 semanas) apresentam a maior frequência de infecção visceral e/ou do SNC. Sem tratamento, a letalidade global do herpes neonatal é de 65%; < 10% dos neonatos com infecção do SNC têm desenvolvimento normal. Embora as lesões cutâneas sejam as manifestações mais reconhecidas da doença, muitos neonatos não desenvolvem lesões ou estas se apresentam apenas em uma fase avançada da evolução da doença. A infecção neonatal costuma ser adquirida no período perinatal por contato com secreções genitais infectadas no parto. Foram descritos lactentes com infecção congênita. Das infecções neonatais por HSV, 30 a 50% são causadas por HSV-1, e 50 a 70%, por HSV-2. O risco de infecção neonatal por HSV é 10 vezes maior no recém-nascido de gestante que tenha contraído o vírus recentemente em comparação com os demais lactentes.

As infecções neonatais por HSV-1 também podem ser adquiridas por contato pós-natal com membros da família que apresentem infecção orolabial por HSV-1 sintomática ou assintomática, ou por transmissão hospitalar. Todos os neonatos sob suspeita de herpes devem ser tratados com aciclovir IV e mantidos com terapia antiviral por via oral nos primeiros 6 a 12 meses de vida. A quimioterapia antiviral com altas doses de aciclovir IV (60 mg/kg/dia) reduziu a letalidade do herpes neonatal para cerca de 15%. Contudo, as taxas de morbidade, sobretudo entre lactentes com infecção do SNC por HSV-2, permanecem muito altas.

HSV na gravidez Nos Estados Unidos, 21% de todas as gestantes e 51% das gestantes negras não hispânicas são soropositivas para o HSV-2. Entretanto, o risco de transmissão do HSV da mãe para o filho no período perinatal é maior quando a infecção é adquirida próximo ao momento do trabalho de parto – isto é, em mulheres anteriormente HSV-soronegativas. As manifestações clínicas do herpes genital recorrente – incluindo frequência de infecção subclínica *versus* clínica, duração das lesões, dor e sintomas constitucionais – são semelhantes em mulheres grávidas e não grávidas. A frequência de recidivas aumenta no decorrer da gestação. Entretanto, quando as mulheres são soropositivas para o HSV-2 no início da gravidez, não se observa nenhum efeito sobre os desfechos neonatais (inclusive peso ao nascer e idade gestacional). As infecções em seu primeiro episódio durante a gestação têm consequências mais graves para a mãe e o lactente. Por vezes, ocorre disseminação visceral materna durante o terceiro trimestre, assim como parto prematuro ou retardo do crescimento intrauterino. A aquisição da doença primária durante a gestação, seja por HSV-1 ou HSV-2, está associada a risco de transmissão transplacentária do vírus para o recém-nascido e pode resultar em aborto espontâneo, embora esse desfecho seja relativamente incomum. Para os casos de infecção genital por HSV recentemente adquirida, a maioria das autoridades recomenda tratamento com aciclovir (400 mg, 3 ×/dia) ou com valaciclovir (500-1.000 mg, 2 ×/dia) por 7 a 10 dias. Todavia, o impacto dessa intervenção sobre a transmissão não é conhecido. A alta taxa de prevalência de HSV-2 durante a gravidez e a baixa incidência de doença neonatal (1 caso a cada 6.000-20.000 nascidos vivos) indicam que poucos lactentes correm risco de adquirir o HSV. Por conseguinte, não se justifica a realização de cesárea em todas as mulheres com doença genital recorrente. Como a transmissão intraparto da infecção responde pela maioria dos casos, o parto por via abdominal deve ser considerado apenas naquelas gestantes que estejam excretando o HSV durante o trabalho de parto. Vários estudos não mostraram qualquer correlação entre recidiva da excreção do vírus antes do parto e a sua excreção a termo. Por conseguinte, monitoração virológica e amniocentese semanais não são recomendadas.

A frequência de transmissão da mãe para o lactente é acentuadamente maior entre mulheres que adquirem o HSV próximo ao termo (30-50%) do que naquelas cuja infecção pelo HSV-2 é reativada por ocasião do parto (< 1%). Embora os anticorpos maternos contra o HSV-2 sejam protetores, os anticorpos anti-HSV-1 oferecem pouca ou nenhuma proteção contra a infecção neonatal pelo HSV-2. A infecção genital primária por HSV-1 implica risco particularmente alto de transmissão durante a gravidez e responde por uma proporção crescente de casos de HSV neonatais. Além disso, durante a reativação, o HSV-1 parece ser mais transmissível ao recém-nascido do que o HSV-2. O vírus foi isolado de secreções do colo uterino por ocasião do parto em apenas 2% das mulheres soropositivas para o HSV-2, e apenas 1% dos lactentes assim expostos desenvolve infecção, presumivelmente em razão dos efeitos protetores dos anticorpos maternos transferidos e, talvez, de títulos virais mais baixos durante a reativação. Apesar da baixa frequência de transmissão do HSV nesse contexto, 30 a 50% dos lactentes com HSV neonatal nascem de mães com herpes genital estabelecido.

O isolamento do HSV por *swab* cervicovaginal no parto representa o fator de maior risco para transmissão intraparto do HSV (risco relativo = 346); entretanto, foram descritos casos de transmissão intraparto positivos na PCR e negativos na cultura. Aquisição recente do HSV (razão de chances, *odds ratio* [OR] = 49), isolamento do HSV-1 *versus* HSV-2 (OR = 35), detecção do HSV no colo uterino *versus* na vulva (OR = 15), uso de eletrodos no couro cabeludo fetal (OR = 3,5) e idade jovem da mãe conferem risco adicional de transmissão, enquanto o parto por via abdominal é protetor (OR = 0,14). O exame físico contribui pouco para predizer ausência de excreção do vírus, e a PCR é bem superior à cultura em termos de sensibilidade e velocidade. Por conseguinte, há indicação para detecção por PCR no início do trabalho de parto para ajudar na tomada de decisão clínica nas mulheres com anticorpos anti-HSV-2. Como a cesárea parece constituir um meio efetivo de reduzir a transmissão materno-fetal, as pacientes com herpes genital recorrente devem ser incentivadas a procurar o hospital antes da época do parto para exame cuidadoso da genitália externa e do colo uterino, bem como para coleta de amostra por *swab* para isolamento do vírus. As mulheres que não apresentam qualquer evidência de lesões devem ter parto por via vaginal. Lesões ativas no colo uterino ou na genitália externa indicam parto por cesariana.

Caso tenha ocorrido o primeiro episódio de exposição (p. ex., se a sorologia para HSV demonstrar que a mãe é soronegativa, ou se a mãe for soropositiva para o HSV-1, e o vírus isolado por ocasião do parto for o HSV-2), muitas autoridades iniciam terapia antiviral com aciclovir IV no lactente. Como medida mínima, amostras para culturas virais e PCR de faringe, nasofaringe, olhos e reto desses lactentes devem ser obtidas imediatamente e a intervalos de 5 a 10 dias. Letargia, lesões cutâneas ou febre devem ser prontamente investigadas. Todos os lactentes com HSV isolado nas primeiras 24 horas após o parto devem ser tratados com aciclovir IV nas doses recomendadas.

DIAGNÓSTICO

Há critérios clínicos e laboratoriais úteis para o diagnóstico da infecção por HSV. O diagnóstico clínico será preciso na presença de múltiplas lesões vesiculosas características sobre base eritematosa. Todavia, as ulcerações herpéticas podem assemelhar-se a ulcerações cutâneas de outras etiologias. Além disso, as infecções das mucosas por HSV, como uretrite ou faringite, podem ocorrer sem que haja lesões cutâneas. Por conseguinte, recomendam-se exames laboratoriais para confirmar o diagnóstico e orientar o tratamento. Embora a coloração do raspado da base das lesões pelos métodos de Wright, Giemsa (preparação de Tzanck) ou Papanicolaou seja um procedimento bem-descrito para detectar células gigantes ou inclusões intranucleares de infecção por herpes-vírus, poucos clínicos estão habilitados nessa técnica. Além disso, a sensibilidade da coloração é baixa (< 30% para *swabs* de mucosa) e esses métodos citológicos não diferenciam entre as infecções por HSV e VZV.

A melhor maneira de confirmar laboratorialmente a infecção por HSV é a detecção do vírus, de antígenos virais ou de DNA viral no raspado das lesões. A detecção do DNA do HSV por PCR constitui a técnica de laboratório mais sensível para o diagnóstico das infecções de mucosa ou viscerais pelo HSV e é o teste recomendado para a confirmação laboratorial de um diagnóstico. O HSV produz efeito citopático detectável em uma variedade de sistemas de cultura celular, e esse efeito pode ser identificado 48 a 96 horas após a inoculação. A cultura amplificada por centrifugação com subsequente coloração para o antígeno do HSV encurtou o tempo necessário para identificar o HSV para < 24 horas. A cultura está indicada quando há necessidade de testes para a sensibilidade aos antivirais. A sensibilidade de todos os métodos de detecção depende do estágio das lesões (com maior sensibilidade para as lesões vesiculosas do que para as ulcerativas), de o paciente apresentar um episódio primário ou recorrente da doença (com maior sensibilidade no primeiro episódio do que nos episódios recorrentes) e de a amostra ser de um paciente imunossuprimido ou imunocompetente (com mais antígeno ou DNA nos pacientes imunossuprimidos). A confirmação laboratorial permite determinar o subtipo do vírus; a informação sobre o subtipo pode ser útil do ponto de vista epidemiológico e ajudar a prever a frequência de reativação após o primeiro episódio de infecção orolabial ou genital por HSV.

Há desenvolvimento de anticorpos tipo-específicos e tipo-comuns contra o HSV durante as primeiras semanas após a infecção, persistindo indefinidamente. Os ensaios sorológicos que utilizam preparações de antígenos de vírus íntegros, como fixação do complemento, neutralização, imunofluorescência indireta, hemaglutinação passiva, radioimunoensaio e ensaio imunoabsorvente ligado à enzima (ELISA), são úteis na diferenciação entre indivíduos não infectados (soronegativos) e aqueles com infecção pregressa por HSV-1 ou HSV-2, mas podem não distinguir entre os dois subtipos virais de maneira confiável. Estão disponíveis comercialmente ensaios sorológicos para identificar anticorpos dirigidos contra a proteína G tipo-específica dos dois subtipos virais (G1 e G2) e eles são capazes de distinguir, de modo confiável, a resposta humoral humana contra o HSV-1 e o HSV-2. Há disponibilidade de exames para realização no próprio local de cuidados a partir de sangue capilar ou soro durante uma consulta. Além disso, pode-se utilizar um ensaio *Western blot* para detectar várias proteínas do HSV tipo-específicas. A presença de anticorpo tipo-específico contra o HSV-2 implica infecção prévia pelo HSV-2 – isto é, infecção latente e provável reativação subclínica.

O pareamento dos soros das fases aguda e convalescente pode ser útil na demonstração de soroconversão durante a infecção primária por HSV-1 ou HSV-2. Entretanto, poucos testes disponíveis descrevem os títulos, e aumentos nos valores de índice não indicam o primeiro episódio em todos os pacientes. Os ensaios sorológicos baseados em proteínas tipo-específicas devem ser utilizados para identificar portadores assintomáticos de HSV-1 ou HSV-2. Não há método de imunoglobulina M (IgM) confiável para definir infecção aguda por HSV.

Vários estudos mostraram que os indivíduos com infecção por HSV-2 não identificada previamente podem ser instruídos e capacitados a identificar reativações sintomáticas. É preciso informar aos indivíduos soropositivos para HSV-2 sobre a alta frequência de reativação subclínica em mucosas que não são visíveis (p. ex., colo uterino, uretra, pele perianal) ou em ulcerações microscópicas que podem não ser clinicamente sintomáticas. A transmissão da infecção está bem estabelecida durante esses episódios. Os indivíduos soropositivos para HSV-2 devem ser orientados sobre a alta probabilidade de excreção subclínica e sobre o papel que os preservativos (masculinos ou femininos) podem desempenhar na redução da transmissão. Já se demonstrou que o tratamento antiviral com valaciclovir (500 mg, 1 ×/dia) reduz a transmissão do HSV-2 entre parceiros sexuais.

TRATAMENTO

Infecções por herpes-vírus simples

Muitas formas de infecções mucocutânea e visceral por HSV respondem à farmacoterapia antiviral. Para as infecções mucocutâneas, o aciclovir e seus congêneres, fanciclovir e valaciclovir, têm sido a base da terapia. Dispõe-se de vários antivirais para uso tópico nas infecções oculares por HSV: idoxuridina, trifluorotimidina, vidarabina tópica e cidofovir. Nos casos de encefalite herpética e herpes neonatal, o aciclovir IV é o tratamento de escolha.

Todos os antivirais licenciados para uso contra o HSV inibem a DNA-polimerase viral. Uma classe de fármacos, exemplificada pelo aciclovir, é produzida com substratos da enzima TK do HSV. Aciclovir, ganciclovir, fanciclovir e valaciclovir são seletivamente fosforilados, tornando-se monofosfatados nas células infectadas pelo vírus. As enzimas celulares convertem o monofosfato do fármaco no trifosfato, o qual pode ser incorporado na cadeia de DNA viral. O aciclovir é o agente mais frequentemente utilizado no tratamento das infecções por HSV e está disponível em apresentações IV, oral e tópica. O valaciclovir, o éster valil do aciclovir, tem maior biodisponibilidade que o aciclovir e, por essa razão, pode ser administrado com menos frequência. O fanciclovir, a apresentação oral do penciclovir, é clinicamente eficaz no tratamento de uma variedade de infecções por HSV-1 e HSV-2. O ganciclovir é ativo contra o HSV-1 e o HSV-2; porém, é mais tóxico que o aciclovir, o valaciclovir e o fanciclovir, e em geral não é recomendado no tratamento das infecções por HSV. Alguns relatos de casos sugerem que o ganciclovir pode ser também menos eficaz que o aciclovir no tratamento das infecções por HSV. Os três compostos recomendados – aciclovir, valaciclovir e fanciclovir – têm eficácia comprovada para redução da duração dos sintomas e das lesões nas infecções mucocutâneas por HSV em pacientes imunocomprometidos e imunocompetentes (Tab. 192-1). As apresentações IV e oral previnem a reativação do HSV em pacientes imunocomprometidos soropositivos durante a quimioterapia de indução ou no período imediatamente após transplante de medula óssea ou de órgão sólido. A terapia supressora crônica diária reduz a frequência de reativação entre pacientes com herpes genital ou orolabial frequente. Somente o valaciclovir foi submetido a ensaios clínicos que demonstraram redução da infecção por HSV-2 entre parceiros sexuais. O aciclovir IV (30 mg/kg/dia, administrados em forma de infusão de 10 mg/kg durante 1 hora, a intervalos de 8 horas) mostrou-se eficaz na redução da letalidade e da morbidade da encefalite por HSV. A instituição precoce do tratamento representa um fator crítico para o resultado. O principal efeito colateral associado à administração por via intravenosa de aciclovir é a insuficiência renal transitória, geralmente por cristalização do composto no parênquima renal. Essa reação adversa pode ser evitada se o fármaco for administrado lentamente durante 1 hora, e se o paciente estiver bem hidratado. Como os níveis de aciclovir no LCS correspondem, em média, a apenas 30 a 50% dos níveis plasmáticos, a dose de aciclovir utilizada para o tratamento da infecção do SNC (30 mg/kg/dia) deve ser o dobro daquela utilizada no tratamento da doença mucocutânea ou visceral (15 mg/kg/dia). Doses ainda mais altas de aciclovir IV são usadas para a infecção por HSV neonatal (60 mg/kg/dia, fracionados em 3 doses). Os fármacos antivirais não erradicam a infecção nem afetam o risco, frequência ou intensidade das recorrências subclínicas ou clínicas após o fármaco ser suspenso.

Ciclos mais curtos de terapia estão sendo cada vez mais usados para o tratamento da infecção mucocutânea recorrente pelo HSV-1 ou HSV-2 em pacientes imunocompetentes. Ciclos de 1 dia de fanciclovir e valaciclovir são clinicamente efetivos, mais convenientes e, em geral, de menor custo do que os ciclos mais longos de terapia (Tab. 192-1). Esses esquemas de ciclos curtos devem ser reservados para hospedeiros imunocompetentes.

SUPRESSÃO DO HERPES MUCOCUTÂNEO

O reconhecimento da alta frequência de reativação subclínica é uma justificativa bem-aceita para o uso do tratamento antiviral diário com a finalidade de suprimir as reativações do HSV, especialmente em indivíduos com episódios clínicos frequentes (p. ex., aqueles com infecção por HSV genital recém-adquirida). As pessoas imunossuprimidas, incluindo aquelas com infecção pelo HIV, também se beneficiam da terapia antiviral diária. O aciclovir e o valaciclovir diários reduzem a frequência das reativações de HSV entre pessoas HIV-positivas. Os esquemas usados incluem o aciclovir (400-800 mg, 2 ×/dia), o fanciclovir (500 mg, 2 ×/dia) e o valaciclovir (500 mg, 2 ×/dia); o valaciclovir na dose de 4 g/dia associou-se à púrpura trombocitopênica trombótica em um estudo de pacientes infectados pelo HIV. O tratamento diário com aciclovir está associado a uma redução modesta nos títulos de RNA do HIV no plasma (redução de 0,5 $\log_{10}$) e na mucosa genital (redução de 0,33 $\log_{10}$).

REDUÇÃO DA TRANSMISSÃO DO HSV AOS PARCEIROS SEXUAIS

Foi demonstrado que uma dose diária de valaciclovir (500 mg) reduz a transmissão do HSV-2 entre parceiros sexuais. As taxas de transmissão são mais altas de homens para mulheres e entre indivíduos com reativação frequente do HSV-2. Pode-se recorrer à triagem sorológica para identificar os casais de risco. O valaciclovir diário parece ser mais eficaz que o fanciclovir diário na redução da excreção subclínica viral.

RESISTÊNCIA AO ACICLOVIR

Há ocorrência de cepas de HSV resistentes ao aciclovir clinicamente relevantes. A maioria dessas cepas tem, na fosforilação do aciclovir, uma alteração da especificidade para o substrato. Assim, é comum observar resistência cruzada com o fanciclovir e com o valaciclovir. Às vezes, um vírus cuja TK tem alteração da especificidade é sensível ao fanciclovir, mas não ao aciclovir. Em alguns pacientes infectados por vírus com TK deficiente, a administração de aciclovir em doses mais altas foi associada à resolução das lesões. Em outros, há evolução da doença a despeito do tratamento com altas doses. A maior parte da resistência clinicamente significativa ao aciclovir tem sido vista em pacientes imunocomprometidos. Os isolados de HSV-2 parecem ser mais resistentes que as cepas de HSV-1. A frequência da resistência ao aciclovir não está bem caracterizada ou monitorada; a ausência de mudança significativa nos últimos 40 anos provavelmente reflete a transmissão reduzida dos mutantes com TK deficiente. O isolamento do HSV de lesões persistentes, apesar da administração de doses adequadas e de níveis sanguíneos suficientes de aciclovir, sugere resistência ao aciclovir. O manejo clínico da resistência ao aciclovir é difícil. A terapia com o antiviral foscarnete (40-80 mg/kg IV a cada 8 horas até a resolução clínica) é a única abordagem clinicamente demonstrada (Cap. 191). Em razão de sua toxicidade e de seu custo, esse fármaco geralmente é reservado a pacientes com infecções mucocutâneas extensas. O cidofovir é um análogo de nucleotídeo que existe sob a forma de fosfonato ou monofosfato. A maioria das cepas com TK deficiente é sensível ao cidofovir. A pomada de cidofovir acelera a cicatrização das lesões refratárias ao aciclovir. Não há nenhum estudo bem-controlado sobre o cidofovir sistêmico. Alguns casos podem responder ao imiquimode tópico. As variantes do HSV verdadeiramente negativas para TK parecem ter capacidade reduzida de propagar-se em decorrência de uma alteração da neurovirulência – uma característica importante na presença relativamente infrequente dessas cepas em populações imunocompetentes, mesmo com o uso crescente de antivirais. Uma nova classe de fármacos que inibem a atividade da helicase/primase específica do HSV (pritelivir) está em investigação clínica e pode oferecer um melhor perfil de toxicidade para o tratamento de cepas de HSV resistentes ao aciclovir.

TABELA 192-1 ■ Quimioterapia antiviral para infecção por herpes-vírus simples (HSV)

I. Infecções mucocutâneas por HSV

A. *Infecção em pacientes imunossuprimidos*

1. *Episódios sintomáticos agudos iniciais ou recorrentes:* aciclovir IV (5 mg/kg, a cada 8 h) ou aciclovir VO (400 mg, 4 ×/dia), fanciclovir (500 mg, 2 ou 3 ×/dia), ou valaciclovir (500 mg, 2 ×/dia) são efetivos. A duração do tratamento pode variar de 7-14 dias. A terapia IV pode ser administrada por 2-7 dias até a melhora clínica, sendo seguida por terapia VO.
2. *Supressão da doença (genital ou orolabial) por reativação:* aciclovir IV (5 mg/kg, a cada 8 h) ou valaciclovir VO (500 mg, 2 ×/dia) ou aciclovir (400-800 mg, 3-5 ×/dia) previnem recorrências nos 30 dias que se seguem ao transplante. A supressão do HSV por prazo mais longo é frequentemente usada em indivíduos com imunossupressão contínua. Nos que receberam transplante de medula óssea e renal, o valaciclovir VO (2 g/dia) também é efetivo na redução de infecção por citomegalovírus. O valaciclovir VO na dose de 4 g/dia foi associado à púrpura trombocitopênica trombótica após uso prolongado em pessoas HIV-positivas. Nos infectados pelo HIV, o aciclovir VO (400-800 mg, 2 ×/dia), o valaciclovir (500 mg, 2 ×/dia) ou o fanciclovir (500 mg, 2 ×/dia) são efetivos na redução das reativações clínicas e subclínicas de HSV-1 e HSV-2.

B. *Infecção em pacientes imunocompetentes*

1. *Herpes genital*
   a. *Episódios iniciais:* aciclovir VO (200 mg, 5 ×/dia; ou 400 mg, 3 ×/dia), valaciclovir (1 g, 2 ×/dia) ou fanciclovir (250 mg, 3 ×/dia) por 7-14 dias são efetivos. Aciclovir IV (5 mg/kg, a cada 8 h, durante 5 dias) é administrado em caso de doença grave ou para complicações neurológicas como meningite asséptica.
   b. *Herpes genital recorrente sintomático:* esquemas com ciclos curtos (1-3 dias) são preferidos pelo baixo custo, probabilidade de adesão ao tratamento e conveniência. O aciclovir VO (800 mg, 3 ×/dia, durante 2 dias), o valaciclovir (500 mg, 2 ×/dia, durante 3 dias), o valaciclovir (1 g, VO, 1 ×/dia, durante 3 dias) ou o fanciclovir (750 mg ou 1.000 mg, 2 ×/dia, durante 1 dia; uma dose única de 1.500 mg; ou 500 mg como dose inicial seguidos de 250 mg, a cada 12 h, durante 2 dias) efetivamente encurtam a duração das lesões. Outras opções são aciclovir VO (200 mg, 5 ×/dia), valaciclovir (500 mg, 2 ×/dia) e fanciclovir (125 mg, 2 ×/dia, durante 5 dias).
   c. *Supressão de herpes genital recorrente:* administra-se aciclovir VO (400-800 mg, 2 ×/dia) ou valaciclovir (500 mg/dia). Pacientes com > 9 episódios por ano devem tomar valaciclovir VO (1 g/dia; ou 500 mg, 2 ×/dia) ou fanciclovir (250-500 mg, 2 ×/dia).
2. *Infecções orolabiais por HSV*
   a. *Primeiro episódio:* administra-se aciclovir VO (200 mg, 5 ×/dia; ou 400 mg, 3 ×/dia); pode-se usar suspensão oral de aciclovir (600 mg/m^2, 4 ×/dia). Fanciclovir VO (250 mg, 2 ×/dia) ou valaciclovir (1 g, 2 ×/dia) têm sido usados clinicamente. A duração do tratamento é de 5-10 dias.
   b. *Episódios recorrentes:* quando administrada na instalação dos pródromos, 1 dose única ou 1 dia de tratamento reduzem efetivamente a dor e aceleram a cicatrização. Os esquemas são fanciclovir VO (uma dose única de 1.500 mg; ou 750 mg, 2 ×/dia, durante 1 dia) ou valaciclovir (uma dose única de 2 g; ou 2 g, 2 ×/dia, por 1 dia). O tratamento tópico autoiniciado com creme de penciclovir aplicado 6 ×/dia acelera efetivamente a cicatrização do HSV orolabial. Foi também demonstrado que o creme de aciclovir tópico acelera a cicatrização.
   c. *Supressão da reativação orolabial do HSV:* quando iniciado antes e mantido por toda a duração da exposição solar (geralmente por 5-10 dias), o aciclovir VO (400 mg, 2 ×/dia) previne a reativação da infecção orolabial por HSV recorrente associada à intensa exposição solar.
3. *Profilaxia cirúrgica da infecção oral ou genital por HSV:* vários procedimentos cirúrgicos, como abrasão cutânea por *laser*, descompressão da raiz do trigêmeo e cirurgia dos discos lombares, foram associados à reativação de HSV. O aciclovir IV (3-5 mg/kg, a cada 8 h) ou VO (800 mg, 2 ×/dia), o valaciclovir (500 mg, 2 ×/dia) ou o fanciclovir (250 mg, 2 ×/dia) reduzem efetivamente a reativação. O tratamento deve ser iniciado 48 h antes da cirurgia e mantido por 3-7 dias.
4. *Panarício herpético:* aciclovir VO (200 mg) administrado 5 ×/dia (alternativa: 400 mg, 3 ×/dia) por 7-10 dias.
5. *Proctite por HSV:* aciclovir VO (400 mg, 5 ×/dia) é útil para encurtar a evolução da infecção. Em pacientes imunossuprimidos ou em pacientes com infecção grave, o aciclovir IV (5 mg/kg, a cada 8 h) pode ser útil.
6. *Infecções oculares herpéticas:* na ceratite aguda, a aplicação tópica de trifluorotimidina, vidarabina, idoxuridina, aciclovir, penciclovir ou interferona é benéfica. O desbridamento pode ser necessário. Os corticosteroides tópicos podem agravar a doença.

II. Infecções do sistema nervoso central por HSV

A. *Encefalite por HSV:* o aciclovir IV (10 mg/kg, a cada 8 h; 30 mg/kg/dia) é administrado por 10 dias ou até que não haja detecção do DNA do HSV no LCS.

B. *Meningite asséptica por HSV:* não há estudos sobre quimioterapia antiviral sistêmica. Se houver indicação de tratamento, deve-se usar aciclovir IV (15-30 mg/kg/dia).

C. *Radiculopatia autonômica:* não há estudos disponíveis. A maior parte das autoridades recomenda uma tentativa com aciclovir IV.

III. Infecções neonatais por HSV: aciclovir IV (60 mg/kg/dia, fracionados em 3 doses). A duração recomendada para o tratamento IV é de 21 dias. Há indicação de monitoramento para recidivas. Deve-se manter supressão com suspensão oral de aciclovir durante 3-4 meses.

IV. Infecções viscerais por HSV

A. *Esofagite por HSV:* administra-se aciclovir IV (15 mg/kg/dia). Em alguns pacientes com formas mais leves de imunossupressão, o tratamento VO com valaciclovir ou fanciclovir é eficaz.

B. *Pneumonite por HSV:* não há estudos controlados. Aciclovir IV (15 mg/kg/dia) deve ser considerado.

V. Infecções disseminadas por HSV: não há estudos controlados. Deve-se tentar o aciclovir IV (5 mg/kg, a cada 8 h). Pode ser necessário ajuste para insuficiência renal. Não há evidência definitiva de que o tratamento reduz o risco de morte.

VI. Eritema multiforme associado ao HSV: observações isoladas sugerem que o aciclovir VO (400 mg, 2 ou 3 ×/dia) ou o valaciclovir (500 mg, 2 ×/dia) suprimem o eritema multiforme.

VII. Infecções causadas por HSV resistente ao aciclovir: foscarnete IV (40 mg/kg, a cada 8 h) deve ser administrado até a resolução das lesões. Não estão definidas a duração ideal do tratamento e a utilidade de sua manutenção para suprimir as lesões. Alguns pacientes podem beneficiar-se com a aplicação cutânea de trifluortimidina ou de gel de cidofovir a 1%, ambos devendo ser preparados em farmácia de manipulação. Esses preparados devem ser aplicados 1 ×/dia por 5-7 dias. Pode-se considerar o uso de imiquimode tópico. O inibidor da helicase primase pritelivir está sendo estudado para o tratamento de infecções por HSV resistente ao aciclovir. Pode-se considerar o uso de cidofovir IV (5 mg/kg semanalmente).

VIII. Aciclovir e gestação: não foram atribuídos efeitos adversos ao feto ou recém-nascido pelo aciclovir. O aciclovir pode ser usado em todos os estágios da gestação e entre mulheres que amamentam (o fármaco pode ser encontrado no leite materno). O tratamento supressivo com aciclovir no final da gestação (aciclovir 400 mg, VO, 3 ×/dia; ou valaciclovir 500 mg, VO, 2 ×/dia, a partir da semana 34 até o parto) reduz a frequência de parto abdominal em mulheres com herpes genital recorrente. Esse tratamento pode não proteger contra a transmissão para os neonatos.

Siglas: HIV, vírus da imunodeficiência humana; IV, intravenoso; LCS, líquido cerebrospinal; VO, via oral.

EFICÁCIA DO ACICLOVIR NO MUNDO EM DESENVOLVIMENTO

Os trabalhos iniciais com medicamentos do tipo aciclovir foram realizados apenas no mundo desenvolvido. Embora aciclovir, valaciclovir e fanciclovir sejam efetivos no mundo em desenvolvimento, seus benefícios clínicos e virológicos, especialmente na redução da frequência de lesões genitais em pacientes da África, parecem ser menores que aqueles de populações da Europa e dos Estados Unidos. O mecanismo desse fenômeno é desconhecido. A terapia com aciclovir não reduz a taxa de aquisição de HIV; entretanto, a carga viral de HIV entre HSHs nos Estados Unidos foi reduzida em 1,3 $\log_{10}$ contra 0,9 $\log_{10}$ entre os HSHs peruanos e 0,5 $\log_{10}$ entre mulheres africanas. Curiosamente, o fármaco anti-HIV tenofovir reduz a aquisição de HSV-2 entre mulheres na África, embora não tenha benefício clínico demonstrável nem efeitos antivirais entre pessoas com infecção estabelecida por HSV-2 em estudos dos Estados Unidos. As razões para esses resultados discrepantes não estão claras.

PREVENÇÃO

Os esforços para controlar as doenças causadas pelo HSV em populações por meio da terapia antiviral supressora e/ou programas educativos têm tido sucesso limitado. As formas de contracepção de barreira (especialmente preservativos) diminuem a probabilidade de transmissão da infecção por HSV, sobretudo durante períodos de excreção viral assintomática. Na presença de lesões, a infecção por HSV é transmissível pelo contato cutâneo, apesar do uso de preservativo. Todavia, os dados disponíveis sugerem que o uso constante de preservativo é uma maneira efetiva de reduzir o risco de transmissão genital do HSV-2. A terapia antiviral diária crônica com valaciclovir também é parcialmente efetiva na redução da aquisição do HSV-2, em especial entre mulheres suscetíveis. Não há estudos de eficácia comparando o valaciclovir com o uso de preservativos. A maioria das autoridades sugere os dois métodos. A necessidade de uma vacina para prevenir a aquisição de infecção por HSV é grande, especialmente à luz do papel que o HSV-2 tem em intensificar a aquisição e a transmissão do HIV-1.

Uma quantidade substancial de casos de infecção neonatal por HSV poderia ser prevenida pela redução da aquisição de HSV por mulheres no terceiro trimestre da gestação. A infecção neonatal por HSV pode resultar da aquisição da infecção materna próxima ao termo ou da reativação da infecção no momento do parto em uma mãe já infectada. As mulheres sem herpes genital conhecido devem ser aconselhadas a se abster de relações vaginais durante o terceiro trimestre com parceiros com suspeita ou confirmação de herpes genital. Algumas autoridades recomendam que o tratamento antiviral com aciclovir ou valaciclovir seja administrado às mulheres infectadas por HSV-2 no final da gestação como um meio de reduzir a reativação do HSV-2 no termo. Não há dados disponíveis para sustentar a eficácia dessa abordagem, e a elevada proporção entre tratamento e prevenção torna essa estratégia de saúde pública difícil ou até mesmo duvidosa, mesmo que ela possa reduzir a frequência de cesarianas associadas ao HSV.

LEITURAS ADICIONAIS

Centers for Disease Control and Prevention: 2015 Sexually transmitted diseases treatment guidelines. Available at *https://www.cdc.gov/std/tg2015/herpes.htm*.

James C et al: Herpes simplex virus: Global infection prevalence and incidence estimates, 2016. Bull World Health Organ 98:315, 2020.

Looker KJ et al: Global and regional estimates of the contribution of herpes simplex virus type 2 infection to HIV incidence: A population attributable fraction analysis using published epidemiological data. Lancet Infect Dis 20:240, 2020.

Mahant S et al: Neonatal herpes simplex virus infection among Medicaid-enrolled children: 2009–2015. Pediatrics 143:e20183233, 2019.

Yousuf W et al: Herpes simplex virus type 1 in Europe: Systematic review, meta-analyses and meta-regressions. BMJ Global Health 5:e002388, 2020.

193 Infecção pelo vírus varicela-zóster

Richard J. Whitley

DEFINIÇÃO

O vírus varicela-zóster (VZV) causa duas entidades clínicas distintas: a varicela (catapora) e o herpes-zóster (cobreiro). A varicela, uma infecção onipresente e extremamente contagiosa, é geralmente uma doença benigna da infância, caracterizada por erupção exantemática vesiculosa. Com a reativação do VZV latente (que é mais comum após a sexta década de vida), o herpes-zóster apresenta-se como uma erupção vesiculosa de um dermátomo, em geral associada à dor intensa.

ETIOLOGIA

No início do século XX, foram descritas semelhanças nas características histopatológicas das lesões cutâneas produzidas pela varicela e pelo herpes-zóster. Os vírus isolados de pacientes com ambas as doenças produziram alterações semelhantes em cultura de tecido – especificamente, o aparecimento de inclusões intranucleares eosinofílicas e células gigantes multinucleadas. Esses resultados sugeriram que os vírus eram biologicamente semelhantes. As análises do DNA viral por endonucleases de restrição em um paciente com varicela que subsequentemente manifestou herpes-zóster mostraram a identidade molecular dos dois vírus responsáveis por essas apresentações clínicas diferentes.

O VZV é um membro da família Herpesviridae, que compartilha certas características estruturais com outros membros, como envelope de lipídeo circundando um nucleocapsídeo com simetria icosaédrica, diâmetro total de cerca de 180 a 200 nm e DNA de fita dupla localizada centralmente, com comprimento de cerca de 125.000 pb.

PATOGÊNESE E PATOLOGIA

Infecção primária A transmissão prontamente ocorre por via aérea; a replicação localizada subsequente do vírus em local indefinido (supostamente a nasofaringe) resulta em semeadura do sistema reticuloendotelial e, por fim, aparecimento de viremia. A viremia em pacientes com varicela reflete-se na natureza difusa e disseminada das lesões cutâneas, e pode ser confirmada pelo isolamento do VZV do sangue (raramente) ou rotineiramente por detecção do DNA viral no sangue ou nas lesões pela reação em cadeia da polimerase (PCR, do inglês *polymerase chain reaction*). As vesículas afetam o cório e a derme, com alterações degenerativas caracterizadas por vacuolização, presença de células gigantes multinucleadas e inclusões intranucleares eosinofílicas. A infecção pode afetar vasos sanguíneos localizados na pele, resultando em necrose e hemorragia epidérmica. Com a evolução da doença, o líquido vesiculoso torna-se turvo devido ao recrutamento de leucócitos polimorfonucleares e à presença de células degeneradas e fibrina. Por fim, as vesículas sofrem ruptura e liberam o líquido (que inclui o vírus infeccioso) ou são gradualmente reabsorvidas.

Infecção recorrente O mecanismo de reativação do VZV que resulta em herpes-zóster permanece desconhecido. Presume-se que o vírus infecte os gânglios das raízes dorsais durante a varicela, onde permanece latente até que seja reativado. O exame histopatológico de gânglios das raízes dorsais representativos durante o herpes-zóster ativo revela hemorragia, edema e infiltração linfocitária. O vírus latente foi detectado em gânglios sensitivos (dorsais, cranianos e entéricos).

A replicação ativa do VZV em outros órgãos, como pulmão ou cérebro, pode ocorrer durante a varicela ou o herpes-zóster, porém é incomum no hospedeiro imunocompetente. O comprometimento pulmonar caracteriza-se por pneumonite intersticial, formação de células gigantes multinucleadas, inclusões intranucleares e hemorragia pulmonar. A infecção do sistema nervoso central (SNC) está associada a evidências histopatológicas de formação de bainha perivascular semelhante àquela observada no sarampo e em outras encefalites virais. A necrose hemorrágica focal do cérebro, que é típica da encefalite pelo herpes-vírus simples (HSV), é incomum na infecção causada por VZV.

EPIDEMIOLOGIA E MANIFESTAÇÕES CLÍNICAS

Varicela Os seres humanos são o único reservatório conhecido do VZV. A varicela é altamente contagiosa, com taxa de ataque de pelo menos 90% entre indivíduos suscetíveis (soronegativos). Indivíduos de ambos os sexos e de todas as raças são igualmente infectados. O vírus é endêmico na população geral; porém, torna-se epidêmico entre indivíduos suscetíveis durante picos sazonais – isto é, no fim do inverno e início da primavera na zona temperada. Grande parte de nosso conhecimento sobre a história natural da doença e incidência antecede a aprovação da vacina contra varicela, em 1995. Historicamente, as crianças entre 5 a 9 anos de idade eram mais comumente acometidas e representavam 50% do total de casos. A maioria dos outros casos atingia crianças de 1 a 4 e de 10 a 14 anos de idade. Cerca de 10% da população dos Estados Unidos acima de 15 anos de idade eram suscetíveis à infecção. A vacinação anti-VZV durante o segundo ano de vida modificou drasticamente a epidemiologia da infecção, produzindo uma redução significativa na incidência anualizada da varicela, conforme observado adiante.

O período de incubação da varicela varia de 10 a 21 dias, mas geralmente é de 14 a 17 dias. As taxas de ataque secundário em irmãos suscetíveis em um domicílio variam de 70 a 90%. Os pacientes tornam-se infecciosos aproximadamente 48 horas antes do aparecimento da erupção vesiculosa, durante o período de formação das vesículas (cuja duração é, em geral, de 4-5 dias) e até a formação de crostas em todas as vesículas.

Clinicamente, a varicela apresenta-se com exantema, febre baixa e mal-estar, embora alguns pacientes apresentem pródromo de 1 a 2 dias antes do início do exantema. No paciente imunocompetente, a varicela costuma ser uma doença benigna associada a cansaço e febre de 37,8 a 39,4 °C de 3 a 5 dias de duração. As lesões cutâneas – a marca da infecção – incluem maculopápulas, vesículas e crostas em diferentes estágios de evolução (Fig. 193-1;

ver também Fig. A1-30). Essas lesões, que evoluem de maculopápulas para vesículas em questão de horas a dias, aparecem no tronco e na face e propagam-se rapidamente para outras áreas do corpo. Em sua maioria, são pequenas e apresentam base eritematosa com diâmetro de 5 a 10 mm. Surgem em grupos sucessivos ao longo de um período de 2 a 4 dias. As lesões também podem ser encontradas na mucosa da faringe e/ou da vagina. Sua gravidade varia de indivíduo para indivíduo. Alguns indivíduos apresentam poucas lesões, enquanto outros exibem até 2 mil lesões. As crianças menores tendem a apresentar menos vesículas do que os indivíduos de mais idade. Dentro de famílias, os casos secundários e terciários estão associados com um número maior de vesículas do que o caso familiar primário. Os pacientes imunocomprometidos – crianças e adultos, sobretudo aqueles com leucemia – apresentam lesões (muitas vezes, com base hemorrágica) mais numerosas, as quais levam mais tempo para cicatrizar do que as dos pacientes imunocompetentes. Os indivíduos imunocomprometidos apresentam maior risco de complicações viscerais, que são observadas em 30 a 50% dos casos e são fatais em 15% na ausência de terapia antiviral.

A complicação infecciosa mais comum da varicela é a infecção bacteriana secundária da pele, que costuma ser provocada por *Streptococcus pyogenes* ou *Staphylococcus aureus*, incluindo cepas resistentes à meticilina. A infecção da pele resulta da escoriação das lesões por coçadura. A coloração de Gram das lesões cutâneas ajuda a esclarecer a etiologia de lesões incomumente eritematosas e pustulosas.

O local extracutâneo mais comum de comprometimento em crianças é o SNC. A síndrome de ataxia cerebelar aguda e a inflamação meníngea geralmente aparecem cerca de 21 dias após o início do exantema e raramente desenvolvem-se na fase pré-eruptiva. O líquido cerebrospinal (LCS) contém linfócitos e níveis elevados de proteína. O comprometimento do SNC é uma complicação benigna da infecção por VZV em crianças imunocompetentes e geralmente não exige hospitalização. Podem ocorrer também meningite asséptica, encefalite, mielite transversa e síndrome de Guillain-Barré. A encefalite é relatada em 0,1 a 0,2% das crianças com varicela. A síndrome de Reye pode ocorrer em crianças tratadas concomitantemente com ácido acetilsalicílico, o qual, por isso, não é mais usado. Além dos cuidados de suporte, nenhum tratamento específico (p. ex., administração de aciclovir) demonstrou ser eficaz para pacientes com comprometimento do SNC.

A *pneumonia da varicela*, a complicação mais grave após a varicela, ocorre mais comumente em adultos (até 20% dos casos) do que em crianças, sendo particularmente grave em gestantes. A pneumonia causada por VZV surge em geral 3 a 5 dias no curso da doença e está associada a taquipneia, tosse, dispneia e febre. Cianose, dor torácica pleurítica e hemoptise são frequentemente observadas. As evidências radiográficas da doença consistem em infiltrados nodulares e pneumonite intersticial. A resolução da pneumonite acompanha a melhora do exantema; todavia, os pacientes podem apresentar febre persistente e comprometimento da função pulmonar durante semanas.

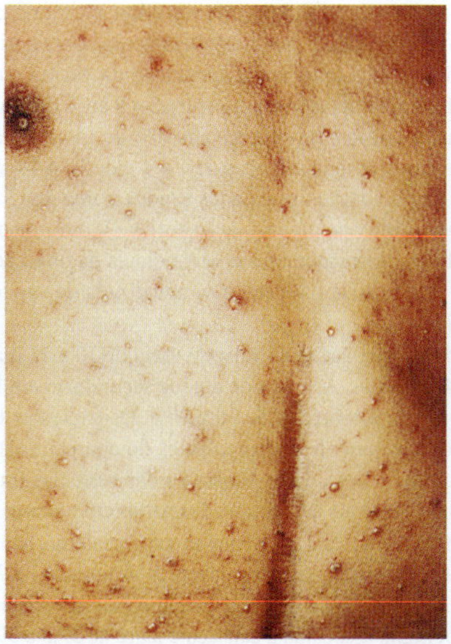

FIGURA 193-1 Lesões de varicela em vários estágios de evolução: vesículas sobre base eritematosa, vesículas umbilicadas e crostas.

Outras complicações da varicela são miocardite, lesões da córnea, nefrite, artrite, diáteses hemorrágicas, glomerulonefrite aguda e hepatite. Com exceção da síndrome de Reye, o comprometimento hepático costuma ser assintomático e comum na varicela; em geral, caracteriza-se por níveis elevados das enzimas hepáticas, em particular da aspartato-aminotransferase e da alanina-aminotransferase.

A *varicela perinatal* está associada a uma taxa de mortalidade que chega a 30% quando a doença materna surge até 5 dias antes ou 48 horas após o parto. Nesses casos, a doença é muito grave porque o neonato não recebe anticorpos transplacentários e tem o sistema imunológico imaturo. A *varicela congênita*, com manifestações clínicas de hipoplasia dos membros, lesões cutâneas cicatriciais e microcefalia ao nascimento, é extremamente incomum.

Herpes-zóster O herpes-zóster ("cobreiro") é uma doença esporádica que resulta da reativação do VZV latente a partir dos gânglios das raízes dorsais. Na maioria dos pacientes com herpes-zóster, não se obtém história de exposição recente a outros indivíduos com infecção por VZV. O herpes-zóster ocorre em todas as idades, porém sua incidência é maior (5-10 casos a cada 1.000 pessoas) em indivíduos a partir da sexta década de vida. Os dados disponíveis sugerem que 1,2 milhão de casos ocorram anualmente nos Estados Unidos. O herpes-zóster recorrente é raríssimo, exceto em hospedeiros imunocomprometidos, especialmente aqueles com Aids.

O herpes-zóster caracteriza-se por erupção vesiculosa unilateral em dermátomo, muitas vezes associada à dor intensa. Os dermátomos de T3 a L3 são os mais frequentemente afetados. Se houver comprometimento do ramo oftálmico do nervo trigêmeo, ocorre *herpes-zóster oftálmico*. Os fatores responsáveis pela reativação do vírus são desconhecidos. Em crianças, a reativação costuma ser benigna, mas pode ser debilitante em adultos devido à dor. O início da doença é anunciado por dor no dermátomo, a qual pode preceder as lesões em 48 a 72 horas; uma erupção maculopapular eritematosa evolui rapidamente para lesões vesiculosas (Fig. 193-2). No hospedeiro normal, essas lesões podem permanecer em pequeno número e continuam a se formar por apenas 3 a 5 dias. Em geral, a duração total da doença é de 7 a 10 dias; entretanto, pode durar até 2 a 4 semanas antes de haver normalização da pele. Os pacientes com herpes-zóster podem transmitir a infecção a indivíduos soronegativos, com subsequente varicela. Em alguns poucos pacientes ocorre dor de localização característica a um dermátomo com evidência sorológica de herpes-zóster sem que haja lesões cutâneas, uma entidade conhecida como *zoster sine herpete* (zóster sem herpes). Quando estão envolvidos ramos do nervo trigêmeo, as lesões podem aparecer em face, boca, olho ou língua. O *herpes-zóster oftálmico* geralmente é uma afecção debilitante que pode resultar em cegueira na ausência de terapia antiviral. Na *síndrome de Ramsay Hunt*, a dor e as vesículas aparecem no canal auditivo externo, e os pacientes perdem o sentido do paladar nos dois terços anteriores da língua, enquanto apresentam paralisia facial ipsilateral. Ocorre comprometimento do gânglio geniculado do ramo sensitivo do nervo facial.

Tanto no hospedeiro normal quanto no imunocomprometido, a complicação mais debilitante do herpes-zóster é a dor associada à neurite aguda e à neuralgia pós-herpética. A neuralgia pós-herpética é incomum em indivíduos jovens; todavia, pelo menos 50% dos pacientes com mais de 50 anos de idade queixam-se de algum grau de dor no dermátomo afetado meses após a resolução da doença cutânea. As alterações de sensibilidade no dermátomo, que resultam em hipoestesia ou hiperestesia, são comuns.

O comprometimento do SNC pode suceder o herpes-zóster localizado. Muitos pacientes sem sinais de irritação meníngea apresentam pleocitose do LCS e níveis moderadamente elevados de proteína do LCS. A meningoencefalite sintomática caracteriza-se por cefaleia, febre, fotofobia, meningite e vômitos. Uma manifestação rara do comprometimento do SNC é a angeíte granulomatosa com hemiplegia contralateral, a qual pode ser diagnosticada por arteriografia cerebral. As outras manifestações neurológicas são mielite transversa, com ou sem paralisia motora.

A exemplo da varicela, o herpes-zóster é mais grave no hospedeiro imunocomprometido do que em indivíduos imunocompetentes. As lesões continuam a se formar por mais de 1 semana, e as crostas formam-se completamente apenas após 3 semanas de evolução da doença na maioria dos casos. Os pacientes com doença de Hodgkin e linfoma não Hodgkin correm maior risco de herpes-zóster progressivo. Ocorre disseminação cutânea (Fig. 193-3) em cerca de 40% desses pacientes. Entre aqueles com disseminação cutânea, o risco de pneumonite, meningoencefalite, hepatite e outras

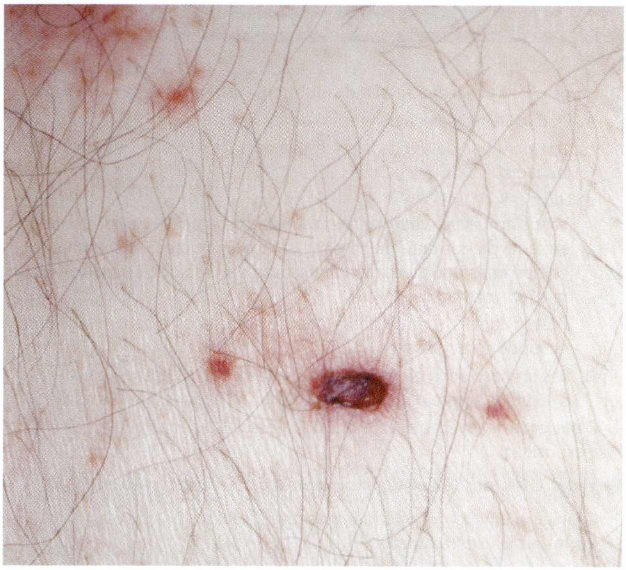

FIGURA 193-2 Lesões de zóster disseminado em destaque. Observe as lesões em diferentes estágios de evolução, como pústulas e crostas. *(Foto cortesia de Lindsey Baden; com autorização.)*

complicações graves aumenta em 5 a 10%. Contudo, até mesmo em pacientes imunocomprometidos, o herpes-zóster disseminado raramente é fatal.

Os indivíduos que recebem transplantes de células-tronco hematopoiéticas apresentam risco particularmente elevado de infecção por VZV. De todos os casos de infecção por VZV pós-transplante, 30% ocorrem em 1 ano (50% desses em 9 meses) após o procedimento; 45% dos pacientes acometidos apresentam disseminação cutânea ou visceral. Nessa situação, a taxa de letalidade é de 10%. A neuralgia pós-herpética, a formação de cicatrizes e a infecção bacteriana secundária são especialmente comuns nas infecções por VZV que ocorrem nos primeiros 9 meses após transplante. Entre os pacientes infectados, a concomitância de doença do enxerto *versus* hospedeiro aumenta a chance de disseminação e/ou morte.

DIAGNÓSTICO DIFERENCIAL

O diagnóstico da varicela não é difícil. A erupção cutânea característica e a obtenção de história de exposição recente levam ao estabelecimento imediato do diagnóstico. Outras infecções virais que podem ser confundidas com a varicela são infecção disseminada por HSV em pacientes com dermatite atópica e lesões vesiculopapulosas disseminadas às vezes associadas à infecção por vírus Coxsackie, infecção por ecovírus, ou sarampo atípico. Todavia, essas erupções são mais comumente morbiliformes, com um componente hemorrágico, do que vesiculosas ou vesiculopustulosas. A riquetsiose variceliforme (Cap. 187) pode ser confundida com a varicela; entretanto, a diferenciação é facilitada pela detecção da "lesão precursora" no local de picada do ácaro e pela ocorrência de cefaleia mais proeminente. Os testes sorológicos também são úteis para distinguir entre riquetsiose variceliforme e varicela e podem confirmar a suscetibilidade em adultos que estão em dúvida sobre sua história prévia de varicela. A varíola dos macacos pode ser considerada em viajantes que retornam de regiões endêmicas (Cap. 196). A preocupação com a varíola aumentou recentemente devido à ameaça de bioterrorismo (Cap. S3). As lesões da varíola são maiores que as de varicela e, em um dado momento, estão todas no mesmo estágio de evolução.

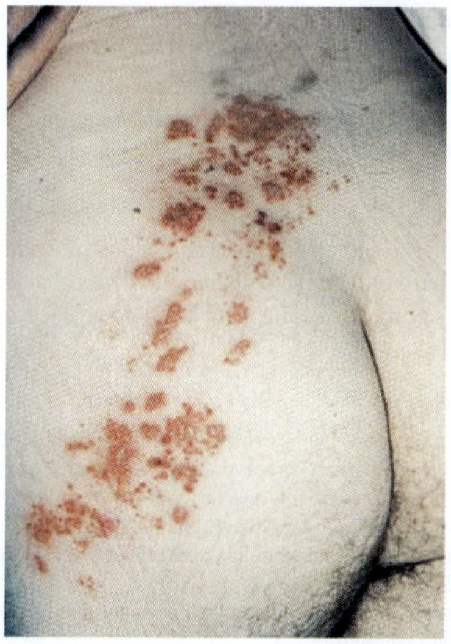

FIGURA 193-3 Herpes-zóster em paciente infectado pelo HIV formado por vesículas e pústulas hemorrágicas sobre base eritematosa, as quais se distribuem em grupos sobre um dermátomo.

As lesões vesiculosas unilaterais em um padrão de distribuição em dermátomo devem sugerir rapidamente o diagnóstico de herpes-zóster, embora se tenha relatado a ocorrência de herpes-zóster na ausência de erupção. As infecções tanto por HSV quanto por vírus Coxsackie podem causar lesões vesiculosas acompanhando os dermátomos. A virologia diagnóstica e a coloração fluorescente de raspados da pele com anticorpos monoclonais ajudarão a estabelecer o diagnóstico correto. No estágio prodrômico do herpes-zóster, o diagnóstico pode ser extremamente difícil e pode ser estabelecido apenas após o aparecimento das lesões ou por avaliação sorológica retrospectiva.

ACHADOS LABORATORIAIS

A confirmação inequívoca do diagnóstico só é possível por meio do isolamento do VZV em cultura de tecido, empregando linhagens celulares suscetíveis, por demonstração de soroconversão ou de elevação de quatro vezes ou mais nos títulos de anticorpos entre amostras de soro das fases aguda e convalescente, ou por detecção do DNA do VZV com PCR. As amostras para detecção do DNA do VZV por PCR incluem lesões, sangue e saliva. Pode-se obter uma impressão rápida por esfregaço de Tzanck, com raspagem da base das lesões na tentativa de detectar células gigantes multinucleadas; entretanto, a sensibilidade desse método é baixa (cerca de 60%). A tecnologia da PCR para detecção do DNA viral no líquido vesiculoso está disponível em muitos laboratórios de diagnóstico e se tornou o método diagnóstico de escolha. A coloração por imunofluorescência direta das células obtidas da base cutânea ou a detecção de antígenos virais por outros ensaios (como o ensaio da imunoperoxidase) também são úteis. As provas sorológicas mais utilizadas para avaliar a resposta do hospedeiro incluem detecção de anticorpos contra antígenos da membrana do VZV por imunofluorescência, teste do anticorpo fluorescente contra o antígeno de membrana (FAMA, do inglês *fluorescent antibody to membrane antigen*), imunoemaglutinação por adesão e ensaio imunoabsorvente ligado à enzima (ELISA, do inglês *enzyme-linked immunosorbent assay*). Os testes FAMA e ELISA parecem ser os mais sensíveis.

TRATAMENTO

Infecção pelo vírus varicela-zóster

O tratamento clínico da varicela no hospedeiro imunologicamente normal tem por objetivo a prevenção de complicações evitáveis. Obviamente, a boa higiene inclui banhos diários. A infecção bacteriana secundária da pele pode ser evitada mediante cuidados meticulosos, em particular com o corte rente das unhas. O prurido pode ser aliviado com curativos tópicos ou com a administração de antipruriginosos. Para alívio do prurido, banhos com água morna e compressas úmidas são melhores do que as loções ressecantes. A administração de ácido acetilsalicílico a crianças com varicela deve ser evitada em razão da associação do emprego de derivados do ácido acetilsalicílico com a síndrome de Reye. Aciclovir (800 mg, por via oral [VO], 5 ×/dia), valaciclovir (1 g, 3 ×/dia) ou fanciclovir (250 mg, 3 ×/dia, durante 5-7 dias) são recomendados para adolescentes e adultos com varicela há 24 horas ou menos. (O valaciclovir está aprovado para uso em crianças e adolescentes. O fanciclovir é recomendado, porém não está licenciado, para a varicela.) De modo semelhante, a terapia com aciclovir pode ser benéfica em crianças com menos de 12 anos se instituída no início da doença (< 24 horas) na dose de 20 mg/kg a cada 6 horas. As vantagens (i.e., farmacocinética) dos agentes de segunda geração valaciclovir e fanciclovir estão descritas no **Capítulo 191**.

No tratamento do herpes-zóster, o emprego de compressas de acetato de alumínio pode, ao mesmo tempo, promover alívio e limpeza da lesão. Os pacientes com herpes-zóster podem beneficiar-se com o tratamento antiviral oral, como evidenciado pela resolução acelerada das lesões e da dor associada ao herpes-zóster com o uso de aciclovir, valaciclovir ou fanciclovir. O aciclovir é administrado na dose de 800 mg, 5 ×/dia, durante 7 a 10 dias. Contudo, o valaciclovir e o fanciclovir são superiores em termos de farmacocinética e farmacodinâmica e devem ser usados preferencialmente. O fanciclovir, profármaco do penciclovir, é pelo menos tão eficaz quanto o aciclovir, ou talvez mais; a dose é de 500 mg, VO, 3 ×/dia, durante 7 dias. O valaciclovir, profármaco do aciclovir, acelera a cicatrização e a resolução da dor associada ao herpes-zóster mais rapidamente do que o aciclovir. A dose é de 1 g, VO, 3 ×/dia, durante 5 a 7 dias. Comparado com o aciclovir, tanto o fanciclovir quanto o valaciclovir oferecem a vantagem de administrações menos frequentes. Todos os três medicamentos agora estão disponíveis como produtos genéricos.

Nos hospedeiros gravemente imunocomprometidos (pacientes transplantados ou com doenças malignas linfoproliferativas), a varicela e o herpes-zóster (incluindo a doença disseminada) devem ser tratados, pelo menos no início, com aciclovir intravenoso (IV), o qual reduz a ocorrência de complicações viscerais, mas não exerce qualquer efeito sobre a cicatrização das lesões cutâneas ou sobre o alívio da dor. A dose é de 10 mg/kg a cada 8 horas, durante 7 dias. Para hospedeiros imunocomprometidos de baixo risco, o tratamento VO com valaciclovir ou fanciclovir parece benéfico. Quando clinicamente possível, é conveniente reduzir o tratamento imunossupressor concomitantemente com a administração de aciclovir IV.

Os pacientes com pneumonia da varicela frequentemente necessitam de assistência ventilatória. Os pacientes com herpes-zóster oftálmico devem ser imediatamente encaminhados a um oftalmologista. O tratamento desse distúrbio consiste na administração de analgésicos para alívio da dor intensa e uso de atropina. O aciclovir, o valaciclovir e o fanciclovir aceleram a cicatrização. As decisões quanto ao uso de corticosteroides devem ser tomadas pelo oftalmologista.

O tratamento da neurite aguda e/ou da neuralgia pós-herpética pode ser particularmente difícil. Além do uso criterioso de analgésicos, incluindo desde fármacos não narcóticos até derivados de narcóticos, foi relatado que fármacos como gabapentina, pregabalina, cloridrato de amitriptilina, adesivos de lidocaína e cloridrato de flufenazina são benéficos para o alívio da dor. Em um estudo, a terapia com glicocorticoides instituída no início da evolução do herpes-zóster localizado acelerou significativamente a melhora da qualidade de vida, como retorno à atividade habitual e suspensão das medicações analgésicas. A dose VO de prednisona foi de 60 mg/dia nos dias 1 a 7, 30 mg/dia nos dias 8 a 14, e 15 mg/dia nos dias 15 a 21. Esse esquema é apropriado apenas para indivíduos idosos relativamente sadios com dor moderada ou grave à apresentação. Os pacientes com osteoporose, diabetes melito, glicosúria ou hipertensão arterial podem não ser candidatos apropriados. Os glicocorticoides não devem ser usados sem terapia antiviral concomitante.

PREVENÇÃO

Usam-se três métodos para a prevenção das infecções por VZV. Primeiro, recomenda-se uma vacina antivaricela de vírus vivo atenuado (Oka) a todas as crianças com mais de 1 ano (até a idade de 12 anos) que não tenham apresentado varicela e aos adultos soronegativos para VZV. São recomendadas duas doses para todas as crianças: a primeira aos 12 a 15 meses de idade, e a segunda com cerca de 4 a 6 anos. Os indivíduos soronegativos para VZV com mais de 13 anos de idade devem receber duas doses da vacina com intervalo de, pelo menos, 1 mês. A vacina é segura e eficaz. Os casos intercorrentes são leves e podem resultar na propagação do vírus vacinal aos contatos suscetíveis. A vacinação universal das crianças está diminuindo a incidência de varicela em comunidades-sentinelas. Além disso, a inativação do vírus vacinal reduz significativamente a ocorrência de herpes-zóster após transplante de células-tronco hematopoiéticas.

Em pessoas com > 50 anos de idade, existe apenas uma vacina contra herpes-zóster atualmente disponível nos Estados Unidos, chamada Shingrix. Trata-se de uma vacina de subunidade (HZ/su) que consiste na glicoproteína E do VZV e no adjuvante $AS01_B$. Em um estudo randomizado e controlado com placebo foram administradas duas doses de vacina ou placebo com intervalo de 1 mês em 15.411 participantes com 50 anos ou mais. A eficácia geral da vacina para a prevenção de herpes-zóster foi de 97,2% (intervalo de confiança 95%, 93,7-99%; $p < 0,001$). As reações sistêmicas e no sítio de injeção foram mais frequentes nos receptores da vacina, mas as proporções de participantes com eventos adversos graves foram semelhantes nos grupos da vacina e do placebo. O Advisory Committee on Immunization Practices recomendou, portanto, que, às pessoas nessa faixa etária, fosse oferecida a vacina com a finalidade de reduzir a frequência de zóster e a gravidade da neuralgia pós-herpética. É importante observar que a imunidade da vacina diminui com o tempo, e será necessária a reavaliação das recomendações atuais ou o uso de uma promissora vacina com vírus inativado em desenvolvimento.

TABELA 193-1 ■ Recomendações para a administração de VZIG

Critérios de exposição
1. Exposição significativa a um indivíduo com varicela ou zóster a. Domicílio: residência no mesmo domicílio b. Companheiro de brincadeiras: estiveram face a face em ambiente fechado c. Hospital Varicela: mesma enfermaria com 2-4 leitos, ou em leitos adjacentes em uma grande enfermaria, contato face a face com um membro da equipe infectado ou paciente infectado, visitado por indivíduo que se supõe contagioso Zóster: contato íntimo (p. ex., tocar ou abraçar) com uma pessoa que se supõe contagiosa d. Recém-nascido: início da varicela na mãe ≤ 5 dias antes do parto ou ≤ 48 horas após o parto; a VZIG não está indicada se a mãe tiver zóster
2. O paciente deve receber VZIG tão logo possível, mas não > 96 horas após a exposição
Os candidatos (desde que tenham tido exposição importante) incluem
1. Crianças imunocomprometidas suscetíveis, sem história de varicela ou de imunização para varicela
2. Gestantes suscetíveis
3. Recém-nascidos cujas mães tiveram varicela que se iniciou até 5 dias antes ou 48 horas após o parto
4. Lactentes prematuros hospitalizados (≥ 28 semanas de gestação) cujas mães não tenham história confiável de varicela ou evidência sorológica de proteção contra varicela
5. Lactentes prematuros hospitalizados (< 28 semanas de gestação ou ≤ 1.000 g de peso ao nascer) independentemente da história materna de varicela ou do estado sorológico da mãe para o VZV

Sigla: VZIG, imunoglobulina antivaricela-zóster.
Nota: A tabela é adaptada do *Red Book* da American Academy of Pediatrics.

Uma segunda abordagem é administrar a imunoglobulina antivaricela-zóster (VZIG, do inglês *varicella-zoster immune globulin*) aos indivíduos suscetíveis que tenham alto risco de complicações da varicela e sofreram exposição significativa. Esse produto deve ser administrado dentro de 96 horas (preferivelmente dentro de 72 horas) da exposição, mas pode ser administrado até 10 dias com eficácia semelhante. As indicações para a administração de VZIG estão listadas na Tabela 193-1, a qual foi adaptada do Red Book da American Academy of Pediatrics.

Por fim, pode-se instituir terapia antiviral como profilaxia para indivíduos sob alto risco que não sejam elegíveis à vacina ou que estejam além de 96 horas do contato direto. Embora os estudos iniciais tenham usado aciclovir, espera-se benefício semelhante com valaciclovir ou fanciclovir. O tratamento é iniciado 7 dias após exposição intensa. Nesse momento, o hospedeiro está no meio do período de incubação. Esse método reduz de forma significativa a intensidade da doença, caso não a previna totalmente.

LEITURAS ADICIONAIS

Arvin A: Aging, immunity, and the varicella-zoster virus. N Engl J Med 352:2266, 2005.

Cohen JI: A new vaccine to prevent herpes zoster. N Engl J Med 372:2149, 2015.

Gershon AA et al: Varicella zoster virus infection. Nat Rev Dis Primers 1:15016, 2015.

Gnann JW, Whitley RJ: Herpes zoster. N Engl J Med 347:340, 2002.

Hata A et al: Use of an inactivated varicella vaccine in recipients of hematopoietic-cell transplants. N Engl J Med 347:26, 2002.

Kimberlin DW, Whitley RJ. Varicella-zoster vaccine for the prevention of herpes zoster. N Engl J Med 356:1338, 2007.

Lal H et al: Efficacy of an adjuvanted herpes zoster subunit vaccine in older adults. N Engl J Med 372:2087, 2015.

Levin MJ et al: Varicella zoster immune globulin (VARIZIG) administration up to 10 days after varicellas exposure in pregnant women, immunocompromised participants, and infants: Varicellas outcomes and safety results from a large, open-label, expanded access program. PLoS One 14:e0217749, 2019.

Morrison VA et al: Long-term persistence of zoster vaccine efficacy. Clin Infect Dis 60:900, 2015.

Nguyen HQ et al: Decline in mortality due to varicella after implementation of varicella vaccination in the United States. N Engl J Med 352:450, 2005.

Oxman MN et al: A vaccine to prevent herpes zoster and postherpetic neuralgia in older adults. N Engl J Med 352:2271, 2005.

Seward JF et al: Varicella disease after introduction of varicella vaccine in the United States, 1995-2000. JAMA 287:606, 2002.

Seward JF et al: Contagiousness of varicella in vaccinated cases: A household contact study. JAMA 292:704, 2004.

Shaw J, Gershon AA: Varicella virus vaccination in the United States. Viral Immunol 31:96, 2018.

Willis ED et al: Herpes zoster vaccine live: A 10 year review of post-marketing safety experience. Vaccine 35:7231, 2017.

Wutzler P et al: Varicella vaccination–the global experience. Expert Rev Vaccines 16:833, 2017.

194 Infecções pelo vírus Epstein-Barr, incluindo mononucleose infecciosa

Jeffrey I. Cohen

DEFINIÇÃO

O vírus Epstein-Barr (EBV) é a causa da mononucleose infecciosa (MI) com anticorpos heterófilos positivos, caracterizada por febre, faringite, linfadenopatia e linfocitose atípica. O EBV também está associado a diversos tumores, como carcinoma nasofaríngeo e gástrico, linfoma de Burkitt, doença de Hodgkin, linfoma de células T e (em pacientes com imunodeficiências) linfoma das células B e tumores de músculo liso. O vírus é um membro da família Herpesviridae. Os dois tipos de EBV que prevalecem amplamente na natureza são indistinguíveis pelos testes sorológicos convencionais.

EPIDEMIOLOGIA

A infecção pelo EBV tem distribuição mundial. Essas infecções são mais comuns na infância, com um segundo pico durante o final da adolescência. Na idade adulta, mais de 90% dos indivíduos já foram infectados e apresentam anticorpos contra o vírus. Em geral, a MI é uma doença de adultos jovens. Em grupos socioeconômicos desfavorecidos e em áreas do mundo com padrões deficientes de higiene (p. ex., regiões em desenvolvimento), o EBV tende a infectar crianças menores, sendo incomum a ocorrência de MI. Nas áreas com melhores padrões de higiene, com frequência a infecção por EBV só aparece na idade adulta e a MI é mais prevalente.

O EBV se propaga por contato com secreções orais. O vírus é frequentemente transmitido de adultos assintomáticos para lactentes e entre adultos jovens pela transferência de saliva durante o beijo. A transmissão por contato menos íntimo é rara. O EBV já foi transmitido por transfusão sanguínea e transplante de medula óssea. Mais de 90% dos indivíduos soropositivos assintomáticos excretam o vírus nas secreções orofaríngeas. A excreção viral é maior nos pacientes imunocomprometidos e nos que têm MI.

PATOGÊNESE

O EBV é transmitido pelas secreções salivares. O vírus infecta o epitélio da orofaringe e das glândulas salivares, disseminando-se a partir dessas células. Embora as células B possam se tornar infectadas após o seu contato com células epiteliais, estudos sugerem a possibilidade de infecção direta dos linfócitos nas criptas tonsilares. Em seguida, o vírus propaga-se pela corrente sanguínea. A proliferação e expansão das células B infectadas por EBV, juntamente com as células T reativas, durante a MI resultam em aumento do tecido linfoide. A ativação policlonal das células B leva à produção de anticorpos contra proteínas de células do hospedeiro e do vírus. Durante a fase aguda da MI, o EBV infecta cerca de 1 a cada 100 células B no sangue periférico; após a recuperação, ocorre infecção em aproximadamente 1 a 50 a cada 1 milhão de células B. Durante a MI, há inversão da razão de células T CD4+/CD8+. O percentual de células T CD4+ diminui, enquanto ocorrem expansões clonais acentuadas das células T CD8+; até 40% das células T CD8+ são dirigidas contra antígenos do EBV durante a infecção aguda. As células B de memória, e não as células epiteliais, constituem o reservatório do EBV no organismo. Quando os pacientes são tratados com aciclovir, a excreção do EBV pela orofaringe cessa, mas o vírus persiste nas células B.

O receptor do EBV (CD21) na superfície das células B também atua como receptor do componente C3d do complemento. Outro receptor do EBV (CD35) nas células B se liga ao CD21. O antígeno leucocitário humano de classe II serve como um correceptor para a entrada do EBV nas células B. A infecção por EBV das células epiteliais ocorre por ligação do vírus à efrina A2 e resulta em replicação viral e produção de vírions. Quando as células B são infectadas *in vitro* por EBV, sofrem transformação e podem proliferar indefinidamente. Durante a infecção latente das células B, os antígenos nucleares do EBV (EBNA, do inglês *EBV nuclear antigens*), as proteínas latentes da membrana (LMPs, do inglês *latent membrane proteins*), múltiplos micro-RNAs e pequenos RNAs do EBV (EBERs) são expressos *in vitro*. As células B transformadas por EBV secretam imunoglobulina (Ig); somente uma pequena parcela das células produz vírus.

A imunidade celular é mais importante do que a humoral no controle da infecção causada por EBV. Na fase inicial da infecção, as células T supressoras, células NK (*natural killer*) e células T citotóxicas inespecíficas são importantes no controle da proliferação das células B infectadas por EBV. Os níveis de marcadores da ativação das células T e de interferon-γ sérico mostram-se elevados. Em uma fase subsequente da infecção, ocorre a produção de células T citotóxicas restritas ao antígeno leucocitário humano que reconhecem os EBNAs e as LMPs e destroem as células infectadas pelo EBV.

Se a imunidade das células T for comprometida, as células B infectadas por EBV poderão começar a proliferar. Quando o EBV está associado ao linfoma em indivíduos imunocompetentes, a proliferação induzida pelo vírus é apenas uma etapa de um processo com múltiplas etapas de transformação neoplásica. Em muitos tumores que contêm EBV, a LMP-1 simula os membros da família de receptores do fator de necrose tumoral (p. ex., CD40), transmitindo sinais de promoção do crescimento.

MANIFESTAÇÕES CLÍNICAS

Sinais e sintomas A maior parte das infecções por EBV em lactentes e em crianças pequenas é assintomática ou apresenta-se sob a forma de faringite leve, com ou sem tonsilite. Em contrapartida, cerca de 75% das infecções em adolescentes apresentam-se como MI. A MI no idoso manifesta-se com frequência por sintomas inespecíficos, como febre prolongada, fadiga, mialgias e mal-estar. Por outro lado, faringite, linfadenopatia, esplenomegalia e linfócitos atípicos são relativamente raros em pacientes idosos.

O período de incubação da MI em adultos jovens é de cerca de 4 a 6 semanas. O quadro prodrômico de fadiga, mal-estar e mialgia pode estender-se por 1 a 2 semanas antes do início de febre, faringite e linfadenopatia. Em geral, a febre é baixa e costuma ocorrer nas primeiras 2 semanas da doença; entretanto, pode persistir por mais de 1 mês. A **Tabela 194-1** traz uma lista dos sinais e sintomas comuns, juntamente com a frequência de cada um. A linfadenopatia e faringite são mais proeminentes nas primeiras 2 semanas da doença, enquanto a esplenomegalia predomina durante as segunda e terceira semanas. A linfadenopatia afeta mais frequentemente os linfonodos cervicais posteriores, mas pode ser generalizada. Os linfonodos aumentados são, com frequência, hipersensíveis e simétricos, porém não fixos em um lugar. A faringite costuma ser o sinal mais evidente, podendo ser acompanhada por aumento das tonsilas com exsudato semelhante ao da faringite estreptocócica. Em cerca de 5% dos casos, surge erupção morbiliforme ou papulosa, geralmente nos braços ou no tronco **(Fig. 194-1)**. Estudos mais antigos relataram que muitos pacientes tratados com derivados de penicilina desenvolvem um exantema macular; as erupções associadas à penicilina não predizem reações adversas futuras à penicilina. Estudos mais recentes sugerem que as erupções associadas ao EBV podem ocorrer com frequência semelhante nas pessoas expostas a derivados de penicilina e naquelas que não usaram esses fármacos. Eritema nodoso **(Fig. A1-39)** e eritema multiforme **(Fig. A1-24)** também foram descritos **(Cap. 58)**. A gravidade da doença mantém correção direta com os níveis de células T CD8+ e de DNA do EBV no sangue. A maioria dos pacientes apresenta sintomas durante 2 a 4 semanas, mas quase 10% têm fadiga que persiste por 6 meses ou mais.

TABELA 194-1 ■ Sinais e sintomas da mononucleose infecciosa

Manifestação	Porcentagem média de pacientes (faixa)
Sintomas	
Dor de garganta	75 (50-87)
Mal-estar	47 (42-76)
Cefaleia	38 (22-67)
Dor abdominal, náusea ou vômitos	17 (5-25)
Calafrios	10 (9-11)
Sinais	
Linfadenopatia	95 (83-100)
Febre	93 (60-100)
Faringite ou tonsilite	82 (68-90)
Esplenomegalia	51 (43-64)
Hepatomegalia	11 (6-15)
Exantema	10 (0-25)
Edema periorbitário	13 (2-34)
Enantema no palato	7 (3-13)
Icterícia	5 (2-10)

Achados laboratoriais A contagem dos leucócitos geralmente apresenta-se elevada, atingindo um pico de 10.000 a 20.000/μL durante a segunda ou terceira semanas da doença. Geralmente há linfocitose, com > 10% de linfócitos atípicos. Estas últimas células são linfócitos maiores com citoplasma abundante, vacúolos e indentações da membrana celular (Fig. 194-2). As células T CD8+ predominam entre os linfócitos atípicos. Durante o primeiro mês da doença, é comum haver neutropenia discreta e trombocitopenia. A função hepática é anormal em > 90% dos casos. Em geral, ocorre elevação moderada dos níveis séricos de aminotransferases e fosfatase alcalina. A concentração sérica de bilirrubina apresenta-se elevada em cerca de 40% dos casos.

Complicações Na maioria dos casos, a MI é autolimitada. Os casos fatais são muito raros e decorrem mais frequentemente de complicações do sistema nervoso central (SNC), ruptura esplênica, obstrução das vias aéreas superiores ou infecção bacteriana secundária.

Quando surgem, as complicações do SNC costumam ocorrer nas primeiras 2 semanas da infecção por EBV; em alguns pacientes, sobretudo crianças, são as únicas manifestações clínicas da infecção aguda. Anticorpos heterófilos e linfócitos atípicos podem estar ausentes. A meningite e

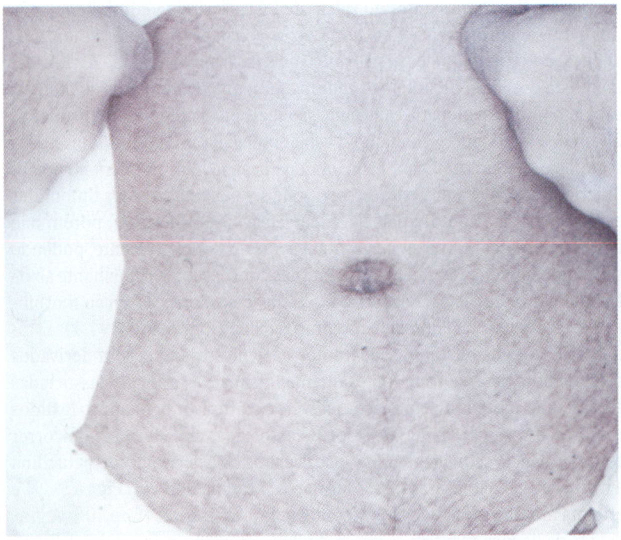

FIGURA 194-1 Exantema em paciente com mononucleose infecciosa causada pelo vírus Epstein-Barr. *(Cortesia de Maria Turner, MD; com autorização.)*

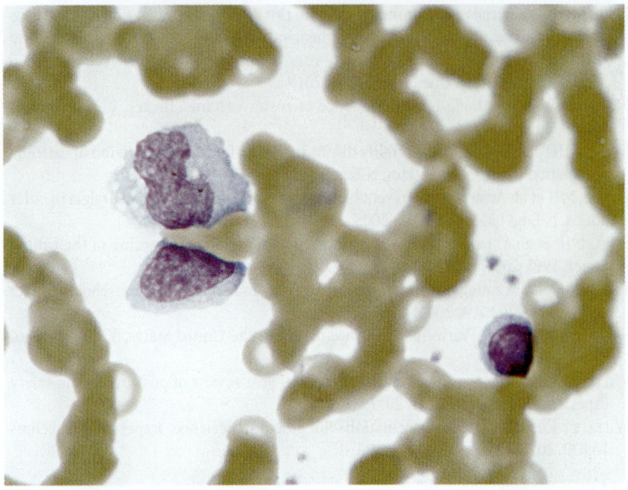

FIGURA 194-2 Linfócitos atípicos de paciente com mononucleose infecciosa causada pelo vírus Epstein-Barr.

a encefalite constituem as anormalidades neurológicas mais comuns, e os pacientes podem apresentar cefaleia, meningismo ou ataxia cerebelar. Também foram descritas hemiplegia aguda e psicose. O líquido cerebrospinal (LCS) contém principalmente linfócitos, sendo alguns atípicos. A maioria dos casos melhora sem nenhuma sequela neurológica. A infecção aguda por EBV também foi associada à paralisia dos nervos cranianos (sobretudo do VII nervo), síndrome de Guillain-Barré, mielite transversa aguda e neurite periférica.

A anemia hemolítica autoimune ocorre em cerca de 2% dos casos durante as primeiras 2 semanas. Na maioria dos casos, a anemia apresenta teste de Coombs positivo, com crioaglutininas dirigidas contra o antígeno eritrocitário. A maioria dos pacientes com hemólise apresenta anemia leve com 1 ou 2 meses de duração; todavia, alguns pacientes têm doença grave com hemoglobinúria e icterícia. As respostas inespecíficas dos anticorpos podem incluir produção de fator reumatoide, fatores antinucleares, anticorpos antimúsculo liso, anticorpos antiplaquetários e crioglobulinas. A MI está associada a aplasia eritroide, granulocitopenia grave, trombocitopenia, pancitopenia e linfo-histiocitose hemofagocítária. O baço sofre ruptura em menos de 0,5% dos casos. A ruptura esplênica é mais comum no paciente do sexo masculino e pode se manifestar como dor abdominal, dor referida no ombro ou comprometimento hemodinâmico.

A hipertrofia do tecido linfoide de tonsilas ou adenoides pode, do mesmo modo que a inflamação e edema da epiglote, faringe ou úvula, resultar em obstrução das vias aéreas superiores. Cerca de 10% dos pacientes com mononucleose infecciosa desenvolvem faringite estreptocócica após a resolução da faringite inicial.

Outras complicações raras associadas à infecção aguda por EBV incluem hepatite (podendo ser fulminante), miocardite ou pericardite, pneumonia com derrame pleural, nefrite intersticial, ulcerações genitais e vasculite.

Outras doenças associadas ao EBV que não a MI A doença linfoproliferativa associada ao EBV foi descrita em pacientes com imunodeficiência congênita ou adquirida, incluindo aqueles com imunodeficiência combinada severa, Aids e receptores de transplantes de medula óssea ou de órgãos que estejam sendo tratados com agentes imunossupressores (especialmente ciclosporina). As células B infectadas por EBV proliferam e infiltram os linfonodos, bem como múltiplos órgãos, e o paciente apresenta febre e linfadenopatia ou sintomas gastrintestinais. Estudos de patologia revelam a presença de hiperplasia das células B ou linfoma poli ou monoclonal.

A doença linfoproliferativa ligada ao X é um distúrbio recessivo que afeta meninos que têm resposta normal às infecções da infância, mas apresentam distúrbios linfoproliferativos fatais após infecção pelo EBV. A proteína associada à maioria dos casos dessa síndrome (SAP, codificada por *SH2D1A*) liga-se a outra que medeia interações das células B e T. A maioria dos pacientes com essa síndrome morre de MI aguda. Outros manifestam hipogamaglobulinemia, linfomas malignos das células B, anemia aplásica ou agranulocitose. Um quadro semelhante à doença linfoproliferativa ligada ao X, mas com hemofagocitose mais proeminente, foi associado a mutações em *BIRC4*. As mutações em *ITK, MAGT1, CORO1A, CD70* ou *CD27* estão associadas à incapacidade de controlar EBV e a linfoma. Mutações em outros genes, como *GATA2, PIK3CD, CTPS1, RSGRP1, TNFRSF9* e vários genes associados com imunodeficiência combinada severa, também podem predispor a doença grave ou fatal por EBV, além de outras infecções. Além disso, a MI também se mostrou fatal em alguns pacientes sem anormalidade imune preexistente evidente.

A leucoplasia pilosa oral (Fig. 194-3) é uma manifestação precoce da infecção pelo HIV em adultos (Cap. 202). Na maioria dos pacientes, observam-se lesões corrugadas elevadas e brancas na língua (e, por vezes, na mucosa bucal) que contêm o DNA do EBV. As crianças infectadas pelo HIV podem desenvolver pneumonite intersticial linfoide; com frequência, encontra-se o DNA do EBV no tecido pulmonar desses pacientes.

Os pacientes com a síndrome de fadiga crônica podem apresentar altos títulos de anticorpos anti-EBV, mas não diferem significativamente daqueles observados em adultos sadios soropositivos para o EBV. Esses pacientes não apresentam níveis elevados de DNA do EBV no sangue. Embora alguns pacientes apresentem mal-estar e fadiga que persistem por várias semanas ou meses após a MI, a infecção persistente por EBV não é uma causa da síndrome de fadiga crônica. A infecção ativa crônica pelo EBV é rara e distinta da síndrome de fadiga crônica. Os pacientes acometidos apresentam doença cuja duração é superior a 6 meses, com acentuada elevação dos títulos de DNA do EBV no sangue (em células T, células NK ou células B), títulos muito altos de anticorpos anti-EBV e evidências de comprometimento orgânico, como hepatosplenomegalia, linfadenopatia, hepatite, pneumonite, uveíte ou doença neurológica. Alguns pacientes apresentam mutações somáticas em *DD3X* e em outros genes tumorais.

O EBV está associado a diversos cânceres. Cerca de 15% dos casos de linfoma de Burkitt nos Estados Unidos e aproximadamente 90% dos casos na África estão associados ao EBV (Cap. 108). Os pacientes africanos com linfoma de Burkitt apresentam níveis altos de anticorpos anti-EBV, e o tecido tumoral geralmente contém o DNA viral. A malária nos pacientes africanos pode comprometer a imunidade celular ao EBV e induzir à ativação policlonal das células B com expansão das células infectadas pelo EBV. Além disso, a malária pode visar às células B e resultar na expansão de centros germinativos, com o consequente aumento da atividade da citidina-desaminase induzida pela ativação, o que pode causar mutação do DNA. Essas alterações podem intensificar a proliferação das células B, com elevação do DNA do EBV na corrente sanguínea, aumentando, assim, a probabilidade de translocação do *c-myc* – a característica marcante do linfoma de Burkitt. O linfoma de Burkitt contendo EBV também ocorre em pacientes com Aids.

O carcinoma anaplásico nasofaríngeo é comum no sul da China e está uniformemente associado ao EBV; os tecidos afetados contêm DNA e antígenos virais. Os pacientes com o carcinoma nasofaríngeo com frequência apresentam títulos elevados de anticorpo anti-EBV (Cap. 77). A mensuração do DNA do EBV no plasma é útil para a detecção precoce do carcinoma nasofaríngeo. Altos níveis plasmáticos de DNA de EBV antes do tratamento

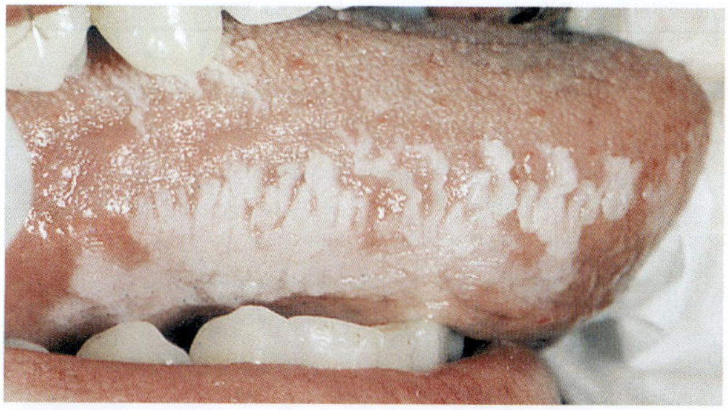

FIGURA 194-3 **A leucoplasia pilosa oral** apresenta-se frequentemente como placas brancas na superfície lateral da língua e está associada à infecção pelo vírus Epstein-Barr.

ou níveis detectáveis de DNA de EBV após radioterapia mantêm correlação direta com taxas muito baixas de sobrevida global e de sobrevida livre de recidivas entre pacientes com carcinoma nasofaríngeo.

Em todo o mundo, o câncer mais associado ao EBV é o carcinoma gástrico. Cerca de 9% desses tumores são positivos para EBV, incluindo > 90% dos carcinomas gástricos tipo linfoepitelioma (Cap. 80).

O EBV foi associado ao linfoma de Hodgkin, especialmente ao tipo com celularidade mista (Cap. 109). Os pacientes com linfoma de Hodgkin com frequência apresentam títulos elevados de anticorpos anti-EBV. Em cerca de metade dos casos, o DNA e os antígenos virais podem ser detectados nas células de Reed-Sternberg. O risco de linfoma de Hodgkin positivo para o EBV é significativamente maior durante muitos anos em adultos jovens após MI soropositiva para o EBV. Cerca de 50% dos linfomas não Hodgkin em pacientes com Aids são positivos para EBV.

O EBV está presente em células B de lesões de pacientes com granulomatose linfomatoide. Em alguns casos, o DNA do EBV foi detectado em tumores de pacientes imunocompetentes com linfoma angiocêntrico nasal de células NK/T, leucemia/linfoma agressivos de células NK, linfomas das células T e linfoma do SNC. Estudos detectaram DNA viral em leiomiossarcomas de pacientes com Aids e em tumores do músculo liso de receptores de transplante de órgãos. Praticamente todos os linfomas do SNC em pacientes com Aids estão associados ao EBV. Os estudos realizados constataram que história de MI e níveis mais altos de anticorpos anti-EBNA antes do início da doença são mais comuns em indivíduos com esclerose múltipla do que na população geral; serão necessárias pesquisas adicionais sobre uma possível relação causal.

DIAGNÓSTICO

Testes sorológicos (Fig. 194-4) O teste de anticorpos heterófilos é usado para diagnóstico de MI em crianças e em adultos. No teste efetuado para a detecção desse anticorpo, o soro humano é absorvido com rim de cobaia, e o título de anticorpos heterófilos é definido como a maior diluição do soro capaz de aglutinar eritrócitos de ovinos, equinos ou bovinos. O anticorpo heterófilo não interage com as proteínas do EBV. Títulos $\geq$ 40 estabelecem o diagnóstico de infecção aguda por EBV em pacientes que apresentem sintomas compatíveis com mononucleose infecciosa e linfócitos atípicos. Os testes para anticorpos heterófilos são positivos em 40% dos pacientes com mononucleose infecciosa durante a primeira semana da doença e em 80 a 90% durante a terceira semana. Por conseguinte, pode ser necessário repetir o teste, sobretudo se o teste inicial for efetuado em fase inicial. Em geral, os testes permanecem positivos durante 3 meses após o início da doença; entretanto, os anticorpos heterófilos podem persistir por um período de até 1 ano. Comumente, esses anticorpos não são detectáveis em crianças com menos de 5 anos de idade, em indivíduos idosos e em pacientes que apresentem sintomas atípicos de MI. O teste *monospot* comercializado para os anticorpos heterófilos é um pouco mais sensível do que o teste clássico para anticorpos heterófilos. O teste *monospot* é cerca de 75% sensível e cerca de 90% específico na comparação com os testes sorológicos específicos para o EBV (ver adiante). Resultados falso-positivos são mais comuns em pessoas com doença do tecido conectivo, linfoma, hepatite viral e malária.

Utiliza-se o teste com anticorpos específicos anti-EBV em pacientes com suspeita de infecção aguda pelo EBV sem anticorpos heterófilos, bem como em pacientes com infecções atípicas. Os títulos de anticorpos IgM e IgG contra o antígeno do capsídeo viral (VCA, do inglês *viral capsid antigen*) mostram-se elevados no soro de mais de 90% dos pacientes no início da doença. O anticorpo IgM dirigido contra o VCA é mais útil para o diagnóstico de mononucleose infecciosa aguda, visto que apenas está presente em títulos elevados nos primeiros 2 a 3 meses da doença; diferentemente, o anticorpo IgG anti-VCA geralmente é inútil ao diagnóstico de MI, porém com frequência é utilizado para avaliar exposição prévia ao EBV devido à sua persistência vitalícia. A soroconversão para positividade dos EBNAs também é útil ao diagnóstico da infecção por EBV aguda. Os anticorpos anti-EBNA passam a ser detectáveis em um estágio relativamente tardio (3-6 semanas após o início dos sintomas) em quase todos os casos de infecção aguda pelo EBV e persistem por toda a vida do paciente. Esses anticorpos podem estar ausentes em pacientes imunodeficientes e nos que apresentem doença pelo EBV crônica ativa.

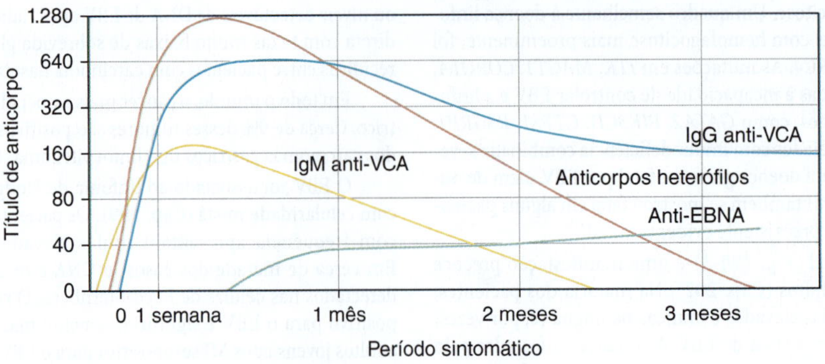

FIGURA 194-4 Padrão para sorologia do vírus Epstein-Barr (EBV) durante infecção aguda. EBNA, antígeno nuclear do vírus Epstein-Barr; VCA, antígeno do capsídeo viral. *(Reproduzida, com autorização, de JI Cohen, in NS Young et al [eds]: Clinical Hematology. Philadelphia, Mosby, 2006.)*

Os títulos de outros anticorpos também podem estar elevados na MI; contudo, essas elevações são menos úteis ao diagnóstico. Os anticorpos dirigidos contra antígenos precoces (EA, do inglês *early antigens*) podem ser detectados 3 a 4 semanas após o aparecimento dos sintomas em pacientes com MI. Cerca de 70% dos indivíduos com MI têm anticorpos contra antígenos precoces difusos (EA-D) durante a evolução da doença; a presença de anticorpos EA-D é especialmente provável em pacientes com doença relativamente grave. Esses anticorpos costumam persistir por apenas 3 a 6 meses. Os níveis de anticorpos EA-D se encontram elevados em pacientes com carcinoma nasofaríngeo ou infecção ativa crônica por EBV. Os antígenos contra antígenos precoces restritos (EA-R) costumam ser encontrados em títulos elevados nos pacientes com linfoma de Burkitt africano ou infecção crônica ativa por EBV; porém, eles não são úteis para o diagnóstico. Os anticorpos IgA contra antígenos do EBV mostraram-se úteis na identificação de pacientes com carcinoma nasofaríngeo e indivíduos com alto risco para a doença.

Outros exames A detecção de DNA, RNA ou proteínas do EBV tem sido valiosa para demonstrar a associação do vírus a diversas neoplasias. A reação em cadeia da polimerase é utilizada para detectar o DNA do EBV no LCS de alguns pacientes com Aids que apresentam linfomas do SNC, bem como para monitorar a quantidade de DNA do EBV no sangue de pacientes com a doença linfoproliferativa. A detecção de altos níveis de DNA do EBV no sangue, durante as primeiras semanas de MI, pode ser útil se os estudos sorológicos tiverem resultados inconclusivos. A cultura do EBV de lavados faríngeos ou do sangue é inútil no diagnóstico da infecção aguda, visto que o vírus costuma persistir na orofaringe e nas células B pelo resto da vida do indivíduo infectado.

Diagnóstico diferencial Enquanto cerca de 90% dos casos de MI são causados por EBV, 5 a 10% dos casos são causados por citomegalovírus (CMV) (Cap. 195). O CMV é a causa mais comum de mononucleose com anticorpos heterófilos negativos; causas menos frequentes de MI e as diferenças para MI causada por EBV são apresentadas na Tabela 194-2.

TRATAMENTO

Doença associada ao EBV

O tratamento da MI consiste em medidas de suporte, repouso e analgesia. É preciso evitar atividade física excessiva durante o primeiro mês, a fim de reduzir a possibilidade de ruptura esplênica, a qual requer esplenectomia. A terapia com glicocorticoides não está indicada para a MI não complicada e, na verdade, pode predispor à infecção bacteriana secundária. A prednisona (40-60 mg/dia durante 2-3 dias, com redução gradual subsequente da dose ao longo de 1-2 semanas) tem sido utilizada na prevenção da obstrução das vias aéreas em pacientes com hipertrofia grave das tonsilas, bem como no tratamento da anemia hemolítica autoimune, linfo-histiocitose hemofagocitária e trombocitopenia grave. Os glicocorticoides também são administrados em pacientes raros com mal-estar intenso e febre, bem como para aqueles com cardiopatia ou doença do SNC graves.

O aciclovir não teve nenhum impacto clínico significativo sobre a MI em ensaios clínicos controlados. Em um estudo, a combinação de aciclovir e prednisolona não apresentou efeito significativo na duração dos sintomas de MI.

O aciclovir, na dose de 400 a 800 mg, 5 ×/dia, foi eficaz no tratamento da leucoplasia pilosa oral (apesar das recidivas comuns). A doença linfoproliferativa por EBV pós-transplante (Cap. 143) geralmente não responde à terapia antiviral. Quando possível, o tratamento deve ser direcionado para a redução da imunossupressão. O anticorpo anti-CD20 (rituximabe) mostrou-se efetivo em alguns casos. As infusões

TABELA 194-2 ■ Diagnóstico diferencial da mononucleose infecciosa

Etiologia	Sinal ou sintoma: Febre	Adenopatia	Dor de garganta	Linfócitos atípicos	Diferenças da mononucleose por EBV
Infecção por EBV	+	+	+	+	–
Infecção por CMV	+	±	±	+	Idade mais avançada na apresentação, febre mais duradoura
Infecção pelo HIV	+	+	+	±	Exantema difuso, úlceras orais/genitais, meningite asséptica
Toxoplasmose	+	+	±	±	Menor grau de esplenomegalia; exposição a gatos ou a carne crua
Infecção por HHV-6	+	+	+	+	Idade mais avançada na apresentação
Faringite estreptocócica	+	+	+	–	Ausência de esplenomegalia, menos fadiga
Hepatite viral	+	±	–	±	Níveis mais elevados de aminotransferases
Rubéola	+	+	±	±	Exantema maculopapular, ausência de esplenomegalia
Linfoma	+	+	+	+	Linfonodos fixos não dolorosos
Medicamentos[a]	+	+	–	±	Ocorre em qualquer idade

[a]Os mais comuns são fenitoína, carbamazepina, sulfonamidas e minociclina.
Siglas: CMV, citomegalovírus; EBV, vírus Epstein-Barr; HHV, herpes-vírus humano.

de linfócitos do doador com frequência são eficazes em receptores de transplantes de células-tronco, mas é possível haver doença do enxerto *versus* hospedeiro. Estão sendo usadas infusões de células T citotóxicas pareadas por HLA e específicas contra o EBV para prevenir a doença linfoproliferativa decorrente do EBV em situações de alto risco, bem como no tratamento da doença. A administração de interferona-α, a quimioterapia citotóxica e a radioterapia (particularmente para as lesões do SNC) também foram utilizadas. A infusão de linfócitos T citotóxicos autólogos específicos para o EBV mostrou-se promissora em pequenos estudos de pacientes com carcinoma de nasofaringe e linfoma de Hodgkin. O tratamento de vários casos de doença linfoproliferativa ligada ao X, com anticorpos anti-CD20, resultou em desfecho favorável de um caso que, de outro modo, provavelmente teria sido uma infecção aguda fatal por EBV.

PREVENÇÃO

Não há necessidade de isolamento dos pacientes com MI. Uma vacina dirigida contra a glicoproteína principal do EBV reduziu a frequência da MI, mas não afetou a taxa de infecção assintomática em um ensaio de fase 2. Outras vacinas estão sendo desenvolvidas.

LEITURAS ADICIONAIS

Chan KCA et al: Analysis of plasma Epstein-Barr virus DNA to screen for nasopharyngeal cancer. N Engl J Med 377:513, 2017.

Chen YP et al: Nasopharyngeal carcinoma. Lancet 394:64, 2019.

Cohen JI et al: Epstein-Barr virus NK and T cell lymphoproliferative disease: Report of a 2018 international meeting. Leuk Lymphoma 61:808, 2020.

Dierickx D, Habermann TM: Post-transplantation lymphoproliferative disorders in adults. N Engl J Med 378:549, 2018.

McLaughlin LP et al: Adoptive T cell therapy for Epstein-Barr virus complications in patients with primary immunodeficiency disorders. Front Immunol 9:556, 2018.

Murray PG, Young LS: An etiological role for the Epstein-Barr virus in the pathogenesis of classical Hodgkin lymphoma. Blood 134:591, 2019.

Tangye SG, Latour S: Primary immunodeficiencies reveal the molecular requirements for effective host defense against EBV infection. Blood 135:644, 2020.

195 Citomegalovírus e herpes-vírus humanos tipos 6, 7 e 8

Camille Nelson Kotton, Martin S. Hirsch

CITOMEGALOVÍRUS

DEFINIÇÃO

O citomegalovírus (CMV), inicialmente isolado de pacientes com a doença da inclusão citomegálica congênita, é atualmente reconhecido como um patógeno importante em todas as faixas etárias. Além de induzir defeitos congênitos graves, o CMV provoca amplo espectro de distúrbios em crianças maiores e adultos, variando desde infecção subclínica e assintomática, ou síndrome de mononucleose em indivíduos sadios, até doença disseminada em pacientes imunocomprometidos. O CMV humano é uma das espécies específicas de vírus que causam doenças similares em diversos animais. Todas são associadas à produção de células aumentadas características – vindo daí a denominação *citomegalovírus*.

O CMV, um herpes-vírus β, contém DNA de fita dupla, quatro espécies de RNA mensageiro (mRNA), capsídeo proteico e envelope de lipoproteína. A exemplo de outros herpes-vírus, o CMV apresenta simetria icosaédrica, sofre replicação no núcleo da célula e pode provocar infecção lítica e produtiva ou infecção latente. O CMV pode ser distinguido dos outros herpes-vírus por certas propriedades biológicas, como a variedade de hospedeiros e o tipo de citopatologia. A replicação viral está associada à produção de grandes inclusões intranucleares e inclusões citoplasmáticas menores. O CMV parece sofrer replicação em vários tipos celulares *in vivo*; em cultura de tecido, desenvolve-se preferencialmente em fibroblastos. Embora haja poucas evidências de que o CMV seja oncogênico *in vivo*, o vírus raramente transforma fibroblastos, e identificaram-se fragmentos de transformação genômica.

EPIDEMIOLOGIA

O CMV tem distribuição mundial. Em muitas regiões do mundo, quase todos os adultos são soropositivos para CMV, enquanto apenas metade dos adultos nos Estados Unidos e no Canadá são soropositivos. Nas regiões em que é alta a prevalência de anticorpos anti-CMV, os adultos imunocomprometidos têm maior probabilidade de reativação da doença do que de doença primária. Quando necessário, devem-se considerar os dados gerados em regiões específicas no contexto das taxas de soropositividade locais.

Entre os recém-nascidos nos Estados Unidos, 0,5 a 2% são infectados pelo CMV; os percentuais são maiores em muitos países menos desenvolvidos. A vida comunitária e problemas de higiene pessoal facilitam a disseminação. As infecções perinatais e no início da infância são comuns. O CMV pode estar presente no leite materno, na saliva, nas fezes e na urina. Sua transmissão ocorreu entre crianças pequenas em creches e foi rastreada de um bebê infectado até a mãe gestante e o feto em desenvolvimento. Quando uma criança infectada introduz o CMV no ambiente domiciliar, 50% dos membros suscetíveis da família apresentam soroconversão em 6 meses.

O CMV não se propaga facilmente por contato casual, exigindo exposição íntima, repetida ou prolongada para a transmissão. No final da adolescência e início da idade adulta, frequentemente se transmite por via sexual, sendo comum a transmissão assintomática pelo sêmen ou secreções do colo uterino. Anticorpos anti-CMV estão presentes, em níveis detectáveis, em uma proporção significativa dos homens e das mulheres sexualmente ativos, os quais podem albergar simultaneamente várias cepas de CMV. A transfusão de sangue total ou de certos hemocomponentes que contêm leucócitos viáveis também pode transmitir o CMV, com frequência de 0,14 a 10% por unidade transfundida. A transfusão de sangue com redução de leucócitos ou soronegativo para CMV reduz significativamente o risco de transmissão do CMV.

Uma vez infectado, o indivíduo em geral torna-se portador do CMV pelo resto da vida, da mesma forma que outros herpes-vírus. A infecção costuma permanecer silenciosa. As síndromes de reativação do CMV desenvolvem-se com frequência quando a imunidade mediada por linfócitos T é comprometida – por exemplo, após transplante de órgãos, nas neoplasias linfoides e certas imunodeficiências adquiridas (em particular, infecção pelo HIV; Cap. 202), ou em pacientes em estado crítico em unidades de terapia intensiva. A maioria das infecções primárias por CMV em receptores de transplante de órgão (Cap. 143) é causada por transmissão via enxerto ou hemoderivados. Em receptores de transplante soropositivos para o CMV, a infecção resulta de reativação do vírus latente nos receptores ou de infecção por uma nova cepa do doador. A infecção por CMV pode estar associada a doenças tão diversas quanto estenose da artéria coronária e gliomas malignos, porém essas associações exigem validação adicional.

PATOGÊNESE

A infecção congênita por CMV pode resultar de infecção primária ou reativada na mãe. Todavia, a doença clínica no feto ou recém-nascido está relacionada, em grande parte, com infecção materna primária (Tab. 195-1). Desconhecem-se os principais fatores que determinam a gravidade da infecção congênita, embora a capacidade reduzida de produzir anticorpos antecipadamente e gerar respostas das células T contra o CMV esteja associada à doença relativamente grave.

A infecção primária pelo CMV no final da infância ou na idade adulta está, com frequência, associada à resposta vigorosa dos linfócitos T, a qual pode contribuir para o desenvolvimento de uma síndrome de mononucleose infecciosa semelhante às sequelas da infecção pelo vírus Epstein-Barr (Cap. 194). A característica marcante dessa infecção é o aparecimento de linfócitos atípicos no sangue periférico; essas células são predominantemente linfócitos T CD8+ ativados. A ativação policlonal das células B pelo CMV contribui para o desenvolvimento de fatores reumatoides e outros autoanticorpos durante a mononucleose.

Uma vez adquirido, o CMV persiste indefinidamente nos tecidos do hospedeiro. Entre os locais de infecção persistente podem estar vários tipos celulares e diversos órgãos. A transmissão por meio de transfusão de sangue ou transplante de órgãos decorre, primariamente, de infecção silenciosa nesses tecidos. Quando as respostas das células T do hospedeiro tornam-se comprometidas por doença ou imunossupressão iatrogênica, o vírus latente

TABELA 195-1 ■ Doença por citomegalovírus (CMV) no hospedeiro imunocomprometido

População	Fatores de risco	Principais síndromes	Tratamento	Prevenção
Feto	Infecção materna primária/início da gravidez	Doença de inclusão citomegálica	Ganciclovir seguido por valganciclovir para neonatos sintomáticos	Evitação da exposição; educação das gestantes sobre os riscos
Receptor de transplante de órgãos	Soropositividade do doador e/ou do receptor; esquema imunossupressor; tratamento de rejeição	Leucopenia febril (síndrome de CMV); doença gastrintestinal; pneumonia	Ganciclovir ou valganciclovir, ± imunoglobulina anti-CMV	Profilaxia com ganciclovir ou valganciclovir ou terapia preemptiva
Receptores de transplante de células-tronco hematopoiéticas	Doença do enxerto *versus* hospedeiro; idade avançada do receptor; receptor soropositivo; viremia	Pneumonia; doença gastrintestinal	Ganciclovir ou valganciclovir ou foscarnete, ± imunoglobulina anti-CMV	Profilaxia com letermovir, ganciclovir ou valganciclovir ou terapia preemptiva
Pessoa com HIV	< 50 células T CD4+/μL; soropositividade para CMV	Retinite; doença gastrintestinal; doença neurológica	Ganciclovir, valganciclovir, foscarnete ou cidofovir	Valganciclovir oral

pode ser reativado e provocar várias síndromes. A estimulação antigênica crônica na vigência de imunossupressão (p. ex., após transplante de órgão) parece constituir uma situação ideal à ativação do CMV e desenvolvimento de doença por esse vírus. Certos supressores particularmente potentes da imunidade das células T (p. ex., a globulina antitimocitária, alentuzumabe) estão associados a uma elevada taxa de síndromes clínicas por CMV. O próprio CMV contribuiria para a hiporresponsividade adicional dos linfócitos T que, muitas vezes, precede a infecção secundária por outros patógenos oportunistas, como bactérias, fungos e *Pneumocystis*.

PATOLOGIA

As células citomegálicas *in vivo* (supostamente células epiteliais infectadas) são 2 a 4 vezes maiores do que as células circundantes e, com frequência, contêm uma inclusão intranuclear de 8 a 10 μm, de localização excêntrica e circundada por um halo claro, produzindo um aspecto de "olho de coruja". Às vezes, demonstram-se inclusões citoplasmáticas granulosas menores. As células citomegálicas são encontradas em uma grande variedade de órgãos, como as glândulas salivares, o pulmão, o fígado, o rim, o intestino, o pâncreas, as glândulas suprarrenais e o sistema nervoso central.

A resposta inflamatória celular à infecção consiste em plasmócitos, linfócitos e monócitos-macrófagos. Em certas ocasiões, verifica-se o desenvolvimento de reações granulomatosas, em particular no fígado. As reações imunopatológicas podem contribuir para a doença causada por CMV. Foram detectados imunocomplexos em lactentes infectados, às vezes associados a glomerulopatias relacionadas ao CMV. A glomerulopatia por imunocomplexos também foi observada em alguns pacientes infectados pelo CMV após transplante renal.

MANIFESTAÇÕES CLÍNICAS

Infecção congênita por CMV As infecções fetais variam de subclínicas a graves e disseminadas. As taxas de conversão do CMV durante a gestação variam de 1 a 7%. Entre os lactentes nascidos de mães com infecção primária por CMV durante a gestação, 5 a 20% desenvolverão manifestações clínicas, com taxa de mortalidade de cerca de 5%. As manifestações mais comuns à apresentação (60-80% dos casos) são petéquias, hepatosplenomegalia e icterícia. Eles podem apresentar erupções purpúricas hemorrágicas tipo "bolo de mirtilo", as quais mostram histopatologia com eritropoiese dérmica na biópsia. As infecções durante o primeiro trimestre estão associadas com até 40 a 50% de neonatos infectados desenvolvendo complicações neurossensoriais. Observam-se microcefalia, com ou sem calcificações cerebrais, retardo do crescimento intrauterino e prematuridade em 30 a 50% dos casos. Hérnias inguinais e coriorretinite são menos comuns. As anormalidades laboratoriais incluem níveis elevados de alanina-aminotransferase no soro, trombocitopenia, hiperbilirrubinemia conjugada, hemólise e níveis elevados de proteína no líquido cerebrospinal (LCS). O prognóstico para os lactentes com infecção grave é sombrio, e poucos sobreviventes escapam de dificuldades intelectuais ou deficiência auditiva ao longo da infância. O diagnóstico diferencial de doença de inclusão citomegálica em lactentes inclui sífilis, toxoplasmose, sepse bacteriana e infecção por uma variedade de vírus, incluindo rubéola, zika ou herpes-vírus.

Na maioria dos casos, as infecções congênitas por CMV são clinicamente inaparentes ao nascimento. Entre os lactentes com infecção assintomática, 7 a 11% desenvolvem perda auditiva neurossensorial em um período de 5 anos.

Infecção perinatal por CMV O recém-nascido pode adquirir o CMV no parto, ao passar por canal de parto infectado, ou por contato pós-natal com leite ou outras secreções maternas infectados. Entre os lactentes amamentados por mais de 1 mês por mães soropositivas, 40 a 60% infectam-se. A transmissão iatrogênica pode resultar de transfusão sanguínea; o uso de hemoderivados com redução de leucócitos ou soronegativos para CMV para transfusão a lactentes soronegativos com baixo peso ao nascer ou para gestantes soronegativas reduz o risco.

A grande maioria dos lactentes infectados no parto ou logo após permanece assintomática. Contudo, a pneumonite intersticial prolongada tem sido associada à infecção por CMV contraída no período perinatal, sobretudo em prematuros, sendo, às vezes, acompanhada de infecção por *Chlamydia trachomatis*, *Pneumocystis* ou *Ureaplasma urealyticum*. Além disso, podem ocorrer ganho ponderal insatisfatório, adenopatia, erupção cutânea, hepatite, anemia e linfocitose atípica, e a excreção do CMV persiste com frequência por meses ou anos.

Mononucleose por CMV A manifestação clínica mais comum da infecção por CMV em hospedeiros imunocompetentes depois do período neonatal consiste em uma síndrome de mononucleose negativa para anticorpos heterófilos, a qual pode surgir de forma espontânea ou após a transfusão de hemocomponentes contendo leucócitos. Embora seja observada em todas as idades, a síndrome afeta com maior frequência adultos jovens sexualmente ativos. Com períodos de incubação que variam de 20 a 60 dias, a doença geralmente dura de 2 a 6 semanas. Caracteriza-se por febre alta e prolongada, às vezes com calafrios, fadiga profunda e mal-estar. Mialgias, cefaleia e esplenomegalia são comuns; todavia, na mononucleose por CMV (diferentemente do vírus Epstein-Barr), a faringite exsudativa e a linfadenopatia cervical são raras. Alguns pacientes desenvolvem erupções rubeoliformes, muitas vezes após exposição à ampicilina ou alguns outros antibióticos. Menos comuns são pneumonia intersticial ou segmentar, miocardite, pleurite, artrite, trombose de veia esplâncnica e encefalite. Em casos raros, a mononucleose causada por CMV é complicada pela síndrome de Guillain-Barré. A anormalidade laboratorial típica da mononucleose por CMV é a linfocitose relativa no sangue periférico, com > 10% de linfócitos atípicos. A contagem total dos leucócitos pode estar baixa, normal ou muito elevada. Apesar de a icterícia significativa ser incomum, os níveis séricos de aminotransferase e fosfatase alcalina com frequência encontram-se moderadamente elevados. Os anticorpos heterófilos estão ausentes; todavia, é comum a presença de anormalidades imunológicas transitórias, podendo incluir crioglobulinas, fatores reumatoides, crioaglutininas e fatores antinucleares. Em raros casos, anemia hemolítica, trombocitopenia e granulocitopenia complicam a recuperação.

A maioria dos pacientes recupera-se sem nenhuma sequela, embora a astenia pós-viral possa persistir por vários meses. A excreção do CMV na urina, nas secreções genitais e/ou na saliva costuma manter-se por vários meses ou anos. A infecção por CMV raramente é fatal em hospedeiros imunocompetentes; os sobreviventes podem ter episódios recorrentes de febre e mal-estar, às vezes associados à disfunção do sistema nervoso autônomo (p. ex., episódios de sudorese ou rubor).

Infecção por CMV no hospedeiro imunocomprometido (Tab. 195-1) O CMV é o patógeno viral mais comum complicando o transplante de órgãos (Cap. 143). Em receptores de transplante de rim, coração, pulmão, fígado, pâncreas e compostos vascularizados (mão, face, entre outros), a infecção por CMV pode resultar em várias manifestações clínicas, como febre com leucopenia, hepatite, colite, pneumonite, esofagite, gastrite e retinite. A doença causada por CMV é um fator de risco independente para perda do enxerto e morte. Sem profilaxia, o período de risco máximo é entre 1 e 4 meses após o transplante. A probabilidade de doença e os níveis de replicação viral geralmente são mais altos após a infecção primária do que depois de reativação. Estudos moleculares indicam que os receptores de transplantes de órgãos soropositivos são suscetíveis à infecção por outra variante genotípica do CMV proveniente do doador. A reativação da infecção, apesar de comum, tem menor probabilidade de ser clinicamente importante. O risco geral de doença clínica está relacionado a diversos fatores, como diferenças sorológicas (doador soropositivo, receptor soronegativo), grau de imunossupressão; uso de anticorpos antilinfócitos; ausência de profilaxia anti-CMV; e coinfecção por outros patógenos. O órgão transplantado é particularmente vulnerável como alvo para a infecção por CMV; assim, há tendência de o transplante de fígado ser seguido de hepatite por CMV, enquanto o transplante de pulmão é seguido de pneumonite por CMV.

A viremia de CMV ocorre em um terço dos receptores de transplante de células-tronco hematopoiéticas (TCTH); o risco de doença grave pode ser reduzido por profilaxia ou terapia preventiva com agentes antivirais. O risco é maior nos primeiros 100 dias após o transplante, e os fatores de risco identificados incluem certos tipos de terapia imunossupressora, enxerto alogênico (em comparação com autólogo), doença aguda do enxerto *versus* hospedeiro, idade avançada e soropositividade do receptor pré-transplante.

O CMV é um patógeno importante em pacientes com infecção avançada pelo HIV (Cap. 202), nos quais pode causar retinite ou doença disseminada, em particular quando as contagens das células T CD4+ no sangue periférico caem abaixo de 50/μL. Com o aprimoramento do tratamento da infecção pelo HIV subjacente, a incidência de infecções graves por CMV (p. ex., retinite) foi reduzida. Contudo, durante as primeiras poucas semanas seguintes à instituição de tratamento antirretroviral altamente ativo, podem ocorrer exacerbações agudas da retinite por CMV em decorrência de síndrome inflamatória de reconstituição imune.

As síndromes produzidas pelo CMV nos hospedeiros imunocomprometidos ("síndrome do CMV") muitas vezes começam com fadiga, febre, mal-estar, anorexia, sudorese noturna e artralgias ou mialgias. Durante esses episódios, podem-se observar anormalidades da função hepática, leucopenia, trombocitopenia e linfocitose atípica. Sem tratamento, a infecção pelo CMV pode progredir para doença mais grave em órgãos-alvo. O aparecimento de taquipneia, hipoxemia e tosse improdutiva indica comprometimento respiratório. O exame radiológico do pulmão muitas vezes mostra infiltrados intersticiais ou reticulonodulares bilaterais que surgem na periferia dos lobos inferiores e disseminam-se para as áreas central e superior; os padrões segmentares, nodulares ou alveolares localizados são menos comuns. O diagnóstico diferencial inclui infecção por *Pneumocystis*; infecções por outros patógenos virais, bacterianos ou fúngicos; hemorragia pulmonar; e lesão secundária à irradiação ou ao tratamento com agentes citotóxicos.

O comprometimento gastrintestinal por CMV pode ser localizado ou extenso e afeta quase exclusivamente hospedeiros imunocomprometidos. A colite é a manifestação clínica mais comum em receptores de transplante de órgão. As úlceras de esôfago, estômago, intestino delgado ou cólon podem resultar em sangramento ou perfuração. Os médicos devem ter em mente que os exames de sangue como a antigenemia para CMV e a carga viral para CMV podem gerar resultados negativos em casos de doença intestinal. A infecção por CMV pode resultar em exacerbações de retocolite ulcerativa subjacente. A hepatite ocorre com frequência, em particular após transplante de fígado. Também foram descritas colecistite acalculosa e adrenalite.

O CMV raramente causa meningoencefalite em indivíduos saudáveis em outros aspectos. Observam-se duas formas de encefalite por CMV em pacientes com HIV. Uma delas assemelha-se à encefalite pelo HIV e apresenta-se como demência progressiva; a outra é uma ventriculoencefalite, caracterizada por déficits de nervos cranianos, nistagmo, desorientação, letargia e ventriculomegalia. Em pacientes imunocomprometidos, o CMV também pode causar polirradiculopatia progressiva subaguda que pode ser reversível quando identificada e tratada imediatamente.

A retinite por CMV é uma causa importante de cegueira em pacientes imunocomprometidos, sobretudo em pacientes com Aids avançada (Cap. 202). As lesões iniciais consistem em pequenas áreas esbranquiçadas e opacas de necrose retiniana granulosa que se propagam de modo centrífugo e que mais tarde são acompanhadas de hemorragias, bainhas perivasculares e edema da retina (Fig. 195-1). A retinopatia causada por CMV tem de ser distinguida da retinopatia provocada por outros distúrbios, como toxoplasmose, candidíase e infecção pelo herpes-vírus simples.

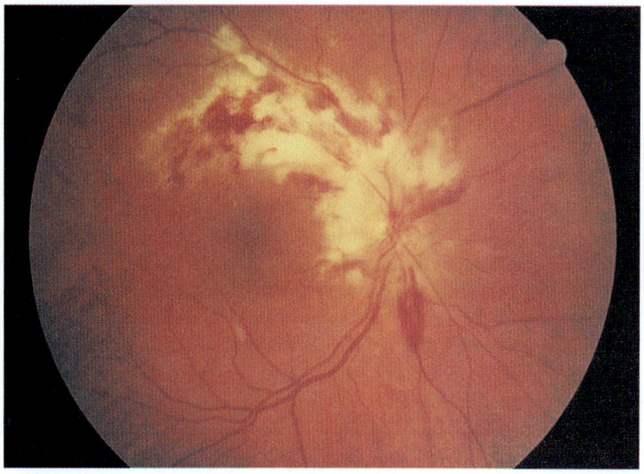

FIGURA 195-1 A infecção por citomegalovírus (CMV) em paciente com Aids pode manifestar-se por uma zona de retinite disposta em arco, com hemorragias e tumefação do disco óptico. A retinite por CMV frequentemente fica restrita à periferia da retina, fora do alcance da oftalmoscopia direta.

As infecções fatais por CMV estão, com frequência, associadas à viremia persistente e ao comprometimento de múltiplos sistemas orgânicos. Infiltrados pulmonares progressivos, pancitopenia, hiperamilasemia e hipotensão são características observadas muitas vezes em conjunto com infecção secundária terminal por bactérias, fungos ou protozoários. Com frequência, documenta-se necrose extensa das glândulas suprarrenais com inclusões de CMV na necropsia, bem como comprometimento pelo CMV de muitos outros órgãos.

DIAGNÓSTICO

Em geral, a infecção por CMV não pode ser diagnosticada de modo seguro com base apenas nos dados clínicos. O isolamento do CMV ou a detecção do seu DNA ou de seus antígenos em amostras clínicas apropriadas são as abordagens diagnósticas preferidas. O método mais usado para detecção é o teste quantitativo de ácido nucleico (QNAT, do inglês *quantitative nucleic acid testing*) para CMV com técnica de reação em cadeia da polimerase (PCR, do inglês *polymerase chain reaction*), no qual podem ser usadas amostras de sangue ou outros espécimes; alguns centros utilizam um teste de antigenemia de CMV, um ensaio de imunofluorescência que detecta antígenos do CMV (pp65) em leucócitos do sangue periférico. Esses ensaios podem fornecer resultados positivos vários dias antes da cultura. Com o QNAT é possível predizer o risco de progressão da doença, particularmente em hospedeiros imunocomprometidos. O DNA do CMV no líquido cerebrospinal é útil para o diagnóstico de encefalite ou polirradiculopatia por CMV. A recente introdução de um padrão internacional de testagem ajudou a reduzir variações nos resultados de exames de carga viral.

A excreção do vírus ou a viremia são rapidamente detectadas por cultura de amostras apropriadas em monocamadas de fibroblastos humanos. Se os títulos de CMV forem altos, como é comum na infecção congênita disseminada e na Aids, será possível detectar efeitos citopáticos característicos em poucos dias. Contudo, em algumas situações (p. ex., a mononucleose causada por CMV), os títulos virais são baixos, e o aparecimento dos efeitos citopáticos pode demorar várias semanas. Muitos laboratórios aceleram o diagnóstico utilizando um método rápido de cultura de tecido (ensaio em frasco estéril selado), o qual dá resultados em 12 horas e envolve centrifugação e detecção imunocitoquímica por anticorpos monoclonais dirigidos contra um antígeno precoce imediato do CMV. O isolamento do vírus a partir de urina, fezes ou saliva não constitui, em si, uma prova de infecção aguda, visto que a excreção nesses locais pode se manter por meses ou anos após a doença. A detecção de viremia por teste de QNAT ou antigenemia é um indicador mais adequado de infecção aguda.

Vários ensaios sorológicos detectam anticorpos contra o CMV. Títulos aumentados de imunoglobulina G (IgG) anti-CMV podem não estar detectáveis até 4 semanas após a infecção primária. A detecção de IgM específica anti-CMV às vezes é útil no diagnóstico de infecção recente ou ativa; entretanto, os fatores reumatoides circulantes podem resultar em eventuais testes de IgM falso-positivos. A sorologia é mais útil quando usada para predição do risco de infecção e doença por CMV em receptores de transplante, não sendo recomendada para diagnosticar a doença aguda.

PREVENÇÃO

A prevenção de infecção e doença por CMV em receptores de transplante de órgão ou de TCTH geralmente é baseada em um de dois métodos: profilaxia universal ou terapia preventiva. Com a profilaxia universal são utilizados agentes antivirais por um período definido, em geral 3 ou 6 meses. Em um ensaio clínico, demonstrou-se que, em receptores de transplante renal soronegativos para CMV com doadores soropositivos, a profilaxia com (val)ganciclovir foi mais efetiva quando administrada durante 200 dias em comparação com 100 dias. Com a terapia preventiva, os pacientes são monitorados semanalmente quanto à viremia por CMV, e o tratamento com agente antiviral é iniciado uma vez que seja detectada viremia. Devido aos efeitos de supressão da medula óssea com a profilaxia universal, a terapia preventiva tem sido mais comumente usada em receptores de TCTH; o letermovir, que foi recentemente aprovado, permite a profilaxia em pacientes de maior risco. Para pacientes com infecção por HIV, a doença por CMV em órgão-alvo é mais bem prevenida com o uso de terapia antirretroviral suficiente para manter as contagens de células T CD4+ acima de 100/μL. Não se recomenda a profilaxia primária com ganciclovir ou valganciclovir.

Diversas medidas adicionais podem ser aplicadas para prevenção da transmissão de CMV para pacientes de alto risco e sem CMV. O uso de sangue soronegativo para CMV ou depletado de leucócitos reduz muito a taxa de transmissão associada à transfusão. Em um ensaio controlado com placebo, uma vacina usando a glicoproteína B do CMV reduziu as taxas de infecção entre 464 mulheres soronegativas para CMV; esse resultado sugere a possibilidade de que essa vacina experimental venha a reduzir as taxas de infecção congênita, porém serão necessários estudos adicionais para validar essa abordagem. Um vírus com replicação condicionalmente defeituosa, chamado de V160, está sendo avaliado em um ensaio clínico de fase 2; a vacina foi derivada do vírus vivo atenuado AD169 e foi geneticamente modificado para restaurar a expressão do complexo pentamérico gH/gL/pUL128-131. Uma vacina usando a glicoproteína B do CMV com adjuvante MF59 pareceu ser efetiva na redução do risco e da duração de viremia em receptores soropositivos e soronegativos de transplante renal em risco de infecção por CMV. A imunoglobulina contra o CMV tem sido estudada em uma variedade de situações clínicas (infecção primária por CMV na gestação, transplante de órgãos sólidos e TCTH) com resultados conflitantes, sendo usada com muito menos frequência na era dos múltiplos agentes antivirais efetivos.

O uso profilático de aciclovir ou valaciclovir em altas doses pode reduzir as taxas de infecção e de doença por CMV em receptores de transplante renal, embora nenhum dos dois fármacos seja efetivo no tratamento da doença ativa por CMV.

TRATAMENTO

Infecção por citomegalovírus

O *ganciclovir* é um derivado da guanosina com atividade consideravelmente maior contra o CMV do que o seu congênere aciclovir. Após conversão intracelular por uma fosfotransferase viral codificada pela região gênica UL97 do CMV, o trifosfato de ganciclovir atua como inibidor seletivo da DNA-polimerase do CMV. Diversos ensaios clínicos indicaram taxas de resposta de 70 a 90% em pacientes com HIV que receberam ganciclovir para tratamento de retinite ou de colite causadas por CMV. Em infecções graves (p. ex., pneumonia por CMV em receptores de TCTH), frequentemente o ganciclovir é combinado com imunoglobulina anti-CMV. O uso profilático ou supressor de ganciclovir pode ser útil em receptores de TCTH ou de órgão sob alto risco (p. ex., pacientes soropositivos para o CMV antes do transplante). Em muitas pessoas com HIV, com contagens das células T CD4+ persistentemente baixas acometidas de doença por CMV, ocorrem recidivas clínicas e virológicas imediatas quando se interrompe o tratamento com ganciclovir. Por conseguinte, recomendam-se para esses pacientes esquemas de manutenção prolongados. A resistência ao ganciclovir é mais comum em pacientes tratados por mais de 3 meses e, em geral, relaciona-se com mutações no gene UL97 do CMV (menos comumente com o gene UL54). O advento da genotipagem do CMV para mutações de resistência possibilitou a rápida obtenção de informações em relação às abordagens terapêuticas ideais contra o vírus clinicamente resistente.

O *valganciclovir* é um profármaco, com biodisponibilidade por via oral, rapidamente metabolizado a ganciclovir nos tecidos intestinais e no fígado. Cerca de 60 a 70% de uma dose oral de valganciclovir é absorvida. Uma dose oral de 900 mg de valganciclovir resulta em níveis sanguíneos de ganciclovir semelhantes aos obtidos com dose intravenosa (IV) de ganciclovir de 5 mg/kg. O valganciclovir parece ser tão eficaz quanto o ganciclovir IV nos esquemas tanto de indução (tratamento) quanto de manutenção, com a vantagem da facilidade de administração por via oral (VO). Além disso, os perfis de efeitos adversos e as taxas de resistência são semelhantes para os dois fármacos.

O tratamento da doença por CMV com ganciclovir ou valganciclovir consiste em um ciclo de indução de 14 a 21 dias (ganciclovir 5 mg/kg, IV, 2 ×/dia; ou valganciclovir 900 mg, VO, 2 ×/dia), algumas vezes seguido de tratamento de manutenção (p. ex., valganciclovir 900 mg/dia). Ocorre neutropenia no sangue periférico em 25% dos pacientes tratados, mas esse efeito pode ser atenuado com o uso do fator estimulador de colônias dos granulócitos ou fator estimulador de colônias dos granulócitos e macrófagos. A opção de usar ou não terapia de manutenção depende do nível global de imunocomprometimento e do risco de recorrência da doença. A suspensão da terapia de manutenção deve ser considerada nos pacientes com HIV que, durante a terapia antirretroviral, mostrem aumento persistente (3-6 meses) das contagens das células T CD4+ para > 100/μL. Em comparação com os cursos mais breves (6 semanas), os cursos prolongados (6 meses) de valganciclovir tiveram efeitos benéficos sobre desfechos de desenvolvimento e audição nos lactentes com infecção congênita por CMV.

Para o tratamento da retinite por CMV, alguns médicos preferem as injeções intravítreas de ganciclovir ou foscarnete (ver adiante) mais o valganciclovir VO em comparação com o ganciclovir IV, embora não haja estudos comparando essas abordagens. O *foscarnete* (fosfonofórmico sódico) inibe a DNA-polimerase do CMV. Como não exige fosforilação para ativar-se, esse agente também é eficaz contra a maioria dos isolados resistentes ao ganciclovir. O foscarnete é menos bem tolerado que o ganciclovir e provoca considerável toxicidade, incluindo disfunção renal, hipomagnesemia, hipopotassemia, hipocalcemia, úlceras genitais, disúria, náuseas e parestesia. Além disso, a administração do foscarnete exige bomba de infusão e monitoramento clínico rigoroso. Pode-se reduzir a toxicidade do foscarnete com hidratação intensa e ajustes de dose em caso de disfunção renal. Deve-se evitar seu uso quando o paciente não tolerar sobrecarga salina (p. ex., na presença de miocardiopatia). O esquema de indução aprovado é 60 mg/kg cada 8 horas durante 2 semanas, embora a dose de 90 mg/kg a cada 12 horas seja igualmente efetiva sem ser mais tóxica. As infusões de manutenção devem fornecer 90 a 120 mg/kg, 1 ×/dia. Não há apresentações para uso por via oral. É possível o surgimento de resistência viral ao foscarnete durante a terapia prolongada. Esse medicamento é mais usado após TCTH do que em outras situações, a fim de evitar os efeitos mielossupressivos do ganciclovir; em geral, o foscarnete também é a primeira opção para infecções causadas por CMV resistente ao ganciclovir.

O *cidofovir* é um análogo de nucleotídeo cuja longa meia-vida intracelular permite a administração intermitente por via intravenosa. Os esquemas de indução com 5 mg/kg/semana durante 2 semanas são seguidos por esquemas de manutenção de 3 a 5 mg/kg, a cada 2 semanas. O cidofovir pode causar nefrotoxicidade grave por meio de lesão dependente da dose das células tubulares proximais; entretanto, esse efeito adverso pode ser algo minorado pela hidratação com solução salina e probenecida. O cidofovir é usado principalmente em caso de vírus resistente ao ganciclovir.

Terapias experimentais, como o maribavir, têm sido relatadas como efetivas para o tratamento de infecções após TCTH e para as infecções por CMV resistentes/refratárias, para as quais está sendo realizado um ensaio clínico de fase 3. O letermovir tem eficácia na profilaxia após o TCTH, mas induz ao rápido desenvolvimento de resistência quando usado durante a infecção ativa.

HERPES-VÍRUS HUMANOS (HHVs) TIPOS 6, 7 E 8

HHV-6 E HHV-7

As taxas de soropositividade para HHV-6 e HHV-7 em geral são altas em todo o planeta. O HHV-6 foi isolado pela primeira vez em 1986 a partir de leucócitos do sangue periférico de seis indivíduos com vários distúrbios linfoproliferativos. Atualmente estão identificadas duas variantes geneticamente distintas (HHV-6A e HHV-6B). O HHV-6 parece ser transmitido pela saliva e, possivelmente, por secreções genitais.

A infecção por HHV-6 ocorre com frequência durante a lactância, à medida que os anticorpos maternos vão desaparecendo. O pico de aquisição ocorre entre 9 e 21 meses; por volta dos 24 meses, as taxas de soropositividade aproximam-se dos 80%. Os irmãos mais velhos parecem ser a fonte de transmissão. Além disso, as infecções congênitas também podem ocorrer, e cerca de 1% dos recém-nascidos são infectados pelo HHV-6; foi descrita a ocorrência de infecção placentária pelo HHV-6. A infecção congênita costuma ser assintomática, embora tenham sido descritos defeitos neurológicos sutis. A maior parte das crianças infectadas no pós-natal desenvolve sintomas (febre, irritação e diarreia). Uma minoria desenvolve exantema súbito (*roseola infantum*; ver Fig. A1-5), uma doença comum caracterizada por febre com erupção cutânea subsequente. Além disso, cerca de 10 a 20% das convulsões febris sem exantema no lactente são causadas pelo HHV-6. Após a infecção inicial, o HHV-6 persiste nas células mononucleares do sangue periférico, bem como no sistema nervoso central, nas glândulas salivares e no trato genital feminino.

Nas faixas etárias mais altas, o HHV-6 está associado a síndromes de mononucleose; nos hospedeiros imunocomprometidos foram descritas encefalite, pneumonite, hepatite de células gigantes sinciciais e doença disseminada. Nos receptores de transplante, a infecção pelo HHV-6 também pode estar associada à disfunção do enxerto. Foi relatada a ocorrência de encefalite límbica aguda associada ao HHV-6 em receptores de transplante de células-tronco hematopoiéticas, a qual se caracteriza por perda da memória, confusão, crises convulsivas, hiponatremia e resultados eletroencefalográficos e de ressonância magnética (RM) anormais. Altas cargas plasmáticas de DNA do HHV-6 em receptores de TCTH associam-se a doadores sem pareamento alélico, uso de glicocorticoides, fixação tardia dos monócitos e plaquetas no enxerto, desenvolvimento de encefalite límbica e aumento das taxas de mortalidade por qualquer causa. A epilepsia de lobo temporal mesial foi associada com infecções pelo HHV-6 e, a exemplo de muitos outros vírus, o HHV-6 foi implicado na patogênese da esclerose múltipla, mas são necessários estudos adicionais para distinguir entre associação e etiologia.

O HHV-7 foi isolado em 1990 de linfócitos T do sangue periférico de um homem sadio de 26 anos de idade. O vírus é frequentemente adquirido durante a infância, embora em idades posteriores às do HHV-6. O HHV-7 é comumente encontrado na saliva, presumivelmente a principal fonte de infecção; o leite materno e as secreções cervicais também podem veicular o vírus. A viremia pode associar-se tanto com infecção primária quanto com reativação. As manifestações clínicas mais comuns das infecções por HHV-7 na infância são febre e convulsões. Algumas crianças apresentam-se com sinais e sintomas respiratórios ou gastrintestinais. Propôs-se uma associação entre HHV-7 e pitiríase rósea, porém as evidências são insuficientes para confirmar uma relação causal.

A concomitância das infecções por HHV-6, HHV-7 e CMV em receptores de transplantes dificulta a distinção da participação dos diversos agentes nas síndromes clínicas específicas. O HHV-6 e o HHV-7 parecem ser sensíveis ao ganciclovir e ao foscarnete, mas não há evidências definitivas de resposta clínica.

HHV-8

Foram detectadas novas sequências de DNA semelhantes às dos herpes-vírus em 1994 e 1995, em tecidos obtidos do sarcoma de Kaposi (SK) e do linfoma em cavidade corporal, em pacientes com HIV. O vírus do qual essas sequências foram obtidas é designado HHV-8 ou herpes-vírus associado ao sarcoma de Kaposi (KSHV, do inglês *Kaposi's sarcoma-associated herpesvirus*). O HHV-8, que infecta linfócitos B, macrófagos e células tanto endoteliais quanto epiteliais, parece estar etiologicamente relacionado não apenas ao SK, mas também a um subgrupo de linfomas das células B associados às cavidades corporais, as quais surgem na Aids (linfomas primários com derrame), mas também à doença multicêntrica de Castleman, um distúrbio linfoproliferativo das células B. A associação do HHV-8 a várias outras doenças foi relatada, porém não confirmada.

A soropositividade ao HHV-8 ocorre em todo o planeta, com regiões de alta endemicidade influenciando as taxas de doença. Diferentemente das infecções por outros herpes-vírus, a infecção pelo HHV-8 é muito mais comum em algumas regiões geográficas (p. ex., centro e sul da África) do que em outras (América do Norte, Ásia e norte da Europa). Nas áreas de alta prevalência, a infecção ocorre na infância, e a soropositividade está associada a famílias que têm várias crianças que compartilham utensílios de comer e beber; o HHV-8 pode ser transmitido pela saliva. Nas áreas de baixa prevalência, as infecções ocorrem em adultos, provavelmente por transmissão sexual. Epidemias concomitantes de HIV-1 e HHV-8 em determinadas populações (p. ex., homens que fazem sexo com homens), no fim da década de 1970 e início dos anos de 1980, parecem ter produzido a associação frequente entre Aids e SK. A transmissão do HHV-8 também pode estar associada a transplante de órgãos, uso de drogas injetáveis e transfusões sanguíneas; entretanto, a transmissão por transfusão sanguínea nos Estados Unidos parece ser muito rara.

A infecção primária por HHV-8 em crianças imunocompetentes pode manifestar-se na forma de febre e exantema maculopapular. Em indivíduos com imunidade preservada, a infecção assintomática crônica é a regra, e os distúrbios neoplásicos geralmente surgem apenas no contexto de imunodeficiência posterior. Pessoas imunocomprometidas com infecção primária podem apresentar-se com febre, esplenomegalia, hiperplasia linfoide, pancitopenia ou SK de início rápido. A análise quantitativa do DNA do HHV-8 sugere que as células com infecção latente predominam nas lesões de SK e que a replicação viral lítica é frequente na doença de Castleman multicêntrica. A síndrome de citocinas inflamatórias do herpes-vírus associada ao SK (KICS, do inglês *KS-associated herpesvirus inflammatory cytokine syndrome*) – que consiste em febre, linfadenopatia, hepatoesplenomegalia, citopenias e níveis elevados de HHV-8, interleucina 6 humana e viral e interleucina 10 humana – foi descrita em alguns pacientes infectados por HIV e está associada com alta taxa de mortalidade.

O tratamento antirretroviral efetivo dos indivíduos infectados pelo HIV levou, nas áreas ricas em recursos, a uma redução acentuada das taxas do SK entre pessoas com infecção dupla por HHV-8 e HIV. O HHV-8 é sensível *in vitro* a ganciclovir, foscarnete e cidofovir. Um pequeno ensaio clínico transversal, duplo-cego, controlado por placebo e randomizado sugeriu que o valganciclovir oral administrado 1 ×/dia reduziu a replicação do HHV-8. Entretanto, os benefícios clínicos do valganciclovir ou de outros fármacos na infecção pelo HHV-8 ainda não foram demonstrados. O sirolimo é capaz de inibir a evolução do SK dérmico em receptores de transplante renal ao mesmo tempo em que se proporciona imunossupressão efetiva. O rituximabe, isoladamente ou em combinação com quimioterapia, pode levar a uma sobrevida > 90% em 5 anos na doença de Castleman multicêntrica associada ao HHV-8.

LEITURAS ADICIONAIS

CITOMEGALOVÍRUS

Gunkel J et al: Outcome of preterm infants with postnatal cytomegalovirus infection. Pediatrics 141:e20170635, 2018.

Kimberlin DW et al: Valganciclovir for symptomatic congenital cytomegalovirus disease. N Engl J Med 372:933, 2015.

Kotton CN et al: The third international consensus guidelines on the management of cytomegalovirus in solid-organ transplantation. Transplantation 102:900, 2018.

Leruez-Ville M et al: Cytomegalovirus infection during pregnancy: State of the science. Am J Obstet Gynecol 223:330, 2020.

Plotkin SA et al: The status of vaccine development against the human cytomegalovirus. J Infect Dis 5:S113, 2020.

Rawlinson WD et al: Congenital cytomegalovirus infection in pregnancy and the neonate: Consensus recommendations for prevention, diagnosis, and therapy. Lancet Infect Dis 17:e177, 2017.

Whitley R (ed): Cytomegalovirus infection: Advancing strategies for prevention and treatment. J Infect Dis 221:S1, 2020.

HERPES-VÍRUS HUMANOS (HHVs) TIPOS 6, 7 E 8

Cesaro S et al: Incidence and outcome of Kaposi sarcoma after hematopoietic stem cell transplantation: A retrospective analysis and a review of the literature, on behalf of infectious diseases working party of EBMT. Bone Marrow Transplant 55:110, 2019.

Crabtree KL et al: Association of household food- and drink-sharing practices with human herpesvirus 8 seroconversion in a cohort of Zambian children. J Infect Dis 216:842, 2017.

El-Mallawany NK et al: Kaposi sarcoma herpesvirus inflammatory cytokine syndrome-like clinical presentation in human immunodeficiency virus-infected children in Malawi. Clin Infect Dis 69:2022, 2019.

Lurain K et al: Treatment of Kaposi sarcoma herpesvirus-associated multicentric Castleman disease. Hematol Oncol Clin North Am 32:75, 2018.

Madan RP et al: Human herpesvirus 6, 7, and 8 in solid organ transplantation: Guidelines from the American Society of Transplantation Infectious Diseases Community of Practice. Clinical Transplantation 33:e13518, 2019.

196 Molusco contagioso, varíola dos macacos e outras infecções por poxvírus

Inger K. Damon

POXVÍRUS

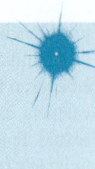

DEFINIÇÃO E ETIOLOGIA

Os poxvírus são uma família de vírus de DNA de fita dupla cuja estrutura genômica é geralmente conservada entre as subfamílias, os gêneros e as espécies. A porção central do genoma, a qual pode ter até 200 kb, codifica as fases de leitura aberta (ORFs, do inglês *open reading frames*) necessárias para a replicação ou o empacotamento dos vírions. As extremidades esquerda e direita do genoma codificam genes de evasão imune ou ORFs de interação com o hospedeiro. O complemento de ORFs em diversos gêneros distintos é, em grande medida, responsável pelas diferenças nas manifestações das doenças e/ou na gama de hospedeiros do vírus. Quatro gêneros de poxvírus incluem espécies que podem infectar seres humanos; além disso, um poxvírus com a classificação incompleta foi relatado como causador de doença em humanos. A Tabela 196-1 identifica esses vírus, a maioria dos quais é zoonótica, e lista algumas de suas características epidemiológicas.

EPIDEMIOLOGIA

A maioria dos poxvírus que infectam humanos se dissemina pelo contato, e não pela via respiratória; dessa forma, eles são menos propensos a causar epidemias. As notáveis exceções são espécies de *Orthopoxvirus* (vírus da varíola e da varíola dos macacos), que podem ser transmitidas por gotículas respiratórias e pelo contato direto. No que parece ter sido uma circunstância rara próximo ao final dos esforços globais para a erradicação da varíola, foi relatado que o vírus da varíola parece ter sido transmitido por aerossol em um hospital alemão em Meschede. Acredita-se que o vírus da varíola dos macacos seja transmitido pelo manuseio ou outro contato direto com animais infectados, levando à exposição percutânea ou permucosa; ele pode, então, disseminar-se entre seres humanos pela via respiratória ou por contato.

É preocupante que números crescentes de casos da varíola dos macacos estejam sendo relatados a partir de países onde a doença é considerada endêmica, e surtos mais numerosos têm sido relatados nos últimos anos. Muitos casos foram relatados na Nigéria, Camarões, República Centro-Africana e República Democrática do Congo nos últimos 5 anos. Em algumas situações, estes são os primeiros relatos nacionais da doença desde que ela foi identificada em seres humanos no final da década de 1970 e na década de 1980; assim, é possível que esse aumento seja atribuível a um maior esforço de vigilância. Um recente estudo de modelamento patrocinado pela Organização Mundial da Saúde (OMS) analisou a taxa reprodutiva (R0) efetiva e sugeriu que a varíola dos macacos pode atualmente ser uma doença capaz de se espalhar como uma epidemia por meio de interações humanas e que essa disseminação não necessita de exposições repetidas a animais selvagens infectados. Essa observação se contrapõe aos achados de estudos patrocinados pela OMS na década de 1980 como parte da certificação de erradicação da varíola. Essa disseminação da doença pode ser, em parte, causada por redução da imunidade fornecida pela vacina da varíola (vírus vaccínia).

Acredita-se que outros ortopoxvírus (Tab. 196-1) se disseminem apenas por contato ou por exposição percutânea/permucosa a animais (ou seres humanos) infectados. O vírus do molusco contagioso (MCV) provavelmente se dissemina por contato direto e por exposição percutânea a outra pessoa infectada; como o vírus da varíola, o MCV é considerado um patógeno apenas de seres humanos. A epidemiologia do tanapox é pouco compreendida. Reservatórios símios são postulados, e a possibilidade de uma infecção transmitida por vetores foi levantada. As infecções humanas com parapoxvírus ocorrem por contato direto e por exposição percutânea a lesões que se desenvolvem nos locais de contato. Outros fatores epidemiológicos são descritos na Tabela 196-1.

PATOGÊNESE

Acredita-se que a patogênese das infecções por *Orthopoxvirus* envolva a disseminação sistêmica da doença do sítio de inoculação para linfonodos locais, uma fase subsequente em que outros tecidos linforreticulares são semeados e, por fim, o desenvolvimento de viremia sintomática (febril) que semeia a pele. A gravidade da doença é afetada pelo grau em que as respostas imunes inata e de interferona controlam os estágios iniciais da infecção. Em pessoas imunocomprometidas, são vistas manifestações sistêmicas mais intensas. Um ponto importante são os efeitos adversos associados à

TABELA 196-1 ■ Poxvírus causadores de infecção em humanos

Gênero, espécie	Geografia	Características zoonóticas
Orthopoxvirus		
Varíola	Erradicada, anteriormente de distribuição mundial	Um patógeno somente humano
Varíola dos macacos	África	Espécies de esquilos, ratos-gambianos e arganazes implicadas como possíveis reservatórios; outras espécies são efetivas na transmissão da doença para os seres humanos (cães-de-pradaria); pode ser adquirida durante a caça/preparação de animais selvagens como fonte proteica nutricional
Vaccínia	Europa	Roedores como reservatórios; surtos associados com o comércio de roedores domésticos; os gatos também podem ser transmissores efetivos da doença; anteriormente, as lesões em ubres de vacas leiteiras estavam ligadas a lesões cutâneas em seres humanos
Vaccínia e vírus semelhantes à vaccínia (p. ex., varíola dos búfalos, Cantagalo, Araçatuba)	Índia e América do Sul	Roedores suspeitos como possível reservatório; lesões localizadas no gado bovino ou em outros ruminantes (p. ex., búfalos-d'água para a varíola dos búfalos) responsáveis pela maioria das infecções em humanos
AK2015	Estados Unidos (Alasca)	Sob investigação
Akhmeta	Geórgia (país)	Rato-do-campo (*Apodemus* spp.)
Molluscipoxvirus		
Molusco contagioso	Em todo o mundo	Acredita-se que seja um patógeno exclusivamente humano; intimamente relacionado com vírus descritos em outros mamíferos
Parapoxvirus		
Orf	Em todo o mundo	Manuseio de ovelhas e cabras infectadas primariamente responsável pela transmissão para humanos; fômites?
Paravaccínia	Em todo o mundo	Manuseio de gado leiteiro infectado; fômites?
Estomatite papular bovina	Em todo o mundo	Manuseio de carne de gado infectado
Varíola do cervo	Rebanhos de cervos dos Estados Unidos	Manuseio de cervos infectados
Varíola da foca	Colônias de focas/pinípedes no mundo inteiro	Manuseio de pinípedes infectados
Yatapoxvirus		
Tanapox	África	Possível reservatório em primatas não humanos
Poxvírus não classificados		
NY-014[a]	Estados Unidos (estado de Nova York)	Desconhecido

[a]Possivelmente um ortopoxvírus.

vacinação contra a varíola (vírus vaccínia). As pessoas com sistemas imunes intactos desenvolvem uma lesão no sítio de inoculação 3 a 4 dias após a vacinação; essa lesão se torna vesicular e pustular 7 a 10 dias após a inoculação. Em algumas situações, observam-se linfangite, linfadenopatia e/ou febre. Após 14 dias, a lesão começa a formar uma crosta. Por outro lado, as pessoas com dermatite atópica ou eczema podem desenvolver *eczema vaccinatum*, e aquelas com imunossupressão ou imunocomprometimento podem desenvolver vaccínia progressiva. Nessas situações, a disseminação ou crescimento do vírus vaccínia passa despercebido, havendo a disseminação sistêmica da doença ou o crescimento progressivo da lesão induzida pelo vírus (esta última sem uma reação inflamatória). A vaccínia generalizada, com disseminação da erupção cutânea, foi documentada em pacientes com HIV/Aids. As respostas inflamatórias exantemáticas costumam ser erroneamente classificadas como vaccínia generalizada. Outras infecções por poxvírus – com a possível exceção da infecção por *Yatapoxvirus*, para o qual a patogênese da doença é pouco compreendida – provavelmente envolvem apenas o crescimento local do vírus no sítio de inoculação ou reinoculação. Em alguns hospedeiros imunocomprometidos, as lesões causadas pela infecção por *Parapoxvirus* podem ficar bastante grandes; essas lesões são chamadas de "orf gigante".

ABORDAGEM AO PACIENTE

Poxvírus

Em geral, o paciente se apresenta ao médico com lesões nodulares ou vesiculopustulosas. Elementos importantes da história são viagens, ocupação (com maior risco em trabalhadores de laboratórios, agricultores, caçadores e profissionais de saúde), a forma como as lesões progrediram e a história de febre em relação ao início da erupção cutânea. Durante a avaliação do paciente, devem ser usadas as precauções de contato e, se houver suspeita de varíola ou varíola dos macacos, deve-se implementar precauções respiratórias, incluindo o uso de uma sala de isolamento com pressão negativa.

MANIFESTAÇÕES CLÍNICAS

O primeiro sinal clínico da infecção sistêmica por poxvírus é a febre, a qual é seguida pelo início da erupção cutânea alguns dias depois. No caso das infecções sistêmicas por *Orthopoxvirus* (especificamente, varíola e varíola dos macacos), a erupção cutânea evolui por meio das clássicas fases de mácula, pápula, vesícula e pústula (esta última com umbilicação). Uma distribuição centrífuga, com as lesões sendo mais proeminentes nas extremidades que no tronco **(Fig. 196-1)**, é clássica. As lesões costumam ser proeminentes nas palmas das mãos, nas plantas dos pés e na face. Pode haver febre secundária ou terciária; a febre terciária é algumas vezes um indicador de superinfecção bacteriana. Após as lesões formarem crostas e estas se separarem da pele, o paciente deixa de ser contagioso. Os pacientes infectados com o vírus tanapox apresentam febre muito alta, sendo muitas vezes suspeitado o diagnóstico de malária, e mais tarde desenvolvem 1 a 10 lesões nodulares. Outras infecções por *Orthopoxvirus* são mais localizadas em sua apresentação, com as lesões provavelmente ocorrendo no sítio de contato com o vírus. As infecções por Akhmeta, AK2015 e vaccínia estão geralmente associadas com uma lesão ou erupção cutânea localizada. Em pacientes imunocomprometidos, a apresentação dessas infecções por *Orthopoxvirus* pode ser postergada ou disseminada.

As pessoas infectadas com outros poxvírus que causam doença localizada (*Parapoxvirus* e MCV) raramente relatam uma fase febril e, em vez disso, observam o desenvolvimento lento e gradual de uma ou várias lesões papulonodulares. A lesão do molusco contagioso tem um clássico aspecto perolado. As infecções "gigantes" por *Parapoxvirus* foram relatadas em pessoas imunocomprometidas. As infecções pelo MCV são indolores e sem uma resposta inflamatória evidente; elas persistem, regredindo lentamente após 6 a 12 meses. O diagnóstico diferencial das infecções por poxvírus inclui varicela, bouba, papilomavírus e (particularmente nas infecções por *Parapoxvirus*) antraz cutâneo.

DIAGNÓSTICO

Atualmente, a ferramenta laboratorial mais comum para o diagnóstico da infecção por poxvírus envolve a testagem de ácidos nucleicos. O diagnóstico baseado em ácidos nucleicos inclui a reação em cadeia da polimerase (PCR, do inglês *polymerase chain reaction*) e o sequenciamento para a caracterização completa do isolado em alguns casos. Essa tecnologia levou à identificação de vários novos poxvírus que podem causar infecção em humanos, incluindo Akhmeta, AK2015 e NY-014. Os *Orthopoxvirus* crescem bem na maioria das culturas de tecido-padrão em laboratórios clínicos. Os *Parapoxvirus* são difíceis de isolar em culturas (células primárias são melhores), e o MCV não pode ser cultivado. A microscopia eletrônica identifica as características partículas virais grandes em formato de tijolo na coloração negativa se houver *Orthopoxvirus*, *Yatapoxvirus* ou MCV. Os *Parapoxvirus* têm uma estrutura ovoide com espículas entrecruzadas à coloração negativa na microscopia eletrônica. O MCV tem um aspecto clássico, com corpos de Henderson-Patterson, à análise patológica de uma amostra de biópsia. Os ensaios sorológicos podem demonstrar a reatividade ao ortopoxvírus, mas a maioria não consegue diferenciar entre as espécies de *Orthopoxvirus* por sua ampla semelhança antigênica.

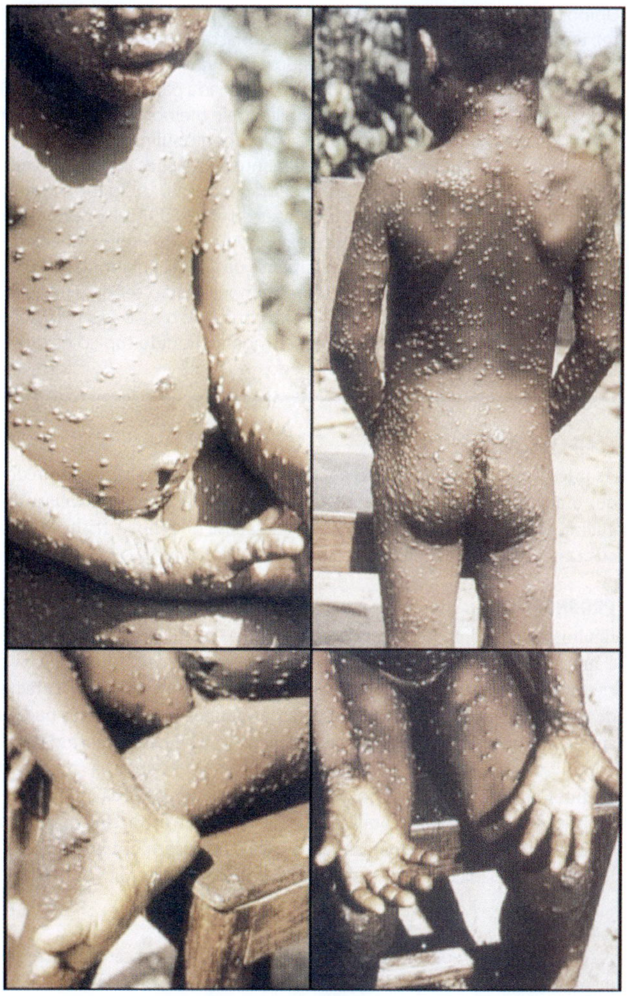

FIGURA 196-1 Estas imagens de 1997 foram obtidas durante uma investigação de um surto de varíola dos macacos que ocorreu na República Democrática do Congo (antigo Zaire). Estas fotografias da Organização Mundial da Saúde (OMS) mostram a face, o dorso, os pés e as mãos de um menino com a característica erupção cutânea maculopapular da varíola dos macacos, a qual tem aspecto semelhante à erupção causada pelo vírus da varíola. *(Fonte: Centers for Disease Control and Prevention.)*

TRATAMENTO

Poxvírus

O tratamento das infecções por poxvírus é, em grande medida, de suporte e visa evitar a infecção bacteriana secundária se áreas substanciais de pele estiverem envolvidas. Recentemente, como parte dos esforços de preparação para varíola, um agente antiviral ativo contra os ortopoxvírus foi aprovado pela Food and Drug Administration (FDA) dos Estados

Unidos para o tratamento da varíola. Esse fármaco, o TPOXX (tecovirimate), tem sido usado de maneira investigacional para tratar casos isolados de infecção pelo vírus vaccínia associado com a vacinação para varíola ou com a exposição laboratorial. A dose recomendada para adultos é de 600 mg, 2 ×/dia, por 14 dias. A biodisponibilidade é melhor se o fármaco for ingerido com uma refeição gordurosa. A imunoglobulina contra a vaccínia também está aprovada para o tratamento de reações adversas à vacina da varíola (vírus vaccínia). A dose-padrão é de 600 UI/kg intravenoso (IV); a dosagem pode ser repetida, e doses de até 9.000 UI/kg podem ser usadas. Para o tratamento dos ortopoxvírus, outro antiviral – brincidofovir – foi aprovado pela FDA para tratamento da varíola em junho de 2021, e coquetéis de anticorpos monoclonais também estão sendo avaliados. O tratamento da infecção por MCV é feito conforme o caso se a resolução mais rápida for desejada; curetagem, nitrogênio líquido tópico e alguns imunomoduladores têm sido investigados.

COMPLICAÇÕES

As infecções por *Orthopoxvirus* podem se disseminar nos tecidos ao redor dos olhos, causando ceratite e infecções corneanas que podem causar cegueira. Deve ser feita uma observação cuidadosa do olho. A trifluridina é ativa contra infecções oculares.

PROGNÓSTICO

Em hospedeiros imunocompetentes, a maioria das infecções por poxvírus é autolimitada; as exceções são as infecções generalizadas por *Orthopoxvirus* causadas pelos vírus da varíola dos macacos e da varíola, cujas taxas de letalidade são de 2 a 30%. Os hospedeiros imunocomprometidos podem apresentar infecções mais graves por *Orthopoxvirus* e *Parapoxvirus* (vaccínia progressiva, *eczema vaccinatum*) ou apresentações atípicas (p. ex., orf gigante). As infecções por MCV podem ser difusas em pessoas imunocomprometidas. Em pacientes com Aids, a terapia antirretroviral efetiva ajudará a eliminar o MCV. A síndrome inflamatória de reconstituição imune (SIRI) tem sido associada com a recrudescência de infecções por MCV.

PREVENÇÃO

A conscientização sobre os riscos ocupacionais e a instituição de barreiras de proteção adequadas previnem, de forma efetiva, a maioria das infecções por poxvírus. Para a prevenção de infecções por *Orthopoxvirus*, a vacinação com o vírus vaccínia (vacina da varíola) tem efetividade de pelo menos 85%. Durante a era de erradicação da varíola, a administração de uma vacina qualificada 3 a 5 anos antes foi considerada 100% protetora. Durante os esforços de vigilância da varíola dos macacos no Zaire (atual República Democrática do Congo) na década de 1980, a vacinação 3 a 19 anos antes foi 85% protetora contra a doença em contatos domiciliares de pacientes com a varíola dos macacos. A duração da eficácia é desconhecida. Essas estimativas foram desenvolvidas para as formas replicativas das vacinas contra varíola baseadas no vírus vaccínia. Uma nova vacina para *Orthopoxvirus* com replicação deficiente, JYNNEOS, foi aprovada nos Estados Unidos para a prevenção de doença por varíola e varíola dos macacos. Essa vacina, que sofre não mais do que uma rodada de replicação em células de mamíferos, é menos reatogênica que as históricas vacinas contra varíola baseadas no vírus vaccínia com replicação competente.

INFECÇÕES SELECIONADAS POR POXVÍRUS

MOLUSCO CONTAGIOSO

O MCV representa provavelmente a infecção por poxvírus mais comumente vista pelos profissionais da saúde nos Estados Unidos. A doença é transmitida por contato, geralmente através da pele não intacta. As crianças são afetadas, provavelmente transmitindo a doença durante brincadeiras. Em pacientes com HIV ou Aids, a doença pode ser grave. O envolvimento genital pode ser visto em adultos. A doença clínica costuma ser reconhecida pelo desenvolvimento de pápulas cor da pele, algumas vezes umbilicadas à medida que amadurecem. Há pouca inflamação circundando as lesões indolores. O diagnóstico costuma ser feito pela clássica apresentação (a umbilicação pode ser usada para diferenciar das infecções pelo papilomavírus). Porém, a biópsia das lesões demonstrará uma patologia característica, e também há testes de PCR disponíveis para a confirmação do diagnóstico. O manejo clínico varia; não há tratamento sistêmico específico. Várias medidas localizadas têm sido tentadas, como métodos físicos para a remoção das lesões ou o uso tópico de agentes imunomoduladores (imiquimode). No caso do HIV/Aids, um esquema antirretroviral bem-sucedido que reconstitua a resposta imune costuma ser suficiente para eliminar o vírus. A eliminação em hospedeiros imunocompetentes pode demorar meses. Precauções de barreira simples podem evitar a transmissão do vírus.

VÍRUS DA VARÍOLA DOS MACACOS

A varíola dos macacos é endêmica em regiões da África Ocidental e Central, tendo sido exportada para fora da África várias vezes nos últimos 20 anos. Tanto a doença exportada como a forma endêmica ocorreram em pessoas que tiveram contato com animais infectados ou que tiveram contato ou exposição respiratória a outras pessoas com a doença. A pessoa infectada provavelmente buscará atenção médica quando houver o desenvolvimento das clássicas lesões vesiculopustulosas. Essas lesões – que se manifestam pelo menos 1 semana após a febre e que podem ser atribuídas a uma doença gripal – ocorrem pelo menos 2 semanas após a exposição inicial à infecção. As lesões podem ser esparsas ou muito numerosas. Conforme discutido antes, uma distribuição centrífuga costuma ser vista, e as palmas das mãos e plantas dos pés também podem ser afetadas. As lesões na face devem ser cuidadosamente avaliadas, especialmente aquelas perto dos olhos; o envolvimento conjuntival pode resultar em doença corneana com a cegueira como sequela. A morte foi relatada em até 10% das pessoas não vacinadas (com uma vacina prévia para varíola) em um estudo africano realizado na década de 1980; todas as mortes ocorreram em crianças com menos de 6 anos de idade. O diagnóstico é facilmente realizado com a doença no estágio de erupção cutânea pela avaliação de raspados de uma lesão ou da crosta de uma lesão em cicatrização. Podem ser encontrados níveis elevados do vírus, e eles podem ser detectados por PCR do material primário ou em culturas derivadas de raspados ou crostas. Embora não exista tratamento aprovado nos Estados Unidos, o TPOXX – aprovado para o tratamento da varíola – tem atividade contra o vírus da varíola dos macacos e outros ortopoxvírus, e está mostrando ser benéfico no tratamento de animais inoculados com a varíola dos macacos. O Centers for Disease Control and Prevention concedeu uma licença do tipo Investigational New Drug para o uso do produto no tratamento da varíola dos macacos confirmada laboratorialmente em humanos. A JYNNEOS é uma vacina aprovada pela FDA para a prevenção da varíola dos macacos.

OUTRAS INFECÇÕES POR POXVÍRUS EM HUMANOS

Em relação a outras infecções por poxvírus (e com a exceção da doença por tanapox, a qual pode ter um artrópode-vetor), a maioria das outras infecções por poxvírus é inicialmente adquirida por exposição e contato com a infecção de um animal. O tanapox tem sido raramente visto nos Estados Unidos, principalmente em viajantes que retornam da África Ocidental ou Central. As infecções por *Orthopoxvirus* causadas por vaccínia e vírus tipo vaccínia são geralmente adquiridas inicialmente por meio de contato com um animal infectado. A transmissão entre pessoas também pode ocorrer por contato com as lesões da pessoa infectada. Na Europa, as infecções humanas por vaccínia foram recentemente associadas ao comércio de ratos de estimação, e vírus semelhantes à vaccínia (p. ex., Belo Horizonte, Cantagalo, Araçatuba) são relatados em pessoas que lidam com gado leiteiro na América do Sul. Da mesma forma, a varíola dos búfalos tem sido relatada nos habitantes do subcontinente indiano expostos a lesões infecciosas de búfalos-d'água. Nos Estados Unidos, a vaccínia, o vírus conhecido como o substrato para a vacina da varíola, causou infecções em trabalhadores de laboratórios que estudavam o vírus. Os parapoxvírus só são disseminados para seres humanos por contato com as lesões de um animal infectado.

A caracterização da erupção cutânea pode ajudar a identificar a fonte da infecção por poxvírus. As lesões cutâneas do tanapox são nodulares e se desenvolvem dias após uma febre alta, sendo comum que sejam inicialmente consideradas sintomas de malária. As lesões cutâneas das infecções por *Parapoxvirus* começam como pápulas eritematosas, evoluem para lesões "em alvo" e depois ficam nodulares e semelhantes a papilomas. As lesões por *Orthopoxvirus* evoluem pelas clássicas fases de pápula, vesícula e pústula antes da formação de crostas. Os diagnósticos laboratoriais podem ser realizados por raspagem das lesões ou análise das crostas e ácidos nucleicos do material; as abordagens comuns incluem a PCR e os métodos de sequenciamento.

O tratamento das lesões costuma ser de suporte; o objetivo é a prevenção de infecções bacterianas secundárias. As infecções por ortopoxvírus podem responder ao tratamento investigacional TPOXX ou ao brincidofovir. Conforme citado antes, a imunoglobulina contra vaccínia está aprovada para o tratamento de infecções por vaccínia.

LEITURAS ADICIONAIS

Beer EM, Rao VB: A systematic review of the epidemiology of human monkeypox outbreaks and implications for outbreak strategy. PLoS Negl Trop Dis 13:e0007791, 2019.

Meza-Romero R et al: Molluscum contagiosum: An update and review of new perspectives in etiology, diagnosis, and treatment. Clin Cosmet Investig Dermatol 12:373, 2019.

197 Infecções por parvovírus

Kevin E. Brown

Os parvovírus, membros da família Parvoviridae, são pequenos vírus (diâmetro aproximado de 22 nm) icosaédricos sem envelope, com genoma de DNA de fita simples contendo cerca de 5 mil nucleotídeos. Esses vírus são dependentes das células do hospedeiro em divisão rápida ou de outros vírus que auxiliem sua replicação. Pelo menos cinco grupos de parvovírus infectam seres humanos: parvovírus B19 (B19V), dependoparvovírus (vírus associado ao adenovírus; AAV), tetraparvovírus humano (PARV4 e PARV5), bocaparvovírus humano (HBoVs) e protoparvovírus humano (bufavírus, tusavírus e cutavírus). Os dependoparvovírus humanos não são patogênicos e não serão considerados neste capítulo.

PARVOVÍRUS B19

DEFINIÇÃO

O B19V é o protótipo do gênero *Erythroparvovirus*. Com base na sequência viral, os vírus B19V são subdivididos em três genótipos (1, 2 e 3), mas apenas um único tipo antigênico de B19V foi descrito. O genótipo 1 é predominante na maior parte do mundo; o genótipo 2 raramente está associado à infecção ativa; o genótipo 3 parece predominar em regiões da África Ocidental.

EPIDEMIOLOGIA

O B19V infecta exclusivamente seres humanos, e a infecção é endêmica em quase todas as regiões do mundo. A transmissão ocorre principalmente por via aérea e é seguida do aparecimento de erupção e artralgia. Em torno de 15 anos de idade, cerca de 50% das crianças têm imunoglobulina G (IgG) detectável contra o B19V; essa porcentagem aumenta para mais de 90% entre os idosos. Nas gestantes, a taxa de soroconversão anual estimada é de cerca de 1%. Nas famílias, os índices de infecção secundária chegam a 50%.

A detecção de títulos altos dos anticorpos para B19V no sangue é comum (ver "Patogênese", adiante). A transmissão pode ocorrer por transfusão, mais comumente com hemocomponentes obtidos de vários doadores. Para reduzir o risco de transmissão, as misturas de plasma são triadas pela técnica de amplificação do ácido nucleico e os lotes com títulos altos são descartados. O B19V é resistente à inativação pelo calor e por solvente-detergente.

PATOGÊNESE

O B19V replica-se principalmente nos precursores eritroides. Essa especificidade é atribuída, em parte, à distribuição tecidual limitada do receptor primário do B19V, o antígeno P de grupo sanguíneo (globosídeo). A infecção provoca viremia em títulos altos, com detecção de > 10^{12} partículas virais (ou UI)/mL nas amostras de sangue da fase aguda (Fig. 197-1), e a

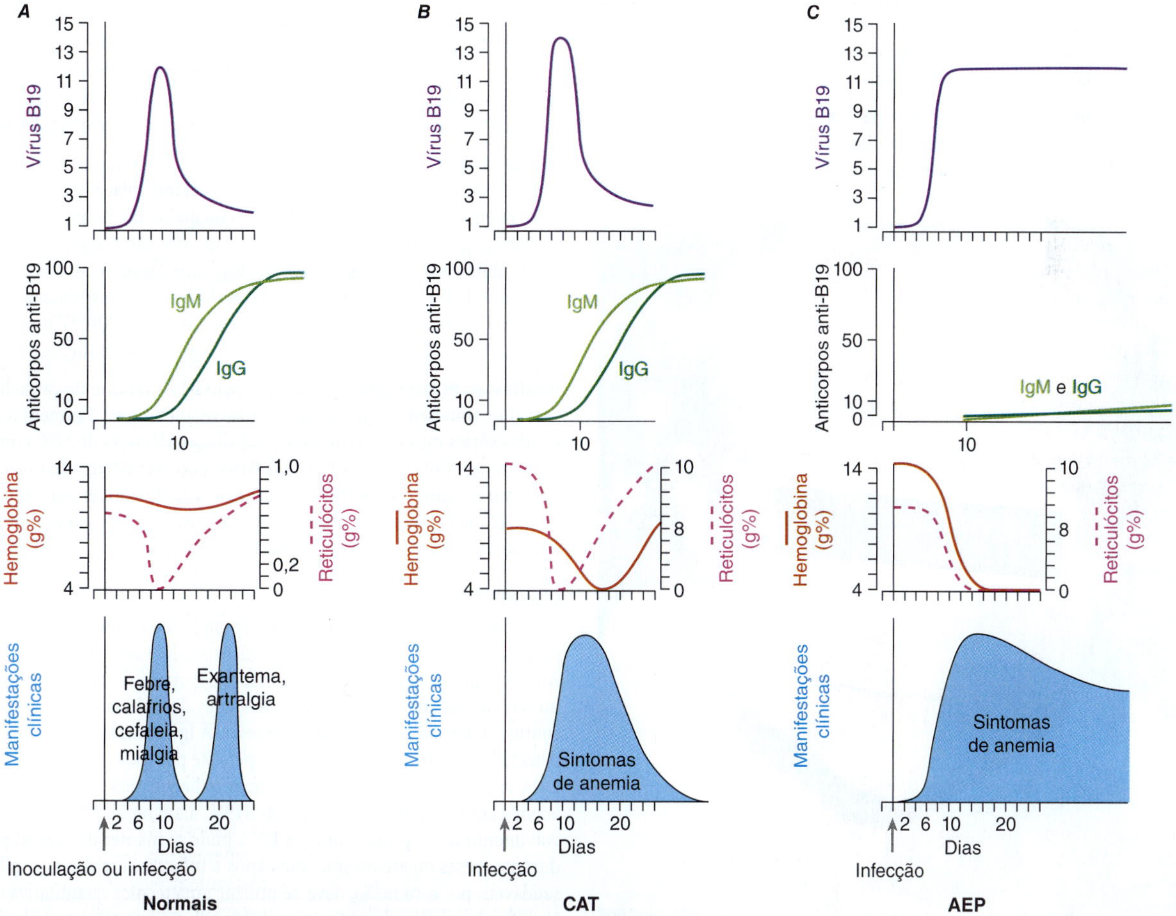

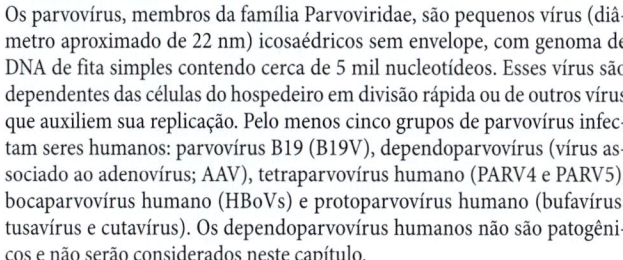

FIGURA 197-1 **Ilustração esquemática da evolução temporal da infecção pelo B19** em (***A***) indivíduos normais (eritema infeccioso), (***B***) pacientes com crise aplásica transitória (CAT) e (***C***) anemia crônica/aplasia eritroide pura (AEP). *(De NS Young, KE Brown: Parvovírus B19 N Engl J Med 350:586, 2004. Copyright © 2004 Massachusetts Medical Society. Reimpressa, com autorização, de Massachusetts Medical Society.)*

citotoxicidade induzida pelo vírus interrompe a produção das hemácias. Nos indivíduos imunocompetentes, a viremia e o bloqueio da eritropoiese são transitórios e regridem à medida que se desenvolve a resposta humoral com IgM e IgG. Nos indivíduos com eritropoiese normal, ocorre apenas ligeira redução dos níveis da hemoglobina; contudo, nos pacientes com eritropoiese acelerada (principalmente por anemia hemolítica), esse bloqueio da formação dos eritrócitos pode causar uma crise transitória com anemia profunda (Fig. 197-1). Do mesmo modo, se um paciente (ou o feto, depois da infecção materna) não desenvolve uma resposta humoral neutralizante e bloqueia a infecção citotóxica, a produção eritroide fica comprometida e ele desenvolve anemia crônica (Fig. 197-1).

A fase da doença mediada por mecanismos imunes, que começa 2 a 3 semanas após a infecção à medida que o nível de IgM atinge seu pico, evidencia-se pelo exantema (*rash*) da quinta doença com artralgia e/ou artrite franca. Níveis baixos de DNA do B19V podem ser detectados pela reação em cadeia da polimerase (PCR, do inglês *polymerase chain reaction*) no sangue e nos tecidos por vários meses ou anos depois da infecção aguda. O receptor do B19V está presente em várias outras células e tecidos, como megacariócitos, células endoteliais, placenta, miocárdio e fígado. A infecção desses tecidos pelo B19V pode ser responsável por algumas das apresentações incomuns dessa doença. Alguns raros indivíduos que não possuem antígeno P são naturalmente resistentes à infecção pelo B19V.

MANIFESTAÇÕES CLÍNICAS

Eritema infeccioso A maioria das infecções pelo B19V é assintomática ou está associada apenas à doença inespecífica e leve. A principal manifestação das infecções sintomáticas por esse vírus é o eritema infeccioso, também conhecido como *quinta doença* ou *doença da face esbofeteada* (Figs. 197-2 e A1-1A). A infecção começa com pródromo febril leve em cerca de 7 a 10 dias após a exposição e a erupção facial clássica surge vários dias mais tarde; depois de 2 a 3 dias, o exantema macular eritematoso pode espalhar-se para as extremidades com um padrão reticular rendilhado. Entretanto, a intensidade e a distribuição da erupção variam e é difícil diferenciar entre a erupção causada pelo B19V e outros exantemas virais. Os adultos não exibem o sinal da "face esbofeteada", mas apresentam artralgia, com ou sem exantema macular.

Síndrome da poliartropatia Embora não seja comum nas crianças, a artropatia acomete cerca de 50% dos adultos e é mais comum nas mulheres que nos homens. A distribuição das articulações afetadas geralmente é simétrica, com artralgia envolvendo as pequenas articulações das mãos e, às vezes, os tornozelos, joelhos e punhos. Em geral, a artralgia regride ao longo de algumas semanas, mas os sintomas recidivantes podem persistir por vários meses. A doença pode simular a artrite reumatoide, e, com frequência, pode-se detectar o fator reumatoide no soro. A infecção pelo B19V pode desencadear a doença reumatoide em alguns pacientes e tem sido associada à artrite idiopática juvenil.

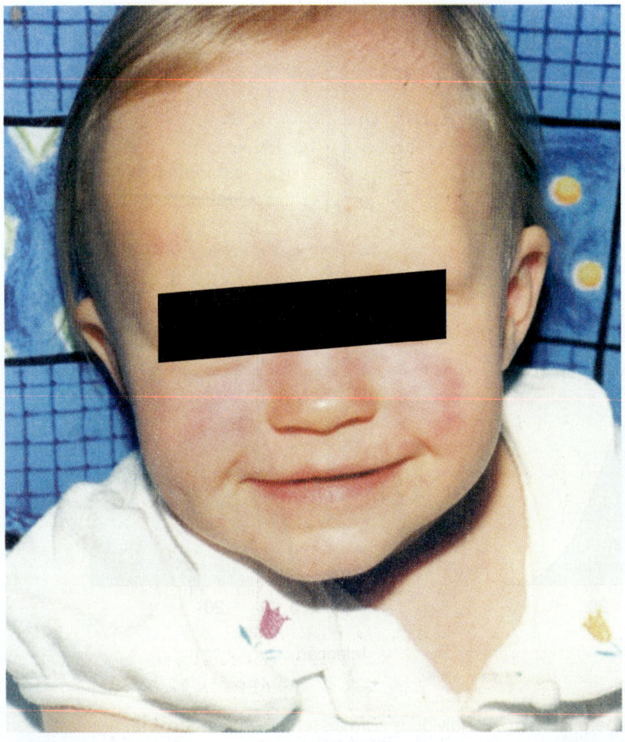

FIGURA 197-2 Criança com eritema infeccioso, ou quinta doença, mostrando o aspecto típico da "face esbofeteada".

Crise aplásica transitória A maioria dos pacientes infectados pelo B19V desenvolve reticulocitopenia transitória assintomática. Contudo, nos pacientes que dependem da produção rápida e contínua de hemácias, essa infecção pode causar crise aplásica transitória (CAT). Entre os pacientes afetados estão os portadores de distúrbios hemolíticos, hemoglobinopatias, enzimopatias eritrocitárias e anemias hemolíticas autoimunes. Os pacientes apresentam sintomas de anemia grave (algumas vezes, potencialmente fatal) e baixa contagem de reticulócitos, e o exame da medula óssea demonstra a ausência dos precursores eritroides e pronormoblastos gigantes característicos. Como o próprio nome indica, a doença é transitória e ocorre resolução da anemia com a interrupção da infecção citopática nos progenitores eritroides.

Aplasia eritrocitária pura/anemia crônica A infecção crônica por B19V foi relatada em gama ampla de pacientes imunossuprimidos, incluindo aqueles com imunodeficiência congênita, Aids (Cap. 202), distúrbios linfoproliferativos (especialmente leucemia linfocítica aguda) e transplante (Cap. 143). Os pacientes apresentam anemia persistente com reticulocitopenia, níveis baixos ou indetectáveis de IgG para o B19V, títulos altos de DNA do B19V no soro e – em muitos casos – pronormoblastos gigantes dispersos na medula óssea. Em casos raros, também são afetadas as linhagens hematológicas não eritroides. Neutropenia, linfopenia e trombocitopenia (inclusive púrpura trombocitopênica idiopática) transitórias foram descritas em alguns casos. Ocasionalmente, o B19V causa uma síndrome hemofagocítica.

Estudos realizados na Papua-Nova Guiné, no Gabão e em Gana, regiões onde a malária é endêmica, sugerem que a coinfecção por *Plasmodium* e B19V tenha participação importante no desenvolvimento de anemia grave em crianças menores. Os relatos de casos em outros países são raros, mas há necessidade de estudos adicionais para determinar se a infecção por B19V contribui para a anemia grave em outras regiões com malária.

Hidropsia fetal A infecção pelo B19V durante a gestação pode causar hidropsia e morte fetal. O risco de infecção fetal transplacentária é de cerca de 30%, enquanto o risco de perda fetal (principalmente no início do segundo trimestre) gira em torno de 9%. O risco de infecção congênita é inferior a 1%. Embora esse vírus não pareça teratogênico, foram relatados casos esporádicos de lesão ocular e anormalidades do sistema nervoso central (SNC). Também foram descritos casos de anemia congênita. O B19V provavelmente causa 10 a 20% de todos os casos de hidropsia não imune.

Manifestações incomuns A infecção pelo B19V raramente causa hepatite, vasculite, miocardite, glomerulosclerose ou meningite. Também foram relatadas várias outras manifestações cardíacas, doenças do SNC e infecções autoimunes. Entretanto, o DNA do B19V pode ser detectado por PCR durante vários anos em muitos tecidos; esse achado não tem qualquer significado clínico conhecido, porém sua interpretação pode gerar confusão em relação à associação da doença pelo B19V.

DIAGNÓSTICO

O diagnóstico da infecção pelo B19V em indivíduos imunocompetentes geralmente se baseia na detecção de anticorpos IgM anti-B19V (Tab. 197-1). A IgM pode ser detectada por ocasião da erupção do eritema infeccioso e no terceiro dia da CAT dos pacientes com distúrbios hemolíticos e pode continuar detectável por cerca de 3 meses. A IgG contra o B19V começa a ser detectada no sétimo dia da doença e persiste por toda a vida. A detecção do DNA viral deve ser utilizada para firmar o diagnóstico da CAT inicial ou da anemia crônica. Embora os níveis do B19V caiam rapidamente com o desenvolvimento da resposta imune, o DNA pode se manter detectável por PCR durante meses ou até mesmo anos após a infecção, mesmo nos indivíduos saudáveis; por essa razão, deve-se utilizar uma técnica quantitativa de PCR. Na infecção aguda e durante o pico de viremia podem ser detectados mais de 10^{12} UI/mL de DNA do B19V no soro; contudo, os títulos caem rapidamente no prazo de 2 dias. Os pacientes com crise aplásica ou anemia crônica induzida pelo B19V geralmente têm mais de 10^5 UI/mL de DNA do B19V.

TABELA 197-1 ■ Doenças associadas à infecção humana pelo parvovírus B19 e técnicas diagnósticas

Doença	Hospedeiros	IgM	IgG	PCR	PCR quantitativa
Quinta doença	Crianças saudáveis	Positiva	Positiva	Positiva	> 10^4 UI/mL
Síndrome de poliartropatia	Adultos sadios (mais frequentemente mulheres)	Positiva 3 meses após o início da doença	Positiva	Positiva	> 10^4 UI/mL
Crise aplásica transitória	Pacientes com aumento da eritropoiese	Negativa/positiva	Negativa/positiva	Positiva	Frequentemente > 10^{12} UI/mL, mas com queda rápida
Anemia persistente/aplasia eritrocitária pura	Pacientes imunocompetentes ou imunodeficientes	Negativa/fracamente positiva	Negativa/fracamente positiva	Positiva	Frequentemente > 10^{12} UI/mL, porém deve estar > 10^6 na ausência de tratamento
Hidropsia fetal/anemia congênita	Feto (< 20 semanas)	Negativa/positiva	Positiva	Positiva no líquido ou tecido amniótico	n/a

Siglas: Ig, imunoglobulina; n/a, não aplicável; PCR, reação em cadeia da polimerase; UI, unidades internacionais (1 UI é igual a cerca de 1 genoma).

TRATAMENTO

Infecção por parvovírus B19

Não existem antivirais efetivos contra o B19V, e o tratamento dessa infecção em geral é apenas sintomático. A CAT provocada pela infecção por esse vírus comumente requer transfusões sanguíneas determinadas pela sintomatologia do paciente. Nos pacientes em quimioterapia, a interrupção transitória do tratamento pode gerar uma resposta imune e levar à regressão da infecção. Se essa abordagem for ineficaz ou impraticável, as imunoglobulinas comercialmente disponíveis (imunoglobulina intravenosa [IgIV]; Gammagard, Sandoglobulin) obtidas de doadores de sangue saudáveis podem curar ou atenuar a infecção persistente por B19V nos pacientes imunossuprimidos. Em geral, a dose utilizada é de 400 mg/kg/dia, durante 5 a 10 dias. Assim como ocorre com os pacientes com CAT, os pacientes imunossuprimidos com infecção persistente pelo B19V podem ser considerados contagiosos. A administração de IgIV não é eficaz no eritema infeccioso ou na poliartropatia induzida pelo B19V. A transfusão sanguínea intrauterina pode evitar a morte fetal em alguns casos de hidropsia fetal.

PREVENÇÃO

Não existe vacina aprovada para a profilaxia da infecção pelo B19V, embora vacinas produzidas com base em partículas semelhantes ao vírus B19V expressas em células de insetos sejam, ao que se sabe, altamente imunogênicas. Ensaios de fase 1 de uma vacina foram suspensos em razão de efeitos adversos.

TETRAPARVOVÍRUS HUMANO (PARV4/5)

DEFINIÇÃO

A sequência do vírus PARV4 foi detectada inicialmente em um paciente com síndrome viral aguda. Sequências semelhantes, inclusive a sequência do PARV5 relacionado, foram detectadas em amostras de plasma obtido de vários pacientes. A sequência do DNA do PARV4/5 é nitidamente diferente das sequências de outros parvovírus e, hoje, esse vírus não pode ser classificado dentro do recém-descrito gênero *Tetraparvovirus*.

EPIDEMIOLOGIA

O DNA do PARV4 é comumente encontrado em misturas de plasma, porém em concentrações menores do que aquelas do DNA do B19V encontradas previamente na mistura de plasma antes da classificação. Os níveis mais elevados de DNA do PARV4 e dos anticorpos IgG em tecidos (medula óssea e tecido linfoide) e soro de usuários de drogas intravenosas em comparação com amostras correspondentes de pacientes de controle sugerem que o vírus seja transmitido predominantemente por via parenteral nos Estados Unidos e na Europa. As evidências sobre transmissão não parenteral em outras regiões do mundo são insuficientes.

MANIFESTAÇÕES CLÍNICAS

Até o momento, a infecção por PARV4/5 foi associada apenas a quadros clínicos leves (exantema e/ou elevação transitória da aminotransferase).

BOCAPARVOVÍRUS HUMANO

DEFINIÇÃO

Os bocaparvovírus animais estão associados a sintomas respiratórios leves e à enterite em filhotes de animais. O bocavírus humano 1 (HBoV1) foi originalmente identificado no trato respiratório de crianças pequenas com infecções respiratórias baixas. Recentemente, o HBoV1 e os vírus relacionados, HBoV2, HBoV3 e HBoV4, foram todos identificados em amostras de fezes humanas.

EPIDEMIOLOGIA

Os estudos soroepidemiológicos com partículas semelhantes ao vírus HBoV sugerem que a infecção pelo HBoV é comum. No mundo inteiro, a maioria dos indivíduos é infectada antes de 5 anos de idade.

MANIFESTAÇÕES CLÍNICAS

O DNA do HBoV1 é encontrado nas secreções respiratórias de 2 a 20% das crianças com infecção aguda das vias aéreas, frequentemente na presença de outras patógenos; nessas circunstâncias, a participação do HBoV1 na patogênese da doença é desconhecida. A doença clínica causada pelo HBoV1 está associada a evidências de infecção primária (soroconversão de IgG ou presença de IgM), DNA do HBoV1 no soro, ou título elevado de DNA do HBoV1 (> 10^4 cópias do genoma/mL) nas secreções respiratórias. Os sintomas não são diferentes daqueles de outras infecções virais respiratórias, e tosse e sibilos costumam ser relatados. Não há tratamento específico para infecção por HBoV. O papel do HBoV na gastrenterite infantil ainda não foi estabelecido.

PROTOPARVOVÍRUS HUMANO

DEFINIÇÃO

Bufavírus, tusavírus e cutavírus foram identificados em amostras clínicas por uma abordagem metagenômica usada para a identificação de novos patógenos. Esses vírus são classificados como membros do grupo protoparvovírus junto com o membro protótipo original da família *Parvoviridae*, o minuto vírus dos camundongos (MVM, do inglês *minute virus of mice*).

EPIDEMIOLOGIA

Pouco se sabe sobre a epidemiologia desses vírus. Os anticorpos contra o bufavírus eram muito baixos na Finlândia e nos Estados Unidos (< 4%), mas eram > 50% em países como Iraque, Irã e Quênia. Por outro lado, os anticorpos contra os cutavírus só foram encontrados em < 6% de todas as populações, e os anticorpos contra tusavírus não foram encontrados em nenhuma população. Até o momento, o tusavírus foi identificado em apenas um único paciente com diarreia na Tunísia, não estando claro que ele seja um patógeno humano.

MANIFESTAÇÕES CLÍNICAS

Embora o DNA do bufavírus seja encontrado em 0,2 a 4% das fezes de crianças e adultos com diarreia em muitos países, ele costuma ser detectado em conjunto com outros vírus. O papel do bufavírus na gastrenterite infantil ainda não foi confirmado. Da mesma forma, embora o cutavírus tenha sido encontrado em biópsias de pessoas com linfoma cutâneo de células T e melanoma, ele também tem sido encontrado em *swabs* de pele de pessoas saudáveis.

LEITURAS ADICIONAIS

Crabol Y et al: Intravenous immunoglobulin therapy for pure red cell aplasia related to human parvovirus B19 infection: A retrospective study of 10 patients and review of the literature. Clin Infect Dis 56:968, 2013.

Guido M et al: Human bocavirus: Current knowledge and future challenges. World J Gastroenterol 22:8684, 2016.

Maple PA et al: Identification of past and recent parvovirus B19 infection in immunocompetent individuals by quantitative PCR and enzyme immunoassays: A dual-laboratory study. J Clin Microbiol 52:947, 2014.

Matthews PC et al: Human parvovirus 4 'PARV4' remains elusive despite a decade of study F1000 Res 6:82, 2017.

Söderlund-Venermo M: Emerging human parvoviruses: The rocky road to fame. Ann Rev Virol 6:71, 2019.

Söderlund-Venermo M et al: Human parvoviruses, in *Clinical Virology*, 4th ed. DD Richman et al (eds). Washington, DC, ASM Press, 2016, pp 679–700.

Su C-C et al: Effects of antibodies against human parvovirus B19 on angiogenic signaling. Mol Med Rep 21:1320, 2020.

198 Infecções pelo papilomavírus humano

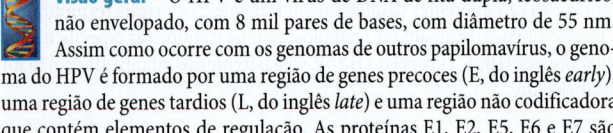

Darron R. Brown, Aaron C. Ermel

O interesse sobre a infecção por papilomavírus humano (HPV) teve início nos anos 1980, após Harold zur Hausen ter postulado que a infecção por esse vírus estaria associada ao câncer do colo uterino. Atualmente, sabe-se que a infecção por HPV do trato genital humano é extremamente comum e causa quadros clínicos variando desde infecção assintomática até condiloma genital (condiloma acuminado); lesões displásicas ou câncer invasivo de ânus, pênis, vulva, vagina e colo uterino; e um subgrupo de cânceres de orofaringe. Neste capítulo, estão descritas a epidemiologia do HPV como vírus e como patógeno, a história natural das infecções por HPV e cânceres associados, as estratégias para prevenção da infecção e das doenças associadas ao HPV, e as modalidades de tratamento para algumas condições causadas pelo HPV.

PATOGÊNESE

Visão geral O HPV é um vírus de DNA de fita dupla, icosaédrico, não envelopado, com 8 mil pares de bases, com diâmetro de 55 nm. Assim como ocorre com os genomas de outros papilomavírus, o genoma do HPV é formado por uma região de genes precoces (E, do inglês *early*), uma região de genes tardios (L, do inglês *late*) e uma região não codificadora que contém elementos de regulação. As proteínas E1, E2, E5, E6 e E7 são expressas precocemente no ciclo de crescimento e são necessárias para a replicação viral e transformação celular. As proteínas E6 e E7 são responsáveis por transformação maligna, tendo como alvo, respectivamente, as moléculas p53 e Rb (proteína do retinoblastoma) reguladoras do ciclo celular humano para a degradação. A tradução dos transcritos L1 e L2 e a união do transcrito E1^E4 ocorrem mais tarde. O gene L1 codifica a proteína maior 54 kDa do capsídeo que compõe a maior parte do invólucro viral; a proteína menor L2 de 77 kDa contribui com uma porcentagem menor da massa do capsídeo.

Foram identificados mais de 125 tipos de HPV que são designados numericamente de acordo com a sequência única do gene L1. Cerca de 40 tipos de HPV são regularmente identificados no trato anogenital e são divididos nas categorias de alto e baixo riscos com base na associação ao câncer do colo uterino. Por exemplo, o HPV-6 e o HPV-11 causam verrugas genitais e em torno de 10% das lesões de baixo grau do colo uterino e, assim, são considerados de baixo risco. O HPV-16 e o HPV-18 causam lesões displásicas e uma alta porcentagem de câncer invasivo e, assim, são considerados de alto risco.

O HPV atinge queratinócitos basais depois que microtraumas tenham exposto essas células ao vírus. O ciclo de replicação do HPV é completado enquanto os queratinócitos sofrem diferenciação. Os vírions são montados no núcleo dos queratinócitos diferenciados e podem ser detectados com microscopia eletrônica. A infecção é transmitida por contato com o vírus contido nesses queratinócitos descamados (ou com vírus livre) de indivíduos infectados.

Resposta imune ao HPV Diferentemente de muitas infecções virais, o HPV não tem fase de viremia. Essa ausência de viremia pode justificar a resposta incompleta de anticorpos à infecção pelo HPV. A infecção natural do trato genital por HPV dá origem à resposta sérica de anticorpos em apenas 60 a 70% dos indivíduos. A presença de anticorpos neutralizantes está associada a uma proteção significativa, ainda que incompleta, contra reinfecção tipo-específica. Os anticorpos séricos provavelmente alcançam o epitélio e as secreções do colo uterino por transudação e exsudação. Portanto, a proteção contra infecção está relacionada com a quantidade de anticorpos neutralizantes no local da infecção e perdura enquanto os níveis de anticorpos neutralizantes forem suficientes.

A resposta imune celular tem participação importante no controle da evolução da infecção pelo HPV. O exame histológico das lesões em indivíduos que evoluem com regressão de verrugas genitais revela infiltração de células T e macrófagos. A regulação de células T CD4+ é particularmente importante no controle das infecções por HPV, como evidenciado pelas taxas maiores de infecção e de doença nos indivíduos imunossuprimidos, em particular aqueles com infecção pelo vírus da imunodeficiência humana (HIV). A resposta específica de células T contra as proteínas do HPV pode ser mensurada, sendo que as mais importantes parecem ser as proteínas E2 e E6. Nas mulheres com infecção do colo uterino pelo HPV-16, uma intensa resposta de células T à proteína E2 derivada do HPV-16 está associada à ausência de progressão da doença do colo. Porém, ocorrem alterações mensuráveis nos sistemas imunes inato e adaptativo de pacientes com câncer associado ao HPV. Há supressão do processo de apresentação de antígenos, bem como supressão da atividade antitumoral. O resultado final é uma redução das respostas imunes antitumorais específicas do HPV e um aumento das respostas celulares imunossupressoras.

HISTÓRIA NATURAL DOS CÂNCERES ASSOCIADOS AO HPV

O HPV é transmitido por relação sexual vaginal ou anal, sexo oral e, possivelmente, por tocar a genitália do parceiro. Em estudos transversais e longitudinais, cerca de 40% das mulheres jovens apresentam evidências de infecção por HPV, com pico na adolescência e no início da terceira década de vida – logo após a primeira relação sexual. O número de parceiros sexuais mantém correlação com a probabilidade de infecção por HPV e com o risco subsequente de câncer associado ao HPV. É possível haver infecção por HPV em indivíduo monogâmico cujo parceiro esteja infectado.

A maioria das infecções por HPV torna-se indetectável após 6 a 9 meses, um fenômeno chamado de "*clearance*". Entretanto, com acompanhamento prolongado e amostragens frequentes, os mesmos tipos de HPV podem novamente ser detectados meses ou anos depois. Ainda é motivo de debate se essas detecções episódicas indicam latência viral seguida por reativação ou representam reinfecção por um tipo idêntico de HPV.

Embora o HPV seja o agente causal de vários cânceres, a maior parte da atenção se concentra no câncer de colo uterino, que é o segundo câncer mais comum nas mulheres do mundo todo. Mais de 500 mil mulheres são diagnosticadas e 275 mil morrem anualmente por câncer de colo uterino invasivo. Mais de 85% dos casos de câncer do colo uterino e das mortes ocorrem em mulheres que vivem em países de baixa renda, especialmente na África Subsaariana, na Ásia e nas Américas do Sul e Central.

As evidências colhidas em 25 anos demonstram que o HPV causa quase 100% dos cânceres do colo uterino. A infecção persistente por HPV é o fator de risco mais importante para câncer de colo uterino; os riscos relativos variam entre 10 e 20 e ficam acima de 100, respectivamente, nos estudos prospectivos e de caso-controle. O período entre infecção por HPV e câncer do colo uterino pode superar 20 anos. O câncer de colo uterino atinge o máximo na quinta e sexta décadas de vida nas mulheres que vivem em países desenvolvidos, e até uma década mais cedo entre aquelas que vivem em países com carência de recursos. As portadoras persistentes dos tipos oncogênicos de HPV correm mais risco de displasia de alto grau e câncer de colo uterino.

Não está claro o motivo pelo qual as infecções por HPV acabam levando ao câncer em algumas mulheres e não em outras. Embora a infecção por HPV oncogênico seja necessária para o desenvolvimento do câncer de colo, apenas cerca de 3 a 5% das mulheres infectadas desenvolverão esse câncer, mesmo na ausência de rastreamento citológico. Não há biomarcadores capazes de predizer quais mulheres desenvolverão câncer de colo uterino. Em geral, a imunossupressão tem papel importante na redetecção/reativação das infecções por HPV, enquanto outros fatores, como tabagismo, alterações hormonais, infecção por *Chlamydia* e déficits nutricionais, são fatores promotores da persistência viral e do câncer.

A International Agency for Research on Cancer concluiu que os tipos 16, 18, 31, 33, 35, 39, 45, 51, 52, 56, 58 e 59 de HPV são carcinogênicos no colo uterino. O HPV-16 é particularmente virulento e causa 50% dos cânceres de colo. Em todo o mundo, o HPV-16 e o HPV-18 causam pelo menos 70% dos carcinomas espinocelulares do colo e 85% dos adenocarcinomas do colo. Outros tipos oncogênicos além do HPV-16 e do HPV-18 causam os outros 30% dos cânceres de colo uterino. O HPV-16 e o HPV-18 também causam quase 90% dos cânceres anais em todo o mundo.

Além dos cânceres de colo uterino e ânus, o HPV foi associado aos cânceres de vulva e vagina em 50 a 70% dos casos; câncer do pênis em 50% dos casos; e pelo menos 65% dos casos de carcinoma espinocelular de orofaringe (CECOF). Nas duas últimas décadas, vem ocorrendo uma epidemia de CECOF relacionada à infecção por HPV oncogênico (principalmente HPV-16). As taxas de CECOF entre homens nos Estados Unidos aumentou de 0,27 caso/100.000 habitantes em 1973 para 0,57 caso/100.000 em 2004; as taxas nas mulheres se mantiveram relativamente estáveis em cerca de 0,17 caso/100.000 por ano. O aumento na incidência de CECOF foi maior entre homens brancos na faixa entre 40 e 50 anos de idade. Em 2013, quase 14 mil novos casos foram diagnosticados nos Estados Unidos. O CECOF na base da língua e na tonsila aumentou anualmente em 1,3 e 0,6%, respectivamente. Há poucos dados disponíveis sobre CECOF nos países em desenvolvimento.

EFEITOS DO HIV NAS DOENÇAS ASSOCIADAS AO HPV

A infecção por HIV acelera a história natural das infecções por HPV. Os indivíduos infectados por HIV têm maior probabilidade de desenvolver verrugas genitais e ter lesões mais recalcitrantes ao tratamento. A infecção por HIV tem sido consistentemente associada às lesões pré-cancerígenas do colo uterino, incluindo neoplasia intraepitelial cervical (NIC) de baixo grau e NIC 3, a precursora imediata do câncer do colo. As mulheres com HIV/Aids apresentam taxas significativamente maiores de câncer de colo uterino e de alguns subgrupos de tumores de vulva, vagina e orofaringe **(Cap. 70)** em comparação com as mulheres na população geral. Os estudos indicam relação direta entre contagens baixas de linfócitos T CD4+ e risco de câncer de colo. Alguns estudos demonstram menor probabilidade de infecção por HPV e de lesões pré-cancerígenas do colo nas mulheres infectadas por HIV tratadas com terapia antirretroviral (TARV). Porém, a incidência de câncer de colo uterino entre mulheres infectadas por HIV não se alterou significativamente desde a introdução da TARV, possivelmente em razão de infecção preexistente por HPV oncogênico antes do início da TARV.

Há expectativa de que a carga de cânceres relacionados ao HPV aumente nos pacientes com infecção pelo HIV, dado o prolongamento da expectativa de vida proporcionado pela TARV. Para as mulheres que vivem em países em desenvolvimento nos quais não há ampla disponibilidade de exame preventivo para câncer de colo uterino, essa tendência poderá ter consequências significativas. Assim, a definição das interações entre infecção por HIV e câncer de colo com cofatores como dieta, outras infecções sexualmente transmissíveis e exposições ambientais é um foco de pesquisas com implicações para as mulheres que vivem em países de renda baixa e média.

De forma semelhante ao que ocorre com o câncer de colo uterino, a incidência de câncer anal é fortemente influenciada pela infecção por HIV. Os homens que fazem sexo com homens (HSHs) infectados por HIV e as mulheres infectadas por HIV apresentam taxas muito mais altas de câncer anal do que as populações não infectadas por HIV. Especificamente, foram encontradas incidências entre HSHs que chegaram a 130 casos/100.000 entre HSHs soropositivos para HIV contra apenas 5 casos/100.000 entre HSHs soronegativos. O advento da TARV não produziu impacto na incidência de câncer anal e de neoplasia intraepitelial anal de alto grau na população de pacientes infectados por HIV.

É possível obter mais informações sobre rastreamento, prevenção e tratamento na população de infectados por HIV na página do *Department of Health and Human Services* (*aidsinfo.nih.gov/guidelines*).

MANIFESTAÇÕES CLÍNICAS DA INFECÇÃO PELO HPV

O HPV infecta a uretra masculina, o pênis e o escroto, além da vulva, vagina e colo uterino em mulheres. Em ambos os sexos ocorre infecção perianal, anal e orofaríngea. As verrugas genitais são causadas primariamente por HPV-6 ou HPV-11 e aparecem como crescimentos sésseis e moles com superfície lisa ou rugosa com múltiplas projeções que lembram dedos.

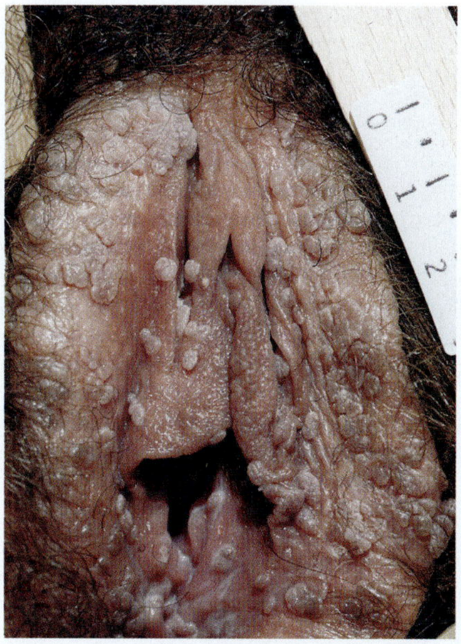

FIGURA 198-1 Verrugas em vulva e vagina causadas por papilomavírus humano. *(Reproduzida, com autorização, de K Wolff et al: Fitzpatrick's Color Atlas and Synopsis of Clinical Dermatology, 8th ed. New York: McGraw-Hill, 2013.)*

As verrugas genitais penianas geralmente têm 2 a 5 mm de diâmetro e ocorrem em grupos. Um segundo tipo de lesão peniana, as placas ceratóticas, encontra-se ligeiramente elevado acima do epitélio normal e apresenta superfície rugosa frequentemente pigmentada. As **Figuras 198-1, 198-2 e 198-3** mostram verrugas vulvares e vaginais, penianas e perianais, respectivamente.

As verrugas vulvares são pápulas brancacentas de consistência mole, sésseis ou na forma de múltiplas projeções finas. Essas lesões na maioria dos casos localizam-se no introito e nos lábios genitais. Nas áreas não mucosas, as lesões vulvares têm aspecto semelhante àquelas encontradas nos homens: secas e ceratóticas. As lesões vulvares podem aparecer como pápulas lisas algumas vezes pigmentadas que podem se juntar. As lesões vaginais aparecem como múltiplas áreas de papilas alongadas. A biópsia de lesões vulvares ou vaginais pode revelar câncer; a diferenciação baseada no exame clínico nem sempre é confiável.

As infecções subclínicas do colo uterino por HPV são comuns e o colo pode parecer normal ao exame. As lesões do colo com frequência aparecem como proliferações papilares próximas da zona de transição. Alças vasculares irregulares estão presentes abaixo da superfície epitelial. Os pacientes que desenvolvem câncer de colo uterino a partir de infecção por HPV podem se apresentar com diversos sintomas. Os carcinomas em fase inicial parecem lesões erosivas que sangram com facilidade. Os carcinomas mais

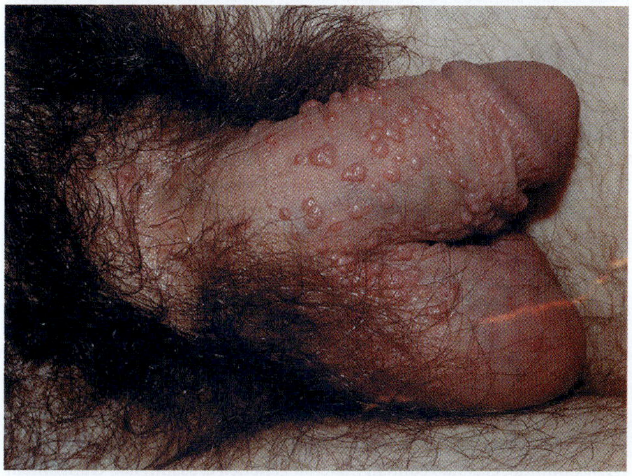

FIGURA 198-2 Verrugas genitais penianas causadas por papilomavírus humano. *(Reproduzida, com autorização, de K Wolff et al: Fitzpatrick's Color Atlas and Synopsis of Clinical Dermatology, 8th ed. New York: McGraw-Hill, 2013.)*

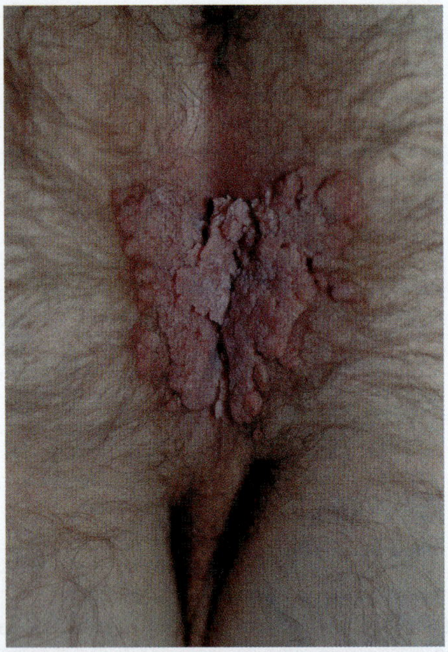

FIGURA 198-3 Verrugas perianais causadas por papilomavírus humano. *(Reproduzida, com autorização, de K Wolff et al: Fitzpatrick's Color Atlas and Synopsis of Clinical Dermatology, 8th ed. New York: McGraw-Hill, 2013.)*

avançados apresentam-se como lesões ulceradas ou como uma massa exofítica no colo. Alguns carcinomas do colo uterino localizam-se dentro do canal do colo e podem ser difíceis de visualizar. Também foram descritos sangramento, sintomas de lesão de massa nos estágios tardios e doença metastática, que pode se manifestar como obstrução intestinal ou vesical em razão de extensão direta do tumor.

Os pacientes com câncer espinocelular do ânus (Cap. 81) têm apresentações mais variáveis. As apresentações mais comuns são sangramento e dor ou sensação de massa no ânus. Entre os pacientes diagnosticados com câncer anal, 20% podem apresentar-se sem sintomas específicos no diagnóstico; a lesão é encontrada ocasionalmente.

PREVENÇÃO DE INFECÇÃO E DOENÇA POR HPV

Comportamentos que podem reduzir a exposição ao HPV As infecções por HPV são transmitidas por contato direto com pele ou mucosas genitais infectadas, além de secreções. A abstinência reduz as infecções por HPV? Para homens e mulheres, vários estudos indicam que a infecção por HPV e as doenças associadas ao HPV se correlacionam com o número de parceiros sexuais durante a vida, e as pessoas sem história de relação sexual têm menor taxa de detecção do HPV. Poucos estudos avaliaram o sexo sem penetração e o risco de infecção e doença por HPV, mas vários estudos indicam que o HPV pode ser disseminado por qualquer contato sexual íntimo, incluindo o toque, sexo oral ou uso de brinquedos sexuais. Assim, é possível que as pessoas que não tenham participado de sexo com penetração se tornem infectadas.

O uso de preservativo de látex reduz o risco de infecção por HPV e de doença associada ao HPV, como verrugas genitais e pré-cânceres de colo uterino. O uso correto e consistente de preservativos também foi associado à regressão de NIC em mulheres e à regressão de lesões penianas associadas ao HPV em homens. Como medida preventiva, o uso de preservativos deve ser considerado no máximo parcialmente efetivo e não um substituto para o rastreamento para câncer de colo uterino ou para a vacinação contra o HPV.

Vacinas anti-HPV O desenvolvimento de vacinas efetivas para prevenção de infecção por HPV e das doenças com ele associadas representa um grande avanço alcançado na última década. Na produção de vacinas utilizam-se partículas semelhantes a vírus (VLPs, do inglês *virus-like particles*), nesse caso, a proteína L1 principal do capsídeo do HPV. A proteína L1 se autorreplica em VLPs quando expressa em células eucarióticas (i.e., leveduras ou células de insetos). Essas VLPs contêm os mesmos epítopos que o vírion HPV. Contudo, elas não contêm material genético e, assim, não transmitem infecção. A imunogenicidade das vacinas de HPV dependem da produção de anticorpos neutralizantes adaptáveis dirigidos contra os epítopos apresentados nos capsídeos virais.

Diversos ensaios de grande porte com as vacinas foram completados e demonstraram o alto grau de segurança e eficácia das vacinas de HPV. Há três vacinas contra HPV desenvolvidas, testadas e aprovadas pela Food and Drug Administration (FDA) dos Estados Unidos, conforme descrito adiante.

VACINA BIVALENTE (CERVARIX®) A vacina bivalente contra o HPV contém VLP L1 de HPV-16 e HPV-18, sendo comercializada sob o nome de Cervarix® (GlaxoSmithKline). Essa vacina foi testada em 18.644 mulheres entre 15 e 25 anos de idade, residentes nos Estados Unidos, na América do Sul, na Europa e na Ásia. Ela é administrada por injeção intramuscular (IM) em três doses (meses 0, 1 e 6). Entre os desfechos primários do estudo estava a eficácia da vacina contra infecções persistentes por HPV-16 e HPV-18. Os pesquisadores também avaliaram a eficácia da vacina contra NIC grau 2 ou maior devido ao HPV-16 ou ao HPV-18 em mulheres sem evidência de infecção por HPV-16 ou HPV-18 no início do estudo. A eficácia da vacina relacionada ao HPV-16 ou ao HPV-18 foi de 94,9% (intervalo de confiança [IC] de 95%, 87,7-98,4%) contra NIC 2 ou pior; 91,7% (IC de 95%, 66,6-99,1%) contra NIC 3 ou pior; e 100% (IC de 95%, –8,6 a 100%) contra adenocarcinoma *in situ* (AIS). Os eventos adversos associados à vacina bivalente foram avaliados em ensaios de fase 3 em um subgrupo de 3.077 mulheres que receberam a vacina e 3.080 mulheres que receberam a vacina contra hepatite A. Eventos adversos no local da injeção (dor, hiperemia e inchaço) e eventos adversos sistêmicos (fadiga, cefaleia e mialgia) foram mais frequentes no grupo da vacina de HPV em comparação ao grupo-controle. Eventos adversos graves, doença crônica de início recente ou condições clinicamente significativas ocorreram na mesma proporção (3,5%) das pessoas que receberam a vacina do HPV e daquelas que receberam a vacina-controle. A vacina bivalente contra HPV está aprovada nos Estados Unidos para a prevenção de câncer de colo uterino, NIC 2 ou pior, AIS e NIC 1 causados por HPV-16 ou HPV-18. Essa vacina está aprovada para mulheres de 9 a 25 anos de idade. A Cervarix® não é atualmente comercializada nos Estados Unidos.

VACINA QUADRIVALENTE (GARDASIL®) A vacina quadrivalente com VLP L1 (HPV-6, HPV-11, HPV-16 e HPV-18) é comercializada com o nome Gardasil® (Merck). Ela é administrada por via IM em três doses (meses 0, 2 e 6). Foi realizada uma análise combinada de eficácia dos dados obtidos em quatro ensaios clínicos randomizados, duplo-cegos, incluindo mais de 20 mil participantes; o resultado demonstrou que a eficácia da vacina contra verrugas externas genitais foi de 98,9% (IC de 95%, 93,7-100%). A eficácia protetora da vacina foi de 95,2% (IC de 95%, 87,2-98,7%) para proteção contra NIC; 100% (IC de 95%, 92,9-100%) contra NIC 2/3 ou AIS relacionados com HPV-16 ou HPV-18; e 100% (IC de 95%, 55,5-100%) contra neoplasia intraepitelial vulvar graus 2 e 3 (NIV 2/3) relacionada com HPV-16 ou HPV-18 e neoplasia intraepitelial vaginal graus 2 e 3 (NIVa 2/3).

Os dados de segurança sobre a vacina quadrivalente de HPV foram obtidos em sete ensaios clínicos que incluíram quase 12 mil mulheres entre 9 e 26 anos de idade que receberam a vacina e cerca de 10 mil que receberam placebo contendo alumínio ou solução salina. Uma proporção maior das jovens relatou eventos adversos no local da injeção nos grupos que receberam vacina em comparação com os grupos-placebo. Os eventos adversos sistêmicos foram relatados em proporções similares nas receptoras de vacina e de placebo e foram descritos como leves a moderados pela maioria das participantes. Os tipos de eventos adversos graves relatados foram semelhantes nos dois grupos. No curso dos ensaios, 10 das participantes que receberam vacina quadrivalente contra HPV e 7 que receberam placebo morreram; nenhuma dessas mortes foi considerada relacionada com a vacina.

Durante os ensaios da vacina quadrivalente contra HPV, os dados de vigilância para o desenvolvimento de novos quadros clínicos foram coletados por até 4 anos após a vacinação. Não foram encontradas diferenças estatisticamente significativas na incidência de qualquer quadro clínico comparando-se as receptoras de vacina com as de placebo; esse resultado indica um perfil de segurança muito bom para a vacina. Em uma revisão de segurança recente realizada pela FDA e pelo Centers for Disease Control and Prevention (CDC) foram avaliados eventos relacionados à Gardasil® notificados ao Vaccine Adverse Events Reporting System (VAERS; sistema para relato de eventos adversos relacionados com vacinas). Os eventos adversos mostraram-se consistentes com aqueles encontrados nos estudos prévios sobre segurança da vacina. É digno de nota que as taxas de síncope e de trombose venosa foram mais altas com o Gardasil® do que as documentadas para outras vacinas.

A vacina quadrivalente contra HPV está aprovada para (1) vacinação de meninas e mulheres entre 9 e 26 anos de idade para prevenção de verrugas genitais e câncer do colo uterino causados por HPV-6, HPV-11, HPV-16 e HPV-18; (2) vacinação da mesma população para prevenção de lesões pré-cancerígenas ou displásicas, incluindo AIS de colo uterino, NIC 2/3, NIV 2/3, NIVa 2/3 e NIC 1; (3) vacinação de meninos e homens com idade entre 9 e 26 anos para prevenção de verrugas genitais causadas por HPV-6 e HPV-11; e (4) vacinação de indivíduos entre 9 e 26 anos de idade para prevenção de câncer anal e lesões pré-cancerígenas associadas causadas por HPV-6, HPV-11, HPV-16 e HPV-18. Embora a duração da proteção não tenha sido estabelecida, não foram encontradas evidências de redução da proteção com o tempo após uma série de três doses da vacina quadrivalente contra HPV, mesmo após 10 anos de seguimento em ensaios clínicos. A vacina quadrivalente contra HPV não está mais disponível nos Estados Unidos, mas ainda está disponível em muitos outros países, embora a produção não deva continuar.

VACINA 9-VALENTE (GARDASIL®-9) Em 2014, a FDA aprovou uma nova vacina 9-valente com VLP L1. A vacina 9-valente é comercializada com o nome de Gardasil®-9 (Merck). Ela é administrada por via IM em três doses (meses 0, 2 e 6). A vacina 9-valente tem como alvo os HPVs tipos 6, 11, 16 e 18 (os tipos que também são alvo da vacina quadrivalente para HPV) além de cinco outros tipos oncogênicos de HPV (31, 33, 45, 52 e 58). Os HPVs tipos 16 e 18 causam juntos até 80% de todos os cânceres de colo uterino no mundo todo, e os dados mundiais mostram que os HPVs tipos 31, 33, 35, 45, 52 e 58 são os próximos tipos em frequência de detecção nos cânceres invasivos de colo uterino. Modelos matemáticos estimam que o nível de proteção conferido pela vacina 9-valente do HPV contra todos os cânceres de células escamosas associados ao HPV poderia ser aumentado para 90%.

Em estudos clínicos de meninas e mulheres de 16 a 26 anos de idade, a vacina 9-valente contra o HPV gerou uma resposta de anticorpos não inferior para os HPVs tipos 6, 11, 16 e 18 em comparação com a vacina quadrivalente contra HPV. Estudos complementares em indivíduos de ambos os sexos receptores da vacina com 9 a 15 anos de idade e em indivíduos do sexo masculino de 16 a 26 anos de idade indicaram que o limite inferior do IC de 95% da média geométrica da razão de títulos e as taxas de soroconversão preencheram critérios de não inferioridade para todos os tipos de HPV representados na vacina. Em mulheres receptoras de 16 a 26 anos de idade, a eficácia da vacina contra o desfecho combinado de doença cervical, vulvar ou vaginal de alto grau causada por qualquer dos cinco tipos adicionais oncogênicos de HPV foi de 96,7% (IC de 95%, 80,9-99,8%). Como as outras vacinas disponíveis contra o HPV, a vacina 9-valente é segura e extremamente bem tolerada. A vacina 9-valente contra HPV tem uma indicação da FDA para a prevenção de câncer de colo uterino, vagina, vulva e ânus, além de verrugas genitais causadas pelos tipos presentes na vacina.

PROTEÇÃO CRUZADA DAS VACINAS DE HPV As mulheres que recebem qualquer das vacinas disponíveis para HPV produzem anticorpos neutralizantes contra os tipos virais intimamente relacionados aos tipos 16 ou 18. As análises dos dados obtidos em ensaios clínicos sugerem que as vacinas para HPV podem proporcionar proteção cruzada limitada contra tipos não incluídos na vacina. No curto prazo, a vacina bivalente parece ser mais eficaz contra os HPVs tipos 31, 33 e 45 em comparação com a quadrivalente, mas diferenças nos desenhos dos estudos dificultam ou impossibilitam a comparação direta. Além disso, nos estudos da vacina bivalente, a eficácia da vacina contra infecções persistentes com os HPVs tipos 31 e 45 diminuiu com o tempo, enquanto a eficácia contra a infecção persistente por HPVs tipos 16 ou 18 permaneceu estável. Esses resultados sugerem que a proteção cruzada provavelmente tenha duração menor que a eficácia contra infecção e doença causadas pelos tipos presentes na vacina.

ESQUEMA DE DUAS DOSES *VERSUS* TRÊS DOSES PARA A VACINAÇÃO CONTRA HPV Para tentar simplificar o esquema de dose e potencialmente reduzir os custos e melhorar a captação da vacina, foi considerado um esquema de duas doses. Em vários ensaios clínicos randomizados da vacina em meninas adolescentes, a concentração média geométrica (CMG) de anticorpos contra o HPV tipo 16 foi não inferior em até 24 meses após um esquema de duas doses em comparação com a CMG após esquema de três doses. Vários países adotaram um esquema de vacinação com duas doses. Nos Estados Unidos, o CDC atualmente recomenda duas doses da vacina contra HPV (em 0 e 6-12 meses) para pessoas que iniciam a série de vacinação antes de completar 15 anos, pois a resposta imunológica é vigorosa nessa faixa etária. Recomenda-se três doses da vacina contra HPV (em 0, 1-2 e 6 meses) para pessoas que começam a série de vacinação após completar 15 anos e para pessoas com determinadas condições causadoras de imunocomprometimento, incluindo HIV/Aids.

RECOMENDAÇÕES PARA VACINAÇÃO CONTRA HPV As diretrizes mais recentes para a vacinação contra o HPV do Advisory Committee on Immunization Practices (ACIP) estão resumidas adiante e aparecem com detalhes em *https://www.cdc.gov/mmwr/volumes/68/wr/mm6832a3.htm*.

Não há recomendação de testagem de vacinação de qualquer tipo para estabelecer se a vacina do HPV deve ou não ser administrada para determinar se ela será ou não efetiva. A vacina contra HPV deve ser administrada, se possível, antes da exposição ao HPV pela atividade sexual, pois elas previnem contra tipos específicos de HPV e não têm efeito direto sobre infecções preexistentes por tipos específicos de HPV. Pode-se usar a vacina para HPV bivalente (onde estiver disponível) ou 9-valente. Uma pessoa pode iniciar uma série de vacinação com uma vacina contra HPV e, depois, completar a série com outro tipo. Para as pessoas que completaram uma série de vacinação com a vacina bivalente ou tetravalente, pode ser administrada uma série completa adicional (três doses) da vacina 9-valente, mas não há dados para determinar a efetividade dessa abordagem.

Para indivíduos de ambos os sexos com 9 a 26 anos de idade, o ACIP recomenda a vacinação contra HPV com 11 ou 12 anos de idade, embora a vacinação possa ser iniciada aos 9 anos de idade. A vacinação para HPV é recomendada para homens e mulheres até os 26 anos de idade que não estejam adequadamente vacinados.

Para adultos (homens e mulheres) de 27 a 45 anos de idade, não se recomenda rotineiramente a vacina para o HPV. Em vez disso, o ACIP atualmente recomenda a tomada de decisão compartilhada em relação à vacinação para HPV para determinados adultos de 27 a 45 anos que não estejam adequadamente vacinados (ver adiante). As vacinas para HPV não estão aprovadas para uso em adultos com mais de 45 anos de idade. Para as mulheres, o rastreamento do câncer de colo uterino deve continuar conforme as diretrizes específicas para a idade independentemente de terem recebido uma vacina contra HPV (ver rastreamento de câncer de colo uterino, adiante).

TOMADA DE DECISÃO CLÍNICA COMPARTILHADA PARA ADULTOS COM 27 A 45 ANOS DE IDADE Deve haver uma discussão com os adultos de 27 a 45 anos de idade antes da recomendação rotineira da vacina contra HPV. A infecção pelo HPV ocorre logo após a primeira atividade sexual na maioria das pessoas, e a efetividade da vacina é menor em pessoas mais velhas devido a infecções prévias. A exposição ao HPV costuma diminuir em pessoas mais velhas. Embora a vacinação contra o HPV seja segura em adultos de 27 a 45 anos de idade, o benefício para essa população provavelmente seja mínimo. Porém, alguns homens e mulheres não vacinados podem estar sob risco para a aquisição de novas infecções pelo HPV e, assim, poderiam se beneficiar com a vacinação.

Ao considerar a vacinação contra o HPV em adultos de 27 a 45 anos, alguns pontos principais enfatizados pelo ACIP devem ser discutidos, incluindo os seguintes:

- O HPV é uma infecção sexualmente transmissível comum, e a maioria das infecções por HPV é assintomática e não causa doença clínica.
- A maioria dos adultos sexualmente ativos já foi exposta ao HPV, embora não necessariamente a todos os tipos de HPV cobertos pela vacina.
- Alguns adultos estão sob risco para a aquisição de novas infecções pelo HPV por meio da atividade sexual. Por exemplo, ter um novo parceiro sexual é um fator de risco para a aquisição de uma nova infecção por HPV.
- É improvável que pessoas em parcerias sexuais duradouras e mutuamente monogâmicas adquiram uma nova infecção pelo HPV.
- A testagem de anticorpos não consegue determinar se uma pessoa é imune ou suscetível a um tipo específico de HPV.
- As vacinas contra HPV são muito efetivas em pessoas que ainda não foram expostas ao HPV de tipo específico da vacina antes da vacinação.
- A efetividade da vacina é provavelmente menor em pessoas com múltiplos parceiros sexuais durante a vida, pois essas pessoas provavelmente já tiveram infecções prévias com HPV de algum dos tipos cobertos pelas vacinas.
- As vacinas contra HPV são profiláticas (i.e., elas previnem novas infecções pelo HPV). Elas não têm utilidade para impedir que infecções estabelecidas pelo HPV progridam para a doença clínica, e não têm qualquer papel no tratamento da doença associada ao HPV.

RECOMENDAÇÕES PARA A VACINAÇÃO CONTRA HPV EM PESSOAS VIVENDO COM HIV As diretrizes para a vacinação contra o HPV de pessoas vivendo com HIV (PVHIV) estão resumidas adiante e podem ser encontradas em detalhes em *https://aidsinfo.nih.gov/guidelines/html/4/adult-and-adolescent-opportunistic-infection/343/human-papillomavirus*.

As vacinas contra HPV são seguras nas PVHIV. A administração de vacinas contra o HPV gera altos níveis de anticorpos contra os tipos de HPV cobertos pela vacina, embora os níveis de anticorpos sejam geralmente menores que naquelas pessoas sem HIV. Além disso, as respostas imunes parecem ser maiores nas PVHIV que apresentam as maiores contagens de CD4 e as menores cargas virais. Os estudos também indicam que a vacinação contra HPV induz a uma resposta anamnéstica nas PVHIV. Em relação à eficácia na proteção contra doença associada ao HPV, um ensaio clínico randomizado e duplo-cego avaliou a eficácia da vacina quadrivalente para HPV em adultos com infecção pelo HIV com mais de 27 anos na prevenção de novas infecções anais pelo HPV ou na melhora das lesões displásicas anais de alto grau. O estudo não demonstrou eficácia, mas os participantes do estudo tinham altos níveis de infecção por HPV no início do estudo.

A vacinação contra HPV é recomendada para indivíduos de ambos os sexos com infecção pelo HIV com 11 a 26 anos de idade. Como algumas pessoas com infecção pelo HIV (da mesma forma que as pessoas sem HIV) já tiveram muitos parceiros sexuais antes da vacinação, a vacinação contra HPV pode ser menos benéfica nesses pacientes do que naqueles com poucos ou nenhum parceiro sexual. Os dados atuais não sustentam a vacinação para as PVHIV com mais de 26 anos de idade. É provável que o benefício da vacinação de PVHIV contra o HPV para a saúde pública seja mínimo. Porém, embora a maioria das PVHIV e com idade de 27 a 45 anos não se beneficie com a vacina, pode haver situações que sugiram a possibilidade de benefício, estando recomendada a mesma tomada de decisão compartilhada (descrita anteriormente) entre o profissional e o paciente.

RASTREAMENTO PARA CÂNCER ASSOCIADO AO HPV

Após a ocorrência da infecção por HPV, a prevenção das doenças associadas ao vírus depende de rastreamento. No momento, o rastreamento do câncer de colo uterino é amplamente aceito como custo-efetivo na prevenção desse câncer. O rastreamento anal é aceito para o rastreamento em grupos de alto risco, embora não exista nenhuma diretriz nacional sobre os intervalos de rastreamento ou as idades para início e cessação do rastreamento. Em países ricos em recursos, o método primário para rastreamento do câncer de colo uterino é a citologia por esfregaço de Papanicolaou. As diretrizes da American Society of Colposcopy and Cervical Pathology (ASCCP) recomendam exame de rastreamento para câncer do colo uterino aos 21 anos de idade, independentemente da idade de início da vida sexual. As mulheres com 21 a 29 anos de idade devem realizar um esfregaço de Papanicolaou a cada 3 anos se os exames inicial e subsequente forem normais. Embora as adolescentes e mulheres jovens frequentemente tenham teste positivo para DNA do HPV, seu risco de câncer de colo uterino é muito baixo. Como a presença do DNA do HPV não se correlaciona com a presença de neoplasia intraepitelial de células escamosas de alto grau, o teste duplo (teste para DNA do HPV junto com o Papanicolaou) não é recomendado nessa faixa etária.

Como método de determinação da necessidade de colposcopia, o coteste para DNA do HPV é recomendado para mulheres de 25 a 29 anos de idade em cuja citologia se detectam células escamosas anormais de significado indeterminado (ASCUS, do inglês *abnormal squamous cells of undetermined significance*). As mulheres entre 30 e 65 anos de idade devem realizar exame de Papanicolaou a cada 3 anos se não for realizado teste para DNA do HPV. O intervalo de rastreamento para as mulheres nessa faixa etária pode ser estendido para 5 anos se os resultados do coteste para o DNA do HPV forem negativos. O exame de HPV não é recomendado para os parceiros de mulheres com HPV ou para rastreamento de outros quadros além do câncer do colo uterino.

O papel do teste para o DNA do HPV como rastreamento primário do câncer de colo uterino está mudando. Nos Estados Unidos, há dois exames comercialmente disponíveis (o cobas HPV Test [Roche Diagnostics] e o BD Onclarity HPV Assay [Becton, Dickinson and Company]) que estão aprovados pela FDA para o rastreamento primário usando a testagem para DNA do HPV. Porém, novos exames podem ser aprovados para uso à medida que a praticidade e as evidências para seu uso em diversas populações no mundo todo venham à luz. Esses testes podem ser usados para detectar o DNA do HPV em amostras obtidas do colo sem citologia cervical em mulheres com ≥ 25 anos de idade. Um resultado positivo para HPVs tipos 16 ou 18 tem valor preditivo positivo suficientemente alto na população geral para justificar que essas mulheres sejam submetidas à colposcopia. Se forem detectados HPVs de outros tipos de alto risco que não 16 ou 18, então pode-se obter a citologia. O conjunto completo de algoritmos para as diretrizes de rastreamento específicas para a idade, o teste para o DNA do HPV e o manejo de resultados anormais no teste de Papanicolaou está disponível por meio da ASCCP em *http://www.asccp.org/guidelines*.

Para mulheres com ≤ 30 anos de idade infectadas com HIV, a citologia cervical é o método preferido de rastreamento do câncer de colo uterino, e o coteste para o DNA do HPV não é recomendado. O rastreamento para câncer de colo uterino deve começar dentro de 1 ano do diagnóstico da infecção pelo HIV, independentemente do modo de transmissão do HIV. Se o primeiro exame de Papanicolaou for normal, então os exames subsequentes de Papanicolaou devem ser realizados anualmente até que três resultados negativos tenham sido obtidos. A citologia pode, então, ser realizada a cada 3 anos. Em mulheres com ≥ 30 anos, o exame de Papanicolaou é realizado da mesma maneira que nas mulheres mais jovens. Porém, o coteste para o DNA do HPV pode ser usado em mulheres dessa faixa etária. Se a citologia e o teste duplo para DNA do HPV forem negativos, o próximo exame pode ser realizado em 3 anos. Resultados positivos no coteste para DNA do HPV são tratados da mesma maneira que nas mulheres não infectadas pelo HIV.

As mulheres residentes em países em desenvolvimento que não tenham acesso a programas de prevenção para câncer de colo uterino têm maior taxa de câncer do colo uterino e taxa menor de sobrevida específica para o câncer. Aproximadamente 75% das mulheres vivendo em países desenvolvidos foram rastreadas nos últimos 5 anos, contra apenas cerca de 5% daquelas vivendo em países em desenvolvimento. Obstáculos econômicos e logísticos provavelmente impedem o rastreamento rotineiro dessas populações para câncer de colo uterino. Muitos países pobres dependem de um método alternativo – inspeção visual com ácido acético (IVA) – para rastreamento de câncer de colo uterino. Embora alguns estudos mostrem redução na mortalidade por câncer de colo uterino em comunidades onde a IVA é amplamente usada, outros estudos não demonstraram isso. Além disso, a baixa especificidade da IVA é problemática. À medida que novos métodos utilizando a detecção de DNA de HPV oncogênico ficam disponíveis, mesmo países com recursos limitados podem conseguir substituir a IVA por esses métodos, alcançando uma redução nos cânceres de colo uterino como resultado disso.

No momento, não há consenso amplo acerca do rastreamento para câncer anal e seus precursores, incluindo lesões epiteliais anais de alto grau. A falta de consenso é explicada por não haver conhecimento suficiente sobre o tratamento ideal para as displasias anais de baixo e alto grau eventualmente encontrada no exame citológico preventivo. As diretrizes atuais para o tratamento de pacientes com HIV sugerem a possibilidade de benefício com o rastreamento, mas não se demonstrou de forma consistente algum efeito sobre as taxas de morbidade e de mortalidade associadas ao câncer espinocelular anal. A incidência de cânceres de cabeça e pescoço associados ao HPV nos Estados Unidos superou a incidência do câncer de colo uterino no ano de 2020, mas não há diretrizes estabelecidas para o rastreamento dos cânceres de cabeça e pescoço associados ao HPV. Porém, é provável que a vacinação contra HPV também seja efetiva para os cânceres anais e de cabeça e pescoço associados ao HPV.

TRATAMENTO

Doença associada ao HPV

Há diversas modalidades de tratamento disponíveis para as várias infecções por HPV, mas nenhuma se mostrou capaz de eliminar o HPV dos tecidos adjacentes aos tecidos destruídos e infectados. A eficácia dos tratamentos é limitada por recorrências frequentes (presumivelmente causadas por reinfecção adquirida de parceiro infectado), reativação de vírus latente ou autoinoculação a partir de células próximas infectadas. Entre os objetivos do tratamento estão prevenção da transmissão do vírus, erradicação de lesões pré-malignas e redução dos sintomas.

O tratamento costuma ser bem-sucedido na eliminação das lesões visíveis e dos tecidos macroscopicamente enfermos. Indicam-se tratamentos distintos para verrugas genitais, doença vaginal e do colo uterino e doença perianal e anal.

OPÇÕES TERAPÊUTICAS

Imiquimode O imiquimode (creme a 5 ou 3,75%) é um agente imunomodulador tópico aplicado pelo paciente; acredita-se que ative células do sistema imune por ligação a um receptor semelhante ao Toll, levando a uma reação inflamatória. O creme de imiquimode a 5% é aplicado nas verrugas genitais à noite 3 ×/semana por até 16 semanas. As verrugas são eliminadas

TABELA 198-1 ■ Tratamentos recomendados para verrugas genitais causadas pelo papilomavírus humano[a]

Tratamento	Imiquimode	Crioterapia	Interferona	Remoção cirúrgica	*Laser*
Efetividade	Boa	Boa	Boa	Excelente	Excelente
Recorrência	Frequente	Frequente	Frequente	Frequente	Frequente
Efeitos adversos	Frequentes, leves a moderados	Leves, bem tolerados	Frequentes, moderadamente graves	Leves, bem tolerados	Leves a moderados, bem tolerados
Disponibilidade	Regular	Boa	Regular	Boa	Regular
Custo	Alto	Baixo	Muito alto	Moderado	Muito alto

[a]O imiquimode pode ser autoadministrado. Todos os outros tratamentos devem ser administrados por um médico.

em cerca de 56% dos pacientes, mais frequentemente nas mulheres; as taxas de recorrência se aproximam de 13%. É comum haver efeitos colaterais locais inflamatórios. As taxas de eliminação das verrugas genitais com a preparação a 3,75% não são tão altas quanto com a de 5%, mas a duração do tratamento é menor (uma aplicação diária no máximo por 8 semanas), e ocorrem menos reações adversas locais e sistêmicas. O imiquimode não deve ser usado para tratar lesões vaginais, anais ou do colo uterino. A segurança do uso do imiquimode durante a gravidez não está estabelecida.

Interferona α (IFN) A IFN-α recombinante é usada para tratamento intralesional das verrugas genitais, inclusive das lesões perianais. A posologia recomendada é 1×10^6 UI de IFN injetadas em cada lesão 3 ×/semana durante 3 semanas. A terapia com IFN causa eliminação das células infectadas por efeito de reforço imunológico. Entre os eventos adversos estão cefaleia, náusea, vômitos, fadiga e mialgia. A terapia com IFN tem alto custo e deve ser reservada aos casos graves que não respondam aos tratamentos de menor custo. A IFN não deve ser usada para tratar lesões vaginais, anais ou do colo uterino.

Crioterapia A crioterapia (tratamento com nitrogênio líquido) para lesões associadas ao HPV causa morte celular. As verrugas genitais geralmente desaparecem após 2 ou 3 sessões semanais, mas a recorrência é frequente. A crioterapia, que não é tóxica nem está associada a reações adversas significativas, também pode ser usada para tratamento de tecido enfermo do colo uterino. É frequente a ocorrência de dor local.

Métodos cirúrgicos As lesões exofíticas podem ser removidas cirurgicamente após injeção intradérmica de lidocaína a 1%. Esse tratamento é bem tolerado, mas pode causar cicatriz e requer hemostasia. As verrugas genitais também podem ser destruídas com eletrocautério, caso em que não há necessidade de hemostasia adicional.

Terapia com laser Com o tratamento com *laser* obtém-se destruição de lesões exofíticas e de outros tecidos infectados pelo HPV ao mesmo tempo em que se preserva o tecido normal. A anestesia local geralmente é suficiente. A eficácia para as lesões genitais é no mínimo igual à de outras terapias (60-90%), com baixas taxas de recorrência (5-10%). Entre as complicações estão dor local, secreção vaginal, edema periuretral e edema peniano ou vulvar. A terapia com *laser* também tem sido usada com sucesso para tratar displasia do colo uterino e doença anal causadas por HPV.

Vacinas terapêuticas Os sistemas imunes inato e adaptativo são alterados em pacientes com cânceres associados ao HPV. As respostas imunes antitumorais são reduzidas por mecanismos virais específicos. Várias vacinas terapêuticas que estão sendo desenvolvidas visam ao aumento da resposta mediada por células às oncoproteínas E6 e E7 do HPV, as quais são expressas em cânceres associados ao HPV. Essas vacinas aumentariam a capacidade de tratar os cânceres associados ao HPV, condições que são muito difíceis de tratar com as modalidades atuais. Porém, embora tenha havido progresso, nenhuma vacina contra HPV está atualmente disponível para tratamento de infecção por HPV ou de doença associada ao HPV.

Outras terapias Os ácidos tricloroacético e bicloroacético são agentes cáusticos que destroem as verrugas por coagulação de proteínas. Nenhum desses agentes é recomendado para o tratamento. Sinecatequinas (pomada a 15%) e podofilotoxina (solução ou gel a 0,05% e creme a 0,15%) são algumas vezes usadas para verrugas genitais externas, mas outras modalidades listadas anteriormente são tão ou mais efetivas e são mais bem toleradas.

RECOMENDAÇÕES PARA TRATAMENTO

A **Tabela 198-1** lista os tratamentos disponíveis para verrugas genitais. Não está disponível uma terapia ideal para doença do trato genital relacionada com HPV que combine alta eficácia, baixa toxicidade, baixo custo e baixa taxa de recorrência. Para as verrugas genitais do pênis ou da vulva, a crioterapia é a modalidade mais segura, de menor custo e mais efetiva. Porém, todas as modalidades disponíveis para o tratamento de verrugas genitais têm altas taxas de recorrência. As diretrizes para tratamento de verrugas genitais podem ser encontradas no *site* do CDC (*https://www.cdc.gov/std/tg2015/warts.htm*).

As mulheres com lesões vaginais devem ser encaminhadas a um ginecologista com experiência em colposcopia e no tratamento dessas lesões. O tratamento da doença do colo uterino envolve inspeção cuidadosa, biópsia e graduação histopatológica para determinar a gravidade e a extensão da doença. As mulheres com evidência de doença do colo uterino por HPV devem ser encaminhadas a um ginecologista familiarizado com HPV e com experiência em colposcopia. O acompanhamento ideal dessas pacientes inclui exame colposcópico anual do colo uterino e da vagina. As diretrizes do American College of Obstetricians and Gynecologists para tratamento de displasia e câncer do colo uterino estão disponíveis.

Para as lesões anais e perianais, a crioterapia e a remoção cirúrgica são mais seguras e efetivas. Anoscopia e/ou sigmoidoscopia devem ser realizadas nos pacientes com lesões perianais, e as lesões suspeitas devem ser biopsiadas para afastar a possibilidade de câncer.

ACONSELHAMENTO DE PACIENTES EM RELAÇÃO À DOENÇA PELO HPV

A maioria dos adultos sexualmente ativos será infectada por HPV ao longo da vida. O único meio de evitar adquirir infecção por HPV é abster-se de atividade sexual, incluindo toques íntimos e sexo oral. A prática do sexo seguro (redução de parceiros, uso de preservativos) pode ajudar a reduzir a transmissão do HPV. A maioria das infecções por HPV será controlada pelo sistema imune e não causa sintomas nem doença. Algumas infecções causam verrugas genitais e lesões pré-cancerígenas no colo uterino. As verrugas genitais podem ser tratadas por razões estéticas e para prevenção de disseminação da infecção a outros. Mesmo após a resolução de verrugas genitais, o HPV pode persistir latente em pele ou mucosa de aspecto normal e, assim, teoricamente pode ser transmitido a parceiros não infectados. As lesões pré-cancerígenas no colo uterino devem ser tratadas para prevenção de câncer.

LEITURAS ADICIONAIS

Clifford GM et al: Carcinogenicity of human papillomavirus (HPV) types in HIV--positive women: A meta-analysis from HPV infection to cervical cancer. Clin Infect Dis 64:1228, 2017.

Curry SJ et al: Screening for cervical cancer: US Preventive Services Task Force Recommendation Statement. JAMA 320:674, 2018.

De Sanjosé S et al: The natural history of human papillomavirus infection. Best Pract Res Clin Obstet Gynaecol 47:2, 2018.

Garland SM et al: Impact and effectiveness of the quadrivalent human papillomavirus vaccine: A systematic review of 10 years of real-world experience. Clin Infect Dis 63:519, 2016.

Giuliano AR et al: Efficacy of quadrivalent HPV vaccine against HPV infection and disease in males. N Engl J Med 364:401, 2011.

Gravitt PE, Winer RL: Natural history of HPV infection across the lifespan: Role of viral latency. Viruses 9:265, 2017.

Lopalco PL: Spotlight on the 9-valent HPV vaccine. Drug Des Devel Ther 11:35, 2016.

Rosenblum HG et al: Declines in prevalence of human papillomavirus vaccine-type infection among females after introduction of vaccine—United States, 2003-2018. MMWR Morb Mortal Wkly Rep 70:415, 2021.

Schiffman M et al: Carcinogenic human papillomavirus infection. Nat Rev Dis Primers 2:16086, 2016.

Serrano B et al: Epidemiology and burden of HPV-related disease. Best Pract Res Clin Obstet Gynaecol 47:14, 2018.

Small W Jr et al: Cervical cancer: A global health crisis. Cancer 123:2404, 2017.

Wentzensen N et al: Eurogin 2016 roadmap: How HPV knowledge is changing screening practice. Int J Cancer 140:2192, 2017.

Seção 13 Infecções por vírus respiratórios de DNA e RNA

199 Infecções respiratórias virais comuns, incluindo Covid-19

James E. Crowe Jr.

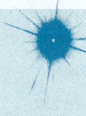

As infecções mais comuns e frequentes em humanos são as infecções respiratórias virais. Os vírus influenza e coronavírus têm sido os agentes responsáveis pelas maiores pandemias de doenças infecciosas. Esses vírus são facilmente transmitidos por contato, gotículas respiratórias e fômites. Além disso, a transmissão pode ocorrer antes do aparecimento de sintomas. Esses vírus também estão associados a um grande número reprodutivo (o número de infecções secundárias em outras pessoas geradas por um indivíduo infectado). Alguns vírus respiratórios clássicos (p. ex., rinovírus) penetram no corpo pelo trato respiratório, replicando-se e causando doença apenas em células do epitélio respiratório. Outros vírus mais sistêmicos (p. ex., vírus do sarampo e coronavírus da síndrome respiratória aguda grave [SRAG]) se disseminam pela corrente sanguínea e causam doença sistêmica; porém, eles também penetram e causam doença no trato respiratório. Embora as infecções com vírus sistêmicos costumem induzir imunidade vitalícia contra a doença, os vírus respiratórios que não causam viremia de alto grau geralmente podem reinfectar o mesmo hospedeiro muitas vezes ao longo da vida. A reinfecção com o mesmo vírus é comum por causa da imunidade incompleta ou decrescente após a infecção natural. Centenas de vírus diferentes causam infecção do trato respiratório, e dentro de cada tipo viral pode haver uma diversidade quase ilimitada de cepas que variam antigenicamente, geograficamente e ao longo do tempo (p. ex., coronavírus ou vírus influenza com variação [*drift*] antigênica). As opções terapêuticas antivirais específicas são limitadas, e apenas algumas vacinas licenciadas estão disponíveis. **Para discussão adicional sobre as infecções respiratórias virais comuns, ver Capítulo 35 e capítulos sobre síndromes específicas.**

As infecções respiratórias virais comuns podem ser classificadas de várias maneiras, incluindo o local do envolvimento anatômico, a síndrome da doença ou o agente etiológico.

LOCAIS ANATÔMICOS NO TRATO RESPIRATÓRIO HUMANO

O tipo de doença respiratória que se desenvolve durante a infecção viral é ditado, em grande medida, pelos tipos celulares e organização tecidual no trato respiratório. As pregas vocais marcam a transição entre os tratos respiratórios superior e inferior. O trato respiratório superior é um sistema anatômico complexo com estruturas interconectadas, incluindo seios da face, espaços da orelha média, tubas auditivas, conjuntivas, nasofaringe, orofaringe e laringe. As tonsilas e adenoides são grandes coleções de tecido linfoide na faringe que participam da imunidade, mas também são suscetíveis a infecções. As estruturas do trato respiratório inferior incluem traqueia, brônquios, bronquíolos, espaços alveolares e tecido pulmonar, incluindo células epiteliais e vasos sanguíneos. Os tipos de células epiteliais que revestem o trato respiratório são variados quanto a morfologia e função, e sua suscetibilidade aos diferentes vírus varia. Os principais tipos de células nas vias aéreas principais são as células epiteliais ciliadas ou não ciliadas, as células caliciformes e as células de Clara. As células musculares lisas formam estruturas teciduais importantes ao redor de estruturas epiteliais das vias aéreas de grande calibre do trato respiratório inferior até o nível dos bronquíolos, e essas células são reativas a sinais intrínsecos e extrínsecos, incluindo infecção viral ou exposição a alérgenos ou poluentes. O processo patológico da sibilância é causado por contração da musculatura lisa e obstrução das vias aéreas causada por acúmulo de muco e descamações epiteliais na luz. Vias aéreas reativas causando sibilos são mais comumente devidas à constrição do tamanho da luz ao nível de bronquíolos (que têm o menor diâmetro de luz na via aérea). O pulmão não tem musculatura lisa nem células ciliadas, mas sim pneumócitos dos tipos I e II. A pneumonia **(Cap. 126)** é uma infecção dos pneumócitos no tecido pulmonar e espaços alveolares. Os espaços alveolares também contêm células da linhagem dos monócitos, como macrófagos, os quais são sentinelas das vias aéreas.

SÍNDROMES DE DOENÇA

Como os diferentes vírus respiratórios tendem a ter uma predileção pela replicação em diferentes células ou regiões do trato respiratório, é possível para o médico bem-treinado com informação epidemiológica compreender as associações mais prováveis de vírus com as síndromes clínicas. Os diagnósticos clínicos para infecções virais no trato respiratório superior são rinite ou resfriado comum, sinusite, otite média, conjuntivite, faringite, tonsilite e laringite. Na realidade, algumas infecções do trato respiratório superior afetam mais do que um local anatômico do trato respiratório superior durante uma única infecção, como o padrão clássico de febre faringoconjuntival durante infecção por adenovírus. As síndromes do trato respiratório inferior também podem ser facilmente associadas a uma região anatômica, incluindo traqueíte, bronquite, bronquiolite, pneumonia e exacerbações de doença reativa das vias aéreas ou asma. A bronquiolite é uma condição caracterizada por aprisionamento de ar nos pulmões com dificuldade na expiração (i.e., sibilância); ela é causada por inflamação ou infecção dos bronquíolos, as vias aéreas menores e mais resistentes. Aqui também pode haver síndromes mistas, como a laringotraqueíte, geralmente chamada de crupe. O crupe, uma condição caracterizada por dificuldade na inspiração associada à tosse tipo latido, é causado por inflamação ou infecção da laringe, traqueia e brônquios. Quando ocorrem sintomas respiratórios no contexto de uma doença viral com sinais sistêmicos significativos, pode-se suspeitar de infecção por determinados agentes (p. ex., influenza, sarampo, SRAG, SARS-CoV-2 ou síndrome pulmonar de hantavírus [SPH]), considerando-se a história de exposição.

AGENTES ETIOLÓGICOS

VÍRUS RESPIRATÓRIOS QUE CAUSAM DOENÇA EM HOSPEDEIROS IMUNOCOMPETENTES

As crianças têm infecções respiratórias virais mais frequentes que os adultos; assim, seria natural que muitas das primeiras descobertas sobre causas virais de infecções respiratórias viessem de estudos de pediatria. As principais causas de infecções respiratórias virais agudas foram determinadas em grandes estudos epidemiológicos nas décadas de 1960 e 1970, quando a cultura celular de agentes infecciosos se tornou disponível. Mais recentemente, estudos de epidemiologia viral foram conduzidos em adultos, especialmente em populações especiais como idosos, residentes de casas de repouso e pessoas imunocomprometidas. Os testes de detecção rápida de antígenos (baseados em imunoensaios para a detecção de proteínas virais) ficaram disponíveis para o vírus sincicial respiratório (VSR) e o vírus influenza na década de 1980. Com a disponibilidade de testes moleculares sensíveis e específicos, como a reação em cadeia da polimerase com transcriptase reversa (RT-PCR, de *reverse transcription combined with the polymerase chain reaction*), os estudos nas últimas duas décadas aumentaram muito a extensão de nossa compreensão sobre as causas das infecções respiratórias virais. Painéis múltiplos de RT-PCR capazes de detectar uma dúzia ou mais de vírus estão comumente disponíveis para testes clínicos de secreções respiratórias. Os testes *nested multiplex PCR* realizados em dois estágios oferecem elevada sensibilidade e têm sido especialmente úteis em estudos de infecções em adultos, que costumam eliminar concentrações muito menores de vírus nas secreções em comparação com as crianças. Em geral, vírus influenza, VSR e metapneumovírus humano (hMPV) são as causas mais comuns de doença grave do trato respiratório inferior em pessoas saudáveis em outros aspectos; o vírus parainfluenza (PIV) e o adenovírus também causam doença substancial. O rinovírus (a causa mais comum da síndrome do resfriado comum) tem sido cada vez mais associado a síndromes do trato respiratório inferior. A infecção por rinovírus é tão comum, mesmo em pessoas assintomáticas, que tem sido difícil esclarecer o papel do rinovírus na doença do trato respiratório inferior. A Covid-19 e as medidas de saúde pública associadas empreendidas em 2020 e 2021 alteraram a epidemiologia dos vírus respiratórios de tal forma que a incidência dos vírus convencionais foi grandemente reduzida. Em geral, cerca de dois terços dos casos de doença respiratória em situação de pesquisa podem ser associados a um agente viral específico. Além dos vírus citados antes (e discutidos adiante), vários outros vírus identificados com ferramentas moleculares foram associados a doença respiratória. Ainda assim, é justo dizer que nossas ferramentas diagnósticas ainda não são ideais, pois um agente infeccioso específico não é identificado em cerca de um terço das doenças respiratórias clínicas em grandes estudos de vigilância. É provável que, na maioria desses casos, os patógenos não sejam detectados devido a títulos muito baixos de vírus em amostras dos pacientes no momento da apresentação clínica, o que pode ocorrer após o período de maior eliminação do vírus. Também é possível que novos agentes ainda venham a ser identificados. À medida que ferramentas para estudos de microbioma e "viroma" (com sequenciamento de todos os ácidos nucleicos em uma amostra) vão sendo aplicadas nessas situações nos próximos anos, novos agentes e novas associações com doenças serão provavelmente descobertos.

VÍRUS RESPIRATÓRIOS QUE CAUSAM DOENÇA EM HOSPEDEIROS IMUNOCOMPROMETIDOS

Populações especiais de pacientes são suscetíveis não apenas aos vírus respiratórios convencionais discutidos anteriormente, mas também a agentes que causam sintomas durante reativação de vírus latentes ou novas infecções com agentes oportunistas. De maneira mais proeminente, a reativação de vírus latente, como herpes-vírus simples (HSV), citomegalovírus (CMV) e adenovírus, causa doença em humanos imunocomprometidos. Os pacientes de maior risco são aqueles com transplante de células-tronco hematopoiéticas ou órgãos sólidos, leucopenia causada por quimioterapia ou doença avançada por HIV/Aids. Em pacientes imunocomprometidos com pneumonia, o CMV é o vírus isolado mais frequentemente durante procedimentos diagnósticos profundos do trato respiratório, como o lavado broncoalveolar. Esses pacientes também são altamente suscetíveis a doença mais frequente e mais grave causada por vírus respiratórios comuns, incluindo VSR, hMPV, PIV, vírus influenza, rinovírus e adenovírus. Os vírus respiratórios agudos convencionais podem causar infecções crônicas e algumas vezes fatais nessas populações. A transmissão nosocomial de vírus respiratórios ocorre em unidades de transplante de células-tronco hematopoiéticas, e a frequência da transmissão pode ser elevada, com toda a unidade sendo afetada.

CAUSAS VIRAIS ESPECÍFICAS DE DOENÇA RESPIRATÓRIA

***Orthomyxoviridae*: vírus influenza** (Ver também Cap. 200) A infecção pelo vírus influenza e a síndrome de influenza costumam estar associadas com febre, mialgias, fadiga, dor de garganta, cefaleia e tosse. O vírus influenza causa pneumonia grave e até fatal, particularmente em pacientes idosos, residentes de casas de repouso, pessoas imunocomprometidas e crianças muito pequenas. A pneumonia por influenza tem uma taxa incomumente alta de complicação por superinfecção bacteriana, com a pneumonia estafilocócica e estreptocócica ocorrendo em até 10% dos casos em algumas séries.

O influenza é um vírus com genoma de RNA, senso negativo, segmentado e de fita simples da família *Orthomyxoviridae*. Há três (soro)tipos de vírus influenza: A, B e C. Os vírus influenza A e C infectam múltiplas espécies, enquanto o tipo B infecta quase exclusivamente os humanos. Os vírus tipo A parecem ser os mais virulentos para humanos e mais comumente causam manifestações graves, embora os vírus tipo B causem morbidade substancial. Com base na resposta de anticorpos, os vírus influenza A podem ser subdivididos em 18 subtipos diferentes de proteína de superfície hemaglutinina (H) e 11 subtipos de proteína de superfície neuraminidase (N). Os subtipos que têm causado importantes pandemias em humanos são o H1N1, que causou a pandemia de 1918; o H2N2, que causou a pandemia de 1957; o H3N2, que causou a pandemia de 1968; e o H1N1pdm2009, que causou a pandemia de 2009. Atualmente, dois subtipos do tipo A (H1N1 e H3N2) e os vírus tipo B (Yamagata e Victoria) causam epidemias sazonais anuais.

Grandes pandemias causadas por novos vírus influenza são sempre uma possibilidade. Muitos vírus influenza altamente patogênicos circulam em aves aquáticas. Algumas vezes, vírus aviários infectam humanos diretamente após contato íntimo com aves selvagens ou domésticas infectadas. A coabitação de porcos (que têm receptores para vírus influenza tanto aviários quanto humanos) com aves domésticas pode aumentar o risco de rearranjos entre vírus de humanos e animais ou aves; os rearranjos podem tornar os vírus zoonóticos aptos para a replicação em humanos. Ocorreram vários surtos de influenza aviária em um número limitado de humanos até o momento, havendo o risco de uma pandemia mundial com os vírus influenza aviários se uma cepa adquirir o potencial para a disseminação eficiente entre humanos. A infecção de humanos pelo vírus influenza H5N1, predominantemente por transmissão direta de galinhas para humanos, ocorreu durante um surto epizoótico em uma população de aves domésticas de Hong Kong em 1997. A doença afetou muitos tipos de aves selvagens e domésticas, causando uma alta taxa de doença sistêmica e morte em humanos infectados. Esse vírus, transportado no trato gastrintestinal de aves selvagens, espalhou-se pela Ásia e além dela, continuando a evoluir antigenicamente. Os vírus aviários H7N7 e H7N9 também causaram surtos zoonóticos. Um surto significativo de infecção pelo vírus H7N9 iniciou na China em março de 2013 com elevada mortalidade, tendo havido seis surtos até o momento, sendo o maior em 2016 e 2017 com 766 infecções em humanos. O H7N9 é considerado como tendo alto potencial para causar pandemia no futuro. O vírus H1N2 é endêmico em porcos e afeta humanos com contato próximo. Um vírus H3N2 variante que difere antigenicamente dos vírus humanos sazonais é endêmico em porcos e ocasionalmente infecta crianças que mantêm contato próximo com porcos nos Estados Unidos. Foram relatados casos raros em humanos causados pelos subtipos de vírus H6, H9 e H10. Os vírus influenza tipo B cocirculam em humanos durante epidemias sazonais. Os vírus tipo B sofrem mutações menos frequentes que os vírus tipo A. A evolução mais lenta dos vírus tipo B está provavelmente ligada ao fato de serem quase exclusivamente patógenos humanos. Existe apenas um tipo de influenza B, mas esses vírus começaram a divergir como duas linhagens antigenicamente distintas na década de 1970. As duas linhagens virais receberam os nomes das cepas representativas inicialmente definidas – B/Victoria/2/87 e B/Yamagata/16/88 – e podem ser distinguidas por testes sorológicos ou de genotipagem. A evolução dos vírus B ao longo do tempo levou à inclusão de dois antígenos de vírus tipo B nas vacinas sazonais contra influenza, expandindo algumas vacinas multivalentes de um formato trivalente (H1N1, H3N2, B) para quadrivalente. Durante a pandemia de Covid-19, foi reduzida a diversidade dos vírus influenza em humanos, pois não foram detectadas cepas da linhagem B/Yamagata nem de um clado de H3N2 conhecido como 3c3.A.

***Pneumoviridae* (os nomes formais das espécies da família *Pneumoviridae* foram atualizados em 2019; Tab. 199-1) • VÍRUS SINCICIAL RESPIRATÓRIO** O VSR humano (hVSR) é um vírus com genoma de RNA, não segmentado, de senso negativo e fita simples do gênero *Pneumovirus* na família *Paramyxoviridae*. A infecção é onipresente, afetando a maioria dos seres humanos nos primeiros anos de vida e causando infecções ao longo da vida. O VSR está entre os vírus mais transmissíveis em humanos. Ocorrem epidemias da doença anualmente, em geral entre outubro ou novembro e março em regiões temperadas. O VSR é uma das causas virais mais comuns de doença grave do trato respiratório inferior em idosos e crianças; ele está entre as causas mais importantes de hospitalização de idosos e lactentes no mundo todo. Existe apenas um sorotipo de VSR, mas há variabilidade antigênica nas cepas circulantes. Em estudos imunológicos séricos de neutralização cruzada recíproca, os dois subgrupos antigênicos, A e B, parecem estar aproximadamente 25% relacionados antigenicamente; essa relação pode explicar parcialmente a suscetibilidade de humanos à reinfecção, a qual é muito comum e pode ser causada por vírus do mesmo subgrupo ou até da mesma cepa. Porém, a reinfecção em adultos saudáveis em outros aspectos costuma estar associada à doença leve confinada ao trato respiratório superior. A doença grave do trato respiratório inferior é comum em idosos, especialmente em idosos institucionalizados fragilizados. Os pacientes imunocomprometidos de qualquer idade também têm risco de doença grave ou prolongada, especialmente os receptores de transplante de células-tronco hematopoiéticas. A sibilância é comum na infecção primária em crianças (bronquiolite), havendo forte associação da infecção por VSR e asma subsequente, embora não esteja claro se a doença grave por VSR causa asma ou é a primeira manifestação da doença reativa de vias aéreas. O VSR causa exacerbações da asma e está associado com exacerbações agudas de doença pulmonar obstrutiva crônica (DPOC), também chamada de exacerbação aguda de bronquite crônica (EABC).

METAPNEUMOVÍRUS HUMANO O hMPV foi descoberto apenas em 2001, mas provavelmente sempre esteve presente nas populações de humanos. A infecção ocorre primeiro no início da infância, e as reinfecções são comuns ao longo da vida. Esse vírus é, em muitos aspectos, semelhante ao VSR. Ele pertence à família *Paramyxoviridae* e é um membro do gênero *Pneumovirus*. Ele causa doença respiratória superior ou inferior. Ele parece ser um pouco menos virulento que o VSR, causando cerca da metade de casos de

TABELA 199-1 ■ Família *Pneumoviridae*, patógenos humanos com nomes de espécies atuais, International Committee on Taxonomy of Viruses: edição 2019

Gênero	Nome atual da espécie	Nome anterior da espécie
Metapneumovirus	*Metapneumovírus humano (hMPV)*	Mesmo
Orthopneumovirus	*Ortopneumovírus humano*	Vírus sincicial respiratório humano (hVSR)

TABELA 199-2 ■ Família *Paramyxoviridae*, patógenos humanos com os nomes de espécies atuais, International Committee on Taxonomy of Viruses: edição 2019

Gênero	Nome atual da espécie	Nome anterior da espécie
Respirovirus	*Respirovírus humano 1*	Vírus parainfluenza humano tipo 1 (hPIV1)
	Respirovírus humano 3	Vírus parainfluenza humano tipo 3 (hPIV3)
Orthorubulavirus	*Ortorubulavírus da caxumba*	Vírus da caxumba
	Ortorubulavírus humano 2	Parainfluenza humano tipo 2 (hPIV2)
	Ortorubulavírus humano 4	Parainfluenza humano tipo 4a (hPIV4a)
	Ortorubulavírus humano 4	Parainfluenza humano tipo 4b (hPIV4b)
	Ortorubulavírus de mamíferos 5	Parainfluenza tipo 5 (PIV5)

doença grave do trato respiratório inferior, provavelmente por não possuir os genes estruturais que o VSR expressa nas células infectadas para escapar do efeito dos efetores imunes inatos do hospedeiro, como os interferons. As características clínicas das infecções do trato respiratório inferior causadas pelo hMPV são semelhantes àquelas de tais infecções causadas por outros paramixovírus, mais comumente incluindo tosse, coriza e sibilância. Como o VSR, o hMPV desempenha um papel importante nas exacerbações de asma ou DPOC, causando pneumonia ou sibilância em idosos fragilizados e institucionalizados e em pacientes imunocomprometidos.

***Paramyxoviridae* (os nomes formais das espécies da família *Paramyxoviridae* foram atualizados em 2019; Tab. 199-2) • VÍRUS PARAINFLUENZA HUMANO** Os vírus parainfluenza humanos (hPIV) são um grupo de quatro sorotipos distintos (designados de 1-4) de vírus de RNA de fita simples, senso negativo e que pertencem à família *Paramyxoviridae*. O hPIV3 mais comumente causa doença grave, sendo a infecção repetida comum ao longo da vida, embora as infecções secundárias costumem ser mais leves ou assintomáticas. As infecções primárias em crianças se manifestam como laringotraqueíte (crupe), enquanto as infecções subsequentes geralmente se limitam ao trato respiratório superior. Os hPIVs são detectados com testes sensíveis de RT-PCR ou, mais classicamente, por cultura celular com microscopia imunofluorescente ou hemadsorção em laboratórios de referência.

VÍRUS DO SARAMPO (Ver também Cap. 205) O vírus do sarampo é também um paramixovírus, mas do gênero *Morbillivirus*. Esse vírus causa uma infecção sistêmica conhecida como sarampo, mas que também manifesta sintomas respiratórios. O vírus do sarampo provavelmente seja a infecção respiratória viral mais contagiosa em humanos; ele é transmitido de maneira eficiente não apenas por contato direto com pessoas infectadas ou fômites (como outros vírus respiratórios), mas também por aerossol de partículas pequenas. A infecção pelo vírus do sarampo é prevenível pela vacinação, mas é tão contagiosa que os casos são inevitáveis – mesmo nos Estados Unidos – sempre que as taxas de vacinação caem abaixo de 90 a 95% em uma população. O vírus causa doença sistêmica, algumas vezes incluindo pneumonia grave, quando a infecção primária ocorre em adulto não vacinado ou em pessoa imunocomprometida de qualquer idade. Assim, é fundamental a vigilância para manter altas taxas de vacinação. Com a infecção primária, a doença em crianças costuma ser leve; porém, as taxas de mortalidade em países pobres são elevadas, especialmente em pessoas com fatores de risco subjacentes, incluindo a desnutrição.

Os sintomas de sarampo incluem ≥ 3 dias de febre alta e um conjunto clássico de sintomas dos tratos respiratórios superior e inferior algumas vezes chamado de "3 Cs": tosse (*cough*), coriza e conjuntivite. Diferentemente da maioria dos vírus respiratórios, o vírus do sarampo circula na corrente sanguínea e, assim, causa infecção disseminada com manifestações sistêmicas. Geralmente aparece um exantema característico maculopapular difuso dias após o início da febre. As manchas de Koplik (ver Fig. A1-2) – lesões mucosas típicas na boca de duração breve – são consideradas diagnósticas de infecção por sarampo em casos de exantema típico e febre.

Picornaviridae Uma ampla gama de picornavírus causa doença respiratória, incluindo os enterovírus não pólio, os rinovírus e os parechovírus (Cap. 204). A designação desses vírus pode ser confusa: os nomes das espécies de *Enterovírus*, rinovírus e *Parechovirus* foram mudados (com a aprovação do International Committee on Taxonomy of Viruses) para remover as referências aos nomes das espécies de hospedeiro (como os termos anteriormente usados: humano, símio, etc.). Essas mudanças estão resumidas na Tabela 199-3. O gênero *Enterovirus* consiste em 15 espécies, incluindo os enterovírus A a L e os rinovírus A a C. O gênero *Parechovirus* contém duas espécies, uma das quais – parechovírus A – abrange 19 tipos: parechovírus humano (HPeV) 1 a 19. Esses vírus exibem padrões sazonais que diferem daqueles da maioria dos outros vírus respiratórios agudos. As infecções por rinovírus ocorrem o ano todo. As infecções por enterovírus ocorrem mais comumente nos meses de verão nas regiões temperadas.

RINOVÍRUS Os rinovírus têm genoma de RNA, com senso positivo e fita simples. Os rinovírus A a C representam espécies no gênero *Enterovirus* da família *Picornaviridae*. Os rinovírus são os agentes infecciosos virais mais comuns e a causa mais frequente de resfriado comum. Os isolados de rinovírus a campo são excepcionalmente diversos; eles podem ser classificados por sorotipagem em mais de 100 sorotipos ou, de modo alternativo, por genotipagem em um grande número de genótipos que causam sintomas de resfriado. No momento da elaboração deste capítulo, em 2021, as espécies de rinovírus A continham 80 tipos, o rinovírus B tinha 32 tipos e o rinovírus C tinha 57 tipos. As partículas virais são icosaédricas quanto à estrutura e não têm envelope. Os rinovírus são responsáveis por pelo menos metade de todos os casos de resfriado comum. Os resfriados comuns induzidos por rinovírus podem ser complicados em crianças por otite média e, em adultos, por sinusite. A maioria dos adultos, na verdade, tem evidências radiográficas de sinusite durante o resfriado comum, a qual melhora sem tratamento. Assim, a doença primária provavelmente deva ser chamada de *rinossinusite*. A infecção por rinovírus está associada a exacerbações de doença reativa das vias aéreas em crianças e asma em adultos. Não está claro se o rinovírus se restringe ao trato respiratório superior e apenas indiretamente induz respostas inflamatórias que afetam o trato respiratório inferior ou se o vírus se espalha para o trato respiratório inferior. No passado, acreditava-se que esses vírus não costumassem se replicar ou causar doença no trato respiratório inferior. Porém, estudos recentes identificaram fortes associações epidemiológicas do rinovírus com sibilância e exacerbações da asma, incluindo episódios suficientemente graves para necessitar de hospitalização. O rinovírus C tem sido associado a doenças mais graves, como pneumonia ou exacerbação de DPOC. É provável que o rinovírus possa infectar, em alguma medida, as vias aéreas inferiores, induzindo uma resposta inflamatória local. Outra possibilidade é que a infecção local significativa do trato respiratório superior possa induzir a elaboração regional de mediadores que causam doença em vias aéreas inferiores. A associação de infecção por rinovírus com doença do trato respiratório inferior é difícil de estudar, pois o diagnóstico por cultura celular não é sensível. Os testes diagnósticos por RT-PCR são difíceis de interpretar, pois costumam ficar positivos por períodos prolongados e mesmo as pessoas assintomáticas podem ter teste positivo. Exames sorológicos abrangentes para confirmar a infecção são difíceis devido ao grande número de sorotipos. Contudo, a maioria dos especialistas acredita que o rinovírus é uma causa comum de doença grave do trato respiratório inferior.

ENTEROVÍRUS Os enterovírus não pólio são comuns e se distribuem por todo o mundo. Embora a infecção costume ser assintomática, esses vírus causam surtos de doença respiratória clínica, algumas vezes com consequências fatais. As espécies de enterovírus A consistem em 25 sorotipos, incluindo vírus Coxsackie e alguns enterovírus não pólio que causam doença respiratória. O vírus Coxsackie causa lesões orais e costuma estar associado em crianças à doença mão-pé-boca. A faringite associada com essa infecção

TABELA 199-3 ■ Nomes das espécies de enterovírus, rinovírus e parechovírus, International Committee on Taxonomy of Viruses: edição 2019

Gênero	Nome atual da espécie	Nome anterior da espécie
Enterovirus (atualmente 15 espécies)	Enterovírus A: consiste em 25 sorotipos, incluindo vírus Coxsackie e alguns enterovírus não pólio que causam doença respiratória	Enterovírus humano A
	Enterovírus B: consiste em 63 sorotipos, incluindo alguns vírus Coxsackie, echovírus e enterovírus não pólio	Enterovírus humano B
	Enterovírus C: consiste em 23 sorotipos, incluindo os poliovírus	Enterovírus humano C
	Enterovírus D: consiste em 5 sorotipos e inclui o enterovírus D68	Enterovírus humano D
	Rinovírus A-C	Rinovírus humano A-C
Parechovirus (atualmente 6 espécies)	Parechovírus A: consiste em 19 tipos (1-19); parechovírus humanos (HPeVs) 1 e 2 são patógenos humanos comuns	HPeV-1 e HPeV-2 eram anteriormente classificados no gênero *Enterovirus* como echovírus 22 e 23, respectivamente

caracteristicamente se manifesta com herpangina, uma síndrome clínica de úlceras ou vesículas pequenas no palato que costumam envolver a fossa tonsilar e estão associadas com febre, dificuldade para deglutir e dor de garganta. Os surtos comumente ocorrem em crianças pequenas durante o verão. O enterovírus A71 também causa grandes surtos de doença mão-pé-boca, especialmente na Ásia, algumas vezes levando a complicações neurológicas e até morte. As espécies de enterovírus B consistem em mais de 90 sorotipos, incluindo os echovírus (*echo* sendo um acrônimo para *e*ntérico *c*itopático *h*umano *ó*rfão, o que pode ser uma noção arcaica já que a maioria dos echovírus está associada a doença em humanos, mais comumente as crianças). Os echovírus podem ser isolados de muitas crianças com infecções do trato respiratório superior durante os meses de verão. O echovírus 11 tem sido associado com laringotraqueíte ou crupe. Estudos epidemiológicos também têm associado o echovírus à pleurodinia epidêmica, uma doença aguda caracterizada por dor torácica aguda e febre. As espécies de enterovírus C consistem em 23 sorotipos, incluindo os poliovírus. As espécies de enterovírus D consistem em cinco sorotipos, incluindo o enterovírus D68, que tem sido associado com sibilância e algumas síndromes tipo pólio em crianças.

PARECHOVÍRUS O gênero *Parechovirus* compreende seis espécies, uma das quais é o parechovírus A, que afeta humanos. O membro mais comum do gênero *Parechovirus*, o HPeV-1, é um patógeno humano frequente. O gênero também inclui o intimamente relacionado HPeV-2. Os HPeVs geralmente causam doença respiratória ou gastrintestinal leve. A maioria das infecções ocorrem em crianças menores. A soroprevalência de HPeV-1 HPeV-2 é alta em adultos.

Adenoviridae Os vírus da família *Adenoviridae* infectam humanos e outros animais. Conforme indica sua denominação, os adenovírus foram primeiramente isolados em tecidos linfoides humanos de adenoides removidas cirurgicamente. Na verdade, alguns sorotipos estabelecem infecções assintomáticas persistentes em tonsilas e tecidos adenoides, podendo ocorrer disseminação do vírus durante meses ou anos. Esses vírus de DNA de fita dupla têm diâmetro < 100 nm e morfologia icosaédrica sem envelope. O grande genoma de DNA de fita dupla é linear e não segmentado. As sete principais espécies de adenovírus humanos (designadas de A a G) caem em 57 sorotipos imunologicamente distintos. As infecções do trato respiratório em humanos são causadas principalmente pelas espécies B e C. As infecções por adenovírus podem ocorrer durante todo o ano. Muitos sorotipos causam surtos esporádicos, enquanto outros parecem ser endêmicos em determinados locais. As doenças respiratórias incluem doença leve como o resfriado comum e doenças do trato respiratório inferior que incluem crupe, bronquiolite e pneumonia. A conjuntivite está associada com a infecção por espécies B e D. Um conjunto particular de sintomas chamado de febre faringoconjuntival é frequentemente associado com infecção aguda por adenovírus. Em contrapartida, a gastrenterite tem sido associada mais frequentemente com os sorotipos 40 e 41 do vírus da espécie F. Os pacientes imunocomprometidos são altamente suscetíveis à doença grave durante a infecção respiratória por adenovírus. A síndrome de doença respiratória aguda (DRA), especialmente comum em condições de vida estressantes ou de aglomeração, foi primeiramente reconhecida em recrutas militares durante a Segunda Guerra Mundial, tendo continuado a ser um problema quando a vacinação foi temporariamente suspensa devido a lapsos no suprimento de vacinas. A DRA é mais comumente associada com adenovírus dos tipos 4 e 7. A vacina contra adenovírus contendo os adenovírus vivos tipo 4 e 7 e tomada por via oral como dois comprimidos, a qual previne a maioria das doenças causadas por esses dois tipos de vírus, só está disponível nos Estados Unidos para os militares de 17 a 50 anos de idade. Ela é recomendada pelo Department of Defense para recrutas militares que iniciam o treinamento básico ou para outros militares de alto risco para a infecção por adenovírus.

Coronaviridae Os membros do gênero *Coronavirus* também contribuem para a doença respiratória, incluindo doença grave. Dezenas de coronavírus infectam animais. No século XX, apenas duas cepas representativas de coronavírus humanos foram reconhecidas como causadoras de doenças: 229E (HCoV-229E) e OC43 (HCoV-OC43). Um surto de infecção por coronavírus associado a SRAG (SARS-CoV) inicialmente mostrou que coronavírus de outros animais têm o potencial para cruzar desde outras espécies até os seres humanos, com efeitos devastadores. A maior epidemia de SARS-CoV até o momento (2002-2003) abrangeu > 8 mil casos com taxa de mortalidade de quase 10%. O SARS-CoV causa uma doença sistêmica com via de entrada respiratória. Em contrapartida à maioria das pneumonias virais, a SRAG não tem sintomas respiratórios superiores, embora ocorra tosse e dispneia na maioria dos pacientes. Geralmente, os pacientes apresentam doença inespecífica com febre, mialgias e calafrios; também pode haver diarreia aquosa. Os pesquisadores relataram a identificação de um quarto coronavírus humano, o HCoV-NL63. Estão surgindo evidências de que esse novo coronavírus do grupo 1 é um patógeno respiratório comum em humanos, causando doença dos tratos respiratórios superior e inferior. O HCoV-HKU1 foi primeiramente descrito no Japão em janeiro de 2005 após sua detecção em um paciente com pneumonia. Vários casos de doença respiratória foram associados a esse vírus, mas a sua identificação infrequente sugere que esse coronavírus do grupo 2 tenha causado uma baixa incidência de doença até o momento. O coronavírus associado à síndrome respiratória do Oriente Médio (MERS-CoV), primeiramente isolado em 2012, causa doença grave em humanos, com mortalidade de cerca de 35% e > 2.500 casos relatados até o momento. O MERS-CoV é um vírus zoonótico (transmitido entre animais e pessoas). É provável que o vírus tenha surgido em morcegos no Oriente Médio, embora estudos tenham mostrado que os humanos são infectados por contato direto ou indireto com um hospedeiro intermediário – camelos infectados.

COVID-19 O SARS-CoV-2 surgiu em um surto em Wuhan, na China, o qual se espalhou pelo mundo todo causando uma pandemia grave. O SARS-CoV-2 é a causa de uma doença respiratória chamada Covid-19. O vírus é um membro da linhagem B do gênero *Betacoronavirus* que não apenas inclui os vírus altamente patogênicos SARS-CoV-1 (que causou uma epidemia menor em 2002-2003) e MERS-CoV (um vírus da linhagem C que causou pequenas epidemias em 2012, 2015 e 2018), mas também contém os vírus da linhagem A de resfriados comuns CoV-OC43 e CoV-HKU1. Estes são vírus de RNA, com senso positivo e sem envelope, codificados por um genoma de RNA viral que é bastante grande, um segmento de RNA linear único de quase 30 mil nucleotídeos que codifica quatro proteínas estruturais, designadas como proteína S (*spike*), E (envelope), M (membrana) e N (nucleocapsídeo), além de uma grande poliproteína que é clivada em 16 proteínas não estruturais nas células infectadas. A proteína S trimérica é preparada pela protease transmembrana serina 2 (TMPRSS2) para facilitar a entrada do SARS-CoV-2. A proteína S do SARS-CoV-2 é um tipo de máquina de fusão tipo 1 que também medeia a ligação utilizando um domínio de ligação do receptor (RBD, de *receptor binding domain*) que se liga ao receptor da enzima conversora da angiotensina 2 humana (hECA2).

EPIDEMIOLOGIA DA COVID-19 O vírus pode ter sido transmitido inicialmente por um reservatório de morcegos e foi primeiramente detectado no final de 2019 em Wuhan, na China; ele se espalhou rapidamente por transmissão entre seres humanos em todas as províncias da China e depois para o mundo todo. A Organização Mundial da Saúde (OMS) designou o SARS-CoV-2 como uma Emergência de Saúde Pública de Preocupação Internacional em 30 de janeiro de 2020, declarando o surto como pandemia em 11 de março de 2020. Em agosto de 2021, o vírus tinha causado > 200 milhões de casos confirmados e > 4,3 milhões de mortes no mundo todo. O número básico de reprodução (R_0) (o número esperado de casos gerados diretamente por um caso em uma população em que todos os indivíduos sejam suscetíveis à infecção) do SARS-CoV-2 foi estimado como entre 5 e 6, o que é substancialmente maior que aquele da influenza sazonal (geralmente 1-2). Ambientes densamente povoados, como prisões, navios de cruzeiros, casas de repouso, aviões e grandes eventos em ambientes fechados, facilitam a transmissão ainda mais eficiente. Acredita-se que a transmissão em ambientes externos seja muito menos comum. Os profissionais de saúde e aqueles que trabalham na odontologia têm alto potencial para exposição. Alguns indivíduos podem ter contribuído para eventos de transmissão extraordinariamente alta (os chamados "superdisseminadores"). A transmissão ocorre em ambientes escolares, embora as escolas não tenham sido consideradas como um fator primário de transmissão na população. Acredita-se que a disseminação do SARS-CoV-2 ocorra primariamente por gotículas respiratórias transmitidas entre pessoas próximas quando as gotículas fazem contato direto com as membranas mucosas. A transmissão aérea por partículas pequenas entre as pessoas também pode ocorrer, mas é improvável haver transmissão aérea em longas distâncias. A transmissão por fômites por meio de contato com superfícies contaminadas é considerada uma possibilidade, mas não um modo dominante de transmissão; assim, a lavagem das mãos em ambientes de exposição faz sentido. Foram empregados esforços de ampla escala para a descontaminação frequente de superfícies nos espaços públicos, mas o efeito dessa limpeza na redução da transmissão é incerto.

Em julho de 2020, uma variante mais infecciosa do vírus com uma variante do aminoácido G614 na proteína S substituiu a cepa original D614 como forma dominante na pandemia. Milhares de variantes virais foram relatadas com as sequências organizadas em uma estrutura de clados em constante evolução, incluindo cepas designadas como "Variantes de preocupação" com evidência de impacto de polimorfismos da proteína S sobre a sensibilidade dos testes diagnósticos, a efetividade de fármacos antivirais ou anticorpos terapêuticos e a eficácia preventiva das vacinas. Essas variantes surgiram de forma independente em diversas áreas geográficas e se espalharam amplamente. Algumas variantes podem exibir uma maior capacidade de transmissão entre as pessoas ou de causar doença e morte nos indivíduos infectados. A probabilidade de morte de uma pessoa infectada (a letalidade da infecção) varia muito conforme o local, dependendo de fatores como a idade e a estrutura da população, o número de casas de repouso e a mistura de casos entre pessoas infectadas e falecidas. A taxa de infecção, determinada por estudos de soroprevalência, é difícil de definir de forma confiável. A maioria das localizações parece ter uma taxa de letalidade por infecção em torno de 0,20%.

A idade avançada é o principal fator de risco para doença grave por Covid-19 (marcada pela necessidade de hospitalização, cuidados intensivos e ventilação mecânica). Mais de 95% das mortes por Covid-19 ocorreram em pessoas com mais de 45 anos, e > 80% das mortes ocorreram em pessoas com mais de 65 anos. As disparidades de saúde e sociais preexistentes colocam alguns grupos de pessoas em risco aumentado de doença ou morte por Covid-19, incluindo as pessoas com incapacidades e muitos grupos raciais/étnicos minoritários. O sexo masculino está associado a um maior risco de doença grave (razão de chances, ~1,8). A maioria das pessoas que morrem apresenta comorbidades preexistentes. O risco de doença grave por Covid-19 aumenta muito no caso de índice de massa corporal (IMC) elevado. O sobrepeso (IMC > 25 kg/m^2, mas < 30 kg/m^2), a obesidade (IMC ≥ 30 kg/m^2, mas < 40 kg/m^2) e a obesidade grave (IMC ≥ 40 kg/m^2) são fatores de risco para a gravidade progressiva da Covid-19. O transtorno por uso de substâncias como álcool, opioides ou cocaína e o tabagismo atual ou prévio também aumentam o risco. As gestantes têm mais chances de sofrer doença mais grave. A maioria das outras condições médicas aumenta o risco de doença grave, mas as condições que aumentam de maneira especial o risco são: (1) doenças pulmonares crônicas, incluindo DPOC, asma moderada a grave, fibrose cística e doença pulmonar intersticial com hipertensão pulmonar; (2) câncer ou tratamentos para o câncer, incluindo cânceres hematológicos, transplante de órgãos sólidos e transplante de células-tronco; (3) imunodeficiência, incluindo a imunodeficiência primária causada por defeitos genéticos hereditários ou a imunodeficiência secundária ou adquirida causada pelo uso prolongado de corticosteroides, outros fármacos imunossupressores ou infecção pelo HIV tipo 1 (HIV-1); (4) distúrbios da hemoglobina, incluindo talassemia ou anemia falciforme; (5) doença cerebrovascular, como o acidente vascular cerebral (AVC); (6) comprometimento cognitivo e outras condições neurológicas; (7) condições cardíacas, incluindo hipertensão arterial, insuficiência cardíaca, doença arterial coronariana e miocardiopatias; (8) apneia obstrutiva do sono; (9) doenças autoimunes ou inflamatórias crônicas e doenças reumáticas; (10) diabetes melito tipo 1 ou 2; (11) hepatopatia crônica, especialmente a cirrose; e (12) condições genéticas, especialmente a síndrome de Down. Uma síndrome inflamatória multissistêmica pediátrica (SIM-P) tem sido associada com a Covid-19, abrangendo febre persistente, envolvimento de múltiplos sistemas orgânicos (incluindo gastrintestinal, dermatológico, cardíaco, renal, hematológico e neurológico) e elevação de marcadores inflamatórios circulantes. Os indivíduos de maior risco para a SIM-P nos Estados Unidos são as crianças negras e latinas com idade de 3 a 12 anos. Uma síndrome semelhante pode ocorrer raramente em adultos (SIM-A).

MEDIDAS PREVENTIVAS PARA A COVID-19 No início da epidemia, os métodos de saúde pública preventivos foram principalmente limitados a intervenções não farmacêuticas, incluindo o distanciamento social (distanciar-se pelo menos 2 metros das outras pessoas em público para evitar infecções), isolamento social (evitar as outras pessoas quando houver infecção), quarentenas (permanecer em casa por 14 dias após uma possível exposição), limitação das viagens e trabalho remoto em domicílio. Quando há persistência de uma epidemia local, antes de entrar em ambientes de cuidados de saúde, os pacientes devem ser triados quanto a sinais ou sintomas clínicos comuns na Covid-19, especialmente febre, sintomas respiratórios (tosse, falta de ar, dor de garganta), mialgias e anosmia/hiposmia. O uso universal de máscaras deve ser exigido em ambientes de saúde durante as epidemias. Uma máscara cirúrgica deve ser universalmente usada por profissionais de saúde, pacientes e visitantes. Uma máscara do tipo respirador (proteção N95 ou maior) sem válvula expiratória é uma alternativa e deve ser usada por profissionais de saúde em lugar da máscara cirúrgica durante procedimentos que gerem aerossóis. Quando os pacientes não puderem usar máscaras, os óculos ou escudos faciais podem oferecer alguma proteção adicional para os profissionais de saúde. Em geral, nos ambientes públicos durante as epidemias, está indicado o uso de máscaras de tecido bem-adaptadas.

MANIFESTAÇÕES CLÍNICAS DA COVID-19 A evolução da doença varia muito, incluindo a infecção assintomática, a doença leve, a doença moderada e a doença grave que exige hospitalização, oxigenoterapia, cuidados intensivos e ventilação mecânica. Uma proporção substancial dos pacientes (possivelmente um terço daqueles infectados) é assintomática, mas esses indivíduos podem transmitir o vírus para as outras pessoas. A maioria das pessoas com infecção sintomática tem doença leve (sem pneumonia). A doença grave, geralmente exigindo hospitalização e envolvendo pneumonia e as manifestações associadas (dispneias, envolvimento radiológico de mais da metade do pulmão e/ou hipoxemia com saturação de oxigênio ≤ 94%), é comum. Pode ocorrer doença crítica com manifestações de insuficiência respiratória necessitando de ventilação mecânica, falência de múltiplos órgãos ou choque, e ela exige cuidados intensivos.

DIAGNÓSTICO DE COVID-19 O diagnóstico específico de infecção geralmente é feito com o uso de testes de amplificação de ácidos nucleicos nas secreções do trato respiratório. Os *swabs* nasofaríngeos são mais comumente usados, embora a testagem na saliva também tenha sido implementada, em especial nos esforços de rastreamento populacional em larga escala. Outros testes laboratoriais mais gerais durante a doença grave ou crítica revelam anormalidades disseminadas consistentes com doença sistêmica, incluindo linfopenia e trombocitopenia; elevação de marcadores inflamatórios, como interleucina-6 (IL-6), fator de necrose tumoral α, ferritina e proteína C-reativa; elevação de enzimas hepáticas e de desidrogenase láctica; elevação de marcadores de lesão renal aguda; elevação de D-dímeros e tempo de protrombina; e elevação de troponina e creatina-fosfocinase. Os testes realizados em nível de pesquisas mostram que os componentes benéficos da resposta imune adaptativa, incluindo anticorpos e células T, também aumentam durante as primeiras 1 a 2 semanas após a exposição. As radiografias de tórax podem exibir achados anormais como consolidação e opacidades em vidro fosco que têm distribuição bilateral, em especial nas regiões inferiores dos pulmões, mas também podem ser normais apesar do comprometimento respiratório. A tomografia computadorizada (TC) de tórax tem características (opacidades em vidro fosco com ou sem consolidações interpostas, espessamento pleural, espessamento de septos interlobares e broncogramas aéreos) que podem ser sistematicamente interpretadas como típicas, indeterminadas ou atípicas para Covid-19. A TC de tórax pode ser mais sensível que as radiografias, mas a TC deve ser usada principalmente para o manejo clínico da doença respiratória, e não como ferramenta diagnóstica primária para a Covid-19. A ultrassonografia pulmonar também tem sido usada para obter imagens pulmonares e detectar algumas anormalidades da Covid-19.

EVOLUÇÃO CLÍNICA DA COVID-19 O início da doença se manifesta geralmente 4 a 5 dias após a exposição e quase sempre dentro de 14 dias. Os sintomas incluem tosse, febre, mialgias, cefaleia, dispneia, dor de garganta e sintomas gastrintestinais como náuseas, vômitos e diarreia. O início súbito de disgeusia ou anosmia (perda de paladar e olfato) ocorre em um número substancial de casos, o que geralmente melhora em semanas ou meses. Ocorrem achados dermatológicos variados em pacientes com Covid-19 (ver Fig. A1-57 [A-C]). O declínio geral nas condições de saúde, incluindo o início ou piora da demência, pode ocorrer nas pessoas mais velhas, especialmente naquelas com comprometimento cognitivo. É comum haver consequências para a saúde mental com a doença aguda, as medidas de isolamento e os esquemas de manejo médico, incluindo a depressão e a ansiedade social.

COMPLICAÇÕES DA COVID-19 A infecção pode causar complicações graves. A principal complicação em pacientes com doença grave é a síndrome da angústia respiratória aguda que exige oxigenoterapia e ventilação mecânica. As complicações tromboembólicas são comuns na doença grave, ocorrendo principalmente como tromboembolismo venoso, incluindo a embolia pulmonar e a trombose venosa profunda. Foram relatados eventos causados por trombose arterial, incluindo AVC ou isquemia de membros. As complicações cardíacas se manifestam como insuficiência cardíaca, lesão miocárdica ou arritmias, além de síndromes cardiovasculares, especialmente o choque. Ocorre encefalopatia com frequência nos pacientes criticamente enfermos, e o *delirium* nos ambientes de terapia intensiva reduz a sobrevida global. Foram relatadas outras complicações neurológicas, incluindo convulsões, ataxia ou déficits motores e sensoriais. Aquelas pessoas com Covid-19 e marcadores laboratoriais de resposta inflamatória excessiva podem exibir um padrão de febre persistente e doença de múltiplos órgãos com alto risco de desfecho fatal. É provável que uma resposta pró-inflamatória excessiva do hospedeiro ao SARS-CoV-2 contribua diretamente para a patologia pulmonar e a gravidade da Covid-19. Foram relatadas manifestações geralmente mediadas por autoanticorpos. A doença costuma ser causada por patogênese viral direta nos tecidos ou pela resposta imune associada, mas ocorrem infecções bacterianas ou fúngicas secundárias, geralmente como bacteriemia ou infecção respiratória.

MANEJO DA COVID-19 O manejo clínico geral da Covid-19 se concentra na doença respiratória grave e nas manifestações sistêmicas da doença. Como a infecção bacteriana é uma complicação incomum da Covid-19, os antibióticos geralmente não estão indicados, mas, quando há dúvidas quanto ao diagnóstico, deve-se considerar o uso de esquemas antibióticos empíricos para pneumonia adquirida na comunidade ou associada a cuidados de saúde. As medidas sociais não farmacológicas para reduzir a transmissão do SARS-CoV-2 reduziram muito a incidência da infecção pelo vírus influenza, mas, nas comunidades onde a influenza está circulando, o tratamento antiviral empírico para influenza é recomendado para pacientes hospitalizados com Covid-19 suspeita ou documentada. Como há um risco substancial de complicações tromboembólicas, muitos especialistas recomendam a profilaxia farmacológica do tromboembolismo venoso para todos os pacientes hospitalizados com Covid-19. Os anti-inflamatórios não esteroides (AINEs) costumam ser usados como agentes antipiréticos, mas foram levantados questionamentos sobre uma possível associação entre o uso de AINEs e desfechos piores na Covid-19; quando possível, o agente antipirético preferido é o paracetamol. As pessoas imunossuprimidas estão sob alto risco de doença grave ou morte; assim, em cada caso, os profissionais devem decidir sobre a continuação dos agentes imunomoduladores, como os esteroides e outros fármacos imunossupressivos indicados para condições preexistentes antes do início da Covid-19. Em geral, os especialistas concordam que a melhor ação costuma ser a continuação de medicamentos preexistentes comuns, como ácido acetilsalicílico, estatinas e inibidores da enzima conversora de angiotensina ou bloqueadores dos receptores de angiotensina.

O tempo até a recuperação da Covid-19 é afetado pela gravidade da doença, as comorbidades prévias da pessoa e a idade. A infecção sintomática costuma ser uma síndrome aguda que melhora em 2 semanas em cerca de 80% das pessoas, especialmente após a doença leve a moderada. As pessoas com doença grave costumam necessitar de mais tempo para a recuperação, o que pode significar vários meses. Porém, um subgrupo de pessoas com infecção progride para um padrão de sintomas recorrentes ou persistentes, mais comumente incluindo fadiga, déficits cognitivos, tosse, dispneia ou dor torácica. Aqueles com lesão aguda grave pulmonar ou cardíaca podem apresentar comprometimento respiratório ou cardíaco persistente. É comum haver consequências adversas para a saúde mental em longo prazo, e as medidas de saúde pública usadas no manejo da pandemia também levaram ao isolamento social com consequências adversas para a saúde mental.

VISÃO GERAL DA ABORDAGEM AOS TRATAMENTOS ESPECÍFICOS PARA COVID-19 A abordagem aos tratamentos específicos da Covid-19 com níveis variados de gravidade está sendo estudada em 2021 em milhares de ensaios clínicos; os resumos dos ensaios clínicos internacionais registrados estão disponíveis nos *sites clinicaltrials.gov* e da OMS. A disponibilidade de participação em ensaios clínicos varia conforme o local, e a disponibilidade local de medicamentos e outras intervenções pode afetar as possibilidades terapêuticas. Ainda não foram estabelecidos os esquemas médicos padronizados que são ideais para as pessoas com doença de gravidade variada. Neste momento, apenas os princípios gerais do tratamento podem ser definidos de maneira confiável. Os grupos de medicamentos mais explorados até o momento com base nos mecanismos de ação são os antivirais e os imunomoduladores. Os antivirais (incluindo inibidores de pequenas moléculas e anticorpos monoclonais) têm o maior potencial para alterar a evolução clínica no início da infecção, pois podem reduzir o pico de títulos virais, um parâmetro provavelmente relacionado com a gravidade da doença. Mais tardiamente na evolução da doença, os medicamentos anti-inflamatórios podem ser mais benéficos, pois a patogênese da doença é cada vez mais influenciada pela inflamação tecidual e pelas respostas inflamatórias sistêmicas do que pelo efeito citopático viral direto.

Recomendamos consultar as recomendações atualizadas de grupos autorizados a fornecer diretrizes de especialistas e governos, incluindo as diretrizes para tratamento da Covid-19 do National Institutes of Health nos Estados Unidos (*https://www.covid19treatmentguidelines.nih.gov*), o National Health Service no Reino Unido (*https://www.england.nhs.uk/coronavirus/*) e a Infectious Diseases Society of America (*https://www.idsociety.org/practice-guideline/covid-19-guideline-treatment-and-management/*). Muitas dessas diretrizes, mas não todas, são harmonizadas. As maiores evidências para benefício clínico ou de mortalidade em ensaios clínicos até o momento sustentam o uso do glicocorticoide anti-inflamatório dexametasona, o antiviral de molécula pequena rendesivir (com ou sem o inibidor da Janus-cinase 1 e 2 baricitinibe), o tocilizumabe (um anticorpo monoclonal contra o receptor de IL-6) e os anticorpos monoclonais humanos específicos para o SARS-CoV-2. Em um ensaio clínico de fase 3, o molnupiravir, um análogo ribonucleosídeo oral que inibe a replicação do SARS-CoV-2, reduziu em cerca de 50% o risco de hospitalização ou morte nos pacientes com Covid-19 leve a moderada. O AT-527 – um profármaco nucleotídeo oral – reduziu as cargas virais de SARS-CoV-2 em um ensaio clínico de fase 2 em pacientes hospitalizados com Covid-19. A autoridade da autorização de uso emergencial permite que a Food and Drug Administration (FDA) dos Estados Unidos facilite a disponibilidade e o uso de contramedidas médicas antes da aprovação completa quando o secretário do Department of Health and Human Services declara que uma autorização de uso emergencial é apropriada para uma emergência de saúde pública (*https://www.fda.gov/*

emergency-preparedness-and-response/mcm-legal-regulatory-and-policy-framework/emergency-use-authorization#infoMedDev). Em maio de 2021, apenas os seguintes fármacos e produtos biológicos terapêuticos obtiveram autorização de uso emergencial persistente para o tratamento de Covid-19: (1) rendesivir para determinados pacientes hospitalizados por Covid-19; (2) uma combinação de rendesivir mais baricitinibe; (3) dois diferentes coquetéis de anticorpos monoclonais específicos contra a proteína *spike* do SARS-CoV-2 com banlanivimabe mais etesevimabe ou REGEN-COV (casirivimabe mais indevimabe); e (4) plasma convalescente para Covid-19 (contendo anticorpos policlonais contra o SARS-CoV-2). Três vacinas obtiveram autorização de uso emergencial para a prevenção de Covid-19: (1) a vacina de mRNA em duas doses da Pfizer-BioNTech; (2) a vacina de mRNA de duas doses da Moderna; e (3) a vacina baseada em adenovírus de dose única da Janssen.

As pessoas infectadas, mas que apresentam doença leve, podem ser tratadas apenas com medidas de suporte. Os pacientes ambulatoriais com determinados fatores de risco podem ser elegíveis para a terapia com anticorpos monoclonais ou plasma convalescente após a exposição (profilaxia pós-exposição) ou durante a infecção leve inicial (tratamento). As pessoas com doença respiratória grave (marcada por hipoxia [saturação de oxigênio ≤ 94% em ar ambiente]) recebem oxigenoterapia ou, quando ocorre insuficiência respiratória, intubação traqueal e ventilação mecânica.

FÁRMACOS ANTIVIRAIS DE PEQUENAS MOLÉCULAS O rendesivir (GS-5734, um novo análogo nucleosídeo) é um inibidor enzimático que, antes da pandemia, já exibia atividade inibitória *in vitro* conhecida contra as RNA-polimerases dependentes de RNA dos coronavírus SARS-CoV-1 e MERS-CoV. Assim, o rendesivir foi identificado logo após o surto como um candidato terapêutico promissor devido à sua atividade *in vitro* contra o SARS-CoV-2. O fármaco intravenoso está atualmente aprovado para crianças ≥ 12 anos e adultos hospitalizados com Covid-19 de qualquer nível de gravidade. A eficácia é difícil de avaliar por causa das muitas covariáveis nos ensaios clínicos, incluindo diferenças na gravidade da doença, terapias concomitantes, comorbidades e outros fatores. Sua eficácia pode ser maior nas pessoas com doença leve a moderada, como os casos que necessitam de oxigênio em baixo fluxo. Porém, um estudo de coorte com 2.344 veteranos dos Estados Unidos hospitalizados com Covid-19 mostrou que a terapia com rendesivir não estava associada com melhora na sobrevida em 30 dias, mas estava associada com aumento significativo no tempo médio até a alta hospitalar. A FDA publicou uma autorização de uso emergencial para o inibidor da Janus-cinase baricitinibe ser usado apenas em combinação com o rendesivir nos pacientes com Covid-19 que necessitam de oxigênio ou ventilação mecânica. Os inibidores da Janus-cinase, como o baricitinibe, são geralmente usados para tratamento de artrite reumatoide devido aos seus conhecidos efeitos imunomoduladores, os quais provavelmente também melhoram a inflamação durante a Covid-19, mas o baricitinibe também pode mediar alguns efeitos antivirais diretos ao interferir na entrada do vírus nas células.

GLICOCORTICOIDES O tratamento sistêmico com glicocorticoides, incluindo a dexametasona, a prednisona, a metilprednisolona e a hidrocortisona, reduz a inflamação durante a Covid-19, podendo trazer benefício clínico, em especial na redução da mortalidade ou da necessidade de ventilação mecânica; a dexametasona tem a maior parte dos dados sustentando benefício na Covid-19. Os pacientes tratados com altas doses de glicocorticoides devem ser monitorados quanto a efeitos adversos comuns, especialmente a hiperglicemia e o risco aumentado de coinfecção.

OUTROS IMUNOMODULADORES Além dos glicocorticoides sistêmicos, outros imunomoduladores foram estudados e podem ser benéficos em determinadas circunstâncias. Estudos cuidadosos de marcadores laboratoriais de inflamação mostraram que a elevação dos níveis sanguíneos de D-dímeros, ferritina, proteína C-reativa e interleucina (IL)-6 está associada à Covid-19 grave. A aprovação prévia de duas classes de inibidores da IL-6 aprovadas pela FDA (anticorpos monoclonais que se ligam à própria citocina IL-6 [siltuximabe] ou ao receptor de IL-6 [sarilumabe ou tocilizumabe]) permitiu a rápida avaliação da hipótese de que a redução dos efeitos da IL-6 pudesse ser benéfica em pacientes com Covid-19 grave. Os dados mais robustos sobre a eficácia são do tocilizumabe, e muitos especialistas sugerem a adição de tocilizumabe à terapia com dexametasona em pacientes com Covid-19 grave ou progressiva. O uso de muitos outros tipos de imunomoduladores, incluindo os inibidores da via da bradicinina, os fatores estimulantes de colônias hematopoiéticas, os inibidores do complemento e outros inibidores de citocinas ou cinases, foi relatado em casos isolados ou séries de casos, mas não há evidências suficientes para apoiar seu uso fora do ambiente de ensaios clínicos. As interferonas (IFNs) são uma família de mediadores de citocinas que alertam ou ativam o sistema imune para infecções virais, e a IFN-β tem efeitos antivirais *in vitro* contra muitos vírus, incluindo o SARS-CoV-2. A IFN-β intravenosa (IV), subcutânea (SC) ou inalatória está sendo testada, mas, até o momento, não há evidências suficientes para apoiar o seu uso.

TERAPIAS BASEADAS EM ANTICORPOS A imunização passiva com anticorpos contra o SARS-CoV-2 a fim de obter imunidade antiviral ou efeito terapêutico tem sido testada com o uso de anticorpos monoclonais (mAbs, de *monoclonal antibodies*) humanos ou plasma convalescente. Os mAbs humanos são proteínas recombinantes feitas em laboratório com base nos genes que codificam um anticorpo geralmente obtido de uma única célula B e específico para o SARS-CoV-2 e isolado do sangue periférico ou de pessoa em convalescença. Três produtos de mAbs obtiveram autorização de uso emergencial para uso em pacientes ambulatoriais com infecção por SARS-CoV-2 leve a moderada confirmada por laboratório e que estejam em alto risco de progressão para doença grave e/ou hospitalização. O coquetel banlanivimabe mais etesevimabe (autorização de uso emergencial atualmente revogada) e o coquetel casirivimabe mais indevimabe contêm, cada um deles, dois anticorpos que se ligam a diferentes epítopos no RBD da proteína *spike* do SARS-CoV-2 que medeia a ligação e a fusão do vírus com as células. O sotrovimabe é um mAb único que tem ação semelhante. Estudos de vigilância continuados sobre as variantes de SARS-CoV-2 circulantes identificaram variantes que exibem suscetibilidade reduzida aos mAbs individuais. Assim, é preferida uma abordagem com coquetéis para a prevenção ou tratamento da Covid-19, havendo necessidade de vigilância continuada para determinar o surgimento de quaisquer variantes que escapem de ambos os anticorpos nesse tipo de coquetel. O plasma convalescente (plasma retirado de pessoas que se recuperaram da Covid-19) contém anticorpos policlonais contra o SARS-CoV-2, e, teoricamente, essa característica poderia evitar o escape de variantes das especificidades limitadas nos coquetéis com dois mAbs. Porém, os títulos compostos gerais típicos de anticorpos neutralizantes contra o SARS-CoV-2 no plasma convalescente após uma única infecção primária são moderadamente baixos, limitando sua eficácia e reprodutibilidade. Em agosto de 2020, a FDA emitiu uma autorização de uso emergencial para o plasma convalescente no tratamento de pacientes hospitalizados com Covid-19 independentemente dos títulos de anticorpos contra o SARS-CoV-2. Em fevereiro de 2021, a FDA revisou a autorização de uso emergencial do plasma convalescente a fim de limitar a autorização para unidades selecionadas com altos títulos de plasma convalescente contra Covid-19 e apenas para o tratamento de pacientes hospitalizados com Covid-19 precocemente na evolução da doença ou em pacientes hospitalizados com comprometimento da imunidade humoral.

TRATAMENTO DE COMPLICAÇÕES A superinfecção bacteriana provavelmente ocorre na Covid-19, mas a incidência é incerta. Os dados são insuficientes para recomendar a terapia antimicrobiana empírica de amplo espectro na ausência de outra indicação, embora alguns especialistas rotineiramente administrem antibióticos de amplo espectro como terapia empírica para a pneumonia bacteriana em todos os pacientes com Covid-19 e hipoxemia moderada a grave. Idealmente, os profissionais que iniciam a terapia empírica devem tentar descalonar ou suspender os antibióticos se não houver evidência continuada de infecção bacteriana. Muitas outras complicações da Covid-19 ocorrem, incluindo síndrome da angústia respiratória aguda, lesão cardíaca aguda, arritmias, eventos tromboembólicos, lesão renal aguda e choque. O manejo dessas complicações mais generalizadas é discutido em outros locais. Várias autorizações de uso emergencial foram publicadas para o manejo clínico das complicações durante a Covid-19, incluindo as soluções de substituição para a terapia de substituição renal contínua e os fármacos para sedação por infusão contínua na terapia intensiva. A anticoagulação em casos de eventos tromboembólicos associados à Covid-19 é uma situação especialmente complexa e exige a consultoria com especialistas.

Herpesviridae Vários herpes-vírus causam infecções do trato respiratório superior, especialmente da cavidade oral. A faringite por herpes simples está associada com achados clínicos característicos, como estomatite ulcerativa aguda e faringite ulcerativa. Os HSVs tipos 1 e 2 – também chamados herpes-vírus humanos (HHVs) 1 e 2, respectivamente – causam lesões orais **(Cap. 192)**, embora > 90% das infecções orais sejam causadas por HSV-1.

A doença oral primária pode ser grave, especialmente em crianças pequenas, as quais algumas vezes são hospitalizadas para reidratação por baixa ingesta oral. Uma proporção significativa de pessoas sofre recorrências de doença sintomática consistindo em vesículas labiais. A síndrome de mononucleose infecciosa pelo vírus Epstein-Barr (EBV) (Cap. 194) costuma ser marcada por faringite exsudativa aguda ou subaguda; em alguns casos, o edema tonsilar na faringite por EBV pode ser tão intenso que a oclusão da via aérea parece iminente. A maioria dos vírus na família *Herpesviridae* – incluindo CMV (Cap. 195); EBV; vírus varicela-zóster (VZV; Cap. 193); e HHV-6, 7 e 8 (Cap. 195) – pode causar doença grave em pacientes imunocomprometidos, especialmente receptores de transplante de células hematopoiéticas.

***Parvoviridae*: bocavírus humano** O bocavírus humano (HBoV) foi identificado em 2005 em amostras respiratórias de crianças com doença do trato respiratório inferior. As análises sequenciais do genoma revelaram que o vírus é membro do gênero *Bocavirus* (subfamília *Parvovirinae*, família *Parvoviridae*). Esse vírus foi identificado como o único agente em um número limitado de amostras respiratórias de pessoas com doença do trato respiratório, especialmente em crianças pequenas hospitalizadas, mas o vírus também é comumente encontrado por testes de RT-PCR de amostras respiratórias de pessoas saudáveis.

***Retroviridae*: HIV** Ocorre faringite com a infecção primária por HIV, e ela pode estar associada a erosões mucosas e linfadenopatia (Cap. 202).

***Papovaviridae*: poliomavírus** Os poliomavírus são pequenos vírus icosaédricos, não envelopados, com genoma de DNA e fita dupla que podem ser oncogênicos. Sabe-se que dois principais poliomavírus, os vírus JC e BK, infectam seres humanos. Entre adultos nos Estados Unidos, ≥ 80% são soropositivos para esses vírus. O vírus JC pode infectar o sistema respiratório, os rins ou o cérebro. A infecção pelo vírus BK causa uma infecção respiratória leve ou pneumonia, podendo envolver os rins de receptores de transplantes imunossuprimidos.

EPIDEMIOLOGIA

IDADE

A idade (junto com o fator associado da história de exposição prévia) é um importante determinante de risco para doença sintomática durante a infecção por vírus respiratórios. A infecção primária com a maioria dos vírus respiratórios agudos costuma ser mais grave que a infecção secundária. De fato, a reinfecção com a maioria desses vírus ocorre ao longo da vida, mas a infecção primária está muito mais provavelmente associada com doença grave do trato respiratório inferior, enquanto a infecção secundária normalmente é assintomática ou está associada apenas com sintomas do trato respiratório superior. Como essas infecções são onipresentes, a maioria das infecções primárias (e, assim, muitos dos casos graves) ocorre durante os primeiros anos de vida. Mais tarde, a exposição a crianças pequenas (em populações como pais de crianças pequenas e funcionários de creches) é um fator de risco para a reinfecção frequente. Apesar de exposições durante toda a vida, o risco de doença grave aumenta com a idade nos idosos, provavelmente devido à senescência imunológica e ao declínio clínico geral.

ESTAÇÃO

As infecções com a maioria dos vírus respiratórios convencionais (p. ex., influenza, VSR e hMPV) ocorrem no inverno. Geralmente, há um vírus dominante circulando em uma comunidade local a qualquer momento, um padrão que sugere alguma interferência em nível populacional com a transmissão. Porém, os surtos podem ser próximos e pode ocorrer cocirculação de diferentes vírus ou de cepas antigenicamente diversas de um vírus. Nos Estados Unidos, algumas diferenças regionais na sazonalidade foram observadas; por exemplo, o VSR geralmente aparece antes na Flórida e outros estados do sul desse País. Evidentemente, as estações são invertidas nos hemisférios norte e sul, de modo que epidemias de inverno ocorrem mais ou menos entre novembro e março nos Estados Unidos, mas entre abril e agosto no Brasil; assim, as epidemias de "inverno" estão quase sempre ocorrendo em algum lugar do mundo. As variações sazonais diferem nos trópicos, onde as infecções respiratórias virais agudas são mais comuns nas estações chuvosas.

FATORES DE RISCO PARA DOENÇA

A infecção com esses vírus é quase universal, mas a expressão da doença varia entre as pessoas infectadas com vírus idênticos. Dessa forma, os pesquisadores tentaram identificar fatores de risco para a doença grave. A maioria dos fatores de risco únicos identificados tem efeito moderado na incidência de doença grave, mas um acúmulo de fatores está associado com alto risco. A doença pulmonar subjacente é um importante fator de risco, especialmente nas doenças associadas com a necessidade de suplementação crônica de oxigênio. A DPOC é um dos fatores de risco mais importantes. Outras condições clínicas subjacentes graves, especialmente doença cardiovascular, também aumentam o risco. Tabagismo (ou exposição à fumaça de lenha), baixo estado socioeconômico e sexo masculino contribuem para um aumento pequeno no risco de doença do trato respiratório inferior. A obesidade causa um estado crônico com características de inflamação que estão associadas a comprometimento da imunidade, resposta reduzida à vacinação e maior suscetibilidade a doença grave. A exposição próxima a pessoas infectadas é um fator importante. Por exemplo, a convivência em locais fechados (p. ex., abrigo para recrutas militares, dormitórios universitários ou casas de repouso) coloca grupos de pessoas em risco para surtos rápidos. Uma falha nos procedimentos de isolamento e lavagem de mãos pode levar a ciclos de transmissão nosocomial da infecção em enfermarias hospitalares e unidades de terapia intensiva. Nas avaliações de doença grave do trato respiratório inferior, uma história de viagem a uma área com agentes incomuns deve ser cuidadosamente considerada (p. ex., exposição a surtos de influenza aviária na Ásia, exposição ao MERS-CoV no Oriente Médio). Em 2020 e 2021, a dominância do surto de SARS-CoV-2 e as medidas de saúde associadas empregadas reduziram a incidência dos vírus respiratórios convencionais.

TRANSMISSÃO

A maioria dos vírus respiratórios é transmitida por dois modos principais: fômites ou aerossóis de partículas grandes de gotículas respiratórias disseminadas diretamente entre pessoas por tosse ou espirro. A transmissão por fômites ocorre indiretamente quando gotículas respiratórias infectadas são depositadas nas mãos ou em objetos inanimados e superfícies, com a subsequente transferência de secreções para o nariz ou conjuntiva de uma pessoa suscetível. A maioria dos vírus respiratórios não se dissemina por aerossóis de partículas pequenas pelos ambientes ou corredores, embora o vírus do sarampo e o VZV se espalhem dessa maneira. Assim, precauções de contato e respiratórias são suficientes para prevenir a transmissão na maioria das situações; a lavagem de mãos é especialmente importante em ambientes de cuidados de saúde durante o inverno. Estudos intensivos da pandemia de SARS-CoV-2 estão em andamento (ver seções anteriores sobre Covid-19), mas muitos especialistas concordam que a exposição a gotículas respiratórias de partículas grandes provavelmente seja uma das principais formas de disseminação do SARS-CoV-2.

ABORDAGEM AO PACIENTE

Infecções respiratórias virais comuns

As principais intervenções que fazem diferença no cuidado de pacientes com infecções respiratórias virais agudas são aquelas de suporte, e esses fatores devem ser manejados com cuidado. A hipoxia é manejada com oxigênio suplementar e a insuficiência respiratória, com ventilação mecânica. Como a taquipneia e a febre que costumam acompanhar a pneumonia e a sibilância frequentemente resultam em desidratação, é importante o manejo de líquidos. O médico astuto pode reduzir as possibilidades diagnósticas com base no conhecimento de epidemiologia; na informação sobre os vírus que circulam na comunidade (amplamente disponível nos laboratórios locais de referência, departamentos de saúde locais e estaduais e no Centers for Disease Control and Prevention [CDC; nos Estados Unidos]); e na história de exposição do paciente, sua idade e estado imunológico, incluindo o estado vacinal. O uso adequado de testes diagnósticos rápidos é importante. Quando são aplicados testes diagnósticos apenas a amostras de pessoas com alto risco de exposição a um agente infeccioso na estação adequada, o valor preditivo positivo do teste aumenta. Uma decisão clínica importante é sobre usar ou não um agente específico antibacteriano ou antiviral para tratar uma infecção respiratória. Os antibióticos não melhoram os desfechos de infecções respiratórias virais não complicadas em pessoas saudáveis em outros aspectos. Algumas infecções virais, especialmente influenza, podem ser complicadas por infecção bacteriana secundária. Há poucos fármacos antivirais aprovados, os quais devem ser usados quando se determina uma etiologia viral específica. O tratamento antiviral costuma ser efetivo apenas quando administrado precocemente na evolução da doença.

MANIFESTAÇÕES CLÍNICAS

O resfriado comum se caracteriza por congestão nasal, espirros, rinorreia, tosse e dor de garganta. A laringite é acompanhada por rouquidão ou disfonia. A bronquite aguda se caracteriza por tosse seca ou produtiva de < 3 semanas de duração (mais prevalente no inverno) na ausência de sinais e sintomas de pneumonia e de evidências de pneumonia na radiografia de tórax, sendo causada primariamente por vírus. As bactérias são mais importantes na bronquite crônica. A bronquiolite é uma doença aguda com sibilância e evidência de infecção do trato respiratório superior, primariamente no inverno em lactentes e crianças pequenas. As manifestações clínicas típicas da pneumonia aguda incluem tosse, produção de escarro, dispneia e dor torácica. Sinais e sintomas mais sistêmicos também ocorrem na pneumonia, incluindo febre, fadiga, sudorese, cefaleia, mialgias e, algumas vezes, náuseas, dor abdominal e diarreia.

DIAGNÓSTICO

O diagnóstico clínico de uma síndrome respiratória e a localização anatômica da lesão se baseiam na história, nos exames físicos e na radiografia. Uma etiologia viral específica pode ser determinada por exames específicos. O padrão-ouro para diagnóstico de uma infecção respiratória viral é o isolamento do vírus, realizado por inoculação de culturas celulares com secreções frescas e pelo uso de múltiplos tipos de células em um laboratório de referência com profissionais experientes. A detecção de anticorpos fluorescentes diretos ou indiretos pode ser usada para visualizar as células infectadas por vírus nas secreções nasais. Os testes diagnósticos rápidos baseados em antígenos são usados para a detecção do vírus influenza ou de proteínas do VSR em secreções nasofaríngeas. Os testes mais sensíveis são habitualmente os exames moleculares de RT-PCR que amplificam e detectam a presença de RNA ou DNA do genoma viral em secreções respiratórias. Estão disponíveis painéis múltiplos que analisam uma amostra para dezenas de vírus respiratórios ou para os mais comuns. Esses testes devem ser usados e interpretados cuidadosamente devido à sua extrema sensibilidade. Se não houver cuidado, é relativamente fácil contaminar um teste de PCR no laboratório com pequenas quantidades de DNA de uma reação prévia. Além disso, como o genoma viral pode algumas vezes persistir nas secreções nasais semanas após a melhora da infecção, um teste positivo pode indicar uma infecção recentemente resolvida em vez de uma aguda atual. Apesar dessas limitações, os testes de PCR geralmente são considerados os testes mais sensíveis e específicos disponíveis. As radiografias de tórax devem ser obtidas em todos os pacientes com suspeita de pneumonia.

TRATAMENTO

Infecções respiratórias virais comuns

INFLUENZA (VER TAMBÉM CAP. 200)

Há vários fármacos aprovados nos Estados Unidos para o tratamento ou profilaxia de influenza. Os inibidores da neuraminidase agem nos vírus influenza A e B, servindo como análogos do estado de transição da neuraminidase viral que é necessária para a liberação de vírions recém-brotados da superfície das células infectadas. A superfície celular é coberta intensamente pelo receptor viral ácido siálico. O oseltamivir é administrado oralmente e é efetivo para a prevenção ou tratamento de influenza não complicada em adultos saudáveis em outros aspectos. Estudos observacionais indicam que o oseltamivir também pode ser benéfico durante a doença grave. O fármaco é geralmente bem tolerado, com toxicidade primariamente gastrintestinal. O zanamivir, um pó que é administrado por inalação oral, exibe efetividade semelhante ao oseltamivir. Além disso, o zanamivir é ativo contra alguns vírus influenza resistentes ao oseltamivir. A inalação do pó de zanamivir pode causar broncospasmo em pacientes com DPOC ou asma. O peramivir é um inibidor da neuraminidase que age como um inibidor análogo do estado de transição da enzima neuraminidase do vírus influenza, que é administrado por via IV como uma dose única de 600 mg. Ele é eficaz para influenza aguda não complicada, tendo sido aprovado pela FDA em 2014 para tratamento de pessoas que não conseguem usar os medicamentos orais ou inalatórios. O laninamivir foi aprovado no Japão para profilaxia (2013) ou tratamento (2010) de influenza; ele está sob investigação nos Estados Unidos. Ele é um conjugado polimérico do zanamivir que é administrado por inalação oral, exibindo maior potência e maior tempo de retenção que o zanamivir convencional. O baloxavir marboxila é uma nova classe de fármacos para influenza. Trata-se de um profármaco cujo metabolismo libera o agente ativo baloxavir ácido que inibe a atividade da endonuclease dependente de *cap* do vírus influenza nas células infectadas. Essa atividade é usada pelo vírus para um processo em que os primeiros 10 a 20 resíduos de um RNA da célula hospedeira são removidos e usados como 5' *cap* e iniciador (*primer*) da síntese do mRNA de influenza (um processo às vezes chamado de "*cap snatching*"). O baloxavir marboxila foi aprovado pela FDA em 2018 para tratamento da influenza aguda não complicada dentro de 2 dias com início da doença em pessoas saudáveis sob outros aspectos com 12 anos ou mais ou naquelas com alto risco para desenvolver complicações relacionadas à influenza. Em 2020, a FDA aprovou uma indicação atualizada que incluía a prevenção de influenza pós-exposição em pessoas com ≥ 12 anos de idade após contato com uma pessoa infectada. As adamantanas amantadina e rimantadina eram usadas no passado para tratamento de infecção por influenza A. Esses fármacos interferem na atividade do canal de íons causada pela proteína M2 dos vírus influenza A, a qual é necessária para a liberação das partículas virais após a endocitose. Ocorre resistência disseminada em muitos vírus influenza A atualmente circulantes; assim, as adamantanas não devem ser usadas a menos que a sensibilidade do isolado seja demonstrada, e, na maioria das estações de influenza, o CDC não aconselha o seu uso. Quando são usadas, elas são administradas oralmente e demonstram eficácia contra a influenza A não complicada causada por cepas suscetíveis. A eficácia desses fármacos na doença grave ainda não foi estabelecida. A toxicidade da amantadina geralmente se manifesta como intolerância gastrintestinal. A toxicidade pela amantadina está primariamente associada com sintomas do sistema nervoso central.

INFECÇÃO POR VSR

A ribavirina é um profármaco nucleosídeo antimetabólito cuja ativação por cinases celulares resulta na forma 5'-trifosfato nucleotídeo, que inibe a replicação do RNA. O fármaco foi aprovado em uma fórmula aerossol nos Estados Unidos em 1986 para tratamento de crianças com infecção grave do trato respiratório inferior induzida por VSR. A eficácia da terapia com ribavirina em aerossol ainda é incerta apesar de vários estudos. A maioria dos centros a usa com pouca frequência ou nunca em lactentes saudáveis em outros aspectos com doença grave por VSR. A ribavirina IV tem sido usada para infecções por adenovírus, hantavírus, sarampo, PIV e influenza, embora um bom perfil de risco/benefício não tenha sido claramente estabelecido para qualquer desses usos.

OUTROS ALVOS VIRAIS

O pleconaril, um fármaco oral com boa biodisponibilidade para tratamento de infecções causadas por picornavírus, foi testado para tratamento de infecção por rinovírus. Esse fármaco age ligando-se a uma bolsa hidrofóbica na proteína VP1 e estabilizando o capsídeo proteico, impedindo a liberação do RNA viral para dentro da célula. O pleconaril reduz as secreções mucosas e outros sintomas e está sendo estudado para essa indicação. Aciclovir e compostos relacionados são fármacos antivirais análogos da guanina usados no tratamento de infecções por herpes-vírus. A estomatite por HSV em pacientes imunocomprometidos é tratada com fanciclovir ou valaciclovir, e os pacientes imunocompetentes com doença oral grave que comprometa a ingesta oral são algumas vezes tratados com esses agentes. Esses compostos também têm sido usados profilaticamente para evitar a recorrência de surtos, obtendo resultados variados. O aciclovir IV é efetivo contra pneumonia por HSV ou VZV em pacientes imunocomprometidos. O ganciclovir, administrado junto com imunoglobulina humana, pode reduzir as taxas de mortalidade associadas com a pneumonia por CMV em receptores de células-tronco hematopoiéticas, tendo sido usado como monoterapia em outros grupos de pacientes. O cidofovir é um análogo de nucleotídeos com atividade contra muitos vírus, incluindo os adenovírus. O cidofovir IV tem sido efetivo no manejo de infecção adenoviral grave em pacientes imunocomprometidos, mas pode causar nefrotoxicidade grave.

COMPLICAÇÕES: COINFECÇÕES

As coinfecções com dois ou mais vírus podem ocorrer devido à sobreposição na estação de inverno desses vírus em regiões temperadas. Em geral, em estudos cuidadosos usando técnicas de cultura celular para isolamento viral, dois ou mais vírus foram isolados de secreções respiratórias de adultos saudáveis em outros aspectos com doença respiratória aguda em cerca de 5 a 10% dos casos. Há poucas evidências de que ocorra doença mais grave durante coinfecções. Espera-se que a incidência de resultados positivos em dois testes diagnósticos moleculares (geralmente RT-PCR para esses vírus de RNA) seja maior que a da cultura, pois, conforme citado anteriormente, os testes moleculares podem permanecer positivos por longos períodos após a eliminação do vírus infeccioso.

PREVENÇÃO

VACINAS

Várias vacinas contra influenza foram aprovadas. Nos Estados Unidos, estão disponíveis vacinas intramusculares inativadas trivalentes e quadrivalentes (cobrindo H3N2, H1N1 e um ou dois antígenos B) e uma vacina trivalente viva atenuada para administração intranasal (embora componentes da vacina viva atenuada apresentassem efetividade de apenas cerca de 3% durante as estações 2013-2016 e a vacina não estivesse disponível nas estações 2016-2018). As vacinas são efetivas quando as cepas da vacina escolhidas para a inclusão estão altamente relacionadas antigenicamente com a cepa epidêmica, mas desencontros antigênicos ocasionais causam eficácia insignificante de um componente da vacina. A variação antigênica menor (*drift*) causada por mutações pontuais nas moléculas de hemaglutinina (H) e neuraminidase (N) leva à divergência antigênica, necessitando da produção de novas vacinas a cada ano. O genoma segmentado de influenza permite o rearranjo de dois vírus durante a coinfecção de uma pessoa ou animal; algumas vezes, a consequência é uma variação antigênica maior (*shift*), resultando em uma pandemia. Em média, as pandemias ocorrem a cada 20 a 30 anos. Há preocupação atual com o potencial para uma pandemia de H5N1 ou H7N9, e vacinas experimentais estão sendo testadas para esses vírus.

Foram desenvolvidas vacinas para o adenovírus de sorotipo 4 e 7, sendo aprovadas para a prevenção de doença respiratória epidêmica entre recrutas militares. Essencialmente, essas vacinas consistem em vírus não modificados administrados por via entérica em cápsulas em vez da via aérea – a via natural da infecção que leva à doença. A inoculação por via alterada resultava em infecção assintomática imunizante. A maioria dos recrutas militares dos Estados Unidos é vacinada contra adenovírus, e as epidemias da doença recorrem na ausência de vacinação.

Candidatos a vacinas de vírus vivo atenuado e subunidades contra o VSR estão sendo desenvolvidos e testados em estudos clínicos. Vacinas de subunidades de VSR estão sendo testadas para a imunização materna e para idosos. Não há vacina aprovada contra o rinovírus; como há pouca ou nenhuma reação cruzada entre os sorotipos, será difícil desenvolver uma vacina com cobertura de > 100 sorotipos. Os esforços para o desenvolvimento de vacinas contra coronavírus sazonais estão no estágio pré-clínico.

PROTEÇÃO PASSIVA COM IMUNOTERAPIA

O palivizumabe, um anticorpo monoclonal murino humanizado contra a proteína F do VSR, está aprovado para a prevenção de hospitalização por VSR em lactentes de alto risco, sendo efetivo em metade ou mais dos casos. Foi relatado o tratamento experimental de pessoas imunocompetentes e imunocomprometidas infectadas por VSR, mas a eficácia dessa abordagem não foi estabelecida. Anticorpos de última geração com maior potência e meia-vida estendida de cerca de 90 dias estão sendo testados. Em 2019, a FDA concedeu a designação de Breakthrough Therapy para um possível anticorpo monoclonal de última geração (MEDI8897). Essa designação se baseia em uma análise primária favorável do ensaio clínico de fase 2B que demonstrou a segurança e eficácia desse anticorpo monoclonal humano neutralizante contra VSR.

PROCEDIMENTOS DE ISOLAMENTO, EQUIPAMENTO DE PROTEÇÃO PESSOAL E LAVAGEM DE MÃOS

A maioria dos vírus respiratórios se dissemina por contato direto – isto é, contato entre superfícies corporais e transferência física de microrganismos entre uma pessoa suscetível e uma pessoa infectada. A má-higiene das mãos é provavelmente a causa mais comum de transmissão de vírus por contato, o que ocorre em famílias, escolas e locais de trabalho. A transmissão entre profissionais de saúde e pacientes também ocorre quando a adesão à lavagem de mãos é baixa. Os fômites (objetos ou substâncias capazes de transportar microrganismos infecciosos), incluindo instrumentos, estetoscópios e outros objetos em ambientes médicos, podem contribuir para a transmissão. A transmissão aérea mediada por partículas pequenas pode ocorrer, mas provavelmente não seja o modo dominante de transmissão para a maioria dos vírus respiratórios. O tamanho das partículas afeta a epidemiologia de patógenos transmitidos pelo ar. A composição e a distribuição de tamanho das partículas geradas afetam a duração da suspensão dos agentes no ar, a distância pela qual eles podem ser transportados, o intervalo durante o qual o vírus permanece infeccioso e o local de deposição na via aérea de um hospedeiro suscetível. A exposição direta a aerossóis de partículas grandes (p. ex., exposição próxima – até 1 metro – a uma tosse ou espirro) causa alguma transmissão. As partículas de tamanho pequeno podem permanecer suspensas no ar por períodos prolongados; por exemplo, as partículas de cerca de 1 μm podem permanecer suspensas por horas. Porém, em geral, acredita-se que apenas poucos vírus respiratórios sejam transmitidos por aerossóis de partículas pequenas. A proteção contra a transmissão em ambientes de cuidados de saúde pode ser obtida pela implementação adequada e adesão aos procedimentos estabelecidos para o nível de precaução adequado.

Precaução-padrão e precaução de contato As precauções-padrão – o nível básico de controle de infecção usado no cuidado de todos os pacientes o tempo todo – reduzem o risco de transmissão de vírus a partir de secreções respiratórias e mucosas. As precauções de contato, o segundo nível, exige um quarto isolado para o paciente quando possível e o uso de equipamentos de proteção individual adicionais, incluindo o uso de luvas limpas não estéreis ao tocar no paciente ou entrar em contato com as secreções. São usados aventais não estéreis resistentes aos líquidos para proteção da pele e das roupas durante atividades nas quais se antecipa o contato com as secreções, e os profissionais devem usar um avental exclusivamente para cada paciente. Uma máscara facial é usada quando houver potencial para contato direto com secreções respiratórias. A proteção ocular (óculos ou escudos faciais) é usada quando se prevê o potencial para respingamento de secreções respiratórias. A boa higiene das mãos deve sempre ocorrer após cada contato com o paciente, incluindo a lavagem por 20 segundos com sabão e água morna ou limpeza com solução manual à base de álcool. Os profissionais devem tentar evitar a contaminação das roupas e a transferência de microrganismos para outros pacientes, superfícies ou ambientes.

Precauções contra gotículas respiratórias As gotículas com partículas grandes são geradas durante espirros e tosse e durante a realização de alguns procedimentos médicos, como a aspiração de vias aéreas em unidades de terapia intensiva ou broncoscopia. Essas gotículas podem conter vírus, mas seu alcance costuma ser a limitado a 1 metro. A transmissão de gotículas com partículas grandes ocorre quando elas são depositadas na mucosa nasal ou conjuntiva. Para evitar a transmissão nessas situações, os profissionais devem implementar precauções respiratórias. Eles devem usar máscara facial, como uma máscara cirúrgica, para o contato próximo (dentro de 1 metro de distância do paciente). Os pacientes também devem usar uma máscara facial ao sair da sala de exame, devendo evitar o contato próximo com outros pacientes.

Precauções aéreas A transmissão aérea ocorre por disseminação de núcleos de gotículas pelo ar (partículas ≤ 5 μm) ou gotículas evaporadas contendo vírus que podem permanecer em suspensão no ar por períodos prolongados. Determinados vírus que são transportados pelo ar podem ser inalados por um hospedeiro suscetível no mesmo ambiente ou a longas distâncias do paciente-fonte, dependendo de fatores ambientais como temperatura e ventilação. Os vírus transmitidos por essa via são SARS-CoV, vírus do sarampo e VZV. Os pacientes com essas infecções devem ser manejados com proteção respiratória pessoal, ventilação especial e manejo do ar. Os profissionais devem usar um respirador N95 selecionado quanto à adaptação pessoal, a qual deve ser repetida anualmente. Em alguns casos, são usados os respiradores motorizados com purificador de ar (RMPAs). O paciente deve ser acolhido em ambiente com isolamento para infecções transmitidas pelo ar – ambiente com pressão negativa com o mínimo de seis trocas de ar por hora e exaustão por meio de filtração por alta eficiência de partículas do ar (HEPA, de *high-efficiency particulate air*) ou diretamente para o ambiente externo.

CONSIDERAÇÕES GLOBAIS

VÍRUS HENDRA E NIPAH

Esses paramixovírus emergentes, que são agrupados em seu próprio novo gênero (*Henipavirus*), podem não ser patógenos respiratórios em um sentido convencional, mas provavelmente infectam os seres humanos por via aérea. O vírus Nipah é um vírus zoonótico recém-diagnosticado, o qual recebeu o nome devido ao local da Malásia onde foi primeiramente identificado. Ele tem causado doença em humanos que têm contato com animais infecciosos. O vírus Hendra (anteriormente chamado de morbilivírus equino) é outro paramixovírus zoonótico intimamente relacionado e foi isolado pela primeira vez na Austrália em 1994. Os vírus têm causado apenas alguns surtos localizados, mas sua ampla gama de hospedeiros e capacidade de causar alta mortalidade causam preocupação para o futuro. Acredita-se que o hospedeiro natural desses vírus seja uma determinada espécie de morcego das frutas na Austrália e no Pacífico. Os porcos podem ser hospedeiros intermediários para a transmissão da infecção por Nipah para seres humanos, assim como os cavalos são para a infecção pelo vírus Hendra. Embora o modo de transmissão de animais para humanos não esteja definido, a inoculação de materiais infectados no trato respiratório provavelmente seja importante. A apresentação clínica geralmente parece ser de uma síndrome tipo influenza que progride para encefalite, inclui doença respiratória e causa morte em cerca de metade dos casos identificados.

BUNYAVIRIDAE: HANTAVÍRUS

Surtos intermitentes de infecção por Hantavírus ocorrem na América do Sul e causam uma infecção pulmonar grave: SPH. Além disso, mais de 400 casos de SPH foram relatados nos Estados Unidos. A doença foi primeiramente reconhecida durante um surto em 1993. Cerca de um terço dos casos reconhecidos acabam em morte. O surto de Four Corners (na intersecção do canto noroeste do Novo México, canto nordeste do Arizona, canto sudeste de Utah e canto sudoeste do Colorado) é bem conhecido; porém, têm sido relatados casos em um total de 32 Estados. Os pacientes com SPH geralmente se apresentam com doença tipo influenza, incluindo febre. Os achados no exame físico são inespecíficos, geralmente consistindo apenas em febre e elevação das frequências respiratória e cardíaca. Além dos sintomas respiratórios, é comum haver dor abdominal. O diagnóstico costuma demorar até que a doença fique grave, quando pode já haver necessidade de intubação e ventilação mecânica para suporte respiratório.

RESUMO

Os vírus são as principais causas de infecção aguda do trato respiratório inferior na maioria da população. O vírus influenza e o VSR são os patógenos mais comuns; hMPV, PIV3 e rinovírus são responsáveis pela maioria das outras infecções respiratórias virais agudas. A infecção de adultos saudáveis em outros aspectos geralmente leva à imunidade parcial a esses patógenos, com proteção contra a doença grave do trato respiratório inferior. Porém, a reinfecção com doença do trato respiratório superior é comum ao longo de toda a vida. Populações especiais, como pacientes imunocomprometidos, idosos fragilizados institucionalizados e pacientes com DPOC, estão sob maior risco de doença grave.

LEITURAS ADICIONAIS

Arons MM et al: Presymptomatic SARS-CoV-2 infections and transmission in a skilled nursing facility. N Engl J Med 382:2081, 2020.

Beard KR et al: Treatment of influenza with neuraminidase inhibitors. Curr Opin Infect Dis 31:51, 2018.

Centers for Disease Control and Prevention: Infection control guidance. Disponível em *https://www.cdc.gov/coronavirus/2019-ncov/hcp/infection-control-recommendations.html*. Atualizado em February 23, 2021. Acesso em 9 de maio de 2021.

Centers for Disease Control and Prevention: Updated healthcare infection prevention and control recommendations in response to COVID-19 vaccination. Disponível em *https://www.cdc.gov/coronavirus/2019-ncov/hcp/infection-control-after-vaccination.html*. Atualizado em April 27, 2021. Acesso em 9 de maio de 2021.

Centers for Disease Control and Prevention: Interim clinical considerations for use of mRNA COVID-19 vaccines currently authorized in the United States. Available at *https://www.cdc.gov/vaccines/covid-19/info-by-product/clinical-considerations.html*. Acesso em 7 de janeiro de 2021.

Diaz-Decaro JD et al: Critical evaluation of FDA-approved respiratory multiplex assays for public health surveillance. Expert Rev Mol Diagn 18:631, 2018.

Falsey AR et al: Bacterial complications of respiratory tract viral illness: A comprehensive evaluation. J Infect Dis 208:432, 2013.

Fendrick AM et al: The economic burden of non-influenza-related viral respiratory tract infection in the United States. Arch Intern Med 163:487, 2013.

Fry AM et al: Seasonal trends of human parainfluenza viral infections: United States, 1990–2004. Clin Infect Dis 43:1016, 2006.

Infectious Diseases Society of America: Guidelines on the treatment and management of patients with COVID-19. Disponível em *https://www.idsociety.org/practice-guideline/covid-19-guideline-treatment-and-management/*. Publicado em 11 de abril de 2020. Atualizado em 14 de abril 2021. Acesso em 9 de maio de 2021.

Iuliano AD et al: Estimates of global seasonal influenza-associated respiratory mortality: A modelling study. Lancet 391:1285, 2018.

Johnston SL et al: The relationship between upper respiratory infections and hospital admissions for asthma: A time-trend analysis. Am J Respir Crit Care Med 154:654, 1996.

McMichael TM et al: COVID-19 in a long-term care facility - King County, Washington, February 27-March 9, 2020. MMWR Morb Mortal Wkly Rep 69:339, 2020.

Monto AS, Cavallaro JJ: The Tecumseh study of respiratory illness. II. Patterns of occurrence of infection with respiratory pathogens, 1965–1969. Am J Epidemiol 94:280, 1971.

National Health Service England: Coronavirus guidance for clinicians and NHS managers. Disponível em *https://www.england.nhs.uk/coronavirus/*. Acesso em 9 de maio de 2021.

National Institutes of Health: COVID-19 Treatment Guidelines Panel. Coronavirus Disease 2019 (COVID-19) treatment guidelines. Disponível em *https://www.covid19treatmentguidelines.nih.gov/*. Updated April 23, 2021. Acesso em 9 de maio de 2021.

Segaloff HE et al: The impact of obesity and timely antiviral administration on severe influenza outcomes among hospitalized adults. J Med Virol 90:212, 2018.

U.S. Food and Drug Administration: Emergency use authorization. Disponível em *https://www.fda.gov/emergency-preparedness-and-response/mcm-legal-regulatory-and-policy-framework/emergency-use-authorization#infoMedDev*. Acesso em 9 de maio de 2021.

Wang D et al: Clinical characteristics of 138 hospitalized patients with 2019 novel coronavirus-infected pneumonia in Wuhan, China. JAMA 323:1061, 2020.

Williams JV et al: Human metapneumovirus infection plays an etiologic role in acute asthma exacerbations requiring hospitalization in adults. J Infect Dis 192:1149, 2005.

200 Influenza

Kathleen M. Neuzil, Peter F. Wright

DEFINIÇÃO

O termo influenza representa tanto uma doença respiratória clinicamente definida por sintomas sistêmicos de febre, mal-estar e mialgias, como o nome dos ortomixovírus que causam essa síndrome. Embora esse termo seja algumas vezes usado mais genericamente para denotar qualquer doença respiratória viral, muitas características diferenciam a influenza dessas outras doenças, mais particularmente seus sintomas sistêmicos, sua propensão a causar picos epidêmicos no inverno em climas temperados e sua capacidade de se espalhar rapidamente entre os contatos próximos. A morbidade e a mortalidade associadas a epidemias de influenza são documentadas cuidadosamente nos Estados Unidos pelo Centers for Disease Control and Prevention (CDC), que registra os casos clínicos de doença tipo influenza, os casos de influenza documentada virologicamente e o excesso de mortes devido à combinação de pneumonia e influenza.

AGENTES ETIOLÓGICOS

Ocorrem três vírus influenza em humanos: A, B e C. Esses vírus têm formato irregularmente circular, medem 80 a 120 nm de diâmetro e têm um envelope lipídico e espículas proeminentes formadas por duas glicoproteínas de superfície, hemaglutinina (H) e neuraminidase (N) (Fig. 200-1). A hemaglutinina funciona como proteína de adesão viral, ligando-se aos receptores de ácido siálico nas células que revestem o epitélio superficial do trato respiratório. A neuraminidase cliva o vírus da membrana celular para facilitar sua liberação da célula, impedindo a autoagregação do vírus. Os genomas dos vírus influenza A são compostos por RNA de fita simples, senso negativo e com oito segmentos que codificam hemaglutinina e neuraminidase, além de genes internos, incluindo de polimerase, matriz, nucleoproteína e genes não estruturais. A natureza segmentada do genoma permite o *rearranjo* de genes; uma analogia para o rearranjo é o embaralhamento de cartas de um baralho. O rearranjo ocorre quando uma única célula é infectada por duas cepas diferentes.

Entre os vírus influenza, os vírus A têm importância fundamental por várias razões: (1) a plasticidade de seus genomas, o que permite a reação à imunidade prevalecente na comunidade por meio da modificação de seus epítopos genéticos, particularmente na proteína de superfície hemaglutinina (*variação [drift] antigênica*); (2) a segmentação de seus genomas, o que permite a codificação pelos genes de proteínas tanto superficiais quanto internas para serem rearranjadas entre variantes de influenza A (*shift antigênico*); e (3) seu extenso reservatório em mamíferos e aves, nos quais múltiplas variantes com distintos genes de hemaglutinina e neuraminidase estão à espera. Como resultado de todos esses fatores, o vírus influenza A tem a capacidade, particularmente após um *shift* antigênico, de causar uma epidemia mundial (*pandemia*). A pandemia mais grave de influenza A na história moderna ocorreu em 1918; cerca de 50 milhões de mortes foram atribuídas ao vírus influenza A H1N1 nos anos próximos a 1918.

Os vírus influenza A são ainda classificados pelas suas glicoproteínas de superfície (H e N), pela localização geográfica de seu isolamento, por seu número sequencial entre os vírus isolados e por seu ano de isolamento. Assim, para a estação 2021-2022, as vacinas para influenza aprovadas nos Estados Unidos continham um vírus influenza A/Victoria/2570/2019 (H1N1) tipo pdm09 (para vacinas baseadas em ovos) ou um vírus influenza A/Wisconsin/588/2019 (H1N1) tipo pdm09 (para vacinas celulares e recombinantes); um vírus influenza A/Cambodia/e0826360/2020 (H3N2); um vírus influenza B/Washington/02/2019 (linhagem Victoria); e um vírus influenza B/Phuket/3073/2013 (linhagem Yamagata).

EPIDEMIOLOGIA

O vírus influenza causa surtos durante os meses mais frios do ano e, assim, tem uma estação-espelho no Hemisfério Sul comparada com aquela do Hemisfério Norte. A circulação de cepas no Hemisfério Sul tem algum valor preditivo para a composição da vacina no Hemisfério Norte e vice-versa. Essa informação é importante, pois o grau de *drift* antigênico é um determinante da eficácia da vacina. A composição da vacina geralmente deve mudar em pelo menos um componente a cada ano em antecipação às cepas previstas para circular.

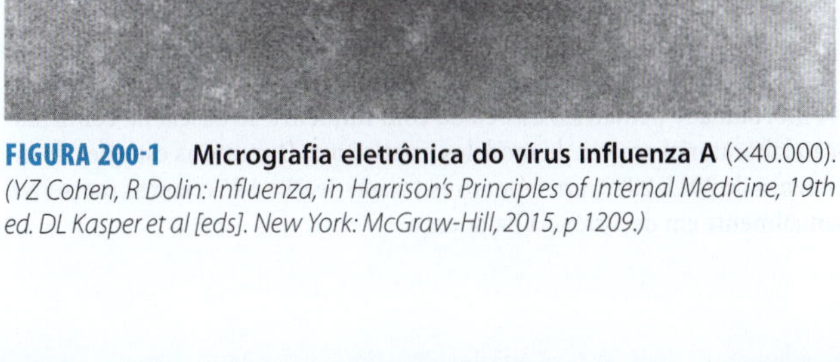

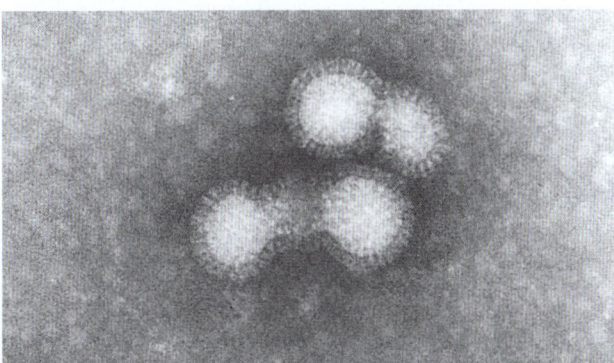

FIGURA 200-1 Micrografia eletrônica do vírus influenza A (×40.000). *(YZ Cohen, R Dolin: Influenza, in Harrison's Principles of Internal Medicine, 19th ed. DL Kasper et al [eds]. New York: McGraw-Hill, 2015, p 1209.)*

Um surto típico começa no início do verão e dura 4 a 5 semanas em uma determinada comunidade, embora seu impacto no país como um todo seja de duração consideravelmente maior. Quando ocorre excesso de mortalidade, um surto de influenza é classificado como *epidemia*. O impacto da influenza se reflete em maior absenteísmo da escola e do trabalho, aumento das consultas de emergência e na atenção primária e aumento das hospitalizações, particularmente em pacientes idosos e pessoas com doença cardiopulmonar subjacente. O impacto costuma ser mais facilmente reconhecido na população pediátrica, com pico precoce no absenteísmo da escola.

A disseminação global do vírus influenza e as cepas causadoras em um determinado ano são bem documentadas pelas redes de vigilância da Organização Mundial da Saúde (OMS) e pelo CDC. A gravidade de uma epidemia depende da transmissibilidade e virulência das cepas virais, da suscetibilidade da população, da adaptação do vírus a seu hospedeiro humano e do grau de combinação antigênica com a vacina recomendada. Nenhum desses parâmetros é totalmente previsível para influenza A.

O vírus influenza se dissemina amplamente por meio de gotículas de partículas pequenas e grandes; a disseminação é, sem dúvida, facilitada pela tosse e por espirros que acompanham a doença. Dentro das famílias, a doença costuma ser introduzida por uma criança em idade pré-escolar ou escolar. Nos Estados Unidos, a circulação do vírus influenza no primeiro trimestre de 2020 diminuiu drasticamente dentro de 2 semanas da declaração de emergência pela Covid-19 com a ampla implementação de medidas de mitigação na comunidade e a restrição de viagens. O declínio ocorreu em outros países do Hemisfério Norte e nos trópicos. Em 2020, os países de clima temperado no Hemisfério Sul não tiveram praticamente nenhuma circulação do vírus influenza. A atividade viral permaneceu em níveis baixos no início da estação 2020-2021 no Hemisfério Norte. Embora as alterações no comportamento de busca da atenção médica e as prioridades de testagem durante a pandemia possam ter contribuído, esses declínios na detecção de influenza foram observados em regiões onde a testagem continuou ou aumentou, implicando que as medidas de mitigação na comunidade foram a razão mais provável.

Vírus influenza A Quando ocorre uma variação importante na hemaglutinina e/ou na neuraminidase, com a introdução de um novo sorotipo de um reservatório animal, uma cepa de influenza A tem o potencial para causar uma pandemia. Na história moderna da influenza, essas variações ocorreram em 1918 (H1N1), 1957 (H2N2), 1968 (H3N2), 1977 (H1N1) e 2009 (H1N1pdm) (Tab. 200-1). Com base na soroarqueologia (a análise de perfis de anticorpos séricos nos idosos), a epidemia que ocorreu na década de 1890 foi atribuída aos vírus H3N2 e H2N2. Epidemias típicas de influenza foram documentadas ao longo de toda a história registrada.

TABELA 200-1 ■ Surgimento dos subtipos antigênicos do vírus influenza A associados à doença epidêmica ou pandêmica

Anos	Subtipo	Extensão do surto
1889-1890	H2N8[a]	Pandemia grave
1900-1903	H3N8[a]	Epidemia moderada
1918-1919	H1N1[b] (anteriormente HswN1)	Pandemia grave
1933-1935	H1N1[b] (anteriormente H0N1)	Epidemia leve
1946-1947	H1N1	Epidemia leve
1957-1958	H2N2	Pandemia grave
1968-1969	H3N2	Pandemia moderada
1977-1978[c]	H1N1	Pandemia leve
2009-2010[d]	H1N1	Pandemia

[a]Conforme determinado por análises sorológicas retrospectivas de pessoas vivas durante aqueles anos ("soroarqueologia"). [b]As hemaglutininas anteriormente designadas como Hsw e H0 são atualmente classificadas como variantes de H1. [c]A partir dessa data até 2016-2017, os vírus dos subtipos H1N1 e H3N2 circularam em anos alternados ou de maneira concomitante. [d]Um novo vírus influenza A/H1N1 surgiu para causar essa pandemia.

Fonte: Adaptada de YZ Cohen, R Dolin: Influenza In: Kasper DL, et al, eds. *Harrison's Principles of Internal Medicine*. 19th ed. New York, McGraw-Hill; 2015:1209.

Em algumas epidemias, um grupo etário mais jovem é especialmente suscetível. Esse é o caso com as epidemias atuais de H1N1, nas quais as pessoas nascidas antes de 1968 já deveriam ter sido expostas a cepas virais relacionadas e, assim, estavam relativamente protegidas contra a cepa atual. A epidemia de 1918 foi impressionante neste aspecto: as pessoas mais gravemente infectadas eram lactentes e adultos jovens previamente saudáveis – este último sendo um grupo que não é normalmente de alta mortalidade para influenza (Fig. 200-2). A epidemia de 1918 aumentou a mortalidade por todas as causas e levou a mais mortes do que todas as perdas militares na Primeira Guerra Mundial. Apesar da atenção prestada ao risco e impacto da pandemia, é geralmente apreciado que – com a exceção de 1918 – ocorre cumulativamente mais doença durante as epidemias anuais combinadas do que em pandemias.

Todas as epidemias anuais por influenza A nos últimos 50 anos foram causadas pelas cepas H1N1 e/ou H3N2. Cepas de H2N2 circularam entre 1957 e 1968, e cepas de H1N1 circularam antes disso, incluindo 1918. Porém, vírus potencialmente pandêmicos continuam a surgir, principalmente na Ásia, com aglutininas de número mais alto (p. ex., H5, H6, H7, H8, H9) refletindo alguns dos 18 subtipos distintos de H e 11 subtipos distintos de N em reservatórios aviários. A maioria dos casos dessas doenças potencialmente pandêmicas ocorreu em pessoas que mantêm contato direto com aves domésticas ou que visitaram mercados de aves vivas, os quais são comuns na Ásia. Além da movimentação aérea global de pessoas infectadas, a migração de pássaros é um mecanismo para a rápida disseminação global. Não está claro o porquê de as cepas aviárias de hemaglutininas com número mais alto não terem adquirido o grau de transmissibilidade necessário para causar doença pandêmica.

Vírus influenza aviário e suíno Toda a "panóplia" de vírus influenza é encontrada em aves domésticas e selvagens migratórias. Postula-se que as células epiteliais no trato respiratório de suínos podem desempenhar um papel específico como "tubo de ensaio", permitindo o rearranjo de genes de fontes aviárias e humanas e, assim, permitindo a transmissão de vírus aviários para os seres humanos. A natureza dos receptores de ácido siálico para a hemaglutinina do vírus influenza é parcialmente responsável pela preferência de hospedeiro. Os seres humanos têm, em grande parte, receptores de α-2,6-galactose, enquanto as aves têm receptores de α-2,3-galactose. Os porcos têm ambos os tipos de receptores em suas células do epitélio respiratório – daí seu suposto papel na facilitação do rearranjo e adaptação ao hospedeiro para que as cepas aviárias se multipliquem em humanos. As cepas como a 2009 H1N1pdm (pandemia) tinham genes de origem aviária, suína e humana. Algumas cepas aviárias – notavelmente as cepas H5 – são altamente patogênicas em humanos, como era a cepa de 1918. As razões para a alta patogenicidade de determinadas cepas não estão completamente claras. Virulência e transmissibilidade costumam aparecer como traços genéticos distintos.

Após o sequenciamento do vírus de 1918 dos pulmões de corpos enterrados no pergelissolo do Ártico, o vírus foi geneticamente reconstruído sob cuidadosas condições controladas de isolamento. Em animal, estudos desse vírus viável de 1918 demonstraram que, tanto a hemaglutinina como a ribonucleoproteína contribuíram para os altos níveis de replicação acompanhados por resposta imune inata exacerbada caracterizada por citocinas pró-inflamatórias. Talvez essa "tempestade de citocinas" seja a melhor explicação para a doença grave ocorrendo em pessoas jovens e imunologicamente vigorosas na pandemia de 1918. O sequenciamento demonstrou que o vírus de 1918 era de origem aviária. Embora o vírus de 1918 tenha sido primeiramente identificado em acampamentos militares nos Estados Unidos, seu impacto não pode ser atribuído à eclosão da guerra: a doença foi bem documentada em países como a Islândia, que não estiveram diretamente envolvidos na Primeira Guerra Mundial.

As mesmas preocupações sobre uma "tempestade de citocinas" foram levantadas em relação aos vírus H5N1 que primeiro surgiram em Hong Kong em 1996. Esses vírus exibiam alta patogenicidade em pessoas que tinham contato direto com aves domésticas, com taxas de mortalidade próximas de 50%, mas também demonstraram pouca transmissibilidade entre humanos. A patogenicidade parece ser uma função não apenas das proteínas da superfície viral, mas também de um conjunto ideal de genes, incluindo todos os oito genes segmentados do vírus influenza. Porém, diferentemente da cepa de 1918, os vírus H5N1 têm, até o momento, causado apenas doença esporádica, assim como outros *clusters* limitados de um vírus H7N9 altamente patogênico.

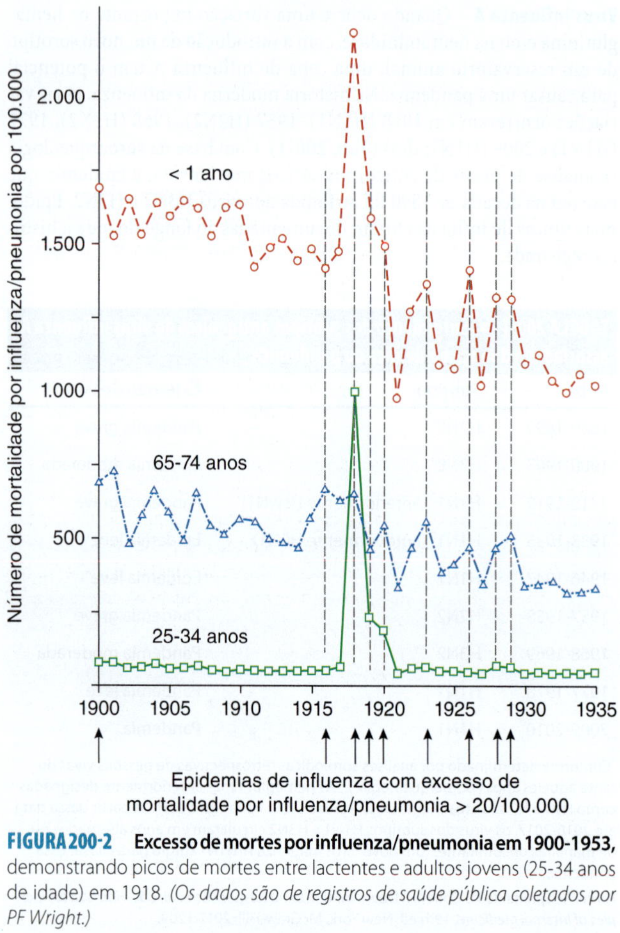

FIGURA 200-2 Excesso de mortes por influenza/pneumonia em 1900-1953, demonstrando picos de mortes entre lactentes e adultos jovens (25-34 anos de idade) em 1918. *(Os dados são de registros de saúde pública coletados por PF Wright.)*

Vírus influenza B e C Os vírus influenza B são mais estáveis geneticamente que os vírus influenza A, estando principalmente associados a infecções humanas. Duas linhagens de influenza B circularam nos últimos 40 anos (os vírus tipo B/Yamagata e tipo B/Victoria), sendo muito difícil predizer qual cepa será dominante em um determinado ano. Esse problema levou à incorporação de representantes de ambas as linhagens de influenza B mais os vírus influenza A/H1N1 e H3N2 em uma vacina tetravalente.

Os vírus influenza C causam doença leve intermitente e têm atraído pouca atenção. Esses vírus foram objetos de menos de dez publicações anualmente desde o ano 2000.

Morbidade e mortalidade associadas à influenza O vírus influenza infecta pessoas de todas as idades e causa doença leve a grave, chegando a causar morte em alguns casos. O impacto da influenza é altamente variável a cada ano e pode ser demonstrado como uma pirâmide de doenças, consultas médicas, hospitalizações e mortes (Fig. 200-3). As taxas de infecção são maiores em crianças, com as complicações e hospitalizações por influenza sazonal sendo maiores em determinados grupos de alto risco durante a maioria das epidemias. Esses grupos são considerados a maior prioridade para a vacinação e outras medidas preventivas e terapêuticas. Seus cuidadores e contatos próximos também são prioridade para as intervenções (Tab. 200-2).

A mortalidade atribuível à influenza, relatada como excesso em relação à curva sinusoidal prevista de mortes por pneumonia e influenza durante o ano, tem estado entre 12 mil e 61 mil mortes anualmente durante a última década. O efeito dramático da pandemia de Covid-19 sobre o excesso de mortalidade por pneumonia e influenza é evidente na comparação dos dados de 2020 com aqueles das três estações anteriores (Fig. 200-4). A mortalidade pediátrica associada com influenza se baseia na confirmação laboratorial em vez de modelos estatísticos. Durante as estações de influenza de 2015-2020, um número estimado de 95 a 195 crianças morreram anualmente em decorrência da doença.

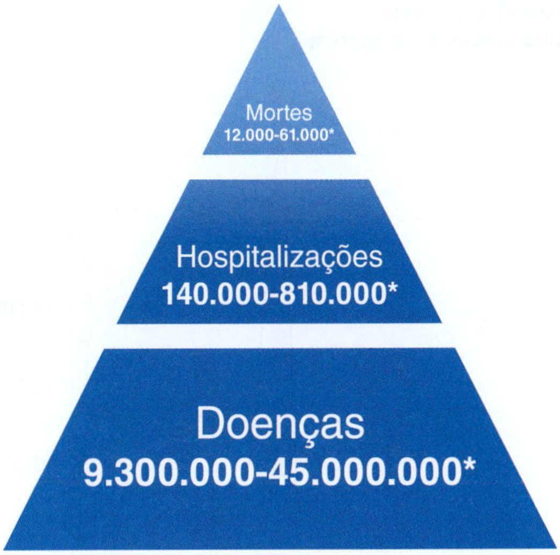

FIGURA 200-3 **Pirâmide do impacto da doença por influenza.** *As estimativas mais altas dessa carga ocorreram na estação de gripe de 2017-2018. Esses dados são preliminares e ainda podem mudar quando finalizados. *(De https://www.cdc.gov/flu/about/burden/index.html.)*

PATOGÊNESE E IMUNIDADE

Em um nível celular, o vírus influenza se liga aos receptores de ácido siálico e penetra na célula epitelial através de endocitose mediada pelo receptor. O vírus entra, então, em um endossomo, onde a acidificação promove a clivagem proteolítica da hemaglutinina, expondo um domínio de fusão. A hemaglutinina do vírus influenza sofre marcada reorganização estrutural nesta etapa de clivagem. A clivagem da hemaglutinina pode ser um dos fatores que limitam a replicação viral às células epiteliais, pois uma protease única no ambiente respiratório é necessária para que ocorra essa clivagem. O domínio de fusão permite que o RNA viral penetre no citoplasma. A nucleoproteína é transportada até o núcleo da célula, onde ocorre a transcrição para um RNA de senso positivo e a replicação. As proteínas virais se juntam na superfície apical da célula infectada e, após a incorporação da membrana celular, brotam pela membrana de volta para o ambiente da mucosa.

A infecção por influenza começa no trato respiratório superior por meio de partículas virais aerossolizadas. As células infectadas com o vírus influenza são primariamente as células ciliadas do trato respiratório. O desnudamento do epitélio superficial provavelmente é responsável por muito da sintomatologia e pode predispor a infecções bacterianas secundárias. O início dos sintomas segue um período de incubação que, para uma doença viral, é muito curto: 48 a 72 horas. A infecção se dissemina para os pulmões, mas, mesmo ali, permanece restrita à camada epitelial.

O vírus influenza está associado com sintomas sistêmicos de febre, mal-estar e mialgias. Presume-se que essas manifestações sejam mediadas por citocinas, e a sua produção exacerbada tem sido implicada na toxicidade aguda do H5N1 e de outros vírus influenza altamente patogênicos.

A resposta imune ao vírus influenza ocorre nos níveis sistêmico e da mucosa, envolvendo tanto células T como células B. As respostas de células B são direcionadas primariamente para epítopos antigênicos nas duas proteínas de superfície – isto é, hemaglutinina e neuraminidase. Em um nível estrutural, os quatro epítopos reconhecidos na hemaglutinina estão, em grande parte, restritos à extremidade globular da proteína, coletivamente constituindo os alvos para anticorpos para inibição da hemaglutinação (IH). Anticorpos para IH e neutralizantes estão altamente correlacionados; os níveis de anticorpos para IH são usados como medida de suscetibilidade à infecção clínica e, assim, como medida de proteção induzida pela vacina. Em uma criança ou adulto sem vacinação prévia ou com o surgimento de uma cepa distintamente nova, o anticorpo para IH sérico é um indicador de proteção. Porém, em pessoas com imunidade natural ou induzida pela vacina, a eficácia protetora de uma vacina baseada em anticorpo para IH sérico é mais difícil de predizer.

Atualmente, há considerável interesse em pesquisas na indução e papel protetor de anticorpos neutralizantes que reconhecem regiões menos antigenicamente variáveis na haste da hemaglutinina. Os resultados desses estudos levaram ao investimento em pesquisa e desenvolvimento de uma vacina universal contra influenza, embora essa vacina ainda não exista na prática clínica.

TABELA 200-2 ■ **Grupos de alto risco que devem ser considerados prioridade para imunização e tratamento de influenza**[a]

Grupo de alto risco
Crianças com 6-59 meses de idade
Adultos com ≥ 50 anos de idade
Pessoas com doença crônica pulmonar (incluindo asma), cardiovascular (exceto hipertensão isolada), renal, hepática, neurológica, hematológica ou metabólica (incluindo diabetes melito)
Pessoas imunocomprometidas (qualquer causa, incluindo medicamentos ou infecção por vírus da imunodeficiência humana [HIV])
Mulheres gestantes ou que planejam engravidar durante a estação de influenza
Crianças e adolescentes (6 meses até 18 anos de idade) que recebam medicamentos contendo ácido acetilsalicílico e que podem ter maior risco de síndrome de Reye
Moradores de casas de repouso e outras instituições para cuidados de longo prazo
Indígenas americanos/nativos do Alasca
Pessoas com obesidade grave (índice de massa corporal [IMC] ≥ 40)
Contatos e cuidadores
Cuidadores e contatos dessas pessoas de risco: profissionais de saúde em ambientes ambulatoriais e hospitalares que possam se expor a pacientes ou materiais infectados, profissionais de primeiros socorros, trabalhadores que fazem necropsias, empregados de casas de repouso e instituições de cuidados de longo prazo que têm contato com pacientes ou moradores, e estudantes ou estagiários dessas profissões que têm contatos com pacientes
Contatos domiciliares e cuidadores de crianças com ≤ 59 meses (i.e., < 5 anos) de idade (particularmente contatos de lactentes com < 6 meses de idade) e adultos com ≥ 50 anos de idade
Contatos domiciliares (incluindo crianças) e cuidadores de pessoas de grupos de alto risco

[a]A ordem desta lista não implica nenhuma hierarquia.

Fonte: Resumo das recomendações de 2020-2021 para vacina contra influenza do Centers for Disease Control and Prevention (*https://www.cdc.gov/mmwr/volumes/69/rr/rr6908a1.htm#T2_up*).

O papel da imunidade de células T, que primariamente reconhecem epítopos de proteínas internas, ainda não está claro em humanos. Contudo, acredita-se que a imunidade de células T seja importante na eliminação de uma infecção por influenza que, de forma bastante reprodutível, ocorre 8 a 10 dias após a exposição. Um papel para as células T na proteção contra a aquisição de infecção também foi proposto.

MANIFESTAÇÕES CLÍNICAS

A influenza é primariamente uma doença respiratória que causa tosse, dor de garganta e rinorreia ou congestão nasal. A doença tem início súbito e está epidemiologicamente ligada ao contato próximo com pessoas com sintomas semelhantes e muitas vezes com doença respiratória na comunidade. O que diferencia a influenza da maioria das outras doenças respiratórias virais é o grau da febre, calafrios, fadiga, mialgia e mal-estar que acompanham o quadro. O SARS-CoV-2 é o vírus respiratório excepcional que também tem um componente sistêmico importante (Cap. 199). Os sintomas de influenza normalmente começam dentro de 48 a 72 horas da exposição. O conjunto de sintomas causados por uma cepa viral H3N2, A/Port Chalmers 1/73, foi acompanhado prospectivamente em crianças pequenas soronegativas. Embora esses dados envolvam crianças e uma cepa viral que circulou 45 anos atrás, eles apresentam um quadro representativo de influenza hoje, exceto pelo fato de que a irritabilidade em uma criança pequena é mais especificamente reconhecida como mal-estar, mialgia e cefaleia em um adulto (Tab. 200-3).

Os sintomas respiratórios, particularmente tosse recorrente, persistem bem mais do que os 2 a 5 dias dos sintomas sistêmicos. Há um retardo pós-infeccioso no retorno a níveis normais de atividade. A função pulmonar está persistentemente reduzida após influenza aguda. As pessoas com rotina regular de exercícios (p. ex., corredores) observam diminuição em relação ao seu nível anterior de desempenho que geralmente dura 1 mês ou

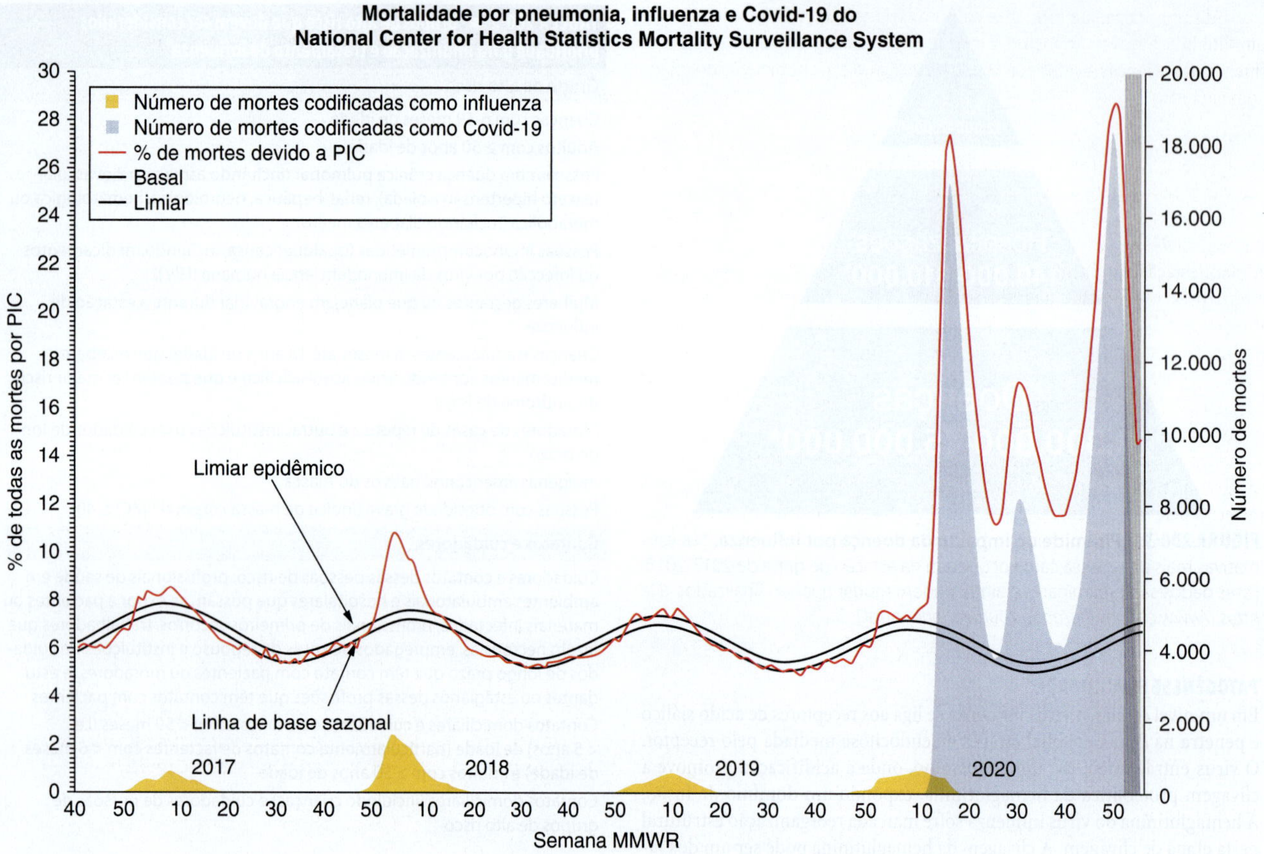

FIGURA 200-4 **Mortalidade por pneumonia, influenza e Covid-19 (PIC).** MMWR, *Morbidity and Mortality Weekly Report*. Os dados se referem até a semana que terminou em 23 de janeiro de 2021, coletados em 28 de janeiro de 2021. *(De https://www.cdc.gov/flu/weekly/index.htm.)*

mais. Em idosos, a apresentação respiratória pode ser menos proeminente, mas costuma haver um declínio na atividade basal e perda de apetite.

No exame físico, o paciente com influenza parece doente e congestionado, com sudorese, tosse, conjuntivite não purulenta e eritema faríngeo difuso. Com o envolvimento respiratório inferior, o exame pulmonar normalmente revela estertores esparsos não localizantes, roncos e sibilos. Quando presentes, os achados pulmonares localizados sugerem pneumonia relativamente complicada com um componente bacteriano. A dor muscular pode ser desencadeada por pressão, particularmente nas panturrilhas e coxas. Há raros achados gastrintestinais. Não há exantema associado a influenza.

TABELA 200-3 ■ Observações clínicas em 24 crianças soronegativas examinadas durante infecção por influenza A/Port Chalmers

Condição/evento	Número de pacientes
Coriza	22
Febre (temperatura > 38,4 °C)	21
Tosse	21
Faringite	20
Irritabilidade	20
Febre (temperatura > 39,5 °C)	13
Anorexia	12
Tonsilite	8
Vômitos	7
Otite	6
Pneumonia	6
Diarreia	6
Rouquidão	4
Crupe	1

COMPLICAÇÕES

A maioria das pessoas que adoece com a infecção pelo vírus influenza se recupera sem complicações graves nem sequelas. As complicações de influenza ocorrem mais comumente em pessoas com ≥ 65 anos de idade, crianças pequenas, pessoas de todas as idades com doença cardiopulmonar subjacente e imunossupressão e nas mulheres no segundo ou terceiro trimestre de gestação.

Complicações respiratórias A pneumonia, caracterizada por dispneia progressiva, achados pulmonares localizados no exame físico e achados radiográficos de infiltrados difusos ou consolidação, é a complicação mais comum da influenza. A pneumonia na influenza pode ser pneumonia viral primária por influenza, pneumonia bacteriana secundária ou pneumonia mista viral e bacteriana. A pneumonia viral primária se caracteriza por dispneia crescente, febre persistente e – em casos mais graves – cianose. A pneumonia primária por influenza era típica na pandemia de 1918 e ocorre com o vírus H5N1, conforme inicialmente descrito em Hong Kong em 1997. Patologicamente, uma intensa reação inflamatória nos septos alveolares se caracteriza por infiltração de monócitos, linfócitos e macrófagos, com número variável de neutrófilos. Ocorre destruição e hemorragia no epitélio respiratório. Grandes quantidades de vírus são encontradas nos pulmões.

Na pneumonia bacteriana secundária ou na pneumonia mista viral e bacteriana, a doença pode ser bifásica, com evidência de recuperação da doença primária por influenza seguida por recrudescência de febre e sintomas pulmonares. Podem ser detectados achados localizantes no exame pulmonar e/ou radiografia de tórax. O desenvolvimento de infecção bacteriana secundária não é surpreendente, pois o vírus influenza desnuda o epitélio das vias aéreas e destrói a função ciliar, permitindo a contaminação bacteriana. Outro mecanismo proposto para o reforço bacteriano/viral é a produção de proteases por *Staphylococcus* e *Pseudomonas* que aumentam a clivagem da hemaglutinina do vírus influenza e, assim, facilitam a replicação viral. O risco de doença bacteriana secundária é maior em idosos e naqueles com doença pulmonar obstrutiva crônica (DPOC).

Algumas cepas de influenza causam laringotraqueobronquite, bronquiolite ou crupe em crianças. A otite média – um achado comum de influenza nas crianças – também pode ocorrer por uma combinação do vírus com bactérias.

Complicações extrapulmonares Embora se acredite que o vírus influenza se espalha apenas raramente além das células epiteliais respiratórias, onde proteases endógenas exclusivas facilitam a clivagem da hemaglutinina e a infecção produtiva, a doença causa não apenas queixas sistêmicas proeminentes, mas também uma variedade de manifestações extrapulmonares. A manifestação extrapulmonar mais comum de influenza é a miosite, que é vista mais comumente na influenza B e se caracteriza por dor muscular intensa, níveis elevados de creatina-fosfocinase e mioglobinúria que pode evoluir para insuficiência renal. Os músculos ficam extremamente sensíveis à palpação. A mio/pericardite é vista com menos frequência. Porém, há uma ligação epidemiológica consistente entre epidemias de influenza e excesso de hospitalizações por causas cardiovasculares.

O envolvimento neurológico, embora raro, pode ocorrer após a infecção por influenza. A encefalopatia ou encefalite associada à influenza se caracteriza pela rápida progressão dentro de poucos dias do início da infecção. Sintomas de mielite transversa e parkinsonismo também foram relatados. A encefalomielite desmielinizante aguda pós-infecciosa pode ocorrer após influenza como em outras infecções virais. A literatura é variada em relação ao benefício e à confiabilidade de esforços para estabelecer um diagnóstico baseado na reação em cadeia da polimerase (PCR, de *polymerase chain reaction*) nessa condição. A ressonância magnética (RM) mostra lesões cerebrais multifocais simétricas e características afetando o tálamo, o tegmento do tronco encefálico, a substância branca cerebral periventricular e a medula cerebelar. As manifestações neurológicas são mais frequentes em crianças em comparação com adultos. As crianças mais comumente apresentam convulsões febris, aumento da frequência de convulsões entre aquelas com distúrbios epilépticos ou encefalopatia autolimitada. Podem ocorrer manifestações mais graves de meningite, encefalite e lesões cerebrais focais, particularmente nas crianças com condições neurológicas preexistentes.

A síndrome de Guillain-Barré pode ocorrer após influenza e foi relatada após um esforço amplo de vacinação para influenza no outono de 1976 que foi realizado em função da previsão de uma pandemia de influenza suína (que nunca aconteceu). Até que o ácido acetilsalicílico fosse reconhecido como um cofator em sua precipitação, a síndrome de Reye, uma descompensação hepática aguda, era comumente vista em crianças e adolescentes com influenza, particularmente naqueles infectados pelo vírus influenza B. Subsequentemente, o uso de ácido acetilsalicílico para controle da febre e alívio dos sintomas em crianças com infecções virais foi fortemente desestimulado, tendo a síndrome de Reye praticamente desaparecido da prática clínica.

ACHADOS LABORATORIAIS E DIAGNÓSTICO

Há forte argumentação para o estabelecimento de um diagnóstico microbiológico desde uma perspectiva do paciente individual e da saúde pública. Essa informação é particularmente útil no início da temporada, quando a extensão da influenza e as exatas cepas circulantes não estão definidas; no manejo de pacientes de alto risco ou hospitalizados; em ambientes como hospitais e instituições para cuidados de longo prazo, onde a instituição de medidas de controle de infecção é apropriada; e em qualquer paciente com doença tipo influenza se os resultados dos testes influenciarem o manejo clínico.

O vírus influenza é mais facilmente isolado de amostras de nasofaringe. Se essas amostras não estiverem disponíveis, amostras de *swab* nasal e de garganta devem ser coletadas e combinadas para a testagem de influenza em vez de testar uma amostra de cada local. Essas amostras são mais efetivamente coletadas com um *swab* flocado.

Quando disponíveis, exames moleculares rápidos (i.e., testes de amplificação de ácidos nucleicos [NAATs, de *nucleic acid amplification tests*]) são preferidos em lugar de testes diagnósticos rápidos para influenza e de ensaios de imunofluorescência em pacientes hospitalizados e ambulatoriais para melhorar a detecção da infecção pelo vírus influenza. Este é não apenas o método mais sensível e específico; ele também oferece oportunidades para identificar a cepa com alguma especificidade. Muitos desses NAATs são multiplex e têm como alvo um painel de patógenos respiratórios comuns – influenza, vírus sincicial respiratório, parainfluenza e coronavírus incluindo o SARS-CoV-2 –, uma vantagem para o paciente hospitalizado e durante surtos de outros patógenos respiratórios. Os médicos não devem usar culturas virais para o diagnóstico primário ou inicial de influenza, pois os resultados não estarão disponíveis em tempo hábil para informar o manejo clínico, mas a cultura viral pode ser considerada para a confirmação de resultados negativos nos testes diagnósticos rápidos para influenza ou na imunofluorescência, como durante um surto institucional, além de fornecer isolados para caracterização adicional.

A confirmação sorológica da infecção também é possível, mas exige amostras de soro pareadas, com as amostras da fase de convalescença obtidas 2 semanas após a infecção. Exames para anticorpos em mucosas que estão sendo desenvolvidos podem agora detectar anticorpos específicos para cepas em espécimes de mucosas pareadas, gerando informação sobre a importância da imunidade da mucosa na proteção contra a influenza.

Outros exames laboratoriais têm valor limitado. Leucopenia leve é observada na influenza, e uma contagem de leucócitos > 15.000/μL sugere um componente bacteriano secundário na pneumonia por influenza.

DIAGNÓSTICO DIFERENCIAL

A influenza pode ser diagnosticada clinicamente com base na apresentação aguda de uma doença respiratória febril durante períodos de circulação do vírus. Porém, as apresentações menos comuns da infecção e os casos que ocorrem fora da estação de pico de influenza são frequentemente diagnosticados de maneira errada com base apenas nos sintomas. Os sinais e sintomas de influenza podem se sobrepor aos sintomas de outros vírus respiratórios. O vírus sincicial respiratório costuma cocircular com o vírus influenza; ele afeta particularmente as crianças menores, causando bronquiolite, mas pode também infectar idosos, levando a uma doença respiratória inespecífica tipo influenza e a um declínio na mobilidade na nutrição e na função pulmonar, com a resultante hospitalização.

Os pacientes com Covid-19 têm uma ampla gama de sintomas relatados, variando desde doença leve até grave. Muitos desses sintomas – febre, calafrios, tosse, falta de ar, fadiga, dores musculares, cefaleia, congestão e coriza – se sobrepõem aos de influenza. Embora o surgimento de perda de paladar (ageusia) ou de olfato (anosmia) possa diferenciar entre Covid-19 e influenza, elas são relatadas em uma minoria dos pacientes. Quando os vírus SARS-CoV-2 e influenza cocirculam, os médicos devem considerar ambos os vírus, além da coinfecção, em pacientes com sintomas de doença respiratória aguda. As apresentações clínicas semelhantes reforçam a importância da testagem para orientar as decisões terapêuticas.

IMUNIZAÇÃO

A vacinação é a melhor abordagem para a prevenção de influenza. As vacinas atualmente disponíveis nos Estados Unidos estão aumentando em número e diversidade (Tab. 200-4). Essas vacinas se encontram em duas amplas categorias: vacinas para influenza inativadas e administrada por via parenteral e vacinas para influenza com vírus vivo atenuado e administradas por via intranasal. As vacinas atuais ainda são classificadas com base no substrato de produção (ovos, células), dose do antígeno e valência (trivalente ou quadrivalente), além da presença ou ausência de adjuvantes. As atuais vacinas inativadas contra influenza são projetadas com o objetivo comum de induzir imunidade à glicoproteína de superfície hemaglutinina do vírus influenza. Não se tenta padronizar o conteúdo de neuraminidase.

Como a hemaglutinina da superfície viral sofre *drift* antigênico frequente, a vacina para influenza sazonal é reformulada até duas vezes ao ano para corresponder às cepas previstas como circulantes na próxima estação de influenza. A decisão sobre a composição da vacina deve ser feita cerca de 10 meses antes do pico sazonal de circulação do vírus influenza; essa decisão é feita por comitês da OMS. Depois disso, a Food and Drug Administration (FDA) dos Estados Unidos, que tem autoridade regulatória em relação às vacinas nos Estados Unidos, reúne um comitê de conselheiros que considera as recomendações da OMS, revisa e discute dados semelhantes e toma uma decisão final em relação à composição viral das vacinas para influenza licenciadas e comercializadas nos Estados Unidos. Esse prazo pode resultar em desencontros entre a composição da vacina e as cepas virais que de fato são prevalentes na próxima temporada. A vacina contra influenza é única no sentido de ser administrada sazonalmente nos meses imediatamente precedentes a um surto em climas temperados. Nos Estados Unidos, a vacina está geralmente disponível a partir de agosto ou setembro.

TABELA 200-4 ■ Categorias de vacinas licenciadas para prevenção de influenza sazonal, Estados Unidos

	Com vírus vivo atenuado	Vacinas não replicantes			
		Inativada de dose-padrão	Inativada em alta dose	Recombinante	Inativada com adjuvante
Via	Intranasal	Intramuscular	Intramuscular	Intramuscular	Intramuscular
Idades aprovadas	2-49 anos	≥ 6 meses	≥ 65 anos	≥ 18 anos	≥ 65 anos
HA[a]	15	15	60	45	15
Substrato	Ovo	Ovo/cultura celular	Ovo	Cultura celular	Ovo
Número de cepas	4	4	4	4	3/4

[a]Conteúdo de hemaglutinina em microgramas por cepa.

O desempenho das atuais vacinas contra influenza varia conforme o ano, a formulação da vacina e fatores como idade, condição de saúde e exposição prévia do receptor ao vírus e à vacina. Infelizmente, a contribuição relativa de cada um desses fatores ainda não foi esclarecida, devido às muitas variáveis envolvidas e a inter-relações complexas entre a infecção e a resposta do hospedeiro. Dependendo do grau em que as cepas vacinais combinam com as cepas circulantes, as vacinas para influenza sazonal irão conferir mais ou menos proteção, pois os anticorpos são, em grande medida, específicos para cada cepa. Uma metanálise de ensaios clínicos randomizados sobre a eficácia da vacina ao longo de 12 estações de influenza mostrou que as vacinas contra influenza tinham uma eficácia agrupada de 59% (intervalo de confiança de 95% [IC 95%], 51-67%) em pessoas de 18 a 65 anos. Desde 2004-2005, o CDC tem estimado a efetividade da vacina contra influenza sazonal para a prevenção de influenza confirmada em laboratório associada com doença respiratória atendida pelo sistema médico. Durante esse período, a efetividade variou entre 40 e 60% em todas as faixas etárias durante as estações quando a maioria dos vírus influenza circulantes eram antigenicamente semelhantes aos componentes recomendados da vacina contra influenza; a efetividade era menor nos anos em que as cepas não combinavam. É importante observar que os estudos sustentam que a vacina contra influenza reduz a gravidade da doença. Por exemplo, estudos observacionais em crianças sustentam que a vacinação contra influenza reduz as hospitalizações em unidade de terapia intensiva e as mortes em cerca de 74 e 65%, respectivamente.

Novas tecnologias têm sido desenvolvidas para superar algumas das limitações das vacinas atuais. A primeira vacina totalmente recombinante foi aprovada pela FDA em 2017. Tanto as vacinas recombinantes como aquelas baseadas em culturas celulares podem superar o problema da adaptação das cepas vacinais ao ovo que pode reduzir a efetividade da vacina. As vacinas com adjuvantes do tipo óleo em água e as vacinas em altas doses geram maiores respostas imunes que as vacinas tradicionais inativadas contra influenza, e elas estão aprovadas nos Estados Unidos para pessoas com idade ≥ 65 anos. Na maioria das comparações diretas, as vacinas em altas doses demonstraram efetividade superior às de dose-padrão. Embora as evidências sejam mais limitadas, algumas comparações entre vacinas recombinantes ou com adjuvantes e as vacinas-padrão também mostram melhor efetividade.

Nas comparações diretas em populações pediátricas na década de 1990, uma vacina com vírus vivo atenuado administrada via nasal (LAIV, de *live, attenuated, intranasally administered vaccine*) exibiu eficácia maior que as vacinas inativadas injetadas. A LAIV é uma opção desejável em crianças devido à facilidade da administração intranasal e à vantagem teórica de estimular a imunidade da mucosa pela via tópica. Porém, nas temporadas de influenza em 2014-2016, o vírus da LAIV teve menor capacidade replicativa e a vacina não demonstrou eficácia atribuível ao componente H1N1 da vacina. Consequentemente, os comitês de conselheiros nos Estados Unidos e em outros locais suspenderam a recomendação para o uso da LAIV até que melhorias na produção permitissem a reinstituição da recomendação para o uso em 2018. Desde então, a LAIV tem tido desempenho comparável ao das vacinas inativadas para influenza nas avaliações anuais de efetividade.

As vacinas inativadas contra influenza estão licenciadas há mais de 60 anos e têm um perfil de segurança e tolerabilidade robusto. Embora as reações locais sejam as mais comuns após as vacinas inativadas contra influenza, podem ocorrer eventos adversos raros. Isso inclui a síndrome de Guillain-Barré, identificada em 1976 e com menor frequência durante outros anos; a síndrome oculorrespiratória, reconhecida pela primeira vez em 2000; e as convulsões febris relatadas pela primeira vez em crianças pequenas na Austrália em 2010. As vacinas com adjuvantes geralmente causam mais dor local e eritema que as vacinas sem adjuvantes. As LAIVs têm sido associadas a excesso de sibilância e hospitalizações em crianças com menos de 2 anos de idade e, assim, não estão aprovadas para uso nessa faixa etária.

As recomendações de uso específicas para cada vacina, a faixa de idade aprovada para cada produto, a via de administração e os efeitos colaterais esperados são publicados anualmente pelo CDC (*https://www.cdc.gov/vaccines/hcp/acip-recs/vacc-specific/flu.html*). Nos Estados Unidos, a vacinação anual de rotina para influenza é recomendada para todas as pessoas com 6 meses de idade ou mais. Não é feita recomendação preferencial para nenhum tipo de vacina para influenza em relação a outras para as pessoas para as quais há mais de uma vacina licenciada, recomendada e apropriada disponível. Devem ser administradas duas doses da vacina para crianças com < 9 anos de idade que a estejam recebendo pela primeira ou segunda vez. Os grupos de risco especial para apresentar ou transmitir influenza e para os quais a imunização é particularmente prioritária estão listados na Tabela 200-2.

Em geral, a vacina contra influenza não é recomendada para pessoas com história de reação alérgica grave à vacina ou a componentes que não o ovo. A bula do fabricante e as orientações atualizadas do CDC devem ser consultadas para informações sobre contraindicações e precauções para as vacinas individuais contra influenza, incluindo orientações específicas para pessoas com história de alergia a ovos. Uma história de síndrome de Guillain-Barré dentro de 6 semanas de uma dose anterior de vacina contra influenza é considerada uma precaução para o uso de todas as vacinas contra influenza.

TRATAMENTO

Influenza

A terapia antiviral para influenza tem sido limitada pela paucidade de fármacos disponíveis, a curta duração dos sintomas na influenza não complicada e os padrões de mutação do vírus que leva à resistência aos fármacos. No passado, a infecção por influenza A podia ser tratada com os bloqueadores dos canais M-2 amantadina e rimantadina. A resistência disseminada relegou atualmente esses compostos apenas a um interesse histórico.

Os inibidores da neuraminidase têm sido a base do tratamento dos vírus influenza A e B há muitos anos. Conforme seu nome implica, esses fármacos inibem a neuraminidase do vírus influenza e, dessa forma, limitam a sua saída de uma célula infectada. Eles são mais efetivos em pacientes cuja doença por influenza é reconhecida precocemente e confirmada por testagem diagnóstica rápida ou com base em evidências clínicas e epidemiológicas. Em estudos experimentais, esses fármacos aceleram a resolução dos sintomas quando administrados dentro de 48 horas do início da infecção. Há indicações para seu uso tanto profilático – durante toda a temporada de influenza ou quando um caso é reconhecido em um contato próximo, por curto prazo – como terapêutico. O efeito esperado com a administração precoce é a resolução dos sintomas 1 a 2 dias mais cedo do que sem tratamento. O uso de inibidores da neuraminidase é recomendado para infecções complicadas por influenza em pacientes hospitalizados na ausência de comprovação formal de eficácia e quando o diagnóstico pode ter sido mais tardio. Todos os inibidores da neuraminidase disponíveis trazem o risco de desenvolvimento de resistência, particularmente com a administração prolongada (p. ex., para uma pessoa imunodeficiente com isolamento persistente do vírus influenza). A resistência aos inibidores da neuraminidase não é difundida entre as cepas atualmente circulantes de influenza A ou B, mas o seu desenvolvimento tem sido demonstrado no laboratório, e a resistência clínica poderia influenciar a utilidade desses fármacos.

Os grupos de risco definidos que podem se beneficiar dos inibidores da neuraminidase incluem crianças com < 2 anos de idade, adultos com > 65 anos de idade, pacientes com doenças crônicas, pessoas imunossuprimidas, gestantes, mulheres que deram à luz há menos de 2 semanas, pacientes com < 19 anos de idade que estejam recebendo tratamento por longo prazo com ácido acetilsalicílico, ameríndios (incluindo nativos do Alasca), pessoas com obesidade mórbida e moradores de casas de repouso ou instituições para cuidados crônicos. Essa lista lembra a dos candidatos à vacinação como prioridade **(Tab. 200-2)**. O uso de inibidores da neuraminidase deve ser considerado em casos selecionados de alto risco apesar da história de vacinação.

Os inibidores da neuraminidase disponíveis são o oseltamivir oral, o zanamivir em *spray* nasal e o peramivir intravenoso. O oseltamivir, que é o mais amplamente usado, é um fármaco absorvido por via oral que é convertido em seu componente ativo, o carboxilato de oseltamivir, no fígado. Sintomas gastrintestinais, especialmente náuseas, podem acompanhar a administração do oseltamivir. Como o zanamivir não é biodisponível por via oral, ele é administrado como um pó seco inalado disperso por um dispositivo inalatório.

A duração habitual da terapia com oseltamivir oral ou zanamivir intranasal é de 5 dias, com administração 2 ×/dia. O oseltamivir é escolhido para tratamento de gestantes e está aprovado para tratamento em qualquer idade, começando nos lactentes com 14 dias de vida. A baixa ingesta ou absorção oral é uma contraindicação ao uso do oseltamivir, embora esse fármaco também possa ser administrado por sonda oral/nasal. Asma e DPOC são contraindicações relativas ao uso do zanamivir intranasal; esse agente está aprovado para crianças com ≥ 7 anos de idade. Para pacientes hospitalizados com influenza suspeita ou confirmada, o início do tratamento com o oseltamivir administrado por via oral ou entérica é recomendado assim que possível. Para pacientes que não toleram ou não absorvem o oseltamivir administrado por via oral ou entérica, o uso de uma única infusão de peramivir intravenoso deve ser considerado. O peramivir está aprovado para pessoas com ≥ 2 anos de idade. As recomendações mais atuais e os detalhes sobre o uso e liberação de fármacos antivirais para influenza estão disponíveis pelo CDC (*https://www.cdc.gov/flu/professionals/antivirals/summary-clinicians.htm#summary*).

Em 2018, um composto único em sua classe, o baloxavir marboxila, foi aprovado pela FDA para pessoas com 12 anos de idade ou mais como profilaxia ou tratamento de influenza não complicada dentro de 2 dias do início da doença. O baloxavir inibe a endonuclease dependente de *cap*, tem atividade contra influenza A e B e tem formulação de dose única. Em estudos clínicos, se administrado dentro de 48 horas do início dos sintomas, o baloxavir reduziu a duração dos sintomas, a secreção do vírus e o uso de antibióticos em pessoas saudáveis com influenza não complicada. Porém, o desenvolvimento de resistência é uma preocupação, com 2 a 10% dos participantes do estudo que receberam baloxavir mostrando escape viral com redução da suscetibilidade ao fármaco. O CDC não recomenda o uso de baloxavir em gestantes, mulheres que amamentam, pacientes ambulatoriais com doença complicada ou progressiva, pacientes com imunossupressão grave ou pacientes hospitalizados devido à ausência de informações sobre o uso de baloxavir nesses grupos.

Outros aspectos fundamentais do tratamento incluem a manutenção do equilíbrio de líquidos e eletrólitos, a suplementação de oxigênio, o controle da febre com anti-inflamatórios não esteroides e o tratamento da suspeita de complicações bacterianas secundárias com antibióticos. O isolamento apropriado de pacientes deve ser praticado conforme as diretrizes hospitalares locais.

LEITURAS ADICIONAIS

Barry JM: *The Great Influenza: The Story of the Deadliest Pandemic in History*. New York, Penguin Books, 2005.

Chung JR: Effects of influenza vaccination in the United States during the 2018–2019 influenza season. Clin Infect Dis 71:e368, 2020.

Erbelding EJ: A universal influenza vaccine: The strategic plan for the National Institute of Allergy and Infectious Diseases. J Infect Dis 218:347, 2018.

Fineberg HV: Pandemic preparedness and response—lessons from the H1N1 influenza of 2009. N Engl J Med 370:1335, 2014.

Kash JC, Taubenberger JK: The role of viral, host, and secondary bacterial factors in influenza pathogenesis. Am J Pathol 185:1528, 2015.

Osterholm MT et al: Efficacy and effectiveness of influenza vaccines: A systemic review and meta-analysis. Lancet Infect Dis 12:36, 2012.

Treanor JJ: Influenza vaccination. N Engl J Med 375:1261, 2016.

Uyeki TM et al: Novel influenza A viruses and pandemic threats. Lancet 398:2172, 2017.

Watanabe T et al: 1918 influenza virus hemagglutinin (HA) and the viral RNA polymerase complex enhance viral pathogenicity, but only HA induces aberrant host responses in mice. J Virol 87:5239, 2013.

Wright PF et al: Correlates of immunity to influenza as determined by challenge of children with live, attenuated influenza vaccine. Open Forum Infect Dis 3:108, 2016.

Seção 14 Infecções por vírus da imunodeficiência humana e outros retrovírus humanos

201 Retrovírus humanos

Dan L. Longo, Anthony S. Fauci

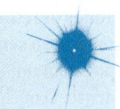

Os retrovírus constituem uma família numerosa (Retroviridae) e infectam principalmente os vertebrados. Esses vírus têm um ciclo de replicação singular, por meio do qual sua informação genética é codificada pelo RNA em vez do DNA. Os retrovírus contêm uma DNA-polimerase dependente do RNA (transcriptase reversa) que organiza a síntese de um tipo de DNA do genoma viral depois da infecção da célula hospedeira. O termo *retrovírus* indica que a informação contida no RNA seja transcrita em DNA na célula do hospedeiro – uma sequência que derrubou o dogma fundamental da biologia molecular: que as informações são transmitidas unidirecionalmente do DNA para o RNA e deste para as proteínas. A constatação de que o RNA era a fonte da informação genética dos agentes etiológicos de alguns tumores dos animais resultou em uma mudança de paradigma biológico relativo não apenas quanto à direção da transmissão das informações genéticas, como também quanto à etiologia viral de alguns cânceres e ao conceito de oncogenes como genes normais do hospedeiro, os quais são reutilizados e alterados por um vetor viral.

A família Retroviridae inclui sete subfamílias **(Tab. 201-1)**. Os membros de duas subfamílias infectam os seres humanos e causam consequências patológicas: os delta-retrovírus, dos quais o vírus linfotrópico de células T humanas (HTLV) tipo 1 é o mais importante para os seres humanos; e os lentivírus, dos quais o vírus da imunodeficiência humana (HIV) é o mais importante dessa espécie.

TABELA 201-1 ■ Classificação dos retrovírus: família Retroviridae

Gênero	Exemplo(s)	Característica
Alpharetrovirus	Vírus do sarcoma de Rous	Contém o oncogene *src*
Betaretrovirus	Vírus do tumor mamário dos camundongos	Exógeno ou endógeno
Gammaretrovirus	Vírus da leucemia murina de Abelson	Contém o oncogene *abl*
Deltaretrovirus	HTLV-1	Causa linfoma de células T e doença neurológica
Epsilonretrovirus	Vírus do sarcoma dérmico de Walleye	Não causa doenças conhecidas nos seres humanos
Lentivirus	HIV-1, HIV-2	Causa Aids
Spumavirus	Vírus espumoso dos símios	Não causa doenças conhecidas nos seres humanos

A grande variedade de interações dos retrovírus com seus diversos hospedeiros incluem eventos totalmente benignos (p. ex., presença silenciosa de sequências retrovirais endógenas no genoma das células da linhagem germinativa de muitas espécies de animais) e infecções rapidamente fatais (p. ex., infecção exógena por um vírus oncogênico como o vírus do sarcoma de Rous das galinhas). A possibilidade de os retrovírus adquirirem e alterarem a estrutura e a função das sequências genéticas das células do hospedeiro revolucionou nossos conhecimentos sobre carcinogênese molecular. Esses vírus podem inserir-se no genoma das células germinativas do hospedeiro e comportam-se como um elemento genético transferível ou transponível. Eles podem ativar ou inativar genes próximos ao local de integração no genoma. Eles podem rapidamente alterar seu próprio genoma por recombinação e mutação sob estímulos ambientais seletivos.

A maioria das doenças virais humanas é atribuída à destruição dos tecidos, seja em consequência da ação direta do vírus ou, indiretamente, pela resposta do hospedeiro à infecção viral. Embora esses mecanismos sejam operantes nas infecções retrovirais, os retrovírus têm outros mecanismos para causar doença, inclusive a transformação maligna da célula infectada e a indução de um estado de imunodeficiência por destruição seletiva ou disfunção das células imunocompetentes, o que torna o hospedeiro suscetível às doenças oportunistas (infecções e neoplasias; Cap. 202).

ESTRUTURA E CICLO DE VIDA

Todos os retrovírus têm estrutura, organização genômica e mecanismos de replicação semelhantes. Os retrovírus medem 70 a 130 nm de diâmetro e possuem um envelope lipídico que circunda seu capsídeo icosaédrico mais denso. O núcleo contém duas cópias idênticas do genoma de RNA de hélice simples. As moléculas de RNA têm 8 a 10 kb de comprimento e formam complexos com a transcriptase reversa e o RNA transportador (tRNA). Outras proteínas virais como a integrase também fazem parte da partícula do vírion. O RNA apresenta características geralmente encontradas no RNA mensageiro (mRNA): uma região *cap* na extremidade 5′ da molécula, a qual é importante para a iniciação da tradução do mRNA; e um sítio de poliadenilação na extremidade 3′, que influencia o *turnover* do mRNA (i.e., as mensagens com extremidades poliA mais curtas são transferidas mais rapidamente que as com extremidades poliA mais longas). Contudo, o RNA dos retrovírus não é traduzido; em vez disso, ele é transcrito em DNA. A forma DNA do genoma retroviral é conhecida como *provírus*.

O ciclo de replicação dos retrovírus tem duas fases (Fig. 201-1). Na primeira, o vírus entra no citoplasma depois de se ligar a um ou mais receptores específicos da superfície celular; o RNA viral e a transcriptase reversa sintetizam uma versão do DNA de dupla-hélice a partir do molde de RNA; e o provírus entra no núcleo e incorpora-se ao genoma da célula hospedeira. Essa incorporação do provírus é permanente. Embora alguns retrovírus animais sejam incorporados a um único local específico do genoma de todas as células infectadas, os retrovírus humanos são incorporados aleatoriamente. Essa primeira fase da replicação depende inteiramente dos produtos sintetizados a partir dos genes do vírus. A segunda fase inclui a síntese e o processamento dos genomas, dos mRNAs e das proteínas virais utilizando as estruturas da célula hospedeira, em geral sob influência dos produtos genéticos do vírus. Os vírions são montados e liberados da célula por brotamento na membrana e, em muitos casos, proteínas da membrana da célula hospedeira são incorporadas ao envelope do vírus. A integração do provírus ocorre durante a fase S do ciclo celular; por essa razão, as células que não estão em divisão geralmente são resistentes à infecção pelos retrovírus. Apenas os lentivírus são capazes de infectar células que não estão em divisão. Quando a célula hospedeira está infectada, a infecção é irreversível pelo resto da vida da célula.

Os genomas dos retrovírus incluem sequências codificadoras e não codificadoras (Fig. 201-2). Em geral, as sequências não codificadoras são sinais de reconhecimento importantes para as etapas de síntese ou processamento do DNA ou do RNA e estão localizadas nas regiões terminais 5′ e 3′ do genoma. Todos os genomas retrovirais são redundantes em sua extremidade, porque contêm sequências idênticas conhecidas como *repetições terminais longas* (LTRs, do inglês *long terminal repeats*). As extremidades do genoma de RNA dos retrovírus são ligeiramente diferentes da sequência do DNA retroviral incorporado. Neste último, as sequências de LTRs estão repetidas nas terminações 5′ e 3′ do vírus. As LTRs contêm sequências envolvidas na iniciação da expressão das proteínas virais, na integração do provírus e na poliadenilação dos RNAs virais. O sítio de ligação

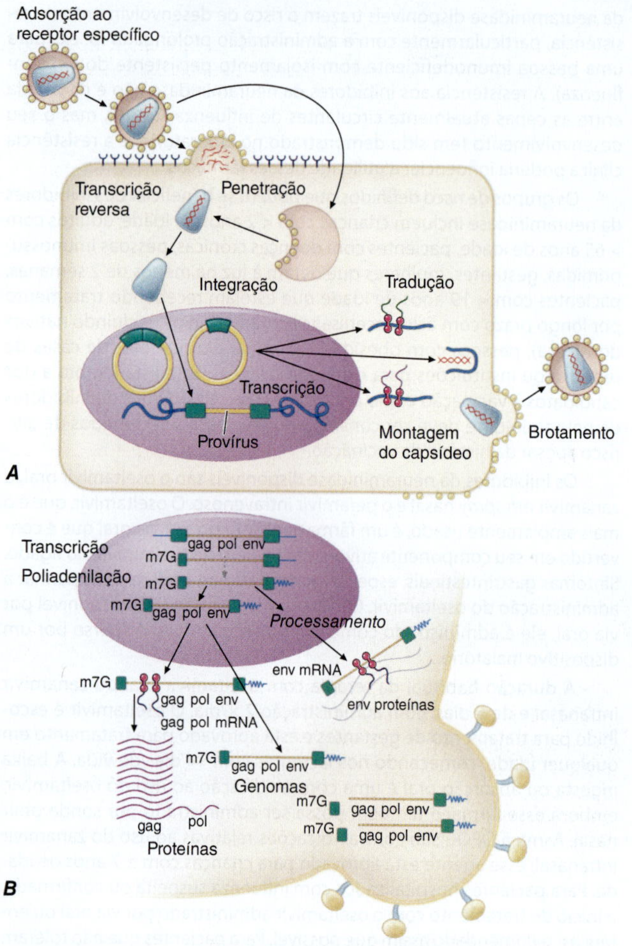

FIGURA 201-1 **Ciclo de vida dos retrovírus.** ***A.*** Resumo da replicação viral. Os retrovírus entram em uma célula-alvo depois de se ligarem a um receptor específico da superfície celular; quando o vírus é interiorizado, seu RNA é liberado do nucleocapsídeo e é transcrito em DNA proviral. O provírus é inserido dentro do genoma e, em seguida, transcrito em RNA; o RNA é traduzido; e os vírus são montados e expulsos pela membrana celular por brotamento. ***B.*** Resumo da expressão dos genes dos retrovírus. O provírus é transcrito, envelopado e poliadenilado. Em seguida, as moléculas do RNA viral têm três destinos: são exportadas para o citoplasma, onde são empacotadas sob a forma de RNA viral nas partículas virais infectantes; são emendadas para gerar a mensagem necessária à síntese da poliproteína do envelope; ou são traduzidas em proteínas Gag e Pol. A maioria das mensagens para a proteína Pol não consegue iniciar a tradução dessa proteína em razão de um códon de parada antes da sua iniciação; contudo, em uma parte dessas mensagens, o códon de parada está ausente e as proteínas Pol são traduzidas. *(Reproduzida, com autorização, de JM Coffin, em BN Fields, DM Knipe (eds.): Fields Virology. New York, Raven, 1990.)*

promotora, o qual é fundamental para a iniciação da transcrição reversa, assim como as sequências de empacotamento viral, estão localizados fora das sequências das LTRs. As regiões codificadoras incluem os genes *gag* (antígeno grupo-específico, proteína nuclear), *pol* (DNA-polimerase dependente do RNA) e *env* (envelope). O gene *gag* codifica um polipeptídeo precursor que é clivado para formar 3 a 5 proteínas capsídicas; uma fração das proteínas precursoras Gag também contém uma protease responsável pela clivagem das poliproteínas Gag e Pol. A poliproteína Gag-Pol origina a protease responsável pela clivagem de si própria. O gene *pol* codifica três proteínas: a transcriptase reversa, a integrase e a protease. A transcriptase reversa copia o RNA viral em provírus de DNA de dupla-hélice, que é incorporado ao DNA da célula hospedeira por meio da integrase. A protease faz a clivagem da poliproteína Gag-Pol em produtos proteicos menores. O gene *env* codifica as glicoproteínas do envelope viral: uma proteína que se liga aos receptores específicos da superfície e determina quais são os tipos celulares que podem ser infectados e uma proteína transmembrana menor, a qual ancora o complexo ao envelope. A Figura 201-3 ilustra como os produtos dos genes dos retrovírus constituem sua estrutura.

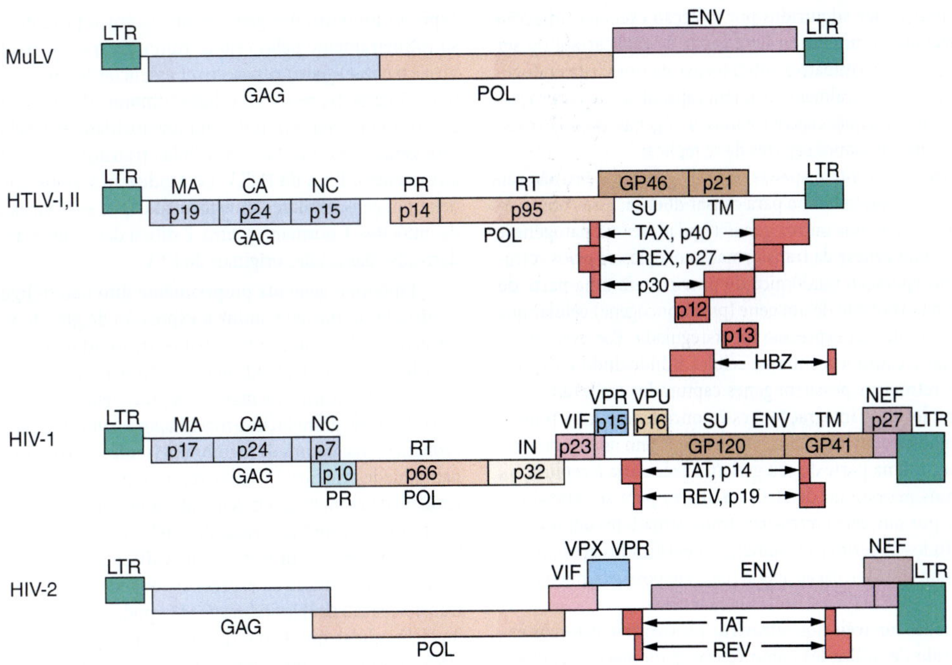

FIGURA 201-2 Estrutura genômica dos retrovírus. O vírus da leucemia murina (MuLV) possui os três genes estruturais típicos: *gag*, *pol* e *env*. A região *gag* origina três proteínas: as proteínas da matriz (MA), do capsídeo (CA) e de ligação do ácido nucleico (NC). A região *pol* codifica uma protease (PR) responsável pela clivagem das poliproteínas virais e uma transcriptase reversa (RT). Além disso, o gene *pol* do HIV codifica uma integrase (IN). A região *env* codifica uma proteína de superfície (SU) e uma proteína transmembrana pequena (TM). Os retrovírus humanos possuem outros produtos gênicos traduzidos por cada uma das três estruturas de leitura possíveis. O HTLV-1 e o HTLV-2 têm os genes *tax* e *rex*, com éxons de cada lado do gene *env*. O HIV-1 e o HIV-2 têm seis produtos gênicos acessórios: *tat*, *rev*, *vif*, *nef*, *vpr* e *vpu* (no HIV-1) ou *vpx* (no HIV-2). Os genes dessas proteínas estão localizados principalmente entre os genes *pol* e *env*. GP, glicoproteína; HBZ, fator de zíper de leucina básico do HTLV-1; LTR, repetições terminais longas.

Os HTLVs têm uma região entre o gene *env* e a LTR 3′ que codifica várias proteínas e transcritos em fase de leitura superpostas (Fig. 201-2). A Tax é uma proteína de 40 kDa que não se liga ao DNA, mas induz a expressão dos fatores de transcrição da célula hospedeira que alteram a expressão dos seus genes; essa proteína é capaz de induzir a transformação celular em determinadas condições. A Rex é uma proteína de 27 kDa que regula a expressão dos mRNAs virais. Outros transcritos dessa região (p12, p13 e p30) tendem a limitar a expressão dos genes virais e diminuem a imunogenicidade das células infectadas. A proteína do *HBZ* é um produto da hélice de DNA proviral complementar e interage com muitos fatores de transcrição e proteínas de sinalização celulares. Ela estimula a proliferação de células infectadas e é o único produto viral universalmente expresso em células tumorais infectadas pelo HTLV-1. Essas proteínas são produzidas a partir de mensagens que são semelhantes, mas são emendadas de forma diferente a partir de éxons sobrepostos, mas distintos.

Os lentivírus em geral e o HIV-1 e o HIV-2 em particular contêm genomas maiores que os dos outros retrovírus patogênicos. Esses vírus têm uma região não traduzida entre os genes *pol* e *env* que codifica partes de várias proteínas, dependendo da fase de leitura a partir da qual o mRNA é emendado. A Tat é uma proteína de 14 kDa que amplia a expressão do vírus a partir das LTRs. A proteína Rev do HIV-1, semelhante à proteína Rex do HTLV, regula o entrelaçamento e/ou o transporte do RNA. A proteína Nef hiporregula o CD4, o receptor celular do HIV; altera as vias de ativação dos linfócitos T do hospedeiro; e acentua a infectividade viral. A proteína Vif é necessária à montagem apropriada do centro nucleoproteico do HIV em alguns tipos de células; sem essa proteína, o DNA do provírus não seria produzido de maneira eficiente nessas células infectadas. Além disso, a proteína Vif atua no APOBEC (polipeptídeo catalítico da enzima que edita o mRNA da apolipoproteína B) uma citidina-desaminase que transforma a sequência viral) para degradar o proteassomo e, assim, bloquear seu efeito supressor viral. A Vpr, a Vpu (específica do HIV-1) e a Vpx (específica do HIV-2) são proteínas virais codificadas por tradução da mesma mensagem em diferentes estruturas de leitura. Como já salientado, os retrovírus oncogênicos dependem da proliferação celular para sua replicação; os lentivírus podem infectar células que não estão em divisão, principalmente pelos efeitos mediados pela Vpr. Essa proteína facilita o transporte do provírus para dentro do núcleo e pode induzir outras alterações celulares, por exemplo, a parada do crescimento em G_2 e a diferenciação de algumas células-alvo. A Vpx é estruturalmente semelhante à Vpr, mas suas funções não estão bem esclarecidas. A Vpu promove a degradação do CD4 no retículo endoplasmático e estimula a liberação de vírions pelas células infectadas.

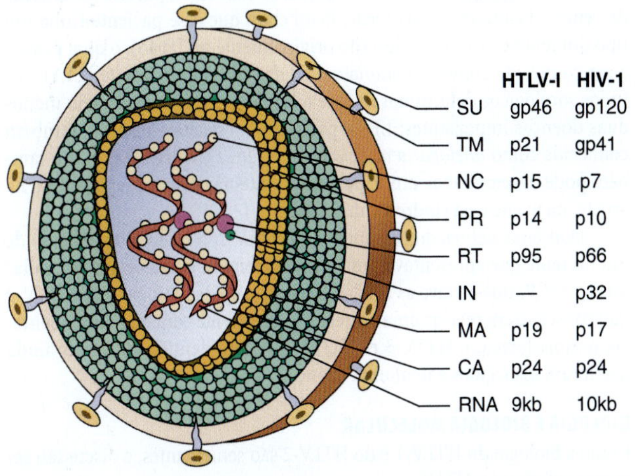

FIGURA 201-3 Ilustração esquemática da estrutura dos retrovírus humanos. A glicoproteína de superfície (SU) é responsável pela ligação aos receptores das células hospedeiras. A proteína transmembrana (TM) ancora a SU ao vírus. A NC é uma proteína de ligação dos ácidos nucleicos encontrada em associação com o RNA viral. Uma protease (PR) cliva as poliproteínas codificadas pelos genes *gag*, *pol* e *env* para gerar seus componentes funcionais. RT é a transcriptase reversa e IN é uma integrase presente em alguns retrovírus (p. ex., HIV-1), que facilita a inserção do provírus no genoma do hospedeiro. A proteína da matriz (MA) é uma proteína Gag diretamente associada ao lipídeo do envelope. A proteína do capsídeo (CA) constitui a estrutura interna predominante do vírus, também conhecida como cápsula nuclear.

Os retrovírus podem ser adquiridos por infecção exógena (infecção por uma célula infectada ou um vírion livre capaz de replicar-se) ou ser transmitidos na linhagem germinativa sob a forma de um vírus endógeno. Os retrovírus endógenos geralmente não têm capacidade de replicação. O genoma humano contém sequências retrovirais endógenas, mas não existem retrovírus endógenos humanos capazes de se replicar.

Em geral, os vírus que contêm apenas os genes *gag*, *pol* e *env* não são patogênicos ou demoram muito tempo para causar doença; essas observações indicam a importância dos outros genes reguladores na patogênese das doenças virais. A patogênese da transformação neoplásica pelos retrovírus depende da incorporação randômica do provírus em uma parte do genoma, resultando na expressão de um gene (proto-oncogene) celular que se transforme em razão da sua expressão hiper-regulada. Por exemplo, o vírus da leucose aviária causa leucemia de células B induzindo a expressão do *myc*. Alguns retrovírus possuem genes capturados e alterados nas proximidades do seu local de integração e esses oncogenes virais podem transformar a célula hospedeira infectada. Os vírus que têm oncogenes frequentemente perderam uma parte do seu genoma necessária à replicação. Esses microrganismos necessitam de vírus auxiliares para se reproduzir e isso pode explicar por que esses retrovírus transformadores agudos são raros na natureza. Todos os retrovírus humanos identificados até hoje são exógenos e não causam transformação aguda (i.e., não possuem oncogenes transformadores).

Essas propriedades notáveis dos retrovírus provocaram esforços experimentais no sentido de utilizá-los como vetores para inserir genes específicos em determinados tipos celulares, um processo conhecido como *terapia gênica* ou *transferência de genes*. Esse processo poderia ser utilizado para reparar uma falha genética ou introduzir uma nova propriedade que poderia ser usada com finalidades terapêuticas; por exemplo, seria possível inserir um gene (p. ex., timidina-cinase) que tornasse a célula tumoral suscetível à destruição por um fármaco (p. ex., ganciclovir). Um fato preocupante quanto à utilização de vetores retrovirais nos seres humanos é que os vírus com capacidade de replicação poderiam reiniciar sua replicação, acarretando resultados imprevisíveis. Essa preocupação não é meramente teórica: a detecção de proteínas codificadas por sequências retrovirais endógenas na superfície das células malignas significa que os eventos genéticos originando o câncer foram capazes de ativar a síntese desses genes, os quais geralmente estão desativados.

VÍRUS LINFOTRÓPICO DE CÉLULAS T HUMANAS

O HTLV-1, um delta-retrovírus, foi isolado em 1980 de uma linhagem do linfoma de células T de um paciente que, inicialmente, parecia ter linfoma de células T cutâneo. Mais tarde, ficou claro que esse paciente tinha um tipo diferente de linfoma (descrito originalmente no Japão), o qual passou a ser conhecido como *linfoma/leucemia de células T do adulto* (LTA). Estudos sorológicos determinaram que o HTLV-1 era a causa de pelo menos duas doenças importantes: LTA e paraparesia espástica tropical, também conhecida como *mielopatia associada ao HTLV-1* (MAH). O HTLV-1 também pode desempenhar um papel importante na dermatite infecciosa, na artrite, na uveíte e na síndrome de Sjögren.

Dois anos depois do isolamento do HTLV-1, o HTLV-2 foi isolado de um paciente que apresentava uma forma incomum de leucemia de células pilosas (LCP) que afetava as células T. Estudos epidemiológicos do HTLV-2 não conseguiram revelar uma correlação consistente com qualquer doença. Da mesma forma, o HTLV-3 e o HTLV-4 foram identificados, mas ainda não foram associados a nenhuma doença.

BIOLOGIA E BIOLOGIA MOLECULAR

Como a biologia do HTLV-1 e do HTLV-2 são semelhantes, a discussão seguinte enfatizará o HTLV-1.

A proteína 1 transportadora de glicose (GLUT-1) funciona como receptor do HTLV-1, provavelmente atuando junto com a neuropilina-1 (NRP1) e os proteoglicanos de heparan sulfato. Os proteoglicanos de heparan sulfato não parecem estar envolvidos na entrada do HTLV-2 nas células. Em geral, apenas as células T são infectadas produtivamente, mas a infecção dos linfócitos B e de outros tipos de células às vezes é detectada. O resultado mais comum da infecção pelo HTLV-1 é o estado de portador latente do provírus incorporado randomicamente aos linfócitos T CD4+. Esse vírus não possui um oncogene e não é inserido em um segmento exclusivo do genoma. Na verdade, a maioria das células infectadas não expressa produtos dos genes virais. O único produto gênico viral expresso rotineiramente pelas células tumorais transformadas pelo HTLV-1 *in vivo* é o *hbz*. O gene *tax* parece ser essencial ao processo de transformação, mas não está expresso nas células tumorais de muitos pacientes com LTA, possivelmente em razão da imunogenicidade das células que expressam esse gene. Por outro lado, as células transformadas *in vitro* transcrevem ativamente o RNA do HTLV-1 e produzem vírions infecciosos. A maioria das linhagens celulares transformadas por esse vírus resulta da infecção de linfócitos T normais *in vitro*. É difícil determinar as linhagens celulares derivadas das células originais do LTA.

Embora o gene *tax* propriamente dito não se ligue ao DNA, ele está localizado no núcleo e induz a expressão de grande variedade de produtos gênicos das células hospedeiras, incluindo fatores de transcrição (especialmente c-rel/fator κB nuclear (NF-κB), ets-1 e ets-2 e componentes da família fos/jun), citocinas (p. ex., interleucina [IL]-2, fator estimulador de colônias de granulócitos-macrófagos e fator de necrose tumoral [TNF]), proteínas e receptores da membrana (moléculas do complexo de histocompatibilidade principal [MHC] e receptor α da IL-2) e complexos de remodelamento da cromatina. Os genes ativados pelo *tax* geralmente são controlados por fatores de transcrição do c-rel/NF-κB e por famílias de proteína de ligação do elemento de resposta do AMP cíclico (CREB). Ainda não está claro como essa indução da expressão dos genes da célula receptora resulta na transformação neoplásica; o gene *tax* pode interferir nas etapas de controle do ciclo celular mitótico e G_1, bloquear a apoptose, inibir a reparação do DNA e promover a proliferação dos linfócitos T independente de antígenos. A indução de uma via autócrina das citocinas foi sugerida como explicação; contudo, a IL-2 não é a citocina fundamental. Outros autores sugeriram a participação da IL-4, da IL-7 e da IL-15.

Em vista da expressão heterogênea do gene *tax* nas células do LTA, alguns pesquisadores sugeriram que ele seja importante nas fases iniciais da transformação, mas que não seja essencial à manutenção do estado transformado. A função de manutenção parece ser desempenhada pela expressão do gene *hbz*. Como ficou evidente na epidemiologia da infecção pelo HTLV-1, a transformação de uma célula infectada é rara e pode depender de um segundo, terceiro ou quarto grupo de genes heterogêneos. Não existem quaisquer anormalidades cromossômicas consistentemente descritas no LTA; entretanto, a aneuploidia é comum e foram relatados alguns casos com mutações da p53 e translocações envolvendo os genes dos receptores de células T situados no cromossomo 14. O gene *tax* pode expressar algumas enzimas de reparação do DNA, permitindo a acumulação de danos genéticos que normalmente teriam sido reparados. Contudo, a patogênese molecular da neoplasia induzida pelo HTLV-1 não está completamente esclarecida.

CARACTERÍSTICAS DA INFECÇÃO PELO HTLV-1

Epidemiologia A infecção pelo HTLV-1 é transmitida por no mínimo três mecanismos: da mãe para o filho, principalmente pelo leite materno; por relações sexuais, mais comumente dos homens para as mulheres; e pelo sangue, por transfusões ou agulhas contaminadas. O vírus costuma ser mais transmitido no período perinatal. Em comparação com o HIV, o qual pode ser transmitido em sua forma livre, o HTLV-1 é menos infeccioso e sua transmissão geralmente requer contatos entre células.

O HTLV-1 é endêmico no sudoeste do Japão e em Okinawa, onde mais de 1 milhão de pessoas estão infectadas. Os anticorpos contra esse vírus são detectáveis nos soros de até 35% da população de Okinawa, em 10% dos residentes da ilha japonesa de Kyushu, e em menos de 1% dos habitantes de regiões não endêmicas do Japão. Apesar dessa alta prevalência de infecção, anualmente são diagnosticados apenas cerca de 500 casos de LTA nessa região. Agrupamentos de casos dessa infecção também foram detectados em outras áreas da Ásia oriental, incluindo Taiwan; na bacia do Caribe, incluindo o nordeste da América do Sul; no noroeste da América do Sul; no centro e no sul da África; na Itália, em Israel, no Irã e na Papua-Nova Guiné; no Ártico; e na região sudeste dos Estados Unidos (Fig. 201-4). Estimativas sugerem que 5 a 10 milhões de pessoas estejam infectadas pelo HTLV-1 em todo o mundo.

A mielopatia espástica ou atáxica progressiva que se desenvolve nos indivíduos com sorologia positiva para HTLV-1 (i.e., que têm anticorpos séricos para esse vírus) pode ser causada pela infecção direta do sistema nervoso pelo vírus, mas a destruição dos tratos piramidais parece envolver as células T CD4+ infectadas pelo HTLV-1; um distúrbio semelhante pode ser

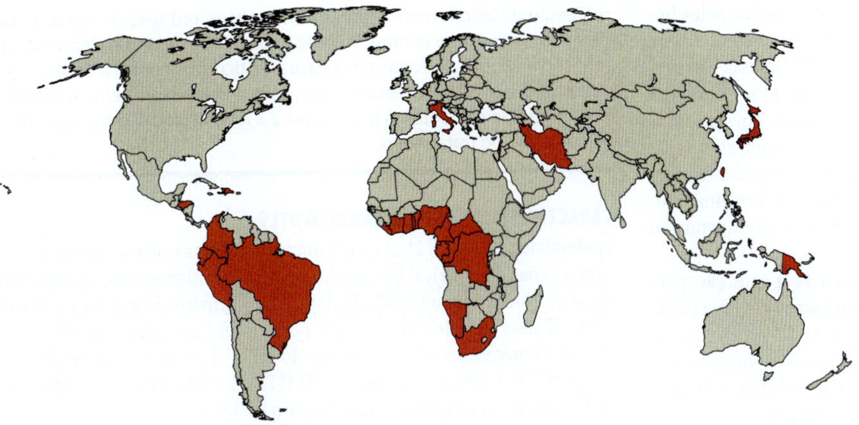

FIGURA 201-4 **Distribuição global da infecção pelo HTLV-1.** Os países com prevalência de infecção pelo HTLV-1 entre 1 e 5% estão assinalados em cor vermelha. Observe que a distribuição dos pacientes infectados não é uniforme nos países endêmicos. Por exemplo, os habitantes do sudoeste do Japão e do nordeste do Brasil costumam ser mais afetados que os indivíduos que vivem em outras regiões desses países.

causado pela infecção pelo HIV ou HTLV-2. Em casos raros, pacientes com MAH são soronegativos, mas têm anticorpos detectáveis contra o HTLV-1 no líquido cerebrospinal (LCS).

O risco cumulativo de desenvolver LTA ao longo da vida é de 3% entre os pacientes infectados pelo HTLV-1, com risco três vezes maior entre os homens em comparação com as mulheres; um risco cumulativo semelhante foi calculado para a MAH (4%), mas as mulheres são mais comumente afetadas que os homens. As distribuições dessas duas doenças sobrepõem-se à distribuição do HTLV-1, porque mais de 95% dos pacientes afetados mostram evidência sorológica de infecção por esse vírus. O período de latência entre a infecção e o aparecimento do LTA é de 20 a 30 anos. No caso da MAH, o período médio de latência é de cerca de 3,3 anos (variação: 4 meses a 30 anos). O desenvolvimento de LTA é raro entre pacientes infectados por hemocomponentes; contudo, cerca de 20% dos pacientes com MAH adquirem o HTLV-1 por meio de sangue contaminado. O LTA é mais comum nos indivíduos infectados no período perinatal, enquanto a MAH é mais frequente nos indivíduos infectados por relações sexuais.

Doenças associadas • LTA Existem quatro tipos clínicos de neoplasias induzidas pelo HTLV-1: aguda, linfomatosa, crônica e latente. Todos esses tumores são proliferações monoclonais das células T pós-tímicas CD4+ com integrações do provírus e rearranjos dos genes para os receptores de células T desses linfócitos.

LTA AGUDO Cerca de 60% dos pacientes que desenvolvem neoplasia maligna têm LTA agudo clássico, o qual se caracteriza por um pródromo clínico curto (cerca de 2 semanas entre os primeiros sintomas e o diagnóstico) e história natural agressiva (sobrevida média de 6 meses). O quadro clínico é dominado por lesões cutâneas rapidamente progressivas, acometimento pulmonar, hipercalcemia e linfocitose com células contendo núcleos lobulados ou "em formato de flor" (ver Fig. 108-7). As células malignas têm integrações provirais monoclonais e expressam CD4, CD3 e CD25 (receptores de baixa afinidade para IL-2) em sua superfície. Os níveis séricos do CD25 podem ser utilizados como marcador tumoral. A anemia e a trombocitopenia são raras. As lesões cutâneas podem ser difíceis de diferenciar da micose fungoide. As lesões osteolíticas são comuns e não contêm células tumorais, mas são compostas por células osteolíticas, geralmente sem atividade osteoblástica. Apesar do quadro leucêmico, na maioria dos casos há acometimento irregular da medula óssea.

A hipercalcemia do LTA é multifatorial; as células tumorais produzem fatores de ativação dos osteoclastos (TNF-α, IL-1, linfotoxina) e também podem sintetizar uma molécula semelhante ao paratormônio. Os pacientes afetados têm imunodeficiência associada, o que os torna suscetíveis às infecções oportunistas semelhantes às observadas nos pacientes com Aids (Cap. 202). A patogênese da imunodeficiência é desconhecida. Os infiltrados pulmonares detectados nos pacientes com LTA refletem a infiltração leucêmica em 50% dos casos e as infecções oportunistas por microrganismos como *Pneumocystis* e outros fungos na metade restante. Os sinais e sintomas gastrintestinais quase sempre estão relacionados com as infecções oportunistas. *Strongyloides stercoralis* é um parasita gastrintestinal com padrão de distribuição endêmica semelhante ao HTLV-1. Pessoas infectadas pelo HTLV-1 e também infectadas por esse parasita podem desenvolver LTA com mais frequência ou mais rapidamente do que aquelas sem infecção por *Strongyloides*. As concentrações séricas de lactato-desidrogenase (LDH) e da fosfatase alcalina costumam estar elevadas no LTA. Cerca de 10% dos pacientes têm acometimento das leptomeninges que acarreta fraqueza, alterações do estado mental, parestesia e/ou cefaleia. Ao contrário das outras formas de linfoma do sistema nervoso central (SNC), o LTA pode ter níveis normais de proteínas no LCS. O diagnóstico depende da demonstração de células de LTA no LCS (Cap. 108).

LTA LINFOMATOSO O tipo linfomatoso do LTA ocorre em cerca de 20% dos pacientes e é semelhante à forma aguda por sua história natural e evolução clínica, exceto pelo fato de que as células anormais circulantes são raras e há linfadenopatia. A histologia do linfoma é variável, mas não influencia a história natural. Em geral, o diagnóstico é sugerido pelo local de nascimento do paciente (ver "Epidemiologia", anteriormente) e pela existência de lesões cutâneas com hipercalcemia. O diagnóstico é confirmado pela detecção de anticorpos contra o HTLV-1 no soro.

LTA CRÔNICO Os pacientes com a forma crônica do LTA geralmente têm níveis normais de cálcio e LDH e não apresentam acometimento do SNC, dos ossos ou do trato gastrintestinal. A sobrevida média desses pacientes é de 2 anos. Em alguns casos, o LTA crônico progride para a forma aguda da doença.

LTA LATENTE Menos de 5% dos pacientes têm a forma latente do LTA. Nesses casos, as células malignas mostram incorporação do provírus às células monoclonais; menos de 5% das células sanguíneas periféricas apresentam anormalidades morfológicas típicas; os pacientes não têm hipercalcemia, linfadenopatia e hepatosplenomegalia; não há acometimento do SNC, dos ossos e do trato gastrintestinal; e as lesões cutâneas e pulmonares podem estar presentes. A sobrevida média desse subgrupo pequeno de pacientes parece ser ≥ 5 anos.

PET/MAH (PARAPARESIA ESPÁSTICA TROPICAL/MIELOPATIA ASSOCIADA AO HTLV-1 Ao contrário do LTA, no qual há ligeiro predomínio no sexo masculino, a PET/MAH afeta as mulheres com mais frequência. Essa doença é semelhante à esclerose múltipla sob alguns aspectos (Cap. 444). O início é insidioso. Os sinais e sintomas incluem fraqueza ou rigidez em uma ou ambas as pernas, dor lombar e incontinência urinária. As anormalidades sensitivas geralmente são leves, mas alguns pacientes podem ter neuropatia periférica. Em geral, a doença assume a forma de mielopatia torácica lentamente progressiva e ininterrupta; um terço dos pacientes fica limitado ao leito dentro de 10 anos depois do diagnóstico e 50% não conseguem andar sem ajuda nessa fase da doença. Os pacientes apresentam paraparesia ou paraplegia espástica com hiper-reflexia, clônus do tornozelo e respostas plantares extensoras. A função cognitiva geralmente é preservada e as anormalidades dos nervos cranianos são raras.

A ressonância magnética (RM) demonstra lesões da substância branca e das regiões paraventriculares do cérebro e da medula espinal. O exame patológico da medula mostra degeneração simétrica das colunas laterais, inclusive dos tratos corticospinais, mas alguns casos também afetam as colunas posteriores. O parênquima e as meninges espinais contêm infiltrados inflamatórios que incluem células T CD8+ que destroem a mielina.

O HTLV-1 geralmente não é detectado nas células do SNC, mas pode ser isolado em uma pequena população de linfócitos presentes no LCS. Em geral, a replicação do vírus é maior na PET/MAH que no LTA e os pacientes com a primeira doença têm uma resposta imune mais vigorosa ao vírus. Anticorpos contra o HTLV-1 estão presentes no soro e parecem ser produzidos no LCS dos pacientes com PET/MAH, nos quais os títulos em geral são mais altos que no soro. A fisiopatologia da PET/MAH pode envolver a indução da destruição autoimune das células neurais pelos linfócitos T com especificidade para os componentes virais (proteínas *Tax* ou *Env*). Uma teoria sugere que a suscetibilidade à PET/MAH possa estar relacionada com a presença de alelos dos antígenos leucocitários humanos (HLAs) capazes de apresentar os antígenos virais de modo a desencadear autoimunidade. Não existem dados suficientes para confirmar a associação com o sistema HLA. Entretanto, os anticorpos séricos dos pacientes com PET/MAH ligam-se a um antígeno específico dos neurônios (proteína ribonuclear heteronuclear A1 [hnRNP A1]) e interferem na neurotransmissão *in vitro*.

Ainda não se sabe quais fatores determinam se a infecção pelo HTLV-1 causará doença e, nesse caso, se desencadeará uma neoplasia (LTA) ou um distúrbio autoimune (PET/MAH). As diferenças das cepas virais, a suscetibilidade de determinados haplótipos do MHC, a via de infecção pelo HTLV-1, a carga viral e o tipo de resposta imune desencadeada pelo vírus são fatores potenciais, mas existem poucos dados definitivos.

OUTRAS DOENÇAS POTENCIALMENTE RELACIONADAS AO HTLV-1 Mesmo na ausência do quadro clínico completo de PET/MAH, a disfunção vesical é comum em mulheres infectadas pelo HTLV-1. Nas regiões onde o HTLV-1 é endêmico, várias doenças inflamatórias e autoimunes foram atribuídas a esse vírus, incluindo uveíte, dermatite, pneumonite, artrite reumatoide e polimiosite. Contudo, as relações etiológicas entre o HTLV-1 e essas doenças não foram estabelecidas.

Prevenção As mulheres em regiões endêmicas não devem amamentar seus filhos e os doadores de sangue devem ser triados para anticorpos contra o HTLV-1. Como na prevenção da infecção pelo HIV, aderir a práticas de sexo seguro e evitar o compartilhamento de agulhas são medidas importantes.

TRATAMENTO

Infecção pelo HTLV-1

Para o pequeno número de pacientes que desenvolvem doenças associadas ao HTLV-1 não existem tratamentos que levem à cura. Nos pacientes com os tipos agudo e linfomatoso de LTA, a doença progride rapidamente. Em geral, a hipercalcemia é controlada com glicocorticoides e fármacos citotóxicos dirigidos contra a neoplasia. O tumor responde muito bem à poliquimioterapia utilizada contra outros tipos de linfoma; contudo, os pacientes são suscetíveis às infecções oportunistas e bacterianas incontroláveis e, na maioria dos casos, o LTA recidiva dentro de 4 a 10 meses depois da remissão. A combinação de interferona-α e zidovudina pode ampliar a sobrevida. Como a replicação viral não está diretamente associada à progressão do LTA, a zidovudina provavelmente é eficaz mais por seus efeitos citotóxicos (i.e., como um análogo da timidina que interrompe a formação das cadeias) do que por seus efeitos antivirais. Séries selecionadas relataram altas taxas de resposta e uma taxa de 40% de sobrevida em 5 anos; porém, esse nível de resposta não tem sido universal. O LSG15, um programa de quimioterapia com múltiplos fármacos desenvolvido no Japão, induz respostas completas em cerca de um terço dos pacientes, sendo que aproximadamente metade deles sobrevive por mais de 2 anos; porém, o tempo médio de sobrevida é de cerca de 13 meses. A terapia de alta dose com transplante de medula óssea tem sido amplamente testada no Japão. A sobrevida média não tem sido influenciada por esse tratamento; entretanto, até 25% dos pacientes sobrevivem livres de doença por 4 anos. Foi relatado que a lenalidomida tem taxa de resposta de 42% em pacientes com recidiva de LTA, estendendo a sobrevida média para 20 meses apesar de um período curto de 4 meses de sobrevida livre de progressão. O mogamulizumabe, um anticorpo contra CCR4 (um receptor de várias quimiocinas, incluindo RANTES e TARC), melhorou as taxas de resposta quando acrescentado à quimioterapia. Um tratamento experimental com um anticorpo marcado com ítrio-90 ou conjugado com toxina dirigida contra o receptor da IL-2 parece ser promissor, mas não está amplamente disponível. Os pacientes com a forma crônica ou latente de LTA podem ser abordados por meio de uma conduta expectante: tratar quaisquer infecções, monitorar e aguardar os sinais de progressão para doença aguda.

Os pacientes com PET/MAH podem ter alguma melhora com o tratamento corticoide para reduzir a inflamação. Os esquemas antirretrovirais não foram eficazes. Em um estudo, o danazol (200 mg, 3 ×/dia) produziu melhora neurológica significativa em 5 dos 6 pacientes tratados, com regressão da incontinência urinária em 2 casos, redução da espasticidade em 3 pacientes e recuperação da capacidade de andar depois da limitação à cadeira de rodas em 2 casos. Anticorpos contra a cadeia β do receptor de IL-15 foram testados com efeitos promissores em um pequeno número de pacientes. A fisioterapia e a reabilitação são componentes importantes do tratamento.

CARACTERÍSTICAS DA INFECÇÃO PELO HTLV-2

Epidemiologia O HTLV-2 é endêmico em algumas tribos nativas norte-americanas e na África. Em geral, esse microrganismo é considerado um vírus do Novo Mundo trazido da Ásia para as Américas há cerca de 10 mil a 40 mil anos durante a migração de populações infectadas pelo estreito de Bering. O mecanismo de transmissão do HTLV-2 provavelmente é idêntico ao do HTLV-1 (ver anteriormente). O HTLV-2 pode ser transmitido mais facilmente pelas relações sexuais do que o HTLV-1.

Estudos realizados em coortes numerosas de usuários de drogas injetáveis com ensaios sorológicos capazes de diferenciar confiavelmente o HTLV-1 do HTLV-2 indicaram que a maioria dos pacientes positivos para HTLV estava infectada pelo HTLV-2. A prevalência sorológica do HTLV em uma coorte de 7.841 usuários de drogas injetáveis atendidos nos centros de tratamento de dependentes de drogas de Baltimore, Chicago, Los Angeles, Nova Jersey (Asbury Park e Trenton), cidade de Nova York (Brooklyn e Harlem), Filadélfia e San Antonio era de 20,9%, dos quais mais de 97% dos casos eram devidos ao HTLV-2. A soroprevalência do HTLV-2 era maior no sudoeste e no meio-oeste do que no nordeste do País. Por outro lado, a soroprevalência do HIV-1 era maior no nordeste do que no sudoeste ou no meio-oeste. Cerca de 3% dos membros dessa coorte estavam infectados simultaneamente por HTLV-2 e HIV-1. A soroprevalência do HTLV-2 aumentava linearmente com a idade. As mulheres eram significativamente mais suscetíveis à infecção pelo HTLV-2; acredita-se que o vírus seja transmitido com mais eficiência de homens para mulheres do que o contrário.

Doenças associadas Embora o HTLV-2 tenha sido isolado de um paciente com uma variante de células T da LCP, esse vírus não foi consistentemente associado a qualquer doença específica e, na verdade, tem sido descrito como "um vírus à procura de uma doença". Entretanto, acumulam-se evidências de que o HTLV-2 possa desempenhar um papel importante em algumas doenças neurológicas, hematológicas e dermatológicas. Esses dados precisam ser confirmados, principalmente em vista da confusão citada antes em torno das prevalências relativas do HTLV-1 e do HTLV-2 entre usuários de drogas injetáveis.

Prevenção Evitar o uso compartilhado de agulhas, aderir às práticas de sexo seguro, realizar a triagem do sangue (por ensaios para HTLV-1, que também detectam HTLV-2) e evitar a amamentação por mulheres infectadas são medidas importantes para a profilaxia da disseminação do HTLV-2.

VÍRUS DA IMUNODEFICIÊNCIA HUMANA

O HIV-1 e o HIV-2 fazem parte da subfamília lentivírus da família Retroviridae e são os únicos lentivírus conhecidos capazes de infectar seres humanos. Os lentivírus agem mais lentamente quando comparados com os vírus que causam infecção aguda (p. ex., vírus influenza), mas não quando comparados com outros retrovírus. As manifestações clínicas da infecção primária aguda pelo HIV são semelhantes às das infecções agudas mais clássicas. A cronicidade característica da doença causada pelo HIV é compatível com a designação *lentivírus*. **Para uma discussão detalhada sobre o HIV, ver Capítulo 202.**

LEITURAS ADICIONAIS

El Hajj H et al: Novel treatments of adult T cell leukemia lymphoma. Front Microbiol 11:1062, 2020.

Katsuya H et al: Treatment and survival among 1594 patients with ATL. Blood 126:2570, 2015.

Ma G et al: Multifaceted functions and roles of HBA in HTLV-1 pathogenesis. Retrovirology 13:16, 2016.

Moir S et al: Pathogenic mechanisms of HIV disease. Annu Rev Pathol 6:223, 2011.

Tsukasaki K et al: Diagnostic approaches and established treatments for adult T-cell leukemia lymphoma. Front Microbiol 11:1207, 2020.

Yamauchi J et al: An update on human T-cell leukemia virus type I (HTLV-1)-associated myelopathy/tropical spastic paraparesis (HAM/TSP) focusing on clinical and laboratory biomarkers. Pharmacol Ther 218:107669, 2021.

202 Doenças causadas pelo vírus da imunodeficiência humana: Aids e distúrbios relacionados

Anthony S. Fauci, Gregory K. Folkers, H. Clifford Lane

A síndrome da imunodeficiência adquirida (Aids, do inglês *acquired immunodeficiency syndrome*) foi reconhecida pela primeira vez nos Estados Unidos no verão de 1981, quando o Centers for Disease Control and Prevention (CDC) relatou a ocorrência inexplicável de pneumonia por *Pneumocystis jirovecii* (antes denominado *P. carinii*) em cinco homossexuais do sexo masculino previamente sadios de Los Angeles e de sarcoma de Kaposi (SK) com ou sem pneumonia por *P. jirovecii* e outras infecções oportunistas em 26 homossexuais masculinos também previamente saudáveis de Nova York, São Francisco e Los Angeles, nos Estados Unidos. Pouco depois, a doença foi diagnosticada nos usuários de drogas injetáveis (UDIs) de ambos os sexos; nos hemofílicos e nos receptores de transfusões sanguíneas; nas parceiras sexuais dos homens com Aids; e nos lactentes nascidos de mães com Aids. Em 1983, o vírus da imunodeficiência humana (HIV, do inglês *human immunodeficiency virus*) foi isolado de um paciente com linfadenopatia e, em 1984, foi demonstrado claramente que ele era o agente causador da Aids. Em 1985, pesquisadores desenvolveram um ensaio imunoabsorvente ligado à enzima (ELISA, do inglês *enzyme-linked immunosorbent assay*) sensível, o qual permitiu avaliar o alcance e a evolução da epidemia do HIV, primeiramente nos Estados Unidos e em outros países desenvolvidos e, por fim, nos países em desenvolvimento de todas as regiões do mundo (ver "Infecção pelo HIV e Aids no mundo", adiante). A evolução mundial surpreendente da pandemia do HIV acompanhou-se de uma explosão de informações nos campos da virologia do HIV, da patogênese (imunológica e virológica), do tratamento da doença causada pelo vírus, do tratamento e da profilaxia das doenças oportunistas associadas à infecção pelo HIV e prevenção da infecção pelo HIV. O volume de informações relativas às doenças causadas pelo HIV é enorme e continua a aumentar e, hoje, é praticamente impossível ao médico generalista manter-se atualizado com a literatura. O objetivo deste capítulo é apresentar as informações mais recentes sobre o alcance da pandemia; a patogênese, o tratamento e a profilaxia; e as perspectivas de desenvolvimento de vacinas. Acima de tudo, o capítulo tem o propósito de fornecer uma base científica sólida e diretrizes clínicas práticas para a abordagem atualizada aos cuidados de pessoas com HIV.

DEFINIÇÃO

O sistema de classificação atual do CDC para a infecção pelo HIV e Aids categoriza os pacientes com base nas condições clínicas associadas à infecção pelo HIV junto com o nível da contagem de linfócitos T CD4+. Um caso confirmado de HIV pode ser classificado em um de cinco estágios clínicos da infecção pelo HIV (0, 1, 2, 3 ou desconhecido). Em caso de um teste de HIV negativo dentro de 6 meses do primeiro diagnóstico da infecção pelo HIV, o estágio é 0 e permanece 0 até 6 meses depois do diagnóstico. A doença avançada pelo HIV (Aids) é classificada como estágio 3 se uma ou mais doenças oportunistas específicas forem diagnosticadas (Tab. 202-1). Caso contrário, o estágio é determinado pelo resultado dos testes de linfócitos T CD4+ e critérios imunológicos (Tab. 202-2). Se nenhum desses critérios for aplicável (p. ex., por faltar informações sobre resultados do teste de linfócitos T CD4+), o estágio é D (desconhecido).

Os critérios de definição e estadiamento da Aids são complexos e abrangentes, estando bem estabelecidos para propósitos de vigilância em vez da prática clínica com os pacientes. Assim, o médico não deve preocupar-se com o fato de o paciente adequar-se ou não à definição estrita de Aids, mas considerar a doença causada pelo HIV como um espectro que inclui infecção primária com ou sem a síndrome aguda, período relativamente assintomático e doenças oportunistas avançadas (ver "Fisiopatologia e patogênese", adiante).

AGENTE ETIOLÓGICO

O agente etiológico da Aids é o HIV, que pertence à família dos retrovírus humanos (Retroviridae) e à subfamília dos lentivírus (Cap. 201). Os lentivírus não oncogênicos causam doença em outras espécies animais, como ovinos, equinos, caprinos, bovinos, felídeos e símios. Os retrovírus que comprovadamente causam doença nos seres humanos pertencem a dois grupos distintos: o vírus linfotrópico de células T humanas (HTLV)-1 e o HTLV-2, os quais são retrovírus transformadores; e o HIV-1 e o HIV-2, que causam efeitos citopáticos diretos ou indiretos (Cap. 201). No mundo inteiro, e certamente nos Estados Unidos, a causa mais comum da doença causada pelo HIV é o HIV-1, que engloba vários subtipos com distribuições geográficas diferentes (ver "Heterogeneidade molecular do HIV-1", adiante). O HIV-2 foi identificado pela primeira vez em 1986 nos pacientes da África ocidental e, inicialmente, estava limitado a essa região. Entretanto, foram detectados casos que puderam ser rastreados até a África ocidental ou atribuídos aos contatos sexuais com pacientes dessa região. Os grupos do HIV-1 (M, N, O, P) e do HIV-2 (A a H) definidos hoje provavelmente se originaram da transferência diferenciada aos seres humanos a partir dos reservatórios dos primatas não humanos. Os grupos do HIV-1 provavelmente se originaram dos chimpanzés e/ou gorilas, enquanto os grupos do HIV-2 originaram-se dos mangabeis-fuliginosos (macacos robustos e pesados, muito semelhantes a babuínos e mandris). A pandemia de Aids é principalmente causada por HIV-1 do grupo M. Embora o grupo O do HIV-1 e os vírus do grupo HIV-2 tenham sido isolados em muitos países, inclusive nos países desenvolvidos, eles causam epidemias muito mais localizadas. As infecções relatadas com os vírus do grupo N e do grupo P são raras e estão confinadas quase totalmente a moradores de Camarões ou a viajantes que chegam desse local. A Figura 202-1 ilustra as relações taxonômicas entre os lentivírus dos primatas.

TABELA 202-1 ■ Doenças oportunistas definidoras de estágio 3 (Aids) do CDC na infecção pelo HIV

Infecções bacterianas múltiplas ou recorrentes[a]
Candidíase dos brônquios, da traqueia ou dos pulmões
Candidíase do esôfago
Câncer cervical invasivo[b]
Coccidioidomicose disseminada ou extrapulmonar
Criptococose extrapulmonar
Criptosporidiose intestinal crônica (duração > 1 mês)
Doença por citomegalovírus (exceto infecção do fígado, do baço ou dos linfonodos) iniciando em idade > 1 mês
Retinite por citomegalovírus (com perda da visão)
Encefalopatia atribuída ao HIV
Herpes simples: úlceras crônicas (duração > 1 mês); ou bronquite, pneumonite ou esofagite (início em idade > 1 mês)
Histoplasmose disseminada ou extrapulmonar
Isosporíase intestinal crônica (> 1 mês de duração)
Sarcoma de Kaposi
Linfoma de Burkitt (ou denominação equivalente)
Linfoma imunoblástico (ou denominação equivalente)
Linfoma cerebral primário
Infecção disseminada ou extrapulmonar pelo complexo *Mycobacterium avium* ou por *M. kansasii*
Infecção por *Mycobacterium tuberculosis* em qualquer local (pulmonar,[b] disseminada ou extrapulmonar)
Infecção disseminada ou extrapulmonar por outras espécies de *Mycobacterium* identificadas ou não
Pneumonia por *Pneumocystis jirovecii* (anteriormente conhecido como *Pneumocystis carinii*)
Pneumonia recidivante[b]
Leucoencefalopatia multifocal progressiva
Septicemia recorrente por *Salmonella*
Toxoplasmose cerebral com início em idade > 1 mês
Síndrome de caquexia associada ao HIV

[a]Apenas entre crianças com idade < 6 anos. [b]Apenas entre adultos, adolescentes e crianças com idade ≥ 6 anos.
Fonte: MMWR 63(RR-03), April 11, 2014.

MORFOLOGIA DO HIV

A microscopia eletrônica mostra que o vírion do HIV é uma estrutura icosaédrica (Fig. 202-2) que contém numerosas espículas externas formadas pelas duas proteínas principais do envelope, a gp120 externa e a gp41 transmembrana. O envelope do HIV existe como um heterodímero

TABELA 202-2 ▪ Estágios 1 a 3 do CDC para a infecção pelo HIV com base em critérios específicos para a idade de contagem de linfócitos T CD4+ ou porcentagem de linfócitos T CD4+ em relação aos linfócitos totais[a]

	Idade na data do teste de linfócitos T CD4+					
	< 1 ano		1-5 anos		6 anos até adulto	
Estágio[a]	Células/μL	%	Células/μL	%	Células/μL	%
1	≥ 1.500	≥ 34	≥ 1.000	≥ 30	≥ 500	≥ 26
2	750-1.499	26-33	500-999	22-29	200-499	14-25
3	< 750	< 26	< 500	< 22	< 200	< 14

[a]O estágio baseia-se primariamente na contagem de linfócitos T CD4+; a contagem de linfócitos T CD4+ é precedente em relação à porcentagem de linfócitos T CD4+, e a porcentagem é considerada apenas se a contagem estiver faltando.

Fonte: MMWR 63(RR-03), April 11, 2014.

trimérico. O vírion brota da superfície da célula infectada (Fig. 202-2*A*) e incorpora várias proteínas celulares do hospedeiro na sua bicamada lipídica. A estrutura do HIV-1 está ilustrada esquematicamente na Figura 202-2*B*.

CICLO DE REPLICAÇÃO DO HIV

O HIV é um vírus de RNA cuja característica fundamental é a transcrição reversa do seu RNA genômico em DNA pela enzima *transcriptase reversa*. O ciclo de replicação do HIV começa com a ligação de alta afinidade por meio de resíduos expostos à superfície dentro da proteína gp120 ao seu receptor localizado na superfície da célula do hospedeiro, a molécula CD4 (Fig. 202-3). A molécula CD4 é uma proteína de 55 kDa encontrada predominantemente em um subgrupo de linfócitos T responsáveis pela função auxiliar do sistema imune (Cap. 349). Depois da fixação à molécula CD4, a proteína gp120 sofre uma alteração de conformação que facilita a ligação a um dos dois correceptores principais. Os dois principais correceptores do HIV-1 são o CCR5 e o CXCR4. Esses dois receptores pertencem à família de receptores celulares acoplados à proteína G com sete domínios transmembrana; o acoplamento do vírus a um ou aos dois receptores permite sua entrada na célula e é um determinante importante do tropismo celular do vírus. A disseminação entre as células é também facilitada por moléculas acessórias, como o receptor de lectina tipo C *DC-SIGN* expresso em determinadas células dendríticas que se ligam à proteína do envelope do HIV gp120, permitindo que o vírus capturado em células dendríticas se dissemine para as células T CD4+. Depois da ligação da proteína do envelope viral à molécula CD4, associada à alteração de conformação da gp120 do envelope viral descrita antes, ocorre a fusão com a membrana celular do hospedeiro por ação da molécula gp41 recém-exposta, que penetra na membrana plasmática da célula-alvo e enrola-se sobre si própria para aproximar o vírion da célula-alvo (Fig. 202-4). Após a fusão é iniciada a retirada da camada proteica do capsídeo – uma etapa que facilita a transcrição reversa e leva à formação do complexo de pré-integração, composto por RNA viral, enzimas e proteínas acessórias e cercadas pelas proteínas da matriz e capsídeo (Fig. 202-3). Todos esses componente virais pós-fusão constituem o complexo de replicação do HIV, incluindo a camada externa do capsídeo, a qual tem papel integral na sustentação da transcrição reversa do RNA viral. Quando o complexo pré-integração atravessa o citoplasma e chega ao núcleo, a enzima viral transcriptase reversa catalisa a transcrição reversa do RNA genômico em DNA, resultando na formação de DNA proviral de fita dupla do HIV. Em várias etapas do ciclo de replicação, o vírus é vulnerável a vários fatores celulares que podem bloquear a progressão da infecção. A *tripartite motif-containing protein 5-α* (TRIM5-α) citoplasmática é um fator de restrição do hospedeiro que interage com o capsídeo retroviral, causando a sua prematura desmontagem e indução de resposta imune inata. A família de proteínas celulares da enzima editora do mRNA da apolipoproteína B (tipo polipeptídeo catalítico 3 [APOBEC3]) também inibe a progressão da infecção viral após a entrada do vírus na célula e antes da sua entrada no núcleo. As proteínas APOBEC3, que são incorporadas dentro de vírions e liberadas no citoplasma de células recém-infectadas, ligam-se ao único intermediário de DNA negativo e desestimulam a citidina viral, causando a hipermutação dos genomas retrovirais. O HIV desenvolveu uma estratégia eficaz para proteger-se das APOBECs. A proteína viral Vif marca a APOBEC3 para degradação no proteassomo. SAMHD1 é outro fator pós-entrada do hospedeiro que impede a transcrição reversa ao depletar as reservas de desoxinucleotídeos (dNTPs, do inglês *depleting pools of deoxynucleotides*). A proteína 2 de resistência ao mixovírus (MX2) induzida pelo interferon (IFN) tipo I é outro fator de restrição associado com imunidade inata que inibe a entrada do HIV-1 no núcleo.

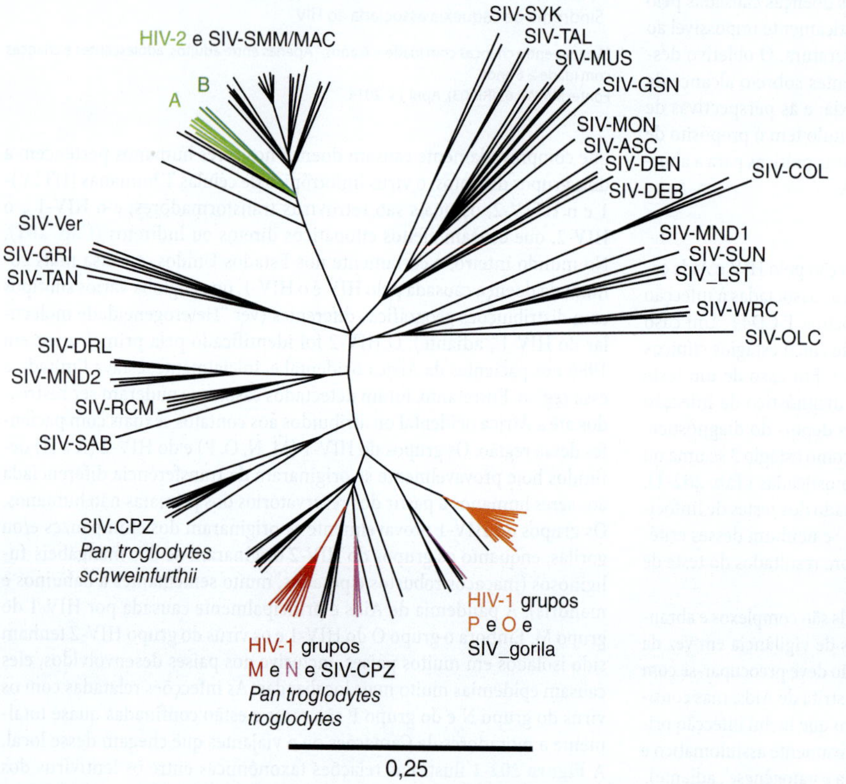

FIGURA 202-1 Árvore filogenética baseada nos genomas quase completos (genes *gag* até *nef*) dos vírus da imunodeficiência dos primatas. A escala (0,25) indica uma distância genética filogeneticamente corrigida de 25% dos nucleotídeos. Clados em cores representam vírus (HIV-1, HIV-2) identificados em humanos após transferências relativamente recentes a partir de reservatórios em chimpanzés, gorilas e mangabeis-fuliginosos. *(Elaborada por Brian Foley, PhD:HIV Sequence Database, Theoretical Biology and Biophysics Group, Los Alamos National Laboratory; informações adicionais podem ser encontradas em www.hiv.lanl.gov/content/sequence/HelpDocs/subtypes.html.)*

Com a ativação da célula, o DNA viral tem acesso ao poro nuclear e é transferido do citoplasma para o núcleo, onde se incorpora aos cromossomos da célula hospedeira pela ação de outra enzima codificada pelo vírus, a *integrase* (Fig. 202-3). O DNA proviral do HIV incorpora-se ao DNA genômico do hospedeiro, preferencialmente em regiões de transcrição ativa e *hotspots* regionais. Esse provírus pode permanecer inativo sob o ponto de vista transcricional (latente) ou pode manifestar vários graus de expressão gênica, incluindo a transcrição e produção ativa de vírus, dependendo do estado metabólico da célula infectada.

A ativação celular desempenha um importante papel no ciclo replicativo do HIV e é fundamental à patogênese da doença causada pelo HIV (ver "Fisiopatologia e patogênese", adiante). Depois da ligação inicial, da fusão e da interiorização dos conteúdos de ácido nucleico dos vírions na célula-alvo, os intermediários de DNA de transcrição reversa incompleta são instáveis nas células em repouso e não se incorporam de

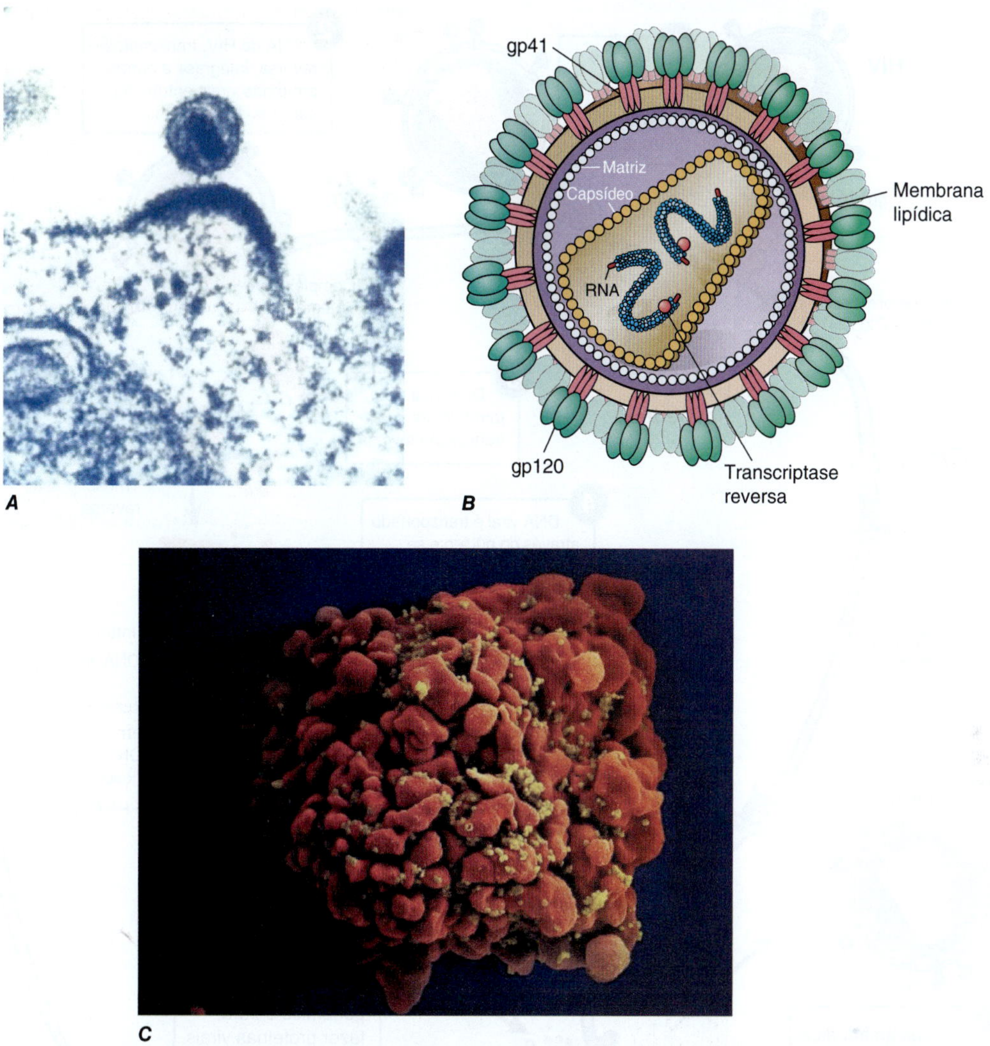

FIGURA 202-2 ***A.*** Micrografia eletrônica do HIV. A figura ilustra um vírion típico depois da brotamento na superfície de um linfócito T CD4+, além de dois outros vírions incompletos, ainda em processo de erupção pela membrana celular. ***B.*** Estrutura do HIV-1, incluindo o envelope externo de gp120, os componentes transmembrana gp41 do envelope, o RNA genômico, a enzima transcriptase reversa, a membrana interna p18(17) (matriz) e a proteína do *core* p24 (capsídeo). *(Cortesia de George V. Kelvin.) (Adaptada de RC Gallo: Sci Am 256:46, 1987.)* ***C.*** Microscopia eletrônica de varredura dos vírions do HIV-1 que infectou um linfócito T CD4+ humano. A fotografia original foi ampliada em 20.000×. A célula tem diâmetro aproximado de 10 mícrons e as partículas de HIV têm cerca de 120 nanômetros. *(Cortesia de Elizabeth B. Fischer, Rocky Mountain Laboratories, National Institute of Allergy and Infectious Diseases.)*

maneira eficaz ao genoma da célula hospedeira, a menos que ocorra ativação celular pouco depois da infecção. Além disso, é necessário haver algum grau de ativação da célula hospedeira para iniciar a transcrição do DNA proviral incorporado em RNA genômico ou RNA mensageiro (mRNA). Este último processo pode não estar necessariamente associado com a expressão detectável dos clássicos marcadores de ativação da superfície celular, especialmente porque o RNA do HIV associado à célula transcrito a partir de provírus competentes ou defeituosos pode ser detectado em células T CD4+ infectadas em repouso. A esse respeito, a ativação da expressão do HIV a partir do estado latente depende da interação de diversos fatores celulares e virais. Depois da transcrição, o mRNA do HIV é transcrito em proteínas que sofrem modificações por glicosilação, miristoilação, fosforilação e clivagem. A partícula viral é formada pela reunião das proteínas, das enzimas e do RNA genômico do HIV na membrana plasmática das células. O brotamento da progênie viral pela bicamada lipídica da membrana da célula hospedeira é o ponto em que o núcleo viral adquire seu envelope externo e onde o fator de restrição do hospedeiro teterina pode inibir a liberação de partículas em brotamento. A teterina é uma proteína transmembrana tipo II induzida pelo IFN, a qual interfere no descolamento do vírion, embora a proteína acessória do HIV Vpu contrabalance o efeito por meio de interações diretas com a teterina. Durante ou logo após o brotamento, a protease codificada pelo vírus catalisa a clivagem do precursor gag-pol para produzir o vírion maduro. A progressão pelo ciclo de replicação viral é profundamente influenciada por vários produtos gênicos reguladores do vírus. De modo semelhante, cada fase do ciclo de replicação do HIV representa um alvo real ou potencial de intervenção terapêutica. Até hoje, as enzimas transcriptase reversa, protease e integrase, assim como os processos de ligação e fusão do vírus com a célula-alvo, foram utilizados como alvos para intervenção farmacológica.

GENOMA DO HIV

A Figura 202-5 ilustra esquematicamente a constituição do genoma do HIV. Como outros retrovírus, o HIV-1 tem genes que codificam as proteínas estruturais do vírus: o gene *gag* codifica as proteínas que formam o *core* do vírion (incluindo o antígeno p24); o *pol* codifica as enzimas responsáveis pelo processamento das proteínas virais, a transcrição reversa e a integração pelas proteases; e o *env* codifica as glicoproteínas do envelope. Todavia, o HIV-1 é mais complexo que os outros retrovírus, particularmente os que fazem parte do grupo não primata, visto que também contém no mínimo seis outros genes (*tat*, *rev*, *nef*, *vif*, *vpr* e *vpu*) que codificam proteínas envolvidas na modificação da célula do hospedeiro para promover a replicação do vírus e a regulação da expressão gênica viral. Várias dessas proteínas parecem ser importantes para a patogênese da doença causada pelo HIV e algumas de suas funções estão relacionadas na Figura 202-5. Ao lado desses genes, estão as repetições terminais longas (LTRs, do inglês *long terminal repeats*), as quais contêm os elementos reguladores envolvidos na expressão dos genes (Fig. 202-5). A principal diferença entre os genomas do HIV-1 e do HIV-2 reside no fato de que o HIV-2 não tem o gene *vpu* e possui um gene *vpx* ausente no HIV-1.

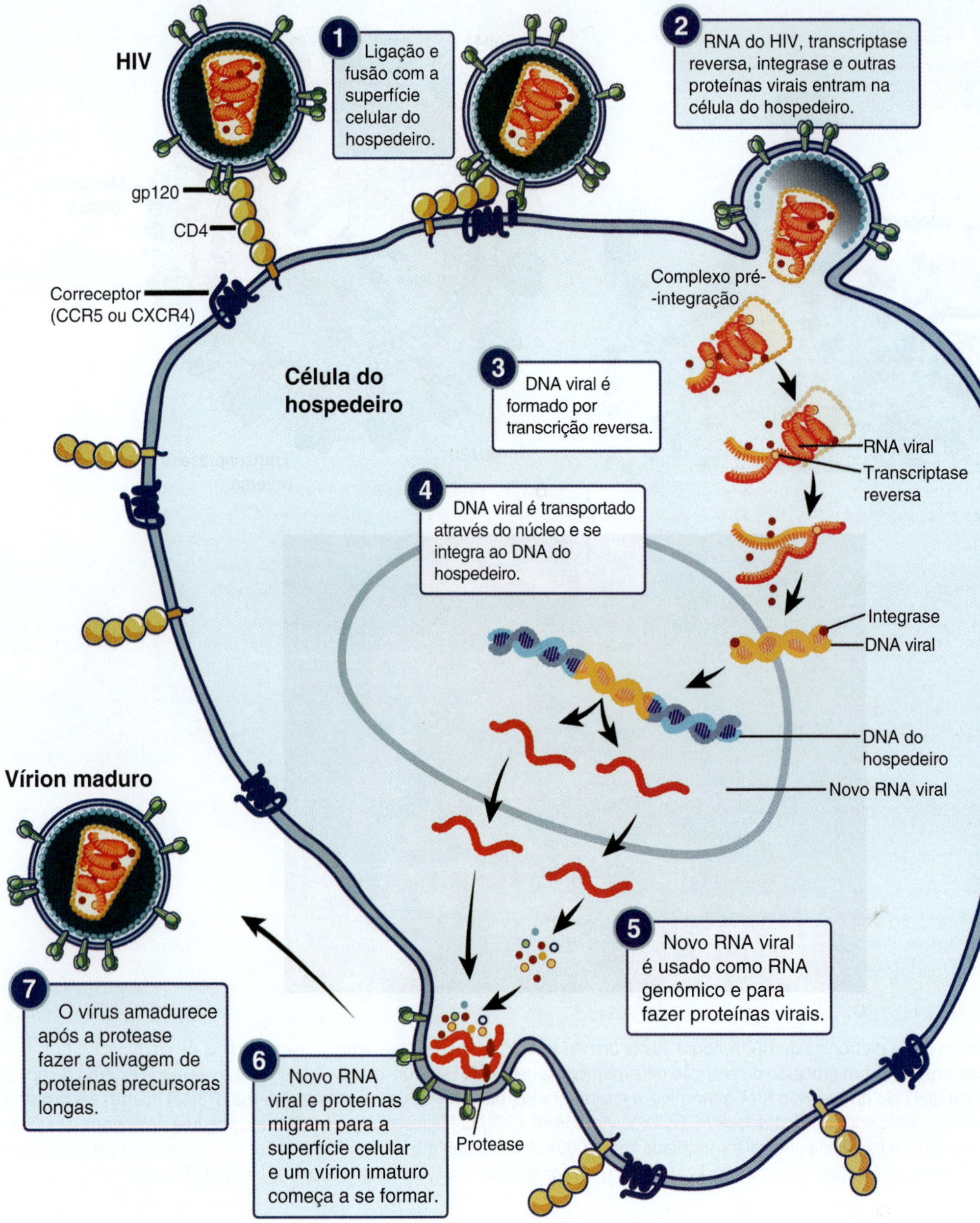

FIGURA 202-3 **Ciclo de replicação do HIV.** Ver descrição no texto. *(Do National Institute of Allergy and Infectious Diseases.)*

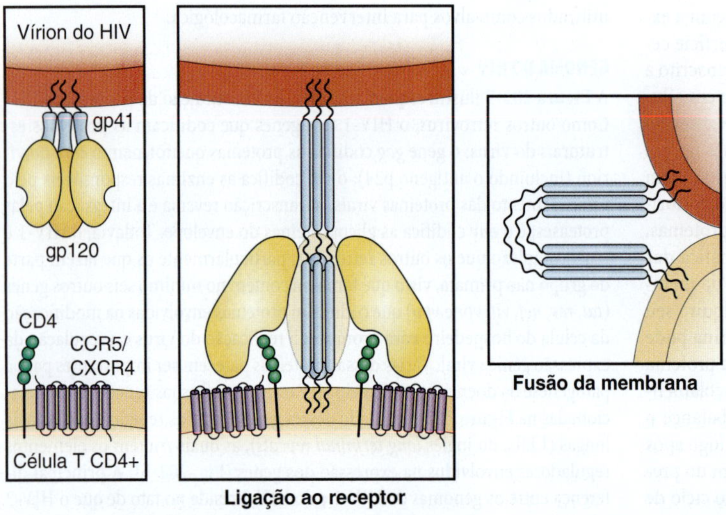

FIGURA 202-4 **Ligação e fusão do HIV-1 com sua célula-alvo.** O HIV-1 liga-se à sua célula-alvo por meio da molécula CD4 e isso acarreta uma alteração da conformação da molécula gp120, que lhe permite ligar-se ao correceptor CCR5 (para os vírus que usam R5). Em seguida, o vírus fixa-se firmemente à membrana celular do hospedeiro na forma de uma mola enrolada formada pela molécula gp41 recém-exposta. A fusão vírus-célula ocorre à medida que o intermediário de transição da gp41 sofre alterações adicionais para formar uma estrutura semelhante a um grampo de cabelo, que coloca as duas membranas em contato direto (ver detalhes no texto). *(Adaptada de Montefiori D, Moore JP: HIV vaccines. Magic of the occult? Science 283:336, 1999.)*

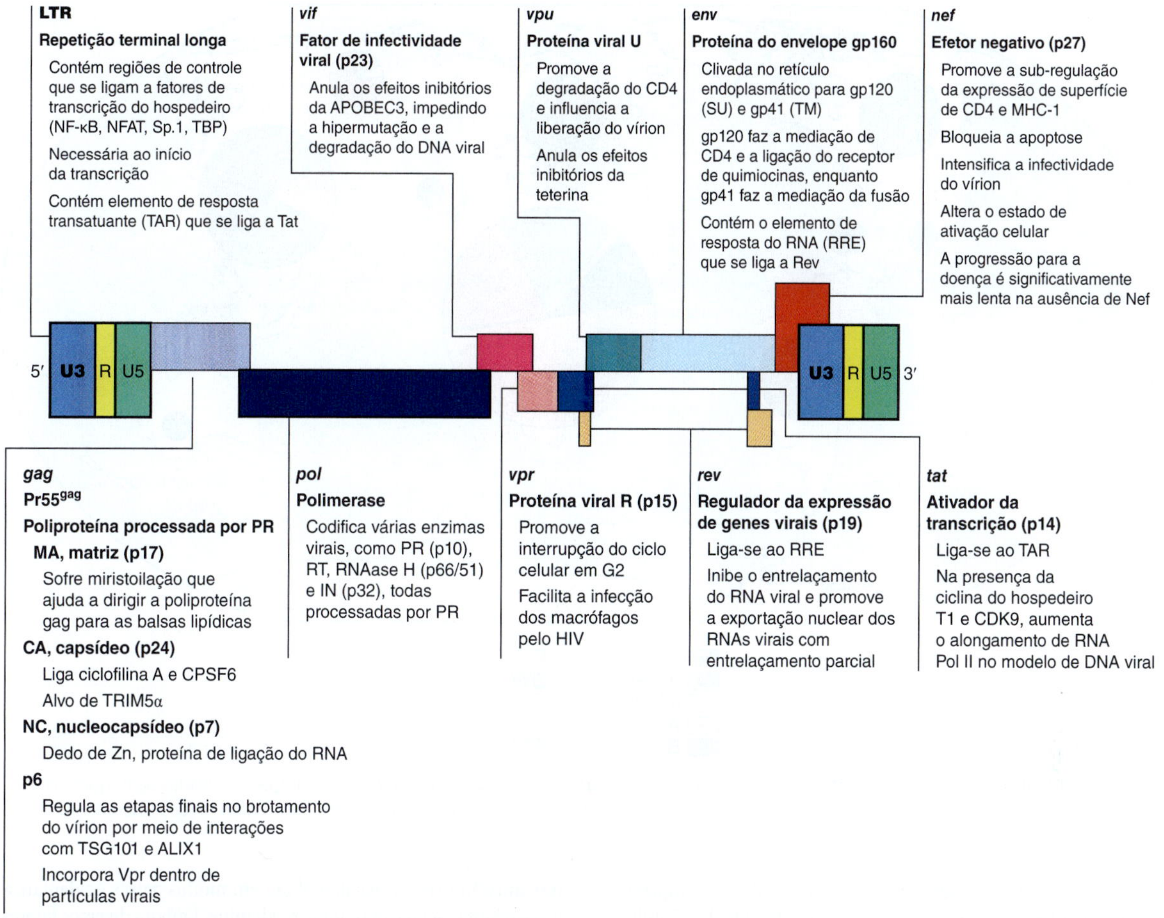

FIGURA 202-5 **Organização do genoma do provírus do HIV** e descrição resumida dos seus 9 genes que codificam 15 proteínas. *(Reproduzida, com autorização, de WC Greene et al: Charting HIV's remarkable voyage through the cell: Basic science as a passport to future therapy. Nat Med 8:673, 2002.)*

HETEROGENEIDADE MOLECULAR DO HIV-1

As análises moleculares dos HIVs isolados revelaram vários níveis de diversidade das sequências de todas as regiões do genoma viral. Por exemplo, o grau de diferença das sequências de codificação da proteína do envelope viral varia de um percentual baixo (muita semelhança entre os isolados de um mesmo indivíduo infectado) a mais de 50% (extrema diversidade entre isolados de diferentes grupos do HIV-1: M, N, O e P). As alterações tendem a agrupar-se nas regiões hipervariáveis. O HIV pode evoluir de diversas maneiras, inclusive por substituição simples de bases, inserções e deleções, rearranjo e ganho ou perda de sítios de glicosilação. A diversidade das sequências do HIV é atribuída diretamente à fidelidade reduzida da transcriptase reversa, isto é, uma tendência para erros no processo de cópia. O equilíbrio entre a pressão imunológica e as restrições das proteínas influencia o nível regional de variação das proteínas. Por exemplo, o envelope exposto na superfície do vírus sofre pressão seletiva imune dos anticorpos e dos linfócitos T citotóxicos e é extremamente variável, com aglomerados de mutações nos domínios hipervariáveis. A transcriptase reversa desempenha funções enzimáticas importantes, mas é relativamente conservada, principalmente na região do seu sítio ativo. A variabilidade extraordinária do HIV-1 contrasta muito com a estabilidade relativa do HTLV-1 e do HTLV-2.

Os quatro grupos (M, N, O e P) do HIV-1 são o resultado de quatro transferências diferentes entre chimpanzés e humanos (ou, possivelmente, entre gorilas e humanos para os grupos O e P). O grupo M (principal), o qual é responsável pela maioria das infecções no mundo, tem se diversificado em formas recombinantes de subtipos e intersubtipos, devido a "subepidemias" em humanos após uma daquelas transferências.

Entre os lentivírus de primatas, o HIV-1 se relaciona mais intimamente com os vírus isolados de chimpanzés e gorilas (Fig. 202-1). Estudos demonstraram que a subespécie *Pan troglodytes troglodytes* dos chimpanzés era o reservatório natural dos grupos M e N do HIV-1. Os raros vírus dos grupos O e P do HIV-1 estão relacionados mais diretamente com os vírus encontrados nos gorilas de Camarões. O grupo M compreende 10 subtipos (ou *clados*), designados pelas letras A, B, C, D, F, G, H, J, K e L bem como mais de 100 formas recombinantes circulantes (FRCs) conhecidas e diversas formas recombinantes exclusivas. As formas recombinantes intersubtipos são geradas pela infecção de um indivíduo com dois subtipos que se recombinam para formar um vírus com alguma vantagem seletiva. Essas FRCs variam desde formas altamente prevalentes, como a FRC01_AE, comum no Sudeste Asiático, e a FRC02_AG do centro e oeste da África até um grande número de FRCs relativamente raras, seja por terem origem mais recente (combinação recente) ou por não terem aparecido em uma grande população. Os subtipos e as FRCs originam as linhagens principais do grupo M do HIV-1. O subtipo C do grupo M do HIV-1 domina a pandemia global e embora haja muita especulação sobre ele ser mais transmissível que outros subtipos, não há dados sólidos sobre variações de transmissibilidade entre os subtipos. As densidades populacionais humanas, o acesso à prevenção e ao tratamento, a prevalência de úlceras genitais, as transmissões iatrogênicas e outros fatores de confusão do hospedeiro são todas possíveis razões para as diferenças de disseminação entre os subtipos.

A Figura 202-6 mostra a distribuição mundial dos subtipos do HIV-1 por região. Nove cepas são responsáveis pela maioria das infecções por HIV globalmente: HIV-1 subtipos A, B, C, D, F, G e três das FRCs, FRC01_AE, FRC02_AG e FRC07_BC. O subtipo C do vírus (do grupo M) é a forma mais comum no mundo todo, provavelmente sendo responsável por cerca de 50% das infecções mundialmente prevalentes. Na África Subsaariana, onde residem cerca de dois terços de todos os indivíduos que vivem com HIV/Aids, a maioria das infecções é causada pelo subtipo C, com porcentagens menores de infecções causadas pelo subtipos A e D, pelo FRC02_AG e por outros subtipos e recombinantes. Na África do Sul, o País com o maior número de infecções prevalentes (7,8 milhões em 2020), 98% dos isolados sequenciados de HIV-1 são do subtipo C. Na Ásia, predominam os isolados do HIV-1 da linhagem FRC01_AE e dos subtipos B e C. O FRC01_AE é

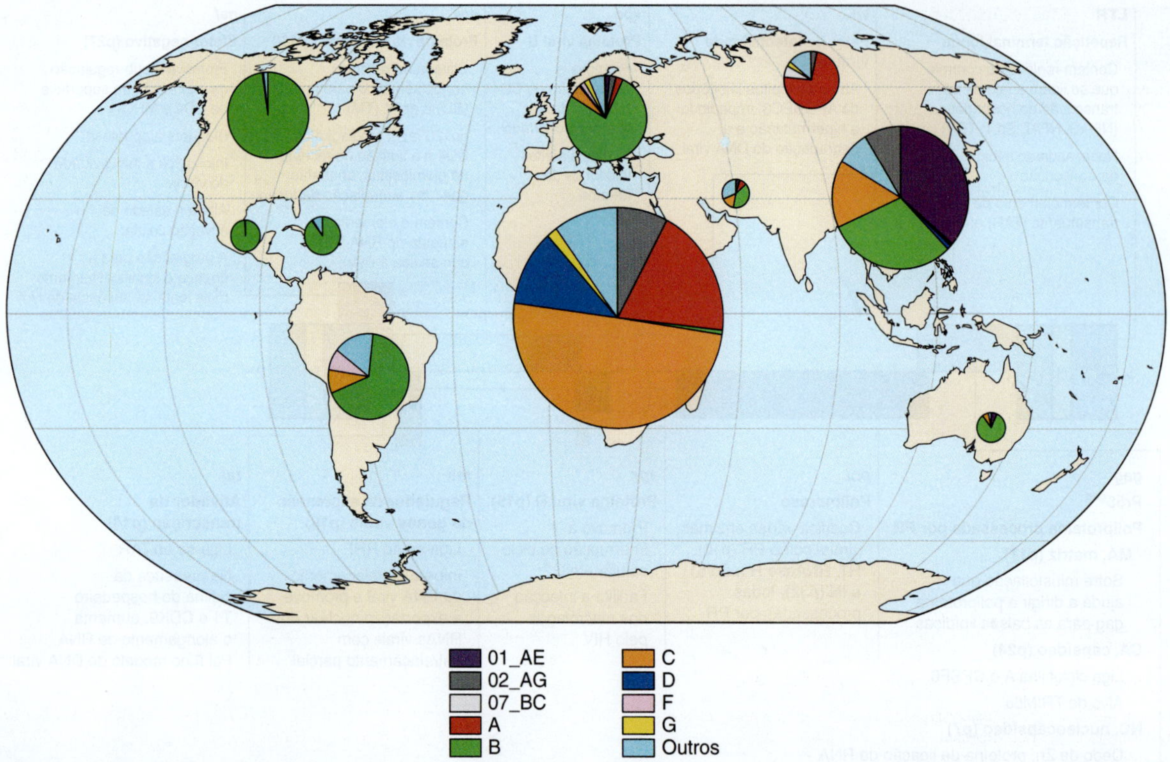

FIGURA 202-6 Distribuição geográfica global dos subtipos e das formas recombinantes do HIV-1. Distribuições derivadas da frequência relativa dos subtipos entre > 860.000 sequências genômicas de HIV no Los Alamos National Laboratory HIV Sequence Database. (Informações adicionais disponíveis em *www.hiv.lanl.gov/components/sequence/HIV/geo/geo.comp.*)

responsável pela maioria das infecções no sul e sudeste da Ásia, enquanto > 95% das infecções na Índia, país com um número estimado de 2,3 milhões de pessoas infectadas pelo HIV, são do subtipo C (ver "Infecção pelo HIV e Aids no mundo", adiante). Os vírus do subtipo B predominam de forma avassaladora nos Estados Unidos, no Canadá, em alguns países da América do Sul, na Europa Ocidental e na Austrália. Aparentemente, por um fenômeno totalmente casual, o subtipo B foi disseminado nos Estados Unidos e na Europa no final da década de 1970 e, dessa forma, produziu um efeito iniciador insuperável. Muitos países têm dois subtipos virais circulantes, os quais originam novas FRCs. As análises das sequências do HIV-1 isolado dos indivíduos infectados indicam que o rearranjo entre vírus de diferentes *clados* tende a acontecer quando ocorre infecção de um indivíduo por vírus de mais de um subtipo, particularmente nas áreas geográficas onde ocorre sobreposição de subtipos e com mais frequência em subepidemias causadas por uso de drogas intravenosas (IV) em comparação com aquelas causadas por transmissão sexual.

A diversidade extraordinária do HIV, evidenciada pela existência de vários subtipos, formas recombinantes circulantes e evolução viral contínua, afeta as diferenças potenciais de transmissão da doença, as taxas de progressão da doença e o desenvolvimento de resistência aos agentes antirretrovirais. Essa diversidade também poderá ser um obstáculo enorme ao desenvolvimento de vacinas contra o HIV, porque uma vacina útil mundialmente precisaria induzir respostas protetoras contra várias cepas do vírus.

TRANSMISSÃO

O HIV é transmitido principalmente por relações sexuais (heterossexuais e homossexuais masculinas); pelo sangue e hemocomponentes; e pelas mães infectadas aos seus filhos nos períodos intraparto e perinatal, ou durante o aleitamento materno. Após quatro décadas de experiência e observações, não há evidências de que o HIV seja transmitido por qualquer outra modalidade. A Tabela 202-3 lista o risco estimado de transmissão do HIV para vários tipos de exposição.

TRANSMISSÃO SEXUAL

Basicamente, a infecção pelo HIV é uma infecção sexualmente transmissível (IST) de distribuição mundial. Sem dúvida, principalmente nos países em desenvolvimento, o mecanismo de infecção mais comum é a transmissão heterossexual, embora em muitos países ocidentais a transmissão homossexual masculina predomine. Embora diversos fatores, como carga viral e coexistência de doenças genitais ulcerativas, afetem a eficiência da transmissão heterossexual do HIV, esse mecanismo geralmente é ineficiente. Uma revisão sistemática recente encontrou um baixo risco por evento de transmissão heterossexual na ausência de antirretrovirais: 0,04% para transmissão da mulher para o homem e 0,08% para a transmissão do homem para a mulher durante relação sexual vaginal na ausência de terapia antirretroviral ou uso de preservativos (Tab. 202-3).

O HIV foi demonstrado no líquido seminal tanto no interior das células mononucleares infectadas quanto em materiais acelulares. O vírus parece concentrar-se no líquido seminal, em particular nas situações em que ocorre aumento do número de linfócitos e monócitos no líquido, conforme visto na presença de estados inflamatórios genitais como uretrite e epididimite, que são distúrbios diretamente associados às outras ISTs. O vírus também foi demonstrado nos esfregaços do colo uterino e na secreção vaginal. O risco de transmissão do HIV é maior durante as relações anais passivas sem proteção (RAPSPs) tanto entre os homens quanto entre as mulheres, quando comparado com o risco associado ao coito vaginal receptivo. Embora os dados sejam limitados, o risco por evento de transmissão do HIV por RAPSP tem sido estimado em cerca de 1,4% (Tab. 202-3). O risco de infecção por HIV associada à RAPSP é maior que o associado às relações peniano-vaginais provavelmente porque apenas a mucosa retal fina e frágil separa o sêmen depositado das células potencialmente suscetíveis localizadas dentro e sob a mucosa, e as relações anais podem causar microtraumatismos da mucosa local. As duchas anais e as práticas sexuais que traumatizam a mucosa retal também aumentam a probabilidade de infecção. É provável que o coito anal propicie pelo menos duas modalidades de infecção: (1) inoculação direta no sangue, quando há lacerações traumáticas da mucosa; e (2) infecção das células-alvo suscetíveis (p. ex., células de Langerhans) da camada mucosa, na ausência de traumatismo. A relação anal insertiva também confere um risco aumentado de aquisição do HIV em comparação com a relação vaginal insertiva no parceiro receptor, pois a mucosa vaginal tem várias camadas a mais de espessura em relação à mucosa retal e menos chance de trauma durante a relação. Contudo, o vírus pode ser transmitido para qualquer dos parceiros pela relação vaginal. Conforme observado na Tabela 202-3, a transmissão do HIV do homem para

TABELA 202-3 ■ Probabilidade estimada por evento de adquirir HIV de uma fonte infectada, conforme a exposição

Tipo de exposição	Risco por 10.000 exposições
Parenteral	
Transfusões sanguíneas	9.250
Compartilhamento de agulhas durante uso de drogas injetáveis	63
Percutânea (acidente com agulha)	23
Sexual	
Sexo anal passivo	138
Sexo anal ativo	11
Sexo passivo peniano-vaginal	8
Sexo ativo peniano-vaginal	4
Sexo oral passivo	Baixo
Sexo oral ativo	Baixo
Outros[a]	
Mordedura	Insignificante
Cuspida	Insignificante
Dispersão de fluidos corporais (incluindo sêmen ou saliva)	Insignificante
Compartilhamento de brinquedos sexuais	Insignificante

[a]A transmissão de HIV por meio dessas vias de exposição é tecnicamente possível, mas é improvável e não está bem documentada.
Fonte: CDC, *www.cdc.gov/hiv/risk/estimates/riskbehaviors.html.*

a mulher é mais eficiente do que a transmissão da mulher para o homem. As diferenças dos índices de transmissão entre homens e mulheres podem ser decorrentes, em parte, da exposição prolongada das mucosas vaginal e cervical ao líquido seminal infectado; o endométrio também pode ser exposto quando o sêmen penetra através do orifício cervical. Comparativamente, o pênis e o meato uretral do parceiro masculino não infectado ficam expostos por períodos relativamente breves à secreção vaginal infectada.

Entre os vários cofatores examinados nos estudos sobre transmissão heterossexual do HIV, a coexistência de outras ISTs estava diretamente associada à transmissão do HIV. Nesse aspecto, existe estreita associação entre ulcerações genitais e transmissão, em razão da suscetibilidade à infecção e à infectividade. As infecções com microrganismos como *Treponema pallidum* (Cap. 182), *Haemophilus ducreyi* (Cap. 157) e herpes-vírus simples (HSV; Cap. 192) são causas importantes de ulcerações genitais ligadas à transmissão do HIV. Além disso, os patógenos responsáveis por ISTs inflamatórias não ulcerativas, como aquelas causadas por *Chlamydia trachomatis* (Cap. 189), *Neisseria gonorrhoeae* (Cap. 156) e *Trichomonas vaginalis* (Cap. 229), também estão associados a um risco aumentado de transmissão da infecção por HIV. A vaginose bacteriana, uma infecção relacionada ao comportamento sexual, embora não seja estritamente uma IST, também pode estar ligada ao risco aumentado de transmissão da infecção pelo HIV. Diversos estudos sugeriram que o tratamento das outras ISTs e das síndromes do trato genital ajude a evitar a transmissão do HIV. Esse efeito é mais proeminente nas populações nas quais a prevalência da infecção pelo HIV é relativamente baixa. Deve-se observar que esse princípio pode não se aplicar ao tratamento de infecções pelo HSV, pois foi demonstrado que, mesmo após a terapia anti-HSV resultando em cicatrização das úlceras genitais relacionadas ao HSV, não há redução na taxa de aquisição do HIV. Estudos com biópsias demonstraram que a provável explicação é que as células inflamatórias no receptor do HIV persistiam no tecido genital apesar da cicatrização das úlceras, de modo que os alvos suscetíveis ao HIV permaneciam no local.

A quantidade de HIV-1 no plasma (carga viral) é o determinante principal do risco de transmissão do vírus. Em uma coorte de casais ugandeses em que um dos parceiros estava infectado e o outro inicialmente não, o nível sérico médio de RNA do HIV era significativamente maior entre indivíduos infectados pelo HIV cujos parceiros tiveram soroconversão, em comparação com aqueles cujos parceiros não tiveram soroconversão. Na verdade, a transmissão era rara quando o parceiro infectado apresentava nível plasmático < 1.700 cópias de RNA do HIV por mililitro, mesmo quando havia doença ulcerativa genital (Fig. 202-7). O índice de transmissão do HIV por coito foi maior durante o estágio inicial da infecção pelo HIV, quando os níveis do RNA do HIV plasmáticos estavam altos e quando havia doença avançada conforme a carga viral aumentava.

A terapia antirretroviral reduz dramaticamente a viremia plasmática na maioria das pessoas infectadas pelo HIV (ver "Terapia antirretroviral" e "Prevenção do HIV", adiante), estando associada a uma redução dramática no risco de transmissão, uma abordagem amplamente chamada de *tratamento como prevenção* (TcP). Múltiplos estudos demonstraram que, se a carga viral de uma pessoa com HIV for reduzida pela terapia antirretroviral até abaixo dos níveis detectáveis pelos exames convencionais, não existe essencialmente nenhuma chance de transmissão sexual para o parceiro sexual da pessoa. Isso é verdade para heterossexuais e para homens que fazem sexo com homens (HSHs), o que leva à descrição comumente utilizada desse fenômeno como "indetectável é igual a não transmissível".

Alguns estudos, inclusive pesquisas randomizadas e controladas de grande porte, indicaram claramente que a *circuncisão* masculina estava associada a riscos menores de infecção dos homens heterossexuais pelo HIV. Estudos também sugeriram que a circuncisão é protetora contra o HIV naqueles HSHs que referem principal ou exclusivamente o sexo ativo. O efeito benéfico da circuncisão pode ser atribuído à suscetibilidade maior dos homens não circuncidados às ISTs ulcerativas, bem como a outros fatores, como microtraumatismos do prepúcio e da glande do pênis. Além disso, a camada de tecido altamente vascularizado do prepúcio contém quantidades maiores de células de Langerhans, assim como números aumentados de células T CD4+, macrófagos e outros alvos celulares do HIV. Por fim, o ambiente úmido sob o prepúcio pode estimular o desenvolvimento ou a persistência da flora microbiana que, em consequência das alterações inflamatórias, pode aumentar ainda mais as contagens de células-alvo para o HIV no prepúcio. Além disso, estudos clínicos randomizados demonstraram que a circuncisão masculina também reduz o risco de HSV tipo 2, papilomavírus humano (HPV) e úlceras genitais em homens, assim como HPV, úlceras genitais, vaginose bacteriana e *Trichomonas vaginalis* em parceiras femininas de homens circuncidados. Assim, pode haver um benefício indireto adicional de diminuição do risco de HIV para as parceiras sexuais femininas de homens circuncidados.

Em alguns estudos, o uso dos anticoncepcionais orais foi associado à incidência mais alta de infecção pelo HIV, ou seja, maior do que seria esperada por não utilizar preservativos como método anticoncepcional. Esse fenômeno pode ser atribuído às alterações induzidas pelos fármacos na mucosa do colo uterino, tornando-a mais vulnerável à penetração pelo vírus. As jovens adolescentes também podem ser mais suscetíveis à infecção durante a exposição em razão das estruturas do trato genital imaturo, no qual há maior ectopia cervical ou exposição do epitélio colunar.

O sexo oral é um mecanismo muito menos eficiente de transmissão do HIV que o coito anal ou vaginal (Tab. 202-3). Diversos estudos relataram que a incidência de transmissão da infecção pelo sexo oral entre casais discordantes para o HIV era muito pequena. Porém, há relatos bem-documentados de transmissão do HIV provavelmente resultante de felação ou

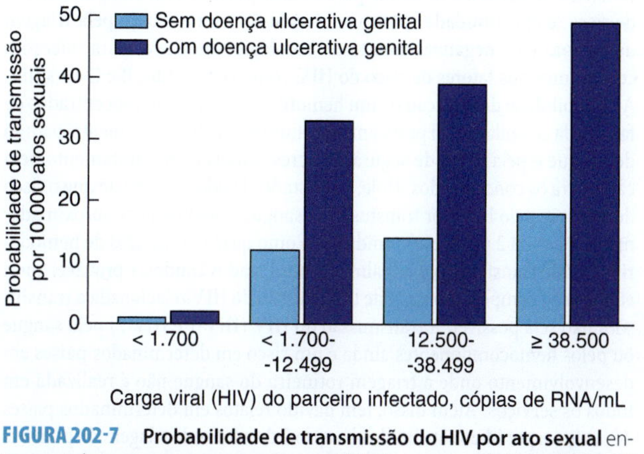

FIGURA 202-7 Probabilidade de transmissão do HIV por ato sexual entre casais heterossexuais monogâmicos HIV-discordantes de Uganda. *(De RH Gray et al: Lancet 357: 1149, 2001.)*

cunilíngua. Por essa razão, a pressuposição de que o sexo oral seria totalmente seguro não se justifica.

A associação do consumo de álcool e do uso de drogas ilícitas a um comportamento sexual (homossexual ou heterossexual) de risco aumenta as chances de transmissão sexual do HIV. A metanfetamina e as outras chamadas "drogas sintéticas", como a 3,4-metilenodioximetanfetamina (MDMA; também chamada de *ecstasy*), cetamina, gama-hidroxibutirato e nitritos inalatórios (conhecidos como "*poppers*"), que às vezes são utilizadas simultaneamente com inibidores da fosfodiesterase tipo 5 (PDE-5), como sildenafila, tadalafila ou vardenafila, foram associadas às práticas sexuais de risco e ao aumento do risco de infecção pelo HIV, particularmente entre HSHs.

TRANSMISSÃO POR USO DE DROGAS INJETÁVEIS

O HIV pode ser transmitido para UDIs expostos ao HIV pelo compartilhamento de equipamentos de injeção, como as agulhas, as seringas, a água em que as drogas são misturadas ou o algodão com o qual as drogas são filtradas. A transmissão parenteral do HIV durante o uso de drogas injetáveis não requer punção intravenosa; as injeções subcutâneas (na pele) ou intramusculares (no músculo) também podem transmitir o HIV, embora essas práticas às vezes sejam erroneamente consideradas de baixo risco. Entre os UDIs, o risco de infecção pelo HIV aumenta de acordo com a duração do uso de drogas injetáveis; a frequência com que as agulhas são compartilhadas; o número de parceiros com os quais os utensílios são compartilhados; os transtornos psiquiátricos coexistentes, como o transtorno da personalidade antissocial; o uso de cocaína injetável ou fumada sob a forma de *crack*; e o uso de drogas injetáveis em uma região geográfica com alta prevalência de infecção pelo HIV. Conforme observado na Tabela 202-3, o risco por evento de transmissão por uso de drogas injetáveis com uma agulha contaminada foi estimado como de aproximadamente 0,6%.

TRANSMISSÃO POR TRANSFUSÃO DE SANGUE E DERIVADOS

O HIV pode ser transmitido para indivíduos que recebem transfusões de sangue, derivados de sangue ou tecidos transplantados contaminados com o HIV. Nos países desenvolvidos, a grande maioria das infecções adquiridas por transfusões de sangue, hemocomponentes ou tecidos transplantados infectados ocorreu antes da primavera de 1985, quando começou a testagem obrigatória do sangue para HIV-1. Estima-se que > 90% das pessoas expostas a derivados de sangue contaminados pelo HIV tornem-se infectadas (Tab. 202-3). As transfusões de sangue total, concentrado de hemácias, plaquetas, leucócitos e plasma são capazes de transmitir a infecção pelo HIV. Por outro lado, a gamaglobulina hiperimune, a imunoglobulina anti-hepatite B, a vacina contra a hepatite B derivada do plasma e a imunoglobulina anti-Rh_0 não foram associadas à transmissão da infecção pelo HIV. Os procedimentos envolvidos no processamento desses produtos inativam ou removem o vírus.

Atualmente, nos Estados Unidos e na maioria dos países desenvolvidos, as seguintes medidas tornaram extremamente pequeno o risco de transmissão do HIV por transfusão de sangue ou derivados: triagem de doações de sangue para anticorpos contra HIV-1 e HIV-2 e determinações da presença do ácido nucleico do HIV geralmente em *minipools* de várias amostras; seleção cuidadosa de potenciais doadores de sangue com questionários de histórico de saúde para excluir pessoas com comportamento de risco; e oportunidades para a autoexclusão ou a exclusão pela triagem de pessoas HIV-negativas com testes sorológicos positivos para infecções com os mesmos fatores de risco do HIV, como as hepatites B e C e a sífilis. A possibilidade de infecção de um hemofílico por meio de concentrados de fatores da coagulação foi praticamente eliminada pelo rastreamento-padrão do sangue e pela etapa de segurança acrescentada com o tratamento pelo calor para os concentrados. Hoje, nos Estados Unidos, estima-se que o risco de infecção pelo HIV por transfusão de sangue testado seja de aproximadamente 1 a cada 2 milhões de unidades. Como quase 21 milhões de hemoderivados são transfundidos anualmente nos Estados Unidos, é provável que a eliminação completa do risco de transmissão do HIV relacionada a transfusões não seja possível. A transmissão do HIV (HIV-1 e HIV-2) pelo sangue ou pelos hemocomponentes ainda é um risco em determinados países em desenvolvimento onde a triagem rotineira do sangue não é realizada em todos os serviços. Além disso, tem havido relatos em determinados países de surtos esporádicos atribuídos aos procedimentos de triagem disponíveis rotineiramente, nos quais o sangue contaminado foi transfundido e resultou em pequenos números de pacientes infectados.

TRANSMISSÃO OCUPACIONAL DO HIV: PROFISSIONAIS DE SAÚDE, TÉCNICOS DE LABORATÓRIO E AMBIENTE DE CUIDADOS DE SAÚDE

Existe um risco ocupacional pequeno, embora expressivo, de transmissão do HIV aos profissionais de saúde e aos técnicos de laboratório, bem como, possivelmente, a outros profissionais que trabalham com materiais contaminados pelo HIV, particularmente quando são utilizados objetos pontiagudos. Mais de 300 mil profissionais de saúde são feridos com agulhas ou outros instrumentos médicos pontiagudos nos Estados Unidos a cada ano. O número global de infecções por HIV entre profissionais de saúde atribuíveis a lesões por objetos pontiagudos foi estimado em 1.000 casos (variação, 200-5.000) por ano. Nos Estados Unidos, foram relatados ao CDC 58 casos de transmissão ocupacional do HIV para profissionais de saúde e 150 possíveis transmissões. Desde 1999, foi relatado apenas um caso confirmado (um técnico de laboratório que sofreu uma punção por agulha ao trabalhar com uma cultura viva de HIV em 2008).

As exposições que colocam os profissionais de saúde sob risco potencial de infecção pelo HIV são as lesões percutâneas (p. ex., picadas de agulha ou cortes por objetos afiados) ou o contato das mucosas ou da pele lesada (p. ex., a exposição de pele em que há fissuras, abrasões ou dermatites) ao sangue, aos tecidos ou outros líquidos corporais potencialmente infectantes. Estudos de grande porte envolvendo várias instituições sugeriram que o risco de transmissão do HIV depois da perfuração da pele por uma agulha ou objeto pontiagudo contaminado com sangue de um paciente comprovadamente HIV-positivo seja de cerca de 0,23%; o risco associado à exposição das mucosas foi estimado em cerca de 0,09% (ver "HIV e os profissionais de saúde", adiante) caso o indivíduo lesado e/ou exposto não seja tratado nas primeiras 24 horas com agentes antirretrovirais. O risco de infecção pelo vírus da hepatite B (HBV) depois de uma exposição semelhante é de cerca de 6 a 30% nos indivíduos não imunizados; se o profissional suscetível for exposto ao HBV, a profilaxia pós-exposição com imunoglobulina anti-hepatite B e o início da vacinação contra a hepatite B têm eficácia > 90% como profilaxia da infecção pelo HBV. O risco de infecção pelo vírus da hepatite C (HCV, do inglês *hepatitis C virus*) depois de uma lesão percutânea é de cerca de 1,8% (Cap. 339).

A rara transmissão do HIV depois da exposição da pele lesada foi documentada, mas o risco médio de transmissão por esse mecanismo não foi determinado com precisão; contudo, estima-se que seja menor que o risco associado à exposição das mucosas. A transmissão do HIV através da pele intacta não foi documentada. Todos os profissionais de saúde que sofrem ferimento puntiforme ou exposição mucosa envolvendo sangue de pacientes HIV-positivos devem ser tratados profilaticamente com terapia antirretroviral (TARV) combinada. Essa prática de *profilaxia pós-exposição* (PPE) reduziu drasticamente a ocorrência das transmissões do HIV aos profissionais de saúde por punções acidentais.

Além do sangue ou dos líquidos corporais visivelmente sanguinolentos, o sêmen e as secreções vaginais também são considerados potencialmente infecciosos, embora não tenham sido implicados na transmissão ocupacional dos pacientes aos profissionais de saúde. Os seguintes líquidos também são considerados potencialmente infecciosos: líquidos cerebrospinal, sinovial, pleural, peritoneal, pericárdico e amniótico. O risco de transmissão depois da exposição aos líquidos e outros tecidos diferentes do sangue infectado pelo HIV foi determinado, mas é provável que seja consideravelmente menor que o das exposições ao sangue. Fezes, secreções nasais, saliva, escarro, suor, lágrimas, urina e vômitos não são considerados potencialmente infecciosos, a menos que estejam visivelmente sanguinolentos. Foram relatados casos raros de transmissão do HIV por mordidas humanas, mas não por exposição ocupacional.

O risco aumentado de infecção pelo HIV depois das exposições percutâneas ao sangue infectado pelo HIV está associado às exposições que envolvem uma quantidade relativamente grande de sangue, como no caso de um dispositivo visivelmente contaminado pelo sangue do paciente, um procedimento envolvendo agulha oca colocada diretamente em uma veia ou artéria, ou uma lesão profunda. Os fatores possivelmente associados à transmissão mucocutânea do HIV incluem exposição a um volume inusitadamente grande de sangue e contato prolongado. Além disso, o risco aumenta para exposições ao sangue de pacientes não tratados com altos níveis de HIV no sangue. Desde o início da epidemia do HIV, houve casos raros nos quais a transmissão da infecção de um profissional de saúde para pacientes parecia altamente provável. Apesar desse pequeno número de casos documentados, o risco de transmissão do HIV pelos profissionais de saúde infectados aos pacientes é extremamente baixo nos países desenvolvidos – na verdade, é muito pequeno para ser quantificado com exatidão. Nesse sentido, vários estudos epidemiológicos retrospectivos foram realizados para acompanhar milhares de pacientes de dentistas, clínicos, cirurgiões, obstetras e ginecologistas infectados, mas não foram identificados outros casos de transmissão do HIV potencialmente relacionada aos profissionais de saúde além daqueles já documentados.

As falhas do controle de infecção e a reutilização de seringas contaminadas, a não esterilização adequada dos instrumentos cirúrgicos e/ou equipamentos de hemodiálise também resultaram raramente na transmissão de HIV entre pacientes de hospitais, casas de repouso e serviços ambulatoriais. Por fim, esses casos raríssimos de transmissão do HIV e também do HBV e do HCV aos profissionais de saúde e por esses profissionais aos seus pacientes nos serviços de saúde ressaltam a importância de adotar precauções universais ao cuidar de todos os pacientes (ver adiante e Cap. 142).

TRANSMISSÃO MATERNO-INFANTIL DO HIV

A infecção pelo HIV pode ser transmitida da mãe infectada para o feto durante a gravidez e o parto, ou pelo aleitamento materno. Essa ainda é uma forma persistente de transmissão da infecção por HIV em alguns países em desenvolvimento. Estudos virológicos dos fetos abortados indicaram que o HIV possa ser transmitido ao feto durante o primeiro ou o segundo trimestre de gestação. Entretanto, a transmissão materna para o feto costuma ocorrer no período perinatal. Dois estudos realizados em Ruanda e na república Democrática do Congo (antigo Zaire) indicaram que, de todas as transmissões de HIV entre mãe e filho, as porcentagens relativas eram de 23 a 30% antes do nascimento, 50 a 65% durante o nascimento e 12 a 20% durante a amamentação.

Na ausência de tratamento antirretroviral da mãe durante a gravidez, o trabalho de parto e o nascimento, e do feto profilaticamente depois do parto, a probabilidade de transmissão do HIV da mãe para o feto/lactente varia de 15 a 25% nos países industrializados e de 25 a 35% nos países em desenvolvimento. Essas diferenças podem estar relacionadas com a eficiência da assistência pré-natal, bem como ao estágio da doença pelo HIV e ao estado de saúde geral da mãe durante a gravidez. Taxas mais altas de transmissão foram documentadas em associação com diversos fatores – o mais documentado deles é a presença de altos níveis maternos de viremia plasmática, com o risco aumentando de forma linear conforme o nível de viremia plasmática materna. É muito improvável que a transmissão materno-infantil do HIV ocorra se a viremia plasmática da mãe for < 1.000 cópias de RNA do HIV/mL de sangue e extremamente improvável se o nível for indetectável (i.e., < 50 cópias/mL). O aumento da transmissão materno-infantil também se correlaciona com uma maior semelhança entre os antígenos leucocitários humanos (HLAs, do inglês *human leukocyte antigens*) maternos e os da criança. Um longo intervalo entre a ruptura das membranas e o parto é outro fator de risco bem-documentado para transmissão. Outras condições consideradas fatores de risco em potencial, mas ainda não consistentemente demonstradas, incluem a ocorrência de corioamnionite no parto; IST durante a gravidez; uso de drogas ilícitas durante a gestação; tabagismo; parto prematuro; e procedimentos obstétricos como amniocentese, amnioscopia, aplicação de eletrodos no couro cabeludo do feto e episiotomia. Atualmente, o índice de transmissão materno-infantil diminuiu a menos de 1% nas gestantes tratadas com esquemas TARV para infecção por HIV. Quando combinado com o parto cesariano, esse tratamento tornou extremamente incomum a transmissão materno-infantil do HIV nos Estados Unidos e em outros países desenvolvidos. Nesse aspecto, as diretrizes do United States Public Health Service e da Organização Mundial da Saúde (OMS) recomendam que todas as gestantes infectadas pelo HIV recebam tratamento vitalício com TARV pela saúde da mãe (independentemente do número de cópias plasmáticas do RNA do HIV ou da contagem de células T CD4+) e para evitar a transmissão perinatal.

O aleitamento materno é um mecanismo importante de transmissão da infecção pelo HIV em determinados países em desenvolvimento, sobretudo naqueles em que as mães continuam a amamentar por períodos longos. Os fatores de risco da transmissão materno-infantil do HIV pelo aleitamento incluem níveis detectáveis do HIV no leite materno, presença de mastite, contagens maternas baixas de células T CD4+ e deficiência materna de vitamina A. O risco de infecção pelo HIV com o aleitamento materno é maior nos primeiros meses de amamentação. Além disso, alguns estudos demonstraram que o aleitamento exclusivo acarretava risco menor de transmissão do HIV que a alimentação mista. Nos países desenvolvidos, a amamentação de bebês por uma mãe infectada pelo HIV está contraindicada, pois há formas alternativas de nutrição adequada (fórmulas) prontamente disponíveis. Nos países em desenvolvimento, onde a amamentação é fundamental para a saúde global do lactente, a continuação da TARV na mãe infectada durante o período de amamentação diminui muito o risco de transmissão de HIV para o lactente. De fato, o tratamento de uma gestante com TARV deve ser oferecido para beneficiar a mulher tanto quanto para prevenir a transmissão materno-infantil, devendo ser continuado por toda a vida depois da gestação.

TRANSMISSÃO DO HIV POR OUTROS LÍQUIDOS CORPORAIS

Embora o HIV possa ser isolado (geralmente, em títulos baixos) da saliva de pequena porcentagem dos indivíduos infectados, não há evidências convincentes de que a saliva possa transmitir a infecção pelo HIV, seja pelo beijo ou por outros tipos de exposição, inclusive exposição ocupacional dos profissionais de saúde. A saliva contém fatores antivirais endógenos, entre os quais as imunoglobulinas (Ig) HIV-específicas dos isótipos IgA, IgG e IgM são detectadas facilmente nas secreções salivares dos indivíduos infectados. Alguns estudos sugeriram que as glicoproteínas grandes, como as mucinas e a trombospondina 1, sequestram o HIV em agregados para eliminação pelo hospedeiro. Além disso, vários fatores salivares solúveis inibem o HIV em vários graus *in vitro*, provavelmente utilizando como alvos os receptores da célula hospedeira, mais que o próprio vírus. O inibidor de protease liberado por leucócitos (SLPI, do inglês *secretory leukocyte protease inhibitor*), talvez o mais bem estudado desses fatores, bloqueia a infecção pelo HIV em vários sistemas de cultura celular e está presente na saliva em níveis que se aproximam dos necessários à inibição do HIV *in vitro*. Nesse aspecto, os níveis salivares mais elevados de SLPI nos lactentes amamentados foram associados à redução do risco de transmissão do HIV pelo leite materno. Foi também sugerido que a saliva submandibular diminua a infectividade do HIV ao remover a gp120 da superfície dos vírions; e que a ruptura e destruição das células infectadas pelo HIV por ação da saliva ocorra em razão da hipotonicidade das secreções orais. A transmissão do HIV pode ocorrer por mordidas humanas, mas isso é raro. Embora o vírus possa ser identificado ou até mesmo isolado de praticamente qualquer líquido corporal, não há evidências de que a transmissão do HIV ocorra em consequência de exposição às lágrimas, ao suor e à urina. Entretanto, houve casos isolados de transmissão da infecção pelo HIV por líquidos corporais, os quais podiam ou não estar contaminados com sangue. A maioria desses casos ocorreu no contexto de um parente próximo prestando cuidados intensivos de enfermagem a pessoas com HIV sem adotar as precauções universais; isso ressalta a importância de adotar essas precauções durante a manipulação de líquidos e dejetos corporais dos indivíduos infectados pelo HIV.

EPIDEMIOLOGIA

INFECÇÃO PELO HIV E AIDS NO MUNDO

A infecção pelo HIV/Aids é uma pandemia mundial, com casos relatados em praticamente todos os países. No fim de 2020, havia 37,7 milhões de pessoas vivendo com HIV (PVHIV), de acordo com o Joint United Nations Programme on HIV/Aids (UNAIDS). Estima-se que 95% das PVHIV residem nos países de renda média ou baixa; cerca de 50% são mulheres e 1,7 milhão são crianças com < 15 anos. A Figura 202-8 ilustra a distribuição regional dos casos. O número estimado de PVHIV – isto é, a prevalência global – aumentou mais de quatro vezes desde a década de 1990; isso reflete os efeitos combinados dos índices persistentemente altos de infecções recentes por HIV e o impacto prolongador da vida da TARV (Fig. 202-9). Em 2020, a taxa de prevalência global da infecção por HIV entre pessoas com idade entre 15 e 49 anos foi de 0,7%, com amplas variações das taxas de acordo com o país e a região, conforme ilustrado na Figura 202-10.

Em 2020, estima-se que ocorreram 1,5 milhão de novos casos de infecção por HIV no mundo, incluindo 150 mil entre crianças com < 15 anos; cerca de 33% de novas infecções ocorreram entre pessoas com idade de 15 a 24 anos. Globalmente, os membros de certas populações de alto risco são afetados de maneira desproporcional pela infecção por HIV. Profissionais do sexo, UDIs, transgêneros, prisioneiros, homens homossexuais e outros HSHs, clientes de profissionais do sexo e seus parceiros sexuais foram responsáveis por 65% de todas as novas infecções por HIV em 2020 (Fig. 202-11).

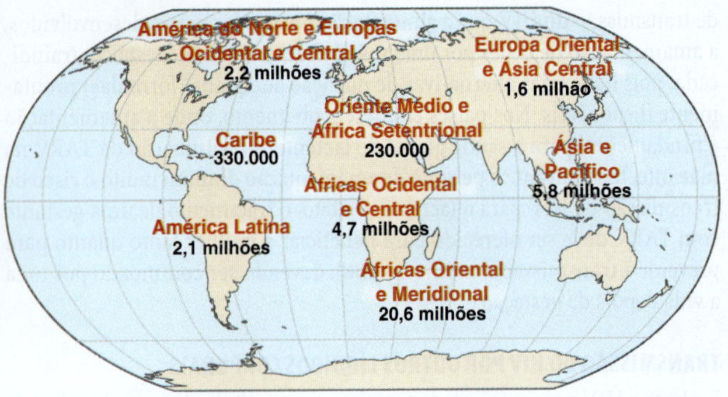

FIGURA 202-8 Números estimados de adultos e crianças que vivem com infecção pelo HIV até dezembro de 2020. Total: 37,7 milhões (30,2 milhões a 45,1 milhões). *(De Joint United Nations Programme on HIV/AIDS [UNAIDS].)*

Globalmente, as novas infecções por HIV caíram 52% desde seu pico em 1997 (Fig. 202-9). As reduções na incidência global de HIV provavelmente refletem progressos na prevenção do HIV e aumento da provisão de TARV para pessoas infectadas pelo HIV, o que diminui muito a chance de transmitir o vírus para os parceiros sexuais. Entre adultos, a incidência estimada de novas infecções caiu cerca de 50% entre 1997 e 2020. Durante o mesmo período foi observada uma redução de cerca de 70% nas infecções por HIV em crianças com < 15 anos de idade, um progresso que se deve, em grande parte, ao aumento da disponibilidade de medicamentos antirretrovirais para prevenir a transmissão do HIV da mãe para o lactente. Um número estimado de 27,5 milhões de pessoas globalmente recebe TARV (dezembro de 2020).

Em 2020, as mortes globais por Aids totalizaram 680 mil (incluindo 99.000 crianças com < 15 anos), uma redução de 64% desde o pico em 2004, o que coincide com uma rápida expansão do acesso à TARV (Fig. 202-12). Desde o início da pandemia de HIV, estima-se que 36,3 milhões de pessoas morreram de alguma doença relacionada à Aids.

A epidemia do HIV tem ocorrido em "ondas" nas diferentes regiões do mundo, apresentando, em cada uma, características um pouco diferentes, dependendo da demografia do país e da região em questão, bem como da época em que o HIV foi introduzido na população. Embora a epidemia de Aids tenha sido reconhecida pela primeira vez nos Estados Unidos e logo depois na Europa ocidental, é muito provável que tenha começado na África Subsaariana (ver anteriormente), uma região devastada pela epidemia.

Os 20 países das **Áfricas Oriental e Meridional** abrigam cerca de 6% da população do mundo, mas tinham 20,6 milhões de PVHIV em 2020, > 50% do total global (Fig. 202-8). Quase todos os países da região apresentam epidemias generalizadas, isto é, sua prevalência nacional é > 1%. Em oito países da região, > 10% da população adulta entre 15 e 49 anos de idade estão infectados pelo HIV (Fig. 202-10). A África do Sul tem o maior número de PVHIV no mundo (7,8 milhões); Essuatíni (anteriormente chamada Suazilândia) tem a maior prevalência de HIV em adultos no mundo (26,8%). Dados recentes indicam um declínio na incidência e prevalência do HIV em muitos países da região, embora frequentemente em níveis que permanecem altos. A exposição heterossexual é a via primária de transmissão do HIV na maioria dos países da região, como é o caso na África Subsaariana. As mulheres e meninas respondem por cerca de 60% de todas as infecções por HIV na região.

Os 25 países das **Áfricas Ocidental e Central** abrigam 4,7 milhões de PVHIV, dos quais 410 mil são crianças. A prevalência de HIV na maioria dos países é relativamente baixa em comparação com as Áfricas Oriental e Meridional. A prevalência de HIV em adultos na região é de 1,3%, embora haja ampla variação entre os países, variando desde 0,2% na Nigéria até 7,3% na Guiné Equatorial. Estima-se que 43% das novas infecções na região em 2020 tenham ocorrido na Nigéria, um país grande e com soroprevalência de HIV de 1,3%. Como nas Áfricas Oriental e Meridional, a transmissão heterossexual responde pela maior parte da transmissão de HIV nas Áfricas Ocidental e Central.

O **Oriente Médio** e a **África Setentrional** tem uma das taxas de prevalência mais baixas no mundo (< 0,1%), embora novas infecções tenham aumentado 7% entre 2010 e 2020. Em 2020, estimou-se que havia 230 mil PVHIV na região. A maioria dos casos concentrava-se entre UDIs, HSHs e profissionais do sexo e seus clientes.

Até o final de 2020, alguns estudos estimaram que havia 5,8 milhões de PVHIV na **Ásia** e no **Pacífico**. As infecções por HIV na Ásia e no Pacífico diminuíram 21% entre 2010 e 2020, com as reduções na Tailândia e no Vietnã ofuscadas por aumentos no Paquistão e nas Filipinas. Nessa região, a prevalência do HIV é maior nos países do Sudeste Asiático, com variações amplas nas tendências dos diversos países. Entre os países da Ásia, apenas a Tailândia tem índice de soroprevalência que chega a 1% dos adultos. Entretanto, as populações de muitos países asiáticos são tão numerosas que mesmo os índices baixos de infecção e soroprevalência resultam em grandes números de pessoas infectadas pelo HIV. Nesse aspecto, três países populosos – China, Índia e Indonésia – respondem por cerca de três quartos de todas as PVHIV na região. As populações principais (Fig. 202-11) e seus parceiros responderam por cerca de 94% das novas infecções por HIV na região em 2020 e cerca de 30% das novas infecções por HIV ocorreram em pessoas jovens (idade de 15-24 anos). Uma preocupação importante são os números crescentes de novas infecções entre homens homossexuais e outros HSHs.

A epidemia de HIV continua a se expandir para a **Europa Oriental** e a **Ásia Central**, com um aumento de 43% nas novas infecções anuais por HIV e aumento de 32% nas mortes por Aids entre 2010 e 2020. A Federação Russa e a Ucrânia respondem pela maior parte das 1,6 milhão de PVHIV na região, onde a epidemia foi desencadeada pelo uso de drogas injetáveis. As populações principais e seus parceiros sexuais respondem pela grande maioria das novas infecções na região.

Havia cerca de 2,1 milhões de PVHIV na **América Latina** no final de 2020. A taxa de novas infecções por HIV se manteve estável entre 2010 e 2020. O Brasil abriga o maior número de pessoas infectadas pelo HIV (930.000) na região. No **Caribe**, estima-se que haja 330 mil PVHIV.

Havia cerca de 2,2 milhões de PVHIV na **América do Norte** e nas **Europas Central e Ocidental** no final de 2020. Embora os modos de

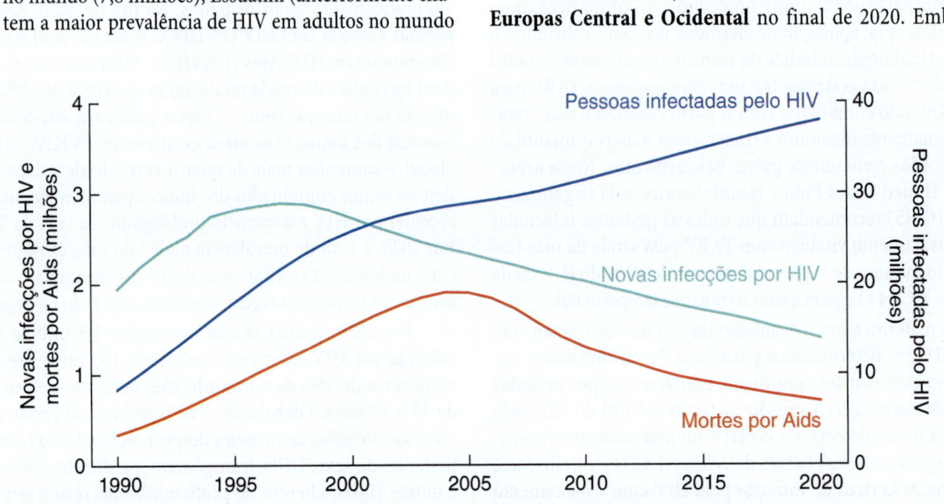

FIGURA 202-9 Estimativas globais da incidência do HIV, mortes por Aids e prevalência do HIV, 1990-2020. *(De UNAIDS.)*

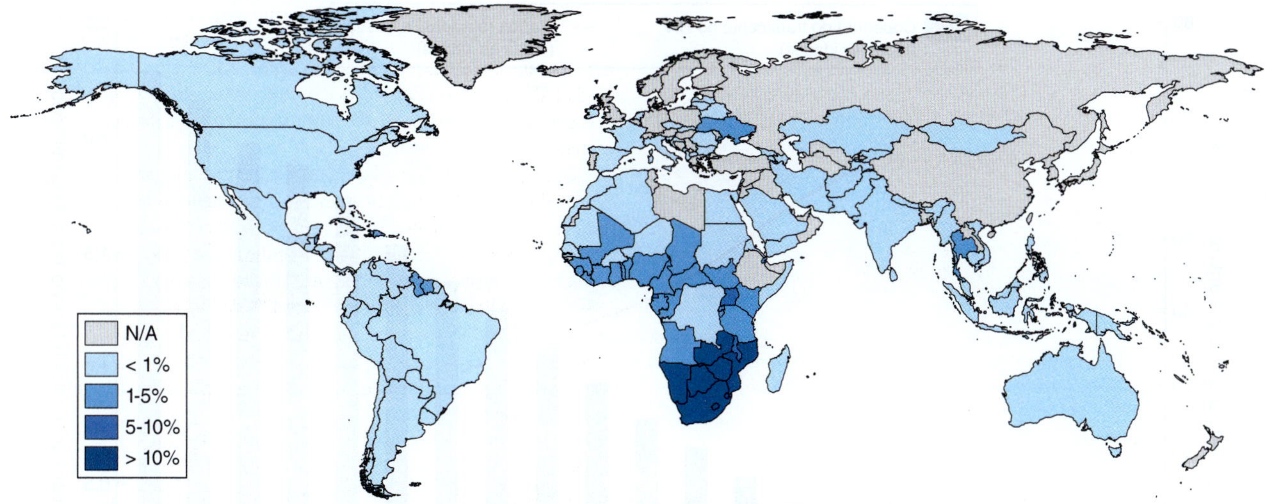

FIGURA 202-10 **Taxas de prevalência de HIV em adultos por país, 2020.** Os dados são estimativas para adultos com idade entre 15 e 49 anos. *(De UNAIDS.)*

transmissão variem muito conforme o país, o HIV afeta os HSHs de maneira desproporcional. Nas Europas Central e Ocidental, 11 países observaram um declínio de mais de 20% nas infecções por HIV entre 2010 e 2020, enquanto 16 países, principalmente na Europa Central, experimentaram aumentos ou declínios limitados nas novas infecções por HIV. A América do Norte observou reduções nos diagnósticos de HIV entre homens homossexuais e bissexuais, além dos heterossexuais, com um pequeno aumento entre pessoas que usam drogas injetáveis.

INFECÇÃO POR HIV NOS ESTADOS UNIDOS

No final de 2019, nos Estados Unidos, havia cerca de 1,2 milhão de PVHIV, das quais cerca de 13% não sabiam que estavam infectadas. Conforme ilustrado na Figura 202-13, apenas 57% das pessoas infectadas pelo HIV nos Estados Unidos conseguem seguir as etapas dos "cuidados contínuos" desde o diagnóstico, a entrada no setor de cuidados até o recebimento da TARV e, por fim, a obtenção de uma carga viral suprimida (ver "Tratamento", adiante).

Quase dois terços das PVHIV nos Estados Unidos são negros ou hispânicos/latinos e cerca de 60% são HSHs, conforme as estimativas do CDC. A taxa de prevalência do HIV em pessoas com 13 anos de idade ou mais nos Estados Unidos é de cerca de 0,4%. Aproximadamente 1,4% dos negros adultos estão infectados pelo HIV nos Estados Unidos, mais do que qualquer outro grupo racial/étnico.

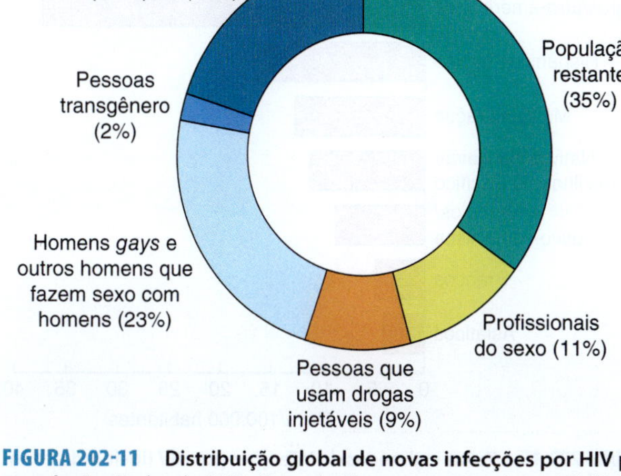

FIGURA 202-11 **Distribuição global de novas infecções por HIV por população.** Dados de 2020. *(Reproduzida, com autorização, de UNAIDS.)*

O número anual estimado de novas infecções pelo HIV nos Estados Unidos caiu em mais de dois terços desde seu pico no final de década de 1980, de cerca de 130 mil por ano. Os dados do CDC indicam que o progresso foi interrompido nos últimos anos, em cerca de 34 a 38 mil novas infecções por HIV a cada ano. A distribuição estimada dos casos incidentes de HIV em 2019 é mostrada na Figura 202-14.

Nos Estados Unidos, a carga de infecção por HIV não está igualmente distribuída entre os Estados e regiões. Na maioria das regiões do País, o HIV se concentra em áreas urbanas. No sul dos Estados Unidos, as maiores porcentagens de diagnósticos estão nas regiões menores metropolitanas e não metropolitanas. O HIV afetou desproporcionalmente as populações minoritárias dos Estados Unidos tanto nas áreas urbanas como nas rurais. Entre os casos diagnosticados de infecção pelo HIV (independentemente do estágio da infecção) em 2019, 42% eram negros e afrodescendentes norte-americanos, um grupo que compreende apenas 13% da população dos Estados Unidos. Os hispânicos/latinos, 18% da população dos Estados Unidos, são responsáveis por 29% dos novos diagnósticos de HIV. A taxa estimada de novos diagnósticos de HIV em 2019 conforme raça/etnia a cada 100 mil habitantes nos Estados Unidos é mostrada na Figura 202-15.

A transmissão perinatal do HIV de uma mãe infectada para seu bebê diminuiu de forma significativa nos Estados Unidos, em grande parte pela implementação de diretrizes para o aconselhamento universal e testagem voluntária para o HIV em gestantes e o uso da TARV em gestantes e recém-nascidos a fim de evitar a infecção. Em 2019, 61 crianças receberam diagnósticos novos de infecção por HIV nos Estados Unidos, um número menor que o pico de aproximadamente 1.750 em 1991.

A taxa de mortes relacionadas ao HIV nos Estados Unidos aumentou constantemente a partir da década de 1980 e teve um pico em 1995. A partir de então, a taxa de mortes por HIV diminuiu 4 vezes (Fig. 202-16). Essa tendência deve-se provavelmente a diversos fatores, como a profilaxia e o tratamento mais eficazes das infecções oportunistas; a experiência crescente dos profissionais de saúde que cuidam dos indivíduos HIV-positivos; a ampliação do acesso aos serviços de saúde; e a redução das infecções novas. Entretanto, o fator mais importante certamente foi o uso mais amplo da TARV combinada, geralmente administrada em combinações de três ou quatro agentes.

FISIOPATOLOGIA E PATOGÊNESE

A marca característica da doença causada pelo HIV é a imunodeficiência profunda, que resulta basicamente das deficiências quantitativa e qualitativa progressivas da subpopulação de linfócitos T conhecidos como *células T auxiliares*, que ocorre no contexto da ativação imune exacerbada. O subgrupo de células T auxiliares é definido fenotipicamente pela presença da molécula CD4 em sua superfície (Cap. 349), a qual serve como receptor celular primário para o HIV. Também é necessária a presença de um correceptor que se liga à molécula CD4 para que haja

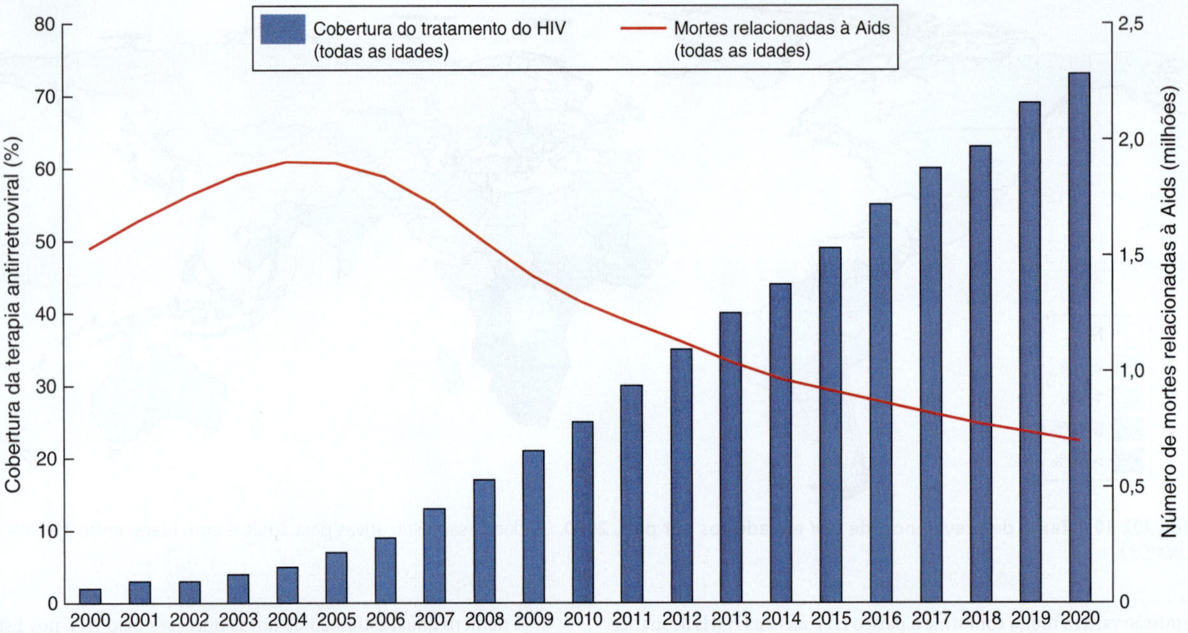

FIGURA 202-12 **Cobertura global da terapia antirretroviral e número de mortes relacionadas à Aids, 2000-2020.** *(De UNAIDS).*

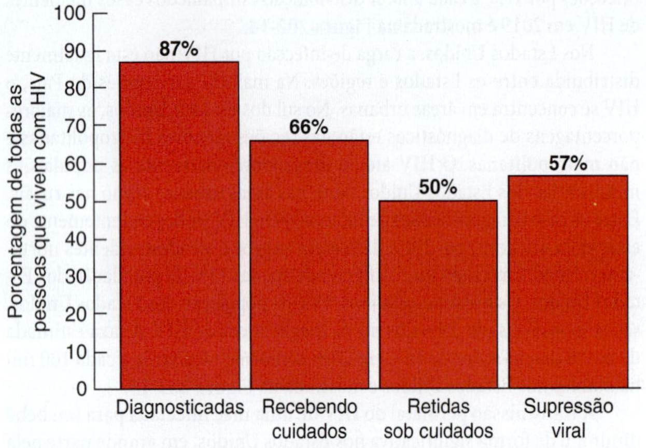

FIGURA 202-13 **Porcentagem estimada de pessoas infectadas pelo HIV incluídas na cascata de cuidado contínuo para HIV nos Estados Unidos.** Dados de 2019. O recebimento dos cuidados é definido como ≥ 1 teste (contagem de CD4 ou carga viral); retenção nos cuidados como ≥ 2 testes (CD4 ou CV) com ≥ 3 meses de intervalo em 2019; supressão viral como < 200 cópias/mL no teste de CV mais recente. *(Do Centers for Disease Control and Prevention [CDC]: HIV Surveillance Supplemental Report 26[No. 2], 2021.)*

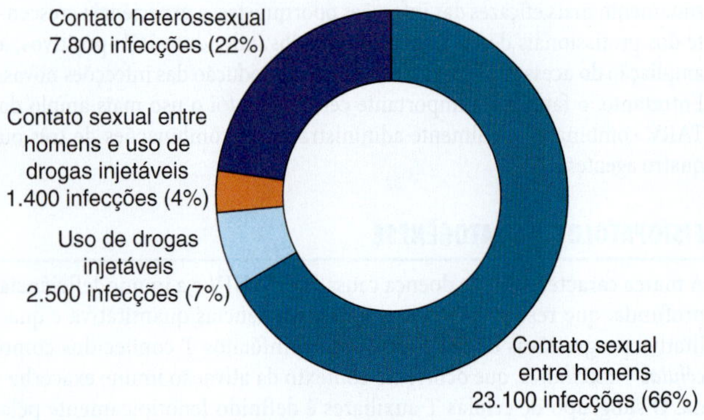

FIGURA 202-14 **Distribuição estimada de novas infecções por HIV nos Estados Unidos por categoria de transmissão.** Total: 34.800. Incidência estimada para 2019. *(Do CDC: HIV Surveillance Supplemental Report 26[No. 1], 2021.)*

ligação, fusão e entrada eficientes do HIV-1 nas células-alvo (Figs. 202-3 e 202-4). O HIV-1 utiliza dois correceptores principais (CCR5 e CXCR4) para a fusão e entrada; esses correceptores também são os receptores principais de certas citocinas quimiotáxicas conhecidas como *quimiocinas* e pertencem à família de receptores acoplados à proteína G dotados de sete domínios transmembrana. Foram demonstrados *in vitro* vários mecanismos responsáveis pela depleção celular e/ou disfunção imune de células T CD4+. Isso inclui a infecção direta e a destruição dessas células pelo HIV, além de efeitos indiretos como a eliminação imune de células infectadas; a morte celular associada com a inflamação e ativação imune aberrante, incluindo a piroptose mediada pela caspase 1 promovida pelas células T CD4+ submetidas e infecções abortivas/não produtivas pelo HIV; e a exaustão imune devido à ativação celular persistente com a resultante disfunção celular. Os pacientes com níveis de células T CD4+ abaixo de determinados limiares têm riscos elevados de desenvolver várias doenças oportunistas, particularmente as infecções e as neoplasias que constituem as doenças definidoras da Aids. Algumas manifestações da Aids, como o sarcoma de Kaposi e as anormalidades neurológicas, não podem ser totalmente explicadas pela imunodeficiência causada pela infecção pelo HIV porque essas complicações podem surgir antes do desenvolvimento de imunodeficiência grave.

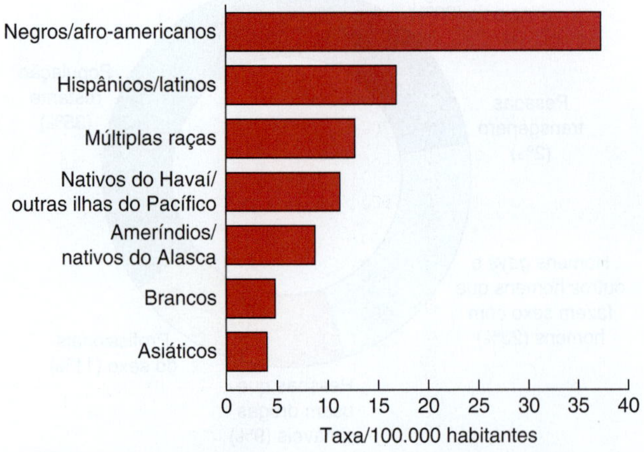

FIGURA 202-15 **Taxas estimadas de infecções por HIV (incluindo crianças) diagnosticadas durante 2019 nos Estados Unidos por raça/etnia (por 100.000 habitantes).** *(Do CDC.)*

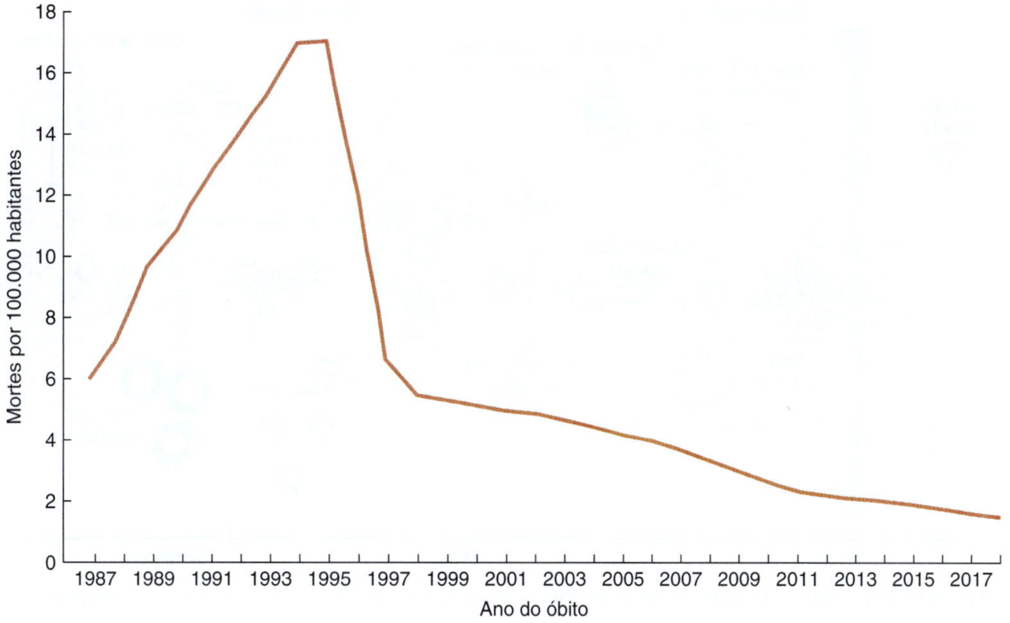

FIGURA 202-16 Tendências nas taxas anuais ajustadas por idade para mortes causadas pela infecção por HIV, Estados Unidos, 1987-2018. Distribuição etária baseada na população de 2000. *(Do CDC.)*

A combinação dos efeitos patogênicos e imunopatogênicos virais que ocorre durante a evolução da doença causada pelo HIV, desde o momento da infecção inicial (primária) até o aparecimento da doença em estágio avançado, é complexa e variada. É importante reconhecer que os mecanismos patogênicos da doença causada pelo HIV são multifatoriais e polifásicos, diferindo nos diferentes estágios da doença. Por conseguinte, é essencial considerar a evolução clínica típica de um indivíduo infectado pelo HIV e ainda não tratado para melhor apreciar esses eventos patogênicos (Fig. 202-17).

EVENTOS INICIAIS DA INFECÇÃO PELO HIV: INFECÇÃO PRIMÁRIA E DISSEMINAÇÃO INICIAL DO VÍRUS

Com a utilização do modelo de transmissão pelas mucosas retal ou vaginal em primatas não humanos, os primeiros eventos (depois de algumas horas) que ocorrem depois da exposição da superfície mucosa ao HIV determinam se a infecção ocorrerá ou será interrompida e também a evolução subsequente das próximas etapas da infecção. Embora a barreira mucosa seja relativamente eficaz para limitar o acesso do HIV aos alvos suscetíveis do tecido submucoso, o vírus pode atravessar essa barreira por transporte dentro das células de Langerhans, um tipo epidérmico de célula dendrítica, situadas logo abaixo da superfície, ou por falhas microscópicas da mucosa. As falhas significativas da barreira mucosa, como ocorrem com as doenças genitais ulcerativas, facilitam a entrada do vírus e aumentam a eficiência da infecção. Em seguida, o vírus busca alvos suscetíveis, os quais basicamente são as células T CD4+ dispersas espacialmente na mucosa. Essa dispersão espacial dos alvos constitui um obstáculo significativo ao estabelecimento da infecção. Esses obstáculos explicam a baixa eficiência da transmissão sexual do HIV (ver "Transmissão sexual", adiante). As células T CD4+ em repouso "parcial" e as células T CD4+ ativadas funcionam como amplificadores iniciais da infecção. Os linfócitos

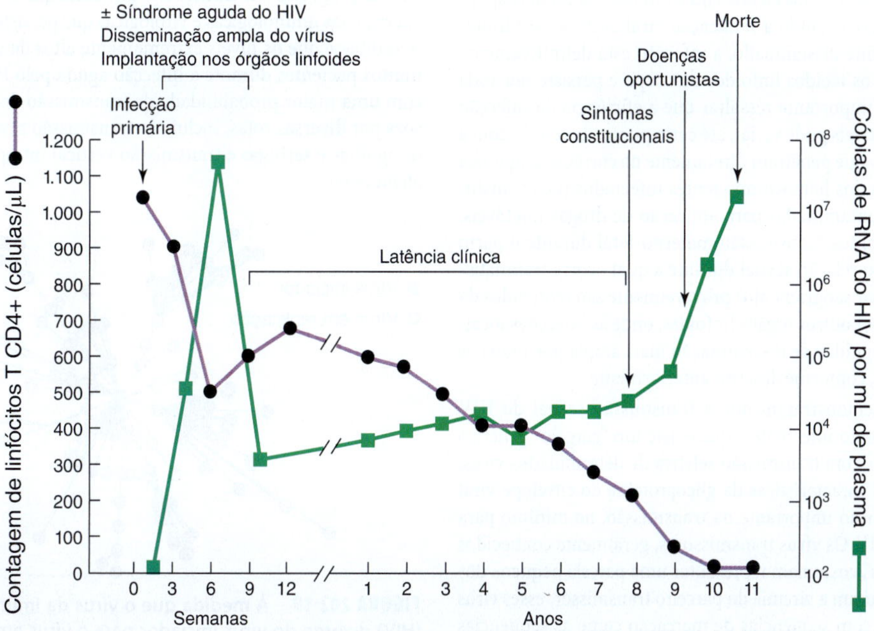

FIGURA 202-17 Evolução típica de um indivíduo infectado pelo HIV sem tratamento. Ver detalhes no texto. *(De G Pantaleo, C Graziosi, AS Fauci: The Immunopathogenesis of Human Immunodeficiency Virus Infection. N Engl J Med 328:327, 1993. Copyright © 1993 Massachusetts Medical Society. Reimpressa, com autorização, de Massachusetts Medical Society.)*

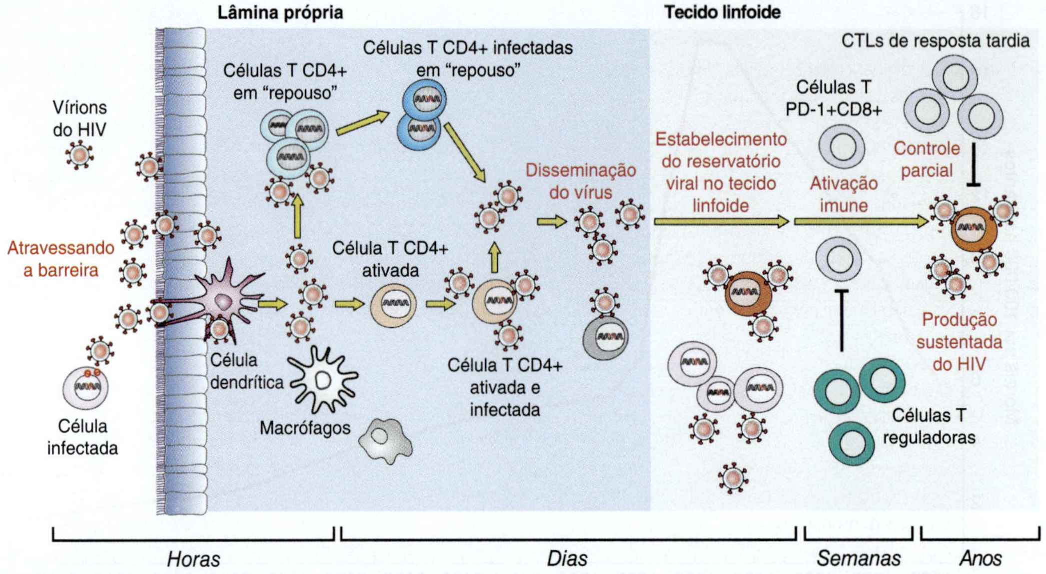

FIGURA 202-18 Resumo dos eventos iniciais da infecção pelo HIV. Ver detalhes no texto. CTLs, linfócitos T citotóxicos. *(Adaptada de AT Haase: Nat Rev Immunol 5:783, 2005.)*

T CD4+ em repouso são mais abundantes; contudo, as células T CD4+ ativadas sustentam a infecção produtiva e, assim, produzem quantidades maiores do vírus. Para que a infecção possa se estabelecer, a taxa reprodutiva básica (R_0) deve ser igual ou maior que 1 (i.e., cada célula infectada deveria infectar no mínimo uma outra célula). Quando a infecção está estabelecida, o vírus replica nas células linfoides da mucosa, submucosa e, em alguma extensão, em tecidos linforreticulares que drenam os tecidos intestinais ou genitais. Por um período variável, que pode ser de poucos ou muitos dias, o vírus geralmente não pode ser detectado no plasma. Esse período é chamado de fase "eclipse" da infecção. À medida que mais vírus são produzidos nos primeiros dias ou semanas, eles são dispersos, primeiramente para os linfonodos regionais e depois para outros compartimentos linfoides, onde conseguem acesso fácil às concentrações altas de células T CD4+ (células-alvo), permitindo a ocorrência de uma viremia plasmática "explosiva" em níveis altos prontamente detectáveis pelos exames atualmente disponíveis (Fig. 202-18). O tecido linfoide associado ao intestino (GALT) é um dos alvos da infecção pelo HIV e o local onde grandes quantidades de células T CD4+ (em geral, células de memória) são infectadas e deletadas, tanto pelos efeitos virais diretos quanto pela apoptose associada à ativação. Quando a replicação viral alcança esse limiar e o vírus está amplamente disseminado, a infecção está definitivamente estabelecida por todos os tecidos linfoides do corpo e persiste por toda a vida do indivíduo. É importante ressaltar que a eficiência da infecção inicial das células suscetíveis pode variar, até certo ponto, de acordo com a via de infecção. Os vírus que penetram diretamente na corrente sanguínea por meio do sangue ou dos hemocomponentes infectados (i.e., transfusões, uso de agulhas contaminadas para aplicação de drogas injetáveis, lesões por objetos cortantes, transmissão materno-fetal durante o parto ou período perinatal, ou relação sexual durante a qual ocorre traumatismo suficiente para causar sangramento) provavelmente são removidos da circulação pelo baço e por outros órgãos linfoides, onde as infecções focais primárias começam, seguidas de disseminação mais ampla por todos os outros tecidos linfoides, conforme descrito anteriormente.

Alguns estudos demonstraram que a transmissão sexual do HIV resulta de um único evento infectante e que existe um "gargalo" genético viral para a transmissão, com transmissão seletiva de determinados vírus. Nesse aspecto, algumas características da glicoproteína do envelope viral desempenham uma função importante na transmissão, no mínimo para os subtipos A e C do HIV. Os vírus transmissores, geralmente conhecidos como "vírus iniciadores", costumam representar uma parcela pequena dos vírus circulantes que causam a viremia do parceiro transmissor; esses vírus são menos divergentes com sequências de marcação como as sequências de alça V1-V2 mais curtas e menos sítios de glicosilação ligados ao N em comparação com as variantes circulantes principais. Em geral, os vírus são quase exclusivamente cepas R5 e costumam ser sensíveis à neutralização por anticorpos. Quando a replicação ocorre no parceiro recém-infectado, os vírus iniciadores divergem e acumulam sítios de glicosilação, tornando-se progressivamente mais resistentes à neutralização (Fig. 202-19).

O surto repentino de viremia e a disseminação ampla do vírus durante a infecção primária pelo HIV podem estar associados à *síndrome aguda da infecção pelo HIV*, que ocorre em graus variados em cerca de 50% dos indivíduos dentro de 2 a 4 semanas da infecção inicial (ver adiante). Em geral, essa síndrome está associada a milhões de cópias de RNA do HIV por mililitro de plasma, o que persiste por várias semanas. Os sinais e os sintomas semelhantes aos da mononucleose aguda estão relacionados diretamente com a ocorrência de altos níveis de viremia plasmática. Quase todos os pacientes desenvolvem algum grau de viremia plasmática durante a primoinfecção e isso contribui para a disseminação do vírus para todos os tecidos linfoides, mesmo que possam continuar assintomáticos ou não se lembrar de ter sintomas. O nível inicial da viremia plasmática da primoinfecção pelo HIV não determina necessariamente a taxa de progressão da doença; contudo, a estabilização do nível de viremia plasmática no estado de equilíbrio depois de cerca de 1 ano se correlaciona com a taxa de progressão da doença nos pacientes que não são tratados e com as aberrâncias imunológicas e virológicas que persistem no paciente tratado. Acredita-se que os níveis extremamente altos de viremia observados em muitos pacientes durante a infecção aguda pelo HIV estejam associados com uma maior probabilidade de transmissão do vírus para outras pessoas por diversas rotas, incluindo transmissão sexual, compartilhamento de agulhas e seringas e transmissão vertical intraparto, perinatal ou pelo aleitamento.

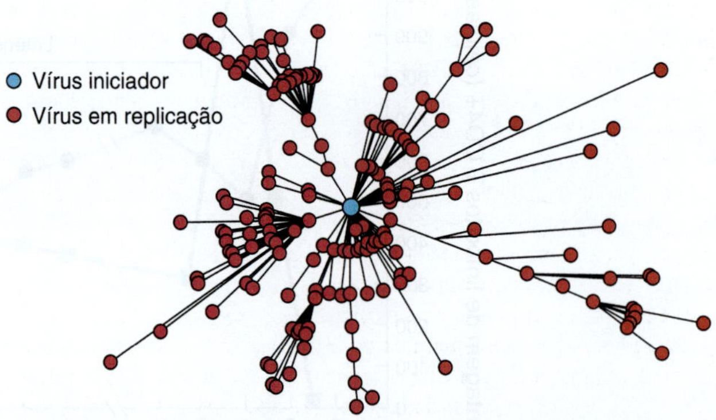

FIGURA 202-19 À medida que o vírus da imunodeficiência humana (HIV) diverge do vírus iniciador para o vírus em replicação crônica, o vírus acumula sítios de glicosilação N-terminais. Ver detalhes no texto. *(Adaptada de CA Derdeyn et al.: Science 303:2019, 2004; B Chohan et al: J Virol 79:6528, 2005; e BF Keele et al: Proc Natl Acad Sci USA 105:7552, 2008.)*

ESTABELECIMENTO DA INFECÇÃO CRÔNICA

Persistência da replicação viral A infecção pelo HIV é singular entre as infecções virais humanas. A despeito das respostas imunes celulares e humorais robustas desencadeadas depois da infecção primária (ver "Resposta imune ao HIV", adiante), uma vez estabelecida a infecção, o vírus consegue escapar da destruição completa por mecanismos imunes e, paradoxalmente, parece beneficiar-se com a ativação imune e nunca é eliminado por completo do corpo. Na verdade, ocorre infecção crônica, a qual persiste com graus variáveis de replicação viral contínua no paciente não tratado por um período médio de cerca de 10 anos, antes de manifestar doença clínica (ver "Doença avançada causada pelo HIV", adiante). O estabelecimento da infecção crônica e persistente constitui a marca característica da doença causada pelo HIV. Ao longo do curso muitas vezes prolongado de infecção crônica, a replicação viral pode invariavelmente ser detectada em pacientes não tratados por exames moleculares amplamente disponíveis que medem cópias de RNA do HIV associadas a vírions no plasma (cópias por mililitro). Os níveis de vírus variam muito na maioria dos pacientes não tratados, geralmente variando desde apenas 50 até mais de 1 milhão de cópias de RNA do HIV por mililitro de plasma. Estudos usando técnicas moleculares altamente sensíveis demonstraram que, mesmo em pacientes tratados nos quais a viremia plasmática foi suprimida a valores menores que o limite inferior de detecção (20-50 cópias/mL do RNA do HIV, dependendo do fabricante) pela TARV, há produção contínua de baixo nível de vírions na maioria dos pacientes infectados. Em outras infecções virais humanas, com algumas exceções, quando o hospedeiro sobrevive, o vírus é totalmente eliminado do corpo e ele desenvolve imunidade contra a reinfecção. A infecção pelo HIV muito raramente leva o hospedeiro à morte durante a primoinfecção. Alguns vírus, como o HSV (Cap. 192), não são eliminados por completo do corpo depois da infecção, mas entram em estado de latência; nesses casos, a latência clínica é acompanhada de latência microbiológica. Como já foi mencionado, esse não é o caso da infecção pelo HIV. A cronicidade associada à replicação viral persistente também pode ser vista em alguns casos de infecções por HBV e HCV (Cap. 341); porém, nessas infecções o sistema imune não é um alvo do vírus.

Escape do HIV do controle efetivo pelo sistema imune Inerente ao estabelecimento da cronicidade da infecção pelo HIV é a capacidade do vírus de evitar o controle adequado e a eliminação pelos componentes celular e humoral da resposta imune. O vírus dispõe de vários mecanismos para conseguir essa evasão. Dentre esses, destaca-se, pela sua importância, o estabelecimento de um nível persistente de replicação associado à geração, por mutação e rearranjo, de uma diversidade viral. A seleção dos mutantes que escapam ao controle dos linfócitos T citotóxicos (CTLs, do inglês *cytolytic T lymphocytes*) CD8+ é fundamental à propagação e à progressão da infecção pelo HIV. A elevada taxa de replicação viral associada com mutações inevitáveis também contribui para a incapacidade de os anticorpos neutralizarem e/ou eliminarem o vírus autólogo. Além disso, por razões ainda incertas, o sistema imune humoral não produz imediatamente anticorpos neutralizantes clássicos contra o envelope do HIV, e faz isso apenas após anos de replicação persistente do vírus e após a infecção estar firmemente estabelecida (ver adiante). As análises detalhadas do HIV isolado sequencialmente e das respostas do hospedeiro demonstraram que a evasão viral das respostas de células T CD8+ e de células B ocorria pouco depois da infecção e permitia que o vírus permanecesse um passo à frente das respostas imunes eficazes. Os CTLs CD8+ específicos para o vírus aumentam muito durante a infecção primária pelo HIV e provavelmente representam as respostas de alta afinidade que seriam esperadas como muito eficientes na eliminação das células infectadas pelo vírus; porém, o controle viral é geralmente incompleto, pois a replicação viral persiste em níveis relativamente altos na maioria das pessoas. Além de o vírus escapar dos CTLs com as taxas altas de mutação, acredita-se que a resposta imune inicialmente forte se torna qualitativamente disfuncional em virtude da ativação imune maciça associada com a replicação viral persistente, levando a uma "exaustão" que afeta ambos os braços da imunidade adaptativa. Vários estudos indicaram que a exaustão de células T CD8+ específicas para o HIV durante a ativação imune prolongada está associada com a regulação positiva (*upregulation*) de diversos receptores inibitórios, como a molécula de morte programada (PD) 1 (da família de moléculas B7-CD28), o imunorreceptor de células T com domínios Ig e ITIM (TIGIT), a molécula 3 com domínios de mucina e imunoglobulina de células T (Tim-3) e o gene 3 ativador de linfócitos (Lag-3), coletivamente chamados de *receptores do checkpoint imunológico*. A regulação positiva (*upregulation*) dessas proteínas de superfície restringe a polirreatividade e a capacidade de proliferação, atributos funcionais de células T CD8+ que são fundamentais para a destruição efetiva desses patógenos. Outro mecanismo que contribui para a evasão do HIV ao controle do sistema imune é a regulação negativa (*downregulation*, induzida pelas proteínas virais Nef, Tat e Vpu) das moléculas HLA da classe I na superfície das células infectadas pelo vírus; isso resulta na incapacidade de os CTLs CD8+ reconhecerem e destruírem a célula-alvo infectada. Embora essa regulação negativa (*downregulation*) das moléculas HLA da classe I pareça favorecer a eliminação das células infectadas pelo HIV pelas células *natural killer* (NK), este último mecanismo não elimina, de maneira eficaz, as células infectadas pelo vírus (ver adiante). Outra potencial forma de evasão das células infectadas pelo HIV da eliminação por CTLs CD8+ é o sequestro de células infectadas em locais imunologicamente privilegiados como o sistema nervoso central (SNC), bem como a baixa frequência de CTLs CD8+ específicas para o vírus em áreas de tecidos linfoides chamadas de centros germinativos, onde o HIV se replica ativamente.

Os alvos principais dos anticorpos neutralizantes contra o HIV são as proteínas do envelope gp120 e gp41. O HIV utiliza no mínimo três mecanismos para evadir-se às respostas de anticorpos neutralizantes: hipervariabilidade da sequência primária do envelope, glicosilação extensiva do envelope e mascaramento conformacional dos epítopos neutralizantes. Vários estudos que acompanharam a evolução da resposta imune humoral ao HIV a partir dos pontos mais iniciais após a infecção primária indicam que o vírus sofre mutações contínuas para escapar da resposta imune emergente de forma que os anticorpos sequenciais induzidos não neutralizam o vírus autólogo atual. Os anticorpos amplamente neutralizadores capazes de neutralizar uma gama de isolados de HIV primários *in vitro* ocorrem em apenas cerca de 20% das pessoas infectadas pelo HIV e, quando eles ocorrem, costuma haver necessidade de 2 a 3 anos de infecção com replicação viral contínua para que os anticorpos sofram a maturação da afinidade. Infelizmente, quando esses anticorpos amplamente neutralizantes são formados, eles são inefetivos para conter a replicação viral atual no paciente. A viremia persistente também resulta em exaustão das células B de maneira semelhante à exaustão relatada para as células T CD8+, acrescentando os defeitos na resposta humoral ao HIV.

A ajuda das células T CD4+ é fundamental para a integridade das respostas imunes humoral e celular antígeno-específica. O HIV infecta preferencialmente as células T CD4+ ativadas (inclusive as células T CD4+ específicas para o vírus) e, desse modo, essa perda das respostas virais específicas desencadeadas pelas células T auxiliares tem consequências negativas profundas para o controle imunológico da replicação do vírus. Além disso, essa perda ocorre nos estágios iniciais da infecção e estudos realizados com animais sugeriram que 40 a 70% de todas as células T CD4+ de memória do GALT sejam eliminadas durante a infecção aguda. Durante a viremia crônica pelo HIV, as células T CD4+ também exibem evidências de exaustão, incluindo a regulação positiva (*upregulation*) do antígeno 4 associado a linfócitos T citotóxicos (CTLA-4), também um membro da família B7-CD28.

Por fim, a evasão do HIV à eliminação mediada imunologicamente durante a infecção primária permite a formação de um *pool* de células T CD4+ com infecção latente, chamadas de *reservatório viral*, as quais podem não ser reconhecidas ou completamente eliminadas pelos CTLs específicos para o vírus ou pela TARV (ver adiante). Desse modo, apesar da resposta imune vigorosa e da regulação negativa (*downregulation*) acentuada da replicação viral depois da primoinfecção pelo HIV, o vírus consegue estabelecer a infecção crônica com graus variáveis de replicação viral persistente. Durante esse período, a maioria dos pacientes faz a transição clínica da infecção primária aguda para os intervalos variáveis de latência clínica ou doença em atividade latente (ver adiante).

O reservatório do HIV: obstáculos para a erradicação do vírus Existe um conjunto de células T CD4+ em repouso com infecção latente e que servem pelo menos como um componente do reservatório persistente do vírus em praticamente todas as pessoas infectadas pelo HIV, incluindo aquelas que recebem TARV. Essas células carregam uma forma integrada do DNA do HIV no genoma do hospedeiro e podem permanecer nesse estado até que um sinal de ativação venha a desencadear a expressão dos transcritos do HIV. Apenas uma pequena fração das células com infecção latente no reservatório viral contém vírus competente para replicação com a imensa maioria das células contendo provírus defeituosos incapazes de um ciclo completo de replicação. Porém, sempre ocorrem graus variáveis de replicação viral sustentada

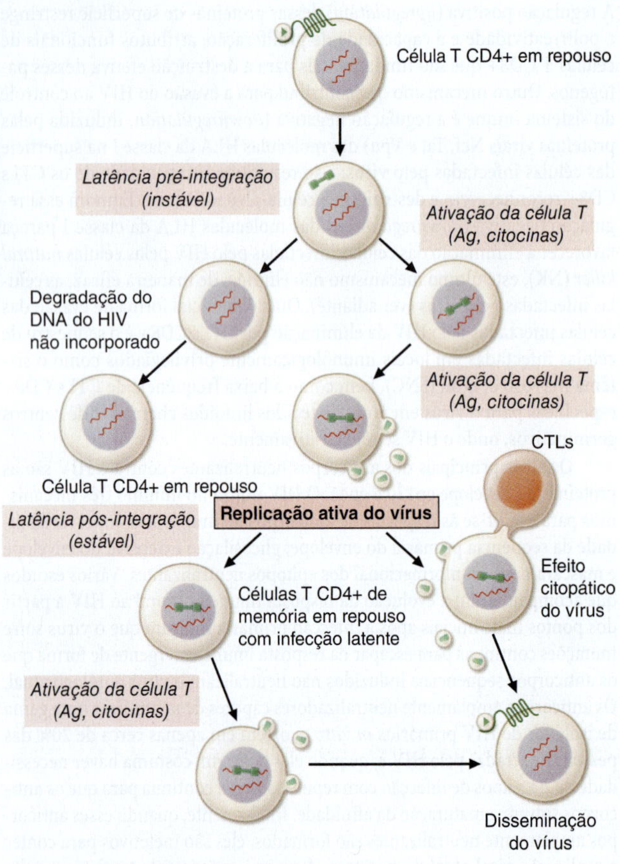

FIGURA 202-20 Desenvolvimento das células T CD4+ em repouso com infecção latente nos indivíduos infectados pelo HIV. Ver detalhes no texto. Ag, antígeno; CTLs, linfócitos T citotóxicos. *(Cortesia de TW Chun.)*

com a ativação. Esse tipo de latência deve ser diferenciado da latência pré-integração, na qual o HIV entra em uma célula T CD4+ em repouso e, na ausência de um sinal de ativação, a transcrição reversa do genoma viral ocorre até certo ponto, mas o DNA do provírus resultante não pode ser incorporado ao genoma do hospedeiro. Esse período de latência pré-integração pode estender-se por horas ou dias e, quando não há um sinal de ativação para a célula, o DNA proviral perde sua capacidade de iniciar uma infecção produtiva. Quando essas células são ativadas antes da deterioração do complexo de pré-integração, a transcrição reversa prossegue até o fim e o vírus continua seu ciclo de replicação (ver anteriormente e Fig. 202-20). O reservatório de células que se encontram em estado de latência pós-integração é estabelecido precocemente durante a primoinfecção pelo HIV. A despeito da supressão da viremia plasmática a < 50 cópias por mililitro com as combinações potentes TARV administradas ao longo de muitos anos, esse reservatório de células com infecção latente persiste e pode formar vírus com capacidade de replicação na ativação celular *ex vivo*. Os estudos de modelagem baseados em projeções das curvas de declínio estimaram que, em uma situação de supressão viral mantida, seriam necessários muitos anos ou a vida toda do hospedeiro para a eliminação do reservatório de células com infecção latente. Não foi documentado que isso ocorra de forma espontânea em quaisquer pacientes muito provavelmente porque o reservatório viral latente é duradouro e é continuamente reconstituído pelos baixos níveis de replicação viral persistente; essas reativações podem permanecer abaixo dos limites de detecção dos ensaios atuais (ver adiante) e pela expansão por proliferação de células acumuladas com infecção latente (Fig. 202-20), mesmo nos pacientes tratados de maneira eficaz sob outros aspectos. Os reservatórios das células infectadas pelo HIV (em latência ou não) podem desenvolver-se em alguns compartimentos, incluindo tecidos linfoides, sangue periférico e SNC (provavelmente nas células da linhagem dos monócitos/macrófagos), assim como em outros locais ainda não definidos.

Ao longo dos últimos anos, pesquisadores têm realizado tentativas de eliminar o HIV do reservatório viral latente utilizando fármacos que ativam as células T CD4+ em repouso e/ou reiniciam a expressão viral sem ativação sistêmica durante a TARV; contudo, essas tentativas chamadas de "*shock and kill*" foram infrutíferas. Desse modo, o reservatório persistente de células infectadas permanece sendo o obstáculo principal de qualquer tentativa de erradicação do vírus dos indivíduos infectados e, assim, uma "cura", apesar dos resultados clínicos favoráveis conseguidos com a TARV. Consequentemente, esforços intensos estão sendo direcionados para a investigação da possibilidade de obter a remissão do HIV sem TARV por meio da transferência passiva de anticorpos amplamente neutralizantes de longa ação e de agentes terapêuticos que podem potencializar a resposta imune contra o vírus.

Dinâmica viral A dinâmica da produção e da renovação virais foi quantificada utilizando modelos matemáticos no contexto da administração de inibidores da transcriptase reversa e de protease aos indivíduos infectados pelo HIV em estudos clínicos. O tratamento com esses fármacos resultou no declínio abrupto dos níveis de viremia plasmática, os quais geralmente diminuíam mais de 90% dentro de 2 semanas. Com base em modelos da cinética de declínio viral e no aparecimento de mutantes resistentes durante o tratamento, descobriu-se que 93 a 99% dos vírus circulantes provinham das células T CD4+ recém-infectadas e de rápida renovação e que cerca de 1 a 7% dos vírus circulantes originavam-se das células de vida mais longa, provavelmente monócitos/macrófagos. Uma quantidade insignificante do vírus circulante originava-se do reservatório de células com infecção latente (Fig. 202-21). Além disso, pesquisadores demonstraram que a meia-vida de um vírion na circulação era de cerca de 30 a 60 minutos, enquanto a meia-vida das células infectadas ativamente era de 1 dia. Considerando os níveis relativamente estáveis de viremia plasmática e contagens de células infectadas, parece que enormes quantidades do vírus (cerca de 10^{10} a 10^{11} vírions) são produzidas e eliminadas da circulação a cada dia. Além disso, os dados sugerem que a duração mínima do ciclo de replicação do HIV-1 *in vivo* seja de cerca de 2 dias. Outros estudos demonstraram que a redução da viremia plasmática resultante da TARV correlaciona-se diretamente com a redução da replicação viral nos linfonodos, confirmando que o tecido linfoide é o principal local de replicação do HIV e a principal fonte da viremia plasmática.

Ao final de aproximadamente 1 ano após o início da infecção pelo HIV, o nível de viremia em estado de equilíbrio (conhecido como *set point* viral) tem implicações prognósticas importantes com relação à progressão da doença causada pelo HIV nos pacientes não tratados. Estudos demonstraram que, como grupo, os indivíduos HIV-positivos não tratados com *set points* baixos em 6 meses a 1 ano depois da infecção progridem para Aids muito mais lentamente que os pacientes com *set points* mais altos nessa ocasião (Fig. 202-22).

Latência clínica *versus* latência microbiológica Com exceção dos indivíduos que não têm progressão da doença em longo prazo e dos "controladores de elite", o nível de células T CD4+ no sangue diminui progressiva e inevitavelmente nos indivíduos infectados com viremia pelo HIV na ausência de TARV. O declínio das células T CD4+ pode ser gradativo ou abrupto,

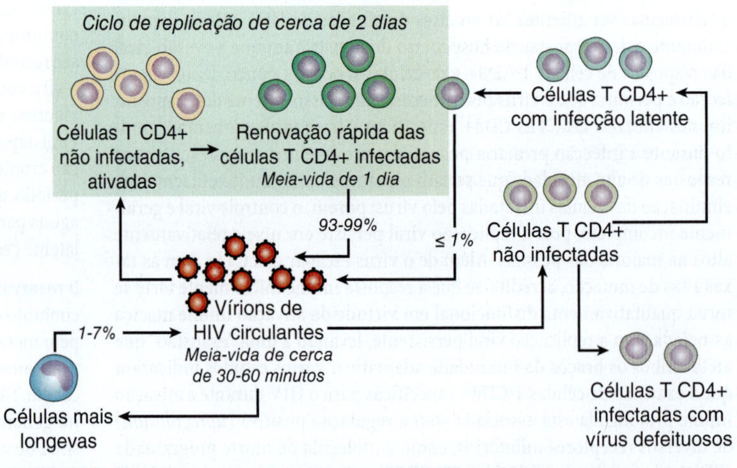

FIGURA 202-21 Dinâmica da infecção pelo HIV *in vivo*. Ver detalhes no texto. *(Adaptada de Perelson AS, Neumann AU, Markowitz M, Leonard JM, Ho DD: HIV-1 dynamics in vivo: virion clearance rate, infected cell life-span, and viral generation time. Science 271:1582, 1996.)*

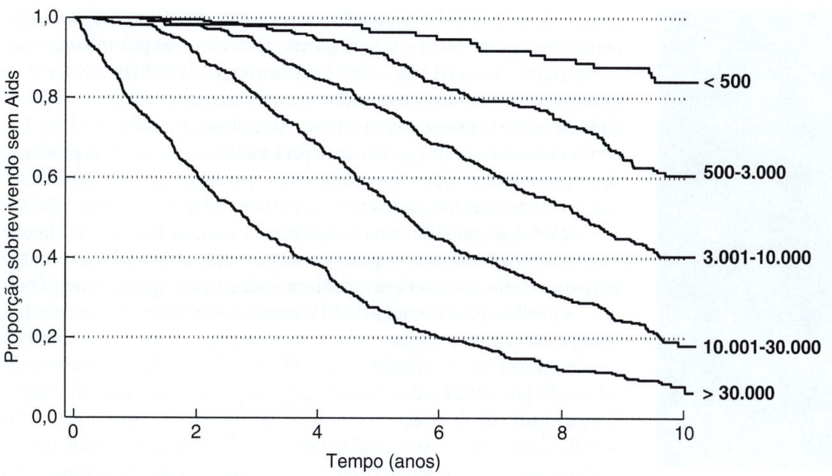

FIGURA 202-22 Relação entre níveis virais e taxas de progressão da doença. Curvas de Kaplan--Meier mostrando a proporção de 1.604 pacientes que permaneceram livres de Aids por mais de 10 anos, estratificados por categorias de RNA de HIV-1 basal (cópias/mL). *(De Multicenter AIDS Cohort Study; JW Mellors, A Muñoz, JV Giorgi, JB Margolick, CJ Tassoni, P Gupta, LA Kingsley, JA Todd, AJ Saah, R Detels, JP Phair, CR Rinaldo Jr.)*

este último caso geralmente refletindo um pico significativo nos níveis de viremia plasmática. A maioria dos pacientes é relativamente assintomática durante esse declínio progressivo (ver adiante) e, em geral, diz-se que está em um estado de *latência clínica*. Contudo, esse termo pode gerar confusão porque não significa latência da doença, tendo em vista que a progressão, embora seja lenta e em muitos casos assintomática, costuma ser inexorável, conforme evidenciado pela viremia plasmática facilmente detectável durante esse período. Além disso, a latência clínica não deve ser confundida com latência microbiológica porque níveis variáveis de replicação viral sempre ocorrem durante esse período de latência clínica. Mesmo nos raros pacientes, como os controladores de elite, que apresentam < 50 cópias de RNA do HIV por mililitro na ausência de tratamento, existe quase sempre algum grau de replicação viral contínua em nível baixo.

DOENÇA AVANÇADA CAUSADA PELO HIV

Nos pacientes não tratados ou nos quais o tratamento não conseguiu controlar a replicação viral de forma adequada, a contagem de células T CD4+ diminui depois de um período variável abaixo de um limiar crítico (< 200/μL), geralmente em alguns anos, e o paciente torna-se altamente suscetível às doenças oportunistas (Fig. 202-17). Por essa razão, a definição de casos de Aids em estágio 3 proposta pelo CDC inclui todos os indivíduos infectados pelo HIV com mais de 5 anos de idade e com contagens de células T CD4+ abaixo desse nível (Tab. 202-2). Os pacientes podem apresentar sinais e sintomas constitucionais ou desenvolver subitamente uma doença oportunista sem quaisquer sintomas premonitórios. A depleção das células T CD4+ continua a progredir inexoravelmente durante essa fase. Em geral, nos pacientes não tratados, as contagens de células T CD4+ diminuem a 10/μL ou até zero. Nos países onde a TARV, a profilaxia e o tratamento das infecções oportunistas estão prontamente disponíveis a esses pacientes, a sobrevivência aumenta drasticamente, mesmo entre os pacientes com doença avançada causada pelo HIV. Por outro lado, os pacientes não tratados que evoluem para essa forma mais grave de imunodeficiência geralmente sucumbem às infecções oportunistas ou às neoplasias (ver adiante).

SOBREVIVENTES DE LONGO PRAZO, INDIVÍDUOS SEM PROGRESSÃO DA DOENÇA EM LONGO PRAZO E CONTROLADORES DE ELITE

É importante diferenciar os termos *sobrevivente de longo prazo* e *indivíduo sem progressão da doença em longo prazo*. Por definição, o último grupo é constituído por sobreviventes de longo prazo; contudo, o contrário nem sempre é verdadeiro. As previsões baseadas em um estudo realizado antes que se dispusesse da TARV eficaz estimaram que cerca de 13% dos homens homossexuais/bissexuais infectados em uma idade precoce poderiam não desenvolver manifestações clínicas da Aids por mais de 20 anos. Muitos desses indivíduos podiam ter progredido gradualmente no que se refere à gravidade da imunodeficiência; contudo, eles certamente sobreviviam por um período de tempo considerável. Com o advento da TARV eficaz, a sobrevida dos indivíduos infectados pelo HIV aumentou drasticamente. Nos primórdios da pandemia de Aids e antes da disponibilidade de TARV, quando um paciente desenvolvia uma infecção oportunista potencialmente fatal, a sobrevida média era de 26 semanas decorridas desde a apresentação. Hoje, um indivíduo de 20 anos de idade infectado pelo HIV e que seja tratado de forma adequada com TARV pode esperar viver no mínimo até 50 anos, de acordo com as projeções dos modelos matemáticos. Em razão da TARV, a sobrevivência de longo prazo é comum. As definições dos indivíduos sem progressão da doença em longo prazo têm variado consideravelmente ao longo dos anos e, por essa razão, esses indivíduos constituem um grupo heterogêneo. Esses indivíduos foram descritos inicialmente na década de 1990. Originalmente, os pacientes eram considerados indivíduos sem doença progressiva de longo prazo quando estavam infectados pelo HIV por períodos longos (≥ 10 anos), tinham contagens de células T CD4+ normais, sua viremia plasmática permanecia relativamente baixa (de indetectável a várias mil cópias de RNA do HIV/mL de plasma) e permaneciam clinicamente estáveis ao longo dos anos, embora não fizessem uso de TARV. Cerca de 5 a 15% dos indivíduos infectados pelo HIV são classificados na categoria geral dos pacientes sem doença progressiva. Entretanto, esse grupo era muito heterogêneo e, ao longo do tempo, uma porcentagem significativa desses indivíduos progredia e, por fim, necessitava de TARV. A partir desse grupo mais amplo, pesquisadores identificaram um subgrupo muito menor de controladores de "elite", os quais representavam 1% dos pacientes HIV--positivos. Por definição, esses controladores de elite têm níveis extremamente baixos de viremia plasmática que costuma ser indetectável pelos exames padronizados e contagens normais de células T CD4+. Deve-se notar que sua resposta imune específica para o HIV, especialmente os CTLs CD8+ específicos para HIV que podem eliminar as células T CD4+ infectadas, é robusta e claramente superior àquela das pessoas infectadas por HIV que progridem. Nesse grupo de controladores de elite, alguns haplótipos HLA da classe I estão expressos com frequências aumentadas, principalmente o HLA-B57-01 e o HLA-B27-05. Além desse subgrupo de controladores de elite, estudos demonstraram que alguns outros fatores genéticos estavam envolvidos em maior ou menor grau no controle da replicação viral e, desse modo, na taxa de progressão da doença causada pelo HIV (ver "Fatores genéticos na patogênese da infecção pelo HIV-1 e Aids", adiante).

ÓRGÃOS LINFOIDES E PATOGÊNESE DO HIV

Independentemente da porta de entrada do HIV, os tecidos linfoides são as principais estruturas anatômicas para o estabelecimento e a propagação da infecção pelo HIV. Apesar da utilização das determinações da viremia plasmática para avaliar o nível de atividade da doença, a replicação viral ocorre principalmente no tecido linfoide, e não no sangue; na verdade, o nível de viremia plasmática reflete diretamente a produção do vírus no tecido linfoide.

Alguns pacientes apresentam linfadenopatia generalizada progressiva nas fases iniciais da infecção; outros desenvolvem graus variáveis de linfadenopatia transitória. A linfadenopatia reflete a ativação celular e a resposta imune ao vírus no tecido linfoide que, em geral, caracteriza-se por hiperplasia dos folículos ou centros germinativos. O comprometimento do tecido linfoide é o denominador comum de quase todos os pacientes com infecção pelo HIV, mesmo os que não apresentam linfadenopatia facilmente detectável.

Os exames do tecido linfoide e do sangue periférico dos pacientes e dos macacos durante vários estágios da infecção pelo HIV e pelo vírus da imunodeficiência dos símios (SIV), respectivamente, ampliou de forma considerável o entendimento da patogênese da doença causada pelo HIV. Na maioria dos estudos originais em humanos, os linfonodos periféricos eram as fontes predominantes para análise das alterações do tecido linfoide associadas à infecção por HIV e SIV, enquanto estudos mais recentes expandiram isso para incluir o GALT, onde ocorre o surto de replicação viral mais precoce em associação com a marcada depleção de células T CD4+. Várias técnicas, incluindo abordagens moleculares sensíveis para medir o nível de DNA ou RNA do HIV e abordagens de imagem para a visualização de vírus e células no local ou em suspensão, têm sido usadas para descrever os eventos associados com a doença pelo HIV. Durante a infecção aguda resultante

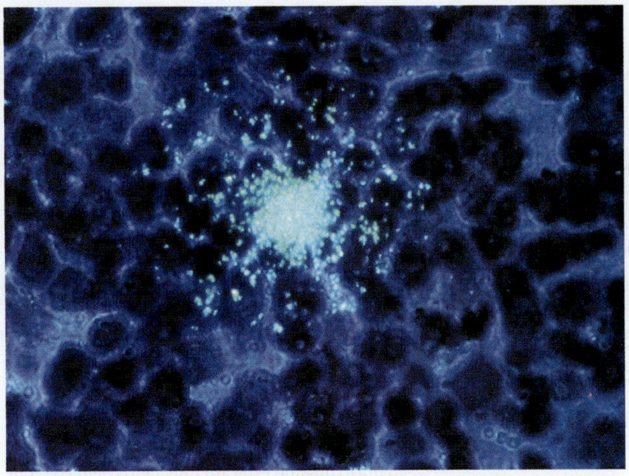

FIGURA 202-23 HIV no linfonodo de um indivíduo infectado. A imagem demonstra uma única célula infectada pelo HIV, a qual expressava o RNA viral demonstrado por hibridização *in situ* utilizando uma sonda molecular marcada radioativamente. Original 500×. *(Reimpressa, com autorização, de G Pantaleo et al: HIV infection is active and progressive in lymphoid tissue during the clinically latent stage of disease Nature 362:355, 1993.)*

da inoculação das mucosas, a replicação viral amplia-se progressivamente das células linfoides dispersas na lâmina própria intestinal para os linfonodos de drenagem, resultando em altos níveis de viremia plasmática. O GALT desempenha um papel importante na amplificação da replicação viral e os vírus replicados nesses tecidos são disseminados para os órgãos linfoides periféricos. Ocorre acentuado grau de ativação celular dentro dos tecidos linfoides (ver adiante), o qual se reflete na hiperplasia dos folículos ou centros germinativos. Nessa ocasião, quantidades abundantes de vírions extracelulares (tanto infecciosos como defectivos) são capturadas nos processos das células dendríticas foliculares (fDCs, do inglês *follicular dendritic cells*) que formam a rede de células estromais nas zonas claras dos centros germinativos dos linfonodos. Os vírions ligados aos componentes do complemento em suas superfícies fixam-se à superfície das fDCs por interações com receptores do complemento e, provavelmente, também se ligam aos receptores Fc que se fixam aos anticorpos acoplados aos vírions. O uso de técnicas de hibridização *in situ*, incluindo aquelas que permitem a detecção do RNA viral no contexto da arquitetura tecidual, tem revelado que o HIV é primariamente expresso em células T CD4+ da área paracortical e, em menor extensão, em células T CD4+ especializadas (ver adiante) nas zonas claras dos centros germinativos (Fig. 202-23). A persistência do vírus capturado na superfície de fDCs provavelmente reflete um reservatório viral duradouro e o vírus que é substituído pela expressão contínua em células T CD4+ próximas. Os vírus capturados, seja como um vírion inteiro ou sem envelope, também servem como ativadores constantes das células T CD4+, ampliando ainda mais a replicação viral.

Durante os estágios iniciais da doença pelo HIV, a arquitetura dos tecidos linfoides geralmente é preservada e pode até estar hiperplásica devido a uma presença aumentada de células B e células T CD4+ especializadas, chamadas de células T CD4+ auxiliares foliculares (TF_H), em centros germinativos proeminentes. Podem ser vistos vírions extracelulares por microscopia eletrônica aderidos aos processos das fDCs. O aprisionamento do antígeno é uma função fisiologicamente normal das fDCs, as quais apresentam antígenos às células B e secretam fatores como o CXCL13 que retêm as células B e TF_H nas zonas claras dos centros germinativos. Essas funções das fDcs, junto com os fatores estimulatórios produzidos pelas células TF_H, contribuem para a geração de memória das células B. Porém, no caso do HIV, a ativação celular persistente resulta em desvio para a secreção de citocinas pró-inflamatórias como a interleucina (IL) 1β, fator de necrose tumoral (TNF) α, IFN-γ e IL-6, as quais podem induzir a replicação viral (ver adiante) e diminuir a efetividade da resposta imune contra o vírus. Além disso, as células T CD4+ TF_H recrutadas para o centro germinativo para auxiliar as células B na produção da resposta imune específica contra o HIV são altamente suscetíveis à infecção e podem ser um componente importante do reservatório de HIV. Assim, na infecção pelo HIV, uma função fisiológica normal do sistema imune – isto é, a geração de uma resposta imune específica para o HIV que contribui para a eliminação do vírus – também pode ter consequências deletérias.

À medida que a doença pelo HIV avança, a arquitetura dos tecidos linfoides começa a ser desorganizada. A microscopia confocal revela a destruição da célula reticular fibroblástica (FRC) e das redes de fDCs na zona de células T e nos folículos de células B/centros germinativos, respectivamente. O mecanismo de destruição não está completamente compreendido, mas acredita-se que esteja associado com depósito de colágeno causando fibrose e um desvio na expressão de determinadas citocinas, ou seja, reduções em IL-7 e linfotoxina-α, que são fundamentais para a manutenção dos tecidos linfoides e seus linfócitos constituintes, além de níveis aumentados de fator de crescimento transformador (TGF)-β. Conforme a doença evolui para um estágio avançado, ocorre a desorganização completa da arquitetura dos tecidos linfoides, acompanhada de dissolução da rede de FRCs e fDCs. Nesse ponto, os linfonodos estão "exauridos". Essa destruição do tecido linfoide agrava a imunodeficiência da doença causada pelo HIV e contribui para a incapacidade de controlar a replicação viral e a incapacidade de elaborar respostas imunes adequadas contra os patógenos oportunistas e as vacinações. A Figura 202-24 ilustra os eventos que ocorrem desde a infecção primária até a destruição final do sistema imune. Em estudos com primatas não humanos e em alguns estudos com humanos que examinaram o GALT após infecção por SIV ou HIV, o nível basal de ativação celular combinada com a ativação mediada pelo vírus leva à rápida infecção e à eliminação de cerca de 50 a 90% das células T CD4+ no intestino.

PAPEL DA ATIVAÇÃO IMUNE E DA INFLAMAÇÃO NA PATOGÊNESE DO HIV

A ativação do sistema imune e os graus variáveis de inflamação são componentes fundamentais de qualquer resposta imune eficaz a um antígeno estranho. Contudo, a ativação imune e a inflamação, as quais são aberrantes em determinados indivíduos infectados pelo HIV, desempenham uma função fundamental na patogênese da doença causada pelo vírus além de outros distúrbios crônicos associados. A ativação imune e a inflamação, nos indivíduos infectados pelo HIV, contribuem expressivamente para: (1) a replicação do HIV; (2) a indução da disfunção imune; e (3) a incidência mais alta de distúrbios crônicos como a doença cardiovascular prematura (Tab. 202-4).

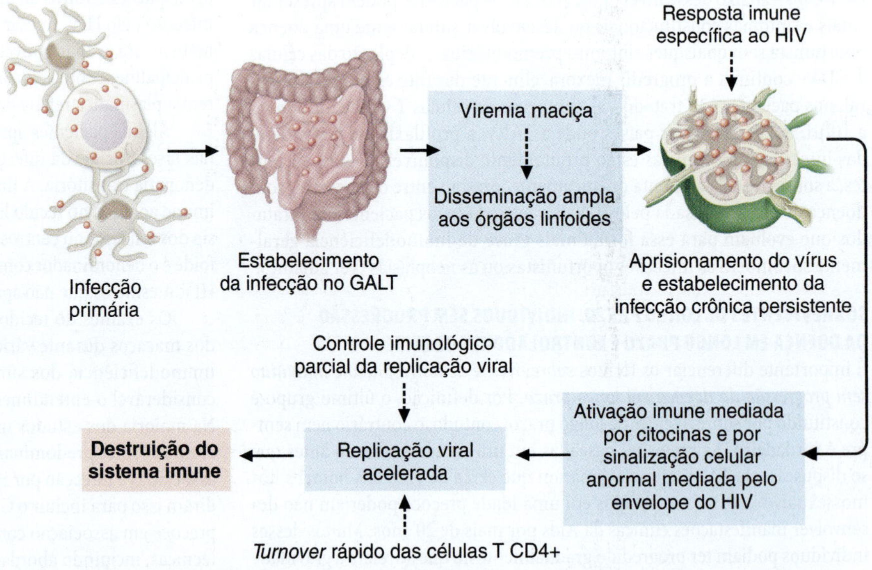

FIGURA 202-24 Eventos que ocorrem desde a primoinfecção pelo HIV até o estabelecimento da infecção persistente crônica, a qual culmina na destruição do sistema imune. Ver detalhes no texto. GALT, tecido linfoide associado ao intestino.

TABELA 202-4 ■ Distúrbios associados à ativação imune e à inflamação persistentes nos pacientes infectados pelo HIV

Síndrome do envelhecimento acelerado
Fragilidade óssea
Cânceres
Doença cardiovascular
Diabetes
Doença renal
Doença hepática
Transtorno neurocognitivo

INDUÇÃO DA REPLICAÇÃO DO HIV PELA ATIVAÇÃO IMUNE EXACERBADA Em condições normais, o sistema imune encontra-se em um estado de homeostase, aguardando qualquer perturbação por estímulos antigênicos estranhos. Quando a resposta imune controla e elimina o antígeno, o sistema volta ao seu estado de inatividade relativa (Cap. 349). Em geral, isso não ocorre com a infecção pelo HIV porque, se o paciente não for tratado, a replicação viral sempre persiste (com raríssimas exceções) e, assim, a ativação imune é contínua. O HIV se replica mais de maneira eficiente em células T CD4+ ativadas; na infecção pelo HIV, a ativação crônica fornece os substratos celulares necessários para a replicação persistente do vírus ao longo da doença pelo HIV, particularmente no paciente não tratado. Mesmo em determinados pacientes que recebem TARV cujos níveis de viremia plasmática são suprimidos para < 50 cópias/mL, existe um grau baixo, mas detectável, de replicação viral que leva à ativação imune persistente. Além disso, a ativação imune pode resultar da transcrição de RNA do DNA integrado de provírus defeituosos. Sob o ponto de vista virológico, embora as células T CD4+ inativas possam ser infectadas pelo HIV, embora de maneira ineficiente, a transcrição reversa, a integração e a disseminação viral são muito mais eficientes nas células ativadas. Além disso, a ativação celular induz a expressão do vírus nas células com infecção latente pelo HIV. Em resumo, a ativação imune e a inflamação fornecem os requisitos necessários à replicação viral. Além dos fatores endógenos como as citocinas, diversos fatores exógenos como outros micróbios associados ao aumento da ativação celular podem aumentar a replicação do HIV e, desse modo, produzir efeitos importantes na patogênese do HIV.

Estudos demonstraram que a coinfecção por diversos vírus, inclusive HSV tipos 1 e 2, citomegalovírus (CMV), herpes-vírus humano (HHV) tipo 6, vírus Epstein-Barr (EBV), HBV, HCV, adenovírus e HTLV-1, aumenta a expressão do HIV. Além disso, também está demonstrado que a infestação por nematódeos está associada a um estado de ativação imune intensificada que facilita a replicação do HIV; em certos estudos, a eliminação dos vermes do hospedeiro infectado resultou na diminuição da viremia plasmática. Foi demonstrado que duas doenças de extraordinária importância para a saúde em todo o mundo, a malária e a tuberculose (TB), aumentam a carga viral do HIV nos indivíduos coinfectados. Em todo o mundo, *Mycobacterium tuberculosis* é o agente etiológico da infecção oportunista mais comum entre os indivíduos HIV-positivos (Cap. 178). Além do fato de que os indivíduos infectados pelo HIV são mais suscetíveis a desenvolver TB ativa depois da exposição e a reativar a TB latente, estudos demonstraram que a TB ativa pode acelerar a evolução da infecção pelo HIV. Também foi demonstrado que os níveis de viremia plasmática aumentam expressivamente nos indivíduos HIV-positivos com TB ativa que não recebem TARV em comparação com os níveis pré-TB e os níveis de viremia observados depois do tratamento eficaz da TB em atividade. A situação é semelhante com a interação entre o HIV e os parasitas da malária (Cap. 224). Nos indivíduos infectados pelo HIV, a infecção aguda por *Plasmodium falciparum* aumenta a carga viral e esse aumento é revertido pelo tratamento eficaz da malária.

TRANSLOCAÇÃO MICROBIANA E ATIVAÇÃO IMUNE PERSISTENTE Um dos mecanismos propostos para explicar a ativação imune persistente consiste na ruptura da barreira mucosa do intestino em consequência da replicação do HIV em tecidos linfoides da submucosa. Em consequência dessa destruição, há um aumento dos produtos (principalmente lipopolissacarídeos [LPSs]) de bactérias que são transferidos do lúmen intestinal pela mucosa danificada para a circulação, resultando na ativação imune e na inflamação sistêmicas persistentes. Esse efeito pode persistir mesmo depois da redução da carga viral do HIV a < 50 cópias/mL com a TARV. Outros fatores relacionados que parecem contribuir para a patogênese do HIV incluem a depleção de células T produtoras de IL-17 no GALT, as quais são responsáveis pela defesa contra fungos e bactérias extracelulares, além de alterações na microbiota intestinal e nas vias metabólicas envolvidas.

ATIVAÇÃO IMUNE E INFLAMAÇÃO PERSISTENTES CAUSAM DISFUNÇÃO IMUNE O estado imune ativado causado pela infecção pelo HIV é refletido pela hiperativação das células B seguida de hipergamaglobulinemia; renovação acelerada dos linfócitos; ativação dos monócitos; expressão dos marcadores de ativação e receptores de *checkpoint* imunológico nas células T CD4+ e T CD8+; ampliação da apoptose e piroptose celular associada à ativação; hiperplasia dos linfonodos, principalmente durante a fase crônica antes da progressão da doença; aumento da secreção das citocinas pró-inflamatórias, principalmente IL-6 e IFNs tipo I; elevação dos níveis da proteína C-reativa, do ligante 10 da quimiocina CXC (CXCL10), dos D-dímeros, da neopterina, da β_2-microglobulina, do solúvel (s) CD14, sTNFR, sCD27, sCD163 e sCD40L; e fenômenos autoimunes (ver "Fenômenos autoimunes", adiante). Mesmo que não haja infecção direta das células-alvo, as proteínas do envelope do HIV podem interagir com os receptores celulares (moléculas CD4 e receptores de quimiocinas) de forma a liberar sinais de ativação potentes; essas alterações resultam na mobilização do cálcio, na fosforilação de algumas proteínas envolvidas na transdução de sinais, na colocalização das proteínas citoplasmáticas (inclusive as que participam da circulação celular), na disfunção imune e, em alguns casos, na apoptose e piroptose. Sob o ponto de vista imunológico, a exposição crônica do sistema imune a determinado antígeno por um longo período pode, por fim, resultar na incapacidade de manter uma resposta imune adequada ao antígeno em questão. Em muitas infecções virais crônicas, incluindo o HIV, a viremia persistente está associada com "exaustão funcional" de células T específicas para o vírus, diminuindo sua capacidade de proliferar e realizar suas funções efetoras. Foi demonstrado que esse fenômeno de exaustão imune pode ser mediado, ao menos em parte, pela regulação positiva (*upregulation*) de receptores inibitórios em células T específicas do HIV, como PD-1, LAG-3 e Tim-3, que são compartilhados por células T CD4+ e T CD8+, bem como proteína associada ao linfócito T citotóxico (CTLA)-4 em células T CD4+ e 2B4 e CD160 em células T CD8+. Além disso, a capacidade do sistema imune para responder a um amplo espectro de antígenos não HIV pode estar comprometida se as células imunocompetentes observadoras forem mantidas em um estado de ativação crônica.

Os efeitos deletérios da ativação imune crônica na progressão da doença pelo HIV estão bem estabelecidos. Assim como ocorre na maioria das situações em que há exposição antigênica persistente, o hospedeiro deve manter ativação suficiente das respostas específicas aos antígenos do HIV, mas deve também impedir a ativação excessiva e a lesão potencial dos tecidos por mecanismos imunes. Alguns estudos sugeriram que os mecanismos imunorreguladores normais, os quais atuam no sentido de manter a ativação hiperimune sob controle, principalmente as células T reguladoras (T-regs) CD4+, FoxP3+ e CD25+, podem estar numericamente reduzidos ou disfuncionais no contexto da doença avançada pelo HIV. Uma possibilidade é um papel para o receptor inibitório LAG-3 (ver adiante), que tem expressão aumentada nas células T esgotadas e demonstrou inibir a proliferação de T-regs.

Apoptose Apoptose é um tipo de morte celular programada e constitui um mecanismo normal para a eliminação das células esgotadas durante a organogênese, bem como na proliferação celular que ocorre durante resposta imune normal (Cap. 349). A apoptose pode ocorrer por vias intrínseca ou extrínseca, esta última dependendo em grande parte da ativação celular, e nesse aspecto a ativação celular anormal associada à doença causada pelo HIV correlaciona-se com um estado intensificado de apoptose. O HIV pode desencadear a morte celular induzida por ativação por meio da regulação positiva (*upregulation*) de receptores de morte, como Fas/CD95, TNFR1 ou receptores 1 e 2 de ligantes indutores de apoptose relacionados com o TNF (TRAILs, do inglês *TNF-related apoptosis-inducing ligand*). Seus ligantes correspondentes FasL, TNF e TRAIL também são regulados positivamente na doença pelo HIV. Estresse e alterações homeostáticas induzidas pelo HIV também podem desencadear apoptose intrínseca devido ao *downregulation* de proteínas antiapoptóticas como Bcl-2. Outros mecanismos de morte celular induzida por HIV foram descritos, incluindo autofagia, necrose, necroptose e piroptose. O fenômeno da piroptose, uma forma inflamatória de morte celular envolvendo o *upregulation* da enzima pró-inflamatória caspase 1 e a liberação das citocinas pró-inflamatórias IL-1β e IL-18, foi ligado a um "efeito espectador" (*bystander*) da replicação viral na depleção de células T CD4+ (ver "Fisiopatologia e patogênese", anteriormente). O processo de piroptose gera complexos multiméricos chamados inflamassomos, os quais também podem ser ativados por LPS. Alguns produtos dos genes virais foram associados ao aumento da suscetibilidade à apoptose, inclusive Env, Tat e Vpr. Por outro lado, estudos demonstraram que Nef tem propriedades antiapoptóticas. A intensidade da apoptose correlaciona-se com o estado geral de ativação do sistema imune, e não com o estágio da doença ou da carga viral. Vários estudos, incluindo os que examinaram o tecido linfoide, demonstraram que a taxa de apoptose está aumentada na infecção pelo HIV e que a apoptose ocorre em células "espectadoras", como os linfócitos T CD8+, as células B e os linfócitos T CD4+ não infectados. É provável que a apoptose espectadora das células imunocompetentes – desencadeada pela ativação imune – contribua para as anormalidades imunológicas observadas na doença causada pelo HIV.

CONDIÇÕES CLÍNICAS ASSOCIADAS COM ATIVAÇÃO IMUNE E INFLAMAÇÃO PERSISTENTES NA DOENÇA PELO HIV À medida que aumentou a sobrevida dos pacientes infectados pelo HIV, ficou evidente que algumas complicações clínicas até então desconhecidas estavam associadas à doença causada pelo vírus e que essas complicações estavam relacionadas com a ativação imune e a inflamação crônicas (**Tab. 202-4**). Essas complicações podem ocorrer mesmo depois que os pacientes tiverem controle adequado da replicação viral (viremia plasmática < 50 cópias/mL de plasma) induzido pela TARV por vários anos. Outros distúrbios crônicos relatados incluem fragilidade óssea, determinados tipos de câncer, diabetes, doenças renais e hepáticas e transtorno neurocognitivo que, em conjunto, compõem um estado de envelhecimento acelerado.

Fenômenos autoimunes Os fenômenos autoimunes comuns nos indivíduos infectados pelo HIV refletem, pelo menos em parte, a ativação crônica do sistema imune e a desregulação das células B e T. Embora esses fenômenos geralmente ocorram na ausência de doença autoimune, pesquisadores descreveram uma ampla variedade de manifestações clínicas que podem estar associadas à autoimunidade (ver "Distúrbios imunológicos e reumatológicos", adiante). Os fenômenos autoimunes incluem anticorpos contra autoantígenos expressos em linfócitos e outras células intactas ou contra proteínas liberadas de células em processo de morte. Anticorpos antiplaquetas e antieritrócitos têm alguma relevância clínica pelo fato de poderem contribuir para a trombocitopenia e a anemia hemolítica autoimune, respectivamente, na doença por HIV (ver adiante). Anticorpos contra os componentes nucleares e citoplasmáticos das células têm sido relatados, assim como anticorpos contra cardiolipina e fosfolipídeos, além de receptores de superfície, incluindo CD4 e proteínas séricas. Porém, essas manifestações são relativamente baixas na era da TARV. O mimetismo molecular, seja por patógenos oportunistas ou pelo próprio HIV, também é um desencadeante ou um cofator na autoimunidade. Os anticorpos contra as proteínas do envelope do HIV, especialmente a gp41, costumam ter reação cruzada com proteínas do hospedeiro; os exemplos mais conhecidos são anticorpos dirigidos contra a região externa proximal da membrana (MPER) de gp41 que também reagem com fosfolipídeos e com a cardiolipina. O fenômeno de polirreatividade de anticorpos específicos do HIV pode ser benéfico para o hospedeiro (ver "Resposta imune ao HIV", adiante).

A ocorrência aumentada e/ou a exacerbação de determinadas doenças imunes foi relatada na infecção pelo HIV; essas doenças incluem psoríase, púrpura trombocitopênica idiopática, anemia hemolítica autoimune, doença de Graves, síndrome antifosfolipídeos e cirrose biliar primária. A maioria dessas manifestações foi descrita antes do advento da TARV e tiveram sua frequência reduzida pelo seu uso disseminado. Porém, com a disponibilidade aumentada da TARV, uma *síndrome inflamatória de reconstituição imune* (SIRI) tornou-se cada vez mais comum em pessoas infectadas, particularmente naquelas com contagem baixa de células T CD4+ (ver adiante). A SIRI é semelhante a um fenômeno autoimune e caracteriza-se por deterioração paradoxal do estado clínico, geralmente limitado a determinado sistema do organismo dos indivíduos que iniciaram recentemente a TARV. Essa síndrome está associada ao decréscimo da carga viral e à reconstituição pelo menos parcial da competência imune, a qual geralmente está acompanhada de aumento das contagens das células T CD4+. A imunopatogênese dessa síndrome parece estar relacionada com a intensificação da resposta imune à presença de antígenos residuais, que geralmente são microbianos e mais comumente associados à infecção subjacente micobacteriana (*Mycobacterium tuberculosis* [TB] ou complexo *Mycobacterium avium* [MAC]), fúngica (*Cryptococcus*) e viral (CMV, HHV). Essa síndrome é discutida com mais detalhes adiante.

CITOCINAS E OUTROS FATORES SOLÚVEIS NA PATOGÊNESE DO HIV

A homeostase do sistema imune é regulada por uma complexa rede de citocinas imunorreguladoras, as quais são pleiotrópicas e redundantes e atuam por mecanismos autócrinos e parácrinos. Essas citocinas são expressas continuamente, mesmo durante os períodos de inatividade aparente do sistema imune. Quando o sistema imune é ativado por um estímulo antigênico, a expressão das citocinas aumenta em graus variáveis (**Cap. 349**). Acredita-se que as citocinas, componentes importantes dessa rede imunorreguladora, desempenham papéis importantes na doença pelo HIV durante as fases iniciais e crônicas da infecção. Uma potente "tempestade de citocinas" pró-inflamatórias é induzida durante a fase aguda da infecção pelo HIV, provavelmente uma resposta das células inflamatórias que se replicam em níveis muito elevados. As citocinas e quimiocinas induzidas durante essa fase inicial incluem IFN-α tipo I, IL-15 e CXCL10, seguidas por IL-6, IL-12 e TNF-α e um pico tardio da citocina anti-inflamatória IL-10. Os fatores solúveis da imunidade inata também são induzidos após a infecção, incluindo neopterina e β-microglobulina. Várias dessas citocinas e fatores de expressão precoce não são regulados negativamente após a fase inicial da infecção pelo HIV, como é visto nas outras infecções virais de autorresolução, persistindo durante a fase crônica da infecção e contribuindo para a manutenção de níveis elevados de ativação imune. As citocinas e os fatores associados com as respostas imunes inatas iniciais deveriam conter a replicação viral, mas a maioria é paradoxalmente formada por potentes indutores da expressão/replicação do HIV devido à sua capacidade de induzir à ativação imune que leva a uma maior produção viral e a um aumento em células-alvo prontamente disponíveis para o HIV (células T CD4+ ativadas). Acredita-se que a indução de IFN-α, uma das primeiras citocinas induzidas durante a infecção primária pelo HIV, seja um elemento importante da sensibilidade imunológica inata na patogênese do HIV devido à indução de um grande número de genes associados à IFN que ativam o sistema imune, alteram a homeostase das células T CD4+ e influenciam as variantes virais que são selecionadas durante o gargalo de transmissão do HIV. Outras citocinas que estão elevadas durante a fase crônica da infecção pelo HIV e estão ligadas à ativação imune incluem IFN-γ, a *quimiocina CC* RANTES (CCL5), proteína inflamatória dos macrófagos (MIP, do inglês *macrophage inflammatory protein*)-1β (CCL4) e IL-18.

Diversas citocinas e fatores solúveis específicos foram associados à patogênese do HIV em vários estágios da doença, em vários órgãos e tecidos e na regulação da replicação do HIV. Os níveis plasmáticos de IP-10 são preditivos de progressão da doença, enquanto a citocina pró-inflamatória IL-6, o marcador da ativação de monócitos/macrófagos CD14 solúvel (sCD14) e os marcadores da coagulação D-dímeros estão associados com risco aumentado de mortalidade por todas as causas em pessoas infectadas pelo HIV. Em especial, a IL-6, o sCD14 e os D-dímeros estão associados com risco aumentado de doença cardiovascular e outras causas de morte mesmo em pessoas que recebem TARV. Também foi demonstrado que a IL-18 é importante no desenvolvimento da síndrome de lipodistrofia associada ao HIV. Níveis elevados de TNF-α e IL-6 foram detectados no plasma e no líquido cerebrospinal (LCS) e também foram demonstrados aumentos das expressões de TNF-α, IL-1β, IFN-γ e IL-6 nos linfonodos dos indivíduos infectados pelo HIV antes da progressão da doença e um desvio para TGF-β na doença avançada (ver "Órgãos linfoides e patogênese do HIV", anteriormente). RANTES (CCL5), MIP-1α (CCL3) e MIP-1β (CCL4) (**Cap. 349**) inibem a infecção e a disseminação de cepas R5 do HIV-1, enquanto o *fator derivado da célula estromal* (SDF, do inglês *stromal cell-derived factor*) 1 inibe a infecção e a disseminação de cepas X4. Os mecanismos por meio dos quais as quimiocinas CC RANTES (CCL5), MIP-1α (CCL3) e MIP-1β (CCL4) inibem a infecção pelas cepas R5 do HIV, ou SDF-1 inibe as cepas X4 do HIV, envolvem o bloqueio da ligação dos vírus aos seus correceptores: o receptor das quimiocinas CC CCR5 e CXCR4, respectivamente. Outros fatores solúveis que ainda não foram completamente caracterizados, como o fator antiviral CD8 (CAF) solúvel, também parecem suprimir a replicação do HIV, independentemente do uso de um correceptor.

RENOVAÇÃO DE LINFÓCITOS NA INFECÇÃO PELO HIV

O sistema imune dos pacientes infectados pelo HIV caracteriza-se pelo aumento expressivo da renovação (*turnover*) dos linfócitos, que é imediatamente reduzida pela TARV eficaz. Estudos utilizando marcação *in vivo* ou *in vitro* dos linfócitos na fase S do ciclo celular demonstraram uma correlação direta entre o grau de renovação dos linfócitos e os níveis de viremia

TABELA 202-5 ■ Mecanismos propostos da disfunção e da depleção das células T CD4+

Mecanismos diretos	Mecanismos indiretos
Perda da integridade da membrana plasmática em consequência da brotamento viral	Eventos anormais na sinalização intracelular
Acumulação do DNA viral não incorporado Ativação da proteína-cinase dependente de DNA durante a incorporação viral no genoma do hospedeiro	Autoimunidade
Interferência com o processamento do RNA celular	Morte de espectadores inocentes de células revestidas com antígeno viral
Processos de autofusão intracelular da gp120 com CD4	Apoptose, piroptose (inflamação associada à caspase-1), autofagia
Formação de sincícios	Inibição da linfopoiese por citocinas de sobrevida reduzida e integridade do tecido linfoide
	Morte celular induzida pela ativação
	Eliminação das células infectadas pelo HIV pelas respostas imunes antivirais específicas

plasmática. Esse aumento da renovação celular é observado nos linfócitos T CD4+, T CD8+ e B e pode ser detectado no sangue periférico e nos tecidos linfoides. Modelos matemáticos baseados nesses dados sugeriram que seja possível considerar o reservatório linfoide como constituído por subpopulações dinamicamente diferentes de células, as quais são afetadas de forma diferente pela infecção pelo HIV. Uma consequência importante da infecção pelo HIV parece ser a transição das células de um reservatório mais inativo para outro com taxa mais alta de renovação. É provável que uma das consequências da taxa mais alta de renovação seja a taxa de morte celular mais acelerada. Foi sugerido que o declínio mais rápido nas células T CD4+ em comparação com as T CD8+ possa estar ligado a alterações em citocinas inflamatórias e homeostáticas que causariam aumento da morte celular induzida pela ativação sem a reposição em células T CD4+. (Ver Tab. 202-5 para mecanismos adicionais de depleção.)

PAPEL DOS RECEPTORES E CORRECEPTORES VIRAIS NA PATOGÊNESE DO HIV

CCR5 E CXCR4 Como mencionado anteriormente, o HIV-1 utiliza dois correceptores principais, além da molécula CD4, para sua ligação, fusão e penetração nas células-alvo: esses correceptores são o CCR5 e o CXCR4, os quais são também receptores de certas quimiocinas endógenas. As cepas de HIV que utilizam o CCR5 como correceptor são chamadas de *vírus R5*. As cepas de HIV que utilizam o CXCR4 são designadas como *vírus X4*. Muitas cepas virais exibem *duplo tropismo*, visto que utilizam o CCR5 e o CXCR4; essas cepas são conhecidas como *vírus R5X4*.

Os ligantes das quimiocinas naturais para os principais correceptores do HIV bloqueiam prontamente a entrada do HIV. Por exemplo, as quimiocinas CC RANTES (CCL5) MIP-1α (CCL3) e MIP-1β (CCL4), que são os ligantes naturais para o CCR5, bloqueiam a entrada dos vírus R5, enquanto o SDF-1, o ligante natural do CXCR4, bloqueia a entrada dos vírus X4. O mecanismo da inibição da entrada do vírus consiste no bloqueio estérico da ligação, o qual não depende da transdução de sinais (Fig. 202-25).

O vírus em transmissão é quase sempre um vírus R5 que predomina durante os estágios iniciais da doença por HIV, embora, na era do sequenciamento profundo, mais variantes X4 tenham sido detectadas na doença inicial do que anteriormente relatado. Na ausência de TARV ou nas falhas terapêuticas, há uma transição para um vírus predominantemente X4 em cerca da metade das pessoas infectadas pelo vírus subtipo B. A transição costuma ser precedida por cepas duplas R5X4, e a detecção de variantes X4 está associada com declínio relativamente rápido nas contagens de células T CD4+, aumento da viremia plasmática por HIV e progressão da doença. Porém, a outra metade das pessoas infectadas tem progressão da doença, embora mantenham predominância de vírus R5, e as pessoas infectadas com clados não subtipo B mais raramente trocam de um tropismo por CCR5 para um tropismo por CXCR4 em comparação com aquelas infectadas pelo subtipo B. A razão para essa diferença não está clara.

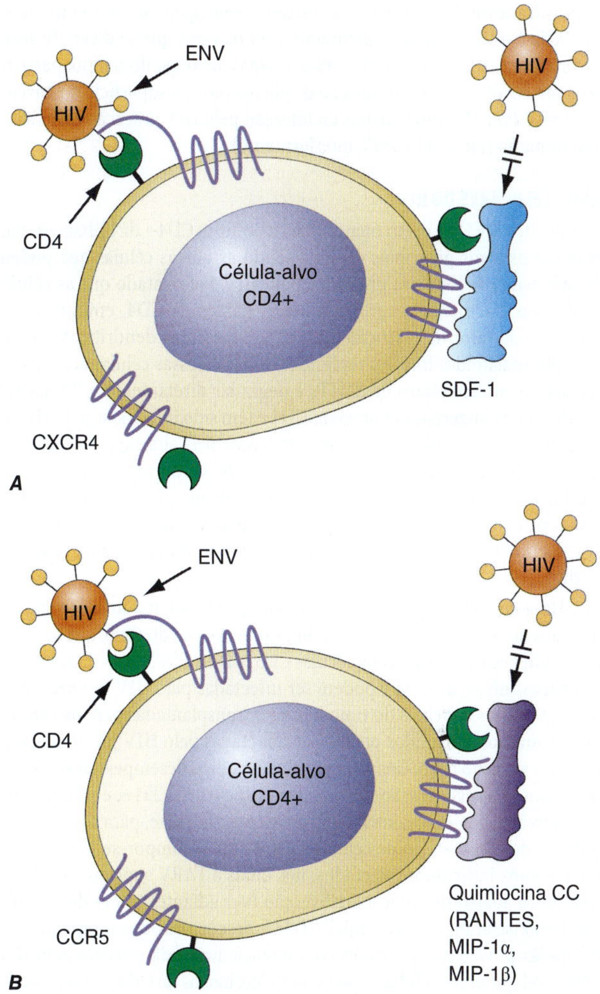

FIGURA 202-25 Modelo proposto para explicar o papel dos correceptores CXCR4 e CCR5 na ligação e na entrada eficientes das cepas X4 (***A***) e R5 (***B***) do HIV-1, respectivamente, nas células-alvo CD4+. O bloqueio desse evento inicial do ciclo vital do vírus pode ser conseguido por inibição da ligação ao correceptor mediante o emprego do ligante natural para o receptor em questão. O ligante do CXCR4 é o fator derivado das células estromais (SDF-1); os ligantes do CCR5 são RANTES, MIP-1α e MIP-1β.

A base do tropismo das diferentes glicoproteínas do envelope pelo CCR5 ou CXCR4 está relacionada à capacidade do envelope do HIV, incluindo a terceira região variável (alça V3) da gp120, de interagir com esses correceptores. Nesse aspecto, a ligação da gp120 à molécula CD4 induz uma alteração de configuração da gp120, a qual aumenta sua afinidade pelo correceptor relevante. Por fim, os vírus R5 são mais eficientes para infectar monócitos/macrófagos e células da micróglia do cérebro (ver "Neuropatogênese na doença pelo HIV", adiante).

INTEGRINA α4β7 A integrina *α4β7* é um receptor acessório para o HIV. Ela não é fundamental para a ligação e a infecção de uma célula T CD4+ pelo HIV; porém, é provável que desempenhe um papel importante na transmissão do HIV em superfícies mucosas, como o trato genital e o intestino, contribuindo, em alguma medida, para a patogênese da doença pelo HIV. A integrina α4β7, que é o receptor estrutural do intestino para as células T periféricas, liga-se em sua forma ativada a um tripeptídeo específico da alça V2 da gp120, resultando na ativação rápida do antígeno 1 associado à função leucocitária (LFA-1, do inglês *leukocyte function-associated antigen 1*) – integrina fundamental ao estabelecimento das sinapses virológicas –, que facilita a disseminação eficiente do HIV entre as células. Estudos demonstraram que as células T CD4+ $\alpha4\beta7^{high}$ são mais suscetíveis à infecção produtiva que as células T CD4+ $\alpha4\beta7^{low\text{-}neg}$ porque essa subpopulação de células é abundante em células T CD4+ metabolicamente ativas com $CCR5^{high}$. Essas células estão presentes nas superfícies mucosas do intestino e do trato genital. É importante salientar que estudos demonstraram que os vírus transmitidos durante a exposição sexual ligam-se com muito mais eficiência à $\alpha4\beta7$ quando comparados com os vírus que se diversificaram da cepa transmissora por mutações ocorridas ao longo do tempo, particularmente envolvendo a acumulação de glicogênios na superfície do envelope do HIV (ver "Eventos iniciais da infecção pelo HIV: infecção primária e disseminação inicial do vírus", anteriormente).

ALVOS CELULARES DO HIV

Os linfócitos T CD4+ e, em menor grau, as células CD4+ da linhagem mieloide são os alvos principais do HIV, sendo as únicas células que podem ser infectadas de maneira produtiva pelo HIV. Foi relatado que as células dendríticas circulantes expressam níveis baixos de CD4, embora a alta expressão do fator de restrição SAMHD1 em células dendríticas mieloides e plasmacitoides limite a replicação do HIV nessas células ao depletar as reservas intracelulares de dNTPs e degradar diretamente o RNA viral. As células de Langerhans expressam CD4 e têm sido infectadas pelo HIV *in vivo*, embora elas também limitem a replicação pela alta expressão do fator de restrição do hospedeiro, langerina. Como foi demonstrado *in vivo* com as células dendríticas, as células dendríticas foliculares e os linfócitos B, as células de Langerhans estão mais sujeitas a ligar-se e transferir o vírus para os linfócitos T CD4+ ativados do que desenvolver, propriamente, infecções produtivas.

Uma descoberta potencialmente importante sob o ponto de vista clínico foi a demonstração de que as células precursoras do timo, que se supunha serem negativas para as moléculas CD3, CD4 e CD8, na verdade expressam baixos níveis de CD4 e podem ser infectadas pelo HIV *in vitro*. Além disso, as células epiteliais do timo humano transplantadas para os camundongos imunossuprimidos podem ser infectadas pelo HIV por inoculação direta do vírus no timo. Como essas células podem desempenhar um papel importante na regeneração normal dos linfócitos T CD4+, é possível que sua infecção e depleção contribuam, ao menos em parte, para a capacidade limitada do reservatório de células T CD4+ de recompor-se por completo em alguns indivíduos infectados, nos quais a TARV suprimiu a viremia plasmática abaixo dos níveis de detecção (ver adiante). Além disso, estudos demonstraram que as células CD34+ precursoras dos monócitos são infectadas *in vivo* nos pacientes com doença avançada causada pelo HIV. É provável que essas células expressem níveis baixos de CD4 e, desse modo, não é essencial envolver os mecanismos CD4-independentes para explicar a infecção. O significado clínico desse achado ainda não foi estabelecido.

ANORMALIDADES QUALITATIVAS E QUANTITATIVAS DE CÉLULAS MONONUCLEARES

Células T CD4+ A lesão imunopatogênica principal da infecção pelo HIV afeta as células T CD4+, e a diversidade de anormalidades dessas células dos pacientes com infecção avançada é ampla. Os defeitos são quantitativos e qualitativos e acabam tendo impacto praticamente em todas as alças do sistema imunológico, indicando a dependência fundamental da integridade do sistema imunológico em relação à função de indutor/auxiliar das células T CD4+. Na doença avançada causada pelo HIV, a maior parte das anormalidades imunes observadas pode, por fim, ser explicada pela depleção quantitativa das células T CD4+. Entretanto, a disfunção das células T pode ser demonstrada nos pacientes que estão nas fases iniciais da infecção, mesmo quando as contagens das células T CD4+ estão na faixa entre inferior e normal. O grau e o espectro de disfunções aumentam conforme a progressão da doença, refletindo a gama de heterogeneidade funcional das células T CD4+, em especial nos tecidos linfoides. Um dos primeiros locais de intensa replicação viral é o GALT, onde se encontram as células CD4+ T_H17; elas são importantes para a defesa do hospedeiro contra patógenos extracelulares na mucosa intestinal e ajudam a manter a integridade do epitélio intestinal. Na infecção pelo HIV, elas são depletadas por efeitos diretos e indiretos da replicação viral, causando a perda da homeostase e integridade do intestino, bem como um desvio para um fenótipo T_H1. Estudos mostraram que, mesmo após muitos anos de TARV, a normalização das células T CD4+ no GALT permanece incompleta. Nos linfonodos, o HIV perturba outro subgrupo importante da linhagem de células T CD4+ auxiliares, chamadas de células TF_H (ver "Órgãos linfoides e patogênese do HIV", anteriormente). As células TF_H, as quais derivam diretamente de células T CD4+ *naive* ou de outros precursores de T_H, migram para folículos B durante reações nos centros germinativos e ajudam as células B específicas de antígenos por meio de interações entre as células e a secreção de citocinas às quais as células B respondem, a mais importante delas sendo a IL-21. Além disso, foi demonstrado que as pessoas infectadas pelo HIV com anticorpos amplamente neutralizantes têm frequência aumentada de células T CD4+ TF_H de memória. Como nas células T_H17, as células TF_H são altamente suscetíveis à infecção pelo HIV. Porém, em contrapartida às células T_H17 e à maioria dos outros subgrupos de células T CD4+, o número de células TF_H está aumentado nos linfonodos de pessoas infectadas pelo HIV, especialmente naqueles com viremia. Não está claro se esse aumento é útil para a resposta das células B, embora o desfecho provável seja que o aumento do número prejudique a qualidade da resposta humoral contra o HIV (ver "Resposta imune ao HIV", adiante). Além disso, as anormalidades das células de memória centrais são componentes fundamentais da imunopatogênese do HIV. A perda progressiva das células T CD4+ específicas para os antígenos virais tem implicações importantes para o controle da infecção pelo HIV. A esse respeito, há uma correlação entre a manutenção das respostas proliferativas das células T CD4+ específicas para o HIV e o controle mais efetivo da infecção. Estudos demonstraram que quase todas as funções das células T estão anormais em alguma fase da infecção pelo HIV. A perda das células T CD4+ HIV-específicas multifuncionais, principalmente das que produzem IL-2, ocorre nas fases iniciais da doença, enquanto as células T CD4+ produtoras de IFN são mantidas por mais tempo e não se correlacionam com o controle da viremia do HIV. Outras anormalidades incluem a expressão reduzida dos receptores da IL-2, a produção insuficiente de IL-2, a expressão atenuada do receptor IL-7 (CD127) e a diminuição da porcentagem de células T CD4+ que expressam CD28, uma molécula coestimuladora importante para a ativação normal das células T e que também está depletada pelo envelhecimento. As células que não expressam CD28 não respondem normalmente aos sinais de ativação e podem expressar marcadores da ativação terminal, incluindo HLA-DR, CD38 e CD45RO. Como já foi mencionado (em "Papel da ativação imune e da inflamação na patogênese do HIV"), uma subpopulação das células T CD4+, conhecidas como *células T reguladoras* (T-regs), pode estar envolvida na atenuação da ativação imune anômala que propaga a replicação do HIV. A presença dessas células T-regs correlaciona-se com cargas virais mais baixas e relações mais altas entre as células T CD4+/CD8+. A perda dessas células T-regs na doença avançada pode ser deletéria ao controle da replicação viral.

É difícil explicar totalmente a imunodeficiência profunda observada nos indivíduos infectados pelo HIV com base apenas na infecção direta e na depleção quantitativa das células T CD4+. Isso é particularmente evidente nos estágios iniciais da doença causada pelo HIV, quando as contagens de células T CD4+ podem estar apenas ligeiramente reduzidas. Nesse sentido, é provável que a disfunção das células T CD4+ resulte de uma combinação de depleção celular causada pela infecção direta da célula e alguns efeitos indiretos relacionados com o vírus, como a eliminação das "células espectadoras inocentes" (Tab. 202-5). Vários desses efeitos foram demonstrados *ex vivo* e/ou pela análise de células isoladas do sangue periférico. As proteínas virais solúveis, em particular a gp120, podem ligar-se com alta afinidade às moléculas CD4 das células T e dos monócitos não infectados; além disso, o vírus e/ou as proteínas virais podem ligar-se às células dendríticas ou às células dendríticas foliculares. Os anticorpos anti-HIV específicos podem reconhecer essas moléculas ligadas e colaborar potencialmente na eliminação das células por citotoxicidade celular dependente de anticorpos (CCDA). As glicoproteínas gp120 e gp160 do envelope do HIV manifestam ligação de alta afinidade com a molécula CD4, bem como com vários receptores de quimiocinas. Os sinais intracelulares transduzidos pela gp120 por meio de CD4 e CCR5/CXCR4 foram associados com vários processos imunopatogênicos, incluindo anergia, apoptose e anormalidades do trânsito celular. Os mecanismos moleculares responsáveis por essas anormalidades consistem na desregulação da via do fosfoinositídeo do receptor das células T, na ativação da p56lck, na fosforilação da cinase de adesão focal, na ativação das vias de sinalização da MAP-cinase e ras e na regulação negativa (*downregulation*) das moléculas coestimuladoras como os ligantes CD40 e CD80.

O declínio inexorável das contagens das células T CD4+, que ocorre na maioria dos indivíduos infectados pelo HIV não tratados, pode resultar, em parte, da incapacidade de o sistema imune regenerar, depois de um longo período, o reservatório de células T CD4+ com renovação rápida com eficiência suficiente para compensar o desgaste celular mediado pelo HIV e pelos processos naturais do corpo. Nesse sentido, a gravidade e a duração do declínio das células T CD4+ por ocasião do início do tratamento são preditores importantes da capacidade de recuperação dessas células. Um indivíduo que mantém contagens baixíssimas de células T CD4+ por períodos consideráveis antes de iniciar a TARV quase sempre não consegue recompor por completo seu reservatório dessas células. No mínimo dois mecanismos principais podem contribuir para a incapacidade de reconstituição completa do reservatório de células T CD4+ ao longo da infecção pelo HIV. O primeiro é a destruição das células linfoides precursoras, inclusive as células progenitoras do timo e da medula óssea; outro é a desestruturação gradativa da arquitetura e do microambiente dos tecidos linfoides, que é essencial à regeneração eficiente das células imunocompetentes. Por fim, nas fases avançadas da linfopenia de células T CD4+, os níveis séricos da citocina homeostática IL-7 aumentam. Inicialmente, acreditava-se que essa elevação fosse uma resposta homeostática à linfopenia; contudo, estudos recentes sugeriram que o aumento do nível sérico da IL-7 fosse devido à utilização reduzida dessa citocina em consequência da perda das células que expressam receptores específicos (CD127), os quais atuam como reguladores fisiológicos normais da produção da IL-7.

Células T CD8+ A linfocitose relativa de células T CD8+ geralmente está associada aos níveis altos de viremia plasmática do HIV e provavelmente reflete uma resposta imune ao vírus e a desregulação homeostática causada pela ativação imune generalizada. Nos estágios avançados da infecção pelo HIV, pode haver redução significativa do número de células T CD8+, apesar dos níveis altos de viremia. CTLs CD8+ específicos para o HIV foram demonstrados em pessoas infectadas pelo HIV logo no início do curso da doença e o seu surgimento costuma coincidir com uma redução na viremia plasmática – uma observação que é um fator na proposta de que os CTLs específicos para o vírus podem controlar a doença pelo HIV por um período finito de tempo em uma determinada porcentagem das pessoas infectadas. Porém, o surgimento de mutantes que acabam escapando dessas células T CD8+ específicas para o HIV foi descrito na maioria das pessoas infectadas pelo HIV que não recebem TARV. Além disso, à medida que a doença progride, a capacidade funcional dessas células gradualmente diminui, pelo menos em parte, devido à natureza persistente da infecção pelo HIV que causa exaustão funcional por meio do *upregulation* de receptores inibitórios, como PD-1, TIGIT, LAG-3 e TIM-3 em células T CD8+ específicas para o HIV (ver "Papel da ativação imune e da inflamação na patogênese do HIV", anteriormente). Com a persistência da ativação imune crônica, também há efeitos sistêmicos nas células T CD8+, de forma que, como população, elas adquirem um fenótipo anormal evidenciado pela expressão dos marcadores da ativação (p. ex., coexpressão de HLA-DR e CD38), perda da expressão do receptor de IL-2 (CD25) e expressão reduzida do receptor de IL-7 (CD127). Além disso, a contagem de células T CD8+ que não expressam CD28 aumenta com a doença causada pelo HIV, refletindo a expansão anômala de uma subpopulação menos diferenciada de células T CD8+. Essa distorção das subpopulações também está associada à redução da multifuncionalidade, que é uma diferença qualitativa que diferencia os pacientes progressores dos controladores de elite. Os controladores de elite também podem ser diferenciados dos progressores pela preservação no primeiro grupo de um alto nível de capacidade proliferativa das suas células T CD8+ específicas para o HIV, além dos aumentos da expressão das perforinas e a eliminação de alvos infectados; essas características estão acentuadamente reduzidas na doença avançada causada pelo HIV. Outros estudos demonstraram que o fenótipo das células T CD8+ dos pacientes HIV-positivos pode ter significado prognóstico. Os indivíduos cujas células T CD8+ desenvolveram o fenótipo HLA-DR+/CD38 – depois da soroconversão tinham contagens estáveis de células T CD4+, enquanto os pacientes cujas células T CD8+ desenvolveram o fenótipo HLA-DR+/CD38+ tinham evolução e prognóstico mais desfavoráveis. Além das anormalidades dos CTLs CD8+ específicos para o HIV, estudos também demonstraram anormalidades funcionais de outros CTLs limitados ao complexo de histocompatibilidade principal (MHC), inclusive das células dirigidas contra influenza e CMV. As células T CD8+ secretam vários fatores solúveis que inibem a replicação viral, incluindo as quimiocinas CC RANTES (CCL5), MIP-1α (CCL3) e MIP-1β (CCL4) e, potencialmente, vários fatores ainda não identificados. A presença de níveis altos de viremia do HIV *in vivo* e a exposição das células T CD8+ *in vitro* ao envelope viral, ambas associadas à ativação imune anormal, estavam relacionadas com várias anormalidades funcionais celulares. Além disso, como a integridade da função das células T CD8+ depende, em parte, dos sinais indutivos adequados emitidos pelas células T CD4+, a anormalidade dos CTLs CD8+ provavelmente é agravada pela perda quantitativa e pela disfunção qualitativa das células T CD4+.

Células B A anormalidade predominante das células B dos indivíduos infectados pelo HIV consiste na ativação celular anormal, a qual se evidencia por propensão aumentada para diferenciação terminal e secreção de imunoglobulinas, assim como por aumentos da expressão de marcadores de ativação e exaustão. Como resultado da ativação e diferenciação *in vivo* e da indução de vias inibitórias da regulação, as células B de pacientes com viremia por HIV manifestam uma capacidade reduzida de se submeterem à sinalização celular e montam uma resposta proliferativa *ex vivo*. As células B dos indivíduos infectados pelo HIV demonstram secreção espontânea aumentada de imunoglobulinas *in vitro* e esse processo reflete seu estado altamente diferenciado *in vivo*. Nos indivíduos infectados pelo HIV, também há aumento da incidência de linfomas de células B associados ao EBV, o qual provavelmente se deve aos efeitos combinados da vigilância imune anormal de células T e da renovação ampliada das células B, que aumentam o risco oncogênico. As células B não transformadas não podem ser infectadas pelo HIV, embora o vírus ou seus produtos possam ativá-las diretamente. As células B dos pacientes com níveis altos de viremia ligam-se aos vírions em sua superfície por meio do receptor de complemento CD21. É provável que a ativação *in vivo* das células B pelo vírus defectivo ou apto para replicação, assim como aos produtos virais, durante o estado de viremia, seja responsável, ao menos em parte, por seu fenótipo ativado. As subpopulações de células B dos indivíduos infectados pelo HIV sofrem algumas alterações ao longo da doença causada pelo HIV, inclusive o desgaste das células B de memória em repouso e a substituição por várias subpopulações anormais de células B diferenciadas e de memória, que geralmente expressam quantidades reduzidas de CD21, além de expressão aumentada dos marcadores da ativação ou dos receptores inibitórios associados à exaustão funcional. As células B mais ativadas e diferenciadas também são responsáveis pela secreção aumentada das imunoglobulinas e pela suscetibilidade maior à apoptose mediada pelo Fas. Com a doença mais avançada, também surgem células B imaturas associadas à linfopenia de células T CD4+. Apesar de frequências aumentadas de células B de centros germinativos e de células CD4+ TF_H, ambas necessárias para a imunidade humoral efetiva, interações semelhantes entre células B e células T CD4+ nos tecidos linfoides são afetadas nas pessoas infectadas pelo HIV, especialmente naquelas com viremia persistente. *In vivo*, o estado de ativação anormal das células B evidencia-se por hipergamaglobulinemia e pela presença de imunocomplexos circulantes que se ligam a células B e restringem sua capacidade de responder à estimulação adicional. Os indivíduos infectados pelo HIV não respondem normalmente às imunizações primárias e secundárias com antígenos proteicos e polissacarídicos. Quando a vacina contra influenza foi administrada, estudos demonstraram que havia uma anormalidade nas células B de memória dos indivíduos HIV-positivos, principalmente nos que apresentavam altos níveis de viremia. Também há evidências de que as respostas a antígenos do HIV e não HIV nas pessoas infectadas, especialmente naquelas que permanecem com viremia, são reforçadas em subgrupos anormais de células B que são altamente propensas à apoptose ou mostram sinais de exaustão funcional. Em conjunto, esses defeitos de células B são provavelmente responsáveis, pelo menos em parte, pela resposta humoral inadequada ao HIV, além da resposta reduzida a vacinações e ao aumento em certas infecções bacterianas que é visto na doença avançada em adultos. Além disso, eles provavelmente contribuem para defesas inadequadas do hospedeiro contra infecções bacterianas que podem ser importantes no aumento de morbidade e mortalidade em crianças infectadas pelo HIV. A contagem absoluta de células B circulantes também pode estar reduzida na infecção pelo HIV; esse fenômeno provavelmente se deve à ampliação da apoptose induzida pela ativação e à redistribuição das células, as quais deixam a circulação e entram nos tecidos linfoides – fenômenos associados à replicação viral contínua.

Monócitos/macrófagos Os monócitos circulantes são geralmente normais em número nas pessoas infectadas pelo HIV; porém, há evidências de aumento da ativação dentro dessa linhagem. O nível aumentado de sCD14 e outros biomarcadores (ver anteriormente) relatado em pessoas infectadas pelo HIV é um marcador indireto de ativação dos monócitos *in vivo*. Os níveis de sCD14 podem permanecer elevados em pessoas cuja viremia plasmática foi suprimida pela TARV durante muitos anos como indicador da inflamação e ativação imune residual observada na infecção pelo HIV e dos efeitos sobre a linhagem de monócitos/macrófagos. Estudos descreveram algumas anormalidades dos monócitos circulantes dos pacientes HIV-positivos e, entre elas, muitas podem estar relacionadas direta ou indiretamente com a ativação imune anormal causada pelo vírus. Nesse sentido, níveis altos de lipopolissacarídeos (LPSs) são detectados nos soros dos indivíduos infectados pelo HIV, ao menos em parte em consequência da transferência através da mucosa do trato intestinal (ver parágrafos anteriores). O LPS é um produto bacteriano intensamente inflamatório, o qual se liga preferencialmente aos macrófagos por meio dos receptores CD14 e semelhante ao Toll, resultando na ativação das células. No sangue periférico, foi descrita a expansão de monócitos que expressam o marcador intermediário e não clássico CD16 e os marcadores de ativação (HLA-DR) e de estimulação (CD40 e CD86), especialmente nas pessoas com viremia. Os monócitos ativados são também responsáveis pela secreção de quimiocinas e citocinas inflamatórias observada na infecção por HIV, incluindo CXCL10, IL-1β e IL-6. Os monócitos expressam a molécula CD4 e vários correceptores do HIV em sua superfície e, por essa razão, essas células são alvos potenciais da infecção pelo HIV. Porém, a infecção *in vivo* de monócitos circulantes é difícil de demonstrar, embora a infecção de macrófagos teciduais e células da linhagem dos macrófagos no cérebro (macrófagos infiltrantes ou células da micróglia residentes) e nos pulmões (macrófagos alveolares pulmonares) possa ser facilmente demonstrada. Os macrófagos teciduais são uma fonte importante de HIV durante a resposta inflamatória associada a infecções oportunistas e podem servir como reservatórios persistentes da infecção pelo HIV, representando, assim, um obstáculo para a erradicação do HIV pelos fármacos antirretrovirais.

Células dendríticas e células de Langerhans As células dendríticas (DCs) e as células de Langerhans não são infectadas de maneira produtiva pelo HIV, provavelmente em parte pela sua expressão de fatores de restrição do hospedeiro, incluindo APOBEC3G e SAMHD1 (ver anteriormente). Porém, acredita-se que elas desempenhem um papel significativo na iniciação da infecção pelo HIV em virtude da capacidade de o vírus ligar-se aos receptores de lectina do tipo C na superfície celular, principalmente ao DC-SIGN (ver anteriormente) e à langerina. Porém, embora a langerina ofereça uma barreira do hospedeiro para a replicação ao transportar o HIV para compartimentos ácidos para a degradação, o DC-SIGN mantém o HIV em compartimentos endossômicos anteriores. Isso permite a apresentação eficiente do vírus intacto às células-alvo T CD4+ que se tornam infectadas; os complexos formados por células T CD4+ infectadas e DCs proporcionam um microambiente ideal à replicação do vírus. Além disso, as células dendríticas plasmocitoides (pDCs) secretam grandes quantidades de IFN-α em resposta a infecções virais e, dessa forma, são importantes na sensibilidade inata ao HIV durante a fase inicial da infecção. O número de pDCs e células dendríticas mieloides (mDCs) circulantes diminui na infecção pelo HIV por mecanismos que ainda não estão claros, embora vários estudos tenham mostrado aumento do recrutamento de DCs em tecidos linfoides em associação com hiperplasia linfoide e inflamação. As mDCs também estão envolvidas no início da imunidade adaptativa em linfonodos de drenagem, apresentando antígenos para as células T e as células B, bem como secretando citocinas como IL-12, IL-15 e IL-18, as quais ativam outras células imunes, embora essas funções estejam prejudicadas na infecção por HIV.

Células *natural killer* e células linfoides inatas As células *natural killer* (NK) representam o membro prototípico das células linfoides inatas (ILCs, do inglês *innate lymphoid cells*) que em conjunto fornecem homeostasia tecidual e imunovigilância contra células infectadas por vírus, determinadas células tumorais e células alogênicas (Cap. 349). *In vivo*, não existem indícios convincentes de que o HIV infecte produtivamente as células NK; contudo, estudos demonstraram anormalidades funcionais das células NK ao longo de toda a evolução da doença causada pelo HIV e a gravidade dessas anormalidades aumenta à medida que a doença avança. As células NK são parte do sistema imune inato e atuam matando diretamente as células infectadas e secretando quimiocinas e citocinas antivirais. No início da infecção pelo HIV, há um aumento da ativação de células NK e a capacidade de secretar IFN-γ é mantida, embora elas manifestem redução da função citotóxica como resultado de alteração na maturação. Durante a infecção crônica pelo HIV, há comprometimento da citotoxicidade das células NK e da secreção de citocinas. Como a infecção das células-alvo pelo HIV reduz a expressão das moléculas do HLA-A e do HLA-B, mas não do HLA-C e HLA-D, isso pode explicar, em parte, a incapacidade relativa de as células NK destruírem as células-alvo infectadas pelo HIV. Porém, a disfunção das células NK, especialmente em pacientes com altos níveis de replicação viral, está associada com uma expansão de um subgrupo "anérgico" de células NK CD56–/CD16+. Esse subtipo anormal de células NK apresenta maior expressão de receptores inibitórios das células NK (iNKRs), redução considerável da expressão dos receptores de citotoxicidade natural (NCRs) e disfunção acentuada da atividade lítica. A representação desproporcional desse subtipo anormal de células NK pode explicar, em parte, as anormalidades funcionais dessas células, as quais são observadas nos indivíduos infectados pelo HIV e provavelmente começam a ocorrer durante a infecção primária. A expressão relativa de iNKRs e NCRs – além de seus ligantes, os quais incluem moléculas HLA de classe I – tem impacto nas funções antivirais associadas com células NK, incluindo a destruição direta e a CCDA. Polimorfismos em alelos iNKR e NCR foram associados aos desfechos da doença por HIV, havendo indícios de que o controle precoce do HIV possa ser mediado pelas respostas mediadas por células NK citotóxicas. As células NK também podem servir como fonte de fatores solúveis inibidores do HIV, incluindo quimiocinas CC como MIP-1α (CCL3), MIP-1β (CCL4) e RANTES (CCL5). Por fim, tanto as citocinas inflamatórias como as alterações no GALT de pessoas infectadas pelo HIV perturbam as células NK e outras ILCs.

FATORES GENÉTICOS NA PATOGÊNESE DO HIV-1 E Aids

Candidatos a abordagens genéticas e estudos de associação genômica ampla (GWASs) identificaram polimorfismos em genes do hospedeiro que contribuem para a variação interindividual em (1) risco de aquisição do HIV, (2) níveis de estado de equilíbrio do HIV estabelecidos logo após a infecção (*set point* virológico), (3) velocidade com que a infecção não tratada pelo HIV progride para Aids, definida como uma contagem de células T CD4+ < 200 células/mm^3 e/ou o desenvolvimento de doenças específicas definidoras de Aids, (4) nível de reconstituição imunológica (p. ex., contagens de CD4+) alcançado e risco de doenças não associadas à Aids após o início de TARV viralmente supressiva e (5) reações adversas aos agentes antirretrovirais. Os principais polimorfismos que influenciam esses cinco traços estão resumidos na Tabela 202-6, e a sua identificação aumentou muito a nossa compreensão dos genes que influenciam a patogênese do HIV/Aids e da reconstituição imune associada à TARV. De particular interesse são os polimorfismos em duas regiões cromossômicas, pois elas estão associadas a efeitos consistentes sobre a aquisição do HIV, o *set point* virológico e/ou a velocidade de progressão da doença pelo HIV: a região no cromossomo 3 que inclui o gene que codifica o correceptor do HIV *receptor 5 da quimiocina CC* (*CCR5*) e o *locus da histocompatibilidade principal* (*MHC*) no cromossomo 6 (Fig. 202-26).

GENÉTICA DO CCR5: DO BANCO À BEIRA DO LEITO Embora a descoberta do CCR5 como correceptor importante para a entrada do HIV-1 na célula tenha sido estabelecida por estudos *in vitro*, as pesquisas de associação genética estabeleceram seu papel seminal na patogênese do HIV. Estudos iniciais *in vitro* revelaram que uma deleção de 32 pb (*Δ32*) na região codificadora de *CCR5* contribui para a resistência de cepas de HIV R5 que usam CCR5. O alelo *CCR5 Δ32* codifica uma proteína incompleta que não é expressa na superfície celular. De maneira congruente, estudos de associação genótipo-fenótipo em grandes coortes demonstraram que as pessoas homozigóticas para o alelo *CCR5 Δ32* (*Δ32*/*Δ32*) não têm expressão de CCR5 na superfície e são altamente resistentes à aquisição do HIV; a heterozigose para o alelo *CCR5 Δ32* está associada com um menor risco de aquisição do HIV.

A distribuição do alelo *CCR5 Δ32* é específica para as populações. Aproximadamente 1% das pessoas de descendência europeia são homozigotas para o alelo *CCR5 Δ32*. Dependendo da região geográfica da Europa, até 18% das pessoas são heterozigotas para o alelo *CCR5 Δ32*. O alelo *CCR5 Δ32* é raro em outras populações. A pressão evolutiva que resultou no surgimento do alelo *CCR5 Δ32* na população europeia permanece desconhecida, sendo especulado que seja secundária a uma pandemia ancestral como a peste.

Estudos subsequentes identificaram variantes de nucleotídeo único (SNVs) no promotor (região reguladora) de *CCR5* que influenciam seus níveis de expressão genética. Alelos com cassetes específicos de polimorfismos ligados (haplótipos) foram identificados e designados de haplogrupos humanos de A a G*2 (*HHA* a *HHG*2*) (Fig. 202-26). O polimorfismo *CCR5 Δ32* é encontrado no haplótipo *HHG*2*. Haplótipos de *CCR5 A-D* vs. *E-G*2* diferem quanto a GT *versus* AC nos locais polimórficos rs1799987 e rs1799988 (Fig. 202-26). O haplótipo *CCR5-HHA* representa o haplótipo ancestral (encontrado em chimpanzés) e está associado com menor expressão genética de *CCR5*, enquanto o haplótipo *CCR5-HHE* está associado com maior expressão de CCR5. A metilação do DNA é um mecanismo de sinalização epigenética comum que as células usam para bloquear genes na posição "*off*" (desligado), e polimorfismos em haplótipos *CCR5* podem mediar seus efeitos ao influenciar os níveis de metilação do DNA no *locus CCR5*. Os haplótipos *CCR5-HHE*

TABELA 202-6 ■ Fatores do hospedeiro que influenciam a patogênese e a resposta à terapia do HIV/Aids

Gene[a]	Variação genética	Mecanismos[b]	Associações genéticas[c]
Genes do *locus* MHC			
HLA-B	*B*27* e *B*57*	Apresentação alterada dos antígenos específicos do HIV	Progressão mais lenta para Aids; carga viral mais baixa
	*B*35*	Restrição da apresentação dos peptídeos específicos do HIV	Progressão mais rápida para Aids; carga viral mais alta
	HLA-Bw4	Fornecimentos de ligantes para o KIR ativador	Progressão mais lenta para Aids
	*B*57:01*	Apresentação alterada dos antígenos específicos do HIV (ver anteriormente); possível ativação específica do abacavir das células T CD8+ produtoras de citocinas em portadores desse alelo	Progressão mais lenta para Aids; maior risco de hipersensibilidade associada ao abacavir
	Alelo *HLA-B -21M*	O alelo -21M aumenta os níveis de expressão de HLA-E, o que se correlaciona com maior expressão de HLA-A e inibição de células que expressam NKG2A	O alelo –21 está associado a maior carga viral, redução das contagens de CD4+ e progressão acelerada da doença
	*B*57:03* com alelo rs2523608-A	Apresentação alterada dos antígenos específicos do HIV	Variante com expressão aumentada em controladores do HIV-1 de descendência africana
Alelos *HLA* classe I	Homozigose dos alelos *HLA* classe I	Repertório reduzido para o reconhecimento de epítopos	Progressão mais rápida para Aids; risco mais alto de transmissão materno-fetal
	Alelos *HLA* compartilhados entre doador e receptor	Pré-adaptação das cepas do HIV	Progressão mais rápida da doença para Aids
	Alelos *HLA* raros	Adaptação limitada das cepas do HIV; mutantes de escape menos frequentes	Proteção contra a infecção pelo HIV
Alelos *HLA* classe II	Alelos *HLA-DRB1*	Influencia a especificidade proteica de respostas das células T CD4+ às proteínas Gag e Nef do HIV	*HLA-DRB1*15:02* – carga viral mais baixa *HLA-DRB1*03:01* – carga viral mais alta
Haplótipo *HLA* estendido	*A1-B8-DR3-DQ2* (AH 8.1)	Aumento da resposta pró-inflamatória; maior produção de TNF-α	Progressão mais rápida para Aids
HLA-C	Alelo rs9264942-C (35 kb a montante de *HLA-C*) em associação com rs67384697-Del	Expressão aumentada de HLA-C por redução da ligação de miRNA-148a	*Set point* de carga viral mais baixa
	rs5010528-G (1 kb a montante de *HLA-C*)	Desconhecido	Maior risco de desenvolver hipersensibilidade associada à nevirapina
HCP5	rs2395029-G	Desequilíbrio de ligação com *HLA-B*57:01*	Menor carga viral e progressão mais lenta para Aids
MICA	SNV não codificador próximo de *MICA*, rs4418214-T	Pode afetar a apresentação de peptídeos HLA de classe I – ligação com alelos protetores *HLA-B*	Enriquecidos em controladores do HIV-1
PSORS1C3	rs3131018-A	Pode afetar a apresentação de peptídeos HLA de classe I	Enriquecidos em controladores do HIV-1
ZNRD1	rs9261174-C	Possível interferência com o processamento dos transcritos do HIV; influência na expressão do *ZNRD1*	Progressão mais lenta para Aids
Receptores de quimiocinas			
CCR5	rs333: deleção de 32 pb no ORF (Δ32) encontrada em pessoas de descendência europeia	Proteína CCR5 truncada; redução da atividade do correceptor da cepa R5 do HIV	*Δ32/Δ32*: estado nulo de CCR5 associado com resistência à aquisição da infecção por HIV Δ32/tipo selvagem: progressão mais lenta para Aids; melhor recuperação de células T CD4+ durante a TARV
	SNV/haplótipos promotores (*HHA por HHG*2*)	Expressão alterada do CCR5; p. ex., o haplótipo HHE correlaciona-se com a expressão alta do CCR5	HHE/HHE: suscetibilidade aumentada ao HIV e progressão mais rápida para Aids
	rs1015164 G→ A (34kb a jusante de *CCR5* e próximo a *CCRL2*)	Aumenta a expressão do lncRNA *RP11-24-11.2* correspondendo a um transcrito antissenso de sobreposição em CCR5 (*CCR5AS*); resulta em maior expressão de CCR5	Alelo rs1015164A associado com maior carga viral
CCR2	rs1799864: SNV em ORF (64 V→I)	Associação com polimorfismos no promotor *CCR5*	Haplótipo com 64I associado com progressão mais lenta para Aids
CCRL2	rs3204849: SNV em ORF (167 Y→F)	SNV em associação com haplótipo *CCR5*	167F associado com progressão acelerada para Aids e PPC
CXCR6	rs2234358 G→T em 3'UTR	Trânsito de células T efetoras e ativação de células T NK; correceptor HIV *minor*	Prevalência menor de rs2234358-T em não progressores a longo prazo e em controladores virêmicos de descendência africana
CX3CR1	SNVs em ORF: rs3732379 (249 V→I) e rs3732378 (280 T→M)	Alelos com 249I e 280M reduzem a expressão do receptor e a ligação da fractalcina (ligante do CX3CR1)	249I e 280M associados com progressão mais rápida para Aids em pessoas de descendência europeia
DARC	rs2814778: promotor SNV (–46T→C) encontrado em pessoas de descendência africana	–46C/C associado com expressão ausente de *DARC* (Duffy nulo), baixas contagens de neutrófilos e alteração dos níveis de citocinas circulantes, além de ligação do HIV às hemácias e transinfecção do HIV-1	–46C/C: risco aumentado de adquirir HIV, mas com progressão mais lenta da doença pelo HIV; traço de neutrófilos baixos associado com Duffy nulo associado com risco aumentado de HIV
Quimiocinas			
CCL3L, CCL4L	Números de cópias dos genes *CCL3L* e *CCL4L*	Altos números de duplicações de segmentos contendo os genes *CCL3L* e *CCL4L* se correlacionam a níveis elevados de *CCL3L* e *CCL4L*	Os números de cópias dos genes menores que a média populacional correlacionam-se com o aumento da suscetibilidade ao HIV/Aids e a menor recuperação das células T CD4+ durante a TARV
CCL5	SNV promotora	Expressão gênica alterada	Influencia a suscetibilidade ao HIV/Aids
CCL2	rs1024611: promotor SNV (–2578 T→G)	Alelo –2578G: expressão aumentada de *CCL2* e recrutamento dos monócitos	–2578G/G correlaciona-se ao aumento do risco de desenvolver demência associada ao HIV-1 e ao início mais rápido da Aids

(Continua)

TABELA 202-6 ■ Fatores do hospedeiro que influenciam a patogênese e a resposta à terapia do HIV/Aids *(Continuação)*

Gene[a]	Variação genética	Mecanismos[b]	Associações genéticas[c]
CXCL12	rs7919208: promotor SNV (G→A)	rs7919208A cria um novo sítio de ligação do fator de transcrição associado com aumento da expressão de *CXCL12*	rs7919208A associado com maior suscetibilidade ao linfoma não Hodgkin associado ao HIV
Citocinas			
IL-6	rs1800795: promotor SNV (−174 G→C)	−174G/G associado aos níveis aumentados de IL-6 e proteína C-reativa	−174G/G está associado com risco aumentado de desenvolver SK e recuperação variável das células T CD4+ durante a TARV
IL-7RA	rs6897932: codificador SNV (244 T→I)	244 I/I associado com aumento da transdução de sinal e proliferação da resposta à IL-7	244 I/I associado com recuperação mais rápida de células T CD4+ durante a TARV
IL-10	rs1800872: promotor SNV (−592 C→A)	−592A associado com níveis reduzidos de IL-10	−592A associado com risco aumentado de infecção pelo HIV e progressão mais rápida para Aids
Genes de enzimas metabolizadoras de fármacos			
CYP2B6	Variantes múltiplas (p. ex., rs3745274 [516 G→ T], i.e., *CYP2B6*6*)	Variantes de *CYP2B6* influenciam a atividade enzimática	516T/T associado com maior risco de reações adversas ao efavirenz
Genes da imunidade inata			
MBL	Alelos definidos por 3 SNVs codificadoras	Concentração plasmática baixa e variação estrutural da proteína MBL	Progressão lenta para Aids com heterozigose para SNVs codificadoras
	Alelo X (promotor SNV −221)	Níveis mais baixos da proteína MBL	Progressão mais rápida para Aids no genótipo X/X
APOBEC3G	rs8177832: ORF SNV (186 H→R)	Atividade anti-HIV-1 reduzida	186R associado ao início rápido da Aids em pessoas de descendência africana
APOBEC3F	Haplótipo marcado por rs2076101 em ORF (231 I→V)	A variante 231V pode influenciar a degradação de *APOBEC3F* mediada por Vif	231V associada com carga viral menor, progressão mais lenta para Aids e PPC
TLR7	rs179008: ORF SNV (32A→T) em Chr. X	Menor eficiência de tradução do TLR7 mRNA e comprometimento da produção de IFN-α dependente de TLR7	rs179008-T associado com carga viral menor e menos DNA do HIV associado a células em mulheres
PARD3B	rs11884476 próximo ao éxon 20 (C→G)	Interação direta com o HIV, sinalização através da família de proteínas SMAD	rs11884476-G associado com progressão mais lenta para Aids
IFNL4	rs368234815: mutação *frameshift* (TT→ΔG)	Polimorfismo no gene *IFNL4* em associação com uma variante *IFNL3*; esse haplótipo influencia os níveis de *IFNL3*	rs368234815-ΔG associado com maior prevalência de doenças definidoras de Aids e potencialmente maior risco de infecção pelo HIV-1
	rs8099917 T→G	Desconhecido	rs8099917-G associado com maior suscetibilidade ao SK
Outros			
ApoE	Alelo E4 definido por duas SNVs codificadoras	ApoE é um inibidor da replicação e infectividade do HIV-1 em macrófagos induzível pelo HIV-1	E4/E4 associado à progressão rápida para Aids e demência associada ao HIV
ApoL1/MYH9	Vários haplótipos de risco, incluindo G1	A expressão aumentada das variantes de risco renal *ApoL1* pode aumentar a morte celular renal	Risco aumentado para nefropatia associada ao HIV
RYR3	rs2229116: ORF SNV (A →G)	Desconhecido; possível impacto na homeostase e sinalização do cálcio	rs2229116-G associado com aterosclerose subclínica durante a TARV
PROX1	rs17762192-G, 36kb *upstream* de *PROX1*	Desconhecido, presumivelmente devido a seu impacto na expressão de *PROX1*, a qual é um regulador negativo do IFN-γ	rs17762192-G associado com velocidade reduzida da progressão da doença pelo HIV
Interações entre genes			
KIR + HLA	Interação de *KIR3DS1* com *HLA-Bw4-80Ile*	Alteração da função das células NK necessária à eliminação das células infectadas pelo HIV	*KIR3DS1/HLA-Bw4-80Ile* associado com início mais tardio da Aids
	Interação de *KIR2DL3* com *HLA-C1*	A redução de KIR inibitória provavelmente resulta em aumento da ativação imune; déficit da destruição de células com infecção latente; e maior carga pró-viral	*HLA-C1*⁺ *KIR2DL*⁺ associado com melhor recuperação imune durante a TARV
	Interação de *KIR3DL1* I47V com *HLA-B*57:01*	Variação em um receptor de célula NK imune que se liga a *B*57:01* modificando o efeito protetor de *B*57:01*	Número crescente de cópias de 47V associado com menor carga viral em pessoas portadoras de *HLA-B*57*
LILRB2 + HLA	Interação de *LILRB2* com HLA classe I	Regulação de células dendríticas pelo envolvimento de *LILRB2-HLA*	Controle do HIV-1
CCL3L1 + CCR5	Número reduzido de cópias do gene *CCL3L1* + genótipos *CCR5* deletérios	Expressão baixa de *CCL3L1* e alta de *CCR5*	Aumento da suscetibilidade à HIV/Aids e reconstituição imune reduzida durante a TARV

[a]Genes representativos e polimorfismos e [b]possíveis mecanismos estão listados. [c]Algumas associações são específicas para determinadas populações e podem apresentar efeitos coorte-específicos. A maioria das associações é definida em pessoas de descendência europeia.

Nota: APOBEC, enzima de edição do mRNA da apolipoproteína B, tipo polipeptídeo catalítico; ApoE, apolipoproteína E; ApoL1, apolipoproteína L1; TARV, terapia antirretroviral; CCL, ligante CC; CCL3L, tipo-CCL3; CCR5, quimiocina CC do receptor 5; CCR5AS, RNA antissenso CCR5; CCRL2, receptor tipo 2 da quimiocina CC; CYP2B6, citocromo da família P450 subfamília B membro 6; CXCL12, ligante 12 da quimiocina (motivo C-X-C); CXCR6, receptor 6 da quimiocina (motivo C-X-C); CX3CR1, receptor 1 da quimiocina (motivo C-X3-C); DARC, receptor do antígeno Duffy para quimiocinas; Del, deleção; HCP5, proteína P5 do antígeno de histocompatibilidade HLA classe I; HHE, haplogrupo E humano; HLA, antígeno leucocitário humano; IFN, interferon; IFNL4, gene interferon λ4; IFNL3, gene interferon λ3; IL, interleucina; IL-7RA, receptor α da interleucina 7; KIR, receptores tipo imunoglobulina de células *killer*; LILRB2, receptor B2 tipo imunoglobulina de leucócitos; MBL, lectina de ligação da manose; MHC, complexo de histocompatibilidade principal; MICA, sequência A relacionada ao polipeptídeo MHC classe I; MYH9, cadeia pesada 9 da miosina; NK, *natural killer*; ORF, fase de leitura aberta; PARD3B, regulador de polaridade beta para células da família par-3; PPC, pneumonia por *Pneumocystis*; PROX1, *prospero homeobox* 1; PSORS1C3, candidato 3 de suscetibilidade à psoríase 1; SMAD, *mothers against decapentaplegic homolog*; SNVs, variantes de nucleotídeo único; rs#, número de identificação SNV; SK, sarcoma de Kaposi; TARV, terapia antirretroviral; TLR7, receptor 7 semelhante ao Toll; TNF-α, fator de necrose tumoral α; UTRs, regiões não traduzidas; CV, carga viral; ZNRD1, domínio 1 contendo fita de zinco; +, presente; –, ausente.

Fontes: Sunil K. Ahuja, MD, Weijing He, MD, Revisões para informações adicionais: P An et al: Trends Genet 26:119, 2010; J Fellay: Antivir Ther 14:731, 2009; RA Kaslow et al: J Infect Dis 191:S68, 2005; D van Manen et al: Retrovirology 9:70, 2012; MP Martin et al: Immunol Rev 254:245, 2013; S Limou et al: Front Immunol 4:118, 2013; PJ McLaren et al: Curr Opin HIV AIDS 10:110, 2015; PJ McLaren et al: Proc Natl Acad Sci USA 112:14658, 2015; PJ McLaren, M Carrington: Nat Immunol 16:577, 2015; P An et al: PLoS Genet 12:e1005921, 2016; F Pereyra et al: Science 330:1551, 2010; I Bartha et al: PLoS Comput Biol 13:e1005339, 2017; S Kulkarni et al: Nat Immunol 20:824, 2019; S Le Clerc et al: Front Genet 10:799 2019; V Kalidasan et al: Front Microbiol 11:46 2020; SN Gingras et al: Hum Genet 139:865 2020.

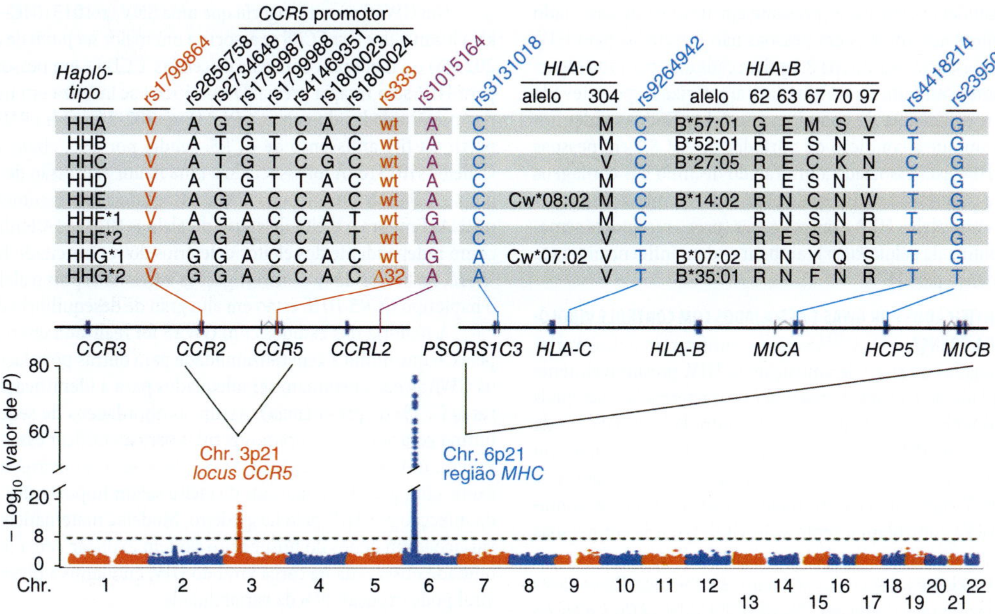

FIGURA 202-26 Diagrama mostrando os haplótipos em duas regiões que contribuem de maneira significativa para a suscetibilidade ao HIV/Aids. *Parte superior:* haplótipos (à esquerda, *CCR5*; à direita, alelos HLA). *Parte inferior:* gráfico de Manhattan de GWAS esquematizado. Chr, cromossomo. *Linha pontilhada horizontal:* limiar de significância em nível de genoma.

e *CCR5-HHA* são mais sensíveis e resistentes, respectivamente, à desmetilação induzida por ativação de células T no *locus CCR5*.

Nas populações do mundo todo, *HHE* e *HHC* são haplótipos prevalentes, enquanto o haplótipo ancestral *HHA* é mais comum em pessoas de origem africana. As associações de haplótipos *CCR5* com a aquisição de HIV e/ou evolução da doença por HIV são bastante consistentes com seus efeitos na expressão genética de *CCR5*. Por exemplo, a homozigose para o haplótipo *CCR5-HHE* está associada a risco aumentado de aquisição de HIV, progressão rápida para Aids e redução da recuperação imunológica quando o paciente recebe TARV. O haplótipo *HHA* está associado com evolução mais lenta da doença em populações africanas, sendo especulado como a explicação para que chimpanzés (todos com o haplótipo ancestral *CCR5 HHA*) naturalmente infectados pelo SIV possam resistir à progressão da doença. O pareamento de *HHC* com haplótipos *HHG*2* portadores de *CCR5 Δ32* (genótipo *HHC/HHG*2*) está associado com menor risco de aquisição de infecção pelo HIV e taxa mais lenta de progressão da doença pelo HIV, enquanto o pareamento do haplótipo *HHE* com o haplótipo *HHG*2* está associado com efeitos opostos. O haplótipo *HHF*2* com *CCR2-64I* está associado com evolução mais lenta da doença pelo HIV.

De maneira consistente com essas associações genéticas, os polimorfismos em genes que codificam ligantes para *CCR5* também mostraram associação com suscetibilidade ao HIV e taxa de progressão da doença variáveis. Os exemplos incluem variações no número de cópias de *CCL3L1* e SNVs em *CCL5*. A soma desses estudos estabeleceu o papel central do CCR5 e seus ligantes na patogênese do HIV/Aids e, potencialmente, para a recuperação imunológica.

A descoberta de que o genótipo *CCR5 Δ32/Δ32* está associado com forte resistência à infecção pelo HIV e de que pessoas não infectadas e com esse genótipo não parecem ter problemas de imunidade levou ao desenvolvimento de dois novos tipos de terapias. Em primeiro lugar, isso levou ao desenvolvimento de uma nova classe de fármacos aprovados pela Food and Drug Administration (FDA), os inibidores da entrada (p. ex., maraviroque), que bloqueiam a interação de CCR5 com o envelope do HIV. Em segundo lugar, levou ao desenvolvimento de novas terapias celulares experimentais. Um paciente infectado pelo HIV com leucemia mielocítica aguda recebeu um transplante alogênico de células-tronco de uma pessoa com HLA compatível cujas células não tinham expressão de CCR5 devido ao genótipo *Δ32/Δ32*. Não houve evidência de infecção pelo HIV durante 13 anos no paciente submetido ao transplante; o paciente acabou morrendo devido à leucemia recorrente. Essa observação forneceu uma "prova de conceito" para a cura do HIV e levou ao desenvolvimento de novas terapias celulares envolvendo o transplante autólogo de células T CD4+ nas quais o gene *CCR5* foi inativado *ex vivo* usando novos procedimentos de edição de genes. Estratégias celulares semelhantes tiveram sucesso variável, principalmente devido ao reservatório viral latente em vários tecidos.

DESCOBERTA DE ALELOS HLA DE CLASSE I ASSOCIADOS AO CONTROLE VIROLÓGICO DA INFECÇÃO PELO HIV Há uma forte associação entre variações dentro do gene *HLA-B* com desfechos protetores (p. ex., alelos *HLA-B*57* e *HLA-B*27*) ou prejudiciais (p. ex., alelo *HLA-B*35*) durante a infecção pelo HIV. A condição de portador dos alelos *HLA-B*57* e/ou *HLA-B*27* está associada à progressão mais lenta da doença. Os efeitos benéficos desses alelos podem estar relacionados, em parte, com suas associações com um *set point* virológico mais baixo, bem como uma melhor imunidade celular nas pessoas infectadas pelo HIV. O efeito protetor dos alelos *HLA-B*57* e *HLA-B*27* na evolução da doença pelo HIV é reforçado pelo achado de que a prevalência desses alelos é maior entre não progressores em longo prazo e nas pessoas que controlam a replicação do HIV espontaneamente (controladores de elite). Por outro lado, o alelo *HLA-B*35* foi associado com progressão mais rápida para Aids e maior carga viral. A prevalência dos alelos *HLA-B* é diferente entre as populações. O *HLA-B*57:01* em europeus e o *HLA-B*57:03* em pessoas de descendência africana são alelos protetores. Em algumas populações (p. ex., japoneses) nas quais os alelos *HLA-B*57/HLA-B*27* estão ausentes, o *HLA-B*51* está associado a um fenótipo protetor.

Ter alelos *HLA-B* protetores está associado a respostas mais amplas e fortes de células T CD8+ a epítopos do HIV. Os mecanismos subjacentes aos efeitos diferenciais dos alelos *HLA-B* na evolução da doença pelo HIV podem estar relacionados com diferenças na capacidade de células apresentadoras de antígenos apresentarem epítopos imunodominantes do HIV aos linfócitos T auxiliares ou citotóxicos no contexto das moléculas codificadas no MHC. Isso pode resultar em respostas imunes diferenciais que influenciam a replicação viral. Nesse aspecto, os alelos *HLA-B* que têm impacto na evolução da doença pelo HIV diferem em seus resíduos de aminoácidos no sulco de ligação de peptídeos do *HLA-B* – e isso pode ser fundamental no controle virológico.

O alelo *HLA-B –21M* não influencia a expressão do gene *HLA-B*; porém, ele está ligado com haplótipos *HLA-B* que estão associados a maior expressão de *HLA-A* e *HLA-E*. Níveis aumentados de *HLA-A* estão associados com pior controle do HIV, além de maior carga viral, contagens reduzidas de células T CD4+ e progressão acelerada para Aids. O *HLA-E* é o ligante para a célula NK NKG2A, um receptor inibitório. A colaboração entre NKG2A e HLA-E inibe as células NK que normalmente seriam potentes eliminadores das células infectadas por vírus. Assim, NKG2A pode ser um alvo terapêutico para o tratamento do HIV.

Os pesquisadores também examinaram a influência de haplótipos *HLA* estendidos (alelos ligados) na evolução da doença pelo HIV. O haplótipo ancestral (AH) *HLA* estendido 8.1 é definido pela presença dos alelos *HLA-A1*, *HLA-B8* e *HLA-DR3*. AH 8.1 é o haplótipo ancestral mais comum em pessoas de descendência europeia (presente em 10%) e está associado com múltiplas doenças autoimunes em pessoas não infectadas pelo HIV. Acredita-se que essas associações do AH 8.1 sejam causadas por uma hiper-responsividade geneticamente determinada, caracterizada por elevada produção de TNF-α e ausência de complemento C4A. Dados epidemiológicos fortes indicam que a condição de portador de AH 8.1 em pessoas soropositivas para HIV está associada a um rápido declínio nas contagens de células T CD4+ e progressão mais rápida para Aids. As interações gene-gene que ocorrem entre alelos HLA e outros genes (p. ex., receptores semelhante à imunoglobulina da célula *killer*) também podem influenciar a taxa de progressão da doença pelo HIV.

POLIMORFISMOS IDENTIFICADOS POR GWAS E ASSOCIADOS COM CONTROLE VIROLÓGICO E PROGRESSÃO DA DOENÇA Os GWASs não identificaram outras variações genéticas associadas ao risco de aquisição do HIV, presumivelmente por causa da paucidade de coortes de risco bem-caracterizadas nas quais o nível de exposição tenha sido quantificado. Por outro lado, os GWASs de larga escala identificaram SNVs, especialmente em MHC, que influenciam a carga viral do HIV, incluindo um grande grupo de pessoas chamadas de "controladores do HIV (incluindo os controladores de elite)" que espontaneamente (sem TARV) controlam a replicação viral. GWASs em pessoas infectadas pelo HIV e de origem europeia identificaram quatro SNVs em genes nos *loci* do HLA classe I associados ao controle virológico. Esses SNVs estão dentro ou na vizinhança dos genes *PSORS1C3, HLA-C, MICA* e *HCP5* (Fig. 202-26). Conforme observado nessa figura, os efeitos individuais desses alelos são difíceis de discernir devido a desequilíbrios de ligações. Os efeitos protetores dos SNVs em *HCP5* e *MICA* podem estar relacionados com sua ligação a conhecidos alelos *HLA-B* protetores. O alelo protetor *HCP5* está em desequilíbrio de ligação com o alelo *HLA-B*57:01*, e o alelo protetor *MICA* se liga aos alelos *HLA-B*57:01* e *HLA-B*27:05*. A SNV protetora de *HLA-C* está associada à maior expressão de HLA-C, que tem sido associada ao controle viral e a melhores desfechos do HIV. Essa SNV protetora (rs9264942; T→C) se encontra 35 kb a montante do gene *HLA-C* e está em forte desequilíbrio de ligação com uma SNV 3′-UTR indel263 (rs67384697; G→deleção), gerando os haplótipos T-G ou C-deleção (Fig. 202-27). miR-148a se liga à região 3′-UTR envolvendo a SNV rs67384697 e silencia a expressão de *HLA-C*. A ligação de miR-148a ao 3′-UTR é alterada no mRNA transcrito a partir do haplótipo C-deleção; essa alteração está associada com menor silenciamento do mRNA e, assim, maior expressão de HLA-C na superfície celular, o que está associado a melhores desfechos da doença pelo HIV (Fig. 202-27). De modo inverso, a ligação de miR-148a com 3′-UTR está intacta no mRNA transcrito a partir do haplótipo T-G; essa ligação está associada ao silenciamento do mRNA, e, assim, a menor expressão de HLA-C na superfície celular se associa a piores desfechos do HIV (Fig. 202-27). GWASs em pessoas de descendência africana identificaram uma SNV (rs2523608) que se liga ao alelo *HLA-B*57:03* sabidamente associado com melhor controle do HIV e evolução mais lenta da doença. Em conjunto, esses dados de GWAS reforçam a importância de variações em *loci* do HLA classe I no controle da replicação viral.

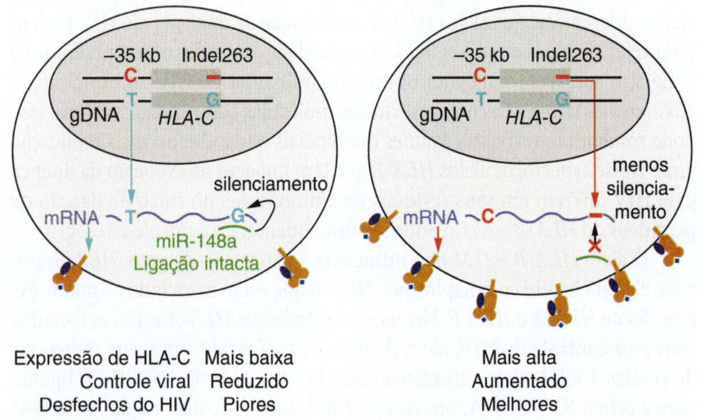

FIGURA 202-27 Desequilíbrio de ligação entre duas variantes no *locus* HLA-C e sua influência na ligação de miR-148a à 3′-região não traduzida (UTR). A ligação alterada de miR-148a se associa aos níveis de expressão da proteína HLA-C e, por sua vez, ao controle viral e aos desfechos da doença pelo HIV. Os efeitos associados aos haplótipos T-G (esquerda) e C-del (direita) são mostrados. C-del, C-deleção. O haplótipo C-del impede a ligação de miR-148a a 3′-UTR de HLA-C (menos silenciamento).

Um GWAS recente sugeriu que uma SNV (rs1015164G→A) cerca de 34 kb a jusante dos *loci CCR5* se associa a um maior *set point* de carga viral (Fig. 202-26) e a menores contagens de células T CD4+ em pessoas soropositivas para HIV sem terapia prévia. O rs1015164 se localiza em um gene lncRNA nas proximidades do gene *CCRL2* (Fig. 202-26). O lncRNA é transcrito a partir da fita antissenso de *CCR5*, sendo, por isso, chamada de *CCR5AS*. O alelo rs1015164A foi associado a uma maior expressão de *CCR5AS* em células T CD4+, o que foi, por sua vez, associado a níveis aumentados de *CCR5* mRNA. Embora o efeito deletério do alelo rs1015164A tenha sido sugerido como independente dos efeitos deletérios do recém-citado haplótipo *CCR5-HHE*, há necessidade de investigações adicionais, pois o alelo rs1015164A e o haplótipo *CCR5-HHE* estão em alto grau de desequilíbrio de ligação.

A maioria dos estudos com GWAS foi realizada em populações europeias, o que limita a generalizabilidade para outras populações. Além disso, os GWASs não costumam ser adequados para a identificação das variantes raras (< 1% de prevalência). Assim, as abordagens de sequenciamento de última geração (NGS) foram sugeridas para identificar essas raras variantes. Porém, um estudo recente de NGS sugere ser improvável que variantes de éxons com grandes tamanhos de efeito sejam importantes para o controle da infecção por HIV pelo hospedeiro. Modelos matemáticos revelaram que variações em genes do hospedeiro podem explicar cerca de 10% da variabilidade observada na carga viral do HIV, enquanto a diversidade genética viral pode explicar 29% da variabilidade.

ASSOCIAÇÕES GENÉTICAS DE CONDIÇÕES ESPECÍFICAS DE AIDS E DE CONDIÇÕES NÃO AIDS

Doença arterial carotídea Muitos desses eventos não Aids em pessoas soropositivas para HIV lembram aqueles atribuíveis à senescência imune e aqueles encontrados na população idosa soronegativa para HIV. Uma SNV funcional no gene do receptor 3 de rianodina (RYR3) foi associado a um risco aumentado de espessura íntima-média da carótida (cIMT, do inglês *carotid intima-media thickness*) comum, o qual é um substituto para aterosclerose subclínica. Estudos funcionais em *RYR3* e suas isoformas demonstram um papel importante para esses receptores na modulação da função endotelial e aterogênese por meio das vias de sinalização do cálcio, fornecendo um mecanismo biologicamente plausível pelo qual a SNV em *RYR3* pode estar associada com risco aumentado de cIMT.

Doença renal A nefropatia associada ao HIV-1 (HIVAN) é uma forma de glomerulonefrite esclerosante focal causada pela infecção direta das células epiteliais renais pelo HIV. A HIVAN é mais comum em pessoas de origem africana. Há evidências de que polimorfismos no gene *MYH9* e a vizinhança do gene *APOL1* são um forte determinante de suscetibilidade à HIVAN em pessoas de descendência africana. O efeito da condição de portador de dois alelos de risco *APOL1* explica quase 35% dos casos de HIVAN. A expressão aumentada de variantes de risco renal *APOL1* pode estar associada com risco aumentado de morte celular renal.

Transtornos neurocognitivos associados ao HIV O transtorno neurocognitivo associado ao HIV (HAND) compreende um espectro de déficits neurocognitivos causados pela infecção por HIV. As variações no gene da apolipoproteína E (ApoE) têm fortes associações com a doença de Alzheimer na população soronegativa para HIV. Nas pessoas soropositivas para HIV, ter o alelo *E4/E4* foi associado com demência, neuropatia periférica e déficit cognitivo e da memória verbal imediata e tardia. O recrutamento e a ativação de macrófagos desempenha um papel central no desenvolvimento de muitas síndromes de HAND. As variações em citocinas que têm papel influente na ativação e recrutamento de macrófagos, principalmente *CCL2* (proteína quimiotática para macrófagos *[MCP]-1*) e *CCL3* (*MIP-1α*), podem influenciar o risco de desenvolver HAND. As variações em genes mitocondriais também estão associadas ao risco de Aids e HAND. Um GWAS identificou um polimorfismo no cromossomo 14 no *locus* do receptor α de células T que pode influenciar os desfechos neurocognitivos.

Pneumonia por *Pneumocystis* associada ao HIV-1 As citidinas-desaminases humanas APOBEC3 são fatores intrínsecos de resistência ao HIV-1. Porém, o HIV-1 codifica um fator de infectividade viral (Vif) que degrada as proteínas *APOBEC3*. Estudos de associação sugerem um papel para a variação genética na família *APOBEC3* na doença pelo HIV. Um haplótipo comum derivado de 6 SNVs no gene *APOBEC3F* e marcado por uma variante alteradora de códon está associado com *set point* de carga viral significativamente mais baixo, progressão mais lenta para Aids e retardo no desenvolvimento de pneumonia por *Pneumocystis jirovecii* (PPC). Além disso, uma SNV codificadora no gene *CCRL2* está associada com progressão acelerada para Aids e desenvolvimento mais rápido de PPC.

Linfoma não Hodgkin (LNH) relacionado ao HIV O risco relativo de desenvolver LNH em pessoas soropositivas para HIV está bastante elevado em comparação com a população geral. O LNH representa cerca de 34% de todos os cânceres identificados em pessoas soropositivas para HIV. Um GWAS recente identificou uma SNV promotora no gene *CXCL12* que estava associada a maior suscetibilidade para o desenvolvimento de LNH relacionado ao HIV. O efeito dessa SNV é provavelmente causal, pois ela cria novos sítios de ligação de fatores de transcrição, tendo impacto na expressão de *CXCL12*.

ASSOCIAÇÕES COM EVENTOS ADVERSOS RELACIONADOS À TARV O abacavir, um agente antirretroviral efetivo, está associado a um risco significativo de reações de hipersensibilidade (2-9% dos casos). É interessante observar que, embora o alelo *HLA-B*57:01* esteja associado a uma evolução mais lenta do HIV, possuir esse alelo está associado a maior risco de hipersensibilidade associada ao abacavir, possivelmente devido à ativação específica pelo abacavir de células T CD8+ produtoras de citocinas apenas em portadores de *HLA-B*57:01*. A triagem farmacogenética para o alelo *HLA-B*57:01* é recomendada antes do início do tratamento com abacavir.

O agente antirretroviral nevirapina está associado a reações de hipersensibilidade em 6 a 10% dos pacientes, incluindo a síndrome de Stevens-Johnson (SSJ) e a necrólise epidérmica tóxica (NET). rs5010528G, um substituto forte para o estado de portador de *HLA-C*04:01*, foi associado a alto risco de SSJ e NET durante o tratamento com nevirapina. Além disso, o efavirenz estava entre os primeiros agentes antirretrovirais a ser coformulado em um esquema de comprimido único para o uso global em massa. Diversas variantes genéticas na enzima metabolizadora de fármacos CYP2B6 têm sido associadas a altas concentrações plasmáticas de efavirenz e risco aumentado de efeitos neuropsiquiátricos adversos. Por exemplo, a homozigose para uma dessas variantes, rs3745274 T/T, aumenta em até cinco vezes o risco de reações adversas ao efavirenz, e esse genótipo de risco é muito mais comum em africanos (13,7%) do que nos europeus (5,6%).

NEUROPATOGÊNESE NA DOENÇA PELO HIV

Apesar de ter havido uma redução marcada na incidência de formas graves de encefalopatia pelo HIV entre aqueles com acesso ao tratamento na era da TARV efetiva, as pessoas infectadas pelo HIV ainda podem experimentar formas mais leves de déficit neurocognitivo apesar de TARV adequada. Os fatores que contribuem para o declínio neurocognitivo incluem a falta de controle completo da replicação do HIV no cérebro, a produção de proteínas do HIV que podem ser neurotóxicas, um nadir baixo de células T CD4+, a ativação imune crônica, as comorbidades como abuso de drogas, doença microvascular, idade avançada e diabetes, além do potencial neurotóxico de determinados fármacos antirretrovirais. O HIV foi demonstrado no cérebro e no LCS dos indivíduos infectados com e sem anormalidades neuropsiquiátricas. Diferentemente dos tecidos linfoides, não há linfócitos residentes no cérebro. Os principais tipos celulares infectados no cérebro *in vivo* são os macrófagos perivasculares e as células da micróglia, que podem algumas vezes formar sincícios que resultam em células gigantes multinucleadas; níveis baixos de replicação viral também são vistos em astrócitos perivasculares. Foi proposto que os monócitos que já foram infectados no sangue podem migrar para o cérebro, onde podem residir como macrófagos, ou os macrófagos podem ser diretamente infectados enquanto localizados dentro do cérebro. Os mecanismos exatos por meio dos quais o HIV penetra no cérebro ainda não foram elucidados; entretanto, acredita-se que estejam relacionados, pelo menos em parte, à capacidade que têm os macrófagos infectados pelo vírus e imunologicamente ativados de induzir as moléculas de adesão, como a selectina E e a molécula de adesão celular vascular 1 (VCAM-1) no endotélio cerebral. Outros estudos demonstraram que a gp120 do HIV aumenta a expressão da molécula de adesão intercelular 1 (ICAM-1) nas células gliais e que a proteína Tat do HIV pode romper as junções estreitas das células endoteliais cerebrais para facilitar a entrada das células infectadas pelo HIV no SNC. Os vírus isolados do cérebro consistem predominantemente em cepas R5 em vez de X4; nesse aspecto, os indivíduos heterozigotos para *CCR5-Δ32* parecem estar relativamente protegidos contra o desenvolvimento da encefalopatia pelo HIV. Depois que o HIV entra no cérebro devido a pressões do ambiente local, ele evolui para desenvolver sequências distintas nos genes *env*, *tat* e *LTR*. Essas sequências únicas foram associadas ao transtorno neurocognitivo; porém, não está claro se elas são fatores causais (ver adiante).

Os indivíduos infectados pelo HIV podem apresentar lesões da substância branca, bem como perda neuronal. As lesões de substância branca são causadas por lesão axonal e por ruptura da barreira hematencefálica, e não por desmielinização. Dada a ausência de evidências de infecção viral em neurônios, acredita-se que os efeitos mediados pelo HIV sobre os neurônios envolvam vias indiretas, nas quais proteínas virais (principalmente gp120 e Tat) deflagram a liberação de neurotoxinas endógenas pelos macrófagos e, em menor grau, pelos astrócitos. Além disso, estudos demonstraram que a Nef e a Tat do HIV-1 podem induzir a quimiotaxia dos leucócitos (inclusive monócitos) para o SNC. Os monócitos podem liberar neurotoxinas em consequência da infecção e/ou ativação imune. Foram relatados fatores neurotóxicos derivados de monócitos que destroem neurônios por meio de vários mecanismos, incluindo a ativação de receptores do *N*-metil-D-aspartato (NMDA) e a indução de estresse oxidativo. Além disso, a gp120 do HIV, disseminada pelos monócitos infectados pelo vírus, poderia causar neurotoxicidade ao antagonizar a função do peptídeo intestinal vasoativo (VIP), elevar os níveis intracelulares de cálcio e diminuir os níveis do fator neurotrófico no córtex cerebral. Diversas citocinas derivadas dos monócitos podem contribuir direta ou indiretamente para os efeitos neurotóxicos da infecção pelo HIV; isso inclui as citocinas TNF-α, IL-1, IL-6, TGF-β, IFN-γ, o fator de ativação plaquetária e a endotelina. Além disso, entre as quimiocinas CC, estudos mostraram que os níveis elevados da MCP-1 ou CCL-2 no cérebro e no LCS correlacionavam-se diretamente com a presença e o grau de encefalopatia pelo HIV em pacientes que não recebiam TARV. Além disso, a infecção e/ou ativação das células da linhagem dos monócitos pode aumentar a produção de eicosanoides, ácido quinolínico, óxido nítrico, aminoácidos excitatórios (inclusive L-cisteína e glutamato), ácido araquidônico, fator ativador das plaquetas, radicais livres, TNF-α e TGF-β, os quais podem contribuir para a neurotoxicidade. Os astrócitos podem desempenhar diversas funções na neuropatogênese do HIV. A gliose ou astrocitose reativa foi evidenciada nos cérebros dos indivíduos infectados pelo HIV e constatou-se que o TNF-α e a IL-6 estimulam a proliferação dos astrócitos. Além disso, a IL-6 derivada dos astrócitos pode promover a expressão do HIV nas células infectadas *in vitro*. Ademais, alguns estudos sugeriram que os astrócitos possam regular negativamente as neurotoxinas produzidas pelos macrófagos. Evidências de lesão neuronal podem ser demonstradas medindo-se os níveis de neurofilamentos no LCS. O tratamento com TARV leva à melhora das manifestações neuropsiquiátricas e a uma redução nos níveis de citocinas no LCS, sugerindo que elas sejam causadas pelo vírus ou por seus produtos. Porém, mesmo em pacientes que usam TARV por longo prazo, pode haver evidências de linfócitos persistentemente ativados no LCS. Não está claro se esses linfócitos podem contribuir para a lesão neuronal no cérebro ou são fundamentais para o controle do reservatório viral no SNC. Porém, algumas pessoas podem desenvolver uma encefalite subaguda devido a uma reação de SIRI (ver adiante). Isso costuma ocorrer semanas ou alguns meses após o início da TARV em pessoas com contagens baixas de células T CD4+. Acredita-se que a recuperação das células T CD4+ cause uma resposta linfocítica ao reservatório de HIV do SNC. A contribuição de fatores genéticos do hospedeiro para o desenvolvimento de manifestações neuropsiquiátricas da infecção pelo HIV ainda não foi bem estudada. Porém, há evidências que sustentam o papel de vários fatores genéticos incluindo o alelo E4 para a ApoE no risco aumentado de transtornos neurocognitivos e neuropatia periférica associados ao HIV.

Alguns autores também sugeriram que o SNC possa funcionar como sítio relativamente protegido para um reservatório de células com infecção latente, o qual poderia impedir a erradicação do vírus pela TARV (ver "O reservatório do HIV: obstáculos para a erradicação do vírus", anteriormente).

PATOGÊNESE DO SARCOMA DE KAPOSI (SK)

Existem no mínimo quatro formas epidemiológicas diferentes do SK: (1) a forma clássica, que ocorre nos homens idosos de descendência predominantemente mediterrânea ou judaica da Europa Oriental, sem qualquer fator contribuinte reconhecido; (2) a forma da África Equatorial, que acomete todas as idades, também sem qualquer fator desencadeante reconhecido; (3) a forma associada aos transplantes de órgãos e o seu consequente estado de imunossupressão iatrogênica; e (4) a forma associada à infecção pelo HIV-1. Nas últimas duas formas, o SK é uma doença oportunista; nos indivíduos infectados pelo HIV, ao contrário das infecções oportunistas típicas, sua ocorrência não está estritamente relacionada com o nível de depressão da contagem das células T CD4+. A patogênese do SK é complexa;

fundamentalmente, o SK é uma doença angioproliferativa que não constitui um sarcoma neoplásico verdadeiro, ao menos nos estágios iniciais. O SK é uma manifestação da proliferação excessiva das células fusiformes, as quais se acredita que sejam de origem vascular e tenham aspectos em comum com as células endoteliais e da musculatura lisa. Com a doença causada pelo HIV, o desenvolvimento do SK depende da interação de vários fatores, inclusive o próprio HIV-1, o HHV-8, a ativação imunológica e a secreção das citocinas. Diversos estudos epidemiológicos e virológicos relacionaram claramente o HHV-8, também denominado *herpes-vírus associado ao sarcoma de Kaposi* (KSHV), ao SK não apenas dos indivíduos infectados pelo HIV, mas também as outras formas de SK. O HHV-8 é um herpes-vírus-γ relacionado com o HBV e com o *herpesvírus saimiri*. O HHV-8 codifica um homólogo da IL-6 humana e, além do SK, foi implicado nas patogêneses do linfoma das cavidades corporais, do mieloma múltiplo e da gamopatia monoclonal de significado indeterminado. As sequências do HHV-8 sempre são encontradas nas lesões do SK e quase todos os pacientes com SK são soropositivos para o HHV-8. As sequências do DNA do HHV-8 podem ser detectadas nas células B de 30 a 50% dos pacientes com SK e de 7% dos pacientes com Aids sem SK clinicamente aparente.

Cerca de 1 a 2% dos doadores de sangue considerados aptos são positivos para anticorpos anti-HHV-8, embora a prevalência de soropositividade para o HHV-8 varie de 30 a 35% nos homens infectados pelo HIV. A prevalência da soropositividade para HHV-8 é de cerca de 4% nas mulheres infectadas pelo HIV. Isso reflete a incidência mais baixa do SK entre as mulheres. Alguns autores questionaram se o HHV-8 é realmente o agente transformador do SK, tendo em vista que a maioria das células das lesões tumorais desse sarcoma não é representada por células neoplásicas. Entretanto, estudos demonstraram que as células endoteliais podem ser transformadas *in vitro* pelo HHV-8. Nesse aspecto, o HHV-8 possui diversos genes, inclusive homólogos do receptor da IL-8, do Bcl-2 e da ciclina D, que potencialmente podem transformar a célula do hospedeiro. Apesar da complexidade dos eventos patogênicos associados ao desenvolvimento do SK nos indivíduos infectados pelo HIV, o HHV-8 é o agente etiológico dessa doença. O início e/ou a propagação do SK depende de um estado de ativação mediado, em parte, pelas citocinas. Diversos fatores, como o TNF-α, a IL-1β, a IL-6, o fator estimulador de colônias de granulócitos-macrófagos (GM-CSF, do inglês *granulocyte-macrophage colony-stimulating factor*), o fator de crescimento básico dos fibroblastos e a oncostatina M, atuam por mecanismos autócrinos e parácrinos para sustentar o crescimento e a quimiotaxia das células fusiformes do SK. Nesse sentido, alguns estudos mostraram que a IL-6 derivada do KSHV estimula a proliferação de células do linfoma e inibe os efeitos citostáticos do IFN-α nas células do linfoma infectadas pelo KSHV.

RESPOSTA IMUNE AO HIV

Conforme as descrições detalhadas das seções anteriores e subsequentes, depois do episódio inicial de viremia durante a infecção primária, os indivíduos infectados pelo HIV desenvolvem respostas imunes vigorosas que, na maior parte dos casos, reduzem significativamente os níveis de viremia plasmática e provavelmente contribuem para o retardo do desenvolvimento final da doença clinicamente aparente por um período médio de 10 anos nos indivíduos não tratados. Essa resposta imune contém elementos da imunidade humoral e celular que envolvem as respostas imunes inata e adaptativa (Tab. 202-7; Fig. 202-28). A resposta imune é dirigida contra vários determinantes antigênicos do vírion do HIV, bem como contra proteínas virais expressas na superfície das células infectadas. Ironicamente, as células T CD4+ com receptores específicos para o HIV são, teoricamente, as células que estão mais sujeitas à ativação e, desse modo, funcionam como os primeiros alvos da infecção produtiva pelo HIV; por essa razão, as células T CD4+ são suscetíveis à morte ou à disfunção celular causada pela infecção. Assim, uma consequência precoce da infecção pelo HIV é a interferência com e a redução da população de células T necessárias para o desenvolvimento de uma resposta imune eficaz.

Embora muitas pesquisas tenham sido realizadas para delinear e compreender mais claramente os componentes dessa resposta imune, ainda não foram definidos os mecanismos efetores imunológicos mais importantes ao retardo da progressão da infecção e qual – se há algum – o papel desempenhado na patogênese da doença pelo HIV. Essa lacuna de conhecimento tem dificultado o desenvolvimento de uma vacina eficaz contra a doença causada pelo HIV.

TABELA 202-7 ■ Elementos da resposta imune ao HIV

Imunidade humoral
Anticorpos de ligação
Anticorpos neutralizantes
Tipo-específicos
Grupo-específicos
Amplamente neutralizantes
Anticorpos envolvidos na citotoxicidade celular dependente de anticorpos (CCDA)
Protetora
Patogênicos (destruição das células espectadoras)
Anticorpos facilitadores
Complemento
Imunidade celular
Linfócitos T CD4+ auxiliares
Linfócitos T CD8+ citotóxicos limitados ao MHC classe I
Inibição (não citolítica) mediada pelas células T CD8+
CCDA
Células *natural killer*

Siglas: MHC, complexo de histocompatibilidade principal.

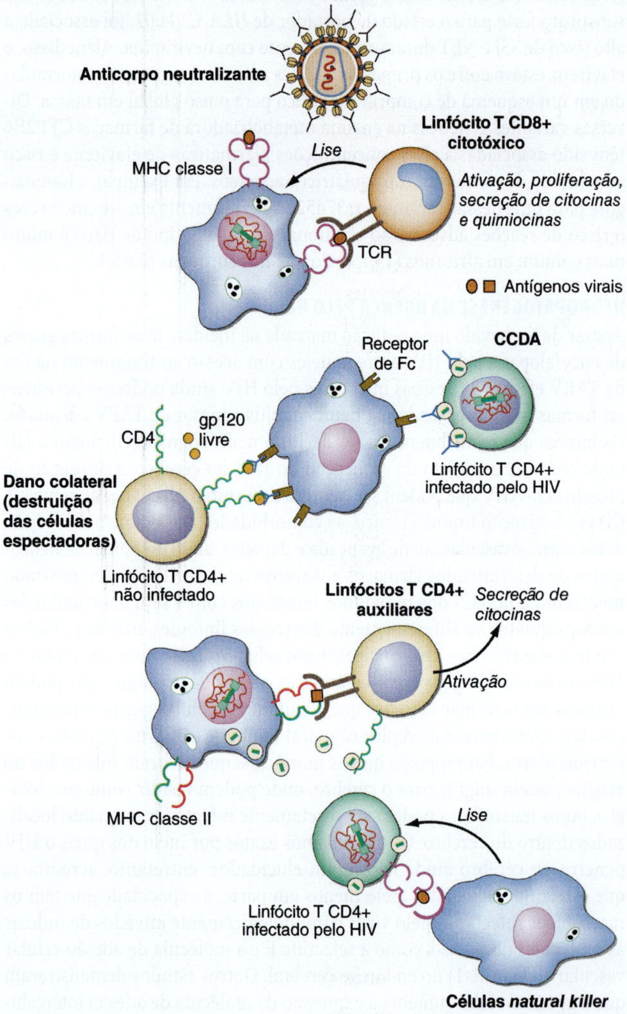

FIGURA 202-28 Ilustração esquemática dos diferentes mecanismos efetores imunológicos que parecem atuar na infecção pelo HIV. Ver descrições detalhadas no texto. CCDA, citotoxicidade celular dependente de anticorpos; MHC, complexo de histocompatibilidade principal; TCR, receptor da célula T.

RESPOSTA IMUNE HUMORAL

Em geral, os anticorpos anti-HIV aparecem dentro de 3 a 6 semanas e quase sempre dentro de 12 semanas depois da infecção primária (Fig. 202-29);

as raras exceções são os indivíduos com anormalidades da capacidade de produzir anticorpos específicos contra o HIV. A detecção desses anticorpos é a base de muitos testes diagnósticos de triagem para a infecção pelo HIV. O aparecimento dos anticorpos de fixação ao HIV, os quais são detectados pelos ensaios ELISA e *Western blot*, ocorre antes do desenvolvimento dos anticorpos neutralizantes; estes últimos geralmente surgem depois da redução inicial da viremia plasmática, a qual está relacionada mais diretamente com o aparecimento dos linfócitos T CD8+ específicos para o HIV. Os primeiros anticorpos detectados são os dirigidos contra a região imunodominante da gp41 do envelope viral e, em seguida, surgem os anticorpos contra a proteína estrutural ou gag (a proteína p24) e o precursor p55 da gag. Os anticorpos contra a gag p24 são seguidos dos anticorpos dirigidos contra a glicoproteína do envelope externo (gp120), a proteína gag p17 e os produtos do gene *pol* (p31 e p66). Além disso, também podem ser detectados anticorpos contra proteínas reguladoras de baixo peso molecular, sendo codificadas pelos genes *vpr*, *vpu*, *vif*, *rev*, *tat* e *nef* do HIV. Em casos raros, os níveis dos anticorpos anti-HIV específicos podem diminuir durante o tratamento da infecção aguda.

Embora sejam produzidos anticorpos contra vários antígenos do HIV, o significado funcional exato desses diferentes anticorpos ainda não está definido. As únicas proteínas virais que estimulam a produção de anticorpos neutralizantes são as proteínas do envelope gp120 e gp41. Os anticorpos dirigidos contra as proteínas do envelope do HIV foram caracterizados como protetores e, possivelmente, contribuem para a patogênese da doença causada pelo HIV. Entre os anticorpos protetores estão os que atuam no sentido de neutralizar diretamente o HIV e impedir a disseminação da infecção para outras células, bem como os que participam da CCDA. Os primeiros anticorpos neutralizantes são dirigidos contra o vírus infectante autólogo e aparecem após cerca de 12 a 24 semanas da infecção. Devido à sua elevada taxa de mutação, o vírus geralmente consegue escapar desses (e de subsequentes) anticorpos neutralizantes. Um mecanismo importante de escape imune é a adição de locais de glicosilação N-ligados, formando um escudo de glicano que interfere no reconhecimento do envelope por esses anticorpos iniciais.

Vários anticorpos neutralizantes amplos e potentes contra o envelope do HIV foram isolados de pessoas infectadas pelo HIV em estudos que tentaram compreender melhor a resposta do hospedeiro à infecção pelo HIV. Cerca de 20% dos pacientes desenvolvem anticorpos capazes de neutralizar cepas altamente diversas. Eles geralmente aparecem 2 anos ou mais após a infecção em casos de viremia continuada. Esses estudos revelaram pelo menos cinco locais importantes dentro do trímero do envelope do HIV que são capazes de levar à formação de anticorpos amplamente neutralizantes. Esses locais incluem anticorpos dirigidos contra o local de ligação ao CD4 (CD4bs, do inglês *CD4 binding site*) de gp120, aqueles epítopos de ligação dependentes de glicano na região V1/V2 de gp120, aqueles próximos da base da região V3 de gp120, aqueles que se ligam à ponte gp120/gp41 e aqueles que se ligam à região proximal da membrana de gp41 (Fig. 202-30). Vários

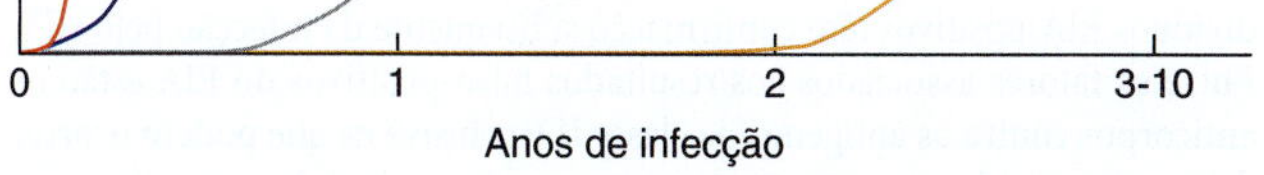

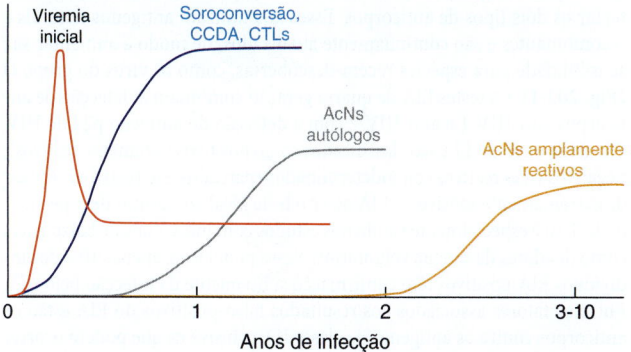

FIGURA 202-29 Relação entre viremia inicial do HIV e desenvolvimento dos anticorpos contra o HIV. Dentro de 3-6 semanas da infecção inicial pelo HIV aparecem os anticorpos não neutralizantes contra o HIV. Esses anticorpos conseguem intermediar a citotoxicidade celular dependente de anticorpos (CCDA). O declínio na viremia plasmática geralmente se correlaciona com o aparecimento de linfócitos T citotóxicos (CTLs). Após cerca de 3 meses, aparecem os anticorpos neutralizantes (AcNs) autólogos capazes de neutralizar cepas de HIV que já circularam. Após 2 anos ou mais, aparecem os AcNs amplamente reativos. *(Reimpressa, com autorização, de Annual Reviews, Inc. from The Role of Antibodies in HIV Vaccines, JR Mascola and DC Monteori, 28:413, 2010; autorização concedida por Copyright Clearance Center, Inc.)*

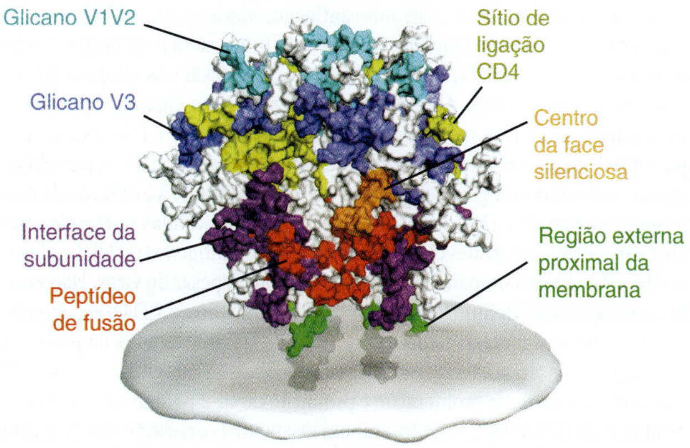

FIGURA 202-30 Alvos conhecidos dos anticorpos amplamente neutralizantes contra HIV-1. *(Cortesia de J Stuckey, GY Chuang.)*

desses anticorpos contêm características exclusivas, incluindo níveis elevados de hipermutação somática, uso seletivo de genes da linhagem germinativa (em especial os anticorpos CD4bs) e regiões determinantes complementares de cadeias pesadas longas (especialmente CDRH3). Deve-se observar que, apesar desses anticorpos serem amplamente neutralizantes *in vitro*, seu significado exato *in vivo* não está claro e os pacientes de onde eles se originaram demonstram evidências de replicação viral continuada, a menos que sejam tratados com TARV.

As outras classes importantes de anticorpos protetores são aquelas que participam na CCDA, uma forma de imunidade celular (Cap. 342) em que as células NK que têm receptores Fc estão armadas com anticorpos anti-HIV específicos que se ligam às células NK por meio da sua porção Fc. A seguir, essas células NK armadas ligam-se e destroem as células que expressam antígenos do HIV. Os níveis dos anticorpos contra proteínas do envelope capazes de mediar a CCDA são mais altos nos estágios iniciais da infecção pelo HIV. Estudos demonstraram que os anticorpos contra gp120 e gp41 participam da destruição das células infectadas pelo HIV por meio da CCDA. *In vitro*, a IL-2 pode ampliar a destruição celular mediada pela CCDA.

Além de desempenhar uma função na defesa do hospedeiro, os anticorpos específicos contra o HIV também foram implicados na patogênese da doença. Estudos demonstraram que os anticorpos dirigidos contra a gp41, quando presentes em títulos baixos, são capazes de facilitar a infecção *in vitro* das células por um mecanismo mediado pelo receptor de Fc conhecido como *melhoramento de anticorpo*. Desse modo, as mesmas regiões da proteína do envelope do HIV que dão origem aos anticorpos capazes de mediar a CCDA também podem estimular a produção dos anticorpos capazes de facilitar a infecção das células *in vitro*. Além disso, alguns autores sugeriram que os anticorpos anti-gp120 que participam da destruição das células infectadas pelo HIV por meio da CCDA também possam destruir as células T CD4+ não infectadas, quando ligadas à gp20 livre, fenômeno conhecido como *destruição das células espectadoras*.

Um dos componentes mais primitivos do sistema imune humoral é o sistema complemento (Cap. 342). Esse elemento da imunidade inata consiste em cerca de 30 proteínas que circulam no sangue ou se associam às membranas celulares. Embora o HIV seja, por si só, capaz de ativar diretamente a cascata do complemento, a lise resultante é fraca devido à presença, no envelope do vírus, de proteínas reguladoras da célula do hospedeiro, as quais foram incorporadas durante o processo de germinação. É possível que os vírions do HIV opsonizados pelo complemento sejam mais infecciosos, de modo semelhante ao que ocorre com o melhoramento de anticorpos.

RESPOSTA IMUNE CELULAR

A imunidade mediada por células T é importante na defesa do hospedeiro contra a maioria das infecções virais (Cap. 342), e ela costuma ser considerada um componente importante da resposta imune ao HIV. A imunidade celular mediada pelos linfócitos T pode ser dividida em duas grandes categorias: imunidade mediada pelas *células T CD4+ auxiliares/indutoras* e imunidade mediada pelas *células T CD8+ citotóxicas/imunorreguladoras*.

Na maioria dos pacientes infectados pelo HIV, é possível detectar células T CD4+ específicas contra o HIV mediante o uso da citometria de fluxo para medir a produção de citocinas intracelulares em resposta aos tetrâmeros de MHC classe II pulsados com peptídeos do HIV, ou mediante ensaios de proliferação dos linfócitos utilizando antígenos virais (p. ex., p24). Essas células provavelmente desempenham um papel fundamental na orquestração da resposta imune ao HIV, fornecendo ajuda às células B e às células T CD8+ específicas para o vírus. Além disso, essas células são capazes de destruir diretamente as células infectadas pelo HIV. As células T CD4+ específicas para o HIV podem ser os alvos preferenciais da infecção do HIV pelas células apresentadoras de antígenos infectadas pelo vírus durante a formação da resposta imune ao HIV (Fig. 202-28). Entretanto, essas células provavelmente também sofrem expansões clonais em resposta aos antígenos do HIV e, desse modo, sobrevivem como uma população de células apesar do vírus. Não existe correlação bem-definida entre os níveis de linfócitos T CD4+ específicos contra o HIV e os níveis plasmáticos de RNA do HIV; entretanto, na presença de cargas virais altas, as respostas das células T CD4+ aos antígenos do HIV parecem desviar-se da proliferação e produção de IL-2 para uma resposta de produção de IFN-γ. Desse modo, embora exista uma correlação inversa entre o nível de proliferação p24-específica e os níveis de viremia plasmática do HIV, o tipo de relação causal entre esses parâmetros ainda não está definido.

Estudos demonstraram células T CD8+ específicas para o HIV e limitadas ao MHC classe I no sangue periférico dos pacientes infectados pelo HIV-1. Essas células incluíam os CTLs que produzem perforinas e os linfócitos T que podem ser induzidos pelos antígenos do HIV a expressar diversas citocinas, inclusive IFN-γ, IL-2, MIP-1β e TNF-α. Vários antígenos do HIV, inclusive Gag, Env, Pol, Tat, Rev e Nef, podem desencadear as respostas das células T CD8+. Os CTLs foram detectados no sangue periférico dos pacientes recém-infectados pelo HIV após algumas semanas e antes do aparecimento do vírus no plasma. A pressão seletiva que essas células exercem na evolução da população dos vírus circulantes reflete sua função potencial no controle da infecção pelo HIV. Por meio de seus receptores de antígenos específicos do HIV, esses linfócitos T CD8+ ligam-se e provocam destruição lítica das células-alvo que portam moléculas autólogas do MHC classe I responsáveis por apresentar os antígenos do HIV. Dois tipos de atividade dos CTLs podem ser demonstrados nas células mononucleares do sangue periférico ou dos linfonodos dos pacientes infectados pelo HIV. O primeiro tipo destrói diretamente as células-alvo apropriadas em cultura, sem estimulação prévia *in vitro* (*atividade espontânea do CTL*). O outro tipo de atividade do CTL reflete a *frequência precursora dos CTLs* (CTLp); esse tipo de atividade pode ser demonstrado por estimulação das células T CD8+ *in vitro* com um mitógeno como a fitoemaglutinina ou o anticorpo anti-CD3.

Além dos CTLs, as células T CD8+ capazes de serem induzidas por antígenos do HIV a expressar citocinas (p. ex., IFN-γ) também surgem quando há infecção pelo HIV-1. Ainda não se sabe se essas células constituem reservatórios efetores iguais ou diferentes das células que medeiam a citotoxicidade; ademais, as funções relativas de cada um nas defesas do hospedeiro contra o HIV ainda não estão plenamente esclarecidas. Aparentemente, essas células T CD8+ são estimuladas a realizar a expansão *in vivo* pelo antígeno do HIV. Há correlação direta entre os níveis de células T CD8+ capazes de produzir IFN-γ em resposta aos antígenos do HIV e os níveis plasmáticos do RNA do HIV-1. Assim, embora essas células sejam claramente induzidas pela infecção por HIV-1, na maioria das situações elas não conseguem controlar a infecção de maneira efetiva. Uma exceção pode ser um subgrupo de pacientes que controlam a replicação viral na ausência de fármacos antirretrovirais e são chamados de *indivíduos de elite sem progressão da doença* (ver "Sobreviventes de longo prazo, indivíduos sem progressão da doença em longo prazo e controladores de elite", anteriormente). O sangue periférico desses pacientes contém uma população de células T CD8+ que sofre proliferação substancial *in vitro* em resposta a antígenos do HIV, além de expressarem perforina e granzima.

Foram descritos no mínimo três tipos de imunidade celular ao HIV: supressão da replicação viral mediada pelas células T CD8+ não citolítica; CCDA; e atividade das células NK. O termo *supressão da replicação do HIV mediada pelas células T CD8+ não citolíticas* refere-se à capacidade que as células T CD8+ dos pacientes HIV-positivos têm de inibir a replicação do vírus nas culturas de tecidos por mecanismos não citolíticos. Não há necessidade de compatibilidade do HLA entre as células T CD8+ e as células infectadas pelo HIV. Por conseguinte, esse mecanismo efetor é inespecífico e parece ser mediado por um ou mais fatores solúveis como as quimiocinas CC RANTES (CCL5), MIP-1α (CCL3) e MIP-1β (CCL4). Essas quimiocinas CC são supressores potentes da replicação do HIV e atuam, pelo menos em parte, pelo bloqueio do correceptor (*CCR5*) das cepas R5 (trópicas para os macrófagos) do HIV-1 (ver anteriormente). Conforme foi descrito antes com relação à imunidade humoral, a *CCDA* envolve a destruição das células que expressam o HIV pelas células NK armadas com anticorpos específicos dirigidos contra antígenos virais. Por fim, estudos demonstraram que as *células NK* isoladamente eram capazes de destruir células-alvo infectadas pelo HIV nas culturas de tecidos. Esse mecanismo citotóxico primitivo de defesa do hospedeiro destina-se à vigilância inespecífica para transformação neoplásica e infecção viral por meio do reconhecimento da alteração das moléculas do MHC classe I.

DIAGNÓSTICO E MONITORAMENTO LABORATORIAL DA INFECÇÃO PELO HIV

A confirmação do HIV como agente etiológico da Aids e das síndromes relacionadas no início de 1984 foi seguida pelo desenvolvimento rápido dos testes de triagem sensíveis para a infecção pelo HIV. Em março de 1985, os doadores de sangue dos Estados Unidos começaram a ser rotineiramente testados para anticorpos anti-HIV. Em 1996, os bancos de sangue nos Estados Unidos acrescentaram o ensaio de captura do antígeno p24 ao processo de triagem para ajudar a identificar os raros indivíduos infectados que estariam doando sangue no intervalo (até 3 meses) entre a infecção e o desenvolvimento de anticorpos. Em 2002, a capacidade de detecção da infecção inicial pelo HIV foi aprimorada com a aprovação do teste do ácido nucleico (NAT) como componente rotineiro da triagem dos doadores de sangue. Esses avanços diminuíram o intervalo entre a infecção e sua detecção (o período de janela imunológica) de 22 dias com o teste do anticorpo para 16 dias com o teste do antígeno p24 e, possivelmente, para 12 dias com o NAT. O desenvolvimento dos ensaios sensíveis para monitorar os níveis de viremia plasmática iniciou uma nova era na qual se tornou possível monitorar a progressão da doença causada pelo HIV com mais precisão. A utilização desses testes combinados com as determinações das contagens de linfócitos T CD4+ no sangue periférico é essencial ao tratamento dos pacientes infectados pelo HIV.

DIAGNÓSTICO DA INFECÇÃO PELO HIV

O CDC recomendou que a triagem para infecção pelo HIV fosse realizada como prática de saúde rotineira. O diagnóstico da infecção pelo HIV depende da demonstração dos anticorpos anti-HIV e/ou da detecção direta do vírus ou de um dos seus componentes. Conforme assinalado antes, os anticorpos contra o HIV geralmente aparecem na circulação dentro de 3 a 12 semanas depois da infecção. Além dos testes de triagem laboratoriais, há vários testes disponíveis para a realização domiciliar.

Os testes padronizados de triagem de sangue para a infecção pelo HIV baseiam-se na detecção de anticorpos contra o HIV e/ou do antígeno p24 (ver adiante) do HIV. Uma plataforma laboratorial comum é o teste ELISA, também chamado de *imunoensaio enzimático* (EIA). Esse ensaio em fase sólida é um exame de triagem extremamente confiável, com sensibilidade > 99,5%. A maioria dos laboratórios diagnósticos utiliza um *kit* comercial que contém antígenos do HIV-1 e do HIV-2 e, por essa razão, consegue detectar os dois tipos de anticorpos. Esses *kits* utilizam antígenos naturais e recombinantes e são continuamente atualizados, de modo a aumentar sua sensibilidade para espécies recém-descobertas, como os vírus do grupo O (Fig. 202-1). Os testes EIA de quarta geração combinam a detecção de anticorpos anti-HIV-1 e anti-HIV-2 com a detecção do antígeno p24 do HIV. Em geral, os testes EIA são classificados como positivos (altamente reativos), negativos (não reativos) ou indeterminados (parcialmente reativos). Apesar de extremamente sensível, o EIA não é o teste ideal em termos de especificidade. Isso é especialmente válido nos estudos com indivíduos de baixo risco, como doadores de sangue voluntários. Nessa população, apenas 10% dos indivíduos EIA-positivos têm confirmação subsequente da infecção pelo HIV. Entre os fatores associados aos resultados falso-positivos do EIA estão os anticorpos contra os antígenos da classe II (inclusive os que podem ocorrer depois de gravidez, transfusão de sangue ou transplante), autoanticorpos, doença hepática, vacinação contra a influenza recente, infecções virais agudas e administração de uma vacina contra o HIV. Por essas razões, qualquer indivíduo suspeito de infecção pelo HIV com base em um resultado positivo ou inconclusivo do EIA de quarta geração deve ter o resultado confirmado por um ensaio mais específico, como o imunoensaio para anticorpos específicos para HIV-1 ou HIV-2, o *Western blot* ou um nível plasmático de RNA do HIV. É possível estimar se um indivíduo teve infecção recente pelo HIV-1 comparando os resultados de um teste de EIA padronizado que forneça resultados positivos para todos os indivíduos infectados com os resultados de um ensaio modificado para ser menos sensível ("ensaio fora de sintonia"), o qual se torna positivo para os indivíduos com infecção pelo HIV estabelecida e negativo para os indivíduos com infecção recente. Em raras ocasiões, um indivíduo infectado pelo HIV tratado precocemente durante a evolução da infecção pode negativar o resultado do EIA. Isso *não* indica a erradicação da infecção; em vez disso, significa que os níveis de exposição ao vírus ou a proteínas virais não são mais suficientes para manter uma resposta detectável de anticorpos. Quando esses indivíduos interrompem o tratamento, os vírus e os anticorpos reaparecem.

As recomendações do CDC indicam que um ensaio de quarta geração positivo confirmado por um segundo imunoensaio específico para HIV-1 ou HIV-2 ou pelo nível de RNA do HIV no plasma é adequado para o diagnóstico. O *Western blot*, que era usado como teste confirmatório, não é mais usado com esse propósito.

A Figura 202-31 ilustra as diretrizes para a utilização desses testes sorológicos com o objetivo de confirmar o diagnóstico da infecção pelo HIV. Para os pacientes suspeitos de infecção pelo HIV, o teste inicial apropriado é o imunoensaio de quarta geração para anticorpos contra os antígenos do HIV-1/2. Se o resultado for negativo, a menos que haja alguma forte razão para suspeitar de infecção inicial pelo HIV (como em um paciente exposto nos últimos 3 meses), exclui-se o diagnóstico e o teste deve ser repetido apenas quando houver indicação clínica. Se o imunoensaio for indeterminado ou positivo, deve-se repetir o teste. Se os resultados forem negativos em duas ocasiões, pode-se deduzir que o resultado positivo inicial foi decorrente de erro técnico na execução do ensaio e que o paciente é negativo. Se a repetição for indeterminada ou positiva, deve-se proceder a um imunoensaio para diferenciação de anticorpos contra HIV-1/HIV-2, como o Bio-Rad Geenius®. Se o teste for positivo para HIV-1 e/ou HIV-2, pode-se fazer o diagnóstico da infecção por HIV-1 e/ou HIV-2. Se a testagem para anticorpos contra HIV-1/HIV-2 for negativa ou indeterminada, deve-se realizar a testagem para o RNA do HIV-1 com um NAT (ver adiante). Se o NAT for positivo, na presença de um teste de anticorpos negativo, pode-se fazer o diagnóstico de infecção aguda pelo HIV-1. Se o NAT for negativo para o HIV-1, deve-se considerar a testagem adicional para o RNA do HIV-2. Pode-se concluir que haja um teste falso-positivo de quarta geração em situações com testes negativos ou indeterminados para anticorpos contra HIV-1/HIV-2 em casos de testes NAT negativos.

Além desses ensaios laboratoriais padronizados para a detecção de anticorpos contra o HIV, vários testes para uso no local de cuidados podem fornecer resultados em 1 a 60 minutos. Embora a sensibilidade e especificidade desses testes seja geralmente bastante alta, costuma ser recomendado que quaisquer resultados positivos sejam confirmados com a testagem laboratorial padrão. Existe atualmente um *kit* de teste rápido para uso domiciliar (OraQuick), além de vários testes para os quais a amostra é obtida em casa e enviada ao laboratório. Um resultado positivo com qualquer desses testes deve ser seguido por testes laboratoriais confirmatórios por um profissional de saúde.

Existem vários testes laboratoriais para detecção direta do HIV ou dos seus componentes (Tab. 202-8). Esses testes podem ser muito úteis para a confirmação do diagnóstico da infecção pelo HIV quando os resultados dos testes para determinação de anticorpos são indeterminados. Além disso, os testes que determinam os níveis de RNA do HIV podem ser usados para avaliar o prognóstico e a resposta aos tratamentos antirretrovirais. Entre os testes de detecção direta, o mais simples, menos caro e mais raramente usado é o *ensaio de captura do antígeno p24*. Esse teste é um ensaio de EIA no qual a fase sólida consiste em anticorpos contra o antígeno p24 do HIV. O teste detecta a proteína viral p24 no sangue dos indivíduos infectados quando ela está presente na forma de antígeno livre ou em complexos com anticorpos anti-p24. Ele atualmente faz parte do imunoensaio de quarta geração para anticorpos contra os antígenos do HIV-1/2 recomendado para triagem inicial. Em geral, cerca de 30% dos indivíduos infectados pelo HIV e não tratados têm níveis detectáveis de antígeno p24 livre. Esse índice aumenta para cerca de 50% quando as amostras são tratadas com ácido fraco para dissolver os complexos de antígeno-anticorpo. Ao longo de toda a evolução da infecção pelo HIV, existe um equilíbrio entre o antígeno p24 e seus anticorpos específicos. Durante as primeiras semanas da infecção (antes do desenvolvimento da resposta imune), há uma elevação rápida dos níveis do antígeno p24. Depois da formação dos anticorpos anti-p24, esses níveis declinam. Nas fases finais da infecção, quando os níveis dos vírus circulantes são altos, as concentrações do antígeno p24 também aumentam, principalmente quando são determinados pelas técnicas que incluam dissociação dos complexos de antígeno-anticorpo. O ensaio de captura do antígeno p24 é mais útil como teste de triagem para infecção pelo HIV nos pacientes sob suspeita de apresentar a síndrome aguda do HIV (ver adiante), tendo em vista que os níveis do antígeno p24 são altos antes do desenvolvimento dos anticorpos. O seu uso como teste exclusivo para a triagem de rotina dos doadores de sangue para a infecção pelo HIV foi substituído pelo uso do NAT ou ensaios de "quarta geração" que combinam o teste para antígenos e anticorpos.

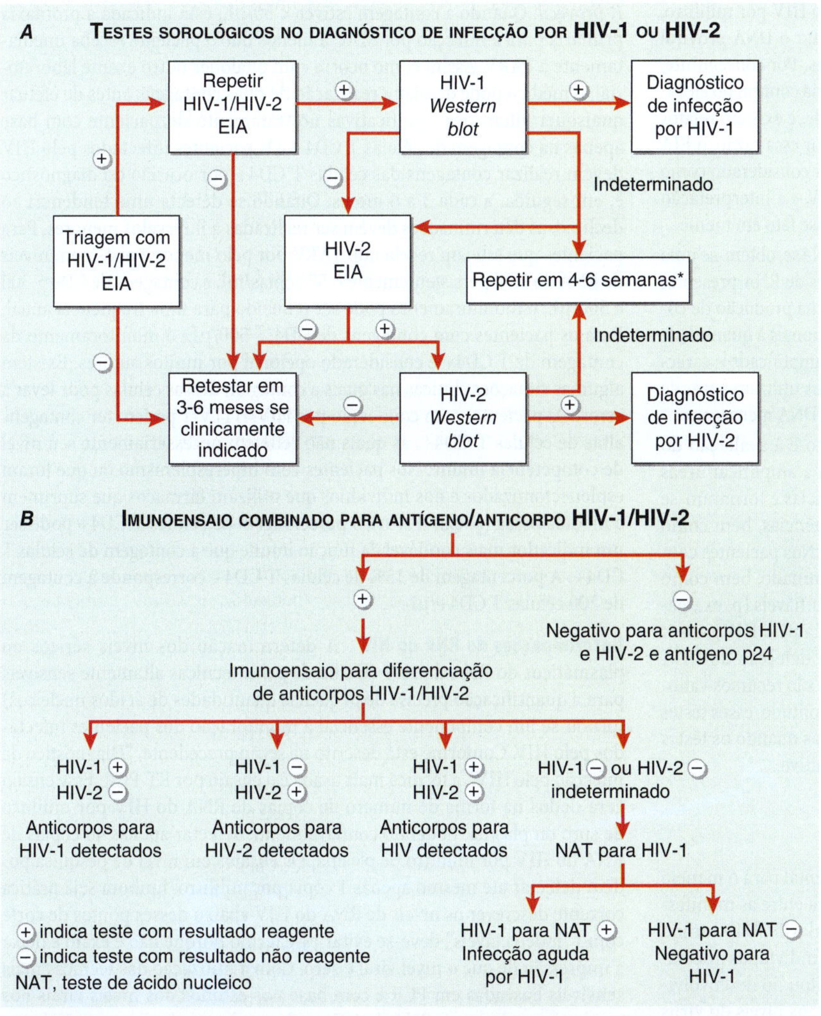

FIGURA 202-31 Testes sorológicos para o diagnóstico de infecção por HIV-1 ou HIV-2. ***A.*** Algoritmo incluindo o uso de um *Western blot*. *Um *Western blot* persistentemente indeterminado depois de 4-6 semanas torna improvável a infecção pelo HIV. Entretanto, esse ensaio deve ser repetido 2 vezes com intervalos de 3 meses para excluir infecção pelo HIV. De modo alternativo, pode-se realizar o teste para o antígeno p24 do HIV-1 ou para o RNA do HIV. EIA, imunoensaio enzimático. ***B.*** Algoritmo do Centers for Disease Control and Prevention (CDC) não incluindo o uso de um *Western blot*. *(Adaptada de stacks.cdc.gov/view/cdc/23446.)*

A possibilidade de determinar e monitorar os níveis de RNA do HIV no plasma dos pacientes com infecção pelo HIV tem sido extremamente útil para esclarecer a patogênese dessa infecção, para monitorar a resposta à TARV e fornecer um instrumento diagnóstico em situações nas quais a determinação dos anticorpos anti-IIIV pode ser enganosa, como a

TABELA 202-8 ■ Características dos testes de detecção direta do HIV

Teste	Técnica	Sensibilidade[a]	Custo/teste[b]
Ensaio de captura do antígeno p24 dissociado de imunocomplexos	Determinação dos níveis de proteína do *core* do HIV-1 em um formato baseado em um EIA depois da dissociação dos complexos antígeno-anticorpo por tratamento com ácido fraco	Positivo em 50% dos pacientes; detecta um mínimo de 15 pg/mL de proteína p24	$ 1-2
RNA do HIV por PCR	Visa à amplificação do RNA do HIV-1 por transcrição reversa seguida de PCR	Confiável para mínimo de 40 cópias do RNA do HIV por mL	$ 75-150
RNA do HIV pela bDNA	Determinação dos níveis do RNA do HIV associado a partículas em um ensaio de captura do ácido nucleico empregando amplificação de sinal	Confiável para mínimo de 50 cópias do RNA do HIV por mL	$ 75-150
RNA do HIV por TMA	Visa à amplificação do RNA do HIV-1 por transcrição reversa seguida de T7--RNA-polimerase	Confiável para mínimo de 100 cópias do RNA do HIV por mL	$ 225
RNA do HIV por NASBA	Amplificação isotérmica do ácido nucleico com controles internos	Confiável para mínimo de 80 cópias do RNA do HIV por mL	$ 75-150

[a]Os níveis de sensibilidade referem-se aos aprovados pela Food and Drug Administration. [b]Os preços podem ser mais baixos quando se tratam de grandes quantidades.

Siglas: bDNA, DNA ramificado; cDNA, DNA complementar; EIA, imunoensaio enzimático; NASBA, amplificação baseada em sequência de ácidos nucleicos; PCR, reação em cadeia da polimerase; TMA, amplificação mediada por transcrição.

infecção aguda e a infecção neonatal. Além desses testes comercialmente disponíveis para medir o RNA do HIV, exames de *PCR do DNA* do HIV também são utilizados por laboratórios de pesquisa para estabelecer o diagnóstico de infecção pelo HIV com base na amplificação do DNA proviral do HIV a partir de células mononucleares do sangue periférico. Os testes de detecção do RNA disponíveis no comércio têm sensibilidade para 40 a 80 cópias de RNA do HIV por mililitro de plasma. Os ensaios de RNA realizados nos laboratórios de pesquisa podem detectar uma única cópia de RNA do HIV por mililitro, enquanto os testes de PCR para DNA conseguem detectar o DNA proviral em frequência de uma cópia por 10 mil a 100 mil células. Por conseguinte, esses testes são extremamente sensíveis. Uma consequência comum do elevado grau de sensibilidade é alguma perda de especificidade, e existem relatos de resultados falso-positivos com todas essas técnicas. Por essa razão, o EIA positivo com um ensaio de RNA do HIV positivo pode ser considerado como o "padrão-ouro" para o diagnóstico da infecção pelo HIV, e a interpretação dos resultados dos outros testes deve ser realizada com esse fato em mente.

Com a técnica RT-PCR, depois do tratamento por DNAse, obtém-se uma cópia do DNA complementar (cDNA) de todas as espécies de RNA presentes no plasma. Como o HIV é um vírus de RNA, isso resulta na produção de cópias de DNA do genoma do HIV em quantidades proporcionais à quantidade de RNA viral presente no plasma. A seguir, esse cDNA é amplificado e caracterizado utilizando técnicas padronizadas de PCR, as quais utilizam pares de precursores capazes de diferenciar o cDNA genômico do cDNA mensageiro.

Além de serem instrumentos úteis ao diagnóstico e à avaliação do prognóstico, a RT-PCR e a DNA-PCR também ajudam a amplificar áreas definidas do genoma do HIV para a análise das sequências e tornaram-se técnicas importantes ao estudo da diversidade de sequências, bem como da resistência microbiana aos fármacos antirretrovirais. Nos pacientes com EIA positivo ou indeterminado e *Western blot* indeterminado, bem como nos pacientes cujos testes sorológicos podem não ser confiáveis (p. ex., pacientes com hipogamaglobulinemia ou doença avançada pelo HIV), esses testes de quantificação do RNA do HIV no plasma ou detecção do DNA proviral nas células mononucleares do sangue periférico são recursos valiosos para confirmar o diagnóstico da infecção pelo HIV; contudo, esses testes devem ser utilizados com finalidades diagnósticas apenas quando os testes sorológicos convencionais não fornecem resultado definitivo.

MONITORAMENTO LABORATORIAL DE PACIENTES COM INFECÇÃO PELO HIV

A integração de dados clínicos e laboratoriais é fundamental para o manejo ideal de pacientes com infecção por HIV. A relação direta entre as manifestações clínicas da infecção pelo HIV e a contagem de células T CD4+ tornou este último procedimento rotineiro para a avaliação dos indivíduos infectados. A descoberta de que o HIV é a causa da Aids resultou no desenvolvimento de testes sensíveis, os quais permitem monitorar os níveis do vírus no sangue. As determinações das contagens de células T CD4+ no sangue periférico e dos níveis do RNA viral constituem instrumentos valiosos para avaliar o prognóstico e monitorar a resposta ao tratamento.

Contagem das células T CD4+ A contagem de células T CD4+ é o exame laboratorial geralmente aceito como melhor indicador do estado imediato de competência imunológica do paciente infectado pelo HIV. Foi demonstrado que essa mensuração se relaciona muito bem com o nível de competência imunológica. Os pacientes com contagens de células T CD4+ < 200/μL têm risco alto de desenvolver doença por *P. jirovecii*, enquanto os indivíduos com contagens < 50/μL estão mais sujeitos às doenças causadas por CMV, micobactérias do complexo *Mycobacterium avium* (MAC) e/ou *T. gondii* (Fig. 202-32). Quando os pacientes apresentarem contagem das células T CD4+ < 200/μL, os pacientes devem receber um regime de profilaxia para *P. jirovecii*. Quando a contagem estiver < 50/μL, está indicada a profilaxia primária para a infecção por MAC a menos que o paciente receba imediatamente a TARV. Assim como ocorre com qualquer outro exame laboratorial, o médico pode desejar a realização de duas contagens antes de efetuar quaisquer alterações significativas no tratamento do paciente com base apenas na contagem de células T CD4+. Os pacientes infectados pelo HIV devem realizar contagens das células T CD4+ por ocasião do diagnóstico e, em seguida, a cada 3 a 6 meses. Quando se detecta uma tendência ao declínio, as determinações devem ser realizadas a intervalos menores. Para pacientes que estejam recebendo TARV por pelo menos 2 anos com níveis de RNA do HIV persistentemente < 50 cópias/mL e contagens de CD4 > 300 a 500/μL, o monitoramento pode ser reduzido para uma frequência anual. Para os pacientes com contagens de CD4 > 500/μL, o monitoramento da contagem de T CD4+ é considerado opcional por muitos autores. Existem algumas situações clínicas nas quais a contagem dessas células pode levar a erros. Os pacientes com coinfecção por HIV/HTLV-1 podem ter contagens altas de células T CD4+, as quais não refletem necessariamente seu nível de competência imune. Nos pacientes com hiperesplenismo ou que foram esplenectomizados e nos indivíduos que utilizam fármacos que suprimem a medula óssea (p. ex., IFN-α), a porcentagem de células T CD4+ pode ser um indicador mais confiável da função imune que a contagem de células T CD4+. A porcentagem de 15% de células T CD4+ corresponde à contagem de 200 células T CD4+/μL.

Determinações do RNA do HIV A determinação dos níveis séricos ou plasmáticos do RNA do HIV (facilitada pelas técnicas altamente sensíveis para a quantificação precisa de pequenas quantidades de ácidos nucleicos) tornou-se um componente essencial à monitoração dos pacientes infectados pelo HIV. Conforme está descrito na seção precedente, "Diagnóstico da infecção pelo HIV", a técnica mais usada é o ensaio por RT-PCR. Esse ensaio gera dados na forma de número de cópias de RNA do HIV por mililitro de soro ou plasma, podendo confiavelmente detectar apenas 40 cópias de RNA do HIV por mililitro de plasma. Os ensaios em nível de pesquisa podem detectar até mesmo apenas 1 cópia por mililitro. Embora seja prática corrente descrever os níveis de RNA do HIV abaixo desses pontos de corte como "indetectáveis", deve-se evitar esse termo porque não é exato e deixa a impressão de que o nível viral é zero. Com a utilização das técnicas mais sensíveis baseadas em PCR e com base nos estudos dos níveis virais nos tecidos e no plasma, o RNA do HIV pode ser detectado em quase todos os pacientes infectados. As poucas exceções notáveis até hoje envolvem os pacientes submetidos ao tratamento de citorredução seguido por transplante de medula óssea de doadores homozigóticos para *CCR5Δ32*.

As determinações das alterações dos níveis de RNA do HIV foram muito úteis para delinear a relação entre os níveis do vírus e as taxas de progressão da doença (Fig. 202-22), as taxas de renovação viral, a relação entre a

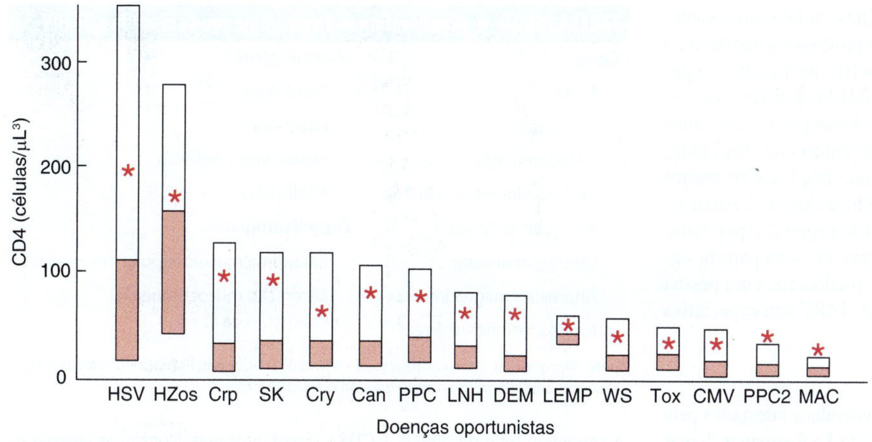

FIGURA 202-32 Relação entre as contagens das células T CD4+ e o desenvolvimento das doenças oportunistas. O gráfico de barras demonstra a contagem mediana (linha horizontal dentro da barra), o primeiro quartil (parte inferior da barra), o terceiro quartil (parte superior da barra) e a média (asterisco) das contagens de linfócitos T CD4+ por ocasião do desenvolvimento das doenças oportunistas. Can, esofagite por *Candida*; CMV, infecção por citomegalovírus; Crp, criptosporidiose; Cry, meningite criptocócica; DEM, complexo demencial da Aids; HSV, infecção pelo herpes-vírus simples; HZos, herpes-zóster; MAC, bacteriemia pelo complexo *Mycobacterium avium*; LNH, linfoma não Hodgkin; PPC, pneumonia primária por *Pneumocystis jirovecii*; PPC2, pneumonia secundária por *P. jirovecii*; LEMP, leucoencefalopatia multifocal progressiva; SK, sarcoma de Kaposi; Tox, encefalite por *Toxoplasma gondii*; WS, síndrome de caquexia. *(De Annals of Internal Medicine, RD Moore, RE Chaisson: Natural History of Opportunistic Disease in an HIV-Infected Urban Clinical Cohort. 124(7):633-642, 1996. Copyright © 1996 American College of Physicians. Todos os direitos reservados. Reimpressa, com autorização, de American College of Physicians, Inc.)*

ativação do sistema imune e a replicação viral e o tempo necessário ao aparecimento de resistência aos fármacos. As determinações do RNA do HIV são acentuadamente influenciadas pelo estado de ativação do sistema imune e podem flutuar expressivamente na vigência de infecções secundárias ou de imunização. Por essas razões, as decisões baseadas nos níveis de RNA do HIV nunca devem ser baseadas em uma única determinação. As determinações dos níveis plasmáticos de RNA do HIV devem ser efetuadas por ocasião do diagnóstico da infecção e, em seguida, a cada 3 a 6 meses nos pacientes não tratados. Depois de iniciar ou alterar o tratamento, os níveis plasmáticos de RNA do HIV devem ser monitorados a intervalos aproximados de 4 semanas, até que a eficácia do esquema terapêutico seja determinada pelo estabelecimento de um novo nível de RNA do HIV no estado de equilíbrio. Na maioria dos pacientes em tratamento antirretroviral eficaz, o nível plasmático de RNA do HIV diminui a < 50 cópias/mL dentro de 6 meses depois de iniciar o tratamento. Durante o tratamento, os níveis de RNA viral devem ser monitorados a cada 3 a 6 meses para confirmar a eficácia persistente dos antirretrovirais.

Teste de resistência do HIV A disponibilidade de vários fármacos antirretrovirais como opções de tratamento causou grande interesse em torno da possibilidade de determinar a sensibilidade do(s) vírus do paciente aos diferentes agentes antirretrovirais. O teste de resistência do HIV pode ser efetuado com base em determinações genotípicas ou fenotípicas. Com os ensaios genotípicos, as análises das sequências dos genomas do HIV obtidos dos pacientes são comparadas com as sequências de vírus com perfis de resistência conhecidos aos fármacos antirretrovirais. Com os ensaios fenotípicos, a proliferação *in vivo* dos vírus isolados do paciente ou de pseudovírus geneticamente construídos é comparada com o padrão de crescimento das cepas de referência do vírus na presença ou ausência de diferentes agentes antirretrovirais. Esses testes são muito satisfatórios para definir os fármacos antirretrovirais utilizados anteriormente e sugerir os agentes que podem ser úteis no futuro para um dado paciente. O teste de resistência é recomendado no momento do diagnóstico inicial e, se o tratamento não for iniciado nesse momento. Os testes de resistência aos fármacos também estão indicados no contexto de falha virológica e devem ser realizados enquanto o paciente ainda utiliza o esquema ineficaz, tendo em vista a propensão de o reservatório de quasispécies do HIV reverter rapidamente ao tipo natural quando não está sob pressão seletiva da TARV. Em mãos experientes, o teste de resistência aumenta, em curto prazo, a capacidade de reduzir a carga viral em cerca de 0,5 log em comparação com a alteração do tratamento com base simplesmente na história dos fármacos utilizados. Além de usar o teste de resistência para ajudar a escolher novos fármacos para pacientes com falha virológica, esse teste também pode ser útil na escolha do esquema inicial de tratamento para pacientes que ainda não foram tratados. Isso é particularmente válido nas regiões geográficas com níveis altos de resistência primária. O paciente deve ter um nível de RNA do HIV-1 > 500 a 1.000 cópias/mL para uma acurada determinação da resistência. Os testes de resistência perdem sua consistência em níveis mais baixos de viremia plasmática.

Ensaios de tropismo do correceptor Depois da aprovação do maraviroque como o primeiro antagonista do CCR5 para o tratamento da infecção pelo HIV (ver adiante), tornou-se necessário ser capaz de determinar se o vírus do paciente tem ou não probabilidade de responder a esse tratamento. Os pacientes tendem a ter vírus com tropismo para o CCR5 nas fases iniciais da evolução da infecção, com tendência à substituição pelos vírus com tropismo para CXCR4 nas fases mais avançadas da doença. O fármaco antirretroviral maraviroque é eficaz apenas contra os vírus com tropismo para o CCR5. Devido ao fato de que os determinantes genotípicos do tropismo celular não estão bem definidos, um ensaio fenotípico é necessário para determinar essa propriedade do HIV. O ensaio Trofile (Monogram Biosciences) está disponível para fazer essa determinação. Esse ensaio clona as regiões do envelope do vírus do paciente em um vírus indicador que, em seguida, é usado para infectar células-alvo que expressam o correceptor CCR5 ou CXCR4. O ensaio demora algumas semanas para ser concluído e é dispendioso. Outra opção de menor custo é a obtenção de um ensaio genotípico da região V3 do HIV-1 e depois empregar um algoritmo de computador para predizer o tropismo viral a partir da sequência. Apesar de essa abordagem ter menor custo que o ensaio fenotípico clássico, há poucos dados que validam seu valor preditivo.

Outros testes Vários outros testes laboratoriais foram estudados como marcadores potenciais da atividade da doença causada pelo HIV. Entre esses exames, estão a cultura quantitativa do HIV com competência replicativa obtido do plasma, de células mononucleares do sangue periférico ou de células T CD4+ de memória em repouso; os níveis circulantes de β_2-microglobulina, receptor solúvel da IL-2, IgA, interferona endógena ácido-lábil ou TNF-α; e a presença ou ausência dos marcadores da ativação como CD38, HLA-DR e PD-1 nas células T CD4+ ou T CD8+. Marcadores sorológicos inespecíficos de inflamação e/ou coagulação (p. ex., IL-6, D-dímeros e sCD14) correlacionaram-se diretamente com a mortalidade por todas as causas (Tab. 202-9). Embora esses exames sejam úteis como marcadores da atividade da doença e ajudem a ampliar nossos conhecimentos acerca da patogênese da doença causada pelo HIV, hoje eles não desempenham um papel significativo no acompanhamento dos pacientes infectados.

MANIFESTAÇÕES CLÍNICAS

As consequências clínicas da infecção pelo HIV abrangem um espectro que varia da síndrome aguda associada à infecção primária até uma fase assintomática prolongada que culmina na doença avançada. É mais conveniente considerar a doença causada pelo HIV como um processo que começa com

TABELA 202-9 ■ Relação entre PCR-as, IL-6 e D-dímeros com mortalidade por todas as causas em pacientes infectados pelo HIV

	Não ajustada		Ajustada	
Marcador	Razão de chances (quarto/primeiro)	P	Razão de chances (quarto/primeiro)	P
PCR-as	2,0	0,05	2,8	0,03
IL-6	8,3	< 0,0001	11,8	< 0,0001
D-dímeros	12,4	< 0,0001	26,5	< 0,0001

Siglas: IL-6, interleucina 6; PCR-as, proteína C-reativa de alta sensibilidade.
Fonte: De LH Kuller et al: PLoS Med 5:e203, 2008.

a infecção primária e progride em várias fases. Como já foi mencionado, a replicação viral ativa e a disfunção imunológica progressiva ocorrem ao longo de todas as fases da evolução da infecção pelo HIV na maioria dos pacientes. Com exceção dos raros e verdadeiros "controladores de elite" ou não progressores de longo prazo (ver "Sobreviventes de longo prazo, indivíduos sem progressão da doença em longo prazo e controladores de elite", anteriormente), a doença causada pelo HIV nos pacientes não tratados avança inexoravelmente, mesmo durante o estágio de latência clínica. A partir de meados da década de 1990, a TARV produziu impacto expressivo por evitar e reverter a progressão da doença por períodos longos em uma parcela significativa dos pacientes tratados adequadamente. Atualmente, uma pessoa diagnosticada com infecção pelo HIV e tratada com TARV tem expectativa de vida próxima do normal.

INFECÇÃO AGUDA PELO HIV

Algumas estimativas sugeriram que 50 a 70% dos indivíduos infectados pelo HIV apresentem uma síndrome clínica aguda cerca de 3 a 6 semanas depois da infecção primária (Fig. 202-33). Estudos demonstraram graus variáveis de gravidade clínica e, embora alguns tenham sugerido que a soroconversão sintomática que leva o indivíduo a buscar atendimento médico indica risco mais alto de evolução acelerada da doença, não parece haver qualquer correlação entre o nível da viremia inicial da infecção aguda e a evolução subsequente da doença causada pelo HIV. A Tabela 202-10 relaciona os achados clínicos típicos da síndrome aguda causada pelo HIV, os quais ocorrem durante o período de viremia plasmática. Alguns autores demonstraram que vários sinais e sintomas da síndrome aguda (febre, erupção cutânea, faringite e mialgia) são menos frequentes nos indivíduos infectados pelo uso de drogas injetáveis quando comparados com os pacientes infectados por relações sexuais. A síndrome é típica de uma infecção viral aguda e foi comparada à mononucleose infecciosa aguda. Em geral, os sinais e os sintomas persistem por uma a várias semanas e regridem gradativamente à medida que a resposta imune ao HIV desenvolve-se e os níveis de viremia plasmática diminuem. Alguns autores relataram infecções oportunistas durante essa fase da infecção, refletindo a imunodeficiência resultante das contagens reduzidas de células T CD4+ e, provavelmente, também a disfunção dessas células em consequência das anormalidades celulares induzidas pelas proteínas virais e pelas citocinas endógenas (Tab. 202-5) associadas aos níveis extremamente altos de viremia plasmática. O sistema de estadiamento Fiebig tem sido usado para descrever os diferentes estágios da infecção aguda pelo HIV, variando desde estágio I (apenas positivo para RNA de HIV) até estágio VI (positivo para RNA de HIV e *Western blot* completo). Algumas anormalidades imunológicas acompanham a síndrome aguda causada pelo HIV, inclusive alterações polifásicas das contagens das subpopulações de linfócitos circulantes. Inicialmente, contagem total de linfócitos e as contagens diferenciais das células T (CD4+ e CD8+) diminuem. Mais tarde, há inversão da razão entre células T CD4+/CD8+ em consequência do aumento da contagem destas últimas células. Na verdade, pode haver expansão transitória e seletiva das subpopulações de células T CD8+, conforme determinado pelas análises dos receptores das células T (ver seções anteriores).

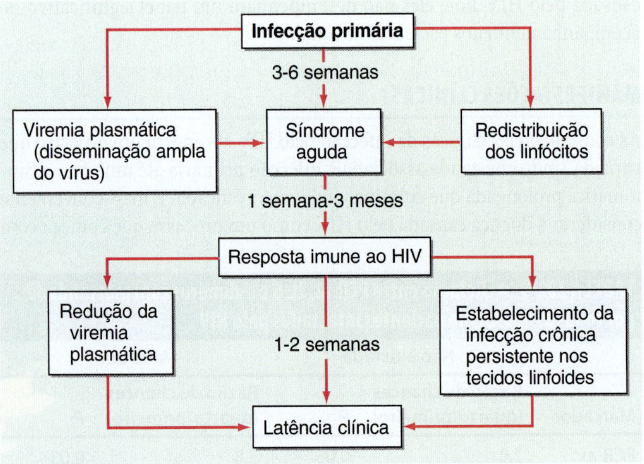

FIGURA 202-33 Síndrome aguda do HIV. Ver detalhes no texto. *(De G Pantaleo, C Graziosi, AS Fauci: The Immunopathogenesis of Human Immunodeficiency Virus Infection. N Engl J Med 328:327, 1993. Copyright © 1993 Massachusetts Medical Society. Reimpressa, com autorização, de Massachusetts Medical Society.)*

TABELA 202-10 ■ Achados clínicos da síndrome aguda causada pelo HIV

Gerais	Neurológicos
Febre	Meningite
Faringite	Encefalite
Linfadenopatia	Neuropatia periférica
Cefaleia/dor retro-orbitária	Mielopatia
Artralgias/mialgias	**Dermatológicos**
Letargia/mal-estar	Exantema maculopapular eritematoso
Anorexia/emagrecimento	Ulceração mucocutânea
Náusea/vômitos/diarreia	

Fonte: Reproduzida, com autorização, de B Tindall, DA Cooper: Primary HIV infection: Host responses and intervention strategies. AIDS 5:1, 1991.

A contagem total de células T CD8+ circulantes pode continuar elevada ou voltar ao normal; contudo, os níveis de células T CD4+ geralmente continuam reduzidos até certo ponto, embora possam ocorrer aumentos ligeiros até os níveis normais. Cerca de 70% dos indivíduos com infecção primária pelo HIV têm linfadenopatia. A maioria dos pacientes recupera-se espontaneamente dessa síndrome e pode persistir apenas com ligeira redução da contagem de células T CD4+, que se estabiliza por um período variável antes de começar o declínio progressivo; em alguns indivíduos, as contagens de células T CD4+ voltam à faixa normal. Cerca de 10% dos pacientes têm deterioração clínica e imunológica fulminante depois da primoinfecção, mesmo depois do desaparecimento dos primeiros sintomas. Na maioria dos casos, a infecção primária com ou sem uma síndrome aguda é seguida de um intervalo longo de latência clínica ou níveis baixos de atividade da doença.

ESTÁGIO ASSINTOMÁTICO – LATÊNCIA CLÍNICA

Embora o intervalo entre a infecção inicial e o início da doença clínica seja amplamente variável, o intervalo médio para os pacientes não tratados é de cerca de 10 anos. Conforme ressaltado antes, a doença causada pelo HIV com replicação viral ativa é contínua e progressiva durante esse período assintomático. A taxa de progressão da doença correlaciona-se diretamente com os níveis de RNA do HIV. Os pacientes com níveis plasmáticos altos de RNA do HIV evoluem para a doença sintomática mais rapidamente que os indivíduos com baixos níveis de RNA do HIV (Fig. 202-22). Alguns indivíduos, designados como *pacientes sem progressão da doença em longo prazo*, apresentam pouco ou nenhum declínio das contagens de células T CD4+ por intervalos longos. Em geral, esses indivíduos têm níveis extremamente baixos de RNA viral; um subgrupo conhecido como *não progressores de elite* tem níveis de RNA viral < 50 cópias/mL. Alguns outros pacientes permanecem totalmente assintomáticos, embora suas contagens de células T CD4+ apresentem declínio contínuo e progressivo até chegar a níveis extremamente baixos. Nesses casos, o desenvolvimento de uma doença oportunista pode ser a primeira manifestação da infecção pelo HIV. Durante o período assintomático da infecção, a taxa média de declínio das células T CD4+ é de cerca de 50/μL por ano em um paciente não tratado. Quando a contagem de células T CD4+ diminui a < 200/μL, o estado de imunodeficiência resultante é suficientemente grave para colocar o paciente sob risco alto de infecções oportunistas e neoplasias e, desse modo, de desenvolver doença detectável clinicamente.

DOENÇA SINTOMÁTICA

Os sinais e os sintomas da doença causada pelo HIV podem surgir a qualquer momento durante a evolução da infecção. Em termos gerais, o espectro das enfermidades observadas modifica-se à medida que a contagem das células T CD4+ diminui. As complicações mais graves e potencialmente fatais da infecção causada pelo HIV ocorrem nos pacientes com contagens das células T CD4+ < 200/μL. O diagnóstico de Aids é confirmado em qualquer indivíduo com ≥ 6 anos de idade infectado pelo HIV com contagem de células T CD4+ < 200/μL (estágio 3, Tab. 202-2), bem como em qualquer paciente HIV-positivo que apresente uma das doenças associadas ao HIV, as quais são consideradas indicativas de um distúrbio grave da imunidade celular (Tab. 202-1). Embora os agentes etiológicos das infecções secundárias sejam microrganismos oportunistas como *P. jirovecii*, as micobactérias atípicas, o CMV e outros microrganismos que não costumam causar doença quando não há disfunção do sistema imune, também incluem várias bactérias e micobactérias patogênicas comuns. Depois do uso difundido da

TABELA 202-11 ■ Diretrizes de 2013 do NIH/CDC/IDSA para a profilaxia das infecções oportunistas nos indivíduos infectados pelo HIV

Patógeno	Indicações	Primeira opção	Alternativas
Recomendações padronizadas para profilaxia primária e secundária			
Pneumocystis jirovecii	Contagem de células T CD4+ < 200/μL *ou* Candidíase orofaríngea *ou* Episódio anterior de PPC	Sulfametoxazol-trimetoprima (SMX/TMP), 1 comprimido de dose dupla por dia, VO *ou* SMX/TMP, 1 comprimido de dose simples por dia, VO	Dapsona 50 mg, 2 ×/dia, VO, ou 100 mg/dia, VO *ou* Dapsona 50 mg/dia, VO + Pirimetamina 50 mg/semana, VO + Ácido folínico 25 mg/semana, VO *ou* (Dapsona 200 mg, VO + Pirimetamina 75 mg, VO + Ácido folínico 25 mg/semana, VO) *ou* Pentamidina em aerossol 300 mg, via nebulizador Respirgard II, 1 ×/mês *ou* Atovaquona 1.500 mg/dia, VO *ou* SMX/TMP, 1 comprimido de dose dupla, 3 ×/semana, VO
	A profilaxia pode ser suspensa quando a contagem de células T CD4+ é > 200/μL há ≥ 3 meses		
Mycobacterium tuberculosis			
Sensível à isoniazida	Teste cutâneo > 5 mm *ou* Ensaio de liberação de IFN-γ positivo *ou* Teste positivo prévio sem tratamento *ou* Contato direto com caso de TB pulmonar em atividade	(Isoniazida 300 mg, VO + Piridoxina 25 mg, VO)/dia durante 9 meses *ou* Isoniazida 900 mg, VO, 2 ×/semana + Piridoxina 25 mg/dia, VO, durante 9 meses	Rifabutina (dose ajustada conforme o esquema de TARV) ou rifampicina 600 mg/dia, VO, durante 4 meses
	Mesmas acima mais probabilidade alta de exposição à TB resistente a fármacos		
Resistente a fármacos	Consultar as autoridades de saúde pública locais		
Complexo *Mycobacterium avium*	Contagem de células T CD4+ < 50/μL, a menos que a TARV seja iniciada imediatamente	Azitromicina 1.200 mg/semana, VO, ou 600 mg, 2 ×/semana, VO *ou* Claritromicina 500 mg, 2 ×/dia, VO	Rifabutina (dose ajustada conforme o esquema de TARV)
	Doença disseminada comprovada no passado	Claritromicina 500 mg, 2 ×/dia, VO + Etambutol 15 (mg/kg)/dia, VO	Azitromicina 500-600 mg/dia, VO + Etambutol 15 (mg/kg)/dia, VO
	Pode-se interromper a profilaxia após o início da TARV		
Toxoplasma gondii	Anticorpo IgG positivo para toxoplasmose e contagem de células T CD4+ < 100/μL	SMX/TMP, 1 comprimido de dose dupla, 1 ×/dia, VO	SMX/TMP, 1 comprimido de dose dupla, 3 ×/semana, VO *ou* SMX/TMP, 1 comprimido de dose simples por dia, VO *ou* Dapsona 50 mg/dia, VO + Pirimetamina 50 mg/semana, VO + Ácido folínico 25 mg/semana, VO *ou* (Dapsona 200 mg, VO + Pirimetamina 75 mg, VO + Ácido folínico 25 mg, VO)/semana *ou* Atovaquona 1.500 mg/dia, VO ± (Pirimetamina 25 mg, VO + Ácido folínico 10 mg, VO)/dia
	Encefalite prévia por toxoplasmose e contagem das células T CD4+ < 200/μL	Sulfadiazina 2.000-4.000 mg em 2-4 doses divididas diariamente, VO + Pirimetamina 25-50 mg/dia, VO + Ácido folínico 10-25 mg/dia, VO	Clindamicina 600 mg, a cada 8 horas, VO + Pirimetamina 25-50 mg/dia, VO + Ácido folínico 10-25 mg/dia, VO *ou* SMX-TMP, 1 comprimido de dose dupla, 2 ×/dia *ou* Atovaquona 750-1.500 mg, VO, 2 ×/dia ± (Pirimetamina 25 mg/dia, VO + Ácido folínico 10 mg/dia, VO) ou Sulfadiazina 2.000-4.000 mg/dia (em 2-4 doses divididas), VO

(Continua)

TABELA 202-11 ■ Diretrizes de 2013 do NIH/CDC/IDSA para a profilaxia das infecções oportunistas nos indivíduos infectados pelo HIV *(Continuação)*

Patógeno	Indicações	Primeira opção	Alternativas
Toxoplasma gondii	A profilaxia pode ser suspensa quando a contagem de células T CD4+ é > 200/μL há ≥ 3 meses		
Vírus varicela-zóster	Exposição significativa à varicela ou ao herpes-zóster de um paciente sem história de imunização ou exposição pregressa a essas doenças	Imunoglobulina para varicela-zóster, IM, nos primeiros 10 dias depois da exposição	Aciclovir 800 mg, VO, 5 ×/dia, durante 5-7 dias *ou* Valaciclovir 1 g, VO, 3 ×/dia, durante 5-7 dias
Cryptococcus neoformans	Doença comprovada no passado A profilaxia pode ser suspensa se as contagens de células T CD4+ forem > 100/μL, sem evidências de infecção fúngica ativa e com níveis de RNA do HIV < 500 cópias/mL por > 3 meses	Fluconazol 200 mg/dia, VO	Itraconazol 200 mg/dia, VO
Histoplasma capsulatum	Doença comprovada no passado ou contagem de células T CD4+ < 150/μL e risco elevado (área endêmica ou exposição ocupacional) A profilaxia pode ser suspensa após 1 ano se a contagem de células T CD4+ for > 150/μL e o paciente estiver recebendo TARV por ≥ 6 meses	Itraconazol 200 mg, 2 ×/dia, VO	Fluconazol 400 mg/dia, VO
Coccidioides immitis	Doença prévia comprovada *ou* sorologia positiva e contagem de células T CD4+ < 250/μL se for de região endêmica para a doença (para essa indicação, a profilaxia pode ser suspensa se a contagem de células T CD4+ for ≥ 250 por 6 meses)	Fluconazol 400 mg/dia, VO	
Penicillium marneffei	Doença comprovada no passado Pacientes com contagem de células T CD4+ < 100 e que vivem ou permanecem um tempo no norte da Tailândia, sul da China ou Vietnã A profilaxia secundária pode ser suspensa para os pacientes em TARV e contagem de células T CD4+ > 100/μL por ≥ 6 meses	Itraconazol 200 mg/dia, VO	Fluconazol 400 mg, VO, 1 ×/semana
Espécies de *Salmonella*	Bacteriemia recorrente prévia	Ciprofloxacino 500 mg, 2 ×/dia, VO, por ≥ 6 meses	
Bartonella	Infecção pregressa Pode ser suspensa se a contagem de células T CD4+ for > 200/μL por > 3 meses	Doxiciclina 200 mg/dia, VO *ou* Azitromicina 1.200 mg/semana, VO *ou* Claritromicina 500 mg, 2 ×/dia, VO	
Citomegalovírus (CMV)	Doença pregressa em órgãos-alvo Pode ser suspensa quando a contagem de células T CD4+ é > 100/μL por 6 meses e não há indícios de doença em atividade causada pelo CMV Reiniciar se houver retinite no passado e a contagem de células T CD4+ for < 100/μL	Valganciclovir 900 mg, 2 ×/dia, VO	Cidofovir 5 mg/kg em semanas alternadas, IV + Probenecida *ou* Foscarnete 90-120 (mg/kg)/dia, IV
Imunizações geralmente recomendadas			
Vírus da hepatite B	Todos os pacientes suscetíveis (anti-HBc e anti-HBs-negativos)	Vacina da hepatite B: 3 doses	
Vírus da hepatite A (HAV)	Todos os pacientes suscetíveis (anti-HAV-negativos)	Vacina da hepatite A: 2 doses	
Vírus da influenza	Todos os pacientes anualmente	Vacina trivalente inativada do vírus influenza em 1 dose anual	Oseltamivir 75 mg, VO, 1 ×/dia *ou* Rimantadina ou amantadina 100 mg, VO, 2 ×/dia (apenas para a influenza A)
Streptococcus pneumoniae	Todos os pacientes, preferivelmente antes que a contagem das células T CD4+ seja ≤ 200/μL Reimunizar os pacientes inicialmente imunizados com uma contagem de células T CD4+ < 100/μL cuja contagem de células T CD4+ aumentou para > 200/μL	Vacina pneumocócica conjugada (13) 0,5 mL IM × 1, seguida em 8 semanas ou mais pela vacina pneumocócica polissacarídica (23) se a contagem de células T CD4+ for > 200/μL Reimunizar	

(Continua)

TABELA 202-11 ■ Diretrizes de 2013 do NIH/CDC/IDSA para a profilaxia das infecções oportunistas nos indivíduos infectados pelo HIV *(Continuação)*

Patógeno	Indicações	Primeira opção	Alternativas
Papilomavírus humano (HPV)	Todos os pacientes com idades entre 13-26 anos	Vacina contra o HPV; 3 doses	
Recomendações para a profilaxia das recidivas frequentes ou graves			
Herpes simples	Recidivas frequentes/graves	Valaciclovir 500 mg, 2 ×/dia, VO *ou* Aciclovir 400 mg, 2 ×/dia, VO *ou* Fanciclovir 500 mg, 2 ×/dia, VO	
Candida	Recidivas frequentes/graves	Fluconazol 100-200 mg/dia, VO	Posaconazol 400 mg, 2 ×/dia, VO

Siglas: CDC, Centers for Disease Control and Prevention; IDSA, Infectious Diseases Society of America; IM, intramuscular; IV, intravenoso; NIH, National Institutes of Health; PPC, pneumonia por *Pneumocystis jirovecii*; TARV, terapia antirretroviral; TB, tuberculose; VO, via oral.

TARV e da adoção das diretrizes para a prevenção das infecções oportunistas (Tab. 202-11), as incidências das infecções secundárias diminuíram drasticamente (Fig. 202-34). Em geral, o espectro clínico da doença pelo HIV tem mudado continuamente à medida que os pacientes vivem por mais tempo e são criadas abordagens mais aprimoradas para o tratamento e a profilaxia. Além das doenças clássicas originalmente definidoras de Aids, os pacientes com infecção por HIV também têm um aumento em várias doenças graves não relacionadas à Aids, incluindo cânceres e doenças cardiovasculares, renais e hepáticas. As complicações não relacionadas com a Aids atualmente predominam entre as doenças diagnosticadas nos pacientes infectados pelo HIV e tratados com sucesso com a TARV (Tab. 202-4). Nos países desenvolvidos, as doenças relacionadas à Aids são responsáveis por apenas aproximadamente 25% das mortes em pacientes com infecção pelo HIV. Uma porcentagem semelhante de mortes se deve a cânceres não

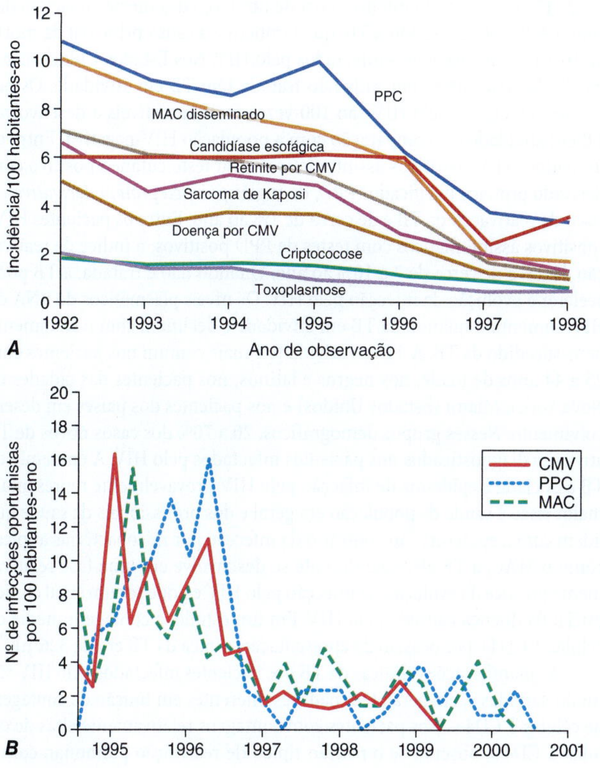

FIGURA 202-34 ***A.*** Redução das incidências das infecções oportunistas e do sarcoma de Kaposi dos pacientes infectados pelo HIV com contagens de células T CD4+ < 100/μL entre 1992 e 1998. *(JE Kaplan et al: Epidemiology of human immunodeficiency virus-associated opportunistic infections in the United States in the era of highly active antiretroviral therapy. Clin Infect Dis 30Suppl1(s1):S5, 2000, com autorização.)* ***B.*** Taxas trimestrais de incidência de citomegalovírus (CMV), pneumonia por *Pneumocystis jirovecii* (PPC) e complexo *Mycobacterium avium* (MAC) entre 1995 e 2001. *(Reproduzida, com autorização, de Palella FJ Jr et al; HIV Outpatient Study Investigators. Durability and predictors of success of highly active antiretroviral therapy for ambulatory HIV-infected patients. Aids 16:1617, 2002.)*

definidores de Aids, com doença cardiovascular e doença hepática cada uma sendo responsável por cerca de 15% das mortes. O médico que cuida de um paciente infectado pelo HIV deve ter experiência em medicina interna geral, bem como com as doenças oportunistas relacionadas com o HIV. Em geral, deve-se ressaltar que um dos elementos fundamentais ao tratamento das complicações sintomáticas da doença causada pelo HIV, sejam primárias ou secundárias, consiste em assegurar o controle adequado da replicação viral pelo uso da TARV e, quando necessário, da administração dos esquemas profiláticos primários e secundários para as infecções oportunistas.

Doenças do sistema respiratório A bronquite e a rinossinusite agudas são prevalentes durante todos os estágios da infecção pelo HIV. Os casos mais graves tendem a ocorrer nos pacientes com contagens mais baixas de células T CD4+. A rinossinusite evidencia-se por febre, congestão nasal e cefaleia. O diagnóstico é estabelecido por tomografia computadorizada (TC) ou ressonância magnética (RM). Os seios maxilares são os mais acometidos; entretanto, a doença também é observada frequentemente nos seios etmoidais, esfenoidais e frontais. Embora alguns pacientes possam melhorar sem tratamento antibiótico, a melhora radiográfica é mais rápida e mais pronunciada nos pacientes que recebem tratamento antimicrobiano. Alguns autores sugeriram que a incidência alta de rinossinusite resulte do aumento da frequência das infecções por microrganismos encapsulados como *H. influenzae* e *Streptococcus pneumoniae*. Nos pacientes com contagens baixas de células T CD4+, podem ocorrer infecções dos seios paranasais por espécies *Mucor* (mucormicose). Em contrapartida à evolução dessa infecção nas outras populações de pacientes, a mucormicose dos seios paranasais dos pacientes infectados pelo HIV pode evoluir mais lentamente. Nesse contexto, o tratamento eficaz pode exigir desbridamento local vigoroso e frequente, além da anfotericina B local e sistêmica.

A doença pulmonar é uma das complicações mais frequentes da infecção pelo HIV. A manifestação mais comum da doença pulmonar é pneumonia. As 3 das 10 doenças mais comuns que definem a Aids são pneumonias bacterianas recidivantes, tuberculose e pneumonia causada pelo fungo unicelular *P. jirovecii*. Outras causas de infiltrados pulmonares são outras infecções micobacterianas, outras micoses pulmonares, pneumonite intersticial inespecífica, SK e linfoma.

A pneumonia bacteriana é observada com maior frequência nos pacientes com infecção pelo HIV, com 0,8 a 2 casos a cada 100 pessoas-ano. Os pacientes infectados pelo HIV são particularmente propensos às infecções por microrganismos encapsulados. *Streptococcus pneumoniae* (Cap. 141) e *H. influenzae* (Cap. 152) são responsáveis pela maioria dos casos de pneumonia bacteriana em pacientes com Aids. Isso pode ser atribuído à disfunção das células B e/ou às anormalidades das funções dos neutrófilos, que podem ser secundárias à doença causada pelo HIV (ver anteriormente). As pneumonias por *S. aureus* (Cap. 142) e *P. aeruginosa* (Cap. 159) também são relatadas com frequência aumentada em pacientes com infecção por HIV. A infecção por *S. pneumoniae* (pneumococo) pode ser a primeira infecção grave dos pacientes com doença causada pelo HIV. Essa infecção pode evidenciar-se por pneumonia, rinossinusite e/ou bacteriemia. Os pacientes HIV-positivos sem tratamento têm aumentos de seis vezes na incidência de pneumonia pneumocócica e aumentos de 100 vezes na incidência de bacteriemia pneumocócica. A doença pneumocócica pode ser diagnosticada nos pacientes com sistemas imunes relativamente preservados. Em um estudo, a contagem basal das células T CD4+ ao primeiro episódio de pneumonia pneumocócica era de cerca de 300/μL. É interessante assinalar o fato de que a resposta inflamatória à infecção pneumocócica parece proporcional à contagem de células T CD4+. Devido a esse elevado risco de doença pneumocócica, a imunização com vacina pneumocócica conjugada seguida por reforço com vacina de polissacarídeo pneumocócico 23-valente é uma das medidas profiláticas amplamente recomendadas para os pacientes HIV-positivos. Essa vacina provavelmente é mais eficaz se for administrada quando a contagem de células T CD4+ é > 200/μL e, quando aplicada nos pacientes com contagens abaixo desse patamar, a dose deve ser repetida quando a contagem ficar acima de 200 por 6 meses. Embora não existam recomendações claras, também faz sentido repetir a imunização a cada 5 anos. A incidência da pneumonia bacteriana é reduzida à metade quando os pacientes param de fumar.

A pneumonia por *Pneumocystis* (PPC) é causada pelo fungo *P. jirovecii* e já foi a marca registrada da Aids. Sua incidência diminuiu drasticamente depois do desenvolvimento dos esquemas profiláticos eficazes e do uso disseminado da TARV. Entretanto, essa ainda é a causa mais comum de pneumonia dos pacientes infectados pelo HIV nos Estados Unidos e *Pneumocystis* pode ser isolado como agente etiológico provável de 25% dos casos de pneumonia dos pacientes HIV-positivos, com incidência na faixa de 1 caso a cada 100 habitantes-ano. Cerca de 30% dos casos de PPC associada ao HIV ocorrem nos pacientes que não sabem que estão infectados. O risco de desenvolver PPC é maior entre os pacientes que já tiveram outros episódios no passado e nos indivíduos com contagens de células T CD4+ < 200/μL. Em geral, 79% dos pacientes com PPC têm contagens de células T CD4+ < 100/μL e 95% dos casos ocorrem nos indivíduos com contagens < 200/μL. Febre recidivante, sudorese noturna, monilíase e emagrecimento inexplicável também estão associados à incidência mais alta de PPC. Por essas razões, recomenda-se enfaticamente que todos os pacientes com contagens de células T CD4+ < 200/μL (ou porcentagem de células CD4+ < 15%) façam algum tipo de profilaxia para PPC. A incidência de PPC está se aproximando de zero em pacientes com infecção conhecida pelo HIV que recebem TARV adequada e profilaxia. Nos Estados Unidos, a PPC primária ocorre com as contagens médias de células T CD4+ de 36/μL, enquanto a PPC secundária ocorre com contagens médias de 10/μL.

Em geral, os pacientes como PPC têm febre e tosse, a qual costuma ser seca ou com expectoração de quantidades mínimas de escarro esbranquiçado. Esses pacientes podem queixar-se de dor torácica retroesternal típica que piora ao inspirar e é descrita como dor em pontada ou ardência. A PPC associada ao HIV pode ter evolução insidiosa evidenciada por semanas com sintomas vagos e deve ser incluída no diagnóstico diferencial de qualquer paciente HIV-positivo com febre, queixas pulmonares ou emagrecimento e contagens de células T CD4+ < 200/μL. O achado mais comum nas radiografias do tórax é um resultado normal quando a doença é considerada em uma fase inicial, ou infiltrados intersticiais bilaterais tênues. O quadro clássico de infiltrado peri-hilar denso não é comum nos pacientes com Aids. Nos pacientes com PPC que fazem profilaxia com pentamidina em aerossol, pode-se observar um quadro radiológico de doença cavitária do lobo superior, o qual se assemelha ao da tuberculose. Outras anormalidades menos comuns nas radiografias do tórax incluem infiltrados lobares e derrames pleurais. A TC de cortes finos pode evidenciar aspecto variegado em vidro fosco. Em geral, os exames laboratoriais de rotina trazem poucos subsídios adicionais ao diagnóstico diferencial da PPC. É comum detectar leucocitose leve, embora isso possa não ocorrer nos pacientes que já tinham neutropenia. A elevação do nível de desidrogenase láctica é frequente. A gasometria arterial pode indicar hipoxemia com redução da Pa_{O2} e aumento do gradiente arterioalveolar (a-A). A gasometria arterial não apenas ajuda a definir o diagnóstico de PPC como também fornece informações importantes para o estadiamento da gravidade da doença e a orientação do tratamento (ver adiante). O diagnóstico definitivo de PPC depende da demonstração do microrganismo nas amostras obtidas do escarro induzido, do lavado broncoalveolar, da biópsia transbrônquica ou da biópsia pulmonar aberta. A reação em cadeia da polimerase (PCR, do inglês *polymerase chain reaction*) tem sido utilizada para detectar sequências específicas do DNA de *P. jirovecii* nas amostras clínicas quando os exames histológicos não estabelecem o diagnóstico.

Além da pneumonia, foram relatados outros problemas clínicos nos pacientes infectados pelo HIV em consequência da infecção por *P. jirovecii*. O comprometimento do aparelho auditivo pode ser uma infecção primária evidenciada por uma massa polipoide envolvendo o canal auditivo externo. Nos pacientes que usam profilaticamente pentamidina em aerossol para evitar PPC podem ser encontradas várias manifestações extrapulmonares da infecção por *P. jirovecii*. Isso inclui lesões oftálmicas da coroide, vasculite necrosante semelhante à doença de Buerger, hipoplasia da medula óssea e obstrução intestinal. Outros órgãos afetados são linfonodos, baço, fígado, rins, pâncreas, pericárdio, coração, tireoide e suprarrenais. As infecções desses órgãos podem estar associadas às lesões císticas que, em alguns casos, parecem calcificadas à TC ou à ultrassonografia.

O tratamento padronizado da PPC ou da pneumocistose disseminada consiste em sulfametoxazol-trimetoprima (SMX/TMP). A utilização dessa combinação de antibióticos pelos pacientes infectados pelo HIV causa incidência alta (20-85%) de efeitos colaterais, principalmente erupções cutâneas e mielossupressão. Os tratamentos alternativos da PPC leve a moderada consistem em dapsona/trimetoprima, clindamicina/primaquina e atovaquona. A pentamidina IV é o tratamento preferido para a doença grave do paciente que não consegue tolerar SMX/TMP. Para os pacientes com Pa_{O2} < 70 mmHg ou com gradiente a-A > 35 mmHg, deve-se administrar um glicocorticoide junto com os antimicrobianos específicos. Em geral, o tratamento deve ser mantido por 21 dias e seguido da profilaxia secundária. A profilaxia da PPC está indicada para qualquer indivíduo infectado pelo HIV que tenha apresentado um episódio anterior de PPC, tenha contagem das células T CD4+ < 200/μL ou porcentagem de CD4 < 15, febre inexplicável durante mais de 2 semanas ou história recente de candidíase orofaríngea. O esquema profilático preferido consiste em SMX/TMP, um comprimido de concentração dupla diariamente. Esse esquema também confere proteção contra a toxoplasmose e algumas bactérias respiratórias patogênicas. Para os pacientes que não toleram SMX/TMP, as alternativas para a profilaxia são dapsona com pirimetamina mais ácido folínico, pentamidina em aerossol administrada por nebulizador Respirgard II e atovaquona. A profilaxia primária ou secundária da PPC pode ser interrompida nos pacientes tratados com TARV que mantenham supressão eficaz do HIV (< 50 cópias/mL) e contagens das células T CD4+ > 200/μL durante pelo menos 3 meses.

Mycobacterium tuberculosis, o qual se acreditava que estivesse em vias de extinção nos Estados Unidos, recrudesceu com a epidemia do HIV (Cap. 173). No mundo inteiro, cerca de um terço das mortes relacionadas com a Aids está associado à TB, que também é a causa principal da morte de 10 a 15% dos pacientes infectados pelo HIV. Nos Estados Unidos, cerca de 5% dos pacientes com Aids não tratada têm TB em atividade. Os pacientes infectados pelo HIV são 100 vezes mais suscetíveis a desenvolver TB em atividade em comparação com a população HIV-negativa. Entre os indivíduos HIV-negativos assintomáticos com teste cutâneo positivo com derivado proteico purificado (PPD, do inglês *purified protein derivative*), o risco de reativação da TB é de cerca de 1% ao ano. Entre os pacientes HIV-positivos assintomáticos com testes de PPD positivos, o índice de reativação da TB é de cerca de 7 a 10% ao ano. Quando não é tratada, a TB pode acelerar a evolução da infecção pelo HIV. Os níveis plasmáticos de RNA do HIV aumentam quando há TB em atividade e declinam com o tratamento bem-sucedido da TB. A TB em atividade é mais comum nos pacientes com 25 a 44 anos de idade, nos negros e latinos, nos pacientes das cidades de Nova York e Miami (Estados Unidos) e nos pacientes dos países em desenvolvimento. Nesses grupos demográficos, 20 a 70% dos casos novos de TB ativa são diagnosticados nos pacientes infectados pelo HIV. A epidemia de TB associada à epidemia de infecção pelo HIV provavelmente representa o maior risco à saúde da população em geral e dos profissionais de saúde que lidam com a epidemia. Ao contrário da infecção por micobactérias atípicas como o MAC, a TB ativa geralmente se desenvolve em uma fase relativamente precoce da evolução da infecção pelo HIV e pode ser um sinal clínico inicial da doença causada pelo HIV. Em um estudo, a contagem média de células T CD4+ por ocasião da apresentação clínica da TB era de 326/μL.

As manifestações clínicas da TB dos pacientes infectados pelo HIV são muito variadas e, em geral, têm padrões diferentes em função da contagem de células T CD4+. Nos pacientes com contagens relativamente altas de células T CD4+, observa-se o padrão típico de reativação pulmonar, com o qual o paciente apresenta febre, tosse, dispneia aos esforços, perda de peso, sudorese noturna e radiografia de tórax demonstrando doença cavitária apical dos lobos superiores. Nos pacientes com contagens mais baixas de células T CD4+, a doença disseminada é mais comum. Nesses pacientes, as radiografias de tórax podem demonstrar infiltrados reticulonodulares difusos ou bilaterais dos lobos inferiores compatíveis com disseminação miliar, derrames pleurais e linfadenopatia hilar e/ou mediastinal. A infecção pode afetar ossos, cérebro, meninges, trato gastrintestinal (GI), linfonodos (principalmente as cadeias cervicais) e vísceras. Alguns pacientes com infecção avançada pelo HIV e TB em atividade podem não ter sintomas desta última doença e, por essa razão, a triagem para TB deve fazer parte da avaliação inicial de qualquer paciente HIV-positivo. Cerca de 60 a 80% dos pacientes HIV-positivos com TB têm doença pulmonar e 30 a 40% têm doenças extrapulmonares. Os pacientes sob suspeita de TB pulmonar devem ser colocados em isolamento respiratório em um quarto com pressão negativa. Essa abordagem é de suma importância para limitar a disseminação hospitalar e comunitária da infecção. A cultura do microrganismo a partir de uma amostra do órgão acometido estabelece o diagnóstico definitivo. As hemoculturas são positivas em 15% dos pacientes. Essa porcentagem é mais alta nos pacientes com contagens de células T CD4+ mais baixas. Em casos de doença fulminante, não se deve confiar na acurácia de um teste cutâneo com PPD negativo para descartar o diagnóstico de TB. Além disso, os ensaios de liberação de IFN-γ podem ser difíceis de interpretar devido à elevada interferência de fundo como consequência da ativação imune associada ao HIV. A TB é uma das condições associadas à infecção pelo HIV para as quais a cura é possível com a terapia adequada. Em geral, o tratamento da TB dos pacientes infectados pelo HIV é igual ao dos pacientes HIV-negativos (Cap. 173). Em vista da possibilidade de resistência a múltiplos fármacos ou de TB com resistência extensiva aos fármacos, os testes de sensibilidade devem ser realizados para orientar o tratamento. Devido a interações farmacocinéticas, há necessidade de doses ajustadas de rifabutina e/ou alterações na TARV ao tratar a TB em caso de infecção pelo HIV. A eficácia terapêutica é maior com os programas que incluem a abordagem de tratamento diretamente supervisionado. O início da TARV e/ou do tratamento para TB pode estar associado à deterioração clínica atribuída às reações da síndrome inflamatória de reconstituição imune (SIRI). Essas reações são mais comuns nos pacientes que iniciam simultaneamente os dois tratamentos, podem ocorrer a partir da primeira semana depois de iniciar a TARV e são observadas mais comumente nos pacientes com doença avançada causada pelo HIV. Por essas razões, geralmente se recomenda que a introdução da TARV seja postergada quando o paciente ainda não fez tratamento antirretroviral com contagens de CD4 > 50 células/μL até 2 a 4 semanas depois de iniciar o esquema para TB. Para pacientes com contagens de CD4 mais baixas, os benefícios da TARV mais imediata superam o risco de SIRI e a TARV deve ser iniciada assim que possível nesses pacientes. A profilaxia eficaz da TB em atividade pode ser exequível quando o profissional de saúde busca incessantemente indícios de TB latente ou ativa, certificando-se de que todos os pacientes HIV-positivos façam testes com PPD ou sejam avaliados por um ensaio de liberação de IFN-γ. Os testes para anergia não são úteis nesses casos. Como esses testes baseiam-se no desenvolvimento de uma resposta imune a *M. tuberculosis*, os pacientes com contagens de células T CD4+ < 200/μL devem ser retestados quando as contagens aumentarem persistentemente acima de 200. Os pacientes que continuam sob risco de exposição à TB devem fazer testes anuais. Os indivíduos HIV-positivos com reação cutânea > 5 mm, os pacientes com resultados positivos no ensaio de liberação de IFN-γ, ou os indivíduos que vivem em contato direto com pacientes portadores de TB em atividade devem ser tratados com isoniazida e piridoxina por 9 meses.

As infecções por micobactérias atípicas também são mais comuns nos pacientes infectados pelo HIV. Estudos relataram infecções por no mínimo 12 micobactérias diferentes, incluindo *M. bovis* e representantes dos quatro grupos de Runyon. A infecção mais comum por micobactérias atípicas é causada pelas espécies *M. avium* ou *M. intracellulare* – o chamado complexo *Mycobacterium avium* (MAC). As infecções por MAC são diagnosticadas principalmente nos pacientes dos Estados Unidos e são raras na África. Estudos sugeriram que a infecção pregressa por *M. tuberculosis* diminui o risco de desenvolver infecção por MAC. As infecções por MAC provavelmente são causadas por microrganismos ubíquos no ambiente, inclusive no solo e na água. Existem poucas evidências de transmissão interpessoal da infecção pelo MAC. As portas de entrada presumidas são os tratos respiratório e GI. A infecção por MAC é uma complicação tardia da infecção pelo HIV e ocorre predominantemente nos pacientes com contagens de células T CD4+ < 50/μL. A contagem média das células T CD4+ por ocasião do diagnóstico é de 10/μL. A apresentação clínica mais comum consiste em doença disseminada com febre, emagrecimento e sudorese noturna. No mínimo 85% dos pacientes infectados pelo MAC apresentam micobacteriemia e geralmente é possível demonstrar grandes quantidades desses microrganismos na biópsia de medula óssea. As radiografias do tórax são anormais em cerca de 25% dos pacientes e o padrão detectado mais comumente é de infiltrados bilaterais dos lobos inferiores, sugestivo de disseminação miliar. Além disso, pode haver infiltrados alveolares ou nodulares e linfadenopatia hilar e/ou mediastinal. Outras anormalidades clínicas incluem lesões endobrônquicas, dor abdominal, diarreia e linfadenopatia. Anemia e níveis altos de fosfatase alcalina hepática são comuns. O diagnóstico é estabelecido pela hemocultura ou cultura do tecido acometido. Duas amostras consecutivas de escarro positivas para MAC são altamente sugestivas de infecção pulmonar. As culturas podem levar 2 semanas para positivar. O tratamento consiste em um macrolídeo (em geral, claritromicina) com etambutol. Alguns médicos preferem adicionar um terceiro fármaco (rifabutina, ciprofloxacino ou amicacina) para os pacientes com doença extensiva. A terapia é continuada até a resolução dos sinais e sintomas, culturas negativas e contagens de células T CD4+ >100/μL por 3 a 6 meses em caso de uso de TARV. A profilaxia primária para MAC está indicada aos pacientes com infecção pelo HIV e contagens de células T CD4+ < 50/μL que não iniciem imediatamente a TARV (Tab. 202-11). A profilaxia pode ser interrompida quando a TARV causa supressão persistente da replicação viral independentemente da mudança na contagem de células T CD4+.

Rhodococcus equi é um bacilo Gram-positivo, álcool-acidorresistente pleomórfico e não formador de esporos que pode causar infecção pulmonar e/ou disseminada nos pacientes em fase adiantada da infecção pelo HIV. Os sinais iniciais mais comuns são febre e tosse. Nas radiografias do tórax, podem ser detectadas lesões cavitárias e condensação. As hemoculturas costumam ser positivas. O tratamento depende dos resultados dos testes de sensibilidade aos antimicrobianos.

Além da PPC, os pacientes com Aids podem ter outras *infecções fúngicas* pulmonares. Os pacientes com criptococose pulmonar apresentam febre, tosse, dispneia e, em alguns casos, hemoptise. Mais de 90% dos pacientes têm infiltrados intersticiais focais ou difusos nas radiografias do tórax. Além disso, podem ocorrer doença lobar, doença cavitária, derrames pleurais e linfadenopatia hilar ou mediastinal. Mais de 50% dos pacientes apresentam fungemia e 90% têm infecção concomitante do SNC. *Coccidioides immitis* é um fungo endêmico no sudoeste dos Estados Unidos. Ele pode causar uma síndrome pulmonar por reativação em pacientes com infecção pelo HIV. A maioria dos pacientes com essa infecção apresenta contagem de células T CD4+ < 250/μL. Os pacientes apresentam febre, emagrecimento, tosse e infiltrados reticulonodulares extensivos e difusos nas radiografias do tórax. Também podem ser detectados nódulos, cavidades, derrames pleurais e linfadenopatia hilar. Embora os testes sorológicos sejam úteis nos indivíduos imunocompetentes, a sorologia é negativa em 25% dos pacientes HIV-positivos com coccidioidomicose. A aspergilose invasiva não é uma doença que define Aids e, em geral, não é diagnosticada nos pacientes com Aids quando não há neutropenia ou tratamento com glicocorticoides. Quando isso ocorre, a infecção por *Aspergillus* pode ter apresentação clínica incomum no trato respiratório dos pacientes com Aids, causando traqueobronquite pseudomembranosa. A *histoplasmose* pode causar infecção pulmonar primária. Contudo, a manifestação pulmonar mais comum da histoplasmose é de doença disseminada, provavelmente devida à reativação. Nesses casos, os sintomas respiratórios geralmente são mínimos e 10 a 30% dos pacientes têm tosse e dispneia. As radiografias do tórax apresentam anormalidades em cerca de 50% dos pacientes, os quais têm infiltrado intersticial difuso ou pequenos nódulos difusos e a urina costuma ser positiva para o antígeno de *Histoplasma*.

Foram identificados dois tipos de pneumonia intersticial idiopática nos pacientes com infecção pelo HIV: a pneumonite intersticial linfoide (PIL) e a pneumonia intersticial não especificada (PINE). A PIL é comum nas crianças e também é diagnosticada em cerca de 1% dos pacientes adultos HIV-positivos não tratados. Essa doença caracteriza-se por infiltrados benignos nos pulmões e parece fazer parte da ativação policlonal dos linfócitos observada com as infecções pelo HIV e pelo EBV. A biópsia transbrônquica é diagnóstica em 50% dos casos e, nos demais casos, é necessário realizar biópsia pulmonar aberta para confirmar o diagnóstico. Em geral, essa condição é autolimitada e não há necessidade de tratamento específico. Os casos graves têm sido tratados com ciclos breves de glicocorticoides. Embora raramente seja um problema clínico desde que a TARV começou a ser usada, observam-se sinais de PINE em até 50% dos pacientes não tratados infectados pelo HIV. Histologicamente, há infiltrados intersticiais de linfócitos e plasmócitos com distribuição perivascular ou peribrônquica. Quando são sintomáticos, os pacientes apresentam febre e tosse seca, às vezes acompanhada de desconforto torácico discreto. Em geral, as radiografias do tórax são normais ou podem demonstrar um padrão intersticial discreto. À semelhança da PIL, a PINE é um processo autolimitado para o qual não se indica tratamento além do controle apropriado da infecção subjacente pelo HIV subjacente.

A hipertensão arterial pulmonar relacionada com o HIV (HAP-HIV) é observada em cerca de 0,5% dos indivíduos infectados. Os pacientes podem ter diversos sintomas, incluindo dispneia, fadiga, síncope, dor torácica e sinais de insuficiência cardíaca direita. A radiografia de tórax revela vasos pulmonares dilatados e cardiomegalia direita com hipertrofia ventricular direita vista no eletrocardiograma. A TARV não parece trazer benefício claro, e o prognóstico é bastante ruim com uma sobrevida média de cerca de 2 anos.

As *doenças neoplásicas* do pulmão, como o SK e o linfoma, estão descritas adiante, na seção sobre doenças neoplásicas.

Doenças do sistema circulatório Doença cardíaca é um achado *post mortem* relativamente comum nos pacientes infectados pelo HIV (25-75% nos estudos de necropsia). A doença arterial coronariana é o tipo mais comum de doença cardíaca. Em um estudo de grande porte, o índice geral de infarto agudo do miocárdio (IAM) foi de 3,5/1.000 habitantes-ano, 28% dos infartos foram fatais e o IAM foi responsável por 7% de todos os óbitos dessa coorte. Nos pacientes HIV-positivos, a doença cardiovascular pode estar associada aos fatores de risco clássicos, como tabagismo, pode ser uma consequência direta da infecção pelo HIV, ou uma complicação da TARV. Os pacientes infectados pelo HIV têm níveis mais altos de triglicerídeos, concentrações mais baixas de colesterol HDL (do inglês *high-density lipoprotein* [lipoproteína de alta densidade]) e prevalência mais alta de tabagismo que as coortes de indivíduos HIV-negativos. A demonstração de que a incidência das doenças cardiovasculares era menor nos pacientes em TARV que em um grupo distribuído randomicamente para fazer uma interrupção do tratamento ressaltou uma correlação inequívoca entre a replicação do HIV e o risco de doença cardiovascular. Em outro estudo, os autores demonstraram que as contagens basais de células T CD4+ < 500/μL eram um fator de risco independente para doença cardiovascular, comparável em magnitude ao atribuído ao tabagismo. Embora a patogênese exata dessa associação ainda não esteja clara, é provável que esteja relacionada com a ativação imune e ao estado de hipercoagulabilidade associada à replicação do HIV. A exposição aos inibidores de protease do HIV e alguns inibidores da transcriptase reversa foi associada à elevação do colesterol total e/ou do risco de IAM. Quaisquer aumentos do risco de morte por IAM em consequência do tratamento com determinados antivirais devem ser contrapostos com os aumentos marcantes da sobrevida global oferecidos por esses fármacos.

Outro tipo de doença cardíaca associada à infecção pelo HIV é a miocardiopatia dilatada com insuficiência cardíaca congestiva (ICC), também conhecida como *miocardiopatia associada ao HIV*. Em geral, essa doença ocorre como complicação tardia da infecção pelo HIV e, histologicamente, apresenta características de miocardite. Por essa razão, alguns autores recomendaram o tratamento com imunoglobulina IV (IgIV). Nesse contexto, é possível demonstrar diretamente a presença do HIV no tecido cardíaco e há controvérsias quanto à sua participação direta nessa doença. Os pacientes apresentam anormalidades típicas de ICC, inclusive edema e dispneia. Os pacientes HIV-positivos também podem desenvolver miocardiopatia como efeito colateral do tratamento com IFN-α ou com análogos nucleosídeos. Esses efeitos regridem quando o tratamento é interrompido. O SK, a criptococose, a doença de Chagas e a toxoplasmose podem acometer o miocárdio e causar miocardiopatia. Em um estudo, verificou-se que a maioria dos pacientes com infecção pelo HIV e miocardite tratável apresentava miocardite associada à toxoplasmose. A maioria desses pacientes também tinha evidências de toxoplasmose do SNC. Por conseguinte, na avaliação de qualquer paciente com infecção avançada pelo HIV e miocardiopatia, deve-se incluir RM ou TC do cérebro com contraste em dose dupla.

Vários outros problemas cardiovasculares são observados nos pacientes infectados pelo HIV. Os derrames pericárdicos podem ocorrer no contexto da infecção avançada pelo HIV. Os fatores predisponentes incluem TB, ICC, infecção por micobactérias, criptococose, infecção pulmonar, linfoma e SK. Embora a pericardite seja muito rara, em um estudo, 5% dos pacientes com doença causada pelo HIV tinham derrames pericárdicos classificados como moderados a graves. O tamponamento cardíaco e a morte foram associados ao SK do pericárdio, provavelmente em consequência de hemorragias agudas. Alguns estudos relataram endocardite trombótica não bacteriana, a qual deve ser considerada nos pacientes com fenômenos embólicos inexplicáveis. Quando é infundida rapidamente, a pentamidina IV pode causar hipotensão em consequência do colapso cardiovascular.

Doenças da orofaringe e do sistema gastrintestinal Doenças da orofaringe e do sistema GI são achados comuns da infecção pelo HIV. Elas são mais frequentemente causadas por infecções secundárias. Além disso, podem ocorrer lesões orais e GI nos pacientes com SK e linfoma.

As lesões orais como *candidíase oral*, *leucoplasia pilosa* e *úlceras aftosas* (Fig. 202-35) são particularmente comuns nos pacientes não tratados com infecção pelo HIV. A candidíase oral (infecção por *Candida*) e a leucoplasia pilosa oral (presumivelmente devida ao EBV) geralmente indicam declínio imunológico muito avançado; em geral, essas doenças ocorrem nos pacientes com contagens de células T CD4+ < 300/μL. Em um estudo, 59% dos pacientes com candidíase oral desenvolveram Aids no ano seguinte. A candidíase oral evidencia-se por exsudato caseoso esbranquiçado, frequentemente na mucosa eritematosa da orofaringe posterior. Embora sejam encontradas mais frequentemente no palato mole, as lesões iniciais geralmente localizam-se ao longo do vestíbulo gengival. O diagnóstico é estabelecido pelo exame direto de um raspado à procura de pseudo-hifas. A cultura não tem valor diagnóstico, visto que a maioria dos pacientes com infecção pelo HIV apresenta culturas de orofaringe positivas para *Candida*, mesmo que não tenha candidíase oral. A leucoplasia pilosa oral evidencia-se por lesões esbranquiçadas semelhantes a uma folhagem, geralmente ao longo das bordas laterais da língua e, às vezes, na mucosa bucal adjacente (Fig. 202-35). Apesar do seu nome, a leucoplasia pilosa oral não é considerada um distúrbio pré-maligno. As lesões estão associadas à replicação exuberante do EBV. Embora geralmente sejam mais preocupantes como sinal de imunodeficiência associada ao HIV que como um problema clínico a exigir tratamento, foram relatados casos graves de leucoplasia pilosa oral que responderam à podofilina tópica ou ao tratamento sistêmico com fármacos ativos contra os herpes-vírus. As úlceras aftosas da orofaringe posterior também são observadas com frequência nos pacientes infectados pelo HIV sem tratamento (Fig. 202-35). Essas lesões têm etiologia desconhecida e podem ser muito dolorosas e interferir na deglutição. Os anestésicos tópicos proporcionam alívio sintomático imediato de curta duração. O fato de a talidomida ser um tratamento eficaz para esse distúrbio sugere que a patogênese possa envolver a ação de citocinas destrutivas para os tecidos. As úlceras do palato, da língua ou da gengiva também podem ser causadas por criptococose ou histoplasmose.

A esofagite (Fig. 202-36) pode causar odinofagia e dor retrosternal. Em geral, a endoscopia digestiva alta é necessária para estabelecer o diagnóstico exato. A esofagite pode ser causada por *Candida*, CMV ou HSV. Embora o CMV tenda a estar associado a uma única úlcera grande, a infecção pelo HSV costuma causar várias úlceras pequenas. O esôfago também pode ser afetado pelo SK e pelo linfoma. Assim como ocorre com a mucosa oral, a mucosa esofágica pode apresentar úlceras grandes e dolorosas de etiologia desconhecida, as quais podem responder à talidomida. Embora a acloridria seja um problema comum entre os pacientes infectados pelo HIV, os outros distúrbios gástricos geralmente são raros. Entre as doenças neoplásicas que acometem o estômago, destacam-se o SK e o linfoma.

As infecções dos intestinos delgado e grosso, resultando em diarreia, dor abdominal e febre em alguns casos, estão entre os distúrbios GI mais significativos dos pacientes infectados pelo HIV. Elas incluem infecções por bactérias, protozoários e vírus.

As bactérias podem ser responsáveis por infecções do trato GI em pacientes com infecção pelo HIV. As infecções por patógenos entéricos como *Salmonella*, *Shigella* e *Campylobacter* são mais comuns nos homens que fazem sexo com homens e, em geral, são mais graves e propensas a recidivar nos pacientes HIV-positivos. Os pacientes não tratados com infecção pelo HIV têm risco cerca de 20 vezes maior de desenvolver infecção por *S. typhimurium*. Esses pacientes podem apresentar vários sinais e sintomas inespecíficos, inclusive febre, anorexia, fadiga e mal-estar com várias semanas de duração. A diarreia é comum, mas pode estar ausente. O diagnóstico é estabelecido pela hemocultura e coprocultura. O uso prolongado de ciprofloxacino é o tratamento recomendado. Os pacientes infectados pelo HIV também apresentam maior incidência de infecção por *S. typhi* nas regiões onde a febre tifoide é um problema. As espécies de *Shigella*, principalmente *S. flexneri*, podem causar doença intestinal grave nos indivíduos infectados pelo HIV. Até 50% desses pacientes com doença GI têm bacteriemia. As infecções por *Campylobacter* são mais comuns nos pacientes infectados pelo HIV. Embora *C. jejuni* seja a cepa isolada com mais frequência, foram relatadas infecções por muitas outras cepas. Em geral, os pacientes apresentam dor abdominal em cólica, febre e diarreia sanguinolenta. A infecção também pode manifestar-se na forma de proctite. O exame das fezes revela a presença de leucócitos fecais. A infecção sistêmica pode ocorrer e até 10% dos pacientes infectados têm bacteriemia. A maioria das cepas é sensível à eritromicina. Pode ocorrer dor abdominal e diarreia na infecção por MAC, e os pacientes com infecção pelo HIV podem apresentar diarreia persistente devido a *E. coli* enteroagregativo.

As infecções fúngicas também podem causar diarreia nos pacientes com infecção pelo HIV. A histoplasmose, a coccidioidomicose e a penicilinose foram identificadas como causas de febre e diarreia dos pacientes infectados pelo HIV. Existem casos descritos de peritonite por *C. immitis*.

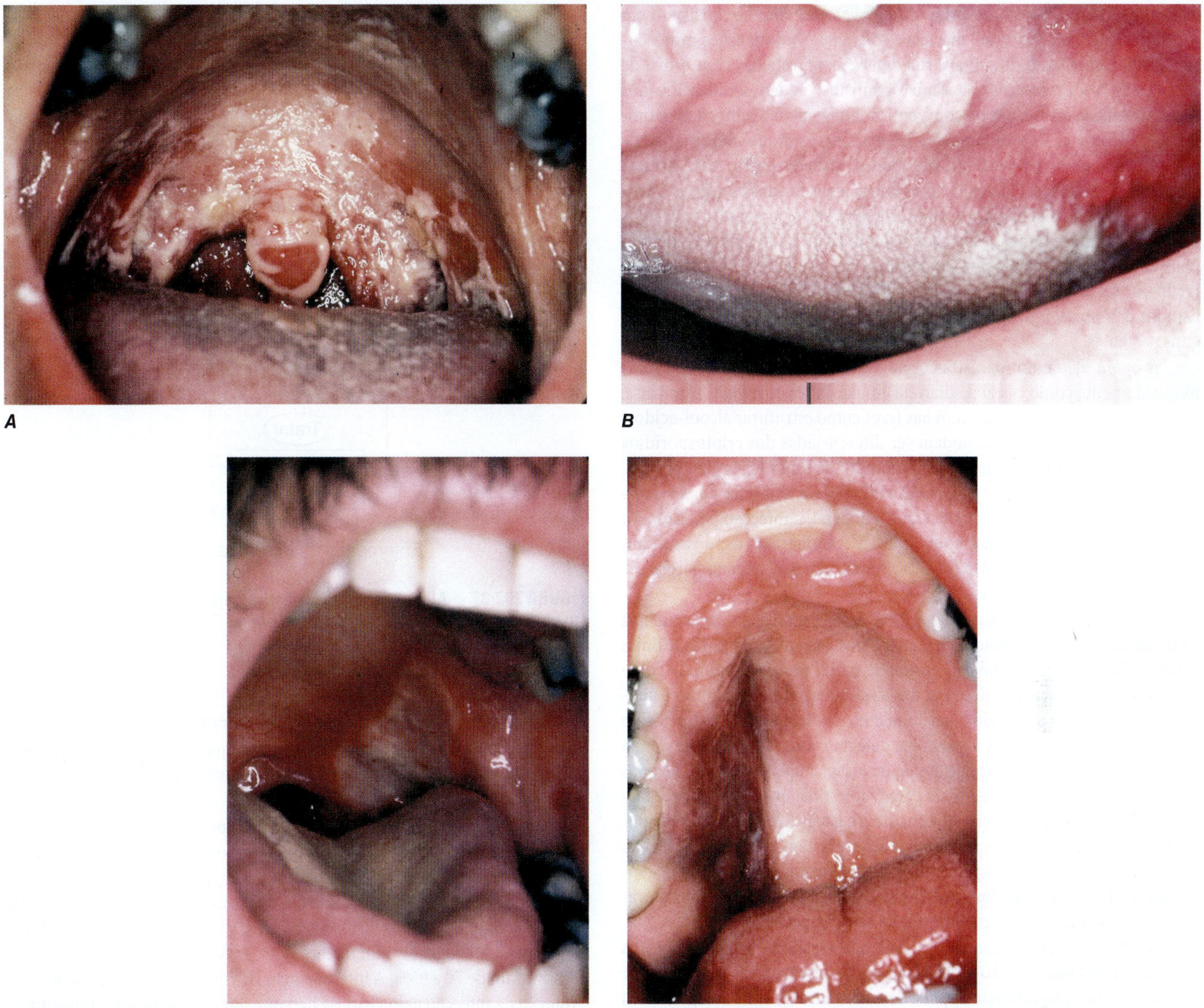

A B C D

FIGURA 202-35 **Várias lesões orais dos pacientes HIV-positivos.** ***A.*** Candidíase oral. ***B.*** Leucoplasia pilosa. ***C.*** Úlcera aftosa. ***D.*** Sarcoma de Kaposi.

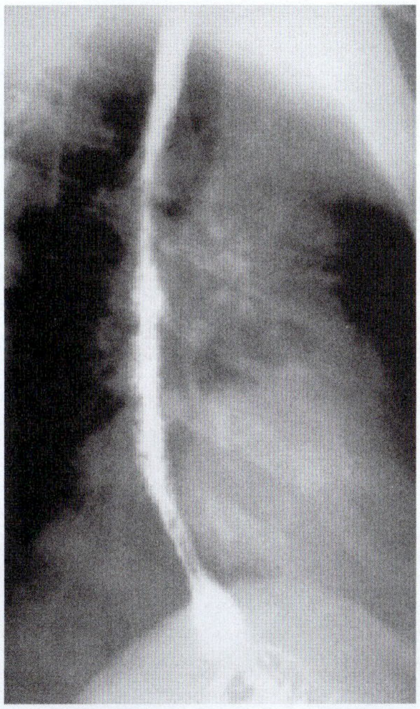

FIGURA 202-36 **Esofagografia contrastada com bário de um paciente com esofagite por *Candida*.** O fluxo do bário sobre a superfície da mucosa é acentuadamente irregular.

Cryptosporidium, *Microsporidium* e *Isospora belli* (Cap. 224) são os protozoários oportunistas que mais infectam o trato GI e causam diarreia em pacientes infectados pelo HIV. A infecção por *Cryptosporidium* pode manifestar-se de diversas maneiras, desde uma doença diarreica autolimitada ou intermitente nos pacientes que estão nos estágios iniciais da infecção pelo HIV, até diarreia grave e potencialmente fatal nos indivíduos com imunodeficiência grave. Nos pacientes não tratados com infecção pelo HIV e contagens de células T CD4+ < 300/μL, a incidência da criptosporidiose é de cerca de 1% por ano. Em 75% dos casos, a diarreia acompanha-se de dor abdominal espasmódica e 25% dos pacientes têm náuseas e/ou vômitos. Os criptosporídios também podem causar doença do trato biliar nos pacientes infectados pelo HIV, resultando em colecistite com ou sem colangite associada e pancreatite secundária à estenose papilar. O diagnóstico da diarreia por *Cryptosporidium* é estabelecido com base no exame das fezes ou na biópsia do intestino delgado. A diarreia não é inflamatória e o achado típico consiste na presença de oocistos, os quais se coram com corantes álcool-acidorresistentes. O tratamento consiste basicamente em medidas de suporte e foram descritas melhoras marcantes depois da introdução de TARV eficaz. O tratamento com até 2.000 mg/dia de nitazoxanida (NTZ) foi associado à melhora dos sintomas ou à redução da excreção dos microrganismos em 50% dos pacientes. A utilidade geral desse fármaco no tratamento dessa doença ainda não está estabelecida. Os pacientes podem diminuir seu risco de desenvolver criptosporidiose evitando o contato com fezes humanas e animais, evitando a ingestão de água não tratada de lagos ou rios e não ingerindo mariscos crus.

Os microsporídios são parasitas unicelulares pequenos que vivem no citoplasma dos enterócitos (Cap. 224). A principal espécie que causa doença nos seres humanos é *Enterocytozoon bieneusi*. As manifestações clínicas assemelham-se às descritas para *Cryptosporidium* e consistem em dor abdominal, má-absorção, diarreia e colangite. As dimensões minúsculas do microrganismo dificultam sua detecção; entretanto, com o uso de corantes de base cromotrópica, os microrganismos podem ser identificados nas amostras de fezes à microscopia óptica. Em geral, o diagnóstico definitivo depende do exame das amostras de fezes, do aspirado intestinal ou de um espécime de biópsia intestinal à microscopia eletrônica. Ao contrário dos criptosporídios, os microsporídios foram identificados em várias estruturas extraintestinais, incluindo olhos, cérebro, seios paranasais, músculos e fígado e também foram associados à conjuntivite e à hepatite. O método mais eficaz de lidar com os microsporídios dos pacientes HIV-positivos é recuperar seu sistema imune combatendo a infecção com o uso de TARV. Estudos demonstraram que o albendazol 400 mg, 2 ×/dia, foi eficaz em alguns pacientes.

Isospora belli é um parasita coccidiano (Cap. 224) encontrado mais frequentemente como causa de diarreia em pacientes de regiões tropicais e subtropicais. Seus cistos aparecem nas fezes como estruturas álcool-acidorresistentes grandes, as quais podem ser diferenciadas dos criptosporídios com base no tamanho, na forma e no número de esporocistos. As síndromes clínicas da infecção por *Isospora* são idênticas às causadas por *Cryptosporidium*. A diferença importante é que, em geral, a infecção por *Isospora* é relativamente fácil de tratar com SMX/TMP. Embora as recidivas sejam comuns, um esquema de SMX/TMP administrado 3 ×/semana parece ser adequado para evitar recidivas.

No passado, a colite causada por CMV era observada em consequência da imunodeficiência avançada em 5 a 10% dos pacientes com Aids. Com o advento da TARV, essa condição tornou-se muito menos comum. A colite por CMV evidencia-se por diarreia, dor abdominal, emagrecimento e anorexia. Em geral, a diarreia não é sanguinolenta e o diagnóstico é estabelecido por endoscopia e biópsia. A endoscopia detecta várias úlceras da mucosa e as biópsias demonstram corpúsculos de inclusão citoplasmáticos e intranucleares típicos. O adelgaçamento da parede intestinal pode predispor à bacteriemia secundária. O tratamento consiste em ganciclovir ou foscarnete por 3 a 6 semanas. As recidivas são frequentes e o tratamento de manutenção geralmente é necessário aos pacientes HIV-positivos com infecção malcontrolada. Os pacientes com doença do trato GI por CMV devem ser monitorados cuidadosamente para detectar retinite causada pelo CMV.

Além das doenças causadas pelas infecções secundárias específicas, os pacientes infectados pelo HIV também podem desenvolver uma síndrome diarreica crônica, na qual não se pode detectar outro agente etiológico além do HIV. Essa síndrome é conhecida como *enteropatia da Aids* ou *enteropatia do HIV*. É muito provável que seja uma consequência direta da infecção do trato GI pelo HIV e que melhore com a TARV. O exame histológico do intestino delgado desses pacientes detecta atrofia discreta da mucosa e redução das figuras mitóticas, sugerindo um estado de hiporregeneração. Em geral, os pacientes têm atividade de lactase reduzida ou ausente no intestino delgado e apresentam má-absorção com emagrecimento.

A avaliação inicial de um paciente HIV-positivo com diarreia deve incluir uma série de exames de fezes, inclusive cultura, pesquisa de ovos e parasitas e pesquisa para toxina de *Clostridium difficile*. Em cerca de 50% dos casos, essa investigação demonstra infecção por bactérias, micobactérias ou protozoários patogênicos. Quando os exames iniciais das fezes são negativos, a investigação complementar por endoscopia do trato GI alto e/ou baixo com biópsia estabelece o diagnóstico de infecção do intestino delgado por microsporídios ou micobactérias em cerca de 30% dos casos. Nos pacientes em que essa investigação diagnóstica não é conclusiva, pode-se estabelecer o diagnóstico presumptivo de enteropatia pelo HIV quando a diarreia persiste por mais de 1 mês. A Figura 202-37 ilustra um algoritmo para a avaliação da diarreia dos pacientes HIV-positivos.

As lesões retais são comuns nos pacientes infectados pelo HIV, principalmente as úlceras e as erosões perirretais em consequência da reativação do HSV (Fig. 202-38). Essas lesões podem ter aspecto muito atípico, como pele desnuda e sem vesículas. Elas costumam responder bem ao tratamento com valaciclovir, fanciclovir ou foscarnete. Outras lesões retais encontradas nos pacientes HIV-positivos são os condilomas acuminados, SK e neoplasia intraepitelial (ver adiante).

Doenças hepatobiliares As doenças do sistema hepatobiliar representam um importante problema dos pacientes infectados pelo HIV. Algumas estimativas calcularam que cerca de 15% das mortes dos pacientes HIV-positivos estariam relacionadas com a doença hepática. Embora isso seja

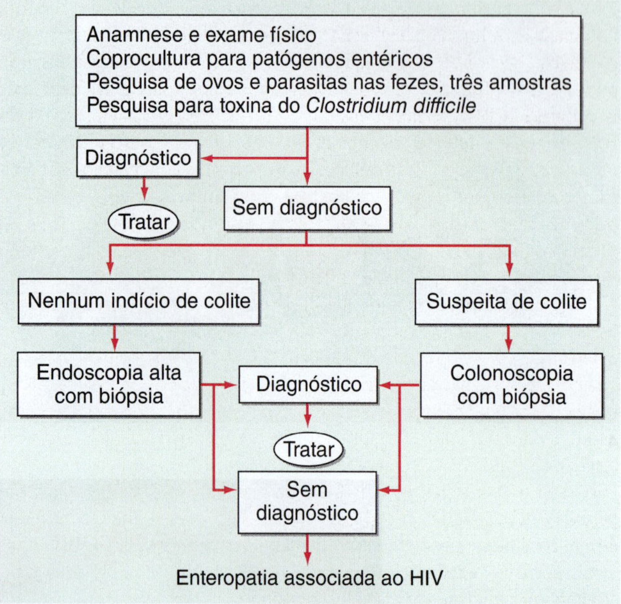

FIGURA 202-37 Algoritmo para investigação da diarreia nos pacientes HIV-positivos. A enteropatia do HIV é um diagnóstico de exclusão e pode ser estabelecido apenas quando os outros tipos de doença diarreica (geralmente tratáveis) são excluídos.

basicamente um reflexo dos problemas encontrados com a coinfecção pelos vírus da hepatite B ou C, também é uma consequência da lesão hepática que varia de esteatose hepática às reações de hipersensibilidade à reconstituição imune no contexto da TARV.

A prevalência da coinfecção pelo HIV e pelos vírus da hepatite varia conforme a região geográfica. Nos Estados Unidos, cerca de 90% dos indivíduos infectados pelo HIV apresentam sinais de infecção pelo HBV; 6 a 14% têm infecção crônica pelo HBV; 5 a 50% dos pacientes são coinfectados pelo HCV; e a coinfecção pelos vírus das hepatites D, E e/ou G é comum. Entre os usuários de drogas IV com infecção pelo HIV, os índices de infecção pelo HCV variam de 70 a 95%. A infecção pelo HIV tem impacto significativo na evolução da infecção pelo vírus da hepatite. Ela está associada com aumento de cerca de três vezes no desenvolvimento de antigenemia persistente com o antígeno de superfície da hepatite B. Os pacientes infectados com

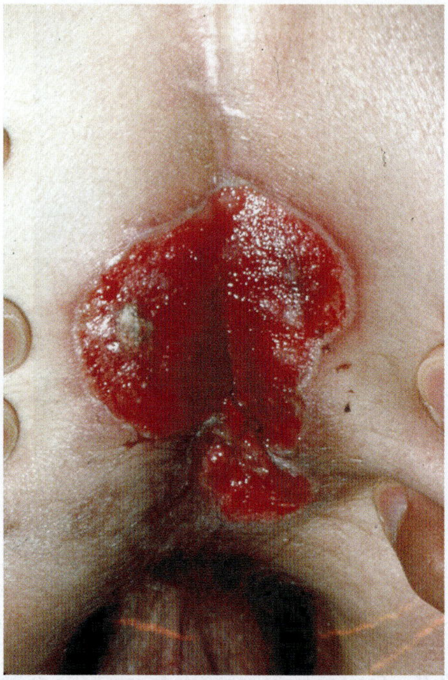

FIGURA 202-38 Herpes simples perirretal erosivo grave em um paciente com Aids.

HBV e HIV concomitantemente têm evidência reduzida de doença hepática inflamatória. A hipótese de que isso se deva aos efeitos imunossupressores da infecção pelo HIV é reforçada pelas observações de que essa situação pode ser revertida; além disso, a hepatite pode ser mais grave depois da introdução da TARV. Nos estudos sobre o impacto do HIV na infecção pelo HBV, os autores detectaram aumentos de 4 a 10 vezes nos coeficientes de mortalidade por doença hepática entre os pacientes coinfectados por HIV e infecção ativa por HBV em comparação com os coeficientes relativos aos pacientes com apenas uma dessas infecções. Entretanto, há aumento apenas discreto da mortalidade global dos pacientes HIV-positivos que também são positivos para o antígeno de superfície do vírus da hepatite B (HBsAg). A IFN-α é menos eficaz como tratamento do HBV nos pacientes com coinfecção pelo HIV. Lamivudina, entricitabina, adenofovir/tenofovir/entecavir e telbivudina (isoladamente ou em combinações) são úteis ao tratamento da hepatite B nos pacientes HIV-positivos. É importante lembrar que todos os fármacos citados antes também são ativos contra o HIV e não devem ser administrados isoladamente aos pacientes coinfectados pelo HIV, de forma a evitar o surgimento de quasispécies do HIV resistentes a esses fármacos. Por essa razão, o tratamento da hepatite B em um paciente com infecção pelo HIV deve sempre ser realizado com a TARV, e as alterações na TARV devem considerar que o esquema atual também está tratando o HBV. A infecção pelo HCV é mais grave no paciente coinfectado pelo HIV e não parece alterar o coeficiente de mortalidade global dos indivíduos HIV-positivos quando são levadas em consideração outras variáveis, como idade, contagem basal de células T CD4+ e uso da TARV. Em casos de coinfecção por HIV e HCV, os níveis de HCV são cerca de 10 vezes mais altos do que em pacientes HIV-negativos com infecção pelo HCV. Há uma taxa de mortalidade global 50% maior com um aumento de cinco vezes no risco de morte por hepatopatia em pacientes cronicamente infectados com HCV e HIV. O uso de agentes com ação direta para o tratamento do HCV leva a taxas de cura próximas a 100% mesmo em pacientes coinfectados pelo HIV. O tratamento bem-sucedido do HCV em pacientes infectados pelo HIV diminui a mortalidade. A infecção pelo vírus da hepatite A não é mais frequente entre os pacientes HIV-positivos. Recomenda-se que todos os pacientes infectados pelo HIV e que não tenham tido infecção natural sejam imunizados com as vacinas contra hepatite A e/ou hepatite B. A infecção pelo vírus da hepatite G, também chamado de vírus GB-C, é vista em cerca de 50% dos pacientes infectados pelo HIV. Por razões ainda desconhecidas, existem dados sugerindo que os pacientes HIV-positivos coinfectados por esse vírus tenham progressão mais lenta para Aids.

Várias outras infecções também podem acometer o fígado. A hepatite granulomatosa pode ser causada pelas infecções por fungos ou micobactérias, principalmente o MAC. Os tumores hepáticos podem ser causados por TB, peliose hepática ou infecção fúngica. Entre as infecções fúngicas oportunistas, *C. immitis* e *Histoplasma capsulatum* são os fungos mais propensos a acometer o fígado. Existem relatos de doença do trato biliar na forma de estenose papilar ou colangite esclerosante nos pacientes com criptosporidiose, infecção por CMV e SK. Quando nenhum diagnóstico pode ser firmado, usa-se o termo *colangiopatia da Aids*. A linfo-histiocitose hemofagocítica do fígado tem sido vista em casos de doença de Hodgkin, podendo ocorrer antes do diagnóstico da neoplasia.

Muitos dos fármacos utilizados no tratamento da infecção pelo HIV são metabolizados pelo fígado e podem causar lesão hepática. Foram relatadas reações hepáticas fatais com vários antirretrovirais, inclusive análogos nucleosídeos, análogos não nucleosídeos e inibidores de protease. Os análogos nucleosídeos funcionam por meio da inibição da síntese de DNA. Isso pode resultar em toxicidade das mitocôndrias e distúrbios do metabolismo oxidativo. Esse distúrbio pode manifestar-se na forma de esteatose hepática e, nos casos graves, acidose láctica e insuficiência hepática fulminante. É importante estar ciente dessa complicação e procurá-la nos pacientes HIV-positivos tratados com análogos nucleosídeos. A condição é reversível quando diagnosticada precocemente e quando a administração do(s) agente(s) agressor(es) é interrompida. A nevirapina foi associada à hepatite colestática fulminante e fatal em alguns casos, à necrose hepática e à insuficiência hepática. O indinavir pode causar elevações leves a moderadas da bilirrubina sérica em 10 a 15% dos pacientes, com uma síndrome semelhante à de Gilbert. O atazanavir pode causar um padrão semelhante de lesão hepática. No paciente em TARV com aumentos inexplicados das transaminases hepáticas, deve-se considerar seriamente a possibilidade de toxicidade farmacológica.

Na maioria dos casos, a *lesão pancreática* é uma consequência dos efeitos tóxicos dos fármacos, principalmente a que é causada pela pentamidina ou pelos didesoxinucleosídeos. Em alguns estudos, embora até 50% dos pacientes tivessem evidências bioquímicas de lesão pancreática, menos de 5% apresentavam indícios clínicos de pancreatite não relacionada com os efeitos tóxicos dos fármacos.

Doenças dos rins e do trato urogenital As doenças dos rins e do trato urogenital podem ser consequências diretas da infecção pelo HIV, ser atribuídas a uma infecção oportunista ou neoplasia, ou estar relacionadas com os efeitos tóxicos dos fármacos. Em geral, cerca de 20% dos pacientes HIV-positivos sem tratamento têm microalbuminúria e pouco mais de 2% têm proteinúria significativa. Alguns estudos demonstraram que a presença de microalbuminúria estava associada ao aumento da mortalidade por todas as causas. A *nefropatia associada ao HIV* (HIVAN) foi descrita primeiramente nos UDIs e pensou-se inicialmente que se tratava de uma nefropatia causada em UDIs HIV-positivos; hoje se sabe que essa nefropatia é uma complicação direta da própria infecção pelo HIV. Embora a maioria dos pacientes com essa condição tenha contagens de células T CD4+ < 200/μL, a HIVAN pode ser uma manifestação precoce da infecção pelo HIV e também foi diagnosticada nas crianças. Mais de 90% dos casos relatados eram de indivíduos negros ou latinos; a doença não apenas é mais prevalente nessas populações, como também mais grave, representando a terceira causa de insuficiência renal terminal entre negros de 20 a 64 anos de idade nos Estados Unidos. Proteinúria é a marca característica desse distúrbio. Edema e hipertensão são raros. A ultrassonografia revela rins aumentados e hiperecogênicos. O diagnóstico definitivo é estabelecido pela biópsia renal. No exame histopatológico, há glomerulosclerose segmentar focal em 80% dos casos e proliferação mesangial em 10 a 15% dos casos. Antes da TARV eficaz, essa doença caracterizava-se por evolução relativamente rápida para doença renal em estágio terminal. Os pacientes com nefropatia associada ao HIV devem ter sua infecção pelo HIV tratada. Também existem alguns relatos de casos nos quais o tratamento com inibidores da enzima conversora da angiotensina (IECAs) e/ou a prednisona (60 mg/dia) foram eficazes. A incidência dessa doença nos pacientes em uso de TARV não está bem definida, mas a impressão é que sua frequência e sua gravidade diminuíram. Essa é a principal causa de doença renal em estágio terminal dos pacientes HIV-positivos.

Entre os fármacos comumente associados à lesão renal dos pacientes com doenças causadas pelo HIV destacam-se a pentamidina, a anfotericina, o adefovir, o cidofovir, o tenofovir e o foscarnete. A troca de TDF (fumarato de tenofovir desoproxila) para TAF (tenofovir alafenamida) pode levar a uma redução nas lesões renais causadas por tenofovir. A associação SMX/TMP pode competir com a creatinina pela secreção tubular e elevar seus níveis séricos. O reforçador farmacocinético cobicistate, um componente de várias formulações de TARV com doses fixas, inibe a secreção tubular renal de creatinina levando a níveis aumentados de creatinina sem um real declínio na taxa de filtração glomerular. A sulfadiazina pode cristalizar nos rins e causar uma forma facilmente reversível de falência renal, enquanto o indinavir ou o atazanavir podem formar cálculos renais. A hidratação adequada é fundamental ao tratamento e à profilaxia dessas duas últimas complicações.

As *infecções do trato urogenital* são detectadas com muita frequência nos pacientes HIV-positivos, evidenciam-se por lesões cutâneas, disúria, hematúria e/ou piúria e são tratadas da mesma maneira que nos pacientes sem infecção pelo HIV. As infecções pelo HSV estão descritas adiante ("Doenças dermatológicas"). As infecções por *T. pallidum*, agente etiológico da *sífilis*, podem ter um papel importante na epidemia do HIV. Nos indivíduos HIV-negativos, as úlceras genitais sifilíticas e as úlceras do cancroide são os principais fatores predisponentes à transmissão heterossexual da infecção pelo HIV. Embora a maioria dos indivíduos HIV-positivos com sífilis tenha apresentação clínica típica, vários distúrbios clínicos que antes eram considerados raros podem ser detectados quando há coinfecção. Entre eles está a *sífilis maligna*, uma lesão ulcerativa da pele em consequência da vasculite necrosante; febre inexplicável; síndrome nefrótica; e neurossífilis. A apresentação clínica mais comum da sífilis dos pacientes HIV-positivos é o *condiloma plano*, que representa um tipo de lesão da sífilis secundária. A neurossífilis pode ser assintomática ou causar meningite aguda, neurorretinite, surdez ou acidente vascular cerebral. A prevalência da neurossífilis pode chegar a 1% dos pacientes HIV-positivos e deve-se considerar a realização de uma punção lombar para investigar essa possibilidade em todos os pacientes infectados pelo HIV com sífilis secundária. Em consequência das anormalidades imunológicas associadas à infecção pelo HIV, o diagnóstico da sífilis pelos testes sorológicos tradicionais pode ser difícil. Por outro lado, um número significativo de pacientes têm resultados falso-positivos no teste de Venereal Disease Research Laboratory (VDRL) devido à ativação policlonal de células B. Além disso, o desenvolvimento de um VDRL positivo novo pode ser retardado em pacientes com novas infecções e o teste de anticorpo treponêmico antifluorescente (anti-FTA) pode ser negativo devido à imunodeficiência. Desse modo, o exame em campo escuro das amostras apropriadas deve ser realizado em todos os pacientes sob suspeita de sífilis, mesmo que tenham VDRL negativo. Do mesmo modo, quaisquer pacientes com VDRL positivo no soro, anormalidades neurológicas e resultados anormais no exame do LCS devem ser diagnosticados como portadores de neurossífilis e tratados de acordo, independentemente do resultado do VDRL do LCS. Em todos os casos, os pacientes tratados para sífilis devem ser cuidadosamente monitorados de forma a assegurar a eficácia do tratamento. Cerca de um terço dos pacientes HIV-positivos desenvolve a reação de Jarisch-Herxheimer quando iniciam o tratamento para sífilis.

A *candidíase vulvovaginal* é comum nas mulheres HIV-positivas. Os sinais e sintomas são prurido, desconforto, dispareunia e disúria. A infecção vulvar pode apresentar-se com erupção morbiliforme, a qual pode estender-se às coxas. Em geral, a infecção vaginal está associada à leucorreia branca e podem ser encontradas placas na parede vaginal eritematosa. O diagnóstico é estabelecido pelo exame microscópico da secreção à procura de pseudo-hifas em solução de hidróxido de potássio a 10%. A doença leve pode ser tratada com fármacos tópicos. A doença mais grave pode ser tratada com fluconazol. Outras causas da vaginite incluem *Trichomonas* e infecção bacteriana mista.

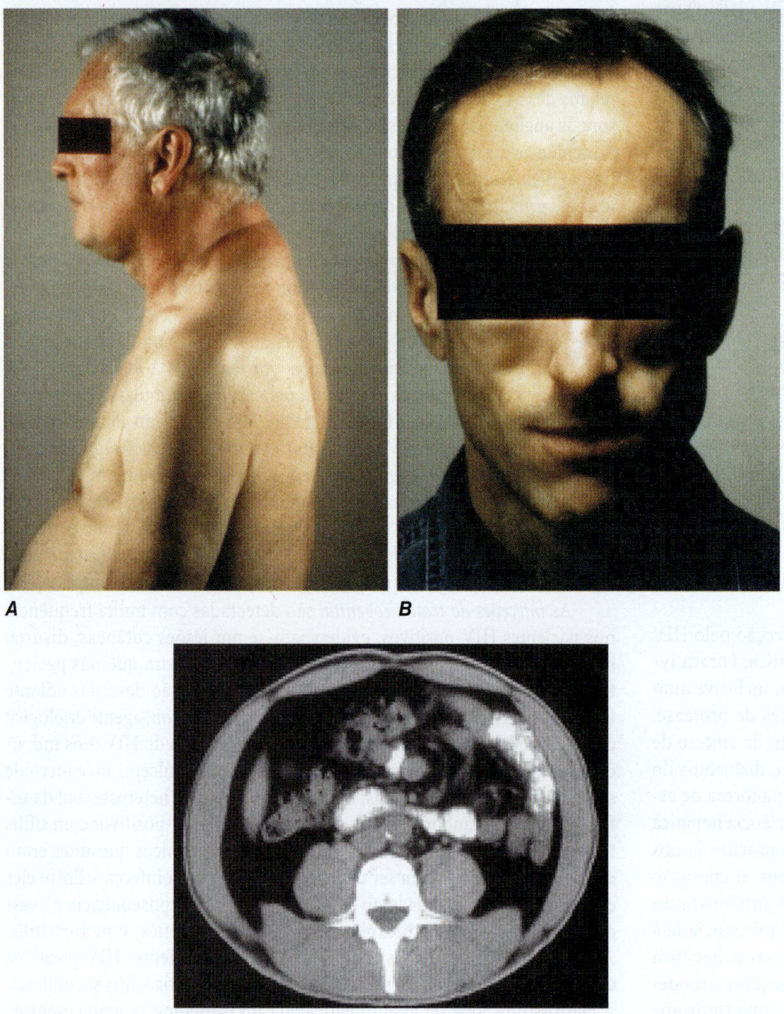

FIGURA 202-39 Características da lipodistrofia. ***A.*** Obesidade do tronco e giba de búfalo. ***B.*** Emaciação facial. ***C.*** Acumulação de gordura intra-abdominal demonstrada na tomografia computadorizada.

Doenças do sistema endócrino e distúrbios metabólicos Vários distúrbios endócrinos e metabólicos estão associados à infecção pelo HIV. Esses distúrbios podem ser consequências diretas da infecção viral, podem ser secundários às infecções oportunistas ou às neoplasias, ou estão relacionados com os efeitos colaterais dos fármacos. Cerca de 33 a 75% dos pacientes HIV-positivos que fazem uso de análogos da timidina ou inibidores da protease como um componente da TARV desenvolvem uma síndrome frequentemente denominada *lipodistrofia*, a qual consiste em elevações dos níveis plasmáticos dos triglicerídeos, do colesterol total e da apolipoproteína B, bem como hiperinsulinemia e hiperglicemia. Alguns estudos demonstraram que muitos pacientes apresentavam um conjunto de alterações da conformação corporal associadas à redistribuição da gordura, ou seja, obesidade do tronco com emaciação periférica (Fig. 202-39). A obesidade do tronco evidencia-se por aumento da circunferência abdominal causado pelos aumentos da gordura mesentérica; uma proeminência de gordura dorsocervical ("giba de búfalo") semelhante à dos pacientes com síndrome de Cushing; e crescimento das mamas. A emaciação periférica (ou lipoatrofia) é particularmente notável na face e nas nádegas, bem como pela proeminência das veias nas pernas. Essas alterações podem surgir em qualquer fase da doença, desde cerca de 6 semanas até vários anos depois do início da TARV. Cerca de 20% dos pacientes com lipodistrofia associada ao HIV satisfazem os critérios para *síndrome metabólica*, conforme foram definidos pela International Diabetes Federation ou pelo U.S. National Cholesterol Education Program Adult Treatment Panel III. A síndrome de lipodistrofia tem sido descrita em associação aos esquemas que contêm vários fármacos e, embora tenha sido relatada inicialmente nos pacientes tratados com inibidores de protease, parece que os esquemas que poupam a protease também podem causar alterações semelhantes. Alguns autores sugeriram que as anormalidades da lipoatrofia sejam particularmente graves nos pacientes tratados com análogos da timidina como a estavudina e a zidovudina. As diretrizes terapêuticas atuais evitam esses fármacos e recomendam fármacos com menos desses efeitos colaterais. As diretrizes do National Cholesterol Education Program (NCEP) devem ser seguidas no tratamento dessas anormalidades lipídicas (Cap. 400), devendo-se considerar a mudança de componentes da TARV evitando-se os análogos da timidina (azidotimidina e estavudina) e os inibidores da protease causadores. Devido à preocupação com interações farmacológicas, os hipolipemiantes utilizados nesses casos são genfibrozila e atorvastatina. Além disso, a acidose láctica está associada com a TARV. Isso costuma ocorrer com a utilização dos análogos nucleosídeos inibidores de transcriptase reversa e pode ser fatal.

Os pacientes com doença avançada causada pelo HIV podem apresentar hiponatremia devida à síndrome de secreção inapropriada do hormônio antidiurético (ou vasopressina) (SIADH) em consequência do aumento da ingestão e da diminuição da excreção de água livre. Em geral, a SIADH está associada à doença pulmonar ou do SNC. O nível sérico baixo de sódio também pode ser causado pela insuficiência suprarrenal; a elevação concomitante do potássio sérico deve sugerir essa possibilidade. A hiperpotassemia pode ser secundária à insuficiência suprarrenal; à nefropatia do HIV; ou aos fármacos, principalmente trimetoprima e pentamidina. A hipopotassemia pode estar associada ao tratamento com tenofovir ou anfotericina. A doença das glândulas suprarrenais pode ser causada por infecções micobacterianas, citomegalovirose, criptococose, histoplasmose ou efeitos tóxicos do cetoconazol. A síndrome de Cushing iatrogênica com supressão do eixo hipotalâmico-hipofisário-suprarrenal pode ser causada pelo uso dos glicocorticoides tópicos (por via parenteral ou inalatória) pelos pacientes tratados com ritonavir ou cobicistate. Isso é atribuído à inibição da enzima hepática CYP3A4 pelo ritonavir, resultando no aumento da meia-vida do glicocorticoide.

A *função tireóidea* pode estar alterada em 10 a 15% dos pacientes infectados pelo HIV. Esses pacientes podem ter hipotireoidismo ou hipertireoidismo. A anormalidade predominante é o hipotireoidismo subclínico. Durante a TARV, constatou-se que até 10% dos pacientes apresentavam níveis elevados do hormônio estimulante da tireoide (TSH, do inglês *thyroid-stimulating hormone*), sugerindo que essa possa ser uma manifestação da reconstituição imunológica. A doença de Graves por reconstituição imune pode ocorrer como complicação tardia (9-48 meses) da TARV. Com a doença avançada causada pelo HIV, pode ocorrer infecção da glândula tireoide por patógenos oportunistas como *P. jirovecii*, CMV, micobactérias, *Toxoplasma gondii* e *Cryptococcus neoformans*. Em geral, essas infecções estão associadas ao aumento difuso e indolor da glândula tireoide. A função tireóidea geralmente é normal. O diagnóstico é estabelecido por aspiração com agulha fina ou biópsia aberta da glândula.

Dependendo da gravidade da doença, a infecção pelo HIV está associada ao *hipogonadismo* em 20 a 50% dos homens, sendo menor com o uso de TARV. Embora geralmente seja uma complicação de doenças coexistentes, a disfunção testicular também pode ser um efeito colateral do tratamento com ganciclovir. Em alguns estudos, até dois terços dos pacientes relataram redução da libido e um terço queixou-se de disfunção erétil. O tratamento de reposição com androgênio deve ser considerado para os pacientes com hipogonadismo sintomático. A infecção pelo HIV não parece ter efeito significativo no ciclo menstrual, exceto quando a doença está avançada.

Distúrbios imunológicos e reumatológicos Distúrbios imunológicos e reumatológicos são comuns em pacientes com HIV e variam desde reações excessivas de hipersensibilidade imediata (Cap. 347) até um aumento na incidência de artrite reativa (Cap. 355) e até condições caracterizadas por uma linfocitose infiltrativa difusa. A ocorrência desses fenômenos é um paradoxo aparente no contexto da imunodeficiência e da imunossupressão profundas que caracterizam a infecção pelo HIV e reflete a natureza complexa do sistema imune e seus mecanismos reguladores.

As alergias aos fármacos são as reações alérgicas mais significativas observadas nos pacientes infectados pelo HIV e parecem tornar-se mais comuns à medida que a doença avança. Essas reações ocorrem em até 65% dos pacientes tratados com SMX/TMP para PPC. Em geral, essas reações farmacológicas caracterizam-se por erupções eritematosas e morbiliformes, as quais são pruriginosas, tendem a coalescer e frequentemente evoluem com febre. Todavia, cerca de 33% dos pacientes podem continuar a usar o fármaco que causou a alergia e, desse modo, essas reações não indicam a necessidade imediata de interromper o tratamento. A anafilaxia é extremamente rara nos pacientes HIV-positivos e os pacientes que apresentam uma reação cutânea durante um único ciclo de tratamento ainda podem ser considerados aptos ao tratamento ou à profilaxia subsequente com o mesmo fármaco. A única exceção é o análogo nucleosídeo abacavir, com o qual foram relatadas reações de hipersensibilidade fatais depois da reexposição. Essa hipersensibilidade está diretamente relacionada com o haplótipo HLA-B5701 e a ocorrência de reação de hipersensibilidade ao abacavir é uma contraindicação absoluta ao tratamento subsequente. Quanto aos outros fármacos, como a associação SMX/TMP, os esquemas de dessensibilização têm sucesso moderado. Embora os mecanismos responsáveis por essas reações alérgicas ainda não estejam definidos, constatou-se que os pacientes HIV-positivos apresentam níveis elevados de IgE, os quais aumentam à medida que a contagem de células T CD4+ diminui. Os numerosos exemplos de pacientes com reações a múltiplos fármacos sugerem que o mecanismo subjacente seja o mesmo.

A infecção pelo HIV assemelha-se, sob vários aspectos, às doenças autoimunes, inclusive a ativação policlonal significativa das células B, que está associada à incidência alta de anticorpos antifosfolipídicos, como os anticorpos anticardiolipina, anticorpos do VDRL e anticoagulantes lúpicos. Além disso, os indivíduos HIV-positivos têm incidência mais alta de fatores antinucleares. Apesar dessas anormalidades sorológicas, não há evidências de que os indivíduos infectados pelo HIV tenham aumentos da incidência de duas das doenças autoimunes mais comuns: lúpus eritematoso sistêmico e artrite reumatoide. Na verdade, constatou-se que essas doenças podem melhorar até certo ponto com a presença concomitante da infecção pelo HIV, sugerindo que um componente intacto da resposta imune das células T CD4+ desempenhe um papel essencial na patogênese desses distúrbios. Da mesma forma, há alguns relatos de pacientes com imunodeficiência comum variável (Cap. 344) evidenciada por hipogamaglobulinemia, os quais tiveram normalização dos níveis de Ig depois de adquirirem a infecção pelo HIV, sugerindo um possível papel da imunidade hiperativa das células T CD4+ em algumas formas dessa síndrome. A única doença autoimune que pode ocorrer com maior frequência nos pacientes HIV-positivos é uma variante da síndrome de Sjögren primária (Cap. 354) na qual os pacientes com infecção pelo HIV desenvolvem uma síndrome que consiste em aumento de volume das glândulas parótidas, olho seco e boca seca. Essa condição está associada a infiltrados linfocíticos das glândulas salivares e pulmões. Esses pacientes também podem ter neuropatia periférica, polimiosite, acidose tubular renal e hepatite. Ao contrário da síndrome de Sjögren, na qual os infiltrados linfocíticos são constituídos predominantemente por células T CD4+, os infiltrados dos pacientes HIV-positivos são representados principalmente por células T CD8+. Além disso, enquanto os pacientes com síndrome de Sjögren são predominantemente mulheres que apresentam autoanticorpos anti-Ro e anti-La e que geralmente têm haplótipos do MHC HLA-DR3 ou B8, os indivíduos HIV-positivos com essa síndrome comumente são homens negros que não apresentam anti-Ro ou anti-La e que, na maioria dos casos, têm o haplótipo HLA-DR5. Essa síndrome parece ser menos comum com o uso ampliado da TARV efetiva. O termo *síndrome da linfocitose infiltrativa difusa* (SLID) é usado para descrever esse distúrbio e diferenciá-lo da síndrome de Sjögren.

Cerca de um terço dos indivíduos HIV-positivos refere artralgias; além disso, 5 a 10% são diagnosticados como portadores de alguma forma de artrite reativa, como a síndrome de Reiter, a artrite psoriásica e a espondiloartropatia indiferenciada (Cap. 355). Essas síndromes ocorrem com frequência crescente à medida que a competência do sistema imunológico diminui. Essa associação pode estar relacionada com o aumento do número de infecções por microrganismos capazes de deflagrar artrite reativa com a imunodeficiência progressiva, ou a perda das células T reguladoras importantes. Em geral, as artrites reativas dos indivíduos HIV-positivos melhoram satisfatoriamente com o tratamento convencional; contudo, o tratamento com metotrexato foi associado ao aumento da incidência das infecções oportunistas e deve ser usado com cautela e apenas nos casos graves.

Os indivíduos infectados pelo HIV também apresentam vários distúrbios articulares sem causa evidente, os quais são referidos genericamente como *artropatia associada ao HIV* ou à *Aids*. Essa síndrome caracteriza-se por artrite oligoarticular subaguda, desenvolvendo-se durante um período de 1 a 6 semanas e persistindo por 6 semanas a 6 meses. Em geral, a artrite acomete as grandes articulações, predominantemente os joelhos e tornozelos, não é erosiva e apresenta apenas resposta inflamatória discreta. As radiografias não auxiliam no diagnóstico. Os anti-inflamatórios não esteroides têm eficácia questionável; contudo, estudos demonstraram alívio com o uso dos glicocorticoides intra-articulares. Uma segunda forma de artrite, a qual também se acredita ser secundária à infecção pelo HIV, é denominada *síndrome articular dolorosa*. Esse distúrbio que, segundo relatos, ocorre em até 10% dos pacientes com Aids evidencia-se por dor intensa e aguda na articulação afetada. A artrite acomete principalmente os joelhos, os cotovelos e os ombros; persiste por 2 a 24 horas; e pode ser grave o suficiente para exigir o uso de analgésicos narcóticos. A causa dessa artropatia ainda não foi esclarecida; entretanto, acredita-se que resulte de um efeito direto do HIV na articulação. Esse distúrbio ressalta o fato de que outros lentivírus, em particular o vírus da artrite-encefalite caprina, são capazes de causar artrite por ação direta.

Várias outras doenças imunológicas ou reumatológicas foram descritas nos indivíduos HIV-positivos, sejam primárias ou associadas às infecções oportunistas ou aos fármacos. Com a utilização dos critérios de dor musculoesquelética generalizada com duração mínima de 3 meses e a presença de no mínimo 11 de 18 pontos possíveis de hipersensibilidade à palpação digital, 11% de uma coorte de pacientes HIV-positivos (inclusive 55% de UDIs) foram diagnosticados como portadores de *fibromialgia* (Cap. 366). Embora a incidência de artrite bem-caracterizada tenha sido menor nessa população que em outras populações estudadas, as quais consistiam predominantemente em homens que fazem sexo com homens, esses dados sustentam o conceito de que existam problemas musculoesqueléticos que surgem como consequência direta da infecção pelo HIV. Também existem relatos de angeíte do SNC e polimiosite nos indivíduos infectados pelo HIV. A artrite séptica é surpreendentemente rara, não obstante a maior incidência de bacteriemia estafilocócica observada nessa população. Nos casos relatados de artrite séptica, as infecções geralmente foram causadas por *Staphylococcus aureus*; infecções fúngicas sistêmicas por *C. neoformans*, *Sporothrix schenckii* ou *H. capsulatum*; ou infecção micobacteriana sistêmica por *M. tuberculosis*, *M. haemophilum*, *M. avium* ou *M. kansasii*.

Alguns estudos demonstraram que os pacientes HIV-positivos tratados com TARV têm incidência mais alta de osteonecrose ou necrose avascular do quadril e dos ombros. Em um estudo com pacientes assintomáticos, 4,4% apresentavam evidências de osteonecrose na RM. Embora não haja relação de causa e efeito precisa, essa complicação foi associada ao uso dos hipolipemiantes, dos glicocorticoides sistêmicos ou da testosterona; aos exercícios de musculação; ao consumo de álcool; e à presença de anticorpos anticardiolipina. A osteoporose foi descrita em 7% das mulheres HIV-positivas e 41% demonstravam algum grau de osteopenia. Muitos estudos documentaram reduções na densidade mineral óssea de 2 a 6% nos primeiros 2 anos após o início da TARV. Isso é particularmente aparente com os regimes que contêm tenofovir.

Síndrome inflamatória de reconstituição imune (SIRI) Depois de iniciar a TARV eficaz, pode-se observar um agravamento paradoxal das infecções oportunistas preexistentes, as quais não foram tratadas ou foram parcialmente tratadas. Também podem ocorrer exacerbações dos distúrbios autoimunes preexistentes ou desenvolvimento de outros distúrbios desse tipo depois de iniciar o tratamento com antirretrovirais (Tab. 202-12). A SIRI relacionada com uma infecção ou neoplasia preexistente é chamada de *SIRI paradoxal*, enquanto a SIRI associada com uma condição previamente desconhecida é chamada de *SIRI desmascarada*. O termo *doença de reconstituição imune* (*DRI*) é algumas vezes usado para diferenciar as manifestações da SIRI relacionadas com doenças oportunistas das manifestações de SIRI relacionadas a doenças autoimunes. A DRI é especialmente comum nos pacientes com infecções não tratadas por micobactérias ou fungos. Dependendo do contexto clínico, alguma forma de SIRI é diagnosticada em cerca de 10 a 30% dos pacientes após o início da TARV e é mais comum nos pacientes que iniciam o tratamento com contagens de células T CD4+ < 50 células/μL e têm redução repentina dos níveis de RNA viral depois de iniciarem a TARV. Os sinais e sintomas podem surgir em qualquer ocasião entre 2 semanas a 2 anos depois de iniciar a TARV e podem incluir linfadenite localizada, febre prolongada, infiltrados pulmonares, hepatite, aumento da pressão intracraniana, uveíte, sarcoidose e doença de Graves. A evolução clínica pode ser insidiosa e os casos graves podem ser fatais. O mecanismo subjacente parece estar relacionado com um fenômeno semelhante às reações de hipersensibilidade do tipo IV e reflete a melhora imediata da função imune, a qual ocorre à medida que os níveis de RNA do HIV diminuem e os efeitos imunossupressores da infecção pelo HIV são controlados. Nos casos graves, o uso dos imunossupressores como os glicocorticoides pode ser necessário para atenuar o componente inflamatório dessas reações até que o tratamento antimicrobiano específico comece a fazer efeito.

Doenças do sistema hematopoiético Os distúrbios do sistema hematopoiético, incluindo linfadenopatia, anemia, leucopenia e/ou trombocitopenia, são frequentes ao longo de toda a evolução da infecção pelo HIV e podem ser o resultado direto do HIV, das manifestações das infecções ou das neoplasias secundárias, ou dos efeitos colaterais do tratamento (Tab. 202-13). O exame histológico direto e a cultura do tecido dos linfonodos ou da medula óssea geralmente são diagnósticos. Estudos demonstraram que uma porcentagem expressiva dos aspirados de medula óssea dos pacientes HIV-positivos continha agregados linfoides cujo significado exato ainda é desconhecido. A introdução da TARV reverte a maioria das complicações hematológicas causadas diretamente pelo HIV.

TABELA 202-12 ■ Características da síndrome inflamatória de reconstituição imune (SIRI)

Piora paradoxal de uma condição clínica existente ou o aparecimento abrupto de um achado clínico novo (desmascaramento) após o início da TARV
Ocorre semanas ou meses depois do início da TARV
É mais comum nos pacientes que iniciam o tratamento com contagem de células T CD4+ < 50/μL e que têm reduções repentinas da carga viral
É frequentemente vista em casos de TB; particularmente quando a TARV começa logo após o início da terapia anti-TB
Pode ser fatal

Siglas: TARV, terapia antirretroviral; TB, tuberculose.

TABELA 202-13 ■ Causas da supressão da medula óssea nos pacientes HIV-positivos

Infecção pelo HIV	Medicamentos
Infecções por micobactérias	Zidovudina
Infecções fúngicas	Dapsona
Infecção por parvovírus B19	Sulfametoxazol-trimetoprima
Linfoma	Pirimetamina
	5-Flucitosina
	Ganciclovir
	Interferona-α
	Trimetrexato
	Foscarnete

Alguns pacientes assintomáticos nos demais aspectos podem ter *linfadenopatia generalizada persistente* como manifestação clínica inicial da infecção pelo HIV. Essa condição é definida pela presença de linfonodos aumentados (> 1 cm) em duas ou mais regiões extrainguinais por mais de 3 meses sem causa evidente. A linfadenopatia é causada por hiperplasia folicular acentuada no linfonodo em resposta à infecção pelo HIV. Em geral, os linfonodos são pequenos e móveis à palpação. Essa manifestação da doença causada pelo HIV pode ser observada em qualquer estágio do espectro da disfunção imunológica e não está associada ao aumento da probabilidade de evoluir para Aids. Paradoxalmente, a atenuação da linfadenopatia ou a redução das dimensões dos linfonodos sem TARV pode ser um marcador prognóstico de progressão da doença. Nos pacientes com contagens de células T CD4+ > 200/μL, o diagnóstico diferencial da linfadenopatia deve incluir TB, SK, doença de Castleman e linfoma. Nos pacientes com doença mais avançada, a linfadenopatia também pode ser causada por micobacterioses atípicas, toxoplasmose, infecção fúngica sistêmica ou angiomatose bacilar. Embora esteja indicada para os pacientes com contagens de células T CD4+ < 200/μL, a biópsia de linfonodo não é recomendada nos estágios iniciais da doença, a menos que haja sinais e sintomas de comprometimento sistêmico como febre e emagrecimento, ou que os linfonodos comecem a aumentar de tamanho, tornem-se fixos ou coalesçam. A gamopatia monoclonal de significado indeterminado (MGUS, do inglês *monoclonal gammopathy of unknown significance*) (Cap. 107), definida pela presença no soro de IgG, IgA ou IgM monoclonal sem causa definida, foi descrita em 3% dos pacientes HIV-positivos. Nesses pacientes, o significado clínico geral desse distúrbio é desconhecido, embora tenha sido associado a outras infecções virais, linfoma não Hodgkin e doença maligna plasmocitária.

Anemia é a anormalidade hematológica mais comum nos pacientes HIV-positivos e, na ausência de uma causa específica tratável, está associada independentemente a um prognóstico desfavorável. Embora geralmente seja leve, a anemia pode ser muito grave e requerer transfusões sanguíneas crônicas. Entre as causas específicas e reversíveis de anemia no contexto da infecção pelo HIV, destacam-se os efeitos tóxicos dos fármacos, as infecções sistêmicas por fungos e micobactérias, as deficiências nutricionais e as infecções pelo parvovírus B19. O antirretroviral zidovudina pode bloquear a maturação eritroide além de causar efeitos nos outros elementos da medula óssea. Um aspecto típico do tratamento com zidovudina é o aumento do volume corpuscular médio (VCM). Outro fármaco usado em pacientes com infecção pelo HIV e que tem efeito seletivo nas séries eritroides é a dapsona. Esse fármaco pode causar uma anemia hemolítica grave em pacientes com deficiência de glicose-6-fosfato-desidrogenase, podendo criar uma anemia funcional em outros pela indução de metemoglobinemia. Em geral, os níveis de folato são normais nos indivíduos infectados pelo HIV; todavia, os níveis de vitamina B_{12} podem estar reduzidos em consequência da acloridria ou da má-absorção. A anemia hemolítica autoimune verdadeira é rara, embora cerca de 20% dos pacientes HIV-positivos possam ter testes de antiglobulina direta positivos em consequência da ativação policlonal das células B. A infecção pelo parvovírus B19 também pode causar anemia. É importante considerar essa possibilidade, visto que o tratamento com IgIV produz resposta satisfatória. Os níveis de eritropoietina dos pacientes HIV-positivos com anemia geralmente estão abaixo do esperado para o grau de anemia. O tratamento com eritropoietina pode resultar em elevação dos níveis de hemoglobina. Uma exceção é representada por um subgrupo de pacientes com anemia associada à zidovudina, nos quais os níveis de eritropoietina podem estar muito elevados.

Durante a evolução da infecção pelo HIV, observa-se neutropenia em cerca de 50% dos pacientes. Na maioria dos casos, a neutropenia é leve, mas pode ser grave e colocar os pacientes em risco de desenvolver infecções bacterianas espontâneas. Isso é mais comum nos pacientes com doença avançada grave pelo HIV e nos pacientes que fazem qualquer tipo de tratamento potencialmente mielossupressor. Quando há neutropenia, podem ocorrer doenças não comumente observadas nos pacientes HIV-positivos, inclusive aspergilose ou mucormicose. O fator estimulador das colônias de granulócitos (G-CSF) e o GM-CSF aumentam as contagens de neutrófilos dos pacientes HIV-positivos, independentemente da causa da neutropenia. As preocupações iniciais quanto à possibilidade de que esses fármacos também aumentassem os níveis do HIV não foram confirmadas por experiências clínicas controladas.

A trombocitopenia pode ser uma consequência precoce da infecção pelo HIV. Cerca de 3% dos pacientes com infecção pelo HIV não tratada e contagem de células T CD4+ ≥ 400/μL apresentam contagem de plaquetas < 150.000/μL. Entre os pacientes não tratados com contagem de células T CD4+ < 400/μL, a incidência aumenta para 10%. A trombocitopenia é mais comum em pacientes que apresentam coinfecção por hepatite C, cirrose e/ou replicação continuada do HIV em altos níveis. A trombocitopenia raramente é um problema clínico grave nos pacientes infectados pelo HIV e, em geral, responde bem à TARV. Clinicamente, esse distúrbio assemelha-se à trombocitopenia observada nos pacientes com púrpura trombocitopênica idiopática (Cap. 111). Foram observados imunocomplexos contendo anticorpos anti-gp120 e anticorpos "anti-anti-gp120" na circulação e nas superfícies das plaquetas dos pacientes HIV-positivos. Alguns estudos também mostraram que esses pacientes têm um anticorpo antiplaquetário específico dirigido contra um componente de 25 kDa da superfície das plaquetas. Outros dados sugerem que a trombocitopenia dos pacientes HIV-positivos possa ser decorrente de um efeito direto do vírus nos megacariócitos. Seja qual for a causa, é evidente que a abordagem clínica mais eficaz para esse problema tem sido o uso da TARV. Nos pacientes com contagens plaquetárias < 20.000/μL, é apropriada uma abordagem mais agressiva que combine a administração de IgIV ou de Ig anti-Rh a fim de obter uma resposta imediata e mais prolongada à TARV. O rituximabe foi usado com algum sucesso nos casos refratários. A esplenectomia é uma opção raramente necessária e é reservada aos pacientes refratários ao tratamento clínico. Devido ao risco de infecções graves com microrganismos encapsulados, todos os pacientes com infecção por HIV que serão submetidos à esplenectomia devem ser imunizados com vacinas para a prevenção de doença causada por *S. pneumoniae*, *N. meningitidis* e *H. influenzae* tipo b. Deve-se observar que, além de causar um aumento nas contagens de plaquetas, a remoção do baço resultará em aumento da contagem de linfócitos no sangue periférico, fazendo a contagem das células T CD4+ não ser um marcador confiável de imunocompetência. Nesse contexto, o médico deve basear-se na porcentagem de células T CD4+ para tomar decisões diagnósticas em relação à probabilidade de infecções oportunistas. A porcentagem de células T CD4+ de 15% equivale à contagem aproximada de 200/μL. Nos pacientes infectados recentemente pelo HIV, a trombocitopenia também foi descrita como consequência da púrpura trombocitopênica trombótica clássica (Cap. 111). Essa síndrome clínica consiste em febre, trombocitopenia, anemia hemolítica e disfunções neurológica e renal e é uma complicação rara da infecção recente pelo HIV. Como em outros contextos, o tratamento apropriado é o uso de salicilatos e plasmaférese. Outras causas de trombocitopenia são linfoma, micobacterioses e infecções fúngicas.

A incidência da doença tromboembólica venosa, inclusive trombose venosa profunda ou embolia pulmonar, é de cerca 1% ao ano entre os pacientes HIV-positivos. Esse índice é em torno de 10 vezes maior que o aplicável à população pareada por idade. Os fatores associados à trombose clínica incluem idade > 45 anos, história de infecção oportunista, contagens mais baixas de células T CD4+ e uso de estrogênio. As anormalidades do sistema da coagulação, inclusive níveis baixos de atividade da proteína S, aumentos dos níveis do fator VIII, anticorpos anticardiolipina, expressão de PAR-1 em células T ou anticoagulante lúpico, foram relatadas em mais de 50% dos pacientes HIV-positivos. O significado clínico dessa propensão aumentada à doença tromboembólica provavelmente está refletido na observação de que as elevações de D-dímeros estão diretamente relacionadas com a mortalidade por todas as causas entre os pacientes HIV-positivos (Tab. 202-9).

Doenças dermatológicas Os distúrbios dermatológicos ocorrem em > 90% dos pacientes infectados pelo HIV. Desde a erupção cutânea maculosa semelhante à roséola observada com a síndrome de soroconversão aguda até o SK terminal extenso, as manifestações cutâneas da doença causada pelo HIV podem ser observadas ao longo de toda a evolução da infecção pelo HIV. Entre os distúrbios não neoplásicos mais comuns, destacam-se a dermatite seborreica, a foliculite e as infecções oportunistas. A pneumocistose extrapulmonar pode causar vasculite necrosante. As condições neoplásicas são abordadas em uma seção distinta adiante.

A *dermatite seborreica* ocorre em 3% da população geral e em até 50% dos pacientes HIV-positivos. A prevalência e a gravidade da dermatite seborreica aumentam com o declínio da contagem de células T CD4+. Nos pacientes HIV-positivos, a dermatite seborreica pode ser agravada pela infecção concomitante por *Pityrosporum*, um fungo leveduriforme; alguns especialistas recomendam a aplicação de antifúngicos tópicos nos casos refratários ao tratamento tópico tradicional.

A *foliculite* é um dos distúrbios dermatológicos mais prevalentes entre os pacientes HIV-positivos (cerca de 20% dos casos). Esse distúrbio é mais comum nos pacientes com contagens de células T CD4+ < 200/μL. A *erupção papular pruriginosa* é uma das erupções pruriginosas mais comuns em pacientes HIV-positivos. Ela aparece como múltiplas pápulas na face, tronco e superfícies extensoras, podendo melhorar com a TARV. A *foliculite pustulosa eosinofílica* é um tipo raro de foliculite encontrado com frequência mais alta nos pacientes HIV-positivos. Esse distúrbio evidencia-se por várias pápulas perifoliculares urticariformes, as quais podem coalescer e formar lesões em placas. A biópsia da pele demonstra infiltrado eosinofílico do folículo piloso que, em determinados casos, foi associado à presença de um ácaro. Em geral, os pacientes têm níveis séricos altos de IgE e podem melhorar com o tratamento com anti-helmínticos tópicos. Prurido é uma queixa comum dos pacientes HIV-positivos e pode causar *prurigo nodular*. Alguns relatos também demonstraram que esses pacientes desenvolvem uma forma mais grave de *escabiose norueguesa* com lesões psoriasiformes hiperceratóticas.

Embora não sejam relatadas com frequências mais altas, a *psoríase* e a *ictiose* podem ser particularmente graves quando ocorrem nos pacientes HIV-positivos. A psoríase preexistente pode tornar-se gutata e mais refratária ao tratamento quando ocorre infecção pelo HIV.

Reativação do herpes-zóster (*cobreiro*) ocorre em 10 a 20% dos pacientes HIV-positivos. Essa síndrome de reativação do vírus do varicela-zóster indica um declínio modesto da função imunológica e pode ser o primeiro indício da imunodeficiência clínica. Em um estudo, o herpes-zóster desenvolveu-se em média 5 anos depois da infecção pelo HIV. Em uma coorte de pacientes HIV-positivos com zóster localizado, a taxa subsequente de progressão à Aids foi de 1% ao mês. Nesse estudo, a Aids era mais provável quando o episódio de zóster estava associado a dor intensa, lesões cutâneas extensivas ou acometimento dos dermátomos cranianos ou cervicais. As manifestações clínicas da reativação do vírus do herpes-zóster dos pacientes HIV-positivos, embora indiquem disfunção imune, não são tão graves quanto as observadas em outros distúrbios caracterizados por imunodeficiência. Desse modo, embora as lesões possam acometer vários dermátomos, afetar a medula espinal e/ou estar associadas à disseminação cutânea evidente, não existem relatos de disseminação visceral. Ao contrário dos pacientes sem imunodeficiência coexistente conhecida, os pacientes HIV-positivos tendem a apresentar recidivas do zóster com taxa de recorrência de cerca de 20%. O tratamento preferido é valaciclovir, aciclovir ou fanciclovir. O foscarnete pode ser útil aos pacientes com vírus resistentes ao aciclovir.

Nos indivíduos HIV-positivos, a infecção pelo *herpes-vírus simples* (*HSV*) está associada às lesões orolabiais, genitais e perianais recorrentes, as quais fazem parte das síndromes de reativação recidivante (Cap. 187). À medida que a doença causada pelo HIV evolui e ocorre declínio da contagem de células T CD4+, essas infecções tornam-se mais comuns e graves. Em geral, as lesões têm coloração vermelho-vivo, são extremamente dolorosas e tendem a acometer a parte superior da fenda glútea (Fig. 202-37). A infecção perirretal pelo HSV pode estar associada à proctite e às fissuras anais. O HSV deve ser um dos primeiros da lista do diagnóstico diferencial de qualquer paciente HIV-positivo com lesão perirretal dolorosa de difícil cicatrização. Além das úlceras mucosas recidivantes, a infecção recorrente pelo HSV na forma de *panarício herpético* pode ser um problema para os pacientes HIV-positivos, manifestando-se na forma de vesículas dolorosas ou erosões cutâneas extensivas. Nesses casos, o tratamento preferido consiste em valaciclovir, aciclovir ou fanciclovir. É interessante assinalar o fato de que mesmo a reativação subclínica do herpes simples pode estar associada aos aumentos dos níveis plasmáticos de RNA do HIV.

Erupções cutâneas difusas causadas pelo *molusco contagioso* podem ser encontradas nos pacientes com infecção avançada pelo HIV. Essas lesões umbilicadas de cor da pele lembram aquelas de *Penicillium marnefei* ou *Cryptococcus*. Elas tendem a regredir com a TARV efetiva e podem também ser tratadas com terapia local. De modo semelhante, as lesões do *condiloma acuminado* podem ser mais graves e apresentar distribuição mais ampla nos pacientes com contagens baixas de células T CD4+. O creme de imiquimode pode ser eficaz em alguns casos. As infecções por micobactérias atípicas podem apresentar-se com nódulos cutâneos eritematosos, assim como as micoses cutâneas e as infecções por *Bartonella*, *Acanthamoeba* e SK. As infecções cutâneas por *Aspergillus* foram observadas em local de colocação de cateter IV.

A pele dos pacientes HIV-positivos frequentemente é um órgão-alvo das reações farmacológicas (Cap. 56). Embora a maioria das reações cutâneas seja leve e não seja necessariamente indicação para a interrupção do tratamento, os pacientes podem ter reações cutâneas particularmente graves, inclusive eritrodermia, *síndrome de Stevens-Johnson* e necrólise epidérmica tóxica como reação aos fármacos, principalmente os seguintes: sulfas, inibidores não nucleosídeos da transcriptase reversa, abacavir, amprenavir, darunavir, fosamprenavir e tipranavir. De modo semelhante, os pacientes HIV-positivos geralmente têm fotossensibilidade acentuada e queimam-se facilmente depois da exposição à luz solar ou como efeito colateral da radioterapia (Cap. 57).

A infecção pelo HIV e seu tratamento podem ser acompanhados de alterações estéticas da pele sem grande importância clínica, mas podem ser desagradáveis para os pacientes. O amarelamento das unhas e o alisamento dos cabelos, principalmente dos pacientes negros, foram atribuídos à infecção pelo HIV. O tratamento com zidovudina está associado ao alongamento dos cílios e ao desenvolvimento de pigmentação azulada das unhas, também mais comum nos pacientes negros. O tratamento com clofazimina pode causar coloração amarelo-alaranjada da pele e da urina.

Doenças neurológicas As doenças clínicas do sistema nervoso são responsáveis por um grau significativo de morbidade em grande porcentagem dos pacientes HIV-positivos (Tab. 202-14). Os problemas neurológicos observados nos indivíduos infectados pelo HIV podem ser primários ao processo patogênico da infecção viral ou secundários às infecções oportunistas ou às neoplasias. Entre as doenças oportunistas mais frequentes que acometem o SNC estão a toxoplasmose, a criptococose, a leucoencefalopatia multifocal progressiva e o linfoma primário do SNC. Outros problemas menos comuns incluem infecções por micobactérias; sífilis; e infecção por CMV, herpes-zóster, HTLV-1, *Trypanosoma cruzi* ou *Acanthamoeba*. Em geral, as doenças secundárias do SNC ocorrem em cerca de um terço dos pacientes com Aids. Esses dados são antecedentes ao uso generalizado da TARV e essa frequência é expressivamente menor nos pacientes com supressão da replicação viral. Os processos primários relacionados com a infecção do sistema nervoso pelo HIV são semelhantes aos associados aos outros lentivírus, inclusive o vírus maedi-visna de ovelhas.

Os distúrbios neurológicos atribuíveis diretamente ao HIV ocorrem durante toda a evolução da infecção e podem ser de natureza inflamatória,

TABELA 202-14 ■ Doenças neurológicas em pacientes HIV-positivos

Infecções oportunistas	Infecção por HIV-1
Toxoplasmose	Meningite asséptica
Criptococose	Transtornos neurocognitivos associados ao HIV (HAND), inclusive encefalopatia do HIV/complexo demencial da Aids
Leucoencefalopatia multifocal progressiva	Mielopatia
Citomegalovírus	Mielopatia vacuolar
Sífilis	Ataxia sensitiva pura
Mycobacterium tuberculosis	Parestesia/disestesia
Infecção por HTLV-1	Neuropatia periférica
Amebíase	Polineuropatia desmielinizante inflamatória aguda (síndrome de Guillain-Barré)
Neoplasias	Polineuropatia desmielinizante inflamatória crônica (PDIC)
Linfoma primário do SNC	Mononeurite múltipla
Sarcoma de Kaposi	Polineuropatia simétrica distal
	Miopatia

desmielinizante ou degenerativa. O termo *transtornos neurocognitivos associados ao HIV* (HAND) é usado para descrever um espectro de transtornos que incluem o transtorno neurocognitivo assintomático (ANI), o transtorno neurocognitivo leve (MND, do inglês *minor neurocognitive disorder*) e a demência clinicamente grave. A forma mais grave – *demência associada ao HIV* (HAD), também conhecida como *complexo demencial da Aids* ou *encefalopatia do HIV* – é classificada como doença que define Aids. Muitos pacientes HIV-positivos apresentam algum problema neurológico durante a evolução da doença. Mesmo com a TARV supressora, cerca de 50% dos pacientes HIV-positivos têm transtorno neurocognitivo leve a moderado quando são avaliados por testes neuropsiquiátricos sensíveis. Conforme foi assinalado na seção sobre patogênese, a lesão do SNC pode ser resultado direto da infecção viral dos macrófagos ou das células gliais do SNC, ou pode ser secundária à liberação das neurotoxinas e das citocinas potencialmente tóxicas como IL-1β, TNF-α, IL-6 e TGF-β. Alguns autores demonstraram que os indivíduos HIV-positivos com o alelo E4 da apoE têm riscos mais altos de desenvolver encefalopatia e neuropatia periférica associadas à Aids. Quase todos os pacientes HIV-positivos têm algum grau de acometimento do sistema nervoso pelo vírus. Isso se evidencia pelo fato de que o LCS é anormal em cerca de 90% dos pacientes não tratados, mesmo durante a fase assintomática da infecção pelo HIV. As anormalidades do LCS incluem pleocitose (50-65% dos pacientes), detecção do RNA viral (cerca de 75%), elevação de proteínas no LCS (35%) e evidências de síntese intratecal dos anticorpos anti-HIV (90%). É importante assinalar que as evidências de infecção do SNC pelo HIV não implicam comprometimento da função cognitiva. A função neurológica dos indivíduos HIV-positivos deve ser considerada normal, a menos que os sinais e sintomas clínicos indiquem o contrário.

A *meningite asséptica* pode ocorrer em qualquer etapa da infecção pelo HIV, mas é rara depois que o paciente desenvolve Aids. Esse fato sugere que as manifestações clínicas da meningite asséptica no contexto da infecção pelo HIV seja uma doença mediada imunologicamente. Na fase aguda da infecção primária, os pacientes podem apresentar uma síndrome de cefaleia, fotofobia e meningismo. Raramente, pode ocorrer encefalopatia aguda em virtude de encefalite. Pode ser evidenciada disfunção dos nervos cranianos – principalmente do VII nervo craniano, mas também do V e/ou VIII nervos cranianos em alguns casos. As análises do LCS demonstram pleocitose linfocitária, níveis de proteína elevados e glicose normal. Essa síndrome, a qual não pode ser clinicamente diferenciada de outras meningites virais (Cap. 134), costuma melhorar espontaneamente dentro de 2 a 4 semanas; porém, em alguns pacientes, os sinais e sintomas podem ficar crônicos.

A *meningite fúngica* é a principal causa infecciosa da meningite nos pacientes com Aids (Cap. 210). Embora a grande maioria desses casos se deva a *C. neoformans*, até 12% podem ser causados por *C. gattii*. A meningite criptocócica é a doença inicial que define a Aids de cerca de 2% dos pacientes e, em geral, ocorre nos indivíduos com contagens de células T CD4+ < 100/μL. A meningite criptocócica é particularmente comum nos pacientes africanos com Aids não tratada (cerca de 5% dos casos). A maioria dos pacientes apresenta um quadro de meningoencefalite subaguda com febre, náuseas, vômitos, alteração do estado mental, cefaleia e sinais meníngeos. A incidência de convulsões e déficits neurológicos focais é baixa. O perfil do LCS pode ser normal ou mostrar apenas elevações moderadas da contagem de leucócitos ou dos níveis de proteína e reduções modestas da glicose. Em geral, a pressão de abertura do LCS está aumentada. Além da meningite, os pacientes podem desenvolver criptococomas e disfunção dos nervos cranianos. Cerca de um terço dos pacientes apresentam doença pulmonar. As manifestações incomuns da infecção criptocócica incluem lesões cutâneas semelhantes às do *molusco contagioso*, linfadenopatia, úlceras do palato e da língua, artrite, gastrenterite, miocardite e prostatite. A próstata pode funcionar como reservatório da infecção criptocócica insidiosa. O diagnóstico da meningite criptocócica é estabelecido pela identificação dos microrganismos no LCS por meio do exame com tinta nanquim ou pela detecção do antígeno criptocócico. Em geral, as hemoculturas são positivas para o fungo. Pode haver necessidade de biópsia para fazer o diagnóstico de criptococoma do SNC e para diferenciar entre infecção com tratamento inadequado e síndrome de reconstituição imune. O tratamento inicial é a anfotericina B IV 0,7 mg/kg/dia, ou a anfotericina lipossomal 4 a 6 mg/kg/dia, com flucitosina 25 mg/kg, 4×/dia, por pelo menos 2 semanas, se possível. Reduções na função renal em associação com a anfotericina podem aumentar os níveis de flucitosina e causar subsequente supressão da medula óssea. A terapia continua com anfotericina isoladamente até que a cultura do LCS fique negativa, sendo seguida por fluconazol na dose de 400 mg/dia via oral (VO) por 8 semanas e, a seguir, 200 mg/dia VO até que a contagem de células T CD4+ fique acima de 200 células/μL por 6 meses em resposta à TARV. Punções lombares repetidas podem ser necessárias para controlar a elevação da pressão intracraniana. Os sintomas podem recidivar com a instituição da TARV como uma síndrome de reconstituição imune (ver anteriormente). Os outros fungos que podem causar meningite nos pacientes HIV-positivos são *C. immitis* e *H. capsulatum*. Também existem relatos de meningoencefalite por *Acanthamoeba* ou *Naegleria*.

A demência associada ao HIV consiste em um conjunto de sinais e sintomas secundários à doença do SNC. Embora geralmente seja uma complicação tardia da infecção pelo HIV que progride lentamente durante meses, também pode ser observada nos pacientes com contagem de células T CD4+ > 350/μL. Um aspecto importante desse distúrbio é o desenvolvimento de demência, definida como declínio da capacidade cognitiva a partir de um nível prévio. Essa demência pode evidenciar-se por diminuição da capacidade de concentrar-se, esquecimento acentuado, dificuldade de ler ou dificuldade crescente de realizar tarefas complexas. Inicialmente, esses sinais e sintomas podem ser indistinguíveis das manifestações clínicas da depressão circunstancial ou da fadiga. Ao contrário da demência "cortical" (p. ex., doença de Alzheimer), não é comum observar afasia, apraxia e agnosia, explicando por que alguns pesquisadores classificaram a encefalopatia do HIV como "demência subcortical", a qual se caracteriza por déficits de memória de curto prazo e distúrbios da função executiva (ver adiante). Além da demência, os pacientes com encefalopatia do HIV também podem ter anormalidades motoras e comportamentais. Entre os problemas motores, observam-se marcha instável, perda do equilíbrio, tremores e dificuldade de efetuar movimentos alternados rápidos. Os pacientes com disfunção da medula espinal podem ter aumentos do tônus e dos reflexos tendíneos profundos. Os estágios tardios podem ser complicados por incontinências intestinal e/ou vesical. Os distúrbios comportamentais incluem apatia e falta de iniciativa com progressão para um estado vegetativo em alguns casos. Alguns pacientes apresentam um estado de agitação ou mania leve. Em geral, essas alterações ocorrem sem mudança significativa do nível de atenção. Isso contrasta com a sonolência observada nos pacientes com demências causadas por encefalopatias tóxicas/metabólicas.

A demência associada ao HIV é a doença inicial que define a Aids de cerca de 3% dos pacientes infectados e, por conseguinte, apenas raramente precede aos indícios clínicos de imunodeficiência. Cerca de 25% dos pacientes com Aids não tratada acabam desenvolvendo encefalopatia clinicamente significativa. Com o declínio da função imunológica, o risco e a gravidade da demência associada ao HIV aumentam. Estudos de necropsia sugeriram que 80 a 90% dos pacientes com infecção pelo HIV apresentem evidências histológicas de comprometimento do SNC. Foram desenvolvidos diversos esquemas de classificação para o estadiamento da encefalopatia do HIV, e a **Tabela 202-15** descreve um sistema de estadiamento clínico comumente utilizado.

A causa exata da demência associada ao HIV ainda não foi esclarecida, embora se acredite que seja resultado de uma combinação dos efeitos diretos do vírus no SNC e da ativação imune associada. O HIV foi identificado nos cérebros dos pacientes com encefalopatia pelo HIV por *Southern blot*, hibridização *in situ*, PCR e microscopia eletrônica. Os principais tipos celulares que abrigam o vírus no SNC parecem ser as células gigantes multinucleadas, os macrófagos e as células da micróglia. Histologicamente, as principais alterações são observadas nas áreas subcorticais do cérebro e consistem em palidez e gliose, encefalite com células gigantes multinucleadas e mielopatia vacuolar. Menos comumente, ocorrem alterações espongiformes difusas ou focais na substância branca. As áreas do cérebro envolvidas na motricidade, na linguagem e no raciocínio são as mais gravemente afetadas.

Não existem critérios específicos para o diagnóstico da demência associada ao HIV e essa síndrome deve ser diferenciada de outras doenças que afetam o SNC dos pacientes infectados pelo HIV **(Tab. 202-14)**. O diagnóstico de demência depende da demonstração de um declínio da função cognitiva. Isso pode ser conseguido objetivamente com a aplicação do miniexame do estado mental (MEEM) aos pacientes cujos escores anteriores estão disponíveis. Por essa razão, é aconselhável que todos os pacientes com diagnóstico de infecção pelo HIV façam um MEEM inicial. Entretanto, pode não haver alterações dos escores do MEEM nos pacientes com encefalopatia

TABELA 202-15 ■ Estadiamento clínico de transtornos neurocognitivos associados ao HIV (HAND) conforme os critérios Frascati

Estágio	Estado neurocognitivo[a]	Estado funcional[b]
Assintomático	1 DP abaixo da média em 2 domínios cognitivos	Sem comprometimento das atividades da vida diária
Transtorno neurocognitivo leve	1 DP abaixo da média em 2 domínios cognitivos	Comprometimentos nas atividades da vida diária
Demência associada ao HIV	2 DP abaixo da média em 2 domínios cognitivos	Comprometimentos notáveis nas atividades da vida diária

[a]Os testes neurocognitivos devem incluir a avaliação de pelo menos 5 domínios, incluindo atenção-processamento de informações, linguagem, abstração-executiva, habilidades motoras complexas de percepção, memória (incluindo aprendizado e recordação), habilidades motoras simples ou habilidades sensoriais de percepção. Devem estar disponíveis normas apropriadas para estabelecer o número de domínios em que o desempenho está abaixo de 1 desvio-padrão (DP). [b]O estado funcional costuma ser avaliado pelo autorrelato, mas deve ser corroborado por uma fonte colateral. Não há medida definida para critérios de transtornos neurocognitivos associados ao HIV. Observe que, para o diagnóstico de transtorno neurocognitivo associado ao HIV, outras causas de demência devem ser descartadas e potenciais efeitos de confusão por abuso de substâncias ou doença psiquiátrica devem ser considerados.

Fonte: Adaptada de A Antinori et al: Neurology 69:1789, 2007.

leve causada pelo HIV. Com frequência, os exames neurorradiológicos do SNC (RM ou TC) demonstram evidências de atrofia cerebral **(Fig. 202-40)**. A RM também pode revelar pequenas áreas de sinal hiperintenso nas imagens em T2. A punção lombar é um componente importante da avaliação dos pacientes HIV-positivos e anormalidades neurológicas. Em geral, esse exame é mais útil para excluir ou confirmar o diagnóstico das infecções oportunistas. Com a encefalopatia do HIV, os pacientes podem ter alterações inespecíficas como aumento da contagem das células e dos níveis de proteína do LCS. Embora o RNA do HIV possa ser detectado comumente no LCS e o vírus possa ser cultivado a partir desse material, essas alterações não são específicas da encefalopatia do HIV. Aparentemente, não há correlação entre a presença do HIV no LCS e a ocorrência da encefalopatia do HIV. Foram observados níveis elevados de MCP-1, β_2-microglobulina, neopterina e ácido quinolínico (metabólito do triptofano implicado como causa da lesão do SNC) no LCS dos pacientes com encefalopatia do HIV. Essas anormalidades sugerem que esses fatores, assim como as citocinas inflamatórias, possam estar envolvidos na patogênese da síndrome.

A TARV combinada produz efeitos benéficos nos pacientes com demência associada ao HIV. Alguns estudos demonstraram melhoras dos escores dos testes neuropsiquiátricos dos pacientes adultos e pediátricos

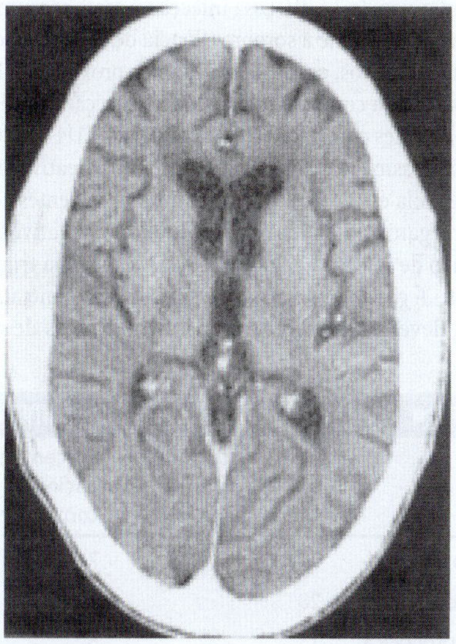

FIGURA 202-40 Complexo demencial da Aids. Imagem de tomografia computadorizada contrastada dos ventrículos laterais de um homem de 47 anos de idade com Aids, alteração do estado mental e demência. O terceiro ventrículo e os ventrículos laterais e os sulcos cerebrais estão anormalmente proeminentes. Pode ser observada discreta hipodensidade da substância branca adjacente aos cornos frontais dos ventrículos laterais.

tratados com antirretrovirais. A melhora rápida da função cognitiva observada com a instituição da TARV sugere que ao menos algum componente desse problema seja rapidamente reversível, sugerindo também a participação no mínimo parcial dos mediadores solúveis na patogênese. Além disso, é preciso assinalar que esses pacientes são mais sensíveis aos efeitos colaterais dos fármacos neurolépticos. O uso desses fármacos como tratamento sintomático está associado a um risco maior de efeitos colaterais extrapiramidais; por conseguinte, os pacientes com encefalopatia do HIV devem ser monitorados cuidadosamente enquanto estiverem utilizando esses fármacos. Muitos médicos percebem que a redução da prevalência dos casos graves de HAND em consequência da TARV aumentou a prevalência das formas mais leves desse distúrbio.

As *convulsões* podem ser causadas por infecções oportunistas, neoplasias ou encefalopatia do HIV (Tab. 202-16). Com frequência, o limiar convulsivo é mais baixo que o normal nos pacientes com infecção avançada pelo HIV, em parte devido à coexistência frequente de anormalidades eletrolíticas. As convulsões ocorrem em 15 a 40% dos pacientes com toxoplasmose cerebral, em 15 a 35% dos pacientes com linfoma primário do SNC, em 8% dos portadores de meningite criptocócica, e em 7 a 50% dos indivíduos com encefalopatia do HIV. As convulsões também podem ocorrer nos pacientes com tuberculose do SNC, meningite asséptica e leucoencefalopatia multifocal progressiva. As convulsões podem ser o primeiro sintoma clínico da doença causada pelo HIV. Em um estudo com 100 pacientes HIV-positivos que tiveram sua primeira crise convulsiva, as lesões cerebrais expansivas eram a causa mais comum responsável por 32 dos 100 casos de convulsões de início recente. Dos 32 pacientes, 28 tinham toxoplasmose e 4 tinham linfoma. A encefalopatia do HIV foi responsável por outros 24 casos de convulsões de início recente. A meningite criptocócica foi o terceiro diagnóstico mais comum e causou 13 dos 100 casos. Em 23 pacientes não foi possível identificar qualquer causa e é provável que esses casos representem um subgrupo da encefalopatia do HIV. Desses 23 casos, 16 (70%) tiveram duas ou mais crises convulsivas, sugerindo que o tratamento anticonvulsivante está indicado para todos os pacientes HIV-positivos e convulsões, a menos que seja detectada uma causa prontamente reversível. Em razão das diversas interações farmacológicas entre os anticonvulsivantes e os antirretrovirais, os níveis dos fármacos devem ser cuidadosamente monitorados.

Os pacientes HIV-positivos podem apresentar *déficits neurológicos focais* por diversas causas. As causas mais comuns são toxoplasmose, leucoencefalopatia multifocal progressiva e linfoma do SNC. Outras causas incluem as infecções criptocócicas (discutidas anteriormente; também no Cap. 210), acidente vascular cerebral (AVC) e reativação da doença de Chagas.

A *toxoplasmose* já foi uma das causas mais comuns de infecção secundária do SNC dos pacientes com Aids; entretanto, sua incidência tem diminuído com o uso da TARV. Essa infecção é mais comum nos pacientes do Caribe e da França, onde a soroprevalência de *T. gondii* fica em torno de 50%. Nos Estados Unidos, esse índice fica mais próximo de 15%. Em geral, a toxoplasmose é uma complicação tardia da infecção pelo HIV e costuma acometer os pacientes com contagem de células T CD4+ < 200/μL. Acredita-se que a toxoplasmose cerebral represente uma reativação de cistos teciduais latentes. Ela é 10 vezes mais comum nos pacientes com anticorpos contra o microrganismo que nos indivíduos soronegativos. Os pacientes com diagnóstico de infecção pelo HIV devem fazer uma triagem para anticorpos IgG anti-*T. gondii* por ocasião da sua avaliação inicial. Os indivíduos soronegativos devem ser orientados quanto aos meios de reduzir o risco de infecção primária, inclusive evitar o consumo de carne malcozida e lavar cuidadosamente as mãos depois do contato com terra ou da limpeza da caixa de areia do gato. As manifestações clínicas mais comuns da toxoplasmose cerebral dos pacientes HIV-positivos são febre, cefaleia e déficits neurológicos focais. Os pacientes podem apresentar convulsão, hemiparesia ou afasia como manifestações desses déficits focais ou demonstrar um quadro mais influenciado pelo edema cerebral associado e caracterizado por confusão, demência e letargia, o qual pode evoluir para o coma. Em geral, esse diagnóstico é considerado com base nas anormalidades da RM como lesões múltiplas em vários locais, embora, em alguns casos, possa ser detectada uma única lesão. Ao exame anatomopatológico, essas lesões geralmente se evidenciam por inflamação e necrose central e, consequentemente, produzem halos de acentuação pelo contraste da RM (Fig. 202-41) ou, quando a RM não é exequível ou está contraindicada, na TC contrastada com dose dupla. Em geral, há evidências de edema circundante. Além da toxoplasmose, o diagnóstico diferencial das lesões expansivas (solitárias ou múltiplas) intensificadas pelo contraste no paciente HIV-positivo inclui linfoma primário do SNC e, menos comumente, tuberculose ou abscessos fúngicos ou bacterianos. O procedimento diagnóstico definitivo é biópsia cerebral. Entretanto, em vista da taxa de morbidade que pode acompanhar esse procedimento, a biópsia geralmente é reservada aos pacientes que não responderam ao tratamento empírico por 2 a 4 semanas para toxoplasmose. Quando o paciente é soronegativo para *T. gondii*, a probabilidade de que uma lesão expansiva seja causada por toxoplasmose é < 10%. Nesse contexto, pode-se optar por uma conduta mais invasiva e realizar a biópsia cerebral em uma fase mais precoce. O tratamento convencional consiste em sulfadiazina e pirimetamina com ácido folínico, se necessário, por um período mínimo de 4 a 6 semanas. Os esquemas terapêuticos alternativos consistem em clindamicina com pirimetamina; atovaquona com pirimetamina; e azitromicina com pirimetamina e rifabutina. As recidivas são comuns e recomenda-se que os pacientes com história pregressa de encefalite causada por toxoplasmose façam tratamento de manutenção com sulfadiazina, pirimetamina e ácido folínico enquanto as contagens de células T CD4+ forem < 200 células/μL. Os pacientes com contagem de células T CD4+ < 100/μL e anticorpo IgG para *Toxoplasma* devem fazer profilaxia primária para toxoplasmose. Felizmente, o mesmo esquema diário de um comprimido de concentração dupla de SMX/TMP, utilizado como profilaxia contra *P. jiroveci*, proporciona proteção primária adequada contra a toxoplasmose. A profilaxia secundária ou o tratamento de manutenção da toxoplasmose pode ser interrompido quando o paciente estiver usando TARV e aumentar as contagens de células T CD4+ a > 200/μL por 6 meses.

O *vírus JC*, poliomavírus humano e agente etiológico da *leucoencefalopatia multifocal progressiva* (LEMP), constitui um patógeno oportunista importante dos pacientes com Aids (Cap. 133). Embora cerca de 80% da população adulta em geral tenha anticorpos contra o vírus JC, indicando infecção anterior, menos de 10% dos adultos sadios têm alguma evidência

TABELA 202-16 ■ Causas das convulsões dos pacientes HIV-positivos

Doença	Contribuição global para a primeira convulsão, %	Porcentagem de pacientes que tiveram convulsões, %
Encefalopatia do HIV	24-47	7-50
Toxoplasmose cerebral	28	15-40
Meningite criptocócica	13	8
Linfoma primário do sistema nervoso central	4	15-30
Leucoencefalopatia multifocal progressiva	1	20

Fonte: De DM Holtzman et al.: Am J Med 87:173, 1989.

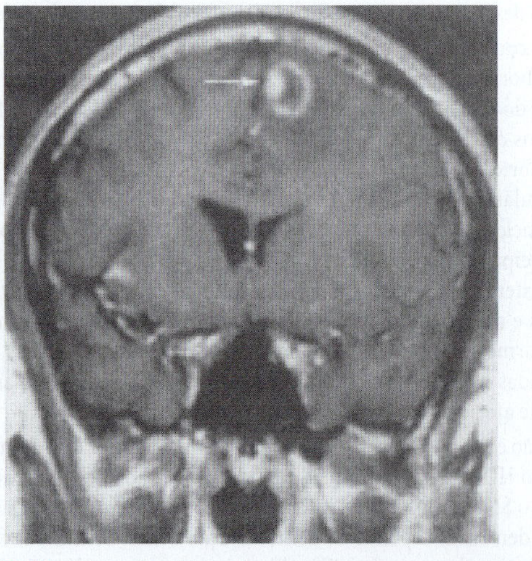

FIGURA 202-41 Toxoplasmose do sistema nervoso central. A imagem coronal da ressonância magnética em T1 demonstra lesão periférica acentuada pelo contraste no lobo frontal esquerdo, associada a uma área nodular excêntrica de captação (*seta*); esse chamado sinal do alvo excêntrico é típico da toxoplasmose.

de replicação viral. A LEMP é a única manifestação clínica conhecida da infecção pelo vírus JC. Ela é uma manifestação tardia da Aids e é vista em cerca de 1 a 4% dos pacientes com Aids. As lesões da LEMP começam como pequenos focos de desmielinização da substância branca subcortical, que, por fim, coalescem. Os hemisférios cerebrais, o cerebelo e o tronco encefálico podem ser afetados. Nos casos típicos, os pacientes apresentam evolução insidiosa com déficits neurológicos multifocais com ou sem alterações do estado mental. Cerca de 20% dos pacientes têm convulsões. Pode haver ataxia, hemiparesia, déficits dos campos visuais, afasia e déficits sensitivos. Cefaleia, febre, náuseas e vômitos são raramente vistos. A sua presença deve sugerir outro diagnóstico. Em geral, a RM revela várias lesões da substância branca sem acentuação pelo contraste, as quais podem coalescer e têm predileção pelos lobos occipital e parietal. As lesões demonstram sinais hiperintensos nas imagens em T2 e sinais hipointensos nas imagens em T1. A determinação dos níveis de DNA do vírus JC no LCS tem sensibilidade diagnóstica de 76% e especificidade em torno de 100%. Antes da disponibilidade da TARV, a maioria dos pacientes com LEMP morria dentro de 3 a 6 meses depois do início dos sintomas. O agravamento paradoxal da LEMP tem sido observado com a instituição da TARV como uma síndrome de reconstituição imune. Não existe tratamento específico para a LEMP; entretanto, os pacientes que se tratam com TARV têm sobrevida média de 2 anos, embora existam relatos de pacientes que sobreviveram por mais de 15 anos com LEMP tratados com TARV. Apesar de produzir impacto significativo na sobrevivência, apenas cerca de 50% dos pacientes HIV-positivos com LEMP melhoram com a TARV. Estudos com outros agentes antivirais, como o cidofovir, não demonstraram qualquer benefício evidente. Os fatores que influenciam o prognóstico favorável da LEMP na presença de infecção pelo HIV incluem contagem basal de células T CD4+ > 100/μL e capacidade de manter a carga viral do HIV < 500 cópias/mL. A carga viral inicial do HIV-1 não tem valor preditivo independente em termos de sobrevida. A LEMP é uma das poucas infecções oportunistas que continuam a ocorrer com alguma frequência, apesar do uso generalizado da TARV.

A *reativação da tripanossomíase americana* pode apresentar-se como meningoencefalite aguda com sinais neurológicos focais, febre, cefaleia, vômitos e convulsões. A suspeita deve aumentar quando o paciente também tem doença cardíaca como arritmias ou insuficiência cardíaca. A presença de anticorpos para *T. cruzi* reforça o diagnóstico. Na América do Sul, a reativação da *doença de Chagas* é considerada uma doença definidora da Aids e pode ser o primeiro distúrbio a defini-la. A maioria dos casos ocorre nos pacientes com contagens de células T CD4+ < 200 μL. Radiograficamente, as lesões evidenciam-se por uma ou mais áreas de hipodensidade, com acentuação periférica e edema. Essas lesões são encontradas predominantemente nas áreas subcorticais e isso as diferencia das lesões mais profundas da toxoplasmose. As formas amastigotas de *T. cruzi* (ou tripanossomo) podem ser identificadas nas amostras de biópsia ou do LCS. Outras anormalidades do LCS incluem níveis elevados de proteína e pleocitose linfocítica leve (< 100 células/μL). Os microrganismos também podem ser identificados no exame direto do sangue. O tratamento consiste em benznidazol (2,5 mg/kg, 2 ×/dia) ou nifurtimox (2 mg/kg, 4 ×/dia), durante pelo menos 60 dias, seguido do tratamento de manutenção que se estende por toda a duração da imunodeficiência com um desses fármacos na dose de 5 mg/kg, 3 ×/semana. Como também ocorre com a toxoplasmose cerebral, o sucesso do tratamento com antivirais pode permitir a interrupção do tratamento da doença de Chagas.

Os pacientes HIV-positivos podem ter *acidente vascular cerebral* (*AVC*). Ao contrário das outras causas de déficits neurológicos focais dos pacientes infectados pelo HIV, os sinais e os sintomas de um AVC começam repentinamente. Os pacientes HIV-positivos têm prevalência mais alta de muitos fatores de risco clássicos associados ao AVC, inclusive tabagismo e diabetes. A própria infecção pelo HIV parece aumentar a rigidez das artérias carótidas. O aumento relativo no risco de AVC como consequência da infecção pelo HIV é mais pronunciado em mulheres e em pessoas com idade entre 18 e 29 anos. Entre as doenças infecciosas secundárias que podem estar associadas ao AVC do paciente HIV-positivo destacam-se a vasculite devida à infecção cerebral pelo vírus varicela-zóster, a neurossífilis e a embolia séptica associada à infecção fúngica. Outros elementos do diagnóstico diferencial do AVC do paciente HIV-positivo são doença vascular cerebral aterosclerótica, púrpura trombocitopênica trombótica e uso de cocaína ou anfetamina.

O linfoma primário do SNC está discutido adiante, na seção sobre doenças neoplásicas.

A *doença da medula espinal* (ou mielopatia) é observada em cerca de 20% dos pacientes com Aids, frequentemente como parte do transtorno neurocognitivo associado ao HIV. Na verdade, 90% dos pacientes com mielopatia associada ao HIV apresentam alguma evidência de demência, sugerindo que processos patológicos semelhantes possam ser responsáveis por esses dois distúrbios. Nos pacientes com Aids, podem ser observados três tipos principais de mielopatia. O primeiro tipo é uma mielopatia vacuolar, que já foi descrita antes. Sob o ponto de vista patológico, esse distúrbio assemelha-se à degeneração combinada subaguda da medula espinal que ocorre com a anemia perniciosa. Embora possa ser observada nos pacientes com Aids como complicação primária da infecção pelo HIV, a deficiência de vitamina B_{12} não parece ser responsável pela maioria dos casos de mielopatia que acomete os pacientes com HIV. Porém, ela deve ser incluída no diagnóstico diferencial. A mielopatia vacuolar caracteriza-se por início subagudo e comumente se evidencia por distúrbios da marcha, predominantemente ataxia e espasticidade; a doença pode evoluir e incluir disfunções vesical e intestinal. As anormalidades do exame físico consistem em evidências de aumento dos reflexos tendíneos profundos e respostas plantares extensoras. O segundo tipo de mielopatia acomete os cornos dorsais e manifesta-se como ataxia sensitiva pura. O terceiro tipo também é de natureza sensitiva e ocorre com parestesias e disestesias dos membros inferiores. Ao contrário dos transtornos cognitivos observados nos pacientes com encefalopatia do HIV, essas síndromes espinais não respondem satisfatoriamente aos antirretrovirais e o tratamento inclui basicamente medidas de suporte.

Outra doença importante da medula espinal que também acomete os nervos periféricos é a *mielopatia* e *polirradiculopatia*, que está associada à infecção pelo CMV. Em geral, essa doença ocorre nas fases tardias da infecção pelo HIV e tem início fulminante com parestesias dos membros inferiores e da região sacral, dificuldade de andar, arreflexia, déficit sensitivo ascendente e retenção urinária. A evolução clínica é rapidamente progressiva ao longo de semanas. O exame do LCS revela pleocitose predominantemente neutrofílica e pode-se detectar o DNA do CMV por meio da PCR do LCS. O tratamento com ganciclovir ou foscarnete pode produzir rápida melhora e a instituição imediata do tratamento é importante para atenuar o grau da lesão neurológica permanente. O tratamento simultâneo com esses dois fármacos deve ser considerado para os pacientes que já foram tratados para doença causada pelo CMV. Outras doenças que envolvem a medula espinal em pacientes com HIV incluem a mielopatia associada ao HTLV-1 (MAH) **(Cap. 196)**, neurossífilis **(Cap. 177)**, infecção por herpes simples **(Cap. 187)** ou varicela-zóster **(Cap. 188)**, TB **(Cap. 173)** e linfoma **(Cap. 104)**.

As *neuropatias periféricas* são comuns em pacientes com HIV. Elas ocorrem em todos os estágios da doença e tomam várias formas. No início da evolução da infecção pelo HIV, pode ocorrer uma polineuropatia desmielinizante inflamatória aguda semelhante à síndrome de Guillain-Barré **(Cap. 439)**. Em outros pacientes, observa-se uma neuropatia inflamatória progressiva ou recidivante/remitente semelhante à polineuropatia desmielinizante inflamatória crônica (PDIC). Em geral, os pacientes apresentam fraqueza progressiva, arreflexia e alterações sensitivas mínimas. O exame do LCS geralmente revela pleocitose mononuclear e a biópsia de um nervo periférico demonstra infiltrado perivascular sugestivo de etiologia autoimune. Alguns pacientes foram tratados experimentalmente com plasmaférese ou IgIV, mas o sucesso foi variável. Devido aos efeitos imunossupressores dos glicocorticoides, esses fármacos devem ser reservados aos casos graves de PDIC refratária às outras medidas. Outra neuropatia periférica autoimune vista em pacientes com Aids é a mononeurite múltipla **(Caps. 439 e 356)** causada por uma arterite necrosante dos nervos periféricos. A neuropatia periférica mais comum dos pacientes HIV-positivos é *polineuropatia sensitiva distal* (PNSD), também conhecida como neuropatia sensitiva dolorosa do HIV (NS-HIV), neuropatia predominantemente sensitiva ou neuropatia periférica simétrica. Esse distúrbio pode ser uma consequência direta da infecção pelo HIV ou um efeito colateral da TARV com didesoxinucleosídeo. Essa neuropatia é mais comum nos indivíduos mais altos, nos pacientes idosos e nos pacientes com contagens de células T CD4+ mais baixas. Dois terços dos pacientes com Aids podem ter algum indício de doença dos nervos periféricos nos exames eletrofisiológicos. Em geral, as primeiras queixas consistem em sensações de ardência dolorosa nos pés e nos membros inferiores. O exame físico demonstra déficits sensitivos com distribuição em meia nos testes de picada, temperatura e sensibilidade tátil, bem como supressão dos reflexos do tornozelo. As alterações motoras são leves e geralmente se limitam à fraqueza dos músculos intrínsecos dos pés. A resposta dessa doença aos antirretrovirais tem sido variável, talvez porque esses fármacos sejam a causa do problema em alguns casos. Quando a neuropatia é causada pelo tratamento com didesoxinucleosídeos, o paciente com neuropatia periférica dos membros inferiores pode queixar-se de uma sensação como se andasse sobre o gelo. Outros distúrbios que devem ser incluídos no diagnóstico diferencial da neuropatia periférica são diabetes melito, deficiência de vitamina B_{12} e efeitos colaterais do tratamento com metronidazol ou dapsona. Quando a polineuropatia simétrica não melhora com a interrupção do tratamento com didesoxinucleosídeos, o paciente deve ser tratado sintomaticamente; a gabapentina, a carbamazepina, os antidepressivos tricíclicos ou os analgésicos podem ser eficazes no controle das disestesias. Os pacientes que ainda não iniciaram tratamento podem melhorar com a TARV.

A *miopatia* pode complicar a evolução da infecção pelo HIV e as etiologias potenciais incluem a própria infecção, o uso de zidovudina e a síndrome consumptiva generalizada (discutida adiante). A miopatia associada ao HIV pode ter gravidade variável, desde uma elevação assintomática dos níveis de creatina-cinase até uma síndrome subaguda caracterizada por fraqueza muscular proximal e mialgias. Elevações muito acentuadas da creatina-cinase podem ser detectadas nos pacientes assintomáticos, principalmente depois da realização de exercício físico. Contudo, o significado clínico dessa elevação como achado laboratorial isolado ainda não foi estabelecido. Vários processos inflamatórios e não inflamatórios foram detectados nos pacientes com miopatia mais grave, inclusive necrose miofibrilar com células inflamatórias, corpúsculos cilíndricos de nemalina, corpúsculos citoplasmáticos e anormalidades mitocondriais. A atrofia muscular extrema, geralmente com dor muscular, pode ocorrer depois do tratamento prolongado com zidovudina. O efeito colateral tóxico desse fármaco é dose-dependente e está relacionado com sua capacidade de interferir na função das polimerases mitocondriais. A atrofia regride depois da interrupção do tratamento. As fibras vermelhas irregulares são uma característica histológica da miopatia causada pela zidovudina.

Doenças oftalmológicas Os distúrbios oftalmológicos ocorrem em cerca de 50% dos pacientes com infecção avançada pelo HIV. Os achados anormais mais comuns no exame de fundo de olhos são os exsudatos algodonosos. Eles são manchas brancas duras que aparecem na superfície da retina e costumam ter margens irregulares. Essas manchas representam áreas de isquemia retiniana secundária à doença microvascular. Em alguns casos, essa anormalidade está associada a pequenas áreas de hemorragia e, por essa razão, pode ser difícil diferenciá-la da retinite causada pelo CMV. Contudo, ao contrário da retinite do CMV, os exsudatos algodonosos não estão associados à perda visual e estabilizam ou melhoram com o transcorrer do tempo.

Uma das consequências mais devastadoras da infecção pelo HIV é a retinite por CMV. Os pacientes de alto risco para retinite por CMV (contagem de células T CD4+ < 100/μL) devem fazer exames oftalmológicos a cada 3 a 6 meses. A maioria dos casos de retinite por CMV ocorre nos pacientes com contagem de células T CD4+ < 50/μL. Antes da disponibilidade da TARV, essa síndrome de reativação do CMV era observada em 25 a 30% dos pacientes com Aids. Na era da TARV, isso foi reduzido para cerca de 2%. Em geral, a retinite por CMV evidencia-se por perda progressiva e indolor da visão. Os pacientes também podem queixar-se de turvação visual, "moscas volantes" e cintilações. Em geral, a doença é bilateral, embora comumente afete mais um olho que outro. O diagnóstico é estabelecido em bases clínicas por um oftalmologista experiente. O aspecto típico da retina é de hemorragia e exsudato perivasculares. Quando há dúvida quanto ao diagnóstico em razão de uma apresentação atípica ou não há resposta esperada ao tratamento, a obtenção de amostras do humor vítreo ou aquoso para a realização de exames diagnósticos moleculares pode ser útil. A infecção da retina pelo CMV acarreta um processo inflamatório necrótico e a perda visual resultante é irreversível. Em consequência da atrofia retiniana nas áreas de inflamação pregressa, a retinite por CMV pode ser complicada por descolamento regmatogênico da retina. O tratamento da retinite por CMV consiste em valganciclovir VO, ganciclovir IV ou foscarnete IV, reservando-se o cidofovir como alternativa. Alguns estudos demonstraram que o tratamento simultâneo com ganciclovir e foscarnete foi ligeiramente mais eficaz que o uso isolado de um desses fármacos nos pacientes que tiveram recidiva da retinite por CMV. O ciclo de indução por 3 semanas é seguido do tratamento de manutenção com valganciclovir VO. Se a doença por CMV for limitada a um dos olhos, pode-se considerar o uso de injeções intravítreas de ganciclovir ou foscarnete. Em geral, as injeções intravítreas do cidofovir são evitadas porque aumentam o risco de uveíte e hipotonia. O tratamento de manutenção deve ser mantido até que a contagem de células T CD4+ permaneça > 100 μL por mais de 6 meses. A maioria dos pacientes HIV-positivos com citomegalovirose desenvolve algum grau de uveíte quando começa o tratamento com TARV. A etiologia é desconhecida, mas alguns autores sugeriram que possa ser devida à produção de uma resposta imune exacerbada ao CMV na forma de uma SIRI (ver seções anteriores). Em alguns casos, há necessidade de usar glicocorticoides tópicos.

O HSV e o vírus varicela-zóster podem causar retinite necrosante bilateral rapidamente progressiva, conhecida como *síndrome da necrose retiniana aguda* ou *necrose retiniana externa progressiva* (NREP). Essa síndrome, em contrapartida à retinite por CMV, está associada com dor, ceratite e irite. Costuma haver associação com HSV orolabial ou zóster trigeminal. O exame oftalmológico revela lesões periféricas cinza-claro disseminadas. Essa doença comumente é complicada por descolamento da retina. É importante diagnosticar e tratar esse distúrbio com aciclovir IV tão logo seja possível para atenuar a perda da visão.

Várias outras infecções secundárias podem causar problemas oculares nos pacientes HIV-positivos. *Pneumocystis jirovecii* pode causar lesão da coroide, que pode ser detectada como achado casual ao exame oftalmológico. Em geral, essas lesões são bilaterais, ocupam a metade do diâmetro do disco óptico e evidenciam-se por placas branco-amareladas ligeiramente elevadas. Em geral, as lesões são assintomáticas e podem ser confundidas com os exsudatos algodonosos. A coriorretinite causada pela toxoplasmose pode ocorrer isoladamente ou, mais comumente, associada ao acometimento do SNC. O SK pode afetar a pálpebra ou a conjuntiva, enquanto o linfoma pode invadir a retina. A sífilis pode causar uveíte, a qual frequentemente está associada à neurossífilis.

Outras infecções disseminadas e síndrome consumptiva Infecções com espécies de *Bartonella* (Gram-negativos pequenos tipo *Rickettsia*) **(Cap. 167)** são vistas com frequência aumentada nos pacientes infectados pelo HIV. Embora o CDC não a considere uma doença que define Aids, muitos especialistas acreditam que a infecção por *Bartonella* indique um distúrbio grave da imunidade celular. Em geral, isso ocorre nos pacientes com contagens de células T CD4+ < 100/μL e é uma causa significativa de febre inexplicável dos pacientes com infecção avançada pelo HIV. Entre as manifestações clínicas da infecção por *Bartonella* está a angiomatose bacilar, a doença da arranhadura de gato e a febre das trincheiras. Em geral, a angiomatose bacilar é causada pela infecção por *B. henselae* e está relacionada com a exposição aos gatos infestados por pulgas. Essa doença caracteriza-se por proliferação vascular com várias lesões cutâneas, as quais podem ser confundidas com as lesões do SK. Ao contrário do SK, as lesões da angiomatose bacilar em geral são dolorosas, empalidecem sob pressão e ocorrem mais comumente na vigência de sinais e sintomas sistêmicos. A infecção pode estender-se aos linfonodos, ao fígado (peliose hepática), ao baço, aos ossos, ao coração, ao SNC e aos tratos respiratório e GI. A *doença da arranhadura de gato* também é causada por *B. henselae* e costuma começar com uma pápula no local da inoculação. Depois de algumas semanas, o paciente apresenta linfadenopatia regional e mal-estar. A infecção por *B. quintana* é transmitida pelos piolhos e foi associada aos casos relatados de febre das trincheiras, endocardite, linfadenopatia e angiomatose bacilar. Esse microrganismo é muito difícil de cultivar e, em geral, o diagnóstico baseia-se na sua identificação nas amostras de biópsia coradas por Warthin-Starry ou corantes semelhantes, PCR e/ou soroconversão. O tratamento é feito com doxiciclina ou eritromicina por pelo menos 3 meses.

A *histoplasmose* é uma infecção oportunista observada com mais frequência nos pacientes dos vales dos rios Mississipi e Ohio (Estados Unidos), do Porto Rico, da República Dominicana e da América do Sul. A infecção por *H. capsulatum* é endêmica em todas essas áreas **(Cap. 207)**. Devido a essa distribuição geográfica limitada, a histoplasmose só é vista em cerca de 0,5% dos casos de Aids nos Estados Unidos. Em geral, a histoplasmose é uma manifestação tardia da infecção pelo HIV; entretanto, pode ser a doença inicial que define a Aids. Em um estudo, a contagem média de células T CD4+ dos pacientes com histoplasmose e Aids era de 33/μL. Embora a doença causada por *H. capsulatum* possa evidenciar-se por infecção primária do pulmão, a doença disseminada, presumivelmente devida à reativação, é a apresentação mais comum nos pacientes HIV-positivos. Em geral, os pacientes referem história de 4 a 8 semanas de febre e emagrecimento. Hepatosplenomegalia e linfadenopatia ocorrem em cerca de

25% dos pacientes. A doença do SNC, seja meningite ou lesão expansiva, é vista em 15% dos pacientes. O envolvimento da medula óssea é comum e os pacientes têm trombocitopenia, neutropenia e anemia em 33% dos casos. Cerca de 7% dos pacientes apresentam lesões mucocutâneas evidenciadas por erupção maculopapulosa e úlceras cutâneas ou da cavidade oral. Os sintomas respiratórios geralmente são leves e as radiografias do tórax demonstram infiltrado difuso ou vários nódulos pequenos em cerca de 50% dos casos. Pode haver envolvimento do trato GI. O diagnóstico é confirmado pela coloração de prata de tecidos, pelo isolamento do fungo em cultura de sangue, medula óssea ou tecidos ou pela detecção do seu antígeno no sangue ou na urina. Em geral, o tratamento consiste em anfotericina B lipossomal seguida da manutenção com itraconazol VO até que o nível sérico do antígeno do *Histoplasma* seja < 2 unidades, que o paciente esteja utilizando antirretrovirais há no mínimo 6 meses e que a contagem de células T CD4+ seja > 150 μL. Em casos de infecção leve, pode ser adequado iniciar a terapia apenas com itraconazol.

Depois da propagação da infecção do HIV para o Sudeste Asiático, a infecção disseminada pelo fungo *Penicillium marneffei* foi reconhecida como complicação da infecção pelo HIV e é considerada uma doença que define Aids nas regiões do mundo em que ocorre. A infecção por *P. marneffei* é a terceira doença definidora de Aids mais comum na Tailândia, depois da TB e da criptococose. Essa infecção é diagnosticada com mais frequência na estação chuvosa que nos meses secos. As manifestações clínicas são febre, linfadenopatia generalizada, hepatosplenomegalia, anemia, trombocitopenia e lesões cutâneas papulosas com umbilicação central que lembram as lesões do *molusco contagioso*. O tratamento é efetuado com anfotericina B seguida de itraconazol até que a contagem de células T CD4+ esteja acima de 100 μL há no mínimo 6 meses.

A *leishmaniose visceral* (Cap. 221) é diagnosticada com frequência crescente nos pacientes HIV-positivos que vivem em ou viajam para áreas endêmicas dessa infecção, a qual é causada por um protozoário e transmitida por flebótomos. A apresentação clínica inclui hepatosplenomegalia, febre e anormalidades hematológicas. Pode haver linfadenopatia e outros sintomas constitucionais. Em dois terços dos pacientes coinfectados, observa-se evolução recidivante. Os microrganismos podem ser detectados por PCR e, por meio de técnicas especiais, isolados em culturas de aspirados de medula óssea. As colorações histológicas costumam ser diagnósticas, mas podem ser negativas. Os títulos de anticorpos costumam ser pouco úteis. Em geral, os pacientes HIV-positivos respondem inicialmente de modo satisfatório ao tratamento convencional com anfotericina B ou compostos antimoniais pentavalentes. Entretanto, a erradicação do microrganismo é difícil e as recidivas são comuns.

Os pacientes HIV-positivos têm risco ligeiramente maior de infecção por malária e de desenvolver manifestações clínicas da malária. Isso é particularmente válido para os pacientes de áreas não endêmicas supostamente com risco de infecção primária e pacientes com contagem baixa de células T CD4+. Os indivíduos HIV-positivos com contagem de células T CD4+ < 300 μL têm resposta menos favorável ao tratamento da malária que os outros. A coinfecção por malária está associada a um aumento modesto da carga viral do HIV. O risco de malária pode ser reduzido pela profilaxia com SMX-TMP.

O *emagrecimento generalizado* é uma condição que define a Aids e consiste em perda de peso involuntária de mais de 10% na presença de febre contínua e diarreia ou fadiga crônica há mais de 30 dias, sem qualquer outra causa além da infecção pelo HIV. Antes do uso generalizado da TARV, essa era a condição inicial que definia a Aids de cerca de 10% dos pacientes nos Estados Unidos. O emagrecimento generalizado é observado raramente hoje em razão do uso mais precoce dos antirretrovirais. Uma característica constante dessa síndrome consumptiva é a atrofia muscular grave com degeneração variegada das fibras musculares e evidências ocasionais de miosite. Os glicocorticoides podem proporcionar algum benefício; todavia, essa conduta deve ser cuidadosamente avaliada em relação ao risco de complicar a imunodeficiência da infecção pelo HIV. Os esteroides androgênicos, o hormônio do crescimento e a nutrição parenteral total têm sido utilizados como intervenções terapêuticas com sucesso variável.

Doenças neoplásicas As doenças neoplásicas que definem a Aids são sarcoma de Kaposi, linfoma não Hodgkin e carcinoma invasivo do colo uterino. Além disso, também há incidência mais alta de várias neoplasias que não definem Aids, inclusive doença de Hodgkin; mieloma múltiplo; leucemia; melanoma; e cânceres do colo uterino, cérebro, testículo, cavidade oral, pulmões, estômago, fígado, rins e ânus. Desde a introdução da TARV potente, houve marcada redução na incidência de SK (Fig. 202-34). As doenças malignas não definidoras de Aids são agora responsáveis por mais morbidade e mortalidade em pacientes com infecção pelo HIV do que as neoplasias definidoras de Aids, sendo responsáveis por cerca de 10% das mortes em pacientes com infecção pelo HIV. As taxas de incidência do linfoma não Hodgkin também diminuíram; contudo, esse declínio não foi tão acentuado quanto a redução das taxas de incidência do SK. Por outro lado, a TARV produziu pouco impacto nas neoplasias associadas ao papilomavírus humano (HPV, do inglês *human papillomavirus*). À medida que os pacientes HIV-positivos vivem mais, aumenta a variedade de cânceres observados nessa população. Embora alguns possam refletir apenas os fatores de risco conhecidos (p. ex., tabagismo, ingestão de álcool, coinfecção por outros vírus, como o da hepatite B) que são mais prevalentes na população HIV-positiva, alguns podem ser consequência direta do HIV e são certamente mais comuns nos pacientes com contagens de células T CD4+ mais baixas.

O *sarcoma de Kaposi* é uma neoplasia multicêntrica evidenciada por vários nódulos que se formam na pele, nas mucosas e nas vísceras. A evolução clínica do SK pode ser insidiosa, com acometimento leve da pele ou dos linfonodos, ou fulminante, com lesões cutâneas e viscerais extensivas. No período inicial da epidemia de Aids, o SK era uma manifestação clínica proeminente dos primeiros casos diagnosticados e ocorria em 79% dos pacientes diagnosticados em 1981. O SK foi detectado em apenas 25% dos casos em 1989, em 9% dos casos diagnosticados em 1992 e em < 1% dos casos detectados em 1997. O HHV-8 (ou KSHV) foi diretamente implicado como cofator viral da patogênese do SK.

Clinicamente, o SK tem diversas apresentações e pode ser diagnosticado em qualquer estágio da infecção pelo HIV, mesmo quando a contagem de células T CD4+ está normal. A lesão inicial pode ser um pequeno nódulo cutâneo elevado e roxo-avermelhado (Fig. 202-42), pigmentação da mucosa oral (Fig. 202-34*D*) ou um linfonodo aumentado. Com frequência, as lesões aparecem nas áreas expostas ao sol, sobretudo na ponta do nariz, e tendem a ocorrer em áreas de traumatismo (fenômeno de Koebner). Em virtude da natureza vascular dos tumores e da presença de eritrócitos extravasados nas lesões, suas cores variam de avermelhada a púrpura e marrom e costumam adquirir o aspecto de uma equimose com coloração amarelada e manchada. O diâmetro das lesões varia de alguns milímetros a vários centímetros e as lesões podem ser isoladas ou confluentes. Na maioria dos casos, as lesões do SK apresentam-se como máculas elevadas; contudo, também podem ser papulosas, principalmente nos pacientes

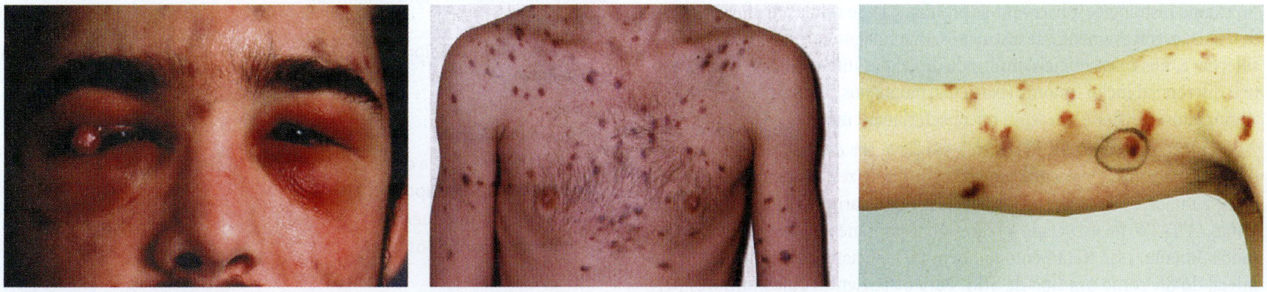

A *B* *C*

FIGURA 202-42 **Sarcomas de Kaposi em três pacientes com Aids** demonstrando (***A***) edema e equimose periorbitários; (***B***) distribuição clássica das lesões do tronco; e (***C***) lesões do membro superior.

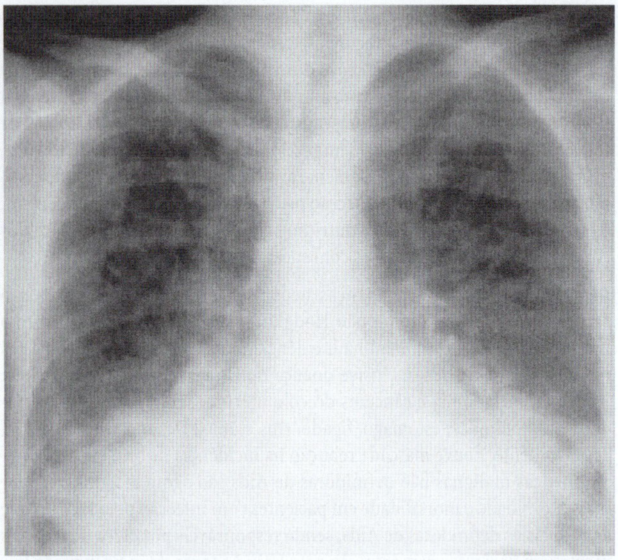

FIGURA 202-43 Radiografia do tórax de um paciente com Aids e sarcoma de Kaposi pulmonar. As anormalidades típicas incluem infiltrados bilaterais densos nos lobos inferiores obscurecendo os limites do coração e derrame pleural.

com contagens de células T CD4+ mais altas. As lesões confluentes podem causar linfedema circundante e são desfigurantes quando afetam a face e incapacitantes quando envolvem os membros inferiores ou as superfícies articulares. Além da pele, os linfonodos, o trato GI e os pulmões são outros órgãos afetados comumente pelo SK. Existem relatos de lesões em quase todos os órgãos, inclusive coração e SNC. Ao contrário das outras neoplasias malignas, nas quais o acometimento dos linfonodos significa disseminação metastática e prognóstico desfavorável, a invasão dos linfonodos pode ocorrer nos estágios muito iniciais do SK e não tem significado clínico especial. Na verdade, alguns pacientes podem ter doença limitada aos linfonodos. Em geral, esses pacientes têm função imune relativamente preservada e, por essa razão, têm prognóstico mais favorável. O acometimento pulmonar pelo SK geralmente se evidencia por dispneia. Cerca de 80% dos pacientes com SK pulmonar também têm lesões cutâneas. Nos casos típicos, as radiografias do tórax mostram infiltrados bilaterais dos lobos inferiores, os quais obscurecem os limites do mediastino e do diafragma (Fig. 202-43). Cerca de 70% dos pacientes com SK pulmonar têm derrames pleurais e isso geralmente facilita o diagnóstico diferencial. O envolvimento do trato GI ocorre em 50% dos pacientes com SK e, em geral, pode assumir duas formas: (1) acometimento das mucosas, que pode causar sangramentos graves – alguns desses pacientes também têm sintomas de obstrução GI quando as lesões são volumosas; e (2) envolvimento do trato biliar. As lesões do SK podem infiltrar a vesícula e as vias biliares, acarretando um quadro clínico de icterícia obstrutiva semelhante ao causado pela colangite esclerosante. Existem vários sistemas de estadiamento propostos para classificar o SK. Um dos sistemas usados comumente foi desenvolvido pelo Aids Clinical Trials Group do National Institute of Allergy and Infectious Diseases e classifica os pacientes com base na extensão do tumor, na função imune e na existência ou inexistência de doença sistêmica (Tab. 202-17).

O diagnóstico do SK baseia-se na biópsia de uma lesão suspeita. Ao exame histológico, observam-se proliferação de células fusiformes e endoteliais, extravasamento de eritrócitos, macrófagos carregados de hemossiderina e, nos casos iniciais, infiltrado de células inflamatórias. O diagnóstico diferencial inclui linfoma (particularmente nos casos das lesões orais), angiomatose bacilar e infecções micobacterianas cutâneas.

O tratamento do SK (Tab. 202-18) deve ser efetuado com o auxílio de um especialista, visto que não existem diretrizes terapêuticas definitivas. Na maioria dos casos, a TARV facilita significativamente o controle das lesões. A TARV foi associada à regressão espontânea das lesões do SK. Paradoxalmente, esse tratamento também foi associada ao desenvolvimento inicial do SK como um tipo de SIRI. Para os pacientes cujos tumores persistem, quando há comprometimento de funções vitais ou nos quais não é possível controlar a replicação do HIV, há diversas opções. Em alguns casos, as lesões permanecem quase indolentes e muitos desses pacientes

TABELA 202-17 ■ Sistema de estadiamento TIS para sarcoma de Kaposi, desenvolvido pelo Aids Clinical Trial Group do National Institute of Allergy and Infectious Diseases

Parâmetro	Menor risco (estágio 0): todos os seguintes	Maior risco (estágio 1): qualquer dos seguintes
Tumor (T)	Confinado à pele e/ou linfonodos e/ou doença oral mínima	Edema ou ulceração associados ao tumor Lesões orais extensas Lesões gastrintestinais Lesões viscerais extralinfáticas
Sistema imune (I)	Contagem de células T CD4+ ≥ 200/μL	Contagem de células T CD4+ < 200/μL
Doença sistêmica (S)	Ausência de sintomas B[a]	Presença de sintomas B[a]
	Estado de desempenho de Karnofsky ≥ 70	Estado de desempenho de Karnofsky < 70
	Sem história de infecção oportunista, doença neurológica, linfoma ou candidíase oral	História de infecção oportunista, doença neurológica, linfoma ou candidíase oral

[a]Definidos como febre inexplicável, sudorese noturna, perda involuntária de > 10% do peso corporal ou diarreia persistente por mais de 2 semanas.

não precisam fazer tratamento específico. Menos de 10% dos pacientes com Aids e SK morrem em consequência dessa neoplasia maligna e os óbitos atribuídos às infecções secundárias são significativamente mais comuns. Desse modo, sempre que possível, deve-se evitar esquemas terapêuticos que suprimam ainda mais o sistema imune e aumentem a suscetibilidade às infecções oportunistas. O tratamento está indicado em duas circunstâncias principais. A primeira delas é quando uma lesão solitária ou um número limitado de lesões facilmente acessíveis causa desconforto significativo ou problemas estéticos, como lesões faciais proeminentes, lesões sobre uma articulação ou lesões orofaríngeas que interfiram na deglutição ou respiração. Nessas situações, pode ser útil tratar o paciente com irradiação localizada, vimblastina intralesional, ácido 9-*cis*-retinoico tópico ou crioterapia. É importante assinalar que os pacientes HIV-positivos são particularmente sensíveis aos efeitos colaterais da radioterapia. Isso é válido principalmente para a mucosite induzida pela radiação; as doses de radiação aplicadas nas mucosas (em especial na região da cabeça e do pescoço) devem ser ajustadas de maneira proporcional. A segunda indicação para o tratamento direcionado ao SK é para os pacientes com grandes quantidades de lesões ou os indivíduos com envolvimento visceral. Nesses pacientes, a terapia sistêmica com IFN-α ou quimioterapia deve ser considerada. Isoladamente, o determinante mais importante da resposta ao tratamento parece ser a contagem de células T CD4+. Essa relação entre o índice de resposta e a contagem basal de células T CD4+ é particularmente aplicável à IFN-α. O índice de resposta à IFN-α dos pacientes com contagens de células T CD4+ > 600/μL é de cerca de 80%, mas diminui a menos de 10% nos pacientes com contagens < 150/μL. Ao contrário dos outros tratamentos sistêmicos, a IFN-α confere a vantagem adicional de produzir atividade antirretroviral; por isso, essa pode ser a primeira opção apropriada ao tratamento sistêmico com

TABELA 202-18 ■ Tratamento do sarcoma de Kaposi associado à Aids

- Observação e otimização do tratamento antirretroviral
- Lesões únicas ou em número limitado
  - Radiação
  - Vimblastina intralesional
  - Crioterapia
- Doença extensa
  - Tratamento inicial
    - Interferona-α (se a contagem de células T CD4+ for > 150/μL)
    - Daunorrubicina lipossomal
  - Tratamento subsequente
    - Doxorrubicina lipossomal
    - Paclitaxel
- Poliquimioterapia com doses baixas de doxorrubicina, bleomicina e vimblastina (ABV)
- Radioterapia dirigida

um único fármaco para os pacientes com doença disseminada em estágio inicial. Alguns estudos também demonstraram que vários agentes quimioterápicos têm atividade no SK. Cinco deles (daunorrubicina lipossomal, doxorrubicina lipossomal, vimblastina, paclitaxel e o análogo da talidomida, a pomalidomida) foram aprovados pela FDA com essa indicação. A daunorrubicina lipossomal e a pomalidomida estão aprovadas como terapia de primeira linha para pacientes com SK avançado apesar da TARV. Elas têm menos efeitos colaterais que a quimioterapia convencional. Por outro lado, a doxorrubicina lipossomal e o paclitaxel foram aprovados apenas para os pacientes com SK que não responderam à quimioterapia convencional. Os índices de resposta variam de 23 a 88%, parecem ser comparáveis aos conseguidos antes com os esquemas de poliquimioterapia e são influenciados significativamente pela contagem de células T CD4+. A vimblastina é mais comumente usada como injeção intralesional ou como parte de um esquema combinado.

Os *linfomas* são mais frequentes nos pacientes com imunodeficiências de células T congênitas ou adquiridas (Cap. 344). A Aids não é uma exceção; no mínimo 6% dos pacientes com Aids desenvolvem linfoma em alguma fase da evolução da sua doença. Isso representa uma incidência 10 a 20 vezes maior, quando comparada com a população em geral. Em contrapartida ao SK, ao linfoma primário do SNC e à maioria das infecções oportunistas, a incidência dos linfomas sistêmicos associados à Aids não teve redução tão expressiva em consequência do uso generalizado da TARV eficaz. O linfoma ocorre em todos os grupos de risco, mas a incidência é maior entre os pacientes hemofílicos e menor entre os pacientes do Caribe ou da África que adquiriram a infecção por relações heterossexuais. O linfoma é uma manifestação tardia da infecção pelo HIV e, em geral, ocorre nos pacientes com contagens de células T CD4+ < 200/μL. À medida que a doença causada pelo HIV progride, o risco de desenvolver linfoma aumenta. O índice de acometimento do linfoma aumenta exponencialmente com a ampliação da duração da infecção pelo HIV e a depressão da função imune. Dentro de 3 anos depois do diagnóstico da infecção pelo HIV, o risco de desenvolver linfoma é de 0,8% ao ano; 8 anos depois da infecção, esse risco aumenta para 2,6% ao ano. À medida que os pacientes HIV-positivos vivem mais tempo em consequência da TARV mais eficaz e do controle e da profilaxia mais efetivos das infecções oportunistas, espera-se que a incidência dos linfomas aumente.

Os pacientes HIV-positivos desenvolvem três tipos principais de linfoma: linfoma imunoblástico do grau III ou IV, linfoma de Burkitt e linfoma primário do SNC. Cerca de 90% desses linfomas têm o fenótipo de células B e mais da metade contém DNA do EBV. Alguns linfomas estão associados ao KSHV. Esses tumores podem ser monoclonais ou oligoclonais e, de alguma forma, provavelmente estão relacionados com a ativação policlonal intensa das células B dos pacientes com Aids.

Os *linfomas imunoblásticos* são responsáveis por cerca de 60% dos linfomas dos pacientes com Aids. A maioria consiste em linfomas difusos de grandes células B (LDGCBs). Em geral, esses tumores são de grau avançado e poderiam ser classificados com linfomas histiocíticos difusos com base nos esquemas mais antigos de classificação. Esse tipo de linfoma é mais comum nos pacientes idosos e sua incidência aumenta de 0% entre indivíduos HIV-positivos com menos de 1 ano de idade para mais de 3% dos pacientes HIV-positivos com mais de 50 anos. Duas variantes do linfoma imunoblástico, as quais são diagnosticadas principalmente nos pacientes HIV-positivos, são o linfoma primário de efusão (LPE) e sua variante sólida, o linfoma plasmocítico da cavidade oral. O LPE, também conhecido como linfoma das cavidades corporais, evidencia-se por derrames pleurais, pericárdicos e/ou peritoneais linfomatosos sem massas linfáticas ou extralinfáticas significativas. As células desse tumor não expressam marcadores de superfície das células B ou T e parecem representar um estágio pré-plasmocitário da diferenciação. Embora as sequências de DNA do KSHV e do EBV tenham sido detectadas nos genomas das células malignas dos pacientes com linfoma das cavidades corporais, o KSHV parece ser o principal responsável pela oncogênese (ver anteriormente).

O *linfoma de grandes células não clivadas* (*linfoma de Burkitt*) é responsável por aproximadamente 20% dos casos de linfoma em pacientes com Aids. Ele é mais frequente em pacientes com 10 a 19 anos de idade e geralmente demonstra translocações *c-myc* características do cromossomo 8 para os cromossomos 14 ou 22. O linfoma de Burkitt não é comum em outros estados de imunodeficiência além da infecção pelo HIV e a incidência desse tumor específico é mais de 1.000 vezes maior nos indivíduos

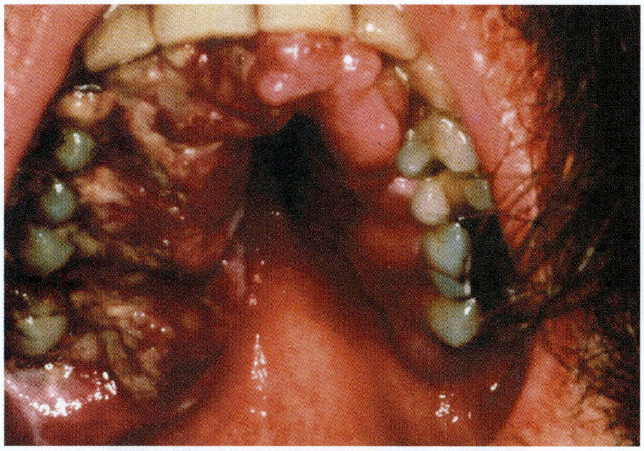

FIGURA 202-44 **Linfoma imunoblástico** do palato duro de um paciente com Aids.

HIV-positivos que na população em geral. Ao contrário do linfoma de Burkitt africano, no qual 97% dos casos têm o genoma do EBV, apenas 50% dos linfomas de Burkitt associados à infecção pelo HIV são positivos para esse vírus.

O *linfoma primário do SNC* representa cerca de 20% dos linfomas dos pacientes HIV-positivos. Ao contrário do linfoma de Burkitt associado ao HIV, os linfomas primários do SNC em geral são positivos para o EBV. Em um estudo, a incidência do EBV era de 100%. Essa neoplasia maligna não tem predileção por qualquer faixa etária. A contagem média de células T CD4+ por ocasião do diagnóstico é de cerca de 50/μL. Por conseguinte, o linfoma do SNC geralmente se apresenta em um estágio mais avançado da infecção pelo HIV que o linfoma sistêmico. Esse fato explica, ao menos em parte, o prognóstico mais desfavorável desse subgrupo de pacientes.

A apresentação clínica dos linfomas dos pacientes HIV-positivos é muito variada, desde convulsões focais até lesões expansivas de crescimento rápido na mucosa oral (Fig. 202-44) ou febre persistente e inexplicada. No mínimo 80% dos pacientes apresentam doença extralinfática e uma porcentagem semelhante tem sintomas do tipo B, como febre, sudorese noturna ou perda de peso. Praticamente todos os locais do corpo podem ser afetados. A localização extralinfática mais comum é o SNC, o qual é afetado em cerca de um terço de todos os pacientes com linfoma. Cerca de 60% desses casos são de linfomas primários do SNC. Em geral, o linfoma primário do SNC evidencia-se por déficits neurológicos focais, inclusive anormalidades dos nervos cranianos, cefaleia e/ou convulsões. A RM ou a TC costumam demonstrar um pequeno número (1 a 3) de lesões com 3 a 5 cm (Fig. 202-45). As lesões geralmente têm halos de intensificação depois da administração do contraste e podem ser localizadas em qualquer estrutura. Em geral, a intensificação pelo contraste é menos acentuada que a observada com a toxoplasmose. As lesões do linfoma do SNC são mais comumente vistas profundamente na substância branca. As principais doenças incluídas no diagnóstico diferencial são toxoplasmose e doença de Chagas cerebrais. Embora 20% dos linfomas do SNC dos pacientes HIV-positivos sejam primários, a doença neurológica também pode ocorrer nos pacientes HIV-positivos com linfomas sistêmicos. Cerca de 20% dos pacientes com linfomas sistêmicos têm acometimento do SNC na forma de envolvimento das leptomeninges. Esse fato ressalta a importância da punção lombar para o estadiamento dos pacientes com linfoma sistêmico.

O linfoma sistêmico é diagnosticado em estágios mais iniciais da infecção pelo HIV que o linfoma primário do SNC. Em um estudo, a contagem média de células T CD4+ era 226/μL. Além do comprometimento dos linfonodos, o linfoma sistêmico comumente envolve o trato GI, a medula óssea, o fígado e os pulmões. O envolvimento do trato GI é observado em cerca de 25% dos pacientes. Qualquer estrutura do trato GI pode ser acometida e os pacientes podem queixar-se de disfagia ou dor abdominal. Em geral, o diagnóstico é considerado com base na TC ou na RM do abdome. A invasão da medula óssea ocorre em cerca de 20% dos pacientes e pode causar pancitopenia. O acometimento do fígado ou dos pulmões ocorre em cerca de 10% dos pacientes. A doença pulmonar pode apresentar-se como lesão expansiva, nódulos múltiplos ou infiltrado intersticial.

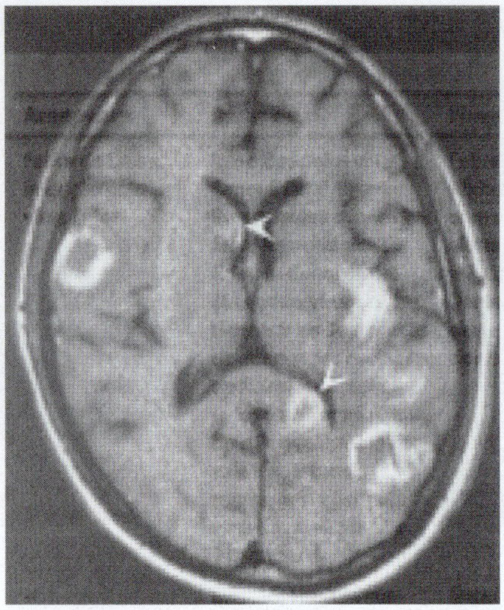

FIGURA 202-45 Linfoma do sistema nervoso central. Imagem de ressonância magnética contrastada em T1 de um paciente com síndrome da imunodeficiência adquirida (Aids), alterações do estado mental e hemiparesia. A imagem demonstra várias lesões intensificadas pelo contraste, algumas com captação periférica. A lesão da fissura sylviana esquerda demonstra intensificação das circunvoluções e da área subcortical, enquanto as lesões do caudado e do esplênio (*pontas de seta*) apresentam intensificação nas superfícies ependimárias adjacentes.

Na tentativa de tratar os linfomas associados à infecção pelo HIV, foram utilizadas abordagens convencionais e não convencionais. Em geral, o linfoma sistêmico é tratado pelo oncologista com poliquimioterapia. Os índices inicialmente desanimadores foram substituídos por resultados mais animadores do tratamento dos linfomas sistêmicos com a disponibilidade da TARV mais eficaz e a utilização do rituximabe para tratar os tumores CD20+. Embora haja alguma controvérsia quanto à utilização dos antirretrovirais durante a quimioterapia, não restam dúvidas de que sua utilização generalizada pelos pacientes com linfoma associado ao HIV prolongou sua sobrevida. Preocupações relacionadas a toxicidades sinérgicas sobre a medula óssea com a quimioterapia e a TARV foram mitigadas com o uso de regimes de TARV que evitam antirretrovirais tóxicos à medula óssea. Assim como ocorre na maioria dos pacientes com doença causada pelo HIV, os indivíduos com contagens de células T CD4+ mais altas tendem a evoluir mais favoravelmente. Estudos demonstraram índices de resposta de até 72% com sobrevida média de 33 meses e intervalos de até 9 anos sem a doença. O tratamento do linfoma primário do SNC ainda é muito difícil. O tratamento é complicado pelo fato de que essa doença geralmente ocorre nos pacientes com doença avançada causada pelo HIV. As medidas paliativas como radioterapia proporcionam algum alívio. O prognóstico desse grupo ainda é desfavorável, com índice de sobrevida de 29% em 2 anos.

A *doença de Castleman multicêntrica* (*DCM*) é um distúrbio linfoproliferativo associado ao KSHV que se observa com maior frequência nos pacientes HIV-positivos. Embora a incidência de SK tenha diminuído, a incidência de DCM aumentou com o uso da TARV. Embora não seja uma doença maligna propriamente dita, a DCM tem muitos aspectos em comum com os linfomas, inclusive linfadenopatia generalizada, hepatosplenomegalia e sinais e sintomas sistêmicos como febre, fadiga e emagrecimento. Cerca de 50% dos pacientes podem ter queixas pulmonares. O SK está presente em 75 a 82% dos casos. As biópsias dos linfonodos revelam predomínio de plasmócitos interfoliculares e/ou centros germinativos com vascularização e padrão de "casca de cebola" (vascular hialino). Antes da disponibilidade da TARV, os pacientes HIV-positivos com DCM tinham risco 15 vezes maior de desenvolver linfoma não Hodgkin em comparação com os pacientes HIV-positivos em geral. O tratamento geralmente inclui quimioterapia. O rituximabe pode ser benéfico, mas ele tem sido associado com piora do SK coexistente. A sobrevida média de pacientes com DCM tratada antes da TARV era inicialmente relatada como 14 meses. Isso aumentou para uma sobrevida de 2 anos de mais de 90% dos pacientes na era da TARV.

Os indícios de infecção pelo *papilomavírus humano* (HPV), associada à *displasia intraepitelial do colo uterino ou do ânus*, são cerca de duas vezes mais comuns nos indivíduos HIV-positivos que na população em geral, e essa infecção pode causar neoplasia intraepitelial e, por fim, câncer invasivo. Em uma série de estudos, os homens HIV-positivos foram examinados em busca de indícios de displasia anal e os esfregaços de Papanicolaou (Pap) foram considerados anormais em 20 a 80% dos casos. Essas alterações tendem a persistir e, em geral, não são afetadas pela TARV, sugerindo a possibilidade de transição subsequente para um distúrbio mais maligno. Embora a incidência dos resultados anormais do esfregaço de Pap do colo uterino seja de cerca de 5% das mulheres saudáveis sob outros aspectos, a incidência dos esfregaços cervicais anormais das mulheres HIV-positivas varia de 30 a 60%; desse modo, o *câncer cervical invasivo* está incluído entre as doenças que definem a Aids. Embora tenha sido visto apenas um pequeno aumento no número absoluto de cânceres cervicais e anais como consequência da infecção pelo HIV, o risco relativo dessas condições na comparação entre homens e mulheres infectados ou não pelo HIV é da ordem de 10 a 100 vezes. Tendo em vista o índice elevado de displasias e o risco relativo de câncer anal e cervical, os exames ginecológico e retal detalhados (inclusive esfregaço de Pap) estão indicados durante a avaliação inicial e 6 meses depois para todos os pacientes HIV-positivos. Quando esses exames são negativos nessas duas ocasiões, o paciente deve ser acompanhado com reavaliações anuais. Quando o esfregaço de Pap inicial ou subsequente apresenta evidências de inflamação grave com alterações escamosas reativas, o próximo exame deve ser realizado dentro de 3 meses. Nessa ocasião, se o esfregaço de Pap mostrar indícios de lesões intraepiteliais escamosas, o exame colposcópico com biópsia (se necessária) deve ser realizado. O índice de sobrevida em 2 anos das mulheres HIV-positivas com câncer cervical invasivo é de 64%, em comparação com 79% das pacientes HIV-negativas. Além das lesões retais e de colo uterino, o HPV também pode causar cânceres de cabeça e pescoço. Em um estudo de homens que fazem sexo com homens, o HPV oral foi encontrado em 25% dos casos; os genótipos HPV de alto risco eram três vezes mais comuns em homens infectados pelo HIV. Os genótipos mais comuns do HPV na população geral e os genótipos incluídos nas vacinas modernas são baseados nos tipos 6, 11, 16 e 18. Na população HIV-positiva, outros genótipos, como o 58 e o 53, também são proeminentes. Isso coloca em dúvida o nível de eficácia das vacinas atuais para HPV em pacientes com infecção pelo HIV. Apesar disso, recomenda-se que pacientes com infecção pelo HIV recebam a vacina contra o HPV.

LINFOCITOPENIA T CD4+ IDIOPÁTICA

Em 1992, alguns autores descreveram uma síndrome que se caracterizava por contagem absoluta de células T CD4+ < 300/μL ou < 20% de células T totais em no mínimo duas ocasiões separadas por um intervalo mínimo de 6 semanas; pela negatividade para HIV-1, HIV-2, HTLV-1 ou HTLV-2; e pela ausência de qualquer imunodeficiência definida ou de tratamento associado à redução das contagens de células T CD4+. Até meados de 1993, foram descritos cerca de 100 pacientes. Depois da realização de pesquisas extensivas envolvendo vários centros, alguns autores publicaram uma série de relatos no início de 1993 que, em seu conjunto, permitiram a formulação de algumas conclusões. A linfocitopenia CD4+ idiopática (LCI) é uma síndrome muito rara, conforme determinado por estudos de doadores de sangue e de coortes de homens que fazem sexo com homens e soronegativos para HIV. Os casos foram claramente identificados em 1983. A definição da LCI baseada nas contagens de células T CD4+ coincidiu com a disponibilidade imediata dos testes para linfócitos T CD4+ dos pacientes com suposta imunodeficiência. Porém, devido à imunodeficiência alguns pacientes com LCI desenvolvem algumas doenças oportunistas (principalmente criptococose, micobacterioses não tuberculosas e doença por HPV) detectadas nos pacientes HIV-positivos. Cerca de 10% dos pacientes podem exibir uma doença autoimune. A síndrome é demográfica, clínica e imunologicamente diferente da infecção pelo HIV e da Aids. Menos da metade dos casos notificados de LCI tinha fatores de risco para infecção pelo HIV e as distribuições geográfica e etária eram amplas. O fato de que uma porcentagem significativa dos pacientes inicialmente diagnosticados tivesse fatores de risco provavelmente reflete um viés de seleção, porque os médicos que cuidam de pacientes HIV-positivos têm mais tendência a monitorar as células T CD4+. Cerca de metade dos pacientes é do sexo feminino, em comparação com cerca de um terço dos pacientes HIV-positivos nos Estados Unidos. Muitos pacientes com LCI permaneceram clinicamente estáveis e suas condições podem não deteriorar progressivamente, como se observa comumente nos pacientes HIV-positivos com imunossupressão grave. Cerca de 15% dos pacientes com LCI têm normalização espontânea da linfocitopenia de células T CD4+. As anormalidades imunológicas da LCI são um pouco diferentes das encontradas na infecção pelo HIV. Os pacientes com LCI costumam apresentar aumentos na ativação de células T CD4+ com reduções em células T CD8+ e células B. Além disso, os níveis de imunoglobulina são normais ou, mais comumente, reduzidos em pacientes com LCI em comparação com a hipergamaglobulinemia habitual de pessoas infectadas pelo HIV. Os estudos virológicos desses pacientes não encontraram evidências de infecção por HIV-1, HIV-2, HTLV-1 ou HTLV-2, ou de qualquer outro vírus com tropismo pelas células mononucleares. Além disso, não existem evidências epidemiológicas sugestivas de que houvesse um agente microbiano transmissível. Os casos de LCI estavam amplamente dispersos, sem qualquer indício de incidência mais alta em determinados locais. Os contatos íntimos e os parceiros sexuais estudados estavam em boas condições clínicas e eram sorológica, imunológica e virologicamente negativos para HIV. A LCI é uma síndrome heterogênea e é muito provável que não tenha a mesma etiologia; contudo, em alguns subgrupos de pacientes, pode haver etiologias comuns ainda indefinidas.

Os pacientes que apresentam indícios laboratoriais compatíveis com LCI devem ser avaliados em busca de doenças que possam causar a imunodeficiência. Se não for detectada qualquer causa coexistente, nenhum tratamento específico deverá ser iniciado. Contudo, quando ocorrem doenças oportunistas, elas devem ser tratadas adequadamente (ver seções anteriores). Dependendo da contagem de células T CD4+, os pacientes devem fazer profilaxia para as infecções oportunistas encontradas comumente.

TRATAMENTO

Aids e distúrbios relacionados

PRINCÍPIOS GERAIS DO MANEJO DO PACIENTE

As diretrizes do CDC recomendam que o teste para infecção pelo HIV faça parte da assistência médica de rotina. Também é recomendável que o paciente seja informado sobre a intenção de realizar o teste, assim como ocorre com qualquer outro exame laboratorial de rotina, deixando ao paciente a opção de "recusar". Essa abordagem é essencial ao objetivo de identificar o maior número possível de indivíduos infectados pelo HIV, já que cerca de 13% de 1,2 milhão de indivíduos infectados nos Estados Unidos não têm consciência da sua situação. No caso da testagem de rotina, embora seja difícil, o aconselhamento pré-teste é uma parte importante do processo. Não importa quão bem preparado para a adversidade possa estar um paciente, a revelação do diagnóstico de infecção pelo HIV é um evento devastador. Desse modo, os médicos devem ser sensíveis a esse fato e, sempre que possível, utilizar o aconselhamento pré-teste de modo a preparar ao menos parcialmente o paciente, caso os resultados demonstrem a presença de infecção pelo HIV. Depois do diagnóstico da infecção pelo HIV, o profissional de saúde deve estar preparado para ativar imediatamente os sistemas de apoio ao paciente recém-diagnosticado e iniciar a TARV. Esse suporte deve incluir pessoas que disponham de algum tempo para conversar com a pessoa recém-diagnosticada e garantir que ela esteja emocionalmente estável e pronta para iniciar o tratamento. A maior parte das comunidades tem centros de apoio aos infectados pelo HIV, os quais podem ser de grande ajuda nessa situação difícil.

O tratamento dos pacientes HIV-positivos exige não apenas conhecimentos abrangentes quanto às possíveis doenças que podem ocorrer e conhecimentos atualizados e experiência com a utilização da TARV, como também a capacidade de lidar com os problemas acarretados por uma doença crônica potencialmente fatal. Os conhecimentos abrangentes de medicina interna são necessários ao enfrentamento do espectro mutável de doenças associadas à infecção pelo HIV, muitas das quais são semelhantes a um estado de envelhecimento acelerado. A utilização adequada da TARV potente e outras intervenções profiláticas e terapêuticas têm importância fundamental no oferecimento ao paciente das melhores possibilidades de ter uma vida longa e saudável com a infecção pelo HIV. Ao contrário do que ocorria nos primeiros anos dessa epidemia, o diagnóstico dessa infecção não mais equivale a ter uma doença inevitavelmente fatal. Além das intervenções médicas, o profissional de saúde tem a responsabilidade de oferecer a todos os pacientes aconselhamento e instruções adequadas acerca de sua doença como parte de um plano de cuidados abrangente. Os pacientes devem ser instruídos quanto à transmissibilidade potencial de sua infecção e quanto ao fato de que, embora os profissionais de saúde possam referir que os níveis do vírus são "indetectáveis", essa expressão é apenas um reflexo da sensibilidade do ensaio utilizado para detectar o vírus em vez de uma afirmação quanto à presença ou à ausência do vírus. É importante que os pacientes saibam que o vírus ainda está presente em praticamente todos os pacientes já diagnosticados com infecção pelo HIV e pode ser transmitido na ausência de TARV efetiva. Desse modo, devem ocorrer conversas francas acerca de práticas sexuais e uso compartilhado de agulhas e outros instrumentos necessários à utilização das drogas ilícitas. O médico encarregado de tratar esses pacientes deve estar familiarizado com os fármacos mais recentes disponibilizados para os pacientes HIV-positivos, mas também precisa orientar seus pacientes quanto à história natural da doença e ouvir suas preocupações e ser sensível em relação aos seus medos. Assim como ocorre com outras doenças, as decisões terapêuticas devem ser tomadas conjuntamente com o paciente (quando possível) ou seu responsável, caso ele não tenha capacidade de tomar decisões. Nesse sentido, recomenda-se que todos os pacientes HIV-positivos e principalmente os que apresentam contagens de células T CD4+ < 200/μL designem uma pessoa confiável como seu representante legal permanente para tomar decisões médicas em seu benefício, caso seja necessário.

Depois do diagnóstico da infecção pelo HIV, vários exames e testes laboratoriais precisam ser realizados para ajudar a determinar a extensão da doença e obter parâmetros basais para comparações futuras (**Tab. 202-19**). Além dos exames bioquímicos rotineiros, como perfil lipídico em jejum, dosagens das aminotransferases, bilirrubina total e direta, glicose em jejum, hemograma completo, esfregaço de Pap, exame simples da urina e radiografias do tórax, o paciente também deve fazer uma contagem de células T CD4+, uma dosagem dos níveis plasmáticos de RNA viral, um teste de resistência do HIV, VDRL ou teste da reagina plasmática rápida, dosagem dos títulos de anticorpo para *Toxoplasma* e sorologias para hepatites A, B e C. Além disso, o paciente deve fazer um teste de PPD ou ensaio de liberação de IFN-γ e um MEEM, cujos resultados devem ser registrados. O teste para gravidez deve ser realizado pelas mulheres para as quais se considera o uso do fármaco efavirenz, enquanto o teste para HLA-B5701 deve ser realizado por todos os pacientes aos quais se pretende prescrever abacavir. Os pacientes devem ser imunizados com polissacarídeo pneumocócico, reforços anuais de influenza e vacinas contra HPV, hepatites A e B, caso sejam soronegativos. O estado da infecção por hepatite C deve ser determinado. Além disso, os pacientes devem ser orientados quanto às práticas sexuais e ao uso compartilhado de agulhas e deve ser oferecido aconselhamento às pessoas que o paciente saiba ou suspeite que possam estar infectadas. Depois dessas medidas iniciais, devem ser elaboradas estratégias terapêuticas de curto e longo prazos com base nas informações mais recentes disponíveis e modificadas à medida que ocorram novas descobertas. A medicina especializada em HIV altera-se rapidamente e é difícil manter-se totalmente atualizado. Felizmente, existem vários *sites* excelentes na internet, os quais são atualizados

TABELA 202-19 ■ Avaliação inicial do paciente HIV-positivo

História e exame físico
Exames hematológicos e bioquímicos de rotina
AST, ALT, fosfatase alcalina, bilirrubina direta e indireta
Perfil lipídico e glicemia de jejum
Contagem dos linfócitos T CD4+
Nível plasmático de RNA do HIV
Teste de resistência do HIV
Triagem para HLA-B5701
VDRL ou teste da RPR
Título de anticorpo contra *Toxoplasma*
Exame de urina
Teste cutâneo com PPD ou ensaio de liberação de IFN-γ
Miniexame do estado mental
Sorologias para hepatites A, B e C
Imunização com polissacarídeo pneumocócico; influenza; HPV conforme indicado
Imunização contra hepatites A e B, quando soronegativos
Aconselhamento a respeito da história natural e da transmissão
Auxílio para contato com outras pessoas que possam estar infectadas

Siglas: ALT, alanina-aminotransferase; AST, aspartato-aminotransferase; PPD, derivado proteico purificado; RPR, reagina plasmática rápida; VDRL, Venereal Disease Research Laboratory.

TABELA 202-20 ■ Recursos disponíveis na internet sobre doença causada pelo HIV

www.hivinfo.nih.gov	HIVinfo, um serviço do Department of Health and Human Services dos Estados Unidos, disponibiliza diretrizes com aprovação federal para o tratamento do HIV e da Aids; fornece informações sobre ensaios clínicos com financiamento público ou privado, bem como publicações e dados do CDC
www.cdcnpin.org	Atualizações dos dados epidemiológicos e das estratégias profiláticas preconizadas pelo CDC

frequentemente e fornecem informações mais recentes sobre vários tópicos, inclusive relatórios de painéis consensuais sobre tratamento (**Tab. 202-20**).

TERAPIA ANTIRRETROVIRAL

A terapia antirretroviral (TARV) combinada, também conhecida como terapia antirretroviral altamente ativa (HAART, do inglês *highly active antiretroviral therapy*), é a base do tratamento dos pacientes infectados pelo HIV e deve ser iniciada assim que possível após o diagnóstico da infecção pelo HIV. Uma exceção ao início imediato da TARV é o caso da meningite criptocócica ou por TB, quando se pode aguardar várias semanas de terapia antimicrobiana específica antes de iniciar a TARV para reduzir o risco de SIRI grave. Depois que a TARV começou a ser utilizada de maneira generalizada nos Estados Unidos em 1995-1996, houve declínios marcantes das incidências da maioria das doenças que definem a Aids (**Fig. 202-34**). A supressão da replicação do HIV é um componente importante para prolongar e melhorar a qualidade de vida do paciente, além de minimizar o risco de transmissão do HIV para outros indivíduos. A supressão adequada da replicação do HIV requer adesão estrita aos esquemas prescritos com fármacos antirretrovirais. Isso foi facilitado pelas formulações combinadas dos antirretrovirais e pelo desenvolvimento dos esquemas de uma única dose diária ou mensal. Infelizmente, muitas das questões mais importantes relativas ao tratamento da doença causada pelo HIV ainda não estão solucionadas definitivamente hoje. Entre as decisões que devem ser tomadas no contexto da prescrição da TARV, estão a seleção do melhor esquema inicial, saber quando determinado esquema deve ser modificado e decidir o regime a ser selecionado quando ocorre alguma mudança. O profissional e o paciente precisam concordar mutuamente com um plano baseado nos melhores dados disponíveis. Na tentativa de facilitar esse processo, o Department of Health and Human Services (DHHS) dos Estados Unidos disponibiliza na internet (*https://clinicalinfo.hiv.gov/en/guidelines*) uma série de diretrizes atualizadas periodicamente, incluindo "*Guidelines for the Use of Antiretroviral Agents in HIV-Infected Adults and Adolescents*" e "*Guidelines for the Prevention of Opportunistic Infections in Persons Infected with Human Immunodeficiency Virus*". Hoje, existe uma rede abrangente de experiências clínicas envolvendo pesquisadores clínicos e defensores dos interesses dos pacientes, a qual procura desenvolver abordagens terapêuticas mais eficazes. Os consórcios representados pela academia científica, pela indústria, por fundações independentes e pelo governo federal estão encarregados do processo de desenvolvimento de fármacos, incluindo uma gama de experiências clínicas. Consequentemente, surgem continuamente tratamentos e abordagens terapêuticas novas. Os fármacos novos geralmente se tornam disponíveis por meio dos programas de acesso facilitado antes da aprovação oficial. Em vista da complexidade desse campo, as decisões relativas à TARV devem ser tomadas em conjunto com especialistas.

Os fármacos atualmente disponíveis para o tratamento da infecção pelo HIV como parte de um regime combinado são classificados em quatro grupos: inibidores da enzima viral transcriptase reversa (inibidores nucleosídeos e nucleotídeos da transcriptase reversa; inibidores não nucleosídeos da transcriptase reversa); inibidores da enzima viral protease (inibidores de protease); inibidores da enzima viral integrase (inibidores da transferência de fita negativa da integrase); e fármacos que interferem no acesso do vírus (inibidores de fusão; antagonistas do CCR5; antagonistas de CD4) (**Tab. 202-21; Fig. 202-46**). Um esquema inicial típico incluirá dois inibidores da transcriptase reversa nucleosídeo/nucleotídeo (geralmente um fármaco baseado em tenofovir ou abacavir + 3TC ou FTC) mais um inibidor da transcriptase não nucleosídeo, um inibidor da integrase ou um inibidor de protease reforçado por um potencializador farmacocinético (ritonavir ou cobicistate). Estudos mais recentes também têm apoiado o esquema de dois fármacos com dolutegravir mais 3TC para a terapia inicial de pacientes negativos para hepatite B com níveis basais de RNA do HIV < 500.000 cópias/mL. Foram aprovadas várias formulações de doses fixas combinando dois ou mais desses fármacos antirretrovirais (**Tab. 202-22**). Antes do início da terapia e sempre que se considerar uma alteração na terapia devido a uma falha terapêutica, o teste de resistência aos fármacos deve ser realizado para ajudar a orientar a seleção de fármacos a serem usados em combinação. A **Figura 202-47** fornece um resumo das mutações conhecidas que conferem resistência aos fármacos antirretrovirais.

Embora a maioria dos pacientes com infecção por HIV esteja infectada pelo HIV-1, alguns pacientes, especialmente aqueles com uma ligação epidemiológica com a África Ocidental, podem estar infectados pelo HIV-2. Embora os princípios do tratamento sejam os mesmos das pessoas infectadas pelo HIV-1, é importante observar que os inibidores da transcriptase reversa não nucleosídeos enfuvirtida e fostensavir não são ativos contra o HIV-2 e não devem ser usados como parte dos esquemas de TARV em pessoas infectadas pelo HIV-2.

Os inibidores da transcriptase reversa aprovados pela FDA incluem os *análogos nucleosídeos* zidovudina, didanosina, zalcitabina, estavudina, lamivudina, abacavir e entricitabina; os *análogos nucleotídeos* tenofovir desoproxila e tenofovir alafenamida; e os *inibidores não nucleosídeos da transcriptase reversa* nevirapina, delavirdina, efavirenz, etravirina, rilpivirina, rilpivirina de ação longa e doravirina (**Tab. 202-21**). Eles representam a primeira classe de fármacos aprovados para o tratamento da infecção pelo HIV. Estão indicados para esse propósito como parte de regimes combinados. É importante ressaltar que nenhum desses fármacos deve ser usado isoladamente para tratar a infecção, tendo em vista a facilidade relativa com que o vírus pode adquirir resistência nessas circunstâncias. Desse modo, quando a lamivudina, a entricitabina ou o tenofovir é usado para tratar a infecção pelo HBV de um paciente HIV-positivo, deve-se assegurar que ele também receba outros antirretrovirais. Da mesma forma, quando qualquer um desses medicamentos é suspenso, deve-se estar vigilante para uma agudização da hepatite B em pacientes coinfectados. Os inibidores da transcriptase reversa bloqueiam o ciclo de replicação do HIV na etapa de síntese do DNA dependente do RNA, ou etapa da transcrição reversa. Embora os inibidores não nucleosídeos da transcriptase reversa sejam muito seletivos para a transcriptase do HIV-1, os análogos nucleosídeos e nucleotídeos inibem várias DNA-polimerases, além da transcriptase reversa do HIV-1. Por essa razão, os efeitos colaterais graves são mais numerosos com os análogos nucleosídeos e incluem danos mitocondriais que podem causar esteatose hepática e acidose láctica, bem como neuropatia periférica e pancreatite. O uso dos análogos da timidina como a zidovudina e a estavudina foi associado a uma síndrome de hiperlipidemia, intolerância à glicose/resistência à insulina e redistribuição da gordura, geralmente conhecida como *síndrome de lipodistrofia* (descrita em "Doenças do sistema endócrino e distúrbios metabólicos", anteriormente). Por essas razões, os fármacos mais antigos dessa classe, como zidovudina, didanosina, zalcitabina e estavudina, não são mais recomendados para uso nos Estados Unidos devido ao seu perfil de efeitos colaterais. Os inibidores da transcriptase nucleosídeos e nucleotídeos preferidos para uso em regimes combinados conforme o consenso do DHHS sobre o uso de fármacos antirretrovirais são lamivudina, entricitabina, abacavir, tenofovir desoproxila e tenofovir alafenamida. Considerando a sua toxicidade renal, o tenofovir desoproxila deve ser limitado ao uso com depuração de creatinina (CrCl) > 70, enquanto o tenofovir alafenamida geralmente deve ser limitado ao uso em pacientes com CrCl > 30. Os inibidores da transcriptase reversa não nucleosídeos preferidos são efavirenz, rilpivirina e doravirina. É importante observar que a rilpivirina está aprovada apenas para pacientes sem tratamento prévio com TARV e níveis de RNA do HIV < 100.000 cópias/mL, estando contraindicada em pacientes que recebem inibidores da bomba de prótons.

Os inibidores da protease do HIV-1 (saquinavir, indinavir, ritonavir, nelfinavir, amprenavir, fosamprenavir, lopinavir/ritonavir, atazanavir, atazanavir/cobicistate, tipranavir, darunavir e darunavir/cobicistate) são componentes importantes do arsenal terapêutico dos antirretrovirais. Embora tenha propriedades antivirais por si só, o ritonavir é geralmente usado como um potencializador farmacocinético devido à sua alta afinidade por várias isoformas de citocromo P450 (3A4, 2D6) levando a grandes aumentos nas concentrações plasmáticas de fármacos coadministrados metabolizados por essas vias. Como no caso dos inibidores da transcriptase reversa, a resistência aos inibidores de protease pode surgir rapidamente no caso de monoterapia e, assim, esses agentes devem ser usados apenas como parte de esquemas terapêuticos combinados. Com base em sua eficácia superior e melhor perfil de efeitos adversos,

TABELA 202-21 ■ Fármacos antirretrovirais mais comumente utilizados no tratamento da infecção pelo HIV

Fármaco	Condição	Indicação	Dose em combinação	Dados que sustentam	Toxicidade
Inibidores nucleosídeos ou nucleotídeos da transcriptase reversa					
Zidovudina (AZT, azidotimidina, 3'-azido-3'-desoxitimidina)	Aprovado	Tratamento da infecção pelo HIV em combinação com outros antirretrovirais	200 mg a cada 8 horas; ou 300 mg, 2 ×/dia	19 *versus* 1 óbito no estudo original controlado por placebo com 281 pacientes com Aids ou CRA	Anemia, granulocitopenia, miopatia, acidose láctica, hepatomegalia com esteatose, cefaleia, náusea, pigmentação das unhas, anormalidades lipídicas, lipoatrofia, hiperglicemia
		Prevenção de transmissão materno-fetal do HIV		Nas gestantes com contagem de células T CD4+ ≥ 200/μL, o AZT VO a partir da 14ª à 34ª semana de gestação, mais AZT IV durante o trabalho de parto e o parto, além de AZT VO para o lactente por 6 semanas reduziu a transmissão do HIV em 67,5% (de 25,5% para 8,3%); n = 363	
Lamivudina (2',3'-didesoxi-3'-tiacitidina, 3TC)	Aprovado	Tratamento dos pacientes HIV-positivos em combinação com outros antirretrovirais	150 mg, 2 ×/dia 300 mg, 1 ×/dia	Em combinação com AZT, foi superior ao AZT isoladamente com referência às alterações das contagens de células T CD4+ de 495 pacientes que nunca tinham usado zidovudina e em 477 pacientes que já tinham sido tratados com zidovudina; em geral, a contagem de células T CD4+ do grupo da zidovudina permaneceu nos níveis basais por 24 semanas, enquanto o grupo tratado com zidovudina e lamivudina teve contagens de 10-50 células/μL acima do nível basal; redução de 54% na progressão para Aids/morte em comparação com o grupo tratado apenas com AZT	Exacerbação da hepatite dos pacientes coinfectados pelo HBV que interromperam o tratamento
Entricitabina (FTC)	Aprovado	Tratamento dos pacientes HIV-positivos em combinação com outros antirretrovirais	200 mg, 1 ×/dia	Comparável à lamivudina em combinação com estavudina e nevirapina/efavirenz	Hepatotoxicidade nos pacientes coinfectados pelo HBV que interrompem o tratamento; manchas na pele
Abacavir	Aprovado	Para o tratamento da infecção pelo HIV em combinação com outros antirretrovirais	300 mg, 2 ×/dia	O esquema de abacavir + AZT + 3TC foi equivalente ao de indinavir + AZT + 3TC no que se refere à supressão da carga viral (cerca de 60% em cada grupo com < 400 cópias de RNA viral/mL no plasma) e ao aumento da contagem de células T CD4+ (cerca de 100/μL em cada grupo) com 24 semanas	Reação de hipersensibilidade nos indivíduos HLA-B5701+ (pode ser fatal); febre, erupção cutânea, náusea, vômitos, mal-estar ou fadiga e perda do apetite
Fumarato de tenofovir desoproxila	Aprovado	Para uso em combinação com antirretrovirais apropriados quando há indicação para tratamento	300 mg, 1 ×/dia	Redução de cerca de 0,6 log dos níveis de RNA do HIV-1 quando acrescentado ao esquema básico de pacientes que já estavam em tratamento	Renal, osteomalácia, exacerbação da hepatite dos pacientes coinfectados pelo HBV que interrompem o tratamento
Tenofovir alafenamida	Aprovado	Em combinação com entricitabina e outros antirretrovirais para o tratamento da infecção pelo HIV-1	25 mg, 1 ×/dia	92% dos pacientes tratados em combinação com entricitabina, elvitegravir e cobicistate apresentaram níveis de RNA do HIV-1 < 50 cópias/mL	Náuseas, menos toxicidade renal que o fumarato de tenofovir desoproxila
Inibidores não nucleosídeos da transcriptase reversa					
Nevirapina	Aprovado	Em combinação com outros antirretrovirais para o tratamento da infecção progressiva pelo HIV	200 mg/dia, durante 14 dias; depois 200 mg, 2 ×/dia, *ou* 400 mg/dia da preparação de liberação prolongada	Aumento da contagem de células T CD4+, redução do RNA do HIV quando foi usada em combinação com nucleosídeos	Erupção cutânea, hepatotoxicidade
Efavirenz	Aprovado	Para o tratamento da infecção pelo HIV em combinação com outros antirretrovirais	600 mg à noite	A combinação de efavirenz + AZT + 3TC foi comparável à de indinavir + AZT + 3TC no que se refere à supressão da carga viral (uma porcentagem maior do grupo do efavirenz alcançou cargas virais < 50 cópias/mL, mas o índice de abandono do grupo do indinavir foi inesperadamente alto, explicando a maioria das "falhas" terapêuticas); aumentos das contagens de células T CD4+ (cerca de 140/μL em cada grupo) depois de 24 semanas	Erupção cutânea, disforia, elevações das provas de função hepática, sonolência, sonhos anormais, depressão, anormalidades lipídicas; potencialmente teratogênico
Etravirina	Aprovado	Em combinação com outros antirretrovirais para os pacientes que já estão em tratamento, nos quais o HIV é resistente aos inibidores não nucleosídeos da transcriptase reversa e outros antirretrovirais	200 mg, 2 ×/dia	Índices mais altos de supressão do RNA do HIV a < 50 cópias/mL (56% vs. 39%); aumentos maiores da contagem de células T CD4+ (89 vs. 64 células) em comparação com placebo, quando foi usada em combinação com um esquema básico otimizado	Erupção cutânea, náusea, reações de hipersensibilidade

(Continua)

TABELA 202-21 ■ Fármacos antirretrovirais mais comumente utilizados no tratamento da infecção pelo HIV

Fármaco	Condição	Indicação	Dose em combinação	Dados que sustentam	Toxicidade
Rilpivirina	Aprovado	Em combinação com outros fármacos em pacientes sem tratamento prévio quando o tratamento está indicado	25 mg, 1 ×/dia	Não inferior ao efavirenz com relação à supressão em 48 semanas em 1.368 pacientes sem tratamento prévio, exceto em pacientes com níveis de RNA do HIV pré-terapia > 100.000, quando foi inferior	Náusea, tontura, vertigem, sonolência; menos efeitos tóxicos referidos ao SNC e erupções cutâneas que o efavirenz
Inibidores de protease					
Ritonavir	Aprovado	Em combinação com outros antirretrovirais para o tratamento da infecção pelo HIV quando há indicação para tratamento	600 mg, 2 ×/dia (também é usado em doses mais baixas como reforçador farmacocinético)	Redução da incidência cumulativa de progressão clínica ou morte de 34% para 17% nos pacientes com contagens de células T CD4+ < 100/µL tratados por período médio de 6 meses	Náusea, dor abdominal, hiperglicemia, redistribuição de gordura, anormalidades lipídicas, pode alterar níveis de vários outros fármacos, parestesias, hepatite
Atazanavir	Aprovado	Para o tratamento da infecção pelo HIV em combinação com outros antirretrovirais	400 mg, 1 ×/dia, ou 300 mg, 1 ×/dia + ritonavir 100 mg, 1 ×/dia quando usado com efavirenz	Comparável ao efavirenz quando administrado em combinação com AZT + 3TC em um estudo com 810 pacientes sem experiência prévia de tratamento; comparável ao nelfinavir quando administrado em combinação com estavudina + 3TC em um estudo de 467 pacientes sem experiência de tratamento prévio	Hiperbilirrubinemia, prolongamento do intervalo PR, náusea, vômitos, hiperglicemia, redistribuição da gordura, erupção, elevações das transaminases, cálculos renais
Darunavir	Aprovado	Em combinação com 100 mg de ritonavir para tratamento combinado de adultos com experiência de tratamento	600 mg + 100 mg de ritonavir 2 ×/dia com alimentos	Depois de 24 semanas, os pacientes com ampla exposição prévia aos antirretrovirais tratados com uma nova combinação que incluía darunavir apresentaram alteração de cerca de −1,89 log nos níveis de RNA viral e aumento de 92 células nas contagens de linfócitos T CD4+, em comparação com cerca de −0,48 log e 17 células no grupo de controle	Diarreia, náuseas, cefaleia, erupção cutânea, hepatotoxicidade, hiperlipidemia, hiperglicemia
Inibidores da entrada					
Enfuvirtida	Aprovado	Em combinação com outros fármacos para pacientes com experiência prévia de tratamento e evidências de replicação do HIV-1 a despeito de tratamento antirretroviral em curso	90 mg, SC, 2 ×/dia	No tratamento dos pacientes experientes, foi superior ao placebo quando adicionada ao tratamento básico otimizado (37% vs. 16% com < 400 cópias/mL de RNA do HIV com 24 semanas; + 71 vs. + 35 células T CD4+ com 24 semanas)	Reações no local da injeção, reações de hipersensibilidade, incidência mais alta de pneumonia bacteriana
Maraviroque	Aprovado	Em combinação com outros antirretrovirais para tratamento de adultos infectados e previamente tratados, apenas com HIV-1 com tropismo para CCR5	150-600 mg, 2 ×/dia, dependendo dos outros fármacos usados (ver texto)	Depois de 24 semanas, entre 635 pacientes com vírus com tropismo para CCR5 e > 5.000 cópias/mL de RNA do HIV a despeito de pelo menos 6 meses de tratamento prévio com pelo menos 1 fármaco de 3 das 4 classes de antirretrovirais, 61% dos pacientes randomizados para o maraviroque alcançaram níveis de RNA do HIV < 400 cópias/mL, em comparação com 28% dos pacientes randomizados para usar placebo	Hepatotoxicidade, nasofaringite, febre, tosse, erupção cutânea, dor abdominal, tonturas, sintomas musculoesqueléticos
Ibalizumabe	Aprovado	Em combinação com outros antirretrovirais em pacientes com HIV-1 resistente a múltiplos fármacos	Dose inicial única de 2.000 mg seguida por uma dose de manutenção de 800 mg a cada 2 semanas	Com 25 semanas, 50% dos pacientes com HIV-1 resistente a múltiplos fármacos com > 1.000 cópias/mL de RNA do HIV tratados com regime de base otimizado de 1 fármaco ativo e ibalizumabe alcançaram níveis de RNA do HIV < 200 cópias/mL	Erupção cutânea, diarreia, náuseas
Inibidor da integrase					
Raltegravir	Aprovado	Em combinação com outros antirretrovirais	400 mg, 2 ×/dia	Depois de 24 semanas, dos 436 pacientes com resistência a três classes de fármacos, 76% dos pacientes randomizados para receber raltegravir alcançaram níveis de RNA do HIV < 400 cópias/mL, em comparação com 41% dos pacientes randomizados para receber placebo	Náuseas, cefaleia, diarreia, elevação da CPK, fraqueza muscular e rabdomiólise
Elvitegravir (disponível apenas em combinação com cobicistate, tenofovir e entricitabina)	Aprovado	Combinação em dose fixa	1 comprimido/dia	Não inferior a raltegravir ou atazanavir/ritonavir em pacientes com tratamento prévio	Diarreia, náuseas, infecções do trato respiratório superior, cefaleia

(Continua)

TABELA 202-21 ■ Fármacos antirretrovirais mais comumente utilizados no tratamento da infecção pelo HIV

Fármaco	Condição	Indicação	Dose em combinação	Dados que sustentam	Toxicidade
Dolutegravir	Aprovado	Em combinação com outros antirretrovirais	50 mg/dia para pacientes sem tratamento prévio 50 mg, 2 ×/dia, para pacientes com tratamento prévio ou para aqueles que recebem efavirenz ou rifampicina	Não inferior a raltegravir, superior a efavirenz ou darunavir/ritonavir	Insônia, cefaleia, reações de hipersensibilidade, hepatotoxicidade
Bictegravir (disponível apenas em combinação com tenofovir alafenamida e entricitabina)	Aprovado	Para tratamento de infecção por HIV em adultos	50 mg de bictegravir/25 mg de tenofovir alafenamida/200 mg de entricitabina, 1 ×/dia	Não inferior a dolutegravir/tenofovir/entricitabina e não inferior a dolutegravir/abacavir/lamivudina	Náuseas, diarreia, cefaleia
Cabotegravir	Aprovado	Em combinação com rilpivirina para tratamento de infecção por HIV em adultos	Dose oral inicial de 30 mg + 25 mg de rilpivirina por 1 mês; seguido por uma injeção inicial de 600 mg (3 mL) IM + 900 mg (3 mL) de rilpivirina IM; seguido por injeções mensais de 400 mg (2 mL) IM + 600 mg (2 mL) de rilpivirina IM	Não inferior a abacavir/dolutegravir/lamivudina ou dolutegravir + 2 inibidores da transcriptase reversa nucleosídeo/nucleotídeo Não inferior a inibidor da transcriptase reversa não nucleosídeo + 2 inibidores da transcriptase reversa nucleosídeo/nucleotídeo ou um inibidor da protease + 2 inibidores da transcriptase reversa nucleosídeo/nucleotídeo ou um inibidor da integrase e 2 inibidores da transcriptase reversa nucleosídeo/nucleotídeo	Reações no local da injeção

Siglas: CRA, complexo relacionado com a Aids; IM, intramuscular; INNTR, inibidores não nucleosídeos da transcriptase reversa; SC, subcutâneo; VO, via oral.

o darunavir reforçado com ritonavir em combinação com entricitabina e tenofovir (desoproxila ou alafenamida) é a estratégia preferida de inibidor de protease para terapia inicial em pacientes com DCE > 70 (tenofovir desoproxila) ou > 30 (tenofovir alafenamida) conforme o consenso DHHS sobre o uso de fármacos antirretrovirais.

Os *inibidores de transferência de fita da integrase* agem bloqueando a ação da enzima integrase do HIV e, assim, impedindo a integração do provírus HIV ao genoma da célula do hospedeiro. Eles estão entre os fármacos antirretrovirais mais potentes e seguros e são frequentemente parte dos regimes combinados iniciais. Os cinco inibidores da integrase aprovados são raltegravir, cabotegravir, elvitegravir, dolutegravir e bictegravir. O cabotegravir é um inibidor da integrase que é administrado em combinação com rilpivirina como uma injeção mensal. Antes do início das injeções mensais, os pacientes devem ser tratados com preparações orais dos dois fármacos para garantir que sejam bem tolerados. O elvitegravir é sempre administrado em combinação com cobicistate, o qual atua para potencializar as concentrações de elvitegravir. O cobicistate também inibe a secreção tubular de creatinina, resultando em elevações da creatinina sérica, não sendo recomendado para pacientes com depuração estimada de creatinina < 70 mL/min. O dolutegravir foi associado a um discreto aumento (0,2 vs. 0,1%) na incidência de defeitos do tubo neural em lactentes expostos ao dolutegravir no momento da concepção. O bictegravir está disponível apenas em combinação com tenofovir alafenamida e entricitabina. Quando usado como parte da TARV inicial, os regimes contendo inibidor da integrase foram associados a maior ganho ponderal que os esquemas contendo inibidor da transcriptase reversa não nucleosídeo ou inibidor de protease.

Os *inibidores de entrada* atuam interferindo na ligação do HIV ao seu receptor ou correceptor, ou no processo de fusão (ver anteriormente). O primeiro fármaco dessa classe a ser liberado foi o inibidor de fusão *enfuvirtida* (ou T-20), seguido de um antagonista do CCR5 denominado *maraviroque*. O anticorpo monoclonal anti-CD4 ibalizumabe foi aprovado em 2018 e a molécula pequena fostensavir, em 2020. Como o maraviroque é efetivo apenas contra os vírus com tropismo para CCR5, deve ser realizado um exame de tropismo para o correceptor quando o uso desse agente está sendo considerado.

PRINCÍPIOS DA TERAPIA

Os princípios terapêuticos da infecção pelo HIV foram estabelecidos por um grupo de especialistas patrocinados pelo DHHS como grupo operacional do National Institutes of Health (NIH) Office of Aids Research Advisory Council. Esses princípios estão resumidos na **Tabela 202-23**. Conforme está assinalado nessas diretrizes, a TARV da infecção pelo HIV não consegue erradicar ou curar a infecção. As possíveis exceções são um número limitado de pessoas com infecção por HIV e câncer que receberam transplante alogênico de células-tronco de doadores homozigotos para a mutação CCR5Δ32 (ver anteriormente) e, assim, resistentes à infecção pelo HIV.

As decisões terapêuticas devem levar em consideração o fato de que se trata de uma infecção crônica que exige terapia diária. Os pacientes que iniciam o tratamento antirretroviral devem estar dispostos a se tratar por toda a vida e devem entender a importância de aderir ao seu esquema prescrito. A importância da adesão é ilustrada pela observação de que a interrupção do tratamento estava associada aos aumentos rápidos dos níveis de RNA viral, aos declínios rápidos das contagens de células T CD4+ e ao aumento do risco de deterioração clínica. Embora pareça razoável supor que as complicações associadas à TARV poderiam ser atenuadas pelos esquemas de tratamento intermitente desenvolvidos para reduzir a exposição aos fármacos em questão, paradoxalmente todos os esforços nesse sentido foram associados ao aumento da incidência de reações adversas graves nos pacientes distribuídos randomicamente para fazer tratamento intermitente, demonstrando que alguns dos eventos adversos graves "não associados à Aids" (incluindo ataque cardíaco e AVC) estão relacionados com a replicação viral. Desse modo, a menos que haja contraindicação em razão de efeitos tóxicos, os pacientes que começam a fazer TARV devem manter o tratamento.

No momento, as diretrizes do DHHS recomendam que todas as pessoas infectadas pelo HIV sejam tratadas com TARV e que a terapia pode ser iniciada assim que possível após o diagnóstico. A terapia tem sido associada com redução na progressão da doença em pacientes em todos os estágios da infecção pelo HIV, levando a uma redução no risco da transmissão da infecção. Além disso, pode-se optar por administrar um ciclo de 6 semanas de tratamento aos indivíduos não infectados, logo depois de uma exposição de alto risco ao HIV. A combinação de tenofovir e entricitabina também está aprovada para a profilaxia pré-exposição em pessoas de alto risco para infecção pelo HIV, da mesma forma que uma formulação injetável de longa ação do cabotegravir que pode ser ainda mais efetiva. Para os pacientes diagnosticados simultaneamente com infecção oportunista e infecção pelo HIV e com contagem de T CD4+ > 50 células/μL, pode-se considerar a postergação da TARV por 2 a 4 semanas e, durante esse intervalo, o tratamento é focado na infecção oportunista. Esse retardo pode reduzir a gravidade de qualquer síndrome inflamatória de reconstituição imune subsequente em razão da redução da carga antigênica da infecção oportunista. Isso é particularmente verdadeiro em pacientes com TB ou infecções criptocócicas do SNC. Para pacientes com infecção avançada pelo HIV (T CD4+ < 50 células/μL), porém, a TARV deve ser iniciada assim que possível.

Uma vez tomada a decisão de iniciar o tratamento, o profissional de saúde deve decidir quais fármacos serão utilizados como primeiro esquema. A decisão quanto à escolha dos fármacos não afetará apenas a resposta imediata ao tratamento como também terá implicações em relação às opções para futuros esquemas terapêuticos. O esquema inicial costuma ser o mais eficaz, já que o vírus ainda não foi submetido a nenhuma pressão seletiva para desenvolver resistência significativa aos fármacos. O HIV é capaz de desenvolver rapidamente resistência a qualquer agente isoladamente e a terapia deve ser administrada como combinação de múltiplos fármacos. Tendo em vista que os pacientes podem estar infectados por vírus que possuem mutações que conferem resistência aos fármacos, recomenda-se a determinação do genótipo viral antes de iniciar o tratamento para facilitar a escolha dos antirretrovirais. Os regimes combinados atualmente recomendados para a terapia inicial em qualquer paciente sem tratamento prévio estão listados na **Tabela 202-24**. Atualmente não está claro se as pessoas sem tratamento prévio com < 50 cópias/mL

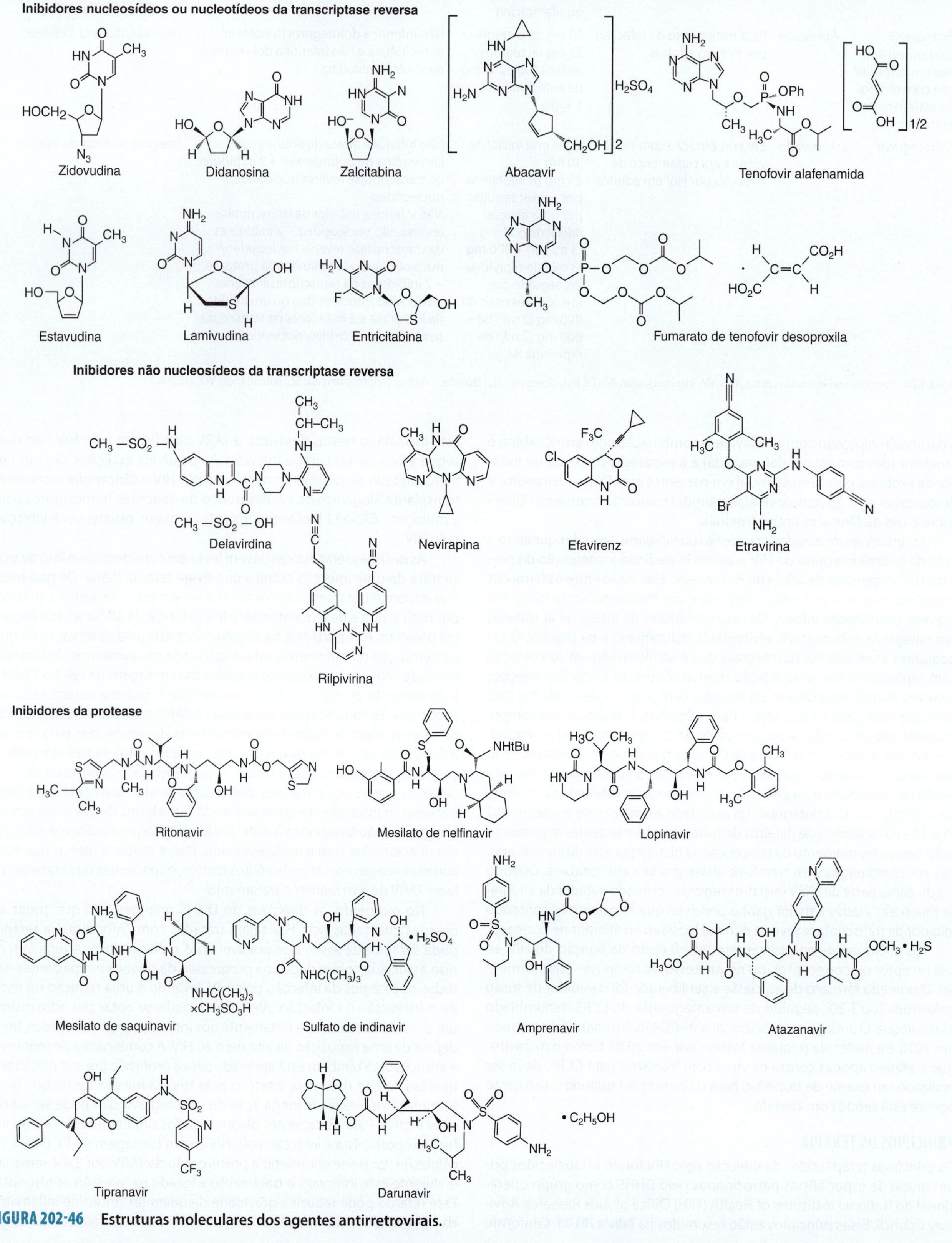

FIGURA 202-46 Estruturas moleculares dos agentes antirretrovirais.

Inibidores da entrada

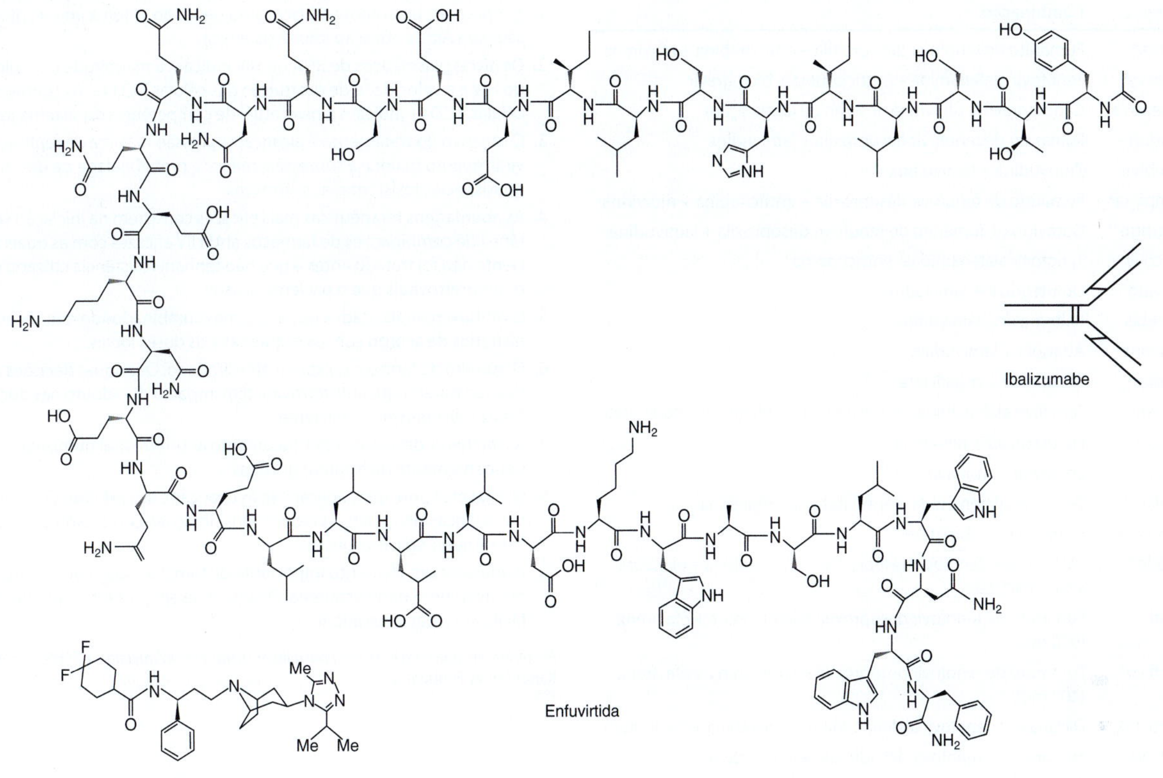

Enfuvirtida

Ibalizumabe

Maraviroque

Inibidores da integrase

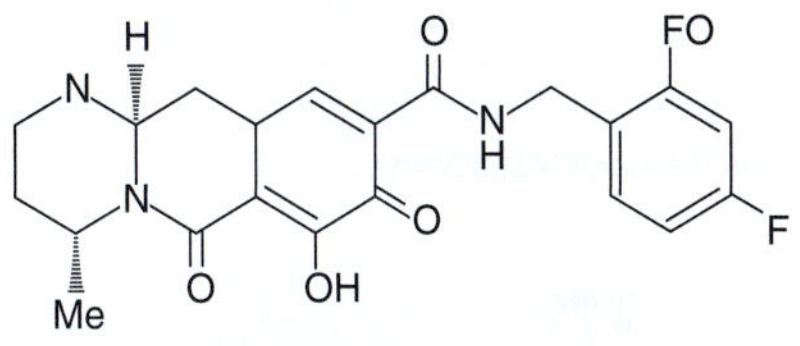

Elvitegravir

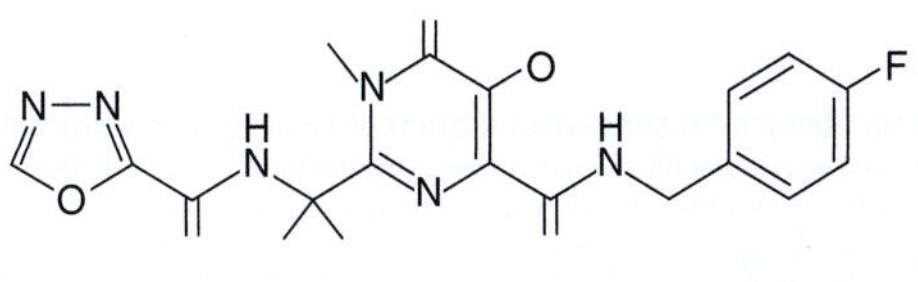

Raltegravir

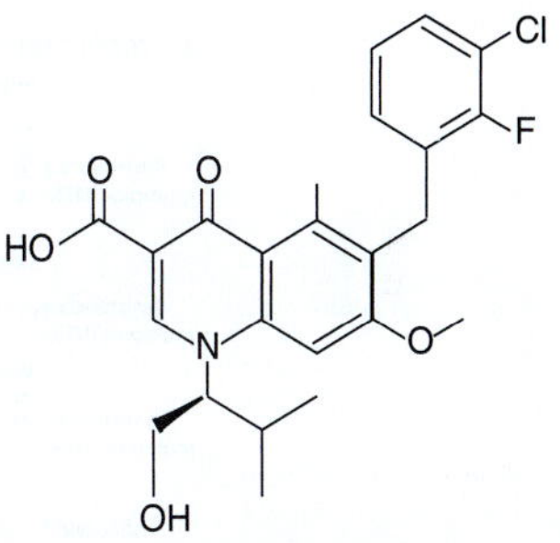

Dolutegravir

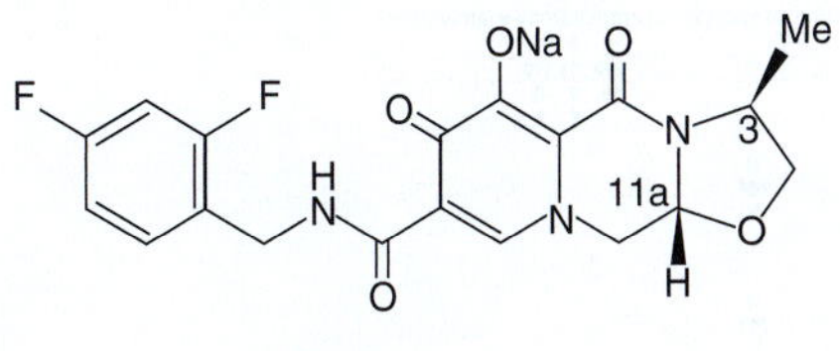

Cabotegravir

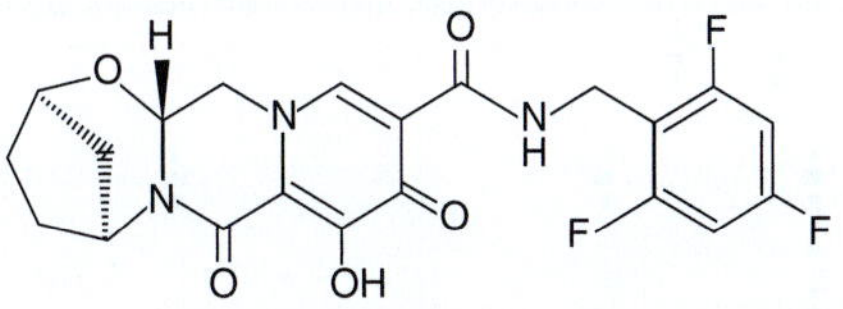

Bictegravir

FIGURA 202-46 *(Continuação)*

de RNA do HIV beneficiam-se com a TARV. Embora essas pessoas tenham baixo risco de progressão da doença no curto prazo, elas têm evidências de ativação imune persistente que pode ter consequências no longo prazo. Depois de iniciar o tratamento, deve-se esperar redução rápida de no mínimo 1 log (10 vezes) nos níveis plasmáticos de RNA viral dentro de 1 a 2 meses e, em seguida, um declínio mais lento dos níveis de RNA até < 50 cópias/mL dentro de 6 meses. Durante esse mesmo intervalo, a contagem de células T CD4+ deve aumentar em 100 a 150 células/μL e esse aumento é especialmente rápido no primeiro mês de tratamento. Em seguida, deve-se esperar que a contagem de células T CD4+ aumente em 50 a 100 células/ano, até alcançar contagens normais. Muitos médicos acreditam que a impossibilidade de alcançar esses parâmetros seja uma indicação para modificar o tratamento. Outras indicações para alterar o tratamento incluem declínio persistente da contagem de células T CD4+, aumento persistente dos níveis de RNA viral > 200 cópias/mL, deterioração clínica ou toxicidade dos fármacos (Tab. 202-25). Assim como ocorre no início do tratamento, sua alteração pode ter impacto duradouro nas opções terapêuticas futuras. Quando o tratamento é modificado em consequência de uma falência terapêutica (deterioração clínica ou agravamento dos parâmetros laboratoriais), é importante tentar utilizar um esquema com no mínimo dois fármacos que ainda não foram usados. Essa decisão pode ser orientada pelos testes de resistência (ver adiante). Quando a alteração deve ser realizada porque ocorreram efeitos tóxicos, a substituição simples de um fármaco é razoável. É importante salientar que, na tentativa de evitar um efeito tóxico, pode ser aconselhável suspender todo o tratamento por algum tempo para determinar o fármaco responsável e avaliar a progressão da doença. Em geral, os efeitos tóxicos começam a mostrar sinais de regressão em 1 a 2 semanas. Antes de modificar um esquema de tratamento porque houve falha terapêutica, é importante confirmar se o paciente aderiu ao esquema prescrito. Como também ocorre no início do tratamento, quanto mais simples for o novo esquema de tratamento, mas fácil será para o paciente aderir. Os níveis plasmáticos de RNA do HIV devem ser monitorados dentro de 2 a 4 semanas após o início da TARV ou após uma mudança no esquema, a cada 4 a 8 semanas até que os níveis de RNA do HIV estejam suprimidos para < 200 cópias/mL e, depois, a cada 3 a 6 meses durante a terapia.

TABELA 202-22 ■ Antirretrovirais em preparações combinadas

Nome	Combinação
Atripla*	Fumarato de tenofovir desoproxila + entricitabina + efavirenz
Biktarvy*	Tenofovir alafenamida + entricitabina + bictegravir
Cabenuva*	Cabotegravir + rilpivirina (injeção de longa ação)
Cimduo	Fumarato de tenofovir desoproxila + lamivudina
Combivir	Zidovudina + lamivudina
Complera*	Fumarato de tenofovir desoproxila + entricitabina + rilpivirina
Delstrigo*	Doravirina + fumarato de tenofovir desoproxila + lamivudina
Descovy	Tenofovir alafenamida + entricitabina
Dorvato*	Dolutegravir + lamivudina
Dutrebis	Raltegravir + lamivudina
Epzicom	Abacavir + lamivudina
Evotaz	Atazanavir + cobicistate
Genvoya*	Tenofovir alafenamida + entricitabina + elvitegravir + cobicistate
Juluca*	Dolutegravir + rilpivirina
Kaletra	Lopinavir + ritonavir
Odefsey*	Tenofovir alafenamida + entricitabina + rilpivirina
Prezcobix	Darunavir + cobicistate
Stribild*	Fumarato de tenofovir desoproxila + entricitabina + elvitegravir + cobicistate
Symfi*	Fumarato de tenofovir desoproxila + lamivudina + efavirenz (600 mg)
Symfi Lo*	Fumarato de tenofovir desoproxila + lamivudina + efavirenz (400 mg)
Symtuza*	Darunavir + tenofovir alafenamida + entricitabina + cobicistate
Temixys	Fumarato de tenofovir desoproxila + lamivudina
Triumeq*	Abacavir + lamivudina + dolutegravir
Truvada	Fumarato de tenofovir desoproxila + entricitabina
Trizivir	Zidovudina + lamivudina + abacavir

*Esquemas completos com 1 comprimido, 1 ×/dia.

TABELA 202-23 ■ Princípios terapêuticos da infecção pelo HIV

1. A replicação persistente do HIV causa danos ao sistema imune, progressão para Aids e ativação imune sistêmica.
2. Os níveis plasmáticos de RNA do HIV indicam a magnitude da replicação do HIV e a velocidade de destruição das células T CD4+. As contagens de células T CD4+ indicam o nível atual de competência do sistema imune.
3. O objetivo do tratamento é alcançar supressão máxima da replicação viral; quanto maior é a supressão, menor a probabilidade de desenvolver quasispécies resistentes aos fármacos.
4. As abordagens terapêuticas mais eficazes consistem na iniciação simultânea de combinações de fármacos anti-HIV eficazes com as quais o paciente não foi tratado antes e que não tenham resistência cruzada com os antirretrovirais que o paciente já usou.
5. Os antirretrovirais usados nos esquemas combinados devem ser administrados de acordo com os esquemas e as doses ideais.
6. O número de fármacos disponíveis é limitado. Quaisquer decisões relativas ao tratamento antirretroviral têm impacto duradouro nas opções futuras disponíveis ao paciente.
7. As mulheres devem receber tratamento antirretroviral otimizado, independentemente de estarem grávidas.
8. Os mesmos princípios aplicam-se às crianças e aos adultos. O tratamento das crianças HIV-positivas requer considerações farmacológicas, virológicas e imunológicas especiais.
9. A adesão é um elemento importante de forma a assegurar o efeito máximo de determinado esquema. Quanto mais simples é o esquema, mais fácil para o paciente aderir.

Fonte: Modificada com base em *Principles of Therapy of HIV Infection*, USPHS e Henry J. Kaiser Family Foundation.

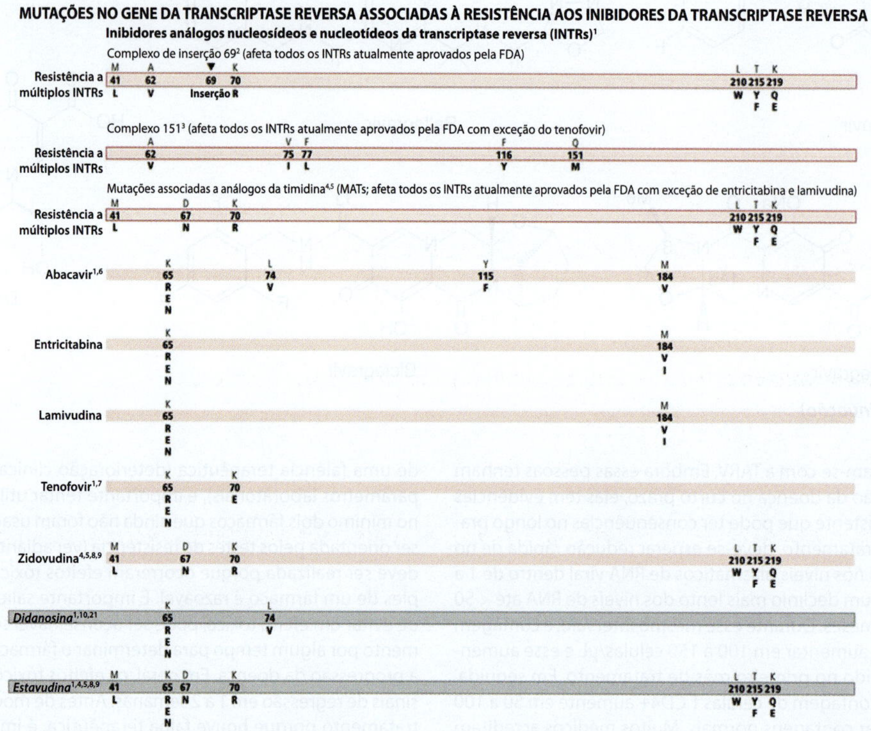

FIGURA 202-47 Substituições de aminoácidos que conferem resistência aos fármacos antirretrovirais. Para cada molécula de aminoácido, a letra acima da barra indica o aminoácido associado ao vírus original e a letra abaixo dela indica as substituições que conferem resistência viral. O número mostra a posição da mutação na proteína. As mutações selecionadas pelos inibidores de protease nos pontos de clivagem do Gag não estão listadas. HR1, primeira repetição em héptade; NAM, mutação associada ao INTR; INTR, inibidor nucleosídeo da transcriptase reversa; INNTR, inibidor não nucleosídeo da transcriptase reversa; IP, inibidor da protease. Abreviações dos aminoácidos: A, alanina; C, cisteína; D, aspartato; E, ácido glutâmico; F, fenilalanina; G, glicina; H, histidina; I, isoleucina; K, lisina; L, leucina; M, metionina; N, asparagina; P, prolina; Q, glutamina; R, arginina; S, serina; T, treonina; V, valina; W, triptofano; Y, tirosina. *(Reproduzida, com autorização, da International Antiviral Society – USA. AM Wensing et al: 2019 resistance mutations update. Top Antivir Med 27:111, 2019. Informações atualizadas e notas explicativas completas estão disponíveis no site www.iasusa.org.)*

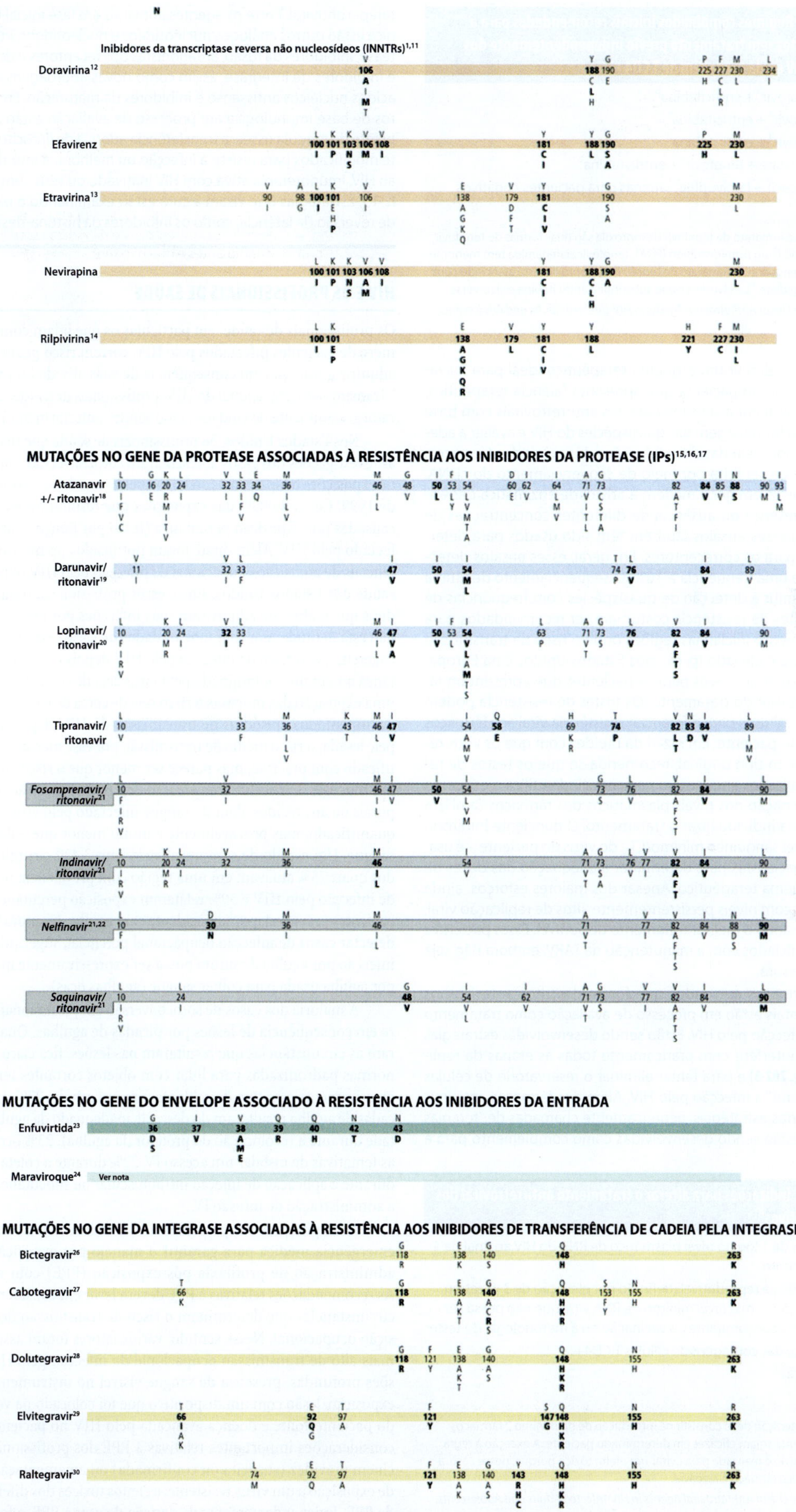

FIGURA 202-47 *(Continuação)*

TABELA 202-24 ■ Regimes combinados iniciais recomendados para a maioria dos pacientes sem tratamento prévio independentemente dos níveis de RNA do HIV ou da contagem de T CD4+

Dolutegravir + tenofovir[a] + entricitabina[b]
Raltegravir + tenofovir[a] + entricitabina[b]
Bictegravir + tenofovir[a] + entricitabina[b]
Elvitegravir + cobicistate + tenofovir[a] + entricitabina[b]
Dolutegravir + abacavir + lamivudina[b] (apenas para pacientes negativos para HLA-B*5701)

[a]Tenofovir alafenamida e fumarato de tenofovir desoproxila são duas formas de tenofovir aprovadas pela Food and Drug Administration (FDA). Tenofovir alafenamida tem menor toxicidade óssea e renal, enquanto o fumarato de tenofovir desoproxila está associado com níveis mais baixos de lipídeos. [b]Lamivudina pode substituir a entricitabina e vice-versa.

Fonte: Guidelines for the Use of Antiretroviral Agents in HIV-infected Adults and Adolescents, USPHS.

Na tentativa de definir um esquema terapêutico ideal para iniciar o tratamento ou para um paciente que apresenta falência terapêutica, pode-se tentar determinar a sensibilidade aos antirretrovirais com base na genotipagem ou fenotipagem das quasispécies do HIV e avaliar a adequação das doses por meio das determinações dos níveis dos fármacos. A genotipagem pode ser feita por meio de sequenciamento do cDNA. Os ensaios fenotípicos em geral medem a atividade enzimática das enzimas virais em presença ou ausência de diferentes concentrações de diversos fármacos; esses ensaios também têm sido usados para determinar o tropismo para os correceptores. Em geral, esses ensaios detectam quasispécies a uma frequência ≥ 10%. O sequenciamento de última geração pode permitir a detecção de quasispécies com frequências de apenas 1%. Os testes de resistência costumam ser recomendados para selecionar o tratamento inicial nas regiões onde o risco de transmissão dos vírus resistentes é elevado (p. ex., nos Estados Unidos e na Europa) e para escolher esquemas novos para os pacientes que apresentam falência virológica apesar do tratamento. Os testes de resistência podem ser especialmente valiosos para diferenciar resistência viral aos fármacos e falta de adesão do paciente. Em razão da rapidez com que os vírus resistentes retornam ao tipo original, recomenda-se que os testes de resistência sejam realizados enquanto o paciente ainda utiliza o esquema ineficaz. A determinação dos níveis plasmáticos dos fármacos também pode ser usada para individualizar o tratamento. O quociente inibitório – definido pelo nível sanguíneo mínimo/CI_{50} do vírus do paciente – é usado por alguns especialistas para determinar a adequação das doses de determinado esquema terapêutico. Apesar dos maiores esforços, ainda restarão pacientes com níveis persistentemente altos de replicação viral, embora estejam usando o melhor tratamento disponível. Esses pacientes também são beneficiados com a manutenção da TARV, embora não seja plenamente supressora.

Além dos fármacos aprovados que foram descritos antes, vários agentes experimentais estão em processo de avaliação como tratamento potencial para a infecção pelo HIV. Estão sendo desenvolvidas estratégias terapêuticas para interferir com praticamente todas as etapas da replicação do vírus **(Fig. 202-3)** e para tentar eliminar o reservatório de células infectadas para "curar" a infecção pelo HIV. Além dos fármacos antivirais de ação direta, outras estratégias, genericamente chamadas de "terapias imunobaseadas", estão sendo desenvolvidas como complemento para a terapia antiviral. Entre os agentes antivirais em fase inicial de avaliação clínica estão outros análogos nucleosídeos e nucleotídeos, inibidores de protease, inibidores da fusão, antagonistas dos receptores e dos correceptores e inibidores de integrase, assim como novas abordagens antivirais, como ácidos nucleicos antissenso e inibidores da maturação. Entre os tratamentos de base imunológica em processo de avaliação estão a IFN-α, o transplante de medula óssea, a transferência adotiva de linfócitos geneticamente modificados para resistir à infecção ou melhorar a imunidade específica ao HIV, imunoterapia ativa com HIV inativado ou seus componentes, IL-7 e IL-15. Estratégias que visam à cura estão examinando o papel de agentes de reversão da latência, como os inibidores da histona-desacetilase.

TABELA 202-25 ■ Indicações para alterar o tratamento antirretroviral dos pacientes HIV-positivos[a]

Redução de menos de 1 log no nível plasmático de RNA do HIV ao final de 4 semanas de tratamento
Aumento significativo e reprodutível (definido por elevação de 3 vezes ou mais) em comparação com o nível mínimo de RNA viral que não possa ser atribuído a infecções concomitantes, à vacinação ou à metodologia do teste
Declínio persistente das contagens de células T CD4+
Deterioração clínica
Efeitos colaterais

[a]Em termos gerais, a alteração deve consistir na introdução de no mínimo 2 fármacos novos que provavelmente sejam eficazes em determinado paciente. A exceção à regra ocorre quando a alteração é realizada para evitar um efeito tóxico porque, nesse caso, a substituição de um único fármaco é razoável.

Fonte: Guidelines for the Use of Antiretroviral Agents in HIV-infected Adults and Adolescents, USPHS.

HIV E OS PROFISSIONAIS DE SAÚDE

Os profissionais de saúde, em particular os que lidam com um grande número de pacientes infectados pelo HIV, correm risco pequeno, mas real, de adquirir a infecção em consequência de suas atividades profissionais (ver "Transmissão ocupacional do HIV: profissionais de saúde, técnicos de laboratório e ambiente de cuidados com saúde", anteriormente).

Nos Estados Unidos, 58 profissionais de saúde que tiveram concluídas as investigações dos casos apresentaram soroconversão comprovada depois de exposições ocupacionais ao HIV. Apenas um desses casos ocorreu depois de 1999. Cerca de 85% das exposições que resultaram em infecção foram causadas por exposição percutânea (lesão por punção/corte) a sangue infectado pelo HIV. Além disso, foram notificados no mínimo 150 casos potenciais de aquisição ocupacional da infecção pelo HIV por profissionais de saúde dos Estados Unidos. Entre esses profissionais, o número de indivíduos que realmente adquiriram suas infecções por exposição ocupacional não está definido. Em conjunto, os dados de vários estudos de grande porte sugerem que o risco de infecção pelo HIV depois de uma exposição percutânea ao sangue contaminado pelo vírus seja de cerca de 0,23% e depois de uma exposição das mucosas o risco seja de cerca de 0,09%. Embora existam documentados episódios de transmissão do HIV depois da exposição da pele lesada, o risco médio de transmissão por esse mecanismo não foi quantificado com precisão, mas parece ser menor que o risco com as exposições das mucosas. O risco de transmissão depois da exposição aos líquidos corporais ou aos tecidos além do sangue infectado pelo vírus também não foi quantificado, mas provavelmente é muito menor que o das exposições ao sangue. Um estudo de soroprevalência com 3.420 cirurgiões ortopédicos, dos quais 75% atuavam em uma região com prevalência relativamente alta de infecção pelo HIV e 39% relataram exposição percutânea ao sangue dos pacientes (em geral, por um acidente com agulha de sutura), não conseguiu detectar casos de infecção ocupacional potencial, sugerindo que o risco de infecção por agulha de sutura possa ser expressivamente menor que o risco por agulha usada para colher sangue (agulhas ocas).

A maioria dos casos de soroconversão em profissionais de saúde ocorre em consequência de lesões por picadas de agulhas. Quando se consideram as circunstâncias que resultaram nas lesões, fica claro que a adesão às normas padronizadas para lidar com objetos cortantes teria reduzido expressivamente esse tipo de acidente. Em um estudo, 27% das lesões por picadas de agulha resultaram do descarte inadequado da agulha (mais da metade durante a recolocação do protetor da agulha), 23% ocorreram durante as tentativas de instalar um acesso IV, 22% durante a coleta de sangue, 16% durante a aplicação de injeção intramuscular ou subcutânea e 12% durante a administração de infusão IV.

As exposições ocupacionais ao HIV devem ser consideradas uma emergência médica para garantir o manejo pós-exposição oportuno e a administração de profilaxia pós-exposição (PPE) com antirretrovirais. As recomendações relativas à PPE devem levar em consideração as diversas circunstâncias que determinam o risco de transmissão do HIV por exposição ocupacional. Nesse sentido, vários fatores foram associados ao risco mais alto de transmissão ocupacional da infecção pelo HIV, inclusive lesões profundas, presença de sangue visível no instrumento que causou a exposição, lesão com um dispositivo que foi colocado na veia ou na artéria do paciente-fonte e doença avançada pelo HIV no paciente-fonte. Outras considerações importantes relativas à PPE dos profissionais de saúde incluem gravidez (suspeita ou confirmada) ou amamentação; possibilidade de exposição a um vírus resistente; e efeitos tóxicos dos diferentes esquemas de PPE. Independentemente da decisão de usar a PPE, a ferida deve ser lavada imediatamente e um antisséptico deve ser aplicado. Se for optado por oferecer a PPE, as diretrizes do Public Health Service dos Estados Unidos recomendam que a PPE contenha 3 (ou mais) fármacos antirretrovirais administrados durante 4 semanas para todas as exposições ocupacionais ao HIV. Recomendações detalhadas estão disponíveis no *Updated U.S. Public Health Service Guidelines for the Management of Occupational Exposures to HIV and Recommendations for Postexposure Prophylaxis* (CDC, 2015). O relato enfatiza a importância da adesão à PPE quando ela for indicada, além do cuidadoso acompanhamento dos trabalhadores expostos, incluindo aconselhamento, teste basal e posterior de HIV e monitoramento quanto à toxicidade dos fármacos. As consultas de seguimento devem iniciar dentro de 72 horas da exposição e podem ser concluídas 4 meses após a exposição. Para consulta sobre o tratamento de exposições ao HIV e outros patógenos transmitidos pelo sangue, o clínico que trata do paciente exposto pode entrar em contato com o National Clinicians' Postexposure Prophylaxis Hotline (PEPline). Esse serviço funciona 24 horas e é gratuito. (Informações adicionais estão disponíveis na internet, em *www.nccc.ucsf.edu*.) O apoio pode ser especialmente útil nas situações difíceis, como quando há suspeita de uma cepa do HIV resistente aos fármacos ou quando o profissional de saúde é uma gestante.

Os profissionais de saúde podem minimizar o risco de infecção ocupacional pelo HIV seguindo as diretrizes do CDC de junho de 2015, as quais incluem adesão a precauções universais, supondo que sangue e outros fluidos corporais de todos os pacientes são potencialmente infecciosos. Assim, as seguintes precauções de controle de infecção devem ser seguidas sempre: (1) uso rotineiro de barreiras (como luvas e/ou óculos) ao prever contato com sangue ou fluidos corporais; (2) lavar imediatamente as mãos e outras superfícies cutâneas após contato com sangue ou fluidos corporais; e (3) manusear e descartar com cuidado os instrumentos cortantes durante e após o uso. Para informações adicionais, contatar o CDC em *www.cdc.gov/cdc-info/*. O risco de infecção pelo HBV depois de uma lesão por picada de agulha de um paciente positivo para o antígeno da hepatite é muito maior que o risco de infecção pelo HIV (ver "Transmissão", anteriormente). Existem numerosos exemplos de lesões por picada de agulha em que o paciente era positivo para o HBV e o HIV, mas o profissional de saúde foi infectado apenas pelo HBV. Por essas razões, é aconselhável, dada a alta prevalência da infecção pelo HBV entre indivíduos infectados pelo HIV, que todos os profissionais de saúde que lidam com pacientes infectados pelo HIV sejam imunizados com a vacina anti-HBV.

A TB é outra infecção comum entre os pacientes HIV-positivos e pode ser transmitida aos profissionais de saúde. Por essa razão, esses profissionais devem conhecer sua reatividade ao PPD, repetir o teste anualmente e, quando apropriado, fazer tratamento com isoniazida por 6 meses se o teste cutâneo tornar-se positivo. Além disso, todos os pacientes nos quais se considera o diagnóstico de TB pulmonar ativa devem ser colocados imediatamente em isolamento respiratório enquanto aguardam os resultados dos exames diagnósticos. O surgimento de microrganismos resistentes, inclusive cepas de bacilos da TB extensivamente resistentes, tornou a TB um problema crescente importante para os profissionais de saúde. Isso é particularmente válido para os profissionais de saúde que já estão infectados pelo HIV.

PREVENÇÃO DO HIV

Muitas intervenções comprovadas, geralmente aplicadas de maneira combinada, são usadas para prevenir a infecção pelo HIV (Fig. 202-48). A educação, o aconselhamento e a modificação do comportamento são as bases fundamentais de qualquer estratégia de prevenção contra o HIV. Um importante problema nos Estados Unidos e em outros locais é que muitas infecções são transmitidas por pessoas que não sabem que estão infectadas. Entre as aproximadamente 1,2 milhão de pessoas nos Estados Unidos infectadas pelo HIV, estima-se que em torno de 13% não conhecem sua condição em relação ao HIV e que uma proporção substancial de todas as novas infecções são transmitidas por essas pessoas. Nesse aspecto, o CDC recomenda que a testagem para o HIV seja parte do cuidado médico de rotina e que todas as pessoas com idade entre 13 e 64 anos faça o teste pelo menos uma vez. Essas pessoas devem ser informadas sobre o teste, sendo testadas sem a necessidade de consentimento informado por escrito. O indivíduo pode recusar-se, mas, se não o fizer, o teste deve ser realizado rotineiramente. As pessoas que apresentam comportamentos de alto risco devem ser testadas com mais frequência e devem usar a profilaxia pré-exposição

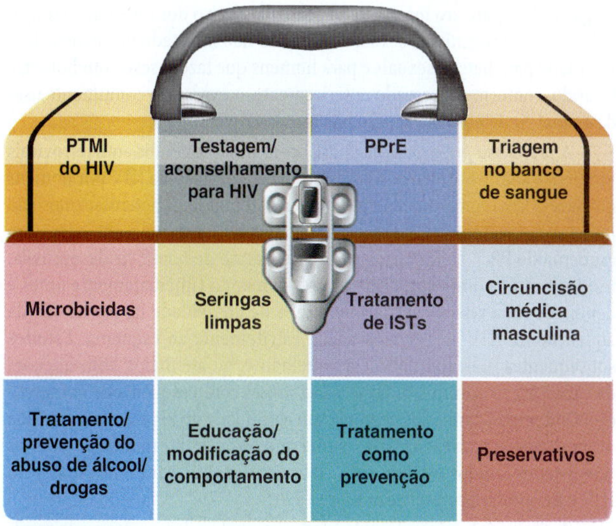

FIGURA 202-48 **"Caixa de ferramentas" para a prevenção do HIV.** Ver detalhes no texto. ISTs, infecções sexualmente transmissíveis; PPrE, profilaxia pré-exposição com antirretrovirais; PTMI, prevenção da transmissão materno-infantil. *(De RW Eisinger et al Clin Infect Dis 69:2122, 2019.)*

(PPrE) (ver adiante). Os parceiros sexuais em relação monogâmica que desejam certificar-se da sua segurança devem realizar testes para anticorpos anti-HIV. Se ambos os parceiros forem negativos, eles devem entender que qualquer desvio da monogamia colocará ambos sob risco; deve-se estimular uma discussão aberta sobre a importância da honestidade nesse tipo de relação.

Quando a sorologia para HIV de um dos parceiros é desconhecida, ou quando um deles é positivo, existem várias opções. O uso dos preservativos reduz acentuadamente a probabilidade de transmissão do HIV. Convém lembrar que os preservativos não têm eficácia de 100% como prevenção da transmissão da infecção pelo HIV e que há uma taxa de cerca de 10% de falhas quando os preservativos são utilizados como contraceptivos. A maioria das falhas dos preservativos resulta de ruptura ou do uso inadequado, como não utilizar o preservativo durante toda a duração do ato sexual. Os preservativos de látex são preferidos, pois se demonstrou que o vírus atravessa os preservativos de pele natural. Os géis à base de vaselina jamais devem ser utilizados para a lubrificação do preservativo, porque aumentam a probabilidade de ruptura.

Os microbicidas compostos de gel ou os anéis contendo fármacos antirretrovirais são variavelmente eficazes para evitar a infecção pelo HIV em mulheres que fazem coito vaginal. O grau considerável de variabilidade na eficácia está relacionado com a habitual má-adesão das participantes ao uso da intervenção. Um produto, um anel vaginal que libera o fármaco antirretroviral dapivirina a partir do anel vaginal lentamente durante 28 dias, foi recomendado pela OMS como opção de prevenção adicional para mulheres em risco substancial de infecção pelo HIV como parte de abordagens de prevenção combinada.

Estudos clínicos grandes e prospectivos demonstraram claramente que a TARV para pessoas com HIV tem um importante papel na prevenção do HIV. Os resultados iniciais do ensaio clínico HPTN 052 publicado em 2011 demonstrou redução de 96% no risco de transmissão do HIV entre casais heterossexuais discordantes em relação ao HIV em que o parceiro com HIV iniciava a TARV imediatamente em comparação com o início tardio da TARV. Os resultados finais do HPTN 052, publicados em 2016, não relataram transmissão do HIV entre esses casais quando o parceiro com HIV tinha a carga viral suprimida (definida como carga viral < 400 cópias de RNA do HIV por mililitro). Três estudos subsequentes relataram resultados semelhantes, não havendo infecções geneticamente relacionadas quando o parceiro com HIV apresentava supressão viral, mesmo que os casais realizassem sexo sem preservativos e sem o uso de PPrE. Esses três estudos incluíram > 500 casais heterossexuais discordantes em relação ao HIV e > 1.100 casais de homens que fazem sexo com homens e eram discordantes em relação ao HIV. Combinados, esses casais realizaram mais de 125 mil relações sexuais sem preservativos nem PPrE durante mais de 2.600 casais-anos de observação. Em conjunto, os estudos demonstraram que, se a carga viral do parceiro infectado for reduzida abaixo dos níveis de detecção pela TARV, a transmissão sexual do parceiro não infectado não ocorre. Isso é verdade para heterossexuais e para homens que fazem sexo com homens, levando, conforme observado anteriormente, à expressão comumente usada de que "indetectável é igual a não transmissível".

A *profilaxia pré-exposição* (PPrE) com medicamentos antirretrovirais também é altamente efetiva na prevenção da aquisição do HIV por homens que fazem sexo com homens e por homens ou mulheres heterossexuais não infectados e sob risco. Os dados acumulados indicam que a alta adesão ao esquema de PPrE com entricitabina + fumarato de tenofovir desoproxila, usado como 1 comprimido/dia ou sob demanda (imediatamente antes e depois de uma relação sexual), tem 99% de efetividade na prevenção da aquisição de HIV se a pessoa aderir estritamente ao esquema. Estudos subsequentes indicaram eficácia semelhante, ou até maior, com injeções de cabotegravir administradas a cada 2 meses como esquema de manutenção. Dados mais limitados demonstram a utilidade da PPrE em pessoas que usam drogas injetáveis. O CDC estima que cerca de 1,2 milhão de pessoas nos Estados Unidos estejam sob "risco substancial" para a infecção pelo HIV e devem ser aconselhadas sobre a PPrE.

A circuncisão masculina de adultos, a qual se demonstrou que resulta em redução de 50 a 65% na aquisição do HIV na pessoa circuncisada, está atualmente sendo tentada, particularmente nos países em desenvolvimento, como um componente da prevenção do HIV (ver anteriormente). A forma mais eficaz de evitar a transmissão da infecção pelo HIV entre os UDIs é interromper o uso de drogas injetáveis. Infelizmente, isso é dificílimo, a menos que o indivíduo entre para um programa de tratamento. Para os que não querem ou não podem participar de um programa de tratamento e que continuam a usar drogas injetáveis, a prática de evitar o compartilhamento de agulhas e de outros utensílios (equipamento) é a segunda melhor medida para evitar a transmissão da infecção. Entretanto, os fatores socioculturais que contribuem para o uso compartilhado desses utensílios são complexos e difíceis de superar. Nessas circunstâncias, os utensílios devem ser lavados depois de cada uso com uma solução virucida, como hipoclorito de sódio não diluído (água sanitária de uso doméstico). Os *programas de trocas de agulhas* têm sido altamente bem-sucedidos para a redução da transmissão de HIV entre UDIs sem aumentar o uso das drogas injetáveis. Conforme citado, a PPrE oral também é efetiva para evitar a infecção pelo HIV em UDIs. É importante que os UDIs sejam testados para infecção pelo HIV e aconselhados a evitar a transmissão aos seus parceiros sexuais. A prevenção da transmissão por meio de sangue ou derivados e a prevenção da transmissão materno-infantil são discutidas em "Transmissão", anteriormente.

VACINAS ANTI-HIV

Não há atualmente uma vacina segura e efetiva aprovada para a prevenção da infecção pelo HIV. As vacinas bem-sucedidas em outras doenças baseiam-se no pressuposto de que o organismo possa desenvolver uma resposta imune adequada ao micróbio ou ao vírus em questão durante a infecção natural e que a vacina simule a resposta natural à infecção. Mesmo com as doenças graves como varíola, poliomielite, sarampo e influenza, entre outras, na grande maioria dos casos o organismo erradica o agente infeccioso e adquire proteção contra exposições futuras, a qual geralmente persiste por toda a vida contra o mesmo patógeno. Infelizmente, isso não ocorre com a infecção causada pelo HIV, porque a resposta imune natural ao vírus não consegue eliminar o HIV do organismo e casos de superinfecção não são raros.

Alguns dos fatores que contribuem para a natureza problemática do desenvolvimento de uma vacina profilática para o HIV são (1) a extrema mutabilidade do vírus; (2) o fato de que a infecção pode ser transmitida pelo vírus livre ou presente dentro das células; (3) o fato de que o provírus do HIV incorpora-se ao genoma da célula-alvo e pode permanecer em estado de latência e inalcançável ao sistema imune; (4) a necessidade provável de desenvolver imunidade eficaz nas mucosas; e, de maneira importante, (5) a dificuldade que o sistema imune tem para montar rapidamente anticorpos amplamente neutralizantes em resposta à infecção natural pelo HIV (ver adiante).

As tentativas iniciais de desenvolver uma vacina com a proteína do envelope gp120 visando induzir anticorpos neutralizantes em humanos não obtiveram sucesso, pois o antissoro produzido não conseguiu neutralizar os isolados primários de HIV. Nesse sentido, duas experiências da fase 3 foram realizadas nos Estados Unidos e na Tailândia usando gp120 solúvel, mas as vacinas não conseguiram proteger voluntários humanos da infecção pelo HIV. Além disso, dois testes com vacinas distintas tentaram levar à produção de respostas de células T CD8+ para evitar a infecção e controlar a viremia pós-infecciosa, mas elas falharam em ambos os propósitos. Em 2009, uma vacina que utilizava um poxvírus-vetor que expressava várias proteínas virais seguidas de um reforço com proteína do envelope viral foi testada em uma experiência clínica com 16 mil indivíduos (RV144) da Tailândia, principalmente entre heterossexuais com prevalência baixa de HIV. Essa vacina produziu o primeiro sinal positivo (embora muito modesto) já relatado em outras experiências com vacinas anti-HIV, demonstrando proteção de 31% contra a aquisição da infecção. Esse resultado certamente não é suficiente para justificar a aplicação clínica da vacina, mas é um primeiro passo importante no sentido de desenvolver uma vacina segura e eficaz contra a infecção pelo HIV.

Estudos de seguimento do RV144 indicam que as respostas de anticorpos não neutralizantes ou fracamente neutralizantes contra determinados epítopos constantes na região altamente variável V1-V2 do envelope do HIV podem estar associadas com o modesto grau de proteção observado naquele ensaio clínico. Outros estudos semelhantes foram conduzidos em países com alta prevalência de HIV na África Subsaariana e nas Américas e determinados países europeus tentando melhorar os resultados do RV144 por meio de várias abordagens, incluindo o aumento do número de reforços da vacina com a proteína do envelope, o uso de antígenos mosaicos e a adição de um adjuvante. Infelizmente, dois recentes estudos de fase 3 de candidatos a vacinas não demonstraram eficácia. Um terceiro estudo de fase 3 está sendo realizado nas Américas e na Europa com os resultados sendo esperados para 2024.

Uma área da pesquisa com a vacina contra HIV que está sendo ativamente pesquisada é a indução de anticorpos amplamente neutralizantes por meio do desenvolvimento de determinados epítopos do envelope do HIV como imunógenos que são alvo de anticorpos amplamente neutralizantes de ocorrência natural durante a infecção pelo HIV **(Fig. 202-30)**. É curioso que apenas cerca de 20% das pessoas infectadas pelo HIV desenvolvam anticorpos amplamente neutralizantes em resposta à infecção natural e que só o façam após 2 a 3 anos de infecção continuada. No momento em que esses anticorpos aparecem, eles podem neutralizar uma ampla gama de isolados primários do HIV, mas parecem ser ineficazes contra o vírus autólogo na pessoa infectada. Ao exame cuidadoso, esses anticorpos amplamente neutralizantes manifestam um alto grau de mutações somáticas que foram acumuladas ao longo do tempo e são responsáveis por sua maturação da afinidade e capacidade amplamente neutralizante. O objetivo dos esforços atuais é desenvolver epítopos do envelope do HIV com conformação correta que, usados como imunógenos, dirigiriam a resposta imune de uma pessoa não infectada para a produção de anticorpos amplamente neutralizantes durante um período de tempo razoável por meio de imunizações sequenciais. Ainda não se sabe se essa abordagem é possível de ser feita.

LEITURAS ADICIONAIS

Bekker LG et al: The complex challenges of HIV vaccine development require renewed and expanded global commitment. Lancet 395:384, 2020.

Centers for Disease Control and Prevention (CDC): HIV risk and prevention. Available at *www.cdc.gov/hiv/risk/*.

Centers for Disease Control and Prevention (CDC): HIV prevention in the United States: Mobilizing to end the epidemic. Available at *www.cdc.gov/hiv/pdf/policies/cdc-hiv-prevention-bluebook.pdf*.

Cohn LB et al: Biology of the HIV-1 latent reservoir and implications for cure strategies. Cell Host Microbe 27:519, 2020.

Collins DR et al: CD8+ T cells in HIV control, cure and prevention. Nat Rev Immunol 20:471, 2020.

Eisinger RW et al: Ending the human immunodeficiency virus pandemic: Optimizing the prevention and treatment toolkits. Clin Infect Dis 69:2212, 2019.

Eisinger RW et al: HIV viral load and transmissibility of HIV infection: Undetectable equals untransmittable. JAMA 321:451, 2019.

Elliott T et al: Challenges of HIV diagnosis and management in the context of pre-exposure prophylaxis (PrEP), post-exposure prophylaxis (PEP), test and start and acute HIV infection: A scoping review. J Int AIDS Soc 22:e25419, 2019.

Fauci AS, Lane HC: Four decades of HIV/AIDS—much accomplished, much to do. N Engl J Med 383:1, 2020.

Haynes BF et al: Multiple roles for HIV broadly neutralizing antibodies. Sci Transl Med 11:eaaz2686, 2019.

KAZER SW: Evolution and diversity of immune responses during acute HIV Infection. Immunity 53:908, 2020.
MOIR S, FAUCI AS: B-cell responses to HIV infection. Immunol Rev 275:33, 2017.
PANEL ON OPPORTUNISTIC INFECTIONS IN ADULTS AND ADOLESCENTS WITH HIV: Guidelines for the Prevention and Treatment of Opportunistic Infections in Adults and Adolescents with HIV. Available at *clinicalinfo.hiv.gov/en/guidelines/adult-and-adolescent-opportunistic-infection/whats-new-guidelines.*
SAEZ-CIRION A, SERETI I: Immunometabolism and HIV-1 pathogenesis: Food for thought. Nat Rev Immunol 21:5, 2021.
THOMPSON ME et al: Primary care guidance for persons with human immunodeficiency virus: 2020 update by the HIV Medicine Association of the Infectious Diseases Society of America. Clin Infect Dis Nov 6, 2020 [Epub ahead of print].

Seção 15 Infecções por vírus de RNA

203 Gastrenterite viral

Umesh D. Parashar, Roger I. Glass

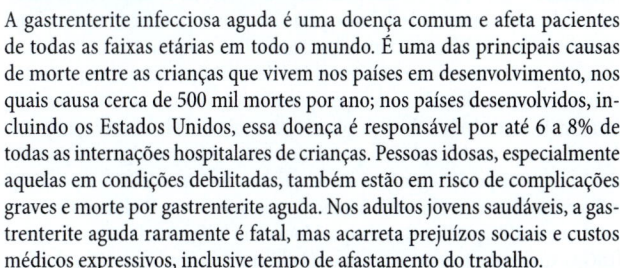

A gastrenterite infecciosa aguda é uma doença comum e afeta pacientes de todas as faixas etárias em todo o mundo. É uma das principais causas de morte entre as crianças que vivem nos países em desenvolvimento, nos quais causa cerca de 500 mil mortes por ano; nos países desenvolvidos, incluindo os Estados Unidos, essa doença é responsável por até 6 a 8% de todas as internações hospitalares de crianças. Pessoas idosas, especialmente aquelas em condições debilitadas, também estão em risco de complicações graves e morte por gastrenterite aguda. Nos adultos jovens saudáveis, a gastrenterite aguda raramente é fatal, mas acarreta prejuízos sociais e custos médicos expressivos, inclusive tempo de afastamento do trabalho.

Vários vírus entéricos já foram reconhecidos como agentes etiológicos importantes de gastrenterite infecciosa aguda (Tab. 203-1, Fig. 203-1). Embora a maioria dos casos de gastrenterite viral seja causada por vírus de RNA, os vírus de DNA que estão ocasionalmente envolvidos (p. ex., adenovírus tipos 40 e 41) são incluídos neste capítulo. A doença causada por esses vírus caracteriza-se pelo início súbito de vômitos e/ou diarreia, algumas vezes acompanhada de febre, náuseas, cólicas abdominais, anorexia e mal-estar. Como se pode observar na Tabela 203-2, várias características ajudam a diferenciar as gastrenterites causadas por vírus e bactérias. Entretanto, a distinção baseada apenas em parâmetros clínicos e epidemiológicos é frequentemente difícil e os exames laboratoriais são necessários para confirmar o diagnóstico.

CALICIVIROSES HUMANAS

Agente etiológico O vírus Norwalk é a cepa protótipo de um grupo de vírus icosaédricos redondos e pequenos (27-40 nm) sem envelope, os quais apresentam superfície relativamente amorfa ao exame de microscopia eletrônica. A clonagem e a caracterização moleculares demonstraram que os vírus têm genoma de RNA de fita simples positiva, com cerca de 7,5 kb de comprimento, e que eles possuem uma única proteína associada ao vírion – semelhante à dos calicivírus típicos –, com peso molecular de 60 kDa. Com base nessas características moleculares, atualmente esses vírus são classificados em dois gêneros pertencentes à família *Caliciviridae*: os *norovírus* e os *sapovírus* (antes conhecidos como vírus semelhantes ao Norwalk e Sapporo, respectivamente), os quais ainda são classificados em genogrupos e genótipos. Entre os 10 genogrupos de norovírus conhecidos em humanos e animais, 35 genótipos diferentes pertencentes a 5 genogrupos (GI, GII, GIV, GVIII e GIX) sabidamente infectam humanos.

Epidemiologia As infecções causadas pelo vírus Norwalk e outros calicivírus humanos relacionados são comuns em todo o mundo, e a maioria dos adultos tem anticorpos contra esses vírus. Os anticorpos são adquiridos em uma idade precoce nos países em desenvolvimento – um padrão compatível com o presumido mecanismo de transmissão fecal-oral. As infecções ocorrem ao longo do ano todo, embora, nos climas temperados, possa ser observado um aumento nítido dos casos nos meses frios. Os norovírus podem ser os agentes infecciosos mais comuns da gastrenterite leve adquirida na comunidade e afetam todas as faixas etárias, enquanto os sapovírus causam gastrenterite principalmente nas crianças. Os norovírus também causam a diarreia do viajante e têm ocorrido surtos entre os militares deslocados para várias partes do mundo. Os poucos dados disponíveis indicam que esses vírus possam ser o segundo agente viral mais comum (depois dos rotavírus) entre as crianças pequenas e o agente etiológico mais comum entre as crianças maiores e os adultos. Nos Estados Unidos e em alguns outros países desenvolvidos, com a diminuição da doença grave por rotavírus após a implantação de seu programa de vacinação, o norovírus se tornou a principal causa de gastrenterite em crianças pequenas. Os norovírus também são reconhecidos como a principal causa das epidemias de gastrenterite em todo o mundo. Nos Estados Unidos, cerca de 50% dos surtos de gastrenterite não bacteriana são causados pelos norovírus.

Os norovírus são transmitidos principalmente por via fecal-oral, mas também estão presentes nos vômitos. Como um inóculo com pouquíssimos vírus pode ser contagioso, a transmissão pode ocorrer por dispersão em aerossol, por contato com objetos contaminados e por contato interpessoal. A propagação e a infectividade dos vírus são maiores durante a fase aguda da doença, mas estudos de exposição de voluntários ao vírus Norwalk indicaram que o antígeno viral possa ser propagado por indivíduos assintomáticos e também por pacientes sintomáticos antes do início dos sintomas e por várias semanas depois da regressão da doença. A eliminação do vírus pode ser prolongada em indivíduos imunocomprometidos.

Patogênese Os locais e os receptores celulares exatos de fixação das partículas virais são desconhecidos. Alguns dados sugerem que os carboidratos, que são semelhantes aos antígenos histossanguíneos humanos (HBGA, de *human histo-blood group antigens*) e estão presentes no epitélio gastroduodenal dos indivíduos com fenótipo secretor, possam funcionar como ligantes para a fixação do vírus Norwalk. É necessário realizar estudos adicionais para explicar melhor as interações entre os norovírus e os carboidratos, incluindo as variações específicas para cada cepa. Depois da infecção de voluntários, as lesões reversíveis aparecem no segmento proximal do jejuno com alargamento e redução das vilosidades, encurtamento das microvilosidades, vacuolização do epitélio de revestimento, hiperplasia das criptas e infiltração da lâmina própria por neutrófilos polimorfonucleares e linfócitos. As lesões persistem no mínimo por 4 dias depois da regressão dos sintomas e estão associadas à má-absorção dos carboidratos e das gorduras e à redução da atividade das enzimas da "borda em escova". A atividade da adenilato-ciclase não é alterada. Não há alterações histopatológicas no estômago ou no intestino grosso, mas a função motora gástrica é reduzida, e essa alteração parece contribuir para as náuseas e os vômitos típicos dessa doença.

TABELA 203-1 ■ Causas virais de gastrenterite nos seres humanos

Vírus	Família	Genoma	Principal faixa etária sob risco	Gravidade clínica	Testes para detecção
Rotavírus do grupo A	*Reoviridae*	RNA segmentado de fita dupla	Crianças < 5 anos	+ + +	ME, EIA (disponível no comércio), PAGE, RT-PCR
Norovírus	*Caliciviridae*	RNA de fita simples positiva	Todas as idades	++	ME, RT-PCR
Sapovírus	*Caliciviridae*	RNA de fita simples positiva	Crianças < 5 anos	+	ME, RT-PCR
Astrovírus	*Astroviridae*	RNA de fita simples positiva	Crianças < 5 anos	+	ME, EIA, RT-PCR
Adenovírus (principais tipos 40 e 41)	*Adenoviridae*	DNA de fita dupla	Crianças < 5 anos	+/+ +	ME, EIA (disponível no comércio), PCR

Siglas: EIA, imunoensaio enzimático; ME, microscopia eletrônica; PAGE, eletroforese em gel de poliacrilamida; PCR, reação em cadeia da polimerase; RT-PCR, PCR com transcriptase reversa.

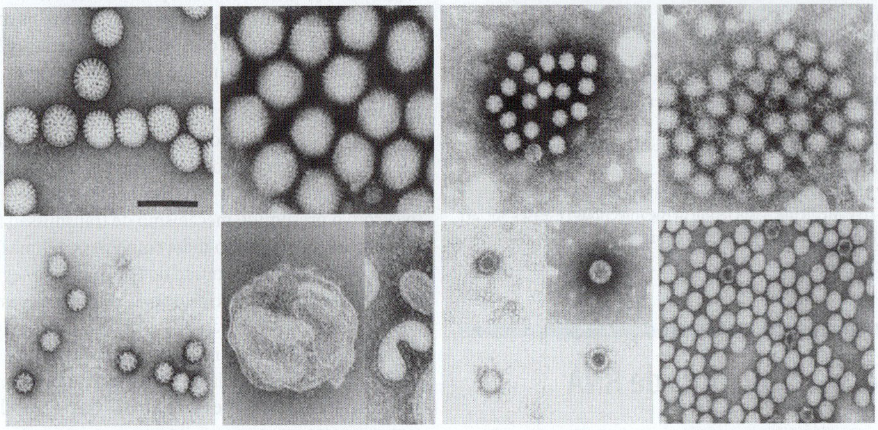

FIGURA 203-1 Vírus causadores de gastrenterite. NV, norovírus; SV, sapovírus.

Manifestações clínicas A gastrenterite causada pelo vírus Norwalk e pelos calicivírus humanos relacionados começa repentinamente depois de um período de incubação médio de 24 horas (variação de 12-72 horas). Em geral, a doença estende-se por 12 a 60 horas e caracteriza-se por um ou mais dos seguintes sinais e sintomas: náuseas, vômitos, cólicas abdominais e diarreia. Os vômitos são mais comuns nas crianças, enquanto uma porcentagem maior dos adultos tem diarreia. Os sintomas constitucionais são comuns, incluindo cefaleia, febre, calafrios e mialgias. As fezes são caracteristicamente moles e aquosas, sem sangue, muco ou leucócitos. A leucometria é normal na maioria dos casos, e, em casos raros, pode haver leucocitose com linfopenia relativa. As mortes são raras e em geral resultam da desidratação grave em pacientes suscetíveis (p. ex., indivíduos idosos com distúrbios clínicos debilitantes).

Imunidade Cerca de 50% dos indivíduos expostos ao vírus Norwalk adoecem e adquirem imunidade de curto prazo contra a cepa infectante. Em estudos iniciais com voluntários humanos, a imunidade ao vírus Norwalk parecia correlacionar-se inversamente com o nível de anticorpos; isto é, os pacientes com níveis mais altos de anticorpos preexistentes contra o vírus Norwalk eram mais suscetíveis à doença quando reexpostos. Essa observação paradoxal foi mais tarde explicada por dados indicando que algumas pessoas têm uma predisposição genética à doença, com fenótipos HBGA específicos influenciando a suscetibilidade à infecção pelo norovírus. Dados atuais mostram que anticorpos funcionais que bloqueiam a ligação do norovírus aos HBGAs se correlacionam com a imunidade protetora em voluntários humanos expostos e em estudos de vacinas. Além disso, estudos iniciais demonstraram que o norovírus cultivado *in vitro* no sistema celular recentemente

TABELA 203-2 ■ Características das gastrenterites causadas por patógenos virais e bacterianos

Característica	Gastrenterite viral	Gastrenterite bacteriana
Ambiente	Incidência semelhante nos países desenvolvidos e em desenvolvimento	Mais comum em condições precárias de higiene e saneamento
Dose infectante	Pequena (10-100 partículas virais) na maioria dos casos	Alta (> 10^5 bactérias) para *Escherichia coli*, *Salmonella*, *Vibrio*; média (10^2-10^5 bactérias) para *Campylobacter jejuni*; baixa (10-100 bactérias) para *Shigella*
Sazonalidade	Nos climas temperados, estação do inverno para a maioria dos patógenos; ocorrência ao longo de todo o ano nas regiões tropicais	Mais comum nos meses do verão ou chuvosos, principalmente nos países em desenvolvimento com prevalência alta da doença
Período de incubação	1-3 dias para a maioria dos agentes; pode ser mais curto para os norovírus	1-7 dias para agentes comuns (p. ex., *Campylobacter*, *E. coli*, *Shigella*, *Salmonella*); poucas horas para bactérias produtoras de toxinas pré-formadas (p. ex., *Staphylococcus aureus*, *Bacillus cereus*)
Reservatório	Principalmente em humanos	Dependendo da espécie bacteriana, há reservatórios em humanos (p. ex., *Shigella*, *Salmonella*), animais (p. ex., *Campylobacter*, *Salmonella*, *E. coli*) e na água (p. ex., *Vibrio*)
Febre	Comum com os rotavírus e norovírus; incomum com outros agentes	Comum com agentes que causam diarreia inflamatória (p. ex., *Salmonella*, *Shigella*)
Vômitos	Marcantes e podem ser a única queixa inicial, principalmente nas crianças	Comuns com as bactérias que liberam toxinas pré-formadas; menos marcantes na diarreia causada por outros patógenos
Diarreia	Comum; sem sangue em quase todos os casos	Proeminente e ocasionalmente sanguinolenta com agentes causadores de diarreia inflamatória
Duração	1-3 dias com norovírus e sapovírus; 2-8 dias com outros vírus	1-2 dias com as bactérias que liberam toxinas pré-formadas; 2-8 dias com a maioria dos outros patógenos bacterianos
Diagnóstico	Geralmente é um diagnóstico firmado por exclusão na prática clínica; existem imunoensaios enzimáticos disponíveis no mercado para a detecção do rotavírus e adenovírus, mas a identificação dos outros vírus limita-se aos laboratórios de pesquisa e de saúde pública	O exame das fezes para detectar leucócitos e sangue facilita o diagnóstico diferencial; a cultura de amostras de fezes, algumas vezes em meios especiais, pode identificar vários patógenos; as técnicas moleculares são ferramentas epidemiológicas úteis, mas não são utilizadas rotineiramente na maioria dos laboratórios
Tratamento	Deve-se instituir tratamento de suporte para manter a hidratação e a nutrição adequadas; antibióticos e agentes antimotilidade estão contraindicados	A hidratação de suporte é suficiente para a maioria dos pacientes; antibióticos são recomendados para pacientes com disenteria causada por *Shigella* ou diarreia causada por *Vibrio cholerae* e para alguns pacientes com colite por *Clostridium difficile*

desenvolvido enteroide intestinal humano (HIE) pode ser neutralizado por soro contendo anticorpos bloqueadores.

Diagnóstico A clonagem e o sequenciamento dos genomas do vírus Norwalk e de vários outros calicivírus humanos possibilitaram o desenvolvimento de ensaios baseados na reação em cadeia da polimerase (PCR, de *polymerase chain reaction*) para detectar os vírus nas fezes e nos vômitos. Partículas semelhantes a vírus (VLPs, de *virus-like particles*) produzidas pela expressão de proteínas capsídicas em um baculovírus recombinante utilizado como vetor foram utilizadas para desenvolver imunoensaios enzimáticos (EIA) para detectar os vírus nas fezes ou uma resposta sorológica a um antígeno viral específico. Essas técnicas diagnósticas mais novas são significativamente mais sensíveis do que os métodos de detecção anteriores, incluindo a microscopia eletrônica, imunomicroscopia eletrônica e os testes EIA com base em reagentes derivados de seres humanos. Porém, considerando que esses vírus de RNA de fita simples mostram grande diversidade antigênica e genética, não existe atualmente um ensaio que consiga detectar todos os calicivírus humanos. Além disso, os ensaios ainda são trabalhosos e estão disponíveis principalmente em laboratórios de pesquisa, embora venham sendo cada vez mais adotados pelos laboratórios de saúde pública para a triagem rotineira de amostras fecais de pacientes acometidos em surtos de gastrenterite. Os *kits* comerciais de EIA apresentam uma sensibilidade e utilidade limitadas na prática clínica e são mais utilizados em surtos, nos quais muitas espécies são testadas e apenas poucas amostras precisam ser positivas para identificar o norovírus como a causa.

TRATAMENTO

Infecções por Norwalk e caliciviroses humanas relacionadas

A doença é autolimitada e a reidratação oral geralmente é suficiente. Se houver desidratação grave, deve-se administrar reposição intravenosa (IV). Não existe tratamento antiviral específico.

Prevenção A profilaxia das epidemias baseia-se em medidas específicas para cada situação, incluindo o controle da contaminação dos alimentos e da água, o afastamento dos pacientes que manuseiam alimentos e a redução da propagação interpessoal por meio da higiene pessoal apropriada e da desinfecção de objetos contaminados. A utilidade da imunoprofilaxia não está estabelecida, tendo em vista a inexistência de imunidade prolongada conferida pela doença natural, porém esforços estão sendo envidados para desenvolver vacinas contra norovírus. Vacinas baseadas em VLPs estão sendo testadas em voluntários humanos. Em um ensaio clínico tipo prova de conceito, a eficácia de uma vacina monovalente GI.1 VLP foi de 47% entre voluntários que receberam a vacina por via intranasal e foram depois desafiados com uma cepa homóloga. Em um segundo ensaio clínico, a gravidade da doença pelo norovírus foi reduzida em voluntários que receberam uma vacina bivalente GI.1/GII.4 VLP por via intramuscular (IM) (com o componente GII.4 incluindo uma sequência de consenso de três cepas GII.4 diferentes) e foram depois desafiados com uma cepa de norovírus GII.4. Os dados do primeiro estudo de eficácia a campo dessa vacina bivalente conduzido em cerca de 4.700 recrutas da marinha dos Estados Unidos saudáveis que receberam uma injeção IM da vacina bivalente foram recentemente relatados. Embora o desfecho primário de proteção contra infecção homotípica não pudesse ser avaliado por terem ocorrido apenas seis casos moderados/graves causados pelas cepas de norovírus GI.1 ou GII.4 durante o estudo, a eficácia da vacina foi de 61,8% (intervalo de confiança [IC] de 95,01%, 20,8-81,6%) para gastrenterite aguda moderada/grave por norovírus de qualquer tipo. Esses dados iniciais são promissores; porém, questões importantes a serem ainda estudadas incluem a duração da proteção e o nível de proteção heterotípica contra cepas antigenicamente distintas, particularmente considerando-se a evolução natural rápida e continuada que leva ao surgimento de novas cepas de norovírus.

ROTAVÍRUS

Agente etiológico Os rotavírus fazem parte da família *Reoviridae*. O genoma viral consiste em 11 segmentos de RNA de fita dupla que se encontram envolvidos por um capsídeo icosaédrico de 75 nm de diâmetro com três camadas, mas sem envelope. A proteína viral 6 (VP6) é a principal proteína estrutural e é utilizada como alvo dos imunoensaios comerciais que determinam a especificidade de grupo dos rotavírus. Existem sete grupos principais de rotavírus (de A a G) e a doença humana é causada principalmente pelo grupo A e, muito menos comumente, pelos grupos B e C. Duas proteínas do capsídeo externo – VP7 (proteína G) e VP4 (proteína P) – determinam a especificidade do sorotipo, induzem a formação de anticorpos neutralizantes e constituem a base para a classificação binária dos rotavírus (tipos G e P). O genoma segmentado dos rotavírus possibilita a recombinação genética (i.e., permuta de segmentos do genoma entre os vírus) durante a coinfecção – uma propriedade que pode ser importante para a evolução viral e que tem sido utilizada para desenvolver vacinas recombinantes de rotavírus animais e humanos.

Epidemiologia Em todo o mundo, quase todas as crianças são infectadas por rotavírus entre os 3 e 5 anos de idade. As infecções neonatais são comuns, mas com frequência assintomáticas ou leves, provavelmente em função da proteção de anticorpos maternos ou da amamentação. Contudo, em comparação com a doença causada pelos rotavírus nos países industrializados, a doença observada nos países em desenvolvimento ocorre em uma idade mais baixa, tem menos variação sazonal, é mais frequentemente causada por cepas incomuns ou múltiplas desse vírus, além de ser mais comumente fatal. Além disso, em função da dificuldade de acesso para hidratação venosa, o rotavírus é a principal causa de morte por diarreia em crianças nos países em desenvolvimento, com as maiores taxas de mortalidade na África Subsaariana e Sudeste Asiático (Fig. 203-2).

As infecções primárias depois de 3 meses de idade geralmente são sintomáticas e a incidência da doença atinge um pico entre as crianças de 4 a 23 meses de idade. As reinfecções são comuns, mas a gravidade da doença diminui a cada nova infecção. Portanto, infecções graves por rotavírus são menos comuns em crianças mais velhas e em adultos do que em indivíduos mais jovens. No entanto, os rotavírus podem causar doença nos pais e nos cuidadores das crianças com diarreia pelo vírus, nos pacientes imunossuprimidos, nos viajantes e nos indivíduos idosos, e devem ser incluídos no diagnóstico diferencial da gastrenterite em adultos.

Nas regiões tropicais, a doença causada por rotavírus ocorre ao longo do ano todo, com picos sazonais menos pronunciados do que nos climas temperados; a doença por rotavírus é observada predominantemente durante os meses mais frios do outono e do inverno. Antes da introdução da vacina contra rotavírus nos Estados Unidos, a estação anual do rotavírus começava no sudoeste durante o outono e no início do inverno (de outubro a dezembro) e migrava pelo continente, atingindo um pico no final do inverno e durante a primavera (de março a maio) no nordeste do País. As razões para esse padrão característico não são bem definidas, mas podem estar relacionadas a diferenças específicas de taxas de nascimento, as quais podem influenciar as taxas de acúmulo de lactentes suscetíveis após cada surto sazonal de rotavírus. Após a implementação da vacinação de rotina contra o rotavírus, nos Estados Unidos, em 2006, o padrão geotemporal pré-vacina do rotavírus nesse País foi completamente alterado e essas mudanças foram acompanhadas por um declínio substancial nas detecções de rotavírus pela rede nacional de laboratórios sentinela. Além disso, surgiu um padrão de aumentos bienais na atividade do rotavírus durante as estações pós-vacinação.

Durante os episódios de diarreia associada ao rotavírus, o vírus é eliminado em grandes quantidades nas fezes (10^7-10^{12}/g). A eliminação viral é detectável por EIA, geralmente por 1 semana, mas pode persistir por > 30 dias em indivíduos imunocomprometidos; ele pode ser detectado por períodos mais longos com testes moleculares mais sensíveis, como a PCR. O vírus é transmitido principalmente por via fecal-oral. A disseminação pelas secreções respiratórias, pelo contato interpessoal ou por superfícies contaminadas do ambiente também foi sugerida para explicar a aquisição rápida de anticorpos nos primeiros 3 anos de vida, independentemente das condições sanitárias.

Foram identificados em seres humanos no mínimo 10 sorotipos G diferentes de rotavírus do grupo A, mas apenas cinco tipos (de G1 a G4 e G9) são comuns. Embora cepas de rotavírus humanos com um elevado grau de homologia genética com cepas animais tenham sido identificadas, a transmissão dos animais para os seres humanos não parece ser comum.

Os rotavírus do grupo B foram associados a várias epidemias extensas de gastrenterite grave entre adultos na China a partir de 1982 e também foram identificados na Índia. Os rotavírus do grupo C foram associados a uma porcentagem pequena dos casos pediátricos de gastrenterite em vários países dispersos pelo mundo todo.

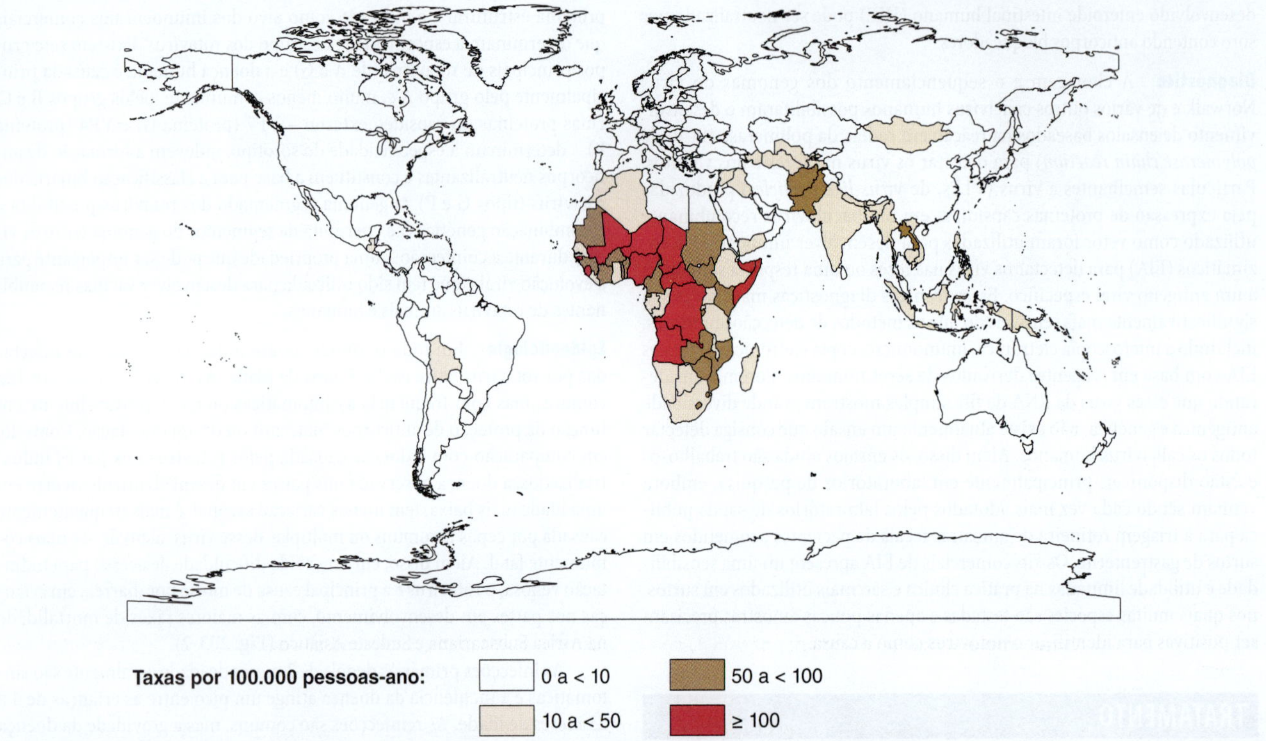

FIGURA 203-2 **Taxa de mortalidade por rotavírus por país,** por 100.000 crianças com < 5 anos de idade. *(De JE Tate et al: Global, regional, and national estimates of rotavirus mortality in children <5 years of age, 2000-2013. Clin Infect Dis 62 (Suppl 2):S96, 2016.)*

Patogênese Os rotavírus infectam e, por fim, destroem os enterócitos maduros do epitélio viloso do intestino delgado proximal. A perda do epitélio viloso absortivo, somada à proliferação das células secretórias das criptas, provoca a diarreia secretora. As enzimas da "borda em escova" típicas das células diferenciadas diminuem e essa alteração acarreta acúmulo de dissacarídeos não metabolizados e a diarreia osmótica subsequente. Os estudos realizados em camundongos indicaram que uma proteína não estrutural dos rotavírus (NSP4) funciona como enterotoxina e contribui para a diarreia secretora porque altera a função e a permeabilidade das células epiteliais. Além disso, os rotavírus podem provocar secreção de líquidos em razão da ativação do sistema nervoso entérico na parede intestinal. Dados recentes indicam que a antigenemia e a viremia dos rotavírus sejam comuns entre as crianças com infecção aguda, embora os níveis séricos do antígeno e do RNA sejam significativamente menores do que os das fezes.

Manifestações clínicas O espectro clínico da infecção por rotavírus varia de casos subclínicos à gastrenterite grave, resultando em desidratação potencialmente fatal. Depois do período de incubação de 1 a 3 dias, a doença começa repentinamente com vômitos, em geral antes do início da diarreia. Até um terço dos pacientes pode apresentar temperatura > 39 °C. As fezes são caracteristicamente moles e aquosas e apenas raramente podem conter hemácias ou leucócitos. Os sintomas gastrintestinais geralmente regridem em 3 a 7 dias.

Existem descrições de manifestações respiratórias e neurológicas em crianças com infecção por rotavírus, mas essas associações etiológicas não foram comprovadas. Além disso, a infecção por rotavírus foi associada a vários outros distúrbios clínicos (p. ex., síndrome da morte súbita do lactente, enterocolite necrosante, intussuscepção, doença de Kawasaki e diabetes tipo 1), mas a relação causal não foi confirmada em nenhuma dessas síndromes.

Os rotavírus não parecem ser patógenos oportunistas importantes em crianças infectadas pelo vírus da imunodeficiência humana (HIV). Nas crianças com imunodeficiência grave, esses vírus podem causar diarreia crônica com excreção viral prolongada e, em casos raros, podem disseminar-se sistemicamente. Os pacientes imunodeprimidos por transplante de medula óssea também estão em risco de doença por rotavírus grave ou mesmo fatal.

Imunidade A proteção contra a doença causada pelos rotavírus correlaciona-se com a existência de anticorpos imunoglobulina A (IgA) secretórios específicos para esses vírus no intestino e, em menor grau, no soro. Como a produção de IgA específica na superfície do intestino tem curta duração, a proteção completa contra a doença é apenas transitória. Contudo, cada infecção e reinfecção subsequente confere imunidade cada vez mais eficaz; por essa razão, a doença grave é mais comum nas crianças pequenas com a primeira ou a segunda infecção. A memória imunológica parece ser importante para a atenuação da gravidade da doença por ocasião da reinfecção.

Diagnóstico A doença causada pelos rotavírus é difícil de diferenciar clinicamente das infecções causadas por outros vírus entéricos. Como grandes quantidades do vírus são eliminadas nas fezes, o diagnóstico geralmente pode ser confirmado por vários testes EIA comerciais, ou pelas técnicas disponíveis para a detecção do RNA viral, inclusive eletroforese em gel, hibridização com sondas ou PCR.

TRATAMENTO
Infecções por rotavírus

A gastrenterite causada por rotavírus pode provocar desidratação grave. Desse modo, o tratamento apropriado deve ser iniciado imediatamente. A terapia de reidratação oral padrão é suficiente para a maioria das crianças que conseguem ingerir líquidos, mas a reposição intravenosa pode ser necessária para pacientes gravemente desidratados ou incapazes de tolerar a terapia oral em função dos vômitos frequentes. O papel terapêutico dos probióticos, do subsalicilato de bismuto, dos inibidores de encefalinase e da nitazoxanida foi avaliado em estudos clínicos, mas não são claramente definidos. Os antibióticos e os agentes antimotilidade devem ser evitados. Nas crianças imunocomprometidas com doença sintomática crônica por rotavírus, a administração oral de imunoglobulinas ou colostro pode levar à resolução dos sintomas, porém as melhores escolhas quanto aos fármacos e suas doses não foram bem estudadas e as decisões relativas ao tratamento são frequentemente empíricas.

Prevenção Foram aplicados esforços para desenvolver vacinas contra rotavírus porque ficou evidente – em vista de taxas de incidência semelhantes nos países industrializados e nos menos desenvolvidos – que a melhora da higiene e do saneamento provavelmente não reduzia a incidência da doença. A primeira vacina para rotavírus foi licenciada nos Estados Unidos em 1998, mas foi retirada do mercado em 1 ano, pois foi relacionada a uma baixa incidência de intussuscepção, uma obstrução intestinal grave.

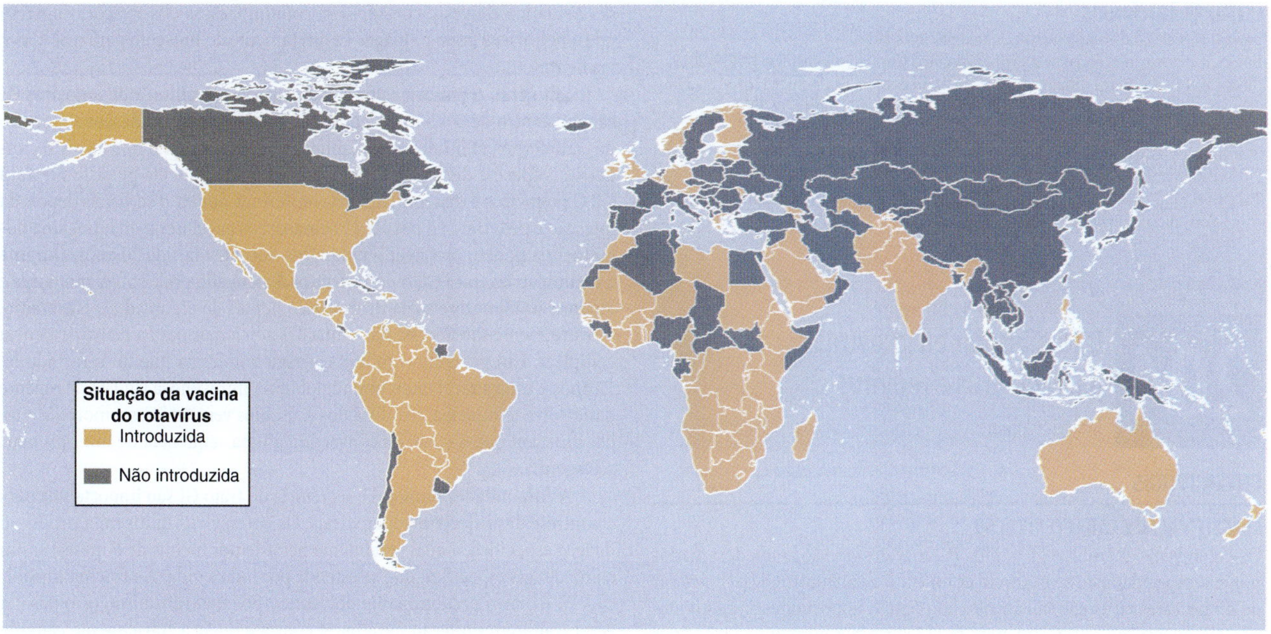

FIGURA 203-3 **Países que implementaram programas nacionais de vacinação contra rotavírus, 31 dezembro de 2019.** *(Fonte: View-Hub, http://www.view-hub.org/viz/.)*

Em 2006, dados promissores de segurança e eficácia (85-98% contra doença grave por rotavírus) de duas novas vacinas contra rotavírus – RotaTeq® (Merck, Estados Unidos) e Rotarix® (GlaxoSmithKline, Bélgica) – foram relatados a partir de dois grandes estudos conduzidos na América do Norte, Europa e América Latina. Na atualidade, ambas as vacinas são recomendadas para imunização rotineira de todos os lactentes norte-americanos, e o seu uso levou rapidamente a um declínio de > 70 a 80% das internações e visitas ao serviço de emergência de hospitais nos Estados Unidos. De maneira um pouco inesperada, a vacinação de lactentes pequenos contra o rotavírus também resultou no benefício adicional de declínio na doença por rotavírus em crianças que não foram vacinadas e mesmo em crianças maiores e adultos não elegíveis para a vacinação em algumas situações. É provável que a razão seja uma redução na transmissão do rotavírus na comunidade devido à vacinação – isto é, proteção de rebanho. Em abril de 2009, a Organização Mundial da Saúde (OMS) recomendou o uso da vacina para rotavírus em todos os países do mundo. Até maio de 2020, quase 100 países, incluindo vários países de baixa renda na África e na Ásia, tinham incorporado a vacina para rotavírus em seus programas de imunização infantil nacional (Fig. 203-3). Grandes quedas na morbidade grave e mortalidade pela diarreia infantil foram documentadas em muitos países. A vigilância pós-comercialização identificou um baixo risco de intussuscepção em alguns países; no entanto, os benefícios da vacinação são superiores aos seus riscos, e não foram implementadas mudanças na política de administração da vacina.

A epidemiologia diferente da doença causada pelos rotavírus e a prevalência mais alta de coinfecção por outros patógenos entéricos, de comorbidades e de desnutrição nos países em desenvolvimento podem afetar adversamente o desempenho das vacinas contra rotavírus orais, como no caso das vacinas orais contra poliomielite, cólera e febre tifoide nessas regiões. Por esse motivo, foi recomendada especificamente uma avaliação da eficácia das vacinas contra rotavírus nas regiões pobres da África e da Ásia, e esses estudos clínicos já estão concluídos. Conforme já antecipado, a eficácia das vacinas demonstrou ser moderada (50-65%) nessas regiões em comparação com a eficácia observada nos países industrializados. Apesar da eficácia modesta, o uso rotineiro das vacinas para rotavírus em países africanos de baixa renda com alta carga de doença gerou benefícios substanciais de saúde pública.

Vários fabricantes em mercados emergentes, incluindo Índia, China, Vietnã, Indonésia e Brasil, estão desenvolvendo candidatos a vacinas contra rotavírus. Começando em 2016, duas vacinas indianas contra rotavírus – Rotavac® (Bharat Biotech, Índia) e Rotasiil® (Serum Institute, Índia) – foram implementadas no programa de vacinação infantil de rotina na Índia, o que foi, desde então, expandido para todos os Estados indianos com uma coorte de nascimento > 25 milhões. Em estudos conduzidos nos países de baixa renda, a eficácia da Rotavac® e da Rotasiil® variou entre 36 e 66%, semelhante à eficácia de vacinas multinacionais nessas situações. Em 2018, essas duas vacinas foram pré-qualificadas pela OMS, o que permitiu que elas fossem financiadas pela Gavi Alliance em países de baixa renda fora da Índia.

OUTROS AGENTES VIRAIS DE GASTRENTERITE

Os *adenovírus* entéricos dos sorotipos 40 e 41 pertencentes ao subgrupo F são vírus de 70 a 80 nm, com DNA de fita dupla, que causam cerca de 2 a 12% de todos os episódios de diarreia em crianças pequenas. Ao contrário dos adenovírus que causam doenças respiratórias, os adenovírus entéricos são difíceis de cultivar em linhagens celulares, mas podem ser detectados com os EIAs disponíveis no comércio. Os adenovírus tipos 31 e 42-49 foram relacionados à diarreia em pacientes infectados pelo HIV e em outros indivíduos imunocomprometidos.

Os *astrovírus* são vírus de 28 a 30 nm, com uma estrutura icosaédrica característica e um RNA de fita simples positiva. Existem no mínimo sete sorotipos identificados, entre os quais o sorotipo 1 é o mais comum. Os astrovírus são patógenos que afetam predominantemente as crianças e causam cerca de 2 a 10% dos casos de gastrenterites leve ou moderada na faixa etária pediátrica. A disponibilidade de imunoensaios simples para detectar esses vírus em amostras de fezes e de métodos moleculares para confirmar e caracterizar as cepas permitirá uma avaliação mais abrangente do papel etiológico desses vírus.

Os *torovírus* medem de 100 a 140 nm, apresentam envelope e contêm genoma de RNA de filamento positivo. São reconhecidos como agentes etiológicos da gastrenterite nos cavalos (vírus de Berne) e no gado (vírus de Breda). Seu papel como agente etiológico da diarreia dos seres humanos ainda não está estabelecido, mas estudos realizados no Canadá demonstraram correlações entre a excreção de torovírus e a gastrenterite nosocomial e a enterocolite necrosante dos recém-nascidos. Essas associações precisam ser mais bem estudadas.

Os *picobirnavírus* são pequenos vírus bissegmentados de RNA de fita dupla e causam gastrenterite em vários animais. Seu papel como causa primária de gastrenterite nos seres humanos ainda não está definido, mas vários estudos detectaram uma correlação entre os picobirnavírus e a gastrenterite dos adultos HIV-positivos.

Vários outros vírus (p. ex., enterovírus, reovírus, pestivírus, aichivírus e parvovírus B) foram identificados nas fezes de pacientes com diarreia, mas seu papel etiológico na gastrenterite não foi confirmado. A diarreia também é uma manifestação da infecção por vírus recém-identificados que causam principalmente doença respiratória grave: o coronavírus associado à síndrome respiratória aguda grave (SARS-CoV), o vírus influenza A/H5N1 e a cepa pandêmica atual do vírus influenza A/H1N1.

LEITURAS ADICIONAIS

Banyai K et al: Viral Gastroenteritis. Lancet 392:175, 2018.

Burke R et al: Current and new rotavirus vaccines. Curr Opin Infect Dis 32:435, 2019.

Burke R et al: The burden of norovirus in the United States, as estimated based on administrative data: Updates for medically attended illness and mortality, 2001–2015. Clin Infect Dis 14:ciaa438, 2020.

Burnett E et al: Global impact of rotavirus vaccination on diarrhea hospitalizations and deaths among children <5 years old: 2006-2019. J Infect Dis 222:1731, 2020.

Tate JE et al: Global, regional, and national estimates of rotavirus mortality in children <5 years of age, 2000–2013. Clin Infect Dis 62(Suppl 2): S96, 2016.

204 Infecções por enterovírus, parechovírus e reovírus

Jeffrey I. Cohen

ENTEROVÍRUS

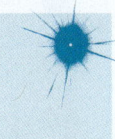

CLASSIFICAÇÃO E CARACTERIZAÇÃO

Os enterovírus, membros da família *Picornaviridae*, são assim designados por sua capacidade de se multiplicar no trato gastrintestinal (GI). Apesar do nome, esses vírus não são agentes etiológicos importantes da gastrenterite. Os enterovírus abrangem mais de 115 sorotipos humanos: 3 sorotipos de poliovírus, 23 sorotipos do vírus Coxsackie A, 6 sorotipos do vírus Coxsackie B, 29 sorotipos do echovírus, os enterovírus 68 a 71 e vários novos enterovírus (começando com o enterovírus 73), os quais foram identificados por técnicas moleculares. Os enterovírus humanos foram reclassificados em quatro espécies designadas de A a D. Os echovírus 22 e 23 foram reclassificados como parechovírus 1 e 2 com base na baixa homologia dos nucleotídeos e nas diferenças das proteínas virais. A vigilância conduzida nos Estados Unidos para enterovírus e parechovírus pelo Centers for Disease Control and Prevention (CDC) em 2014 a 2016 mostrou que os enterovírus e parechovírus mais comuns eram o enterovírus D68 (55,9% dos casos), seguido em frequência por echovírus 30, coxsackievírus A6, echovírus 18 e coxsackievírus B3, que foram responsáveis por 75% de todos os isolados.

Os enterovírus humanos contêm um genoma de RNA de fita simples circundado por um capsídeo icosaédrico formado por quatro proteínas virais. Esses vírus não possuem envelope lipídico e ficam estáveis em ambientes ácidos, incluindo o estômago. Mostram-se suscetíveis a produtos de limpeza contendo cloro, porém são resistentes à inativação pelos desinfetantes convencionais (p. ex., álcool, detergentes) e podem persistir por dias à temperatura ambiente.

PATOGÊNESE E IMUNIDADE

Grande parte do que se conhece sobre a patogênese dos enterovírus originou-se dos estudos sobre a infecção por poliovírus. Depois da ingestão, o poliovírus parece infectar as células epiteliais da mucosa do trato GI e, em seguida, propagar-se e replicar-se nos tecidos linfoides submucosos das tonsilas e nas placas de Peyer. Em seguida, o vírus propaga-se para os linfonodos regionais, há uma fase de viremia e os vírus replicam-se nos órgãos do sistema reticuloendotelial. Em alguns casos, ocorre um segundo episódio de viremia e o vírus replica ainda mais em vários tecidos, causando, algumas vezes, uma doença sintomática.

Ainda não está claro se o poliovírus chega ao sistema nervoso central (SNC) durante a viremia, ou se também se propaga por meio dos nervos periféricos. Como a viremia ocorre antes do início da doença neurológica nos seres humanos, presume-se que o vírus chegue ao SNC por meio da corrente sanguínea. O receptor do poliovírus é um dos componentes da superfamília das imunoglobulinas (Ig). A infecção por poliovírus ocorre apenas nos primatas, principalmente porque suas células expressam o receptor viral. Estudos que mostraram o receptor do poliovírus na região da placa terminal do músculo da junção neuromuscular sugeriram que, se o vírus entrasse no músculo durante a viremia, ele poderia ser transportado pela junção neuromuscular até o axônio e chegar aos neurônios do corno anterior. Estudos realizados com macacos e camundongos transgênicos que expressavam o receptor do poliovírus demonstraram que, depois da injeção intramuscular (IM), o poliovírus não alcançava a medula espinal se o nervo ciático estivesse cortado. Em conjunto, essas observações sugerem que o poliovírus pode propagar-se diretamente do músculo para o SNC por via neural.

Em geral, o poliovírus pode ser isolado por cultura de amostras de sangue dentro de 3 a 5 dias depois da infecção, antes do desenvolvimento dos anticorpos neutralizantes. Embora a replicação viral nos locais secundários comece a diminuir 1 semana após a infecção, ela persiste no trato GI. O poliovírus é disseminado pela orofaringe por até 3 semanas depois da infecção e pelo trato GI por até 12 semanas; os pacientes com hipogamaglobulinemia podem propagar o poliovírus durante mais de 20 anos. Durante a replicação no trato GI, o poliovírus oral atenuado pode sofrer mutações e assumir um fenótipo mais neurotóxico depois de alguns dias; entretanto, provavelmente são necessárias mutações adicionais para a neurovirulência completa. Um paciente com hipogamaglobulinemia que foi infectado há 12 anos e estava recebendo imunoglobulina intravenosa (Ig IV) de repente desenvolve tetraplegia, paralisia dos músculos ventilatórios e morre; a análise mostrou que o vírus foi convertido a uma sequência de um tipo mais selvagem.

As imunidades humoral e secretória do trato GI são importantes para o controle das infecções enterovirais. Os enterovírus induzem a produção de IgM específica, a qual geralmente persiste por menos de 6 meses, assim como de IgG específica, que se estende por toda a vida. A proteína capsídica VP1 é o alvo predominante dos anticorpos neutralizantes, os quais em geral conferem proteção duradoura contra a doença subsequente causada pelo mesmo sorotipo, mas não impedem a infecção ou a disseminação do vírus. Os enterovírus também induzem imunidade celular de significado indeterminado. Os pacientes com comprometimento da imunidade celular não parecem desenvolver doença excepcionalmente grave quando são infectados por enterovírus. Por outro lado, as infecções graves dos pacientes com agamaglobulinemia enfatizam a importância da imunidade humoral na erradicação das infecções enterovirais. As enteroviroses disseminadas ocorrem nos receptores de transplantes de células hematopoiéticas. Os anticorpos IgA são fundamentais para a redução da replicação e da propagação dos poliovírus pelo trato GI. O leite materno contém IgA específica para enterovírus e pode proteger os seres humanos contra a infecção.

EPIDEMIOLOGIA

Os enterovírus têm distribuição mundial. Mais de 50% das infecções por enterovírus não poliovírus e mais de 90% das infecções por poliovírus são subclínicas. Quando há sintomas, geralmente são inespecíficos e estão associados à febre; apenas um pequeno número de infecções está associado a síndromes clínicas específicas. O período de incubação da maioria das enteroviroses varia de 2 a 14 dias, mas costuma ser menor que 1 semana.

A infecção por enterovírus é mais comum nas regiões com condições socioeconômicas desfavoráveis, em especial onde há aglomerações e nas áreas tropicais nas quais a higiene é precária. A infecção é mais comum nos lactentes e nas crianças pequenas, e a doença grave desenvolve-se mais frequentemente nos primeiros dias de vida e nas crianças maiores e em adultos. Nos países em desenvolvimento, nos quais as crianças são infectadas em uma idade mais baixa, a infecção por poliovírus está menos associada à paralisia; nos países com melhores condições de higiene, as crianças maiores e os adultos têm mais tendência a ser soronegativos, a adquirir a infecção e a desenvolver paralisia. Os anticorpos maternos adquiridos passivamente reduzem o risco de infecção sintomática dos recém-nascidos. As crianças pequenas são os propagadores mais comuns dos enterovírus e geralmente são os casos-índices nos surtos familiares. Nas regiões de clima temperado, as infecções por enterovírus são mais comuns no verão e no outono, mas não há um padrão sazonal nas regiões tropicais.

A maioria dos enterovírus é transmitida predominantemente por via fecal-oral ou oral-oral. Os pacientes são mais contagiosos pouco antes e logo depois do início da doença sintomática, quando o vírus está presente nas fezes e na garganta. A ingestão de alimentos ou água contaminados com o vírus também pode levar à doença. Alguns enterovírus (como o enterovírus 70, que causa conjuntivite hemorrágica aguda) podem ser transmitidos por inoculação direta dos dedos nos olhos. A transmissão pelo ar é importante para alguns vírus que causam doença respiratória, incluindo o vírus Coxsackie A21. Os enterovírus podem ser transmitidos da mãe para o feto pela placenta, causando doença grave no recém-nascido. A transmissão dos enterovírus por transfusões sanguíneas ou picadas de insetos não foi comprovada. A disseminação nosocomial dos vírus Coxsackie e echovírus ocorre nas enfermarias dos hospitais. Os surtos de enterovírus estão relacionados a altos níveis de imunidade preexistente a sorotipos específicos e taxas de nascimentos.

CARACTERÍSTICAS CLÍNICAS

Infecção por poliovírus A maioria das infecções por poliovírus é assintomática. Depois de um período de incubação de 3 a 6 dias, cerca de 5% dos pacientes desenvolvem doença leve (poliomielite abortada) evidenciada por febre, mal-estar, dor de garganta, anorexia, mialgias e cefaleia. Em geral, essa condição regride em 3 dias. Cerca de 1% dos pacientes desenvolvem meningite asséptica (poliomielite não paralítica). O exame do líquido cerebrospinal (LCS) demonstra pleocitose linfocítica, concentração normal de glicose e proteínas normais ou ligeiramente aumentadas; os leucócitos polimorfonucleares podem ser encontrados no LCS nas fases iniciais. Em alguns pacientes, principalmente nas crianças, o mal-estar e a febre ocorrem antes do início da meningite asséptica.

POLIOMIELITE PARALÍTICA A apresentação clínica menos comum é a doença paralítica. Depois de 1 a vários dias, os sinais e os sintomas da meningite asséptica são seguidos por graves dores nas costas, no pescoço e nos músculos e pelo desenvolvimento rápido ou gradativo de fraqueza motora. Em alguns casos, a doença parece ser bifásica, com meningite asséptica seguida primeiramente de recuperação aparente, mas depois (1-2 dias) pelo reaparecimento da febre e o desenvolvimento da paralisia; essa forma é mais comum nas crianças do que nos adultos. A fraqueza em geral é assimétrica, mais proximal do que distal e pode afetar as pernas (mais comumente); os braços; ou os músculos abdominais, torácicos ou bulbares. A paralisia desenvolve-se durante a fase febril da doença e não costuma progredir depois que a febre regrediu. Também pode haver retenção urinária. O exame detecta fraqueza, fasciculações, redução do tônus muscular e diminuição ou supressão dos reflexos nas áreas afetadas. Em alguns casos, a perda dos reflexos é precedida por hiper-reflexia transitória. Os pacientes comumente referem sintomas sensitivos, mas os testes sensitivos objetivos em geral estão normais. A paralisia bulbar pode causar disfagia, dificuldade de eliminar as secreções ou disfonia. Alguns pacientes podem desenvolver insuficiência respiratória secundária à aspiração, acometimento do centro respiratório do bulbo, ou paralisia do nervo frênico ou dos intercostais; o acometimento grave do bulbo pode causar colapso circulatório. A maioria dos pacientes com paralisia recupera parte da função em semanas ou meses após a infecção. Cerca de dois terços dos pacientes apresentam sequelas neurológicas residuais.

A doença paralítica é mais comum nos indivíduos idosos, nas gestantes e nos pacientes que realizavam atividades extenuantes ou que sofreram traumatismo por ocasião dos sintomas referidos ao SNC. A tonsilectomia predispõe à poliomielite bulbar, e as injeções IM aumentam o risco de paralisia do(s) membro(s) afetado(s).

POLIOMIELITE ASSOCIADA À VACINA O risco de desenvolver poliomielite depois da vacinação oral foi estimado em 1 caso a cada 2,5 milhões de doses. O risco é cerca de 2 mil vezes maior entre os pacientes imunocromprometidos, especialmente nos indivíduos com hipogamaglobulinemia ou agamaglobulinemia. Até 1997, ocorriam anualmente, nos Estados Unidos, em média 8 casos de poliomielite associada à vacina – tanto em indivíduos vacinados quanto em seus contatos. Com a alteração das recomendações, primeiramente para um esquema sequencial, com vacina inativada de poliovírus (VIP) e vacina oral de poliovírus (VOP) em 1997 e, depois, para um esquema completo com VIP em 2000, o número de casos de pólio associados à vacinação diminuiu. Entre 1997 e 1999, foram notificados 6 casos desse tipo nos Estados Unidos, mas a partir de 1999 não foram notificados novos casos.

SÍNDROME PÓS-PÓLIO A *síndrome pós-pólio* evidencia-se por recidiva de fraqueza, fadiga, fasciculações e dor com atrofia adicional do grupo muscular afetado durante a doença paralítica inicial ocorrida 20 a 40 anos antes. Essa síndrome é mais comum nas mulheres e com períodos longos depois da doença aguda. Em geral, o início é insidioso e às vezes a fraqueza estende-se a músculos não acometidos na doença inicial. O prognóstico em geral é bom e a progressão da fraqueza é lenta, com períodos de estabilização de 1 a 10 anos. A síndrome pós-pólio parece ser decorrente da disfunção progressiva e da perda dos neurônios motores que compensavam os neurônios perdidos durante a infecção inicial e não da persistência ou da reativação da infecção pelo poliovírus.

TABELA 204-1 ■ Manifestações clínicas geralmente associadas aos sorotipos de enterovírus

	Sorotipos dos vírus indicados	
Manifestação	Coxsackievírus	Echovírus (E) e enterovírus (Ent)
Conjuntivite hemorrágica aguda	A24	E70
Meningite asséptica	A2, 4, 7, 9, 10; B1-5	E4, 6, 7, 9, 11, 13, 16, 18, 19, 30, 33; Ent70, 71
Encefalite	A9; B1-5	E3, 4, 6, 7, 9, 11, 18, 25, 30; Ent71
Exantema	A4, 5, 6, 9, 10, 16; B1, 3-5	E4-7, 9, 11, 16-19, 25, 30; Ent71
Doença generalizada do recém-nascido	B1-5	E4-7, 9, 11, 14, 16, 18, 19
Doença mão, pé e boca	A5-7, 9, 10, 16; B1, 2, 5	Ent71
Herpangina	A1-10, 16, 22; B1-5	E6, 9, 11, 16, 17, 25, 30; Ent71
Miocardite, pericardite	A4, 9, 16; B1-5	E6, 9, 11, 22
Paralisia	A4, 7, 9; B1-5	E2–4, 6, 7, 9, 11, 18, 30; EntD68, 70, 71
Pleurodinia	A1, 2, 4, 6, 9, 10, 16; B1-6	E1-3, 6, 7, 9, 11, 12, 14, 16, 19, 24, 25, 30
Pneumonia	A9, 16; B1-5	E6, 7, 9, 11, 12, 19, 20, 30; EntD68, 71

Outros enterovírus Algumas estimativas sugerem que, nos Estados Unidos, ocorram cerca de 5 a 10 milhões de casos de doença sintomática associada a outros enterovírus não poliovírus. Entre os recém-nascidos, os enterovírus são os agentes etiológicos mais comuns da meningite asséptica e das doenças febris inespecíficas. Algumas síndromes clínicas são causadas por sorotipos específicos (Tab. 204-1).

DOENÇA FEBRIL INESPECÍFICA ("GRIPE DE VERÃO") A apresentação clínica mais comum das infecções por enterovírus é uma doença febril inespecífica. Depois de um período de incubação de 3 a 6 dias, os pacientes apresentam febre de início súbito, mal-estar e cefaleia. Em alguns casos, também há sinais e sintomas associados às vias aéreas superiores e alguns pacientes apresentam náuseas e vômitos. Em geral, os sintomas estendem-se por 3 a 4 dias e a maioria dos casos regride em 1 semana. Enquanto outras infecções por vírus respiratórios ocorrem com mais frequência do final do outono até o início da primavera, a doença febril por enterovírus frequentemente ocorre no verão e início do outono.

DOENÇA GENERALIZADA DO RECÉM-NASCIDO Nos lactentes, as enteroviroses mais graves desenvolvem-se na primeira semana de vida, embora a doença grave possa ocorrer até o terceiro mês de vida. Em geral, os recém-nascidos apresentam uma doença semelhante à sepse bacteriana com febre, irritabilidade e letargia. Entre as anormalidades laboratoriais estão a leucocitose com desvio à esquerda, a trombocitopenia, as elevações das provas de função hepática e a pleocitose no LCS. A doença pode ser complicada por miocardite e hipotensão, hepatite fulminante e coagulação intravascular disseminada, meningite ou meningoencefalite, ou pneumonia. Pode ser difícil diferenciar a infecção neonatal por enterovírus da sepse bacteriana, embora a história de uma doença viral recente da mãe seja um indício a favor da primeira hipótese.

MENINGITE ASSÉPTICA E ENCEFALITE Em crianças e jovens adultos, os enterovírus causam até 90% dos casos de meningite asséptica, nos quais é possível identificar o agente etiológico. Os pacientes com meningite asséptica geralmente têm febre de início súbito, calafrios, cefaleia, fotofobia e dor ao movimentar os olhos. As náuseas e os vômitos também são comuns. O exame físico evidencia meningismo sem sinais neurológicos de localização, mas também pode haver sonolência ou irritabilidade. Em alguns casos, pode ser descrita uma doença febril que regride, mas reaparece vários dias depois com sinais e sintomas de meningite. Outras manifestações sistêmicas podem fornecer indícios da etiologia enteroviral, inclusive diarreia, mialgias, erupção cutânea, pleurodinia, miocardite e herpangina. O exame do LCS sempre detecta pleocitose; a contagem de células do LCS revela um desvio do predomínio de neutrófilos para linfócitos dentro de 1 dia após a apresentação, e a contagem total de células não ultrapassa 1.000/μL. O nível de glicose do LCS em geral está normal (em contrapartida aos baixos níveis de glicose do LCS na caxumba), com concentração de proteína normal ou ligeiramente elevada. Em alguns casos, pode ser particularmente difícil excluir a meningite bacteriana parcialmente tratada. A meningite enteroviral é mais comum no verão e no outono nas regiões temperadas, enquanto a meningite viral de outra etiologia é mais frequente no inverno e na primavera. Em geral, os sinais e os sintomas regridem em 1 semana, embora as anormalidades do LCS possam persistir por várias semanas. A meningite enteroviral em geral é mais grave nos adultos do que nas crianças. As sequelas neurológicas são raras e a maioria dos pacientes tem um excelente prognóstico.

A encefalite enteroviral é muito menos comum que a meningite asséptica causada por enterovírus. Alguns casos de meningite enteroviral com inflamação grave podem ser complicados por uma forma leve de encefalite que se evidencia por letargia progressiva, desorientação e convulsões em alguns casos. Menos comumente, os pacientes podem desenvolver encefalite primária grave. Cerca de 10 a 35% dos casos de encefalite viral são atribuídos a enterovírus. Em geral, os pacientes imunocompetentes têm prognóstico favorável.

Os pacientes com hipogamaglobulinemia ou agamaglobulinemia, ou com imunodeficiência combinada severa, podem desenvolver meningite ou encefalite crônica; cerca de 50% desses pacientes apresentam uma síndrome semelhante à dermatomiosite com edema periférico, erupção cutânea e miosite. Esses pacientes também podem desenvolver hepatite crônica. Durante o tratamento de reposição com imunoglobulina, os pacientes podem desenvolver doença neurológica. Os echovírus (especialmente o tipo 11) são os patógenos mais comuns nesses casos.

A doença paralítica causada pelos enterovírus não poliovírus ocorre esporadicamente e, em geral, é menos grave que a poliomielite. A maioria dos casos é causada pelos enterovírus 70 ou 71, ou pelos coxsackievírus A7 ou A9. A síndrome de Guillain-Barré também está associada às enteroviroses. Embora os primeiros estudos sugerissem uma relação entre o enterovírus e a síndrome de fadiga crônica, estudos mais recentes não mostraram essa associação.

MIELITE FLÁCIDA AGUDA Os pacientes com mielite flácida aguda apresentam febre ou sintomas respiratórios, progredindo em horas a dias para a paralisia flácida em um ou mais membros. A doença é muito mais frequente em crianças. Com menos frequência, a doença pode afetar os nervos cranianos e os músculos respiratórios ou bulbares. Como a pólio e alguns outros enterovírus, a doença afeta as células do corno anterior da medula espinal; podem ser vistas alterações na substância cinzenta à RM da medula espinal. O LCS mostra pleocitose linfocítica e costuma apresentar elevação discreta das proteínas. Os casos de mielite flácida aguda têm ocorrido no final do verão ou início do outono desde 2012. Vários estudos mostraram anticorpos contra os enterovírus no LCS; os anticorpos contra o enterovírus D68 são os mais frequentemente detectados. Embora o enterovírus D68 tenha sido detectado em amostras respiratórias, fecais e nasofaríngeas de pacientes com mielite flácida aguda, o vírus raramente foi detectado no LCS. O tratamento é de suporte, e a maioria dos pacientes apresenta déficits neurológicos persistentes.

PLEURODINIA (DOENÇA DE BORNHOLM) Os pacientes com pleurodinia apresentam febre de início súbito e espasmos de dor torácica pleurítica ou abdominal alta. A dor torácica é mais comum nos adultos, enquanto a dor abdominal é mais frequente nas crianças. Os paroxismos de dor intensa semelhante a "facadas" geralmente se estendem por 15 a 30 minutos e estão associados à sudorese e à taquipneia. A febre atinge o pico 1 hora depois do início dos paroxismos e regride quando a dor desaparece. Os músculos afetados ficam doloridos à palpação, e pode ser detectado atrito pleural. A contagem de leucócitos no sangue e a radiografia de tórax geralmente são normais. A maioria dos casos é causada pelo coxsackievírus B e ocorre durante as epidemias. Os sinais e os sintomas regridem em alguns dias e é raro ocorrer recidiva. O tratamento consiste na administração de agentes anti-inflamatórios não esteroides ou na aplicação de calor aos músculos afetados.

MIOCARDITE E PERICARDITE De acordo com algumas estimativas, os enterovírus parecem causar um terço dos casos de miocardite aguda. O coxsackievírus B e seu RNA foram detectados no líquido pericárdico e nos tecidos miocárdicos de alguns pacientes com miocardite e pericardite agudas. A maioria dos casos de miocardite ou pericardite enteroviral ocorre nos recém-nascidos, nos adolescentes ou nos adultos jovens. Mais de dois terços dos pacientes são do sexo masculino. Em geral, os pacientes apresentam uma infecção das vias aéreas superiores, seguida de febre, dor torácica, dispneia, arritmias e insuficiência cardíaca em alguns casos. O atrito pericárdico é documentado em metade dos casos e o eletrocardiograma apresenta elevação do segmento ST e anormalidades da onda T. Os níveis séricos das enzimas miocárdicas geralmente estão elevados. Os recém-nascidos frequentemente têm doença grave, enquanto as crianças maiores e os adultos recuperam-se por completo. Até 10% dos casos progridem para miocardiopatia dilatada crônica. A pericardite constritiva crônica também pode ser uma sequela da doença.

EXANTEMAS Os enterovírus são as principais causas dos exantemas das crianças durante os meses de verão e outono. Embora os exantemas estejam associados a vários enterovírus, alguns tipos foram relacionados com síndromes específicas. Os echovírus 9 e 16 estão frequentemente associados ao exantema e à febre. As erupções cutâneas podem ser discretas ou confluentes, começam na face e espalham-se para o tronco e as extremidades. O echovírus 9 é o agente etiológico mais comum de uma erupção rubeoliforme (distinta). Ao contrário do exantema da rubéola, a erupção enteroviral ocorre no verão e não está associada à linfadenopatia. As erupções semelhantes à roséola surgem depois que a febre regride e evidenciam-se por máculas e pápulas na face e no tronco. O exantema de Boston, causado pelo echovírus 16, é uma erupção semelhante à roséola. Vários outros tipos de exantemas foram associados aos enterovírus, incluindo o eritema multiforme (ver Fig. A1-24) e lesões vesiculares, urticárias, petéquias, bolhas ou púrpuras. Os enantemas também podem ocorrer, incluindo lesões semelhantes às manchas de Koplik, observadas no sarampo (ver Fig. A1-2).

DOENÇA MÃO, PÉ E BOCA (FIG. 204-1) Após um período de incubação de 4 a 6 dias, os pacientes com doença mão, pé e boca apresentam febre, anorexia e fraqueza; essas manifestações são acompanhadas pelo desenvolvimento de dor de garganta e vesículas (ver Fig. A1-22) na mucosa bucal e, frequentemente, na língua, além do aparecimento de lesões vesiculares no dorso das mãos, algumas vezes envolvendo também as palmas das mãos. As vesículas podem formar bolhas e ulcerar rapidamente. Cerca de um terço dos pacientes também apresentam lesões no palato, na úvula ou nos pilares tonsilares, e um terço apresenta um exantema nos pés (incluindo a planta dos pés) ou nas nádegas. Também foram relatadas erupções cutâneas generalizadas. A doença é altamente contagiosa, com índices de infecção em torno de 100% nas crianças pequenas. Em geral, as lesões regridem no decorrer de 1 semana. A maioria dos casos é provocada pelo coxsackievírus A16 ou pelo enterovírus 71.

Uma infecção epidêmica de enterovírus 71 em Taiwan, em 1998, resultou em milhares de casos de doença mão, pé e boca ou herpangina (ver adiante). As complicações graves incluíam doença do SNC, miocardite e hemorragia pulmonar. Cerca de 90% dos óbitos envolveram crianças com ≤ 5 anos de idade, e a morte foi associada ao edema ou à hemorragia pulmonar. A doença do SNC consistia em meningite asséptica, paralisia flácida (semelhante àquela observada na poliomielite) ou romboencefalite com mioclonia e tremor ou ataxia. A média de idade dos pacientes com complicações referidas ao SNC era de 2,5 anos, e a ressonância magnética (RM) realizada nos casos de encefalite em geral mostrou lesões no tronco encefálico. O acompanhamento dessas crianças por 6 meses mostrou persistência de disfagia, paralisias dos nervos cranianos, hipoventilação, fraqueza dos membros e atrofia; com 3 anos, foram documentadas sequelas neurológicas persistentes, com retardo do desenvolvimento e comprometimento da função cognitiva.

Epidemias anuais de infecção por enterovírus 71 têm ocorrido na China desde 2008, com milhares de casos e centenas de mortes anuais. As infecções foram associadas à febre, ao exantema, à encefalite do tronco encefálico com contrações mioclônicas e ao tremor dos membros; alguns casos progrediram para convulsões e coma. Os achados pulmonares incluem edema e hemorragia pulmonar. Embora o nível de creatina-cinase MB esteja algumas vezes elevado, geralmente não se encontra necrose miocárdica.

Epidemias cíclicas ocorrem a cada 2 a 3 anos em outros países da Ásia. Entretanto, o vírus circula em taxas mais baixas nos Estados Unidos, na Europa e na África. Nos Estados Unidos, a doença mão, pé e boca está mais

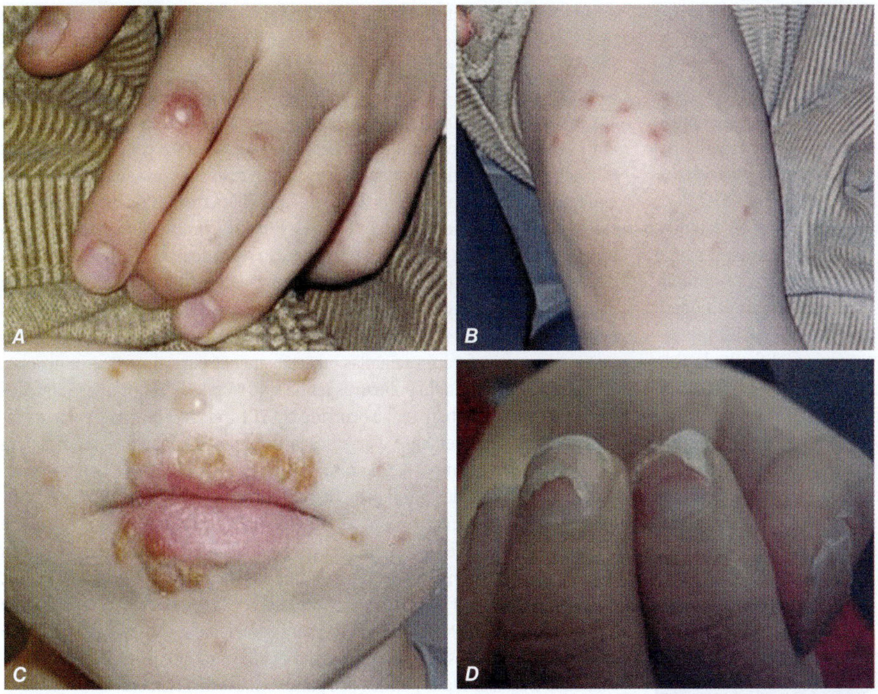

FIGURA 204-1 Erupções vesiculares da mão (*A*), do joelho (*B*) e da boca (*C*) de um menino de 6 anos de idade com infecção por coxsackievírus A6. Ele perdeu várias unhas das mãos 2 meses depois (***D***). *(Imagens reimpressas como cortesia do Centers for Disease Control and Prevention/Emerging Infectious Diseases.)*

associada ao coxsackievírus A16. Entre novembro de 2011 e fevereiro de 2012, surtos de doença mão, pé e boca por coxsackievírus A6 ocorreram em vários Estados nos Estados Unidos e 19% das pessoas afetadas foram hospitalizadas.

HERPANGINA A herpangina geralmente é causada pelo coxsackievírus A e apresenta febre de início agudo, dor de garganta, odinofagia e lesões papulovesiculares branco-acinzentadas em uma base eritematosa que pode ulcerar. As lesões podem persistir por algumas semanas; são evidentes no palato mole, nos pilares anteriores das tonsilas e na úvula; e concentram-se na parte posterior da boca. Ao contrário da estomatite herpética, a herpangina enteroviral não está associada à gengivite. A faringite linfonodular aguda causada pelo coxsackievírus A10 evidencia-se por nódulos brancos ou amarelos circundados por eritema na orofaringe posterior. As lesões não ulceram.

CONJUNTIVITE HEMORRÁGICA AGUDA Os pacientes com conjuntivite hemorrágica aguda apresentam início súbito de dor ocular grave, borramento visual, fotofobia e secreção ocular aquosa. O exame revela edema, equimoses, hemorragia subconjuntival e frequentemente apresenta ceratite pontilhada, além de folículos conjuntivais (Fig. 204-2). Geralmente há linfadenopatia pré-auricular. As epidemias e os surtos hospitalares foram associados ao enterovírus 70 e ao coxsackievírus A24. Surtos foram causados por coxsackievírus A24 na China e na Índia (2010), no Japão (2011) e na Tailândia (2014). Cerca de 20% dos pacientes desenvolvem manifestações sistêmicas com cefaleia e febre, e a recuperação costuma ser completa em 10 dias. O início súbito e a curta duração da doença ajudam a diferenciar a conjuntivite hemorrágica aguda de outras infecções oculares, incluindo as que são causadas por adenovírus e *Chlamydia trachomatis*. Alguns casos de conjuntivite hemorrágica epidêmica causada pelo enterovírus 70 foram associados à paralisia.

OUTRAS MANIFESTAÇÕES Os enterovírus são uma causa rara de pneumonia na infância e resfriado comum. Entre meados de agosto de 2014 e janeiro de 2015, a infecção por enterovírus D68 foi confirmada em mais de 1.000 pessoas com doença respiratória leve a grave, em 49 Estados dos Estados Unidos. Quase todos os casos relatados ocorreram em crianças, a maioria delas com asma. Um estudo prospectivo com > 300 crianças mostrou que a eliminação prolongada do vírus nas fezes estava associada com o desenvolvimento de autoanticorpos contra células das ilhotas e diabetes tipo 1. O coxsackievírus B foi isolado à necropsia no pâncreas de algumas crianças com diabetes melito tipo 1; entretanto, a maioria das tentativas de isolar o vírus não produziu resultados. Outras doenças associadas aos enterovírus são a parotidite, a bronquite, a bronquiolite, o crupe, a linfocitose infecciosa, a polimiosite, a artrite aguda e a nefrite aguda.

DIAGNÓSTICO

O isolamento de enterovírus em cultura de células é o método diagnóstico tradicional. Embora as culturas de amostras de fezes ou das secreções nasofaríngeas ou faríngeas de pacientes com doenças associadas aos enterovírus sejam positivas em muitos casos, o isolamento do vírus desses locais não comprova que esteja diretamente associado à doença porque esses locais ficam comumente colonizados por várias semanas em pacientes com infecções subclínicas. O isolamento do vírus da garganta está mais provavelmente associado à doença do que seu isolamento das fezes, porque os enterovírus são disseminados da orofaringe por períodos mais curtos. As culturas de LCS, soro, líquido das cavidades corporais ou tecidos são menos comumente positivas, mas os resultados positivos indicam doença causada por enterovírus. Em alguns casos, o vírus é isolado apenas do sangue ou do LCS; por essa razão, é importante cultivar amostras obtidas de vários locais. As culturas têm mais chances de serem positivas nas fases iniciais da infecção. A maioria dos enterovírus humanos pode ser detectada 1 semana depois da inoculação em culturas de células. As culturas podem ser negativas em razão da presença de anticorpos neutralizantes, da falta de suscetibilidade das células utilizadas, ou do manuseio inadequado da amostra. O coxsackievírus A pode exigir a inoculação em linhagens celulares de cultura especiais ou em camundongos lactentes.

A identificação do sorotipo do enterovírus é útil principalmente em estudos epidemiológicos e, com poucas exceções, tem pouca utilidade clínica. É importante identificar as infecções graves por enterovírus durante as epidemias e diferenciar a cepa vacinal do poliovírus de outros enterovírus presentes na garganta ou nas fezes. Amostras de fezes ou secreções faríngeas para cultura e também espécimes de soro das fases aguda e de convalescença devem ser obtidas de todos os pacientes sob suspeita de poliomielite. Se o resultado da cultura do LCS for negativo, uma cultura de fezes positiva obtida no decorrer das duas primeiras semanas depois do início dos sintomas é mais utilizada para confirmar o diagnóstico de poliomielite. Se houver suspeita de infecção por poliovírus, devem ser obtidas duas ou mais amostras de fezes e raspados faríngeos com intervalo mínimo de 1 dia, os quais são enviados para cultura de enterovírus o mais rápido possível. Se o poliovírus for isolado, o material deve ser enviado ao CDC para diferenciação entre as cepas vacinais ou o vírus selvagem (*wild-type*).

A reação em cadeia da polimerase com transcriptase reversa (RT-PCR, de *reverse-transcriptase polymerase chain reaction*) foi utilizada para amplificar o ácido nucleico viral do LCS, do soro, da urina, das fezes, da conjuntiva,

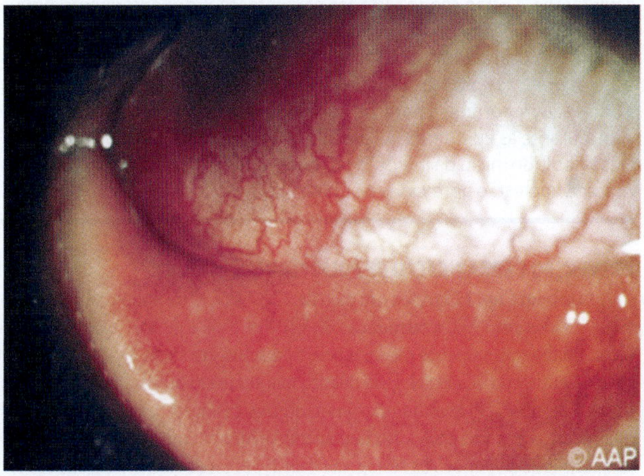

FIGURA 204-2 Conjuntivite hemorrágica aguda por enterovírus 70. *(Imagem reimpressa como cortesia de Jerri Ann Jenista, MD.)*

dos *swabs* de orofaringe e de tecidos. Um ensaio de RT-PCR pan-enterovírus consegue detectar todos os enterovírus humanos. Com os controles apropriados, a RT-PCR do LCS é altamente sensível (70-100%) e específica (> 80%) e fornece resultados mais rápidos do que a cultura. A RT-PCR do LCS tem menos probabilidade de ser positiva quando os pacientes apresentam-se dentro de 3 dias ou mais após o início da meningite ou com infecção pelo enterovírus 71; nesses casos, deve-se considerar a realização de RT-PCR de *swabs* da faringe ou do reto, embora seja menos específica do que a RT-PCR do LCS.

A RT-PCR do soro também é altamente sensível e específica do diagnóstico de doença generalizada. A RT-PCR pode ser particularmente útil para o diagnóstico e o acompanhamento da doença enteroviral de pacientes imunocomprometidos tratados com imunoglobulinas, cujas culturas virais podem ser negativas. A detecção do antígeno é menos sensível do que a RT-PCR.

O diagnóstico sorológico da infecção por enterovírus é dificultado pelo grande número de sorotipos e pela inexistência de um antígeno em comum. A demonstração da soroconversão pode ser útil em casos raros para confirmar os resultados da cultura, mas os testes sorológicos geralmente ficam limitados aos estudos epidemiológicos. O soro deve ser obtido e congelado logo depois do início da doença e novamente cerca de 4 semanas depois. A determinação dos títulos do anticorpo neutralizante é o método mais preciso de identificação do anticorpo, enquanto a dosagem dos títulos de fixação do complemento geralmente é menos sensível. Os títulos de IgM específica para o vírus estão elevados nas infecções agudas e crônicas.

TRATAMENTO

Infecções por enterovírus

A maioria das infecções por enterovírus é leve e regride espontaneamente; contudo, podem ser necessárias medidas intensivas de suporte caso haja doenças cardíaca, hepática ou do SNC. A imunoglobulina intravenosa (IV), intratecal ou intraventricular tem sido utilizada com aparente sucesso em alguns casos para o tratamento da meningoencefalite crônica por enterovírus e da dermatomiosite dos pacientes com hipogamaglobulinemia ou agamaglobulinemia. A doença pode estabilizar ou regredir durante o tratamento, mas alguns pacientes pioram inexoravelmente, apesar do tratamento. Com frequência, a IgIV impede a ocorrência de doença grave por enterovírus nesses pacientes. A administração por via IV de imunoglobulina com altos títulos de anticorpos contra o vírus infectante foi utilizada em alguns casos de infecção potencialmente fatal de recém-nascidos, os quais podem não ter anticorpos adquiridos das mães. Em uma experiência com recém-nascidos portadores de infecções por enterovírus, a imunoglobulina com títulos muito altos de anticorpo contra o vírus infectante reduziu os níveis de viremia; entretanto, esse estudo foi muito pequeno para demonstrar algum benefício clínico expressivo. O nível de anticorpos contra os enterovírus varia com a preparação de imunoglobulina. Um ensaio clínico de fase 2 de pleconarila para sepse neonatal por enterovírus mostrou que o prazo até a negatividade da RT-PCR no soro foi reduzido e a taxa de sobrevida aumentou em recém-nascidos com infecções confirmadas por enterovírus que foram tratados com o fármaco, embora nesse pequeno estudo as diferenças não tenham alcançado significância; no momento da elaboração deste capítulo, o fármaco ainda não estava disponível para uso clínico. Pocapavir e vapendavir também estão sendo testados para infecções por enterovírus; houve rápido desenvolvimento de resistência no VOP em um estudo do fármaco. Os glicocorticoides estão contraindicados.

As práticas rigorosas de lavagem das mãos e a utilização de aventais e luvas são importantes para limitar a transmissão hospitalar dos enterovírus durante as epidemias. As precauções entéricas estão indicadas por 7 dias depois do início da infecção por enterovírus. Vacinas com enterovírus 71 inativado estão aprovadas na China.

PREVENÇÃO E ERRADICAÇÃO DE POLIOVÍRUS

(Ver também Cap. 123) Após um pico de 57.879 casos de poliomielite nos Estados Unidos em 1952, a introdução de VIP em 1955 e de VOP em 1961 erradicou finalmente a doença causada pelo tipo selvagem (*wild-type*) do poliovírus no hemisfério ocidental. Essa doença não tem sido notificada nos Estados Unidos desde 1979, quando ocorreram alguns casos entre grupos religiosos que recusaram a vacinação. No hemisfério ocidental, o último caso de paralisia atribuída ao poliovírus selvagem (*wild-type*) foi documentado em 1991.

Em 1988, quando cerca de 350 mil casos de poliomielite ocorreram em 125 países, a Organização Mundial da Saúde (OMS) adotou uma resolução para erradicar a poliomielite até o ano 2000. O poliovírus selvagem (*wild-type*) do tipo 2 e o poliovírus selvagem (*wild-type*) do tipo 3 foram declarados erradicados em 2015 e 2019, respectivamente. As Américas receberam a certificação de continentes livres da transmissão do poliovírus selvagem (*wild-type*) em 1994, a região do Pacífico ocidental em 2000, a Europa em 2002 e o Sudeste Asiático em 2014. De fato, após um nadir de 496 casos em 2001, 21 países, os quais estavam livres da pólio previamente, relataram casos importados de seis países endêmicos para pólio, entre 2002 e 2005. Em 2006, a transmissão da pólio havia sido reduzida na maioria desses 21 países. Em 2017, houve 22 casos de pólio do tipo selvagem (*wild-type*), o menor número já relatado para 1 ano – todos esses casos ocorreram no Paquistão e no Afeganistão. Em 2020, o número de casos da pólio do tipo selvagem (*wild-type*) aumentou para 140, todos nesses mesmos dois países (Tab. 204-2). A pólio é um motivo de preocupação para pessoas que viajam e não foram vacinadas ou estão apenas parcialmente imunizadas. Embora a importação do poliovírus tenha sido responsável por quase 50% dos casos em 2013 e também tenha ocorrido em 2014, ela não tem sido relatada recentemente. Evidentemente, a erradicação mundial da pólio é necessária para eliminar o risco de importação do vírus selvagem (*wild-type*). Os surtos parecem ter sido facilitados por índices de cobertura da vacina abaixo do ideal, por focos isolados de crianças que não foram vacinadas, por condições precárias de saneamento e aglomeração, por condições inadequadas de armazenamento da vacina e pelo baixo nível de resposta a um dos sorotipos presentes na vacina. Embora a campanha de erradicação mundial tenha reduzido expressivamente o número de casos de pólio endêmica, surgiram dúvidas sobre se a erradicação seria uma meta realista, tendo em vista o grande número de infecções assintomáticas e a instabilidade política dos países em desenvolvimento.

O uso de VOP, especialmente em regiões com baixas taxas de vacinação, tem sido associado com a poliomielite derivada da vacina devido a mutações que resultam na restauração da capacidade viral e em neurovirulência durante a replicação prolongada em pessoas ou transmissão interpessoal. A poliomielite derivada da vacina foi reconhecida no Egito em 1983 a 1993, e centenas de casos foram relatados em muitos países, incluindo 385 casos na Nigéria em 2005 a 2012. As epidemias foram rapidamente erradicadas após a vacinação intensiva com VOP. Em 2005, houve um caso de pólio por vacina em uma mulher dos Estados Unidos não vacinada que retornava de uma visita às Américas Central e do Sul. Nesse mesmo ano, foi constatado que um lactente imunocomprometido não vacinado de Minnesota, Estados Unidos, disseminava o poliovírus vacinal; estudos mais detalhados identificaram 4 de 22 lactentes dessa mesma comunidade que disseminavam o vírus. Todos os 5 lactentes eram assintomáticos. Esses surtos enfatizam a necessidade de manter níveis elevados de cobertura da vacina e de acompanhar a circulação do vírus. Entre 2010 e 2014, 60 a 70 casos de poliomielite vacinal foram relatados anualmente. Em 2016, apenas 5 casos foram relatados (na Nigéria, no Paquistão e no Laos). Porém, esse número tem aumentado anualmente, com 1.106 casos de pólio

TABELA 204-2 ■ Casos de poliomielite confirmados por laboratório em 2020

País	Pólio selvagem	Pólio derivada de vacinas
Paquistão	84	135
Afeganistão	56	308
Chade	0	99
República Democrática do Congo	0	81
Burkina Faso	0	65
Costa do Marfim	0	61
Sudão	0	58
Mali	0	51
Sudão do Sul	0	50
Guiné	0	44
Etiópia	0	36
Iêmen	0	31
Somália	0	14
Outros	0	73[a]
Total	140	1.106

[a]Outros com < 13 casos; Gana, 12 casos; Serra Leoa, Níger, 10 casos cada; Togo, 9 casos; Nigéria, 8 casos; Camarões, 7 casos; República Centro-Africana, 4 casos; Angola, Benin, 3 casos cada; Madagascar, Congo, 2 casos cada; Malásia, Filipinas, Tajiquistão, 1 caso cada.

derivada da vacina em 2020 ocorrendo em 27 países; cerca da metade desses casos ocorreram na região do Mediterrâneo Oriental e metade eram da África (Tab. 204-2). Entre 2018 e março de 2020, 92% dos casos de pólio derivada da vacina foram causados pelo vírus tipo 2. Acredita-se que a descontinuação da vacinação com a VOP tipo 2 seja responsável por esse aumento na pólio tipo 2. A VIP é utilizada na maioria dos países industrializados, e a VOP na maior parte dos países em desenvolvimento, incluindo aqueles nos quais a pólio ainda ocorre ou foi erradicada recentemente. Embora as injeções IM das outras vacinas (vírus vivos/atenuados) possam ser aplicadas simultaneamente com a VOP, devem ser evitadas injeções IM desnecessárias durante o primeiro mês depois da vacinação com VOP porque elas aumentam o risco de paralisia associada à vacina. A partir de 1988, foi introduzida nos Estados Unidos uma vacina de poliovírus inativado com potência ampliada.

Depois da aplicação de várias doses da VOP apenas, o índice de soropositividade para os sorotipos específicos do poliovírus ainda pode ficar abaixo do ideal entre as crianças dos países em desenvolvimento; a aplicação de uma ou mais doses suplementares da VIP pode aumentar o índice de soropositividade para esses sorotipos. Contra determinado sorotipo, a VOP contendo apenas esse sorotipo é mais imunogênica do que a vacina trivalente devido à ausência de interferência de outros sorotipos. Considerando a erradicação do poliovírus selvagem (*wild-type*) tipo 2 e o estabelecimento da VOP tipo 2 como causa primária da poliomielite vacinal, a VOP bivalente (tipos 1 e 3), que demonstrou ser superior à VOP trivalente na indução de anticorpos aos tipos 1 e 3, substituiu a vacina VOP trivalente em abril de 2016. Porém, surtos de pólio derivada da vacina devido ao vírus da pólio tipo 2 têm exigido a vacinação com a VOP monovalente do tipo 2. Duas VOPs tipo 2 modificadas com comprometimento da reversão para neurovirulência se mostraram seguras e imunogênicas em ensaios clínicos de fase 2. A adição de pelo menos uma dose de VIP trivalente após a imunização com a VOP bivalente reduzirá o risco de poliomielite vacinal associada com o vírus tipo 2 e aumentará a imunidade aos poliovírus 1 e 3. Assim, em 2016, cerca de 90% dos países incluíram a VIP trivalente em seus calendários de imunização. Como a frequência do tipo selvagem (*wild-type*) de pólio diminuiu e aumentaram os relatos de pólio associada ao vírus tipo vacinal circulante, a OMS está investigando se a VIP pode ser produzida a partir de cepas da VOP, as quais necessitam de menos biocontenção, substituindo completamente a VOP.

A VOP e a VIP estimulam anticorpos que persistem por no mínimo 5 anos. Essas duas vacinas induzem a formação de IgG e IgA. Em comparação com os indivíduos vacinados com VIP, os receptores da VOP propagam menos vírus e desenvolvem menos comumente reinfecções pelo vírus selvagem (*wild-type*) depois da exposição ao poliovírus. Embora a VIP seja segura e eficaz, a VOP possui as vantagens de facilidade de administração, custo mais baixo e indução de imunidade intestinal que resulta na redução do risco de transmissão do vírus selvagem (*wild-type*) na comunidade. Em função do progresso em direção à erradicação global da pólio e a ocorrência contínua de casos de poliomielite associada à vacina, foi recomendado, em 2000, um esquema com VIP total para a vacinação contra o poliovírus na infância nos Estados Unidos, com a administração da vacina aos 2, 4 e 6 a 18 meses e com 4 a 6 anos de idade. O risco de pólio associado ao vírus vacinal deve ser explicado antes da aplicação da VOP. A Tabela 204-3 descreve as recomendações para a vacinação de adultos.

Existem preocupações quanto à descontinuação da vacinação caso a propagação endêmica do poliovírus seja erradicada. Entre as razões para essas preocupações estão o fato de o poliovírus permanecer sendo eliminado de pacientes imunocomprometidos por > 25 anos, o poliovírus do tipo vacinal poder circular e causar doença e o poliovírus do tipo selvagem (*wild-type*) estar presente em laboratórios de pesquisa e em instalações de fabricantes de vacinas. Estão sendo desenvolvidos antivirais e anticorpos monoclonais para a redução ou o término da eliminação do poliovírus por excretores de longo prazo do vírus. Foi recentemente demonstrado que o pocapavir reduz a eliminação do VOP tipo 1 em um ensaio clínico, mas o rápido desenvolvimento de resistência com a transmissão do vírus, apesar da redução da eliminação, indica que será necessária a terapia combinada com antivirais e/ou anticorpos monoclonais.

TABELA 204-3 ■ Recomendações para a vacinação de adultos contra a pólio

1. A maioria dos adultos nos Estados Unidos tem pouco risco de exposição aos poliovírus, e a maioria está imunizada como resultado da vacinação durante a infância. A vacinação com VIP é recomendada para as pessoas com maior risco de exposição aos poliovírus em comparação com a população geral:
   a. viajantes para regiões ou países onde a poliomielite é epidêmica ou endêmica;
   b. membros de comunidades ou grupos populacionais específicos com doença causada pelos poliovírus selvagens (*wild-type*);
   c. profissionais de laboratórios que manuseiam espécimes que possam conter poliovírus;
   d. profissionais de saúde que trabalham em contato direto com pacientes que possam estar eliminando poliovírus selvagem (*wild-type*); e
   e. adultos não vacinados cujos filhos estejam recebendo a vacina oral com poliovírus.
2. Os adultos não vacinados ou cujo estado vacinal seja desconhecido, e que tenham risco aumentado, devem receber 3 doses de VIP. Duas doses de VIP devem ser administradas com intervalos de 4-8 semanas; uma terceira dose deve ser administrada 6-12 meses após a segunda.
3. Os adultos que receberam uma série primária de vacina para poliomielite e que tenham risco aumentado devem receber outra dose de VIP. Atualmente, não há dados que indiquem a necessidade de mais do que uma dose única de reforço com VIP para adultos. Porém, os adultos que permanecerão por > 4 semanas em um país infectado pela poliomielite ou que exporte a poliomielite, e aqueles cujo reforço da vacina de poliomielite tenha sido administrado > 1 ano antes, devem receber uma dose adicional de reforço da vacina antes de partir para aquele local.

Sigla: VIP, vacina inativada de poliovírus.

Fonte: Modificada de Centers for Disease Control and Prevention: MMWR Recomm Rep 46(RR-5):1, 2000; e Wallace et al: MMWR Morb Mortal Wkly Rep 63(27):591, 2014.

PARECHOVÍRUS

Os parechovírus humanos (HPeVs), assim como os enterovírus, são membros da família Picornaviridae. Os 16 sorotipos de HPeV comumente causam infecções na primeira infância. As infecções por HPeV tipo 1 (HPeV-1) ocorrem durante todo o ano, enquanto infecções por outros tipos de parechovírus ocorrem mais comumente no verão e no outono. As infecções por HPeVs são semelhantes àquelas causadas por enterovírus e podem levar à doença generalizada do recém-nascido, meningite asséptica, encefalite, convulsões, paralisia transitória, exantemas, doença do trato respiratório, erupção cutânea, hepatite e gastrenterite. Enquanto HPeV-1 é o sorotipo mais comum e geralmente causa doença leve, as mortes de crianças nos Estados Unidos têm sido associadas com HPeV-1, HPeV-3 e HPeV-6. Os HPeVs podem ser isolados a partir dos mesmos sítios dos enterovírus, incluindo a nasofaringe, as fezes e as secreções das vias aéreas. A RT-PCR utilizando os *primers* de pan-enterovírus não detecta HPeVs e, embora os ensaios de RT-PCR sejam realizados em laboratórios de pesquisa e no CDC, muitos laboratórios comerciais não realizam o teste. A pleconarila não é ativa contra os parechovírus.

REOVÍRUS

Os reovírus são vírus de RNA de fita dupla com três sorotipos. Estudos sorológicos indicaram que a maioria dos seres humanos é infectada pelos reovírus na infância. A maioria das infecções é assintomática ou pode causar sintomas leves do trato respiratório superior. O reovírus é considerado uma causa rara de gastrenterite ou meningite leves em lactentes e em crianças. A especulação sobre uma associação de reovírus do tipo 3 com hepatite neonatal idiopática e atresia biliar extra-hepática baseia-se na elevada prevalência de anticorpos antirreovírus em alguns pacientes afetados e na detecção de RNA viral por RT-PCR em tecidos hepatobiliares em alguns estudos. Novos ortorreovírus têm sido associados à doença em seres humanos, como os vírus Melaka e Kampar à febre e à doença respiratória aguda na Malásia, e o vírus Nelson Bay à doença respiratória aguda em um viajante oriundo de Bali.

LEITURAS ADICIONAIS

ABEDI GR et al: Enterovirus and parechovirus surveillance–United States, 2014-2016. MMWR Morb Mortal Wkly Rep 67:515, 2018.

CHARD AN et al: Progress toward polio eradication-worldwide, January 2018-March 2020. MMWR Morb Mortal Wkly Rep 69:784, 2020.

MACKLIN GR et al: Evolving epidemiology of poliovirus serotype 2 following withdrawal of the serotype 2 oral poliovirus vaccine. Science 368:401, 2020.

MCKAY SL et al: Increase in acute flaccid myelitis—United States, 2018. Morb Mortal Wkly Rep 67:1273, 2018.

MURPHY OC, PARDO CA: Acute flaccid myelitis: A clinical review. Semin Neurol 40:211, 2020.

SAEZ-LLORENS et al: Safety and immunogenicity of two novel type 2 oral poliovirus vaccine candidates compared with monovalent type 2 oral poliovirus vaccine in children and infants: Two clinical trials. Lancet 397:27, 2021.

SCHUBERT RD et al: Pan-viral serology implicates enteroviruses in acute flaccid myelitis. Nat Med 25:1748; 2019.

205 Sarampo

Kaitlin Rainwater-Lovett, William J. Moss

DEFINIÇÃO

O sarampo é uma doença viral altamente contagiosa, caracterizada por pródromos de febre, tosse, coriza e conjuntivite, seguida do aparecimento de exantema maculopapular generalizado. Antes do uso disseminado da vacina contra o sarampo, a estimativa era de que ele causava > 2 milhões de mortes por ano no mundo inteiro.

CONSIDERAÇÕES GLOBAIS

Foram feitos notáveis progressos na redução da incidência global e taxa de mortalidade do sarampo por meio da vacinação contra a doença. Nas Américas, a vacinação intensiva e os esforços de vigilância – baseados, em parte, na estratégia bem-sucedida da Organização Pan-Americana da Saúde (OPAS) de campanhas nacionais periódicas de vacinação contra o sarampo (atividades suplementares de imunização [ASIs]) –, além da ampla cobertura de vacinas rotineiras contra o sarampo, interromperam a transmissão endêmica do vírus do sarampo. A região das Américas da Organização Mundial da Saúde (OMS) foi declarada como tendo eliminado o sarampo em setembro de 2016 – a primeira região do mundo a fazer isso. Nos Estados Unidos, a ampla cobertura com duas doses de vacina contra sarampo eliminou a transmissão endêmica do vírus em 2000. Progressos também têm sido realizados na redução das taxas de incidência e mortalidade por sarampo na África Subsaariana e na Ásia, em consequência do aumento da cobertura vacinal de rotina contra o sarampo e a previsão de uma segunda dose de vacina contra o sarampo por meio de campanhas de vacinação em massa e programas de vacinação infantil. Entre 2000 e 2019, estima-se que as mortes globais por sarampo tenham diminuído em 62%, de 539.000 (intervalo de confiança [IC] de 95%, 357.200-911.900) para 207.500 (IC de 95%, 123.100-472.900). Estima-se que a vacinação tenha evitado 25,5 milhões de mortes ao longo desse período. Porém, um ressurgimento global do sarampo em 2019 levou à perda da condição de eliminação do sarampo na região das Américas e à ameaça da condição de eliminação nos Estados Unidos, salientando o risco continuado. Em 2019, os 1.282 casos de sarampo relatados nos Estados Unidos foram os mais numerosos desde 1992.

A Iniciativa de Sarampo e Rubéola, uma parceria entre a Cruz Vermelha Americana, a Fundação das Nações Unidas, o Fundo das Nações Unidas para a Infância (Unicef), o Centers for Disease Control and Prevention (CDC) e a OMS, está desempenhando um importante papel na redução global das taxas de incidência e mortalidade por sarampo. Desde o seu início, em 2001, a Iniciativa forneceu a governos e comunidades, em mais de 88 países, apoio técnico e financeiro para a imunização de rotina, campanhas de vacinação em massa e sistemas de vigilância da doença.

ETIOLOGIA

O vírus do sarampo é um vírus de RNA não segmentado, de fita simples e sentido negativo, esférico e pertencente ao gênero *Morbillivirus* da família dos *Paramyxoviridae*. O sarampo era originalmente uma zoonose, a qual surgiu pela transmissão de um ancestral morbilivírus há milhares de anos, de animais para humanos, quando as populações humanas atingiram um tamanho suficiente para sustentar a transmissão viral. Embora os vírus de RNA tenham uma elevada taxa de mutação, o vírus do sarampo é considerado um vírus monotípico antigeneticamente, isto é, as proteínas de superfície responsáveis por induzir imunidade protetora mantiveram a sua estrutura antigênica no tempo e no espaço. A importância dessa estabilidade para a saúde pública é o fato de que as vacinas contra sarampo desenvolvidas há várias décadas a partir de uma única cepa do vírus do sarampo permanecem protetoras no mundo inteiro. O vírus do sarampo é destruído pela luz ultravioleta e pelo calor, e os vírus atenuados na vacina contra sarampo mantêm essas características, exigindo, assim, um ambiente frio para o transporte e o armazenamento das vacinas.

EPIDEMIOLOGIA

O vírus do sarampo é um dos patógenos mais altamente contagiosos de transmissão direta. Podem ocorrer surtos em populações nas quais menos de 10% dos indivíduos são suscetíveis. As cadeias de transmissão são comuns entre contatos domiciliares, crianças em idade escolar e profissionais de saúde. Não existem infecções latentes ou persistentes pelo vírus do sarampo resultando em contágio prolongado, nem animais reservatórios para o vírus. Por conseguinte, o vírus do sarampo só pode ser mantido em populações humanas por uma cadeia ininterrupta de infecções agudas, exigindo, assim, um suprimento contínuo de indivíduos suscetíveis. Os recém-nascidos tornam-se suscetíveis ao vírus do sarampo quando perdem a imunidade adquirida passivamente da mãe; quando não vacinados, esses lactentes são responsáveis pelo volume de novos indivíduos suscetíveis.

O sarampo endêmico exibe um padrão temporal típico, caracterizado por epidemias sazonais anuais sobrepostas a ciclos epidêmicos longos, de 2 a 5 anos ou mais. Nos climas temperados, os surtos anuais de sarampo ocorrem no final do inverno e início da primavera. Esses surtos anuais provavelmente são atribuíveis a relações sociais que facilitam a transmissão (p. ex., grupo de crianças na escola) e a fatores ambientais que favorecem a viabilidade e a transmissão do vírus do sarampo. Casos de sarampo continuam ocorrendo nos períodos interepidêmicos em grandes populações, porém em baixa incidência. Os ciclos mais longos que ocorrem em intervalos de vários anos resultam do acúmulo de indivíduos suscetíveis em coortes de nascimentos sucessivos e declínio subsequente do número de indivíduos suscetíveis depois de um surto.

As taxas de ataque secundário entre contatos suscetíveis domésticos e institucionais em geral excedem 90%. A idade média em que o sarampo ocorre depende das taxas de contato com pessoas infectadas, declínio dos anticorpos maternos protetores e cobertura com vacina. Nas zonas urbanas com alta densidade populacional e baixa cobertura de vacinação, o sarampo é uma doença que acomete lactentes e crianças pequenas. A distribuição cumulativa pode atingir 50% com 1 ano de idade, e uma proporção significativa de crianças adquire o sarampo antes dos 9 meses – a idade de vacinação de rotina em muitos países, de acordo com o esquema recomendado pelo Programa Expandido de Imunização da OMS. Com o aumento da cobertura de vacinação contra sarampo ou a diminuição da densidade populacional, a distribuição etária está se deslocando para crianças de mais idade. Nessas situações, casos de sarampo predominam em crianças de idade escolar. Os lactentes e as crianças pequenas, apesar de suscetíveis se não forem protegidos com vacinação, não são expostos ao vírus do sarampo o suficiente para causar uma carga significativa da doença nesse grupo etário. À medida que aumenta cada vez mais a cobertura de vacinação contra sarampo, a distribuição etária dos casos pode ser deslocada para a adolescência e idade adulta; essa distribuição já é observada em surtos de sarampo nos Estados Unidos e exige programas de vacinação contra a doença dirigidos para esses grupos etários mais avançados. Alguns países têm uma distribuição bimodal, com os casos de sarampo predominando em lactentes pequenos e em adultos.

Os indivíduos com sarampo são contagiantes durante vários dias antes e depois do aparecimento do exantema, quando os níveis do vírus do sarampo no sangue e nos líquidos corporais estão mais elevados e quando a tosse, a coriza e os espirros, que facilitam a disseminação do vírus, são mais intensos. A contagiosidade do sarampo antes do aparecimento da doença identificável dificulta a eficiência das medidas de isolamento. A excreção viral por crianças com a imunidade mediada por células prejudicada pode ser prolongada.

Os ambientes médicos são locais bem conhecidos de transmissão do vírus do sarampo. As crianças podem chegar a postos de saúde durante a fase prodrômica, quando o diagnóstico não é evidente, embora a criança esteja infectante e tenda a infectar contatos suscetíveis. Os profissionais de saúde podem adquirir o sarampo de crianças infectadas e transmitir o vírus a outras crianças. A transmissão hospitalar pode ser reduzida pela manutenção de um alto índice de suspeita clínica, uso de precauções de isolamento apropriadas quando há suspeita de sarampo, administração da vacina contra sarampo a crianças e profissionais de saúde suscetíveis e documentação da vacinação contra sarampo dos profissionais de saúde (i.e., prova da administração de duas doses de vacina contra sarampo ou detecção de anticorpos contra o vírus do sarampo).

Com o sucesso cada vez maior dos esforços envidados no controle do sarampo, a percepção pública do risco de sarampo como doença diminui, sendo substituída por uma preocupação acerca dos possíveis eventos adversos associados à vacina contra sarampo. Em consequência, ocorreram numerosos surtos de sarampo devido a uma atitude de oposição à vacinação com base religiosa ou filosófica ou por medos infundados de reações adversas graves (ver "Imunização ativa", adiante, e **Cap. 3**).

PATOGÊNESE

O vírus do sarampo é transmitido principalmente por perdigotos respiratórios a curta distância e, menos comumente, por pequenas partículas em aerossóis que permanecem suspensas no ar por longos períodos de tempo. A transmissão pelo ar parece ser importante em alguns ambientes, como escolas, consultórios médicos, hospitais e locais públicos fechados. O vírus pode ser transmitido por contato direto com secreções infectadas, porém não sobrevive por muito tempo em objetos.

O período de incubação do sarampo é de cerca de 10 dias até o início da febre e de 14 dias até o aparecimento do exantema. Esse período pode ser mais curto nos lactentes e mais longo (até 3 semanas) nos adultos. A infecção inicia quando o vírus do sarampo aloja-se no trato respiratório, na orofaringe, ou na conjuntiva (Fig. 205-1*A*). Durante os primeiros 2 a 4 dias após a infecção, o vírus do sarampo replica localmente na mucosa respiratória, primariamente em células dendríticas e linfócitos, e dissemina-se para os linfonodos de drenagem. A seguir, o vírus entra na corrente sanguínea em linfócitos infectados, produzindo viremia primária, a qual dissemina a infecção pelo sistema reticuloendotelial. A replicação contínua resulta em viremia secundária, começando 5 a 7 dias após a infecção e disseminando o vírus do sarampo por todo o organismo. A replicação do vírus do sarampo nesses órgãos-alvo, em conjunto com a resposta imune do hospedeiro, é responsável pelos sinais e sintomas da doença que ocorrem 8 a 12 dias após a infecção e marcam o fim do período de incubação (Fig. 205-1*B*).

RESPOSTAS IMUNOLÓGICAS

A resposta imune do hospedeiro ao vírus do sarampo é essencial para a eliminação viral, a recuperação clínica, bem como o estabelecimento da imunidade de longo prazo (Fig. 205-1*C*). A resposta imune (inata) inespecífica inicial durante a fase prodrômica inclui a ativação de células *natural killer* e o aumento da produção de proteínas antivirais. A resposta imune adaptativa consiste em anticorpos específicos contra o vírus do sarampo e resposta celular. A eficácia protetora dos anticorpos contra o vírus do sarampo é demonstrada pela imunidade conferida aos lactentes pelos anticorpos maternos de transmissão passiva e proteção dos indivíduos suscetíveis expostos após a administração de imunoglobulina contra o vírus do sarampo. Os primeiros anticorpos específicos produzidos após a infecção pelo vírus do sarampo são do subtipo imunoglobulina M (IgM), com mudança subsequente para isotipos predominantemente IgG1 e IgG3. A resposta da IgM está ausente após reexposição ou revacinação e serve como marcador de infecção primária.

A importância da imunidade celular ao vírus do sarampo é demonstrada pela capacidade de crianças com agamaglobulinemia (incapacidade congênita de produzir anticorpos) de recuperar-se por completo do sarampo e pelo quadro contrastante de crianças com graves defeitos na função dos linfócitos T, as quais frequentemente desenvolvem doença grave ou fatal (Cap. 351). A resposta T_H1 predominante inicial (caracterizada por interferon [IFN]-γ) é essencial para a eliminação viral, e a resposta T_H2 tardia (caracterizada pela interleucina 4) promove o desenvolvimento de anticorpos específicos contra o sarampo, os quais são importantes para a proteção contra a reinfecção.

Acredita-se, em geral, que a duração da imunidade protetora após a infecção pelo vírus do sarampo de tipo selvagem (*wild-type*) seja permanente. A memória imunológica contra o vírus do sarampo inclui a produção contínua de anticorpos específicos contra o sarampo e a circulação de linfócitos T CD4+ e CD8+ contra o vírus.

Entretanto, as respostas imunes exacerbadas induzidas pela infecção pelo vírus do sarampo estão paradoxalmente associadas a respostas reduzidas a antígenos não relacionados (vírus que não sejam vírus do sarampo), os quais persistem por várias semanas a meses após a resolução da doença aguda. Esse estado de imunossupressão aumenta a suscetibilidade do indivíduo a infecções secundárias por bactérias e vírus que causam pneumonia e diarreia, sendo responsável por uma proporção substancial de morbidade e mortalidade do sarampo. As respostas de hipersensibilidade de tipo tardio a antígenos de memória, como tuberculina, estão suprimidas, e ocorre comprometimento das respostas celulares e humorais a novos antígenos. A reativação da tuberculose e a remissão de doenças autoimunes após o sarampo foram descritas e atribuídas a esse estado de imunossupressão. É importante observar que o sarampo resulta em diminuição dos anticorpos circulantes contra vírus e bactérias previamente encontrados, comprometendo a memória imunológica. Esse mecanismo pode explicar por que a morbidade e a mortalidade em crianças podem aumentar por > 2 anos após o sarampo.

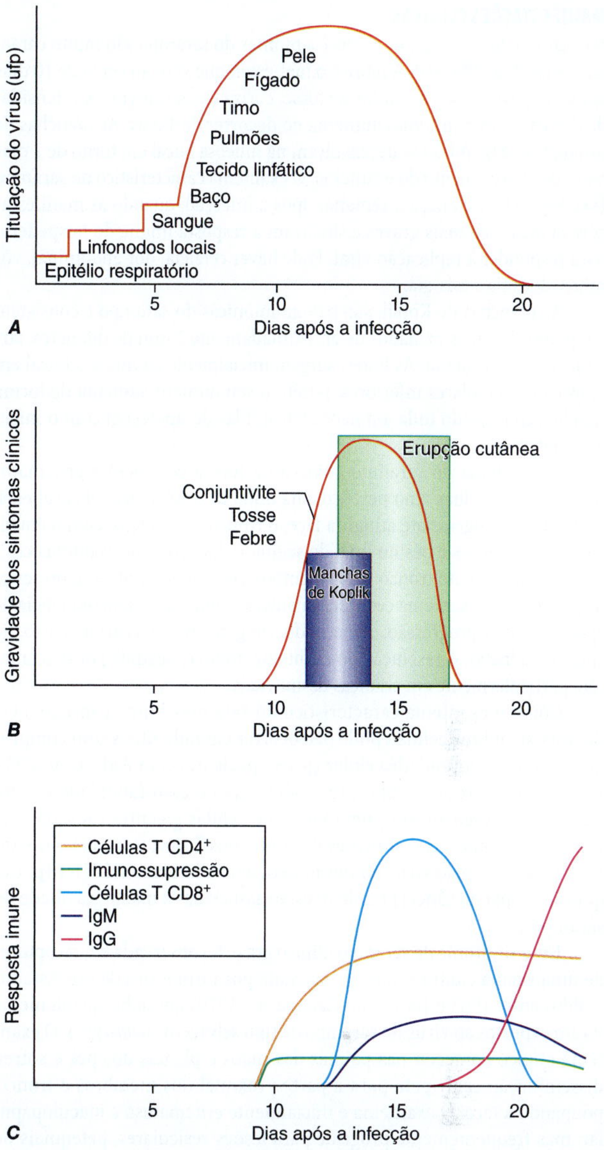

FIGURA 205-1 Infecção pelo vírus do sarampo: patogênese, manifestações clínicas e respostas imunes. *A*. Disseminação do vírus do sarampo, desde a infecção inicial do trato respiratório até a disseminação do vírus para a pele. ***B*.** Aparecimento dos sinais e sintomas clínicos, incluindo manchas de Koplik e erupção cutânea. ***C*.** Respostas humoral e das células T ao vírus do sarampo. Os sinais e os sintomas do sarampo surgem concomitantemente à resposta imune do hospedeiro. ufp, unidade formadora de placa. *(Reimpressa, com autorização, de WJ Moss: Global measles elimination. Nat Rev Microbiology 4:900, 2006.)*

ABORDAGEM AO PACIENTE

Sarampo

O médico deve considerar a possibilidade de sarampo em indivíduos que apresentam febre e exantema generalizado, em particular quando se sabe que o vírus do sarampo está circulando ou quando o paciente tem uma história de viagem a regiões endêmicas. Devem ser tomadas precauções adequadas para prevenir a transmissão nosocomial. O diagnóstico requer confirmação laboratorial, exceto durante grandes surtos, nos quais é possível estabelecer uma associação epidemiológica a um caso confirmado. O tratamento é, em grande parte, de suporte, e consiste na administração de vitamina A e antibióticos (ver "Tratamento", adiante). Podem ocorrer complicações do sarampo, incluindo infecções bacterianas secundárias e encefalite, após a doença aguda, exigindo monitoração cuidadosa, particularmente nos indivíduos imunocomprometidos.

MANIFESTAÇÕES CLÍNICAS

Na maioria das pessoas, os sinais e sintomas do sarampo são muito característicos (Fig. 205-1*B*). A febre e o mal-estar, que surgem cerca de 10 dias após a exposição, são seguidos de tosse, coriza e conjuntivite. A intensidade desses sinais e sintomas aumenta no decorrer de 4 dias. As manchas de Koplik (ver Fig. A1-2) se desenvolvem na mucosa bucal em torno de 2 dias antes do aparecimento do exantema. O exantema característico do sarampo (ver Fig. A1-3) começa 2 semanas após a infecção, quando as manifestações clínicas são mais graves e sinalizam a resposta imune do hospedeiro para responder à replicação viral. Pode haver cefaleia, dor abdominal, vômitos, diarreia e mialgia.

As manchas de Koplik são patognomônicas do sarampo e consistem em pontos brancos-azulados de aproximadamente 1 mm de diâmetro, circundados por eritema. As lesões surgem inicialmente na mucosa bucal em oposição aos molares inferiores, porém o seu número aumenta de forma rápida, acometendo toda a mucosa bucal. Elas desaparecem com o início do exantema.

O exantema do sarampo começa na forma de máculas eritematosas atrás das orelhas e no pescoço e na linha de implantação dos cabelos. O exantema progride até atingir a face, o tronco e os braços, com o envolvimento de pernas e pés no final do segundo dia. Áreas de exantema confluente aparecem no tronco e nos membros, e pode-se verificar a presença de petéquias. O exantema cede lentamente, seguindo a mesma sequência de aparecimento e progressão, começando, em geral, no terceiro ou quarto dia após o seu início. A resolução do exantema pode ser seguida por descamação, particularmente em crianças desnutridas.

Como o exantema característico do sarampo é uma consequência da resposta imune celular, pode não ocorrer em indivíduos com comprometimento da imunidade celular (p. ex., pacientes com Aids; Cap. 202). Esses indivíduos apresentam uma alta taxa de caso-fatalidade e, com frequência, desenvolvem pneumonite de células gigantes causada pelo vírus do sarampo. As disfunções dos linfócitos T devido a causas distintas da infecção pelo vírus da imunodeficiência humana (HIV)-1 (p. ex., quimioterapia do câncer) também estão associadas a maior gravidade do sarampo.

Uma síndrome de sarampo atípico grave foi observada em receptores de uma vacina contra sarampo inativada por formol (usada nos Estados Unidos entre 1963 e 1967 e, no Canadá, até 1970) que subsequentemente foram expostos ao vírus do sarampo de tipo selvagem (*wild-type*). O exantema atípico começou nas palmas das mãos e plantas dos pés e sofreu disseminação centrípeta para a parte proximal dos membros e tronco, poupando a face. O exantema é inicialmente eritematoso e maculopapular, mas frequentemente progride para lesões vesiculares, petequiais ou purpúricas.

DIAGNÓSTICO DIFERENCIAL

O diagnóstico diferencial do sarampo inclui outras causas de febre, exantema e conjuntivite, incluindo rubéola, doença de Kawasaki, mononucleose infecciosa, roséola, escarlatina, febre maculosa das Montanhas Rochosas, infecção por enterovírus ou adenovírus e sensibilidade medicamentosa. A rubéola é uma doença mais leve, sem tosse e com linfadenopatia característica. O exantema da roséola (exantema súbito) (ver Fig. A1-5) surge após a febre ter desaparecido. A linfocitose atípica na mononucleose infecciosa contrasta com a leucopenia comumente observada em crianças com sarampo.

DIAGNÓSTICO

O diagnóstico é rapidamente estabelecido em bases clínicas por médicos familiarizados com a doença, particularmente durante surtos. As manchas de Koplik são especialmente úteis, pois aparecem precocemente e são patognomônicas. O diagnóstico clínico é mais difícil (1) durante a fase prodrômica; (2) quando o exantema é atenuado por anticorpos adquiridos passivamente ou vacinação prévia; (3) quando o exantema está ausente ou tardio em crianças imunocomprometidas ou com desnutrição grave, as quais apresentam comprometimento da imunidade celular; e (4) em regiões onde a incidência do sarampo é baixa e onde outros patógenos são responsáveis pela maioria das doenças que se manifestam com febre e exantema. A definição de caso do CDC para sarampo necessita de (1) um exantema maculopapular generalizado com pelo menos 3 dias de duração; (2) febre de pelo menos 38,3 °C; e (3) tosse, coriza ou conjuntivite.

A sorologia constitui o método mais comum de diagnóstico laboratorial. A detecção de IgM específica contra o vírus do sarampo em uma única amostra de soro ou líquido oral é considerada diagnóstica de infecção aguda, assim como uma elevação de quatro vezes ou mais nos níveis de anticorpos IgG específicos contra o vírus do sarampo entre amostras de soro da fase aguda e fase convalescente. A infecção primária no hospedeiro imunocompetente resulta na produção de anticorpos, os quais são detectáveis dentro de 1 a 3 dias após o aparecimento do exantema e atingem níveis máximos em 2 a 4 semanas. Os anticorpos IgM específicos contra o vírus do sarampo podem não ser detectáveis por até 4 a 5 dias ou mais após o aparecimento do exantema e, em geral, caem para níveis indetectáveis dentro de 4 a 8 semanas após o início do exantema.

Dispõe-se de vários métodos para a determinação dos anticorpos dirigidos contra o vírus do sarampo. Os testes de neutralização são sensíveis e específicos, e os resultados estão altamente correlacionados com a imunidade protetora; entretanto, esses testes exigem a propagação do vírus do sarampo em cultura celular e, portanto, são dispendiosos e de execução difícil. Os imunoensaios enzimáticos disponíveis no comércio são usados com mais frequência. O sarampo pode ser diagnosticado pelo isolamento do vírus em cultura de células de secreções respiratórias, *swabs* de nasofaringe ou conjuntiva, sangue ou urina. A detecção direta de células gigantes em secreções respiratórias, na urina ou no tecido obtido por biópsia proporciona outro método de diagnóstico.

Para a detecção do RNA do vírus do sarampo por amplificação por meio de reação em cadeia da polimerase com transcriptase reversa (RT-PCR) do RNA extraído de amostras clínicas, são usados *primers* dirigidos para regiões altamente conservadas dos genes do vírus do sarampo. Os ensaios RT-PCR, os quais são de extrema sensibilidade e especificidade, também podem possibilitar a identificação e caracterização de genótipos do vírus do sarampo para estudos epidemiológicos moleculares e podem diferenciar as cepas de vírus de tipo selvagem (*wild-type*) do vírus de vacina.

TRATAMENTO

Sarampo

Não existe nenhuma terapia antiviral específica para o sarampo. O tratamento consiste em medidas de suporte gerais, como hidratação e administração de agentes antipiréticos. Como as infecções bacterianas secundárias constituem uma importante causa de morbidade e mortalidade após o sarampo, o tratamento efetivo dos casos envolve antibioticoterapia imediata para pacientes com evidências clínicas de infecção bacteriana, incluindo pneumonia e otite média. *Streptococcus pneumoniae* e *Haemophilus influenzae* tipo b constituem causas comuns de pneumonia bacteriana após o sarampo; as vacinas contra esses patógenos provavelmente reduzem a incidência de infecções bacterianas secundárias após o sarampo.

A vitamina A mostra-se efetiva para o tratamento do sarampo e pode reduzir acentuadamente as taxas de morbidade e mortalidade. A OMS recomenda a administração de doses únicas diárias de 200.000 UI de vitamina A por 2 dias consecutivos em todas as crianças com sarampo com ≥ 12 meses de idade. São recomendadas doses mais baixas para bebês: 100.000 UI/dia para bebês de 6 a 12 meses de idade, e 50.000 UI/dia para bebês com menos de 6 meses. Uma terceira dose é recomendada 2 a 4 semanas depois para crianças com evidências de deficiência de vitamina A. Embora essa deficiência não seja um problema amplamente reconhecido nos Estados Unidos, muitas crianças norte-americanas com sarampo que, de fato, têm baixos níveis séricos de vitamina A apresentam aumento da morbidade associada ao sarampo. O comitê de doenças infecciosas da American Academy of Pediatrics recomenda que a administração de duas doses diárias consecutivas de vitamina A seja considerada para crianças hospitalizadas com sarampo e suas complicações, bem como para crianças com sarampo que estão imunodeficientes, que apresentam evidências oftalmológicas de deficiência de vitamina A, absorção intestinal diminuída ou desnutrição moderada a grave, ou que recentemente migraram de áreas com altas taxas de mortalidade por sarampo. Dispõe-se de formulações parenterais e orais de vitamina A.

Relatos de casos têm descrito a recuperação de pacientes grávidas previamente sadias e imunocomprometidas com pneumonia do sarampo, bem como de pacientes imunocomprometidos com encefalite do sarampo, após tratamento com ribavirina aerossolizada e intravenosa (IV). Entretanto, os benefícios clínicos da ribavirina no sarampo não têm sido demonstrados de maneira conclusiva em ensaios clínicos.

COMPLICAÇÕES

As complicações do sarampo envolvem, em sua maioria, o trato respiratório e incluem os efeitos da própria replicação do vírus do sarampo e das infecções bacterianas secundárias. Pode ocorrer laringotraqueobronquite aguda (crupe) durante o sarampo, podendo resultar em obstrução das vias respiratórias, particularmente em crianças de pouca idade. Pode-se verificar o desenvolvimento de pneumonite de células gigantes devido à replicação do vírus do sarampo no pulmão de crianças imunocomprometidas, em particular aquelas com infecção pelo HIV-1. Muitas crianças com sarampo desenvolvem diarreia, o que contribui para a desnutrição.

As complicações do sarampo resultam, em sua maior parte, das infecções bacterianas secundárias do trato respiratório, as quais são atribuíveis a um estado de imunossupressão de várias semanas a meses (e, talvez, anos) de duração após o sarampo agudo. A otite média e a broncopneumonia são mais comuns e podem ser causadas por *S. pneumoniae*, *H. influenzae* tipo b ou por estafilococos. A recidiva da febre ou a sua persistência com o exantema sugerem infecção bacteriana secundária.

As complicações raras, porém graves, do sarampo envolvem o sistema nervoso central (SNC). A encefalomielite pós-sarampo complica cerca de 1 a cada 1.000 casos, acometendo principalmente crianças de mais idade e adultos. A encefalomielite, que ocorre dentro de 2 semanas após o aparecimento do exantema, caracteriza-se por febre, crises convulsivas e uma variedade de anormalidades neurológicas. O achado de desmielinização periventricular, a indução de resposta imune à proteína básica mielina e a ausência do vírus do sarampo no cérebro sugerem que a encefalomielite pós-sarampo constitui um distúrbio autoimune desencadeado pela infecção pelo vírus do sarampo. Outras complicações do SNC que surgem dentro de vários meses a anos após a infecção aguda incluem a encefalite de corpúsculos de inclusão do sarampo (ECIS) e a pan-encefalite esclerosante subaguda (PEES). Ao contrário da encefalomielite pós-sarampo, a ECIS e a PEES são causadas pela infecção persistente pelo vírus do sarampo. A ECIS é uma complicação rara, porém fatal, a qual acomete indivíduos com deficiência da imunidade celular e ocorre dentro de vários meses após a infecção. A PEES é uma doença lentamente progressiva, caracterizada por crises convulsivas e deterioração progressiva das funções cognitiva e motora, ocorrendo morte dentro de 5 a 15 anos após a infecção pelo vírus do sarampo. Com mais frequência, a PEES desenvolve-se em indivíduos infectados pelo vírus do sarampo com menos de 2 anos de idade.

PROGNÓSTICO

A maioria dos indivíduos com sarampo recupera-se e desenvolve imunidade protetora de longa duração à reinfecção. As proporções de letalidade por casos de sarampo variam com a idade média da infecção, o estado nutricional e imunológico da população, a cobertura da vacinação contra sarampo e o acesso à assistência médica. Entre os indivíduos previamente vacinados que se tornam infectados, a doença é menos grave, e as taxas de mortalidade são significativamente mais baixas. Nos países desenvolvidos, menos de 1 a cada 1.000 crianças morre de sarampo. Nas áreas endêmicas da África Subsaariana, a proporção de letalidade por casos de sarampo pode atingir 5 a 10% ou mais. O sarampo constitui uma importante causa de mortalidade infantil em campos de refugiados e em populações de migração interna, nas quais as proporções de letalidade por casos têm alcançado 20 a 30%.

PREVENÇÃO

Imunização passiva A imunoglobulina humana administrada pouco depois da exposição pode atenuar a evolução clínica do sarampo. Nos indivíduos imunocompetentes, a administração de imunoglobulina dentro de 72 horas após a exposição costuma impedir a infecção pelo vírus do sarampo e quase sempre evita a ocorrência de sarampo clínico. Quando administrada até 6 dias após a exposição, a imunoglobulina ainda impede ou modifica a doença. Recomenda-se a profilaxia com imunoglobulina para contatos domiciliares e hospitalares suscetíveis, os quais correm risco de desenvolver sarampo grave, particularmente crianças com menos de 1 ano de idade, indivíduos imunocomprometidos (incluindo pacientes infectados pelo HIV previamente imunizados com vacina de vírus vivo atenuado contra o sarampo) e mulheres grávidas. Com exceção dos prematuros, as crianças com menos de 6 meses de idade geralmente adquirem proteção parcial ou completa com anticorpos maternos adquiridos passivamente. Lactentes nascidos de mulheres com imunidade para sarampo induzida pela vacina se tornam suscetíveis ao sarampo com idade menor que os lactentes nascidos de mulheres com imunidade adquirida por infecção natural. Se o sarampo for diagnosticado em um membro da família, todas as crianças não imunizadas da família devem receber a imunoglobulina. A dose recomendada é de 0,25 mL/kg, administrada por via intramuscular. Os indivíduos imunocomprometidos devem receber 0,5 mL/kg. A dose máxima total é de 15 mL. A imunoglobulina IV (IgIV) contém anticorpos contra o vírus do sarampo; a dose habitual de 100 a 400 mg/kg geralmente proporciona uma profilaxia adequada para a exposição ao sarampo de até 3 semanas ou mais após a administração de IgIV.

Imunização ativa A primeira vacina contra sarampo de vírus vivo atenuado foi desenvolvida pela passagem da cepa de Edmonston em fibroblastos de embriões de pinto para produzir o vírus Edmonston B, licenciada em 1963 nos Estados Unidos. A passagem adicional do vírus Edmonston B produziu a vacina Schwarz mais atenuada, que atualmente serve como padrão em grande parte do mundo. A cepa Moraten ("Enders mais atenuada"), que foi aprovada em 1968 é usada nos Estados Unidos, é geneticamente idêntica à cepa Schwarz.

As vacinas contra sarampo liofilizadas são relativamente estáveis, porém a vacina reconstituída perde rapidamente a sua potência. As vacinas com vírus atenuado do sarampo são inativadas pela luz e perdem cerca de metade de sua potência a 20 °C, podendo perder quase toda a sua potência a 37 °C, após 1 hora de reconstituição. Por conseguinte, é preciso manter um ambiente frio antes e depois da reconstituição. Os primeiros anticorpos surgem 12 a 15 dias após a vacinação e o pico do título surge em 1 a 3 meses. As vacinas contra sarampo são frequentemente combinadas com outras vacinas de vírus vivo atenuado, como é o caso das vacinas contra sarampo, caxumba e rubéola (MMR) e contra sarampo, caxumba, rubéola e varicela (MMRV).

A idade recomendada para a primeira vacinação varia de 6 a 15 meses e representa um equilíbrio entre a idade ideal para soroconversão e a probabilidade de contrair o sarampo antes dessa idade. A proporção de crianças que desenvolvem níveis protetores de anticorpos após a vacinação contra sarampo aproxima-se de 85% com 9 meses de idade e 95% aos 12 meses. As doenças infantis comuns que ocorrem concomitantemente com a vacinação podem reduzir o nível de resposta imune, porém essas doenças não constituem um motivo válido para suspender a vacinação. As vacinas contra sarampo têm sido bem toleradas e imunogênicas em crianças e adultos infectados pelo HIV-1, embora os níveis de anticorpos possam diminuir. Devido à gravidade potencial da infecção pelo vírus do sarampo selvagem (*wild-type*) em crianças infectadas pelo HIV-1, recomenda-se a vacinação de rotina contra o sarampo, exceto para as que estão gravemente imunocomprometidas. A vacinação contra sarampo está contraindicada para indivíduos que apresentam outras deficiências graves da imunidade celular devido à possibilidade de doença causada por infecção pulmonar ou do SNC progressiva pelo vírus da vacina.

A duração da imunidade induzida pela vacina é de, pelo menos, várias décadas ou mais. As taxas de falha vacinal secundária 10 a 15 anos após a imunização foram estimadas em torno de 5%, mas são provavelmente inferiores quando a vacinação ocorre após os 12 meses de idade. O declínio da concentração de anticorpos não implica necessariamente uma perda completa da imunidade protetora; em geral, surge uma resposta imune secundária após reexposição ao vírus do sarampo, com rápida elevação dos títulos de anticorpos na ausência de doença clínica evidente.

As doses-padrão das vacinas contra sarampo atualmente aprovadas são seguras para crianças e adultos imunocompetentes. Febre de até 39,4 °C ocorre em cerca de 5% das pessoas vacinadas soronegativas, e 2% das pessoas vacinadas desenvolvem um exantema transitório. Foi relatada a ocorrência de trombocitopenia transitória leve, com incidência de cerca de 1 caso a cada 40 mil doses de vacina MMR.

Desde a publicação de um relatório, em 1998, levantando a hipótese falsa de que a vacina MMR pode causar uma síndrome de autismo e inflamação intestinal, grande parte da atenção pública concentrou-se nessa suposta associação. Os eventos que ocorreram após a publicação desse relato levaram a uma cobertura diminuída da vacina no Reino Unido e forneceram uma importante lição sobre a interpretação incorreta de evidências epidemiológicas e a comunicação de resultados científicos ao público. A publicação que gerou preocupação foi uma série de casos descrevendo 12 crianças com um distúrbio de desenvolvimento regressivo e enterocolite crônica; 9 dessas crianças tinham autismo. Em 8 dos 12 casos, os pais associaram o início do retardo do desenvolvimento à vacinação MMR. Essa associação temporal simples foi interpretada e representada de forma incorreta como uma possível relação causal, inicialmente pelo principal autor do estudo e, a seguir, por elementos da mídia e do público. Subsequentemente, várias revisões abrangentes e estudos epidemiológicos adicionais refutaram as evidências de uma relação causal entre a vacinação MMR e o autismo.

PERSPECTIVA PARA ERRADICAÇÃO DO SARAMPO

Os progressos no controle global do sarampo reavivaram a discussão de sua erradicação. Diferentemente da erradicação do poliovírus, a erradicação do vírus do sarampo não enfrenta os desafios impostos pela eliminação prolongada de vírus de vacina potencialmente virulentos e de reservatórios virais ambientais. Entretanto, em comparação com a erradicação da varíola, serão necessários níveis mais altos de imunidade populacional para interromper a transmissão do vírus do sarampo, haverá necessidade de profissionais de saúde mais altamente capacitados na administração de vacinas contra o sarampo, e a contenção por meio da detecção de casos e vacinação em anel será mais difícil para o vírus do sarampo devido à sua infectividade antes do aparecimento do exantema. Novas ferramentas, como os adesivos de microagulhas para administrar a vacina contra o sarampo, facilitarão as campanhas de vacinação em massa e a vacinação de crianças de difícil acesso, como aquelas que vivem em áreas rurais remotas. Apesar dos enormes progressos, o sarampo continua sendo uma importante causa de mortalidade infantil mundial que pode ser evitada com vacina e continua causando surtos em comunidades com baixas taxas de cobertura de vacinação contra sarampo nos países industrializados.

LEITURAS ADICIONAIS

De Swart RL, Moss WJ: The immunological basis for immunization series: Module 7: Measles. Update 2020. Geneva: World Health Organization, 2020.

Griffin DE: Measles immunity and immunosuppression. Curr Opin Virol 46:9, 2020.

Mina MJ et al: Measles virus infection diminishes preexisting antibodies that offer protection from other pathogens. Science 366:599, 2019.

Moss WJ: Measles. Lancet 380:2490, 2017.

Moss WJ et al: Feasibility assessment of measles and rubella eradication. Vaccine 39:3544, 2021.

Phadke VK et al: Vaccine refusal and measles outbreaks in the US. JAMA 324:1344, 2020.

Strebel PM, Orenstein WA: Measles. N Engl J Med 381:349, 2019.

World Health Organization: Measles vaccines: WHO position paper—April 2017. Wkly Epidemiol Rec 92:205, 2017.

World Health Organization: Progress towards regional measles elimination—worldwide, 2000-2019. MMWR Morb Mortal Wkly Rep 69:1700, 2020.

206 Rubéola (sarampo alemão)

Laura A. Zimmerman, Susan E. Reef

A rubéola foi historicamente considerada como uma variante do sarampo ou da escarlatina. Depois de uma epidemia de rubéola na Austrália, no início da década de 1940, o oftalmologista Norman Gregg observou a ocorrência de cataratas congênitas em lactentes cujas mães relataram a ocorrência de rubéola no início da gestação e, pela primeira vez, foi descrita a síndrome de rubéola congênita (SRC; ver "Características clínicas", adiante). Somente em 1962 foi isolado um agente viral distinto responsável pela rubéola.

ETIOLOGIA

O vírus da rubéola é um membro da família *Matonaviridae* e é o único membro do gênero *Rubivirus*. Esse vírus envelopado de RNA de fita simples mede 40 a 80 nm de diâmetro. Sua proteína central é circundada por um envelope de lipoproteína de uma única camada, com projeções semelhantes a espículas contendo duas glicoproteínas, E1 e E2. Existe apenas um tipo antigênico de vírus da rubéola, e os seres humanos constituem o único reservatório conhecido.

PATOGÊNESE E PATOLOGIA

Embora a patogênese da rubéola pós-natal (adquirida) já esteja bem documentada, os dados de patologia são limitados devido à natureza benigna da doença. O vírus da rubéola é transmitido de uma pessoa para outra por meio de gotículas respiratórias. A implantação primária e a replicação do vírus na nasofaringe são seguidas de disseminação para os linfonodos. Ocorre viremia subsequente que, nas mulheres grávidas, com frequência resulta em infecção da placenta. A replicação do vírus na placenta pode levar à infecção dos órgãos fetais. A patologia da SRC no feto infectado está bem definida, com infecção de quase todos os órgãos; entretanto, a patogênese da SRC está pouco delineada. Nos tecidos, a infecção pelo vírus da rubéola tem efeitos diversos, desde ausência de lesão até destruição celular. A característica essencial da infecção fetal é a cronicidade, com persistência do vírus durante todo o desenvolvimento do feto *in utero* e durante até 1 ano após o nascimento.

Os indivíduos com rubéola adquirida podem eliminar o vírus desde 7 dias antes do aparecimento do exantema até cerca de 5 a 7 dias depois. As infecções, tanto clínicas quanto subclínicas, são consideradas contagiosas. Os lactentes com SRC podem eliminar grandes quantidades do vírus nas secreções corporais, particularmente da garganta e da urina, até 1 ano de idade. Surgiram surtos de rubéola, incluindo alguns em contexto hospitalar, com casos-índices de SRC. Por conseguinte, apenas os indivíduos imunes ao vírus da rubéola podem ter contato com lactentes que apresentam SRC ou estão congenitamente infectados pelo vírus da rubéola, mas não apresentam sinais de SRC.

EPIDEMIOLOGIA

A maior epidemia recente de rubéola nos Estados Unidos ocorreu em 1964 a 1965, quando houve um número estimado de 12,5 milhões de casos, resultando em cerca de 20 mil casos de SRC. Desde a introdução do programa de vacinação de rotina contra a rubéola nos Estados Unidos, em 1969, o número de casos de rubéola notificados a cada ano tem diminuído em mais de 99%; a taxa de cobertura da vacina contendo rubéola (VCR) foi > 90% entre crianças de 19 a 35 meses de idade desde 1996. Nos Estados Unidos, foi estabelecido, em 1989, o objetivo de eliminação da rubéola e da SRC até o ano 2000. A interrupção da transmissão endêmica do vírus da rubéola foi alcançada em 2001. Em 2004, um painel de especialistas concordou, de forma unânime, que a rubéola não era mais uma doença endêmica nos Estados Unidos. Os critérios empregados para documentar a ausência de transmissão endêmica incluíram baixa incidência da doença, elevada soroprevalência do anticorpo contra a rubéola em âmbito nacional, poucos e contidos surtos (i.e., baixo número de casos) e ausência de transmissão endêmica do vírus (determinada por sequenciamento genético). Embora a interrupção da transmissão endêmica seja sustentada desde 2001, as importações de vírus da rubéola continuam a ocorrer e continuam a haver casos em pessoas suscetíveis. De 2010 a 2018, foram relatados 47 casos de rubéola; 70% desses casos ocorreram em pessoas de 20 a 49 anos de idade – uma faixa etária que inclui mulheres em idade fértil. Durante esse período, 13 casos de SRC foram relatados, todos de mães que tinham nascido em outros países. Assim, os profissionais de saúde devem permanecer vigilantes, considerando a possibilidade de infecção pelo vírus da rubéola em adultos (especialmente os pacientes emigrantes ou que retornam de países sem programas de controle da rubéola) e o consequente potencial para SRC em seus filhos.

O Global Vaccine Action Plan 2011-2020 visa à eliminação da rubéola em 5 das 6 regiões da Organização Mundial da Saúde (OMS) até 2020. Apesar de a rubéola e a SRC não serem mais endêmicas na região das Américas da OMS, elas continuam sendo um importante problema de saúde pública em nível mundial. O número de casos de rubéola notificados no mundo inteiro foi de cerca de 700 mil em 2000; esse número declinou para 26.006 em 2018. Todavia, o número de casos de rubéola pode estar substancialmente subestimado, visto que os casos costumam ser leves, os pacientes não buscam assistência, os casos podem não ser identificados ou podem não ser notificados e, em alguns países, são identificados por meio de sistemas de vigilância para o sarampo, os quais não são específicos da rubéola. Apesar de um aumento continuado no número de países com programas de vacinação para rubéola, 31% das crianças no mundo todo ainda não estavam vacinadas contra a rubéola em 2018. Em 2010, foi estimada uma ocorrência de 105 mil casos de SRC no mundo todo.

CARACTERÍSTICAS CLÍNICAS

Rubéola adquirida A rubéola adquirida comumente se apresenta com uma erupção maculopapular generalizada que costuma durar até 3 dias (Fig. 206-1), embora até 50% dos casos possam ser subclínicos ou não apresentar erupção. Quando ocorre, o exantema é habitualmente leve e pode ser difícil detectá-lo em indivíduos de pele mais escura. Nas crianças, o exantema constitui habitualmente o primeiro sinal de doença. Todavia, em crianças de mais idade e adultos, um pródromo de 1 a 5 dias frequentemente precede o exantema e pode incluir febre baixa, mal-estar e sintomas respiratórios superiores. O período de incubação é de 14 dias (com variação de 12-23 dias).

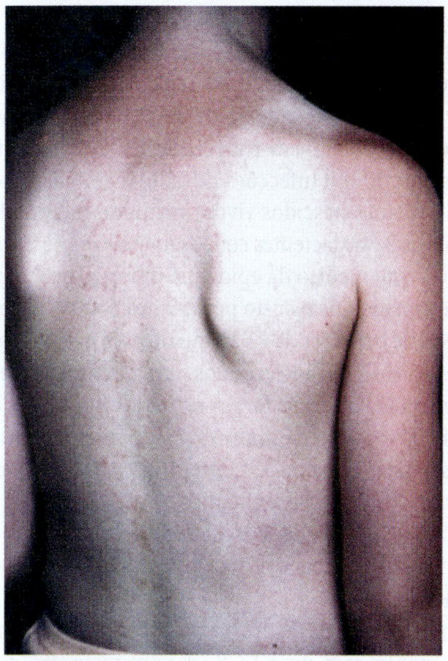

CAPÍTULO 206

FIGURA 206-1 Exantema maculopapular leve da rubéola em uma criança.

Durante a segunda semana após a exposição, pode-se observar o aparecimento de linfadenopatia, em particular occipital e retroauricular. Embora a rubéola adquirida costume ser considerada como uma doença benigna, a artralgia e a artrite são comuns em adultos infectados, principalmente em mulheres. A trombocitopenia e a encefalite são complicações menos comuns.

Síndrome de rubéola congênita A consequência mais grave da infecção pelo vírus da rubéola pode ser observada quando uma mulher adquire a infecção durante a gravidez, particularmente no primeiro trimestre. As complicações resultantes podem incluir aborto, morte fetal, parto prematuro ou nascimento vivo com defeitos congênitos. Os lactentes infectados pelo vírus da rubéola *in utero* podem apresentar numerosas alterações físicas (Tab. 206-1), as quais comumente acometem os olhos, as orelhas e o coração. Esse conjunto de anomalias congênitas graves é conhecido como *SRC*. Além das manifestações permanentes, são observadas inúmeras manifestações físicas transitórias, incluindo trombocitopenia com púrpura/petéquias (p. ex., eritropoiese dérmica, síndrome de lesões cutâneas purpúreas [*blueberry muffin syndrome*]). Alguns lactentes podem nascer com infecção congênita pelo vírus da rubéola, porém sem sinais ou sintomas aparentes de SRC, sendo descritos como "lactentes com infecção congênita pelo vírus da rubéola apenas".

DIAGNÓSTICO

Rubéola adquirida O diagnóstico clínico de rubéola adquirida é difícil devido ao mimetismo com muitas doenças caracterizadas por exantemas, manifestações clínicas variadas e elevada taxa de doença subclínica e leve. As doenças que podem assemelhar-se à rubéola na apresentação incluem escarlatina, roséola, toxoplasmose, "quinta moléstia", sarampo, Zika e doenças com linfadenopatia suboccipital e retroauricular. Por conseguinte, a comprovação laboratorial da infecção pelo vírus da rubéola é considerada a única maneira confiável de confirmar a presença de doença aguda.

TABELA 206-1 ■ Manifestações transitórias e permanentes comuns em lactentes com síndrome de rubéola congênita

Manifestações transitórias	Manifestações permanentes
Hepatoesplenomegalia	Distúrbio auditivo/surdez
Pneumonite intersticial	Defeitos cardíacos congênitos (persistência do ducto arterioso, estenose da artéria pulmonar)
Trombocitopenia com púrpura/petéquias (p. ex., eritropoiese dérmica ou síndrome de lesões cutâneas purpúreas [*blueberry muffin syndrome*])	Defeitos oculares (cataratas, turvação da córnea, microftalmia, retinopatia pigmentar, glaucoma congênito)
Anemia hemolítica	Microcefalia
Radiotransparências ósseas	Sequelas do sistema nervoso central (deficiência intelectual e atraso motor, autismo)
Retardo do crescimento intrauterino	
Adenopatia	
Meningoencefalite	

A avaliação laboratorial da infecção pelo vírus da rubéola é realizada com métodos sorológicos e virológicos. Para a rubéola adquirida, o diagnóstico sorológico é mais comum e depende da demonstração de anticorpos imunoglobulina M (IgM) em uma amostra de soro da fase aguda ou de uma elevação de quatro vezes nos títulos de anticorpo imunoglobulina G (IgG) entre as amostras de fase aguda e de fase convalescente. Para detectar uma elevação dos títulos de anticorpo IgG indicadora de doença aguda, a amostra de soro da fase aguda deve ser coletada dentro de 7 a 10 dias após o início da doença, enquanto a amostra da fase convalescente deve ser obtida cerca de 14 a 21 dias após a primeira amostra. A técnica de captura da IgM por ensaio imunoabsorvente ligado à enzima (ELISA, de *enzyme-linked immunosorbent assay*) é considerada mais acurada para o diagnóstico sorológico, porém os ensaios indiretos para IgM também são aceitáveis. Após a infecção pelo vírus da rubéola, o anticorpo IgM pode ser detectado durante um período de até 6 semanas. No caso de um resultado negativo para IgM em amostras obtidas antes do quinto dia após o aparecimento do exantema, deve-se repetir o teste sorológico.

Embora seja incomum, a reinfecção pelo vírus da rubéola é possível, e pode-se verificar a presença de anticorpos IgM. Nessa situação, o teste da avidez da IgG é usada em conjunto com a testagem IgG para diferenciar entre infecção primária por rubéola e reinfecção. A detecção de anticorpos com baixa avidez no soro de um paciente indica infecção recente. A presença de anticorpos IgG maduros (de alta avidez) tem mais tendência a indicar uma infecção que ocorreu há pelo menos 2 meses. O teste de avidez pode ser particularmente útil no diagnóstico de rubéola em gestantes e na avaliação do risco de SRC.

O vírus da rubéola costuma ser detectado na nasofaringe durante o período prodrômico e por um período de até 2 semanas após o início do exantema. Entretanto, como a replicação do vírus nos indivíduos com rubéola adquirida é máxima imediatamente antes ou até 4 dias depois do aparecimento do exantema, esse é o período ideal para a coleta de amostras para a detecção do vírus. A rubéola em geral é diagnosticada pela detecção do RNA viral por meio da transcriptase reversa seguida da reação em cadeia da polimerase (RT-PCR, de *reverse-transcriptase polymerase chain reaction*); o isolamento do vírus da rubéola também pode ser usado para diagnosticar a doença.

Síndrome de rubéola congênita A tríade clássica da SRC – manifestações clínicas de catarata, déficit auditivo e anomalias cardíacas – é vista em cerca de 10% dos lactentes com SRC. Os lactentes podem apresentar combinações diferentes de alterações dependendo de quando a infecção ocorre durante a gestação. O déficit auditivo é a alteração isolada mais comum na SRC. Entretanto, como no caso da rubéola adquirida, o diagnóstico laboratorial da infecção congênita é altamente recomendado, em particular porque as características da apresentação clínica são, em sua maioria, inespecíficas e podem estar associadas a outras infecções intrauterinas. O diagnóstico precoce da SRC permite a implementação imediata das medidas de controle de infecção, além de facilitar as intervenções médicas adequadas para as incapacidades específicas.

Os testes diagnósticos usados para confirmar a SRC incluem ensaios sorológicos e detecção do vírus. Em um lactente com infecção congênita, os anticorpos IgM séricos estão normalmente presentes por até 6 meses, mas podem ser detectáveis durante até 1 ano após o nascimento. Em alguns casos, a IgM pode ser detectável apenas a partir de 1 mês de idade; por conseguinte, os lactentes que apresentam sintomas compatíveis com a SRC, mas cujo teste é negativo pouco depois do nascimento, devem ser reavaliados dentro de 1 mês. Um título de IgG sérica antirrubéola que persiste além do tempo esperado após a transferência passiva dos anticorpos IgG maternos (i.e., um título de anticorpos antirrubéola que não diminui na velocidade esperada de uma diluição de 2 vezes/mês) constitui outro critério sorológico empregado para confirmar a SRC.

Na infecção congênita, o vírus da rubéola é detectado mais comumente de *swabs* da garganta e, com menos frequência, da urina e do líquido cerebrospinal. Os lactentes com rubéola congênita podem excretar o vírus por um período de até 1 ano, porém as amostras para isolamento do vírus têm mais probabilidade de serem positivas quando obtidas nos primeiros 6 meses após o nascimento. O vírus da rubéola em lactentes com SRC também pode ser detectado por RT-PCR.

Diagnóstico da rubéola em mulheres grávidas Nos Estados Unidos, recomenda-se a triagem para anticorpos IgG antirrubéola como parte do pré-natal de rotina. As mulheres grávidas com teste sorológico positivo para anticorpos IgG são consideradas imunes. As mulheres grávidas suscetíveis devem ser vacinadas após o parto.

Uma mulher grávida suscetível exposta ao vírus da rubéola deve ser testada para anticorpos IgM e, se positivos, isso deve ser confirmado por testes de anticorpos IgG de baixa avidez para determinar se ela foi infectada durante a gravidez. As mulheres grávidas com evidências de infecção aguda precisam ser monitoradas clinicamente e é necessário estabelecer a idade gestacional por ocasião da infecção materna para avaliar a possibilidade de risco para o feto. Entre as mulheres infectadas com o vírus da rubéola durante as primeiras 10 semanas de gestação, o risco de nascer um lactente com SRC é de 90%. O risco de anomalias congênitas diminui com a infecção mais tardia na gestação, e as anomalias fetais raramente estão associadas com a rubéola materna após 16 semanas de gestação, embora possa ocorrer déficit auditivo neurossensorial com a infecção até 20 semanas. Devido ao potencial para resultados falso-positivos, a testagem para anticorpo IgM para rubéola não é recomendada para gestantes sem história de doença ou contato com uma doença tipo rubéola.

TRATAMENTO

Rubéola

Não se dispõe de nenhum tratamento específico para a infecção pelo vírus da rubéola. O tratamento sintomático das várias manifestações, como febre e artralgia, é apropriado. A imunoglobulina não impede a infecção pelo vírus da rubéola após a exposição e, portanto, não é recomendada como profilaxia de rotina após exposição. Embora a imunoglobulina possa modificar ou suprimir os sintomas, ela pode criar um senso indesejável de segurança: lactentes com rubéola congênita nasceram de mulheres que receberam imunoglobulina pouco depois da exposição. A administração de imunoglobulina só deve ser considerada se uma mulher grávida que foi exposta a uma pessoa com rubéola não irá considerar a possibilidade de interrupção da gravidez em quaisquer circunstâncias. Nesses casos, a administração intramuscular (IM) de 20 mL de imunoglobulina dentro de 72 horas após exposição à rubéola pode reduzir – mas não eliminar – o risco de rubéola.

PREVENÇÃO

Após o isolamento do vírus da rubéola no início da década de 1960 e a ocorrência de uma pandemia devastadora em 1964-1965, foi desenvolvida uma vacina contra rubéola, a qual foi aprovada em 1969. A maioria das VCRs usadas no mundo inteiro consiste em formulações combinadas de sarampo e rubéola (MR) ou sarampo, caxumba e rubéola (MMR). Dispõe-se de uma vacina tetravalente contra sarampo, caxumba, rubéola e varicela (MMRV), embora não seja amplamente usada. As VCRs disponíveis são feitas com vírus vivo atenuado.

A carga da infecção pelo vírus da rubéola para a saúde pública é medida primariamente pela ocorrência de casos de SRC entre mulheres infectadas durante a gestação. A epidemia de rubéola de 1964-1965 nos Estados Unidos resultou em mais de 30 mil infecções durante a gravidez. Ocorreu SRC em cerca de 20 mil lactentes nascidos vivos, incluindo mais de 11 mil lactentes com surdez, mais de 3.500 lactentes com cegueira e quase 2 mil com deficiência intelectual. O custo médico da epidemia ultrapassou a cifra de 1,5 bilhão de dólares. Foi estimado que o custo por criança com SRC varie entre 11.255 dólares nos países de baixa renda e 934 mil dólares nos países de alta renda.

Em alguns países, há poucos dados para documentar a epidemiologia da SRC, mas agregados de casos foram relatados nos países em desenvolvimento. Antes da introdução da imunização de rotina contra a rubéola nos Estados Unidos, a incidência da SRC era de 0,1 a 0,2 caso a cada 1.000 nascidos vivos durante os períodos endêmicos e de 1 a 4 a cada 1.000 nascidos vivos nos períodos epidêmicos. Casos de SRC continuarão ocorrendo em locais onde o vírus da rubéola circula e onde existem mulheres suscetíveis em idade reprodutiva.

O método mais efetivo de prevenção da rubéola adquirida e da SRC consiste na vacinação com uma VCR. A administração de uma dose induz soroconversão em ≥ 95% dos indivíduos com 1 ano de idade ou mais. A imunidade é considerada de longo prazo e, provavelmente, é permanente. A vacina mais comumente usada no mundo inteiro é a cepa do vírus RA27/3. A recomendação atual para vacinação contra rubéola nos Estados Unidos consiste em uma primeira dose de vacina MMR aos 12 a 15 meses de idade e uma segunda dose aos 4 a 6 anos. Outras pessoas para quem se recomenda uma dose da VCR incluem adolescentes e adultos sem prova documentada de imunidade, indivíduos em situações de agrupamento (p. ex., universitários, militares, profissionais que trabalham em creches e assistência médica), viajantes internacionais e mulheres suscetíveis antes e depois da gravidez.

Devido ao risco teórico de transmissão do vírus vivo atenuado da vacina ao feto em desenvolvimento, as mulheres grávidas não devem receber VCR. Além disso, deve-se evitar a gravidez durante 28 dias após ter recebido a vacina. Em estudos de acompanhamento de cerca de 3 mil gestantes que não tinham conhecimento de sua gravidez e que receberam a vacina contra a rubéola, nenhum lactente nasceu com SRC. A administração de uma VCR durante a gravidez em geral não constitui um motivo para considerar a interrupção da gestação.

Em 2018, 168 (87%) dos 194 países-membros da OMS recomendavam a inclusão da VCR no calendário de vacinação infantil de rotina (Fig. 206-2).

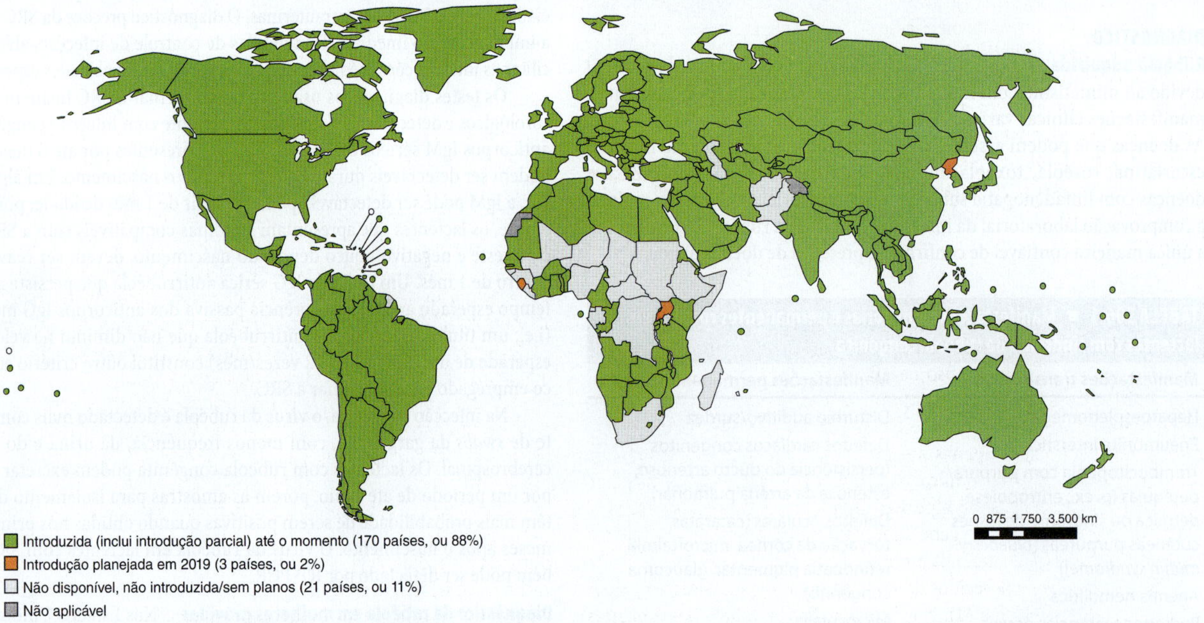

FIGURA 206-2 Países que usam a vacina contra a rubéola no calendário nacional de vacinação, 2018. As fronteiras e nomes mostrados, e as designações empregadas neste mapa, não implicam a expressão de qualquer opinião por parte da Organização Mundial da Saúde acerca da situação legal de qualquer país, território, cidade ou área ou de suas autoridades, nem acerca da delimitação de suas fronteiras ou limites. As linhas pontilhadas ou tracejadas nos mapas representam fronteiras aproximadas, para as quais ainda pode não ter havido consenso total. *(Da Organização Mundial da Saúde, OMS, 2019. Todos os direitos reservados.)*

As metas para a eliminação da rubéola e da SRC foram estabelecidas na região das Américas, região da Europa, região do Sudeste Asiático e região do Pacífico Ocidental da OMS. As regiões da África e do Mediterrâneo Oriental ainda não estabeleceram essas metas.

LEITURAS ADICIONAIS

Centers for Disease Control and Prevention: Control and prevention of rubella: Evaluation and management of suspected outbreaks, rubella in pregnant women, and surveillance for congenital rubella syndrome. MMWR Morb Mortal Wkly Rep 50:1, 2001.

Centers for Disease Control and Prevention: Notice to readers: Revised ACIP recommendation for avoiding pregnancy after receiving a rubella-containing vaccine. MMWR Morb Mortal Wkly Rep 50:1117, 2001.

Centers for Disease Control and Prevention: Rubella, in *Manual for the Surveillance of Vaccine-Preventable Diseases*, 5th ed, SW Roush et al (eds). Atlanta, Centers for Disease Control and Prevention, 2018, Chapter 14. Available at *https://www.cdc.gov/vaccines/pubs/surv-manual/index.html*. Accessed January 1, 2020.

Centers for Disease Control and Prevention: Rubella, in *Epidemiology and Prevention of Vaccine Preventable Diseases*, 13th ed, Jennifer Hamborsky et al (eds). Washington, DC, Public Health Foundation, 2015, Chapter 18. Available at *https://www.cdc.gov/vaccines/pubs/pinkbook/index.html*. Accessed December 4, 2017.

Grant GB et al: Progress toward rubella and congenital rubella syndrome control and elimination: Worldwide, 2000–2018. MMWR Morb Mortal Wkly Rep 68:855, 2019.

Reef S, Plotkin SA: Rubella vaccine, in *Vaccines*, SA Plotkin and WA Orenstein (eds). Philadelphia, Saunders, 2018, pp 970–1000.

Thompson K, Odahowski C: The costs and valuation of health impacts of measles and rubella risk management policies. Risk Anal 36:1357, 2016.

Vynnycky E et al: Using seroprevalence and immunisation coverage data to estimate the global burden of congenital rubella syndrome, 1996–2010: A systematic review. PLoS One 11:e0149160, 2016.

World Health Organization: Rubella, module 11, in *The Immunological Basis for Immunization Series*. Geneva, WHO, 2008. Available at *http://www.who.int/immunization/documents/ISBN9789241596848/en/index.html*. Accessed December 4, 2017.

World Health Organization: Rubella vaccines: WHO position paper. Wkly Epidemiol Rec 86:301, 2011. Available at *http://www.who.int/wer/2011/wer8629.pdf?ua=1*. Accessed December 4, 2017.

World Health Organization: Global Vaccine Action Plan 2011– 2020. Geneva, WHO, 2013. Available at *http://www.who.int/immunization/global_vaccine_action_plan/GVAP_doc_2011_2020/en/*. Accessed May 26, 2021.

207 Caxumba

Jessica Leung, Mariel Marlow

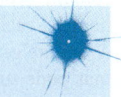

A caxumba é uma doença viral sistêmica aguda e autolimitada geralmente caracterizada por parotidite ou edema de outras glândulas salivares. Embora a caxumba já tenha sido considerada uma doença infantil universal nos Estados Unidos, a vacinação de rotina para caxumba levou a uma redução > 99% nos casos no início dos anos 2000. Porém, desde 2006 tem havido aumento nos casos de caxumba nos Estados Unidos, sendo a maioria entre pessoas totalmente vacinadas. A caxumba deve ser suspeitada em todos os pacientes com parotidite ou complicações da caxumba (ver "Manifestações clínicas"), independentemente de idade, estado vacinal e história de viagem.

AGENTE ETIOLÓGICO

A caxumba é uma doença viral aguda causada por um paramixovírus do gênero *Rubulavirus* da família *Paramyxoviridae*. Esse vírus de RNA envelopado, de fita simples e senso negativo tem tamanho de cerca de 15,3 kb e codifica várias proteínas menores e sete proteínas maiores. O vírus da caxumba é rapidamente inativado por formol, éter, clorofórmio, calor e luz ultravioleta. Existe apenas um sorotipo do vírus da caxumba. Uma das sete proteínas maiores codificadas, a proteína pequena hidrofóbica (SH, de *small hydrophobic*), exibe hipervariabilidade entre as cepas; assim, a sequência de nucleotídeos do gene SH é usada para a genotipagem do vírus com propósitos de epidemiologia molecular.

Os 12 genótipos conhecidos do vírus da caxumba são designados por letras de A a N (exceto E e M). Nos Estados Unidos, > 98% das amostras do vírus da caxumba genotipadas entre 2015 e 2017 eram do genótipo G. A maioria das vacinas da caxumba aprovadas globalmente é composta por cepas virais dos genótipos A, B ou N. A cepa do vírus da caxumba (Jeryl Lynn) usada nas vacinas nos Estados Unidos é do genótipo A.

EPIDEMIOLOGIA

A caxumba ocorre no mundo todo e é endêmica em muitos países. Na ausência da vacinação de rotina, a incidência de caxumba é de 100 a 1.000 casos a cada 100 mil habitantes, com picos epidêmicos a cada 2 a 5 anos. Entre 1999 e 2019, em média > 500 mil casos de caxumba foram notificados anualmente à Organização Mundial da Saúde (OMS); porém, a incidência global de caxumba é difícil de estimar, pois poucos países coletam dados rotineiramente sobre a incidência da doença. Desde 2018, a vacina da caxumba é usada de rotina em 122 países. A incidência de caxumba tem sido reduzida em 97 a 99% nos países com esquema de vacinação de rotina com duas doses da vacina contra sarampo, caxumba e rubéola (MMR) e em 87 a 88% naqueles com programa de vacinação com dose única. Porém, desde meados da década de 2000, foram relatados grandes surtos de caxumba em populações com alta cobertura com duas doses de MMR em países com programas de imunização de rotina para caxumba. A maioria dos surtos tem ocorrido em situações de contato próximo intenso ou frequente, como em universidades, comunidades fechadas e prisões, e a maioria dos casos tem ocorrido em pessoas com vacinação completa. Apesar desses surtos, a incidência da doença ainda é muito maior em países sem vacinação de rotina contra a caxumba.

Nos Estados Unidos, antes da aprovação de uma vacina para caxumba em 1967, ocorriam > 100 mil casos de caxumba anualmente. Após a implementação de uma política de vacinação com dose única em 1977 e uma subsequente política de duas doses em 1989, os casos relatados da doença diminuíram para uma média anual de cerca de 300 no início dos anos 2000. Porém, desde 2006, tem havido aumento nos casos de caxumba relatados nos Estados Unidos, com vários anos de pico **(Fig. 207-1)**. Durante os maiores picos de casos, entre janeiro de 2016 a junho de 2017, 150 surtos de caxumba e 9.200 casos associados a surtos foram relatados em diversos ambientes e grupos, incluindo escolas, universidades, equipes e instalações desportivas, grupos de igrejas, ambientes de trabalho e grandes festas e eventos. Embora uma maioria dos casos tenha ocorrido em adultos jovens com vacinação completa em associação com grandes surtos universitários, cerca de um terço dos casos afetaram crianças e adolescentes, a maioria já vacinada. A partir de 2020, a caxumba passou a ser epidêmica nos Estados Unidos, não havendo objetivo de eliminação para a doença.

É provável que múltiplos fatores estejam envolvidos no risco para infecção por caxumba em pessoas vacinadas. Após a vacinação, esses fatores incluem (1) falhas no desenvolvimento de uma resposta imune, (2) desenvolvimento de uma resposta imune de baixo nível que não é suficiente para a proteção, (3) redução da imunidade com o tempo (perda gradual da imunidade) após o desenvolvimento inicial de uma resposta imune induzida pela vacina, (4) menores níveis de anticorpos induzidos pela vacina contra as cepas circulantes de vírus do tipo selvagem (*wild-type*) em comparação com a cepa viral da vacina e (5) menor frequência de reforço imunológico subclínico devido à falta de exposição ao vírus selvagem (*wild-type*) durante os períodos de baixa incidência da doença.

PATOGÊNESE

Os seres humanos são os únicos reservatórios naturais do vírus da caxumba, o qual é transmitido pelo contato direto com gotículas respiratórias ou saliva de uma pessoa infectada. O período de incubação médio é de 16 a 18 dias, com variação de 12 a 25 dias. Uma pessoa é mais contagiosa a partir de 2 dias antes até 5 dias depois do início da parotidite ou do edema de outras glândulas salivares. Porém, o vírus da caxumba tem sido detectado na saliva até mesmo 7 dias antes do começo e até 9 dias depois do início dessas manifestações. O vírus da caxumba foi isolado na urina e no fluido seminal até 14 dias após o começo da parotidite, embora nenhum estudo tenha avaliado a transmissibilidade do vírus por meio desses fluidos.

É provável que a replicação primária do vírus da caxumba ocorra na mucosa nasal ou no epitélio da mucosa do trato respiratório superior. Considerando a gama de sintomas, presume-se que, após a infecção da mucosa respiratória, o vírus se dissemine para os linfonodos regionais. As células mononucleares e as células dentro de linfonodos regionais podem ser infectadas; essa infecção facilita o desenvolvimento de viremia, a qual costuma durar de 3 a 5 dias. A viremia pode resultar em diversas reações inflamatórias agudas, mais comumente nas glândulas salivares (resultando em parotidite) e nos testículos (resultando em orquite – uma inflamação testicular). Outros sítios de disseminação viral incluem os rins (o que se reflete na frequência de virúria), o sistema nervoso central (SNC), o pâncreas, o coração, os ovários, as glândulas mamárias, o fluido perilinfático dentro da cóclea e (durante a gestação) o feto.

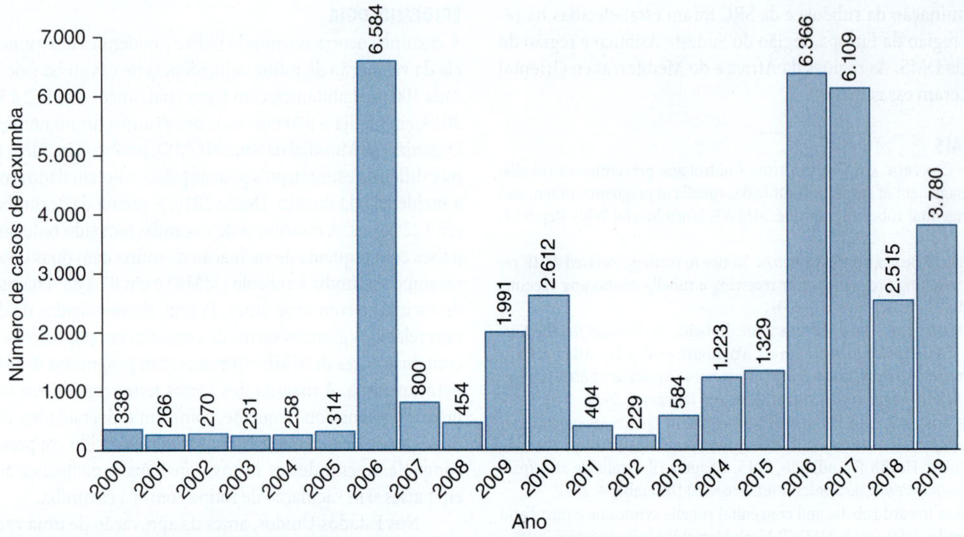

FIGURA 207-1 **Casos relatados de caxumba: Estados Unidos, 2000-2019.** *(Fonte: National Notifiable Diseases Surveillance System, 2000-2019 Annual Tables of Infectious Disease Data. Atlanta, GA, CDC Division of Health Informatics and Surveillance, 2019. Disponível em https://www.cdc.gov/nndss/infectious-tables.html.)*

Pouco se sabe sobre a patologia da caxumba, visto que a doença raramente é fatal. As glândulas salivares acometidas contêm infiltrados de células mononucleares perivasculares e intersticiais e exibem hemorragia com edema proeminente. Os níveis de amilase no soro e na urina podem estar elevados como resultado da inflamação e dano tecidual na glândula parótida. A necrose das células acinares e do epitélio ductal é evidente nas glândulas salivares e no epitélio germinativo dos túbulos seminíferos dos testículos. O vírus provavelmente alcança o líquido cerebrospinal (LCS) pelo plexo corióideo ou por intermédio de células mononucleares que transitam durante a viremia plasmática. Embora os dados relevantes sejam limitados, em muitos casos a encefalite por caxumba parece ser um processo parainfeccioso ou pós-infeccioso (conforme sugerido pela desmielinização perivenosa e pela inflamação perivascular por células mononucleares) em vez de ser o resultado de um efeito citotóxico direto causado pela invasão viral do SNC. Porém, embora rara, a encefalite primária por caxumba de fato ocorre, conforme demonstrado pelo isolamento do vírus da caxumba em tecido cerebral. A infecção do fluido perilinfático provavelmente se desenvolve por penetração retrógrada do vírus a partir de linfonodos cervicais após viremia, mas a infecção também pode ocorrer por meio do LCS em casos de infecção do SNC pela caxumba, pois há comunicação da perilinfa com o LCS. O vírus na perilinfa pode resultar em infecção da cóclea e dano ao órgão de Corti e à membrana tectorial, levando à surdez transitória ou permanente. Foram encontradas evidências de disseminação placentária e intrauterina tanto no início quanto no final da gestação. O vírus frequentemente se dissemina para os rins, mas o envolvimento renal na caxumba é quase sempre benigno.

MANIFESTAÇÕES CLÍNICAS

Embora se apresente geralmente como parotidite ou edema de outras glândulas salivares, a caxumba pode variar desde assintomática até sintomas respiratórios inespecíficos e complicações graves. A caxumba pode ocorrer em uma pessoa totalmente vacinada, mas essas pessoas estão sob menor risco de caxumba e de suas complicações. A doença é assintomática em cerca de 20% dos casos em pessoas não vacinadas; a proporção de assintomáticos entre as pessoas vacinadas é desconhecida.

A parotidite pode ser precedida em vários dias por um pródromo de febre baixa, mal-estar, mialgias, cefaleia e anorexia. A parotidite geralmente dura 5 dias (variação de 3-7 dias); a maioria dos casos melhora dentro de 10 dias. A parotidite costuma ser bilateral e pode não ocorrer de maneira sincrônica em ambos os lados; ocorre envolvimento unilateral em cerca de um terço dos casos. O aumento das glândulas parótidas é acompanhado de hipersensibilidade e obliteração do espaço entre o lóbulo da orelha e o ângulo da mandíbula (Figs. 207-2 e 207-3). Com frequência, o paciente relata otalgia e dor mandibular, além de dificuldade para comer, deglutir ou falar. O orifício do ducto parotídeo está comumente eritematoso e tumefeito. As glândulas submaxilares e sublinguais estão acometidas com menos frequência do que a glândula parótida e raramente são envolvidas de forma isolada. Em cerca de 6% dos casos de caxumba, a obstrução da drenagem linfática em consequência da tumefação bilateral das glândulas salivares pode resultar em edema pré-esternal com cacifo, em geral associado à adenite submandibular e, raramente, ao edema supraglótico que comporta maior risco de vida.

As complicações mais frequentes da caxumba incluem orquite, ooforite, mastite, pancreatite, perda auditiva, meningite e encefalite. As complicações podem ocorrer na ausência de parotidite e são mais comuns em adultos do que nas crianças e entre os homens em comparação com as mulheres, provavelmente devido às taxas de orquite.

A orquite, geralmente acompanhada por febre, é a complicação mais comum, ocorrendo em até 30% das pessoas não vacinadas e em 6% dos homens vacinados pós-púberes. Essa complicação é rara em crianças. A orquite geralmente ocorre durante a primeira semana de parotidite, mas pode surgir até 6 semanas após a parotidite. Ambos os testículos são envolvidos em cerca de 10 a 30% dos casos. O testículo fica doloroso e hipersensível e pode estar aumentado até várias vezes o seu tamanho normal. A dor e o edema podem durar 1 semana, enquanto a hipersensibilidade pode durar várias semanas. Verifica-se o desenvolvimento de

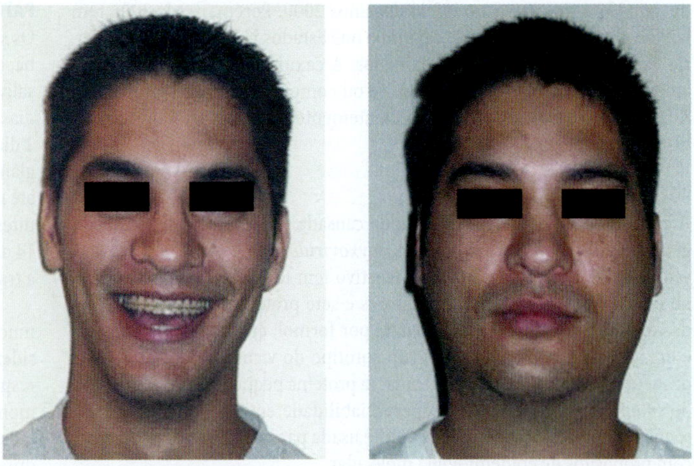

A **B**

FIGURA 207-2 **A mesma pessoa antes da caxumba (*A*) e no terceiro dia da parotidite bilateral aguda (*B*).** *(Cortesia do paciente C.M. De JD Shanley: The resurgence of mumps in young adults and adolescents. Cleve Clin J Med 74:42, 2007. Reimpressa com autorização. Copyright © 2007 Cleveland Clinic Foundation. Todos os direitos reservados.)*

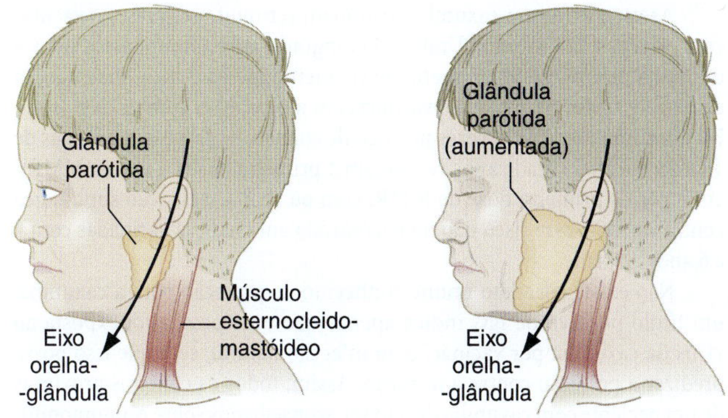

FIGURA 207-3 **Ilustrações esquemáticas de uma glândula parótida normal (à esquerda) e de uma glândula parótida infectada pelo vírus da caxumba (à direita).** Um linfonodo cervical aumentado é geralmente posterior à linha imaginária. *(Reproduzida, com autorização, de A Gershon et al: Krugman's Infectious Diseases of Children, 11th ed. Philadelphia, Elsevier, 2004.)*

atrofia testicular em cerca de 30 a 50% dos testículos afetados. O desenvolvimento de anticorpos espermatozoides, a redução da produção de testosterona e o comprometimento da mobilidade espermática por meio de oligospermia, azoospermia ou astenospermia podem levar a esterilidade ou subfertilidade temporárias. Porém, não há estudos avaliando o risco de infertilidade permanente em homens com orquite por caxumba.

Cerca de 7% das mulheres não vacinadas e ≤ 1% das mulheres vacinadas em idade pós-puberal desenvolvem ooforite, o que pode estar associado a dor abdominal baixa e vômitos. A taxa de mastite na caxumba foi estimada em até 30% em mulheres pós-púberes não vacinadas, sendo ≤ 1% entre as mulheres pós-púberes vacinadas. Ocorre pancreatite por caxumba em cerca de 4% dos pacientes não vacinados e em < 1% dos vacinados. A pancreatite da caxumba, que pode se apresentar como dor abdominal, é difícil de diagnosticar, visto que um nível sérico elevado de amilase pode estar associado tanto à parotidite quanto à pancreatite. Porém, a lipase sérica é elevada na pancreatite e a presença de elevação tanto de amilase como de lipase pode ajudar a determinar se a pancreatite está presente além da parotidite. A perda auditiva associada com a caxumba pode ocorrer em até 4% dos pacientes não vacinados e em < 1% dos vacinados. A perda auditiva relacionada à caxumba costuma ser súbita, unilateral e transitória, podendo estar associada a sintomas vestibulares. É raro haver perda auditiva bilateral e permanente.

O vírus da caxumba é altamente neurotrópico, com envolvimento subclínico do SNC ocorrendo em até 55% dos pacientes, conforme manifestado por pleocitose no LCS. Porém, a infecção sintomática do SNC é menos comum. Ocorre meningite asséptica em ≤ 1% dos pacientes vacinados e em até 10% dos pacientes não vacinados, sendo uma manifestação autolimitada sem risco significativo de morte ou sequelas em longo prazo. Os sintomas de meningite asséptica, incluindo rigidez de nuca, cefaleia e sonolência, costumam aparecer cerca de 5 dias após a parotidite. Ocorre encefalite em ≤ 1% dos pacientes, os quais apresentam febre alta, alterações marcadas no nível de consciência, convulsões e sintomas neurológicos focais. Podem-se observar anormalidades eletrencefalográficas. Sequelas permanentes são algumas vezes identificadas nos sobreviventes, e as infecções em adultos têm, mais comumente, um prognóstico ruim em comparação com as infecções pediátricas. A taxa de mortalidade associada à encefalite da caxumba é de cerca de 1,5%. Outros problemas do SNC ocasionalmente associados à caxumba incluem ataxia cerebelar, paralisia facial, mielite transversa, hidrocefalia, síndrome de Guillain-Barré, paralisia flácida e alterações do comportamento.

Embora raras e autolimitadas, a miocardite e a fibroelastose endocárdica podem representar complicações graves da infecção da caxumba; entretanto, foram relatadas anormalidades eletrocardiográficas associadas à caxumba em até 15% dos casos. Outras complicações incomuns incluem tireoidite, nefrite, artrite, doença hepática, ceratouveíte e púrpura trombocitopênica. É comum haver anormalidade da função renal, porém a nefrite grave e potencialmente fatal é rara.

A caxumba em gestantes costuma ser benigna e não é mais grave que nas mulheres não gestantes. São inconclusivas as evidências sugerindo associação entre a infecção materna por caxumba e uma taxa aumentada de abortamento espontâneo ou morte fetal intrauterina.

Pode haver tanto reinfecção por caxumba após a infecção natural como infecções recorrentes (quando o edema da glândula parótida melhora e volta a surgir algumas semanas ou meses depois no mesmo lado ou no outro lado). No passado, acreditava-se que a reinfecção por caxumba era rara, mas dados recentes têm sugerido que ela é mais comum do que se acreditava.

A morte causada por caxumba é extremamente rara.

DIAGNÓSTICO DIFERENCIAL

A caxumba é a única causa de surtos de parotidite, embora um aumento nos casos de parotidite também possa ser resultado de aumento da atividade do influenza – especificamente a infecção pelo vírus influenza A subtipo H3N2. Outras causas infecciosas de parotidite incluem o vírus parainfluenza tipos 1-3, o vírus Epstein-Barr, os herpes-vírus humanos 6A e 6B, os herpes-vírus simples tipos 1 e 2, o coxsackievírus A, o adenovírus, o parvovírus B19, o echovírus, o vírus da coriomeningite linfocitária e o HIV. A testagem laboratorial para os casos de parotidite esporádica causada por esses patógenos infecciosos pode ajudar a descartar a caxumba.

Além disso, pode haver desenvolvimento de parotidite em casos de sarcoidose, síndrome de Sjögren, síndrome de Mikulicz, síndrome oculoglandular de Parinaud, uremia, diabetes melito, ingestão de "goma" de lavanderia, desnutrição, cirrose e alguns tratamentos farmacológicos. A parotidite unilateral pode ser causada por obstrução ductal, cistos e tumores. Na ausência de parotidite ou de aumento de outras glândulas salivares, os sintomas de outro órgão visceral e/ou comprometimento do SNC podem predominar, e torna-se necessário estabelecer um diagnóstico laboratorial. Outras entidades devem ser consideradas quando aparecem manifestações compatíveis com a caxumba em outros órgãos diferentes da glândula parótida. Por exemplo, a torção testicular pode produzir uma massa escrotal dolorosa que lembra aquela vista na orquite por caxumba. A orquite também pode ser causada por infecções bacterianas na próstata e no trato urinário, infecções sexualmente transmissíveis (ISTs) como clamídia e gonorreia ou outras infecções virais como as causadas por coxsackievírus, vírus da varicela, echovírus e citomegalovírus. A ooforite também pode ser causada por ISTs como clamídia e gonorreia. Vários vírus (p. ex., enterovírus) podem causar meningite asséptica clinicamente indistinguível daquela causada pelo vírus da caxumba.

DIAGNÓSTICO LABORATORIAL

Se houver suspeita de caxumba, a infecção deve ser confirmada por métodos virológicos, mas os testes sorológicos podem auxiliar no diagnóstico. Especialmente nos pacientes vacinados, um resultado virológico ou sorológico negativo em uma pessoa com sinais clínicos de caxumba não elimina a infecção por caxumba.

Os métodos virológicos para a confirmação da caxumba incluem a reação em cadeia da polimerase com transcriptase reversa (RT-PCR, de *reverse-transcriptase polymerase chain reaction*) e o isolamento viral. A RT-PCR é o método escolhido devido a sua sensibilidade, especificidade e rapidez. O vírus da caxumba e o RNA viral podem ser detectados no sangue, na saliva, na urina e no LCS. Os *swabs* bucais ou orais fornecem as melhores amostras para a detecção do vírus. A glândula parótida deve ser massageada por 30 segundos antes da coleta da amostra de *swab* bucal/oral. Como a eliminação viral máxima ocorre dentro de 5 dias após o início dos sintomas, as amostras para a testagem virológica da caxumba devem idealmente ser detectadas o mais próximo possível do início da parotidite. O rendimento diagnóstico de amostras de urina aumenta ao longo do tempo até 10 dias após o início da parotidite, mas as amostras bucais têm mais chances de resultar na detecção do vírus a qualquer momento em comparação com amostras de urina.

Os métodos sorológicos que podem ajudar no diagnóstico incluem a detecção de anticorpos IgM específicos para caxumba ou aumento de quatro vezes nos anticorpos IgG entre as fases aguda e de convalescença. Nas pessoas não vacinadas, o anticorpo IgM costuma ser detectado dentro de 5 dias após o início, alcançando um nível máximo 1 semana após o início e permanecendo elevado por semanas ou meses. A falha na detecção de IgM contra caxumba em pacientes vacinados é muito comum, pois a resposta de IgM costuma ser indetectável, transitória ou retardada nessas pessoas. A coleta de amostras > 3 dias após o início pode melhorar a detecção da IgM. O uso da testagem de IgG não costuma ser recomendado, pois os títulos de IgG em pacientes vacinados ou previamente infectados podem já estar elevados no momento da coleta da amostra de fase aguda, de modo que não é detectado um aumento de quatro vezes na amostra da fase de convalescença.

TRATAMENTO

Caxumba

A caxumba é geralmente uma doença benigna de resolução espontânea. O tratamento da parotidite e de outras manifestações clínicas é sintomático e de suporte. A administração de analgésicos e a aplicação de compressas mornas ou frias na região da parótida podem ser úteis. A dor testicular pode ser aliviada pela aplicação local de compressas frias e apoio para a bolsa escrotal. Além disso, podem ser utilizados bloqueios anestésicos. A administração de glicocorticoides e a incisão da túnica albugínea não têm valor comprovado na orquite grave. A imunoglobulina contra caxumba não é recomendada para a profilaxia pós-exposição ou o tratamento.

PREVENÇÃO

A vacinação é a melhor medida de prevenção contra a caxumba. A vacina da caxumba é comumente incluída como parte da vacina combinada MMR ou da vacina combinada para sarampo, caxumba, rubéola e varicela (MMRV). Todas as vacinas para caxumba atualmente disponíveis no mercado são produzidas com vírus vivos atenuados. As cepas usadas nas vacinas contra caxumba têm incluído Jeryl Lynn, RIT-4385, Urabe Am9, Rubini, Leningrad-3 e Leningrad-Zagreb; as vacinas contendo Urabe e Rubini não estão mais disponíveis. A cepa Jeryl Lynn é a única cepa usada nas vacinas para caxumba nos Estados Unidos desde 1967.

Nos Estados Unidos, recomenda-se que as crianças recebam a primeira dose de MMR aos 12 a 15 meses e a segunda dose com 4 a 6 anos. A vacinação adequada contra a caxumba é definida como duas doses de MMR para crianças em idade escolar (i.e., ensinos fundamental e médio) e para adultos de alto risco (i.e., profissionais de saúde, viajantes internacionais e estudantes de instituições educativas pós-ensino médio) e uma dose para crianças em idade pré-escolar e adultos que não sejam de alto risco. Durante um surto, uma segunda dose deve ser considerada para crianças de 1 a 4 anos e adultos que tenham recebido uma dose. Em 2017, após um aumento nos casos em pessoas com duas doses de MMR e um estudo demonstrando benefício adicional de uma terceira dose da vacina MMR para a proteção individual, foi recomendada uma terceira dose para uso durante surtos. A terceira dose da vacina MMR visa aos grupos que as autoridades de saúde pública identificaram como de risco aumentado para a aquisição de caxumba durante um surto; as autoridades de saúde pública indicarão os provedores desses grupos de maior risco. Como a duração da proteção fornecida por uma terceira dose da vacina MMR é desconhecida e pode ser curta (< 1 ano), não há recomendação para uma terceira dose de rotina.

A efetividade da vacina MMR (na qual o componente de caxumba se baseia na cepa Jeryl Lynn) é estimada em 80% (variação, 49-92%) para uma dose e 88% (variação, 32-95%) para duas doses. A efetividade do componente de caxumba é menor que aquela do componente de sarampo (efetividade de duas doses de 97%) e do componente de rubéola (efetividade de uma dose de 97%). A efetividade adicional de uma terceira dose de MMR – em comparação com duas doses – durante surtos é estimada em 78% (variação, 61-88%).

Em geral, a maioria dos receptores da vacina da caxumba apresentará soroconversão após a vacinação e anticorpos detectáveis contra o vírus da caxumba; porém, os níveis de anticorpos começam a diminuir logo após a vacinação. Os anticorpos neutralizantes induzidos pela vacina contra as cepas selvagens (*wild-type*) podem ter títulos menores e diminuir mais rapidamente que os anticorpos contra a cepa vacinal (Jeryl Lynn). Porém, a maioria dos adultos que recebem duas doses da vacina na infância parece reter células B de memória.

As vacinas contra caxumba costumam ser muito seguras. As vacinas com as cepas da caxumba Urabe e Leningrad-Zagreb foram associadas a um risco discretamente aumentado de meningite asséptica, mas não há evidências desse risco para as vacinas com a cepa da caxumba Jeryl Lynn. Há um aumento de duas vezes no risco de convulsões febris em crianças de 12 a 23 meses de idade após receberem a primeira dose da vacina MMRV em lugar da primeira dose de MMR, com ou sem a vacinação simultânea contra varicela; esse risco não foi encontrado em crianças vacinadas com 4 a 6 anos de idade.

Não existe correlato imune conhecido de proteção para a caxumba; um título positivo de IgG indica apenas que uma pessoa foi exposta ao vírus da caxumba por vacinação ou infecção natural, sem que isso possa predizer a proteção contra a infecção. Assim, todos os contatos próximos de um paciente com caxumba devem ser aconselhados sobre o automonitoramento dos sintomas de caxumba por 25 dias após sua última exposição. Além disso, os títulos de IgG não devem ser usados para inferir imunidade nos contatos próximos, pois eles podem indicar infecção aguda em vez de imunidade. Não foi demonstrado que a vacina MMR previna a doença ou altere a gravidade clínica em pessoas já infectadas pelo vírus da caxumba, não sendo recomendada como profilaxia pós-exposição para os contatos próximos dos pacientes com caxumba.

Agradecimento *Os autores agradecem ao Dr. Steve Rubin, autor da edição anterior deste capítulo.*

LEITURAS ADICIONAIS

Marin M et al: Recommendation of the Advisory Committee on Immunization Practices for use of a third dose of mumps virus–containing vaccine in persons at increased risk for mumps during an outbreak. MMWR Morb Mortal Wkly Rep 67:33, 2018.

Masarani M et al: Mumps orchitis. J R Soc Med 99:573, 2006.

McClean HQ et al: Prevention of measles, rubella, congenital rubella syndrome, and mumps, 2013: Summary recommendations of the Advisory Committee on Immunization Practices (ACIP). MMWR Recomm Rep 62(RR-04):1, 2013.

Rota JS et al: Comparison of the sensitivity of laboratory diagnostic methods from a well-characterized outbreak of mumps in New York City in 2009. Clin Vaccine Immunol 20:391, 2013.

Rubin S et al: Molecular biology, pathogenesis and pathology of mumps virus. J Pathol 235:242, 2015.

World Health Organization: WHO immunological basis for immunization series. Module 16: Mumps update 2020. Available at *https://apps.who.int/iris/bitstream/handle/10665/338004/9789240017504-eng.pdf*.

208 Raiva e outras infecções causadas por rabdovírus

Alan C. Jackson

RAIVA

A raiva é uma doença infecciosa aguda e rapidamente progressiva do sistema nervoso central (SNC) em seres humanos e animais, sendo causada pela infecção pelo vírus da raiva. A infecção é geralmente transmitida por vetores animais por meio de uma exposição por mordedura. A raiva tem uma forma encefalítica e uma forma paralítica, as quais, em quase 100% dos casos, evoluem para a morte.

AGENTE ETIOLÓGICO

O vírus da raiva é um membro da família *Rhabdoviridae*. Dois gêneros dessa família, *Lyssavirus* e *Vesiculovirus*, contêm espécies que causam doença humana. O vírus da raiva é um lissavírus que infecta uma gama de mamíferos e provoca doença neurológica grave quando transmitido a seres humanos. Esse vírus de RNA de fita simples possui um genoma não segmentado de sentido negativo (antissenso), o qual consiste em 11.932 nucleotídeos e codifica cinco proteínas: a proteína do nucleocapsídeo, a fosfoproteína, uma proteína da matriz, a glicoproteína e uma grande proteína polimerase. Variantes do vírus da raiva, que podem ser caracterizadas por sequências distintas de nucleotídeos, estão associadas a reservatórios animais específicos. Foram descritas seis outras espécies de vírus não raiva do gênero *Lyssavirus*, as quais causam um quadro clínico semelhante ao da raiva. O vírus da estomatite vesicular, um vesiculovírus, provoca vesiculação e ulceração no gado, em cavalos e outros animais e causa uma doença sistêmica leve e autolimitada nos seres humanos (ver “Outras rabdoviroses”, adiante).

EPIDEMIOLOGIA

A raiva é uma infecção zoonótica que acomete uma variedade de mamíferos no mundo inteiro, exceto na Antártida e em algumas ilhas. O vírus da raiva pode ser transmitido a seres humanos pela mordedura, arranhadura ou lambedura de um animal infectado. No mundo todo, estima-se que a raiva canina endêmica cause 59 mil mortes de seres humanos anualmente. A maioria dessas mortes ocorre na Ásia e na África, com as populações rurais e as crianças sendo desproporcionalmente afetadas. Assim, em muitos países com poucos recursos ou recursos limitados, a raiva canina continua a ser um risco aos seres humanos. Entretanto, na América Latina, os esforços para o controle da raiva em cães foram muito bem-sucedidos em anos recentes. A raiva canina endêmica foi eliminada nos Estados Unidos e na maioria dos outros países ricos. A raiva é endêmica em espécies selvagens, e foi identificada uma variedade de reservatórios animais em diferentes países (Fig. 208-1). Dados de vigilância de 2019 identificaram 4.690 casos confirmados de raiva em animais nos Estados Unidos e em Porto Rico. Apenas 8,2% desses casos acometeram animais domésticos, incluindo 245 casos em gatos, 66 em cães e 39 em gado bovino. Nos reservatórios de vida selvagem na América do Norte, incluindo morcegos, guaxinins, gambás e raposas, a infecção é endêmica, com o envolvimento de um ou mais variantes do vírus da raiva em cada reservatório (Fig. 208-2). Ocorre propagação da raiva para outras espécies silvestres e para animais domésticos. Existem variantes do vírus da raiva do morcego em cada Estado dos Estados Unidos (exceto no Havaí) que são responsáveis pela maior parte dos casos de raiva humana adquirida endemicamente naquele País. A raiva nos guaxinins é endêmica ao longo de toda a costa leste dos Estados Unidos. A raiva que acomete gambás predomina no meio-oeste, com outro foco na Califórnia. A raiva em raposas ocorre no Texas, Novo México, Arizona e Alasca. Nos Estados Unidos, houve 2 mortes por raiva humana em 2017, 3 em 2018 e nenhuma em 2019.

No Canadá e na Europa, uma epizootia de raiva em raposas-vermelhas foi bem controlada pelo uso de iscas contendo a vacina contra a raiva. Uma abordagem semelhante, junto com medidas adicionais, é usada no Canadá para controlar incursões da raiva do guaxinim a partir dos Estados Unidos.

As variantes do vírus da raiva isoladas de seres humanos ou de outras espécies de mamíferos podem ser identificadas por amplificação pela reação em cadeia da polimerase com transcriptase reversa (RT-PCR, de *reverse-transcriptase polymerase chain reaction*) e sequenciamento ou por caracterização com anticorpos monoclonais. Essas técnicas mostram-se úteis em casos humanos sem história conhecida de exposição. No mundo inteiro, os casos de raiva humana são transmitidos, em sua maioria, a partir de cães em países com raiva canina endêmica e com transmissão entre cães, e casos humanos podem ser importados por viajantes que retornam dessas regiões. Na América do Norte, a doença humana localmente adquirida está habitualmente associada à transmissão por morcegos; nesses casos, pode não haver história conhecida de mordedura de morcego ou outra exposição a esses animais. A maioria dos casos em seres humanos se deve à variante do vírus da raiva associado aos morcegos de pelo prateado ou tricolor. Trata-se de morcegos pequenos, cuja mordedura pode não ser reconhecida, e o vírus adaptou-se para a sua replicação na temperatura da pele e em tipos de células que estão presentes no tecido cutâneo.

A transmissão por exposição sem mordedura é relativamente incomum. Os aerossóis gerados no laboratório ou em cavernas contendo milhões de morcegos-de-cauda-livre brasileiros raras vezes têm causado raiva humana. A transmissão resultou de um transplante de córnea, bem como de transplante de órgão sólido e condutos vasculares (para um transplante de fígado) a partir de doadores desconhecidos com raiva no Texas, na

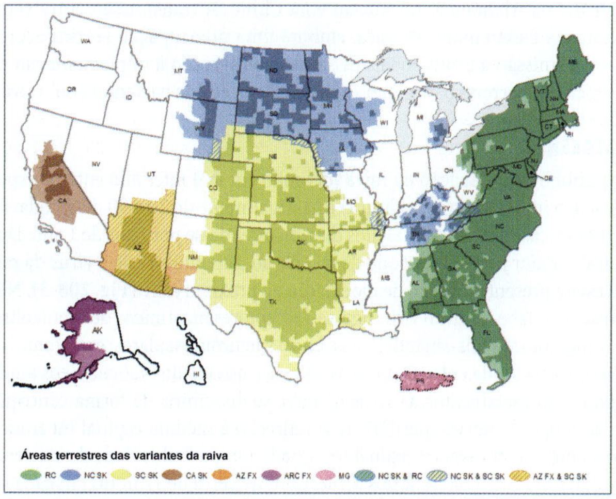

FIGURA 208-2 Distribuição das principais variantes do vírus da raiva entre reservatórios terrestres silvestres nos Estados Unidos e em Porto Rico, 2015-2019. As sombras escuras indicam localidades com casos confirmados de raiva nos últimos 5 anos; as sombras mais claras representam localidades que fazem fronteira com localidades enzoóticas sem casos de raiva animal que não satisfazem os critérios para vigilância adequada. Pequenas áreas não enzoóticas sem casos de raiva relatados nos últimos 15 anos aparecem sombreadas se estiverem na vizinhança de localidades enzoóticas conhecidas e não satisfizerem os critérios para vigilância adequada. ARC FX, variante do vírus da raiva (VVR) de raposas-do-ártico; AZ FX, VVR de raposas-do-arizona; CA SK, VVR de gambás-da-califórnia; MG, VVR de mangustos; NC SK, VVR de gambás da região Norte central; RC, VVR de guaxinins orientais; SC SK, VVR de gambás da região Sul central. *(X Ma et al: Rabies surveillance in the United States during 2019. J Am Vet Med Assoc 258:1205, 2021.)*

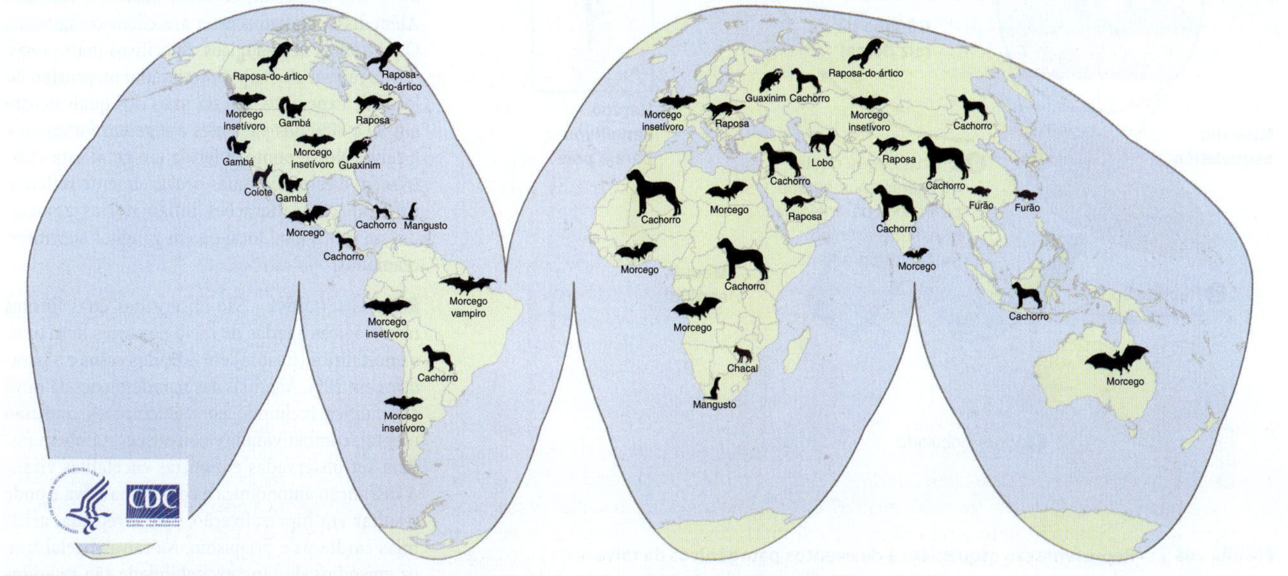

FIGURA 208-1 Distribuição global dos vetores da raiva. *(Cortesia do Centers for Disease Control and Prevention.)*

Flórida, na Alemanha, no Kuwait e na China. A transmissão entre seres humanos é extremamente rara, embora uma preocupação teórica acerca da transmissão a profissionais de saúde tenha levado à implementação de técnicas de barreira para evitar exposições a partir de pacientes com raiva.

PATOGÊNESE

O período de incubação da raiva (definido como o intervalo entre a exposição e o início da doença clínica) é habitualmente de 20 a 90 dias; todavia, em raros casos, é curto, de alguns dias, ou estende-se por mais de 1 ano. Durante a maior parte do período de incubação, acredita-se que o vírus da raiva esteja presente no local de inoculação ou próximo a ele (Fig. 208-3). Nos músculos, sabe-se que o vírus liga-se a receptores nicotínicos de acetilcolina nas membranas pós-sinápticas nas junções neuromusculares; entretanto, os detalhes exatos da entrada do vírus na pele e nos tecidos subcutâneos ainda não foram esclarecidos. O vírus da raiva se dissemina de forma centrípeta ao longo de nervos periféricos em direção à medula espinal ou tronco encefálico via transporte axonal retrógrado rápido (velocidade de até cerca de 250 mm/dia), com retardos a intervalos de cerca de 12 horas em cada sinapse. Assim que entra no SNC, o vírus da raiva dissemina-se rapidamente para outras regiões do SNC por meio de transporte axonal rápido ao longo de conexões neuroanatômicas. Os neurônios são proeminentemente infectados na raiva; contudo, outras células presentes no tecido cerebral também são infectadas (p. ex., astrócitos, células endoteliais, micróglia, entre outras). Após o estabelecimento da infecção no SNC, ocorre disseminação centrífuga ao longo de nervos sensitivos e autonômicos para outros tecidos, incluindo as glândulas salivares, o coração, as glândulas suprarrenais e a pele. O vírus da raiva replica-se nas células acinares das glândulas salivares e é secretado na saliva de animais infectados que atuam como vetores da doença. Não há evidências bem-documentadas de disseminação hematogênica do vírus da raiva.

Estudos patológicos mostram alterações inflamatórias discretas no SNC nos casos de raiva, com infiltração inflamatória mononuclear nas leptomeninges, nas regiões perivasculares e no parênquima, incluindo nódulos da micróglia, denominados *nódulos Babes*. Em geral, as alterações neuronais degenerativas não são proeminentes e há pouca evidência de morte neuronal; em certas ocasiões, observa-se neuronofagia. As alterações patológicas são surpreendentemente discretas tendo em vista a gravidade clínica e a evolução quase sempre fatal da doença. O achado patológico mais característico na raiva são os chamados *corpúsculos de Negri* (Fig. 208-4). Os corpúsculos de Negri são inclusões citoplasmáticas eosinofílicas nos neurônios cerebrais, os quais são compostos por proteínas e DNA viral. Essas inclusões ocorrem em uma minoria de neurônios infectados, são comumente observadas nas células de Purkinje do cerebelo e nos neurônios piramidais do hipocampo e, com menos frequência, ocorrem nos neurônios corticais e do tronco encefálico. Os corpúsculos de Negri não são observados em todos os casos de raiva. A ausência de alterações neuronais degenerativas proeminentes levou ao conceito de que a disfunção neuronal – mais do que a morte dos neurônios – é responsável pela doença clínica na raiva. A base para as alterações comportamentais, incluindo o comportamento agressivo dos animais infectados, não está bem compreendida, mas pode estar relacionada com a infecção de neurônios serotonérgicos no tronco encefálico.

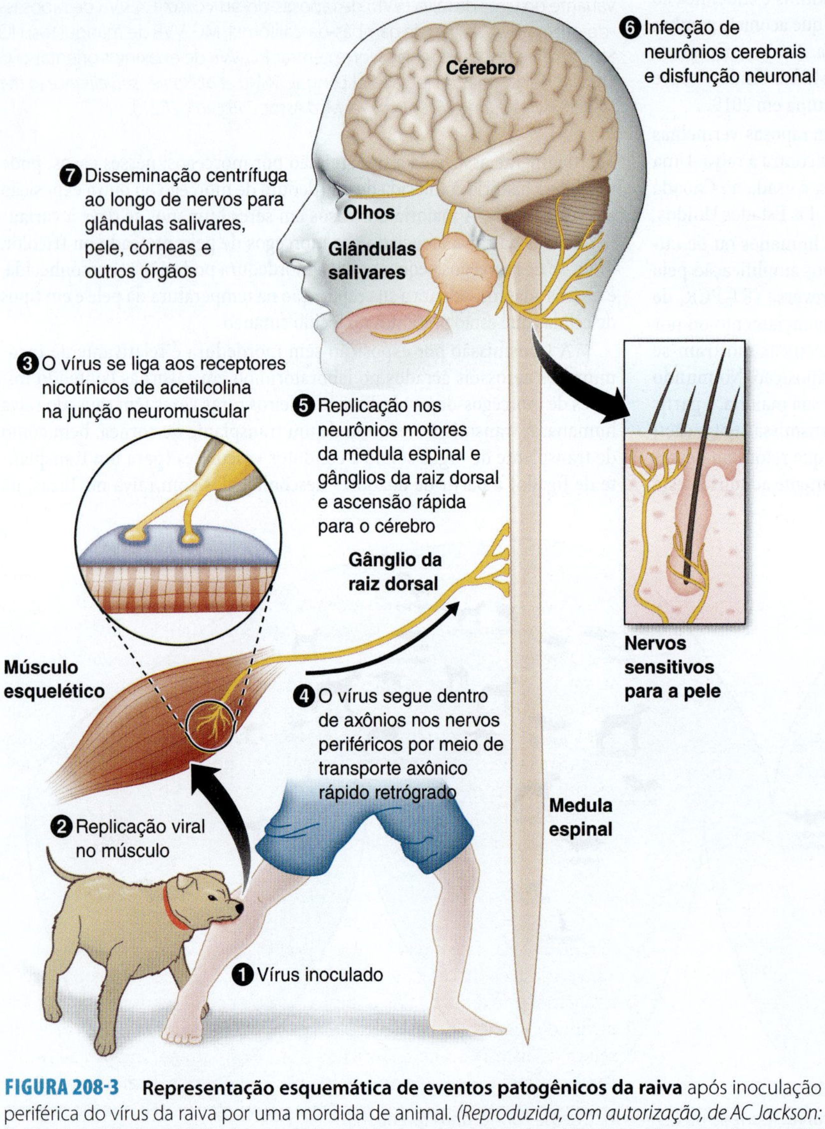

FIGURA 208-3 **Representação esquemática de eventos patogênicos da raiva** após inoculação periférica do vírus da raiva por uma mordida de animal. *(Reproduzida, com autorização, de AC Jackson: Rabies: Scientific basis of the disease and its management, 3rd ed. Oxford, UK, Elsevier Academic Press, 2013.)*

MANIFESTAÇÕES CLÍNICAS

Na prevenção da raiva, a ênfase precisa ser na profilaxia pós-exposição (PPE) iniciada após uma exposição reconhecida e antes do aparecimento de quaisquer sinais ou sintomas. Em geral, deve-se suspeitar da raiva com base na apresentação clínica com ou sem história de exposição. A doença manifesta-se habitualmente na forma de encefalite atípica, com relativa preservação da consciência. Pode ser difícil reconhecer a raiva em um estágio avançado da evolução clínica, quando já ocorreu progressão para o coma. Em uma minoria de pacientes (cerca de 20%), ocorre paralisia flácida aguda. Existem as fases prodrômica, aguda, neurológica e comatosa, que geralmente progride para a morte independentemente de terapia vigorosa (Tab. 208-1).

Características prodrômicas As características clínicas mais precoces da raiva começam com manifestações prodrômicas inespecíficas, incluindo febre, mal-estar, cefaleia, náusea e vômitos. Além disso, podem ocorrer ansiedade ou agitação. Os sintomas neurológicos específicos mais precoces da raiva incluem parestesias, dor ou prurido no local de exposição, um ou mais dos quais ocorre em 50 a 80% dos pacientes e sugerem fortemente a raiva. Nesse ponto, a ferida em geral está cicatrizada, e esses sintomas provavelmente refletem infecção com alterações inflamatórias associadas na raiz dorsal local ou em gânglios sensitivos cranianos.

Raiva encefalítica São observadas duas formas neurológicas agudas de raiva nos seres humanos: a encefalítica (furiosa) em 80% dos casos e a paralítica em 20%. Algumas das manifestações da raiva encefalítica, incluindo febre, alucinações, confusão mental, combatividade e convulsões, também podem ser observadas em outras encefalites virais. A disfunção autonômica é comum na raiva e pode resultar em hipersalivação, pele arrepiada, arritmias cardíacas e priapismo. Na raiva encefalítica, os episódios de hiperexcitabilidade são seguidos por períodos de total lucidez, os quais se tornam

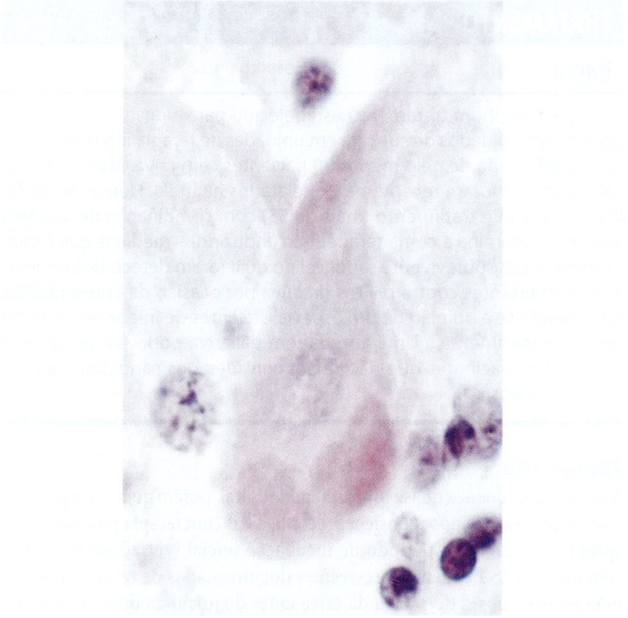

FIGURA 208-4 Três grandes corpúsculos de Negri no citoplasma de uma célula de Purkinje cerebelar de um menino com 8 anos de idade que morreu de raiva após ter sido mordido por um cão infectado no México. *(Reproduzida, com autorização, de AC Jackson, E Lopez-Corella. N Engl J Med 335:568, 1996; © Massachusetts Medical Society.)*

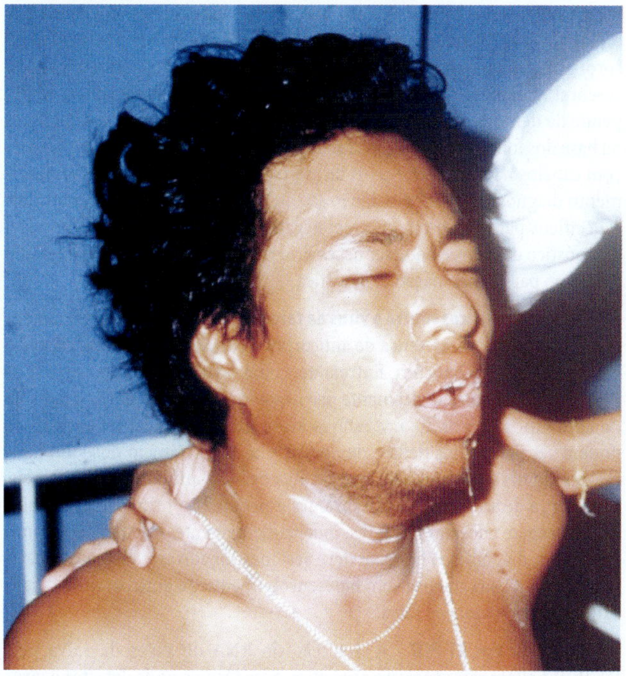

FIGURA 208-5 Espasmo hidrofóbico dos músculos inspiratórios associado a terror em um paciente com raiva encefalítica (furiosa) que tentou beber água. *(Copyright DA Warrell, Oxford, UK; com autorização.)*

mais curtos conforme a doença progride. A encefalite da raiva distingue-se pelo acometimento precoce do tronco encefálico, que resulta nas características clássicas de *hidrofobia* (contração involuntária dolorosa do diafragma e dos músculos acessórios respiratórios, laríngeos e faríngeos em resposta à deglutição de líquidos) (Fig. 208-5) e de *aerofobia* (as mesmas características causadas pela estimulação de uma corrente de ar). Esses sintomas provavelmente são devidos à disfunção dos neurônios infectados do tronco encefálico, o que normalmente inibe os neurônios inspiratórios próximos ao núcleo ambíguo, resultando em reflexos de defesa exagerados que protegem o trato respiratório. A combinação de hipersalivação e disfunção faríngea é responsável pelo aspecto clássico de "boca espumando". A disfunção do tronco encefálico progride rapidamente, e o coma – seguido em dias pela morte – é a regra, a menos que a evolução se prolongue com medidas de suporte. Com essas medidas, as complicações tardias podem incluir insuficiência cardíaca e/ou respiratória, distúrbios do equilíbrio hídrico (síndrome de secreção inapropriada de hormônio antidiurético ou diabetes insípido), edema pulmonar não cardiogênico e hemorragia gastrintestinal. As arritmias cardíacas podem ser devidas à disfunção que acomete centros vitais no tronco encefálico ou nas vias autonômicas e à miocardite. A falência múltipla de órgãos é comum em pacientes tratados vigorosamente em unidades de terapia intensiva.

TABELA 208-1 ■ Estágios clínicos da raiva

Estágio	Duração típica	Sinais e sintomas
Período de incubação	20-90 dias	Nenhum
Pródromo	2-10 dias	Febre, mal-estar, anorexia, náusea, vômitos, parestesias, dor ou prurido no local da ferida
Doença neurológica aguda		
Encefalítica (80%)	2-7 dias	Ansiedade, agitação, hiperatividade, comportamento bizarro, alucinações, disfunção autonômica, hidrofobia
Paralítica (20%)	2-10 dias	Paralisia flácida no(s) membro(s) que progride para tetraparesia com paralisia facial
Coma, morte[a]	0-14 dias	

[a]A recuperação é rara.

Fonte: Adaptada de MAW Hattwick: Rabies virus, in *Principles and Practice of Infectious Diseases,* GL Mandell et al (eds). New York, Wiley, 1979.

Raiva paralítica Cerca de 20% dos pacientes apresentam raiva paralítica, na qual predomina a fraqueza muscular, enquanto as principais características da raiva encefalítica (hiperexcitabilidade, hidrofobia e aerofobia) estão ausentes. Ocorre fraqueza muscular flácida precoce e proeminente, a qual frequentemente começa no membro onde houve a mordida, disseminando-se para produzir tetraparesia e fraqueza facial. O acometimento esfincteriano é comum, enquanto o comprometimento sensitivo é habitualmente leve; esses casos costumam ser diagnosticados incorretamente como síndrome de Guillain-Barré. Em geral, os pacientes com raiva paralítica sobrevivem alguns dias mais do que aqueles que apresentam raiva encefalítica, porém sobrevém a falência de múltiplos órgãos.

INVESTIGAÇÕES LABORATORIAIS

Os exames laboratoriais de rotina na raiva fornecem, em sua maioria, resultados normais ou exibem alterações inespecíficas. O hemograma geralmente é normal. O exame do líquido cerebrospinal (LCS) com frequência revela pleocitose mononuclear discreta, com ligeira elevação do nível de proteína. A pleocitose severa (> 1.000 leucócitos/μL) é incomum e deve levar à investigação de um diagnóstico alternativo. Os exames de imagem costumam ser realizados para excluir outras possibilidades diagnósticas. A tomografia computadorizada (TC) do crânio está habitualmente normal na raiva. A ressonância magnética (RM) do cérebro pode revelar alterações do sinal no tronco encefálico ou em outras áreas da substância cinzenta, porém esses achados são variáveis e inespecíficos. O eletrencefalograma normalmente mostra apenas alterações inespecíficas. Naturalmente, os testes importantes nos casos em que há suspeita de raiva incluem aqueles que podem identificar um diagnóstico diferencial potencialmente tratável (ver "Diagnóstico diferencial", adiante).

DIAGNÓSTICO

Na América do Norte, o diagnóstico de raiva frequentemente não é considerado até um estágio relativamente avançado da evolução clínica, mesmo com uma apresentação clínica típica. Esse diagnóstico deve ser considerado em pacientes com encefalite atípica aguda ou com paralisia flácida aguda, incluindo aqueles em que se suspeita da síndrome de Guillain-Barré. A ausência de história de mordedura de animal é comum na América do Norte, particularmente devido a exposições não reconhecidas a morcegos. A ausência de hidrofobia não é incomum na raiva. Assim que houver suspeita de raiva, devem-se efetuar exames laboratoriais específicos para confirmar o diagnóstico. As amostras úteis para o diagnóstico incluem amostras de soro, LCS, saliva fresca, amostras de biópsia cutânea do pescoço e tecido cerebral (raramente obtido antes da morte). Como a biópsia cutânea depende da demonstração do antígeno do vírus da raiva nos nervos cutâneos na base dos folículos pilosos, as amostras são habitualmente obtidas da pele com cabelos na nuca. Esfregaços de impressão da córnea têm baixo rendimento diagnóstico e, em geral, não são efetuados. Os exames laboratoriais específicos para raiva *ante mortem* negativos nunca excluem um possível diagnóstico de raiva, e pode ser necessário repeti-los depois de um intervalo de tempo para confirmação diagnóstica.

Anticorpos específicos contra o vírus da raiva Em um paciente previamente não imunizado, a presença de anticorpos neutralizantes séricos contra o vírus da raiva é diagnóstica. Entretanto, como o vírus da raiva infecta tecidos neuronais imunologicamente privilegiados, pode não haver produção de anticorpos séricos até um estágio avançado da doença. Os anticorpos podem ser detectados dentro de poucos dias após o início dos sintomas, porém alguns pacientes morrem na ausência de anticorpos detectáveis. A presença de anticorpos neutralizantes específicos contra o vírus da raiva no LCS sugere encefalite da raiva, independentemente do estado de imunização. Um diagnóstico de raiva deve ser questionado em pacientes que se recuperam de sua doença sem o desenvolvimento de anticorpos neutralizantes contra o vírus da raiva.

Amplificação por RT-PCR A detecção do RNA do vírus da raiva pela RT-PCR é altamente sensível e específica. Essa técnica pode detectar o vírus em amostras de saliva fresca, biópsia de pele, LCS (menos sensível) e tecidos cerebrais. Além disso, a RT-PCR com sequenciamento genético pode distinguir as variantes do vírus da raiva, possibilitando a identificação da provável fonte de uma infecção.

Técnica de imunofluorescência direta A técnica de imunofluorescência direta (IFD) com anticorpos contra o vírus da raiva conjugados a corantes fluorescentes é altamente sensível e específica para a detecção de antígenos do vírus da raiva em tecidos e pode ser realizada rapidamente e aplicada a amostras de biópsia cutânea e tecido cerebral. Nas amostras de biópsias cutâneas, pode-se detectar o antígeno do vírus da raiva nos nervos cutâneos, na base dos folículos pilosos.

DIAGNÓSTICO DIFERENCIAL

O diagnóstico da raiva pode ser difícil na ausência de história de exposição a animais, e quando o indivíduo pode não lembrar de qualquer exposição a animal (p. ex., morcego). A apresentação da raiva costuma ser muito diferente daquela da encefalite viral aguda devida à maioria das outras causas, incluindo encefalite por herpes simples e encefalite por arbovírus (p. ex., do Nilo Ocidental). Podem ocorrer sintomas neurológicos precoces no local da mordida, e pode haver manifestações precoces de comprometimento do tronco encefálico com preservação da consciência. A encefalite do receptor anti-*N*-metil-D-aspartato (anti-NMDA) ocorre em pacientes jovens (principalmente do sexo feminino) e é caracterizada por alterações de comportamento, instabilidade autonômica, hipoventilação e convulsões. Muitos outros anticorpos estão associados com encefalite autoimune. Pode ocorrer encefalomielite pós-infecciosa (imunologicamente mediada) após influenza, sarampo, caxumba e outras infecções; além disso, pode ocorrer como sequela de imunização com vacina contra a raiva derivada de tecidos neurais, a qual é pouco usada atualmente e apenas em países de recursos limitados e países pobres. A raiva pode manifestar-se na forma de sintomas neuropsiquiátricos incomuns e pode ser diagnosticada incorretamente como transtorno psiquiátrico. Pode ocorrer histeria da raiva (atualmente classificada como um distúrbio de somatização) como resposta psicológica ao medo da raiva, que frequentemente se caracteriza por um período de incubação mais curto do que a raiva, por comportamento agressivo, incapacidade de se comunicar e evolução longa com recuperação.

Conforme anteriormente assinalado, a raiva paralítica pode simular a síndrome de Guillain-Barré. Nesses casos, a disfunção da bexiga, o exame sensitivo normal e a pleocitose do LCS favorecem um diagnóstico de raiva. Em contrapartida, a síndrome de Guillain-Barré pode ocorrer como complicação da vacinação contra a raiva quando se usa um produto derivado do tecido neural (p. ex., vacina de cérebro de camundongo neonato), podendo ser confundida com a raiva paralítica (i.e., falha da vacina).

TRATAMENTO
Raiva

Não existe nenhum tratamento estabelecido para a raiva. O manejo vigoroso com cuidados de suporte em unidades de terapia intensiva resultou na sobrevida de pelo menos 30 pacientes com raiva. Muitos desses sobreviventes foram recentemente relatados na Índia. Houve várias falhas recentes de tratamento (mais de 55) com combinação de agentes antivirais, cetamina e coma terapêutico (induzido) – medidas que foram usadas em um sobrevivente saudável no qual foram detectados anticorpos neutralizantes contra o vírus da raiva por ocasião da apresentação. Recomenda-se a opinião de um especialista antes de iniciar um ciclo de terapia "experimental". Uma abordagem paliativa pode ser apropriada para muitos pacientes que não sejam considerados candidatos para o manejo vigoroso.

PROGNÓSTICO

A raiva é uma doença quase uniformemente fatal, porém quase sempre passível de prevenção após exposições reconhecidas com terapia pós-exposição apropriada durante o período de incubação inicial (ver adiante). Todos, com exceção de 1 dos 30 sobreviventes documentados de raiva,receberam uma ou mais doses de vacina da raiva antes do início da doença. O único sobrevivente que não havia recebido vacina tinha anticorpos neutralizantes contra o vírus da raiva no soro e no LCS por ocasião da apresentação clínica. A maioria dos pacientes com raiva morre após os primeiros dias do início da doença, independentemente de cuidados vigorosos em unidades de pacientes críticos.

PREVENÇÃO

Profilaxia pós-exposição Como não existe nenhum tratamento efetivo para a raiva, é extremamente importante prevenir a ocorrência da doença após exposição a um animal. A **Figura 208-6** mostra as etapas envolvidas nas tomadas de decisão sobre a PPE. Com base na história de exposição e informação epidemiológica local, o médico tem de decidir se institui a PPE. Cães, gatos ou furões saudáveis podem ser isolados e observados por 10 dias. A PPE não é necessária se o animal permanecer sadio. Se o animal desenvolver sinais de raiva durante o período de observação, ele deve ser submetido à eutanásia imediatamente; a cabeça deve ser transportada para o laboratório em refrigeração, o vírus da raiva deve ser observado nos testes de IFD, e deve-se tentar o isolamento do vírus em culturas de células ou inoculação em camundongos. Qualquer animal que não um cão, gato ou furão deve ser submetido à eutanásia imediatamente e ter a cabeça submetida a exame laboratorial. Em exposições de alto risco e áreas onde a raiva canina é endêmica, a profilaxia antirrábica deve ser iniciada sem esperar pelos resultados laboratoriais. Caso eles sejam negativos, pode-se concluir com segurança que a saliva do animal não contém o vírus da raiva, e a imunização deve ser interrompida. Se o animal escapar após a exposição, deve ser considerado raivoso, e a PPE deve ser instituída, a menos que a informação dos órgãos de saúde pública indique de outra forma (i.e., de que não existe raiva endêmica na área). Embora controverso, o uso de PPE pode se justificar quando a pessoa (p. ex., uma criança pequena ou um adulto dormindo) estava presente no mesmo espaço que um morcego e uma mordida não reconhecida não pode ser excluída de modo confiável.

A PPE inclui cuidados locais com a ferida e imunização ativa e passiva. É importante que as recomendações atuais sejam seguidas cuidadosamente, pois mesmo pequenos desvios podem levar a falhas das medidas profiláticas. Os cuidados locais com a ferida são indispensáveis e podem diminuir acentuadamente o risco de infecção pelo vírus da raiva. Os cuidados com a ferida não devem ser adiados, mesmo que o início da imunização seja à espera dos resultados dos 10 dias de observação. Todas as feridas causadas por mordeduras e arranhões devem ser bem lavadas com água e sabão. Os tecidos desvitalizados devem ser desbridados; a profilaxia antitetânica, administrada; e a antibioticoterapia, iniciada sempre que indicada.

As pessoas ainda não vacinadas (mas não aquelas previamente imunizadas) devem receber imunização passiva com imunoglobulina antirrábica (RIG, de *rabies immune globulin*). Caso a RIG não esteja disponível de imediato, deve ser administrada não mais que 7 dias após a primeira dose da vacina. Após o sétimo dia, anticorpos endógenos são produzidos

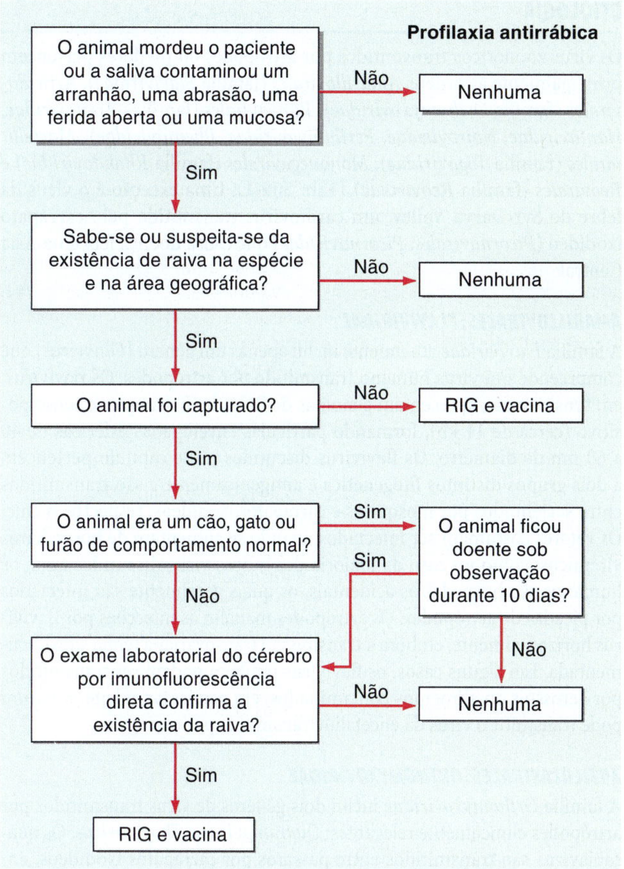

FIGURA 208-6 Algoritmo para a profilaxia pós-exposição contra a raiva. RIG, imunoglobulina antirrábica. *(Reproduzida, com autorização, de L Corey, in Harrison's Principles of Internal Medicine, 15th ed. E Braunwald et al [eds]: New York, McGraw-Hill, 2001.)*

e a imunização passiva pode, na verdade, ser contraproducente. Se for viável em termos anatômicos, a dose inteira de RIG (20 UI/kg) deve ser infiltrada no local da mordida e qualquer RIG restante após a infiltração do local da mordida deve ser administrada por via intramuscular (IM) em um local distante. As recomendações recentes da Organização Mundial da Saúde (OMS) indicam que em determinadas circunstâncias o restante da dose não precisa ser administrado após a infiltração local da(s) ferida(s). No caso de feridas múltiplas ou grandes, pode ser necessário diluir a preparação de RIG para obter um volume suficiente para infiltração adequada de todas as feridas. Se a exposição envolver uma mucosa, a dose inteira deve ser administrada por via IM. A vacina antirrábica e a RIG nunca devem ser administradas no mesmo local nem com a mesma seringa. A RIG disponível no comércio nos Estados Unidos é purificada a partir do soro de doadores humanos hiperimunes. Essas preparações de RIG humanas são mais bem toleradas do que as preparações derivadas de equinos, ainda em uso em alguns países (ver a seguir). Efeitos adversos graves com a RIG humana são incomuns. Podem ocorrer dor local e febre baixa.

Há duas vacinas antirrábicas inativadas purificadas para a PPE nos Estados Unidos. Elas são altamente imunogênicas e muito seguras em comparação com as primeiras vacinas. Devem ser administradas 4 doses IM de 1 mL na área deltoide. (A face anterolateral da coxa também é aceitável em crianças.) Injeções na região glútea, que nem sempre alcançam o músculo, não devem ser aplicadas e têm sido associadas a raras falhas da vacina. O ideal é administrar a primeira dose o mais cedo possível após a exposição, sem demora. As outras três doses devem ser dadas no 3º, no 7º e no 14º dias; não se recomenda mais a administração de uma quinta dose no 28º dia. A gravidez não é contraindicação para a imunização. Glicocorticoides e outros medicamentos imunossupressores podem interferir no desenvolvimento de imunidade ativa e não devem ser administrados durante a PPE, a menos que sejam indispensáveis. A avaliação rotineira dos títulos séricos de anticorpos neutralizantes não é necessária, mas em pessoas imunocomprometidas eles devem ser medidos 2 a 4 semanas após a imunização. Reações locais (dor, eritema, edema e prurido) e sistêmicas leves (febre, mialgias, cefaleia e náuseas) são comuns, podendo-se usar anti-inflamatórios e antipiréticos para combatê-las, mas sem interromper a imunização. Reações alérgicas sistêmicas são incomuns, porém raramente ocorre anafilaxia, a qual pode ser tratada com epinefrina a anti-histamínicos. O risco de raiva deve ser considerado com cautela antes da decisão de interromper a vacinação por causa de uma reação adversa.

A maior parte da carga da PPE da raiva é suportada por pessoas com menos recursos. Além das vacinas antirrábicas supracitadas, em muitos países que não os Estados Unidos existem outras satisfatórias, cultivadas em linhagens celulares primárias (em rim de *hamster* ou de cães) ou contínuas (células Vero). Vacinas de custo mais baixo, derivadas de tecidos neurais, ainda são utilizadas em menor número em países em desenvolvimento; entretanto, essas vacinas estão associadas a complicações neuroparalíticas graves, incluindo a encefalomielite pós-infecciosa e a síndrome de Guillain-Barré. O uso dessas vacinas deve ser interrompido tão logo seja possível, e foram feitos progressos nesse aspecto. Em todo o mundo, mais de 10 milhões de pessoas recebem a vacina antirrábica pós-exposição a cada ano.

Caso não se disponha da RIG humana, pode-se usar a RIG purificada de origem equina da mesma forma, na dose de 40 UI/kg. A incidência de reações anafiláticas e doença do soro tem sido baixa com os derivados equinos recentes da RIG.

Vacinação pré-exposição contra a raiva Deve-se considerar a profilaxia antirrábica pré-exposição para pessoas sob risco ocupacional ou recreativo de exposição à raiva, e também para certos viajantes para áreas onde a doença é endêmica. O esquema primário consiste em três doses de vacina antirrábica nos dias 0, 7 e 21 ou 28. Testes para anticorpos séricos neutralizantes ajudam a determinar a necessidade de doses de reforço subsequentes. Quando um indivíduo previamente imunizado é exposto à raiva, devem ser administradas duas doses de reforço da vacina nos dias 0 e 3. Os cuidados com a ferida continuam fundamentais. Conforme assinalado anteriormente, a RIG não deve ser administrada a pessoas já vacinadas.

OUTROS RABDOVÍRUS

OUTROS LISSAVÍRUS

Um número crescente de outros lissavírus, além do vírus da raiva, foi descoberto infectando populações de morcegos na Europa, África, Ásia e Austrália. Seis desses vírus produziram um número muito baixo de casos de uma doença em humanos indistinguível da raiva: lissavírus 1 e 2 de morcegos europeus, lissavírus de morcegos australianos, vírus Irkut e vírus Duvenhage. O vírus Mokola, um lissavírus isolado do musaranho na África, mas cuja espécie animal que serviria de reservatório é desconhecida, também pode causar doença humana indistinguível da raiva.

VÍRUS DA ESTOMATITE VESICULAR

A estomatite vesicular é uma doença viral de bovinos, equinos, suínos e alguns mamíferos silvestres. O vírus da estomatite vesicular é um membro do gênero *Vesiculovirus* da família *Rhabdoviridae*. Ocorrem surtos esporádicos de estomatite vesicular em cavalos e bovinos no sudoeste dos Estados Unidos. A infecção no animal está associada à vesiculação grave e à ulceração de tecidos orais, mamilos e pés, podendo ser clinicamente indistinguível da febre aftosa, uma doença mais perigosa. As epidemias costumam ser sazonais, começando no final da primavera, e é provável que se devam a vetores artrópodes. Também pode ocorrer disseminação direta de um animal para outro, embora o vírus não consiga penetrar na pele íntegra. A transmissão para pessoas em geral resulta de contato direto com animais infectados (em particular bovinos) e ocasionalmente segue-se à exposição laboratorial. Na doença humana, a conjuntivite inicial é seguida por uma doença aguda semelhante à influenza, com febre, tremores, náuseas, vômitos, cefaleia, dor retrobulbar, mialgias, dor subesternal, mal-estar, faringite e linfadenite. Pode haver pequenas lesões vesiculares na mucosa bucal ou nos dedos. A encefalite é muito rara. Em geral, a doença dura 3 a 6 dias, com recuperação completa. As infecções subclínicas são comuns. Pode ser feito diagnóstico sorológico com base no aumento do título de anticorpos neutralizantes ou fixadores do complemento. O tratamento é sintomático.

LEITURAS ADICIONAIS

Fooks AR et al: Current status of rabies and prospects for elimination. Lancet 384:1389, 2014.

Fooks AR, Jackson AC (eds). *Rabies: Scientific Basis of the Disease and Its Management*, 4th ed. London, Elsevier Academic Press, 2020.

Jackson AC: Treatment of rabies. In: Post TW, ed. UpToDate. Waltham, Massachusetts: Wolters Kluwer, 2021. *www.uptodate.com*.

Letchworth GJ et al: Vesicular stomatitis. Vet J 157:239, 1999.

Manning SE et al: Human rabies prevention—United States, 2008: Recommendations of the Advisory Committee on Immunization Practices. MMWR Recomm Rep 57(RR-3):1, 2008.

World Health Organization: *WHO Expert Consultation on Rabies: Third Report* (WHO Technical Report Series No. 1012). Geneva, World Health Organization, 2018. Available at *apps.who.int/iris/bitstream/handle/10665/272364/9789241210218-eng.pdf*. Accessed June 17, 2021.

209 Infecções virais transmitidas por artrópodes e roedores

Jens H. Kuhn, Ian Crozier

Este capítulo resume as principais características das doenças virais transmitidas por alguns artrópodes e roedores. Numerosos vírus dessa categoria são transmitidos na natureza entre os animais sem nunca infectar os seres humanos. Outros vírus infectam seres humanos de forma acidental, mas poucos produzem doenças. Além disso, alguns vírus são regularmente introduzidos em populações humanas ou se disseminam entre os seres humanos por meio de alguns artrópodes (especificamente, insetos e carrapatos) ou por roedores cronicamente infectados. Esses vírus são zoonóticos e taxonomicamente diversos e, portanto, diferem fundamentalmente um do outro em termos de morfologia do vírion, estratégias de replicação, organização genômica e sequência do genoma. Embora a classificação de um vírus em uma taxonomia seja esclarecedora em relação às estratégias de manutenção naturais, sensibilidade a agentes antivirais e aspectos da patogênese, a classificação não necessariamente indica quais sinais e sintomas (se houver) clínicos o vírus provocará nos seres humanos. Os vírus zoonóticos estão evoluindo, e "novos" vírus zoonóticos são descobertos regularmente. A epizooetiologia e a epidemiologia dos vírus zoonóticos mudam constantemente devido a alterações ambientais que afetam os vetores, os reservatórios, os animais selvagens, o gado bovino e os seres humanos. Os vírus zoonóticos são mais numerosos nos trópicos, mas também são encontrados em climas temperados e até mesmo frios. A distribuição e a atividade sazonal de um vírus zoonótico podem variar, e sua taxa de mutação é provavelmente dependente, em grande parte, de condições ecológicas (p. ex., precipitação e temperatura), as quais podem afetar a densidade de vetores e reservatórios de vírus e o desenvolvimento de infecção.

Os vírus transmitidos por artrópodes (arbovírus) infestam seus vetores geralmente após a ingestão de uma refeição de sangue de animal vertebrado não humano virêmico; alguns artrópodes também podem ser infectados por transmissão ativa da saliva. Os vetores artrópodes, então, desenvolvem infecção sistêmica crônica à medida que os vírus penetram no intestino e se disseminam por todo o corpo até as glândulas salivares; essa disseminação viral, chamada de *incubação extrínseca*, normalmente dura de 1 a 3 semanas em mosquitos. Nesse ponto, se as glândulas salivares já estiverem infectadas, o vetor artrópode torna-se competente para continuar a cadeia de transmissão, infectando um animal vertebrado durante uma refeição de sangue subsequente. Um mecanismo alternativo para a manutenção do vírus em seu vetor artrópode é a *transmissão transovariana*. O artrópode não costuma ser prejudicado pela infecção, e o parceiro vertebrado natural geralmente tem apenas viremias transitórias, sem doença evidente.

Os vírus transmitidos por roedores (algumas vezes chamados de robovírus) são mantidos na natureza por meio da transmissão entre roedores, os quais se tornam cronicamente infectados. Geralmente observa-se um elevado grau de especificidade roedor-vírus, e a manifestação da doença no hospedeiro reservatório é rara.

ETIOLOGIA

Os vírus zoonóticos transmitidos por artrópodes ou roedores pertencem principalmente às ordens *Amarillovirales* (família *Flaviviridae*), *Articulavirales* (família *Orthomyxoviridae*), *Bunyavirales* (famílias *Arenaviridae*, *Hantaviridae*, *Nairoviridae*, *Peribunyaviridae*, *Phenuiviridae*), *Martellivirales* (família *Togaviridae*), *Mononegavirales* (família *Rhabdoviridae*) e *Reovirales* (família *Reoviridae*) (Tab. 209-1). Uma exceção é o vírus da febre do Syr-Darya Valley, um cardiovírus transmitido pelo carrapato ixodídeo (*Picornavirales*: *Picornaviridae*) que causa doença febril na Ásia Central.

AMARILLOVIRALES: FLAVIVIRIDAE

A família *Flaviviridae* atualmente inclui apenas um gênero (*Flavivirus*) que compreende um vírus humano transmitido por artrópodes. Os flavivírus, em senso estrito, apresentam genomas de RNA de fita simples e senso positivo (cerca de 11 kb), formando partículas envelopadas esféricas de 40 a 60 nm de diâmetro. Os flavivírus discutidos neste capítulo pertencem a dois grupos distintos filogenética e antigenicamente e são transmitidos entre vertebrados por mosquitos e carrapatos ixodídeos, respectivamente. Os vetores costumam ser infectados quando se alimentam de hospedeiros virêmicos; como no caso da maioria dos outros vírus discutidos aqui, os humanos são hospedeiros acidentais, os quais geralmente são infectados por picadas de artrópodes. Os artrópodes mantêm as infecções por flavivírus horizontalmente, embora a transmissão transovariana tenha sido documentada. Em alguns casos, os flavivírus também podem ser transmitidos por aerossóis ou alimentos contaminados; em particular, o leite *in natura* pode transmitir o vírus da encefalite transmitida por carrapatos.

ARTICULAVIRALES: ORTHOMYXOVIRIDAE

A família *Orthomyxoviridae* inclui dois gêneros de vírus transmitidos por artrópodes clinicamente relevantes: *Quaranjavirus* e *Thogotovirus*. Os quaranjavírus são transmitidos entre pássaros por carrapatos ixodídeos, enquanto os togotovírus apresentam uma predileção por hospedeiros mamíferos e podem ser transmitidos tanto por carrapatos ixodídeos quanto por mosquitos.

BUNYAVIRALES: ARENAVIRIDAE

Os membros da família *Arenaviridae* que infectam humanos são todos do gênero *Mammarenavirus*. Os membros desse gênero são divididos em dois ramos filogenéticos principais: vírus do Velho Mundo (o sorocomplexo Lassa-coriomeningite linfocitária) e vírus do Novo Mundo (o srocomplexo Tacaribe). Os mammarenavírus formam vírions esféricos, ovais ou envelopados com espículas pleomórficas (cerca de 50-300 nm de diâmetro) que formam um broto na membrana plasmática da célula infectada. As partículas contêm dois RNAs genômicos de fita simples (S, cerca de 3,5 kb; e L, cerca de 7,5 kb) que codificam proteínas estruturais de orientação ambissenso. A maioria dos mammarenavírus persiste na natureza infectando cronicamente roedores. Os mammarenavírus humanos do Velho Mundo são mantidos por roedores murídeos que estão persistentemente virêmicos e comumente transmitem o vírus vertical e horizontalmente. Um mammarenavírus do Velho Mundo associado com infecções em humanos é mantido por musaranhos. Os mammarenavírus humanos do Novo Mundo são encontrados em roedores cricetídeos; a transmissão horizontal é típica, a infecção vertical pode ocorrer, e a viremia persistente pode ser observada. Surpreendentemente, cada mammarenavírus está predominantemente adaptado a um tipo particular de roedor. Os humanos costumam se tornar infectados por inalação ou contato direto com excretas ou secreções de roedores infectados (p. ex., aerossóis de roedores em máquinas de colheita; urina ou fezes liofilizadas de roedores em celeiros ou casas; contato direto com roedores em armadilhas). A transmissão entre pessoas do mammarenavírus é incomum.

BUNYAVIRALES: HANTAVIRIDAE, NAIROVIRIDAE, PERIBUNYAVIRIDAE E PHENUIVIRIDAE

Os membros de todas essas famílias que infectam humanos formam vírions envelopados de esféricos a pleomórficos, contendo três RNAs genômicos (S, em torno de 1-2 kb; M, 3,6-5,3 kb; e L, 6,4-12,3 kb) de polaridade negativa (hantavírus, nairovírus, peribunyavírus) ou ambissenso (phenuivírus).

TABELA 209-1 ■ Vírus zoonóticos transmitidos por artrópodes e roedores que infectam humanos

Grupo de vírus	Vírus (sigla)	Principal(is) hospedeiro(s) não humano(s)[a]	Vetor(es)	Síndrome[b]
Alfavírus (sorocomplexo da floresta Barmah)	Vírus da floresta Barmah (BFV)	Cavalos, marsupiais	Mosquitos que picam (*Culicoides marksi*), mosquitos (*Aedes camptorhynchus*, *A. normanensis*, *A. notoscriptus*, *A. vigilax*, *Culex annulirostris*)	A/Ex
Alfavírus (sorocomplexo da encefalite equina do leste)	Vírus da encefalite equina do leste (EEEV)	Aves passeriformes de pântanos de água doce, mas também anfíbios oportunistas, outras aves (emu, galináceos, faisões), répteis e mamíferos (cabras, cavalos, porcos)	Mosquitos (*Aedes*, *Coquillettidia*, *Culex* spp.; *Culiseta melanura*, *Mansonia perturbans*, *Psorophora* spp.)	E
	Vírus Madariaga (MADV)	Provavelmente pássaros e répteis	Mosquitos (*Culex*, *Culiseta* spp.)	F/M, E
Alfavírus (sorocomplexo da floresta Semliki)	Vírus Chikungunya (CHIKV)	Morcegos, primatas não humanos	Mosquitos (*Aedes*, *Culex* spp.)	A/Ex[c]
	Vírus Mayaro (MAYV)	Primatas não humanos, marsupiais, roedores; possivelmente caimans, cavalos, ovelhas	Mosquitos (predominantemente *Haemagogus* spp., mas também *Aedes*, *Culex*, *Mansonia*, *Psorophora*, *Sabethes*)	A/Ex
	Vírus O'nyong-nyong[d] (ONNV)	Desconhecido	Mosquitos (em particular *Anopheles gambiae*, *A. funestus*, *Mansonia* spp.)	A/Ex
	Vírus Una (UNAV)	Pássaros, cavalos, roedores	Mosquitos (*Aedes*, *Anopheles*, *Coquillettidia*, *Culex*, *Ochlerotatus*, *Psorophora* spp.)	F/M
	Vírus do rio Ross (RRV)	Macrópodes, roedores	Mosquitos (*Aedes normanensis*, *A. vigilax*, *Culex annulirostris*)	A/Ex
	Vírus da floresta Semliki (SFV)	Pássaros, roedores	Mosquitos (*Aedes*, *Culex* spp.)	A/Ex
Alfavírus (sorocomplexo da encefalite equina venezuelana)	Vírus Everglades (EVEV)	Ratos-do-algodão (*Sigmodon hispidus*)	Mosquitos (*Culex cedecei*)	F/M, E
	Vírus Mucambo (MUCV)	Primatas não humanos, roedores	Mosquitos (*Culex*, *Ochlerotatus* spp.)	F/M, E
	Vírus Tonato (TONV)	Pássaros, oropêndolas com crista do Suriname (*Psarocolius decumanus*)	Mosquitos (*Anopheles*, *Coquillettidia*, *Culex*, *Mansonia*, *Uranotaenia*, *Wyeomyia* spp.), mosquitos flebótomos (*Lutzomyia* spp.)	F/M, E
	Vírus da encefalite equina venezuelana (VEEV)	Equídeos, roedores	Mosquitos (*Aedes*, *Culex* spp.; *Psorophora confinnis*)	F/M, E
Alfavírus (sorocomplexo da encefalite equina ocidental)	Vírus Sindbis[e] (SINV)	Geralmente pássaros, mas também sapos e ratos	Geralmente mosquitos (*Culex*, *Culiseta* spp.), mas foi relatado o isolamento em carrapatos	A/Ex
	Vírus da encefalite equina ocidental (WEEV)	Equídeos, lagomorfos, pássaros passeriformes, faisões	Mosquitos (*Aedes* spp., *Culex tarsalis*, *Culiseta* spp.)	E
Bandavírus (sorocomplexo Bhanja)	Vírus Bhanja[f] (BHAV)	Gado bovino, ouriço-de-quatro-dedos (*Atelerix albiventris*), cabras, ovelhas, esquilos-da-terra-listrados (*Xerus erythropus*)	Carrapatos ixodídeos (*Amblyomma*, *Dermacentor*, *Haemaphysalis*, *Hyalomma*, *Rhipicephalus* spp.)	E, F/M
	Vírus Heartland (HRTV)	Gado bovino, cervos, alces, cabras, guaxinins, ovelhas?	Carrapatos ixodídeos (*Amblyomma americanum*)	F/M
	Vírus da síndrome de trombocitopenia e febre grave[g] (SFTSV)	Gatos, gado bovino, frango, cães, cabras, roedores, ovelhas?	Carrapatos ixodídeos (*Amblyomma testudinarium*, *Haemaphysalis concinna*, *H. flava*, *H. longicornis*, *Ixodes nipponensis*, *Rhipicephalus microplus*)	F/M, FHV
Buniavírus (família e gênero indeterminados)	Vírus Bangui (BGIV)	Desconhecido	Desconhecido	F/M
Coltivírus	Vírus da febre do carrapato do Colorado (vFCC)	Ratos-da-madeira-de-cauda-espessa (*Neotoma cinerea*), esquilos-de-colúmbia (*Spermophilus columbianus*), rato-veadeiro (*Peromyscus maniculatus*), esquilos-da-terra-de-manto-dourado (*Spermophilus lateralis*), esquilo mínimo (*Tamias minimus*), porco-espinho da América do Norte (*Erethizon dorsata*), esquilo-do-pinheiro-amarelo (*Tamias amoenus*)	Carrapatos ixodídeos (predominantemente *Dermacentor andersoni*)	E, F/M
	Vírus Eyach (EYAV)	Lagomorfos, roedores	Carrapatos ixodídeos (*Ixodes ricinus*, *I. ventalloi*)	E, F/M
	Vírus do rio Salmon (SRV)	Desconhecido	Carrapatos ixodídeos (*Ixodes* spp.)	E, F/M

(Continua)

TABELA 209-1 ■ Vírus zoonóticos transmitidos por artrópodes e roedores que infectam humanos *(Continuação)*

Grupo de vírus	Vírus (sigla)	Principal(is) hospedeiro(s) não humano(s)[a]	Vetor(es)	Síndrome[b]
Flavivírus (transmitidos por mosquitos)	Vírus da dengue 1-4 (DENV 1-4)	Primatas não humanos	Mosquitos (predominantemente *Aedes aegypti*, *A. albopictus*)	F/M, FHV
	Vírus Edge Hill (EHV)	Peramelemorfos, cães, "cangurus pequenos"	Mosquitos (*Aedes vigilax*, *Culex annulirostris*)	F/M
	Vírus da encefalite japonesa (JEV)	Aves pernaltas (em particular, garças), cavalos, porcos	Mosquitos (*Culex* spp., em particular *C. tritaeniorhynchus*)	E
	Vírus Kokobera (KOKV)	Macrópodes, cavalos	Mosquitos (*Culex* spp.)	A/Ex
	Vírus da encefalite de Murray Valley[h] (MVEV)	Pássaros	Mosquitos (predominantemente *C. annulirostris*)	E
	Vírus Rocio (ROCV)	Tico-tico (*Zonotrichia capensis*)	Mosquitos (*Aedes*, *Culex*, *Psorophora* spp.)	E
	Vírus da encefalite de St. Louis (SLEV)	Pássaros columbiformes e passeriformes (tentilhões, pardais)	Mosquitos (predominantemente *Culex* spp., em particular *C. nigripalpus*, *C. pipiens*, *C. quinquefasciatus*, *C. tarsalis*)	E
	Vírus Usutu (USUV)	Pássaros passeriformes	Mosquitos (*Culex* spp., em particular *C. pipiens*)	(E)
	Vírus Stratford (STRV)	Desconhecido	Mosquitos (*A. vigilax*)	F/M
	Vírus do Nilo Ocidental[i] (WNV)	Pássaros passeriformes (tordos e melros, corvos, tentilhões, pardais), pequenos mamíferos, cavalos	Mosquitos (*Culex* spp., em particular *C. pipiens*, *C. quinquefasciatus*, *C. restuans*, *C. tarsalis*)	E
	Vírus da febre amarela (YFV)	Primatas não humanos (*Alouatta*, *Ateles*, *Cebus*, *Cercopithecus*, *Colobus* spp.)	Mosquitos (*Aedes* spp., em particular *Ae. aegypti*)	FHV
	Vírus Zika (ZIKV)	Primatas não humanos (*Macaca*, *Pongo* spp.)	Mosquitos (*Aedes* spp.)	A/Ex, F/M
Flavivírus (transmitidos por carrapatos)	Vírus da febre hemorrágica de Alkhurma[j] (AHFV)	Desconhecido	Tampan-da-areia (*Ornithodoros savignyi*)	FHV
	Vírus Karshi (KSIV)	Gerbis-grandes (*Rhombomys opimus*)	Carrapatos argasídeos (*Ornithodoros capensis*), carrapatos ixodídeos (*Hyalomma asiaticum*)	E, F/M
	Vírus da doença da floresta Kyasanur[k] (KFDV)	Vandeleurias (ratos) indomalaios (*Vandeleuria oleracea*), ratos-do-telhado (*Rattus rattus*)	Carrapatos ixodídeos (predominantemente *Haemaphysalis spinigera*)	FHV
	Vírus da febre hemorrágica de Omsk (OHFV)	Aves migratórias, roedores	Carrapatos ixodídeos (predominantemente *Dermacentor* spp.)	FHV
	Vírus Powassan (POWV)	Esquilos-vermelhos (*Tamiasciurus hudsonicus*), rato-veadeiro-de-pata-branca (*Peromyscus leucopus*), marmota (*Marmota monax*), outros mamíferos pequenos	Carrapatos ixodídeos (em particular *Ixodes cookei*, outras espécies de *Ixodes* spp., *Dermacentor* spp.)	E
	Vírus da encefalite transmitida por carrapatos (TBEV)	Pássaros passeriformes, veados, soricota, cabras, tetrazes, pequenos mamíferos, roedores, ovelhas	Carrapatos ixodídeos (*Ixodes gibbosus*, *I. persulcatus*, *I. ricinus*; esporadicamente *Dermacentor*, *Haemaphysalis*, *Hyalomma* spp.)	E, F/M, (FHV)
Mammarenavírus (Velho Mundo)	Vírus Lassa (LASV)	*Mastomys natalensis*, provavelmente outros roedores	Nenhum	F/M, FHV
	Vírus Lujo (LUJV)	Desconhecido	Nenhum	FHV
	Vírus da coriomeningite linfocitária (LCMV)	Camundongo-doméstico (*Mus musculus*)	Nenhum	E, F/M, (FHV)
Mammarenavírus (Novo Mundo)	Vírus Chapare (CHAPV)	Desconhecido	Nenhum	FHV
	Vírus Guanarito (GTOV)	Zigodontomis de cauda curta (*Zygodontomys brevicauda*)	Nenhum	FHV
	Vírus Junín (JUNV)	Ratos de regiões áridas (*Calomys musculinus*)	Nenhum	FHV
	Vírus Machupo (MACV)	Rato (*Calomys callosus*)	Nenhum	FHV
	Vírus Sabiá (SBAV)	Desconhecido	Nenhum	FHV
	Vírus Whitewater Arroyo[l] (WWAV)	Ratos da madeira de papo branco (*Neotoma albigula*)	Nenhum	(E)
Orbivírus	Vírus Kemerovo (KEMV)	Pássaros, roedores	Carrapatos ixodídeos (*Ixodes persulcatus*)	E, F/M
	Vírus Lebombo (LEBV)	Desconhecido	Mosquitos (*Aedes*, *Mansonia* spp.)	F/M
	Vírus Orungo (ORUV)	Camelos, gado bovino, cabras, primatas não humanos, ovelhas	Mosquitos (*Aedes*, *Anopheles*, *Culex* spp.)	E, F/M
	Vírus Tribeč[m] (TRBV)	Ratazanas-do-banco (*M. glareolus*), pássaros, ratazanas-do-pinheiro-comum (*Microtus subterraneus*), cabras, lebres	Carrapatos ixodídeos (*Ixodes persulcatus*, *I. ricinus*)	F/M

(Continua)

TABELA 209-1 ■ Vírus zoonóticos transmitidos por artrópodes e roedores que infectam humanos *(Continuação)*

Grupo de vírus	Vírus (sigla)	Principal(is) hospedeiro(s) não humano(s)[a]	Vetor(es)	Síndrome[b]
Ortobuniavírus (sorogrupo A de *Anopheles*)	Vírus Tacaiuma (TCMV)	Primatas não humanos	Mosquitos (*Anopheles*, *Haemagogus* spp.)	F/M
Ortobuniavírus (sorogrupo Bunyamwera)	Vírus Batai[n] (BATV)	Pássaros, camelos, gado bovino, cabras, roedores, ovelhas	Mosquitos (*Aedes abnormalis*, *A. curtipes*, *Anopheles barbirostris*, *Culex gelidus*, outras spp.)	F/M
	Vírus Bunyamwera (BUNV)	Pássaros, vacas, cabras, cavalos, ovelhas	Mosquitos (*Aedes* spp.)	F/M
	Vírus Cache Valley (CVV)	Gado bovino, cervos, raposas, cavalos, primatas não humanos, guaxinins	Mosquitos (*Aedes*, *Anopheles*, *Culiseta* spp.)	F/M
	Vírus Fort Sherman (FSV)	Gado bovino, cabras, cavalos, ovelhas?	Mosquitos?	F/M
	Vírus Germiston (GERV)	Roedores	Mosquitos (*Culex* spp.)	F/M
	Vírus Guaroa (GROV)	Desconhecido	Mosquitos (*Anopheles* spp.)	F/M
	Vírus Ilesha (ILEV)	Desconhecido	Mosquitos (*Anopheles gambiae*)	F/M, (FHV)
	Vírus Maguari (MAGV)	Pássaros, gado bovino, cavalos, ovelhas, búfalos-da-água	Mosquitos (*Aedes*, *Anopheles*, *Culex*, *Psorophora*, *Wyeomyia* spp.)	F/M
	Vírus Ngari (NRIV)	Desconhecido	Mosquitos (*Aedes*, *Anopheles* spp.)	F/M, FHV
	Vírus Shokwe (SHOV)	Roedores	Mosquitos (*Aedes*, *Anopheles*, *Mansonia* spp.)	F/M
	Vírus Xingu (XINV)	Desconhecido	Desconhecido	F/M
Ortobuniavírus (sorogrupo Bwamba)	Vírus Bwamba (BWAV)	Desconhecido	Mosquitos (*Aedes*, *Anopheles*, *Mansonia* spp.)	F/M
	Vírus Pongola (PGAV)	Gado bovino, jumentos, cabras, ovelhas	Mosquitos (*Aedes*, *Anopheles*, *Mansonia* spp.)	F/M
Ortobuniavírus (sorogrupo Califórnia)	Vírus da encefalite da Califórnia (CEV)	Lagomorfos, roedores	Mosquitos (*Aedes*, *Culex*, *Culiseta*, *Psorophora* spp.)	E, F/M
	Vírus Inkoo (INKV)	Gado bovino, raposas, lebres, alces, roedores	Mosquitos (*Aedes* spp.)	E, F/M
	Vírus Jamestown Canyon (JCV)	Bisões, veados, cervos, alces	Mosquitos (*Aedes*, *Culiseta*, *Ochlerotatus* spp.)	E, F/M
	Vírus La Crosse (LACV)	Tâmias, esquilos	Mosquitos (*Ochlerotatus triseriatus*)	E, F/M
	Vírus Lumbo (LUMV)	Desconhecido	Mosquitos (*Aedes pembaensis*)	E, F/M
	Vírus da lebre-americana (SSHV)	Lebres, esquilos, outros pequenos mamíferos	Mosquitos (*Aedes*, *Culiseta*, *Ochlerotatus* spp.)	E, F/M
	Vírus Ťahyňa (TAHV)	Gado bovino, cães, soricota, raposas, lebres, cavalos, porcos, roedores	Mosquitos (*Aedes*, *Culex*, *Culiseta* spp.)	E, F/M
Ortobuniavírus (sorogrupo C)	Vírus Apeú (APEUV)	Cuíca-lanosa (*Caluromys philander*) e outros marsupiais; roedores; macaco-prego (*Cebus apella*)	Mosquitos (*Aedes*, *Culex* spp.)	F/M
	Vírus Caraparú (CARV)	Roedores, macaco-prego (*C. apella*)	Mosquitos (*Culex* spp.)	F/M
	Vírus Itaquí (ITQV)	Macacos cebídeos (*Cebus* spp.), marsupiais, roedores	Mosquitos (*Culex* spp.)	F/M
	Vírus Madrid (MADV)	Macacos cebídeos (*Cebus* spp.), marsupiais, roedores	Mosquitos (*Culex* spp.)	F/M
	Vírus Marituba (MTBV)	Macacos cebídeos (*Cebus* spp.), marsupiais, roedores	Mosquitos (*Culex* spp.)	F/M
	Vírus Murutucú (MURV)	Macacos cebídeos (*Cebus* spp.), marsupiais, roedores, preguiça-de-garganta-marrom (*Bradypus tridactylus*)	Mosquitos (*Coquillettidia*, *Culex* spp.)	F/M
	Vírus Nepuyo (NEPV)	Morcegos (*Artibeus* spp.), roedores	Mosquitos (*Culex* spp.)	F/M
	Vírus Oriboca (ORIV)	Macacos cebídeos (*Cebus* spp.), marsupiais, roedores	Mosquitos (*Aedes*, *Culex*, *Mansonia*, *Psorophora* spp.)	F/M
	Vírus Ossa (OSSAV)	Roedores	Mosquitos (*Culex* spp.)	F/M
	Vírus Restan (RESV)	Desconhecido	Mosquitos (*Culex* spp.)	F/M
	Vírus Zungarococha (ZUNV)	Desconhecido	Desconhecido	F/M
Ortobuniavírus (sorogrupo Guamá)	Vírus Catú (CATUV)	Morcegos, macacos cebídeos (*Cebus* spp.), marsupiais, roedores	Mosquitos (*Culex* spp.)	F/M
	Vírus Guamá (GMAV)	Morcegos, macacos cebídeos (*Cebus* spp.), marsupiais, roedores, bugios (*Alouatta* spp.)	Mosquitos (*Aedes*, *Culex*, *Limatus*, *Mansonia*, *Psorophora*, *Trichoprosopon* spp.)	F/M
Ortobuniavírus (sorogrupo Mapputta)	Vírus Gan Gan (GGV)	Desconhecido	Mosquitos (*Aedes*, *Culex* spp.)	A/Ex
	Vírus Trubanamano (TRUV)	Desconhecido	Mosquitos (*Anopheles*, *Culex* spp.)	(A/Ex)

(Continua)

TABELA 209-1 ■ Vírus zoonóticos transmitidos por artrópodes e roedores que infectam humanos *(Continuação)*

Grupo de vírus	Vírus (sigla)	Principal(is) hospedeiro(s) não humano(s)[a]	Vetor(es)	Síndrome[b]
Ortobuniavírus (sorogrupo Nyando)	Vírus Nyando (NDV)	Desconhecido	Mosquitos (*Aedes, Anopheles* spp.), flebotomíneos (*Lutzomyia* spp.)	F/M
Ortobuniavírus (sorogrupo Simbu)	Vírus Iquitos (IQTV)	Desconhecido	Desconhecido	F/M
	Vírus Oropouche (OROV)	Saguis (*Callithrix* spp.), preguiça-de-garganta-marrom (*B. tridactylus*)	Mosquitos que picam (*Culicoides paraensis*), mosquitos (*Coquillettidia venezuelensis, Culex quinquefasciatus, Mansonia* spp., *Ochlerotatus serratus*)	F/M
	Vírus Shuni (SHUV)	Cavalos, gado	Mosquitos (*Culex theileri, Culicoides spp.*)	E
Ortobuniavírus (sorogrupo Turlock)	Vírus Cristoli	Desconhecido	Mosquitos?	E
Ortobuniavírus (sorogrupo Wyeomyia)	Vírus Wyeomyia (WYOV)	Desconhecido	Mosquitos (*Wyeomyia* spp.)	F/M
Ortobuniavírus (outros)	Vírus Tataguino (TATV)	Desconhecido	Mosquitos (*Anopheles* spp.)	F/M
Orto-hantavírus (Velho Mundo)	Vírus Amur (AMRV)	Camundongos-do-campo-coreano (*Apodemus peninsulae*)	Nenhum	FHV
	Vírus Dobrava (DOBV)	Ratos-do-campo-do-cáucaso (*Apodemus ponticus*), ratos-listrados-do-campo (*Apodemus agrarius*), ratos-de-pescoço-amarelo-do-campo (*Apodemus flavicollis*)	Nenhum	FHV
	Vírus Gōu (GOUV)	Ratos-castanhos (*Rattus norvegicus*), ratos-do-telhado (*R. rattus*), ratos-domésticos-do-oriente (*Rattus tanezumi*)	Nenhum	FHV
	Vírus Hantaan (HTNV)	Ratos-listrados-do-campo (*A. agrarius*)	Nenhum	FHV
	Vírus Kurkino (KURV)	Ratos-listrados-do-campo (*A. agrarius*)	Nenhum	FHV
	Vírus Muju (MUJV)	Ratazanas-de-listras-vermelhas-coreanas (*Myodes regulus*)	Nenhum	FHV
	Vírus Puumala (PUUV)	Ratazanas-do-banco (*Myodes glareolus*)	Nenhum	(P), FHV
	Vírus Saaremaa (SAAV)	Ratos-listrados-do-campo (*A. agrarius*)	Nenhum	FHV
	Vírus Seul (SEOV)	Ratos-castanhos (*R. norvegicus*), ratos-do-telhado (*R. rattus*)	Nenhum	FHV
	Vírus Sochi (SOCV)	Ratos-do-campo-do-Cáucaso (*A. ponticus*)	Nenhum	FHV
	Vírus Tula (TULV)	Ratazanas comuns (*Microtus arvalis*), ratazanas do Leste Europeu (*Microtus levis*), ratazanas-do-campo (*Microtus agrestis*)	Nenhum	(P), FHV
Orto-hantavírus (Novo Mundo)	Vírus Anajatuba (ANJV)	Colilargos de Fornes (*Oligoryzomys fornesi*)	Nenhum	P
	Vírus dos Andes (ANDV)	Colilargos-de-cauda-longa (*Oligoryzomys longicaudatus*)	Nenhum	P
	Vírus Araraquara (ARAV)	Ratinho-do-cerrado-de-cauda-peluda (*Necromys lasiurus*)	Nenhum	P
	Vírus Araucária (ARAUV)	Colilargos-de-pata-negra (*Oligoryzomys nigripes*)	Nenhum	P
	Vírus Bayou (BAYV)	Ratos-do-arroz-do-pântano (*Oryzomys palustris*)	Nenhum	P
	Vírus Bermejo (BMJV)	Colilargos do Chaco (*Oligoryzomys chacoensis*)	Nenhum	P
	Vírus Black Creek Canal (BCCV)	Ratos-do-algodão (*S. hispidus*)	Nenhum	P
	Vírus Blue River (BRV)	Rato-veadeiro-de-pata-branca (*P. leucopus*)	Nenhum	P
	Vírus Caño Delgadito (CADV)	Ratos-do-algodão de Alston (*Sigmodon alstoni*)	Nenhum	P
	Vírus Castelo dos Sonhos (CASV)	Colilargos brasileiros (*Oligoryzomys eliurus*)	Nenhum	P
	Vírus Catacamas (CATV)	Oryzomys de Coue (*Oryzomys couesi*)	Nenhum	P
	Vírus Choclo (CHOV)	Colilargos-amarelos (*Oligoryzomys fulvescens*)	Nenhum	F/M, P
	Vírus Juquitiba (JUQV)	Colilargos-de-pata-negra (*O. nigripes*)	Nenhum	P
	Vírus Laguna Negra (LANV)	Pequenos ratos (*Calomys laucha*)	Nenhum	P
	Vírus Lechiguanas (LECV)	Colilargos flavescentes (*Oligoryzomys flavescens*)	Nenhum	P
	Vírus Maciel (MCLV)	Ratos-de-pelo-negro (*Necromys obscurus*)	Nenhum	P
	Vírus Maripa (MARV)	Desconhecido	Nenhum	P

(Continua)

TABELA 209-1 ■ Vírus zoonóticos transmitidos por artrópodes e roedores que infectam humanos *(Continuação)*

Grupo de vírus	Vírus (sigla)	Principal(is) hospedeiro(s) não humano(s)[a]	Vetor(es)	Síndrome[b]
	Vírus Monongahela (MGLV)	Rato-veadeiro da América do Norte (*P. maniculatus*)	Nenhum	P
	Vírus Nova York (NYV)	Rato-veadeiro-de-pata-branca (*P. leucopus*)	Nenhum	P
	Vírus Orán (ORNV)	Colilargos-de-cauda-longa (*O. longicaudatus*)	Nenhum	P
	Vírus Paranoá (PARV)	Desconhecido	Nenhum	P
	Vírus Pergamino (PRGV)	Rato acodonte de Azara (*Akodon azarae*)	Nenhum	P
	Vírus Rio Mamoré (RIOMV)	Rato-espinhoso (*Neacomys spinosus*)	Nenhum	P
	Vírus Sin Nombre (SNV)	Rato-veadeiro da América do Norte (*P. maniculatus*)	Nenhum	P
	Vírus Tunari (TUNV)	Desconhecido	Nenhum	P
Ortonairovírus (grupo de vírus da febre hemorrágica da Crimeia-Congo)	Vírus da febre hemorrágica da Crimeia-Congo (CCHFV)	Gado bovino, cães, cabras, lebres, ouriços, ratos, avestruzes, ovelhas	Predominantemente carrapatos ixodídeos (*Hyalomma* spp.)	FHV
Ortonairovírus (vírus do grupo Dugbe)	Vírus Dugbe (DUGV)	Marsupiais gigantes do norte (*Cricetomys gambianus*), gado Zébu (*Bos primigenius*)	Mosquitos que picam (*Culicoides* spp.), carrapatos ixodídeos (*Amblyomma, Hyalomma, Rhipicephalus* spp.)	F/M
	Vírus da doença das ovelhas de Nairobi[c] (NSDV)	Ovelhas	Carrapatos ixodídeos (*Haemaphysalis, Rhipicephalus* spp.), mosquitos (*Culex* spp.)	F/M
Ortonairovírus (vírus do grupo Sakhalin)	Vírus Avalon (AVAV)	Gaivotas europeias (*Larus argentatus*)	Carrapatos ixodídeos (*Ixodes uriae*)	(Polirradiculoneurite?)
Ortonairovírus (vírus do grupo Thiafora)	Vírus Erve (ERVEV)	Musaranho-de-dentes-brancos-maior (*Crocidura russula*)	?	(Cefaleia em "trovoada"?)
Ortonairovírus (outros)	Vírus Issyk-Kul (ISKV)	Morcegos, pássaros	Mosquitos que picam (*Culicoides schultzei*), mutucas (*Tabanus agrestis*), mosquitos (*Aedes caspius, Anopheles hyrcanus*), carrapatos argasídeos (*Argas vespertilionis, A. pusillus*), carrapatos ixodídeos (*Ixodes vespertilionis*)	F/M
	Vírus Sönglǐng (SGLV)	Desconhecido	Carrapatos ixodídeos (*Ixodes crenulatus, Ixodes persulcatus, Haemaphysalis concinna* e *Haemaphysalis longicornis*)	F/M
	Vírus Tamdy (TAMV)	Gerbis, outros mamíferos (incluindo camelos bactrianos), pássaros	Carrapatos ixodídeos (*Hyalomma* spp.)	F/M
Flebovírus (sorocomplexo Candirú)	Vírus Alenquer (ALEV)	Desconhecido	Desconhecido	F/M
	Vírus Candirú (CDUV)	Desconhecido	Desconhecido	F/M
	Vírus Escharate (ESCV)	Desconhecido	Desconhecido	F/M
	Vírus Maldonado (MLOV)	Desconhecido	Desconhecido	F/M
	Vírus Morumbi (MRBV)	Desconhecido	Desconhecido	F/M
	Vírus Serra Norte (SRNV)	Desconhecido	Desconhecido	F/M
Flebovírus (sorocomplexo Punta Toro)	Vírus Coclé (CCLV)	Desconhecido	Flebotomíneos	F/M
	Vírus Punta Toro (PTV)	Desconhecido	Mosquitos flebótomos (*Lutzomyia* spp.)	F/M
Flebovírus (sorocomplexo da febre dos flebótomos)	Vírus Chagres (CHGV)	Desconhecido	Mosquitos flebótomos (*Lutzomyia* spp.)	F/M
	Vírus Chios	Desconhecido	Desconhecido	E
	Vírus Granada (GRV)	Desconhecido	Flebotomíneos	F/M
	Vírus da febre do vale Rift (RVFV)	Gado bovino, ovelhas	Mosquitos (*Aedes, Anopheles, Coquillettidia, Culex, Eretmapodites, Mansonia* spp.)	E, F/M, FHV
	Vírus do Chipre da febre de flebótomos (SFCV)	Desconhecido	Desconhecido	F/M
	Vírus da Etiópia da febre de flebótomos (SFEV)	Desconhecido	Flebotomíneos	F/M
	Vírus Nápoles da febre de flebótomos (SFNV)	Desconhecido	Mosquitos flebótomos (*Phlebotomus papatasi, P. perfiliewi, P. perniciosus*)	F/M
	Vírus da Sicília da febre de flebótomos (SFSV)	Soricota, doninha-anã (*Mustela nivalis*), roedores	Mosquitos flebótomos (particularmente *Phlebotomus papatasi*)	F/M
	Vírus da Turquia da febre de flebótomos (SFTV)	Desconhecido	Mosquitos flebótomos (*Phlebotomus* spp.)	F/M
	Vírus da Toscana (TOSV)	Desconhecido	Mosquitos flebótomos (*Phlebotomus papatasi, P. perfiliewi*)	E, F/M
Flebovírus (sorocomplexo Salehabad)	Vírus Adria (ADRV)	Desconhecido	Flebotomíneos	E

(Continua)

TABELA 209-1 ■ Vírus zoonóticos transmitidos por artrópodes e roedores que infectam humanos *(Continuação)*

Grupo de vírus	Vírus (sigla)	Principal(is) hospedeiro(s) não humano(s)[a]	Vetor(es)	Síndrome[b]
Flebovírus (sorocomplexo Uukuniemi)	Vírus do carrapato Tăchéng 2 (TcTV-2)	Desconhecido	Carrapatos ixodídeos (*Dermacentor marginatus, Dermacentor nuttalli, Dermacentor silvarum, Hyalomma asiaticum*)	E?
	Vírus Uukuniemi (UUKV)	Pássaros, gado bovino, roedores	Carrapatos ixodídeos (*Ixodes* spp.)	F/M
Quaranjavírus	Vírus Quaranfil (QRFV)	Pássaros	Carrapatos argasídeos (*Argas arboreus*)	F/M
Seadornavírus	Vírus Banna (BAV)	Gado bovino, porcos	Mosquitos (*Aedes, Anopheles, Culiseta* spp.)	E
Togotovírus	Vírus Bourbon (BRBV)	Desconhecido	Carrapatos?	F/M
	Vírus Dhori[p] (DHOV)	Morcegos, camelos, cavalos	Mosquitos (*Aedes, Anopheles, Culex* spp.), carrapatos argasídeos (*Ornithodoros* spp.), carrapatos ixodídeos (*Dermacentor, Hyalomma* spp.)	E, F/M
	Vírus Thogoto (THOV)	Camelos, gado bovino	Carrapatos ixodídeos (*Amblyomma, Hyalomma, Rhipicephalus* spp.)	E, F/M
Uukuvírus	Vírus Uukuniemi (UUKV)	Pássaros, gado bovino, roedores	Carrapatos ixodídeos (*Ixodes* spp.)	F/M
Vesiculovírus	Vírus Chandipura (CHPV)	Ouriços	Mosquitos (*Aedes aegypti*), flebótomos (*Phlebotomus, Sergentomyia* spp.)	E, F/M
	Vírus Isfahan (ISFV)	Gerbis-grandes (*Rhombomys opimus*)	Mosquito flebótomo (*Phlebotomus papatasi*)	F/M
	Vírus Piry (PIRYV)	Gambás-de-quatro-olhos-cinza (*Philander opossum*)	Mosquitos (*Aedes, Culex, Toxorhynchites* spp.)	F/M
	Vírus da estomatite vesicular de Indiana (VSIV)	Gado bovino, cavalos, porcos	Mosquitos flebótomos (*Lutzomyia* spp.)	F/M
	Vírus da estomatite vesicular de Nova Jersey (VSNJV)	Gado bovino, cavalos, porcos	Mosquitos que picam (*Culicoides* spp.), cloropídeos, mosquitos (*Culex, Mansonia* spp.), dípteros muscoides (*Musca* spp.), simulídeos	F/M

[a]Nomes de mamíferos conforme listados em Wilson & Reeder's *Mammal Species of the World*, 3rd edition (*https://www.departments.bucknell.edu/biology/resources/msw3/*). [b]Siglas se referem às síndromes mais associadas a vírus: A/Ex, artrite/exantema; E, encefalite; F/M, febre/mialgia; P, pulmonar; FHV, febre hemorrágica viral. As siglas foram colocadas entre parênteses quando os casos são extremamente raros e/ou controversos. [c]Na literatura antiga, o vírus Chikungunya frequentemente é também listado como agente de FHV. Entretanto, estudos posteriores revelaram que, na maioria dos casos, as pessoas com "febre hemorrágica Chikungunya" estavam coinfectadas com um ou mais vírus da dengue, uma observação que sugere que a FHV tenha sido uma dengue grave. [d]Também conhecido como vírus Igbo-Ora. [e]Também conhecido como vírus Ockelbo (OCKV), vírus Pogosta e vírus da febre Karelian (KFV). [f]Também conhecido como vírus Palma (PALV). [g]Alternativas usadas na literatura são vírus Huáiyángshān (HYSV) e vírus da febre Hénán (HNFV). [h]Também conhecido como vírus Alfuy (ALFV). [i]Também inclui vírus Kunjin (KUNV). [j]Também chamado de vírus da febre hemorrágica Alkhumra (AHFV) e conhecido como vírus Alkhurma/Alkhumra (ALKV). [k]Também conhecido como vírus Nánjiànyí(n). [l]O vírus Whitewater Arroyo costuma ser listado como agente causador de FHV na literatura, mas não foram publicados dados convincentes associando o vírus com FHV. [m]Também conhecido como vírus Brezová, vírus Cvilín, vírus Kharagysh, vírus Koliba ou vírus Lipovník. [n]Também conhecido como vírus Čalovo (CVOV) ou vírus Chittoor (CHITV). [o]Também conhecido como vírus Ganjam (GV). [p]Também conhecido como vírus Astra e vírus Batken (BKNV).

Esses buniavírus formam partículas de cerca de 80 a 120 nm de diâmetro no aparelho de Golgi das células infectadas e deixam essas células por exocitose.

Os hantavírus que infectam humanos são classificados no gênero *Orthohantavirus* e são mantidos na natureza por roedores que cronicamente eliminam vírions. Os orto-hantavírus do Velho Mundo são abrigados em roedores murídeos e cricetídeos, e os orto-hantavírus do Novo Mundo são mantidos por roedores cricetídeos. Assim como os mammarenavírus, os orto-hantavírus individuais em geral são especificamente adaptados a um tipo particular de roedor. Entretanto, os orto-hantavírus não causam viremia crônica em seus hospedeiros roedores e são transmitidos apenas horizontalmente de um roedor para outro. De modo semelhante aos mammarenavírus, os orto-hantavírus infectam os humanos principalmente pela inalação ou contato direto com excretas e secreções de roedores, e a transmissão entre pessoas não é um evento comum (com notável exceção para o vírus dos Andes). Embora exista uma sobreposição, os orto-hantavírus humanos do Velho Mundo são os agentes etiológicos da febre hemorrágica com síndrome renal (FHSR), enquanto os orto-hantavírus do Novo Mundo geralmente causam a síndrome pulmonar do hantavírus.

Os nairovírus que infectam humanos são classificados no gênero *Orthonairovirus*. Os ortonairovírus são mantidos em carrapatos ixodídeos, os quais transmitem verticalmente (via transovariana e transestadial) esses vírus às gerações de carrapatos e se disseminam horizontalmente por meio de hospedeiros vertebrados virêmicos. Os humanos geralmente são infectados pela picada de um carrapato ou no manuseio de vertebrados infectados.

Os peribunyavírus de um gênero (*Orthobunyavirus*) infectam os seres humanos. Os ortobuniavírus são, em sua maioria, transmitidos por mosquitos e raramente por mosquitos picadores e apresentam hospedeiros vertebrados intermediários virêmicos. Muitos ortobuniavírus são transmitidos por via transovariana a seus mosquitos hospedeiros. Numerosos ortobuniavírus foram associados à infecção e à doença humana. Eles foram considerados membros de cerca de 19 sorogrupos baseados em reações cruzadas antigênicas, mas esse grupo está atualmente em revisão em função do acúmulo de novos dados genômicos e análises filogenéticas. Os humanos são infectados por vírus em pelo menos 10 sorogrupos.

Os phenuivírus são transmitidos verticalmente (via transovariana) em seus hospedeiros artrópodes e horizontalmente por hospedeiros vertebrados virêmicos. Os phenuivírus humanos são encontrados em três gêneros: *Bandavirus*, *Phlebovirus* e *Uukuvirus*. Os bandavírus e os uukuvírus são transmitidos por carrapatos, enquanto aqueles do grupo de flebovírus são transmitidos por flebotomíneos. Os flebovírus são distribuídos em pelo menos 10 sorocomplexos; os patógenos humanos são encontrados em pelo menos três desses sorocomplexos.

MARTELLIVIRALES: TOGAVIRIDAE

Os membros da família *Togaviridae* apresentam genomas de RNA lineares e de fita positiva (cerca de 9,7-11,8 kb) e formam vírions icosaédricos envelopados (cerca de 60-70 nm de diâmetro), os quais formam brotos na membrana plasmática da célula infectada. Os togavírus discutidos aqui são todos membros do gênero *Alphavirus* e são transmitidos entre vertebrados por mosquitos.

MONONEGAVIRALES: RHABDOVIRIDAE

Os rabdovírus apresentam genomas de RNA lineares, geralmente não segmentados e de senso negativo (cerca de 11-15 kb) e formam partículas envelopadas pleomórficas ou em forma de projétil (100-430 nm de comprimento e 45-100 nm de largura). Apenas o gênero *Vesiculovirus* inclui vírus confirmadamente humanos transmitidos por artrópodes, todos transmitidos por insetos (mosquitos picadores, mosquitos e flebótomos). As propriedades gerais dos rabdovírus são discutidas em mais detalhes no Capítulo 208.

REOVIRALES: REOVIRIDAE

A família *Reoviridae* foi estabelecida para vírus com genomas de RNAs de fita dupla lineares e multissegmentados (cerca de 16-29 kb no total). Esses vírus produzem partículas com simetria icosaédrica e têm 60 a 80 nm de diâmetro. Ao contrário dos outros víriοns discutidos aqui, os reovírions não são envelopados e, assim, não são sensíveis à inativação com detergentes. Os vírus humanos transmitidos por artrópodes são encontrados nos gêneros *Coltivirus* (subfamília *Spinareovirinae*), *Orbivirus* (subfamília *Sedoreovirinae*) e *Seadornavirus* (subfamília *Sedoreovirinae*). Os coltivírus transmitidos por artrópodes possuem 12 segmentos de genoma. Os coltivírus são transmitidos por numerosos tipos de carrapatos, de modo transestadial, mas não transovariano. A manutenção geral do ciclo de transmissão envolve, portanto, hospedeiros mamíferos virêmicos, infectados por picadas de carrapatos. Os orbivírus transmitidos por artrópodes apresentam 10 segmentos de genoma e são transmitidos por mosquitos ou carrapatos ixodídeos, enquanto os seadornavírus relevantes têm 12 segmentos de genoma e são transmitidos exclusivamente por mosquitos.

EPIDEMIOLOGIA

A distribuição dos vírus transmitidos por artrópodes e por roedores está restrita a regiões habitadas por esses hospedeiros reservatórios e/ou vetores. Consequentemente, a origem geográfica de um paciente ou uma história de viagem podem fornecer indicações importantes para o diagnóstico diferencial. A Tabela 209-2 lista a distribuição geográfica aproximada da maioria das infecções transmitidas por artrópodes e roedores. Muitas dessas doenças podem ser adquiridas em ambientes rurais ou urbanos; as doenças incluem febre amarela, dengue com ou sem sinais de alerta (previamente chamada de febre da dengue), dengue grave (previamente chamada de febre hemorrágica da dengue e síndrome de choque da dengue), doença por vírus Chikungunya, FHSR causada pelo vírus Seul, febre do flebótomo causada pelo mosquito flebótomo de Nápoles ou da Sicília e doença do vírus Oropouche.

DIAGNÓSTICO

Em pacientes com uma suspeita de infecção viral, uma história de picada(s) de mosquito tem pequeno significado diagnóstico, mas uma história de picada de carrapato(s) é mais útil para o diagnóstico. A exposição a roedores é algumas vezes relatada por pessoas infectadas por mammarenavírus ou orto-hantavírus. O diagnóstico laboratorial é necessário em todos os casos, embora epidemias possam, por vezes, fornecer indicações suficientes clínicas e epidemiológicas para um diagnóstico etiológico presuntivo. Para a maioria dos vírus transmitidos por artrópodes e roedores, amostras de soro na fase aguda (coletadas entre 3-4 dias do início) podem isolar o vírus. Amostras pareadas de soro são utilizadas para demonstrar uma elevação no título de anticorpos. Esforços intensivos para o desenvolvimento de testes rápidos para febres hemorrágicas virais (FHVs) resultaram em testes confiáveis de detecção de antígenos por ensaios imunoabsorventes ligados à enzima (ELISAs, de *enzyme-linked immunosorbent assays*), ELISAs de captura de imunoglobulina M (IgM) e reação em cadeia da polimerase (PCR, de *polymerase chain reaction*) multitestes. Esses testes podem fornecer um diagnóstico baseado em uma única amostra de soro e em poucas horas. Eles são particularmente úteis para pacientes com doença grave. Os testes de PCR com transcriptase reversa (RT-PCR, de *reverse-transcriptase PCR*) podem fornecer um diagnóstico em amostras sem antígenos detectáveis e também podem fornecer informações genéticas úteis sobre o agente etiológico.

As infecções por orto-hantavírus diferem das outras infecções virais discutidas neste capítulo porque a doença aguda grave é imunopatológica; os pacientes apresentam uma IgM sérica como base para um teste sensível e específico. No diagnóstico, os pacientes com encefalites geralmente já não são mais virêmicos ou apresentam antígenos, bem como em geral não apresentam vírions no líquido cerebrospinal (LCS). Nessa situação, os métodos sorológicos para determinação da IgM e da RT-PCR são muito úteis. O teste ELISA com captura de IgM está sendo cada vez mais utilizado para testes simultâneos no soro e no LCS. O teste ELISA IgG ou a sorologia clássica é útil na avaliação de exposição prévia ao vírus, muitos dos quais circulando em áreas de infraestrutura médica mínima e, algumas vezes, causando apenas uma infecção leve ou subclínica.

SÍNDROMES CLÍNICAS DE DOENÇA

Há um amplo espectro de possíveis respostas humanas à infecção por vírus transmitidos por artrópodes ou roedores, e o conhecimento dos desfechos da maioria dessas infecções é limitado. As pessoas infectadas com esses vírus podem não desenvolver sinais ou sintomas de doença. Se a doença viral for reconhecida, ela geralmente pode ser agrupada em uma das cinco grandes categorias sindrômicas: artrite e exantema, encefalite, febre e mialgia, doença pulmonar ou FHV (Tab. 209-3). Embora formem uma heurística clinicamente útil, deve-se reconhecer que essas categorias costumam se sobrepor em espectros complexos de doenças causadas por vírus transmitidos por artrópodes ou roedores. De fato, a doença causada por muitos desses vírus em geral é conhecida por seu fenótipo de maior gravidade, o que não costuma ser a sua manifestação mais comum. Por exemplo, as infecções pelos vírus da encefalite equina da Venezuela e do Nilo Ocidental serão discutidas neste capítulo como encefalites, porém, durante surtos epidêmicos, muitos pacientes apresentam síndromes febris muito mais leves. Do mesmo modo, o vírus da febre do vale do Rift é mais conhecido como uma causa de FHV, mas as taxas de doença febril são muito mais elevadas, com a encefalite e cegueira podendo ocorrer ocasionalmente. O vírus da coriomeningite linfocitária é classificado aqui como causa de febre e mialgia porque essa síndrome é a manifestação mais comum da doença. Mesmo quando ocorre doença do sistema nervoso central (SNC) durante a infecção por esse vírus, as manifestações neurológicas costumam ser leves e são precedidas por febre e mialgias. Porém, esse vírus também pode causar microcefalia fetal. A sobreposição entre as categorias sindrômicas ainda é mais complicada pela evolução constante da nomenclatura de sua classificação. Por exemplo, a infecção por qualquer um dos tipos de vírus da dengue (1, 2, 3 ou 4) é considerada uma causa de febre e mialgia, historicamente chamada de "febre da dengue", pois essa síndrome é a manifestação mais comum dessa infecção em todo o mundo. Porém, as manifestações graves da infecção pelo vírus da dengue têm uma patogênese complicada: a classificação histórica da doença como "febre hemorrágica viral" incluía um subgrupo de pacientes com "síndrome do choque da dengue", a qual tem consequências enormes para as populações pediátricas em determinadas regiões do mundo. Para complicar ainda mais essa sobreposição, a revisão da classificação de doenças da Organização Mundial da Saúde (OMS) recomendou o uso menos descritivo e mais pragmático de "dengue sem sinais de alerta", "dengue com sinais de alerta" e "dengue grave" para descrever o mesmo espectro e melhorar o manejo clínico e a notificação dos casos. Infelizmente, a maioria das doenças virais conhecidas transmitidas por artrópodes ou roedores ainda não foi bem estudada por abordagens médicas modernas. Assim, os dados disponíveis podem ser incompletos ou tendenciosos. Os dados sobre a distribuição geográfica costumam ser difíceis de interpretar. A literatura frequentemente não é clara quanto ao fato de os dados referirem-se à distribuição de um determinado vírus ou às regiões onde foi observada a doença humana. Além disso, as designações para os vírus e as doenças virais já mudaram várias vezes ao longo de décadas. Neste capítulo, os nomes e taxonomia dos vírus e os nomes das doenças estão de acordo com os últimos relatórios do International Committee on Taxonomy of Viruses e com a *Classificação internacional de doenças*, 11ª revisão (CID-11), da OMS. Quando necessário para clareza ou referência histórica, outras nomenclaturas serão especificamente identificadas. À luz dessa abordagem sindrômica, o leitor deve notar que as manifestações clínicas variáveis de determinados vírus podem ser capturadas em várias seções.

ARTRITE E EXANTEMA

Artrites são apresentações clínicas (ou manifestações) comuns de várias doenças virais, como hepatite B, infecção por parvovírus B19, rubéola e, ocasionalmente, acompanha infecções por adenovírus, enterovírus, herpes-vírus e vírus da caxumba. Dois ortobuniavírus, o vírus Gan Gan e o vírus Trubanaman, além do flavivírus Kokobera, foram associados a casos isolados de doença poliartrítica. Os alfavírus transmitidos por artrópodes também podem ser causas comuns de artrite – geralmente doenças febris agudas acompanhadas pelo desenvolvimento de exantema maculopapular. O acometimento reumático inclui apenas artralgia, edema periarticular e (menos comumente) derrames articulares. A maioria das infecções por alfavírus é mais leve e apresenta menos manifestações articulares em crianças do que em adultos. Em climas temperados, são doenças de verão. Não existe tratamento específico ou vacina aprovada. As artrites mais significativas causadas por alfavírus são a doença pelo vírus Chikungunya, a doença do rio Ross, a infecção pelo vírus da floresta Barmah e a infecção pelo vírus Sindbis. Também é de interesse a infecção emergente pelo vírus Zika. Menos significativos, mas historicamente importantes, são os vírus que causavam casos isolados ou epidemias: uma grande epidemia (> 2 milhões

TABELA 209-2 ■ Distribuição geográfica de doenças virais zoonóticas transmitidas por artrópodes ou roedores

	Tipo de doença[b]						
Região[a]	**Arenavírus**	**Buniavírus**	**Flavivírus**	**Ortomixovírus**	**Reovírus**	**Rabdovírus**	**Togavírus**
África	Febre de Lassa; infecção pelo vírus Lujo	Infecções pelos vírus Bangui, Batai, Bhanja, Bunyamwera e Bwamba; febre hemorrágica da Crimeia-Congo; infecções pelos vírus Dugbe, Germiston e Ilesha; vírus da doença das ovelhas de Nairobi; infecções pelos vírus Ngari, Nyando e Pongola; febre do vale Rift, febre de flebótomos; infecções pelos vírus Shokwe, Shuni e Tataguine	Febre hemorrágica Alkhurma; dengue com ou sem sinais de alerta/dengue grave; infecções pelos vírus Usutu, do Nilo Ocidental; febre amarela; doença pelo vírus Zika	Infecções pelos vírus Dhori, Quaranfil e Thogoto	Infecções pelos vírus Lebombo, Orungo e Tribeč	–	Doença do vírus Chikungunya; febre o'nyong-nyong; infecções pelos vírus da floresta Semliki e infecções pelo vírus Sindbis
Ásia Central	–	Infecções pelos vírus Bhanja, Issyk-Kul; febre hemorrágica da Crimeia-Congo; febre de flebótomos; infecções pelos vírus Ťahyňa e Tamdy	Encefalite do Extremo Oriente transmitida por carrapatos; infecções pelos vírus Karshi, Powassan e do Nilo Ocidental	Infecção pelo vírus Dhori	–	Infecção pelo vírus Isfahan	Infecção pelo vírus Sindbis
Leste Asiático	–	Febre hemorrágica da Crimeia-Congo; febre hemorrágica com síndrome renal; febre de flebótomos; síndrome de febre severa com trombocitopenia; infecções pelos vírus do carrapato Tăchéng 2, Tamdy e Sōnglǐng	Dengue com ou sem sinais de alerta/dengue grave; encefalite do Extremo Oriente transmitida por carrapatos; encefalite japonesa; doença da floresta Kyasanur	–	Infecção pelo vírus Banna	–	–
Sul da Ásia	–	Infecções pelos vírus Batai e Bhanja; febre hemorrágica da Crimeia-Congo; febre hemorrágica com síndrome renal; infecção pelo vírus da doença de ovelhas de Nairobi; febre de flebótomos	Dengue com ou sem sinais de alerta/dengue grave; encefalite japonesa; doença da floresta Kyasanur; infecção pelo vírus do Nilo Ocidental; doença pelo vírus Zika	Infecções pelos vírus Dhori, Quaranfil e Thogoto	–	Infecção pelos vírus Chandipura e Isfahan	Doença do vírus Chikungunya
Sudeste Asiático	–	Infecção pelo vírus Batai; febre hemorrágica com síndrome renal	Dengue com ou sem sinais de alerta/dengue grave; encefalite japonesa; infecção pelo vírus do Nilo Ocidental; doença pelo vírus Zika	–	–	–	Doença do vírus Chikungunya
Ásia Ocidental	–	Infecções pelos vírus Batai e Bhanja; febre hemorrágica da Crimeia-Congo; febre hemorrágica com síndrome renal; febre de flebótomos; infecção pelo vírus Tamdy	Febre hemorrágica Alkhurma; encefalite da Europa Central transmitida por carrapatos; dengue com ou sem sinais de alerta/dengue grave; infecção pelo vírus do Nilo Ocidental	Infecção pelos vírus Dhori e Quaranfil	–	–	Doença do vírus Chikungunya
América Latina/Central e Caribe	Febre hemorrágica argentina; febre hemorrágica boliviana; "febre hemorrágica brasileira"; infecção pelo vírus Chapare; coriomeningite linfocitária; febre hemorrágica venezuelana	Infecções pelos vírus Alenquer, Apeú, Bunyamwera, Vale do Cache, Candirú, Caraparú, Catú, Chagres, Coclé, Echarate, Fort Sherman, Guama e Guaroa; síndrome pulmonar por hantavírus; infecções pelos vírus Itaquí, Juquitiba, Madrid, Maguari, Maldonado, Marituba, Mayaro, Morumbi, Murutucú, Nepuyo e Oriboca; doença do vírus Oropouche; infecções pelos vírus Ossa, Punta Toro, Restan, Serra Norte, Tacaiuma, Trinidad, Wyeomyia, Xingu e Zungarococha	Dengue com ou sem sinais de alerta/dengue grave; encefalite pelo vírus Rocio; encefalite de St. Louis; febre amarela; doença pelo vírus Zika	–	–	Febre Piry; febre da estomatite vesicular	Doença do vírus Chikungunya; infecção pelos vírus Madariaga, Mayaro, Mucambo, Tonate e Una; encefalite equina venezuelana

(Continua)

TABELA 209-2 ■ Distribuição geográfica de doenças virais zoonóticas transmitidas por artrópodes ou roedores *(Continuação)*

	Tipo de doença[b]						
Região[a]	**Arenavírus**	**Buniavírus**	**Flavivírus**	**Ortomixovírus**	**Reovírus**	**Rabdovírus**	**Togavírus**
América do Norte	Coriomeningite/meningoencefalite linfocítica; infecção pelo vírus Whitewater Arroyo	Infecções pelos vírus Avalon e Vale do Cache; encefalite da Califórnia; síndrome pulmonar do hantavírus; infecções pelos vírus Heartland, Nepuyo e vírus da lebre-americana	Dengue com ou sem sinais de alerta/dengue grave; doença do vírus Powassan; encefalite de St. Louis; infecção pelo vírus do Nilo Ocidental; doença pelo vírus Zika	Infecção pelo vírus Bourbon	Febre do carrapato do Colorado; infecção pelo vírus do rio Salmon	Febre da estomatite vesicular	Encefalite equina oriental; infecção pelo vírus Everglades; encefalite equina ocidental
Europa	Coriomeningite linfocitária	Infecções pelos vírus Adria, Avalon, Bhanja e Cristoli; encefalite da Califórnia; febre hemorrágica da Crimeia-Congo; infecção pelo vírus Erve; febre hemorrágica com síndrome renal; infecção pelo vírus Inkoo; febre de flebótomos; infecção pelo vírus da lebre-americana, Ťahyňa e Uukuniemi	Encefalite da Europa Central transmitida por carrapatos; dengue com ou sem sinais de alerta/dengue grave; febre hemorrágica de Omsk; infecções pelos vírus Powassan, Usut e do Nilo Ocidental	Infecções pelos vírus Dhori e Thogoto	Infecções pelos vírus Eyach, Kemerovo e Tribeč	–	Doença do vírus Chikungunya; infecção pelo vírus Sindbis
Oceania	–	Infecções pelos vírus Gan Gan e Trubanaman	Dengue com ou sem sinais de alerta/dengue grave; infecção pelo vírus Edge Hill; encefalite japonesa; infecção pelo vírus Kokobera; encefalite do Vale Murray; infecção pelo vírus do Nilo Ocidental e vírus Stratford; doença pelo vírus Zika	–	–	–	Infecção por vírus da floresta Barmah; doença do rio Ross; infecção pelo vírus Sindbis

[a]Os nomes geográficos citados aqui e ao longo do capítulo são aqueles recomendados pelo geoesquema das Nações Unidas (*https://unstats.un.org/unsd/methodology/m49/*). [b]Nomes das doenças conforme revisão da Classificação Internacional de Doenças, 11ª edição, da Organização Mundial da Saúde (CID-11; *https://icd.who.int/browse11/l-m/en*). Aspas indicam nomes comuns utilizados na ausência de reconhecimento da CID-11. Doenças não reconhecidas pela CID-11 são designadas como "infecção por vírus".

de casos), embora isolada, foi causada pelo vírus o'nyong-nyong de 1959 a 1962 (febre o'nyong-nyong). Os vírus Mayaro, da floresta Semliki e Una já causaram casos isolados ou limitados e epidemias infrequentes (de 30 a várias centenas de casos por ano). Os sinais e sintomas das infecções por esses vírus são frequentemente semelhantes àqueles observados na doença do vírus chikungunya.

Doença do vírus Chikungunya O vírus chikungunya é endêmico em regiões rurais da África. Surtos epidêmicos intermitentes ocorrem em vilas e cidades tanto da África quanto da Ásia. Os mosquitos da febre amarela (*Aedes aegypti*) costumam ser os vetores para a doença em áreas urbanas. Em 2004, uma grande epidemia se iniciou na região do Oceano Índico (especificamente nas ilhas Reunião e Maurício) e foi provavelmente disseminada por viajantes. O mosquito-tigre-asiático (*Aedes albopictus*) foi identificado como o principal vetor do vírus chikungunya nessa epidemia. Entre 2013 e 2014, foram relatadas milhares de infecções pelo vírus chikungunya (com até 900.000 casos suspeitos) nas ilhas do Caribe. O vírus foi transportado para Itália, França e Estados Unidos por viajantes do Caribe. O vírus chikungunya representa uma ameaça para os Estados Unidos, uma vez que mosquitos-vetores adequados estão presentes nos estados do sul.

A doença é mais comum em adultos, nos quais a apresentação clínica pode ser preocupante. O início abrupto da doença do vírus chikungunya segue um período de incubação de 2 a 10 dias. Febre (muitas vezes alta) com um padrão intermitente e artralgia grave são acompanhadas por calafrios e sinais e sintomas constitucionais, como dor abdominal, anorexia, hiperemia conjuntival, cefaleia, náuseas e fotofobia. A poliartrite migratória afeta principalmente as pequenas articulações dos tornozelos, dos pés, das mãos e dos punhos, mas as grandes articulações podem estar envolvidas. O exantema pode aparecer no início ou até vários dias após; seu desenvolvimento em geral coincide com a defervescência, que ocorre por volta do segundo ou terceiro dia de doença. O exantema é mais intenso no tronco e nos membros, podendo descamar. Crianças pequenas desenvolvem menos sinais proeminentes e são, portanto, hospitalizadas menos frequentemente. As crianças com frequência também desenvolvem um exantema bolhoso em vez do exantema maculopapular/petequial. A transmissão materno-fetal já foi relatada e, em alguns casos, levou à morte fetal. A recuperação pode demorar semanas, e uma porção significativa dos pacientes de meia-idade ou mais velhos desenvolve síndromes crônicas de artrite ou artralgia (geralmente envolvendo as mesmas articulações) que podem ser incapacitantes. Essa persistência de sinais e sintomas pode ser especialmente comum em pacientes positivos para o antígeno leucocitário humano (HLA, de *human leukocyte antigen*)-B27. Além da artrite, às vezes são observadas petéquias, e a epistaxe não é incomum, mas o vírus Chikungunya não deve ser considerado um agente de FHV. Alguns pacientes desenvolvem leucopenia. Níveis elevados de aspartato-aminotransferase (AST) e de proteína C-reativa têm sido descritos, bem como a diminuição moderada das contagens de plaquetas. O tratamento para a doença do vírus Chikungunya consiste em medicamentos anti-inflamatórios não esteroides (AINEs) e, algumas vezes, cloroquina para artrite refratária.

Infecção pelos vírus da doença do rio Ross e da floresta Barmah Os vírus da floresta Barmah e do rio Ross causam doenças indistinguíveis clinicamente (por isso a antiga designação da doença comum como "poliartrite epidêmica" para ambas as infecções). O vírus do rio Ross tem causado epidemias na Austrália, Papua-Nova Guiné e no sul do Pacífico desde o início do século XX. Em 1979 e 1980, o vírus se disseminou pelas ilhas do Pacífico, causando mais de 500 mil infecções. Entre 1991 e 2011, o vírus causou 92.559 infecções ou doenças nas áreas rurais e suburbanas da Austrália. De 2014 a 2015, mais de 10 mil casos foram registrados na Austrália. O vírus do rio Ross é predominantemente transmitido pelos mosquitos *Aedes normanensis*, *Aedes vigilax* e *Culex annulirostris*. "Cangurus pequenos" e roedores são provavelmente os vertebrados hospedeiros. As infecções pelo vírus da floresta Barmah têm aumentado desde o início da década de 1990. Por exemplo, entre 1991 e 2011, foram registrados 21.815 casos de infecção pelo vírus da floresta Barmah na Austrália, e novos dados indicam que a doença também ocorre na Papua-Nova Guiné. O vírus da floresta Barmah é transmitido pelos mosquitos *Aedes* e *Culex* e foi isolado de mosquitos picadores. Os hospedeiros vertebrados ainda não foram determinados, mas estudos sorológicos apontam para cavalos e marsupiais.

TABELA 209-3 ■ Síndromes clínicas causadas por vírus zoonóticos transmitidos por artrópodes ou roedores

Síndrome	Vírus
Artrite e exantema (A/Ex)	*Flaviviridae*: vírus Kokobera e Zika *Peribunyaviridae*: vírus Gan Gan e Trubanaman *Togaviridae*: vírus da floresta Barmah, chikungunya, Mayaro, o'nyong-nyong, do rio Ross, da floresta Semliki e Sindbis
Encefalite (E)	*Arenaviridae*: vírus da coriomeningite linfocitária e Whitewater Arroyo *Flaviviridae*: vírus da encefalite japonesa, Karshi, encefalite do vale Murray, Powassan, Rocio, encefalite de St. Louis, encefalite transmitida por carrapato, Usutu e do Nilo Ocidental *Orthomyxoviridae*: vírus Dhori e Thogoto *Peribunyaviridae*: vírus da encefalite da Califórnia, Cristoli, Inkoo, Jamestown Canyon, La Crosse, Lumbo, da lebre-americana, Shuni e Ťahyňa *Phenuiviridae*: vírus Adria, Bhanja, Chios, da febre do vale do Rift, vírus do carrapato Tačhéng 2 e Toscana *Reoviridae*: vírus Banna, febre do carrapato do Colorado, Eyach, Kemerovo, Orungo e rio Salmon *Rhabdoviridae*: vírus Chandipura *Togaviridae*: vírus da encefalite equina oriental, Everglades, Madariaga, Mucambo, Tonate, encefalite equina venezuelana e encefalite equina ocidental
Febre e mialgia (F/M)	*Arenaviridae*: vírus Lassa e da coriomeningite linfocítica *Bunyavirales* (não classificados): vírus Bangui *Flaviviridae*: vírus da dengue 1-4, Edge Hill, Karshi, encefalite transmitida por carrapato, Stratford e Zika *Hantaviridae*: vírus Choclo *Nairoviridae*: doença das ovelhas de Nairobi, Dugbe, Issyk-Kul, vírus Sōnglǐng, Tamdy *Orthomyxoviridae*: vírus Bourbon, Dhori e Thogoto *Peribunyaviridae*: vírus Apeú, Batai, Bunyamwera, Bwamba, do vale do Cache, da encefalite da Califórnia, Caraparú, Catú, Fort Sherman, Germiston, Guamá, Guaroa, Ilesha, Inkoo, Iquitos, Itaquí, Jamestown Canyon, La Crosse, Lumbo, Madrid, Maguari, Marituba, Nepuyo, Ngari, Nyando, Oriboca, Oropouche, Ossa, Pongola, Restan, Shokwe, da lebre-americana, Tacaiuma, Ťahyňa, Tataguine, Wyeomyia, Xingu e Zungarococha *Phenuiviridae*: vírus Alenquer, Bhanja, Candirú, Chagres, Echarate, Heartland, Maldonado, Morumbi, Punta Toro, da febre do vale do Rift, da febre dos flebotomíneos do Chipre, da febre dos flebotomíneos da Etiópia, da febre dos flebotomíneos de Nápoles, da febre dos flebotomíneos da Sicília, da febre dos flebotomíneos da Turquia, Serra Norte, síndrome de trombocitopenia com febre grave, Toscana e Uukuniemi *Reoviridae*: vírus da febre do carrapato do Colorado, Eyach, Kemerovo, Lebombo, Orungo, rio Salmon e Tribeč *Rhabdoviridae*: vírus Chandipura, Isfahan, Piry, estomatite vesicular de Indiana e estomatite vesicular de Nova Jersey *Togaviridae*: vírus Everglades, Madariaga, Mucambo, Tonate, Una e encefalite equina venezuelana
Doença pulmonar (P)	*Hantaviridae*: vírus Anajatuba, Andes, Araucária, Bayou, Bermejo, Black Creek Canal, Blue River, Caño Delgadito, Castelo dos Sonhos, Catacamas, Choclo, Juquitiba, Laguna Negra, Lechiguanas, Maciel, Monongahela, Nova York, Orán, Paranoá, Pergamino, Puumala, Río Mamoré, Sin Nombre, Tula e Tunari
Febre hemorrágica viral (FHV)	*Arenaviridae*: vírus Chapare, Guanarito, Junín, Lassa, Lujo, coriomeningite linfocítica, Machupo e Sabiá *Hantaviridae*: vírus Amur, Dobrava, Gōu, Hantaan, Kurkino, Muju, Puumala, Saaremaa, Seul, Sochi e Tula *Nairoviridae*: vírus da febre hemorrágica da Crimeia-Congo *Peribunyaviridae*: vírus Ngari e Ilesha *Phenuiviridae*: vírus da febre do vale Rift e síndrome de trombocitopenia e febre grave *Flaviviridae*: febre hemorrágica Alkhurma, vírus da dengue 1-4, doença da floresta Kyasanur, febre hemorrágica de Omsk, encefalite transmitida por carrapato e febre amarela

Das infecções humanas investigadas pelos vírus da floresta Barmah e do rio Ross, 55 a 75% foram assintomáticas; entretanto, essas doenças virais podem ser debilitantes. O período de incubação é de 7 a 9 dias, o início é súbito, e a doença apresenta uma dor articular simétrica incapacitante. Em geral, um exantema não pruriginoso, difuso, maculopapular (mais comum na infecção pelo vírus da floresta Barmah) se desenvolve coincidentemente ou logo após, mas, em alguns pacientes, o exantema pode preceder a dor articular em vários dias. Os sintomas constitucionais, como febre baixa, astenia, cefaleia, mialgia e náuseas, não são proeminentes ou estão ausentes em muitos pacientes. A maioria dos pacientes permanece incapacitada por períodos consideráveis (6 meses ou mais) pelo comprometimento articular, o qual interfere na força de preensão, no sono e na deambulação. As articulações dos tornozelos, interfalângicas, joelhos, metacarpofalângicas e punhos são as mais acometidas, embora os cotovelos, ombros e artelhos também possam ser afetados. O edema periarticular e a tenossinovite são comuns, e um terço dos pacientes apresenta artrite verdadeira (mais comum na doença do rio Ross). Mialgia e rigidez da nuca podem acompanhar as dores articulares. Apenas metade dos pacientes com artrite pode voltar a atividades normais em 4 semanas, e 10% ainda precisam limitar suas atividades por 3 meses. Alguns pacientes são sintomáticos por 1 a 3 anos, mas sem artropatia progressiva.

No diagnóstico de ambas as infecções, os valores laboratoriais clínicos são normais ou variáveis. Os exames para fator reumatoide e fatores antinucleares são negativos, e a velocidade de hemossedimentação apresenta elevação aguda. O líquido sinovial pode conter 1.000 a 60.000 células mononucleares/μL, e antígenos virais geralmente podem ser detectados em macrófagos. Os anticorpos IgM são úteis no diagnóstico dessa infecção, embora esses anticorpos às vezes persistam por anos. O isolamento do vírus do sangue após a inoculação do mosquito ou o crescimento do vírus em cultura de células é possível no início da doença. Devido ao grande impacto econômico das epidemias anuais na Austrália, uma vacina inativada contra o vírus do rio Ross está em fase avançada de desenvolvimento; os estudos de fase 3 foram concluídos em 2015 com resultados promissores, mas a vacina candidata ainda não chegou ao mercado. Os AINEs, como naproxeno ou ácido acetilsalicílico, são eficazes para o tratamento.

Infecção pelo vírus Sindbis O vírus Sindbis é transmitido aos pássaros por mosquitos infectados. Infecções com variantes do norte da Europa e sul-africanas são mais provavelmente de ambientes rurais. Após um período de incubação de menos de 1 semana, a infecção pelo vírus Sindbis começa com exantema e artralgia. Os sinais clínicos constitucionais não são acentuados, e a febre é leve ou ausente. O exantema, que dura cerca de 1 semana, inicia-se no tronco, dissemina-se para os membros e evolui de máculas para pápulas, as quais com frequência formam vesículas. A artrite é poliarticular, migratória e incapacitante, com resolução da fase aguda em poucos dias. Há envolvimento de tornozelos, cotovelos, joelhos, articulações falangeanas, punhos e – em menor grau – articulações proximais e axiais. A persistência da dor nas articulações e, por vezes, da artrite é um grande problema e pode continuar por meses ou mesmo anos, apesar da ausência de deformidades.

Doença pelo vírus Zika O vírus Zika é um patógeno emergente, transmitido aos primatas não humanos pelos mosquitos *Aedes*. O vírus foi descoberto em 1947 em um macaco *rhesus* sentinela (*Macaca mulatta*) e em mosquitos *Aedes africanus* na floresta Zika, onde ainda era o Protetorado Britânico de Uganda. A infecção humana pelo vírus Zika foi primeiramente documentada durante um surto de febre amarela na Nigéria em 1954. Mais tarde, as infecções pelo vírus Zika foram reconhecidas no sudeste e sul da Ásia. Antes de 2007, apenas 14 casos clinicamente identificados de doença pelo vírus Zika tinham sido relatados. Nos últimos anos, o número relatado de infecções pelo vírus Zika aumentou de maneira rápida e contínua, com surtos grandes, mas geralmente leves, na Ilha Yap, Micronésia (2007) e no Camboja (2010), nas Filipinas (2012) e na Polinésia Francesa (2013-2014). A invasão do Novo Mundo foi primeiramente relatada em 2014 na Ilha de Páscoa, no Chile, e em 2015 no Brasil. Estima-se que tenham ocorrido entre 440 mil a 1,3 milhão de casos no Brasil até o final de 2015. Até o final de maio de 2017, as infecções pelo vírus Zika tinham sido registradas nos cinco continentes em 85 países, incluindo México e Estados Unidos. A partir de 2018, a atividade global do vírus Zika diminuiu rapidamente por razões desconhecidas.

A análise filogenética de todos os isolados disponíveis do vírus Zika africano revelou dois clados geograficamente sobrepostos (Áfricas Ocidental e Oriental). Uma linhagem descendente asiática, representada por vírus coletados de mosquitos capturados em domicílios da Malásia, foi primeiramente relatada em 1969. Todos os isolados de Zika que causam casos em humanos fora da África estão relacionados com essa linhagem asiática.

As infecções em humanos costumam ser assintomáticas ou benignas e autolimitadas, sendo mais provavelmente diagnosticadas como dengue com ou sem sinais de alerta ou influenza. A doença pelo vírus Zika é geralmente caracterizada por febre baixa, cefaleia e mal-estar. Um exantema maculopapular pruriginoso, conjuntivite não purulenta, mialgia e artralgia geralmente acompanham ou seguem essas manifestações. Vômitos, hematospermia e comprometimento auditivo são relativamente comuns como sinais clínicos. Nos casos graves, a infecção pelo vírus Zika está associada a graves complicações, como a síndrome de Guillain-Barré ou microcefalia fetal após a transmissão congênita. Outras complicações neurológicas da infecção pelo vírus Zika são encefalite, meningoencefalite, mielite transversa, neuropatias periféricas, retinopatias e defeitos congênitos neurológicos. Embora a maioria das infecções humanas pelo vírus Zika seja adquirida após picadas de mosquitos fêmeas infectados, a transmissão também pode ocorrer perinatalmente ou por contato heterossexual ou homossexual com uma pessoa infectada, pela amamentação ou por transfusão de hemoderivados. Especificamente, a persistência viral nos testículos, que pode durar até 160 dias, é preocupante, pois a transmissão sexual do vírus pode ser possível durante esse período. Infelizmente, ainda não há tratamentos antivirais (curativos ou preventivos) ou vacinas licenciadas contra o vírus Zika.

ENCEFALITE

Os principais vírus de encefalites são encontrados nas famílias *Flaviviridae*, *Peribunyaviridae*, *Rhabdoviridae* e *Togaviridae*. Entretanto, agentes individuais de outras famílias, incluindo os vírus Dhori e Thogoto (*Orthomyxoviridae*), bem como o vírus Banna (*Reoviridae*), também são conhecidos por causar casos isolados de encefalite. As encefalites por arbovírus são doenças sazonais, ocorrendo geralmente nos meses mais quentes. Sua incidência varia acentuadamente com o tempo e lugar, dependendo de fatores ecológicos. O vírus causador difere substancialmente em termos de relação de caso-infecção (i.e., a relação entre infecção clínica/subclínica), taxa de mortalidade e de doença residual. Os humanos não são amplificadores importantes desse vírus.

Todas as encefalites virais discutidas nesta seção apresentam uma patogênese semelhante. Um artrópode infectado ingere sangue de um humano e inicia, assim, a infecção. A viremia inicial se origina a partir do sistema linfoide. A viremia leva a entradas multifocais no SNC, provavelmente por meio da infecção do neuroepitélio olfatório, com passagem pela placa cribiforme, a entrada do "cavalo de Troia" com macrófagos infectados ou infecção dos capilares cerebrais. Durante a fase virêmica, pode haver uma doença mínima ou não reconhecível, exceto na encefalite por flavivírus transmitida por carrapatos, a qual pode se manifestar com fases visivelmente delineadas de febre e doença sistêmica.

As lesões do SNC surgem parcialmente a partir da infecção neural direta, com dano subsequente, e parcialmente do edema, da inflamação e de outros efeitos indiretos. As características patológicas usuais da encefalite por arbovírus são necrose focal dos neurônios, nódulos gliais inflamatórios e estreitamentos linfoides perivasculares. As áreas acometidas apresentam o fenômeno de "perfusão luxuriante", com fluxo sanguíneo total normal ou aumentado e baixa extração de oxigênio. O paciente típico apresenta pródromos de sinais e sintomas constitucionais inespecíficos, incluindo febre, dor abdominal, dor de garganta e sinais respiratórios. Seguem-se rapidamente cefaleia, sinais meníngeos, fotofobia e vômitos. A gravidade da infecção humana varia desde a ausência de sinais/sintomas até febre, cefaleia, meningite asséptica e encefalite completa. As proporções e gravidades dessas manifestações variam de acordo com o vírus infectante. O comprometimento de estruturas mais profundas do cérebro pode ser sinalizado por letargia, sonolência e déficit intelectual (avaliado pelo exame do estado mental). Os pacientes mais gravemente afetados estão claramente desorientados e podem se tornar comatosos. Tremores, perda de reflexos abdominais, paralisias de nervos cranianos, hemiparesia, monoparesia, dificuldade de deglutição, síndrome de cinturas pélvica e escapular e sinais do lobo frontal são comuns. As doenças do neurônio motor e espinal foram documentadas após infecções pelos vírus da encefalite japonesa e do Nilo Ocidental. Convulsões e sinais focais podem ser evidentes no início ou no decorrer da evolução da doença. Alguns pacientes apresentam início repentino de febre, convulsões e outros sinais de acometimento do SNC. A encefalite aguda pode durar de alguns dias até 2 a 3 semanas. As infecções podem ser fatais, ou a recuperação pode ser lenta (necessitando de semanas ou meses para o retorno da função recuperável máxima) ou incompleta (com persistência de déficits em longo prazo). As queixas comuns durante a recuperação incluem dificuldade de concentração, fadiga, tremores e alterações na personalidade.

O diagnóstico de encefalite por arbovírus depende de uma avaliação cuidadosa de um paciente febril com doença do SNC e da realização de exames laboratoriais para determinação da etiologia. Os clínicos devem (1) considerar tratamento empírico com aciclovir para meningoencefalite por herpes-vírus e tratamento antibiótico para meningite bacteriana, até receber os resultados dos exames; (2) excluir causas de intoxicação, metabólicas ou oncológicas, incluindo síndromes paraneoplásicas, hiperamonemia, insuficiência hepática e encefalite do receptor anti-*N*-metil-D-aspartato (NMDA); e (3) descartar abscesso cerebral e acidente vascular cerebral. Leptospirose, neurossífilis, doença de Lyme, doença da arranhadura do gato e as mais recentemente descritas encefalites virais (p. ex., infecção pelo vírus Nipah), entre outras, devem ser consideradas, se epidemiologicamente relevantes. O exame do LCS, em geral, mostra um moderado aumento na contagem de leucócitos – de dezenas a centenas ou talvez alguns milhares. No início do processo, uma proporção significativa desses leucócitos podem ser polimorfonucleares, porém células mononucleares são predominantes mais tardiamente. As concentrações de glicose no LCS costumam ser normais. Há exceções a esse padrão de achados: na encefalite equina oriental, por exemplo, os leucócitos polimorfonucleares podem predominar nas primeiras 72 horas de doença e a hipoglicorraquia também pode ser detectada. Na coriomeningite linfocítica, a contagem de linfócitos pode ser de milhares e a concentração de glicose pode estar diminuída. A resposta imunológica humoral costuma ser detectável no início da doença ou próximo a ele. Tanto o soro (fase aguda ou convalescente) quanto o LCS devem ser examinados para pesquisa de anticorpos IgM, e o vírus pode ser detectado por meio de testes de neutralização de redução em placa e/ou RT-PCR. Os vírus geralmente não podem ser isolados do sangue ou LCS, embora o vírus da encefalite japonesa tenha sido recuperado do LCS de pacientes com doença grave. A RT-PCR do LCS pode ter resultado positivo. Os antígenos virais estão presentes no tecido cerebral, embora sua distribuição possa ser focal. O eletrencefalograma em geral mostra anormalidades difusas e não é útil diretamente.

A experiência com os exames de imagem ainda está evoluindo. A tomografia computadorizada (TC) e a ressonância magnética (RM) podem ser normais, exceto pela evidência de condições preexistentes ou ocasional edema difuso. As imagens costumam ser inespecíficas, pois os pacientes não apresentam lesões patognomônicas, mas podem ser utilizadas para descartar outras causas suspeitas de doença. É importante lembrar que os exames de imagem podem produzir resultados negativos se realizados muito precocemente na evolução da doença, porém, mais tardiamente, podem ser detectadas anormalidades. Por exemplo, a encefalite equina oriental (anormalidades focais) e a encefalite japonesa grave (lesões hemorrágicas talâmicas bilaterais) causam anormalidades detectáveis nos exames de imagem.

Os pacientes comatosos podem necessitar de tratamento para pressão intracraniana aumentada, secreção inadequada de hormônio antidiurético, insuficiência respiratória ou convulsões. Não estão disponíveis terapias específicas para essas encefalites virais. As únicas medidas práticas preventivas são o manejo do vetor e a proteção pessoal contra artrópodes transmissores de vírus. Para a encefalite japonesa ou as encefalites da Europa Central/Extremo Oriente viral transmitidas por artrópodes, a vacinação deve ser considerada em alguns casos (ver seções relevantes a seguir).

Flavivírus As encefalites por flavivírus mais significativas são as encefalites da Europa Central/Extremo Oriente transmitidas por carrapatos, a encefalite japonesa, a encefalite de St. Louis e a infecção pelo vírus do Nilo Ocidental. A encefalite do vale do Murray e a infecção pelo vírus Rocio são semelhantes à encefalite japonesa, mas foram documentadas apenas ocasionalmente na Austrália e no Brasil, respectivamente. O vírus Powassan foi responsável por cerca de 144 casos de doenças frequentemente graves (taxa de mortalidade de aproximadamente 8%), ocorrendo muitas vezes em crianças no leste do Canadá e dos Estados Unidos. O vírus Usutu foi responsável apenas por casos individuais de infecção humana, mas essas infecções podem ser erroneamente diagnosticadas.

ENCEFALITES DA EUROPA CENTRAL/EXTREMO ORIENTE TRANSMITIDAS POR CARRAPATOS Os vírus da encefalite transmitida por carrapatos são atualmente subdivididos em quatro grupos: o subtipo ocidental/europeu (previamente chamado de vírus da encefalite da Europa Central), o subtipo (Ural-)siberiano (previamente chamado de vírus da encefalite de primavera-verão russa), o subtipo do Extremo Oriente e o subtipo da encefalomielite ovina (comportamento "saltitante" descrito nas ovelhas doentes com manifestações neurológicas graves) (previamente chamado de vírus da encefalomielite ovina ou, no Japão, vírus Negishi). Pequenos mamíferos, perdizes, veados e ovelhas são os amplificadores vertebrados para esses vírus, que são transmitidos por carrapatos. O risco de infecção varia conforme a área geográfica e pode estar altamente localizado dentro de uma determinada área. As infecções humanas geralmente ocorrem em atividades ao ar livre, resultando em picadas de carrapatos, ou pelo consumo de leite cru (não pasteurizado) de cabras infectadas por carrapatos ou, menos comumente, de vacas ou ovelhas infectadas. O leite parece representar a principal via de transmissão para os vírus da encefalomielite de subtipo ovina, mas que causam doença muito raramente. Milhares de infecções por vírus da encefalite transmitida por carrapatos são registradas a cada ano, em pessoas de todas as idades. A encefalite transmitida por carrapatos ocorre entre os meses de abril e outubro, com um pico em junho e julho no Hemisfério Norte.

O vírus ocidental/europeu classicamente causa uma doença bimodal. Após um período de incubação de 7 a 14 dias, a doença começa com uma fase gripal de febre-mialgia (artralgia, febre, cefaleia, mialgia e náuseas) que permanece por 2 a 4 dias e parece estar correlacionada à viremia. Uma remissão subsequente por vários dias é seguida pela recorrência de febre e pelo início de sinais meníngeos. A fase do SNC (7-10 dias antes do início da melhora) varia de uma meningite asséptica leve, mais comum em pacientes jovens, até uma (meningo)encefalite com coma, convulsões, tremores e sinais motores. O acometimento espinal e medular pode ocasionar paralisia respiratória e paralisia típica das cinturas dos membros. A maioria dos pacientes com infecções pelo vírus ocidental/europeu se recupera (mortalidade de 1%), e apenas uma minoria de pacientes tem déficits significativos. Porém, a letalidade das infecções pelo vírus (Ural-)Siberiano se aproxima de 7 a 8%.

As infecções pelo vírus do Extremo Oriente geralmente apresentam uma evolução mais abrupta. A síndrome encefalítica causada por esses vírus algumas vezes começa sem um período de remissão entre a fase de febre-mialgia e apresenta manifestações mais graves do que a síndrome do vírus ocidental/europeu. A taxa de mortalidade é alta (20-40%), e as principais sequelas – mais notavelmente, paralisia do neurônio motor inferior dos músculos proximais das extremidades, do tronco e do pescoço – são comuns, podendo ocorrer em aproximadamente metade dos pacientes. Às vezes, surge trombocitopenia durante a doença febril inicial, a qual se assemelha ao início da fase hemorrágica de algumas outras infecções por flavivírus transmitidos por carrapato, como a doença da floresta Kyasanur. No estágio inicial da doença, o vírus pode ser detectado por PCR ou isolado no sangue; porém, após o início das manifestações no SNC, o vírus geralmente não pode ser detectado nem isolado no LCS, e o diagnóstico exige a detecção de anticorpos IgM no soro e/ou no LCS.

O diagnóstico de encefalites virais da Europa Central/Extremo Oriente transmitidas por carrapatos depende principalmente de sorologia e detecção de genomas virais por RT-PCR. Não há tratamento específico para a infecção. No entanto, vacinas eficazes, com alumínio adjuvante e vírus inativado em formol (FSME-IMMUN e Encepur), são produzidas na Áustria, Alemanha e Rússia, em células de embrião de galinha. Duas doses da vacina austríaca separadas por um intervalo de 1 a 3 meses parecem ser eficazes, e as respostas com anticorpos são semelhantes quando a vacina é fornecida nos dias 0 e 14. Como foram relatados casos raros de síndrome de Guillain-Barré pós-vacinal, a vacinação deve ser reservada para quem tenha probabilidade de ser exposto a um ambiente rural em área endêmica durante a época de transmissão. Foi estabelecida uma neutralização cruzada entre as variantes dos vírus ocidental/europeu e do Extremo Oriente, mas não existem estudos de campo publicados de proteção cruzada entre as vacinas inativadas com formol.

Como 0,2 a 4% dos carrapatos de áreas endêmicas podem estar infectados, tem aumentado o uso de profilaxia com Ig para a encefalite viral da Europa Central/Extremo Oriente transmitida por carrapatos. A imediata administração de Ig específica em altos títulos é a rotina em algumas regiões (p. ex., Rússia), mas foi descontinuada em muitos países europeus devido a preocupações sobre a possibilidade de potencialização de infecções ou doença mediada por anticorpos.

ENCEFALITE JAPONESA A encefalite japonesa é a encefalite viral mais importante da Ásia. A cada ano, são reportados cerca de 68 mil casos e 13.600 a 20.400 mortes. O vírus da encefalite japonesa é encontrado por toda a Ásia, incluindo o leste da Rússia, o Japão, a China, a Índia, o Paquistão e o Sudeste Asiático, e causa epidemias ocasionais nas ilhas do oeste do Pacífico. O vírus foi detectado nas ilhas do estreito de Torres, e 5 casos de encefalite humana foram identificados nas proximidades da Austrália. O vírus é particularmente comum em regiões onde campos de arroz irrigados atraem as aves, hospedeiras naturais vertebradas, e proporcionam locais de reprodução abundantes para mosquitos *Culex tritaeniorhynchus* que transmitem o vírus para os seres humanos. A disseminação adicional por porcos, os quais sofrem aborto, e cavalos, que desenvolvem encefalite, também pode ser significativa. A vacinação desses hospedeiros disseminadores adicionais pode reduzir a transmissão do vírus.

Após um período de incubação de 5 a 15 dias, os sinais clínicos da encefalite japonesa variam desde doença febril inespecífica (náuseas, vômitos, diarreia, tosse) até meningite asséptica, meningoencefalite, paralisia flácida aguda e encefalite grave. Os achados comuns são sinais cerebelares, paralisias de nervos cranianos e dificuldades cognitivas e de fala. Uma apresentação parkinsoniana e convulsões são típicas em casos graves. A letalidade dos casos em pacientes hospitalizados é alta (20-30%), com a disfunção neurológica e a incapacidade em longo prazo sendo comuns nos sobreviventes. Estão disponíveis vacinas eficazes. A vacinação está indicada para viajantes de verão para regiões rurais da Ásia, nas quais o risco de adquirir a encefalite japonesa é considerado de cerca de 1 a cada 5 mil a 1 a cada 20 mil viajantes por semana, se a duração da viagem exceder 3 semanas. Geralmente duas doses intramusculares da vacina são administradas com intervalo de 28 dias, com a segunda dose devendo ser administrada pelo menos 1 semana antes da viagem.

ENCEFALITE DE ST. LOUIS O vírus da encefalite de St. Louis é transmitido entre mosquitos e pássaros. O vírus causa uma infecção endêmica de baixo nível em residentes rurais do oeste e centro dos Estados Unidos, onde o mosquito *Culex tarsalis* serve como vetor. Os mosquitos mais urbanos (*Culex pipiens* e *Culex quinquefasciatus*) são responsáveis por epidemias que resultaram em centenas ou mesmo milhares de casos em cidades do leste e centro dos Estados Unidos. Neste País, a maioria dos casos ocorre entre junho e outubro, mas casos esporádicos da doença também têm sido observados ao longo do ano na América Latina/Central e no Caribe. Os mosquitos urbanos proliferam-se em água parada e esgoto com elevado conteúdo orgânico e alimentam-se do sangue de seres humanos em torno das casas ao anoitecer. A eliminação de esgotos abertos e de sistemas de drenagem cheios de lixo é cara e pode não ser possível. Porém, o rastreamento das casas e a implementação de medidas de proteção pessoal podem ser abordagens efetivas para a prevenção da infecção. O vetor rural é mais ativo ao anoitecer e ao ar livre; suas picadas podem ser evitadas pela modificação de atividades e pelo uso de repelentes.

A maioria das infecções é subclínica; quando presente, a gravidade da doença aumenta com a idade. As infecções pelo vírus da encefalite de St. Louis que resultam em meningite asséptica ou encefalite leve são mais comuns em crianças e adultos jovens, enquanto os casos graves e fatais afetam principalmente os idosos. As taxas de infecção são semelhantes em todas as faixas etárias; a explicação fisiopatológica para a suscetibilidade à doença nas pessoas mais velhas ainda não é conhecida. Após um período de incubação de 4 a 21 dias, os pacientes geralmente apresentam um pródromo inespecífico (febre, mal-estar, mialgia, cefaleia) seguido por um rápido início de manifestações no SNC que incluem anormalidades neurológicas. Achados comuns incluem rigidez de nuca, hipotonia, hiper-reflexia, mioclonia e tremores. Casos graves podem incluir paralisias de nervos cranianos, hemiparesias e convulsões. É interessante observar que, durante e após o pródromo, os pacientes com frequência queixam-se de disúria e podem ter antígeno viral detectado na urina e piúria. A taxa geral de mortalidade é geralmente em torno de 7%, mas pode chegar a 20% nos pacientes com > 60 anos de idade. A recuperação é lenta. Labilidade emocional, dificuldades de concentração e de memória, astenia e tremores são comumente prolongados em doentes convalescentes mais velhos. O LCS de pacientes com encefalite de St. Louis geralmente contém dezenas a centenas de leucócitos, com predominância linfocítica e desvio à esquerda. A concentração de glicose no LCS é normal nesses pacientes.

INFECÇÃO DO VÍRUS DO NILO OCIDENTAL O vírus do Nilo Ocidental é atualmente a principal causa da encefalite por arbovírus nos Estados Unidos. Entre 1999 e 2018, foram relatados 24.657 casos de doença neuroinvasiva (p. ex., meningite, encefalite, paralisia flácida aguda), com 2.199 mortes e 26.173 casos de infecção não neuroinvasiva, com 131 mortes. O vírus do Nilo Ocidental foi inicialmente descrito como transmitido entre aves selvagens por mosquitos *Culex* na África, na Ásia e no sul da Europa. Além disso, o vírus tem sido implicado na necrose hepática grave e fatal na África. O vírus do Nilo Ocidental foi introduzido em Nova York por pássaros doentes em 1999 e, posteriormente, espalhou-se para outras áreas do nordeste dos Estados Unidos, causando mortandade entre os corvos, pássaros exóticos do zoológico e outros pássaros. Esse vírus continuou a propagar-se e agora é encontrado em quase todo o território dos Estados Unidos, bem como no Canadá, no México, na América do Sul e no Caribe. Os mosquitos *C. pipiens* continuam a ser os principais vetores no nordeste dos Estados Unidos, mas várias outras espécies de *Culex* e o mosquito-tigre-asiático (*A. albopictus*) também estão envolvidos. Os gaios competem com os corvos e outros corvídeos como amplificadores e alvos mortais em outras áreas do País.

O vírus do Nilo Ocidental é uma causa comum de doença febril, sem envolvimento do SNC (período de incubação de 3-14 dias), mas às vezes provoca meningite asséptica e encefalite grave, em particular nos idosos. A síndrome de febre e mialgia causada pelo vírus do Nilo Ocidental difere daquela causada por outros vírus em termos de aparecimento mais frequente – do que ocasional – de uma erupção maculopapular concentrada no tronco (especialmente em crianças) e do desenvolvimento de linfadenopatia. Dor lombar, fadiga, cefaleia, mialgia, dor retro-orbitária, dor de garganta, náuseas e vômitos e artralgia (mas não artrite) são acompanhamentos comuns que podem persistir por várias semanas. Em geral, apenas 1 a cada 50 pacientes desenvolve doença neuroinvasiva, caracterizada geralmente (embora haja sobreposição) como síndromes de meningite, encefalite ou paralisia aguda flácida. O risco de encefalite, sequelas neurológicas e morte está aumentado em pacientes idosos, diabéticos e hipertensos, além daquelas pessoas com lesões prévias no SNC. Além das sequelas motoras e cognitivas mais graves, os achados mais leves podem incluir tremor, anormalidades leves nas habilidades motoras e perda de funções. Com o intenso interesse clínico e a disponibilidade de métodos de diagnóstico laboratorial, foi possível definir uma série de aspectos clínicos incomuns. Essas características incluem coriorretinite, paralisia flácida com lesões histológicas que se assemelham à poliomielite e uma apresentação inicial com febre e déficits neurológicos focais, na ausência de encefalite difusa. Os pacientes imunossuprimidos podem ter evolução fulminante ou desenvolver infecção persistente do SNC. A transmissão do vírus por transplante ou por transfusão de sangue exigiu a triagem dos doadores de sangue e de órgãos por testes com ácido nucleico. Por vezes, mulheres grávidas infectam seus fetos com o vírus do Nilo Ocidental. O diagnóstico se baseia na detecção de anticorpos IgM no soro ou no LCS. O tratamento é apenas de suporte, podendo haver necessidade de suporte ventilatório na doença neuroinvasiva grave. Embora esteja disponível uma vacina equina, a prevenção da infecção pelo vírus do Nilo Ocidental em humanos se baseia na evitação das picadas de mosquitos, no controle de vetores e no manuseio seguro de carcaças potencialmente infectadas.

Peribuniavírus • ENCEFALITE DA CALIFÓRNIA O isolamento do vírus da encefalite da Califórnia estabeleceu o sorogrupo Califórnia ortobuniavírus como causa de encefalites. Entretanto, o vírus da encefalite da Califórnia foi relacionado a apenas alguns casos de encefalite (encefalite da Califórnia *sensu stricto*), enquanto um vírus próximo, o vírus La Crosse, é a principal causa de encefalite nesse sorogrupo (cerca de 80-100 casos por ano nos Estados Unidos). A encefalite La Crosse é mais comumente relatada no centro-oeste superior dos Estados Unidos, mas também é encontrada em outras áreas de partes orientais e centrais do País, como Virgínia Ocidental, Tennessee, Carolina do Norte e Geórgia. O sorogrupo inclui outros 13 vírus, alguns dos quais (p. ex., vírus Inkoo, Jamestown Canyon, Lumbo, da lebre-americana e Ťahyňa) também causam doença humana (encefalite da Califórnia *sensu stricto*, incluindo a encefalite La Crosse). A infecção transovariana é um forte componente de transmissão do vírus do sorogrupo Califórnia nos mosquitos *Aedes* e *Ochlerotatus*. O vetor do vírus La Crosse é o mosquito *Ochlerotatus triseriatus*. Esses mosquitos são infectados por transmissão transovariana, alimentando-se em esquilos e outros mamíferos, além da transmissão venérea. *Ochlerotatus triseriatus* se reproduz em locais como buracos de árvores e pneus abandonados e tem hábitos alimentares diurnos. Os hábitos desse mosquito se correlacionam aos fatores de risco para os casos humanos: recreação em áreas florestadas, residências nas margens de florestas e presença de pneus abandonados contendo água parada ao redor das casas. A modificação intensiva do ambiente com base nesses achados reduziu a incidência de doença em uma área altamente endêmica do centro-oeste dos Estados Unidos.

A maioria dos seres humanos é infectada entre julho e setembro. Os mosquitos-tigres-asiáticos (*A. albopictus*) transmitem, de forma eficiente, o vírus La Crosse para camundongos e também transmitem o agente por via transovariana em laboratório. Esse mosquito antropofílico agressivo tem a capacidade de urbanizar-se, e seu possível impacto na transmissão do vírus para humanos é motivo de preocupação. A prevalência de anticorpos contra o vírus La Crosse em humanos é ≥ 20% em áreas endêmicas, indicando que a infecção é comum, mas frequentemente assintomática. A doença do SNC é principalmente reconhecida em crianças com < 15 anos de idade.

A doença do vírus La Crosse varia de meningite asséptica acompanhada de confusão mental até uma encefalite grave e ocasionalmente fatal (letalidade < 0,5%). O período de incubação é de cerca de 3 a 7 dias. Embora possa haver sinais/sintomas prodrômicos, o início da doença no SNC é súbito, com febre, cefaleia e letargia frequentemente acompanhadas por náuseas e vômitos, convulsões (em metade dos pacientes) e coma (em cerca de um terço). Convulsões focais, hemiparesia, tremor, afasia, coreia, sinais de Babinski e outras evidências de disfunção neurológica significativa são comuns agudamente, mas as sequelas residuais não o são, embora cerca de 10% dos pacientes apresentem convulsões recorrentes nos meses subsequentes. Outras sequelas graves da infecção do vírus La Crosse são raras, embora uma diminuição no rendimento escolar em crianças tenha sido relatada e uma leve mudança de personalidade tenha sido ocasionalmente sugerida.

A contagem de leucócitos em geral é elevada em pacientes com infecção pelo vírus La Crosse, algumas vezes atingindo 20.000/μL com desvio à esquerda. A contagem de leucócitos no LCS pode ser de 30 a 500/μL, geralmente com predomínio de células mononucleares (embora, em alguns pacientes, 25-90% das células sejam polimorfonucleares). A concentração de proteínas no sangue é normal ou ligeiramente aumentada, e a concentração de glicose é normal. O diagnóstico virológico específico baseado nos ensaios de captura de IgM em soro e LCS é eficiente. O cérebro é o único local anatômico humano do qual o vírus foi isolado.

O tratamento é de suporte na fase aguda de 1 a 2 semanas, durante a qual o estado de mal epiléptico, o edema cerebral e a secreção inapropriada de hormônio antidiurético são preocupações importantes. Um ensaio clínico de fase 2B com ribavirina intravenosa (IV) em crianças com infecção pelo vírus La Crosse foi interrompido durante o escalonamento do medicamento em função de seus efeitos adversos.

O vírus Jamestown Canyon foi implicado em vários casos de encefalite em adultos (cerca de 30 casos por ano desde 2013), em geral com uma significativa doença respiratória inicialmente. A infecção humana por esse vírus foi notificada em Massachusetts, Nova York, Wisconsin, Ohio, Michigan, Ontário e em outras áreas da América do Norte (Estados Unidos e Canadá) onde o mosquito-vetor (*A. stimulans*) alimenta-se do seu principal hospedeiro, o cervo-de-cauda-branca (*Odocoileus virginianus*). O vírus Ťahyňa pode ser encontrado na África, China, Europa Central e Rússia. O vírus é uma causa importante de doença febril, mas também pode causar faringite, síndromes pulmonares, meningite asséptica ou meningoencefalite.

Rabdovírus • **INFECÇÃO PELO VÍRUS CHANDIPURA** O vírus Chandipura é um vírus humano emergente e cada vez mais significativo na Índia, onde é transmitido entre os ouriços por mosquitos e flebotomíneos. Em humanos, a doença começa com uma doença tipo influenza, com febre, cefaleia, dor abdominal, náuseas e vômitos. Essas manifestações são acompanhadas por comprometimento neurológico e encefalite causada pela infecção ou autoimune. A infecção pelo vírus Chandipura é caracterizada por alta taxa de mortalidade em crianças. Várias centenas de casos de infecção são registradas na Índia a cada ano. Infecções por outros rabdovírus transmitidos por artrópodes (vírus Isfahan, Piry, estomatite vesicular de Indiana, estomatite vesicular de Nova Jersey) podem simular a fase febril inicial da infecção pelo vírus Chandipura.

Togavírus • **ENCEFALITE EQUINA ORIENTAL** Essa doença é encontrada principalmente em regiões pantanosas ao longo da costa leste dos Estados Unidos, com alguns focos no interior, não passando de Michigan. Nos últimos anos, a atividade do vírus parece estar aumentando. Os seres humanos infectados procuram cuidados médicos entre junho e outubro nos Estados Unidos. Durante esse período, o ciclo ave-mosquito *Culiseta* se espalha para outros vetores, como os mosquitos *Aedes sollicitans* ou *Aedes vexans*, os quais se alimentam mais de mamíferos. Há uma preocupação sobre o papel potencial da introdução do mosquito-tigre-asiático (*A. albopictus*), que foi encontrado infectado com o vírus da encefalite equina oriental e é um vetor experimental eficaz em laboratório. Os cavalos são um alvo comum para o vírus. Entrar em contato com cavalos não vacinados pode estar associado à doença humana, mas os cavalos provavelmente não desempenham um papel significativo na disseminação do vírus.

A maioria das pessoas infectadas não desenvolve manifestações neurológicas; porém, após um período de incubação de cerca de 5 a 10 dias, 2% (adultos) e 6% (crianças) desenvolvem encefalite súbita e rapidamente progressiva, levando a estado mental profundamente alterado e coma com alta letalidade (pelo menos 30-50%), deixando os sobreviventes com sequelas frequentes. Uma pleocitose aguda no LCS, com predomínio de polimorfonucleares, que ocorre frequentemente nos primeiros 1 a 3 dias da doença, é outra indicação de gravidade. Além disso, a leucocitose com desvio para a esquerda é uma manifestação comum. Extensas lesões necróticas e infiltrados polimorfonucleares são encontrados no exame *post mortem* do cérebro. Uma vacina inativada por formol tem sido usada para proteger técnicos de laboratório, mas em geral não está disponível nem é aplicável.

ENCEFALITE EQUINA VENEZUELANA Os vírus da encefalite equina venezuelana são separados em vírus epizoóticos (subtipos IA/B e IC) e os vírus enzoóticos (subtipos ID, IE e IF). Os vírus enzoóticos são estreitamente relacionados aos vírus Everglades, vírus Mucambo e vírus Tonate. Os vírus enzoóticos são encontrados principalmente em hábitats úmidos das florestas tropicais e são mantidos entre mosquitos culicoides e roedores. Esses vírus causam doença febril aguda em seres humanos, mas não são patogênicos para os cavalos e não são epizoóticos. O vírus Everglades é causa de encefalite em seres humanos na Flórida. A extrapolação a partir da taxa de variação genética sugere que o vírus Everglades pode ter sido introduzido na Flórida há < 200 anos. O vírus Everglades está mais estreitamente relacionado aos vírus do subtipo ID, que parecem ter dado origem evolutiva para as variantes epizoóticas ativas na América do Sul.

Os vírus epizoóticos têm um ciclo natural desconhecido, mas periodicamente causam extensas epizootias/epidemias em equinos e seres humanos nas Américas. Essas epizootias/epidemias são o resultado de altas viremias em cavalos e mulas, que transmitem a infecção para vários tipos de mosquitos. Os mosquitos infectados acabam infectando os humanos. Os seres humanos têm também um alto nível de viremia, mas o seu papel na transmissão de vírus não está claro. As epizootias relativamente restritas da encefalite equina venezuelana ocorreram várias vezes na América do Sul em intervalos ≤ 10 anos, da década de 1930 até 1969, quando ocorreu uma disseminação epizoótica massiva, incluindo dezenas de milhares de infecções equinas e humanas, em toda a América Central e no México, atingindo o sul do Texas em 1971. O sequenciamento genético sugere que o surto se originou do subtipo IA/B do vírus residual de vacinas veterinárias "não inativadas". O surto terminou no Texas com o uso de uma vacina viva atenuada (TC-83), desenvolvida originalmente para uso humano pelo exército norte-americano; o vírus epizoótico foi, então, utilizado para a produção imediata de vacinas inativadas veterinárias. Não ocorreram surtos importantes de doença epizoótica até 1995 e 1996, quando grandes epizootias de encefalite equina venezuelana ocorreram na Colômbia/Venezuela e México, respectivamente. Entre os mais de 85 mil casos clínicos, 4% (com maior proporção entre crianças que em adultos) incluíram sinais e sintomas neurológicos, e 300 casos foram fatais. Os vírus envolvidos nessas epizootias, bem como vírus IC de epizootias prévias, são "parentes" próximos filogenéticos do vírus conhecido ID enzoótico. Esse achado sugere que a evolução ativa e a seleção de vírus epizoóticos estão em andamento na América do Sul.

Durante as epizootias, a infecção humana extensa é típica, com doença clínica ocorrendo em 10 a 60% dos indivíduos infectados. A maioria das infecções resulta em uma doença febril aguda e apenas alguns casos resultam em doença neurológica (5-15%). Uma taxa de invasão do SNC baixa é apoiada pela ausência de encefalite entre as muitas infecções resultantes da exposição a aerossóis em laboratório ou de acidentes com vacinas.

A prevenção da encefalite equina venezuelana epizoótica depende da vacinação de cavalos com a vacina atenuada TC-83 ou com uma vacina inativada, preparada a partir dessa variante. Os vírus enzoóticos são genética e antigenicamente diferentes dos vírus epizoóticos, e a proteção contra o primeiro com vacinas preparadas a partir do último é relativamente ineficaz. Os seres humanos podem ser protegidos por imunização com vacinas semelhantes preparadas a partir dos vírus Everglades, Mucambo e do vírus da encefalite equina venezuelana, mas a utilização das vacinas é restrita ao pessoal do laboratório, em função da reatogenicidade, possível patogenicidade fetal e disponibilidade limitada.

ENCEFALITE EQUINA OCIDENTAL O ciclo primário de manutenção do vírus da encefalite equina ocidental no oeste dos Estados Unidos e no Canadá envolve os mosquitos *Aedes*, *C. tarsalis* e *Culiseta*, além de pássaros (principalmente os pardais e tentilhões). Equinos e seres humanos podem ser infectados e ambos sofrem encefalite sem disseminação do vírus na natureza. O vírus da encefalite de St. Louis é transmitido em um ciclo semelhante, nas mesmas regiões que abrigam o vírus da encefalite equina ocidental; a doença causada pelo primeiro ocorre cerca de 1 mês mais cedo do que a causada por este último (julho a outubro). As grandes epidemias de encefalite equina ocidental ocorreram no Canadá e nos Estados Unidos ocidental e central, durante a década de 1930 até 1950, mas, depois disso, a doença tem sido incomum. De 1964 a 2010, apenas 640 casos foram relatados nos Estados Unidos. Esse declínio na incidência pode refletir, em parte, a abordagem integrada para o controle do mosquito em projetos de irrigação e, em parte, o uso crescente de pesticidas agrícolas. A diminuição da incidência de encefalite equina ocidental certamente reflete o aumento da tendência dos seres humanos a permanecerem mais dentro de casa, com janelas fechadas ao entardecer – período de pico do principal vetor.

Após um período de incubação de cerca de 5 a 10 dias, o vírus da encefalite equina ocidental provoca uma meningoencefalite viral difusa típica, com um aumento da morbidade entre os jovens, em particular das crianças com < 2 anos de idade. Além disso, a mortalidade é elevada em jovens e nos muito idosos (3-7% no geral). Cerca de um terço dos indivíduos que têm convulsões durante a doença aguda apresentam atividade convulsiva subsequente. Lactentes com < 1 ano de idade – em particular aqueles nos primeiros meses de vida – correm sério risco de lesão motora e dano intelectual. Entre aqueles com 5 a 9 anos de idade, o dobro de meninos desenvolve encefalite em comparação com meninas. Essa diferença na incidência pode estar relacionada à maior exposição ao ar livre de meninos ao vetor, mas também pode ser, em parte, devido a diferenças biológicas. Uma vacina inativada com formol foi utilizada para proteger os trabalhadores de laboratórios, mas geralmente não está disponível.

FEBRE E MIALGIA

A síndrome de febre e mialgia é a apresentação clínica mais comumente associada à infecção zoonótica viral. Muitos dos vírus listados na Tabela 209-1 provavelmente causam pelo menos alguns casos dessa síndrome, mas apenas alguns deles apresentam associações relevantes com essa síndrome e, portanto, têm uma importância biomédica. A síndrome de febre e mialgia em geral começa com febre repentina, calafrios, mialgia intensa e mal-estar. Os pacientes também podem relatar dores articulares ou musculares, mas artrite verdadeira não é encontrada. A anorexia é característica e pode ser acompanhada por náuseas ou até mesmo vômitos. A cefaleia é comum e pode ser intensa, com fotofobia e dor retro-orbitária. Os achados físicos são mínimos e em geral limitam-se à hiperemia conjuntival com dor à palpação de músculos ou do epigástrio. A duração dos sinais/sintomas é muito variável (geralmente 2-5 dias), com uma evolução bifásica, em alguns casos.

O espectro da doença varia de subclínica a temporariamente incapacitante. Os achados menos comuns incluem exantema maculopapular não pruriginoso, epistaxe (não necessariamente indicando uma diátese hemorrágica) e meningite asséptica. Mesmo na presença de cefaleia, meningismo ou fotofobia, a falta de oportunidade para o exame do LCS nas regiões remotas dificulta o diagnóstico. Apesar de faringite ou evidências radiográficas de infiltrado pulmonar serem encontradas em alguns pacientes, os agentes que causam essa síndrome não são patógenos respiratórios primários.

A síndrome de febre e mialgia também é a menos específica das síndromes de doença causadas por vírus transmitidos por artrópodes e roedores. Além disso, os estágios iniciais de outras síndromes discutidas neste capítulo podem também começar da mesma forma, fazendo parte de um amplo diagnóstico diferencial que inclui infecções parasitárias adquiridas na comunidade (p. ex., malária), infecções bacterianas (p. ex., leptospirose anictérica, doenças causadas por riquétsias) e outras infecções virais. A síndrome de febre e mialgia é frequentemente descrita como "semelhante à influenza", mas a ausência habitual de tosse e coriza torna esse fator de confusão com influenza improvável, exceto nos estágios iniciais. O tratamento é de suporte, mas o ácido acetilsalicílico deve ser evitado, em função do potencial para aumento de sangramento ou síndrome de Reye. A recuperação completa é o desfecho habitual para as pessoas com essa síndrome, embora astenia prolongada e sintomas inespecíficos tenham sido descritos em alguns pacientes, em particular após a infecção com o vírus da coriomeningite linfocítica ou vírus da dengue 1 a 4.

Os esforços para a prevenção da infecção viral são mais baseados no controle do vetor, o que, no entanto, pode ser caro ou impossível. Para o controle do mosquito, a destruição de locais de reprodução geralmente é a abordagem mais econômica e sensata em termos ambientais. Tecnologias emergentes de contenção incluem a liberação de mosquitos geneticamente modificados e a propagação de bactérias *Wolbachia* para limitar as taxas de multiplicação de mosquitos. Dependendo do vetor e de seus hábitos, outras abordagens possíveis incluem o uso de telas ou outras barreiras (p. ex., mosquiteiros impregnados com permetrina) para evitar que o vetor entre nas residências, a aplicação criteriosa de repelentes de artrópodes, como *N*,*N*,-dietiltoluamida (DEET) na pele, o uso de roupas de mangas compridas (idealmente, impregnadas com permetrina) e evitar os hábitats e os horários de pico de atividade dos vetores.

BUNIAVÍRUS Numerosos buniavírus causam febre e mialgia. Muitos desses vírus causam infecções individuais e geralmente não resultam em epidemias. Esses vírus incluem arenavírus, como o mammarenavírus da coriomeningite linfocitária; hantavírus, como o orto-hantavírus Choclo; nairovírus, como o ortonairovírus Dugbe, o vírus da doença das ovelhas de Nairobi e o vírus Sōnglǐng; peribuniavírus, como os vírus do sorogrupo de ortobuniavírus Anopheles A (p. ex., vírus Tacaiuma), o sorogrupo Bunyamwera (vírus Bunyamwera, Batai, vale do Cache, Fort Sherman, Germiston, Guaroa, Ilesha, Ngari, Shokwe e Xingu), o sorogrupo Bwamba (vírus Bwamba, vírus Pongola), o sorogrupo Guamá (vírus Catú, vírus Guamá), o sorogrupo Nyando (vírus Nyando), o sorogrupo Wyeomyia (vírus Wyeomyia) e o vírus não agrupado ortobuniavírus Tataguine; e phenuivírus, como o complexo bandavírus (vírus Bhanja, vírus Heartland) e o complexo flebovírus Candirú (vírus Alenquer, Candirú, Echarate, Maldonado, Morumbi e Serra Norte).

ARENAVÍRUS A coriomeningite linfocítica é a única infecção humana por mammarenavírus, resultando predominantemente em febre e mialgia. O vírus da coriomeningite linfocítica é transmitido aos seres humanos a partir do camundongo-doméstico comum (*Mus musculus*) por aerossóis de excrementos e secreções. O vírus é mantido no camundongo principalmente por transmissão vertical de fêmeas infectadas. Os camundongos infectados permanecem virêmicos e disseminam os vírus durante toda a vida, com altas concentrações de vírus em todos os tecidos. Colônias de *hamsters* infectados também podem servir como uma ligação para os seres humanos. Além disso, infecções entre os cientistas e os tratadores de animais também podem ocorrer, pois o vírus é amplamente utilizado nos laboratórios de imunologia para estudar a função das células T e pode silenciosamente infectar culturas celulares e linhagens tumorais. Além disso, os pacientes podem ter uma história de residência em habitações infestadas por roedores ou de exposição a roedores. Uma prevalência de anticorpos de cerca de 5 a 10% foi relatada em adultos da Argentina, da Alemanha e dos Estados Unidos.

A coriomeningite linfocítica difere da síndrome geral de febre e mialgia, pois seu início é gradual. Condições ocasionalmente associadas à doença são orquite, alopecia transitória, artrite, faringite, tosse e exantema maculopapular. Estima-se que um quarto dos pacientes (ou menos) apresente uma fase febril de 3 a 6 dias. Após uma breve remissão, muitos pacientes desenvolvem novamente febre acompanhada de cefaleia intensa, náuseas e vômitos e sinais meníngeos, os quais duram cerca de 1 semana (a fase do SNC). Esses pacientes quase sempre se recuperam por completo, assim como os poucos com sinais bem-definidos de encefalite. A recuperação pode ser atrasada pela hidrocefalia transitória. Durante a fase febril inicial, leucopenia e trombocitopenia são comuns e os vírus em geral podem ser isolados do sangue. Durante a fase do SNC, o vírus pode ser encontrado no LCS e os anticorpos estão presentes no sangue. A patogênese da coriomeningite linfocítica é semelhante à inoculação intracraniana direta do vírus em camundongos adultos. O começo da resposta imune leva a uma meningite imunopatológica mediada por células T. Durante a fase meníngea, a contagem de células mononucleares no LCS pode variar de centenas a alguns milhares por microlitro, e a hipoglicorraquia é encontrada em um terço dos pacientes.

Teste de ELISA com captura de IgM, imunoquímica e RT-PCR são utilizados para o diagnóstico de coriomeningite linfocítica. O teste de ELISA com captura de IgM do soro e LCS geralmente produz resultados positivos; testes de RT-PCR foram desenvolvidos para sondas no LCS. Em especial, os pacientes com infecções fulminantes transmitidas por transplante de órgãos recentes não apresentam uma resposta imune; portanto, a imuno-histoquímica ou a RT-PCR são necessárias para o diagnóstico. Deve-se suspeitar da infecção em pacientes com doença aguda febril com leucopenia acentuada e trombocitopenia. Em pacientes com meningite asséptica, qualquer um dos seguintes sugere coriomeningite linfocítica: um pródromo febril bem-marcado, idade adulta, ocorrência no outono, baixos níveis de glicose no LCS ou contagem de células mononucleares no LCS > 1.000/μL. Em mulheres grávidas, a infecção pode atingir o feto, com consequente hidrocefalia congênita, microcefalia e/ou coriorretinite. Como a infecção materna pode ser leve, causando apenas uma doença febril curta, os anticorpos para o vírus devem ser procurados tanto na mãe quanto no recém-nascido em circunstâncias suspeitas, particularmente na TORCH (toxoplasmose, rubéola, citomegalovírus, herpes simples e vírus da imunodeficiência humana [HIV-1/2]) – com ausência de hidrocefalia neonatal.

SOROGRUPO C DO GRUPO ORTOBUNIAVÍRUS Os vírus Apeú, Caraparú, Itaquí, Madrid, Marituba, Murutucú, Nepuyo, Oriboca, Ossa, Restan e Zungarococha estão entre as causas mais comuns de infecção por arbovírus em seres humanos que entram em selvas da América do Sul. Esses vírus causam uma doença febril aguda e são transmitidos por mosquitos nas florestas neotropicais.

SOROGRUPO SIMBU DE ORTOBUNIAVÍRUS O vírus Oropouche é transmitido nas Américas Central e do Sul pela picada de um mosquito, *Culicoides paraensis*, que costuma procriar com alta densidade em cascas de cacau e outros detritos vegetais encontrados nas periferias e áreas urbanas. Epidemias significativas envolvendo milhares de casos foram relatadas em várias cidades do Brasil e do Peru. Exantema e meningite asséptica foram detectados em alguns pacientes. O vírus Iquitos, um vírus recombinado recém-descoberto e próximo do vírus Oropouche, causa uma doença que é facilmente confundida com a doença do vírus Oropouche; sua importância epidemiológica global ainda não foi determinada.

GRUPO DA FEBRE DE FLEBÓTOMOS DE FLEBOVÍRUS O grupo da febre de flebótomos de flebovírus consiste em vários vírus que podem causar infecção em humanos. O vírus da febre de flebótomos do Chipre, o vírus da febre de flebótomos da Etiópia, o vírus da febre de flebótomos da Sicília e o vírus da febre de flebótomos da Turquia (e o vírus Chios causador de encefalite) são muito parecidos genética e antigenicamente. Por outro lado, o vírus da febre de flebótomos de Nápoles é genética e antigenicamente distante desses vírus. O vírus da febre de flebótomos de Nápoles não tem sido detectado em flebótomos, humanos ou vertebrados não humanos desde a década de 1980 e, assim, pode estar extinto. O vírus da febre de flebótomos de Nápoles é o protótipo da espécie de *flebovírus da febre de flebótomos de Nápoles*, a qual inclui outros vírus humanos como os vírus Granada e Toscana. O vírus Toscana é, até o momento, o único flebovírus transmitido por flebótomos que sabidamente causa doenças que afetam o SNC e o sistema nervoso periférico, como encefalite, meningite, miosite ou polimielorradiculopatia.

Os flebotomíneos transmitem o vírus, provavelmente ao picarem pequenos mamíferos e os humanos. Os mosquitos-palha fêmeas podem ser infectados por via oral quando se alimentam de sangue e podem transmitir o vírus para a prole na ovoposição após uma segunda refeição de sangue. Essa importante transmissão transovariana dificulta o controle do vírus.

A febre por flebótomo é encontrada na região em volta do mar Mediterrâneo, estendendo-se para leste, desde os Balcãs até regiões da China e Ásia Ocidental. Os flebotomíneos são encontrados em ambientes rurais e urbanos e são conhecidos por seus voos curtos e seu tamanho pequeno, que lhes permitem penetrar nas telas mosquiteiras comuns. Epidemias foram descritas em sucessão a desastres naturais e guerras. Após a Segunda Guerra Mundial, a grande pulverização em partes da Europa para controlar a malária reduziu consideravelmente as populações de flebotomíneos e a transmissão do vírus da febre de flebótomos de Nápoles; a incidência de febre por flebótomo continua a ser baixa.

Um padrão comum de doença em áreas endêmicas consiste em altas taxas de ataque entre viajantes e militares e pouca ou nenhuma doença na população local, protegida após a infecção na infância. A infecção pelo vírus da Toscana é comum durante o verão entre residentes rurais e pessoas em férias, em particular na Itália, na Espanha e em Portugal; vários casos foram identificados em viajantes que retornaram à Alemanha e à Escandinávia. A doença pode se manifestar como uma enfermidade febril sem complicações, mas em geral está associada à meningite asséptica, e o vírus é isolado do LCS.

O vírus Coclé e o vírus Punta Toro são flebovírus que não fazem parte do sorocomplexo da febre por flebótomo, mas que, assim como os outros membros desse sorocomplexo, é transmitido por flebotomíneos. Esses dois vírus causam uma doença semelhante à febre de flebótomos nas florestas tropicais da América Latina e do Caribe, respectivamente, onde os vetores descansam em troncos de árvores. Não foram relatadas epidemias, mas a prevalência de anticorpos entre os habitantes de vilarejos das áreas endêmicas indica uma taxa de exposição cumulativa em vida > 50% no caso do vírus Punta Toro.

Flavivírus Os flavivírus mais significativos clinicamente, que causam síndrome de febre e mialgia, são os vírus da dengue 1 a 4. Na verdade, a dengue com ou sem sinais de alerta ("dengue", historicamente chamada "febre da dengue" – a ser diferenciada da dengue grave) é provavelmente a doença viral transmitida por artrópodes mais prevalente no mundo todo, com cerca de 400 milhões de infecções ocorrendo ao ano, entre as quais cerca de 100 milhões (25%) causam doença clínica. A dengue é endêmica em > 100 países no mundo todo, incluindo a África, as Américas, o leste do Mediterrâneo, o Sudeste Asiático e o oeste do Pacífico. Considera-se que mais da metade da população mundial esteja sob risco, embora a Ásia responda por 70% da carga global, com aumentos alarmantes na década passada incluindo, por exemplo, > 400 mil casos nas Filipinas em 2019. A transmissão ao longo do ano dos vírus da dengue 1 a 4 ocorre entre as latitudes de 25°N e 25°S, mas foram documentadas incursões sazonais do vírus nos Estados Unidos e na Europa. Os principais vetores para todos os quatro vírus são os mosquitos da febre amarela (*Ae. aegypti*). Devido ao aumento da propagação dos mosquitos nas regiões tropicais e subtropicais e de viagens internacionais de indivíduos infectados, grandes regiões do mundo se tornaram vulneráveis à introdução dos vírus da dengue 1 a 4. Assim, a dengue e a dengue grave (ver "Febre hemorrágica viral", a seguir) estão se tornando cada vez mais comuns. Por exemplo, existem condições favoráveis para transmissão dos vírus da dengue 1 a 4, pelo mosquito da febre amarela, no Havaí e no sul dos Estados Unidos. A amplitude de um vetor menor dos vírus da dengue 1 a 4, *A. albopictus*, agora se estende da Ásia até os Estados Unidos, no Oceano Índico, partes da Europa e no Havaí. Também antropofílico, o mosquito *Ae. aegypti* normalmente procria próximo de habitações humanas, utilizando água relativamente fresca a partir de fontes como jarros de água, vasos, recipientes descartados, cascas de coco e pneus velhos. Esses mosquitos costumam picar durante o dia. Surtos de casos de dengue e de dengue grave são esperados no sul dos Estados Unidos, em particular ao longo da fronteira mexicana, onde os recipientes de água podem ser infestados pelo mosquito da febre amarela. Habitações fechadas com ar-condicionado podem inibir a transmissão de muitos arbovírus, incluindo os vírus da dengue 1 a 4.

Após a infecção pelo vírus da dengue e um período de incubação médio de 4 a 7 dias, são descritas três fases de evolução: uma fase febril, uma fase crítica e uma fase de recuperação. A maioria dos pacientes que apresentam febre e mialgias não passa por uma fase crítica, embora o reconhecimento precoce da fase crítica consistente com dengue grave deva ser considerado em todos os pacientes (para discussão adicional sobre a dengue grave – previamente chamada de "febre hemorrágica da dengue" e incluindo a síndrome do choque da dengue –, ver "Febre hemorrágica viral", adiante). Na maioria dos pacientes, a dengue geralmente começa com febre de início abrupto, cefaleia frontal, dor retro-orbitária, dor lombar e mialgias intensas. Esses sintomas deram origem à denominação coloquial de dengue como "febre quebra-ossos". Muitas vezes, um exantema macular transitório aparece no primeiro dia, assim como adenopatias, vesículas no palato e injeção escleral. A doença pode permanecer por 1 semana, com sinais e sintomas clínicos adicionais, incluindo anorexia, náuseas ou vômitos e uma acentuada hipersensibilidade cutânea. Próximo à defervescência, nos dias 3 a 5, pode surgir um exantema maculopapular, começando no tronco e se espalhando para as extremidades e a face. Epistaxe e petéquias dispersas são frequentemente observadas na dengue não complicada com ou sem sinais de alerta, e lesões gastrintestinais preexistentes podem sangrar durante a doença aguda. Uma prova do laço positiva – isto é, a detecção de 10 ou mais petéquias novas em uma área quadrada com diâmetro de 2,5 cm na parte superior do braço após a insuflação por 5 minutos de um manguito de esfigmomanômetro a meio caminho entre as pressões sistólica e diastólica – pode demonstrar fragilidade microvascular em associação com a dengue, mas está mais provavelmente associada com a doença grave.

Os achados laboratoriais da dengue com ou sem sinais de alerta incluem leucopenia, trombocitopenia e, em muitos casos, elevações modestas das concentrações séricas de aminotransferases sem disfunção da síntese hepática. O diagnóstico é feito por detecção de IgM por ELISA ou sorologia pareada durante a recuperação ou por detecção de antígeno por ELISA ou RT-PCR durante a fase aguda. O vírus é facilmente isolado do sangue na fase aguda se for feita inoculação em mosquito ou cultura de células de mosquito.

Ortomixovírus O vírus Bourbon foi recentemente identificado como a causa de uma rara doença febril grave e algumas vezes fatal de humanos no centro-oeste e sul dos Estados Unidos.

Reovírus Vários coltivírus (febre do carrapato do Colorado, vírus Eyach e do rio Salmon) e orbivírus (vírus Lebombo, Kemerovo, Orungo e Tribeč) podem causar febre e mialgia em humanos. Com exceção dos vírus Lebombo e Orungo, todos os outros vírus são transmitidos por carrapatos. A doença mais significativa por reovírus transmitido por artrópode é a febre do carrapato do Colorado. Nos Estados Unidos e no Canadá, anualmente são relatadas várias centenas de casos de pacientes com essa doença. A infecção é adquirida entre março e novembro pela picada de um carrapato ixodídeo infectado, o carrapato da madeira das Montanhas Rochosas (*Dermacentor andersoni*), nas regiões montanhosas do oeste, em altitudes de 1.200 a 3.000 m. Pequenos mamíferos servem como hospedeiros disseminadores. A apresentação mais comum é a de febre e mialgia, geralmente com cefaleia; meningoencefalite é comum; e doença hemorrágica, pericardite, miocardite, orquite e apresentações pulmonares também já foram relatadas. O exantema se desenvolve em uma minoria de pacientes. Leucopenia e trombocitopenia também são observadas. A doença geralmente dura 7 a 10 dias e com frequência é bifásica. As considerações mais importantes do diagnóstico diferencial desde o início do século XX foram a febre maculosa das Montanhas Rochosas (embora a febre do carrapato do Colorado seja muito mais comum no Colorado) e a tularemia. O vírus da febre do carrapato do Colorado se replica durante várias semanas em células eritropoiéticas e pode ser encontrado nos eritrócitos. Essa característica, detectada em esfregaços de eritrócitos corados por imunofluorescência, pode ser útil para o diagnóstico e é importante durante a triagem de doadores de sangue.

DOENÇA PULMONAR

A síndrome pulmonar de hantavírus (SPH) foi descrita pela primeira vez em 1993; porém, identificações retrospectivas de casos, por imuno-histoquímica (1978) e sorologia (1959), apoiam a ideia de que a SPH é a uma doença recentemente descoberta, e não uma nova doença. Os agentes causadores são orto-hantavírus de uma linhagem filogenética diferente associada à subfamília de roedores *Sigmodontinae*. O vírus Sin Nombre, o qual infecta cronicamente camundongos-veadeiros da América do Norte (*Peromyscus maniculatus*), é o agente mais importante de SPH nos Estados Unidos. Vários outros vírus relacionados (vírus Anajatuba, Andes, Araraquara, Araucária, Bayou, Bermejo, Black Creek Canal, Blue River, Caño Delgadito, Castelo dos Sonhos, Catacamas, Choclo, Juquitiba, Laguna

Negra, Lechiguanas, Maciel, Maripa, Monongahela, Nova York, Orán, Paranoá, Pergamino, rio Mamoré e Tunari) causam a doença nas Américas do Norte e do Sul. O vírus Andes é uma exceção, uma vez que foi associado à transmissão da infecção entre seres humanos. A SPH afeta principalmente residentes rurais, em habitações que permitem a entrada de roedores, ou em trabalhadores em risco de exposição a roedores. Cada tipo de roedor apresenta seu hábitat particular; no caso do camundongo-veadeiro, seu comportamento inclui viver próximo de habitações humanas.

A SPH começa com pródromos de cerca de 3 a 4 dias (variando de 1-11 dias), consistindo em febre, mal-estar, mialgia e – em muitos casos – distúrbios gastrintestinais, como dor abdominal, náusea e vômitos. A tontura é comum, e a vertigem é ocasional. Sinais e sintomas prodrômicos graves podem levar os pacientes a procurar assistência médica, mas a maioria dos casos só é reconhecida no início da fase pulmonar. Os sinais típicos são uma ligeira diminuição da pressão arterial, taquicardia, taquipneia, hipoxemia leve, trombocitopenia e sinais radiográficos iniciais de edema pulmonar. Os achados físicos no tórax muitas vezes são surpreendentemente escassos. Os sinais conjuntivais e cutâneos de comprometimento vascular, observados na FHV (ver "Febre hemorrágica viral", a seguir) do hantavírus, são incomuns. Durante as poucas horas seguintes, a descompensação pode progredir rapidamente para hipoxemia grave e insuficiência respiratória.

O diagnóstico diferencial da SPH inclui afecções cirúrgicas abdominais e pielonefrite, bem como riquetsioses, sepse, meningococemia, peste, tularemia, influenza e febre recorrente. O diagnóstico específico é definido pela pesquisa de IgM do soro da fase aguda, que produziu resultados positivos mesmo no pródromo. Testes utilizando antígenos de vírus Sin Nombre detectam anticorpos relacionados aos orto-hantavírus que causam SPH. Por vezes, um vírus heterotípico irá reagir apenas com IgG, no teste ELISA, mas esse resultado deve ser considerado altamente suspeito, uma vez que a soroprevalência desse vírus é muito baixa em populações normais. A RT-PCR costuma ser positiva quando usada para testar coágulos de sangue obtidos nos primeiros 7 a 9 dias da doença e quando usada para testar tecidos. Esse ensaio é útil para identificar o vírus infectante em regiões fora da área de ação do camundongo-veadeiro e em casos atípicos.

Durante os pródromos, o diagnóstico diferencial de SPH pode ser difícil, mas, no momento da apresentação ou nas 24 horas após, várias características clínicas úteis podem se tornar aparentes. A tosse não costuma estar presente no início. O edema intersticial é evidente na radiografia de tórax. Mais tarde, sobrevém edema alveolar bilateral com distribuição central associado à área cardíaca normal; às vezes, o edema é unilateral no início. Em muitos casos, encontram-se derrames pleurais. Trombocitopenia, linfócitos atípicos circulantes e desvio para a esquerda (muitas vezes com leucocitose) quase sempre são evidentes; trombocitopenia é um indício precoce particularmente importante. Hemoconcentração, hipoalbuminemia e proteinúria também devem ser pesquisadas para o diagnóstico. Embora a trombocitopenia quase sempre se desenvolva e o prolongamento do tempo de tromboplastina parcial seja a regra, evidências clínicas de coagulopatia ou indicação laboratorial de coagulação intravascular disseminada (CIVD) são encontradas apenas em poucos pacientes gravemente doentes. Os pacientes com doença grave também apresentam acidose e concentração sérica elevada de lactato. Valores levemente aumentados nas provas de função renal são comuns, mas os pacientes com SPH grave frequentemente apresentam concentrações de creatinina sérica acentuadamente elevada. Alguns hantavírus do Novo Mundo, exceto o vírus Sin Nombre (p. ex., o vírus dos Andes), são mais associados ao comprometimento renal, mas poucos casos foram estudados.

O tratamento da SPH durante as primeiras horas após o início da apresentação é crítico. O objetivo é evitar a hipoxemia grave por meio de oxigenoterapia e, se necessário, de intubação e controle respiratório intensivo. Durante esse período, a hipotensão e o choque com aumento do hematócrito exigem reposição hídrica agressiva, mas essa intervenção deve ser realizada com grande cuidado. Devido ao baixo débito cardíaco com depressão miocárdica e ao aumento da permeabilidade vascular pulmonar, o choque deve ser controlado de forma expectante com agentes vasopressores e pouca infusão de líquido orientada pela pressão capilar pulmonar. Os casos leves podem ser controlados por monitoração frequente e administração de oxigênio sem intubação. Muitos pacientes necessitam de intubação para tratamento da hipoxemia e do choque. A oxigenação com membrana extracorpórea deve ser instituída nos casos graves, idealmente antes do início do choque. O procedimento é indicado em pacientes com índice cardíaco de 2,3 L/min/m^2 ou relação da tensão de oxigênio arterial/fração de oxigênio no ar inspirado (PaO_2/FIO_2) < 50 e naqueles pacientes que não respondem ao tratamento de suporte convencional. A taxa de mortalidade permanece em torno de 30 a 40%, mesmo com tratamento adequado, mas a maioria dos pacientes que sobrevivem às primeiras 48 horas de hospitalização é extubada e recebe alta em poucos dias, sem sequelas aparentes de longo prazo. O medicamento antiviral ribavirina inibe o orto-hantavírus *in vitro*, mas não mostrou efeito acentuado nos pacientes tratados em um estudo aberto.

FEBRE HEMORRÁGICA VIRAL

A FHV é um conjunto de achados sindrômicos baseados na instabilidade vascular e diminuição da integridade vascular. Uma agressão, direta ou indireta, da microvascularização leva ao aumento da permeabilidade e (particularmente quando a função plaquetária está diminuída) à obstrução e hemorragia local (prova do laço positiva). A pressão arterial é baixa e, nos casos graves, sobrevém choque. Rubor cutâneo e congestão conjuntival são exemplos de alterações comuns observadas no controle da circulação local. A hemorragia ocorre com menos frequência. Na maioria dos pacientes, a hemorragia significa mais um dano vascular disseminado do que uma perda de volume sanguíneo potencialmente fatal. Em algumas FHVs, alguns órgãos específicos podem ser particularmente comprometidos. Por exemplo, os rins são os principais alvos das FHSRs e o fígado é o principal alvo na febre amarela e em doenças por filovírus. Entretanto, em todas essas doenças, um distúrbio circulatório generalizado parece ser criticamente importante entre as manifestações clínicas. A patogênese da FHV é pouco compreendida e varia de acordo com o vírus implicado na síndrome. Em algumas infecções virais, o dano direto ao sistema vascular, ou mesmo às células parenquimatosas dos órgãos-alvo, é um importante fator; em outras infecções virais, mediadores solúveis desempenham um papel principal no desenvolvimento da hemorragia ou redistribuição de líquidos.

A fase aguda da maioria dos casos de febre hemorrágica está associada à continuação da replicação do vírus e à viremia. As FHVs começam com febre e mialgia, geralmente de forma abrupta (infecções por mammarenavírus são exceções, pois costumam se desenvolver gradualmente). Em poucos dias, o paciente procura assistência médica com uma prostração excessiva, frequentemente acompanhada de dor abdominal ou torácica, anorexia, vertigem, cefaleia grave, hiperestesia, fotofobia e náusea ou vômitos e outros distúrbios gastrintestinais. O exame inicial muitas vezes revela apenas um paciente com enfermidade aguda e congestão conjuntival, sensibilidade à palpação dos músculos ou do abdome e hipotensão limítrofe ou postural, às vezes com taquicardia. Petéquias (frequentemente mais bem visualizadas nas axilas), rubor na cabeça e no tórax, edema periorbitário e proteinúria são comuns. As concentrações de AST são geralmente elevadas no início ou em 1 ou 2 dias após. A hemoconcentração do extravasamento vascular, em geral evidente, é mais acentuada na FHSR e na dengue grave. O paciente gravemente doente progride para sinais clínicos mais graves e desenvolve choque e outros sinais típicos do vírus implicado. Choque, sangramento multifocal e acometimento do SNC (encefalopatia, coma, convulsões) são sinais de prognóstico ruim.

Uma das principais indicações diagnósticas da FHV é viajar para áreas endêmicas dentro do período de incubação para uma determinada síndrome. Exceto nas infecções pelos vírus de Seul, da dengue 1 a 4 e da febre amarela, os quais apresentam vetores/hospedeiros urbanos, viajar para regiões rurais é especialmente sugestivo de um diagnóstico de FHV. Além disso, várias doenças consideradas no diagnóstico diferencial – malária por *falciparum*, shigelose, febre tifoide, leptospirose, febre recorrente e riquetsioses – são tratáveis e potencialmente fatais.

O reconhecimento precoce da FHV é muito importante em função da necessidade de terapia específica para o vírus e medidas de suporte. Essas medidas incluem hospitalização imediata; hidratação venosa adequada, que leve em conta o aumento da permeabilidade vascular do paciente; administração de medicamentos cardiotônicos; uso de vasopressores para manter a pressão arterial em níveis para manter a perfusão renal; tratamento das infecções bacterianas secundárias relativamente comuns (e das infecções fúngicas mais raras); administração de fatores de coagulação e de plaquetas, se necessário; e medidas de precaução usuais utilizadas no tratamento de pacientes com diáteses hemorrágicas. A CIVD deve ser tratada apenas se forem encontradas evidências laboratoriais nítidas de sua existência e se a monitoração laboratorial do tratamento for exequível; não há benefício comprovado desse tratamento. As evidências disponíveis sugerem que os pacientes com febre hemorrágica têm diminuição do débito cardíaco e responderão inadequadamente à sobrecarga hídrica, que é muitas vezes praticada no tratamento de choque associado à sepse bacteriana. A terapia específica está disponível para várias FHVs. Barreiras rígidas de cuidados e outras precauções contra a infecção dos profissionais de saúde e dos visitantes são indicadas nos casos de FHVs, exceto quando a doença é devida aos vírus da dengue 1 a 4, orto-hantavírus, vírus da febre do vale do Rift ou vírus da febre amarela.

Novos agentes causadores de FHVs ainda estão sendo descobertos. Além dos vírus listados adiante, as últimas adições são a síndrome de trombocitopenia e febre grave por bandavírus (que é uma causa continuada de casos de FHV na China, Japão, República da Coreia e Vietnã) e, possivelmente, o tibrovírus do Bas-Congo (que foi associado a 3 casos de FHV na República Democrática do Congo). No entanto, os postulados de Koch ainda não foram cumpridos para provar a causa e o efeito no caso do vírus Bas-Congo.

Buniavírus Os buniavírus mais significativos causando FHV são arenavírus (vírus Junín, Lassa e Machupo), hantavírus, nairovírus (vírus da febre hemorrágica da Crimeia-Congo) e phenuivírus (febre do vale do Rift e vírus da síndrome de trombocitopenia e febre grave). Outros buniavírus – por exemplo, a variante Garissa do vírus Ngari e o vírus Ilesha (ambos ortobuniavírus) ou os vírus Chapare, Guanarito, Lujo e Sabiá (todos mammarenavírus) – têm causado surtos esporádicos de FHV.

FEBRES HEMORRÁGICAS ARGENTINA E BOLIVIANA Essas doenças graves (com taxas de mortalidade atingindo 15-30%) são causadas pelos vírus Junín e Machupo, respectivamente. Suas apresentações clínicas são semelhantes, mas sua epidemiologia é diferente em função da distribuição e do comportamento dos roedores reservatórios dos vírus. A febre hemorrágica argentina foi registrada apenas em áreas rurais da Argentina, enquanto a febre hemorrágica boliviana parece estar confinada a regiões rurais da Bolívia. A infecção pelo agente causador quase sempre resulta em doença, e todas as idades e ambos os sexos podem ser afetados. A transmissão interpessoal ou hospitalar é rara, mas já ocorreu. A transmissão da febre hemorrágica argentina de um homem convalescente para sua esposa sugere a necessidade de aconselhamento dos pacientes com febre hemorrágica por mammarenavírus para evitar contato íntimo por várias semanas após a recuperação. Em contrapartida ao padrão da febre Lassa (ver a seguir), a trombocitopenia – frequentemente acentuada – é a regra, a hemorragia é comum, e a disfunção do SNC (p. ex., confusão acentuada, tremores das extremidades superiores e da língua e sinais cerebelares) é muito mais comum nas doenças causadas pelos vírus Junín e Machupo. Alguns casos seguem uma evolução predominantemente neurológica, com prognóstico ruim.

O laboratório clínico é útil no diagnóstico, uma vez que trombocitopenia, leucopenia e proteinúria são achados típicos. A febre hemorrágica argentina é facilmente tratada com plasma da fase de convalescença, administrados nos primeiros 8 dias de doença. Na ausência de terapia passiva com anticorpos, a ribavirina IV, nas doses recomendadas para febre Lassa, é eficaz em todas as FHVs da América do Sul causadas por mammarenavírus. Existe uma vacina segura e eficaz, de vírus atenuado, para a febre hemorrágica argentina. Após a vacinação de mais de 250 mil pessoas em alto risco, de áreas endêmicas, a incidência de FHV diminuiu acentuadamente. Em animais de laboratório, a vacina apresenta uma proteção cruzada contra a febre hemorrágica boliviana.

FEBRE LASSA O vírus Lassa é conhecido por causar doença endêmica e epidêmica na Nigéria, em Serra Leoa, na Guiné e na Libéria, embora provavelmente esteja distribuído em mais ampla escala na África Ocidental. Nos países onde o vírus Lassa é endêmico, a febre de Lassa pode ser uma causa proeminente de doença febril. Por exemplo, em um hospital de Serra Leoa, a febre de Lassa confirmada por laboratório é consistentemente responsável por 20% das internações em enfermarias clínicas. Apenas na África Ocidental ocorrem provavelmente dezenas de milhares de infecções pelo vírus Lassa a cada ano. O vírus Lassa pode ser transmitido por contato interpessoal próximo. Com frequência está presente na urina durante a convalescença e foi detectado no líquido seminal no início da recuperação. A disseminação hospitalar ocorre, mas é incomum se forem usadas técnicas parenterais estéreis adequadas. Indivíduos de todas as idades e ambos os sexos são acometidos; a incidência da doença é mais alta na estação seca, mas a transmissão ocorre durante o ano todo.

Entre os agentes de FHV, apenas os mammarenavírus são normalmente associados a um início gradual da doença, o qual começa após um período de incubação de 5 a 16 dias. A hemorragia é observada em apenas cerca de 15 a 30% dos pacientes com febre Lassa; um exantema maculopapular costuma ser observado em pacientes de pele clara. Os derrames cavitários são comuns, e pericardite predominante em homens pode surgir mais tarde na infecção. A letalidade em gestantes é mais alta do que os habituais 15 a 30% e aumenta especialmente no último trimestre. A mortalidade fetal se aproxima de 90%. A curetagem do útero pode aumentar as taxas de sobrevida de mulheres grávidas, mas os dados sobre febre Lassa e gravidez ainda são esparsos. Essas características sugerem que a interrupção da gravidez deve ser considerada em mulheres infectadas pelo vírus Lassa. As contagens de leucócitos são normais ou levemente elevadas, e as contagens de plaquetas são normais ou um tanto baixas. A surdez coincide com a melhora clínica em cerca de 20% dos pacientes e é permanente e bilateral em alguns pacientes. Pode ocorrer reinfecção, mas esta não está associada à doença grave.

Níveis elevados de viremia ou altas concentrações de AST no soro estatisticamente indicam um desfecho fatal. Há necessidade de dados de estudos controlados e randomizados para identificar o tratamento ideal específico para LASV para acompanhar os cuidados críticos e de suporte intensivos. Estudos observacionais de pacientes com febre Lassa na década de 1980 forneceram informações para as práticas atuais de tratar os pacientes com ribavirina (sendo preferida a via IV). Esse análogo de nucleosídeo antiviral parece ser parcialmente efetivo na redução da mortalidade em comparação com aquela documentada em controles retrospectivos. Entretanto, possíveis efeitos colaterais, como anemia reversível (que geralmente não necessita de transfusão), anemia hemolítica dependente e supressão da medula óssea, devem sempre ser lembrados. A ribavirina deve ser administrada por infusão IV lenta, na dose de 32 mg/kg, a qual deve ser seguida por 16 mg/kg a cada 6 horas durante 4 dias e, então, por 8 mg/kg a cada 8 horas durante 6 dias. As vacinas de vírus inativado contra a febre Lassa falharam em estudos pré-clínicos, mas várias plataformas de vacinas promissoras estão sendo avaliadas experimentalmente.

FEBRE HEMORRÁGICA COM SÍNDROME RENAL A FHSR é a FHV mais significativa atualmente, com mais de 100 mil casos de doença grave por ano na Ásia e milhares de infecções mais leves na Europa. A doença é amplamente distribuída na Eurásia. Os principais vírus causadores são o vírus Puumala (na Europa), o vírus Dobrava (nos Balcãs) e o vírus Hantaan (na Ásia Oriental). Os vírus Amur, gōu, Kurkino, Muju, Saaremaa, Sochi e Tula também causam FHSR, mas com muito menos frequência e em regiões confinadas geograficamente que são determinadas pela distribuição dos reservatórios hospedeiros. O vírus de Seul é uma exceção, uma vez que está associado aos ratos-castanhos (*Rattus norvegicus*); portanto, o vírus apresenta uma ampla distribuição em função da migração desses roedores em navios. Apesar da ampla distribuição do vírus de Seul, apenas FHSRs leves a moderadas ocorrem na Ásia, e a doença humana é difícil de ser identificada na maioria das regiões do mundo. A maioria dos casos de FHSR ocorre em residências rurais ou em viajantes; a exceção é a infecção pelo vírus de Seul, a qual pode ser adquirida em ambientes urbanos, rurais ou de laboratório. A infecção clássica pelo vírus Hantaan na Coreia e na China rural é mais comum na primavera e no outono e está relacionada à densidade do roedor e às práticas agrícolas. A infecção humana é adquirida principalmente por aerossóis de urina de roedor, embora o vírus também esteja presente na saliva e nas fezes. Os pacientes com FHSR não são contagiosos.

Os casos graves de FHSR evoluem em quatro fases distintas:

1. A fase *febril* permanece por 3 ou 4 dias e é identificada pelo início repentino de febre, cefaleia, mialgia importante, sede, anorexia e, frequentemente, náuseas e vômitos. Fotofobia, dor retro-orbitária e dor ao movimento ocular são comuns, e a visão pode se tornar turva com a inflamação do corpo ciliar. O eritema da face, da área em V do pescoço e do dorso é típico, assim como a hiperemia faríngea, o edema periorbitário e o derrame conjuntival. Petéquias muitas vezes desenvolvem-se em áreas de pressão, nas conjuntivas e nas axilas. Dor no dorso e sensibilidade à percussão do ângulo costovertebral refletem edema retroperitoneal massivo. Há evidências laboratoriais de CIVD leve ou moderada. Outros achados laboratoriais de FHSR incluem proteinúria e sedimento urinário ativo.
2. A fase *hipotensiva* permanece de algumas horas até 48 horas e começa com queda da pressão arterial e, algumas vezes, choque. A bradicardia

relativa típica da fase febril é substituída por taquicardia. A ativação de cininas é acentuada. A elevação do hematócrito reflete aumento do extravasamento vascular. Ocorre leucocitose com desvio para a esquerda, e a trombocitopenia progride. Há linfócitos atípicos circulantes – na verdade, células T CD8+ ativadas (e, em menor extensão, CD4+). A proteinúria é acentuada, e a densidade urinária cai para 1,010. A circulação renal está congestionada e comprometida devido às alterações locais e sistêmicas que resultam em necrose tubular, particularmente na junção corticomedular, e oligúria.

3. Durante a fase *oligúrica*, permanece a tendência hemorrágica, provavelmente em grande parte devido aos defeitos hemorrágicos urêmicos. A oligúria persiste por 3 a 10 dias antes de o retorno da função renal marcar o início do estágio poliúrico.
4. O estágio *poliúrico* (diurese e hipostenúria) traz o risco de desidratação e anormalidades eletrolíticas.

Os casos leves de FHSR podem ser bem menos típicos. A apresentação pode incluir apenas febre, alterações gastrintestinais e oligúria transitória seguida por hipostenúria. Infecções pelo vírus Puumala, a principal causa de FHSR na Europa (*nefropatia epidêmica*), resultam em um quadro muito mais leve, mas com a mesma apresentação geral. As manifestações de sangramento são encontradas apenas em 10% dos pacientes; a hipotensão, mais do que o choque, é geralmente documentada; e a oligúria está presente em apenas metade dos pacientes. As características predominantes podem ser febre, dor abdominal, proteinúria, oligúria leve e, às vezes, visão turva ou glaucoma seguidos por poliúria e hipostenúria na recuperação. A mortalidade é < 1%.

A FHSR deve ser suspeitada em pacientes com história de exposição rural em áreas endêmicas. O reconhecimento imediato da doença permitirá a hospitalização rápida e o controle expectante do choque e da insuficiência renal. Os parâmetros clínicos laboratoriais úteis incluem leucocitose, que pode ser leucemoide e está associada a desvio para a esquerda, trombocitopenia e proteinúria. A FHSR é rapidamente diagnosticada por testes ELISA com captura de IgM, que pode ser positiva na admissão ou 24 a 48 horas após. O isolamento do orto-hantavírus é difícil, mas a RT-PCR de um coágulo sanguíneo coletado no início da evolução clínica ou de tecidos obtidos após a morte fornecerá resultados positivos. Esses testes são geralmente realizados se a identificação definitiva do vírus for necessária.

Os pilares da terapia são o tratamento do choque, o uso de vasopressores, a infusão modesta de cristaloides, a administração de albumina sérica humana IV e o tratamento oportuno de substituição renal para evitar hidratação excessiva, que pode resultar em edema pulmonar, e para controlar a hipertensão, que aumenta a possibilidade de hemorragia intracraniana. A utilização de ribavirina IV reduz a letalidade e a morbidade em casos graves, e o tratamento deve ser iniciado nos primeiros 4 dias de doença. A mortalidade pode ser elevada (até 15%), mas, com a terapia adequada, pode cair para < 5%. Sequelas ainda não foram definitivamente estabelecidas.

FEBRE HEMORRÁGICA DA CRIMEIA-CONGO (FHCC) Essa grave FHV apresenta distribuição geográfica ampla, surgindo potencialmente em todos os locais do carrapato transmissor. Como os carrapatos transmissores do vírus da FHV se alimentam do gado bovino doméstico e de alguns mamíferos selvagens, as vigilâncias sorológicas veterinárias são os mecanismos mais eficazes para controlar a circulação do vírus em uma determinada região. As infecções humanas são adquiridas pela picada do carrapato ou no esmagamento de carrapatos infectados. Os animais domésticos não ficam doentes, mas desenvolvem viremia. Assim, há risco de adquirir FHCC durante tosquia de ovelhas, abate de animais ou contato com peles ou carcaças de animais infectados recentemente abatidos. Epidemias hospitalares são comuns e estão normalmente relacionadas à extensa exposição a sangue contaminado ou perfuração com agulha.

Embora seja geralmente semelhante a outras FHVs, a FHCC causa um grande dano hepático, resultando em icterícia em alguns pacientes. Os valores laboratoriais indicam CIVD e mostram concentrações elevadas de AST, creatina-fosfocinase e bilirrubinas. Os pacientes que não sobrevivem geralmente apresentam alterações mais graves nas concentrações desses marcadores que os sobreviventes, mesmo nos primeiros dias de doença, e também desenvolvem mais leucocitose do que leucopenia. Além disso, a trombocitopenia é mais acentuada e se desenvolve mais precocemente nesses pacientes. A base do tratamento é o cuidado de suporte, o que pode incluir o suporte da disfunção orgânica. O benefício da ribavirina IV para tratamento ainda é debatido e não foi comprovado. A experiência clínica e a comparação retrospectiva de pacientes com valores laboratoriais clínicos ominosos sustentam a ideia de que a ribavirina possa ser eficaz, mas um ensaio clínico randomizado não sustentou um benefício na redução das taxas de letalidade. Não se recomendam vacinas humanas ou veterinárias.

FEBRE DO VALE DO RIFT A amplitude natural do vírus da febre do vale do Rift era previamente confinada à África Subsaariana, com aumento acentuado da circulação do vírus no período das chuvas. O fenômeno El Niño-Oscilação Sul, de 1997, facilitou a disseminação subsequente da febre do vale do Rift para a Península Arábica, com uma epidemia em 2000. O vírus também foi encontrado em Madagascar e no Egito, onde causou epidemias importantes em 1977 a 1979, 1993 e subsequentemente. O vírus da febre do vale do Rift é mantido na natureza por transmissão transovariana de mosquitos aquáticos *Aedes* e, provavelmente, também apresenta um disseminador vertebrado. O aumento da transmissão, em particular durante chuvas torrenciais, leva à epizootia caracterizada por níveis elevados de viremia em gado bovino, cabras ou ovelhas. Numerosos tipos de mosquitos se alimentam desses animais e se tornam infectados, aumentando, assim, a possibilidade de infecções humanas. Sensores remotos via satélite podem detectar as mudanças ecológicas associadas à alta pluviosidade que indicam a probabilidade de transmissão do vírus da febre do vale do Rift. Satélites de alta resolução também podem detectar as depressões especiais em enchentes a partir das quais surgem os mosquitos. O vírus pode ser transmitido por contato com sangue ou aerossóis provenientes de animais domésticos. Assim, o risco de transmissão é elevado durante o parto, e tanto fetos quanto placentas precisam ser manuseados com cuidado. O risco também é alto durante o abate de animais, mas diminui depois disso porque a glicólise anaeróbica em tecidos após a morte resulta em ambiente ácido que rapidamente inativa os buniavírus em carcaças. Não foram documentadas transmissão interpessoal ou nosocomial do vírus do vale do Rift.

O vírus da febre do vale do Rift tem a particularidade de causar várias síndromes clínicas diferentes. A maioria das infecções se manifesta com uma síndrome de febre-mialgia. Uma pequena proporção de infecções resulta em febre hemorrágica com acometimento hepático especialmente proeminente ou encefalite. A insuficiência renal e a CIVD também são características comuns. É provável que 10% das infecções leves levem à vasculite retiniana e alguns pacientes apresentem dificuldade visual permanente. O exame fundoscópico revela edema, hemorragias e infarto da retina, bem como degeneração do nervo óptico. Em uma pequena proporção de pacientes (< 1 a cada 200), a vasculite retiniana é seguida por encefalite viral.

Não há terapia comprovada para a febre do vale do Rift. Ocorrem doença retiniana e encefalite após o término da síndrome febril aguda e o desenvolvimento do anticorpo neutralizante sérico – mas a imunofisiopatologia é incerta. A doença epidêmica é prevenida de maneira eficaz pela vacinação dos rebanhos. A capacidade desse vírus para se propagar após sua introdução no Egito sugere que outras áreas, potencialmente receptivas, incluindo os Estados Unidos, devem desenvolver planos de resposta. A febre do vale do Rift, assim como a encefalite equina venezuelana, provavelmente só pode ser bem controlada com um estoque adequado de uma vacina de vírus atenuado eficaz, mas esses estoques globais são indisponíveis. Uma vacina inativada com formol confere imunidade em humanos, mas as quantidades são limitadas e há necessidade de três injeções. Essa vacina é recomendada para profissionais de laboratórios potencialmente expostos e para veterinários que trabalham na África Subsaariana. Uma nova vacina viva atenuada, MP-12, está sendo testada em seres humanos (os estudos de fase 2 já foram concluídos). A vacina é segura e foi licenciada para uso em ovelhas e no gado bovino. Além disso, várias vacinas estão sendo desenvolvidas especificamente para uso em animais.

SÍNDROME DE TROMBOCITOPENIA E FEBRE GRAVE Essa doença transmitida por carrapatos é causada pelo bandavírus da síndrome de trombocitopenia e febre grave. Numerosas infecções humanas foram relatadas durante os últimos anos na China e vários casos também foram detectados no Japão, na Coreia do Sul e no Vietnã. A apresentação clínica varia de febre inespecífica leve a uma grave FHV, com alta taxa de mortalidade (> 12%).

Flavivírus Os flavivírus mais significativos que causam FHV são os vírus da dengue 1 a 4 e o vírus da febre amarela, transmitidos por mosquitos.

Esses vírus são amplamente distribuídos e causam dezenas a centenas de milhares de infecções a cada ano. O vírus da febre hemorrágica Alkhurma (infecções anuais isoladas), o vírus da doença da floresta Kyasanur (cerca de 10.000 casos nos últimos 60 anos) e o vírus da febre hemorrágica de Omsk (infecções anuais isoladas com surtos maiores intermitentes) são muito restritos geograficamente, mas são flavivírus transmitidos por carrapatos prevalentes que causam FHV, algumas vezes com encefalite viral subsequente. O vírus da encefalite transmitida por carrapatos já causou FHV em alguns pacientes. Não há, atualmente, nenhuma terapia para as infecções por essas FHVs, mas uma vacina de vírus inativado tem sido utilizada na Índia para prevenir a doença da floresta Kyasanur.

DENGUE GRAVE Embora a maioria dos indivíduos infectados pelos vírus da dengue 1, 2, 3 ou 4 tenha infecção subclínica ou febre com síndrome de mialgia, alguns desses pacientes apresentam uma fase crítica – geralmente quando a febre diminui – e desenvolvem os critérios para dengue grave: extravasamento plasmático suficientemente intenso para causar choque ou disfunção respiratória, sangramento grave ou disfunção severa de órgãos. Os complexos determinantes de risco para essa progressão incluem fatores do hospedeiro e do vírus, mas se concentram mais no potencial para reforço imunomediado da doença. Várias semanas após a convalescença da infecção pelo vírus da dengue 1, 2, 3 ou 4, a proteção transitória conferida pela infecção contra uma reinfecção por um vírus da dengue heterotípico geralmente diminui. A reinfecção heterotípica pode resultar em dengue clássica com ou sem sinais de alerta ou, menos comumente, em dengue grave. Nos últimos 20 anos, o mosquito da febre amarela (*Ae. aegypti*) reinvadiu progressivamente a América Latina e outras regiões, e viagens frequentes de indivíduos infectados introduziram múltiplas variantes do vírus da dengue 1 a 4, de diversas regiões geográficas. Assim, o padrão de transmissão hiperendêmica dos múltiplos sorotipos do vírus da dengue se estabeleceu nas Américas e no Caribe, levando ao aparecimento da dengue grave como um problema importante. Entre as milhares de infecções pelos vírus da dengue 1 a 4, aproximadamente 500 mil casos de dengue grave ocorrem por ano, com uma taxa de mortalidade de cerca de 2,5%. A indução da permeabilidade vascular e o choque dependem de múltiplos fatores, como presença ou ausência de anticorpos não neutralizantes e aumentados, idade (a suscetibilidade para dengue grave cai consideravelmente após os 12 anos de idade), sexo (as mulheres são mais frequentemente afetadas que os homens), raça (pessoas brancas são mais afetadas que negras), estado nutricional e momento ou sequência de infecções (p. ex., a infecção pelo vírus da dengue 1 seguida por infecção pelo vírus da dengue 2 parece ser mais perigosa do que a infecção pelo vírus da dengue 4 seguida por infecção pelo vírus da dengue 2). Além disso, existe uma considerável heterogeneidade entre cada população de vírus da dengue. Por exemplo, a variante do vírus da dengue 2 do Sudeste Asiático apresenta um potencial maior de causar dengue grave do que as outras variantes. Evidências recentes apontam para um papel importante da proteína NS1 do vírus da dengue no fenômeno de extravasamento vascular associado à dengue grave.

Nos casos leves de dengue grave, inquietação, letargia, trombocitopenia (< 100.000/μL) e hemoconcentração são detectadas em 2 a 5 dias após o início da dengue típica, geralmente no momento da defervescência. O exantema maculopapular, o qual frequentemente se desenvolve na dengue com ou sem sinais de alerta, também pode aparecer na dengue grave. Porém, a dengue grave é mais notavelmente identificada como consequência de uma síndrome de extravasamento vascular que leva a diminuição do volume intravascular, hipoalbuminemia, derrames serosos (pleural, ascite) e, nos casos graves, colapso circulatório (i.e., choque), geralmente com pressão de pulso estreita, hepatomegalia e cianose. O reconhecimento desse período crítico suficientemente cedo para permitir o início do cuidado de suporte adequado é fundamental. (O choque geralmente dura 2 ou 3 dias.) As tendências hemorrágicas (evidenciadas por uma prova do laço positiva e por petéquias) ou o sangramento evidente na ausência de causa subjacente (p. ex., lesões gastrintestinais preexistentes) podem ser detectados, mas são menos comuns nas crianças. O envolvimento de órgãos pode incluir a lesão hepática leve, anormalidades do SNC (p. ex., alteração do estado mental, convulsões), anormalidades cardíacas (p. ex., arritmias), distúrbios renais (p. ex., lesão renal aguda) e disfunção ocular.

Um diagnóstico virológico de dengue grave pode ser feito pelos métodos habituais (amplificação do ácido nucleico ou detecção de antígenos) nos primeiros 5 dias da infecção; após isso, o diagnóstico se baseia na testagem sorológica. A testagem combinada – testes rápidos no local de cuidados para o antígeno NS1 e ensaios para anticorpos IgM – é cada vez mais usada na prática clínica. Entretanto, diversas infecções por flavivírus resultam em respostas imunes para vários membros do gênero, e essa situação pode levar a uma ausência de especificidade do vírus nas respostas imunes de IgM e IgG. A resposta humoral secundária pode ser pesquisada com testes contra vários antígenos de flavivírus para demonstrar o amplo espectro de reatividade.

Muitos pacientes com choque respondem rapidamente à monitoração rígida, à administração de oxigênio e à infusão de cristaloides ou – em casos graves – coloides. A letalidade varia muito conforme os casos e a qualidade do tratamento. Entretanto, a maioria dos pacientes com dengue grave responde bem à terapia de suporte, e a taxa de mortalidade geral em um centro especializado, nos trópicos, é provavelmente de apenas 1%.

O ponto principal para o controle da dengue com ou sem sinais de alerta e da dengue grave é o controle do mosquito da febre amarela, que também reduz o risco de circulação do vírus da febre amarela urbana e do vírus Chikungunya. Os esforços de controle têm sido prejudicados pela presença de pneus e recipientes de plástico não degradáveis por longos períodos em depósitos de lixo (criadouros perfeitos para o mosquito, quando cheios de água durante as chuvas) e pela resistência aos inseticidas. A pobreza urbana e uma incapacidade dos órgãos de saúde pública para mobilizar a população para responder à necessidade de eliminação dos criadouros do mosquito também são fatores para a falta de controle do vetor. Novas abordagens que podem ser consideradas no futuro para o controle de vetores incluem a liberação de mosquitos *Aedes* infectados com *Wolbachia* ou portadores de mutações genéticas letais dominantes que serão passadas para a prole. Uma vacina para dengue com vírus vivo atenuado e tetravalente baseada na plataforma 17D do vírus da febre amarela atenuado (CYD-TDV, ou Dengvaxia) foi aprovada em 2015 e registrada em 20 países para pessoas de 9 a 45 anos de idade. Porém, análises retrospectivas de estudos de fase 3 na América Latina e na Ásia sugeriram que a proteção contra dengue grave ocorre apenas em pessoas previamente soropositivas; de fato, o risco de dengue grave era aumentado nos receptores soronegativos da vacina em comparação com as pessoas soronegativas não vacinadas, um resultado que sugere que um "primeiro golpe sorológico" pela vacina predispunha os receptores sem infecção prévia a uma infecção natural mais grave pela dengue. A revisão estratégica para evitar a doença potencializada pela vacina atualmente inclui a triagem sorológica pré-vacinação que visa restringir a vacinação às pessoas soropositivas. Pelo menos duas vacinas com vírus vivo atenuado, baseadas no vírus da dengue recombinante modificado, estão sendo avaliadas em estudos clínicos de fase 3; estão sendo consideradas as mesmas preocupações relativas à segurança.

FEBRE AMARELA O vírus da febre amarela foi responsável pelas principais epidemias na África e na Europa antes de sua transmissão pelo mosquito da febre amarela (*Ae. aegypti*) ser descoberta em 1900. A febre amarela urbana se estabeleceu no Novo Mundo como resultado da colonização com o mosquito da febre amarela, originalmente um mosquito africano. A seguir, diferentes tipos de mosquitos e de primatas não humanos foram descobertos como portadores do vírus da febre amarela em florestas da África e das Américas do Sul e Central. A transmissão para os seres humanos é incidental, ocorrendo pela picada de mosquitos que se alimentaram de macacos virêmicos. Após a identificação do mosquito *Ae. aegypti* como vetor da febre amarela, foram destinadas estratégias de contenção para um maior controle do mosquito. Hoje, a transmissão da febre amarela urbana ocorre apenas em algumas cidades africanas, mas a ameaça existe nas grandes cidades da América do Sul, onde a reinfestação pelo mosquito da febre amarela ocorreu e a transmissão dos vírus 1 a 4 da dengue pelo mesmo mosquito é comum. Apesar da existência de uma vacina muito segura e eficaz, várias centenas de casos de febre amarela ocorrem anualmente na América do Sul, e 84 mil a 170 mil casos urbanos e selvagens graves ocorreram apenas em 2013 na África (resultando em 29.000-60.000 mortes). Em 2016, um grande surto urbano (Luanda, Angola) se espalhou e gerou a transmissão local em grandes cidades de países vizinhos (p. ex., Kinshasa, República Democrática do Congo), além de casos relacionados a viagens na China; o sinal de uma ameaça global, que incluiu a exportação para a Ásia, estimulou os esforços atuais para a identificação e vacinação das populações de maior risco em 40 países-alvo na África e na América do Sul, para vacinar reativamente pessoas em situações de surtos e para aumentar as medidas de prevenção da exportação da doença.

A febre amarela é uma febre hemorrágica típica acompanhada por necrose hepática proeminente. Após um período de incubação de 3 a 6 dias, os pacientes apresentam doença febril inespecífica (fadiga, mialgias, dor nas costas, cefaleia, fotofobia, anorexia, náuseas ou vômitos) em associação com a viremia geralmente durando 3 a 4 dias. Após a melhora da febre, 10 a 15% dos pacientes desenvolvem recrudescência da febre e uma "intoxicação" caracterizada por disfunção grave do fígado e outros órgãos. A falência hepática leva a icterícia característica, sangramento (trato gastrintestinal, mucosa nasofaríngea), dor abdominal com náuseas e vômitos e encefalopatia por hiperamonemia; a lesão renal aguda leva a oligúria, azotemia e marcada albuminúria; e a lesão miocárdica e a encefalite também foram descritas. As anormalidades nos testes de função hepática variam desde elevações modestas nos níveis de aminotransferases hepáticas nos casos leves até a lesão hepática grave, a hiperbilirrubinemia e a disfunção de síntese da insuficiência hepática aguda. A leucopenia inicial pode virar leucocitose à medida que a doença progride, e as anormalidades da coagulação são comuns. O tratamento é apenas de suporte. Embora a maioria das infecções seja subclínica, 50% dos pacientes que chegam à fase tóxica morrem nos próximos 7 a 10 dias.

A febre amarela urbana pode ser evitada pelo controle do mosquito da febre amarela. A permanência de ciclos silvestres do mosquito requer a vacinação de todos os visitantes de regiões potencialmente transmissoras com a vacina variante 17D de vírus vivo atenuado, que não pode ser transmitido por mosquitos. Com poucas exceções, as reações à vacina são mínimas; a imunidade é proporcionada em 10 dias e dura de 25 a 35 anos. Uma história de alergia a ovo determina a necessidade de cuidado na administração da vacina. Embora não existam efeitos nocivos documentados da vacina em fetos, mulheres grávidas devem ser imunizadas somente se estiverem definitivamente em risco de exposição ao vírus da febre amarela. Como a vacinação tem sido associada a vários casos de encefalite em crianças com < 6 meses de idade, ela é contraindicada nesse grupo etário, e não é recomendada para crianças de 6 a 8 meses de idade, a menos que o risco de exposição seja muito elevado. Foram relatadas reações adversas multissistêmicas, graves e raras (ocasionalmente fatais), incluindo a febre amarela "viscerotrópica" associada à vacina, em particular afetando os idosos. Portanto, o risco/benefício deve ser ponderado antes da administração da vacina para indivíduos com ≥ 60 anos de idade. No entanto, o número de mortes de viajantes não vacinados com a febre amarela excede o número de mortes pela vacina, e, portanto, deve-se prosseguir com a política de vacinação para quem viaja para áreas endêmicas. Informações atualizadas sobre as alterações na distribuição da febre amarela e os requisitos de vacina contra a febre amarela podem ser obtidos no *site* do Centers for Disease Control and Prevention (*http://www.cdc.gov/vaccines/vpd-vac/yf/default.htm*).

Agradecimento *Os autores agradecem carinhosamente as importantes contribuições de Clarence J. Peters e as contribuições adicionais de Rémie N. Charrel para este capítulo em edições anteriores.*

LEITURAS ADICIONAIS

Centers for Disease Control and Prevention: Arbovirus catalog. Available at *https://wwwn.cdc.gov/arbocat/*. Accessed May 24, 2021.

Howley PM, Knipe DM (eds): *Fields Virology. Volume 1: Emerging Viruses*, 7th ed. Philadelphia, Wolters Kluwer/Lippincott Williams & Wilkins, 2020.

International Committee on Taxonomy of Viruses (ICTV): Virus taxonomy: The ICTV report on virus classification and taxon nomenclature. Available at *https://talk.ictvonline.org/ictv-reports/ictv_online_report/*. Accessed May 24, 2021.

Lvov DK et al: *Zoonotic Viruses of Northern Eurasia: Taxonomy and Ecology*. London, Elsevier/Academic Press, 2015.

Singh SK, Ruzek D (eds): *Viral Hemorrhagic Fevers*. Boca Raton, FL, CRC Press, 2013.

Vasilakis N, Gubler DJ (eds): *Arboviruses: Molecular Biology, Evolution and Control*. Haverhill, UK, Caister Academic Press, 2016.

SITE

International Committee on Taxonomy of Viruses (ICTV). *https://talk.ictvonline.org/*. Accessed May 24, 2021.

210 Infecções por vírus ebola e vírus Marburg

Jens H. Kuhn, Ian Crozier

Vários vírus da família *Filoviridae* causam infecções graves e frequentemente fatais em humanos. A introdução dos filovírus em populações humanas é um evento extremamente raro que ocorre mais provavelmente por contato direto ou indireto com hospedeiros que servem de reservatórios (conhecidos e desconhecidos) ou por contato com mamíferos infectados, doentes ou mortos por filovírus. Os filovírus são altamente infecciosos, mas não especialmente contagiosos. A transmissão entre humanos ocorre por contato direto entre pessoas ou exposição a líquidos e tecidos corporais infectados; não há evidências de transmissão por aerossóis ou gotículas respiratórias em surtos naturais. As infecções se manifestam como uma doença febril inespecífica tipo influenza que rapidamente progride para as manifestações gastrintestinais comumente vistas e, na doença grave, para coagulopatia, síndrome da disfunção de múltiplos órgãos, choque e morte. Embora a prevalência e a fonte permaneçam controversas, foram identificados rastros sorológicos de infecções subclínicas agudas por filovírus desde as primeiras descrições de surtos de doença por filovírus. Os sobreviventes de doenças causadas por filovírus podem ficar persistentemente infectados em compartimentos teciduais imunologicamente privilegiados, comumente o trato reprodutivo masculino, o sistema nervoso central (SNC) e os fluidos e tecidos intraoculares. Historicamente, a prevenção de infecções por filovírus tem consistido primariamente em abordagens epidemiológicas já testadas e aprovadas (p. ex., isolamento de casos, busca de contatos, prevenção e controle de infecção efetivos, práticas seguras em funerais), e o tratamento tem consistido apenas em cuidados clínicos de suporte limitados (em geral limitados pela capacidade a campo); de fato, vacinas ou agentes terapêuticos específicos para filovírus não foram rigorosamente avaliados em humanos antes do surto de doença pelo vírus ebola (EVD) em 2013 a 2016, ocorrido na África Ocidental. Aproveitando o conhecimento gerado na África Ocidental e durante o surto de EVD de 2018 a 2020 na República Democrática do Congo, as estratégias de prevenção e tratamento agora incluem o uso amplo de uma vacina específica para o vírus ebola; o uso de medidas terapêuticas efetivas baseadas em anticorpos monoclonais (mAbs, de *monoclonal antibodies*) específicos para o vírus, os quais foram identificados em um estudo controlado e randomizado "primeiro em seu tipo"; e a oferta de cuidados de suporte mais avançados. Embora esses avanços tenham essencialmente se tornado o novo padrão para a prevenção e o tratamento da EVD, isso não pode ser dito de outras doenças por filovírus.

Os filovírus são classificados como Patógenos de Grupo de Risco 4 pela Organização Mundial da Saúde (OMS). Consequentemente, todo trabalho com material suspeito de conter filovírus em replicação deve ser feito apenas em laboratórios de contenção máxima (nível 4 de biossegurança) ou o vírus deve ser inativado antes das análises em laboratórios com nível 2 de biossegurança. Pessoal experiente manuseando esses vírus deve usar equipamentos de proteção individual (EPIs; ver "Controle e prevenção", adiante) adequados e obedecer a rigorosos padrões de procedimentos operacionais. Além disso, quando houver suspeita de infecção por filovírus, as autoridades nacionais adequadas e os laboratórios de referência da OMS devem ser imediatamente contatados.

ETIOLOGIA

A família *Filoviridae* inclui seis gêneros oficiais e dois propostos (Tab. 210-1 e Fig. 210-1). Os patógenos humanos são encontrados em dois desses gêneros: *Ebolavirus* e *Marburgvirus*. Em conjunto, esses patógenos causam a doença por filovírus (FVD; *Classificação internacional de doenças*, 11ª revisão [CID-11], código 1D60). A FVD é subdividida em doença por ebola (EBOD; CID-11, código 1D60), causada por 4 de 6 vírus ebola classificados (vírus Bundibugyo, vírus ebola, vírus Sudão e vírus da floresta Taï), e doença por Marburg (MARD; CID-11, código 1D60.1), causada por dois marburgvírus (vírus Marburg e vírus Ravn).

Os filovírus de mamíferos apresentam genomas de RNA lineares, não segmentados e de senso negativo, com cerca de 19 kb de comprimento. Esses genomas contêm sete genes que codificam sete proteínas estruturais: nucleoproteína (NP), cofator da polimerase (VP35), proteína da

TABELA 210-1 ■ Taxonomia atual dos filovírus

Domínio *Riboviria*
- Reino *Orthornavirae*
  - Filo *Negarnaviricota*
    - Subfilo *Haploviricotina*
      - Classe *Monjiviricetes*
        - Ordem *Mononegavirales*
          - Família *Filoviridae*[a]
            - Gênero *Cuevavirus*
              - Espécie *Lloviu cuevavirus*
                - Vírus: vírus Lloviu (LLOV)
            - Gênero *Dianlovirus*
              - Espécie *Mengla dianlovirus*
                - Vírus: vírus Měnglà (MLAV)
            - Gênero *Ebolavirus*
              - Espécie *Bombali ebolavirus*
                - Vírus: vírus Bombali (BOMV)
              - Espécie *Bundibugyo ebolavirus*
                - Vírus: vírus Bundibugio (BDBV)[‡]
              - Espécie *Reston ebolavirus*
                - Vírus: vírus Reston (RESTV)
              - Espécie *Sudan ebolavirus*
                - Vírus: vírus Sudão (SUDV)[‡]
              - Espécie *Taï Forest ebolavirus*
                - Vírus: vírus da floresta Taï (TAFV)
              - Espécie *Zaire ebolavirus*
                - Vírus: vírus ebola (EBOV)[‡]
            - Gênero *Marburgvírus*
              - Espécie *Marburg marburgvirus*
                - Vírus 1: vírus Marburg (MARV)[‡]
                - Vírus 2: vírus Ravn (RAVV)[‡]
            - Gênero *"Oblavirus"*
              - Espécie *"Oblavirus percae"*
                - Vírus: vírus Oberland (OBLV)
            - Gênero *Striavirus*
              - Espécie *Xilang striavirus*
                - Vírus: vírus Xīlǎng (XILV)
            - Gênero *"Tapjovirus"*
              - Espécie *"Tapjovirus bothropis"*
                - Vírus: vírus Tapajós (TAPV)
            - Gênero *Thamnovirus*
              - Espécie *Huangjiao thamnovirus*
                - Vírus: vírus Huángjiāo (HUJV)
              - Espécie *"Thamnovirus kanderense"*
                - Vírus: vírus Kander (KNDV)
              - Espécie *"Thamnovirus percae"*
                - Vírus: vírus Fiwi (FIWIV)

[‡]Filovírus que sabidamente infectam humanos. Táxons oficialmente propostos estão indicados por aspas.

matriz (VP40), glicoproteína ($GP_{1,2}$), ativador da transcrição (VP30), proteína associada ao complexo da ribonucleoproteína (VP24) e uma proteína grande (L) que contém um domínio de RNA-polimerase dependente de RNA. Os ebolavírus, mas não os marburgvírus, também codificam três proteínas não estruturais de função desconhecida (sGP, ssGP e Δ-peptídeo). Os filovírions são peculiares entre as partículas virais humanas porque, além de serem filamentos predominantemente pleomórficos, também assumem uma forma toroide ou de um 6 (largura, cerca de 91-98 nm; comprimento médio, < 1 μm). Esses víriones envelopados contêm capsídeos de ribonucleoproteínas helicoidais e são cobertos por espículas de $GP_{1,2}$ (Fig. 210-2).

EPIDEMIOLOGIA

A maioria dos surtos registrados de surtos de FVD, incluindo o surto de EVD de 2013 a 2016, pode ser rastreada até os casos-índices iniciais que transmitiram a infecção aos outros. Embora pequenos surtos possam ter passado despercebidos historicamente, a epidemiologia dessas cadeias de transmissão sugere que apenas cerca de 50 eventos naturais de disseminação de hospedeiros a humanos tenham ocorrido desde a descoberta dos filovírus em 1967. É provável que a frequência, o tamanho e a letalidade dos surtos resultem de interações complexas entre o filovírus específico, os hospedeiros reservatórios (conhecidos e desconhecidos), a população humana suscetível (p. ex., variando conforme idade, determinantes genéticos de suscetibilidade e gravidade da doença desconhecidos e comportamentos de risco) e o ambiente geográfico (p. ex., capacidade da saúde pública local, condições socioeconômicas, práticas culturais).

Até 25 de agosto de 2021, tinham sido registradas 35.311 infecções humanas por filovírus com 15.758 casos fatais (Fig. 210-3). Esses números enfatizam a elevada letalidade dos casos (número de morte por número de pessoas doentes; 44,6%) e a baixa mortalidade geral (refletindo o impacto na população saudável) das infecções por filovírus. Desse total, 28.652 infecções e 11.325 mortes ocorreram durante o surto de EVD de 2013 a 2016 (CID-11 EBOD, código de subcategoria 1D60.01) na África Ocidental; este foi o maior surto registrado de FVD. Os surtos naturais de FVD não eram considerados como ameaça global até que a disseminação regional e depois global durante esse surto desafiasse essa crença. Os filovírus que são patogênicos para os seres humanos parecem ser exclusivamente endêmicos da África Equatorial (Ocidental, Central e Oriental) (Fig. 210-4), embora essa distribuição possa mudar se alterações ambientais naturais ou artificiais levarem à migração dos hospedeiros dos filovírus e aumentar o contato entre os hospedeiros não humanos e humanos.

Os surtos têm sido contidos quando as atividades de alto risco (p. ex., rituais de lavagem dos corpos como parte das práticas fúnebres) são limitadas ou tornadas mais seguras com as medidas de prevenção e controle de infecção adequadas. De particular importância é o acesso aos centros de cuidados de saúde com equipes treinadas e equipadas (p. ex., com EPI) para a prevenção adequada e controle das infecções, o que tem efeito crucial sobre o número total de casos. A incidência de FVD pode ter aumentado nas duas últimas décadas (Figs. 210-3 e 210-4), mas o debate continua sobre se esse aumento se deve ao aumento da atividade dos filovírus, à interação humana mais frequente com os hospedeiros dos filovírus ou à melhora da capacidade de vigilância.

Os surtos de FVD são associados a condições meteorológicas e geográficas distintas e estão provavelmente associados a hospedeiros ou reservatórios diferentes. Os quatro vírus ebola que causam doença em seres humanos parecem ser endêmicos de florestas tropicais úmidas. Em especial, os surtos de EVD frequentemente estão associados a caçadores em florestas ou contato com carne de animais selvagens (i.e., carne de macacos, outros primatas não humanos, antílopes ou porcos selvagens) nas florestas. Estudos ecológicos indicam que o vírus ebola pode ser importante em epizootias extensas e frequentemente fatais entre populações de macacos selvagens. Porém, apenas um ebolavírus, o vírus da floresta Taï, foi isolado em primatas não humanos na natureza. Os marburgvírus, por outro lado, parecem infectar hospedeiros que habitam florestas áridas. Surtos de MARD são quase sempre relacionados epidemiologicamente a visitas ou trabalhos em cavernas ou minas naturais ou artificiais. Um morcego pteropídeo (frugívoro), o morcego egípcio do gênero *Rousettus*, que vive em cavernas (*Rousettus aegyptiacus*), serve como um reservatório natural e pode ser infectado de modo subclínico por vírus Marburg ou vírus Ravn. Embora os morcegos sejam também suspeitos de serem os hospedeiros do vírus ebola, ainda falta uma prova definitiva. Até o momento, o vírus não patogênico Bombali é o único ebolavírus que foi isolado diretamente em morcegos. O vírus ebola e o vírus Reston foram vagamente associados a morcegos frugívoros e insetívoros por meio da detecção de anticorpos ou de fragmentos do genoma, enquanto os hospedeiros de vírus Bundibugyo, vírus do Sudão e vírus da floresta Taï são enigmáticos.

PATOGÊNESE

As infecções humanas normalmente ocorrem pela exposição direta de lesões na pele ou superfícies mucosas a líquidos ou materiais corporais contaminados ou por inoculação parenteral (p. ex., por meio de perfuração com agulhas ou reutilização de agulhas em hospitais com poucos recursos). Numerosos estudos, *in vitro* e *in vivo* (em vários modelos animais de doença humana), explicaram aspectos da patogênese da FVD (Fig. 210-5). As espículas $GP_{1,2}$ na superfície dos filovíriones determinam seu tropismo celular

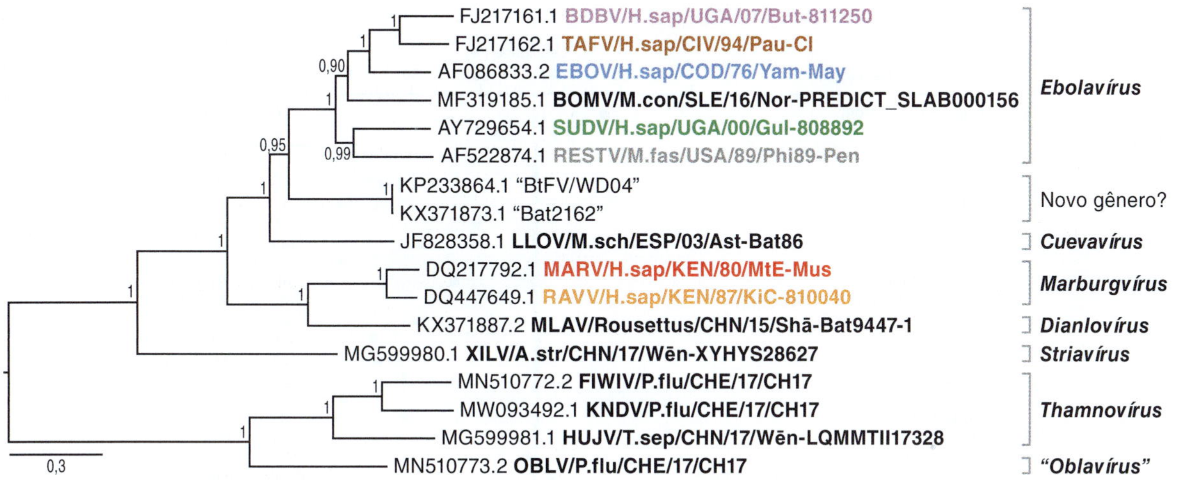

FIGURA 210-1 Filogenia/evolução dos filovírus. Árvore de raiz em ponto médio e probabilidade máxima com uso de sequências de genes grandes (*L*) de filovírus. Os valores de *bootstraps* são mostrados em cada nodo. A barra da escala indica as substituições de nucleotídeos por sítio. As pontas dos ramos são rotuladas com números de acesso GenBank seguidos pela designação do filovírus isolado. BDBV, vírus Bundibugyo; BOMV, vírus Bombali; EBOV, vírus ebola; FIWIV, vírus Fiwi; HUJV, vírus Huángjiāo; KNDV, vírus Kander; LLOV, vírus Lloviu; MARV, vírus Marburg; MLAV, vírus Měnglà; OBLV, vírus Oberland; RAVV, vírus Ravn; RESTV, vírus Reston; SUDV, vírus Sudão; TAFV, vírus da floresta Taï; XILV, vírus Xīlǎng. *(Adaptada e expandida de JH Kuhn et al: Filoviridae, in Fields Virology, Vol 1, 7th ed, PM Howley et al (eds). Philadelphia, Wolters Kluwer/Lippincott Williams & Wilkins, 2020, pp 449–503. Análise cortesia de Nicholas Di Paola, PhD, USAMRIID, Fort Detrick, MD, USA. Figura cortesia de Jiro Wada, NIH/NIAID/DCR/IRF-Frederick, Fort Detrick, MD, USA.)*

e tecidual, ligando-se a moléculas da superfície de células ainda não identificadas e ao receptor de filovírus intracelular transportador de colesterol intracelular de NPC 1.

Uma das características patogênicas da infecção por filovírus é a modulação acentuada e a desregulação do sistema imune. Os primeiros alvos dos filovírions são macrófagos, monócitos e células dendríticas locais. Várias proteínas estruturais dos filovírions (i.e., VP35, VP40 e/ou VP24) suprimem as respostas imunes intrínsecas e inatas, inibindo, por exemplo, a via antiviral do interferon tipo I. Essa imunomodulação acaba permitindo uma infecção produtiva pelos filovírus, resultando em títulos virais muito altos (> 10^6 unidades formadoras de placas [UFP]/mL de soro em humanos) com disseminação para a maioria dos tecidos. Nos tecidos, os filovírions infectam outras células fagocíticas, incluindo outros macrófagos (alveolares, peritoneais e pleurais; células de Kupffer no fígado; e micróglia no SNC), células epiteliais (p. ex., células do córtex suprarrenal, hepatócitos), células estromais (fibroblastos) e células endoteliais. A infecção é citolítica em algumas (mas não todas) células infectadas (p. ex., a necrose de hepatócitos provavelmente contribui para a elevação das aminotransferases, enquanto a disfunção da síntese hepática contribui para a coagulopatia). A infecção leva à secreção de moléculas de sinalização solúveis (que variam com o tipo celular), as quais muito provavelmente contribuem para a desregulação das respostas imunes e, por fim, para a síndrome de disfunção múltipla dos órgãos. Por exemplo, macrófagos infectados reagem secretando citocinas pró-inflamatórias, uma resposta que leva a um recrutamento adicional de macrófagos para o local da infecção. Por outro lado, as células dendríticas infectadas não são ativadas para secretar citocinas, e a expressão dos antígenos de histocompatibilidade principal classe II é parcialmente suprimida, com a consequente apresentação deficiente dos antígenos. A imunossupressão também ocorre, em parte, pela diminuição acentuada de células linfoides nos linfonodos, no baço e no timo na ausência de respostas imunes humorais e celulares efetivas, especialmente nas infecções letais. Resultados de estudos animais sugerem que essa diminuição seja uma consequência direta de considerável morte de linfócitos; essa explicação contribuiria também para a linfopenia grave que se desenvolve nos pacientes. Além da possibilidade de disseminação ampla dos filovírus, outra consequência pode ser a suscetibilidade dos pacientes com FVD a infecções secundárias bacterianas e fúngicas.

Outras características patogênicas das infecções por filovírus incluem a coagulopatia e a disfunção endotelial. Junto com a disfunção da síntese hepática, a coagulação intravascular disseminada pode contribuir para a

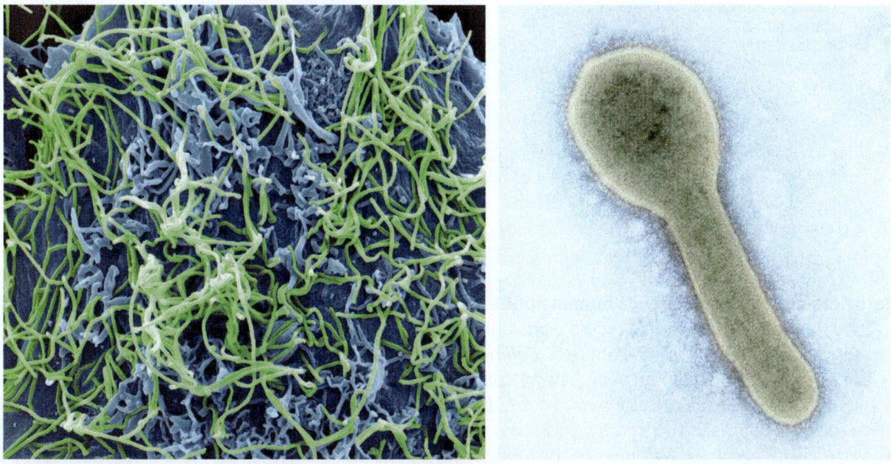

FIGURA 210-2 Ultraestrutura dos filovírions. ***À esquerda:*** Micrografia eletrônica de varredura colorida de partículas do vírus ebola (*verde*) aderidas à superfície de uma célula Vero E6 (*azul*) de macaco-verde (*Chlorocebus aethiops*). ***À direita:*** Micrografia eletrônica de transmissão colorida de uma partícula de vírus Marburg coletada do sobrenadante purificado de células Vero E6. *(Figura cortesia de John G. Bernbaum e Jiro Wada, NIH/NIAID/DCR/IRF-Frederick, Fort Detrick, MD, USA.)*

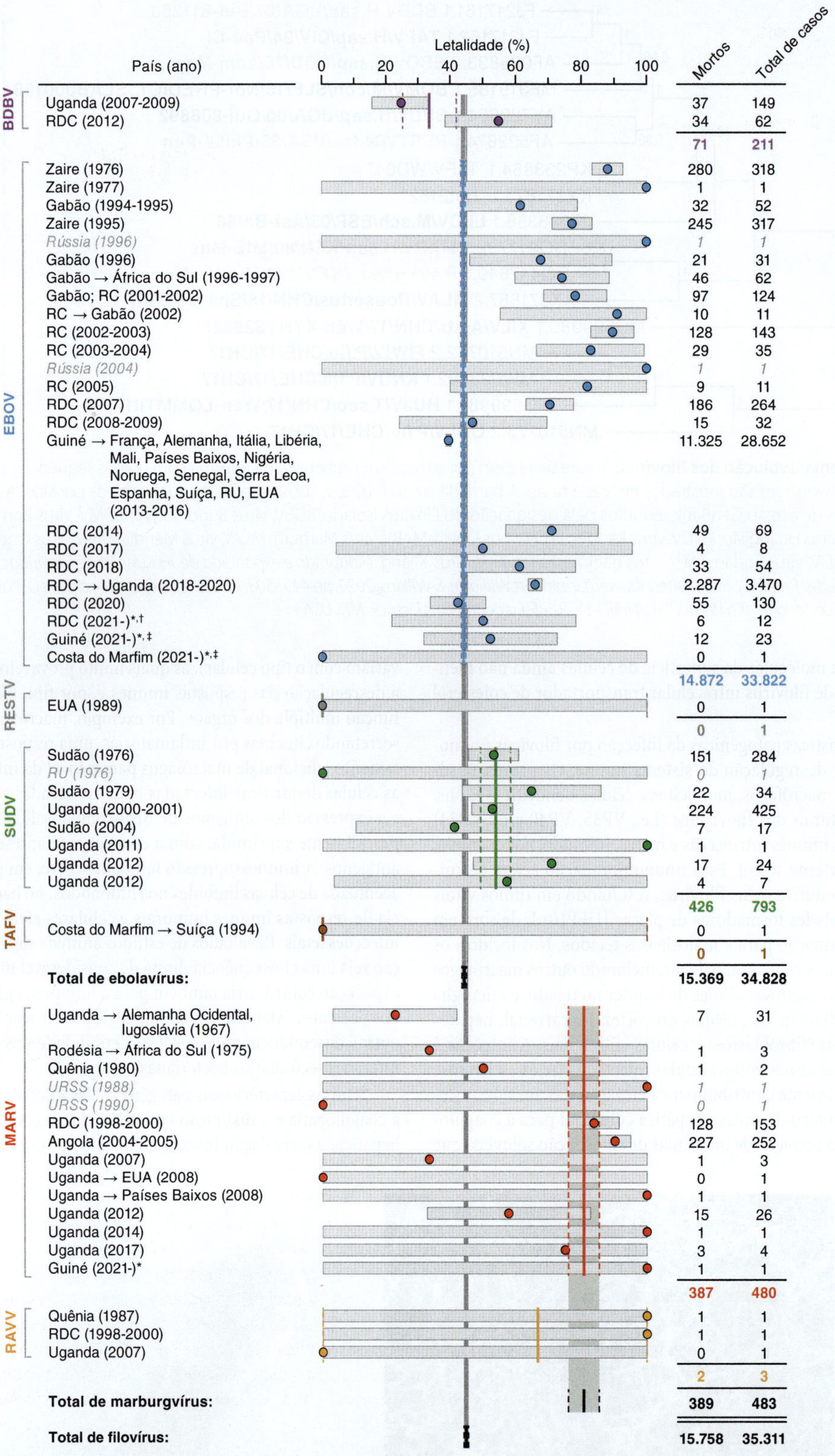

FIGURA 210-3 **Características dos surtos de doença humana por filovírus.** Dos 12 filovírus conhecidos, 7 já causaram infecções em seres humanos. ***Coluna à esquerda:*** Os surtos são listados por vírus em ordem cronológica na coluna da esquerda. As infecções laboratoriais aparecem em *cinza italizado*. As exportações internacionais de casos estão indicadas com *setas*. ***Coluna à direita:*** Números de casos letais e de casos totais resumidos. ***Coluna do meio:*** A taxa de letalidade ou a taxa de fatalidade dos casos (*pontos coloridos*), para cada surto, é representada graficamente em uma escala de 0 a 100%, junto com os intervalos de confiança (ICs) de 99% (*barras horizontais em cor cinza*). A taxa geral de fatalidade dos casos para a doença causada por um determinado vírus é delineada por *linhas verticais coloridas*, com as *linhas verticais pontilhadas coloridas* indicando os ICs de 99% correspondentes. As taxas gerais de fatalidade dos casos para todas as infecções pelo vírus ebola, todas as infecções pelo vírus Marburg e todas as infecções por filovírus são mostradas por *barras verticais em cor cinza (sobrepostas)*. BDBV, vírus Bundibugio; EBOV, vírus ebola; EUA, Estados Unidos; MARV, vírus Marburg; RAVV, vírus Ravn; RESTV, vírus Reston; RC, República do Congo; RDC, República Democrática do Congo (antigo Zaire); RU, Reino Unido; SUDV, vírus Sudão; TAFV, vírus da floresta Taï; URSS, União das Repúblicas Socialistas Soviéticas (atual Rússia). *, até 25 de agosto de 2021; †, possivelmente conectado com o surto de EVD de 2018-2020; ‡, possivelmente conectado com o surto de EVD de 2013-2016. *(Adaptada e expandida de JH Kuhn et al: Evaluation of perceived threat differences posed by filovirus variants. Biosecur Bioterror 9:361, 2011. Figura cortesia de Jiro Wada, NIH/NIAID/DCR/IRF-Frederick, Fort Detrick, MD, USA.)*

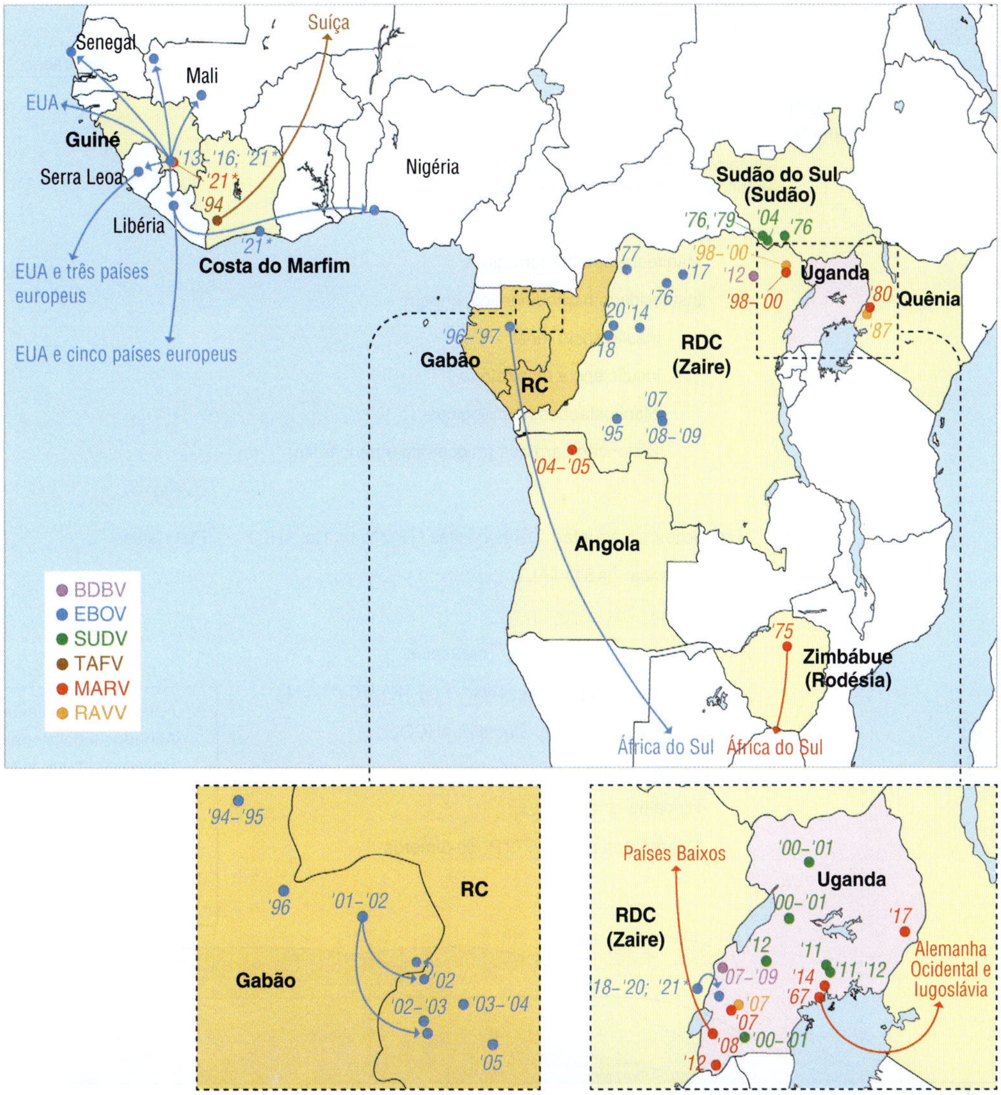

FIGURA 210-4 **Distribuição geográfica dos surtos de doença humana por filovírus e os anos de ocorrência.** As *setas* indicam exportação de casos internacional. BDBV, vírus Bundibugio; EBOV, vírus ebola; MARV, vírus Marburg; RAVV, vírus Ravn; RC, República do Congo; RDC, República Democrática do Congo (antigo Zaire); SUDV, vírus Sudão; TAFV, vírus da floresta Taï. *(Figura cortesia de Jiro Wada, NIH/NIAID/DCR/IRF-Frederick, Fort Detrick, MD, USA.)*

disfunção da coagulação observada nos pacientes infectados por filovírus. Trombocitopenia, aumento da concentração de fatores teciduais, consumo dos fatores de coagulação, aumento da concentração dos fatores de degradação da fibrina (D-dímeros) e diminuição da concentração de proteína C são características comuns da infecção. Consequentemente, a deposição de fibrina e a oclusão microtrombótica e infarto necrótico/hipóxico de pequenos vasos podem ocorrer em alguns tecidos, particularmente nas gônadas e, com menos frequência, nos rins e no baço. Além disso, petéquias, equimoses, derrames viscerais extensos e outros sinais hemorrágicos são observados nos órgãos internos, nas membranas mucosas e na pele. Porém, a real perda de sangue grave, é um evento raro (embora frequentemente ocorra durante ou após o parto). Mais provavelmente os níveis anormais de citocinas ou de outros fatores, como óxido nítrico e infecção direta, e a ativação das células endoteliais são os responsáveis pelo aumento da permeabilidade do endotélio dos vasos sanguíneos. Essa *upregulation* leva à redistribuição de líquidos; edema tecidual intersticial e choque hipovolêmico ou séptico são ocorrências comuns.

Apesar dessa longa lista de características patogênicas, existem evidências crescentes em seres humanos sugerindo haver respostas imunes adaptativas efetivas específicas para os filovírus, coincidindo com o controle e a eliminação da viremia e a subsequente melhora clínica nos pacientes que sobrevivem. Porém, dependendo da gravidade da doença (incluindo a disfunção orgânica e as complicações tardias), a doença clínica pode ser protraída e a recuperação, incompleta.

MANIFESTAÇÕES CLÍNICAS

EBOD e MARD não podem ser distinguidas pela observação clínica e, na prática, podem ser consideradas como a mesma doença, embora essa situação possa mudar à medida que progride a caracterização em melhor resolução das FVDs humanas. A incidência de sinais clínicos não difere, de forma significativa, entre as infecções causadas por diferentes filovírus (com a exceção do possivelmente não patogênico vírus Reston), embora, com exceção dos pacientes do surto de EVD de 2013 a 2016, os números de pacientes cuidadosamente observados sejam muito baixos. O período de incubação é de 2 a 25 dias (mais comumente 6-10 dias), após o qual as pessoas infectadas desenvolvem uma síndrome inespecífica tipo influenza caracterizada por início súbito de febre e calafrios, cefaleia intensa, tosse, mialgias, faringite, artralgia de grandes articulações, desenvolvimento de exantema maculopapular e outros sinais/sintomas. Esse estágio é seguido por uma segunda fase (aproximadamente 5-7 dias após o início da doença e após) comprometendo inicialmente o trato gastrintestinal (náuseas e vômitos e/ou diarreia, algumas vezes com dor abdominal), trato respiratório (dor torácica, tosse), sistema vascular (hipotensão postural, edema) e SNC (confusão, cefaleia, coma). As manifestações hemorrágicas comuns incluem injeção conjuntival, petéquias, sangramento gengival e sangramento em locais de punções de agulhas; podem ocorrer epistaxe, hematêmese, hematúria e melena, mas são menos comuns. Os pacientes costumam sucumbir à doença aguda 4 a 14 dias após a infecção, geralmente com falência grave de múltiplos órgãos, incluindo choque e insuficiência renal aguda ou insuficiência respiratória.

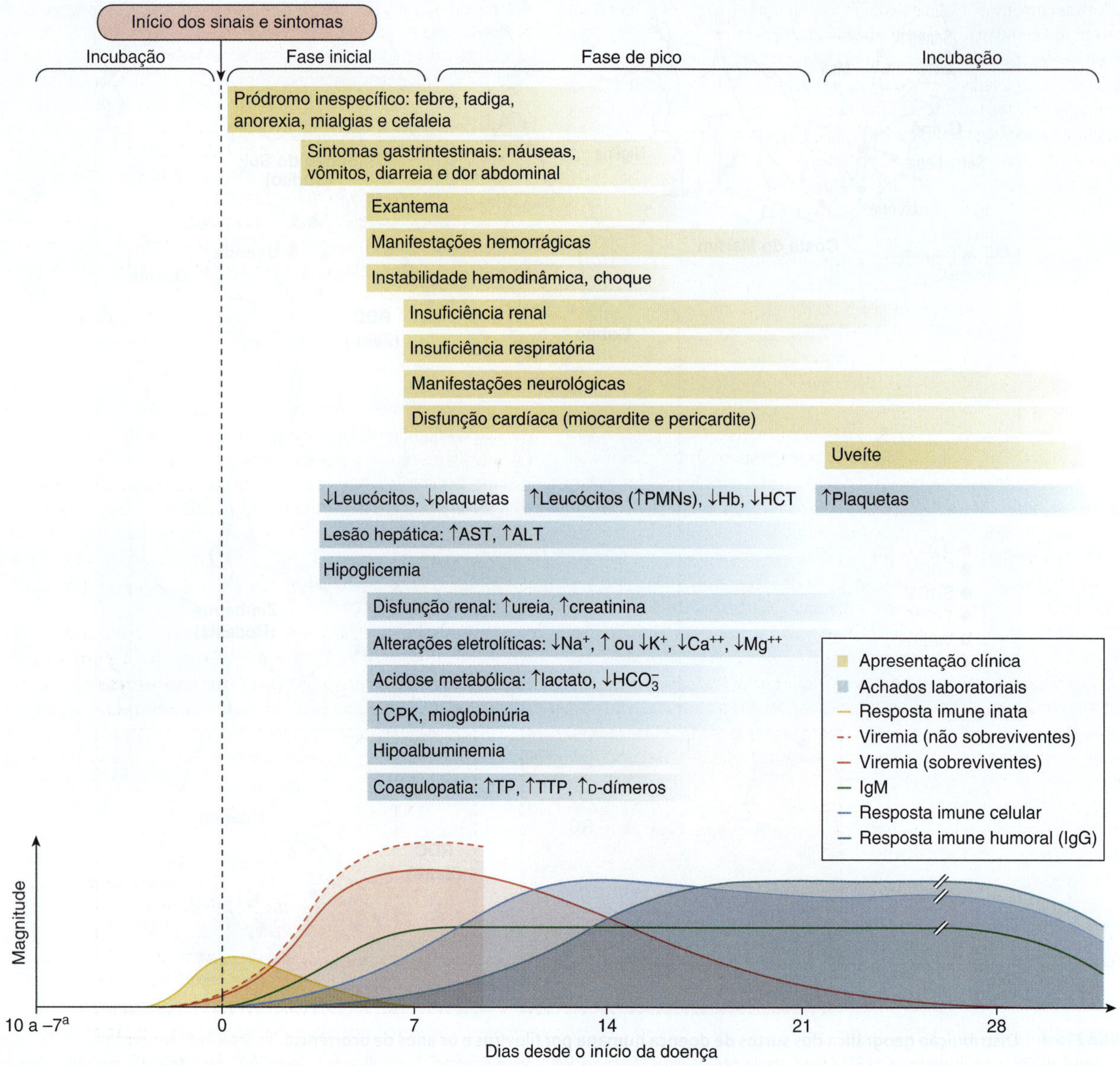

FIGURA 210-5 **Evolução da doença do vírus ebola.** ALT, alanina-aminotransferase; AST, aspartato-aminotransferase; BUN, nitrogênio da ureia no sangue; CPK, creatina-fosfocinase; Hb, hemoglobina; HCT, hematócrito; PLTs, plaquetas; PMNs, leucócitos polimorfonucleares; TP, tempo de protrombina; TTP, tempo de tromboplastina parcial. *(Adaptada e expandida de JH Kuhn et al: Filoviridae, in Fields Virology, 7th ed, Vol. 1. Howley PM et al. (eds). Philadelphia, Wolters Kluwer/ Lippincott Williams & Wilkins, 2020, pp 449–503. Figura cortesia de Jiro Wada, NIH/NIAID/DCR/IRF-Frederick, Fort Detrick, MD, USA.)*

Os resultados laboratoriais típicos são leucopenia (com contagem de células de apenas 1.000/μL) com desvio à esquerda precedendo a leucocitose, trombocitopenia (com contagens < 50.000/μL), aumento das concentrações de enzimas hepáticas (aspartato-aminotransferase > alanina--aminotransferase, γ-glutamiltransferase, amilase sérica), aumento das concentrações de ureia e creatinina com proteinúria, distúrbios eletrolíticos (hipopotassemia ou hiperpotassemia, hiponatremia, hipocalcemia), hipoglicemia, hipoalbuminemia, aumento dos tempos de protrombina e de tromboplastina parcial e elevação da creatina-fosfocinase. Os marcadores inespecíficos de inflamação sistêmica (p. ex., proteína C-reativa) podem estar muito elevados nos pacientes gravemente enfermos.

DIAGNÓSTICO

As infecções por filovírus não podem ser diagnosticadas com base apenas na apresentação clínica. Várias doenças comuns na África Equatorial devem ser consideradas no diagnóstico diferencial de um paciente febril. Quase todas essas doenças ocorrem com frequência muito maior que as infecções por filovírus e são diagnósticos diferenciais muito mais prováveis fora dos surtos; porém, durante e próximo aos períodos de surtos, a importância do diagnóstico laboratorial acurado para confirmar ou descartar a infecção por filovírus é enorme. As doenças infecciosas mais importantes e que mais se aproximam da FVD são a malária por *falciparum* e a febre tifoide; também são importantes enterite por *Escherichia coli* êntero-hemorrágica, sepse por Gram-negativos (incluindo a shigelose), septicemia meningocócica, riquetsioses, hepatite viral fulminante, leptospirose, sarampo e todas as outras infecções virais de grandes consequências (em particular, a febre de Lassa e a febre amarela). As possibilidades não infecciosas, incluindo as picadas por cobras venenosas, a intoxicação por varfarina e muitas causas de coagulopatias adquiridas ou hereditárias, também devem ser consideradas nos pacientes com sangramento. Uma história de exposição – incluindo a exposição a cavernas ou minas; contato direto com morcegos, primatas não humanos ou carne de caça; contato direto com moradores locais com doenças graves; ou admissão em hospitais rurais com agregados de doenças entre pacientes e profissionais de saúde – deve aumentar o índice de suspeição.

Diante de uma suspeita de FVD, com base na história epidemiológica e/ou manifestações clínicas, especialistas em doenças infecciosas e autoridades de saúde pública adequadas, incluindo a OMS, devem ser notificados imediatamente. O diagnóstico laboratorial de FVD é relativamente simples, mas idealmente exige contenção máxima (nível 4 de biossegurança), o que costuma não estar disponível nos países endêmicos para filovírus. Cada vez mais, o diagnóstico laboratorial é realizado usando-se amostras inativadas em "caixas com luvas" ("*glove boxes*") móveis para uso a campo por equipes locais treinados no uso de ensaios diagnósticos adaptados para uso a campo em ambientes menos restritos. Consequentemente, as amostras diagnósticas devem ser coletadas e processadas com grande cuidado, além do uso de EPI adequado e técnicas de barreira estritas. Com a adesão às medidas de precaução de biossegurança estabelecidas, as amostras devem ser enviadas em meios de transporte adequados para laboratórios de referência nacionais ou internacionais da OMS. O soro/sangue da fase aguda da doença constitui a amostra ideal para o diagnóstico, pois geralmente contém títulos elevados de filovírions e anticorpos específicos contra os filovírions.

O exame de escolha atual para o diagnóstico de infecções por filovírus é a reação em cadeia da polimerase com transcriptase reversa (RT-PCR) que tem como alvo um ou mais genes do filovírus; um limite de detecção típico é de 1.000 a 5.000 UFP/mL de soro, dependendo do exame. As abordagens baseadas em PCR seguras, rápidas e padronizadas a campo (p. ex., a plataforma Cepheid GeneXpert) são cada vez mais usadas durante os surtos. Os ensaios imunoabsorventes ligados à enzima (ELISAs) de captura de antígeno para a detecção de genomas de filovírus e de proteínas de filovírions estão sendo desenvolvidos e podem ser úteis no futuro como teste diagnóstico rápido para uso no local de cuidados. Testes ELISA de captura de imunoglobulina M (IgM), captura direta de IgG ou captura direta de IgM são utilizados para a detecção de anticorpos contra filovírions, de pacientes nos estágios tardios da doença (i.e., aqueles que foram capazes de produzir uma resposta imune detectável contra a doença), incluindo os sobreviventes. Todos esses testes podem ser realizados em amostras tratadas com guanidínio isotiocianato (para RT-PCR) ou irradiação com cobalto 60 (para ELISA) ou submetidos a outras medidas eficazes, as quais tornem os filovírus não infecciosos. O isolamento do vírus em culturas de células e testes em placas para quantificação ou confirmação diagnóstica é relativamente fácil, mas deve ser realizado em laboratórios de segurança máxima. Quando disponível, o exame por microscopia eletrônica de amostras ou culturas adequadamente inativadas pode dar suporte adicional ao diagnóstico, pois os filovírions apresentam formas filamentosas únicas (Fig. 210-2). Biópsias de pele fixadas em formol e, possivelmente, *swabs* de pele podem ser utilizados para diagnóstico *post mortem*. O sequenciamento rápido do genoma a campo (ou quase a campo) foi usado pela primeira vez para coletar informações de epidemiologia clássica na África Ocidental no surto de EVD em 2013 a 2016, sendo provável que se torne parte importante no controle e resposta a surtos, mesmo em cenários desafiadores.

TRATAMENTO

Infecções por filovírus

O tratamento de pacientes com infecção suspeita ou confirmada por filovírus deve ser administrado por profissionais de saúde que estejam usando EPIs adequados e que sejam bem treinados no cuidado complexo do paciente com FVD sob as restrições apropriadas para a prevenção e controle das infecções (ver "Controle e prevenção", adiante). O tratamento da FVD tem sido historicamente apenas de suporte (e mesmo essa terapia tem sido restringida pelas limitações de recursos), pois a eficácia e a segurança de contramedidas antivirais específicas não foram rigorosamente estudadas fora de modelos animais da doença. O surto de EVD de 2013 a 2016 na África Ocidental ressaltou a necessidade de conduzir pesquisas clínicas rigorosas, factíveis e eticamente aceitáveis em ambientes de surtos. Considerando as dificuldades e as lições aprendidas nesse cenário, o estudo randomizado "primeiro de seu tipo" Pamoja Tulinde Maisha (PALM) foi conduzido durante o surto de EVD em 2018 a 2020 na República Democrática do Congo e identificou dois tratamentos baseados em mAbs específicos para o vírus ebola para melhorar as taxas de sobrevida. O mAb114 (ansuvimabe-zykl) e o REG-EB3 (atoltivimabe, maftivimabe e odesivimabe-ebgn) foram subsequentemente aprovados para o tratamento da EVD em adultos com confirmação por RT-PCR (incluindo gestantes) e crianças. Ambos são administrados por meio de infusões de dose única cuidadosamente monitoradas a serem iniciadas assim que possível após o diagnóstico. Além disso, o estudo PALM demonstrou o desejo e a capacidade de oferecer cuidados críticos e de suporte mais avançado acompanhando tratamentos específicos durante surtos. Embora não existam evidências disponíveis, as estratégias terapêuticas de consenso incluem aquelas geralmente recomendadas para quadros graves de septicemia/sepse/choque (Cap. 304) e devem ser aplicadas com ênfase nas abordagens padronizadas – isto é, monitoramento e resposta à disfunção respiratória (p. ex., oxigênio), disfunção circulatória (p. ex., reposição do líquido intravascular e suporte vasopressor) e disfunção do SNC (p. ex., descartar causas reversíveis, principalmente a hipoglicemia) –, além da detecção e manejo da lesão renal aguda, hemorragia, distúrbios eletrolíticos e estado nutricional e a prevenção e tratamento de infecções secundárias ou coinfecções. O tratamento da dor e a administração de antipiréticos, antieméticos e antidiarreicos também podem ser sempre considerados. As estratégias fundamentais para melhorar os desfechos nos pacientes com FVD mais gravemente enfermos incluem a prevenção da disfunção orgânica e o fornecimento de suporte temporário seguro e efetivo aos órgãos (p. ex., ventilação mecânica e substituição renal) a fim de expandir a janela para a administração de contramedidas médicas e o desenvolvimento de respostas imunes endógenas efetivas.

COMPLICAÇÕES

Mesmo em pacientes com melhora inicial clínica ou virológica, as complicações na segunda ou terceira semanas podem incluir infecções secundárias, disfunção renal persistente, comprometimento neurológico (p. ex., meningoencefalite relacionada ao vírus ebola, eventos cerebrovasculares, convulsões), disfunção cardíaca (p. ex., miocardite, pericardite) e trombose venosa. A gravidez e o trabalho de parto causam uma grave e frequentemente fatal complicação da infecção por filovírus em função do consumo dos fatores de coagulação, da perda fetal e/ou da abundante perda de sangue durante o nascimento.

Várias sequelas têm sido autorrelatadas ou historicamente descritas em sobreviventes de FVD, incluindo artralgias e mialgias prolongadas e algumas vezes incapacitantes, astenia, alopecia, problemas visuais (incluindo uveíte), perda auditiva, perda de memória e disfunção neurocognitiva, condições relacionadas à saúde mental (ansiedade, depressão, transtorno de estresse pós-traumático) e problemas reprodutivos. Estudos observacionais bem-controlados de sobreviventes de FVD foram primeiramente conduzidos após o surto de EVD na África Ocidental em 2013 a 2016. Em comparação com seus controles que eram contatos próximos, os sobreviventes de EVD na Libéria tinham incidência aumentada de cefaleia, artralgias e mialgias, perda de memória, fadiga e aumento da frequência urinária, além de resultados anormais no exame abdominal, torácico, neurológico, musculoesquelético e ocular. De significância pública e individual é o potencial para a persistência de filovírus em compartimentos de tecidos imunologicamente privilegiados (e seus fluidos associados) em sobreviventes de FVD, mais comumente no sêmen de homens sobreviventes (com o raro, porém documentado, potencial para a transmissão sexual e recrudescimento dos surtos) e, raramente, no SNC (causando meningoencefalite recrudescente), nos olhos (causando uveíte recrudescente) e na placenta (causando transmissão ou insuficiência placentária). Recaídas verdadeiras que lembram a evolução da FVD primária são extremamente raras, mas já foram descritas.

PROGNÓSTICO

Estando entre as doenças virais agudas mais graves, a FVD geralmente tem prognóstico ruim, embora com heterogeneidade muito maior do que se supunha historicamente; isto é, a taxa de letalidades dos casos de 90% atribuída há várias décadas à EVD precisou ser revisada. Apesar da base de evidências incompleta, o desfecho provavelmente depende de fatores que incluem o filovírus particular que causa a infecção (Fig. 210-3), fatores do hospedeiro (idade, estado imune, fatores genéticos desconhecidos do hospedeiro), via e dose de exposição ao vírus, carga viral, presença e gravidade da disfunção de órgãos e – de maneira fundamental – a disponibilidade de medidas de suporte e contramedidas específicas para o filovírus. É provável que avanços continuados nas contramedidas e cuidados de suporte resultem em melhores taxas de sobrevida na EVD, mas a saúde e o bem-estar dos sobreviventes de FVD em longo prazo não são conhecidos. Também não se sabe de que maneira o acesso a tratamentos e suporte à vida específicos para filovírus terá impacto na persistência do filovírus nos sobreviventes; há necessidade de vigilância de curto e longo prazo para evitar as consequências individuais (p. ex., recaídas, síndromes inflamatórias recrudescentes) e para a saúde pública (p. ex., recrudescência das cadeias de transmissão do surto no período próximo e posterior ao surto).

Embora tenha havido progresso importante na EVD humana, isso não se aplica à doença causada por outros filovírus que não o vírus ebola, seja na doença aguda ou na convalescença.

CONTROLE E PREVENÇÃO

A prevenção da exposição ao filovírus na natureza é difícil, pois a ecologia do vírus ainda não é totalmente compreendida. Para prevenir a infecção pelo vírus Marburg, o conselho mais útil para as pessoas que entram ou moram nas regiões onde *Rousettus aegyptiacus* pode ser encontrado é evitar o contato direto ou indireto com esses animais. A prevenção na natureza é mais difícil no caso do vírus ebola patogênico, em grande medida porque seus reservatórios definitivos ainda não foram bem definidos. Os surtos de EBOD não foram tanto associados a morcegos como à caça ou ao consumo de primatas não humanos. O mecanismo de introdução do vírus ebola em populações de primatas não humanos ainda não foi esclarecido, se é que ela ocorre. (Apenas um vírus ebola, o vírus da floresta Taï, tem sido definitivamente detectado em primatas não humanos selvagens.) Assim, para a prevenção atual da infecção pelo vírus ebola, o único conselho que pode ser oferecido aos viajantes e moradores é evitar o contato com carnes de caça, primatas não humanos e morcegos. Em qualquer situação, o envolvimento local precoce de antropólogos médicos é fortemente aconselhado para garantir comunicações e explicações adequadas que não sejam consideradas ameaçadoras ou paternalistas.

As estratégias de prevenção biomédicas têm sido historicamente limitadas àqueles pilares consagrados do controle de surtos, concentrando-se na identificação e no isolamento dos casos, na busca dos contatos, na garantia de que os profissionais de saúde e outras pessoas envolvidas na resposta tenham treinamento adequado e capacitação na prevenção e controle de infecções, além da prevenção dos eventos de transmissão de alto risco. As medidas que visam prevenir e controlar as infecções, incluindo técnicas simples de barreira nos cuidados de enfermagem, uso vigilante de EPIs adequados, quarentena e busca de contatos, costumam ser efetivas para terminar ou pelo menos conter os surtos de FVD. O isolamento de pessoas infectadas e seus contatos e o impedimento do contato direto interpessoal sem os EPIs adequados são geralmente eficientes para evitar a disseminação adicional, uma vez que os vírions não são transmitidos por gotículas ou aerossóis nas condições naturais. Equipamentos de proteção suficientes para evitar as infecções por filovírus consistem em luvas, gorros, sapatos cobertos e capacetes e/ou óculos de proteção faciais. Quando disponíveis, máscaras N-95 ou N-100 podem ser utilizadas para diminuir ainda mais o risco de infecção. Máscaras com pressão de ar positiva devem ser consideradas para procedimentos médicos de alto risco, como intubação ou aspiração. Os equipamentos médicos utilizados nos cuidados de um paciente infectado, como luvas e seringas, nunca devem ser reutilizados. Como os filovírions são envelopados, a desinfecção com detergentes (p. ex., desoxicolato de sódio a 1%, éter dietílico ou compostos fenólicos) é relativamente fácil. As soluções alvejantes são recomendadas a 1:100 para a desinfecção de superfícies e a 1:10 para aplicação em excretas ou cadáveres. Sempre que possível, os materiais potencialmente contaminados devem ser autoclavados, irradiados ou destruídos.

Tendo surgido a partir de pesquisas conduzidas durante o surto de EVD em 2013 a 2016 na África Ocidental, uma vacina baseada no vírus da estomatite vesicular de Indiana recombinante expressando a glicoproteína do vírus ebola (rVSV-ZEBOV/Ervebo) foi a primeira vacina aprovada para uso contra filovírus nos Estados Unidos e na União Europeia. Ela é atualmente bastante usada como estratégia de vacinação reativa em anel, tendo como alvo os contatos próximos e seus contatos em casos de surtos de EVD, além de ser usada para a vacinação dos profissionais de saúde. O desenvolvimento e a avaliação de outros candidatos à vacina continuam na direção de abordagens preventivas complementares para situações de surto ou fora dele, com ênfase na durabilidade das respostas imunes e no aumento da amplitude de prevenção para abranger outros filovírus.

Mesmo na ausência de evidências de alto nível, o consenso entre especialistas dita o uso da vacina específica para o vírus ebola ou de profilaxia pós-exposição para prevenir a infecção ou doença em profissionais de saúde considerados como tendo apresentado exposição de alto risco ao vírus ebola (p. ex., após punção com agulha). No caso de homens sobreviventes, recomenda-se a abstinência da atividade sexual com parceiros por pelo menos 12 meses após o desaparecimento dos sinais clínicos, a menos que os exames comprovem que o sêmen está livre de filovírus. (Recomenda-se geralmente o uso de preservativos para todas as atividades sexuais.) O trato reprodutivo e os tecidos do SNC, incluindo tecidos e fluidos oculares dos sobreviventes, devem ser manuseados com a cautela adequada até que se demonstrem que estão livres de filovírus. O papel de medidas terapêuticas específicas para filovírus na prevenção ou tratamento da persistência dos filovírus não está claro.

LEITURAS ADICIONAIS

Cnops L et al: Essentials of filoviral load quantification. Lancet Infect Dis 16:e134, 2016.

Dudas G et al: Virus genomes reveal factors that spread and sustained the Ebola epidemic. Nature 544:309, 2017.

Hoenen T et al: Therapeutic strategies to target the Ebola virus life cycle. Nat Rev Microbiol 17:593, 2019.

Jacob ST et al: Ebola virus disease. Nat Rev Dis Primers 6:13, 2020.

Kuhn JH et al: *Filoviridae*, in *Fields Virology*, Vol 1, 7th ed, PM Howley et al (eds). Philadelphia, Wolters Kluwer/Lippincott Williams & Wilkins, 2020, pp 449–503.

Matz KM et al: Ebola vaccine trials: Progress in vaccine safety and immunogenicity. Expert Rev Vaccines 18:1229, 2019.

Mulangu S et al: A randomized, controlled trial of Ebola virus disease therapeutics. N Engl J Med 381:2293, 2019.

Regules JA et al: A recombinant vesicular stomatitis virus Ebola vaccine. N Engl J Med 376:330, 2017.

Seção 16 Infecções fúngicas

211 Patogênese, diagnóstico e tratamento das infecções fúngicas

Michail S. Lionakis, John E. Edwards Jr.

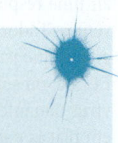

DEFINIÇÃO E ETIOLOGIA

Nas décadas recentes, as infecções fúngicas humanas aumentaram dramaticamente no mundo todo como resultado da pandemia de Aids, do uso disseminado de agentes antibacterianos e da introdução de agentes citotóxicos e biológicos da medicina de precisão para o tratamento de doenças autoimunes e neoplásicas, além do uso em pacientes submetidos a transplante de órgãos sólidos ou transplante de células-tronco hematopoiéticas. Além disso, é preocupante o aumento recente das infecções fúngicas causadas por espécies resistentes a fármacos, como a *Candida glabrata* e a *Candida auris* resistentes a azóis e/ou equinocandinas e o *Aspergillus fumigatus* resistente a azóis. Entre as cerca de 5 milhões de espécies de fungos, apenas poucas causam infecções em humanos (Tab. 211-1).

As infecções fúngicas são classificadas como *mucocutâneas* e de *órgãos profundos*, com base na localização anatômica, e como *endêmicas* e *oportunistas*, com base na epidemiologia. As infecções mucocutâneas podem causar morbidade grave, mas raramente são fatais. As infecções de órgãos profundos causam doença grave e costumam conferir uma taxa alta de mortalidade. As micoses endêmicas são causadas por fungos que não fazem parte da microbiota humana normal, mas, sim, que são adquiridos de fontes ambientais. As micoses oportunistas são causadas por fungos (*Candida*, *Aspergillus*) que costumam ser componentes da microbiota humana e cuja ubiquidade na natureza facilita sua aquisição por hospedeiros imunocomprometidos (Tab. 211-1). Fungos oportunistas causam infecções graves quando a resposta imunológica do hospedeiro está comprometida, permitindo que os microrganismos em transição passem de patógenos comensais a invasivos. Os fungos endêmicos tipicamente causam doenças autolimitadas em hospedeiros imunocompetentes, mas causam doença grave em pacientes imunocomprometidos.

Os fungos são morfologicamente classificados como *leveduras*, *fungos filamentosos* (bolores) e *dimórficos*. As leveduras são observadas como células isoladas arredondadas ou microrganismos em brotamento. Os bolores crescem como formas filamentosas, denominadas *hifas*, tanto à temperatura ambiente como nos tecidos que invadem. *Aspergillus*, *Mucorales* e dermatófitos que infectam a pele e as unhas são fungos filamentosos. Há variações dentro desse sistema de classificação. Por exemplo, quando *Candida* infecta um tecido, podem ocorrer tanto leveduras quanto formas filamentosas (pseudo-hifas) (exceto nos casos de *C. glabrata* e *C. auris*, que

TABELA 211-1 ■ Principais infecções fúngicas, populações de pacientes em risco e exames diagnósticos

Infecção (gêneros e espécies de fungos mais comuns)	Síndrome(s) clínica(s)	Fator(es) de risco	Exame(s) diagnóstico(s)
Fungos filamentosos			
Aspergilose (*Aspergillus fumigatus, A. terreus, A. flavus, A. niger, A. nidulans*[a])	Pneumonia ou infecção disseminada ABPA Ceratite	Neutropenia, glicocorticoides, TCTH, pós-influenza ou Covid-19, inibição de BTK Indivíduos atópicos Inoculação direta	*Cultura* de LBA: baixa sensibilidade, inespecífico (colonização, contaminação) *Exame histológico* de tecidos[b]: hifas septadas em ângulo agudo *Biomarcadores:* GM (LBA > soro); BDG sérico (inespecífico)
Mucormicose (*Rhizopus, Rhizomucor, Mucor, Cunninghamella* e *Lichtheimia* spp.)	Infecção sinopulmonar Infecção rinocerebral Infecção cutânea necrosante	Neutropenia, TCTH Cetoacidose diabética Inoculação direta (p. ex., vítimas de tornado)	*Cultura* de LBA ou tecido sinusal: sensibilidade muito baixa *Exame histológico* de tecidos: hifas asseptadas tipo fitas *Biomarcadores:* Negativos
Fusariose (*Fusarium solani, F. oxysporum*)	Pneumonia ou infecção disseminada Ceratite	Neutropenia Inoculação direta	*Cultura* de tecidos ou sangue: um dos poucos fungos filamentosos encontrados no sangue *Exame histológico* de tecidos: hifas septadas em ângulo agudo *Biomarcadores:* GM pode ser positivo; BDG (inespecífico)
Scedosporiose (*Scedosporium apiospermum*)	Pneumonia ou infecção disseminada	Neutropenia, glicocorticoides, TCTH	*Cultura* de LBA: baixa sensibilidade, inespecífica (colonização, contaminação) *Exame histológico* de tecidos: hifas septadas em ângulo agudo *Biomarcadores:* BDG pode ser positivo
Feoifomicose (*Cladophialophora, Alternaria, Phialophora, Rhinocladiella, Exophiala* e *Exserohilum* spp.)	Infecção sinopulmonar, do SNC ou disseminada Infecção cutânea Sinusite alérgica	TCTH, neutropenia, glicocorticoides, pessoas saudáveis (para SNC) Inoculação direta Indivíduos atópicos	*Cultura* de sítio habitualmente estéril *Exame histológico* de tecidos: as paredes celulares podem aparecer marrom-escuras ou douradas à H&E; Fontana-Masson pode corar a melanina fúngica
Dermatofitose (*Trichophyton, Microsporum* e *Epidermophyton* spp.)	Infecções cutâneas e ungueais	Pessoas saudáveis	*Cultura* ou *exame microscópico* de raspados ou cortes: cadeias de artrósporos (diagnósticas)
Eumicetoma (*Madurella mycetomatis*)	Infecções cutâneas e subcutâneas	Pessoas saudáveis	*Cultura* e *exame macroscópico e histológico* de grãos coletados da biópsia ou aspiração
Leveduras			
Candidíase de mucosa[c] (*Candida albicans, C. glabrata*)	Candidíase orofaríngea ou esofágica Candidíase vulvovaginal	Aids, glicocorticoides Uso de antibióticos	*Cultura* de superfícies mucosas *Exame histológico* de tecido esofágico ou preparação a fresco (KOH a 10%) de secreção vaginal: leveduras e/ou pseudo-hifas
Candidíase invasiva[c] (*C. albicans, C. glabrata, C. parapsilosis, C. tropicalis, C. auris*)	Candidemia Infecção disseminada (baço, fígado, rins, olhos, coração, SNC)	Doença crítica (UTI) Neutropenia, glicocorticoides	*Cultura* de sangue: baixa sensibilidade *Exame histológico* de tecidos: leveduras e/ou pseudo-hifas *Biomarcadores/outros testes:* BDG (inespecífico); ressonância magnética em T2 em sangue total
Criptococose (*Cryptococcus neoformans, C. gattii*)	Pneumonia Osteomielite Meningoencefalite	Aids, glicocorticoides Sarcoidose Aids, autoanticorpos contra IFN-γ ou inibição de GM-CSF, BTK ou JAK	*Cultura* de LCS, LBA, sangue *Exame microscópico* de tecidos ou LCS: leveduras encapsuladas (GMS, tinta da Índia, mucicarmina) *Biomarcadores:* Antígeno criptocócico (soro, LCS) é sensível e específico
Tricosporonose[d] (*Trichosporon asahii, T. mucoides, T. asteroides*)	Infecção cutânea superficial (piedra branca) Infecção disseminada (pele, olhos)	Pessoas saudáveis Neutropenia, glicocorticoides, TCTH, TOS	*Cultura* de tecidos ou sangue *Exame histológico* de tecidos: leveduras, hifas e artroconídios *Biomarcadores:* BDG pode ser positivo
Fungos dimórficos endêmicos			
Histoplasmose (*Histoplasma capsulatum, H. duboisii* [na África])	Pneumonia autolimitada Infecção disseminada (fígado, ossos, medula óssea) Mediastinite fibrosante	Pessoas saudáveis Aids, TOS, glicocorticoides, autoanticorpos contra IFN-γ, inibição de JAK ou TNF-α	*Cultura* de sangue ou tecidos: baixa sensibilidade; são necessárias semanas para o crescimento *Exame histológico* de tecidos: leveduras com brotamento de base estreita *Outros testes:* antígeno do *Histoplasma* (urina > soro > LBA); BDG pode ser positivo; sorologia (FC) pode ser útil em pacientes sem Aids
Blastomicose (*Blastomyces dermatitidis, B. gilchristii*)	Pneumonia Infecção disseminada (pele, ossos, superfícies mucosas, trato urogenital)	Pessoas saudáveis Aids, glicocorticoides, inibição de TNF-α	*Cultura* de LBA ou tecidos: baixa sensibilidade; necessita semanas para o crescimento *Exame histológico* de tecidos: leveduras com brotamento de base ampla *Outros testes:* sorologia (FC, ID) tem baixa sensibilidade; o teste de antígeno de *Blastomyces* apresenta reação cruzada com outros fungos endêmicos; GM pode ser positivo
Coccidioidomicose (*Coccidioides immitis, C. posadasii*)	Pneumonia autolimitada Infecção disseminada (SNC, ossos)	Pessoas saudáveis Aids, glicocorticoides, inibição de TNF-α	*Cultura* é diagnóstica[e] *Exame histológico:* esférulas *Outros testes:* sorologia (FC, ID); teste de antígenos de *Coccidioides* pode ser útil na infecção do SNC; BDG pode ser positivo

(Continua)

TABELA 211-1 ■ Principais infecções fúngicas, populações de pacientes em risco e exames diagnósticos *(Continuação)*

Infecção (gêneros e espécies de fungos mais comuns)	Síndrome(s) clínica(s)	Fator(es) de risco	Exame(s) diagnóstico(s)
Paracoccidioidomicose (*Paracoccidioides brasiliensis, P. lutzii*)	Pneumonia Infecção disseminada (pele, ossos, superfícies mucosas)	Pessoas saudáveis Aids, glicocorticoides	*Cultura* de tecidos: doença ativa; são necessárias várias semanas para o crescimento *Exame histológico* de preparações com KOH ou de tecidos: leveduras com brotamento em padrão de "roda de leme" *Outros testes*: sorologia (ID, FC); teste de antígeno de *Paracoccidioides*
Esporotricose (*Sporothrix schenckii*)	Infecção linfocutânea (linfangite ascendente) Infecção disseminada	Inoculação direta Aids, glicocorticoides	*Cultura* de tecidos (diagnóstica) *Exame histológico*: leveduras em forma de charuto, muitas vezes com corpos asteroides circundantes
Talaromicose (*Talaromyces marneffei*)	Pneumonia Infecção disseminada (pele, ossos, superfícies mucosas)	Pessoas saudáveis Aids, glicocorticoides, autoanticorpos contra IFN-γ	*Cultura* de tecidos (diagnóstica) *Exame histológico* de tecidos: leveduras com septos transversos *Biomarcadores:* GM costuma ser positivo
Adiaspiromicose (*Emmonsia crescens, E. parva*)	Pneumonia	Exposição ocupacional a poeiras	*Cultura*: não cultivável *Exame histológico*: adiasporos de paredes espessas dentro de granulomas
Emergomicose (*Emergomyces africanus, E. pasteurianus*)	Infecção disseminada (pulmões, pele)	Aids, TOS	*Cultura* de tecidos infectados *Exame histológico* de tecidos: leveduras com brotamento de base estreita *Biomarcadores:* antígeno do *Histoplasma* pode ser positivo
Cromoblastomicose (*Fonsecaea pedrosoi, F. monophora*)	Infecções de pele e tecidos subcutâneos	Pessoas saudáveis	*Cultura* de tecidos infectados *Exame histológico* de raspados (KOH) ou tecidos (GMS): corpos escleróticos (patognomônicos)
Outros fungos			
Pneumocistose[f] (*Pneumocystis jirovecii*)	Pneumonia Infecção disseminada (olhos, SNC, pele, trato gastrintestinal)	Aids, glicocorticoides, inibição de BTK Aids	*Cultura*: não cultivável *Exame histológico* (padrão-ouro): colorações especiais (GMS, Diff-Quick) ou imunofluorescência *Biomarcadores/outros testes:* BDG (inespecífico); PCR no LBA (sensível; pode ser positiva em indivíduos colonizados)

[a]*A. nidulans* é encontrado quase exclusivamente em doenças granulomatosas crônicas. [b]Coloração GMS ou PAS. [c]Algumas espécies de *Candida* formam pseudo-hifas. [d]Espécies de *Trichosporon* são fungos semelhantes a leveduras que também geram hifas septadas e artroconídios. [e]*Coccidioides* representa um risco laboratorial. É importante notificar o laboratório de microbiologia se há suspeita dessa infecção. [f]*Pneumocystis* está presente em forma de cistos e trofozoítos.

Siglas: ABPA, aspergilose broncopulmonar alérgica; LBA, lavado broncoalveolar; BDG, β-D-glicano; BTK, tirosina-cinase de Bruton; FC, fixação do complemento; SNC, sistema nervoso central; LCS, líquido cerebrospinal; GM, galactomanana; GM-CSF, fator estimulante das colônias de granulócitos-macrófagos; GMS, Gomori metenamina de prata; H&E, hematoxilina e eosina; TCTH, transplante de células-tronco hematopoiéticas; UTI, unidade de terapia intensiva; ID, imunodifusão; IFN-γ, interferon γ; JAK, Janus-cinase; KOH, hidróxido de potássio; PAS, ácido periódico de Schiff; PCR, reação em cadeia da polimerase; TOS, transplante de órgãos sólidos; TNF-α, fator de necrose tumoral α.

formam apenas leveduras nos tecidos); em contraste, o *Cryptococcus* existe apenas em forma de levedura. *Dimórfico* é o termo usado para descrever fungos que crescem como leveduras ou grandes estruturas esféricas no tecido, mas como formas filamentosas à temperatura normal no meio ambiente (Tab. 211-1).

Os pacientes adquirem infecção de órgãos profundos por fungos filamentosos e fungos dimórficos endêmicos pela inalação. Os dermatófitos da pele são primariamente adquiridos a partir do ambiente, mas também pode ocorrer a transmissão entre humanos. A *Candida* comensal invade os tecidos profundos a partir de sítios de colonização na mucosa, em geral o trato gastrintestinal.

Neste capítulo, descrevemos os princípios gerais da imunologia, do diagnóstico e do tratamento relacionados com as infecções fúngicas humanas mais comuns.

PATOGÊNESE

Na última década, houve uma grande expansão da nossa compreensão das vias de reconhecimentos dos fungos e dos mecanismos de defesa antifúngicos inatos e adaptativos específicos dos tecidos do hospedeiro. Um grande avanço foi a descoberta e a caracterização funcional da via de sinalização receptor de lectina tipo C/tirosina-cinase do baço/proteína 9 com o domínio de recrutamento e ativação de caspase (CLR/SYK/CARD9), a qual faz a mediação do reconhecimento de polissacarídeos fúngicos e organiza a produção de mediadores pró-inflamatórios, o recrutamento de leucócitos, a ativação de inflamassomos e a diferenciação de células Th17 após a invasão fúngica. A deficiência de CARD9 humana hereditária causa doença fúngica grave mucocutânea e invasiva e é a única imunodeficiência primária conhecida que demonstra suscetibilidade a infecções fúngicas específicas sem predisposição a outras infecções, autoimunidade, alergia ou câncer. É importante observar que os pacientes com deficiência de CARD9 desenvolvem infecções por determinados fungos em certos tecidos, incluindo (1) candidíase mucocutânea crônica ligada a defeito nas respostas de interleucina (IL) 17; (2) infecções do sistema nervoso central (SNC) causadas por *Candida* (mas também por *Aspergillus* e feoifomicetos) e ligadas a comprometimento das respostas de micróglias-neutrofílicas; e (3) dermatofitose profunda. Assim, o uso clínico de inibidores da SYK para doenças autoimunes e câncer pode causar doença fúngica oportunista. A deficiência humana hereditária de sinalização do receptor semelhante ao Toll (TLR) não causa doença fúngica espontânea, mas polimorfismos em moléculas da via TLR podem aumentar o risco de doença fúngica em pessoas criticamente enfermas ou imunossuprimidas, e a estimulação de TLR pode induzir a imunidade CLR protetora, conforme foi demonstrado com o agonista TLR7 imiquimode na cromoblastomicose.

O desenvolvimento de modelos animais para micoses clinicamente relevantes e a caracterização fenotípica das infecções fúngicas que ocorrem em pacientes com imunodeficiências primárias e em receptores de biológicos que têm como alvo as vias imunes levaram ao delineamento das exigências específicas de fungos, células e tecidos para a defesa do hospedeiro contra os fungos (Fig. 211-1).

No nível da interface mucosa, as células linfoides produtoras de IL-17 são importantes na proteção ao estimularem a produção pelas células epiteliais de peptídeos antimicrobianos que restringem a invasão mucosa pela *Candida*. De fato, os pacientes com Aids estão sob risco para candidíase de mucosa (mas não para a forma invasiva). Da mesma forma, a deficiência hereditária na sinalização de IL-17 causada por mutações em *IL17F*, *IL17RA*, *IL17RC* ou *TRAF3IP2* (que codifica o adaptador do receptor de IL-17 ACT1) ou a inibição farmacológica da sinalização de IL-17 por agentes biológicos que têm como alvo IL-12p40, IL-23p19, IL-17A, IL-17A/IL-17F ou IL-17RA causam candidíase mucosa (mas não a forma invasiva). Outras condições que conferem predisposição à candidíase mucocutânea

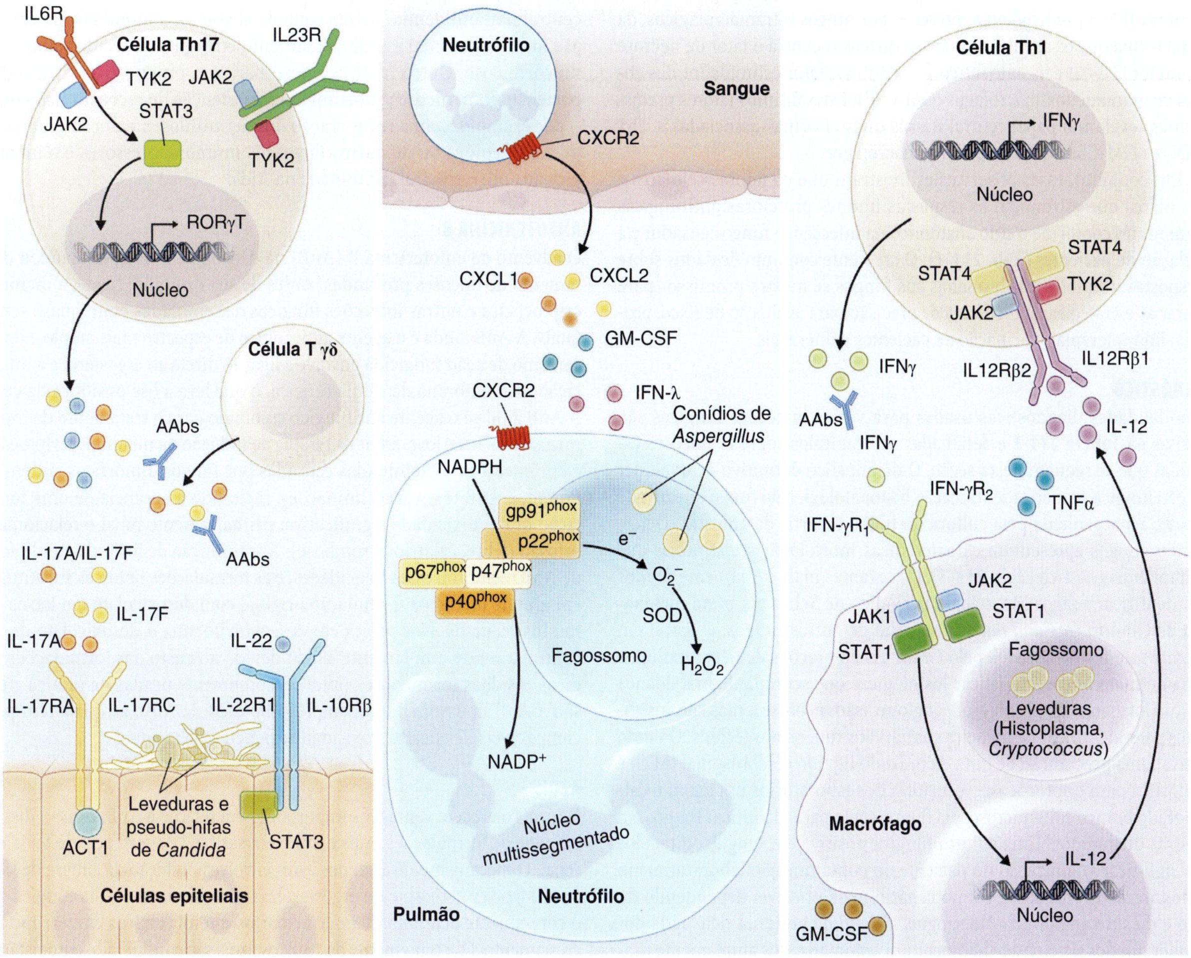

FIGURA 211-1 Defesa do hospedeiro contra fungos. ***À esquerda:*** A produção de IL-17A, IL-17F e IL-22 por células Th17, células Tc17, células T γδ e células linfoides inatas confere proteção contra a invasão da mucosa por *Candida*. STAT3 promove a diferenciação de Th17 através da indução de RORγt. IL-17A e IL-17F se ligam a IL-17RA e IL-17RC nas células epiteliais e sinalizam através de ACT1 para a produção de peptídeos antimicrobianos que inibem o crescimento fúngico. IL-22 se liga ao seu receptor nas células epiteliais e ativa STAT3 para a mediação da proliferação e reparo epitelial. ***No centro:*** A ativação de neutrófilos CXCR2$^+$ recrutados do sangue no pulmão infectado por *Aspergillus* permite a montagem das cinco subunidades de NADPH-oxidase e a geração de superóxido que promove a destruição fúngica. A produção de espécies reativas de oxigênio por neutrófilos é facilitada por monócitos e células dendríticas plasmacitoides recrutados por meio de IFNs tipo I e tipo III e de GM-CSF. ***À direita:*** A interação de células Th1 com macrófagos é protetora contra fungos dimórficos endêmicos intramacrofágicos, *Pneumocystis* e *Cryptococcus*. Após a captação fúngica, os macrófagos produzem IL-12, a qual se liga a seu receptor nas células T e ativa STAT4 com a consequente liberação de IFN-γ. O IFN-γ se liga ao seu receptor em macrófagos e ativa STAT1, permitindo, dessa forma, a destruição fúngica. TNF-α e GM-CSF também são fundamentais para a ativação de macrófagos. AAbs, autoanticorpos; IL, interleucina; IFN, interferon; JAK, Janus-cinase; GM-CSF, fator estimulante de colônias de granulócitos-macrófagos; NADPH, fosfato de dinucleotídeo de adenina-nicotinamida; RORγt, receptor γ órfão relacionado com RAR; SOD, superóxido-dismutase; STAT, transdutor de sinal e ativador da transcrição; TNF, fator de necrose tumoral; TYK2, tirosina-cinase 2.

crônica incluem imunodeficiências primárias causadas por mutações em *STAT3*, *STAT1*, *DOCK8*, *JNK1*, *IRF8*, *RORC* e *CARD9*, todas elas comprometendo as células Th17, além da poliendocrinopatia autoimune-candidíase-distrofia ectodérmica (APECED) e do timoma, os quais apresentam autoanticorpos contra IL-17A, IL-17F e IL-22. É importante observar que a candidíase vaginal (diferentemente da candidíase orofaríngea ou esofágica) ocorre em casos de tratamento antibiótico, mas não de Aids; tal observação salienta o papel da microbiota no controle fúngico da mucosa vaginal (mas não da mucosa oral).

Por outro lado, os neutrófilos – mas não os linfócitos – são fundamentais para o controle das infecções invasivas causadas por *Aspergillus* (e outros fungos filamentosos inalados) e *Candida* (Fig. 211-1). De fato, os pacientes com neutropenia induzida por quimioterapia e os pacientes submetidos a transplante alogênico de células-tronco hematopoiéticas estão sob risco de candidíase e aspergilose invasivas. Mecanismos efetores dependentes de explosão tanto oxidativa como não oxidativa atuam em neutrófilos para a destruição fúngica. A deficiência hereditária na geração de superóxido em neutrófilos devido a mutações nas cinco subunidades do complexo fosfato de dinucleotídeo de adenina-nicotinamida (NADPH)-oxidase causa doença granulomatosa crônica, uma imunodeficiência primária prototípica que confere risco vitalício de aspergilose invasiva de cerca de 40 a 50%; com pouca frequência (i.e., em < 5% dos casos), a doença granulomatosa crônica predispõe à candidíase invasiva. O desenvolvimento inesperado de infecções invasivas por fungos filamentosos em receptores de inibidores da tirosina-cinase de Bruton (BTK) salientou recentemente o papel fundamental da BTK na promoção de funções efetoras antifúngicas dependentes de fagócitos mieloides.

Além disso, as defesas do hospedeiro contra os fungos que habitam dentro de macrófagos, como *Cryptococcus*, *Pneumocystis* e fungos dimórficos endêmicos, dependem da relação entre células linfoides produtoras de interferon γ (IFN-γ) e macrófagos produtores de IL-12 que permitem a destruição de fungos intramacrofágicos (Fig. 211-1). De fato, os pacientes com Aids e aqueles que recebem glicocorticoides, o que afeta linfócitos e macrófagos de maneira quantitativa e qualitativa, estão sob risco de infecções graves por esses fungos. Assim, o comprometimento hereditário do eixo de sinalização IL-12/IFN-γ causado por mutações em *IL12RB1*, *IFNGR1*, *IFNGR2*, *STAT1*, *IRF8* ou *GATA2* leva à suscetibilidade a infecções graves por fungos intramacrofágicos (e outros patógenos intramacrofágicos, como micobactérias e salmonelas). Além disso, o anticorpo monoclonal dirigido contra a IFN-γ emapalumabe, os inibidores da Janus-cinase (JAK) que bloqueiam respostas celulares dependentes de IFN-γ e os autoanticorpos contra IFN-γ predispõem a infecções por fungos intramacrofágicos, da mesma forma que os agentes biológicos dirigidos contra o fator de necrose tumoral α (TNF-α) e os autoanticorpos contra o fator estimulador das colônias de granulócitos-macrófagos (GM-CSF). Estes últimos fatores predisponentes revelam o papel central dessas duas citocinas associadas a Th1 – TNF-α e GM-CSF – na ativação dos macrófagos.

Em conjunto, essas observações mostram que os fatores celulares e moleculares que estimulam as respostas imunes protetoras antifúngicas variam muito conforme o sítio anatômico da infecção, o fungo causador e a população de pacientes (Tab. 211-1). O crescente conjunto de dados sobre as respostas imunológicas humanas aos fungos se mostra promissor para orientar as estratégias da medicina de precisão para avaliação de risco, profilaxia, imunoterapia e vacinação de pacientes vulneráveis.

DIAGNÓSTICO

As modalidades diagnósticas usadas para várias infecções fúngicas são descritas na Tabela 211-1 e detalhadas nos capítulos sobre as micoses específicas que se seguem nesta seção. O diagnóstico definitivo de qualquer infecção fúngica requer a identificação histopatológica do fungo que invade o tecido, acompanhada pela cultura do fungo a partir da amostra. Determinados fungos apresentam características morfológicas distintivas que facilitam o diagnóstico (Tab. 211-1). Os corantes mais comumente usados para identificar fungos são o ácido periódico de Schiff e a prata metenamina de Gomori. A *Candida*, ao contrário de outros fungos, é visível em esfregaços de tecido corados pelo Gram. As colorações de hematoxilina e eosina definem as características histológicas que acompanham a doença fúngica (formação de granuloma, angioinvasão, necrose), mas são insuficientes para identificar de maneira confiável os fungos nos tecidos. Quando positiva, uma preparação de tinta da Índia do líquido cerebrospinal (LCS) é diagnóstica para criptococose. A maioria dos laboratórios usa agora o calcofluorado branco com microscopia fluorescente para identificar fungos em amostras de líquidos. Uma cultura fúngica positiva em sangue ou tecidos pode significar colonização do paciente ou contaminação laboratorial em vez de infecção verdadeira, com o cenário mais provável dependendo do fungo e do sítio anatômico. No sangue, a *Candida* pode ser detectada por qualquer um dos sistemas de hemocultura automatizados amplamente usados, mas a técnica de lise-centrifugação aumenta a sensibilidade das hemoculturas para *Candida* e outros fungos menos comuns (p. ex., *Histoplasma*). A espectrometria de massa por ionização e dessorção a *laser* assistida por matriz – *time of flight* (MALDI-TOF MS) é agora extensamente usada para detecção e especiação de fungos isolados em culturas.

Os diversos testes sorológicos e de antígenos fúngicos disponíveis variam em sensibilidade e especificidade. Os mais confiáveis entre esses testes são o anticorpo contra *Coccidioides*, o antígeno do *Histoplasma* e o antígeno do polissacarídeo criptocócico. Os testes sorológicos também estão disponíveis para outros fungos dimórficos endêmicos (Tab. 211-1). O teste de galactomanana – principalmente no lavado broncoalveolar – é útil para o diagnóstico de aspergilose; porém, resultados falso-negativos são comuns, particularmente em pacientes que recebem profilaxia antifúngica, e resultados falso-positivos podem ocorrer com outras infecções fúngicas. O teste de β-glicano tem elevado valor preditivo negativo para a candidíase invasiva, mas não é muito específico. A ressonância magnética em T2 foi aprovada pela Food and Drug Administration (FDA) para a detecção de *Candida* no sangue. Há vários testes de reação em cadeia da polimerase e de hibridização de ácidos nucleicos para a detecção de fungos, mas eles não estão padronizados e não são amplamente usados na prática clínica.

FÁRMACOS ANTIFÚNGICOS

Esta seção oferece um breve panorama dos agentes disponíveis para o tratamento de infecções fúngicas. Os esquemas e a posologia são discutidos de modo detalhado nos capítulos sobre micoses específicas que se seguem nesta seção. Os microrganismos fúngicos, como as células humanas, são eucarióticos, então a identificação de fármacos que inibem ou destroem de maneira seletiva os fungos sem serem tóxicos para as células humanas é um desafio. De fato, há um número muito menor de agentes antifúngicos do que de antibacterianos para uso na prática clínica.

O início precoce da terapia antifúngica apropriada é um determinante fundamental de desfechos favoráveis, como foi demonstrado para candidemia, aspergilose e mucormicose. Além disso, o controle da fonte de infecção é importante – por exemplo, com a remoção do cateter venoso central na candidemia, a drenagem de abscessos abdominais na candidíase intra-abdominal e o desbridamento cirúrgico de tecidos sinusais na mucormicose. Outro fator essencial para um prognóstico favorável em pacientes com micoses oportunistas é a obtenção de reconstituição imune – por exemplo, com a recuperação dos neutrófilos, a redução gradual dos glicocorticoides ou de outros fármacos imunossupressores e o início da terapia antirretroviral combinada na Aids.

ANFOTERICINA B

O advento da anfotericina B (AnB) na década de 1950 revolucionou o tratamento de micoses profundas. Antes de sua disponibilidade, a meningite criptocócica e outras infecções fúngicas disseminadas eram quase sempre fatais. A AnB ainda é o agente antifúngico de espectro mais amplo. Seu mecanismo de ação fungicida envolve a ligação direta ao ergosterol e à intercalação na membrana da célula fúngica, o que leva à lise osmótica da célula. A AnB ainda é o agente antifúngico escolhido para o tratamento da mucormicose e da fusariose, além da terapia de indução na meningite criptocócica e em infecções disseminadas causadas por fungos dimórficos endêmicos. Porém, a AnB tem várias limitações, incluindo a ausência de uma formulação oral e toxicidade significativa, primariamente renal e relacionada à infusão (febre, calafrios, trombose). A introdução de formulações lipídicas de AnB melhorou essas toxicidades, e as formulações lipídicas substituíram em grande medida a formulação original com desoxicolato em locais com muitos recursos. Nos países em desenvolvimento, o desoxicolato de AnB continua sendo amplamente usado devido ao custo das formulações lipídicas. As duas formulações lipídicas comumente usadas na prática clínica são a AnB lipossomal e o complexo lipídico de AnB, as quais têm perfis comparáveis de eficácia, toxicidade e penetração tecidual.

AZÓIS

Os azóis oferecem vantagens importantes em relação à AnB, como a disponibilidade de formulações orais e intravenosas (IV) e a ausência de toxicidade renal. O mecanismo de ação dos azóis envolve a inibição da síntese de lanosterol 14α-desmetilase e de ergosterol na membrana da célula fúngica, com o consequente acúmulo de intermediários esteróis tóxicos e interrupção do crescimento. Diferentemente da AnB, os azóis são considerados fungistáticos.

Fluconazol O fluconazol tem papel importante no tratamento de várias infecções fúngicas. Suas principais vantagens são a disponibilidade de formulações orais e IV, a meia-vida longa, a penetração na maioria dos líquidos corporais (incluindo o líquido ocular, o LCS e a urina) e a sua toxicidade mínima. Este fármaco raramente causa toxicidade hepática; doses elevadas podem resultar em alopecia, boca seca e sabor metálico. É importante observar que mesmo a administração de doses baixas de fluconazol a gestantes para tratamento de candidíase vaginal foi recentemente associada a abortos e natimortos. O fluconazol não tem atividade contra fungos filamentosos e a maioria dos fungos dimórficos endêmicos, além de ser menos ativo que os novos azóis contra *C. glabrata* e *C. krusei*.

O fluconazol é o agente de preferência para o tratamento da meningite por *Coccidioides*, embora possam ocorrer recidivas apesar da terapia. O fluconazol também é usado como terapia de consolidação e manutenção para meningite criptocócica e para o tratamento de candidíase da mucosa. Ele é usado para tratamento de candidemia em pacientes que não estão criticamente enfermos nem imunossuprimidos; nesses pacientes, foi demonstrado que o fluconazol é tão eficaz como a AnB. Devido às taxas crescentes de cepas de *Candida* resistentes aos azóis, muitos médicos optam por iniciar a terapia com uma equinocandina, a qual é substituída por fluconazol após o isolamento de uma espécie de *Candida* suscetível. O fluconazol é efetivo como profilaxia em receptores de transplantes alogênicos de medula óssea e de fígado de alto risco, embora muitos centros atualmente utilizem o posaconazol em pacientes neutropênicos devido ao seu espectro adicional contra fungos filamentosos. O uso profilático de fluconazol em pacientes com leucemia, Aids com baixas contagens de células T CD4+ e naqueles em unidades de tratamento intensivo cirúrgico é controverso.

Itraconazol O itraconazol está disponível em formulações orais (cápsula, suspensão) e IV, tendo atividade antifúngica mais ampla – isto é, contra fungos filamentosos e fungos dimórficos endêmicos. O itraconazol é o fármaco de escolha para casos leves a moderados de histoplasmose e blastomicose, tendo também sido usado para tratar casos crônicos de coccidioidomicose, feoifomicose, esporotricose e micoses mucocutâneas como a candidíase orofaríngea, a pitiríase versicolor, a tínea da cabeça e a onicomicose. Embora seja aprovado pela FDA para uso em pacientes neutropênicos febris, a maioria dos centros utiliza os azóis mais novos nesses pacientes. As desvantagens do itraconazol incluem sua baixa penetração no LCS, o uso de ciclodextrina tanto na suspensão oral como na preparação IV e a absorção variável do fármaco na forma de cápsulas com a necessidade de monitorar os níveis sanguíneos de pacientes que estejam usando as cápsulas para micoses disseminadas. O itraconazol é um potente inibidor do CYP3A4; essa característica causa interações medicamentosas significativas. O fármaco causa hepatotoxicidade e toxicidade cardíaca, a qual pode se manifestar como insuficiência cardíaca congestiva.

Voriconazol O voriconazol está disponível em formulações orais e IV, tem atividade antifúngica mais ampla que o fluconazol (incluindo *C. glabrata*, *C. krusei*, *Aspergillus*, *Scedosporium* e fungos dimórficos endêmicos – mas não Mucorales), além de preferência na maioria dos líquidos corporais (líquido ocular, LCS). Ele é o agente preferido para o tratamento da aspergilose e também tem sido usado para tratar a scedosporiose e como terapia de desescalonamento (mas não primária) para coccidioidomicose, blastomicose e histoplasmose. O voriconazol é consideravelmente mais caro que o fluconazol, e, como ocorre com o itraconazol, seu uso está associado a diversas interações com fármacos tipicamente usados em pacientes sob risco de infecções fúngicas. Hepatotoxicidade, distúrbios visuais e erupções cutâneas (incluindo fotossensibilidade) são relativamente comuns, e o uso em longo prazo exige vigilância para câncer de pele. Uma toxicidade única do voriconazol entre os azóis é a periostite associada à fluorose. É muito importante monitorar os níveis do fármaco, pois (1) o voriconazol é metabolizado no fígado por CYP2C9, CYP3A4 e CYP2C19; e (2) há variação genética na atividade do CYP2C19 que pode levar a variabilidade significativa entre os pacientes quanto aos níveis do fármaco. As doses devem ser reduzidas em pacientes com insuficiência hepática, mas não renal; porém, como a formulação IV é preparada em ciclodextrina, deve ser administrada com cautela em pacientes com insuficiência renal grave.

Posaconazol O posaconazol tem atividade mais ampla que o voriconazol, incluindo atividade contra Mucorales. Há formulações orais (suspensão, comprimidos) e IV disponíveis. O posaconazol está aprovado pela FDA para a profilaxia antifúngica em pacientes com leucemia neutropênicos e em receptores de transplante alogênico de células-tronco hematopoiéticas, além do tratamento de candidíase orofaríngea, incluindo as infecções refratárias a fluconazol ou itraconazol. Foi relatado que o posaconazol é uma terapia de resgate efetiva para aspergilose, mucormicose, fusariose, criptococose, histoplasmose e coccidioidomicose, embora não existam ensaios clínicos controlados. A formulação em comprimidos não é prejudicada pela absorção subótima que ocorre com a suspensão; o comprimido também resulta em níveis sanguíneos maiores e mais confiáveis do fármaco. O posaconazol é menos hepatotóxico que o voriconazol e não causa a toxicidade cutânea, visual e óssea que ocorre com o voriconazol. Porém, o uso de posaconazol foi associado a interações medicamentosas significativas relacionadas ao citocromo P450.

Isavuconazol O azol mais recente, isavuconazol, está disponível em formulações orais e IV, apresentando atividade antifúngica ampla semelhante àquela do posaconazol. O isavuconazol está aprovado pela FDA para tratamento de aspergilose (com base em um estudo controlado randomizado em que demonstrou ser não inferior ao voriconazol) e mucormicose (com base em um estudo aberto não comparativo em 37 pacientes). Experiências futuras determinarão de forma definitiva o seu papel entre os recursos terapêuticos antifúngicos disponíveis. O isavuconazol parece ser menos hepatotóxico que o voriconazol; ele não causa toxicidade cutânea ou visual e causa menos interações medicamentosas associadas ao citocromo P450 que o voriconazol.

EQUINOCANDINAS

As equinocandinas incluem os fármacos aprovados pela FDA caspofungina, anidulafungina e micafungina, os quais estão disponíveis apenas como formulação IV e inibem a β-1,3-glicano-sintase, uma enzima fundamental para a síntese da parede celular, mas que não é constituinte das células humanas. As três equinocandinas têm perfis comparáveis de eficácia, toxicidade e penetração tecidual; são fungicidas contra *Candida* e fungistáticas para *Aspergillus*; e não têm atividade contra outros fungos filamentosos, *Cryptococcus* ou fungos dimórficos endêmicos. Seu uso mais comum até o momento são nas infecções por *Candida*. Esses fármacos oferecem três vantagens importantes: toxicidade mínima, interações medicamentosas mínimas e atividade contra todas as espécies de *Candida*. As concentrações inibitórias mínimas (CIMs) das equinocandinas são maiores contra a *Candida parapsilosis* do que contra outras espécies de *Candida*, mas as CIMs maiores não se traduzem em menor eficácia clínica contra esta espécie.

Em estudos controlados, a caspofungina foi tão eficaz quanto a AnB contra candidemia e candidíase invasiva e tão eficaz quanto o fluconazol contra a esofagite por *Candida*. Além disso, a caspofungina foi eficaz como terapia de resgate na aspergilose. A anidulafungina está aprovada pela FDA para o tratamento da candidemia em pacientes não neutropênicos e para esofagite, infecção abdominal e peritonite causadas por *Candida*. Em estudos controlados, a anidulafungina foi não inferior e possivelmente superior ao fluconazol contra candidemia e candidíase invasiva, tendo sido tão eficaz quanto o fluconazol contra a esofagite por *Candida*. A micafungina está aprovada pela FDA para o tratamento da esofagite por *Candida* e da candidemia, além da profilaxia antifúngica no transplante de células-tronco hematopoiéticas. Além disso, a micafungina obteve resultados favoráveis quando usada no tratamento de casos invasivos de aspergilose e candidíase em estudos abertos.

FLUCITOSINA (5-FLUOROCITOSINA)

O uso de flucitosina diminuiu à medida que foram desenvolvidos antifúngicos mais novos. Seu mecanismo de ação envolve a conversão intrafúngica a 5-fluoruracila, a qual inibe a síntese fúngica de DNA. O uso de flucitosina em combinação com a AnB como terapia de indução para a meningite criptocócica se baseia na interação sinérgica do medicamento e na penetração favorável da flucitosina no LCS, o que promove uma queda rápida na carga criptocócica no LCS. A flucitosina também é usada em combinação com a AnB para tratamento de meningite e endocardite por *Candida*, embora não existam estudos comparativos com a monoterapia com AnB. A monoterapia com flucitosina não é recomendada, pois está associada ao desenvolvimento de resistência. A flucitosina pode causar supressão da medula óssea e toxicidade hepática, as quais são intensificadas quando o fármaco é usado com AnB.

GRISEOFULVINA E TERBINAFINA

Historicamente, a griseofulvina era usada principalmente para infecção por tíneas. A terbinafina, a qual inibe a esqualeno-epoxidase e a síntese de ergosterol, é atualmente usada para a onicomicose e infecções por tíneas, sendo tão efetiva como o itraconazol e mais efetiva que a griseofulvina em ambas as condições. Embora seja ativa contra outros fungos, a terbinafina penetra pouco em tecidos além da pele e unhas e, assim, não é preferida para tratamento das micoses sistêmicas. A terbinafina traz o risco de hepatotoxicidade.

AGENTES ANTIFÚNGICOS TÓPICOS

Uma discussão detalhada dos agentes tópicos para as micoses mucocutâneas está além do âmbito deste capítulo; o leitor deve consultar o **Capítulo 219** e a literatura em dermatologia. Azóis como o clotrimazol, o miconazol e o cetoconazol costumam ser usados topicamente no tratamento de micoses cutâneas comuns, além do tratamento de candidíase orofaríngea e vaginal. Na candidíase vaginal, o fluconazol oral administrado em dose única tem a vantagem de não exigir aplicação vaginal repetida. Os polienos nistatina e AnB também têm sido usados topicamente para candidíase orofaríngea e vaginal. Os agentes de outras classes que são usados para tratar essas condições incluem ciclopirox, haloprogina, terbinafina, naftifina, tolnaftato e ácido undecilênico.

LEITURAS ADICIONAIS

Bennett JE: Introduction to mycoses, in *Mandell, Douglas, and Bennett's Principles and Practice of Infectious Diseases*, 9th ed, JE Bennett et al (eds). Philadelphia, Elsevier Saunders, 2020, pp 3082–3086.

Lionakis MS, Levitz SM: Host control of fungal infections: Lessons from basic studies and human cohorts. Annu Rev Immunol 36:157, 2018.

Pappas PG et al: Clinical mycology today: A synopsis of the mycoses study group education and research consortium (MSGERC) second biennial meeting, September 27–30, 2018, Big Sky, Montana, a proposed global research agenda. Med Mycol 58:569, 2020.

212 Histoplasmose

Chadi A. Hage, L. Joseph Wheat

ETIOLOGIA

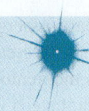

O *Histoplasma capsulatum*, um fungo térmico dimórfico, é o agente etiológico da histoplasmose. Na maioria das áreas endêmicas da América do Norte, o *H. capsulatum* var. *capsulatum* é o agente causal. Nas Américas Central e do Sul, a histoplasmose é comum e é causada por clados geneticamente diferentes de *H. capsulatum* var. *capsulatum*. Na África, o *H. capsulatum* var. *duboisii* também é encontrado. As leveduras da var. *duboisii* são maiores que aquelas da var. *capsulatum*.

Os micélios – a forma infecciosa natural do *Histoplasma* – têm um aspecto característico, com microconídios e macroconídios (Fig. 212-1). Os microconídios são ovais e pequenos o suficiente (2-4 µm) para alcançar os bronquíolos terminais e os alvéolos. Logo após infectar o hospedeiro, os micélios se transformam nas leveduras encontradas dentro de macrófagos e outros fagócitos. As formas de leveduras são caracteristicamente pequenas (2-5 µm), com brotamento estreito ocasional (Fig. 212-2). No laboratório, os micélios crescem melhor à temperatura ambiente, enquanto as leveduras crescem a 37°C em meios enriquecidos.

EPIDEMIOLOGIA

A histoplasmose é a micose endêmica mais prevalente na América do Norte. Embora essa doença fúngica tenha sido relatada em todo o mundo, sua endemicidade é particularmente notável nos vales dos rios Ohio e Mississippi, na América do Norte, e em certas partes do México, das Américas Central e do Sul (Brasil), da África e da Ásia. A histoplasmose é cada vez mais relatada fora das regiões tradicionalmente consideradas endêmicas. A distribuição geográfica da histoplasmose está relacionada à natureza úmida e ácida do solo nessas áreas. O solo enriquecido com dejetos de aves e morcegos facilita o crescimento e a esporulação do *Histoplasma*. A movimentação de solo contendo o microrganismo acarreta aerossolização dos microconídios e exposição dos seres humanos que estão nas proximidades. As atividades associadas a um alto nível de exposição incluem espeleologia, escavações, limpeza de gaiolas de aves, demolições e reformas de prédios antigos, bem como corte de árvores mortas. A maioria dos casos observados fora das regiões altamente endêmicas representa doença importada; por exemplo, na Europa, a histoplasmose é diagnosticada com relativa frequência, principalmente em emigrantes de áreas endêmicas ou pessoas que viajam para outros continentes. A epidemiologia da histoplasmose está sendo alterada como resultado das mudanças climáticas globais e com a expansão continuada das populações de risco e a aceleração das viagens intercontinentais e internacionais que leva a infecção a regiões do mundo que não eram reconhecidas como endêmicas. A população de risco para a histoplasmose continua a crescer como resultado de números aumentados de pacientes que recebem terapias imunossupressoras para distúrbios autoimunes, cânceres e transplantes de órgãos.

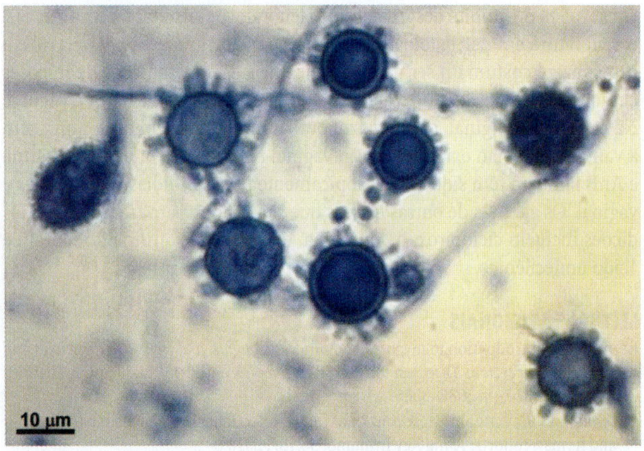

FIGURA 212-1 **Conídios esféricos espiculados** de *H. capsulatum* (coloração com azul de algodão lactofenol) cultivados em laboratório em temperatura ambiente.

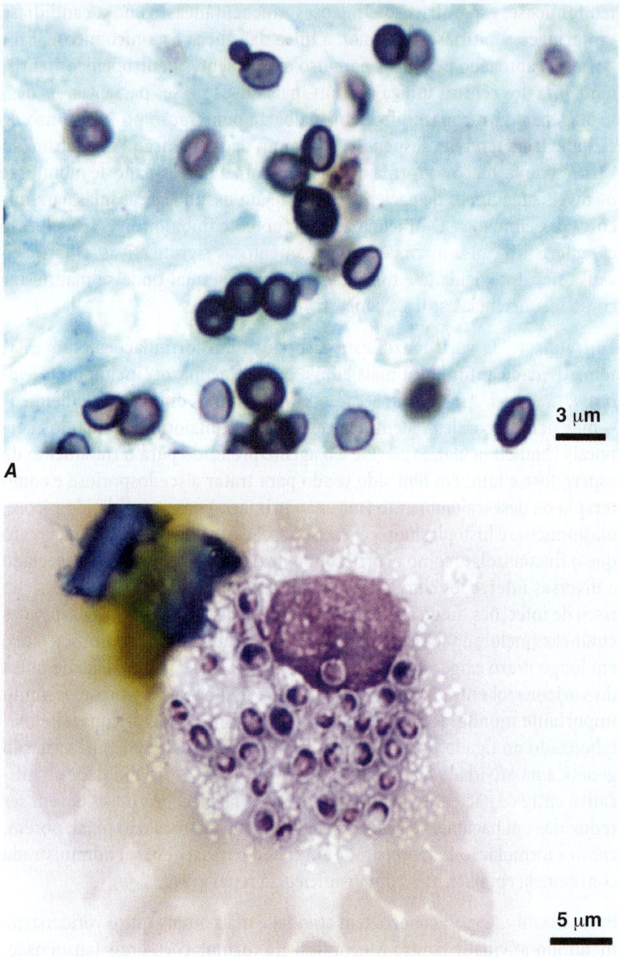

B

FIGURA 212-2 ***A.*** Leveduras em brotamento pequenas (2-5 µm) de *H. capsulatum* de líquido de lavado broncoalveolar (coloração com metenamina de prata de Grocott). ***B.*** Leveduras intracelulares de *H. capsulatum* dentro de um macrófago alveolar de um paciente com Aids e histoplasmose disseminada (coloração de Giemsa).

PATOGÊNESE E PATOLOGIA

A infecção segue-se à inalação de microconídios (Fig. 212-1). Quando alcançam os espaços alveolares, os microconídios são rapidamente reconhecidos e engolfados por macrófagos alveolares, onde se transformam em leveduras (Fig. 212-2), um processo fundamental na patogênese da histoplasmose e que depende da disponibilidade de cálcio e ferro dentro dos fagócitos. As leveduras são capazes de se multiplicar dentro dos macrófagos em repouso. Neutrófilos e, em seguida, linfócitos são atraídos para o local da infecção. Antes do desenvolvimento da imunidade celular, as leveduras usam os fagossomos como um veículo para o translocamento até linfonodos locais de drenagem, de onde se disseminam por via hematogênica por todo o sistema reticuloendotelial. A imunidade celular adequada se desenvolve cerca de 2 semanas depois da infecção. As células T produzem interferon γ para auxiliar os macrófagos a destruir o microrganismo e controlar a progressão da doença. A interleucina 12 e o fator de necrose tumoral α (TNF-α) desempenham um papel essencial na imunidade celular em relação ao *H. capsulatum*. No hospedeiro imunocompetente, macrófagos, linfócitos e células epiteliais acabam se organizando e formam granulomas que contêm os microrganismos. Esses granulomas fibrosam e calcificam; nódulos pulmonares calcificados, linfonodos mediastinais e calcificações hepatoesplênicas são frequentemente encontrados em indivíduos saudáveis de áreas endêmicas. Em hospedeiros imunocompetentes, a infecção por *H. capsulatum* confere alguma imunidade contra a reinfecção. Nos pacientes com a imunidade celular comprometida, a infecção não é adequadamente contida e pode disseminar-se por todo o sistema reticuloendotelial. A histoplasmose disseminada progressiva (HDP)

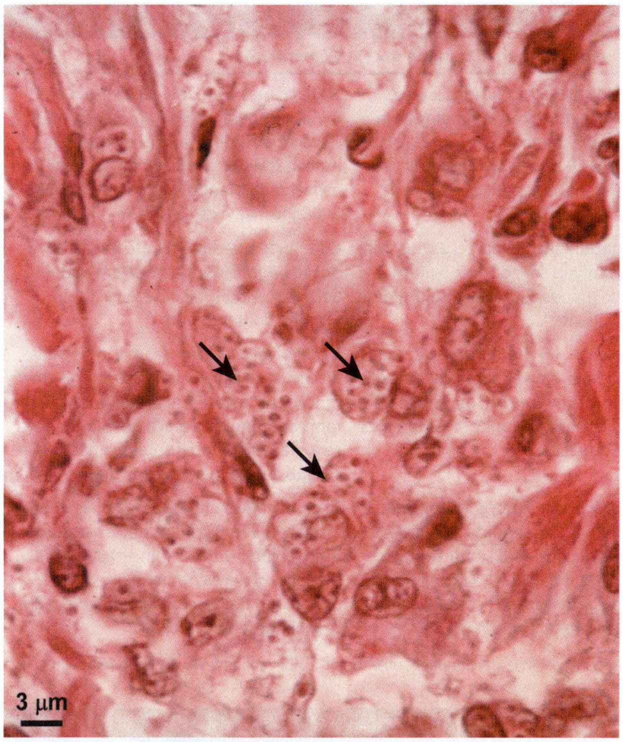

FIGURA 212-3 **Leveduras intracelulares** (*setas*) de *H. capsulatum* em amostra de biópsia hepática (coloração de hematoxilina e eosina) de paciente que desenvolveu histoplasmose disseminada progressiva ao receber terapia antifator de necrose tumoral para artrite reumatoide.

pode envolver múltiplos órgãos, geralmente os pulmões, a medula óssea, o baço, o fígado (Fig. 212-3), as glândulas suprarrenais e as membranas mucocutâneas. Ao contrário da tuberculose latente, a histoplasmose inativa não sofre reativação. Em pacientes com sistema imune comprometido, a infecção ativa pode ficar latente e acabar piorando com o declínio adicional da imunidade.

A doença pulmonar estrutural (p. ex., enfisema) prejudica a eliminação da histoplasmose pulmonar, levando ao desenvolvimento de doença pulmonar crônica. Tal processo crônico se caracteriza por inflamação progressiva, necrose tecidual e fibrose simulando tuberculose cavitária.

MANIFESTAÇÕES CLÍNICAS

O espectro clínico da histoplasmose varia de infecção assintomática até doença potencialmente fatal. A taxa de ataque e a extensão e gravidade da doença dependem da intensidade da exposição, do estado imune do indivíduo exposto e da arquitetura pulmonar subjacente do hospedeiro.

Em indivíduos imunocompetentes com baixo nível de exposição, a maioria das infecções por *Histoplasma* é assintomática ou leve e autolimitada. Até 75% dos adultos que residem em áreas endêmicas apresentam evidências imunológicas e/ou radiográficas de infecção prévia sem manifestações clínicas. Nódulos pulmonares assintomáticos representando histoplasmose controlada são frequentemente encontrados em tomografia computadorizada (TC) de tórax durante o rastreamento para câncer de pulmão em tabagistas de regiões endêmicas. Quando desenvolvem-se sintomas de histoplasmose aguda, em geral eles surgem 1 a 4 semanas após a exposição. Uma exposição massiva resulta em doença semelhante à gripe com febre, calafrios, sudorese, cefaleia, mialgia, anorexia, tosse seca, dispneia e dor torácica. As radiografias torácicas mostram sinais de pneumonite com adenopatia hilar ou mediastinal. Os infiltrados pulmonares podem ser focais à exposição leve ou difusos à exposição massiva. Sintomas reumatológicos de artralgia ou artrite, geralmente associados a eritema nodoso, ocorrem em 5 a 10% dos pacientes com histoplasmose aguda. Também pode ocorrer pericardite. Tais manifestações representam respostas inflamatórias à infecção pulmonar aguda, e não efeitos da disseminação extrapulmonar. Os linfonodos hilares ou mediastinais afetados podem sofrer necrose e coalescer, formando grandes massas mediastinais que podem causar compressão de grandes vasos, vias aéreas proximais e do esôfago. Esses linfonodos necróticos também podem romper e criar fístulas entre estruturas mediastianais (p. ex., fístulas broncoesofágicas).

A HDP é normalmente observada em indivíduos imunocomprometidos, que representam cerca de 70% dos casos. Os fatores de risco comuns incluem Aids (contagem de células T CD4+ < 200/μL), extremos etários, uso de medicamentos imunossupressores para prevenção ou tratamento de rejeição após o transplante (p. ex., prednisona, micofenolato, inibidores de calcineurina) e uso de metotrexato, agentes anti-TNF-α ou outros modificadores da resposta biológica para distúrbios autoimunes. A HDP também pode ocorrer em pessoas saudáveis, algumas das quais podem ter raras imunodeficiências genéticas não diagnosticadas; a avaliação dessas condições deve ser considerada nas pessoas saudáveis com HDP.

O espectro clínico da HDP varia de evolução aguda rapidamente fatal – com infiltrados pulmonares difusos intersticiais ou reticulonodulares causando insuficiência respiratória, choque, coagulopatia e insuficiência de múltiplos órgãos – até evolução subaguda ou crônica com distribuição focal nos órgãos. As manifestações comuns incluem febre, perda ponderal, hepatoesplenomegalia e trombocitopenia. Outros achados podem incluir meningite ou lesões cerebrais focais, ulcerações de mucosa oral, ulcerações e sangramento gastrintestinais e insuficiência suprarrenal. O reconhecimento imediato dessa doença devastadora é de importância primordial em pacientes com manifestações graves ou imunossupressão subjacente, especialmente quando causadas por Aids (Cap. 202).

A histoplasmose cavitária crônica é observada em tabagistas com doença pulmonar estrutural (p. ex., enfisema bolhoso). Tal enfermidade crônica caracteriza-se por tosse produtiva, dispneia, febre baixa, suores noturnos e perda de peso. As radiografias de tórax, em geral, mostram infiltrados no lobo superior, cavitação e espessamento pleural – achados que lembram os da tuberculose. Sem tratamento, a evolução é lentamente progressiva.

A mediastinite fibrosante é uma complicação incomum – mas grave – da histoplasmose. Por motivos desconhecidos, em certos pacientes a infecção aguda é seguida por fibrose progressiva em torno dos linfonodos hilares e mediastinais, encapsulando as estruturas mediastinais com consequências potencialmente devastadoras. Manifestações importantes incluem síndrome da veia cava superior, obstrução de vasos pulmonares e obstrução das vias aéreas. Os pacientes podem ter pneumonia recorrente, hemoptise ou insuficiência respiratória. A mediastinite fibrosante é fatal em até um terço dos casos.

Na histoplasmose cicatrizada, linfonodos mediastinais calcificados ou nódulos no parênquima pulmonar podem apresentar erosão das paredes da via aérea e causar hemoptise e expectoração de material calcificado. Essa condição é chamada *broncolitíase*.

Os aspectos clínicos e o manejo da histoplasmose causada por clados geneticamente diferentes nas Américas Central e do Sul são similares àqueles da doença na América do Norte. A histoplasmose africana pela var. *duboisii* é clinicamente distinta e se caracteriza por acometimento cutâneo e ósseo frequentes.

DIAGNÓSTICO

As recomendações para diagnóstico e tratamento da histoplasmose estão resumidas na Tabela 212-1. Quando há suspeita de histoplasmose, o diagnóstico costuma ser fácil, pois existem atualmente muitas ferramentas diagnósticas disponíveis nos Estados Unidos. Este não é o caso nas regiões endêmicas com recursos limitados da América Central, América do Sul e África, onde o diagnóstico costuma demorar, com resultados clínicos consequentemente ruins.

A cultura fúngica permanece o exame diagnóstico padrão para a histoplasmose. Contudo, os resultados da cultura podem demorar até 1 mês e, com frequência, são negativos nos casos menos graves. As culturas são positivas em cerca de 75% dos pacientes com HDP e histoplasmose pulmonar crônica. As culturas do líquido do lavado broncoalveolar (LBA) são positivas em cerca de metade dos casos que incluem histoplasmose pulmonar aguda causando infiltrados difusos e hipoxemia. Na HDP, a positividade da cultura é maior com líquido do LBA, aspirado de medula óssea e sangue. As culturas de escarro ou lavados brônquicos, em geral, são positivas na histoplasmose pulmonar crônica. No entanto, as culturas normalmente são negativas em outras formas de histoplasmose.

TABELA 212-1 ■ Recomendações para o diagnóstico e o tratamento da histoplasmose

Tipo de histoplasmose	Exames diagnósticos	Recomendações para o tratamento	Comentários
Doença pulmonar aguda moderada a grave ou sem melhora no momento do diagnóstico	Antígeno do *Histoplasma* (LBA, soro, urina) Citopatologia e cultura fúngica de LBA Sorologia para *Histoplasma* (ID e FC), (EIA): IgG e IgM	AnB lipídica (3-5 mg/kg/dia) ± glicocorticoides durante 1-2 semanas; em seguida, itraconazol (200 mg, 2×/dia) durante 6-12 semanas. Monitorar as funções renal e hepática.	Os pacientes com doença leve, em geral, se recuperam sem tratamento, mas deve-se considerar a administração de itraconazol se a condição do paciente não estiver melhorando no momento em que o diagnóstico é estabelecido.
Crônica/pulmonar cavitária	Sorologia para *Histoplasma* (ID e FC), (EIA): IgG e IgM Cultura fúngica de escarro ou de LBA	Itraconazol (200 mg/dia ou 2×/dia para alcançar níveis séricos de 2-5 μg/mL) por pelo menos 12 meses. Monitorar a função hepática.	Continuar o tratamento até que os achados radiográficos não mostrem melhora adicional. Monitorar a recidiva após o término do tratamento.
Disseminada progressiva	Antígeno do *Histoplasma* (LBA, soro, urina) Sorologia do *Histoplasma* (ID e FC), (EIA): IgG e IgM Cultura fúngica de sangue ou aspirado de medula óssea Citopatologia de biópsia de órgão acometido	AnB lipídica (3-5 mg/kg/dia) durante 1-2 semanas; em seguida, itraconazol (200 mg/dia ou 2×/dia), durante pelo menos 12 meses. Monitorar as funções renal e hepática.	É preferível a AnB lipossomal, mas pode-se usar o complexo lipídico de AnB em função do custo. Pode ser necessária a terapia antifúngica crônica de manutenção se o grau de imunossupressão não puder ser substancialmente reduzido.
Sistema nervoso central	Antígeno do *Histoplasma* no LCS Sorologia para *Histoplasma* (ID e FC), (EIA): IgG e IgM Cultura fúngica do LCS	AnB lipossomal (5 mg/kg/dia) durante 4-6 semanas; em seguida, itraconazol (200 mg/dia ou 2×/dia para alcançar níveis sanguíneos de 2-5 μg/mL) durante pelo menos 12 meses. Monitorar as funções renal e hepática.	Recomenda-se um esquema mais prolongado de AnB lipídica devido ao alto risco de recidiva. A administração de itraconazol deve continuar até que o LCS esteja límpido ou as anormalidades à RM tenham desaparecido.

Siglas: AnB, anfotericina B; LBA, lavado broncoalveolar; FC, fixação do complemento; LCS, líquido cerebrospinal; EIA, imunoensaio enzimático; ID, imunodifusão; Ig, imunoglobulina.

Colorações citopatológicas para fungos ou em materiais de biópsia que mostrem estruturas que lembram leveduras de *Histoplasma* são úteis no diagnóstico de HDP, apresentando resultados positivos em cerca de metade dos casos. As leveduras podem ser observadas no LBA (Fig. 212-2) de pacientes com infiltrados pulmonares difusos, em amostras de biópsia de medula óssea e de outros órgãos acometidos (p. ex., fígado, glândulas suprarrenais). Ocasionalmente, as leveduras são observadas dentro de fagócitos circulantes em esfregaços de sangue de pacientes com HDP grave. Contudo, os artefatos de coloração e outros elementos fúngicos algumas vezes apresentam coloração positiva e podem ser confundidos com leveduras de *Histoplasma*. A cultura e a patologia não são mais realizadas na maioria dos pacientes porque o diagnóstico costuma ser estabelecido por detecção de antígeno e/ou sorologia, de maneira mais rápida e sem submeter o paciente a procedimentos invasivos.

A detecção do antígeno de *Histoplasma* em líquidos corporais é extremamente útil no diagnóstico de HDP e de histoplasmose pulmonar aguda difusa. A sensibilidade desse método é > 95% em pacientes com HDP e > 80% em pacientes com histoplasmose pulmonar aguda grave resultante de exposição massiva, se tanto a urina quanto o soro forem testados. O nível de antígeno se correlaciona com a gravidade da doença na HDP e pode ser usado para acompanhar a progressão da doença à medida que os níveis previsivelmente diminuem com a terapia efetiva. Um aumento nos níveis de antígeno também prediz recidiva. O antígeno do *Histoplasma* pode ser detectado no líquido cerebrospinal (LCS) de pacientes com meningite por *Histoplasma* e no LBA daqueles com histoplasmose pulmonar. Ocorre reatividade cruzada com histoplasmose africana, blastomicose, coccidioidomicose, paracoccidioidomicose, talaromicose e, raramente, aspergilose.

Os testes sorológicos, incluindo a imunodifusão (ID), a fixação do complemento (FC) e o imunoensaio enzimático (EIA) de imunoglobulina (Ig) G e IgM, são úteis para o diagnóstico de histoplasmose, especialmente em pacientes imunocompetentes. Pode ser necessário 1 mês para a detecção de anticorpos por ID ou FC após o início da infecção, mas os anticorpos podem ser detectados antes por métodos mais sensíveis (EIA). A IgM aparece antes e depois diminui, enquanto a IgG aparece depois e aumenta durante a infecção. O EIA para anticorpos IgG e IgM oferece um método mais acurado para o monitoramento das alterações e dos níveis de anticorpos. Os testes sorológicos são especialmente úteis para o diagnóstico de histoplasmose pulmonar crônica. Porém, as limitações de ID e FC incluem a pouca sensibilidade no início da evolução da infecção e a sensibilidade reduzida em pacientes imunossuprimidos, especialmente aqueles que recebem imunossupressão para transplante de órgãos. Além disso, os anticorpos podem persistir por vários anos após a infecção. Resultados positivos de infecção prévia podem levar ao diagnóstico errôneo de histoplasmose ativa em um paciente com outro processo patológico.

TRATAMENTO

Histoplasmose

O tratamento está indicado para todos os pacientes com HDP ou histoplasmose pulmonar crônica, além da maioria dos pacientes sintomáticos com histoplasmose pulmonar aguda que não tenham melhorado no momento em que o diagnóstico é estabelecido, em especial naqueles com infiltrados difusos e dificuldade respiratória. Na maioria dos outros casos de histoplasmose pulmonar, o tratamento não é recomendado, especialmente se o sistema imune do hospedeiro estiver intacto e se o grau de exposição não for massivo. Os sintomas costumam ser leves, subagudos e não progressivos, e a doença melhora sem tratamento. O tratamento deve ser considerado se os sintomas não estiverem melhorando dentro de 1 mês.

Os tratamentos preferidos para a histoplasmose (Tab. 212-1) incluem as formulações lipídicas de anfotericina B nos casos graves e itraconazol nos outros. A anfotericina B lipossomal é mais eficaz e mais bem tolerada que a formulação de desoxicolato, sendo mais efetiva em pacientes com Aids e HDP. A formulação de desoxicolato da anfotericina B é uma alternativa à formulação lipídica para pacientes com risco baixo de nefrotoxicidade e quando a anfotericina B lipossomal não estiver disponível. O posaconazol e o isavuconazol são alternativas para os pacientes que não podem tomar itraconazol. O *Histoplasma* pode desenvolver resistência a fluconazol e voriconazol, e eles não são a alternativa preferida ao itraconazol, especialmente em pacientes imunocomprometidos.

Nos casos graves que requerem hospitalização, uma formulação lipídica de anfotericina B é usada antes e seguida pelo itraconazol. Aos pacientes com meningite, uma formulação lipídica de anfotericina B deve ser administrada durante 4 a 6 semanas antes de trocar para o itraconazol. Nos pacientes imunossuprimidos, deve-se diminuir o grau de imunossupressão, se possível, embora possa ocorrer síndrome inflamatória de reconstituição imune (SIRI). O tratamento antirretroviral melhora o prognóstico da HDP nos pacientes com Aids e é recomendado; entretanto, não se sabe se o tratamento antirretroviral deve ser adiado para evitar a SIRI.

Os níveis sanguíneos de itraconazol devem ser monitorados para garantir a exposição adequada ao fármaco, com concentrações-alvo do fármaco principal e de seus metabólitos hidróxi de 2 a 5 μg/mL. As interações medicamentosas devem ser cuidadosamente avaliadas: o itraconazol não só é depurado por metabolismo do citocromo P450, como também inibe esse citocromo, o que causa interações com muitos outros medicamentos.

A duração do tratamento para a histoplasmose pulmonar aguda é de 6 a 12 semanas, enquanto para HDP e histoplasmose pulmonar crônica é de pelo menos 1 ano. Os níveis de antígeno na urina e no soro devem ser monitorados durante e pelo menos 1 ano após a terapia da HDP. Níveis de antígeno estáveis ou aumentando sugerem falha terapêutica ou recidiva e devem levantar preocupações sobre a ingesta correta do itraconazol (formulação em cápsula com alimentos), a adesão ao tratamento, as concentrações séricas de itraconazol e as interações medicamentosas.

Está recomendada a terapia de manutenção com itraconazol pela vida toda em pacientes com imunidade persistentemente suprimida, mas não naqueles com recuperação da imunidade; por exemplo, pacientes com Aids que completam pelo menos 1 ano de itraconazol e não mostram sinais de infecção ativa, incluindo níveis de antígeno do *Histoplasma* < 2 ng/mL, respondem bem ao tratamento antirretroviral com contagens de células T CD4+ de pelo menos 150/μL (preferencialmente > 250/μL) e carga viral do vírus da imunodeficiência humana (HIV) < 50 cópias/mL. Da mesma forma, a terapia de manutenção pode não ser necessária em outros pacientes imunocomprometidos se os achados clínicos tiverem desaparecido, os níveis de antígeno forem < 2 ng/mL e a imunossupressão for substancialmente reduzida.

A mediastinite fibrosante, que representa uma reação fibrótica crônica à histoplasmose mediastinal prévia em vez de infecção ativa, não responde à terapia antifúngica. Os pacientes com granuloma mediastinal costumam apresentar evoluções crônicas ou progressivas, recebendo tratamento com itraconazol e corticosteroides para reduzir a progressão da doença.

LEITURAS ADICIONAIS

Azar MM et al: Clinical perspectives in the diagnosis and management of histoplasmosis. Clin Chest Med 38:403, 2017.

Azar MM et al: Current concepts in the epidemiology, diagnosis, and management of histoplasmosis. Semin Respir Crit Care Med 41:13, 2020.

Bahr NC et al: Histoplasmosis infections worldwide: Thinking outside of the Ohio River valley. Curr Trop Med Rep 2:70, 2015.

Hage CA et al: A multicenter evaluation of tests for diagnosis of histoplasmosis. Clin Infect Dis 53:448, 2011.

213 Coccidioidomicose

Neil M. Ampel

DEFINIÇÃO E ETIOLOGIA

A coccidioidomicose, conhecida como febre do Vale (ver "Epidemiologia", a seguir), é causada por fungos dimórficos do solo do gênero *Coccidioides*. A análise genética demonstrou a existência de duas espécies, *C. immitis* e *C. posadasii*. Essas espécies são indistinguíveis em relação à doença clínica que causam, bem como a seu aspecto nos meios laboratoriais rotineiros. Portanto, os microrganismos serão designados simplesmente como *Coccidioides* no restante deste capítulo.

EPIDEMIOLOGIA

A coccidioidomicose restringe-se ao Hemisfério Ocidental, entre as latitudes 40°N e 40°S. Nos Estados Unidos, as áreas de alta endemicidade incluem o Vale de São Joaquim, na Califórnia (daí o nome "febre do Vale"), e a região centro-sul do Arizona. No entanto, a infecção pode ser adquirida em outras áreas do sudoeste dos Estados Unidos, inclusive nos estados costeiros do sul da Califórnia, no sul de Nevada, no sudoeste de Utah, no sul do Novo México e na parte ocidental do Texas, incluindo o Vale do Rio Grande. Casos de aquisição da doença longe das áreas endêmicas reconhecidas, incluindo o leste do estado de Washington e o nordeste de Utah, foram recentemente descritos, o que sugere que a região endêmica possa estar em expansão. Fora dos Estados Unidos, a coccidioidomicose é endêmica no norte do México e em certas regiões da América Central. Na América do Sul, há focos endêmicos na Colômbia, na Venezuela, no nordeste do Brasil, no Paraguai, na Bolívia e na região centro-norte da Argentina.

O risco de infecção é maior mediante exposição direta ao solo em que habite o *Coccidioides*. Devido à dificuldade de isolar o *Coccidioides* em sítios ambientais, as características exatas de solo potencialmente infeccioso não são conhecidas. Nos Estados Unidos, vários surtos de coccidioidomicose foram associados a escavações arqueológicas de sítios ameríndios, tanto dentro quanto fora da região endêmica reconhecida. Esses casos frequentemente envolveram solos aluviais em regiões relativamente áridas com faixas de temperatura moderadas. Quando encontrado, o *Coccidioides* é isolado 2 a 20 cm abaixo da superfície; ele não é encontrado no solo de profundidades maiores nem costuma ser encontrado em solos cultivados.

Nas regiões endêmicas, a maioria dos casos de coccidioidomicose ocorre sem exposição evidente ao solo ou a poeiras, sendo presumido que a infecção ocorra por inalação de partículas fúngicas transmitidas pelo ar. Fatores climáticos podem aumentar a taxa de infecção nessas regiões. Em particular, períodos áridos após estações chuvosas foram associados a aumentos acentuados do número de casos sintomáticos. Entre 2011 e 2017, houve 95.371 casos de coccidioidomicose relatados nos Estados Unidos. Durante esse período, houve um aumento geral na incidência da doença. Na Califórnia, esse aumento ocorreu tanto dentro da área endêmica estabelecida do Vale do São Joaquim como nas áreas contíguas a ele. Os fatores associados a esse aumento não foram esclarecidos, mas provavelmente incluem um influxo de pessoas mais velhas sem infecção prévia por *Coccidioides* para as áreas endêmicas, atividades de construção, aumento de notificações e mudanças nas condições climáticas.

PATOGÊNESE, PATOLOGIA E RESPOSTA IMUNE

Em meios de ágar e no ambiente, o *Coccidioides* existe como fungo filamentoso. Dentro dessa estrutura de micélio, os filamentos individuais (*hifas*) alongam-se e ramificam-se, alguns crescendo para cima. As células que alternam dentro das hifas sofrem degeneração, deixando elementos viáveis em forma de barril denominados *artroconídios*. Medindo cerca de 2 × 5 μm, os artroconídios podem se deslocar e permanecer suspensos no ar por períodos extensos. Quando inalados por um hospedeiro suscetível, seu pequeno tamanho também permite que escapem das defesas mecânicas iniciais das mucosas e penetrem profundamente na árvore brônquica, onde a infecção se inicia.

Uma vez dentro do hospedeiro suscetível, os artroconídios aumentam de tamanho, tornam-se arredondados e desenvolvem septações internas. As estruturas resultantes, chamadas *esférulas* **(Fig. 213-1)**, podem alcançar 200 μm e são exclusivas das espécies de *Coccidioides*. As septações englobam elementos uninucleares chamados *endósporos*. As esférulas podem romper-se e liberar aglomerados de endósporos, que, por sua vez, podem desenvolver-se em esférulas, propagando a infecção localmente. Caso o fungo retorne ao meio artificial ou ao solo, ele volta ao seu estágio de micélio.

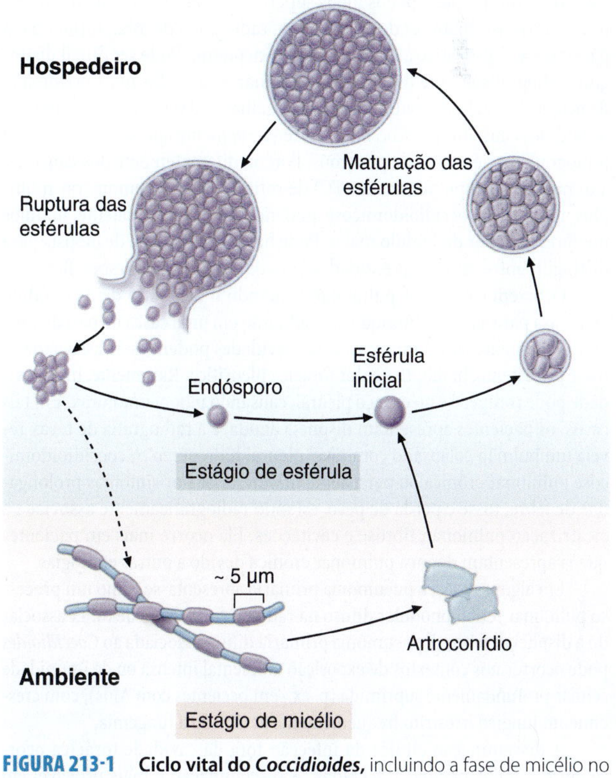

FIGURA 213-1 **Ciclo vital do *Coccidioides*,** incluindo a fase de micélio no ambiente e a fase de esférula no hospedeiro.

Observações e dados clínicos de estudos feitos com animais sustentam fortemente o papel crítico de uma resposta celular imune consistente no controle da coccidioidomicose por parte do hospedeiro. Granulomas necrosantes contendo esférulas são identificados em pacientes com infecção pulmonar resolvida. Na doença disseminada, os granulomas, em geral, não estão bem formados ou não se desenvolveram completamente, e é frequente a ocorrência de uma resposta leucocitária polimorfonuclear. Nos pacientes assintomáticos ou cuja infecção pulmonar inicial se resolveu, a hipersensibilidade tardia aos antígenos do *Coccidioides* é documentada rotineiramente.

MANIFESTAÇÕES CLÍNICAS E LABORATORIAIS

Após a infecção, 60% das pessoas permanecem completamente assintomáticas. As outras 40% apresentam sintomas principalmente relacionados com infecção pulmonar, incluindo febre, tosse e dor torácica pleurítica. Os sintomas geralmente ocorrem de vários dias a 2 semanas após a inalação dos esporos infecciosos. O risco de doença sintomática aumenta com a idade.

Há várias manifestações de coccidioidomicose pulmonar primária que se devem a uma resposta imunológica em vez de infecção direta. A mais proeminente é a reação cutânea. Foi observado em alguns casos um exantema maculopapular eritematoso difuso, conhecido como eritema tóxico. Além disso, podem ocorrer eritema nodoso **(ver Fig. A1-39)** – tipicamente nos membros inferiores – ou eritema multiforme **(ver Fig. A1-24)** – em geral exibindo uma distribuição em colar. Lesões consistentes com a síndrome de Sweet também foram relatadas **(Cap. 19)**. As manifestações cutâneas são especialmente comuns em mulheres. Artralgias simétricas também podem ocorrer ("reumatismo do deserto") com ou sem manifestações cutâneas.

A coccidioidomicose pulmonar primária costuma ser diagnosticada erroneamente como pneumonia bacteriana adquirida na comunidade. Porém, o diagnóstico de coccidioidomicose pulmonar primária é fortemente sugerido pelos achados de exantema e artralgias simétricas em paciente com história de exposição e pneumonia. Qualquer dos achados seguintes também sugere fortemente a coccidioidomicose: história de sudorese noturna, fadiga acentuada, eosinofilia no sangue periférico, ausência de melhora com a terapia antibacteriana e linfadenopatia hilar ou mediastinal nos exames de imagem.

Na maioria dos pacientes, a coccidioidomicose pulmonar primária geralmente sofre resolução sem sequelas dentro de várias semanas. Entretanto, pode surgir uma variedade de complicações pneumônicas. Nódulos pulmonares são resíduos de pneumonia primária. Geralmente únicos, localizados com frequência nos lobos superiores e com ≤ 4 cm de diâmetro, os nódulos costumam ser descobertos em radiografia de tórax rotineira em pacientes assintomáticos. A calcificação é incomum. Pode ser difícil distinguir radiograficamente os nódulos pulmonares causados por *Coccidioides* de neoplasias malignas pulmonares. À semelhança das neoplasias malignas, os nódulos causados por *Coccidioides* frequentemente apresentam realce na tomografia por emissão de pósitrons. Porém, diferentemente dos cânceres, a tomografia computadorizada (TC) de rotina costuma demonstrar múltiplos nódulos na coccidioidomicose, podendo haver lesões-satélite, nódulos menores ao redor do nódulo maior. Pode haver necessidade de biópsia para distinguir entre essas duas entidades, pois os achados são inespecíficos.

Ocorrem cavitações pulmonares quando o conteúdo de um nódulo extravasa para a árvore brônquica, resultando em uma casca de parede fina. Frequentemente assintomáticas, essas cavidades podem estar associadas a tosse persistente, hemoptise e dor torácica pleurítica. Raramente, uma cavidade pode romper-se no espaço pleural, causando piopneumotórax. Em tais casos, os pacientes apresentam dispneia aguda, e a radiografia de tórax revela um pulmão colapsado com nível pleural hidroaéreo. A coccidioidomicose pulmonar crônica ou persistente manifesta-se por sintomas prolongados de febre, tosse e perda de peso, estando radiograficamente associada a cicatrização pulmonar, fibrose e cavitações. Ela ocorre mais em pacientes que já apresentam doença pulmonar crônica devido a outras etiologias.

Em alguns casos, a pneumonia primária apresenta-se como um processo pulmonar reticulonodular difuso na radiografia simples de tórax associado a dispneia e febre. A pneumonia primária difusa associada ao *Coccidioides* pode ocorrer nos contextos de exposição ambiental intensa ou de imunidade celular profundamente suprimida (p. ex., em pacientes com Aids), com crescimento fúngico irrestrito frequentemente associado a fungemia.

A disseminação clínica da infecção fora da cavidade torácica ocorre em < 1% das pessoas infectadas. A disseminação é mais provável em homens, em particular naqueles de origem afro-americana ou filipina, e em pessoas com imunidade celular deprimida, inclusive pacientes com infecção pelo vírus da imunodeficiência humana (HIV) e contagens de células T CD4+ no sangue periférico < 250/μL; aqueles sob terapia crônica com glicocorticoides; os submetidos a transplante alogênico de órgãos sólidos; e os tratados com antagonistas do fator de necrose tumoral α (TNF-α). As mulheres que contraem uma nova infecção por *Coccidioides* durante o segundo ou o terceiro trimestre de gestação também correm risco de doença disseminada. Os locais comuns de disseminação incluem a pele, os ossos, as articulações, os tecidos moles e as meninges. A disseminação pode seguir-se à infecção pulmonar sintomática e assintomática e pode envolver apenas um ou vários focos anatômicos. Quando ocorre, a disseminação clínica em geral é evidente nos primeiros 6 meses após a infecção pulmonar primária.

Entre as síndromes disseminadas, a meningite por *Coccidioides* é a mais grave, e, sem tratamento, ela é uniformemente fatal. Os pacientes, em geral, apresentam-se com cefaleia persistente, geralmente acompanhada por letargia e confusão mental. A rigidez de nuca, se presente, não é intensa. O exame do líquido cerebrospinal (LCS) demonstra pleocitose linfocítica com hipoglicorraquia profunda e níveis elevados de proteína. Em alguns casos, detectam-se eosinófilos no LCS. Com ou sem a terapia apropriada, os pacientes podem desenvolver hidrocefalia comunicante ou não comunicante, que se manifesta clinicamente por um declínio acentuado do estado mental, quase sempre com distúrbios da marcha.

DIAGNÓSTICO

A sorologia desempenha um importante papel em estabelecer um diagnóstico de coccidioidomicose. Dispõe-se de várias técnicas, inclusive os tradicionais ensaios de precipitina em tubo (PT) e fixação do complemento (FC), imunodifusão PT e FC (IDPT e IDFC) e imunoensaio enzimático (EIA) para detectar anticorpos de imunoglobulina (Ig) M e IgG. A PT e os anticorpos IgM são encontrados no soro logo após a infecção e persistem por várias semanas a meses. Eles não são usados para classificar a gravidade da doença. A FC e os anticorpos IgG ocorrem posteriormente na evolução da doença e persistem por mais tempo do que a PT e os anticorpos IgM. Os títulos crescentes de FC estão associados à progressão clínica, e a presença de anticorpo de FC no LCS constitui um indicador de meningite causada por *Coccidioides*. Os anticorpos desaparecem com o passar do tempo em indivíduos cuja doença clínica sofre resolução.

Devido à sua disponibilidade comercial, o EIA é frequentemente usado como recurso de rastreamento para sorologia do *Coccidioides*. Há uma preocupação quanto à ocorrência de resultados falso-positivos no EIA para IgM, particularmente para indivíduos assintomáticos. Além disso, embora a sensibilidade e especificidade do EIA da IgG pareçam altas quando comparadas com a da FC e da IDFC, a densidade óptica obtida no EIA não se correlaciona com o título sorológico de nenhum dos últimos testes.

O *Coccidioides* cresce em 3 a 7 dias a 37°C em uma variedade de meios artificiais, inclusive ágar-sangue. Portanto, sempre é útil se obterem amostras de escarro ou outros líquidos respiratórios e tecidos para cultura nos casos suspeitos de coccidioidomicose. O laboratório clínico deve ser alertado para a possibilidade desse diagnóstico, uma vez que o *Coccidioides* pode representar um risco significativo para o laboratório se for inadvertidamente inalado. O microrganismo também pode ser identificado diretamente. Embora o tratamento de amostras com hidróxido de potássio raras vezes ajude a estabelecer o diagnóstico, o exame do escarro ou de outros líquidos respiratórios após coloração com Papanicolaou, metenamina de prata Gomori ou branco de calcoflúor revela esférulas em uma proporção significativa de pacientes com coccidioidomicose pulmonar. Para tecidos fixados (p. ex., aqueles obtidos de amostras de biópsia), podem ser demonstradas esférulas com inflamação circundante à coloração com hematoxilina e eosina ou metenamina de prata de Gomori.

Foi desenvolvido um teste comercialmente disponível para antigenúria e antigenemia do *Coccidioides*, que parece ser útil em pacientes imunossuprimidos com doença grave ou disseminada. Ele parece ser útil na avaliação do LCS em casos com suspeita de meningite por *Coccidioides*. Resultados falso-positivos podem ocorrer em casos de histoplasmose ou blastomicose. Alguns laboratórios oferecem a detecção genômica por reação em cadeia da polimerase; não foi demonstrado que esse ensaio seja mais sensível que a cultura, embora possa ser mais rápido.

TRATAMENTO

Coccidioidomicose

Atualmente, duas classes principais de agentes antifúngicos são úteis para o tratamento da coccidioidomicose (Tab. 213-1). Embora antes rotineiramente prescrita, a anfotericina B em todas as suas formulações agora é reservada apenas para os casos mais graves de disseminação e para administração intratecal ou intraventricular a pacientes com meningite causada por *Coccidioides* nos quais a terapia com triazol tenha falhado. A formulação original da anfotericina B, dispersada em desoxicolato, em geral é administrada por via intravenosa (IV) em doses de 0,7 a 1 mg/kg, diariamente ou três vezes por semana. As novas formulações lipídicas estão associadas a menor toxicidade renal, mas não foi demonstrado que levem a uma melhora mais acentuada do que a formulação com desoxicolato na coccidioidomicose. As dispersões lipídicas são administradas por via IV em doses de 3 a 5 mg/kg, diariamente ou três vezes por semana.

Os antifúngicos à base de triazol são os principais fármacos modernos utilizados para tratar a maioria dos casos de coccidioidomicose. Os ensaios clínicos demonstraram a utilidade do fluconazol e do itraconazol. As evidências indicam que o itraconazol é mais efetivo contra a doença óssea e articular. O fluconazol tem sido o triazol de escolha para o tratamento da meningite por *Coccidioides*, mas o itraconazol também é efetivo. Para ambos os fármacos, deve-se usar uma dose oral mínima em adultos de 400 mg/dia. A dose máxima de itraconazol é de 200 mg, três vezes ao dia, mas podem ser administradas doses maiores de fluconazol. Os novos agentes antifúngicos voriconazol e posaconazol são úteis em todos os tipos de doença clínica, incluindo a meningite, e devem ser considerados em casos de falha da terapia com fluconazol ou itraconazol. Até o momento, o isavuconazol tem sido usado em circunstâncias limitadas na coccidioidomicose. O tratamento com altas doses de um triazol pode ser teratogênico durante o primeiro trimestre de gravidez; por conseguinte, deve-se considerar a anfotericina B se o tratamento antifúngico for necessário em gestantes durante esse período.

A maioria dos pacientes com coccidioidomicose pulmonar primária focal não requer tratamento antifúngico. Os pacientes nos quais se deve considerar a terapia antifúngica incluem aqueles com imunodeficiências celulares subjacentes e aqueles com sintomas prolongados e sinais de doença extensa. Os critérios específicos incluem sintomas que persistem por ≥ 2 meses, suores noturnos por > 3 semanas, perda de peso > 10%, um título de anticorpo sérico por FC > 1:16 e acometimento pulmonar extenso, evidente na radiografia de tórax. Quando a terapia antifúngica é usada, considera-se apropriado o uso de fluconazol ou itraconazol 400 mg ao dia por até 6 meses.

A coccidioidomicose pulmonar difusa representa uma situação especial. Como a maioria dos pacientes com essa forma da doença exibe hipoxemia profunda e doença grave, muitos clínicos preferem começar o tratamento com uma formulação de anfotericina B combinada com um antifúngico triazol oral. A terapia antifúngica triazólica deve ser continuada até que ocorra melhora clínica, devendo ser continuada por 6 meses a 1 ano.

Os nódulos que podem seguir-se à coccidioidomicose pulmonar primária não precisam de tratamento. Conforme assinalado anteriormente, não é fácil distingui-los de neoplasias malignas pulmonares nas radiografias. Pode haver necessidade de acompanhamento clínico estrito e biópsia para distinguir entre essas duas entidades. A maioria das cavitações pulmonares não requer tratamento. Deve-se considerar o tratamento antifúngico em pacientes com tosse persistente, dor torácica pleurítica e hemoptise. Ocasionalmente, as cavidades pulmonares por coccidioidomicose se tornam infectadas secundariamente. Isso costuma se manifestar como nível hidroaéreo dentro da cavidade. É comum o envolvimento de flora bacteriana ou de espécies de *Aspergillus*, razão pela qual se deve considerar o tratamento voltado para esses microrganismos. A cirurgia algumas vezes é necessária nos casos de tosse produtiva e hemoptise persistentes. Além disso, as cavidades > 4 cm de diâmetro têm poucas chances de desaparecer espontaneamente, e a extirpação cirúrgica deve ser considerada. A cirurgia é sempre necessária para a reexpansão pulmonar em casos de piopneumotórax. Na coccidioidomicose pulmonar crônica, a terapia antifúngica prolongada – por pelo menos 1 ano – geralmente é necessária, com monitoração de sintomas, alterações radiográficas, culturas de escarro e títulos sorológicos.

A maioria dos casos de coccidioidomicose disseminada requer terapia antifúngica prolongada. A duração do tratamento baseia-se na melhora clínica em conjunto com um declínio significativo do título sérico de anticorpo à FC. Tal tratamento rotineiramente prossegue por vários anos. Ocorre recidiva em 15 a 30% dos indivíduos assim que o tratamento é suspenso.

A meningite por *Coccidioides* é um desafio especial. Embora a maioria dos pacientes com essa forma da doença responda ao tratamento com triazóis orais, 80% apresentam recidiva quando se interrompe o tratamento. Portanto, a terapia por toda a vida é recomendável. Nos casos de falha do triazol, pode-se usar anfotericina B intratecal ou intraventricular. A instalação requer habilidade considerável e só deve ser feita por um profissional de saúde experiente. Além da terapia antifúngica apropriada, é necessária a derivação de LCS nos casos de meningite complicada por hidrocefalia. Em todos os casos de meningite por *Coccidioides*, é aconselhável fazer uma consulta a um especialista.

TABELA 213-1 ■ Apresentações clínicas da coccidioidomicose, sua frequência e tratamento inicial recomendado para o hospedeiro imunocompetente

Manifestações clínicas	Frequência, %	Tratamento recomendado
Infecção assintomática	60	Nenhum
Pneumonia primária (focal)	40	Na maioria dos casos, nenhum[a]
Pneumonia difusa	< 1	Anfotericina B seguida por tratamento oral prolongado com triazol
Sequelas pulmonares	5	
Nódulos		Nenhum
Cavitação		Na maioria dos casos, nenhum[b]
Pneumonia crônica		Tratamento prolongado com triazol
Doença disseminada	≤ 1	
Pele, ossos, articulações, tecidos moles		Tratamento prolongado com triazol[c]
Meningite		Tratamento com triazol por toda a vida[d]

[a]O tratamento está indicado para hospedeiros com depressão da imunidade celular e para aqueles com sinais e sintomas prolongados de intensidade crescente, incluindo sudorese noturna > 3 semanas, perda ponderal > 10%, título de fixação do complemento > 1:16 e envolvimento pulmonar extenso na radiografia de tórax. [b]O tratamento (geralmente com os triazóis orais fluconazol e itraconazol) é recomendado para os sintomas persistentes. [c]Nos casos graves, alguns médicos usariam a anfotericina B como terapia inicial. [d]A anfotericina B intraventricular ou intratecal é recomendada em casos de falha dos triazóis. Pode ocorrer hidrocefalia, exigindo derivação do líquido cerebrospinal.
Nota: Ver texto para doses e duração.

PREVENÇÃO

Não há métodos comprovados para reduzir o risco dos residentes de uma região endêmica de adquirirem coccidioidomicose, porém evitar o contato direto com solo não cultivado ou poeira visível contendo material do solo é aconselhável. Para indivíduos com supressão da imunidade celular, o risco de desenvolver coccidioidomicose sintomática é maior do que na população em geral. A terapia antifúngica é apropriada em pacientes com sinais de coccidioidomicose ativa ou recente e que estejam a ponto de ser submetidos a transplante alogênico de órgão sólido. Alguns centros de transplantes em regiões endêmicas estão fornecendo profilaxia antifúngica universal por 6 meses a 1 ano após transplante de órgãos sólidos. Vários casos de coccidioidomicose transmitida pelo doador ocorreram durante transplantes. Se possível, os doadores de uma região endêmica devem ser examinados para coccidioidomicose antes do transplante. Os dados sobre o uso de agentes antifúngicos para a profilaxia em outras situações são limitados. A administração de um fármaco antifúngico profilático não é recomendada para pacientes infectados por HIV-1 que vivem em região endêmica. A maioria dos especialistas administraria terapia antifúngica com triazóis a pacientes com história de coccidioidomicose ativa ou sorologia positiva para *Coccidioides* nos quais está sendo iniciado um tratamento com antagonistas do TNF-α.

LEITURAS ADICIONAIS

Benedict K et al: Surveillance for coccidioidomycosis–United States, 2011-2017. Morbid Mortal Wkly Rep 68:1, 2019.

Galgiani JN et al: 2016 Infectious Diseases Society of America (IDSA) clinical practice guideline for the treatment of coccidioidomycosis. Clin Infect Dis 63:e112, 2016.

Kahn A et al: Universal fungal prophylaxis and risk of coccidioidomycosis in liver transplant recipients living in an endemic area. Liver Transpl 21:353, 2015.

Kusne S et al: Coccidioidomycosis transmission through organ transplantation: A report of the OPTN Ad Hoc Disease Transmission Advisory Committee. Am J Transplant 16:3562, 2016.

Litvintseva AP et al: Valley fever: Finding new places for an old disease: *Coccidioides immitis* found in Washington state soil associated with recent human infection. Clin Infect Dis 60:e1, 2015.

214 Blastomicose

Gregory M. Gauthier, Bruce S. Klein

DEFINIÇÃO

A blastomicose é uma doença piogranulomatosa que ocorre após a inalação de fragmentos de hifas ou conídios de *Blastomyces*. Tipicamente, o *Blastomyces* causa infecção pulmonar; porém, um subgrupo de pacientes apresenta doença disseminada que envolve órgãos como pele, ossos, cérebro ou sistema geniturinário. A blastomicose é considerada uma infecção fúngica primária, pois afeta pessoas com sistemas imunes intactos ou comprometidos. É comum haver atraso no diagnóstico, porque a blastomicose simula outras doenças, como pneumonia bacteriana, tuberculose e câncer. O diagnóstico envolve testes baseados ou não nas culturas. As formulações de anfotericina B e os triazóis são os fármacos de escolha para o tratamento.

ETIOLOGIA

O *Blastomyces* é um complexo de espécies que inclui *B. dermatitidis*, *B. gilchristii*, *B. helicus*, *B. percursus*, *B. emzantsi*, *B. silverae* e *B. parvus*. *B. silverae* e *B. parvus* não são considerados patógenos comuns de humanos. As espécies de *Blastomyces* exibem dimorfismo térmico, o que envolve a capacidade de conversão entre morfologias de hifa e levedura em resposta à temperatura. No solo (22-25°C), o *Blastomyces* cresce como hifas septadas que produzem conídios infecciosos. Entre as espécies de *Blastomyces*, o *B. helicus* é único porque suas hifas crescem em padrão helicoidal e não esporulam em condições de crescimento *in vitro*. Nos órgãos e tecidos (37°C), o *Blastomyces* cresce como levedura patogênica **(Fig. 214-1)** que induz uma inflamação piogranulomatosa. A forma de levedura de todas as espécies de *Blastomyces* cresce como células de leveduras com brotamento de base ampla, com diferenças sutis de tamanho entre as diferentes espécies (4-29 μm).

EPIDEMIOLOGIA

Embora a maioria das infecções por *Blastomyces* ocorra na América do Norte, a blastomicose é uma infecção fúngica sistêmica de importância global, com as infecções também ocorrendo na África e Ásia. Nos Estados Unidos, a distribuição geográfica tradicional do *Blastomyces* inclui as bacias dos rios Mississippi e Ohio, a bacia do rio St. Lawrence, estados que fazem fronteira com os Grandes Lagos e estados do sul dos Estados Unidos. No Canadá, a distribuição geográfica tradicional inclui as províncias de Saskatchewan, Manitoba, Ontário e Quebec. Na América do Norte, o *B. dermatitidis* está localizado em toda a distribuição geográfica tradicional. O *B. gilchristii* está geograficamente restrito a Minnesota, Wisconsin, Canadá e áreas próximas ao rio St. Lawrence. Acredita-se que *B. dermatitidis* e *B. gilchristii* tenham divergido há 1,9 milhão de anos durante o Pleistoceno, com o *B. gilchristii* restrito às áreas previamente glaciares. O *B. dermatitidis* é encontrado em áreas glaciares e não glaciares. No ambiente, *B. dermatitidis* e *B. gilchristii* não são uniformemente distribuídos; em vez disso, eles crescem em nichos ecológicos comumente chamados *microfocos*, os quais se caracterizam por solos ácidos e arenosos próximos à água e que contêm matéria orgânica em decomposição, como vegetação e madeira. As infecções por *B. helicus* foram

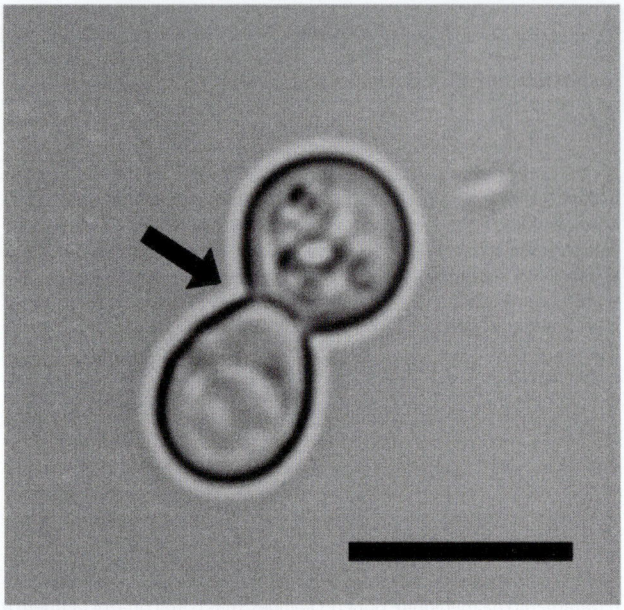

FIGURA 214-1 Levedura de *Blastomyces* a 37°C, com brotamento de base ampla entre a célula-mãe e as células-filhas (*seta*). Bar = 10 μm. *(Gregory M. Gauthier, MD, MS)*

relatadas no oeste dos Estados Unidos (Califórnia, Montana, Idaho, Colorado, Nebraska, Texas) e no Canadá (Saskatchewan, Alberta); seu nicho ecológico ainda não foi definido. A distribuição geográfica e o ninho ecológico do *B. parvus* e do *B. silverae* são desconhecidos.

Fora da América do Norte, a blastomicose foi relatada na África (mais de 100 casos), Índia (menos de 10 casos) e Israel. Com base em análises morfológicas, quase todos os isolados clínicos de *Blastomyces* na África eram originalmente considerados *B. dermatitidis*. Porém, a análise filogenética molecular de isolados clínicos humanos demonstrou que existem múltiplas espécies de *Blastomyces* na África, incluindo *B. dermatitidis*, *B. gilchristii*, *B. percursus* e *B. emzantsi*. Foi usada uma combinação de sequenciamento com espaçador interno transcrito (ITS), tipagem de sequências baseadas em multilócus (MLST) e sequenciamento total do genoma para identificar uma nova espécie, *B. emzantsi*, e para diferenciar o *B. percursus* de outras espécies de *Blastomyces*. A MLST identificou um isolado de *B. dermatitidis* de Ruanda e de *B. gilchristii* do Zimbábue e da África do Sul. Análises de 20 isolados da África do Sul coletados ao longo de 40 anos os identificaram como *B. emzantsi* ou *B. percursus*. A distribuição geográfica e o nicho ecológico das quatro espécies de *Blastomyces* na África são desconhecidos. Na Índia, houve menos de 10 casos autóctones de blastomicose, com a maioria identificada por análise morfológica. Um caso autóctone (causado por *B. percursus*) com confirmação molecular foi relatado em Israel.

As informações epidemiológicas sobre a blastomicose derivam primariamente de vigilância laboratorial passiva, de estudos retrospectivos e da investigação de surtos. A falta de sensibilidade do teste cutâneo e da sorologia, junto com a dificuldade no isolamento do *Blastomyces* no ambiente por cultura ou métodos moleculares, impediu uma compreensão epidemiológica aprofundada da blastomicose. Na América do Norte, a blastomicose é notificável em cinco estados dos Estados Unidos (Minnesota, Wisconsin, Michigan, Arkansas e Louisiana), além de duas províncias canadenses (Manitoba e Ontário). A incidência anual de blastomicose na região endêmica tradicional varia de 0,11 a 2,17 casos/100.000 pessoas. Em pessoas mais velhas (beneficiários do Medicare, 1999-2008), a incidência anual nacional de blastomicose foi de 0,7/100.000, com as maiores taxas nas regiões do meio-oeste e sul dos Estados Unidos. Em certos locais, como Vilas County, Wisconsin, e Kenora, Ontário, a blastomicose é hiperendêmica, com taxas de incidência anual variando de 40 a 117 casos/100.000 pessoas. É provável que os dados de incidência subestimem a verdadeira carga de infecção, pois se limitam a pessoas com infecção clinicamente aparente. Os pacientes com infecções assintomáticas ou subclínicas são subestimados.

A maioria das infecções por *Blastomyces* é esporádica e pode ocorrer em áreas rurais ou urbanas. Houve pelo menos 20 surtos de blastomicose nos Estados Unidos desde meados da década de 1950. Wisconsin, Minnesota e Carolina do Norte tiveram múltiplos surtos. A maioria dos surtos ocorreu em áreas rurais, mas muitos ocorreram em ambientes urbanos. As atividades associadas a surtos incluem construção (casas, cabanas, fábricas e estradas), escavações do solo, participação em esportes aquáticos (canoagem, *rafting* e pesca) e exposição a material de compostagem da comunidade ou de barragens de castores. A infecção por *Blastomyces* costuma ser adquirida por alterações no solo, o qual libera partículas que são inaladas pelos pulmões.

Uma investigação de um surto de blastomicose em Marathon County, Wisconsin (2009-2010), mostrou que 45% dos pacientes eram da etnia Hmong. Um estudo retrospectivo da Marshfield Clinic em Wisconsin (1999-2014) concluiu que 14,4% dos pacientes com blastomicose eram de etnia asiática – um número maior do que o previsto, já que < 2,5% da população na área de cobertura é asiática, incluindo uma grande população Hmong. Esses achados sugerem que as pessoas de etnia Hmong têm risco aumentado de adquirir blastomicose. Uma combinação de sequenciamento completo do genoma e análises imunológicas indicaram que polimorfismos no gene da interleucina 6 (IL-6) na população Hmong resultam em redução na produção de IL-6, o que por sua vez prejudica o desenvolvimento de linfócitos T CD4+ produtores de IL-17. A IL-17 é uma citocina fundamental para o recrutamento e ativação de células imunes inatas, como os neutrófilos e macrófagos, ativas contra o *Blastomyces*. Assim, as alterações na produção de IL-6 podem ser responsáveis pelo risco aumentado de blastomicose na população Hmong. Embora os dados sejam limitados, as pessoas de etnia Hmong não parecem estar sob risco aumentado para a blastomicose disseminada. Também foram relatadas maiores taxas de blastomicose em indígenas do Canadá e Estados Unidos. Em comparação com os brancos, as pessoas asiáticas e indígenas com blastomicose tendem a apresentar menos condições médicas subjacentes e a ser mais jovens.

PATOGÊNESE

Uma característica que define o complexo de espécies *Blastomyces* é a capacidade de responder a mudanças na temperatura alternando entre as formas de hifa e levedura. No solo, o *Blastomyces* cresce como um fungo filamentoso com hifas que produzem conídios. O crescimento de hifas promove a sobrevivência no ambiente, a diversidade genética através do acasalamento e a produção de conídios infecciosos que facilitam a transmissão do *Blastomyces* do ambiente aos mamíferos, incluindo os humanos. A 37°C (a temperatura central dos mamíferos), as hifas e conídios de *Blastomyces* se convertem em leveduras patogênicas que suprarregulam os fatores de virulência específicos da fase de levedura e sub-regulam as defesas imunes do hospedeiro, facilitando a infecção. Os traços de virulência que o *Blastomyces* compartilha com *Histoplasma*, *Coccidioides*, *Sporothrix* e *Paracoccidioides* são a termotolerância a 37°C, a sobrevivência intracelular e a capacidade de causar infecção em pessoas com defesas imunes saudáveis ou comprometidas. Embora o *Emergomyces* e o *Talaromyces marneffei* (anteriormente *Penicillium marneffei*) exibam dimorfismo térmico, crescimento como leveduras a 37°C e sobrevivência intracelular, esses fungos dimórficos tendem a causar infecção primariamente em pessoas imunocomprometidas.

A mudança morfológica de hifa para levedura a 37°C é estimulada principalmente pela temperatura, sendo combinada com a captação de cisteína exógena. A captação de cisteína é necessária para completar a transição para a forma de levedura, pois ajuda a reiniciar a respiração mitocondrial, a qual cessa durante a mudança de morfologia. Nas últimas duas décadas, o conhecimento sobre os mecanismos genéticos que promovem a transição dependente de temperatura entre hifas e leveduras aumentou substancialmente. A descoberta da cinase reguladora de dimorfismo 1 (*DRK1*), que codifica uma histidina-cinase híbrida do grupo III que é parte da via de sinalização do glicerol de alta osmolaridade (HOG), forneceu a comprovação genética de que a transição para levedura é fundamental para a virulência dos fungos termicamente dimórficos. A alteração de *DRK1* por deleção do gene ou interferência do RNA resultou em células de *Blastomyces* que cresciam como hifas a 37°C em vez de leveduras. Embora viáveis a 37°C, essas células apresentavam alteração na composição da parede celular, não conseguiam suprarregular o fator de virulência adesina 1 do *Blastomyces* (*BAD1*, anteriormente WI-1) e não eram virulentas em um modelo de camundongos com infecção pulmonar letal. Estudos subsequentes de *Histoplasma* e *Talaromyces* demonstraram que a função de *DRK1* está conservada em relação a virulência e dimorfismo térmico.

A transição dependente de temperatura na outra direção – de levedura para hifa – é regulada em parte por um fator de transcrição GATA codificado pelo repressor da biossíntese de sideróforo em *Blastomyces* (*SREB*), o que influencia o metabolismo lipídico neutro. Além disso, a percepção da quitina pelos transportadores de N-acetilglicosamina *NGT1* e *NGT2* acelera a conversão para hifas após uma queda na temperatura de 37°C para 22°C. Esses dois mecanismos são conservados no *Histoplasma capsulatum*.

Como patógeno fúngico primário, o *Blastomyces* é um dos poucos fungos que consegue infectar pessoas imunocompetentes. Em sua forma de levedura, o *Blastomyces* escapa e modula as defesas imunes. Após a perturbação do solo, os conídios são aerossolizados e inalados para os pulmões, sendo fagocitados pelos macrófagos pulmonares, onde um subgrupo de conídios germina como levedura e se replica durante as fases iniciais da infecção. O *Blastomyces* também consegue se replicar fora dos macrófagos. Após a conversão para a fase de levedura, um fator de virulência fundamental codificado por *BAD1* é suprarregulado. *BAD1* codifica uma proteína da superfície celular multifuncional de 120 kDa que facilita a adesão da levedura às células do epitélio pulmonar através da interação com o sulfato de heparina, adesão às células imunes do hospedeiro por ligação aos receptores do complemento CR3 e CD14 e sub-regulação do fator de necrose tumoral alfa (TNF-α) em macrófagos e neutrófilos. Além disso, a proteína BAD1 prejudica a ativação dos linfócitos T CD4+, reduzindo, assim, a produção de IL-17 e interferon γ (IFN-γ). A análise do perfil transcricional *in vivo* de leveduras do *B. dermatitidis* durante infecção pulmonar demonstrou que *BAD1* é o gene mais altamente suprarregulado. A deleção de *BAD1* torna o *B. dermatitidis* não virulento em um modelo murino de infecção pulmonar. Assim, BAD-1 é fundamental para a virulência no *B. dermatitidis* e provavelmente também no *B. gilchristii*. Por outro lado, *BAD1* está ausente nos genomas sequenciados de *B. helicus*, *B. parvus*, *B. silverae*, *B. percursus* e *B. emzantsi*.

Outros fatores que contribuem para a virulência das leveduras de *Blastomyces* incluem a resistência relativa ao estresse oxidativo, a suprarregulação da catalase e da superóxido-dismutase durante a infecção, a captação ativa de zinco por um transportador zincóforo e transmembrana codificado por *PRA1* (*ZRT1*) e a clivagem do fator estimulante de colônias de granulócitos-macrófagos pela dipeptidil-peptidase IVA, que bloqueia a ativação das células imunes inatas (macrófagos, neutrófilos) e seu recrutamento para os pulmões.

ABORDAGEM AO PACIENTE

Blastomicose

Com base na investigação de surtos, estima-se que 50% das pessoas expostas ao *Blastomyces* desenvolvem infecção sintomática após um período de incubação de 3 semanas a 3 meses. O período de incubação relativamente longo significa que os pacientes podem ser diagnosticados com blastomicose em qualquer época do ano. A blastomicose tem sido chamada de "o grande simulador", pois pode simular doenças infecciosas e não infecciosas. A pneumonia por *Blastomyces* lembra clínica e radiologicamente a pneumonia bacteriana adquirida na comunidade, a pneumonia viral, a tuberculose e o câncer de pulmão. Os pacientes costumam receber dois ou três ciclos de antibióticos antes do diagnóstico de blastomicose pulmonar. Sem a coloração e a cultura para fungos, as lesões cutâneas podem simular o câncer de pele, a sarcoidose e o pioderma gangrenoso. Raramente a blastomicose pode simular o câncer de laringe. O aspecto mais importante da abordagem de um paciente com doença compatível é a consideração do *Blastomyces* como agente etiológico no diagnóstico diferencial, o que facilita o diagnóstico e tratamento precoces, reforçando o potencial para melhores desfechos clínicos. Os indícios clínicos de blastomicose, especialmente em pessoas que moram ou visitam regiões endêmicas, incluem pneumonia que não melhora com tratamento antibiótico, pneumonia com manifestações extrapulmonares (p. ex., lesões cutâneas, osteomielite, envolvimento do sistema nervoso central [SNC]) e úlceras cutâneas que não respondem à terapia padrão. A blastomicose deve também ser considerada em pessoas de regiões endêmicas com insuficiência respiratória inexplicada ou síndrome da angústia respiratória aguda (SARA). Além disso, uma história detalhada de exposições pode elevar a chance de blastomicose no diagnóstico diferencial. Essa história inclui questionamentos sobre animais de estimação ou membros da família com blastomicose; tais fatores foram relatados em 7,7 a 10% e 4 a 9% dos pacientes, respectivamente.

MANIFESTAÇÕES CLÍNICAS

Blastomicose pulmonar As manifestações pulmonares ocorrem em 69 a 93% dos pacientes com blastomicose sintomática e são as características clínicas mais comuns da infecção. Os sinais e sintomas podem incluir febre, calafrios, tosse produtiva ou não produtiva, falta de ar, hemoptise, mal-estar e redução do apetite. A blastomicose pulmonar também pode se manifestar como infecção assintomática, uma doença curta tipo influenza, pneumonia aguda, pneumonia crônica ou SARA. Os achados radiográficos pulmonares incluem consolidação lobar, lesão expansiva, infiltrados intersticiais, nódulo(s), padrão miliar, doença cavitária e envolvimento difuso de múltiplos lobos. Adenopatia hilar, derrame pleural e empiema são raros. Não há características distintivas que diferenciem a blastomicose de outras doenças pulmonares. Diabetes, recebimento de transplantes de órgão sólido, imunossupressão e pneumonia multilobar são fatores de risco para a blastomicose pulmonar grave. Cerca de 4 a 15% dos pacientes com blastomicose pulmonar desenvolvem SARA, a qual se caracteriza por evolução fulminante e altas taxas de mortalidade, variando de 40 a 89% na maioria dos estudos. A taxa de mortalidade na SARA aumenta quando o diagnóstico demora a ser feito.

Blastomicose disseminada A blastomicose disseminada ocorre em 15 a 48% dos pacientes e tem o potencial para envolver quase todos os órgãos do corpo. O sítio de disseminação mais comum é a pele, onde a infecção pode se manifestar como pápulas, úlceras, lesões verrucosas ou abscessos. O segundo sítio mais comum são os ossos, com a consequente osteomielite caracterizada por dor óssea, edema de tecidos moles, abscesso de tecidos moles e formação de fístulas. Em geral, há envolvimento de um único osso; porém, pode ocorrer osteomielite multifocal. Os sítios mais comuns para osteomielite incluem a coluna, os ossos longos e as costelas. A disseminação para o SNC (p. ex., manifestando-se como meningite, abscesso ou lesão expansiva), a laringe ou o sistema geniturinário (p. ex., para a próstata ou epidídimo) ocorre em menos de 10% dos casos; a maioria dos pacientes afetados tem envolvimento concomitante de outros órgãos, como o pulmão ou a pele.

Os fatores que influenciam a disseminação incluem a espécie de *Blastomyces* infectante, a duração dos sintomas pulmonares e a existência de Aids concomitante. Múltiplos estudos de Wisconsin, um estado onde *B. dermatitidis* e *B. gilchristii* são endêmicos, demonstraram que o *B. dermatitidis* tem mais chances de causar infecção disseminada (31,4-47,8% dos casos), enquanto o *B. gilchristii* tende a permanecer localizado nos pulmões (90,7-92,2%). De maneira surpreendente, a imunossupressão tem influência mínima na disseminação, uma observação que sugere que os fatores de virulência do *Blastomyces* têm maior impacto que as defesas imunes do hospedeiro. A frequência de blastomicose disseminada em receptores de transplante de órgãos sólidos, pessoas que recebem quimioterapia para câncer e pacientes submetidos a imunossupressão farmacológica é semelhante àquela de pacientes com sistemas imunes intactos. Embora os pacientes tratados com antagonistas do TNF-α sejam considerados como de risco para blastomicose, as manifestações clínicas e a frequência da doença disseminada não são conhecidas nesse grupo devido à paucidade de dados publicados. As pessoas com Aids e contagem de linfócitos T CD4+ < 100/μL são uma exceção: elas estão sob risco aumentado de disseminação para o SNC. A blastomicose na gestação é rara, sendo tipicamente diagnosticada no segundo ou terceiro trimestres (91%) e mais frequentemente se manifestando como pneumonia (74%) ou infecção disseminada (48%). A transmissão para o neonato por via transplacentária ou aspiração de secreções vaginais infectadas é rara. As pessoas infectadas com *B. helicus* podem apresentar infecção pulmonar localizada ou doença disseminada; elas são tipicamente imunossuprimidas (p. ex., como resultado de transplante de órgãos sólidos, quimioterapia, infecção por vírus da imunodeficiência humana [HIV] ou lúpus) e apresentam alta taxa de mortalidade (71,4% em sete pacientes). Em contraste com o *B. dermatitidis* e o *B. gilchristii*, o *B. helicus* comumente causa fungemia. As infecções por *B. percursus* e *B. emzantsi* costumam ter longa duração (persistindo por 4 semanas a 5 anos) e podem envolver os pulmões ou se disseminar (pele, ossos, cérebro).

DIAGNÓSTICO

O diagnóstico oportuno de blastomicose exige um alto grau de suspeita clínica, pois suas apresentações clínicas e radiológicas simulam etiologias mais comuns, como pneumonia adquirida na comunidade, câncer e tuberculose. Achados laboratoriais como leucocitose, anemia leve, aumento da proteína C-reativa e velocidade de hemossedimentação elevada são inespecíficos. Após a suspeita, o diagnóstico de blastomicose é simples e envolve o exame microscópico de amostras coradas, a cultura fúngica e a testagem de antígenos. A baixa sensibilidade da fixação do complemento (9%) e da imunodifusão (28%) dispensa a testagem sorológica para o diagnóstico. Porém, um teste sorológico desenvolvido recentemente e projetado para detectar anticorpos contra BAD1 tem sensibilidade de 87% e especificidade de 94 a 99%. Esse teste ainda não está comercialmente disponível.

Um diagnóstico presuntivo de blastomicose pode ser feito pela coloração de amostras clínicas e pela pesquisa de leveduras com brotamento de base ampla e parede celular com refração dupla. Junto com o padrão de brotamento de base ampla, o tamanho das leveduras (4-29 μm) permite que o *Blastomyces* seja diferenciado de outros fungos. Uma exceção é o *B. helicus*, que tem potencial para ser confundido com o *Histoplasma* devido à sua levedura pequena. As amostras de trato respiratório, como escarro, aspirado traqueal e lavado broncoalveolar (LBA), podem ser coradas com calcoflúor, hidróxido de potássio a 10% ou Papanicolaou. A drenagem purulenta pode ser corada de maneira semelhante. A sensibilidade da coloração de amostras respiratórias varia de 50 a 90%. As amostras teciduais para histopatologia devem ser coradas com metenamina de prata de Gomori ou com o ácido periódico de Schiff, sendo avaliadas quanto a inflamação piogranulomatosa e a leveduras com brotamento de base ampla. As colorações tradicionais, como a de Gram ou de hematoxilina e eosina, não permitem a visualização ideal das leveduras de *Blastomyces*.

O crescimento do *Blastomyces* em culturas de tecido respiratório ou amostras de líquidos corporais fornece um diagnóstico definitivo de blastomicose, mas costuma exigir 5 a 28 dias de incubação. Meios especiais, como a dextrose de Sabouraud, o ágar batata-dextrose e a infusão cérebro-coração, são necessários porque o *Blastomyces* não cresce bem nos meios bacteriológicos padrão. A maioria dos laboratórios de microbiologia clínica incuba as culturas fúngicas a 25 a 30°C, uma temperatura que resulta no crescimento de hifas de *Blastomyces*. Infelizmente, as hifas de *Blastomyces* não são suficientemente distintas sob o ponto de vista morfológico para a confirmação do diagnóstico. Assim, a identificação fúngica e o diagnóstico são comumente confirmados por sonda de DNA de quimioluminescência ou, menos comumente, por conversão para leveduras após a incubação a 37°C. O diagnóstico também pode ser confirmado por reação em cadeia da polimerase. Nem a sonda de DNA de quimioluminescência nem as análises morfológicas das leveduras por microscopia óptica diferenciam entre as diferentes espécies de *Blastomyces*. Além disso, algumas espécies, como o *B. emzantsi*, são difíceis de converter em leveduras a 37°C. A espécie de *Blastomyces* não costuma ser determinada por haver necessidade do sequenciamento de DNA.

Um teste de antígeno que detecta um componente conservado de galactomanana na parede celular do *Blastomyces* tem substituído a testagem sorológica. Esse teste pode ser realizado em urina, sangue, LBA e líquido cerebrospinal (LCS). A sensibilidade do teste de antígeno é de 85 a 93% na urina e de 57 a 82% no soro. A carga de infecção parece influenciar a sensibilidade do teste, com uma menor carga de infecção resultando em sensibilidade reduzida. O teste de antígeno pode detectar *B. dermatitidis*, *B. gilchristii* e *B. helicus*; porém, sua utilidade para a detecção de outras espécies de *Blastomyces* não é conhecida. Reações cruzadas no teste de antígeno ocorrem durante a infecção com outros fungos dimórficos, incluindo *H. capsulatum* (96%), *Paracoccidioides* spp. (100%) e *T. marneffei* (70%). Entre eles, apenas o *H. capsulatum* é encontrado na mesma região endêmica do *Blastomyces*. Podem ocorrer reações cruzadas raras com infecções por *Aspergillus* e *Cryptococcus*. Os níveis de antígeno na urina e no sangue diminuem com o tratamento bem-sucedido, e a sua mensuração pode ser usada para monitorar a resposta à terapia antifúngica.

TRATAMENTO
Blastomicose

As diretrizes para o tratamento da blastomicose foram publicadas pela Infectious Diseases Society of America, pela American Thoracic Society e pela American Society of Transplantation. Embora haja relatos isolados de blastomicose pulmonar autolimitada, não há critérios para determinar quais pacientes terão resolução da infecção. Assim, o tratamento é recomendado para todos os pacientes com blastomicose a fim de prevenir a infecção progressiva, a insuficiência respiratória e a doença disseminada. A seleção dos antifúngicos é influenciada por estado imune, envolvimento do SNC, gestação, comorbidades (p. ex., insuficiência cardíaca progressiva, intervalo QT prolongado) e interações fármaco-fármaco. Os fármacos antifúngicos ativos contra *Blastomyces* incluem as formulações de anfotericina B (AnB) e os triazóis. A quantidade mínima de beta-(1,3)-glicano na parede celular das leveduras de *Blastomyces* faz as equinocandinas serem ineficazes, e elas não devem ser usadas para tratar a blastomicose. As funções hematológica, hepática e renal deve ser avaliada antes do início da terapia antifúngica, e possíveis interações medicamentosas devem ser avaliadas. Além disso, os pacientes devem ser orientados sobre a administração adequada dos antifúngicos triazóis. Por exemplo, as cápsulas de itraconazol precisam de um ambiente de acidez gástrica para a absorção ideal e devem ser tomadas com alimentos e uma bebida ácida para melhorar a biodisponibilidade; elas não podem ser usadas em pessoas que usam antiácidos, antagonistas H2 ou inibidores da bomba de prótons. Por outro lado, a solução de itraconazol pode ser administrada a pacientes que recebem terapias que reduzem a acidez gástrica, devendo ser tomada sem alimentos.

O tratamento da blastomicose está resumido na **Tabela 214-1**. Para pacientes imunocompetentes com blastomicose pulmonar ou disseminada de gravidade leve ou moderada (p. ex., passível de tratamento ambulatorial), recomenda-se a terapia com itraconazol por 6 meses. Para a blastomicose grave (p. ex., que exige hospitalização), recomenda-se a terapia de indução com AnB lipídica por 7 a 14 dias (ou até a melhora clínica) seguida por itraconazol por 6 a 12 meses. Embora não seja bem estudada, a terapia antifúngica combinada com AnB lipídica e itraconazol pode ser considerada em pacientes com blastomicose pulmonar grave. Em pacientes com SARA, a prednisona pode ser considerada; porém, os benefícios dos esteroides não estão claros. A osteomielite causada por blastomicose exige pelo menos 12 meses de terapia antifúngica, e alguns pacientes podem necessitar de desbridamento cirúrgico. Para a blastomicose que envolve o SNC, a AnB lipídica é administrada por 4 a 6 semanas, sendo seguida pelo tratamento com itraconazol, voriconazol ou fluconazol por pelo menos 12 meses. Embora o fluconazol tenha excelente penetração no SNC, sua concentração inibitória mínima (CIM) contra *B. dermatitidis* e *B. gilchristii* é maior que a do itraconazol e do voriconazol.

Os pacientes imunossuprimidos devem ser tratados com 7 a 14 dias de AnB lipídica seguida por 12 meses de itraconazol. Para os pacientes que exigem imunossupressão irreversível, pode haver necessidade de terapia supressiva com um azol por tempo indeterminado; porém, considerando-se a heterogeneidade dessa população de pacientes, a decisão sobre a terapia supressiva deve ser individualizada. A maioria dos receptores de transplante de órgãos sólidos não exige supressão vitalícia, pois as taxas de recidiva são baixas quando as diretrizes de tratamento são seguidas.

Para gestantes, o tratamento com AnB lipídica por 6 a 8 semanas é recomendado porque, diferentemente dos antifúngicos triazóis, a AnB lipídica não é teratogênica. O fluconazol pode causar malformações craniofaciais, esqueléticas e cardíacas no feto em desenvolvimento (síndrome tipo Antley-Bixler); o voriconazol e o posaconazol também podem resultar em anormalidades esqueléticas. O itraconazol aumenta o risco de abortamento espontâneo. Antes de iniciar a terapia antifúngica, as mulheres em idade fértil com blastomicose devem realizar um teste de gravidez.

Voriconazol, posaconazol e sulfato de isavuconazônio têm potente atividade contra *B. dermatitidis* e *B. gilchristii*, podendo ser considerados alternativas para pessoas que não toleram o itraconazol. Esses agentes, junto com o itraconazol e a AnB, também exibem boa atividade contra as espécies recentemente identificadas de *Blastomyces*, como o *B. helicus*, o *B. percursus* e o *B. emzantsi*. As CIMs do fluconazol contra *B. percursus* e *B. emzantsi* são maiores que aquelas de outros triazóis. Além disso, o fluconazol parece ter pouca atividade contra *B. helicus*, *B. parvus* e *B. silverae*.

PROGNÓSTICO

As taxas de mortalidade da blastomicose variam de 5 a 13%; a maioria das mortes está associada a insuficiência respiratória e SARA. A grande maioria dos pacientes que se recuperam da blastomicose pulmonar não apresenta perda de função pulmonar em longo prazo. A blastomicose cutânea tipicamente resulta em fibrose.

TABELA 214-1 ■ Tratamento da blastomicose

População de pacientes	Gravidade da infecção	Local da infecção	Terapia
Imunocompetentes	Leve a moderada[a]	Pulmões	Itraconazol por 6-12 meses[b]
		Disseminada	Itraconazol por 6-12 meses[b] (≥ 12 meses para osteomielite)
	Grave[c]	SNC	AnB lipídica (5 mg/kg/dia[d,e] por 4-6 semanas) seguida por itraconazol,[b] fluconazol (800 mg/dia) ou voriconazol (200-400 mg 2×/dia) por pelo menos 12 meses de tratamento
		Pulmões	AnB lipídica (3-5 mg/kg/dia[e,f] por 7-14 dias) seguida por itraconazol[b] por 6-12 meses
		Disseminada	AnB lipídica (3-5 mg/kg/dia[e,f] por 7-14 dias) seguida por itraconazol[b] por 12 meses de tratamento (≥ 12 meses para osteomielite)
Imunocomprometidos	Qualquer gravidade	SNC	AnB lipídica (5 mg/kg/dia[d,e] por 4-6 semanas) seguida por itraconazol,[b] fluconazol (800 mg/dia) ou voriconazol (200-400 mg 2×/dia) por pelo menos 1 ano de tratamento[g]
		Pulmões ou disseminada	AnB lipídica (3-5 mg/kg/dia[e,f] por 7-14 dias) seguida por itraconazol[b] por 12 meses[g]
Gestantes[h]	Qualquer gravidade	Qualquer local	AnB lipídica (3-5 mg/kg/dia[e,f] por 6-8 semanas), evitando-se os antifúngicos azóis

[a]Infecções leves a moderadas podem geralmente ser manejadas ambulatorialmente. [b]Uma dose inicial de 200 mg VO 3×/dia por 3 dias seguida de 200 mg VO 1-2×/dia, com a dosagem baseada nos níveis séricos de itraconazol. O alvo para os níveis de itraconazol total (i.e., itraconazol mais hidróxi-itraconazol) é de 1-5 μg/mL. O itraconazol líquido tem maior biodisponibilidade que a formulação em cápsula. O itraconazol líquido e as cápsulas orais devem ser administrados de maneira diferente (ver o texto para detalhes). Os níveis séricos de itraconazol devem ser medidos após se alcançar um estado de equilíbrio dinâmico (2 semanas). Devido à meia-vida longa do fármaco, o sangue para as determinações dos níveis séricos de itraconazol pode ser coletado independentemente do momento da administração. Por outro lado, os níveis séricos de voriconazol, posaconazol e isavuconazol devem ser medidos antes da administração da próxima dose após se alcançar o equilíbrio dinâmico (cerca de 1 semana). [c]A blastomicose grave exige a hospitalização em enfermaria clínica, unidade de cuidados intermediários ou unidade de terapia intensiva. [d]A AnB lipídica é a formulação preferida porque apresenta a melhor penetração no SNC entre as formulações de AnB. Para pacientes com blastomicose do SNC que resulte em disfunção neurológica, deve ser considerada a intervenção cirúrgica. [e]Para pacientes com blastomicose do SNC, blastomicose pulmonar grave ou blastomicose disseminada grave, pode ser considerada a terapia combinada com AnB lipídica mais um antifúngico triazol; porém, essa combinação ainda não foi formalmente estudada. Para pacientes com SARA, pode ser considerada a terapia esteroide adjunta com prednisona (40-60 mg/dia por 1-2 semanas); porém, o benefício da administração de esteroides não está bem definido. [f]Se a AnB lipídica não estiver disponível, pode-se substituí-la por desoxicolato de AnB (0,7-1,0 mg/kg/dia); porém, essa formulação está associada a maiores taxas de nefrotoxicidade e reações infusionais que a AnB lipídica. [g]Considerar a supressão vitalícia com itraconazol (200 mg/dia) se a imunossupressão não puder ser revertida. Essa decisão deve ser individualizada; nem todos os pacientes imunossuprimidos necessitam de terapia supressora vitalícia. Além disso, a supressão antifúngica vitalícia pode ser considerada em pacientes que apresentem recaída após a terapia apropriada. [h]Todas as mulheres em idade fértil devem realizar um teste de gravidez antes de iniciar a terapia.

Siglas: SNC, sistema nervoso central; AnB, anfotericina B; VO, via oral; SARA, síndrome da angústia respiratória aguda.

PREVENÇÃO

A prevenção da blastomicose é difícil, pois a maioria das infecções é esporádica e adquirida de maneira imprevisível no ambiente. Porém, houve progresso significativo na compreensão da imunidade conferida por uma vacina viva atenuada com uma cepa deficiente em BAD1. Quando usada em injeção subcutânea em camundongos, a cepa vacinal de *B. dermatitidis* nula em BAD1 induz imunidade esterilizante ao ativar os linfócitos T_H17 para a proteção contra um desafio pulmonar letal. Os principais componentes antigênicos da vacina incluem a calnexina e a endoglicanase-2 do *Blastomyces*, as quais também podem ser conservadas em outros fungos patogênicos, incluindo *Histoplasma capsulatum*, espécies de *Coccidioides*, *Aspergillus* spp., *Fonsecaea pedrosoi* e *Pseudogymnoascus destructans*. Nem a vacina atenuada nula em BAD1 nem as vacinas recombinantes baseadas em antígenos estão comercialmente disponíveis.

LEITURAS ADICIONAIS

Chapman SW et al: Clinical practice guidelines for the management of blastomycosis: 2008 update by the Infectious Diseases Society of America. Clin Infect Dis 46:1801, 2008.

Limper AH et al: An official American Thoracic Society statement: Treatment of fungal infections in adult pulmonary and critical care patients. Am J Respir Crit Care Med 183:96, 2011.

Maphanga TG et al: Human blastomycosis in South Africa caused by *Blastomyces percursus* and *Blastomyces emzantsi* sp. Nov. 1967–2014. J Clin Microbiol 58:e01661, 2020.

215 Criptococose

Arturo Casadevall

DEFINIÇÃO E ETIOLOGIA

O *Cryptococcus*, um gênero de fungo leveduriforme, é o agente etiológico da criptococose. Até recentemente, as cepas criptocócicas eram separadas em duas espécies, *Cryptococcus neoformans* e *Cryptococcus gattii*, ambas podendo causar criptococose em humanos. As duas variedades de *C. neoformans* – *grubii* e *neoformans* – correlacionam-se com os sorotipos A e D, respectivamente. O *C. gattii*, embora não seja dividido em variedades, também é antigenicamente diverso, abrangendo os sorotipos B e C. Porém, estudos de sequenciamento genômico revelaram enorme diversidade entre isolados previamente alocados em cada uma das espécies, levando à proposição de que cada uma das classificações de espécies prévias inclui várias espécies novas. Assim, o *C. neoformans* e o *C. gattii* são atualmente considerados complexos de espécies. Porém, para propósitos clínicos, estes complexos de espécies causam doença indistinguível chamada criptococose. Consequentemente, este capítulo continuará a usar a nomenclatura *C. neoformans* e *C. gattii*, sabendo que estes termos se referem a complexos de espécies.

EPIDEMIOLOGIA

A criptococose foi descrita pela primeira vez na década de 1890, mas continuou relativamente rara até meados do século XX, quando os avanços no diagnóstico e o maior número de indivíduos imunossuprimidos aumentaram de maneira acentuada sua prevalência relatada. Embora a evidência sorológica de *infecção* criptocócica seja comum entre indivíduos imunocompetentes, a *doença* criptocócica (criptococose) é relativamente rara na ausência de comprometimento da imunidade. Indivíduos sob alto risco de doença por *C. neoformans* incluem pacientes com doenças malignas hematológicas, receptores de transplantes de órgãos sólidos que precisam de terapia imunossupressora, pessoas cujas condições clínicas precisam de tratamento com glicocorticoide, e pacientes com infecção avançada pelo vírus da imunodeficiência humana (HIV) e contagem de linfócitos T CD4+ < 200/μL. Em contraste, a doença relacionada ao *C. gattii* não está associada a deficiências imunes específicas e muitas vezes ocorre em indivíduos imunocompetentes.

A infecção criptocócica é adquirida do ambiente. Os complexos de espécies *C. neoformans* e *C. gattii* habitam nichos ecológicos diferentes. O *C. neoformans* costuma ser encontrado em solos contaminados por excrementos de aves e pode ser isolado com facilidade de solos úmidos de áreas sombreadas contaminados com dejetos de pombos. Já o *C. gattii* não é encontrado em fezes de aves. Em vez disso, habita uma variedade de espécies de árvores, inclusive diversos tipos de eucaliptos. São encontradas cepas de *C. neoformans* em todo o mundo, porém as da variante *grubii* (sorotipo A) são muito mais comuns que as da variante *neoformans* (sorotipo D), tanto em isolados clínicos quanto ambientais. Pensava-se que a distribuição geográfica do *C. gattii* estivesse praticamente limitada às regiões tropicais até ocorrer um surto de criptococose causado por uma nova cepa, o sorotipo B, que começou em Vancouver em 1999. Esse surto estendeu-se para os Estados Unidos, e infecções por *C. gattii* estão sendo encontradas em vários estados no noroeste do Pacífico.

A carga global de criptococose foi estimada em 2012 em cerca de 1 milhão de casos, com > 600.000 mortes anualmente, embora a prevalência dessa doença tenha diminuído desde então com a maior disponibilidade da terapia antirretroviral (TARV) para o HIV. Por conseguinte, os criptococos são importantes patógenos humanos. Desde o início da pandemia do HIV no começo da década de 1980, a maioria dos casos de criptococose ocorreu em pacientes com Aids (Cap. 202). Para entender o impacto da infecção pelo HIV sobre a epidemiologia da criptococose, vale a pena lembrar que, no início da década de 1990, houve > 1.000 casos de meningite criptocócica por ano na cidade de Nova York – um número que ultrapassou muito o de casos de meningite bacteriana. Com o advento da TARV efetiva, a incidência de criptococose relacionada à Aids foi marcadamente reduzida entre as pessoas tratadas. Assim, a maioria dos casos atualmente ocorre em regiões do mundo com recursos limitados. A doença continua bastante comum nas regiões onde a TARV não está disponível com facilidade, como a África e a Ásia; nessas regiões, até um terço dos pacientes com Aids têm criptococose. Entre as pessoas infectadas por HIV, aquelas com porcentagem diminuída de células B de memória que expressam imunoglobulina (Ig) M podem ter risco maior de criptococose.

PATOGÊNESE

A infecção criptocócica é adquirida por inalação de partículas infecciosas aerossolizadas. A natureza exata dessas partículas não é conhecida; as duas formas prováveis são pequenas células de levedura ressecadas e basidiósporos. Pouco se sabe sobre a patogênese da infecção inicial. Estudos sorológicos mostraram que a infecção criptocócica é adquirida na infância, mas não se sabe se a infecção inicial é sintomática. Tendo em vista que a infecção criptocócica é comum, enquanto a doença é rara, o consenso é que os mecanismos pulmonares de defesa em indivíduos com integridade imunológica são altamente efetivos no combate a esse fungo. Não está claro se a infecção inicial leva a um estado de imunidade ou se a maioria dos indivíduos sofre infecções frequentes e recorrentes durante a vida que melhoram sem que ocorra doença clínica. No entanto, evidências indicam que algumas infecções criptocócicas humanas acarretam um estado de latência em que microrganismos viáveis ficam abrigados por períodos prolongados, possivelmente em granulomas. Portanto, a inalação de células e/ou esporos criptocócicos pode ser seguida de eliminação ou do estabelecimento de um estado latente. As consequências da presença prolongada de células criptocócicas nos pulmões não são conhecidas, mas evidências de estudos com animais indicam que a presença prolongada dos microrganismos altera o meio imunológico do pulmão e predispõe à doença alérgica das vias aéreas.

Em geral, a criptococose manifesta-se clinicamente como meningoencefalite crônica. Os mecanismos pelos quais o fungo se dissemina para fora dos pulmões e entra no sistema nervoso central (SNC) continuam pouco compreendidos. O mecanismo pelo qual as células criptocócicas atravessam a barreira hematencefálica é objeto de estudo intensivo. Evidências atuais sugerem que a migração direta das células fúngicas se dê através do endotélio ou do transporte dos fungos dentro dos macrófagos, como invasores em um "cavalo de Troia". As espécies de *Cryptococcus* possuem fatores de virulência bem definidos, os quais incluem a cápsula polissacarídica, a capacidade de elaborar melanina e a produção de enzimas (p. ex., fosfolipase e urease) que facilitam a sobrevivência das células fúngicas no tecido. Entre esses fatores de virulência, a cápsula e a produção de melanina foram os mais estudados. A cápsula criptocócica é antifagocítica, e o seu polissacarídeo foi associado a numerosos efeitos deletérios

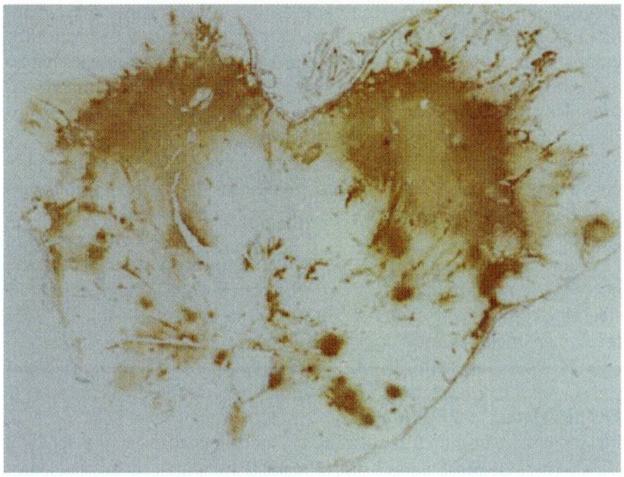

FIGURA 215-1 Antígeno criptocócico em tecido cerebral humano, conforme demonstrado pela técnica de coloração imuno-histoquímica. As áreas marrons mostram depósitos de polissacarídeo no mesencéfalo de um paciente que morreu em decorrência de meningite criptocócica. *(Reproduzida com permissão de SC Lee, A Casadevall, DW Dickson. Immunohistochemical localization of capsular polysaccharide antigen in the central nervous system cells in cryptococcal meningoencephalitis. Am J Pathol 148:1267, 1996.)*

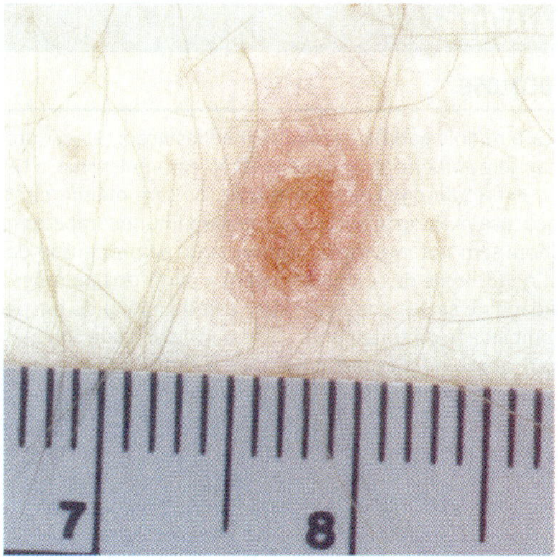

FIGURA 215-2 Infecção fúngica disseminada. Um receptor de transplante de fígado desenvolveu seis lesões cutâneas semelhantes à mostrada. A biópsia e o teste para antígeno sérico demonstraram a presença de *Cryptococcus*. As características importantes da lesão incluem uma pápula de aparência benigna com umbilicação central semelhante ao molusco contagioso. *(Foto obtida por cortesia de Dr. Lindsey Baden; com permissão.)*

sobre a função imune do hospedeiro. As infecções criptocócicas podem desencadear pouca ou nenhuma reação inflamatória tecidual. A disfunção imune observada na criptococose foi atribuída à liberação de grandes quantidades de polissacarídeo capsular nos tecidos, onde é provável que ele interfira nas respostas imunes locais (Fig. 215-1). Na prática clínica, o polissacarídeo capsular é o antígeno medido como marcador diagnóstico da infecção criptocócica.

ABORDAGEM AO PACIENTE

Criptococose

A criptococose deve ser incluída no diagnóstico diferencial quando um paciente manifesta achados sugestivos de meningite crônica. A preocupação com a criptococose é intensificada por história de cefaleia e sintomas neurológicos em um paciente com algum distúrbio ou estado imunossupressor subjacente associado a uma maior incidência de criptococose, como infecção avançada pelo HIV ou transplante de órgão sólido.

MANIFESTAÇÕES CLÍNICAS

As manifestações clínicas da criptococose refletem o local da infecção fúngica. O espectro de doença causada por espécies de *Cryptococcus* consiste predominentemente de meningoencefalite e pneumonia, mas infecções de pele e de tecidos moles também ocorrem; na verdade, a criptococose pode afetar qualquer tecido ou órgão. O acometimento do SNC, em geral, se manifesta por sinais e sintomas de meningite crônica, como cefaleia, febre, letargia, déficits sensitivos e de memória, paresia de nervo craniano, déficits visuais e meningismo. A meningite criptocócica difere da bacteriana pelo fato de muitos pacientes infectados por criptococos apresentarem sintomas por várias semanas. Além disso, as características clássicas de irritação meníngea, como o meningismo, podem estar ausentes na meningite criptocócica. Casos indolentes podem se manifestar como demência subaguda. A criptococose meníngea pode acarretar perda catastrófica súbita da visão.

A criptococose pulmonar, em geral, se manifesta por tosse, aumento da produção de escarro e dor torácica. Os pacientes infectados pelo *C. gattii* podem apresentar massas pulmonares granulomatosas, conhecidas como *criptococomas*. Ocorre febre em uma minoria dos casos. Como a doença do SNC, a criptococose pulmonar pode ter evolução indolente, sendo provável que a maioria dos casos não chegue ao conhecimento dos médicos. Na verdade, muitos casos são descobertos por acaso, durante a avaliação de uma radiografia torácica anormal obtida para outros fins diagnósticos. A criptococose pulmonar pode estar associada a doenças prévias, como doenças malignas, diabetes e tuberculose.

Lesões cutâneas são comuns em pacientes com criptococose disseminada e podem ser altamente variáveis, incluindo pápulas, placas, púrpura, vesículas, lesões semelhantes a tumores e exantemas. O espectro da criptococose nos pacientes infectados pelo HIV é tão variado e mudou tanto desde o advento da TARV que não há mais necessidade de distinção entre a criptococose relacionada com o HIV e a que não é. Nos pacientes com Aids e nos submetidos a transplante de órgão sólido, as lesões da criptococose cutânea, em geral, lembram as do molusco contagioso (Fig. 215-2; Cap. 196).

DIAGNÓSTICO

O diagnóstico de criptococose requer a demonstração de células leveduriformes ou antígeno criptocócico em tecidos normalmente estéreis. A visualização da cápsula de células fúngicas no líquido cerebrospinal (LCS) misturada com nanquim ainda é uma técnica diagnóstica útil e rápida. As células criptocócicas em nanquim têm um aspecto característico porque suas cápsulas excluem as partículas de tinta. No entanto, esse exame pode ter resultados negativos em pacientes com baixa carga de fungos. Culturas de LCS e sangue positivas para células criptocócicas são diagnósticas de criptococose. Na meningite criptocócica, o exame do LCS, em geral, revela evidência de meningite crônica com pleocitose mononuclear e aumento dos níveis de proteína. Um teste particularmente útil, por ser sensível e específico, é a detecção do antígeno criptocócico (CRAg) no LCS e no sangue. Tal exame se baseia na detecção do polissacarídeo criptocócico no material. Um importante avanço recente foi a introdução de testes de CRAgs rápidos para realização no local de cuidados que fornecem o resultado em minutos. Um teste de CRAg positivo fornece forte evidência presuntiva de criptococose; mas, como o resultado geralmente é negativo na criptococose pulmonar, o teste é menos útil no diagnóstico da doença pulmonar e tem apenas utilidade limitada no monitoramento da resposta ao tratamento.

Em áreas da África onde há alta prevalência de infecção por HIV, o rastreamento de rotina do sangue para CRAg em pacientes infectados por HIV com baixas contagens de linfócitos CD4+ T pode identificar indivíduos em alto risco de doença criptocócica que são candidatos para a terapia antifúngica. O rastreamento de CRAg tem mostrado que uma significativa proporção de pacientes infectados por HIV hospitalizados com pneumonia na Tailândia abrigam a infecção criptocócica. Testes para CRAg baratos e de execução no próprio local de cuidados estão sob desenvolvimento e poderiam ser de grande benefício diagnóstico em regiões com recursos limitados.

TRATAMENTO

Criptococose

A doença tem dois padrões gerais de manifestação: (1) a criptococose pulmonar, sem evidências de disseminação extrapulmonar, e (2) a criptococose extrapulmonar (sistêmica), com ou sem meningoencefalite. A criptococose pulmonar em um hospedeiro imunocompetente às vezes melhora sem tratamento. Contudo, diante da propensão das espécies de *Cryptococcus* de se disseminarem a partir dos pulmões, da impossibilidade de avaliar com exatidão o estado imune do hospedeiro e da disponibilidade de tratamento com baixa toxicidade sob a forma de fluconazol, a recomendação atual é tratar a criptococose pulmonar em um indivíduo imunocompetente com fluconazol (200-400 mg/dia, durante 3-6 meses). A criptococose extrapulmonar sem acometimento do SNC em hospedeiro imunocompetente pode ser tratada com o mesmo esquema, embora, nos casos mais graves, possa ser necessária a anfotericina B (AnB; 0,5-1 mg/kg/dia, durante 4-6 semanas). Em geral, uma criptococose extrapulmonar sem envolvimento do SNC requer tratamento menos invasivo, sem esquecer que a morbidade e a mortalidade na criptococose estão associadas a acometimento meníngeo. Portanto, a decisão de categorizar a criptococose como "extrapulmonar sem acometimento do SNC" só deve ser tomada após a avaliação cuidadosa do LCS se ele não revelar sinais de infecção criptocócica. No caso de acometimento do SNC em um hospedeiro sem Aids ou comprometimento imune evidente, a maioria dos especialistas recomenda iniciar o tratamento com AnB (0,5-1 mg/kg/dia) durante a fase de indução, seguida por tratamento prolongado com fluconazol (400 mg/dia) durante a fase de consolidação. Na meningoencefalite criptocócica sem uma condição imunossupressora concomitante, o esquema recomendado é AnB (0,5-1 mg/kg) mais flucitosina (100 mg/kg) diariamente, por 6-10 semanas. Uma alternativa pode ser tratar os pacientes com AnB (0,5-1 mg/kg) mais flucitosina (100 mg/kg) diariamente, durante duas semanas, e, então, com fluconazol (400 mg/dia) por pelo menos 10 semanas. Os pacientes com imunossupressão são tratados com o mesmo esquema inicial, exceto pelo fato de que a terapia de consolidação com fluconazol é dada por um período prolongado para evitar recidiva.

A criptococose em pacientes com infecção pelo HIV sempre requer tratamento agressivo e é considerada incurável, a menos que a função imune melhore. Consequentemente, o tratamento da criptococose no contexto da Aids tem duas fases: de indução (com o intuito de reduzir a carga fúngica e aliviar os sintomas) e de manutenção pelo resto da vida (para evitar uma recidiva clínica sintomática). A criptococose pulmonar e a extrapulmonar sem evidência de acometimento do SNC podem ser tratadas com fluconazol (200-400 mg/dia). Nos pacientes com doença mais extensa, pode-se acrescentar flucitosina (100 mg/kg/dia) ao esquema de fluconazol por 10 semanas, com tratamento de manutenção com fluconazol pelo resto da vida daí por diante. Para os pacientes com infecção pelo HIV e evidência de acometimento do SNC, a maioria dos especialistas recomenda o tratamento de indução com AnB. Um esquema aceitável é AnB (0,7-1 mg/kg) mais flucitosina (100 mg/kg) diariamente, por 2 semanas, seguindo-se com fluconazol (400 mg/dia) por pelo menos 10 semanas e, então, terapia de manutenção pelo resto da vida com fluconazol (200 mg/dia). Um estudo recente demonstrou que uma dose única de AnB lipossomal combinada com flucitosina e fluconazol era não inferior a este esquema padrão recomendado pela Organização Mundial da Saúde (OMS). Fluconazol (400-800 mg/dia) mais flucitosina (100 mg/kg/dia) durante 6 a 10 semanas, seguidos por fluconazol (200 mg/dia) como terapia de manutenção é uma alternativa. Triazóis mais novos, como o voriconazol e o posaconazol, são altamente ativos contra cepas de criptococos e parecem ser clinicamente efetivos, porém a experiência clínica com esses agentes no tratamento da criptococose é limitada. As formulações lipídicas de AnB podem substituir a AnB em desoxicolato nos pacientes com comprometimento renal. A caspofungina e a micafungina não são eficazes contra espécies de *Cryptococcus*, não tendo um papel no tratamento da criptococose. A meningoencefalite criptocócica, em geral, está associada ao aumento da pressão intracraniana, que se acredita ser responsável pelo dano ao cérebro e aos nervos cranianos. O tratamento apropriado da criptococose do SNC requer muita atenção ao tratamento da pressão intracraniana, inclusive a redução da pressão mediante punção lombar terapêutica repetida e a colocação de derivações. Estudos sugerem que o acréscimo de um breve curso de interferona-γ à terapia antifúngica em pacientes com infecção por HIV aumenta a liberação de criptococos do LCS. Por outro lado, a administração de dexametasona foi associada com eliminação reduzida do fungo e maior mortalidade. A resistência aos fármacos antifúngicos não tem sido um problema importante com as cepas criptocócicas, mas há cada vez mais relatos de cepas resistentes aos fármacos, incluindo algumas que surgem durante a terapia prolongada necessária para a criptococose. Assim, a criptococose que é refratária à terapia antifúngica deve levar a uma investigação da suscetibilidade dos isolados clínicos em questão.

Em pacientes infectados por HIV com criptococose prévia tratada que estejam sob terapia de manutenção com fluconazol, às vezes é possível interromper o tratamento antifúngico medicamentoso se a TARV resultar em melhora imunológica.

PROGNÓSTICO E COMPLICAÇÕES

Mesmo com o tratamento antifúngico, a criptococose está associada a altos índices de morbidade e mortalidade. Para a maioria dos pacientes com criptococose, os fatores prognósticos mais importantes são a extensão e a duração dos déficits imunológicos subjacentes que os predispõem ao desenvolvimento da doença. A criptococose, em geral, é curável com o tratamento antifúngico em indivíduos sem disfunção imunológica aparente, mas, nos pacientes com imunossupressão grave (p. ex., aqueles com Aids), o máximo que se pode esperar é que o tratamento antifúngico induza remissão, que, então, pode ser mantida com a terapia supressora pelo resto da vida. Antes do advento da TARV, o período de sobrevida global mediano dos pacientes com Aids que adquiriam criptococose era < 1 ano. A criptococose em pacientes com doença neoplásica subjacente tem um prognóstico particularmente desfavorável. Para a criptococose do SNC, marcadores prognósticos desfavoráveis são um teste positivo para leveduras no LCS pelo exame inicial com nanquim (evidência de uma carga fúngica massiva), pressão elevada do LCS, níveis baixos de glicose no LCS, pleocitose baixa no LCS ($< 2/\mu L$), recuperação de leveduras de locais extraneurais, ausência de anticorpos contra o polissacarídeo capsular, nível de antígeno criptocócico no LCS ou no soro de ≥ 1:32 e tratamento concomitante com glicocorticoide ou doença maligna hematológica. Uma resposta ao tratamento não garante a cura, pois é comum haver recidiva da criptococose mesmo entre pacientes com o sistema imune relativamente íntegro. As complicações da criptococose do SNC incluem déficits de nervos cranianos, perda da visão e comprometimento cognitivo.

SÍNDROME INFLAMATÓRIA DE RECONSTITUIÇÃO IMUNE

A síndrome inflamatória de reconstituição imune (SIRI) ocorre quando há um rebote da imunidade em casos de criptococose tratada (ou infecção assintomática não diagnosticada) e a resposta imunológica aos antígenos criptocócicos nos tecidos desencadeia uma resposta inflamatória que pode ser difícil de diferenciar de uma infecção recorrente. A SIRI pode ocorrer quando os pacientes com Aids e com criptococose tratada recebem TARV que resulta em melhora da imunidade. Uma consideração importante para os médicos que tratam a criptococose em casos de Aids é o momento de iniciar a TARV, a qual pode desencadear a imunidade de rebote. As recomendações atuais são de que se comece a TARV de 4 a 6 semanas após o início da terapia antifúngica. Além das dificuldades de diferenciar a SIRI de uma recidiva criptocócica, o manejo dessa síndrome é complexo, pois ela é causada pelo resultado desejável de melhora da imunidade, o que é importante no controle da infecção criptocócica e na prevenção de recidivas. A abordagem ao paciente com SIRI deve tentar equilibrar a imunidade ressurgente em relação ao dano imunomediado. Atualmente, o manejo da SIRI é individualizado e pode envolver o uso de glicocorticoides para reduzir a inflamação.

PREVENÇÃO

Não existe vacina para a criptococose. Nos pacientes sob alto risco (p. ex., aqueles com infecção avançada pelo HIV e contagens de linfócitos T CD4+ $< 200/\mu L$), a profilaxia primária com fluconazol (200 mg/dia) é efetiva no sentido de reduzir a prevalência da doença. Como a TARV aumenta a contagem de linfócitos T CD4+, ela constitui uma forma imunológica de profilaxia.

LEITURAS ADICIONAIS

ALANIO A: Dormancy in *Cryptococcus neoformans*: 60 years of accumulating evidence. J Clin Invest 130:3353, 2020.

BOYER-CHAMMARD T et al: Recent advances in managing HIV-associated cryptococcal meningitis. F1000Res 8:F1000 Faculty Rev-743, 2019.

KWON-CHUNG KJ et al: The case for adopting the "species complex" nomenclature for the etiologic agents of cryptococcosis. mSphere 2:e00357, 2017.

MAZIARZ EK, PERFECT JR: Cryptococcosis. Infect Dis Clin North Am 30:179, 2016.

ROBERTSON EJ et al: *Cryptococcus neoformans* ex vivo capsule size is associated with intracranial pressure and host immune response in HIV-associated cryptococcal meningitis. J Infect Dis 209:74, 2014.

SRICHATRAPIMUK S, SUNGKANUPARPH S: Integrated therapy for HIV and cryptococcosis. AIDS Res Ther 13:42, 2016.

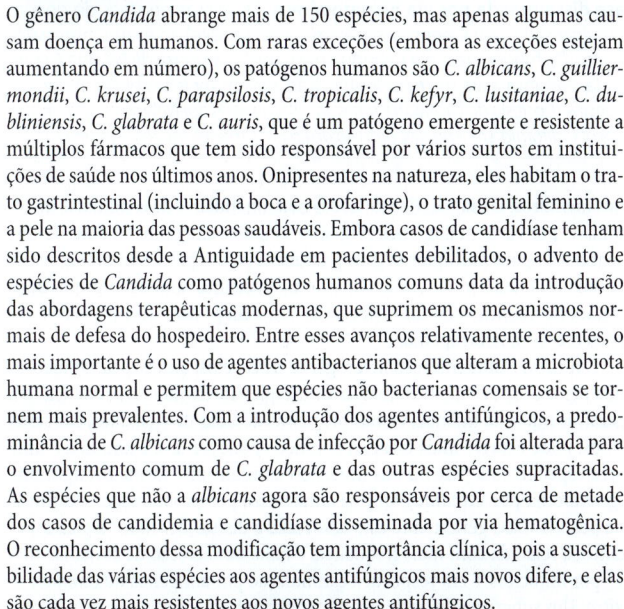

216 Candidíase

Michail S. Lionakis, Shakti Singh, Ashraf S. Ibrahim, John E. Edwards Jr.

O gênero *Candida* abrange mais de 150 espécies, mas apenas algumas causam doença em humanos. Com raras exceções (embora as exceções estejam aumentando em número), os patógenos humanos são *C. albicans*, *C. guilliermondii*, *C. krusei*, *C. parapsilosis*, *C. tropicalis*, *C. kefyr*, *C. lusitaniae*, *C. dubliniensis*, *C. glabrata* e *C. auris*, que é um patógeno emergente e resistente a múltiplos fármacos que tem sido responsável por vários surtos em instituições de saúde nos últimos anos. Onipresentes na natureza, eles habitam o trato gastrintestinal (incluindo a boca e a orofaringe), o trato genital feminino e a pele na maioria das pessoas saudáveis. Embora casos de candidíase tenham sido descritos desde a Antiguidade em pacientes debilitados, o advento de espécies de *Candida* como patógenos humanos comuns data da introdução das abordagens terapêuticas modernas, que suprimem os mecanismos normais de defesa do hospedeiro. Entre esses avanços relativamente recentes, o mais importante é o uso de agentes antibacterianos que alteram a microbiota humana normal e permitem que espécies não bacterianas comensais se tornem mais prevalentes. Com a introdução dos agentes antifúngicos, a predominância de *C. albicans* como causa de infecção por *Candida* foi alterada para o envolvimento comum de *C. glabrata* e das outras espécies supracitadas. As espécies que não a *albicans* agora são responsáveis por cerca de metade dos casos de candidemia e candidíase disseminada por via hematogênica. O reconhecimento dessa modificação tem importância clínica, pois a suscetibilidade das várias espécies aos agentes antifúngicos mais novos difere, e elas são cada vez mais resistentes aos novos agentes antifúngicos.

A *Candida* é uma levedura pequena, ovoide e de parede fina, que mede de 4 a 6 μm de diâmetro e se reproduz por brotamento. Os microrganismos desse gênero ocorrem em três formas nos tecidos: blastosporos, pseudo-hifas e hifas. A *Candida* cresce com facilidade em meio simples; é mais fácil detectá-la no sangue mediante lise por centrifugação. As espécies são identificadas por meio de exames bioquímicos (atualmente com dispositivos automatizados) ou em ágar especial (p. ex., CHROMagar).

EPIDEMIOLOGIA

Os microrganismos do gênero *Candida* estão presentes em seres humanos como comensais, em animais, em alimentos e em objetos inanimados. Nos países desenvolvidos, onde é comum o uso de tratamentos clínicos contemporâneos, as espécies de *Candida* estão hoje entre os patógenos nosocomiais mais comuns. Nos Estados Unidos, essas espécies então entre os quatro isolados mais comuns do sangue de pacientes hospitalizados. Na verdade, em um recente estudo de prevalência pontual nos Estados Unidos, as espécies de *Candida* foram os microrganismos mais comuns na corrente sanguínea de pacientes hospitalizados. Em regiões onde a disponibilidade de cuidado médico avançado é rara, as infecções mucocutâneas por *Candida*, como a candidíase oral, são mais comuns que as infecções profundas, as quais raramente ocorrem. Porém, a incidência de candidíase em órgãos profundos aumenta continuamente à medida que são implementados avanços nos cuidados de saúde, como terapia com antibióticos de amplo espectro, tratamento mais intensivo do câncer e uso de imunossupressão para transplantes de órgãos. Em conjunto, a incidência global de infecções por espécies de *Candida* tem aumentado constantemente nas últimas décadas.

A *C. auris* é uma espécie emergente da *Candida* que se espalhou rapidamente nos últimos anos para > 30 países, sendo um importante tópico de preocupação na saúde pública. Essa preocupação deriva de sua ocorrência em instituições de saúde, sua capacidade de aderir e persistir por longo prazo em objetos inanimados (em hospitais) e na pele humana apesar dos esforços de descolonização, sua associação com mortalidade substancial, sua propensão a ser identificada erroneamente como outras espécies de *Candida*, a compreensão incompleta de seus reservatórios no ambiente e sua resistência a múltiplos fármacos que fazem parte dos recursos terapêuticos antifúngicos, com algumas cepas de *C. auris* sendo resistentes a todas as classes de antifúngicos atualmente disponíveis para tratamento. A *C. auris* (*auris* significa *orelha* em latim) foi identificada pela primeira vez em 2009 na secreção auricular de um paciente com otite no Japão. Porém, análises retrospectivas subsequentes de amostras de cepas de *Candida* identificaram a cepa mais antiga conhecida de *C. auris* em 1996 na Coreia do Sul. É importante observar que o sequenciamento total do genoma de cepas de *C. auris* no sul da Ásia, leste da Ásia, América do Sul e África do Sul concluiu que as cepas dentro de cada região geográfica são intimamente relacionadas entre si, mas elas eram distintas em comparação com as cepas de outras regiões geográficas. Esses achados indicam que a *C. auris* surgiu de maneira independente em múltiplas localizações geográficas na mesma época; as razões epidemiológicas para esse surgimento ainda não são bem compreendidas.

A presença de um cateter venoso central e/ou outros dispositivos médicos invasivos e a mudança recente para uma casa de repouso são fatores de risco importantes para a colonização e a infecção por *C. auris*. O rastreamento de pacientes selecionados em hospitais ou casas de repouso onde a *C. auris* tenha sido isolada e que estejam em risco de disseminação a partir de um sítio de colonização pode ajudar na implementação de medidas efetivas de controle de infecção. A higiene das mãos com soluções à base de álcool é recomendada quando as mãos não estiverem visivelmente sujas, caso em que a lavagem com água e sabão é preferida. A identificação de uma fonte de contaminação, quando possível, e o uso de desinfetantes de nível hospitalar registrados na Environmental Protection Agency (EPA) efetivos contra esporos de *Clostridioides difficile* são desejáveis. Se um paciente desenvolver infecção invasiva ou da corrente sanguínea, recomenda-se que a instituição de saúde informe o Centers for Disease Control and Prevention (CDC) ou agência semelhante em outros países, além de aderir às recomendações para o controle de infecção, incluindo o isolamento de pacientes (precauções de contato ou de barreira aumentada), o uso de vestimentas de proteção pessoal adequadas, o reforço da higiene do ambiente hospitalar e a comunicação com outras instituições de saúde se o paciente for transferido.

PATOGÊNESE

Nas formas mais graves de infecção por *Candida*, os microrganismos disseminam-se por via hematogênica e formam microabscessos e pequenos macroabscessos nos órgãos principais. Embora o mecanismo exato não seja conhecido, é provável que a *Candida* entre na corrente sanguínea a partir de superfícies mucosas após crescerem até um grande número, em consequência da supressão induzida pelos fármacos antibacterianos e de rupturas na integridade das barreiras mucosas; de outra forma, em algumas circunstâncias, o microrganismo pode penetrar na corrente sanguínea através da pele por meio de cateteres venosos centrais. Uma modificação do estágio de blastosporo para os de pseudo-hifa e hifa geralmente é considerada parte integrante da penetração da *Candida* nos tecidos. Contudo, a *C. glabrata* e a *C. auris* podem causar infecção extensa mesmo que não se transformem em pseudo-hifas ou hifas. A aderência às células epiteliais e endoteliais é considerada a primeira etapa na invasão e infecção; várias adesinas foram identificadas, além de uma toxina mucosa, a candidalisina. A formação de biofilme também é considerada importante na patogênese. Várias revisões de casos de candidíase disseminada por via hematogênica identificaram fatores ou condições predisponentes associados à doença disseminada **(Tab. 216-1)**.

Vários genes que estão envolvidos na patogênese de outras espécies de *Candida* – como os responsáveis pela formação de biofilme, proteinases, lipases, fosfolipases, hidrolases, adesinas, aspartilproteases secretadas e transportadores envolvidos na resistência aos azóis – também estão presentes na *C. auris*. Diferentemente de outras espécies de *Candida*, várias

TABELA 216-1 ■ Fatores e condições reconhecidos que predispõem à candidíase disseminada por via hematogênica

Agentes antibacterianos	Cirurgia abdominal e torácica
Cateter intravenoso de demora	Quimioterapia citotóxica
Líquidos para superalimentação	Agentes imunossupressores para transplante de órgãos
Cateteres urinários de demora	Respiradores
Glicocorticoides parenterais	Deficiência de mieloperoxidase
Queimaduras graves	Neutropenia
Deficiência de CARD9 (sistema nervoso central)	Peso baixo ao nascer (neonatos)
	Diabetes

cepas de *C. auris* exibem propriedades formadoras de agregados *in vivo*, o que pode permitir a evasão imune. Além disso, a *C. auris* demonstra tolerância única a temperaturas elevadas e a concentrações salinas, podendo crescer de maneira ideal a até 42°C e em concentração salina de 10%, o que possibilita que ela exista e persista em ambientes hostis. A *C. auris* também tem afinidade significativamente maior por superfícies abióticas, como materiais plásticos e dispositivos médicos, além da pele humana e das cavidades nasal e auricular, o que pode explicar sua capacidade de colonização persistente.

A imunidade inata é o mecanismo de defesa mais importante contra a candidíase disseminada por via hematogênica, e o neutrófilo é o componente mais potente dessa defesa. Os macrófagos também desempenham um papel de defesa importante no hospedeiro. Por outro lado, os linfócitos T_H17 contribuem de maneira significativa para a defesa contra a candidíase mucocutânea, conforme evidenciado por vários distúrbios monogênicos da sinalização do receptor de interleucina (IL) 17 que se manifestam como *candidíase mucocutânea crônica* (CMC) (ver "Manifestações clínicas", adiante). Embora muitos indivíduos imunocompetentes tenham anticorpos contra *Candida*, o papel desses anticorpos na defesa contra o microrganismo não está esclarecido. Foram identificados múltiplos polimorfismos genéticos em genes relacionados ao sistema imune do hospedeiro que predispõem a candidíase disseminada e focal, o que pode contribuir para a suscetibilidade dos pacientes.

MANIFESTAÇÕES CLÍNICAS

Candidíase mucocutânea A *candidíase oral* ("sapinho") caracteriza-se por placas brancas, aderentes, indolores, discretas ou confluentes na boca, na língua ou no esôfago, ocasionalmente com fissuras nos cantos da boca. Essa forma de doença causada por *Candida* também pode ocorrer em pontos de contato com próteses dentárias. Os microrganismos são identificáveis em raspados das lesões corados pelo Gram. A ocorrência de candidíase oral em uma pessoa jovem e saudável sob demais aspectos deve incitar uma investigação de infecção subjacente pelo vírus da imunodeficiência humana (HIV). O mais comum é observar o problema como uma manifestação inespecífica de doença debilitante grave. A candidíase vulvovaginal é acompanhada por prurido, dor e secreção vaginal geralmente fina, mas que pode conter "coalhos" brancos nos casos graves. Diferentemente da candidíase oral, o HIV não é considerado um fator de risco importante para a candidíase vulvovaginal. Em vez disso, muitas mulheres que recebem antibióticos podem desenvolver candidíase vulvovaginal. Um subgrupo de pacientes com vulvovaginite recorrente pode ter uma deficiência na expressão de superfície da Dectina-1, um importante fator de reconhecimento para β-glucano na superfície da *Candida* e/ou na molécula adaptadora a jusante CARD9, o que acaba aumentando a propensão a infecções mucocutâneas recorrentes (incluindo vaginais).

Outras infecções cutâneas por *Candida* incluem *paroníquia*, uma tumefação dolorosa da interface da unha com a pele; *onicomicose*, uma infecção ungueal fúngica raramente causada por esse gênero; *intertrigo*, uma irritação eritematosa com vermelhidão e pústulas nas pregas cutâneas; *balanite*, uma infecção eritematosa-pustular da glande peniana; *erosão interdigital blastomicética*, uma infecção entre os dedos das mãos ou dos pés; *foliculite*, com pústulas que se desenvolvem mais frequentemente na área da barba; *candidíase perianal*, uma infecção pustular eritematosa e pruriginosa em torno do ânus; *mastite*; e *exantema da fralda*, uma infecção perineal eritematosa-pustular comum em lactentes. A *candidíase cutânea disseminada generalizada*, outra forma de infecção que ocorre principalmente em lactentes, caracteriza-se por erupções disseminadas no tronco, no tórax e nos membros. O diagnóstico de lesões macronodulares da candidíase disseminada por via hematogênica (Fig. 216-1) indica alta probabilidade de disseminação para múltiplos órgãos e também para a pele. Embora as lesões sejam observadas predominantemente em pacientes imunocomprometidos tratados com fármacos citotóxicos, elas também podem desenvolver-se em pacientes sem neutropenia.

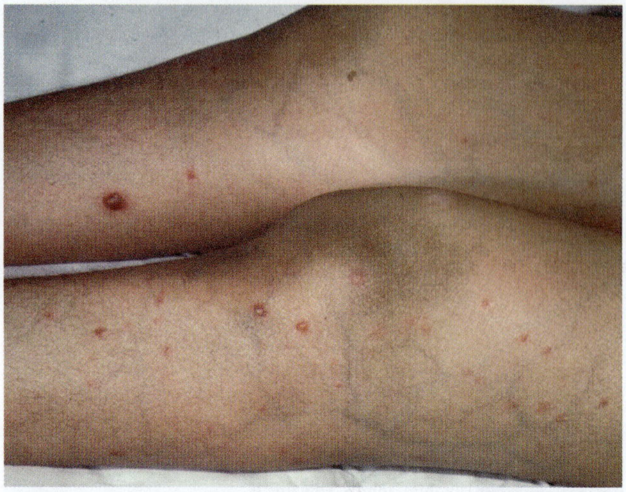

FIGURA 216-1 Lesões cutâneas macronodulares associadas à candidíase disseminada por via hematogênica. Os microrganismos do gênero *Candida* são normalmente visíveis (mas não sempre) ao exame histopatológico. Os fungos crescem quando uma parte da amostra de biópsia é cultivada. Portanto, para melhor identificação, devem ser feitas histopatologia e cultura. *(Cortesia do Dr. Noah Craft e da coleção de Victor Newcomer, da University of California, Los Angeles, arquivo do Logical Images, Inc.; com permissão.)*

A *CMC* é uma infecção heterogênea de cabelos, unhas, pele e mucosas que persiste apesar do tratamento antifúngico intermitente. A doença, em geral, se inicia na infância ou nas primeiras décadas de vida, mas, em casos raros, pode ocorrer mais tarde. A condição pode ser leve e limitada a uma área específica da pele ou das unhas ou assumir uma forma desfigurante (granuloma por *Candida*), que se caracteriza por proliferações exofíticas na pele. A CMC geralmente está associada à disfunção imunológica específica; a relatada com mais frequência é falha na secreção de citocinas tipo 17 por linfócitos T em resposta à estimulação por antígenos de *Candida in vitro*. Um subgrupo de pacientes afetados apresenta mutações no receptor IL-17, sua molécula adaptadora ACT1 (TRAF3IP2) ou, mais comumente, em STAT1, resultando em produção insuficiente de IL-17 e IL-22.

Cerca de metade dos pacientes com CMC apresenta anormalidades endócrinas associadas, seja no caso de mutações do tipo ganho de função em *STAT1* ou no contexto de uma síndrome *a*utoimune de *p*oli*e*ndocrinopatia-*c*andidíase-*d*istrofia *e*ctodérmica (APECED). Essa síndrome é decorrente de mutações no gene regulador autoimune (*AIRE*) e mais prevalente entre finlandeses, judeus iranianos e sardenhos. As condições que, em geral, se seguem ao início da doença incluem hipoparatireoidismo, insuficiência suprarrenal, tireoidite autoimune, hepatite crônica ativa, pneumonite autoimune, alopecia, anemia perniciosa de início juvenil, má-absorção intestinal e hipogonadismo primário. Além disso, podem ocorrer displasia do esmalte dentário, vitiligo, distrofia ungueal, asplenia e calcificação das membranas timpânicas. Os pacientes com CMC raramente desenvolvem candidíase com disseminação hematogênica, o que reflete sua função neutrofílica intacta.

Candidíase invasiva profunda As infecções profundamente invasivas por *Candida* podem ou não decorrer de semeadura hematogênica. A infecção esofágica profunda pode resultar da penetração dos microrganismos a partir de erosões esofágicas superficiais; de infecção articular ou de ferida profunda por disseminação contígua dos microrganismos a partir da pele; de infecção renal decorrente de disseminação ascendente, iniciada no cateter, dos microrganismos por meio do trato urinário; de infecção de órgãos intra-abdominais e do peritônio a partir da perfuração do trato gastrintestinal; e de infecção da vesícula biliar a partir da migração retrógrada de microrganismos do trato gastrintestinal para o sistema de drenagem biliar.

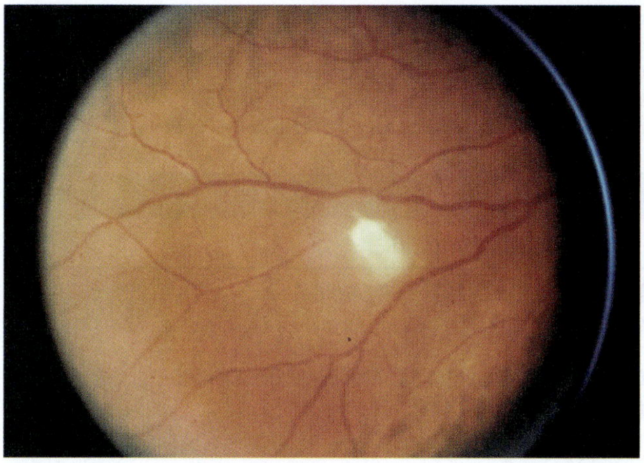

FIGURA 216-2 Endoftalmite hematogênica por *Candida*. A lesão esbranquiçada clássica que se projeta da coriorretina para o vítreo causa o sombreado circundante. A lesão é composta principalmente por células inflamatórias em vez de microrganismos. Lesões desse tipo podem progredir até causar inflamação extensa do vítreo e, por fim, perda do olho. A vitrectomia parcial, combinada com tratamento antifúngico intravenoso e possivelmente intravítreo, pode ser útil para controlar as lesões. *(Cortesia do Dr. Gary Holland; com permissão.)*

Entretanto, é mais comum a candidíase invasiva profunda resultar da semeadura hematogênica de vários órgãos como complicação da candidemia. Assim que o microrganismo tem acesso ao compartimento intravascular (proveniente do trato gastrintestinal ou, com menor frequência, da pele por meio de um cateter intravascular permanente), pode disseminar-se por via hematogênica para uma variedade de órgãos profundos. O cérebro, a coriorretina (Fig. 216-2), o coração e os rins são infectados mais frequentemente, e o fígado e o baço são menos afetados em hospedeiros não neutropênicos (mas a frequência é maior em pacientes neutropênicos). Na verdade, praticamente qualquer órgão podem ser acometido, incluindo glândulas endócrinas, pâncreas, valvas cardíacas (nativas ou próteses), músculo esquelético, articulações (nativas ou próteses), ossos e meninges. Os microrganismos de *Candida* também podem disseminar-se por via hematogênica para a pele e causar as lesões macronodulares clássicas (Fig. 216-1). Com frequência, o acometimento muscular doloroso também é evidente sob a área da pele acometida. O acometimento da coriorretina e da pele é altamente significativo, pois ambos os achados estão associados a uma probabilidade muito alta de formação de abscesso em vários órgãos profundos como resultado da semeadura hematogênica generalizada. O acometimento ocular (Fig. 216-2) pode exigir tratamento específico (p. ex., vitrectomia parcial ou injeção intraocular de agentes antifúngicos) para evitar cegueira permanente. Um exame ocular está indicado para todos os pacientes com candidemia, com ou sem manifestações oculares. As infecções invasivas por *C. auris* são semelhantes àquelas de outras espécies de *Candida*, estando mais frequentemente associadas a procedimentos cirúrgicos recentes, imunossupressão, dispositivos invasivos como cateteres ou diversos tubos de suporte ou drenagem e permanências hospitalares prolongadas. Na maioria das infecções invasivas, a *C. auris* é isolada no sangue, mas a invasão dos rins ou baço e a sua presença relatada no líquido cerebrospinal, na bile, no líquido peritoneal e no líquido pleural demonstram o quanto ela é invasiva e o seu potencial de disseminação. A candidemia associada à *C. auris* pode ser fatal, com taxas brutas de letalidade de 30 a 60%.

DIAGNÓSTICO

O diagnóstico de infecção por *Candida* é estabelecido por visualização de pseudo-hifas ou hifas em lâmina úmida (solução fisiológica e hidróxido de potássio [KOH] a 10%), coloração por Gram no tecido, coloração com ácido periódico de Schiff ou metenamina de prata na presença de inflamação. A ausência de microrganismos à coloração com hematoxilina e eosina não exclui de modo confiável a infecção por *Candida*. O aspecto mais desafiador do diagnóstico é determinar quais pacientes com isolados de *Candida* têm candidíase disseminada por via hematogênica. Por exemplo, a obtenção do fungo a partir de escarro, urina ou cateteres peritoneais pode indicar uma mera colonização em vez de infecção profunda, ao passo que o isolamento de *Candida* a partir do sangue de pacientes com cateteres intravasculares permanentes pode refletir a semeadura sem consequências do sangue a partir do crescimento dos microrganismos no cateter. Apesar da pesquisa extensa a respeito de sistemas de detecção de antígenos e anticorpos, ainda não existe um teste diagnóstico amplamente disponível e validado capaz de distinguir os pacientes com semeadura sem consequências do sangue daqueles cujas hemoculturas positivas representam disseminação hematogênica para múltiplos órgãos. Muitos estudos examinaram a utilidade do teste do β-glucano; na atualidade, sua maior utilidade reside em seu valor preditivo negativo (cerca de 90%). Entretanto, a presença de lesões cutâneas macronodulares ou oculares é altamente sugestiva de infecção disseminada de múltiplos órgãos profundos. Apesar de muitos testes diagnósticos para a disseminação hematogênica, como a reação em cadeia da polimerase e a tecnologia T2, nenhum teste é totalmente validado ou amplamente aceito no momento. A espectrometria de massa por ionização e dessorção a *laser* assistida por matriz – *time of flight* (MALDI-TOF MS) é agora extensamente usada para detecção e especiação, sendo útil para o diagnóstico correto da *C. auris*.

A *C. auris* costuma ser erroneamente diagnosticada no laboratório de microbiologia, geralmente levando a tratamento inadequado ou a atrasos na implementação de medidas de controle de infecção apropriadas. A testagem preliminar por meio da cultura do fungo e o exame da morfologia das colônias podem ajudar na identificação inicial, mas deve haver confirmação por métodos diagnósticos mais avançados. Por exemplo, características como a morfologia do brotamento de leveduras, a ausência de crescimento de hifas ou de tubos germinativos e o crescimento em 40 a 42°C (diferentemente de outras espécies de *Candida*) no CHROMagar, que pode aparecer branco, rosa, vermelho ou púrpura, podem aumentar a suspeita de *C. auris* (Fig. 216-3).

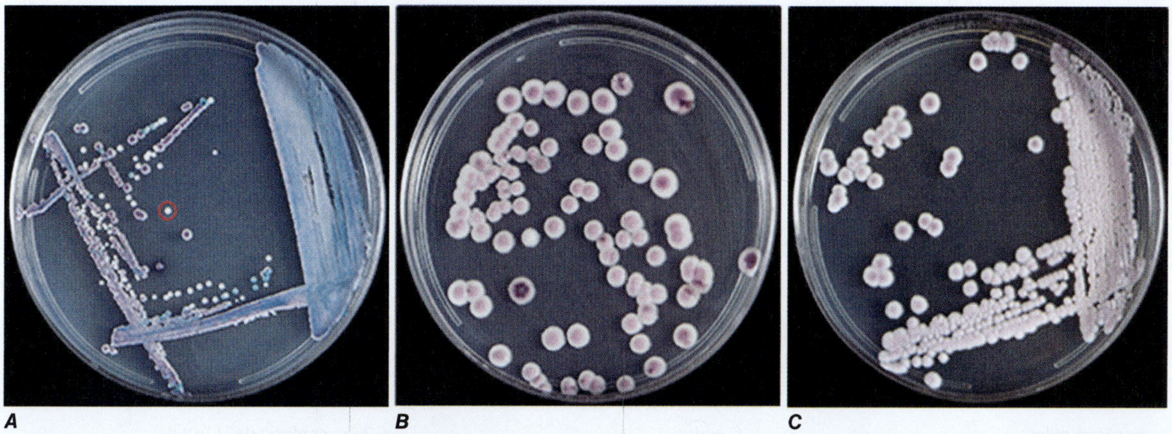

FIGURA 216-3 Morfologia e cor da colônia de *C. auris* em placas de CHROMagar. *A.* Cultura mista de *Candida*: cultura de *C. glabrata* (púrpura), *C. tropicalis* (azul-marinho) e *C. auris* (branco, circulado em vermelho). ***B.*** *C. auris* mostrando múltiplas morfologias de colônias. ***C.*** *C. auris* após enriquecimento com sal Sabouraud Dulcitol Broth. *(De CDC: Identification of Candida auris. 2019. Disponível em: www.cdc.gov/fungal/candida-auris/recommendations.html.)*

Várias técnicas moleculares avançadas identificam de maneira acurada as cepas de *C. auris* e, assim, estão sendo usadas para a testagem de seguimento e a confirmação das amostras que não puderam ser identificadas por métodos tradicionais. O equipamento de MALDI-TOF com bibliotecas melhoradas, como o Bruker Biotyper MALDI-TOF (CA System versão da biblioteca 4 ou versões de biblioteca *research use only* [RUO] 2014 [5627] e mais recentes), e o uso das bibliotecas bioMérieux VITEK MALDI-TOF MS (IVD v3.2 ou bibliotecas RUO com banco de dados Saramis Ver 4.14 e atualização para Saccharomycetaceae) são os métodos mais comuns para identificação da *C. auris*. Outros bancos de dados MALDI-TOF suplementares, como o MicrobeNet, o qual inclui cepas adicionais de *C. auris* dos quatro clados filogenéticos (i.e., sul da Ásia, leste da Ásia, América do Sul e África do Sul), também podem ser usados para a identificação de cepas de *C. auris*. O sequenciamento da região D1-D2 do rDNA 28s ou da região do espaçador transcrito interno (ITS) do rDNA também pode identificar corretamente a *C. auris*. Recentemente, um teste para diagnóstico *in vitro* automatizado, múltiplo e com ácidos nucleicos qualitativos da GenMark chamado ePlex Blood Culture Identification Fungal Pathogen (BCID-FP) Panel foi aprovado pela Food and Drug Administration para a testagem da *C. auris*. Além disso, foram relatados vários métodos de detecção baseados na reação em cadeia da polimerase para a identificação de diversas espécies de *C. auris*. A Tabela 216-2 descreve as etapas típicas na tomada de decisão no diagnóstico de *C. auris* com o uso de diferentes métodos. Uma amostra suspeita de *C. auris* costuma ser enviada para um laboratório de referência regional para testagem adicional e confirmação de *C. auris*.

TRATAMENTO

Infecções por *Candida*

INFECÇÃO MUCOCUTÂNEA POR *CANDIDA*

O tratamento da candidíase mucocutânea é resumido na Tabela 216-3.

CANDIDEMIA E SUSPEITA DE CANDIDÍASE DISSEMINADA POR VIA HEMATOGÊNICA

Todos os pacientes com candidemia são tratados com um agente antifúngico sistêmico. É provável que certa porcentagem de pacientes, inclusive muitos daqueles com candidemia associada a um cateter intravascular permanente, tenha candidemia "benigna" em vez de semeadura de órgão profundo. Entretanto, como não há um meio confiável para distinguir a

TABELA 216-2 ■ Etapas típicas na tomada de decisão para o diagnóstico de *C. auris*

Nº	Método	Banco de dados/*software*	Achado inicial →		Confirmação
1.	Bruker Biotyper MALDI-TOF	Bibliotecas RUO	*C. auris*		*C. auris*
		Biblioteca CA System	*C. auris*		*C. auris*
2.	bioMérieux VITEK MALDI-TOF MS	Biblioteca RUO	*C. auris*		*C. auris*
		Biblioteca IVD	*C. auris*		*C. auris*
		Bibliotecas IVD mais antigas	*C. haemulonii*		Possível *C. auris*: necessita avaliação adicional
			C. lusitaniae		Possível *C. auris*: necessita avaliação adicional
			Sem identificação		Possível *C. auris*: necessita avaliação adicional
3.	VITEK 2 YST	Versão de *software* 8.01	*C. auris*		*C. auris* confirmada
			C. haemulonii		Possível *C. auris*: necessita avaliação adicional
			C. duobushaemulonii		Possível *C. auris*: necessita avaliação adicional
			Candida spp. não identificadas		Possível *C. auris*: necessita avaliação adicional
		Versões mais antigas	*C. haemulonii*		Possível *C. auris*: necessita avaliação adicional
			C. duobushaemulonii		Possível *C. auris*: necessita avaliação adicional
			Candida spp. não identificadas		Possível *C. auris*: necessita avaliação adicional
4.	API 20C		*Rhodotorula glutinis*, se a cor vermelha característica estiver ausente		Possível *C. auris*: necessita avaliação adicional
			C. sake		Possível *C. auris*: necessita avaliação adicional
			Candida spp. não identificadas		Possível *C. auris*: necessita avaliação adicional
5.	BD Phoenix		*C. catenulata*		Possível *C. auris*: necessita avaliação adicional
			C. haemulonii		Possível *C. auris*: necessita avaliação adicional
			Candida spp. não identificadas		Possível *C. auris*: necessita avaliação adicional
6.	MicroScan		*C. lusitaniae* *C. guilliermondii* *C. parapsilosis*	Sem crescimento de hifas	Pode descartar *C. lusitaniae, C. guilliermondii* e *C. parapsilosis* Possível *C. auris*: necessita avaliação adicional
			C. lusitaniae *C. guilliermondii* *C. parapsilosis*	Com crescimento de hifas	Possivelmente *C. lusitaniae, C. guilliermondii, C. parapsilosi ou* *C. auris*: necessita avaliação adicional
			C. famata		Possível *C. auris*: necessita avaliação adicional
			Candida spp. não identificadas		Possível *C. auris*: necessita avaliação adicional
7.	RapID Yeast Plus		*C. parapsilosis* → teste em ágar corneano	Sem crescimento de hifas	Pode descartar *C. parapsilosis.* Possível *C. auris*: necessita avaliação adicional
				Com crescimento de hifas	Possivelmente *C. parapsilosis* ou *C. auris*: necessita avaliação adicional
			Candida spp. não identificadas		Possível *C. auris*: necessita avaliação adicional
8.	GenMark ePlex BCID-FP Panel		*C. auris*		*C. auris* confirmada

Siglas: IVD, diagnóstico *in vitro*; RUO, *research use only*; MALDI-TOF, ionização e dessorção a laser assistida por matriz - *time of flight*; MS, espectometria de massa; BCID-FP, ePlex Blood Culture Identification Fungal Pathogen..

Fonte: Adaptada de CDC: Identification of *Candida auris*. 2019. Disponível em: *www.cdc.gov/fungal/candida-auris/recommendations.html*

TABELA 216-3 ■ Tratamento das infecções mucocutâneas por *Candida*

Doença	Tratamento preferido	Alternativas
Cutânea	Azol tópico	Nistatina tópica
Vulvovaginal	Fluconazol oral (150 mg) ou creme ou supositório à base de azol	Supositório de nistatina
Oral (sapinho)	Pastilhas de clotrimazol	Nistatina, fluconazol
Esofágica	Comprimidos de fluconazol (100-200 mg/dia) ou solução de itraconazol (200 mg/dia)	Caspofungina, micafungina ou anfotericina B

candidemia benigna da infecção em órgão profundo e como se dispõe de fármacos antifúngicos menos tóxicos que a anfotericina B, a prática padrão passou a ser o tratamento de todos os pacientes com candidemia, com ou sem evidência clínica de acometimento de órgão profundo. Além disso, se houver a presença de um cateter intravascular permanente, é melhor retirar ou substituir o dispositivo sempre que possível.

Os fármacos usados no tratamento da candidemia e da suspeita de candidíase disseminada são listados na **Tabela 216-4**. Várias formulações lipídicas de anfotericina B, três equinocandinas, os azóis fluconazol e voriconazol e, em algumas situações, os novos triazóis – posaconazol e isavuconazol – são usados; nenhum agente de cada uma das classes foi considerado superior aos demais. A maioria das instituições escolhe um agente de cada classe com base na epidemiologia microbiana específica, nas estratégias que minimizam a toxicidade e em considerações de custo. Uma equinocandina é atualmente considerada como a primeira escolha no tratamento se houver suspeita de resistência, o que será o caso em quase todos os hospitais. O tratamento com equinocandina deve continuar até que estejam determinadas a sensibilidade e a espécie. Em pacientes estáveis, muitos centros trocam depois para fluconazol se for identificada uma cepa sensível e se não houver evidência de disseminação hematogênica. No caso de pacientes hemodinamicamente instáveis ou neutropênicos, o tratamento inicial com agentes de amplo espectro é desejável; tais fármacos incluem polienos, equinocandinas ou azóis de última geração, como o voriconazol. Assim que a resposta clínica é avaliada e que o patógeno específico é identificado, o esquema terapêutico pode ser modificado conforme o teste de sensibilidade. No momento, a grande maioria dos isolados de *C. albicans* é sensível ao fluconazol. Isolados de *C. glabrata* e *C. krusei* são menos sensíveis ao fluconazol e mais sensíveis aos polienos e às equinocandinas. O *C. parapsilosis* é menos sensível às equinocandinas *in vitro*; contudo, essa sensibilidade mais baixa é considerada

TABELA 216-5 ■ CIMs típicas dos fármacos antifúngicos disponíveis para *C. auris*

Fármaco	Ponto de resistência experimental[a]	Variação da CIM, μg/mL		
		CIM	CIM_{50}	CIM_{90}
Anfotericina B	≥ 2	0,06-8	0,5-1	2-4
Fluconazol	≥ 32	0,12-≥ 64	≥ 64	≥ 64
Itraconazol	n/d	0,032-2	0,06-0,5	0,25-1
Voriconazol	n/d	0,032-16	0,5-2	2-8
Posaconazol	n/d	0,015-16	0,016-0,5	0,125-2
Isavuconazol	n/d	0,015-4	0,125-0,25	0,5-2
Caspofungina	≥ 2	0,03-16	0,25-1	1-2
Anidulafungina	≥ 4	0,015-16	0,125-0,5	0,5-1
Micafungina	≥ 4	0,015-8	0,125-0,25	0,25-2

[a]Ponto de resistência experimental conforme CDC (*www.cdc.gov/fungal/candida-auris/c-auris-antifungal.html*).

Siglas: CIM, concentração inibitória mínima; n/d, não disponível; CDC, Centers for Disease Control and Prevention.

Fonte: Adaptada de CDC: Antifungal Susceptibility Testing and Interpretation. 2019. Disponível em: *www.cdc.gov/fungal/candida-auris/c-auris-antifungal.html*

não significativa clinicamente. O posaconazol foi aprovado para a profilaxia, incluindo contra *Candida*, em pacientes neutropênicos. O itraconazol raramente é usado para *Candida*, e o isavuconazol não foi aprovado até o momento para essa indicação.

A resistência aos fármacos antifúngicos é uma das características das infecções por *C. auris*. Algumas cepas de *C. auris* apresentam resistência a múltiplos fármacos com concentrações inibitórias mínimas (CIMs) elevadas para todas as três principais classes de antifúngicos – azóis, equinocandinas e polienos – resultando em opções terapêuticas limitadas. Um estudo recente do CDC relatou a resistência antifúngica de cepas de *C. auris* obtidas de 54 pacientes na Índia, no Paquistão, na África do Sul e na Venezuela: 93% eram resistentes ao fluconazol, 35%, à anfotericina B, e 7%, às equinocandinas; 41% das cepas testadas eram resistentes a duas classes de antifúngicos, e, de maneira alarmante, 4% das cepas testadas eram resistentes a todas as três classes de fármacos antifúngicos. Quase todas as cepas de *C. auris* estudadas apresentavam CIMs elevadas para o fluconazol com sensibilidade variável a outros triazóis **(Tab. 216-5)**, em associação com mutações na lanosterol desmetilase codificada por *ERG11* e/ou hiperexpressão de transportadores de fármacos/bombas de efluxo.

TABELA 216-4 ■ Agentes para o tratamento da candidíase disseminada

Agente	Via de administração	Dose[a]	Comentário
Desoxicolato de anfotericina B	Apenas IV	0,5-1,0 mg/kg/dia	Em grande parte substituído por formulações lipídicas
Formulações lipídicas de anfotericina B			Não aprovadas pela Food and Drug Administration, mas comumente usadas por serem menos tóxicas que o desoxicolato de anfotericina B
Lipossomal (L-AnB)	Apenas IV	3,0-5,0 mg/kg/dia	
Complexo lipídico (ABLC)	Apenas IV	3,0-5,0 mg/kg/dia	
Dispersão coloidal (ABCD)	Apenas IV	3,0-5,0 mg/kg/dia	Associada a reações frequentes à infusão
Azóis[b]			
Posaconazol	IV e VO	300 mg/dia (IV) 200 mg, 3×/dia (VO)	Aprovado para profilaxia
Fluconazol	IV e VO	400 mg/dia	Mais comumente usado
Voriconazol	IV e VO	400 mg/dia	Múltiplas interações medicamentosas Aprovado para candidemia em pacientes não neutropênicos
Equinocandinas			Amplo espectro contra espécies de *Candida*; aprovadas para candidíase disseminada, menos tóxicas que as formulações de anfotericina B
Caspofungina	Apenas IV	50 mg/dia	
Anidulafungina	Apenas IV	100 mg/dia	
Micafungina	Apenas IV	100 mg/dia	

[a]Para doses de ataque e ajustes na insuficiência renal, ver Pappas PG et al: Clinical practice guidelines for the management of candidiasis: 2016 update by the Infectious Diseases Society of America. Clin Infect Dis 62:e1, 2016. A duração recomendada do tratamento é de 2 semanas após a última hemocultura positiva e resolução dos sinais e sintomas de infecção. [b]Embora o cetoconazol seja aprovado para o tratamento da candidíase disseminada, foi substituído pelos agentes mais novos listados neste quadro. O posaconazol foi aprovado para profilaxia em pacientes neutropênicos e para candidíase orofaríngea.

Siglas: IV, intravenoso; VO, via oral.

TABELA 216-6 ■ Lista das doses de equinocandinas recomendadas pelo CDC para tratamento de infecções por *C. auris*

Fármaco	Adultos	Crianças (> 2 meses)	Lactentes (< 2 meses)
Caspofungina	Dose de ataque de 70 mg IV, depois 50 mg IV ao dia	Dose inicial de 70 mg/m^2 por dia IV, depois 50 mg/m^2 por dia IV	25 mg/m^2 por dia IV
Anidulafungina	Dose de ataque de 200 mg IV, depois 100 mg IV ao dia	Não aprovada para uso em crianças	Não aprovada para uso em crianças
Micafungina	100 mg IV ao dia	2 mg/kg ao dia IV com a opção de aumentar para 4 mg/kg ao dia IV em crianças de 40 kg	10 mg/kg ao dia IV

Siglas: CDC, Centers for Disease Control and Prevention; IV, intravenoso.
Fonte: Adaptada de CDC: Treatment and Management of Infections and Colonization. 2019. Disponível em: *www.cdc.gov/fungal/candida-auris/c-auris-treatment.html*

Devido às altas taxas de resistência aos azóis entre as cepas de *C. auris*, é recomendado o uso de equinocandinas como terapia de primeira linha para a infecção por *C. auris*. Por outro lado, o CDC desestimula o uso de fármacos antifúngicos para o tratamento da colonização por *C. auris* na ausência de infecção invasiva ou da corrente sanguínea. Um histórico de viagem do paciente ou estadia em instituição de saúde ou casa de repouso com surto conhecido de infecção por *C. auris*, além dos dados de sensibilidade aos fármacos das cepas identificadas, orientam a escolha efetiva do tratamento das infecções invasivas e da corrente sanguínea. Sabe-se que a *C. auris* desenvolve resistência antibiótica durante o tratamento. Assim, o surgimento de resistência antifúngica deve ser cuidadosamente monitorado por meio de culturas de seguimento e repetição dos testes de sensibilidade. Devem ser implementados programas para o uso racional de antimicrobianos a fim de diminuir o risco de desenvolvimento de resistência aos fármacos. Os pacientes podem permanecer colonizados com *C. auris* durante ou depois do tratamento bem-sucedido da infecção invasiva por *C. auris*. Assim, medidas de controle de infecções devem ser implementadas durante o cuidado do paciente. A **Tabela 216-6** descreve as doses de equinocandinas recomendadas pelo CDC para o tratamento antifúngico inicial das infecções por *C. auris*.

Nos casos de resistência a equinocandinas, pode-se considerar a anfotericina B lipossomal (5 mg/kg/dia). Em neonatos e lactentes (< 2 meses de idade), pode-se iniciar o tratamento com anfotericina B desoxicolato (1 mg/kg/dia). Se isso falhar, pode-se administrar a anfotericina B lipossomal (5 mg/kg/dia). Em casos muito graves, se todas as opções terapêuticas falharem, pode-se administrar equinocandinas conforme as recomendações do CDC **(Tab. 216-6)**. Outras considerações para o manejo da infecção por *C. auris* podem ser consultadas na *Clinical Practice Guideline for the Management of Candidiasis* da Infectious Diseases Society of America (IDSA).

Existem algumas generalizações sobre o manejo das infecções específicas de *Candida*. O isolamento de *Candida* a partir do escarro quase nunca é indicativo de candidíase pulmonar subjacente e, por si só, não requer tratamento antifúngico. Da mesma forma, *Candida* na urina de um paciente com cateter vesical de demora pode representar apenas colonização em vez de infecção vesical ou renal. Porém, o limiar para tratamento sistêmico é geralmente mais baixo em pacientes com doença grave nessa categoria, pois é impossível diferenciar entre colonização e infecção do trato urinário inferior ou superior. Se o isolado for *C. albicans*, a maioria dos clínicos usa fluconazol oral em vez de fazer um lavado da bexiga com anfotericina B, que era mais usado no passado. A caspofungina tem sido usada com sucesso; embora as equinocandinas sejam pouco excretadas na urina, elas podem ser uma opção, especialmente para isolados de *Candida* não *albicans*. As doses e a duração são as mesmas usadas para a candidíase disseminada. A significância do isolamento de *Candida* em drenos abdominais de pacientes no pós-operatório também é incerta, porém mais uma vez o limiar para o tratamento é geralmente baixo, porque a maioria dos pacientes foi submetida a fatores de risco que os predispõem à candidíase disseminada. Além disso, houve aumento considerável no reconhecimento e diagnóstico de candidíase intra-abdominal.

A remoção da valva infectada e a terapia antifúngica prolongada constituem o tratamento adequado para a endocardite por *Candida*. Embora não se disponha de estudos definitivos, em geral os pacientes são tratados durante semanas com um agente antifúngico sistêmico **(Tab. 216-4)** e, em seguida, recebem terapia supressora crônica por meses ou anos (e, às vezes, indefinidamente) com um azol oral (geralmente fluconazol, 400-800 mg/dia).

A endoftalmite hematogênica por *Candida* é um problema especial que requer consulta a um oftalmologista. Quando as lesões estão se expandindo ou ameaçam a mácula, um polieno intravenoso combinado com flucitosina (25 mg/kg, 4×/dia) tem sido o esquema de escolha, embora estudos comparativos com outros esquemas ainda não tenham sido relatados. À medida que são disponibilizados dados sobre os triazóis mais novos (p. ex., voriconazol), novas estratégias envolvendo esses agentes estão sendo desenvolvidas, embora seja importante observar que as equinocandinas exibem pouca penetração nos tecidos oculares. A decisão de se fazer uma vitrectomia parcial tem importância primordial. Esse procedimento diminui a infecção e pode preservar a visão, que, do contrário, pode ser perdida em decorrência da fibrose do vítreo. Todos os pacientes com candidemia devem ser examinados por um oftalmologista devido à frequência relativamente alta dessa complicação ocular (até 15-20% em algumas séries de casos). Esse exame pode detectar uma lesão ocular no início de seu desenvolvimento; além disso, a identificação de uma lesão indica probabilidade de cerca de 90% de abscessos em órgãos profundos e pode impor o prolongamento da terapia para a candidemia além das 2 semanas recomendadas após a última hemocultura positiva. Embora a base para o consenso seja um conjunto muito pequeno de dados, o tratamento recomendado para a meningite causada por *Candida* é com um polieno **(Tab. 216-4)** mais flucitosina (25 mg/kg, 4×/dia). O desenvolvimento de meningoencefalite por *Candida* em uma pessoa imunocompetente deve aumentar a suspeita de deficiência da molécula adaptadora do receptor de lectina tipo C CARD9, devendo levar à testagem genética para descartar esse distúrbio monogênico. O sucesso do tratamento de uma prótese infectada por *Candida* (p. ex., uma articulação artificial) quase sempre requer a remoção do material infectado seguida pela administração prolongada de um agente antifúngico selecionado com base na sensibilidade dos isolados e na logística da administração.

PROFILAXIA

O uso de agentes antifúngicos para evitar infecções por *Candida* é controverso, mas surgiram alguns princípios gerais. A maioria dos centros administra fluconazol profilático (400 mg/dia) a receptores de transplante de células-tronco hematopoiéticas alogênicas. Receptores de transplante de fígado de alto risco também recebem profilaxia com fluconazol na maioria dos centros. O uso da profilaxia para pacientes neutropênicos varia muito de um centro para outro; a maioria dos que optam pela profilaxia para essa população usa fluconazol (200-400 mg/dia) ou uma formulação lipídica de anfotericina B (AnB-L, 1-2 mg/dia). A caspofungina (50 mg/dia) também foi recomendada. Alguns centros usam a suspensão de itraconazol (200 mg/dia). O posaconazol (200 mg, 3×/dia) foi aprovado pela Food and Drug Administration para profilaxia em pacientes neutropênicos; ele está ganhando popularidade e pode substituir o fluconazol.

A profilaxia às vezes é administrada a pacientes cirúrgicos sob risco muito alto de candidíase. O uso disseminado da profilaxia para quase todos os pacientes em cirurgia geral ou unidades de tratamento intensivo não é – nem deve ser – uma prática comum por três razões: (1) a incidência de candidíase disseminada é relativamente baixa, (2) a relação custo-benefício está abaixo do ideal e (3) a maior resistência com o uso amplo da profilaxia é uma preocupação válida.

A profilaxia para a candidíase orofaríngea ou esofágica em pacientes infectados pelo HIV não é recomendada, a menos que haja recorrências frequentes.

LEITURAS ADICIONAIS

Lionakis MS, Edwards JE jr: *Candida* species, in *Mandell, Douglas, and Bennett's Principles of Infectious Diseases*, 9th ed. JE Bennett et al (eds). Philadelphia, Elsevier, 2020, pp 3087-3102.

Pappas PG et al: Invasive candidiasis. Nat Rev Dis Primers 62:e1, 2018.

Proctor DM et al: Integrated genomic, epidemiologic investigation of *Candida auris* skin colonization in a skilled nursing facility. Nature Medicine 27:1401, 2021.

Tsai SV et al: Burden of candidemia in the United States, 2017. Clin Infect Dis 71:e449, 2020.

217 Aspergilose

David W. Denning

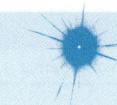

Aspergilose é o termo coletivo usado para descrever todas as entidades patológicas causadas por qualquer uma das cerca de 50 espécies patogênicas e alergênicas do gênero *Aspergillus*. Apenas as espécies que crescem a 37°C podem causar infecção invasiva, embora algumas espécies sem essa capacidade possam causar síndromes alérgicas. Toda espécie patogênica comum é, na verdade, um complexo de muitas espécies (muitas das quais crípticas), mas é tratada aqui como uma espécie única para simplificação. O *A. fumigatus* é responsável pela maioria dos casos de aspergilose invasiva, por quase todos os casos de aspergilose crônica e pela maioria das síndromes alérgicas. O *A. flavus* é mais prevalente em alguns hospitais e causa uma proporção maior de infecções sinusais e cutâneas e ceratite do que o *A. fumigatus*. O *A. niger* pode causar infecção invasiva, porém geralmente coloniza mais o trato respiratório e causa otite externa. O *A. terreus* causa apenas doença invasiva, em geral com prognóstico mais desfavorável. O *A. nidulans* ocasionalmente causa infecção invasiva, em particular nos pacientes com doença granulomatosa crônica (DGC).

EPIDEMIOLOGIA E ECOLOGIA

O *Aspergillus* tem distribuição mundial, crescendo geralmente em matéria vegetal em decomposição (i.e., compostagem) e roupas de cama. Esse mofo ramificado, septado e hialino (não pigmentado) produz um grande número de conídios (esporos) nas hastes acima da superfície de crescimento dos micélios. O *Aspergillus* é encontrado no ar de ambientes internos e externos, em superfícies e na água de reservatórios superficiais. As exposições diárias variam de poucos a muitos milhões de conídios, com os maiores números de conídios sendo encontrados no feno de celeiros e em outros ambientes muito empoeirados. O tamanho necessário do inóculo infectante é incerto, mas apenas exposições intensas (p. ex., durante o trabalho em construções, na manipulação de cascas ou feno mofado ou compostagem) são suficientes para causar doença – aspergilose pulmonar aguda adquirida na comunidade – em indivíduos imunocompetentes saudáveis. Síndromes alérgicas podem ser exacerbadas pela exposição contínua aos antígenos que surgem da colonização de seios paranasais ou vias aéreas ou da infecção de unhas. A filtração de alta eficiência de partículas do ar (HEPA) em geral protege contra a infecção, de modo que, em centros cirúrgicos e ambientes hospitalares onde se encontram pacientes de alto risco, filtros desse tipo devem ser instalados e ter sua eficiência monitorada.

O período de incubação da aspergilose invasiva após exposição varia muito, estendendo-se de 2 a 90 dias nos casos documentados. Assim, a aquisição de uma cepa infectante na comunidade frequentemente se manifesta como infecção invasiva durante a hospitalização, embora a aquisição nosocomial também seja comum. Os surtos costumam ter relação direta com uma fonte de ar contaminado ou construção no hospital.

A incidência e a prevalência global de aspergilose foram estimadas (Tab. 217-1). A frequência de diferentes manifestações da aspergilose varia consideravelmente conforme a localização geográfica; mas, notavelmente, a sinusite granulomatosa crônica é rara fora do Oriente Médio e da Índia. A ceratite fúngica (micótica) é particularmente comum no Nepal, em Myanmar, em Butão e na Índia, mas ocorre em todo o mundo. A aspergilose pulmonar crônica ocorre após tuberculose em cerca de 6 a 13% dos casos tratados e também simula a tuberculose pulmonar em casos de baciloscopia negativa ou tuberculose "diagnosticada clinicamente". A onicomicose por *Aspergillus*, geralmente nos dedos dos pés, foi relatada em desde apenas < 1% a até 35% dos casos de onicomicose, sendo mais comum em diabéticos.

TABELA 217-1 ■ Frequência de doença e sensibilidade diagnóstica para diferentes manifestações de aspergilose

Parâmetro	Tipo de doença: Invasiva	Crônica	Alérgica
Incidência/100.000[a]	0,6-16	~ 10,4	?[b]
Prevalência/100.000[a]	–	1,4-126	286[c]
Carga global[a]	~ 850.000	~ 3.000.000	~ 10.000.000
Taxa de mortalidade sem tratamento	~ 100%	~ 50%	< 1%
Sensibilidade diagnóstica respiratória[d]			
Cultura[e]	✓	✓-✓✓[e]	✓-✓✓[e]
Microscopia	✓	✓	?
Antígeno	✓✓✓	✓✓	✓✓✓
PCR em tempo real	✓✓	✓✓	✓✓
Sensibilidade diagnóstica sanguínea[d]			
Cultura	×	×	×
Antígeno	✓✓	✓	×
β-D-glucano	✓✓	✓	?
PCR em tempo real	✓✓	×	×
Anticorpo IgG	✓	✓✓✓	✓✓✓
Anticorpo IgE	×	✓✓	✓✓✓✓

[a]*http://www.gaffi.org/roadmap/*. [b]A doença fúngica alérgica pode ocorrer em qualquer idade, geralmente em adultos; a frequência anual com que ela ocorre não é conhecida. [c]Aspergilose broncopulmonar alérgica e asma grave com sensibilização fúngica. [d]Legenda para a sensibilidade: ✓ = limitada (conforme o texto indica, 10-30% para cultura); ✓✓ = mais alta; ✓✓✓ = > 80%; e ✓✓✓✓ = cerca de 95%. [e]A cultura fúngica de alto volume aumenta a sensibilidade para o mesmo nível da PCR.

Siglas: PCR, reação em cadeia da polimerase; Ig, imunoglobulina.

FATORES DE RISCO E PATOGÊNESE

Os fatores de risco primários para aspergilose invasiva são neutropenia profunda, uso de glicocorticoides e doença respiratória subjacente; o risco aumenta quanto maior a duração dessas condições. Doses maiores de glicocorticoides aumentam o risco tanto de adquirir aspergilose invasiva quanto de morrer por causa dessa infecção. A disfunção de neutrófilos e/ou fagócitos também é um fator de risco importante, conforme evidenciado por aspergilose na DGC, na infecção avançada pelo vírus da imunodeficiência humana (HIV) e na recidiva da leucemia. A aspergilose invasiva é cada vez mais reconhecida (quando ativamente pesquisada) em unidades de terapia intensiva clínicas (2-5%), nas pessoas com influenza grave (8-25%), na Covid-19 grave (13%) e em pacientes com doença pulmonar obstrutiva crônica (DPOC; 1,3-3,9%). A terapia com oxigenação por membrana extracorpórea é um fator de risco. A anulação temporária das respostas protetoras pelo uso de glicocorticoides ou pela síndrome de resposta anti-inflamatória compensatória é um fator de risco significativo. Muitos pacientes têm alguma evidência de doença pulmonar prévia – geralmente, história de pneumonia ou DPOC. Muitos novos agentes imunomoduladores, como infliximabe e ibrutinibe, aumentam o risco de aspergilose invasiva, da mesma forma que a hepatopatia grave e níveis elevados de ferro armazenado na medula óssea.

Os pacientes com aspergilose pulmonar crônica têm um amplo espectro de doença pulmonar subjacente, incluindo tuberculose, pneumotórax prévio ou DPOC. Esses pacientes são aparentemente imunocompetentes, mas é comum haver defeitos em células *natural killer* e/ou na produção de interleucina 12 ou interferon γ. Sua resposta imune inflamatória (tipo T_H1) é subótima, tipicamente havendo inflamação persistente. Os glicocorticoides aceleram a progressão da doença.

A aspergilose broncopulmonar alérgica (ABPA) geralmente complica a asma e a fibrose cística. Muitas associações genéticas sugerem uma forte base para o desenvolvimento de uma resposta tipo T_H2 e "alérgica" ao *A. fumigatus*. Notavelmente, o tratamento das exacerbações da ABPA com altas doses de glicocorticoides quase nunca resulta em aspergilose invasiva. A sensibilização fúngica, e em especial ao *Aspergillus*, é muito comum nas pessoas com asma mal controlada. As exacerbações da DPOC estão relacionadas à sensibilização ao *Aspergillus*. A maioria dos pacientes com bronquite por *Aspergillus* tem bronquiectasia, com ou sem fibrose cística.

Diferentes traços genéticos estão associados a aspergilose invasiva, crônica e alérgica; a maioria das pessoas provavelmente não está sob risco para aspergilose. Múltiplas variantes de genes parecem ser necessárias para a suscetibilidade a cada uma das formas de aspergilose.

MANIFESTAÇÕES CLÍNICAS E ABORDAGEM AO PACIENTE (Tab. 217-2)

Aspergilose pulmonar invasiva A frequência de doença invasiva e o ritmo de sua progressão aumentam com níveis maiores de imunocomprometimento. A aspergilose invasiva é dividida arbitrariamente em formas aguda

TABELA 217-2 ■ Principais manifestações da aspergilose

	Tipo de doença			
Órgão	**Invasiva (aguda e subaguda)**	**Crônica**	**Saprofítica**	**Alérgica**
Pulmões	Angioinvasiva (na neutropenia), não angioinvasiva, granulomatosa	Cavitária crônica, fibrosante crônica, bronquite, nódulo de *Aspergillus*	Aspergiloma (único), colonização das vias aéreas	Broncopulmonar alérgica, asma grave com sensibilização fúngica, alveolite alérgica extrínseca
Seios da face	Invasiva aguda	Invasiva crônica, granulomatosa crônica	Massa fúngica maxilar	Sinusite fúngica alérgica, rinossinusite fúngica eosinofílica
Cérebro	Abscesso, infarto hemorrágico, meningite	Granulomatosa, meningite	Nenhuma	Nenhuma
Pele	Disseminada aguda, localmente invasiva (traumatismo, queimaduras, acesso intravenoso)	Otite externa, onicomicose	Nenhuma	Nenhuma
Coração	Endocardite (nativa ou de prótese), pericardite	Nenhuma	Nenhuma	Nenhuma
Olhos	Ceratite, endoftalmite	Nenhuma	Nenhuma	Nenhuma descrita

e subaguda, com evoluções de ≤ 1 mês e de 1 a 3 meses, respectivamente. Mais de 80% dos casos de aspergilose invasiva envolvem os pulmões, e a maioria é adquirida na comunidade. As manifestações clínicas mais comuns são ausência de sintomas, febre, tosse (às vezes produtiva), desconforto torácico indefinido, hemoptise discreta e dificuldade respiratória. Embora a febre geralmente responda aos glicocorticoides, a doença progride. Em pacientes ventilados, o rastreamento do antígeno do *Aspergillus* no líquido do lavado traqueobrônquico é necessário para o diagnóstico, já que a radiologia é inespecífica. A base para o diagnóstico precoce em pacientes de alto risco consiste em alto índice de suspeita, rastreamento do antígeno circulante (na leucemia) e tomografia computadorizada (TC) torácica urgente. A aspergilose invasiva é um dos erros diagnósticos mais comuns revelados na necrópsia.

Sinusite invasiva Os seios paranasais são acometidos em 5 a 10% dos casos de aspergilose invasiva, especialmente nos pacientes com leucemia e receptores de transplante de células-tronco hematopoiéticas. Além de febre, as características mais comuns são desconforto nasal ou facial, obstrução e secreção nasal (às vezes sanguinolenta). O exame endoscópico do nariz revela tecido pálido, escurecido ou necrótico em qualquer localização. A TC ou a ressonância magnética (RM) dos seios paranasais são indispensáveis, mas não distinguem sinusite invasiva por *Aspergillus* de sinusite alérgica ou bacteriana preexistente no início da evolução da doença.

Traqueobronquite Em certas ocasiões, apenas as vias aéreas são infectadas por *Aspergillus*. As manifestações resultantes observadas na broncoscopia incluem desde bronquite aguda ou crônica até traqueobronquite pseudomembranosa ou ulcerativa. Essas entidades são particularmente comuns entre receptores de transplante de pulmão e pacientes em ventilação artificial. Pode ocorrer obstrução por tampões de muco, a chamada aspergilose brônquica obstrutiva, em pacientes imunocomprometidos, além de impactação de muco em outros pacientes, como aqueles com ABPA.

Bronquite por *Aspergillus* Infecções pulmonares recorrentes que melhoram apenas parcialmente com tratamento antibiótico e que estão associadas a dispneia significativa ou a eliminação de tampões de escarro espesso na tosse são características típicas da bronquite por *Aspergillus*. Os pacientes não são significativamente imunocomprometidos e geralmente têm bronquiectasias ou fibrose cística. Alguns pacientes apresentam insuficiência respiratória por obstrução da via aérea causada por muco. É comum haver bronquite bacteriana concomitante. O diagnóstico se baseia na detecção recorrente de *Aspergillus* nas vias aéreas por microscopia, cultura ou reação em cadeia da polimerase (PCR). A imunoglobulina (Ig) G para *Aspergillus* costuma ser detectável.

Aspergilose disseminada Nos pacientes com imunocomprometimento mais grave, o *Aspergillus* se dissemina dos pulmões para vários órgãos – mais frequentemente para o cérebro, mas também para pele, tireoide, ossos, rins, fígado, trato gastrintestinal, olhos (endoftalmite) e valvas cardíacas. Além das lesões cutâneas, as características mais comuns consistem em deterioração clínica gradual por 1 a 3 dias, com febre baixa e aspectos de sepse leve e anormalidades inespecíficas nos exames laboratoriais. Na maioria dos casos, pelo menos uma localização torna-se aparente antes da ocorrência de morte. As hemoculturas são quase sempre negativas.

Aspergilose cerebral A disseminação hematogênica para o cérebro é uma complicação devastadora da aspergilose invasiva. Podem ocorrer lesões únicas ou múltiplas. Na doença aguda, o infarto hemorrágico é o mais típico, e o abscesso cerebral é comum. Manifestações raras incluem meningite, aneurisma micótico e granuloma cerebral (mimetizando tumor cerebral). Ocorre também disseminação local a partir dos seios cranianos. Raramente ocorre infecção pós-operatória, que é exacerbada pelos glicocorticoides que são frequentemente administrados após neurocirurgia. A apresentação pode ser aguda ou subaguda, com alterações do humor, sinais focais, convulsões e declínio do estado mental. A RM é o exame imediato mais útil; a TC do cérebro sem contraste em geral é inespecífica, e o contraste costuma estar contraindicado devido à função renal deficiente. A aspergilose cerebral é desproporcionalmente comum nas pessoas que recebem ibrutinibe.

Endocardite A maioria dos casos de endocardite por *Aspergillus* é de infecção de próteses valvares em decorrência de contaminação durante cirurgia. Há relatos da doença em valvas nativas, em especial como parte de infecção disseminada e em usuários de drogas ilícitas por via intravenosa (IV). A endocardite com cultura negativa e grandes vegetações é a apresentação mais comum; a embolectomia revela o diagnóstico em alguns casos.

Aspergilose cutânea A disseminação de *Aspergillus* às vezes resulta em manifestações cutâneas, em geral uma área eritematosa ou purpúrica sem sensibilidade que progride para uma escara necrótica. A invasão direta da pele ocorre em pacientes neutropênicos no local de inserção de cateter IV e em pacientes com queimaduras. Feridas cirúrgicas, de queimaduras e de traumas podem se tornar infectadas por *Aspergillus* (especialmente *A. flavus*).

Aspergilose pulmonar crônica A principal característica da aspergilose pulmonar crônica cavitária (Fig. 217-1) consiste em uma ou mais cavidades pulmonares que se expandem em um período de meses ou anos, associadas a sintomas pulmonares e manifestações sistêmicas, como fadiga e perda de peso. Em geral confundida inicialmente com tuberculose, mais de 90% dos casos de aspergilose pulmonar crônica cavitária ocorrem em pacientes com doença pulmonar prévia (p. ex., tuberculose, infecção micobacteriana atípica, sarcoidose, doença pulmonar reumatoide, pneumotórax, bolhas) ou cirurgia pulmonar. O início é insidioso, e as manifestações sistêmicas (perda ponderal, fadiga) podem ser mais proeminentes do que os sintomas pulmonares. Uma superfície cavitária interna irregular e paredes cavitárias espessas são típicas e indicativas de doença em atividade. Material irregular, nível hidroaéreo e massa fúngica bem formada são observados em uma minoria das cavidades. Cavidades múltiplas são mais comuns que uma cavidade única, e a maioria das cavidades se encontra nos lobos superiores. Espessamento pleural e infiltrados pericavitários são típicos e mais evidentes quando uma tomografia por emissão de pósitrons é feita como parte da avaliação diagnóstica. A aspergilose pulmonar crônica cavitária costuma ser causada por *A. fumigatus*, mas o *A. niger* também está implicado, particularmente em pacientes diabéticos, como também ocorre raramente com outras espécies. Anticorpos IgG contra *Aspergillus* são detectáveis em cerca de 90% dos pacientes com aspergilose pulmonar crônica cavitária. Alguns pacientes têm infecções concomitantes – mesmo sem massa de fungos –, com micobactérias atípicas e/ou outros patógenos bacterianos. A complicação mais significativa é a hemoptise potencialmente fatal, que pode ser a

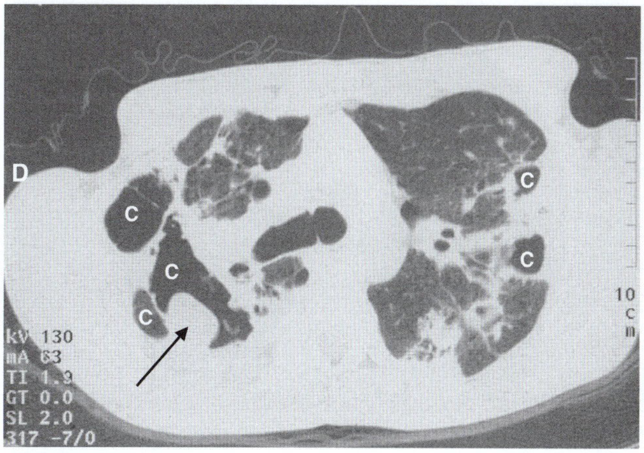

FIGURA 217-1 Tomografia computadorizada (TC) de tórax em paciente com aspergilose pulmonar crônica cavitária de longo prazo. Este paciente tinha história de vários pneumotóraces bilaterais e necessitou de pleurodese em 1990. A TC nessa época demonstrou múltiplas bolhas, e as culturas de escarro resultaram no crescimento de *A. fumigatus*. No início, o resultado dos testes para anticorpos séricos de imunoglobulina (Ig) G contra *Aspergillus* era fraco e, depois, fortemente positivo. Esta TC (2003) mostra uma mistura de cavidades de parede espessa e fina em ambos os pulmões (cada um marcado com *C*), com uma grande cavidade contendo uma provável massa de fungos (*seta preta*) fazendo protrusão na grande cavidade no lado direito do paciente (*D*). Também há considerável espessamento pleural bilateral.

primeira manifestação. Se não for tratada, a aspergilose pulmonar crônica cavitária progride (às vezes, com relativa rapidez) para fibrose unilateral ou de lobo superior. Essa entidade terminal é chamada *aspergilose pulmonar fibrosante crônica* (pulmão destruído).

Aspergiloma O aspergiloma (bola fúngica) é uma manifestação tardia da aspergilose pulmonar crônica cavitária, mas alguns pacientes são assintomáticos. A parte interna de uma cavidade pulmonar permite um crescimento fúngico descamativo, formando as camadas da bola fúngica. Os sinais e sintomas associados aos aspergilomas (únicos) são mínimos, incluindo tosse (às vezes produtiva), hemoptise, sibilos e fadiga leve. Sinais e sintomas mais significativos estão associados à aspergilose pulmonar cavitária crônica e devem ser tratados como tal. Cerca de 10% das bolas fúngicas regridem de modo espontâneo (ao serem eliminadas através da tosse), porém a cavidade pode permanecer infectada, e o paciente, sintomático.

Nódulo por *Aspergillus* Uma forma recentemente reconhecida de aspergilose pulmonar crônica é o nódulo por *Aspergillus*, o qual pode lembrar o carcinoma pulmonar inicial e pode cavitar. Os nódulos podem ser únicos ou múltiplos, com diâmetro de 5 a 50 mm. Lesões expansivas maiores são raramente observadas. Os nódulos costumam ser ávidos na tomografia por emissão de pósitrons. Anticorpos IgG contra *Aspergillus* são detectáveis em cerca de 65% dos pacientes com nódulo por *Aspergillus*.

Sinusite crônica por *Aspergillus* Trata-se de uma designação ampla que abrange três entidades: massa fúngica sinusal, sinusite invasiva crônica e sinusite granulomatosa crônica. A massa fúngica sinusal limita-se ao seio maxilar (exceto em casos raros envolvendo o seio esfenoidal) em que a cavidade do seio fica preenchida com uma massa de fungos. A doença maxilar é associada a procedimento prévio na raiz superior e a sinusite crônica (bacteriana). Cerca de 90% das TCs mostram hiperatenuação focal relacionada com concreções; à RM, o sinal em T2 está diminuído, enquanto na sinusite bacteriana está aumentado. A remoção da massa fúngica é curativa. Nenhuma invasão tecidual é demonstrável à histologia ou à radiologia.

Em contraste, a sinusite invasiva crônica é um processo lentamente destrutivo que acomete com maior frequência os seios etmoidal e esfenoidal. Os pacientes geralmente (mas nem sempre) são imunocomprometidos (p. ex., em decorrência de diabetes ou infecção pelo HIV). As imagens dos seios paranasais mostram opacificação de um ou mais seios, destruição óssea local e invasão de estruturas locais. O diagnóstico diferencial é amplo e inclui outras infecções. Além de uma história de secreção e obstrução nasais crônicas, perda do olfato e cefaleia persistente, as primeiras manifestações habituais estão relacionadas com acometimento local de estruturas críticas. A síndrome do ápice orbitário (cegueira e proptose) é característica. Tumefação facial, trombose do seio cavernoso, obstrução da artéria carótida, fossa hipofisária e invasão do cérebro e da base do crânio são complicações descritas.

A sinusite granulomatosa crônica causada por *Aspergillus* é mais comumente observada no Oriente Médio e na Índia e costuma ser causada pelo *A. flavus*. Sua presença normalmente é tardia, com tumefação facial e proptose unilateral. À histologia, a reação granulomatosa proeminente distingue essa doença da sinusite invasiva crônica, em que a necrose tecidual com infiltrado misto de células de baixo grau é típica. Anticorpos IgG contra o *A. flavus* são geralmente detectáveis.

Aspergilose broncopulmonar alérgica Em quase todos os casos, a ABPA representa uma reação de hipersensibilidade ao *A. fumigatus*; casos raros devem-se a outras espécies de *Aspergillus* e a outros fungos. A ABPA ocorre em cerca de 2,5% das pessoas com asma encaminhadas para cuidados em nível secundário, embora possa ser menos comum nos Estados Unidos e mais comum nas pessoas do subcontinente indiano. Na fibrose cística, até 15% dos adolescentes são acometidos. Episódios de obstrução brônquica com tampões de muco que acarretam acessos de tosse, "pneumonia", consolidação e dispneia são típicos. Muitos pacientes relatam expulsão de cilindros de escarro geralmente de cor marrom com a tosse. É comum surgir eosinofilia antes da administração de glicocorticoides sistêmicos. O teste diagnóstico cardinal é a detecção de IgE específica para *Aspergillus* (ou um teste cutâneo positivo em resposta ao extrato de *A. fumigatus*) junto com nível sérico elevado de IgE total (geralmente > 1.000 UI/mL). A presença de muco hiperatenuado nas vias aéreas é altamente específica. A bronquiectasia é característica, e alguns pacientes desenvolvem aspergilose pulmonar cavitária crônica.

Asma grave com sensibilização fúngica (AGSF) Muitos adultos com asma grave não preenchem os critérios para ABPA e ainda assim são alérgicos a fungos. Embora o *A. fumigatus* seja um alérgeno comum, vários outros fungos (p. ex., *Cladosporium* e *Alternaria* spp.) são implicados por teste cutâneo e/ou pela pesquisa de IgE específica. As concentrações séricas de IgE total são < 1.000 UI/mL, e o espessamento da parede brônquica é moderadamente comum. A ABPA e a asma grave com sensibilização fúngica (AGSF) são coletivamente chamadas de *asma fúngica*.

Rinossinusite fúngica alérgica Como os pulmões, os seios paranasais manifestam respostas alérgicas ao *Aspergillus* e a outros fungos. Os pacientes acometidos apresentam-se com sinusite crônica (i.e., perene) que, em geral, não responde aos antibióticos. Muitos desses pacientes têm pólipos nasais, e todos apresentam mucosa nasal congestionada e seios paranasais cheios de material mucoide. A característica histológica da sinusite fúngica alérgica consiste em eosinofilia local e cristais de Charcot-Leyden. A remoção do muco e dos pólipos anormais, com a administração local e ocasionalmente sistêmica de glicocorticoides, em geral, resulta na resolução. Sinais e sintomas persistentes ou recorrentes podem exigir cirurgia mais extensa (etmoidectomia) e, algumas vezes, tratamento antifúngico oral. A recidiva é comum, muitas vezes após outra infecção bacteriana ou viral.

Aspergilose superficial O *Aspergillus* pode causar ceratite, onicomicose e otite externa. Pode ser difícil o diagnóstico de ceratite precoce o suficiente para salvar a visão do paciente. Os colírios de natamicina (a 5%) são a terapia ideal para a ceratite fúngica, geralmente com cirurgia. A otite externa habitualmente sofre resolução com desbridamento e aplicação de agentes antifúngicos.

DIAGNÓSTICO

São necessárias várias técnicas para se estabelecer o diagnóstico de qualquer forma de aspergilose de maneira confiável (Tab. 217-1).

Aspergilose invasiva aguda Os pacientes com aspergilose invasiva aguda têm uma carga relativamente massiva de fungos no órgão acometido; portanto, a detecção de antígeno, a PCR, a microscopia, a cultura e/ou a histopatologia geralmente confirmam o diagnóstico. No entanto, a velocidade da progressão deixa apenas uma janela estreita para se fazer o diagnóstico sem perder o paciente, e alguns procedimentos invasivos não são possíveis por causa de coagulopatia, comprometimento respiratório e outros fatores. Muitos casos de aspergilose invasiva passam despercebidos clinicamente e só são diagnosticados na necrópsia. O exame histológico do tecido acometido revela infarto, com invasão de vasos sanguíneos por muitas hifas de fungos, ou necrose aguda com inflamação limitada e menos hifas. As hifas de *Aspergillus* são hialinas, estreitas e septadas, com ramificações a 45°; não há leveduras no tecido infectado. As hifas podem ser observadas em preparações para citologia ou microscopia, que, portanto, constituem um meio rápido de se fazer um diagnóstico presuntivo.

Um teste para o antígeno do *Aspergillus* baseia-se na detecção da liberação de galactomanana a partir das espécies de *Aspergillus* durante o crescimento, enquanto outro se baseia em um novo antígeno proteico. A detecção de antígeno em amostra respiratória é mais sensível que no soro, sendo fundamental em pacientes na unidade de terapia intensiva nos quais a radiologia é inespecífica. Os testes de antígenos séricos positivos, em geral, precedem achados clínicos ou radiológicos em vários dias. A sensibilidade da detecção do antígeno diminui com a terapia antifúngica.

Uma cultura positiva sustenta o diagnóstico, pois vários outros fungos (mais raros) podem simular histologicamente as espécies de *Aspergillus*, mas apenas 10 a 30% dos pacientes com aspergilose invasiva têm culturas positivas. O ágar bacteriano é menos sensível que os meios fúngicos para cultura; assim, se o médico não solicitar cultura para fungos, o diagnóstico pode passar despercebido. As culturas fúngicas de alto volume melhoram o rendimento. Uma cultura positiva pode representar formas não invasivas de aspergilose ou colonização das vias aéreas. A detecção de antígeno e a PCR em tempo real são mais rápidas e mais sensíveis do que a cultura de amostras das vias aéreas e do sangue.

A confirmação definitiva do diagnóstico de aspergilose invasiva requer (1) uma cultura positiva de uma amostra obtida diretamente de um local normalmente estéril (p. ex., um abscesso cerebral) ou (2) resultados positivos nos testes histológicos e cultura (ou confirmação molecular de *Aspergillus* spp.) de uma amostra obtida de um órgão acometido (p. ex., seios paranasais ou pele). A maioria dos diagnósticos de aspergilose invasiva baseia-se em poucos dados, incluindo a presença do *sinal do halo* e uma TC de tórax em que um aspecto localizado de vidro fosco representando um infarto hemorrágico aparece em torno de um nódulo ou consolidação. Os sinais do halo ficam presentes por cerca de 7 dias no início da evolução da infecção em pacientes neutropênicos e são um bom sinal prognóstico, refletindo diagnóstico precoce. Os nódulos com o sinal do halo são uma característica da Covid-19 e não implicam aspergilose invasiva com evidência de suporte. Outros achados radiológicos característicos de aspergilose pulmonar invasiva incluem nódulos e infarto ou cavitação com base pleural, mas é comum haver consolidação inespecífica (Fig. 217-2).

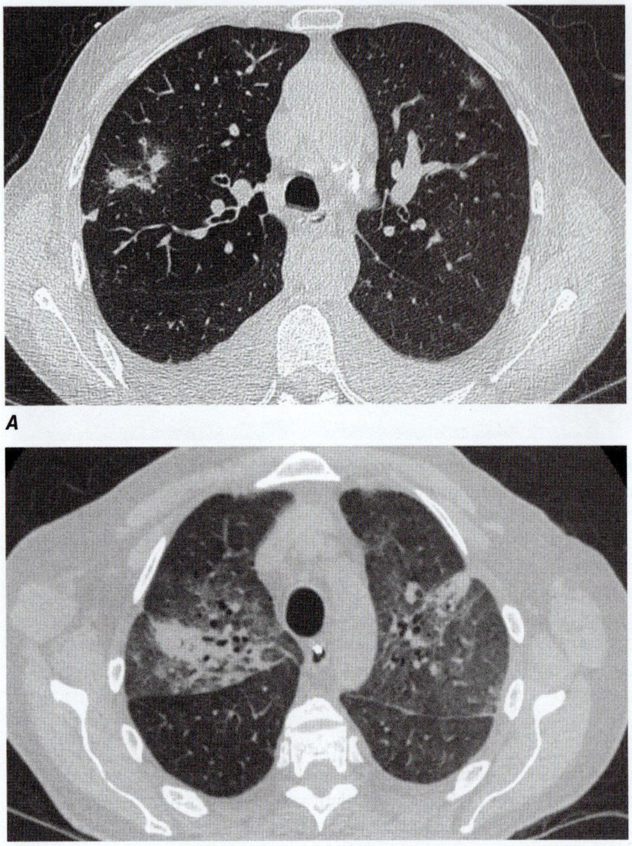

A

B

FIGURA 217-2 Aparências acentuadamente diferentes da aspergilose invasiva na tomografia computadorizada de tórax. *A.* Paciente com mielodisplasia e neutropenia moderada mostrando pequenos nódulos à direita com mínimo aspecto de vidro fosco circundante e uma área distinta apenas com aspecto de vidro fosco à esquerda lateralmente. ***B.*** Paciente com mieloma múltiplo submetido a quimioterapia intensiva com corticosteroides mostrando áreas bilaterais de consolidação e algumas atelectasias inespecíficas com provável vidro fosco circundando a lesão à direita. O componente anterior da lesão à esquerda é demarcado pela fissura.

Aspergilose crônica Para a aspergilose crônica, o teste para anticorpo contra *Aspergillus* combinado com achados de imagem característicos é suficiente para o diagnóstico. A biópsia de nódulos por *Aspergillus* revela hifas circundadas por células de inflamação crônica e algumas vezes granulomas. As titulações de anticorpos diminuem lentamente com a terapia bem-sucedida. As culturas são raramente positivas, mas são importantes na verificação da resistência ao azol. A PCR em tempo real do escarro é, com frequência, fortemente positiva. Alguns pacientes com aspergilose pulmonar crônica também apresentam títulos elevados de IgE sérica total e IgE específica contra *Aspergillus*.

ABPA, AGSF e sinusite alérgica por *Aspergillus* A ABPA e a AGSF são diagnosticadas sorologicamente com níveis séricos elevados de IgE total e específica ou testes cutâneos. A sinusite alérgica por *Aspergillus* costuma ser diagnosticada histologicamente, junto com anticorpos IgE contra *Aspergillus*.

TRATAMENTO

Aspergilose

Os fármacos antifúngicos ativos contra *Aspergillus* incluem voriconazol, itraconazol, posaconazol, isavuconazol, caspofungina, micafungina e anfotericina B (AnB). Possíveis interações com outros fármacos devem ser consideradas antes da prescrição dos azóis. Além disso, as concentrações de azol no plasma variam substancialmente de um paciente para outro, e muitas autoridades recomendam a monitoração dos níveis para garantir que as concentrações de fármacos sejam adequadas, porém não excessivas, especialmente com itraconazol e voriconazol. Prefere-se a administração por via IV inicial na aspergilose invasiva aguda e a administração oral para todas as outras doenças que requeiram terapia antifúngica. As recomendações atuais são mostradas na **Tabela 217-3**.

O voriconazol, o isavuconazol e o posaconazol são os agentes de escolha para a aspergilose invasiva; caspofungina, micafungina e AnB lipossomal são agentes de segunda linha. A AnB não é ativa contra *A. terreus* ou *A. nidulans*; a resistência a múltiplos azóis no *A. fumigatus* está presente em < 5% dos isolados, mas está aumentando, especialmente no Sudeste Asiático; e o *A. niger* é resistente a itraconazol e isavuconazol. Uma consulta a um infectologista é aconselhável no caso de pacientes com doença invasiva, dada a complexidade do tratamento. A reconstituição imune pode complicar a recuperação. A duração do tratamento da aspergilose invasiva varia de cerca de 3 meses a vários anos, dependendo do estado imune do paciente e da resposta ao tratamento. Ocorre recidiva se a resposta for subótima e a reconstituição imune não for completa.

O voriconazol é atualmente o agente oral preferido para a aspergilose crônica, com o itraconazol ou o posaconazol como substitutos quando ocorre falha, surgimento de resistência ou eventos adversos. Como a aspergilose pulmonar cavitária crônica responde lentamente, há necessidade de terapia por > 6 meses, e o controle da doença pode necessitar de anos de tratamento, enquanto a duração do tratamento para outras formas de aspergilose crônica e alérgica exige avaliação individualizada. Os glicocorticoides devem ser usados na aspergilose pulmonar cavitária apenas se ela for coberta por um tratamento antifúngico adequado. As exacerbações agudas da ABPA respondem bem a voriconazol, itraconazol ou curso breve de glicocorticoides; a terapia de longo prazo com azóis costuma ajudar a minimizar a exposição aos corticosteroides e manter as remissões. A resposta aos antifúngicos na bronquite por *Aspergillus* é boa, mas é comum haver recidivas após 4 meses de terapia.

A resistência do *A. fumigatus* a um ou mais azóis é incomum, mas está aumentando no mundo todo. A resistência pode ser derivada de fungicidas azóis usados para colheitas. Além disso, a resistência que surge de múltiplos mecanismos pode se desenvolver durante o tratamento de longo prazo, e uma cultura positiva durante a terapia antifúngica é uma indicação para teste de sensibilidade.

TABELA 217-3 ■ Tratamento da aspergilose[a]

Indicação	Tratamento primário	Precauções	Tratamento secundário	Comentários
Doença invasiva[b]	Voriconazol, isavuconazol, posaconazol	Interações medicamentosas (particularmente com rifampicina e carbamazepina)[c]	AnB, caspofungina, posaconazol, micafungina	Como terapia primária, voriconazol, isavuconazol e posaconazol têm taxa de resposta 20% maior que a AnB. Recomenda-se o monitoramento terapêutico do fármaco para o voriconazol.
Profilaxia	Posaconazol em comprimidos, itraconazol em solução, itraconazol SUBA	Interação com vincristina, ciclofosfamida	Micafungina, AnB aerossolizada	Alguns centros monitoram os níveis plasmáticos de itraconazol e posaconazol.
Aspergiloma solitário	Ressecção cirúrgica	Doença multicavitária: prognóstico cirúrgico desfavorável; tratamento clínico preferível	Itraconazol, voriconazol, AnB intracavitária	É melhor ressecar as grandes cavidades únicas com aspergiloma. As recaídas são reduzidas pela terapia antifúngica pré e perioperatória.
Doença pulmonar crônica[b]	Voriconazol, itraconazol	Absorção deficiente de cápsulas de itraconazol com inibidores da bomba de prótons ou bloqueadores H_2	Posaconazol, AnB IV, micafungina IV	Pode surgir resistência durante o tratamento, particularmente se os níveis plasmáticos do fármaco forem subterapêuticos. A resistência é menos comum com o voriconazol.
ABPA/AGSF ("asma fúngica")	Itraconazol	Algumas interações com glicocorticoides, incluindo com formulações inaladas	Voriconazol, posaconazol	O tratamento de longo prazo é útil na maioria dos casos. Não há evidências indicando se o tratamento modifica ou não a progressão para bronquiectasia/fibrose.

[a]Para informações sobre a duração do tratamento e a resistência aos fármacos em determinadas espécies de *Aspergillus*, ver o texto. [b]É apropriado o parecer de um infectologista para esses pacientes. [c]Recurso *on-line* para interações medicamentosas: *www.aspergillus.org.uk/content/antifungal-drug-interactions*.

Nota: Após as doses de ataque, a dose oral costuma ser de 200 mg duas vezes ao dia para voriconazol e itraconazol, 100 mg duas vezes ao dia para itraconazol SUBA, 300 mg uma vez ao dia para posaconazol em comprimidos e 200 mg uma vez ao dia para isavuconazol. A dose IV de voriconazol para adultos é de 6 mg/kg, duas vezes, a intervalos de 12 h (dose de ataque), seguidos por 4 mg/kg, a cada 12 h; uma dose maior é requerida para crianças e adolescentes; uma dose menor pode ser mais segura para pessoas com > 70 anos de idade. A monitoração plasmática é útil para otimizar a dosagem. A dose IV de isavuconazol é de 200 mg três vezes ao dia por 2 dias (dose de ataque) seguida por 200 mg ao dia. A caspofungina é administrada em dose única de ataque de 70 mg e, em seguida, 50 mg/dia; alguns especialistas usam 70 mg/dia para pacientes com peso > 80 kg, sendo necessárias doses menores para aqueles com disfunção hepática. A micafungina é administrada na dose de 50 mg/dia para profilaxia e pelo menos 150 mg/dia para tratamento; esse fármaco ainda não foi aprovado pela Food and Drug Administration (FDA) para essa indicação. O desoxicolato de AnB é administrado em uma dose diária de 1 mg/kg se tolerado. Dispõem-se de várias estratégias para minimizar a disfunção renal. A AnB lipossomal é administrada em uma dose de 3 mg/kg (AmBisome) ou 5 mg/kg (Abelcet). Dispõe-se de diferentes esquemas para a AnB aerossolizada, porém nenhum foi aprovado pela FDA. Outras considerações que podem alterar a escolha da dose ou da via de administração incluem idade; medicações concomitantes; disfunção renal, hepática ou intestinal; e tolerância ao fármaco.

Siglas: ABPA, aspergilose broncopulmonar alérgica; AnB, anfotericina B; AGSF, asma grave com sensibilização fúngica; SUBA, superbiodisponibilidade; IV, intravenoso.

O tratamento cirúrgico é importante nas várias formas de aspergilose, incluindo a massa de fungos no maxilar e os aspergilomas únicos, em que a cirurgia é curativa; na aspergilose invasiva que acomete ossos, valva cardíaca, seios paranasais e áreas proximais do pulmão (para evitar a hemoptise catastrófica); no abscesso cerebral; na ceratite; e na endoftalmite. Na rinossinusite fúngica alérgica, a remoção de muco e pólipos anormais, com tratamento local e ocasionalmente sistêmico com glicocorticoide, em geral leva à resolução. Sinais e sintomas persistentes ou recorrentes podem exigir cirurgia mais extensa (etmoidectomia) e possivelmente tratamento antifúngico. A cirurgia é problemática na aspergilose pulmonar cavitária crônica, em geral resultando em complicações graves. A embolização de artéria brônquica é preferível na hemoptise problemática.

PROFILAXIA

Nas situações em que se prevê um risco moderado ou alto (p. ex., após terapia de indução para leucemia mieloide aguda), é aceita a necessidade de profilaxia antifúngica para a candidíase superficial e sistêmica e para a aspergilose invasiva. É comum o uso de fluconazol nessas situações, mas ele não apresenta atividade contra espécies de *Aspergillus*. O itraconazol em solução e em cápsulas com superbiodisponibilidade (SUBA) oferece biodisponibilidade suficiente para obter eficácia modesta, com a última forma apresentando menos eventos adversos. O posaconazol em comprimidos é mais efetivo na redução das taxas de infecção e da necessidade de terapia antifúngica empírica. Alguns dados sustentam o uso da micafungina IV nas pessoas que têm contraindicação aos azóis. Nenhum esquema profilático é completamente bem-sucedido.

DESFECHO

A aspergilose invasiva é curável se ocorrer reconstituição imune, mas as formas alérgica e crônica não são. A taxa de mortalidade da aspergilose invasiva é de cerca de 30 a 70% se a infecção for tratada, mas é de 100% se o diagnóstico passar despercebido. A aspergilose cerebral, a endocardite por *Aspergillus* e a aspergilose pulmonar invasiva extensa bilateral têm prognósticos muito desfavoráveis, bem como a infecção invasiva em indivíduos com Aids em estágios avançados ou com recidiva de leucemia não controlada.

A taxa de mortalidade para a aspergilose pulmonar cavitária crônica é de cerca de 40% em 5 anos e de 50 a 60% em 10 anos se o paciente for ativamente tratado com agentes antifúngicos. Após 12 meses sem tratamento antifúngico, 70% dos pacientes pioraram e 10 a 35% morreram. A terapia falha em cerca de 30% dos receptores de terapia antifúngica e mais ainda se a resistência ao azol estiver presente.

Tanto os pacientes com ABPA e quanto os com AGSF respondem ao tratamento antifúngico; cerca de 60% respondem ao itraconazol, e cerca de 80%, ao voriconazol e posaconazol (se tolerados). A AnB inalatória é efetiva, sendo tolerada em cerca de 15% dos pacientes. Se a gravidade da asma diminuir, a dose de glicocorticoide inalatório pode ser reduzida, e os glicocorticoides orais podem ser interrompidos. Recidivas após a suspensão do tratamento são comuns, mas não universais.

LEITURAS ADICIONAIS

Goh KJ et al: Sensitization to *Aspergillus* species is associated with frequent exacerbations in severe asthma. J Asthma Allergy 10:131-40, 2017.

Lamoth F et al: Incidence of invasive pulmonary aspergillosis among critically ill COVID-19 patients. Clin Microbiol Infect 26:1706, 2020.

Muldoon EG et al: *Aspergillus* nodules; another presentation of chronic pulmonary aspergillosis. BMC Pulm Med 16:123, 2016.

Schauwvlieghe AFAD et al: Invasive aspergillosis in patients admitted to the intensive care unit with severe influenza: A retrospective cohort study. Lancet Respir Med 6:782, 2018.

Ullman AJ et al: Diagnosis and management of *Aspergillus* diseases: Executive summary of the 2017 ESCMID-ECMM-ERS guideline. Clin Microbiol Infect 24:e1ee38, 2018.

218 Mucormicose

Brad Spellberg, Ashraf S. Ibrahim

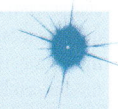

A mucormicose representa um grupo de infecções potencialmente fatais causadas por fungos da ordem Mucorales, subfilo Mucoromycotina. A mucormicose é altamente invasiva e invariavelmente progressiva, resultando em taxas de morbidade e mortalidade mais altas do que muitas outras infecções. As taxas de mortalidade por mucormicose têm diminuído nos últimos anos como resultado do início precoce de terapias antifúngicas mais efetivas. Porém, a mortalidade permanece alta de modo geral, muitas vezes pela progressão da condição predisponente subjacente.

TABELA 218-1 ■ Taxonomia de fungos que causam mucormicose (subfilo Mucoromycotina, ordem Mucorales)

Família	Gênero (espécies listadas para alguns)
Mucoraceae	*Rhizopus oryzae* *Rhizopus delemar* *Rhizopus microsporus* *Rhizomucor* *Mucor* *Actinomucor*
Lichtheimiaceae	*Lichtheimia* (anteriormente *Mycocladus*, anteriormente *Absidia*)
Cunninghamellaceae	*Cunninghamella*
Thamnidiaceae	*Cokeromyces*
Mortierellaceae	*Mortierella*
Saksenaceae	*Saksenaea* *Apophysomyces*
Syncephalastraceae	*Syncephalastrum*

ETIOLOGIA

A ordem fúngica Mucorales consiste em sete famílias que sabidamente causam mucormicose (Tab. 218-1). *Rhizopus oryzae* e *R. delemar* (ambos da família Mucoraceae) são de longe as causas mais comuns de mucormicose no Hemisfério Ocidental. As espécies isoladas com menos frequência de Mucoraceae que causam um espectro similar de infecções incluem *Rhizopus microsporus, Rhizomucor pusillus, Lichtheimia corymbifera* (anteriormente *Absidia corymbifera*), *Apophysomyces elegans* e espécies de *Mucor*. Foram também relatados números crescentes de mucormicose devido a infecção por fungos filamentosos da família Cunninghamellaceae, em particular em pacientes altamente imunocomprometidos. Outros Mucorales podem ser a principal causa de doença em determinadas regiões geográficas (p. ex., *A. elegans* na Índia e *Mucor irregularis* na China) ou em surtos após desastres naturais (p. ex., surto de *Apophysomyces trapeziformis* após o tornado de 2011 em Joplin, Missouri, Estados Unidos). Apenas raros casos demonstraram a capacidade dos fungos das demais famílias dos Mucorales de causar mucormicose.

PATOGÊNESE

Os Mucorales são fungos ubíquos encontrados no ambiente, aos quais os seres humanos estão constantemente expostos. Esses fungos causam infecção primariamente em pacientes com diabetes não controlado, defeitos na função fagocítica (p. ex., neutropenia ou tratamento com glicocorticoides) e/ou níveis elevados de ferro livre, o que sustenta o crescimento fúngico no soro e nos tecidos. No passado, em pacientes com sobrecarga de ferro que apresentavam insuficiência renal terminal, o tratamento com desferroxamina causava predisposição ao desenvolvimento de mucormicose disseminada rapidamente fatal; a desferroxamina, um quelante do ferro para o ser humano, atua como sideróforo fúngico, liberando diretamente o ferro para Mucorales. Além disso, pacientes com cetoacidose diabética (CAD) correm alto risco de desenvolver mucormicose rinocerebral. A acidose provoca dissociação do ferro das proteínas sequestradoras, resultando em aumento da sobrevida e da virulência dos fungos. O cetoácido β-hidroxibutirato também aumenta a expressão de receptores do hospedeiro e fúngicos, resultando na adesão dos fungos e na penetração tecidual.

Todavia, a maioria dos pacientes diabéticos que se apresentam com mucormicose não é acidótica, e, mesmo com ausência de acidose, a hiperglicemia contribui diretamente para o risco de mucormicose por pelo menos quatro mecanismos: (1) hiperglicação das proteínas sequestradoras de ferro, interrompendo o sequestro de ferro normal; (2) suprarregulação do receptor das células de mamíferos (GRP78) que se liga ao Mucorales, permitindo a penetração tecidual (devido a um efeito direto de hiperglicemia e níveis aumentados de ferro livre); (3) indução de defeitos mal caracterizados na função fagocítica; e (4) aumento da expressão de CotH, uma proteína específica de Mucorales que faz a mediação da invasão das células do hospedeiro ao ligar-se a GRP78 (devido à hiperglicemia e ao ferro livre resultante). Mais recentemente, a toxina mucoricina (com semelhanças estruturais e funcionais com a ricina) foi considerada responsável pela necrose tecidual e pela morte celular no hospedeiro. A toxina é um fator de virulência importante nos fungos Mucorales, sendo um alvo terapêutico promissor.

EPIDEMIOLOGIA

A mucormicose ocorre em pacientes portadores de diabetes melito, submetidos a transplante de órgãos sólidos ou a transplante de células-tronco hematopoiéticas (TCTH), com neutropenia prolongada, uso de corticosteroides ou neoplasia maligna. Conforme citado, a maioria dos pacientes diabéticos não é acidótica na apresentação com mucormicose. Além disso, os pacientes muitas vezes não apresentam uma história de diabetes melito previamente reconhecida quando se apresentam com mucormicose. Nessas circunstâncias, a apresentação para mucormicose pode resultar no primeiro reconhecimento clínico de hiperglicemia, que pode ter sido desmascarada pelo uso recente de glicocorticoide. Assim, um alto índice de suspeita de mucormicose deve ser mantido, mesmo na ausência de história conhecida de diabetes, se houver presença de hiperglicemia. Nos pacientes submetidos a TCTH, a mucormicose desenvolve-se tanto nos períodos não neutropênicos quanto no período de neutropenia, provavelmente devido ao tratamento da doença de enxerto contra o hospedeiro com glicocorticoides. A mucormicose pode ocorrer como infecção cutânea ou subcutânea isolada em indivíduos imunologicamente normais após implante traumático de solo ou vegetação (p. ex., devido a desastres naturais, acidentes com veículos automotores ou lesões graves em zonas de guerra) ou em cenários nosocomiais via acesso direto através de cateteres intravenosos (IV), injeções subcutâneas ou maceração da pele com curativo umedecido.

Os pacientes que recebem profilaxia antifúngica com itraconazol ou voriconazol podem correr risco aumentado de mucormicose. Em geral, esses pacientes apresentam mucormicose disseminada, que é a forma mais letal da doença. A mucormicose de escape também foi descrita em pacientes que recebem profilaxia com posaconazol, isavuconazol ou equinocandinas.

A mucormicose também tem surgido como superinfecção importante em pacientes com Covid-19, com os pacientes na Índia sendo particularmente afetados de maneira intensa. Mesmo antes da Covid-19, a Índia era hiperendêmica para a mucormicose, com taxas de casos na população até 70 vezes maiores que as taxas mundiais. Não sabemos se a própria Covid-19 é ou não de alguma forma um fator predisponente para a mucormicose. Tanto na Índia como no resto do mundo, a grande maioria do excesso de casos de mucormicose durante a pandemia de Covid-19 é provavelmente atribuível a uma combinação de diabetes melito e uso de corticosteroides. Na Índia, um terço dos casos de mucormicose durante a pandemia de Covid-19 ocorreu em pacientes não infectados pelo coronavírus (SARS-CoV-2), o que salienta a elevada taxa basal naquele país. Além disso, a grande maioria dos casos de mucormicose em pacientes com Covid-19 na Índia e no restante do mundo é da variedade rino-órbito-cerebral, com as infecções pulmonares sendo raras, o que é consistente com uma predisposição por diabetes e corticosteroides nesses casos.

MANIFESTAÇÕES CLÍNICAS

A mucormicose se apresenta como uma de cinco síndromes clínicas bem definidas: rino-órbito-cerebral, pulmonar, cutânea, gastrintestinal e doença disseminada. Porém, pode ocorrer infecção em qualquer sítio corporal. Os pacientes com defeitos específicos nas defesas do hospedeiro tendem a desenvolver síndromes específicas. Por exemplo, pacientes com diabetes melito e/ou CAD geralmente desenvolvem a forma rino-órbito-cerebral e muito mais raramente apresentam doença pulmonar ou disseminada. Em contrapartida, a mucormicose pulmonar ocorre mais em pacientes leucêmicos sob quimioterapia e em pacientes submetidos a TCTH.

Doença rino-órbito-cerebral A mucormicose rino-órbito-cerebral continua sendo a forma mais comum da doença no mundo todo. A maioria dos casos ocorre em paciente com diabetes, embora tais casos também sejam descritos no contexto dos transplantes, muitas vezes juntos com o diabetes melito induzido pelo uso de glicocorticoides. Os sintomas iniciais da mucormicose rino-órbito-cerebral são inespecíficos e consistem em dor ocular ou facial e dormência facial, seguida pelo início de edema e sufusão conjuntival e visão turva. Em contraste com as manifestações cutâneas perioculares agudas e de cor vermelho-vivo típicas da celulite orbital bacteriana aguda, a pele periorbital em pacientes com mucormicose rino-órbito-cerebral pode apresentar um aspecto subagudo e mais escurecido. Pode não haver febre em até metade dos casos. As contagens de leucócitos normalmente são elevadas desde que o paciente tenha medula óssea funcionante. Sem tratamento, a infecção dissemina-se geralmente das células etmoidais para a órbita, resultando em comprometimento da função muscular extraocular e proptose, geralmente com quemose. A partir da órbita, o fungo pode se disseminar de forma contígua ou hematogênica para o lobo frontal do cérebro e/ou através da drenagem venosa para o seio cavernoso. O início dos sinais e sintomas no olho contralateral, com consequente proptose bilateral, quemose, perda da visão e oftalmoplegia, é grave e sugere o desenvolvimento de trombose do seio cavernoso.

À inspeção visual, o tecido infectado costuma ter uma aparência normal durante os estágios mais iniciais da disseminação fúngica, o que pode dificultar o diagnóstico; são necessárias biópsias às cegas do tecido sinusal de aspecto normal quando a suspeita de mucormicose é alta. O tecido progride, então, para uma fase eritematosa, com ou sem edema, antes do início de uma aparência violácea e, por fim, o desenvolvimento de uma escara necrótica negra. Algumas vezes, a infecção pode estender-se dos seios paranasais para a boca, produzindo ulcerações necróticas dolorosas do palato duro; entretanto, trata-se de um achado tardio, que sugere infecção extensa e bem estabelecida.

Um engano comum em relação à mucormicose é de que ela sempre progride rapidamente. Na verdade, a velocidade de progressão é extremamente variável e possivelmente depende do estado imunológico do paciente, do inóculo infeccioso e da espécie de Mucorales causadora, algumas das quais são mais virulentas e/ou têm taxas de crescimento mais rápidas que outras. Os pacientes podem ir de sintomas iniciais para morte em questão de dias; de outra forma, pode levar meses ou até 1 ano ou mais para que ocorra progressão letal.

Doença pulmonar A mucormicose pulmonar constitui a segunda manifestação mais comum. Os sintomas consistem em dispneia, tosse e dor torácica; a febre é frequente, mas nem sempre está presente. A invasão vascular resulta em necrose, cavitação e/ou hemoptise. Na radiografia de tórax, pode-se observar a presença de consolidação lobar, massas isoladas, doença nodular, cavidades ou infartos cuneiformes. A tomografia computadorizada (TC) do tórax de alta resolução é o melhor método para estabelecer a extensão da mucormicose pulmonar e pode demonstrar evidências de infecção antes que ela seja identificada na radiografia de tórax. Em casos de neoplasia, em que pode ser difícil diferenciar a mucormicose da aspergilose, a presença de $\geq$ 10 nódulos pulmonares, derrame pleural ou sinusite concomitante torna o diagnóstico de mucormicose mais provável. É importante diferenciar a mucormicose da aspergilose, visto que os tratamentos dessas duas infecções podem diferir. De fato, o voriconazol – o tratamento de primeira linha para a aspergilose – exacerba a mucormicose em modelos de infecção em camundongos e moscas. Isavuconazol e posaconazol foram não inferiores ao voriconazol para o tratamento da aspergilose em ensaios clínicos controlados randomizados, além de terem atividade contra Mucorales. Assim, se houver suspeita de a infecção ser causada por um fungo filamentoso septado (p. ex., *Aspergillus*) ou um Mucorales, a inclusão de isavuconazol ou posaconazol no esquema terapêutico é uma consideração razoável. Também se deve considerar a possibilidade de coninfecção com um fungo filamentoso septado e um Mucorales; a coinfecção é encontrada com alguma frequência em pacientes altamente comprometidos.

Doença cutânea A mucormicose cutânea pode resultar da implantação externa do fungo ou, por outro lado, de sua disseminação hematogênica. A infecção relacionada com a implantação externa foi descrita no cenário da exposição ao solo proveniente do trauma (p. ex., em um acidente automobilístico, um desastre natural ou lesões relacionadas a combate), lesão penetrante com material vegetal (p. ex., espinho), injeções de medicamentos (p. ex., insulina), inserção de cateter, contaminação de curativos cirúrgicos e uso de fita adesiva para fixar tubos endotraqueais. A doença cutânea pode ser altamente invasiva, penetrando no músculo e na fáscia e alcançando até mesmo o osso. A fascite necrosante causada pela mucormicose tem taxa de mortalidade que se aproxima de 80%. As lesões cutâneas necróticas na disseminação hematogênica também estão associadas a uma taxa de mortalidade extremamente alta. Entretanto, com desbridamento cirúrgico imediato e agressivo, a mucormicose cutânea isolada possui prognóstico favorável e baixa taxa de mortalidade.

Doença gastrintestinal No passado, a mucormicose gastrintestinal ocorria primariamente em neonatos prematuros em associação com doença disseminada e enterocolite necrosante. Contudo, tem ocorrido um aumento acentuado em relatos de caso descrevendo adultos com neutropenia, uso de glicocorticoides ou outras condições de comprometimento imune. Além disso, a doença gastrintestinal foi relatada como um processo hospitalar após a administração de medicamentos misturados com aplicadores de madeira contaminados. Os sintomas mais comuns consistem em dor e distensão abdominais inespecíficas associadas a náusea e vômitos. A hemorragia digestiva é comum, e podem ser observadas massas fúngicas no estômago à endoscopia. A doença pode evoluir para perfuração visceral, com taxas de mortalidade extremamente altas.

Formas disseminadas e diversas da doença A mucormicose disseminada por via hematogênica pode originar-se de qualquer local de infecção primária. O local mais comum de disseminação é o cérebro, porém lesões metastáticas também podem ser encontradas em qualquer outro órgão. A taxa de mortalidade para a mucormicose amplamente disseminada é de mais de 90%; porém, é provável que essa taxa elevada se deva em parte à condição subjacente predisponente que leva à infecção e à incapacidade de remoção cirúrgica dos focos infectados.

A mucormicose pode afetar qualquer sítio corporal, incluindo ossos, mediastino, traqueia, rins, peritôneo (em associação com diálise), couro cabeludo (causando um quérion) e mesmo infecção isolada dos dentes.

DIAGNÓSTICO

É necessário ter um elevado índice de suspeita para o diagnóstico de mucormicose. Infelizmente, séries de necrópsia mostraram que até metade dos casos são diagnosticados apenas *post mortem*. Como os fungos Mucorales são microrganismos isolados do ambiente, o diagnóstico definitivo requer uma cultura positiva de um local estéril (p. ex., aspirado com agulha, amostra de biópsia tecidual ou líquido pleural) ou evidências histopatológicas de mucormicose invasiva. Pode-se estabelecer um diagnóstico provável de mucormicose por meio de cultura de um local não estéril (p. ex., amostra de escarro ou lavado broncoalveolar) ou pela detecção de Mucorales na superfície de amostras de histopatologia (sem visualizar evidências de invasão), quando o paciente apresenta fatores de risco apropriados, bem como evidências clínicas e radiográficas de doença. Em tais casos, tendo em vista a urgência da administração precoce da terapia, o paciente deve ser tratado enquanto se aguarda a confirmação do diagnóstico.

A biópsia com exame histopatológico continua sendo a modalidade mais sensível e específica para o diagnóstico definitivo (Fig. 218-1). A biópsia revela hifas largas ($\geq$ 6-30 µm) não septadas, de paredes espessas e semelhantes a fitas, que se ramificam em ângulos retos. Outros fungos, incluindo espécies de *Aspergillus*, *Fusarium* e *Scedosporium*, possuem septos, são mais delgados e ramificam-se em ângulos agudos. Porém, podem ocorrer septos artificiais resultantes da dobradura do tecido durante o processamento (o que pode também alterar a aparência do ângulo de ramificação), o que pode fazer os Mucorales parecerem ter septos. Assim, a largura e o formato de fita do fungo são as características mais confiáveis que diferenciam a mucormicose de outros fungos filamentosos patogênicos. Os Mucorales são visualizados mais efetivamente com ácido periódico de Schiff ou hematoxilina e eosina; em contraste com muitos outros fungos, a metenamina de prata pode não resultar em coloração ideal. Embora a histopatologia possa identificar os Mucorales, as espécies só podem ser identificadas por cultura.

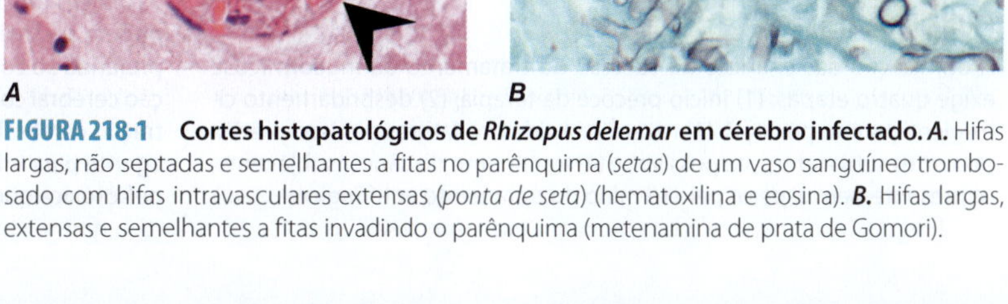

A *B*

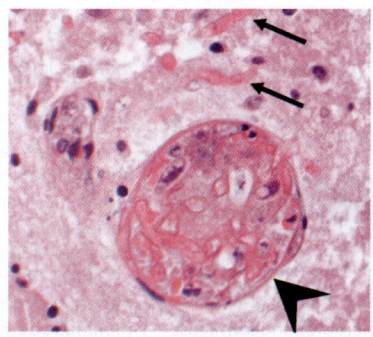

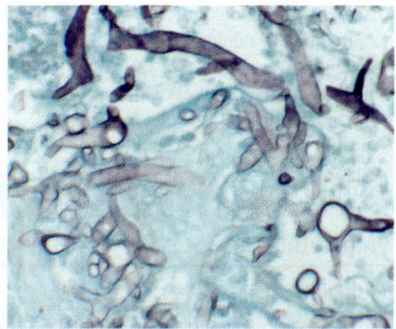

FIGURA 218-1 **Cortes histopatológicos de *Rhizopus delemar* em cérebro infectado. *A.*** Hifas largas, não septadas e semelhantes a fitas no parênquima (*setas*) de um vaso sanguíneo trombosado com hifas intravasculares extensas (*ponta de seta*) (hematoxilina e eosina). ***B.*** Hifas largas, extensas e semelhantes a fitas invadindo o parênquima (metenamina de prata de Gomori).

Vários estudos mostraram que a reação em cadeia da polimerase (PCR) de alvos específicos dos Mucorales é útil no diagnóstico da mucormicose. Porém, a Food and Drug Administration (FDA) não aprovou nenhum dos ensaios baseados em PCR para esse propósito.

Infelizmente, as culturas são positivas em menos da metade dos casos de mucormicose. Entretanto, os Mucorales não são microrganismos fastidiosos e tendem a crescer rapidamente (i.e., dentro de 48-96 horas) em meios de cultura. A provável explicação para a baixa sensibilidade da cultura é o fato de que os Mucorales formam longas estruturas filamentosas, que são destruídas pela homogeneização do tecido – o método padrão para a preparação de culturas teciduais no laboratório de microbiologia clínica. Por conseguinte, o laboratório deve ser avisado quando houver suspeita de diagnóstico de mucormicose, e o tecido deve ser submetido a cortes e colocado no centro das placas de cultura, em vez de ser homogeneizado. Como há também uma substancial variabilidade entre isolados na temperatura de crescimento adequado, o modo de crescimento em temperatura ambiente e a 37°C é recomendado.

As técnicas de imagem frequentemente fornecem achados sutis, que subestimam a extensão da doença. Por exemplo, o achado mais comum na TC ou na ressonância magnética (RM) de crânio ou de seios da face de um paciente com mucormicose rino-orbital é a sinusite indistinguível da sinusite bacteriana. Embora a sinusite seja quase sempre observada na TC em pacientes com doença rino-órbito-cerebral, a erosão dos ossos sinusais e da órbita raramente é constatada na TC, mesmo quando está clinicamente presente. A RM é mais sensível (cerca de 80%) para detectar doença orbital e do sistema nervoso central (SNC) do que a TC. Os pacientes de alto risco sempre devem ser submetidos à endoscopia e/ou à exploração cirúrgica, com biópsia das áreas de infecção suspeita. Se houver suspeita de mucormicose, o tratamento empírico inicial com um agente antifúngico poliênico deve ser iniciado enquanto o diagnóstico estiver sendo confirmado.

DIAGNÓSTICO DIFERENCIAL

Outras infecções fúngicas, incluindo aspergilose, scedosporiose, fusariose e infecções causadas pelos fungos dematiáceos (organismos do solo pigmentados de castanho), podem causar síndromes clínicas idênticas à mucormicose. Em geral, o exame histopatológico permite distinguir os Mucorales desses outros organismos, e a obtenção de uma cultura positiva possibilita a identificação definitiva da espécie. Como afirmado anteriormente, é importante distinguir Mucorales desses outros fungos, à medida que os tratamentos antifúngicos de escolha diferem (i.e., polienos para os Mucorales vs. triazóis de amplo espectro para a maioria dos fungos filamentosos septados). As entomoftoromicoses causadas por *Basidiobolus* e *Conidiobolus* também podem causar síndromes clínicas idênticas. Esses fungos não podem ser prontamente diferenciados dos Mucorales pela histopatologia, mas podem ser confiavelmente diferenciados pela cultura. Felizmente, as entomoftoromicoses são incomuns em países desenvolvidos e podem ser tratadas com polienos; não é urgente a diferenciação entre elas e a mucormicose.

Em um paciente com sinusite e proptose, deve-se excluir a possibilidade de celulite orbital e trombose do seio cavernoso causadas por patógenos bacterianos (geralmente *Staphylococcus aureus*, mas também espécies Gram-negativas e de estreptococos). A *Klebsiella rhinoscleromatis* constitui uma causa rara de síndrome de rinoscleroma facial indolente, que pode assemelhar-se à mucormicose. Por fim, a síndrome de Tolosa-Hunt provoca oftalmoplegia dolorosa, ptose, cefaleia e inflamação do seio cavernoso; podem ser necessários biópsia e acompanhamento clínico para distinguir a síndrome de Tolosa-Hunt da mucormicose pela ausência de progressão da primeira entidade.

TRATAMENTO

Mucormicose

PRINCÍPIOS GERAIS

A otimização das chances de sucesso do tratamento da mucormicose exige quatro etapas: (1) início precoce da terapia; (2) desbridamento cirúrgico, quando possível; (3) reversão rápida dos fatores de risco predisponentes subjacentes, se possível; e (4) tratamento do câncer subjacente, se presente, sem esperar pelo término do tratamento antifúngico.

O início precoce da terapia antifúngica exige a manutenção de altos índices de suspeita clínica nos pacientes sob risco. Vários estudos concluíram que o início mais precoce da terapia baseada em polienos melhora a sobrevida de pacientes com mucormicose. Como a doença pode se apresentar de maneira sutil inicialmente e a confirmação do diagnóstico pode demorar dias, a terapia muitas vezes precisa ser iniciada empiricamente antes do estabelecimento do diagnóstico. Quando houver razoável suspeita de mucormicose, o médico não deve hesitar em iniciar a terapia com um polieno lipídico assim que possível, pois a toxicidade dos polienos lipídicos (diferentemente da anfotericina B [AnB] em desoxicolato) é raramente substancial após uma ou duas doses.

A trombose de vasos sanguíneos e a consequente necrose tecidual na mucormicose podem resultar em penetração inadequada dos agentes antifúngicos no local de infecção. Por conseguinte, o desbridamento dos tecidos necróticos pode ajudar na erradicação da doença. Constatou-se que a cirurgia (por regressão logística e em múltiplas séries de casos) é uma variável independente para o prognóstico favorável de pacientes com mucormicose. Porém, esses dados são confundidos pelo fato de que os pacientes mais doentes costumam não tolerar os procedimentos cirúrgicos. Assim, é aconselhável uma abordagem moderada em que os tecidos são desbridados apenas quando o procedimento for seguro. Dados limitados obtidos de um estudo retrospectivo servem de base para o uso de secções congeladas para delinear as margens do tecido infectado, com preservação dos tecidos que não apresentam evidências de infecção.

A reversão rápida de hiperglicemia, acidose ou sobrecarga de ferro, além da redução da dose de corticosteroides, é importante para aumentar as chances de cura. De fato, um recente estudo confirmou que a resolução da acidose em camundongos com CAD por meio da administração de bicarbonato de sódio (usado em camundongos no lugar da insulina) melhorava a sobrevida. A administração de glicocorticoides predispõe os animais à morte por mucormicose em modelos experimentais. Da mesma forma, deve-se evitar a administração de ferro a pacientes com mucormicose ativa, pois o ferro exacerba a infecção em modelos experimentais. A transfusão sanguínea geralmente resulta em liberação de ferro livre devido à hemólise; assim, aconselha-se uma abordagem conservadora sobre transfusões de hemácias.

Um dos erros mais comuns cometidos no manejo da mucormicose é acreditar que ela deve ser erradicada antes que se possa tratar o câncer subjacente. Essa crença pode resultar em suspensão ou atraso no tratamento da doença subjacente (p. ex., quimioterapia ou transplante) até que a mucormicose seja curada. Três falácias se baseiam nessa crença. Primeiro, a mucormicose não será definitivamente erradicada até que a imunidade normal seja restaurada; os antifúngicos oferecem uma ação de contenção e têm poucas chances de serem curativos até que a doença subjacente seja tratada. Segundo, os antifúngicos modernos podem interromper temporariamente a progressão da mucormicose, permitindo a administração de quimioterapia intensiva ou transplante para a cura da doença subjacente. Por fim, a causa primária de morte nesses pacientes é tipicamente a progressão da doença subjacente devido à ausência de tratamento adequado.

Inicialmente, pode-se considerar a moderação no nível de intensidade da quimioterapia e na resultante duração e profundidade da neutropenia. A intensidade da supressão imune e da terapia antifúngica pode, então, ser ajustada durante o tratamento em resposta a mudanças na condição clínica. A quimioterapia deve ser administrada com intensidade suficiente para tentar curar a doença subjacente. Esses pacientes são extremamente complexos, sendo aconselhável um cuidado em equipe multidisciplinar.

TRATAMENTO ANTIFÚNGICO

O tratamento antifúngico primário para a mucormicose deve-se basear em um agente antifúngico poliênico **(Tab. 218-2)**, exceto, talvez, para a infecção localizada leve (p. ex., infecção cutânea suprafascial isolada) em pacientes imunocompetentes que foi erradicada cirurgicamente. As formulações lipídicas de AnB são significativamente menos nefrotóxicas que a AnB em desoxicolato, podem ser administradas em doses mais altas e podem ser mais eficazes para essa finalidade. A AnB lipossomal (AnB-L) é preferida ao complexo lipídico de AnB (ABLC) para o tratamento de infecção cerebral com base nos dados retrospectivos de sobrevivência e penetração cerebral superior; não há vantagem clara de eficácia de qualquer agente para infecções fora do cérebro, embora a AnB-L possa ser menos nefrotóxica que a ABLC.

TABELA 218-2 ■ Opções de agentes antifúngicos para o tratamento da mucormicose[a]

Fármaco	Dose recomendada	Vantagens e estudos de apoio	Desvantagens
Terapia antifúngica de primeira linha			
Desoxicolato de AnB	1,0-1,5 mg/kg uma vez ao dia	• > 5 décadas de experiência clínica • Baixo custo • Aprovado pela FDA para tratamento de mucormicose	• Altamente tóxica • Pouca penetração no SNC
AnB-L	5-10 mg/kg uma vez ao dia	• Menos nefrotóxica que o desoxicolato de AnB • Melhor penetração no SNC que o desoxicolato de AnB ou ABLC • Melhores resultados que com o desoxicolato de AnB em modelos murinos e uma revisão clínica retrospectiva	• Alto custo
ABLC	5 mg/kg uma vez ao dia	• Menos nefrotóxico que o desoxicolato de AnB • Dados de modelos murinos e clínicos retrospectivos sugerem um benefício da terapia de combinação com equinocandinas	• Alto custo • Possivelmente menos eficaz que a AnB-L para infecção do SNC
Opção de segunda linha/resgate			
Isavuconazol	200 mg de isavuconazol (372 mg de sulfato de isavuconazônio), a cada 8 horas × 6 seguido por administração uma vez ao dia	• Eficácia semelhante àquela da AnB-L em modelos murinos • Aprovada pela FDA para tratamento de mucormicose • Pode ser uma opção empírica racional quando ainda não foi estabelecido se a infecção é causada por fungos septados ou mucormicose	• Experiência clínica muito menor • O estudo clínico sustentando a aprovação foi pequeno e teve controles históricos
Posaconazol	200 mg quatro vezes ao dia	• Atividade *in vitro* contra Mucorales, com CIMs menores que o isavuconazol • Dados retrospectivos para terapia de resgate na mucormicose	• Níveis sanguíneos substancialmente menores que o isavuconazol • Não há dados sobre a terapia inicial da mucormicose nem evidências para terapia combinada com posaconazol • Experiência limitada, uso potencial para terapia de resgate
Terapia combinada[b]			
Equinocandina mais polieno lipídico	Dose padrão de equinocandinas	• Perfil de toxicidade favorável • Sinérgico na mucormicose disseminada murina • Os dados clínicos retrospectivos sugerem resultados superiores para a mucormicose rino-órbito-cerebral	• Dados clínicos limitados sobre a terapia de combinação
Polieno lipídico mais azol (posaconazol ou isavuconazol)	Dose padrão	• Perfil de toxicidade favorável	• Dados de eficácia limitados, sem evidências disponíveis de superioridade em relação à monoterapia
Terapia tripla (polieno lipídico mais equinocandina mais azol)	Dose padrão	• Intensidade máxima	• Dados de eficácia limitados, sem evidências disponíveis de superioridade em relação a monoterapia ou terapia dupla

[a]O tratamento primário geralmente deve incluir um polieno. Os esquemas não baseados em polieno podem ser apropriados para pacientes que recusam o tratamento com polieno ou para pacientes relativamente imunocompetentes com doença leve (p. ex., infecção cutânea suprafascial isolada) que pode ser cirurgicamente erradicada. [b]São necessários ensaios clínicos randomizados e prospectivos para confirmar o benefício sugerido (a partir de estudos em animais e pequenos estudos retrospectivos em seres humanos) da terapia de combinação para a mucormicose. Não se recomenda o escalonamento da dose de qualquer equinocandina, devido a uma perda paradoxal de benefício da terapia de combinação com doses de equinocandinas ≥ 3 mg/kg/dia.

Siglas: ABLC, complexo lipídico de AnB; AnB, anfotericina B; SNC, sistema nervoso central; FDA, Food and Drug Administration; AnB-L, AnB lipossomal; CIM, concentração inibitória mínima.

Fonte: Modificada de B Spellberg et al: Clin Infect Dis 48:1743, 2009.

Doses iniciais de 1 mg/kg/dia para o desoxicolato de AnB e de 5 mg/kg/dia para AnB-L e ABLC são geralmente administradas a adultos e crianças no tratamento da mucormicose. O escalonamento da dose de AnB-L para 7,5 ou 10 mg/kg/dia para o tratamento da mucormicose do SNC pode ser considerado, tendo em vista a penetração limitada dos polienos no cérebro. Devido à autoindução do metabolismo, que resulta em níveis de fármacos paradoxalmente mais baixos, não há vantagem em escalonar a dose de AnB-L acima de 10 mg/kg/dia, e doses de 5 mg/kg/dia provavelmente são adequadas para infecções não cerebrais. O escalonamento da dose de ABLC acima de 5 mg/kg/dia não é aconselhável devido à falta de dados relevantes e à toxicidade potencial do fármaco.

Em vários estudos, combinações diversas de polienos lipídicos (ABLC e AnB-L) mais equinocandinas (p. ex., caspofungina, micafungina e anidulafungina) melhoraram as taxas de sobrevida entre camundongos com mucormicose disseminada (incluindo doença do SNC). Além disso, a terapia combinada com polieno lipídico-equinocandina foi associada a desfechos significativamente melhores que a monoterapia com polieno em um estudo clínico retrospectivo envolvendo pacientes com mucormicose rino-órbito-cerebral (incluindo doença do SNC). O efeito das equinocandinas parece ser a submodulação da virulência do fungo e a redução da necrose e destruição tecidual pela invasão fúngica. Com base nesses dados, alguns especialistas preferem a combinação de polieno lipídico-equinocandina como terapia de primeira linha. Porém, pelo menos um estudo retrospectivo não encontrou vantagem de quaisquer regimes combinados (incluindo polieno-azol, polieno-equinocandina ou outros) em pacientes cuja doença subjacente era primariamente câncer. Há necessidade de ensaios clínicos controlados e randomizados definitivos para estabelecer se a combinação é superior em eficácia à monoterapia para a mucormicose. Quando usadas, as equinocandinas devem ser administradas na dose padrão, aprovada pela FDA, visto que o escalonamento da dose resultou em perda paradoxal de eficácia em modelos pré-clínicos.

Ao contrário da desferoxamina, o quelante do ferro deferasirox é fungicida para isolados clínicos de Mucorales. Em camundongos com CAD e mucormicose disseminada, a terapia de combinação com deferasirox/AnB-L resultou em melhora sinérgica das taxas de sobrevida e reduziu a carga fúngica no cérebro. Infelizmente, um estudo clínico de segurança de fase 2 duplo-cego e randomizado da terapia adjuvante com deferasirox (mais AnB-L) documentou excesso de mortalidade em pacientes tratados com deferasirox. É importante observar que a população do estudo incluiu principalmente pacientes com doença maligna ativa, e poucos pacientes no estudo tinham diabetes melito como único fator de risco. Portanto, o deferasirox é contraindicado como tratamento em pacientes com doença maligna ativa, mas seu papel nos pacientes que têm diabetes melito sem câncer (o cenário no qual sua eficácia pré-clínica foi favorável) permanece incerto.

O posaconazol e o isavuconazol são os únicos azóis aprovados pela FDA com atividade *in vitro* contra o Mucorales. Porém, há dados limitados em relação à eficácia da monoterapia com posaconazol para a mucormicose, e, diferentemente da terapia com polieno-equinocandina, não há dados apoiando o uso da combinação de posaconazol-polieno. Embora a concentração inibitória mínima de isavuconazol contra o Mucorales seja 4 a 8 vezes maior que aquela do posaconazol, os níveis sanguíneos podem ser mais altos com a dosagem padrão de isavuconazol do que com o posaconazol. O isavuconazol está aprovado pela FDA para tratamento da mucormicose com base em um pequeno estudo com controles históricos. Considerando esses dados limitados, muitos especialistas continuam a considerar que os polienos lipídicos são as opções de primeira linha e que o isavuconazol, como o posaconazol, deve ser reservado para a terapia oral de menor intensidade em pacientes cuja condição tenha melhorado substancialmente com a terapia baseada em polienos ou para terapia de resgate em pacientes que não toleram os regimes baseados em polieno ou cujas infecções sejam refratárias a esses regimes. Como no caso do posaconazol, não há dados sustentando o uso de regimes combinados de isavuconazol-polieno em lugar da monoterapia com polienos ou de regimes combinados de polienos-equinocandina. Alguns especialistas usam terapia tripla com polieno, equinocandina e posaconazol ou isavuconazol para pacientes com doença extensa ou cuja doença tenha progredido com a terapia prévia. A terapia empírica dupla com polieno lipídico e azol é uma opção razoável em paciente com infecções fúngicas provavelmente invasivas quando o diagnóstico diferencial inclui fungos septados e mucormicose e o agente etiológico ainda não foi confirmado. A terapia inicial com monoterapia com isavuconazol também pode ser razoável por um período curto em paciente estável se a mucormicose for considerada possível, mas menos provável que uma infecção por fungos filamentosos septados.

Os papéis das citocinas recombinantes e das transfusões de neutrófilos no tratamento primário da mucormicose ainda não estão estabelecidos, embora seja intuitivo que a recuperação mais precoce da contagem de neutrófilos deva melhorar as taxas de sobrevida. Dados limitados de séries de casos não controlados sustentam o uso de oxigênio hiperbárico em centros com experiência técnica e instalações apropriadas; sua eficácia ainda não foi definida. Conforme citado antes, um estudo em camundongos com CAD concluiu que a administração de bicarbonato de sódio melhorava a sobrevida na mucormicose; porém, como a insulina não foi administrada aos camundongos, não está claro se o efeito terapêutico é clinicamente relevante.

Em geral, a terapia antifúngica para a mucormicose deve ser continuada até atingir resolução dos sinais e sintomas clínicos de infecção e resolução da imunossupressão subjacente. Porém, após várias semanas de terapia diária em um paciente que melhora clinicamente, é razoável considerar a troca para doses de polienos lipídicos três vezes por semana – com a posterior redução para doses duas vezes por semana – para a terapia de manutenção. Para pacientes com mucormicose que recebem medicações imunossupressoras, a profilaxia antifúngica secundária deve ser mantida enquanto o esquema imunossupressor estiver sendo administrado. O desescalonamento para azóis na fase de supressão crônica é uma alternativa razoável em vez de continuar a terapia com polienos nesses casos, reiniciando os polienos durante os períodos de neutropenia profunda.

Uma fonte comum de erro no manejo de longo prazo da mucormicose é a radiologia de seguimento. A análise dos dados a partir do estudo DEFEAT Mucor indicou que a progressão radiográfica inicial (nas duas primeiras semanas) não previu a sobrevida em longo prazo. A alteração do plano terapêutico com base nas alterações radiográficas iniciais pode resultar em erros terapêuticos. Por exemplo, é comum que o Mucorales no SNC cause cavitação no parênquima cerebral com o passar do tempo. Isso não necessariamente reflete falha terapêutica, mas pode refletir aumento da reatividade imune ao fungo, particularmente em pacientes que estão se recuperando da neutropenia ou com a remoção da supressão imune. Assim, pode não ser aconselhável a obtenção de exames radiológicos seriados em curto prazo, e, se tais exames forem obtidos, deve-se ter cautela no uso de seus resultados. Deve-se dar maior ênfase à resposta clínica, particularmente nas primeiras 2 a 4 semanas após o início da terapia.

PROGNÓSTICO

Nas últimas duas décadas, o prognóstico da mucormicose melhorou substancialmente com a terapia antifúngica mais vigorosa. Mesmo as infecções do SNC costumam ser tratadas com sucesso. Conforme citado, o principal fator para o desfecho pode ser agora o controle da condição predisponente do paciente.

LEITURAS ADICIONAIS

Cornely O et al: Global guideline for the diagnosis and management of mucormycosis: An initiative of the European Confederation of Medical Mycology in cooperation with the Mycoses Study Group Education and Research Consortium. Lancet Infect Dis 19:e405, 2019.

Pettrikos G et al: Epidemiology of mucormycosis in Europe. Clin Microbiol Infect 20(S3):67, 2014.

Spellberg B et al: Novel perspectives on mucormycosis: Pathophysiology, presentation, and management. Clin Microbiol Rev 18:556, 2005.

Spellberg B et al: Combination therapy for mucormycosis: Why, what, and how? Clin Infect Dis 54(S1):S73, 2012.

Spellberg B et al: Risk factors for mortality in patients with mucormycosis. Med Mycol 50:611, 2012.

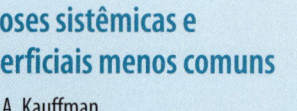

219 Micoses sistêmicas e superficiais menos comuns

Carol A. Kauffman

MICOSES ENDÊMICAS (FUNGOS DIMÓRFICOS)

Os fungos dimórficos existem em nichos ambientais distintos, como fungos filamentosos, que produzem conídios, que são sua forma infecciosa. Nos tecidos a temperaturas > 35°C, o fungo filamentoso converte-se em forma de levedura. **Outras micoses endêmicas – histoplasmose, coccidioidomicose e blastomicose – são discutidas nos Capítulos 212, 213 e 214, respectivamente.**

ESPOROTRICOSE

Agente etiológico, epidemiologia e patogênese O complexo *Sporothrix schenckii* abrange seis microrganismos intimamente relacionados; *S. schenckii* e *S. brasiliensis* são as espécies que causam a maioria das infecções em humanos. As espécies de *Sporothrix* são encontradas no mundo todo em musgos, vegetação em decomposição e solo. A esporotricose infecta mais as pessoas que participam de atividades ao ar livre, como paisagismo, jardinagem e plantio de árvores. Os animais infectados, especialmente gatos, podem transmitir o *S. schenckii* para os seres humanos. Um grande surto atual de esporotricose no Rio de Janeiro, causado por *S. brasiliensis*, foi rastreado até gatos, os quais são altamente suscetíveis a essa infecção. A esporotricose é primariamente uma infecção localizada de tecidos cutâneos e subcutâneos que se segue à inoculação traumática de conídios. A esporotricose osteoarticular é rara, ocorrendo mais frequentemente em homens de meia-idade que fazem uso abusivo de álcool, e a esporotricose pulmonar ocorre quase exclusivamente em pessoas com doença pulmonar obstrutiva crônica que inalaram o microrganismo do meio ambiente. A disseminação ocorre quase exclusivamente em pacientes muito imunocomprometidos, especialmente aqueles com Aids.

Manifestações clínicas e diagnóstico diferencial Dias ou semanas após a inoculação, há desenvolvimento de pápula no local e, em seguida, geralmente úlcera, mas não muito dolorosa. Lesões semelhantes se desenvolvem sequencialmente ao longo dos canais linfáticos proximais à lesão original **(Fig. 219-1)**. Alguns pacientes desenvolvem uma lesão cutânea fixa que pode ser verrucosa ou ulcerativa e que permanece localizada sem extensão linfática. O diagnóstico diferencial de esporotricose linfocutânea inclui nocardiose, tularemia, infecção por micobactérias não tuberculosas (especialmente aquelas causadas por *Mycobacterium marinum*) e leishmaniose. A esporotricose osteoarticular pode se apresentar como sinovite crônica ou artrite séptica. A esporotricose pulmonar deve ser diferenciada da tuberculose e de outras pneumonias fúngicas. Inúmeras

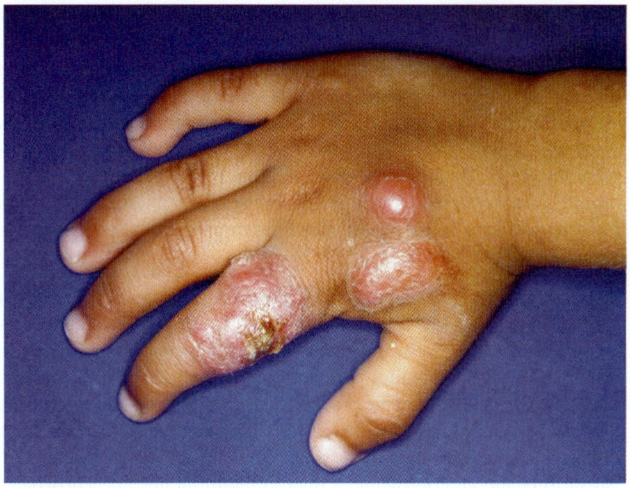

FIGURA 219-1 **Várias lesões nodulares** que se desenvolveram após um menino ter furado seu dedo indicador com um espinho. Uma cultura revelou *S. schenckii*. *(Cortesia de Dra. Angela Restrepo.)*

lesões cutâneas ulceradas, com ou sem disseminação para órgãos viscerais (incluindo o sistema nervoso central [SNC]), são típicas de esporotricose disseminada.

Diagnóstico O *S. schenckii*, em geral, cresce imediatamente como fungo filamentoso em ágar de Sabouraud quando material de uma lesão cutânea é incubado em temperatura ambiente. O exame histopatológico do material da biópsia apresenta uma reação mista granulomatosa e piogênica, e leveduras ovais minúsculas ou em forma de charuto são algumas vezes visualizadas com colorações especiais.

Tratamento e prognóstico As diretrizes para o tratamento de várias formas de esporotricose foram publicadas pela Infectious Diseases Society of America (Tab. 219-1). O itraconazol é o fármaco de escolha para a esporotricose linfocutânea e cutânea. O fluconazol é menos efetivo, o voriconazol não é efetivo, e o posaconazol tem sido usado com sucesso em um pequeno número de pacientes. A solução saturada de iodeto de potássio (SSKI) continua a ser usada para infecção linfocutânea e custa muito menos do que o itraconazol. No entanto, a SSKI é pouco tolerada devido às reações adversas, incluindo gosto metálico, edema de glândula salivar, erupção cutânea e febre. Altas doses de terbinafina podem ser efetivas para a infecção linfocutânea. O tratamento para esporotricose linfocutânea é continuado durante 2 a 4 semanas após todas as lesões desaparecerem, em geral durante um total de 3 a 6 meses. A taxa de sucesso para o tratamento da esporotricose linfocutânea é de 90 a 100%.

Formas pulmonares e osteoarticulares de esporotricose são tratadas com itraconazol por pelo menos 1 ano. Infecção pulmonar grave e esporotricose disseminada, incluindo a que envolve o SNC, devem ser tratadas inicialmente com anfotericina B (AnB), que é substituída por itraconazol após ser percebida melhora. A terapia supressora vitalícia costuma ser necessária para pacientes com Aids. Essas formas de esporotricose respondem pouco à terapia antifúngica.

PARACOCCIDIOIDOMICOSE

Agente etiológico, epidemiologia e patogênese O *Paracoccidioides brasiliensis* e o menos frequentemente relatado *Paracoccidioides lutzii* são fungos termicamente dimórficos encontrados em regiões úmidas das Américas Central e do Sul, especialmente no Brasil. Uma proporção notável de homem-mulher varia de 14:1 até 70:1 em vários relatos. A maioria dos pacientes é de homens de meia-idade ou idosos das áreas rurais. A paracoccidioidomicose desenvolve-se após a inalação de conídios aerossolizados encontrados no ambiente. Para a maioria dos pacientes, a doença raramente se desenvolve no momento da infecção inicial, mas aparece anos mais tarde, presumivelmente após reativação de uma infecção latente.

Manifestações clínicas Duas síndromes importantes estão associadas à paracoccidioidomicose: a forma aguda ou juvenil e a forma crônica ou adulta. A forma aguda é rara, ocorrendo principalmente em pessoas < 30 anos de idade e manifesta-se primariamente como infecção disseminada do sistema reticuloendotelial. Indivíduos imunocomprometidos também desenvolvem esse tipo de doença rapidamente progressiva. A forma crônica da paracoccidioidomicose é responsável por aproximadamente 90% dos casos e afeta predominantemente homens mais velhos. As manifestações primárias são doença pulmonar progressiva, primariamente nos lobos inferiores, com fibrose e lesões mucocutâneas ulcerativas e nodulares que ocorrem principalmente em membranas mucosas do trato respiratório superior e que devem ser diferenciadas da leishmaniose (Cap. 226) e do carcinoma espinocelular (Cap. 76).

TABELA 219-1 ■ **Tratamento sugerido para micoses endêmicas**

Doença	Terapia de primeira linha	Alternativas/comentários
Esporotricose		
Cutânea, linfocutânea	Itraconazol, 200 mg/dia, até 2-4 semanas após as lesões desaparecerem	SSKI, doses crescentes[a] Terbinafina, 500 mg, 2×/dia
Pulmonar, osteoarticular	Itraconazol, 200 mg, 2×/dia, por 12 meses	AnB lipídica[b] para doença pulmonar grave até tornar-se estável; depois, itraconazol
Disseminada, sistema nervoso central	AnB lipídica[b] por 4-6 semanas	Itraconazol, 200 mg, 2×/dia; após, AnB por 12 meses Pacientes com Aids: manutenção com itraconazol 200 mg/dia, até contagem de células T CD4+ > 200 μL por pelo menos 12 meses
Paracoccidioidomicose		
Crônica (forma adulta)	Itraconazol, 100-200 mg/dia, por 6-12 meses	Voriconazol, 200 mg, 2×/dia, por 6-12 meses Posaconazol, 300 mg/dia, por 6-12 meses SMX-TMP, 800/160 mg, 2×/dia, por 12-36 meses
Aguda (forma juvenil)	AnB[c] ou AnB lipídica[b] até a melhora	Itraconazol, 200 mg, 2×/dia após a AnB, por 12 meses Voriconazol ou posaconazol em doses observadas anteriormente podem ser usados
Talaromicose (peniciliose)		
Leve a moderada	Itraconazol, 200 mg, 2×/dia, por 12 semanas	Voriconazol, 200 mg, 2×/dia
Grave	AnB lipídica[b] ou AnB[c] até melhora clínica	Itraconazol, 200 mg, 2×/dia após a AnB, por 12 semanas
Terapia de manutenção (Aids)	200 mg/dia até contagem de células T CD4+ > 100 μL por pelo menos 6 meses	

[a]A dosagem inicial é de 5-10 gotas, 3×/dia, na água ou no suco. A dosagem é aumentada semanalmente em 10 gotas por dose, conforme tolerado, até 40-50 gotas, 3×/dia. [b]A dosagem de AnB lipídica é de 3-5 mg/kg diariamente; a dosagem mais alta deve ser usada quando o sistema nervoso central estiver envolvido. [c]A dosagem de desoxicolato de AnB é de 0,6-1,0 mg/kg/dia.

Siglas: AnB, anfotericina B; SSKI, solução saturada de iodeto de potássio; SMX-TMP, sulfametoxazol-trimetropima.

Diagnóstico O diagnóstico é estabelecido pelo crescimento da forma de fungo filamentoso do *P. brasiliensis* em cultura em temperatura ambiente. Um suposto diagnóstico pode ser feito por detecção de levedura distinta de paredes espessas, com múltiplos brotos de colo estreito anexados circunferencialmente, em material purulento ou biópsias de tecidos.

Tratamento e prognóstico O itraconazol é o tratamento de escolha para paracoccidioidomicose (Tab. 219-1). O voriconazol e o posaconazol também são efetivos. As sulfonamidas têm sido usadas há anos e são os agentes menos dispendiosos; porém, a resposta é mais lenta e a taxa de recidivas é maior. Os pacientes gravemente doentes devem ser tratados com AnB inicialmente. Os pacientes com paracoccidioidomicose têm excelente resposta à terapia, mas a fibrose pulmonar costuma ser progressiva em pacientes com doença crônica.

TALAROMICOSE (PENICILIOSE)

Agente etiológico, epidemiologia e patogênese O *Talaromyces marneffei* (anteriormente *Penicillium marneffei*) é um fungo termicamente dimórfico que é endêmico no solo de determinadas áreas do Vietnã, da Tailândia e em outros países do Sudeste Asiático. A epidemiologia da talaromicose está relacionada aos ratos-de-bambu, que estão infectados com o fungo, mas raramente manifestam a doença. A doença ocorre mais frequentemente entre pessoas que moram em áreas rurais nas quais os ratos são encontrados, mas não há nenhuma evidência de transmissão da infecção diretamente dos ratos para os seres humanos. A infecção é rara em hospedeiros imunocompetentes, e a maioria dos casos é relatada em pessoas que têm Aids avançada. A infecção resulta da inalação de conídios do meio ambiente. O microrganismo converte para a fase de levedura nos pulmões e depois se dissemina hematogenicamente para o sistema reticuloendotelial.

Manifestações clínicas As manifestações clínicas da talaromicose imitam aquelas da histoplasmose disseminada e incluem febre, fadiga, perda de peso, dispneia, linfadenopatia, hepatosplenomegalia e lesões cutâneas, que aparecem como pápulas que frequentemente umbilicam e assemelham-se ao molusco contagioso (Cap. 196).

Diagnóstico A talaromicose é diagnosticada pela cultura de *T. marneffei* a partir de amostras de biópsia da pele, da medula óssea ou do linfonodo. O microrganismo geralmente cresce em um período de 1 semana como um fungo filamentoso que produz um pigmento vermelho característico que se difunde no ágar. O exame histopatológico de tecidos e esfregaços de sangue ou material de lesões cutâneas mostra microrganismos ovais ou elípticos semelhantes a levedura com septação central e pode rapidamente estabelecer um suposto diagnóstico.

Tratamento e prognóstico Para infecções leves ou moderadas, o itraconazol é o fármaco de escolha; o voriconazol também pode ser usado. A infecção grave deve ser tratada com AnB até ocorrer a melhora; então, a terapia pode ser substituída pelo itraconazol (Tab. 219-1). Para pacientes com Aids, a terapia supressiva com itraconazol é recomendada até que a contagem de células T CD4+ esteja acima de 100 células/μL por no mínimo 6 meses. A talaromicose disseminada geralmente é fatal se não for tratada. Com o tratamento, a taxa de mortalidade é de aproximadamente 10%.

FEOIFOMICOSES

Os fungos demáceos ou de cor marrom ou preta que são microrganismos comuns do solo e causam feoifomicoses contêm melanina, o que faz com que as hifas e os conídios tenham pigmentação escura. O termo *feoifomicose* é usado para descrever qualquer infecção com fungo filamentoso pigmentado. Essa definição engloba duas síndromes específicas – eumicetoma e cromoblastomicose –, bem como todos os outros tipos de infecções causadas por esses organismos. É importante observar que eumicetomas podem ser causados por fungos filamentosos hialinos, bem como por fungos filamentosos castanho-negros e que apenas cerca de metade de todos os micetomas são causados por fungos. Actinomicetos causam o restante (Cap. 174). A maioria dos fungos demáceos causa infecções subcutâneas localizadas após inoculação direta, mas a infecção disseminada e infecções viscerais graves também ocorrem, especialmente em pacientes imunocomprometidos.

Agente etiológico, epidemiologia e patogênese Um grande número de fungos filamentosos pigmentados pode causar infecção humana. Todos são encontrados no solo ou sobre as plantas, e alguns causam doenças de plantas economicamente importantes. As espécies de *Alternaria*, *Exophiala*, *Curvularia* e *Wangiella* estão entre os fungos filamentosos mais comumente relatados como causa de infecção em humanos. Em 2012, espécies de *Exserohilum* causaram nos Estados Unidos um grande surto de infecções graves e, em alguns pacientes, fatais do SNC após injeção de metilprednisolona contaminada com esse fungo. A causa mais comum de eumicetoma são as espécies de *Madurella*. As espécies *Fonsecaea*, *Phialophora* e *Cladophialophora* são responsáveis pela maioria dos casos de cromoblastomicose. As infecções com fungos demáceos são adquiridas por inoculação traumática no olho ou através da pele, por inalação ou por injeção de medicamento contaminado. A melanina é um fator de virulência para todos os fungos filamentosos pigmentados. Vários microrganismos, especificamente *Cladophialophora bantiana* e *Rhinocladiella mackenziei*, são neurotróficos e provavelmente causam infecção do SNC. Quando um paciente é imunocomprometido ou quando um fungo filamentoso pigmentado é injetado diretamente em uma estrutura profunda, esses microrganismos tornam-se oportunistas, invadindo os vasos sanguíneos e mimetizando infecções oportunistas mais conhecidas, como a aspergilose. Eumicetoma e cromoblastomicose são adquiridas por inoculação através da pele; essas duas síndromes são observadas quase inteiramente em áreas tropicais e subtropicais e ocorrem principalmente em trabalhadores rurais que são frequentemente expostos aos microrganismos.

Manifestações clínicas Fungos filamentosos demáceos são a causa mais comum de rinossinusite fúngica alérgica e uma causa menos comum de rinossinusite fúngica invasiva. Ocorre ceratite com a inoculação traumática da córnea. Mesmo em muitos pacientes imunocomprometidos, a inoculação através da pele geralmente produz apenas lesões nodulares localizadas na porta de entrada. No entanto, outros pacientes imunocomprometidos desenvolvem pneumonia, abscesso cerebral ou infecção disseminada. No surto citado anteriormente, a injeção peridural dos glicocorticoides contaminados com *Exserohilum* levou a meningite, acidente vascular cerebral (AVC) basilar, abscesso ou flegmão peridural, osteomielite vertebral e aracnoidite.

O eumicetoma é uma infecção subcutânea e cutânea crônica que geralmente ocorre nas extremidades inferiores e que é caracterizada por edema, desenvolvimento de tratos sinusais e aparecimento de grãos, que são, na verdade, colônias de fungos secretados do trato sinusal. À medida que a infecção progride, a fáscia adjacente e as estruturas ósseas tornam-se envolvidas. A doença é indolente e desfigurante, evoluindo lentamente ao longo dos anos. As complicações incluem fraturas de ossos infectados e superinfecção bacteriana.

A cromoblastomicose é uma infecção subcutânea indolente caracterizada por lesões indolores nodulares, verrucosas ou semelhantes a placas que ocorrem predominantemente nas extremidades inferiores e crescem lentamente durante meses a anos. Raramente, há extensão para estruturas adjacentes, como observado com eumicetoma. As consequências de longo prazo incluem superinfecção bacteriana, linfedema crônico e (raramente) desenvolvimento de carcinoma espinocelular.

Diagnóstico O diagnóstico específico da infecção com um fungo filamentoso pigmentado é estabelecido pelo crescimento do microrganismo em cultura, o qual é essencial para diferenciar a infecção com um fungo filamentoso hialino (p. ex., *Aspergillus* ou *Fusarium*) daquela causada por um fungo filamentoso pigmentado. Uma tentativa de diagnóstico clínico de micetoma pode ser feita quando um paciente apresenta uma lesão caracterizada por edema, tratos sinusais e grãos. Exame histopatológico e cultura são necessários para confirmar que o agente etiológico é um fungo, e não um actinomiceto. Na cromoblastomicose, o diagnóstico se baseia na demonstração histológica de corpos escleróticos (formas fúngicas septadas, de parede espessa, marrom-escuras que se assemelham a grandes leveduras) nos tecidos; a cultura estabelece que o fungo pigmentado está causando a infecção. Os ensaios de reação em cadeia da polimerase (PCR) são cada vez mais usados no diagnóstico de infecção devido a fungos demáceos, mas estão disponíveis apenas em laboratórios de referência fúngicos.

Tratamento e prognóstico A escolha do agente antifúngico para tratar as infecções disseminadas e viscerais focais por fungos filamentosos marrom-negros se baseia na localização e na extensão da infecção, nos resultados dos testes *in vitro* e na experiência clínica com o microrganismo infectante específico. A AnB não é eficaz contra muitos desses organismos, mas tem sido usada com sucesso contra outras espécies (Tab. 219-2). Itraconazol, voriconazol ou posaconazol podem ser usados no tratamento de infecções localizadas. O voriconazol é preferido quando as infecções envolvem o SNC, pois este fármaco alcança concentrações adequadas naquele local. Voriconazol ou posaconazol poderiam ser usados para a infecção disseminada; esses agentes estão disponíveis como formulações intravenosas (IV) ou orais com boa absorção. Infecções viscerais disseminadas e focais, especialmente as que envolvem o SNC, são associadas a altas taxas de mortalidade.

O tratamento de eumicetoma e cromoblastomicose envolve tanto a extirpação cirúrgica da lesão como a utilização de agentes antifúngicos. A remoção cirúrgica das lesões é mais eficaz se for realizada antes de ocorrer

TABELA 219-2 ■ Tratamento sugerido para feoifomicoses e infecções oportunistas

Doença	Terapia de primeira linha	Alternativas/comentários
Feoifomicoses	Voriconazol, 200 mg, 2 ×/dia Itraconazol, 200 mg, 2 ×/dia Posaconazol, 300 mg/dia	A AnB lipídica pode ser efetiva contra algumas espécies de fungos filamentosos.
Fusariose	Voriconazol, 200-300 mg, 2 ×/dia AnB lipídica, 5 mg/kg/dia Posaconazol, 300 mg/dia	A AnB lipídica mais voriconazol ou posaconazol é usada por alguns médicos para a terapia inicial.
Scedosporiose/ lomentosporiose	Voriconazol, 200-300 mg, 2 ×/dia Posaconazol, 300 mg/dia	Não suscetível à AnB, a *Lomentospora prolificans* é resistente a quase todos os fármacos antifúngicos.
Tricosporonose	Voriconazol, 200-300 mg, 2 ×/dia	Posaconazol, 300 mg/dia

Sigla: AnB, anfotericina B.

disseminação extensa. Na cromoblastomicose, a criocirurgia e a terapia a *laser* têm sido utilizadas com sucesso variável. O eumicetoma tem sido tratado com itraconazol, voriconazol, posaconazol e, menos comumente, terbinafina com taxas de sucesso variáveis. Itraconazol, terbinafina e flucitosina têm sido usados para tratar a cromoblastomicose, novamente com sucesso variável. Cromoblastomicose e eumicetoma são infecções crônicas indolentes difíceis de curar, e o custo do tratamento antifúngico pode ser muito elevado.

INFECÇÕES FÚNGICAS OPORTUNISTAS

Três gêneros de fungos filamentosos hialinos (não pigmentados), *Fusarium*, *Scedosporium* e *Lomentospora*, e um gênero semelhante a levedura, *Trichosporon*, tornaram-se patógenos proeminentes entre pacientes imunocomprometidos. As infecções invasivas causadas por esses fungos filamentosos hialinos simulam a aspergilose em suas manifestações clínicas e no aspecto histopatológico dos tecidos. No hospedeiro imunocompetente, esses fungos causam infecções localizadas de pele, estruturas da pele e tecidos subcutâneos, mas seu papel como causa de infecção em pacientes imunocomprometidos será enfatizado nesta seção.

FUSARIOSE

Agente etiológico, epidemiologia e patogênese Espécies de *Fusarium*, encontradas em todo o mundo no solo e nas plantas, têm surgido como os principais oportunistas em pacientes acentuadamente imunocomprometidos. A maioria das infecções humanas ocorre após inalação de conídios, mas a ingestão e a inoculação direta também podem levar à doença. Um surto de ceratite grave por *Fusarium* entre usuários de lentes de contato gelatinosas foi atribuído a uma determinada marca de solução para lentes de contato e a casos isolados de lentes de contatos que haviam sido contaminadas por este fungo filamentoso. A infecção disseminada é relatada com mais frequência em pacientes que têm neoplasia maligna hematológica, são neutropênicos, receberam transplante de células-tronco ou de órgão sólido ou têm queimadura grave.

Manifestações clínicas Em pessoas imunocompetentes, as espécies de *Fusarium* causam infecções localizadas de vários órgãos. Esses organismos comumente causam ceratite fúngica, que pode estender-se para a câmara anterior do olho, causar perda de visão e exigir transplante de córnea. A onicomicose causada por espécies de *Fusarium*, embora basicamente um problema para pacientes imunocompetentes, é uma fonte de disseminação hematogênica subsequente e deve ser vigorosamente investigada e tratada em pacientes neutropênicos. Em pacientes profundamente imunocomprometidos, uma fusariose é angioinvasiva e as manifestações clínicas simulam aquelas da aspergilose. A infecção pulmonar é caracterizada por múltiplas lesões nodulares. A infecção sinusal provavelmente leva à invasão de estruturas adjacentes. Ocorre fusariose disseminada principalmente em pacientes neutropênicos com neoplasias malignas hematológicas e em receptores de transplante de células-tronco alogênicas. A fusariose disseminada difere da aspergilose disseminada, pois as lesões de pele são extremamente comuns com fusariose; as lesões são nodulares ou necróticas, são geralmente dolorosas e aparecem ao longo do tempo em locais diferentes (Fig. 219-2).

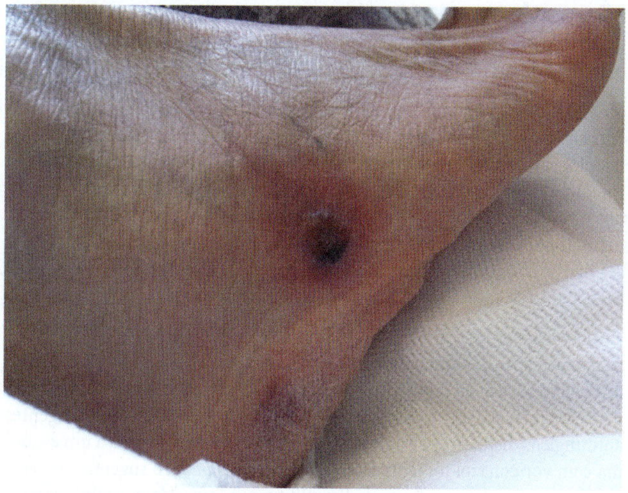

FIGURA 219-2 Lesão necrosada dolorosa no pé que se desenvolveu durante 1 semana em uma mulher que tinha leucemia aguda e que se encontrava neutropênica há 2 meses. Espécies de *Fusarium* cresceram por cultura a partir de biópsia por punção. *(Cortesia do Dr. Nessrine Ktaich.)*

Diagnóstico A abordagem diagnóstica geralmente inclui tanto a documentação do crescimento de espécies de *Fusarium* a partir de tecido envolvido quanto a demonstração de invasão por técnicas histopatológicas que apresentam hifas septadas em tecidos. É difícil diferenciar o microrganismo de espécies de *Aspergillus* em tecidos; assim, a identificação com a cultura é obrigatória. Uma indicação diagnóstica extremamente útil é o crescimento em hemoculturas, que são positivas em até 50% dos pacientes com fusariose disseminada.

Tratamento e prognóstico As espécies de *Fusarium* são resistentes a muitos agentes antifúngicos. Recomenda-se uma formulação lipídica de AnB, voriconazol ou posaconazol. Muitos médicos usam tanto uma formulação lipídica de AnB quanto voriconazol ou posaconazol, porque a informação de suscetibilidade não é padronizada e nem sempre prediz a resposta clínica. Os níveis séricos do fármaco devem ser monitorados para os azóis, para assegurar que a absorção é adequada, e para o voriconazol, para evitar toxicidade. As taxas de mortalidade para fusariose disseminada foram de até 85%. Com a terapia antifúngica observada anteriormente, as taxas de mortalidade caíram para aproximadamente 50%. No entanto, se a neutropenia persistir, a taxa de mortalidade aproxima-se de 100%.

SCEDOSPORIOSE E LOMENTOSPORIOSE

Agente etiológico, epidemiologia e patogênese O complexo *Scedosporium apiospermum*, o qual é composto por várias espécies relacionadas, é relatado como causa mais comum de infecção em humanos que a *Lomentospora prolificans*, anteriormente chamada de *Scedosporium prolificans*, mas ambos são patógenos importantes em hospedeiros imunocomprometidos, causando pneumonia, infecção disseminada e abscesso cerebral. Os microrganismos do complexo *S. apiospermum* são encontrados em todo o mundo em climas temperados em planícies de maré, manguezais, lagoas, estrume e solo. *L. prolificans* também é encontrado no solo, mas é geograficamente mais restrito. A infecção ocorre predominantemente pela inalação de conídios, mas a inoculação direta através da pele ou no olho também pode ocorrer.

Manifestações clínicas Entre as pessoas imunocompetentes, espécies de *Scedosporium* e *Lomentospora* são uma causa importante de eumicetoma. A ceratite, como resultado da inoculação da córnea, é uma infecção que ameaça a visão. Em pacientes que têm neoplasias malignas hematológicas (especialmente leucemia aguda com neutropenia), receptores de transplantes de órgãos sólidos ou de células hematopoiéticas e pacientes que recebem glicocorticoides, esses microrganismos são angioinvasivos, causando pneumonia e disseminação generalizada. A infecção pulmonar simula aquela causada por aspergilose; nódulos, cavidades e infiltrados lobares são comuns. A infecção disseminada envolve a pele, o coração, o cérebro e muitos outros órgãos. As lesões cutâneas não são tão comuns ou tão dolorosas quanto as da fusariose.

Diagnóstico O diagnóstico depende do crescimento de espécies de *Scedosporium* ou *Lomentospora* a partir do tecido envolvido e a demonstração histológica de hifas septadas invadindo tecidos. Evidências de culturas são fundamentais, pois esses fungos filamentosos são difíceis de diferenciar do *Aspergillus* nos tecidos, e a demonstração de invasão tecidual é fundamental, pois esses fungos filamentosos onipresentes no ambiente podem ser meros contaminantes ou colonizadores. *L. prolificans* pode crescer em hemoculturas, mas *S. apiospermum*, em geral, não cresce.

Tratamento e prognóstico As espécies de *Scedosporium* e *Lomentospora* são resistentes a AnB, equinocandinas e alguns azóis. O voriconazol é o agente de escolha para *S. apiospermum*, e o posaconazol também pode ser utilizado para essa infecção. *L. prolificans* é resistente *in vitro* a quase todos os agentes antifúngicos disponíveis; a adição de agentes como a terbinafina a um esquema com voriconazol foi tentada, porque os dados *in vitro* sugerem sinergia possível contra algumas cepas de *L. prolificans*. As taxas de mortalidade para infecção invasiva por *S. apiospermum* são de cerca de 50%, mas aquelas para infecção invasiva por *L. prolificans* permanecem de até 85 a 100%.

TRICOSPORONOSE

Agente etiológico, epidemiologia e patogênese O gênero *Trichosporon* contém muitas espécies, sendo que algumas causam infecção localizada de pelos e unhas. O principal patógeno responsável pela infecção invasiva é o *Trichosporon asahii*. Espécies de *Trichosporon* crescem como colônias semelhantes a leveduras *in vitro*; *in vivo*, no entanto, também são observados hifas, pseudo-hifas e artroconídios, além das formas de levedura. Essas leveduras são comumente encontradas no solo, em esgotos e na água e, em casos raros, podem colonizar a pele humana e o trato gastrintestinal humano. A maioria das infecções ocorre após inalação ou entrada através de cateteres venosos centrais. Ocorre infecção sistêmica quase exclusivamente em hospedeiros imunocomprometidos, incluindo aqueles que apresentam neoplasias malignas hematológicas, são neutropênicos, receberam transplante de órgão sólido ou de células hematopoiéticas ou estão recebendo glicocorticoides.

Manifestações clínicas A tricosporonose disseminada assemelha-se à candidíase invasiva, e a fungemia é, muitas vezes, a manifestação inicial da infecção. Pneumonia, lesões cutâneas e sepse são comuns. As lesões cutâneas começam como pápulas ou nódulos cercados por eritema e evoluem para necrose central. A forma crônica da infecção imita candidíase hepatoesplênica (candidíase disseminada crônica).

Diagnóstico O diagnóstico de infecção sistêmica por *Trichosporon* é estabelecido pelo crescimento do microrganismo a partir de tecidos envolvidos ou a partir de sangue. O exame histopatológico de uma lesão cutânea que apresenta uma mistura de formas de levedura, artroconídios e hifas pode levar a um suposto diagnóstico precoce presuntivo de tricosporonose. O teste de aglutinação do látex para antígenos criptocócicos no soro pode ser positivo em pacientes com tricosporonose disseminada porque *T. asahii* e *Cryptococcus neoformans* partilham antígenos de polissacarídeos.

Tratamento e prognóstico As taxas de resposta à AnB têm sido decepcionantes, e muitos isolados de *Trichosporon* são resistentes *in vitro*. O voriconazol é o agente antifúngico de escolha. As taxas de mortalidade para infecção disseminada por *Trichosporon* têm sido de até 70%, mas estão diminuindo com o uso de voriconazol; no entanto, os pacientes que permanecem neutropênicos são propensos a sucumbir a essa infecção.

INFECÇÕES CUTÂNEAS SUPERFICIAIS

As infecções fúngicas da pele e de estruturas cutâneas são causadas por fungos filamentosos e leveduras que não invadem tecidos mais profundos, mas, sim, causam doença apenas por habitar as camadas superficiais da pele, dos folículos pilosos e das unhas. Esses agentes são as infecções fúngicas mais comuns em seres humanos, mas apenas raramente causam infecções graves.

INFECÇÕES POR LEVEDURAS

Agente etiológico, epidemiologia e patogênese As espécies de *Malassezia*, primariamente *M. furfur* e M. *pachydermatis*, são leveduras lipofílicas que geralmente causam apenas infecções cutâneas menores, mas, algumas vezes, podem causar infecção invasiva. As espécies de *Malassezia* fazem parte da microbiota humana nativa encontrada no estrato córneo das costas, tórax, couro cabeludo e face – áreas ricas em glândulas sebáceas. Os microrganismos não invadem abaixo do estrato córneo e geralmente desencadeiam pouca ou nenhuma resposta inflamatória.

Manifestações clínicas As espécies de *Malassezia* causam tinea versicolor (também chamada de *pitiríase versicolor*), foliculite e dermatite seborreica. A pitiríase versicolor apresenta-se como placas redondas descamativas planas de pele hipo ou hiperpigmentada no pescoço, tórax ou parte superior dos braços. As lesões são geralmente assintomáticas, mas podem ser pruriginosas. Elas podem ser confundidas com vitiligo, mas esse não é descamativo. A foliculite ocorre nas costas e no tórax e simula a foliculite bacteriana. A dermatite seborreica manifesta-se como lesões pruriginosas eritematosas irregulares nas sobrancelhas, bigode, pregas nasolabiais e couro cabeludo (caspa). A dermatite seborreica pode ser grave em pacientes com Aids avançada. A fungemia e a infecção disseminada raramente ocorrem com espécies de *Malassezia* – e quase sempre isso ocorre em recém-nascidos prematuros que recebem preparações lipídicas parenterais por um cateter venoso central.

Diagnóstico As infecções por *Malassezia* são diagnosticadas clinicamente na maioria dos casos. Se raspagens forem recolhidas numa lâmina de microscópio em que foi colocada uma gota de hidróxido de potássio, observa-se uma mistura de leveduras em brotamento e hifas septadas curtas. A fim de cultivar *Malassezia* desses pacientes nos quais a infecção disseminada é suspeita, deve-se adicionar azeite de oliva estéril ao meio.

Tratamento e prognóstico Cremes e loções tópicas, como xampu de sulfeto de selênio, xampu ou creme de cetoconazol e creme de terbinafina, são eficazes no tratamento de infecções por *Malassezia* e, em geral, são administrados durante 2 semanas. Outros cremes antifúngicos mais caros raramente são necessários. Os cremes esteroides tópicos leves são por vezes utilizados para tratar a dermatite seborreica. Para a doença extensa, itraconazol ou fluconazol (200 mg/dia) podem ser usados durante 5 a 7 dias. Os casos raros de fungemia causada por espécies de *Malassezia* são tratados com AnB ou com um azol (como o voriconazol), remoção imediata do cateter e descontinuação das infusões lipídicas parenterais. As infecções cutâneas por *Malassezia* são benignas e autolimitadas, embora recorrências sejam a regra. O resultado de infecção sistêmica depende das condições subjacentes do hospedeiro, mas a maioria dos neonatos infectados evolui bem.

INFECÇÕES POR DERMATÓFITOS (FUNGOS FILAMENTOSOS)

Agente etiológico, epidemiologia e patogênese Os fungos filamentosos que causam infecções de pele em humanos incluem os gêneros *Trichophyton*, *Microsporum* e *Epidermophyton*. Esses organismos, que não são componentes da flora normal da pele, podem viver dentro das estruturas queratinizadas da pele – daí o termo *dermatófito*. Os dermatófitos ocorrem no mundo todo, e infecções com esses microrganismos são extremamente comuns. Alguns microrganismos causam doenças apenas em seres humanos e podem ser transmitidos por contato interpessoal e por fômites, como escovas de cabelo ou pisos molhados que foram contaminados por pessoas infectadas. Várias espécies causam infecções em cães e gatos e podem ser facilmente transmitidas a partir desses animais para os humanos, e outras são disseminadas pelo contato com o solo. A forma em anel típica das lesões cutâneas é resultado do crescimento para o exterior de microrganismos em um padrão centrífugo no estrato córneo. A invasão fúngica das unhas geralmente ocorre através das placas ungueais laterais ou superficiais e, em seguida, dissemina-se através das unhas; quando as hastes capilares são invadidas, os microrganismos podem ser encontrados ou dentro da haste ou circundando-a. Os sintomas são causados pela reação inflamatória induzida por antígenos fúngicos, e não pela invasão dos tecidos. As infecções por dermatófitos ocorrem mais comumente em homens do que em mulheres, e demonstrou-se que a progesterona inibe o crescimento de dermatófitos.

Manifestações clínicas A infecção por dermatófitos da pele é frequentemente chamada de *tinea* (*ringworm*). Esse termo é confuso na língua inglesa porque vermes (*worms*) não estão envolvidos. A *tinea*, a palavra latina para *verme*, descreve a natureza sinuosa das lesões cutâneas. Tinea é uma designação menos confusa, usada juntamente com o nome da parte do corpo acometida – por exemplo, *tinea capitis* (tinha de cabeça), *tinea pedis* (tinha de pé), *tinea corporis* (tinha do corpo), *tinea cruris* (tinha de virilha) e *tinea unguium* (tinha ungueal, embora a infecção nesse local seja mais frequentemente chamada de *onicomicose*).

A tinha de cabeça ocorre mais em crianças de 3 a 7 anos de idade. As crianças com tinha de cabeça geralmente apresentam placas escamosas bem demarcadas, nas quais as hastes capilares são quebradas logo acima da pele; pode ocorrer alopecia. A tinha corporal manifesta-se por lesões escamosas, pruriginosas, anulares bem demarcadas que sofrem clareamento central. Geralmente, uma ou várias pequenas lesões estão presentes. Porém, em alguns pacientes, a tinha do corpo pode envolver a maior parte do tronco. A erupção deve ser diferenciada de dermatite de contato, eczema e psoríase. A tinha de virilha é observada quase exclusivamente em homens. A erupção perineal é eritematosa e pustulosa, tem uma borda escamosa distinta, não têm lesões-satélite e, em geral, é pruriginosa. A erupção deve ser diferenciada de candidíase intertriginosa, eritrasma e psoríase.

A tinha de pé também é mais comum entre os homens do que entre as mulheres. Geralmente começa nos espaços interdigitais dos dedos dos pés; descamação, maceração e prurido são acompanhados pelo desenvolvimento de uma erupção pruriginosa escamosa ao longo das superfícies lateral e plantar dos pés. Frequentemente ocorre hiperceratose das plantas dos pés. A tinha de pé tem sido implicada na celulite de extremidade inferior, pois estreptococos e estafilococos podem ganhar a entrada para os tecidos através de fissuras entre os dedos. A onicomicose afeta as unhas dos pés mais frequentemente do que as unhas das mãos e é mais comum entre pessoas que têm tinha de pé. A unha fica espessa, muda de cor e pode esfarelar; quase sempre ocorre onicólise. A onicomicose é mais comum em idosos e em pessoas com doenças vasculares, diabetes melito e traumatismo das unhas. A infecção fúngica deve ser diferenciada da psoríase, que pode mimetizar onicomicose, mas geralmente tem lesões cutâneas associadas.

Diagnóstico Muitas infecções por dermatófitos são diagnosticadas por sua aparência clínica. Se houver dúvida quanto ao diagnóstico, devem-se colher raspagens da borda da lesão com uma lâmina de bisturi e transferi-las para uma lâmina, à qual se adiciona uma gota de hidróxido de potássio, e são examinadas no microscópio para detecção de presença de hifas. As culturas são indicadas no caso de suspeita de surto ou de o paciente não responder à terapia.

Tratamento e prognóstico As infecções por dermatófitos geralmente respondem à terapia tópica. Loções ou *sprays* são mais fáceis de aplicar do que cremes em grandes áreas ou em locais com muitos pelos. Particularmente para tinha de virilha, a área afetada deve ser mantida tão seca quanto possível. Quando os pacientes apresentam lesões cutâneas extensas, itraconazol oral ou terbinafina podem acelerar a resolução (Tab. 219-3). A terbinafina interage com menos fármacos do que o itraconazol e, em geral, é o agente de primeira linha.

TABELA 219-3 ■ Tratamento oral sugerido para infecções por *tinea* extensa e onicomicose

Agente antifúngico	Dosagem sugerida	Comentários
Infecção por *tinea* extensa		
Terbinafina	250 mg/dia, durante 1-2 semanas	Reações adversas mínimas com período curto de tratamento
Itraconazol[a]	200 mg/dia, durante 1-2 semanas	Reações adversas mínimas com período curto de tratamento exceto para interações medicamentosas
Onicomicose		
Terbinafina	250 mg/dia, durante 3 meses	Ligeiramente superior ao itraconazol; monitorar para detecção de hepatotoxicidade
Itraconazol[a]	200 mg/dia, por 3 meses, *ou* 200 mg, 2×/dia, por 1 semana, a cada mês, por 3 meses	Interações medicamentosas frequentes; monitorar para detecção de hepatotoxicidade; raramente causa hipopotassemia, hipertensão, edema; usar com cautela em pacientes com insuficiência cardíaca congestiva

[a]Cápsulas de itraconazol requerem alimento e ácido gástrico para absorção, enquanto a solução de itraconazol é tomada com estômago vazio.

A onicomicose geralmente não responde à terapia tópica, embora a solução tópica de efinaconazol aplicada na unha afetada por até 1 ano tenha mostrado benefício em vários estudos. O itraconazol e a terbinafina acumulam na lâmina ungueal e podem ser usados para tratar onicomicose (Tab. 219-3). A decisão principal a ser feita em relação à terapia é se o grau de envolvimento ungueal justifica a utilização de agentes antifúngicos sistêmicos que têm efeitos adversos, podem interagir com outros fármacos e são caros. O tratamento somente por razões estéticas não é incentivado. As recidivas de tinha de virilha e tinha de pé são comuns e devem ser tratadas assim que possível com cremes tópicos para evitar o desenvolvimento de doença mais extensa. As recidivas de onicomicose ocorrem após o tratamento em 25 a 30% dos casos.

LEITURAS ADICIONAIS

Bonifaz A, Tirado-Sanchez A: Cutaneous disseminated and extracutaneous sporotrichosis: Current status of a complex disease. J Fungi 3:6, 2017.

De Almeida Junior JN, Hennequin C: Invasive *Trichosporon* infections: A systematic review on a re-emerging fungal pathogen. Front Microbiol 7:1629, 2016.

Nelson KE et al: Penicilliosis, in *Essentials of Clinical Mycology*, 2nd ed. CA Kauffman et al (eds). New York, Springer, 2011, pp 399–411.

Nucci M et al: Fusariosis. Semin Respir Crit Care Med 36:706, 2015.

Ramirez-Garcia A et al: *Scedosporium* and *Lomentospora*: An updated overview of underrated opportunists. Med Mycol 56(suppl 1):102, 2018.

Revankar SG et al: A Mycoses Study Group international prospective study of phaeohyphomycosis: An analysis of 99 proven/probable cases. Open Forum Infect Dis 4:ofx200, 2017.

Shikanai-Yasuda MA et al: Brazilian guidelines for the clinical management of paracoccidioidomycosis. Rev Soc Bras Med Trop 50:715, 2017.

Theelan B et al: The *Malassezia* genus in skin and systemic diseases. Med Mycol 56:510, 2018.

Woo TE et al: Diagnosis and management of cutaneous tinea infections. Adv Skin Wound Care 32:350, 2019.

220 Infecções por *Pneumocystis*

Alison Morris, Henry Masur

DEFINIÇÃO E DESCRIÇÃO

O *Pneumocystis* é um patógeno oportunista que constitui uma causa importante de pneumonia em hospedeiros imunocomprometidos, particularmente naqueles com infecção por vírus da imunodeficiência humana (HIV) (Cap. 202), transplantes de órgãos ou doenças malignas hematológicas e naqueles que recebem altas doses de glicocorticoides ou determinados anticorpos monoclonais imunossupressores. O *Pneumocystis* foi descoberto em roedores em 1909 e, inicialmente, acreditava-se que era um protozoário. Como o *Pneumocystis* não cresce em cultura, a compreensão de sua biologia tem sido limitada, mas técnicas moleculares têm mostrado que o microrganismo é, na realidade, um fungo. Anteriormente conhecido como *Pneumocystis carinii*, a espécie que infecta os humanos foi renomeada como *Pneumocystis jirovecii*.

EPIDEMIOLOGIA

A pneumonia por *Pneumocystis jirovecii* (PPC) atraiu a atenção médica no início da década de 1950 quando patologistas na Tchecoslováquia reconheceram o *Pneumocystis* nos exsudatos alveolares de lactentes envolvidos em surtos de pneumonia intersticial em berçários, surtos que eram descritos na Europa desde a década de 1920. Entre os adultos, a PPC raramente era reconhecida até que a população de adultos imunossuprimidos aumentou devido ao desenvolvimento de terapias imunossupressoras para transplantes de órgãos sólidos, transplante de medula óssea, câncer e distúrbios autoimunes, além do desenvolvimento de melhores técnicas diagnósticas, como a broncoscopia. Em 1981, a PPC foi primeiro relatada em homens que faziam sexo com homens e em usuários de drogas intravenosas (IV) que não apresentavam nenhuma causa óbvia de imunossupressão. Esses casos foram subsequentemente reconhecidos como as primeiras apresentações do que se tornou conhecido como a síndrome da imunodeficiência adquirida (Aids) (Cap. 202).

A incidência de PPC aumentou drasticamente à medida que a Aids se disseminou: sem quimioprofilaxia ou terapia antirretroviral (TARV), 80 a 90% dos pacientes com HIV/Aids na América do Norte e na Europa Ocidental acabavam por desenvolver um ou mais episódios de PPC. Embora a sua incidência tenha diminuído com a introdução de profilaxia anti-*Pneumocystis* e TARV combinada, a PPC continuou sendo a principal causa de morbidade associada à Aids nos Estados Unidos e na Europa Ocidental, em particular nos indivíduos que não sabem que estão infectados com HIV até estarem profundamente imunossuprimidos e em pacientes que vivem com HIV com contagens de linfócitos T CD4+ < 200/μL que não estão recebendo TARV ou profilaxia para PPC.

A PPC também se desenvolve em pacientes não infectados pelo HIV com imunocomprometimento secundário a neoplasias hematológicas ou malignas, transplante de células-tronco ou de órgãos sólidos e tratamento com medicamentos imunossupressores. A incidência de PPC depende do grau e da duração da imunossupressão. A PPC é cada vez mais relatada entre indivíduos que recebem inibidores do fator de necrose tumoral α e anticorpos monoclonais imunossupressores para doenças autoimunes, reumatológicas ou neoplásicas. Embora a doença clínica por *Pneumocystis* em hospedeiros imunocomprometidos ainda não tenha sido documentada com precisão, estudos mostraram que os microrganismos de *Pneumocystis* podem colonizar as vias aéreas de crianças e adultos que não estão imunocomprometidos. A relevância desses organismos em relação a síndromes agudas ou crônicas, como a doença pulmonar obstrutiva crônica (DPOC), em pacientes com imunocomprometimento está sendo investigada.

Em alguns países em desenvolvimento, a incidência de PPC entre indivíduos que vivem com HIV foi considerada como inferior àquela dos países industrializados. Essa incidência mais baixa pode ser devido à mortalidade concorrente por doenças infecciosas, como a tuberculose e a pneumonia bacteriana, que geralmente ocorrem antes que o paciente fique imunossuprimido o suficiente para desenvolver PPC. As variações geográficas na exposição ao *Pneumocystis* e o subdiagnóstico atribuível à ausência de recursos diagnósticos também podem explicar a aparente frequência mais baixa de PPC em alguns países.

PATOGÊNESE E PATOLOGIA

Ciclo evolutivo e transmissão É provável que o ciclo de vida do *Pneumocystis* envolva a reprodução sexuada e assexuada. O microrganismo existe como forma trófica, de cisto e pré-cisto. Estudos em roedores mostram que animais imunocompetentes podem servir como reservatórios para a transmissão respiratória do *P. carinii* (a espécie infecciosa nos roedores) para animais imunocompetentes e imunossuprimidos. Acredita-se que o *Pneumocystis* humano seja transmitido também por via respiratória. O *P. jirovecii*, como todas as espécies de *Pneumocystis*, é hospedeiro-específico. Assim, os humanos não são infectados, por exemplo, por *P. carinii* (roedores) nem por *P. oryctolagi* (coelhos), sendo infectados por *P. jirovecii*.

Estudos sorológicos e moleculares demonstraram que a maioria dos seres humanos é exposta ao *P. jirovecii* cedo na vida. Historicamente, acreditava-se que a pneumonia por *Pneumocystis* costumava desenvolver-se por reativação de uma infecção latente. Porém, evidências moleculares demonstraram que crianças e adultos podem desenvolver PPC por infecção primária ou reinfecção. É difícil provar se a reativação da infecção latente realmente ocorre. Acredita-se que as fontes de infecção sejam indivíduos saudáveis ou imunossuprimidos que apresentaram infecção recente ou reinfecção, além de pessoas imunossuprimidas com PPC clínica. Ocorrem surtos nosocomiais em ambientes hospitalares e ambulatoriais. A utilidade do isolamento respiratório na prevenção da transmissão de pacientes com PPC para outros indivíduos imunossuprimidos é assunto de debate; não existem evidências claras, embora pareça prudente isolar os pacientes com PPC ativa dos outros pacientes imunossuprimidos usando pelo menos precauções contra gotículas.

Papel da imunidade Defeitos na imunidade celular e/ou humoral predispõem ao desenvolvimento de PPC. Tais defeitos podem ser congênitos ou adquiridos como resultado de infecção por HIV ou de tratamento com fármacos imunossupressores como glicocorticoides, fludarabina, temozolomida, tensirolimo, ciclofosfamida, rituximabe ou alentuzumabe. As células T CD4+ são cruciais na defesa do hospedeiro contra *Pneumocystis*. Entre pacientes que vivem com HIV, a incidência de PPC é inversamente relacionada à contagem de células T CD4+: pelo menos 80% dos casos ocorrem em contagens < 200/μL, e a maioria desses casos se desenvolve em contagem < 100/μL. A carga viral de HIV é outro fator que predispõe os pacientes à PPC. A contagem de células T CD4+ é menos útil para predizer o risco de PPC em pacientes imunossuprimidos por outras razões que não a infecção por HIV. Os médicos devem reconhecer que a PPC pode ocorrer com contagens de células CD4+ > 200/μL em qualquer população imunossuprimida, incluindo pessoas com HIV. Tais ocorrências são especialmente comuns em pacientes imunossuprimidos por causas que não o HIV, especialmente entre pacientes submetidos a transplantes de órgãos sólidos, pois as contagens de células T CD4+ não são indicadores tão sensíveis e específicos da PPC como são nas pessoas com HIV.

Patologia pulmonar O *Pneumocystis* tem um tropismo único pelo pulmão. Os microrganismos são presumivelmente inalados para o espaço alveolar após serem exalados por outra pessoa. A pneumonia clinicamente aparente ocorre apenas se um indivíduo for imunocomprometido. O *Pneumocystis* prolifera no pulmão, provocando uma resposta celular mononuclear. Os alvéolos tornam-se preenchidos com material proteico, e o dano alveolar resulta em aumento de lesão alveolar-capilar e anormalidades de surfactante. Cortes do tecido pulmonar corados, em geral, mostram exsudatos alveolares esponjosos, vacuolados, compostos principalmente de microrganismos viáveis e não viáveis (Fig. 220-1*A*). Pode ocorrer edema intersticial e fibrose, e os microrganismos podem ser observados no espaço alveolar com prata ou outros corantes. Além disso, os microrganismos podem ser observados quando o tecido é submetido à coloração colorimétrica ou imunofluorescente (Fig. 220-1*B*-1*D*).

CARACTERÍSTICAS CLÍNICAS

Apresentação clínica A PPC apresenta-se como pneumonia aguda ou subaguda que pode inicialmente ser caracterizada por uma vaga sensação de dispneia isolada, mas que subsequentemente se manifesta como febre e tosse não produtiva, com falta de ar progressiva. Os pacientes podem acabar progredindo para insuficiência respiratória e morte. As manifestações extrapulmonares de PPC são raras, mas podem incluir envolvimento de quase qualquer órgão, principalmente linfonodos, baço e fígado.

Exame físico, saturação de oxigênio e exames de imagem Os achados do exame físico na PPC são inespecíficos. Os pacientes têm diminuição da saturação de oxigênio – em repouso ou com esforço – que, sem tratamento, progride para hipoxemia grave. Os pacientes podem inicialmente apresentar um exame torácico normal e sem ruídos adventícios, mas posteriormente desenvolvem estertores difusos e sinais de consolidação.

Achados laboratoriais Os resultados dos testes laboratoriais de rotina são inespecíficos na PPC. Os níveis séricos de lactato desidrogenase (LDH) costumam estar elevados devido ao dano pulmonar; contudo, um nível de LDH normal não descarta a PPC, nem um valor elevado é específico para PPC. As contagens de leucócitos periféricos podem estar elevadas em relação aos valores basais do paciente, mas o aumento é geralmente modesto. As funções hepática e renal geralmente são normais.

Achados radiográficos Embora a radiografia torácica inicial possa ser normal quando os pacientes apresentam sintomas leves, a clássica aparência radiográfica da PPC sintomática consiste em infiltrados intersticiais bilaterais difusos que são peri-hilares e simétricos (Fig. 220-2*A*) – outro achado que não é específico para PPC. Os infiltrados intersticiais podem avançar para preenchimento alveolar (Fig. 220-2*B*). A tomografia computadorizada (TC) torácica de alta resolução mostra opacidades em vidro fosco difusas em quase todos os pacientes com PPC, com frequência antes que a radiografia de tórax mostre anormalidades (Fig. 220-2*C*). Uma TC torácica normal essencialmente elimina o diagnóstico de PPC. Pneumatoceles e pneumotórax são achados característicos na radiografia de tórax, especialmente em pacientes com infecção por HIV (Fig. 220-2*D*). Uma ampla variedade de achados radiográficos atípicos foi descrita, incluindo padrões assimétricos, infiltrados no lobo superior, adenopatia mediastinal, nódulos, cavidades e efusões.

DIAGNÓSTICO

A amostra ideal para o exame diagnóstico microbiológico específico depende de quão doente o paciente está e quais recursos estão disponíveis. Antes da década de 1990, os diagnósticos de PPC eram geralmente estabelecidos pela biópsia pulmonar; posteriormente, a biópsia pulmonar transbrônquica foi

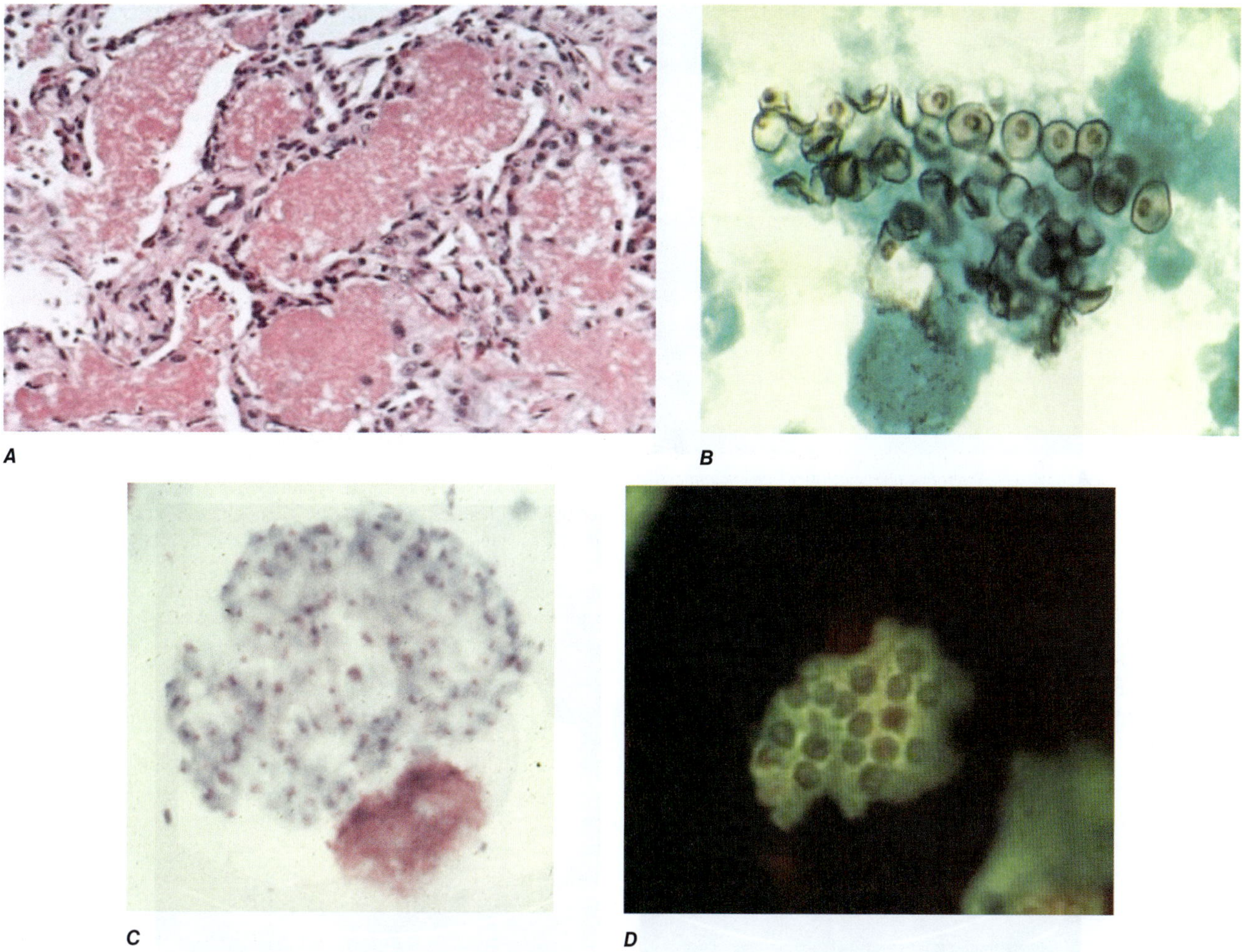

FIGURA 220-1 Microscopia direta de pneumonia por *Pneumocystis*. *A.* Biópsia pulmonar transbrônquica corada com hematoxilina-eosina mostra preenchimento alveolar eosinofílico. ***B.*** Líquido de lavado broncoalveolar (LBA) corado com prata de metenamina. ***C.*** Líquido de LBA corado com Giemsa. ***D.*** Corante imunofluorescente de líquido de LBA.

empregada. A coloração de hematoxilina-eosina de um tecido pulmonar demonstra um infiltrado alveolar e um infiltrado intersticial mononuclear (Fig. 220-1*A*). Essa aparência é patognomônica para PPC, ainda que os microrganismos não possam ser especificamente identificados com essa coloração. O diagnóstico é geralmente estabelecido no tecido pulmonar ou em secreções pulmonares por coloração do cisto – p. ex., com prata-metenamina (Fig. 220-1*B*), azul de toluidina O ou Giemsa (Fig. 220-1*C*) – ou pela coloração com um anticorpo imunofluorescente específico (Fig. 220-1*D*).

A demonstração de microrganismos no líquido de lavado broncoalveolar (LBA) é quase 100% sensível e específica para PPC em pacientes com infecção por HIV e é quase tão sensível em pacientes com imunossupressão de outras etiologias. Os microrganismos são identificados nas secreções pulmonares com as colorações específicas indicadas acima para a biópsia pulmonar. Embora o escarro expectorado e os *swabs* de garganta tenham sensibilidade muito baixa, uma amostra de escarro induzido obtida e interpretada por um profissional experiente pode ser altamente sensível e específica; porém, a sensibilidade depende das características do paciente e da experiência do centro que conduz o teste, sendo altamente variável (55-90%).

Muitos laboratórios oferecem atualmente o teste de reação em cadeia da polimerase (PCR) de amostras respiratórias para *Pneumocystis* com preferência em relação à microscopia direta de secreções respiratórias adequadamente coradas. No entanto, esses testes de PCR são tão sensíveis que é difícil distinguir os pacientes com colonização (i.e., aqueles cuja doença pulmonar aguda se deve a algum outro processo, mas que apresentam níveis baixos de DNA de *Pneumocystis* nos pulmões) daqueles com pneumonia aguda devido ao *Pneumocystis*. Tais testes de PCR em amostras apropriadas podem ser mais úteis para eliminar um diagnóstico de PPC se eles forem negativos do que para atribuir de forma definitiva a doença ao *Pneumocystis*.

Tem havido considerável interesse nos testes sorológicos, como ensaios para (1→3)-β-D-glucano, um componente da parede celular fúngica. Esses níveis estão frequentemente elevados em pacientes com PPC. Porém, os níveis séricos ou no LBA de (1→3)-β-D-glucano não são perfeitamente sensíveis nem altamente específicos para PPC. Há um número crescente de relatos de testes séricos de PCR para *Pneumocystis*, mas esses testes ainda estão nos estágios preliminares de desenvolvimento.

EVOLUÇÃO E PROGNÓSTICO

Sem tratamento, a PPC é sempre fatal. Os pacientes com infecção por HIV muitas vezes apresentam um curso indolente que pode se apresentar inicialmente como leve intolerância ao exercício ou pressão no peito sem febre ou tosse e uma radiografia torácica posteroanterior normal ou quase normal, que progride com o passar de dias, semanas ou mesmo alguns meses para febre, tosse, infiltrados alveolares difusos e hipoxemia profunda. Alguns pacientes com infecção por HIV e a maioria dos pacientes com outros tipos de imunossupressão apresentam doença mais aguda que avança em alguns dias para insuficiência respiratória. Raros pacientes também desenvolvem choque distributivo. Alguns poucos pacientes incomuns se apresentam com manifestações extrapulmonares na pele ou nos tecidos moles, na retina, no cérebro, no fígado, no rim ou no baço. A doença extrapulmonar é inespecífica na apresentação e pode ser diagnosticada apenas pela histologia. Quando há doença clínica extrapulmonar em paciente com PPC, a prioridade é determinar que outras infecções ou processos neoplásicos concomitantes podem estar presentes, considerando a raridade da pneumocistose extrapulmonar.

Os fatores que influenciam o risco de mortalidade na PPC incluem a idade do paciente e o grau de imunossupressão, bem como doença pulmonar

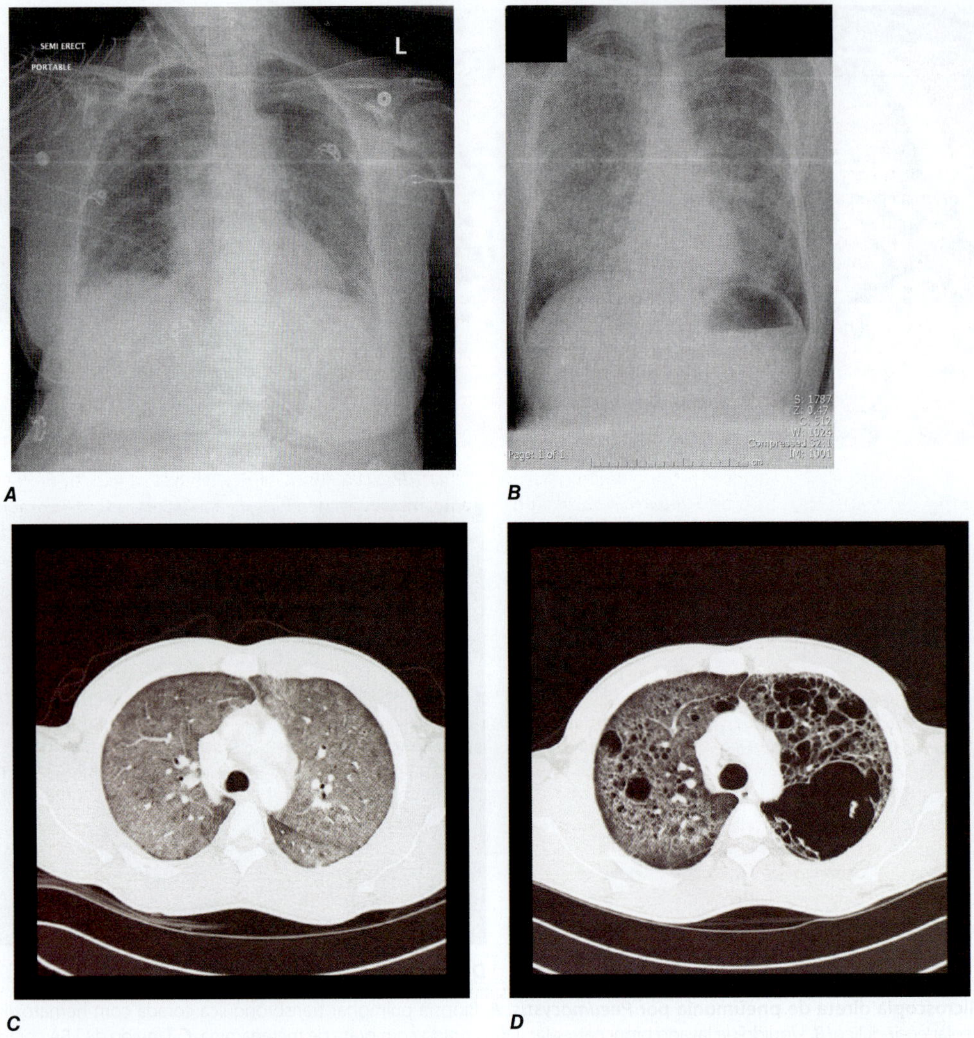

FIGURA 220-2 **Radiografias na pneumonia por *Pneumocystis*. *A.*** Radiografia torácica posteroanterior mostrando infiltrados intersticiais simétricos. ***B.*** Radiografia torácica posteroanterior mostrando infiltrados alveolares simétricos (cortesia de Alison Morris). ***C.*** Tomografia computadorizada (TC) demonstrando infiltrados intersticiais simétricos e opacidades em vidro fosco. ***D.*** TC mostrando infiltrados intersticiais simétricos, opacidades em vidro fosco e pneumatoceles.

preexistente, nível de albumina sérico baixo, necessidade de ventilação mecânica e desenvolvimento de pneumotórax. Com o avanço no cuidado de suporte crítico, o prognóstico para os pacientes com PPC que requerem intubação e suporte respiratório melhorou e agora depende, em grande parte, das comorbidades e do prognóstico da doença subjacente. Visto que os pacientes geralmente não respondem à terapia por 4 a 8 dias, um cuidado de suporte de no mínimo 10 dias é uma consideração razoável se tal suporte for compatível com os desejos do paciente e o prognóstico das comorbidades. Os pacientes cuja condição continue a deteriorar após 3 ou 4 dias ou que não apresentaram melhora após 7 a 10 dias devem ser reavaliados para determinar se existem outros processos infecciosos (que não foram percebidos na avaliação inicial ou que se desenvolveram durante o tratamento), se o tratamento inicial anti-*Pneumocystis* falhou ou se processos não infecciosos (p. ex., insuficiência cardíaca congestiva, êmbolos pulmonares, hipertensão pulmonar, intoxicação medicamentosa ou processo neoplásico) estão causando disfunção pulmonar.

TRATAMENTO

Pneumonia por *P. jirovecii*

O tratamento de escolha para a PPC é sulfametoxazol-trimetoprima (SMX-TMP) administrado IV ou por via oral (VO) por 14 dias a pacientes não infectados pelo HIV com doença leve e por 21 dias para todos os outros pacientes (Tab. 220-1). O SMX-TMP, que interfere no metabolismo do folato do organismo, é pelo menos tão eficaz quanto os agentes alternativos e é mais bem tolerado. O SMX-TMP pode causar leucopenia, hepatite, erupção cutânea e febre, além de reações anafiláticas e anafilactoides. Os pacientes com infecção pelo HIV apresentam incidência incomumente elevada de hipersensibilidade ao SMX-TMP. O monitoramento dos níveis séricos do fármaco é útil se houver preocupação com a função renal ou com toxicidades para aumentar a probabilidade de que a terapia seja efetiva e de que a toxicidade seja evitada. A manutenção de um nível de sulfametoxazol pós-dose em 2 horas de 100 a 150 μg/mL foi associada a um resultado bem-sucedido. A resistência ao SMX-TMP não pode ser mensurada pela inibição do crescimento do microrganismo no laboratório porque o *Pneumocystis* não pode ser cultivado. Todavia, as mutações no gene-alvo para sulfametoxazol que conferem resistência a sulfa *in vitro* quando encontradas em outros microrganismos foram reconhecidas no *Pneumocystis*. A relevância clínica dessas mutações para a resposta à terapia é desconhecida. Sulfadiazina mais pirimetamina, um esquema oral usado com mais frequência para o tratamento da toxoplasmose, também é altamente efetivo.

A pentamidina IV ou a combinação de clindamicina mais primaquina é uma opção para pacientes que não toleram SMX-TMP e para aqueles nos quais o tratamento com SMX-TMP parece não estar fazendo efeito. A pentamidina deve ser administrada via IV durante pelo menos 60 minutos para evitar hipotensão potencialmente fatal. Os efeitos adversos podem ser graves e irreversíveis e incluem disfunção renal, disglicemia (hipoglicemia potencialmente fatal que pode ocorrer dias ou semanas após a infusão inicial e pode ser seguida por hiperglicemia), neutropenia e taquicardia ventricular do tipo *torsades des pointes*. Clindamicina mais primaquina é eficaz, mas a primaquina só pode ser administrada VO, o que é uma desvantagem para pacientes que não ingerem ou não absorvem fármacos orais. A atovaquona oral também é uma opção razoável para pacientes com doença leve sem impedimento para a absorção de fármaco

TABELA 220-1 ■ Tratamento da pneumonia por *Pneumocystis*[a]

Fármaco(s)	Dose, via	Efeitos adversos
Agentes de primeira opção		
SMX-TMP	SMX (25 mg/kg) mais TMP (5 mg/kg) a cada 6-8 h VO ou IV (i.e., 2 comprimidos de concentração dupla, 3 ou 4×/dia)	Febre, exantema, citopenias, hepatite, hiperpotassemia
Agentes alternativos		
Atovaquona	750 mg 2×/dia VO	Exantema, febre, hepatite
Clindamicina *mais* Primaquina	300-450 mg, a cada 6 h, VO, ou 600 mg, a cada 6-8 h, IV 15-30 mg/dia, VO	Hemólise (deficiência de G6PD), metemoglobinemia, neutropenia, exantema
Pentamidina	3-4 mg/kg/dia IV	Hipotensão, azotemia, arritmias cardíacas (tipo *torsades des pointes*), pancreatite, disglicemias, hipocalcemia, neutropenia, hepatite
Agente adjuvante		
Prednisona ou metilprednisolona	40 mg 2×/dia durante 5 dias; 40 mg/dia durante 5 dias; 20 mg/dia durante 11 dias; VO ou IV	Doença ulcerosa péptica, hiperglicemia, alteração de humor, hipertensão

[a]O tratamento pode ser administrado por 14 dias a pacientes não infectados pelo HIV com doença leve e por 21 dias a todos os outros pacientes.

Siglas: G6PD, glicose-6-fosfato-desidrogenase; SMX-TMP, sulfametoxazol-trimetoprima; VO, via oral; IV, intravenoso; HIV, vírus da imunodeficiência humana.

oral que exija uma refeição rica em gorduras para a absorção ideal. Há algumas evidências da atividade de equinocandinas contra a forma cística (mas não para a forma de trofozoítos) do *Pneumocystis*, mas o papel das equinocandinas como parte da terapia combinada ainda é incerto.

Um avanço importante no tratamento para PPC foi o reconhecimento de que os glicocorticoides podiam melhorar as taxas de sobrevida entre os pacientes infectados por HIV com doença moderada a grave (pressão parcial de oxigênio [PO_2] < 70 mmHg no ar ambiente ou gradiente de oxigênio alveolar-arterial ≥ 35 mmHg). Os glicocorticoides parecem reduzir a inflamação pulmonar que ocorre depois que o tratamento específico é iniciado e os microrganismos começam a morrer, provocando inflamação. O tratamento com glicocorticoides deve ser o padrão de cuidado para pacientes com infecção por HIV e provavelmente também é eficaz para pacientes com outras imunodeficiências. Esse tratamento deve ser instituído para doença moderada ou grave quando o tratamento para PPC for iniciado, mesmo que o diagnóstico seja suspeito, mas ainda não tenha sido confirmado. Se os pacientes infectados ou não por HIV estiverem recebendo altas doses de glicocorticoides quando desenvolvem PPC, existem vantagens teóricas em aumentar a dose de esteroide (para reduzir a resposta inflamatória aos microrganismos que estão morrendo) ou diminuir a dose de esteroides (para melhorar a função imunológica), mas não há evidência convincente na qual basear qualquer estratégia específica.

Nenhum estudo definitivo definiu o melhor algoritmo terapêutico para pacientes nos quais o tratamento com SMX-TMP para PPC tenha falhado. Se nenhum outro processo infeccioso ou não infeccioso tratável for detectado e a disfunção pulmonar for decorrente de PPC isolada, muitos especialistas mudariam de SMX-TMP para pentamidina IV ou clindamicina IV mais primaquina oral. Alguns especialistas adicionariam o segundo fármaco ou combinação de fármacos ao SMX-TMP em vez de substituir os esquemas. Os glicocorticoides devem ser adicionados ao esquema se os pacientes ainda não estiverem recebendo; a dosagem e o esquema, que em geral são escolhidos empiricamente, dependem de qual esquema de glicocorticoide o paciente estava recebendo quando o tratamento para PPC começou.

Para pacientes com infecção por HIV que apresentam PPC antes do início da TARV, esta deve ser iniciada nas duas primeiras semanas de tratamento para PPC na maioria das situações. Pode ocorrer síndrome inflamatória de reconstituição imune (SIRI), e a decisão de iniciar a TARV requer considerável experiência quanto ao momento ideal em relação à recuperação da PPC, bem como a outros fatores que são relevantes quando a TARV é iniciada em qualquer paciente.

PREVENÇÃO

O método mais eficaz para prevenir a PPC é eliminar a causa da imunossupressão retirando a terapia imunossupressora ou tratando a causa subjacente, por exemplo, infecção por HIV. Os pacientes que são suscetíveis à PPC se beneficiam da quimioprofilaxia durante o período de suscetibilidade. Para pacientes infectados pelo HIV, as contagens de células T CD4+ são um marcador confiável de suscetibilidade, e contagens inferiores a 200 células/μL são uma indicação para iniciar a profilaxia (Tab. 220-2).

Para pacientes imunossuprimidos como resultado de outros fatores que não a infecção por HIV, não existe parâmetro laboratorial, incluindo a contagem de células T CD4+, que prediga a suscetibilidade à PPC com acurácia positiva e negativa adequadas. O período de suscetibilidade é geralmente estimado com base na experiência com a doença subjacente e o esquema imunossupressor. A cessação prematura da profilaxia foi associada a aglomerados de casos em determinadas populações de pacientes, como os receptores de transplantes de órgãos sólidos. Os pacientes que recebem um ciclo prolongado de glicocorticoides de alta dosagem parecem estar particularmente suscetíveis à PPC. O limiar de exposição ao glicocorticoide que autoriza a quimioprofilaxia é controverso, mas tal tratamento preventivo deve ser fortemente considerado para qualquer paciente que receba mais do que o equivalente a 20 mg de prednisona diária durante 30 dias ou que esteja recebendo glicocorticoides em conjunto com outros agentes imunossupressores. A experiência clínica também sugere que a quimioprofilaxia é útil para pacientes que recebem determinados agentes imunossupressores (p. ex., inibidores do fator de necrose tumoral, globulina antitimócitos, rituximabe e alentuzumabe). A duração da profilaxia é empiricamente estimada com base na experiência clínica prévia e em fatores imunológicos que estariam possivelmente relacionados à imunidade, como a contagem das células T CD4+, reconhecendo que essas estimativas são imprecisas.

O SMX-TMP é o fármaco profilático mais efetivo: poucos pacientes desenvolvem PPC quando estão confiavelmente recebendo um esquema quimioprofilático de SMX-TMP recomendado. Vários esquemas de SMX-TMP foram empregados com sucesso. Os esquemas com um comprimido diário de concentração simples ou dupla são os regimes com os quais há maior experiência, mas também tem sido recomendado o esquema com um comprimido de concentração dupla duas ou três vezes por semana para pessoas que vivem com HIV e em populações não infectadas pelo HIV.

TABELA 220-2 ■ Profilaxia para pneumonia por *Pneumocystis*

Fármaco(s)	Dose, via	Comentários
Agente de primeira opção		
SMX-TMP	1 comprimido (concentração dupla ou simples) ao dia VO	A incidência de hipersensibilidade é alta. Reintroduzir em caso de hipersensibilidade não potencialmente fatal; considerar protocolo de escalonamento da dose.
Agentes alternativos		
Dapsona	50 mg 2×/dia ou 100 mg/dia VO	A hemólise está associada a deficiência de G6PD.
Dapsona *mais* Pirimetamina *mais* Leucovorina (ácido folínico)	50 mg/dia VO 50 mg/semana VO 25 mg/semana VO	A leucovorina alivia a citopenia devido à pirimetamina.
Dapsona *mais* Pirimetamina *mais* Leucovorina (ácido folínico)	200 mg/semana VO 75 mg/semana VO 25 mg/semana VO	A leucovorina alivia a citopenia devido à pirimetamina.
Pentamidina	300 mg/mês via nebulizador com Respirgard II	O aerossol pode causar broncospasmo. A pentamidina provavelmente é menos efetiva do que os esquemas com SMX-TMP ou dapsona.
Atovaquona	1.500 mg/dia VO	Requer alimentação gordurosa para a absorção ideal.

Siglas: G6PD, glicose-6-fosfato-desidrogenase; SMX-TMP, sulfametoxazol-trimetoprima; VO, via oral.

Para os pacientes que não toleram o SMX-TMP (em geral devido a hipersensibilidade ou a supressão da medula óssea), fármacos alternativos incluem dapsona diária, dapsona-pirimetamina semanal, atovaquona e aerossol de pentamidina mensal. Os pacientes que desenvolvem hipersensibilidade ao SMX-TMP podem, ocasionalmente, tolerar o fármaco se um protocolo de dose escalonada for empregado. A dapsona apresenta reação cruzada com as sulfonamidas em uma fração substancial de pacientes e raramente é útil em pacientes com história de reações ao SMX-TMP potencialmente fatais. O aerossol de pentamidina é altamente efetivo, mas não é tão efetivo quanto o SMX-TMP e pode não fornecer proteção em áreas do pulmão que não são bem ventiladas. A atovaquona também é efetiva e bem tolerada; contudo, esse fármaco está disponível apenas como preparação oral, e a absorção gastrintestinal é imprevisível em pacientes com motilidade ou função gastrintestinal anormal.

LEITURAS ADICIONAIS

Akgun KM, Miller RF: Critical care in human immunodeficiency virus–infected patients. Semin Respir Crit Care Med 37:303, 2016.

Buchacz K et al: Incidence of AIDS-defining opportunistic infections in a multicohort analysis of HIV-infected persons in the United States and Canada, 2000–2010. J Infect Dis 214:862, 2016.

Chen P et al: Anidulafungin as an alternative treatment for Pneumocystis jirovecii pneumonia in patients who cannot tolerate trimethoprim/sulfamethoxazole. Int J Antimicrob Agents 55:105820, 2020.

Le Gal S et al: *Pneumocystis* infection outbreaks in organ transplantation units in France: A nation-wide survey. Clin Infect Dis 70:2216, 2020.

Ma L et al: Genome analysis of three *Pneumocystis* species reveals adaptation mechanisms to life exclusively in mammalian hosts. Nat Commun 7:10740, 2016.

Panel on Opportunistic Infections in HIV-Infected Adults and Adolescents: Guidelines for the prevention and treatment of opportunistic infections in HIV-infected adults and adolescents: Recommendations from the Centers for Disease Control and Prevention, the National Institutes of Health, and the HIV Medicine Association of the Infectious Diseases Society of America. Available at *http://aidsinfo.nih.gov/contentfiles/lvguidelines/adult_oi.pdf.* Accessed June 22, 2021.

Zolopa A et al: Early antiretroviral therapy reduces AIDS progression/death in individuals with acute opportunistic infections: A multicenter randomized strategy trial. PLoS One 4:e5575, 2009.

Seção 17 Infecções por protozoários e helmintos: considerações gerais

221 Introdução às infecções parasitárias

Sharon L. Reed

A palavra *parasita* vem primariamente do grego *parasitos* (*para*, junto a; e *sitos*, alimento), significando alguém que come na mesa de outro ou que vive à custa de outro. Embora o mesmo seja verdade para muitos vírus e bactérias, a designação *parasita* é reservada, por convenção, para helmintos e protozoários. Esses microrganismos são maiores e mais complexos que as bactérias, com uma estrutura celular eucariótica semelhante àquela das células de hospedeiros humanos. Historicamente, essa semelhança dificultou que fossem encontrados agentes antiparasitários ativos que não causassem toxicidade inaceitável às células humanas. Felizmente, as pesquisas intensivas e as técnicas modernas forneceram agentes adequados para o tratamento seguro e efetivo da maioria das infecções parasitárias. **Ver Capítulo S12 para detalhes sobre procedimentos diagnósticos e Capítulo 222 para detalhes sobre o tratamento.**

Os parasitas internos dos seres humanos são divididos em dois tipos: helmintos (vermes) e protozoários. *Helmintos* são organismos multicelulares que podem geralmente ser vistos a olho nu (Cap. 230). Há dois filos: Platelmintos (vermes achatados) e Nematelmintos (vermes arredondados). Ambos os filos incluem alguns gêneros que amadurecem no trato gastrintestinal e outros que migram através dos tecidos após a ingestão ou penetração na pele. As Tabelas S12-1 e S12-2 apresentam os gêneros de helmintos, seus hospedeiros definitivos e intermediários, a distribuição geográfica e os estágios parasitários no corpo humano.

A chave para a compreensão do motivo pelo qual os helmintos usam os humanos como hospedeiros definitivos é lembrar que os ovos de helmintos se desenvolvem até larvas, e os estágios larvais se desenvolvem até adultos. Os humanos servem como hospedeiro definitivo quando ingerem larvas de helmintos, as quais evoluem até adultos no intestino e geralmente causam doença leve, em geral sem qualquer sintoma (a exceção é a ingestão das larvas em estágios tardios dos trematódeos somáticos ou teciduais, conforme mostrado na Tab. S12-2). Em contraste, se os seres humanos ingerem ovos de helmintos e servem como hospedeiro intermediário, os ovos evoluem até larvas, as quais penetram no intestino, migram pelos tecidos e invadem órgãos onde amadurecem até a forma adulta. Os hospedeiros intermediários com invasão parasitária de órgãos podem desenvolver doença grave.

Protozoários são microrganismos unicelulares microscópicos. Entre as muitas diferenças entre helmintos e protozoários, a mais importante é a capacidade dos protozoários (como as bactérias) de se multiplicar dentro do corpo humano e causar infecção significativa. Um mecanismo importante na promoção de crescimento irrestrito é a evasão das respostas imunológicas do hospedeiro por variação antigênica (*Trypanosoma brucei*) ou por sobrevida dentro das células do hospedeiro (p. ex., *Plasmodium*, *Babesia*, *Cryptosporidium*, *Leishmania* e *Toxoplasma*). Em contraste, quase todos os helmintos exigem estágios em outros hospedeiros para completar seus ciclos vitais e se multiplicar. Assim, com exceção de *Strongyloides* e *Capillaria*, que podem completar seus ciclos vitais em humanos, aumentos na carga de infecção com helmintos exigem repetidas reinfecções exógenas. Dessa maneira, os residentes permanentes de países endêmicos, que são expostos repetidamente, podem ter infecções intensas, enquanto a maioria dos viajantes com uma ou duas exposições provavelmente não experimente o espectro total das infecções helmínticas crônicas.

Em contraste com as infecções helmínticas, os pacientes sem infecção prévia que tenham a sua primeira infecção com protozoários geralmente são os mais gravemente acometidos, pois a imunidade parcial costuma limitar o número de parasitas durante as infecções recorrentes. A replicação de protozoários até grandes números no hospedeiro também promove o desenvolvimento de formas resistentes aos fármacos, especialmente na malária (Cap. 222). Como os protozoários pertencem a muitos filos diferentes, é mais fácil compreender a patogênese e o manejo das infecções por protozoários quando elas são classificadas conforme o local da infecção (protozoários intestinais, amebas de vida livre e protozoários de sangue e tecidos) (Tab. S12-3). Os hospedeiros imunocomprometidos estão sob risco de infecção disseminada com vários protozoários, incluindo *Leishmania*, *Toxoplasma*, *Cryptosporidium* e *Trypanosoma cruzi*, os quais são doenças definidoras de Aids. Em contraste, o *Strongyloides* é o único helminto a se disseminar.

INFECÇÕES POR HELMINTOS

Os platelmintos (vermes achatados) são classificados como cestódeos e trematódeos. Os cestódeos são compostos de uma cabeça ou escólex que abriga os órgãos de fixação e de segmentos, que se tornam gravídicos à medida que amadurecem. Alguns cestódeos podem alcançar comprimentos de vários metros; os maiores cestódeos se desenvolvem no intestino, onde raramente causam doença grave. Em contraste, os trematódeos são organismos pequenos em forma de folha cujo tamanho não é uma medida da gravidade da doença.

PLATELMINTOS

Cestódeos Os cestódeos causam infecção intestinal ou somática, dependendo da espécie. As infecções *intestinais* ocorrem quando o hospedeiro humano ingere larvas em tecidos do hospedeiro intermediário, enquanto as infecções *somáticas* ocorrem quando os humanos acidentalmente ingerem ovos excretados pelos animais hospedeiros definitivos selvagens ou domesticados.

CESTÓDEOS INTESTINAIS Conforme mostrado na Tabela S12-1, os humanos adquirem a maioria dos cestódeos intestinais ao comerem carne malcozida do hospedeiro intermediário. Assim, a *Taenia saginata* é comumente chamada de tênia do boi, a *Taenia solium* é a tênia do porco, e o *Diphyllobothrium latum* é a tênia do peixe. O *Hymenolepis nana* é capaz de completar seu ciclo vital no intestino humano e é adquirido pela ingestão de besouros de grãos infectados ou de ovos provenientes de humanos ou camundongos infectados. Nenhum desses parasitas causa dano significativo, e a infecção costuma ser assintomática. Há duas exceções ocasionais. Quando as pessoas ingerem ovos de *T. solium* de seu próprio intestino ou de outra pessoa infectada, isso pode causar infecção somática. O *D. latum* absorve avidamente a vitamina B_{12} no intestino e pode causar anemia perniciosa em 1 a 2% dos escandinavos infectados com predisposição genética.

CESTÓDEOS SOMÁTICOS Há três causas principais de infecções por cestódeos somáticos. Duas espécies de *Echinococcus* causam a equinococose. O *E. granulosus* é adquirido por ingestão acidental de ovos a partir de cachorros infectados quando se alimentam de tecidos infectados de ovelhas ou outros animais a partir de pastores ou caçadores. O *E. multilocularis* é transmitido primariamente em regiões subárticas quando humanos ingerem ovos de raposas, cachorros ou gatos que foram infectados pelo consumo de tecidos de roedores infectados. Ambas as espécies causam cistos hidáticos quando os ovos eclodem, liberando larvas que penetram no intestino e migram para o fígado ou os pulmões. Os ovos ingeridos de *T. solium* causam doença somática (cisticercose) quando as larvas penetram no intestino, migram até os tecidos e formam cistos (*cisticercos*), geralmente em músculos ou no sistema nervoso central (SNC).

Trematódeos Os trematódeos também causam infecções intestinais e somáticas (Cap. 234 e Tab. S12-1). A maioria das infecções por trematódeos se localiza na Ásia, África, Sudeste Asiático ou Ilhas do Pacífico. A infecção por trematódeos intestinais costuma ser assintomática, embora infecções volumosas algumas vezes causem desconforto abdominal e diarreia mucosa. Trematódeos hepáticos e trematódeos do pulmão causam infecção somática quando humanos ingerem uma forma larval de um hospedeiro intermediário. As formas adultas se desenvolvem no intestino, migram para tecidos adjacentes e causam doença. Os principais trematódeos intestinais (*Clonorchis sinensis*, *Opisthorchis* spp. e *Fasciola hepatica*) são causas de colangite bacteriana recorrente (por obstrução) ou de hipertensão portal e cirrose. Apenas a *F. hepatica* pode ser adquirida no mundo todo; ela é especialmente comum em regiões de criação de ovelhas, onde os animais ingerem plantas aquáticas (p. ex., agrião). Os trematódeos do pulmão (*Paragonimus* spp.) ocorrem no mundo todo com exceção da América do Norte e da Europa; a maioria das lesões ocorre como cistos pulmonares, embora algumas lesões se desenvolvam no SNC ou na cavidade abdominal.

Os trematódeos do sangue causam esquistossomose, uma das infecções parasitárias mais comuns e graves (Cap. 234 e Tab. S12-1). As principais espécies são *Schistosoma mansoni*, *S. haematobium* e *S. japonicum*. Todas são transmitidas a humanos quando larvas que nadam livremente saem de um caracol infectado em água doce e penetram na pele. Algumas vezes, ocorre prurido do nadador após a penetração na pele, mas costuma ter curta duração. As larvas, então, andam pela pele até encontrarem um vaso sanguíneo e migrarem para o órgão-alvo. *S. mansoni* e *S. japonicum* migram para os vasos mesentéricos e chegam ao fígado, enquanto o *S. haematobium* tem como alvo as veias ao redor do ureter e da bexiga. A extensa deposição de ovos por *S. mansoni* e *S. japonicum* e as reações imunológicas aos ovos causam formação de granulomas e, com muitas exposições repetidas, obstrução da veia porta e cirrose. O mesmo processo nos ureteres e bexiga durante a infecção pelo *S. haematobium* acaba interferindo com o fluxo de urina e leva a repetidas infecções do trato urinário e dano renal.

NEMATELMINTOS

Nematódeos Os nematelmintos são organismos bissexuais não segmentados. As espécies que infectam os humanos incluem os grupos intestinal e tecidual. Os humanos também podem adquirir determinados nematelmintos de mamíferos não humanos que podem estar limitados à pele ou podem migrar para os tecidos e causar doença grave (síndromes de *larva migrans*).

NEMATELMINTOS INTESTINAIS Os principais nematelmintos intestinais são *Ascaris lumbricoides*, *Necator americanus* (ancilostomose do Novo Mundo), *Ancylostoma duodenale* (ancilostomose do Velho Mundo), *Trichuris trichiura* (tricuríase), *Enterobius vermicularis* (oxiuríase) e *Strongyloides stercoralis*. Em conjunto, as infecções causadas por nematelmintos intestinais são as infecções mais comuns no mundo todo. *Ascaris*, ancilóstomos e *Trichuris* infectam, cada um, cerca de 1,5 bilhão de pessoas, e pelo menos 30 a 100 milhões têm estrongiloidíase. Essas infecções são mais comuns em países em desenvolvimento com poucos recursos, especialmente onde as pessoas defecam na rua e/ou as fezes humanas são usadas como fertilizante ("*night soil*"). A infecção é transmitida por ingestão de ovos (*A. lumbricoides*, *T. trichiura* e *E. vermicularis*) ou por penetração ativa da pele por larvas (ancilóstomos e *S. stercoralis*; Tab. S13-2).

Os nematelmintos intestinais causam problemas de saúde graves em moradores de regiões endêmicas com más condições sanitárias, mas os viajantes têm baixo risco de desenvolver doença significativa pela maioria desses parasitas. O bloqueio intestinal e a desnutrição por infecções massivas por *Ascaris* e a anemia por infecções massivas por ancilóstomos estão atualmente restritos a regiões de alta endemicidade. Com exceção de *Strongyloides* e *Capillaria*, que podem se reproduzir no corpo, há necessidade de múltiplas exposições ao longo do tempo para o desenvolvimento de doença grave. A infecção por *Strongyloides* persiste ao longo de décadas e pode se disseminar quando o sistema imunológico está comprometido. Embora a *Capillaria* permaneça localizada no intestino, as infecções podem ser tão massivas que podem causar doença grave com enteropatia perdedora de proteínas e desnutrição.

Os ciclos vitais de *Ascaris* e dos ancilóstomos envolvem a migração através de coração e pulmões antes do desenvolvimento de formas adultas no intestino. Em particular, o *Ascaris* algumas vezes causa pneumonia eosinofílica (síndrome de Loeffler) durante infecções massivas. Os oxiúros são a causa mais comum de infecção por nematelmintos intestinais, persistindo nos Estados Unidos e em outros países desenvolvidos. O prurido anal e perineal causado pela migração de oxiúros para fora do ânus e pela subsequente deposição de ovos é bem reconhecido em famílias no mundo todo.

NEMATELMINTOS TECIDUAIS As principais doenças causadas por nematelmintos teciduais são filariose, angiostrongilíase, gnatostomíase e triquinelose. De longe, a mais importante no mundo todo é a filariose; os vermes semelhantes a fios da filariose infectam um número estimado de 120 milhões de pessoas nas regiões tropicais e subtropicais do mundo. Quatro espécies de filárias causam três doenças distintas: filariose linfática (*Wuchereria bancrofti* e *Brugia malayi*), cegueira dos rios (*Onchocercus volvulus*) e loíase (*Loa loa*, o verme ocular africano). Os humanos, o maior reservatório, adquirem essas infecções a partir de picadas de artrópodes infectados (Tab. S12-2). As larvas evoluem para formas adultas, as quais permanecem estáticas nos tecidos: os linfáticos para a filariose linfática e o tecido subcutâneo para *O. volvulus* e *L. loa*. Após a maturação em formas adultas, produz-se o próximo estágio larval, e sua migração causa dano adicional.

São necessários surtos repetidos de migração de larvas e bloqueio dos linfáticos pelas formas adultas para estabelecer a síndrome de filariose linfática; assim, é incomum que o viajante de curto prazo (permanência < 3 meses em região endêmica) desenvolva doença significativa. Na cegueira dos rios, as larvas produzidas pela forma adulta de *O. volvulus* migram através da pele e olho, causando dano cutâneo e, por fim, cegueira. A loíase é uma doença mais leve restrita às regiões central e ocidental da África. Emboras tanto as formas adultas como as larvais de *L. loa* migrem através da pele e olhos, muitas pessoas infectadas são assintomáticas, e a infecção costuma ser diagnosticada apenas quando um verme adulto migra através do tecido subconjuntival e fica visível ao paciente e ao médico. Nodulações vermelhas na pele por migração cutânea massiva são chamadas de *inchaços de Calabar*.

As outras quatro principais infecções teciduais por nematelmintos são adquiridas por ingestão de larvas em alimentos malcozidos. As fontes de triquinelose são porcos e outros mamíferos de grande porte; no caso da gnatostomíase, peixes de água doce e frangos; para a ancilostomose, caracóis, peixes, camarões e caranguejos; e, para o verme da Guiné, pulgas aquáticas infectadas. A infecção pelo verme da Guiné (dracunculíase, causada por *Dracunculus medinensis*) foi quase erradicada. As larvas de *Trichinella spiralis* penetram no intestino e migram amplamente, com preferência por tecido esquelético; a liberação de eosinófilos e imunoglobulina (Ig) E causa dor muscular e pode causar edema palpebral e outras manifestações de reações alérgicas generalizadas. O *Angiostrongylus cantonensis* é a causa parasitária mais comum de meningite eosinofílica. As larvas ingeridas penetram no intestino e migram para o cérebro e meninges, onde rapidamente morrem e atraem números altos de eosinófilos. Embora possam haver complicações, a maioria das pessoas se recupera de forma espontânea. As larvas de *Gnathostoma spinigerum* também penetram no intestino e migram, mostrando uma preferência por pele, olhos e meninges. O dano mecânico causado pela migração e inflamação produzida pela reação imunológica resultante pode causar lesões tipo furúnculos na pele, lesão ocular dolorosa e meningite eosinofílica. Embora a meningite eosinofílica causada por *G. spinigerum* seja menos comum que aquela causada por *A. cantonensis*, ela costuma ser mais grave e pode resultar em paralisia ou hemorragia cerebral.

INFECÇÕES POR PROTOZOÁRIOS

PROTOZOÁRIOS INTESTINAIS

A *Entamoeba histolytica* é um dos protozoários intestinais que causam doença invasiva. Esta doença consiste em disenteria ou diarreia sanguinolenta que deve ser diferenciada daquela causada por bactérias como *Salmonella*, *Campylobacter* e *Shigella*. Embora a amebíase geralmente tenha início mais lento com febre mais baixa que aquelas infecções bacterianas, a *E. histolytica* pode se disseminar pela corrente sanguínea e causar abscessos distantes, particularmente no fígado. O diagnóstico não pode ser feito pela identificação dos cistos ou trofozoítos característicos (Cap. 223), pois eles são idênticos àqueles do *E. dispar* não invasivo, o qual é mais comum no mundo todo.

Cryptosporidium e *Giardia* são as infecções mais comuns por protozoários transmitidas por água. O *Cryptosporidium* pode causar grandes surtos, pois ele é altamente infeccioso e resistente a altos níveis de cloro (Cap. 229). Sem a reconstituição imune, os pacientes imunocomprometidos, particularmente aqueles com Aids, podem desenvolver diarreia aquosa grave e até fatal. As infecções causadas pelos outros protozoários intestinais – *Giardia*, *Isospora*, *Cyclospora* e microsporídios (Cap. 229) – têm curso muito mais indolente, com diarreia intermitente. Os microsporídios, protozoários intracelulares únicos que formam esporos infecciosos, podem causar infecção gastrintestinal limitada em hospedeiros imunocompetentes, mas os pacientes com Aids podem desenvolver diarreia crônica e quadro consumptivo ou infecção disseminada para o trato biliar ou respiratório.

AMEBAS DE VIDA LIVRE

As amebas de vida livre *Acanthamoeba* e *Naegleria* são encontradas no mundo todo em água doce e água salobra (Cap. 223 e Tab. S12-3). Os microrganismos desses dois gêneros causam síndromes muito diferentes. Em pessoas imunocomprometidas, a *Acanthamoeba* geralmente causa infecção invasiva, com massas cerebrais e lesões cutâneas. Porém, todos os humanos são suscetíveis à ceratite por *Acanthamoeba* após trauma ocular e exposição à água contaminada. Em contraste, a meningite por *Naegleria*, adquirida em lagos aquecidos ou fontes naturais aquecidas, causa meningite súbita piogênica e geralmente fatal. A *Balamuthia*, relatada apenas nas Américas, causa meningoencefalite indolente, com pleocitose do líquido cerebrospinal (LCS) e lesão expansiva em pacientes imunocomprometidos. Apesar da disponibilidade da miltefosina, a qual é ativa *in vitro* contra *Naegleria*, a infecção do SNC é quase universalmente fatal.

PROTOZOÁRIOS DE SANGUE E TECIDOS

Plasmodium* e *Babesia A malária, causada por seis espécies de *Plasmodium*, tem maiores taxas de mortalidade que qualquer outra infecção parasitária (Cap. 224). Todas as espécies são transmitidas em regiões tropicais e subtropicais por fêmeas de mosquitos *Anopheles*. O *Plasmodium falciparum* é mais comum na África Subsaariana, onde causa mais de 80% das infecções por malária e 90% das mortes por malária. A infecção pelo *P. falciparum* pode ser particularmente grave, pois o microrganismo pode invadir qualquer eritrócito, alcança cargas muito elevadas de parasitas, causa lesão em órgãos ao aderir ao epitélio vascular e é a espécie de *Plasmodium* com mais chances de ser resistente aos fármacos antimalária. O *Plasmodium vivax*, a causa dominante de malária fora da África Subsaariana, alcança níveis menores de parasitemia e exibe menos resistência aos fármacos, pois invade apenas reticulócitos com o antígeno Duffy. Muitos africanos, em especial na parte ocidental do continente, não têm o antígeno Duffy; consequentemente, o *Plasmodium ovale*, outra causa de malária mais leve, pode competir com sucesso com o *P. vivax*. Tanto o *P. vivax* como o *P. ovale* produzem formas persistentes no fígado, as quais devem ser tratadas com primaquina (Cap. 222). Como a malária pode causar uma diversidade de sintomas variando desde febre aguda até coma, este diagnóstico deve ser considerado em qualquer viajante ou imigrante de uma área com malária. A *Babesia* também infecta eritrócitos e pode causar uma doença febril inespecífica ou, em pacientes asplênicos, infecção grave. Este parasita é transportado pelos carrapatos *Ixodes* e está geograficamente limitado às regiões nordeste e meio-oeste dos Estados Unidos, com apenas casos esporádicos na Europa e outras regiões temperadas.

Tripanossomas As três espécies de tripanossomas têm formas flageladas na corrente sanguínea, mas causam doenças muito diferentes. O *T. cruzi*, a causa da doença de Chagas, é transmitido nas Américas do Sul e Central nas fezes do barbeiro (Cap. 227). Após a parasitemia inicial, os pacientes costumam ficar assintomáticos por anos enquanto o parasita se multiplica intracelularmente em células musculares e ganglionares. Embora apenas uma minoria dos pacientes desenvolva lesão em órgãos (megaesôfago e miocardiopatia), todos os pacientes infectados podem espalhar a doença por meio de transfusões, transmissão materno-infantil e transplante de órgãos.

A tripanossomíase africana está limitada à África Subsaariana, onde é transmitida pela picada da mosca tsé-tsé. Uma história de picada de tsé-tsé e a presença de cancro doloroso são indícios diagnósticos fortes (Cap. 227). Embora os parasitas que causam esta doença no oeste africano (*Trypanosoma brucei gambiense*) e no leste africano (*T. brucei rhodesiense*) pareçam idênticos, eles são genética e clinicamente distintos. O *T. b. gambiense* causa baixo nível de parasitemia com febre cíclica durante meses ou anos antes da invasão do SNC, enquanto o *T. b. rhodesiense* causa altos níveis de parasitemia, invade o SNC precocemente e pode levar à morte em questão de semanas.

Leishmania A leishmaniose é causada por mais de 20 espécies de protozoários intracelulares obrigatórios transmitidos por flebotomíneos, estando presentes em quase 100 países em zonas tropicais e temperadas (Cap. 226). Ocorre um amplo espectro de sintomas clínicos, variando desde úlceras cutâneas indolores e de cicatrização espontânea, passando por doença mucocutânea com destruição do nariz e do palato, até leishmaniose visceral disseminada com envolvimento hepático e esplênico. A doença resultante depende da cepa infectante e da resposta imune do hospedeiro. A leishmaniose visceral pode se apresentar como doença febril aguda, com desenvolvimento mais tardio de hepatoesplenomegalia, sendo uma doença definidora de Aids em pacientes infectados pelo vírus da imunodeficiência humana (HIV). Mais de 90% dos casos de leishmaniose visceral ocorrem na Índia, Bangladesh, Etiópia, Sudão e Brasil.

Toxoplasma O *Toxoplasma gondii* é um parasita intracelular obrigatório encontrado no mundo todo. A infecção ocorre após a ingestão de oocistos ou água contaminada por fezes de gatos, ingestão de cistos em tecidos na carne malcozida ou por transmissão transplacentária. Após a invasão gastrintestinal, os taquizoítos podem invadir qualquer célula nucleada e causar infecção vitalícia na maioria dos pacientes (Cap. 228). As manifestações clínicas dependem da idade e do estado imune do hospedeiro no momento da infecção. A toxoplasmose congênita resulta da infecção materna primária; os desfechos são mais graves no início da gestação e incluem comprometimento visual, auditivo e cognitivo. Os bebês infectados mais para o final da gestação podem parecer normais, mas podem desenvolver coriorretinite décadas depois. A infecção primária em hospedeiros imunocompetentes pode ser assintomática, pode se apresentar como uma síndrome do tipo mononucleose infecciosa ou pode se manifestar como coriorretinite durante surtos. Durante a imunossupressão por Aids ou transplante de órgãos, a reativação da infecção cerebral latente pode ser fatal a menos que seja diagnosticada e tratada precocemente.

ABORDAGEM AO PACIENTE

Infecção parasitária

Anamnese e exame físico abrangentes são fundamentais para o diagnóstico de qualquer doença e, particularmente, de infecções parasitárias. Como muitas das infecções parasitárias mais graves são incomuns nos Estados Unidos, uma história de viagem, particularmente para nações em desenvolvimento, é um componente fundamental. Quanto mais longa a permanência em uma região endêmica para infecções parasitárias significativas, maior é o risco, mesmo para viajantes saudáveis. Além disso, outros fatores aumentam as chances de adquirir essas infecções. Notavelmente, o imunocomprometimento aumenta muito a probabilidade de desenvolver as infecções parasitárias mais graves. Mesmo viajantes saudáveis com itinerários de aventura, viagens extensas para áreas rurais ou envolvimento em zonas de guerra ou campos de refugiados estão sob risco aumentado. Os imigrantes de países em desenvolvimento podem buscar auxílio para sintomas ou sinais associados com infecções parasitárias.

São fundamentais as informações sobre a história de imunizações do paciente e a adesão à quimioprofilaxia apropriada para a malária. A recente aprovação da primeira vacina parasitária contra o *P. falciparum* é muito

TABELA 221-1 ■ Infecções parasitárias por sistema orgânico e sinais/sintomas[a]

Sistema orgânico/sinal(is)/sintoma(s) principal(is)	Parasita(s)	Distribuição geográfica	Comentários
Pele			
Erupção cutânea serpiginosa	Ancilóstomo	Em todo o mundo	Pode causar anemia nas infecções massivas
	Strongyloides	Regiões tropicais e subtropicais úmidas	Infecção generalizada em pacientes imunocomprometidos
	Toxocara (lombrigas)	Zonas tropicais e temperadas	*Larva migrans* cutânea ou visceral
Erupção cutânea pruriginosa	*Onchocerca*	México, Américas Central/do Sul, África	Larvas detectáveis em corte de pele e nódulos
Úlceras indolores	*Leishmania*	Regiões tropicais e subtropicais	Amastigotas detectáveis em biópsias; pode causar infecção mucocutânea destrutiva; infecção definidora de Aids
Nódulos cutâneos	*Onchocerca*	México, América do Sul, África	Grandes nódulos de vermes adultos
	Loa loa (verme ocular africano)	África Ocidental e Central	Nódulos migratórios
	Gnathostoma	Sudeste da Ásia e China	Nódulos migratórios com eosinofilia
Nódulos indolores, especialmente envolvendo os pés	*Dracunculus* (verme da Guiné)	África	Quase erradicada
Sistema nervoso central			
Sonolência, convulsões, coma	*Plasmodium falciparum*	Áreas subtropicais e tropicais	Malária cerebral, especialmente em crianças
	Trypanosoma brucei rhodesiense	África Oriental Subsaariana	Cancro doloroso pela picada da mosca tsé-tsé; morte em semanas a meses
Lesões expansivas, convulsões	*Acanthamoeba*	Em todo o mundo	Pessoas imunocomprometidas
	Balamuthia	Américas	Meningoencefalite indolente com massa cerebral
	Toxoplasma	Em todo o mundo	Doença por reativação em imunocomprometidos; lesões com realce anelar de contraste; infecção definidora de Aids
	Taenia solium	México, Américas Central/do Sul, África	Cisticercose; cistos larvais de tamanho variável ou calcificados na TC
	Schistosoma japonicum	Extremo Oriente	Ovos anormais podem formar massas cerebrais ou na medula espinal
	Schistosoma mansoni	África, América Central/do Sul	Ovos anormais podem formar massas cerebrais ou na medula espinal
Meningite piogênica	*Naegleria*	Em todo o mundo	Trofozoítos móveis em LCS fresco; piogênica; morte rápida
Meningite eosinofílica	*Angiostrongylus* (verme do pulmão de rato)	Sudeste Asiático, Pacífico, Caribe	Causa de meningite eosinofílica mais comum no mundo todo; resolução espontânea
	Gnathostoma	Sudeste da Ásia e China	Nódulos migratórios
Olhos			
Úlceras corneanas dolorosas	*Acanthamoeba*	Em todo o mundo	Água doce e água salobra; trauma corneano; lentes de contato de uso prolongado
Opacificação corneana	*Onchocerca*	México, Américas Central/do Sul, África	Resposta imunológica a microfilárias na córnea
Perda visual congênita ou de adultos	*Toxoplasma*	Em todo o mundo	Infecção primária na gestação e hospedeiros normais; reativação da infecção em imunocomprometidos
Massa retiniana	*Toxocara*	Em todo o mundo	*Larva migrans* ocular
Nematelminto visível no olho	*Onchocerca*	México, Américas Central/do Sul, África	Os vermes podem cruzar o olho durante a migração
	L. loa	África Ocidental e Central	Os vermes podem cruzar o olho durante a migração
Dor, possível perda visual	*Gnathostoma*	Sudeste da Ásia e China	Nódulos cutâneos migratórios, eosinofilia
Pulmões			
Nódulo/abscesso pulmonar	*Paragonimus*	Extremo Oriente, África, Américas	Migração ectópica para abdome ou sistema nervoso central
Tosse, infiltrados transitórios, eosinofilia	Migração de helmintos	Em todo o mundo	Síndrome de Loeffler por migração de *Ascaris*, ancilóstomo, *Strongyloides*
Coração			
Edema pulmonar	*P. falciparum* (complicação)	Regiões tropicais e subtropicais	Dano em órgãos-alvo por malária grave
Cardiomegalia, arritmias	*Trypanosoma cruzi*	México, América Central/do Sul	Infecção tardia do miocárdio por amastigotas; doença definidora de Aids
Trato gastrintestinal			
Hepatoesplenomegalia	Malária (múltiplos episódios)	Regiões tropicais e subtropicais	Esplenomegalia com anemia e febre recorrente são características da malária
	S. mansoni	África, América Central/do Sul	Obstrução portal com cirrose e varizes tardiamente
	Complexo *Leishmania donovani*	Regiões tropicais e subtropicais	Leishmaniose visceral; doença definidora de Aids

(Continua)

TABELA 221-1 ■ Infecções parasitárias por sistema orgânico e sinais/sintomas[a] *(Continuação)*

Sistema orgânico/sinal(is)/ sintoma(s) principal(is)	Parasita(s)	Distribuição geográfica	Comentários
Hepatomegalia	*Entamoeba histolytica*	Regiões tropicais	Aguda com febre, dor no quadrante superior direito; ou crônica com aumento de volume do fígado; abscesso(s) hipoecóico(s) na ultrassonografia ou TC
	Echinococcus	Regiões de criação de ovinos	Cistos característicos de fígado > pulmões
	Fasciola	Regiões de criação de ovinos	Eosinofilia
Colangite	*Clonorchis*	China, Sudeste Asiático	Colangite recorrente e colangiocarcinoma tardio
	Microsporídios	Em todo o mundo	Aids
	Cryptosporidium	Em todo o mundo	Infecção definidora de Aids
Diarreia sanguinolenta	*E. histolytica*	Regiões tropicais	Menos febre que na diarreia de etiologia bacteriana
	S. mansoni	África, América Central/do Sul	Apenas na infecção aguda massiva com febre e eosinofilia
	S. japonicum	Extremo Oriente	Apenas na infecção aguda massiva
Diarreia aquosa	*Cryptosporidium*	Em todo o mundo	Grave em pacientes imunocomprometidos
	Giardia	Em todo o mundo	Diarreia fétida com esteatorreia
	Isospora belli	Em todo o mundo	Febre, dor abdominal, diarreia crônica
	Microsporídios	Em todo o mundo	Diarreia crônica com Aids
	Capillaria	Sudeste Asiático, Egito	Má-absorção, perda ponderal
Eliminação de nematelmintos grandes (> 6 cm)	*Ascaris*	Em todo o mundo	Pacientes podem confundir o nematelminto com minhocas
Pequenos nematelmintos visíveis ao redor do ânus	Oxiúros	Em todo o mundo	Prurido anal; ovos raramente detectados pela pesquisa de ovos e parasitas (O&P)
	Trichuris	Em todo o mundo	Prolapso retal com infecção massiva em crianças
Eliminação de segmentos de platelmintos	*T. solium* ou *Taenia saginata*	Em todo o mundo	Razão habitual para busca de atendimento médico
	Diphyllobothrium latum	Em todo o mundo	Anemia perniciosa em escandinavos geneticamente predispostos
Sistema geniturinário			
Corrimento pruriginoso	*Trichomonas vaginalis*	Em todo o mundo	Infecção sexualmente transmissível comum em ambos os sexos
Hematúria	*Schistosoma haematobium*	África	Hematúria com culturas negativas, infecções do trato urinário e câncer de bexiga tardio
Sistema muscular			
Mialgias, miosite	*Trichinella*	Em todo o mundo	Edema palpebral; alto nível de eosinofilia
Corrente sanguínea			
Febre sem sintomas localizados	*Plasmodium*	Regiões tropicais e subtropicais	Considerar em qualquer paciente de uma região com malária
	Babesia	Nova Inglaterra, Estados Unidos	Geograficamente limitada; pior com esplenectomia
	T. brucei rhodesiense, *T. brucei gambiense*	África Subsaariana	Limitada pela distância de voo da mosca tsé-tsé; cancro doloroso; adenopatia e febre cíclica; envolvimento precoce (*rhodesiense*) ou tardio (*gambiense*) do sistema nervoso central
	Filariae	Ásia, Índia	Febre periódica com eosinofilia, adenolinfangite, linfangite crônica
	Complexo *L. donovani*	Regiões tropicais e subtropicais	Hepatoesplenomegalia, febre, caquexia; infecção definidora de Aids

[a]Ver também o texto e as Tabelas S12-1, S12-2 e S12-3 para vetores e vias de transmissão.
Siglas: TC, tomografia computadorizada; LCS, líquido cerebrospinal.

animadora, mas tem como alvo apenas as crianças em regiões de elevada prevalência devido à sua modesta eficácia. Por exemplo, a febre tifoide é muito menos provável como causa de febre prolongada em uma pessoa imunizada. Da mesma forma, as hepatites A e B são improváveis como causa de icterícia e febre em pacientes com imunização completa. Nessa era de resistência crescente aos fármacos, mesmo a adesão adequada à quimioprofilaxia para malária não garante que a febre não seja por malária. Contudo, a maioria dos viajantes que adquire malária fez a profilaxia de forma inadequada ou nem a fez. Embora essas considerações não provem que os sintomas sejam causados por parasitas, elas estreitam o diagnóstico diferencial.

Há muitos outros aspectos importantes na anamnese, incluindo a data de início dos sintomas. A pessoa ainda estava na região endêmica no momento ou os sintomas começaram após o retorno ao país em que reside? Se começaram durante a viagem, a pessoa recebeu algum tratamento? A malária deve ser a primeira consideração em paciente febril que retorna de uma região endêmica. Se a pessoa estava bem ao retornar da viagem, o momento de início dos sintomas é um ponto crucial. Por exemplo, se a principal manifestação é febre que começou > 10 a 14 dias após o retorno da região endêmica, muitas doenças tropicais podem ser descartadas, incluindo infecções pelos vírus da dengue, Chikungunya e Zika. Por outro lado, a febre que começa vários meses ou mais após o retorno torna a malária um diagnóstico provável. A diarreia, a queixa mais comum dos viajantes, é geralmente causada por bactérias ou vírus, melhorando em pouco tempo com ou sem tratamento. A diarreia dos viajantes que persiste por semanas é muito mais provável de ter origem parasitária.

A maioria dos pacientes que consultam médicos após viagens internacionais tem sintomas preocupantes ou foi encaminhada por sinais ou sintomas cuja fonte não está clara para o profissional que acompanha o paciente. Após uma cuidadosa anamnese de viagens incluindo os sintomas do indivíduo e as exatas zonas geográficas visitadas, deve ser feito um exame físico completo. Os sinais e sintomas e os achados físicos devem ajudar a estabelecer os possíveis diagnósticos. A Tabela 221-1 divide os sintomas das principais infecções parasitárias conforme o sistema orgânico e a distribuição geográfica, com comentários sobre associações clínicas e epidemiológicas.

Agradecimento *O autor agradece pelas contribuições substanciais de Charles E. Davis, MD, a este capítulo nas edições anteriores.*

LEITURAS ADICIONAIS

Ashley EA et al: Malaria. Lancet 391:1608, 2018.
Fink D et al: Fever in the returning traveler. BMJ 360:j5773, 2018.
Rupali P: Introduction to tropical medicine. Infect Dis Clin N Am 33:1, 2019.
Thwaites GE, Day NPJ: Approach to fever in the returning traveler. N Engl J Med 376:6, 2017.
Vos T et al: Global, regional, and national incidence, prevalence and years lived with disability for 328 diseases and injuries for 195 countries, 1990-2016: a systemic analysis for the Global Burden of Disease Study 2016. Lancet 390:1211, 2017.

222 Fármacos usados no tratamento das infecções parasitárias

Thomas A. Moore

As parasitoses acometem mais da metade da população mundial e – sobretudo nas nações subdesenvolvidas, onde são mais prevalentes – impõem um considerável ônus à saúde. As fronteiras de algumas doenças parasitárias, incluindo a malária, expandiram-se nas últimas décadas em decorrência de fatores como desflorestamento, deslocamentos populacionais, aquecimento global e outros eventos climáticos. Embora tenha havido avanços significativos no desenvolvimento de vacinas e controle de vetores, a quimioterapia continua sendo o meio mais eficaz de controlar as parasitoses. Os esforços para combater a disseminação de algumas doenças têm sido dificultados pelo aparecimento e pela disseminação de resistência aos fármacos, pela introdução limitada de novos agentes antiparasitários, pelo aumento de medicamentos falsificados e, mais recentemente, pela busca de lucro, a qual tem aumentado dramaticamente o custo de agentes que costumavam ter custo acessível. Entretanto, existem boas razões para ser otimista. Iniciativas globais ambiciosas com o objetivo de controlar ou eliminar ameaças como a Aids, a tuberculose e a malária demonstraram sucesso. Os esforços continuados de parcerias internacionais para abordar a carga substancial imposta pelas doenças tropicais negligenciadas gerou mecanismos para desenvolver e distribuir agentes antiparasitários eficazes. Além disso, o desenvolvimento de vacinas contra várias doenças tropicais continua.

Este capítulo trata exclusivamente dos agentes empregados no tratamento das infecções devido aos parasitas. As recomendações de tratamento específicas para as doenças produzidas por parasitas em seres humanos estão relacionadas nos capítulos subsequentes. Muitos dos agentes discutidos a seguir foram aprovados pela Food and Drug Administration (FDA), porém ainda são considerados como em fase de investigação para o tratamento de determinadas infecções. Os fármacos indicados no texto com um asterisco (*) estão disponíveis no Centers for Disease Control and Prevention (CDC) Drug Service em *www.cdc.gov/ncpdcid/dsr/*. Os fármacos assinalados com uma cruz (†) só estão disponíveis nos seus respectivos fabricantes; a informação de contato desses fabricantes pode ser obtida no CDC.

A Tabela 222-1 apresenta uma breve introdução a cada fármaco (incluindo alguns abordados em outros capítulos), juntamente com os seus principais efeitos tóxicos, espectro de atividade e segurança para uso durante a gravidez e a amamentação.

Albendazol Como todos os benzimidazóis, o albendazol atua por meio de sua ligação seletiva à β-tubulina livre nos nematódeos, inibindo a polimerização da tubulina e a captação de glicose dependente de microtúbulos. A lesão irreversível ocorre nas células gastrintestinais (GIs) dos nematódeos, resultando em inanição, morte e expulsão dos vermes pelo hospedeiro. Essa ruptura fundamental do metabolismo celular também proporciona um tratamento para uma ampla variedade de doenças parasitárias.

O albendazol é pouco absorvido pelo trato GI, uma característica que é vantajosa para o tratamento dos helmintos intestinais, mas não para o tratamento bem-sucedido das infecções por helmintos teciduais (p. ex., doença hidática e neurocisticercose), em que é necessário que uma quantidade suficiente do fármaco ativo alcance o local da infecção. A administração de uma refeição rica em gordura (cerca de 40 g) aumenta a absorção do fármaco em até cinco vezes. O metabólito sulfóxido de albendazol é responsável pelo efeito terapêutico do fármaco fora do lúmen intestinal. O sulfóxido de albendazol atravessa a barreira hematencefálica, atingindo níveis significativamente mais altos que os obtidos no plasma. As concentrações elevadas de sulfóxido de albendazol alcançadas no líquido cerebrospinal (LCS) podem explicar a eficácia do albendazol no tratamento da neurocisticercose.

O albendazol é extensamente metabolizado no fígado; entretanto, dispõe-se de poucos dados sobre o uso do fármaco em pacientes com doença hepática. A terapia com dose única de albendazol é, em grande parte, desprovida de efeitos colaterais (frequência geral ≤ 1%). Cursos mais prolongados (p. ex., os administrados no tratamento da doença equinocócica cística e alveolar) têm sido associados a anormalidades da função hepática e toxicidade da medula óssea. Por conseguinte, nos casos em que se pode prever o uso prolongado, o albendazol deve ser administrado em ciclos de tratamento de 28 dias, interrompidos por 14 dias de intervalo sem tratamento. A terapia prolongada com doses completas de albendazol (800 mg/dia) deve ser administrada com cautela em pacientes que também estão fazendo uso de fármacos com efeitos conhecidos sobre o sistema do citocromo P450.

Amodiaquina A amodiaquina tem sido amplamente utilizada no tratamento da malária por > 60 anos. À semelhança da cloroquina (a outra principal 4-aminoquinolina), a amodiaquina tem, hoje, o seu uso limitado devido à disseminação da resistência. A amodiaquina interfere na produção de hemozoína por meio da formação de um complexo com o heme. É rapidamente absorvida e comporta-se como um pró-fármaco após a administração oral; o agente antimalárico predominante consiste no metabólito plasmático principal, a monodesetilamodiaquina. A amodiaquina e seus metabólitos são todos excretados na urina, porém não há recomendações quanto ao ajuste da dose em pacientes com comprometimento da função renal. Pode-se verificar o desenvolvimento de agranulocitose e hepatotoxicidade com o uso repetido; por conseguinte, esse fármaco não deve ser utilizado para profilaxia. Apesar da resistência disseminada, a amodiaquina é efetiva em algumas áreas quando associada a outros agentes antimaláricos (p. ex., artersunato, sulfadoxina-pirimetamina), particularmente em crianças. Embora esteja na *Lista de Medicamentos Essenciais* da Organização Mundial da Saúde (OMS), a amodiaquina ainda não está disponível nos Estados Unidos.

Anfotericina B Ver Tabela 222-1 e Capítulo 211.

Antimoniais* A despeito das reações adversas associadas e da necessidade de tratamento parenteral prolongado, os compostos antimoniais pentavalentes (designados como Sb^V) continuam sendo o tratamento de primeira linha para todas as formas de leishmaniose no mundo inteiro, basicamente por terem custo acessível, serem efetivos e por terem sobrevivido à prova do tempo. Os antimoniais pentavalentes são ativos apenas após biorredução na forma trivalente Sb(III), que inibe a tripanotiona redutase, uma enzima essencial envolvida no controle do estresse oxidativo das espécies de *Leishmania*. O fato de espécies de *Leishmania* utilizarem a tripanotiona no lugar da glutationa (empregada pelas células de mamíferos) pode explicar a atividade específica dos antimoniais contra os parasitas. Os fármacos são captados pelo sistema reticuloendotelial, e sua atividade contra espécies de *Leishmania* pode ser intensificada por essa localização. O estibogliconato de sódio é o único antimonial pentavalente disponível nos Estados Unidos; o antimoniato de meglumina é utilizado principalmente nos países francófonos.

A resistência constitui um importante problema em algumas áreas. Embora se tenha identificado uma falta de resposta de baixo nível aos Sb^V na Índia, na década de 1970, aumentos tanto na dose diária recomendada (para 20 mg/kg) quanto na duração do tratamento (para 28 dias) compensaram de modo satisfatório a resistência crescente observada até cerca de 1990. Desde então, tem havido um contínuo desgaste na capacidade dos Sb^V de induzir uma cura em longo prazo em pacientes com calazar que residem no leste da Índia. A coinfecção pelo vírus da imunodeficiênvia humana (HIV) compromete a resposta ao tratamento.

O estibogliconato de sódio está disponível em solução aquosa e é administrado por via parenteral. O antimônio parece ter duas fases de eliminação. Quando o fármaco é administrado por via intravenosa (IV), a meia-vida média da primeira fase é < 2 horas; a meia-vida média da fase de eliminação terminal é de quase 36 horas. Essa fase mais lenta pode ser

TABELA 222-1 ■ Visão geral dos agentes usados no tratamento das parasitoses

Fármacos por classe	Infecção(ões) parasitária(s)	Efeitos adversos	Principais interações medicamentosas	Classe na gestação[a]	Amamentação
4-Aminoquinolinas					
Amodiaquina	Malária[b]	Agranulocitose, hepatotoxicidade	Sem informações	Não atribuída	Sim[c]
Cloroquina	Malária[b]	*Ocasionais:* prurido, náuseas, vômitos, cefaleia, despigmentação dos pelos/cabelos, dermatite esfoliativa, opacidade reversível da córnea *Raros:* lesão irreversível da retina, alteração da cor das unhas, discrasias sanguíneas	Antiácidos e caolim: absorção reduzida de cloroquina Ampicilina: biodisponibilidade reduzida pela cloroquina Cimetidina: aumento dos níveis séricos de cloroquina Ciclosporina: aumento dos níveis séricos pela cloroquina	Não atribuída[d]	Sim[c]
Piperaquina	Malária[b]	*Ocasionais:* distúrbios GIs	Nenhuma relatada	Sem informações	Sim
8-Aminoquinolinas					
Primaquina	Malária[b]	*Frequentes*: hemólise em pacientes com deficiência de G6PD *Ocasionais*: metemoglobinemia, distúrbios GIs *Raro:* sintomas do SNC	Quinacrina: toxicidade potencializada da primaquina	Contraindicada	Sim
Tafenoquina	Malária[b]	*Frequentes*: hemólise em pacientes com deficiência de G6PD, desconforto GI leve *Ocasionais*: metemoglobinemia, cefaleias	Sem informações	Não atribuída	Sim
Aminoálcoois					
Halofantrina	Malária[b]	*Frequentes:* dor abdominal, diarreia *Ocasionais:* distúrbios do ECG (prolongamento dose-relacionado dos intervalos QTc e PR), náuseas, prurido; contraindicação em pessoas com doença cardíaca ou que tenham tomado mefloquina nas últimas 3 semanas	O uso concomitante de agentes que prolongam o intervalo QTc está contraindicado	C	Sem informações
Lumefantrina	Malária[b]	*Ocasionais:* náuseas, vômitos, diarreia, dor abdominal, anorexia, cefaleia, tontura	Níveis plasmáticos aumentados por darunavir e nevirapina, diminuídos por etravirina	Não atribuída	Sem informações
Aminoglicosídeos					
Paromomicina	Amebíase,[b] infecção com *Dientamoeba fragilis*, giardíase, criptosporidiose, leishmaniose	*Frequente:* distúrbios GIs (apenas com a administração oral) *Ocasionais:* nefrotoxicidade, ototoxicidade, toxicidade vestibular (apenas com a administração parenteral)	Sem interações importantes	Oral: B Parenteral: não atribuída[d]	Sem informações
Anfotericina B Desoxicolato de anfotericina B Amphotec (InterMune) Complexo lipídico de anfotericina B, ABLC Anfotericina B lipossomal (AmBisome)	Leishmaniose,[e] meningoencefalite amebiana	*Frequentes*: febre, calafrios, hipopotassemia, hipomagnesemia, nefrotoxicidade *Ocasionais*: vômitos, dispneia, hipotensão	Agentes antineoplásicos: toxicidade renal, broncospasmo, hipotensão Glicocorticoides, ACTH, digitálicos: hipopotassemia Zidovudina: aumenta mielo e nefrotoxicidade	B	Sem informações
Antimoniais Antimoniais pentavalentes[f] Meglumina antimoniato	Leishmaniose	*Frequentes*: artralgias/mialgias, pancreatite, alterações do ECG (prolongamento do intervalo QT, achatamento ou inversão da onda T)	Sem interações importantes Antiarrítmicos e antidepressivos tricíclicos: risco aumentado de cardiotoxicidade	Não atribuída Não atribuída	Sim Sem informações
Artemisinina e derivados	Malária[g]	*Ocasionais:* neurotoxicidade (ataxia, convulsões), náuseas, vômitos, anorexia, dermatite por contato			
Arte-éter			Sem informações	Não atribuída	Sim[c]
Arteméter			Níveis de arteméter diminuídos por darunavir, etravirina e nevirapina	C	Sim[c]
Artesunato[f]			Mefloquina: níveis diminuídos e depuração acelerada pelo artesunato	C	Sim[c]
Di-hidroartemisinina			Mefloquina: maior absorção	Não atribuída	Sim[c]

(Continua)

TABELA 222-1 ■ Visão geral dos agentes usados no tratamento das parasitoses *(Continuação)*

Fármacos por classe	Infecção(ões) parasitária(s)	Efeitos adversos	Principais interações medicamentosas	Classe na gestação[a]	Amamentação
Atovaquona	Malária,[b] babesiose	*Frequentes:* náuseas, vômitos *Ocasionais:* dor abdominal, cefaleia	Níveis plasmáticos diminuídos por rifampicina, tetraciclina, atazanavir, efavirenz, lopinavir/ritonavir; biodisponibilidade diminuída pela metoclopramida	C	Sem informações
Azóis Fluconazol Itraconazol Cetoconazol	Leishmaniose	*Graves:* hepatotoxicidade *Raros:* distúrbios cutâneos esfoliativos, anafilaxia	Varfarina, hipoglicemiantes orais, fenitoína, ciclosporina, teofilina, digoxina, dofetilida, quinidina, carbamazepina, rifabutina, bussulfano, docetaxel, alcaloides da vinca, pimozida, alprazolam, diazepam, midazolam, triazolam, verapamil, atorvastatina, cerivastatina, lovastatina, sinvastatina, tacrolimo, sirolimo, indinavir, ritonavir, saquinavir, alfentanila, buspirona, metilprednisolona, trimetrexato: os azóis aumentam os níveis plasmáticos Carbamazepina, fenobarbital, fenitoína, isoniazida, rifabutina, rifampicina, antiácidos, antagonistas do receptor H_2, inibidores da bomba de prótons, nevirapina: diminuem os níveis plasmáticos dos azóis Claritromicina, eritromicina, indinavir, ritonavir: aumentam os níveis plasmáticos dos azóis	C	Sim
Benzimidazóis					
Albendazol	Ascaridíase, capilaríase, clonorquíase, *larva migrans* cutânea, cisticercose,[b] equinococose,[b] enterobíase, enterocolite eosinofílica, gnatostomíase, ancilostomose, filariose linfática, microsporidiose, estrongiloidíase, triquinelose, tricostrongilíase, tricuríase, *larva migrans* visceral	*Ocasionais:* náuseas, vômitos, dor abdominal, cefaleia, alopecia reversível, aminotransferases elevadas *Raros:* leucopenia, exantema	Dexametasona, praziquantel: nível plasmático de sulfóxido de albendazol aumentou ~50%	C	Sim[c]
Mebendazol	Ascaridíase,[b] capilaríase, enterocolite eosinofílica, enterobíase,[b] ancilostomose,[b] triquinelose, tricostrongilíase, tricuríase,[b] *larva migrans* visceral	*Ocasionais:* diarreia, dor abdominal, aminotransferases elevadas *Raros:* agranulocitose, trombocitopenia, alopecia	Cimetidina: o metabolismo do mebendazol é inibido	C	Sem informações
Tiabendazol	Estrongiloidíase,[b] *larva migrans* cutânea,[b] *larva migrans* visceral[b]	*Frequentes:* anorexia, náuseas, vômitos, diarreia, cefaleia, tontura, urina com odor de aspargos *Ocasionais:* sonolência, vertigem, cristalúria, aminotransferases elevadas, psicose *Raros:* hepatite, convulsões, edema angioneurótico, síndrome de Stevens-Johnson, zumbidos	Teofilina: níveis séricos aumentados pelo tiabendazol	C	Sem informações
Triclabendazol	Fasciolíase, paragonimíase	*Ocasionais:* cãibras abdominais, diarreia, cólica biliar, cefaleia transitória	Sem informações	Não atribuída	Sim
Benznidazol	Doença de Chagas	*Frequentes*: exantema, prurido, náuseas, leucopenia, parestesias	Sem interações importantes	Não atribuída	Sem informações
Clindamicina	Babesiose, malária, toxoplasmose	*Ocasionais:* colite pseudomembranosa, dor abdominal, diarreia, náuseas/vômitos *Raros:* prurido, exantemas cutâneos	Sem interações importantes	B	Sim[c]
Furoato de diloxanida	Amebíase	*Frequente:* flatulência *Ocasionais:* náuseas, vômitos, diarreia *Raro:* prurido	Nenhuma relatada	Contraindicada	Sem informações

(Continua)

TABELA 222-1 ■ Visão geral dos agentes usados no tratamento das parasitoses *(Continuação)*

Fármacos por classe	Infecção(ões) parasitária(s)	Efeitos adversos	Principais interações medicamentosas	Classe na gestação[a]	Amamentação
Eflornitina[h] (difluorometilornitina, DFMO)	Tripanossomíase	*Frequente:* pancitopenia *Ocasionais:* diarreia, convulsões *Raro:* perda auditiva transitória	Sem interações importantes	Contraindicada	Sem informações
Emetina e de-hidroemetina[f]	Amebíase, fasciolíase	*Grave:* cardiotoxicidade *Frequente:* dor no local da injeção *Ocasionais:* tontura, cefaleia, sintomas GIs	Nenhuma relatada	X	Sem informações
Antagonistas do folato					
Inibidores da di-hidrofolato redutase					
Pirimetamina	Malária,[b] isosporidiose, toxoplasmose[b]	*Ocasional*: deficiência de folato *Raros*: exantema, convulsões, reação cutânea grave (necrólise epidérmica tóxica, eritema multiforme, síndrome de Stevens-Johnson)	Sulfonamidas, proguanil, zidovudina: maior risco de supressão da medula óssea quando usados concomitantemente	C	Sim
Proguanil e clorproguanil	Malária	*Ocasional*: urticária *Raros*: hematúria, distúrbios GIs	Atazanavir, efavirenz, lopinavir/ritonavir: diminuição dos níveis plasmáticos de proguanil	C	Sim
Trimetoprima	Ciclosporíase, isosporíase	Hiperpotassemia, desconforto GI, estomatite leve	Metotrexato: depuração reduzida Varfarina: efeito prolongado Fenitoína: aumenta o metabolismo hepático	C	Sim
Inibidores da di-hidropteroato sintetase: sulfonamidas Sulfadiazina Sulfametoxazol Sulfadoxina	Malária,[b] toxoplasmose[b]	*Frequente:* distúrbios GIs, reações cutâneas alérgicas, cristalúria *Raros:* reações cutâneas graves (necrólise epidérmica tóxica, eritema multiforme, síndrome de Stevens-Johnson), agranulocitose, anemia aplásica, hipersensibilidade do trato respiratório, hepatite, nefrite intersticial, hipoglicemia, meningite asséptica	Diuréticos tiazídicos: maior risco de trombocitopenia em pacientes idosos Varfarina: efeito prolongado pelas sulfonamidas Metotrexato: níveis aumentados pelas sulfonamidas Fenitoína: metabolismo prejudicado pelas sulfonamidas Sulfonilureias: efeito prolongado pelas sulfonamidas	B	Sim
Inibidores da di-hidropteroato sintetase: sulfonas					
Dapsona	Leishmaniose, malária, toxoplasmose	*Frequentes:* exantema, anorexia *Ocasionais:* hemólise, metemoglobinemia, neuropatia, dermatite alérgica, anorexia, náuseas, vômitos, taquicardia, cefaleia, insônia, psicose, hepatite *Raro:* agranulocitose	Rifampicina: níveis plasmáticos diminuídos de dapsona	C	Sim
Fumagilina	Microsporidiose	*Raros:* neutropenia, trombocitopenia	Nenhuma relatada	Sem informações	Sem informações
Furazolidona	Giardíase	*Frequentes:* náuseas/vômitos, urina acastanhada *Ocasionais*: prurido retal, cefaleia *Raros:* anemia hemolítica, reações semelhantes às causadas pelo dissulfiram, interações com IMAOs	Risco de crise hipertensiva quando administrada por > 5 dias com IMAOs	C	Sem informações
Iodoquinol	Amebíase,[b] balantidíase, infecção pela *D. fragilis*	*Ocasionais:* cefaleia, exantema, prurido, tireotoxicose, náuseas, vômitos, dor abdominal, diarreia *Raros:* neurite óptica, neuropatia periférica, convulsões, encefalopatia	Sem interações importantes	C	Sem informações
Lactonas					
Ivermectina	Ascaridíase, *larva migrans* cutânea, gnatostomíase, loíase, filarioses linfáticas, oncocercose,[b] escabiose, estrongiloidíase,[b] tricuríase	*Ocasionais:* febre, prurido, cefaleia, mialgias *Raro:* hipotensão	Sem interações importantes	C	Sim[c]
Moxidectina	Oncocercose	*Ocasionais:* febre, prurido, cefaleia, mialgias *Raros*: hipotensão ortostática, transaminases elevadas	Sem interações importantes	C	Sim[c]

(Continua)

TABELA 222-1 ■ Visão geral dos agentes usados no tratamento das parasitoses *(Continuação)*

Fármacos por classe	Infecção(ões) parasitária(s)	Efeitos adversos	Principais interações medicamentosas	Classe na gestação[a]	Amamentação
Macrolídeos					
Azitromicina	Babesiose	*Ocasionais:* náuseas, vômitos, diarreia, dor abdominal *Raros:* angioedema, icterícia colestática	Ciclosporina e digoxina: níveis aumentados pela azitromicina Nelfinavir: aumenta os níveis de azitromicina	B	Sim
Espiramicina[h]	Toxoplasmose	*Ocasionais:* distúrbios GIs, erupções cutâneas transitórias *Raros:* trombocitopenia, prolongamento do intervalo QT em lactentes, hepatite colestática	Sem interações importantes	Não atribuída[d]	Sim[c]
Mefloquina	Malária[b]	*Frequentes:* pré-síncope, náuseas, cefaleia *Ocasionais:* confusão, pesadelos, insônia, distúrbios visuais, anormalidades transitórias e clinicamente silenciosas no ECG, inclusive bradicardia sinusal, arritmia sinusal, bloqueio AV de 1º grau, prolongamento do intervalo QTc e ondas T anormais *Raros:* psicose, convulsões, hipotensão	A administração de halofantrina por < 3 semanas após o uso de mefloquina pode ocasionar prolongamento fatal do intervalo QTc. A mefloquina pode baixar os níveis plasmáticos dos anticonvulsivantes. Os níveis são aumentados e a depuração é acelerada pelo artesunato. A mefloquina diminui os níveis plasmáticos de ritonavir e, possivelmente, de outros inibidores de protease	C	Sim
Melarsoprol[f]	Tripanossomíase	*Frequentes*: lesão miocárdica, encefalopatia, neuropatia periférica, hipertensão *Ocasionais:* hemólise induzida por G6PD, eritema nodoso hanseniano *Raro*: hipotensão	Sem interações importantes	Não atribuída	Sem informações
Metrifonato	Esquistossomose	*Frequentes*: dor abdominal, náuseas, vômitos, diarreia, cefaleia, vertigem, broncospasmo *Raros*: sintomas colinérgicos	Sem interações importantes	B	Não
Miltefosina	Leishmaniose,[b] meningoencefalite amebiana primária	*Frequentes*: distúrbios GIs leves e transitórios (1-2 dias) nas 2 primeiras semanas de tratamento (regridem após o término do tratamento); cinetose *Ocasionais:* elevações reversíveis da creatinina e das aminotransferases	Sem interações importantes	Não atribuída	Sem informações
Niclosamida	Infecções intestinais por cestódeos[b]	*Ocasionais:* náuseas, vômitos, tontura, prurido	Sem interações importantes	B	Sem informações
Nifurtimox[f]	Doença de Chagas	*Frequentes:* náuseas, vômitos, dor abdominal, insônia, parestesias, fraqueza, tremores *Raros:* convulsões (todas reversíveis e relacionadas com a dose)	Sem interações importantes	Não atribuída	Sem informações
Nitazoxanida	Criptosporidiose,[b] giardíase[b]	*Ocasionais:* dor abdominal, diarreia *Raros*: vômitos, cefaleia	Níveis plasmáticos aumentados de fármacos com alta ligação proteica (p. ex., fenitoína, varfarina)	B	Sem informações
Nitroimidazóis					
Metronidazol	Amebíase,[b] balantidíase, dracunculíase, giardíase, tricomoníase,[b] infecção pela *D. fragilis*	*Frequentes:* náuseas, cefaleia, anorexia, retrogosto metálico *Ocasionais:* vômitos, insônia, vertigem, parestesias, efeitos semelhantes aos do dissulfiram *Raros:* convulsões, neuropatia periférica	Varfarina: efeito acentuado pelo metronidazol Dissulfiram: reação psicótica Fenobarbital, fenitoína: aceleram a eliminação do metronidazol Lítio: níveis séricos elevados pelo metronidazol Cimetidina: meia-vida prolongada do metronidazol Soluções orais de antirretrovirais contendo álcool: efeito dissulfiram devido ao álcool	B	Sim
Tinidazol	Amebíase,[b] giardíase, tricomoníase	*Ocasionais:* náuseas, vômitos, gosto metálico	*Ver* metronidazol	C	Sim

(Continua)

TABELA 222-1 ■ Visão geral dos agentes usados no tratamento das parasitoses *(Continuação)*

Fármacos por classe	Infecção(ões) parasitária(s)	Efeitos adversos	Principais interações medicamentosas	Classe na gestação[a]	Amamentação
Oxamniquina	Esquistossomose	*Ocasionais:* tontura, sonolência, cefaleia, urina alaranjada, elevação das aminotransferases *Raros:* convulsões	Sem interações importantes	C	Sem informações
Isotionato de pentamidina	Leishmaniose, tripanossomíase	*Frequentes:* hipotensão, hipoglicemia, pancreatite, abscessos estéreis nos locais de injeção IM, distúrbios GIs, insuficiência renal reversível *Ocasionais:* hepatotoxicidade, cardiotoxicidade, *delirium* *Raro:* anafilaxia	Sem interações importantes	C	Sem informações
Piperazina e derivados					
Piperazina	Ascaridíase, enterobíase	*Ocasionais:* náuseas, vômitos, diarreia, dor abdominal, cefaleia *Raros:* neurotoxicidade, convulsões	Nenhuma relatada	C	Sem informações
Dietilcarbamazina[f]	Filariose linfática, loíase, eosinofilia pulmonar tropical	*Frequentes:* náuseas relacionadas com a dose, vômitos *Raros:* febre, calafrios, artralgias, cefaleias	Nenhuma relatada	Não atribuída[d]	Sem informações
Praziquantel	Clonorquíase,[b] cisticercose, difilobotriose, himenolepíase, teníase, opistorquíase, trematódeos intestinais, paragonimíase, esquistossomose[b]	*Frequentes:* dor abdominal, diarreia, tontura, cefaleia, mal-estar *Ocasionais:* febre, náuseas *Raros:* prurido, soluços	Sem interações importantes	B	Sim
Pamoato de pirantel	Ascaridíase, enterocolite eosinofílica, enterobíase,[b] ancilostomose, tricostrongilíase	*Ocasionais:* distúrbios GIs, cefaleia, tontura, aminotransferases elevadas	Sem interações importantes	C	Sem informações
Pironaridina	Malária	*Ocasionais:* cefaleia, náuseas	Nenhuma relatada até hoje	B	Sim
Quinacrina[h]	Giardíase[b]	*Frequentes:* cefaleia, náuseas, vômitos, gosto amargo *Ocasionais:* pele, escleras e urina amarelo-alaranjadas; início após 1 semana de tratamento, durando até 4 meses após a suspensão *Raros:* psicose, dermatite esfoliativa, retinopatia, hemólise induzida pela G6PD, exacerbação de psoríase, efeitos semelhantes aos do dissulfiram	Primaquina: toxicidade potencializada pela quinacrina	C	Sem informações
Quinina e quinidina	Malária, babesiose	*Frequentes:* cinchonismo (zumbidos, surdez para agudos, cefaleia, disforia, náuseas, vômitos, dor abdominal, distúrbios visuais, hipotensão postural), hiperinsulinemia resultando em hipoglicemia potencialmente fatal *Ocasionais:* surdez, anemia hemolítica, arritmias, hipotensão devido à infusão IV rápida	Inibidores da anidrase carbônica, diuréticos tiazídicos: eliminação renal reduzida de quinidina Amiodarona, cimetidina: aumento dos níveis de quinidina Nifedipina: níveis diminuídos de quinidina; a quinidina torna mais lento o metabolismo da nifedipina Fenobarbital, fenitoína, rifampicina: eliminação hepática acelerada de quinidina Verapamil: depuração hepática reduzida de quinidina Diltiazem: depuração diminuída de quinidina	X	Sim[c]
Quinolonas					
Ciprofloxacino	Ciclosporíase, isosporíase	*Ocasionais:* náuseas, diarreia, vômitos, dor e desconforto abdominal, cefaleia, inquietação, exantema *Raros:* mialgias e artralgias, ruptura de tendão, sintomas do SNC (nervosismo, agitação, insônia, ansiedade, pesadelos, paranoia); convulsões	Probenecida: aumento dos níveis séricos de ciprofloxacino Teofilina, varfarina: aumento dos níveis séricos pelo ciprofloxacino	C	Sim

(Continua)

TABELA 222-1 ■ Visão geral dos agentes usados no tratamento das parasitoses *(Continuação)*

Fármacos por classe	Infecção(ões) parasitária(s)	Efeitos adversos	Principais interações medicamentosas	Classe na gestação[a]	Amamentação
Suramina[f]	Tripanossomíase	*Frequentes:* imediatos – febre, urticária, náuseas, vômitos, hipotensão; tardios (até 24 h) – dermatite esfoliativa, estomatite, parestesias, fotofobia, disfunção renal *Ocasionais:* nefrotoxicidade, toxicidade suprarrenal, atrofia óptica, anafilaxia	Sem interações importantes	Não atribuída	Sem informações
Tetraciclinas	Balantidíase, infecção pela *D. fragilis*, malária; filariose linfática (doxiciclina)	*Frequente:* distúrbios GIs *Ocasional:* dermatite por fotossensibilidade *Raros:* dermatite esfoliativa, esofagite, hepatotoxicidade	Varfarina: efeito prolongado pelas tetraciclinas	D	Sim

[a]Baseado nas categorias para gestação A-D, X da Food and Drug Administration (FDA). [b]Aprovado pela FDA para essa indicação. [c]Não se acredita que seja prejudicial. [d]O uso na gravidez é recomendado por organizações internacionais fora dos Estados Unidos. [e]Apenas o AmBisome foi aprovado pela FDA para essa indicação. [f]Disponível no Centers for Disease Control and Prevention (CDC). [g]Apenas arteméter (em combinação com lumefantrina) e artesunato foram aprovados pela FDA para essa indicação. [h]Disponível com o fabricante.

Siglas: ACTH, hormônio adrenocorticotrópico; AV, atrioventricular; SNC, sistema nervoso central; ECG, eletrocardiograma; G6PD, glicose 6-fosfato-desidrogenase; GI, gastrintestinal; IMAO, inibidor da monoaminoxidase; IM, intramuscular; IV, intravenosa; QTc, intervalo QT corrigido.

decorrente da conversão do antimônio pentavalente na forma trivalente, que provavelmente é responsável pelos efeitos colaterais frequentemente observados com a terapia prolongada.

Artemisinina, derivados* O artesunato, o arteméter, o artemotil e o composto original artemisinina são sesquiterpeno lactonas derivadas do absinto doce, *Artemisia annua*. Esses agentes são pelo menos 10 vezes mais potentes *in vivo* do que outros fármacos antimaláricos e não apresentam, no momento, nenhuma resistência cruzada com agentes antimaláricos conhecidos; por conseguinte, tornaram-se os agentes de primeira linha para o tratamento da malária grave por *Falciparum*. Os compostos da artemisinina são rapidamente efetivos contra as formas eritrocitárias assexuadas de espécies de *Plasmodium*, enquanto não são ativos contra as formas intra-hepáticas. Com exceção do artesunato, a artemisinina e seus derivados são altamente lipossolúveis e atravessam rapidamente as membranas celulares tanto do hospedeiro quanto do parasita. Um dos fatores que explica a toxicidade altamente seletiva desses fármacos contra a malária reside na capacidade dos eritrócitos parasitados de concentrar a artemisinina e seus derivados 100 vezes mais do que os eritrócitos não infectados. O efeito antimalárico desses agentes resulta primariamente do metabólito ativo di-hidroartemisinina; na presença de heme ou ferro molecular, a porção endoperóxido da di-hidroartemisinina decompõe-se, gerando radicais livres e outros metabólitos que causam lesão nas proteínas do parasita. Os compostos estão disponíveis para administração por via oral (VO), retal, IV ou intramuscular (IM), dependendo do derivado. Nos Estados Unidos, o artesunato IV está disponível para o tratamento da malária grave que não responde à quinidina por meio da linha direta do CDC para malária. A artemisinina e seus derivados são rapidamente depurados da circulação. Suas meias-vidas curtas limitam o seu valor para profilaxia e monoterapia. Os efeitos colaterais parecem ser pequenos, embora tenham sido relatados bradicardia sinusal e bloqueio cardíaco de primeiro grau transitório. Embora observadas em modelos animais, a embriotoxicidade e a neurotoxicidade não foram identificadas em humanos apesar de investigação ativa. Esses agentes só devem ser usados em associação com outro agente de ação mais longa (p. ex., artesunato-mefloquina, di-hidroartemisinina-piperaquina). Embora o artesunato só esteja disponível nos Estados Unidos no serviço de fármacos do CDC, uma formulação combinada de arteméter e lumefantrina está amplamente disponível para o tratamento da malária por *Falciparum* aguda não complicada adquirida em áreas onde o *Plasmodium falciparum* é resistente à cloroquina e aos antifolatos.

Atovaquona A atovaquona é uma hidroxinaftoquinona, que exerce atividade antiprotozoária de amplo espectro por meio da inibição seletiva do transporte mitocondrial de elétrons do parasita. Esse fármaco exibe uma potente atividade contra toxoplasmose e babesiose quando utilizado com pirimetamina e azitromicina, respectivamente. A atovaquona possui um novo modo de ação contra espécies de *Plasmodium*, inibindo o sistema de transporte de elétrons ao nível do complexo do citocromo bc1. O fármaco mostra-se ativo contra os estágios tanto eritrocitário quanto exoeritrocitário de espécies de *Plasmodium*. Entretanto, como a atovaquona não elimina os hipnozoítos do fígado, os pacientes com infecções por *P. vivax* ou *P. ovale* devem receber profilaxia completa.

Malarone é uma combinação de dose fixa de atovaquona e proguanil utilizada para profilaxia da malária, bem como para o tratamento da malária por *P. falciparum* aguda não complicada. Foi constatado que o Malarone é efetivo em regiões com *P. falciparum* resistente a múltiplos fármacos. A resistência à atovaquona se desenvolve rapidamente por mutações no complexo do citocromo b mitocondrial do parasita. Porém, as mutações resultam em esterilidade das fêmeas do parasita; assim, os parasitas resistentes à atovaquona não podem ser transmitidos para outra pessoa. Essa situação pode explicar o motivo de resistência clínica ainda não ter sido relatada.

A biodisponibilidade da atovaquona varia de modo considerável. A absorção após uma dose oral única é lenta, aumenta 2 a 3 vezes com uma refeição gordurosa e é limitada pela dose acima de 750 mg. A meia-vida de eliminação apresenta-se aumentada em pacientes com comprometimento hepático moderado. Devido ao potencial de acúmulo do fármaco, o uso da atovaquona geralmente está contraindicado para indivíduos com taxa de depuração da creatinina < 30 mL/min. Não há necessidade de ajuste de dose em pacientes com comprometimento renal leve a moderado.

Azitromicina Ver Tabela 222-1 e Capítulo 144.

Azóis Ver Tabela 222-1 e Capítulo 211.

Benznidazol* Esse derivado do nitroimidazol oral é utilizado no tratamento da doença de Chagas, com taxas de cura de 80 a 90% nas infecções agudas. Acredita-se que o benznidazol exerça seus efeitos tripanocidas pela geração de radicais de oxigênio aos quais os parasitas são mais sensíveis do que as células dos mamíferos, por causa de uma deficiência relativa de enzimas antioxidantes. O benznidazol também parece alterar o equilíbrio entre os mediadores pró-inflamatórios e anti-inflamatórios por meio da sub-regulação da síntese de nitrito, interleucina (IL) 6 e IL-10 nos macrófagos. O benznidazol é altamente lipofílico e sofre rápida absorção. O fármaco é extensamente metabolizado, e apenas 5% da dose são excretados de modo inalterado na urina. O benznidazol é bem tolerado; os efeitos adversos são raros e manifestam-se geralmente na forma de desconforto GI ou exantema pruriginoso.

Cloroquina Essa 4-aminoquinolina possui atividade esquizonticida e gametocida pronunciada e rápida contra as formas eritrocitárias de *P. ovale* e *P. malariae* e contra cepas suscetíveis de *P. vivax* e *P. falciparum*. Ela não é ativa contra as formas intra-hepáticas (*P. vivax* e *P. ovale*). Os eritrócitos parasitados acumulam a cloroquina em concentrações significativamente maiores do que os eritrócitos normais. A cloroquina, que é uma base fraca, concentra-se nos vacúolos alimentares dos parasitas intraeritrocitários devido a um gradiente de pH relativo entre o espaço extracelular e o vacúolo alimentar ácido. Após penetrar no vacúolo alimentar ácido, a cloroquina é rapidamente convertida em uma forma protonada com a membrana impermeável, sendo retida. O acúmulo contínuo da cloroquina nos vacúolos alimentares ácidos do parasita resulta em níveis 600 vezes maiores nesse local do que no plasma. O acentuado acúmulo da cloroquina resulta em elevação do pH dentro do vacúolo alimentar até um nível acima daquele necessário para a atividade ideal das proteases ácidas, inibindo a heme polimerase do parasita. Em consequência, o parasita é efetivamente destruído pelos seus próprios produtos de degradação metabólica. Em comparação com as cepas sensíveis, os plasmódios resistentes à cloroquina transportam mais rapidamente o fármaco fora dos compartimentos intraparasitários e mantêm concentrações mais baixas de cloroquina nas vesículas ácidas. A hidroxicloroquina, um congênere da cloroquina, é equivalente à cloroquina na sua eficácia antimalárica, porém é preferida a esta última para o tratamento de distúrbios autoimunes, visto que produz menos toxicidade ocular quando utilizada em altas doses.

A cloroquina é bem absorvida. Entretanto, em virtude de sua extensa ligação tecidual, é necessária a administração de uma dose inicial maior para produzir concentrações plasmáticas efetivas. Obtém-se um nível terapêutico no plasma 2 a 3 horas após a sua administração oral (a via preferida). A cloroquina também pode ser administrada por via IV; entretanto, a sua administração parenteral excessivamente rápida pode resultar em convulsões e morte por colapso cardiovascular. A meia-vida média da cloroquina é de 4 dias; todavia, a taxa de excreção declina à medida que os níveis plasmáticos diminuem, permitindo a sua administração uma vez por semana para profilaxia em áreas com cepas sensíveis. Aproximadamente metade do fármaco original é excretada na urina, mas a dose não deve ser reduzida nos indivíduos com malária aguda e insuficiência renal.

Ciprofloxacino Ver Tabela 222-1 e Capítulo 144.

Clindamicina Ver Tabela 222-1 e Capítulo 144.

Dapsona Ver Tabela 222-1 e Capítulo 181.

De-hidroemetina A emetina é um alcaloide derivado da ipeca; a de-hidroemetina é um derivado sintético da emetina, considerado menos tóxico. Ambos os agentes mostram-se ativos contra *Entamoeba histolytica* e parecem atuar por meio do bloqueio do alongamento dos peptídeos, inibindo, assim, a síntese de proteínas. A emetina sofre rápida absorção após administração parenteral, distribui-se rapidamente por todo o corpo e é excretada lentamente na urina, em sua forma inalterada. Ambos os agentes estão contraindicados para pacientes com doença renal.

Dietilcarbamazina* A dietilcarbamazina (DEC), um derivado do agente anti-helmíntico piperazina com longa história de uso com sucesso, continua sendo o tratamento de escolha para a filariose linfática e a loíase e também tem sido utilizada no tratamento da *larva migrans* visceral. Embora a piperazina em si careça de atividade antifilárica, o anel de piperazina da DEC é essencial para a atividade do fármaco. O mecanismo de ação da DEC ainda não está totalmente definido. Os mecanismos propostos incluem imobilização, devido à inibição dos receptores musculares colinérgicos do parasita, interrupção da formação dos microtúbulos e alteração das membranas superficiais dos helmintos, resultando em aumento da destruição dos vermes pelo sistema imune do hospedeiro. A DEC intensifica as propriedades de aderência dos eosinófilos. Não foi observado desenvolvimento de resistência sob pressão do fármaco (i.e., redução progressiva da eficácia quando o fármaco é amplamente utilizado em populações humanas), embora a DEC exerça efeitos variáveis quando administrada a pacientes com filariose. Sua administração mensal proporciona uma profilaxia efetiva contra a filariose bancroftiana e loíase.

A DEC é bem absorvida após administração oral e atinge concentrações plasmáticas máximas em 1 a 2 horas. Não se dispõe de nenhuma forma parenteral. O fármaco é eliminado, em grande parte, por excreção renal, com < 5% encontrados nas fezes. Se for administrada mais de uma dose a um indivíduo com disfunção renal, é necessário diminuí-la de modo proporcional em relação à redução da taxa de depuração da creatinina. A alcalinização da urina impede a excreção renal da DEC e aumenta sua meia-vida. O uso do fármaco em pacientes com oncocercose pode precipitar a reação de Mazzotti, com prurido, febre e artralgias. A exemplo de outras piperazinas, a DEC mostra-se ativa contra espécies de *Ascaris*. Os pacientes coinfectados por esse nematódeo podem expelir vermes vivos após o tratamento.

Diloxanida, furoato O furoato de diloxanida, uma acetanilida substituída, é um agente de ação luminal utilizado na eliminação dos cistos de *E. histolytica*. Após ingestão, o furoato de diloxanida é hidrolisado no lúmen ou na mucosa do intestino, liberando ácido furoico e o éster diloxanida. A diloxanida atua diretamente como amebicida.

O furoato de diloxanida é administrado como medicamento único a indivíduos assintomáticos que eliminam cistos. Para pacientes com infecções amebianas ativas, a diloxanida geralmente é administrada em associação com um 5-nitroimidazol, como o metronidazol ou o tinidazol. O furoato de diloxanida é rapidamente absorvido após administração oral. Quando coadministrado com um 5-nitroimidazol, os níveis tornam-se máximos em 1 hora e desaparecem dentro de 6 horas. Cerca de 90% de uma dose oral são excretados na urina em 48 horas, principalmente na forma do metabólito glicuronídeo. O furoato de diloxanida está contraindicado para gestantes, mulheres durante a lactação e crianças < 2 anos de idade.

Eflornitina* A eflornitina (difluorometilornitina, ou DFMO) é um análogo fluorado do aminoácido ornitina. Embora tenha sido originalmente projetada como agente antineoplásico, a eflornitina demonstrou ser efetiva contra alguns tripanossomatídeos.

A eflornitina possui atividade específica contra todos os estágios da infecção por *Trypanosoma brucei gambiense*, entretanto é inativa contra o *T. b. rhodesiense*. O fármaco atua como inibidor suicida irreversível da ornitina descarboxilase, a primeira enzima envolvida na biossíntese das poliaminas, putrescina e espermidina. As poliaminas são essenciais para a síntese da tripanotiona, uma enzima necessária para a manutenção de tióis intracelulares no estado redox correto e para a remoção de metabólitos reativos de oxigênio. No entanto, as poliaminas também são essenciais para a divisão celular nos eucariotas, e a ornitina descarboxilase é semelhante nos tripanossomas e mamíferos. A atividade antiparasitária seletiva da eflornitina é explicada, em parte, pela estrutura da enzima tripanossômica, que carece de uma sequência C-terminal de 36 aminoácidos encontrada na ornitina descarboxilase dos mamíferos. Essa diferença resulta em renovação mais lenta da ornitina descarboxilase e em diminuição mais rápida das poliaminas nos tripanossomas do que no mamífero hospedeiro. A eficácia reduzida da eflornitina contra o *T. b. rhodesiense* parece ser decorrente da capacidade do parasita de substituir a enzima inibida mais rapidamente do que o *T. b. gambiense*.

A eflornitina é menos tóxica do que a terapia convencional, porém tem custo mais elevado. Pode ser administrada pelas vias IV ou VO. A dose deve ser reduzida na presença de insuficiência renal. A eflornitina atravessa rapidamente a barreira hematencefálica, e os níveis alcançados no LCS são mais elevados nos indivíduos com comprometimento mais grave do sistema nervoso central (SNC).

Espiramicina† Este macrolídeo é usada para tratar a toxoplasmose aguda na gestação e a toxoplasmose congênita. Embora o mecanismo de ação seja semelhante àquele de outros macrolídeos, a eficácia da espiramicina na toxoplasmose parece derivar de sua rápida e extensa penetração intracelular, o que resulta em concentração da drogas nos macrófagos 10 a 20 vezes maior que as concentrações séricas.

A espiramicina é distribuída de forma rápida e ampla pelo corpo e alcança concentrações placentárias até cinco vezes maiores que no soro. Este agente é excretado principalmente na bile. De fato, em humanos, a excreção urinária de compostos ativos representa apenas 20% da dose administrada.

É raro haver reações graves à espiramicina. Entre os macrolídeos disponíveis, a espiramicina parece ter o menor risco de interações medicamentosas. As complicações do tratamento são raras, mas, em neonatos, podem incluir arritmias ventriculares potencialmente fatais que desaparecem com a suspensão do fármaco.

Fumagilina† Originalmente descoberta como um composto antiangiogênico derivado do fungo *Aspergillus fumigatus*, a fumagilina é um antibiótico insolúvel em água que é ativo contra microsporídeos e é usado topicamente para tratar infecções oculares causadas por espécies de *Encephalitozoon*. Quando administrada de modo sistêmico, a fumagilina demonstrou ser efetiva, porém causou trombocitopenia em todos os receptores na segunda semana de tratamento; esse efeito colateral foi prontamente revertido com a interrupção do fármaco. A fumagilina age ligando-se à metionina aminopeptidase 2, inibindo, dessa forma, a replicação dos microsporídeos ao bloquear de modo irreversível o sítio ativo.

Furazolidona Esse derivado do nitrofurano proporciona uma alternativa efetiva para o tratamento da giardíase e também exibe atividade contra *Isospora belli*. Como é o único agente ativo contra *Giardia* disponível em forma líquida, a furazolidona é mais frequentemente utilizada no tratamento de crianças pequenas. A furazolidona sofre ativação redutiva nos trofozoítas de *Giardia lamblia* – um evento que, ao contrário da ativação redutiva do metronidazol, envolve uma desidrogenase do dinucleotídeo de adenina-nicotinamida (NADH) oxidase. O efeito parasiticida correlaciona-se com a toxicidade dos produtos reduzidos, que provocam lesão de componentes celulares importantes, incluindo o DNA. Embora se tenha acreditado que a furazolidona não fosse, em grande parte, absorvida quando administrada por VO, a ocorrência de reações adversas sistêmicas indica que esse não é bem o caso. Mais de 65% de uma dose podem ser recuperados da urina na forma de metabólitos coloridos. O omeprazol diminui a biodisponibilidade oral da furazolidona.

A furazolidona é um inibidor da monoaminoxidase (IMAO); por isso, é preciso ter cautela na sua administração concomitante com outros fármacos (em particular, aminas simpatomiméticas de ação indireta) e no consumo de alimentos e bebidas contendo tiramina durante o tratamento. Todavia, não foi relatada a ocorrência de crises hipertensivas em pacientes em uso de furazolidona, e foi sugerido que – como a furazolidona inibe gradualmente a monoaminoxidase (MAO) no decorrer de vários dias – os riscos são pequenos se o tratamento for limitado a um curso de 5 dias. Devido à possível ocorrência de anemia hemolítica em pacientes com deficiência de glicose-6-fosfato-desidrogenase (G6PD) e instabilidade da glutationa, o tratamento com furazolidona está contraindicado para mães durante a lactação e recém-nascidos.

Halofantrina Este 9-fenantrenometanol é uma das três classes de arilaminoalcoóis identificados pela primeira vez como agentes antimaláricos potenciais pelo World War II Malaria Chemotherapy Program. Acredita-se que sua atividade seja semelhante à da cloroquina, embora constitua uma alternativa oral para o tratamento da malária causada por *P. falciparum* resistente à cloroquina.

Acredita-se que a halofantrina compartilhe um ou mais mecanismos com as 4-aminoquinolinas, formando um complexo com a ferriprotoporfirina IX e interferindo na degradação da hemoglobina. Foi demonstrado que ela se liga à plasmepsina, uma enzima de degradação da hemoglobina exclusiva de plasmódios.

A halofantrina tem biodisponibilidade errática, e sua absorção aumenta significativamente quando é tomada com uma refeição gordurosa. A meia-vida de eliminação da halofantrina é de 1 a 2 dias, e o fármaco é excretado principalmente nas fezes. A halofantrina é metabolizada gerando *N*-debutil-halofantrina pela enzima CYP3A4 do citocromo P450. Deve-se evitar o consumo de suco de pomelo (*grapefruit*) durante o tratamento, visto que aumenta tanto a biodisponibilidade da halofantrina quanto o prolongamento do intervalo QT induzido pelo fármaco por meio da inibição da CYP3A4 ao nível dos enterócitos. A halofantrina não deve ser administrada simultaneamente com a mefloquina ou em < 3 semanas depois, pois pode ocorrer prolongamento potencialmente fatal do intervalo QTc na eletrocardiografia.

Iodoquinol O iodoquinol (di-iodo-hidroxiquina), uma hidroxiquinoleína, é um agente luminal efetivo para o tratamento da amebíase, da balantidíase e da infecção por *Dientamoeba fragilis*. Seu mecanismo de ação permanece desconhecido. O fármaco é pouco absorvido. Como o iodoquinol contém 64% de iodo ligado organicamente, deve ser utilizado com cautela em pacientes com doença da tireoide. Em certas ocasiões, verifica-se o aparecimento de dermatite por iodo durante o tratamento com iodoquinol. Os níveis séricos de iodo ligado a proteínas podem estar aumentados durante o tratamento, podendo interferir em determinadas provas de função da tireoide. Esses efeitos podem persistir por até 6 meses após a interrupção da terapia. O iodoquinol está contraindicado para pacientes com doença hepática. As reações relacionadas com a terapia prolongada em altas doses são mais graves (neurite óptica, neuropatia periférica), porém não devem ocorrer se forem seguidos os esquemas de dosagem recomendados.

Ivermectina A ivermectina (22,23-di-hidroavermectina) é um derivado da lactona macrocíclica, avermectina, produzida pelo actinomiceto do solo, *Streptomyces avermitilis*. A ivermectina mostra-se ativa em baixas doses contra uma ampla variedade de helmintos e ectoparasitas. Trata-se do fármaco de escolha para o tratamento da oncocercose, estrongiloidíase, *larva migrans* cutânea e escabiose. A ivermectina é altamente ativa contra microfilárias da filariose linfática, porém não tem atividade macrofilaricida. Quando a ivermectina é utilizada em associação com outros agentes, como DEC ou albendazol, no tratamento da filariose linfática, observa-se atividade sinérgica. Apesar de sua atividade contra os helmintos intestinais *Ascaris lumbricoides* e *Enterobius vermicularis*, a ivermectina exibe apenas uma eficiência variável na tricuríase, sendo ineficaz contra ancilóstomos. O uso disseminado da ivermectina no tratamento de infecções intestinais por nematódeos em ovinos e caprinos levou ao aparecimento de resistência ao fármaco na prática veterinária, e o desenvolvimento dessa resistência pode trazer problemas para o uso clínico do fármaco em seres humanos.

Dados sugerem que a ivermectina atue por meio da abertura dos canais de cloreto dependentes de glutamato, associados à membrana neuromuscular. O influxo de íons cloreto resulta em hiperpolarização e paralisia muscular – particularmente da faringe dos nematódeos, com consequente bloqueio da ingestão oral de nutrientes. Como esses canais de cloreto são apenas encontrados nos invertebrados, a paralisia só é observada no parasita.

A ivermectina está disponível para administração em seres humanos apenas em formulação oral. O fármaco liga-se altamente às proteínas e é quase totalmente excretado nas fezes. Tanto os alimentos quanto a cerveja aumentam significativamente a biodisponibilidade da ivermectina. A ivermectina distribui-se amplamente pelo corpo, e estudos realizados em animais indicam que ela se acumula em maiores concentrações no tecido adiposo e no fígado, com pouco acúmulo no cérebro. Dispõe-se de poucos dados para orientar a terapia em hospedeiros que apresentam condições passíveis de influenciar a farmacocinética do medicamento.

Em geral, a ivermectina é administrada em dose única de 150 a 200 μg/kg. Na ausência de infecções parasitárias, os efeitos adversos da ivermectina em doses terapêuticas são mínimos. Os efeitos adversos observados em pacientes com infecções por filárias consistem em febre, mialgia, mal-estar, tontura e (em certas ocasiões) hipotensão postural. A gravidade desses efeitos colaterais está relacionada com a intensidade da infecção parasitária, de modo que os indivíduos com carga massiva de parasitas apresentam mais sintomas. Na oncocercose, podem ocorrer também edema da pele, prurido e irritação ocular discreta. Os efeitos adversos são geralmente autolimitados e apenas em certas ocasiões exigem tratamento sintomático com antipiréticos ou anti-histamínicos. As complicações mais graves no tratamento da oncocercose com ivermectina incluem encefalopatia em pacientes com infecção massiva por *Loa loa*.

Lumefantrina A lumefantrina (benflumetol), um derivado fluoreno arilaminoálcool sintetizado na década de 1970 pela Chinese Academy of Military Medical Sciences (Pequim), possui acentuada atividade esquizonticida sanguínea contra uma ampla variedade de plasmódios. Esse agente assemelha-se tanto estruturalmente quanto no seu modo de ação a outros arilaminoalcoóis (quinina, mefloquina e halofantrina). A lumefantrina exerce seu efeito antimalárico em virtude de sua interação com o heme, um produto de degradação do metabolismo da hemoglobina. Embora sua atividade antimalárica seja mais lenta do que a dos fármacos derivados da artemisinina, a taxa de recrudescência com o esquema recomendado de lumefantrina é mais baixa. As propriedades farmacocinéticas da lumefantrina lembram as da halofantrina, com biodisponibilidade oral variável, considerável aumento da biodisponibilidade oral com ingestão concomitante de gordura e meia-vida de eliminação terminal de cerca de 4 a 5 dias em pacientes com malária.

O arteméter e a lumefantrina têm uma atividade sinergística, e a formulação combinada de arteméter e lumefantrina é eficaz para o tratamento da malária por *falciparum* em áreas onde o *P. falciparum* é resistente à cloroquina e aos antifolatos.

Mebendazol Esse benzimidazol é um agente antiparasitário de amplo espectro, amplamente utilizado no tratamento das helmintíases intestinais. Seu mecanismo de ação assemelha-se ao do albendazol; entretanto, trata-se de um inibidor mais potente da desidrogenase málica dos parasitas, que possui efeito mais específico e seletivo do que outros benzimidazóis contra nematódeos intestinais.

O mebendazol está disponível apenas na forma oral, porém é pouco absorvido pelo trato GI; apenas 5 a 10% de uma dose padrão podem ser detectados no plasma. A proporção absorvida pelo trato GI é extensamente metabolizada no fígado. Os metabólitos aparecem na urina e na bile; o comprometimento da função hepática ou biliar resulta em níveis plasmáticos mais elevados de mebendazol nos pacientes tratados. Não há necessidade de nenhuma redução da dose em pacientes com comprometimento da função renal. Como o mebendazol é pouco absorvido, a incidência de efeitos colaterais é baixa. Algumas vezes, ocorrem dor abdominal transitória e diarreia, geralmente em pacientes com cargas maciças de parasitas.

Mefloquina A mefloquina é usada na profilaxia da malária resistente à cloroquina, e podem-se utilizar altas doses para tratamento. A despeito do desenvolvimento de cepas de *P. falciparum* resistentes ao fármaco em partes da África e do Sudeste Asiático, a mefloquina é um fármaco efetivo na maior parte do mundo. Foi documentada resistência cruzada da mefloquina com a halofantrina e a quinina em áreas limitadas. A exemplo da quinina e da cloroquina, essa quinolina mostra-se ativa apenas contra os estágios eritrocitários assexuados dos parasitas da malária. Entretanto, ao contrário da quinina, a mefloquina exibe relativamente pouca afinidade pelo DNA e, em consequência, não inibe a síntese de ácidos nucleicos e proteínas do parasita. Embora tanto a mefloquina quanto a cloroquina inibam a formação de hemozoína e a degradação do heme, a mefloquina tem uma diferença, visto que forma um complexo com o heme que pode ser tóxico para o parasita.

O cloridrato de mefloquina é pouco hidrossolúvel e intensamente irritante quando administrado por via parenteral; por isso, está disponível apenas na forma de comprimidos. A sua absorção é adversamente afetada pela ocorrência de vômitos e diarreia, porém aumenta significativamente quando o fármaco é administrado com ou após a ingestão de alimentos. Cerca de 98% da dose ligam-se às proteínas. A mefloquina é excretada principalmente na bile e nas fezes; por isso, não há necessidade de ajuste da dose em indivíduos com insuficiência renal. O fármaco e seu metabólito principal não são apreciavelmente removidos por hemodiálise. Nenhum ajuste de dose especial para quimioprofilaxia está indicado para a obtenção de concentrações plasmáticas em pacientes submetidos à diálise semelhantes àquelas alcançadas em indivíduos saudáveis. Foram detectadas diferenças farmacocinéticas entre várias populações étnicas; porém, essas distinções têm menor importância em comparação com o estado imune do hospedeiro e a sensibilidade do parasita. Nos pacientes com comprometimento da função hepática, a eliminação da mefloquina pode ser prolongada, resultando em níveis plasmáticos mais elevados.

A mefloquina deve ser utilizada com cautela em pacientes cujas atividades exijam um estado alerta e uma coordenação motora fina, pois podem ocorrer tontura, vertigem ou zumbido, às vezes persistentes. Se houver necessidade de administrar o fármaco por um período prolongado de tempo, recomenda-se a realização de avaliações periódicas, incluindo provas de função hepática e exame oftalmológico. Em certas ocasiões, foram relatadas anormalidades do sono (insônia, sonhos anormais). Raramente ocorre psicose e convulsões; a mefloquina não deve ser prescrita a pacientes com problemas neuropsiquiátricos. O desenvolvimento de ansiedade aguda, depressão, inquietação ou confusão pode ser considerado prodrômico de um evento mais grave, e deve-se interromper o fármaco.

O uso concomitante de quinina, quinidina ou fármacos que produzem bloqueio β-adrenérgico pode causar anormalidades eletrocardiográficas significativas ou parada cardíaca. A halofantrina não deve ser administrada simultaneamente com a mefloquina ou em < 3 semanas depois, pois pode ocorrer prolongamento potencialmente fatal do intervalo QTc na eletrocardiografia. Não existem dados relativos à administração de mefloquina após o uso de halofantrina. A administração de mefloquina com quinina ou cloroquina pode aumentar o risco de convulsões. A mefloquina pode baixar os níveis plasmáticos dos anticonvulsivantes. É preciso ter cautela com a terapia antirretroviral concomitante, pois foi constatado que a mefloquina exerce efeitos variáveis sobre a farmacocinética do ritonavir, que não são explicados pela atividade da CYP3A4 hepática ou pela ligação do ritonavir às proteínas. As vacinas com bactérias vivas atenuadas devem ser concluídas pelo menos 3 dias antes da primeira dose de mefloquina.

As mulheres em idade fértil que viajam para áreas onde a malária é endêmica devem ser alertadas para evitar a gravidez e incentivadas a praticar contracepção durante a profilaxia da malária com mefloquina e por um período de até 3 meses posteriormente. Todavia, no caso de gravidez não planejada, o uso da mefloquina não é considerado como indicação para a interrupção da gravidez. A análise de casos prospectivamente monitorados demonstra uma prevalência de defeitos congênitos e perda fetal comparável às taxas de base.

Melarsoprol* O melarsoprol vem sendo utilizado desde 1949 para o tratamento da tripanossomíase humana africana. Esse composto arsenical trivalente está indicado para o tratamento da tripanossomíase africana com comprometimento neurológico, bem como para o tratamento da doença em seu estágio inicial, resistente à suramina ou à pentamidina. O melarsoprol, à semelhança de outros fármacos que contêm metais pesados, interage com grupos tióis de várias proteínas diferentes; entretanto, seus efeitos antiparasitários parecem ser mais específicos. A tripanotiona redutase é uma enzima-chave envolvida no controle do estresse oxidativo de espécies de *Trypanosoma* e *Leishmania*, ajudando a manter um ambiente redutor intracelular pela redução do dissulfeto de tripanotiona a seu derivado ditiol, a di-hidrotripanotiona. O melarsoprol sequestra a di-hidrotripanotiona, privando o parasita de seu principal antioxidante sulfidrila, e inibe a tripanotiona redutase, privando o parasita do sistema enzimático essencial responsável pela manutenção da tripanotiona reduzida. Esses efeitos são sinérgicos. A seletividade da ação arsenical contra os tripanossomas deve-se, pelo menos em parte, à maior afinidade da tripanotiona reduzida pelo melarsoprol do que por outros monotióis (p. ex., cisteína), dos quais o mamífero hospedeiro depende para manutenção de altos níveis de tióis. O melarsoprol penetra no parasita através de um transportador de adenosina, e as cepas resistentes ao fármaco carecem desse sistema de transporte.

O melarsoprol é sempre administrado por via IV. Uma quantidade pequena, porém terapeuticamente significativa, do fármaco penetra no LCS. O composto é excretado rapidamente, com cerca de 80% do arsênico encontrado nas fezes.

O melarsoprol é altamente tóxico. A reação adversa mais grave consiste em encefalopatia reativa, que afeta 6% dos indivíduos tratados e que surge habitualmente em 4 dias após o início do tratamento, com taxa média de casos fatais de 50%. Para evitar essa complicação, o melarsoprol é administrado com glicocorticoides. Como o melarsoprol é intensamente irritante, é preciso ter cuidado para evitar a infiltração do fármaco.

Metrifonato O metrifonato possui atividade seletiva contra o *Schistosoma haematobium*. Esse composto organofosforado é um profármaco, que é convertido de forma não enzimática em diclorvos (2,2-diclorovinil dimetilfosfato, DDVP), uma substância química altamente ativa que inibe de modo irreversível a enzima acetilcolinesterase. A colinesterase dos esquistossomas é mais sensível ao diclorvos do que a enzima humana correspondente. O mecanismo exato de ação do metrifonato permanece incerto, porém acredita-se que o fármaco iniba os receptores de acetilcolina tegumentares, que medeiam o transporte da glicose.

O metrifonato é administrado em uma série de três doses, a intervalos de 2 semanas. Após uma dose oral única, o metrifonato produz uma diminuição de 95% na atividade da colinesterase plasmática em 6 horas, com normalização bastante rápida. Entretanto, são necessários 2,5 meses para haver normalização dos níveis de colinesterase eritrocitária. Os indivíduos tratados não devem ser expostos a agentes bloqueadores neuromusculares ou a inseticidas organofosforados durante pelo menos 48 horas após o tratamento.

Metronidazol e outros nitroimidazóis Ver Tabela 222-1 e Capítulo 144.

Miltefosina No início da década de 1990, foi descoberto que a miltefosina (hexadecilfosfocolina), originalmente desenvolvida como agente antineoplásico, possuía atividade antiproliferativa significativa contra espécies de *Leishmania*, *T. cruzi* e *T. brucei in vitro* e em modelos animais de laboratório. A miltefosina é o primeiro fármaco oral que demonstrou ser altamente efetivo e comparável com a anfotericina B no tratamento da leishmaniose visceral na Índia, onde prevalecem casos resistentes a antimoniais. A miltefosina também é eficaz nas infecções viscerais previamente não tratadas. Os índices de cura na leishmaniose cutânea são comparáveis aos obtidos com antimônio. A miltefosina também é eficaz contra a ameba de vida livre *Naegleria fowleri*.

A atividade da miltefosina é atribuída à sua interação com vias de transdução de sinais celulares e inibição da biossíntese de fosfolipídeos e esteróis. Não foi observado clinicamente o desenvolvimento de resistência à miltefosina. O fármaco, que é rapidamente absorvido pelo trato GI, distribui-se amplamente e acumula-se em diversos tecidos. A eficácia de um curso de 28 dias de tratamento para a leishmaniose visceral indiana é equivalente àquela da terapia com anfotericina B; todavia, um curso reduzido de 21 dias parece ser igualmente eficaz.

As recomendações gerais para o uso da miltefosina são limitadas pela exclusão de grupos específicos dos estudos clínicos publicados: indivíduos < 12 ou > 65 anos de idade, pacientes com doença mais avançada, mulheres durante a lactação, pacientes infectados pelo HIV e indivíduos com insuficiências renal ou hepática significativas.

Moxidectina Como a ivermectina, a moxidectina é uma lactona macrocíclica efetiva contra helmintos. Em 2018, a FDA aprovou o seu uso para o tratamento da oncocercose. Acredita-se que o modo de ação primário da moxidectina seja semelhante àquele da ivermectina; porém, é provável que haja sítios de ligação diferentes, conforme sugerido pela identificação de helmintos resistentes à ivermectina que sejam suscetíveis à moxidectina. O fármaco é bem tolerado, com a maioria dos efeitos adversos atribuídos à morte das microfilárias. Alguns efeitos adversos ocorreram mais comumente em comparação com a ivermectina, incluindo hipotensão ortostática

(5% vs. 2%) e elevação de transaminases (1% vs. 0,6%). Em estudos clínicos, não foram observadas diferenças clinicamente significativas na farmacocinética associadas a idade, gênero, peso ou comprometimento renal. O efeito em relação à disfunção hepática é desconhecido.

Niclosamida[†] A niclosamida mostra-se ativa contra uma ampla variedade de tênias adultas, mas não contra cestódeos teciduais. A niclosamida desacopla a fosforilação oxidativa nas mitocôndrias do parasita, bloqueando, assim, a captação de glicose pela tênia intestinal, levando à morte do parasita. A niclosamida provoca rapidamente paralisia espástica dos cestódeos intestinais *in vitro*. Seu uso é limitado pelos efeitos colaterais, pela duração necessariamente longa do tratamento, pelo uso recomendado de purgativos e, sobretudo, pela disponibilidade limitada (i.e., solicitada ao fabricante para o paciente).

A niclosamida é pouco absorvida. Os comprimidos são tomados com estômago vazio pela manhã, após uma refeição líquida na véspera, e essa dose é seguida de outra em 1 hora. Para o tratamento da himenolepíase, o fármaco é administrado durante 7 dias. Com frequência, prescreve-se um segundo curso. O escólex e os segmentos proximais das tênias são destruídos em contato com a niclosamida e podem ser digeridos no intestino. Entretanto, a desintegração da tênia adulta resulta em liberação de ovos viáveis, podendo causar teoricamente autoinfecção. Embora o temor quanto ao desenvolvimento de cisticercose em pacientes com infecção pela *Taenia solium* não tenha fundamento, recomenda-se, ainda, o uso de um purgativo 2 horas após a primeira dose.

Nifurtimox* Esse composto nitrofurânico é um fármaco barato e efetivo para o tratamento da doença de Chagas aguda. Os tripanossomas carecem de catalase e apresentam níveis muito baixos de peroxidase; em consequência, são muito vulneráveis a subprodutos de redução do oxigênio. Quando o nifurtimox é reduzido no tripanossoma, forma-se um radical ânion nitro, que sofre auto-oxidação, resultando na geração do ânion superóxido O_2–, peróxido de hidrogênio (H_2O_2), radical hidroperoxila (HO_2) e outras moléculas altamente reativas e citotóxicas. A despeito da quantidade abundante de catalases, peroxidases e superóxido dismutases que neutralizam esses radicais destrutivos nas células dos mamíferos, o nifurtimox tem baixo índice terapêutico. É necessário o seu uso prolongado, porém é possível que seja necessário interromper o tratamento devido à toxicidade do fármaco, que se desenvolve em 40 a 70% dos pacientes. O nifurtimox é bem absorvido e sofre biotransformação rápida e extensa; < 0,5% do fármaco original é excretado na urina.

Nitazoxanida A nitazoxanida é um composto 5-nitrotiazol utilizado para o tratamento da criptosporidíase e giardíase. Mostra-se também ativa contra outros protozoários intestinais. A nitazoxanida foi aprovada para uso em crianças de 1 a 11 anos de idade.

Acredita-se que a atividade antiprotozoária da nitazoxanida seja decorrente de sua interferência na reação de transferência de elétrons dependente da enzima piruvato-ferredoxina oxidorredutase (PFOR), que é essencial para o metabolismo energético anaeróbio. Os estudos realizados mostraram que a enzima PFOR de *G. lamblia* reduz diretamente a nitazoxanida por meio da transferência de elétrons, na ausência de ferredoxina. A sequência de proteína PFOR derivada do DNA do *Cryptosporidium parvum* parece ser semelhante à da *G. lamblia*. A interferência na reação de transferência de elétrons dependente da enzima PFOR pode não constituir a única via por meio da qual a nitazoxanida exerce sua atividade antiprotozoária.

Após administração oral, a nitazoxanida é rapidamente hidrolisada a um metabólito ativo, a tizoxanida (desacetil-nitazoxanida). A seguir, a tizoxanida sofre conjugação, primariamente por glicuronidação. Recomenda-se que a nitazoxanida seja tomada com alimentos; entretanto, não foram conduzidos estudos para determinar se a farmacocinética da tizoxanida e do glicuronídio de tizoxanida difere em indivíduos em jejum *versus* alimentados. A tizoxanida é excretada na urina, na bile e nas fezes, enquanto o glicuronídio de tizoxanida é excretado na urina e na bile. A farmacocinética da nitazoxanida não foi estudada em pacientes com comprometimento das funções hepática e/ou renal. A tizoxanida liga-se altamente às proteínas plasmáticas (> 99,9%). Por isso, é preciso ter cautela quando se administra esse agente concomitantemente com outros fármacos de alta ligação às proteínas plasmáticas, com índices terapêuticos estreitos, visto que pode ocorrer competição pelos locais de ligação.

Oxamniquina Esse derivado tetra-hidroquinolina é um agente alternativo efetivo para o tratamento da infecção por *Schistosoma mansoni*, embora a suscetibilidade a esse fármaco exiba variação regional. A oxamniquina possui propriedades anticolinérgicas, porém o seu principal modo de ação parece depender da ativação enzimática do fármaco dependente de ATP, gerando um intermediário que alquila moléculas essenciais, incluindo o DNA. Nos esquistossomas adultos tratados, a oxamniquina provoca alterações acentuadas do tegumento, que se assemelham àquelas produzidas pelo praziquantel, mas que surgem menos rapidamente, tornando-se evidentes em 4 a 8 dias após o tratamento.

A oxamniquina é administrada por VO, em dose única, e é bem absorvida. A presença de alimento retarda a sua absorção e diminui a biodisponibilidade. Cerca de 70% de uma dose administrada são excretados na urina, na forma de mistura de metabólitos farmacologicamente inativos. Os pacientes devem ser avisados de que a urina poderá apresentar uma intensa cor laranja-avermelhada. Os efeitos colaterais são comuns e, em geral, discretos, embora se tenha relatado a ocorrência de alucinações e convulsões.

Paromomicina (aminosidina) Esse aminoglicosídeo, isolado pela primeira vez em 1956, é um agente oral efetivo para o tratamento de infecções causadas por protozoários intestinais. A paromomicina parenteral parece ser efetiva contra a leishmaniose visceral na Índia.

A paromomicina inibe a síntese de proteínas dos protozoários por meio de sua ligação ao RNA ribossômico 30S no sítio do aminoacil-tRNA, produzindo uma leitura incorreta de códons do RNA mensageiro (mRNA). A paromomicina é menos ativa do que os agentes-padrão contra a *G. lamblia*. Todavia, a exemplo de outros aminoglicosídeos, a paromomicina é pouco absorvida pelo lúmen intestinal, e os níveis elevados do fármaco no intestino compensam essa atividade relativamente fraca. Quando absorvida ou administrada por via sistêmica, a paromomicina pode causar ototoxicidade e nefrotoxicidade. Entretanto, a absorção sistêmica é muito limitada, e a toxicidade não deve ser objeto de preocupação em indivíduos com função renal normal. Em geral, não se dispõe de formulações tópicas.

Pentamidina, isetionato Essa diamidina constitui um agente alternativo efetivo para algumas formas de leishmaniose e tripanossomíase. Está disponível para administração parenteral e como aerossol. Embora seu mecanismo de ação ainda não tenha sido definido, sabe-se que o isetionato de pentamidina exerce uma ampla variedade de efeitos, como interação com o DNA do cinetoplasto dos tripanossomas; interferência na síntese de poliaminas mediante uma redução na atividade da ornitina descarboxilase; e inibição da RNA-polimerase, topoisomerase, função ribossômica, bem como síntese de ácidos nucleicos e proteínas.

O isetionato de pentamidina, que é bem absorvido, liga-se altamente aos tecidos e é excretado lentamente no decorrer de várias semanas, com meia-vida de eliminação de 12 dias. Não são obtidas concentrações plasmáticas no estado de equilíbrio dinâmico em indivíduos que recebem injeções diárias; o resultado consiste em extenso acúmulo da pentamidina nos tecidos, principalmente no fígado, rim, glândula suprarrenal e baço. A pentamidina não penetra adequadamente no SNC. As concentrações pulmonares de pentamidina apresentam-se aumentadas quando o fármaco é administrado na forma de aerossol, mas não com a administração sistêmica.

A infusão rápida (< 1 hora) de pentamidina intravenosa costuma resultar em hipotensão. Como é comum a ocorrência de distúrbios eletrolíticos e de nefrotoxicidade leve a moderada, a pentamidina deve ser usada com cautela com outros agentes nefrotóxicos. Também pode ocorrer pancreatite e prolongamento do intervalo QT; o dano cumulativo às células das ilhotas pancreáticas pode resultar em diabetes melito induzido pelo fármaco. Da mesma forma, pode haver hipoglicemia, embora menos comumente, quando a pentamidina é administrada por via inalatória.

Piperaquina Esta bisquinolina foi sintetizada na década de 1960, sendo usada para o controle da malária na China. O desenvolvimento de terapia combinada com artemisinina levou à sua avaliação como fármaco parceiro, e ela é atualmente combinada com a di-hidroartemisinina. A piperaquina é altamente lipofílica e tem meia-vida prolongada (cerca de 20 dias), fornecendo, assim, um período de profilaxia pós-tratamento. Os mecanismos de ação e resistência do fármaco não foram bem estudados, mas presume-se que sejam semelhantes àqueles das outras 4-aminoquinolinas.

Piperazina A atividade anti-helmíntica da piperazina limita-se a ascaridíase e enterobíase. A piperazina atua como agonista nos receptores de ácido γ-aminobutírico (GABA) extrassinápticos, produzindo um influxo de íons cloreto na musculatura somática dos nematódeos. Embora o resultado inicial consista em hiperpolarização das fibras musculares, o efeito final consiste em paralisia flácida, levando à expulsão dos vermes vivos. Os pacientes devem ser informados, visto que essa ocorrência pode ser perturbadora.

Praziquantel Esse derivado pirazinoisoquinoleínico heterocíclico é altamente ativo contra um amplo espectro de trematódeos e cestódeos. O praziquantel constitui a base do tratamento da esquistossomose, e trata-se de um componente crítico de programas de controle em nível comunitário.

Todos os efeitos do praziquantel podem ser atribuídos direta ou indiretamente a uma alteração nas concentrações intracelulares de cálcio. Embora o mecanismo exato de ação permaneça incerto, o principal mecanismo consiste em ruptura do tegumento do parasita, causando contraturas tetânicas, com perda da aderência aos tecidos do hospedeiro e, por fim, desintegração ou expulsão. O praziquantel induz alterações na antigenicidade do parasita por meio da exposição de antígenos ocultos. O praziquantel também provoca alterações no metabolismo da glicose dos esquistossomas, incluindo diminuição da captação de glicose, liberação de lactato, conteúdo de glicogênio e níveis de trifosfato de adenosina (ATP).

Ele exerce seus efeitos parasitários diretamente e não precisa ser metabolizado para ser efetivo. É bem absorvido, porém sofre extensa depuração hepática de primeira passagem. Os níveis do fármaco aumentam quando tomado com alimentos, particularmente carboidratos, ou com a cimetidina. Os níveis séricos de praziquantel são reduzidos por glicocorticoides, cloroquina, carbamazepina e fenitoína. Nos seres humanos, o praziquantel é totalmente metabolizado, e 80% de uma dose são recuperados na urina sob a forma de metabólitos em 4 dias. Não se sabe em que extensão o praziquantel atravessa a placenta, porém os estudos retrospectivos sugerem que esse fármaco seja seguro durante a gravidez.

Os pacientes com esquistossomose que apresentam cargas massivas de parasita podem desenvolver desconforto abdominal, náuseas, cefaleia, tontura e sonolência. Os sintomas começam 30 minutos após a ingestão do fármaco, podem exigir o uso de espasmolíticos para alívio e, em geral, desaparecem espontaneamente em poucas horas.

Primaquina, fosfato A primaquina, uma 8-aminoquinolina, possui amplo espectro de atividade contra todos os estágios de desenvolvimento dos plasmódios nos seres humanos e tem sido utilizada mais efetivamente na eliminação do estágio hepático desses parasitas. Apesar de sua toxicidade, a primaquina continua sendo o fármaco de escolha para a cura radical das infecções por *P. vivax*. A primaquina deve ser metabolizada pelo hospedeiro para ser efetiva. De fato, é rapidamente metabolizada, e apenas uma pequena fração da dose do fármaco original é excretada de modo inalterado. Embora a atividade parasiticida dos três metabólitos oxidativos ainda não tenha sido esclarecida, acredita-se que afeta tanto a síntese de pirimidinas quanto a cadeia de transporte de elétrons das mitocôndrias. Os metabólitos parecem ter atividade antimalárica significativamente menor do que a primaquina; todavia, sua atividade hemolítica é maior que a do fármaco original.

A primaquina provoca acentuada hipotensão após administração parenteral e, por conseguinte, é administrada apenas por VO. Ela sofre absorção rápida e quase completa pelo trato GI.

Os pacientes devem ser testados quanto à deficiência de G6PD antes da administração de primaquina. O fármaco pode induzir à oxidação da hemoglobina em metemoglobina, independentemente do estado da G6PD do paciente. A primaquina é bem tolerada nos demais aspectos.

Proguanil (cloroguanida) O proguanil inibe a di-hidrofolato redutase dos plasmódios e é utilizado com atovaquona no tratamento oral da malária não complicada ou com cloroquina na profilaxia contra malária em partes da África onde não há disseminação do *P. falciparum* resistente à cloroquina.

O proguanil exerce seus efeitos principalmente pelo metabólito cicloguanil, que inibe a di-hidrofolato redutase no parasita, interrompendo a síntese de desoxitimidilato e interferindo, assim, em uma via essencial envolvida na biossíntese de pirimidinas necessárias para replicação do ácido nucleico. Não se dispõe de nenhum dado clínico indicando que a suplementação de folato possa diminuir a eficácia do fármaco. As mulheres em idade fértil para as quais se prescreve atovaquona/proguanil devem continuar tomando suplementos de folato para evitar defeitos congênitos do tubo neural.

O proguanil é extensamente absorvido, independentemente da ingestão de alimentos. Ocorre ligação de 75% do fármaco às proteínas. As principais vias de eliminação consistem em biotransformação hepática e excreção renal; 40 a 60% de uma dose de proguanil são excretados pelos rins. Os níveis do fármaco estão aumentados, e sua eliminação está comprometida em pacientes com insuficiência hepática.

Pirantel, pamoato O pirantel é uma tetra-hidropirimidina formulada na forma de pamoato. Esse fármaco seguro, bem tolerado e de baixo custo é utilizado no tratamento de uma variedade de infecções por nematódeos intestinais, porém é ineficaz na tricuríase. O pamoato de pirantel é geralmente efetivo em dose única. O alvo do fármaco é o receptor nicotínico de acetilcolina presente na superfície do músculo somático dos nematódeos. O pirantel despolariza a junção neuromuscular dos nematódeos, resultando em paralisia irreversível e expulsão natural do verme.

O pamoato de pirantel é pouco absorvido pelo intestino, e > 85% de uma dose são eliminados de modo inalterado nas fezes. A porção absorvida é metabolizada e excretada na urina. A piperazina é um antagonista do pamoato de pirantel e não deve ser utilizada concomitantemente.

O pamoato de pirantel possui toxicidade mínima nas doses orais administradas para tratamento de infecções por helmintos intestinais. Seu uso não é recomendado para mulheres grávidas ou crianças < 12 meses de idade.

Pirimetamina Quando associada a sulfonamidas de ação curta, essa diaminopirimidina mostra-se efetiva no tratamento da malária, toxoplasmose e isosporíase. Ao contrário das células de mamíferos, os parasitas que provocam essas infecções são incapazes de utilizar as pirimidinas pré-formadas obtidas por meio de vias de recuperação e dependem totalmente da síntese de pirimidinas de novo, para a qual os derivados do folato são cofatores essenciais. A eficácia da pirimetamina está sendo cada vez mais limitada pelo desenvolvimento de cepas resistentes de *P. falciparum* e *P. vivax*. A ocorrência de substituições de um único aminoácido na di-hidrofolato redutase do parasita confere resistência à pirimetamina ao diminuir a afinidade de ligação da enzima pelo fármaco.

A pirimetamina é bem absorvida, e 87% do fármaco ligam-se às proteínas plasmáticas humanas. Em voluntários saudáveis, as concentrações de pirimetamina permanecem em níveis terapêutico por até duas semanas; os níveis do fármaco são mais baixos em pacientes com malária.

Na sua dose habitual, a pirimetamina administrada como único medicamento provoca pouca toxicidade, à exceção da ocorrência ocasional de exantema cutâneo e, mais raramente, discrasias hematológicas. Algumas vezes, verifica-se a ocorrência de supressão da medula óssea com as doses mais altas empregadas no tratamento da toxoplasmose; nessas doses, o fármaco deve ser administrado com ácido folínico.

Pironaridina Esse potente antimalárico é um derivado da benzonaftiridina, o qual foi sintetizado pela primeira vez por pesquisadores chineses em 1970. Assim como a cloroquina, a pironaridina tem como alvo a formação de hematina, inibindo a produção de β-hematina por meio da formação de complexos com ela, com consequente aumento da hemólise induzida pela hematina. No entanto, esse fármaco é mais potente do que a cloroquina: para lise completa, a pironaridina é necessária em apenas 1/100 da concentração exigida para cloroquina. Ele também inibe a degradação do heme dependente de glutationa. Apesar de seu modo de ação semelhante, a pironaridina continua eficaz contra cepas resistentes à cloroquina. Quando combinada com artesunato, ela é eficaz para o tratamento de infecção não complicada aguda causada por *P. falciparum* ou *P. vivax* em áreas de baixa transmissão com evidência de resistência à artemisinina.

A pironaridina é imediatamente absorvida, amplamente distribuída em todo o corpo, metabolizada pelo fígado e excretada na urina e nas fezes. Seu uso é contraindicado em pacientes com comprometimento hepático ou renal grave. *In vitro*, a pironaridina é um inibidor da CYP2D6 e da glicoproteína P, e esses efeitos podem ter relevância clínica para pacientes que tomam medicamentos para cardiopatias (p. ex., metoprolol e digoxina).

Quinacrina* A quinacrina é o único fármaco aprovado pela FDA para o tratamento da giardíase. Embora a produção tenha sido interrompida em 1992, a quinacrina pode ser obtida de fontes alternativas por meio do CDC Drug Service. O mecanismo antiprotozoário da quinacrina ainda não foi totalmente elucidado. O fármaco inibe a NADH oxidase – a mesma enzima que ativa a furazolidona. A taxa de captação relativa de quinacrina, que difere entre células humanas e *G. lamblia*, pode explicar a toxicidade seletiva do fármaco. A resistência correlaciona-se com uma diminuição da captação do fármaco.

A quinacrina é rapidamente absorvida pelo trato intestinal e se distribui amplamente pelos tecidos do corpo. É importante evitar o consumo de álcool por causa de um efeito do tipo dissulfiram.

Quinina e quinidina Quando combinada com outro agente, o alcaloide da cinchona, a quinina, mostra-se efetiva no tratamento oral da malária não complicada resistente à cloroquina e da babesiose. A quinina atua rapidamente contra os estágios eritrocitários assexuados de todas as formas de parasitas de malária humana. Para a malária grave, dispõe-se apenas da quinidina (o dextroisômero da quinina) nos Estados Unidos. A quinina concentra-se nos vacúolos alimentares ácidos de espécies de *Plasmodium*. O fármaco inibe a polimerização enzimática da molécula heme tóxica altamente reativa no polímero atóxico, o pigmento hemozoína.

A quinina é rapidamente absorvida quando administrada por VO. Em pacientes com malária, a meia-vida de eliminação da quinina aumenta de acordo com a gravidade da infecção. Entretanto, pode-se evitar sua toxicidade por meio de um aumento na concentração plasmática de glicoproteínas. Os alcaloides da cinchona sofrem extenso metabolismo, particularmente pela CYP3A4; apenas 20% da dose são excretados de modo inalterado na urina. Os metabólitos do fármaco também são excretados na urina e podem ser responsáveis por sua toxicidade em pacientes com insuficiência renal. Ocorre diminuição da excreção renal de quinina quando se administra cimetidina, e verifica-se um aumento quando a urina é ácida. A quinina atravessa rapidamente a placenta.

A quinidina é mais potente como antimalárico e também mais tóxica do que a quinina. Seu uso exige monitoração cardíaca. É necessário proceder a uma redução da dose em indivíduos com grave comprometimento renal.

Sulfametoxazol-trimetoprima Ver Tabela 222-1 e Capítulo 144.

Sulfonamidas Ver Tabela 222-1 e Capítulo 144.

Suramina* Esse derivado da ureia constitui o fármaco de escolha para o estágio inicial da tripanossomíase africana. O fármaco é polianiônico e atua por meio da formação de complexos estáveis com proteínas, inibindo, assim, múltiplas enzimas essenciais para o metabolismo energético do parasita. A suramina parece inibir todas as enzimas glicolíticas do tripanossoma de modo mais efetivo do que as enzimas correspondentes do hospedeiro.

A suramina é administrada por via parenteral. Liga-se às proteínas plasmáticas e persiste em baixos níveis por várias semanas após a sua infusão. Seu metabolismo é insignificante. O fármaco não penetra no SNC.

Tafenoquina A tafenoquina é uma 8-aminoquinoleína com atividade profilática causal. Sua meia-vida prolongada (2-3 semanas) permite o uso de maiores intervalos entre as doses quando o fármaco é administrado para profilaxia. A tafenoquina tem sido bem tolerada nos estudos clínicos realizados. Quando tomada com alimento, sua absorção aumenta em 50%, e o efeito adverso mais comumente relatado – distúrbio GI leve – é reduzido. A exemplo da primaquina, a tafenoquina é um potente agente oxidante, que provoca hemólise em pacientes com deficiência de G6PD, bem como meta-hemoglobinemia.

Tetraciclinas Ver Tabela 222-1 e Capítulo 144.

Tiabendazol O tiabendazol, descoberto em 1961, continua sendo o mais potente entre os numerosos derivados benzimidazólicos. Entretanto, seu uso diminuiu significativamente devido a uma maior frequência de efeitos adversos do que a observada com outros agentes igualmente efetivos.

O tiabendazol mostra-se ativo contra a maioria dos nematódeos intestinais que infectam os seres humanos. Embora o mecanismo exato de sua atividade anti-helmíntica não tenha sido totalmente elucidado, é provável que seja semelhante àquele de outros benzimidazóis; isto é, inibição da polimerização da β-tubulina do parasita. O fármaco também inibe a enzima específica de helmintos, a fumarato redutase. Em animais, o tiabendazol possui efeitos anti-inflamatórios, antipiréticos e analgésicos, o que pode explicar sua utilidade na dracunculíase e na triquinelose. O tiabendazol também suprime a produção de ovos e/ou larvas por alguns nematódeos e pode inibir o desenvolvimento subsequente de ovos ou larvas eliminados nas fezes. Apesar do aparecimento e da disseminação global da tricostrongilíase resistente ao tiabendazol entre ovinos, não houve relatos de resistência ao fármaco nos seres humanos.

O tiabendazol está disponível em comprimidos e suspensão oral. O fármaco sofre rápida absorção pelo trato GI, mas também pode ser absorvido através da pele. O tiabendazol deve ser tomado após as refeições. Esse agente é extensamente metabolizado no fígado antes de sua excreção final, e a maior parte da dose é excretada nas primeiras 24 horas. A dose habitual de tiabendazol é determinada pelo peso do paciente; entretanto, alguns esquemas de tratamento são específicos para o parasita. Não se recomenda nenhum ajuste particular em pacientes com insuficiências renal ou hepática, e aconselha-se apenas ter cautela.

A coadministração de tiabendazol em pacientes em uso de teofilina pode resultar em aumento dos níveis de teofilina em > 50%. Por conseguinte, é necessário proceder-se a uma rigorosa monitoração dos níveis séricos de teofilina nessa situação.

Tinidazol Esse nitroimidazol mostra-se efetivo no tratamento da amebíase, giardíase e tricomoníase. À semelhança do metronidazol, o tinidazol deve sofrer ativação redutiva pelo sistema metabólico do parasita para poder atuar sobre alvos dos protozoários. O tinidazol inibe a síntese de novo DNA no parasita e provoca degradação do DNA já existente. Os derivados de radicais livres reduzidos alquilam o DNA, com consequente dano citotóxico ao parasita. Esse dano parece ser produzido por intermediários de redução de vida curta, resultando em desestabilização de hélice e quebra do DNA. O mecanismo de ação e os efeitos colaterais do tinidazol assemelham-se àqueles do metronidazol; entretanto, os efeitos adversos parecem ser menos frequentes e menos graves com o tinidazol. Além disso, a meia-vida significativamente mais longa (> 12 horas) do tinidazol oferece uma cura potencial com uma dose única.

Tribendimidina A tribendimidina, um derivado diamidínico de aminofenilamidina amidantel, é um agonista colinérgico seletivo para os receptores nicotínicos de acetilcolina da musculatura de nematódeos. Trata-se do primeiro novo agente antiparasitário a aparecer nas últimas três décadas e tem um amplo espectro de atividade contra uma ampla variedade de helmintos. O fármaco é altamente efetivo contra trematódeos transmitidos por alimentos, com uma taxa de cura semelhante à do praziquantel. Os ensaios clínicos demonstraram a eficácia de uma dose única isolada ou em combinação com outros agentes anti-helmínticos contra infecções helmínticas transmitidas pelo solo. O fármaco é um agonista do receptor de acetilcolina nicotínico do tipo L, exibindo o mesmo modo de ação do levamisol e do pirantel; assim, ele pode não ser efetivo onde a resistência a esses agentes é disseminada.

Triclabendazol Embora a maioria dos benzimidazólicos exiba uma atividade anti-helmíntica de amplo espectro, esses fármacos apresentam atividade mínima ou nenhuma atividade contra a *F. hepatica*. Em contraste, a atividade anti-helmíntica do triclabendazol é altamente específica para espécies de *Fasciola* e *Paragonimus*, com pouca atividade contra nematódeos, cestódeos e outros trematódeos. O triclabendazol é efetivo contra todos os estágios de espécies de *Fasciola*. O metabólito sulfóxido ativo do triclabendazol liga-se à tubulina da fascíola, assumindo uma configuração não planar singular e interrompendo os processos que dependem de microtúbulos. Foi relatado o desenvolvimento de resistência ao triclabendazol em uso veterinário na Austrália e na Europa; todavia, não foi documentada nenhuma resistência nos seres humanos.

O triclabendazol é rapidamente absorvido após ingestão oral; sua administração com alimentos intensifica sua absorção e reduz a meia-vida de eliminação do metabólito ativo. Os metabólitos, tanto sulfóxido quanto sulfona, ligam-se altamente às proteínas (> 99%). Em geral, o tratamento com triclabendazol é administrado em uma ou duas doses. Não se dispõe de nenhum dado clínico relativo a um ajuste da dose na presença de insuficiências renal ou hepática; todavia, em vista do breve curso de tratamento e do metabolismo hepático extenso do triclabendazol, não há provavelmente necessidade de ajuste da dose. Não existe nenhuma informação sobre interações medicamentosas.

LEITURAS ADICIONAIS

Fehintola FA et al: Drug interactions in the treatment and chemoprophylaxis of malaria in HIV infected individuals in sub Saharan Africa. Curr Drug Metab 12:51, 2011.

Keiser J, Häberli C: Evaluation of commercially available anthelminthics in laboratory models of human intestinal nematode infections. ACS Infect Dis 7:1177, 2021.

Keiser J et al: Antiparasitic drugs for paediatrics: Systematic review, formulations, pharmacokinetics, safety, efficacy and implications for control. Parasitology 138:1620, 2011.

Kelesidis T, Falagas ME: Substandard/counterfeit antimicrobial drugs. Clin Microbiol Rev 28:443, 2015.

Milton P et al: Moxidectin: An oral treatment for human onchocerciasis. Expert Review of Anti-Infective Therapy 18:1067, 2020.

Pink R et al: Opportunities and challenges in antiparasitic drug discovery. Nat Rev Drug Discov 4:727, 2005.

Seção 18 Infecções por protozoários

223 Amebíase e infecção por amebas de vida livre

Rosa M. Andrade, Sharon L. Reed

AMEBÍASE

DEFINIÇÃO

A amebíase é uma infecção causada por *Entamoeba histolytica*, um protozoário intestinal. Seu espectro de síndromes clínicas varia desde colonização assintomática (90% dos casos) até amebíase invasiva, que é responsável por 10% das pessoas acometidas. A amebíase invasiva frequentemente se apresenta como colite (disenteria ou diarreia) ou como amebíase extraintestinal, na qual os abscessos do fígado são mais comumente encontrados do que o envolvimento dos pulmões ou do cérebro.

CICLO DE VIDA E TRANSMISSÃO

A *E. histolytica* é adquirida pela ingestão de cistos viáveis a partir de água, alimentos ou mãos contaminados por fezes (Fig. 223-1). A exposição transmitida por alimentos é a forma de transmissão mais prevalente. Ela ocorre quando as pessoas que manuseiam alimentos estão transmitindo cistos ou os alimentos estão sendo produzidos em solo, fertilizantes ou água contaminados por fezes. Os meios menos comuns de transmissão incluem práticas de sexo oral e anal e, em raras ocasiões, a inoculação anal direta por meio de equipamentos de irrigação do cólon. Os trofozoítos móveis são liberados dos cistos no intestino delgado e, na maioria dos pacientes, permanecem como comensais inofensivos no intestino grosso. Após o encistamento, os cistos infecciosos são eliminados pelas fezes e podem sobreviver por várias semanas em um ambiente úmido. Em alguns pacientes, os trofozoítos invadem a mucosa intestinal, causando colite sintomática, ou a corrente sanguínea, causando abscessos distantes no fígado, nos pulmões ou no cérebro. Os trofozoítos podem não encistar em pacientes com disenteria ativa, e os trofozoítos hematófagos móveis frequentemente estão presentes em fezes frescas. Os trofozoítos são mortos rapidamente pela exposição ao ar ou ao ácido estomacal e, portanto, não podem transmitir a infecção.

EPIDEMIOLOGIA

A infecção por *E. histolytica* tipicamente afeta regiões tropicais subdesenvolvidas com sistemas sanitários e de higiene precários, ocorrendo geralmente em crianças < 5 anos de idade. Essa infecção é disseminada no subcontinente indiano e na África, em partes do Leste Asiático (Tailândia) e na América Central e do Sul (México e Colômbia). Conforme o estudo Global Burden of Disease 2016, a amebíase é responsável por 26.748 mortes em todas as idades, incluindo 4.567 crianças com < 5 anos de idade.

Por outro lado, pessoas que retornam de viagens, imigrantes recentes, homens que fazem sexo com homens (HSH), militares e internos de instituições são os principais grupos de risco para amebíase nos países desenvolvidos. Os dados de 1997-2011 da GeoSentinel Surveillance Network, que abrangem informações de clínicas de medicina tropical de seis continentes, mostraram que, em viajantes de longa duração (viagens > 6 meses), a diarreia por *E. histolytica* estava entre os diagnósticos mais comuns. De fato, a amebíase pode ser considerada uma doença infecciosa emergente nos países desenvolvidos, como o Japão, onde o número de casos relatados entre pacientes HIV-positivos, em especial entre HSH, tem aumentado.

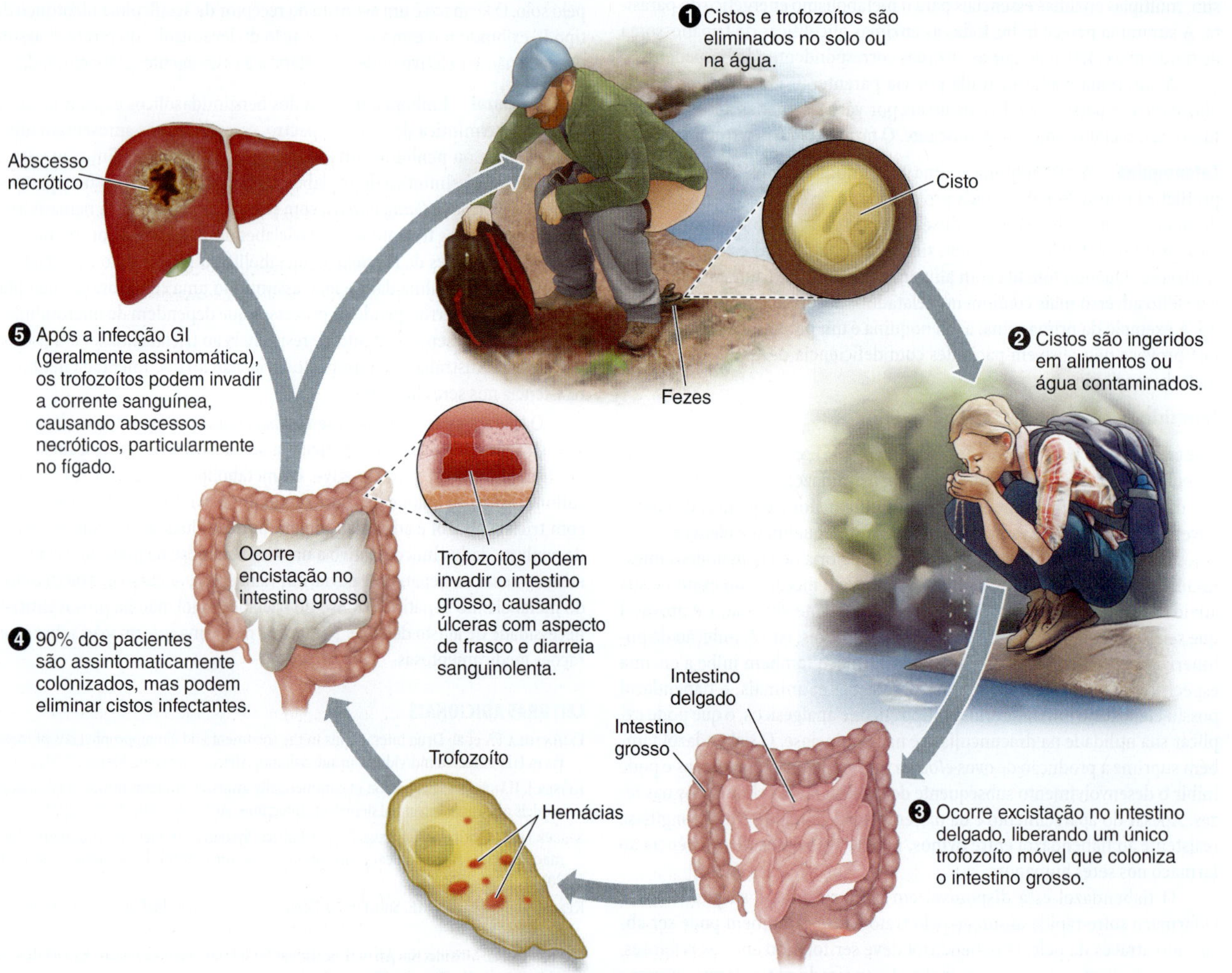

FIGURA 223-1 Ciclo de vida da ***Entamoeba histolytica***. GI, gastrintestinal.

No mundo todo, a *E. histolytica* é a segunda causa mais comum de morte relacionada com infecções parasitárias (após a malária). A colite invasiva e os abscessos hepáticos são 10 vezes mais comuns em homens do que em mulheres; essa diferença é atribuída a uma disparidade na morte mediada por complemento e aos efeitos da testosterona na secreção de interferon-γ. O amplo espectro da doença clínica causado pela *Entamoeba* se deve em parte às diferenças entre as duas principais espécies infectantes, *E. histolytica* e *E. dispar*. A *E. histolytica* é geneticamente distinta, tem antígenos de superfície exclusivos e apresenta propriedades de virulência que a diferenciam da morfologicamente idêntica *E. dispar*.

A maioria dos portadores assintomáticos, incluindo HSH e pacientes com síndrome da imunodeficiência adquirida (Aids) abriga a *E. dispar* e tem infecções autolimitadas. Nesse aspecto, a *E. dispar* é diferente de outros patógenos entéricos, como *Cryptosporidium* e *Cystoisospora belli*, que podem causar doenças autolimitadas em hospedeiros imunocompetentes, mas diarreia devastadora em pacientes com Aids. Essas observações indicam que a *E. dispar* é incapaz de causar doença invasiva. Por meio do sequenciamento genômico, novas espécies de *Entamoeba* foram identificadas: *E. moshkowskii* e *E. bangladeshi*. Essas novas espécies são microscopicamente indistinguíveis da *E. histolytica*. Embora a *E. moshkovskii* cause diarreia, perda de peso e colite em camundongos, uma avaliação prospectiva de crianças da comunidade Mirpur de Dhaka, Bangladesh, observou que a maioria das crianças que tinha doenças diarreicas associadas à *E. moshkovskii* estava infectada simultaneamente por pelo menos um outro patógeno entérico. A *E. bangladeshi nov.* sp., *Bangladesh* foi primeiramente relatada em 2012 nessa comunidade de Bangladesh; porém, nos últimos anos ela foi isolada também em pessoas da África do Sul de todas as idades. Outros estudos clínicos e epidemiológicos são necessários para definir o papel real da *E. bangladeshi* no hospedeiro humano.

PATOGÊNESE E PATOLOGIA

Tanto trofozoítos como cistos são encontrados no lúmen intestinal, mas apenas os trofozoítos da *E. histolytica* invadem os tecidos. O trofozoíto tem 20 a 60 μm de diâmetro e contém vacúolos e um núcleo com um nucléolo central característico. Os trofozoítos se ligam ao muco colônico e às células epiteliais por meio da lectina de adesão Gal/GalNAc, liberando glicosidases e proteases que causam degradação de polímeros da mucosa. As cisteína-proteinases extracelulares degradam colágeno, elastina, IgA, IgG e as anafilatoxinas C3a e C5a. Após a ruptura da camada mucosa, os trofozoítos danificam a mucosa por meio de citotoxicidade dependente do contato e independente do contato. A citotoxicidade dependente do contato é atribuível à indução de morte celular apoptótica; morte celular mediada por trogocitose (ingestão de fragmentos de células vivas); e lise de células inflamatórias (neutrófilos, monócitos e linfócitos), células colônicas e células hepáticas por meio da liberação de fosfolipase A e peptídeos formadores de poros. A citotoxicidade independente de contato ocorre após a produção de mediadores inflamatórios, como prostaglandina E2, pelos trofozoítos, por fim levando a aumento da permeabilidade a íons nas junções oclusivas intercelulares.

Os trofozoítos da *E. histolytica* são expostos constantemente às espécies reativas do oxigênio e de nitrogênio do seu próprio metabolismo e do hospedeiro durante a invasão tissular. A capacidade de resistir às espécies reativas do oxigênio ou às espécies reativas do nitrogênio, como o óxido nítrico ou S-nitrosotióis (p. ex., S-nitrosoglutationa [GSNO] e S-nitrosocisteína [CySNO]) também é um fator de virulência. A superexpressão da proteína de ligação regulatória do peróxido de hidrogênio parece aumentar a citotoxicidade da *E. histolytica*. Como a *E. histolytica* não tem glutationa e glutationa-redutase, ela depende do sistema tiorredoxina/tiorredoxina-redutase para prevenir, regular e reparar o dano causado pelo estresse oxidativo. Esse sistema antioxidativo é versátil: ele tem a capacidade de reduzir as espécies reativas do nitrogênio e usar um doador de elétrons alternativo, como a forma reduzida de nicotinamida adenina dinucleotídeo. O metronidazol, padrão atual de terapia para amebíase, parece exercer seu efeito antiparasitário por meio da inibição desse sistema antioxidante. A auranofina, um fármaco reperfilado aprovado pela Food and Drug Administration para artrite reumatoide, inibe a tiorredoxina-redutase e demonstra eficácia *in vitro* e *in vivo* contra *E. histolytica* e *Giardia intestinalis*. A auranofina está sendo avaliada em estudos clínicos contra infecções por *E. histolytica* e *Giardia* em Bangladesh.

A fagocitose é um fator de virulência que leva a uma proliferação defeituosa de *E. histolytica* quando inibida. Os trofozoítos usam as proteínas ligantes de carboidratos associadas à membrana para a fagocitose de bactérias intestinais, especialmente Enterobacteriaceae Gram-negativas, como seus nutrientes. As interações com bactérias comensais, como *Escherichia coli*, podem atenuar a virulência da *E. histolytica* ao reduzir a expressão da lectina Gal/GalNAc. Em contraste, a ingestão de bactérias enteropatogênicas, como *E. coli* enteropatogênica e *Shigella dysenteriae*, aumenta a expressão da lectina Gal/GalNAc e aumenta a atividade da cisteína-protease da *E. histolytica*.

A *E. histolytica* consegue alterar a microbiota comensal do intestino. Em uma coorte no norte da Índia, pacientes adultos que tinham apresentado disenteria amebiana por 5-7 dias apresentaram reduções significativas na quantidade intestinal de *Bacteroides*, do subgrupo *Clostridium coccoides*, do subgrupo *Clostridium leptum*, de *Lactobacillus*, de *Campylobacter* e de *Eubacterium*, mas mostraram aumento em *Bifidobacterium*. Durante os primeiros 2 anos de vida, o sistema imunológico intestinal e a microbiota amadurecem rapidamente. Em um estudo, cerca de 80% das crianças da comunidade de Dhaka em Bangladesh estavam infectados por *E. histolytica* aos 2 anos de idade. A IgA fecal anti-lectina Gal/GalNAc foi associada à proteção contra a reinfecção, enquanto uma alta carga de parasitas no primeiro ano de vida foi associada à expansão dos níveis de *Prevotella copri* em sua microbiota intestinal e à presença de diarreia.

Os peptídeos antimicrobianos, como as catelicidinas, são um componente importante da imunidade inata e são induzidos pela *E. histolytica* na invasão intestinal em um modelo com camundongos. Nesse modelo, o mRNA peptídeo antimicrobiano cecal relacionado com a catelicidina aumentou mais de quatro vezes em 3 dias e mais de 100 vezes em 7 dias. Contudo, a *E. histolytica* permaneceu resistente à destruição mediada pela catelicidina, provavelmente porque o peptídeo antimicrobiano foi digerido pelas cisteína-proteinases amebianas.

A IgA tem um papel crucial na imunidade adquirida à *E. histolytica*. Um estudo com crianças em idade escolar em Bangladesh revelou que uma resposta da IgA intestinal à Gal/GalNAc reduziu o risco de nova infecção por *E. histolytica* em 64%. O anticorpo sérico IgG não é protetor; os títulos se correlacionam com a duração da doença, e não com a sua gravidade. De fato, as crianças de Bangladesh com uma resposta sérica de IgG tinham mais probabilidade de desenvolver nova infecção por *E. histolytica* do que aquelas sem essa resposta. Em bebês da mesma comunidade de Bangladesh, a imunidade passiva conferida pela IgA materna, específica para o parasita e transmitida pela amamentação, resultou em uma redução de 39% no risco de infecção e uma redução de 64% no risco de doença diarreica por *E. histolytica* no primeiro ano de vida. Porém, essa proteção parece ser específica da espécie, com pouca ou nenhuma proteção conferida para infecções por outras espécies como *E. dispar* ou *E. bangladeshi*.

Esta coorte de Bangladesh aumentou nossa compreensão dos fatores de suscetibilidade genética associados à doença por *E. histolytica*. Foi demonstrado que a condição de heterozigoto para o alelo de classe II do complexo de histocompatibilidade principal (MHC, do inglês *major histocompatibility complex*) DQB1*0601 protege contra a doença intestinal amebiana, o que sustenta o papel do processamento de antígenos e das células T CD4+ na resistência à amebíase. Os receptores de leptina (LEPRs) de adipócitos são expressos nas células epiteliais intestinais, impedem a apoptose, promovem o reparo tecidual e podem reduzir a infiltração de neutrófilos. Nesta coorte, uma única substituição de aminoácidos (Q223R) em LEPRs quase quadruplicou o risco de doença intestinal amebiana em crianças e aumentou o risco de abscesso hepático amebiano em adultos. Da mesma forma, variações no *locus* do modulador do elemento responsivo ao AMPc/culina 2 (CREM/CUL2) podem aumentar o risco de diarreia em crianças que adquirem a *E. histolytica* em seu primeiro ano de vida. É interessante observar que ambas as variações genéticas Q223R e CREM têm representação excessiva nessa região geográfica. Além disso, estes polimorfismos CREM também estão associados com suscetibilidade à doença inflamatória intestinal, sugerindo que CREM possa regular as interações homeostáticas entre a microbiota intestinal e a resposta imune intestinal.

As primeiras lesões intestinais são microulcerações da mucosa do ceco, cólon sigmoide ou reto, que liberam eritrócitos, células inflamatórias e células epiteliais. A colonoscopia revela pequenas úlceras com margens elevadas e mucosa normal intercalada (Fig. 223-2A). A extensão submucosa

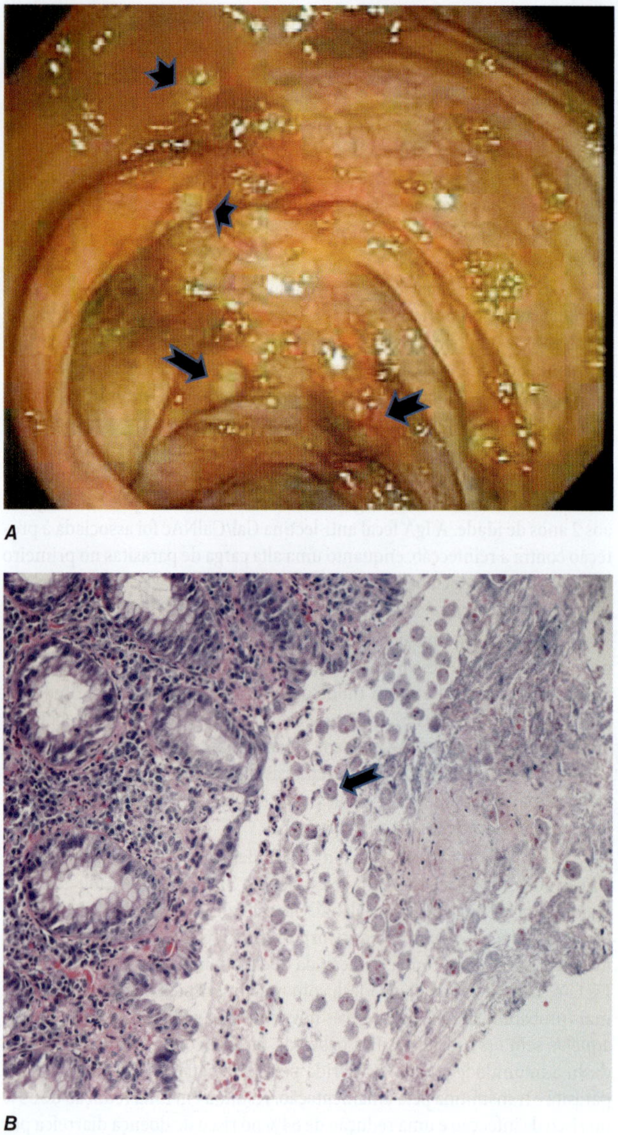

FIGURA 223-2 Características endoscópicas e histopatológicas da amebíase intestinal. ***A.*** Aspecto das úlceras na colonoscopia (*setas*). ***B.*** Infiltrado inflamatório e trofozoítos da *E. histolytica* (*setas*) na colite amebiana invasiva (hematoxilina e eosina). *(Cortesia do Department of Pathology and Gastroenterology, San Diego VA Medical Center.)*

das ulcerações sob a superfície mucosa de aspecto viável causa a clássica úlcera em "forma de frasco" contendo trofozoítos nas margens de tecidos mortos e viáveis. Embora os infiltrados neutrofílicos possam acompanhar as lesões iniciais em animais, a infecção intestinal humana é marcada por uma escassez de células inflamatórias, provavelmente em parte devido à morte dos neutrófilos pelos trofozoítos (Fig. 223-2*B*). As úlceras tratadas curam caracteristicamente com pouca ou nenhuma cicatriz. Às vezes, contudo, ocorrem necrose e perfuração de toda a espessura.

Raramente, a infecção intestinal resulta na formação de uma lesão em massa ou *ameboma* no lúmen intestinal. A mucosa sobrejacente geralmente é fina e ulcerada, enquanto outras camadas da parede são espessadas, edemaciadas e hemorrágicas; essa condição resulta em formação exuberante de tecido de granulação com pouca resposta de fibrose tissular.

Os abscessos amebianos hepáticos dependem da idade e do sexo. Os homens de 30 a 60 anos de idade são mais afetados, com uma taxa 10 a 12 vezes maior do que as mulheres na mesma faixa etária. Os estudos com modelos animais demonstraram que a testosterona pode aumentar a suscetibilidade a abscessos amebianos hepáticos ao modular a secreção de interferon-γ pelas células T *natural killer*, as quais são ativadas pelo lipopeptidofosfoglicano da *E. histolytica* presente na superfície de trofozoítos amebianos. Os abscessos hepáticos são sempre precedidos por colonização intestinal, que pode ser assintomática. Os vasos sanguíneos podem ser comprometidos precocemente pela destruição da parede e pela formação de trombo. Os trofozoítos invadem as veias para atingir o fígado por meio do sistema venoso portal. A *E. histolytica* é resistente à lise mediada pelo complemento – uma propriedade crucial à sobrevida na corrente sanguínea. A inoculação de amebas no sistema portal de *hamsters* resulta em um infiltrado celular agudo consistindo predominantemente de neutrófilos. Posteriormente, os neutrófilos são destruídos pelo contato com as amebas, e a liberação das toxinas dos neutrófilos pode contribuir para a necrose dos hepatócitos. O parênquima hepático é substituído por material necrótico, que é contornado por uma fina borda de tecido hepático congestionado. Embora o conteúdo necrótico de um abscesso hepático seja descrito classicamente como "pasta de anchova", o líquido é de cor variável e composto de detritos granulados bacteriologicamente estéreis com pouca ou nenhuma célula. As amebas, quando visualizadas, tendem a ser encontradas próximo à cápsula do abscesso.

SÍNDROMES CLÍNICAS

Amebíase intestinal O tipo mais comum de infecção amebiana é a passagem assintomática do cisto. Mesmo em áreas altamente endêmicas, a maioria dos pacientes abriga a *E. dispar*.

A colite amebiana sintomática se desenvolve 2 a 6 semanas após a ingestão de cistos infecciosos. Um início gradual de dor abdominal inferior e diarreia leve é seguido por mal-estar, perda de peso e dor abdominal inferior difusa ou dor nas costas. O envolvimento cecal pode simular apendicite aguda. Os pacientes com disenteria completamente desenvolvida podem ter 10 a 12 evacuações ao dia. As fezes contêm pouco material fecal e consistem principalmente de sangue e muco. Em contraste com aqueles com diarreia bacteriana, menos de 40% dos pacientes com disenteria amebiana têm febre. Praticamente todos os pacientes têm fezes positivas para heme.

Uma infecção intestinal mais fulminante, com dor abdominal intensa, febre alta e diarreia profusa, é rara e ocorre predominantemente em crianças. Os pacientes podem desenvolver megacólon tóxico, no qual há grave dilatação intestinal com ar intramural. Pacientes em uso de glicocorticoides estão em risco de amebíase grave. A associação entre complicações graves da amebíase e a terapia com glicocorticoides enfatiza a importância de se excluir a amebíase quando há suspeita de doença inflamatória intestinal. Um paciente ocasional pode se apresentar apenas com uma massa abdominal assintomática ou sensível causada por um ameboma, que é facilmente confundida com câncer nos estudos com bário. Um teste sorológico positivo ou biópsia pode evitar uma cirurgia desnecessária nessa situação.

A enteropatia ambiental ("intestino empobrecido"; diminuição de vilosidades de intestino delgado com inflamação da lâmina própria) é observada em regiões tropicais em desenvolvimento com infecções entéricas endêmicas, como a amebíase. Ela está associada a comprometimento gastrintestinal funcional causando desnutrição e atraso de crescimento em crianças nos primeiros 2 anos de vida. As crianças de Bangladesh com infecções sintomáticas por *E. histolytica* tinham 2,9 vezes mais chances de estarem desnutridas e 4,7 vezes mais chances de serem baixas para sua idade em relação a crianças sem infecções sintomáticas. Esses fatores afetam seu desenvolvimento cognitivo e podem estar ligados à perda de produtividade na idade adulta.

Abscesso hepático amebiano A infecção extraintestinal por *E. histolytica* envolve mais frequentemente o fígado. Em 95% dos viajantes que desenvolvem abscesso hepático amebiano após passarem por uma área endêmica, isso ocorre dentro de 5 meses. Pacientes jovens com um abscesso hepático amebiano têm mais probabilidade do que os mais velhos a se apresentarem na fase aguda com sintomas proeminentes com < 10 dias de duração. A maioria dos pacientes é febril e tem dor no quadrante superior direito, que pode ser de natureza difusa ou pleurítica e irradiar-se para o ombro. Um ponto de sensibilidade sobre o fígado e derrame pleural à direita são comuns. A icterícia é rara. Embora o local inicial da infecção seja o cólon, menos de um terço dos pacientes com abscesso amebiano tem diarreia ativa. Pacientes mais velhos de áreas endêmicas são mais propensos a terem uma evolução subaguda com 6 meses de duração, com perda de peso e hepatomegalia. Cerca de um terço dos pacientes com apresentações crônicas é febril. Assim, o diagnóstico clínico de um abscesso hepático amebiano pode ser difícil de se estabelecer porque os sintomas e sinais frequentemente são inespecíficos. Como 10-15% dos pacientes apresentam apenas febre, o abscesso hepático amebiano deve ser considerado no diagnóstico diferencial da febre de origem obscura (Cap. 20).

Complicações do abscesso hepático amebiano O envolvimento pleuropulmonar, que é relatado em 20 a 30% dos pacientes, é a complicação mais frequente do abscesso hepático amebiano. As manifestações incluem derrames estéreis, disseminação contígua a partir do fígado e ruptura para dentro do espaço pleural. Os derrames estéreis e a disseminação contígua geralmente se resolvem com a terapia clínica, mas a ruptura franca para dentro do espaço pleural requer drenagem. Uma fístula hepatobrônquica pode causar tosse produtiva de grandes quantidades de material necrótico que pode conter amebas. Essa complicação dramática traz um bom prognóstico. Os abscessos que se rompem para o peritônio podem se apresentar como um vazamento indolente ou como um abdome agudo e requerem drenagem por cateter percutâneo e terapia clínica. A ruptura para o pericárdio, geralmente de abscessos do lobo esquerdo do fígado, tem o pior prognóstico; ela pode ocorrer durante terapia clínica e requer drenagem cirúrgica.

Envolvimento de outros locais extraintestinais O trato geniturinário pode ser envolvido por extensão direta da amebíase a partir do cólon ou por disseminação hematogênica da infecção. Úlceras genitais dolorosas, caracterizadas por um aspecto perfurado e secreção profusa, podem se desenvolver de forma secundária à extensão a partir do intestino ou do fígado. Ambas as condições respondem bem à terapia clínica. O envolvimento cerebral é relatado em menos de 0,1% dos pacientes em grandes séries clínicas. Os sintomas e prognósticos dependem do tamanho e da localização da lesão.

EXAMES DIAGNÓSTICOS

Diagnóstico laboratorial Exames de fezes e testes sorológicos e de imagem não invasivos do fígado são os procedimentos mais importantes no diagnóstico da amebíase. Os achados fecais sugestivos de colite amebiana incluem teste positivo para heme, escassez de neutrófilos e cistos ou trofozoítos amebianos. O diagnóstico definitivo de colite amebiana é feito por meio da demonstração de trofozoítos hematófagos de *E. histolytica*. Como os trofozoítos são mortos rapidamente pela água, ressecamento ou bário, é importante examinar pelo menos três amostras de fezes frescas. O exame de uma combinação de lâminas a fresco, concentrados corados por iodo e preparações tricrômicas de fezes frescas e concentrados para cistos ou trofozoítos confirma o diagnóstico em 75 a 95% dos casos. A cultura de amebas é mais sensível, mas esse método diagnóstico não está mais disponível rotineiramente. Se o exame de fezes for negativo, a sigmoidoscopia com biópsia da borda das úlceras pode melhorar o resultado, mas esse procedimento é perigoso durante a colite fulminante devido ao risco de perfuração. Os trofozoítos em uma amostra de biópsia de uma massa colônica confirmam o diagnóstico de ameboma, mas são raros em aspirados hepáticos porque são encontrados na cápsula do abscesso, e não no centro necrótico prontamente aspirado. O diagnóstico acurado requer experiência, uma vez que os trofozoítos podem ser confundidos com neutrófilos, e os cistos devem ser diferenciados morfologicamente daqueles da *Entamoeba hartmanni*, *Entamoeba coli* e *Endolimax nana*, os quais não causam doença clínica e não necessitam de terapia. Infelizmente, os cistos da *E. histolytica* não podem ser distinguidos microscopicamente dos cistos da *E. dispar*, da *E. moshkovskii* ou da *E. bangladeshi*. Portanto, o diagnóstico microscópico de *E. histolytica* pode ser feito apenas pela detecção dos trofozoítos de *Entamoeba* que ingeriram eritrócitos. Testes mais sensíveis e específicos nas fezes incluem a detecção por imunoensaio enzimático da lectina Gal/GalNAc da *E. histolytica* e novos painéis múltiplos para fezes de reação em cadeia da polimerase (PCR, do inglês *polymerase chain reaction*) que incluem a *E. histolytica*.

A sorologia é uma adição importante aos métodos usados para diagnóstico parasitológico de amebíase invasiva. Os enzimaimunoensaios e os ensaios de difusão em gel ágar são positivos em mais de 90% dos pacientes com colite, ameboma ou abscesso hepático. Resultados positivos em conjunto com a síndrome clínica apropriada sugerem doença ativa porque os achados sorológicos geralmente revertem para negativo dentro de 6-12 meses. Mesmo em áreas altamente endêmicas como a África do Sul, menos de 10% dos indivíduos assintomáticos têm uma sorologia amebiana positiva. A interpretação do teste indireto de hemaglutinação é difícil porque os títulos permanecem positivos por até 10 anos.

Até 10% dos pacientes com abscessos hepáticos amebianos agudos podem ter achados sorológicos negativos; em casos suspeitos com um resultado negativo inicialmente, o teste deve ser repetido em uma semana. Em contraste com os portadores de *E. dispar*, a maioria dos portadores assintomáticos de *E. histolytica* desenvolve anticorpos. Assim, os testes sorológicos são úteis na avaliação do risco de amebíase invasiva em indivíduos assintomáticos, eliminadores de cistos, em áreas não endêmicas. Os testes sorológicos também devem ser realizados em pacientes com colite ulcerativa antes da instituição da terapia com glicocorticoides para prevenir o desenvolvimento de colite grave ou megacólon tóxico devido à amebíase não suspeitada. Recentemente, um ensaio de amplificação isotérmica mediada por alça (LAMP) mostrou ser uma potencial alternativa para a detecção direta de DNA da *E. histolytica* em amostras de pus de abscessos hepáticos amebianos. A LAMP é um método de amplificação do DNA relativamente simples, rápido e de baixo custo e que poderia ser uma alternativa melhor para o diagnóstico nos países em desenvolvimento. Os testes hematológicos e bioquímicos de rotina geralmente não são muito úteis no diagnóstico de amebíase invasiva. Cerca de três quartos dos pacientes com abscesso hepático amebiano têm leucocitose (> 10.000 células/μL); essa condição é particularmente provável se os sintomas forem agudos ou se houver desenvolvido complicações. A amebíase invasiva não produz eosinofilia. A anemia, quando presente, geralmente é multifatorial. Mesmo com grandes abscessos hepáticos, os níveis de enzimas são normais ou minimamente elevados. O nível de fosfatase alcalina está mais frequentemente elevado e pode permanecer assim por meses. As elevações da aminotransferase sugerem doença aguda ou uma complicação.

Estudos radiográficos Os estudos radiográficos com bário são potencialmente perigosos na colite amebiana aguda. Os amebomas geralmente são identificados primeiro por um enema com bário, mas a biópsia é necessária para diferenciação do carcinoma.

As técnicas radiográficas como a ultrassonografia, a tomografia computadorizada (TC) e a ressonância magnética (RM) são úteis para a detecção do cisto hipoecoico redondo ou oval. Mais de 80% dos pacientes que tiveram sintomas por > 10 dias têm um único abscesso do lobo direito do fígado (Fig. 223-3). Aproximadamente 50% dos pacientes que tiveram sintomas por < 10 dias têm múltiplos abscessos. Os achados associados a complicações incluem grandes abscessos (> 10 cm) na parte superior do lobo direito, que podem se romper no espaço pleural; múltiplas lesões, que devem ser diferenciadas de abscessos piogênicos; e lesões do lobo esquerdo, que podem se romper para dentro do pericárdio. Como os abscessos melhoram lentamente e podem aumentar em tamanho em pacientes que estão respondendo clinicamente à terapia, o acompanhamento ultrassonográfico frequente pode se mostrar confuso. A resolução completa de um abscesso hepático dentro de 6 meses pode ocorrer em até dois terços dos pacientes, mas 10% podem ter anormalidades persistentes por 1 ano.

Diagnóstico diferencial O diagnóstico diferencial da amebíase intestinal inclui diarreias bacterianas (Cap. 133) causadas por *Campylobacter* (Cap. 167); *Escherichia coli* enteroinvasiva (Cap. 161); e espécies de *Shigella* (Cap. 166), *Salmonella* (Cap. 165) e *Vibrio* (Cap. 168). Como o paciente típico com colite amebiana tem febre menos proeminente do que nessas outras condições, bem como fezes positivas para heme com poucos neutrófilos, o diagnóstico correto requer culturas bacterianas, exame microscópico das

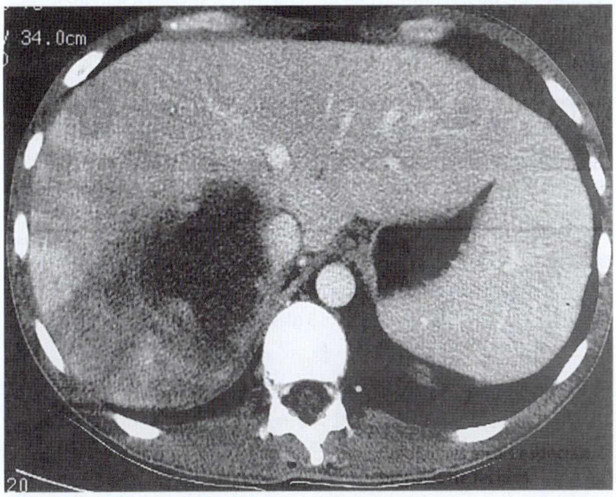

FIGURA 223-3 **Tomografia computadorizada (TC) abdominal de um grande abscesso amebiano do lobo direito do fígado.** *(Cortesia do Department of Radiology, UCSD Medical Center, San Diego; com permissão.)*

fezes e testes sorológicos amebianos. Como citado, a amebíase deve ser excluída em qualquer paciente com suspeita de doença inflamatória intestinal.

Devido à variedade de sinais e sintomas de apresentação, o abscesso hepático amebiano pode ser facilmente confundido com doença pulmonar ou biliar ou com qualquer doença febril com poucos sinais de localização, como a malária (Cap. 224) ou a febre tifoide (Cap. 165). O diagnóstico deve ser considerado nos membros de grupos de alto risco que viajaram recentemente para fora do seu país de origem (Cap. 124) e em residentes de instituições carcerárias. Quando os estudos radiográficos identificam um abscesso no fígado, o diagnóstico diferencial mais importante é entre abscesso amebiano e piogênico. Os pacientes com abscesso piogênico geralmente são mais velhos e têm uma história de doença intestinal subjacente ou cirurgia recente. A sorologia amebiana é útil, mas a aspiração do abscesso, com coloração Gram e cultura do material, pode ser necessária para diferenciação das duas doenças.

TRATAMENTO

Amebíase

DOENÇA INTESTINAL (TAB. 223-1)

Os fármacos usados para tratar a amebíase podem ser classificados de acordo com o seu local de ação primário. Os amebicidas luminais são mal absorvidos; eles atingem altas concentrações no intestino, mas a sua atividade é limitada aos cistos e trofozoítos próximos à mucosa. Apenas dois fármacos luminais estão disponíveis nos Estados Unidos: iodoquinol e paromomicina. As indicações para o uso de agentes luminais incluem a erradicação de cistos em pacientes com colite ou um abscesso hepático e tratamento de portadores assintomáticos. A maioria dos indivíduos assintomáticos que eliminam cistos é colonizada com *E. dispar*, que não necessita de terapia específica. Contudo, é prudente tratar indivíduos assintomáticos que eliminam cistos a não ser que a colonização por *E. dispar* possa ser demonstrada definitivamente por testes específicos de detecção do antígeno.

Os amebicidas tissulares atingem altas concentrações no sangue e nos tecidos após administração oral ou parenteral. O desenvolvimento de compostos nitroimidazóis, especialmente o metronidazol, foi um avanço importante no tratamento da amebíase invasiva. Pacientes com colite amebiana devem ser tratados com metronidazol intravenoso (IV) ou oral. Os efeitos colaterais incluem náuseas, vômitos, desconforto abdominal e uma reação do tipo dissulfiram. Outro composto imidazol de longa ação, o tinidazol, também é eficaz e está disponível nos Estados Unidos. Todos os pacientes também devem receber um esquema completo de terapia com um agente luminal, uma vez que o metronidazol não erradica os cistos. A resistência ao metronidazol foi selecionada no laboratório, mas não foi encontrada em isolados clínicos. Recidivas não são incomuns e provavelmente representam reinfecção ou falha em erradicar amebas do intestino devido a dosagem ou duração inadequada da terapia.

ABSCESSO HEPÁTICO AMEBIANO

O metronidazol é o fármaco de escolha para o abscesso hepático amebiano. Os nitroimidazóis de longa ação (tinidazol e ornidazol) são eficazes como terapia em dose única nos países em desenvolvimento. Com

TABELA 223-1 ■ Terapia medicamentosa para amebíase

Indicação	Terapia
Portador assintomático	Agente luminal: iodoquinol (comprimidos de 650 mg), 650 mg, 3×/dia, por 20 dias; *ou* paromomicina (comprimidos de 250 mg), 500 mg, 3×/dia, por 10 dias
Colite aguda	Metronidazol (comprimidos de 250 ou 500 mg), 750 mg, VO ou IV, 3×/dia, por 5-10 dias; *ou* tinidazol, 2 g/dia, VO, por 3 dias *mais* Agente luminal (como acima)
Abscesso hepático amebiano	Metronidazol, 750 mg, VO ou IV, por 5-10 dias; *ou* tinidazol, 2 g/dia, VO, dose única; *ou* ornidazol,[a] 2 g, VO, dose única *mais* Agente luminal (como acima)

[a]Não disponível nos Estados Unidos.

o diagnóstico e terapia precoce, as taxas de mortalidade por abscesso hepático amebiano não complicado são < 1%. Não há evidência de que a terapia combinada com dois fármacos seja mais eficaz do que o esquema de dose única. Estudos com sul-africanos com abscessos hepáticos demonstraram que 72% dos pacientes sem sintomas intestinais tinham infecção intestinal por *E. histolytica*; assim, todos os esquemas de tratamento devem incluir um agente luminal para erradicar cistos e prevenir nova transmissão. Raramente os abscessos hepáticos amebianos recidivam.

Mais de 90% dos pacientes respondem bem à terapia com metronidazol com redução da dor e da febre dentro de 72 horas. As indicações de aspiração de abscessos hepáticos são (1) a necessidade de se excluir um abscesso piogênico, particularmente em pacientes com múltiplas lesões; (2) a falta de uma resposta clínica em 3 a 5 dias; (3) o risco de uma ruptura iminente; e (4) a necessidade de prevenir a ruptura de abscessos do lobo esquerdo para dentro do pericárdio. Não há evidência de que a aspiração, mesmo de grandes abscessos (de até 10 cm), acelere a cura. A drenagem percutânea pode ser bem-sucedida mesmo se o abscesso hepático já tiver rompido. A cirurgia deve ser reservada para os momentos de perfuração intestinal e ruptura para dentro do pericárdio.

PREVENÇÃO

A infecção amebiana é disseminada pela ingestão de alimentos ou água contaminada com cistos. Como um portador assintomático pode excretar até 15 milhões de cistos por dia, a prevenção da infecção requer um saneamento adequado e a erradicação do transporte de cistos. Em áreas de alto risco, a infecção pode ser minimizada evitando-se a ingestão de frutas e vegetais ainda com a casca e usando água engarrafada. Como os cistos são resistentes a níveis prontamente alcançáveis de cloro, a desinfecção pelo iodo (tetraglicina hidroperiodeto) é recomendada. Não há profilaxia eficaz.

INFECÇÃO POR AMEBAS DE VIDA LIVRE

EPIDEMIOLOGIA

Há múltiplos gêneros de amebas de vida livre, mas os principais patógenos humanos são *Acanthamoeba*, *Naegleria* e *Balamuthia*. Todos esses parasitas podem causar infecções graves do sistema nervoso central (SNC), as quais são quase sempre fatais. *Acanthamoeba* e *Naegleria* são distribuídas por todo o mundo e foram isoladas em uma ampla variedade de água doce e salgada, incluindo torneiras, lagos, termas, piscinas e unidades de aquecimento e ar-condicionado, além de sistemas de água hospitalares e mesmo nas vias aéreas nasais de crianças saudáveis. O encistamento pode proteger os protozoários da dessecação e privação de alimento. A persistência da *Legionella pneumophila* no suprimento de água é atribuível em parte à infecção crônica de amebas de vida livre, particularmente *Acanthamoeba*. Recentes estudos *in vitro* sugeriram que vários patógenos que conseguem resistir à destruição mediada por fagossomos podem ser capazes de sobreviver em sistemas de água em amebas de vida livre. Eles incluem *Pseudomonas aeruginosa*, micobactérias (tanto as espécies de crescimento lento – p. ex., aquelas do complexo *Mycobacterium avium*, *M. kansasii* e *M. gordonae* – como as de crescimento rápido – p. ex., *M. chelonae* e *M. abscessus*), além de vírus como adenovírus e echovírus.

Em contraste, o nicho ambiental das amebas de vida livre do gênero *Balamuthia* parece ser o solo. Uma amostra de solo de um vaso de flor foi associada a uma infecção fatal em uma criança. Foram relatados casos em todos os continentes com exceção da África, mas a maioria dos casos ocorre em regiões quentes e secas do sudoeste dos Estados Unidos e da América Latina.

Com o melhor reconhecimento desses patógenos, foram identificados outros fatores de risco. Desde 2010, foram relatados cinco casos de infecção por *Naegleria fowleri* nos estados do norte dos Estados Unidos, estando associados à exposição a água encanada, o que representa um novo nicho ecológico. Desde 2009, três agregados de infecções por *Balamuthia mandrillaris* foram associados com transplantes de órgãos. Espécies de *Acanthamoeba* causaram grandes surtos de ceratite microbiana associada ao uso de lentes de contato.

INFECÇÕES POR *NAEGLERIA*

A meningoencefalite amebiana primária (MAP) é uma infecção fulminante do SNC causada pela ameba de vida livre *N. fowleri*, que se desenvolve na água doce aquecida de lagos e rios. Nos Estados Unidos, foram relatados

138 casos de MAP entre 1962 e 2015. Embora o número de infecções relatado anualmente tenha permanecido estável (0-8), mudanças recentes na epidemiologia da MAP são causa de preocupação. Em 2010-2015, foram relatados 24 casos de MAP confirmados pelo Centers for Disease Control and Prevention (CDC). Em 2010, um caso de MAP foi relatado pela primeira vez no estado de Minnesota no norte dos Estados Unidos; esse caso foi seguido por outros em Minnesota, Indiana e Kansas em 2011 e 2012. Com a mudança climática, outras regiões podem estar sob risco devido às temperaturas mais elevadas. Os casos restantes foram relatados principalmente em estados do sul dos Estados Unidos. Entre os casos, 63% afetaram mulheres e a média de idade dos pacientes era de 11 anos (variação, 4-56 anos). A maioria dos pacientes (19, ou 79%) foi exposta em atividades recreativas na água doce de lagos, reservatórios, rios, cachoeiras ou canais. Os 5 casos restantes (21%) foram causados por exposição à água de torneira usada para irrigação nasal com um irrigador tipo *neti pot*, por brincadeiras em escorregadores aquáticos domésticos e por nadar em piscina com manutenção inadequada.

A MAP ocorre por aspiração de água contaminada por trofozoítos ou cistos ou pela inalação de poeira contaminada, levando à invasão do neuroepitélio olfatório. A infecção é mais comum entre crianças ou adultos jovens saudáveis em outros aspectos, que frequentemente relatam ter nadado em lagos ou piscinas aquecidas. Raramente, ocorrem alguns casos nos quais a água contaminada é usada para irrigação nasal. Após um período de incubação de 2 a 15 dias, desenvolvem-se cefaleia intensa, febre alta, náusea, vômitos e meningismo. Fotofobia e paralisias do terceiro, quarto e sexto nervos cranianos são comuns. Pode ocorrer rápida progressão para convulsões e coma. O prognóstico é reservado: a maioria dos pacientes morre dentro de 1 semana.

O diagnóstico da infecção por *Naegleria* deve ser considerado em qualquer paciente que apresenta meningite purulenta sem evidência de bactéria na coloração de Gram, detecção de antígeno e cultura. Outros achados laboratoriais lembram aqueles da meningite bacteriana fulminante, com pressão intracraniana elevada, alta contagem de leucócitos (até 20.000/µL) e concentração de proteína elevada e baixos níveis de glicose no líquido cerebrospinal (LCS). O diagnóstico depende da detecção de trofozoítos móveis nas lâminas a fresco com líquido espinal. Anticorpos contra espécies de *Naegleria* foram detectados em adultos saudáveis; assim, os testes sorológicos não são úteis no diagnóstico de infecção aguda. O CDC disponibiliza testes diagnósticos por PCR ou imuno-histoquímica de biópsias.

Vários agentes antimicrobianos têm atividade *in vitro* contra *N. fowleri*, mas o prognóstico permanece ruim. Os poucos sobreviventes têm sido tratados com diferentes combinações de anfotericina B, azóis, azitromicina e rifampicina. O novo agente antiparasitário miltefosina – um composto de alquilfosfocolina usado para tratar a leishmaniose visceral – é ativo *in vitro* contra *Naegleria*, *Acanthamoeba* e *Balamuthia*, estando disponível através do CDC. Entre os três pacientes que receberam miltefosina para infecção por *Naegleria*, um se recuperou completamente, um sobreviveu com sequelas neurológicas significativas e um morreu. Desde 2013, quando a miltefosina ficou disponível através do CDC, este fármaco foi administrado a dois pacientes sobreviventes nos Estados Unidos com MAP e a três (33%) de nove pacientes que morreram por MAP (CDC, dados não publicados). O diagnóstico precoce, a terapia combinada imediata incluindo miltefosina, além do manejo vigoroso das complicações neurológicas, incluindo a hipotermia terapêutica, são fatores importantes para melhorar os desfechos clínicos. Um médico cujo paciente possa ter MAP deve contatar o Emergency Operations Center do CDC para auxílio no diagnóstico por PCR e para recomendações terapêuticas (que devem incluir a miltefosina).

INFECÇÕES POR *ACANTHAMOEBA*

Encefalite amebiana granulomatosa A infecção por espécies de *Acanthamoeba* segue um curso mais indolente que a infecção por *Naegleria* e ocorre tipicamente em pacientes cronicamente enfermos ou debilitados. Os fatores de risco incluem distúrbios linfoproliferativos, quimioterapia, terapia com glicocorticoides, lúpus eritematoso e Aids. A infecção geralmente atinge o SNC por via hematogênica a partir de um foco primário nos seios da face, na pele ou nos pulmões. No SNC, o início é insidioso e a síndrome frequentemente imita uma lesão expansiva. Estado mental alterado, cefaleia e rigidez de nuca podem estar acompanhados por achados focais, como paralisias dos nervos cranianos, ataxia e hemiparesia. Úlceras cutâneas ou nódulos duros contendo amebas são detectados com frequência em pacientes com Aids com infecção disseminada por *Acanthamoeba*.

O exame do LCS para trofozoítos pode ser útil para o diagnóstico, mas a punção lombar pode ser contraindicada devido ao aumento da pressão intracerebral. A TC frequentemente revela lesões corticais e subcorticais de densidade reduzida consistente com infartos embólicos. Em outros pacientes, lesões múltiplas realçadas com edema podem imitar o aspecto da TC da toxoplasmose (Cap. 228). A demonstração dos trofozoítos e cistos de *Acanthamoeba* em lâminas a fresco ou em amostras de biópsia estabelece o diagnóstico. A cultura em placas de ágar sem nutrientes, semeada com *Escherichia coli*, também pode ser útil. O antissoro marcado com fluoresceína está disponível através do CDC para a detecção de protozoários em amostras de biópsia. A encefalite amebiana granulomatosa em pacientes com Aids pode ter um curso acelerado (com sobrevida de apenas 3-40 dias) devido à dificuldade desses indivíduos para a formação de granulomas. Vários agentes antimicrobianos são usados para tratar a infecção por *Acanthamoeba*, mas a miltefosina do CDC deve ser usada na terapia combinada.

Ceratite A incidência de ceratite causada por *Acanthamoeba* tem aumentado nos últimos 20 anos, em parte como resultado de melhora no diagnóstico. As infecções iniciais eram associadas a trauma ao olho e exposição à água contaminada. No momento, a maioria das infecções está relacionada com lentes de contato de uso prolongado, e raros casos estão associados com ceratomileuse *in situ* a *laser* (LASIK). Os fatores de risco incluem o uso de solução salina caseira, o uso de lente de contato ao nadar e a desinfecção inadequada. Como as lentes de contato presumivelmente causam trauma microscópico, os achados corneanos iniciais podem ser inespecíficos. Os primeiros sintomas geralmente incluem lacrimejamento e sensação dolorosa de um corpo estranho. Após o estabelecimento da infecção, a progressão é rápida. O sinal clínico característico é um círculo corneano anelar, paracentral, que representa um abscesso corneano. A invasão corneana profunda e a perda de visão podem vir em seguida.

O diagnóstico diferencial inclui infecção bacteriana, micobacteriana e herpética. Os cistos poligonais irregulares de *Acanthamoeba* (Fig. 223-4) podem ser identificados nos raspados corneanos ou materiais de biópsia, e trofozoítos podem ser cultivados em meio especial. Os cistos são resistentes aos fármacos disponíveis, e os resultados da terapia clínica têm sido decepcionantes. Alguns relatos têm sugerido respostas parciais ao colírio de isetionato de propamidina. As infecções graves geralmente requerem ceratoplastia.

INFECÇÕES POR *BALAMUTHIA*

A *Balamuthia mandrillaris* é uma ameba de vida livre que foi primeiramente identificada em 1986 como causa de uma infecção fatal em um babuíno mandril no Wild Animal Park em San Diego, Califórnia. O parasita foi isolado no solo e na poeira, estando provavelmente disseminado no ambiente. Trata-se de um importante agente etiológico da encefalite amebiana granulomatosa, de lesões cutâneas e de infecções sinusais em humanos. Os potenciais fatores de risco para a encefalite amebiana granulomatosa identificados pelo California Encephalitis Project incluem pacientes mais jovens, condições de imunocomprometimento e etnia hispânica. É provável

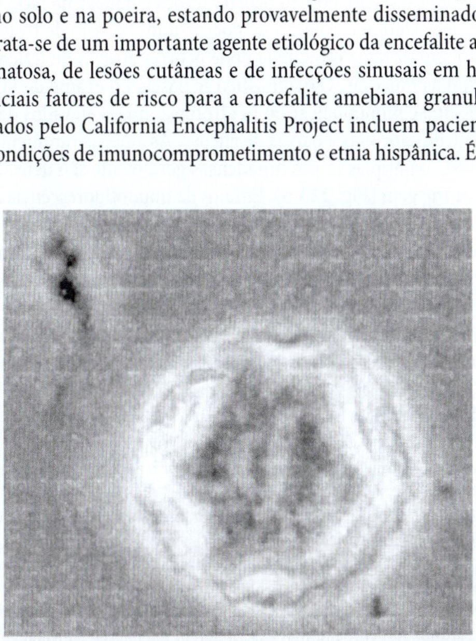

FIGURA 223-4 Cisto de parede dupla de *Acanthamoeba castellanii*, como visualizados pela microscopia de contraste de fase. *(De DJ Krogstad et al, in A Balows et al [eds]: Manual of Clinical Microbiology, 5° ed. Washington, DC, American Society for Microbiology, 1991.)*

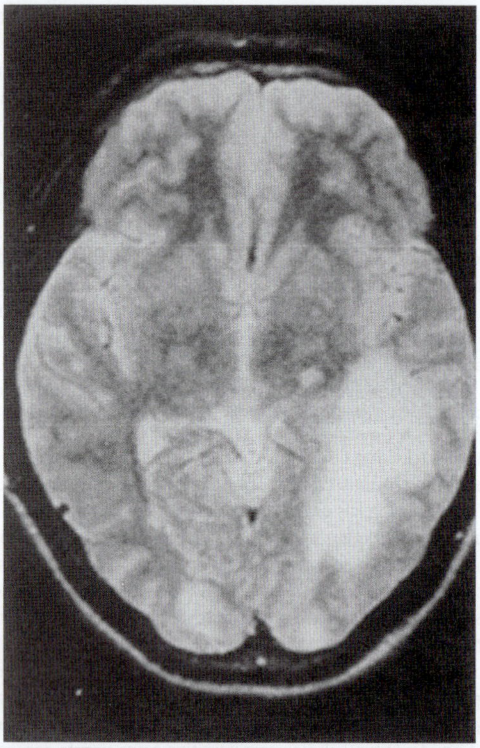

FIGURA 223-5 Ressonância magnética (RM) cerebral de meningoencefalite amebiana devido a *Balamuthia mandrillaris*. Uma grande lesão no lobo parieto-occipital e outras lesões menores são observadas. *(Cortesia do Department of Radiology, UCSD Medical Center, San Diego).*

que a infecção comece com exposição percutânea ou de mucosas e depois se espalhe por via hematogênica para o cérebro e outros órgãos – um padrão que explica o risco para a transmissão por transplante de órgãos. Em 2009-2010, dois grupos de infecções por *B. mandrillaris* transmitidas por transplante de órgãos foram detectados pelo reconhecimento de doença grave inesperada em múltiplos receptores do mesmo doador após um período de incubação de 17-24 dias.

Frequentemente, a *Balamuthia* afeta indivíduos imunocompetentes, nos quais o curso geralmente é subagudo, com sinais neurológicos focais, febre, convulsões e cefaleia levando à morte dentro de uma semana a vários meses após o início. Podem ocorrer lesões cutâneas na face, tronco ou extremidades. Além da inalação de poeira, a inoculação de trofozoítos ou cistos por meio de água estagnada pode ocorrer através de feridas abertas ou membranas mucosas. O diagnóstico se baseia no exame do LCS, o qual revela pleocitose mononuclear ou neutrofílica, níveis elevados de proteína e concentrações normais a baixas de glicose. As amebas raramente são isoladas do SNC. Múltiplas lesões hipodensas geralmente são detectadas com estudos por imagem (Fig. 223-5). Ensaios de imunofluorescência com anticorpos específicos e PCR estão disponíveis no CDC.

Os cinco pacientes sobreviventes nos Estados Unidos foram tratados com diversos fármacos, incluindo pentamidina, flucitosina, sulfadiazina e macrolídeos. O CDC atualmente recomenda que miltefosina seja incluída, assim como para tratamento de outras amebas de vida livre. O diagnóstico diferencial inclui tuberculomas (Cap. 178) e neurocisticercose (Cap. 235).

LEITURAS ADICIONAIS

Amebíase

Burgess SL et al: Gut microbiome communication with bone marrow regulates susceptibility to amebiasis. J Clin Invest 130:4019, 2020.

Debnath A et al: A high-throughput drug screen for *Entamoeba histolytica* identifies a new lead and target. Nat Med 18:956, 2012.

Gilchrist CA et al: Role of the gut microbiota of children in diarrhea due to the protozoan parasite *Entamoeba histolytica*. J Infect Dis 213:1579, 2016.

Ngobeni R et al: *Entamoeba* species in South Africa: Correlations with the host microbiome, parasite burdens, and first description of *Entamoeba bangladeshi* outside of Asia. J Infect Dis 216:1592, 2017.

Shirley DAT et al: A review of the global burden, new diagnostics, and current therapeutics for amebiasis. Open Forum Infect Dis 5:1, 2018.

Wojcik GL et al: Genome-wide association study reveals genetic link between diarrhea-associated *Entamoeba histolytica* infection and inflammatory bowel disease. mBio 9:e01668, 2018.

Amebas de vida livre

Bellini NK et al: The therapeutic strategies against *Naegleria fowleri*. Exp Parasitol 187:1, 2018.

Capewell LG et al: Diagnosis, clinical course, and treatment of primary amoebic meningoencephalitis in the United States, 1937–2013. J Pediatr Infect Dis Soc 4:e68, 2015.

Farnon EC et al: Transmission of *Balamuthia mandrillaris* by organ transplantation. Clin Infect Dis 63:878, 2016.

224 Malária

Nicholas J. White, Elizabeth A. Ashley

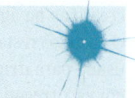

A humanidade tem apenas três grandes inimigos: a febre, a fome e a guerra. Desses, de longe, o maior e mais terrível é a febre.

—William Osler, 1896

A malária é uma doença causada por protozoários e transmitida pela picada de mosquitos *Anopheles*. A malária, a mais importante entre as doenças parasitárias de humanos, é transmitida em 87 países contendo 3 bilhões de pessoas. Em 2019, foi estimado um total de 229 milhões de casos e 409.000 mortes (i.e., cerca de 1.100 mortes por dia). As taxas de mortalidade diminuíram drasticamente entre 2000 e 2015 como resultado de programas de controle altamente efetivos em vários países, mas, desde então, o progresso foi revertido e o número estimado de casos globais tem aumentado de maneira contínua. A malária foi eliminada nos Estados Unidos, Canadá, Europa e Rússia há > 50 anos, mas a sua prevalência aumentou em muitas partes dos trópicos entre 1970 e 2000. Em resposta a esse aumento, houve investimento substancial visando aumentar o acesso a diagnóstico acurado, tratamentos efetivos e mosquiteiros tratados com inseticidas. Um número crescente de países que tinham baixa transmissão de malária está visando à eliminação da malária. Esse objetivo ambicioso está ameaçado pela resistência crescente aos fármacos antimaláricos e aos inseticidas.

Como tem sido por muitos séculos, a malária ainda é hoje um fardo pesado nas comunidades tropicais, uma ameaça para países não endêmicos e um perigo para viajantes.

ETIOLOGIA E PATOGÊNESE

Seis espécies do gênero *Plasmodium* causam quase todas as infecções maláricas em seres humanos, sendo elas *P. falciparum*, *P. vivax*, duas espécies simpátricas morfologicamente idênticas de *P. ovale* (*curtisi* e *wallikeri*), *P. malariae* e – no Sudeste Asiático – o parasita da malária de macacos *P. knowlesi* (Tab. 224-1). Ocasionalmente os humanos também são infectados pelos parasitas de macacos *P. simium* (América do Sul) e *P. cynomolgi* (sudeste da Ásia). Conquanto quase todos os óbitos sejam causados pela malária *falciparum*, *P. knowlesi* e, ocasionalmente, *P. vivax* também podem causar doença grave. A infecção humana começa quando um mosquito anofelino fêmea inocula esporozoítos de plasmódios a partir de suas glândulas salivares durante repasto sanguíneo (Fig. 224-1). Essas formas microscópicas móveis do parasita da malária são carreadas rapidamente pela corrente sanguínea ao fígado, onde invadem células do parênquima hepático e começam um período de reprodução assexuada. Por esse processo de amplificação (conhecido como *esquizogônia intra-hepática* ou *pré-eritrocítica*), um só esporozoíto pode produzir de 10 mil a > 30 mil merozoítos-filhos. Essas poucas células hepáticas infectadas tumefeitas acabam se rompendo, liberando *merozoítos* móveis na corrente sanguínea. Os merozoítos, então, invadem os eritrócitos para se transformar em *trofozoítos* e, em pessoas não imunes, se multiplicam 6 a 20 vezes a cada 48 horas (*P. knowlesi*, 24 horas; *P. malariae*, 72 horas). Quando os parasitas atingem densidades de aproximadamente 50/μL de sangue (cerca de 100 milhões de parasitas totais no sangue de um adulto), começa a fase sintomática da infecção. Nas infecções por *P. vivax* e *P. ovale*, uma proporção das formas intra-hepáticas não se divide imediatamente, mas permanece inerte por um período que varia de 2 semanas a ≥ 1 ano. Essas formas latentes, ou *hipnozoítos*, são a causa das recidivas que caracterizam a infecção por essas espécies.

TABELA 224-1 ■ Características das espécies de *Plasmodium* que infectam seres humanos

	Achado para a espécie indicada				
Característica	*P. falciparum*	*P. vivax*	*P. ovale*[a]	*P. malariae*	*P. knowlesi*
Duração da fase intra--hepática (dias)	5,5	8	9	15	5,5
Número de merozoítos liberados por hepatócito infectado	30.000	10.000	15.000	15.000	20.000
Duração aproximada do ciclo eritrocítico (horas)	48	48	50	72	24
Preferência por eritrócito	Células mais jovens (mas pode invadir células de todas as idades)	Reticulócitos e células de até 2 semanas de idade	Reticulócitos	Células mais velhas	Células mais jovens
Morfologia	Geralmente só formas em anel; gametócitos em formato de banana	Anéis grandes e trofozoítos de formato irregular; eritrócitos aumentados; pontos de Schüffner	Eritrócitos infectados aumentados e ovais com extremidades em tufo; pontos de Schüffner	Trofozoítos em forma de faixa ou retangulares são comuns	Lembra o *P. falciparum* (trofozoítos precoces) ou *P. malariae* (trofozoítos tardios, incluindo formas em faixa)
Cor do pigmento	Preto	Amarelo-castanho	Marrom-escuro	Marrom-preto	Marrom-escuro
Capacidade de causar recidivas	Não	Sim	Sim	Não	Não

[a]Estudos genômicos revelaram que o *P. ovale* abrange duas espécies simpátricas: *P. ovale curtisi* e *P. ovale wallikeri*, as quais são morfologicamente muito semelhantes, mas podem ter diferentes períodos de incubação e latências.

A ligação de merozoítos aos eritrócitos é mediada por uma interação complexa com vários ligantes diferentes e receptores específicos na superfície de eritrócitos. Os merozoítos de *P. falciparum* se ligam através do antígeno de ligação 175 dos eritrócitos à glicoforina A e através de EBL140 à glicoforina C. As outras glicoforinas (B e D) também contribuem.

A proteína homóloga 5 de ligação a reticulócitos (PfRh5) desempenha um papel fundamental na ligação à basigina eritrocitária (CD147, EMMPRIN). O *P. vivax* se liga a receptores nos eritrócitos em desenvolvimento. O antígeno do grupo sanguíneo Duffy Fy[a] ou Fy[b] desempenha um papel importante na invasão. A maioria dos africanos ocidentais e das pessoas com origem naquela região é de indivíduos portadores do fenótipo FyFy Duffy-negativo, sendo geralmente resistentes à malária por *P. vivax*. O *P. knowlesi* também invade preferencialmente eritrócitos humanos Duffy-positivos. Durante as primeiras horas do desenvolvimento intraeritrocítico, as pequenas "formas em anel" das diferentes espécies de malária parecem semelhantes à microscopia óptica. À medida que os trofozoítos aumentam, características específicas por espécie tornam-se evidentes, o pigmento da malária (hemozoína) fica visível e o parasita assume um formato irregular ou ameboide. Ao fim do ciclo de vida intraeritrocítico, o parasita já consumiu dois terços da hemoglobina do eritrócito e cresceu para ocupar a maior parte da célula. Ele agora é chamado de *esquizonte*. Múltiplas divisões nucleares aconteceram (*esquizogônia* ou *merogônia*). O eritrócito, então, se rompe e libera 6 a 30 merozoítos filhos, cada um potencialmente capaz de invadir um novo eritrócito e repetir o ciclo. A doença em seres humanos é causada pelos efeitos diretos do parasita assexuado – invasão e destruição do eritrócito – e pela reação do hospedeiro. Alguns dos parasitas em estágio sanguíneo tomam morfologias distintas como formas sexuadas de vida mais longa (*gametócitos*) que podem transmitir a malária. Na malária *falciparum*, um atraso de vários ciclos assexuados precede essa troca para gametocitogênese. As fêmeas de gametócitos são tipicamente mais numerosas que os machos na proporção de 4:1.

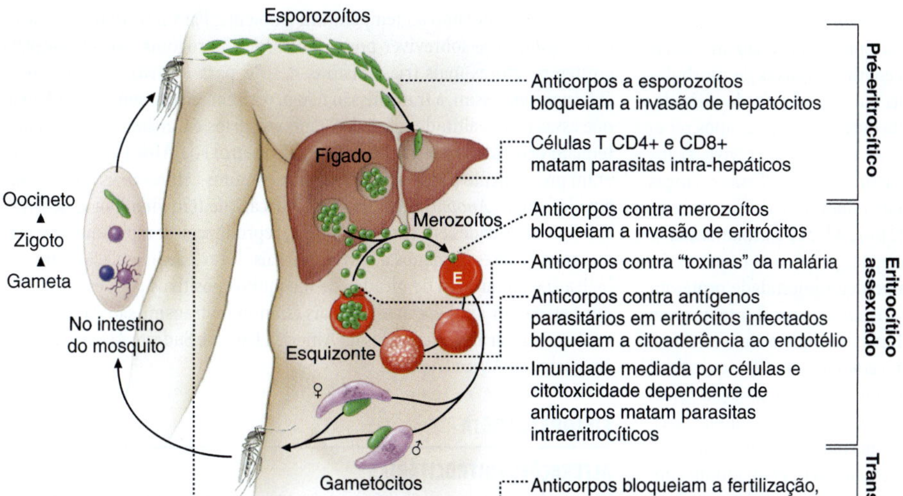

FIGURA 224-1 O ciclo de transmissão da malária de mosquito para ser humano e alvos da imunidade. Nas infecções por *P. vivax* e *P. ovale*, alguns parasitas em estágio hepático permanecem adormecidos ("hipnozoítos"), despertando semanas ou meses mais tarde e causando recidivas.

Após serem ingeridos no repasto sanguíneo de um mosquito *Anopheles* fêmea, o gametócito masculino abandona o flagelo e se divide rapidamente em oito gametas masculinos. Estes se fundem com os gametócitos femininos, passando por duas rodadas de divisão sexual (meiose) e formando um zigoto no intestino médio do inseto. Esse zigoto amadurece em um oocineto, que penetra e se encista na parede intestinal do mosquito. O oocisto resultante se expande por divisão assexuada até que se rompe para liberar uma miríade de esporozoítos móveis, os quais, então, migram na hemolinfa para a glândula salivar do mosquito, a fim de esperar a inoculação em outro ser humano na próxima alimentação, completando seu ciclo vital.

EPIDEMIOLOGIA

A malária ocorre na maioria das regiões tropicais do mundo (Fig. 224-2). O *P. falciparum* predomina na África, Nova Guiné e Hispaniola (i.e., República

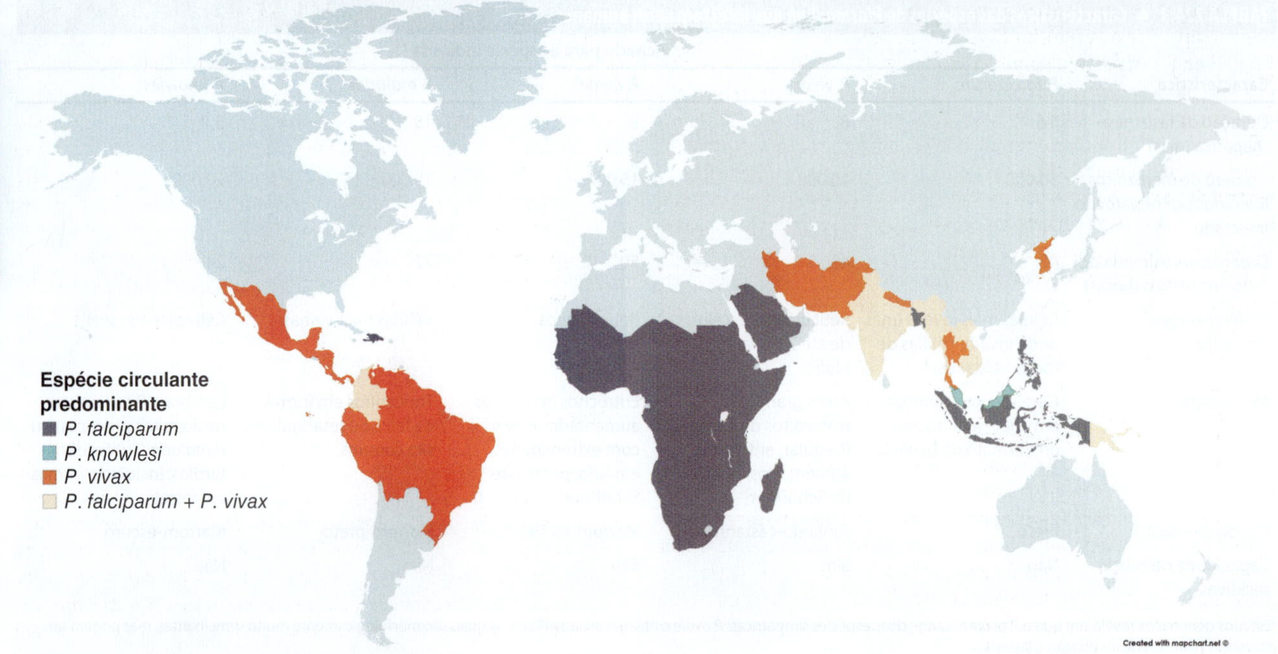

FIGURA 224-2 **Países endêmicos para malária** mostrando as espécies de *Plasmodium* predominantes. O *P. vivax* é comum no chifre da África e na Mauritânia, mas é relativamente incomum no continente.

Dominicana e Haiti); o *P. vivax* é mais comum na América Central e do Sul e no sudeste asiático. A prevalência dessas duas espécies é aproximadamente igual no subcontinente indiano e na Oceania. O *P. malariae* é encontrado na maioria das áreas endêmicas, especialmente por toda a África Subsaariana, mas é muito menos comum. O *P. ovale* é relativamente incomum fora da África, e, onde é encontrado, compreende < 1% dos isolados. O *P. knowlesi* causa infecções humanas comumente na ilha de Bornéu e, em menor extensão, no Sudeste Asiático, onde os principais hospedeiros, macacos de caudas longas e de caudas de porco, são encontrados.

A epidemiologia da malária é complexa e pode variar consideravelmente, mesmo dentro de áreas geográficas relativamente pequenas. Tradicionalmente, a endemicidade é definida em taxas de parasitemia detectada por microscopia ou palpação do baço em crianças de 2 a 9 anos de idade e classificada como hipoendêmica (< 10%), mesoendêmica (11-50%), hiperendêmica (51-75%) e holoendêmica (> 75%). Em áreas holoendêmicas e hiperendêmicas (p. ex., certas regiões da África tropical ou litoral da Nova Guiné), onde há transmissão intensa de *P. falciparum*, as pessoas podem sofrer mais de uma picada de mosquito infeccioso por semana e são infectadas repetidamente durante suas vidas. Em tais cenários, as taxas de morbidade e mortalidade por malária são substanciais durante o início da infância. A imunidade contra a doença é uma conquista dura nessas áreas após repetidas infecções sintomáticas na infância, mas, se a criança sobrevive, as infecções têm cada vez mais chances de serem assintomáticas. Essas crianças maiores e adultos assintomáticos são uma fonte importante de transmissão da malária. À medida que as ações de controle progridem e a urbanização se expande, as condições ambientais se tornam menos propícias à transmissão da malária e todos os grupos etários podem perder a imunidade protetora e se tornar suscetíveis à doença. A infecção frequente e constante durante o ano todo, é chamada *transmissão estável*. Em áreas onde a transmissão é baixa, errática ou focal, a imunidade protetora completa não é adquirida, e a doença sintomática pode ocorrer em todas as idades. Essa situação geralmente existe em áreas hipoendêmicas e é denominada *transmissão instável*. Mesmo em regiões de transmissão estável, costuma haver incidência aumentada de malária sintomática durante as estações chuvosas, coincidindo com o aumento na proliferação do mosquito e na transmissão. A malária pode se comportar como uma doença epidêmica em algumas áreas, particularmente aquelas com malária instável, como a Índia setentrional (a região do Punjabe), o chifre da África, Ruanda, Burundi, o sul da África e Madagascar. Uma epidemia pode se desenvolver quando há mudanças em condições ambientais, econômicas ou sociais, como chuvas pesadas após seca, ou migrações (geralmente de refugiados ou operários) de uma região não malárica para uma área de transmissão elevada, juntamente com falta de investimento em programas nacionais ou uma interrupção no controle da malária e nos serviços preventivos, causada por guerra ou desordem civil. A recente crise socioeconômica e política na Venezuela levou a um ressurgimento da malária. As epidemias costumam resultar em altas taxas de mortalidade em todas as faixas etárias. Os principais determinantes da epidemiologia da malária são o número (densidade), os hábitos de picar seres humanos e a longevidade dos mosquitos anofelinos vetores. Mais de 100 das > 400 espécies de anofelinos podem transmitir malária, mas as cerca de 40 espécies que o fazem geralmente variam consideravelmente em sua eficiência como vetores. Mais especificamente, a transmissão da malária é diretamente proporcional à densidade do vetor, ao quadrado do número de picadas em humanos por dia por mosquito e à décima potência da probabilidade do mosquito de sobreviver por um dia. A longevidade do mosquito é particularmente importante como determinante da transmissibilidade da malária, porque a porção do ciclo de vida do parasita que ocorre dentro do mosquito – da ingestão do gametócito à inoculação subsequente (*esporogônia*) – dura de 8 a 30 dias, dependendo da temperatura ambiente. Para transmitir a malária, o mosquito deve sobreviver por > 7 dias. A esporogônia não se completa em temperaturas mais frias – isto é, < 16°C para *P. vivax*, e < 21°C para *P. falciparum*; assim, a transmissão não ocorre em temperaturas mais baixas que essas ou em altitudes elevadas, embora surtos e transmissão de malária tenham ocorrido em terras altas (> 1.500 metros) da África Ocidental, que eram previamente livres de vetores. Os mosquitos vetores mais efetivos são aqueles, como *Anopheles gambiae* na África, que têm vida longa, ocorrem em altas densidades em climas tropicais, reproduzem-se rapidamente e preferem picar seres humanos a outros animais. A taxa de inoculação entomológica (i.e., o número de picadas de mosquitos positivos para esporozoítos por pessoa por ano) é a medida mais comum de transmissão da malária e varia de < 1 em algumas partes da América Latina e Sudeste Asiático a > 300 em partes da África tropical.

FISIOPATOLOGIA

ALTERAÇÕES ERITROCITÁRIAS

Depois de invadir um eritrócito, o parasita da malária em crescimento consome e degrada progressivamente proteínas intracelulares, principalmente hemoglobina. O heme potencialmente tóxico é destoxificado por cristalização mediada por lipídeo a uma hemozoína biologicamente inerte (pigmento da malária). O parasita também altera a membrana do eritrócito por modificação de suas propriedades de transporte, expondo antígenos crípticos de superfície e inserindo novas proteínas derivadas do parasita. O eritrócito se torna mais irregular na forma, mais antigênico e menos deformável.

Em infecções por *P. falciparum*, protuberâncias da membrana aparecem na superfície do eritrócito 12 a 15 horas depois da invasão da célula. Esses "botões" expelem uma proteína adesiva da membrana eritrocítica (PfEMP1) de alto peso molecular, antigenicamente variante, específica por cepa, que medeia a fixação a receptores no endotélio venular e capilar – a *citoaderência*. Vários receptores vasculares foram identificados, dos quais a molécula de adesão intercelular 1 provavelmente é a mais importante no cérebro, o sulfato de condroitina B predomina na placenta e CD36 se liga a eritrócitos parasitados na maioria dos outros órgãos. Os eritrócitos infectados contendo parasitas mais maduros colam-se dentro dos capilares e vênulas e, finalmente, os bloqueiam. Esses eritrócitos infectados também podem aderir a eritrócitos não infectados (para formar rosetas) e a outros eritrócitos parasitados (aglutinação). Os processos de citoaderência, formação de rosetas e aglutinação são fundamentais na patogênese da malária *falciparum*. Eles resultam no sequestro de eritrócitos infectados em órgãos vitais (particularmente o cérebro), onde eles interferem no fluxo da microcirculação e no metabolismo. Os parasitas sequestrados continuam a se desenvolver fora do alcance do principal mecanismo de defesa do hospedeiro: processamento e filtração esplênica. Em consequência, somente as formas em anel, mais jovens, dos parasitas assexuados são vistas circulando no sangue periférico na malária *falciparum*, e o nível de parasitemia periférica subestima de forma variável o número real de parasitas dentro do corpo. Na malária grave, os eritrócitos não infectados também ficam menos deformáveis, o que compromete sua passagem através dos capilares e vênulas parcialmente obstruídos e encurta a sua sobrevida.

Nas outras malárias humanas, não ocorre sequestração significativa, e todas as fases do desenvolvimento do parasita são evidentes em esfregaços de sangue periférico. *P. vivax* e *P. ovale* mostram predileção por eritrócitos jovens, e o *P. malariae*, por células mais velhas; essas espécies produzem um nível de parasitemia que raramente excede a 2%. Em contraste, o *P. falciparum* pode invadir eritrócitos de todas as idades e pode estar associado a densidades muito elevadas de parasitas. Densidades perigosamente altas de parasitas também podem ocorrer nas infecções por *P. knowlesi*, com rápidas elevações como resultado do ciclo mais curto (24 horas) de vida assexuada.

RESPOSTA DO HOSPEDEIRO

Inicialmente, o hospedeiro responde à infecção por malária pela ativação de mecanismos de defesa inespecíficos. As funções esplênicas imunológica e de depuração filtradora estão aumentadas, e a remoção de eritrócitos, tanto parasitados como não infectados, está acelerada. O baço também remove parasitas anelares danificados (um processo conhecido como "*pitting*") de dentro dos eritrócitos e retorna essas células anteriormente infectadas para a circulação, onde sua sobrevida é reduzida. As células parasitadas que escapam da remoção esplênica são destruídas quando o esquizonte se rompe. O material liberado induz a ativação de monócitos e macrófagos e a liberação de citocinas proinflamatórias, que causam febre e exercem outros efeitos patológicos. Temperaturas ≥ 40°C danificam parasitas maduros; nas infecções não tratadas, o efeito de tais temperaturas é sincronizar ainda mais o ciclo do parasita, com a produção final dos picos febris e calafrios regulares que originalmente serviam para caracterizar as diferentes malárias. Esses padrões regulares de febre (*cotidiana*, diária; *terçã*, a cada 2 dias; *quartã*, a cada 3 dias) são observados raramente hoje em pacientes que recebem tratamento antimalárico rápido e efetivo.

As distribuições geográficas das talassemias, da anemia falciforme, de hemoglobinas C e E, de ovalocitose hereditária e de deficiência de glicose-6--fosfato-desidrogenase (G6PD) assemelham-se de perto àquelas da malária *falciparum* antes da introdução das medidas de controle. Essa semelhança sugere que esses distúrbios genéticos conferem proteção contra a morte por malária *falciparum*. Os heterozigotos HbA/S (traço falcêmico) têm risco seis vezes menor de morrer de malária *falciparum* grave e estão protegidos das infecções bacterianas que complicam a malária. Eritrócitos contendo hemoglobina S dificultam o crescimento do parasita em baixas tensões de oxigênio, e os eritrócitos infectados por *P. falciparum* contendo hemoglobinas S ou C exibem citoaderência reduzida por causa da diminuição da apresentação em superfície da adesina PfEMP1. A multiplicação do parasita em heterozigotos HbA/E está reduzida em altas densidades do parasita. Na Melanésia, crianças com α-talassemia têm malária mais frequente (tanto *vivax* como *falciparum*) nos primeiros anos de vida, e esse padrão de infecção parece protegê-las contra a doença grave. Na ovalocitose da Melanésia, os eritrócitos rígidos resistem à invasão de merozoítos, e o ambiente intraeritrocítico é hostil. A deficiência de G6PD oferece alguma proteção contra as infecções graves por *P. falciparum*, mas tem efeito muito mais protetor contra as infecções por *P. vivax*.

Mecanismos inespecíficos de defesa do hospedeiro detêm a expansão da infecção, e a resposta imune subsequente, específica para cepa, então a controla. Por fim, a exposição a cepas suficientes confere proteção para parasitemia e doença em alto grau, mas não para infecção. Como um resultado desse estado de infecção sem doença (*premunição*), a parasitemia assintomática é muito comum entre adultos e crianças mais velhas vivendo em regiões com transmissão estável e intensa (i.e., áreas holo ou hiperendêmicas), e também em partes de áreas de baixa transmissão. A parasitemia em infecções assintomáticas flutua em densidade, mas costuma ter uma média de 5.000/mL – um pouco abaixo do nível de detecção microscópica, mas suficiente para gerar densidades transmissíveis de gametócitos. A imunidade é principalmente específica, tanto para a espécie como para a cepa do parasita da malária infectante. Tanto a imunidade humoral como a celular são necessárias para proteção, mas os mecanismos de cada uma não são completamente compreendidos (Fig. 224-1). Os indivíduos imunes têm um aumento policlonal dos níveis séricos de IgM, IgG e IgA, embora muitos desses anticorpos não estejam relacionados com proteção. Anticorpos contra uma variedade de antígenos parasitários presumivelmente atuam em conjunto para limitar a replicação do parasita *in vivo*. Nas infecções por *P. falciparum*, a adesina de superfície variante PfEMP1 é o mais importante desses antígenos. A transferência passiva de anticorpos maternos contribui para a proteção parcial de lactentes contra a malária grave nos primeiros meses de vida. Essa imunidade complexa à doença diminui quando uma pessoa reside fora de uma área endêmica por alguns meses ou mais.

Vários fatores retardam o desenvolvimento de imunidade celular à malária. Entre eles, a ausência de antígenos do complexo maior de histocompatibilidade na superfície dos eritrócitos infectados, o que impede o reconhecimento direto pelas células T; a falta de resposta imune específica a antígenos da malária; e a enorme diversidade de cepas dos parasitas da malária, juntamente com a capacidade desses parasitas de expressar antígenos imunodominantes variantes na superfície do eritrócito, que mudam durante o período da infecção. Os parasitas podem persistir no sangue por meses ou anos (ou, no caso de *P. malariae*, por décadas) se o tratamento não for feito. A complexidade da resposta imune na malária, a sofisticação dos mecanismos de evasão dos parasitas e a falta de uma boa correlação *in vitro* com a imunidade clínica causam lentidão no progresso em direção a uma vacina efetiva.

CARACTERÍSTICAS CLÍNICAS

A malária é uma causa comum de febre em países tropicais. O diagnóstico clínico não é confiável. Os primeiros sintomas da malária são inespecíficos; uma sensação geral de mal-estar, cefaleia, fadiga, desconforto abdominal e dores musculares, seguido por febre, são similares aos sintomas de uma doença viral de pouca importância. Em alguns casos, um predomínio de cefaleia, dor torácica, dor abdominal, tosse, artralgia, mialgia ou diarreia podem sugerir outro diagnóstico. Embora a cefaleia possa ser intensa na malária, a rigidez de nuca e fotofobia observadas na meningite não ocorrem. Conquanto a mialgia possa ser proeminente, ela geralmente não é tão intensa como na dengue, e os músculos não ficam tão doloridos como na leptospirose ou no tifo. Náusea, vômitos e hipotensão ortostática são comuns. Os paroxismos clássicos da malária, em que picos de febre, calafrios e tremores ocorrem em intervalos regulares, são incomuns e, quando presentes, sugerem infecção (muitas vezes recidivas) por *P. vivax* ou *P. ovale*. A febre costuma ser irregular inicialmente (aquela da malária *falciparum* pode nunca ficar regular). A temperatura de pessoas e de crianças não imunes costuma aumentar para acima de 40°C, sendo acompanhada por taquicardia e *delirium*. Embora convulsões febris na infância possam ocorrer com quaisquer das malárias, convulsões generalizadas são especificamente associadas à malária *falciparum* e podem anunciar o desenvolvimento de encefalopatia (malária cerebral). Muitas anormalidades clínicas foram descritas na malária aguda, mas a maioria dos pacientes com infecções não complicadas têm poucos achados físicos anormais além de febre, mal-estar geral, anemia leve e (em alguns casos) um baço palpável. A anemia é comum em crianças vivendo em áreas com transmissão estável (p. ex., maior parte da África ocidental) e sua prevalência aumenta onde a resistência tenha comprometido a eficácia dos fármacos antimaláricos. A recidiva frequente por malária *vivax* é uma causa importante de anemia em crianças pequenas em algumas regiões (p. ex., na ilha da Nova Guiné). Em indivíduos não imunes com malária aguda, o baço leva vários dias para se tornar palpável, mas a esplenomegalia é encontrada em uma alta proporção de indivíduos sadios em áreas endêmicas para malária e reflete infecções repetidas. Um aumento discreto do fígado também é comum, particularmente em crianças de pouca idade. Icterícia leve é comum em adultos; ela pode se desenvolver em pacientes com malária mesmo não complicada e geralmente regride em 1 a 3 semanas. A malária não está associada a exantema. Hemorragias petequiais na pele ou em membranas mucosas – aspectos de febres hemorrágicas virais e de leptospirose – só se desenvolvem raramente na malária *falciparum* grave.

MALÁRIA *FALCIPARUM* GRAVE

Quando tratada rápida e adequadamente, a malária *falciparum* não complicada (i.e., em que o paciente pode sentar-se ou ficar de pé sem auxílio e deglutir medicamentos e comida) tem uma mortalidade < 0,1%. Contudo, uma vez que ocorra disfunção de órgãos vitais ou que a proporção total de eritrócitos infectados alcance > 2% (um nível correspondente a > 10^{12} parasitas no adulto), o risco de mortalidade aumenta de forma acentuada, dependendo da imunidade do hospedeiro. As principais manifestações da malária *falciparum* grave são mostradas na Tabela 224-2, e os aspectos indicativos de um prognóstico ruim estão listados na Tabela 224-3.

Malária cerebral O coma é um aspecto característico e grave da malária *falciparum* e, apesar do tratamento, está associado a taxas de letalidade de aproximadamente 20% entre adultos e 15% entre crianças. Qualquer diminuição do nível de consciência, *delirium* ou comportamento anormal na malária *falciparum* devem ser levados a sério. O início do coma pode ser gradual ou súbito, subsequentemente a uma convulsão.

A malária cerebral manifesta-se como uma encefalopatia difusa simétrica; sinais neurológicos focais são incomuns. Embora alguma resistência passiva à flexão da cabeça possa ser detectada, os sinais de irritação meníngea estão ausentes. Os olhos podem estar divergentes e o bruxismo, um reflexo orbicular da boca, é comum, mas outros reflexos primitivos geralmente estão ausentes. Os reflexos corneanos estão preservados, exceto no coma profundo. O tônus muscular pode estar aumentado ou diminuído. Os reflexos tendinosos são variáveis, e os reflexos plantares podem ser flexores ou extensores; os reflexos abdominais e o cremastérico estão ausentes. Pode ser vista uma postura flexora ou extensora. À oftalmoscopia de rotina, cerca de 15% dos pacientes têm hemorragias retinianas; com dilatação pupilar e oftalmoscopia indireta, esse número aumenta para 30 a 40%. Outras anormalidades do fundo de olho (Fig. 224-3) incluem manchas discretas de opacificação da retina (30-60%), papiledema (8% em crianças, raro em adultos), exsudatos algodonosos (< 5%) e descoloração de um vaso ou segmento de vaso da retina (casos ocasionais). Convulsões, geralmente generalizadas e repetidas, ocorrem em cerca de 10% dos adultos e em até 50% das crianças com malária cerebral. Atividade convulsiva mais discreta, particularmente em crianças, é comum, e pode se manifestar como movimentos oculares tônico-clônicos repetitivos ou mesmo por excesso de salivação. Enquanto adultos raramente (em < 3% dos casos) sofrem sequelas neurológicas, cerca de 10% das crianças que sobrevivem à malária cerebral – especialmente aquelas com hipoglicemia, anemia grave, convulsões repetidas e coma profundo – têm déficits neurológicos residuais quando recuperam a consciência; hemiplegia, paralisia cerebral, cegueira cortical, surdez e cognição deficiente podem ocorrer. A maior parte desses déficits melhora de forma acentuada ou regride completamente dentro de 6 meses. Entretanto, a prevalência de alguns outros déficits aumenta com o tempo; cerca de 10% das crianças sobreviventes de malária cerebral têm um déficit de linguagem persistente. Pode haver também déficits de aprendizado, funções de planejamento e executivas, atenção, memória e função não verbal. A incidência de epilepsia é aumentada, e a expectativa de vida é diminuída nessas crianças.

Hipoglicemia A hipoglicemia, uma complicação importante e comum da malária grave, está associada a um mau prognóstico e é particularmente problemática em crianças e mulheres grávidas. A hipoglicemia na malária é resultante de uma insuficiência da gliconeogênese hepática e de um aumento do consumo de glicose tanto pelo hospedeiro como, em grau muito menor, pelos parasitas da malária. Isso pode também ser causado pela quinina, um potente estimulante da secreção pancreática de insulina, que ainda é amplamente usado no tratamento da malária *falciparum* grave e não complicada. A hipoglicemia hiperinsulinêmica é especialmente preocupante em mulheres gestantes recebendo tratamento com quinina. Na doença grave, o diagnóstico clínico de hipoglicemia é difícil: os sinais físicos habituais (sudorese, pele arrepiada, taquicardia) estão ausentes, e o déficit neurológico causado pela hipoglicemia não pode ser distinguido daquele causado por malária.

TABELA 224-2 ■ Manifestações da malária *falciparum* grave

Sinais	Manifestações
Principais	
Coma não despertável/malária cerebral	Falha em localizar ou responder apropriadamente a estímulos dolorosos; coma persistente por > 30 min após convulsão generalizada
Acidemia/acidose	pH arterial < 7,25, déficit de base > 8 mEq/L ou nível plasmático de bicarbonato < 15 mmol/L; nível de lactato venoso > 5 mmol/L; manifesta-se como respiração profunda, forçada, frequentemente rotulada como "dificuldade respiratória"
Anemia normocítica normocrômica grave	Hematócrito < 15% ou hemoglobina < 50 g/L (< 5 g/dL) com nível de parasitemia < 10.000/μL[a]
Insuficiência renal	Nível sérico ou plasmático de creatinina > 265 μmol/L (> 3 mg/dL); débito urinário (24 h) < 400 mL em adultos ou < 12 mL/kg em crianças; sem melhora com reidratação[b]
Edema pulmonar/síndrome de angústia respiratória aguda	Edema pulmonar não cardiogênico, frequentemente agravado por hiperidratação
Hipoglicemia	Nível plasmático de glicose < 2,2 mmol/L (< 40 mg/dL)
Hipotensão/choque	Pressão arterial sistólica < 50 mmHg em crianças de 1-5 anos ou < 80 mmHg em adultos; diferença de temperatura central/pele > 10°C; enchimento capilar > 2 s
Sangramento/coagulação intravascular disseminada	Sangramento significativo e hemorragia gengival, nasal e gastrintestinal e/ou evidência de coagulação intravascular disseminada
Convulsões	Mais de duas convulsões generalizadas em 24 h; sinais de atividade convulsiva contínua, às vezes sutil (p. ex., movimentos oculares tônico-clônicos sem movimentos de membros ou face)
Outros	
Hemoglobinúria[c]	Urina macroscopicamente preta, castanha ou vermelha; não associada aos efeitos de fármacos oxidantes e de defeitos enzimáticos dos eritrócitos (como deficiência de G6PD)
Fraqueza extrema	Prostração; incapacidade de se sentar sem auxílio[d]
Hiperparasitemia	Nível de parasitemia > 5% em pacientes não imunes (> 10% em qualquer paciente)
Icterícia	Nível sérico de bilirrubina > 50 mmol/L (> 3 mg/dL) se combinado com uma densidade parasitária de 100.000/μL ou outra evidência de disfunção de órgão vital

[a]Isso é inespecífico e pode incluir pacientes com anemia crônica; um limiar de parasitemia de 100.000/μL é mais específico para anemia de malária aguda. [b]Na prática, a informação sobre o débito urinário não costuma estar disponível, de modo que é utilizado apenas o nível de creatinina plasmática ou sérica. [c]A hemoglobinúria também pode ocorrer na malária não complicada e em pacientes com deficiência de G6PD, particularmente se receberem medicamentos oxidantes como a primaquina. [d]Em crianças que conseguem sentar normalmente.

Sigla: G6PD, glicose-6-fosfato-desidrogenase.

Acidose A acidose, resultando do acúmulo de ácidos orgânicos, é uma causa importante de morte por malária grave, e costuma estar acompanhada por comprometimento renal em adultos. A hiperlactatemia geralmente coexiste com a hipoglicemia. Nas crianças, a cetoacidose pode contribuir para o quadro. As concentrações de ácido hidroxifeniláctico, ácido α-hidroxibutírico e ácido β-hidroxibutírico estão elevadas. A respiração acidótica, algumas vezes chamada de dificuldade respiratória, é um sinal de mau prognóstico. Ela é seguida frequentemente por insuficiência circulatória refratária à expansão de volume ou tratamento com fármacos

TABELA 224-3 ■ Aspectos indicativos de mau prognóstico na malária *falciparum* grave

Clínicos
Agitação acentuada
Hiperventilação (dificuldade respiratória)
Temperatura central baixa (< 36,5°C)
Sangramento
Coma profundo
Convulsões recorrentes
Anúria
Choque
Laboratoriais
Bioquímica
Hipoglicemia (< 2,2 mmol/L)
Hiperlactatemia (> 5 mmol/L)
Acidemia (pH arterial < 7,25, déficit de base > 8 mEq/L ou HCO_3 sérico < 15 mmol/L)
Creatinina sérica elevada (> 265 μmol/L)
Bilirrubina total elevada (> 50 μmol/L)
Enzimas hepáticas elevadas (AST/ALT 3 vezes o limite superior do normal)
Enzimas musculares elevadas (CPK ↑, mioglobina ↑)
Urato elevado (> 600 μmol/L)
Hematologia
Leucocitose (> 12.000/μL)
Anemia grave (Ht < 15%)
Coagulopatia
Contagem de plaquetas diminuída (< 50.000/μL)
Tempo de protrombina prolongado (> 3 s)
Tempo de tromboplastina parcial prolongado
Fibrinogênio diminuído (< 200 mg/dL)
Parasitologia
Hiperparasitemia
Mortalidade aumentada em > 100.000/μL
Mortalidade alta em > 500.000/μL
> 20% dos parasitas identificados como trofozoítos e esquizontes contendo pigmento
> 5% dos neutrófilos com pigmento de malária visível

Nota: Risco aumentado de bacteriemia concomitante em adultos se houver parasitemia > 20%.

Siglas: ALT, alanina-aminotransferase; AST, aspartato-aminotransferase; CPK, creatina--fosfocinase; Ht, hematócrito.

inotrópicos e, finalmente, por parada respiratória. As concentrações plasmáticas de bicarbonato ou lactato são os melhores previsores prognósticos bioquímicos na malária grave. A hipovolemia não é um contribuinte importante para a acidose. A acidose láctica é causada pela combinação de glicólise anaeróbica nos tecidos onde os parasitas sequestrados interferem com o fluxo na microcirculação, hipovolemia, produção de lactato pelos parasitas e uma depuração hepática e renal de lactato insuficiente.

Edema pulmonar não cardiogênico Adultos com malária *falciparum* grave podem desenvolver edema pulmonar não cardiogênico mesmo após vários dias de terapia antimalárica. A patogênese dessa variante da síndrome da angústia respiratória aguda é pouco conhecida. A taxa de mortalidade é > 80%. O edema pulmonar pode ser precipitado pela administração excessivamente vigorosa de líquidos intravenosos (IV). O edema pulmonar não cardiogênico também pode se desenvolver na malária *vivax* não complicada, onde a recuperação é habitual.

Comprometimento renal A lesão renal aguda é comum na malária *falciparum* grave. A patogênese da insuficiência renal é incerta, mas pode estar relacionada com sequestro e aglutinação de eritrócitos interferindo no fluxo da microcirculação e do metabolismo renal. Clínica e patologicamente, essa síndrome se manifesta como necrose tubular aguda. A insuficiência renal aguda pode ocorrer simultaneamente com outras disfunções de órgãos vitais (caso em que o risco de mortalidade é alto) ou pode progredir quando outras manifestações da doença regridem. Em sobreviventes, o fluxo de urina volta em uma mediana de 4 dias, e os níveis séricos de creatinina retornam ao normal em uma média de 17 dias (Cap. 310). A diálise ou a hemofiltração precoce aumentam consideravelmente a chance de sobrevida de um paciente, particularmente na insuficiência renal aguda hipercatabólica. A insuficiência renal oligúrica é rara em crianças.

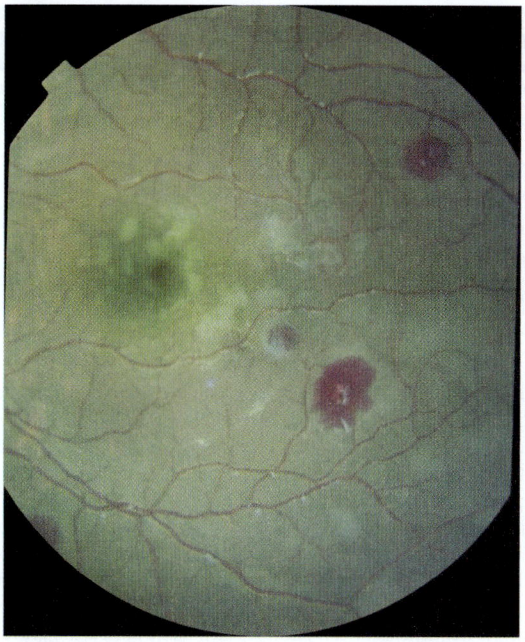

FIGURA 224-3 **O olho na malária cerebral:** embranquecimento perimacular e hemorragias retinianas com centro pálido. *(Cortesia de N. Beare, T. Taylor, S. Harding, S. Lewallen e M. Molyneux; com permissão.)*

Anormalidades hematológicas A anemia resulta de remoção acelerada de eritrócitos pelo baço, destruição obrigatória de eritrócitos na esquizogônia do parasita e eritropoiese ineficaz. Na malária grave, a deformabilidade de eritrócitos infectados e não infectados está reduzida. O grau de deformabilidade reduzida se correlaciona com o prognóstico e com o desenvolvimento de anemia. A depuração esplênica de todos os eritrócitos está aumentada. Em indivíduos não imunes e em áreas de transmissão instável, a anemia pode se desenvolver rapidamente, e a transfusão frequentemente é necessária. Uma hemoglobina ≤ 3g/dL na apresentação está associada a mortalidade aumentada. Pode ocorrer anemia hemolítica aguda com hemoglobinúria massiva ("febre da água negra"). A hemoglobinúria pode contribuir para a lesão renal. Alguns pacientes com febre da água negra têm deficiência de G6PD, mas na maioria dos casos não está claro o motivo da ocorrência de hemólise massiva. Em pacientes não imunes, pode ocorrer hemólise súbita vários dias após o tratamento da parasitemia com artesunato, geralmente como resultado da perda relativamente sincrônica de eritrócitos "marcados" que estavam parasitados. Como consequência de infecções repetidas por malária, as crianças em regiões de alta transmissão costumam ser anêmicas e desenvolver anemia grave. Isso resulta da sobrevida encurtada dos eritrócitos não infectados e de diseritropoiese importante. A anemia é uma consequência comum da resistência aos fármacos antimaláricos, que resulta em infecção repetida ou contínua.

Anormalidades discretas da coagulação são comuns na malária *falciparum*, e trombocitopenia leve é comum (uma contagem de plaquetas normal deve levantar questionamentos sobre o diagnóstico de malária). Menos de 5% dos pacientes com malária grave têm sangramento significativo com evidências de coagulação intravascular disseminada. Hematêmese por úlcera de estresse ou erosões gástricas agudas também podem ocorrer em casos raros.

Disfunção hepática A icterícia hemolítica leve é comum na malária. A icterícia intensa está associada a infecções por *P. falciparum*; é mais comum em adultos que em crianças; e é resultante de hemólise, lesão de hepatócitos e colestase. Não ocorre insuficiência hepática. Quando acompanhada de disfunção de outros órgãos vitais (frequentemente insuficiência renal), a disfunção do fígado tem um mau prognóstico. A disfunção hepática contribui para hipoglicemia, acidose láctica e metabolismo de fármacos prejudicado. Pacientes ocasionais com malária *falciparum* podem desenvolver icterícia profunda (com componentes hemolíticos, hepáticos e colestáticos) sem evidência de outra disfunção orgânica vital, situação em que o prognóstico é bom.

Outras complicações HIV/Aids e desnutrição predispõem a malária mais grave em pessoas não imunes. A anemia por malária piora por infecções concomitantes, particularmente helmintos e ancilóstomos. Cerca de 6%

TABELA 224-4 ■ Incidência relativa de complicações graves da malária *falciparum*

Complicação	Adultos não gestantes	Gestantes	Crianças
Anemia	+	++	+++
Convulsões	+	+	+++
Hipoglicemia	+	+++	+++
Icterícia	+++	+++	+
Insuficiência renal	+++	+++	–
Edema pulmonar	++	+++	+

Nota: –, rara; +, infrequente; ++, frequente; +++, muito frequente.

das crianças diagnosticadas com malária grave têm bacteriemia concomitante. Em adultos, a proporção é menor (< 1%), com exceção das pessoas com contagens parasitárias muito altas (parasitemia > 20%). Nas regiões com transmissão moderada a alta de malária, diferenciar a malária grave de sepse com parasitemia incidental na infância é muito difícil. Em áreas endêmicas, a bacteremia por *Salmonella* spp. tem sido associada especificamente a infecções por *P. falciparum*. Infecções torácicas e infecções do trato urinário induzidas por cateter são comuns em pacientes inconscientes por > 3 dias. Pneumonia de aspiração pode se seguir a convulsões generalizadas. As frequências de complicações da malária *falciparum* grave estão resumidas na Tabela 224-4.

MALÁRIA NA GRAVIDEZ

A malária no início da gravidez causa perda fetal. Em áreas de alta transmissão de malária, a malária *falciparum* em mulheres primigestas e secundigestas está associada a baixo peso ao nascer (redução média de cerca de 170 gramas) e, consequentemente, taxas de mortalidade infantil aumentadas. Em geral, as mães infectadas em áreas de transmissão estável permanecem assintomáticas apesar do acúmulo intenso de eritrócitos parasitados na microcirculação da placenta. A infecção materna por HIV predispõe as mulheres grávidas a infecções maláricas mais frequentes e de densidade mais alta, predispõe seus recém-nascidos à infecção malárica congênita e exacerba a redução do peso ao nascer associada à malária.

Em áreas com transmissão instável de malária, as mulheres grávidas estão predispostas a infecções graves e são particularmente propensas a parasitemia de alto grau por *P. falciparum* complicada por anemia, hipoglicemia e edema agudo de pulmão. Sofrimento fetal, trabalho de parto prematuro, morte fetal ou baixo peso ao nascer são resultados comuns. A morte fetal é habitual na malária grave. A malária congênita ocorre em < 5% dos recém-nascidos cujas mães estão infectadas; sua frequência e o nível de parasitemia estão relacionados diretamente com o momento da infecção materna e com a densidade de parasitas no sangue materno e na placenta. A malária por *P. vivax* na gravidez também está associada à redução do peso ao nascer (média de 110 gramas), mas, em contraste com a malária *falciparum*, esse efeito é mais pronunciado nas multigestas que nas primigestas. Cerca de 300 mil mulheres morrem durante o parto anualmente, com a maioria dos óbitos ocorrendo em países de baixa renda; a morte materna por hemorragia durante o parto está correlacionada com a anemia induzida pela malária.

MALÁRIA EM CRIANÇAS

A maior parte das > 400 mil mortes anuais por malária *falciparum* ocorre em crianças africanas de pouca idade. Convulsões, coma, hipoglicemia, acidose metabólica e anemia grave são relativamente comuns em crianças com malária grave, ao passo que icterícia profunda, insuficiência renal aguda oligúrica e edema agudo de pulmão são incomuns. As crianças gravemente anêmicas podem se apresentar com respiração profunda e dificultosa, o que no passado foi atribuído incorretamente à "insuficiência cardíaca congestiva anêmica", mas, na verdade, é causada por acidose metabólica, às vezes complicada por hipovolemia. Em geral, as crianças toleram bem os fármacos antimaláricos e respondem rapidamente ao tratamento.

MALÁRIA TRANSFUSIONAL

A malária pode ser transmitida por transfusão sanguínea, lesão por picada de agulha ou transplante de órgão. O período de incubação nesses casos costuma ser curto, pois não há estágio de desenvolvimento pré-eritrocítico e, dessa forma, não há recidiva de infecções por *P. vivax* e *P. ovale*. As características clínicas e o manejo desses casos são os mesmos das infecções naturalmente adquiridas, embora a primaquina não seja necessária para a malária *vivax* ou *ovale*, já que não há estágio hepático.

COMPLICAÇÕES CRÔNICAS DA MALÁRIA

ESPLENOMEGALIA HIPER-REATIVA POR MALÁRIA

Infecções crônicas ou repetidas por malária produzem hipergamaglobulinemia, anemia normocrômica normocítica e, em certas situações, esplenomegalia. Alguns residentes de áreas endêmicas de malária em países tropicais exibem uma resposta imunológica anormal a infecções repetidas, que é caracterizada por esplenomegalia massiva, hepatomegalia, elevações acentuadas de IgM sérica e de títulos de anticorpo malárico, linfocitose sinusoidal hepática e (na África) linfocitose periférica de células B. Essa síndrome foi associada à produção de anticorpos IgM citotóxicos a linfócitos T CD8+, anticorpos a linfócitos T CD5+ e um aumento da proporção de células CD4+ para CD8+. Esses eventos podem levar à produção desinibida de IgM pelas células B e à formação de crioglobulinas (agregados de IgM e complexos imunes). Esse processo imunológico estimula a hiperplasia linfoide e a atividade de depuração e, finalmente, produz esplenomegalia. Os pacientes com esplenomegalia hiper-reativa da malária se apresentam com uma massa abdominal ou uma sensação de peso no abdome e dores abdominais agudas ocasionais sugestivas de periesplenite. Costuma haver anemia e algum grau de pancitopenia (hiperesplenismo). Em alguns casos, os parasitas da malária não são encontrados em lâminas de sangue periférico por microscopia. As infecções respiratórias e cutâneas são comuns; muitos pacientes morrem de sepse grave. Pessoas com esplenomegalia malárica hiper-reativa em áreas endêmicas devem receber quimioprofilaxia antimalárica; os resultados geralmente são bons. Em áreas não endêmicas, o tratamento antimalárico é aconselhado. Alguns casos são confundidos com neoplasias hematológicas. Porém, em outros casos refratários à terapia, a linfoproliferação clonal pode ocorrer e evoluir para distúrbio linfoproliferativo maligno.

NEFROPATIA MALÁRICA QUARTÃ

Infecções crônicas ou repetidas por *P. malariae* (e possivelmente por outras espécies de malária) podem causar lesão dos glomérulos renais por complexos imunes solúveis, resultando em síndrome nefrótica. Outros fatores não identificados devem contribuir para esse processo, pois apenas uma proporção muito pequena de pacientes infectados desenvolve doença renal. O aspecto histológico é o de glomerulonefrite segmentar ou focal, com rompimento da membrana basal capilar. Depósitos densos subepiteliais são observados à microscopia eletrônica, e a imunofluorescência revela depósitos de complemento e imunoglobulinas; além disso, antígenos de *P. malariae* frequentemente são visíveis. Um padrão granular grosseiro de depósitos imunofluorescentes na membrana basal (predominantemente IgG3) com proteinúria seletiva tem um prognóstico melhor do que um padrão granular fino, predominantemente IgG2, com proteinúria não seletiva. A nefropatia quartã atualmente é um evento raro. Ela geralmente responde mal ao tratamento com agentes antimaláricos ou com glicocorticoides e fármacos citotóxicos.

LINFOMA DE BURKITT E INFECÇÃO POR VÍRUS EPSTEIN-BARR

É possível que a desregulação imune relacionada com a malária provoque infecção pelo vírus associado ao linfoma. O linfoma de Burkitt infantil está fortemente associado ao vírus Epstein-Barr (EBV) e com a alta transmissão de *P. falciparum*. A malária crônica por *P. falciparum* leva um grande número de células infectadas pelo EBV para os centros germinativos linfonodais e desregula a citidina-desaminase induzida pela ativação, resultando em dano ao DNA, translocações em c-myc e, algumas vezes, linfoma.

DIAGNÓSTICO DA MALÁRIA

Quando um paciente em uma área malárica ou proveniente de uma apresenta febre, esfregaços de sangue espessos e finos devem ser preparados e examinados imediatamente para confirmar o diagnóstico e identificar a espécie do parasita infectante (Figs. 224-4 a 224-9). Em geral, se o esfregaço

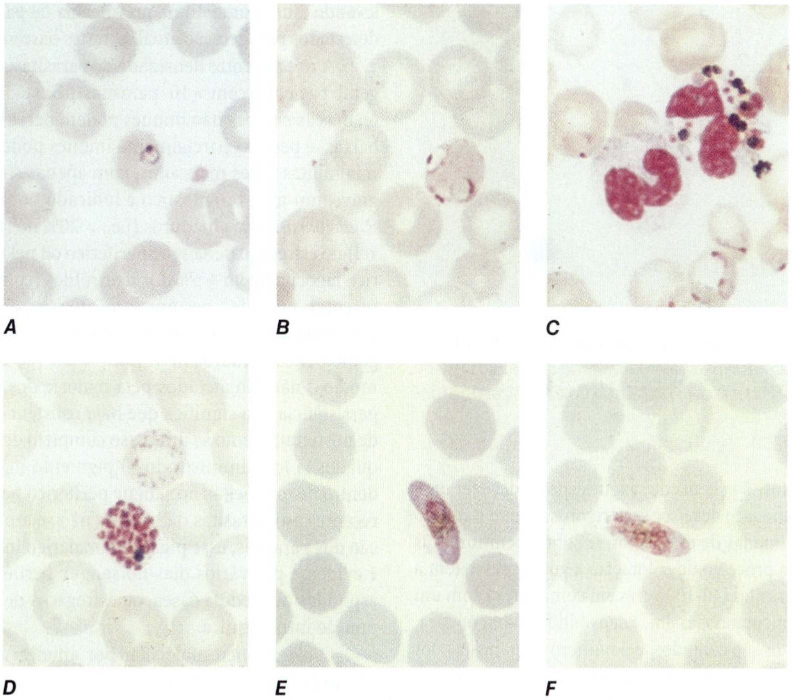

FIGURA 224-4 **Esfregaços de sangue finos com *Plasmodium falciparum*.** ***A.*** Trofozoíto jovem. ***B.*** Trofozoíto maduro. ***C.*** Trofozoítos em eritrócitos e pigmento em células polimorfonucleares. ***D.*** Esquizonte maduro. ***E.*** Gametócito feminino. ***F.*** Gametócito masculino. *(Reproduzida de Bench Aids for the Diagnosis of Malaria Infections, 2nd ed., com permissão da Organização Mundial da Saúde.)*

de sangue é negativo quando examinado por um microscopista experiente, o paciente não tem malária. Se não houver disponibilidade de microscopia confiável, um teste rápido deve ser realizado. A malária não é um diagnóstico clínico.

DEMONSTRAÇÃO DO PARASITA

O diagnóstico definitivo de malária baseia-se na demonstração de formas assexuadas do parasita em esfregaços corados de sangue periférico. Das colorações tipo Romanowsky, o Giemsa no pH 7,2 é o de escolha; corantes de Field, Wright ou Leishman também podem ser usados. A coloração dos parasitas com o corante fluorescente acridina laranja permite um diagnóstico mais rápido de malária (mas não a especificação da infecção) em pacientes com parasitemia de nível baixo.

Tanto esfregaços de sangue finos (Figs. 224-4 e 224-5) como espessos (Figs. 224-6 a 224-9) devem ser examinados. O esfregaço de sangue fino deve ser seco ao ar, fixado em metanol anidro e corado; os eritrócitos no fim da película devem, então, ser examinados com imersão em óleo (aumento × 1.000). A densidade de parasitemia é expressa como o número de eritrócitos

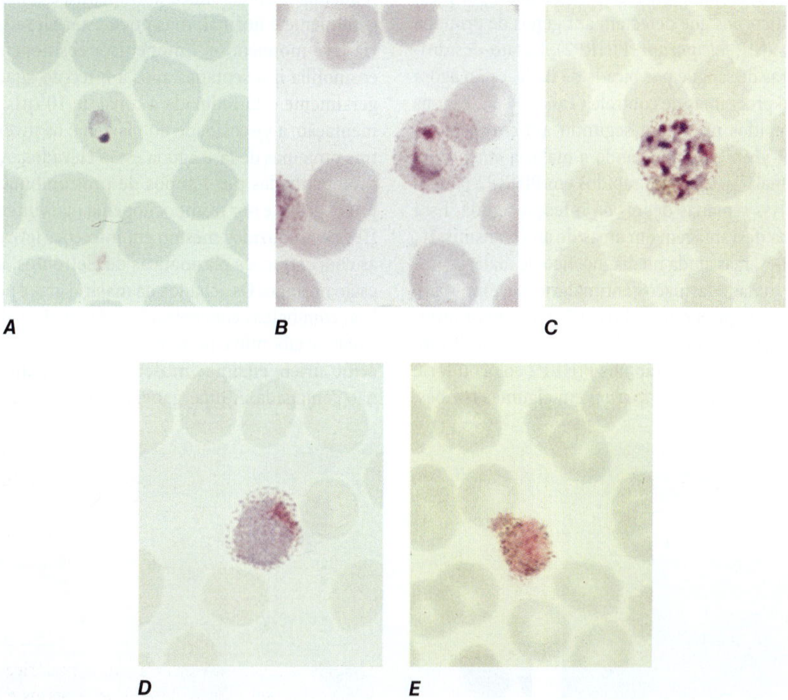

FIGURA 224-5 **Esfregaços de sangue finos com *Plasmodium vivax*.** ***A.*** Trofozoíto jovem. ***B.*** Trofozoíto maduro. ***C.*** Esquizonte maduro. ***D.*** Gametócito feminino. ***E.*** Gametócito masculino. *(Reproduzida de Bench Aids for the Diagnosis of Malaria Infections, 2nd ed., com permissão da Organização Mundial da Saúde.)*

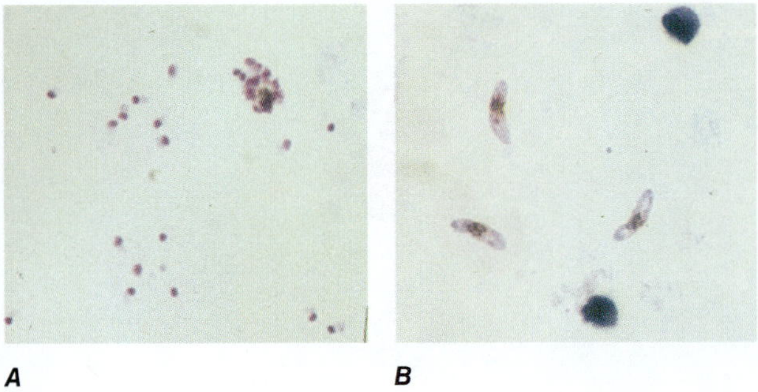

FIGURA 224-6 **Esfregaços de sangue espessos com *Plasmodium falciparum*. *A.*** Trofozoítos. ***B.*** Gametócitos. *(Reproduzida de Bench Aids for the Diagnosis of Malaria Infections, 2nd ed., com permissão da Organização Mundial da Saúde.)*

parasitados por 1.000 eritrócitos. A película de sangue espesso deve ter uma espessura não uniforme. O esfregaço deve ser seco rigorosamente e corado sem fixação. Como muitas camadas de eritrócitos se sobrepõem umas às outras e sofrem lise durante o processo de coloração, a gota espessa tem a vantagem de concentrar os parasitas (40-100 vezes em comparação com um esfregaço de sangue fino), aumentando, assim, a sensibilidade diagnóstica. Tanto parasitas como leucócitos são contados, e o número de parasitas por unidade de volume é calculado a partir da contagem total de leucócitos. Alternativamente, presume-se uma contagem total de leucócitos de 8.000/μL. Esse número é convertido para o número de eritrócitos parasitados por microlitro. Um mínimo de 200 leucócitos devem ser contados com imersão em óleo. A interpretação de esfregaços de sangue, particularmente os espessos, requer alguma experiência, porque os artefatos são comuns. Antes que um esfregaço espesso seja considerado negativo, 100 a 200 campos devem ser examinados. Em áreas de alta transmissão, a presença de até 10.000 parasitas/μL de sangue pode ser tolerada sem sintomas ou sinais em indivíduos parcialmente imunes. Assim, nessas áreas, a detecção de baixa densidade de parasitemia da malária é sensível, mas tem baixa especificidade para identificação da malária como a causa de uma doença. Como a prevalência de parasitemia assintomática costuma ser alta, a parasitemia de baixa densidade é um achado incidental comum em outras condições que causam febre.

Testes diagnósticos rápidos, simples, sensíveis e específicos, por picada ou cartão, baseados em anticorpos que detectam antígenos de proteína 2 rica em histidina, específica de *P. falciparum* (PfHRP2), lactato-desidrogenase ou aldolase em amostras de sangue por picada de dedo, estão agora sendo usados amplamente em programas de controle (Tab. 224-5). Alguns desses testes diagnósticos rápidos usam um segundo anticorpo (pan-malária ou específico para *P. vivax*), diferenciando a malária *falciparum* de tipos menos perigosos de malária. Os testes rápidos em PfHRP2 podem permanecer positivos por várias semanas depois da infecção aguda. Essa positividade prolongada é uma desvantagem em áreas de alta transmissão, onde as infecções são frequentes, mas ajuda no diagnóstico de malária grave em pacientes que tenham tomado fármacos antimaláricos e eliminado a parasitemia periférica, mas nos quais o teste PfHRP2 permanece fortemente positivo. Uma desvantagem dos testes rápidos é que não quantificam a parasitemia. O uso disseminado de testes rápidos PfHRP2 colocou forte pressão seletiva sobre as populações de *P. falciparum* em algumas regiões, levando a um aumento na prevalência de parasitas mutantes que não são detectados pela geração atual de testes baseados em PfHRP2.

A relação entre densidade de parasitas e prognóstico é complexa; em geral, pacientes com > 10^5 parasitas/μL estão em risco aumentado de morte, mas as pessoas não imunes podem perecer com contagens muito mais baixas, e pessoas parcialmente imunes podem tolerar níveis de parasitemia muitas vezes mais altos, com apenas sintomas menores. Na malária grave, um mau prognóstico é indicado por um predomínio de parasitas *P. falciparum* mais maduros (i.e., > 20% dos parasitas com pigmento visível) no esfregaço de sangue periférico ou pela presença de pigmento malárico fagocitado em > 5% dos neutrófilos (como indicador de esquizogônia recente). Em infecções por *P. falciparum*, a gametocitemia atinge o pico 1 semana após o pico de densidade dos parasitas assexuados. Como os gametócitos maduros de *P. falciparum* (ao contrário dos de outros plasmódios) não são afetados pela maioria dos fármacos antimaláricos, sua persistência não significa que haja resistência a fármacos ou necessidade de novo tratamento se um curso completo de fármacos antimaláricos adequados já foi administrado. O pigmento malárico fagocitado observado dentro de monócitos no sangue periférico pode dar uma pista de infecção recente caso parasitas da malária não sejam detectáveis. Após a eliminação dos parasitas, esse pigmento malárico intrafagocítico frequentemente é evidente por vários dias no sangue periférico, ou por mais tempo em aspirados de medula óssea, ou esfregaços de líquido espremido depois de punção intradérmica.

O diagnóstico molecular por amplificação do ácido nucleico parasitário pela reação em cadeia da polimerase (PCR, do inglês *polymerase chain reaction*) é mais sensível do que a microscopia ou testes diagnósticos rápidos para detecção e definição de espécies de parasitas da malária. Conquanto atualmente impraticável na situação clínica habitual, a PCR é usada em centros de referência de áreas endêmicas. Em inquéritos epidemiológicos, a detecção de alta sensibilidade por PCR pode se provar muito útil na identificação de infecções assintomáticas quando programas de controle e erradicação levam a prevalências de parasitas a níveis muito baixos. O diagnóstico sorológico, com imunofluorescência indireta com anticorpos específicos, ou com ensaios imunoabsorventes ligados a enzima, é útil para rastreamento de doadores de sangue prospectivos e pode se mostrar útil como medida da intensidade de transmissão em estudos epidemiológicos futuros, mas não tem função no diagnóstico da doença aguda.

ACHADOS LABORATORIAIS NA MALÁRIA AGUDA

A anemia normocrômica normocítica é comum. A contagem de leucócitos geralmente é normal, mas pode estar elevada em infecções muito graves. Há leve monocitose, linfopenia e eosinopenia, com linfocitose reativa e eosinofilia nas semanas após a infecção aguda. A contagem de plaquetas geralmente está reduzida a cerca de 10^5/μL. A velocidade de hemossedimentação, a viscosidade do plasma e os níveis de proteína C-reativa e outras proteínas de fase aguda estão elevados. As infecções graves podem ser acompanhadas por tempos de protrombina e de tromboplastina parcial prolongados e por trombocitopenia mais intensa. Os níveis de antitrombina III estão reduzidos mesmo em infecções leves. Na malária não complicada, as concentrações plasmáticas de eletrólitos, ureia e creatinina geralmente estão normais. Os achados na malária grave podem incluir acidose metabólica, com baixas concentrações plasmáticas de glicose, sódio, bicarbonato, fosfato e albumina, juntamente com elevações de lactato, ureia, creatinina, ácido úrico, enzimas musculares e hepáticas e bilirrubina conjugada e não conjugada. A hipergamaglobulinemia é comum em sujeitos imunes e

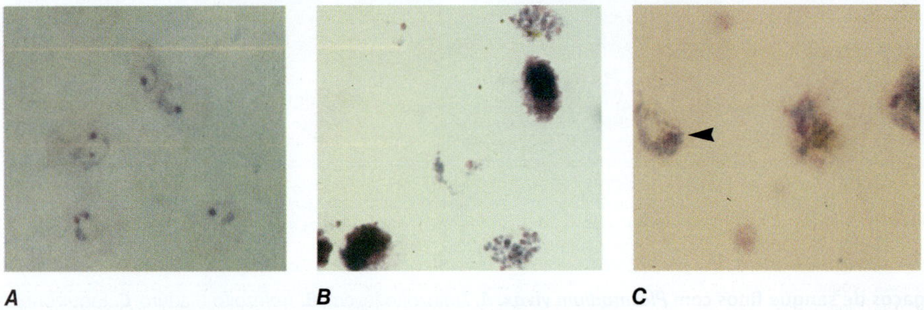

FIGURA 224-7 **Esfregaços de sangue espessos com *Plasmodium vivax*. *A.*** Trofozoítos. ***B.*** Esquizontes. ***C.*** Gametócitos. *(Reproduzida de Bench Aids for the Diagnosis of Malaria Infections, 2nd ed., com permissão da Organização Mundial da Saúde.)*

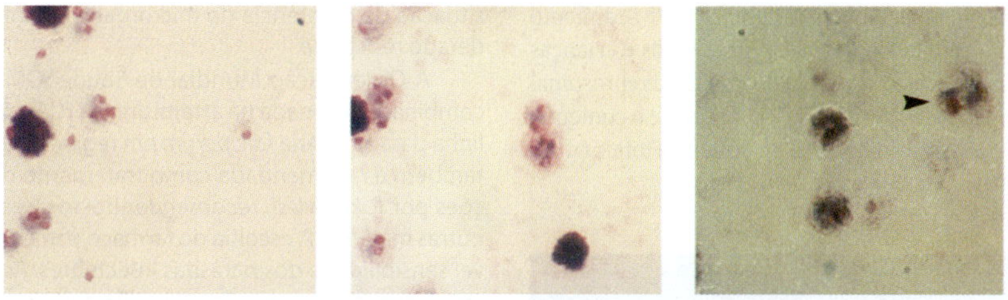

A B C

FIGURA 224-8 **Esfregaços de sangue espessos com *Plasmodium ovale*. *A.*** Trofozoítos. ***B.*** Esquizontes. ***C.*** Gametócitos. *(Reproduzida de Bench Aids for the Diagnosis of Malaria Infections, 2nd ed., com permissão da Organização Mundial da Saúde.)*

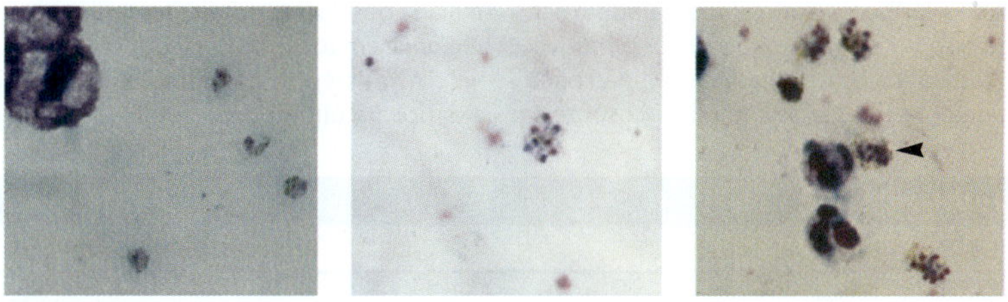

A B C

FIGURA 224-9 **Esfregaços de sangue espessos com *Plasmodium malariae*. *A.*** Trofozoítos. ***B.*** Esquizontes. ***C.*** Gametócitos. *(Reproduzida de Bench Aids for the Diagnosis of Malaria Infections, 2nd ed., com permissão da Organização Mundial da Saúde.)*

TABELA 224-5 ■ Métodos-padrão para o diagnóstico de malária[a]

Método	Procedimento	Vantagens	Desvantagens
Esfregaço de sangue espesso[b]	O sangue deve ser de espessura desigual, mas fino o bastante para que os ponteiros de um relógio possam ser observados através de parte da mancha. Corar a mancha de sangue seca, não fixada, com Giemsa, Field ou outro corante do tipo Romanowsky. Contar o número de parasitas por 200 leucócitos (ou por 500 em densidades baixas). Contar e registrar os gametócitos separadamente.[c]	Sensível (0,001% de parasitemia); específico para espécies; barato	Requer experiência (artefatos podem ser mal interpretados como parasitemia de baixo grau); subestima a contagem real
Esfregaço de sangue fino[d]	Corar o esfregaço fixado com Giemsa, Field ou outro corante do tipo Romanowsky. Contar o número de eritrócitos contendo parasitas assexuados por 1.000 eritrócitos. Na malária grave, avaliar o estágio de desenvolvimento do parasita e contar neutrófilos contendo pigmento da malária.[e] Contar e registrar os gametócitos separadamente.[c]	Rápido; específico para espécies; na malária grave, gera informações prognósticas[e]	Insensível (< 0,05% de parasitemia); distribuição irregular de *P. vivax*, pois as células vermelhas aumentadas infectadas se concentram na margem avançada
Teste de fita ou cartão PfHRP2	Uma gota de sangue é colocada na fita ou cartão, que é, então, imerso em soluções de lavagem. A captura por anticorpo monoclonal de antígenos parasitários é lida como uma faixa colorida.	Robusto e relativamente barato; rápido; sensibilidade semelhante ou levemente mais baixa que a de esfregaços espessos (~0,001% de parasitemia)	Detecta apenas *Plasmodium falciparum*; permanece positivo por semanas após infecções de alta densidade[f]; não quantifica a parasitemia de *P. falciparum*; evasão da detecção por determinadas cepas devido a polimorfismos no gene *HRP2*
Teste de fita ou cartão LDH para *Plasmodium*	Uma gota de sangue é colocada na fita ou cartão, que é, então, imerso em soluções de lavagem. A captura por anticorpo monoclonal de antígenos parasitários é lida como duas faixas coloridas. Uma faixa é específica para gênero (todas as malárias) ou específica para *P. vivax*, e a outra faixa é específica para *P. falciparum*.	Rápido; sensibilidade similar ou levemente mais baixa que a de esfregaços espessos para *P. falciparum* (~0,001% de parasitemia)	Pode não detectar nível baixo de parasitemia com *P. vivax*, *P. ovale* e *P. malariae*, e pode não definir a espécie desses microrganismos; não quantifica a parasitemia por *P. falciparum*; sensibilidade menor para detecção de *P. knowlesi*, que pode ser identificado erroneamente como *P. falciparum*
Métodos de concentração em microtubos com coloração acridina laranja	O sangue é coletado em um tubo específico contendo acridina laranja, anticoagulante e um flutuador. Depois da centrifugação, que concentra as células parasitadas em volta do flutuador, é realizada a microscopia de fluorescência.	Sensibilidade igual ou superior à de esfregaços espessos (~0,001% de parasitemia); ideal para processar grande número de amostras rapidamente	Não especifica nem quantifica; requer microscopia de fluorescência

[a]A malária não pode ser diagnosticada clinicamente com acurácia, mas o tratamento deve ser iniciado considerando os dados clínicos se a confirmação laboratorial demorar. Em áreas do mundo onde a malária é endêmica e a transmissão é alta, a parasitemia assintomática de baixo nível é comum em pessoas saudáveis. Assim, a malária pode não ser a causa de uma febre, embora, nesse contexto, a presença de > 10.000 parasitas/μL (cerca de 0,2% de parasitemia) não indique que malária seja a causa provável. Testes de anticorpo e reação em cadeia da polimerase (PCR) não têm um papel no diagnóstico de malária, exceto pelo fato de que a PCR é usada de modo crescente para genotipagem e definição de espécie em infecções mistas e para detecção de parasitemias de baixo grau em residentes assintomáticos de áreas endêmicas. [b]Parasitas assexuados/200 leucócitos × 40 = contagem de parasitas/μL (presumindo-se uma contagem de leucócitos de 8.000/μL). Ver as **Figs. 224-6, 224-7, 224-8, 224-9**. [c]Gametocitemia por *P. falciparum* pode persistir por dias ou semanas depois da depuração de parasitas assexuados. Gametocitemia sem parasitemia assexuada não indica infecção ativa. [d]Eritrócitos com parasitas (/1.000) × hematócrito × 125,6 = contagem de parasitas/μL. Ver as **Figs. 224-4** e **224-5**. [e]A presença de > 100.000 parasitas/μL (aproximadamente 2% de parasitemia) está associada a um aumento no risco de malária grave, mas alguns pacientes têm malária grave com baixa contagem. Em qualquer nível de parasitemia, o achado de > 50% de parasitas do tipo pequenos anéis (largura do citoplasma menor do que metade da largura do núcleo) leva a um prognóstico relativamente bom. Em um paciente gravemente enfermo, a presença de pigmento visível em > 20% dos parasitas ou de pigmento fagocitado em > 5% dos leucócitos polimorfonucleares (indicando esquizogônia massiva recente) leva a um prognóstico ruim. [f]Persistência de PfHRP2 é uma desvantagem em ambientes de alta transmissão, onde muitas pessoas assintomáticas apresentam testes positivos, mas pode ser usada para diagnosticar com vantagem em ambientes de baixa transmissão quando um paciente doente recebeu tratamento prévio não conhecido (o qual, em áreas endêmicas, em geral consiste em antimaláricos). Nessa situação, um teste positivo para PfHRP2 indica que a doença é malária *falciparum*, ainda que o esfregaço de sangue seja negativo.

Siglas: LDH, lactato-desidrogenase; PfHRP2, proteína 2 rica em histidina do *P. falciparum*.

semi-imunes que vivem em regiões endêmicas para malária. O sedimento de urina geralmente apresenta resultados normais. Em adultos e crianças com malária cerebral, a pressão média de abertura do líquido cerebrospinal (LCS) na punção lombar é de cerca de 160 mm H_2O; geralmente o conteúdo do LCS é normal ou há uma leve elevação do nível de proteínas totais (< 1,0 g/L [< 100 mg/dL]) e da contagem de células (< 20/μL).

TRATAMENTO
Malária

Pacientes com malária grave ou aqueles incapazes de tomar fármacos orais devem receber terapia antimalárica parenteral imediatamente (Tab. 224-6). Testes de sensibilidade a fármacos antimaláricos podem ser realizados, mas raramente estão disponíveis, têm pouco valor preditivo em um caso individual e geram resultados com demasiada lentidão para influenciar a escolha do tratamento. Se houver alguma dúvida sobre a situação de resistência do microrganismo infectante, ele deve ser considerado resistente.

A Organização Mundial de Saúde (OMS) recomenda a terapia de combinação baseada na artemisinina (TCA) como tratamento de primeira linha para a malária *falciparum* em regiões endêmicas para malária. A TCA também é recomendada como tratamento de primeira linha para infecções por *P. knowlesi*, recomendando-se cloroquina ou uma TCA para as outras malárias. A escolha do fármaco parceiro na TCA depende da provável sensibilidade dos parasitas infectantes. As combinações baseadas em artemisinina às vezes não estão disponíveis em países temperados, onde as recomendações de tratamento se limitam aos fármacos registrados disponíveis. Apesar de evidências crescentes de resistência à cloroquina no *P. vivax* (em partes da Indonésia, Oceania, leste e sul da Ásia e América Central e do Sul), a cloroquina ainda é um tratamento efetivo para a malária por *P. vivax* em muitas regiões e para as infecções por *P. ovale* e *P. malariae* em todos os lugares.

A resistência à artemisinina no *P. falciparum* surgiu no Sudeste Asiático na última década e foi seguida por resistência a piperaquina

TABELA 224-6 ■ Esquemas para o tratamento da malária[a]

Tipo de doença ou tratamento	Esquema(s)
Malária não complicada	
Cepas de *Plasmodium vivax*, *P. malariae*, *P. ovale*, *P. falciparum* com sensibilidade conhecida à cloroquina[b]	Cloroquina (10 mg de base/kg imediatamente seguidos por 5 mg/kg em 12, 24 e 36 h ***ou*** por 10 mg/kg em 24 h e 5 mg/kg em 48 h) ***ou*** Amodiaquina (10-12 mg de base/kg ao dia, durante 3 dias)
Tratamento radical para infecção por *P. vivax* ou *P. ovale* (prevenção de recidiva)	Além da cloroquina ou da amodiaquina ou TCA, deve-se administrar primaquina (0,5 mg de base/kg/dia no Sudeste Asiático e Oceania [dose total 7 mg/kg] e 0,25 mg/kg em outros locais [dose total 3,5 mg/kg]) por 14 dias para prevenir recidivas.[c] Na deficiência leve de G6PD deve-se administrar 0,75 mg de base/kg uma vez por semana durante 8 semanas. A primaquina não deve ser administrada em deficiência de G6PD grave.
Malária por *P. falciparum*[c]	Artesunato[d,e] (4 mg/kg/dia, por 3 dias) *mais* sulfadoxina (25 mg/kg)/pirimetamina (1,25 mg/kg) em dose única ***ou*** Artesunato[d] (4 mg/kg/dia, por 3 dias) *mais* amodiaquina (10 mg de base/kg ao dia, por 3 dias)[d,e] *ou* Arteméter-lumefantrina[d] (1,5/9 mg/kg, 2×/dia, por 3 dias, com alimento) ***ou*** Artesunato[d] (4 mg/kg/dia, por 3 dias) *mais* mefloquina (24-25 mg de base/kg – ou 8 mg/kg/dia, por 3 dias, ou 15 mg/kg no dia 2 e 10 mg/kg no dia 3)[f] ***ou*** DHA-piperaquina[d] (dose-alvo: 4/24 mg/kg uma vez ao dia por 3 dias em crianças com peso < 25 kg e 4/18 mg/kg uma vez ao dia por 3 dias em pessoas com peso ≥ 25 kg) *ou* Artesunato-pironaridina[d] (4/12 mg/kg/dia por 3 dias)
Tratamento de segunda linha/tratamento de malária importada	Artesunato[e] (2 mg/kg/dia, por 7 dias) *ou* quinina (10 mg do sal/kg, 3×/dia, por 7 dias) *mais 1 dos 3 seguintes*: 1. Tetraciclina[f] (4 mg/kg, 4×/dia, por 7 dias) 2. Doxiciclina[f] (3 mg/kg/dia, por 7 dias) 3. Clindamicina (10 mg/kg, 2×/dia, por 7 dias) *ou* Atovaquona-proguanil (20/8 mg/kg/dia, por 3 dias, com alimento)
Malária *falciparum* grave[g,h]	
	Artesunato[e] (2,4 mg/kg imediatamente IV, seguidos por 2,4 mg/kg em 12 e 24 h e, então, diariamente, se necessário; para crianças com peso < 20 kg, administrar 3 mg/kg por dose) ***ou, se indisponível,*** Arteméter[e] (3,2 mg/kg imediatamente IM, seguidos por 1,6 mg/kg/dia) ***ou, se indisponível,*** Di-hidrocloreto de quinina (20 mg do sal/kg,[i] infundidos durante 4 h, seguidos por 10 mg do sal/kg, infundidos durante 2-8 h, a cada 8 h[j])

[a]Em áreas endêmicas onde a transmissão da malária é baixa, exceto em mulheres grávidas e lactentes, uma dose única de primaquina (0,25 mg de base/kg) deve ser adicionada como um gametocida em todos os tratamentos de malária *falciparum* para prevenir transmissão. Essa adição é considerada segura mesmo na deficiência de G6PD. [b]Atualmente, poucas regiões têm malária por *P. falciparum* sensível à cloroquina. [c]Grandes estudos recentes indicam que essas doses totais podem ser condensadas em esquemas de 7 dias de primaquina. [d]Em áreas onde o fármaco parceiro do artesunato é sabidamente efetivo. Há combinações coformuladas de dose fixa disponíveis. A Organização Mundial da Saúde recomenda regimes de artemisinina combinados como tratamento de primeira linha para malária *falciparum* em países de regiões tropicais e defende o uso de combinações com dose fixa. [e]Derivados de artemisinina não estão prontamente disponíveis em alguns países de clima temperado. [f]Tetraciclina e doxiciclina não devem ser administradas a gestantes ou a crianças com < 8 anos de idade. [g]Tratamento oral deve iniciar tão logo o paciente se restabeleça e seja capaz de receber líquidos por via oral. [h]Artesunato é o fármaco de escolha quando disponível. Os dados de grandes estudos no sudeste da Ásia mostraram taxas 35% menores de mortalidade do que com quinina, e estudos muito grandes na África mostraram uma redução de 22,5% na taxa de mortalidade quando comparado com quinina. As doses de artesunato em crianças que pesam < 20 kg devem ser de 3 mg/kg. [i]Uma dose inicial maior não deve ser administrada se as doses terapêuticas de quinina tiverem sido definitivamente administradas nas 24 horas precedentes. [j]Infusões podem ser administradas em solução salina a 0,9% e soro glicosado a 5-10%. As velocidades de infusão para quinina e quinidina devem ser cuidadosamente controladas.

Siglas: TCA, terapia de combinação com artemisinina; DHA, di-hidroartemisinina; G6PD, glicose-6-fosfato desidrogenase; IM, intramuscular; IV, intravenosa.

e mefloquina. As TCAs estão falhando no Camboja, Vietnã e regiões de fronteira da Tailândia. A resistência significativa à artemisinina é agora prevalente na sub-região do Grande Mekong, havendo evidências recentes claras de surgimento de resistência à artemisinina no lesta da África (Ruanda, Uganda). Fármacos antimaláricos falsificados ou abaixo do padrão são vendidos em muitos países asiáticos e africanos, podendo ser a causa de falhas da terapia. As características dos fármacos antimaláricos são mostradas na Tabela 224-7.

MALÁRIA GRAVE

Em grandes estudos controlados e randomizados, o artesunato parenteral, um derivado hidrossolúvel da artemisinina, reduziu as taxas de mortalidade na malária *falciparum* em 35% em adultos asiáticos, e em 22,5% nas crianças africanas em comparação com a quinina. Portanto, o artesunato tornou-se o fármaco de escolha para todos os pacientes com malária grave em qualquer lugar. O artesunato é administrado por injeção intravenosa (IV), mas também é rapidamente absorvido por injeção intramuscular (IM). O arteméter e o fármaco correlato artemotil (arte-éter) são formulações oleosas dadas por injeção IM; eles são absorvidos de forma errática e não conferem o mesmo benefício de sobrevida que o artesunato. Uma formulação retal de artesunato foi desenvolvida como um tratamento comunitário pré-referência, para pacientes em áreas rurais dos trópicos que não possam tomar medicações orais. Foi mostrado que a administração de artesunato retal pré-encaminhamento diminui a taxa de mortalidade entre crianças gravemente enfermas sem acesso a tratamento parenteral imediato. O artesunato IV foi aprovado pela Food and Drug Administration para uso de emergência na malária grave, e pode ser obtido no Centers for Disease Control and Prevention (CDC). O antiarrítmico gliconato de quinidina era usado para tratar a malária grave nos Estados Unidos, mas sua produção foi suspensa em 2019; o artesunato é muito mais efetivo e seguro. Embora a quinina parenteral esteja sendo substituída gradualmente por artesunato parenteral em regiões endêmicas, ela ainda pode ser usada nos poucos casos de malária *falciparum* grave resistente à artemisinina no Sudeste Asiático, onde artesunato e quinina são administrados em conjunto em doses plenas.

A malária *falciparum* grave constitui uma emergência médica, requerendo assistência de enfermagem intensiva e manejo cuidadoso. É essencial a avaliação frequente do paciente. Tratamentos adjuvantes, como glicocorticoides em dose alta, ureia, heparina, dextrana, desferroxamina, anticorpo contra o fator de necrose tumoral α, fenobarbital em dose alta (20 mg/kg), manitol, grandes volumes de líquido ou *bolus* de albumina, mostraram-se ineficazes ou prejudiciais, em experimentos clínicos, e não devem ser usados. Na insuficiência renal aguda ou na acidose metabólica grave, hemofiltração ou hemodiálise deve ser iniciada o mais cedo possível.

Na malária grave, o tratamento antimalárico parenteral deve ser iniciado imediatamente. O artesunato, dado por injeção IV ou IM, é simples de administrar, muito seguro e rapidamente efetivo. Ele não necessita de ajustes de doses na disfunção hepática ou na insuficiência renal. Deve ser usado em gestantes com malária grave. Se artesunato não estiver disponível, e arteméter ou quinina for usado, uma dose de ataque inicial deve ser dada, de modo que concentrações terapêuticas possam ser alcançadas o mais cedo possível. A quinina causa hipotensão perigosa se injetada rapidamente; assim, ela deve ser administrada cuidadosamente e apenas com controle da velocidade de infusão. Se essa abordagem não for possível, a quinina deve ser dada por injeções IM profundas, na face anterior da coxa. A faixa terapêutica ideal para quinina na malária grave não é conhecida com certeza, mas concentrações plasmáticas totais de 8-15 mg/L são efetivas e não causam toxicidade grave. Na malária grave, a depuração sistêmica e o volume de distribuição aparente da quinina estão acentuadamente reduzidos, e a captação de proteínas do plasma está aumentada, de modo que as concentrações sanguíneas atingidas com uma dada dose são mais elevadas. Se o paciente permanecer gravemente enfermo ou em insuficiência renal aguda por > 2 dias, as doses de manutenção de quinina devem ser reduzidas em 30 a 50% para prevenir o acúmulo tóxico do fármaco. As doses iniciais nunca devem ser diminuídas. Convulsões devem ser tratadas prontamente com benzodiazepínicos IV (ou por via retal). O papel de anticonvulsivantes profiláticos em crianças é incerto. Se suporte respiratório não estiver disponível, uma dose total de ataque do fenobarbital (20 mg/kg) para prevenir convulsões não deve ser dada, pois pode causar parada respiratória.

Quando o paciente está inconsciente, a glicemia deve ser dosada a cada 4-6 horas. Todos os pacientes devem receber uma infusão contínua de glicose, e, de preferência, as concentrações sanguíneas devem ser mantidas acima de 4 mmol/L. A hipoglicemia (< 2,2 mmol/L ou 40 mg/dL) deve ser tratada imediatamente com glicose em *bolus*. Deve-se medir a contagem parasitária e o hematócrito a cada 6-12 horas. A anemia surge rapidamente. Há incerteza quanto aos limiares para transfusão, pois há algumas evidências de que a anemia moderada pode ser benéfica em um paciente com malária grave e disfunção de órgãos vitais. É recomendado que se transfunda lentamente sangue total (preferivelmente fresco) ou concentrado de hemácias se o hematócrito cair para < 20%, com atenção cuidadosa à condição circulatória. Em regiões com maior transmissão de malária, onde há escassez de sangue para transfusão, um limiar de 15% é amplamente usado. A função renal deve ser verificada pelo menos uma vez ao dia. Crianças que se apresentam com anemia muito grave (hemoglobina < 4 g/dL) e respiração acidótica precisam de transfusão de sangue imediata. A avaliação acurada é vital. O manejo do balanço hídrico é difícil na malária grave, particularmente em adultos, por causa da linha tênue entre hiperidratação (levando a edema de pulmão) e sub-hidratação (contribuindo para a insuficiência renal). O manejo do balanço hídrico é *diferente* daquele da sepse: os *bolus* de fluidos são potencialmente perigosos na malária grave. A alimentação nasogástrica deve ser postergada em pacientes não intubados (por 60 horas em adultos e 36 horas em crianças) para reduzir o risco de pneumonia aspirativa. Assim que o paciente puder ingerir líquidos, o tratamento parenteral deve ser substituído pela terapia oral, sendo administrado um curso completo de 3 dias de TCA. A mefloquina deve ser evitada como tratamento em sequência na malária grave devido ao risco aumentado de síndrome neurológica pós-malária.

Em regiões de alta transmissão de *P. falciparum* e *P. vivax* (ilha da Nova Guiné), a anemia grave e potencialmente fatal é comum em crianças, com a contribuição de ambas as espécies. Em todos os locais, a malária *vivax* grave pode ocorrer, mas é incomum. Muitos pacientes apresentaram comorbidades contribuindo para a disfunção de órgãos vitais.

O *P. knowlesi* pode causar doença grave associada com altas densidades de parasitas. Lesão renal aguda, disfunção respiratória e choque foram descritos, mas não ocorre malária cerebral. O tratamento da malária grave *vivax* e *knowlesi* deve seguir as recomendações dadas para a malária *falciparum*.

MALÁRIA NÃO COMPLICADA

As infecções por *P. falciparum* e *P. knowlesi* devem ser tratadas com combinações baseadas em artemisinina devido à sua propensão para altas densidades de parasitas e doença grave. As infecções com cepas sensíveis de *P. vivax*, *P. malariae* e *P. ovale* devem ser tratadas com uma TCA ou com cloroquina oral (dose total, 25 mg de base/kg). Os regimes de TCA atualmente recomendados são seguros e efetivos em adultos, crianças e gestantes. O componente de artemisinina rapidamente eliminado é geralmente um derivado da artemisinina (artesunato, arteméter ou di-hidroartemisinina) dado por 3 dias, e o fármaco parceiro geralmente é um antimalárico eliminado mais lentamente, ao qual o *P. falciparum* seja sensível na região. Seis esquemas de TCA são atualmente recomendados pela OMS: arteméter-lumefantrina, artesunato-mefloquina, di-hidroartemisinina-piperaquina, artesunato-sulfadoxina-pirimetamina, artesunato-amodiaquina e artesunato-pironaridina. Em regiões com baixa transmissão de malária, uma dose única de primaquina (0,25 mg/kg) deve ser acrescentada à TCA como gametocitocida para *P. falciparum* para reduzir a transmissibilidade da infecção. Essa dose baixa de primaquina é segura mesmo na deficiência de G6PD. As gestantes não devem receber primaquina. A atovaquona-proguanil é altamente efetiva em todos os lugares, embora seja raramente usada em áreas endêmicas por causa de seu alto custo e da propensão para o surgimento rápido de resistência. A recuperação é mais lenta após o tratamento com atovaquona-proguanil do que após TCA. De grande preocupação é a disseminação de *P. falciparum* resistente à artemisinina na sub-região do Grande Mekong no Sudeste Asiático. As infecções com esses parasitas resistentes são depuradas mais lentamente do sangue, com meia-vida de depuração dos parasitas de mais de 5 horas e tempos de depuração tipicamente excedendo a 3 dias. As taxas de cura com TCA diminuíram para níveis inaceitavelmente baixos em algumas regiões. Combinações antimaláricas triplas estão sendo investigadas com resultados promissores até o momento.

TABELA 224-7 ■ Propriedades dos fármacos antimaláricos

Fármaco(s)[a]	Propriedades farmacocinéticas	Atividade antimalárica	Toxicidade menor	Toxicidade maior
Quinina	Boa absorção oral e IM (quinina); depuração sistêmica e V_d reduzidos, mas ligação a proteínas plasmáticas (principalmente α 1-glicoproteína ácida) aumentada (90%) na malária; $t_{1/2}$ da quinina: 16 h na malária, 11 h em pessoas sadias	Age principalmente na fase sanguínea dos trofozoítos; mata gametócitos de *P. vivax*, *P. ovale* e *P. malariae* (mas não de *P. falciparum*); sem ação nas fases hepáticas	*Comum*: cinchonismo (zumbido, perda auditiva para agudos, náusea, vômitos, disforia, hipotensão postural); prolongamento do intervalo QT no ECG (geralmente < 10%). *Rara*: diarreia, distúrbio visual, erupções cutâneas. *Nota*: gosto muito amargo	*Comum*: hipoglicemia. *Rara*: hipotensão, cegueira, surdez, arritmias cardíacas, trombocitopenia, hemólise, síndrome hemolítico-urêmica, vasculite, hepatite colestática, paralisia neuromuscular
Cloroquina	Boa absorção oral; absorção IM e SC muito rápida; farmacocinética complexa; depuração sistêmica e V_d enormes (não afetados pela malária); perfil de concentração no sangue determinado por processos de distribuição na malária; $t_{1/2}$: 1-2 meses Metabólito ativo desetil cerca de 25% das concentrações do fármaco original	Igual à quinina, mas age levemente mais cedo no ciclo assexuado	*Comum*: náusea, disforia, prurido em pacientes de pele escura, hipotensão postural, prolongamento do QT no ECG. *Rara*: dificuldades de acomodação, ceratopatia, hipoglicemia, erupção cutânea. *Nota*: gosto amargo, mas geralmente bem tolerado	*Aguda*: choque hipotensivo (parenteral), arritmias cardíacas, reações neuropsiquiátricas. *Crônica*: retinopatia (dose cumulativa, > 100 g), miopatia esquelética e cardíaca
Piperaquina	Absorção oral adequada, pode ser aumentada por gorduras; farmacocinética similar à cloroquina; $t_{1/2}$: 21-28 dias	Igual à cloroquina; retém atividade contra *P. falciparum* resistente a múltiplos fármacos, mas tem surgido resistência no Sudeste Asiático	Dor epigástrica ocasional, diarreia, prolongamento do QT no ECG	Nenhuma identificada
Amodiaquina	Boa absorção oral; largamente convertida ao metabólito ativo desetilamodiaquina; $t_{1/2}$: 4-5 dias	Igual à cloroquina, mas tem maior atividade contra *P. falciparum* resistente à cloroquina	Náuseas (gosto melhor que da cloroquina), disforia, cefaleia, prolongamento do QT no ECG	Agranulocitose; hepatite, principalmente com uso profilático; não deve ser usada com efavirenz
Primaquina	Absorção oral completa; metabólito ativo produzido principalmente via CYP2D6; $t_{1/2}$: 5-7 h	Cura radical; erradica formas hepáticas de *P. vivax* e *P. ovale*; mata os gametócitos em desenvolvimento do *P. falciparum*; mata as fases hepáticas em desenvolvimento de todas as espécies	Náusea, vômitos, diarreia, dor abdominal, hemólise, metemoglobinemia	Anemia hemolítica grave, deficiência grave de G6PD; hemoglobinúria
Mefloquina	Absorção oral adequada; nenhuma preparação parenteral; $t_{1/2}$: 14-20 dias (mais curta na malária)	Igual à quinina	Náusea, tontura, disforia, pensamento confuso, insônia, pesadelos, sensação de dissociação	Reações neuropsiquiátricas, convulsões, encefalopatia
Lumefantrina	Alta variabilidade de absorção relacionada à ingestão de gordura; $t_{1/2}$: 3-4 dias	Igual à quinina	Nenhuma identificada	Nenhuma identificada
Artemisinina e derivados (arteméter, artesunato)	Boa absorção oral; boa absorção de artesunato IM, mas absorção lenta e variável do arteméter IM; artesunato e arteméter biotransformados no metabólito ativo di-hidroartemisinina; todos os fármacos eliminados muito rapidamente; $t_{1/2}$: < 1 h	Especificidade de fase mais ampla e mais rápida que outros fármacos; nenhuma ação nas fases hepáticas; mata todos os gametócitos do *P. falciparum*, exceto os completamente maduros	Redução da contagem de reticulócitos (mas não anemia); neutropenia com doses altas; em alguns casos, anemia tardia após tratamento de malária grave com hiperparasitemia	Anafilaxia, urticária, febre
Pirimetamina	Boa absorção oral, absorção IM variável; $t_{1/2}$: 4 dias	Para fases do sangue, atua principalmente sobre formas maduras; profilático causal	Bem tolerado	Anemia megaloblástica, pancitopenia, infiltração pulmonar
Proguanil[b] (cloroguanida)	Boa absorção oral; biotransformada no metabólito ativo cicloguanila; $t_{1/2}$: 16 h; biotransformação reduzida pelo uso de contraceptivos orais e na gravidez	Profilático causal; não usado isoladamente para tratamento	Bem tolerada; úlceras orais e alopecia rara	Anemia megaloblástica na insuficiência renal
Atovaquona[b]	Alta variabilidade de absorção relacionada à ingestão de gordura; $t_{1/2}$: 30-70 h	Atua principalmente em trofozoítos após a entrada na corrente sanguínea	Nenhuma identificada	Nenhuma identificada
Tetraciclina, doxiciclina[c]	Excelente absorção; $t_{1/2}$: 8 h para tetraciclina, 18 h para doxiciclina	Atividade antimalárica fraca; não deve ser usada isoladamente para o tratamento	Intolerância gastrintestinal, depósito em ossos em crescimento e dentes (tetraciclina), fotossensibilidade, monilíase, hipertensão intracraniana inicial	Insuficiência renal em pacientes com função renal debilitada (tetraciclina)
Pironaridina	Absorção rápida variável, grande V_d; $t_{1/2}$: 12-14 dias	Age principalmente na fase sanguínea dos trofozoítos; mata gametócitos de *P. vivax*, *P. ovale* e *P. malariae* (mas não de *P. falciparum*); sem ação nas fases hepáticas	Intolerância gastrintestinal, anemia, elevação transitória de aminotransferases, hipoglicemia, cefaleia	Nenhuma identificada
Arterolane	$t_{1\text{-}2}$: 3 h	Especificidade de fase ampla; nenhuma ação sobre fases hepáticas; mata todos os gametócitos do *P. falciparum*, exceto os completamente maduros	Intolerância gastrintestinal, elevação transitória de aminotransferases	Nenhuma identificada

[a]Vários fármacos antimaláricos são formulados como sais diferentes (p. ex., fosfato, sulfato, cloridrato) e, assim, são prescritos como o equivalente em base. Por exemplo, o sal de fosfato de cloroquina contém 155 mg de equivalente em base. É muito importante verificar isso para prescrever a dose correta. [b]Atovaquona e proguanil são prescritas em combinação de dose fixa. Esta (e o proguanil isoladamente) não deve ser usada se a taxa de filtração glomerular estimada for < 30 mL/min. [c]Tetraciclina e doxiciclina não devem ser administradas a gestantes ou a crianças com < 8 anos de idade.

Siglas: ECG, eletrocardiograma; G6PD, glicose-6-fosfato-desidrogenase; V_d, volume de distribuição total aparente; IM, intramuscular; SC, subcutânea.

Os esquemas de TCA de 3 dias são todos bem tolerados, embora a mefloquina esteja associada a taxas aumentadas de vômitos e tontura. Como tratamento de segunda linha para recrudescência após terapia de primeira linha, um regime TCA diferente pode ser dado; outra opção é um curso de 7 dias com artesunato ou quinina, mais tetraciclina, doxiciclina ou clindamicina. Tetraciclina e doxiciclina não são recomendadas para tratar gestantes ou crianças < 8 anos de idade; porém, a evidência da toxicidade da doxiciclina nesses grupos é fraca. A quinina oral é extremamente amarga e, regularmente, provoca o cinchonismo, que compreende zumbido, surdez para tons agudos, náusea, vômitos e disforia. As respostas clínicas são mais lentas que aquelas após TCA. A adesão é baixa com os esquemas de 7 dias de quinina.

Os pacientes devem ser monitorados para vômitos por 1 hora depois da administração de qualquer fármaco antimalárico. Se houver vômito, a dose deve ser repetida. O tratamento sintomático, com a administração de paracetamol, baixa a febre, reduzindo, assim, a propensão do paciente a vomitar esses fármacos. Reações menores do sistema nervoso central (náusea, tontura, distúrbios do sono) são comuns. A incidência de reações neuropsiquiátricas adversas graves ao tratamento com mefloquina é de cerca de 1 em 1.000 na Ásia, mas pode ser tão alta quanto 1 em 200 entre africanos e grupos étnicos brancos. Todas as quinolinas antimaláricas (cloroquina, amodiaquina, mefloquina e quinina) exacerbam a hipotensão ortostática associada à malária, e todas são mais bem toleradas por crianças do que por adultos. Mulheres grávidas, crianças de pouca idade, pacientes incapazes de tolerar a terapia oral e indivíduos não imunes (p. ex., viajantes) com suspeita de malária devem ser avaliados cuidadosamente, e a hospitalização deve ser considerada. Se houver alguma dúvida quanto à identidade da espécie de malária infectante, deve ser administrado o tratamento para malária *falciparum*. Um esfregaço de sangue negativo lido por um microscopista experiente torna a malária improvável, mas não a afasta completamente; esfregaços de sangue espessos devem ser verificados novamente 1 e 2 dias depois para excluir o diagnóstico. Os pacientes não imunes recebendo tratamento para malária devem ter contagens de parasitas realizadas diariamente até que os esfregaços espessos sejam negativos para os estágios assexuados do parasita. Se o nível de parasitemia não cair abaixo de 25% do valor da internação em 72 horas, ou se a parasitemia não for resolvida em 7 dias (garantida a adesão), a resistência ao fármaco é provável e o esquema deve ser trocado.

Para erradicar estágios hepáticos persistentes e prevenir a recidiva (tratamento radical), a primaquina (0,5 mg de base/kg no Leste Asiático e na Oceania, e 0,25 mg/kg em outras regiões) deve ser dada diariamente por 14 dias a pacientes com infecções por *P. vivax* ou *P. ovale* depois que exames de laboratório para deficiência de G6PD tenham sido negativos. A mesma dose total pode ser administrada ao longo de 7 dias. Se o paciente tiver uma variante leve da deficiência de G6PD, a primaquina pode ser administrada em uma dose de 0,75 mg da base/kg (máximo de 45 mg), uma vez por semana, por 8 semanas. A primaquina não deve ser administrada a mulheres grávidas com malária *vivax* ou *ovale*, mas elas devem receber profilaxia supressiva com cloroquina (5 mg da base/kg por semana) até o parto, depois do qual pode ser feito o tratamento. A 8-aminoquinolina de eliminação lenta tafenoquina foi registrada em alguns países. Ela permite que a cura radical seja administrada em dose única. O risco consequente de hemólise protraída na deficiência de G6PD, incluindo em mulheres heterozigotas que podem apresentar teste normal com a trigame atual para G6PD (que detecta < 30-40% de atividade enzimática normal), exige que todos os pacientes realizem um teste quantitativo para a atividade da G6PD antes de receberem a tafenoquina. Apenas aquelas pessoas com > 70% da atividade normal devem receber o fármaco. A eficácia para cura radical é menor do que com a primaquina no Sudeste Asiático.

MANEJO DAS COMPLICAÇÕES

Insuficiência renal aguda Se o nível de ureia ou creatinina se elevar apesar da reidratação, a administração de líquidos deve ser restrita para prevenir sobrecarga de volume. Como em outras formas de insuficiência renal aguda hipercatabólica, a terapia de substituição renal é mais bem realizada precocemente (Cap. 310). Hemofiltração e hemodiálise são mais efetivas que a diálise peritoneal e estão associadas a risco de mortalidade mais baixo. Alguns pacientes com deficiência renal eliminam pequenos volumes de urina, suficientes para possibilitar o controle do equilíbrio hídrico; esses casos podem ser tratados de forma conservadora, se não surgirem outras indicações para diálise. A função renal geralmente melhora dentro de dias, mas a recuperação total pode levar semanas.

Edema agudo de pulmão (síndrome da angústia respiratória aguda) Essa síndrome é causada por aumento da permeabilidade capilar pulmonar. Os pacientes devem ser posicionados com a cabeceira do leito em elevação de 45° e receber oxigênio e diuréticos IV. A ventilação com pressão positiva deve ser iniciada cedo se as medidas imediatas falharem (Cap. 305). Raramente, os pacientes podem necessitar de oxigenação com membrana extracorpórea.

Hipoglicemia Uma injeção lenta inicial de glicose a 20% (2 mL/kg em 10 minutos) deve ser seguida por uma infusão de glicose a 10% (0,10 g/kg/h). A glicemia deve ser verificada regularmente daí em diante, pois a hipoglicemia recorrente é comum, particularmente em pacientes recebendo quinina. Em pacientes gravemente enfermos, a hipoglicemia ocorre geralmente em combinação com acidose metabólica (láctica) e ocasiona um prognóstico ruim.

Sepse Hipoglicemia ou septicemia por Gram-negativos deve ser suspeitada quando a condição de qualquer paciente piora subitamente sem uma razão óbvia durante o tratamento antimalárico. Em áreas endêmicas de malária, onde uma alta proporção de crianças tem parasitemia, geralmente é impossível distinguir com confiança a malária grave da sepse bacteriana. Essas crianças devem ser tratadas tanto com antimaláricos quanto com antibióticos de amplo espectro com atividade contra espécies de *Salmonella* não tifoide desde o início. Os antibióticos empíricos também devem ser administrados a adultos com > 20% de parasitemia. Antibióticos devem ser considerados para pacientes gravemente enfermos de qualquer idade que não estejam respondendo ao tratamento antimalárico ou que piorem de forma inesperada.

Outras complicações Os pacientes que desenvolvem sangramento espontâneo devem receber sangue fresco e vitamina K IV. As convulsões devem ser tratadas com benzodiazepínicos IV ou retais e, se necessário, suporte respiratório. Pneumonia de aspiração deve ser suspeitada em qualquer paciente inconsciente com convulsões, particularmente com hiperventilação persistente; agentes antimicrobianos IV e oxigênio devem ser administrados, e a higiene pulmonar deve ser instituída.

CONSIDERAÇÕES GLOBAIS

O objetivo da erradicação global da malária ainda é um desafio. O sucesso necessitará de liderança forte, aumento do comprometimento nacional e apoio internacional substancial. As duas principais ferramentas usadas no controle da malária são os mosquiteiros tratados com inseticidas, que previamente demonstraram reduzir em 20% a mortalidade por todas as causas em crianças africanas, e as TCAs. Novos fármacos estão sendo desenvolvidos. Uma vacina (a vacina RTS,S/AS01), a qual, em crianças africanas, ofereceu 35-40% de proteção contra a malária falciparum em mais de 4 anos de seguimento, foi recentemente recomendada pela OMS para uso disseminado. Os desafios para a erradicação da malária incluem a distribuição disseminada de locais de proliferação do *Anopheles*, o enorme número de pessoas infectadas, o surgimento e disseminação de resistência no *P. falciparum* às TCAs no Sudeste Asiático, o aumento da resistência aos inseticidas e de mudanças de comportamento (para evitar o contato com mosquiteiros tratados com inseticidas) em vetores do mosquito anofelino, além de inadequações de recursos humanos e materiais, infraestrutura e programas de controle. Novos mosquiteiros tratados com inseticidas combinam piretroides com piperonil butóxido, o que aumenta a suscetibilidade do mosquito aos piretroides ao inibir o CYP P450. A eliminação da malária *vivax* é ainda dificultada pela ausência de um esquema curativo radical simples e seguro.

PREVENÇÃO DA MALÁRIA

A malária pode ser contida pelo uso criterioso de inseticidas para matar o mosquito vetor, diagnóstico rápido, tratamento dos pacientes e – onde efetivo e factível – administração de tratamento preventivo intermitente, quimioprofilaxia sazonal da malária ou quimioprofilaxia de grupos de alto risco, como mulheres grávidas e crianças de pouca idade. A eliminação focal do *P. falciparum* pode ser acelerada de forma segura pelo tratamento em massa com antimaláricos de eliminação lenta, como di-hidroartemisinina-piperaquina. Apesar do enorme investimento em esforços para o desenvolvimento de uma vacina contra malária, não é provável que uma vacina segura, altamente efetiva, de longa duração, esteja disponível para uso geral em um futuro próximo. A vacina RTS,S/AS01 licenciada de proteína recombinante com adjuvante e que tem como alvo os esporozoítos foi apenas moderadamente eficaz na proteção de crianças africanas contra a malária em estudos a campo, e a proteção diminui rapidamente. A vacina está sendo aplicada em Gana, Quênia e Malawi como parte de um projeto-piloto, tendo sido recentemente aprovada pela OMS para uso geral. Uma vacina com esporozoíto irradiado está em fase final de desenvolvimento, e há pesquisas em andamento para desenvolver uma vacina protetora contra a malária transplacentária (visando a VAR2CSA). Embora haja muita expectativa em relação a uma ou várias vacinas contra malária no horizonte mais distante, as medidas de prevenção e controle continuarão a depender de estratégias antivetor e de uso de fármacos em um futuro próximo.

PROTEÇÃO PESSOAL CONTRA A MALÁRIA

Medidas simples para reduzir a frequência de picadas de mosquitos infectados em áreas de malária são muito importantes. Essas medidas incluem a evitação da exposição a mosquitos em seus horários de pico de alimentação (geralmente do crepúsculo ao amanhecer) e o uso de repelentes de insetos contendo DEET a 10-35% (ou, se DEET for inaceitável, picaridina a 7%), vestuário adequado e mosquiteiros ou outros materiais impregnados com inseticida. O uso disseminado de telas mosquiteiras tratadas com piretroides residuais reduz a incidência de malária em áreas onde os vetores picam dentro de casa à noite.

QUIMIOPROFILAXIA

(Tab. 224-8; *https://wwwnc.cdc.gov/travel/yellowbook/2020/travel-related-infectious-diseases/malaria*) As recomendações para a profilaxia de malária dependem do conhecimento dos padrões locais de sensibilidade

TABELA 224-8 ▪ Fármacos usados na profilaxia da malária[a]

Fármaco	Uso	Dose no adulto	Dose pediátrica	Comentários
Atovaquona-proguanil	Profilaxia em áreas com *P. falciparum* resistente a cloroquina ou mefloquina	1 comprimido de adulto via oral (VO)[b]	5-8 kg: ½ comprimido pediátrico[c] diariamente ≥ 8-10 kg: ¾ de comprimido pediátrico diariamente ≥ 10-20 kg: 1 comprimido pediátrico diariamente ≥ 20-30 kg: 2 comprimidos pediátricos diariamente ≥ 30-40 kg: 3 comprimidos pediátricos diariamente ≥ 40 kg: 1 comprimido de adulto diariamente	Começar 1-2 dias antes da viagem a áreas de malária. Tomar diariamente na mesma hora a cada dia enquanto na área de malária e por 7 dias depois de deixá-la. Atovaquona-proguanil é contraindicado em pessoas com insuficiência renal grave (depuração de creatinina < 30 mL/min). Na ausência de dados, não é recomendável para crianças pesando < 5 kg, mulheres grávidas ou mulheres amamentando lactentes pesando < 5 kg. Atovaquona-proguanil deve ser tomado com alimento ou uma bebida láctea.
Fosfato de cloroquina	Profilaxia somente nas poucas áreas com *P. falciparum*[c] sensível à cloroquina ou em áreas somente com *P. vivax*	300 mg da base (500 mg do sal), VO, 1×/semana	5 mg da base/kg (8,3 mg do sal/kg), VO, 1×/semana, até a dose máxima de adulto de 300 mg da base	Começar 1-2 semanas antes de viajar para a área de malária. Tomar semanalmente no mesmo dia da semana enquanto na área de malária e por 4 semanas depois de deixá-la. A cloroquina pode exacerbar a psoríase.
Doxiciclina	Profilaxia em áreas com *P. falciparum*[d] resistente a cloroquina ou mefloquina	100 mg/dia, VO (exceto em mulheres grávidas; ver Comentários)	≥ 8 anos de idade: 2 mg/kg/dia, até a dose de adulto	Começar 1-2 dias antes da viagem a áreas de malária. Tomar diariamente na mesma hora a cada dia enquanto na área de malária e por 4 semanas depois de deixá-la. A doxiciclina é contraindicada em crianças < 8 anos de idade e em gestantes.
Sulfato de hidroxicloroquina	Uma alternativa à cloroquina para profilaxia primária somente nas poucas áreas com *P. falciparum*[d] sensível à cloroquina ou áreas com somente *P. vivax*	310 mg da base (400 mg do sal), VO, 1×/semana	5 mg da base/kg (6,5 mg do sal/kg), VO, 1×/semana, até a dose máxima de adulto de 310 mg da base	Começar 1-2 semanas antes de viajar para a área de malária. Tomar semanalmente no mesmo dia da semana enquanto na área de malária e por 4 semanas depois de deixá-la. A hidroxicloroquina pode exacerbar a psoríase.
Mefloquina	Profilaxia em áreas com *P. falciparum*[d] resistente à cloroquina	228 mg da base (250 mg do sal), VO, 1×/semana	≤ 9 kg: 4,6 mg da base/kg (5 mg de sal/kg), VO, 1×/semana 10-19 kg: ¼ de comprimido,[e] 1×/semana 20-30 kg: ½ comprimido, 1×/semana 31-45 kg: ¾ de comprimido, 1×/semana ≥ 46 kg: 1 comprimido, 1×/semana	Começar 1-2 semanas antes de viajar para a área de malária. Tomar semanalmente no mesmo dia da semana enquanto na área de malária e por 4 semanas depois de deixá-la. A mefloquina é contraindicada para pessoas alérgicas a este fármaco ou a compostos correlatos (p. ex., quinina e quinidina) e em pessoas com depressão ativa ou recente, transtorno de ansiedade generalizada, psicose, esquizofrenia, outros transtornos psiquiátricos importantes ou convulsões. Usar com cautela em pessoas com transtornos psiquiátricos ou história de depressão. A mefloquina não é recomendada para pessoas com anormalidades da condução cardíaca.
Primaquina	Para prevenção de malária em áreas principalmente com *P. vivax*	30 mg da base (52,6 mg do sal), VO/dia	0,5 mg da base/kg (0,8 mg do sal/kg), VO/dia, até a dose de adulto; deve ser tomada com alimento	Começar 1-2 dias antes da viagem a áreas de malária. Tomar diariamente na mesma hora a cada dia enquanto na área de malária e por 7 dias depois de deixá-la. A primaquina é contraindicada para pessoas com deficiência de G6PD. Ela também é contraindicada durante a gestação.
Primaquina	Usada para terapia presuntiva antirrecidiva (profilaxia terminal) para diminuir o risco de recidivas de *P. vivax* e de *P. ovale*	30 mg da base (52,6 mg do sal), VO/dia, por 14 dias após a partida da área de malária	0,5 mg da base/kg (0,8 mg do sal/kg), até a dose de adulto, VO/dia, por 14 dias após a partida da área de malária	Essa terapia é indicada para pessoas que tenham exposição prolongada a *P. vivax* e/ou *P. ovale*. Ela está contraindicada em pessoas com deficiência de G6PD e durante a gestação.

[a]Vários fármacos antimaláricos são formulados como diferentes sais (p. ex., fosfato, sulfato, cloridrato) e, assim, são descritos como equivalentes de base. Por exemplo, o sal fosfato de cloroquina 250 contém 155 mg da base equivalente. É muito importante verificar isso para a prescrição da dose adequada. [b]Um comprimido de adulto contém 250 mg de atovaquona e 100 mg de cloridrato de proguanil. [c]Um comprimido pediátrico contém 62,5 mg de atovaquona e 25 mg de cloridrato de proguanil. [d]Pouquíssimas áreas atualmente têm malária *falciparum* sensível à cloroquina. [e]Um comprimido contém 228 mg de base (250 mg de sal).
Sigla: G6PD, glicose-6-fosfato-desidrogenase.
Fonte: Centers for Disease Control and Prevention, *https://www.cdc.gov/malaria/travelers/index.html*.

aos fármacos nas espécies de *Plasmodium* e da probabilidade de adquirir infecção por malária. Quando houver incerteza, fármacos efetivos contra *P. falciparum* resistente devem ser usados (atovaquona-proguanil, doxiciclina ou mefloquina). A quimioprofilaxia nunca é inteiramente confiável, e a malária sempre deve ser considerada no diagnóstico diferencial de febre em pacientes que tenham viajado para áreas endêmicas, mesmo se estiverem tomando fármacos antimaláricos profiláticos.

As gestantes que planejam visitar regiões com malária devem ser alertadas sobre os potenciais riscos e aconselhadas a evitar todas as viagens não essenciais. Todas as mulheres gestantes que vivem em áreas endêmicas devem ser estimuladas a frequentar clínicas de pré-natal regularmente. A mefloquina é o único fármaco aconselhado para mulheres grávidas viajando para áreas com malária resistente a fármacos; esse fármaco, de modo geral, é considerado seguro no segundo e no terceiro trimestre da gestação, e os dados sobre exposição no primeiro trimestre, embora limitados, são tranquilizadores. Cloroquina e proguanil são considerados seguros, mas há atualmente pouquíssimas regiões onde esses fármacos podem ser recomendados para a proteção. A segurança de outros agentes antimaláricos profiláticos na gravidez ainda não foi estabelecida. Foi demonstrado que a profilaxia antimalárica reduz as taxas de mortalidade em crianças entre as idades de 3 meses e 4 anos em áreas endêmicas de malária; contudo, essa não é uma opção factível logística ou economicamente em muitos países. A alternativa – administrar tratamento preventivo intermitente (TPI) para gestantes e, em algumas regiões, também para lactentes, ou quimioprofilaxia malárica sazonal (QMS) para crianças pequenas – está sendo implementada. Outras estratégias estão sendo avaliadas, como rastreamento e tratamento intermitentes.

A TPI na gestação (TPIg) envolve a administração de doses terapêuticas de sulfadoxina-pirimetamina em cada visita pré-natal (no máximo uma vez por mês) no segundo e terceiro trimestres da gestação. As mulheres com infecção por HIV e que usam sulfametoxazol-trimetoprima como profilaxia não devem receber tratamento concomitante com sulfadoxina-pirimetamina. A di-hidro-artemisinina-piperaquina está sendo avaliada como alternativa. A TPI em lactentes (TPIl) envolve a administração de doses terapêuticas de sulfadoxina-pirimetamina junto com a imunização incluída no Programa Ampliado de Imunização da OMS com 2, 3 e 9 meses de vida. A quimioprofilaxia malárica sazonal envolve a administração de doses de tratamento mensais de amodiaquina e sulfadoxina-pirimetamina a crianças entre 3 e 59 meses de idade durante os 3 a 4 meses de estações chuvosas ao longo da região de Sahel na África. As crianças nascidas de mães não imunes em áreas endêmicas para malária (geralmente expatriados mudando-se para essas áreas) devem receber profilaxia desde o nascimento.

Os viajantes para regiões onde a malária é endêmica devem começar a tomar fármacos antimaláricos 2 dias a 2 semanas antes da partida, de modo que quaisquer reações indesejáveis possam ser detectadas antes da viagem e que concentrações sanguíneas terapêuticas antimaláricas estejam presentes se e quando ocorrerem quaisquer infecções **(Tab. 224-8)**. A profilaxia antimalárica deve continuar por 4 semanas depois que o viajante tenha saído da área endêmica, exceto se atovaquona-proguanil ou primaquina tenha sido tomada; esses fármacos têm atividades significativas contra a fase hepática da infecção (profilaxia causal) e podem ser interrompidos 1 semana após a partida da área endêmica. Se a suspeita de malária se desenvolver enquanto o viajante estiver fora, obter diagnóstico e tratamento antimalárico confiáveis localmente é uma prioridade absoluta. Autotratamento presuntivo para malária com atovaquona-proguanil (por 3 dias consecutivos) ou outras combinações baseadas em artemisinina pode ser considerado em circunstâncias especiais; o aconselhamento médico sobre autotratamento deve ser buscado antes da partida para áreas de malária e o mais cedo possível depois do começa da doença. Todo esforço deve ser feito para confirmar o diagnóstico.

Atovaquona-proguanil (3,75/1,5 mg/kg ou 250/100 mg, diariamente, dose de adulto) é um agente profilático de combinação fixa e dose única diária que é muito bem tolerado por adultos e crianças. Essa combinação é efetiva contra todos os tipos de malária, incluindo a malária *falciparum* resistente a múltiplos fármacos. É melhor tomar atovaquona-proguanil com alimentos ou bebida láctea para otimizar a absorção. Ela não é recomendada se a taxa de filtração glomerular estimada for < 30 mL/min. Os dados são insuficientes sobre a segurança desse esquema na gravidez.

A mefloquina (250 mg do sal semanalmente, dose de adulto) é utilizada amplamente para profilaxia da malária, porque geralmente é efetiva contra a malária *falciparum* resistente a múltiplos fármacos, sendo razoavelmente bem tolerada. A mefloquina foi associada a episódios raros de psicose e convulsões em doses profiláticas; essas reações são mais frequentes com as doses mais altas usadas para tratamento. Os efeitos colaterais mais comuns com doses profiláticas de mefloquina incluem náusea leve, tontura, pensamento confuso, perturbação dos padrões de sono, sonhos vívidos, disforia e mal-estar geral. A mefloquina é contraindicada para uso por viajantes com hipersensibilidade conhecida e por pessoas com depressão ativa ou recente, transtorno de ansiedade, psicose, esquizofrenia, outro transtorno psiquiátrico importante ou convulsões; ela não é recomendada para pessoas com anormalidades da condução cardíaca, embora a evidência de cardiotoxicidade seja muito fraca. A confiança está aumentando em relação à profilaxia com mefloquina durante a gravidez; em estudos na África, concluiu-se que a profilaxia com mefloquina era efetiva e segura durante a gravidez. A administração diária de doxiciclina (100 mg diariamente, dose de adulto) é uma alternativa eficaz à atovaquona-proguanil ou à mefloquina. A doxiciclina geralmente é bem tolerada, mas pode causar candidíase vulvovaginal, diarreia e fotossensibilidade e não é recomendada para a profilaxia em crianças < 8 anos de idade, nem por mulheres grávidas, embora não haja evidência de que seja prejudicial.

Não se pode confiar na cloroquina para prevenir infecções por *P. falciparum* em quase todas as áreas, mas ela ainda é usada para prevenir e tratar malária causada por outras espécies de *Plasmodium* e para a malária por *P. falciparum* nos países da América Central ao oeste e norte do Canal do Panamá e nos países do Caribe. Foi relatada resistência do *P. vivax* à cloroquina em partes do leste da Ásia, da Oceania e das Américas Central e do Sul. Altos níveis de resistência no *P. vivax* são prevalentes na Oceania e na Indonésia. A cloroquina geralmente é bem tolerada, embora alguns pacientes não consigam tomá-la por causa de mal-estar geral, cefaleia, sintomas visuais (devidos a ceratopatia reversível), intolerância gastrintestinal, alopecia ou prurido. A cloroquina é considerada segura na gravidez. Com a administração crônica por > 5 anos, pode se desenvolver uma retinopatia característica relacionada com a dose, mas essa condição é rara com as doses utilizadas para profilaxia antimalárica. Reações idiossincráticas ou alérgicas também são raras. Miopatia esquelética e/ou cardíaca é um problema potencial com o uso profilático prolongado, embora essa miopatia seja mais provável de ocorrer com as doses altas usadas no tratamento da artrite reumatoide. Reações neuropsiquiátricas e erupções cutâneas são incomuns. A amodiaquina não deve ser usada para a profilaxia semanal porque o uso semanal contínuo está associado a alto risco de agranulocitose (cerca de 1 pessoa em 2.000) e de hepatotoxicidade (cerca de 1 pessoa em 16.000). Cloroquina, amodiaquina e piperaquina causam prolongamento moderado do intervalo QT ao eletrocardiograma, mas não estão associadas a arritmias ventriculares em doses terapêuticas.

A primaquina (0,5 mg da base/kg ou uma dose diária de adulto de 30 mg tomada com alimento), um composto de 8-aminoquinolina, tem-se comprovado como segura e efetiva na prevenção da malária *falciparum* resistente a múltiplos fármacos e da malária *vivax* em adultos. A primaquina pode ser considerada em adultos (com exceção das gestantes) que não toleram os outros fármacos recomendados. A dor abdominal pode ser evitada tomando-se a primaquina com alimentos. A deficiência de G6PD deve ser excluída antes de se prescrever a primaquina. No passado, os inibidores da di-hidrofolato-redutase pirimetamina e proguanil (cloroguanida) eram administrados amplamente, mas a seleção rápida de resistência, tanto de *P. falciparum* como de *P. vivax*, tem limitado seu uso. Enquanto as quinolinas antimaláricas, como a cloroquina (uma 4-aminoquinolina), agem apenas na fase eritrocítica do desenvolvimento do parasita, os inibidores da di-hidrofolato-redutase (além da atovaquona e da primaquina) também inibem o crescimento pré-eritrocítico no fígado (profilaxia causal) e o desenvolvimento no mosquito (atividade esporontocida). O proguanil é seguro e bem tolerado, embora ulcerações bucais ocorram em cerca de 8% das pessoas que usam esse fármaco; ele é considerado seguro para profilaxia antimalárica na gravidez. O uso profilático da combinação de pirimetamina e sulfadoxina não é recomendado para administração semanal por causa de uma incidência inaceitável de toxicidade grave, principalmente dermatite esfoliativa e outras erupções cutâneas, agranulocitose, hepatite e eosinofilia pulmonar (incidência, 1:7.000; reações fatais, 1:18.000).

Devido à crescente disseminação e intensidade da resistência aos fármacos antimaláricos **(Fig. 224-10)**, o CDC recomenda que viajantes e seus médicos considerem seu destino, tipo de viagem e medicações atuais e

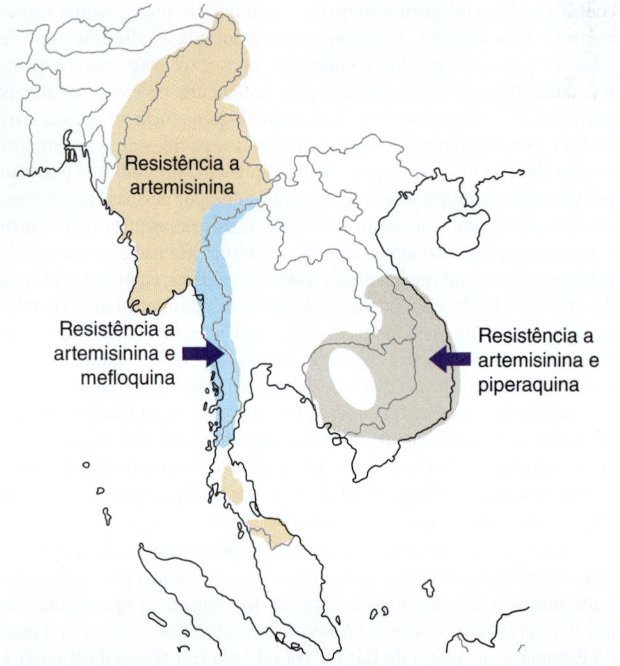

FIGURA 224-10 Extensão geográfica atual da resistência à artemisinina e da resistência à terapia combinada baseada em artemisinina em *Plasmodium falciparum* na sub-região do Grande Mekong.

riscos de saúde ao escolher a quimioprofilaxia antimalárica. Há um problema crescente com fármacos antimaláricos (e outros medicamentos) falsificados e abaixo do padrão nas prateleiras de farmácias no Sudeste Asiático e África Subsaariana; portanto, os viajantes devem adquirir seus fármacos preventivos de uma fonte confiável antes de ir para um país com malária. Nos Estados Unidos, consultas sobre a avaliação de falhas da profilaxia ou do tratamento da malária podem ser obtidas nos departamentos de saúde estaduais e locais e no CDC.

Agradecimento *Os autores agradecem as contribuições substanciais de Joel G. Breman a este capítulo nas edições anteriores.*

LEITURAS ADICIONAIS

Dondorp AM et al: Artesunate versus quinine in the treatment of severe falciparum malaria in African children (AQUAMAT): An open-label, randomised trial. Lancet 376:1647, 2010.

Van Der Pluijm RW et al: Triple artemisinin-based combination therapies versus artemisinin-based combination therapies for uncomplicated *Plasmodium falciparum* malaria: A multicentre, open-label, randomised clinical trial. Lancet 395:1345, 2020. Erratum in: Lancet 395:1344, 2020.

World Health Organization: *Guidelines for the Treatment of Malaria*, 3rd ed. Geneva, World Health Organization, 2015. Available at *apps.who.int/iris/bitstream/10665/162441/1/9789241549127_eng.pdf.* Accessed December 8, 2017.

World Health Organization: Severe malaria. Trop Med Int Health 19(S1):i–vii, 2014. Available at *dx.doi.org/10.1111/tmi.12313_1.* Accessed December 8, 2017.

225 Babesiose

Edouard Vannier, Jeffrey A. Gelfand

A babesiose é uma doença infecciosa emergente causada por parasitas protozoários do gênero *Babesia* que invadem os eritrócitos e, por fim, provocam a sua lise. A maioria dos casos ocorre nos Estados Unidos durante os meses de verão, sendo causados pela *Babesia microti*, uma espécie tipicamente encontrada em pequenos roedores e transmitida pelo carrapato do cervo, *Ixodes scapularis*. Os sintomas são aqueles de uma doença gripal. Um esquema padrão único de atovaquona mais azitromicina costuma ser suficiente para obter a cura. Os pacientes altamente imunocomprometidos estão sob risco persistente de infecção e de resistência aos antibióticos, devendo ser tratados por mais tempo que os pacientes imunocompetentes. O uso adjuvante de exsanguinotransfusão pode ser útil em casos graves. Na ausência de vacina e profilaxia, as pessoas com risco de babesiose grave devem minimizar sua exposição a carrapatos e, se possível, evitar as regiões endêmicas.

ETIOLOGIA, EPIDEMIOLOGIA E MODOS DE TRANSMISSÃO

São poucas as espécies de *Babesia* implicadas como agentes etiológicos da babesiose humana. Essas espécies usam mamíferos selvagens ou domesticados como reservatórios, sendo mantidos em seu ciclo zoonótico por carrapatos. Os seres humanos são hospedeiros finais incidentais. A maioria dos casos de babesiose humana ocorre no Hemisfério Norte, mas o agente etiológico predominante varia conforme o continente.

Estados Unidos • DISTRIBUIÇÃO GEOGRÁFICA A *B. microti* é o agente etiológico de quase todos os casos nos Estados Unidos. A maioria dos casos (cerca de 95%) é relatada na região nordeste e no meio-oeste superior, particularmente em sete estados: Massachusetts, Rhode Island, Connecticut, Nova York, Nova Jersey, Minnesota e Wisconsin (Fig. 225-1). Além da *B. microti*, outras espécies de *Babesia* raramente causam doença nos Estados Unidos. A infecção sintomática por *Babesia duncani* e microrganismos do tipo *B. duncani* foi relatada no estado de Washington, Oregon e Califórnia. A infecção sintomática por microrganismos do tipo *Babesia divergens* foi documentada no estado de Washington, além dos estados centrais Arkansas, Missouri, Michigan e Kentucky.

Incidência A babesiose é uma doença de notificação compulsória nos Estados Unidos desde janeiro de 2011. Os casos são notificados semanalmente pelos serviços de saúde estaduais ao Centers for Disease Control and Prevention (CDC) através do National Notifiable Diseases Surveillance System. Em 2018, foi relatado um total de 2.161 casos em 28 dos 40 estados em que a babesiose é notificável. Em 2008, quando a notificação ao CDC ainda não tinha sido instituída, 624 casos foram relatados às autoridades de saúde nos sete estados altamente endêmicos; uma década depois, esse número era de 230. O aumento na incidência ao longo do tempo é explicado por uma maior densidade de carrapatos nas regiões altamente endêmicas, além da expansão continuada da área geográfica ocupada por esses carrapatos. Embora a *B. microti* e a *Borrelia burgdorferi* (o agente da doença de Lyme; Cap. 186) sejam mantidos em seu ciclo de vida zoonótico pelo carrapato dos cervos *I. scapularis*, a expansão geográfica da babesiose é mais lenta que a da doença de Lyme. Esse atraso na expansão geográfica provavelmente reflete a má adaptação ecológica da *B. microti* em comparação com aquela da *B. burgdorferi*, sendo consistente com a observação de que a *B. burgdorferi* ajuda a manter a *B. microti* em seu ciclo zoonótico. Outros fatores que contribuem para o aumento da incidência incluem a maior exposição dos moradores aos carrapatos devido à fragmentação da floresta em áreas suburbanas e ao maior tempo gasto em atividades de lazer em áreas de vegetação ou florestas. A soroprevalência de anticorpos específicos para a *B. microti* é de até 9% entre moradores de estados altamente endêmicos, particularmente nas regiões com maior incidência da doença. Taxas semelhantes foram observadas entre doadores de sangue nesses estados altamente endêmicos, indicando que a babesiose é sub-relatada e/ou que a infecção assintomática é mais comum do que se reconhece.

Modos de transmissão • PICADAS DE CARRAPATOS A *B. microti* é adquirida principalmente durante o repasto sanguíneo de um carrapato *I. scapularis*. Apenas metade (cerca de 45%) dos pacientes lembram de uma picada de carrapato nas 8 semanas anteriores ao início dos sintomas. Tanto ninfas como carrapatos adultos podem transmitir a *B. microti*; as larvas de carrapatos não são infectadas, porque a *B. microti* não é transmitida por via transovariana. Três quartos dos casos ocorrem de junho a agosto nos Estados Unidos, porque as ninfas – o vetor primário – são ativas entre o final da primavera e o início do verão. É provável que os pacientes que apresentam a doença no final do verão ou início do outono tenham adquirido a *B. microti* de um carrapato fêmea adulto. Acredita-se que os microrganismos tipo *B. duncani* e *B. divergens* sejam transmitidos, respectivamente, pelos carrapatos *Dermacentor albipictus* e *Ixodes dentatus*.

TRANSFUSÕES SANGUÍNEAS Foram relatados mais de 300 casos de babesiose devido a *B. microti* transmitida em transfusões. A maioria dos casos resulta da transfusão de concentrados de hemácias; poucos casos foram

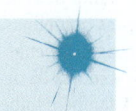

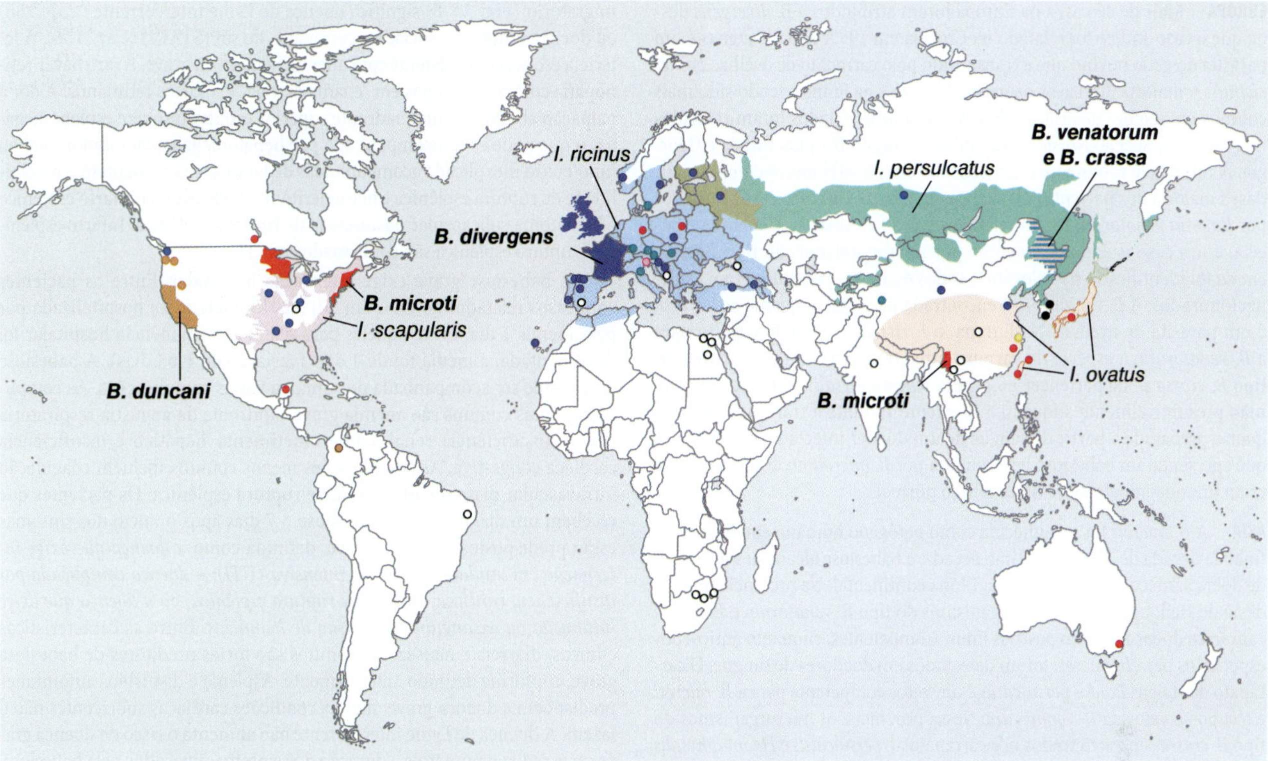

FIGURA 225-1 Distribuição geográfica da babesiose humana e seus vetores carrapatos associados. As cores escuras indicam regiões onde a babesiose humana é endêmica ou esporádica (definida como ≥ 5 casos). As cores claras indicam regiões onde os vetores carrapatos estão presentes, mas a babesiose humana é rara (< 5 casos), não documentada ou ausente. Os *círculos* indicam casos isolados com exceção de seis localizações (Colômbia, México, Montenegro, Polônia e províncias de Gansu e Shandong na China) onde todos os pacientes foram diagnosticados em um hospital ou identificados por pesquisas em uma localização. As cores distinguem os agentes etiológicos: *vermelho* para *Babesia microti*, *laranja* para *B. duncani*, *azul* para *B. divergens*, *verde* para *B. venatorum*, *rosa* para *B. crassa*, *marrom* para *B. bovis* e *B. bigemina*, *preto* para *B. motasi* e *amarelo* para *Babesia* spp. XXB/Hang-Zhou. Os *círculos brancos* denotam casos causados por espécies de *Babesia* não caracterizadas. As infecções assintomáticas e os casos de babesiose associada a viagens são omitidos.

causados por plaquetas derivadas de sangue total contaminadas com hemácias. No momento da transfusão, a idade das unidades de concentrado de hemácias refrigeradas eram de 4 a 42 dias, uma variação que indica que a *B. microti* permanece viável durante toda período de estocagem das unidades de concentrado de hemácias. A babesiose relacionada com transfusões ocorre durante o ano todo, pois a infecção por *B. microti* pode persistir por mais de 1 ano em portadores assintomáticos não tratados. Considerando a sazonalidade da babesiose transmitida por carrapatos, três quartos dos casos de babesiose transmitida por transfusões são diagnosticados entre junho e novembro nos Estados Unidos. Assim como na babesiose transmitida por carrapatos, a incidência de babesiose transmitida por transfusão aumentou muito nos últimos 15 anos. A maioria dos casos (> 85%) ocorre em moradores de regiões altamente endêmicas, mas a babesiose transmitida por transfusão ocorre em regiões não endêmicas quando hemoderivados contaminados são importados de regiões endêmicas ou quando portadores assintomáticos de *B. microti* doam sangue em regiões não endêmicas. A *B. microti* é o patógeno mais comumente identificado por investigações de doenças transmitidas por transfusões. Entre 2010 e 2016, a *B. microti* foi responsável por um quarto das mortes relacionadas com transfusões causadas por infecções microbianas. A *B. duncani* foi implicada em três casos de babesiose transmitida por transfusões; nenhum deles resultou em morte. Suspeita-se que um caso fatal de infecção tipo *B. divergens* no Arkansas tenha sido causado por unidades de concentrado de hemácias importadas do Missouri.

TRANSMISSÃO VERTICAL A passagem da *B. microti* através da placenta foi documentada, mas é rara. A maioria dos casos de babesiose neonatal é adquirida por transfusão de sangue ou picada de carrapato. Os lactentes (< 1 ano de idade) são responsáveis por < 1% do número anual de casos de babesiose notificados ao CDC.

TRANSPLANTE DE ÓRGÃOS SÓLIDOS Esse modo incomum de transmissão foi ressaltado em um único relato de caso. Dois pacientes receberam um diagnóstico de babesiose 8 semanas após o transplante de um aloenxerto de rim obtido de um único doador que tinha recebido múltiplas transfusões um pouco antes de morrer. As córneas do doador falecido foram transplantadas, mas nenhum receptor foi infectado por *B.microti*; esse resultado sugere que as hemácias que permaneceram na vasculatura ou líquidos do rim doado foram a fonte da *B. microti*.

Fatores de risco A maioria das pessoas (cerca de 80%) que apresentam sintomas de babesiose tem ≥ 50 anos de idade. Os pacientes que são hospitalizados (média de idade de 68 anos) são uma década mais velhos que aqueles não hospitalizados (média de idade de 59 anos). Embora a idade > 70 anos seja um fator de risco para hospitalização, ela não é um fator de risco para a babesiose grave. Os principais fatores de risco para babesiose grave incluem asplenia e imunossupressão. A asplenia pode ser congênita, funcional (p. ex., devido a doença celíaca ou hemoglobinopatias como a doença falciforme e a talassemia) ou adquirida (devido à esplenectomia). A imunossupressão costuma ser iatrogênica e estar associada a condições como distúrbios autoimunes, distúrbios inflamatórios crônicos, cânceres e transplantes. A imunossupressão pode ser hereditária em comorbidades como agamaglobulinemia ligada ao X, hipogamaglobulinemia variável comum e HIV/Aids. Os fatores de risco para a babesiose transmitida por transfusões incluem as condições que exigem transfusões de sangue, como distúrbios hematológicos, anemia da prematuridade, sangramento durante cirurgia, doença gastrintestinal e cirurgia cardiovascular ou outros procedimentos cardiovasculares.

Fora dos Estados Unidos A babesiose associada a viagens pode se tornar mais frequente se, conforme antecipado, as espécies de *Babesia* continuarem a surgir no mundo todo (Fig. 225-1).

EUROPA Mais de 40 casos na Europa foram atribuídos a *B. divergens* desde que o caso-índice foi relatado na Croácia em 1957. A *B. divergens* é um parasita do gado bovino que é transmitido pelo carrapato de ovelhas *Ixodes ricinus*. A maioria dos casos ocorre na Irlanda e na França, tendo sido mais comuns em regiões de criação de bovinos. Casos isolados foram relatados na Finlândia, Suécia, Noruega, Espanha, Portugal, Turquia, Rússia e Geórgia. A infecção é raramente diagnosticada em pessoas imunocomprometidas; a maioria dos pacientes não apresenta o baço. Os cinco casos causados por *Babesia venatorum* foram relatados na Itália, Áustria, Alemanha e Suécia, e um caso isolado de infecção por microrganismos do tipo *Babesia crassa* foi identificado na Eslovênia. Todos esses seis pacientes eram esplenectomizados. A *B. venatorum* é encontrada na corça, enquanto a *B. crassa* é um parasita de ovelhas. Na Europa, o *I. ricinus* é o vetor suspeito para a *B. venatorum*; a espécie de carrapato que transmite os microrganismos tipo *B. crassa* pode pertencer ao gênero *Haemaphysalis*. Um paciente alemão presumivelmente adquiriu a *B. microti* durante a transfusão de plaquetas preparada a partir de sangue de um doador infectado. Os pacientes que apresentaram babesiose leve causada por *B. microti* no leste da Polônia eram imunocompetentes e tinham baço normal.

ÁSIA A *B. microti* foi reconhecida como patógeno humano em Taiwan no final da década de 1990. Na última década, a babesiose alcançou a condição de doença infecciosa emergente na China continental. Na província do nordeste de Heilongjiang, os microrganismos do tipo *B. venatorum* e *B. crassa* causaram doença leve em pessoas imunocompetentes, enquanto anticorpos específicos para *B. microti* foram detectados em doadores de sangue. O carrapato das taigas *Ixodes persulcatus* é um vetor competente para a *B. microti* e o suposto vetor da *B. venatorum*. Nessa província, os microrganismos do tipo *B. crassa* são encontrados nos carrapatos *I. persulcatus* e *Haemaphysalis concinna*. Casos isolados devido a *B. divergens* foram relatados na província de Shandong na costa leste e na província central-norte de Gansu. Um caso de infecção por *B. venatorum* foi documentado na região autônoma de Xinjiang, no noroeste da China. Vários casos de infecção por *B. microti* foram relatados na província de Yunnan, ao sudoeste; dois pacientes envolvidos foram coinfectados por espécies de *Plasmodium*.

O único caso de babesiose no Japão foi adquirido através de transfusão de sangue e foi causado por um microrganismo *B. microti* que define a linhagem Kobe. Foram relatados dois casos na Coreia do Sul; ambos ocorreram em pessoas esplenectomizadas e foram causados por microrganismos do tipo *Babesia motasi*, que são parasitas de ovelhas e cabras. Em um dos casos, presume-se que o vetor tenha sido a *Haemaphysalis longicornis*.

RESTANTE DO MUNDO Um caso de infecção por *B. microti* foi relatado em New South Wales, na Austrália, e outro em Manitoba, no Canadá, mas as pesquisas de soroprevalência indicam que a babesiose não é endêmica nessas regiões. Três casos de infecção por *B. microti* ocorreram no estado de Yucatan, no México. As evidências definitivas de que a *Babesia bovis* e a *Babesia bigemina* podem causar doença em humanos vieram de Uraba, uma região da Colômbia onde a criação de bovinos é importante e a malária é endêmica. Em Moçambique, presume-se que a *B. bovis* tenha causado doenças e, algumas vezes, mortes. Na África do Sul, dois pacientes foram diagnosticados com babesiose após visitarem áreas endêmicas para malária na Namíbia e no Zimbábue.

MANIFESTAÇÕES CLÍNICAS

Estados Unidos • INFECÇÃO POR *B. MICROTI* Os sintomas tipicamente aparecem 1 a 4 semanas após a picada de um carrapato infectado, mas aparece mais tarde – com 3 a 7 semanas (média de 37 dias; variação de 11-176 dias) – após a transfusão de hemoderivados contaminados. Os pacientes apresentam início gradual de fadiga e/ou mal-estar, que é seguido alguns dias por um ou mais dos seguintes: calafrios, sudorese, cefaleia e mialgias. A febre é persistente ou intermitente, tendo alcançado 40,9°C. Os sintomas menos comuns incluem anorexia, artralgia, náuseas, tosse seca, rigidez de nuca, dor de garganta, instabilidade emocional e vômitos. Diarreia, dor abdominal em cólicas e edema articular são raros. Urina escura e icterícia aumentam a suspeita de anemia hemolítica grave e podem ser acompanhadas de falta de ar.

Ao exame físico, a febre é a característica que mais se destaca. A pele pode estar pálida ou amarelada. Uma erupção cutânea vermelha focal pode revelar o sítio da picada do carrapato; uma erupção do tipo eritema migratório (Fig. A1-8) significa doença de Lyme intercorrente (Cap. 186) ou doença eruptiva associada a carrapatos do sul (STARI) (Cap. 186). A icterícia escleral é consistente com anemia hemolítica grave. É raro haver retinopatia com hemorragias em "chama de vela" e infartos retinianos. A dor à palpação abdominal no quadrante superior esquerdo sugere esplenomegalia, o que pode estar acompanhado por hepatomegalia. Dor abdominal ou hipotensão inexplicada acompanhadas de taquicardia aumentam a possibilidade de ruptura esplênica e hemoperitônio. Pode ocorrer infarto esplênico e hematoma subcapsular na ausência de ruptura esplênica. Infarto esplênico e ruptura esplênica são confirmados por TC.

A babesiose grave exige internação hospitalar. Entre os pacientes com casos relatados ao CDC em 2011-2015, metade foi hospitalizada por pelo menos 1 dia. Entre aqueles para quem a permanência hospitalar foi documentada, a média foi de 4 dias (variação de 1-63 dias). A babesiose grave pode ser acompanhada por uma ou várias complicações. As complicações mais comuns são anemia grave, síndrome da angústia respiratória aguda, insuficiência renal, comprometimento hepático e insuficiência cardíaca congestiva. As complicações menos comuns incluem coagulação intravascular disseminada, choque e ruptura esplênica. Os pacientes que recebem um diagnóstico de babesiose > 7 dias após o início dos sintomas estão predispostos a doença grave, definida como *a doença que exige internação em unidade de terapia intensiva (UTI); a doença complicada por insuficiência cardíaca, choque ou ruptura esplênica; ou a doença que exige intubação ou exsanguinotransfusão de hemácias*. Entre as características clínicas, diarreia e náuseas ou vômitos são fortes preditores de babesiose grave, conforme definido anteriormente. Asplenia e distúrbios autoimunes predispõem a doença grave, mas as condições cardíacas subjacentes não o fazem. A doença de Lyme intercorrente não aumenta o risco de doença grave, mas reduz o número e a duração dos sintomas evocados pela babesiose; a implicação é de que a babesiose pode passar despercebida se ela estiver acompanhada pela doença de Lyme intercorrente.

Apesar da terapia, a babesiose pode ser fatal. Uma revisão de 10.305 beneficiários do Medicare que receberam um diagnóstico de babesiose entre 2006 e 2013 revelou que 1% deles morreram dentro de 30 dias. Entre os pacientes hospitalizados, a taxa de letalidade foi de 3%. Entre os 7.612 casos de babesiose relatados ao CDC em 2011 a 2015, 46 (0,6%) foram fatais. As taxas de letalidade são particularmente altas em pacientes imunocomprometidos (cerca de 20%), mas também são elevadas em pacientes que adquirem a *B. microti* através de transfusão de sangue. Em uma série de 159 casos transmitidos por transfusão relatados entre 1979 e 2009, a taxa de letalidade foi de 17%. Em uma série de 77 casos identificados pelo American Red Cross Hemovigilance Program entre 2010 e 2017, a taxa de letalidade foi de 5%.

OUTRAS INFECÇÕES POR *BABESIA* Os oito casos documentados de infecção por *B. duncani* nos Estados Unidos foram moderados a graves; um paciente morreu. Os sintomas eram semelhantes àqueles evocados pela *B. microti*. Todos os seis pacientes infectados com microrganismos semelhantes à *B. divergens* tiveram doença grave e precisaram de hospitalização; três morreram.

Considerações globais A maioria dos casos de infecção por *B. divergens* na Europa ocorreram em pessoas esplenectomizadas e foram graves. Os sintomas aparecem subitamente e consistem em febre (> 41°C), calafrios com tremores, sudorese profusa, cefaleia, mialgia e dor lombar e abdominal. É comum haver icterícia e hemoglobinúria. Sem a terapia imediata, os pacientes costumam desenvolver edema pulmonar e insuficiência renal. Todos os cinco pacientes infectados com *B. venatorum* na Europa eram esplenectomizados; sua doença variava de leve a grave, e nenhum morreu. Os 32 casos de infecção por *B. venatorum* relatados no nordeste da China ocorreram em moradores com baço intacto. Os sintomas foram semelhantes àqueles evocados pela *B. microti*, embora os calafrios fossem raros. Sete dos 32 pacientes foram hospitalizados por febre irregular (até 40°C). Apenas quatro pacientes foram tratados com clindamicina (sem quinina), mas todos os 32 pacientes se recuperaram. Os casos de infecção semelhante a *B. crassa* relatados no nordeste da China também ocorreram em moradores com baço intacto. Febre, fadiga e mialgias eram menos comuns que entre os pacientes infectados com *B. microti*, mas cefaleia foi igualmente comum, e náuseas ou vômitos foram mais comuns. Nenhum paciente foi hospitalizado. Apenas 3 de 31 pacientes receberam clindamicina (sem quinina), mas na maioria dos casos os sintomas melhoraram. Os casos de infecção semelhante a *B. motasi* na Coreia do Sul foram graves; um paciente morreu, mas o outro se recuperou após a monoterapia com clindamicina.

PATOGÊNESE

Anemia A anemia hemolítica gera detritos celulares que podem se acumular no rim e causar insuficiência renal. A hemoglobina forma um complexo com a haptoglobina, mas quantidades mínimas de hemoglobina livre já são suficientes para promover inflamação sistêmica. Expostas ao estresse oxidativo, as hemácias se deformam pouco e são filtradas pelos macrófagos esplênicos ao tentarem passar pela polpa vermelha. A eritrofagocitose contribui para a esplenomegalia e a ruptura esplênica; isso pode levar à linfoistiocitose hemofagocítica, uma condição fatal. A anemia também é resultado da supressão da eritropoiese pelas citocinas inflamatórias, como o interferon γ (IFN-γ) e a interleucina (IL) 6. A anemia persistente, apesar da resolução da infecção, é atribuída a autoanticorpos que marcam as hemácias para a eliminação e que podem ativar o sistema do complemento.

Inflamação O baço não apenas elimina as hemácias parasitadas, mas também oferece imunidade protetora; assim, a asplenia é um fator de risco importante para a babesiose grave. A imunidade protetora envolve as células T CD4+, particularmente as células Th1, conforme revelado pela parasitemia persistente em alto grau em camundongos depletados de células T CD4+ ou tratados com um anticorpo que neutraliza o IFN-γ. A importância das células T CD4+ é corroborada pela gravidade da babesiose em pacientes com Aids e em receptores de aloenxerto. Os sintomas semelhantes a gripe, como febre, calafrios e sudorese, provavelmente resultam de uma resposta inflamatória que se tornou sistêmica. As citocinas inflamatórias, como o fator de necrose tumoral α (TNF-α) e a IL-6, foram detectadas no sangue de um paciente infectado pela *B. microti*. A inflamação excessiva promove a patologia. Em um modelo murino de infecção por *B. duncani*, o TNF-α foi detectado nos septos alveolares, e o bloqueio do TNF-α resgatou esses animais da morte causada pelo edema pulmonar. Mesmo na ausência de edema pulmonar, como em camundongos infectados por *B. microti*, o TNF-α é prejudicial às defesas do hospedeiro, conforme indicado pela eliminação mais rápida do parasita na ausência do receptor de TNF tipo 1. Embora quase todos os pacientes imunocompetentes tenham anticorpos contra a *B. microti* detectáveis no momento do diagnóstico, o papel da imunidade humoral é incerto. A administração de rituximabe para câncer ou distúrbios autoimunes predispõe à babesiose persistente ou recidivante; essa observação indica que as células B e, presumivelmente, os anticorpos sejam fundamentais para a eliminação do parasita em algumas pessoas.

DIAGNÓSTICO

A babesiose deve ser considerada em qualquer paciente que apresenta sintomas compatíveis com babesiose e que moram em uma região endêmica entre o final da primavera e o início do outono ou que tenha recebido transfusão de hemoderivados, particularmente concentrado de hemácias, nos últimos 6 meses. Considerando que um décimo dos pacientes com doença de Lyme estão infectados por *B. microti*, e como os pacientes coinfectados costumam experimentar uma doença que dura mais e é mais grave que aquela causada pela doença de Lyme isoladamente, a babesiose deve ser considerada em qualquer paciente diagnosticado com doença de Lyme, particularmente se os sintomas piorarem ou não melhorarem alguns dias ou semanas após o início da terapia antibiótica apropriada. Por outro lado, como metade dos pacientes diagnosticados com babesiose estão infectados pela *B. burgdorferi*, um diagnóstico de babesiose deve levar a uma avaliação diagnóstica para doença de Lyme. Outras doenças transmitidas por carrapatos, como a erliquiose e a anaplasmose granulocitotrópica humana (Cap. 187), também devem ser consideradas.

Exames laboratoriais de rotina O hemograma completo costuma mostrar anemia. Uma contagem elevada de reticulócitos significa eritropoiese induzida pelo estresse. Níveis baixos de haptoglobina ou níveis elevados de lactato-desidrogenase são consistentes com anemia hemolítica. A anemia grave costuma ser precedida por trombocitopenia grave. A contagem de leucócitos está reduzida, inalterada ou elevada. Níveis elevados de fosfatase alcalina, aspartato-aminotransferase e alanina-aminotransferase significam lesão de hepatócitos. Níveis elevados de bilirrubina total são resultado da anemia hemolítica, mas podem denotar comprometimento hepático. Níveis elevados de ureia e creatinina séricas indicam comprometimento renal. O exame de urina pode revelar excesso de urobilinogênio, hemoglobinúria e/ou proteinúria. Considerando que a babesiose é semelhante à síndrome HELLP (hemólise, elevação de enzimas hepáticas e baixas contagens de plaquetas), um diagnóstico de babesiose deve ser considerado em gestantes sob risco de exposição a carrapatos e com alterações laboratoriais que definem essa síndrome.

Não há consenso quanto ao uso de um parâmetro laboratorial em particular como preditor de babesiose grave. Em um estudo de doença grave conforme definida anteriormente (ver "Manifestações clínicas"), um nível de bilirrubina total > 1,9 mg/dL foi altamente preditivo de doença grave, enquanto contagens de leucócitos < 5×10^3 foram associadas a um prognóstico melhor. Os parâmetros associados a doença grave também incluíram parasitemia > 10% ao diagnóstico, contagens de leucócitos > 10×10^3/μL e níveis de creatinina > 1,2 mg/dL. Um estudo anterior identificou níveis de fosfatase alcalina > 125 UI/L e contagens de leucócitos > 5×10^3/μL como fortes preditores de doença grave, nesse caso definida como permanência hospitalar > 2 semanas, internação na UTI > 2 dias ou morte. Nesse estudo, a parasitemia > 4% na internação foi associada a doença grave.

Testes específicos Um diagnóstico definitivo de babesiose é feito por exame microscópico de esfregaços de sangue finos corados com Giemsa (Fig. 225-2) ou por amplificação do DNA de *Babesia* no sangue. Os trofozoítos de *Babesia* têm aspecto redondo, oval ou ameboide. A forma em anel é mais comum e não apresenta o depósito amarronzado central (hemozoína) típico dos trofozoítos tardios de *Plasmodium falciparum* (ver Fig. A2-1). Para os viajantes que retornam de áreas endêmicas para *P. falciparum* e que moram em região endêmica para *Babesia*, um resultado negativo no teste de malária BinaxNOW prontamente descarta a malária *falciparum* quando a microscopia não o faz. A presença de merozoítos extracelulares, particularmente quando a parasitemia é alta, bem como a ausência de gametócitos e esquizontes também diferencia a babesiose da malária. Os merozoítos

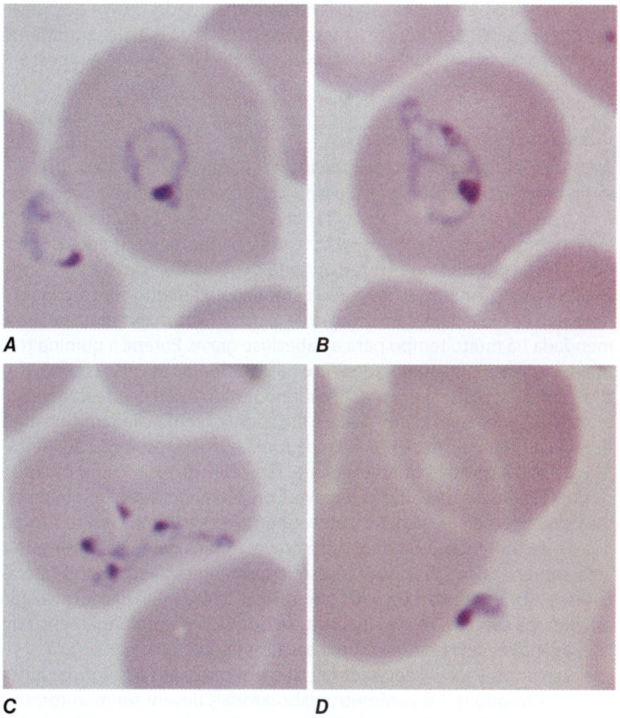

FIGURA 225-2 Esfregaços finos de sangue corados por Giemsa mostrando parasitas *Babesia microti*. *B. microti* são parasitas obrigatórios de eritrócitos. Os trofozoítos podem aparecer em formas em anel (***A***) ou ameboides (***B***). Os merozoítos podem ser arranjados em tétrades que são patognomônicas (***C***). Parasitas extracelulares podem ser observados, particularmente quando a parasitemia é alta (***D***). *(Reproduzida, com permissão, de E Vannier, PJ Krause: Human babesiosis. N Engl J Med 366:2397, 2012.)*

são dispostos em pares e algumas vezes em tétrades (ver "cruz de Malta"). As tétrades são patognomônicas de babesiose e podem ser observadas em eritrócitos humanos infectados com *B. microti*, *B. duncani*, *B. venatorum* ou microrganismos tipo *B. divergens*. A parasitemia tipicamente varia de 0,1 a 10% em pacientes imunocompetentes, mas pode chegar a 30 a 40% em pacientes imunocomprometidos. Se não forem identificados parasitas na microscopia e se ainda houver suspeita de babesiose, está recomendada a amplificação do DNA da *Babesia*. A maioria dos ensaios tem como alvo o gene 18S rRNA, e os mais sensíveis usam uma sonda fluorescente. Os ensaios de reação em cadeia da polimerase (PCR, de *polymerase chain reaction*) em tempo real podem detectar até 1 a 10 parasitas/μL de sangue, sendo adequados para definir a espécie do agente causador.

Um único resultado sorológico positivo não é suficiente para estabelecer o diagnóstico de babesiose, pois os anticorpos podem persistir por > 1 ano após a resolução da doença e a eliminação do parasita. Um teste de imunofluorescência indireta com anticorpos específicos é usado mais comumente. Para a *B. microti*, títulos de IgM ≥ 1:64 e de IgG ≥ 1:1.024 significam infecção ativa ou recente. Anticorpos contra *B. microti* não têm reação cruzada com antígenos de *B. duncani* ou *B. divergens*. Os soros de pacientes infectados por microrganismos semelhantes à *B. crassa* ou por *B. venatorum* são reagentes contra o antígeno de *B. divergens*.

TRATAMENTO

Babesiose

DOENÇA LEVE A MODERADA POR *B. MICROTI*

A babesiose leve a moderada causada por *B. microti* deve ser tratada com atovaquona mais azitromicina administradas por via oral por 7 a 10 dias. As dosagens para adultos e crianças são fornecidas na **Tab. 225-1**. Os sintomas costumam melhorar dentro de 48 horas de tratamento e desaparecem em 1 a 2 semanas. Se os sintomas persistirem apesar do tratamento, é fundamental realizar a testagem para doença de Lyme e outras doenças transmitidas por carrapatos, como a anaplasmose granulocitotrópica humana. A fadiga pode persistir para semanas ou meses, mas não justifica por si só que o tratamento seja estendido ou reiniciado. O DNA do parasita pode ser detectado por até 3 meses, mas o teste de PCR de seguimento não é recomendado, pois é improvável a recidiva da infecção em pessoas imunocompetentes.

DOENÇA GRAVE POR *B. MICROTI*

Terapia antimicrobiana de primeira linha O esquema de escolha para o tratamento da babesiose grave causada por *B. microti* é a atovaquona oral mais a azitromicina intravenosa (IV) (**Tab. 225-1**). O uso dessa combinação é apoiado por um estudo retrospectivo de 40 pacientes internados por babesiose grave, incluindo 11 internados na UTI. Com exceção de 1 paciente entre esses 40, a infecção melhorou durante o tratamento com atovaquona mais azitromicina. A combinação de clindamicina mais quinina é recomendada há muito tempo para a babesiose grave. Porém, a quinina traz um risco de prolongamento do QTc e outros eventos adversos (p. ex., cinchonismo). Um estudo prospectivo randomizado e não cego estabeleceu que atovaquona mais azitromicina é tão efetiva quanto clindamicina mais quinina na eliminação de parasitas da *B. microti* e na resolução dos sintomas de babesiose não potencialmente fatal. Não há estudo comparando os dois esquemas na babesiose grave. Considerando que a quinina muitas vezes precisa ser suspensa, atovaquona mais azitromicina se tornou a base do tratamento da babesiose grave. Alguns médicos experientes acrescentam a clindamicina IV ao esquema recomendado de dois fármacos (**Tab. 225-2**, nota de rodapé d); porém, essa abordagem não foi avaliada em ensaios clínicos. Para os pacientes com risco de prolongamento do QTc, a clindamicina pode substituir a azitromicina.

A azitromicina IV deve ser iniciada em dose de 500 mg/dia, junto com a atovaquona. Os parâmetros laboratoriais devem ser monitorados diariamente até a melhora dos sintomas e a redução da parasitemia para < 4%. Depois disso, se o paciente apresentar um baço funcional e for imunocompetente, a azitromicina pode ser administrada por via oral com a dose reduzida para 250 a 500 mg/dia. O esquema deve ser administrado por 7 a 10 dias, mas a duração deve ser estendida se os sintomas persistirem. Se o paciente for asplênico ou imunocomprometido, uma dose maior de azitromicina (500 mg/dia) deve ser considerada. Considerando o risco de babesiose persistente ou recidivante nesses pacientes, o esquema deve ser administrado até que os sintomas tenham melhorado e que os parasitas não sejam mais visualizados no esfregaço sanguíneo por 2 semanas.

TABELA 225-1 ■ Tratamento da babesiose humana

Adultos	Crianças
Infecção por *B. microti* leve a moderada[a]	
Atovaquona (750 mg, a cada 12 h, VO) *mais* Azitromicina (500 mg/dia, VO, no 1º dia, e 250 mg/dia, VO, daí em diante)	Atovaquona (20 mg/kg, a cada 12 h, VO; máximo de 750 mg/dose) *mais* Azitromicina (10 mg/kg/dia, VO, no 1º dia [máximo de 500 mg], e 5 mg/kg/dia, VO, daí em diante [máximo de 250 mg])
Infecção por *B. microti* grave[b,c]	
Preferido[d] Atovaquona (750 mg, a cada 12 h, VO) *mais* Azitromicina (500 mg/dia, IV, seguido por 250-500 mg/dia, VO) **Alternativo[e,f]** Clindamicina (600 mg a cada 6 h, IV, seguido por 600 mg a cada 8 h, VO) *mais* Quinina (650 mg, a cada 6-8 h, VO) Considerar exsanguinotransfusão	**Preferido** Atovaquona (20 mg/kg, a cada 12 h, VO; máximo de 750 mg/dose) *mais* Azitromicina (10 mg/kg/dia, IV, seguido por 10 mg/kg/dia, VO [máximo, 500 mg]) **Alternativo** Clindamicina (7-10 mg/kg, a cada 6-8 h, IV, seguido por 7-10 mg/kg, a cada 6-8 h, VO [máximo de 600 mg/dose]) *mais* Quinina (8 mg/kg, a cada 8 h, VO; máximo de 650 mg/dose) Considerar exsanguinotransfusão
Infecção por *B. divergens*[g]	
Exsanguinotransfusão completa imediata *mais* Clindamicina (600 mg, a cada 6-8 h, IV) *mais* Quinina (650 mg, a cada 8 h, VO)	Exsanguinotransfusão completa imediata *mais* Clindamicina (7-10 mg/kg, a cada 6-8 h, IV; máximo de 600 mg/dose) *mais* Quinina (8 mg/kg, a cada 8 h, VO; máximo de 650 mg/dose)

[a]Tratar por 7-10 dias. [b]Tratar por 7-10 dias, mas estender a duração se os sintomas persistirem. [c]Para pacientes com imunocomprometimento grave, a terapia antimicrobiana deve ser administrada por pelo menos 6 semanas consecutivas, incluindo 2 semanas finais durante as quais os parasitas não são mais detectados no esfregaço de sangue. [d]Se o risco de prolongamento do QTc ou de alergia associado ao uso de azitromicina for uma preocupação, a clindamicina pode substituir a azitromicina. Em pacientes com imunocomprometimento grave, a clindamicina IV pode ser acrescentada à combinação de atovaquona mais azitromicina no início do tratamento. [e]Clindamicina mais quinina não é mais o esquema preferido porque a quinina costuma ser suspensa devido ao prolongamento do QTc ou a outros efeitos colaterais, incluindo o zumbido. Esse esquema pode ser considerado nos casos que respondem pouco a atovaquona mais azitromicina. [f]Outros esquemas alternativos foram usados com sucesso, conforme documentado em um número limitado de relatos de casos. Se a toxicidade por quinina for uma preocupação, a atovaquona pode substituir a quinina. Nos casos que respondem pouco a atovaquona mais azitromicina, atovaquona-proguanil pode ser acrescentado ao esquema de dois fármacos ou pode substituir a atovaquona. [g]Alguns casos de infecção por *B. divergens* na Europa foram tratados com sucesso com atovaquona mais azitromicina ou com atovaquona-proguanil mais azitromicina.

Exsanguinotransfusão adjuvante A eritrocitaférese parcial ou completa é recomendada para pacientes com parasitemia de alto grau (≥ 10%) ou com parasitemia de grau moderado a grave e quaisquer dos seguintes: anemia hemolítica grave e/ou comprometimento pulmonar, renal ou hepático. A aférese terapêutica deve ser realizada em consultoria conjunta com um especialista em medicina transfusional. O principal propósito da eritrocitaférese é reduzir rapidamente a parasitemia; ela também corrige a anemia e remove subprodutos tóxicos da hemólise, especialmente a hemoglobina livre e a heme livre. Os critérios para a eritrocitaférese não estão bem definidos e se baseiam em relatos de casos isolados e pequenas séries de casos. Em um desses estudos realizado em uma única instituição e no qual a eritrocitaférese reduziu a parasitemia em cerca de 75%, a idade e a parasitemia antes do procedimento foram preditores da permanência hospitalar após a eritrocitaférese. Porém, a parasitemia após a eritrocitaférese não foi associada com a duração da permanência hospitalar pós-procedimento nem com a mortalidade; esse achado faz questionar o uso de eritrocitaféreses repetidas para reduzir a parasitemia até um nível desnecessário. Considerando que a parasitemia antes da eritrocitaférese não foi preditora da mortalidade, a decisão sobre o uso desse procedimento não pode se basear apenas na parasitemia à internação, devendo considerar a condição clínica do paciente, particularmente a disfunção de órgãos-alvo, como o comprometimento renal.

Pacientes gravemente imunocomprometidos A asplenia e o uso de rituximabe para linfoma de células B ou distúrbio autoimune predispõem à babesiose persistente ou recidivante. Outras condições predisponentes incluem HIV/Aids e esquemas imunossupressores para transplante ou câncer. A terapia antibiótica deve ser administrada aos pacientes com essas condições por pelo menos 6 semanas consecutivas, incluindo duas semanas finais durante as quais os parasitas não são mais encontrados no esfregaço de sangue. Considerando a duração do tratamento, atovaquona mais azitromicina é o esquema de escolha. A azitromicina deve ser administrada por via IV e deve ser iniciada em dosagem de 500 mg/dia. Os parâmetros laboratoriais devem ser monitorados diariamente até que os sintomas melhorem e a parasitemia seja reduzida para < 4%. Depois disso, a azitromicina pode ser administrada por via oral, mas a dose não deve ser < 500 mg/dia, pois doses menores podem facilitar a resistência antibiótica. Quando o paciente já não apresentar doença grave, deve-se obter esfregaços de sangue pelo menos semanalmente até se completar o tratamento. Se o paciente permanecer sintomático, mas não forem mais encontrados parasitas no esfregaço de sangue, deve-se usar a PCR em tempo real para monitorar a infecção. Após se completar o tratamento, recomenda-se o seguimento cuidadoso. Se os sintomas recorrerem, deve-se solicitar a realização de esfregaços de sangue e/ou PCR em tempo real.

Resistência à terapia antimicrobiana A falha em responder à atovaquona mais azitromicina foi documentada em pacientes altamente imunocomprometidos infectados com *B. microti*. Essa resistência a atovaquona e azitromicina é explicada, respectivamente, por mutações de sentido errado (*missense*) no gene mitocondrial do citocromo b (*cob*) e no gene da subunidade L4 da proteína ribossomal (*rpl4*) codificado por apicoplasto do parasita. Os pacientes que não respondem à atovaquona mais azitromicina podem ser manejados com clindamicina mais quinina (Tab. 225-1, nota de rodapé e). Se a toxicidade da quinina for uma preocupação e se a base molecular da resistência aos fármacos não for conhecida, a clindamicina pode ser acrescentada a atovaquona mais azitromicina. Uma abordagem alternativa é usar atovaquona-proguanil no lugar da atovaquona (Tab. 225-1, nota de rodapé f).

Ruptura esplênica Como complicação da babesiose, a ruptura esplênica tipicamente ocorre em pacientes jovens, saudáveis e imunocompetentes com parasitemia de baixo grau. Se o paciente estiver hemodinamicamente instável ou se piorar rapidamente, deve ser realizada a esplenectomia de emergência. Se o paciente estiver hemodinamicamente estável, mas se o sangramento persistir, deve-se considerar a embolização arterial esplênica. Na ausência de hemoperitônio, a ruptura esplênica deve ser manejada sem cirurgia, mas com um cuidadoso monitoramento hemodinâmico. A remoção do baço deixa o paciente sob risco de babesiose recidivante ou de doença grave causada por outros microrganismos.

OUTRAS INFECÇÕES POR *BABESIA*

B. duncani e infecções do tipo *B. divergens* são tipicamente tratadas com clindamicina IV (600 mg 3 ou 4 vezes ao dia ou 1.200 mg 2 vezes ao dia) mais quinina oral (600-650 mg 3 vezes ao dia) por 7 a 10 dias. Se os sintomas persistirem, a terapia antimicrobiana deve ser estendida.

CONSIDERAÇÕES GLOBAIS

Na Europa, a infecção por *B. divergens* é considerada uma emergência médica. A abordagem recomendada é a eritrocitaférese completa e imediata combinada com a administração de clindamicina mais quinina oral (Tab. 225-1). Alguns casos foram curados com eritrocitaférese e monoterapia com clindamicina. A anemia pode persistir por > 1 mês e necessitar de transfusão adicional. Um caso grave de infecção por *B. divergens* melhorou durante a terapia com atovaquona mais azitromicina. Uma recidiva em um indivíduo com baço intacto foi tratada com atovaquona-proguanil mais azitromicina. A primeira linha de tratamento para a infecção por *B. venatorum* na Europa tem sido o uso IV ou oral de clindamicina mais quinina. Em um paciente que não tolerava a quinina, a cura foi alcançada com a administração de atovaquona mais azitromicina. Um caso pediátrico de infecção leve por *B. venatorum* na China foi tratado com sucesso por um esquema padrão de atovaquona mais azitromicina.

PREVENÇÃO

Considerando a crescente incidência e a alta taxa de mortalidade da babesiose transmitida por transfusões, a Food and Drug Administration (FDA) recomendou que o sangue doado em 14 estados endêmicos e no Distrito de Columbia sejam rastreados para o DNA de *B. microti* com um teste de ácido nucleico. Em janeiro de 2019, a FDA aprovou o uso de um teste de ácido nucleico ultrassensível que detecta transcritos do gene 18S rRNA do parasita. É provável que a triagem do suprimento de sangue, quando implementada, reduza ou evite a babesiose transmitida por transfusões. No momento, as pessoas com história de babesiose ou de infecção assintomática por *Babesia* confirmada por exames de laboratório estão impedidas de doar sangue por tempo indeterminado.

Considerando a ausência de vacina e de profilaxia, as pessoas que moram nas regiões endêmicas, especialmente aquelas sob risco para babesiose grave, devem usar roupas de proteção, aplicar repelentes de carrapatos na pele e permetrina nas roupas, além de limitar as atividades externas onde há muitos carrapatos entre maio e outubro nos Estados Unidos. A pele deve ser examinada minuciosamente depois de atividades ao ar livre, e carrapatos devem ser cuidadosamente removidos com pinças. À medida que a babesiose continua a se espalhar por novas regiões e como é provável que as mudanças climáticas alterem as fronteiras dessas regiões endêmicas, as pessoas sob risco e os médicos devem permanecer em alerta para essa doença que já foi negligenciada.

LEITURAS ADICIONAIS

Gray EB, Herwaldt BL: Babesiosis surveillance—United States, 2011–2015. MMWR Surveill Summ 68:1, 2019.

Kletsova EA et al: Babesiosis in Long Island: Review of 62 cases focusing on treatment with azithromycin and atovaquone. Ann Clin Microbiol Antimicrob 16:26, 2017.

Krause PJ et al: Persistent and relapsing babesiosis in immunocompromised patients. Clin Infect Dis 46:370, 2008.

Krause PJ et al: Clinical practice guidelines by the Infectious Diseases Society of America (IDSA): 2020 guideline on diagnosis and management of babesiosis. Clin Infect Dis 72:185, 2021.

Nixon CP et al: Adjunctive treatment of clinically severe babesiosis with red blood cell exchange: A case series of nineteen patients. Transfusion 59:2629, 2019.

Vannier E, Krause PJ: Human babesiosis. N Engl J Med 366:2397, 2012.

226 Leishmaniose

Shyam Sundar

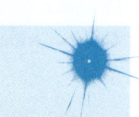

Abrangendo um complexo grupo de distúrbios, a leishmaniose é causada por um protozoário eucariótico, unicelular e intracelular obrigatório do gênero *Leishmania* e afeta principalmente o sistema reticuloendotelial do hospedeiro. As espécies de *Leishmania* produzem síndromes clínicas amplamente variáveis, que vão de úlceras cutâneas autocuráveis à doença visceral fatal. Essas síndromes se encaixam em três grandes categorias: leishmaniose visceral (LV), leishmaniose cutânea (LC) e leishmaniose da mucosa (LM).

ETIOLOGIA E CICLO DE VIDA

A leishmaniose é causada por cerca de 20 espécies do gênero *Leishmania*, da ordem Kinetoplastida e da família Trypanosomatidae (Tab. 226-1). Diversas espécies clinicamente importantes pertencem à subespécie *Viannia*. Os microrganismos são transmitidos por mosquitos flebotomíneos do gênero *Phlebotomus* no "Velho Mundo" (Ásia, África e Europa) e do gênero *Lutzomyia* no "Novo Mundo" (Américas). A transmissão pode ser antroponótica (i.e., o vetor transmite a infecção de humanos infectados para humanos saudáveis) ou zoonótica (i.e., o vetor transmite a infecção do reservatório animal para os humanos). A transmissão de pessoa para pessoa por agulhas infectadas foi documentada em usuários de drogas intravenosas (IV) na região mediterrânea. A transmissão intrauterina para o feto raramente ocorre.

Os microrganismos *Leishmania* ocorrem em duas formas: extracelular, com promastigotas flagelados (comprimento de 10-20 μm) no

TABELA 226-1 ■ Distribuição geográfica e epidemiologia característica das leishmanioses

Microrganismo, região endêmica	Síndrome clínica	Espécie	Vetor	Reservatório	Transmissão	Ambiente
Complexo *Leishmania donovani*						
Sul da Ásia	LV, LDPC	*L. donovani*	*Phlebotomus argentipes*	Humanos	Antroponótica	Rural, doméstico
Sudão do Sul, Sudão, Somália, Etiópia, Quênia, Uganda	LV, LDPC	*L. donovani*	*P. orientalis, P. martini*	Humanos, roedores no Sudão, caninos	Antroponótica, ocasionalmente zoonótica	Maioria peridoméstico, ocasionalmente silvestre
Bacia do Mediterrâneo, Oriente Médio, Ásia Central, China	LV, LC	*L. infantum*	*P. perniciosus, P. ariasi*	Cães, raposas, chacais	Zoonótica	Doméstico, peridoméstico
Oriente Médio, Arábia Saudita, Iêmen	LV	*L. donovani*	*P. perniciosus, P. ariasi*	Cães, raposas, chacais	Zoonótica	Doméstico, peridoméstico
América Central e do Sul	LV, LC	*L. infantum*[a]	*Lutzomyia longipalpis*	Raposas, cães, gambás	Zoonótica	Doméstico, peridoméstico, periurbano
Azerbaijão, Armênia, Geórgia, Cazaquistão, Quirguistão, Tajiquistão, Turcomenistão, Uzbequistão	LV	*L. infantum*	*P. turanicus*	Humanos, cães, raposas	Antroponótica, zoonótica	Doméstico
L. tropica						
Índia Oriental a Turquia, partes do norte e leste da África	LC, leishmaniose recidivante	*L. tropica*	*P. sergenti*	Humanos	Antroponótica	Doméstico urbano, peridoméstico
L. major						
Ásia Ocidental e Central, África do Norte e Subsaariana	LC	*L. major*	*P. papatasi, P. duboscqi*	Ratos do Nilo, roedores	Zoonótica	Silvestre, peridoméstico
Cazaquistão, Turcomenistão, Uzbequistão	LC	*L. major*	*P. papatasi, P. duboscqi*	Gerbos	Zoonótica	Rural
L. aethiopica						
Etiópia, Uganda e Quênia	LC, LCD	*L. aethiopica*	*P. longipes, P. pedifer*	Hírax	Zoonótica	Silvestre, peridoméstico
Subespécies *Viannia*						
Peru, Equador	LC, LM	*L. (V.) peruviana*	*Lutzomyia verrucarum, L. peruensis*	Roedores selvagens	Zoonótica	Vales Andinos
Guiana, Suriname, Guiana Francesa, Equador, Brasil, Colômbia, Bolívia	LC, LM	*L. (V.) guyanensis*	*L. umbratilis*	Preguiças, tamanduás, gambás	Zoonótica	Floresta tropical
América Central, Equador, Colômbia	LC, LM	*L. (V.) panamensis*	*L. trapidoi*	Preguiças	Zoonótica	Floresta tropical e áreas desmatadas
América Central e do Sul	LC, LM	*L. (V.) braziliensis*	*Lutzomyia* spp., *L. umbratilis, Psychodopygus wellcomei*	Roedores selvagens, animais peridomésticos	Zoonótica	Floresta tropical e áreas desmatadas
Complexo *L. mexicana*						
América Central e partes do norte da América do Sul	LC, LM, LCD	*L. amazonensis*	*L. flaviscutellata*	Roedores selvagens	Zoonótica	Floresta tropical e áreas desmatadas
	LC, LM, LCD	*L. mexicana*	*L. olmeca*	Variedade de roedores selvagens e marsupiais	Zoonótica	Floresta tropical e áreas desmatadas
	LC, LCD	*L. pifanoi*	*L. olmeca*	Variedade de roedores selvagens e marsupiais	Zoonótica	Floresta tropical e áreas desmatadas

[a]A *L. infantum* é denominada *L. chagasi* no Novo Mundo.

Siglas: LC, leishmaniose cutânea; LCD, leishmaniose cutânea difusa; LM, leishmaniose da mucosa; LDPC, leishmaniose dérmica pós-calazar; LV, leishmaniose visceral.

mosquito-palha vetor, e intracelular, como amastigotas não flagelados (comprimento de 2-4 μm; **Fig. 226-1**) no hospedeiro vertebrado, incluindo humanos. As promastigotas são introduzidas pela probóscide do mosquito-palha fêmea na pele do hospedeiro vertebrado. Os neutrófilos predominam entre as células hospedeiras que inicialmente encontram e fagocitam as promastigotas no local de entrada do parasita. Os neutrófilos infectados podem sofrer apoptose e liberar parasitas viáveis que são fagocitados por macrófagos, ou as próprias células apoptóticas podem ser fagocitadas pelos macrófagos e células dendríticas. Os parasitas se multiplicam como amastigotas no interior dos macrófagos, causando ruptura da célula com invasão subsequente de outros macrófagos. Quando se alimentam em hospedeiros infectados, os insetos captam as amastigotas, que se transformam na forma flagelada no seu intestino médio posterior e se multiplicam por divisão binária; em seguida, as promastigotas migram para o intestino médio anterior e poderão infectar um novo hospedeiro quando os insetos realizarem novo repasto sanguíneo.

EPIDEMIOLOGIA

A leishmaniose ocorre em 98 países – a maioria em desenvolvimento – em regiões tropicais e temperadas (Fig. 226-2). Ocorre anualmente mais de 1,5 milhão de casos, dos quais 0,7 a 1,2 milhão é de LC (e suas variações), e 200 mil a 400 mil, de LV. Mais de 350 milhões de pessoas estão em risco, com uma prevalência total de 12 milhões. A distribuição da *Leishmania* é limitada pela distribuição dos vetores flebotomíneos.

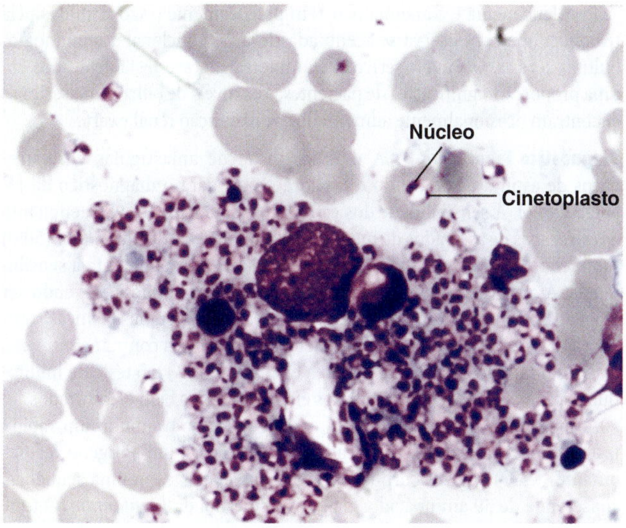

FIGURA 226-1 Um macrófago com diversas amastigotas intracelulares (2-4 μm) em um esfregaço esplênico corado por Giemsa de um paciente com leishmaniose visceral. Cada amastigota contém um núcleo e um cinetoplasto característico, consistindo de múltiplas cópias de DNA mitocondrial. Alguns parasitas extracelulares também estão visíveis.

LEISHMANIOSE VISCERAL

A LV (também conhecida como *kala-azar*, um termo indiano que significa "febre negra") é causada pelo complexo *Leishmania donovani*, que inclui a *L. donovani* e a *Leishmania infantum* (a última designada *Leishmania chagasi* no Novo Mundo); essas espécies são responsáveis pela transmissão antroponótica e zoonótica, respectivamente. A Índia e seu vizinho Bangladesh, Sudão e seu vizinho Sudão do Sul, Etiópia e Brasil são os quatro principais focos de LV e representam 90% dos casos mundiais de LV. A leishmaniose humana está aumentando no mundo todo com exceção do subcontinente Indiano (Índia, Nepal e Bangladesh), onde um programa de eliminação da LV foi implementado e a incidência de LV está diminuindo de forma acentuada. Mais de 90% dos locais do programa nesses três países alcançaram o objetivo de eliminação com incidência < 1 em 10.000 habitantes. O leste da África é agora o maior foco de LV. A LV zoonótica é registrada em todos os países do Oriente Médio, Paquistão e outros países da Ásia Ocidental à China. Também existem focos endêmicos em estados independentes da antiga União Soviética, principalmente Geórgia e Azerbaijão. O chifre da África, Sudão, Sudão do Sul, Etiópia, Quênia, Uganda e Somália apresentam registros de LV. No Sudão e Sudão do Sul, acredita-se que a maior parte dos casos seja antroponótica, embora também ocorra transmissão zoonótica. A LV é rara na África Ocidental e Subsaariana.

A LV mediterrânea, uma doença endêmica há muito estabelecida devido à *L. infantum*, possui um amplo reservatório canino e foi observada primariamente em bebês antes do advento do vírus da imunodeficiência humana (HIV). Na Europa mediterrânea, 70% dos casos de LV em adultos estão associados à infecção por HIV. A combinação é fatal devido ao impacto combinado das duas infecções no sistema imune. Os usuários de drogas IV apresentam maior risco. Outras formas de imunossupressão (p. ex., aquela associada ao transplante de órgãos) também causam predisposição à LV. Nas Américas, a doença é causada pela *L. infantum* e é endêmica desde o México até a Argentina, porém 90% dos casos do Novo Mundo são registrados no nordeste do Brasil. Após a introdução da terapia antirretroviral (TARV) altamente ativa, a incidência de coinfecção por HIV-LV diminuiu de forma significativa na Europa; porém, cerca de 30% e 5% dos pacientes com LV estão coinfectados por HIV na Etiópia e na Índia, respectivamente.

Imunopatogênese A maioria dos indivíduos infectados por *L. donovani* ou *L. infantum* elabora uma resposta imune de sucesso e controla a infecção, não chegando a desenvolver a doença sintomática. Em 48 horas após a injeção intradérmica de promastigotas mortas, esses indivíduos apresentam hipersensibilidade do tipo tardio (DTH, de *delayed-type hypersensitivity*) aos antígenos da leishmânia no teste cutâneo da leshmanina (também chamado de teste cutâneo de Montenegro). Resultados em modelos de camundongos indicam que o desenvolvimento da resistência adquirida à infecção leishmaniótica é controlado pela produção de interleucina (IL)-12 pelas células apresentadoras de antígeno e a secreção posterior de interferon (IFN)-γ, fator de necrose tumoral (TNF) α e outras citocinas proinflamatórias pela subpopulação de linfócitos T auxiliares 1 (T_H1). A resposta imune em pacientes com LV ativa em desenvolvimento é complexa; além da produção aumentada de várias citocinas e quimiocinas proinflamatórias, os pacientes com doença ativa apresentam níveis fortemente elevados de IL-10 no soro, bem como expressão aumentada do mRNA de IL-10 nas lesões teciduais. Um papel direto para a IL-10 na patologia da LV em humanos é apoiado por estudos demonstrando que o bloqueio da IL-10 pode aumentar as respostas de IFN-γ no sangue total de pacientes com LV. A principal função promotora de doença de IL-10 na LV pode ser condicionar os macrófagos hospedeiros a melhores condições de sobrevivência e crescimento para os parasitas. A IL-10 pode fazer os macrófagos não responderem aos sinais de ativação e inibirem a morte das amastigotas pela diminuição da produção de TNF-α e óxido nítrico. As múltiplas funções apresentadoras de antígeno das células dendríticas e macrófagos também são suprimidas

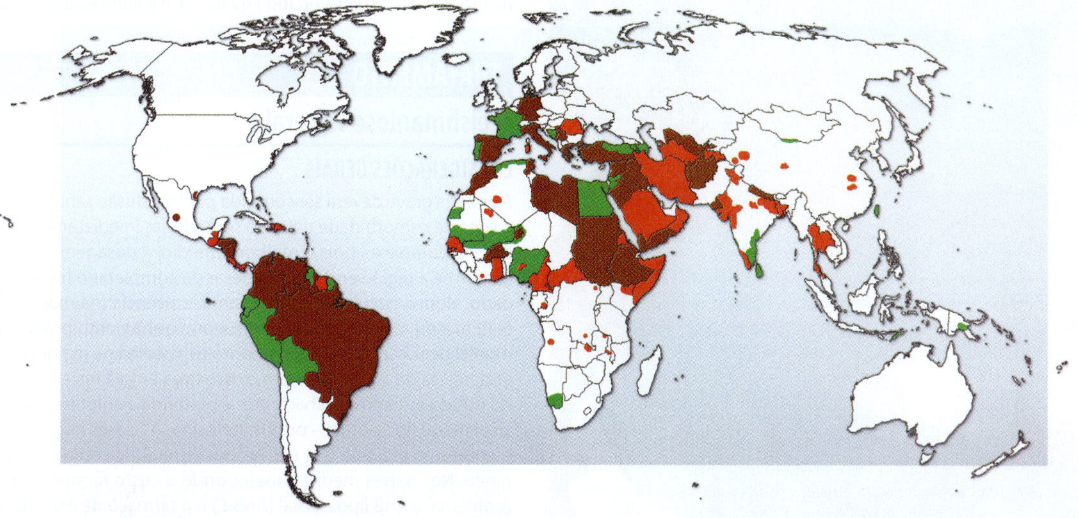

LV   LC   LC e LV

FIGURA 226-2 Distribuição mundial da leishmaniose humana. LC, leishmaniose cutânea; LV, leishmaniose visceral.

pela IL-10. Pacientes sob essa supressão não apresentam testes cutâneos positivos de leishmanina e suas células mononucleares do sangue periférico também não respondem aos antígenos leishmanióticos *in vitro*. Os órgãos do sistema reticuloendotelial são predominantemente afetados, com grande aumento do baço, do fígado e dos linfonodos em algumas regiões. As tonsilas e a submucosa intestinal também se encontram bastante infiltradas por parasitas. A lesão da medula óssea leva à pancitopenia.

Manifestações clínicas No subcontinente indiano e no chifre da África, indivíduos de todas as idades são afetados pela LV. Nas áreas endêmicas das Américas e na bacia do Mediterrâneo, bebês e crianças imunocompetentes, assim como adultos imunodeficientes, são especialmente afetados. A apresentação mais comum da LV é um aparecimento abrupto de febre moderada a alta associada a calafrios. A febre pode continuar por várias semanas com intensidade decrescente, e o paciente poderá ficar afebril por um curto período antes de um novo episódio de febre. O baço poderá estar palpável por volta da segunda semana da doença e, dependendo de sua duração, poderá ficar bastante aumentado (Fig. 226-3). A hepatomegalia (geralmente de grau moderado) aparece em seguida. A linfadenopatia é comum na maioria das regiões endêmicas do mundo exceto no subcontinente indiano, onde é rara. Os pacientes perdem peso e se sentem fracos, e a pele desenvolve gradualmente manchas escuras devido à hiperpigmentação, mais facilmente observadas em indivíduos de pele morena. Na doença avançada, a hipoalbuminemia pode se manifestar como edema podálico e ascite. A anemia aparece precocemente e pode se tornar grave o suficiente para levar à insuficiência cardíaca congestiva. Episódios de epistaxe, hemorragias da retina e hemorragia digestiva estão associados à trombocitopenia. Infecções secundárias como sarampo, pneumonia, tuberculose, disenteria bacilar ou ameboide e gastrenterite são eventos comuns. Herpes-zóster, varíola, bolhas cutâneas e escabiose também podem ocorrer. Quando não tratada, a doença é fatal para a maioria dos pacientes, incluindo 100% daqueles também infectados pelo HIV.

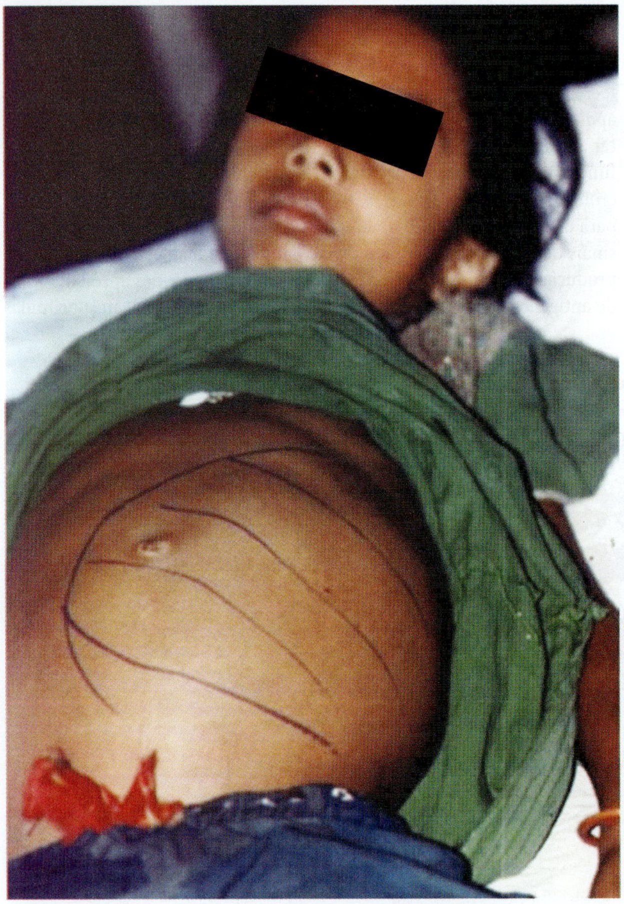

FIGURA 226-3 Um paciente com leishmaniose visceral apresentando um baço extremamente aumentado, visível na superfície do abdome. A esplenomegalia é a característica mais importante da leishmaniose visceral.

A leucopenia e a anemia ocorrem precocemente e são seguidas pela trombocitopenia. Observa-se acentuada elevação policlonal das imunoglobulinas séricas. Os níveis séricos de aminotransferases estão elevados em uma proporção significativa de pacientes, e os níveis de bilirrubina sérica se encontram ocasionalmente aumentados. A disfunção renal é rara.

Diagnóstico laboratorial A demonstração de amastigotas em esfregaços de aspirados de tecido é o padrão-ouro para o diagnóstico da LV (Fig. 226-1). A sensibilidade dos esfregaços esplênicos é > 95%, enquanto os esfregaços de aspirados de medula óssea (60-85%) e de linfonodos (50%) são menos sensíveis. A cultura de aspirados de tecido aumenta a sensibilidade. A aspiração esplênica é invasiva e pode ser perigosa, devendo ser realizada por profissional capacitado e experiente. Algumas técnicas sorológicas são atualmente usadas para detectar anticorpos contra *Leishmania*. Um ensaio imunoabsorvente ligado à enzima (ELISA) e o teste de imunofluorescência indireta (IFI) são feitos em laboratórios bem estruturados.

Entretanto, na prática clínica, usa-se em todo o mundo um rápido teste imunocromatográfico baseado na detecção de um antígeno recombinante (K39r) por anticorpos, antígeno que consiste em uma sequência conservada de 39 aminoácidos da região cinesina da *L. infantum*. O teste requer apenas uma gota de sangue ou soro retirado da ponta do dedo, e o resultado pode ser lido em 15 minutos. Exceto no leste da África (onde tanto a sua sensibilidade quanto a sua especificidade são mais baixas), a sensibilidade do teste diagnóstico rápido (TDR) com K39r em indivíduos imunocompetentes é de cerca de 98%, e sua especificidade é de cerca de 90%. No Sudão, um TDR baseado em uma nova poliproteína sintética K28r foi mais sensível (96,8%) e específico (96,2%) do que os TDRs baseados na K39r. Como esses testes de detecção de anticorpos permanecem positivos por anos após a cura, eles não podem ser usados para mensurar a cura nem para detectar recidivas. A detecção qualitativa de ácido nucleico do parasita por reação em cadeia da polimerase (PCR, de *polymerase chain reaction*) ou por amplificação isotérmica mediada por *loop* (LAMP, de *loop-mediated isothermal amplification*) e a detecção quantitativa por PCR em tempo real são altamente sensíveis; porém, como a capacidade de realização desses testes está confinada a laboratórios especializados, eles ainda não são usados no diagnóstico rotineiro da LV nas áreas endêmicas. A PCR pode distinguir entre as principais espécies de *Leishmania* que infectam humanos.

Diagnóstico diferencial A LV é facilmente confundida com a malária. Outras doenças febris que se parecem com a LV incluem febre tifoide, tuberculose, brucelose, esquistossomose e histoplasmose. A esplenomegalia devido à hipertensão portal, a leucemia mieloide crônica, a síndrome de esplenomegalia tropical e (na África) a esquistossomose também podem ser confundidas com a LV. A ocorrência de febre com neutropenia ou pancitopenia em pacientes de uma região endêmica sugere um diagnóstico de LV; a hipergamaglobulinemia em pacientes com doença crônica reforça o diagnóstico. Em países não endêmicos, é essencial apurar um cuidadoso histórico sobre viagens quando qualquer paciente se apresentar com febre.

TRATAMENTO

Leishmaniose visceral

CONSIDERAÇÕES GERAIS

A anemia grave deverá ser corrigida por transfusão sanguínea, e outras condições de comorbidade deverão ser tratadas imediatamente. O tratamento da LV é complexo, pois o melhor remédio, a dosagem e a duração variam conforme a região endêmica. Apesar de completar o tratamento recomendado, alguns pacientes apresentam recorrência (na maioria das vezes em 6-12 meses), e recomenda-se um acompanhamento prolongado. Um antimonial pentavalente é o tratamento de escolha na maior parte das regiões endêmicas do mundo, porém existe uma ampla resistência ao antimônio no estado indiano de Bihar, onde é preferida a anfotericina B (AnB) – desoxicolato ou lipossomal – ou a miltefosina. As doses necessárias de AnB são menores na Índia do que nas Américas, na África ou na região do Mediterrâneo. Nos países mediterrâneos, onde o custo raramente representa um problema, a AnB lipossomal (AnB-L) é o fármaco de escolha. Em pacientes imunocompentes, as recorrências são raras após o uso da AnB, em suas formulações lipídicas e com desoxicolato. A terapia leishmanicida vem evoluindo recentemente, conforme novos fármacos e sistemas de liberação se tornaram disponíveis e surgiu a resistência aos compostos antimoniais.

Com exceção da AnB (desoxicolato e formulações lipídicas), os fármacos leishmanicidas estão disponíveis nos Estados Unidos apenas no Centers for Disease Control and Prevention (*www.cdc.gov/ncpdcid/dsr/*).

COMPOSTOS ANTIMONIAIS PENTAVALENTES

Duas preparações antimoniais pentavalentes (Sb^V) estão disponíveis: estibogliconato de sódio (100 mg de Sb^V/mL) e antimoniato de meglumina (85 mg de Sb^V/mL). A dose diária é de 20 mg/kg por infusão IV ou injeção intramuscular (IM), e a terapia continua por 28 a 30 dias. As taxas de cura excedem 90% na África, nas Américas e na maior parte do Velho Mundo, porém são < 50% em Bihar, Índia, como resultado da resistência. Reações adversas ao tratamento com Sb^V são comuns e incluem artralgia, mialgia e níveis séricos elevados de aminotransferases. Alterações eletrocardiográficas são comuns. A elevação côncava do segmento ST não é significativa, porém um prolongamento de QTc para > 0,5 segundo pode levar à arritmia ventricular e à morte súbita. A pancreatite química é comum, porém normalmente não requer a interrupção do tratamento; a pancreatite clínica grave ocorre em pacientes imunossuprimidos.

ANFOTERICINA B

A AnB é normalmente usada como fármaco de primeira linha em Bihar, Índia. Em outras partes do mundo, é usada quando o tratamento antimonial inicial falha. O desoxicolato de AnB convencional é administrado em doses de 0,75 a 1,0 mg/kg, em dias alternados, em um total de 15 infusões. A ocorrência de febre com calafrios é uma reação adversa quase universal às infusões de AnB. Náuseas e vômitos também são comuns, assim como tromboflebite nas veias infundidas. As toxicidades agudas podem ser minimizadas pela administração de anti-histamínicos, como a clorfeniramina, e agentes antipiréticos, como o paracetamol, antes de cada infusão. A AnB pode causar disfunção renal e hipopotassemia e, em raros casos, ativar reações de hipersensibilidade, supressão da medula óssea e miocardite, situações que podem ser fatais.

Diversas formulações lipídicas de AnB desenvolvidas para substituir a fórmula do desoxicolato são preferencialmente absorvidas pelos tecidos reticuloendoteliais. Como resta muito pouco fármaco livre disponível para causar toxicidade, uma grande quantidade pode ser liberada durante um curto período. A AnB-L tem sido extensamente usada para tratar LV em todas as partes do mundo. Com uma meia-vida terminal de aproximadamente 150 horas, a AnB-L pode ser detectada no fígado e no baço de animais por várias semanas após uma única dose. Além da miltefosina oral (ver adiante), este é o único fármaco aprovado pela Food and Drug Administration (FDA) nos Estados Unidos para o tratamento da LV; o regime é de 3 mg/kg diariamente nos dias 1 a 5, 14 e 21 (dose total de 21 mg/kg). Entretanto, a dose total necessária para diferentes regiões do mundo varia amplamente. Na Ásia, é de 10 a 15 mg/kg; na África, cerca de 18 mg/kg; e, nas regiões mediterrâneas/americanas, ≥ 20 mg/kg. A dose diária é flexível (1-10 mg/kg). Em um estudo na Índia, uma única dose de 10 mg/kg curou a infecção em 96% dos pacientes. Este regime de dose única é o tratamento preferido na Índia, Bangladesh e Nepal. Efeitos adversos da AnB-L são normalmente leves e incluem reações à infusão, dor nas costas e nefrotoxicidade reversível ocasional.

PAROMOMICINA

A paromomicina (aminosidina) é um antibiótico aminociclitol-aminoglicosídeo com atividade antileishmania. O seu mecanismo de ação contra a *Leishmania* ainda não foi estabelecido. A paromomicina está aprovada na Índia para o tratamento da LV em uma dose IM de 11 mg de base/kg, diariamente, por 21 dias; esse regime leva a uma taxa de cura de 94,6%. Entretanto, a dose ideal não foi estabelecida em outras regiões endêmicas. A paromomicina é um fármaco relativamente seguro, porém alguns pacientes desenvolvem hepatotoxicidade, ototoxicidade reversível e (em raros casos) nefrotoxicidade e tetania. A paromomicina, em combinação com Sb^V, é usada na África Subsaariana.

MILTEFOSINA

A miltefosina, uma alquilfosfocolina, é o primeiro composto oral aprovado para o tratamento da leishmaniose em vários países endêmicos,incluindo os Estados Unidos. Esse fármaco possui uma meia-vida longa (150-200 horas); o seu mecanismo de ação não está claramente entendido. Os regimes terapêuticos recomendados para pacientes no subcontinente indiano são uma dose diária de 50 mg por 28 dias para pacientes com peso < 25 kg, duas doses diárias de 50 mg por 28 dias para pacientes ≥ 25 kg, e 2,5 mg/kg por 28 dias para crianças de 2 a 11 anos de idade. Esses regimes levaram a uma taxa de cura de 94% na Índia. Entretanto, estudos recentes do subcontinente indiano indicam um declínio na taxa de cura. Em outras regiões, as doses ainda não foram estabelecidas. Devido à sua meia-vida longa, a miltefosina tende a induzir resistência na *Leishmania*. Seus efeitos adversos incluem vômito e diarreia leve a moderada em 40 e 20% dos pacientes, respectivamente; essas reações, em geral, desaparecem espontaneamente após alguns dias. Raros casos de dermatite alérgica grave, hepatotoxicidade e nefrotoxicidade foram registrados. Como a miltefosina tem um custo elevado e está associada a efeitos adversos significativos, é mais bem administrada como terapia diretamente acompanhada, para assegurar que se complete o tratamento e minimizar o risco de indução de resistência. Como a miltefosina é teratogênica em ratos, o seu uso é contraindicado na gravidez e (a menos que medidas contraceptivas sejam estritamente observadas por pelo menos 3 meses após o tratamento) em mulheres em idade fértil.

TRATAMENTO COM MÚLTIPLOS FÁRMACOS

O tratamento com múltiplos fármacos para a leishmaniose provavelmente será o preferido no futuro. Suas vantagens potenciais na LV incluem (1) maior adesão e menores custos associados a períodos mais curtos de tratamento e redução da hospitalização, (2) menor toxicidade devido às doses inferiores do fármaco e/ou à menor duração do tratamento e (3) uma probabilidade reduzida para o desenvolvimento de resistência a qualquer um dos fármacos. Em um estudo na Índia, uma dose de AnB-L, (5 mg/kg) seguida por miltefosina durante 7 dias, paromomicina por 10 dias ou a administração simultânea de ambas por 10 dias (nas suas doses diárias normais) levaram a uma taxa de cura > 97% (nas três combinações). Na África, uma combinação de Sb^V e paromomicina administrada por 17 dias foi tão eficaz e segura quanto a administração de Sb^V por 30 dias. Estão sendo conduzidos estudos no leste da África para testar a combinação de medicamentos recentemente aprovados, como a miltefosina e a AnB-L.

Prognóstico dos pacientes com LV tratados A recuperação da LV é rápida. Em uma semana após o início do tratamento, a defervescência, a regressão da esplenomegalia, o ganho de peso e a recuperação de parâmetros hematológicos são evidentes. Com o tratamento efetivo, não são observados parasitas nos aspirados teciduais na avaliação pós-tratamento. A continuação da melhora clínica por 12 meses é sugestiva de cura. Uma pequena porcentagem de pacientes (com o número exato dependendo do regime utilizado) apresenta recorrência, porém responde bem ao tratamento com desoxicolato e formulações lipossomais de AnB.

LV no hospedeiro imunocomprometido A coinfecção HIV/LV foi observada em 35 países. Onde ambas as infecções são endêmicas, a LV se comporta como uma infecção oportunista nos pacientes infectados por HIV-1. A infecção por HIV pode aumentar em várias vezes o risco de se desenvolver LV nas áreas endêmicas. Pacientes coinfectados geralmente apresentam os sinais clássicos da LV, mas podem se apresentar com características atípicas devido à perda de imunidade e envolvimento de locais anatômicos incomuns, como infiltração da pele, mucosa oral, trato gastrintestinal, pulmões e outros órgãos. Os testes de sorodiagnóstico podem ser negativos em até 50% dos pacientes. Os parasitas podem ser recuperados a partir de sítios raros, como o lavado broncoalveolar e a camada leucoplaquetária. A AnB-L é o fármaco de escolha para a coinfecção HIV/LV – tanto para o tratamento inicial quanto para as recidivas. Uma dose total de 40 mg/kg, administrada como 4 mg/kg, nos dias 1 a 5, 10, 17, 24, 31 e 38, é considerada ideal e está aprovada pela FDA, porém a maioria dos pacientes tem recidiva em 1 ano. Os antimoniais pentavalentes e o desoxicolato de AnB também podem ser usados quando a AnB-L não está disponível. A reconstituição da imunidade dos pacientes por terapia antirretroviral tem levado a um intenso declínio na incidência de coinfecção na bacia do Mediterrâneo. Em contraste, a coinfecção HIV/LV está em ascendência nos países africanos e asiáticos. A Etiópia é o mais afetado: até 30% dos pacientes com LV também estão infectados pelo HIV. Como a restauração da contagem de células T CD4+ para um nível > 200/μL reduz a frequência de recidiva, a terapia antirretroviral (além da terapia antileishmania) é um passo fundamental para o controle da coinfecção HIV/LV. A profilaxia secundária com pentamidina ou AnB lipossomal retarda as recorrências, mas nenhum regime foi estabelecido como ideal.

TABELA 226-2 ■ Características clínicas, epidemiológicas e terapêuticas da LDPC: leste da África e subcontinente indiano

Característica	Leste da África	Subcontinente indiano
País mais afetado	Sudão e Sudão do Sul	Bangladesh
Incidência entre pacientes com LV	Cerca de 50%	5-15%
Intervalo entre LV e LDPC	Durante LV até 6 meses	6 meses a 3 anos
Faixa etária	Principalmente crianças	Qualquer idade
História de LV prévia	Sim	Não necessariamente
Erupções de LDPC na presença de LV ativa	Sim	Não
Tratamento com estibogliconato de sódio	2-3 meses	2-4 meses
Evolução natural	Cura espontânea na maioria dos pacientes	Cura espontânea na minoria dos pacientes

Siglas: LDPC, leishmaniose dérmica pós-calazar; LV, leishmaniose visceral.

Leishmaniose dérmica pós-calazar No continente indiano e no Sudão e em outros países do leste da África, 2 a 50% dos pacientes desenvolvem lesões cutâneas durante ou após a cura da LV. As mais comuns são máculas hipopigmentadas, pápulas e/ou nódulos ou infiltração difusa da pele e, algumas vezes, da mucosa oral. As doenças africanas e indianas diferem entre si em diversos aspectos; características importantes da leishmaniose dérmica pós-calazar (LDPC) nessas duas regiões estão listadas na Tabela 226-2, e a doença em um paciente indiano está mostrada na Figura 226-4.

Na LDPC, os parasitas são raros nas máculas hipopigmentadas, porém podem ser encontrados e cultivados mais facilmente a partir de lesões nodulares. Os infiltrados são mais densos em nódulos do que em máculas. Os linfócitos são as células dominantes, seguidos pelos histiócitos e plasmócitos. Em aproximadamente metade dos casos, são encontradas células epitelioides espalhadas individualmente ou formando granulomas compactos. O diagnóstico é baseado na história e nos achados clínicos, porém o K39r e outros testes sorológicos são positivos na maioria dos casos. A LDPC indiana era tratada com esquemas prolongados (até 120 dias) de antimoniais pentavalentes. Esse ciclo prolongado frequentemente levava à falta de adesão. A alternativa – vários ciclos de AnB distribuídos por vários meses – tem custo elevado, e é inaceitável para a maioria dos pacientes. Com exceção das razões estéticas, esses pacientes não apresentam limitações físicas e, assim, a motivação para um tratamento tão longo e árduo é muito baixa. Isso leva a tratamentos incompletos ou ausentes. No subcontinente indiano, o esquema atualmente recomendado é a miltefosina oral por 12 semanas, nas doses diárias habituais. Esse regime cura a maioria dos pacientes; porém, sua eficácia menor está sendo relatada em alguns estudos. A eficácia da AnB-L em combinação com a miltefosina na LDPC está sendo testada no subcontinente indiano. No leste da África, a maior parte dos pacientes apresenta cura espontânea. Naqueles com lesões persistentes, a resposta a um tratamento de 60 dias com antimonial pentavalente é boa.

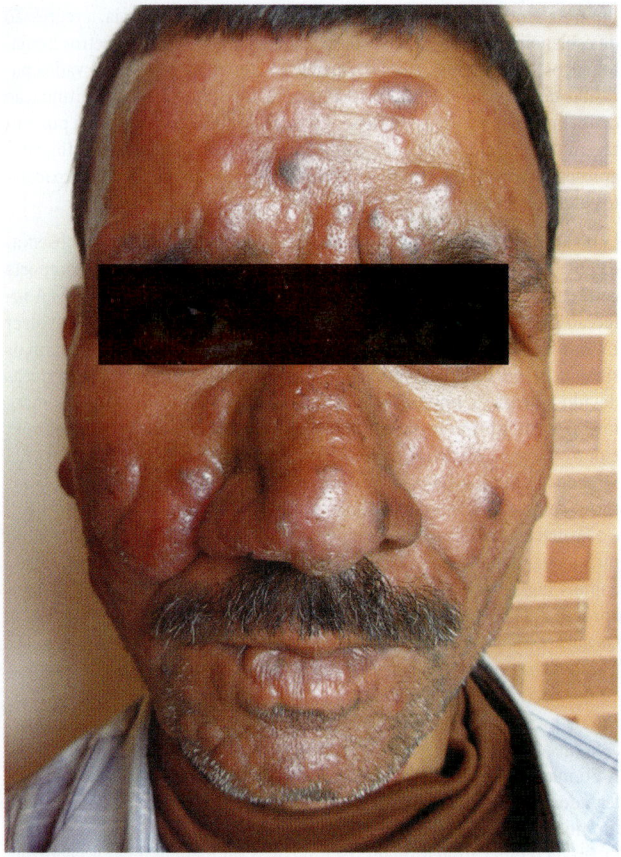

FIGURA 226-4 Leishmaniose dérmica pós-calazar em paciente indiano. Observe os nódulos de tamanhos variados envolvendo toda a face. A face é eritematosa, e a superfície de alguns dos nódulos maiores é descolorida.

LEISHMANIOSE CUTÂNEA

A LC pode ser amplamente dividida em formas do Velho Mundo e do Novo Mundo. A LC do Velho Mundo causada pela *Leishmania tropica* é antroponótica e está confinada às áreas urbanas ou suburbanas em toda a sua expansão. A LC zoonótica é mais comumente transmitida pela *Leishmania major*, que naturalmente parasita diversas espécies de roedores do deserto que atuam como reservatórios por amplas áreas do Oriente Médio, da África e da Ásia central. É comum a ocorrência de surtos locais de doença humana. Importantes surtos afetam atualmente o Afeganistão, a Síria, o Iraque, o Líbano e a Turquia, em associação com refugiados e movimentos populacionais. A LC é cada vez mais observada em turistas e militares em missão em regiões endêmicas de países e como uma coinfecção em pacientes infectados por HIV. A *Leishmania aethiopica* é restrita às montanhas da Etiópia, do Quênia e de Uganda, onde é um parasita natural dos híraxes. A LC do Novo Mundo é principalmente zoonótica e mais frequentemente causada pela *Leishmania mexicana*, *Leishmania (Viannia) panamensis* e *Leishmania amazonensis*. Uma grande variedade de animais selvagens atua como reservatórios, e as infecções dessas espécies em humanos são predominantemente rurais. Como resultado de uma extensa urbanização e desmatamento, a *Leishmania (Viannia) braziliensis* se adaptou aos animais peridomésticos e urbanos, e a LC devido a esse microrganismo está se tornando cada vez mais uma doença urbana. Nos Estados Unidos, poucos casos de LC tiveram aquisição nativa no Texas.

Imunopatogênese Como na LV, a resposta proinflamatória (T_H1) na LC pode resultar de infecção assintomática ou subclínica. Entretanto, em alguns indivíduos, a resposta imune causa lesões cutâneas ulcerativas, a maioria das quais se cura espontaneamente, deixando uma cicatriz. A cura é normalmente seguida pela aquisição de imunidade contra novas infecções pela mesma espécie de parasita.

Manifestações clínicas Alguns dias ou semanas após a picada do inseto, desenvolve-se uma pápula que se transforma em um nódulo que irá ulcerar em algumas semanas ou meses. A base da úlcera, geralmente indolor, consiste em tecido necrótico e soro endurecido, porém algumas vezes ocorrem infecções bacterianas secundárias. As margens da úlcera são elevadas e endurecidas. As lesões podem ser únicas ou múltiplas e variam em tamanho de 0,5 a > 3 cm (Fig. 226-5). A disseminação linfática e o envolvimento do linfonodo pode ser palpável e preceder o aparecimento de lesão cutânea. Lesões-satélite poderão ser observadas, especialmente nas infecções por *L. major* e *L. tropica*. As lesões costumam curar espontaneamente após 2 a 15 meses. As lesões devido à *L. major* e *L. mexicana* tendem a curar rapidamente, enquanto aquelas devido à *L. tropica* e aos parasitas de subespécies *Viannia* apresentam cura mais lenta. Na LC causada por *L. tropica*, novas lesões – geralmente pápulas e nódulos escamosos e eritematosos – se desenvolvem no centro ou na periferia de uma ferida curada, uma condição conhecida como *leishmaniose recidivante*. Lesões de *L. mexicana* e de *Leishmania (Viannia) peruviana* lembram muito aquelas observadas no Velho Mundo; entretanto, lesões no pavilhão auricular são comuns, crônicas e destrutivas nas infecções por *L. mexicana*. A *L. mexicana* é responsável pela úlcera dos seringueiros, a chamada lesão autocurável do México. As lesões de LC em partes expostas do corpo (p. ex., face e mãos), a formação de

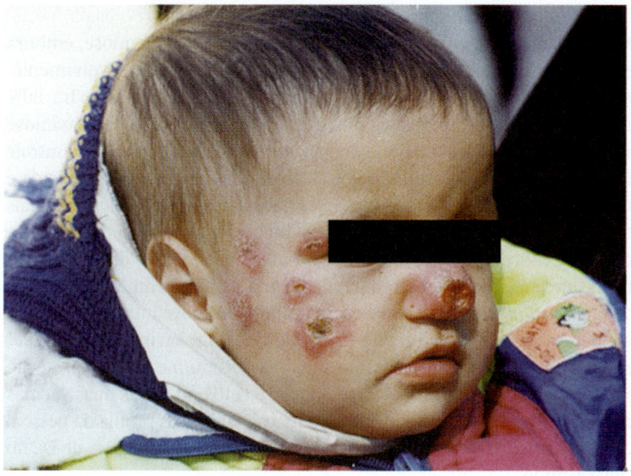

FIGURA 226-5 Leishmaniose cutânea em criança boliviana. Há úlceras múltiplas resultantes de várias picadas de flebotomíneos. As bordas das úlceras estão elevadas. *(Cortesia de P. Desjeux, Oficial Médico de Saúde, Organização Mundial da Saúde Genebra, Suíça.)*

cicatrizes permanentes e o estigma social podem causar ansiedade e depressão e afetar a qualidade de vida de pacientes com LC.

Diagnóstico diferencial Uma história típica (uma picada de inseto seguida pelos eventos que levam à ulceração) narrada por um residente ou por um viajante de uma área endêmica sugere fortemente o diagnóstico de LC. Tuberculose cutânea, infecções fúngicas, hanseníase, sarcoidose e úlceras malignas podem algumas vezes ser confundidas com LC.

Diagnóstico laboratorial A demonstração de amastigotas no material obtido de uma lesão permanece como o diagnóstico padrão-ouro. O exame microscópico de esfregaços de pele rachada, aspirados ou biópsias da lesão é usado para a detecção dos parasitas. A cultura de esfregaço ou material de biópsia poderá evidenciar a *Leishmania*. A PCR é mais sensível do que a microscopia e do que a cultura e permite a identificação da *Leishmania* em nível de espécie. Essa informação é importante em decisões a respeito da terapia, já que as respostas ao tratamento podem variar conforme as espécies. O perfil de isoenzimas é usado para determinar as espécies para fins de pesquisa.

TRATAMENTO

Leishmaniose cutânea

Embora as lesões curem espontaneamente na maioria dos casos, a sua disseminação ou persistência indica que o tratamento pode ser necessário. Uma ou poucas lesões pequenas causadas por "espécies autocuráveis" podem ser tratadas com agentes tópicos. O tratamento sistêmico é necessário para lesões na face, nas mãos ou nas articulações, lesões múltiplas, grandes úlceras, disseminação linfática, LC do Novo Mundo com potencial para o desenvolvimento de LM e LC em pacientes coinfectados com HIV.

Um antimonial pentavalente é o fármaco de primeira linha para todas as formas de LC e é usado em uma dose de 20 mg/kg por 20 dias. As exceções a essa regra são as LCs causadas por *Leishmania (Viannia) guyanensis*, para a qual o isetionato de pentamidina é o fármaco de escolha (duas injeções de 4 mg de sal/kg, separadas por um intervalo de 48 horas), e a LC causada pela *L. aethiopica*, que responde à paromomicina (16 mg/kg/dia), mas não aos antimoniais. As recidivas geralmente respondem a um segundo curso de tratamento. No Peru, foi demonstrado que o imiquimode tópico (5-7,5%) associado aos antimoniais parenterais curam a LC mais rapidamente do que quando esses últimos são usados isoladamente. Azóis e triazóis foram usados e obtiveram respostas mistas na LC do Velho e do Novo Mundo, porém não foram adequadamente avaliados para essa indicação em ensaios clínicos. Na infecção por *L. major*, o fluconazol oral (200 mg/dia, por 6 semanas) resultou em uma taxa mais elevada de cura do que o grupo que recebeu placebo (79 vs. 34%) e também curou a infecção mais rapidamente. Efeitos adversos incluem sintomas gastrintestinais e hepatotoxicidade. O cetoconazol (600 mg/dia por 28 dias) é 76 a 90% eficaz na LC causada pela *L. (V.) panamensis* e *L. mexicana* no Panamá e na Guatemala. A miltefosina é usada para LC em doses de 2,5 mg/kg por 28 dias. Esse agente é eficaz contra as infecções por *L. major*. Na Colômbia, onde a LC é causada pela *L. (V.) panamensis*, a miltefosina também foi eficaz, com uma taxa de cura de 91%. Entretanto, para as infecções por *L. (V.) braziliensis*, os resultados com miltefosina são menos consistentes. No Brasil, a miltefosina curou 71% dos pacientes com infecção por *L. (V.) guyanensis*. Outros fármacos, como dapsona, alopurinol, rifampicina, azitromicina e pentoxifilina, têm sido usados isoladamente ou associados, porém a maioria dos estudos relevantes apresentou limitações de delineamento que impediram conclusões significativas.

Pequenas lesões (≤ 3 cm de diâmetro) podem convenientemente ser tratadas semanalmente até que se curem com uma injeção intralesional de um antimonial pentavalente em uma dose adequada para eliminar a lesão (0,2-2,0 mL). Uma pomada contendo 15% de sulfato de paromomicina, puro ou com 0,5% de gentamicina ou 12% de cloreto de metilbenzônio, curou 70-82% das lesões causadas por *L. major* em 20 dias e pode ser adequada para lesões causadas por outras espécies. A terapia com calor, com um gerador de radiofrequência aprovado pela FDA, e a crioterapia com nitrogênio líquido também foram usadas com sucesso.

Leishmaniose cutânea difusa (LCD) A LCD é uma forma rara de leishmaniose causada pela *L. amazonensis* e *L. mexicana* na América do Sul e Central e pela *L. aethiopica* na Etiópia e no Quênia. A LCD é caracterizada pela falta de uma resposta imune celular aos parasitas, efetivando, portanto, a sua multiplicação descontrolada. A resposta de DTH não se desenvolve e os linfócitos não respondem aos antígenos leishmanióticos *in vitro*. Os pacientes com LCD apresentam uma resposta imune polarizada com altos níveis de citocinas imunossupressoras, incluindo IL-10, fator de crescimento transformador (TGF)-β e IL-4 e baixas concentrações de IFN-γ. A profunda imunossupressão leva à disseminação da doença cutânea. As lesões podem estar inicialmente confinadas à face ou a um membro, porém se espalham em meses ou anos para outras áreas da pele. Podem ser simétrica ou assimetricamente distribuídas e incluem pápulas, nódulos, placas e áreas de infiltração difusa. Essas lesões não ulceram. A pele de base é geralmente eritematosa em pacientes de pele clara. As lesões estão repletas de parasitas, que são, portanto, fáceis de serem obtidos. A LCD não cura espontaneamente e é difícil de ser tratada. Para que a recidiva e a resistência ao fármaco sejam impedidas, o tratamento deverá ser mantido por algum tempo após a cura das lesões, quando os parasitas não puderem mais ser isolados. No Novo Mundo, são administrados ciclos de 20 dias de antimoniais pentavalentes, com um período intermediário livre do fármaco de 10 dias. A miltefosina tem sido usada por vários meses com uma boa resposta inicial. As combinações devem ser experimentadas. Na Etiópia, é eficaz uma combinação de paromomicina (14 mg/kg/dia) e estibogliconato de sódio (10 mg/kg/dia).

LEISHMANIOSE DA MUCOSA

O subgênero *Viannia* está disseminado desde a bacia amazônica até o Paraguai e na Costa Rica e é responsável por lesões profundas e pela LM **(Tab. 226-1)**. Nas infecções por *L. (V.) braziliensis*, as lesões cutâneas podem ser simultaneamente acompanhadas pela disseminação mucosa da doença ou seguidas pela disseminação anos mais tarde. A LM é geralmente causada pela *L. (V.) braziliensis* e raramente pelas *L. amazonensis*, *L. (V.) guyanensis* e *L. (V.) panamensis*. Homens jovens com lesões crônicas de LC encontram-se em situação particular de risco. No total, cerca de 3% de indivíduos infectados desenvolvem LM. Nem todo o paciente com LM tem uma história anterior de LC. A LM é quase totalmente confinada às Américas. Em raros casos, a LM também poderá ser causada por espécies do Velho Mundo, como *L. major*, *L. infantum (L. chagasi)* ou *L. donovani*.

Imunopatogênese e características clínicas A resposta imune é polarizada em direção à resposta T_H1, com aumentos marcantes de IFN-γ e TNF-α e níveis variáveis de citocinas T_H2 (IL-10 e TGF-β). Pacientes apresentam uma resposta de DTH mais forte na LM do que na LC e suas células mononucleares do sangue periférico respondem fortemente aos antígenos de *Leishmania*. Os parasitas se disseminam pelos linfáticos ou pela corrente sanguínea para os tecidos mucosos do trato respiratório superior. A inflamação intensa leva à destruição e ocorre incapacidade grave. Lesões no

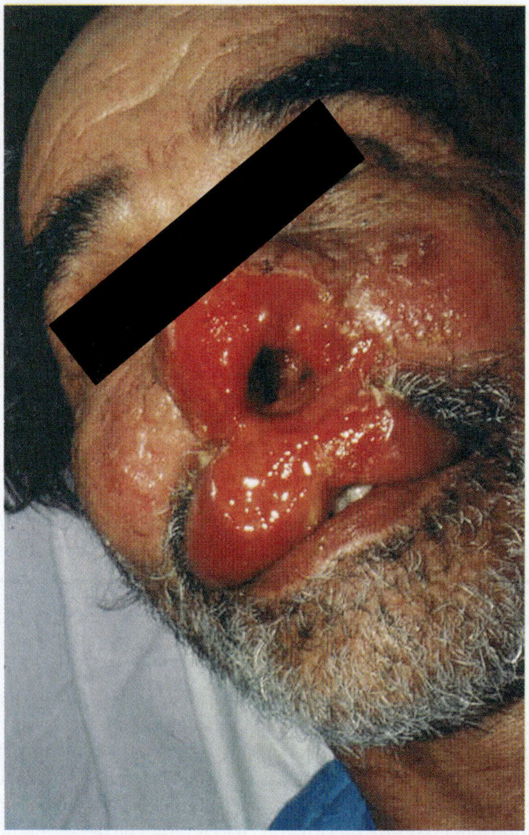

FIGURA 226-6 Leishmaniose da mucosa em um paciente brasileiro. Ocorre inflamação extensa em torno do nariz e da boca, destruição da mucosa nasal, ulceração do lábio superior e nariz e destruição do septo nasal. *(Cortesia de R. Dietz, Universidade Federal do Espírito Santo, Vitória, Brasil.)*

interior ou em torno do nariz ou da boca (espúndia; Fig. 226-6) são a apresentação típica da LM. Pacientes geralmente relatam uma história de LC autocurada 1 a 5 anos antes da LM. Em geral, a LM apresenta intumescimento e sangramento nasal, seguidos pela destruição da cartilagem nasal, perfuração do septo nasal e colapso da ponte nasal. O envolvimento subsequente da faringe e laringe leva à dificuldade na deglutição e fonação. Lábios, bochechas e palato mole também podem ser afetados. A infecção bacteriana secundária é comum, e a pneumonia por aspiração pode ser fatal. Apesar do alto grau de imunidade T_H1 e da forte resposta de DTH, a LM não se cura espontaneamente.

Diagnóstico laboratorial A biópsia tecidual é essencial para a identificação dos parasitas, porém a taxa de detecção é ruim, a menos que sejam usadas técnicas de PCR. A resposta de DTH fortemente positiva impede a distinção entre a infecção passada e a presente.

TRATAMENTO

Leishmaniose da mucosa

O regime de escolha é um antimonial pentavalente administrado em uma dose de 20 mg de Sb^V/kg durante 30 dias. Pacientes com LM necessitam de longo acompanhamento com repetidos exames de orofaringe e nariz. No caso de falha da terapia ou recorrência, os pacientes podem receber outro ciclo de um antimonial, porém se tornam não respondedores, provavelmente devido à resistência do parasita. Nessa situação, a AnB deve ser usada. Uma dose total de desoxicolato de AnB de 25 a 45 mg/kg é adequada. Não existem ensaios controlados de AnB-L, porém a administração de 2 a 3 mg/kg, durante 20 dias, é considerada apropriada. A administração de miltefosina (2,5 mg/kg por 28 dias) curou 71% dos pacientes com LM na Bolívia. Quanto mais extensa for a doença, pior será o prognóstico; portanto, um tratamento imediato e eficaz e um acompanhamento regular são essenciais.

PREVENÇÃO DA LEISHMANIOSE

Não há vacina disponível para qualquer forma de leishmaniose, embora existam vários candidatos a vacina nas fases iniciais de desenvolvimento. A inoculação com *L. major* viva ("leishmanização") é praticada no Irã; 80% dos receptores estavam protegidos, conforme um relato. A leishmaniose antroponótica é controlada pelo diagnóstico do caso, tratamento e controle do vetor, com telas mosquiteiras e cortinas impregnadas de inseticida e *spray* de inseticida residual. O controle da leishmaniose zoonótica é mais difícil. O uso de coleira para cachorros impregnada de inseticida, o tratamento de cães domésticos infectados e o isolamento de cães de rua são medidas que têm sido usadas com certa eficácia para impedir a transmissão de *L. infantum*. No Brasil, uma vacina canina promoveu uma redução na incidência humana e canina de LV zoonótica. Duas vacinas, Leishmune® e Leish-Tec®, estão licenciadas no Brasil; a Leishmune oferece proteção significativa aos cães vacinados. CaniLeish e LetiFend são as duas vacinas caninas licenciadas e aprovadas para o uso na Europa. A profilaxia pessoal com mosquiteiros e repelentes pode reduzir o risco de infecções de LC no Novo Mundo.

LEITURAS ADICIONAIS

Aronson NE, Joya CA: Cutaneous leishmaniasis: Updates in diagnosis and management. Infect Dis Clin North Am 33:101, 2019.

Burza S et al: Leishmaniasis. Lancet 392:951, 2018.

Chakravarty J, Sundar S: Current and emerging medications for the treatment of leishmaniasis. Expert Opin Pharmacother 10:1251, 2019.

Monge-Maillo B, López-Vélez R: Treatment options for visceral leishmaniasis and HIV coinfection. AIDS Rev 18:32, 2016.

Van Griensven J, Diro E: Visceral leishmaniasis: Recent advances in diagnostics and treatment regimens. Infect Dis Clin North Am 33:79, 2019.

227 Doença de Chagas e tripanossomíase africana

François Chappuis, Yves Jackson

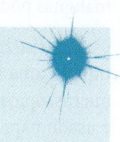

Miríades de parasitas protozoários do gênero *Trypanosoma* infectam plantas e animais no mundo todo. Entre eles, três têm significância clínica para seres humanos: o *T. cruzi* causa a doença de Chagas, e o *T. brucei gambiense* e o *T. brucei rhodesiense* causam a tripanossomíase africana humana (TAH), que também é conhecida como "doença do sono". Apesar das diferenças óbvias em sua distribuição geográfica, ciclo de vida do parasita, apresentação clínica, tratamento e desfechos, essas doenças transmitidas por vetores são exemplos arquetípicos de doenças tropicais negligenciadas. De maneira mais ampla, essas doenças infecciosas afetam populações negligenciadas de classes socioeconômicas mais baixas com acesso limitado a cuidados e que vivem em regiões rurais remotas de países tropicais/subtropicais de renda baixa ou média ou em áreas urbanas de países endêmicos e não endêmicos. Os fármacos para tratamento dessas infecções foram desenvolvidos há muitas décadas, sua disponibilidade é limitada e sua eficácia e/ou segurança é subótima.

Outras espécies de tripanossomas (p. ex., *T. congolense* e *T. evansi*) causam predominantemente zoonoses não humanas e apenas ocasionalmente causam doença em seres humanos.

DOENÇA DE CHAGAS (TRIPANOSSOMÍASE AMERICANA)

DEFINIÇÃO

Primeiramente descrita por Carlos Chagas em 1909, a doença de Chagas (tripanossomíase americana) é uma zoonose causada pelo protozoário flagelado *T. cruzi*. Após uma fase aguda frequentemente assintomática, 30 a 40% dos pacientes desenvolvem miocardiopatia crônica potencialmente fatal e/ou disfunção do trato digestivo após algumas décadas. A reativação aguda pode ocorrer em pacientes imunocomprometidos. A doença de Chagas impõe uma importante carga humana e social na América Latina e recentemente se espalhou para fora de suas fronteiras naturais, tornando-se um problema de saúde pública global. A grande maioria das pessoas afetadas não sabe ter sido acometida e não tem acesso ao manejo clínico e aconselhamento adequados.

TRANSMISSÃO

Transmissão vetorial A infecção por *T. cruzi* é primariamente uma zoonose transmitida a uma variedade de mamíferos selvagens e domésticos por insetos triatomíneos sugadores de sangue. Algumas vezes há sobreposição de ciclos vetoriais silvestres, peridomiciliares e intradomiciliares. Em uma ampla região geográfica nas Américas (do norte da Argentina até o sul dos Estados Unidos), a maioria das infecções em humanos é intradomiciliar, surgindo a partir de uma picada de triatomíneo durante uma noite de sono. As fezes liberadas pelos triatomíneos durante o repasto sanguíneo contêm a forma metacíclica infecciosa do *T. cruzi* que penetra no corpo humano através de rupturas da pele, mucosas ou conjuntivas. Apesar de recentes pesquisas laboratoriais demonstrando o potencial para a transmissão por percevejos, não há evidências de que os percevejos realmente transmitam o *T. cruzi* para seres humanos.

Transmissão não vetorial Outros modos de transmissão podem causar infecção em regiões endêmicas e não endêmicas. O *T. cruzi* pode ser transmitido de forma congênita da mãe para o recém-nascido, por transfusão de hemoderivados, por transplante de órgãos e tecidos ou por ingestão de alimentos ou bebidas contaminados. A infecção congênita ocorre em 1 a 10% dos recém-nascidos de mães infectadas. O risco de infecção por hemoderivados contaminados é baixo (1,7% em geral, 13% em receptores de plaquetas e perto de 0 em receptores de hemácias e plasma). A transmissão por transplante de órgãos e tecidos afeta principalmente receptores de coração, fígado e rins. A transmissão oral é cada vez mais relatada após a ingestão de alimentos (frutos silvestres) ou bebidas (suco de frutas ou caldo de cana de açúcar) contaminados, causando surtos ocasionais.

EPIDEMIOLOGIA

Estima-se que 6 milhões de pessoas estejam infectadas por *T. cruzi*, incluindo > 1 milhão de pessoas com miocardiopatia crônica. Porém, a verdadeira carga global da doença de Chagas não é conhecida. O maior número de pessoas infectadas vive na Argentina, Brasil e México; a prevalência é maior na Bolívia (6,1%), Argentina (3,6%) e Paraguai (2,1%). Em regiões altamente endêmicas desses países, a prevalência pode ser de mais de 40%. Anteriormente restrita a populações rurais pobres, a distribuição dos casos – e, de certa forma, a transmissão do *T. cruzi* – se estendeu progressivamente para cidades no contexto da rápida urbanização e migração rural. Uma história recente de migração de uma área rural é o principal fator de risco em ambientes urbanos.

Em geral, a prevalência e a incidência da doença de Chagas diminuíram de forma acentuada nas últimas décadas devido a melhores condições de moradia e socioeconômicas, além de intervenções de saúde pública, incluindo iniciativas para o controle regional de vetores, a implementação de rastreamento sistemático de derivados de sangue e a melhora na detecção da transmissão congênita. Vários países foram declarados livres da transmissão domiciliar como resultado de campanhas sustentadas de aplicação de inseticidas residuais. Esse progresso está ameaçado por adaptação do vetor ao ambiente periurbano, seu ressurgimento em áreas onde a aplicação foi suspensa, desenvolvimento de resistência aos inseticidas piretroides e persistência da transmissão peridomiciliar. Um número crescente de surtos localizados está sendo relatado em regiões anteriormente estáveis, com a Bacia Amazônica particularmente sob risco.

A distribuição da doença de Chagas aumentou recentemente para países não endêmicos no contexto do aumento das viagens globais, com casos relatados mais frequentemente na América do Norte, Europa Ocidental, Austrália e Japão. Os Estados Unidos abrigam até 300 mil casos, principalmente entre imigrantes da América Central. Além disso, as infecções esporádicas transmitidas por vetores ocorrem nos estados do sul dos Estados Unidos. A Europa Ocidental tem 68 mil a 123 mil casos, e o Japão e a Austrália relatam alguns milhares de casos. Apesar da implementação de rastreamento em bancos de sangue e de alguns programas médicos especializados, apenas uma pequena proporção de casos foram identificados e adequadamente manejados até o momento. Um baixo nível de conscientização entre os profissionais de saúde e as dificuldades experimentadas por alguns grupos no acesso aos cuidados parecem ser os principais fatores envolvidos. As comunidades de imigrantes sob risco estão frequentemente sujeitas a fatores que as tornam social, legal e economicamente vulneráveis. Além disso, a percepção cultural da doença de Chagas como uma doença ligada à pobreza pode criar um estigma social que complica seu manejo em nível de comunidade. Em contraste com os imigrantes, os turistas internacionais que visitam países endêmicos têm risco muito baixo de infecção, seja por picada de reduvídeos ou por outras vias, sendo raros os relatos de doença de Chagas em viajantes.

PATOLOGIA

Várias cepas de *T. cruzi* foram identificadas. Essas cepas têm ciclos de transmissão e distribuição geográfica parcialmente sobrepostos, mas não há evidência definitiva apoiando uma associação de determinadas cepas com manifestações clínicas específicas ou com variação na gravidade da doença. A raridade do envolvimento do trato digestivo ao norte da Bacia Amazônica sugere que fatores específicos do parasita e do hospedeiro possam influenciar a evolução da doença. A patogênese da doença de Chagas resulta de interações complexas entre o patógeno e a resposta imunológica do hospedeiro. Muitas questões acerca da importância relativa dessas interações, incluindo o papel de mecanismos autoimunes, ainda não foram respondidas. Após a penetração local de tripomastigotas, os parasitas entram rapidamente na corrente sanguínea e se disseminam pelo corpo, infectando uma ampla gama de células nucleadas nas quais podem se diferenciar em amastigotas (Fig. 227-1). A resposta imune inata desencadeada por mucinas e DNA do parasita leva a uma resposta predominantemente de linfócitos T auxiliares 1. A produção de várias citocinas proinflamatórias e a ativação de linfócitos T CD8+ reduzem a parasitemia a um nível sub-patente dentro de 4 a 8 semanas, um ponto que marca o final da fase aguda.

Mecanismos de evasão imune permitem a proliferação persistente de baixa intensidade de amastigotas e sua liberação na corrente sanguínea, com a subsequente infecção de potencialmente todos os tipos de células nucleadas – notavelmente as células cardíacas, esqueléticas e musculares lisas. Os mecanismos postulados para determinar a evolução patogênica para a miocardiopatia incluem a persistência dos parasitas e a incapacidade do hospedeiro para infrarregular a resposta imune inicial, resultando em dano mediado por células e em desequilíbrio das respostas de células T auxiliares 1 e 2 (Th1 e Th2) com produção excessiva de citocinas proinflamatórias. Mecanismos secundários, como anormalidades da microcirculação e disautonomia, também podem influenciar a progressão da lesão tecidual.

No miocárdio, a inflamação crônica resulta em destruição celular e desenvolvimento de fibrose, levando a uma perda segmentar de contratilidade e dilatação das câmaras, com o risco associado de aneurisma apical do ventrículo esquerdo. A hipoperfusão focal e o dano tecidual são fontes de arritmias ventriculares, enquanto as lesões fibróticas afetam principalmente o sistema de condução. A destruição de células autonômicas leva à desnervação vagal e simpática, cujo significado clínico exato ainda não está claro.

O *T. cruzi* parece ter um efeito tóxico direto nas células ganglionares autonômicas intramurais do trato digestivo. Com o tempo, a perda de células neurais afeta o tônus muscular, levando a distúrbios da motilidade e, por fim, à dilatação do órgão (síndrome de megavísceras). O esôfago e o

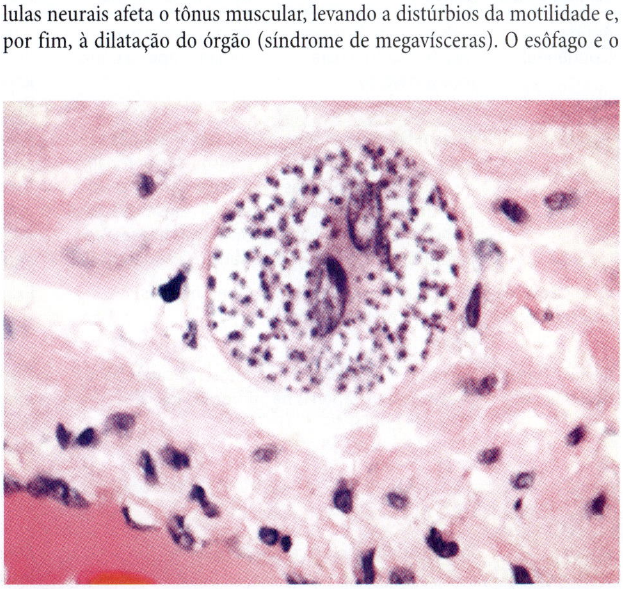

FIGURA 227-1 **Um agregado de amastigotas de *Trypanosoma cruzi*** com um infiltrado inflamatório na placenta de um lactente com infecção congênita.

cólon são mais afetados, mas as lesões podem ocorrer ao longo de todo o trato digestivo. O relaxamento inadequado do esfincter esofágico inferior causa sintomas de acalasia, enquanto o dano ao cólon acaba simulando a doença de Hirschsprung, com constipação grave e risco de vólvulo e dilatação tóxica.

Os fatores que reduzem a resposta imune celular, como a infecção pelo HIV, as terapias imunossupressoras pós-transplante ou as doenças malignas hematológicas, podem aumentar a replicação intracelular de amastigotas, com aumento da parasitemia (reativação). As lesões ocorrem predominantemente no sistema nervoso central (SNC), no coração e na pele. Entre os pacientes com HIV, o risco de reativação é de cerca de 20% na ausência de terapias antirretrovirais, ocorrendo quando a contagem de células T CD4+ cai abaixo de 100/μL. A reativação clinicamente manifesta do *T. cruzi* é uma infecção oportunista definidora da Aids.

MANIFESTAÇÕES CLÍNICAS

As manifestações clínicas da infecção por *T. cruzi* variam muito entre as pessoas. A evolução da infecção é dividida em duas fases que estão associadas a diferentes características clínicas, durações e prognósticos (Tab. 227-1). A fase aguda permanece indetectada e não diagnosticada na maioria das pessoas. Embora 5 a 10% dessas infecções iniciais melhorem espontaneamente sem tratamento, o *T. cruzi* persiste pela vida toda na grande maioria das pessoas (fase crônica); 60 a 70% dessas pessoas nunca desenvolvem lesão tecidual aparente (forma indeterminada), mas os 30 a 40% restantes progridem para lesão de órgãos de intensidade variável ao longo de décadas (forma determinada). Essas complicações crônicas incluem distúrbios cardíacos (20-30%), digestivos (5-20%) ou mistos (5-10%). Não há preditor de evolução para as manifestações clínicas durante a fase crônica. Em pacientes com miocardiopatia, os bloqueios de ramo costumam ser o primeiro sinal e podem não causar sintomas durante anos até que ocorra doença mais grave do sistema de condução, arritmias e disfunção ventricular esquerda. A lesão cardíaca avançada tem prognóstico pior que outras miocardiopatias – notavelmente, a cardiopatia isquêmica.

DIAGNÓSTICO E ESTADIAMENTO

Confirmação do diagnóstico As estratégias diagnósticas dependem da fase clínica (Tab. 227-2). A detecção de parasitas circulantes por microscopia do sangue com concentração (p. ex., pelo método Strout, micro-hematócrito) ou por ensaio baseado em ácidos nucleicos (reação em cadeia da polimerase [PCR]) é a melhor abordagem diagnóstica quando o nível de parasitemia é alto – i.e., durante as fases agudas, incluindo a reativação. Após a parasitemia ficar indetectável por microscopia (um ponto que marca o final da fase aguda), o diagnóstico depende de testes imunológicos que detectam IgG anti-*T. cruzi*. As técnicas mais comuns incluem exames de ensaio imunoabsorvente ligado à enzima (ELISA) convencional ou recombinante e de imunofluorescência. Dois testes sorológicos positivos usando técnicas diferentes e tendo como alvo antígenos diferentes confirmam o diagnóstico da doença de Chagas durante a fase crônica. Na presença de resultados sorológicos discordantes, há necessidade de um terceiro teste sorológico. Alguns dos testes diagnósticos rápidos de imunocromatografia disponíveis têm sensibilidade e especificidade suficientes para serem usados como exames de rastreamento de primeira linha onde não houver laboratórios facilmente acessíveis. Se o resultado do teste diagnóstico rápido for positivo, pelo menos um exame sorológico convencional é necessário para confirmar a infecção.

ABORDAGEM AO PACIENTE

Doença de Chagas (tripanossomíase americana)

Mais de 90% das infecções não são diagnosticadas, e os casos são frequentemente identificados em estágios tardios após o desenvolvimento de complicações crônicas. A grande maioria das pessoas infectadas por *T. cruzi* é assintomática (i.e., na forma indeterminada da fase crônica). A conscientização sobre a possibilidade da doença de Chagas é importante para os médicos generalistas e para médicos de várias especialidades, incluindo gastrenterologistas, cardiologistas, neurologistas, obstetras, pediatras e infectologistas. Fora de regiões endêmicas, o rastreamento para a doença de Chagas deve ser proposto quando qualquer pessoa da América Latina tiver sinais e sintomas sugestivos, incluindo alterações no ECG ou risco aumentado de (1) infecção por *T. cruzi* (doença de Chagas na mãe ou em outro familiar; origem em país ou região altamente endêmicos; história de transfusão de sangue sem rastreamento na América Latina); (2) transmissão para outros (p. ex., via gestação ou doação de sangue ou tecidos); ou (3) reativação (imunossupressão atual ou prevista). O rastreamento de parentes de um caso-índice provavelmente irá identificar outros casos.

TABELA 227-1 ■ Características dos estágios da infecção pelo *Trypanosoma cruzi*

Fase ou cenário clínico	Contexto	Início dos sintomas	Manifestações clínicas	Duração	Prognóstico
Aguda (congênita)	~5% de risco de transmissão materna para o recém-nascido	Ao nascimento ou semanas após o parto	> 90% assintomática; raramente linfadenopatia, hepatoesplenomegalia, icterícia, disfunção respiratória, atraso de crescimento	2-8 semanas	Favorável quando o lactente nasce vivo; taxa desconhecida de morte intrauterina ou neonatal
Aguda	Transmitida por vetores; transmissão oral (ingestão de alimentos ou bebidas contaminados); transfusão de hemoderivados; transplante de tecidos e órgãos	1-2 semanas após a transmissão vetorial; pode ser antes (dias) após a transmissão oral ou depois (meses) após transfusão ou transplante	> 90% assintomática ou doença febril leve; edema no local de inoculação (pálpebra [sinal de Romaña] ou pele [chagoma]); poliadenopatia; esplenomegalia; miocardite, hepatite e encefalite mais frequentes com a transmissão oral	4-8 semanas	Mortalidade: 0,1-5% com transmissão oral ou miocardite/encefalite
Crônica (forma indeterminada)	Resposta imune equilibrada após a melhora da fase aguda	Sem sintomas	Exame clínico e ECG normais	Vitalícia ou até a fase determinada	Sem mortalidade atribuível
Crônica (forma determinada)	Resposta inflamatória predominante (apenas na miocardiopatia)	Anos a décadas após a infecção inicial	Dispneia, dor torácica, palpitação, síncope, morte súbita, AVC, disfagia, regurgitação, constipação, fecaloma, vólvulo, neuropatia periférica	Crônica	Mortalidade em 5 anos: 2-63%, dependendo da extensão da lesão cardíaca; causas mais importantes de morte: insuficiência cardíaca e morte súbita, seguido por AVC
Aguda (reativação)	Imunossupressão grave	Variável	Miocardite, eritema nodoso, paniculite, lesão cerebral focal do tipo *Toxoplasma*, meningoencefalite	Variável	Mortalidade depende da rapidez do diagnóstico e do tratamento, além das condições subjacentes

Siglas: AVC, acidente vascular cerebral; ECG, eletrocardiograma.

TABELA 227-2 ■ Procedimentos diagnósticos de escolha para os estágios clínicos da infecção por *T. cruzi*

Estágio	Técnica de escolha	Amostra	Critérios diagnósticos
Aguda	Microscopia após concentração, PCR	Sangue periférico, líquido cerebrospinal ou outro fluido corporal	Positividade em 1 teste
Aguda (infecção congênita precoce durante os primeiros 9 meses de vida)	Microscopia após concentração, PCR	Sangue do cordão ou periférico	Positividade em 1 teste
Crônica (formas indeterminada ou determinada)	Sorologia	Sangue periférico	Positividade em 2 testes com técnicas e antígenos diferentes
Reativação	Microscopia após concentração, PCR	Sangue periférico, líquido cerebrospinal ou outro fluido corporal	Positividade com evidência de parasitemia crescente em amostras seriadas ou carga extremamente alta de parasitas

Sigla: PCR, reação em cadeia da polimerase.

O diagnóstico de infecção congênita se baseia no exame de sangue do cordão e/ou periférico por microscopia ou PCR durante os primeiros dias ou semanas de vida. Um teste conduzido após 4 semanas de idade é mais acurado: a PCR precoce pode ser falsamente positiva, provavelmente devido à passagem de fragmentos do DNA de *T. cruzi* da mãe para o bebê. Se os resultados forem negativos, os testes sorológicos devem ser realizados com 9 meses de idade, após a eliminação dos anticorpos maternos.

Durante a fase crônica, a sensibilidade limitada da PCR (50-80%) restringe a sua utilidade para diagnóstico primário; porém, a PCR pode documentar a falha terapêutica se gerar resultados positivos após se completar o tratamento. Nos Estados Unidos, o Centers for Disease Control and Prevention (CDC) oferece testes em laboratórios de referência.

Estadiamento da doença Após a confirmação da infecção por *T. cruzi*, o médico deve avaliar a presença de complicações e fatores concomitantes que possam influenciar a evolução da doença. A avaliação inicial inclui anamnese abrangente cardíaca, neurológica e digestiva, além de exame físico. O ECG de 12 derivações com duração de 30 segundos é um bom teste de rastreamento para a miocardiopatia associada à doença de Chagas. As alterações mais frequentemente encontradas são bloqueio de ramo direito, hemibloqueio anterior esquerdo, extrassístoles ventriculares, distúrbios da repolarização, ondas Q e QRS de baixa voltagem (Fig. 227-2). Um ECG anormal ou a presença de sintomas cardíacos sugestivos necessitam de avaliação adicional. A ecocardiografia e o Holter de 24 horas são os métodos preferidos para a avaliação de dilatação de câmaras, aneurisma apical, disfunção ventricular e arritmias. Dependendo dos achados, a avaliação pode ser complementada por ressonância magnética (RM) ou estudo eletrofisiológico. As investigações gastrenterológicas são realizadas em pacientes com sintomas sugestivos, como disfagia e constipação grave. Enema e esofagografia com bário são procedimentos diagnósticos de primeira linha, os quais podem ser suplementados por manometria esofágica. O megacólon é diagnosticado quando o diâmetro do sigmoide ou do cólon descendente é ≥ 6,5 cm.

Devem ser investigadas comorbidades, incluindo outros fatores de risco cardiovasculares, condições imunossupressoras e outras infecções crônicas (p. ex., *Strongyloides stercoralis* ou HIV).

TRATAMENTO

Doença de Chagas (tripanossomíase americana)

TRATAMENTO ETIOLÓGICO

Apenas dois fármacos, benznidazol e nifurtimox (Tab. 227-3), têm eficácia demonstrada contra a infecção por *T. cruzi* quando administrados por ≥ 30 dias. Embora esses fármacos sejam usados desde o início da década de 1970, ainda há muitas dúvidas sobre seu modo de ação e eficácia nos diferentes estágios da infecção. O objetivo do tratamento

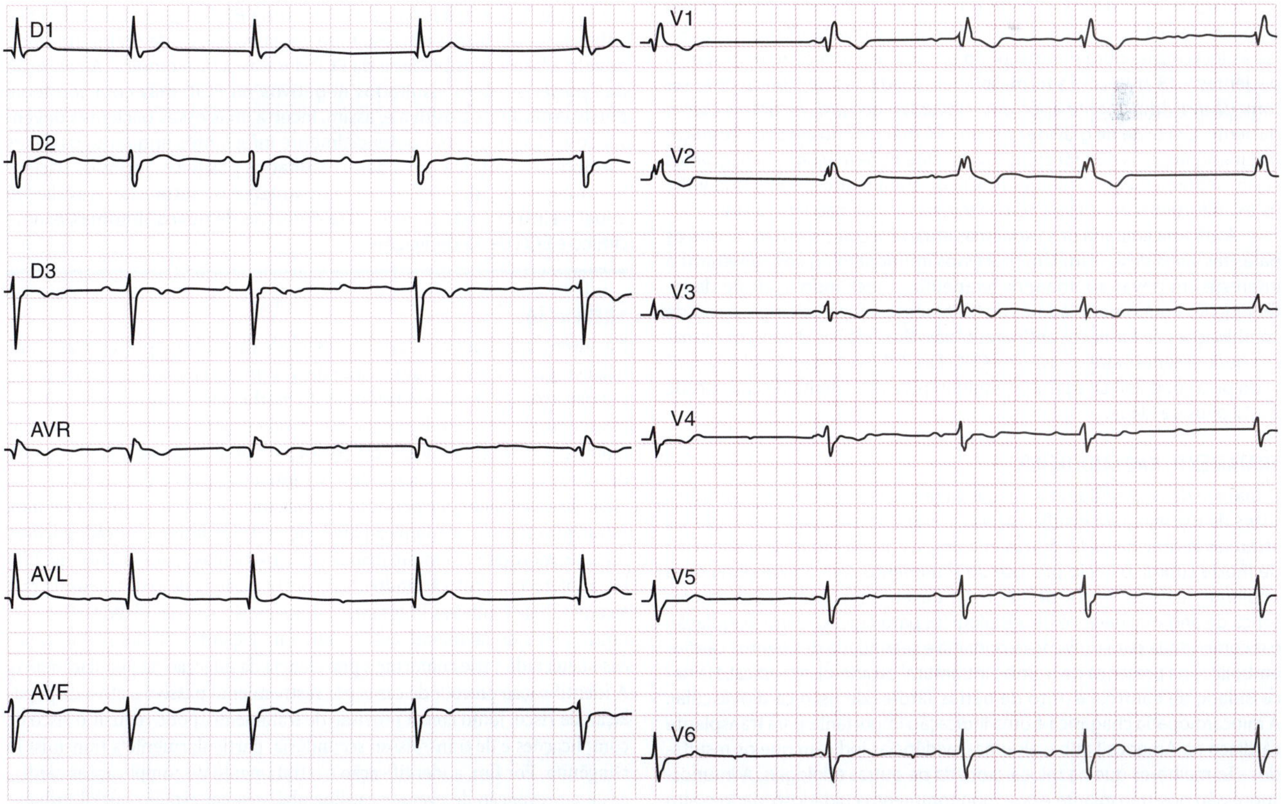

FIGURA 227-2 Eletrocardiograma de um paciente de 43 anos mostrando bradicardia com bloqueio atrioventricular de alto grau.

TABELA 227-3 ■ Esquemas de tratamento para doença de Chagas e reações adversas ao benznidazol e ao nifurtimox

Fármaco	Esquema	Duração	Eventos adversos em adultos (frequência)	Suspensão prematura (taxa)
Benznidazol	< 12 anos de idade: 5-7,5 mg/kg por dia em 2 doses > 12 anos de idade: 5 mg/kg por dia em 2 doses	30-60 dias	Dermatite alérgica (29-50%), anorexia e perda ponderal (5-40%), parestesias (0-30%), neuropatia periférica (0-30%), náuseas e vômitos (0-5%), leucopenia e trombocitopenia (< 1%)	7-20%
Nifurtimox	< 10 anos de idade: 15-20 mg/kg por dia em 3 ou 4 doses 11-16 anos de idade: 12,5-15 mg/kg por dia em 3 ou 4 doses > 16 anos de idade: 8-10 mg/kg por dia em 3 ou 4 doses	60-90 dias	Anorexia e perda ponderal (50-81%), náuseas e vômitos (15-50%), desconforto abdominal (12-40%), cefaleia (13-70%), tontura e vertigem (12-33%), ansiedade e depressão (10-49%), insônia (10-54%), mialgia (13-30%), neuropatia periférica (2-5%), perda de memória (6-14%), leucopenia (< 1%)	6-44%

Fonte: De C Bern: Chagas' Disease. N Engl J Med 373:456, 2015. Copyright © 2015 Massachusetts Medical Society. Reimpressa com permissão de Massachusetts Medical Society.

depende do estágio clínico; os objetivos gerais são a cura dos pacientes com infecção recente ou reativação, a redução da morbidade e a prevenção da transmissão em estágios tardios. O tratamento é mais efetivo durante a fase aguda (incluindo a congênita) e a fase crônica inicial (i.e., em pacientes < 18 anos de idade), com taxa de cura de 60 a 100%. A eficácia do tratamento durante a forma indeterminada da fase crônica em pacientes > 18 anos de idade não é conhecida; porém, o tratamento pode proteger contra o desenvolvimento de lesão cardíaca mais tarde na vida e eliminar o risco de transmissão vertical quando administrado antes da concepção. Em adultos com miocardiopatia crônica, o benznidazol não tem impacto na progressão da doença e no risco de morte. Nem o benznidazol nem o nifurtimox são efetivos contra as complicações digestivas. O tratamento está contraindicado durante a gestação e na insuficiência renal e hepática avançadas. Os regimes de escolha e a tolerância aos fármacos variam conforme a idade. Os eventos adversos são mais frequentes em adultos, os quais consequentemente apresentam risco aumentado de suspensão prematura do tratamento (Tab. 227-3). Como o benznidazol parece ser mais tolerado que o nifurtimox em adultos, ele é recomendado como fármaco de primeira linha nessa faixa etária. Há necessidade de monitoramento clínico e laboratorial cuidadoso (p. ex., semanal) durante o tratamento. Embora o tratamento costume ser prescrito por 60 dias, a duração ideal ainda é discutida, com interesse crescente nos tratamentos mais breves.

O tratamento deve ser oferecido a crianças, mulheres em idade fértil, pacientes na fase aguda e pacientes com reativação. Considerando-se as incertezas sobre o impacto do tratamento, a decisão de tratar os pacientes > 18 anos com a forma indeterminada da fase crônica deve ser tomada individualmente após uma discussão dos prós e contras com o paciente. Um teste de gravidez negativo é mandatório antes de começar o tratamento, pois não foi comprovado que os fármacos recomendados sejam seguros na gestação. A eficácia do tratamento de segunda linha (p. ex., nifurtimox após falha do benznidazol) ainda não foi avaliada.

A eficácia limitada dos esquemas atuais e a compreensão de que os parasitas vivos desencadeiam processos imunopatológicos aumentou o interesse em novas abordagens terapêuticas, incluindo a adição de intervenções imunomoduladoras ao tratamento antiparasitário e o uso de combinações de fármacos antiparasitários. Nos Estados Unidos, os fármacos podem ser obtidos através do CDC. Em 2017, o benznidazol foi aprovado pela Food and Drug Administration para tratamento de crianças de 2 a 12 anos de idade.

TRATAMENTO NÃO ETIOLÓGICO

O manejo da miocardiopatia chagásica geralmente acompanha as diretrizes de manejo para insuficiência cardíaca, distúrbios da condução ou arritmias ventriculares de outras etiologias. Considerando-se o alto risco de morte súbita, o início precoce do tratamento com amiodarona ou o implante de cardioversor-desfibrilador devem ser considerados na presença de anormalidades eletrofisiológicas patológicas. A anticoagulação é recomendada para prevenção primária e secundária de eventos cardioembólicos na presença de trombo intramural ou aneurisma apical. Há necessidade de controle estrito de outros fatores de risco cardiovascular. A miocardiopatia chagásica é uma indicação importante para transplante cardíaco na América Latina; algumas evidências indicam que os resultados são melhores que na miocardiopatia de outras etiologias. A imunossupressão pós-transplante exige monitoramento cuidadoso, dado o alto risco de reativação.

O tratamento da dismotilidade digestiva inclui aconselhamento dietético e refeições ricas em fibras e hidratação, com porções menores ingeridas com maior frequência. Fármacos que relaxam o esfincter esofágico inferior (p. ex., nifedipino ou dinitrato de isossorbida antes das refeições), dilatação com balão pneumático ou miotomia laparoscópica melhoram os sintomas digestivos superiores no estágio inicial. O uso de toxina botulínica é efetivo, mas exige injeções repetidas. Laxativos e enemas aliviam a constipação crônica na maioria dos pacientes. A cirurgia está indicada em pacientes com sintomas perturbadores refratários ao tratamento clínico.

ACOMPANHAMENTO CLÍNICO

A definição do cuidado ideal após o tratamento é muito difícil, sendo um tópico crucial das pesquisas. Embora a busca de biomarcadores (incluindo através da proteômica) para a identificação de indicadores precoces de resposta terapêutica seja promissora, o acompanhamento sorológico ainda é a base do monitoramento pós-tratamento na fase aguda. Na fase crônica, não há exame com valor comprovado para a documentação de resposta. O tempo necessário para negativar a sorologia após o tratamento depende, na verdade, da duração da infecção. O intervalo é curto (geralmente meses, algumas vezes até 2 anos) quando a infecção é tratada durante a fase aguda (incluindo a congênita). Em contraste, são necessárias décadas nos adultos infectados durante a infância. Um resultado positivo em uma PCR pós-tratamento indica falha terapêutica, mas um resultado negativo não pode ser interpretado devido à baixa sensibilidade da PCR durante a fase crônica. A condição dos pacientes com resultados negativos na PCR, mas com sorologia persistentemente positiva é, assim, incerta, mas esses pacientes devem ser considerados como potencialmente infectantes enquanto os testes sorológicos continuarem a gerar resultados positivos. Todos os pacientes, tratados ou não, devem ser regularmente monitorados. A avaliação anual básica inclui anamnese para detecção de novos sintomas, exame clínico e ECG de 12 derivações.

PREVENÇÃO

Na ausência de uma vacina, há necessidade de medidas preventivas – primárias (prevenção da transmissão do *T. cruzi*), secundárias (evitação de complicações) e terciárias (redução de morbidade e mortalidade). O rastreamento de doações de sangue está sendo progressivamente implementado em regiões endêmicas e em países para onde estão imigrando grupos de alto risco, e o rastreamento deve ser estendido para a doação de órgãos. Quando sustentado por períodos prolongados, o controle do vetor é uma estratégia efetiva e econômica para reduzir a transmissão intradomiciliar. As telas mosquiteiras impregnadas com inseticidas (como usadas na malária) oferecem proteção individual contra picadas de reduvídeos. O rastreamento de mulheres imigrantes latinoamericanas em idade fértil e gestantes tem sido altamente custo-efetivo na Espanha, embora o custo por caso detectado varie conforme a prevalência da infecção na população-alvo. A identificação precoce de casos por rastreamento passivo e ativo da população de risco, junto com a provisão de tratamento, pode reduzir o risco de complicações e de transmissão secundária, particularmente a transmissão congênita. Por fim, a identificação e o tratamento de complicações cardíacas e a prevenção de eventos cardioembólicos em estágio inicial influenciam de forma positiva a evolução da doença.

CONSIDERAÇÕES GLOBAIS

Com a sua expansão geográfica, a doença de Chagas se tornou uma questão de saúde global, afetando de maneira predominante as pessoas vulneráveis em quatro continentes. Ainda assim, como em outras doenças tropicais negligenciadas, o progresso contra a doença de Chagas é limitado pela falta de pesquisa e desenvolvimento, além da ausência de comprometimento financeiro e político. Por exemplo, a produção e o registro de fármacos existentes e o acesso a eles ainda é problemático em muitos países, inclusive os Estados Unidos. As dificuldades na pesquisa e desenvolvimento de novos fármacos são complicadas pela falta de incentivos financeiros. É provável que o futuro da doença de Chagas seja influenciado por fenômenos globais. É provável que mudanças climáticas, envelhecimento da população, aumento das prevalências de comorbidades não transmissíveis (p. ex., diabetes, hipertensão) em países de renda baixa e média, além do uso crescente de fármacos imunossupressores, tenham impacto na epidemiologia, evolução clínica e carga da doença de Chagas. Para lidar com esses desafios, as intervenções clínicas, de saúde pública e políticas devem ser aumentadas e melhoradas em regiões com prevalência elevada ou oculta (p. ex., região do Chaco na Argentina, Bolívia e Paraguai, e no México, Europa Ocidental e Estados Unidos, respectivamente).

TRIPANOSSOMÍASE AFRICANA HUMANA (DOENÇA DO SONO)

DEFINIÇÃO

A tripanossomíase africana humana (TAH) é uma doença potencialmente fatal causada pela infecção por parasitas protozoários extracelulares que são transmitidos por moscas tsé-tsé na África Subsaariana. *T. b. gambiense* e *T. b. rhodesiense* são as duas subespécies patogênicas que afetam humanos; suas características epidemiológicas e clínicas são bem diferentes.

EPIDEMIOLOGIA

A variação geográfica da TAH é restrita à África Subsaariana em linha com a distribuição do vetor, a mosca tsé-tsé (espécies de *Glossina*; Fig. 227-3). A TAH causada por *T. b. gambiense* é endêmica em 24 países da África Ocidental e Central. Entre 1999 e 2018, o número de casos relatados caiu 97% (de 27.862 para 953) como resultado de medidas de controle bem-sucedidas baseadas no rastreamento sistemático da população em risco, confirmação diagnóstica e tratamento das pessoas infectadas. Durante o mesmo período, o número de casos relatados de TAH devido a *T. b. rhodesiense* caiu 96% (de 619 para 24) nos 10 países endêmicos da África Oriental e sudeste da África. Porém, a relação entre casos relatados e não relatados ainda é incerta para a doença causada por ambas as espécies. Em 2018, a maioria dos casos de TAH por *T. b. gambiense* era relatada pela República Democrática do Congo (RDC; 69%), enquanto Malawi e Uganda relataram a maioria dos casos causados pro *T. b. rhodesiense* (63 e 17%, respectivamente). As distribuições geográficas de *T. b. gambiense* e *T. b. rhodesiense* não estão sobrepostas, mas as duas espécies estão presentes em regiões distintas de Uganda. Uma linha de ação para a eliminação da TAH como problema de saúde pública em 2020 foi descrita pela Organização Mundial da Saúde (OMS) com dois indicadores primários: número de casos notificados anualmente (alvo: < 2.000; alcançado desde 2018) e área de risco notificando ≥ 1 caso/10.000 habitantes/ano (alvo: redução de 90% em 2016-2020 em comparação com a linha de base em 2000-2004). O próximo objetivo proposto pela OMS é a eliminação global da transmissão até 2030.

Os seres humanos são o reservatório predominante ou exclusivo do *T. b. gambiense*. Foram relatados raros casos de transmissão vertical (intrauterina) ou transfusional, mas quase todos os pacientes são infectados pela picada de moscas tsé-tsé durante suas atividades diárias perto de rios, onde a mosca vive e se reproduz. Em contraste, o *T. b. rhodesiense* causa zoonose em uma variedade de animais selvagens e domesticados (p. ex., antílopes e gado bovino, respectivamente), os quais funcionam como reservatório. Os seres humanos são infectados com o *T. b. rhodesiense* por picadas de moscas tsé-tsé em áreas de savanas. O risco é especialmente alto para apicultores, guardas florestais, caçadores e lenhadores. Casos importados de TAH são ocasionalmente diagnosticados entre imigrantes africanos e outros viajantes. Embora os viajantes de longo prazo (> 30 dias) tenham risco aumentado de TAH por *T. b. gambiense*, a maioria dos casos importados de TAH por *T. b. rhodesiense* é observada em viajantes de curto prazo, tipicamente após visitas a parques florestais.

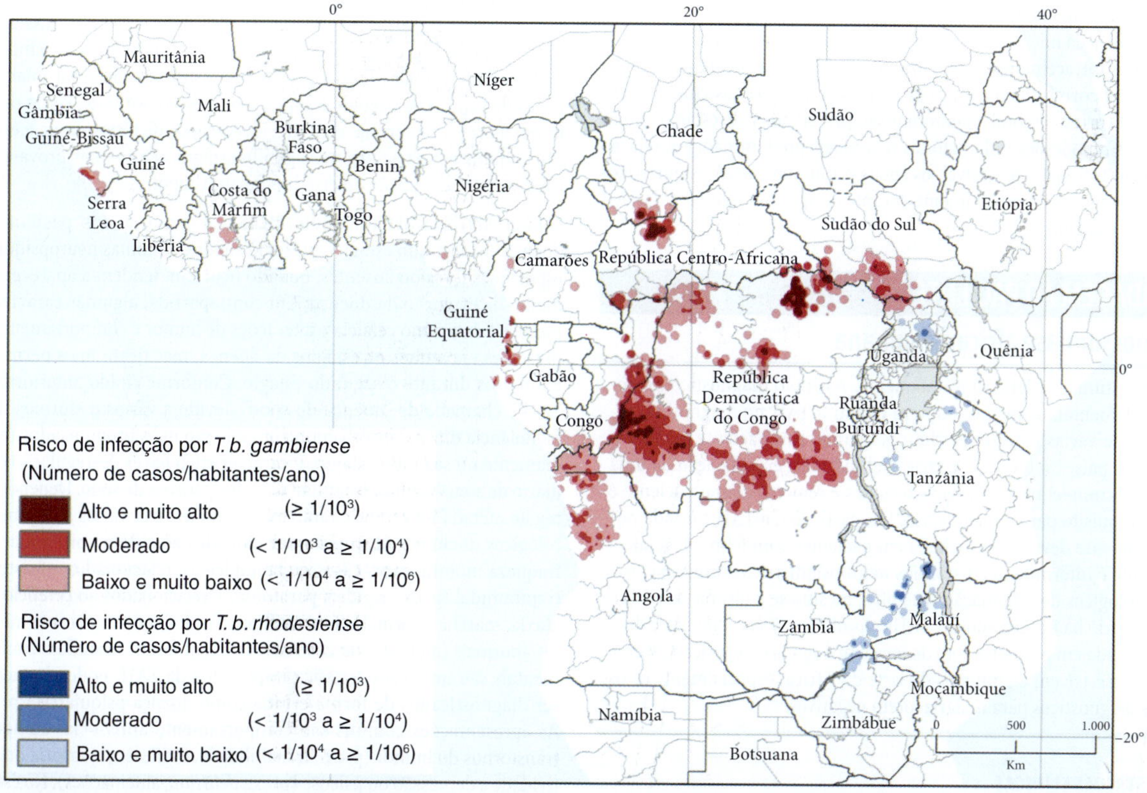

FIGURA 227-3 **Áreas de risco para a tripanossomíase africana humana,** 2014-2018. *(Reproduzida, com permissão, de JR Franco et al: Monitoring the elimination of human African trypanosomiasis at continental and country level: Update to 2018. PLoS Negl Trop Dis 14:e0008261, 2020. © World Health Organization and Food and Agriculture Organization of the United Nations.)*

T. b. rhodesiense e *T. b. gambiense*, diferentemente de outras espécies de tripanossomas, podem infectar os humanos por resistirem a fatores líticos no soro humano – como a apolipoproteína L-1 (*APOL1*). As variantes de *APOL1* humanas são prevalentes em pessoas de descendência africana, conferindo proteção contra espécies de tripanossomas do gado bovino, mas aumentando a probabilidade de doença renal crônica. A proteína sérica associada à resistência é responsável pela resistência no *T. b. rhodesiense*, enquanto outros mecanismos, notavelmente envolvendo o gene da glicoproteína específica do *T. b. gambiense* (TgsGP), são usados pelo *T. b. gambiense*.

Os tripanossomas são transmitidos a humanos pela picada da mosca tsé-tsé, proliferam e induzem uma reação inflamatória local que algumas vezes é clinicamente aparente como um cancro. Os tripanossomas se disseminam depois pelo sistema hematolinfático com os linfonodos aumentando de volume após a infiltração por células mononucleares e linfócitos. O grau de aumento do fígado e do baço costuma ser leve a moderado, com infiltração por células mononucleares como característica proeminente. Os tripanossomas se multiplicam no sangue, mas a sua presença e densidade variam. Essa variação se deve principalmente a um processo cíclico de evasão imune onde a população de parasitas pode ser dizimada pela resposta imune do hospedeiro até o ressurgimento de parasitas descendentes que expressam uma variante diferente da glicoproteína de superfície, a qual o sistema imune, temporariamente, não reconhece. Cada genoma do tripanossoma codifica um repertório de cerca de 1.000 variantes de glicoproteínas de superfície entre as quais os parasitas podem mudar geneticamente. Os tripanossomas também se multiplicam em tecidos extravasculares durante o primeiro estágio da doença. Pele, músculos esqueléticos, membranas serosas (peritônio, pleuras e pericárdio) e coração podem ser envolvidos, com a infiltração intersticial de células mononucleares e vasculite evidentes ao exame microscópico. Miocardite e pericardite com degeneração miocárdica e hemorragia intersticial são características comuns da infecção por *T. b. rhodesiense*.

O SNC é invadido semanas a meses (*T. b. rhodesiense*) ou meses a anos (*T. b. gambiense*) após a infecção inicial. Essa invasão corresponde ao segundo estágio da TAH, o qual é definido pela presença de tripanossomas ou células mononucleares no líquido cerebrospinal (LCS). A substância branca é predominantemente afetada, com proliferação perivascular de astrócitos, células da micróglia e células de Mott (morulares) que contêm IgM nos vacúolos intracelulares. A localização das lesões da substância branca no cérebro se correlaciona com as principais características clínicas neurológicas. O córtex cerebral e neurônios são preservados até estágios finais da doença. Como lesões inflamatórias reversíveis predominam em relação à destruição tecidual irreversível, os sinais e sintomas neuropsiquiátricos melhoram parcial ou completamente durante ou após o tratamento da TAH no segundo estágio.

ABORDAGEM AO PACIENTE

Tripanossomíase africana humana

A TAH costuma ser letal sem tratamento. Assim, o diagnóstico precoce é fundamental; os médicos devem incluir a TAH no diagnóstico diferencial de várias síndromes clínicas quando um paciente viajou ou morou nos países sob risco na África Subsaariana, e a obtenção de uma anamnese completa sobre viagens recentes e remotas com o paciente é um pré-requisito para o diagnóstico. Em particular, a TAH causada por *T. b. gambiense* deve ser suspeitada em pacientes com febre ou cefaleia persistente e intermitente, distúrbios neuropsiquiátricos progressivos e sinais biológicos de inflamação sistêmica, mesmo se a última exposição tiver ocorrido há muitos anos. A TAH causada por *T. b. rhodesiense* deve ser suspeitada em pacientes com doença febril aguda e exposição recente a moscas tsé-tsé em algum país do leste da África, especialmente se os exames diagnósticos para malária forem negativos.

MANIFESTAÇÕES CLÍNICAS

As apresentações clínicas da TAH por *T. b. gambiense* e *T. b. rhodesiense* costumam ser diferentes. A TAH por *T. b. gambiense* é uma doença de evolução lenta com um longo período de incubação (meses a anos) e um curso prolongado da doença. Em contraste, a TAH por *T. b. rhodesiense* é uma doença febril aguda com período de incubação curto (< 3 semanas) e um curso de doença mais curto (semanas a meses). Há exceções a esse padrão clássico. Foram relatadas formas agudas de TAH por *T. b. gambiense*, especialmente em viajantes, e formas crônicas de TAH por *T. b. rhodesiense* ocorrem ao sul de sua distribuição geográfica (p. ex., Zâmbia e Malawi). A tripanorresistência (i.e., infecções com resolução espontânea no primeiro estágio) e a tripanotolerância (i.e., a persistência dos parasitas por longo prazo [p. ex., na pele] sem características clínicas de doença) já foram relatadas no caso do *T.b. gambiense*. A coinfecção com HIV não parece predispor as pessoas a risco aumentado de TAH, e o impacto do vírus na apresentação clínica da TAH não é conhecido.

T. b. gambiense A ocorrência de cancro tripanossômico é relatada em uma proporção considerável dos viajantes, mas muito raramente em pacientes que vivem em regiões endêmicas, onde o nódulo pruriginoso, doloroso e não purulento pode facilmente ser confundido com a picada de outro artrópode. O cancro desaparece espontaneamente em 1-3 semanas.

CARACTERÍSTICAS SISTÊMICAS Após um período de incubação assintomático que costuma durar semanas ou meses, mas algumas vezes anos, os pacientes podem apresentar febre irregular e remitente, ocasionalmente com fadiga, mal-estar e mialgias. A febre é mais frequente entre viajantes do que entre nativos, mas a ausência de febre de forma alguma descarta a doença. Erupções cutâneas circinadas ou serpiginosas, comumente chamadas de tripanides, podem ocorrer no tronco e partes proximais dos membros. As tripanides são quase impossíveis de detectar na pele escura, tendo sido relatadas apenas em pessoas brancas. O prurido é comum, mas inespecífico, afetando até a metade dos pacientes durante o segundo estágio. Ocasionalmente ocorre edema indolor da face e extremidades durante a primeira fase.

O aumento de linfonodos – um sinal clássico da TAH – é detectado em 38 a 85% dos pacientes em ambos os estágios da doença. A palpação cervical é fundamental em pacientes com suspeita de TAH. O grupo cervical lateroposterior (sinal de Winterbottom) e o grupo supraclavicular são os mais comumente afetados. Os linfonodos são móveis, inicialmente macios, depois mais duros, e indolores. Uma proporção variável de pacientes apresenta hepatomegalia e esplenomegalia leve a moderada. Sinais de miocardite e pericardite são algumas vezes detectados por ECG e ecocardiografia, mas elas costumam ser clinicamente silenciosas. Os sintomas de TAH podem simular hipotireoidismo ou insuficiência suprarrenal, mas os testes de função de tireoide e suprarrenais estão normais. Perda de libido, impotência e amenorreia, com níveis reduzidos de testosterona e estradiol, são comuns em pacientes no segundo estágio, sendo mais provavelmente causados por disfunção do eixo hipotálamo-hipófise.

CARACTERÍSTICAS NEUROPSIQUIÁTRICAS A maioria dos pacientes com doença em segundo estágio apresenta sinais e sintomas neuropsiquiátricos específicos leves ou ausentes; quando ocorrem, tendem a aparecer tardiamente na evolução da doença. Em contrapartida, algumas características inespecíficas, como cefaleia e alterações de humor e comportamento, estão presentes em ambos os estágios da doença, mas ficam mais permanentes e intensos durante o segundo estágio. Conforme citado anteriormente, a TAH é chamada de "doença do sono" devido a vários distúrbios do sono (sonolência diurna, insônia noturna) que são mais pronunciados mais tardiamente no segundo estágio. É característico haver desregulação do ciclo diário de sono/vigília e fragmentação dos padrões de sono. Dependendo da região afetada no cérebro, também podem ocorrer várias síndromes neurológicas, incluindo distúrbios relacionados ao sistema piramidal (p. ex., fraqueza motora, raros casos de hemiplegia), relacionados ao sistema extrapiramidal (p. ex., rigidez, paratonia) e relacionados ao cerebelo (p. ex., ataxia, marcha anormal). Tremor fino, mioclonia em repouso e movimentos anormais (atetoides ou coreicos) também foram relatados. Transtornos mentais são uma característica importante da TAH, podendo facilmente ser diagnosticados de forma errada como doença psiquiátrica primária. As apresentações comuns são comportamento antissocial ou agressivo, transtornos do humor (p. ex., irritabilidade, indiferença), apatia ou hiperatividade e depressão ou psicose (p. ex., *delirium*, alucinações). No estágio final da doença, redução do nível de consciência, demência e, algumas vezes, epilepsia estão presentes, levando a coma, lesões por pressão, pneumonia aspirativa ou outras infecções bacterianas e, por fim, à morte.

T. b. rhodesiense A apresentação clínica da TAH por *T. b. rhodesiense* pode ser semelhante àquela da TAH por *T. b. gambiense* em regiões (p. ex., Zâmbia, Malawi) que caracteristicamente abrigam fatores do hospedeiro e genótipos parasitários específicos. A forma aguda típica com período de incubação < 3 semanas ocorre na região norte da área de distribuição da doença (p. ex., Tanzânia, Uganda) e em viajantes. O cancro tripanossômico inicial é clinicamente semelhante àquele observado na TAH por *T. b. gambiense*, mas é mais comum, especialmente em viajantes.

CARACTERÍSTICAS SISTÊMICAS A febre pode ser alta e ocorre em pacientes tanto no primeiro como no segundo estágio, geralmente em associação com cefaleia e mialgia/artralgia difusas. Prurido e edema da face e pernas podem estar presentes. Linfadenopatias foram relatadas em proporções variáveis em ambos os estágios da doença, afetando predominantemente as regiões submandibular, axilar e inguinal. Hepatomegalia e esplenomegalia leve a moderada são documentadas em uma minoria dos pacientes. Miocardite e pericardite parecem influenciar a evolução clínica e o desfecho, mesmo que as características clínicas de insuficiência cardíaca ou arritmias não sejam proeminentes em grandes séries de casos. Em contraste, anormalidades da condução, com graus variáveis de bloqueio atrioventricular, foram relatadas em viajantes. Características do tipo sepse, com coagulação intravascular disseminada e falência de múltiplos órgãos, podem ocorrer no estágio terminal.

CARACTERÍSTICAS NEUROPSIQUIÁTRICAS Os sinais e sintomas neuropsiquiátricos na TAH por *T. b. rhodesiense* são relatados com frequência variável, mas em geral semelhante àquela descrita anteriormente para a TAH por *T. b. gambiense*. A notável exceção na doença por *T. b. rhodesiense* é uma evolução mais rápida para coma e morte.

DIAGNÓSTICO

As características clínicas e biológicas da TAH por *T. b. gambiense* e *T. b. rhodesiense* – anemia, trombocitopenia, elevação dos níveis de proteína C-reativa e IgM – não são suficientemente específicas e os regimes de tratamento atuais não são suficientemente práticos para permitir o início do tratamento somente com base na suspeita clínica. Assim, a confirmação diagnóstica é mandatória em todos os pacientes.

T. b. gambiense O diagnóstico de TAH por *T. b. gambiense* se baseia em uma abordagem em três etapas: triagem, confirmação diagnóstica e estadiamento.

TRIAGEM Os métodos imunológicos (sorológicos) constituem a ferramenta de triagem de escolha. O teste de cartão de aglutinação para tripanossomíase (CATT) é usado na maioria das regiões endêmicas há muitas décadas. O reagente do teste contém tripanossomas corados e liofilizados de tipos de antígenos variáveis selecionados. Se houver anticorpos específicos no sangue ou soro do paciente, a aglutinação pode ser observada a olho nu. A sensibilidade do CATT em sangue ou soro não diluídos é de 69-100% (> 90% na maioria dos estudos), com alguma variação regional; sua especificidade é de 84-99%. O CATT e equipamentos associados (p. ex., um rotador) são fabricados e distribuídos pelo Institute of Tropical Medicine na Antuérpia, Bélgica, mas não estão amplamente disponíveis fora de regiões endêmicas. Nos últimos anos, testes de fluxo lateral foram desenvolvidos e comercializados, primeiramente baseados em parasitas inteiros e, mais tarde, em antígenos recombinantes. Seu desempenho diagnóstico parece semelhante àquele do CATT. Outros testes sorológicos (ELISA, imunofluorescência, hemaglutinação indireta) estão disponíveis em alguns laboratórios de referência em países endêmicos e não endêmicos.

CONFIRMAÇÃO DIAGNÓSTICA A observação microscópica de tripanossomas na linfa, sangue ou LCS confirma o diagnóstico. A observação direta de tripanossomas móveis em lâmina a fresco de linfa obtida por punção de linfonodo cervical é simples e de baixo custo, mas tem sensibilidade limitada (50-65% na maioria dos estudos). Os tripanossomas podem ser encontrados no sangue, mas costumam aparecer com densidades baixas. Assim, esfregaços de sangue finos e espessos corados têm sensibilidade muito baixa. A sensibilidade melhora (para 40-60% na maioria dos estudos) com a técnica de centrifugação de micro-hematócrito, que se baseia no exame microscópico de camada leucoplaquetária após a centrifugação de quatro a seis tubos de micro-hematócrito. O método mais sensível (cerca de 90%) é a técnica de centrifugação com troca de ânions em miniatura, que se baseia

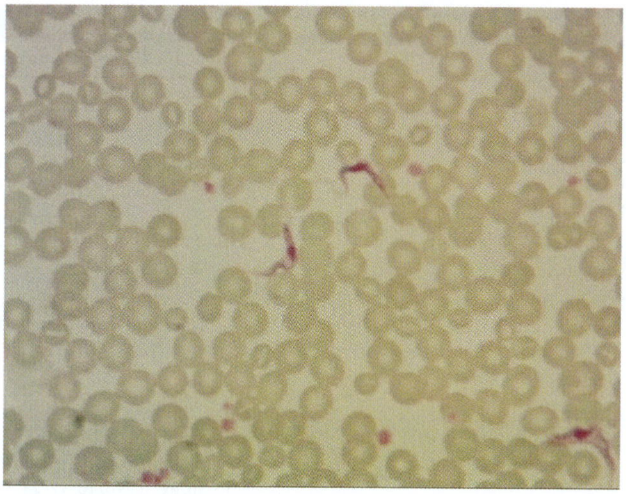

FIGURA 227-4 ***Trypanosoma brucei rhodesiense* no sangue** (esfregaço fino, coloração de Giemsa). *(Crédito para a equipe DPDx, U.S. Centers for Disease Control and Prevention, Atlanta.)*

na visualização de tripanossomas em eluato após a passagem de um grande volume de sangue (500 μL) através de uma coluna de troca aniônica e subsequente centrifugação.

ESTADIAMENTO O estadiamento se baseia no exame do LCS obtido por punção lombar. A TAH em segundo estágio é definida pela presença no LCS de contagem elevada de leucócitos (> 5/μL) e/ou de tripanossomas. Estes últimos podem ser detectados na câmara de contagem de células ou, preferencialmente, após centrifugação do LCS. O estadiamento não é mais uma etapa obrigatória nas situações em que o fexinidazol é usado como terapia de primeira linha para pacientes com TAH em primeiro e segundo estágios, com exceção das crianças menores (< 6 anos ou pesando < 20 kg) e para pacientes com sinais e sintomas neuropsiquiátricos consistentes com TAH grave, i.e., confusão mental, comportamento anormal, logorreia, ansiedade, ataxia, tremor, fraqueza motora, comprometimento da fala, anormalidade de marcha ou movimentos e convulsões (ver "Tratamento", adiante).

Vários métodos moleculares baseados na PCR ou na amplificação isotérmica mediada por *loop* foram desenvolvidos, a maioria baseada na detecção de alvos de múltiplas cópias de DNA do grupo Trypanozoon (ao qual pertence o *T. brucei*) ou o gene TgsGP de cópia única do *T. b. gambiense*. Nenhum desses métodos foi completamente validado para propósitos de diagnóstico, e um resultado positivo de sua aplicação no sangue deve ser interpretado como TAH suspeita em vez de confirmada. Os métodos moleculares aplicados as LCS (para a detecção de biomarcadores) não se mostraram mais acurados do que os métodos clássicos para o estadiamento, tendo gerado resultados falso-positivos em uma proporção substancial de casos.

T. b. rhodesiense O diagnóstico de TAH por *T. b. rhodesiense* costuma ser mais simples, pois os parasitas são mais numerosos nos fluidos corporais. Eles podem algumas vezes ser visualizados em um aspirado de cancro. Considerando-se a falta de testes sorológicos disponíveis e a alta sensibilidade dos métodos de detecção de parasitas no sangue, lâminas a fresco e esfregaços finos ou espessos (Fig. 227-4), as técnicas de micro-hematócrito ou outro tipo de concentração são usadas tanto para triagem como para confirmação. Como as modalidades de tratamento do *T. b. rhodesiense* dependem do estágio, o estadiamento ainda é uma etapa obrigatória, e a definição e métodos usados são os mesmos que para a TAH por *T. b. gambiense*.

TRATAMENTO

Tripanossomíase africana humana

O manejo da TAH se baseia em terapia de suporte geral (p. ex., reidratação, analgesia), tratamento de infecções concomitantes (p. ex., malária, pneumonia) e tratamento antiparasitário. As modalidades de tratamento antitripanossoma dependem da espécie de *Trypanosoma*, do estágio da doença e da presença de contraindicações (Tab. 227-4).

TABELA 227-4 ■ Tratamento da tripanossomíase africana humana (TAH)

Doença e estágio	Tratamento de primeira linha: Fármaco(s) e via	Tratamento de primeira linha: Dose e duração	Tratamento alternativo
TAH por *T. b. gambiense*			
Primeiro estágio	Fexinidazol VO	≥ 35 kg: 1.800 mg por 4 dias, seguido por 1.200 mg por 6 dias 20-34 kg: 1.200 mg por 4 dias, seguido por 600 mg por 6 dias[a]	Isetionato de pentamidina IM ou IV[b]: 4 mg/kg/dia por 7 dias
Segundo estágio não grave (6-99 leucócitos/µL no líquido cerebrospinal [LCS])	Fexinidazol VO	≥ 35 kg: 1.800 mg por 4 dias, seguido por 1.200 mg por 6 dias 20-34 kg: 1.200 mg por 4 dias, seguido por 600 mg por 6 dias[a]	Eflornitina: 200 mg/kg 2×/dia por 7 dias *mais* Nifurtimox: 5 mg/kg 3×/dia por 10 dias
Segundo estágio grave (≥ 100 leucócitos/µL no LCS)	Eflornitina IV + nifurtimox VO	Eflornitina: 200 mg/kg 2×/dia por 7 dias Nifurtimox: 5 mg/kg 3×/dia por 10 dias	Fexinidazol: ≥ 35 kg: 1.800 mg por 4 dias, seguido por 1.200 mg por 6 dias 20-34 kg: 1.200 mg por 4 dias, seguido por 600 mg por 6 dias[a]
TAH por *T. b. rhodesiense*			
Primeiro estágio	Suramina IV	4-5 mg/kg no dia 1 seguido por 5 injeções semanais de 20 mg/kg (p. ex., dias 3, 10, 17, 24, 31)[c]	Isetionato de pentamidina IM ou IV[b]: 4 mg/kg/dia por 7 dias
Segundo estágio	Melarsoprol IV	2,2 mg/kg por dia por 10 dias	–

[a]O fexinidazol não deve ser administrado a crianças < 6 anos e pesando < 20 kg. [b]Para a administração IV, deve-se usar uma infusão lenta (60-120 min). [c]A dose máxima é de 1 g por injeção; o fármaco deve ser diluído em água destilada.

Fonte: Control and surveillance of human African trypanosomiasis: Report of a WHO Expert Committee. WHO Technical Report Series 984, 2013; WHO interim guidelines for the treatment of gambiense human African trypanosomiasis. August 2019; *www.who.int/trypanosomiasis_african/resources/9789241550567/en/*.

T. B. GAMBIENSE

O fexinidazol, um composto nitroimidazólico, é o primeiro tratamento oral efetivo contra a TAH. Ele é administrado com os alimentos por 10 dias, dividido em uma fase inicial de 4 dias e uma fase de manutenção de 6 dias. Ele é altamente efetivo (> 95% de taxa de cura) em pacientes com TAH no primeiro estágio e TAH no segundo estágio não grave, este último sendo definido como < 100 leucócitos/µL no LCS. O fexinidazol está associado a uma taxa de cura menor (87%) em pacientes com TAH em segundo estágio grave (≥ 100 leucócitos/µL no LCS). As reações adversas mais relevantes relatadas em estudos são vômitos, cefaleia e distúrbios neuropsiquiátricos (p. ex., insônia, ansiedade, agitação). O fexinidazol está contraindicado em pacientes com insuficiência hepática ou sob risco aumentado de prolongamento do intervalo QT. Na ausência de dados de segurança e eficácia, ele permanece contraindicado em crianças pequenas (< 6 anos e/ou pesando < 20 kg).

O isetionato de pentamidina é altamente efetivo (> 95%) contra a TAH por *T. b. gambiense* no primeiro estágio, sendo uma excelente alternativa ao fexinidazol quando este está contraindicado ou indisponível. Ele é geralmente bem tolerado e, assim, pode ser administrado em centros de cuidados de saúde periféricos nos países endêmicos **(Fig. 227-5)**. É comum haver hipotensão após a injeção, mas ela costuma ser leve. Ocasionalmente ocorre hipoglicemia ou hiperglicemia, mas é raro haver diabetes permanente. Eventos adversos graves, como pancreatite aguda e anafilaxia, ocorrem com frequência extremamente rara.

A terapia combinada nifurtimox-eflornitina é muito efetiva (taxa de cura > 95%) e e segura em pacientes com TAH no segundo estágio, incluindo pacientes com doença grave (≥ 100 leucócitos/µL no LCS). As reações adversas comuns incluem distúrbios gastrintestinais (náuseas, vômitos, dor abdominal), cefaleia, anorexia e toxicidade reversível na medula óssea (anemia, leucopenia). Convulsões e psicose são relatadas em menos de 5% dos pacientes.

T. B. RHODESIENSE

A suramina é usada há mais de 90 anos e permanece sendo o tratamento de primeira linha para o primeiro estágio da TAH por *T. b. rhodesiense*. Eventos adversos comuns são pirexia e nefrotoxicidade, que geralmente é leve e reversível, mas necessita de vigilância da albuminúria e da função renal antes de cada dose.

Como a eflornitina é ineficaz contra o *T. b. rhodesiense*, o melarsoprol, um derivado baseado em arsênico, permanece sendo o único tratamento existente para o segundo estágio da TAH por *T. b. rhodesiense*. A encefalopatia reativa é um evento adverso potencialmente fatal que ocorre em 5-18% dos pacientes, com taxa de mortalidade associada de 10-70%. A eficácia do uso concomitante de alta dose de prednisolona para evitar a encefalopatia reativa em pacientes com TAH por *T. b. rhodesiense* não é conhecida. Outras reações adversas graves, mas menos frequentes com o melarsoprol incluem dermatite esfoliativa, diarreia sanguinolenta, neuropatia periférica, disfunção renal e toxicidade hepática. A flebite é comum, assim como a necrose de tecidos moles se o fármaco for acidentalmente injetado por via paravenosa.

PROGNÓSTICO

Desde que as diretrizes terapêuticas sejam adequadamente seguidas, > 95% dos pacientes com TAH por *T. b. gambiense* em primeiro e segundo estágios são definitivamente curados com fexinidazol, pentamidina e terapia combinada de nifurtimox-eflornitina. A taxa geral de fatalidade de casos é < 1%, com exceção dos casos muito avançados. Como as recidivas podem ocorrer após se completar o tratamento, são aconselhadas consultas de acompanhamento a cada 6 meses por pelo menos 2 anos. Se houver características clínicas de TAH, estão indicados exames de sangue e do LCS. Os pacientes com TAH por *T. b. rhodesiense* em segundo estágio têm 5 a 10% de risco de morte durante ou após o tratamento com melarsoprol, mas as recidivas são muito raras.

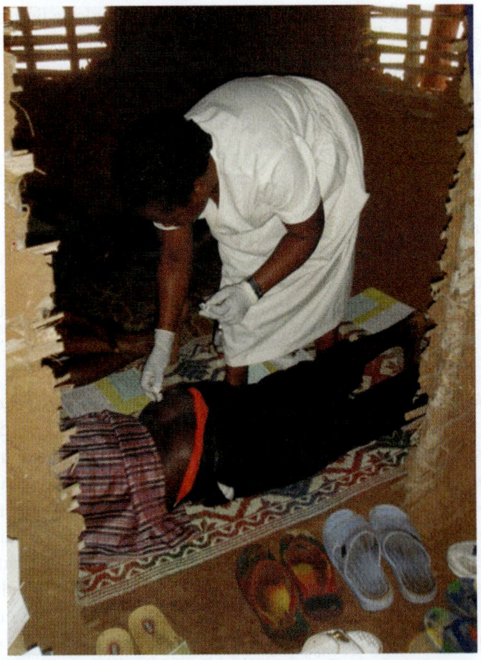

FIGURA 227-5 Injeção intramuscular de pentamidina por enfermeira em um centro de saúde comunitário, Província Oriental, República Democrática do Congo.

CONSIDERAÇÕES GLOBAIS

A eliminação da doença do sono como problema de saúde pública já foi alcançada, graças ao aumento das atividades por parte de programas de controle nacionais e de organizações não governamentais, maiores financiamentos e o fim de várias guerras civis (p. ex., em Angola) nos últimos 20 anos. O financiamento para a pesquisa, desenvolvimento e implementação de ferramentas diagnósticas (p. ex., testes diagnósticos rápidos), terapêuticas (p. ex., fármacos orais) e para controle do vetor ainda é fundamental para sustentar os avanços recentes e para buscar o próximo objetivo, i.e., a eliminação global da transmissão até 2030.

LEITURAS ADICIONAIS

Bern C et al: Chagas disease in the United States: A public health approach. Clin Microbiol Rev 33:e00023-19, 2019.

Büscher P et al: Human African trypanosomiasis. Lancet 390:2397, 2017.

Lindner AK et al: New WHO guidelines for treatment of gambiense human African trypanosomiasis including fexinidazole: Substantial changes for clinical practice. Lancet Infect Dis 20:e38, 2020.

Pérez-Molina JA, Molina I: Chagas disease. Lancet 391:82, 2018.

Urech K et al: Sleeping sickness in travelers—Do they really sleep? PLoS Negl Trop Dis 5:e1358, 2011.

228 Infecções por *Toxoplasma*

Kami Kim

DEFINIÇÃO

A toxoplasmose é causada pela infecção pelo parasita obrigatório intracelular *Toxoplasma gondii*. A infecção aguda adquirida após o nascimento é tipicamente assintomática, mas alguns indivíduos imunocompetentes podem apresentar doença sistêmica ou ocular. Acredita-se que a infecção aguda resulte na persistência crônica de cistos nos tecidos do hospedeiro por toda a vida. A apresentação clássica da toxoplasmose é a encefalite em indivíduos imunocomprometidos (especialmente aqueles HIV-positivos) nos quais a infecção latente foi reativada. Entre as manifestações clínicas da doença estão linfadenopatia, encefalite, miocardite, pneumonite e retinite. A toxoplasmose congênita é uma infecção de recém-nascidos que resulta da passagem transplacentária de parasitas da mãe infectada para o feto. Esses lactentes podem ser assintomáticos ao nascimento, mas muitas crianças manifestam, mais tarde, sinais e sintomas, incluindo coriorretinite, estrabismo, epilepsia e retardo psicomotor. A toxoplasmose também pode se apresentar como doença aguda (tipicamente coriorretinite) associada a fontes veiculadas por alimentos ou água.

ETIOLOGIA

O *T. gondii* é um coccídio intracelular que infecta tanto aves como mamíferos. Acredita-se que até um terço da população mundial esteja infectada de forma latente por esse microrganismo. Há duas fases distintas no ciclo de vida do *T. gondii* que são transmissíveis para humanos (Fig. 228-1). Cistos teciduais que contêm bradizoítos são transmitidos pela carne mal cozida. Após um hospedeiro intermediário (p. ex., humano, camundongo, ovelha, porco) ingerir o cisto, ele é rapidamente digerido pelas secreções gástricas com pH ácido. Os oocistos esporulados que contêm esporozoítos são produtos do ciclo sexual no intestino de felinos e são adquiridos pela ingestão de alimentos ou água contaminados pelas fezes de gatos infectados. Bradizoítos ou esporozoítos são liberados, penetram o epitélio do intestino delgado e se transformam em taquizoítos, que se dividem rapidamente. Os taquizoítos podem infectar e se replicar em todas as células de mamíferos, exceto nas hemácias. O parasita penetra ativamente na célula e forma um vacúolo parasitóforo. A replicação do parasita continua dentro do vacúolo. Depois que os parasitas atingem uma massa crítica, a sinalização intracelular dentro do hospedeiro e do parasita resulta na saída do parasita do vacúolo. A célula do hospedeiro é destruída, e os taquizoítos liberados infectam as células adjacentes. Os parasitas podem se disseminar por todo o corpo como taquizoítos livres ou dentro de células fagocíticas na corrente sanguínea ou via linfáticos. Os taquizoítos invadem ativamente as células do hospedeiro e podem atravessar as barreiras epiteliais e endoteliais.

O ciclo de replicação do taquizoíto dentro de um órgão infectado causa citopatologia e sintomas clínicos. A maioria dos taquizoítos é eliminada pelas respostas imunes, humorais e mediadas por células do hospedeiro. Cistos teciduais contendo bradizoítos se desenvolvem 7-10 dias depois da infecção sistêmica por taquizoítos. Esses cistos teciduais ocorrem em vários órgãos do hospedeiro, mas persistem principalmente dentro do sistema nervoso central (SNC) e nos músculos. O desenvolvimento dessa fase crônica completa a porção assexuada do ciclo de vida. A infecção ativa no hospedeiro imunocomprometido deve-se geralmente à liberação espontânea de parasitas encistados que sofrem rápida transformação em taquizoítos dentro do SNC que não podem ser contidos pelo sistema imune.

O estágio *sexuado* do ciclo vital acontece no gato (o hospedeiro definitivo) e é definido pela formação de oocistos dentro do intestino do hospedeiro felino. Esse ciclo enteroepitelial começa com a ingestão dos cistos teciduais

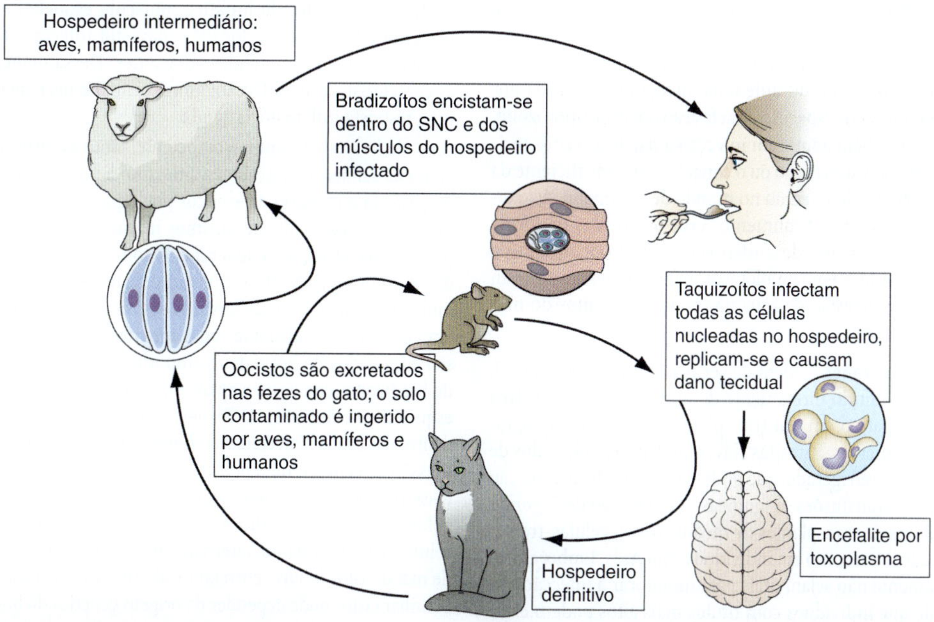

FIGURA 228-1 Ciclo de vida do *Toxoplasma gondii*. O gato é o hospedeiro definitivo no qual a fase sexuada do ciclo é concluída. Oocistos eliminados em fezes de gatos podem infectar uma ampla variedade de animais, inclusive aves, roedores, animais domésticos pastadores e seres humanos. Os bradizoítos encontrados nos músculos de animais que servem de alimento podem infectar humanos que ingerem carnes insuficientemente cozidas, particularmente de ovelha e porco. Embora a doença humana possa assumir várias formas, a infecção congênita e a encefalite por reativação de infecção latente nos cérebros de pessoas imunossuprimidas são as manifestações mais importantes. SNC, sistema nervoso central. *(Cortesia de Dominique Buzoni-Gatel, Institut Pasteur, Paris.)*

de bradizoítos e culmina (depois de várias fases intermediárias) na produção de gametas. A fusão de gametas produz um zigoto, que se envolve em uma parede rígida e é eliminado nas fezes como um oocisto não esporulado. Depois de 2 a 3 dias de exposição ao ar na temperatura ambiente, o oocisto não infeccioso produz uma prole de oito esporozoítos. O oocisto esporulado pode ser ingerido por um hospedeiro intermediário, como uma pessoa esvaziando a caixa de dejetos de um gato ou um porco fuçando em um terreno. É no hospedeiro intermediário que o *T. gondii* completa seu ciclo de vida.

Os oocistos esporulados são ambientalmente resistentes e muito infecciosos; acredita-se que eles sejam as fontes de surtos veiculados pela água, como aqueles relatados em Victoria (British Columbia, Canadá) e na América do Sul. No Hemisfério Norte, as cepas de *T. gondii* são predominantemente de três genótipos. As cepas encontradas nas Américas Central e do Sul são mais virulentas que aquelas do Hemisfério Norte, são frequentemente do genótipo virulento tipo I ou de genótipos atípicos e têm mais chances de estarem associadas a doença sintomática, em geral a uveíte posterior. A toxoplasmose ocular deve ser considerada em uma pessoa da América Central ou do Sul com sintomas oculares e anormalidades retinianas. Doença grave, incluindo sepse, febre de origem obscura e pneumonia, foram relatadas e devem ser consideradas em um paciente com história de viagem para a América Central ou do Sul. Não há muitos dados sobre a prevalência do *T. gondii* na África, mas os estudos existentes sugerem que a infecção por *T. gondii* é comum.

EPIDEMIOLOGIA

O *T. gondii* infecta uma ampla variedade de mamíferos e aves. Sua soroprevalência depende do local e da idade da população. De um modo geral, condições climáticas quentes e áridas estão associadas a uma baixa prevalência da infecção. Nos Estados Unidos e na maioria dos países europeus, a soroprevalência aumenta com a idade e a exposição. Nos Estados Unidos, a soroprevalência tem diminuído de forma constante, com 11% das pessoas > 6 anos de idade apresentando evidências sorológicas de exposição ao *Toxoplasma gondii* em uma análise de 2011 a 2014, sendo que as pessoas nascidas em outros países têm soroprevalência maior. Na maioria das outras regiões do mundo, a soroprevalência é maior, chegando a 78% no Brasil. Talvez devido à conscientização crescente sobre infecções veiculadas por alimentos, a soropositividade diminuiu mundialmente nas últimas duas décadas.

TRANSMISSÃO

Transmissão oral Acredita-se que a maioria dos casos de infecção humana por *Toxoplasma* seja adquirida pela via oral. A transmissão pode ser atribuível à ingestão de oocistos esporulados do solo, alimentos ou água contaminados. Durante a infecção felina aguda, um gato pode excretar até 100 milhões de oocistos por dia. Esses oocistos contendo esporozoítos são altamente infecciosos e podem permanecer viáveis por muitos anos no solo ou na água. Seres humanos infectados durante uma infecção transmitida por oocistos desenvolvem anticorpos específicos da fase ao oocisto/esporozoíto.

Crianças e adultos também adquirem infecção a partir de cistos teciduais contendo bradizoítos. A subcocção ou o congelamento insuficiente da carne é uma fonte importante de infecção no mundo desenvolvido. A toxoplasmose foi associada à ingestão de alimentos crus ou cozidos de forma insuficiente, incluindo carne bovina, de cordeiro ou de veado, ou de leite de cabra não pasteurizado. Estudos epidemiológicos mais recentes associaram as infecções agudas com a ingestão de água não tratada ou frutos do mar (ostras, mexilhões e moluscos).

Transmissão via sangue ou órgãos Além de ser transmitido por via oral, o *T. gondii* pode ser transmitido diretamente de um doador soropositivo para um receptor soronegativo em um transplante de coração, coração-pulmão, rim, fígado ou pâncreas. Parasitas viáveis podem ser cultivados de sangue com anticoagulante refrigerado, que pode ser uma fonte de infecção em indivíduos recebendo transfusões sanguíneas. A reativação de *T. gondii* foi relatada em receptores de transplantes de medula óssea, células-tronco hematopoiéticas e fígado, bem como em indivíduos com Aids. Embora títulos de anticorpo geralmente não sejam úteis para monitorar a infecção por *T. gondii*, há relatos de que indivíduos com títulos mais altos podem estar em risco relativamente alto de infecção após transplante de células-tronco hematopoiéticas (TCTH). Assim, a triagem de rotina com reação em cadeia da polimerase (PCR) do sangue desses pacientes pode ser uma necessidade, embora nem todos os centros monitorem rotineiramente os pacientes de TCTH para a toxoplasmose. A triagem com sorologias para *Toxoplasma* (doador e receptor) antes de transplantes pode identificar pacientes com risco potencial de reativação da toxoplasmose. Por fim, pessoas que trabalham em laboratório podem ser infectadas após contato com agulhas ou vidrarias contaminadas ou com tecido infectado.

Transmissão transplacentária Em média, cerca de um terço de todas as mulheres que adquirem infecção com *T. gondii* durante a gravidez transmitem o parasita ao feto; as restantes dão à luz bebês normais, não infectados. Dos vários fatores que influenciam o desfecho fetal, a idade gestacional no momento da infecção é o mais crítico (ver adiante). A infecção materna recrudescente raramente é a fonte da doença congênita, embora casos raros de transmissão por mulheres imunocomprometidas (p. ex., aquelas infectadas com HIV e as recebendo glicocorticoides em dose alta) tenham sido relatados. Assim, as mulheres que são soropositivas antes da gravidez geralmente estão protegidas contra a infecção aguda e não geram neonatos com infecção congênita.

Essencialmente, não há risco de infecção congênita se a mãe se torna infectada ≥ 6 meses antes da concepção. Se a infecção for adquirida < 6 meses antes da concepção, a probabilidade de infecção transplacentária aumenta à medida que o intervalo entre infecção e concepção diminui. Mulheres com toxoplasmose aguda documentada devem ser aconselhadas a usar medidas apropriadas para prevenir gravidez por 6 meses depois da infecção. Na gravidez, se a mãe for infectada durante o primeiro trimestre, a incidência de infecção transplacentária é mais baixa (cerca de 15%), mas a doença no neonato é mais grave. Se a infecção materna ocorre durante o terceiro trimestre, a incidência de infecção transplacentária é maior (65%), mas o lactente geralmente é assintomático ao nascimento. Lactentes infectados que são normais ao nascer podem ter uma incidência mais alta de dificuldades de aprendizado e sequelas neurológicas crônicas do que as crianças não infectadas. Somente uma pequena proporção (20%) de mulheres infectadas com *T. gondii* desenvolvem sinais clínicos de infecção. Frequentemente, o diagnóstico é apreciado primeiro quando testes sorológicos de rotina pós-concepção mostram evidência de anticorpo específico.

PATOGÊNESE

Após a ingestão pelo hospedeiro de cistos teciduais contendo bradizoítos ou de oocistos contendo esporozoítos, os parasitas são liberados dos cistos por um processo digestivo. Os bradizoítos são resistentes ao efeito da pepsina e invadem o trato gastrintestinal do hospedeiro. Dentro de enterócitos (ou de outras células associadas ao intestino), os parasitas sofrem transformação morfológica, dando origem a taquizoítos invasivos. A partir do trato gastrintestinal, os parasitas disseminam-se para uma variedade de órgãos, particularmente tecido linfático, músculo esquelético, miocárdio, retina, placenta e SNC. Nesses locais, o parasita infecta células do hospedeiro, replica-se e invade as células adjacentes. Dessa maneira, desenvolvem-se as características da infecção: morte celular e necrose focal circundada por uma resposta inflamatória aguda.

No hospedeiro imunocompetente, tanto as respostas imunes humorais como as celulares controlam a infecção; a virulência e o tropismo tecidual do parasita podem ser específicos por cepa. Os taquizoítos são sequestrados por uma variedade de mecanismos imunes, incluindo indução de anticorpo parasiticida, ativação de macrófagos com intermediários radicais, produção de interferon-γ (IFN-γ) e estimulação de linfócitos T citotóxicos CD8+. Esses linfócitos antígeno-específicos são capazes de matar tanto parasitas extracelulares como células-alvo infectadas com parasitas. À medida que os taquizoítos são eliminados do hospedeiro com infecção aguda, cistos teciduais contendo bradizoítos começam a aparecer, geralmente dentro do SNC, de músculos esqueléticos e da retina. O *Toxoplasma* secreta moléculas de sinalização para dentro das células infectadas do hospedeiro, e essas moléculas modulam a expressão de genes, o metabolismo e a resposta imune do hospedeiro. Embora fosse pensado inicialmente que cistos com bradizoítos não são eliminados pelo sistema imune, estudos recentes no modelo murino indicam que tanto células T CD8+ quanto, alternativamente, macrófagos ativados são capazes de matar cistos *in vivo*; entretanto, alguns cistos persistem, e a capacidade de eliminar cistos pode depender da origem genética do hospedeiro infectado.

No hospedeiro imunocomprometido ou fetal, faltam os fatores imunes necessários para controlar a disseminação da infecção por taquizoítos. Esse estado imune alterado permite a persistência de taquizoítos e dá origem à destruição focal progressiva em órgãos afetados (i.e., encefalite necrosante, pneumonia e miocardite).

Acredita-se que todos os indivíduos infectados têm infecção persistente com cistos contendo bradizoítos, mas essa infecção pelo resto da vida geralmente permanece subclínica. Embora os bradizoítos estejam em uma fase metabólica lenta, eles podem se replicar e os cistos podem romper dentro do SNC. Esses ciclos subclínicos de ruptura de cistos, seguidos pelo desenvolvimento de novos cistos contendo bradizoítos, são a fonte mais provável de infecção recrudescente em indivíduos imunocomprometidos e o estímulo mais provável para a persistência de títulos de anticorpos no hospedeiro imunocompetente. Embora o conceito seja controverso, foi aventada a hipótese de que a persistência de toxoplasmose seja um fator que contribui para uma variedade de condições neuropsiquiátricas, inclusive esquizofrenia e transtorno bipolar. Em roedores, a infecção crônica por *T. gondii* claramente tem efeitos importantes no comportamento, aumentando a atividade predatória. Um papel para o remodelamento do epigenoma do hospedeiro pelos parasitas foi sugerido como importante em síndromes neuropsiquiátricas de longa duração, e isso está sendo ativamente pesquisado.

PATOLOGIA

A morte celular e necrose focal devido à replicação de taquizoítos induzem uma reposta inflamatória mononuclear intensa em qualquer tecido ou tipo celular infectado. Os taquizoítos raramente podem ser visualizados pela coloração histopatológica rotineira dessas lesões inflamatórias. Entretanto, a imunomarcação fluorescente com anticorpos antígeno-específicos parasitários pode revelar o microrganismo. Em contraste com esse processo inflamatório causado por taquizoítos, os cistos contendo bradizoítos causam inflamação apenas nos estágios iniciais do desenvolvimento. Uma vez que os cistos alcançam a maturidade, o processo inflamatório é reduzido, e os cistos permanecem relativamente quiescentes sob o ponto de vista imunológico dentro da matriz cerebral, até que se rompam.

Linfonodos Durante a infecção aguda, a biópsia de linfonodo demonstra achados característicos, inclusive hiperplasia folicular e aglomerados irregulares de macrófagos teciduais com citoplasma eosinofílico. Granulomas raramente são evidentes nesses espécimes. Embora taquizoítos não sejam geralmente visíveis, os parasitas podem ser demonstrados, seja por subinoculação de tecido infectado em camundongos, com doença resultante, ou por PCR. A amplificação por PCR de fragmentos de DNA de genes de *Toxoplasma* é eficaz e sensível no estabelecimento de infecção de linfonodo por taquizoítos.

Olhos No olho, infiltrados de monócitos, linfócitos e plasmócitos podem produzir lesões unifocais ou multifocais. Lesões granulomatosas e retinocoroidite podem ser observadas na câmara posterior depois de retinite necrosante aguda. Outras complicações oculares incluem iridociclite, catarata e glaucoma. O *T. gondii* é a causa mais comum de uveíte posterior em pessoas imunocompetentes.

Sistema nervoso central Durante o envolvimento do SNC, meningoencefalite, tanto difusa como focal, pode ser documentada, com evidência de necrose e nódulos na micróglia. A encefalite necrosante em pacientes sem Aids é caracterizada por lesões difusas pequenas e embainhamento perivascular em áreas contíguas. Na população com Aids, leucócitos polimorfonucleares podem estar presentes, em adição a monócitos, linfócitos e plasmócitos. Cistos contendo bradizoítos frequentemente são observados, contíguos à borda de tecido necrótico. Como uma consequência da terapia antirretroviral (TARV) para Aids, a incidência de toxoplasmose tem diminuído no mundo desenvolvido. A incidência de toxoplasmose em locais com recursos escassos não é conhecida devido à falta de infraestrutura, mas é provável que seja maior que nos Estados Unidos.

Pulmões e coração Entre os pacientes com Aids que morrem de toxoplasmose, 40-70% têm envolvimento dos pulmões e do coração. Pneumonite intersticial pode se desenvolver em neonatos e pacientes imunocomprometidos. Septos alveolares espessos e edematosos, infiltrados com células mononucleares e plasmócitos, são aparentes. Essa inflamação pode se estender às paredes endoteliais. Taquizoítos e cistos contendo bradizoítos são observados dentro da membrana alveolar. Broncopneumonia superposta pode ser causada por outros agentes microbianos. Cistos e agregados de parasitas no tecido muscular cardíaco são evidentes em pacientes com Aids que morrem de toxoplasmose. Necrose focal rodeada por células inflamatórias está associada à necrose hialina e às células miocárdicas desintegradas. A pericardite está associada à toxoplasmose em alguns pacientes.

Trato gastrintestinal Casos raros de infecção do trato gastrintestinal humano por *T. gondii* se apresentaram com ulcerações na mucosa. A infecção aguda em certas cepas de camundongos criados em laboratório (*inbred*) (C57BL/6) resulta em ileíte fatal dentro de 7 a 9 dias. Essa doença inflamatória intestinal é reconhecida em várias outras espécies de mamíferos, inclusive porcos e primatas não humanos.

Outros sítios As alterações patológicas durante a infecção disseminada são semelhantes às descritas para linfonodos, olhos e SNC. Em pacientes com Aids, os músculos esqueléticos, o pâncreas, o estômago e os rins podem ser envolvidos, com necrose, invasão por células inflamatórias e (raramente) taquizoítos detectáveis por coloração de rotina. Grandes lesões necróticas podem causar destruição tecidual direta. Além disso, efeitos secundários da infecção aguda desses vários órgãos, inclusive pancreatite, miosite e glomerulonefrite, foram relatados.

RESPOSTA IMUNE DO HOSPEDEIRO

A infecção aguda por *Toxoplasma* desencadeia uma cascata de respostas imunes protetoras no hospedeiro imunocompetente. O *Toxoplasma* entra no hospedeiro ao nível da mucosa intestinal e induz uma resposta imune da mucosa, que inclui a produção de IgA secretora antígeno-específica. Títulos séricos de anticorpo IgA direcionados para o antígeno de superfície de taquizoítos p30/SAG1 constituem um marcador útil para toxoplasmose congênita e aguda.

Dentro do hospedeiro, o *T. gondii* rapidamente induz níveis detectáveis de anticorpos séricos, tanto IgM como IgG. Gamopatia monoclonal da classe IgG pode ocorrer em lactentes com infecção congênita. Níveis de IgM podem estar aumentados em recém-nascidos com infecção congênita. Os anticorpos IgG policlonais desencadeados pela infecção são parasiticidas *in vitro* na presença de complemento sérico e são a base para o teste de corante de Sabin-Feldman. Contudo, a imunidade mediada por células é a principal resposta protetora induzida pelo parasita durante a infecção do hospedeiro. Macrófagos são ativados depois da fagocitose de parasitas opsonizados por anticorpos. Se o parasita não for fagocitado e entrar no macrófago, monócito ou células dendríticas por penetração ativa, esses "cavalos de Troia" representam o mecanismo para transporte e disseminação a órgãos distantes. O *Toxoplasma* estimula uma resposta robusta de interleucina (IL)-12 pelas células dendríticas humanas. As respostas de linfócitos T CD4+ e CD8+ são antígeno-específicas e estimulam ainda mais a produção de uma variedade de linfocinas importantes que expandem o repertório de células T e células *natural killer*. O *T. gondii* é um potente indutor de um fenótipo T_H1, com IL-12 e IFN-γ desempenhando um papel essencial no controle do crescimento de parasitas no hospedeiro. A regulação da resposta inflamatória está, pelo menos parcialmente, sob o controle de uma resposta T_H2 que inclui a produção de IL-4 e IL-10 em indivíduos soropositivos. Clones de células T humanas, tanto de fenótipo CD4+ como CD8+, são citolíticos contra macrófagos infectados por parasitas. Esses clones de células T produzem citocinas que são "microbiostáticas". IL-18, IL-7 e IL-15 suprarregulam a produção de IFN-γ e podem ser importantes durante a infecção aguda e crônica. O efeito do IFN-γ pode ser paradoxal, também com estimulação de uma resposta infrarregulatória do hospedeiro.

Embora se acredite que a infecção por *T. gondii* seja recrudescente em pacientes com Aids ou outros estados de imunodepressão, títulos de anticorpos não são úteis para estabelecer reativação ou para o acompanhamento da atividade da infecção. A ausência de sorologias positivas sugere um diagnóstico alternativo, embora pacientes com Aids possam ter sorologias limítrofes ou baixas. As células T de pacientes com Aids em reativação da toxoplasmose deixam de secretar tanto IFN-γ como IL-2. Essa alteração na produção de tais citocinas imunes críticas contribui para a persistência da infecção. A infecção por *Toxoplasma* frequentemente se desenvolve tardiamente no curso de Aids (contagem de células T CD4+ $< 100/\mu L$), quando a perda de mecanismos protetores dependentes de células T, particularmente linfócitos T CD8+, torna-se mais pronunciada.

MANIFESTAÇÕES CLÍNICAS

Em pessoas cujos sistemas imunes estão intactos, a toxoplasmose aguda geralmente é assintomática e autolimitada. Essa condição pode passar despercebida em 80 a 90% dos adultos e crianças com infecção adquirida. A natureza assintomática dessa infecção torna o diagnóstico difícil em mães infectadas durante a gravidez. Em contraste, a variedade ampla de manifestações clínicas em crianças com infecção congênita inclui complicações neurológicas graves, como hidrocefalia, microcefalia, deficiência intelectual e coriorretinite. Se a infecção pré-natal for grave, pode ocorrer falência de múltiplos órgãos e morte fetal intrauterina subsequente. Em crianças e adultos, a infecção crônica pode persistir durante toda a vida, com poucas consequências para o hospedeiro imunocompetente.

Toxoplasmose em pacientes imunocompetentes A manifestação mais comum da toxoplasmose aguda é a linfadenopatia cervical. Os gânglios podem ser solitários ou múltiplos, geralmente são indolores, discretos e variam em firmeza. Linfadenopatia também pode ser encontrada nas áreas suboccipital, supraclavicular, inguinal e mediastinal. Linfadenopatia generalizada ocorre em 20 a 30% dos pacientes sintomáticos. Entre 20 a 40% dos pacientes com linfadenopatia também têm cefaleia, mal-estar geral, fadiga e febre (geralmente com uma temperatura < 40°C). Uma proporção menor de indivíduos sintomáticos tem mialgia, dor de garganta, dor abdominal, exantema maculopapular, meningoencefalite e confusão. Complicações raras associadas à infecção no hospedeiro imunologicamente normal incluem pneumonia, miocardite, encefalopatia, pericardite e polimiosite. Os sinais e sintomas associados à infecção aguda geralmente regridem dentro de várias semanas, embora a linfadenopatia possa persistir por alguns meses. Em uma epidemia, a toxoplasmose foi diagnosticada corretamente em apenas 3 dos 25 pacientes que consultaram médicos. Se a toxoplasmose for considerada no diagnóstico diferencial, a triagem laboratorial e sorológica de rotina deve preceder a biópsia de gânglio.

Na América do Norte e na Europa, há três genótipos predominantes, mas as cepas são mais diversas geneticamente na América Central e do Sul. Os genótipos de *T. gondii* prevalentes na América do Sul são mais virulentos que aqueles observados na América do Norte ou na Europa. Esses genótipos podem estar associados à doença ocular aguda ou recorrente em indivíduos imunocompetentes, e também foram associados à pneumonite e a um quadro de sepse fulminante em indivíduos imunologicamente normais. Assim, uma história detalhada, principalmente em relação a viagens e países de residência, é fundamental para estabelecer um diagnóstico.

Os resultados de exames laboratoriais de rotina geralmente não são notáveis, exceto por linfocitose mínima, velocidade de hemossedimentação elevada e um aumento irrisório dos níveis de aminotransferases séricas. A avaliação do líquido cerebrospinal (LCS) em casos com evidência de encefalopatia ou meningoencefalite mostra uma elevação da pressão intracraniana, pleocitose mononuclear (10-50 células/mL), um leve aumento da concentração de proteína e (ocasionalmente) um aumento do nível de gamaglobulina. A amplificação por PCR da sequência-alvo do DNA do *Toxoplasma* no LCS é específica para a toxoplasmose ativa, mas não é sensível. O LCS dos indivíduos com infecção crônica é normal.

Infecção de pacientes imunocomprometidos Os pacientes com Aids e aqueles recebendo terapia imunossupressora para distúrbios linfoproliferativos estão em risco maior de desenvolver toxoplasmose aguda. A toxoplasmose também é relatada após tratamento com anticorpos contra o fator de necrose tumoral. A infecção pode ocorrer devido à reativação de infecção latente ou à aquisição de parasitas de fontes exógenas, como sangue ou órgãos transplantados. Em indivíduos com Aids, acredita-se que > 95% dos casos de encefalite por *Toxoplasma* (ET) devam-se a infecção recrudescente. Na maioria desses casos, a encefalite se desenvolve quando a contagem de células T CD4+ cai abaixo de 100/µL. Em hospedeiros imunocomprometidos, a doença pode ser rapidamente fatal se não tratada. Assim, o diagnóstico acurado e o início de terapia apropriada são necessários para evitar infecção fulminante.

A toxoplasmose é a principal infecção oportunista do SNC em pessoas com Aids. Embora a origem geográfica possa estar relacionada com a frequência da infecção, ela não tem correlação com a gravidade da doença em hospedeiros imunocomprometidos. Indivíduos com Aids que são soropositivos para *T. gondii* estão em alto risco de encefalite. Antes do advento da TARV atual, cerca de um terço dos 15 a 40% de pacientes adultos de Aids nos Estados Unidos que tinham infecção latente com *T. gondii* desenvolviam ET. A ET ainda pode ser uma infecção de apresentação em indivíduos que não estão conscientes de seu estado de positividade para HIV.

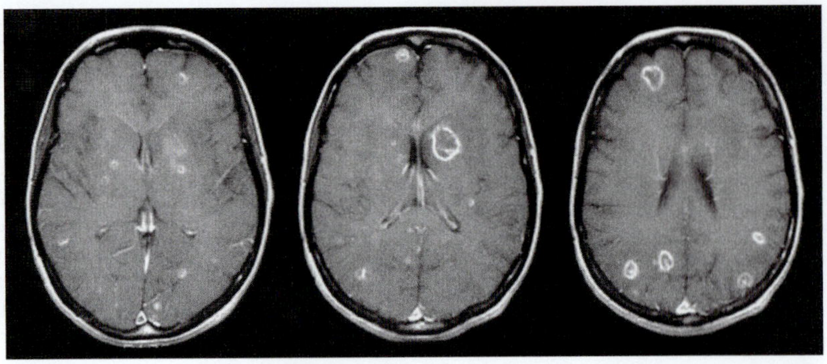

FIGURA 228-2 Encefalite por *Toxoplasma* em um paciente de 36 anos de idade com Aids. As múltiplas lesões são demonstradas por imagens de ressonância magnética (RM) (ponderada em T1 com realce de gadolínio). *(Cortesia de Clifford Eskey, Dartmouth Hitchcock Medical Center, Hanover, NH; com permissão.)*

Os sinais e sintomas de toxoplasmose aguda em pacientes imunocomprometidos envolvem principalmente o SNC (Fig. 228-2). Mais de 50% dos pacientes com manifestações clínicas têm envolvimento intracerebral. Os achados clínicos na apresentação variam de disfunção não focal a focal. Os achados do SNC incluem encefalopatia, meningoencefalite e lesões tumorais. Os pacientes podem se apresentar com alteração do estado mental (75%), febre (10-72%), convulsões (33%), cefaleias (56%) e achados neurológicos focais (60%), inclusive déficits motores, paralisias de nervos cranianos, transtornos dos movimentos, dismetria, perda de campo visual e afasia. Os pacientes que se apresentam com evidências de disfunção cortical difusa desenvolvem sinais de doença neurológica focal à medida que a infecção progride. Essa condição alterada deve-se não apenas à encefalite necrosante causada por invasão direta do parasita, mas também a efeitos secundários, inclusive vasculite, edema e hemorragia. O início da infecção pode variar desde um processo insidioso ao longo de várias semanas, até um estado agudo de confusão, com déficits focais fulminantes, inclusive hemiparesia, hemiplegia, defeitos de campo visual, cefaleia localizada e convulsões focais.

Embora lesões possam ocorrer em qualquer parte do SNC, as áreas mais frequentemente envolvidas parecem ser o pedúnculo cerebral, os núcleos da base, a hipófise e a junção corticomedular. O envolvimento do pedúnculo cerebral dá origem a uma variedade de disfunções neurológicas, incluindo paralisia de nervos cranianos, dismetria e ataxia. Com a infecção dos núcleos da base, os pacientes podem desenvolver hidrocefalia, movimentos coreiformes e coreoatetose. O *Toxoplasma* geralmente causa encefalite, e o envolvimento de meninges é incomum. Os achados no LCS podem não ser notáveis, ou podem incluir um aumento modesto da contagem de células e da concentração de proteína – mas não de glicose.

A toxoplasmose cerebral precisa ser diferenciada de outras infecções oportunistas ou tumores do SNC em pacientes com Aids. O diagnóstico diferencial compreende encefalite por herpes simples, meningite criptocócica, leucoencefalopatia multifocal progressiva e linfoma primário do SNC. O envolvimento da hipófise pode dar origem a pan-hipopituitarismo e hiponatremia por secreção inapropriada de vasopressina (hormônio antidiurético). O transtorno neurocognitivo associado ao HIV (HAND, de HIV-*-associated neurocognitive disorder*) pode se apresentar como deficiência cognitiva, perda de atenção e memória alterada. A biópsia cerebral, em pacientes que tenham sido tratados para ET, mas que continuam a exibir disfunção neurológica, frequentemente deixa de identificar microrganismos.

Necrópsias de pacientes infectados por *Toxoplasma* têm demonstrado o envolvimento de múltiplos órgãos, incluindo pulmões, trato gastrintestinal, pâncreas, pele, olhos, coração e fígado. A pneumonia por *Toxoplasma* pode ser confundida com pneumonia por *Pneumocystis*. O envolvimento respiratório geralmente se apresenta como dispneia, febre e uma tosse não produtiva, e pode progredir rapidamente para insuficiência respiratória aguda, com hemoptise, acidose metabólica, hipotensão e (ocasionalmente) coagulação intravascular disseminada. Os estudos histopatológicos demonstram necrose e um infiltrado celular misto. A presença de microrganismos é um indicador diagnóstico útil, mas eles também podem ser encontrados em tecido sadio. A infecção do coração geralmente é assintomática, mas pode se associar ao tamponamento cardíaco ou à insuficiência biventricular. Infecções do trato gastrintestinal e do fígado foram documentadas.

Toxoplasmose congênita Entre 400 e 4 mil lactentes nascidos todos os anos nos Estados Unidos são afetados por toxoplasmose congênita. A infecção aguda em mães que adquirem *T. gondii* durante a gravidez geralmente é assintomática; a maioria dessas mulheres é diagnosticada por meio de triagem sorológica pré-natal. A infecção da placenta leva à infecção hematogênica do feto. Quando a gestação prossegue, a proporção de fetos infectados aumenta, mas a gravidade clínica da infecção diminui. Embora as crianças infectadas possam ser assintomáticas inicialmente, a persistência de *T. gondii* pode resultar em reativação e doença clínica – mais frequentemente coriorretinite – décadas mais tarde. Fatores associados com incapacidades relativamente graves incluem retardos no diagnóstico e iniciação da terapia, hipoxia e hipoglicemia neonatal, deficiência visual profunda (ver "Infecção ocular", adiante), hidrocefalia não corrigida e pressão intracraniana aumentada. Se tratadas apropriadamente, mais de 70% das crianças têm desenvolvimento, achados neurológicos e achados oftalmológicos normais nas avaliações de seguimento. O tratamento por 1 ano com pirimetamina, uma sulfonamida e ácido folínico é tolerado com toxicidade mínima (ver "Tratamento", adiante).

Infecção ocular Estima-se que a infecção por *T. gondii* cause 35% de todos os casos de coriorretinite nos Estados Unidos e Europa. Acreditava-se anteriormente que a maioria dos casos de doença ocular fosse decorrente de infecção congênita. A toxoplasmose ocular em indivíduos imunocompetentes ocorre de forma mais comum do que era apreciado no passado e foi associada a surtos de contaminação por oocistos do solo ou da água em Victoria (British Columbia) e na América do Sul. Uma variedade de manifestações oculares é documentada, incluindo visão turva, escotomas, fotofobia e dor ocular. Ocorre envolvimento da mácula, com perda de visão central e nistagmo secundário à má fixação. O comprometimento dos músculos extraoculares pode levar a distúrbios de convergência e a estrabismo. O exame oftalmológico deve ser realizado em recém-nascidos com suspeita de infecção congênita. Quando a inflamação regride, a visão melhora, mas exacerbações episódicas de coriorretinite, que destroem progressivamente o tecido retiniano e levam ao glaucoma, são comuns. O exame oftalmológico revela áreas branco-amareladas, semelhantes a algodão, com margens indistintas de hiperemia. Quando as lesões envelhecem, placas brancas com bordas distintas e manchas pretas dentro do pigmento retiniano tornam-se mais aparentes. As lesões geralmente estão localizadas próximo ao polo posterior da retina; elas podem ser isoladas, mas, mais comumente, são múltiplas. As lesões congênitas podem ser unilaterais ou bilaterais, e mostram evidência de degeneração coriorretiniana massiva com fibrose extensa. Circundando essas áreas de envolvimento estão retina e vasculatura normais. Em pacientes com Aids, as lesões da retina frequentemente são grandes, com necrose retiniana difusa, e incluem tanto taquizoítos livres como cistos contendo bradizoítos. A coriorretinite toxoplásmica pode ser um pródromo do desenvolvimento de encefalite.

DIAGNÓSTICO

Tecidos e líquidos corporais O diagnóstico diferencial da toxoplasmose aguda pode ser feito por cultura apropriada, testes sorológicos e PCR (Tab. 228-1). A PCR é a base para a detecção dos microrganismos em tecidos ou fluidos corporais. Embora disponível apenas em laboratórios especializados, o isolamento de *T. gondii* do sangue ou outros líquidos corporais pode ser feito após subinoculação da amostra na cavidade peritoneal de camundongos. Se nenhum parasita for encontrado no líquido peritoneal do camundongo 6 a 10 dias após a inoculação, seu título sérico contra o *Toxoplasma* pode ser avaliado 4 a 6 semanas depois. O isolamento ou PCR de *T. gondii* nos líquidos corporais do paciente refletem infecção aguda, ao passo que o isolamento de tecido de biópsia é somente uma indicação da presença de cistos teciduais, e não deve ser mal interpretado como evidência de toxoplasmose aguda. Parasitemia persistente em pacientes com infecção latente assintomática é rara. O exame histológico de gânglios linfáticos pode sugerir as alterações características descritas anteriormente. A demonstração de taquizoítos em linfonodos estabelece o diagnóstico de toxoplasmose aguda. A demonstração histológica de cistos contendo bradizoítos confirma a infecção prévia por *T. gondii*, mas pode representar infecção latente em vez de infecção aguda.

TABELA 228-1 ■ Diagnóstico diferencial laboratorial de toxoplasmose

Situação clínica	Diagnóstico alternativo	Características distintivas
Síndrome de mononucleose	Infecção pelo vírus Epstein--Barr	Sorologia/PCR
	Infecção por citomegalovírus	PCR/carga viral/sorologia
	Infecção pelo HIV	Sorologia/antígeno/carga viral
	Infecção por *Bartonella* (doença da arranhadura do gato)	Biópsia (PCR ou cultura)/sorologia
	Linfoma	Biópsia
Infecção congênita	Infecção por citomegalovírus	PCR
	Infecção pelo herpes-vírus simples	PCR
	Infecção pelo vírus da rubéola	Sorologia
	Sífilis	Sorologia
	Listeriose	Cultura bacteriana
Coriorretinite em indivíduo imunocompetente	Tuberculose	Cultura bacteriana/PCR
	Sífilis	Sorologia
	Histoplasmose	Sorologia/cultura/antígeno
Coriorretinite em paciente com Aids	Infecção por citomegalovírus	Exame característico
	Sífilis	Sorologia
	Infecção pelo herpes-vírus simples	PCR
	Infecção pelo vírus varicela--zóster	PCR
	Infecção fúngica	PCR/cultura
Lesões do SNC em paciente com Aids	Linfoma ou tumor metastático	Biópsia de tecido
	Abscesso cerebral	Cultura/biópsia
	Leucoencefalopatia multifocal progressiva	PCR para vírus JC
	Infecção fúngica	Antígeno/PCR/biópsia/cultura
	Infecção micobacteriana	PCR/biópsia/cultura

Siglas: Aids, síndrome da imunodeficiência adquirida; HIV, vírus da imunodeficiência humana; SNC, sistema nervoso central; PCR, reação em cadeia da polimerase.

Fonte: Reproduzida, com permissão, de JD Schwartzman: Toxoplasmosis, in *Principles and Practice of Clinical Parasitology*. Hoboken, Wiley, 2001.

Sorologia Como os exames diagnósticos estão disponíveis apenas em laboratórios especializados, os exames sorológicos se tornaram o método de rotina para o diagnóstico. O diagnóstico de infecção aguda por *T. gondii* pode ser estabelecido por detecção da presença simultânea de anticorpos IgG e IgM contra o *Toxoplasma* no soro. A presença de IgA circulante favorece o diagnóstico de infecção aguda. O teste de corante de Sabin-Feldman, o teste de imunofluorescência indireta (IFI) e o ensaio imunoabsorvente ligado à enzima (ELISA) mensuram satisfatoriamente anticorpo IgG circulante contra o *Toxoplasma*. Títulos de IgG positivos (> 1:10) podem ser detectados bastante cedo, como 2 a 3 semanas depois da infecção. Esses títulos geralmente alcançam o pico em 6 a 8 semanas e diminuem lentamente a um novo nível basal, que persiste por toda a vida. A avidez por anticorpo aumenta com o tempo, e pode ser útil em casos difíceis durante a gravidez para estabelecer quando a infecção pode ter ocorrido. O título sérico de IgM deve ser mensurado em conjunto com o título de IgG para estabelecer melhor o tempo de infecção; o duplo sanduíche IgM-ELISA ou o ensaio imunoabsorvente de IgM (IgM-ISAGA) deve ser usado. Ambos os ensaios são específicos e sensíveis, com menos resultados falso-positivos que outros testes comerciais. O IgA-ELISA é mais sensível que o IgM-ELISA para detectar infecção congênita no feto e no recém-nascido. Embora um resultado de IgM negativo com um título de IgG positivo indique infecção distante, a IgM pode persistir por > 1 ano, não devendo ser considerada necessariamente um reflexo de doença aguda. Se houver suspeita de toxoplasmose aguda, um painel mais extenso de testes sorológicos pode ser realizado. Nos Estados Unidos, a testagem está disponível no Remington Laboratory for Specialty Diagnostics (anteriormente chamado Toxoplasma Serology laboratory; *https://www.sutterhealth.org/pamf/services/lab-pathology/toxoplasma-serology-laboratory*).

Diagnóstico molecular Abordagens moleculares podem detectar diretamente *T. gondii* em amostras biológicas, independentemente da resposta sorológica. Os resultados obtidos com a PCR têm sugerido alta sensibilidade, especificidade e utilidade clínica no diagnóstico de ET. A tecnologia da PCR está prontamente disponível. Embora seja muito específica, dependendo do tipo de fluido corporal testado, a sensibilidade da PCR dos fluidos corporais pode ser baixa, e os algoritmos diagnósticos tipicamente incorporam a testagem sorológica de sangue ou fluidos corporais. A PCR em tempo real, quando disponível, pode fornecer resultados quantitativos. Isolados podem ser submetidos à tipagem genética, e sequências polimórficas podem ser obtidas, com a consequente identificação da cepa precisa. Estudos epidemiológicos moleculares com marcadores polimórficos são úteis para se correlacionar sinais e sintomas clínicos da doença com diferentes genótipos de *T. gondii*.

Adulto ou criança imunocompetente Para o paciente que se apresenta apenas com linfadenopatia, um título positivo de IgM é uma indicação de infecção aguda – e uma indicação para terapia, se clinicamente justificável (ver "Tratamento", adiante). O título sérico de IgM deve ser determinado novamente em 3 semanas. Uma elevação no título de IgG sem um aumento do título de IgM sugere que há infecção, mas não aguda. Se houver aumento limítrofe em IgG ou IgM, os títulos devem ser reavaliados em 3 a 4 semanas.

Hospedeiro imunocomprometido Um diagnóstico clínico presuntivo de ET em pacientes com Aids baseia-se em apresentação clínica, história de exposição (como evidenciada por sorologia positiva) e avaliação radiológica. Para detecção de infecção latente por *T. gondii*, as pessoas infectadas por HIV devem ser testadas para anticorpo IgG para *Toxoplasma* logo depois que a infecção por HIV for diagnosticada. Quando esses critérios são usados, o valor preditivo é de até 80%. Mais de 97% dos pacientes com Aids e toxoplasmose têm anticorpo IgG contra *T. gondii* no soro. Anticorpo IgM no soro geralmente não é detectável. Embora títulos de IgG não se correlacionem com infecção ativa, a evidência sorológica de infecção quase sempre precede o desenvolvimento de ET. Portanto, é importante determinar o estado de anticorpos para *Toxoplasma* de todos os pacientes infectados por HIV. Os títulos de anticorpos podem variar de negativos a 1:1.024 em pacientes com Aids e ET. Menos de 3% dos pacientes não têm anticorpo contra *Toxoplasma* demonstrável ao diagnóstico de ET.

Os pacientes com ET têm anormalidades focais ou multifocais demonstráveis por tomografia computadorizada (TC) ou ressonância magnética (RM). A avaliação neurorradiológica deve incluir TC do crânio com dose dupla de contraste. Por esse exame, lesões isoladas e, frequentemente, múltiplas (< 2 cm) podem ser identificadas com ampliação por contraste. A RM geralmente demonstra lesões múltiplas localizadas em ambos os hemisférios, com os núcleos da base e a junção corticomedular mais comumente envolvidos; a RM propicia uma avaliação mais sensível da eficácia da terapia do que a TC (Fig. 228-2). Esses achados não são patognomônicos de infecção por *Toxoplasma*, pois 40% dos linfomas do SNC são multifocais e 50% têm realce anelar pelo contraste. Tanto para imagens de RM como de TC, a taxa de resultados falso-negativos é de aproximadamente 10%. O achado de uma lesão isolada na imagem de RM aumenta a probabilidade de linfoma primário do SNC (no qual as lesões solitárias são quatro vezes mais prováveis que na ET) e fortalece a argumentação para a realização de uma biópsia do cérebro. Frequentemente, um teste terapêutico de medicamentos contra *Toxoplasma* é usado para avaliação diagnóstica. O tratamento de ET presuntiva com pirimetamina mais sulfadiazina ou clindamicina resulta em melhora clínica quantificável em > 50% dos pacientes até o terceiro dia. A leucovorina é administrada para prevenir toxicidade na medula óssea. Ao sétimo dia, > 90% dos pacientes tratados mostram evidências de melhora. Em contraste, se os pacientes não respondem ou têm linfoma, os sinais e os sintomas clínicos pioram no sétimo dia. Pacientes nessa categoria precisam de biópsia de cérebro, com ou sem uma mudança na terapia. Esse procedimento pode atualmente ser realizado por um método estereotáxico guiado por TC, que reduz o potencial de complicações. A biópsia cerebral para *T. gondii* identifica microrganismos em 50 a 75% dos casos. Ampliação de PCR no LCS pode confirmar toxoplasmose ou sugerir diagnósticos alternativos (Tab. 228-1), como leucoencefalopatia multifocal progressiva (positiva para vírus JC) ou linfoma primário do SNC (positivo para vírus Epstein-Barr).

TC e RM com contraste são atualmente os exames de imagem padrão para ET. Como em outras condições, a resposta radiológica pode ser retardada em relação à resposta clínica. A resolução das lesões pode levar de 3 semanas a 6 meses. Alguns pacientes mostram melhora clínica apesar de piora dos achados radiológicos.

Infecção congênita O tópico de preocupação quando uma mulher grávida tem evidência de infecção recente com *T. gondii* é se o feto está infectado. A análise por PCR do líquido amniótico para o gene B1 de *T. gondii* tem substituído a amostra de sangue fetal. O diagnóstico sorológico baseia-se na persistência de anticorpo IgG ou de um título positivo de IgM depois da primeira semana de vida (um período de tempo que exclui vazamento placentário). A determinação de IgG deve ser repetida a cada 2 meses. Um aumento de IgM além da primeira semana de vida é indicativo de infecção aguda. Até 25% dos recém-nascidos infectados podem ser soronegativos e ter exames físicos de rotina normais. Assim, a avaliação ocular e cerebral, com exame oftalmológico, avaliação do LCS e estudos de imagem, é importante para se estabelecer o diagnóstico.

Toxoplasmose ocular O título de anticorpo sérico pode não se correlacionar com a presença de lesões ativas no fundo de olho, particularmente em casos de toxoplasmose congênita. Em geral, um título positivo de IgG (mensurado em soro não diluído, se necessário), em conjunto com lesões típicas, estabelece o diagnóstico. Se as lesões são atípicas e o título sérico de anticorpos está na faixa de baixa positividade, o diagnóstico é presuntivo. A dosagem de IgG policlonal antígeno-específica parasitária, bem como a PCR parasita-específica, pode facilitar o diagnóstico. A PCR de amostras oculares tem melhor rendimento que a PCR sanguínea. O diagnóstico pode ser estabelecido por Western blot de fluidos oculares ou por comparação de anticorpos no fluido ocular com anticorpos sanguíneos (coeficiente de Goldmann-Witmer). O diagnóstico clínico de toxoplasmose ocular pode ser apoiado por exames de laboratório em 60-90% dos casos, dependendo do tempo da punção de câmara anterior e do painel de análise de anticorpos utilizado.

TRATAMENTO

Toxoplasmose

INFECÇÃO CONGÊNITA

Os neonatos com infecção congênita são tratados com pirimetamina oral (1 mg/kg) e sulfadiazina (100 mg/kg) com ácido folínico diariamente por 1 ano. Dependendo dos sinais e sintomas, prednisona (1 mg/kg/dia) pode ser usada para infecção congênita. Alguns estados dos Estados Unidos e alguns países fazem a triagem rotineira de mulheres grávidas (França, Áustria) e/ou recém-nascidos (Dinamarca, Massachusetts). Os regimes de manejo e tratamento variam conforme o país e o centro de tratamento. A maioria dos especialistas usa espiramicina para tratar mulheres gestantes que têm toxoplasmose aguda no início da gravidez e usa pirimetamina/sulfadiazina/ácido folínico para tratar mulheres que fazem soroconversão depois de 18 semanas de gestação, ou em casos de infecção fetal documentada. Esse tratamento é um tanto controverso: estudos clínicos, que incluíram poucas mulheres não tratadas, não comprovaram a eficácia de tal terapia para prevenir toxoplasmose congênita. Entretanto, os estudos sugerem realmente que o tratamento durante a gravidez diminui a gravidade da infecção. Muitas mulheres que são infectadas no primeiro trimestre optam pela interrupção da gravidez. Àquelas que não interrompem a gravidez, é oferecida terapia antibiótica pré-natal para reduzir a frequência e a gravidade da infecção por *Toxoplasma* no lactente. A duração ótima do tratamento para uma criança com toxoplasmose congênita assintomática não está clara, embora a maioria dos médicos nos Estados Unidos trataria a criança por 1 ano, à luz de estudos de coorte conduzidos pelo National Collaborative Chicago-Based Congenital Toxoplasmosis Study.

INFECÇÃO EM PACIENTES IMUNOCOMPETENTES

Adultos e crianças maiores imunologicamente competentes que têm somente linfadenopatia não necessitam de terapia específica, a menos que tenham sintomas intensos persistentes. Os pacientes com toxoplasmose ocular geralmente são tratados por 6 semanas com pirimetamina mais sulfadiazina ou clindamicina e, algumas vezes, com prednisona. O sulfametoxazol-trimetoprima (SMX-TMP) também pode ser administrado se a pirimetamina não puder ser obtida (5 mg/kg 2 ×/dia com base no TMP). O tratamento deve ser supervisionado por um oftalmologista com experiência em doença por *Toxoplasma*. A doença ocular pode ser autolimitada sem tratamento, mas a terapia é tipicamente considerada para lesões graves ou que estão próximas da fóvea ou disco óptico. O tratamento prolongado com SMX-TMP evita recorrências de toxoplasmose ocular durante o tratamento, sendo geralmente considerado em pessoas com agudizações frequentes em um período de 1 a 2 anos. Não está claro se o tratamento melhora os desfechos visuais em longo prazo.

INFECÇÃO EM PACIENTES IMUNOCOMPROMETIDOS

Profilaxia primária Os pacientes com Aids devem ser tratados para toxoplasmose aguda; em pacientes imunocomprometidos, a toxoplasmose é rapidamente fatal se não tratada. Apesar de sua toxicidade, os fármacos usados para tratar ET eram necessários para sobrevivência antes da TARV. A incidência de ET diminuiu à medida que a sobrevida de pacientes com infecção por HIV aumentou por causa do uso da TARV.

Na África, muitos pacientes são diagnosticados com infecção por HIV somente depois de desenvolvem infecções oportunistas. Portanto, o tratamento ótimo dessas infecções oportunistas é importante para que os benefícios da TARV subsequente sejam concretizados. A incidência de ET em regiões com poucos recursos é desconhecida, pois não há disponibilidade de exames sorológicos e de imagem. Pacientes com Aids que são soropositivos para *T. gondii* e que têm uma contagem de linfócitos T CD4+ de < 100/μL devem receber profilaxia contra ET.

Entre os agentes disponíveis atualmente, SMX-TMP parece ser uma alternativa eficaz para o tratamento de ET em cenários com recursos limitados, onde a combinação preferida de pirimetamina mais sulfadiazina não esteja disponível. A pirimetamina tem custo muito elevado nos Estados Unidos, de modo que muitos médicos prescrevem SMX-TMP se a pirimetamina não puder ser obtida. A dose diária de SMX-TMP (um comprimido de concentração dupla), que é recomendada para profilaxia de pneumonia por *Pneumocystis jirovecii* (PPC, anteriormente *Pneumocystis carinii*), é efetiva contra ET. Se os pacientes não tolerarem SMX-TMP, a alternativa recomendada é dapsona-pirimetamina, a qual, de modo semelhante, é efetiva contra PPC. Atovaquona, com ou sem pirimetamina, também pode ser considerada. A monoterapia profilática com dapsona, pirimetamina, azitromicina, claritromicina ou pentamidina em aerossol provavelmente é insuficiente. Os pacientes com Aids que são soronegativos para *Toxoplasma* e que não estão recebendo profilaxia para PPC devem ser reavaliados quanto a anticorpo IgG para *Toxoplasma* se sua contagem de linfócitos T CD4+ cair para < 100/μL. Se a soroconversão acontecer, então o paciente deve receber profilaxia conforme descrito anteriormente.

Suspensão da profilaxia primária Estudos atuais indicam que a profilaxia contra ET pode ser suspensa em pacientes que tenham respondido à TARV e cuja contagem de linfócitos T CD4+ tenha sido > 200/μL por 3 meses. Embora os pacientes com contagens de linfócitos T CD4+ de < 100/μL tenham maior risco de desenvolver ET, o risco de que essa condição se desenvolva quando a contagem aumenta para 100 a 200/μL ainda não foi estabelecido. Assim, a profilaxia deve ser suspensa quando a contagem aumentar para > 200/μL. A suspensão da terapia reduz a carga de comprimidos, o potencial para toxicidade de fármacos, interação medicamentosa ou seleção de patógenos resistentes a fármacos e o custo. A profilaxia deve ser recomeçada se a contagem de linfócitos T CD4+ diminuir novamente para < 100-200/μL.

Os indivíduos que tenham completado a terapia inicial para ET devem receber tratamento indefinidamente, a menos que a reconstituição imune, com uma contagem de linfócitos T CD4+ de > 200/μL, ocorra como uma consequência da TARV combinada. A terapia de combinação com pirimetamina mais sulfadiazina mais ácido folínico é efetiva para esse propósito. Uma alternativa à sulfadiazina nesse esquema é a clindamicina ou o SMX-TMP.

Suspensão da profilaxia secundária (terapia de manutenção de longo prazo) Os pacientes recebendo profilaxia secundária para ET têm baixo risco de recidiva quando tiverem completado a terapia inicial para ET, permanecerem assintomáticos e tiverem evidência de função imune restaurada. Indivíduos com infecção por HIV devem ter uma contagem de linfócitos T CD4+ de > 200/μL por pelo menos 6 meses depois da TARV. Essa recomendação é consistente com dados mais extensos que indicam a segurança de suspender a profilaxia secundária para outras infecções oportunistas durante a doença avançada por HIV. Um exame de repetição de RM do cérebro é recomendado. A profilaxia secundária deve ser reintroduzida caso a contagem de linfócitos T CD4+ diminua para < 200/μL.

PREVENÇÃO

Todas as pessoas infectadas por HIV devem ser aconselhadas com relação a fontes de infecção por *Toxoplasma*. As chances de infecção primária por *Toxoplasma* podem ser reduzidas não se ingerindo carne mal cozida e evitando-se materiais contaminados com oocistos (p. ex., a caixa de areia de um gato). Especificamente, carnes de cordeiro, boi, porco e veado devem ser cozidas até uma temperatura interna de 63°C, medida na porção mais espessa do corte e descansada por 3 minutos. A carne moída deve ser cozida até 71°C, enquanto a carne de frango deve ser cozida até 74°C. As mãos devem ser lavadas rigorosamente após trabalho no jardim, e todas as frutas e hortaliças devem ser lavadas. A ingestão de frutos do mar crus é um fator de risco para toxoplasmose, pois o mecanismo alimentar por filtração de moluscos e mexilhões concentra oocistos.

Se o paciente tiver um gato, a caixa de dejetos deve ser limpa ou trocada diariamente, preferencialmente por uma pessoa negativa para HIV e não gestante; alternativamente, os pacientes devem lavar as mãos rigorosamente após trocar a caixa de dejetos. Se possível, as caixas de dejetos devem ser trocadas diariamente, pois os oocistos excretados recentemente não terão esporulado e não serão infecciosos. Os pacientes devem ser encorajados a manter seus gatos dentro de casa e a não adotar ou manusear gatos de rua. Os gatos devem ser alimentados somente com alimentos comerciais enlatados ou ressecados, ou comida bem cozida, e não com carnes cruas ou mal cozidas. Os pacientes não precisam ser aconselhados a se separar de seus gatos ou a tê-los testados para toxoplasmose. O sangue destinado para transfusão em indivíduos imunocomprometidos soronegativos para *Toxoplasma* deve ser rastreado para anticorpos contra *T. gondii*. Embora essa triagem sorológica não seja realizada rotineiramente, as mulheres soronegativas devem ser rastreadas para evidência de infecção várias vezes durante a gravidez se forem expostas a condições ambientais que as ponham em risco de infecção com *T. gondii*. Os indivíduos HIV-positivos devem aderir rigorosamente a essas medidas preventivas.

Agradecimento *O autor agradece ao Dr. Lloyd Kasper por suas contribuições para nossa compreensão da patogênese da toxoplasmose, além de seu papel fundamental na preparação deste capítulo em edições anteriores.*

LEITURAS ADICIONAIS

Cortés JA et al: Approach to ocular toxoplasmosis including pregnant women. Curr Opin Infect Dis 32:426, 2019.

Jones JL et al: *Toxoplasma gondii* infection in the United States, 2011–2014. Am J Trop Med Hyg 98:551 2018.

Peyron F et al: Congenital toxoplasmosis in France and the United States: One parasite, two diverging approaches. PLoS Negl Trop Dis 11:e0005222, 2017.

Schumacher AC et al: Toxoplasmosis outbreak associated with *Toxoplasma gondii*-contaminated venison–high attack rate, unusual clinical presentation, and atypical genotype. Clin Infect Dis 72:1557, 2021.

Wang ZD et al: Prevalence and burden of *Toxoplasma gondii* infection in HIV-infected people: A systematic review and meta-analysis. Lancet HIV 4:e177, 2017.

229 Infecções intestinais por protozoários e tricomoníase

Peter F. Weller

INFECÇÕES POR PROTOZOÁRIOS

GIARDÍASE

A *Giardia duodenalis* (também conhecida como *G. lamblia* ou *G. intestinalis*) é um protozoário parasita cosmopolita que habita o intestino delgado de seres humanos e de outros mamíferos. A giardíase é uma das doenças parasitárias mais comuns mundialmente, tanto em países desenvolvidos como naqueles em desenvolvimento, causando doença intestinal e diarreia tanto endêmica como epidêmica.

Ciclo de vida e epidemiologia (Fig. 229-1) A infecção é subsequente à ingestão de cistos resistentes ao ambiente e à saída do parasita do cisto no intestino delgado, liberando trofozoítos flagelados (Fig. 229-2) que se multiplicam por fissão binária. A *Giardia* permanece como um patógeno do intestino delgado proximal e não se dissemina por via hematogênica. Os trofozoítos ficam livres no lúmen ou se fixam ao epitélio da mucosa por meio de um disco ventral de sucção. Quando um trofozoíto encontra condições alteradas, ele forma um cisto morfologicamente distinto, que é a fase do parasita encontrada nas fezes. Os trofozoítos podem estar presentes e mesmo predominar, nas fezes soltas ou aquosas, mas é o cisto resistente que sobrevive fora do corpo e que é responsável pela transmissão. Os cistos não toleram aquecimento ou dessecação, mas permanecem viáveis por meses em água doce fria. O número de cistos excretados varia amplamente, mas pode se aproximar de 10^7 por grama de fezes.

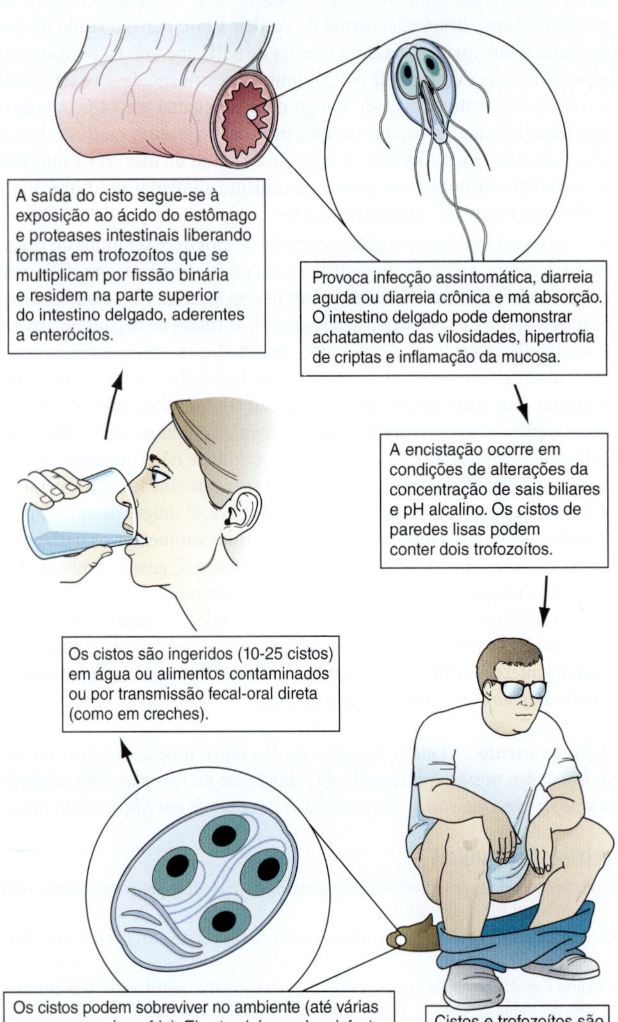

FIGURA 229-1 **Ciclo de vida da *Giardia*.** *(Reproduzida, com permissão, de RL Guerrant et al [eds]: Tropical Infectious Diseases: Principles, Pathogens and Practice, 2nd ed, Elsevier, 2006.)*

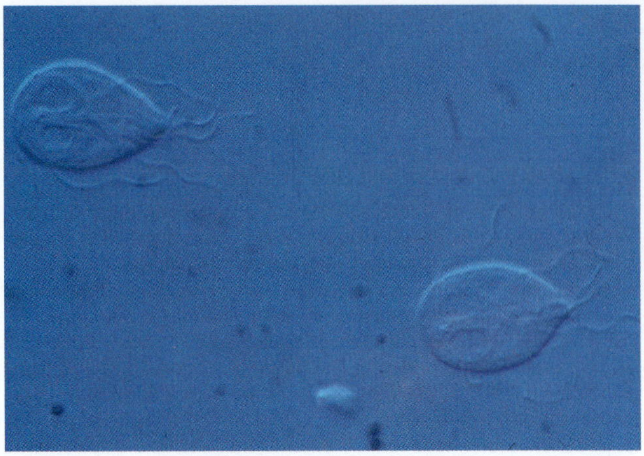

FIGURA 229-2 **Trofozoítos flagelados e binucleados de *Giardia*.**

A ingestão de apenas 10 cistos é suficiente para causar a infecção humana. Como os cistos são infecciosos quando excretados, a transmissão de pessoa a pessoa ocorre quando a higiene fecal é ruim. A giardíase é especialmente prevalente em creches; a disseminação também tem lugar em outros cenários institucionais com má higiene fecal e durante contato oral-anal. Se a comida for contaminada com cistos de *Giardia* depois da cocção ou preparo, pode ocorrer a transmissão veiculada por alimento. A transmissão veiculada pela água é responsável por infecções episódicas (p. ex., em acampados e viajantes) e por grandes epidemias em áreas metropolitanas. Águas de superfície, variando desde riachos de montanhas a grandes reservatórios municipais, podem ser contaminadas com cistos de *Giardia* provenientes de fezes. A eficácia da água como um meio de transmissão é ampliada pelo pequeno inóculo infeccioso da *Giardia*, pela sobrevida longa dos cistos em água fria e pela resistência dos cistos à destruição por métodos de cloração rotineiros, que são adequados para controlar bactérias. Cistos viáveis podem ser erradicados da água por fervura ou por filtração.

Nos Estados Unidos, a *Giardia* (do mesmo modo que *Cryptosporidium*; ver adiante) é uma causa comum de epidemias de gastrenterite veiculadas por água. A *Giardia* é comum nos países em desenvolvimento, e as infecções podem ser adquiridas por viajantes.

Há vários genótipos reconhecidos, ou *assemblages*, de *G. duodenalis*. As infecções humanas devem-se aos genótipos A e B, e outros genótipos são mais comuns em outros animais, incluindo gatos e cães. De modo semelhante a castores de reservatórios implicados em epidemias, são encontrados cães e gatos infectados com genótipos A e B; esse achado sugere que os animais podem ter sido infectados por fontes humanas e que podem ser fontes de novas infecções humanas.

A giardíase, como a criptosporidiose, leva a um ônus econômico significativo por causa dos custos envolvidos na instalação de sistemas de filtração de água necessários para prevenir epidemias de veiculação hídrica, no manejo de epidemias que envolvem grandes comunidades e na avaliação e tratamento de infecções endêmicas.

Fisiopatologia Os motivos pelos quais somente alguns pacientes infectados desenvolvem manifestações clínicas e os mecanismos pelos quais a *Giardia* causa alterações na função do intestino delgado são desconhecidos. Embora trofozoítos tenham capacidade de aderir ao epitélio, eles não são invasivos, mas podem provocar apoptose de enterócitos, disfunção da barreira epitelial e má absorção e secreção de células epiteliais. Intolerância à lactose consequente e, em uma minoria de adultos e crianças infectados, má absorção significativa são sinais clínicos da perda de atividades enzimáticas na borda em escova. Na maioria das infecções, a morfologia do intestino é inalterada; entretanto, em pacientes sintomáticos, cronicamente infectados os achados histopatológicos (inclusive vilosidades achatadas) e as manifestações clínicas às vezes se assemelham às do espru tropical e da enteropatia sensível ao glúten. A patogênese da diarreia na giardíase não é conhecida.

A história natural da infecção por *Giardia* varia muito. As infecções podem ser assintomáticas, transitórias, recorrentes ou crônicas. Os parasitas *G. duodenalis* variam genotipicamente, e tais variações podem contribuir para os diferentes cursos da infecção. Fatores do parasita, bem como do hospedeiro, podem ser importantes para determinar o curso da infecção e da doença. Tanto respostas celulares como humorais se desenvolvem em infecções humanas, mas seus papéis precisos na patogênese da doença e/ou no controle da infecção são desconhecidos. Visto que pacientes com hipogamaglobulinemia sofrem infecções prolongadas, graves, que respondem mal ao tratamento, as respostas imunes humorais parecem ser importantes. A maior suscetibilidade de jovens em comparação aos idosos, e de pessoas recentemente expostas em comparação a populações expostas cronicamente, sugere que uma imunidade protetora, pelo menos parcial, possa se desenvolver.

Manifestações clínicas As manifestações mórbidas da giardíase variam desde o estado de portador assintomático até diarreia fulminante e má absorção. A maioria das pessoas infectadas é assintomática, mas, em epidemias, a proporção de casos sintomáticos pode ser mais alta. Os sintomas podem se desenvolver de forma súbita ou gradual. Em pessoas com giardíase aguda, os sintomas se desenvolvem depois de um período de incubação que dura pelo menos 5 a 6 dias, e geralmente 1 a 3 semanas. Os sintomas iniciais proeminentes incluem diarreia, dor abdominal, empachamento, eructações, flatulência, náusea e vômitos. Embora a diarreia seja comum, as manifestações intestinais altas, como náusea, vômitos, empachamento e dor abdominal, podem predominar. A duração da giardíase aguda geralmente é de > 1 semana, embora a diarreia frequentemente regrida. Os indivíduos com giardíase crônica podem se apresentar com ou sem antecedente de ter apresentado um episódio agudo sintomático. A diarreia não é necessariamente proeminente, mas ocorrem aumento de flatulência, fezes soltas, eructação sulfurosa e (em alguns casos) perda de peso. Os sintomas podem ser contínuos ou episódicos e podem persistir por anos. Algumas pessoas que têm sintomas relativamente leves por períodos longos só reconhecem a extensão de seu desconforto retrospectivamente. Febre, presença de sangue e/ou muco nas fezes e outros sinais e sintomas de colite são incomuns, sugerindo um diagnóstico diferente ou uma doença concomitante. Os sintomas tendem a ser intermitentes, mas recorrentes e gradualmente debilitantes, em contraste com os sintomas agudos incapacitantes associados a muitas infecções entéricas bacterianas. Por causa do caráter menos grave da doença em seu início e da propensão para infecções crônicas, os pacientes podem buscar orientação médica tardiamente no curso da enfermidade; contudo, a doença pode ser grave, resultando em má absorção, perda de peso, atraso do crescimento em crianças e desidratação. Inúmeras manifestações extraintestinais foram descritas, como urticária, uveíte anterior e artrite; não está claro se são causadas por giardíase ou por processos concomitantes.

A giardíase pode ser grave em pacientes com hipogamaglobulinemia e pode complicar outras doenças intestinais preexistentes, como a que ocorre na fibrose cística. Em pacientes com Aids, a *Giardia* pode causar doença entérica refratária ao tratamento.

Diagnóstico (Tab. 229-1) A giardíase é diagnosticada pela detecção de antígenos do parasita nas fezes, por identificação de cistos nas fezes ou de trofozoítos nas fezes ou no intestino delgado, ou por testes de amplificação de ácido nucleico (NAATs, de *nucleic acid amplification tests*). Os cistos são ovais, medem 8 a 12 μm × 7 a 10 μm e, caracteristicamente, contêm quatro núcleos. Os trofozoítos são parasitas achatados, em forma de pera, dorsalmente convexos, com dois núcleos e quatro pares de flagelos (Fig. 229-2). O diagnóstico às vezes é difícil de estabelecer. O exame direto de fezes recentes ou adequadamente preservadas, bem como métodos de concentração, devem ser usados. Como a excreção de cistos é variável e às vezes pode não ser detectável, exames de fezes repetidos, amostra de líquido duodenal e biópsia do intestino delgado podem ser necessários para detectar o parasita. Os testes para antígenos parasitários nas fezes são pelo menos tão sensíveis e específicos como bons exames microscópicos e são mais fáceis de ser realizados. Os NAATs mais recentes são altamente sensíveis.

TRATAMENTO
Giardíase

As taxas de cura com metronidazol (250 mg, 3 ×/dia, por 5 dias) geralmente são > 90%. O tinidazol (dose única de 2 g por VO) pode ser mais efetivo que o metronidazol. A nitazoxanida (500 mg, 2 ×/dia, por 3 dias) é um agente alternativo para o tratamento da giardíase. A paromomicina, um aminoglicosídeo oral que não é bem absorvido, pode ser administrado a pacientes grávidas sintomáticas, embora as informações sejam limitadas sobre a efetividade desse agente para erradicar a infecção.

Quase todos os pacientes respondem à terapia e ficam curados, embora alguns com giardíase crônica apresentem resolução tardia dos sintomas após a erradicação da *Giardia*. Para muitos desses últimos pacientes, os sintomas residuais provavelmente refletem regeneração tardia das enzimas da borda em escova intestinal. A infecção continuada deve ser documentada por exames de fezes antes que o tratamento seja repetido. Os pacientes que permanecem infectados depois de tratamentos repetidos devem ser avaliados para reinfecção por meio de membros da família, contatos íntimos pessoais e fontes ambientais, assim como para hipogamaglobulinemia. Em casos refratários a múltiplos cursos de tratamento, terapia prolongada com metronidazol (750 mg, três vezes ao dia, por 21 dias) ou tratamento com combinações variadas de múltiplos agentes têm sido bem-sucedidos.

Prevenção A giardíase pode ser prevenida pelo consumo de alimentos e água não contaminados e por higiene pessoal durante a prestação de assistência a crianças infectadas. A fervura ou filtração de água potencialmente contaminada previne a infecção.

CRIPTOSPORIDIOSE

O parasita coccídio *Cryptosporidium* causa doença diarreica que é autolimitada em hospedeiros humanos imunocompetentes, mas pode ser grave em pessoas com Aids ou com outras formas de imunodeficiência. Duas espécies de *Cryptosporidium*, *C. hominis* e *C. parvum*, causam a maioria das infecções humanas.

Ciclo de vida e epidemiologia As espécies de *Cryptosporidium* estão amplamente distribuídas no mundo. A criptosporidiose é adquirida pelo consumo de oocistos (50% da dose infecciosa: cerca de 132 oocistos de

TABELA 229-1 ■ Diagnóstico de infecções intestinais por protozoários

Parasita	Parasitológico de fezes (O + P)[a]	Coloração fecal ácido-resistente	Imunoensaios de antígenos fecais	NAATS fecais	Outros
Giardia	+		+	+	DFA
Cryptosporidium	±	+	+	+	DFA
Cystoisospora	±	+		+	
Cyclospora	±	+		+	
Dientamoeba	±		+	+	
Balantidium	+				
Microsporídios	–			+	Colorações fecais especiais, biópsias de tecidos

Siglas: DFA, ensaio de imunofluorescência direta; NAATs, testes de amplificação do ácido nucleico.
[a]O+P, ovos e parasitas convencional.

C. parvum em indivíduos não imunes), os quais excistam para liberar esporozoítos, que, por sua vez, penetram e infectam células epiteliais intestinais. O desenvolvimento posterior do parasita envolve tanto ciclos assexuados como sexuados, que produzem formas capazes de infectar outras células epiteliais e de gerar oocistos que são eliminados nas fezes. As espécies de *Cryptosporidium* infectam diversos animais, e o *C. parvum* pode se disseminar de animais infectados para seres humanos. Como os oocistos são imediatamente infecciosos quando eliminados nas fezes, a transmissão de pessoa a pessoa tem lugar em creches e entre contatos domiciliares e prestadores de assistência médica. A transmissão hídrica (especialmente aquela de *C. hominis*) é responsável por infecções em viajantes e epidemias de fonte comum. Os oocistos são bastante resistentes e não morrem por cloração de rotina. Tanto a água de beber como a recreativa (p. ex., piscinas, toboáguas) são crescentemente reconhecidas como fontes de infecção.

Fisiopatologia Embora as células epiteliais intestinais abriguem criptosporídios em um vacúolo intracelular, o meio pelo qual a diarreia secretória é provocada permanece incerto. Nenhuma alteração patológica característica é encontrada na biópsia. A distribuição da infecção pode ser esparsa dentro do seu sítio principal, o intestino delgado. Os criptosporídios são encontrados na faringe, no estômago e no intestino grosso de alguns pacientes e, às vezes, no trato respiratório. Especialmente em pacientes com Aids, o envolvimento do trato biliar pode causar estenose de papila, colangite esclerosante ou colecistite.

Manifestações clínicas Infecções assintomáticas podem ocorrer tanto em hospedeiros imunocompetentes como imunocomprometidos. Em pessoas imunocompetentes, os sintomas se desenvolvem depois de um período de incubação de cerca de 1 semana e consistem principalmente em diarreia aquosa não sanguinolenta, algumas vezes acompanhada de dor abdominal, náusea, anorexia, febre e/ou perda de peso. Nesses hospedeiros, a enfermidade geralmente regride após 1 a 2 semanas. Em contraste, em hospedeiros imunocomprometidos (especialmente aqueles com Aids e contagens de células T CD4+ < 100/μL), a diarreia pode ser crônica, persistente e notavelmente profusa, causando depleção de líquidos e eletrólitos clinicamente significante. Os volumes fecais podem variar de 1 a 25 L/dia. Perda de peso, consumpção e dor abdominal podem ser intensas. O envolvimento do trato biliar pode se manifestar como dor mesoepigástrica ou no quadrante superior direito.

Diagnóstico (Tab. 229-1) A avaliação começa com exame das fezes para oocistos pequenos, que são menores (4-5 μm de diâmetro) do que os estágios fecais da maioria dos outros parasitas. Como o exame de fezes convencional para ovos e parasitas (O+P; parasitológico) não detecta *Cryptosporidium*, testes específicos devem ser solicitados. A detecção é aumentada pela avaliação das fezes (obtidas em vários dias) por várias técnicas, inclusive coloração ácido-resistentes modificadas e imunofluorescência direta e ensaios imunoenzimáticos. Os NAATs também são úteis. Os criptosporídios também podem ser identificados por microscopia óptica e eletrônica nas superfícies apicais do epitélio intestinal em espécimes de biópsia do intestino delgado e, menos frequentemente, do intestino grosso.

TRATAMENTO
Criptosporidiose

A nitazoxanida, aprovada pela Food and Drug Administration (FDA) para o tratamento de criptosporidiose, está disponível em forma de comprimidos para adultos (500 mg, 2 ×/dia, por 3 dias) e como um elixir para crianças. Este agente não é efetivo para o tratamento de pacientes imunocomprometidos ou infectados por HIV, nos quais a melhora do estado imune devido à terapia antirretroviral pode levar à melhora da criptosporidiose. Afora isso, o tratamento inclui assistência de suporte com reposição de líquidos e eletrólitos e administração de agentes antidiarreicos. Obstrução do trato biliar pode requerer papilotomia ou inserção de tubo em T. A prevenção requer exposição mínima a oocistos infecciosos em fezes humanas ou de animais. O uso de filtros de água submicrônicos pode tornar mínima a aquisição de infecção pela água de beber.

CISTOISOSPORÍASE

O parasita coccídio *Cystoisospora belli* causa doença intestinal humana. A infecção é adquirida pelo consumo de oocistos, depois do qual o parasita invade células epiteliais intestinais e passa por ciclos de desenvolvimento sexuados e assexuados. Os oocistos excretados nas fezes não são imediatamente infecciosos, mas devem sofrer maturação adicional.

Embora a *C. belli* infecte muitos animais, pouco se sabe sobre a epidemiologia ou a prevalência desse parasita em seres humanos. Ele é mais comum em países tropicais e subtropicais. As infecções agudas podem começar abruptamente, com febre, dor abdominal e diarreia aquosa não sanguinolenta, e podem durar semanas ou meses. Em pacientes que têm Aids ou são imunocomprometidos por outras razões, as infecções frequentemente não são autolimitadas, mas antes se assemelham à criptosporidiose, com diarreia aquosa profusa e crônica. Eosinofilia, que não é encontrada em outras infecções entéricas por protozoários, pode ser detectável. O diagnóstico (Tab. 229-1) geralmente é feito pela detecção dos oocistos grandes (cerca de 25 μm) nas fezes, por coloração ácido-resistente modificada. A excreção de oocistos pode ser de baixo nível e intermitente; se exames de fezes repetidos não forem reveladores, a amostra de conteúdo duodenal por aspiração ou a biópsia de intestino delgado (frequentemente com exame de microscopia eletrônica) pode ser necessária. Os NAATs são ferramentas diagnósticas mais novas e efetivas.

TRATAMENTO
Cistoisosporíase

Sulfametoxazol-trimetoprima (SMX-TMP, 800/160 mg, 2 ×/dia, durante 10 dias; e para pacientes infectados com HIV, continuar por 3 ×/dia, por 3 semanas) é efetivo. Para pacientes intolerantes a sulfonamidas, pode ser usada a pirimetamina (50-75 mg/dia). Recidivas podem ocorrer em pessoas com Aids e necessitam de terapia de manutenção com SMX-TMP (800/160 mg, 3 ×/semana).

CICLOSPORÍASE

A *Cyclospora cayetanensis*, uma causa de doença diarreica, é distribuída globalmente: a doença devido a *C. cayetanensis* é relatada nos Estados Unidos, na Ásia, na África, na América Latina e na Europa. A epidemiologia desse parasita ainda não foi completamente definida, mas a transmissão veiculada pela água e por alimentos (p. ex., temperos, ervilhas doces e amoras importadas) tem sido reconhecida. O espectro total da doença atribuível a *Cyclospora* ainda não foi delineado. Alguns pacientes infectados podem ser assintomáticos, mas muitos têm diarreia, sintomas gripais, flatulência e eructações. A doença pode ser autolimitada, pode aumentar e diminuir ou, em muitos casos, pode envolver diarreia prolongada, anorexia e sintomas gastrintestinais altos, com fadiga mantida e perda de peso em alguns pacientes. A doença diarreica pode persistir por > 1 mês. A *Cyclospora* pode causar doença entérica em pacientes infectados por HIV.

O parasita é detectável em células epiteliais de amostras de biópsia de intestino delgado e provoca diarreia secretória por meios desconhecidos. A ausência de sangue e leucócitos nas fezes indica que a doença causada por *Cyclospora* não provoca destruição da mucosa do intestino delgado. O diagnóstico (Tab. 229-1) pode ser feito pela detecção de oocistos esféricos de 8 a 10 μm nas fezes, embora exames parasitológicos de fezes de rotina não sejam suficientes. Exames fecais específicos devem ser solicitados para a detecção de oocistos, os quais são variavelmente ácido-resistentes e fluorescentes quando visualizados com microscopia de luz ultravioleta. Os NAATs estão se provando mais sensíveis. A ciclosporíase deve ser considerada no diagnóstico diferencial de diarreia prolongada, com ou sem história de viagem do paciente a outros países.

TRATAMENTO
Ciclosporíase

A ciclosporíase é tratada com SMX-TMP (800/160 mg, 2×/dia, por 7-10 dias). Os pacientes infectados por HIV podem experimentar recidivas depois do tratamento e, assim, precisar de terapia de manutenção supressora de duração mais longa.

MICROSPORIDIOSE

Os microsporídios são protozoários intracelulares obrigatórios formadores de esporos, os quais infectam muitos animais e causam doença em humanos, especialmente como patógenos oportunistas na Aids. Os microsporídios são membros de um filo distinto, Microspora, que contém dúzias de gêneros e centenas de espécies. Os vários microsporídios são diferenciados pelos seus ciclos vitais de desenvolvimento, aspectos ultraestruturais e taxonomia molecular baseada no RNA ribossômico. Os ciclos de vida complexos dos organismos resultam na produção de esporos infecciosos (Fig. 229-3). Atualmente, pelo menos 15 espécies de microsporídios – incluindo os gêneros *Encephalitozoon*, *Tubulinosema*, *Pleistophora*, *Nosema*, *Vittaforma*, *Trachipleistophora*, *Anncalia*, *Microsporidium* e *Enterocytozoon* – são reconhecidos como causas de doença humana. Embora alguns microsporídios provavelmente sejam causas prevalentes de infecções autolimitadas ou assintomáticas em pacientes imunocompetentes, pouco se sabe sobre como a microsporidiose é adquirida.

A microsporidiose é mais comum em pacientes com Aids, menos comum entre pacientes com outros tipos de imunodeficiência e rara em hospedeiros imunocompetentes. Em pacientes com Aids, infecções intestinais com *Enterocytozoon bieneusi* e *Encephalitozoon intestinalis* são reconhecidas por contribuírem para diarreia crônica e emagrecimento; essas infecções são encontradas em 10 a 40% dos pacientes com diarreia crônica. Ambos os microrganismos foram encontrados nos tratos biliares de pacientes com colecistite. A *E. intestinalis* também pode se disseminar para causar febre, diarreia, sinusite, colangite e bronquiolite. Em pacientes com Aids, a *Encephalolitozoon hellem* causa ceratoconjuntivite superficial, bem como sinusite, doença do trato respiratório e infecção disseminada. Miosite devido a *Pleistophora* já foi documentada. *Nosema*, *Vittaforma* e *Microsporidium* têm causado ceratite estromal associada a trauma em pacientes imunocompetentes.

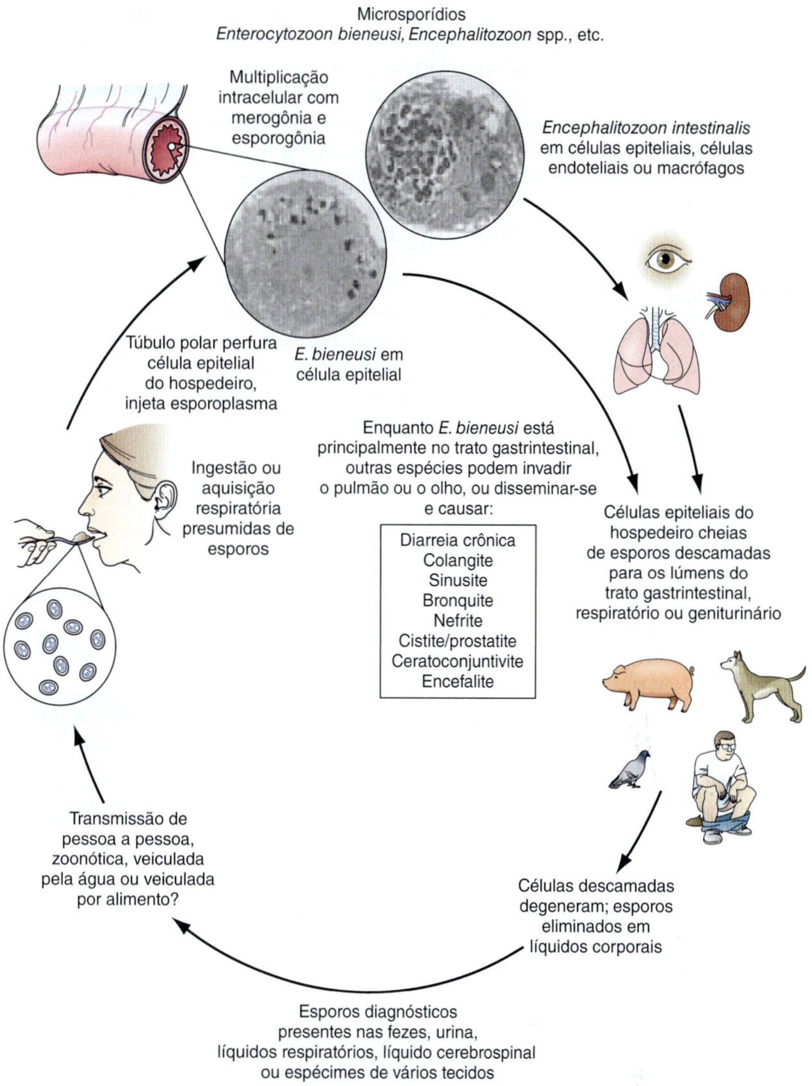

FIGURA 229-3 **Ciclo de vida dos microsporídios.** *(Reproduzida, com permissão, de RL Guerrant et al [eds]: Tropical Infectious Diseases: Principles, Pathogens and Practice, 2nd ed, Elsevier 2006.)*

Os microsporídios são microrganismos Gram-positivos pequenos, com esporos maduros medindo 0,5 a 2 μm × 1 a 4 μm. O diagnóstico de infecções por microsporídios em tecidos requer microscopia eletrônica, embora esporos intracelulares possam ser visualizados por microscopia óptica com hematoxilina e eosina, Giemsa ou coloração de Gram para tecido. Para o diagnóstico de microsporidiose intestinal, coloração tricrômica modificada ou cromotropo 2R, e Uvitex 2B ou coloração fluorescente calcoflúor, revela esporos em esfregaços de fezes ou aspirados duodenais. Os NAATs são úteis para o diagnóstico e a definição da espécie. Terapias definitivas para infecções por microsporídios ainda precisam ser estabelecidas. Para a ceratoconjuntivite superficial por *E. hellem*, *E. cuniculi*, *E. intestinalis* e *E. bieneusi*, a terapia tópica com suspensão de fumagilina tem se mostrado promissora (Cap. 222). Para infecções entéricas com *E. intestinalis* em pacientes infectados com HIV, o tratamento com albendazol pode ser eficaz (Cap. 222).

OUTROS PROTOZOÁRIOS INTESTINAIS

Balantidíase O *Balantidium coli* é um protozoário parasita ciliado grande, que pode produzir um espectro de doença do intestino grosso análogo à amebíase. O parasita é amplamente distribuído no mundo. Como ele infecta porcos, os casos humanos são mais comuns onde há criação de suínos. Os cistos infecciosos podem ser transmitidos de pessoa a pessoa e pela água, mas muitos casos se devem à ingestão de cistos derivados de fezes de porco em associação a abate, uso de fezes suínas para fertilizante ou contaminação de suprimentos de água por fezes de porco.

Os cistos ingeridos liberam trofozoítos, que residem e se replicam no intestino grosso. Muitos pacientes permanecem assintomáticos, mas alguns têm diarreia intermitente persistente e uns poucos desenvolvem disenteria mais fulminante. Em indivíduos sintomáticos, os achados patológicos no intestino – tanto macroscópicos como microscópicos – são semelhantes aos observados na amebíase, com graus variáveis de invasão da mucosa, necrose focal e ulceração. A balantidíase, diferentemente da amebíase, só raramente se dissemina por via hematogênica para outros órgãos. O diagnóstico é feito pela detecção da fase de trofozoíto nas fezes ou em amostra de tecido do cólon. A tetraciclina (500 mg, 4 ×/dia, durante 10 dias) é um agente terapêutico efetivo.

Blastocistose O *Blastocystis hominis* continua sendo um microrganismo de patogenicidade e taxonomia incertas. Alguns pacientes que eliminam *B. hominis* nas fezes são assintomáticos, ao passo que outros têm diarreia e sintomas intestinais associados. A avaliação diligente revela outras causas potenciais de diarreia, bacterianas, virais ou por protozoários, em alguns pacientes, mas não em todos que têm sintomas. Como a patogenicidade de *B. hominis* é incerta e a terapia para infecção por *Blastocystis* não é específica nem uniformemente efetiva, os pacientes com sintomas intestinais proeminentes devem ser completamente avaliados para outras causas infecciosas de diarreia. Se os sintomas diarreicos associados a *Blastocystis* forem marcantes, pode-se usar metronidazol (750 mg, 3 ×/dia, por 10 dias) ou SMX-TMP (800 mg/160 mg, 2 ×/dia, por 7 dias).

Dientamebíase A *Dientamoeba fragilis* tem uma peculiaridade em relação aos protozoários intestinais: ela tem uma fase de trofozoíto, mas não de cisto. Não se sabe como os trofozoítos sobrevivem para transmitir infecção. Quando os sintomas se desenvolvem em pacientes com infecção por *D. fragilis*, eles geralmente são leves e incluem diarreia intermitente, dor abdominal e anorexia. O diagnóstico é feito pela detecção de trofozoítos nas fezes; a labilidade dessas formas explica por que a positividade é maior quando as amostras fecais são preservadas imediatamente após a coleta. Os NAATs são mais sensíveis que a microscopia fecal. A paromomicina (25-35 mg/kg/dia em 3 doses diárias por 7 dias) ou o metronidazole (500-750 mg 3 ×/dia por 10 dias) são apropriados para o tratamento.

TRICOMONÍASE

Várias espécies de tricomonas podem ser encontradas na boca (em associação a periodontite) e, ocasionalmente, no trato gastrintestinal. A *Trichomonas vaginalis* – um dos protozoários parasitas mais prevalentes nos Estados Unidos – é um patógeno do trato geniturinário e uma causa importante de vaginite sintomática (Cap. 136).

Ciclo de vida e epidemiologia A *T. vaginalis* é um microrganismo em forma de pera, ativamente móvel, que mede cerca de 10 × 7 μm, replica-se por fissão binária e habita o trato genital inferior das mulheres e a uretra e a próstata dos homens. Nos Estados Unidos, ela é responsável por cerca de 3 milhões de infecções por ano em mulheres. Conquanto o microrganismo possa sobreviver por poucas horas em ambientes úmidos e ser adquirido por contato direto, a transmissão venérea de pessoa para pessoa é responsável por praticamente todos os casos de tricomoníase. Sua prevalência é maior em pessoas com múltiplos parceiros sexuais e naquelas com outras infecções sexualmente transmissíveis (Cap. 136).

Manifestações clínicas Muitos homens infectados por *T. vaginalis* são assintomáticos, embora alguns desenvolvam uretrite e uns poucos tenham epididimite ou prostatite. Em contraste, a infecção em mulheres, que tem um período de incubação de 5-28 dias, geralmente é sintomática e se manifesta por secreção vaginal malcheirosa (frequentemente amarela), eritema e prurido vulvar, disúria ou polaciúria (em 30-50% das pacientes) e dispareunia. Essas manifestações, entretanto, não distinguem claramente a tricomoníase de outros tipos de vaginite infecciosa.

Diagnóstico A detecção de tricômonas móveis por exame microscópico de lâmina a fresco de secreções vaginais ou prostáticas é o meio convencional de diagnóstico. Embora essa abordagem propicie um diagnóstico imediato, sua sensibilidade para a detecção de *T. vaginalis* é de apenas cerca de 50 a 60% em avaliações rotineiras de secreções vaginais. O ensaio de imunofluorescência direta com anticorpo específico é mais sensível (70-90%) do que os exames a fresco. A *T. vaginalis* pode ser isolada da uretra tanto de homens quanto de mulheres e é detectável no sexo masculino depois de massagem prostática. Os NAATs são aprovados pela FDA e são altamente sensíveis e específicos para urina e, em mulheres, para *swabs* endocervicais e vaginais.

TRATAMENTO

Tricomoníase

Metronidazol (uma dose única de 2 g, ou doses de 500 mg, 2×/dia, por 7 dias) ou tinidazol (uma dose única de 2 g) são efetivos. Todos os parceiros sexuais devem ser tratados concomitantemente para evitar a reinfecção, especialmente pelos homens assintomáticos. Em homens com uretrite sintomática persistente após terapia para uretrite não gonocócica, o tratamento com metronidazol deve ser considerado para possível tricomoníase. Alternativas ao metronidazol para tratamento durante a gravidez não estão prontamente disponíveis. A reinfecção frequentemente é responsável por aparentes falhas de tratamento, mas são encontradas cepas de *T. vaginalis* exibindo alto nível de resistência ao metronidazol. O tratamento dessas infecções resistentes com doses orais mais altas, doses parenterais ou doses orais e vaginais concomitantes, ou com tinidazol, tem sido bem-sucedido.

LEITURAS ADICIONAIS

Buret AG et al: Update on *Giardia*: Highlights from the Seventh International *Giardia* and *Cryptosporidim* Conference. Parasite 27:49, 2020.

Carter BL et al: Health sequelae of human cryptosporidiosis in industrialized countries: A systematic review. Parasit Vectors 13:443, 2020.

Coffey CM et al: Evolving epidemiology of reported giardiasis cases in the United States, 1995-2016. Clin Infect Dis 72:764, 2021.

Han B, Weiss LM: Therapeutic targets for the treatment of microsporidiosis in humans. Expert Opin Ther Targets 22:903, 2018.

Hemphill A et al: Comparative pathobiology of the intestinal protozoan parasites *Giardia lamblia, Entamoeba histolytica* and *Cryptosporidium parvum*. Pathogens 8:116, 2019.

Kissinger P: *Trichomonas vaginalis*: A review of epidemiologic, clinical and treatment issues. BMC Infect Dis 15:307, 2015.

Ramanan P, Pritt BS: Extraintestinal microsporidiosis. J Clin Microbiol 52:3839, 2014.

Van German TO, Muzny CA: Recent advances in the epidemiology, diagnosis, and management of *Trichomonas vaginalis* infection. F1000Res 8:1666, 2019.

Van Gestel RSFE et al: A clinical guideline on *Dientamoeba fragilis* infections. Parasitology 146:1131, 2018.

Widmer G et al: Update on *Cryptosporidium* spp: Highlights from the Seventh International *Giardia* and *Cryptosporidim* Conference. Parasite 27:14, 2020.

Seção 19 Infecções por helmintos

230 Introdução às infecções helmínticas

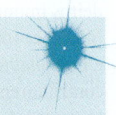

Peter F. Weller

A palavra *helminto* é derivada do grego *helmins* ("verme parasitário"). Os vermes helmínticos são altamente prevalentes e, dependendo da espécie, podem existir como organismos livres ou como parasitas de plantas ou de hospedeiros animais. Os helmintos parasitas têm evoluído com mamíferos específicos e outras espécies de hospedeiros. Consequentemente, a maioria das infecções por helmintos é restrita a hospedeiros não humanos, e apenas raramente esses helmintos zoonóticos acidentalmente causam infecções em humanos.

Os parasitas helmínticos dos humanos pertencem a dois filos: os Nematelmintos, que incluem nematódeos (lombrigas), e os Platelmintos, que incluem cestódeos (tênias) e trematódeos (vermes). Os helmintos parasitas de humanos residem dentro do corpo humano e, por conseguinte, são a causa de infecções reais. Em contraste, os parasitas de outros gêneros que residem apenas nas superfícies mucocutâneas de humanos (p. ex., os parasitas que causam miíase e escabiose) são considerados representantes de infestações em vez de infecções.

Os parasitas helmínticos diferem substancialmente dos parasitas protozoários em vários aspectos. Primeiro, os protozoários são microrganismos unicelulares, enquanto os helmintos são vermes multicelulares que possuem sistemas de órgãos diferenciados. Segundo, os parasitas helmínticos têm ciclos de vida complexos que requerem estágios sequenciais de desenvolvimento fora do hospedeiro humano. Assim, a maioria dos helmintos não completa a sua replicação dentro do hospedeiro humano; em vez disso, eles se desenvolvem, até certo estágio, dentro do hospedeiro mamífero e, como parte do seu ciclo de vida obrigatório, precisam amadurecer mais fora daquele hospedeiro. Durante os estágios "extra-humanos" do seu ciclo de vida, os helmintos existem como organismos livres ou como parasitas dentro de outra espécie hospedeira e, daí por diante, amadurecem em novos estágios de desenvolvimento capazes de infectar humanos. Assim, com apenas duas exceções (*Strongyloides stercoralis* e *Capillaria philippinensis*, que são capazes de reinfecção interna), aumentos no número de helmintos adultos (i.e., da "carga de vermes") dentro do hospedeiro humano requerem reinfecções exógenas repetidas. No caso de parasitas protozoários, uma exposição curta, mesmo única (p. ex., uma única picada de mosquito transmissor da malária), pode levar rapidamente a intensa carga parasitária e a infecções devastadoras; em contraste, para todos, exceto os dois helmintos citados anteriormente, aumentos na carga de vermes requerem exposições múltiplas e geralmente continuadas a formas infecciosas, como a ingestão de ovos de helmintos intestinais ou exposições às cercárias infecciosas transmitidas pela água de *Schistosoma mansoni*. Essa necessidade é relevante tanto para a consideração das infecções helmínticas em indivíduos quanto para os esforços globais continuados para interromper e/ou minimizar a aquisição de infecções helmínticas por humanos.

Terceiro, infecções helmínticas têm uma predileção pela estimulação de respostas imunes do hospedeiro que produzem eosinofilia dentro dos tecidos humanos e no sangue. As muitas infecções protozoárias caracteristicamente não produzem eosinofilia em humanos infectados, com apenas três exceções: dois parasitas intestinais protozoários, *Cystoisospora belli* e *Dientamoeba fragilis*, e espécies *Sarcocystis* transmitidas por tecidos. A magnitude da eosinofilia produzida por helmintos tende a se correlacionar com a extensão da invasão tissular por larvas ou helmintos adultos. Por exemplo, em várias infecções helmínticas, incluindo esquistossomíase aguda (síndrome de Katayama), paragonimíase e infecções por ancilostomose e *Ascaris*, a eosinofilia é mais pronunciada durante as fases iniciais da infecção, quando as migrações das larvas infectantes e a progressão de estágios de desenvolvimento subsequentes através dos tecidos são maiores. Nas infecções estabelecidas, a eosinofilia local frequentemente está presente em torno dos helmintos nos tecidos, mas a eosinofilia no sangue pode ser intermitente, leve ou ausente. Nas infecções helmínticas nas quais os parasitas estão bem contidos dentro dos tecidos (p. ex., cistos equinocócicos) ou confinados dentro do lúmen do trato intestinal (p. ex., *Ascaris* adulto ou tênias), a eosinofilia geralmente está ausente.

NEMATÓDEOS

Os nematódeos são lombrigas não segmentadas. As espécies de nematódeos são notavelmente diversas e de natureza abundante. Entre os muitos milhares de espécies de nematódeos, poucas são parasitas de humanos. A maioria dos nematódeos tem vida livre, e essas espécies evoluíram de modo variável para sobreviver em diversos nichos ecológicos, incluindo a água salgada, a água doce ou o solo. O organismo bem estudado *Caenorhabditis elegans* é um nematódeo de vida livre. Os nematódeos podem ser parasitas benéficos ou deletérios para as plantas. Os nematódeos parasitas coevoluíram com hospedeiros mamíferos específicos e não têm capacidade de viver seus ciclos de vida completos em outros hospedeiros. Embora seja raro, os humanos são expostos a estágios infecciosos dos parasitas nematódeos não humanos, e as infecções zoonóticas resultantes desses nematódeos podem produzir respostas inflamatórias e imunológicas à medida que as formas larvais migram e morrem no hospedeiro humano inadequado. Os exemplos incluem lesões pulmonares *em moeda*, devido a infecções transmitidas por mosquito com o verme do cachorro *Dirofilaria immitis*; a meningoencefalite eosinofílica, devido aos ovos ingeridos do ascarídeo do guaxinim *Baylisascaris procyonis*; e a meningite eosinofílica, devido à ingestão de larvas do verme do pulmão de ratos *Angiostrongylus cantonensis*.

Os parasitas nematódeos de humanos incluem vermes que residem no trato intestinal ou se situam em locais extraintestinais vasculares ou tissulares. As lombrigas são bissexuais, com formas separadas masculinas e femininas (exceto para o *S. stercoralis*, cujas fêmeas adultas são hermafroditas no trato intestinal humano). Dependendo da espécie, as fêmeas fertilizadas liberam larvas ou ovos contendo larvas. Os nematódeos têm cinco estágios de desenvolvimento: um estágio adulto e quatro estágios larvais sequenciais. Esses parasitas são cercados caracteristicamente por uma camada cuticular externa durável. Os nematódeos têm um sistema nervoso; um sistema muscular, incluindo células musculares sob a cutícula; e um trato intestinal desenvolvido, incluindo uma cavidade oral e um intestino alongado que termina em um poro anal. Os adultos podem variar em tamanho de milímetros a > 1 metro de comprimento (com *Dracunculus medinensis*, p. ex., na porção longa desse espectro).

Os seres humanos adquirem infecções com os parasitas nematódeos por várias vias, dependendo das espécies parasitárias. A ingestão de ovos transmitidos pelas fezes humanas é um importante problema de saúde global relacionado com muitos dos helmintos intestinais (p. ex., *Ascaris lumbricoides*). Em outras espécies, as larvas infectantes penetram a pele exposta ao solo contaminado por fezes (p. ex., *S. stercoralis*) ou atravessam a pele após a picada de insetos vetores infectados (p. ex., filária). Algumas infecções por nematódeos são adquiridas pelo consumo de alimentos específicos derivados de animais (p. ex., triquinelose, por carne de porco crua ou malcozida ou mamíferos carnívoros selvagens). Como observado anteriormente, apenas dois nematódeos, *S. stercoralis* e *C. philippinensis*, podem reinfectar internamente os seres humanos. Assim, para todos os outros nematódeos, qualquer aumento na carga de vermes deve ser devido a reinfecções exógenas continuadas.

CESTÓDEOS

As tênias são os cestódeos parasitas de humanos. As tênias adultas são vermes achatados hermafroditas segmentados e alongados que vivem no lúmen intestinal ou, na sua forma larval, podem viver nos tecidos extraintestinais. As tênias são compostas de uma cabeça (*escólex*) e um número de segmentos conectados (*proglotes*). O verme se conecta ao trato intestinal por meio do seu escólex, que possui ventosas, ganchos ou entalhes. O escólex é o local de formação de novas proglotes. As tênias não têm um trato intestinal funcional; em vez disso, cada segmento da tênia obtém nutrientes ativa e passivamente por meio de sua superfície tegumentar especializada. A proglote madura possui órgãos sexuais femininos e masculinos, mas a inseminação geralmente ocorre entre proglotes adjacentes. As proglotes fertilizadas liberam ovos que são eliminados com as fezes. Quando ingeridos por um hospedeiro intermediário, um ovo libera uma oncosfera que penetra no intestino e continua o desenvolvimento em tecidos como um cisticerco. Os seres humanos adquirem a infecção por meio da ingestão de tecidos animais que contenham cisticercos, e as tênias resultantes se desenvolvem e residem no intestino delgado proximal (p. ex., *Taenia solium*, *T. saginata*). Alternativamente, se os humanos ingerirem ovos desses cestódeos que foram eliminados nas fezes de humanos ou de animais, as oncosferas se desenvolvem e podem causar lesões císticas que ocupam espaço nos tecidos extraintestinais; os exemplos incluem a cisticercose devido à *T. solium* e a doença hidática devido às espécies de *Echinococcus*.

TREMATÓDEOS

Os trematódeos de importância médica incluem os vermes sanguíneos, os vermes intestinais e os vermes tissulares. Os vermes adultos frequentemente são achatados e em forma de folha. As ventosas orais e/ou ventrais ajudam os vermes adultos a manterem suas posições no local. Os vermes têm uma cavidade oral, mas não têm poro anal distal. Os nutrientes são obtidos por meio do seu tegumento e pela ingestão no trato intestinal de fundo cego. Os vermes são hermafroditas, exceto pelos vermes sanguíneos (esquistossomas), que são bissexuais. Os ovos são eliminados pelas fezes humanas (*Fasciola*, *Fasciolopsis*, *Clonorchis*, *Schistosoma japonicum*, *S. mansoni*), urina (*S. haematobium*) ou escarro e fezes (*Paragonimus*). Os ovos expelidos liberam miracídios – geralmente na água – que infectam espécies específicas de caramujos. Dentro dos caramujos, os parasitas se multiplicam e as cercárias são liberadas. Dependendo da espécie, as cercárias podem penetrar na pele (esquistossomas) ou podem se desenvolver em metacercárias, que podem ser ingeridas com plantas (p. ex., agrião para *Fasciola*) ou com peixe (*Clonorchis*) ou caranguejo (*Paragonimus*).

CONCLUSÃO

Muitas das chamadas doenças tropicais negligenciadas são causadas por infecções helmínticas. Os impactos de muitas infecções helmínticas para a saúde são variados e baseados nas necessidades frequentes de exposições repetidas para aumentar a carga de vermes em humanos infectados. Em regiões globais nas quais as exposições aos helmintos específicos ocorrem mesmo na infância (p. ex., nematódeos intestinais derivados das fezes, filárias transmitidas por mosquitos ou infecções por esquistossoma transmitido por caramujos na água), as morbidades dos indivíduos infectados podem incluir comprometimento nutricional, do desenvolvimento, cognitivo e funcional. Programas globais continuados de tratamento em massa estão direcionados atualmente para a diminuição das prevalências locais de helmintos específicos e seus consequentes impactos na saúde de populações locais.

231 Triquinelose e outras infecções teciduais por nematódeos

Peter F. Weller

Os nematódeos são vermes cilíndricos alongados e simétricos. Os nematódeos parasitas de significância médica podem ser classificados amplamente como predominantemente intestinais ou teciduais. Os nematódeos intestinais são abordados no Capítulo 232. Este capítulo aborda os nematódeos teciduais que causam triquinelose, *larva migrans* visceral e ocular, *larva migrans* cutânea, angiostrongilíase e gnatostomíase. Todas essas infecções zoonóticas resultam de exposição incidental a nematódeos infecciosos. Os sintomas clínicos dessas infecções se devem largamente a estágios larvares invasivos que (exceto no caso da *Trichinella*) não atingem a maturidade em humanos.

TRIQUINELOSE

A triquinelose se desenvolve depois da ingestão de carne contendo cistos de *Trichinella* (p. ex., carne de porco ou outra carne de um carnívoro). Embora a maioria das infecções seja leve e assintomática, as infecções maciças podem causar enterite grave, edema periorbitário, miosite e (pouco frequentemente) morte.

Ciclo de vida e epidemiologia Nove espécies de *Trichinella* e 13 genótipos são reconhecidos como causas de infecção em seres humanos. Duas espécies são distribuídas mundialmente: *T. spiralis*, que é encontrada em uma grande variedade de animais carnívoros e onívoros, e *T. pseudospiralis*, que é encontrada em mamíferos e aves. A *T. nativa* está presente em regiões do Ártico e sub-Ártico e infecta ursos, raposas e morsas; *T. nelsoni* é encontrada na África Oriental equatorial, onde é comum entre felinos predadores e em comedores de carniça, como hienas e porcos-do-mato; e *T. britovi* é encontrada na Europa, África Ocidental e Ásia Ocidental em carnívoros, mas não em suínos domésticos. A *T. murrelli* está presente em animais selvagens da América do Norte e Japão. A *T. papuae* é encontrada em Papua-Nova Guiné, Tailândia, Taiwan e Cambodja entre porcos domésticos ou selvagens e em tartarugas e crocodilos de água salgada. A *T. zimbabwensis* está presente em crocodilos na Tanzânia. A *T. patagoniensis* é encontrada em pumas na América do Sul.

Depois do consumo humano de carne infectada por Trichinella [Colocar em itálico o nome do verme], as larvas encistadas são liberadas por ácido digestivo e proteases (Fig. 231-1). As larvas invadem a mucosa do intestino delgado e amadurecem em vermes adultos. Depois de cerca de 1 semana, os vermes fêmeas liberam larvas recém-nascidas que migram através da circulação para músculos estriados. As larvas de todas as espécies, exceto *T. pseudospiralis*, *T. papuae* e *T. zimbabwensis*, então se encistam pela indução de uma transformação radical na arquitetura da célula muscular. As respostas imunes do hospedeiro podem ajudar a expelir vermes adultos intestinais, mas elas têm poucos efeitos deletérios sobre larvas vivendo nos músculos.

A triquinelose humana tem sido classicamente causada pela ingestão de produtos suínos infectados e, assim, pode ocorrer em quase qualquer lugar onde a carne de porcos domésticos ou selvagens seja ingerida. Cada vez mais, a triquinelose humana também tem sido adquirida por meio da carne de outros animais, inclusive cães (em partes da Ásia e África), cavalos (na Itália e França) e ursos e morsas (em regiões setentrionais). Embora o gado bovino (sendo herbívoro) não seja hospedeiro natural de *Trichinella*, a carne bovina tem sido implicada em surtos, quando contaminada ou adulterada com carne de porco infectada. Cerca de 12 casos de triquinelose são relatados anualmente nos Estados Unidos, mas a maioria dos casos leves fica sem diagnóstico. Surtos recentes nos Estados Unidos e no Canadá têm sido atribuídos predominantemente ao consumo de carne de caças (especialmente carne de urso e de morsa).

Patogênese e manifestações clínicas Os sintomas clínicos da triquinelose surgem das fases sucessivas de invasão entérica pelo parasita, migração larvária e encistamento em músculos (Fig. 231-1). A maioria das infecções leves (aquelas com < 10 larvas por grama de músculo) é assintomática, ao passo que as infecções maciças (que podem envolver > 50 larvas por grama de músculo) são potencialmente fatais. Uma fase entérica inicial causada pela liberação das larvas musculares ingeridas pode se manifestar com diarreia, dor abdominal, constipação e náuseas nas primeiras semanas da infecção.

Os sintomas devidos à migração larvária e invasão muscular começam a aparecer na segunda semana depois da infecção. A migração das larvas de *Trichinella* provoca uma reação acentuada de hipersensibilidade local e sistêmica, com febre e eosinofilia. Edema periorbitário e facial é comum, assim como hemorragias subconjuntivais, na retina e nos leitos ungueais (hemorragias em "estilhaço"). Exantema maculopapular, cefaleia, tosse, dispneia ou disfagia, às vezes, se desenvolvem. Miocardite com taquiarritmias ou insuficiência cardíaca – e, menos comumente, encefalite ou pneumonite – podem surgir e são responsáveis pela maioria das mortes de pacientes com triquinelose.

Com o encistamento das larvas em músculos 2 a 3 semanas depois da infecção, desenvolvem-se sintomas de miosite com mialgias, edema muscular e fraqueza, geralmente se superpondo a reações inflamatórias às larvas migrantes. Os grupos musculares mais comumente envolvidos compreendem os músculos extraoculares, o bíceps e os músculos da mandíbula, do pescoço, da região lombar e do diafragma. Atingindo o pico cerca de 3 semanas depois da infecção, os sintomas só regridem gradualmente durante uma convalescença prolongada. Infecções raras com *T. pseudospiralis*, cujas larvas não se encapsulam em músculos, provocam uma enfermidade prolongada semelhante à polimiosite.

Achados laboratoriais e diagnóstico A eosinofilia sanguínea ocorre em > 90% dos pacientes com triquinelose prolongada e pode atingir o auge em um nível de > 50% em 2 a 4 semanas após a infecção. Níveis séricos de enzimas musculares, inclusive creatinafosfoquinase, estão elevados na maioria

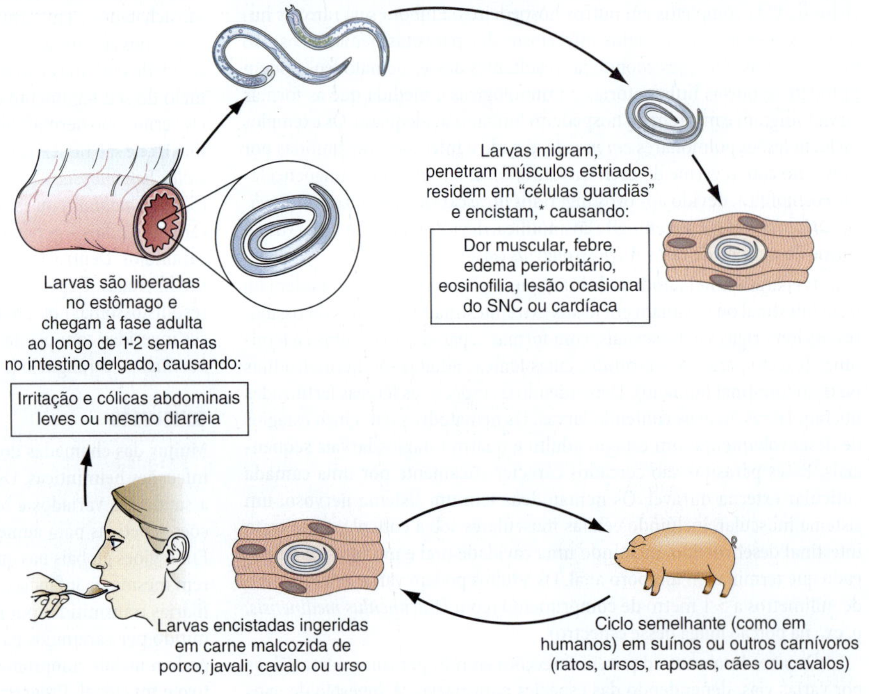

FIGURA 231-1 Ciclo de vida da *Trichinella* *spiralis* (cosmopolita); *nelsoni* (África Equatorial); *britovi* (Europa, África Ocidental, Ásia Ocidental); *nativa* (Ártico); *murrelli* (América do Norte); *papuae* (Papua-Nova Guiné); *zimbabwensis* (Tanzânia); e *pseudospiralis* (cosmopolita). SNC, sistema nervoso central. *(Reproduzida, com autorização, de RL Guerrant et al [eds]: Tropical Infectious Diseases: Principles, Pathogens and Practice, 2nd ed, Elsevier, 2006.)*

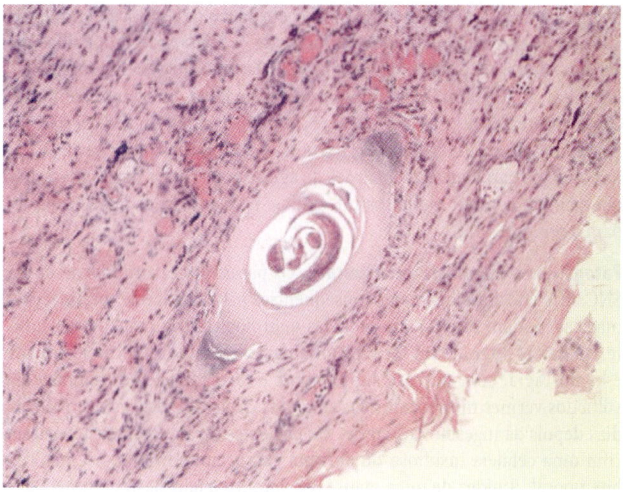

FIGURA 231-2 **Larva de *Trichinella*** encistada em uma cápsula hialinizada característica em tecido muscular estriado. *(Fotografias fornecidas pela Dra. Mary Wu Chang com autorização da mãe do paciente.)*

dos pacientes sintomáticos. Os pacientes devem ser questionados minuciosamente sobre seu consumo de carne de porco ou de animais selvagens e sobre doença em outros indivíduos que comeram da mesma carne. Um diagnóstico clínico presuntivo pode ser baseado em febre, eosinofilia, edema periorbitário e mialgias depois de uma refeição suspeita. Um aumento do título de anticorpo específico ao parasita, que geralmente não ocorre até depois da terceira semana de infecção, confirma o diagnóstico. Alternativamente, um diagnóstico definitivo requer biópsia cirúrgica de pelo menos 1 grama de músculo envolvido; os resultados positivos são mais altos perto das inserções de tendões. O tecido muscular fresco deve ser comprimido entre lâminas de vidro e examinado ao microscópio (Fig. 231-2), porque larvas podem passar despercebidas pelo exame rotineiro de cortes histopatológicos.

TRATAMENTO

Triquinelose

A maioria dos pacientes com infecções leves se recupera sem problemas com repouso no leito, antitérmicos e analgésicos. Glicocorticoides, como a prednisona (Tab. 231-1), são benéficos para miosite grave e miocardite. O mebendazol e o albendazol são ativos contra as fases entéricas do parasita, mas sua eficácia contra larvas encistadas não tem sido demonstrada de maneira conclusiva.

TABELA 231-1 ■ Terapia das infecções teciduais por nematódeos

Infecção	Gravidade	Tratamento
Triquinelose	Leve	De suporte
	Moderada	Albendazol (400 mg, 2×/dia × 8-14 dias) *ou*
		Mebendazol (200-400 mg, 3×/dia × 3 dias; então 500 mg, 3×/dia × 10 dias)
	Grave	Acrescentar glicocorticoides (p. ex., prednisona, 1 mg/kg/dia × 5 dias)
Larva migrans visceral	Leve a moderada	De suporte
	Grave	Glicocorticoides (como anteriormente)
	Ocular	Não totalmente definido; albendazol (800 mg, 2×/dia, para adultos; 400 mg, 2×/dia, para crianças) com glicocorticoides × 5-20 dias tem sido eficaz
Larva migrans cutânea		Ivermectina (dose única, 200 μg/kg) *ou*
		Albendazol (200 mg, 2×/dia × 3 dias)
Angiostrongilíase	Leve a moderada	De suporte
	Grave	Glicocorticoides (como anteriormente)
Gnatostomíase		Ivermectina (200 μg/kg/dia × 2 dias) *ou*
		Albendazol (400 mg, 2×/dia × 21 dias)

Prevenção As larvas costumam ser destruídas pela cocção da carne de porco até que não esteja mais rósea ou pelo seu congelamento a –15°C por 3 semanas. Entretanto, no Ártico, as larvas de *T. nativa* na carne de morsa ou de urso são relativamente resistentes e podem permanecer viáveis a despeito do congelamento.

LARVA MIGRANS VISCERAL E OCULAR

A *larva migrans* visceral é uma síndrome causada por nematódeos que normalmente são parasitas de espécies de hospedeiros não humanos. Em seres humanos, as larvas desses nematódeos não se desenvolvem em vermes adultos, mas, em vez disso, migram por meio dos tecidos do hospedeiro e provocam inflamação eosinofílica. A forma mais comum de *larva migrans* visceral é a toxocaríase, causada por larvas do ascarídeo canino, *Toxocara canis*; a síndrome deve-se menos ao ascarídeo felino, *T. cati*, e, menos ainda, ao ascarídeo de porcos, *Ascaris suum*. Casos raros com meningoencefalite eosinofílica têm sido causados pelo ascarídeo do guaxinim, *Baylisascaris procyonis*.

Ciclo de vida e epidemiologia O nematelminto canino *T. canis* está distribuído entre cães em todo o mundo. A ingestão de ovos infecciosos por cães é seguida pela liberação de larvas de *Toxocara*, que penetram a parede intestinal e migram por via intravascular para os tecidos caninos, onde a maioria permanece em um estado de suspensão do desenvolvimento. Durante a gestação, algumas larvas retomam a migração em cadelas e infectam os filhotes no período pré-natal (por transmissão transplacentária) ou depois do nascimento (pela amamentação). Assim, nas cadelas lactantes e nos filhotes, as larvas retornam ao trato intestinal e se desenvolvem em vermes adultos, os quais produzem ovos que são liberados nas fezes. Os ovos devem embrionar durante várias semanas para se tornarem infecciosos. Os seres humanos adquirem toxocaríase principalmente pela ingestão de solo contaminado com fezes de filhotes caninos que contêm ovos infecciosos de *T. canis*. A *larva migrans* visceral é mais comum em crianças que habitualmente comem sujeiras.

Patogênese e manifestações clínicas A doença clínica aflige mais comumente crianças pré-escolares. Depois que seres humanos ingerem ovos de *Toxocara*, as larvas incubam e penetram a mucosa intestinal, da qual são carreadas pela circulação a uma ampla variedade de órgãos e tecidos. As larvas invadem o fígado, os pulmões, o sistema nervoso central (SNC) e outros sítios, provocando respostas granulomatosas eosinofílicas locais intensas. O grau de doença clínica depende do número de larvas e da distribuição nos tecidos, de reinfecção e das respostas imunes do hospedeiro. A maioria das infecções leves é assintomática, podendo ser evidenciadas somente por eosinofilia no sangue. Os sintomas característicos de *larva migrans* visceral incluem febre, mal-estar geral, anorexia e perda de peso, tosse, sibilos e erupções cutâneas. Hepatoesplenomegalia é comum. Essas manifestações podem ser acompanhadas por eosinofilia periférica extraordinária, que pode se aproximar de 90%. Embora seja incomum, convulsões ou transtornos comportamentais podem ocorrer. Os raros óbitos se devem a envolvimento grave neurológico, pneumônico ou miocárdico.

A forma ocular da síndrome da *larva migrans* ocorre quando larvas de *Toxocara* invadem o olho. Uma massa granulomatosa eosinofílica, mais comumente no polo posterior da retina, desenvolve-se em volta da larva aprisionada. A lesão retiniana pode simular um retinoblastoma no aspecto, e o diagnóstico errôneo da última condição pode levar à enucleação desnecessária. O espectro do envolvimento ocular também inclui endoftalmite, uveíte e coriorretinite. Distúrbios visuais unilaterais, estrabismo e dor ocular são os sintomas de apresentação mais comuns. Em contraste com a *larva migrans* visceral, a toxocaríase ocular geralmente se desenvolve em crianças maiores ou adultos jovens, sem história de perversão do apetite (pica); esses pacientes raramente têm eosinofilia ou manifestações viscerais.

Diagnóstico Além da eosinofilia, leucocitose e hipergamaglobulinemia podem ser evidentes. Infiltrados pulmonares transitórios são aparentes nas radiografias de tórax de cerca de metade dos pacientes com sintomas de pneumonite. O diagnóstico clínico pode ser confirmado por um ensaio imunoenzimático para anticorpos contra *Toxocara*. O exame parasitológico de fezes é inútil na toxocaríase, pois as larvas não se desenvolvem em vermes adultos produtores de ovos em seres humanos.

TRATAMENTO
Larva migrans visceral e ocular

A grande maioria das infecções por *Toxocara* é autolimitada e melhora sem terapia específica. Em pacientes com envolvimento miocárdico, do SNC ou pulmonar grave, glicocorticoides podem ser empregados para reduzir as complicações inflamatórias. Não tem sido demonstrado conclusivamente que os fármacos anti-helmínticos disponíveis, inclusive mebendazol e albendazol, alterem a evolução da *larva migrans*. As medidas de controle incluem a proibição de excrementos de cães em parques públicos e *playgrounds*, vermifugação de cães e prevenção dos distúrbios do apetite (pica) em crianças. O tratamento da doença ocular não está completamente definido, mas a administração de albendazol em conjunto com glicocorticoides tem sido efetiva **(Tab. 231-1)**.

LARVA MIGRANS CUTÂNEA

A *larva migrans* cutânea ("bicho geográfico") é uma erupção cutânea serpiginosa causada pelas larvas escavadoras de ancilostomídeos de animais, geralmente o verme do cão e do gato, *Ancylostoma braziliense*. As larvas eclodem de ovos eliminados nas fezes de cães e gatos e amadurecem no solo. Os seres humanos tornam-se infectados depois do contato da pele com o solo em áreas frequentadas por cachorros e gatos. A *larva migrans* cutânea é prevalente entre crianças e viajantes em regiões com climas úmidos e quentes, inclusive o sudeste dos Estados Unidos.

Depois que as larvas penetram a pele, formam-se lesões eritematosas ao longo dos tratos tortuosos de sua migração através da junção derme-epiderme; as larvas avançam vários centímetros em um dia. As lesões intensamente pruriginosas podem ocorrer em qualquer parte do corpo, podendo ser numerosas se o paciente houver se deitado no chão. Vesículas e bolhas podem se formar mais tarde. As larvas dos ancilostomídeos de animais não amadurecem nos seres humanos e, sem tratamento, morrerão depois de um intervalo que varia de semanas a um par de meses, com resolução das lesões cutâneas. O diagnóstico é feito clinicamente. Biópsias de pele só raramente detectam larvas para o diagnóstico. Os sintomas podem ser aliviados por ivermectina ou albendazol (Tab. 231-1).

ANGIOSTRONGILÍASE

O *Angiostrongylus cantonensis*, o verme pulmonar do rato, é a causa mais comum de meningite eosinofílica humana (Fig. 231-3).

Ciclo de vida e epidemiologia Essa infecção ocorre principalmente no Sudeste Asiático e na Bacia do Pacífico, mas tem se espalhado por outras áreas do mundo, inclusive nas ilhas do Caribe, em países na América Central e do Sul e no sul dos Estados Unidos. As larvas de *A. cantonensis* produzidas por vermes adultos no pulmão do rato migram para o trato gastrintestinal e são expelidas com as fezes. Elas se desenvolvem em larvas infectantes dentro de caramujos terrestres e lesmas. Os seres humanos adquirem a infecção ingerindo moluscos infectados crus; hortaliças contaminadas por secreção de molusco; ou caranguejos, camarões de água doce e certos peixes marinhos que tenham comido moluscos infectados. Em seguida, as larvas migram para o cérebro.

Patogênese e manifestações clínicas Os parasitas acabam morrendo no SNC, mas não antes de iniciar consequências patológicas que, em infecções maciças, podem resultar em sequelas neurológicas permanentes ou morte. As larvas migratórias causam inflamação eosinofílica local acentuada e hemorragia, com necrose subsequente e formação de granulomas em volta dos vermes moribundos. Os sintomas clínicos se desenvolvem 2 a 35 dias depois da ingestão das larvas. Os pacientes geralmente se apresentam com uma cefaleia insidiosa ou abrupta excruciante, frontal, occipital ou bitemporal. Rigidez de nuca, náuseas e vômitos e parestesias também são comuns. Febre, paralisias de nervos cranianos e extraoculares, convulsões, paralisia e letargia são incomuns.

Achados laboratoriais O exame do líquido cerebrospinal (LCS) é mandatório em casos suspeitos e geralmente revela uma pressão de abertura elevada, uma contagem de leucócitos de 150 a 2.000/μL e uma pleocitose eosinofílica de > 20%. A concentração de proteína geralmente está aumentada, e o nível de glicose é normal. As larvas de *A. cantonensis* só são observadas no LCS raramente. A eosinofilia no sangue periférico pode ser leve. O diagnóstico geralmente baseia-se na apresentação clínica de meningite eosinofílica, juntamente com uma história epidemiológica compatível.

TRATAMENTO
Angiostrongilíase

A quimioterapia específica não é benéfica na angiostrongilíase; agentes larvicidas podem exacerbar as lesões inflamatórias cerebrais. O manejo consiste em medidas de suporte, inclusive administração de analgésicos, sedativos e – em casos graves – glicocorticoides **(Tab. 231-1)**. Punções lombares repetidas com remoção de LCS podem aliviar os sintomas. Na maioria dos pacientes, a angiostrongilíase cerebral tem um curso autolimitado, e a recuperação é completa. A infecção pode

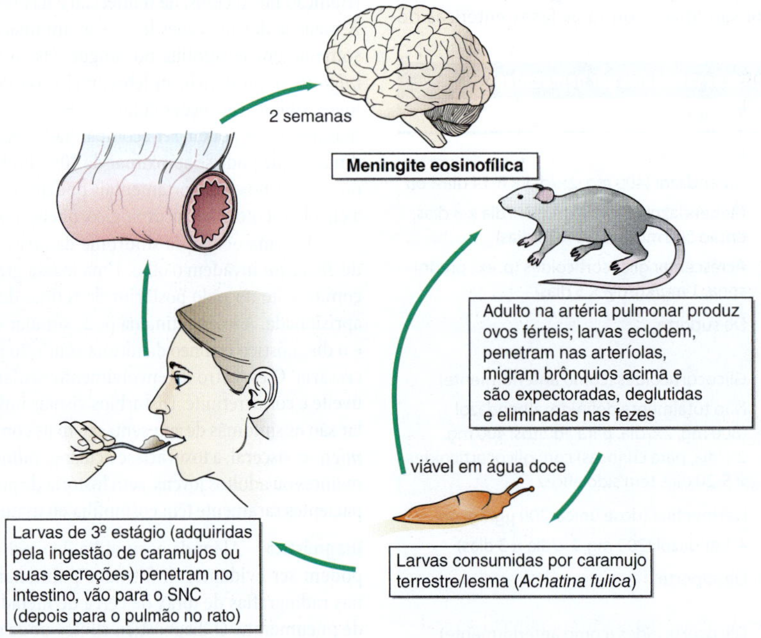

FIGURA 231-3 **Ciclo de vida do *Angiostrongylus cantonensis* (verme pulmonar do rato)** encontrado no Sudeste Asiático e na Bacia do Pacífico, além de nas ilhas do Caribe, em países da América Central e do Sul e no sul dos Estados Unidos. SNC, sistema nervoso central. *(Reproduzida, com autorização, de RL Guerrant et al [eds]: Tropical Infectious Diseases: Principles, Pathogens and Practice, 2nd ed, Elsevier, 2006.)*

ser prevenida pela cocção adequada de caramujos, caranguejos e pitus, e pela inspeção de hortaliças quanto à infestação por moluscos. Outras causas parasitárias ou fúngicas de meningite eosinofílica em áreas endêmicas podem incluir gnatostomíase (ver adiante), paragonimíase (Cap. 234), esquistossomose (Cap. 234), neurocisticercose (Cap. 235) e coccidioidomicose (Cap. 213).

GNATOSTOMÍASE

A infecção de tecidos humanos com larvas de *Gnathostoma spinigerum* pode causar meningoencefalite eosinofílica, edemas cutâneos migratórios ou tumorações invasivas do olho e órgãos viscerais.

Ciclo de vida e epidemiologia A gnatostomíase humana ocorre em muitos países e é notavelmente endêmica no Sudeste Asiático e partes da China e do Japão. Na natureza, os vermes adultos maduros parasitam o trato gastrintestinal de cães e gatos. Larvas de primeiro estágio eclodem de ovos eliminados dentro da água e são ingeridas por espécies de *Cyclops* (pulgas d'água). As larvas infecciosas de terceiro estágio se desenvolvem na carne de muitas espécies de animais (inclusive peixes, rãs, enguias, serpentes, galinhas e patos) que tenham ingerido *Cyclops* infectado ou outro hospedeiro intermediário secundário infectado. Os seres humanos adquirem a infecção comendo peixes ou aves domésticas, crus ou malcozidos. Pratos de peixe cru, como *som fak*, na Tailândia, e *sashimi*, no Japão, são responsáveis por muitos casos de gnatostomíase humana. Alguns casos na Tailândia resultam da prática local de aplicar carne de rã ou serpente como um emplastro.

Patogênese e manifestações clínicas Os sintomas clínicos se devem à migração aberrante de uma larva única para dentro de tecidos cutâneos, viscerais, neurais ou oculares. Depois da invasão, a migração larvária pode causar inflamação local, com dor, tosse ou hematúria, acompanhada de febre e eosinofilia. Edemas migratórios dolorosos e pruriginosos podem se desenvolver na pele, particularmente nas extremidades distais ou na área periorbitária. Os edemas cutâneos geralmente duram cerca de 1 semana, mas frequentemente recorrem, de forma intermitente, ao longo de muitos anos. A invasão larvária do olho pode provocar uma resposta inflamatória que ameaça a visão. A invasão do SNC resulta em meningite eosinofílica com mieloencefalite, uma complicação séria devido à migração larvária ascendente ao longo de um grande feixe nervoso. Caracteristicamente, os pacientes se apresentam com dor radicular agonizante e parestesias no tronco ou em um membro, seguidas em pouco tempo por paraplegia. O envolvimento cerebral, com hemorragias focais e destruição tecidual, frequentemente é fatal.

Diagnóstico e tratamento Os edemas migratórios cutâneos com acentuada eosinofilia periférica, apoiados por uma história geográfica e dietética apropriada, constituem uma base adequada para um diagnóstico clínico de gnatostomíase. Entretanto, os pacientes podem se apresentar com envolvimento ocular ou cerebrospinal sem edemas cutâneos precedentes. No último caso, a pleocitose eosinofílica é demonstrável (geralmente com LCS hemorrágico ou xantocrômico), mas os vermes quase nunca são recuperados do LCS. A remoção cirúrgica do parasita do tecido subcutâneo ou ocular, embora raramente factível, é tanto diagnóstica como terapêutica. Albendazol ou ivermectina podem ser úteis (Tab. 231-1). Atualmente, o envolvimento cerebrospinal é tratado com medidas de suporte e, geralmente, com um curso de glicocorticoides. A gnatostomíase pode ser prevenida pela cocção adequada de peixes e aves domésticas em áreas endêmicas.

LEITURAS ADICIONAIS

Centers for Disease Control and Prevention: Surveillance for trichinellosis—United States, 2015, Annual Summary. Atlanta, GA: U.S. Department of Health and Human Services, CDC, 2017.

Lupi O et al: Mucocutaneous manifestations of helminth infections. Nematodes. J Am Acad Dermatol 73:929, 2015.

Martins YC et al: Central nervous system manifestations of *Angiostrongylus cantonensis* infection. Acta Trop 141:46, 2015.

Rostami A et al: Meat sources of infection for outbreaks of human trichinellosis. Food Microbiol 64:65, 2017.

Rostami A et al: Human toxocariasis—A look at a neglected disease through an epidemiological "prism." Infect Genet Evol 74:104002, 2019.

Sitcar AD et al: Raccoon roundworm infection associated with central nervous system disease and ocular disease—six states, 2013–2015. Morbid Mortal Wkly Rep 65:930, 2016.

232 Infecções por nematódeos intestinais

Thomas B. Nutman, Peter F. Weller

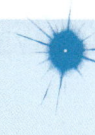

Mais de 1 bilhão de pessoas no mundo inteiro se infecta com uma ou mais espécies de nematódeos intestinais. A Tabela 232-1 resume os aspectos biológicos e clínicos das infecções decorrentes dos principais nematódeos parasitários intestinais. Esses parasitas são mais comuns em regiões com saneamento básico precário, particularmente em países com recursos limitados nos trópicos e subtrópicos, mas também têm sido verificados com frequência cada vez maior entre imigrantes e refugiados em países ricos. Embora as infecções por nematódeos não costumem ser fatais, elas contribuem para a desnutrição e redução da capacidade de trabalho. Um aspecto interessante é que essas infecções helmínticas podem proteger alguns indivíduos contra doenças alérgicas. Os seres humanos às vezes são infectados por parasitas nematódeos que ordinariamente infectam animais; tais infecções zoonóticas causam doenças, como a tricostrongilíase, a anisaquíase, a capilaríase e a angiostrongilíase abdominal.

Os nematódeos intestinais são vermes cilíndricos, cujo comprimento varia de 1 mm a muitos centímetros quando adultos (Tab. 232-1). Seus ciclos vitais são complexos e altamente variados; algumas espécies, como *Strongyloides stercoralis* e *Enterobius vermicularis*, podem ser transmitidas diretamente de uma pessoa para outra, enquanto outras, como *Ascaris lumbricoides* e os ancilóstomos, necessitam de uma fase no solo para seu desenvolvimento. Como a maioria dos parasitas helmínticos não se autorreplica, a aquisição de uma carga intensa de vermes adultos exige a exposição repetida ao parasita em seu estágio infeccioso, quer como larva, quer como ovo. Assim, a doença clínica, ao contrário da infecção assintomática (ou subclínica), geralmente se desenvolve apenas com a exposição prolongada em uma área endêmica e está relacionada com a intensidade da infecção. Nas pessoas com carência nutricional, as infecções intestinais por helmintos podem comprometer o crescimento e o desenvolvimento. A eosinofilia e os níveis séricos elevados de IgE são aspectos de muitas infecções por helmintos e, quando não explicados, sempre devem levar a uma pesquisa imediata por helmintos intestinais. Uma imunidade protetora significativa contra os nematódeos intestinais parece não se desenvolver em seres humanos, embora as respostas imunes dos hospedeiros a essas infecções não tenham sido elucidadas em detalhes.

ASCARIDÍASE

O *A. lumbricoides* é o maior parasita nematódeo intestinal dos seres humanos, alcançando até 40 cm de comprimento. A maioria dos indivíduos infectados apresenta cargas baixas de vermes e se mostra assintomática. A doença clínica origina-se da migração de larvas nos pulmões ou dos efeitos dos vermes adultos nos intestinos.

Ciclo de vida Os vermes adultos vivem no lúmen do intestino delgado. As fêmeas maduras de *Ascaris* são extraordinariamente férteis, cada qual produzindo até 240 mil ovos por dia, eliminados nas fezes. Os ovos de *Ascaris*, notavelmente resistentes aos estresses ambientais, tornam-se infecciosos depois de várias semanas de maturação no solo e podem permanecer infecciosos por anos. Depois que os ovos infecciosos são deglutidos, as larvas liberadas no intestino invadem a mucosa, migram por meio da circulação até os pulmões, penetram os alvéolos, ascendem pela árvore brônquica e retornam – por deglutição – ao intestino delgado, onde se desenvolvem em vermes adultos. O tempo entre a infecção inicial e a produção de ovos é tipicamente de 2 a 3 meses. Os vermes adultos vivem por 1 a 2 anos.

Epidemiologia O *Ascaris* encontra-se amplamente distribuído nas regiões tropicais e subtropicais, bem como em outras áreas úmidas e regiões do mundo mais temperadas. Em geral, a transmissão ocorre por meio do solo contaminado por fezes e se deve à falta de instalações sanitárias ou ao uso de fezes humanas como fertilizante. Com sua propensão à transmissão fecal da mão para a boca, as crianças menores geralmente são mais afetadas. A infecção fora de áreas endêmicas, embora rara, pode ocorrer quando ovos em hortaliças transportadas são ingeridos.

Manifestações clínicas Durante a fase pulmonar de migração das larvas, cerca de 9 a 12 dias depois da ingestão dos ovos, os pacientes podem desenvolver tosse seca irritativa e desconforto subesternal em queimação,

TABELA 232-1 ■ Principais nematódeos intestinais parasitas humanos

	Nematódeo parasita				
Característica	***Ascaris lumbricoides***	***Necator americanus, Ancylostoma duodenale, Ancylostoma ceylanicum***	***Strongyloides stercoralis***	***Trichuris trichiura***	***Enterobius vermicularis***
Prevalência global em humanos (milhões)	807	576	100	604	209
Áreas endêmicas	Em todo o mundo	Regiões quentes e úmidas	Regiões quentes e úmidas	Em todo o mundo	Em todo o mundo
Estágio infectante	Ovo	Larva filariforme	Larva filariforme	Ovo	Ovo
Via de infecção	Oral	Percutânea	Percutânea ou autoinfecção	Oral	Oral
Localização gastrintestinal dos vermes	Lúmen jejunal	Mucosa jejunal	Mucosa do intestino delgado	Ceco, mucosa do cólon	Ceco, apêndice
Tamanho do verme adulto	15-40 cm	7-12 mm	2 mm	30-50 mm	8-13 mm (fêmea)
Passagem pulmonar de larvas	Sim	Sim	Sim	Não	Não
Período de incubação[a] (dias)	60-75	40-100	17-28	70-90	35-45
Longevidade	1 ano	*N. americanus*: 2-5 anos *A. duodenale*: 6-8 anos *A. ceylanicum*: 6-8 anos[b]	Décadas (devido à autoinfecção)	5 anos	2 meses
Fecundidade (ovos/dia/verme)	240.000	*N. americanus*: 4.000-10.000 *A. duodenale*: 10.000-25.000 *A. ceylanicum*: 5.000-15.000	5.000-10.000	3.000-7.000	2.000
Principais sintomas	Raramente, obstrução biliar ou, em infecções maciças, obstrução gastrintestinal	Anemia ferropriva nas infecções maciças	Sintomas gastrintestinais; má-absorção ou sepse na hiperinfecção	Sintomas gastrintestinais ou anemia em infecções maciças	Prurido perianal
Estágio diagnóstico	Ovos nas fezes	Ovos em fezes frescas, larvas em fezes antigas	Larvas nas fezes ou no aspirado duodenal; escarro na hiperinfecção	Ovos nas fezes	Ovos da pele perianal em fita adesiva
Tratamento	Mebendazol Albendazol Ivermectina	Mebendazol Albendazol	Ivermectina Albendazol	Mebendazol Albendazol Ivermectina	Mebendazol Albendazol

[a]Tempo desde a infecção até a produção de ovos pelo verme fêmea maduro. [b]Sugerido, mas sem evidências em humanos.

agravado pela tosse ou inspiração profunda. Dispneia e escarro tinto de sangue são menos comuns. Pode haver febre. A eosinofilia surge durante essa fase sintomática e diminui lentamente durante semanas. A radiografia de tórax pode revelar evidências de pneumonite eosinofílica (síndrome de Löffler), com infiltrados arredondados que medem alguns milímetros a vários centímetros. Esses infiltrados podem ser transitórios e intermitentes, desaparecendo depois de várias semanas. Onde ocorre a transmissão sazonal do parasita, a pneumonite sazonal com eosinofilia pode acometer hospedeiros previamente infectados e sensibilizados.

Nas infecções estabelecidas, os vermes adultos no intestino delgado geralmente não causam sintomas. Nas infecções maciças, principalmente em crianças, um grande "bolo" de vermes emaranhados pode provocar dor e obstrução do intestino delgado, às vezes complicada por perfuração, invaginação ou volvo. Vermes isolados podem causar doença quando migram para dentro de locais aberrantes. Um grande verme pode penetrar e ocluir a árvore biliar, provocando cólica biliar, colecistite, colangite, pancreatite ou (raramente) abscessos intra-hepáticos. A migração de um verme adulto para cima, até o esôfago, pode provocar tosse e expulsão oral do verme. Em áreas altamente endêmicas, a ascaridíase intestinal e a biliar podem rivalizar com a apendicite aguda e com os cálculos biliares como causas de abdome agudo cirúrgico.

Achados laboratoriais A maioria dos casos de ascaridíase pode ser diagnosticada por detecção microscópica de ovos característicos de *Ascaris* (65 por 45 μm) em amostras fecais, embora a reação em cadeia da polimerase (PCR, de *polymerase chain reaction*) de DNA extraído de fezes esteja sendo cada vez mais usada em pesquisas e em algumas situações clínicas. Ocasionalmente, os pacientes se apresentam depois de eliminar um verme adulto – identificável por seu tamanho grande e superfície lisa cor de creme – nas fezes ou, o que é bem menos comum, pela boca ou pelo nariz. Durante a fase migratória transpulmonar inicial, quando ocorre a pneumonite eosinofílica, as larvas podem ser encontradas no escarro ou em aspirados gástricos antes que os ovos que confirmam o diagnóstico surjam nas fezes. A eosinofilia, proeminente durante esse estágio inicial, geralmente diminui para níveis mínimos na infecção estabelecida. Os vermes adultos podem ser visualizados, às vezes de maneira acidental, em exames contrastados do trato gastrintestinal. Uma radiografia simples de abdome pode revelar massas de vermes nas alças intestinais cheias de gás, em pacientes com obstrução intestinal. Os vermes pancreatobiliares podem ser detectados por ultrassonografia e colangiopancreatografia retrógrada endoscópica; o último método também já foi empregado para extrair vermes do tipo *Ascaris* do trato biliar.

TRATAMENTO

Ascaridíase

A ascaridíase sempre deve ser tratada para evitar as complicações potencialmente graves. O albendazol (400 mg, em dose única), o mebendazol (100 mg, 2 vezes ao dia, durante 3 dias, ou 500 mg, em dose única) ou a ivermectina (150-200 μg/kg, em dose única) são eficazes. Contudo, essas medicações são contraindicadas na gravidez. Diarreia leve e dor abdominal são efeitos colaterais incomuns desses agentes. A obstrução intestinal parcial deve ser tratada com aspiração nasogástrica, hidratação intravenosa e instilação de piperazina por sonda nasogástrica, mas a obstrução completa e suas graves complicações exigem intervenção cirúrgica imediata.

ANCILOSTOMOSE

Três espécies (*Ancylostoma duodenale*, *Ancylostoma ceylanicum* e *Necator americanus*) são responsáveis pela maioria das infecções por ancilóstomos em humanos. A maioria dos indivíduos infectados é assintomática. A ancilostomose desenvolve-se a partir de uma combinação de fatores – carga massiva de vermes, duração prolongada da infecção e ingestão inadequada de ferro – e resulta em anemia ferropriva, bem como, às vezes, em hipoproteinemia.

Ciclo de vida Os ancilóstomos adultos, com aproximadamente 1 cm de comprimento, utilizam os dentes bucais (*Ancylostoma*) ou as placas cortantes (*Necator*) para se fixar na mucosa do intestino delgado e sugar sangue (0,2 mL/dia por *Ancylostoma* adulto) e líquido intersticial. Os ancilóstomos adultos produzem milhares de ovos diariamente. Os ovos são depositados com as fezes no solo, onde larvas rabditiforme eclodem e se desenvolvem ao longo de um período de 1 semana em larvas filariformes infecciosas. As larvas infecciosas penetram a pele e alcançam os pulmões pela corrente sanguínea. Então, as larvas invadem os alvéolos e ascendem pelas vias aéreas antes de serem deglutidas e atingir o intestino delgado. O período entre a invasão cutânea e o aparecimento de ovos nas fezes é de cerca de 6 a 8 semanas, mas pode ser mais longo com *Ancylostoma* spp. As larvas de *Ancylostoma* spp., se deglutidas, podem sobreviver e se desenvolver diretamente na mucosa intestinal. Os ancilóstomos adultos podem sobreviver durante uma década mas, em geral, vivem cerca de 6 a 8 anos, no caso do *A. duodenale*, e 2 a 5 anos, no do *N. americanus*.

Epidemiologia O *A. duodenale* é prevalente no sul da Europa, no norte da África e da Ásia, sendo o *N. americanus* a espécie predominante no hemisfério ocidental e na África Equatorial. O *A. ceylanicum* é mais prevalente no Sudeste Asiático. As espécies podem se sobrepor geograficamente, particularmente no Sudeste Asiático. Estudos de prevalência etária mostraram um aumento constante na prevalência de ancilóstomos ao longo do tempo. As crianças mais velhas têm a maior intensidade de infecção por ancilóstomos; porém, em áreas rurais onde os campos são fertilizados com fezes humanas, os adultos trabalhadores mais velhos também têm infecção massiva.

Manifestações clínicas A maioria das infecções por ancilóstomos é clinicamente assintomática. As larvas infecciosas podem provocar dermatite maculopapular pruriginosa ("coceira") no local da penetração na pele, bem como faixas serpiginosas de migração subcutânea (semelhantes às da *larva migrans* cutânea; Cap. 231) em hospedeiros previamente sensibilizados. As larvas que migram através dos pulmões às vezes causam pneumonite transitória discreta, mas essa condição se desenvolve com menor frequência na ancilostomose do que na ascaridíase. Na fase intestinal inicial, as pessoas infectadas podem ter dor epigástrica (frequentemente com acentuação pós-prandial), diarreia inflamatória ou outros sintomas abdominais acompanhados de eosinofilia. A principal consequência da infecção crônica por ancilóstomos é a deficiência de ferro. Os sintomas são mínimos quando a ingestão de ferro é adequada, mas os indivíduos com nutrição limítrofe apresentam sintomas de anemia ferropriva progressiva e hipoproteinemia, como fraqueza e falta de ar.

Achados laboratoriais O diagnóstico é estabelecido pelo achado nas fezes dos característicos ovos ovais de ancilóstomo, com 40 por 60 μm. Procedimentos de concentração fecal podem ser necessários para detectar infecções leves. Os ovos de três espécies são indistinguíveis por microscopia óptica, enquanto a PCR oferece melhora significativa no diagnóstico da espécie específica. Em uma amostra fecal que não seja recente, os ovos podem ter eclodido para liberar as larvas rabditiformes, as quais precisam ser diferenciadas daquelas do *S. stercoralis*. Anemia microcítica hipocrômica, às vezes com eosinofilia ou hipoalbuminemia, é característica da ancilostomose.

TRATAMENTO

Ancilostomose

A infecção por ancilóstomos pode ser eliminada com vários fármacos anti-helmínticos seguros e altamente efetivos, inclusive albendazol (400 mg, em dose única) e mebendazol (500 mg, em dose única). A anemia ferropriva leve frequentemente pode ser tratada apenas com ferro oral. A ancilostomose grave com perda de proteína e má-absorção exige suporte nutricional e reposição de ferro oral juntamente com a vermifugação. Há preocupação significativa de que os benzimidazóis (mebendazol e albendazol) estejam se tornando menos efetivos contra ancilóstomos humanos.

Ancylostoma caninum* e *Ancylostoma braziliense O *A. caninum*, ancilóstomo do cão, foi identificado como uma causa de enterite eosinofílica humana, especialmente no nordeste da Austrália. Nessa infecção zoonótica, os ancilóstomos adultos fixam-se no intestino delgado (onde podem ser visualizados à endoscopia) e provocam dor abdominal, bem como intensa eosinofilia local. O tratamento com mebendazol (100 mg, 2 vezes ao dia, durante 3 dias) ou albendazol (400 mg, em dose única) ou a remoção endoscópica é eficaz. Essas duas espécies de ancilóstomos de animais podem causar *larva migrans* cutânea ("bicho geográfico"; Cap. 231).

ESTRONGILOIDÍASE

O *S. stercoralis* distingue-se por sua capacidade – peculiar entre os helmintos (exceto *Capillaria*; ver adiante) – de se replicar no hospedeiro humano. Tal capacidade permite ciclos contínuos de autoinfecção, quando as larvas infecciosas são produzidas em nível interno. A infecção por *S. stercoralis* pode persistir por décadas sem exposição adicional do hospedeiro a larvas infecciosas exógenas. Nos hospedeiros imunocomprometidos, grande número de larvas invasivas de *Strongyloides* podem ocasionar disseminação difusa e morte.

Ciclo de vida Além de um ciclo parasitário de desenvolvimento, o *Strongyloides* pode sofrer um ciclo de desenvolvimento de vida livre no solo (Fig. 232-1). Essa capacidade de adaptação facilita a sobrevida do parasita na ausência de hospedeiros mamíferos. As larvas rabditiformes eliminadas nas fezes podem transformar-se em larvas filariformes infecciosas, quer diretamente, quer depois de uma fase de desenvolvimento em vida livre. Os seres humanos adquirem o *S. stercoralis* quando as larvas filariformes no solo contaminado por fezes penetram a pele ou as membranas mucosas. As larvas migram, então, pela corrente sanguínea até os pulmões, onde penetram os espaços alveolares, ascendem pela árvore brônquica, são deglutidas e, dessa forma, atingem o intestino delgado. Ali, as larvas amadurecem em vermes adultos que penetram a mucosa do intestino delgado proximal. A diminuta fêmea adulta do parasita (comprimento de 2 mm) reproduz-se por partenogênese; não existem parasitas adultos masculinos. Os ovos eclodem localmente na mucosa intestinal, liberando larvas rabditiformes que migram para a luz intestinal e são eliminadas com as fezes no solo. De modo alternativo, as larvas rabditiformes no intestino podem desenvolver-se diretamente em larvas filariformes, que penetram a parede colônica ou a pele perianal e entram na circulação para repetir a migração que estabelece a reinfecção interna contínua. Esse ciclo de autoinfecção permite que a estrongiloidíase persista por décadas.

Epidemiologia O *S. stercoralis* é esparsamente distribuído nas áreas tropicais e em outras regiões quentes e úmidas, sendo particularmente comum no Sudeste Asiático, na África Subsaariana e no Brasil. Nos Estados Unidos, o parasita é endêmico em partes do sudeste e encontrado em imigrantes, refugiados, viajantes e militares que viveram em áreas endêmicas.

Manifestações clínicas Na estrongiloidíase sem complicações, muitos pacientes mostram-se assintomáticos ou apresentam discretos sintomas cutâneos e/ou abdominais. Urticária recorrente, envolvendo com frequência as nádegas e os punhos, é a manifestação cutânea mais comum. As larvas migratórias podem provocar uma erupção serpiginosa patognomônica, a *larva currens* ("larva corredora"). Essa lesão eritematosa, elevada e pruriginosa, avança rapidamente – até 10 cm/hora – ao longo do trajeto da migração da larva. Os parasitas adultos penetram a mucosa duodenojejunal e podem causar dor abdominal (geralmente mesoepigástrica) semelhante à dor da úlcera péptica, exceto pelo fato de ser agravada pela ingestão de alimentos. Podem ocorrer náuseas, diarreia, hemorragia digestiva, colite crônica leve e perda ponderal. Obstrução do intestino delgado pode acompanhar uma infecção massiva precoce. Os sintomas pulmonares são raros na estrongiloidíase sem complicações. Eosinofilia é comum, com contagens flutuantes ao longo do tempo.

O ciclo contínuo de autoinfecção da *S. stercoralis* é normalmente restringido por fatores desconhecidos do sistema imune do hospedeiro. A diminuição da imunidade do hospedeiro, principalmente com a terapia com glicocorticoides e, de maneira muito menos comum, com outros medicamentos imunossupressores, leva à hiperinfecção, com a produção de grandes quantidades de larvas filariformes. Colite, enterite ou má-absorção podem ocorrer. Na estrongiloidíase disseminada, as larvas podem invadir não apenas os tecidos gastrintestinais e os pulmões como também o sistema nervoso central, o peritônio, o fígado e os rins. Além disso, pode ocorrer bacteriemia em virtude da passagem da flora entérica por meio das barreiras mucosas rompidas. Sepse por Gram-negativos, pneumonia ou meningite podem complicar ou dominar a evolução clínica. Com frequência, não há eosinofilia nos pacientes com infecção grave. A estrongiloidíase disseminada pode ser fatal, principalmente nos pacientes com infecção

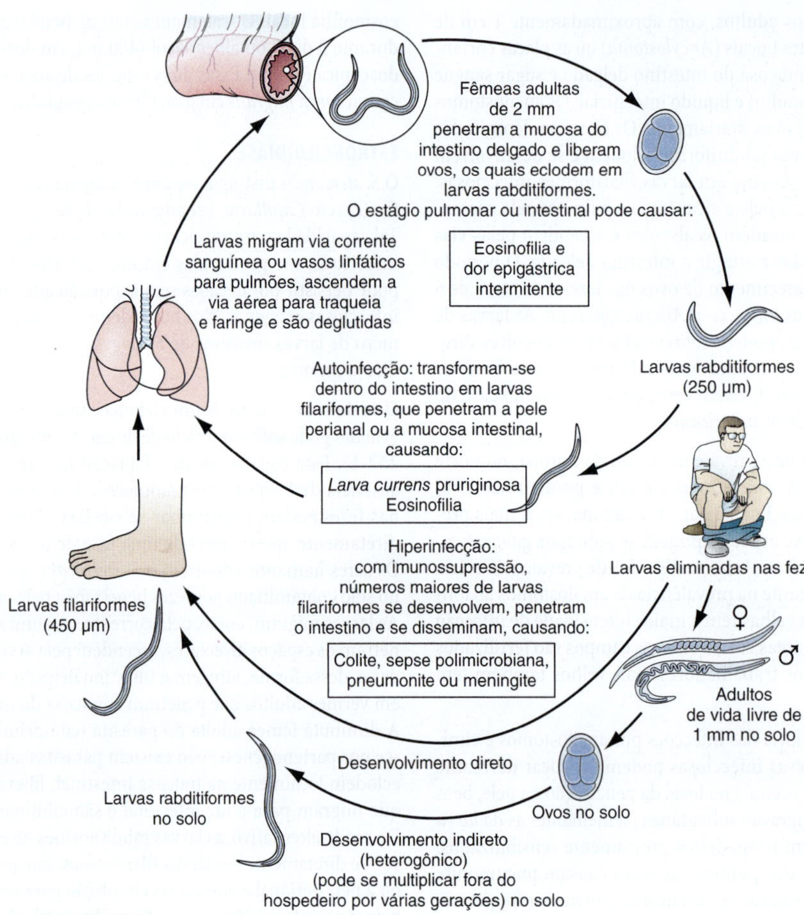

FIGURA 232-1 **Ciclo de vida do *Strongyloides stercoralis*.** *(Reproduzida, com autorização, de RL Guerrant et al [eds]: Tropical Infectious Diseases: Principles, Pathogens and Practice, 2nd ed, Elsevier, 2006.)*

insuspeita que receberam glicocorticoides. A estrongiloidíase é uma complicação frequente da infecção pelo vírus linfotrópico de células T humanas do tipo 1 (HTLV), mas a estrongiloidíase disseminada não é comum entre os pacientes infectados pelo HIV-1.

Diagnóstico Na estrongiloidíase sem complicações, a descoberta de larvas rabditiformes nas fezes é diagnóstica. As larvas rabditiformes têm cerca de 250 μm de comprimento, com uma cavidade bucal curta que as distingue das larvas de ancilóstomos. Nas infecções sem complicações, poucas larvas são eliminadas, e exames de fezes simples detectam apenas cerca de um terço dos casos. Os exames seriados e o uso do método de detecção em placa de ágar melhoram a sensibilidade do diagnóstico nas fezes. Novamente, a PCR começou a ser usada mais amplamente e fornece maior especificidade diagnóstica. Na estrongiloidíase sem complicações (mas não na hiperinfecção), os exames de fezes baseados em microscopia podem ser repetidamente negativos. As larvas de *Strongyloides* também podem ser encontradas em amostras do conteúdo duodenojejunal, por aspiração ou biópsia. Um ensaio imunoenzimático para os anticorpos séricos contra os antígenos do *Strongyloides* é um método sensível para o diagnóstico das infecções sem complicações. Tais testes sorológicos devem ser feitos nos pacientes cujos antecedentes geográficos indiquem exposição potencial, em especial os com eosinofilia e/ou candidatos ao tratamento com glicocorticoides para outras condições. Na estrongiloidíase disseminada, devem ser pesquisadas larvas filariformes nas fezes, bem como em amostras obtidas de locais de migração potencial das larvas, como escarro, lavado broncoalveolar ou líquido de drenagem cirúrgica.

TRATAMENTO

Estrongiloidíase

Mesmo no estado assintomático, a estrongiloidíase deve ser tratada por causa do potencial para disseminação subsequente e hiperinfecção fatal. A ivermectina (200 μg/kg/dia, durante 2 dias) é consistentemente mais eficaz que o albendazol (400 mg/dia, durante 3 dias). Para a estrongiloidíase disseminada, o tratamento com ivermectina deve ser estendido por pelo menos 14 dias ou pelo menos 1 semana após os parasitas terem sido erradicados. Em hospedeiros imunocomprometidos, o esquema de ivermectina deve ser repetido 2 semanas depois do tratamento inicial. A ivermectina tem sido administrada com sucesso por via parenteral (subcutânea ou intramuscular) nas pessoas que não conseguem ingerir a ivermectina por via oral.

TRICURÍASE

A maioria das infecções pelo *Trichuris trichiura* é assintomática, mas as infecções maciças podem provocar sintomas gastrintestinais. Como os outros helmintos transmitidos pelo solo, o *Trichuris* distribui-se amplamente pelo mundo, nos trópicos e subtrópicos, e é mais comum em crianças de regiões do mundo com recursos limitados.

Ciclo de vida Os vermes *Trichuris* adultos residem no cólon e no ceco, com as porções anteriores inseridas na mucosa superficial. Milhares de ovos são postos diariamente pelas fêmeas adultas, eliminados nas fezes e amadurecidos no solo. Depois da ingestão, as larvas eclodem dos ovos infecciosos no duodeno e amadurecem antes de migrar para o intestino grosso. O ciclo inteiro leva cerca de 3 meses, sendo que os vermes adultos podem viver por vários anos.

Manifestações clínicas As reações teciduais ao *Trichuris* são leves. A maioria dos indivíduos infectados não apresenta sintomas ou eosinofilia. As infecções maciças podem resultar em dor abdominal, anorexia e diarreia sanguinolenta ou mucoide, assemelhando-se à doença inflamatória intestinal. O prolapso retal pode resultar de infecções maciças em crianças, que, muitas vezes, sofrem de desnutrição e de outras doenças diarreicas. Quantidades moderadamente intensas de *Trichuris* também contribuem para o atraso do crescimento.

Diagnóstico e tratamento Os ovos em forma de limão, com 50 × 20 µm, característicos de *Trichuris*, são prontamente detectados no exame de fezes. Os vermes adultos, que têm 3 a 5 cm de comprimento, ocasionalmente podem ser observados à proctoscopia. A PCR está sendo cada vez mais usada nos locais onde está disponível. O tratamento com mebendazol (500 mg, em dose única) ou albendazol (3 doses de 400 mg/dia) é seguro e moderadamente eficaz, com taxas de cura de 30 a 90%. A ivermectina (3 doses de 200 µg/kg/dia) também é segura, porém não tão eficaz quanto os benzimidazóis.

ENTEROBÍASE (OXIÚROS)

O *E. vermicularis* é mais comum nos países temperados que nos trópicos. Nos Estados Unidos, cerca de 40 milhões de pessoas se infectam com *Enterobius*, com maior número de casos entre crianças.

Ciclo de vida e epidemiologia Os vermes *Enterobius* adultos têm cerca de 1 cm de comprimento e habitam o ceco. Vermes fêmeas grávidas fazem migração noturna para a região perianal e liberam até 2 mil ovos imaturos cada uma. Os ovos tornam-se infecciosos dentro de horas e são transmitidos pela passagem da mão à boca. A partir dos ovos ingeridos, as larvas eclodem e amadurecem, tornando-se adultas. Esse ciclo evolutivo leva aproximadamente 1 mês, e os vermes adultos sobrevivem por cerca de 2 meses. A autoinfecção resulta da coçadura perianal e do transporte de ovos infecciosos nas mãos ou sob as unhas até a boca. Devido à facilidade da propagação interpessoal, as infecções por *Enterobius* são comuns entre membros da mesma família.

Manifestações clínicas A maioria das infecções por *Enterobius* é assintomática. Prurido perianal é o sintoma principal. A coceira, que frequentemente é pior à noite como um resultado da migração noturna dos vermes fêmeas, pode levar a escoriação e infecção bacteriana secundária. Alega-se que infecções massivas causam dor abdominal e perda de peso. Em raras ocasiões, os oxiúros invadem o trato genital feminino, causando vulvovaginite e granulomas pélvicos ou peritoneais. A eosinofilia é rara.

Diagnóstico Como os ovos de *Enterobius* não são liberados nas fezes, o diagnóstico não pode ser feito pelos exames parasitológicos de fezes convencionais. Em vez disso, os ovos são detectados pela aplicação de fita adesiva transparente na região perianal pela manhã. Depois que a fita é transferida para uma lâmina, o exame microscópico revela os ovos de oxiúros, que são ovais, medem 55 por 25 µm e são achatados em um lado.

TRATAMENTO

Enterobíase

Crianças e adultos infectados devem ser tratados com mebendazol (100 mg, em dose única) ou albendazol (400 mg, em dose única), repetindo o tratamento depois de 2 semanas. O tratamento de todas as pessoas do domicílio também é recomendado a fim de eliminar os reservatórios assintomáticos contra a reinfecção em potencial.

TRICOSTRONGILÍASE

As espécies de *Trichostrongylus*, normalmente parasitas de animais herbívoros, às vezes infectam seres humanos, principalmente na Ásia e na África. Seres humanos adquirem a infecção pela ingestão acidental de larvas de *Trichostrongylus* em vegetais folhosos contaminados. As larvas não migram em seres humanos, mas amadurecem diretamente em vermes adultos no intestino delgado. Esses vermes ingerem muito menos sangue do que os ancilóstomos; a maioria das pessoas infectadas se mostra assintomática, porém as infecções intensas podem originar anemia leve e eosinofilia. Em exames de fezes, os ovos de *Trichostrongylus* assemelham-se a ovos de ancilóstomos, mas são maiores (85 por 115 µm). O tratamento consiste em mebendazol ou albendazol (Cap. 222).

ANISAQUÍASE

A anisaquíase é uma infecção gastrintestinal causada pela ingestão acidental da larva do nematódeo de peixe de água salgada não cozido, pertencente à família Anisakidae. A incidência de anisaquíase nos Estados Unidos aumentou em consequência da crescente popularidade de pratos à base de peixe cru. Muitos casos ocorrem no Japão, na Holanda e no Chile, onde o peixe cru – *sashimi*, arenque em conserva e ceviche, respectivamente – faz parte da culinária nacional. Os nematódeos anisaquídeos parasitam os grandes mamíferos marinhos, como baleias, golfinhos e focas. Como parte de um complexo ciclo evolutivo parasitário que envolve as cadeias alimentares marinhas, as larvas infecciosas migram até a musculatura de diversos peixes. O *Anisakis simplex* e o *Pseudoterranova decipiens* têm sido implicados na anisaquíase humana, mas uma síndrome gástrica idêntica pode ser causada pelas larvas vermelhas de parasitas estrongilídeos de aves que se alimentam de peixes.

Quando seres humanos consomem peixe cru infectado, as larvas vivas podem ser expelidas pela tosse em 48 horas. De outro modo, podem penetrar imediatamente a mucosa gástrica. Em questão de horas, estabelece-se dor abdominal alta violenta, acompanhada de náuseas e, às vezes, vômitos, simulando abdome agudo. O diagnóstico pode ser feito por visualização direta à endoscopia alta, delineação do verme por exames radiográficos com contraste ou exame histopatológico de tecido extraído. A extração das larvas escavadoras durante a endoscopia é curativa. Além disso, as larvas podem passar para o intestino delgado, onde penetram a mucosa e provocam uma vigorosa resposta granulomatosa eosinofílica. Os sintomas podem aparecer em 1 a 2 semanas depois da refeição infectada, com dor abdominal intermitente, diarreia, náuseas e febre, assemelhando-se às manifestações da doença de Crohn. A ingestão de proteínas derivadas de *Anisakis* por meio do consumo de carne de peixe contendo parasitas de *Anisakis* pode desencadear respostas alérgicas gastrintestinais e até mesmo anafilaxia.

O diagnóstico pode ser sugerido por exames contrastados com bário ou outros estudos radiológicos do trato gastrintestinal superior e confirmado pela ressecção cirúrgica curativa de um granuloma, no qual o verme se encontra embebido. Os ovos dos anisaquídeos não são encontrados nas fezes, pois as larvas não amadurecem nos seres humanos. Testes sorológicos têm sido desenvolvidos, mas não estão amplamente disponíveis.

As larvas anisaquídeas em peixes de água salgada são mortas por cozimento a 60°C, congelamento a -20°C durante 3 dias ou congelamento comercial por jato, mas, em geral, não por salgamento, marinação ou defumação a frio. Nenhum tratamento clínico está disponível; deve-se realizar a ressecção endoscópica ou cirúrgica.

CAPILARÍASE

A capilaríase intestinal é causada pela ingestão de peixe cru infectado pela *Capillaria philippinensis*. A autoinfecção subsequente pode levar a uma grave síndrome de consumpção. A doença ocorre nas Filipinas e na Tailândia e, ocasionalmente, em outras partes da Ásia. O ciclo natural da *C. philippinensis* envolve peixes de água doce e salobra. Quando os seres humanos se alimentam com peixe cru infectado, as larvas amadurecem no intestino, transformando-se em vermes adultos, os quais produzem larvas invasivas que provocam inflamação intestinal e perda de vilosidades. A capilaríase tem um início insidioso com dor abdominal inespecífica e diarreia aquosa. Quando não tratada, a autoinfecção progressiva pode acarretar enteropatia perdedora de proteína, má-absorção grave e, por fim, morte por caquexia, insuficiência cardíaca ou infecção secundária. O diagnóstico baseia-se na identificação dos típicos ovos em forma de amendoim (20 por 40 µm) ao exame de fezes. Os pacientes gravemente enfermos requerem hospitalização e terapia de suporte, além do tratamento anti-helmíntico prolongado com albendazol (200 mg, 2 vezes ao dia, durante 10 dias; Cap. 222).

ANGIOSTRONGILÍASE ABDOMINAL

A angiostrongilíase abdominal é encontrada na América Latina e África. O parasita zoonótico *Angiostrongylus costaricencis* causa ileocolite depois da ingestão de vegetais contaminados. O *A. costaricencis* normalmente é parasita do rato-de-algodão e de outros roedores, com lesmas e caramujos servindo como hospedeiros intermediários. Os seres humanos tornam-se infectados pela ingestão acidental de larvas infecciosas na gosma dos moluscos depositada em frutas e hortaliças; as crianças correm maior risco. As larvas penetram a parede intestinal e migram para a artéria mesentérica, onde se desenvolvem em vermes adultos. Os ovos depositados na parede intestinal provocam intensa reação granulomatosa eosinofílica, e os vermes adultos podem causar arterite mesentérica, trombose ou infarto intestinal franco. Os sintomas podem simular os da apendicite, como dor e hipersensibilidade abdominais, febre, vômitos e massa palpável na fossa ilíaca direita. A leucocitose e eosinofilia são proeminentes. Uma tomografia computadorizada contrastada mostra o intestino inflamado, muitas vezes com obstrução concomitante, mas o diagnóstico definitivo costuma ser firmado à cirurgia, com ressecção parcial do intestino. O exame patológico revela uma parede intestinal espessada, com granulomas eosinofílicos circundando os ovos de *Angiostrongylus*. Nos casos não cirúrgicos, o diagnóstico depende exclusivamente de critérios clínicos, porque as larvas e os ovos não são detectáveis nas fezes. A terapia clínica da angiostrongilíase abdominal é de eficácia incerta. A observação cuidadosa e a ressecção cirúrgica, caso haja sintomas graves, são a base do tratamento.

LEITURAS ADICIONAIS

Bethony J et al: Soil-transmitted helminth infections: Ascariasis, trichuriasis, and hookworm. Lancet 367:1521, 2006.

Fox LM: Ivermectin: Uses and impact 20 years on. Curr Opin Infect Dis 19:588, 2006.

Hochberg NS, Hamer DH: Anisakidosis: Perils of the deep. Clin Infect Dis 51:806, 2010.

Horton J: Albendazole: A review of anthelmintic efficacy and safety in humans. Parasitology 121(Suppl):S113, 2000.

Loukas A et al: Hookworm infection. Nat Rev Dis Primers 2:16088, 2016.

Montressor A et al: The global progress of soil-transmitted helminthiases control in 2020 and World Health Organization targets for 2030. PLoS Negl Trop Dis 14:e0008505, 2020.

Nutman TB: Human infection with *Strongyloides stercoralis* and other related *Strongyloides* species. Parasitology 144:263, 2017.

O'Connell EM et al: *Ancylostoma ceylanicum* hookworm in Myanmar refugees, Thailand, 2012-2015. Emerg Infect Dis 24:1472, 2018.

233 Filariose e infecções correlatas

Thomas B. Nutman, Peter F. Weller

As filárias são vermes nematódeos que residem nos tecidos subcutâneos e nos vasos linfáticos. Oito espécies de filárias infectam seres humanos (Tab. 233-1); dessas, quatro – *Wuchereria bancrofti*, *Brugia malayi*, *Onchocerca volvulus* e *Loa loa* – são responsáveis pelas infecções mais sintomáticas. As filárias parasitas, que infectam estimadas 170 milhões de pessoas em todo o mundo, são transmitidas por espécies específicas de mosquitos ou outros artrópodes e têm um ciclo vital complexo, incluindo fases larvárias infectantes carreadas por insetos e vermes adultos que residem nos tecidos linfáticos ou subcutâneos de seres humanos. A prole dos adultos é representada por microfilárias, as quais, dependendo de sua espécie, têm 200 a 250 μm de comprimento e 5 a 7 μm de largura, podem ou não estar envoltas em uma bainha frouxa e ou circulam no sangue, ou migram através da pele (Tab. 233-1). Para completar o ciclo evolutivo, as microfilárias são ingeridas pelo artrópode vetor e se desenvolvem ao longo de 1 a 2 semanas em novas larvas infectantes. Os vermes adultos vivem por muitos anos, ao passo que as microfilárias sobrevivem por 3 a 36 meses. O endossimbionte bacteriano *Wolbachia* tem sido encontrado no meio intracelular em todas as fases de espécies de *Brugia*, *Wuchereria*, *Mansonella* e *Onchocerca* e se tornou um alvo para quimioterapia antifilária.

Geralmente, a infecção só se estabelece com exposições prolongadas e repetidas a larvas infectantes. Como as manifestações clínicas das doenças por filárias se desenvolvem de modo relativamente lento, essas infecções devem ser consideradas como indutoras de doenças crônicas com possíveis efeitos debilitantes em longo prazo. Em termos da natureza, gravidade e cronologia das manifestações clínicas, os pacientes com infecções por filárias que são nativos de áreas endêmicas e têm exposição permanente podem diferir significativamente daqueles que são viajantes ou que se mudaram recentemente para tais áreas. Caracteristicamente, a filariose é mais aguda e intensa em indivíduos recentemente expostos do que em nativos de áreas endêmicas.

FILARIOSE LINFÁTICA

A filariose linfática é causada por *W. bancrofti*, *B. malayi* ou *Brugia timori*. Os parasitas adultos semelhantes a fios residem nos vasos linfáticos aferentes ou gânglios linfáticos, onde podem permanecer viáveis por mais de 2 décadas.

EPIDEMIOLOGIA

W. bancrofti, a filária parasita de seres humanos mais amplamente distribuída, afeta estimadas 110 milhões de pessoas e é encontrada nos trópicos e subtrópicos, inclusive Ásia e Ilhas do Pacífico, áreas da América do Sul e Bacia do Caribe. Os seres humanos são o único hospedeiro definitivo do parasita. De modo geral, a forma subperiódica só é encontrada nas Ilhas do Pacífico; em outros lugares, a *W. bancrofti* é periódica noturna. As formas periódicas noturnas de microfilárias são escassas no sangue periférico durante o dia e aumentam à noite, ao passo que as formas subperiódicas estão presentes no sangue periférico o tempo todo e atingem níveis máximos à tarde. Vetores naturais para *W. bancrofti* são os mosquitos *Culex*, em áreas urbanas, e mosquitos *Anopheles* ou *Aedes*, em zonas rurais.

A filariose brugiana devido à *B. malayi* ocorre principalmente no leste da Índia, Indonésia, Malásia e nas Filipinas. A *B. malayi* também tem duas formas distintas pela periodicidade da microfilariemia. A forma noturna, mais comum, é transmitida em áreas adjacentes a campos de arroz, enquanto a forma subperiódica é encontrada em florestas. A *B. malayi* infecta

TABELA 233-1 ■ Características das filárias

Microrganismo	Periodicidade	Distribuição	Vetor	Localização do adulto	Localização das microfilárias	Bainha
Wuchereria bancrofti	Noturna	Áreas cosmopolitas em todo o mundo, inclusive América do Sul, África, sul da Ásia, Papua-Nova Guiné, China, Indonésia	*Culex, Anopheles* (mosquitos)	Tecido linfático	Sangue	+
	Subperiódica	Pacífico Oriental	*Aedes* (mosquitos)	Tecido linfático	Sangue	+
Brugia malayi	Noturna	Sudeste Asiático, Indonésia, Índia	*Mansonia, Anopheles* (mosquitos)	Tecido linfático	Sangue	+
	Subperiódica	Indonésia, Sudeste Asiático	*Coquillettidia, Mansonia* (mosquitos)	Tecido linfático	Sangue	+
Brugia timori	Noturna	Indonésia	*Anopheles* (mosquitos)	Tecido linfático	Sangue	+
Loa loa	Diurna	África Ocidental e Central	*Chrysops* (moscas de veado)	Tecido subcutâneo	Sangue	+
Onchocerca volvulus	Nenhuma	América do Sul e Central, África	*Simulium* (moscas negras)	Tecido subcutâneo	Pele, olho	–
Mansonella ozzardi	Nenhuma	América Central e do Sul	*Culicoides* (mosquito-pólvora)	Sítio indeterminado	Sangue	–
	Nenhuma	Caribe	*Simulium* (moscas negras)	Sítio indeterminado	Sangue	–
Mansonella perstans	Nenhuma	América do Sul e Central, África	*Culicoides* (mosquito-pólvora)	Cavidades corporais, mesentério, tecido perirrenal	Sangue	–
Mansonella streptocerca	Nenhuma	África Ocidental e Central	*Culicoides* (mosquito-pólvora)	Tecido subcutâneo	Pele	–

naturalmente gatos, bem como seres humanos. A distribuição de *B. timori* é limitada às ilhas do sudeste da Indonésia.

PATOLOGIA

As principais alterações patológicas resultam de dano inflamatório aos linfáticos, causado por vermes adultos, e não por microfilárias. Os vermes adultos vivem em linfáticos aferentes ou seios de gânglios linfáticos e causam dilatação e espessamento das paredes dos vasos linfáticos. A infiltração de plasmócitos, eosinófilos e macrófagos dentro e em volta dos vasos infectados, juntamente com proliferação de tecido endotelial e conectivo, leva à tortuosidade dos linfáticos, com válvulas linfáticas danificadas ou incompetentes. Linfedema e alterações de estase crônica, com edema endurecido ou robusto, desenvolvem-se na pele sobrejacente. Essas consequências da infecção por filárias devem-se tanto aos efeitos diretos dos vermes como à resposta inflamatória do hospedeiro ao parasita. Acredita-se que as respostas inflamatórias causem os processos granulomatosos e proliferativos que precedem a obstrução linfática total. Acredita-se que o vaso linfático permaneça patente enquanto o verme continua viável, e que a morte do verme leve ao aumento da reação granulomatosa e da fibrose. Como resultado, ocorre obstrução linfática e, apesar da formação de colaterais, a função linfática é comprometida.

CARACTERÍSTICAS CLÍNICAS

As apresentações mais comuns das filarioses linfáticas são a microfilariemia assintomática (ou subclínica), hidrocele (Fig. 233-1), adenolinfangite (ADL) aguda e doença linfática crônica. Em áreas onde *W. bancrofti* ou *B. malayi* são endêmicas, a maioria avassaladora de indivíduos infectados tem poucas manifestações clínicas francas de infecção por filária, apesar do grande número de microfilárias circulantes no sangue periférico. Embora elas possam ser clinicamente assintomáticas, praticamente todas as pessoas com microfilariemia por *W. bancrofti* ou *B. malayi* têm algum grau de doença subclínica, que inclui hematúria microscópica e/ou proteinúria, linfáticos dilatados e tortuosos (visualizados por estudos de imagem) e – em homens com infecção por *W. bancrofti* – linfangiectasia escrotal (detectável com ultrassonografia). Apesar desses achados, a maioria dos indivíduos parece permanecer clinicamente assintomática por anos; em relativamente poucos, a infecção progride para doença aguda ou crônica.

A ADL caracteriza-se por febre alta, inflamação linfática (linfangite e linfadenite) e edema local transitório. A linfangite é retrógrada, estendendo-se perifericamente a partir do gânglio linfático que drena a área onde os parasitas adultos residem. Os gânglios linfáticos regionais frequentemente estão aumentados, e o canal linfático inteiro pode se tornar endurecido e inflamado. Tromboflebite local concomitante também pode ocorrer. Na filariose brugiana, um abscesso local isolado pode se formar ao longo do trato linfático envolvido e se romper subsequentemente para a superfície. A linfadenite e a linfangite podem envolver tanto as extremidades superiores como as inferiores, tanto na filariose bancroftiana como na brugiana, mas o envolvimento dos linfáticos genitais ocorre quase que exclusivamente na infecção por *W. bancrofti*. Esse envolvimento genital pode se manifestar como funiculite, epididimite e dor e hipersensibilidade na bolsa escrotal. Em áreas endêmicas, outro tipo de doença aguda – a dermatolinfangioadenite (DLA) – é reconhecida como uma síndrome que inclui febre alta, calafrios, mialgias e cefaleia. Placas inflamatórias edematosas, claramente demarcadas da pele normal, são observadas. Vesículas, úlceras e hiperpigmentação também podem ser notadas. Frequentemente, há uma história de trauma, queimaduras, radiação, picadas de insetos, lesões puntiformes ou lesão química. Lesões de entrada, especialmente na área interdigital, são comuns. A DLA frequentemente é diagnosticada como celulite.

Se o dano linfático progredir, o linfedema transitório pode ocorrer, causando obstrução linfática e alterações permanentes associadas à elefantíase (Fig. 233-2). Edema duro segue-se ao edema com formação de cacifo, os tecidos subcutâneos ficam espessados e ocorre hiperceratose. Desenvolvem-se fissuras na pele, bem como alterações de hiperplasia. A infecção secundária desses tecidos pobremente vascularizados torna-se um problema. Na filariose bancroftiana, em que o envolvimento genital é comum, hidroceles podem ocorrer (Fig. 233-1); em fases avançadas, essa condição pode evoluir para linfedema e elefantíase escrotal. Além disso, se houver obstrução dos linfáticos retroperitoneais, o aumento da pressão linfática nos rins leva à ruptura dos linfáticos renais e ao desenvolvimento de quilúria, que geralmente é intermitente e mais proeminente pela manhã.

As manifestações clínicas de infecções por filárias em viajantes ou em imigrantes que entraram recentemente na área endêmica são distintas. Dado um número suficiente de picadas por vetores infectados, geralmente ao longo de um período de 3 a 6 meses, os pacientes recentemente expostos podem desenvolver inflamação linfática ou escrotal aguda, com ou sem urticária e angioedema localizado. A linfadenite de gânglios linfáticos epitrocleares, axilares, femorais ou inguinais frequentemente é seguida de linfangite que evolui de maneira retrógrada. Os ataques agudos são de curta duração e, habitualmente, não são acompanhados de febre. Com a exposição

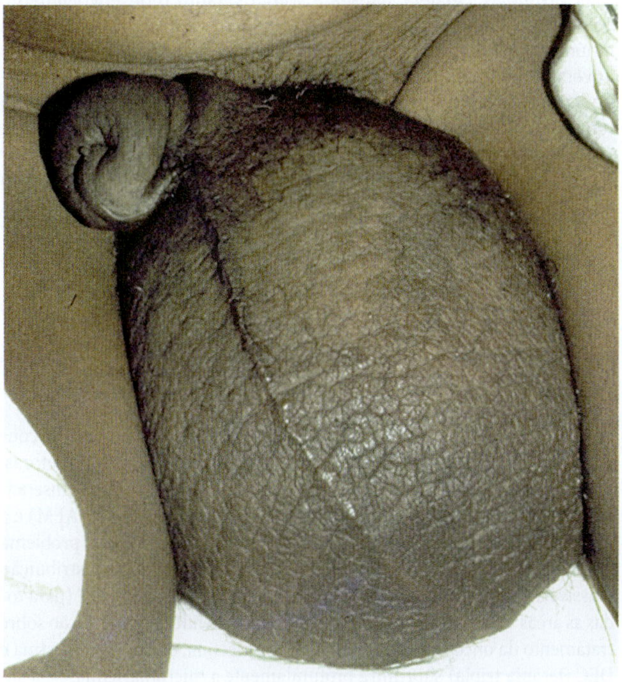

FIGURA 233-1 **Hidrocele** associada à infecção por *Wuchereria bancrofti*.

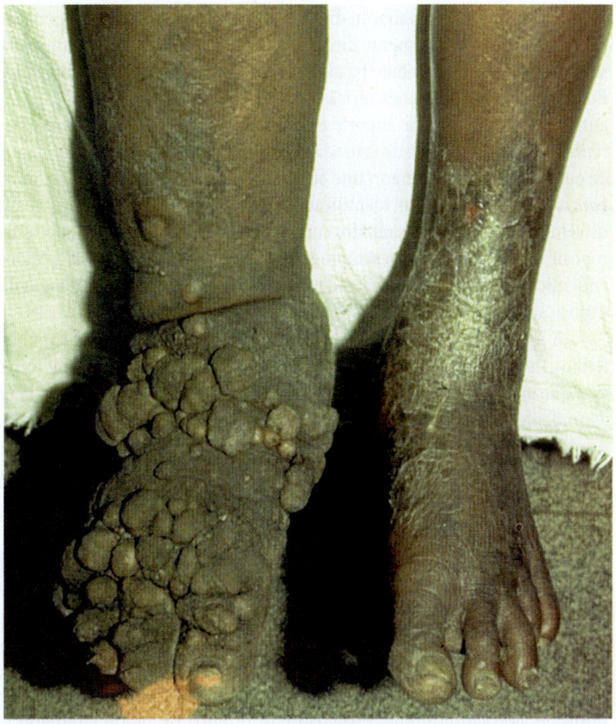

FIGURA 233-2 **Elefantíase da extremidade inferior** associada à infecção por *Wuchereria bancrofti*.

prolongada a mosquitos infectados, esses ataques, se não tratados, tornam-se mais graves e levam à inflamação e obstrução linfática permanente.

DIAGNÓSTICO

Um diagnóstico definitivo só pode ser feito pela detecção dos parasitas e, portanto, pode ser difícil. Os vermes adultos localizados em vasos ou em gânglios linfáticos são em grande medida inacessíveis. As microfilárias podem ser encontradas no sangue, em líquido de hidrocele ou (ocasionalmente) em outros fluidos corporais. Tais fluidos podem ser examinados com microscopia, ou diretamente, ou – para maior sensibilidade – após concentração dos parasitas pela passagem do líquido através de um filtro de policarbonato com poros cilíndricos (tamanho do poro: 3 μm), ou pela centrifugação de fluido fixado em formalina a 2% (técnica de concentração de Knott). A cronologia da coleta de sangue é crucial e deve basear-se na periodicidade das microfilárias na região endêmica envolvida. Muitos indivíduos infectados não têm microfilariemia, e o diagnóstico definitivo em tais casos pode ser difícil. Ensaios para antígenos circulantes de *W. bancrofti* permitem o diagnóstico de infecção microfilariêmica e críptica (sem microfilariemia). Dois testes estão disponíveis comercialmente: um ensaio imunoabsorvente ligado à enzima (Elisa) e um teste imunocromatográfico rápido em cartão. Ambos têm sensibilidade de 93 a 100% e especificidade próxima de 100%. Atualmente, não há testes para antígenos circulantes na filariose brugiana.

Ensaios baseados na reação em cadeia da polimerase (PCR, de *polymerase chain reaction*) para DNA de *W. bancrofti* e de *B. malayi* no sangue já foram desenvolvidos. Numerosos estudos indicam que a sensibilidade desse método diagnóstico é equivalente ou maior que a dos métodos parasitológicos.

Em casos de suspeita de filariose linfática, o exame da bolsa escrotal, dos gânglios linfáticos ou (em pacientes do sexo feminino) da mama, por meio de ultrassonografia de alta frequência em conjunto com técnicas de Doppler, pode resultar na identificação de vermes adultos móveis dentro de linfáticos dilatados. Os vermes podem ser visualizados nos linfáticos do cordão espermático em até 80% dos homens infectados com *W. bancrofti*. Os vermes adultos vivos têm um padrão distinto de movimentação dentro dos vasos linfáticos (denominado *sinal da dança das filárias*). Imagens de linfocintilografia dos membros com radionuclídeos demonstram confiavelmente anormalidades linfáticas disseminadas, tanto em pessoas com microfilariemia subclínica, como naquelas com manifestações clínicas de patologia linfática. Embora de utilidade potencial na delineação de alterações anatômicas associadas à infecção, é improvável que a linfocintilografia assuma a primazia na avaliação diagnóstica de indivíduos com suspeita de infecção; ela é principalmente uma ferramenta de pesquisa, embora tenha sido usada mais amplamente na avaliação de linfedema de qualquer causa. Eosinofilia e concentrações séricas elevadas de imunoglobulina E (IgE) e anticorpos antifilária dão suporte ao diagnóstico de filariose linfática. Porém, há extensa reatividade cruzada entre antígenos de filárias e antígenos de outros helmintos. É importante observar que antígenos específicos de *W. bancrofti* e *B. malayi* foram identificados e atualmente estão disponíveis para uso em testes diagnósticos rápidos com especificidade > 98%. Contudo, a soropositividade não significa sempre infecção ativa: os moradores de regiões endêmicas podem ser sensibilizados aos antígenos de filárias por meio da exposição a mosquitos infecciosos sem ter infecções patentes por filárias.

A ADL associada à filariose linfática deve ser diferenciada de tromboflebite, infecção e trauma. A evolução retrógrada é um aspecto característico que ajuda a distinguir a linfangite por filária da linfangite bacteriana ascendente. O linfedema crônico por filariose também deve ser distinguido do linfedema de doenças malignas, tecido cicatricial pós-operatório, trauma, estados edematosos crônicos e anomalias congênitas do sistema linfático.

TRATAMENTO

Filariose linfática

Com as definições mais recentes de síndromes clínicas na filariose linfática e novas ferramentas para avaliar a situação clínica (p. ex., ultrassonografia, linfocintilografia, ensaios de antígenos de filária circulantes, PCR), abordagens terapêuticas baseadas no estado da infecção podem ser consideradas.

A dietilcarbamazina (DEC) administrada por via oral (6 mg/kg/dia, por 12 dias), que tem propriedades tanto macro como microfilaricidas, permanece como fármaco de escolha para o tratamento da filariose linfática ativa (definida por microfilariemia, positividade de antígeno ou vermes adultos na ultrassonografia), embora o albendazol (400 mg, 2 vezes ao dia, via oral [VO], por 21 dias) também tenha demonstrado eficácia macrofilaricida. Um curso de 4 a 6 semanas de doxiciclina oral (visando *Wolbachia* intracelular) também tem atividade macrofilaricida significante, assim como DEC/albendazol usado diariamente por 7 dias. A adição de DEC a um curso de 3 semanas de doxiciclina é eficaz na filariose linfática.

Regimes que combinam dose única de albendazol (400 mg) com DEC (6 mg/kg) ou com ivermectina (200 μg/kg) têm um efeito microfilaricida sustentado e constituem a base dos programas de erradicação da filariose linfática na África (albendazol/ivermectina) e em outros lugares (albendazol/DEC) (ver "Prevenção e controle", adiante). Recentemente, um regime usando doses únicas dos três principais fármacos antifilárias (albendazol/DEC/ivermectina) demonstrou eliminação sustentada de microfilárias por até 2 anos.

Como já foi mencionado, um corpo crescente de evidências indica que, embora possam estar assintomáticas, praticamente todas as pessoas com microfilariemia por *W. bancrofti* ou *B. malayi* têm algum grau de doença subclínica (hematúria, proteinúria, anormalidades à linfocintilografia). Assim, o tratamento precoce de pessoas assintomáticas que têm microfilariemia é recomendado para evitar dano linfático adicional. Para ADL, o tratamento de suporte (inclusive a administração de antitérmicos e analgésicos) é recomendado, bem como terapia antibiótica se infecção bacteriana secundária for provável. De modo semelhante, como a doença linfática está associada à presença de vermes adultos, o tratamento com DEC é recomendado para portadores de vermes adultos negativos para microfilárias.

Em pessoas com manifestações crônicas de filariose linfática, o tratamento com regimes que dão ênfase à higiene, prevenção de infecções bacterianas secundárias e fisioterapia tem ganhado aceitação ampla para controle da morbidade. Esses esquemas são semelhantes àqueles recomendados para linfedema da maioria das causas que não filárias e são conhecidos por uma variedade de nomes, incluindo *fisioterapia descongestiva complexa* e *terapia complexa de linfedema*. As hidroceles **(Fig. 233-1)** podem ser tratadas cirurgicamente. Nas manifestações crônicas de filariose linfática, o tratamento farmacológico deve ser reservado para indivíduos que tenham evidência de infecção ativa; entretanto, tem sido demonstrado que um esquema de 6 semanas de doxiciclina melhora o linfedema da filariose, independentemente de atividade da doença.

Os efeitos colaterais do tratamento com DEC incluem febre, calafrios, artralgias, cefaleia, náusea e vômitos. Tanto o desenvolvimento como a gravidade dessas reações estão diretamente relacionados com o número de microfilárias circulantes na corrente sanguínea. As reações adversas podem representar ou uma reação aguda de hipersensibilidade aos antígenos sendo liberados por parasitas mortos e moribundos ou uma reação inflamatória induzida pelos endossimbiontes *Wolbachia* liberados de seu nicho intracelular.

A ivermectina tem um perfil de efeitos colaterais semelhante ao da DEC quando usada na filariose linfática. Em pacientes infectados com *L. loa* que têm níveis altos de microfilariemia, a DEC – como ivermectina (ver "Loíase", adiante) – pode provocar complicações encefalopáticas graves. Quando usado em regimes de dose única para o tratamento de filariose linfática, o albendazol está associado a relativamente poucos efeitos colaterais.

PREVENÇÃO E CONTROLE

Para proteger-se da infecção por filária, os indivíduos devem evitar contato com mosquitos infectados pelo uso de medidas pessoais protetoras, incluindo mosquiteiros, especialmente aqueles impregnados com inseticidas, como permetrina. A administração de fármacos em massa (AFM) é a abordagem atual para a eliminação da filariose linfática como um problema de saúde pública. A lógica por trás dessa abordagem é que a distribuição massiva anual de quimioterapia antifilária – albendazol com DEC (para todas as áreas exceto aquelas onde oncocercose é coendêmica; ver seção sobre tratamento da oncocercose, adiante) ou ivermectina, ou com ivermectina e DEC (terapia tripla) suprimirá profundamente a microfilariemia. Se a supressão for mantida, então a transmissão pode ser interrompida.

Criado pela Organização Mundial da Saúde em 1997, o *Global Programme to Eliminate Lymphatic Filariasis* baseia-se na administração em massa de doses únicas anuais de DEC mais albendazol, em regiões não africanas, e de albendazol mais ivermectina, na África. Informações disponíveis do final de 2020 indicaram que mais de 792 milhões de pessoas em 53 países haviam participado até então. Não só a filariose linfática foi eliminada em algumas áreas definidas, como benefícios colaterais – evitação de incapacidade e tratamento de helmintíases intestinais e outras condições (p. ex., escabiose e infestação por piolhos) – também foram observados. A estratégia do programa global está sendo refinada, e tentativas estão sendo feitas para integrar esse esforço a outras estratégias de tratamento em massa (p. ex., programas de vermifugação, controle da malária e controle do tracoma) em uma estratégia integrada de controle.

EOSINOFILIA PULMONAR TROPICAL

A eosinofilia pulmonar tropical (EPT) é uma síndrome distinta que se desenvolve em alguns indivíduos infectados com as espécies de filária que residem em linfáticos. A maioria dos casos tem sido relatada na Índia, Paquistão, Sri Lanka, Brasil, Guiana e no Sudeste Asiático; a incidência reduzida de EPT na última década provavelmente reflete os esforços globais de AFM.

CARACTERÍSTICAS CLÍNICAS

Os aspectos principais incluem uma história de residência em regiões endêmicas para filária, tosse paroxística e sibilos (geralmente à noite e provavelmente relacionados com a periodicidade noturna das microfilárias), perda de peso, febre baixa, linfadenopatia e eosinofilia sanguínea pronunciada (> 3.000 eosinófilos/μL). As radiografias de tórax e imagens de tomografia computadorizada (TC) podem ser normais, mas geralmente mostram a trama broncovascular aumentada. Lesões miliares difusas ou opacidades mosqueadas podem estar presentes nos campos pulmonares médios e inferiores. As provas de função pulmonar demonstram anormalidades restritivas na maioria dos casos e defeitos obstrutivos na metade. Caracteristicamente, níveis séricos totais de IgE (4-40 KUI/mL) e títulos de anticorpos antifilária estão acentuadamente elevados.

PATOLOGIA

Na EPT, as microfilárias e antígenos parasitários são rapidamente eliminados da corrente sanguínea pelos pulmões. Os sintomas clínicos resultam de reações alérgicas e inflamatórias provocadas pelos parasitas eliminados. Em alguns pacientes, o aprisionamento de microfilárias em outros órgãos reticuloendoteliais pode causar hepatomegalia, esplenomegalia ou linfadenopatia. Um infiltrado intra-alveolar proeminente, rico em eosinófilos, é comum, e com ele vem a liberação de proteínas de grânulos eosinofílicos pró-inflamatórios citotóxicos, que podem mediar parte da patologia observada na EPT. Na ausência de tratamento bem-sucedido, a fibrose intersticial pode levar a dano pulmonar progressivo.

DIAGNÓSTICO DIFERENCIAL

A EPT deve ser diferenciada de asma, síndrome de Löffler, aspergilose broncopulmonar alérgica, granulomatose alérgica com poliangeíte (granulomatose eosinofílica com poliangeíte ou síndrome de Churg-Strauss), vasculites sistêmicas (mais notavelmente, periarterite nodosa), pneumonia eosinofílica crônica e síndrome hipereosinofílicas (SHEs).

TRATAMENTO

Eosinofilia pulmonar tropical

A DEC é usada em uma dosagem diária de 4 a 6 mg/kg, por 14 dias. Os sintomas geralmente regridem dentro de 3 a 7 dias após o início da terapia. A recidiva, que ocorre em cerca de 12 a 25% dos casos (algumas vezes depois de um intervalo de anos), requer repetição do tratamento.

ONCOCERCOSE

EPIDEMIOLOGIA

A oncocercose ("cegueira do rio") é causada pelo nematódeo filária *O. volvulus*, que infecta estimados 37 milhões de indivíduos em 31 países por todo o mundo. A maioria dos indivíduos infectados com *O. volvulus* mora na região equatorial da África, estendendo-se da costa do Atlântico ao Mar Vermelho. Nas Américas, os únicos países remanescentes com focos isolados são a Venezuela e o Brasil. A infecção também é encontrada no Iêmen.

ETIOLOGIA

A infecção em seres humanos começa com a deposição de larvas infectantes na pele pela picada de uma mosca negra infectada. As larvas se desenvolvem em adultos, que são encontrados em nódulos subcutâneos. Cerca de 7 meses a 3 anos após a infecção, a fêmea grávida libera microfilárias que migram para fora do nódulo e através dos tecidos, concentrando-se na derme. A infecção é transmitida a outras pessoas quando uma mosca fêmea ingere microfilárias da pele do hospedeiro, e essas, então, se desenvolvem em larvas infectantes. As fêmeas e os machos adultos de *O. volvulus* têm cerca de 40 a 60 cm e cerca de 3 a 6 cm de comprimento, respectivamente. A duração da vida de adultos pode ser de até 18 anos, com uma média de aproximadamente 9 anos. Como o vetor – a mosca negra – se reproduz ao longo de rios e riachos correntes (particularmente corredeiras) e geralmente restringe seu voo a uma área dentro de vários quilômetros desses sítios de reprodução, tanto a picada como a transmissão da doença são mais intensas nessas localizações.

PATOLOGIA

A oncocercose afeta principalmente a pele, os olhos e os linfonodos. Em contraste com a patologia da filariose linfática, as lesões na oncocercose são provocadas por microfilárias, e não por parasitas adultos. Na pele, há alterações inflamatórias leves, porém crônicas, que podem resultar em perda de fibras elásticas, atrofia e fibrose. Os nódulos subcutâneos, ou *oncocercomas*, consistem principalmente em tecidos fibrosos circundando o verme adulto, frequentemente com um anel periférico de células inflamatórias rodeadas por uma camada endotelial (caracterizada como de origem linfática). No olho, neovascularização e fibrose cicatricial da córnea levam a opacidades corneanas e cegueira. A inflamação nas câmaras anterior e posterior resulta, frequentemente, em uveíte anterior, coriorretinite e atrofia óptica. Embora as opacidades puntiformes sejam oriundas de uma reação inflamatória circundando microfilárias mortas ou moribundas, a patogênese da maioria das manifestações da oncocercose ainda é obscura.

CARACTERÍSTICAS CLÍNICAS

Pele Prurido e exantema são as manifestações mais comuns da oncocercose. O prurido pode ser incapacitante; normalmente, o exantema é uma erupção papular (Fig. 233-3) generalizada, em vez de localizada a uma região particular do corpo. A infecção de longa duração resulta em enrugamento exagerado e prematuro da pele, perda de fibras elásticas e

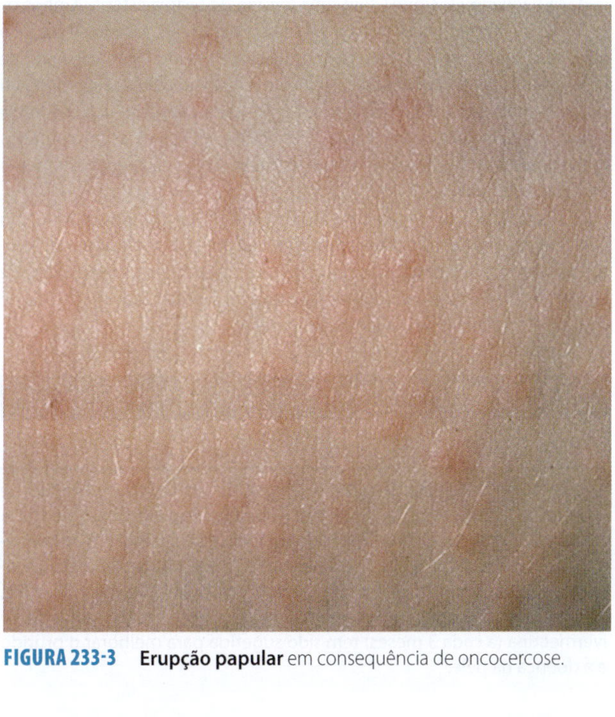

FIGURA 233-3 **Erupção papular** em consequência de oncocercose.

atrofia epidérmica, que pode levar a pele frouxa e hipo ou hiperpigmentação. A dermatite eczematoide localizada pode causar hiperceratose, descamação e alterações pigmentares. Em uma forma imunologicamente hiper-reativa da oncodermatite (comumente denominada *sowdah* ou *oncodermatite localizada*), a pele afetada escurece em consequência da inflamação profunda que ocorre quando as microfilárias na pele são eliminadas.

Oncocercomas Esses nódulos subcutâneos, que podem ser palpáveis e/ou visíveis, contêm o verme adulto. Eles são mais comuns sobre o cóccix e sacro, o trocanter do fêmur, a crista lateral anterior e outras proeminências ósseas. Os nódulos variam de tamanho e, caracteristicamente, são firmes e não dolorosos à palpação. Tem sido estimado que para cada nódulo palpável haja quatro mais profundos, impalpáveis.

Tecido ocular A deficiência visual é a complicação mais séria da oncocercose e geralmente afeta apenas aquelas pessoas com infecções moderadas ou intensas. Lesões podem se desenvolver em todas as partes do olho. O achado inicial mais comum é conjuntivite com fotofobia. Ceratite puntiforme – reações inflamatórias agudas circundando microfilárias moribundas e manifestadas como opacidades “em floco de neve” – é comum em pacientes mais jovens e melhora sem complicações aparentes. A ceratite esclerosante ocorre em 1 a 5% das pessoas infectadas e é a causa principal de cegueira por oncocerca. Uveíte anterior e iridociclite desenvolvem-se em cerca de 5% das pessoas infectadas. Lesões coriorretinianas características se desenvolvem como resultado de atrofia e hiperpigmentação do epitélio pigmentar retiniano. Constrição dos campos visuais e atrofia óptica franca podem ocorrer.

Linfonodos Linfadenopatia leve a moderada é comum, particularmente nas áreas inguinais e femorais, onde os gânglios aumentados podem pender em resposta à gravidade (“virilha pendurada”), às vezes predispondo a hérnias inguinais e femorais.

Outras manifestações Alguns indivíduos intensamente infectados desenvolvem caquexia, com perda de tecido adiposo e massa muscular. Uma forma de nanismo, o nanismo Nakalanga, tem sido atribuída ao envolvimento hipofisário nessa infecção. Uma associação entre oncocercose e epilepsia (incluindo uma forma epidêmica chamada de síndrome do cabeceio [*nodding*]) ganhou atenção recentemente. Entre os adultos que ficam cegos, há um aumento de 3 a 4 vezes na taxa de letalidade.

DIAGNÓSTICO

O diagnóstico definitivo depende da detecção de um verme adulto em um nódulo excisado ou, mais comumente, de microfilárias em um fragmento de pele. Fragmentos de pele são obtidos com um *punch* esclerocorneano ou pelo levantamento da pele com a ponta de uma agulha e excisão de um pedaço pequeno (1-3 mm) com uma lâmina de bisturi estéril. Ambos os métodos coletam uma biópsia de pele sem sangue estendendo-se até logo abaixo da epiderme. O tecido de biópsia pode ser incubado em meio de cultura de tecidos ou em soro fisiológico sobre uma lâmina de vidro ou placa de microtítulo de fundo chato. Depois de incubação por 2 a 4 horas (ou, ocasionalmente, durante a noite em infecções leves), as microfilárias emergentes da pele podem ser vistas por microscopia de pequeno aumento ou detectadas por PCR.

Eosinofilia e níveis séricos elevados de IgE são comuns, mas, como ocorrem em muitas infecções parasitárias, não são diagnósticas em si. Imunoensaios para a detecção de anticorpos contra antígenos específicos de *Onchocerca* estão sendo usados em laboratórios especializados e no local de contato em formatos de diagnóstico rápido.

TRATAMENTO

Oncocercose

Os objetivos principais da terapia são prevenir o desenvolvimento de lesões irreversíveis e aliviar sintomas. A quimioterapia é a base do tratamento. A ivermectina, uma lactona macrocíclica semissintética ativa contra microfilárias, é o agente de primeira linha para o tratamento da oncocercose. Ela é administrada por via oral em uma dose única de 150 μg/kg, ou anualmente, ou semianualmente. A administração mais frequente de ivermectina (a cada 3 meses) tem sido sugerida para melhorar o prurido e a doença na pele.

Depois do tratamento, a maioria dos indivíduos tem pouca ou nenhuma reação. Prurido, edema cutâneo e/ou exantema maculopapular ocorrem em cerca de 1 a 10% dos indivíduos tratados. Em áreas da África coendêmicas para *O. volvulus* e *L. loa*, entretanto, a ivermectina é contraindicada (como o é para mulheres grávidas ou lactantes) por causa da encefalopatia grave pós-tratamento, especialmente em pacientes com microfilariemia intensa para *L. loa* (> 30.000 microfilárias/mL). Embora o tratamento com ivermectina resulte em uma queda marcante da densidade de microfilárias, seu efeito pode ser de curta duração (< 3 meses em alguns casos). Assim, ocasionalmente, é necessário administrar ivermectina mais frequentemente para sintomas persistentes.

Um esquema de 6 semanas de doxiciclina é macrofilariostático, tornando os vermes fêmeas adultos estéreis por longos períodos.

PREVENÇÃO

O controle de vetores tem sido benéfico em áreas altamente endêmicas nas quais os sítios de reprodução são vulneráveis a *sprays* de inseticidas, mas a maioria das áreas endêmicas de oncocercose não é adequada para esse tipo de controle. A administração comunitária de ivermectina a cada 6 a 12 meses está sendo usada para interromper a transmissão em áreas endêmicas. Essa medida, em conjunto com o controle de vetores, já ajudou a eliminar a infecção na maior parte da América Latina, e tem reduzido a prevalência da doença em muitos focos endêmicos na África. Nenhum fármaco tem se comprovado útil para a profilaxia da infecção por *O. volvulus*.

LOÍASE

ETIOLOGIA E EPIDEMIOLOGIA

A loíase é causada por *L. loa* (o verme ocular africano), que está presente nas florestas tropicais da África Ocidental e Central. Os parasitas adultos (fêmeas, 50 a 70 mm de comprimento e 0,5 mm de largura; machos, 25 a 35 mm de comprimento e 0,25 mm de largura) residem em tecidos subcutâneos. As microfilárias circulam no sangue com uma periodicidade diurna que atinge o pico entre 10 horas da manhã e 2 horas da tarde.

CARACTERÍSTICAS CLÍNICAS

As manifestações de loíase em nativos de áreas endêmicas podem diferir daquelas entre residentes temporários ou visitantes. Entre a população indígena, a loíase frequentemente é uma infecção assintomática com microfilariemia. A infecção pode ser reconhecida somente depois da migração subconjuntival de um verme adulto (Fig. 233-4) ou pode se manifestar pelos episódicos *tumores de Calabar* – áreas localizadas evanescentes de angioedema e eritema que se desenvolvem nas extremidades e, menos frequentemente, em outros sítios. Nefropatia, encefalopatia e miocardiopatia podem ocorrer, mas são raras. Em pacientes que não são residentes em áreas endêmicas, predominam os sintomas alérgicos, os episódios de

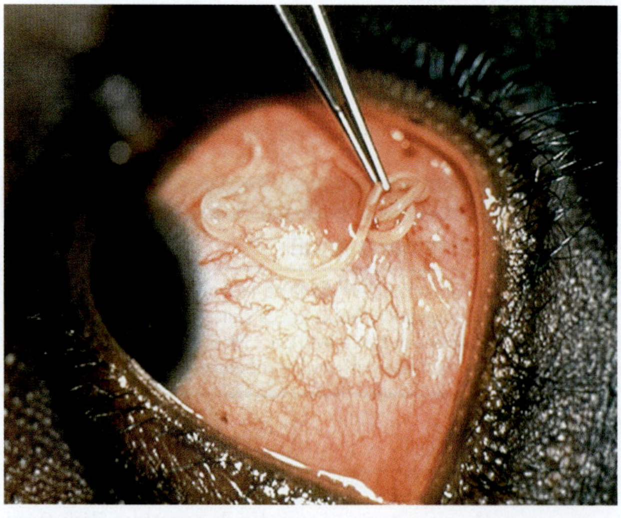

FIGURA 233-4 **Verme *Loa loa* adulto** sendo removido cirurgicamente depois de sua migração subconjuntival.

tumores de Calabar tendem a ser mais frequentes, a microfilariemia é menos comum, e a eosinofilia e os níveis aumentados de anticorpos antifilária são característicos.

PATOLOGIA

A patogênese das manifestações da loíase é mal compreendida. Acredita-se que os tumores de Calabar resultem de uma reação de hipersensibilidade a antígenos do verme adulto.

DIAGNÓSTICO

O diagnóstico definitivo de loíase requer a detecção de microfilárias do sangue periférico ou o isolamento do verme adulto do olho (Fig. 233-4) ou de um espécime de biópsia de subcutâneo de um sítio de tumoração desenvolvendo-se após tratamento. Ensaios baseados em PCR para a detecção do DNA de *L. loa* no sangue estão disponíveis em laboratórios especializados e são altamente sensíveis e específicos, como são as técnicas sorológicas mais recentes baseadas em antígeno recombinante. Na prática, frequentemente o diagnóstico deve basear-se em história e apresentação clínica características, eosinofilia no sangue e níveis elevados de anticorpos antifilária, particularmente em viajantes a uma área endêmica, que geralmente não têm microfilariemia.

TRATAMENTO

Loíase

A DEC (8-10 mg/kg/dia, VO, por 21 dias) é efetiva tanto contra as formas adultas como contra microfilárias de *L. loa*, mas, frequentemente, são necessários ciclos múltiplos antes que a loíase melhore completamente. Em casos com microfilariemia intensa, alergia ou outras reações inflamatórias podem aparecer durante o tratamento, inclusive envolvimento do sistema nervoso central com coma e encefalite. As infecções intensas podem ser tratadas inicialmente com aférese, para remover as microfilárias, e com glicocorticoides (40-60 mg de prednisona por dia), seguidos por doses de DEC (0,5 mg/kg por dia). Se o tratamento antifilária não tiver efeitos adversos, a dose de prednisona pode ser diminuída de forma rápida e a dose de DEC aumentada gradualmente para 8 a 10 mg/kg/dia.

Albendazol ou ivermectina são efetivos na redução da carga de microfilárias, embora nenhum dos dois seja aprovado para esse propósito pela Food and Drug Administration. Além disso, a ivermectina é contraindicada em pacientes com > 30.000 microfilárias/mL porque esse fármaco tem sido associado a eventos adversos graves (inclusive encefalopatia e morte) em pacientes intensamente infectados com loíase na África Ocidental e Central. A DEC (300 mg, semanalmente) é um regime profilático efetivo para loíase.

ESTREPTOCERCÍASE

A *Mansonella streptocerca*, encontrada principalmente no cinturão de florestas tropicais da África, de Gana à República Democrática do Congo, é transmitida pela picada de mosquitos-pólvora. As principais manifestações clínicas envolvem a pele e compreendem prurido, erupções papulares e alterações da pigmentação. Muitos indivíduos infectados têm adenopatia inguinal, embora a maioria seja assintomática. O diagnóstico é feito pela detecção das microfilárias características em fragmentos de pele. A ivermectina, em uma dose única de 150 μg/kg, leva à supressão mantida de microfilárias na pele e é, provavelmente, o tratamento de escolha para estreptocercíase.

INFECÇÃO POR *MANSONELLA PERSTANS*

A *M. perstans*, distribuída através do centro da África e no nordeste da América do Sul, é transmitida por mosquitos-pólvora. Os vermes adultos residem em cavidades serosas – pericárdio, pleura e peritônio –, bem como no mesentério e nos tecidos perirrenais e retroperitoneais. As microfilárias circulam no sangue sem periodicidade. Os aspectos clínicos e patológicos da infecção são mal definidos. A maioria dos pacientes parece ser assintomática, mas as manifestações podem incluir angioedema e prurido nos braços, na face ou em outras partes do corpo (análogas aos tumores de Calabar da loíase); febre; cefaleia; artralgias; e dor no quadrante superior direito. Ocasionalmente, ocorrem pericardite e hepatite. O diagnóstico baseia-se na demonstração de microfilárias no sangue ou em derrames serosos. A filariose *perstans* frequentemente está associada à eosinofilia no sangue periférico e a elevações de anticorpo antifilária.

Com a identificação de um endossimbionte *Wolbachia* em *M. perstans*, a doxiciclina (200 mg, 2 vezes ao dia) por 6 semanas foi estabelecida como o primeiro tratamento efetivo para essa infecção.

INFECÇÃO POR *MANSONELLA OZZARDI*

A distribuição de *M. ozzardi* é restrita à América Central e do Sul e a certas ilhas do Caribe. Os vermes adultos raramente são recuperados de seres humanos. As microfilárias circulam no sangue sem periodicidade. Embora esse parasita frequentemente tenha sido considerado não patogênico, cefaleia, dor articular, febre, sintomas pulmonares, adenopatia, hepatomegalia, prurido e eosinofilia têm sido atribuídos à infecção por *M. ozzardi*. O diagnóstico é feito pela detecção de microfilárias no sangue periférico. A ivermectina é efetiva no tratamento dessa infecção.

INFECÇÕES ZOONÓTICAS POR FILÁRIAS

As dirofilárias, que afetam principalmente cães, gatos e guaxinins, ocasionalmente infectam seres humanos de forma incidental, como fazem os parasitas *Brugia* e *Onchocerca* que afetam mamíferos pequenos. Como o ser humano representa um hospedeiro anormal, os parasitas nunca se desenvolvem completamente. A infecção pulmonar por dirofilárias, causada pelo verme cardíaco canino *Dirofilaria immitis*, geralmente se apresenta em seres humanos como um nódulo pulmonar solitário. Dor torácica, hemoptise e tosse são incomuns. As infecções com *Dirofilaria repens* (de cães) ou *Dirofilaria tenuis* (de guaxinins) podem causar nódulos subcutâneos locais em seres humanos. A infecção zoonótica por *Brugia* pode produzir aumento isolado de gânglios linfáticos, ao passo que a infecção zoonótica por espécies de *Onchocerca* (particularmente a *O. lupi*) pode causar massas subconjuntivais. Os níveis de eosinofilia e os títulos de anticorpos antifilária geralmente não estão elevados. A biópsia por excisão tanto é diagnóstica como curativa. Essas infecções, em geral, não respondem à quimioterapia antifiliariose.

DRACUNCULÍASE (INFECÇÃO PELO VERME DA GUINÉ)

ETIOLOGIA E EPIDEMIOLOGIA

A incidência de dracunculíase, causada por *Dracunculus medinensis*, tem declinado drasticamente por causa dos esforços para erradicação global. Porém, entre 2017 e 2020, houve aumentos no número de casos em humanos. No final de 2020, houve um total de 27 casos humanos de doença pelo verme da Guiné em seis países africanos, com 12 casos no Chade, 11 casos na Etiópia e 1 caso no Sudão do Sul, em Angola, no Mali e em Camarões.

Os seres humanos adquirem *D. medinensis* quando ingerem água contendo larvas infectantes derivadas de *Cyclops*, um crustáceo que é o hospedeiro intermediário. As larvas penetram o estômago ou a parede intestinal, copulam e amadurecem. O macho adulto provavelmente morre; o verme fêmea se desenvolve ao longo de um ano e migra para tecidos subcutâneos, geralmente na extremidade inferior. Quando o verme fêmea fino, variando em comprimento de 30 cm a 1 m, aproxima-se da pele, forma-se uma bolha que, ao longo de dias, rompe-se e forma uma úlcera. Quando a bolha se abre, um grande número de larvas rabditiformes móveis pode ser liberado em água parada; a ingestão por *Cyclops* completa o ciclo vital.

CARACTERÍSTICAS CLÍNICAS

Pouca ou nenhuma manifestação de dracunculíase é evidente até logo antes da formação da bolha, quando há início de febre e sintomas alérgicos generalizados, incluindo edema periorbitário, sibilos e urticária. A saída do verme está associada a dor local e edema. Quando a bolha se rompe (geralmente em consequência da imersão em água) e o verme adulto libera líquido rico em larvas, os sintomas são aliviados. A úlcera rasa circundando o verme emergente adulto cicatriza ao longo de semanas a meses. Entretanto, tais úlceras podem se tornar infectadas secundariamente, e o resultado é celulite, inflamação local, formação de abscesso ou (de modo incomum) tétano. Ocasionalmente, o verme adulto não emerge, mas se torna encapsulado e calcificado.

DIAGNÓSTICO

O diagnóstico baseia-se nos achados que se desenvolvem com a saída do verme adulto, como descrito anteriormente.

TRATAMENTO

Dracunculíase

A extração gradual do verme, puxando-se e enrolando-se poucos centímetros por dia em uma varinha, permanece a prática comum e efetiva. Os vermes podem ser excisados cirurgicamente. Nenhum fármaco é eficaz no tratamento da dracunculíase.

PREVENÇÃO

A prevenção, que continua a única medida real de controle, depende da provisão de água potável segura.

LEITURAS ADICIONAIS

Herrick JA et al: Infection-associated immune perturbations resolve one year following treatment for *Loa loa*. Clin Infect Dis 72:789, 2021.

Hopkins DR et al: Progress toward global eradication of dracunculiasis—January 2019–June 2020. Morb Mortal Wkly Rep 69:1563, 2020.

King CL et al: Single-dose triple-drug therapy for *Wuchereria bancrofti*—5-year follow-up. N Engl J Med 382:1956, 2020.

Mand S et al: Doxycycline improves filarial lymphedema independent of active filarial infection: A randomized controlled trial. Clin Infect Dis 55:621, 2012.

Taylor MJ et al: Lymphatic filariasis and onchocerciasis. Lancet 376:1175, 2010.

234 Esquistossomose e outras infecções por trematódeos

Birgitte Jyding Vennervald

Os trematódeos, ou vermes planos, representam um grupo de helmintos que pertencem ao filo Platelmintos. Os trematódeos adultos compartilham algumas características comuns, como o tamanho macroscópico (de um a vários centímetros); achatamento dorsoventral; e duas ventosas – oral e ventral. Exceto pelos esquistossomos, que têm sexos distintos, todos os trematódeos parasitas humanos são hermafroditas. Seus ciclos vitais envolvem um hospedeiro definitivo mamífero/humano, onde ocorre a reprodução sexuada de vermes adultos, e um hospedeiro intermediário (caramujo), onde ocorre a multiplicação assexuada. Algumas espécies de trematódeos têm mais de um hospedeiro intermediário.

Os humanos são infectados por penetração direta da pele intacta (esquistossomose) ou por ingestão de peixes de água doce crus, crustáceos ou plantas aquáticas com metacercária – o estágio larval infeccioso.

As infecções significativas por trematódeos em humanos podem ser divididas de acordo com a localização dos vermes adultos: sangue, fígado (árvore biliar), intestinos ou pulmões (Tab. 234-1). Os vermes adultos não se multiplicam dentro do hospedeiro mamífero, mas podem viver até 30 anos. As infecções costumam ser crônicas.

Embora seja relativamente raro encontrar pacientes com infecções por trematódeos nos Estados Unidos, muitos milhões de pessoas estão infectadas no mundo todo. Tanto a esquistossomose como as infecções por trematódeos transmitidas por alimentos são doenças crônicas relacionadas à pobreza com morbidade elevada e um impacto significativo na saúde pública. Vários fatores podem aumentar a disseminação da infecção globalmente. A elevação das temperaturas pode tornar novas áreas adequadas para os caramujos hospedeiros intermediários, e um aumento nas viagens e migrações pode aumentar o número de pacientes com infecções por trematódeos – por exemplo, nos Estados Unidos.

TABELA 234-1 ■ Principais infecções humanas por trematódeos

Trematódeo	Via de transmissão	Distribuição geográfica
Trematódeos do sangue		
Esquistossomose intestinal		
Schistosoma mansoni	Penetração da pele por cercárias liberadas de caramujos (*Biomphalaria* spp.)	África, Brasil, Venezuela, Suriname, Caribe (baixo risco)
Shistosoma japonicum	Penetração da pele por cercárias liberadas de caramujos (*Oncomelania* spp.)	China, Indonésia, Filipinas
Schistosoma guineensis e *Schistosoma intercalatum*	Penetração da pele por cercárias liberadas de caramujos (*Bulinus* spp.)	Áreas de floresta tropical da África Central
Schistosoma mekongi	Penetração da pele por cercárias liberadas de caramujos (*Neotricula aperta*)	Vários distritos do Camboja e República Democrática Popular (RDP) do Laos
Esquistossomose urogenital		
Schistosoma haematobium	Penetração da pele por cercárias liberadas de caramujos (*Bulinus* spp.)	África, Oriente Médio, Córsega (França)
Trematódeos hepáticos		
Clonorchis sinensis	Ingestão de metacercárias em peixes de água doce	Ásia, incluindo República da Coreia, China, Taiwan, Vietnã
Opisthorchis viverrini	Ingestão de metacercárias em peixes de água doce	Nordeste da Tailândia, RDP do Laos, Camboja, Vietnã
Opisthorchis felineus	Ingestão de metacercárias em peixes de água doce	Antiga União Soviética, Cazaquistão, Ucrânia, Turquia
Fasciola hepatica	Ingestão de metacercárias em plantas aquáticas ou água	Em todo o mundo
Fasciola gigantica	Ingestão de metacercárias em plantas aquáticas ou água	África, Ásia
Trematódeos intestinais		
Fasciolopsis buski	Ingestão de metacercárias em plantas aquáticas	Bangladesh, China, Índia, Indonésia, RDP do Laos, Malásia, Taiwan, Tailândia, Vietnã
Echinostoma spp.	Ingestão de peixes de água doce, sapos, mexilhões, caramujos	China, Índia, Indonésia, Japão, Malásia, Rússia, República da Coreia, Filipinas, Tailândia
Heterophyes heterophyes, várias outras espécies	Ingestão de metacercárias em peixes de água doce ou salobra	Egito, Grécia, República Islâmica do Irã, Itália, Japão, República da Coreia, Sudão, Tunísia, Turquia
Trematódeos pulmonares		
Paragonimus westermani	Ingestão de metacercárias em lagostins ou caranguejos	Regiões tropicais e subtropicais do leste e sul da Ásia e África Subsaariana
Paragonimus kellicotti	Ingestão de metacercárias em lagostins ou caranguejos	América do Norte

ABORDAGEM AO PACIENTE

Infecção por trematódeo

Na avaliação de um paciente com suspeita de infecção por trematódeo, algumas questões são altamente relevantes e podem ajudar a estabelecer o diagnóstico: "Onde você esteve? Se você viajou, quando retornou? Em quais atividades esteve envolvido (fazer trilhas, nadar, descer corredeiras)? O que comeu (pratos locais durante a viagem; crustáceos ou peixes crus, malcozidos ou em conserva)?" O diagnóstico definitivo se baseia na detecção de ovos de parasita nas fezes, urina, escarro e, algumas vezes, amostras de tecido ou testes sorológicos. A presença de eosinofilia e história de viagem para áreas endêmicas deve levantar a suspeita de infecção por trematódeos. O Centers for Disease Control and Prevention (CDC) pode fornecer orientação em relação ao diagnóstico e tratamento.

ESQUISTOSSOMOSE

A esquistossomose humana é causada por seis espécies do gênero *Schistosoma*: *S. mansoni*, *S. japonicum*, *S. mekongi*, *S. intercalatum* e o recentemente descrito *S. guineensis* causam doença intestinal, e *S. haematobium* causa doença urogenital (Tab. 234-1). A infecção pode causar morbidade considerável intestinal, hepática e geniturinária. Os esquistossomos aviários podem penetrar na pele humana, mas, então, morrem no tecido subcutâneo, produzindo apenas manifestações cutâneas.

ETIOLOGIA

A infecção por *Schistosoma* é contraída por meio de contato com corpos de água doce que abrigam o hospedeiro intermediário caramujo infectado. As cercárias, o estágio larval infectante liberado pelo caramujo, penetram na pele humana intacta em poucos minutos após aderir à pele. Após a penetração, as cercárias se transformam em esquistossômulos, os quais entram em uma pequena veia ou vaso linfático, circulam na corrente sanguínea através de capilares pulmonares e são bombeados pelo coração para todas as partes do corpo para chegar até o sistema portal. Lá, os vermes amadurecem tornando-se adultos machos ou fêmeas, unem-se e migram para sua localização final no plexo venoso mesentérico ou pélvico.

O intervalo entre a penetração da cercária até a maturação sexual e produção de ovos, chamado de *período pré-patente*, dura 5 a 7 semanas (até 12 semanas para *S. haematobium*). O verme fêmea começa a produzir ovos, os quais são excretados nas fezes ou, no caso do *S. haematobium*, na urina. Cerca de 50% dos ovos são retidos nos tecidos, onde são responsáveis por morbidade orgânica específica (ver "Patogênese", adiante). Quando os ovos excretados alcançam a água, eles eclodem e liberam um estágio larval nadante livre (*miracídio*), o qual, após penetrar em um caramujo hospedeiro, passa por várias etapas de multiplicação assexuada. Após cerca de 4 a 6 semanas, as cercárias infectantes são espalhadas na água pelo caramujo infectado. Um caramujo infectado por um miracídio pode espalhar milhares de cercárias por dia durante vários meses; assim, o potencial de transmissão dos esquistossomas é enorme.

O ovo de esquistossoma (Fig. 234-1) é o único estágio do ciclo vital do parasita que pode ser detectado em humanos, nos produtos excretados ou em biópsias de tecidos. Os ovos são grandes e podem facilmente ser diferenciados morfologicamente daqueles de outros helmintos. Os ovos de *S. haematobium* têm cerca de 140 μm de comprimento, com uma espinha terminal; os ovos de *S. mansoni* têm cerca de 150 μm de comprimento com uma espinha lateral; e os ovos de *S. japonicum* são menores, mais arredondados e com cerca de 90 μm, com uma pequena espinha ou botão lateral.

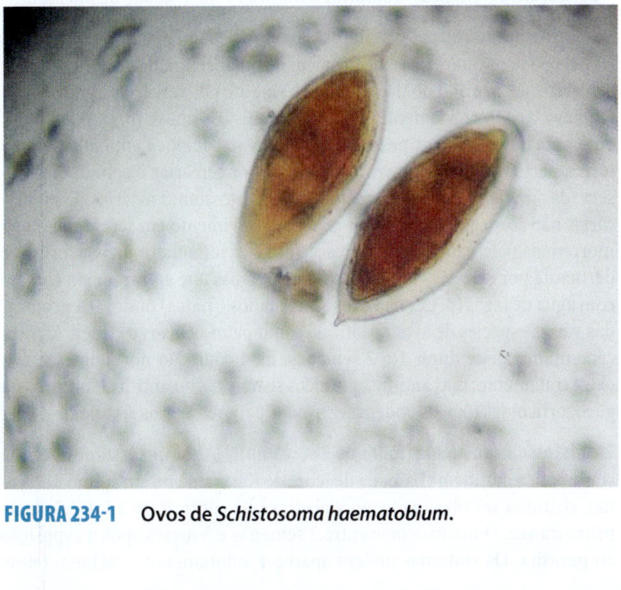

FIGURA 234-1 Ovos de *Schistosoma haematobium*.

Os esquistossomos adultos têm cerca de 1 a 2 cm de comprimento. O verme masculino é plano e o corpo forma um sulco ou canal ginecóforo no qual a fêmea adulta madura é mantida como uma "salsicha em um cachorro-quente". As fêmeas são mais compridas, finas e arredondadas. As fêmeas produzem centenas (espécies africanas) a milhares (espécies asiáticas) de ovos por dia. Cada ovo contém uma larva miracídio ciliada, a qual secreta enzimas proteolíticas que ajudam os ovos a migrar para a luz da bexiga (*S. haematobium*) ou do intestino (outras espécies). A longevidade de um esquistossomo adulto é, em média, de 3 a 5 anos, mas pode ser de até 30 anos. Os vermes de esquistossomos se alimentam de eritrócitos; os debris são regurgitados no sangue do hospedeiro, onde podem ser detectados como antígenos circulantes (ver "Diagnóstico", adiante).

Os esquistossomos persistem na corrente sanguínea por anos e desenvolveram estratégias para escapar dos ataques usando mecanismos efetores imunes. Essa evasão imune é resultado de vários processos, como a ligação de proteínas do hospedeiro à superfície do esquistossomo, o que torna o parasita invisível ao sistema imune do hospedeiro.

O genoma dos esquistossomos é relativamente grande (cerca de 300 Mb). As sequências genômicas completas estão disponíveis para *S. mansoni*, *S. japonicum* e *S. haematobium*.

EPIDEMIOLOGIA

Devido ao complexo ciclo vital dos esquistossomos, com os caramujos como um hospedeiro intermediário e os humanos como hospedeiro final, a transmissão depende de hábitats de água doce que sejam adequados para os caramujos, sejam áreas de atividade de seres humanos e tenham condições climáticas que favoreçam a sobrevida de caramujos e o desenvolvimento dos parasitas dentro do hospedeiro caramujo. Essas exigências se refletem na distribuição global da esquistossomose e na distribuição microgeográfica dentro de uma região endêmica. Para *S. mansoni*, *S. haematobium*, *S. intercalatum* e *S. guineensis* os humanos são o hospedeiro definitivo mais importante. *S. japonicum* e *S. mekongi* são parasitas zoonóticos, com ampla gama de hospedeiros definitivos, como porcos, búfalos d'água e diversos roedores.

Estima-se que 229 milhões de pessoas estejam infectadas globalmente e pelo menos 229 milhões de pessoas necessitaram de tratamento preventivo em 2018. A transmissão da esquistossomose tem sido relatada em 78 países, entre os quais 52 países endêmicos têm transmissão moderada a alta (Fig. 234-2). Mais de 70% das pessoas infectadas vivem na África Subsaariana. A esquistossomose é a mais importante entre as doenças tropicais negligenciadas, ficando atrás apenas da malária em termos de impacto em saúde pública. Trata-se de uma doença relacionada à pobreza, e a infecção é prevalente em regiões sem abastecimento de água adequado e sem instalações sanitárias. Nessas regiões, as pessoas entram em contato com a água infestada por meio de várias atividades, incluindo banhos, lavagem de roupas e coleta de água para beber ou cozinhar. Em algumas regiões, os adultos têm alto risco ocupacional de exposição; pescadores, limpadores de canais e trabalhadores de plantações de arroz estão nessa categoria. Entre as crianças, brincar na água e nadar são atividades de risco. A irrigação em grande escala e as usinas hidrelétricas podem criar hábitats adequados para os caramujos hospedeiros e, assim, aumentar o risco de transmissão da esquistossomose.

Em geral, as crianças que vivem em regiões endêmicas inicialmente adquirem a infecção com cerca de 3 a 4 anos de idade – i.e., quando têm idade suficiente para caminhar e entrar em contato com a água infestada. Porém, a infecção pode ocorrer em crianças bem mais jovens. À medida que as crianças crescem, a prevalência e a intensidade da infecção aumentam, alcançando um pico ao redor da puberdade. Um achado característico da esquistossomose em populações humanas é uma curva convexa de idade-prevalência, com baixa prevalência nas crianças muito jovens, maiores prevalências em crianças maiores com pico aos 10 a 15 anos de idade e redução da prevalência em adultos. O mesmo padrão é observado entre idade e intensidade da infecção, sendo atribuído a vários fatores. Em geral, as crianças têm contato mais frequente, prolongado e extenso com a água em relação aos adultos por meio de atividades como brincar e nadar. Além disso, vários estudos indicaram que a imunidade adquirida contra a esquistossomose se desenvolve ao longo de vários anos, de modo que os adultos são reinfectados em grau muito menor que as crianças. Esses fatores, combinados com a morte espontânea progressiva dos vermes adultos de infecções adquiridas durante a infância, leva a menores níveis de infecção na população adulta.

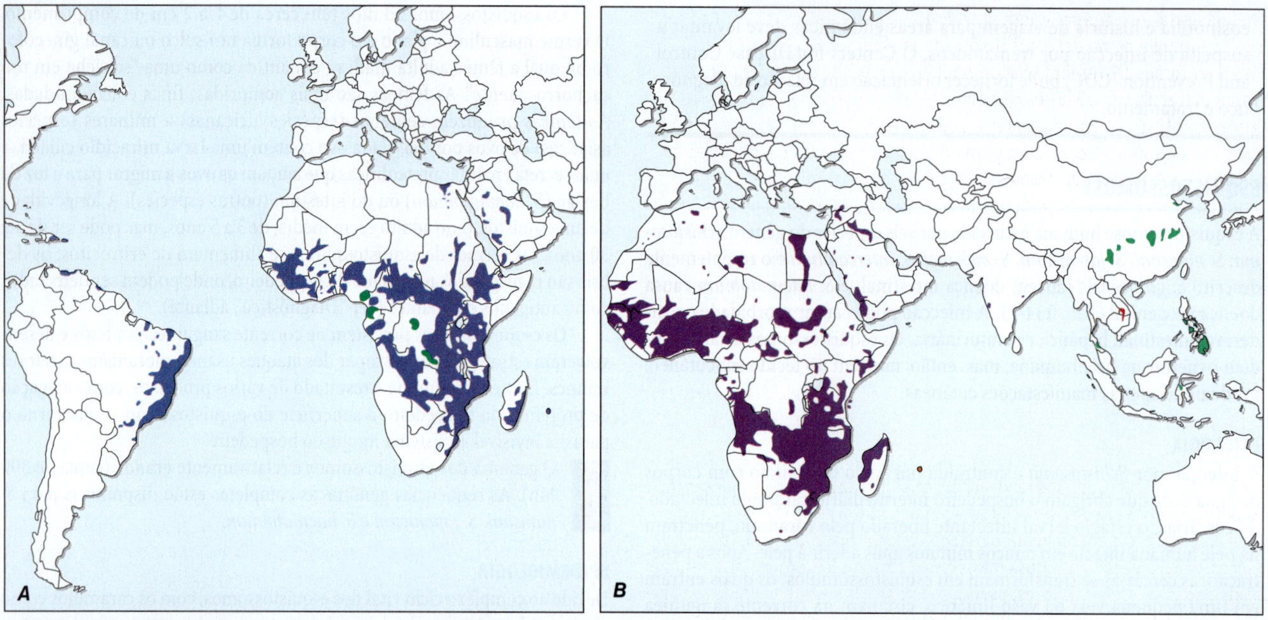

FIGURA 234-2 Distribuição global da esquistossomose humana. ***A.*** A infecção por *Schistosoma mansoni* (*azul-escuro*) é endêmica na África, no Oriente Médio, na América do Sul e em alguns poucos países do Caribe. A infecção por *S. intercalatum* (*verde*) é endêmica em focos esporádicos na África Ocidental e Central. ***B.*** A infecção por *S. haematobium* (*roxo*) é endêmica na África e no Oriente Médio. Os principais países endêmicos para infecção por *S. japonicum* (*verde*) são a China, as Filipinas e a Indonésia. A infecção por *S. mekongi* (*vermelho*) é endêmica em focos esporádicos no Sudeste Asiático. *(Reimpressa de CH King, AAF Mahmoud: Schistosomiasis and other trematode infections, in DL Kasper et al [eds], Harrison's Principles of Internal Medicine, 19th ed. New York, McGraw-Hill Education, 2015, pp 1423–1429.)*

PATOGÊNESE

A invasão das cercárias pode estar associada a dermatite que surge por reações inflamatórias dérmicas e subdérmicas em resposta a cercárias que morrem desencadeando respostas imunes inatas. Porém, a maioria das manifestações da esquistossomose – nas fases aguda, estabelecida e crônica da infecção – se devem a reações imunológicas aos ovos retidos nos tecidos do hospedeiro.

Na época de começar a oviposição pode ocorrer esquistossomose aguda (febre de Katayama) (ver "Manifestações clínicas", adiante). O excesso de antígeno dos ovos resulta na formação de complexos imunes solúveis, que podem ser depositados em vários tecidos, iniciando uma doença semelhante à doença do soro. Todas as evidências sugerem que os ovos de esquistossomos, e não os vermes adultos, induzem a morbidade orgânica específica causada pela esquistossomose. Cerca de metade dos ovos não são excretados nas fezes ou na urina, mas ficam retidos em tecidos intestinais ou hepáticos (*S. mansoni*, *S. japonicum* e *S. mekongi*) ou na bexiga e sistema urogenital (*S. haematobium*). Os ovos induzem uma resposta imune granulomatosa do hospedeiro, composta primariamente de linfócitos, eosinófilos e de macrófagos ativados alternativamente. Os linfócitos produzem várias citocinas T_H2, como as interleucinas (IL) 4, 5 e 13. Mais tarde, na fase crônica da infecção, as citocinas reguladoras são responsáveis pela imunomodulação ou *down-regulation* das respostas do hospedeiro aos ovos de esquistossomos, desempenhando um papel importante na redução do tamanho dos granulomas.

Quando os ovos de *S. mansoni* ou *S. japonicum* são levados para dentro dos ramos portais pequenos do fígado pela veia porta, eles se alojam nos tecidos periportais pré-sinusoidais. A formação de granulomas ao redor dos ovos pode causar aumento significativo do baço e do fígado. As infecções de alta densidade em crianças costumam ser acompanhadas por hepatoesplenomegalia, a qual costuma diminuir com o passar do tempo, parcialmente porque o número de ovos depositados nos tecidos diminui gradualmente após o início da adolescência com o desenvolvimento de imunidade parcial a novas infecções, e parcialmente devido à *downregulation* imunológica da resposta granulomatosa. Porém, em algumas pessoas infectadas, as respostas granulomatosas induzidas pelos ovos levam a fibrose periportal intensa (*fibrose em haste de cachimbo de barro-Symmers*) com deposição de colágeno ao redor da veia porta, oclusão dos ramos portais menores e patologia grave e geralmente irreversível. A oclusão dos ramos portais pode resultar em marcada hipertensão portal.

Os sinais e sintomas da infecção por *S. haematobium* estão relacionados com a predileção dos vermes pelas veias do plexo urogenital, resultando da deposição de ovos na bexiga, ureteres e órgãos genitais. Durante a infecção ativa estabelecida, agregados de ovos vivos nos tecidos urogenitais podem ser encontrados circundados por intensa reação inflamatória e intensa eosinofilia tecidual. O movimento de agregados de ovos na luz da bexiga costuma ser seguido por descamação do epitélio superficial, ulceração e sangramento. A intensa inflamação tecidual induzida pelos ovos pode resultar em espessamento da parede vesical e desenvolvimento de massas e pseudopólipos. A inflamação e a formação de granulomas ao redor do óstio ureteral podem levar a hidronefrose.

Em geral, as infecções tardias em estágios crônicos se caracterizam pelo acúmulo de ovos mortos calcificados nos tecidos. Lesões características são encontradas no colo uterino nas infecções por *S. haematobium*, incluindo lesões em estágios ativos com inflamação tecidual intensa ao redor de ovos vivos e placas arenosas em estágio crônico com agregados de ovos calcificados.

CARACTERÍSTICAS CLÍNICAS

Em geral, as manifestações da esquistossomose ocorrem em três estágios – aguda, ativa e crônica – conforme a duração e intensidade da infecção.

Dermatite por cercárias ("prurido do nadador") A penetração de cercárias na pele pode resultar em erupção maculopapular chamada de dermatite por cercárias ou "prurido do nadador". A dermatite por cercárias pode ocorrer em pessoas não previamente expostas à esquistossomose (p. ex., viajantes), enquanto ela é rara em pessoas que vivem nas regiões endêmicas. Uma forma particularmente grave de dermatite por cercárias é comumente observada após a exposição a cercárias de esquistossomas aviários. Essas cercárias não conseguem completar seu desenvolvimento em seres humanos e morrem na pele, causando uma reação alérgica inflamatória. Essa forma de dermatite por cercárias pode ocorrer em pessoas que entraram em contato com água de lagos (p. ex., na Europa ou Estados Unidos) onde são encontradas várias espécies de aves aquáticas, como patos, gansos e cisnes. A erupção cutânea pode durar 1 a 2 semanas. Essa condição normalmente não exige tratamento, mas anti-histamínicos sistêmicos ou anti-histamínicos ou glicocorticoides tópicos podem ser usados para reduzir os sintomas.

Esquistossomose aguda (febre de Katayama) A esquistossomose aguda sintomática, também chamada de febre de Katayama ou síndrome Katayama, costuma ser observada em viajantes que contraíram a infecção pela primeira vez. O início ocorre entre 2 semanas e 3 meses após a exposição ao parasita. Os sintomas podem aparecer subitamente e incluem febre, mialgias, mal-estar geral e fadiga, cefaleia, tosse não produtiva e sintomas intestinais, como desconforto ou dor abdominal. Várias combinações desses sintomas costumam se acompanhar de eosinofilia e infiltrados pulmonares transitórios. Muitos pacientes se recuperam da esquistossomose aguda após 2 a 10 semanas, mas a doença segue um curso clínico mais grave em algumas pessoas, com perda de peso, dispneia, diarreia e hepatomegalia. Pode haver manifestações cerebrais ou da medula espinal graves, e mesmo infecções leves podem causar doença grave. Em casos raros, a síndrome pode ser fatal.

O diagnóstico diferencial inclui muitas outras doenças infecciosas febris com início agudo, incluindo malária, salmonelose e hepatite aguda. Febre e eosinofilia ocorrem na triquinose, eosinofilia tropical, ancilostomose invasiva, estrongiloidíase, *larva migrans* visceral e infecções com espécies de *Opisthorchis* e *Clonorchis*. A febre de Katayama é rara em pessoas cronicamente expostas à infecção em regiões endêmicas para *S. mansoni* ou *S. haematobium*.

Esquistossomose intestinal (*S. mansoni, S. japonicum*) Na esquistossomose intestinal, os vermes adultos se localizam nas veias mesentéricas, e as manifestações da doença estão associadas à passagem dos ovos do parasita através do tecido intestinal ou quando os ovos ficam retidos no local. Isso induz uma inflamação granulomatosa massiva com microulcerações, sangramento superficial e, algumas vezes, pseudopolipose. Os sintomas tendem a ser mais pronunciados com uma alta intensidade de infecção e incluem dor abdominal intermitente, perda de apetite e, algumas vezes, diarreia sanguinolenta. As manifestações clínicas da infecção por *S. intercalatum*, *S. guineensis* e *S. mekongi* costumam ser mais leves.

Esquistossomose hepatoesplênica A esquistossomose hepatoesplênica é causada por ovos de esquistossomo retidos no tecido hepático, ocorrendo nas infecções por *S. mansoni* e *S. japonicum*. Há duas entidades clínicas distintas: hepatoesplenomegalia inflamatória inicial e doença hepatoesplênica tardia com fibrose periportal.

A esquistossomose hepatoesplênica inflamatória inicial é a principal entidade observada em crianças e adolescentes. O fígado está aumentado, especialmente o lobo esquerdo, sendo liso e firme. O baço está aumentado, muitas vezes se estendendo até abaixo da cicatriz umbilical, sendo firme ou duro. Em geral, a ultrassonografia não demonstra fibrose hepática. Essa forma de esquistossomose hepatoesplênica pode ser encontrada em até 80% das crianças infectadas. Sua gravidade está intimamente associada à intensidade da infecção e pode também estar associada à exposição concomitante à malária.

A esquistossomose hepatoesplênica tardia com fibrose periportal ou de Symmers pode ocorrer em adultos jovens ou de meia-idade com exposição de alto nível e longa duração à infecção. Os pacientes com fibrose periportal podem excretar pouco ou nada de ovos nas fezes. Durante o estágio inicial, o fígado está aumentado, especialmente o lobo esquerdo; ele é liso e firme ou duro. O baço está aumentado, às vezes massivamente, e é firme ou duro. O paciente pode relatar uma massa em hipocôndrio esquerdo com desconforto e anorexia. A ultrassonografia revela fibrose periportal típica e dilatação da veia porta. Outras complicações incluem atraso de crescimento e puberdade, especialmente em infecções por *S. japonicum*, e anemia grave. A esquistossomose hepatoesplênica grave pode levar a hipertensão portal, mas a função hepática costuma ser normal mesmo em casos com marcada fibrose periportal e hipertensão portal.

Pode haver ascite atribuível a hipertensão portal e hipoalbuminemia, especialmente na infecção por *S. japonicum*. Os pacientes com doença hepatoesplênica grave e hipertensão portal podem desenvolver varizes esofágicas detectáveis por endoscopia ou ultrassonografia. Esses pacientes podem experimentar crises repetidas de hematêmese, melena ou ambas. A hematêmese é a complicação mais grave da esquistossomose hepatoesplênica, e a morte pode resultar de perda sanguínea massiva.

Esquistossomose urogenital (*S. haematobium*) Os sinais e sintomas da infecção por *S. haematobium* se relacionam com a predileção dos vermes pelas veias do trato urogenital. São reconhecidos dois estágios da infecção. Um estágio ativo, que ocorre principalmente em crianças, adolescentes e adultos mais jovens, se caracteriza pela excreção de ovos na urina, com proteinúria e hematúria macro ou microscópica, além de deposição de ovos no trato urinário. Um estágio crônico em pessoas mais velhas se caracteriza por excreção esparsa ou ausente de ovos na urina apesar de haver patologia no trato urogenital.

Um sinal característico no estágio ativo é a hematúria indolor terminal. Disúria e desconforto ou dor suprapúbicos estão associados a esquistossomose urogenital ativa, podendo persistir por toda a evolução da infecção ativa. Os ovos depositados na mucosa vesical podem levar a uma resposta inflamatória intensa da parede vesical, podendo causar obstrução ureteral com hidroureter ou hidronefrose. Essas lesões inflamatórias iniciais, incluindo a uropatia obstrutiva, podem ser visualizadas na ultrassonografia.

À medida que a infecção progride, o componente inflamatório diminui e a fibrose fica mais proeminente. Os sintomas desse estágio são noctúria, retenção urinária, gotejamento de urina e incontinência. A cistoscopia revela "placas arenosas" compostas de grandes números de ovos calcificados circundados por tecido fibrótico e uma superfície mucosa atrófica. Os ureteres são menos comumente afetados, mas a fibrose ureteral pode causar uropatia obstrutiva irreversível que pode progredir para uremia.

A deposição de ovos pode causar granulomas e lesões nos órgãos genitais, mais comumente no colo uterino e na vagina nas mulheres e nas vesículas seminais nos homens. Os resultados podem incluir dispareunia, secreção vaginal anormal, sangramento de contato e lombalgia nas mulheres, além de dor perineal, ejaculação dolorosa e hematospermia em homens. Sintomas genitais, como secreção sanguinolenta e prurido genital, estão associados à infecção por *S. haematobium* nas meninas em idade escolar que vivem em regiões endêmicas para a esquistossomose. Têm sido descritos sintomas como hematospermia e desconforto perineal em viajantes, tendo sido demonstrados ovos no líquido seminal. Foi demonstrada uma associação entre esquistossomose genital feminina e infecção por HIV, mas o impacto da esquistossomose genital na transmissão do HIV precisa de maior elucidação.

O *S. haematobium* tem sido classificado pela International Agency for Research on Cancer (IARC) como definitivamente carcinogênico para humanos (i.e., carcinogênico do grupo 1). A infecção crônica por *S. haematobium* está associada a carcinoma de células escamosas da bexiga.

Outras manifestações Algumas vezes, vermes e ovos podem estar localizados em sítios ectópicos, causando manifestações e sintomas sítio-específicos. A neuroesquistossomose é uma das formas clínicas mais graves de esquistossomose, sendo causada pela resposta inflamatória ao redor de ovos no plexo venoso cerebral ou espinal. Os vermes de *S. mansoni* e *S. haematobium* podem terminar no plexo venoso espinal, onde podem causar mielite transversa – uma complicação aguda algumas vezes observada em viajantes que retornam para casa com esquistossomose. O *S. japonicum* está principalmente associado a lesões granulomatosas no cérebro, causando crises epiléticas, encefalite com cefaleia, comprometimento visual, déficit motor e ataxia. A esquistossomose pulmonar é causada por derivação portocava de ovos para os capilares pulmonares, onde induzem granulomas na região perialveolar. As consequências podem ser fibrose, hipertensão pulmonar e *cor pulmonale*.

DIAGNÓSTICO

As informações da anamnese sobre viagens recentes para regiões endêmicas e exposição a água doce em atividades recreativas ou de outro tipo são importantes no diagnóstico da esquistossomose em viajantes. As informações sobre as localizações geográficas exatas podem facilitar a identificação das espécies relevantes de *Schistosoma*. Eosinofilia é um achado comum e costuma estar associado a infecções helmínticas como a esquistossomose.

A detecção de ovos de esquistossomos nas fezes ou urina é indicativa de infecção ativa, sendo o método padrão para o diagnóstico. O diagnóstico costuma se basear na detecção de ovos em uma pequena quantidade fixada de excretas – por exemplo, 50 mg de fezes ou filtração de 10 mL de urina. Esse método é amplamente usado em populações de regiões endêmicas, permitindo a quantificação do nível de infecção (ovos por grama de fezes ou por 10 mL de urina). Porém, os níveis de excreção de ovos em pessoas de regiões não endêmicas podem ser muito baixos, podendo haver necessidade de uma amostra maior ou métodos de concentração (p. ex., concentração em formol-éter).

Os ovos também podem ser detectados em biópsias retais (para *S. mansoni* e *S. haematobium*), além de, ocasionalmente, em esfregaços de Papanicolaou e amostras de sêmen (*S. haematobium*). A detecção baseada em reação em cadeia da polimerase (PCR, de *polymerase chain reaction*) de DNA do parasita em fezes ou urina é mais sensível do que os métodos parasitológicos, sendo cada vez mais usada. O DNA do *Schistosoma* pode ser detectado em amostras de líquido cerebrospinal (LCS) para o diagnóstico de neuroesquistossomose.

A sorologia, com detecção de anticorpos específicos contra esquistossomos, é útil em viajantes, mas não é tão útil para pessoas de regiões endêmicas onde a transmissão é continuada. Os ensaios sorológicos usados pelo CDC são o teste de triagem Falcon/ensaio imunoabsorvente ligado à enzima (FAST-ELISA, de *Falcon assay screening test/enzyme-linked immunosorbent assay*) com a utilização de antígeno microssomal adulto de *S. mansoni* e um *imunoblot* espécie-específico confirmatório realizado à luz do histórico de viagem do paciente.

Os proteoglicanos de esquistossomos – antígenos anódicos e catódicos circulantes (CAAs e CCAs) – regurgitados na corrente sanguínea pelos vermes que se alimentam podem ser detectados no soro e na urina por ELISA ou com ensaios de fluxo lateral baseados em anticorpos monoclonais. A presença de CAA ou CCA é uma indicação de infecção ativa, e os níveis desses antígenos se correlacionam bem com a intensidade da infecção. Porém, a detecção de CAAs e CCAs não é atualmente adequada para o diagnóstico em viajantes, os quais provavelmente tenham baixos níveis de infecção e muito poucos vermes, mas resultados promissores foram obtidos com o uso de um ensaio de fluxo lateral ultrassensível. Um ensaio comercialmente disponível para uso no local de cuidados (*Rapid Medical Diagnostics*, Pretória, África do Sul), que detecta CCA na urina é agora amplamente utilizado para triagem de comunidades afetadas em relação aos programas de administração de fármacos em massa.

TRATAMENTO

Esquistossomose

O fármaco de escolha para tratamento da esquistossomose é o praziquantel. Ele é administrado por via oral, está disponível como comprimidos de 600 mg e é efetivo contra todas as espécies de esquistossoma que infectam seres humanos. O fármaco é seguro e bem tolerado. Os regimes padrão são mostrados na **Tabela 234-2**. Em pacientes que não ficam curados com o tratamento inicial, a mesma dose pode ser repetida em intervalos semanais por 2 semanas. Como o praziquantel não afeta os estágios migratórios jovens dos esquistossomas, pode ser necessário repetir a dose 6 a 12 semanas depois, especialmente se eosinofilia ou sintomas persistirem apesar do tratamento.

Como princípio geral, todos os pacientes com esquistossomose aguda devem ser tratados com praziquantel. Glicocorticoides podem ser acrescentados na febre de Katayama para suprimir a reação de hipersensibilidade. Porém, o tratamento da esquistossomose aguda ou febre de Katayama deve ser adequadamente ajustado em cada caso e, nos casos mais graves, há necessidade de manejo em ambiente de cuidados agudos.

O praziquantel é efetivo nas infecções cerebrais por *S. japonicum*, resultando em rápida dissipação do edema cerebral e resolução das massas cerebrais. Porém, algumas vezes há necessidade de glicocorticoides e anticonvulsivantes na neuroesquistossomose.

O efeito do tratamento antiesquistossomose nas manifestações da doença depende do estágio e gravidade das lesões. A hepatoesplenomegalia inicial, a fibrose leve ou moderada e as lesões da bexiga observadas durante a infecção ativa melhoram com a quimioterapia. Porém, para as manifestações de estágios tardios (p. ex., fibrose intensa com hipertensão portal), o tratamento com praziquantel é apenas um componente do manejo, pois as principais complicações se devem à patologia obstrutiva. O manejo da hipertensão portal e a prevenção de sangramento por varizes esofágicas devem seguir as diretrizes clínicas para o tratamento dessas condições.

TABELA 234-2 ■ Tratamento da esquistossomose e infecções por trematódeos transmitidas por alimentos

Infecção	Fármaco de escolha	Dose de adulto[a]
Schistosoma mansoni, S. haematobium, S. intercalatum, S. guineensis	Praziquantel[b]	40 mg/kg VO em 2 doses fracionadas por 1 dia
S. japonicum, S. mekongi	Praziquantel	60 mg/kg VO em 3 doses fracionadas por 1 dia
Clonorchis sinensis, Opisthorchis viverrini, Opisthorchis felineus	Praziquantel	25 mg/kg VO 3×/dia por 2 dias consecutivos
Fasciola hepatica, Fasciola gigantica	Triclabendazol[c]	2 doses de 10 mg/kg VO com intervalo de 12 horas
Fasciolopsis buski	Praziquantel	75 mg/kg VO em 3 doses fracionadas por 1 dia
Echinostoma spp., *Heterophyes heterophyes*, várias outras espécies	Praziquantel	25 mg/kg VO 3×/dia
Paragonimus westermani, Paragonimus kellicotti	Praziquantel Triclabendazol[c]	25 mg/kg VO 3×/dia por 2 dias consecutivos 10 mg/kg VO dose única (ou 2 vezes, com intervalo de 12-24 horas)

[a]A dose pediátrica é a mesma de adultos em todas as situações. [b]A segurança do praziquantel em crianças < 4 anos de idade não foi estabelecida, embora muitas crianças nessa faixa etária tenham sido tratadas com praziquantel durante programas de administração de fármacos em massa. [c]Em fevereiro de 2019, a U.S. *Food and Drug Administration* (FDA) aprovou o triclabendazol para tratamento da fasciolíase em pacientes com pelo menos 6 anos de idade.

PREVENÇÃO E CONTROLE

A esquistossomose é contraída por meio de contato direto com água doce infestada. Os viajantes devem ser alertados sobre o risco de infecção se entrarem em contato com fontes na água doce em regiões endêmicas para esquistossomose. Para pessoas que vivem em áreas rurais onde a esquistossomose é endêmica, pode ser muito difícil, se não impossível, evitar o contato com a água – por exemplo, durante atividades ocupacionais como pescaria e trabalho em plantações de arroz. A esquistossomose é uma doença relacionada à pobreza, e o acesso a água segura e a boas instalações sanitárias pode raramente estar disponível. Como o *S. japonicum* é um parasita zoonótico, as medidas preventivas devem ter como alvo não apenas a população humana, mas também animais como o búfalo d'água, que atuam como reservatórios para a infecção.

O tratamento das pessoas infectadas com praziquantel, geralmente durante programas de administração de fármacos em massa, é uma das bases do manejo e controle da esquistossomose. O tratamento regular reduzirá o nível de morbidade por esquistossomose na população afetada. Porém, o tratamento deve ser combinado com outras estratégias relevantes, como o controle dos caramujos hospedeiros intermediários, melhora da qualidade da água e das instalações sanitárias, além de educação em saúde. As medidas de controle da esquistossomose devem ser integradas aos programas de saúde locais.

Têm havido esforços intensivos para o desenvolvimento de vacinas, mas ainda não há nenhuma disponível. Dois candidatos a vacina estão passando por estudos de fase 1 e um está em estudo de fase 2. Apenas um candidato, a vacina para *S. haematobium* 28GST, foi testado em um ensaio clínico de fase 3 em populações que vivem em regiões endêmicas. O candidato a vacina foi imunogênico e bem tolerado em crianças infectadas, mas não foi alcançada uma eficácia suficiente.

INFECÇÕES POR TREMATÓDEOS TRANSMITIDAS POR ALIMENTOS

As infecções por trematódeos transmitidas por alimentos são um grupo de doenças zoonóticas causadas por parasitas trematódeos, intestinais e pulmonares. Essas infecções são contraídas pela ingestão de parasitas infectantes em plantas aquáticas ou alimentos aquáticos malcozidos. Em 2015, estimava-se que 71 milhões de pessoas estavam infectadas por trematódeos transmitidos por alimentos, e as infecções causavam anualmente 2 milhões de anos de vida perdidos por incapacidade e morte no mundo todo.

TREMATÓDEOS HEPÁTICOS

Os trematódeos hepáticos mais importantes como causa de infecções humanas são as espécies relacionadas *Opisthorchis viverrini* e *Opisthorchis felineus*, que causam a opistorquíase; *Clonorchis sinensis*, que causa a clonorquíase; e *Fasciola hepatica* e *Fasciola gigantica*, que causam a fasciolíase **(Tab. 234-1)**.

Opistorquíase e clonorquíase A *O. viverrini* é encontrada principalmente no nordeste da Tailândia, Laos e Camboja; a *O. felineus*, principalmente na Europa e na Ásia, incluindo a antiga União Soviética; e a *C. sinensis*, na Ásia, incluindo Coreia, China, Taiwan, Vietnã, Japão e regiões asiáticas da Rússia.

TABELA 234-3 ■ Características clínicas das infecções por trematódeos transmitidas por alimentos

Infecção	Sinais ou sintomas: Estágio inicial ou agudo	Sinais ou sintomas: Estágio estabelecido ou crônico	Complicações
Trematódeos hepáticos			
Clonorchis sinensis, Opisthorchis viverrini, Opisthorchis felineus	Geralmente assintomática; algumas vezes sintomas tipo hepatite e febre alta (especialmente com *O. felineus*)	Cólica biliar, icterícia colestática, colangite recorrente e colelitíase; hepatomegalia, aumento da vesícula biliar, fibrose periductal. As infecções leves costumam ser assintomáticas e permanecem assim durante anos	Pancreatite, colangiocarcinoma[a]
Fasciola hepatica, Fasciola gigantica	Início agudo (1-4 semanas após a infecção) com febre alta, perda de peso, algumas vezes com urticária e desconforto hepático	Cólica biliar, icterícia colestática, colangite recorrente e colelitíase; espessamento, aumento e fibrose de ductos biliares; algumas vezes recidivas repetidas de sintomas agudos	Pancreatite. Em casos raros: infecções ectópicas no sistema nervoso central, região orbital, trato gastrintestinal, pulmões e outros órgãos. Raramente, a fasciolíase pode ser fatal
Trematódeos intestinais			
Fasciolopsis buski, Echinostoma spp., *Heterophyes heterophyes*, várias outras espécies	Geralmente assintomática; algumas vezes sintomas gastrintestinais inespecíficos	A infecção maciça pode levar a ulceração da mucosa intestinal e má-absorção. As infecções leves costumam ser assintomáticas	Desnutrição, anemia; raramente, infecção ectópica no sistema nervoso central
Trematódeos pulmonares			
Paragonimus westermani, Paragonimus kellicotti	Geralmente assintomática; algumas vezes início insidioso com anorexia e perda de peso	Sinais e sintomas de bronquite, asma e tuberculose como tosse crônica, dispneia, escarro sanguinolento ("ferruginoso")	Formação de cistos pulmonares; infecção ectópica no sistema nervoso central, olhos, pele, coração, órgãos abdominais e reprodutivos

[a]A carcinogênese ainda não foi estabelecida para *O. felineus*.

Os ovos de parasitas excretados de pessoas infectadas são ingeridos por um hospedeiro caramujo (o primeiro hospedeiro intermediário), onde passam por vários estágios de desenvolvimento. As cercárias são depois liberadas do caramujo e penetram em peixes de água doce (o segundo hospedeiro intermediário), encistando como metacercárias nos músculos ou sob as escamas. Os seres humanos se infectam ao comer peixe cru ou malcozido em países endêmicos. Após a ingestão, as metacercárias excistam no suco gástrico e migram pelo duodeno, ampola de Vater e sistema biliar extra-hepático até os ductos biliares intra-hepáticos.

As manifestações clínicas da infecção com espécies de *Opisthorchis* e *C. sinensis* são semelhantes. As alterações patológicas são tipicamente observadas nos ductos biliares, fígado e vesícula biliar (Tab. 234-3). O dano tecidual e a inflamação intensa são causados por irritação mecânica e química e pelas respostas imunológicas aos vermes ou a seus produtos, e a inflamação crônica pode resultar no desenvolvimento de colangiocarcinoma. *O. viverrini* e *C. sinensis* são classificadas pela IARC como definitivamente carcinogênicos (classe 1). As infecções agudas e leves são geralmente assintomáticas, mas sinais e sintomas tipo hepatite, com febre alta e calafrios, têm sido relatados, especialmente nas infecções por *O. felineus*. Em geral, apenas as pessoas com infecções maciças têm sintomas e complicações graves (Tab. 234-3).

O diagnóstico dessas infecções se baseia na identificação microscópica de ovos de parasitas em amostras de fezes. Os ovos de *Opisthorchis* são indistinguíveis daqueles de *Clonorchis*.

Fasciolíase A fasciolíase ocorre em muitas regiões do mundo e costuma ser causada por *Fasciola hepatica*, um trematódeo hepático comum em ovelhas e gado bovino. A *F. hepatica* é encontrada em mais de 50 países em todos os continentes com exceção da Antártida; a *F. gigantica* está menos disseminada. As regiões com as maiores taxas conhecidas de infecção humana por *Fasciola* estão nas montanhas dos Andes da Bolívia e do Peru. Em outras regiões onde a fasciolíase é encontrada, os casos humanos são esporádicos.

Diferentemente de outros trematódeos hepáticos, as espécies de *Fasciola* não têm um segundo hospedeiro intermediário, pois suas metacercárias infecciosas aderem diretamente a plantas aquáticas. Os humanos costumam adquirir a infecção ao ingerir plantas aquáticas, como o agrião, que contém metacercárias viáveis, ou ao beber água com metacercárias livres.

Após as metacercárias excistarem no duodeno, as espécies de *Fasciola* migram através da parede intestinal para a cavidade abdominal, penetram na cápsula hepática e se movimentam pelo fígado até os ductos biliares. Essa via de migração é diferente daquela de outros trematódeos hepáticos, gerando sintomas durante a fase migratória aguda; os parasitas podem causar destruição tecidual, sangramento focal e inflamação. Alguns trematódeos em migração podem se desviar de sua rota habitual e causar infecções ectópicas. No estágio latente estabelecido da infecção, os parasitas podem causar inflamação de ductos biliares, resultando em espessamento e expansão dos ductos, fibrose e, por fim, obstrução biliar (Tab. 234-3). Embora algumas pessoas infectadas sejam assintomáticas na fase latente, outras podem experimentar recaídas repetidas das manifestações agudas.

A abordagem diagnóstica mais amplamente usada é a detecção direta de ovos de *Fasciola* por exame microscópico de fezes ou de aspirados duodenais ou biliares. Os ovos geralmente não podem ser detectados até 3 a 4 meses após a exposição, enquanto os anticorpos contra o parasita ficam detectáveis 2 a 4 semanas após a exposição. Pode haver necessidade de mais de uma amostra de fezes para o diagnóstico, especialmente nas infecções leves.

TREMATÓDEOS INTESTINAIS

Mais de 70 espécies de trematódeos intestinais podem causar infecções humanas. Esses parasitas são encontrados em diferentes regiões geográficas, com prevalência relativamente alta no Sudeste Asiático. Os seres humanos são infectados pela ingestão de metacercárias infecciosas aderidas a plantas aquáticas (*Fasciolopsis buski*) ou encistadas em peixes de água doce. Os trematódeos amadurecem no intestino humano e os ovos são eliminados nas fezes. A irritação mecânica da parede intestinal e a inflamação podem levar a sintomas gastrintestinais inespecíficos, como diarreia, constipação e dor abdominal. A maioria das pessoas infectadas com trematódeos intestinais é assintomática, mas as infecções maciças podem ser graves, com ulcerações da mucosa intestinal e má-absorção (Tab. 234-3). O diagnóstico é estabelecido pela detecção de ovos em amostras de fezes. Porém, os ovos de vários trematódeos intestinais costumam ser morfologicamente semelhantes, sendo muito difícil diferenciar entre as espécies. Um alerta: Os ovos de *Fasciola* podem ser difíceis de diferenciar com base em critérios morfológicos dos ovos do trematódeo intestinal *F. buski*. A distinção tem implicações terapêuticas: a infecção por *F. buski* é tratada com praziquantel, o qual não é efetivo contra a fasciolíase (Tab. 234-2).

TREMATÓDEOS PULMONARES

A paragonimíase é uma infecção parasitária pulmonar causada por trematódeos pulmonares do gênero *Paragonimus*. Trata-se de uma zoonose parasitária transmitida por alimentos, com a maioria dos casos sendo relatados na Ásia e atribuíveis ao consumo de crustáceos de água doce crus ou malcozidos. *Paragonimus westermani* e espécies relacionadas (p. ex., *Paragonimus africanus*) são endêmicos na África Ocidental, na América Central e do Sul e na Ásia. Os Estados Unidos têm uma espécie nativa de trematódeo pulmonar, *Paragonimus kellicotti*.

As espécies de *Paragonimus* necessitam de dois hospedeiros intermediários: primeiro, um caramujo de água doce; e segundo, um crustáceo de água doce, como um caranguejo de água doce. Os seres humanos são infectados pelo consumo de crustáceos infectados crus ou malcozidos contendo metacercárias de *Paragonimus*. O *Paragonimus* infecta outros carnívoros, como gatos, cachorros, raposas, roedores e porcos além dos humanos. Após a ingestão, as metacercárias rapidamente penetram no duodeno e atravessam para a cavidade peritoneal, diafragma e pleura parietal para amadurecerem até pares de vermes hermafroditas nos espaços pleurais ou pulmões dentro de 6 a 10 semanas. Os adultos fazem fertilização cruzada em cavidades císticas nos espaços pleurais ou pulmões dentro de outras 4 a 16 semanas, liberando ovos não embrionados nos bronquíolos. Os ovos são, então, tossidos no escarro sanguinolento ("ferruginoso") e eliminados no escarro ou deglutidos e depois excretados nas fezes. Os ovos não embrionados são eliminados de hospedeiros mamíferos nos ecossistemas de água doce, onde infectam os caramujos hospedeiros intermediários.

Os sinais e sintomas de paragonimíase são febre, tosse, hemoptise e eosinofilia periférica. Alguns pacientes com paragonimíase e baixa carga parasitária podem permanecer relativamente assintomáticos por períodos prolongados ou podem ter crises recorrentes de tosse, produção de escarro, febre e sudorese noturna, simulando a tuberculose. As metacercárias infecciosas podem migrar para locais extrapulmonares como o cérebro (paragonimíase cerebral).

A paragonimíase pulmonar é diagnosticada pela detecção de ovos de parasitas no escarro e/ou nas fezes. A sorologia pode ser útil nos casos negativos para ovos e na paragonimíase cerebral. As informações da anamnese sobre o consumo de caranguejos de água doce crus ou malcozidos por imigrantes, expatriados e viajantes que retornam – e, nos Estados Unidos, o consumo de lagostins crus ou malcozidos de sistemas de água doce em rios onde o *P. kellicotti* é endêmico – são importantes em pacientes que apresentam febre, tosse, hemoptise, derrame pleural e eosinofilia pulmonar.

TRATAMENTO
Infecções por trematódeos transmitidas por alimentos

Praziquantel e triclabendazol são os dois fármacos de escolha; a **Tabela 234-2** resume as doses recomendadas para as diversas infecções por trematódeos. Todos os casos confirmados de paragonimíase humana devem ser tratados com praziquantel **(Tab. 234-2)** para evitar as complicações da doença extrapulmonar. O manejo cirúrgico pode ser necessário para lesões pulmonares ou cerebrais.

CONTROLE E PREVENÇÃO

Os fármacos são atualmente o principal método para controle da morbidade associada às infecções por trematódeos transmitidos por alimentos, mas programas integrados (incluindo melhores condições sanitárias; inspeção de alimentos; e informação, educação e campanhas de comunicação) são importantes para o controle sustentado da doença. A colaboração com outros setores (p. ex., agricultura, ambiente e educação) é necessária para lidar com situações altamente complexas nas quais o comportamento humano, fatores biológicos e práticas de agricultura estejam todos envolvidos.

LEITURAS ADICIONAIS

Andrade G et al: Decline in infection-related morbidities following drug-mediated reductions in the intensity of *Schistosoma* infection: A systematic review and meta-analysis. PLoS Negl Trop Dis 11:e0005372, 2017.

Cucchetto G et al: High-dose or multi-day praziquantel for imported schistosomiasis? A systematic review. J Travel Med 26:taz050, 2019.

Fried B, Abruzzi A: Food-borne trematode infections of humans in the United States of America. Parasitol Res 106:1263, 2010.

Fürst T et al: Global burden of human food-borne trematodiasis: A systematic review and meta-analysis. Lancet Infect Dis 12:210, 2012.

Jordan P et al (eds): *Human Schistosomiasis*. CAB International, Wallingford, 1993.

Keiser J, Utzinger J: Food-borne trematodiases. Clin Microbiol Rev 22:466, 2009.

McManus DP et al: Schistosomiasis. Nat Rev Dis Primers 4:13, 2018.

Ross AG et al: Katayama syndrome. Lancet Infect Dis 7:218, 2007.

Sripa B et al: Update on pathogenesis of opisthorchiasis and cholangiocarcinoma. Adv Parasitol 102:97, 2018.

World Health Organization: *Female Genital Schistosomiasis: A Pocket Atlas for Clinical Health-Care Professionals*. Geneva, World Health Organization, 2015. Available at *http://brightresearch.org/wp-content/uploads/2016/05/FGS-pocket-atlas_eng.pdf*. WHO/HTM/NTD/2015.4, 2015. Accessed March 16, 2020.

235 Infecções por cestódeos

A. Clinton White Jr., Peter F. Weller

Os cestódeos, ou tênias, são vermes planos segmentados. Os adultos residem no trato gastrintestinal, mas as larvas podem ser encontradas em praticamente qualquer órgão. As infecções humanas por tênias podem ser divididas em dois grupos clínicos principais. Em um grupo, os seres humanos são os hospedeiros definitivos, com as tênias adultas vivendo no trato gastrintestinal (*Taenia saginata*, *Diphyllobothrium* e *Dipylidium caninum*). No outro, os seres humanos são hospedeiros intermediários, com os parasitas em fase larvária presentes nos tecidos; as doenças nessa categoria compreendem equinococose, esparganose e cenurose. Os seres humanos podem ser os hospedeiros definitivos e/ou intermediários para a *Taenia solium*; ambos os estágios de *Hymenolepis nana* são encontrados simultaneamente nos intestinos de seres humanos.

A tênia em forma de fita fixa-se à mucosa intestinal por meio de ventosas ou de ganchos situados no escólex. Atrás do escólex há um pescoço estreito, curto, a partir do qual se formam as proglótides (segmentos). À medida que a proglótide amadurece, ela é deslocada mais para trás em relação ao pescoço pela formação de segmentos novos, menos maduros. A cadeia progressivamente alongada de proglótides ligadas, chamada de *estróbilos*, constitui o corpo da tênia. O comprimento varia entre as espécies. Em algumas, a tênia pode consistir em mais de 1.000 proglótides e pode ter vários metros de comprimento. As proglótides maduras são hermafroditas e produzem ovos, que são liberados subsequentemente. Como os ovos das diferentes espécies de *Taenia* são morfologicamente idênticas, apenas diferenças no escólex ou em proglótides permitem o diagnóstico em nível de espécie.

A maioria das tênias humanas requer pelo menos um hospedeiro intermediário para o desenvolvimento completo das larvas. Depois da ingestão dos ovos ou das proglótides por um hospedeiro intermediário, as larvas invasivas (oncosferas) são ativadas, escapam do ovo e penetram na mucosa intestinal. A oncosfera migra para tecidos e se desenvolve em uma forma encistada conhecida como *cisticerco* (escólex único), *cenuro* (escólex múltiplos) ou uma *hidátide* (cisto com "cistos filhos", cada um contendo vários protoscólex). A ingestão de tecidos contendo um cisto pelo hospedeiro intermediário possibilita que um escólex se desenvolva em uma tênia.

TENÍASE *SAGINATA* E TENÍASE *ASIATICA*

A tênia da carne bovina, *T. saginata*, ocorre em todos os países onde carne crua ou malcozida é comida. Ela é mais prevalente na África Subsaariana e em países do Oriente Médio. A *Taenia asiatica* é proximamente relacionada com a *T. saginata* e é encontrada na Ásia, tendo porcos como hospedeiros intermediários. As manifestações clínicas e a morfologia dessas duas espécies são muito semelhantes, e, por isso, elas são discutidas em conjunto.

Etiologia e patogênese Os humanos representam o único hospedeiro definitivo para a fase adulta de *T. saginata* e *T. asiatica*. As tênias, que podem alcançar 8 metros de comprimento, com 1.000 a 2.000 proglótides, habitam a porção superior do jejuno. O escólex da *T. saginata* tem quatro ventosas proeminentes, ao passo que a *T. asiatica* tem um rostelo desarmado. Cada segmento grávido tem 15 a 30 ramos uterinos (em contraste com 8-12 para a *T. solium*). Os ovos são indistinguíveis dos da *T. solium*; eles medem 30 a 40 μm, contêm a oncosfera e têm uma casca espessa marrom estriada. Os ovos depositados em vegetação podem viver por meses ou anos até que sejam ingeridos por gado bovino ou outros herbívoros (*T. saginata*) ou porcos (*T. asiatica*). O embrião liberado após a ingestão invade a parede intestinal e é carreado ao músculo estriado ou víscera, onde se transforma em um cisticerco. Quando ingeridos na carne crua ou malcozida, os cisticercos saem e formam uma tênia no intestino humano. Ao longo de cerca de 2 meses, o verme adulto amadurece e começa a produzir ovos.

Manifestações clínicas O mais comum é que os pacientes se tornem cientes da infecção ao observar a passagem de proglótides em suas fezes. As proglótides de *T. saginata* são móveis, e os pacientes podem sentir desconforto perianal quando elas são eliminadas. Dor leve ou desconforto abdominal, náusea, alteração do apetite, fraqueza e perda de peso podem ocorrer.

Diagnóstico O diagnóstico é feito pela detecção de ovos ou proglótides nas fezes. Os ovos também podem estar presentes na região perianal; assim, se proglótides ou ovos não forem encontrados nas fezes, a região perianal deve ser examinada com o uso de um *swab* em fita de celofane adesiva (como na infecção por oxiúros; Cap. 232) Distinguir *T. saginata* ou *T. asiatica* de *T. solium* requer o exame de proglótides maduras ou do escólex. Os testes sorológicos disponíveis não são úteis para fins diagnósticos. Eosinofilia e níveis séricos elevados de imunoglobulina E (IgE) costumam estar ausentes.

TRATAMENTO

Teníase *saginata* e teníase *asiatica*

Uma dose única de praziquantel (10 mg/kg) é altamente efetiva. A niclosamida (dose adulta, 2 g; 1 g para crianças com peso 11-34 kg) também é efetiva, mas está menos disponível.

Prevenção O método principal de prevenir a infecção é a cocção adequada da carne bovina ou das vísceras de porco; a exposição a temperaturas de pelo menos 56°C por 5 minutos destruirá os cisticercos. A refrigeração ou o salgamento por períodos longos ou o congelamento a −10°C por 9 dias também mata os cisticercos na carne bovina. As medidas preventivas gerais incluem a inspeção da carne bovina e o descarte apropriado de fezes humanas.

TENÍASE *SOLIUM* E CISTICERCOSE

A tênia do porco, *T. solium*, pode causar duas formas distintas de infecção em seres humanos: as tênias adultas no intestino ou as formas larvárias nos tecidos (cisticercose). Os humanos são os únicos hospedeiros definitivos para a *T. solium*; os porcos são os hospedeiros intermediários usuais, embora outros animais possam albergar as formas larvárias.

A *T. solium* é encontrada mundialmente em áreas onde porcos são criados e têm acesso a fezes humanas. Entretanto, ela é mais prevalente na América Latina, África Subsaariana, China, Índia e Sudeste Asiático. A cisticercose ocorre em nações industrializadas em consequência da imigração de pessoas infectadas vindas de áreas endêmicas.

Etiologia e patogênese A tênia adulta geralmente reside na parte superior do jejuno. O escólex se fixa tanto por ventosas como por duas filas de ganchos pequenos. O verme adulto geralmente vive poucos anos. A tênia, geralmente com cerca de 3 metros de comprimento, pode ter até 1.000 proglótides, cada uma das quais produzindo até 50 mil ovos. As proglótides são liberadas e excretadas nas fezes, e os ovos nessas proglótides infectam tanto humanos como animais. Após a ingestão de ovos pelo porco hospedeiro intermediário, as larvas invasivas são ativadas, escapam do ovo, penetram a parede intestinal e são carreadas pela corrente sanguínea para muitos tecidos; elas são identificadas mais frequentemente nos músculos estriados do pescoço, na língua e no tronco. Dentro de 60 a 90 dias, a fase larvária encistada se desenvolve. Esses cisticercos podem sobreviver por meses a anos. Pela ingestão de carne de porco malcozida contendo cisticercos, os seres humanos adquirem infecções que levam às tênias intestinais. As infecções que causam cisticercose humana ocorrem após a ingestão de ovos de *T. solium*. A transmissão costuma estar associada ao contato íntimo com um portador de tênia. Os ovos são pegajosos e podem ser encontrados sob as unhas de portadores de tênias. A autoinfecção pode ocorrer se um indivíduo com uma tênia produtora de ovos ingerir ovos oriundos de suas próprias fezes.

Manifestações clínicas As infecções intestinais com *T. solium* podem ser assintomáticas. A eliminação intestinal de proglótides pode ser notada pelos pacientes. Outros sintomas são raros.

Na cisticercose, as manifestações clínicas são variáveis. Cisticercos podem ser encontrados em qualquer parte do corpo, mas são detectados mais comumente no cérebro, no líquido cerebrospinal (LCS), nos músculos esqueléticos, no tecido subcutâneo ou no olho. A apresentação clínica da cisticercose depende do número e da localização dos cisticercos, assim como da extensão das respostas inflamatórias associadas, ou da fibrose cicatricial. Manifestações neurológicas são as mais comuns (Fig. 235-1). As convulsões estão associadas à inflamação que circunda os cisticercos no parênquima cerebral. Essas convulsões podem ser generalizadas, focais ou jacksonianas. Hidrocefalia resulta de obstrução do fluxo de LCS por cisticercos e pela inflamação acompanhante ou pela obstrução do fluxo de saída do LCS por aracnoidite. Sinais de aumento da pressão intracraniana, compreendendo cefaleia, náusea, vômitos, alterações da visão, tontura, ataxia ou confusão, frequentemente são evidentes. Os pacientes com hidrocefalia podem desenvolver papiledema ou exibir alteração do estado mental. Quando cisticercos se desenvolvem na base do cérebro ou no espaço subaracnoidiano, eles podem causar meningite crônica ou aracnoidite, hidrocefalia comunicante ou acidente vascular cerebral.

Diagnóstico O diagnóstico de infecção intestinal por *T. solium* é feito pela detecção dos ovos ou proglótides, como descrito para *T. saginata*. Métodos mais sensíveis, inclusive captura de antígeno por ensaio imunoabsorvente ligado à enzima (Elisa, de *enzyme-linked immunosorbent assay*), reação em cadeia da polimerase (PCR, de *polymerase chain reaction*) e sorologia para antígenos de tênia específicos por estágios, estão disponíveis atualmente somente como técnicas de pesquisa. Na cisticercose, o diagnóstico pode ser difícil. Um painel de especialistas internacionais recentemente propôs a revisão dos critérios diagnósticos (Tab. 235-1). A certeza diagnóstica só é possível com a demonstração definida do parasita (critérios absolutos). Essa tarefa pode ser realizada por observação histológica do parasita em tecido excisado, por visualização oftalmoscópica do parasita no espaço sub-retiniano do olho ou por exames de neuroimagem com evidência definida de lesões císticas contendo um escólex característico (Fig. 235-1). Com a melhora da resolução dos exames de neuroimagem, o escólex pode agora ser identificado em uma grande proporção de casos. Em outros casos, o diagnóstico clínico baseia-se em uma combinação de apresentação clínica, estudos radiológicos, história de exposição e sorodiagnóstico.

Os achados de neuroimagem constituem os critérios diagnósticos maiores primários (Fig. 235-1). Os achados maiores incluem lesões císticas com ou sem realce (p. ex., realce anelar), uma ou mais calcificações nodulares (que também podem ter realce associado), lesões focais com realce ou lesões císticas multilobuladas no espaço subaracnóideo. Os cisticercos no parênquima cerebral geralmente têm 5 a 20 mm de diâmetro e são arredondados. As lesões císticas no espaço subaracnoidiano ou nas fissuras podem crescer até 6 cm de diâmetro e podem ser lobuladas. Para cisticercos dentro do espaço subaracnoidiano ou dos ventrículos, as paredes podem ser muito finas, e o fluido do cisto frequentemente tem a mesma densidade do LCS. Assim, hidrocefalia obstrutiva ou realce das meninges basilares pode ser o único achado na tomografia computadorizada (TC) na neurocisticercose extraparenquimatosa. Porém, como esses achados são menos específicos, eles são considerados apenas como critérios menores. Os cisticercos nos ventrículos ou no espaço subaracnóideo são mais prontamente identificados pela ressonância magnética (RM), especialmente com incidências tridimensionais (p. ex., imagem rápida utilizando a aquisição em equilíbrio dinâmico [*fast imaging employing steady-state acquisition*; Fiesta] ou interferência construtiva em equilíbrio dinâmico tridimensional [*three-dimensional constructive interference in steady state*; 3D CISS]). A TC é mais sensível do que a RM para identificação de lesões calcificadas, ao passo que a RM é melhor para identificar lesões císticas, escólex e realce. A resolução espontânea, a resolução após terapia com albendazol ou as lesões císticas móveis dentro dos ventrículos são achados que podem apoiar o diagnóstico de neurocisticercose.

A exposição prévia modifica de forma significativa a interpretação dos exames de neuroimagem. A detecção prévia de anticorpos específicos ou de antígenos da *T. solium* são critérios de exposição maiores. Os testes para anticorpos usando antígenos não fracionados (p. ex., Elisa usando antígenos parasitários brutos) têm altas taxas de resultados falso-positivos e falso-negativos, devendo ser evitados. Um ensaio *imunoblot* usando glicoproteínas purificadas com lectina de lentilha é > 99% específico e altamente sensível. Contudo, pacientes com lesões intracranianas únicas ou com calcificações podem ser soronegativos. Com esse ensaio, amostras de soro propiciam sensibilidade diagnóstica maior do que o LCS. Todos os antígenos diagnósticos já foram clonados, e ensaios usando antígenos recombinantes estão sendo desenvolvidos. Ensaios de detecção de antígeno usando anticorpos monoclonais para detectar antígeno parasitário no sangue ou no LCS também podem facilitar o diagnóstico e o acompanhamento do paciente. Esses ensaios estão comercialmente disponíveis na Europa, mas não nos Estados Unidos. Mais recentemente, a PCR em tempo real tem sido usada para o diagnóstico e seguimento da doença extraparenquimatosa.

Outros critérios clínicos/de exposição maiores para a neurocisticercose incluem a presença de cisticercos fora do sistema nervoso central (SNC) (p. ex., calcificação muscular típica em forma de charuto) ou a exposição a um portador de tênia ou a um familiar infectado com *T. solium*. Os critérios clínicos/de exposição menores incluem moradia em região endêmica ou sintomas clínicos sugestivos de neurocisticercose (p. ex., convulsões ou hidrocefalia obstrutiva).

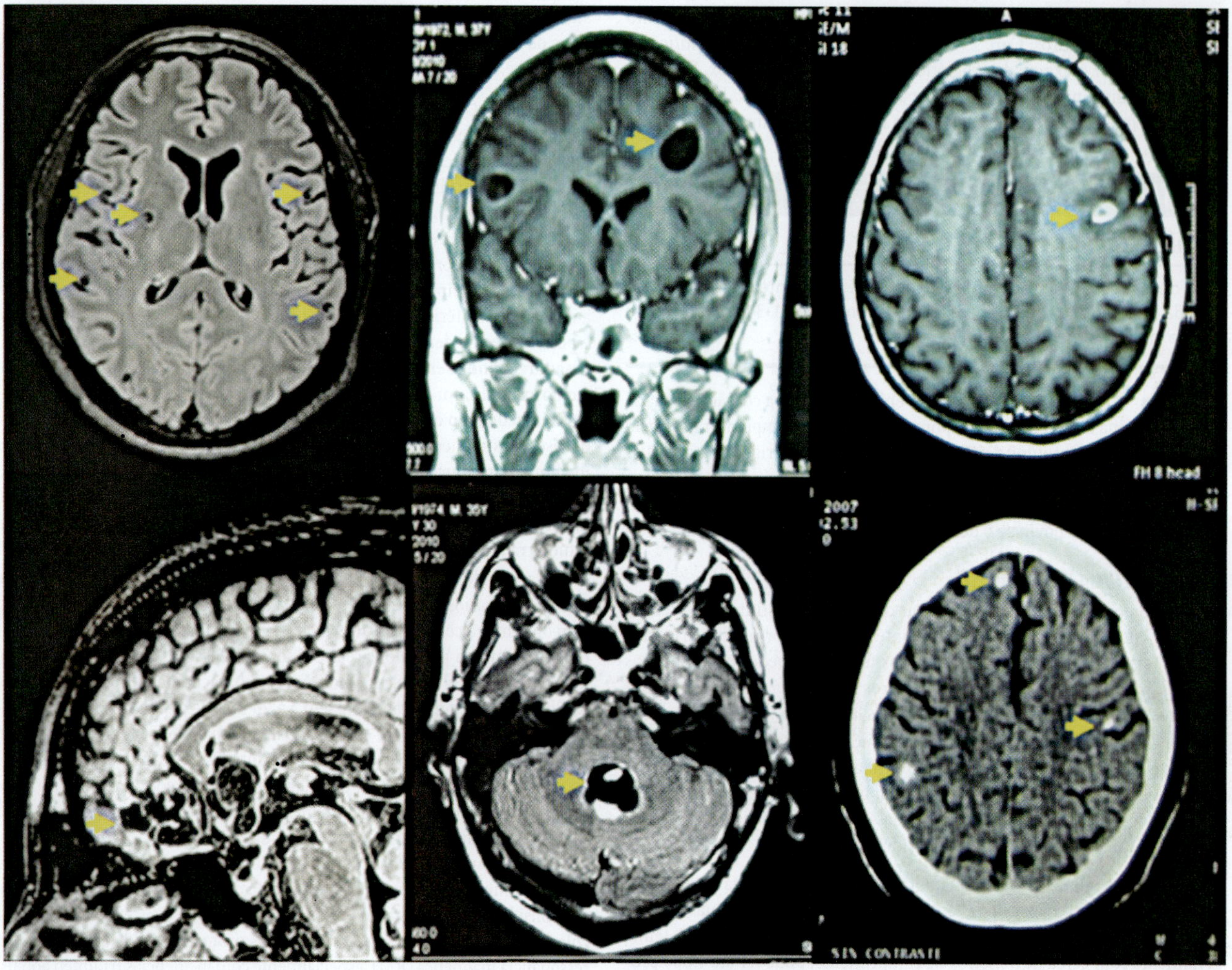

FIGURA 235-1 A neurocisticercose é causada por *Taenia solium*. A infecção neurológica pode ser classificada com base na localização e viabilidade dos parasitas. ***Superior esquerda:*** Cistos parenquimatosos viáveis (sequência FLAIR à RM). ***Superior central:*** Cistos parenquimatosos viáveis (sequência de RM em T1 após contraste). ***Superior direita:*** Lesão única realçada por contraste (sequência de RM em T1 após contraste). ***Inferior esquerda:*** Neurocisticercose basal subaracnoide extensa na fossa anterior (sequência de RM em FLAIR). ***Inferior central:*** Cisto viável no quarto ventrículo (sequência de RM em FLAIR). ***Inferior direita:*** Calcificações cerebrais intraparenquimatosas (TC sem contraste). As lesões estão marcadas com *pontas de setas*. FLAIR (*fluid-attenuated inversion recovery*). *(Modificada com autorização, de A White, H Garcia: Curr Opin Infect Dis 31:377, 2018. Lippincott Williams & Wilkins.)*

Estudos têm demonstrado que critérios clínicos podem ajudar no diagnóstico em casos selecionados. Em pacientes de áreas endêmicas que tiveram lesões de realce isoladas se apresentando com convulsões, um exame físico normal e nenhuma evidência de doença sistêmica (p. ex., sem febre, adenopatia, nem anormalidades radiográficas do tórax), o grupo de lesões arredondadas à TC com 5 a 20 mm de diâmetro, sem desvio da linha média, foi quase sempre causada por neurocisticercose.

Um diagnóstico definido ou provável é feito de acordo com os critérios e combinações de critérios listados na nota de rodapé da Tabela 235-1. Os pacientes podem ter pleocitose do LCS com um predomínio de linfócitos, neutrófilos ou eosinófilos. O nível de proteína no LCS pode estar elevado; a concentração de glicose geralmente é normal, mas pode estar diminuída.

TRATAMENTO

Teníase *solium* e cisticercose

A infecção intestinal por *T. solium* é tratada com uma dose única de praziquantel (10 mg/kg). Entretanto, o praziquantel pode provocar uma resposta inflamatória no SNC caso haja cisticercose oculta concomitante. A niclosamida (2 g) também é efetiva, mas não está amplamente disponível.

O manejo inicial da neurocisticercose deve se concentrar no tratamento sintomático das convulsões ou da hidrocefalia. As convulsões geralmente podem ser controladas com tratamento antiepilético. Se as lesões do parênquima regredirem sem o desenvolvimento de calcificações e os pacientes permanecerem livres de convulsões, a terapia antiepilética geralmente pode ser suspensa depois de 2 anos; menos tempo no caso de pacientes com uma única lesão realçada. Ensaios controlados por placebo estão esclarecendo a vantagem clínica de fármacos antiparasitários para neurocisticercose parenquimatosa. A resolução mais rápida das anormalidades neurorradiológicas tem sido observada na maioria dos estudos. Os benefícios clínicos são menos impressionantes e consistem principalmente no encurtamento do período durante o qual ocorrem convulsões recorrentes e na diminuição do número de pacientes que têm muitas convulsões recorrentes. Para o tratamento de pacientes com cisticercos no parênquima cerebral, a maioria das autoridades é a favor de medicamentos antiparasitários, incluindo albendazol (15 mg/kg/dia, por 8-28 dias) e/ou praziquantel (50-100 mg/kg/dia, em 3 doses fracionadas, por 15-30 dias). Uma combinação de albendazol e praziquantel (50 mg/kg/dia) é mais efetiva em pacientes com mais de duas lesões císticas. Um ciclo mais longo ou terapia de combinação é necessário em pacientes com múltiplos cisticercos subaracnoides. Ambos os agentes podem exacerbar a resposta inflamatória em volta do parasita moribundo, agravando as convulsões, bem como a hidrocefalia. Assim, pacientes recebendo esses fármacos devem ser monitorados cuidadosamente. Glicocorticoides em dose alta devem ser usados durante o tratamento. Como os glicocorticoides induzem o metabolismo de primeira passagem do praziquantel e podem reduzir seu efeito antiparasitário, a cimetidina deve ser coadministrada para inibir o metabolismo do praziquantel.

TABELA 235-1 ■ Critérios diagnósticos revisados para a neurocisticercose[a]

1. **Critérios absolutos**
   a. Demonstração histológica do parasita em biópsia de uma lesão de cérebro ou medula espinal
   b. Visualização de cisticercos sub-retinianos
   c. Demonstração conclusiva de um escólex dentro de uma lesão cística em exame de neuroimagem
2. **Critérios de neuroimagem**
   a. **Critérios de neuroimagem maiores**
   Lesões císticas sem um escólex discernível, lesões pequenas típicas com realce pelo contraste, lesões císticas multilobuladas no espaço subaracnóideo, calcificações cerebrais parenquimatosas típicas
   b. **Critérios de neuroimagem confirmatórios**
   Resolução de lesões císticas espontaneamente ou após a terapia com fármaco cisticida
   Migração de cistos ventriculares documentada em exames de neuroimagem sequenciais
   c. **Critérios de neuroimagem menores**
   Hidrocefalia obstrutiva ou realce anormal com contraste das leptomeninges basais
3. **Critérios clínicos/de exposição**
   a. **Critérios clínicos/de exposição maiores**
   Detecção de anticorpos anticisticercos específicos (p. ex., por *imunoblot* por eletrotransferência ligado à enzima [EITB]) ou antígenos de cisticercos por testes imunodiagnósticos bem padronizados
   Cisticercose fora do sistema nervoso central
   Evidência de contato domiciliar com infecção por *T. solium*
   b. **Critérios clínicos/de exposição menores**
   Manifestações clínicas sugestivas de neurocisticercose
   Pessoas oriundas ou que vivem em região onde a cisticercose é endêmica

[a]O diagnóstico é confirmado por um critério absoluto, por dois critérios maiores ou por um critério maior e um de neuroimagem confirmatório mais qualquer critério clínico/de exposição (incluindo pelo menos um critério clínico/de exposição maior), junto com a exclusão de outras patologias que produzem achados de neuroimagem semelhantes. Um diagnóstico provável é sustentado por um critério de neuroimagem maior mais quaisquer dois critérios clínicos/de exposição, ou por um critério de neuroimagem menor mais pelo menos um critério clínico/de exposição maior.

Fonte: Reproduzida, com autorização, de OH Del Brutto et al: Revised diagnostic criteria for neurocysticercosis. J Neurol Sci 372:202, 2017.

Para pacientes com hidrocefalia, a redução de emergência da pressão intracraniana é a base da terapia. No caso de hidrocefalia obstrutiva, a abordagem preferida é a remoção do cisticerco por neurocirurgia. Isso deve ser realizado por neuroendoscopia quando os cisticercos se encontram nos ventrículos laterais ou no terceiro ventrículo. Os cisticercos do quarto ventrículo podem ser abordados por microdissecção usando uma craniotomia aberta e uma abordagem posterior ou, em alguns casos, por neuroendoscopia. Contudo, a remoção dos neurocisticercos nem sempre é possível. Uma abordagem alternativa é realizar inicialmente um procedimento de derivação, como a derivação ventriculoperitoneal. Historicamente, as derivações geralmente têm falhado, mas taxas baixas de falha podem ser atingidas com a administração de medicamentos antiparasitários e glicocorticoides. Para pacientes com cistos subaracnoidianos ou cisticercos gigantes, medicamentos anti-inflamatórios, como glicocorticoides, são necessários para reduzir a aracnoidite e a vasculite concomitante. A maioria dos especialistas recomenda esquemas prolongados de fármacos antiparasitários, bem como derivações, quando houver hidrocefalia. O metotrexato e, em alguns casos, os inibidores do fator de necrose tumoral, podem ser usados como agentes poupadores de esteroides nos pacientes que necessitam de terapia prolongada. Em pacientes com edema cerebral difuso e pressão intracraniana elevada devido a múltiplas lesões inflamadas, os glicocorticoides são o ponto-chave da terapia, e os medicamentos antiparasitários devem ser evitados. Para lesões oculares e da medula espinal, a inflamação induzida por fármacos pode causar dano irreversível. A doença ocular deve ser tratada cirurgicamente. Dados recentes sugerem que tratamento clínico ou cirúrgico pode ser usado para doença espinal.

Prevenção As medidas para a prevenção da infecção intestinal por *T. solium* consistem na aplicação à carne de porco de precauções semelhantes àquelas descritas anteriormente para a carne bovina, em relação à infecção com *T. saginata*. A prevenção da cisticercose envolve minimizar as oportunidades para a ingestão de ovos de origem fecal por meio de boa higiene pessoal, descarte efetivo das fezes e tratamento e prevenção das infecções intestinais humanas. Os programas ideais de erradicação nas áreas endêmicas incluem a quimioterapia em massa administrada a populações humanas e suínas, além da vacinação dos porcos. Uma vacina para a infecção suína está licenciada na Índia e alguns poucos países.

EQUINOCOCOSE

A equinococose (também chamada de hidatidose) é uma infecção causada em seres humanos pela fase larvária do *Echinococcus granulosus sensu lato*, *E. multilocularis* ou *E. vogeli*. Os parasitas de *E. granulosus sensu lato* produzem a doença do cisto hidático, com lesões císticas uniloculares. Essas infecções são prevalentes na maioria das áreas onde rebanhos são criados junto a cães. As evidências moleculares têm demonstrado que as cepas de *E. granulosus* pertencem a uma gama de genótipos e a várias espécies. Atualmente, a doença do cisto hidático em seres humanos é causada por microrganismos primeiramente chamados de *E. granulosus*, os quais são agora classificados como *E. granulosus sensu stricto* (genótipos 1-3), *E. canadensis* (genótipos 6-8 e 10) e *E. ortleppi* (genótipo 5). Outras espécies – *E. equinus* (genótipo 4) e *E. felidis* (cepa de leão) – não foram identificadas em infecções nos seres humanos. Alguns autores classificam os genótipos 6 e 7 como espécies distintas (*E. intermedius*). Os parasitas de *E. granulosus sensu lato* são encontrados em todos os continentes, com regiões de alta prevalência no oeste da China, Ásia Central, Oriente Médio, região do Mediterrâneo, leste da África e partes da América do Sul. O *E. multilocularis*, que causa lesões alveolares multiloculares localmente invasivas, é encontrado nas regiões dos Alpes, sub-Ártico ou Ártico, incluindo a Europa Setentrional e Central; no oeste da China e a Ásia Central; e em regiões isoladas na América do Norte. *E. vogeli* e *E. oligarthrus* causam equinococose neotropical (anteriormente chamada de doença hidática policística) e são encontrados apenas na América do Sul.

Como outros cestódeos, as espécies de equinococos têm hospedeiros tanto intermediários como definitivos. Os hospedeiros definitivos são canídeos que eliminam ovos nas fezes. Depois da ingestão dos ovos, os cistos se desenvolvem nos hospedeiros intermediários – carneiros, gado, cabras, camelos e cavalos, para o complexo *E. granulosus*, e camundongos e outros roedores, para *E. multilocularis*. Quando um cão (*E. granulosus*) ou raposa (*E. multilocularis*) ingere carne infectada contendo cistos, o ciclo vital se completa. Os humanos são um hospedeiro final incidental e não fazem parte do ciclo vital de transmissão.

Etiologia Os vermes adultos pequenos (comprimento de 5 mm) de *E. granulosus sensu lato* vivem por 5 a 20 meses no jejuno de cães. Eles têm três proglótides: uma imatura, uma madura e uma gravídica. Os segmentos gravídicos são eliminados e se rompem para liberar ovos que são morfologicamente similares aos da *Taenia* e são extremamente resistentes. Depois que os seres humanos ingerem os ovos, os embriões escapam dos mesmos, penetram a mucosa intestinal, entram na circulação portal e são carreados para vários órgãos, mais comumente o fígado e os pulmões. As larvas de *E. granulosus sensu lato* se desenvolvem em cistos hidáticos uniloculares cheios de líquido, as quais consistem em uma membrana externa e uma camada germinativa interna. Os cistos "filhos" se desenvolvem a partir do aspecto interno da camada germinativa, da mesma forma que estruturas císticas germinantes chamadas de *cápsulas prolígeras*. Larvas novas, denominadas *protoscólex*, desenvolvem-se em grande número dentro da cápsula prolígera. Os cistos se expandem lentamente ao longo de um período de anos.

O ciclo vital de *E. multilocularis* é semelhante, exceto que canídeos selvagens, como as raposas e lobos, servem como principais hospedeiros definitivos, e roedores pequenos servem como hospedeiros intermediários. A forma larvária de *E. multilocularis*, entretanto, é bastante diferente, pois permanece na fase proliferativa, o parasita é sempre multilocular e vesículas sem cápsula prolígera nem protoscólex progressivamente invadem o tecido do hospedeiro, por extensão periférica de projeções da camada germinativa.

Manifestações clínicas Os cistos de equinococos em crescimento lento geralmente permanecem assintomáticos, até que seu tamanho crescente ou seu efeito expansivo em um órgão envolvido provoque sintomas. O fígado e os pulmões são os sítios mais comuns desses cistos. O fígado é envolvido em cerca de dois terços das infecções por *E. granulosus* e em quase todas as infecções por *E. multilocularis*. Como um período de anos se passa antes que os cistos cresçam suficientemente para causar sintomas, eles podem ser descobertos incidentalmente em um estudo de radiografia ou ultrassonografia de rotina.

Os pacientes com equinococose hepática que são sintomáticos apresentam-se mais frequentemente com dor abdominal ou com uma tumoração palpável no quadrante superior direito. A compressão de um ducto biliar ou o vazamento de fluido do cisto para dentro da árvore biliar pode simular colelitíase recorrente, e a obstrução biliar pode resultar em icterícia. A ruptura ou o vazamento episódico de um cisto hidático pode causar febre, prurido, urticária, eosinofilia ou anafilaxia. Os cistos hidáticos pulmonares podem se romper para a árvore brônquica ou para a cavidade peritoneal e produzir tosse, catarro salgado, dispneia, dor torácica ou hemoptise. A ruptura de cistos hidáticos, que pode ocorrer espontaneamente ou durante cirurgia, pode levar à disseminação multifocal de protoscólex, os quais podem formar cistos adicionais. Outras apresentações devem-se ao envolvimento de osso (invasão da cavidade medular com erosão óssea lenta produzindo fraturas patológicas), do SNC (lesões expansivas), do coração (defeitos de condução, pericardite) e da pelve (tumoração pélvica).

As formas larvárias de *E. multilocularis* apresentam-se caracteristicamente como um tumor hepático de crescimento lento, com destruição progressiva do fígado e extensão para estruturas vitais. Os sintomas clínicos ocorrem décadas após a infecção inicial. Os pacientes relatam comumente dor no quadrante superior direito e epigástrica. Aumento do fígado e icterícia obstrutiva podem aparecer. As lesões podem infiltrar órgãos adjacentes (p. ex., diafragma, rins ou pulmões) ou podem metastatizar para o baço, os pulmões ou o cérebro.

Diagnóstico Estudos radiográficos e de imagem correlatos são importantes na detecção e avaliação dos cistos de equinococos. As radiografias simples definirão cistos pulmonares de *E. granulosus* – geralmente como massas arredondadas de densidade uniforme –, mas podem não detectar cistos em outros órgãos, a menos que haja calcificação da parede do cisto (como ocorre no fígado). RM, TC e ultrassonografia revelam cistos bem definidos com paredes espessas ou finas. Os exames de imagem podem revelar uma camada líquida de densidade diferente, chamada de areia hidática, a qual contém protoscólex. Entretanto, o achado mais patognomônico, se demonstrável, é o de cistos "filhos" dentro do cisto maior. Esse achado, como casca de ovo ou calcificação mural na TC, é indicativo de infecção por *E. granulosus* e ajuda a distinguir o cisto de carcinomas, abscessos hepáticos bacterianos ou amebianos ou hemangiomas. Em contraste, a ultrassonografia ou TC de cistos hidáticos alveolares revela tumorações sólidas indistintas com necrose central e calcificações semelhantes a placas.

Um diagnóstico específico de doença por cisto hidático pode ser feito pelo exame de líquidos aspirados em busca de protoscólex ou pequenos ganchos, mas a aspiração diagnóstica geralmente não é recomendada, por causa do risco potencial de vazamento de líquido resultar em disseminação da infecção ou em reações anafiláticas. Os exames de diagnóstico sorológico podem ser úteis, embora um teste negativo não afaste o diagnóstico de equinococose. Cistos no fígado provocam respostas de anticorpo positivas em cerca de 90% dos casos, ao passo que até 50% dos indivíduos com cistos pulmonares são soronegativos. A detecção de anticorpos a antígenos de equinococos específicos por *imunoblot* tem o grau mais alto de especificidade.

TRATAMENTO

Equinococose

A terapia da equinococose cística baseia-se em considerações sobre o tamanho, a localização e as manifestações dos cistos, e na saúde geral do paciente. Tradicionalmente, a cirurgia tem sido o principal método definitivo de tratamento. Atualmente, o estadiamento por ultrassonografia é recomendado para a equinococose cística **(Fig. 235-2)**. Lesões pequenas CL, CE1 e CE3 podem responder à terapia com albendazol. Para lesões CE1 e lesões CE3 não complicadas recomenda-se atualmente o tratamento de aspiração percutânea, infusão de agentes escolicidas e reaspiração (PAIR, de *percutaneous aspiration, infusion of scolicidal agents and reaspiration*) em vez de cirurgia. A PAIR é contraindicada para cistos localizados superficialmente (por causa do risco de ruptura) e para cistos comunicantes com a árvore biliar. Para profilaxia da equinococose peritoneal secundária causada por derrame inadvertido de fluido durante a PAIR, a administração de albendazol (15 mg/kg, diariamente, em 2 doses fracionadas) deve ser iniciada pelo menos 2 dias antes do procedimento e mantida por pelo menos 4 semanas depois. A aspiração guiada por ultrassonografia ou TC possibilita a confirmação do diagnóstico pela demonstração de protoscólex ou ganchos no aspirado. Após a aspiração, o material de contraste deve ser injetado para detectar comunicações ocultas com o trato biliar. De modo alternativo, o líquido deve ser verificado para coloração por bile, visualmente e por fita. Se nenhuma bile for encontrada, nem comunicação visualizada, o material de contraste é reaspirado, com infusão subsequente de agentes escolicidas (geralmente, etanol a 95%; demodo alternativo, solução salina hipertônica). Essa abordagem, quando efetuada por um médico treinado, gera taxas de cura e recaída equivalentes àquelas subsequentes à cirurgia, com morbidade perioperatória menor e hospitalização mais curta. Em mãos experientes, algumas lesões CE2 podem ser tratadas por drenagem por cateter modificado. Cistos "filhos" dentro do cisto primário podem precisar ser puncionados separadamente.

A cirurgia permanece sendo o tratamento de escolha para a equinococose com cistos complicados (p. ex., aqueles que se comunicam com a árvore biliar), para a maioria dos cistos torácicos e intracranianos e para áreas onde a PAIR não é possível. Para cistos no fígado, a abordagem cirúrgica preferida é a cistectomia total, na qual o cisto inteiro e o tecido fibroso circundante são removidos. Estudos recentes demonstram que muitos cistos podem ser removidos com segurança por laparoscopia ou cirurgia robótica. Os riscos representados pelo vazamento de líquido durante a cirurgia ou PAIR incluem anafilaxia e disseminação de protoscólex infecciosos. Esta última complicação tem sido minimizada pela atenção cuidadosa à prevenção de vazamento do cisto. A infusão de agentes escolicidas não é mais recomendada por causa de problemas como hipernatremia, intoxicação ou colangite esclerosante. O albendazol, que é ativo contra *Echinococcus*, deve ser administrado conjuntamente, começando vários dias antes da ressecção hepática e continuando por várias semanas para *E. granulosus*. O praziquantel (50 mg/kg, diariamente, por 2 semanas, ou semanalmente ao longo da duranção do albendazol) pode acelerar a morte dos protoscólex. O tratamento médico com albendazol isoladamente por 12 semanas a 6 meses resulta em cura em aproximadamente 30% dos casos e em melhora em outros 50%. Em muitos exemplos de falha do tratamento, as infecções por *E. granulosus* são depois tratadas com sucesso com PAIR ou cursos adicionais de terapia medicamentosa. A resposta ao tratamento é mais bem avaliada por estudos de imagem seriados, com atenção ao tamanho e à consistência do cisto. Alguns cistos podem não demonstrar resolução radiológica completa, mesmo que nenhum protoscólex viável esteja presente. Alguns desses cistos com resolução radiológica parcial (p. ex., CE4 ou CE5) podem ser manejados com a observação isoladamente.

A ressecção cirúrgica permanece como o tratamento de escolha para infecção por *E. multilocularis*. A remoção completa do parasita continua a oferecer a melhor chance de cura. Recomenda-se terapia contínua com albendazol por pelo menos 2 anos depois da cirurgia presumivelmente curativa. A tomografia por emissão de pósitrons pode ser usada para acompanhamento de atividade da doença. A maioria dos casos é diagnosticada em um estágio no qual a ressecção completa não é possível; nesses casos, o tratamento com albendazol deve ser mantido indefinidamente, com monitoramento cuidadoso. Em alguns casos, o transplante de fígado tem sido usado por causa do tamanho da ressecção hepática necessária. Contudo, a imunossupressão contínua favorece a proliferação de larvas de *E. multilocularis* e a reinfecção do transplante. Assim, é necessário o tratamento indefinido com albendazol.

Prevenção Em áreas endêmicas, a equinococose pode ser prevenida pela administração de praziquantel a cães infectados, impedindo-se o acesso de cães a vísceras de animais infectados ou pela vacinação de ovelhas. A limitação do número de cães de rua ajuda na redução da prevalência de infecção entre humanos. Na Europa, a infecção por *E. multilocularis* tem sido associada a jardinagem; luvas devem ser usadas ao se trabalhar com solo. Iscas impregnadas com praziquantel também têm sido usadas para tratar as tênias em cães selvagens.

HIMENOLEPÍASE *NANA*

A infecção com *Hymenolepis nana*, a tênia anã, é a mais comum de todas as infecções por cestódeos. A *H. nana* é endêmica tanto em regiões temperadas como tropicais do mundo. A infecção é disseminada por contaminação fecal/oral.

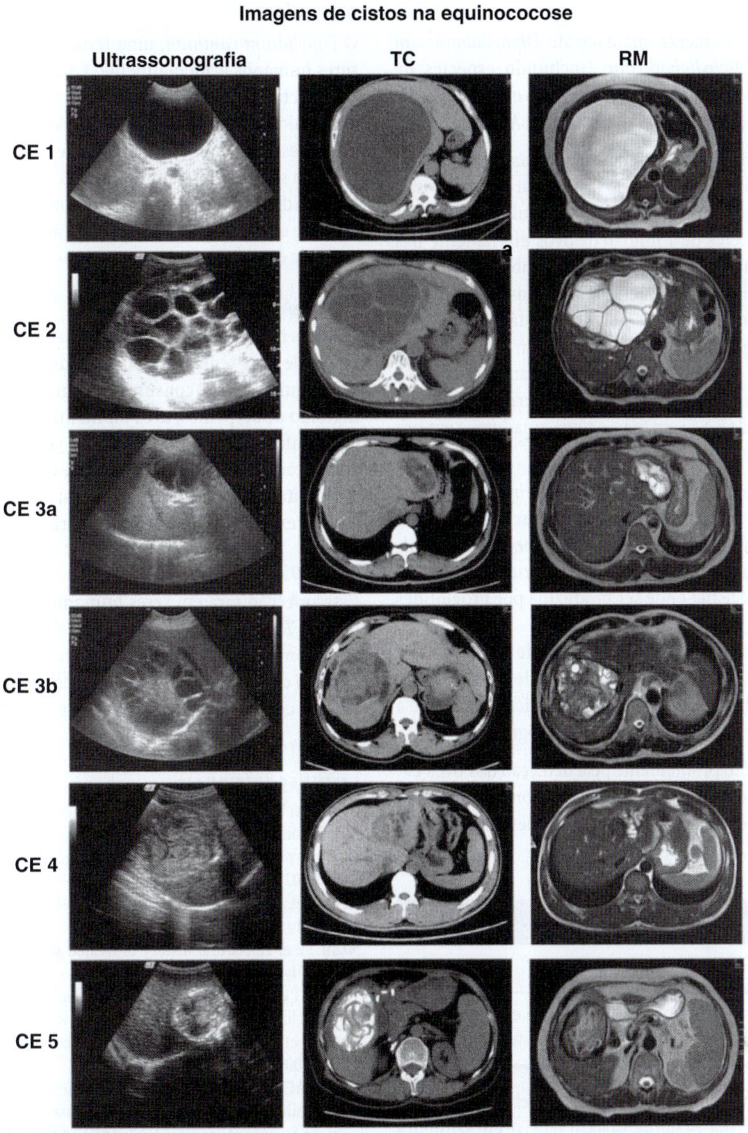

FIGURA 235-2 **O manejo da doença cística hidática causada por *Echinococcus granulosus*** deve basear-se na viabilidade do parasita, que pode ser estimada pelo aspecto radiológico. O estadiamento é feito por exames de imagem que incluem ultrassonografia, TC ou RM, sendo as lesões classificadas como ativas, transicionais e inativas. Os cistos *ativos* compreendem os tipos CL (com uma lesão cística e sem parede do cisto visível), CE1 (com uma parede do cisto visível e ecos internos [*sinal do floco de neve*]) e CE2 (com uma parede do cisto visível e septação interna). Os cistos *transicionais* podem ter membranas laminares destacadas (CE3a) ou podem estar parcialmente colabados (CE3b). Os cistos *inativos* incluem os tipos CE4 (uma massa não homogênea) e CE5 (um cisto com uma parede calcificada espessa).

Etiologia e patogênese *H. nana* é o único cestódeo de humanos que não precisa de um hospedeiro intermediário. Tanto a fase larvária como a adulta do ciclo vital tem lugar na mesma pessoa. A forma adulta – a menor tênia parasitando humanos – tem cerca de 2 cm de comprimento e habita o íleo proximal. As proglótides, que são pequenas e raramente vistas nas fezes, liberam ovos esféricos de 30 a 44 μm de diâmetro, cada um deles contendo uma oncosfera com seis ganchos pequenos. Os ovos são infectantes imediatamente e são incapazes de sobreviver por > 10 dias no ambiente externo. Quando o ovo é ingerido por um novo hospedeiro, a oncosfera é liberada e penetra as vilosidades intestinais, tornando-se uma larva cisticercoide. As larvas migram de volta ao lúmen intestinal, fixam-se à mucosa e amadurecem em vermes adultos ao longo de 10 a 12 dias. Os ovos também podem eclodir antes de serem eliminados nas fezes, causando autoinfecção interna com números crescentes de vermes intestinais. Embora a duração da vida de vermes *H. nana* adultos seja de apenas cerca de 4 a 10 semanas, o ciclo de autoinfecção perpetua a infecção.

Manifestações clínicas A infecção por *H. nana*, mesmo com muitos vermes intestinais, geralmente é assintomática. Infecções maciças podem estar associadas a diarreia, dor abdominal e perda de peso.

Diagnóstico A infecção é diagnosticada pelo achado de ovos nas fezes.

TRATAMENTO
Himenolepíase *nana*

Praziquantel (25 mg/kg, dose única) é o tratamento de escolha, pois ele age tanto contra os vermes adultos como contra os cisticercoides nas vilosidades intestinais. A nitazoxanida (500 mg, 2×/dia, por 3 dias) pode ser usada como uma alternativa.

Prevenção Boa higiene pessoal e melhora do saneamento podem erradicar a doença. Epidemias têm sido controladas por quimioterapia em massa associada à melhora da higiene.

HIMENOLEPÍASE *DIMINUTA*

Hymenolepis diminuta, um cestódeo de roedores, ocasionalmente infecta crianças pequenas, que ingerem as larvas em alimentos cereais não cozidos contaminados por pulgas e outros insetos nos quais as larvas se desenvolvem. A infecção geralmente é assintomática e é diagnosticada pela detecção de ovos nas fezes. O tratamento com praziquantel resulta em cura na maioria dos casos.

DIFILOBOTRÍASE

O *Dibothriocephalus latus* (anteriormente chamado de *Diphyllobothrium latum*) e outras espécies de *Diphyllobothrium* (incluindo espécies de *Adenocephlus pacificus* e *Dibothriocephalus nihonkaiensis*) são encontradas em lagos, rios e deltas do Hemisfério Norte, da África Central e da América do Sul.

Etiologia e patogênese O verme adulto – a mais longa das tênias (até 25 metros) – fixa-se na mucosa do íleo e, às vezes, do jejuno, por suas ventosas, que estão localizadas em seu escólex alongado. O verme adulto tem 3.000 a 4.000 proglótides, que liberam cerca de 1 milhão de ovos diariamente nas fezes. Se um ovo alcança a água, ele eclode e libera um embrião que nada livremente, o qual pode ser comido por pequenos crustáceos de água doce (das espécies *Cyclops* ou *Diaptomus*). Depois que um crustáceo infectado contendo um procercoide desenvolvido é engolido por um peixe, a larva migra para dentro da carne do peixe e cresce em um espargano ou larva plerocercoide. Os seres humanos adquirem a infecção ingerindo peixe cru ou defumado infectado. Dentro de 3 a 5 semanas, a tênia amadurece em um adulto no intestino humano.

Manifestações clínicas A maioria das infecções por *Diphylobothrium* é assintomática, embora as manifestações possam incluir desconforto abdominal transitório, diarreia, vômitos, fraqueza e perda de peso. Ocasionalmente, a infecção pode causar dor abdominal aguda e obstrução intestinal; em casos raros, colangite ou colecistite pode ser produzida por proglótides em migração.

Como a tênia *D. latum* absorve grandes quantidades de vitamina B_{12} e interefere na absorção ileal de vitamina B_{12}, pode ocorrer deficiência desta vitamina algumas vezes causando uma anemia megaloblástica que lembra a anemia perniciosa e que pode resultar em sequelas neurológicas.

Diagnóstico O diagnóstico é feito prontamente pela detecção dos ovos característicos nas fezes. Os ovos possuem uma casca única, com um opérculo em uma extremidade e uma saliência na outra. Eosinofilia leve a moderada pode ser detectada.

TRATAMENTO

Difilobotríase

O praziquantel (5-10 mg/kg, em dose única) é altamente efetivo. A vitamina B_{12} parenteral deve ser administrada se a deficiência for manifesta.

Prevenção A infecção pode ser prevenida aquecendo-se o peixe a 54°C por 5 minutos ou congelando-o a –18°C por 24 horas. Colocar o peixe em salmoura com uma alta concentração de sal por períodos longos mata os ovos.

DIPILIDÍASE

O *Dipylidium caninum*, uma tênia comum de cães e gatos, pode infectar seres humanos acidentalmente. Cães, gatos e, às vezes, humanos tornam-se infectados ao ingerir pulgas que albergam os cisticercoides. As crianças têm maior probabilidade de se infectar do que os adultos. A maioria das infecções é assintomática, mas pode ocorrer eliminação de segmentos nas fezes ou sintomas abdominais vagos. O diagnóstico é feito pela detecção de proglótides ou de ovos nas fezes. Como na infecção por *D. latum*, a terapia consiste em praziquantel. A prevenção requer tratamento anti-helmíntico e controle de pulgas para cães ou gatos de estimação.

ESPARGANOSE

Os seres humanos podem ser infectados pelo espargano, ou larva plerocercoide, de uma tênia difilobotrídia do gênero *Spirometra*. A infecção pode ser adquirida pelo consumo de água contendo *Cyclops* infectados; pela ingestão de serpentes, aves ou mamíferos infectados; ou pela aplicação de carne infectada como emplastro. O verme migra lentamente nos tecidos, e a infecção se apresenta comumente como um edema subcutâneo. Tecidos periorbitários podem ser envolvidos, e a esparganose ocular pode destruir o olho. A excisão cirúrgica é usada para tratar esparganose localizada.

CENUROSE

Essa infecção rara em seres humanos pela fase larvária (cenuro) da tênia do cão, *Taenia multiceps* ou *T. serialis*, resulta em uma lesão cística expansiva. Como na cisticercose, o envolvimento do SNC e de tecido subcutâneo é muito comum. Tanto o diagnóstico definitivo como o tratamento requer excisão cirúrgica da lesão. Os agentes quimioterápicos geralmente não são efetivos.

LEITURAS ADICIONAIS

Brunetti E et al: Expert consensus for the diagnosis and treatment of cystic and alveolar echinococcosis in humans. Acta Trop 114:1, 2010.

Del Brutto OH et al: Revised diagnostic criteria for neurocysticercosis. J Neurol Sci 372:202, 2017.

Kern P et al: The echinococcoses: Diagnosis, clinical management and burden of disease. Adv Parasitol 96:259, 2017.

Nash TE et al: Natural history of treated subarachnoid neurocysticercosis. Am J Trop Med Hyg 102:78, 2020.

Scholz T et al: Update on the human broad tapeworm (genus *Diphyllobothrium*), including clinical relevance. Clin Microbiol Rev 22:146, 2009.

Wen H et al: Echinococcosis: Advances in the 21st century. Clin Microbiol Rev 32:e00075, 2019.

White AC Jr et al: Diagnosis and treatment of neurocysticercosis: 2017 clinical practice guidelines by the Infectious Diseases Society of America (IDSA) and the American Society of Tropical Medicine and Hygiene (ASTMH). Clin Infect Dis 66:1159, 2018.

ÍNDICE

Números de página em **negrito** indicam o início da discussão principal do tópico. Números de página seguidos por "f" ou "t" referem-se a figuras e tabelas, respectivamente. Verbetes sinalizados por "A" (atlas), "S" (capítulos suplementares) ou "V" (vídeos) indicam números de capítulos *online*; esse conteúdo está disponível para todos os leitores do *Harrison* no portal AccessArtmed. Verbetes sinalizados por "v" representam números de página onde um conteúdo de vídeo é referenciado.

Índice

Índice

Índice

Índice